Tratado de Neurologia

DA ACADEMIA BRASILEIRA
DE NEUROLOGIA

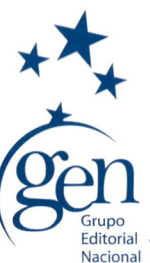

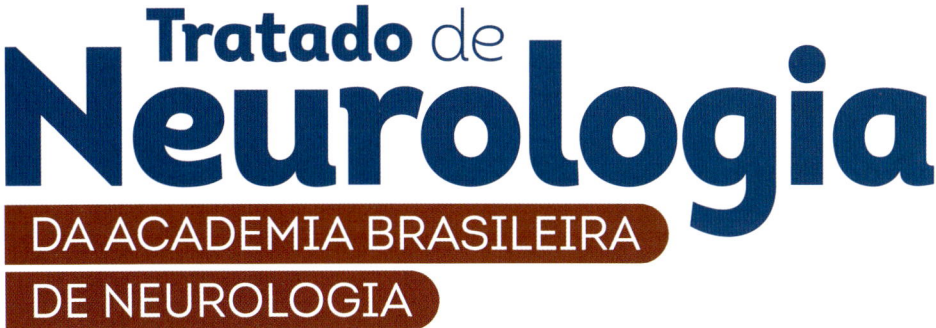

Tratado de Neurologia DA ACADEMIA BRASILEIRA DE NEUROLOGIA

Organizadores

Orlando Graziani Povoas Barsottini

Professor Associado Livre-docente de Neurologia do Departamento de Neurologia e Neurocirurgia da EPM-Unifesp. Chefe do Setor de Neurologia Geral e Ataxias da EPM-Unifesp. Coordenador Geral do Programa de Residência Médica em Neurologia da EPM-Unifesp.

Ricardo Nitrini

Professor Titular-Senior do Departamento de Neurologia da FMUSP. Fundador e Editor-chefe do periódico *Dementia & Neuropsychologia*.

Jamary Oliveira Filho

Professor Titular de Neurologia da UFBA. Supervisor do Programa de Residência de Neurologia do Hospital Universitário Professor Edgard Santos da UFBA. *Fellow* em Neurologia Vascular e Neurointensivismo no Massachusetts General Hospital. Mestre em Epidemiologia pela Harvard School of Public Health. Doutor em Neurologia pela USP.

3ª edição

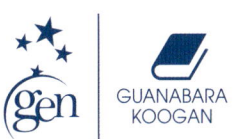

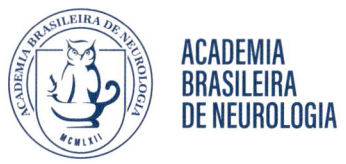

- **Atendimento ao cliente: (11) 5080-0751 | faleconosco@grupogen.com.br**

- Direitos exclusivos para a língua portuguesa
Copyright © 2025 by
GEN | Grupo Editorial Nacional S/A.
Publicado pelo selo Editora Guanabara Koogan Ltda.
Travessa do Ouvidor, 11
Rio de Janeiro – RJ – 20040-040
www.grupogen.com.br

- Reservados todos os direitos. É proibida a duplicação ou reprodução deste volume, no todo ou em parte, em quaisquer formas ou por quaisquer meios (eletrônico, mecânico, gravação, fotocópia, distribuição pela Internet ou outros), sem permissão, por escrito, do GEN | GRUPO EDITORIAL NACIONAL S.A.

- Capa: Bruno Gomes

- Imagens da capa: iStock (©Clayton Machado Gallego, ©ktsimage)

- Editoração eletrônica: Anthares

- Ficha catalográfica

CIP-BRASIL. CATALOGAÇÃO NA PUBLICAÇÃO
SINDICATO NACIONAL DOS EDITORES DE LIVROS, RJ

T698
3. ed.

　　Tratado de neurologia da Academia Brasileira de Neurologia / organização Orlando Barsottini, Ricardo Nitrini, Jamary Oliveira Filho. - 3. ed. - Rio de Janeiro : Guanabara Koogan, 2025.
　　28 cm.

　　Inclui índice
　　ISBN 978-65-6111-015-0

　　1. Neurologia. 2. Sistema nervoso - Doenças. I. Barsottini, Orlando. II. Nitrini, Ricardo. III. Oliveira Filho, Jamary.

25-97153.0		CDD: 616.8
		CDU: 616.8

Gabriela Faray Ferreira Lopes - Bibliotecária - CRB-7/6643

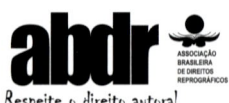

Respeite o direito autoral

Colaboradores

Abelardo Q. C. Araújo

Graduação em Medicina pela UFRJ. Especialização em Neurologia pela UFRJ. Mestrado em Neurologia pela UFF. Doutorado em Virologia pela FIOCRUZ. Professor Associado IV da UFRJ. Membro da ABN.

Abouch Krymchantowski

Graduação em Medicina pela UERJ. Especialização em Neurologia pela Marinha do Brasil. Mestrado e Doutorado em Neurologia pela UFF. Professor convidado da Pós-graduação em Neurologia da PUC-Rio, do IDor e da São Leopoldo Mandic. Membro da AHS, da IHS e Titular da ABN.

Abrahão Fontes Baptista

Graduação em Fisioterapia pelo IMREA. Mestrado e Doutorado em Ciências Morfológicas pela UFRJ. Professor Associado da UFABC. Membro da Rede NaPeN, IASP e ABRAFIN.

Acary Souza Bulle Oliveira

Graduação em Medicina pela EPM-Unifesp. Especialização em Neurologia pela EPM-Unifesp. Mestrado e Doutorado em Neurologia pela EPM-Unifesp. Professor Afiliado, disciplina de Neurologia, da Unifesp. Membro da ABN e da APAN.

Adalberto Studart-Neto

Graduação em Medicina pela UFC. Especialização em Neurologia pela USP. Doutorado em Ciências pela FMUSP. Professor da FMUSP. Membro do Grupo de Neurologia Cognitiva e do Comportamento do HC-FMUSP. Membro Titular da ABN. Médico Supervisor do Serviço de Neurologia de Emergência do HC-FMUSP. Coordenador do Ambulatório de Neurologia Geral do HC-FMUSP. Médico Assistente da Enfermaria da Clínica Neurológica do HC-FMUSP.

Adrialdo José Santos

Graduação em Medicina pela FCM da Unicamp. Especialização em Neurologia pela EPM-Unifesp.

Adriana B. Conforto

Graduação em Medicina pela Unicamp. Especialização em Neurologia pela USP. Doutorado em Ciências-Neurologia pela USP. Professora Livre-docente da USP. Membro da ABN.

Alberto R. M. Martinez

Graduação em Medicina pela UnB. Especialização em Neurologia pela Unicamp. Doutorado em Ciências pelo Programa de Fisiopatologia Médica da Unicamp. Professor Assistente da FCM-Unicamp. Membro da ABN.

Alex Tiburtino Meira

Graduação em Medicina pela UFPB. Especialização em Distúrbios do Movimento pela UFPR. Mestrado em Medicina Interna (Neurologia) pela FMB-Unesp. Doutorado em Medicina Interna (Neurologia) pela UFPB. Professor Adjunto de Neurologia da UFPB. Membro Titular da ABN e membro da MDS.

Alexandra Prufer de Queiroz Campos Araujo

Graduação em Medicina pela UFRJ. Mestrado em Pediatria pela UFRJ. Doutorado em Neurologia pela UFF. Professora Associada (aposentada) da UFRJ.

Alexandre O. Kaup

Graduação em Medicina pela UNISA. Especialização em Neurologia Clínica pela EPM-Unifesp. Doutorado em Neurologia pela Unifesp e pelo UTHealth Houston Neurosciences-Headache & Pain Center. Professor responsável pela disciplina optativa de *Cannabis* medicinal no curso de medicina da FICSAE. Membro da ABN, da IHS, da SBCe. *Clinical Fellowship in Headaches* na Houston Headache Clinic. Neurologista e pesquisador clínico do Hospital Israelita Albert Einstein.

Aline M. Kozoroski Kanashiro

Graduação em Medicina pela UFMS. Doutorado em Neurologia pela FMUSP. Membro Titular da ABN. Coordenadora do Ambulatório de Distúrbios Vestibulares e do Equilíbrio do Hospital Regional do Mato Grosso do Sul.

Aline Turbino

Graduação em Medicina pela UNIC. Especialização em Neurologia pelo Hospital Santa Marcelina-SP. Mestrado em Neurociências pela Unifesp-SP. Professora-chefe do ambulatório de cefaleias do Hospital Santa Marcelina-SP. Membro da SBCe e do Comitê de Cefaleias na Mulher.

Álvaro Pentagna

Graduação em Medicina pela FCMSCSP. Especialização em Neurologia pela FMUSP. Mestrado em Ciências pelo Departamento de Psiquiatria da FMUSP. Professor Coordenador do Ambulatório de Sono da Divisão de Clínica Neurológica do HC-FMUSP. Membro da ABN e da ABS. Coordenador de Neurologia nos Hospitais Rede D'Or São Luiz – Unidade Itaim, Vila Nova Star e Maternidade São Luiz Star.

Amanda Lopes Abbas

Graduação em Fisioterapia pela UFRJ. Especialização em Fisioterapia Neurofuncional pelo HUPE-UERJ e em Neurociências Aplicadas à Reabilitação pelo IPUB-UFRJ. Mestrado em HIV e Hepatites Virais pelo HUGG-UNIRIO.

Ana Carolina Coan

Graduação em Medicina pela Unicamp. Especialização em Neurologia Infantil pela ABN/SBP. Mestrado em Fisiopatologia pela Unicamp. Doutorado em Neurociências pela Unicamp. Professora Associada da Unicamp.

Ana Cotta

Graduação em Medicina pela UFMG. Especialização em Anatomia Patológica pela Unicamp. Mestrado e Doutorado em Ciências Médicas pela Unicamp. Membro da SBP e da SBCe. Membro da Equipe de Doenças Neuromusculares da Rede SARAH de Hospitais de Reabilitação.

Ana Lucila Moreira

Graduação em Medicina pela UFPR. Especialização em Neurologia pela ABN. Doutorado em Neurologia pela USP. Membro da IFCN. Secretária-geral da IFCN ISNMI.

Anderson Rodrigues Brandão de Paiva

Graduação em Medicina pela UFJF. Especialização em Neurologia pelo HC-FMUSP. Especialização em Distúrbios do Movimento e em Neurogenética pelo HC-FMUSP. Doutorado em Ciências pela FMUSP. Membro da ABN e da MDS.

Andre Cleriston José dos Santos

Graduação pela UEL. Especialização em Neurologia pelo HC-FMRP-USP. Mestrado em Neurologia pela FMRP-USP. Membro da ABN e da SBNC.

André Macedo Serafim Silva

Graduação em Medicina pela UFBA. Especialização em Neurologia pela FMUSP. Doutorado em Ciências pela FMUSP. Membro da ABN.

André Palmini

Graduação em Medicina pela UFRGS. Especialização em Neurologia pelo Hospital de Clínicas de Porto Alegre. Doutorado em Neurologia pela Unicamp. Professor Titular de Neurologia da Escola de Medicina da PUC-RS. Membro da ABN.

André Sobierajski dos Santos

Graduação em Medicina pela UFSC. Especialização em Neurologia pelo Instituto de Neurología Prof. Dr. Américo Ricaldoni. Mestrado em Ciências pela UFSC. Doutorado em Ciências – Neurologia pela USP. Professor Adjunto da Unisul. Membro da ABN.

Andrea Bacelar

Graduação em Medicina pela UERJ. Especialização em Neurologia pela ABN. Especialização em Medicina do Sono pela AMB. Mestrado e Doutorado em Neurologia pela UNIRIO. Membro da ABN, da SBNC e da ABS.

Angelina M. M. Lino

Graduação em Medicina pela FMUSP. Especialização em Neurologia pela FMUSP. Doutorado em Patologia pela FMUSP. Médica Supervisora da Divisão de Clínica Neurológica do HC-FMUSP.

Anna Paula Paranhos Miranda Covaleski

Graduação em Medicina pela UFPE. Especialização em Neurofisiologia e Doenças Neuromusculares pelo HC-UFPR. Mestrado em Neurologia pela UFPE. Doutoranda em Neurologia pela FMRP-USP. Coordenadora do Ambulatório de Doenças Neuromusculares do HC-UFPE.

Antonio Edvan Camelo Filho

Graduação em Medicina pela UECE. Especialização em Neurologia/Neurofisiologia Clínica pelo HC-FMUSP. Mestrando em Ciências Médicas pela UFC. Membro da ABN e da SBNC.

Ari Pedro Balieiro-Jr

Graduação em Psicologia pela PUC-Campinas. Mestrado em Linguística pela Unicamp. Doutorado em Linguística pela UFU.

Artur Martins Novaes Coutinho

Graduação em Medicina pela UEPA. Especialização em Medicina Nuclear pelo HC-FMUSP. Doutorado em Ciências (Programa de Radiologia) pela FMUSP. Pós-Doutorado pelo Massachusetts General Hospital/Harvard University. Membro da SBMN e da SNMMI. Membro eleito do Board of Directors – Brain Imaging Council – da SNMMI (2024-2026).

Augusto César Penalva de Oliveira

Graduação em Medicina pela FCMSCSP. Especialização em Neurologia pela Unicamp. Mestrado e Doutorado em Neurociências pela Unicamp. Professor Emérito do Instituto de Infectologia Emílio Ribas. Membro da ABN.

Barbara Arduini Fernandes Correa

Graduação em Medicina pela UFJF. Especialização em Neurologia pelo HC-UFMG.

Benito Pereira Damasceno

Graduação em Medicina pela UFG. Especialização em Neurologia e Neuropsicologia pelo Sahlgrenska University Hospital da University of Gothenburg. Mestrado e Doutorado em Neurologia pela FCM-Unicamp. Professor Titular da FCM-Unicamp. Membro da ABN, da AAN e da SBNp.

Bernardo Assumpção de Monaco

Graduação em Medicina pela USP. Especialização em Neurocirurgia Funcional pela Universidade de Miami/Jackson Memorial Hospital. Mestrado em Medicina pela Universidade de Lisboa. Doutorado em Ciências pela USP. Pós-doutorando em Neurocirurgia Pediátrica pela Washington University in St. Louis. Membro da SBNP.

Breno José Alencar Pires Barbosa

Graduação em Medicina pela UFPE. Especialização em Neurologia pela USP. Mestrado e Doutorado em Neurologia pela USP. Professor Adjunto da UFPE. Membro da ABN.

Bruna Bartorelli

Graduação em Medicina pela Unisa. Especialização em Psiquiatria pela FMUSP. Chefe do Serviço Especializado em Transtornos Somáticos (Soma) do IPq-HC-FMUSP.

Bruna Gutierres Gambirasio

Graduação em Medicina pela EPM-Unifesp. Especialização em Neurologia pela EPM-Unifesp. Pós-graduação em Neuro-Oncologia pela EPM-Unifesp. Membro Titular da ABN.

Bruno Batitucci Castrillo

Graduação em Medicina pela UFES. Especialização em Neurologia pela USP. Complementação Especializada em Neuroimunologia pela USP. Neurologista do Ambulatório de Doenças Desmielinizantes do HUCAM-UFES. Membro da ABN.

Bruno Fukelmann Guedes

Graduação em Medicina pela FMUSP. Especialização em Neurologia pelo HC-FMUSP.

Bruno Hojo Rebouças

Graduação em Medicina pelo ICS. Especialização em Dor pelo HC-FMUSP.

Caio Vinicius de Meira Grava Simioni

Graduação em Medicina pela FMUSP. Especialização em Neurologia pelo HC-FMUSP. Membro da SBCe. Vice-coordenador do Departamento Científico de Cefaleia da ABN.

Camila Galvão Lopes

Graduação em Medicina pela USP. Especialização em Neurologia pelo HC-FMUSP. Mestrado em Ciências pela USP. Professora da Pós-graduação em Cuidados Paliativos da Faculdade UNIMED. Membro da ANCP e da ABN. Secretária do Núcleo de Medicina Paliativa da ABN.

Camila Pupe

Graduação em Medicina pela UFF. Especialização em Neurologia e Neurofisiologia Clínica pela UFF. Doutorado em Neurologia e Neurociências pela UFF. Professora Adjunta de Neurologia da UFF. Membro da ABN, da AAN e da PNS.

Carina Tellaroli Spedo

Graduação em Psicologia pela UNIP. Especialização em Neuropsicologia Clínica pelo Cepsic-USP. Mestrado e Doutorado em Ciências Médicas (Neurologia e Neurociências) pela FMRP-USP. Professora Associada da UFSCar.

Carla Cristina Guariglia

Graduação em Medicina pela UNISA. Especialização em Neurologia pelo IAMSPE-SP. Mestrado em Ciências pela USP.

Carla Heloisa Cabral Moro

Graduação em Medicina pela UFPR. Especialização em Neurologia pela UFPR. Especialização em Neurossonologia. Membro Titular da ABN. *Fellowship* em Neurovascular.

Carla Jevoux

Graduação em Medicina pela FOA. Especialização em Neurologia pela FCC. Mestrado e Doutorado em Neurologia pela UFF. Membro Titular da ABN. Médica do Headache Center of Rio.

Carlo Domênico Marrone

Graduação em Medicina pela PUC-RS. Especialização em Neurologia pela Santa Casa de Misericórdia de Porto Alegre. Mestrado em Patologia pela UFCSPA. Membro da SBNC e da ABN.

Carlos Alberto Bordini

Graduação em Medicina pela FMRP-USP. Especialização em Neurologia pelo HC-FMRP-USP. Mestrado e Doutorado em Neurologia pela FMRP-USP. Professor da Uni-FACEF. Membro da ABN.

Carlos A. M. Guerreiro

Graduação em Medicina pela FMUSP. Especialização em Neurologia pela FMUSP. Doutorado em Ciências Médicas pela Unicamp. Professor Titular da Unicamp. Membro da ABN e da LBE.

Carlos Henrique Ferreira Camargo

Graduação em Medicina pela UFSC. Especialização em Neurologia pelo HC-UFPR. Mestrado e Doutorado em Medicina Interna (Área Neurologia) pela UFPR. Professor do Programa de Pós-graduação em Medicina Interna da UFPR. Membro Titular da ABN. *Fellowship* na AAN. Membro do Comitê de Educação da Seção Pan-Americana da MDS.

Carlos Maurício Oliveira de Almeida

Graduação em Medicina pela UFAM. Especialização em Neurologia e Medicina do Sono pela Unifesp. Mestrado em Ciências da Saúde pela UFAM. Doutorado em Neurologia pela FMRP-USP. Professor Adjunto da UEA. Membro da ABN e da ABS.

Carlos Otto Heise

Graduação em Medicina pela FMUSP. Especialização em Neurofisiologia Clínica pela AMB/SBNC. Mestrado e Doutorado em Neurologia pela FMUSP. Professor Assistente do HC-FMUSP. Membro da Fleury Medicina e Saúde. Chefe do setor de Eletroneuromiografia da Neurologia do HC-FMUSP.

Carlos Roberto de Mello Rieder

Graduação em Medicina pela UFRGS. Especialização em Neurologia pelo Hospital de Clínicas de Porto Alegre. Mestrado em Ciências Médicas. Doutorado em Clinical Neuroscience pela University of Birmingham. Professor Adjunto da UFCSPA. Membro Titular da ABN.

Carmen Lisa Jorge

Graduação em Medicina pela FMABC. Especialização em Neurologia Clínica pelo HC-FMUSP. Mestrado e Doutorado em Neurologia pela FMUSP. Neurofisiologista Clínica.

Carolina Cincurá Barreto

Otorrinolaringologista. Graduação em Medicina pela UFBA. Especialização em Otorrinolaringologia pelo HUPES/UFBA e pela ABORL/CCF. Doutorado em Ciências da Saúde pela UFBA. Professora Adjunta de Otorrinolaringologia da UFBA. Membro da ABORL-CCF.

Carolina Souza

Graduação em Fisioterapia pela UnB. Especialização em Fisioterapia Neurológica pelo HC FMUSP. Mestrado em Neurociências e Comportamento pelo IPUSP. Doutorado em Ciências pela FMUSP. Professora Convidada da Unifesp. Membro da MDS.

Carolina Lavigne Moreira

Graduação em Medicina pela UFES. Especialização em Neurologia pelo HC-FMRP-USP. Mestrado em Neurociências e Ciência do Comportamento pelo HC-FMRP-USP. Membro da ABN e da SBNC.

Carolina Rosadas

Graduação em Medicina Veterinária pela UNESA. Mestrado em Biologia Parasitária pela FIOCRUZ. Doutorado em Doenças Infecciosas e Parasitárias pela UFRJ.

Carolina Rouanet

Graduação em Medicina pela UFRJ. Especialização em Neurologia/Neurologia Vascular pela UFRJ/Unifesp. Doutorado em Neurologia pela Unifesp. Membro da ABN. Médica do Serviço de Neurologia da UFRJ. Preceptora do Programa de Residência Médica em Neurologia da UFRJ.

Celia Harumi Tengan

Graduação em Medicina pela EPM-Unifesp. Especialização em Neurologia pela EPM-Unifesp. Mestrado em Neurologia pela EPM-Unifesp. Doutorado em Medicina (Neurologia – Neurociências) pela EPM-Unifesp. Membro da EPM-Unifesp. Coordenadora do Laboratório de Neurologia Molecular da Disciplina de Neurologia da EPM-Unifesp.

Cesar Minelli

Graduação em Medicina pela UFTM. Especialização em Neurologia pelo HC-FMRP-USP. Mestrado e Doutorado pelo HC-FMRP-USP. Professor Associado da UNIARA. Membro da ABN.

Clara Gontijo Camelo

Graduação em Medicina pela UFMG. Especialização em Doenças Neuromusculares pela USP. Doutorado em Ciências pela USP. Neurologista Infantil. Membro da ABN e da SBNI.

Clarice Listik

Graduação pela USP. Especialização em Neurologista e Distúrbios do Movimento pela USP. Mestrado e Doutorado em Ciências (Neurologia) pelo HC-FMUSP.

Clarice Tanaka

Graduação em Fisioterapia pela FMUSP. Especialização em Postura e Movimento pela USP. Mestrado e Doutorado em Morfologia Humana pelo ICB-USP. Professora Associada da FMUSP. Membro da FMUSP. *Postdoc* na McGill University e na Université de Montréal.

Claudia da Costa Leite

Graduação em Medicina pela FMUSP. Especialização em Radiologia e Diagnóstico por Imagem pela FMUSP. Doutorado em Radiologia pela FMUSP. Professora Associada da FMUSP. Membro da SPR/CBR.

Cláudia Ferreira da Rosa Sobreira

Graduação em Medicina pela FMRP-USP. Especialização em Neurologia pelo HC-FMRP-USP. Doutorado em Neurologia pela FMRP-USP. Professora Associada da FMRP-USP. Membro da ABN.

Claudio Brito

Graduação em Medicina pela UFJF. Especialização em Neurologia e Neurocirurgia pelo CREMERJ e pela AMB. Mestrado em Neurologia pela UFF. Membro da ABN e da SBN.

Clécio de Oliveira Godeiro Júnior

Graduação em Medicina pela UFRN. Especialização em Neurologia pela Unifesp. Doutorado em Neurologia e Neurociências pela Unifesp. Pós-Doutorado em Neurociências na Université Grenoble Alpes. Professor Associado da UFRN. Membro da ABN.

Clelia Maria Ribeiro Franco

Graduação em Medicina pela UFPE. Especialização em Neurologia (Residência Médica) pela Unifesp. Mestrado em Neurologia pela Unifesp. Doutorado em Neuropsiquiatria pela UFPE. Membro Titular da ABN. Neurofisiologista Clínica pela SBNC.

Cleonisio Leite Rodrigues

Graduação em Medicina pela UFC. Especialização em Neurologia pela FMUSP. Doutorado em Ciências pela FMUSP. Membro da ABN. Coordenador do Ambulatório de Neuromuscular do Hospital Geral de Fortaleza.

Conrado Regis Borges

Graduação em Medicina pela UFPR. Especialização em Neurologia pela UFPR. Doutorado em Neurologia pelo HC-FMUSP. Membro Titular da ABN.

Cristiana B. Pereira

Graduação em Medicina pela FMUSP. Especialização em Neurologia pelo HC-FMUSP. Doutorado em Medicina pela FMUSP. Coordenadora do Ambulatório de Distúrbios Vestibulares e do Equilíbrio do Departamento de Neurologia do HC-FMUSP. Membro da ABN.

Cristiane de Araujo Martins Moreno

Graduação em Medicina pela UFG. Especialização em Neurologia pelo Hospital Geral de Goiânia. Doutorado em Ciências Biológicas pela USP. Pós-Doutorado em Neurogenética pela Columbia University. Membro da ABN.

Cristiane Nascimento Soares

Graduação em Medicina pela FMP. Especialização em Neurologia pela UFF. Mestrado e Doutorado em Neurologia pela UFF. Professora de Neurologia da Pós-graduação Afya. Membro da ABN.

Dagoberto Callegaro

Graduação em Medicina pela FMUSP. Especialização em Neurologia pela FMUSP. Mestrado em Neurologia pela FMUSP. Doutorado em Neurociências pela FMUSP. Membro do HC-FMUSP.

Daissy Liliana Mora Cuervo

Graduação em Medicina pela Escuela Latinoamericana de Medicina. Especialização em Neurologia pelo Hospital Moinhos de Vento. Mestrado em Ciências da Reabilitação pela UFCSPA. Doutoranda em Neurociências pela PUC-RS. Professora Auxiliar da UNISINOS.

Daniel Abreu Santos

Graduação em Medicina pela EBMSP. Especialização em Neurologia pelo HC-FMRP-USP e em Neurofisiologia Clínica pelo HC-FMRP-USP. Mestrado em Ciências pela FMRP-USP. Professor Adjunto da EBMSP. Membro da ABN. *Fellowship* em Neuroimunologia pelo HC-FMRP-USP.

Daniel Ciampi de Andrade

Graduação pela FMUSP. Especialização em Neurologia pela FMUSP. Especialização em Avaliação e Manejo de Dor e Neuromodulação pela Université Paris-Saclay. Doutorado em Ciências pela FMUSP. Livre-docente da FMUSP. Professor Associado/Livre-docente da Aalborg Universitet.

Danielle Calil de Sousa
Graduação em Medicina pela UFF. Especialização em Neurologia pela UFRJ. Mestrado em Ciências Aplicadas à Saúde do Adulto pela UFMG. Membro Titular da ABN. *Fellowship* em Neurologia Cognitiva e Anormalidades do Movimento pela UFMG.

Danielle C. F. Bruno
Graduação em Biomedicina pela UniFMU. Mestrado em Ciências pela Unifesp. Doutorado em Ciências pela Unifesp. *Postdoc Researcher.*

Débora Palma Maia
Graduação em Medicina pela UFMG. Especialização em Neurologia pelo HC-FMRP-USP. Mestrado em Ciências da Saúde da Criança e do Adolescente pela FM-UFMG. Membro da ABN.

Delson José da Silva
Graduação em Medicina pelo HC-UFG. Especialização em Neurologia pelo Hospital Geral de Goiânia. Mestrado em Doenças Infectoparasitárias pelo IPTSP da UFG. Doutorado em Neuroimunologia pelo IPTSP da UFG. Professor da Pós-graduação da UFG. Membro Titular da ABN.

Denis Bernardi Bichuetti
Graduação em Medicina pela FCMSCSP. Especialização em Neurologia pela EPM-Unifesp. Mestrado em MBA de Economia e Gestão em Saúde pela FPCS. Doutorado em Neurociências pela EPM-Unifesp. Professor Associado da EPM-Unifesp. Membro da ABN, da AAN e da EAN. Treinamento Especializado em Esclerose Múltipla no Centre d'Esclerosi Múltiple de Catalunya.

Denise Hack Nicaretta
Graduação em Medicina pela FESO. Especialização em Neurologia pelo HUPE-UERJ e pela ABN/CFM. Mestrado e Doutorado em Medicina/Neurologia pela UFF. Professora Adjunta de Neurologia da Escola de Medicina e Cirurgia da UNIRIO. Membro da ABN e da ABN-RJ.

Denison Alves Pedrosa
Graduação em Medicina pela UFMG. Especialização em Neurologia pelo Hospital Israelita Albert Einstein-SP.

Diego Cardoso Fragoso
Graduação em Medicina pela FMJ. Especialização em Neuro-radiologia pela Santa Casa de Misericórdia de São Paulo.

Diego Toledo Reis Mendes Fernandes
Graduação em Medicina pela FMIT. Especialização em Medicina Física e Reabilitação pela Santa Casa de Misericórdia de São Paulo. Doutorado em Ciências pela USP. Professor Associado do Instituto de Ensino e Pesquisa do Hospital Sírio-Libanês. Membro da Comissão de Dor da AMB. Membro da Diretoria de Dor da ABMFR (2018-2025). Membro da ABMFR.

Diogo Fernandes dos Santos
Graduação em Medicina pela UFU. Especialização em Neurologia pela FMRP-USP. Mestrado em Medicina pela Unifesp. Doutorado em Ciências da Saúde pela UFU. Professor Associado da UFU. Membro da ABN.

Diogo Haddad Santos
Graduação em Neurologia pelo IAMSPE. Especialização em Neuroimunologia pela FCMSCSP. Mestrado em Ciências da Saúde pela Santa Casa de Misericórdia de São Paulo. Doutorando em Neurologia pela FMUSP. Professor de Neurologia da FCMSCSP. Membro Titular da ABN. Coordenador do Serviço de Neurologia Cognitivo-comportamental da ISCMSP.

Doralina G. Brum
Graduação em Medicina pela UFG. Especialização em Neurologia pela FMRP-USP. Mestrado e Doutorado em Neurologia pela FMRP-USP. Professora Assistente da FMB-Unesp. Membro da ABN.

Douglas Crispim
Graduação em Medicina pela UESC. Especialização em Cuidados Paliativos pela AMB. Doutorado em Ciências da Saúde pelo HC-FMUSP. Médico Geriatra e Paliativista. Membro do Conselho Diretor da Worldwide Hospice Palliative Care Alliance (WHPCA). Diretor de Corpo Clínico do Instituto Perdizes do HC-FMUSP.

Douglas Kazutoshi Sato
Graduação em Medicina pela UEL. Especialização em Neurologia pelo HC-FMUSP. Doutorado em Ciências Médicas pela Tohoku University Graduate School of Medicine. Professor Titular da PUC-RS. Membro Titular da ABN. Pesquisador de Produtividade em Pesquisa do CNPq.

Edmar Zanoteli
Graduação em Medicina pela UFES. Especialização em Neurologia pela Unifesp. Mestrado e Doutorado em Neurociências pela Unifesp. Professor Adjunto da USP. Membro da ABN. Chefe do Ambulatório de Doenças Neuromusculares do HC-FMUSP.

Eduardo Boiteux Uchôa Cavalcanti
Graduação em Medicina pela UFF. Especialização, Mestrado e Doutorado em Neurologia pela UFF. Presidente do Capítulo do DF da ABN. Membro Titular da ABN e *Fellow* da AAN.

Eduardo Estephan
Graduação em Medicina pela FCMSP. Especialização em Neurologia pelo HC-FMUSP. Doutorado em Ciências da Saúde pela FMUSP.

Eduardo Genaro Mutarelli
Graduação em Medicina pela Santa Casa de Misericórdia de São Paulo. Especialização em Neurologia pela FMUSP. Doutorado em Neurologia pela FMUSP. Professor Doutor da FMUSP. Membro da ABN.

Egberto Reis Barbosa

Graduação em Medicina pela FMUSP. Especialização em Neurologia pelo HC-FMUSP. Mestrado e Doutorado em Neurologia pela FMUSP. Professor Livre-docente da FMUSP. Membro da ABN.

Elcio Juliato Piovesan

Graduação em Medicina pela FEPAR. Especialização em Neurologia pela UFPR. Mestrado e Doutorado em Clínica Médica pela UFPR. Professor Associado da UFPR. *Pre-clinical Fellow* por Thomas Jefferson Headache Center.

Elder Sarmento

Graduação pela UniFOA. Especialização em Neurologia pela UFRJ. Mestrado e Doutorado em Neurologia pela UFF. Professor Titular em Neurologia da UniFOA. Membro da ABN, da SBCe e da IHS.

Eliana Meire Melhado

Graduação em Medicina pela UNIFIPA. Especialização em Neurologia pela Unicamp. Mestrado e Doutorado em Ciências Médicas (Neurologia) pela Unicamp. Professora Titular de Neurologia e Semiologia da Faculdade de Medicina da FAMECA-UNIFIPA. Membro da ABN e da IHS. Coordenadora do Comitê de Cefaleia na Mulher da SBCe.

Eliane Correa Miotto

Graduação em Neuropsicologia pela Universidade de Londres. Doutorado em Neuropsicologia pela Universidade de Londres. Professora Livre-docente da USP. Coordenadora e Docente dos Cursos de Neuropsicologia e Reabilitação Neuropsicológica pelo Centro de Estudos de Neurologia do Hospital das Clínicas e Orientadora Plena pelo Departamento de Neurologia da FMUSP.

Eliene Dutra Campos

Graduação em Ciências Biológicas pelo Centro Universitário FIEO.

Elisa de Paula França Resende

Graduação em Medicina pela UFMG. Especialização em Neurologia pelo Hospital das Clínicas da UFMG. Mestrado em Ciências Aplicadas à Saúde do Adulto pela UFMG. Doutorado em Neurociências pela UFMG. Professora Adjunta da FCMMG e da FM-UFMG. Membro da ABN.

Elmano Carvalho

Graduação em Medicina pela UFAL. Especialização em Neurologia pelo HC-FMRP-USP. Mestrado e Doutorado em Neurologia pela FMRP-USP. Membro da Equipe de Doenças Neuromusculares do Hospital SARAH-BH. Membro da ABN.

Elza Dias-Tosta

Graduação em Medicina pela UFRJ. Especialização em Neurologia pela PUC-RJ. Doutorado em PhD pela Universidade de Londres. Membro e Presidente da ABN (2008-2014).

Elza Magalhães

Graduação em Medicina pela EBMSP. Especialização em Neurologia pela UFBA. Mestrado e Doutorado em Neurociências pela UFBA. Professora Adjunta da FM-UFBA. Membro da SBCe.

Elza Márcia Targas Yacubian

Graduação em Medicina pela FAMERP. Especialização em Neurologia pela FMUSP. Doutorado em Neurologia pela FMUSP. Livre-docente em Neurologia da Unifesp. Professora Adjunta da Unifesp. Membro da ABN.

Emanuelle Roberta da Silva Aquino

Graduação em Medicina pela FMUSP. Especialização em Neurologia pela FMUSP. Especialização em Distúrbios Vestibulares e do Equilíbrio. Membro da ABN.

Enedina Maria Lobato de Oliveira

Graduação em Medicina pela UFPA. Especialização em Neurologia pela EPM-Unifesp. Doutorado em Ciências Médicas pela EPM-Unifesp. Membro da ABN.

Érica Tardelli

Graduação em Fisioterapia pela UNIP. Especialização em Fisioterapia Neurológica pela USP. Mestrado em Neurociências pela USP. Doutoranda pela USP.

Estela Maria Bruxel

Graduação em Biomedicina pelo Centro Universitário Metodista IPA. Especialização em Biologia e Genética Forense pela PUC-RS. Mestrado e Doutorado em Genética e Biologia Molecular pela UFRGS. Membro da Unicamp.

Fabiana Freire Almeida Silva

Graduação em Medicina pela UFBA. Especialização em Endocrinologia pelo Hospital Brigadeiro. Mestrado em Tecnologias em Saúde pela EBMSP. Membro da SBEM. Preceptora do Programa de Residência Médica em Endocrinologia e Metabologia do CEDEBA e do Hospital Geral Roberto Santos.

Fabiano Ferreira de Abrantes

Graduação pela Unifesp. Especialização em Neurologia e em Neuro-Reumatologia pela Unifesp. Membro da ABN.

Fabiano Moulin de Moraes

Graduação pela UFES. Especialização em Neurologia pela Unifesp. Mestrado e Doutorado em Neurologia pela Unifesp. Membro da ABN.

Fabio Godinho

Graduação pela FMUSP. Especialização em Neurocirurgia pelo HC-FMUSP. Mestrado e Doutorado em Neurociências pela Université de Lyon. Professor Livre-docente da Divisão de Neurocirurgia do Departamento de Neurologia do HC-FMUSP. Membro da SBN.

Fabiola Dach

Graduação em Medicina pela UFSC. Especialização em Neurologia pelo Hospital Governador Celso Ramos. Doutorado em Neurologia pela USP. Professora de Neurologia da FMRP-USP. Membro da ABN, da SBCe e *Fellowship* na AHS. Membro da IHS.

Fátima de Menezes Dantas
Graduanda de Medicina pela UFRN.

Felipe von Glehn
Graduação em Medicina pela EBMSP. Especialização em Neurologia pela Unicamp. Mestrado e Doutorado em Neurologia pela Unicamp. Professor Adjunto de Neurologia da FM-UnB. Membro da ABN e da AAN.

Feres Chaddad Neto
Graduação em Medicina pela PUC-Campinas. Especialização em Microcirurgia Vascular e Base de Crânio pelo Instituto de Ciências Neurológicas. Mestrado e Doutorado em Neurologia pela Unicamp. Professor Associado II de Neurocirurgia da Unifesp. Professor do Programa de Pós-graduação em Neurociências da EPM-Unifesp. Professor Associado da Unifesp. Membro da SBN. Chefe da Neurocirurgia Vascular da EPM-Unifesp. Coordenador e Fundador do Laboratório de Anatomia Microcirúrgica da EPM-Unifesp. Coordenador da Neurocirurgia do Hospital Real e Benemérita Associação Portuguesa de Beneficência de São Paulo. Médico Neurocirurgião do Hospital Israelita Albert Einstein.

Fernanda Martins Maia Carvalho
Graduação em Medicina pela UFC. Especialização em Neurologia pela FMUSP. Doutorado em Ciências Médicas pela FMUSP. Professora Adjunta do Programa de Pós-graduação em Ciências Médicas e Graduação em Medicina da UNIFOR. Membro da Comissão de Ensino da ABN. Coordenadora Adjunta dos Programas Profissionais – Medicina I – CAPES. Coordenadora do Serviço de Neurologia do Hospital Geral de Fortaleza.

Fernando Cendes
Graduação em Medicina pela UFG. Especialização em Neurologia pela Unicamp. Doutorado em Neurociências pela McGill University. Professor Titular da Unicamp. Membro da ABN.

Fernando Kok
Graduação em Medicina pela FMUSP. Especialização em Neurologia e Genética pela ABN e pela SBGM. Doutorado em Neurologia pela FMUSP. Professor Titular da FMUSP. Membro da ABN e da SBNI.

Fernando Kowacs
Graduação em Medicina pela FAMED UFRGS. Especialização em Neurologia pelo Hospital de Clínicas de Porto Alegre. Mestrado em Medicina pela Clínica Médica pela UFRGS. Doutorado em Medicina/Ciências Médicas pela UFRGS. Membro do Serviço de Neurologia e Neurocirurgia do Hospital Moinhos de Vento, Porto Alegre.

Fernando Morgadinho Santos Coelho
Graduação pela UFES. Especialização em Neurologia pela Unifesp. Mestrado e Doutorado em Ciências pela Unifesp. Professor Associado Livre-docente da Unifesp. Membro da Unifesp. *Postdoc* na UofT e na Harvard Medical School.

Filipe Di Pace
Graduação em Medicina pela Faculdade de Ciências Médicas da UPE. Especialização em Neurologia e em Doenças Neuromusculares pelo HC-FMUSP.

Flávio Alóe
Especialista em distúrbios do sono. *In memoriam.*

Flávio Moura Rezende Filho
Graduação em Medicina pela UFAL. Especialização em Neurologia pela Unifesp. Mestrado em Ilustração Médica pela Unifesp. Doutorado em Neurologia e Neurociências pela Unifesp. Professor de Neurologia da Universidade São Camilo.

Francisco Antunes Dias
Graduação em Medicina pela UFPR. Especialização em Neurologia pelo HC-UFPR. Mestrado e Doutorado em Neurociências pela FMRP-USP. Membro Titular da ABN e da SBAVC. Chefe dos ambulatórios de AVC e Cefaleias do HU-UFSC.

Francisco Assis Carvalho Vale
Graduação em Medicina pela UFPI. Especialização em Neurologia pelo Hospital das Clínicas pela FMRP-USP. Mestrado e Doutorado em Neurologia pela FMRP-USP. Professor Associado da UFSCar. Membro da ABN.

Francisco Cardoso
Professor Titular de Neurologia da UFMG.

Francisco de Assis Aquino Gondim
Graduação em Medicina pela UFC. Especialização em Neurologia pela Saint Louis University. Mestrado e Doutorado em Farmacologia pela UFC. Livre-docente em Neurologia pela FMRP-USP. Professor Associado da UFC. Membro da ABN. Coordenador do Departamento Científico de ELA/DNM da ABN. Ex-coordenador do Departamento Científico de Neuropatias Periféricas da ABN.

Francisco Tellechea Rotta
Graduação em Medicina pela UFRGS. Especialização em Neurologia e em Doenças Neuromusculares pela Universidade de Miami.

Francisco Tomaz Meneses de Oliveira
Graduação em Medicina pela UFPI. Especialização em Neurologia pela Irmandade da Santa Casa de Misericórdia de São Paulo. Mestrado em Ciência da Saúde pelo CCD-SES-SP. Professor Associado da FCMSCSP. Membro da ABN. Coordenador da Residência Médica em Neurologia e Ambulatório de Manifestações Neurológicas de Doenças Sistêmicas da Santa Casa de Misericórdia de São Paulo.

Gabriel Novaes de Rezende Batistella
Graduação em Medicina pela UNIC. Especialização em Neurologia pela Unifesp. Membro da ABN. Membro do Corpo Diretivo da SNOLA e do Departamento Científico de Neuro-Oncologia da ABN. Coordenador fundador da Comissão de Neuro-Oncologia da LBE. Neuro-Oncologista Titular do HCor e Pesquisador do Instituto de Pesquisa do HCor.

Gabriel R. de Freitas
Graduação pela UFF. Especialização em Neurologia pela UFF. Doutorado em Neurologia pela UFRJ. Membro da ABN. *Fellowship* em Doenças Cerebrovasculares no Centre Hospitalier Universitaire Vaudois.

Gabriel Taricani Kubota

Graduação em Medicina pela FMUSP. Especialização em Neurologia e Dor pelo HC-FMUSP. Membro do grupo de Cefaleia do Departamento de Neurologia do HC-FMUSP. Membro da ABN, da SBED, da IHS e da IASP. Coordenador do Centro de Dor do Departamento de Neurologia do HC-FMUSP. Médico do Centro de Tratamento de Dor do ICESP. Secretário do Departamento Científico de Dor da ABN.

Geraldo Rizzo

Graduação pela UFRGS. Especialização em Neurologia, Neurofisiologia e Medicina do Sono pela AMB. Mestrado em Gestão em Saúde pela FGV. Membro da ABN, da ABS, da SBNC e da WASM.

Gisele Sampaio Silva

Graduação em Medicina pela UFC. Especialização em Neurologia pela EPM-Unifesp. Mestrado em Saúde Pública pela Harvard School of Public Health. Doutorado em Neurociências pela EPM-Unifesp. Professora Livre-docente da EPM-Unifesp. Membro da ABN, da World Stroke Organization, da American Stroke Society e da Neurocritical Care Society. Intensivista pela AMIB.

Giselle Oliveira Martins Theotonio

Graduação em Medicina pela UNCISAL. Especialização em Neurologia pelo HBDF. Membro da SBCe. Atuação em Cefaleias e Dor pelo HC-FMRP-USP. Aperfeiçoamento em Neuromodulação Não Invasiva pelo HC-FMUSP.

Guilherme Diogo Silva

Graduação em Medicina pela FMUSP. Especialização em Neuroimunologia pela FMUSP. Membro dos Grupos de Neuroimunologia e de Emergências Neurológicas do HC-FMUSP. Membro da ABN.

Gustavo Bruniera Peres Fernandes

Graduação em Medicina pela FCMS-PUC. Especialização em Patologia Clínica/Medicina Laboratorial pela SBPC/ML. Mestrado em Ciências (Psicobiologia) pela EPM-Unifesp. Membro da ABN.

Gustavo Cartaxo Patriota

Graduação em Medicina pela UFPB. Especialização em Neurocirurgia pelo HSPE-SP. Pós-graduação em Neurointensivismo pelo Centro de Ensino e Pesquisa do Hospital Sírio-Libanês. Mestrado em Ciências da Saúde pelo IAMSPE-SP. Doutorado em Neurologia pela FMUSP. Professor Associado da UFPB. Membro da ABN e da SBN.

Gustavo José Luvizutto

Graduação em Fisioterapia pela Uninove. Especialização em Fisioterapia Neurológica pela Uniara. Mestrado em Fisioterapia pela Unesp. Doutorado em Neurologia pela Unesp. Professor Adjunto da UFTM.

Gustavo L. Franklin

Graduação em Medicina pela UFES. Especialização em Neurologia pela UFPR. Doutorado em Medicina Interna e Ciências da Saúde pela UFPR. Professor Assistente da PUC-PR. Membro Titular da ABN.

Gustavo Melo de Andrade Lima

Graduação em Medicina pela UFMG. Especialização em Neurologia pela Santa Casa de Misericórdia de Belo Horizonte. Membro da ABN. *Fellowship* em Neurologia do Comportamento pela Unifesp.

Helena Fussiger

Graduação em Medicina pela PUC-RS. Especialização em Neurologia pela PUC-RS. Mestrado em Saúde da Criança e do Adolescente com ênfase em Neurogenética pela UFRGS. Doutorado em Ciências Médicas pela UFRGS.

Helena Tadiello de Moraes

Graduação em Ciências Biológicas pela UPM. Mestrado em Ciências pela USP. Doutorado em Ciências pela Unicamp.

Helga C. A. Silva

Graduação em Medicina pela UFBA. Especialização em Neurologia pela USP. Mestrado em Patologia pela USP. Professora Adjunta da Unifesp. Membro do corpo de diretores do Grupo Europeu de Hipertermia Maligna. Membro da ABN.

Hélio Afonso Ghizoni Teive

Graduação em Medicina pela UFSC. Especialização em Neurologia pela UFPR. Mestrado e Doutorado em Medicina Interna (Neurologia) pela UFPR. Professor Titular de Neurologia da UFPR. Membro da AAN, da MDS e da ABN.

Hélio Rodrigues Gomes

Graduação em Medicina pela FMUSP. Especialização em Neurologia pela FMUSP. Mestrado em Neurologia pela Université de Paris VI. Doutorado em Neurologia pela FMUSP. Membro da Clínica Neurológica do HC-FMUSP e do LIM/15-FMUSP. Diretor técnico do Laboratório de Líquido Cefalorraquidiano do HC-FMUSP.

Henrique Ballalai Ferraz

Graduação em Medicina pela UEL. Especialização em Neurologia pela EPM-Unifesp. Mestrado e Doutorado em Neurologia pela EPM-Unifesp. Professor Adjunto Livre-docente de Neurologia da EPM-Unifesp. Membro Titular da ABN.

Henrique Soares Dutra Oliveira

Graduação em Medicina pela FCMMG. Especialização em Neurologia pela UFRJ. Especialização em Ensino Médico pela Harvard Medical School. Mestrado em Ciências Aplicadas à Saúde do Adulto pela UFMG. Professor Assistente da FCMMG. Membro Titular da ABN. Alumni do curso *Principles and Practice of Clinical Research* da Harvard T. H. Chan School of Public Health.

Hideraldo Cabeça

Graduação em Medicina pela UEPA. Especialização em Neurologia pelo Hospital Heliópolis. Mestrado em Medicina (Neurologia) pela FMUSP. Membro Titular da ABN. Chefe de Serviço em Neurologia, Hospital Ophir Loyola, Pará.

Hilton Mariano

Graduação em Medicina pela UFPE. Especialização em Neurologia pela FMRP-USP. Mestrado e Doutorado em Neurologia pela FMRP-USP. Professor Associado da PUC-Campinas. Membro da SBCe.

Hsin Fen Chien
Graduação em Medicina pela FMUSP. Especialização em Neurologia pela FMUSP. Mestrado e Doutorado em Ciências pelo Departamento de Neurologia da FMUSP. Professora Colaboradora do Departamento de Ortopedia e Traumatologia da FMUSP. Membro da ABN.

Humberto Castro-Lima
Graduação em Medicina pela EBMSP. Especialização em Neurologia pelo HC-FMUSP. Doutorado em Ciências pela USP. Professor Adjunto da EBMSP. Membro da ABN.

Ida Fortini
Graduação em Medicina pela FMUSP. Especialização em Neurologia pela ABN. Doutorado em Ciências da Saúde pela FMUSP. Membro do HC-FMUSP.

Igor de Assis Franco
Graduação em Medicina pela UNIPAC-JF. Especialização em Neurologia pela UFJF. Mestrado em Neurologia pela Unifesp. Membro Titular da ABN. Neurologista Infantil pela Unifesp.

Igor Vilela Brum
Graduação em Medicina pela UFJF. Especialização em Neurologia e em Transtornos do Movimento pelo HC-FMUSP. Membro da ABN.

Ingrid Faber
Graduação em Medicina pela UnB. Especialização em Neurologia pela Unicamp. Doutorado em Neurogenética pela Unicamp. Coordenadora dos setores de Eletroneuromiografia e Distúrbios do Movimento do HUB-UnB.

Irapuá Ferreira Ricarte
Graduação em Medicina pela UFPI. Especialização em Neurologia pela Unifesp. Doutorado em Neurologia pela Unifesp. Membro da ABN. *Fellowship* em Neurologia Vascular pela Unifesp. Coordenador da Unidade de AVC do Hospital Getúlio Vargas e UTI Neurológica do Hospital São Marcos.

Iscia Lopes-Cendes
Graduação em Medicina pela Unicamp. Especialização em Genética Médica pela Unicamp. Mestrado e Doutorado em Neurociências pela McGill University. Professora Titular da Unicamp. Membro da ABN.

Jacy Parmera
Graduação em Medicina pela UFPE. Especialização em Neurologia pelo HC-FMUSP. Doutorado em Neurociências pela FMUSP. Membro da ABN e da MDS. Neurologista Assistente do Ambulatório de Distúrbios do Movimento do HC-FMUSP. *Research Fellowship* pela UCL Queen Square Institute of Neurology.

Jaderson Costa da Costa
Graduação em Medicina pela UFRGS. Especialização em Neurologia pelo HBP. Mestrado em Ciências Biológicas (Neurociências) pela UFRGS. Doutorado em Ciências Biológicas (Fisiologia) pela UFRGS. Professor Titular da PUC-RS. *Research Fellowship* em Neurologia (Neurofisiologia Clínica) na Harvard Medical School. Professor Adjunto Associado, Universidade de Miami, Programa de Treinamento de alunos e professores da América Latina. Diretor do INSCER-PUC-RS. Membro da ABN.

Jaime Lin
Graduação em Medicina pela UFSC. Especialização em Neurologia Pediátrica pela Unifesp. Mestrado em Neurologia/Neurociências pela Unifesp. Doutorado em Ciências da Saúde pela UNESC. Membro do Departamento Científico de Neurologia da SBP.

Janini Chen
Graduação em Fisioterapia pela Unicid. Mestrado em Ciências pelo Departamento de Neurologia pelo HC-FMUSP.

Jaqueline Cruz Geraldis
Graduação em Biomedicina pela EPM-Unifesp. Mestrado em Neurogenética pela Unicamp.

Jayme A. Maciel Jr.
Graduação em Medicina pela UFSC. Especialização em Neurologia pela Université Louis-Pasteur. Doutorado em Medicina pela Unicamp. Livre-docente/Professor Associado de Neurologia pela Unicamp. Membro da ABN, da AMB, da SBCe, da IHS e da Société Française de Neurologie.

Jerusa Smid
Graduação em Medicina pela FMUSP. Especialização em Neurologia Cognitiva e do Comportamento pela FMUSP. Doutorado em Ciências pelo Departamento de Neurologia da FMUSP. Membro da ABN.

João Brainer C. de Andrade
Graduação em Medicina pela UECE. Especialização em Neurologia pelo Hospital Geral de Fortaleza. Doutorado em Neurologia e Neurociências pela Unifesp e pela Columbia University. *Clinical Trialist* no Hospital Israelita Albert Einstein. Professor Adjunto da Unifesp. Membro da ABN.

João Henrique Fregadolli Ferreira
Graduação em Medicina pela PUC-PR. Especialização em Neurologia pelo Hospital de Clínicas da UFPR. Membro da ABN.

João José Freitas de Carvalho
Graduação em Medicina pela UFC. Especialização em Neurologia pela PUC-RJ. Mestrado em Neurologia pela UFRJ. Doutorado em Neurologia e Neurociência pela Unifesp. Professor de Neurologia do Curso de Medicina da Unichristus. Membro da ABN.

Jonas Alex Morales Saute
Graduação em Medicina pela UFRGS. Especialização em Neurologia pelo Hospital de Clínicas de Porto Alegre. Doutorado em Medicina/Ciências Médicas pela UFRGS. Professor Adjunto do Departamento de Medicina Interna da UFRGS.

Jorge Casseb
Graduação em Medicina pela UEPA. Especialização em Doenças Infecciosas pelo Instituto de Infectologia Emílio

Ribas. Mestrado em Alergia e Imunopatologia pela FMUSP. Doutorado em Ciências da Saúde pela FMUSP. Professor Associado III da FMUSP. Coordenador-geral do Núcleo de Apoio à Pesquisa em Retrovírus.

José Ernesto Vidal
Graduação em Medicina Humana pela Universidad Nacional Mayor de San Marcos, em Lima, Peru. Especialização em Infectologia pelo Instituto de Infectologia Emílio Ribas. Doutorado em Ciências pela Coordenadoria de Controle de Doenças (SES-SP). Professor Honorário do Instituto de Infectologia Emílio Ribas. Membro do Comitê Técnico Assessor em Terapia Antirretroviral para Adultos e do Grupo Técnico em Micoses Sistêmicas, ambos do Ministério da Saúde do Brasil. Consultor da OMS. Membro da SBI.

José G. Speziali
Graduação em Medicina pela FMRP-USP. Especialização em Neurologia pela FMRP-USP. Mestrado e Doutorado em Neurologia pela FMRP-USP. Aposentado como Professor Associado II de Neurologia da FMRP-USP. Membro da ABN.

José Luiz Pedroso
Graduação em Medicina pela UFJF. Especialização em Neurologia pela Unifesp. Doutorado em Neurologia pela Unifesp. Professor Adjunto e Livre-docente da Unifesp.

José Wagner Leonel Tavares Júnior
Graduação em Medicina pela UFC. Especialização em Neurologia pela UFC. Mestrado em Ciências Médicas pela UFC. Doutorado e Pós-Doutorado em Ciências Médicas pela UFC. Membro da ABN e da SOCENNE.

Júlia Carvalhinho Carlos de Souza
Graduação em Medicina pela EMESCAM. Especialização em Neurologia pelo HC-FMUSP.

Juliana Barbosa Goulardins
Graduação em Fisioterapia pela Unesp. Especialização em Fisioterapia Neurofuncional na Criança e no Adolescente pela ABRAFIN/COFFITO. Mestrado em Ciências (Pediatria) pela FMUSP. Doutorado em Ciências (Biodinâmica do Movimento Humano) pela EEFE-USP. Pós-doutoranda pela EBMSP. Membro da Rede NAPeN.

Juliana Bilhar
Graduação em Fisioterapia pela Universidade Bandeirante de São Paulo. Especialização em Fisioterapia Neurofuncional pela Santa Casa de Misericórdia de São Paulo. Mestrado e Doutorado em Ciências pela USP.

Juliana Gurgel Giannetti
Graduação em Medicina pela FCM-MG. Especialização em Pediatria/Neuropediatria pela Fhemig. Doutorado em Neurologia pela USP. Professora Titular da UFMG. Presidente da SBNi. Membro da ABN.

Juliana Maria Ferraz Sallum
Graduação em Medicina pela EPM-Unifesp. Especialização em Oftalmologia pela EPM-Unifesp. Especialização em Geneticista (Dupla Certificação). Mestrado em Oftalmologia pela EPM-Unifesp. Doutorado em Medicina pela Unifesp e pela Johns Hopkins University. Professora Afiliada do Departamento Oftalmologia da EPM-Unifesp.

Kátia Monte-Silva
Graduação em Fisioterapia pela UFPE. Doutorado em Neurociência pela Georg-August-Universität, Göttingen, Alemanha. Pós-Doutorado na McGill University. Professora Associada IV da UFPE. Membro fundadora do Comitê Diretivo da Rede NAPeN. Coordenadora do LANA-UFPE. Coordenadora da Câmara Técnica de Fisioterapia Neurofuncional do CREFFITO 1. Membro do Departamento de Neuromodulação da ABRAFIN.

Kleber Paiva Duarte
Graduação em Medicina pela UFPA. Especialização em Neurocirurgia pela AMB. Doutorado em Neurologia pela FMUSP. Membro da SBN. Coordenador do Serviço de Dor da Divisão de Neurocirurgia do HC-FMUSP. Neurocirurgião do Grupo de Coluna do Instituto do Câncer de São Paulo.

Laís Maria Gomes de Brito Ventura
Graduação em Medicina pela UFBA. Especialização em Neurologia pela FMUSP. *Fellowship* em Neuroimunologia pela FMUSP. Professora Auxiliar da EBMSP. Membro da ABN.

Larissa Karlla Rodrigues Lopes
Graduação em Fisioterapia pela UFMG. Especialização em Reabilitação Neurofuncional do Paciente Adulto e Idoso pelo COFFITO. Mestrado em Ciências da Reabilitação pela UFMG. Doutoranda em Neurologia pelo HC-FMUSP. Formação em Neuromodulação Não Invasiva pela Rede NAPeN.

Laura Cardia Gomes Lopes
Graduação em Medicina pela FCMSCSP. Especialização em Neurologia pela FMUSP. Doutorado em Neurologia pela FMUSP. Professora Colaboradora da FMB-Unesp. Membro da ABN.

Lauro Figueira Pinto
Graduação em Medicina pela UFU. Especialização em Neurologia pela Unifesp. Formação em Avaliação e Tratamento da Dor Crônica pela FMUSP.

Leandro Ryuchi Iuamoto
Graduação em Medicina pela FMUSP. Especialização em Medicina Física e Reabilitação pelo HC-FMUSP. Membro da ABMFR.

Leandro Tavares Lucato
Graduação pela FMUSP. Especialização pelo Colégio Brasileiro de Radiologia e Diagnóstico por Imagem. Doutorado pela FMUSP. Médico Neurorradiologista. Professor Livre-docente da FMUSP.

Lecio Figueira Pinto
Graduação em Neurologista pelo HC-FMUSP. Especialização em Epilepsia e Neurofisiologia Clínica pelo HC-FMUSP.

Doutorado em Neurologia pela FMUSP. Vice-presidente da ABE. Membro da ABN.

Leila Maria da Roz
Graduação em Medicina pela USP. Especialização em Neurocirurgia pela FMUSP. Doutorado em Neurociências pela USP. Membro da SBN. Médica Neurocirurgiã Assistente do Grupo de Epilepsia do HC-FMUSP.

Leonardo Cruz de Souza
Graduação em Medicina pela UFMG. Especialização em Neurologia pela ABN. Mestrado e Doutorado em Neurociências pela Université Paris 6. Professor Adjunto da Faculdade de Medicina da UFMG. Membro da ABN.

Leonardo de Sousa Bernardes
Graduação em Medicina pela UNIPLAC. Especialização em Neurologia pela Irmandade da Santa Casa de Misericórdia de São Paulo. Especialização em Neuro-Oncologia pela EPM-Unifesp e pelo Hospital Sírio-Libanês. Mestrando pela FCMSCSP. Preceptor da Residência de Clínica Médica SES/SC. Professor Adjunto da UNIPLAC. Membro Titular da ABN. *Fellowship* em Cefaleias, Algias Craniofaciais e Pseudotumor Cerebral pelo HC-FMUSP.

Leonel T. Takada
Graduação pela FMUSP. Especialização em Neurologia pelo HC-FMUSP. Doutorado em Ciências pelo Departamento de Neurologia da FMUSP. Membro da ABN.

Liselotte Menke Barea
Graduação em Medicina pela UFCSPA. Especialização em Neurologia e Neurologia Infantil pela UFCSPA. Mestrado e Doutorado em Farmacologia pela UFCSPA. Professora Adjunta de Neurologia da UFCSPA. Membro Emérito da ABN e Titular da SBCe e da IHS.

Lívia Almeida Dutra
Graduação em Medicina pela UFES. Especialização em Neurologia pela Unifesp. Doutorado em Neurociências pela Unifesp. Professora Assistente da FICSAE. Membro Titular da ABN e da AAN.

Liz Barros Rebouças
Graduação em Neurologia pelo Hospital Israelita Albert Einstein. Especialização em Neurossonologia, Hemodinâmica Encefálica e Cuidados Neurocríticos pela USP. Membro da ABN.

Lorena Broseghini Barcelos
Graduação em Medicina pela UFES. Especialização em Neurologia pela Unifesp. Mestrado e Doutorado em Distúrbios do Movimento pela Unifesp. Membro da ABN.

Louise Scridelli Tavares
Graduação em Medicina pela EPM-Unifesp. Especialização em Neurologia Infantil pela EPM-Unifesp. Membro da SBNI.

Lucas D'Andréa Pereira Sousa
Graduação pela FMUSP. Especialização em Neurologia pelo HC-FMUSP. Membro da ABN. Neurologista Colaborador do Ambulatório de Transtornos Somáticos (Soma) e do Programa de Epilepsia e Neuropsiquiatria (Projepsi) do IPq-HC-FMUSP.

Lucas de Andrade Saraiva
Graduação em Medicina pela UFMG. Especialização em Psiquiatria pelo Instituto Raul Soares – FHEMIG. Doutorando em Neurociências pela UFMG.

Luciana Barberino
Graduação em Medicina pela UFBA. Especialização em Neurologia pelo Hospital Heliópolis, SP. Membro da ABN.

Luciana de Oliveira Neves
Graduação em Medicina pela UFPel. Especialização em Neurologia pela UFCSPA/Santa Casa de Porto Alegre. Mestrado em Saúde Coletiva pela UNIFOR. Título em Medicina Paliativa pela AMB. Professora Substituta da UFC. Membro da ABN. Chefe do Serviço de Neurologia e de Cuidados Paliativos do Hospital São Carlos-Rede D'Or. Coordenadora do Núcleo de Medicina Paliativa da ABN.

Luciana Mattos Barros Oliveira
Graduação em Medicina pela UFBA. Especialização em Endocrinologia pela USP. Doutorado em Endocrinologia pela USP. Professora Associada da UFBA.

Luciana Mendonça Barbosa
Graduação em Medicina pela UnB. Especialização em Neurologia pela USP. Doutorado em Ciências pela USP. Membro Titular da ABN.

Luciano de Paola
Graduação em Medicina pela PUC-PR. Especialização em Neurologia/Neurofisiologia Clínica pelo Hospital de Clínicas da UFPR. Mestrado e Doutorado em Medicina Interna pelo Hospital de Clínicas da UFPR. Chefe do Serviço de Epilepsia no Hospital de Clínicas da UFPR. Diretor do Epicentro do Hospital Nossa Senhora das Graças, em Curitiba.

Luciano Ribeiro Pinto Junior
Graduação em Medicina pela FCM-PUC-Sorocaba. Especialização em Neurologia pela ABN. Mestrado em Neurologia pela USP. Doutorado em Ciências pela Unifesp. Área de Atuação – Neurofisiologia Clínica.

Luis Daniel Silva Pilatti
Graduação em Medicina pela UEPG. Residente de Neurologia do 3º ano do HC-UFPR.

Luis Otavio Caboclo
Graduação em Medicina pela FMUSP. Especialização em Neurologia pelo HC-FMUSP. Mestrado em Ciências pela Unifesp. Doutorado em Neurologia/Neurociências pela Unifesp. Professor Assistente de Neurologia da FICSAE. Membro da ABN e da SBNC.

Luis Sidonio Teixeira da Silva
Graduação em Medicina pela UEL. Especialização em Neurologia pela FMUSP. Mestrado e Doutorado em Neurologia pela FMUSP. Professor Adjunto da UEL. Membro da ABN.

Luiz Eduardo Betting
Graduação em Medicina pela FAMEMA. Especialização em Neurologia pela Unicamp. Doutorado em Fisiopatologia Médica pela Unicamp. Professor Adjunto da FMB-Unesp.

Luiz Paulo Queiroz

Graduação em Medicina pela UFSC. Especialização em Cefaleia pelo New England Center for Headache. Mestrado em Ciências Médicas pela UFSC. Doutorado em Neurologia pela Unifesp. Professor Afiliado da UFSC. Membro da SBCe e da ABN.

Maiara Silva Tramonte

Graduação em Medicina pela FACISB. Especialização em Neurologia e em Medicina Paliativa pela Unesp, com Título de Especialista pela AMB. Doutorado em Neurologia pela Unesp. Professora da UNINOVE Bauru. Membro da ABN. Médica Neurologista Assistente no HC-FMBRU-USP.

Manoel Jacobsen Teixeira

Graduação em Medicina pela USP. Especialização em Neurocirurgia pela USP. Mestrado e Doutorado em Neurologia pela USP. Professor Titular da USP. Membro da SBN.

Marcela Câmara Machado Costa

Graduação em Medicina pela EBMSP. Mestrado em Neurociências pela Unifesp. Doutorado em Patologia Humana e Experimental pela FIOCRUZ/UFBA. Professora Adjunta da EBMS. Membro da ABN.

Marcela Lima Silagi

Graduação em Fonoaudiologia pela Unifesp. Especialização em Fonoaudiologia em Neuro-Geriatria pela FMUSP. Mestrado em Ciências (Neurologia) pela FMUSP. Doutorado em Ciências (Ciências da Reabilitação) pela FMUSP. Professora Adjunta da Unifesp. Membro da SBFa. Colaboradora do Grupo de Neurologia Cognitiva e do Comportamento pela FMUSP e do Setor de Neurologia do Comportamento pela Unifesp.

Marcelo Ciciarelli

Graduação em Medicina pela Univassouras. Especialização em Neurologia pela Santa Casa de Misericórdia de São Paulo. Mestrado e Doutorado em Neurologia pela FMRP-USP. Professor Docente da CBM-Ribeirão Preto. Membro da ABN.

Marcelo de Melo Aragão

Graduação pela UFJF. Especialização em Neurologia pela Unifesp. Doutorado em Ciências pela Unifesp.

Marcelo Houat de Brito

Graduação em Medicina pela UEPA. Especialização em Neurologia pela FMUSP. Neurologista do ICESP e do GNCC do HC-FMUSP. Doutorando em Neurologia pela USP.

Marcelo Maroco Cruzeiro

Graduação em Medicina pela UFJF. Especialização em Neurologia pelo HU-UFJF. Mestrado em Medicina pela UFF. Doutorado em Medicina pela UFJF. Pós-Doutorado pelo Programa Saúde da UFJF. Professor Associado da UFJF. Membro da ABN.

Marcelo Masruha Rodrigues

Graduação em Medicina pela UFES. Especialização em Neurologia e Neurologia Infantil pela Unifesp. Doutorado em Neurologia pela Unifesp. Livre-docente em Neurologia da Unifesp, onde foi Professor e Chefe do Setor de Neurologia Infantil. Ex-presidente da SBNI.

Marcelo Moraes Valença

Graduação em Medicina pela UFPE. Especialização em Neurocirurgia pela SNN. Mestrado em Fisiologia pela UFPE. Doutorado em Fisiologia/Livre-docente de Neurocirurgia pela FMRP-USP. Professor Titular da UFPE. Membro da SBN e da IHS.

Marcia Jardim

Graduação em Medicina pela FTESM. Especialização em Neurologia pelo HUPE-UERJ. Mestrado e Doutorado em Neurologia pelo HUAP-UFF. Professora Permanente da Pós-graduação em Neurologia da UNIRIO. Professora Associada da FCM-UERJ. Membro da ABN. Responsável pelo Serviço de Neurologia do Ambulatório de Hanseníase da FIOCRUZ.

Marcia L. F. Chaves

Graduação em Medicina pela UFRGS. Especialização em Neurologia pelo Hospital de Clínicas de Porto Alegre. Mestrado em Fisiologia pela UFRGS. Doutorado em Ciências Médicas pela UFRGS. Professora Titular Aposentada da Famed/UFRGS. Membro da ABN.

Márcia Pradella-Hallinan

Graduação em Medicina pela FMC. Especialização em Neurologia pela UFRJ. Mestrado em Ciências pela Université Catholique de Louvain. Doutorado em Ciências pela Unifesp. Título de Especialista em Neuropediatria pela Université Catholique de Louvain. Título de Especialista em Acupuntura pela AMB. Título de Especialista em Medicina do Sono pela AMB. Especialização em Terapias e Cuidados Integrativos pela Unifesp. Membro do Corpo Clínico do Hospital Sírio-Libanês.

Marcia Rubia Rodrigues Gonçalves

Graduação em Medicina pela Unicamp. Especialização em Neurologia pela FMUSP. Mestrado em Neurologia pela FMUSP. Membro da ABN.

Márcia Waddington

Graduação em Medicina pela FM-UFRJ. Especialização em Neurofisiologia Clínica pela SBNC. Mestrado e Doutorado em Neurologia pela FM-UFRJ. Professora da Pós-graduação em Clínica Médica da FM-UFRJ. Membro da ABN, da International Society of Amyloidosis e da Peripheral Nerve Society.

Marcio L. F. Balthazar

Graduação em Medicina pela Unicamp. Especialização em Neurologia pela Unicamp. Doutorado em Ciências Médicas pela Unicamp. Professor Livre-docente do Departamento de Neurologia da FCM-Unicamp. Membro Titular da ABN. Responsável pelo Grupo de Neurologia Cognitiva e do Comportamento da Unicamp.

Marcio Nattan Portes Souza

Graduação em Medicina pela UFMG. Especialização em Neurologia pelo HC-FMUSP. Membro do Comitê de Educação da IHS.

Marco Antônio Arruda

Graduação em Medicina pela FAMERP. Especialização em Neurologia e Neurologia Infantil pela FMRP-USP. Mestrado e Doutorado em Neurologia pela FMRP-USP. Membro da ABN, da SBCe e da SBNI. Membro do Comitê de Cefaleia na Infância e Adolescência da IHS.

Marco Antônio Caires Novaes

Graduação em Medicina pela UFBA. Especialização em Neurologia e Neurofisiologia Clínica pelo Hospital do Servidor Público Estadual de São Paulo.

Marco Antonio Sales Dantas de Lima

Graduação em Medicina pela UFRJ. Mestrado e Doutorado em Neurologia pela UFRJ. Professor Adjunto da UFRJ. Membro da ABN.

Marco Chieia

Graduação pela Famema. Especialização em Neurologia pela Unifesp. Mestrado em Neurociências pela Unifesp. Membro da ABN. Médico do Setor de Doenças Neuromusculares da Unifesp.

Marco Orsini

Graduação em Medicina pela Unigranrio. Especialização em Neurologia pela UFRJ. Mestrado em Saúde Coletiva pela UFRJ. Doutorado em Neurologia pela UFF. Pós-Doutorado pela UFRJ – Laboratório de Mapeamento Cerebral e EEG. Pós-doutorando em Neurogenética pelo Hôpitaux Universitaires Pitié Salpêtrière. Professor Titular da UNIG. Membro Titular da ABN.

Marcondes Cavalcante Franca Junior

Graduação em Medicina pela UFC. Especialização em Neurologia pela Unicamp. Doutorado em Neurologia pela Unicamp. Professor Livre-docente da Unicamp. Membro da ABN. Chefe do Setor de Doenças Neuromusculares e Neurogenética do Hospital de Clínicas da Unicamp.

Marcos Christiano Lange

Graduação em Medicina pela UFPR. Especialização em Neurologia pelo HC-UFPR. Mestrado e Doutorado em Medicina Interna pela UFPR. Membro da ABN.

Marcos de Freitas

Graduação em Medicina pela UFRJ. Especialização em Neurologia pela PUC-Rio. Mestrado e Doutorado em Neurologia pela UFRJ. Pós-Doutorado na Universidade de Londres. Professor Titular Emérito da UFF. Membro da ABN, da AAN e da Societé Française de Neurologie.

Marcos Martins da Silva

Graduação em Medicina pela FM-UFRJ. Especialização em Neurologia pelo HUCFF-UFRJ. Mestrado em Clínica Médica – Setor de Neurologia pela FM-UFRJ. Professor de Nível Superior.

Marcus Tulius T. Silva

Graduação em Medicina pela CESVA-FMV. Especialização em Neurologia pela UFRJ. Mestrado em Neurologia pela UFRJ. Doutorado em Neurologia pela UFF. Professor Associado da FIOCRUZ. Membro da ABN.

Marcus V. Della Coletta

Graduação em Medicina pela UFPR. Especialização em Neurologia pela UFPR. Mestrado em Medicina Interna pela UFPR. Professor de Neurologia da UEA. Membro da ABN, da AAN e MDS.

Marcus Vinícius Magno Gonçalves

Graduação em Medicina pela UFSC. Especialização em Neurologia e Neurofisiologia pela FMRP-USP. Doutorado em Neurologia pela UFF. Professor Adjunto de Neurologia da UNIVILLE-SC. Membro da ABN, da SBNC e da SBCe. Neurofisiologista da equipe do Professor Ricardo Ferreira (USP).

Margleice Marinho Vieira Rocha

Graduação pela UFS. Especialização em Neurologia pelo HC-FMRP-USP. Mestrado profissional em Neurologia e Neurociências Clínicas pela FMRP-USP. Doutorado em Neurologia pela FMRP-USP. Membro da ABN e da SBNC. Médica Neurologista da EBSERH/HUL-UFS.

Maria Eduarda Nobre

Graduação em Medicina pela FTESM. Especialização em Neurologia pela UFRJ. Mestrado e Doutorado em Neurologia pela UFF. Professora Associada da FMA. Membro Titular da ABN e da SBCe. Membro da AAN e da IHS.

Maria Fernanda Mendes

Graduação em Medicina pela EPM-Unifesp. Especialização em Neurologia pela EPM-Unifesp. Mestrado em Neurologia pela EPM-Unifesp. Doutorado em Medicina pela EPM-Unifesp. Professora Assistente da FCMSCSP. Membro da ABN e do BCTRIMS. Editora Associada de Neuroimunologia da revista *Arquivos de Neuro-Psiquiatria*.

Maria Luiza Benevides

Graduação em Medicina pela Unisul. Especialização em Neurologia Infantil pela Unicamp. Doutorado em Neurociência Translacional pelo Programa de Pós-graduação do Instituto de Neurociência Translacional da UFRJ. Especialista pela SBP e pela ABN. Residência Médica na Unicamp. Residência Médica em Neurologia no Hospital Governador Celso Ramos (HGCR), em Florianópolis. Atua na Neuropediatria Brasil, Clínica Interdisciplinar de Neuropediatria, em Florianópolis.

Maria Luiza Giraldes de Manreza

Mestrado e Doutorado em Neurologia pela FMUSP. Médica Supervisora do Serviço de Neurologia Infantil da Divisão de Clínica Neurológica do HC-FMUSP. Membro Titular da ABN e da International League Against Epilepsy. *In memoriam.*

Maria Valeriana Leme de Moura Ribeiro

Graduação em Medicina pela USP. Especialização em Neuropediatria pela USP. Doutorado em Medicina pela USP. Professora de Neuropediatria da USP. Membro do IPSS. Professora Titular de Neurologia Infantil da FCM-Unicamp. Professora Associada do Departamento de Neurociências e Ciências do Comportamento da FMRP-USP. Coordenadora do Grupo CNPq de Pesquisa sobre Anormalidades Neurovasculares na Infância e Adolescência. Vice-presidente da SLANI.

Mariana Luciano de Almeida
Graduação em Gerontologia pela UFSCar. Mestrado em Ciências da Saúde pela UFSCar. Doutorado em Ciências da Saúde pela EERP-USP.

Mariana Ribeiro Marcondes da Silveira
Graduação em Medicina pela Unicamp. Especialização em Neurologia Pediátrica/Neurofisiologia Clínica/Medicina Paliativa pela USP/Instituto de Ensino e Pesquisa do Hospital Sírio-Libanês. Membro da SBNI e da ANCP. Médica Assistente da Divisão de Neurologia do HC-FMUSP e da Unidade de Dor e Cuidados Paliativos do Instituto da Criança do HC-FMUSP. Coordenadora do Departamento Científico de Cuidados Neuropaliativos da SBNI.

Mariana Spitz
Graduação em Medicina pela UFRJ. Doutorado em Neurologia pela USP. Professora Adjunta da UERJ. Membro da ABN.

Mariana Voos
Graduação em Fisioterapia pela USP. Especialização em Neurologia pelo HC-FMUSP. Mestrado e Doutorado em Neurociência pela USP. Professora Associada da PUC-SP. Membro da ABRAFIN.

Marianna P. M. de Moraes
Graduação em Medicina pela UFBA. Médica Neurologista. Setor de Neurologia Geral e Ataxias da EPM-Unifesp.

Marília Niedermayer Fagundes
Graduação em Medicina pela EBMSP. Especialização em Pneumologia pelo HC-FMUSP. Doutorado em Ciências pela FMUSP. Professora de Emergências Médicas da UNEB. Membro da SBPT.

Marilisa M. Guerreiro
Graduação pela FMUSP. Especialização em Neurologia Infantil pela Unicamp. Mestrado e Doutorado em Ciências Médicas pela Unicamp. Professora Titular da Unicamp. Membro da ABN, da SBNI e da LBE.

Marina Buldrini Filogonio Seraidarian
Graduação em Medicina pela UFMG. Especialização em Neurologia pelo Hospital Madre Teresa – BH/MG. Especialização em Dor e Cefaleia pela USP. Membro do Centro de Tratamento da Dor do HC-FMUSP.

Marina Koutsodontis Machado Alvim
Graduação em Medicina pela Unicamp. Especialização em Neurologia e Neurofisiologia (EEG) pela Unicamp. Doutorado em Ciências Médicas pela Unicamp. Médica contratada do Departamento de Neurologia da Unicamp.

Mario Fernando Prieto Peres
Graduação em Medicina pela FCMSCSP. Especialização em Neurologia pela ABN. Doutorado em Neurologia pela Unifesp. Presidente eleito da IHS.

Marleide da Mota Gomes
Graduação em Medicina pela UFRJ. Especialização em Neurologia pela ABM/AMB. Mestrado em *Design Measurement and Evaluation* (DME) pela McMaster University. Doutorado em Neurologia pela UFRJ. Professora Titular (aposentada) da UFRJ. Membro da ABN e da ABMR.

Marlon Wycliff Caeira
Graduação em Medicina pela UFPR. Especialização em Neurologia e Neurofisiologia Clínica com Ênfase em Eletroencefalografia e Epileptologia pelo Complexo do Hospital de Clínicas da UFPR. Preceptor do Internato do Curso de Medicina da FPP.

Marzia Puccioni
Graduação em Medicina pela UFF. Especialização em Neurologia pela UFRJ. Mestrado em Neurologia pela UFF. Doutorado em Neurologia pela Georg-August-Universität, Göttingen, Alemanha. Docente do Programa de Pós-graduação em Doenças Infecciosas e Parasitárias da UFRJ. Professora Titular da UNIRIO. Membro da ABN.

Mateus Boaventura
Graduação em Medicina pela UFBA. Especialização em Neurologia pelo HC-FMUSP. Mestrado em Neuroimunologia pela UAB. Corpo Docente do Centro Universitário São Camilo. Membro da ABN. *Fellowship* em Esclerose Múltipla pelo Centre d'Esclerosi Múltiple de Catalunya.

Mateus Torres
Graduação em Medicina pela EBMSP. Especialização em Genética Médica pela EPM-Unifesp. *Fellowship* em Neurologia Infantil pela Unifesp. Membro da AAN.

Matheus Felipe Belo Silva
Graduação em Medicina pela FMUSP. Especialização em Neurologia pelo HC-FMUSP.

Matheus Gonçalves Maia
Graduação em Medicina pela UCB. Especialização em Neurologista pela SCMSP e pela ABN. Membro da ABN.

Maurice Vincent
Professor da FM-UFRJ. PhD pela Universidade de Trondheim.

Mauricio Andre Gheller Friedrich
Graduação em Medicina pela PUC-RS. Especialização em Neurologia pela PUC-RS. Doutorado em Medicina/Neurociências pela PUC-RS. Membro Titular da ABN e membro da AAN.

Mauro Eduardo Jurno
Graduação em Medicina pela FMT. Especialização em Neurologia. Mestrado em Administração de Empresas pela FEAD Minas Gerais. Doutorado em Neurologia pela UFF. Professor de Neurologia da FAME. Membro da ABN e da SBCe. Coordenador do Programa de Residência em Neurologia da Fundação Hospitalar do Estado de Minas Gerais.

Mauro Jorge Cabral-Castro
Graduação em Microbiologia e Imunologia pela UFRJ. Mestrado em Ciências (Doenças Infecciosas e Parasitárias) pela UFRJ. Doutorado em Ciências (Microbiologia) pela UFRJ. Professor Adjunto em Imunologia Clínica da UFF. Docente permanente do Programa de Pós-graduação em Patologia da CMM-UFF.

Mayara de Rezende Machado
Graduação em Medicina pela UFPR. Especialização em Pediatria e Neurologia Pediátrica pela UFPR. Mestrado em Medicina Interna e Ciências da Saúde pela UFPR. Título em Neurofisiologia Clínica, com ênfase em Epilepsia.

Milena Sales Pitombeira
Graduação em Medicina pela UFC. Especialização em Neuroimunologia pela FMUSP. Doutorado em Neurologia pela USP. Membro do BCTRIMS.

Millene Rodrigues Camilo
Graduação em Medicina pela FMRP-USP. Especialização em Neurologia pela FMRP-USP. Mestrado e Doutorado em Neurologia pela FMRP-USP. Professora Colaboradora da FMRP-USP. Membro da ABN e da SBAVC. Coordenadora da Unidade de AVC do HC-FMRP-USP.

Míriam Carvalho Soares
Graduação em Medicina pela UFPE. Especialização em Neurologia pelo Hospital das Clínicas da UFPE. *Fellowship* em Transtornos do Movimento pelo HC-FMUSP. Membro da ABN.

Monica Santoro Haddad
Graduação em Medicina pela USP. Especialização em Neurologia pela FMUSP. Mestrado em Neurologia pela FMUSP. Professora Colaboradora do HC-FMUSP. Membro da ABN, da AAN e da MDS. Neurologista do Grupo de Distúrbios do Movimento do HC-FMUSP. Membro do Comitê Executivo da MDS-Pan American Section.

Natália de Oliveira Silva
Graduação em Medicina pela ESC. Especialização em Neurologia pelo HC-FMRP-USP. Mestrado em Neurologia pela FMRP-USP. Doutoranda em Neurologia pela FMRP-USP. Residência Médica em Dor pelo HC-FMRP-USP. Complementação Especializada em Neurorreabilitação pelo HC-FMRP-USP. Médica Assistente da divisão de Neurologia Geral, Cefaleia e Dor do HC-FMRP-USP.

Nathália Galbes Breda de Lima
Graduação em Medicina pela Unesp. Especialização em Neurologia pelo Hospital Israelita Albert Einstein. Título de Especialista em Neurologia pela ABN. *Fellowship* em Neurologia Cognitiva e do Comportamento pelo HC-FMUSP.

Nathane Braga da S. Rezende
Graduação pela UNIRIO. Especialização em Neurologia pela UFF. Mestrado em Neurologia pela UFF. Professora da UNESA. Membro Titular da ABN. *Fellowship* em Neuroimunologia no Centre d'Esclerosi Múltiple de Catalunya.

Norberto Anízio Ferreira Frota
Graduação em Medicina pela UFC. Especialização em Neurologia pela USP. Mestrado e Doutorado em Ciências pela USP. Professor Adjunto da Unifor. Membro da ABN. Coordenador da Residência Médica em Neurologia do Hospital Geral de Fortaleza. Diretor Científico da ABRAZ.

Octavio Marques Pontes-Neto
Graduação em Medicina pela UFC. Especialização em Neurologia pelo HC-FMRP-USP. Doutorado em Neurologia pela USP. Pós-Doutorado no Massachusetts General Hospital – Harvard Medical School. Professor Associado da FMRP-USP. Membro da ABN e da World Stroke Organization. Editor-chefe da World Stroke Academy. *Co-Chair* do Comitê de Educação da World Stroke Organization. Coordenador da Rede Nacional de Pesquisa em AVC do MS.

Osorio Lopes Abath Neto
Graduação em Medicina pela UFPB. Doutorado em Neurologia pela USP. Professor Assistente da University of Iowa Hospitals and Clinics.

Osvaldo J. M. Nascimento
Graduação em Medicina pela UNIRIO. Especialização em Neurologia pela ABN. Mestrado e Doutorado em Neurologia pela UFRJ. Professor Titular Emérito de Neurologia da UFF. Membro Titular da ANM.

Osvaldo Massaiti Takayanagui
Graduação em Medicina pela FMRP-USP. Especialização em Neurologia pela FMRP-USP. Mestrado e Doutorado em Neurologia pela FMRP-USP. Professor Titular da FMRP-USP. Membro da ABN.

Otávio Augusto Moreno de Carvalho
Graduação em Medicina pela UFBA. Especialização em Infectologia pela USP. Membro da ABN. Liquorologia pela USP. Neurologia pela ABN. Patologia Clínica e Medicina Laboratorial pela SBPC/ML.

Paula R. Sanches
Graduação pela UFES. Especialização em Medicina Intensiva pela AMIB. Mestrado em Neurociências pelo Instituto Israelita de Ensino e Pesquisa Albert Einstein. Pós-graduação em Neurossonologia pela USP.

Paulo Bertolucci
Graduação em Medicina pela UFRGS. Especialização em Neurologia pela UFRGS. Mestrado em Otoneurologia pela EPM-Unifesp. Doutorado em Neurologia pela EPM-Unifesp. Professor Titular da EPM-Unifesp. Membro da ABN.

Paulo Caramelli
Graduação em Medicina pela USP. Especialização em Neurologia pelo HC-FMUSP. Doutorado em Medicina (Neurologia) pela FMUSP. Professor Titular da FM-UFMG. Membro Titular da ABN. Bolsista de Produtividade em Pesquisa do CNPq.

Paulo Pereira Christo
Graduação em Medicina pela FM-UFMG. Especialização em Neurologia Clínica pela Santa Casa de Belo Horizonte. Doutorado em Neurologia pela FMUSP. Professor Adjunto da FM-UFMG. Membro da ABN. Professor da Pós-graduação da Santa Casa de Belo Horizonte.

Paulo Ribeiro Nóbrega
Graduação em Medicina pela UFC. Especialização em Neurologia pela USP. Mestrado e Doutorado em Ciências Médicas pela UFC. Professor Adjunto da UFC. Membro da ABN.

Paulo Sergio Faro Santos
Graduação em Medicina pela UFS. Especialização em Neurologia pelo Instituto de Neurologia de Curitiba. Membro

da SBCe e da IHS. Coordenador dos Comitês da SBCe. Coordenador do Grupo Interdisciplinar de Cefaleia de Curitiba. Fundador do Setor de Cefaleia e Dor Orofacial do Instituto de Neurologia de Curitiba (PR).

Paulo Sgobbi
Graduação em Medicina pela Unifesp. Especialização em Neurologia Clínica pela Unifesp. Doutorado em Neurociências pela Unifesp. Professor Afiliado da Unifesp. Diretor Médico da PSEG Centro de Pesquisa Clínica.

Pedro André Kowacs
Graduação em Medicina pela FFCMPA. Especialização em Neurologia pelo Hospital São Lucas da PUC-RS. Mestrado em Medicina Interna pela UFPR. Chefe do Serviço de Neurologia do Instituto de Neurologia de Curitiba.

Pedro Augusto Sampaio Rocha Filho
Graduação em Medicina pela UFPE. Especialização em Neurologia pela Unifesp. Doutorado em Neurologia pela USP. Professor Associado da UFPE. Membro Titular da ABN.

Pedro Barbosa Oliveira
Graduação em Medicina pela UECE. Especialização em Neurologia pela Unifesp. Residente de Neurologia Infantil pela Unifesp.

Pedro Braga Neto
Graduação em Medicina pela UFC. Especialização em Neurologia pela Unifesp. Doutorado em Neurociências pela Unifesp. Professor Adjunto da UECE e da UFC. Membro da ABN e da MDS.

Pedro Cougo
Graduação em Medicina pela UERJ. Especialização em Neurologia pela FMRP-USP. Mestrado e Doutorado em Neurologia pela FMRP-USP.

Pedro Helder de Oliveira Junior
Graduação em Medicina pela UFC. Especialização em Neurologia pela UFC.

Pedro Henrique Almeida Fraiman
Graduação em Medicina pela UFRN. Especialização em Neurologia pela EPM-Unifesp. Membro da ABN e da AAN.

Pedro Henrique Marte de Arruda Sampaio
Graduação em Medicina pela FMRP-USP. Especialização em Neurologia e Neurofisiologia Clínica pelo HC-FMRP-USP. Mestrado em Neurologia pela FMRP-USP.

Pedro Henrique Martins da Cunha
Graduação em Medicina pela UFJF. Especialização em Neurocirurgia pela FHEMIG. Doutorando e Médico Assistente do Grupo de Dor/Departamento de Neurologia do HC-FMUSP. Membro da SBN, da SBED, da SBENF e da SBNM – vertente brasileira da International Neuromodulation Society (INS). Residência em Dor e *Fellowship* em Neurocirurgia Funcional pelo HC-FMUSP.

Pedro José Tomaselli
Graduação em Medicina pela UFSC. Especialização em Neurologia, Doenças Neuromusculares e Neurofisiologia Clínica pelo HC-FMRP-USP. Mestrado em Neurologia pela

USP. Mestrado e Doutorado em Sistema Nervoso Periférico pela Università degli Studi di Milano. Professor Doutor da FMRP-USP. Membro da ABN.

Pedro Moreira
Graduação em Medicina pela UFF. Especialização em Neurologia pela UFF. Mestrado e Doutorado em Neurologia pela UFRJ. Professor Titular da UFF. Membro da ABN.

Péricles Maranhão Filho
Graduação em Medicina pela UGF. Mestrado e Doutorado em Neurologia pela UFRJ. Membro da AAN e da Bárány Society. Professor Associado de Neurologia na UFRJ.

Rafael Bernhart Carra
Graduação em Medicina pela USP. Especialização em Neurologia pela USP. Membro da ABN.

Rafael Loch Batista
Graduação em Medicina pela UFSM. Especialização em Endocrinologia pela UFCSPA. Doutorado em Endocrinologia pela USP. Professor do Programa de Pós-graduação em Endocrinologia da USP. Pós-Doutorado em Genética Médica pelo Johns Hopkins School of Medicine. Membro da SBEM.

Rafael Miranda Sousa
Graduação em Medicina pela FMB-UFBA. Especialização em Oftalmologia pela FMUSP. Especialização em Cirurgia de Retina e Vítreo pela FMUSP. Especialização em Neuro-Oftalmologia pela FMUSP. Doutorado em Ciências Médicas (Oftalmologia) pela FMUSP. Professor Adjunto de Oftalmologia do Departamento de Cirurgia Experimental e Especialidades Cirúrgicas (DCEEC) da FMB/UFBA.

Rafaella Tacla
Graduação em Medicina pela PUC-PR. Especialização em Neurologia, Neurofisiologia Clínica e Doenças Neuromusculares pela Unicamp. Doutoranda em Fisiopatologia Médica pela Unicamp. Membro da ABN.

Raimundo Pereira Silva-Néto
Graduação em Medicina pela UFPI. Especialização em Neurologia pelo Hospital da Restauração, em Recife. Mestrado e Doutorado em Neurologia pela UFPE. Pós-Doutorado em Ciências Farmacêuticas pela UFPI. Professor Adjunto III da UFDPar. Membro da ABN/SBCe.

Raphael Machado de Castilhos
Graduação em Medicina pela UFCSPA. Especialização em Neurologia pelo Hospital de Clínicas de Porto Alegre. Mestrado em Medicina pela UFRGS. Doutorado em Genética e Biologia Molecular pela UFRGS. Professor do Programa de Pós-graduação em Ciências Médicas da UFRGS. Membro da ABN. Coordenador do Centro de Neurologia Cognitiva e do Comportamento do Hospital de Clínicas de Porto Alegre.

Raphael Ribeiro Spera
Graduação em Medicina pela UFJF. Especialização em Neurologia pelo HC-FMUSP. Membro da ABN. Subespecialização em Neurologia Cognitiva e do Comportamento pelo HC-FMUSP. Médico Assistente do PS de Neurologia e do GNCC pela mesma instituição.

Raquel Campos Pereira

Graduação em Medicina pela UFPB. Especialização em Neurologia pela FMRP-USP. Mestrado em Neurologia pela FMRP-USP. Membro da ABN. Membro da SBNC.

Regina Maria Papais Alvarenga

Graduação em Medicina pela EMC-UNIRIO. Especialização em Neurologia pela ABN. Mestrado e Doutorado em Neurologia pela UFRJ. Professor Titular Emérito da UNIRIO. Membro Titular Emérito da ABN.

Renann Pirola

Graduação em Medicina pela UFES.

Renata Gomes Londero

Graduação em Medicina pela UFCSPA. Especialização em Neurologia pela Irmandade da Santa Casa de Misericórdia de Porto Alegre. Mestrado e Doutorado em Ciências Médicas pela UFRGS. Membro da ABN (Secretária do DC de Cefaleia). Pós-graduação em Ensino Médico pelo Hospital Alemão Oswaldo Cruz. Coordenadora do Ambulatório de Cefaleia e do *Fellowship* em Cefaleia do Hospital de Clínicas de Porto Alegre.

Renata Montes Garcia Barbosa

Graduação em Medicina pela UFG. Especialização em Neurologia pelo Hospital Geral de Goiânia. Membro da ABN. Subespecialização em Distúrbio do Movimento pela USP Subespecializanda em Neurogenética pela USP.

Renato Anghinah

Graduação em Medicina pela UNISA. Especialização em Neurologia pela Unifesp. Doutorado em Neurologia pela USP. Professor Livre-docente em Neurologia da USP.

Renato Arruda

Graduação em Medicina pela Unicamp. Especialização em Neurologia pelo HC-FMRP-USP. Mestrado em Neurociência pela University of Copenhagen. Professor Associado da Pós-graduação em Neurodesenvolvimento e seus Transtornos. *Fellowship* Clínico no King's College de Londres. Licenciado em Pesquisa Clínica pela Harvard School of Public Health e certificado em Técnicas Avançadas de Ensino pela Harvard School of Education. Neurologista no Instituto Glia, em Ribeirão Preto.

Ricardo Ferrareto Iglesio

Graduação em Medicina pela FMUSP. Especialização em Neurocirurgia e Dor pelo HC-FMUSP. Doutorado em Ciências pela FMUSP. Membro da SBN.

Ricardo Maciel

Graduação em Medicina pela UFMG. Especialização em Neurologia pela Unifesp. Mestrado em Saúde do Adulto pela UFMG.

Ricardo Nogueira

Graduação em Medicina pela PUC-Campinas. Especialização em Neurologia pela USP. Doutorado em Neurologia pela USP. Professor Livre-docente da USP. Membro da ABN.

Roberta Arb Saba

Graduação pela UNISA. Especialização em Neurologia pela Unifesp. Mestrado e Doutorado em Neurologia pela Unifesp. Professora Colaboradora da Unifesp. Membro da ABN e da MDS.

Roberta B. Gomes Kauark

Graduação em Medicina pela UFBA. Especialização em Neurologia pelo Hospital Santa Marcelina-SP. Mestrado em Neurociências pela Unifesp. Membro Titular da ABN. Responsável pelos Ambulatórios de Transtornos do Movimento e Neurogenética do Adulto do HUPES/UFBA.

Roberta de Oliveira Cacho

Graduação em Fisioterapia pela Uniararas. Especialização em Fisioterapia aplicada à Neurologia Adulto pela Unicamp. Mestrado e Doutorado em Ciências Médicas pela Unicamp. Professora Associada da UFRN. Membro da ABN – DC de Reabilitação e Comissão de Cuidado Multidisciplinar em Neurologia.

Roberto César Pereira do Prado

Graduação em Medicina pela UFS. Especialização em Neurologia pelo HSE-RJ. Doutorado em Neurologia pela USP. Professor Titular da UFS. Membro da AAN. Supervisor do Programa de Residência Médica em Neurologia do HU/UFS. Membro da ABN.

Rodrigo de Holanda Mendonça

Graduação em Medicina pela UFRN. Especialização em Neurologia pelo HC-FMUSP. Doutorado em Neurologia pela FMUSP. Membro Titular da ABN.

Rogério Adas Ayres de Oliveira

Graduação em Medicina pela FMUSP. Especialização em Neurologia pelo HC-FMUSP. Mestrado em Medicina pela FMUSP. Doutorado em Ciências pela FMUSP. Neurologista com área de atuação em Dor (AMB/ABN). Colaborador do Centro de Dor do Departamento de Neurologia do HC-FMUSP. Diretor Científico do Comitê de Dor da APM. Membro Titular e Coordenador do Departamento Científico de Dor da ABN.

Ronaldo Abraham

Graduação em Medicina pela UFRJ. Especialização em Neurologia pela ABN. Mestrado e Doutorado em Neurologia pela FMUSP. Professor aposentado da Unitau. Membro da ABN.

Ronan José Vieira Neto

Graduação em Neurologia pela Unicamp. Especialização em Neurologia Vascular pela University of Toronto. Graduação em Medicina pela USP. Residência em Neurologia pela Unicamp. Complementação em Neurologia Pediátrica pela Unicamp. Especialização em AVC na Infância e Adolescência pelo Hospital for Sick Children (SickKids, University of Toronto). Especialização em AVC adulto pelo Toronto Western Hospital (University of Toronto).

Ronnyson Susano Grativvol
Graduação em Medicina pela EMESCAM-ES. Especialização em Neurologia pelo HC-FMUSP. Membro da ABN e da SBNC. Editor-chefe da Plataforma de Educação Continuada NeuroPost.

Rosa Hasan
Graduação em Medicina pela FMABC. Especialização em Neurologia pelo HC-FMUSP. Coordenadora do Laboratório de Sono e Ambulatório de Sono do Instituto de Psiquiatria do HC-FMUSP. Membro da ABN.

Rosana Herminia Scola
Graduação pela UCS. Especialização em Neurologia pelo HC-UFPR. Mestrado em Medicina Interna pela UFPR. Pós-graduação em Neurologia pela FMRP-USP. Professora Associada da UFPR. Membro da ABN.

Rubens Gisbert Cury
Graduação em Medicina pela USP. Doutorado em Ciências pela USP. Pós-Doutorado pela USP e Université Grenoble Alpes. Coordenador do Departamento Científico de Transtornos do Movimento da ABN (2024-2026). Professor Livre-docente da USP. Membro da ABN.

Rubens José Gagliardi
Graduação em Medicina pela FCMSCSP. Especialização em Neurologia pela AMB. Mestrado e Doutorado em Neurologia pela USP. Professor Titular da FCMSCSP. Membro da ABN.

Rubens N. Morato Fernandez
Graduação em Medicina pela UFU. Especialização em Neurologia/Neurofisiologia pelo Hospital de Base do DF/Hospital Sarah Kubitschek. Supervisor da Residência Médica em Neurofisiologia Clínica do Hospital de Base do DF. Preceptor da Residência Médica em Neurofisiologia Clínica do Hospital de Base do DF. Preceptor da Residência Médica em Neurofisiologia Clínica do HCB/ICIPE. Membro da SBNC.

Rubens Paulo Araújo Salomão
Graduação em Medicina pela FMT. Especialização em Neurologia Geral pela Unifesp. Pós-graduação em Psiquiatria pela FCMSCSP. Doutorado em Neurologia pela Unifesp/Erasmus University Rotterdam. Coordenador do Ambulatório de Neurogenética da FMABC. Professor Titular/Preceptor da Faculdade de Medicina São Camilo/Faculdade de Medicina. *Fellowship* do Ambulatório de Ansiedade da FCMS-CSP. Membro do Centro de Estudos e Pesquisa do Departamento de Saúde Mental da Irmandade da Santa Casa de Misericórdia de São Paulo (CEPESAM).

Rui Kleber do Vale Martins Filho
Graduação em Medicina pela UFC. Especialização em Neurologia pelo Hospital Geral de Fortaleza. Mestrado e Doutorado em Neurologia pela FMRP-USP. Especialização em Neurologia Vascular e Neurossonologia pelo HC-FMRP-USP. Membro da ABN e da SBDCV.

Salmo Raskin
Graduação em Medicina pela UFPR. Doutorado em Genética pela UFPR. Membro da SBGM.

Samira Apóstolos Pereira
Graduação em Medicina pela UFBA.

Sandra Martinez
Graduação em Medicina pela Unicamp. Especialização em Neurologia pela Unicamp. Doutorado em Neurologia pela USP. Neurofisiologista pela SBNFC. Médica do Sono. Preceptora de Neurologia no Hospital da Restauração. Preceptora de Medicina do Sono no Hospital Otávio de Freitas.

Sandro Matas
Graduação em Medicina pela EPM. Especialização em Neurologia pela EPM-Unifesp. Mestrado e Doutorado em Neurociências pela EPM-Unifesp. Coordenador do Setor de Neuroinfecção e Hipertensão Intracraniana Idiopática da Disciplina de Neurologia EPM-Unifesp. Coordenador do Setor de LCR (Ambulatório de Coleta e Análise Laboratorial) da Disciplina de Neurologia EPM-Unifesp e da Disciplina de Patologia Clínica e Medicina Laboratorial da EPM-Unifesp. Membro Titular da SBCe. Membro da ABN.

Sara Terrim
Graduação em Medicina pela USP. Especialização em Neurologia pelo HC-FMUSP. Membro da ABN.

Sarah Camargos
Graduação em Medicina pela UFMG. Especialização em Neurologia pela FMRP-USP. Mestrado em Neurologia pela FMRP-USP. Doutorado em Neurogenética pela UFMG. Professora Associada da UFMG. Membro da ABN e da MDS.

Saulo Nardy Nader
Graduação em Medicina pela Famema. Especialização em Neurologia pelo HC-FMUSP. Coordenador do DC de Distúrbios Vestibulares da ABN. Membro da Bárány Society – The International Society for Neuro-otology, Vestibular Medicine, and Vestibular Research.

Sérgio Monteiro de Almeida
Graduação em Medicina pela UFPR. Especialização em Neurologia pela UFPR. Mestrado em Neurologia pela Unifesp. Doutorado em Imunologia pela Unifesp. Pós-Doutorado em Neurologia (Concentração em Líquido Cefalorraquidiano) pela USP. Pós-Doutorado em Neuroimunologia pela UCL Queen Square Institute of Neurology. Pós-Doutorado em Neuro-HIV pelo HNRC-UCSD. Professor Associado da UFPR. Membro Titular da ABN.

Sheila O. Martins
Graduação em Medicina pela UFRGS. Especialização em Neurologia pelo Hospital de Clínicas de Porto Alegre. Mestrado em Ciências Médicas pela UFRGS. Doutorado em Neurologia Vascular pela Unifesp. Professora da FAMED/UFRGS. Coordenadora do Programa de AVC do Hospital de Clínicas de Porto Alegre. Chefe do Serviço de Neurologia e Neurocirurgia no Hospital Moinhos de Vento. Presidente da Rede Brasil AVC. Presidente da World Stroke Organization (WSO). Professora Adjunta da UFRGS. Presidente da WSO.

Sidney Gomes
Graduação em Medicina pela UFJF. Especialização em Neurologia pela UFRJ. Especialização em Medicina Tropical, Clínica Médica. Imunologia e Neuroinfectologia. Mestrado em Ciência Militar pela UERJ. Doutorado em Ciência Militar/Patologia pela UERJ/USP. Membro da ABN, da AAN, da ENS, da SBMM, da SBCM, da BCTRIMS e da LACTRIMS.

Simone Amorim
Graduação em Medicina pela Ufes. Especialização em Neurologia Infantil pela USP. Especialização em Neurofisiologia Clínica ENMG pela USP. Doutorado em Neurociências pela USP. Membro da ABN, da SBNI, da SBNC Clínica e da SBCe.

Simoni Avansini
Graduação em Biotecnologia pela UFSCar. Mestrado e Doutorado em Neurociências pela Unicamp.

Sonia Maria Dozzi Brucki
Graduação em Medicina pela Unifesp. Especialização em Neurologia pela Unifesp. Mestrado e Doutorado em Neurologia pela Unifesp. Editora-chefe da revista *Dementia & Neuropsychologia*. Professora Associada da FMUSP. Membro da ABN.

Soniza Vieira Alves-Leon
Graduação em Medicina pela EMSM. Especialização em Neurologia pela UFRJ. Mestrado e Doutorado em Neurologia pela UFRJ. Pesquisadora Nível 1 do CNPq e Cientista do Nosso Estado pela FAPERJ. Fundadora e Chefe do Laboratório de Neurociências Translacional da UNIRIO vinculado ao MCTI. Professora Titular da UNIRIO. Membro da ABN.

Soraia R. C. Fábio
Graduação em Medicina pela FMRP-USP. Especialização em Neurologia pelo HC-FMRP-USP. Mestrado e Doutorado em Neurologia pela FMRP-USP. Membro da ABN.

Soraya Pulier da Silva de Freitas
Graduação em Medicina pela UERJ. Especialização em Neurologia pela UFF.

Stella Marcia Azevedo Tavares
Graduação em Medicina pela FMT. Especialização em Neurofisiologia Clínica pela SBNC. Médica do Setor de Polissonografia da Neurofisiologia Clínica do Hospital Israelita Albert Einstein. Membro da SBNC.

Tamine Capato
Graduação em Fisioterapia pela Univap. Especialização em Fisioterapia em Neurologia pela FMUSP. Mestrado em Neurociências e Comportamento pela FMUSP. Doutorado em Neurologia pela Radboud University e pela FMUSP. Pós-doutoranda pela FMUSP. Membro da ABN.

Tânia Kawasaki de Araujo
Graduação em Biomedicina pela UFTM. Mestrado e Doutado em Ciências Médicas pela Unicamp. Pós-Doutorado (Área de Neurogenética) pela Unicamp, pelo Royal College of Surgeons in Ireland e pela University of Oxford. Pesquisadora colaboradora na FCM-Unicamp.

Tarso Adoni
Graduação em Medicina pela FMB-UNESP. Especialização em Neurologia pelo HC-FMUSP. Doutorado em Neurologia pela FMUSP. *Fellowship* na AAN. Membro da ABN.

Tatiane Assone
Graduação em Biomedicina pela UMESP. Mestrado e Doutorado em Ciências pelo IMT/FMUSP. Membro da IRVA.

Thiago Cardoso Vale
Graduação em Medicina pela UFJF. Especialização em Neurologia pela UFMG. Mestrado e Doutorado em Saúde do Adulto pela UFMG. Membro da AAN e da MDS. Professor Adjunto da UFJF. Membro da ABN.

Thiago Gonçalves Fukuda
Graduação em Medicina pela UFBA. Especialização em Neurologia pela Unifesp. Doutorando pela UFBA. Professor Auxiliar da UNEB. Membro Titular da ABN.

Thiago Gonçalves Guimarães
Graduação em Medicina pela UFPE. Especialização em Neurologia pela USP. Membro da MDS.

Thiago Santos Nascimento
Graduação em Medicina pela UNIVASF. Especialização em Neurologia pelo Hospital Geral Roberto Santos. Mestrando em Ciências da Saúde (Neuroimunologia e Neuroinfectologia) pela UFBA. Membro da ABN.

Thiago Yoshinaga Tonholo Silva
Graduação em Medicina pela EPM-Unifesp. Especialização em Neurologia pela EPM-Unifesp. Membro da ABN.

Tissiana Marques de Haes
Graduação em Medicina pelo Centro Educacional Serra dos Órgãos. Especialização em Neurologia pelo HC-FMRP-USP. Mestrado em Neurologia pela FMRP-USP. Membro da ABN e dos Departamentos Científicos de Liquor e Neuroinfecção da ABN.

Umbertina Conti Reed
Graduação em Medicina pela FMUSP. Especialização em Neurologia pela ABN. Mestrado e Doutorado em Neurologia pela FMUSP. Professora de Neurologia Infantil da FMUSP. Membro da ABN e da SBNI.

Valéria Cristina Scavasine
Graduação em Medicina pela UFPR. Especialização em Neurologia pelo CHC-UFPR. Doutorado em Medicina Interna pelo CHC-UFPR. Membro da ABN.

Valéria Santoro Bahia
Graduação em Medicina pela USP. Especialização em Neurologia. Doutorado em Neurologia pelo HC-FMUSP. Membro da ABN.

Vanderci Borges
Graduação em Medicina pela UMC. Especialização em Neurologia pela ABN e pela AMB. Mestrado e Doutorado em Neurologia pela EPM-Unifesp. Membro da ABN.

Vera Lucia Ferreira Vieira

Graduação em Medicina pela Emescam. Especialização em Neurologia pelo Instituto de Neurologia Deolindo Couto. Especialização em Neuropediatria e Neurologia pela PUC-Rio. Professora Adjunta de Neurologia da UFES.

Vinícius Lopes Braga

Graduação em Medicina pela EPM-Unifesp. Especialização em Neurologia Clínica pela EPM-Unifesp. Membro Titular da ABN. Residente de Neurologia Infantil na EPM-Unifesp.

Vitor Tumas

Graduação em Medicina pela FMRP-USP. Especialização em Neurologia pelo HC-FMRP-USP. Mestrado e Doutorado em Neurologia pela FMRP-USP. Professor Associado da FMRP-USP. Membro da ABN.

Viviane Cordeiro Veiga

Graduação em Medicina pela UMC. Especialização em Medicina Intensiva pela AMIB. Mestrado e Doutorado em Ciências pela Unicamp. Presidente do Comitê de Analgesia, Sedação e *Delirium* da AMIB (2024-2025). Gerente Executiva Médica do Hospital BP Mirante.

Viviane Flumignan Zetola

Graduação em Medicina pela UFPR. Especialização em Neurologia pela UFPR. Mestrado em Medicina Interna pela UFPR. Doutorado em Neurologia pela USP. Professora Associada IV da UFPR. Coordenadora da Pós-graduação em Medicina Interna e Ciências da Saúde da UFPR.

Neurossonologista pela Sackler Faculty of Medicine, Tel Aviv University. Membro da ABN.

Viviane Maria Vedana

Graduação em Medicina pela UCS.

Wagner Cid Palmeira Cavalcante

Graduação pela UFPE. Especialização em Neurologia pelo HC-FMUSP. Doutorado em Ciências pela USP. Professor Associado da Ufal.

William Luciano de Carvalho

Graduação em Medicina pela UFG. Especialização em Neurologia pelo Hospital de Urgências de Goiânia.

Wilson Marques Junior

Graduação em Medicina pela FMRP-USP. Especialização em Doenças Neuromusculares pela LSU School of Medicine. Mestrado e Doutorado em Neurologia pela FMRP-USP. Pós-Doutorado em Neurogenética pelo Instituto de Neurologia do UCL Queen Square. Professor Titular da FMRP-USP.

Wladimir Bocca Vieira de Rezende Pinto

Graduação em Medicina pela Unifesp. Especialização em Doenças Neuromusculares pela Unifesp. Mestrado e Doutorado em Ciências (Neurologia/Neurociências) pela Unifesp. Professor Afiliado da Disciplina de Neurologia Clínica do Departamento de Neurologia e Neurocirurgia da Unifesp. Membro Titular da ABN.

Apresentação

É com grande satisfação que apresentamos a terceira edição do *Tratado de Neurologia da Academia Brasileira de Neurologia*. Esta nova edição, composta de 210 capítulos, abrange todas as áreas da Neurologia contemporânea, desde aspectos básicos de anatomia, semiologia e epidemiologia até os mais recentes avanços diagnósticos e terapêuticos da nossa especialidade. Assim, é uma obra que pode ser consultada por iniciantes na área, especialistas de outras áreas da Saúde, neurocientistas e neurologistas experientes.

Um dos diferenciais desta edição é a participação de neurologistas de todo o país, reunindo especialistas das mais diversas áreas do conhecimento neurológico e de diferentes gerações de profissionais. Essa ampla colaboração certamente contribui para a qualidade singular deste atual *Tratado*.

Agradecemos a todos que nos ajudaram no árduo período de elaboração deste livro, em especial aos autores dos capítulos e coordenadores das partes, e à diretoria da Academia Brasileira de Neurologia, pelo suporte e pela confiança inabaláveis ao longo de todo o processo desta obra. Importante também agradecermos ao Grupo Editorial Nacional (GEN) pelo apoio e cuidado para que o resultado fosse o melhor possível.

Esperamos que este livro cumpra sua função de educar, atualizar e inspirar a continuidade do estudo da Neurologia em seu mais alto nível.

Com os cumprimentos dos organizadores,

Orlando Graziani Povoas Barsottini
Ricardo Nitrini
Jamary Oliveira Filho

Material Suplementar

Este livro conta com os seguintes materiais suplementares:

- Capítulos *online* (Partes 1, 2 e 22)
- Referências bibliográficas.

O acesso ao material suplementar é gratuito. Basta que o leitor se cadastre, faça seu *login* em nosso *site* (www.grupogen.com.br) e, após, clique em Ambiente de aprendizagem. Em seguida, insira no canto superior esquerdo o código PIN de acesso localizado na primeira capa interna.

O acesso ao material suplementar online fica disponível até seis meses após a edição do livro ser retirada do mercado.

Caso haja alguma mudança no sistema ou dificuldade de acesso, entre em contato conosco (gendigital@grupogen.com.br).

Sumário

PARTE 1 Introdução, 1

1 História da Neurologia: Visão Panorâmica, e-1
Hélio Afonso Ghizoni Teive • Francisco Cardoso

2 História da Neurologia Brasileira e Perspectivas Demográficas, e-7
Marleide da Mota Gomes • Péricles Maranhão Filho

3 Neurologia como Especialidade Médica: Uma Interpretação Histórica, e-14
Ricardo Nitrini

PARTE 2 Semiologia, 3

4 Anatomia do Sistema Nervoso e Principais Correlações Anatomoclínicas, e-19
Jamary Oliveira Filho

5 Exame Neurológico, e-26
Péricles Maranhão Filho • Marcos Martins da Silva

6 Exame do Líquido Cefalorraquidiano, e-74
Hélio Rodrigues Gomes • Gustavo Bruniera Peres Fernandes

7 Eletroencefalografia e Potenciais Evocados, e-85
Humberto Castro-Lima • Marco Antônio Caires Novaes

8 Eletroneuromiografia, e-103
Carlos Otto Heise

9 Neurossonologia, e-111
Liz Barros Rebouças • Paula R. Sanches • Ricardo Nogueira • Viviane Flumignan Zetola

10 Neuroimagem e Correlação Anatomoclínica, e-120
Diego Cardoso Fragoso • Artur Martins Novaes Coutinho • Claudia da Costa Leite • Leandro Tavares Lucato

PARTE 3 Principais Manifestações das Doenças do Sistema Nervoso, 5

11 Paralisia Motora, 7
Nathane Braga da S. Rezende • Gabriel R. de Freitas

12 Ataxias, 12
José Luiz Pedroso • Orlando Graziani Povoas Barsottini • Thiago Yoshinaga Tonholo Silva

13 Transtornos do Movimento, 17
Thiago Cardoso Vale • Vitor Tumas

14 Transtornos da Sensibilidade Geral, 25
Bruno Hojo Rebouças • Gabriel Taricani Kubota

15 Transtornos do Olfato e do Paladar, 37
Carolina Cincurá Barreto • Luciana Barberino

16 Transtornos da Visão, 46
Laís Maria Gomes de Brito Ventura • Rafael Miranda Sousa

17 Transtornos da Motricidade Ocular, 60
Bruno Batitucci Castrillo • Renann Pirola • Vera Lucia Ferreira Vieira

18 Transtornos da Sensibilidade da Face e da Mastigação, 73
Paulo Ribeiro Nóbrega • José Wagner Leonel Tavares Júnior • Pedro Braga Neto

19 Paralisia Facial, 77
Daniel Abreu Santos • Thiago Santos Nascimento • Thiago Gonçalves Fukuda

20 Tonturas e Vertigem, 83
Emanuelle Roberta da Silva Aquino • Cristiana B. Pereira

21 Transtornos da Deglutição e Disartrias, 97
Ronnyson Susano Grativvol • Wagner Cid Palmeira Cavalcante

22 Transtornos do Nível de Consciência, 103
Adalberto Studart-Neto

23 Transtornos do Processamento Executivo, Memória, Linguagem, Praxias e Gnosias, 117
Adalberto Studart-Neto • Jacy Parmera • Ricardo Nitrini

24 Transtornos do Comportamento, 139
Lucas de Andrade Saraiva • Leonardo Cruz de Souza

25 Transtornos do Sistema Nervoso Autônomo, 146
Roberta B. Gomes Kauark

26 Transtornos Neuroendócrinos, 156
Luciana Mattos Barros Oliveira • Fabiana Freire Almeida Silva • Rafael Loch Batista

27 Transtorno Neurológico Funcional, 163
Lucas D'Andréa Pereira Sousa • Eduardo Genaro Mutarelli • Bruna Bartorelli

PARTE 4 Cefaleias, 169

28 Cefaleias: Conceitos Básicos, Aspectos Históricos e Classificação, 171
Carlos Alberto Bordini • Fernando Kowacs • Pedro André Kowacs

29 Fisiopatologia das Cefaleias Primárias, 176
João José Freitas de Carvalho • Maurice Vincent

30 Epidemiologia e Impacto das Cefaleias Primárias, 179
Luiz Paulo Queiroz • Pedro Augusto Sampaio Rocha Filho

31 Semiologia das Cefaleias, 183
Liselotte Menke Barea • Fernando Kowacs

32 Cefaleia na Unidade de Emergência, 190
Ida Fortini • Renata Gomes Londero

33 Terapêutica em Cefaleia: Bloqueios Anestésicos, 197
Fabíola Dach • José G. Speziali

34 Terapêutica em Cefaleia: Toxina Botulínica, 202
Alexandre O. Kaup

35 Terapêutica em Cefaleia: Neuromodulação Não Invasiva, 206
Giselle Oliveira Martins Theotonio • Elza Magalhães

36 Terapêutica em Cefaleia: Tratamentos Anti-CGRP/CGRP-R, Agonistas 5-HT_{1F} e Outros Avanços Recentes, 212
Marcio Nattan Portes Souza • Mario Fernando Prieto Peres

37 Migrânea, 217
Marcelo Ciciarelli • Caio Vinicius de Meira Grava Simioni • Pedro Moreira

38 Cefaleia do Tipo Tensão: Apresentação Clínica e Tratamento, 222
Hilton Mariano • Jayme A. Maciel Jr. • Mauro Eduardo Jurno

39 Cefaleias Trigeminoautonômicas, 225
Carlos Alberto Bordini • Maria Eduarda Nobre • Mario Fernando Prieto Peres

40 Outras Cefaleias Primárias, 232
Pedro Augusto Sampaio Rocha Filho • Elcio Juliato Piovesan

41 Cefaleias Secundárias: Cefaleia Persistente Atribuída à Lesão Cefálica Traumática ou Craniotomia e Cefaleia Atribuída à Infecção Viral Sistêmica, *239*
Marcelo Moraes Valença • Paulo Sergio Faro Santos

42 Cefaleias Secundárias: Cefaleia Atribuída à Hipertensão Liquórica e Cefaleia Atribuída à Hipotensão Liquórica, *244*
Marcio Nattan Portes Souza • Ida Fortini

43 Neuropatias Cranianas Dolorosas, *252*
Claudio Brito • Elder Sarmento

44 Situações Especiais em Cefaleia, *257*
Cefaleia na infância e na adolescência, *257*
Marco Antônio Arruda • Renato Arruda
Cefaleia na mulher, *261*
Aline Turbino • Eliana Meire Melhado
Cefaleia no idoso, *265*
Claudio Brito • Elder Sarmento • Raimundo Pereira Silva-Néto (item "Cefaleia hípnica")

45 Cefaleia por Uso Excessivo de Medicamentos, *269*
Abouch Krymchantowski • Carla Jevoux • Raimundo Pereira Silva-Néto

PARTE 5 Doenças Cerebrovasculares, *275*

46 Síndromes Vasculares Isquêmicas, *277*
Soraya Pulier da Silva de Freitas • Gabriel R. de Freitas

47 Escalas Neurológicas Utilizadas para Avaliação dos Pacientes com Doenças Cerebrovasculares, *286*
Octavio Marques Pontes-Neto • Carla Heloisa Cabral Moro • Pedro Cougo

48 Doenças Vasculares de Importância Nacional: Doença de Chagas e Anemia Falciforme, *292*
Jamary Oliveira Filho • Gisele Sampaio Silva

49 Vasculites do Sistema Nervoso, *296*
Lívia Almeida Dutra • Octavio Marques Pontes-Neto

50 Organização do Atendimento Integrado ao Paciente com Acidente Vascular Cerebral, *301*
Sheila O. Martins

51 Tratamento da Fase Aguda do Acidente Vascular Cerebral Isquêmico, *307*
Mauricio Andre Gheller Friedrich • Octavio Marques Pontes-Neto

52 Prevenção do Acidente Vascular Cerebral, *316*
Rubens José Gagliardi

53 Antiagregação Plaquetária no Tratamento e na Prevenção Secundária do Acidente Vascular Cerebral Isquêmico, *322*
Francisco Antunes Dias • Gabriel R. de Freitas

54 Anticoagulantes Orais na Prevenção do Acidente Vascular Cerebral Isquêmico, *331*
Millene Rodrigues Camilo • Rui Kleber do Vale Martins Filho

55 Trombose Venosa Cerebral, *337*
Guilherme Diogo Silva • Adriana B. Conforto

56 Indicadores de Qualidade para o Tratamento do Acidente Vascular Cerebral, *341*
Sheila O. Martins • Soraia R. C. Fábio

57 Hemorragia Subaracnóidea, *345*
Carolina Rouanet • Gisele Sampaio Silva

58 Ataque Isquêmico Transitório e Acidente Vascular Cerebral Menor, *354*
Valéria Cristina Scavasine • Luis Daniel Silva Pilatti • Marcos Christiano Lange

PARTE 6 Distúrbios do Movimento, *361*

59 Doença de Parkinson, *363*
Egberto Reis Barbosa • Henrique Ballalai Ferraz

60 Tremor Essencial, *372*
Vanderci Borges • Marcia Rubia Rodrigues Gonçalves

61 Distonias, *376*
Henrique Soares Dutra Oliveira • Sarah Camargos

62 Doença de Huntington e Síndromes Huntington-*Like*, *390*
Roberta Arb Saba • Monica Santoro Haddad

63 Transtornos dos Movimentos Relacionados a Doenças Infecciosas e Autoimunes, *395*
Ricardo Maciel • Débora Palma Maia • Francisco Cardoso

64 Transtornos do Movimento Induzidos por Drogas, *401*
Marcus V. Della Coletta • Delson José da Silva • Roberto César Pereira do Prado

65 Distúrbios Funcionais dos Movimentos, *405*
André Sobierajski dos Santos • Denise Hack Nicaretta

66 Neurodegeneração com Acúmulo Cerebral de Ferro, *408*
Rubens Paulo Araújo Salomão • Hsin Fen Chien • Clécio de Oliveira Godeiro Júnior • Hélio Afonso Ghizoni Teive

67 Doenças Cerebrais com Acúmulo de Cobre, Manganês e Cálcio, *420*
Egberto Reis Barbosa • Marcia Rubia Rodrigues Gonçalves

68 Parkinsonismo Atípico, *431*
Jacy Parmera • Lorena Broseghini Barcelos

69 Mioclonias, Tiques e Estereotipias, *442*
Carlos Henrique Ferreira Camargo • Gustavo L. Franklin • Thiago Cardoso Vale

70 Tratamento Cirúrgico da Doença de Parkinson, *449*
Carlos Roberto de Mello Rieder • Fabio Godinho

PARTE 7 Transtornos do Sono, *457*

71 Fisiologia do Sono, *459*
Rosa Hasan • Flávio Alóe

72 Sono Normal e Monitorização do Sono, *466*
Rosa Hasan • Stella Marcia Azevedo Tavares

73 Insônia, *469*
Luciano Ribeiro Pinto Junior • Andrea Bacelar

74 Parassonias do Sono Não REM, *481*
Álvaro Pentagna

75 Parassonias do Sono REM, *486*
Fernando Morgadinho Santos Coelho

76 Hipersonias, *489*
Fernando Morgadinho Santos Coelho

77 Sono e Demência, *493*
Carlos Maurício Oliveira de Almeida • Clelia Maria Ribeiro Franco • Conrado Regis Borges • Geraldo Rizzo • Sandra Martinez

78 Transtornos do Sono na Infância, *500*
Márcia Pradella-Hallinan

PARTE 8 Epilepsia, *507*

79 Definição e Classificação das Crises Epilépticas e das Epilepsias, *509*
Elza Márcia Targas Yacubian • Maria Luiza Giraldes de Manreza

80 Etiologia e Investigação de Pacientes com Epilepsias, *516*
Fernando Cendes

81 Tratamento Medicamentoso das Epilepsias, *526*
Luiz Eduardo Betting • Carlos A. M. Guerreiro

82 Cirurgia de Epilepsia e Outras Modalidades Terapêuticas, *534*
Carmen Lisa Jorge • Jaderson Costa da Costa

83 Crises Não Epilépticas Psicogênicas, *541*
Luciano de Paola • Marlon Wycliff Caeira • Mayara de Rezende Machado

84 Estado de Mal Epiléptico, *548*
Lecio Figueira Pinto • Luis Otavio Caboclo

PARTE 9 Neuroimunologia, *557*

85 Epidemiologia, Fisiopatologia e Fatores de Risco da Esclerose Múltipla, *559*
Soniza Vieira Alves-Leon • Doralina G. Brum

86 Fenótipos Clínicos e Diagnóstico da Esclerose Múltipla, *567*
Enedina Maria Lobato Oliveira • Felipe von Glehn • Denis Bernardi Bichuetti

87 Tratamento da Esclerose Múltipla, *572*
Samira Apóstolos Pereira • Mateus Boaventura • Dagoberto Callegaro

88 Espectro da Neuromielite Óptica, *584*
Regina Maria Papais Alvarenga

89 Encefalomielite Disseminada Aguda, *600*
Maria Fernanda Mendes

90 Encefalites Autoimunes e Síndromes Paraneoplásicas do Sistema Nervoso Central, *605*
Guilherme Diogo Silva • João Henrique Fregadolli Ferreira • Lívia Almeida Dutra

91 MOGAD e GFAP: Aspectos Clínicos e Diagnósticos, *615*
Douglas Kazutoshi Sato • Tarso Adoni • Daissy Liliana Mora Cuervo • Milena Sales Pitombeira

Doença associada ao anticorpo MOG-IgG: MOGAD, *615*
Douglas Kazutoshi Sato • Daissy Liliana Mora Cuervo
Astrocitopatia autoimune anti-GFAP, *618*
Milena Sales Pitombeira • Tarso Adoni

PARTE 10 Neurologia Cognitiva e do Comportamento, *621*

92 Avaliação Cognitiva Breve e Interpretação da Avaliação Neuropsicológica Ampla, *623*
Adalberto Studart-Neto

93 Amnésia Global Transitória, *634*
Paulo Bertolucci • Flávio Moura Rezende Filho • Gustavo Melo de Andrade Lima

94 Declínio Cognitivo Subjetivo, *637*
Adalberto Studart-Neto • Ari Pedro Balieiro-Jr • Carina Tellaroli Spedo • Mariana Luciano de Almeida • Francisco Assis Carvalho Vale

95 Comprometimento Cognitivo Leve, *644*
Marcia L. F. Chaves • Raphael Machado de Castilhos

96 Demências, *652*
Sonia Maria Dozzi Brucki

97 Demência com Corpos de Lewy, *661*
Vitor Tumas

98 Doença de Alzheimer, *669*
Danielle Calil de Sousa • Leonardo Cruz de Souza • Paulo Caramelli

99 Demência Frontotemporal, *677*
Leonel T. Takada • Valéria Santoro Bahia • Ricardo Nitrini

100 Doenças Priônicas, *687*
Jerusa Smid • Luis Sidonio Teixeira da Silva • Ricardo Nitrini

101 Comprometimento Cognitivo Vascular, *693*
Breno José Alencar Pires Barbosa • Elisa de Paula França Resende • Viviane Flumignan Zetola

102 Hidrocefalia de Pressão Normal, *699*
Benito Pereira Damasceno • Norberto Anízio Ferreira Frota • Raphael Ribeiro Spera

103 Encefalopatia Traumática Crônica, *706*
Raphael Ribeiro Spera • Nathalia Galbes Breda de Lima • Diogo Haddad Santos • Matheus Gonçalves Maia • Carla Cristina Guariglia • Renato Anghinah

104 Alterações Psiquiátricas em Doenças Neurológicas, *712*
André Palmini

105 Manifestações Psiquiátricas em Doenças Neurológicas: Prevalência, Particularidades Clínicas e Manejo, *716*
André Palmini

106 Tratamento dos Transtornos Comportamentais nas Demências, *725*
Lucas de Andrade Saraiva • Elisa de Paula França Resende • Leonardo Cruz de Souza

107 Neuroimagem nos Transtornos Cognitivos, *733*
Marcio L. F. Balthazar • Artur Martins Novaes Coutinho

Neuroimagem estrutural nos transtornos cognitivos, *733*
Marcio L. F. Balthazar
Imagem molecular e medicina nuclear nos transtornos cognitivos, *744*
Artur Martins Novaes Coutinho

PARTE 11 Doenças do Sistema Nervoso Periférico, *757*

Seção A Doenças do Neurônio Motor, *759*

108 Esclerose Lateral Amiotrófica, *759*
Paulo Sgobbi • Wladimir Bocca Vieira de Rezende Pinto • Marco Chieia • Acary Souza Bulle Oliveira

109 Atrofia Muscular Espinhal Ligada ao 5q, *779*
Rodrigo de Holanda Mendonça • Edmar Zanoteli

Seção B Doenças da Transmissão Neuromuscular, *786*

110 Miastenia Grave Adquirida, *786*
Elza Dias-Tosta • Rubens N. Morato Fernandez

111 Síndrome Miastênica de Lambert-Eaton e Síndromes Miastênicas Congênitas, *796*
Eduardo Estephan

Seção C Neuropatias Periféricas, *803*

112 Abordagem Clínica das Neuropatias Periféricas, *803*
Acary Souza Bulle Oliveira • Marcondes Cavalcante Franca Junior • Osvaldo J. M. Nascimento

113 Métodos Diagnósticos em Neuropatias Periféricas: Eletrofisiologia, Ultrassom de Nervo e Biópsia, *808*
Wilson Marques Junior • Ana Lucila Moreira • Angelina M. M. Lino

Eletrofisiologia, *808*
Wilson Marques Junior
Métodos de imagem, *810*
Ana Lucila Moreira
Biópsia de nervo periférico, *816*
Angelina M. M. Lino

114 Radiculopatias e Plexopatias, *825*
Raquel Campos Pereira • Carlos Otto Heise • Carlo Domênico Marrone

115 Ganglionopatias Sensitivas e Autonômicas, *833*
Alberto R. M. Martinez • Rafaella Tacla • Marcondes Cavalcante Franca Junior

116 Polineuropatias Hereditárias e Doença de Charcot-Marie-Tooth, *840*
Wilson Marques Junior • Eduardo Boiteux Uchôa Cavalcanti • Pedro Henrique Marte de Arruda Sampaio

117 Neuropatia Amiloidótica Familiar e Outras Amiloidoses, *845*
Márcia Waddington • Anna Paula Paranhos Miranda Covaleski • Marcela Câmara Machado Costa • Carolina Lavigne Moreira

118 Neuropatias de Fibras Finas, *850*
Osvaldo J. M. Nascimento • Camila Pupe

119 Síndrome de Guillain-Barré, *855*
Wilson Marques Junior

120 Polirradiculoneuropatia Inflamatória Desmielinizante Crônica e Variantes, *864*
Francisco de Assis Aquino Gondim • Marcus Vinícius Magno Gonçalves • Francisco Telechea Rotta

121 Neuropatias Infecciosas, *870*
Marcia Jardim • Diogo Fernandes dos Santos • Pedro José Tomaselli

122 Neuropatias Periféricas em Doenças Sistêmicas, Carenciais e Tóxico-Metabólicas, *877*
Marcos de Freitas • Cleonisio Leite Rodrigues • Marcelo Maroco Cruzeiro

Seção D Doenças Musculares, *882*

123 Classificação e Avaliação Clínica nas Miopatias, *882*
Cláudia Ferreira da Rosa Sobreira • Rosana Herminia Scola • Osório Lopes Abath Neto • Andre Clériston José dos Santos

124 Biópsia Muscular, *892*
André Macedo Serafim Silva • Eliene Dutra Campos • Edmar Zanoteli

125 Distrofinopatias, *901*
Alexandra Prufer de Queiroz Campos Araujo • Juliana Gurgel Giannetti

126 Distrofias Musculares de Cinturas, *906*
Ana Cotta • André Macedo Serafim Silva • Elmano Carvalho

127 Distrofias Musculares do Adulto | Facioescapuloumeral e Distrofias Miotônicas, *916*
Cristiane de Araujo Martins Moreno • Marcela Câmara Machado Costa • Ana Cotta

128 Doenças Musculares Congênitas, *924*
Clara Gontijo Camelo • Juliana Gurgel Giannetti • Umbertina Conti Reed • Edmar Zanoteli

129 Miopatias Mitocondriais, *932*
Claudia Ferreira da Rosa Sobreira • Cristiane de Araujo Martins Moreno

130 Canalopatias, *938*
Antonio Edvan Camelo Filho • Carlos Otto Heise

131 Hipertermia Maligna e Outros Eventos Adversos Anestésicos em Doenças Neuromusculares, *944*
Helga C. A. Silva

132 Miopatias Metabólicas Hereditárias, *952*
Elmano Carvalho • Margleice Marinho Vieira Rocha • Carlo Domênico Marrone

133 Miopatias Inflamatórias, *965*
André Macedo Serafim Silva • Eliene Dutra Campos • Edmar Zanoteli

134 Miopatias Relacionadas a Doenças Sistêmicas, *970*
Filipe Di Pace • Rodrigo de Holanda Mendonça • Edmar Zanoteli

PARTE 12 Distúrbios Vestibulares e do Equilíbrio, *975*

135 Síndrome Vestibular Aguda, *977*
Emanuelle Roberta da Silva Aquino • Cristiana B. Pereira

136 Vertigem Recorrente, *983*
William Luciano de Carvalho • Aline M. Kozoroski Kanashiro • Cristiana B. Pereira

137 Vertigem Posicional, *991*
Aline M. Kozoroski Kanashiro • William Luciano de Carvalho • Cristiana B. Pereira

138 Síndrome Vestibular Crônica, *999*
Saulo Nardy Nader

139 Desequilíbrio, *1002*
Matheus Felipe Belo Silva • Aline M. Kozoroski Kanashiro • Cristiana B. Pereira

PARTE 13 Neuroinfecção, *1007*

140 Meningite Bacteriana Aguda, *1009*
Marcus Tulius T. Silva • Abelardo Q. C. Araújo

141 Meningites Crônicas, *1014*
Marco Antonio Sales Dantas de Lima • Abelardo Q. C. Araújo

142 AIDS e Sistema Nervoso, *1019*
Paulo Pereira Christo • Barbara Arduini Fernandes Correa

143 Encefalite Viral, *1034*
Marzia Puccioni • Carolina Rosadas • Mauro Jorge Cabral Castro

144 Complicações Neurológicas das Arboviroses, *1042*
Cristiane Nascimento Soares

145 Neurocisticercose, *1050*
Ronaldo Abraham • Osvaldo Massaiti Takayanagui • Tissiana Marques de Haes

146 Neuroesquistossomose, *1058*
Otávio Augusto Moreno de Carvalho

147 Raiva Humana, *1066*
Hideraldo Cabeça

148 Neuropatia na Hanseníase, *1072*
Marcia Jardim • Marcos Orsini • Marcos de Freitas

149 Complicações Neurológicas da Infecção pelo SARS-CoV-2, *1080*
Bruno Fukelmann Guedes • Sandro Matas

150 Neurossífilis, *1084*
Ricardo Nitrini

151 Neurotuberculose, *1090*
Sérgio Monteiro de Almeida

152 Doenças Fúngicas do Sistema Nervoso Central: Paracoccidioidomicose e Criptococose, *1099*
Sérgio Monteiro de Almeida • José Ernesto Vidal

153 Mielopatia Associada ao HTLV-1, *1118*
Marzia Puccioni • Augusto César Penalva de Oliveira • Jorge Casseb • Tatiane Assone • Amanda Lopes Abbas

154 Novos Métodos de Identificação e Diagnóstico nas Doenças Neuroinfecciosas, *1124*
Gustavo Bruniera Peres Fernandes • Denison Alves Pedrosa • Hélio Rodrigues Gomes

PARTE 14 Neoplasias do Sistema Nervoso, *1131*

155 Neoplasias Primárias do Sistema Nervoso Central, *1133*
Bruna Gutierres Gambirasio • Leonardo de Sousa Bernardes • Adrialdo José Santos

156 Metástases para o Sistema Nervoso Central e Doença Metastática Leptomeníngea, *1139*
Bruna Gutierres Gambirasio • Leonardo de Sousa Bernardes • Gabriel Novaes de Rezende Batistella • Adrialdo José Santos

157 Complicações Neurológicas do Tratamento Oncológico, *1143*
Marcelo Houat de Brito • Gabriel Novaes de Rezende Batistella

PARTE 15 Neurointensivismo, *1157*

158 Monitorização Multimodal em Terapia Intensiva Neurológica, *1159*
Paula R. Sanches • Fabiano Moulin de Moraes

159 Manejo Crítico do Paciente com Acidente Vascular Cerebral Isquêmico, *1167*
Carolina Rouanet • João Brainer C. de Andrade

160 Manejo Pós-operatório em Neurocirurgia, *1173*
Viviane Cordeiro Veiga • Feres Chaddad Neto

161 Manejo Crítico das Doenças Neuromusculares, *1178*
Marilia Niedermayer Fagundes

162 Manejo do Traumatismo Cranioencefálico, *1183*
Gustavo Cartaxo Patriota • Irapuá Ferreira Ricarte

163 Hipertensão Intracraniana em Terapia Intensiva Neurológica, *1200*
Gisele Sampaio Silva

PARTE 16 Manifestações Neurológicas de Doenças Sistêmicas, *1203*

164 Complicações Neurológicas em Imunossuprimidos, *1205*
Francisco Tomaz Meneses de Oliveira • Sidney Gomes

165 Complicações Neurológicas das Doenças Sistêmicas, *1215*
Clécio de Oliveira Godeiro Júnior • Pedro Helder de Oliveira Junior • Igor Vilela Brum • Ida Fortini • Fátima de Menezes Dantas • Pedro Henrique Almeida Fraiman • Adalberto Studart-Neto • Pedro Braga Neto

166 Aspectos Neurológicos das Doenças Reumatológicas, *1228*
Fabiano Ferreira de Abrantes • Orlando Graziani Povoas Barsottini

167 Doenças Autoinflamatórias, *1234*
Marianna P. M. de Moraes • Orlando Graziani Povoas Barsottini

168 Manifestações Neurológicas na Gravidez, *1242*
Mariana Spitz • Fernanda Martins Maia Carvalho

169 Mielopatias Metabólicas e Tóxicas, *1250*
Tarso Adoni • Eduardo Genaro Mutarelli • Sara Terrim

170 Achados Oftalmológicos Relacionados a Doenças Neurológicas, *1253*
Flávio Moura Rezende Filho • Juliana Maria Ferraz Sallum

171 Hipertensão Intracraniana Idiopática, *1271*
Ida Fortini

PARTE 17 Neurologia Infantil, *1275*

172 Particularidades do Exame Neurológico da Criança, *1277*
Marcelo Masruha Rodrigues

173 Epilepsia na Infância, *1285*
Ana Carolina Coan • Marilisa M. Guerreiro

174 Síndrome do Lactente Hipotônico, *1294*
Juliana Gurgel Giannetti

175 Alterações do Volume e da Forma do Crânio, *1304*
Igor de Assis Franco • Marcelo Masruha Rodrigues

176 Paralisia Cerebral, *1316*
Simone Amorim • Bernardo Assumpção de Monaco • Pedro Henrique Martins da Cunha • Juliana Barbosa Goulardins • Juliana Bilhar

177 Neurodesenvolvimento e seus Transtornos, *1328*
Renato Arruda • Maria Luiza Benevides • Marco Antônio Arruda

178 Erros Inatos do Metabolismo, *1341*
Marcelo Masruha Rodrigues

179 Acidente Vascular Cerebral na Infância, *1351*
Maria Valeriana Leme de Moura Ribeiro • Ana Carolina Coan • Ronan José Vieira Neto

180 Síndromes Neurocutâneas, *1357*
Louise Scridelli Tavares • Mateus Torres • Marcelo de Melo Aragão • Marcelo Masruha Rodrigues

PARTE 18 Manejo da Dor, *1373*

181 Princípios Gerais da Avaliação do Doente com Dor e Abordagem Baseada em Mecanismos, *1375*
Marina Buldrini Filogonio Seraidarian • Gabriel Taricani Kubota • Luciana Mendonça Barbosa • Daniel Ciampi de Andrade

182 Estratégia Terapêutica da Dor Neuropática, *1383*
Natália de Oliveira Silva • Fabiola Dach

183 Particularidades na Abordagem e no Tratamento da Dor Neuropática Central, *1388*
Rogério Adas Ayres de Oliveira

184 Síndrome de Dor Regional Complexa, *1393*
Osvaldo J. M. Nascimento • Camila Pupe

185 Abordagens de Outras Síndromes Dolorosas Frequentes, *1396*
Luciana Mendonça Barbosa • Lauro Figueira Pinto • Diego Toledo Reis Mendes Fernandes

186 Indicações dos Principais Procedimentos Neurocirúrgicos Funcionais para Tratamento da Dor, *1406*
Ricardo Ferrareto Iglesio • Kleber Paiva Duarte • Manoel Jacobsen Teixeira

PARTE 19 Neuromodulação, *1413*

187 Estimulação Cerebral Profunda na Doença de Parkinson, *1415*
Rafael Bernhart Carra • Renata Montes Garcia Barbosa • Rubens Gisbert Cury

188 Estimulação Cerebral Profunda nas Distonias, *1422*
Lorena Broseghini Barcelos • Clécio de Oliveira Godeiro Júnior • Clarice Listik • Júlia Carvalhinho Carlos de Souza

189 Estimulação Cerebral Profunda no Tremor Essencial, *1429*
Míriam Carvalho Soares • Thiago Gonçalves Guimarães

190 Neuromodulação na Epilepsia, *1434*
Lecio Figueira Pinto • Leila Maria Da Roz

191 Neuromodulação Não Invasiva na Neurologia, *1445*
Abrahão Fontes Baptista • Larissa Karlla Rodrigues Lopes • Kátia Monte-Silva • Clarice Tanaka

PARTE 20 Neurorreabilitação, *1453*

192 Reabilitação de Distúrbios Vestibulares e do Equilíbrio, *1455*
Cristiana B. Pereira

193 Reabilitação Cognitiva, *1458*
Eliane Correa Miotto • Marcela Lima Silagi

194 Tecnologia Assistiva: o que o Neurologista Precisa Saber, *1463*
Leandro Ryuchi Iuamoto • Janini Chen • Carolina Souza • Hsin Fen Chien

195 Reabilitação Pós-Acidente Vascular Cerebral, *1471*
Roberta de Oliveira Cacho • Gustavo José Luvizutto • Cesar Minelli

196 Reabilitação em Distúrbios do Movimento, *1477*
Érica Tardelli • Hsin Fen Chien • Mariana Voos • Tamine Capato

PARTE 21 Neurogenética, *1481*

197 Neurogenética das Deficiências Intelectuais, *1483*
Vinícius Lopes Braga • Mateus Torres • Marcelo de Melo Aragão • Salmo Raskin • Marcelo Masruha Rodrigues

198 Doenças Mitocondriais, *1489*
Celia Harumi Tengan • Cláudia Ferreira da Rosa Sobreira

199 Leucodistrofias, *1503*
Anderson Rodrigues Brandão de Paiva • Fernando Kok

200 Neuropatias Hereditárias, *1514*
Wilson Marques Junior • Eduardo Boiteux Uchôa Cavalcanti • Pedro Henrique Marte de Arruda Sampaio

201 Doenças Cerebrovasculares: Aspectos Genéticos, *1519*
Helena Fussiger • Viviane Maria Vedana

202 Avaliação Genética em Demências Degenerativas, *1534*
Leonel T. Takada

203 Ataxias Hereditárias, *1539*

Alex Tiburtino Meira • Hélio Afonso Ghizoni Teive • José Luiz Pedroso • Orlando Graziani Povoas Barsottini

204 Genética das Epilepsias, *1549*

Tânia Kawasaki de Araujo • Simoni Avansini • Helena Tadiello Moraes • Danielle do C. F. Bruno • Estela Maria Bruxel • Jaqueline Cruz Geraldis • Marina Koutsodontis Machado Alvim • Ana Carolina Coan • Iscia Lopes-Cendes

205 Erros Inatos do Metabolismo no Adulto, *1557*

Marcelo de Melo Aragão • Pedro Barbosa Oliveira • Mateus Torres • Jaime Lin • Marcelo Masruha Rodrigues

206 Paraparesias Espásticas Hereditárias e Doença do Neurônio Motor, *1592*

Ingrid Faber • Jonas Alex Morales Saute • Marcondes Cavalcante Franca Junior

PARTE 22 Cuidados Paliativos em Neurologia, *1599*

207 Doenças Neurológicas e Cuidados Paliativos, *e-182*

Camila Galvão Lopes • Luciana de Oliveira Neves • Marcos Christiano Lange

208 O Desafio do Prognóstico nas Doenças Neurológicas, *e-185*

Camila Galvão Lopes • Mariana Ribeiro Marcondes da Silveira

209 Princípios de Bioética nos Cuidados Paliativos, *e-189*

Douglas Crispim • Luciana de Oliveira Neves

210 Ensino e Competências ao Neurologista para Atuar nos Cuidados Paliativos, *e-193*

Maiara Silva Tramonte • Laura Cardia Gomes Lopes

Índice Alfabético, *1601*

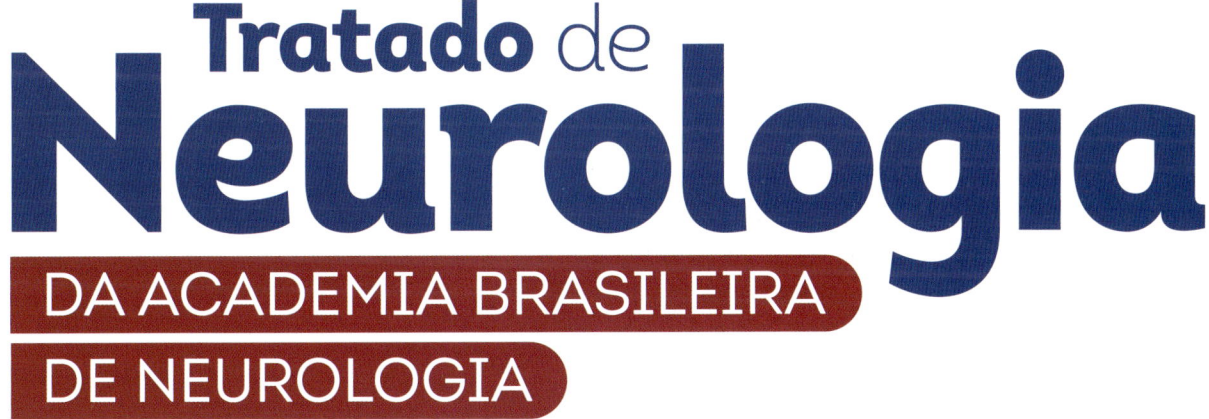

PARTE 1

Introdução

Coordenador: Hélio Afonso Ghizoni Teive

1 História da Neurologia: Visão Panorâmica
Hélio Afonso Ghizoni Teive • Francisco Cardoso

2 História da Neurologia Brasileira e Perspectivas Demográficas
Marleide da Mota Gomes • Péricles Maranhão Filho

3 Neurologia como Especialidade Médica: uma Interpretação Histórica
Ricardo Nitrini

Os capítulos desta Parte estão disponíveis *online*, no Ambiente Virtual de Aprendizagem do GEN.

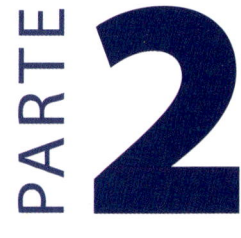

Semiologia

Coordenadores: Péricles Maranhão Filho,
Eduardo Genaro Mutarelli

4 Anatomia do Sistema Nervoso e Principais Correlações
Anatomoclínicas
Jamary Oliveira Filho

5 Exame Neurológico
Péricles Maranhão Filho • Marcos Martins da Silva

6 Exame do Líquido Cefalorraquidiano
Hélio Rodrigues Gomes • Gustavo Bruniera Peres Fernandes

7 Eletroencefalografia e Potenciais Evocados
Humberto Castro-Lima • Marco Antônio Caires Novaes

8 Eletroneuromiografia
Carlos Otto Heise

9 Neurossonologia
Liz Barros Rebouças • Paula R. Sanches • Ricardo Nogueira •
Viviane Flumignan Zetola

10 Neuroimagem e Correlação Anatomoclínica
Diego Cardoso Fragoso • Artur Martins Novaes Coutinho •
Claudia da Costa Leite • Leandro Tavares Lucato

Os capítulos desta
Parte estão
disponíveis *online*,
no Ambiente Virtual
de Aprendizagem
do GEN.

PARTE 3

Principais Manifestações das Doenças do Sistema Nervoso

Coordenador: Adalberto Studart-Neto

11 Paralisia Motora
Nathane Braga da S. Rezende • Gabriel R. de Freitas

12 Ataxias
José Luiz Pedroso • Orlando Graziani Povoas Barsottini •
Thiago Yoshinaga Tonholo Silva

13 Transtornos do Movimento
Thiago Cardoso Vale • Vitor Tumas

14 Transtornos da Sensibilidade Geral
Bruno Hojo Rebouças • Gabriel Taricani Kubota

15 Transtornos do Olfato e do Paladar
Carolina Cincurá Barreto • Luciana Barberino

16 Transtornos da Visão
Laís Maria Gomes de Brito Ventura • Rafael Miranda Sousa

17 Transtornos da Motricidade Ocular
Bruno Batitucci Castrillo • Renann Pirola • Vera Lucia Ferreira Vieira

18 Transtornos da Sensibilidade da Face e da Mastigação
Paulo Ribeiro Nóbrega • José Wagner Leonel Tavares Júnior • Pedro Braga Neto

19 Paralisia Facial
Daniel Abreu Santos • Thiago Santos Nascimento • Thiago Gonçalves Fukuda

20 Tonturas e Vertigem
Emanuelle Roberta da Silva Aquino • Cristiana B. Pereira

21 Transtornos da Deglutição e Disartrias
Ronnyson Susano Grativvol • Wagner Cid Palmeira Cavalcante

22 Transtornos do Nível de Consciência
Adalberto Studart-Neto

23 Transtornos do Processamento Executivo, Memória,
Linguagem, Praxias e Gnosias
Adalberto Studart-Neto • Jacy Parmera • Ricardo Nitrini

24 Transtornos do Comportamento
Lucas de Andrade Saraiva • Leonardo Cruz de Souza

25 Transtornos do Sistema Nervoso Autônomo
Roberta B. Gomes Kauark

26 Transtornos Neuroendócrinos
Luciana Mattos Barros Oliveira • Fabiana Freire Almeida Silva •
Rafael Loch Batista

27 Transtorno Neurológico Funcional
Lucas D'Andréa Pereira Sousa • Eduardo Genaro Mutarelli • Bruna Bartorelli

As referências
bibliográficas desta
Parte estão
disponíveis *online*,
no Ambiente Virtual
de Aprendizagem
do GEN.

11

Paralisia Motora

Nathane Braga da S. Rezende • Gabriel R. de Freitas

Os sintomas motores estão entre as manifestações mais evidentes ao olhar clínico, com repercussões importantes na vida cotidiana, sendo muitas vezes o motivo de procura por assistência médica. A perda da força muscular é denominada "paresia" quando é parcial, enquanto a perda completa do movimento é denominada "plegia".

O sistema motor se origina no córtex e apresenta um extenso trajeto até alcançar a placa motora, onde exerce sua função final de contração muscular. Portanto, a paresia pode ser um sintoma derivado de lesões em diversas topografias tanto do sistema nervoso central quanto do periférico. Neste capítulo, abordaremos o sistema motor com suas correlações entre função e anatomia.

NEUROANATOMIA E NEUROFISIOLOGIA DO SISTEMA MOTOR

Para que um movimento seja realizado, diversas estruturas trabalham em conjunto, entre planejamento e execução, orquestrando a contração da musculatura agonista e o relaxamento da musculatura antagonista, a fim dc definir uma exata intensidade e amplitude de movimento. A esse conjunto de estruturas chamamos "sistema motor", conectado por meio de um amplo circuito neural (Figura 11.1).

O início do movimento ocorre no córtex cerebral, especificamente na área motora chamada "área 4 de Brodmann", localizada no giro pré-central. Essa é uma região eletricamente excitável, na qual estímulos de intensidade mínima podem evocar movimentos isolados. Nela, cada parte do corpo é representada de forma contralateral. Observa-se que as partes do corpo responsáveis pelos movimentos mais delicados geralmente têm maior representação cortical, conforme demonstrado no homúnculo motor, modelo proposto por Wilder Penfield.

O córtex pré-motor (área 6 de Brodmann) é capaz de sintetizar ações agonistas em uma variedade quase infinita de padrões finamente graduados e altamente diferenciados, orientados por informações sensoriais visuais (área 7) e táteis (área 5), com suporte de mecanismos posturais apropriados. Esses movimentos ocorrem por meio de vias diferentes das derivadas da área 4. Ao ser estimulada, a área motora suplementar – porção mais anterior da área 6, na superfície medial do hemisfério cerebral – pode induzir movimentos relativamente amplos ipsilaterais ou contralaterais, contrações tônicas bilaterais dos membros e movimentos contraversivos da cabeça e olhos.

Apesar de diversas teorias e do avanço dos estudos neurofisiológicos, o mecanismo exato do controle motor ainda não é completamente compreendido. Contudo, resumidamente, sabe-se que os córtices motor suplementar, pré-motor e motor respondem a estímulos aferentes e estão envolvidos de maneira precoce e coordenada em movimentos complexos. Além disso, eles recebem aferências do estriado-palidal e do cerebelo, que também são ativados antes ou simultaneamente à liberação dos neurônios corticoespinhais.

Os tratos corticobulbares e corticoespinhais, ambos derivados de neurônios corticais, são considerados neurônios motores superiores ou primeiro neurônio motor, refletindo sua origem comum (Figura 11.3). Essas fibras convergem na *corona radiata*, seguem pela cápsula interna e descem pelo tronco encefálico até cruzarem pela decussação das pirâmides, no bulbo. À medida que os tratos corticoespinhais descem no cérebro e no tronco encefálico, emitem colaterais para o estriado, tálamo, núcleo vermelho, cerebelo e formações reticulares. Acompanhando esses tratos no tronco

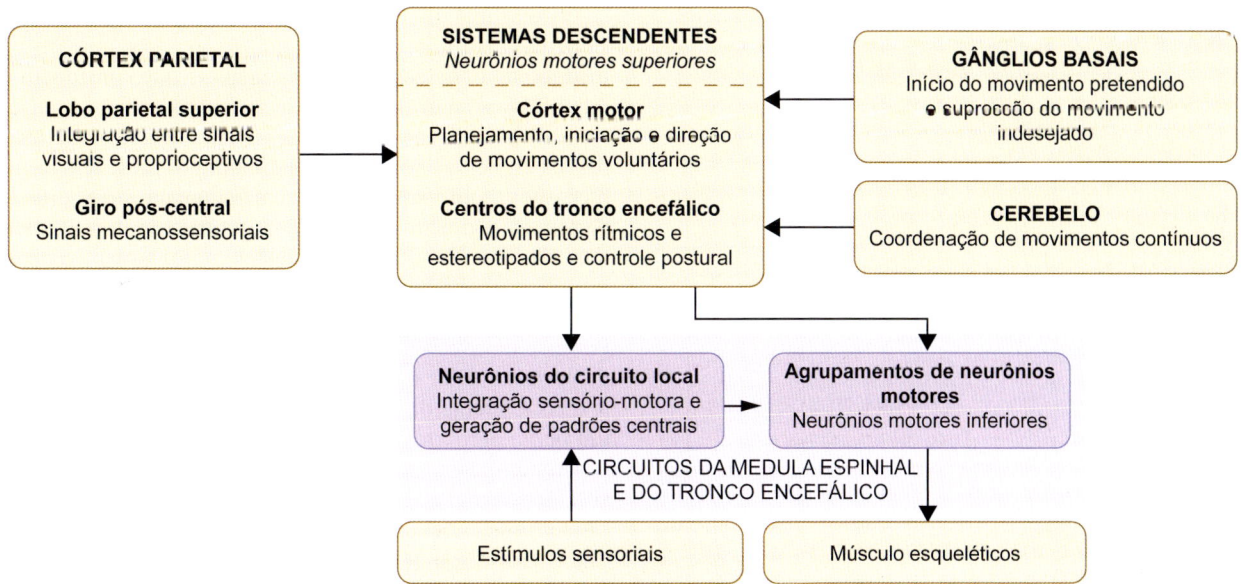

Figura 11.1 Organização e hierarquia do sistema motor.

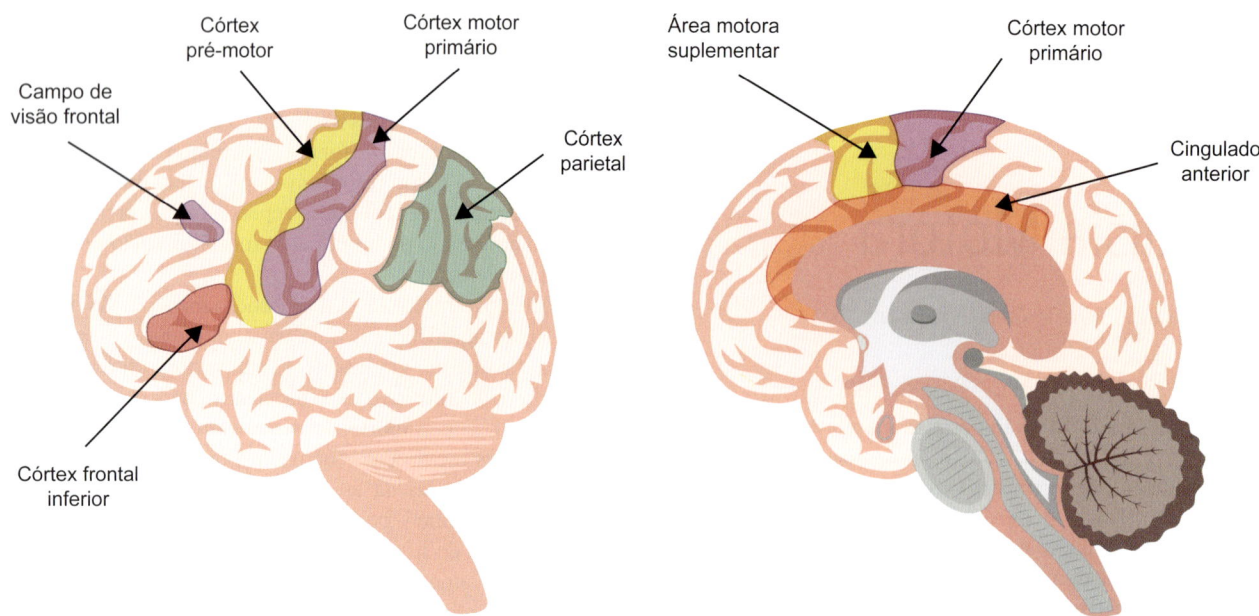

Figura 11.2 Áreas corticais envolvidas com o controle motor.

encefálico estão os tratos corticobulbares, distribuídos aos núcleos motores dos nervos cranianos de maneira ipsilateral e contralateral. Dado que as fibras corticobulbares e corticoespinhais têm origem semelhante, e que os núcleos motores do tronco encefálico são homólogos aos neurônios

CÓRTEX MOTOR

Ramo inferior

Ramo superior

Campo de visão

Genu da cápsula interna

Face

Pedúnculo encefálico

Ramo posterior da cápsula interna

Núcleo motor do nervo V

MESENCÉFALO

Núcleo do nervo VII

Núcleo do nervo VI

PONTE

Núcleo do nervo XII

BULBO

Decussação motora

Pirâmide

Trato cortico-espinhal lateral cruzado

ALARGAMENTO CERVICAL

Trato corticoespinhal ventral

Neurônios motores para membros superiores

ALARGAMENTO LOMBROSSACRAL

Neurônios motores para membros inferiores

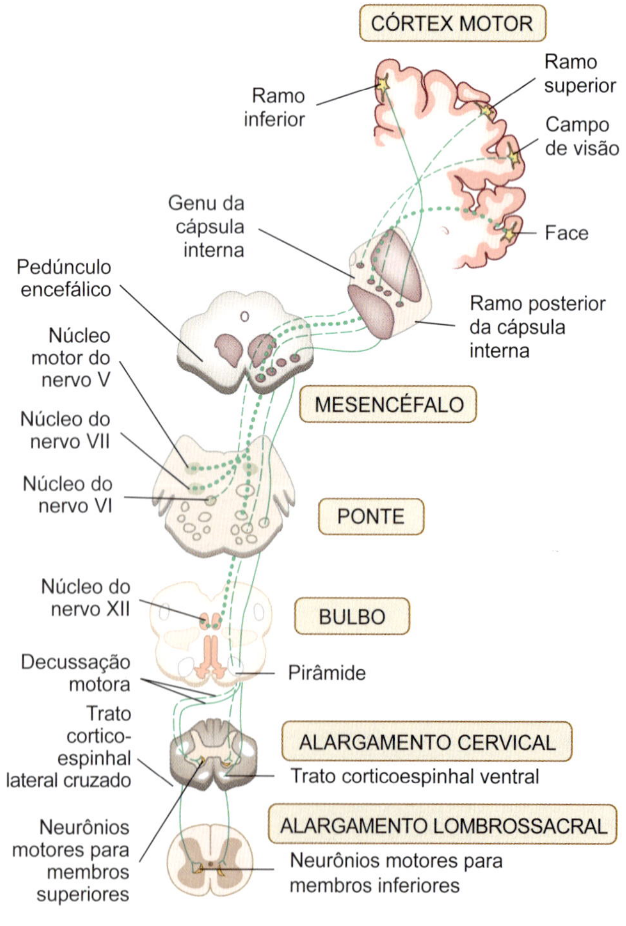

Figura 11.3 Tratos corticoespinhal e corticobulbar.

motores da medula espinhal, o termo "neurônio motor superior" pode ser aplicado a ambos os sistemas de fibras. Os tratos corticoespinhais se cruzam na porção inferior do bulbo, embora algumas de suas fibras possam se cruzar acima desse nível. As fibras destinadas aos neurônios dos membros superiores cruzam primeiro (mais rostralmente). A proporção de fibras cruzadas e não cruzadas varia entre os indivíduos. Cerca de 75 a 80% das fibras se cruzam, enquanto as restantes descem de maneira ipsilateral, principalmente no trato corticoespinhal ventral não cruzado. Em casos excepcionais, esses tratos podem cruzar completamente; da mesma forma, embora raramente, podem permanecer não cruzados. Essas variações provavelmente têm significado funcional na determinação do déficit neurológico resultante de lesões cerebrais unilaterais. Durante todo o trajeto até o corno anterior da medula, esses neurônios são chamados "primeiro neurônio motor" ou "neurônio motor superior".

O neurônio motor inferior, também conhecido como "segundo neurônio motor", origina-se no corno anterior da medula, de onde saem as fibras motoras que constituem a raiz espinhal ventral. Essas raízes se entrelaçam com raízes vizinhas para formar plexos, que por sua vez dão origem aos nervos periféricos (Figura 11.4). Embora os músculos sejam inervados com padrões que correspondem, em grande parte, aos segmentos da medula espinhal (miótomo), cada músculo grande é geralmente suprido por duas ou mais raízes. Em contraste, um único nervo periférico fornece a inervação motora completa de um músculo ou grupo muscular. Por esse motivo, a paralisia causada por doença das células do corno anterior ou das raízes apresenta um padrão topográfico diferente da paralisia decorrente da interrupção de um nervo periférico.

Uma unidade motora é constituída por uma célula nervosa, seus axônios e as fibras musculares que se unem à porção terminal desses axônios. Todas as variações de força, alcance, taxa e tipo de movimento são determinadas pelo número e tamanho das unidades motoras chamadas à ação, assim como pela frequência e sequência de disparo de cada

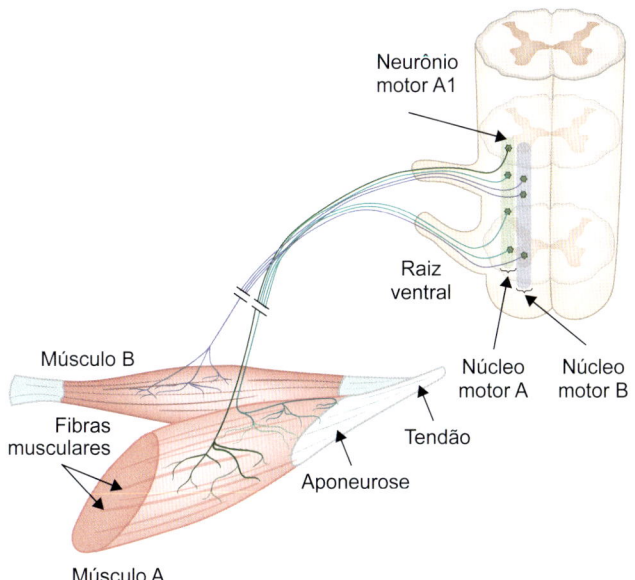

Figura 11.4 Neurônios motores inferiores no corno anterior e seus respectivos músculos inervados (unidade motora).

unidade motora. Movimentos menores envolvem relativamente poucas unidades motoras; movimentos mais potentes recrutam muitas unidades adicionais.

CARACTERÍSTICAS DAS SÍNDROMES DOS NEURÔNIOS MOTORES INFERIOR E SUPERIOR

O neurônio motor superior, presente no trato corticoespinhal, pode ser interrompido por uma lesão em qualquer ponto ao longo do seu percurso, como no nível do córtex cerebral, na substância branca subcortical, na cápsula interna, no tronco encefálico ou na medula espinhal. Em geral, a mesma lesão que afeta esse trato também afeta outras estruturas que cruzam o seu caminho ou estão adjacentes, levando à associação de outros sintomas, como parestesias, distúrbios de movimento ou sintomas corticais. Dessa forma, quando há hemiplegia grave e permanente como consequência de um acidente vascular cerebral, por exemplo, muito mais do que o longo e direto caminho corticoespinhal está envolvido.

É importante notar que as fibras talamocorticais, que são um elo vital no sistema de fibras ascendentes dos gânglios basais e do cerebelo, também passam pela cápsula interna e pela substância branca cerebral. Assim, lesões na região profunda encefálica podem afetar simultaneamente tanto os sistemas corticoespinhais quanto os extrapiramidais. A atribuição de uma hemiplegia capsular exclusivamente a uma lesão do caminho corticoespinhal ou piramidal, portanto, não é totalmente correta. O termo "paralisia de neurônio motor superior" (supranuclear), que reconhece o envolvimento de vários sistemas de fibras descendentes que influenciam e modificam o neurônio motor inferior, é mais apropriado.

As síndromes ocasionadas pelas lesões do neurônio superior apresentam algumas características em comum: um grupo de músculos está envolvido, mas nunca músculos individuais; e quando há algum movimento possível no membro afetado, as relações entre agonistas, antagonistas, sinergistas e fixadores permanecem adequadas. Em uma inspeção cuidadosa, percebe-se que a paralisia nunca envolve

todos os músculos de um lado do corpo, mesmo nas formas mais graves de hemiplegia. Movimentos que são invariavelmente bilaterais, como os dos olhos, mandíbula, faringe, parte superior do rosto, laringe, pescoço, tórax, diafragma e abdômen, são pouco ou quase nada afetados. Isso ocorre porque esses músculos são bilateralmente inervados, o que significa que a estimulação do córtex motor, seja do lado direito ou esquerdo, provoca a contração desses músculos em ambos os lados do corpo.

A condição pode resultar em movimentos lentos, decorrentes da menor ativação voluntária e do aumento da contração muscular. Além disso, pode ocorrer ativação involuntária de músculos paralisados, manifestada por automatismos. Durante a recuperação, podem surgir movimentos anormais, como tremor, atetose e coreia no lado afetado, indicando danos nas estruturas ganglionares basais e talâmicas.

As lesões medulares agudas e completas resultam em paralisia dos movimentos voluntários, ocorrendo, inicialmente, um estado de choque na medula, caracterizado por paralisia flácida aguda, que é posteriormente substituída por espasticidade. Lesões cerebrais agudas podem causar efeitos semelhantes, como ausência temporária de reflexos e redução da tonicidade muscular com apresentações variadas, incluindo casos em que os membros permanecem flácidos, mas os reflexos são mantidos. No entanto, esse momento agudo é uma exceção à apresentação típica de lesões do primeiro neurônio motor: espasticidade e hiper-reflexia.

A espasticidade é um padrão de hipertonia relacionada ao movimento muito característica dessa síndrome, não sendo, porém, exclusiva; muitas vezes encontramos uma hipertonia independente do movimento, chamada "rigidez", que costuma ser mais característica de disfunções dos gânglios basais, corroborando o fato de haver alterações no circuito motor.

As lesões centrais resultam em uma postura típica, quando os músculos antigravitacionais, especificamente os flexores dos braços e os extensores das pernas, são predominantemente afetados. Observa-se que o braço tende a assumir uma posição flexionada e pronada, enquanto a perna adota uma posição estendida e aduzida. Esses padrões posturais indicam que determinados neurônios na medula espinhal estão reflexivamente mais ativos do que outros e permitem uma postura adaptativa.

O clônus, contrações musculares rítmicas em resposta a um estímulo de alongamento, pode ser uma das apresentações da espasticidade. Ele ocorre a uma frequência constante de 5 a 7 Hz e exige relaxamento muscular adequado, integridade dos reflexos de estiramento da medula espinhal, hiperexcitabilidade sustentada dos neurônios motores e sincronização dos fusos musculares.

A espasticidade e a paresia não apresentam uma relação linear. Muitas vezes, um membro altamente espástico não apresenta um grande grau de paresia, e o contrário também é verdadeiro. Essa avaliação é de extrema importância para entender a queixa do paciente e o que mais o atrapalha em seu cotidiano, ajudando a definir a melhor estratégia terapêutica para reabilitação.

O sinal de Babinski é uma indicação confiável de lesão no neurônio motor superior, caracterizado pela extensão do dedo grande do pé e afastamento dos outros dedos em resposta ao estímulo na superfície plantar lateral. Interessante notar que esse reflexo está presente nos lactentes, no entanto, ao longo da infância o mesmo estímulo gera uma resposta flexora dos dedos dos pés.

Os reflexos de flexão, dos quais o sinal de Babinski é o mais característico, frequentemente acompanham a espasticidade, embora não sejam componentes essenciais dela. Eles estão presentes devido à liberação ou desinibição de programas motores de origem na medula espinhal. Características importantes dessas respostas incluem capacidade de serem induzidas por estímulos superficiais fracos (como estímulo tátil ou álgico leve) e tendência de persistirem por alguns momentos após o término da estimulação. Em lesões suprassegmentares incompletas, a resposta pode ser fracionada; por exemplo, o quadril e o joelho podem flexionar, mas o pé pode não realizar a dorsiflexão, ou vice-versa.

Os reflexos cutâneo-musculares abdominais e cremastéricos, conhecidos como "reflexos cutâneos ou superficiais", são ativados por toques rápidos e suaves na pele sobre esses músculos, e geralmente desaparecem quando há lesão aguda no neurônio motor superior. Esses reflexos são complicados de interpretar, pois estão ausentes em algumas pessoas saudáveis e podem sumir após lesões na medula, para depois reaparecer em um momento posterior.

O aumento da área reflexógena está comumente associado à espasticidade, embora possa ser observada em grau leve em pessoas normais com reflexos miotáticos exaltados. Por exemplo, ao bater no periósteo radial, pode-se desencadear uma contração reflexa não apenas do músculo braquiorradial, mas também do bíceps, tríceps ou flexores dos dedos. Essa propagação da atividade reflexa provavelmente não é resultado da irradiação de impulsos na medula espinhal, mas da propagação de uma onda vibratória do osso para o músculo, estimulando os fusos musculares excitáveis em seu caminho. Outras manifestações do estado hiper-reflexivo incluem o sinal de Hoffmann e o reflexo adutor cruzado dos músculos da coxa.

Em lesões cerebrais bilaterais, reflexos de estiramento exagerados podem ocorrer nos músculos cranianos, assim como nos membros e no tronco, devido à interrupção das vias corticobulbares. Esses reflexos incluem contrações masseterinas, facilmente desencadeadas por uma batida vigorosa para baixo no queixo ("reflexo mandibular") e contrações rápidas dos músculos orbiculares da boca em resposta a batidas no filtro ou cantos da boca. Em casos avançados, fraqueza, paralisia ou lentidão nos movimentos voluntários da face, língua, laringe e faringe podem ser adicionados.

Em contrapartida, as lesões do neurônio motor inferior desencadeiam uma síndrome oposta, apesar de logicamente ambas estarem associadas à perda de força.

Caso a maioria ou todas as fibras motoras periféricas que fornecem um músculo sejam interrompidas, os movimentos voluntários, posturais e reflexos desse músculo são eliminados, levando à flacidez muscular. O tônus muscular, que é a resistência leve que um músculo normalmente relaxado oferece ao movimento passivo, é reduzido (hipotonia ou atonia).

O músculo desnervado sofre atrofia extrema, diminuindo para 20 ou 30% de seu tamanho original em 3 a 4 meses. A capacidade de resposta do músculo ao estiramento repentino é perdida (arreflexia). Quando as lesões são parciais, esses achados também são incompletos, como hiporreflexia em vez de arreflexia. O diagnóstico eletrofisiológico da desnervação envolve a detecção de fibrilações, fasciculações e outras anomalias durante o exame com eletrodo de agulha. No entanto, esses achados podem não se manifestar por vários dias, ou até 1 a 2 semanas após a lesão nervosa. A Tabela 11.1 resume as principais características de cada síndrome motora.

PADRÕES DE FRAQUEZA MUSCULAR E CORRELAÇÃO COM O DIAGNÓSTICO TOPOGRÁFICO

Durante o exame físico e a anamnese de um paciente com paresia, devemos encontrar o padrão de fraqueza, ou seja, quais músculos apresentam os sintomas e sinais associados e, dessa forma, definir a topografia. Com isso, podemos limitar em grande parte as possibilidades etiológicas e direcionar a investigação e o tratamento (Tabela 11.2).

Note que cada um dos termos a seguir pode ser apresentado como plegia, que é a perda completa dos movimentos, ou como paresia, que se refere à perda parcial da movimentação. A graduação da paresia é definida pela escala de força muscular do Medical Research Council, uma classificação que varia de 0 a 5 para avaliar a força muscular. O nível 0 representa ausência de contração; 1 indica tremor ou leve contração muscular; 2 é o movimento ativo, eliminando a gravidade; 3 é o movimento ativo contra a gravidade; 4 varia de resistência leve a forte contra a gravidade; e 5 representa força muscular normal.

Hemiplegia

Trata-se, sem dúvida, de um dos padrões mais frequentemente encontrados, caracterizado pelo acometimento de um lado do corpo. Pode se manifestar como braquiocrural, com acometimento de braço e perna, ou fasciobraquiocrural, quando há também o acometimento de face. É um padrão de paresia muito associado ao neurônio motor superior, e achados semiológicos associados contribuem para a localização topográfica da lesão. Doenças localizadas no córtex cerebral podem ser sugeridas por sintomas corticais, como convulsões, afasia, anosognosia ou defeito homônimo no campo visual. Além disso, a paresia afeta a metade inferior da face contralateral e as extremidades.

A lesão no tronco encefálico pode ser localizada pela presença de paralisia do nervo craniano ou outra anormalidade segmentar no mesmo lado da lesão (oposto à hemiplegia).

Tabela 11.1 Principais características das síndromes de neurônio motor superior e inferior.

	Neurônio motor superior	Neurônio motor inferior
Localização da lesão	Trato corticoespinhal ou via descendente cerebral	Corno anterior da medula espinhal ou nervo periférico
Tônus muscular	Hipertonia (espasticidade)	Hipotonia (flacidez)
Reflexos	Reflexos aumentados (hiper-reflexia), especialmente o sinal de Babinski	Reflexos diminuídos ou ausentes (arreflexia)
Atrofia	Leve atrofia, principalmente por desuso	Atrofia importante, perda de até 70% da massa muscular
Achados da eletroneuromiografia	Sem achados patológicos	Alteração da condução nervosa: fibrilações e fasciculações podem estar presentes. Redução da velocidade de condução nervosa

Essas "paralisias cruzadas" são características de lesões no tronco encefálico. Em lesões na ponte média, ocorre uma paralisia do terceiro nervo (síndrome de Weber); em lesões na ponte inferior, uma paralisia abducente ou facial ipsilateral é combinada com fraqueza ou paralisia contralateral do braço e da perna (síndrome de Millard-Gubler). Lesões no bulbo afetam a língua e, às vezes, a faringe e a laringe de um lado, e o braço e a perna do outro.

As lesões medulares incompletas também podem se apresentar como hemiplegia que poupa a face e está combinada à perda da sensação de vibração e posição ipsilateral, além de perda contralateral de dor e temperatura, denominada "síndrome de Brown-Séquard" ou hemissecção medular.

Em geral, não há atrofia significativa nessa apresentação, com duas exceções: quando há lesão na infância, antes do pleno desenvolvimento muscular, e no nível exato de uma lesão medular, em que os músculos do miótomo correspondente à lesão podem estar atrofiados por lesão do corno anterior.

Paraplegia ou tetraplegia

O acometimento das extremidades inferiores (paraplegia) ou das quatro extremidades (tetraplegia) está mais comumente associado a lesões da medula espinhal, das raízes ou dos nervos periféricos. A cronologia e o padrão de acometimento são fundamentais para a definição topográfica e a suspeita etiológica.

Nas lesões medulares, além do acometimento motor, que pode apresentar características de segundo neurônio motor em lesões agudas, outras alterações podem orientar o raciocínio clínico. Todos os músculos abaixo do nível da lesão estão acometidos, e há a presença de um nível sensitivo, ou seja, abaixo de um limite circunferencial há perda de sensibilidade, anestesia em lesões completas, além de acometimento esfincteriano. Quanto mais rostral o início dos sintomas, mais alta é a lesão medular.

As lesões de nervo periférico, polineuropatias ou polirradiculopatias, causam sintomas bilaterais e muitas vezes simétricos, tendendo a apresentar um acometimento mais distal que proximal, com raro envolvimento esfincteriano (que, quando presente, é transitório), muitas vezes acompanhado de sintomas sensitivos seguindo o mesmo padrão.

Monoplegia

Pacientes podem se queixar de um membro, enquanto a exploração revela uma fraqueza assintomática em outro membro, indicando hemiparesia ou paraparesia. Às vezes, grupos musculares isolados podem ser afetados, em vez de haver fraqueza na maioria dos músculos de um membro. Outros sintomas relacionados ao movimento muitas vezes são confundidos e devem ser diferenciados de paresia verdadeira, como ataxia, rigidez por parkinsonismo e relutância em mover o membro devido à dor.

A presença ou ausência de atrofia muscular em um membro paralisado é um aspecto especialmente útil para o diagnóstico, assim como outros sinais que ajudam a diferenciar entre neurônio motor superior e inferior. Embora seja raro, lesões corticais ou pequenas lesões em medula, como lesões tumorais ou esclerose múltipla, podem resultar em monoparesia.

A monoplegia braquial completa e atrófica é uma condição rara; mais frequentemente, apenas partes de um membro são afetadas. Quando ocorre em um lactente, sugere trauma do plexo braquial no nascimento; em uma criança, pode indicar poliomielite ou outra infecção viral da medula espinhal; e em um adulto, pode ser causada por siringomielia, esclerose lateral amiotrófica ou lesão do plexo braquial. Já a monoplegia crural (afetando a perna) atrófica é mais comum do que a monoplegia braquial atrófica e pode ser causada por qualquer lesão na medula espinhal lombossacra ou no plexo. O padrão de início e o curso temporal diferenciam as diversas doenças que afetam essas estruturas. Um prolapso de disco intervertebral e diferentes formas de mononeuropatia raramente paralisam a maioria ou todos os músculos de um membro.

Paralisia de um grupo isolado de músculos

O padrão observado sugere lesão de nervos periféricos ou raízes espinhais. O diagnóstico é baseado em fraqueza, perda de sensação e atrofia muscular após interrupção do nervo. Um conhecimento detalhado da inervação é crucial. A eletromiografia e os estudos de condução nervosa são úteis para auxiliar na localização da lesão. Movimentos imperfeitos sem doença do neurônio motor podem indicar distúrbios de posição, coordenação cerebelar ou rigidez associada à doença dos gânglios basais. Na ausência desses fatores, deve-se investigar um possível distúrbio apráxico.

Tabela 11.2 Resumo dos principais padrões de paresia e sua correspondência topográfica.

Topografia	Possíveis sinais associados	Reflexos miotáticos profundos	Perda sensitiva	Distribuição da fraqueza
Músculo	A dor é rara, muitos padrões possíveis (cíngulo dos membros, facioescapuloumeral etc.), pseudo-hipertrofia, miotonia	Normais	Não	Proximal > distal
Junção neuromuscular	Ptose, oftalmoparesia, fraqueza fatigável, fraqueza variável	Normais	Não	Musculatura da face, partes proximais dos membros
Mononeuropatia	Atrofia variável, dor variável	Reduzidos	Variável	Músculos inervados por um nervo afetado
Plexo	Dor variável	Reduzidos	Sim	Monoparesia completa ou parcial
Uma raiz nervosa	Dor	Reduzidos	Não	Músculos de um único miótomo afetado
Células do corno anterior	Atrofia, fasciculações, fraqueza bulbar	Reduzidos	Não	Monoparesia ou múltiplos grupamentos musculares
Cauda equina	Disfunção esfincteriana ocasional; às vezes há dor	Reduzidos	Sim	As duas pernas, assimétrica, padrão radicular múltiplo
Medula espinhal (cervical ou torácica)	Comum haver disfunção esfincteriana	Aumentados	Sim	Tetra/paraparesia
Tronco encefálico	Variável, depende do nível	Aumentados	Sim	Nervo craniano ipsilateral e corpo contralateral
Cortico/subcortical	Afasia, apraxia, déficit do campo visual, paralisia do olhar	Aumentados	Sim	Hemiplegia e face contralateral

12

Ataxias

José Luiz Pedroso • Orlando Graziani Povoas Barsottini •
Thiago Yoshinaga Tonholo Silva

INTRODUÇÃO

O termo "ataxia" deriva da aglutinação do prefixo grego de negação, "a", com o radical grego "taxis", que significa "ordem"; portanto, ataxia significa "ausência de ordem". No contexto clínico, a ataxia é uma síndrome caracterizada pela alteração da coordenação motora, com disfunção da marcha, da fala, da movimentação dos membros, da movimentação ocular e do equilíbrio.

As doenças e lesões que acometem o cerebelo são as principais causas de ataxia (ataxia cerebelar); entretanto, outras topografias também podem causar alteração da coordenação, como: (i) lesões do sistema vestibular (ataxia vestibular); (ii) lesões dos tratos espinocerebelares, do cordão posterior e dos nervos periféricos (ataxia sensitiva); e (iii) lesões do lobo frontal (ataxia frontal).

Portanto, é essencial que o neurologista seja capaz de identificar as alterações da coordenação e do equilíbrio, bem como diferenciar dentre as possíveis topografias para obter um diagnóstico clínico acurado.

ANATOMIA E FISIOLOGIA DO CEREBELO

O cerebelo é um órgão do sistema nervoso central (SNC), localizado na fossa cerebelar do osso occipital, inferior ao lobo occipital do cérebro, separados pela tenda (ou tentório) do cerebelo e posterior ao tronco cerebral. O cerebelo se conecta ao bulbo pelo pedúnculo cerebelar inferior, à ponte pelo pedúnculo cerebelar médio e ao mesencéfalo pelo pedúnculo cerebelar superior.

A principal função do cerebelo é a coordenação dos movimentos, influindo no equilíbrio, nas habilidades motoras e no tônus muscular. Recentemente, a importância da modulação cerebelar da emoção e da cognição tem sido alvo de estudos.

Macroscopicamente, o cerebelo é composto por dois hemisférios cerebelares, separados medianamente pelo vérmis. Tal como o cérebro, o cerebelo pode ser dividido topograficamente em lóbulos, porém, sem significado em termos clínico-funcionais.

Do ponto de vista funcional, a divisão filogenética do cerebelo em três partes é mais importante (Figura 12.1 A): (i) vestibulocerebelo (ou arquicerebelo), composto pelo lobo floculonodular, responsável pela integração dos impulsos dos canais semicirculares da orelha interna para a coordenação do equilíbrio, dos movimentos oculares e da posição da cabeça; (ii) espinocerebelo (ou paleocerebelo), composto pelo vérmis e pelos hemisférios cerebelares do lobo anterior, responsável pela coordenação axial, postura e coordenação dos membros; e (iii) cerebrocerebelo (ou neocerebelo), composto pelos hemisférios cerebelares do lobo posterior e responsável pela coordenação de movimentos finos, planejamento motor e memória procedural. Há ainda uma divisão longitudinal do cerebelo, importante para o estudo de suas conexões eferentes com o restante do sistema nervoso central. A zona medial, correspondente ao vérmis, projeta fibras para o núcleo fastigial; as zonas intermédias projetam fibras para os núcleos globoso e emboliforme (agrupados como núcleo interpósito); e as zonas laterais projetam fibras para os denteados (Figura 12.1 B).

Citoarquitetura do cerebelo

A organização neuronal do cerebelo permite que os movimentos coordenados sejam ajustados de forma quase instantânea enquanto são realizados. Uma grande quantidade de neurônios, dispostos de forma organizada, é necessária para a correta aplicação dessas tarefas.

O córtex cerebelar é composto por três camadas distintas (Figura 12.2 A). A camada molecular é a mais superficial, formada principalmente por fibras paralelas e por dois tipos de neurônios inibitórios — as células estreladas e as células em cesto — que entremeiam os dendritos das células de Purkinje. A camada de células de Purkinje contém os corpos celulares desses neurônios, sendo esse o mais importante elemento do cerebelo; os dendritos das células de Purkinje se ramificam pela camada molecular, enquanto seus axônios seguem até os núcleos profundos do cerebelo e núcleos vestibulares, onde exercem suas funções inibitórias mediadas pelo ácido gama-aminobutírico (GABA). A camada granular é a mais interna, constituída pelas células granulares e pelas células de Golgi. As células granulares são muito

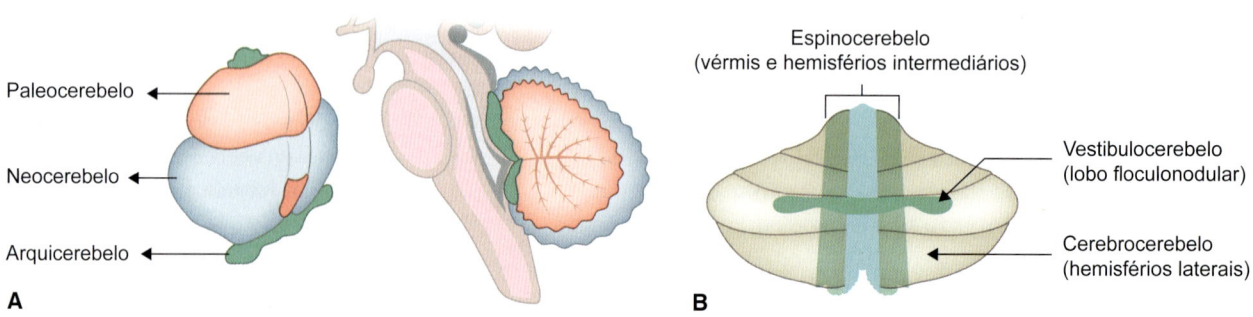

Figura 12.1 Organização anatômica funcional do cerebelo. **A.** Divisão filogenética. **B.** Divisão funcional.

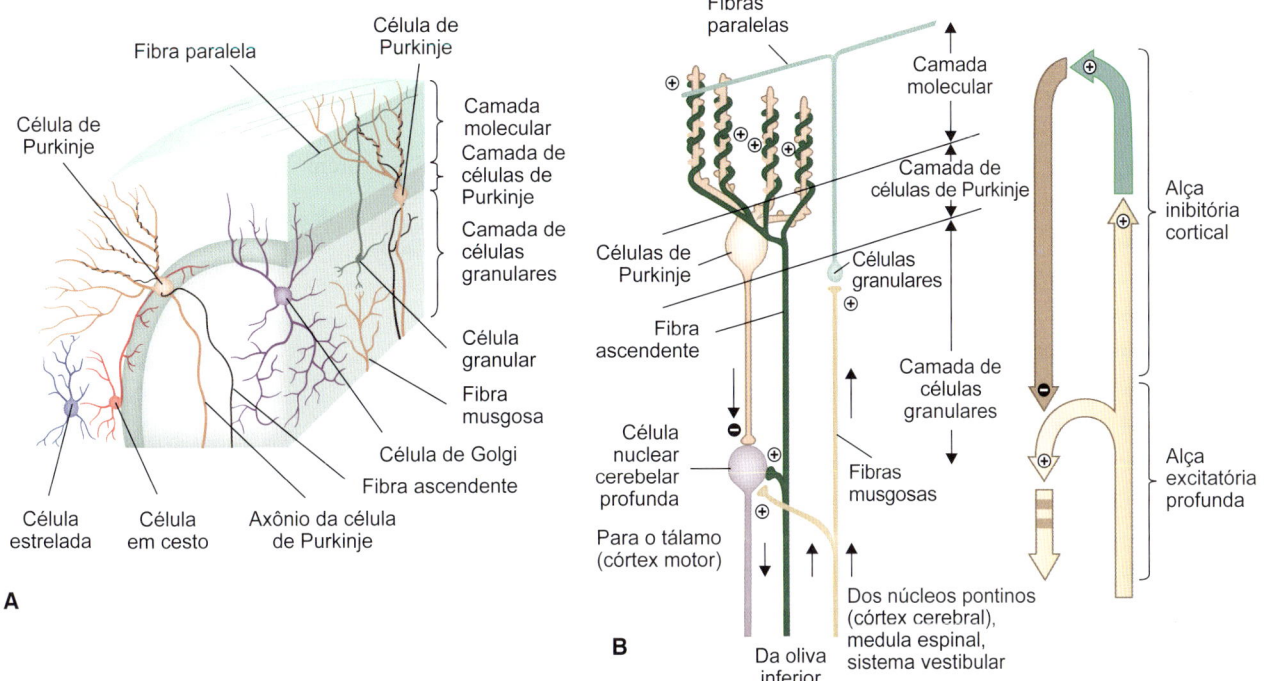

Figura 12.2 A. Camadas e células do córtex cerebelar. **B.** Circuitaria das células do córtex cerebelar.

pequenas e numerosas, com vários dendritos e um axônio que ascende até a camada molecular, onde se bifurca formando as fibras paralelas, com função excitatória sobre as células de Purkinje.

As fibras aferentes que se dirigem ao córtex cerebelar se dividem em dois tipos: musgosas e ascendentes. As fibras musgosas são prolongamentos axonais de neurônios dos tratos espinocerebelares e dos núcleos pontinos, vestibulares e reticulares, que penetram o cerebelo emitindo ramos colaterais excitatórios para os núcleos profundos do cerebelo e terminam em sinapses excitatórias com células granulares. Constitui-se, portanto, o circuito cerebelar básico, no qual as fibras musgosas ativam os neurônios dos núcleos profundos e as células granulares, com consequente ativação das células de Purkinje, que, por sua vez, inibem os neurônios dos núcleos profundos (ver Figura 12.2 B). As fibras ascendentes são axônios de neurônios nos núcleos olivares inferiores e sinalizam informações somatossensitivas, visuais e corticais cerebrais. Essas fibras têm esse nome por causa de sua configuração espacial, enrolando-se no entorno das células de Purkinje e de seus axônios, exercendo função excitatória.

Núcleos profundos do cerebelo e vias cerebelares
Há quatro núcleos profundos do cerebelo, envoltos pela substância branca medular do órgão: núcleo denteado, núcleo emboliforme, núcleo globoso e núcleo fastigial (Figura 12.3).

O núcleo denteado recebe informação do córtex pré-motor e do motor suplementar, via fibras pontocerebelares, para auxiliar o movimento voluntário por meio da via eferente para o tálamo ventromedial e o córtex motor (via dentotalamocortical). O principal papel dessa via é o planejamento motor, sendo ativada logo antes do início do movimento (Figura 12.4).

Os núcleos emboliforme e globoso são frequentemente agrupados como "núcleo interpósito". Esse núcleo recebe

aferências pontocerebelares e espinocerebelares para correção do movimento, por meio de eferências para o núcleo rubro e neurônios motores espinais (via interpósito rubroespinal) e para o tálamo e córtex motor (via interpósito talamocortical). O principal papel dessas vias é a correção do movimento já iniciado (ver Figura 12.4).

O núcleo fastigial recebe fibras espinocerebelares e projeta o trato fastigiobulbar (vias fastigiovestibular e fastigiorreticular) que influencia neurônios do corto anterior da medula para controle axial e proximal dos membros para manutenção do equilíbrio e postura (ver Figura 12.4).

SEMIOLOGIA DAS SÍNDROMES CEREBELARES
As disfunções cerebelares manifestam-se como combinações variáveis de incoordenação motora, alteração da marcha, tremor, disartria e alterações oculomotoras. Os principais achados semiológicos na ataxia cerebelar são

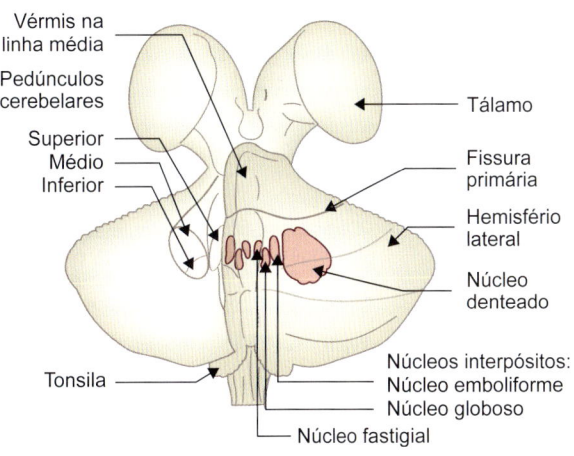

Figura 12.3 Núcleos profundos do córtex cerebelar.

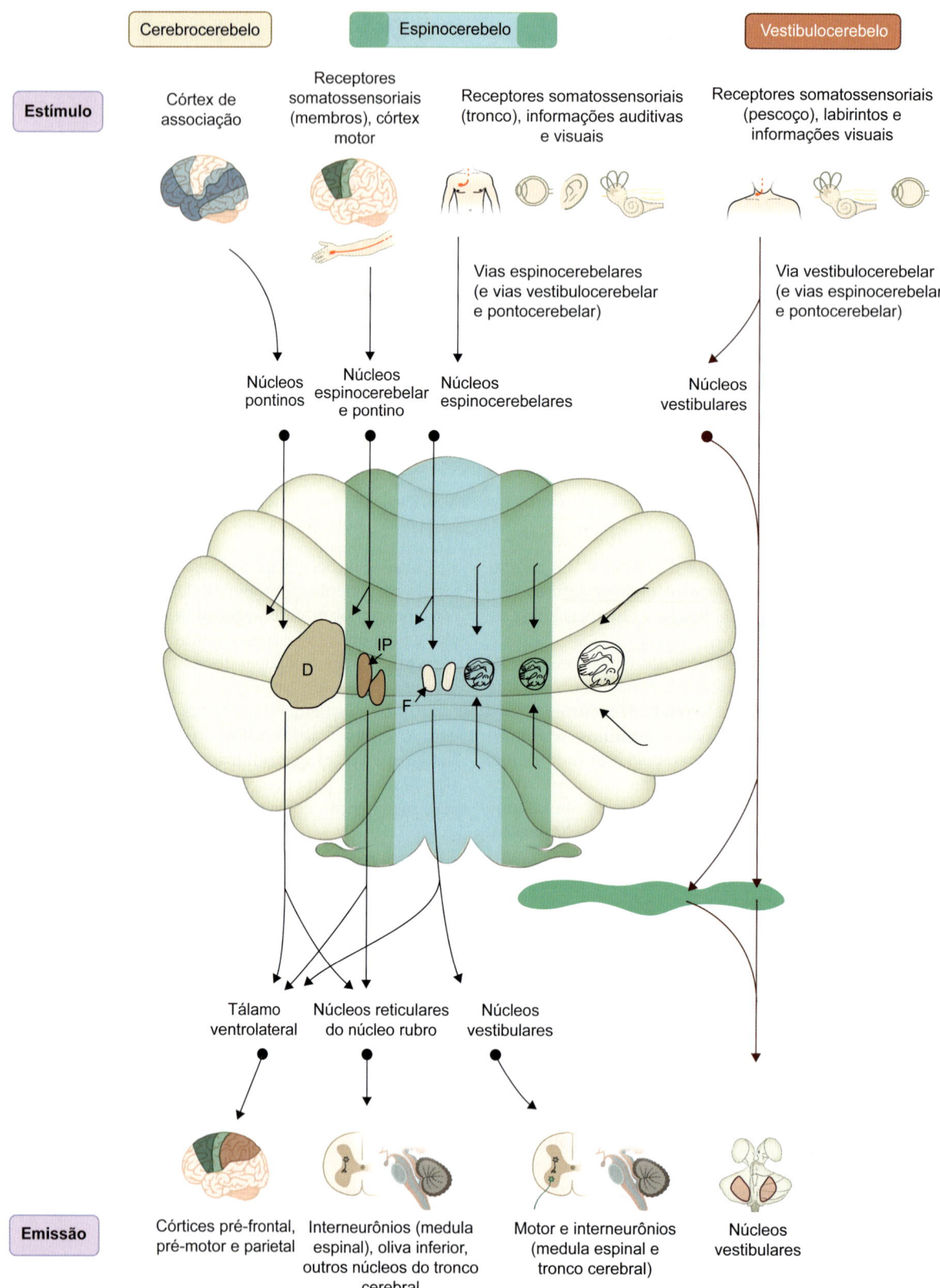

Figura 12.4 Vias cerebelares. D: núcleo denteado; IP: núcleo interpósito; F: núcleo fastigial.

dissinergia, dismetria, disdiadococinesia e tremor, associados a hipotonia, disartria, nistagmo e alterações do equilíbrio e da marcha.

Dissinergia

O cerebelo é responsável pela coordenação harmoniosa dos grupamentos musculares para a realização exata de um movimento específico. A perda desses mecanismos regulatórios por lesão cerebelar torna o movimento mais lento e não uniforme. A dissinergia, ou decomposição do movimento, é o fenômeno da divisão da ação motora de forma não uniforme e desorganizada.

Dismetria

A dismetria é um distúrbio da execução do movimento em que ele se torna mais extenso que o alvo (hipermetria) ou não o alcança (hipometria). A dismetria ocorre por erros na avaliação e na integração das informações relacionadas a distância, velocidade, potência e direção do movimento, pela perda da coordenação correta entre os agonistas e os antagonistas da ação. A dipermetria ocorre pela ativação tardia ou reduzida da musculatura antagonista, enquanto a hipometria ocorre ativação prematura da musculatura antagonista.

Disdiadococinesia

A disdiadococinesia é a incapacidade de realizar movimentos repetitivos alternados, causada pelo distúrbio da inervação recíproca, que deveria interromper a contração dos agonistas e iniciar a contração dos antagonistas para regular os movimentos. Trata-se, portanto, de um distúrbio da coordenação agonista-antagonista. Outra consequência da perda do controle agonista-antagonista é o fenômeno de rebote (ou rechaço) de Holmes, em que o paciente não consegue interromper o movimento de flexão do cotovelo após a liberação da articulação pelo examinador, podendo golpear o próprio rosto nesse rebote.

Tremores cerebelares

O tremor de intenção é um tipo de tremor cinético de baixa frequência, que tem como característica estar ausente no repouso, tornando-se evidente durante um movimento intencional. Os abalos são irregulares, perpendiculares ao trajeto do movimento, e mais amplos quando se aproximam do alvo. Tremores cerebelares intensos podem ter caráter com abalos do tipo *jerk* mioclônicos.

O tremor rubral (ou tremor de Holmes) é um tremor intenso, de grande amplitude e baixa frequência, presente no repouso, mas agravado pelo movimento; geralmente é consequência de lesão das eferências cerebelares.

A titubeação é um tipo de tremor cefálico de baixa frequência (cerca de 4 Hz) no plano anteroposterior devido à lesões vermianas.

Hipotonia

Os núcleos cerebelares exercem eferências tônicas sobre o córtex motor, que são diminuídas na lesão cerebelar. Os músculos e articulações se tornam flácidos e podem ser movimentados passivamente com facilidade. Os reflexos tendíneos podem se tornar pendulares por conta da hipotonia muscular.

Disartria cerebelar

A fala nas lesões cerebelares pode estar alterada de duas formas principais, que podem estar combinadas. A articulação pode ser lenta e arrastada, ou escandida, com entonação variável e longas pausas entre as sílabas. Após as interrupções, a fala pode sair com mais força do que o natural, adquirindo característica explosiva.

Alterações da motricidade ocular

O nistagmo é o principal distúrbio oculomotor relacionado às lesões do cerebelo por acometimento das vias vestibulocerebelares.

O nistagmo do olhar parético, que ocorre nas lesões cerebelares, é caracterizado pela incapacidade de manter o olhar excêntrico, com necessidade de repetidos movimentos sacádicos para o olhar lateral. O olhar conjugado voluntário fica decomposto, com sácades corretivas durante a perseguição lenta e dismetria ocular no movimento sacádico.

O nistagmo de rebote é exclusivo da doença cerebelar; o componente rápido ocorre na direção do olhar lateral, porém se invertem ao retornar para a posição primária do olhar.

Intrusões sacádicas são movimentos involuntários que interrompem a fixação. *Square wave jerks* (SWJ) são um tipo de intrusão sacádica com intervalo intersacádico, caracterizadas por movimentos horizontais de baixa amplitude, associadas à ataxia de Friedreich e a outras doenças neurológicas. *Flutter* ocular e opsoclônus são outros tipos de intrusões sacádicas, sem intervalo intersacádico: no *flutter* os movimentos são exclusivamente horizontais, enquanto no opsoclônus há componentes torcionais e verticais. Ambos são associados a encefalopatias imunomediadas (principalmente quadros paraneoplásicos) ou a processos infecciosos.

Alteração da marcha e do equilíbrio

Pacientes com alteração cerebelar podem ter graus variados de alteração do equilíbrio e da marcha. Disfunções cerebelares mais leves podem impedir o paciente de performar marcha em *tandem*, enquanto quadros mais graves podem comprometer até a capacidade de se manter em pé. Fechar os olhos pode piorar o quadro, mas o sinal de Romberg (característico de disfunção proprioceptiva) não estará presente. A marcha atáxica é caracterizada por ser instável, com passadas irregulares e aspecto cambaleante. Nas lesões unilaterais do cerebelo, pode haver desvio da cabeça e do corpo, além de hipermetria apendicular ao lado afetado, com tendência de queda para o lado da lesão.

ATAXIAS NÃO CEREBELARES

Ataxia sensitiva

A alteração da propriocepção pode ser a causa de incoordenação motora, por vezes, muito parecida com a ataxia de origem cerebelar. Doenças dos nervos periféricos, dos gânglios da raiz dorsal, do cordão posterior da medula espinal, das vias proprioceptivas do tronco cerebral ou do lobo parietal podem causar ataxia sensitiva.

A principal característica clínica da ataxia sensitiva é a piora marcada do desempenho com os olhos fechados (p. ex., sinal de Romberg presente; instabilidade em ambientes de pouca luz; piora da dismetria ao fechar os olhos; pseudoatetose ao fechar os olhos). No exame neurológico, sinais de disfunção da sensibilidade profunda, como anartrestesia e apalestesia, diminuição dos reflexos tendíneos e marcha talonante são bastante característicos.

Alterações oculomotoras e disartria não são esperadas na ataxia sensitiva, ao contrário dos quadros cerebelares, em que são frequentemente observadas.

Ataxia vestibular

Alterações vestibulares podem causar quadros de ataxia caracterizados por lateropulsão, sempre para o mesmo lado, associado ao nistagmo horizonto-torcional, tipicamente unilateral e pronunciado ao olhar contralateral ao envolvimento vestibular.

Ataxia frontal

A ataxia frontal ocorre por disfunção do lobo frontal contralateral, causado pelo acometimento de fibras frontopontocerebelares. Além da incoordenação, é comum ocorrerem perseveração, hiper-reflexia, hipertonia e liberação piramidal.

DIAGNÓSTICO DIFERENCIAL DAS SÍNDROMES CEREBELARES

As causas da ataxia cerebelar são muito heterogêneas e diversas. Didaticamente, elas podem ser divididas quanto ao padrão de instalação (agudo, subagudo ou crônico), idade de início (congênita, infantil, juvenil, adulto ou tardio), presença ou não de história familiar (hereditária ou esporádica), entre outros fatores.

Ataxias agudas e subagudas

As síndromes cerebelares agudas são causadas por etiologias heterogêneas e sua investigação e terapêutica constituem uma emergência neurológica. Os principais grupos de doenças que podem apresentar-se como ataxias agudas são as doenças vasculares, infecciosas, imunomediadas, tóxico-metabólico-carenciais e neoplásicas.

Dentre as causas infecciosas, a cerebelite aguda é particularmente comum em crianças e adultos jovens e pode resultar de processo infeccioso direto ou de inflamação imunomediada pós-infecciosa ou pós-vacinal. Diversos agentes infecciosos foram implicados em cerebelite aguda, incluindo vírus Epstein-Barr, influenza A e B, vírus varicela-zóster, vírus Coxsackie, rotavírus e *Mycoplasma pneumoniae*.

Outras infecções podem cursar com ataxia aguda, como *Lysteria monocytogenes*, doença de Lyme, doença de Whipple, leucoencefalopatia multifocal progressiva pelo vírus JC, dentre outras.

As ataxias imunomediadas que podem se instalar de forma aguda ou subaguda incluem: encefalopatia responsiva a esteroides, ataxia celíaca, encefalites autoimunes (p. ex., anti-GAD, anti-mGluR1, anti-CASPR2, anti-IgLON5, anti-GABA-A, anti-GABA-B etc.), síndrome de Miller-Fisher e encefalites paraneoplásicas (p. ex., anti-Hu, anti-Yo, anti-Ri, anti-Ma2 etc.).

As causas tóxicas incluem álcool, antibióticos (p. ex., metronidazol), anticonvulsivantes (p. ex., carbamazepina, fenitoína, fenobarbital etc.), antineoplásicos (p. ex., metotrexato, 5-fluoruracila, citarabina), metais pesados, lítio e amiodarona. Dentre as causas carenciais, podemos citar deficiência das vitaminas B1, B12 e E.

Doenças metabólicas e genéticas cursando com ataxia aguda são mais frequentes em crianças e incluem deficiência de biotinidase, doença do xarope de bordo, doença de Hartnup, doenças mitocondriais e canalopatias. Em geral, esse grupo de doenças se apresenta com quadro neurológico e extraneurológico complexo.

As doenças cerebrovasculares da circulação posterior se manifestam de maneira hiperaguda e são causas importantes de morbimortalidade, principalmente por conta de suas complicações, como hidrocefalia aguda, efeito de massa sobre tronco cerebral, infarto de tronco cerebral e coma.

Ataxias crônicas

A ataxia crônica inclui etiologias de curso estático e progressivas. Dentre as formas de curso estático, malformações cerebelares e sequelas das ataxias agudas são as principais possibilidades. Com relação às formas progressivas, as ataxias hereditárias e as doenças neurodegenerativas, como a atrofia de múltiplos sistemas, são os principais expoentes.

13

Transtornos do Movimento

Thiago Cardoso Vale • Vitor Tumas

INTRODUÇÃO

Os distúrbios de motricidade podem ser divididos em quatro síndromes motoras distintas: a perda de movimentos voluntários acompanhada por espasticidade caracteriza a síndrome corticoespinal ou "piramidal"; a pobreza de movimentos voluntários na ausência de fraqueza ou espasticidade, chamada "bradicinesia", "acinesia" ou "hipocinesia", caracteriza a síndrome hipocinética dos núcleos da base; o excesso de movimentos, referido como "movimentos involuntários anormais", "discinesias" ou "hipercinesias", como coreoatetose, distonia, tiques e mioclonias, caracteriza a síndrome hipercinética dos núcleos da base; e ainda podemos listar a incoordenação, ou ataxia, caracterizando a síndrome cerebelar.[1] Neste capítulo descreveremos a fenomenologia dos movimentos que acompanham as síndromes hipocinética e hipercinética dos núcleos da base, bem como seus correlatos anatômicos e fisiopatológicos.

SEMIOLOGIA DOS TRANSTORNOS DO MOVIMENTO

A abordagem diagnóstica em transtornos de movimento se inicia com o reconhecimento da fenomenologia. Após a correta identificação do transtorno de movimento, presente isoladamente ou predominante em combinação com outros distúrbios, realizam-se diagnósticos topográfico e etiológico. Os transtornos motores consistem em déficits funcionais (sintomas negativos) e atividade motora excessiva (sintomas positivos), esta última decorrente da liberação ou desinibição de uma atividade de parte não danificada do sistema motor, resultando em contrações musculares. Quando as doenças dos núcleos da base são analisadas sob esse prisma, a bradicinesia, a hipocinesia e a perda dos reflexos posturais normais se destacam como sintomas negativos, enquanto o tremor, a rigidez e os movimentos involuntários hipercinéticos despontam como sintomas positivos. Os distúrbios de fonação, articulação e marcha causados por doenças dos núcleos da base são mais difíceis de classificar e podem ser consequência da rigidez ou dos distúrbios posturais. O estresse psicológico e a ansiedade geralmente pioram os transtornos de movimento secundários a doenças dos núcleos da base. Há também o papel dos núcleos da base na função cognitiva e comportamental, de modo que sintomas neuropsiquiátricos, como depressão, demência, psicose e transtornos obsessivos e compulsivos, podem também estar associados.[2]

Síndrome hipocinética

A síndrome hipocinética é caracterizada por lentidão dos movimentos (hipocinesia e acinesia, esta última uma forma extrema de hipocinesia), fadiga ou decremento da velocidade e amplitude, com movimentos repetitivos (bradicinesia) e ausência ou pobreza de movimentos automáticos, principalmente expressos na face (hipomimia, redução do piscamento ocular) ou durante a marcha (redução do balanço dos braços ao andar). Além da hipocinesia e da bradicinesia, outros achados típicos do parkinsonismo são: tremor de repouso, rigidez, anormalidades posturais e dos reflexos posturais, além de bloqueios de marcha (do inglês *freezing of gait*).[3] Diversas situações podem mimetizar parkinsonismo, como tremor essencial, lesões de trato piramidal, catatonia, depressão, hipotireoidismo e síndrome do homem rígido.[4]

A documentação da bradicinesia apendicular é realizada por meio de manobras repetitivas para detectar o decremento ou efeito sequencial de redução na amplitude e velocidade dos movimentos. Utilizam-se comumente o bater dos dedos, os movimentos alternados das mãos em pronação e supinação, a abertura e o fechamento repetitivo das mãos, os movimentos dos dedos à semelhança de tocar as teclas de um piano, o bater dos calcanhares e dos pés no chão e os movimentos de flexão e extensão dos dedos dos pés. A solicitação de um exercício de escrita repetitiva de uma sentença, longa ou curta, também permite detectar bradicinesia ao evidenciar um decremento progressivo no tamanho da letra, conhecido como "micrografia". A documentação de bradicinesia global é tão importante quanto a da bradicinesia apendicular. Durante a entrevista médica, pode-se perceber redução ou escassez global dos movimentos espontâneos, redução da expressão facial e da taxa de piscamento ocular, voz monótona e de baixa tonalidade e prosódia, dificuldades de se levantar de uma cadeira ou de se virar na maca, além de marcha lenta, com pequenos passos, redução do balançar dos braços e dificuldade de se virar.[5]

Os tremores, embora sejam movimentos hipercinéticos, quando em repouso são muito característicos de uma síndrome parkinsoniana. A avaliação deve ser realizada com o paciente sentado com os pés confortavelmente apoiados e as mãos pronadas em repouso sobre o colo. Os tremores podem aparecer apenas quando o paciente estiver andando. Em alguns pacientes com dificuldade de identificar os tremores, pode-se solicitar a contagem seriada de números, citar dias da semana ou meses do ano de trás para frente, para estimular o aparecimento do tremor. Tremor postural também pode ocorrer no parkinsonismo, em especial na doença de Parkinson, na qual podemos observar um tremor reemergente — um tipo de tremor de repouso que ressurge após um período de tempo com os braços mantidos na postura estendida.[5]

A rigidez muscular é caracterizada por uma contração muscular sustentada, presente durante todo o período no qual o indivíduo está acordado, mesmo se estiver quieto e relaxado. Essa rigidez é considerada plástica, com aumento da resistência à movimentação passiva ocorrendo durante todo o movimento, independentemente da velocidade com qual se mobiliza a articulação. Ela difere da espasticidade, em que se observa uma resistência inicial ao movimento da articulação (sinal do canivete) e a rigidez aparece de forma mais conspícua quando a articulação é movimentada mais rapidamente.

A rigidez usualmente envolve tanto os grupos musculares flexores quanto os extensores, sendo mais proeminente nos grupos que mantêm a postura flexionada do tronco e dos membros. Um achado característico que pode acompanhar a rigidez é o fenômeno da roda denteada em pacientes com tremores subclínicos. Quando os músculos hipertônicos da mão em dorsiflexão são passivamente alongados, encontra-se uma resistência, que é interrompida de maneira rítmica. A rigidez deve ser pesquisada tanto nos membros quanto no pescoço, realizando-se movimentos passivos de flexão e extensão do pescoço.[6]

A postura em flexão involuntária de tronco, membros e pescoço determina uma aparência característica ao indivíduo com parkinsonismo. Existe uma propensão para o encurvamento do tronco para frente (camptocormia), do pescoço para frente (*anterocolis*) ou para trás (*retrocolis*), e ainda um desvio lateral do tronco (síndrome de Pisa). Os reflexos de correção antecipatórios e compensatórios da postura estão alterados mais comumente em síndromes parkinsonianas atípicas, quando presentes desde o início da doença, e tendem a ocorrer mais tardiamente na doença de Parkinson. A incapacidade de permitir os ajustes posturais determina a ocorrência de desvios e quedas. Um empurrão gentil no tórax ou ombros do indivíduo (teste da retropulsão) pode causar a queda ou o início de uma série de passos corretivos, os quais ele não consegue controlar (festinação).[7]

Durante a marcha, deve-se avaliar a velocidade, o tamanho da passada, o balanço dos braços, a retirada dos pés do chão e a habilidade para se virar, observando por tremores que podem surgir somente durante esse momento do exame, assim como os bloqueios de marcha e o fenômeno da festinação.[7] Outros achados adicionais são importantes para se examinar em qualquer paciente que se apresenta com parkinsonismo, como cognição, movimentos oculares, hipotensão ortostática, reflexos osteotendíneos e cutaneoplantares, provas cerebelares, anormalidades sensitivas corticais, além da presença de outros transtornos de movimento. Além disso, o exame físico geral pode fornecer indícios da presença de sintomas não motores em muitos desses pacientes. O exame físico minucioso ajuda na correta identificação de achados adicionais ao parkinsonismo, o que muito auxilia para o diagnóstico etiológico.

Síndromes hipercinéticas

Os distúrbios hipercinéticos podem ser classificados de diferentes maneiras. Uma das classificações mais simples os divide em regulares e irregulares (do inglês *jerky*). Dentre os regulares, temos os tremores e a distonia. Já a coreia, as mioclonias e os tiques são exemplos de distúrbios irregulares. Embora a distonia possa ter uma natureza irregular, sua principal característica são os espasmos musculares prolongados, motivo pelo qual é classificada como regular.[6]

O tremor pode ser definido como uma oscilação rítmica e involuntária, produzida por movimentos alternados ou irregularmente síncronos de músculos reciprocamente inervados. A característica rítmica do tremor o distingue dos outros movimentos involuntários, enquanto sua oscilação o distingue das mioclonias. A palavra-chave para a definição de tremor é a ritmicidade, ou seja, oscilações que ocorrem em uma frequência regular.[8] Conforme a última

classificação internacional de tremores da International Parkinson and Movement Disorders Society (MDS),[9] os tremores podem ser classificados em dois eixos.

O primeiro envolve as características clínicas, que incluem os achados de história clínica (idade de início, história familiar e evolução temporal), características dos tremores (distribuição corporal, condições de ativação e frequência), sinais associados (sistêmicos e neurológicos) e testes laboratoriais (eletrofisiologia e imagem). O segundo eixo é etiológico, englobando causas adquiridas, genéticas ou idiopáticas. Nesse eixo, destacam-se os tremores fisiológico, parkinsoniano, cerebelar, essencial, ortostático, palatal e distônico.

Na classificação dos tremores com base nas condições de ativação, distinguem-se os tremores de repouso e de ação. O tremor de repouso ocorre quando a parte corporal afetada não está se movimentando ativamente, estando o efeito da gravidade removido. O tremor desaparece quando uma ação voluntária é realizada. Em alguns casos, o tremor de repouso é visível somente após o fechamento dos olhos, com manobras de distração ou, eventualmente, quando o indivíduo está caminhando.

Os tremores de ação, por sua vez, são evidentes durante o uso da parte corporal afetada, ao contrário do tremor de repouso. Eles podem ser divididos em três categorias: postural, cinético e isométrico. O tremor cinético ocorre durante movimentos ativos, e pode ser classificado em: simples, que surge durante um movimento direcionado a um alvo; terminal, evidente ao final de um movimento direcionado a um alvo; e de intenção, que aumenta progressivamente até atingir o alvo. O tremor postural ocorre ao manter ativamente os membros e o tronco em certas posições (como manter os braços estendidos) e pode persistir durante todo o movimento ativo. Já o tremor isométrico ocorre quando os músculos se contraem forçadamente e de maneira sustentada, como ao empurrar contra uma parede.

Alguns tremores são mais perceptíveis à palpação superficial dos músculos envolvidos. Um exemplo é o fenômeno da roda denteada, observado na doença de Parkinson, na qual, durante o teste de tônus muscular, percebem-se contrações rápidas durante toda a movimentação passiva da articulação do punho, denotando um tremor sobrejacente. O tremor ortostático também pode ser palpado ou auscultado com estetoscópio nos casos em que não é obviamente visível.[10]

A distonia é definida como um movimento anormal de contração simultânea de músculos antagonistas, levando a posturas anormais padronizadas e sustentadas, com movimentos repetitivos de torção, que também podem ser tremulantes. A palavra-chave para a sua definição é a postura anormal, sendo o único transtorno de movimento que pode ser detectado com uma imagem estática.

Um achado típico das distonias é a presença do truque sensorial, ou *geste antagoniste*, um mecanismo utilizado pelo indivíduo para reduzir sua distonia. Um simples toque no queixo, por exemplo, pode ajudar a corrigir um torcicolo, e mastigar chiclete pode reduzir uma distonia oromandibular. As distonias podem surgir pela ação ou ser tarefa-específicas, quando as posturas anormais aparecem de maneira predominante, ou mesmo exclusivamente sob determinadas circunstâncias, como a cãibra do escrivão ou distonia do músico, por exemplo.

As distonias podem ser classificadas de diversas formas, considerando a distribuição (focal, segmentar, multifocal, generalizada ou hemidistonia), a idade de início (precoce, ≤ 26 anos ou tardia, ≥ 26 anos) ou a causa (primária, distonia-*plus*, degenerativa ou secundária). A distonia primária é caracterizada pela presença exclusiva de distonia, associada ou não a tremor distônico. As síndromes de distonia-*plus* apresentam um segundo achado neurológico relevante, como parkinsonismo (p. ex., distonia dopa-responsiva) ou mioclonia (p. ex., distonia DYT-11, associada ao gene *SGCE*). Já nas distonias neurodegenerativas e secundárias, também existem outros achados neurológicos e clínicos.[11,12]

As mioclonias são movimentos involuntários, súbitos e rápidos, semelhantes a choques, causados por contrações musculares (mioclonias positivas) ou por inibição súbita do tônus muscular (mioclonias negativas). As contrações mioclônicas são geralmente acompanhadas por alguma movimentação do segmento corporal afetado, em contraste às fasciculações ou mioquimias, cujas contrações não provocam movimentação da área afetada. A palavra-chave para identificar as mioclonias é o movimento do tipo choque.

As mioclonias podem ser classificadas de várias formas. Em relação à distribuição, podem ser focais, multifocais, segmentares ou generalizadas. Etiologicamente, são subdivididas em fisiológica (soluços, por exemplo), essencial (idiopática ou hereditária), epiléptica e sintomática, quando associada a uma determinada doença. Fisiologicamente, as mioclonias podem ter origem cortical, subcortical, espinhal ou periférica. Elas podem ocorrem espontaneamente (em repouso), mas são geralmente presentes e pioradas durante os movimentos (mioclonias de ação) ou provocadas por estímulos táteis ou acústicos (mioclonias reflexas).[13,14]

A coreia é caracterizada por movimentos involuntários abruptos, rápidos, arrítmicos, imprevisíveis e irregulares, resultando em contrações musculares randômicas que fluem pelos segmentos corporais, incluindo a face, o tronco e as extremidades. Esses movimentos são desprovidos de qualquer propósito. Uma diferença importante em relação às mioclonias está no padrão de mudança randômica dos movimentos entre os segmentos, o que dá a impressão de que o indivíduo está inquieto, como se estivesse dançando. A palavra-chave que define a coreia é, portanto, a qualidade imprevisível dos movimentos randômicos que fluem pelos segmentos corporais. Achados típicos de coreia incluem a impersistência motora, como visto na protrusão de língua ou ainda ao apertar os dedos do examinador (fenômeno conhecido como "sinal da ordenha"), a hipotonia muscular, os reflexos pendulares e a paracinesia, que é uma tentativa do indivíduo de incorporar os movimentos coreiformes aos voluntários para dar a eles um aparente propósito.

A coreia pode ser muito sutil e requer uma observação cuidadosa. A coreia distal nos dedos das mãos é melhor observada quando o indivíduo está distraído, de olhos fechados e com braços estendidos, ou ainda ao realizar uma dupla tarefa, como caminhar enquanto conta os dias da semana de trás para frente. O balismo é considerado um subtipo de coreia, caracterizado por movimentos mais graves, proximais e de maior amplitude, geralmente unilaterais (hemibalismo). O termo coreoatetose é muitas vezes utilizado quando a coreia coexiste com distonia e movimentos atetoides, mais lentos e sinuosos, semelhantes a movimentos tentaculares, predominando nas extremidades distais.[15,16]

Os tiques são movimentos recorrentes, repetitivos, súbitos, não rítmicos, previsíveis e de natureza estereotipada. Eles podem ocorrer em surtos e apresentar períodos de exacerbação e remissão, podendo variar em frequência, intensidade e tipo. Muitas vezes, os indivíduos relatam uma sensação premonitória de desconforto ou urgência (tique sensorial), que somente é aliviada ao realizar determinado movimento. Uma característica marcante dos tiques é a capacidade de serem suprimidos voluntariamente, embora resulte em tensão emocional interna e, depois, em efeito rebote dos movimentos após o término da supressão. Essas são características importantes que ajudam a distinguir os tiques das coreias e das mioclonias.

Os tiques afetam predominantemente a face, os membros superiores e o pescoço, podendo ser divididos em tiques simples (como um piscar dos olhos) ou complexos (como um toque ou cheiro de determinados objetos ou partes do corpo). Outra forma de classificação distingue os tiques entre motores e fônicos (ou vocais), com sons com ou sem conteúdo linguístico.[17,18]

NÚCLEOS DA BASE

O termo "núcleos da base" é utilizado para designar um grupo de núcleos de substância cinzenta localizados na região profunda do encéfalo. Desde o final do século XIX e início do século XX, esse sistema já estava claramente associado à função de controle motor. Em 1912, o neurologista britânico Kinnier Wilson, em sua tese sobre a "degeneração lenticular progressiva" — que mais tarde ficaria conhecida como "doença de Wilson" — descreveu: "trata-se de uma doença progressiva que ocorre em jovens e é tipicamente uma doença do sistema extrapiramidal, caracterizada pelo aparecimento de movimentos involuntários. Os achados patológicos são a degeneração bilateral do núcleo lenticulado".[19] Na época, os núcleos da base eram designados como "sistema extrapiramidal" para destacar a ideia de que atuava "em paralelo" ao sistema piramidal no controle da motricidade.[20]

Embora estudos de correlação anatomoclínica já associassem o aparecimento de movimentos involuntários e parkinsonismo a lesões nos núcleos da base, até pouco tempo atrás o conhecimento sobre a fisiopatologia desse sistema ainda era escasso, e os núcleos eram chamados "porões obscuros do cérebro".[21] Atualmente, entende-se melhor o funcionamento desse sistema que, além do controle motor, tem papel relevante também na modulação de funções cognitivas e comportamentais.

Anatomia e fisiologia

Os "núcleos da base" são núcleos de substância cinzenta localizados na região subcortical-basal do encéfalo. Os principais núcleos que compõem esse sistema são (Figura 13.1):

- Caudado
- Putâmen
- Globo pálido, que é dividido em duas partes: globo pálido interno ou medial (GPi) e globo pálido externo ou lateral (GPe)
- Substância nigra (SN), que é dividida em duas partes: *pars compacta* (SNc) e *pars reticulata* (SNr)
- Núcleo subtalâmico (NST).

Alguns autores incluem também o núcleo *accumbens*, o núcleo pedúnculo pontino e o tubérculo olfatório como estruturas constituintes do mesmo sistema.

Os três maiores núcleos da base são o caudado, o putâmen e o globo pálido, situados lateralmente ao tálamo e

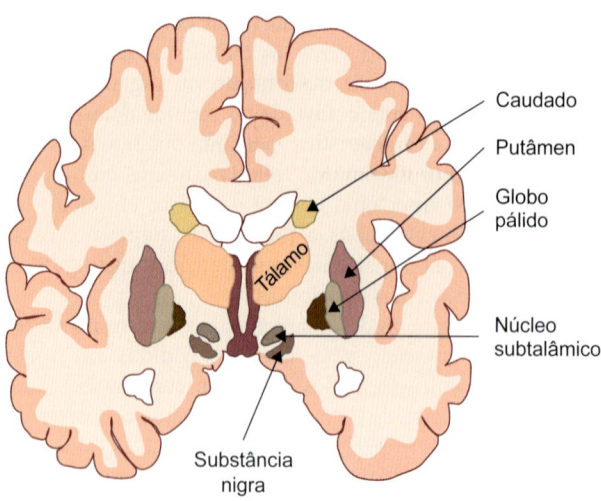

Caudado

Putâmen

Globo
pálido

Tálamo

Núcleo
subtalâmico

Substância
nigra

Figura 13.1 Corte transversal do encéfalo. Em destaque: tálamo, núcleo caudado, putâmen, globo pálido (interno e externo), substância nigra e núcleo subtalâmico.

separados pela cápsula interna. Dentre eles, o globo pálido é o mais antigo do ponto de vista filogenético, e recebeu essa denominação devido à sua aparência mais pálida em cortes a fresco do encéfalo. O globo pálido é dividido pela lâmina interna em duas porções: o globo pálido interno (GPi) e o globo pálido externo (GPe). Embora as duas porções sejam visualmente similares, elas têm conexões e funções muito distintas.

O estriado, por sua vez, é o maior dos núcleos subcorticais, formado pelo núcleo caudado e pelo putâmen, que compartilham a mesma origem embriológica e são considerados mais recentes do ponto de vista evolutivo que os demais núcleos do sistema. Embora estejam separados anatomicamente pela cápsula interna, o caudado e o putâmen apresentam as mesmas características funcionais, e por isso costumam ser representados como uma única "unidade funcional". O termo "estriado" provém da sua aparência em cortes histológicos do encéfalo com coloração para mielina, nos quais podem ser observadas inúmeras "estrias" de substância branca atravessando e separando os dois núcleos. Embora as conexões do caudado e do putâmen sejam muito semelhantes, o caudado estaria mais interligado a áreas associadas ao controle da cognição e do comportamento, enquanto o putâmen estaria mais associado ao controle da motricidade.

O estriado é constituído por aproximadamente 95% de neurônios de projeção e 5% de interneurônios. Os neurônios de projeção são denominados "neurônios médios espinhosos" pelo tamanho e pela presença de abundantes proeminências (ou espinhos) dendríticas características. São neurônios inibitórios que utilizam o ácido gama-aminobutírico (GABA) como principal neurotransmissor. Os neurônios de projeção recebem esse nome por projetar seus axônios para o GPe (ou para o GPi) e a SNr, formando duas vias principais de projeção, denominadas "via indireta" e "via direta", respectivamente. Os neurônios da via indireta expressam receptores dopaminérgicos do tipo D2 e contêm encefalina, enquanto os da via direta expressam receptores dopaminérgicos do tipo D1 e contêm substância P e dinorfina. Os interneurônios do estriado são constituídos por neurônios colinérgicos, gabaérgicos e nitrérgicos.

Embora o estriado pareça histologicamente homogêneo à primeira vista, o uso de certos marcadores inumo-histoquímicos, em especial para marcar a atividade da acetilcolinesterase, revela dois principais compartimentos estriatais: a matriz e os estriossomos. Os neurônios desses compartimentos permanecem segregados entre si e formam interconexões distintas. A função exata desses compartimentos ainda não está completamente esclarecida.

O estriado recebe aferências excitatórias glutamatérgicas provenientes de diversas áreas do córtex cerebral, do tálamo e das amígdalas, além de aferências dopaminérgicas da SNc. As projeções nigroestriatais inervam densamente o estriado e fazem sinapses com os neurônios de projeção das vias direta e indireta. A dopamina, neurotransmissor dessa via, exerce efeito excitatório sobre a via direta e inibitório sobre a via indireta.

O GPi apresenta menor densidade celular que o estriado e é constituído principalmente por neurônios gabaérgicos, que disparam tonicamente sobre seus alvos de projeção. Os neurônios estriatais da via direta projetam suas eferências inibitórias gabaérgicas diretamente para esse núcleo. Os neurônios do GPi, por sua vez, projetam suas eferências gabaérgicas ao tálamo, especialmente para os núcleos ventral anterior e intralaminar. Essas projeções pálido-talâmicas transitam pelo campo de Forel no diencéfalo.

O GPe tem uma estrutura semelhante à do GPi, sendo formado principalmente por neurônios inibitórios gabaérgicos que se projetam principalmente para o NST. O GPe recebe suas principais aferências inibitórias dos neurônios gabaérgicos da via indireta e aferências excitatórias glutamatérgicas do NST, com o qual mantém uma importante inervação recíproca.

A SN e o NST estão localizados no mesencéfalo. O NST está logo abaixo do tálamo, próximo ao ponto em que as fibras da cápsula interna se agrupam para formar o pedúnculo cerebral. A SN está em uma posição mais caudal e contígua, visível em cortes a fresco como um núcleo de coloração negra com aspecto longo e arqueado na base do pedúnculo cerebral. Essa coloração se deve à presença abundante de neurônios contendo grânulos de neuromelanina em seu citoplasma. A SN é anatomicamente dividida em duas partes: a parte dorsal, onde as células estão mais densamente concentradas, é a SNc, enquanto a parte ventral é denominada "SNr". A SNc é constituída por neurônios dopaminérgicos que projetam suas eferências para o estriado, modulando seu funcionamento. A SNr é constituída por neurônios gabaérgicos de projeção e tem interconexões similares às do GPi.

O NST apresenta alta densidade neuronal e está localizado ventralmente à zona incerta e rostralmente à SN. Suas conexões são muito diversificadas, mas, de maneira simplificada, o NST recebe principalmente projeções gabaérgicas do GPe e projeta eferências glutamatérgicas para o GPi e a SNr. Além disso, o NST também recebe projeções do tálamo e projeções glutamatérgicas excitatórias diretamente do córtex cerebral, por meio de uma via denominada "hiperdireta".

Teoria clássica de funcionamento dos núcleos da base

A primeira teoria geral para explicar o funcionamento dos núcleos da base, a chamada "teoria clássica", foi proposta em 1980.[22,23] Ela foi baseada na síntese de pesquisas anteriores e, embora seja uma teoria simplificada, ainda hoje é importante para a compreensão geral do funcionamento desse sistema. A teoria clássica descreve duas grandes vias de processamento de informações neurais: uma com função inibitória e outra com função excitatória. No controle dos movimentos, essas vias exercem funções opostas, facilitando ou inibindo os movimentos.[20] Além disso, a teoria se baseia no grau relativo de atividade dos núcleos e suas conexões, especialmente das vias de processamento dos sinais.

A proposta fundamental da teoria clássica é que os núcleos da base operam em alças de retroalimentação com o córtex cerebral. Nessas alças, os núcleos da base recebem projeções aferentes de diversas áreas do córtex. Essas informações transitam por esses núcleos e são então retransmitidas por meio de projeções eferentes ao tálamo, de onde seguem de volta ao córtex cerebral (Figura 13.2).

No exemplo do funcionamento da alça de controle motor, o sistema modula áreas corticais que planejam, organizam e executam o movimento. Os núcleos da base não têm conexões diretas com os neurônios motores na medula espinhal.

O estriado é o principal núcleo de entrada das aferências que chegam aos núcleos da base, sendo a maioria delas proveniente do córtex cerebral. Na alça motora, predominam aferências provenientes de áreas corticais motoras e sensoriais, tanto primárias quanto secundárias, que convergem para o estriado. Essas projeções corticoestriatais são excitatórias e utilizam o glutamato como principal neurotransmissor. Elas trazem sinais para processamento que transitarão pelos núcleos da base, que depois são enviados de volta às áreas corticais específicas por meio do tálamo. A alça de retroalimentação funciona como um funil de informações, uma vez que os sinais provenientes de diversas áreas corticais são processados e enviados a áreas específicas do córtex cerebral. Na alça motora, os sinais são dirigidos às áreas corticais responsáveis pelo planejamento e modulação do movimento, como as áreas motora suplementar e pré-motora, localizadas no córtex pré-frontal, logo à frente do córtex motor primário. Dessa forma, a alça motora influencia o controle do movimento interferindo sobre as áreas corticais que, indiretamente, controlam os neurônios motores superiores localizados no córtex motor.

Existem outras alças de processamento no sistema dos núcleos da base, que atuam em paralelo à alça motora, direcionando suas projeções para áreas corticais especificamente relacionadas às funções que modulam. Por exemplo:

- Alça oculomotora: modula os movimentos oculares, projetando-se ao córtex frontal ocular e ao córtex suplementar ocular

- Alça límbica: modula aspectos comportamentais, enviando projeções para a porção anterior do giro do cíngulo e ao córtex orbitofrontal medial
- Alça cognitiva: modula funções cognitivas, dirigindo sinais processados ao córtex pré-frontal dorsolateral e ao córtex orbitofrontal lateral.

Dessa forma, além dos movimentos corporais, os núcleos da base modulam também os movimentos oculomotores, além de influenciar funções cognitivas e comportamentais. Isso explica por que patologias que afetam esse sistema podem levar a alterações não motoras, como déficits cognitivos e comportamentais. Além disso, fica claro que as funções moduladoras dos núcleos da base ocorrem fundamentalmente por meio de sua interação com o córtex frontal (Figura 13.3).

Outro aspecto fundamental do funcionamento dos núcleos da base, segundo a teoria clássica, é que o GPi e a SNr são os principais núcleos da saída dos sinais processados pelo sistema. Esses núcleos enviam projeções inibitórias ao tálamo, utilizando o GABA como principal neurotransmissor. O tálamo atua como estação de passagem para essas eferências, enviando projeções excitatórias glutamatérgicas ao córtex cerebral, especificamente às áreas corticais específicas de cada alça funcional, completando o circuito. Assim, a conexão dos núcleos de saída até o córtex cerebral é formada pela sequência de uma via inibitória (GPi/SNr → tálamo) seguida de outra excitatória (tálamo → córtex cerebral).

As células do GPi e do SNr que originam as vias eferentes dos núcleos da base apresentam atividade espontânea tônica, inibindo, portanto, o tálamo de forma contínua. Quando o sinal proveniente dos núcleos da base é de facilitação ao movimento, por exemplo, o tálamo precisa ser desinibido para que possa exercer o efeito de facilitação ao movimento no córtex cerebral. Isso ocorre quando há redução ou interrupção na atividade tônica inibitória dos núcleos de saída (GPi e SNr), resultando na desinibição do tálamo, que então ativa as áreas corticais, facilitando a execução do movimento.

Os sinais que chegam aos núcleos da base serão processados pelas duas vias principais, direta e indireta (Figura 13.4). As eferências provenientes de neurônios corticais chegam ao estriado e realizam sinapses excitatórias com os dendritos dos neurônios estriatais de projeção. Esses sinais são, em seguida, retransmitidos por meio dessas duas vias.

A via direta é uma via gabaérgica inibitória, que liga diretamente o núcleo de entrada (estriado) aos núcleos de saída (GPi e SNr) do sistema. Ela é constituída pelos neurônios estriatais e suas projeções a esses núcleos, conectando diretamente o núcleo de entrada aos núcleos de saída. A ativação da via direta exerce um efeito facilitador ao córtex cerebral através da desinibição do tálamo. A ativação dos neurônios estriatais de projeção que formam a via direta produz um efeito inibitório sobre as células dos núcleos de saída (GPi e SNr). Dessa forma, a ativação da via direta provoca a inibição desses núcleos, reduzindo sua ação inibitória sobre o tálamo que, desinibido, ativa as áreas corticais e facilita, no caso da alça motora, a execução do movimento.

A via indireta é formada pelos neurônios estriatais que emitem suas projeções ao GPe, de onde os sinais seguem para o NST, sendo então transmitidos para os núcleos de saída (GPi e SNr). A via indireta conecta o estriado aos núcleos de saída de maneira indireta, ou seja, por meio de conexões em linha com o GPe e o NST, para então projetar os sinais aos

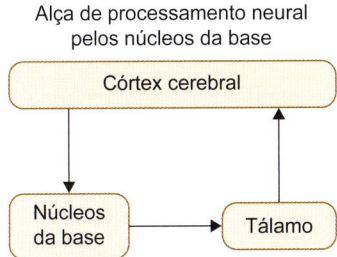

Figura 13.2 Alça de processamento pelo sistema dos núcleos da base. Os núcleos da base recebem projeções de diversas áreas do córtex cerebral. As informações são processadas nesses núcleos e retransmitidas ao tálamo, que as encaminha de volta ao córtex cerebral.

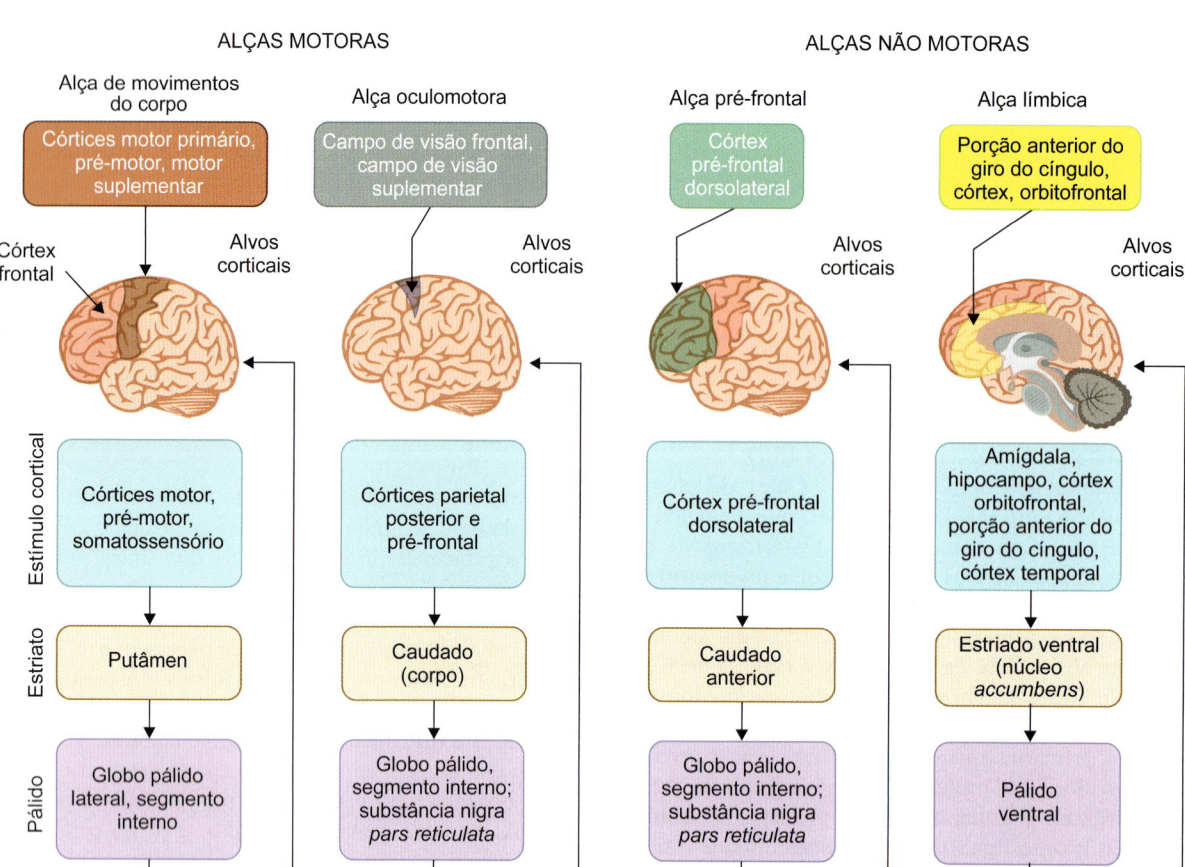

Figura 13.3 Alças motoras e não motoras (cognitivas e comportamentais) dos núcleos da base.

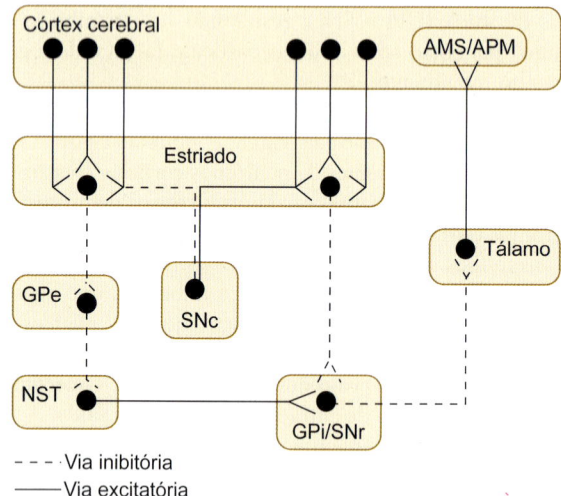

Figura 13.4 Esquema fisiológico dos núcleos da base, segundo a teoria clássica. Os principais núcleos de saída — o globo pálido interno (GPi) e substância nigra *pars reticulata* (SNr) — são representados como uma estrutura única (GPi/SNr) para facilitar a compreensão. AMS: área motora suplementar; APM: área pré-motora; GPe: globo pálido interno; NST: núcleo subtalâmico; SNc: substância nigra *pars compacta*.

núcleos GPi e SNr. As projeções estriadopalidais e palidos-subtalâmicas da via indireta são gabaérgicas e exercem ações inibitórias tônicas sobre seus núcleos-alvo. Por outro lado, a projeção do NST aos núcleos de saída GPi e SNr é glutamatérgica, portanto, excitatória. Um processamento em linha é novamente formado pela sequência de uma via inibitória seguida de outra excitatória. O GPe exerce inibição tônica constante às células do NST. Quando a via indireta é ativada, as projeções estriadopalidais inibem o GPe, reduzindo sua ação inibitória sobre o NST e permitindo a esse núcleo exercer sua atividade excitatória sobre os núcleos de saída. A ativação do GPi e da SNr inibe o tálamo, impedindo ou restringindo o efeito facilitador e ativador que o tálamo exerceria sobre as áreas corticais — no caso da alça motora — gerando inibição para a execução do movimento. A via indireta, portanto, inibe o movimento, ao contrário da via direta.

Nesse complexo sistema, a via dopaminérgica nigroestriatal exerce um efeito modulador fundamental sobre as vias direta e indireta. Essa via se origina dos neurônios da SNc que projetam seus axônios ao estriado. A sinapse dopaminérgica se instala no colo dos espinhos dendríticos dos neurônios de projeção médio-espinhosos do estriado, enquanto as projeções corticoestriatais fazem sinapse na cabeça dos mesmos espinhos. Dessa forma, a via nigroestriatal é capaz de modular o afluxo de informações corticais que chegam aos neurônios de projeção. A dopamina modula as atividades das vias direta e indireta, agindo como neurotransmissor excitatório aos neurônios que formam a via direta, ligando-se aos receptores do tipo D1, enquanto age como neurotransmissor inibitório aos neurônios que formam a via indireta, ligando-se aos receptores do tipo D2. Dessa forma, e de maneira simplificada em relação à alça motora, a ativação da via nigroestriatal atua facilitando o movimento, uma vez que ela ativa a via direta e inibe a via indireta.

Em suma, os circuitos motores nos núcleos da base agem para facilitar movimentos ou comportamentos adequados e desejados, assim como inibir os indesejados. Esse processo de seleção ocorre pelo balanceamento das atividades relativas das vias direta e indireta.

Fisiopatologia das síndromes hipercinéticas e da síndrome hipocinética

O esquema clássico anteriormente descrito foi muito importante para o delineamento de diversas hipóteses sobre o funcionamento dos núcleos da base. A teoria clássica interpreta o funcionamento do sistema considerando o nível, ou índice, de atividade dos diferentes núcleos, e vias para tentar explicar o aparecimento das diferentes síndromes clínicas.

A doença de Parkinson, considerada o protótipo de síndrome hipocinética, é uma doença neurodegenerativa em que ocorre significativa morte neuronal das células dopaminérgicas da SNc que formam a via nigroestriatal, causando, por consequência, uma redução acentuada nas concentrações de dopamina estriatal (70 a 80%). Segundo o modelo clássico, a depleção de dopamina estriatal leva à redução na atividade dos neurônios estriatais que formam a via direta e ao aumento na atividade dos neurônios que formam a via indireta (Figura 13.5). Na doença de Parkinson, portanto, a via direta estaria hipoativa, enquanto a via indireta estaria hiperativa, levando a uma hiperatividade do NST e dos núcleos de saída (GPi e SNr). Dessa forma, o tálamo estaria muito inibido e não ativa o movimento ao não enviar estímulos excitatórios ao córtex cerebral.

A doença de Huntington, considerada o protótipo de síndrome hipercinética, é uma doença heredodegenerativa que afeta os núcleos da base, causando movimentos involuntários do tipo coreico. Nessa condição, ocorre degeneração preferencial dos neurônios médios estriatais de projeção que formam a via indireta. De acordo com o modelo clássico, a hipoatividade da via indireta resulta em redução na atividade do NST e dos núcleos de saída (Figura 13.5). Isso gera uma desinibição anormal do tálamo, promovendo estimulação excessiva das áreas corticais envolvidas na facilitação do movimento. Essa facilitação cortical excessiva culmina no aparecimento dos movimentos involuntários.

As alterações previstas pelo modelo teórico no comportamento dos diversos núcleos que compõem os núcleos da base foram de suma importância clínica, proporcionando, por exemplo, racionalidade científica para as estratégias de tratamento cirúrgico da doença de Parkinson. O tratamento cirúrgico era antes baseado em observações empíricas e dirigido à produção de lesões em estruturas associadas ao controle do movimento. O modelo clássico permitiu especular que a hiperatividade do NST e do GPi seriam as principais alterações fisiopatológicas responsáveis pelos sintomas do parkinsonismo. Isso levou à hipótese de que a redução dessa hiperatividade seria uma estratégia eficiente para obter melhora clínica nos sintomas parkinsonianos. Essa hipótese foi testada e confirmada em modelos experimentais, o que impulsionou, a partir dos anos 1990, o ressurgimento do tratamento cirúrgico para a doença. Inicialmente, realizaram-se palidotomias e, mais tardiamente, subtalamotomias, cujas lesões produzem efeitos positivos sobre os sintomas dos indivíduos parkinsonianos, como previsto pelo modelo.

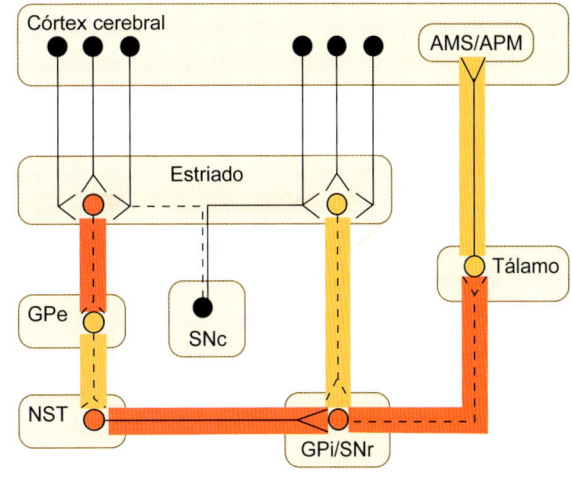

Doença de Parkinson

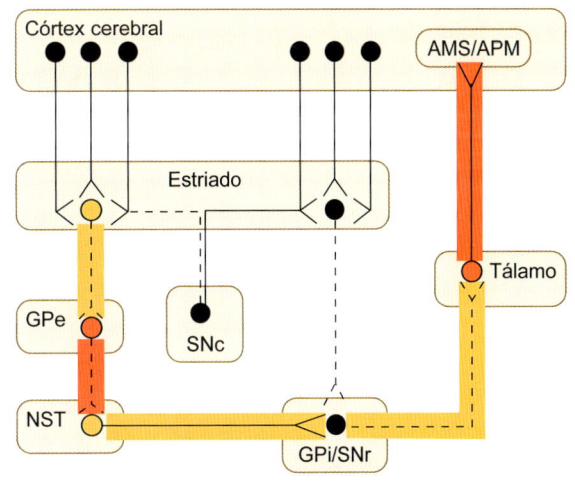

Coreia de Huntington

- - - Via inibitória
—— Via excitatória
🟨 Via com atividade reduzida
🟧 Via com atividade aumentada

Figura 13.5 Alterações na atividade dos núcleos e vias, conforme previstas pela teoria clássica da fisiologia dos núcleos da base. Na doença de Parkinson, a degeneração dos neurônios que formam a via nigroestriatal leva à hipoatividade da via direta, enquanto a via indireta fica hiperativa. Isso leva ao aumento na atividade do núcleo subtalâmico (NST) e dos núcleos de saída (GPi/SNr). Dessa forma, o tálamo fica muito inibido, não estimulando as áreas corticais que promovem o movimento. Na doença de Huntington, por outro lado, a degeneração dos neurônios que formam a via indireta leva à hipoatividade dessa via. Consequentemente, há redução na atividade do NST e dos núcleos de saída do sistema. Dessa forma, o tálamo fica desinibido e estimula excessivamente as áreas corticais que promovem o movimento. AMS: área motora suplementar; APM: área pré-motora; GPe: globo pálido interno; GPi: globo pálido interno; SNc: substância nigra *pars compacta*; SNr: substância nigra *pars reticulata*.

Atualmente, o tratamento cirúrgico da doença de Parkinson tem indicação bem estabelecida para pacientes sem controle satisfatório dos sintomas motores por meio de medicações dopaminérgicas. A diferença é que, em vez de se realizarem lesões, são implantados estimuladores cerebrais profundos. Esses dispositivos geram uma corrente elétrica que interfere no funcionamento neural local, e, quando começaram a ser utilizados, acreditava-se que produziriam uma "inativação funcional" da atividade neuronal excessiva desses núcleos.

Limitações e críticas ao modelo

Embora o modelo teórico clássico continue sendo relevante, com o tempo ficou evidente que ele é incompleto e não consegue explicar todos os fenômenos clínicos observados.[24] Por exemplo, o modelo previa que a palidotomia resultaria em melhora da síndrome hipocinética. Entretanto, a experiência clínica demonstrou que a palidotomia também reduz as discinesias induzidas pela levodopa, que são movimentos involuntários associados ao uso crônico da medicação pelos indivíduos com a doença. Esse efeito é paradoxal e não é explicado pelo modelo clássico. Além disso, de acordo com o mesmo modelo, lesões no GPi e no tálamo deveriam induzir parkinsonismo, o que não se confirma na prática clínica. Essas observações lançaram questionamentos sobre o modelo, que considera a atividade dos núcleos e a ativação-inativação cortical via tálamo. Apesar dessas limitações, o modelo clássico ainda serve como uma versão simplificada do funcionamento dos núcleos da base e permanece importante para entendermos os fundamentos da sua fisiologia e fisiopatologia.

Conhecimentos mais recentes

Atualmente, sabemos que o modelo clássico é uma versão parcialmente validada, mas restrita, da fisiologia dos núcleos da base.[25,26] Evidências indicam que as conexões entre e com os núcleos da base são muito mais extensas e complexas. O sistema opera em alças com múltiplas interações horizontais entre os diversos núcleos, desempenhando um papel importante na modulação de funções complexas, como atenção, estimativa de tempo, aprendizado implícito, formação de hábitos e emoções.

O sistema funciona na seleção e na facilitação de redes neurais que envolvem o córtex pré-frontal durante a execução e aquisição de novas atividades e tarefas, reforçando o aprendizado para criar respostas automáticas habituais. Além disso, o sistema atua para interromper ou mudar uma atividade em curso. Estudos realizados em humanos durante os procedimentos cirúrgicos para implantação de eletrodos profundos sugerem que o modelo clássico, baseado na atividade de vias e núcleos, possa não ser o mais correto. O modelo proposto atualmente se baseia na frequência de sincronização dos diversos sistemas neurais.[26]

CAPÍTULO 14

Transtornos da Sensibilidade Geral

Bruno Hojo Rebouças • Gabriel Taricani Kubota

NEUROANATOMIA E NEUROFISIOLOGIA DO SISTEMA SOMATOSSENSORIAL

A compreensão do funcionamento do sistema nervoso é fundamental para o entendimento dos complexos mecanismos que regem a percepção sensorial e a resposta do organismo a estímulos. As vias de sensibilidade desempenham um papel crucial nesse processo, pois são responsáveis por transmitir informações sensoriais desde os órgãos periféricos até o sistema nervoso central (SNC). O conhecimento de sua neuroanatomia e neurofisiologia contribuem para o diagnóstico e tratamento das patologias associadas.

Classificação das modalidades sensitivas

A depender da fonte bibliográfica utilizada, as modalidades sensitivas podem ser organizadas de diferentes formas. A Figura 14.1 apresenta a classificação mais comumente utilizada.

As modalidades sensitivas podem ser divididas em **primárias** e **secundárias**. As primárias são aquelas que permitem a percepção inicial do estímulo. Já as secundárias (ou corticais) são resultantes do processamento e interpretação das informações obtidas pelas modalidades primárias por meio de redes neurais complexas, que permitem, por exemplo, o reconhecimento e a localização da fonte do estímulo. As modalidades primárias podem ainda ser classificadas em **somáticas** e **viscerais**. As somáticas carreiam informações sobre o meio externo (exteroceptivas) e sobre a posição dos membros no espaço (proprioceptivas). Já as viscerais (ou interoceptivas) trazem dados sobre as estruturas viscerais, permitindo, entre outras coisas, a regulação da homeostase. Ademais, elas também podem ser categorizadas quanto à natureza do estímulo percebido, sendo denominadas **gerais** quando associadas a estímulos mecânicos, dolorosos ou térmicos. Entretanto, quando associadas a estímulos de outras naturezas, são chamadas **especiais**. Por fim, as modalidades sensitivas podem ser percebidas pelo indivíduo (conscientes) ou não (inconscientes).

Principais conceitos da neurofisiologia das vias sensitivas

Para que sejam processados pelo sistema nervoso, os estímulos sensitivos precisam ser convertidos em atividade elétrica neuronal. Para tanto, esses estímulos são transduzidos pelos receptores sensitivos, resultando em despolarização da membrana neuronal (potencial de ação).

Diversos receptores podem estar associados a um único neurônio sensitivo. A área da superfície corpórea onde se localizam os receptores associados a um neurônio é denominada "campo receptivo", e campos receptivos adjacentes podem se sobrepor. Isso permite que, mediante uma lesão da estrutura nervosa que provê sensibilidade a uma determinada área, ocorra apenas perda parcial da sensibilidade, devido à contribuição de inervação de nervos adjacentes. Entretanto, a sobreposição de campos receptivos compromete a precisão discriminativa de estímulos sensitivos. Quanto menores e menos sobrepostos forem os campos receptivos adjacentes, maior será a precisão sensitiva da superfície corpórea em questão. As características dos campos receptivos também são diferentes para cada modalidade sensitiva. A sensibilidade cutânea tátil tem campos menores e menos sobrepostos em comparação à dolorosa e à térmica, e, portanto, goza de maior precisão.[1]

No sistema nervoso periférico (SNP), estímulos exteroceptivos gerais são carreados por fibras de características diferentes a depender de sua natureza. Existem dois sistemas de classificação das fibras nervosas periféricas (Tabela 14.1): o sistema ABC pode ser utilizado tanto para fibras motoras como sensitivas, enquanto o sistema I a IV é empregado apenas para fibras sensitivas. De forma geral, dor e temperatura são associadas a fibras menores e menos mielinizadas, com velocidade de transmissão menor. Já o tato e a propriocepção são associados a fibras maiores e mais mielinizadas, com maior velocidade de condução.[2]

Conceitos da neuroanatomia das vias sensitivas

Dor e temperatura

Os estímulos álgicos de natureza mecânica, química ou térmica são transduzidos por terminações nervosas livres, localizadas na epiderme, fáscias, ligamentos, tendões, vísceras, meninges e vasos. Os potenciais de ação gerados são transmitidos pelas fibras nervosas dos tipos III (Aδ) e IV (C). Os corpos dos neurônios de 1ª ordem dessa via, cujos axônios compõem essas fibras, estão localizados na zona lateral do gânglio espinal. Esses neurônios enviam projeções centrais que penetram pelo sulco posterolateral da medula espinhal e fazem sinapse com os neurônios de 2ª ordem, localizados no corno posterior da substância cinzenta da medula. Tais neurônios projetam axônios que cruzam a linha média pela comissura anterior, ascendendo cerca de dois segmentos medulares no processo, e então seguem pela via anterolateral, localizada no funículo lateral da medula.[3]

Parte das fibras da via anterolateral constituirá o trato espinotalâmico lateral e farão sinapse no neurônio de 3ª ordem, localizado nos núcleos ventrais posterolateral (VPL) e posteromedial (VPM). O VPM está relacionado com a sensibilidade das estruturas cefálicas, enquanto o VPL se relaciona com a sensibilidade do restante do corpo. Esses neurônios projetam axônios para o córtex somestésico primário (S1), localizado no giro pós-central. Esse trato está associado à percepção e à localização da dor. Algumas das fibras formarão o trato espinorreticular, que se projeta para a formação reticular bulbopontina; esse trato participa da ativação do sistema reticular ativador ascendente e, portanto, da promoção de um estado de hipervigilância pela dor. Há também fibras que se projetam para a substância cinzenta periaquedutal, constituindo o trato espinomesencefálico,

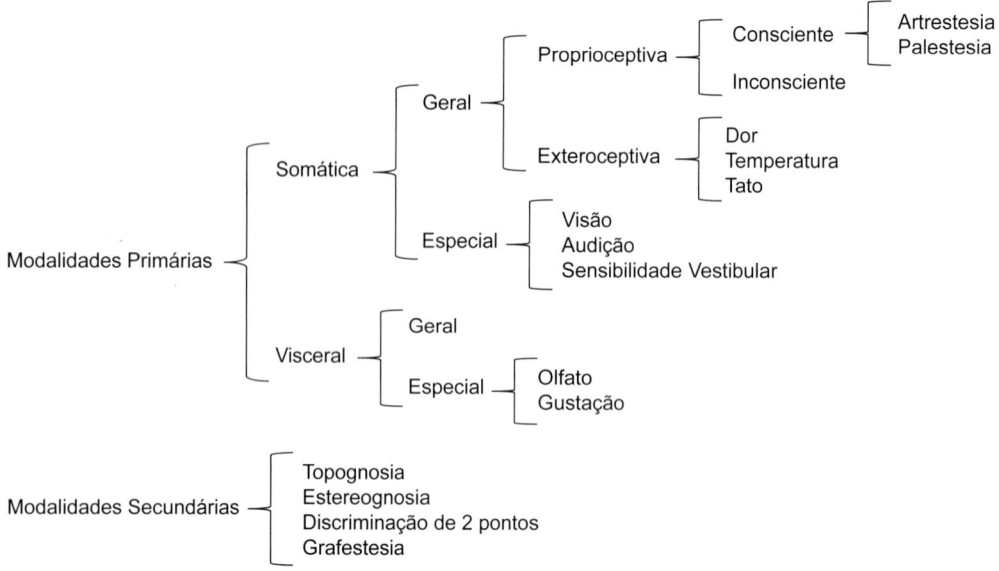

As modalidades sensitivas podem ser divididas em primárias e secundárias. As primárias são aquelas que permitem a percepção inicial do estímulo. Já as secundárias (ou corticais) são resultantes do processamento e interpretação das informações obtidas pelas modalidades primárias por meio de redes neurais complexas, que permitem, por exemplo, o reconhecimento e a localização da fonte do estímulo. As modalidades primárias podem ser ainda classificadas em somáticas e viscerais. As somáticas carreiam informações sobre o meio externo (exteroceptivas) e sobre a posição dos membros no espaço (proprioceptivas). Já as viscerais (ou interoceptivas) trazem dados sobre estruturas viscerais, permitindo, entre outras coisas, a regulação da homeostase. Ademais, elas podem ser categorizadas quanto à natureza do estímulo percebido. São denominadas "gerais" quando associadas a estímulos mecânicos, dolorosos ou térmicos. Entretanto, quando associadas a estímulos de outras naturezas são chamadas "especiais". Por fim, as modalidades sensitivas podem ser percebidas conscientemente pelo indivíduo (conscientes) ou não (inconscientes).

Figura 14.1 Classificação das modalidades sensitivas.

Tabela 14.1 Classificação das fibras periféricas.

Sistema ABC	Sistema I a IV	Informação transmitida	Diâmetro (mm)	Velocidade de condução (m/s)
Aα	Ia	Propriocepção e motor	12-20	70-120
	Ib	Propriocepção	12-20	70-120
Aβ	II	Toque e pressão	5-12	30-70
Aγ	—	Motor	3-6	15-30
Aδ	III	Dor, frio e toque	2-5	12-30
B	—	Fibras autonômicas pré-ganglionares	<3	3-15
C	IV	Dor, calor e fibras autonômicas pós-ganglionares	0,4-1,2	0,5-2

associado ao sistema modulatório da dor. Por fim, outras fibras projetam-se para o hipotálamo, formando o trato espinohipotalâmico, associado à resposta autonômica à dor.[1]

A sensibilidade à temperatura compartilha a mesma via sensitiva que a dor, de modo que a dissociação entre os achados dos exames de sensibilidade dolorosa e térmica é muito incomum em patologias orgânicas.

Tato

Os estímulos mecânicos que levam à sensibilidade tátil são transduzidos por uma variedade de receptores periféricos com características próprias, como os discos de Merkel, os corpúsculos de Meissner, os corpúsculos de Vater-Pacini e os corpúsculos de Ruffini. Essa informação é transmitida por meio de fibras do tipo II (Aβ) e III (Aδ). Os corpos dos neurônios de 1ª ordem da via, cujos axônios compõem essas fibras, estão localizados na zona medial do gânglio espinhal. Esses neurônios emitem projeções que penetram pelo sulco posterolateral da medula espinhal e, a partir desse ponto, podem seguir por três vias possíveis:[4]

- Via colunas posteriores-lemnisco medial (Figura 14.2 A): associada ao tato fino (epicrítico). As fibras seguem pelos fascículos grácil e cuneiforme ipsilaterais, localizados no funículo posterior da medula. Essas projeções fazem sinapse com neurônios de 2ª ordem localizados nos núcleos grácil e cuneiforme, respectivamente. Esses, por sua vez, projetam axônios que cruzam a linha média e formam o lemnisco medial. Esse lemnisco segue em direção aos núcleos VPL e VPM do tálamo, onde ocorre a sinapse com o neurônio de 3ª ordem. Esses neurônios projetam seus axônios para o córtex S1, no giro pós-central

- Via anterolateral (Figura 14.2 B): associada ao tato grosseiro (protopático). As fibras fazem sinapse com o neurônio de 2ª ordem no corno posterior. Em seguida, as projeções desses neurônios cruzam a linha média pela comissura anterior, formando o trato espinotalâmico anterior. Esse trato ascende junto à via anterolateral e se projeta para os núcleos talâmicos VPL e VPM
- Via espinocervicotalâmica (Figura 14.2 C): por fim, algumas fibras táteis, logo após entrar na medula, ascendem pela porção dorsal do funículo lateral ipsilateral até o núcleo cervical lateral, localizado nos segmentos C1-C2, onde fazem sinapse. As fibras provenientes desse núcleo cruzam a linha média e unem-se ao lemnisco medial, seguindo em direção aos núcleos talâmicos VPL e VPM.

Nota-se que a sensibilidade tátil pode percorrer diferentes trajetos na medula espinhal e no tronco encefálico. Dessa forma, ela é menos útil na delimitação topográfica de lesões nessas estruturas.

Propriocepção consciente

A propriocepção consciente pode ser avaliada clinicamente por meio da palestesia (sensibilidade vibratória) e da artrestesia (percepção da posição dos membros no espaço). A transdução da primeira depende de receptores comuns ao tato, como os corpúsculos de Vater-Pacini, os corpúsculos de Meissner e os discos de Merkel. Já a transdução da segunda é realizada por meio dos órgãos tendinosos de Golgi e dos fusos neuromusculares. Essas informações

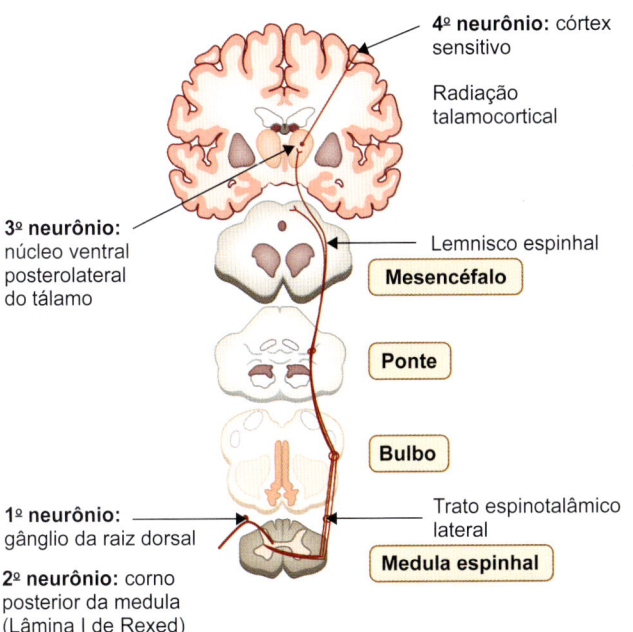

4º neurônio: córtex sensitivo

Radiação talamocortical

3º neurônio: núcleo ventral posterolateral do tálamo

Lemnisco espinhal

Mesencéfalo

Ponte

Bulbo

1º neurônio: gânglio da raiz dorsal

Trato espinotalâmico lateral

Medula espinhal

2º neurônio: corno posterior da medula (Lâmina I de Rexed)

A   Via colunas posteriores-lemnisco medial

Radiações talamoparietals

Núcleo ventral posterolateral do tálamo

Mesencéfalo

Ponte

Lemnisco medial

Medula oblonga superior

Núcleo grácil
Núcleo cuneiforme

Medula oblonga inferior

Fascículo cuneiforme

Medula espinhal-cervical

Fascículo grácil

Célula do gânglio da raiz dorsal

Medula espinhal-lombar

B   Via anterolateral

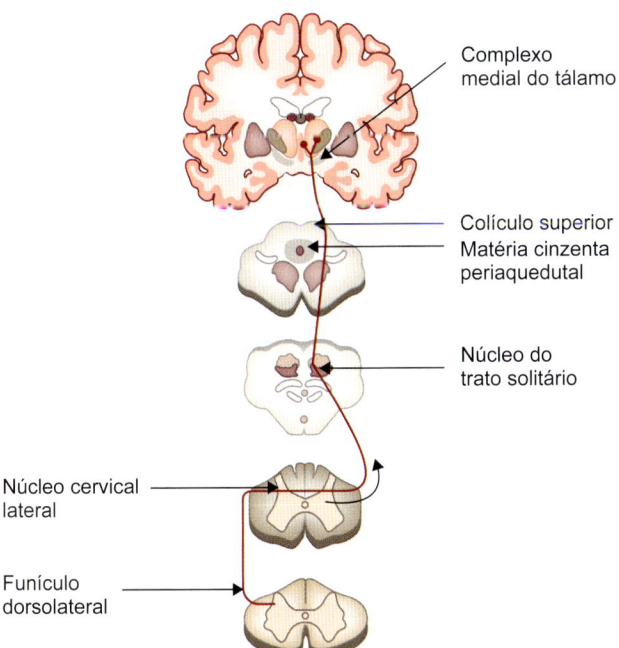

Complexo medial do tálamo

Colículo superior
Matéria cinzenta periaquedutal

Núcleo do trato solitário

Núcleo cervical lateral

Funículo dorsolateral

C   Via espinocervicotalâmica

Figura 14.2 Vias da sensibilidade tátil. **A.** Via coluna posterior-lemnisco medial. **B.** Via anterolateral. **C.** Via espinocervicotalâmica.

são transmitidas por intermédio das fibras Ia e Ib (Aα). Os corpos dos neurônios que constituem essas fibras estão localizados na zona medial do gânglio espinhal e emitem projeções que penetram na medula espinhal pelo sulco posterolateral. A partir daí as informações podem seguir pela via colunas posteriores-lemnisco medial ou pela via espinocervicotalâmica. A artrestesia tem preferência pela primeira via e a palestesia pela segunda. Outra diferença entre essas modalidades sensitivas é que a palestesia é percebida já em nível talâmico, enquanto a artrestesia é percebida apenas em nível cortical.[5]

Pode-se notar que a artrestesia e a palestesia compartilham vias comuns no sistema nervoso, e, portanto, elas são geralmente acometidas concomitantemente em patologias neurológicas. No entanto, há três situações clínicas em que pode haver dissociação entre essas modalidades. A primeira inclui as lesões corticais que poupam o tálamo. Nesse caso, a artrestesia (percebida em nível cortical) é comprometida, mas a palestesia (percebida em nível talâmico) pode estar ao menos parcialmente preservada. A segunda envolve as lesões medulares. Lesões dessa topografia, que comprometem predominantemente o funículo posterior, tendem a afetar a via colunas posteriores-lemnisco medial, e, por conseguinte, em especial a artrestesia. Já as lesões no funículo lateral tendem a lesionar a via espinocervicotalâmica, comprometendo assim a palestesia em maior proporção. A terceira situação compreende lesões de natureza desmielinizante, as quais tendem a prejudicar mais a palestesia do que a artrestesia.[6]

Modalidades sensoriais secundárias (ou corticais)

Enquanto as modalidades sensitivas primárias dependem do córtex somestésico primário, localizado no giro póscentral, as modalidades secundárias são processadas por uma rede neural que tem como epicentro o córtex somestésico secundário, localizado no lobo parietal, posterior ao giro pós-central.

FISIOPATOLOGIA DA DOR

As vias de dor são parte do sistema somatossensitivo, descrito anteriormente. A dor faz parte do sistema de autodefesa, gerando uma reação perante um estímulo nocivo. Os receptores para dor na pele e em outros tecidos são terminações nervosas livres, que existem dispersos nas camadas superficiais da pele, bem como em certos tecidos internos, como periósteo, paredes das artérias e superfícies articulares. A maioria dos demais tecidos profundos está esparsamente suprida com terminações nervosas para a dor, no entanto, lesões teciduais extensas podem se somar e causar dor crônica nessas áreas.

A dor pode ser classificada conforme o mecanismo em dois tipos principais: dor rápida/aguda e dor lenta. A dor rápida ou aguda é sentida dentro de 0,1 segundo após a aplicação do estímulo álgico, que comumente é mecânico ou térmico em tecidos cutâneos (p. ex., corte por faca, agulha, queimadura ou choque elétrico), e normalmente não ocorre em tecidos profundos. Ela é transmitida pelas fibras Aδ. A dor lenta é sentida apenas após 1 segundo ou mais do estímulo álgico, que pode ser mecânico, térmico ou químico, aumentando de intensidade durante os segundos/minutos subsequentes. Ela é transmitida pelas fibras tipo C e geralmente está associada à destruição tecidual, podendo levar

ao sofrimento prolongado e quase insuportável; a dor lenta pode ocorrer tanto na pele quanto em quase todos os órgãos ou tecidos profundos.[7]

As substâncias químicas que podem estimular os nociceptores são: bradicinina, serotonina, histamina, íons de potássio, ácidos, acetilcolina e enzimas proteolíticas. Além disso, as prostaglandinas e a substância P aumentam a sensibilidade das terminações nervosas, mas não excitam diretamente essas terminações. Os estímulos químicos são, de modo especial, importantes para a geração e persistência da dor crônica que ocorre após uma lesão tecidual.

Devido a esse sistema duplo de inervação para a dor, o estímulo doloroso súbito, em geral, causa sensação dolorosa "dupla": dor aguda que é transmitida para o cérebro pela via das fibras Aδ, seguida em 1 segundo ou mais por uma dor lenta, transmitida pela via das fibras C. A dor aguda sinaliza rapidamente sobre o perigo e, portanto, desempenha papel importante na reação imediata do indivíduo para que se afaste do estímulo doloroso. A dor lenta tende a aumentar com o passar do tempo. Essa sensação, por fim, produz dor intolerável e faz com que o indivíduo continue tentando aliviar e evitar a causa da dor. O glutamato, substância excitatória de curtíssima duração, é a principal substância da via rápida, enquanto a substância P, liberada mais lentamente e com aumento progressivo da concentração, é a principal substância da via lenta.[7]

A informação dolorosa é modulada pelo encéfalo e pela medula, e é por isso que cada indivíduo apresenta um limiar à dor diferente do outro. O sistema de analgesia endógena é a capacidade que o próprio encéfalo tem de suprimir as aferências dolorosas, consistindo em três grandes componentes: 1) as áreas periventricular e da substância cinzenta periaquedutal do mesencéfalo e região superior da ponte, que circundam o aqueduto de Sylvius e porções do terceiro e quarto ventrículos. Os neurônios dessas áreas enviam sinais para 2) o núcleo magno da rafe, localizado na linha média das regiões inferior da ponte e superior do bulbo, e o núcleo reticular paragigantocelular, localizado lateralmente no bulbo. Desses núcleos, os sinais de segunda ordem são transmitidos pelas colunas dorsolaterais da medula espinhal para 3) o complexo inibitório da dor localizado nos cornos dorsais da medula espinhal (Figura 14.3). Nesse ponto, os sinais de analgesia podem bloquear a dor e sua transmissão pela medula.[8]

Diversos neurotransmissores estão envolvidos no sistema da analgesia; em especial, destacam-se a encefalina, a noradrenalina e a serotonina. Muitas fibras nervosas, derivadas dos núcleos periventriculares, da substância cinzenta periaquedutal e do núcleo magno da rafe, secretam encefalina por suas terminações. As fibras que se originam nessa área enviam sinais aos cornos dorsais da medula espinhal para a secreção de serotonina em suas terminações. A serotonina faz com que os neurônios locais da medula também secretem encefalina. Acredita-se que a encefalina cause as inibições pré- e pós-sináptica das fibras de dor em suas sinapses nos cornos dorsais. Assim, o sistema da analgesia pode bloquear os sinais dolorosos no ponto de entrada inicial para a medula espinhal.[9]

Outro mecanismo que pode atuar na modulação da dor é a estimulação das grandes fibras sensoriais do tipo Aβ, originada nos receptores táteis periféricos, que pode reduzir a transmissão dos sinais da dor originados da mesma área corporal. Esse efeito, presumivelmente, resulta da inibição lateral

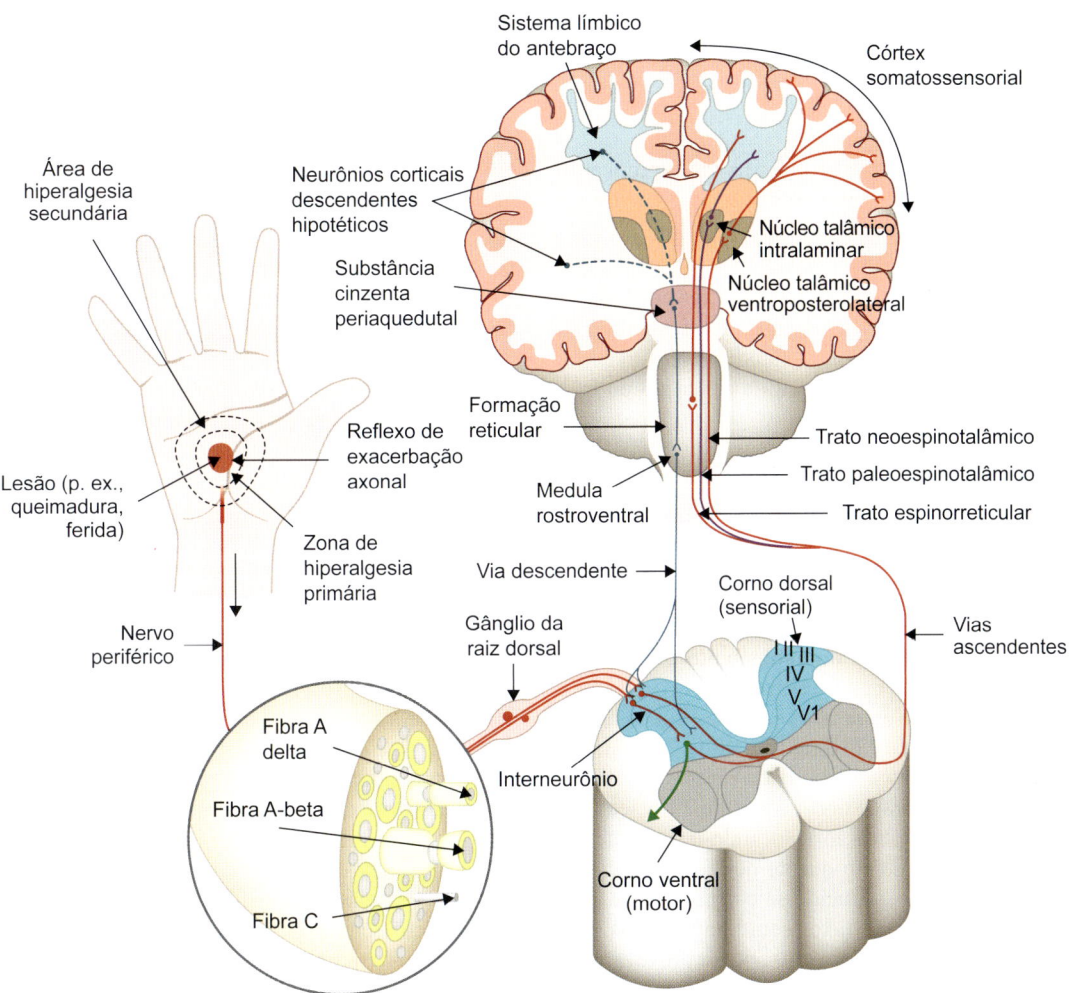

Figura 14.3 Vias envolvidas na fisiopatologia da dor.

local na medula espinhal. Esse fato explica o porquê de manobras simples, como massagem ou estímulos táteis, próximas ou distantes das áreas dolorosas, poderem aliviar a dor.

CARACTERÍSTICAS SEMIOLÓGICAS DAS SÍNDROMES SENSITIVAS SUPERFICIAL E PROFUNDA

O exame sensitivo é muito dependente da colaboração do paciente, da comunicação adequada entre médico e paciente e da experiência do examinador. O exame deve ser realizado em ambiente calmo e confortável, com o paciente despido, utilizando-se de comunicação clara e direta. Durante a avaliação, é importante questionar não apenas os sintomas negativos (como perda de sensibilidade), mas também os positivos (como parestesias, hiperalgesia e alodinia). Pequenas diferenças na percepção do estímulo podem ocorrer em função da variação da densidade da inervação sensitiva de diferentes regiões do corpo e da forma com que o estímulo é aplicado. No entanto, alguns pacientes podem supervalorizar essas pequenas assimetrias. Antes do exame sensitivo propriamente dito, deve-se sempre inspecionar a pele com o paciente despido, pois alterações de sensibilidade podem ocorrer em regiões de cicatrizes, hematomas, calosidades, traumas, queimaduras e patologias dermatológicas locais.

Em essência, o exame sensitivo é baseado na comparação de uma superfície corpórea com outra. Para tanto, é preciso antes apresentar o estímulo que se deseja testar ao paciente, em uma área que se acredita ter sensibilidade preservada (p. ex., pele do meio da fronte). A partir daí, compara-se a percepção do estímulo dessa área com outras regiões do corpo. A estratégia de comparação varia conforme a hipótese diagnóstica depreendida da história e do exame neurológico. Dessa forma, se a hipótese de uma polineuropatia estiver em cogitação, deve-se comparar porções distais dos membros com áreas proximais dos mesmos ou com o tronco. Caso a hipótese seja de uma lesão de tronco encefálico ou córtex cerebral, compara-se um dimídio com o outro. Ou ainda, se houver maior probabilidade de mielopatia, comparam-se áreas mais cefálicas do corpo com áreas mais caudais à procura de um nível sensitivo. Durante o exame, o paciente deve ser instruído a manter os olhos fechados.

Deve-se dar atenção a sinais indiretos em indivíduos não colaborativos, como aqueles com alterações do estado mental. Assimetrias na latência da resposta ao estímulo podem sugerir comprometimento sensitivo. Da mesma forma, durante a avaliação da dor, a assimetria da reação de retirada, na resposta autonômica ao estímulo (p. ex., taquicardia, taquipneia e sudorese) e nos gemidos podem sinalizar alterações sensitivas, desde que esses sinais sejam consistentes.

Avaliação da sensibilidade dolorosa

A avaliação da sensibilidade dolorosa deve ser realizada aplicando-se um estímulo doloroso suportável, sem provocar lesões ao paciente. Para tanto, é preferível utilizar instrumentos pontiagudos não perfurantes, como agulhas de costura. As agulhas de seringa não são adequadas, pois têm ponta biselada e podem perfurar facilmente a pele. Esses instrumentos devem ainda ser descartáveis, a fim de evitar a transmissão de doenças entre pacientes.

O estímulo deve ser aplicado apenas uma vez em cada região, em intervalos irregulares (de forma que não sejam previsíveis ao indivíduo) e não muito rápidos (para permitir que o paciente os perceba). A técnica de aplicação do estímulo é demonstrada na Figura 14.4.

Avaliação da sensibilidade térmica

Como dito anteriormente, a sensibilidade térmica é transmitida pela mesma via que a dolorosa, de modo que raramente há dissociação entre essas modalidades. No entanto, a avaliação da temperatura ainda é útil quando há dúvida quanto à consistência dos achados da avaliação da dor, quando o paciente não tolera estímulos dolorosos e se quer definir melhor a área do déficit sensitivo.

Idealmente, a avaliação é realizada com dois tubos de ensaio contendo água, um a 10°C e outro a 40°C. No entanto, uma alternativa mais prática é o uso de objetos metálicos, como um diapasão resfriado e outro aquecido. O objeto frio deve ser resfriado a cada aplicação, colocando-o sob água fria e depois o secando; já o objeto quente deve ser aquecido a cada aplicação, por exemplo, usando-se o atrito com a mão. Não se recomenda o uso de objetos com temperaturas inferiores a 10°C ou superiores a 45°C, pois podem provocar sensação de dor. Também não é adequado o uso de objetos úmidos, como gaze ou algodão, pois o paciente pode perceber a diferença pelo tato e não apenas pela temperatura.

Durante o exame, o médico aplica de forma aleatória o objeto frio e o quente, e solicita ao paciente que identifique qual estímulo foi aplicado. A aplicação não pode ser excessivamente rápida, pois a latência para sensibilidade térmica é maior. Insuficiência venosa, edema ou vasoconstrição podem alterar a percepção térmica.

Avaliação da sensibilidade tátil

O tato apresenta múltiplas vias sensoriais na medula e no tronco encefálico, portanto, quando comparado a outras modalidades sensoriais, sua avaliação contribui menos para a localização de uma lesão nessas estruturas. No entanto, a sensibilidade tátil cutânea goza de grande precisão discriminativa, o que faz dela uma modalidade interessante de se avaliar quando se busca delimitar uma área de déficit sensitivo por lesão de estruturas do SNP.

Existem instrumentos formais criados para a avaliação tátil, como os filamentos de Semmes-Weinstein e os de Von Frey. Esses monofilamentos permitem uma avaliação mais precisa do limiar de sensibilidade tátil da pele. Se indisponíveis, sugerem-se como alternativas o uso de algodão, papel higiênico ou toque leve do dedo do examinador. O instrumento de avaliação é aplicado sobre a pele levemente com a menor pressão possível. O paciente é solicitado a apontar a parte do corpo estimulado e avaliar a intensidade do estímulo em relação a um estímulo de referência.

Avaliação da sensibilidade vibratória

A palestesia, ou sensibilidade vibratória, é uma forma sensível de avaliar a propriocepção consciente. Para examiná-la, é recomendado o uso de diapasão de 128 Hz. Diapasões com frequência maior aplicam estímulos de menor intensidade e com adaptação sensitiva mais rápida.

Inicialmente, deve-se apresentar ao paciente o toque do diapasão quando inerte e quando em vibração, para que reconheça a diferença. Em seguida, o paciente fecha os olhos e é aplicado o diapasão vibrando em extremidades ósseas, tais como articulações metatarsofalangianas, maléolos, crista da tíbia, processos espinhosos das vértebras, espinha ilíaca anterossuperior, articulações interfalangianas e metacarpofalangianas, olécrano, cabeça do úmero, esterno e clavícula. O paciente é solicitado a informar quando deixa de sentir a vibração. Nesse momento o examinador aplica o diapasão em sua própria extremidade óssea equivalente. Se a vibração puder ser percebida por mais que 3 a 5 segundos, caracteriza-se o comprometimento da palestesia. Existem formas mais objetivas de avaliação da palestesia, como o diapasão de Rydel-Seiffer ou o uso de palestesímetros, mas esses são menos utilizados na rotina.

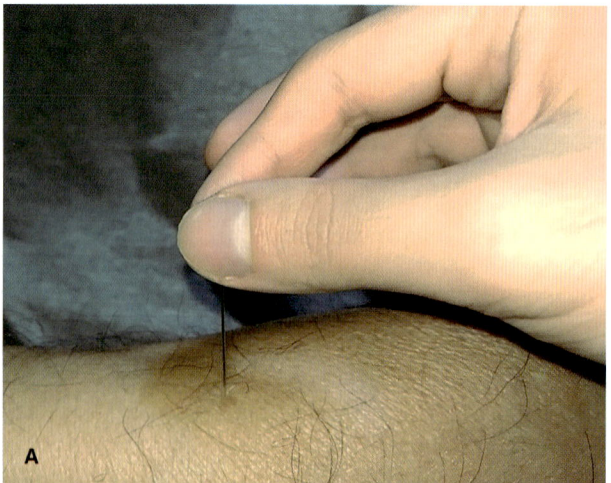
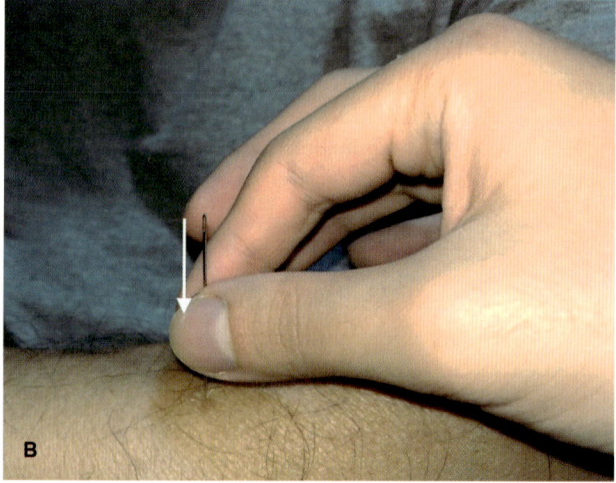

Figura 14.4 A avaliação da dor deve ser realizada com objeto pontiagudo não perfurante, como uma agulha de costura. É importante atentar à pressão com que o estímulo é aplicado, que deve se manter constante em todo o exame. Para tanto, recomenda-se segurar a agulha ou espátula entre o indicador e o dedão, mantendo pressão constante (**A**). Em seguida, pressiona-se o instrumento na pele do paciente de modo que o faça deslizar entre os dedos (**B**).

Quando se examina a palestesia, é preciso atentar para alguns detalhes: deve-se tentar vibrar o diapasão sempre com a mesma intensidade para permitir a comparação. Idosos saudáveis podem apresentar comprometimento da palestesia no hálux. É possível que o doente perceba a vibração quando o diapasão é aplicado em local onde a palestesia está comprometida pela vibração de estruturas ósseas contíguas. Nesse caso, o paciente pode localizar a vibração em um local diferente de onde o diapasão foi aplicado.

Avaliação da artrestesia

Para a avaliação da artrestesia, o paciente deve ser instruído a permanecer de olhos fechados e com o corpo relaxado. Em seguida, o examinador movimenta passivamente uma articulação e pede ao paciente que identifique sua posição final. A articulação deve ser segurada pelos lados, para evitar que a pressão dos dedos do examinador sobre a pele do paciente sinalize a direção com que o seu membro está sendo mobilizado. Os movimentos devem ser lentos e de baixa amplitude, para aumentar a sensibilidade do exame. Antes da avaliação, deve-se apresentar o procedimento ao paciente e combinar uma forma de comunicação de resposta. Por exemplo, pode-se pedir que o paciente responda "para cima" ou aponte para o teto caso a posição final da articulação seja em extensão, e "para baixo" ou aponte para o chão caso a posição seja em flexão (Figura 14.5). Demonstrar o procedimento para o paciente de olhos abertos é fundamental para que ele compreenda e colabore com a avaliação. Recomenda-se iniciar por articulações menores (como a interfalangiana distal do 5º quirodáctilo) e progredir para maiores (como o tornozelo e o carpo) caso o indivíduo não acerte a posição.

Outra forma de avaliar a propriocepção é por meio da "cópia parietal". Nesse caso, pede-se ao paciente que feche os olhos e relaxe completamente. Em seguida, uma de suas mãos é posicionada passivamente uma postura aleatória (p. ex., com o polegar estendido para cima ou fazendo um sinal de "V" com os dedos indicador e médio). O paciente deve então imitar esse sinal com a outra mão. Outra forma de avaliação consiste em posicionar passivamente um dos membros do paciente, ainda de olhos fechados, e pedir que ele, mantendo os olhos fechados, tente tocar ou apontar para o membro com a mão livre.

Sinais indiretos de perda de propriocepção devem também ser levados em consideração. A ataxia sensitiva, caracteristicamente pior ao fechar os olhos, é sinal de perda de propriocepção, assim como a marcha talonante, o sinal de

Romberg e as queixas de dificuldade de marcha em ambientes escuros. Ademais, alguns pacientes podem apresentar movimentos involuntários sinuosos, lentos e semirrítmicos ao fechar os olhos (peudoatetose), ou ainda apresentar desvio para cima (em inglês *updrift*) de um membro durante a manobra do desvio pronador.

Avaliação das modalidades sensoriais secundárias (ou corticais)

As modalidades sensitivas resultam da síntese e interpretação da informação obtida pelas modalidades primárias e possibilitam, entre outras coisas, o reconhecimento e a localização da fonte do estímulo. Portanto, elas só podem ser avaliadas se as modalidades primárias estiverem suficientemente íntegras. O primeiro passo na avaliação da sensibilidade secundária é a avaliação da integridade das sensibilidades primárias das quais depende. As modalidades sensoriais secundárias mais relevantes do ponto de vista clínico são: estereognosia, discriminação de dois pontos, topognosia, grafestesia e extinção, todas processadas pelo córtex parietal de associação contralateral, à exceção da topognosia. Lesões do córtex parietal esquerdo prejudicam a topognosia do hemicorpo direito, enquanto lesões do córtex parietal direito comprometem a topognosia de todo o corpo.

A estereognosia é a capacidade de reconhecimento da forma e da natureza de objetos pelo toque. Para avaliá-la, pede-se ao paciente que feche os olhos, entregando-lhe em seguida um objeto simples (p. ex., caneta, moeda, chaves) em uma de suas mãos. O paciente deverá então identificar a forma, o material que constitui o objeto e, por fim, reconhecê-lo. O teste é realizado com cada uma das mãos separadamente. Ocasionalmente, pode ser difícil diferenciar a anomia (déficit de linguagem) da estereognosia. Em ambas as situações, o doente será incapaz de nomear o objeto. Contudo, na anomia o doente ainda reconhece o objeto e é capaz de informar sua função (p. ex., "um lápis serve para escrever"), o que não ocorre na estereognosia.[10]

A discriminação de dois pontos (ou discriminação espacial) é a distância mínima entre dois estímulos cutâneos simultâneos, a partir da qual o indivíduo é capaz de reconhecê-los como estímulos em dois pontos separados e não como um estímulo em apenas um ponto. Para tanto, para que se compreenda o procedimento, pode-se utilizar de um compasso ou um clipe aberto. Primeiramente, apresenta-se ao paciente um estímulo em um ponto, dois estímulos concomitantes próximos parecendo um único estímulo e dois estímulos simultâneos distantes. Em seguida se aplicam dois estímulos inicialmente distantes entre si, repetindo-se a aplicação e aproximando sucessivamente os estímulos até que o indivíduo reconheça os dois estímulos como um único.[11] A distância mínima para a discriminação de dois pontos varia conforme a região do corpo, conforme descrito na Tabela 14.2.

A topognosia é a habilidade do indivíduo de localizar um estímulo no corpo. Para testá-la, instrui-se o paciente a fechar os olhos e apontar precisamente para o local do corpo que o examinador tocar. Em seguida, o examinador toca brevemente uma parte do corpo do paciente com o dedo indicador. O erro aceitável depende da região do corpo e é semelhante à distância mínima para reconhecimento de dois pontos.

A grafestesia é a habilidade de reconhecer letras ou números escritos na pele. Ela é testada nas polpas digitais,

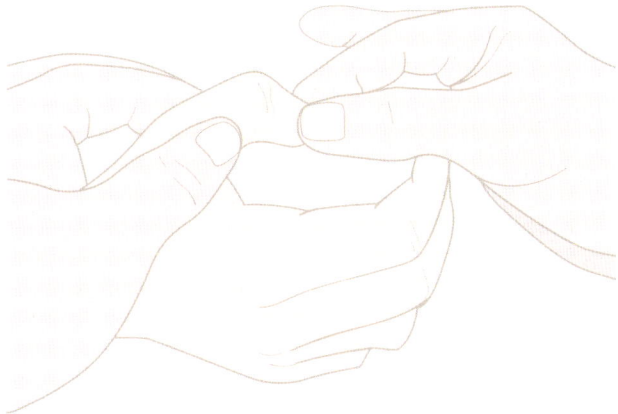

Figura 14.5 Técnica de avaliação da artrestesia.

Tabela 14.2 Distância mínima normal para capacidade de discriminação de dois pontos.

Local do corpo	Distância mínima
Ponta da língua	1 mm
Lábios	3 mm
Polpa digital	4 mm
Dorso dos dedos	6 mm
Palma da mão	12 mm
Dorso da mão	30 mm
Dorso do pé	40 mm

Tabela 14.3 Terminologia das alterações do exame de sensibilidade.

Sintomas negativos	
Anestesia/hipostesia	Ausência/diminuição de todas as modalidades sensitivas
Analgesia/hipoalgesia	Ausência/diminuição da dor
Termoanestesia/termo-hipostesia	Ausência/diminuição da sensibilidade térmica
Topoagnosia	Dificuldade de localização do estímulo sensitivo
Isotermoagnosia	Percepção de estímulos frios e quentes como quentes
Anartrestesia	Perda da artrestesia
Apalestesia/hipopalestesia	Ausência/diminuição da palestesia
Estereoagnosia	Incapacidade de reconhecer um objeto por tato
Sintomas positivos	
Alodinia	Percepção de estímulo habitualmente não doloroso como doloroso
Hiperalgesia	Aumento da percepção/resposta de estímulo habitualmente doloroso
Disestesia	Perversão da percepção de um estímulo sensitivo, com conotação desagradável
Parestesia	Sensação anormal espontânea. Pode adquirir diferentes aspectos como em formigamento, queimação, cócegas, aperto, dormência, entre outros

na palma da mão e/ou no dorso do pé. O examinador deve desenhar com objeto rombo (p. ex., espátula), números e/ou letras de 1 cm de diâmetro nessas regiões. O paciente deve ser capaz de reconhecê-los de olhos fechados. Recomenda-se evitar elementos parecidos (p. ex., 3 e 8) e apresentar cada elemento testado para o indivíduo de olhos abertos antes de prosseguir para o teste. Em indivíduos analfabetos, pode-se utilizar de formas (p. ex., círculo, triângulo, quadriláteros).[12]

Por fim, a extinção é um fenômeno sensitivo que ocorre mediante o prejuízo da capacidade do indivíduo de direcionar a atenção no espaço. Quando comprometida, ela indica uma síndrome de heminegligência. Para avaliá-la, o examinador solicita ao paciente que feche os olhos, e então toca o paciente em uma região do corpo (p. ex., mão, braço, pernas). O paciente deve indicar qual lado do corpo foi tocado. Em seguida, prossegue-se com o toque na mesma região do dimídio contralateral e o paciente deve novamente indicar qual lado foi estimulado. Por fim, aplica-se o estímulo nessa região concomitantemente em ambos os dimídios. O paciente deve indicar que foi tocado em ambos os lados. Caso identifique o toque em apenas um dos dimídios, define-se a presença de extinção no lado contralateral ao mesmo. Da mesma forma que a síndrome de heminegligência, a extinção surge habitualmente após lesões do córtex parietal direito e é expressa no dimídio esquerdo. No entanto, lesões extensas ou agudas no córtex parietal esquerdo também podem levar à extinção no hemicorpo direito.[13]

Terminologia dos achados do exame neurológico sensitivo

A terminologia preconizada para a descrição das alterações do exame sensitivo é apresentada na Tabela 14.3.

LOCALIZAÇÃO NEUROLÓGICA DAS ALTERAÇÕES SENSITIVAS

Para identificar a topografia de uma lesão que justifique as alterações de sensibilidade de um indivíduo, precisamos levar em consideração as modalidades sensitivas comprometidas, a distribuição dessas alterações e a presença de dor ou outros sintomas positivos. Os principais parâmetros clínicos utilizados no raciocínio topográfico dos déficits sensitivos estão descritos na Tabela 14.4.

Tabela 14.4 Características dos déficits de sensibilidade de acordo com a topografia.

Topografia		Modalidades acometidas	Distribuição do déficit	Presença de dor e outros sinais positivos
Neuropatia focal		Primárias	Zona autônoma do nervo	+
Polineuropatia	Fibras finas	Primárias, principalmente dor/temperatura	Gradiente distal-proximal	+++
	Fibras grossas	Primárias, principalmente propriocepção		+
Radiculopatia		Primárias	Zona autônoma da raiz	++++
Medula espinhal	Lateral	Primárias, principalmente dor/temperatura	Nível sensitivo	++
	Posterior	Primárias, principalmente propriocepção		+
Tronco encefálico	Lateral	Primárias, principalmente dor/temperatura	Hemicorpo contralateral ou síndrome alterna	+
	Medial	Primárias, principalmente propriocepção		+
Tálamo		Primárias	Hemicorpo contralateral, com predomínio *cheiro-oral*	++++
Projeções talamocorticais		Primárias	Hemicorpo contralateral	+
Córtex parietal		Primárias e secundárias	Hemicorpo contralateral, com predomínio *cheiro-pedo-oral*	+

Sistema nervoso periférico

As mononeuropatias resultam na perda das modalidades sensitivas primárias na distribuição da inervação sensitiva do nervo acometido. A extensão da área afetada pode ser maior ou menor a depender do grau de sobreposição dos campos receptivos de nervos adjacentes. A área da superfície corpórea inervada por apenas um nervo, sem contribuição dos adjacentes, é denominada "zona autônoma". As zonas de inervação dos principais nervos sensitivos são apresentadas na Figura 14.6. Nas mononeuropatias múltiplas, as zonas autônomas de vários nervos estão comprometidas.[14]

As radiculopatias são caracterizadas pela perda de sensibilidade na distribuição da inervação sensitiva da raiz lesionada. Da mesma forma que nas mononeuropatias, a zona autônoma da raiz pode variar entre os indivíduos e conforme a modalidade sensorial testada. As áreas de inervação sensitiva das raízes nervosas (dermátomos) são apresentadas na Figura 14.7. Nessas áreas há perda das modalidades sensitivas primárias e sintomas positivos são frequentemente presentes. A dor é comum e intensa, em choque ou queimação, seguindo a distribuição da área deaferentada. Manobras de irritação radicular, como o sinal de Lasègue,

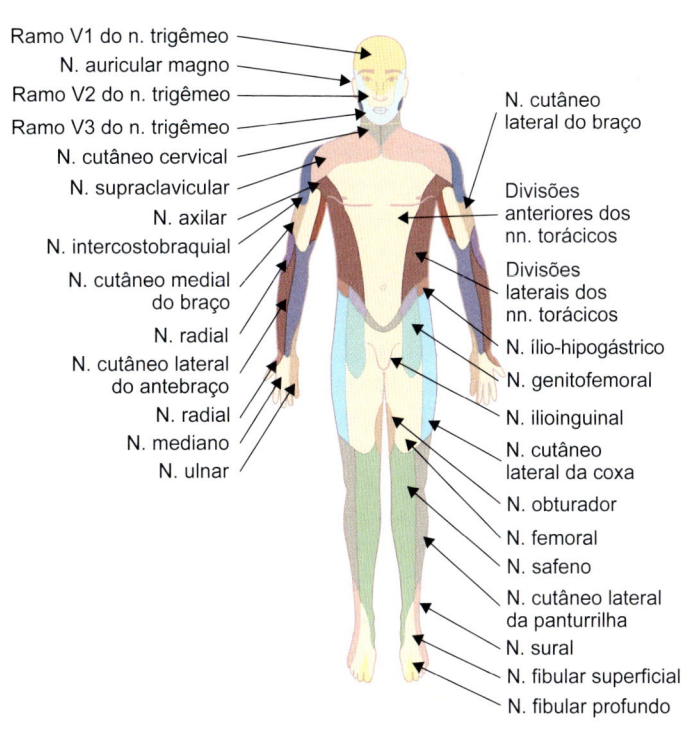

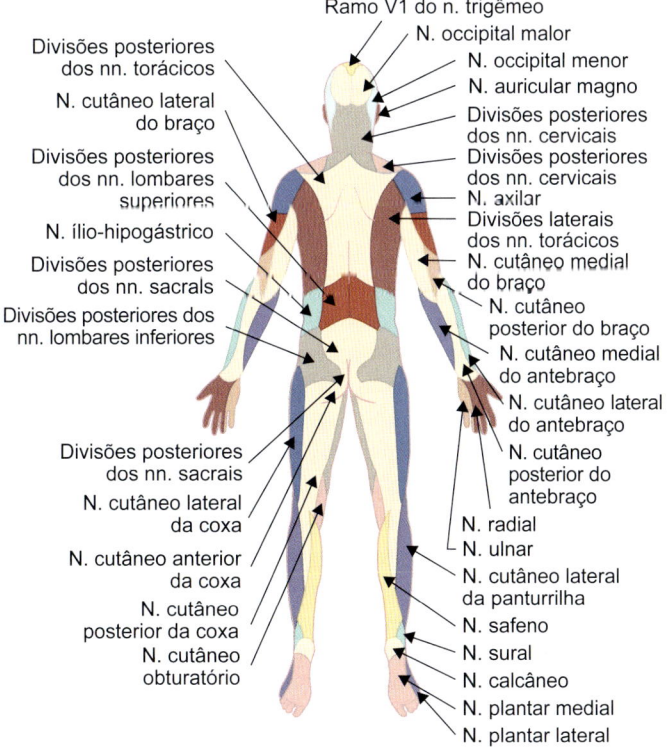

Figura 14.6 Zonas de inervação dos principais nervos sensitivos.

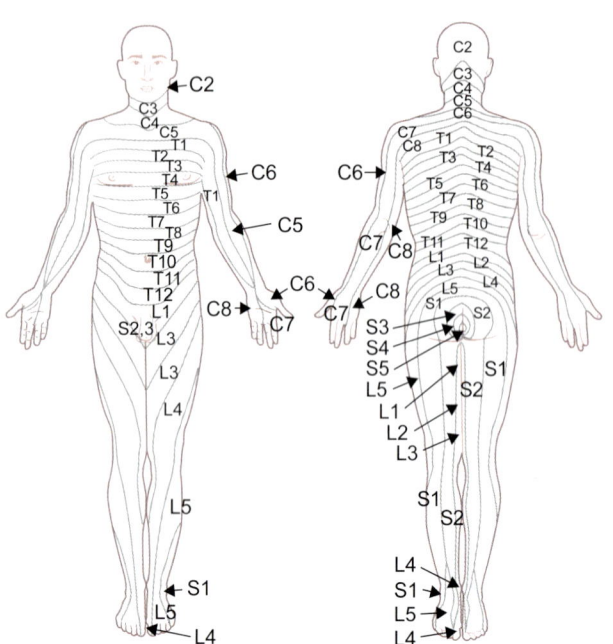

Figura 14.7 Distribuição dos dermátomos.

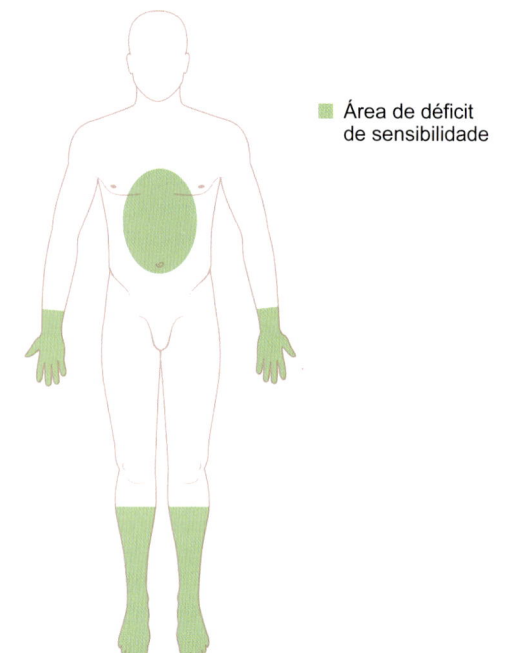

■ Área de déficit de sensibilidade

Figura 14.8 Distribuição do déficit sensitivo nas polineuropatias sensitivas comprimento-dependentes.

para membros inferiores, e o sinal de Bikele, para membros superiores, podem desencadear ou exacerbar a dor.

Nas polineuropatias, o déficit sensitivo tem distribuição simétrica, com um gradiente distal-proximal (Figura 14.8), ou seja, as regiões inervadas pelos nervos mais longos e suas porções mais distais são as primeiras a serem comprometidas. Assim, o déficit sensitivo predomina na porção distal dos membros, em uma distribuição comumente denominada "bota e luva". Em casos mais graves, o déficit sensitivo surge na região central do tronco anterior (porção distal dos nervos torácicos, ílio-hipogástrico e ilioinguinal) e perioral (porção distal dos ramos do nervo trigêmeo).

De forma geral, as polineuropatias podem ser classificadas em de fibras grossas ou de fibras finas. As polineuropatias de fibras grossas tendem a comprometer predominantemente a propriocepção, além de estarem associadas a déficits de força motora, amiotrofia e comprometimento precoce dos reflexos tendinosos profundos. Já as polineuropatias de fibras finas comprometem principalmente a sensibilidade de dor e temperatura, sendo comuns sintomas positivos (como dor). Alterações tróficas também são comuns nas neuropatias de fibras finas, como: xerodermia, espessamento cutâneo, perda da pilificação e úlceras cutâneas.

Por fim, nas ganglionopatias sensitivas predomina o comprometimento da propriocepção tanto distal quanto proximal, levando à ataxia sensitiva importante. Pode haver déficit sensitivo de dor e temperatura em distribuição de "bota e luva". A evolução clínica é assimétrica (diferentemente das polineuropatias) e os reflexos tendinosos profundos são precocemente comprometidos.

Medula espinhal

A apresentação do déficit sensitivo nas mielopatias varia conforme a localização da lesão (Figura 14.9). No entanto, um nível sensitivo costuma ser identificado, caracterizando uma distribuição altitudinal do déficit. O dermátomo mais caudal preservado definirá o nível sensitivo do paciente. Essa delimitação às vezes é evidente em lesões focais, mas tende a ser menos clara em mielopatias extensas, com transição gradual ou faixas de hiperestesia entre as zonas sensitivas normais e acometidas. É importante notar que, como as fibras que formam a via anterolateral ascendem dois segmentos medulares quando cruzam a comissura anterior, o nível sensitivo encontrado no exame físico corresponde a dois níveis medulares abaixo da lesão. Outra observação importante é que, dada a organização somatotópica das vias sensitivas medulares, lesões cervicais altas podem gerar um falso nível sensitivo, localizado muito abaixo do nível real da lesão.[15]

Em certas situações, pode haver dúvida quanto à presença de um nível sensitivo em pacientes com polineuropatias graves. Isso ocorre pois a área de perda sensitiva na porção distal da inervação dos nervos torácicos, ílio-hipogástrico e ilioinguinal forma uma zona de hipoestesia ventral no tronco (como demonstrado na Figura 14.8). Em caso de dúvida, recomenda-se examinar a sensibilidade no dorso do tronco do paciente, que é inervada pela porção proximal de nervos sensitivos e, portanto, tende a ser poupada nas polineuropatias. Ainda assim, um nível sensitivo medular pode ser identificado tanto no ventre quanto no dorso.

Pode ocorrer dissociação entre as modalidades sensitivas. Lesões no funículo lateral comprometem a via anterolateral, afetando principalmente dor e temperatura. Por outro lado, lesões com predomínio posterior tendem a comprometer a via colunas dorsais-lemnisco medial, e assim, afetar mais a artrestesia.

Tronco encefálico

Lesões de tronco encefálico podem levar ao déficit sensitivo no hemicorpo contralateral. A sensibilidade da hemiface contralateral pode ou não estar prejudicada. Lesões bulbares e/ou pontinas que acometem a via anterolateral em conjunto com o núcleo do trato espinhal do trigêmeo e/ou o núcleo sensitivo principal do trigêmeo podem levar à síndrome alterna, em que há comprometimento da hemiface ipsilateral e do hemicorpo contralateral à lesão.

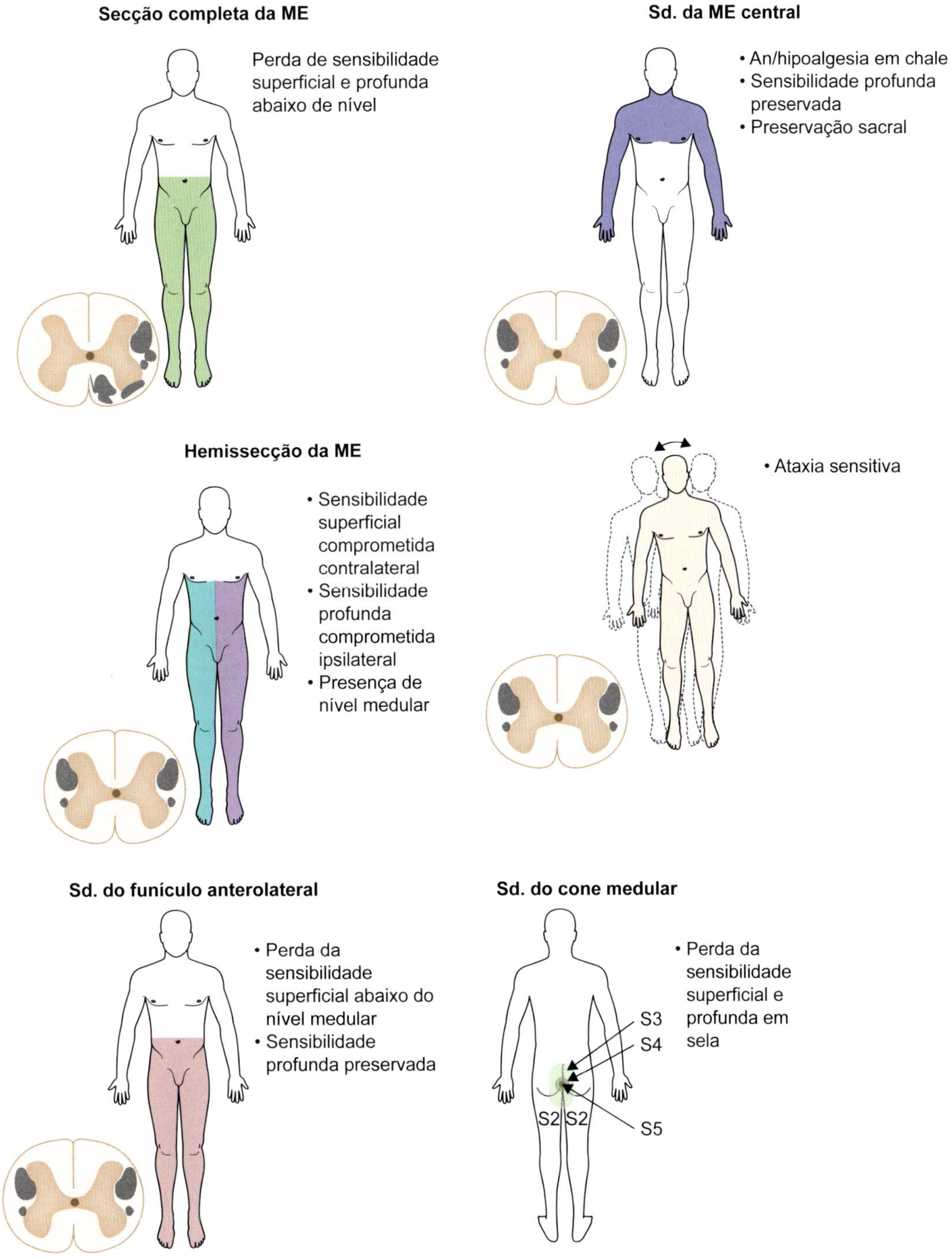

Secção completa da ME

Perda de sensibilidade superficial e profunda abaixo de nível

Sd. da ME central

• An/hipoalgesia em chale
• Sensibilidade profunda preservada
• Preservação sacral

Hemissecção da ME

• Sensibilidade superficial comprometida contralateral
• Sensibilidade profunda comprometida ipsilateral
• Presença de nível medular

• Ataxia sensitiva

Sd. do funículo anterolateral

• Perda da sensibilidade superficial abaixo do nível medular
• Sensibilidade profunda preservada

Sd. do cone medular

S3
S4
S2 S2
S5

• Perda da sensibilidade superficial e profunda em sela

Figura 14.9 Distribuição do déficit sensitivo nas diferentes síndromes medulares.

Assim como nas mielopatias, pode ocorrer dissociação entre as modalidades sensitivas: lesões mediais tendem a acometer o lemnisco medial, comprometendo, portanto, a propriocepção, enquanto lesões laterais afetam a via anterolateral, prejudicando a percepção de dor e temperatura.

Tálamo

As lesões talâmicas provocam déficit em todas as modalidades sensitivas primárias no hemicorpo contralateral. A distribuição do déficit respeita claramente a linha média (em inglês *midline split*), o que não acontece em lesões de outras topografias, nas quais o limite do déficit sensitivo geralmente termina pouco antes, ou ultrapassa levemente essa linha. O déficit apresenta predomínio distal nos membros superiores e na região perioral (distribuição *cheiro-oral*). Como o núcleo VPM (onde está a representação somatotópica da face) é medial e recebe grande irrigação colateral, não infrequentemente a sensibilidade da face é poupada.[16]

Outra característica típica das lesões talâmicas é a associação com sintomas positivos proeminentes, em particular a dor, conhecida como "dor talâmica". Pode ocorrer anestesia dolorosa, ou seja, a perda da sensibilidade (inclusive para a dor) em parte do corpo, associada a dor neuropática espontânea local. A dor neuropática central proeminente também pode ocorrer em lesões de outras topografias, como o opérculo parietal, a ínsula posterior e o bulbo dorsolateral. Em casos raros, lesões restritas ao núcleo VPL podem resultar apenas em parestesias, sem déficit sensitivo objetivo.[17]

Projeções talamocorticais

Lesões das projeções talamocorticais (p. ex., ramo posterior da cápsula interna) levam ao comprometimento apenas das modalidades sensitivas primárias. O déficit sensitivo é distribuído pelo hemicorpo e hemiface contralaterais.

Córtex parietal

Lesões do córtex parietal comprometem tanto as modalidades sensitivas primárias quanto secundárias. O déficit sensitivo tem distribuição pelo hemicorpo e hemiface contralaterais, com predomínio distal nos membros e na região perioral (distribuição *cheiro-pedo-oral*).

Transtorno conversivo

Como mencionado anteriormente, uma das dificuldades do exame de sensibilidade é que ele depende em grande parte do relato do paciente. Dessa forma, alterações sensitivas de natureza funcional ou conversiva são muito frequentes. Infelizmente, não há sinais patognomônicos dos transtornos funcionais, de modo que o diagnóstico depende essencialmente do conjunto de achados semiológicos encontrados. Cabe ressaltar também que a ocorrência de transtornos funcionais em conjunto com patologias orgânicas é comum. No entanto, o diagnóstico de um transtorno funcional não exclui o diagnóstico de uma patologia orgânica e vice-versa.

O principal achado sugestivo de transtorno conversivo é a inconsistência, que pode ser observada quanto à distribuição do déficit. Os limites dessa distribuição tendem a ser abruptos (o que é raro em lesões neurológicas) e podem variar de forma aleatória ao longo do tempo. Além disso, os limites podem não respeitar os territórios de nervos e dermátomos, mas seguir limites anatômicos (como linha de cabelo, dobra da axila, gola da camisa, ou dorso *versus* palma da mão). Quando há nível sensitivo, ele tende a ser horizontal nos transtornos conversivos e não seguir a angulação natural dos dermátomos. Ademais, nos déficits de hemicorpo há uma clara delimitação, respeitando precisamente a linha média. Devido à sobreposição de dermátomos de um dimídio com o seu homólogo contralateral, essa delimitação precisa é pouco frequente em transtornos orgânicos, com exceção de lesões talâmicas e em déficits sensitivos na face.[18]

Também podem ocorrer inconsistências quanto às modalidades sensitivas comprometidas. Por exemplo, pode haver dissociação entre sensibilidade térmica e dolorosa, o que é raro em transtornos orgânicos. Além disso, pode-se observar comprometimento importante da artrestesia sem sinais de ataxia sensitiva, ou um déficit importante do tato epicrítico com preservação da grafestesia.[19]

Por fim, inconsistências na evolução temporal também são sugestivas. Por exemplo, em polineuropatias comprimento-dependentes, a alteração de sensibilidade em "bota e luva" acomete membros superiores após atingir os membros inferiores no nível dos joelhos. Se o déficit de membros superiores ocorrer precocemente, isso sugere que os sintomas podem ser funcionais.[20]

15

Transtornos do Olfato e do Paladar

Carolina Cincurá Barreto • Luciana Barberino

O olfato e o paladar são sentidos interligados de diversas maneiras, de modo que uma anormalidade em um deles é, muitas vezes, interpretada incorretamente como uma anormalidade no outro. Os órgãos terminais que medeiam a olfação e a gustação são os quimiorreceptores, e a apreciação do sabor dos alimentos e bebidas depende, em grande parte, do seu aroma.

Embora o olfato e o paladar não sejam sentidos vitais para a espécie humana, a perda definitiva de um ou de ambos, além de desagradável, pode ter consequências graves, como a incapacidade de detectar odores nocivos (p. ex., fumaça) e de evitar alimentos contaminados ou tóxicos.

A perda de paladar e/ou olfato pode indicar uma série de distúrbios intracranianos, neurodegenerativos e sistêmicos, o que confere grande importância clínica. Neste capítulo, exploraremos a anatomia, a fisiologia e a avaliação do olfato e do paladar, bem como as manifestações clínicas do seu acometimento.

ANATOMIA E FISIOLOGIA DO OLFATO

O sistema olfativo é um sistema complexo que desempenha um papel crucial na nossa percepção e interação com o ambiente. Filogeneticamente, o olfato é o sentido mais antigo, e seu nervo aferente visceral especial apresenta algumas peculiaridades: é o único nervo craniano sem conexão pré-cortical com o tálamo e, assim como no paladar, não apresenta decussação. A via de transmissão do impulso olfativo, embora composta por apenas dois neurônios, é um sistema sensorial sofisticado, que mantém complexas relações neurais que integram o olfato com a memória, emoções e paladar. No entanto, a localização dos bulbos e tratos olfatórios na fossa craniana anterior os torna vulneráveis a lesões causadas por traumas ou tumores.

O nervo olfatório desempenha um papel fundamental na transmissão dos sinais olfativos do nariz para o cérebro. As fibras nervosas responsáveis pelo olfato têm origem na membrana mucosa da cavidade nasal, especificamente nos turbinados superiores, septo nasal e áreas adjacentes. A mucosa olfatória tem cerca de 2,5 cm^2 de área e contém uma variedade de células especializadas:

- Células olfatórias: são neurônios bipolares, e o seu processo periférico (o bastonete olfatório) dispõe de 10 a 30 cílios sem mobilidade que contêm os receptores olfatórios. Essas células se renovam a cada 30 a 40 dias a partir das células-tronco basais. Em seres humanos, existem cerca de 6 a 10 milhões dessas células em cada cavidade nasal, e cada célula expressa apenas um tipo de receptor

- Células de sustentação: mantêm os níveis de eletrólitos, em particular os de potássio, no meio extracelular
- Células microvilares: provavelmente secretam óxido nítrico e têm função antibacteriana
- Células tuboalveolares (glândulas de Bowman): principal fonte do muco, composto de proteínas de ligação a odorantes e altos níveis de enzimas (como as da família P-450, lisozima, lactoferrina) e imunoglobulinas A e M, que previnem a entrada de patógenos no sistema nervoso central (SNC) por essa via
- Células basais: são células-tronco e fonte tanto das células olfatórias quanto das células sustentaculares durante o processo de regeneração.

Os axônios das células olfatórias convergem para formar o nervo olfatório, que passa pela placa cribriforme do osso etmoide e entra no bulbo olfatório, uma estrutura localizada na base do cérebro. O bulbo olfatório é composto por fibras nervosas aferentes e eferentes, múltiplos interneurônios, micróglia, astrócitos e vasos sanguíneos. No bulbo olfatório, dentro de estruturas chamadas "glomérulos", o axônio do nervo olfatório faz sinapse com os dendritos dos neurônios de segunda ordem, com as células mitrais e com as células tufosas (Figura 15.1). Os glomérulos formam uma das várias camadas relativamente distintas do bulbo olfatório. Cada glomérulo funciona com uma unidade funcional representativa de uma classe específica de proteínas receptoras, recebendo cerca de 15 mil axônios de células olfatórias, o que permite a integração de informações aferentes e o processamento dos sinais olfativos.

No bulbo olfatório, as células mitrais recebem sinapses excitatórias do nervo olfatório, mediadas pela liberação de glutamato, e sinapses inibitórias gabaérgicas das células periglomerulares, células granulares e fibras centrífugas dos núcleos olfatórios, *locus coeruleus* e córtex piriforme. Além disso, as células mitrais enviam sinapses excitatórias glutamatérgicas para as células periglomerulares. As células granulares, por sua vez, recebem o maior *input* centrífugo, sendo moduladas por sinais de células colinérgicas e outros neurônios cujos corpos celulares estão fora do bulbo olfatório. A interação entre esses neurônios excitatórios e inibitórios é, presumivelmente, a base para os aspectos fisiológicos característicos da olfação.

Assim como as células receptoras olfatórias, várias células dentro do bulbo olfatório passam por substituição ao longo do tempo, incluindo células granulares e periglomerulares. Neuroblastos gerados de células-tronco semelhantes a astrócitos na zona subventricular do cérebro migram em uma cadeia restrita ao longo do fluxo migratório rostral, terminando principalmente na camada de células granulares e na região periglomerular.

Os axônios das células mitrais e tufosas formam o trato olfatório, onde estão agrupadas as células que constituem o núcleo olfatório anterior. Posteriormente ao núcleo olfatório anterior, o trato olfatório se divide em estrias olfatórias medial e lateral. A estria medial contém fibras do núcleo olfatório anterior que se projetam para o núcleo e bulbo olfatório contralateral via comissura anterior, funcionando como um mecanismo de reforço para os impulsos olfatórios (ver Figura 15.1). Já as fibras da estria olfatória lateral se originam no bulbo olfatório e emitem colaterais para a substância perfurada anterior, terminando nos núcleos do complexo

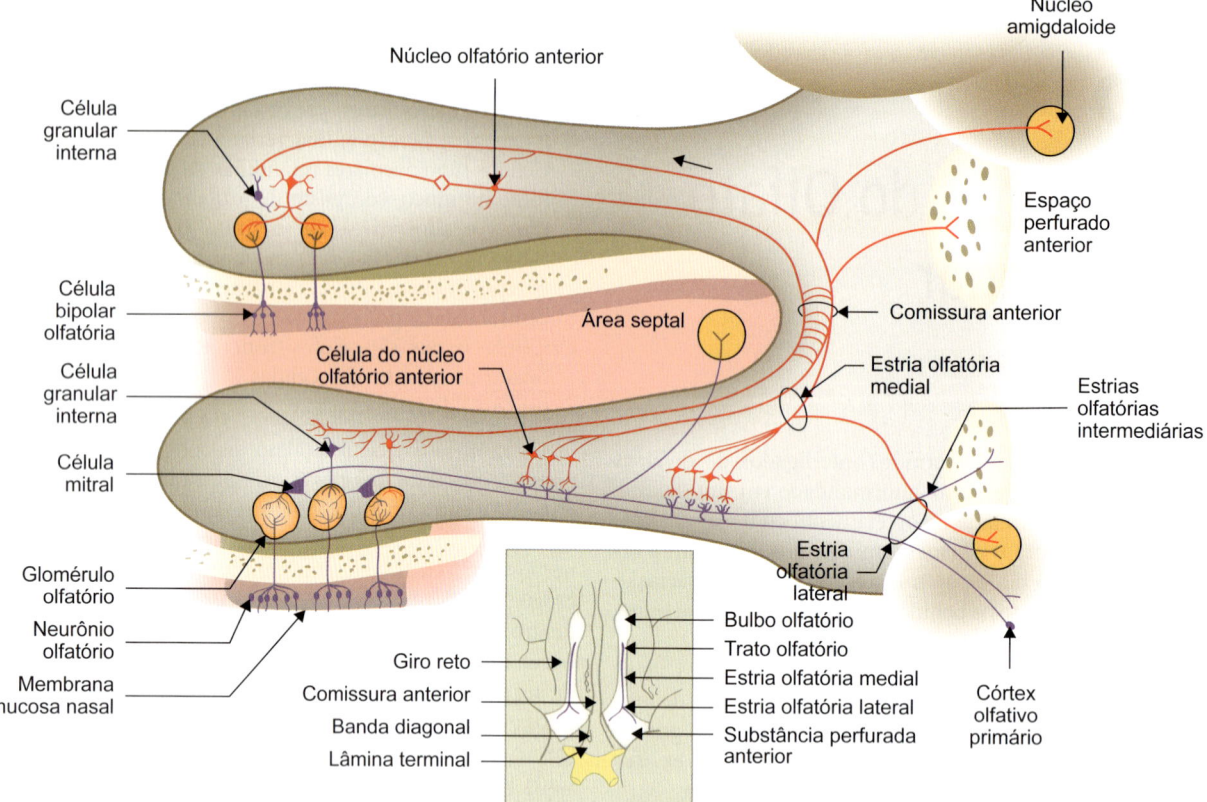

Figura 15.1 Diagrama das relações entre os receptores olfatórios na mucosa nasal e os neurônios no bulbo e trato olfatório. Células do núcleo olfatório anterior são encontradas em grupos dispersos caudais ao bulbo olfatório, fazendo conexões imediatas com o trato olfatório. Elas projetam centralmente via estria olfatória medial para estruturas olfatórias contralaterais via comissura anterior. No destaque, diagrama das estruturas olfatórias na superfície inferior do cérebro.

amigdaloide e na área pré-piriforme, também conhecida como "giro olfatório lateral" e que representa o córtex olfativo primário, ocupando nos seres humanos uma área restrita na porção anterior do giro para-hipocampal e do úncus (área 34 de Brodmann). Assim, os impulsos olfatórios alcançam o córtex cerebral sem passar pelo tálamo, uma característica única da olfação dentre os sistemas sensoriais.

Do córtex pré-piriforme, as fibras se projetam para o córtex entorrinal rostral (área 28 de Brodmann) e para o núcleo dorsal medial do tálamo, que atua como uma estação de retransmissão olfatória entre o córtex entorrinal e o córtex orbitofrontal. Os núcleos amigdaloides se conectam ao hipotálamo e aos núcleos septais, cujo papel na olfação não é totalmente compreendido, mas presume-se que sirvam para reflexos relacionados à alimentação e à função sexual. Assim como acontece em outros sistemas sensoriais, a regulação do *feedback* ocorre em todos os pontos da via olfatória aferente.

Os diversos papéis desempenhados pelas estruturas olfatórias centrais são pouco compreendidos e podem se sobrepor de maneira significativa. A percepção básica e a detecção de odores ocorrem dentro do córtex piriforme, enquanto a amígdala desempenha um papel na associação de odores com experiências emocionais. O córtex orbitofrontal integra informações de diferentes modalidades sensoriais, como cor, toque, sabor e olfato, contribuindo para a percepção geral de um objeto ou conceito.

Durante a respiração tranquila, um pouco do ar que entra pelas narinas alcança a mucosa olfatória. Ao aspirarmos o ar, ele é levado para a cripta olfatória, que contém os receptores olfatórios. Para ser percebida como um odor, uma substância inalada deve ser volátil, dispersando-se no ar em partículas muito pequenas, e ser solúvel em água. Moléculas que produzem odores semelhantes parecem estar mais relacionadas à forma do que à composição química.

A transdução dos estímulos odoríferos em sinais elétricos é mediada, em parte, por uma adenilciclase dependente de guanosina trifosfato (GTP), conhecida como "proteína G". Assim como em outras vias de monofosfato de adenosina (AMP) cíclico, o mesmo segundo mensageiro intracelular está envolvido, ativando um canal de cálcio voltagem-dependente no receptor. Seguem-se mudanças conformacionais nas proteínas receptoras transmembrana e uma série de eventos bioquímicos intracelulares, gerando potenciais de ação olfatória.

A intensidade da sensação olfatória é determinada pela frequência de disparo dos neurônios aferentes. As células receptoras individuais respondem a uma ampla variedade de odorantes e exibem diferentes tipos de respostas aos estímulos — respostas excitatórias, inibitórias e de ligar e desligar. A ativação e a integração dessas células determinam a qualidade do odor.

O sistema trigeminal também participa da quimiostesia por meio de receptores indiferenciados na mucosa nasal, que dispõem de pouca capacidade discriminatória, mas grande sensibilidade a estímulos irritantes. Os aferentes trigeminais também liberam neuropeptídeos que resultam em hipersecreção de muco, edema local e espirros.

A estimulação da via olfatória em áreas corticais do lobo temporal também pode induzir experiências olfativas.

Para que a sensação olfativa seja sustentada, deve haver estimulação contínua, dada a capacidade de rápida adaptação do sistema olfativo. Um aroma pode evocar memórias há muito esquecidas de experiências complexas, devido às conexões do olfato com o sistema límbico.

Cerca de 2% do genoma humano é dedicado à expressão de receptores odoríferos únicos, codificados por genes presentes em quase todos os cromossomos, exceto os cromossomos 20 e Y, o que denota seu notável papel evolutivo na espécie. A ampla diversidade dessas proteínas transmembrana permite uma diferenciação sutil de milhares de moléculas odoríferas diferentes, por meio da ativação de receptores olfativos específicos. Cada neurônio olfativo expressa apenas um alelo de um gene receptor. Além disso, cada glomérulo olfativo recebe entradas de neurônios que expressam apenas um tipo de receptor de odorante. Dessa forma, cada um dos glomérulos está sintonizado para um tipo distinto de estímulo odorífero. Presumivelmente, essa codificação é preservada no córtex olfativo.

O sistema olfativo vomeronasal (SOV), comumente chamado "órgão de Jacobson", é uma parte do sistema olfativo presente em muitos animais, mas sua existência e função em seres humanos são temas de debate e pesquisa contínua. O SOV é especializado na detecção de feromônios, que são sinais químicos usados para comunicação entre indivíduos da mesma espécie. Os feromônios têm um papel importante em diversas respostas comportamentais e fisiológicas, como atração sexual, reprodução, agressão e marcação territorial. Em animais não humanos, o SOV é uma estrutura distinta, que consiste em um órgão sensorial localizado na cavidade nasal, com receptores específicos para feromônios que ativam vias neurais separadas das do sistema olfativo principal. Esses sinais sensoriais são transmitidos ao cérebro, influenciando comportamentos complexos e respostas hormonais.

TRANSTORNOS DO OLFATO

Os transtornos do olfato podem ser divididos da seguinte forma:

- Alterações quantitativas: quando há alterações no limiar de percepção dos odores, mantendo-se a qualidade do olfato. Anosmia é quando há ausência, hiposmia quando há redução e, mais raramente, hiperosmia, quando existe um aumento na percepção dos odores
- Alterações qualitativas: quando há distorções de odores existentes (parosmia) ou ilusões olfativas (fantosmia)
- Agnosia olfativa: quando a pessoa não consegue identificar odores, mesmo sentindo o odor. A agnosia olfativa pode ser resultado de lesão na parte anterior do lobo temporal.

A disfunção olfatória também pode ser classificada quanto à localização anatômica do fator causal em condutiva, neurossensorial, central ou mista:

- Condutiva: causada por bloqueio anatômico na passagem das moléculas odoríferas para o neuroepitélio olfativo (rinossinusites, rinite alérgica, tumorações nasais, hipertrofia de cornetos nasais, doenças granulomatosas nasais)
- Neurossensorial: quando há lesões no neuroepitélio ou nervo olfatório (p. ex., traumas, cirurgias)
- Central: dano nas vias de processamento no SNC (p. ex., doenças de Parkinson e Alzheimer)
- Mista: combinações de diferentes mecanismos (p. ex., rinossinusites crônicas, trauma, diabetes *mellitus*, radioterapia).

Anosmia/hiposmia

As reduções quantitativas do olfato são as mais prevalentes dentre os transtornos do olfato. Quanto à lateralidade, a redução do olfato pode ser unilateral ou bilateral, sendo a bilateral a mais comum. A anosmia unilateral pode ser relatada em pacientes com histeria, ipsilateral às queixas de hipoestesia, surdez e redução da acuidade visual. As principais causas desses transtornos olfatórios estão listadas na Tabela 15.1.

A etiologia viral é considerada a principal causa de disfunção olfatória. De acordo com Potter et al., no período pré-covid-19 essa causa já era responsável por 40% dos casos de redução do olfato em adultos. Diversos vírus podem ser fatores etiológicos, como rinovírus, influenza e, mais recentemente, o SARS-CoV-2. A lesão causada pelos vírus pode ocorrer na região do epitélio olfativo, no nervo olfatório propriamente dito e até mesmo em regiões do SNC. Após a pandemia da covid-19, transtornos do olfato e paladar se toraram mais prevalentes. Trabalhos iniciais ainda em 2020 já evidenciavam prevalência de até 73% dos pacientes com covid-19 reportando anosmia; em 26% dos casos a anosmia foi o sintoma inicial. Em uma revisão sistemática realizada por Wu et al., alterações no olfato e paladar como preditoras de covid-19 tiveram até 97% de especificidade, 65% de sensibilidade, 63% de valor preditivo positivo e 97% de valor preditivo negativo. Evidências recentes indicam que o vírus SARS-CoV-2 leva a complicações do SNC ao infiltrar o neuroepitélio olfatório e a barreira hematoencefálica. A enzima conversora da angiotensina 2 (ECA2) é considerada o receptor primário do vírus SARS-CoV-2. Trabalhos evidenciaram que o neuroepitélio olfatório tem elevada expressão de ECA2, sugerindo que a replicação viral, a entrada no SNC e a indução da anosmia ocorrem por essa via.

A disfunção olfatória pós-infecciosa é habitualmente aguda e de evolução benigna, com recuperação do olfato na maioria dos casos, sendo o prognóstico mais favorável em pacientes jovens e sem fatores de risco prévio.

As rinossinusites crônicas (RSC) são as doenças nasossinusais mais relacionadas aos transtornos olfatórios, sendo as RSC com pólipos nasais os subtipos mais comumente relacionados. O edema da mucosa e a presença dos pólipos provocam obstrução mecânica, limitando a chegada dos odorantes ao neuroepitélio olfatório. A inflamação causada pela patologia de base também pode estar relacionada à disfunção direta do neuroepitélio. Rinites alérgica, vasomotora e atrófica, uso de descongestionantes nasais e doenças granulomatosas nasais também são outras causas de transtornos olfatórios.

Tabela 15.1 Principais causas de anosmia.

- Infecções: influenza, covid-19
- Doenças nasossinusais: rinossinusites crônicas com pólipos nasais, rinites
- Traumas cranioencefálicos (TCE)
- Doenças neurológicas: Parkinson, Alzheimer
- Envelhecimento
- Medicamentos e toxinas
- Alterações congênitas (síndrome de Kallmann)
- Cirurgias nasais prévias

Traumas cranioencefálicos (TCE) são responsáveis por mais de 15% dos casos de redução do olfato. Quanto mais tardio for o início do sintoma após o trauma, pior o prognóstico. Aproximadamente um terço dos pacientes com perda olfatória pós-trauma apresentam alguma recuperação do olfato. Essa recuperação passa a ser mínima após 6 a 12 meses do trauma. O principal mecanismo fisiopatológico associado à anosmia pós-trauma é a ruptura das fibras do nervo olfatório quando cruzam a placa cribriforme. Outros mecanismos possíveis incluem lesões parenquimatosas nas regiões do SNC envolvidas com o olfato e dificuldade na condução de moléculas odoríferas até a placa olfatória, quando há fraturas nos ossos nasais ou do septo, além de edema de mucosa e presença de coágulos.

A associação entre disfunção olfatória e doenças neurodegenerativas tem sido amplamente estudada. Alterações do olfato podem ser marcadores precoces em doenças como Parkinson, Alzheimer e demência com corpúsculos de Lewy, assim como no distúrbio comportamental do sono REM. Utilizar a disfunção do olfato como biomarcador pode ajudar no uso de estratégias neuroprotetoras e terapêuticas específicas. Embora não se saiba exatamente os mecanismos associados à disfunção e a cada doença específica, sabe-se que sistemas anatômicos e ambientais contribuem para o processo, pois a degeneração neuronal na região olfatória do hipocampo parece estar envolvida. A perda olfatória habitualmente tem início gradual, podendo não ser percebida pelos pacientes.

Outras causas incluem toxinas, medicamentos, envelhecimento, alterações congênitas e neoplasias. Diversas toxinas e medicamentos estão associados a alterações do olfato, sendo os mais comuns: solventes orgânicos, como o benzeno; metais, como cádmio, manganês, chumbo, cromo, arsênio, mercúrio, alumínio e níquel; agentes industriais, como solventes de tinta, estireno e tolueno; e compostos inorgânicos não metálicos, como metilbromo, sulfato de hidrogênio e cloro. Medicamentos quimioterápicos, metotrexato, aminoglicosídeos, tetraciclinas, insulina intranasal, sumatriptano intranasal, maconha, inibidores da fosfodiesterase, terbinafina, cocaína, opioides e L-dopa também podem danificar o epitélio olfatório.

Alterações congênitas podem cursar com ausência ou hipoplasia do bulbo olfatório. Na síndrome de Kallmann, além da anosmia, o paciente apresenta hipogonadismo gonadotrófico, cursando com infertilidade. O envelhecimento pode levar à redução do olfato (presbiosmia), principalmente após a sexta década de vida. Possíveis mecanismos associados incluem atrofia do neuroepitélio olfatório e redução da sua capacidade regenerativa, diminuição no número e especificidade dos receptores olfatórios, além de atrofia do bulbo olfatório.

Tumores nasossinusais, benignos e malignos, podem cursar com perda olfatória, principalmente pelo mecanismo condutivo. O estesioneuroblastoma, por exemplo, é um tumor que se origina no neuroepitélio olfatório e que frequentemente apresenta redução do olfato entre suas manifestações clínicas. Tumores intracranianos, em especial os que acometem a fossa craniana anterior, como os meningiomas da goteira olfatória e gliomas, também são exemplos de tumores que se apresentam com alteração do olfato. Craniofaringeomas também podem acometer os nervos olfatórios. Grandes aneurismas da artéria cerebral anterior ou da artéria comunicante anterior também podem cursar com distúrbio olfatório. Cirurgias nasais, como septoplastias, turbinectomias, cirurgias endoscópicas nasais e da base de crânio também podem cursar com alterações do olfato, seja por trauma direto do neuroepitélio olfatório ou por tração de filetes olfatórios.

A acuidade olfatória também pode variar ao longo do ciclo menstrual e também durante a gestação, o que pode estar associado ao sistema vomeronasal. Alterações metabólicas, como deficiência de tiamina e vitamina A, insuficiência adrenal, hipotireoidismo, além de disfunções hepáticas e renais, também podem cursar com redução do olfato. Anosmia também pode ser encontrada em pacientes com epilepsia do lobo temporal ou em pacientes que foram submetidos à lobectomia temporal anterior.

Parosmia

A parosmia é definida como uma distorção na percepção de odores, na qual os pacientes habitualmente se queixam de um cheiro desagradável quando são expostos a odores específicos. Parosmia e fantosmia (alucinações olfatórias) são classificadas como disosmias, que são alterações qualitativas do olfato. De modo geral, as alterações qualitativas do olfato tendem a impactar mais a qualidade de vida dos indivíduos do que as quantitativas. Pellegrino et al. identificaram que a parosmia está presente em 35% dos casos de pacientes com alterações olfatórias, sendo mais comum do 3º ao 12º mês de evolução da alteração olfatória. Olofson et al. demonstraram a prevalência da parosmia em 4,8% da população adulta ao longo de 10 anos.

A fisiopatogenia da parosmia ainda é pouco conhecida, mas três mecanismos podem estar envolvidos: periférico, central e misto. A hipótese periférica se baseia na incapacidade do sistema periférico, seja pela perda de neurônios olfatórios, ou de seus receptores, de gerar um estímulo com informação completa após a exposição a um odorante. Essa disfunção neuronal resulta em emissão distorcida ou incapacidade de inibição de estímulos, levando à alteração da percepção olfatória. Parosmias associadas a intoxicações medicamentosas (antibióticos, quimioterápicos, medicamentos tópicos), exposição a inalantes químicos e infecções virais, como na covid-19, poderiam ser explicadas pela hipótese periférica.

Na teoria fisiopatogênica central, alterações em centros cerebrais integrativos ou interpretativos (como o tálamo e o putâmen), podem levar a uma percepção equivocada do odor. Essa teoria explicaria a parosmia em pacientes com esquizofrenia, enxaqueca e alterações endócrinas. A hipótese mista considera que mecanismos periféricos e centrais estariam combinados (como em casos de TCE).

Fantosmia

O relato de um odor na ausência de um estímulo real caracteriza-se como uma alucinação olfatória chamada "fantosmia". A fantosmia tem sempre uma origem central e é uma manifestação observada na epilepsia do lobo temporal, em que é acompanhada de alterações da consciência e outras manifestações epilépticas. Quando o paciente, além da fantosmia, apresenta delírio, deve-se investigar a presença de doenças psiquiátricas. Na esquizofrenia, o estímulo olfativo percebido é usualmente interpretado pelo paciente como oriundo de uma fonte externa, induzido por terceiros propositalmente para importuná-lo. Na depressão, a percepção é de que a fonte é interna, levando o paciente a tomar atitudes na tentativa de se livrar do odor, como banhos excessivos e uso demasiado de desodorantes e perfumes. Alucinações e delírios olfativos também podem ocorrer em conjunto na doença de Alzheimer e na depressão tardia.

Agnosia olfatória

A agnosia olfatória acontece quando há uma perda na discriminação olfativa. A percepção primária do olfato encontra-se preservada (detecção, adaptação e reconhecimento de diferentes intensidades do mesmo odor), mas a capacidade de distinguir e reconhecer qualitativamente os odores está reduzida ou ausente. Reconhecer esse déficit requer testes específicos, como comparar amostras de odores, identificar e nomear diferentes aromas, além de determinar se dois odores são idênticos ou diferentes. Essa alteração olfativa está presente em pacientes com a forma alcoólica da psicose de Korsakoff, em que a fisiopatologia da agnosia olfatória está associada a lesões no núcleo medial dorsal do tálamo.

Hiperosmia

A hiperosmia é caracterizada pelo aumento da olfação, embora seja muitas vezes difícil comprovar uma mudança real no limiar de percepção dos odores em pacientes com essa queixa. A hiperosmia acomete pacientes com enxaqueca, durante a gestação, em casos de hipertireoidismo, nevralgia do trigêmeo, psicoses e insuficiência córtico-adrenal. Menashe et al. relacionaram a sensibilidade aumentada ao odorante ácido isovalérico a variantes de polimorfismo de nucleotídio único (SNP) do gene do receptor olfativo *OR11H7P*.

Diagnóstico

Anamnese

Uma anamnese adequada é fundamental para o diagnóstico correto dos transtornos do olfato. É fundamental entender se a queixa do paciente se refere a uma disfunção quantitativa (perda total, redução ou aumento) ou qualitativa (distorção). A relação temporal entre o início e a progressão dos sintomas é crucial para a investigação da perda olfativa. Anosmia presente desde o nascimento pode direcionar a investigação para possíveis doenças congênitas, traumas perinatais ou uso precoce de medicações neurotóxicas. Quadros de perda olfatória mais tardia, com início insidioso e piora progressiva, pode sugerir doença neurodegenerativa, doença nasossinusal ou neoplasia. Já a anosmia súbita e aguda pode estar associada a traumas ou infecções das vias aéreas superiores, como na influenza e na covid-19.

A presença de outros sintomas associados, como nasossinusais (obstrução nasal, rinorreia, dor facial), cefaleia e outros sintomas neurológicos como perda visual, alteração de sensibilidade na face ou alteração comportamental, também é importante para a elucidação diagnóstica.

Avaliar os antecedentes médicos e pessoais é crucial. Deve-se investigar comorbidades, uso de medicamentos, drogas, histórico de quimio ou radioterapia, cirurgias prévias, traumas e exposição ocupacional a agentes tóxicos. Avaliar tabagismo, etilismo e hábitos alimentares e nutricionais também é importante, assim como perguntar também sobre alterações no paladar, pois existe estreita relação entre olfato e paladar. Quando o paciente relata redução do paladar, muitas vezes isso se deve a uma alteração que vai além da disfunção olfativa retronasal (percepção do aroma dos alimentos na boca ao mastigar ou engolir), podendo englobar também a disfunção olfativa ortonasal (percepção do aroma normalmente através das narinas).

Testes olfatórios

Atualmente, no Brasil, quatro testes estão validados para a avaliação do olfato:

- Teste de Identificação do Olfato da Universidade da Pensilvânia (UPSIT®): o UPSIT® é comporto por quatro cartelas com 10 odores, contendo um odor por página. Os odorantes estão embebidos em microcápsulas plásticas fixas em uma faixa marrom. O examinador orienta o paciente a raspar essa faixa com um lápis para liberar o odor. Em seguida, o paciente aproxima a cartela até 1 centímetro do nariz e responde a uma questão de múltipla escolha. A pontuação varia de 0 a 40 pontos, dependendo do número de acertos. O teste pode ser realizado pelo próprio paciente ou com ajuda do examinador
- Teste do Connecticut Chemosensory Clinical Research Center (CCCRC): esse teste é composto por duas avaliações: uma quantitativa e uma qualitativa. Na avaliação quantitativa, avalia-se o limiar olfatório, apresentando sete concentrações progressivamente maiores de álcool butílico e um frasco idêntico de água destilada ao paciente, iniciando-se o teste com a menor concentração do álcool. O paciente deve identificar qual frasco contém álcool e qual contém água, e recebe sete pontos por acerto. Caso o paciente não identifique nem na maior concentração, a pontuação é 0. Na avaliação qualitativa, são apresentadas sete substâncias e o mentol (substância controle para testar a aferência trigeminal, não pontua) ao paciente, com um ponto para cada acerto, também variando de 0 a 7. As duas etapas do teste CCCRC são realizadas individualmente em cada narina, permitindo assim a avaliação da lateralidade da perda olfatória. O escore final é obtido por meio da média aritmética dos quatro valores (avaliações quantitativa e qualitativa em cada narina), permitindo a classificação do escore olfatório em normosmia (6 a 7), hiposmia leve (5 a 5,75), hiposmia moderada (4 a 4,75), hiposmia grave (2 a 3,75) e anosmia (0 a 1,75) (Figuras 15.2 e 15.3)
- Roda de cheiros (Smell Wheel®): validado no Brasil para crianças, esse teste tem um formato lúdico. A criança raspa a faixa marrom e roda para o próximo odor, em um total de onze odores apresentados. A normosmia é considerada quando a criança acerta sete odores ou mais
- Teste olfativo digital: o Noar MultiScent 20® é um teste olfativo digital desenvolvido no Brasil. Em 2022, Nakanishi et al. publicaram sobre o dispositivo, um *tablet* portátil capaz de armazenar e liberar aromas individuais para a avaliação do olfato, por meio de uma interface digital com tela sensível ao toque.

Exame físico/nasofibroscopia

Um exame físico neurológico completo deve ser realizado para descartar a possibilidade de doenças neurológicas associadas aos transtornos do olfato. Para uma avaliação adequada das cavidades nasais, é necessário encaminhar o paciente para uma avaliação otorrinolaringológica. Exames como rinoscopia anterior e nasofibroscopia são realizados para identificar alguma alteração nasossinusal que possa estar implicada na fisiopatologia do distúrbio do olfato, como edema de mucosa, presença de pólipos nasais, tumorações, secreção, perfurações ou desvios septais, além de sinais de manipulação cirúrgica prévia. Uma oroscopia adequada também deve ser realizada, visto que o paciente pode apresentar queixa de alteração olfatória retronasal.

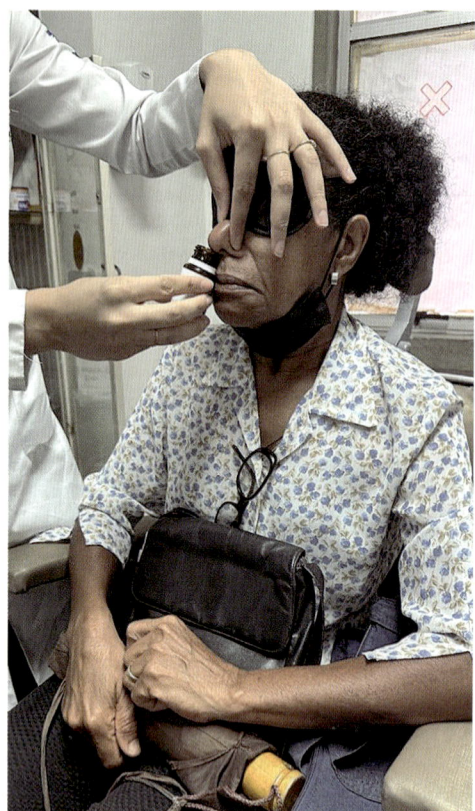

Figura 15.2 Paciente realizando o teste do Connecticut Chemosensory Clinical Research Center (CCCRC).

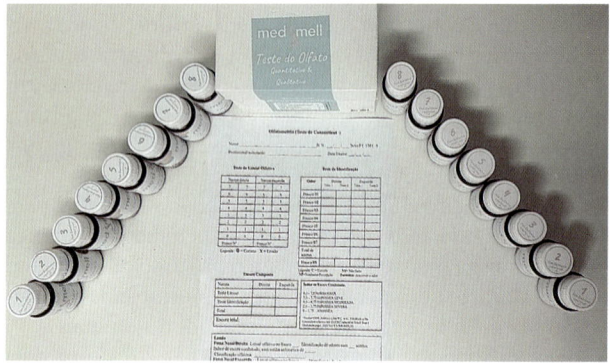

Figura 15.3 Amostras do teste do Connecticut Chemosensory Clinical Research Center (CCCRC).

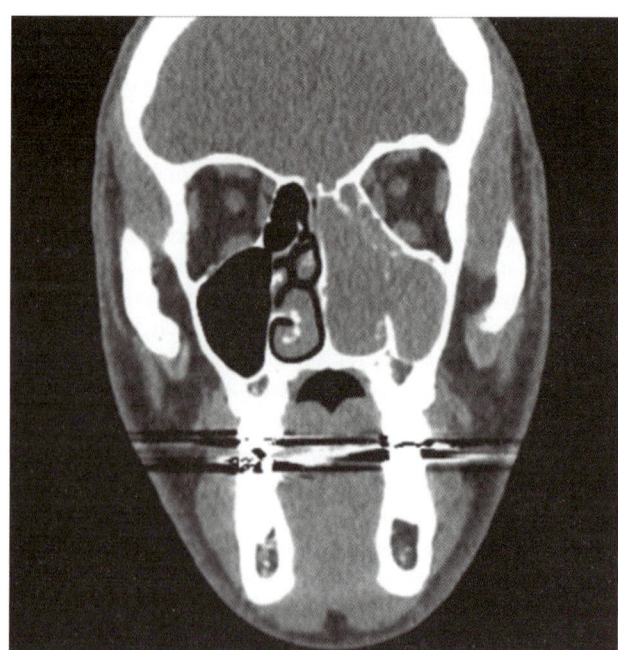

Figura 15.4 Tomografia computadorizada dos seios paranasais, corte coronal e janela para partes moles, evidenciando extenso estesioneuroblastoma à esquerda.

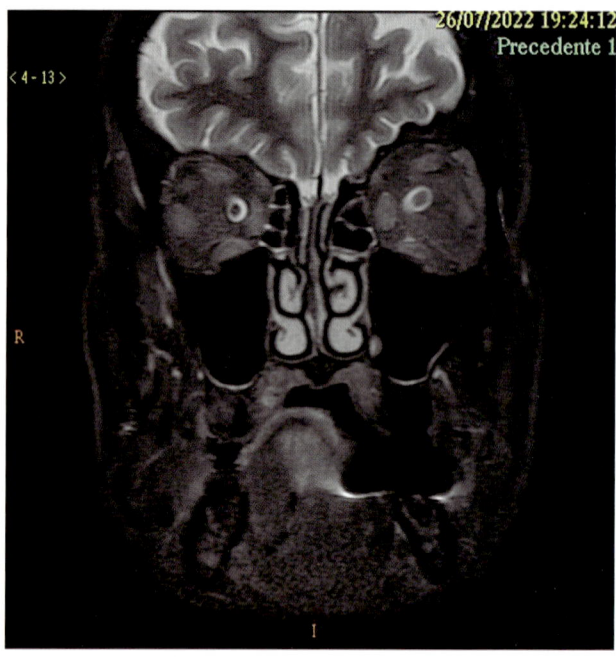

Figura 15.5 Ressonância magnética de face, corte coronal, sequência STIR, evidenciando o bulbo olfatório normotrófico bilateralmente.

Exames de imagem

A tomografia computadorizada (TC) dos seios paranasais é importante para avaliar possíveis doenças nasossinusais, como rinossinusites cônicas, tumores nasossinusais e após casos de TCE para avaliar possíveis traços de fratura. A ressonância magnética (RM) de crânio e seios paranasais é recomendada para pacientes que não estejam evoluindo com melhora do sintoma e sem causa definida, além da investigação de possíveis tumores, aneurismas ou malformações arteriovenosas, hemorragias intracranianas ou isquemias. A RM também é o exame ideal para avaliar o bulbo olfatório, embora faltem evidências científicas significativas que suportem a avaliação do bulbo olfatório de rotina nos pacientes com alteração do olfato (Figura 15.4).

Pacientes com perda olfatória pós-infecciosa tardia ou congênita, com redução significativa ou ausência do bulbo olfatório, podem representar um prognóstico menos favorável. O volume normal do bulbo olfatório é superior a 40 mm³, e é mais facilmente identificado em imagens de RM T2 FLAIR e T1 com contraste e supressão de gordura (Figura 15.5). Em uma recente revisão de literatura por Frosolini et al., foi demonstrado que a redução do volume do bulbo olfatório pode ser um sinal radiológico em pacientes com covid-19 longa e disfunção olfatória.

Outros exames

Exames laboratoriais podem ser solicitados para avaliar níveis glicêmicos, hormônios tireoidianos, dosagem de vitaminas, como A, B1 e B12, além de provas inflamatórias.

TRATAMENTO

Diversas estratégias vêm sendo estudadas para o tratamento dos transtornos olfatórios. Atualmente, o único consenso na literatura é relativo ao treinamento olfatório, indicado para todos os pacientes a despeito de terapias medicamentosas associadas.

Treinamento olfatório

O treinamento olfatório é a intervenção mais utilizada para os casos de perdas olfatórias neurossensoriais, baseando-se na plasticidade neural do sistema olfatório, que pode ser ativado via estimulação sensorial. Na descrição clássica feita por Hummel et al., orienta-se o paciente a inalar frascos contendo algodões embebidos de 1 mℓ de essências de álcool fenetílico (rosa), citronela (limão), eugenol (cravo) e eucalipto (eucaliptol) 2 vezes/dia por 20 segundos, respeitando-se um intervalo de pelo menos 5 segundos entre cada frasco. Já no treinamento olfatório modificado, descrito por Altundag et al., a orientação inicial é igual ao treinamento clássico, com troca dos odores (dentro da mesma categoria olfativa) a cada 12 semanas. No segundo ciclo, os odores são mentol, tomilho, tangerina e jasmim, enquanto no terceiro ciclo os odores são chá verde, mexerica (bergamota), gardênia e alecrim. Uma alternativa para as estratégias anteriores seria o treinamento olfatório caseiro, utilizando substâncias comumente encontradas em supermercados, como pó de café, essência de baunilha, suco concentrado de maracujá ou tangerina, vinagre de vinho tinto, cravo, creme dental de menta e mel. O treinamento olfatório deve ser iniciado o mais precocemente possível, devendo ser mantido até a normosmia, ou, se o paciente apresentar alguma melhora, até pelo menos 2 anos. As principais indicações são em perdas olfatórias pós-infecciosas (p. ex., covid-19), pós-traumas, associadas à doenças neurodegenerativas e idiopáticas.

Terapia medicamentosa

A terapia medicamentosa é indicada nas perdas olfatórias pós-infecciosas (p. ex., covid-19), por toxicidade ou causadas por doenças neurodegenerativas ou idiopáticas.

- Tópica
  - A lavagem nasal de alto volume com corticosteroide tem sido recomendada pelas principais diretrizes, principalmente pós-pandemia da covid-19. Sua indicação é ainda mais robusta em pacientes que apresentaram alguma melhora no olfato com o uso de corticosteroide sistêmico. Os principais preditores de melhora são idade (pacientes jovens) e início recente da perda olfatória. Trabalhos mostram a segurança dessa estratégia, não elevando de forma significativa pressão intraocular e apresentando baixo risco de supressão do eixo hipotálamo-hipofisário. A lavagem pode ser feita com 400 mcg a 1 g de budesonida e 400 mcg da mometasona em 240 mℓ de soro fisiológico, 2 vezes/dia
  - Outras medicações
    ◦ Citrato de sódio: reduz os níveis de cálcio no muco, gerando um *feedback* negativo com melhora na habilidade de sentir cheiros. É prescrito na concentração de 9% e utilizado em gotas 30 a 60 minutos antes das refeições até 3 vezes/dia. Sua eficácia é contraditória, tendo resultados na fantosmia
    ◦ Vitamina A: o acetato ou palmitato de retinol são importantes na regeneração neuronal, com melhora significativa para os pacientes com transtornos olfatórios quando associado ao treinamento olfatório. A dosagem é 10.000 UI/dia, sendo 5.000 UI em cada narina, na forma de gotas, por um período de 3 meses

- Sistêmica
  - Corticosteroides: a prednisolona (40 mg/dia durante 7 dias) é uma estratégia que pode ser iniciada quando a perda tiver uma causa inflamatória. Há controvérsias quanto ao possível benefício dos costicosteroides nas perdas olfatórias pós-infecciosas
  - O ômega-3 (1.000 mg, 12/12 horas) mostrou maior eficácia que o placebo na recuperação olfatória de pacientes submetidos a cirurgia de base de crânio com confecção de retalho nasosseptal
  - O ácido alfalipoico (600 mg/dia) tem impacto na recuperação olfativa, com aumento da expressão do fator de crescimento do nervo, da substância P e do neuropeptídeo Y. Apresenta também capacidades neuroprotetoras. O ácido alfalipoico não se mostrou eficaz em perdas de longa duração, contudo, permanece como opção para os casos de déficits olfatórios com período inferior a 6 meses
  - A pentoxifilina (400 mg, 12/12 horas) é um fármaco inibidor da fosfodiesterase que potencializa a despolarização dos neurônios olfatórios, pelo aumento dos níveis de AMP cíclico intracelular
  - O *Ginkgo biloba* (120 mg, 2 vezes/dia) também é considerado um antioxidante. Há poucos estudos sobre o seu uso nos distúrbios olfatórios. No entanto, um ensaio clínico mostrou uma tendência de maior eficácia da combinação dessa medicação com o corticosteroide sistêmico e tópico quando comparada à terapia somente com os corticosteroides
  - Os polivitamínicos (2 vezes/dia durante 3 meses) atuariam tornando o epitélio olfatório um meio mais propício para a regeneração neuronal ao aumentar os fatores de crescimento e diminuir os radicais livres causadores de estresse oxidativo local.

ANATOMIA E FISIOLOGIA DO PALADAR

O paladar está intimamente envolvido na detecção, aceitação ou rejeição de nutrientes (p. ex., açúcares) e venenos (p. ex., alcaloides amargos). Os receptores sensoriais do paladar estão distribuídos sobre a superfície da língua e, em menor número, sobre o palato mole, a faringe, a laringe e o esôfago. Dentre as funções desempenhadas pelas proteínas receptoras estão a liberação de insulina, a inativação bacteriana (via secreção de óxido nítrico), a absorção química e facilitação da digestão e o metabolismo dos alimentos e bebidas ingeridos. Os receptores estão localizados, principalmente, no epitélio ao longo das superfícies laterais das papilas gustativas circunvaladas e foliáceas e, em menor grau, na superfície das papilas gustativas fungiformes.

As papilas gustativas são estruturas redondas ou ovais, cada uma composta por até 200 células receptoras orientadas verticalmente. Na superfície da mucosa, as extremidades das células sensoriais se projetam como microvilosidades filiformes. Fibras sensoriais finas e desmielinizadas penetram na base da papila gustativa e fazem sinapse diretamente com as células sensoriais do paladar, que não contêm axônios.

Os receptores do paladar são ativados por substâncias químicas em solução e transmitem sua atividade ao longo dos nervos sensoriais para o tronco cerebral. Existem cinco sensações primárias de paladar: salgado, doce, amargo, azedo e *umami* (o gosto do glutamato, do aspartato e de certos ribonucleotídios). No entanto, as sensações gustativas são muito mais amplas, consistindo em combinações dessas sensações elementares. Os receptores de paladar são capazes de responder a várias substâncias, mas cada um tem uma sensibilidade preferencial. Eles são extremamente sensíveis, bastando uma quantidade mínima para despertar o sabor. A sinalização das sensações de paladar nos receptores da língua ocorre por meio da transdução de proteína G, à semelhança do sistema olfativo.

Três classes de células sensíveis ao paladar foram identificadas dentro das papilas gustativas:

- Tipo I: especializadas em detectar o sabor salgado, são ativadas por íons de sódio em canais especializados em sua membrana
- Tipo II: ativadas por substâncias de sabor doce, amargo e *umami*. Algumas dessas células expressam uma família de aproximadamente 30 receptores acoplados à proteína G (GPCR), os receptores T2R, que são responsáveis por sensações amargas. Três GPCR estão associados às sensações de sabor doce e *umami* (receptores T1R1, T1R2 e T1R3)
- Tipo III: detectam sabores azedos por meio de íons hidrogênio que passam por canais de prótons especializados.

As células receptoras das papilas gustativas se renovam a cada 10 dias, a partir da divisão mitótica das células epiteliais basais adjacentes. O número de papilas gustativas reduz gradualmente com a idade, e ocorrem mudanças nas membranas das células gustativas, com função prejudicada dos canais iônicos e dos receptores. Consequentemente, a acuidade gustativa diminui com a idade, de forma que os limiares gustativos para sal, adoçantes e aminoácidos são de 2 a 2,5 vezes mais altos em idosos do que em jovens, o que pode levar ao uso excessivo de sal e outros condimentos, contribuindo para a anorexia e perda de peso em idosos.

Os impulsos sensoriais para o paladar surgem de vários locais na orofaringe e são transmitidos à medula por meio de diversos nervos cranianos (V, VII, IX e X). A principal via se origina nos dois terços anteriores da língua, de onde as fibras gustativas percorrem o nervo lingual (ramo do segmento mandibular do nervo trigêmeo, V), por uma curta distância e se dividem para entrar na corda do tímpano (um ramo do nervo facial, VII); em seguida, elas passam pela *pars intermedia* e pelo gânglio geniculado do nervo facial até a parte rostral do núcleo do trato solitário no bulbo, para onde todos os aferentes gustativos convergem.

Do terço posterior da língua, palato mole e arcos palatais, as fibras sensoriais do paladar são conduzidas ao longo do nervo glossofaríngeo (IX) e do gânglio nodoso até o núcleo do trato solitário. Fibras gustativas da parte dorsal extrema da língua, além das poucas que surgem das papilas gustativas na faringe e na laringe, correm no nervo vago (X). O núcleo gustatório está situado nas partes rostral e lateral do núcleo do trato solitário, que recebe as fibras aferentes especiais (gustativas) dos nervos facial e glossofaríngeo. Provavelmente, ambos os lados da língua estão representados nesse núcleo.

Fibras provenientes das papilas gustativas palatinas seguem pelo gânglio pterigopalatino e acompanham as fibras nervosas petrosas superficiais maiores, unindo-se ao nervo facial no nível do gânglio geniculado e prosseguem até o núcleo do trato solitário. É possível que algumas fibras gustativas da língua também possam alcançar o tronco cerebral por meio do segmento mandibular do nervo trigêmeo, o que, provavelmente, explica os casos relatados de perda unilateral do paladar ocorridos após a secção da raiz do nervo trigêmeo, assim como casos em que a secção da corda do tímpano não resultou em perda de paladar.

Os neurônios do segmento gustatório do núcleo solitário se projetam para os núcleos motor dorsal do vago, ambíguo, salivatório superior e inferior, além dos nervos trigêmeo e facial, desempenhando funções de reflexo visceroviscerais e viscerossomáticas. Contudo, aqueles relacionados ao reconhecimento consciente do paladar são atualmente considerados parte de uma via ascendente para o núcleo pontino parabraquial. A partir desse núcleo existem duas vias ascendentes possíveis: uma pelo lemnisco solitário-talâmico até o núcleo ventroposteromedial do tálamo; e outra que passa para as partes ventrais do prosencéfalo, alcançando partes do hipotálamo (provavelmente influenciando a função autonômica) e outras áreas límbicas da base do prosencéfalo, próximas ao úncus do lobo temporal. Outras fibras ascendentes, próximas ao lemnisco medial, podem ser cruzadas e não cruzadas. Experimentos em animais indicam que impulsos gustativos provenientes do tálamo se projetam para a área língua-face do córtex sensorial pós-rolândico. Em humanos, alucinações gustativas foram produzidas por estimulação elétrica dos opérculos parietal e/ou rolândico, assim como sensações de paladar distintas foram produzidas estimulando a ínsula anterior (Figura 15.6).

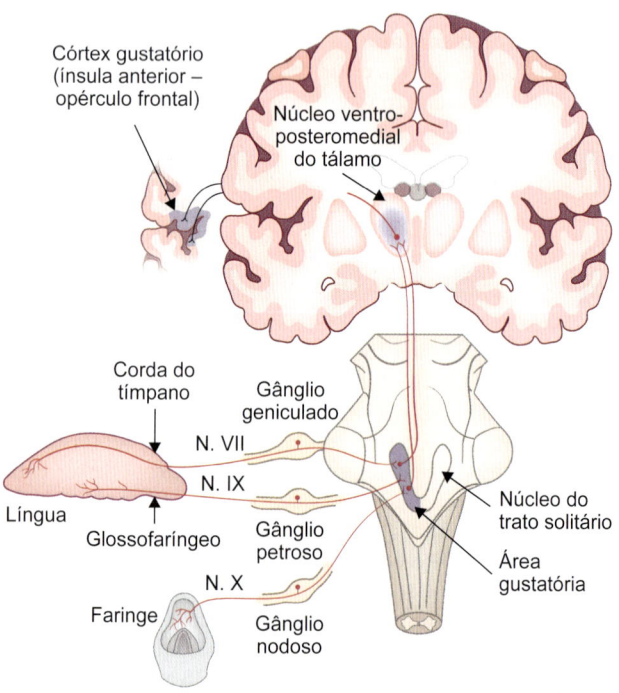

Córtex gustatório (ínsula anterior – opérculo frontal)

Núcleo ventro-posteromedial do tálamo

Corda do tímpano

Gânglio geniculado

N. VII

Língua

N. IX

Glossofaríngeo

Gânglio petroso

Núcleo do trato solitário

Área gustatória

N. X

Faringe

Gânglio nodoso

Figura 15.6 Diagrama da via envolvida com o paladar. Note que o nervo craniano VII está envolvido com a sensibilidade gustatória dos dois terços iniciais da língua, o IX com o terço final e o X com a sensibilidade gustatória da orofaringe.

TRANSTORNOS DO PALADAR

Testes do paladar

Os testes de avaliação do paladar dispõem de precisão e sensibilidades inferiores aos testes do olfato. Isso se deve ao envolvimento de múltiplos nervos e à dispersão dos receptores gustativos pela boca e faringe. Existem cinco sensações gustativas básicas (doce, azedo, amargo, salgado e *umami*), mas apenas quatro delas (excluindo o *umami*) são testadas. Os testes do sabor são bastante variáveis, visto que fatores como a adaptação salivar e o tamanho da área da língua estimulada influenciam na avaliação do limiar do paladar. Para avaliar a disfunção unilateral do paladar (como na paralisia de Bell), pode-se utilizar a aplicação de cristais de sal, açúcar, limão (azedo) e quinino (amargo) em regiões específicas de apenas um dos lados da língua. Se a perda do paladar for bilateral, podem ser feitos bochechos com soluções diluídas de sacarose, cloreto de sódio, ácido cítrico e quinina. Aparelhos especializados (eletrogustômetros) podem medir a intensidade do paladar e determinar os limiares de detecção e reconhecimento de estímulos gustativos e olfativos, embora essa avaliação ainda não seja feita de forma clínica rotineira.

O Taste Strip Test® (desenvolvido pela Burghart Messtechnik) é um teste padronizado para avaliação gustativa. Consiste em tiras de papel-filtro impregnadas com diferentes concentrações dos sabores comuns (à exceção do *umami*). Existem quatro concentrações diferentes de cada sabor, resultando em 16 tiras para cada teste. O teste de tira de sabor pode ser administrado facilmente, levando de 10 a 15 minutos. A pontuação normal é de nove acertos em 16, embora o teste não apresente valores normais para idosos. Além disso, o teste pode determinar globalmente se o paciente pode identificar qualquer um dos saborizantes e em qual concentração.

Ageusia

As principais causas de alteração do paladar incluem tabagismo, envelhecimento e causas de boca seca (xerostomia). A saliva é fundamental para a diferenciação dos sabores, atuando como solvente local das substâncias químicas. A xerostomia pode ser encontrada em patologias como síndrome de Sjögren, fibrose cística e após radioterapia. Outras causas de alteração incluem paralisia de Bell, diabetes *mellitus*, deficiência de zinco, hipovitaminoses A e B, infecções e uso de diversas medicações como anti-histamínicos, antibióticos, hipolipemiantes, antineoplásicos, broncodilatadores, antidepressivos e antiepilépticos. A diminuição permanente do paladar pode estar associada à perda do olfato após infecções como a influenza. Um possível fator fisiopatológico para isso seria a presença de alterações patológicas nas papilas gustativas e nas membranas mucosas nasais.

Distorções e perdas do paladar são fontes de queixa em pacientes com certos tumores malignos locais. Os tumores orofaríngeos podem abolir o paladar invadindo a corda do tímpano, nervos linguais ou os forames da base do crânio. Desnutrição e radioterapia prévia também são causas da redução do paladar. Após radioterapia para tumores orofaríngeos, os pacientes frequentemente se queixam dos sabores amargos, com recuperação gradual do paladar em semanas a meses. Um dos mecanismos dessa redução pós-radioterapia seria a redução das papilas linguais.

Na síndrome da hipogeusia idiopática, descrita por Henkin et al., os pacientes apresentam, além da redução do paladar, disgeusia, hiposmia e disosmia, com queixas de sabores e aromas desagradáveis (cacogeusia e cacosmia). Alucinações gustativas são menos frequentes que as olfatórias. Lesões talâmicas unilaterais e do lobo parietal podem cursar com comprometimento contralateral do paladar. Pacientes com convulsão proveniente do córtex parietal ou na região uncal podem relatar uma aura gustativa no início da crise.

A síndrome da boca ardente caracteriza-se pela queixa por parte do paciente de dor ou queimação intraoral intensa e persistente, principalmente na língua, ocorrendo com mais frequência em mulheres na pós-menopausa. A mucosa oral parece normal, mas alguns pacientes podem relatar diminuição do paladar. Um pequeno número desses pacientes apresenta diabetes, síndrome de Sjögren ou deficiência de vitaminas B2 ou B12 (causando glossite), mas na maioria dos casos não há doença ou anormalidade local identificável. Muitos desses pacientes exibem sinais de depressão, mas respondem de forma inconsistente à administração de antidepressivos.

O tratamento das alterações do paladar depende do fator causal. Caso o distúrbio seja relacionado ao uso de medicações, deve-se avaliar se elas podem ser modificadas ou ter o uso suspenso. Nos casos de xerostomia, conforme ensaio clínico descrito por Cifuentes et al., o uso de agentes colinérgicos parassimpaticomiméticos, como a pilocarpina, apresentou aumento na salivação natural superior às salivas artificiais. O uso de suplementos de zinco no tratamento dos transtornos do paladar ainda é controverso. Heckmann et al. relataram melhora do paladar e do humor em 50% dos pacientes que usaram gluconato de zinco (120 a 140 mg/dia). Contudo, o excesso de zinco pode causar deficiência de cobre, podendo resultar em anemia, neutropenia e pancitopenia, somados a distúrbios neurológicos de mielopatia e neuropatia periférica. O clonazepam pode ser útil no tratamento da síndrome da boca ardente, enquanto a capsaicina foi tentada com resultados incertos.

16

Transtornos da Visão

Laís Maria Gomes de Brito Ventura • Rafael Miranda Sousa

INTRODUÇÃO

A importância do sistema visual para os seres humanos pode ser dimensionada tanto pela complexidade do órgão receptor — o olho — quanto pela magnitude da sua representação no sistema nervoso central (SNC). Ao levar em consideração as vias de seguimento, sacada, percepção de cor, forma (via do "o quê"), relações espaciais (via do "onde"), reconhecimento de faces e percepção de movimento, é possível constatar que a maior parte do cérebro humano está, de alguma forma, relacionada à função visual. Uma representação numérica disso está na quantidade de fibras que compõem o nervo óptico: mais de 1 milhão, comparadas às cerca de 50 mil fibras no nervo coclear, por exemplo.[1] Em termos de volume, as vias visuais constituem mais de um terço da massa encefálica supratentorial.[2]

NEUROANATOMIA E NEUROFISIOLOGIA DO NERVO ÓPTICO E DAS VIAS VISUAIS

O conhecimento de alguns princípios anatômicos e fisiológicos ajuda na interpretação dos achados semiológicos relacionados às funções visuais. No processo de captação da imagem pelo olho, a luz entra pelas pupilas e atravessa as diferentes camadas da retina até alcançar a sua superfície mais externa, onde se localizam as células fotorreceptoras: os cones, responsáveis pela discriminação de cores; e os bastonetes, responsáveis pela percepção visual sob baixa luminosidade. Os cones estão numericamente mais concentrados na região central da retina, conhecida como "mácula". Essa região tem 5,5 mm de diâmetro e contém uma parte central de 1,5 mm de diâmetro, conhecida como "fóvea", que é responsável pela maior concentração de cones, permitindo a visão em alta resolução dos objetos e percepção de cores (Figura 16.1).

Anatomicamente, podemos identificar a região macular na oftalmoscopia direta pela sua coloração mais escura em comparação ao restante da retina, devido à alta concentração de substâncias antioxidantes, como a zeaxantina e a luteína, que permitem o adequado funcionamento da região macular, uma vez que essa região apresenta metabolismo intenso e precisa de proteção contra o estresse oxidativo. Além disso, a região macular da retina é irrigada pelos vasos da coroide, que apresentam a maior taxa de fluxo sanguíneo por unidade de peso no corpo humano. Esses vasos, além de levar nutrientes, ajudam no controle da temperatura nessa área de grande importância ao sistema visual.

O processo fisiológico da visão se inicia nas moléculas sensíveis à luz derivadas da vitamina A, presentes nos segmentos externos das células fotorreceptoras capazes de absorver a energia luminosa e converter em sinais elétricos, que são transmitidos para os neurônios bipolares, situados na camada retiniana imediatamente adjacente, que, por sua vez, estabelecem sinapses com os neurônios da camada de células ganglionares.

Os axônios que formam a camada de fibras nervosas retinianas (RNFL) convergem para o disco óptico, formando o nervo óptico. A partir desse ponto, as fibras seguem pelas vias aferentes até o quiasma óptico e o trato óptico, onde fazem sinapse no núcleo do corpo geniculado lateral. Dali, as radiações ópticas se projetam em direção ao córtex visual primário (área 17 de Brodmann) localizado no lobo parietal, ao longo das margens do sulco calcarino.

Uma fração das fibras do trato óptico se separa antes de alcançar o corpo geniculado lateral, e segue para os colículos superiores e os núcleos mesencefálicos da região pré-tectal. Essas fibras constituem o ramo aferente de reflexos visuais, como o reflexo fotomotor, mediado pela comunicação da região pré-tectal com o núcleo de Edinger-Westphal, que envia sinais para o nervo oculomotor.[3,4]

Na topografia do quiasma óptico ocorre a decussação das fibras originadas na retina nasal de cada olho, que seguem no trato óptico junto às fibras ipsilaterais oriundas da retina temporal. Por esse motivo, uma lesão no trato óptico esquerdo, por exemplo, resulta em hemianopsia homônima direita, ou seja, um defeito na metade direita do campo visual de ambos os olhos (campo nasal esquerdo e temporal direito).

Quanto à anatomia vascular, o suprimento arterial do olho provém do primeiro ramo da artéria carótida interna: a artéria oftálmica. Seu primeiro ramo é a artéria central da retina, que se insere inferiormente no nervo óptico, cerca de 1 cm atrás do globo ocular, e se dirige à retina de onde partem múltiplos ramos, responsáveis pelo suprimento arterial

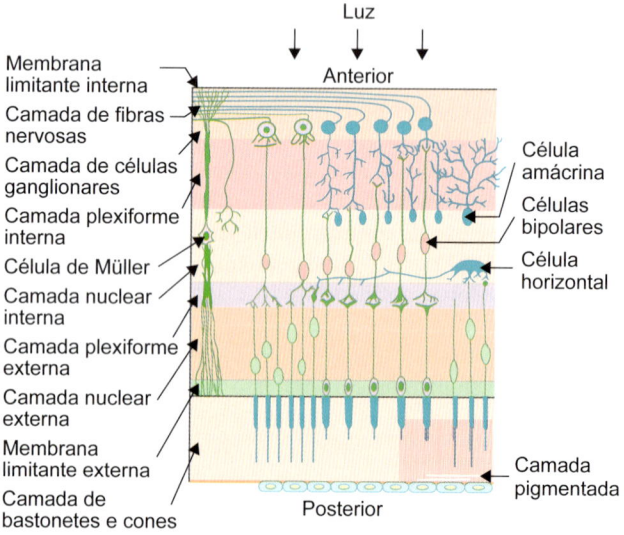

Figura 16.1 Esquema dos elementos celulares que compõem as camadas da retina: a luz incidente atravessa todas as camadas da retina até alcançar os cones e bastonetes, situados logo acima do epitélio pigmentar da retina. Nessa região, a luz é convertida em impulsos nervosos, que são então transmitidos pelas células bipolares para a camada de células ganglionares. Os axônios das células ganglionares formam a camada de fibras neuronais retinianas, seguindo de maneira ininterrupta pelo nervo óptico, quiasma óptico e trato óptico até fazer sinapse no gânglio geniculado lateral.

retiniano nas suas camadas mais internas. Os ramos dessa artéria são visíveis na oftalmoscopia e, por ser relativamente calibrosa, a artéria central da retina e seus ramos são suscetíveis a eventos embólicos (Figura 16.2).[1]

A artéria oftálmica também dá origem às artérias ciliares posteriores curtas, responsáveis pelo suprimento superior e inferior da cabeça do nervo óptico e a coroide posterior. Em média, essas artérias são quatro e formam um círculo anastomótico ao redor da cabeça do nervo óptico, conhecido como "círculo de Zinn-Haller". Esse é um local de importância clínica, dada a possibilidade de sofrer hipofluxo em pacientes com nervos ópticos cheios acima de 50 anos, o que pode resultar em neuropatia óptica isquêmica anterior não arterítica (NOIA-NA, que será abordada posteriormente neste capítulo). Em cerca de 20 a 30% dos indivíduos, parte da região macular da retina interna pode ser nutrida pela artéria ciliorretiniana, oriunda das artérias ciliares posteriores, protegendo parcialmente a mácula em casos de oclusão de artéria central da retina e preservando parcialmente a visão dos pacientes acometidos por essa doença. Além disso, as artérias ciliares posteriores longas irrigam a íris e corpos ciliares, enquanto as artérias ciliares anteriores suprem a musculatura ocular extrínseca.[2]

Dentre as relações anatômicas relevantes do quiasma óptico destacam-se: os seios cavernosos e os sifões carotídeos lateralmente; as artérias cerebral anterior e comunicante anterior em frente e acima; o terceiro ventrículo e o hipotálamo superiores e posteriores; e a sela túrcica e o seio esfenoidal inferiores.[4]

SEMIOLOGIA DO NERVO ÓPTICO

O exame do nervo óptico pode ser dividido nas seguintes etapas: acuidade visual, campo visual, fundoscopia, visão de cores e avaliação dos reflexos pupilares.

A **acuidade visual** é a capacidade do olho de discernir detalhes, ou seja, identificar formas e contornos com nitidez. O exame da acuidade visual pode ser realizado através do uso da tabela de Snellen, um gráfico que contém letras (ou números) organizadas em linhas de tamanho decrescente, com ângulo calculado de 5° à distância determinada em pés e posicionada a 20 pés (ou aproximadamente 6 metros) de distância. A acuidade do paciente é determinada por uma fração que representa a distância na qual ele foi capaz de ler a linha (numerador) e a distância na qual se espera que uma pessoa com visão normal leia a mesma linha (denominador). Dessa forma, a acuidade normal é notada

em 20/20 quando o paciente lê a 20 pés de distância o que alguém com visão normal também leria a 20 pés (ou 6/6 se convertido a metros) (Figura 16.3).

Para o exame à beira leito, pode-se utilizar cartões para perto — como o cartão de Rosenbaum — posicionados a uma distância de 14 polegadas (aproximadamente 35 cm). A acuidade deve ser sempre avaliada utilizando a correção costumeira do paciente (como óculos de grau), uma vez que os erros refrativos não são de interesse primário do exame neurológico. O uso de um anteparo com orifício central (buraco estenopeico ou *pinhole*) pode auxiliar no diferencial de erro refrativo, dado que o instrumento permite a passagem de apenas um feixe estreito de luz direcionado à fóvea, permitindo uma melhora da acuidade visual em pacientes com erros de refração (miopia, hipermetropia ou astigmatismo).[1]

Uma visão pior que 20/800 (a maior linha do gráfico) pode ser quantificada de maneira decrescente como "conta dedos" (CD), "movimento de mãos" (MM), "percepção da luz" (PL) e "sem percepção luminosa" (SPL).[4]

O exame do **campo visual** pode ser realizado pela confrontação entre o examinador e o paciente alerta e colaborativo. Cada olho deve ser examinado separadamente por meio da oclusão do olho contralateral e da fixação do olhar no olho correspondente do examinador (direito do paciente, esquerdo do examinador), colocados frente a frente e na mesma altura. Com um alvo posicionado a meia distância entre o paciente e examinador, é possível comparar os campos visuais e detectar a presença de quadrantopsia, hemianopsia, cegueira monocular ou mesmo escotoma. O escotoma se diferencia do defeito de campo clássico por se tratar de uma "ilha" de defeito visual cercada por visão normal, comumente atribuída a lesões na mácula, na retina ou no nervo óptico.

Na avaliação de crianças pequenas e pacientes com prejuízo da atenção, é possível estimar a avaliação dos campos visuais mediante a observação da movimentação ocular em direção a um objeto em movimento na periferia dos quatro quadrantes, ou por meio da resposta de piscamento palpebral à ameaça visual usando gestos súbitos nos hemicampos visuais.

Outro achado anormal possível do exame de campos visuais é a constrição concêntrica do campo. Essa alteração pode estar associada a papiledema grave, no contexto de hipertensão intracraniana, ou a patologias meníngeas envolvendo o nervo óptico, como sífilis, criptococose, linfoma e sarcoidose. Patologias oftalmológicas primárias, como o glaucoma, também se apresentam com constrição de campo visual em fases avançadas de doença. É importante destacar o fato de que é esperado que o campo visual constrito aumente de tamanho com o aumento da distância entre o alvo e o paciente; a manutenção do raio de constrição, a despeito da distância testada, não é plausível do ponto de vista geométrico e levanta a hipótese de não organicidade da queixa.

A **fundoscopia**, ou exame do fundo de olho, é uma etapa do exame do segundo par craniano, realizada com um oftalmoscópio direto para visualização primordial do disco óptico, da mácula e das artérias retinianas. A coloração esperada para o disco óptico é branco-amarelada, em função dos axônios mielinizados que compõem o nervo óptico nessa localização. Além disso, a concentração de fibras na cabeça do nervo óptico segue a regra ISNT (inferior >

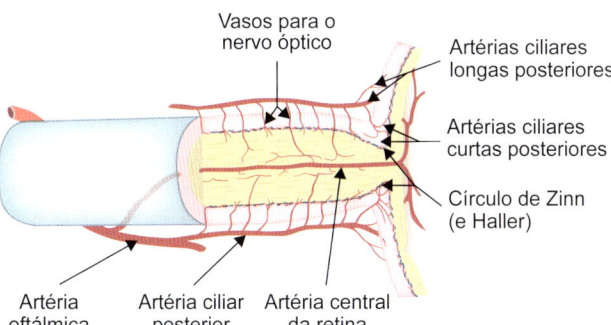

Figura 16.2 Suprimento arterial do nervo óptico. Ramo da artéria carótida interna, a artéria oftálmica dá origem à artéria central da retina, cujo trajeto se dá no interior do nervo óptico, e às artérias ciliares posteriores.

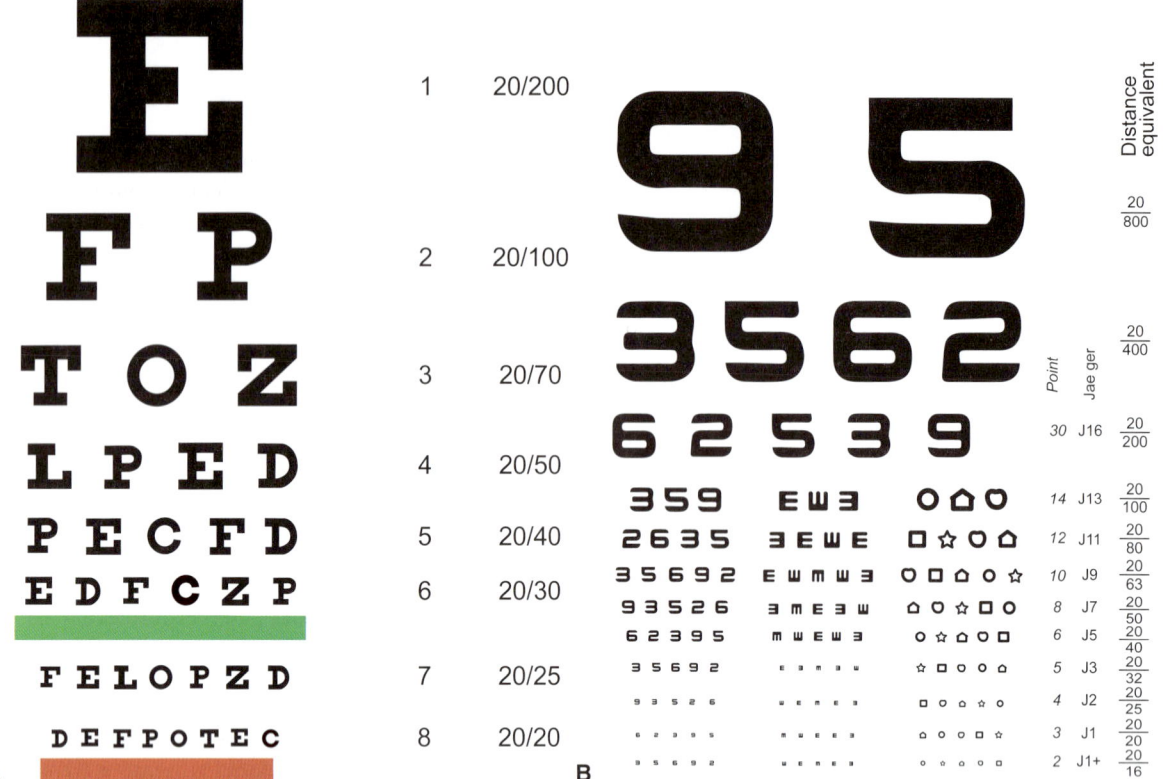

Figura 16.3 Escalas optométricas. **A.** Tabela de Snellen convencional, posicionada a 20 pés (6 metros) do examinado. **B.** Cartão de Jaeger, utilizado a 40 cm do examinado e capaz de medir a acuidade de maneira aproximada à tabela de Snellen, desde que a convergência e acomodação sejam normais ou com correção adequada para perto nos pacientes com presbiopia.

superior > nasal > temporal), o que explica por que o setor temporal do disco óptico é fisiologicamente mais pálido do que os demais setores na oftalmoscopia. Palidez excessiva do disco é um achado sugestivo de atrofia óptica. Margens pouco nítidas indicam edema do disco, o que pode refletir um aumento da pressão intracraniana (papiledema) ou processos locais do nervo, como isquemia e inflamação. Além do disco óptico, deve-se visualizar a mácula, localizada cerca de 3 mm na direção temporal do disco óptico, no interior da qual se situa a fóvea, em sua porção mais central.[5]

A avaliação da **visão de cores** pode ser realizada à beira do leito com o uso de cartões pseudoisocromáticos, como o teste de Ishihara. Em doenças neurológicas, a visão da cor vermelha costuma ser acometida precocemente, de modo que a pesquisa de dessaturação dessa cor é um teste relevante. Esse teste pode ser realizado com um objeto-alvo de cor vermelho vivo, comparando entre os dois olhos e em diferentes campos visuais. A diminuição no brilho do vermelho em um dos lados é topográfica e sugere disfunção do nervo óptico.[4]

Os principais **reflexos pupilares** são a resposta fotomotora e o reflexo de acomodação. O reflexo de acomodação prevê que a pupila se constrinja como parte da resposta de proximidade a um alvo visual, associada à convergência obtida pela musculatura ocular extrínseca, a sinergia convergência-acomodação-miose.

As vias aferentes do reflexo pupilar, após sinapse na região pré-tectal, sofrem decussação na comissura posterior (além da decussação parcial que ocorre no quiasma óptico) e se projetam até o subnúcleo de Edinger-Westphal, no complexo nuclear do nervo oculomotor. A partir daí, seguem bilateralmente pelo nervo oculomotor até os gânglios ciliares, de forma a permitir uma resposta pupilar coordenada nos dois olhos, tanto direta (ipsilateral) quanto consensual (contralateral).

O exame deve ser realizado em cada olho individualmente, com luz incidente de forma oblíqua e com o paciente instruído a fixar o olhar a distância. No reflexo pupilar normal, espera-se constrição rápida da pupila exposta à luz, acompanhada de miose contralateral. O exame deve prosseguir com o teste da luz alternada, em que a fonte luminosa é movida de um olho para o outro, na busca por uma anisocoria dinâmica. Em caso de neuropatia óptica unilateral, a pupila do lado patológico se dilata quando exposta à luz, já que o reflexo direto é mais fraco (devido ao déficit aferente) do que o reflexo consensual originado da exposição da pupila do lado saudável à luz. Esse achado é chamado "defeito pupilar aferente relativo" (DPAR) e tem valor topográfico para patologias que envolvam o segundo par craniano.[4]

ABORDAGEM DO PACIENTE COM BAIXA ACUIDADE VISUAL

A avaliação do paciente com queixa visual pelo neurologista deve começar com uma cuidadosa anamnese. A queixa pode representar dificuldade para enxergar objetos de longe ou de perto, visão turva ou perda de partes do campo visual. A lateralidade ou bilateralidade da queixa é igualmente relevante, uma vez que a perda visual monocular aumenta a probabilidade de uma topografia ocular ou no nervo óptico. A queixa binocular, por outro lado, pode ser causada tanto por lesões anteriores bilaterais quanto, mais frequentemente, por lesões quiasmáticas ou retroquiasmáticas. A melhora da turvação visual com oclusão unilateral, por sua vez, pode apontar para um defeito na motricidade ocular extrínseca e não na via visual propriamente dita. A temporalidade é um aspecto muito importante, incluindo o momento da instalação, a duração e se a perda visual é persistente ou intermitente:

- Perda visual monocular transitória: frequentemente referida como "amaurose fugaz", essa queixa está comumente associada à isquemia ocular transitória. A apresentação clínica pode ser de perda parcial ou completa do campo visual de um dos olhos, com duração de minutos. A etiologia pode estar relacionada à embolia arterioarterial decorrente de doença estenosante da artéria carótida interna ipsilateral, cardioembolia, ou a doenças vasculares sistêmicas, como arterite de células gigantes, e localizadas, como oclusões de veia central da retina (Figura 16.4)
- Perda visual transitória binocular: pode ocorrer em doenças primariamente neurológicas, como síndrome de encefalopatia posterior reversível, isquemia occipital (devido a embolias, vasculites ou hipoperfusão), ou até mesmo como parte da aura visual migrânea.

Os fatores de melhora e piora também são de suma importância para a elaboração da suspeita diagnóstica. A perda visual transitória com duração de segundos, precipitada por mudanças de postura como ao curvar-se, pode estar associada a aumento da pressão intracraniana, por exemplo. Por outro lado, a piora da visão após exposição ao calor intenso ou exercício físico pode indicar o fenômeno de Uhthoff, característico de neuropatia óptica desmielinizante.

Ainda sobre a anamnese, não menos importante é a pesquisa ativa de sintomas associados, como olho vermelho, cefaleia e sintomas sistêmicos. A dor à movimentação ocular, presente nos casos de neurite óptica, deve-se à íntima relação entre o nervo óptico e o anel tendinoso de Zinn, no qual se inserem os músculos retos da musculatura ocular extrínseca. O nervo óptico passa pelo meio desse anel no ápice orbitário, motivo pelo qual, ao movimentar o olho acometido pela neurite, o paciente se queixa de dor ocular, mas não apresenta dor no olho quando está em repouso.

O exame neurológico deve, inicialmente, esclarecer se a perda visual se deve a uma baixa acuidade visual. A medição da acuidade deve ser, idealmente, realizada com a tabela de Snellen a distância; no entanto, gráficos de bolso para avaliação à beira do leito podem ser utilizados com as lentes corretivas de uso habitual do paciente. Em caso de dúvida quanto à possibilidade de erro refrativo, o neurologista pode utilizar o recurso do buraco estenopeico, mesmo sobre os óculos do paciente. Vale ressaltar que uma neuropatia óptica incipiente pode se manifestar clinicamente apenas com dessaturação da cor vermelha antes de apresentar redução da acuidade visual.

A avaliação do campo visual por confrontação pode ser complementada pela perimetria cinética de Goldmann ou pela perimetria estática automatizada, que é a mais amplamente disponível. A interpretação correta do gráfico gerado na perimetria de Humphrey 24-2 (estratégia mais utilizada) depende da avaliação prévia da qualidade do teste, medida pelas variáveis: falso-positivo (< 20%), falso-negativo (< 20%) e erros de fixação (não pode haver dupla marcação "xx" ao lado desse parâmetro). Esses indicadores de confiança, localizados no canto superior esquerdo do exame de perimetria, devem ser respeitados para que possam ser analisados de forma confiável.

A avaliação mais comum da perimetria de Humphrey 24-2 analisa os 24 graus centrais. Em casos de lesões secundárias a tumores com compressão quiasmática, o defeito pode demorar a ser detectado, tornando necessária a correlação com exames complementares, como a tomografia de coerência óptica (OCT) da mácula e do nervo óptico, além

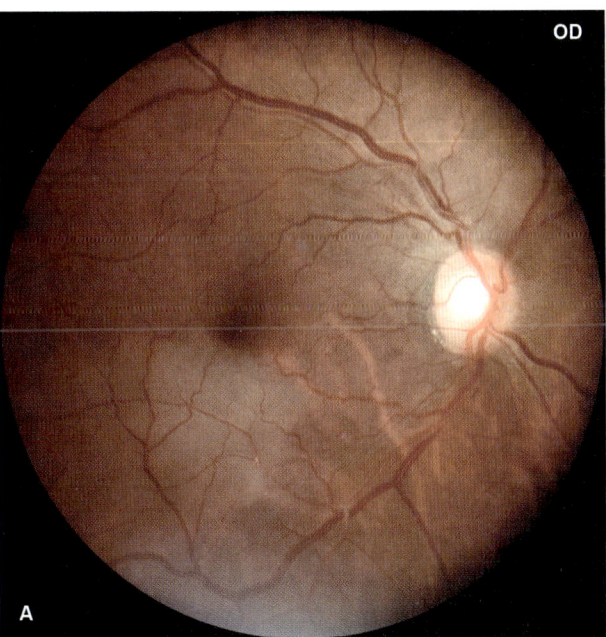
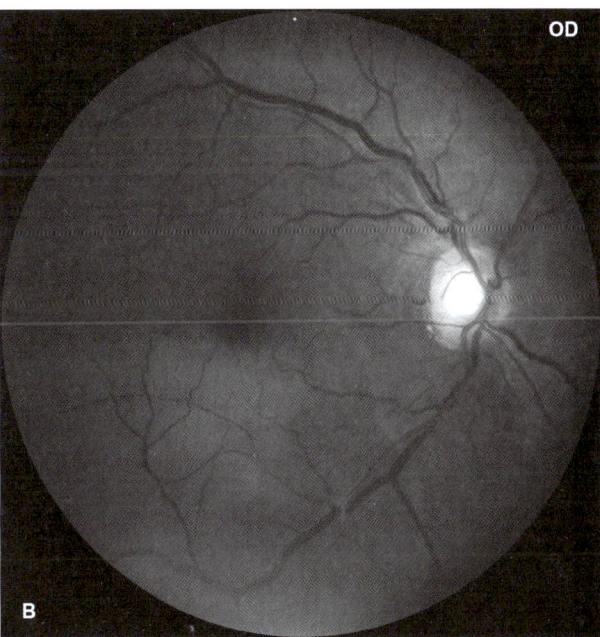

Figura 16.4 Paciente do sexo masculino, 58 anos, previamente diagnosticado com oclusão de ramo de artéria central da retina do olho esquerdo em serviço de referência de oftalmologia. Foi novamente admitido 7 anos depois, com queixa de redução da acuidade visual no olho direito há 1 dia. Apresenta histórico de IAM e AVC após o primeiro evento ocular, no qual foi encaminhado para emergência neurológica e cardiológica para seguimento do caso. A imagem de retinografia colorida (**A**) e *red-free* (**B**) do olho direito revela um provável êmbolo de colesterol impactado na bifurcação do ramo inferior da artéria central da retina, que se fragmentou e formou outro êmbolo menor, que ficou impactado em uma bifurcação arterial que nutre a mácula, causando palidez da retina na área afetada. O Doppler de artérias carótidas evidenciou oclusão da carótida esquerda e estenose de 50% na carótida direita.

de exames de imagem das vias ópticas e uma avaliação multidisciplinar com equipe de radiologia diagnóstica e de oftalmologia, especializadas, respectivamente, em neurorradiologia e neuroftalmologia.[6] A OCT é uma ferramenta complementar valiosa, capaz de fornecer informações gráficas bidimensionais das camadas retinianas, incluindo a medida da espessura da camada neuronal, auxiliando tanto no diagnóstico de neuropatias como na avaliação longitudinal da evolução de áreas com prejuízo de espessura ao longo do curso da doença.[7]

DIAGNÓSTICOS DIFERENCIAIS DE RETINOPATIAS

Os principais sintomas presentes em patologias retinianas incluem: baixa acuidade visual, distorção da visão (linhas retas podem parecer curvas), moscas volantes (imagens sombreadas que se deslocam com a movimentação ocular), cegueira noturna, fotopsia (sensação de *flashes* de luz espontâneos, que se mantém mesmo ao fechar os olhos) e perda de partes do campo visual.[5] Todos os casos suspeitos de retinopatia devem ser encaminhados ao oftalmologista, com destaque para algumas patologias de interesse do específico do neurologista.

Lesões vasculares da retina

Oclusão da artéria central da retina e seus ramos

A apresentação clínica consiste em perda visual aguda monocular, sendo geralmente indolor. A dor pode estar presente em situações de arterite de células gigantes ou dissecção carotídea. A perda visual definitiva pode ser precedida por episódios de amaurose fugaz. Por se tratar de uma manifestação clínica comum de arteriopatia sistêmica, o paciente deve ser investigado e tratado como de risco elevado para acidente vascular cerebral (AVC) isquêmico, infarto agudo do miocárdio (IAM) e morte, uma vez que a retina também é parte do SNC.[8]

O exame do segundo par craniano pode revelar DPAR, exceto em casos de acometimento de apenas um ramo arterial. Na fundoscopia, as artérias retinianas podem estar apagadas, às vezes com êmbolos intraluminais visíveis. Também pode ocorrer edema retiniano difuso, com desenvolvimento do sinal da mancha vermelho-cereja (em inglês, *cherry red spot*) na topografia da fóvea após algumas horas da instalação do quadro. Esse achado se deve à anatomia mais fina da retina na área foveal, o que permite a visualização da irrigação normal da coroide, circundada por retina isquêmica e descorada.[9]

A perda visual tende a ser grave e irreversível, exceto para a parcela da população portadora da artéria ciliorretiniana, uma variante anatômica que permite que uma área da retina seja suprida por sangue arterial proveniente das artérias ciliares posteriores, mantendo uma área de visão preservada em caso de oclusão da artéria central da retina.

As etiologias incluem a doença aterosclerótica dos grandes vasos, particularmente envolvendo a artéria carótida interna, fontes cardioembólicas diversas, arterite de células gigantes e, em mulheres jovens, a suspeita de síndrome de Susac em caso de episódios recorrentes de oclusão de ramos da artéria central da retina (Figura 16.5).[9]

O tratamento é dirigido à etiologia e envolve profilaxia secundária semelhante à adotada no AVC de outros territórios.

Em caso de arterite de células gigantes, as últimas diretrizes do American College of Rheumatology recomendam que, em caso de perda visual grave, além da corticoterapia em alta dose na fase aguda, deve-se considerar o uso de tocilizumabe.[10]

Oclusão da artéria oftálmica

A oclusão da artéria oftálmica tem apresentação clínica semelhante à da oclusão da artéria central da retina. No entanto, por envolver a isquemia da coroide, o sinal da mancha vermelho-cereja está ausente. Além disso, devido ao acometimento do nervo óptico, o edema de papila pode ser um achado.

Oclusão da veia central da retina (OVCR)

A OVCR cursa com perda visual monocular subaguda, que pode progredir em dias, devido ao edema macular e isquemia. A oftalmoscopia pode evidenciar dilatação difusa das veias retinianas e múltiplos focos de hemorragia e edema. A fisiopatologia é multifatorial, envolvendo distúrbios hematológicos (principalmente em indivíduos abaixo de 50 anos), infecções, diabetes, tabagismo, hipertensão arterial sistêmica (HAS) e doenças que aumentem o estresse oxidativo no endotélio.[5]

A identificação precoce da oclusão da veia central é importante para o prognóstico visual, pois pode estar associada ao edema macular, potencialmente tratável com *laser* focal de argônio ou injeção de anticorpos monoclonais anti-fator de crescimento vascular endotelial (anti-VEGF). Nos casos de oclusão de ramo de veia central da retina, associa-se o tratamento com *laser* de argônio para evitar a recorrência do edema macular, porém sem benefício nos casos de OVCR com edema macular. Além disso, os casos de OVCR isquêmica podem evoluir para glaucoma neovascular, geralmente cerca de 100 dias após o início do quadro clínico, se não tratados adequadamente com panfotocoagulação retiniana.[5]

Retinopatia diabética

A retinopatia diabética é considerada uma das principais causas de comprometimento visual em pessoas em idade laboral e a principal causa evitável de cegueira depois da catarata (Figura 16.6).

A condição é definida pela presença de sinais microvasculares retinianos típicos em indivíduos com diabetes *mellitus*. O exame fundoscópico é fundamental uma vez que mesmo em casos de retinopatia grave, a acuidade visual pode permanecer preservada; ainda assim, a presença da retinopatia se associa a um risco aumentado de complicações vasculares sistêmicas e até mesmo fatais.

Os achados da retinopatia não proliferativa incluem: microaneurismas, hemorragias em chama de vela e hemorragias profundas, exsudatos duros (devido à deposição lipídica na camada plexiforme externa da retina, com lipídios fagocitados por macrófagos), manchas ou exsudatos algodonosos, dilatação venosa (com aspecto de salsicha ou *beading* venoso) e anormalidades vasculares intrarretinianas (IRMA), que são secundárias à isquemia crônica. A presença de sinais de neovascularização indica a progressão para a forma avançada da doença, com risco de perda visual súbita em função da hemorragia no vítreo decorrente dos vasos neoformados ou tração da retina, resultante de fibrose progressiva.[11,12]

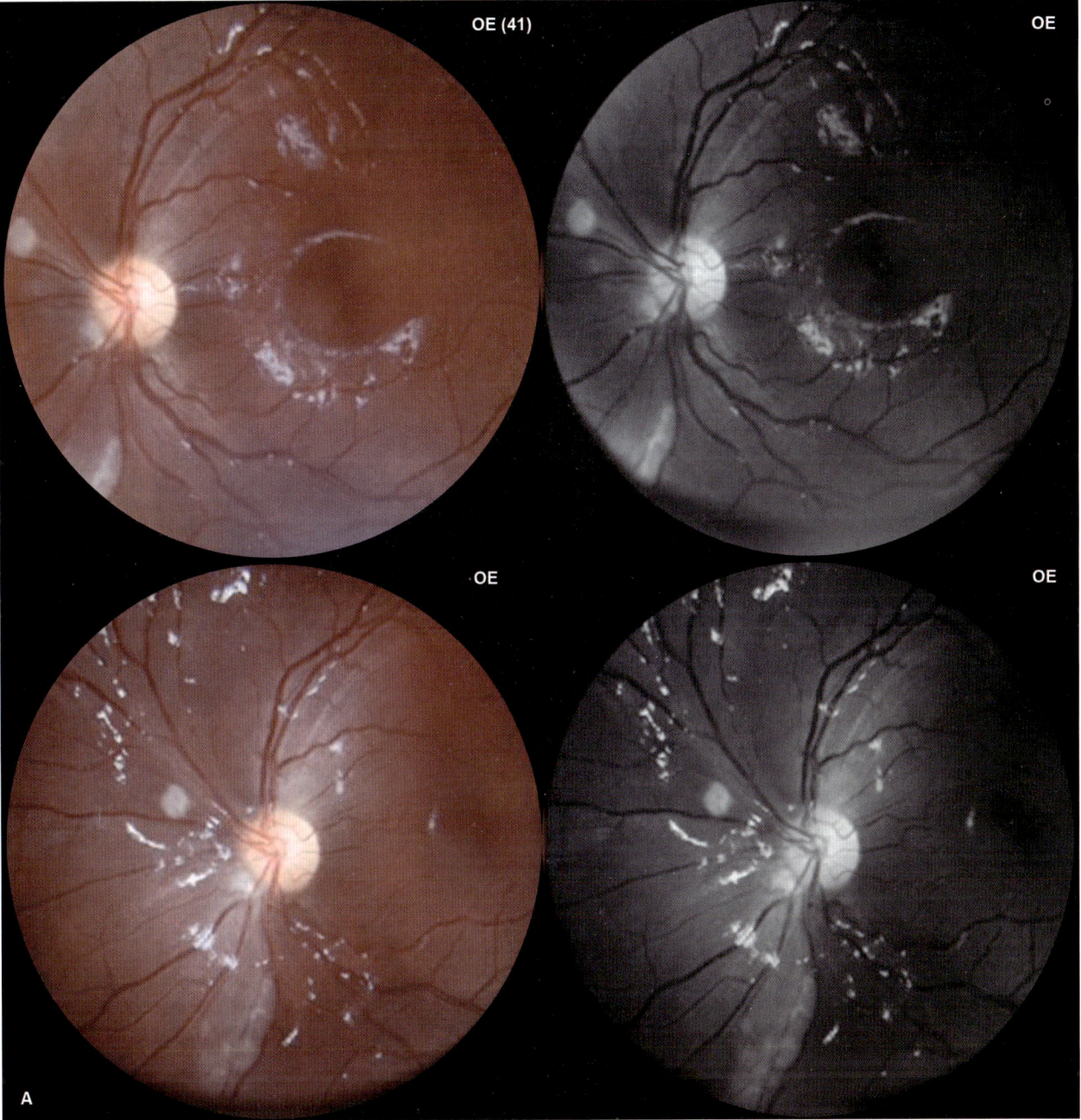

Figura 16.5 Caso clínico de paciente do sexo feminino, 16 anos, com quadro de cefaleia, zumbido, ataxia de marcha e déficit amnéstico recente. A paciente se queixa de turvação visual bilateral e manchas pretas no campo visual. **A.** Imagens do olho esquerdo. **B.** Imagens do olho direito. Em **A** e **B** à esquerda, observa-se a retinografia colorida de entrada da paciente, com grandes áreas esbranquiçadas da retina secundária à vasculite de diversos ramos artérias, secundárias à síndrome de Susac. **C.** A ressonância magnética de crânio revelou lesões arredondadas hiperintensas na topografia do corpo caloso. **D.** O exame de angiofluoresceinografia ocular também demonstrou sinais de vasculite retiniana. (*continua*)

Retinopatia hipertensiva

Considerada um marcador de hipertensão arterial sistêmica não controlada, a visualização direta dos vasos na retina permite identificar uma série de correlatos fisiopatológicos da doença arterial hipertensiva. Inicialmente, como resposta ao aumento sistêmico e sustentado da pressão arterial, observa-se o aumento do tônus vasomotor, manifestado pelo estreitamento das artérias retinianas. O processo crônico se segue com mudanças estruturais nas artérias, como hiperplasia intimal e degeneração hialina, macroscopicamente visíveis como áreas de estreitamento focal das artérias e compressão das

veias que as cruzam (sinal de Gunn), além da alteração da coloração da artéria, conhecida como "em fio de prata". Outros achados descritos incluem microaneurismas e desvios patológicos no trajeto das veias (sinal de Salus).[13]

A manutenção do regime de hipertensão pode culminar em áreas de isquemia focal na camada de fibras neuronais retinianas, manifestadas como exsudatos algodonosos. O processo pode culminar com a quebra da barreira hematorretiniana, levando à exsudação de sangue e lipídios, o que forma os chamados "exsudatos duros", hemorragias em formato de "chama de vela" e, por fim, edema de papila (Figuras 16.7 e 16.8).[13,14]

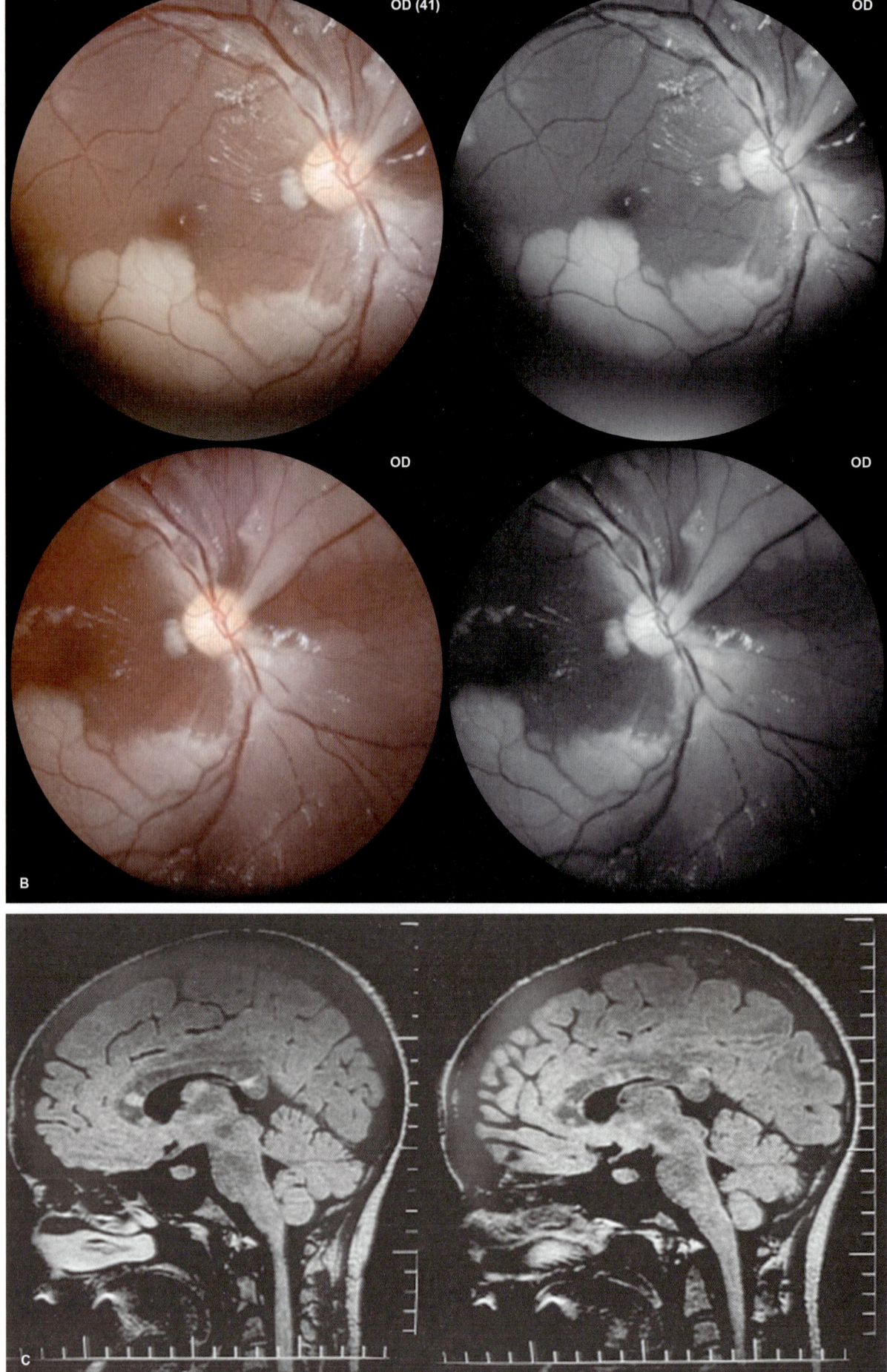

Figura 16.5 *Continuação.*

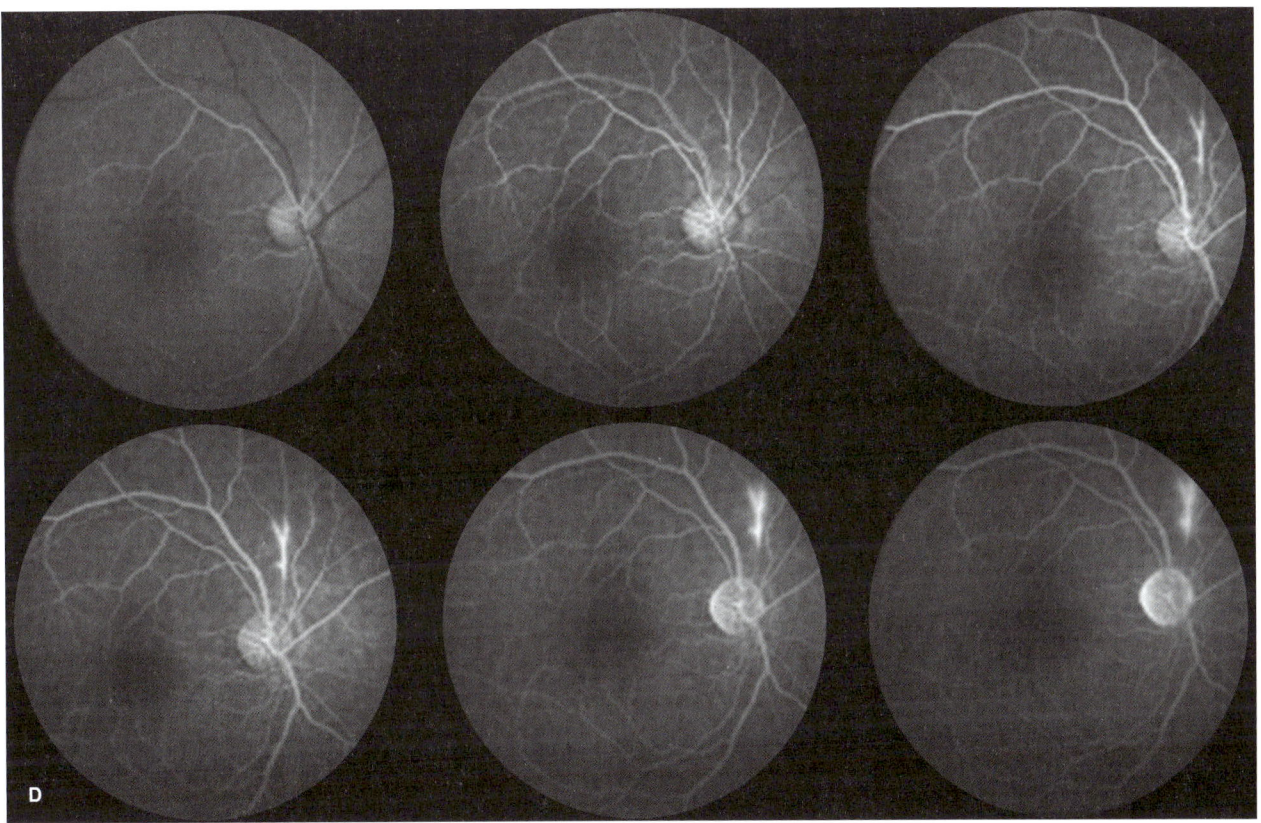

Figura 16.5 *Continuação.*

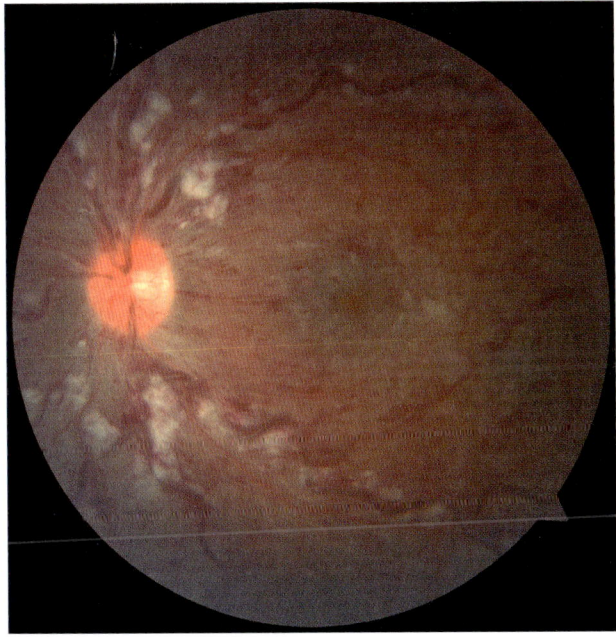

Figura 16.6 Retinografia colorida de paciente do sexo masculino, 19 anos, com quadro de oclusão da veia central da retina e edema macular significativo. Observa-se a presença de múltiplas hemorragias em chama de vela, tortuosidade vascular difusa da veia central da retina, exsudatos algodonosos (isquemia na camada de fibras nervosas da retina, devido à parada do fluxo axoplasmático), leve edema de nervo óptico e presença de vasos colaterais na região macular, com provável edema macular associado.

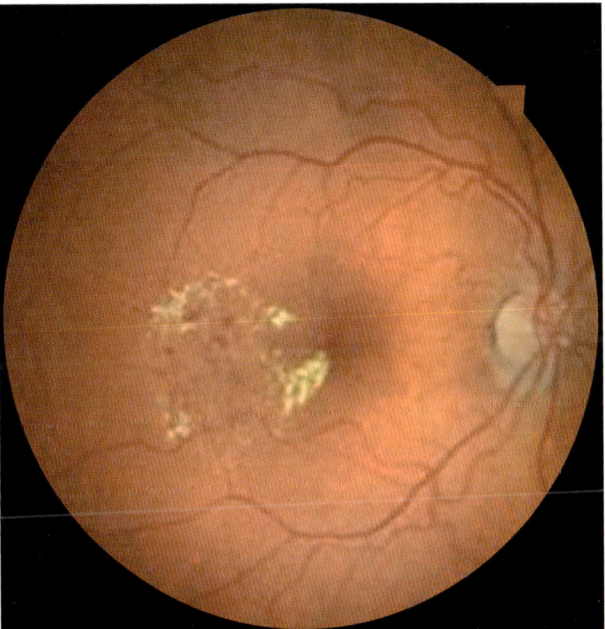

Figura 16.7 Paciente do sexo feminino, 66 anos, portadora de diabetes e HAS de longa data. Apresenta retinopatia diabética não proliferativa severa, com edema macular central no olho direito. Observam-se múltiplos exsudatos duros ao redor de microaneurismas na região macular, com provável edema macular central.

Descolamento da retina

O descolamento agudo da retina é uma patologia relativamente comum, com um risco de 1 para 300 ao longo da vida.

A etiologia pode ser idiopática, mas em muitos casos está associada a fatores como trauma, miopia, diabetes, coroidite, tumores intraoculares ou história familiar de descolamento de retina. Os sintomas reportados incluem a presença de moscas volantes, fotopsia e perda aguda da visão periférica ou central, que pode progredir para todo o campo visual.

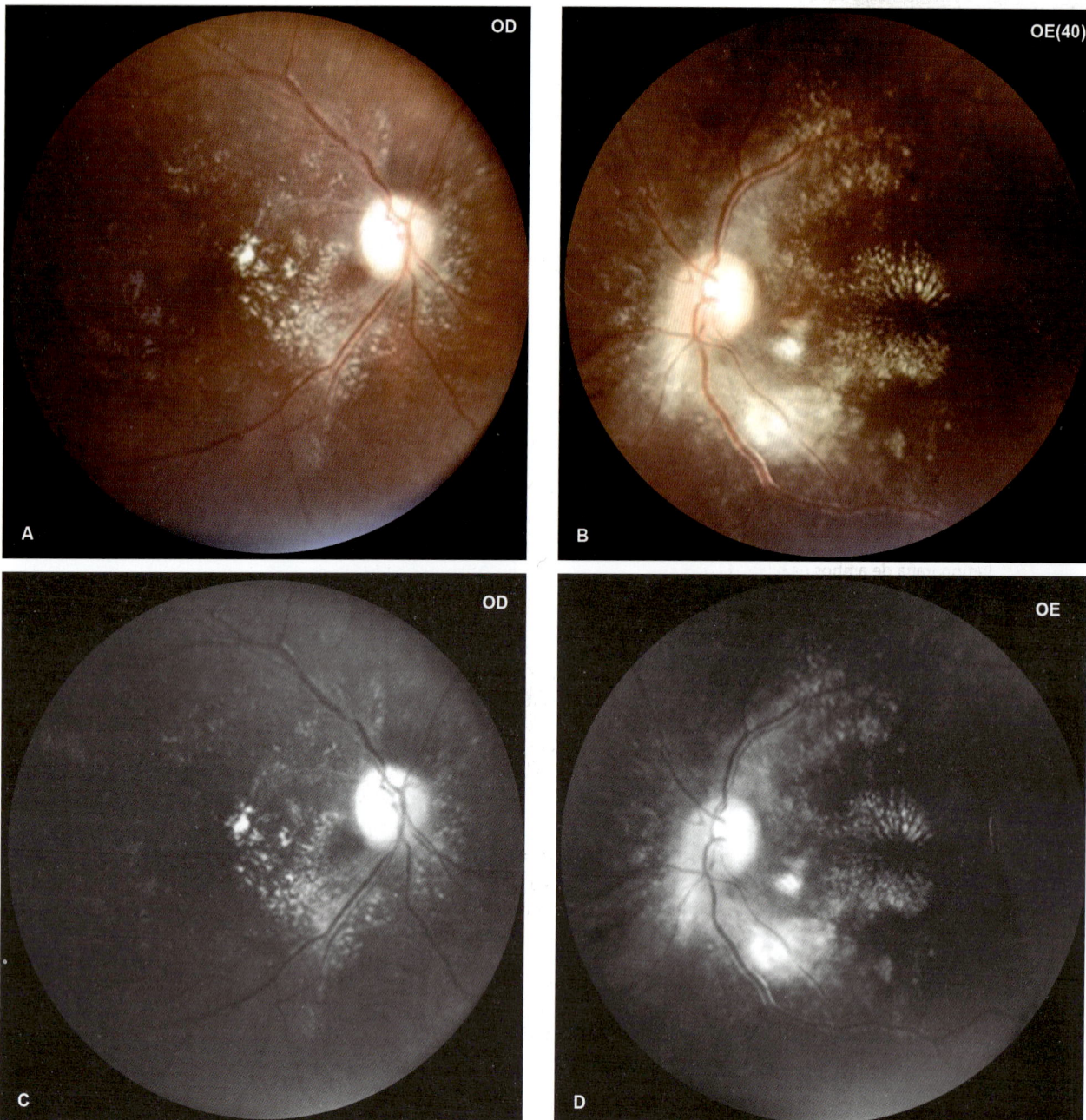

Figura 16.8 Retinografia de paciente, 29 anos, com hipertensão grave secundária, apresentando baixa acuidade visual no olho esquerdo. As imagens evidenciam sinais de retinopatia hipertensiva aguda grave.

O descolamento de retina pode ser classificado em três tipos: regmatogênico, quando há um furo ou um rasgo na retina; não regmatogênico, quando se dá por acúmulo de líquido abaixo da retina, como em casos de retinopatia diabética, eclâmpsia, hipertensão, coroidite ou tumores de coroide (nos casos de descolamento seroso); e tracional, geralmente associado a retinopatia diabética proliferativa, anemia falciforme, doenças genéticas ou inflamatórias, como toxoplasmose ocular e toxocaríase. A exclusão desse diagnóstico apenas por oftalmoscopia direta é difícil, devendo o paciente ser encaminhado ao oftalmologista no momento da elaboração da suspeita clínica.[5]

Retinite pigmentosa

Trata-se de uma degeneração retiniana hereditária incomum, com prevalência de até 3 casos a cada 5 mil indivíduos, que pode ocorrer isoladamente ou associada a síndromes sistêmicas.

A forma de herança é variável, podendo ser autossômica dominante, recessiva ou ligada ao X. Existem mais de 120 genes relacionados, com múltiplas mutações identificadas em cada um, sendo possível que não se trate de uma doença isolada, mas de um grupo de entidades genéticas que compartilham características fenotípicas semelhantes.[5]

A patologia envolve disfunção progressiva dos fotorreceptores, inicialmente dos bastonetes, seguida pelos cones, motivo pelo qual os pacientes apresentam maior dificuldade visual noturna. A manifestação clínica costuma surgir em adultos jovens, muitas vezes sem história familiar relatada, com cegueira noturna e perda progressiva dos campos visuais periféricos. A evolução é simétrica, com possível perda progressiva e bilateral dos campos visuais periféricos e, eventualmente, perda da visão central na meia-idade, seja pela evolução da doença ou por complicações secundárias, como edema macular cistoide (Figura 16.9).

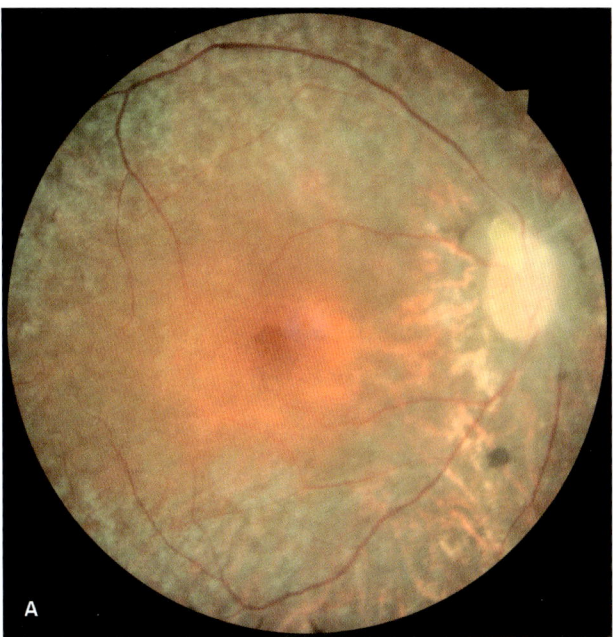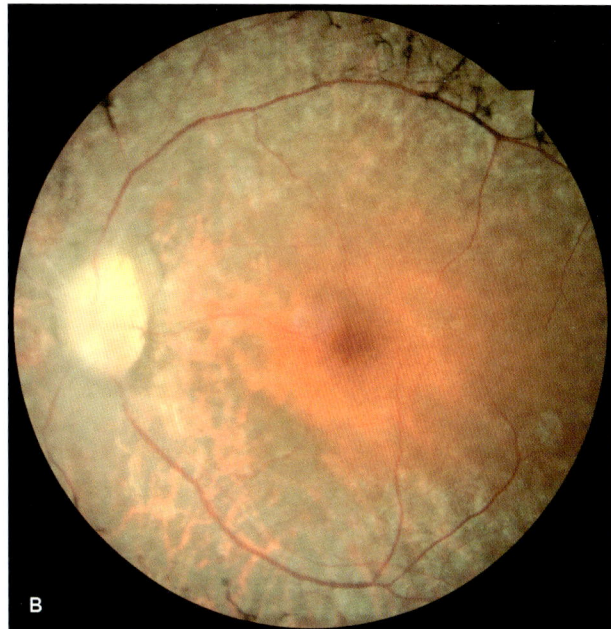

Figura 16.9 Retinografia de ambos os olhos de paciente do sexo feminino, 49 anos, com história de perda visual inicialmente dos campos periféricos, evolução progressiva para perda visual bilateral grave e grande dificuldade visual no período noturno.

A retinografia revela o padrão em "espículas ósseas", caracterizado pelo depósito de aglomerados pigmentares na retina, palidez cérea da papila óptica e atenuação dos vasos retinianos, compondo a tríade clássica de alterações clássicas da retinite. O diagnóstico é clínico, podendo ser confirmado por testes genéticos e de eletrofisiologia. Embora não haja tratamento curativo, foi demonstrado algum benefício na desaceleração da progressão com o uso de vitamina A em altas doses.[15]

Recentemente, a evolução dos tratamentos de terapia gênica permitiu o tratamento de pacientes portadores de retinite pigmentar associada a mutações no gene *RPE65*, com cirurgia de retina e aplicação sub-retiniana de voretigene neparvovec, que utiliza vetor viral para inserir uma cópia normal do gene *RPE65* nas células da retina, apresentando resultados promissores. No entanto, o tratamento ainda é pouco acessível devido ao alto custo. Outros fármacos vêm sendo estudados e abrem possibilidades para o surgimento de novas formas de tratar as doenças genéticas da retina.[16]

DIAGNÓSTICOS DIFERENCIAIS DAS NEUROPATIAS ÓPTICAS

O nervo óptico está suscetível a uma grande variedade de processos patológicos de variados mecanismos: vascular, inflamatório, tóxico, nutricional, compressivo, infiltrativo, hereditário e traumático. Além disso, o nervo óptico dispõe de um repertório relativamente limitado de respostas a diferentes lesões. Um exemplo disso é o edema de papila, observado na fundoscopia direta, que pode indicar elevação da pressão intracraniana, neuropatia óptica inflamatória ou mesmo meningioma da bainha do nervo. Portanto, é crucial dedicar atenção aos dados da anamnese, à epidemiologia e às demais etapas do exame neurológico para obter melhor precisão diagnóstica (Tabela 16.1).[17]

Neuropatias ópticas infecciosas

O acometimento infeccioso do nervo óptico é um diagnóstico desafiador na prática clínica, tanto pela importância da identificação de uma condição com implicações terapêuticas diretas, quanto pela dificuldade diagnóstica imposta pela inespecificidade do quadro clínico neurológico e sistêmico.

Do ponto de vista clínico, a neuropatia óptica infecciosa pode ocorrer durante, após ou mesmo na ausência de sinais infecciosos sistêmicos. No exame neurológico, os achados são comuns às demais patologias do nervo óptico, incluindo combinações de redução da acuidade visual, defeitos de campo, dessaturação da cor vermelha e DPAR (desde que unilateral ou assimétrico), com disco óptico normal ou edemaciado.

A presença de estrela macular, embora seja um sinal clínico característico das neurorretinites, geralmente surge dias após o início do quadro, o que não auxilia no estabelecimento do diagnóstico precoce.[18]

A localização da infecção pode ser seletivamente no disco óptico, na região retrobulbar do nervo ou, mais comumente, apresentar-se com acometimento simultâneo da retina (neurorretinite) e eventualmente meninges, cérebro e vítreo. A seguir estão algumas considerações sobre os agentes etiológicos mais comuns na prática clínica:

- Tuberculose: pode acometer à visão por neurorretinite (forma mais comum), papilite, formas retrobulbares e, em alguns casos, papiledema relacionada à hipertensão intracraniana secundária a tuberculose meníngea. A associação com uveíte é comum. Também é importante destacar que o etambutol, presente em muitas combinações terapêuticas para tuberculose, tem um potencial conhecido de gerar neuropatia óptica
- Doença da arranhadura do gato: provocada pela bactéria gram-negativa *Bartonella henselae*, presente na saliva de gatos, leva a uma neurorretinite que se apresenta com edema de papila e edema macular com exsudatos lipídicos retininanos ao redor da fóvea, formando a chamada "estrela macular" (Figura 16.10). O tratamento envolve doxiciclina, azitromicina e, eventualmente, corticosteroides
- Sífilis: o acometimento neurológico da sífilis pode ocorrer em qualquer estágio da doença. A manifestação ocular mais comum é a uveíte, e o acometimento do segundo par

Tabela 16.1 Comparativo entre neurite óptica e outras doenças desmielinizantes do sistema nervoso central.[2]

	Neurite óptica	NOIA	Compressão/infiltração	Tóxica/metabólica	Hereditária
Idade	Jovens	Acima dos 50 anos	Variada	Variada	Variada
Lateralidade	Unilateral	Unilateral	Unilateral	Bilateral	Bilateral
Perda visual	Rapidamente progressiva	Súbita	Progressiva	Lentamente progressiva	Subaguda ou lentamente progressiva
Dor	Frequente com a movimentação ocular	Infrequente (exceto de ACG)	Ausente	Ausente	Ausente
Visão de cores	Anormal	Variável	Anormal	Afetado precocemente	Anormal
Campo visual	Defeito central	Altitudinal	Variável	Escotoma ceco-central	Escotoma ceco-central
Prognóstico visual	Bom	15% de chance de acometimento contralateral em 5 anos	Variável	Pode melhorar	Ruim
Doenças sistêmicas	Possível associação com esclerose múltipla	Hipertensão arterial sistêmica e diabetes	Neurofibromatose. Malignidades	Desnutrição, neuropatia periférica, anemia	Doenças mitocondriais, DIDMOAD

ACG: arterite de células gigantes; DIDMOAD: diabetes *insipidus*, diabetes *mellitus*, atrofia óptica e surdez; NOIA: neuropatia óptica isquêmica anterior.

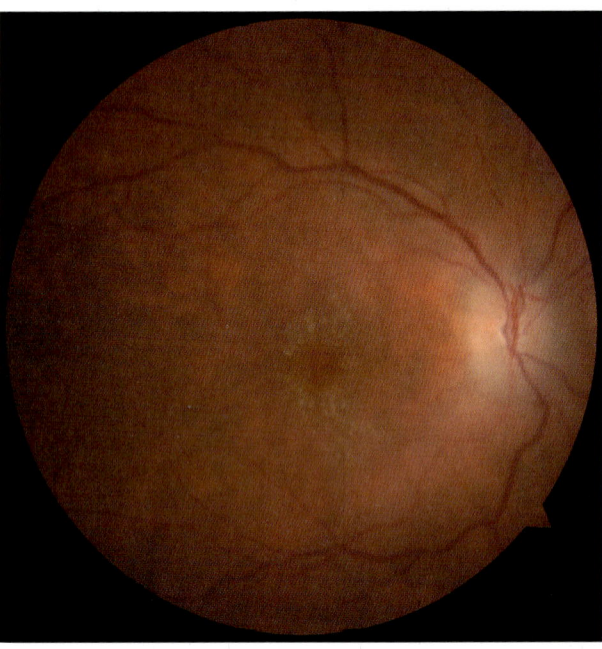

Figura 16.10 Paciente jovem, do sexo feminino, com quadro clínico de baixa acuidade visual no olho direito há 1 semana. A retinografia colorida evidencia edema de papila e presença de exsudatos duros em região macular, formando o padrão típico de estrela macular.

craniano pode ser anterior, retrobulbar ou na forma de neurorretinite. O tratamento recomendado é a penicilina G cristalina, assim como em outras formas de neurossífilis

• Toxoplasmose: o protozoário *Toxoplasma gondii* pode se abrigar como hospedeiro intermediário no indivíduo, que o adquire por intermédio da ingestão de carne crua ou malcozida contendo cistos teciduais, ou pela ingestão de água ou alimentos mal higienizados e contaminados com fezes de gato (hospedeiro definitivo). A apresentação ocular mais comum é a coriorretinite, por vezes justopapilar. O tratamento envolve o uso de pirimetamina, sulfadiazina, corticosteroides e ácido folínico, com bom prognóstico.

Outros agentes etiológicos que sevem ser lembrados incluem: *Cryptococcus*, plasmódio, arbovírus, herpes e *Borrelia*.[19]

Neuropatias ópticas inflamatórias

A neurite óptica é uma causa frequente de lesão do nervo óptico em adultos jovens. Existem múltiplas causas envolvidas na inflamação do nervo óptico, como doenças autoimunes, granulomatosas, paraneoplásicas e desmielinizantes (Tabela 16.2).

A apresentação clínica típica é de perda visual aguda, unilateral e dolorosa — 92% dos pacientes incluídos no Optic Neuritis Treatment Trial (ONTT) apresentavam dor retro-orbital que frequentemente piorava com a movimentação ocular.[20] A forma bilateral da neurite óptica é mais comum em crianças com doenças relacionadas ao anticorpo anti-MOG (MOGAD) ou no espectro da neuromielite óptica (NMOSD).

O exame neurológico é semelhante ao de outras neuropatias com perda de campo visual, comumente central ou ceco-central, alteração na visão de cores, com dessaturação da cor vermelha e defeito pupilar aferente relativo no olho acometido. A redução da acuidade visual pode variar conforme a etiologia, sendo geralmente melhor que 20/200 em casos de esclerose múltipla (EM) ou neurite óptica idiopática, e pior que 20/400 em casos de NMOSD. A gravidade pode variar em situações de etiologia paraneoplásica ou granulomatosa. A fundoscopia frequentemente se apresenta normal, com 25% dos casos apresentando edema de papila.[19]

O exame de potencial evocado visual pode ser útil para a confirmação de casos sutis de neurite óptica. O achado de aumento na latência de P100 confirma a presença de neuropatia, enquanto esse achado na ausência de queda significativa de amplitude sugere uma etiologia desmielinizante.

A OCT de domínio espectral é um exame que utiliza o princípio da interferometria para reconstruir as camadas da retina com alta definição, semelhante a um corte histológico, mas de forma rápida e não invasiva. A técnica emprega luz infravermelha, calculando o atraso no retorno da luz ao passar pelas diferentes camadas da retina para reconstruir as estruturas com resolução de 3 μm nos aparelhos mais modernos. A análise da região peripapilar permite medir a profundidade dessas camadas, e a redução de espessura infere dano axonal. A medida da RNFL pode

Tabela 16.2 Diferenças na neurite óptica entre as doenças desmielinizantes do sistema nervoso central.

Diagnóstico	Esclerose múltipla	MOGAD	NMOSD
Epidemiologia	Mais frequente em mulheres. Adultos jovens	Idade variável, de criança a idosos	Adultos, predomínio feminino
Acuidade visual	Acometimento variável com frequente boa recuperação com corticoterapia. Em geral unilateral	Perda visual grave com boa resposta à corticoterapia. Pode ter recorrência frequente e acometimento bilateral	Perda visual grave. Possível acometimento bilateral
RM do nervo óptico	Acometimento unilateral, curto e anterior. Frequentemente nos segmentos retrobulbar e canalicular	Frequentemente bilateral e retrobulbar. Pode ser longitudinalmente extenso (maior que a metade do nervo) e com realce perineural	Pode ser bilateral. Acometimento mais posterior com envolvimento do quiasma e trato óptico. Longitudinalmente extenso (maior que a metade do nervo)
Líquido cefalorraquidiano	Pleocitose < 50 cél./mm³. Bandas oligoclonais (BOC) presentes em mais de 80%	Pleocitose linfomonocitária. BOC infrequentes	Pleocitose com presença eventual de polimorfonucleares e eosinófilos. BOC infrequentes
Tratamento de manutenção	Droga modificadora de doença	Imunossupressor em casos recorrentes	Imunossupressor, anticorpos monoclonais (anti-CD20, CD19, IL-6 e complemento)

evidenciar um afinamento na neurite óptica aguda que precede a área de atrofia focal crônica posterior. O método é útil na investigação de diagnósticos diferenciais, com potencial aplicação do exame no seguimento de pacientes com doenças desmielinizantes para avaliação de atividade e progressão da doença.[7]

A ressonância magnética é de grande valor tanto pela alta sensibilidade na detecção da neurite óptica — superior a 90% em alguns estudos — quanto pelo potencial de sugerir a etiologia. Lesões retrobulbares longitudinalmente extensas, além do acometimento do quiasma ou do trato óptico, sugerem mais fortemente o diagnóstico de NMOSD ou MOGAD do que de EM. A presença de lesões medulares e encefálicas típicas também pode favorecer o diagnóstico de EM ou NMOSD.

No exame do líquido cefalorraquidiano, uma pleocitose discreta (< 100 células/mm³) é o achado típico nas neuropatias inflamatórias. A presença de eosinófilos e polimorfonucleares deve levantar a suspeita de NMOSD, enquanto a síntese intratecal de IgG — bandas oligoclonais (BOC) tipo 2 — é um marcador sugestivo de EM, sendo muito rara nos casos de NMOSD e MOGAD.[19] A Tabela 16.1 resume as principais características das neurites associadas a doenças inflamatórias primárias do SNC.

Neuropatias ópticas isquêmicas

A neuropatia óptica aguda mais comum após os 50 anos é de etiologia isquêmica. Anatomicamente, o nervo óptico recebe irrigação das artérias ciliares posteriores: as ciliares posteriores curtas suprem a cabeça do nervo, enquanto as ciliares posteriores longas irrigam a região retrobulbar. Essas artérias, por serem pequenas e numerosas, estão mais suscetíveis a aterosclerose e processos vasculíticos, enquanto fenômenos embólicos raramente as acometem. A disposição das artérias ciliares posteriores faz com que a isquemia do nervo óptico seja segmentar na sua parte superior (mais frequente) ou inferior. A isquemia segmentar superior do nervo óptico se traduz clinicamente em um defeito altitudinal do campo visual inferior.[19]

As neuropatias ópticas isquêmicas podem ser classificadas como anterior (NOIA) ou posterior (NOIP). A NOIA é a forma mais comum, respondendo por cerca de 90% dos casos de neuropatia óptica isquêmica e cursando clinicamente com edema da papila. A NOIP é uma entidade rara e tem como fatores de risco hipotensão e anemia graves, além de ser uma complicação rara de cirurgias prolongadas em posição supina (como algumas cirurgias de coluna) ou uma manifestação ocular da arterite de células gigantes.

Outra classificação diz respeito à associação com arterite, sendo a arterite de células gigantes a principal entidade relacionada. A pesquisa dessa etiologia é de extrema importância, uma vez que há risco de perda visual bilateral grave e a terapia é baseada no uso de corticosteroides, imunossupressores poupadores de corticosteroide e, mais recentemente no anticorpo monoclonal anti-interleucina-6, tocilizumabe.[10] A forma não arterítica (NOIA-NA) é a mais comum e sua apresentação clínica inclui perda visual monocular aguda e indolor, podendo haver progressão do quadro ao longo de horas a dias. Fatores anatômicos, como nervo óptico pequeno ou com uma baixa razão entre cálice e disco óptico, formando o chamado "disco em risco", tornam o nervo mecanicamente mais suscetível à neuropatia isquêmica.

Do ponto de vista terapêutico, não há tratamento específico para a NOIA-NA. Recomendam-se o controle dos fatores de risco cardiovasculares, a pesquisa e o tratamento de eventual apneia obstrutiva do sono e evitar episódios de hipotensão. Embora a antiagregação plaquetária seja frequentemente prescrita, não há evidências claras do seu benefício nesses casos.

Neuropatias ópticas metabólicas e hereditárias

As etiologias metabólicas e hereditárias podem ser agrupadas por compartilharem diversas características clínicas, que incluem:

- Déficit simétrico e de progressão gradual
- Apresentação indolor
- Presença de discromatopsia
- Perda do campo visual central ou ceco-central, em função do acometimento preferencial do feixe maculopapilar
- Comprometimento da acuidade visual não pior do que movimento de mãos
- Ausência de edema de papila
- Ausência de sintomas maculares, como metamorfopsia ou sensibilidade à luz.

Tais semelhanças se devem ao acometimento preferencial do feixe maculopapilar, composto por axônios de células ganglionares da retina responsáveis pela visão central.

Esses axônios são amielínicos e estreitos, o que os torna mais vulneráveis à depleção energética e sensíveis ao estresse oxidativo.

Neuropatia óptica por deficiência de vitamina B12

A deficiência de vitamina B12 pode ocorrer em veganos estritos com vários anos de dieta, em casos de anemia perniciosa ou em síndromes disabsortivas, como as que ocorrem após cirurgia bariátrica ou na doença de Crohn. A perda visual pode preceder as manifestações de anemia e outros sintomas neurológicos. A investigação laboratorial pode confirmar a deficiência da vitamina, no entanto, é importante observar que os níveis de ácido metilmalônico e homocisteína elevados podem sugerir deficiência relativa de vitamina B12 mesmo com níveis séricos normais.[17]

Neuropatias ópticas tóxicas

O etambutol é a causa mais comum de neuropatia óptica tóxica. Embora a fisiopatologia não seja bem compreendida, acredita-se que envolva disfunção mitocondrial nos axônios e neurônios do feixe maculopapilar. A perda visual pode ser definitiva em exposições superiores a 6 meses, mas costuma ser reversível com a descontinuação da droga. Contudo, o paciente pode ainda experienciar piora por alguns meses após a suspensão antes de estabilizar e apresentar alguma melhora.[17]

Outras substâncias associadas à neuropatia óptica incluem linezolida, amiodarona e metanol.

Neuropatias ópticas hereditárias

A neuropatia óptica hereditária de Leber (NOHL) foi a primeira doença humana associada a uma mutação no DNA mitocondrial. O grupo mais afetado é o de homens entre 15 e 35 anos, com ou sem história familiar relevante de perda visual. A apresentação clínica clássica inclui perda visual progressiva em um olho, seguida por perda visual contralateral em semanas a meses. A acuidade visual pode ser grave, pior que 20/200. A fundoscopia apresenta hiperemia do disco óptico, com telangiectasias peripapilares.

Uma pequena parcela de pacientes com NOHL pode apresentar sintomas neurológicos adicionais, como ataxia, distonia e até mesmo EM, formando o quadro conhecido como "síndromes Leber-*plus*".[17]

ABORDAGEM DO PACIENTE COM PERDA DE CAMPO VISUAL

Como regra geral, situações em que a perda de campo visual respeita o meridiano vertical indicam lesões quiasmáticas ou retroquiasmáticas.[2] O termo "hemianopsia" se refere à perda visual de metade do campo visual de cada olho, podendo ser homônima ou heterônima. A hemianopsia heterônima é o defeito de campo bitemporal em ambos os olhos, dado que o déficit se apresenta em lados opostos do meridiano vertical de cada olho. Já a hemianopsia homônima, por sua vez, indica lesões na via visual retroquiasmática.

As fibras mais inferiores da via genículo-calcarina, originadas na retina inferior, formam um arco próximo ao corno temporal do ventrículo lateral, conhecido como "alça de Meyer". Lesões nessa área resultam em uma quadrantopsia homônima superior contralateral.

O defeito de campo visual conhecido como "altitudinal" é confinado por uma linha horizontal na borda, que atravessa o meridiano vertical. Quando ocorre de forma monocular, geralmente representa uma neuropatia óptica secundária à oclusão das artérias ciliares posteriores. Uma hemianopsia homônima altitudinal é um fenômeno raro que pode ser causado por oclusão de ambas as artérias cerebrais posteriores (Figura 16.11).

DIAGNÓSTICOS DIFERENCIAIS DE PERDAS DE CAMPO VISUAL

As lesões que afetam a via visual são muito variadas em etiologia. Defeitos de campo podem resultar de lesões vasculares, neoplásicas, inflamatórias, entre outras.

A hemianopsia bitemporal frequentemente se deve à extensão suprasselar de lesões expansivas da hipófise, como adenomas. No entanto, também pode ser causada por craniofaringeomas, cistos de Rathke, meningiomas perisselares e aneurismas arteriais (Figura 16.12).

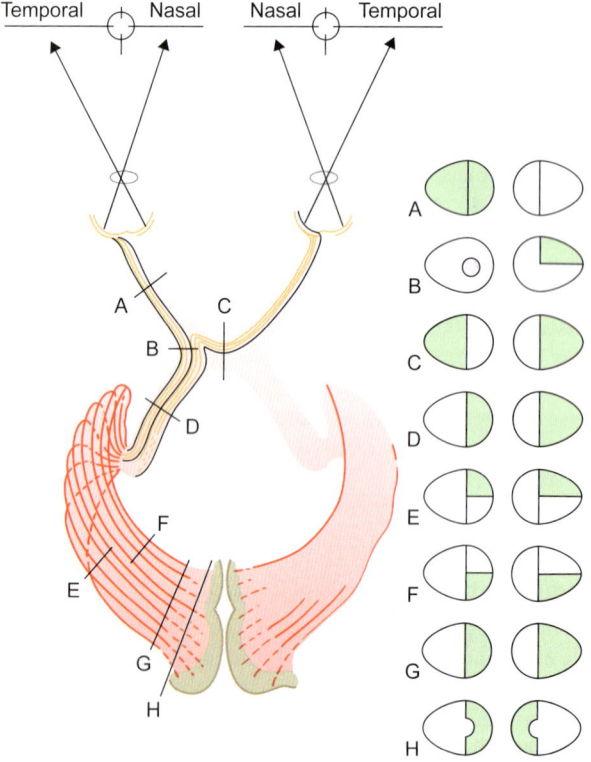

Figura 16.11 Diagrama esquemático dos defeitos de campo visual provocados por lesões em diferentes pontos da via visual. **A.** Cegueira completa no olho esquerdo por lesão completa no nervo óptico esquerdo. **B.** Escotoma juncional à esquerda, com perda visual no olho esquerdo acompanhada por defeito superotemporal no olho direito. **C.** Hemianopsia bitemporal da lesão quiasmática. **D.** Hemianopsia homônima direita por lesão do trato óptico. **E** e **F.** Quadrantopsia à direita superior e inferior por lesão das radiações ópticas. **G.** Hemianopsia homônima direita, causada por lesão no córtex estriado occipital. **H.** Hemianopsia com preservação macular secundária a infarto em território da artéria cerebral posterior.[1]

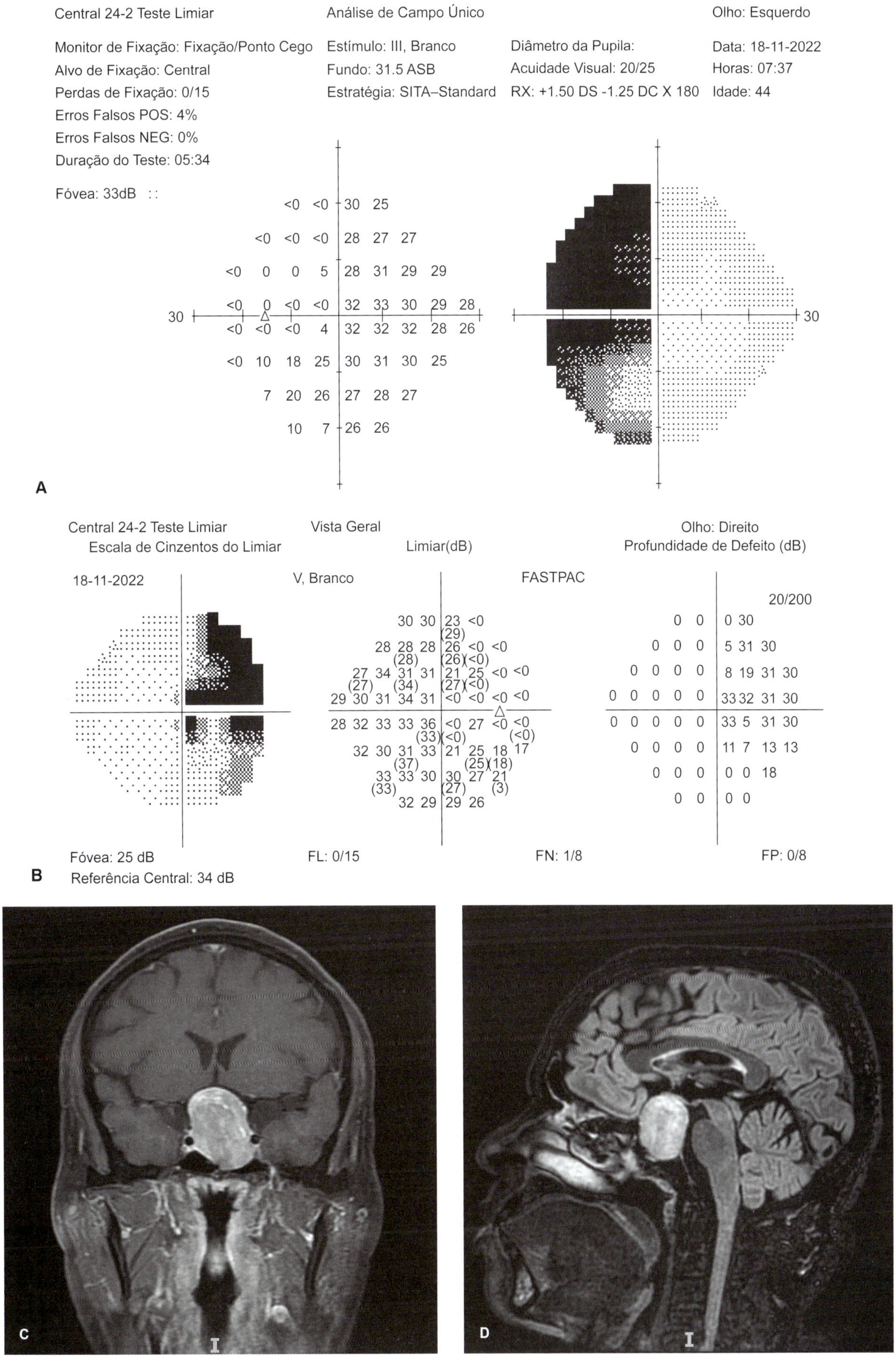

Central 24-2 Teste Limiar

Análise de Campo Único

Olho: Esquerdo

Monitor de Fixação: Fixação/Ponto Cego
Alvo de Fixação: Central
Perdas de Fixação: 0/15
Erros Falsos POS: 4%
Erros Falsos NEG: 0%
Duração do Teste: 05:34

Estímulo: III, Branco
Fundo: 31.5 ASB
Estratégia: SITA–Standard

Diâmetro da Pupila:
Acuidade Visual: 20/25
RX: +1.50 DS -1.25 DC X 180

Data: 18-11-2022
Horas: 07:37
Idade: 44

Fóvea: 33dB   ::

```
                      <0  <0  30   25
                  <0  <0  <0   28  27  27
              <0   0   0   5   28  31  29  29
              <0   0  <0  <0   32  33  30  29  28
30 +          <0  <0  <0   4   32  32  32  28  26
              <0  10  18  25   30  31  30  25
                   7  20  26   27  28  27
                      10   7   26  26
```

A

Central 24-2 Teste Limiar
Escala de Cinzentos do Limiar

Vista Geral
Limiar(dB)

Olho: Direito
Profundidade de Defeito (dB)

18-11-2022

V, Branco

FASTPAC

20/200

```
                    30 30 │23  <0                    0  0 │ 0 30
                         (29)
                 28 28 28 │26  <0  <0             0  0  0 │ 5 31 30
                    (28)   (26)(<0)
              27 34 31 31 │21  25  <0  <0      0  0  0  0 │ 8 19 31 30
             (27)  (34)    (27)(<0)
           29 30 31 34 31 │<0  <0  <0  <0   0  0  0  0  0 │33 32 31 30
          ─────────────────────────────── ────────────────────────────
           28 32 33 33 36 │<0  27  <0  <0   0  0  0  0  0 │33  5 31 30
                   (33)       (<0)  (<0)
              32 30 31 33 │21  25  18  17      0  0  0  0 │11  7 13 13
                   (37)       (25)(18)
                 33 33 30 │30  27  21             0  0  0 │ 0  0 18
                (33)          (27)  (3)
                    32 29 │29  26                    0  0 │ 0  0
```

Fóvea: 25 dB

FL: 0/15

FN: 1/8

FP: 0/8

B
Referência Central: 34 dB

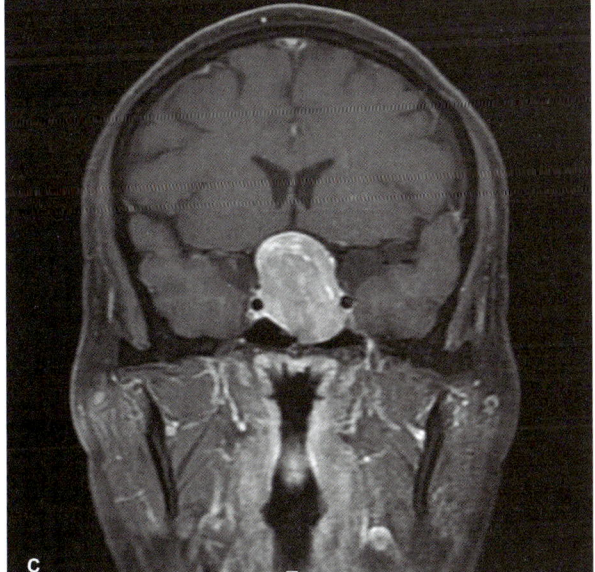

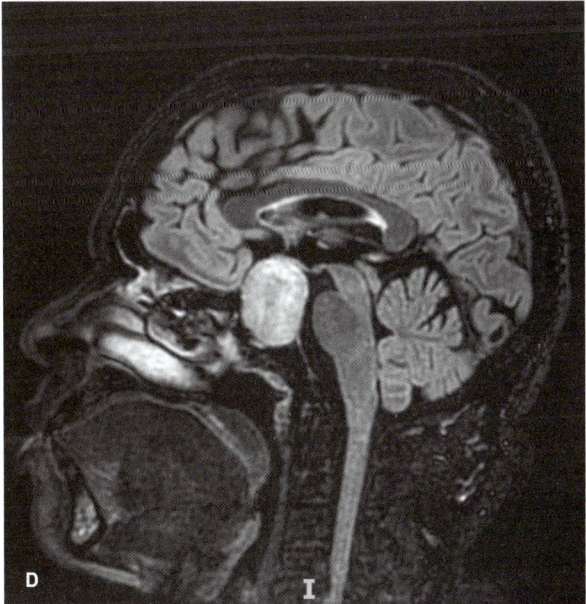

Figura 16.12 Caso clínico de paciente do sexo masculino, 45 anos, que apresenta defeito bitemporal do campo visual, conforme evidenciado pelas campimetrias (**A** e **B**). A ressonância magnética de crânio (**C** e **D**) revela lesão expansiva com características intra, infra e suprasselar, medindo 3,9 × 2,8 × 2,7 cm, sugestiva de macroadenoma hipofisário.

17

Transtornos da Motricidade Ocular

Bruno Batitucci Castrillo • Renann Pirola • Vera Lucia Ferreira Vieira

MUSCULATURA OCULAR EXTRÍNSECA

Os movimentos horizontais do globo ocular dependem dos músculos reto medial e reto lateral, responsáveis, respectivamente, pela adução e abdução. Os movimentos verticais, por sua vez, dependem dos músculos reto superior, reto inferior, oblíquo superior e oblíquo inferior (Figura 17.1). A elevação do globo depende da ação simultânea dos músculos reto superior e oblíquo inferior, enquanto o abaixamento ocorre por ação dos músculos reto inferior e oblíquo superior (Figura 17.2).

Devido aos ângulos de inserção, os músculos oblíquos são responsáveis pelos movimentos verticais quando os olhos estão aduzidos, enquanto os retos superior e inferior atuam quando os olhos estão abduzidos. Também devido aos ângulos de inserção, os músculos oblíquos superiores são responsáveis pela rotação interna dos globos (inciclodução), enquanto os oblíquos inferiores são responsáveis pela exciclodução (ou rotação externa).

NEUROANATOMIA E NEUROFISIOLOGIA DO CONTROLE SUPRANUCLEAR DA MOTRICIDADE OCULAR

O controle supranuclear do olhar, como o próprio nome diz, refere-se aos centros de comando da motricidade ocular extrínseca que se localizam acima dos núcleos dos nervos oculomotor, troclear e abducente. Esse controle abrange, em parte, o controle voluntário da motricidade ocular extrínseca, embora também haja um componente involuntário no controle supranuclear do olhar.

Existem seis tipos principais de vias envolvidas: a via das sacadas oculares, a via do seguimento ocular, a via da vergência ocular, a via do reflexo vestíbulo-ocular, a via do nistagmo optocinético e a via de fixação ocular. Essas vias interagem para coordenar a via motora efetora final, situada no tronco cerebral, que corresponde aos núcleos dos nervos mencionados.

Via das sacadas oculares

As sacadas oculares são movimentos oculares rápidos, que colocam um objeto no centro da visão de forma precisa, como, por exemplo, quando se está olhando fixamente para um objeto à frente e se deseja mudar de alvo e olhar para um objeto à direita. O objeto para o qual se está observando frontalmente tem a sua imagem projetada na fóvea, uma depressão localizada na mácula e responsável pelos 15 graus que abrangem a visão central. Já o objeto localizado à direita tem a imagem projetada na periferia da retina. Ao mudar o olhar de um objeto para o outro, o que ocorre nada mais é do que trazer uma imagem projetada na periferia da retina para a fóvea. Dessa forma, a sácade, ou sacada ocular, é o movimento que permite alternar a visão de um ponto para outro de forma precisa.

Para a realização desse movimento, é importante que a visão esteja preservada. Em geral, um paciente que realiza sacadas oculares de maneira espontânea e precisa normalmente é capaz de enxergar. Esse é um detalhe importante e que deve ser lembrado no exame de um paciente com cegueira funcional, embora a existência de sacadas oculares,

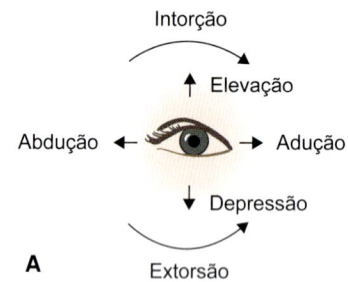

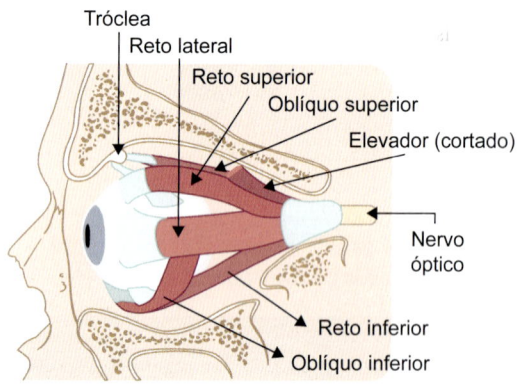

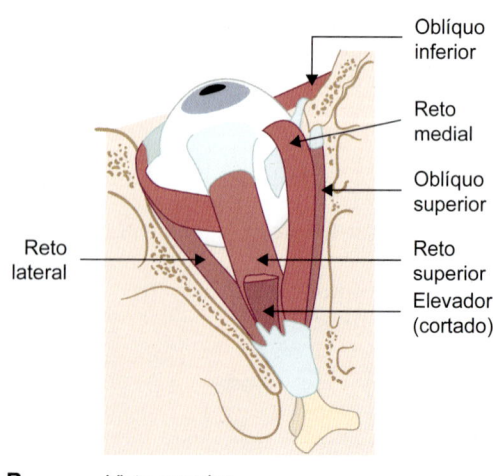

Figura 17.1 Funções e estrutura da motricidade ocular. **A.** Movimentos oculares possíveis. **B.** Músculos oculares extrínsecos.

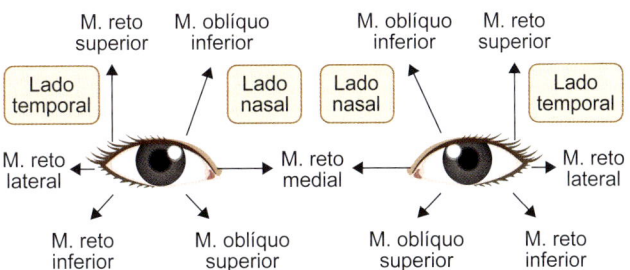

Figura 17.2 Ações dos músculos extraoculares.

por si só, não permita confirmar o diagnóstico de cegueira funcional, considerando que outras vias somatossensoriais podem ser utilizadas para realização desse movimento.

Além de se ter a área visual primária, essencial para a realização da sacada ocular, preservada, também é crucial a preservação da região parietal, responsável pela atenção espacial e consequente percepção do ambiente. Esse é o motivo pelo qual pacientes com lesão occipitoparietal bilateral com síndrome de Balint não conseguem realizar sacadas guiadas pela visão, o que se denomina "apraxia oculomotora".

Quando a via visual e as regiões parietais estão íntegras, o movimento de fato da sacada ocular horizontal se inicia pelo campo ocular frontal (COF), uma estrutura localizada na região frontal dorsolateral. O COF de um lado controla o movimento sacádico para o lado oposto; ou seja, o COF do lado direito controla o movimento ocular sacádico para o lado esquerdo. O controle fino desse movimento ocular, extremamente rápido, é feito por intermédio do colículo superior.

Para fins de exemplificação e evitar confusão com os termos ipsilateral e contralateral, utilizaremos como modelo o movimento sacádico para a esquerda. A informação proveniente do COF direito se comunica com a formação reticular pontina paramediana (FRPP) do lado esquerdo que, por sua vez, faz sinapse com o núcleo do nervo abducente do lado esquerdo, gerando o movimento de abdução do olho esquerdo. A comunicação desse núcleo com o núcleo do nervo oculomotor direito é mediada pelo fascículo longitudinal medial (FLM), o que permite a contração simultânea do reto lateral esquerdo e do reto medial direito, possibilitando a realização do olhar conjugado horizontal para a esquerda (Figura 17.3).

Enquanto o campo ocular frontal é responsável pela geração das sacadas oculares voluntárias, o campo ocular parietal está relacionado às sacadas oculares reflexas, além da exploração visual e da atenção espacial. O núcleo caudado e a substância nigra participam da modulação subcortical dos centros do tronco cerebral.

As vias relacionadas ao controle do olhar vertical estão situadas no mesencéfalo rostral, na área pré-tectal e na comissura posterior. O núcleo intersticial rostral do FLM (riFLM) está para o controle das sácades verticais como a FRPP está para o controle das sácades horizontais. Os centros do olhar vertical para cima estão localizados mais dorsalmente, na região da comissura posterior, enquanto os centros do olhar vertical para baixo estão situados mais ventralmente no mesencéfalo (Figura 17.4). O acometimento dessa porção ventral no mesencéfalo é o motivo pelo qual, na paralisia supranuclear progressiva, o paciente apresenta perda das sacadas verticais para baixo de forma mais evidente, com a perda das sacadas verticais para cima em menor grau.

Existem dois tipos de neurônios pré-motores importantes para o movimento de sacada ocular: os neurônios *burst* e neurônios de pausa (ou *omnipausi*). Os neurônios *burst* são os que iniciam o movimento de sacada, enquanto os neurônios de pausa são responsáveis por inibir a atividade dos neurônios *burst*, consequentemente evitando movimentos erráticos de sacada fora de contexto (Figura 17.5).

Os neurônios *burst* relacionados às sacadas horizontais estão presentes principalmente na FRPP, enquanto os relacionados às sacadas verticais estão presentes, sobretudo, nos núcleos riFLM e da comissura posterior (ou núcleo de Darkshevich).

Via do seguimento ocular

O seguimento ocular, ou movimento de perseguição ocular, é aquele que permite que um objeto em movimento possa ser perseguido e acompanhado pelo movimento simultâneo dos olhos, o que permite que um objeto em movimento esteja constantemente na fóvea ocular.

O controle dessa via depende da integridade do córtex visual primário, bem como da junção temporo parieto-occipital (JTPO). Diferentemente do movimento de sacada ocular, o movimento de seguimento ocular é inteiramente dependente do estímulo visual. A JTPO direita é responsável pelo seguimento ocular para a direita e emite informações para os núcleos pontinos dorsolaterais do mesmo lado. A partir desse ponto, o sistema sofre dupla decussação: as informações provenientes dos núcleos pontinos seguem em direção ao cerebelo contralateral, com ativação sequencial do núcleo vestibular medial e núcleo prepósito do hipoglosso, retornando desse último para a FRPP ipsilateral aos núcleos pontinos (Figura 17.6). Para o seguimento vertical, o núcleo intersticial de Cajal, localizado na área pré-tectal, é o principal centro subcortical envolvido.

Via do nistagmo optocinético

O nistagmo optocinético é desencadeado por uma sucessão de estímulos visuais móveis, ocorrendo quando os olhos necessitam acompanhar uma série de objetos em movimento rápido, como árvores passando diante olhos de um passageiro que olha pela janela de um trem.

Esse tipo de nistagmo pode ser considerado, para fins práticos, como uma combinação dos movimentos de seguimento ocular associado ao movimento de sacada ocular. Para testar essa função, pode-se lançar mão de uma fita com várias faixas e pedir para o paciente contar as faixas à medida que a fita é movida de um lado para o outro à frente dos olhos. O movimento da fita da direita para a esquerda faz com que o paciente realize uma combinação sucessiva de seguimento ocular para a esquerda e sacada ocular para a

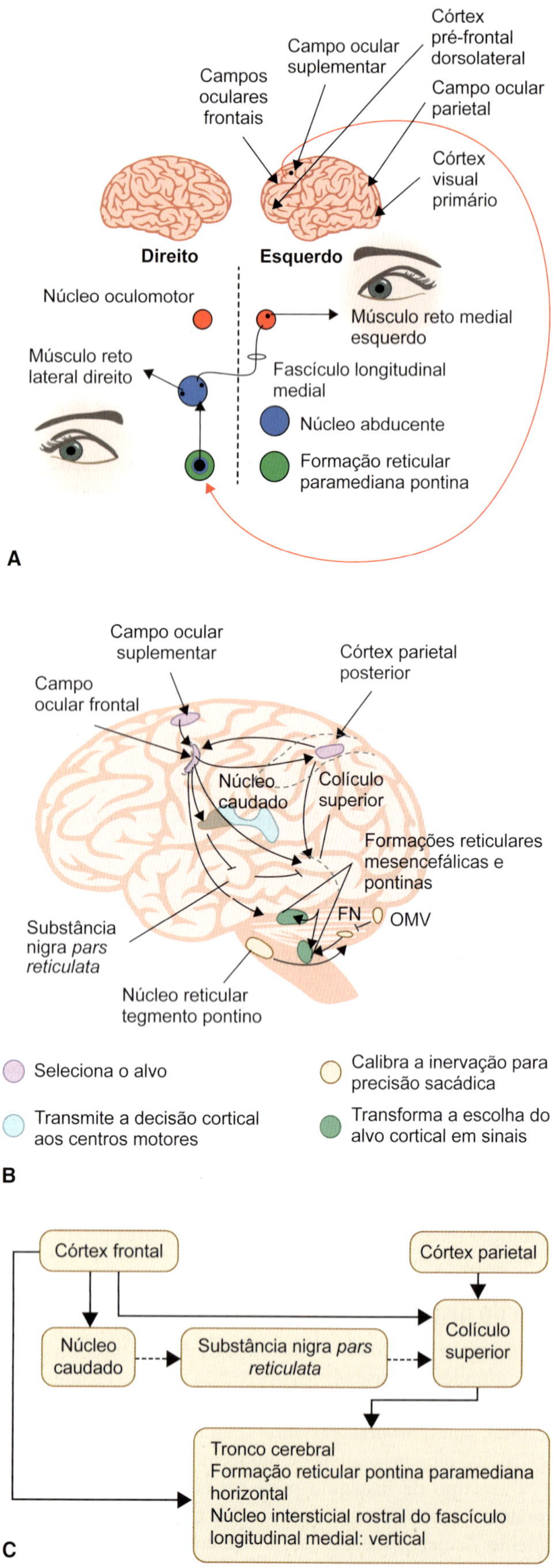

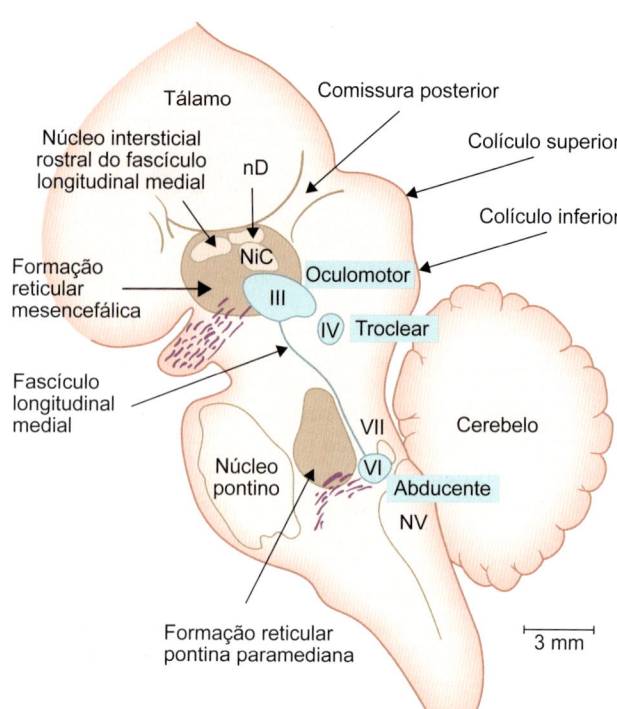

Figura 17.4 Os núcleos envolvidos na motricidade ocular localizadas no tronco cerebral incluem os núcleos dos nervos motores oculares (oculomotor, troclear e abducente), das vias supranucleares do olhar vertical (núcleo rostral intersticial de Cajal, núcleo intersticial do fascículo longitudinal medial e núcleo de Darkshevich [nD]) e das vias do olhar horizontal (formação reticular pontina paramediana e núcleos vestibulares. NiC: núcleo intersticial de Cajal; NV: núcleo vestibular.

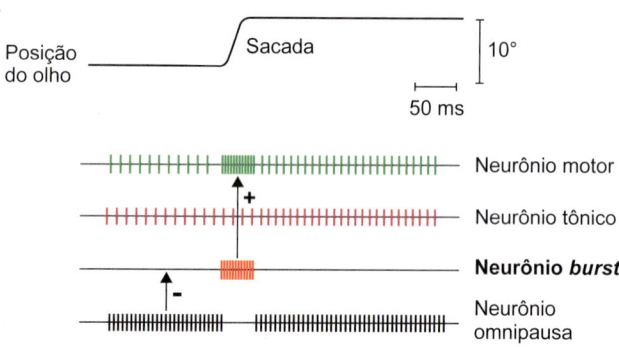

Figura 17.5 Os neurônios de pausa mantêm uma inibição constante sobre os neurônios *burst*. Essa inibição é interrompida durante a sacada, o que possibilita aos neurônios *burst* realizar um disparo sincronizado, com consequente ativação dos neurônios motores e realização do movimento ocular.

Figura 17.3 Sistema de sacadas. **A.** Via de sacada horizontal. **B.** Centros corticais e subcorticais do sistema de sacadas. **C.** Detalhamento esquemático das vias paralelas do movimento sacádico. A *linha tracejada* indica a linha média do encéfalo, separando-o entre os dois lados.

direita. Esse movimento é capaz de testar tanto a via de seguimento quanto a via de sacadas originadas do hemisfério cerebral esquerdo.

A via do nistagmo optocinético depende primordialmente da integridade da JTPO, com conexões com a região profunda do lobo parietal medialmente às radiações ópticas parietais, que garantem o seguimento ocular. Essas, por sua vez, se comunicam com o campo ocular frontal ipsilateral, o que permite a sacada ocular para o lado oposto (Figura 17.7).

Pacientes com hemianopsia decorrente de lesões occipitais geralmente mantêm a resposta do nistagmo optocinético (resposta NOC) preservada, uma vez que há preservação da

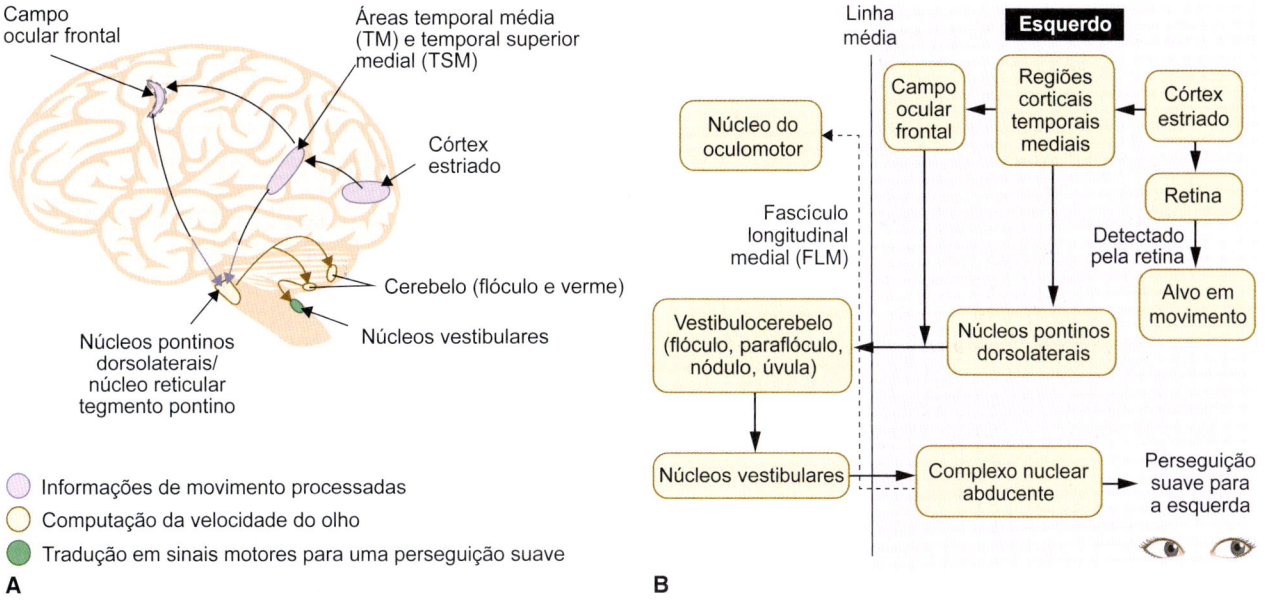

Figura 17.6 Sistema de seguimento do olhar. **A.** Centros corticais e subcorticais do sistema de seguimento. **B.** Via de seguimento horizontal.

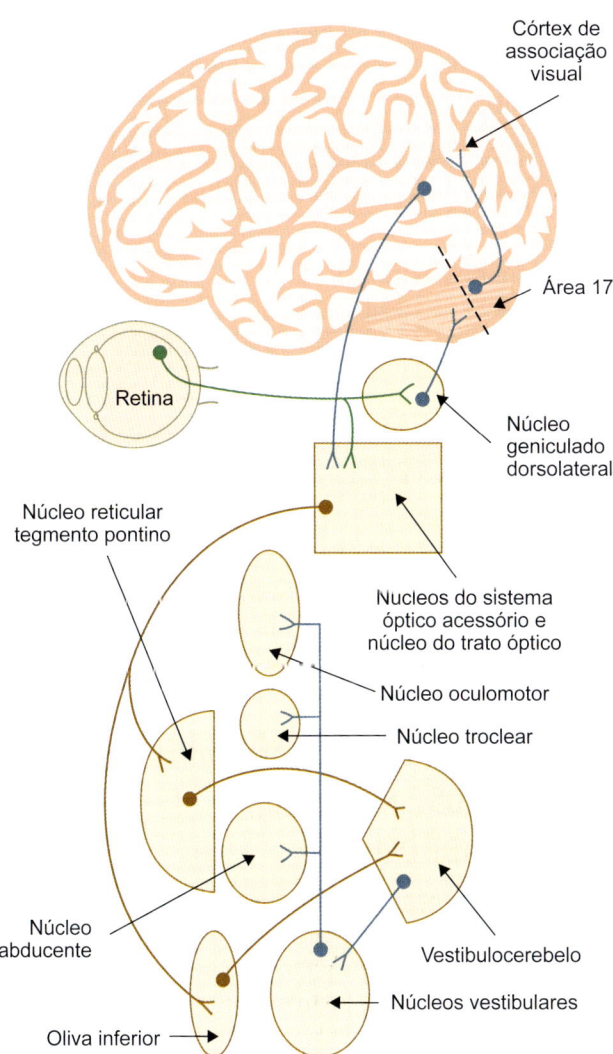

Figura 17.7 Funcionamento da via do nistagmo optocinético.

região parietal profunda. Em contrapartida, pacientes com hemianopsia decorrente de lesões parietais profundas costumam ter a resposta NOC acometida. Classicamente, esse teste foi utilizado para diferenciar lesões de etiologia vascular (que normalmente afetam a região occipital e preservam a resposta NOC) de lesões de etiologia neoplásica (que comumente afetam a região parietal e comprometem a resposta NOC).

Além dessa aplicação, a resposta NOC também pode auxiliar no diagnóstico de pacientes com cegueira funcional, uma vez que a presença da resposta NOC depende da preservação da visão. Pelo mesmo motivo, também pode ser utilizada para estimar a preservação visual em lactentes, especialmente entre 4 e 6 meses de idade. A pesquisa do NOC horizontal também ajuda a detectar a lentificação da sacada de adução em casos de oftalmoplegia internuclear. A pesquisa do NOC vertical, por sua vez, auxilia na identificação da presença de nistagmo de convergência e retração em pacientes com síndrome de Parinaud, bem como na identificação precoce de anormalidades em pacientes com paralisia supranuclear progressiva.

TRANSTORNOS DO CONTROLE SUPRANUCLEAR DA MOTRICIDADE OCULAR E INTERNUCLEAR

Oftalmoplegia internuclear

A oftalmoplegia internuclear (OIN) decorre da lesão do FLM, que é responsável por interligar os núcleos dos nervos cranianos (NC) III, IV, VI e VIII. No entanto, a lesão do FLM afeta principalmente a comunicação entre o núcleo do nervo abducente e o subnúcleo do nervo oculomotor.

Vale recordar que a sacada horizontal se inicia pela abdução de um dos olhos, seguida pela adução do olho contralateral, que ocorre por informação transmitida pelo FLM.

O FLM sai do VI NC no sentido perpendicular ao tronco cerebral e, ao cruzar a linha média, ascende pelo lado contralateral. Como o maior trajeto percorrido pelo FLM está do mesmo lado do olho que faz a adução, a lesão do FLM leva ao comprometimento da adução do olho ipsilateral à lesão, com o clássico achado de nistagmo de abdução do olho contralateral.

Em uma lesão do FLM direito, por exemplo, o paciente consegue realizar a abdução do olho esquerdo e ainda apresentar nistagmo de abdução desse olho, porém, o olho direito não consegue realizar a adução. Em casos de lesões sutis ou durante a recuperação de uma lesão prévia do FLM, pode ainda haver adução do olho ipsilateral à lesão do FLM. No entanto, deve haver, necessariamente, uma lentificação da sacada de adução do olho ipsilateral e nistagmo de abdução do olho contralateral.

A lesão do FLM pode ser confundida com uma lesão parcial do oculomotor, uma vez que, em ambos os casos, pode haver comprometimento da adução. A diferença é que, na OIN, a abdução está comprometida apenas no olhar conjugado horizontal, com preservação do movimento de adução do olhar durante a convergência ocular. Por outro lado, na lesão do subnúcleo do oculomotor responsável pela adução, a lesão compromete tanto a adução do olho ipsilateral à lesão durante o movimento de sacada para o lado contralateral, quanto durante a convergência ocular.

Existe uma exceção para essa regra, pois a OIN comumente decorre da lesão do FLM em nível pontino, embora também possa ocorrer no trajeto do FLM pelo mesencéfalo. A pesquisa da convergência ajuda a diferenciar semiologicamente essas topografias. A convergência está preservada na lesão em nível pontino, enquanto normalmente está comprometida na lesão em nível mesencefálico, uma vez que há, nesse nível, uma proximidade do FLM com o subnúcleo do nervo oculomotor responsável pela adução.

As clássicas causas de OIN são decorrentes de etiologia vascular e desmielinizante, respectivamente por acidente vascular cerebral (AVC) isquêmico por acometimento de pequenos vasos e por esclerose múltipla (EM). Em pacientes jovens, o achado de OIN bilateral é característico da EM. Dependendo da gravidade do acometimento bilateral do FLM, pode haver estrabismo divergente com exotropia bilateral, levando à condição conhecida como "OIN bilateral com olhos desviados para a parede" (WEBINO, do inglês *wall-eyed bilateral internuclear ophthalmoplegia*).

Paralisia do olhar conjugado horizontal

A paralisia do olhar conjugado horizontal pode ocorrer secundária à lesão ou estímulo do COF ou por lesão da FRPP. Na lesão do COF, tipicamente decorrente de AVC isquêmico, ocorre um desvio do olhar para o mesmo lado da lesão: uma lesão do COF direito gera um desvio do olhar para direita. Isso ocorre pois o COF direito é responsável por realizar a sacada ocular para a esquerda, enquanto o COF esquerdo é responsável por realizar a sacada ocular para a direita. Portanto, uma lesão do COF direito dificulta a realização de sacada para a esquerda e, por outro lado, a preservação da integridade do COF esquerdo faz com que o olhar seja desviado para a direita.

Outro tipo de desvio ocular relacionado ao COF decorre do estímulo dessa estrutura, como ocorre, por exemplo, durante uma crise epiléptica que acomete o COF. Nessa situação, o estímulo elétrico faz com que o desvio ocular seja para o lado contralateral ao COF "irritado", o que significa que uma crise epiléptica que gere descargas na região frontal direita fará com que o COF direito seja estimulado, levando, por sua vez, a um desvio tônico do olhar para a esquerda. Esse evento é conhecido como "crise versiva", uma vez que há versão do olhar, ou desvio tônico do olhar, para o lado oposto.

Outra causa de desvio horizontal do olhar decorre da lesão da FRPP. Vale recordar que a FRPP estimula o núcleo do VI NC ipsilateral e o subnúcleo do III NC contralateral, produzindo o olhar conjugado horizontal para o lado ipsilateral à FRPP. Portanto, uma lesão da FRPP levará a um desvio do olhar para o lado oposto. Uma lesão da FRPP esquerda, por exemplo, levará ao desvio do olhar para a direita.

A FRPP está situada na ponte, próxima ao FLM ipsilateral e às fibras no VII NC, não sendo, portanto, incomum que haja lesão dessa estrutura associada à lesão nas demais estruturas adjacentes. Diante de uma lesão de FRPP com lesão associada do FLM ipsilateral, ocorre a chamada "síndrome do um e meio", na qual se perde o movimento do olhar conjugado para o mesmo lado da lesão, além de haver limitação da adução do olho ipsilateral, com preservação apenas da abdução do olho contralateral. Em uma lesão à esquerda, por exemplo, espera-se que não haja movimentação do olho esquerdo para a direita ou para a esquerda, preservando-se apenas o movimento do olho direito para direita associado ao nistagmo de abdução do olho contralateral. Já na situação em que há lesão da FRPP associada à lesão do FLM e das fibras do VII NC, ocorre a chamada "síndrome do oito e meio", na qual há uma síndrome do um e meio somada à paralisia facial periférica ipsilateral $(1,5 + 7 = 8,5)$.

Síndrome de Parinaud

A síndrome de Parinaud decorre da lesão da área pré-tectal, na região da comissura posterior. A síndrome é caracterizada por paralisia do olhar vertical, associada a nistagmo de convergência-retração, retração palpebral (sinal de Collier) e dissociação luz-perto. O paciente é incapaz de olhar para cima e, ao tentar, apresenta contrações espasmódicas palpebrais, associadas a movimentos de retração ocular (nistagmo de convergência-retração). As pupilas costumam estar de tamanho aumentado, pouco reativas à luz ou arreativas, com reflexo de convergência-acomodação-miose preservado (dissociação luz-perto). As causas clássicas decorrem de lesão da área pré-tectal, tais como pinealoma e hidrocefalia.

NEUROANATOMIA E NEUROFISIOLOGIA DOS NÚCLEOS E NERVOS DA MOTRICIDADE OCULAR

Nervo oculomotor (III NC)

O nervo oculomotor é responsável pela inervação dos músculos levantador da pálpebra, reto superior, reto medial, reto inferior, oblíquo inferior e esfíncter da pupila (Figura 17.8). O núcleo do nervo oculomotor está situado no mesencéfalo, no nível dos colículos superiores, e é subdividido em subnúcleos, sendo cada subnúcleo responsável por uma diferente função relacionada à musculatura ocular, tanto extrínseca quanto intrínseca. Os axônios dos neurônios de praticamente todos

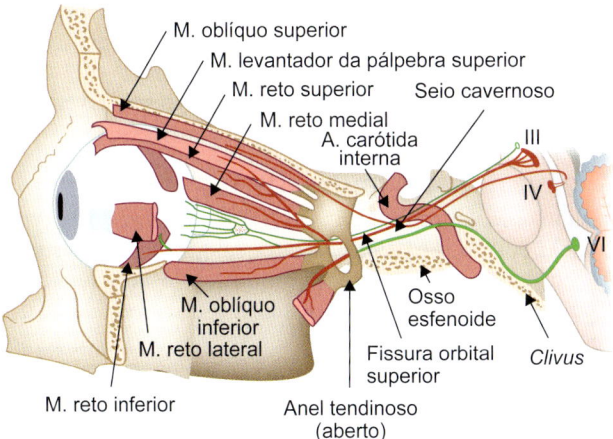

Figura 17.8 Relações anatômicas dos nervos da motricidade ocular extrínseca.

os subnúcleos se juntam do lado ipsilateral ao núcleo para formar as fibras do nervo oculomotor ipsilateral, que se origina no sulco medial do pedúnculo cerebral (Figura 17.9). As exceções são os neurônios dos subnúcleos dos músculos retos superiores, cujos axônios cruzam a linha média para fazer parte do nervo oculomotor contralateral, bem como o subnúcleo dos músculos levantadores das pálpebras, que é único localizado na linha média, e composto por neurônios cujos axônios contribuem para os nervos oculomotores de ambos os lados. Assim, conclui-se que a lesão do subnúcleo dos músculos levantadores da pálpebras provoca ptose palpebral bilateral, enquanto a lesão do subnúcleo do músculo reto superior resulta em paresia do reto superior contralateral. A lesão dos demais subnúcleos causa paresia dos músculos ipsilaterais.

O subnúcleo de Edinger-Westphal está relacionado ao sistema parassimpático e é responsável por controlar o músculo esfíncter da pupila. Sua lesão resulta em midríase ipsilateral, com comprometimento do reflexo fotomotor e pupila arreativa à luz. Os demais subnúcleos estão relacionados aos músculos reto medial, reto inferior e oblíquo inferior; as lesões desses subnúcleos causam paresia dos respectivos músculos ipsilaterais à lesão.

Após emergir pelo sulco medial do pedúnculo cerebral, o nervo oculomotor passa entre as artérias cerebral posterior e cerebelar superior, assumindo posteriormente contato próximo com a artéria comunicante posterior (ACoP). É importante destacar que as fibras parassimpáticas ocupam a porção mais superficial do nervo oculomotor, enquanto as fibras mais centrais são provenientes dos outros subnúcleos. O nervo prossegue em direção à porção medial do lobo temporal, na região do úncus, e adentra o seio cavernoso em posição superolateral. Do seio cavernoso, segue pela fissura orbitária superior, chegando ao ápice orbitário e se separando em divisões superior e inferior. Ambas as divisões passam através do anel tendinoso (ou ânulo) de Zinn (do qual se originam os músculos retos), sendo a divisão superior responsável pela inervação dos músculos levantador da pálpebra e reto superior, enquanto a divisão inferior é responsável pela inervação dos músculos reto inferior, reto medial, oblíquo inferior e esfíncter da pupila. Vale ressaltar que as fibras para o músculo esfíncter da pupila saem da divisão inferior para realizar sinapse no gânglio ciliar, de onde saem os nervos ciliares curtos.

Nervo troclear (IV NC)

O nervo troclear é responsável pela inervação do músculo oblíquo superior. O núcleo do nervo troclear está situado no mesencéfalo, no nível dos colículos inferiores. Suas fibras direcionam-se para trás, decussam a linha média e emergem pela parte posterior do tronco cerebral, no véu medular superior. É o único nervo craniano que tem sua origem na porção posterior do tronco cerebral, assim como é o único nervo cujo núcleo fornece as fibras para o nervo do lado oposto.

Após emergir pela parte posterior do tronco cerebral, o nervo troclear contorna o tronco cerebral e se direciona para a região anterior, adentrando o seio cavernoso em posição superolateral, logo abaixo do nervo oculomotor. Assim como o nervo oculomotor, ele atravessa a fissura orbitária superior e chega ao ápice orbitário; no entanto, ao contrário do nervo oculomotor, o nervo troclear permanece fora do ânulo de Zinn até atingir o músculo oblíquo superior.

Nervo abducente (VI NC)

O nervo abducente é responsável pela inervação do músculo reto lateral. Seu núcleo está situado na ponte, em situação posterior e circundado pelas fibras do nervo facial (também denominadas "joelho do facial"), onde compõe o colículo facial em nível macroscópico. As fibras do VI NC se direcionam, anteriormente e lateralmente, para o sulco bulbopontino, onde está a origem aparente do nervo abducente no tronco cerebral. O nervo sobe em proximidade ao *clivus* até atingir o seio cavernoso, em posição centrolateral, imediatamente abaixo do segmento cavernoso da artéria carótida interna. Após sair do seio cavernoso, o nervo atravessa a fissura orbitária superior para chegar ao ápice orbitário e seguir por dentro do ânulo de Zinn até atingir o músculo oblíquo inferior.

DIAGNÓSTICO TOPOGRÁFICO DAS PARALISIAS DOS NERVOS DA MOTRICIDADE OCULAR EXTRÍNSECA

Paralisia do nervo oculomotor (III NC)

As fibras do nervo oculomotor podem ser lesionadas em qualquer região, desde o núcleo do III NC até o segmento distal do nervo em sua porção intraorbitária.

As lesões relacionadas ao núcleo do oculomotor, ou às fibras que compõem sua porção fascicular dentro do tronco

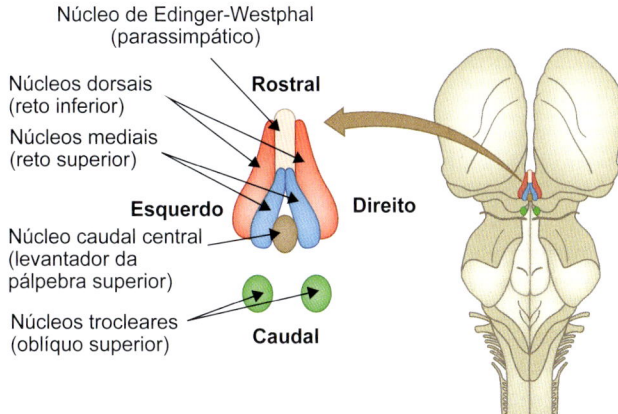

Figura 17.9 Complexo nuclear do oculomotor.

cerebral, são geralmente decorrentes de lesões estruturais, comumente decorrentes de etiologia vascular ou neoplásica. O diagnóstico topográfico, na maioria das vezes, é possível pela presença de outros sinais e sintomas, decorrentes do acometimento do nervo oculomotor e das estruturas próximas a esse nervo no tronco cerebral, visto que dificilmente as lesões vasculares ou neoplásicas do tronco cerebral acometem de forma tão caprichosa apenas o núcleo do nervo oculomotor ou a porção fascicular do nervo. O diagnóstico, portanto, será relacionado às síndromes de tronco cerebral. Como exemplo, a síndrome de Weber, que geralmente decorre da isquemia do território irrigado pelos ramos perfurantes da artéria basilar e é caracterizada por paralisia do oculomotor ipsilateral e hemiparesia contralateral.

As lesões isoladas mais comuns do nervo oculomotor são decorrentes de compressão extrínseca, como a causada por um aneurisma da ACoP, ou pela isquemia central do nervo em si. É importante lembrar que o nervo oculomotor tem trajeto com próximo à ACoP e que suas fibras mais superficiais estão relacionadas ao controle parassimpático da pupila, enquanto as fibras mais centrais estão relacionadas ao controle dos músculos da motricidade ocular extrínseca.

Por isso, no acometimento microvascular por isquemia central do nervo oculomotor, observam-se frequentemente ptose palpebral completa, desvio lateral e inferior do olho ipsilateral ao nervo lesado, com pupila preservada, sem midríase e com reflexo fotomotor intacto. Esses achados decorrem do acometimento das fibras que inervam os músculos levantador da pálpebra superior, reto superior, reto medial, oblíquo inferior e reto inferior, com preservação concomitante das fibras parassimpáticas periféricas. O desvio lateral e inferior do olho ocorre pois não houve acometimento associado dos nervos abducente e troclear, responsáveis pela inervação dos músculos reto lateral e oblíquo superior, respectivamente. Já na compressão extrínseca do nervo oculomotor por um aneurisma de ACoP, observam-se anisocoria com midríase do olho ipsilateral ao aneurisma e abolição do reflexo fotomotor no mesmo lado. O comprometimento das fibras que inervam a musculatura extrínseca pode ou não estar presente, e a extensão desse acometimento é variável, nem sempre afetando toda a musculatura extrínseca inervada pelo oculomotor.

Quando toda a musculatura ocular extrínseca inervada pelo oculomotor é afetada, denomina-se "paralisia do nervo oculomotor não parcelar". Por outro lado, quando apenas alguns músculos extrínsecos do oculomotor são acometidos, denomina-se "paralisia do oculomotor parcelar". Quando há preservação do músculo esfíncter da pupila, denomina-se "paralisia do oculomotor incompleta"; caso contrário, quando há acometimento da musculatura ocular intrínseca, denomina-se "paralisia do oculomotor completa".

Em geral, o comprometimento microvascular do oculomotor resulta em paralisia parcelar e incompleta, enquanto o comprometimento por compressão aneurismática é completo, podendo ser parcelar ou não parcelar.

Como mencionado anteriormente, o nervo oculomotor tem trajeto próximo à porção medial do lobo temporal. Por isso, em pacientes em coma com midríase unilateral, deve-se considerar imediatamente a possibilidade de hérnia uncal ipsilateral à pupila midriática. Nessas situações, o paciente normalmente apresenta comprometimento do nível de consciência, muitas vezes se encontrando em coma. Raramente a hérnia uncal produz o achado isolado de midríase, embora não seja impossível a sua ocorrência em um estágio inicial da herniação.

O acometimento do nervo oculomotor no seio cavernoso e no ápice orbitário será comentado adiante.

Paralisia do nervo troclear (IV NC)

Assim como ocorre na lesão do III NC, as fibras do nervo troclear podem ser lesionadas em qualquer região, desde o núcleo do IV NC até o segmento distal do nervo em sua porção intraorbitária. Da mesma forma, o acometimento do núcleo do nervo troclear ou de seu trajeto fascicular no tronco cerebral, em geral, manifesta-se com o acometimento de outras estruturas adjacentes e será mais bem estudado no capítulo relacionado às síndromes de tronco.

A principal causa de paralisia isolada do IV NC é congênita. É importante notar que, na prática clínica, apesar de ter a paralisia do troclear de forma congênita, o paciente consegue compensar essa paralisia por meio da posição de cabeça, bem como da amplitude de fusão, e não costuma se queixar de diplopia quando jovem. Contudo, com o avançar da idade, essa amplitude de fusão é gradualmente perdida, e um simples evento estressor, como um pequeno trauma craniano ou um processo infeccioso, pode levar à descompensação da paralisia congênita do IV NC, fazendo com que o paciente passe a se queixar de diplopia. As outras principais causas de paralisia do IV NC são a traumática e a microvascular.

Paralisia do nervo abducente (VI NC)

A síndrome de Foville é uma condição importante relacionada à paralisia do VI NC no tronco cerebral, caracterizada por paralisia ipsilateral do VI NC no lado da lesão, acompanhada de hemiparesia contralateral. Geralmente, sua etiologia é isquêmica.

A paralisia do nervo abducente é a mais comum dentre as paralisias dos nervos relacionados à motricidade ocular extrínseca. A causa mais comum é microvascular, embora outras causas comuns adquiridas incluam trauma, hipertensão intracraniana, tumores do tronco cerebral, encefalopatia de Wernicke e EM. Uma causa congênita para a paralisia do nervo abducente é a síndrome de Duane, na qual há agenesia do núcleo do nervo abducente.

ABORDAGEM SEMIOLÓGICA DO PACIENTE COM DIPLOPIA

Diplopia é o termo técnico utilizado para descrever a queixa de visão dupla relatada pelo paciente. Durante a coleta da história de um paciente com diplopia, é fundamental caracterizar:

- Se a diplopia é binocular ou monocular. Deve-se perguntar ao paciente se a diplopia ocorre apenas quando ambos os olhos estão abertos (binocular) e melhora quando fecha um dos olhos, ou se a diplopia ocorre sempre no mesmo olho, independentemente se o outro olho está aberto ou fechado. Isso é fundamental, pois, na maioria das vezes, a diplopia binocular é de origem neurológica e decorre de um desalinhamento ocular, enquanto a diplopia monocular costuma ser de origem oftalmológica, podendo ser decorrente de alterações da mácula, do cristalino (p. ex., catarata) ou da córnea. Na diplopia binocular de origem neurológica, as imagens que chegam ao córtex visual primário não estão sobrepostas, o que gera uma sensação de duplicação das imagens. É importante destacar que o desalinhamento ocular pode ser sutil e, nessa situação, o paciente pode se queixar de "embaçamento da visão", não sendo capaz de notar que a turvação visual na realidade é uma discreta diplopia. Isso também pode ser detectado perguntando-se ao paciente se o "embaçamento visual" melhora ao se fechar qualquer um dos olhos

- Se a diplopia é vertical, horizontal ou oblíqua. A diplopia horizontal costuma decorrer de um desalinhamento horizontal dos olhos, como, por exemplo, durante uma paralisia do nervo abducente, enquanto a diplopia vertical, ou oblíqua, costuma resultar de um desalinhamento vertical do olhar, o que muitas vezes é ocasionado por uma paralisia do nervo troclear

- Se a diplopia horizontal é pior para a direita ou para a esquerda, se a diplopia vertical/oblíqua é pior ao olhar para cima ou para baixo. Essas perguntas ajudam a determinar qual o provável nervo acometido. Uma diplopia horizontal para a direita, por exemplo, pode ser decorrente da paresia do músculo reto lateral direito ou da paresia do músculo reto medial esquerdo, já que esses são os músculos ativados no olhar conjugado para a direita

- Se a diplopia é pior para perto ou para longe. Em geral, a piora para longe decorre da paresia do músculo reto lateral, enquanto a piora para perto decorre da paresia do músculo reto medial.

Durante a realização do exame físico, é importante considerar as três regras básicas da diplopia:

- A diplopia piora no sentido do olho parético
- A imagem falsa vem do olho parético
- A imagem falsa é sempre periférica.

Na avaliação da diplopia, leva-se em conta a percepção do paciente nas nove posições do olhar. O examinador deve mostrar um objeto, tal como uma caneta, e movimentá-lo nas nove posições do olhar. A diplopia piora no sentido em que o músculo é mais exigido, uma vez que nessa situação há o maior desalinhamento ocular possível e, portanto, maior distância entre as imagens formadas no córtex visual primário. Além disso, o paciente com diplopia é capaz de ver duas imagens: uma mais nítida (imagem verdadeira) e outra menos nítida (imagem falsa). A imagem verdadeira vem do olho não parético, pois esse olho está alinhado diretamente com a imagem, permitindo que ela atinja a fóvea, região da retina de maior qualidade visual. Já a imagem falsa vem do olho parético, pois, como esse olho não está olhando diretamente para a imagem, a imagem chega à retina periférica, resultando em uma imagem de menor resolução, localizada na periferia da visão, em vez do centro.

É crucial não confundir imagem periférica com a localização da imagem verdadeira ou falsa. Imagem periférica é a imagem que está mais distante do centro da visão. Isso é mais bem compreensível imaginando-se um alvo composto por uma circunferência central e anéis concêntricos ao redor. Nesse contexto, a imagem periférica é a mais distante do centro. Em uma diplopia horizontal, por exemplo, ao olhar para a esquerda, a imagem falsa será aquela que está mais à esquerda, enquanto a imagem real estará mais à direita. Em diplopia vertical, ao olhar para baixo, a imagem falsa será aquela mais próxima ao chão, enquanto a imagem real estará mais próxima ao paciente.

Para que isso seja identificado, o primeiro passo é observar em qual das nove posições do olhar há maior grau de diplopia. Uma vez identificada a pior posição, o paciente deve fixar os olhos nessa posição e tentar identificar as duas imagens existentes. Na sequência, deve realizar alternadamente a ação de fechar um dos olhos, depois abrir ambos e então fechar o olho contralateral. Isso deve ser repetido várias vezes, até que o paciente seja capaz de identificar de qual olho vem a imagem falsa e de qual olho vem a imagem verdadeira.

Em uma situação em que a diplopia seja horizontal e pior ao olhar para a esquerda, por exemplo, pode haver uma paresia do reto lateral esquerdo ou do reto medial direito. Se a imagem falsa for gerada pelo olho esquerdo, identifica-se que olho parético é o esquerdo e que, portanto, há paresia do músculo reto lateral esquerdo, provavelmente associada a uma paralisia do nervo abducente esquerdo. Por outro lado, se a imagem falsa for gerada pelo olho direito, a imagem falsa é proveniente do olho direito e, portanto, há paresia do reto medial direito, provavelmente devido a uma paralisia do nervo oculomotor direito ou a uma OIN à direita. Nesse último caso, a avaliação da presença ou ausência do nistagmo de abdução, bem como do comprometimento ou não da convergência ocular pode auxiliar nessa diferenciação, conforme anteriormente exposto. A avaliação anteriormente descrita pode ser realizada com o auxílio do bastão de Maddox.

As alterações descritas são predominantemente subjetivas. No entanto, é possível realizar uma avaliação objetiva procurando alterações relacionadas às tropias e forias.

As tropias ocorrem quando há um desalinhamento ocular, que pode ser notado ao realizar o teste da cobertura-descobertura (cover-uncover): pede-se ao paciente que fixe o olhar em um determinado ponto e, a seguir, realiza-se a oclusão de um dos olhos. Nesse momento é possível notar o movimento de correção do olho destampado, permitindo identificar o provável músculo parético. Esse teste pode ser realizado nas nove posições do olhar a fim de identificar em qual posição há maior desvio ocular e, consequentemente, detectar o músculo parético. As alterações identificadas são: exotropia (olho desviado para fora/região temporal), esotropia (olho desviado para dentro/para região nasal), hipertropia (olho desviado para cima) e hipotropia (olho desviado para baixo).

As forias ocorrem quando o desalinhamento ocular é visível apenas durante a quebra de fusão das imagens, como, por exemplo, durante a realização do teste de cobertura alternada (cover alternado). Nesse teste, é feita a oclusão alternada de ambos os olhos, ora ocluindo o olho direito, ora ocluindo o olho esquerdo, de forma separada. O teste também pode ser feito nas nove posições do olhar, buscando identificar se algum dos olhos se movimenta durante o cover alternado. De acordo com o movimento dos olhos, pode-se fazer a classificação em exoforia, esoforia, hiperforia e hipoforia, seguindo o mesmo critério descrito para as tropias.

É importante destacar que, na avaliação de uma possível paralisia do nervo troclear, utiliza-se a manobra de Bielschowsky, que consiste em três etapas:

- Identificar o olho com hipertropia na posição primária do olhar (PPO)

- Identificar se a hipertropia piora ao olhar para a direita ou para a esquerda
- Identificar se a hipertropia piora ao realizar o movimento de inclinação lateral para a direita ou para esquerda.

Como exemplo, considere um paciente com hipertropia do olho direito na PPO. Essa hipertropia pode decorrer de falha dos músculos elevadores do olho esquerdo (reto superior esquerdo e oblíquo inferior esquerdo), bem como dos músculos que deprimem o olho direito (reto inferior direito e oblíquo superior direito). Os músculos retos verticais (reto superior e reto inferior) tem sua ação vertical predominante com os olhos em abdução. Já os músculos oblíquos (oblíquo superior e oblíquo inferior) predominam com os olhos em adução. Se a hipertropia piora ao olhar para a esquerda, a falha pode ser decorrente do oblíquo superior direito ou do reto superior esquerdo. Por fim, se a inclinação lateral da cabeça em direção ao ombro esquerdo melhora a hipertropia, isso indica provável paresia do oblíquo superior direito, decorrente da paralisia do nervo troclear direito. No entanto, se a hipertropia melhora ao inclinar a cabeça lateralmente para o ombro direito, o provável músculo parético é o reto superior esquerdo.

DIAGNÓSTICOS DIFERENCIAIS DAS PARALISIAS DOS NERVOS CRANIANOS III, IV E VI

Seio cavernoso

O seio cavernoso é uma estrutura localizada na fossa média que faz parte do sistema venoso cerebral profundo. Em seu interior passa o segmento cavernoso da artéria carótida interna, circundado pelo plexo simpático carotídeo e pelos nervos cranianos III, IV, VI, V_1 e V_2 (Figura 17.10). Na síndrome do seio cavernoso, todas essas estruturas podem estar acometidas, e é a conjunção de sintomas que levará ao diagnóstico topográfico. A presença de paralisia apenas no VI NC, associada à síndrome de Horner ipsilateral, é chamada "síndrome de Parkinson", decorrendo tipicamente de lesão no seio cavernoso, tendo em vista que o contato próximo dessas duas estruturas ocorre apenas dentro do seio cavernoso.

As condições patológicas para o acometimento do seio cavernoso são diversas, podendo ser decorrentes de etiologias vasculares, inflamatórias, neoplásicas e infecciosas.

Dentre as causas vasculares, destacam-se a trombose de seio cavernoso e a fístula carótido-cavernosa. Em ambas costuma haver congestão venosa e consequente hiperemia conjuntival, quemose palpebral (edema de pálpebra) e proptose. Na fístula carótido-cavernosa, o fluxo sanguíneo da artéria carótida para o seio cavernoso pode ser tão intenso que a pista diagnóstica é a presença de vasos em padrão "saca-rolhas" na esclera, e de sopro orbitário (uma rara situação em que se deve auscultar os olhos), algumas vezes até com a presença de proptose visivelmente pulsátil.

Dentre as causas inflamatórias, está a possibilidade de doença relacionada à IgG4, sarcoidose, granulomatose com poliangeíte e síndrome de Tolosa-Hunt, uma doença granulomatosa corticorresponsiva, cujo diagnóstico é de exclusão e cuja existência é cada vez mais questionada, dado que muitos pacientes anteriormente diagnosticados com essa síndrome são posteriormente diagnosticados com outras doenças granulomatosas, como as anteriormente citadas. O que caracteriza clinicamente a síndrome de Tolosa-Hunt é a presença de oftalmoplegia dolorosa, com boa resposta ao tratamento com corticosteroide.

Dentre as causas neoplásicas, vale destacar a possibilidade de linfoma, sendo a grande pista diagnóstica uma síndrome de seio cavernoso não dolorosa, que também pode ter melhora transitória com o uso de corticosteroide. Outras causas neoplásicas mais frequentes incluem metástases, meningioma, carcinoma nasofaríngeo e cordoma.

Dentre as causas infecciosas, destacam-se as causadas por fungos e micobactérias. Uma das causas clássicas de acometimento do seio cavernoso em diabéticos é a mucormicose, infecção fúngica rinocerebral que se inicia pelo acometimento nasal, muitas vezes associada à rinorreia e com o clássico achado na ressonância magnética de sinal da concha preta. Outra importante causa infecciosa a se destacar é o acometimento pelo vírus varicela-zóster.

Ápice orbitário

O ápice orbitário é uma estrutura localizada no fundo do globo ocular, por onde adentram os nervos cranianos na órbita. Essa estrutura está muito próxima ao seio cavernoso, e suas estruturas nervosas são praticamente as mesmas, com a diferença de que, dentro do ápice orbitário, não há a presença do segmento V_2 no nervo trigêmeo. No entanto, por outro lado, há o nervo óptico. Desse modo, o que caracteriza a síndrome do ápice orbitário é a presença do acometimento simultâneo dos nervos cranianos III, IV, VI, V_1 e do nervo óptico. Nessa síndrome, conclui-se que, associado ao quadro de oftalmoplegia dolorosa, há também uma redução da acuidade visual, decorrente da neuropatia óptica. A grande pista localizatória da lesão no ápice orbitário é a queixa de turvação visual, associada ao acometimento dos demais nervos relacionados à motricidade ocular extrínseca.

As causas para o acometimento do ápice orbitário são similares às do seio cavernoso, podendo-se destacar os mesmos grupos nosológicos e etiológicos.

Junção neuromuscular

É importante considerar as doenças da junção neuromuscular quando um paciente apresenta alterações no exame da motricidade ocular extrínseca, em especial da miastenia *gravis* (MG). O paciente costuma relatar sintomas de ptose palpebral e diplopia flutuante ao longo do dia, e muitas vezes o exame neurológico pode ser desafiador quando se tenta especificar o músculo parético, uma vez que, durante um mesmo exame físico, pode-se ter a sensação de que os

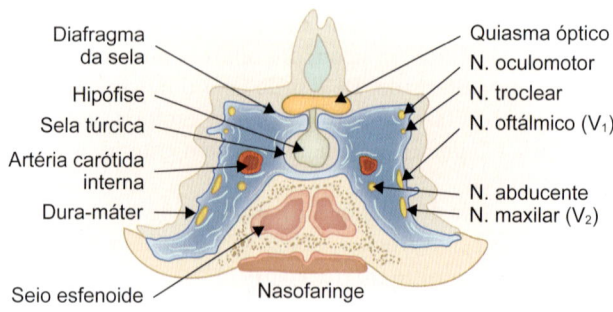

Figura 17.10 Seio cavernoso e seus elementos constituintes.

Diafragma da sela
Hipófise
Sela túrcica
Artéria carótida interna
Dura-máter
Seio esfenoide
Quiasma óptico
N. oculomotor
N. troclear
N. oftálmico (V_1)
N. abducente
N. maxilar (V_2)
Nasofaringe

músculos paréticos variam. Isso ocorre porque um achado típico da MG é a fatigabilidade, o que pode resultar em variação do grau de paresia de cada músculo ocular extrínseco. Em geral, os sintomas ocorrem bilateralmente com os músculos oculares extrínsecos, mas é frequente também que haja uma nítida assimetria, com diferentes graus de ptose palpebral entre um olho e outro.

Um importante teste diagnóstico é o teste do gelo, no qual se aplica gelo sobre o olho com maior grau de ptose palpebral por cerca de 3 a 5 minutos. Após esse período, verifica-se uma melhora clínica, com aumento de pelo menos 2 mm na rima palpebral. Outros sintomas podem acompanhar o quadro clínico, como sintomas bulbares (disfagia, disartria, disfonia, fraqueza cervical) e sintomas apendiculares (tetraparesia de predomínio proximal).

Outra condição que acomete a junção neuromuscular e que pode se manifestar de forma aguda com oftalmoparesia e ptose palpebral é o botulismo. O paciente geralmente apresenta um quadro grave e agudo de paralisia flácida descendente, inicialmente com sintomas oculares, rapidamente evoluindo para sintomas bulbares e apendiculares. A doença é causa pela toxina produzida pela bactéria *Clostridium botulinum*, que entra no organismo principalmente por ferimentos ou ingestão de alimentos contaminados. O botulismo pode ser fatal e deve ser rapidamente identificado a fim de que o tratamento seja feito de forma imediata.

Músculo

Outra topografia que pode levar a uma paresia dos músculos oculares extrínsecos é o acometimento do próprio músculo orbitário. Uma causa clássica é a miopatia mitocondrial, condição que deve ser suspeitada em pacientes que evoluem progressivamente com o acometimento bilateral de toda a musculatura ocular extrínseca, podendo atingir o nível mais grave, em que se observa a presença de "olho congelado" bilateral. Essa situação descrita é denominada "oftalmoplegia externa progressiva crônica (OEPC)", e pode ser vista de forma isolada ou associada ao acometimento de outros sistemas, como ocorre na síndrome de Kearns-Sayre.

Uma causa importante e mais frequente na prática clínica é a oftalmopatia tireoidiana. Nessa condição, ocorrem inflamação e dano nos tecidos ao redor do olho, como os músculos oculares extrínsecos, o tecido adiposo e conjuntivo orbitário. Essa desordem é de origem autoimune, e está relacionada à presença de anticorpos antitireoidianos, em especial o anticorpo antirreceptor de TSH (anti-TRAb). Muitas vezes ela vem acompanhada de sintomas da doença de Graves, embora também possa ocorrer em pacientes eutireoidianos ou hipotireoidianos. Os principais achados clínicos incluem retração palpebral, proptose e miopatia restritiva. É essencial recordar essa última informação, pois, como a miopatia é restritiva, o músculo acometido costuma ser o de ação antagônica ao músculo primeiramente julgado como parético. Em um caso de oftalmopatia tireoidiana em que haja restrição da elevação ocular na posição de abdução, por exemplo, o músculo aparentemente acometido seria o músculo reto superior. No entanto, como a miopatia é restritiva, o provável músculo acometido seria o reto inferior que, por estar acometido e inflamado, impede a plena ação do músculo reto superior.

NISTAGMO E MOVIMENTOS OCULARES ESPONTÂNEOS

A avaliação do nistagmo e outros movimentos oculares espontâneos faz parte do exame dos nervos cranianos. Discutiremos neste capítulo apenas o nistagmo e os movimentos por intrusões sacádicas.

O nistagmo é um movimento ocular oscilatório rítmico com fases lenta e rápida, sendo definido pela fase rápida. Ele pode ocorrer de maneira espontânea no exame das nove posições do olhar ou ser desencadeado por manobras específicas, como as manobras posicionais.

O nistagmo espontâneo é tradicionalmente classificado entre nistagmo central ou periférico. O nistagmo central tende a não ocorrer na posição primária e surge nas miradas laterais ou verticais (evocado pelo olhar). Apresenta fase rápida variando conforme a mirada (multidirecional) e pode ter um componente vertical associado. A presença de nistagmo central geralmente vem acompanhada de outros sinais e sintomas neurológicos, e ocorre por envolvimento do cerebelo ou das vias vestibulocerebelares, secundário a causas vasculares, desmielinizantes ou outras. O nistagmo periférico, por sua vez, pode ocorrer já na posição primária, tem fase rápida batendo para apenas um lado (unidirecional, independente da direção da mirada) e não tem componente vertical, apresentando-se como um nistagmo horizonto-rotatório. A presença de nistagmo periférico é observada em quadros de neurite vestibular.

Dois tipos adicionais de nistagmo também merecem destaque: O nistagmo *downbeat* é um nistagmo com fase rápida vertical para baixo, presente já na posição primária e ocorre por lesões bilaterais da região floculonodular do cerebelo, comumente observado nas malformações de Arnold-Chiari. O nistagmo *upbeat* é um nistagmo com fase rápida vertical para cima, também presente já na posição primária que ocorre por lesões bilaterais do FLM ou do núcleo intersticial de Cajal.

Os movimentos de intrusão sacádicos são movimentos oculares involuntários e conjugados, que tomam a forma de um movimento sacádico inicial que afasta os olhos da posição desejada, seguido de um retorno ou nova sacada involuntária. Dentre os mais comuns, encontramos os movimentos em onda quadrada, o *flutter* ocular e o opsoclônus.

O movimento em onda quadrada é o tipo mais comum de intrusão sacádica, consistindo em sacadas horizontais rápidas em bate e volta, desviando o olhar de 0,5 a 5 graus da posição primária. Embora possam ser encontrados em indivíduos saudáveis, a presença de movimentos em onda quadrada frequentes é descrita em condições como doença de Huntington, paralisia supranuclear progressiva e ataxias hereditárias.

O *flutter* ocular e o opsoclônus são movimentos de intrusão sacádica sem intervalo intersacádico, pertencentes a um mesmo espectro. A diferença entre eles é que no *flutter* encontramos apenas sacadas no plano horizontal, enquanto no opsoclônus encontramos sacadas multidirecionais. Esses movimentos geralmente são encontrados em condições paraneoplásicas, inflamatórias e parainfecciosas.

Na população pediátrica, a síndrome opsoclônus-mioclônus-ataxia, caracterizada pela presença de opsoclônus associado a mioclonias e ataxia, frequentemente aponta para a presença de neuroblastoma, enquanto na população adulta as etiologias são mais diversas, podendo incluir soroconversão pelo vírus da imunodeficiência humana (HIV) e síndromes paraneoplásicas, sobretudo relacionadas a neoplasias pulmonares ou mamárias.

NEUROANATOMIA E NEUROFISIOLOGIA DA PUPILA

As pupilas usualmente medem entre 2 e 6 mm e têm contorno regular, são do mesmo tamanho em ambos os olhos e podem se adaptar e variar de tamanho de acordo com a intensidade da luz. Esse ajuste fino do tamanho pupilar é importante, pois regula a quantidade de luz que entra no olho, com consequente melhora da qualidade visual.

As pupilas de tamanho abaixo de 2 mm são denominadas "pupilas mióticas", enquanto as pupilas com mais de 6 mm são denominadas "pupilas midriáticas".

A variação do tamanho pupilar é determinada pela quantidade de luz que chega ao tronco cerebral, percorrendo a via visual desde o olho, passando pelo nervo óptico até chegar ao corpo geniculado lateral talâmico, bem como pela eferência das vias simpática e parassimpática que controlam, respectivamente, os músculos dilatador e esfíncter da pupila. O estímulo simpático é transmitido pela via simpática cervical, enquanto o estímulo parassimpático é conduzido pelo nervo oculomotor. Quanto mais claro o ambiente, maior a tendência à miose, ao passo que, quanto mais escuro o ambiente, maior a tendência à midríase.

O sistema simpático envolvido na resposta pupilar é o sistema simpático cervical (Figura 17.11), que se origina nos neurônios de primeira ordem no hipotálamo posterior, descendo pelo tronco cerebral até a medula cervical, no nível de C8-T2, onde fazem sinapse com os neurônios de segunda ordem, em uma região conhecida como "centro cilioespinhal de Budge-Waller". Os neurônios de segunda ordem emergem da medula pelos ramos comunicantes, passando em íntima associação com o ápice pulmonar e a artéria subclávia, até alcançar a cadeia simpática cervical, onde ascendem ao gânglio cervical superior. Nesse gânglio, ocorre a sinapse com os neurônios de terceira ordem. Esses neurônios formam o plexo simpático pericarotídeo, do qual os neurônios responsáveis pela dilatação das pupilas e retração palpebral ascendem pela artéria carótida interna, acompanhando a divisão oftálmica do nervo trigêmeo para alcançar o músculo dilatador da pupila, o músculo tarsal de Müller e o músculo retrator da pálpebra inferior. Vale ressaltar que o sistema simpático também é responsável pela sudorese facial, cujas fibras ascendem pela artéria carótida externa.

O sistema parassimpático envolvido na resposta pupilar tem sua origem no núcleo autonômico de Edinger-Westphal, que faz parte do complexo oculomotor mesencefálico e é localizado na parte mais posterior desse complexo. As fibras parassimpáticas que se originam nesse núcleo são levadas até o músculo esfíncter da pupila pelo nervo oculomotor, seguindo uma distribuição característica: as fibras autonômicas parassimpáticas estão localizadas mais perifericamente no nervo, enquanto as fibras somáticas motoras estão localizadas de maneira mais central.

O estímulo luminoso aferente é carreado pelos nervos ópticos e tratos ópticos até próximo ao corpo geniculado lateral, contudo, em vez de adentrarem essa estrutura, são levados em direção aos colículos superiores e núcleos da área pré-tectal. Nessa região existem interneurônios que conectam os núcleos da área pré-tectal a ambos os núcleos parassimpáticos de Edinger-Westphal. Essa conexão realizada com ambos os núcleos é o motivo da reação consensual à luz.

O estímulo aferente que chega ao tronco cerebral depende de ambos os nervos ópticos operando em conjunto, gerando respostas sempre bilaterais e simétricas — caso não haja lesão das vias eferentes. Quando há lesão completa de apenas um dos nervos ópticos, por exemplo, há também redução dessa resposta aferente, mas essa redução levará a uma resposta eferente simétrica, de maneira que não haverá

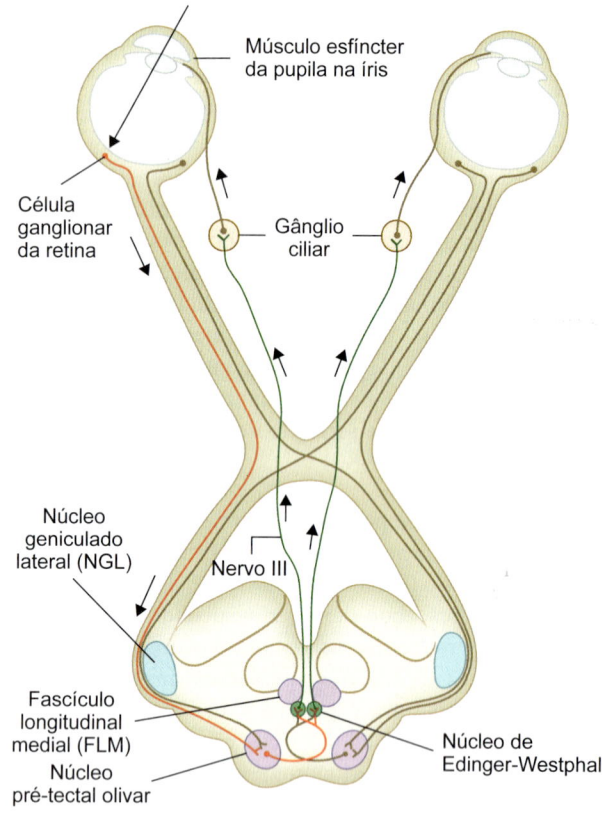

Músculo esfíncter da pupila na íris

Célula ganglionar da retina

Gânglio ciliar

Núcleo geniculado lateral (NGL)

Nervo III

Fascículo longitudinal medial (FLM)

Núcleo pré-tectal olivar

Núcleo de Edinger-Westphal

A

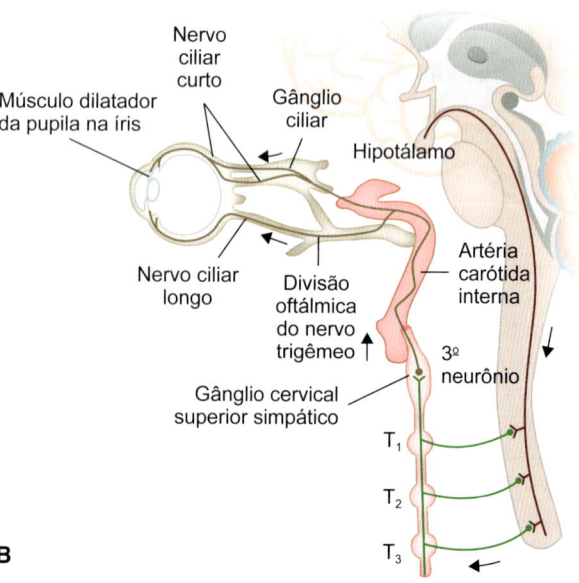

Nervo ciliar curto

Músculo dilatador da pupila na íris

Gânglio ciliar

Hipotálamo

Nervo ciliar longo

Divisão oftálmica do nervo trigêmeo

Artéria carótida interna

Gânglio cervical superior simpático

3º neurônio

T_1

T_2

T_3

B

Figura 17.11 Vias parassimpática (**A**) e simpática (**B**) do controle da musculatura pupilar.

assimetria de tamanho pupilar. A avaliação dos reflexos fotomotores direto e consensual depende dessa via anatômica e é parte importante do exame neurológico.

A iluminação de uma das pupilas com uma lanterna é recebida pelo nervo óptico ipsilateral, gerando contração de ambas as pupilas. A contração da pupila ipsilateral é chamada "reflexo fotomotor direto", enquanto a contração da pupila contralateral é chamada "reflexo fotomotor consensual".

No caso de lesão unilateral completa do nervo óptico, há uma lesão da via aferente, com abolição de ambos os reflexos fotomotores, direto e consensual, quando da estimulação do nervo lesado, contudo, com presença e normalidade de ambos os reflexos quando da estimulação do lado saudável. No caso de lesão unilateral de um dos nervos oculomotores, há a abolição do reflexo fotomotor direto quando do estímulo luminoso ipsilateral, assim como a abolição do reflexo fotomotor consensual quando da estimulação luminosa contralateral. A avaliação de cada lado de maneira individual permite identificar qual dos nervos oculomotores foi acometido.

A constrição pupilar também ocorre quando o objeto observado se aproxima do campo visual do observador. Essa resposta consiste em três processos simultâneos: convergência, acomodação e constrição pupilar. A convergência ocorre por ativação dos músculos retos mediais de ambos os olhos, de maneira a manter o objeto no eixo óptico de cada olho. A acomodação ocorre quando o cristalino adquire um formato mais esférico por contração do músculo ciliar, com aumento do poder de refração do cristalino. A constrição pupilar ocorre para manter o maior grau de nitidez possível.

As vias anatômicas envolvidas na aproximação são diferentes das vias envolvidas nos reflexos fotomotores (Figura 17.12). Os estímulos aferentes são levados da retina ao córtex visual, e seguem para a área pré-tectal, onde há sinapse com o núcleo de Perlia, localizado próximo ao complexo oculomotor. Os estímulos são então transmitidos para a área nuclear responsável pelos retos mediais (convergência) e para o núcleo de Edinger-Wetsphal (acomodação e constrição pupilar).

Embora estejam próximas, as vias envolvidas com os reflexos fotomotor e de acomodação são independentes, podendo ocorrer prejuízo do primeiro e preservação do segundo na chamada "dissociação luz-perto", encontrada nas pupilas de Argyll-Robertson, na pupila de Adie e na síndrome de Parinaud.

Diagnóstico topográfico e abordagem ao paciente com miose

Uma pupila menor que 2 mm é considerada uma pupila miótica, mas a avaliação pupilar deve ser sempre feita levando em consideração ambas as pupilas, além de outras possíveis alterações ao exame ocular. Quando um paciente se apresenta com ambas as pupilas mióticas, deve-se levantar imediatamente a suspeita diagnóstica de intoxicação, especialmente por opioides, sejam eles utilizados na prática médica ou como drogas de uso abusivo, como a heroína.

Um paciente que se apresenta com apenas uma pupila miótica em comparação à contralateral deve ser examinado no escuro, observando-se se há piora da anisocoria. Até um terço dos indivíduos saudáveis apresenta discreta anisocoria fisiológica, que não piora no escuro. No entanto, caso haja piora da anisocoria, deve-se pensar no diagnóstico de síndrome de Horner, resultante do envolvimento do sistema simpático cervical ipsilateral.

A síndrome de Horner consiste na presença de estreitamento da fenda palpebral por semiptose decorrente de fraqueza do músculo tarsal, miose por perda da função do músculo dilatador da pupila, enoftalmia aparente e anidrose. Esses são os achados da síndrome completa, mas podem ocorrer também apresentações incompletas. A pupila miótica da síndrome de Horner se apresenta como uma anisocoria que piora no escuro e atraso de dilatação ao se passar de um ambiente iluminado para a penumbra. O uso de colírios com agentes simpaticomiméticos, como a cocaína ou a fenilefrina, confirma o diagnóstico, uma vez que não ocorre a dilatação pupilar esperada no olho miótico, com piora da anisocoria.

Confirmado o diagnóstico da síndrome de Horner, é crucial identificar o local da lesão no sistema simpático cervical. Devem ser considerados outros sinais e sintomas, como queixa de dor cervical, antecedentes patológicos e presença de anidrose. Dentre as causas mais comuns dessa síndrome por lesão dos neurônios de primeira ordem estão a síndrome de Wallenberg (lesão no bulbo dorsolateral) e lesões da medula cervical. As condições que causam lesão aos neurônios de segunda ordem incluem o tumor de Pancoast (câncer pulmonar apical), costelas supranumerárias e aneurismas de artéria subclávia. Já o acometimento dos neurônios de terceira ordem cursa com a síndrome sem a presença de anidrose, e tem como causas clássicas a dissecção da artéria carótida interna e lesões iatrogênicas decorrentes de cirurgias na região cervical. O uso de colírio de

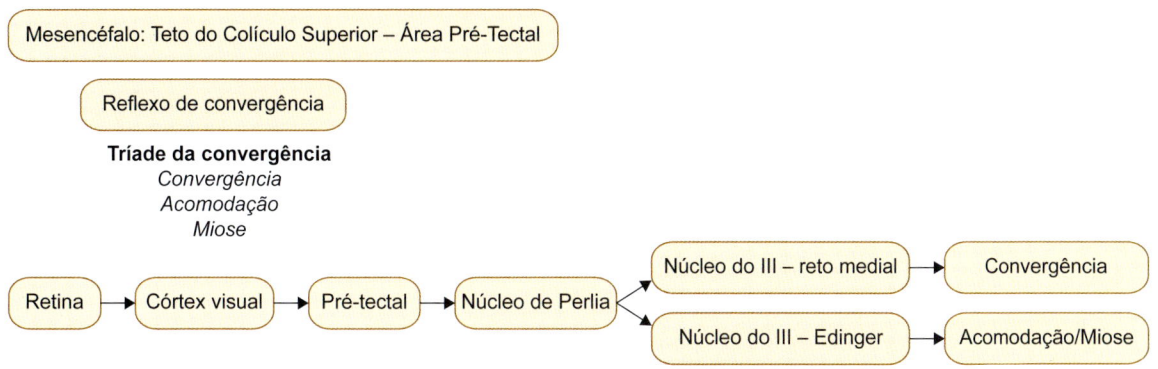

Figura 17.12 Vias do reflexo de convergência e de acomodação e miose.

hidroxianfetamina pode auxiliar na localização, uma vez que haverá dilatação nas lesões de primeira e segunda ordem, mas não em lesões de terceira ordem. Isso ocorre devido à perda de receptores, decorrente do processo de denervação periférica nas lesões de terceira ordem.

Diagnóstico topográfico e abordagem ao paciente com midríase

Uma pupila maior que 6 mm é considerada uma pupila midriática. Contudo, assim como na miose, a avaliação pupilar deve ser sempre feita levando em consideração ambas as pupilas e outros achados.

Pupilas midriáticas bilaterais apontam para causas metabólicas, podendo ocorrer em intoxicações diversas, como uso abusivo de drogas, mas também pelo uso de medicações como fármacos anticolinérgicos.

A pupila midriática unilateral é um sinal de alarme importante, que pode ocorrer em situações potencialmente ameaçadoras. Deve-se avaliar a reatividade à luz e a acomodação. Na maioria das vezes, a resposta a ambos os estímulos está ausente, o que levanta a suspeita de lesões do nervo oculomotor ou causas farmacológicas. É particularmente importante levar sempre em consideração a possibilidade de lesão do terceiro nervo craniano por aneurisma de ACoP, condição grave e potencialmente fatal. Quando há prejuízo da resposta ao estímulo luminoso com preservação da resposta de acomodação, ocorre a dissociação luz-perto, o que aponta para uma pupila de Adie.

A pupila de Adie ocorre mais comumente em mulheres jovens e pode estar associada à arreflexia profunda, achados que, em conjunto, caracterizam a síndrome de Adie. Essas pacientes comumente apresentam midríase e anisocoria com dissociação luz-perto, além de contrações pupilares focais, muitas vezes com contrações de pequenas porções ou quadrantes pupilares apenas e paralisia setorial pupilar e aspecto vermiforme nas margens pupilares durante a contração.

A pupila de Adie é hipersensível devido à denervação, achado que pode ser utilizado para confirmação diagnóstica. O teste da pilocarpina diluída a 0,125% consiste na aplicação do colírio, provocando contração pupilar nos casos de pupila de Adie. Geralmente, a condição decorre da lesão do gânglio ciliar, secundária a um processo inflamatório pós-viral, e costuma ter bom prognóstico com evolução benigna.

18

Transtornos da Sensibilidade da Face e da Mastigação

Paulo Ribeiro Nóbrega • José Wagner Leonel Tavares Júnior • Pedro Braga Neto

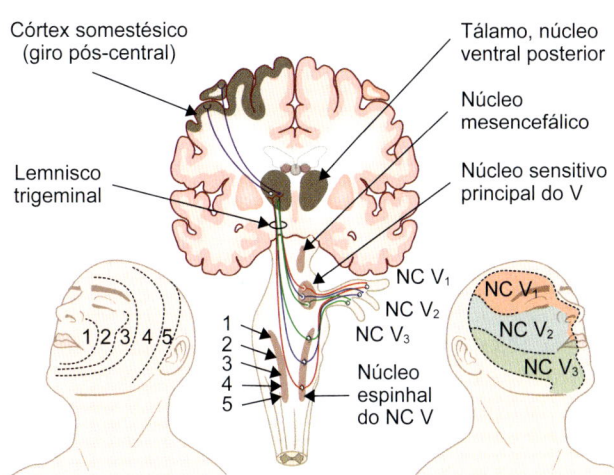

Figura 18.1 Anatomia do nervo trigêmeo. No centro: nervo trigêmeo e vias centrais da sensibilidade da face (núcleo espinhal do trigêmeo, núcleo sensitivo principal e núcleo mesencefálico). À esquerda: padrão em casca de cebola de distribuição da sensibilidade seguindo a somatotopia do núcleo espinhal do trigêmeo. À direita: padrão de distribuição de acordo com os ramos periféricos do nervo trigêmeo (oftálmico V_1, maxilar V_2 e mandibular V_3).

INTRODUÇÃO

Os distúrbios da sensibilidade da face incluem casos de elevada morbidade, como a neuralgia do trigêmeo.[1] Do mesmo modo, os distúrbios da mastigação incluem quadros de elevada morbimortalidade, como a esclerose lateral amiotrófica (ELA).[2]

Tais distúrbios são causados por disfunção do nervo trigêmeo.[3] Dessa forma, para uma melhor compreensão, devemos relembrar conceitos de neuroanatomia e de semiologia neurológica envolvendo esse nervo,[3] e em seguida abordaremos os transtornos da face e da mastigação importantes.

NEUROANATOMIA

O nervo trigêmeo apresenta três núcleos no tronco cerebral: sensitivo principal (tato), espinhal (dor e temperatura) e mesencefálico (propriocepção).[3] Dispõe também de um gânglio (de Gasser ou semilunar) com neurônios pseudo-unipolares semelhantes aos que estão presentes nos gânglios das raízes dorsais.[1,3] O nervo trigêmeo apresenta ainda duas partes, uma maior, sensitiva, e uma menor, motora. A parte maior é responsável pela sensibilidade da face, sendo conduzida da periferia para o tronco cerebral por três divisões: oftálmica, maxilar e mandibular. Essas divisões trazem informações das diferentes modalidades sensitivas da face com detalhes anatômicos importantes (Figura 18.1): o território inervado pela divisão oftálmica se estende até o vértice, e a divisão mandibular não inclui o ângulo da mandíbula. As informações trazidas por essas divisões são levadas aos núcleos do tronco cerebral, cujos neurônios que dali partem decussam, posteriormente ascendendo ao núcleo ventroposterolateral (VPL) do tálamo e, em seguida, ao giro pós-central. A parte menor, motora, recebe inervação bilateral do córtex motor pré-central e é responsável pela inervação dos músculos da mastigação: pterigóideos medial e lateral, masseteres e temporais. Além disso, inervam os músculos tensor do véu palatino, tensor do tímpano, ventre anterior do músculo digástrico e milo-hióideo.[1,3]

EXAME NEUROLÓGICO

Para examinar a função motora do nervo na mastigação, deve-se palpar à frente do ângulo da mandíbula e pedir para o paciente cerrar os dentes, causando leve desvio para adiante dos dedos, denotando contração normal dos masseteres.[4] Além disso, pedir para mover lateralmente a mandíbula pode demonstrar lesão unilateral do nervo, o que causa desvio da mandíbula ipsilateral devido à ação do músculo contralateral sem oposição (semelhante à lesão do nervo hipoglosso e desvio ipsilateral da língua).[1] Uma lesão supranuclear, devido à inervação bilateral, normalmente não causa desvio da mandíbula, contudo, uma lesão supranuclear bilateral, como ocorre na ELA, provoca um quadro característico de mandíbula caída.[4]

Já a função sensorial do nervo é examinada para cada modalidade sensitiva. Em um paciente com queixa sensitiva na face, devemos avaliar se tal queixa é orgânica, quais modalidades envolvidas e o território acometido.[5] Nesse sentido, é importante relembrar os territórios anteriormente mencionados (ver Figura 18.1). Além disso, lesões de ramos terminais da segunda e da terceira divisão do nervo podem levar a quadros clássicos como as síndromes da "bochecha dormente" e do "queixo dormente", que serão abordadas adiante.[1,6-8]

Por último, alguns reflexos são mediados pelo nervo trigêmeo e, dentre eles, o corneano e o mandibular devem ser avaliados (Tabela 18.1).[4] O primeiro deve ser avaliado com um chumaço de algodão na córnea, aproximando-o pela lateral do olho do paciente, e apresenta resposta direta e consensual.[3] Já a avaliação do reflexo mandibular consiste em solicitar ao paciente que deixe a boca entreaberta e então realiza-se uma percussão com o martelo sobre o dedo do examinador, localizado a meia distância do queixo e lábio inferior do paciente. Esse reflexo se encontra exaltado em lesões supranucleares.[1,2]

Tabela 18.1 Reflexos mandibular e corneano — aferências e eferências.[1]

	Aferência	Eferência
Reflexo corneano	Nervo trigêmeo	Nervo facial
Reflexo mandibular	Nervo trigêmeo	Nervo trigêmeo

LESÕES DO NERVO TRIGÊMEO E TRANSTORNOS FUNCIONAIS

Nesta seção, detalharemos as condições clínicas importantes que cursam com lesões do nervo trigêmeo com dicas semiológicas apropriadas e posteriormente demonstraremos como diferenciar quadros orgânicos de funcionais.

Neuralgia do trigêmeo

Descrita por John Fothergill em 1773, a neuralgia do trigêmeo é uma condição que afeta predominantemente mulheres (60%) após os 50 anos.[9,10] A incidência estimada por estudos populacionais europeus encontra-se acima de 12 casos por 100 mil pessoas ao ano.[11,12] Trata-se de um quadro clínico de alta morbidade devido às dores lancinantes repetitivas de curta duração, cuja intensidade elevada pode levar a tiques motores faciais durante os episódios de dor, e por isso um dos seus sinônimos é *tic douloureux*.[13]

Os episódios de dor são normalmente unilaterais, de curta duração (varia de segundos a poucos minutos) e envolvem predominantemente as divisões maxilar e mandibular.[14] A frequência desses episódios pode variar, podendo ser deflagrados por estímulos inócuos como falar e mastigar, por exemplo.[15] Os critérios diagnósticos dessa condição foram revisados recentemente e, agora incluem a subclassificação em neuralgia idiopática e clássica, além de neuralgia secundária a outras etiologias.[15] Um dos critérios mais utilizados corresponde aos estabelecidos na International Classification of Headache Disorders (ICHD-3), pela International Headache Society (Tabela 18.2).[15] Quadros atípicos incluem apresentação bilateral e acometimento de pacientes jovens, situações que devem levantar a suspeita de neuralgia do trigêmeo secundária a outras condições, como esclerose múltipla.[2]

A causa mais comum da neuralgia do trigêmeo é um conflito neurovascular, normalmente devido à compressão da raiz do nervo pela artéria cerebelar superior.[3] Alterações morfológicas consequentes no nervo, como desmielinização, ocorrem na neuralgia do trigêmeo clássica e estão ausentes no subtipo idiopático.[15,16] Já em relação à fisiopatologia responsável pela sintomatologia, está bem estabelecido que neurônios aferentes desmielinizados podem se tornar hiperexcitáveis e capazes de gerar impulsos ectópicos, manifestando-se como dor espontânea.[17] Além disso, conexões enfáticas entre fibras Aβ e Aδ desmielinizadas podem fornecer o mecanismo para dor evocada pelo toque.[18]

O conflito e a consequente alteração morfológica do nervo não são obrigatórios para o diagnóstico, porém, podem ser avaliados por ressonância magnética (RM) e angiorressonância magnética de crânio, idealmente com sequência de cortes finos, para demonstrar o possível conflito, bem como causas secundárias (Figuras 18.2, 18.3 e 18.4).[19] Idealmente, devem ser incluídas as seguintes

Tabela 18.2 Neuralgia do trigêmeo — critérios diagnósticos ICHD-3.[2]

A. Paroxismos recorrentes de dor facial unilateral nas distribuições de uma ou mais divisões do nervo trigêmeo, sem irradiação além e preenchendo os critérios B e C.

B. A dor tem todas as seguintes características:

1. Duração de uma fração de segundo a 2 minutos.

2. Intensidade severa.

3. Tipo choque elétrico, tiro, esfaqueamento ou qualidade nítida.

C. Precipitado por estímulos inócuos dentro da distribuição trigeminal afetada.

D. Não melhor explicado por outro diagnóstico de ICHD-3.

sequências em aparelhos de 3 Tesla, quando possível: ponderada em T2, *time-of-flight* e ponderada em T1 com gadolínio.[20] A presença de conflito neurovascular e de alterações morfológicas do nervo tem implicações para um possível tratamento cirúrgico.[20]

Em termos de tratamento, podemos diferenciá-lo entre farmacológico ou cirúrgico.[21] As evidências para ambas as modalidades são escassas, porém podem ser seguidas orientações de serviços ou sociedades especializadas, como os *guidelines* da European Federation of the Neurological Societies (EFNS).[20] Em se tratando de tratamento farmacológico, as medicações de primeira linha são a carbamazepina

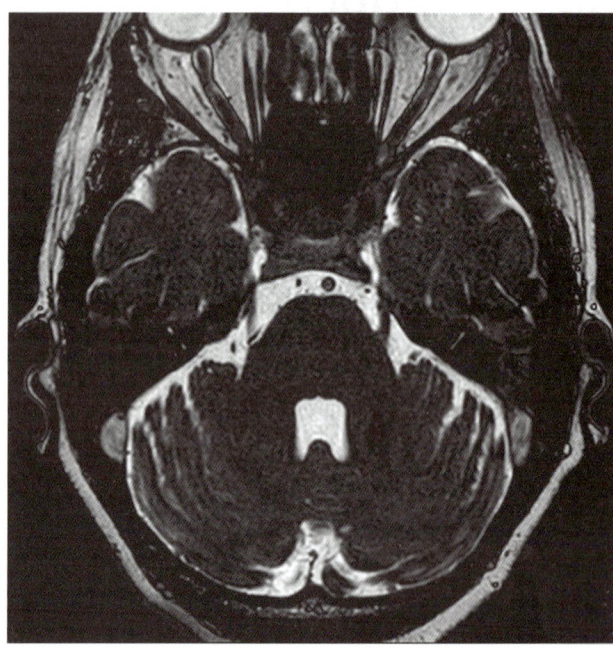

Figura 18.2 Conflito neurovascular envolvendo o nervo trigêmeo direito e a artéria cerebelar superior direita. (Cortesia da Dra. Esther de Alencar Araripe Falcão Feitosa.)

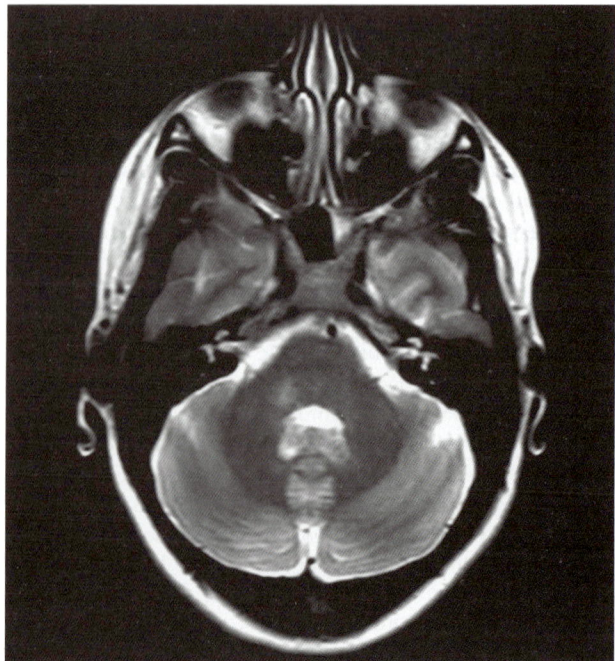

Figura 18.3 Lesão no núcleo do nervo trigêmeo direito em paciente com esclerose múltipla. (Cortesia da Dra. Esther de Alencar Araripe Falcão Feitosa.)

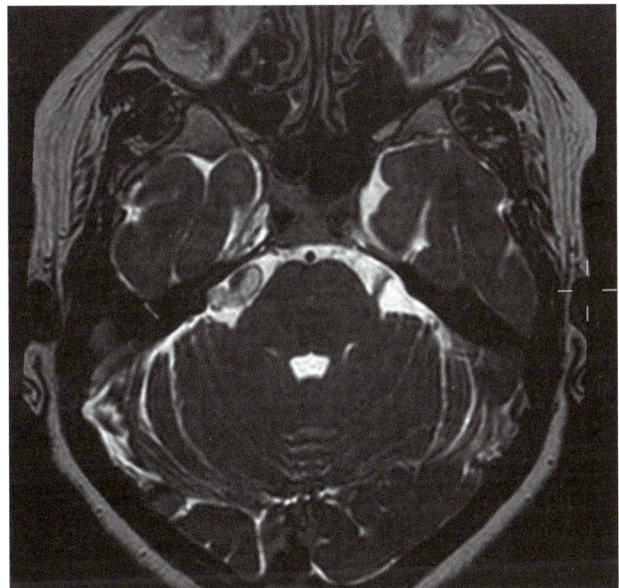

Figura 18.4 Neuralgia do trigêmeo com cisto epidermoide do nervo trigêmeo direito. (Cortesia da Dra. Esther de Alencar Araripe Falcão Feitosa.)

e a oxcarbazepina, cujas doses iniciais recomendadas são respectivamente de 200 e 300 mg, e as doses máximas respectivamente podem alcançar 1.800 e 2.700 mg.[9,20] Opções com diferentes níveis de recomendação para substituição ou adição à primeira linha são a lamotrigina, a gabapentina e a pregabalina.[10] Para casos refratários, o tratamento cirúrgico por microdescompressão vascular (quando evidenciado o conflito) ou por ablação por diferentes técnicas (principalmente na neuralgia idiopática) apresenta boas respostas em diferentes séries da literatura.[9,20]

Herpes-zóster oftálmico

A reativação do vírus varicela-zóster localizado em um gânglio da raiz dorsal ou em um gânglio craniano é a responsável pelo quadro clínico de herpes-zóster.[22] A incidência é maior após os 60 anos e em situações que cursam com redução da imunidade, como tratamento imunossupressor.[23]

A divisão oftálmica do nervo trigêmeo é a mais acometida e a lesão característica é um *rash* com bolhas, cuja presença na ponta do nariz configura o sinal de Hutchinson.[23] Tais lesões cursam com dor intensa no seu trajeto e costumam ser precedidas por prurido no mesmo território até 72 horas antes; o prurido e as dores podem ser as únicas manifestações sem lesões cutâneas (quadro denominado *zoster sine herpete*).[23]

O diagnóstico é clínico, porém é possível a análise do DNA viral dos fluidos das lesões vesiculares. O acometimento ocular representa a complicação mais comum, incluindo ceratite dendrítica, infecção secundária, opacidade e anestesia na córnea.[23]

O tratamento deve ser iniciado idealmente nas primeiras 72 horas, e as opções de primeira linha, via oral por 7 dias, são aciclovir 800 mg (5 vezes/dia), fanciclovir 500 mg (3 vezes/dia) ou valaciclovir 1 g (3 vezes/dia).

Em termos de vacinação, a vacina contra o vírus varicela-zóster está disponível em vários países para prevenir herpes-zóster. Existem formulações que utilizam vírus vivo atenuado, que não devem ser administradas em pessoas imunocomprometidas, bem como formulações com vírus recombinante, que podem ser mais eficazes e indicadas para pacientes imunocomprometidos.[24,25] Ambas aumentam a imunidade mediada por células contra o vírus varicela-zóster, o que reduz o risco de reativação.[24,25] Recomendações regionais variam, mas a vacinação contra o herpes-zóster pode ser indicada para pessoas com mais de 60 anos, uma vez que há evidências de redução da incidência e da gravidade de herpes-zóster em 51 e 66,5%, respectivamente, após 3 anos da aplicação.[25] É importante reportar que o efeito da vacinação pode durar menos de 10 anos, e ela apresenta menor eficácia em pessoas com mais de 70 anos.[24] No Brasil, até o presente momento, a vacina pode ser adquirida apenas na rede privada de saúde.

Síndrome da bochecha dormente e síndrome do queixo dormente

A pronta identificação dessas síndromes neurológicas raras é importante, pois podem sinalizar uma doença grave, como neoplasia.[1] Para o diagnóstico dessas síndromes, o exame neurológico é fundamental, cujos sinais característicos são hipoestesia nas regiões referidas (bochecha e queixo).[7,8] A explicação desses sintomas reside no comprometimento dos nervos infraorbitário, no caso da primeira e do nervo mentual, no caso da segunda, cujas lesões podem ser flagradas por RM de crânio.[6,7] O diagnóstico dessas duas condições encerra preocupação, pois neoplasias primárias (como câncer de pele) ou secundárias (como implantes secundários por carcinoma da mama) são possíveis causas.[1]

Síndromes de nervos cranianos que envolvem o nervo trigêmeo

Algumas síndromes se manifestam com sintomatologia decorrente do acometimento de dois ou mais nervos cranianos, cujos trajetos são próximos em determinado ponto, e algumas delas podem envolver o nervo trigêmeo total ou parcialmente. Como exemplo, podemos citar as síndromes da fissura orbital superior e do assoalho da órbita, as quais envolvem os nervos oculomotores, podem ser causadas por tumor e levam ao acometimento das divisões oftálmica e maxilar do nervo trigêmeo, respectivamente.[1,4] Do mesmo modo, a divisão oftálmica pode ser envolvida na síndrome do seio cavernoso, juntamente aos nervos oculomotores e à divisão simpática do sistema nervoso autônomo.[26] Além dessas, é importante citar a síndrome de Gradenigo, descrita em 1907.[27] Essa síndrome é uma complicação possível das otites médias e sua extensão para o ápice petroso do osso temporal, porém se tornou rara após o advento dos antibióticos.[28,29] Ela cursa com uma tríade clássica de dor retro-orbitária/periauricular (devido ao comprometimento das divisões oftálmica e maxilar do nervo trigêmeo após envolvimento do gânglio trigêmeo no *cavum* de Meckel), diplopia (por comprometimento do nervo abducente no canal de Dorello) e otorreia purulenta.[27,28] O diagnóstico clínico pode ser auxiliado por exames de imagem, como a RM de crânio, e o tratamento envolve antibióticos de amplo espectro e/ou cirurgia.[29,30]

Distúrbios da mastigação

A paralisia pseudobulbar ocorre por lesão nas vias supranucleares corticobulbares ou extrapiramidais.[1] Nessa condição, o paciente pode apresentar sintomas envolvendo outros nervos cranianos, causando disfagia, disartria e riso ou choro patológicos.[4] No entanto, essa condição também costuma cursar com distúrbio da mastigação tendo diferentes etiologias, como doença do neurônio motor, acidentes vasculares encefálicos de repetição ou lesões desmielinizantes.[1]

Outra condição que cursa com prejuízo na mastigação é a síndrome da mandíbula caída, na qual o paciente se apresenta com o queixo caído e incapacidade de fechar a mandíbula sob comando.[4,5] Tal quadro é causado por lesão na via motora que controla a mastigação e pode ocorrer em distúrbios da junção neuromuscular (p. ex., miastenia *gravis*), lesões bilaterais do primeiro nervo motor (p. ex., ELA) ou lesões do segundo neurônio motor (p. ex., doença de Kennedy).[31,32] Outros comemorativos flagrados ao exame físico e à pesquisa do reflexo mandibular podem sugerir o diagnóstico etiológico, uma vez que esse último, por exemplo, encontra-se exacerbado na ELA e reduzido nas outras condições citadas.[1]

Distúrbios funcionais nervo trigêmeo

Como relembramos na seção de neuroanatomia, a inervação cutânea da divisão oftálmica não termina na linha de implantação capilar.[1] Do mesmo modo, a divisão mandibular não é responsável pelo ângulo da mandíbula.[1,3] Ainda, os ossos frontal e maxilar são ossos únicos, portanto, qualquer perda de sensibilidade vibratória em alguma hemiface deve levantar a suspeita de distúrbio funcional para conduta apropriada.[1]

CONSIDERAÇÕES FINAIS

Nesse capítulo, demonstramos como distúrbios com alterações na sensibilidade facial e na mastigação podem denotar problemas com elevada morbidade ou mortalidade. Do mesmo modo, apresentamos como o conhecimento aplicado de neuroanatomia e semiologia neurológica pode auxiliar na elucidação diagnóstica de síndromes clínicas atípicas envolvendo o território inervado pelo nervo trigêmeo.

19

Paralisia Facial

Daniel Abreu Santos • Thiago Santos Nascimento • Thiago Gonçalves Fukuda

INTRODUÇÃO

A paralisia facial é uma condição clínica frequente na prática clínica neurológica. O conhecimento dos sinais e sintomas permite ao neurologista discernir, com alto grau de certeza, os padrões de acometimento do nervo facial, o que por sua vez implica a forma de investigação e tratamento dessa condição. O reconhecimento e o manejo dos transtornos do nervo facial dependem do entendimento da anatomia e da função dos componentes motores e não motores do nervo, além de aspectos semiológicos que envolvem o exame físico neurológico.

A paralisia facial de padrão periférico exige um amplo diagnóstico diferencial. A maioria dos casos, cerca de dois terços deles, é idiopática, sendo denominada "paralisia de Bell". É caracterizada por início agudo e espontâneo (menos de 72 horas) de paresia facial de padrão periférico unilateral, sem outro sinal neurológico ou sistêmico associado. Na quase totalidade dos casos, há melhora em alguns meses.

Sir Charles Bell (1774–1842), nascido em Edimburgo, recebeu treinamento como cirurgião, mas é mais reconhecido por suas contribuições como anatomista. Tem o seu nome associado à paralisia facial periférica idiopática não por ter sido o primeiro a observar ou relatar esse achado, uma vez que representações de paralisia facial podem ser encontradas em arte e textos desde a Antiguidade,[1] mas por reconhecer que a paralisia facial periférica resultava do acometimento do nervo facial (ao qual ele se referia como nervo respiratório).

EPIDEMIOLOGIA

A taxa de incidência da paralisia de Bell é de 20 a 40 casos a cada 100 mil pessoas/ano, sendo ambos os sexos igualmente atingidos e com uma idade média de início aos 40 anos. A taxa de incidência é maior nos indivíduos com 70 anos ou mais. Não existe diferença entre os lados da face ou predominância sazonal.[2] Alguns fatores de risco foram descritos para o surgimento da paralisia de Bell, como diabetes *mellitus* e hipertensão arterial (e apesar da baixa evidência, ambas as condições foram associadas a pior prognóstico para recuperação, assim como idade avançada, ausência de dor no ouvido, paralisia completa e redução de lacrimejamento).[2] A paralisia facial é mais prevalente em mulheres grávidas, sendo o risco três vezes maior durante a gravidez, sobretudo no terceiro trimestre, ou na primeira semana após o parto.

ANATOMIA DO NERVO FACIAL (VII NC)

O nervo facial é um nervo misto que apresenta dois componentes principais, sendo o maior deles (que constitui 70% das fibras) exclusivamente motor. Sua inervação supre, além dos músculos da expressão facial, a musculatura do couro cabeludo e da orelha, estapédio, bucinador, platisma, estilo-hióideo e ventre posterior do digástrico. Também conduz fibras parassimpáticas que estimulam a secreção das glândulas salivares submandibulares e sublinguais, glândulas lacrimais e das mucosas da cavidade oral e nasal. Em relação às funções sensoriais, a principal delas é mediar o paladar dos dois terços anteriores da língua. As fibras aferentes também conduzem informações sobre a sensibilidade exteroceptiva do tímpano, mastoide e do meato acústico externo, sobre a sensibilidade proprioceptiva dos músculos que inerva, além da sensibilidade visceral geral das glândulas salivares e da mucosa do nariz e da faringe.[1] As fibras sensoriais e parassimpáticas são carreadas pelo segundo componente (de menor calibre, que constitui 30% das fibras), o nervo intermédio (ou nervo de Wrisberg).[2]

O núcleo do componente motor do nervo facial se localiza na região ventrolateral do tegmento pontino, anteromedial ao núcleo do trato espinal do trigêmeo, anterolateral ao núcleo do nervo abducente e posterior ao núcleo olivar superior (Figura 19.1).[1] O núcleo motor do nervo facial tem subnúcleos laterais e dorsais organizados em colunas. Dentro do tronco encefálico, os axônios do nervo facial emergem da superfície dorsal do núcleo e seguem em sentido dorsomedial, em trajeto ascendente e circular para circundar o núcleo do nervo abducente e formar a parte interna do joelho do nervo facial. A alça interna de fibras do nervo facial, ao redor do núcleo do nervo abducente, forma o colículo facial, uma saliência romboide do assoalho do quarto ventrículo. Em seu trajeto, os axônios do nervo facial seguem próximos do núcleo e das fibras do nervo abducente, da formação reticular pontina paramediana (FRPP), do nervo trigêmeo, do nervo vestibulococlear, bem como dos tratos longos ascendentes e descendentes que atravessam a ponte.

Em seguida, as fibras formam um feixe compacto que se estende em direção ventrolateral até a extremidade distal da ponte e emergem do tronco encefálico, atravessam o espaço subaracnoide no ângulo pontocerebelar e entram no meato

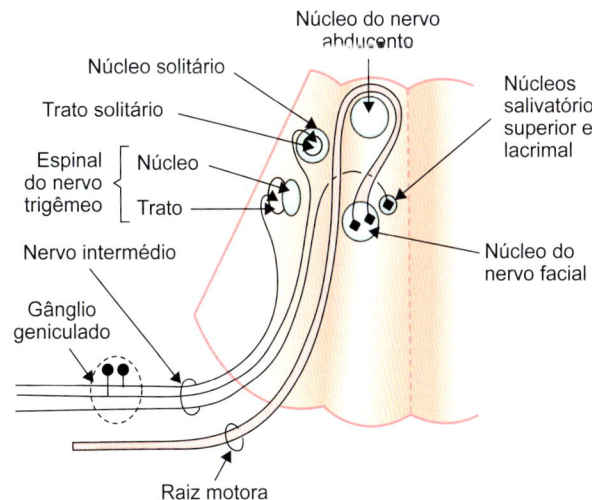

Figura 19.1 Corte transversal da ponte mostrando a relação dos núcleos cujas fibras formam os nervos facial e intermédio.

acústico junto ao nervo intermédio e ao VIII nervo craniano (NC) (vestibulococlear).[3] Dentro do meato, o nervo facial e o nervo intermédio se separam do VIII NC e se estendem lateralmente pelo canal facial (canal de Falópio) na direção do gânglio geniculado. No nível desse gânglio, o canal facial descreve uma curva acentuada para baixo, formando o joelho externo do nervo facial. Na extremidade inferior do canal, o nervo facial emerge do crânio por meio do forame estilomastóideo. Em seguida, suas fibras motoras individuais são distribuídas por toda região da face.

Ao longo desse trajeto e antes de inervar os músculos da mímica facial, ele emite três ramos principais (Figura 19.2). O primeiro ramo, o petroso superficial maior, emerge no nível do gânglio geniculado e é composto pelas fibras que inervam a glândula lacrimal. Assim, em caso de diminuição do lacrimejamento em paralisias faciais de padrão periférico, tal achado sugere uma lesão mais proximal. Distal ao ramo geniculado, o segundo ramo vai para o para o músculo estapédio. Por esse motivo, alguns pacientes com paralisia facial periférica podem ter hiperacusia. O ramo final, a corda do tímpano, que se localiza distalmente ao gânglio geniculado, é o último antes do nervo facial sair do crânio pelo forame estilomastóideo.[3] Esse ramo é responsável por transmitir informações gustativas dos dois terços anteriores da língua e aferentes viscerais gerais, além de fibras simpáticas pré-ganglionares. Ele segue para frente e para cima em um diminuto canal na parede mastóidea da cavidade timpânica, entra na orelha média e a atravessa. O ramo da corda do tímpano segue para baixo e para frente, sai do crânio e se junta ao nervo lingual, um ramo da divisão mandibular do nervo trigêmeo, para inervar as glândulas salivares menores, cujo envolvimento é raramente evidente na paralisia de Bell. O nervo facial também pode conduzir sensibilidade gustativa da mucosa do palato mole pelo gânglio pterigopalatino.

As fibras que conduzem estímulos aferentes somatossensoriais no ramo da corda do tímpano têm seus corpos celulares no gânglio geniculado. Os processos periféricos inervam parte do meato acústico externo, a membrana timpânica, a face lateral da orelha e uma pequena área atrás da orelha e sobre o processo mastóideo. Tal distribuição pode variar individualmente. Os processos centrais que conduzem o paladar e a sensibilidade aferente visceral geral terminam no núcleo espinal do nervo trigêmeo. O nervo facial também pode mediar a sensibilidade à dor profunda e à pressão profunda da face.[1]

Do forame estilomastóideo, o nervo facial segue ao longo da glândula parótida antes de se dividir nos ramos que inervam a mímica facial, incluindo o bucinador.[2] É nesse nível que os ramos individuais do nervo facial podem ser acometidos por lesões infiltrativas, compressivas ou traumáticas, causando uma síndrome do neurônio motor inferior parcial, poupando o músculo frontal. Por esse motivo, é importante atentar ao exame físico da cabeça e do pescoço em pacientes com paralisia facial periférica, com especial atenção à glândula parótida e à presença de adenopatia cervical e lesões cutâneas.

Os rígidos limites do canal facial (canal de Falópio) dentro do osso temporal tornam o nervo mais vulnerável à lesão por inflamação e edema, o que pode ser importante em algumas neuropatias do nervo facial.

Clinicamente, a paralisia facial de padrão central (acometimento do neurônio motor superior) se apresenta com fraqueza dos dois terços inferiores da face, poupando a musculatura frontal, enquanto a paralisia facial de padrão periférico (acometimento do nervo facial) se apresenta com fraqueza de toda a hemiface (Figura 19.3). Um estudo em humanos sugere que o fato de o músculo orbicular dos olhos ser poupado nas lesões do neurônio motor superior se deve à sua dupla inervação, proveniente de regiões corticais supridas por ambas as artérias cerebrais médias e cerebral anterior, em oposição à face inferior, em que a inervação cortical é suprida isoladamente pela artéria cerebral média[4] (Figura 19.4).

ETIOLOGIA

A causa da paralisia de Bell é desconhecida e pode não ser a mesma em todos os indivíduos. Edemas de nervo facial dentro do estreito canal de Falópio têm sido observados durante cirurgia de descompressão do nervo facial,[5] achado consistente com o realce no nervo facial observado nos estudos de ressonância magnética.[6] A causa do edema pode

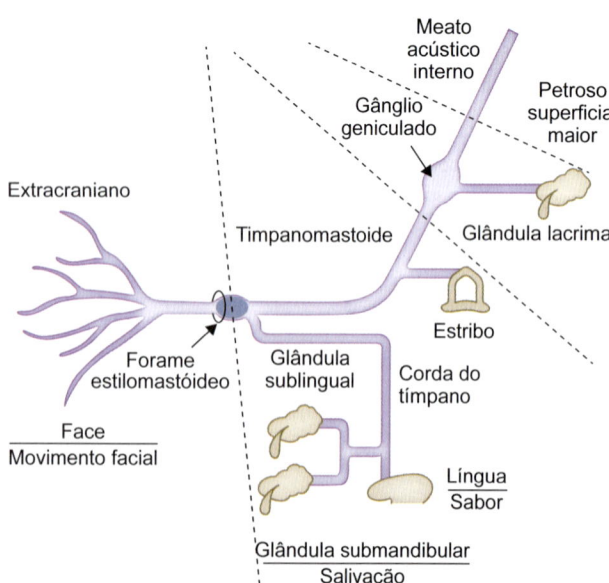

Figura 19.2 Esquema do nervo facial mostrando suas principais subdivisões e respectivas funções.

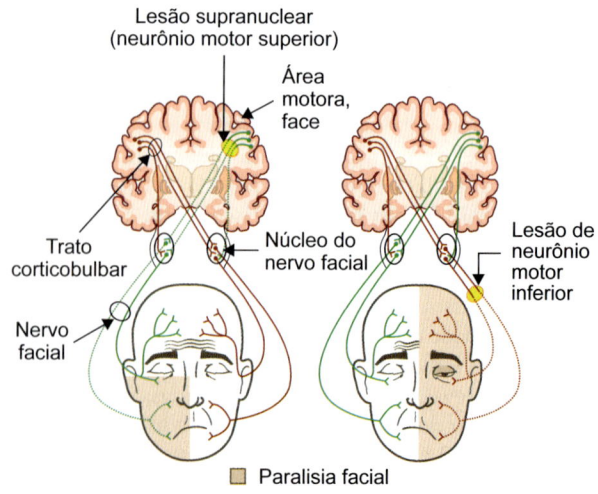

Figura 19.3 Vias supranuclear (trato corticonuclear) e infranuclear (nervo facial) da motricidade facial e padrões de paralisia facial. À esquerda, paralisia facial de padrão central. À direita, paralisia facial de padrão periférico.

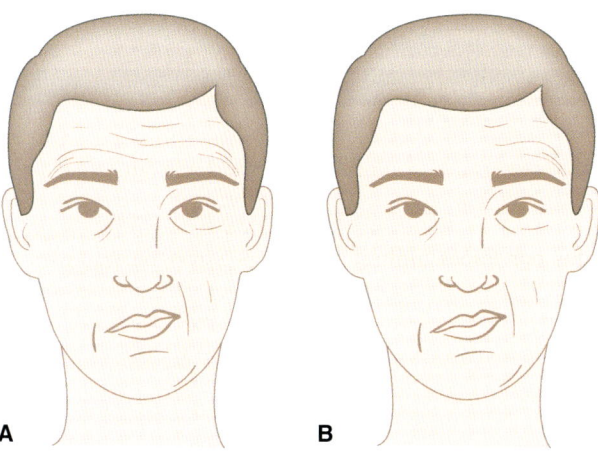

Figura 19.4 A. Paralisia facial de padrão central à direita. **B.** Paralisia facial de padrão periférico, acometendo os andares superior e inferior da hemiface direita. Ao sorrir e elevarem-se as sobrancelhas, observa-se assimetria da face, com desvio de rima labial para esquerda e redução das rugas de expressão na região frontal direita.

ser isquêmica em pacientes com predisposição (idosos, hipertensos e diabéticos), semelhante a outras neuropatias cranianas, como a dos nervos abducente e oculomotor.[7] O vírus herpes símplex (HSV) tipo 1 é, provavelmente, a causa da maior parte dos casos de paralisia de Bell, resultante da reativação do vírus latente do gânglio geniculado, em vez de infecção primária.[1] Pode haver predisposição genética em alguns casos.[1] Um curso progressivo e prolongado sugere tumor, assim como acometimento distal de apenas alguns ramos ou a presença de massa parotídea.

EXAME CLÍNICO DO NERVO FACIAL

O exame das funções motoras se inicia pela inspeção da face, avaliando as ações dos músculos da expressão facial. Inicialmente em repouso, a face deve ser simétrica, especialmente nos jovens. Com o envelhecimento, o surgimento de linhas de expressão pode causar assimetrias, o que não indica doença.[1] Deve-se avaliar o tônus dos músculos da expressão facial e procurar por atrofias e fasciculações. Pacientes com paralisia facial periférica podem apresentar tardiamente contrações anômalas da face, denominadas "sincinesias", muitas vezes sutis e sincrônicas com o piscar dos olhos ou movimento da boca, indicando regeneração anômala do nervo facial. A contração espontânea da face pode ser causada por espasmo hemifacial (EHF). Outros tipos de movimentos anormais involuntários que podem afetar os músculos da face são tremores, tiques, espasmos mioclônicos, coreia e atetose.[1]

O achatamento da prega nasolabial com rugas frontais simétricas sugere paralisia facial central (neurônio motor superior), enquanto o achatamento da prega nasolabial com alisamento das rugas frontais do mesmo lado sugere paralisia periférica do nervo facial (neurônio motor inferior). O alargamento unilateral da rima das pálpebras sugere lesão do nervo facial que causa perda de tônus do músculo orbicular, responsável pelo fechamento do olho, podendo ser confundido com ptose do olho oposto. É um erro comum acreditar que a paralisia do nervo facial cause ptose.[1] Em pacientes com paralisia facial periférica, é importante examinar as orelhas à procura de vesículas ou exantema, que podem indicar herpes-zóster, e palpar a glândula parótida à procura de lesão expansiva.

EXAME DOS REFLEXOS

O nervo facial participa como aferente de vários reflexos axiais da face, dentre eles o reflexo corneano e o reflexo orbicular dos olhos. Esse último é avaliado ao percutir sobre a face externa da crista supraorbitária (reflexo de McCarthy) ou na região glabelar (reflexo glabelar), sendo a resposta esperada o piscamento bilateral. Em indivíduos normais, a resposta é normalmente inibida até a terceira percussão. Em algumas condições clínicas, como o parkinsonismo, a resposta de piscar não é suprimida e persiste por mais de cinco percussões (sinal de Myerson). A alça aferente do reflexo é mediada pelo nervo trigêmeo e a alça eferente pelo nervo facial bilateralmente.[1] Outro reflexo axial da face que envolve a participação do nervo facial é o orbicular da boca. Com o dedo indicador acima do lábio superior do paciente, realiza-se a percussão com um martelo de reflexos, sendo a resposta esperada a contração do músculo mentual, além de protrusão dos lábios e enrugamento da pele do queixo. A aferência é feita pelo nervo trigêmeo e a eferência pelo nervo facial. Quando exacerbado, o reflexo pode incluir como resposta os movimentos de sucção e deglutir.[8]

EXAME DAS FUNÇÕES SENSORIAIS

O exame das funções sensoriais do nervo facial é limitado à avaliação do paladar. Embora haja hipoestesia da parede posterior do meato acústico externo nas lesões proximais do nervo facial, não há método confiável para avaliar a contribuição sensorial do nervo para a pele da região da orelha externa.[1] O nervo facial é responsável por mediar o paladar nos dois terços anteriores da língua, uma vez que o terço posterior fica a cargo dos nervos glossofaríngeo e vago.[8] A situação mais comum e que requer o exame do paladar é a avaliação da paralisia do nervo facial. Se um paciente com padrão periférico de fraqueza facial apresenta comprometimento do paladar, a lesão é proximal à junção com o nervo da corda do tímpano. A lesão no forame estilomastóideo ou distal a ele, como na glândula parótida, não afeta o paladar.[1]

FRAQUEZA FACIAL E SEUS PADRÕES

Os dois tipos de fraqueza neurogênica do nervo facial são de padrão periférico, por acometimento do nervo facial (neurônio motor inferior) e de padrão central (neurônio motor superior).

A paralisia facial periférica pode ser causada por lesão em qualquer parte do nervo facial, desde a sua origem no núcleo do nervo facial na ponte até os ramos terminais na face. Já a paralisia facial central é causada por lesão das vias supranucleares, antes da sinapse com o núcleo do nervo facial.[1] A paralisia facial periférica é causada por lesões ipsilaterais ao padrão de fraqueza, enquanto a paralisia facial central, com raras exceções, é consequência de lesão contralateral.[1] A seguir, falaremos detalhadamente de cada uma delas.

AVALIAÇÃO DA PARALISIA FACIAL

O primeiro passo na avaliação da paralisa facial é determinar se o padrão é periférico ou central. Sabe-se que, enquanto a maioria dos pacientes com hemiparesia decorrente de um acidente vascular cerebral (AVC) apresenta paralisia facial, raramente esse é o sintoma principal, e geralmente é notado por terceiros. Já os pacientes portadores de paralisia facial de padrão periférico (mais comumente paralisia de Bell) apresentam padrão de fraqueza progressivo dentro de 1 a 2 dias. A queixa inicial pode estar associada a escape de conteúdo líquido pela boca no lado afetado, dificuldade em ocluir totalmente a pálpebra ou alteração de fala, o que leva o paciente à emergência com receio de se tratar de um AVC. Entretanto, é possível que lesões centrais possam dar origem a um padrão de paralisia facial periférica, comumente em lesões envolvendo o núcleo do nervo facial na ponte. Tais lesões, pela proximidade anatômica, acabam por acometer outras estruturas do tronco encefálico, como o trato corticoespinal, dando origem a outros sinais e sintomas neurológicos.

PARALISIA FACIAL PERIFÉRICA

A paralisia facial periférica pode ser causada por lesão do núcleo do nervo facial na ponte ou em qualquer ponto ao longo do segmento infranuclear. A fraqueza dos músculos da expressão facial é idêntica à observada nas lesões em qualquer parte do trajeto do nervo.

A paralisia facial de padrão periférico causa fraqueza de todos os músculos da expressão facial do lado acometido, tanto da parte superior quanto inferior.[1] O lado da face afetado é liso, não há rugas na fronte, o olho permanece aberto, há queda da pálpebra inferior, achatamento da prega nasolabial e queda do ângulo da boca. O paciente não consegue erguer o supercílio, enrugar a fronte, franzir o cenho, fechar o olho, sorrir, mostrar os dentes, inflar as bochechas, assobiar, retrair o ângulo da boca ou contrair os músculos do queixo ou o platisma no lado acometido. A tentativa de movimento causa desvio da boca para o lado normal. A bochecha pode inflar durante a expiração por causa da fraqueza do músculo bucinador, assim como pode haver um desvio aparente da língua. Um paciente com paralisia facial periférica incompleta pode ser capaz de fechar o olho, mas não com força total contra resistência. A incapacidade de piscar com o olho acometido é comum. A rima das pálpebras é maior que o normal e pode haver incapacidade de fechar o olho (lagoftalmia). Durante o piscar espontâneo, a pálpebra acometida tende a se atrasar, às vezes visivelmente. A paralisia facial periférica muito leve pode causar apenas um piscamento mais devagar ou menos completo no lado acometido. A tentativa de fechar o olho acometido causa a rotação superior reflexa do bulbo do olho (fenômeno de Bell), visível no paciente com fraqueza no músculo orbicular dos olhos.[1] Um sinal sensível de fraqueza da parte superior da face é a perda de vibrações finas palpáveis quando se apoiam levemente as pontas dos dedos sobre as pálpebras, enquanto o paciente tenta fechar os olhos com a maior força possível (sinal de Bergara-Wartenberg). A escala de House-Brackmann avalia o grau de fraqueza facial (Tabela 19.1).

Devido à fraqueza do esfíncter da pálpebra inferior, lágrimas podem descer pela bochecha, sobretudo se houver irritação da córnea por proteção inadequada dos olhos. A ausência de lacrimejamento pode indicar acometimento muito proximal, acima da origem do nervo petroso maior. Na fraqueza grave, o olho não se fecha totalmente, mesmo durante o sono. A fraqueza do músculo estapédio pode causar hiperacusia, principalmente para sons graves, que soam mais intensos e agudos.

Na paralisia facial periférica, o ramo motor do reflexo corneano direto está comprometido, mas o reflexo consensual

Tabela 19.1 Graduação de comprometimento funcional da paralisia facial, baseado da escala de House-Brackmann.

Escala de House-Brackmann	
Grau I: função normal	Sem alterações
Grau II: disfunção leve	Fraqueza perceptível à inspeção cuidadosa Pode haver sincinesia Simetria e tônus normais em repouso Função da testa moderada a boa Fechamento completo do olho com esforço mínimo Boca com leve assimetria
Grau III: disfunção moderada	Diferença óbvia entre os dois lados, mas não desfigurante Sincinesia perceptível, mas não grave, contratura ou espasmo hemifacial Simetria e tônus normais em repouso Movimento da testa leve a moderado Fechamento completo do olho com esforço Boca levemente fraca com esforço máximo
Grau IV: disfunção moderada/grave	Fraqueza óbvia e/ou assimetria desfigurante Simetria e tônus normais em repouso Testa sem movimento Olho com fechamento incompleto (sinal de Bell) Boca assimétrica com esforço máximo
Grau V: disfunção grave	Movimento quase imperceptível Assimetria em repouso, nenhum movimento da testa Olho com fechamento incompleto (sinal de Bell) Boca assimétrica com leve movimento
Grau VI: paralisia total	Sem movimento

está intacto. No olho oposto, o reflexo direto está intacto, enquanto o consensual está comprometido. Os vários reflexos que demandam respostas motoras dos músculos supridos pelo nervo facial estão comprometidos. Curiosamente, cerca de 25% dos pacientes com paralisia facial periférica se queixam de dormência da face, muitas vezes negligenciada, com sensação inexplicada relacionada com a imobilidade, porém, não se sabe a real causa para tal sintoma. Apesar da inervação das glândulas salivares menores, boca seca não é um sintoma usualmente relatado. O acometimento do nervo da corda do tímpano causa perda do paladar nos dois terços da língua ipsilaterais.

A causa mais comum de paralisia facial periférica é a paralisia de Bell (paralisia facial idiopática), sendo responsável por cerca de metade dos casos. Frequentemente, o quadro sucede uma infecção viral ou uma imunização. Em relação à etiologia viral, o herpes símplex tipo 1 é uma das principais causas, seguida por varicela-zóster, citomegalovírus, vírus Epstein-Barr, herpes-vírus humano 6 e Coxsackie.[1] Existem diversas outras causas infecciosas e não infecciosas de paralisia facial, como demonstrado na Tabela 19.2.

A patologia do nervo facial na paralisia de Bell é compatível com uma causa inflamatória e possivelmente infecciosa, sendo o aspecto semelhante ao constatado nos casos de herpes-zóster. As anormalidades estão presentes em todo o trajeto ósseo do nervo, mas a lesão do nervo é concentrada na parte labiríntica estreita do canal do nervo facial, provavelmente devido à compressão relacionada ao edema e ao reduzido suprimento sanguíneo nesse segmento. Durante muito tempo, acreditou-se que a isquemia influenciasse o surgimento da paralisia de Bell. A tendência à fraqueza facial ao despertar foi citada como comprovação de que a

Tabela 19.2 Principais etiologias de paralisia facial.

Infecciosas	Arbovírus
	Difteria
	Borreliose (Lyme)
	Abscesso intracraniano
	Meningites
	Leptospirose
	Vírus Coxsakie
	Hanseníase
	Malária
	Sífilis
	Otite média
	HIV
	Tétano
	HTLV-1
	Tuberculose
	Varicela-zóster (síndrome de Ramsay Hunt)
	Influenza
	Poliomielite
Autoimunes	Síndrome de Guillain-Barré
	Amiloidose
	Sarcoidose
	Lúpus
	Síndrome de Stevens-Johnson
	Esclerose múltipla
	Miastenia *gravis*
	Poliarterite nodosa
	Arterite temporal
Congênitas/genéticas	Distrofia miotônica
	Síndrome de Moebius
	Embriopatia por talidomida
	Distrofia facioescapuloumeral
Metabólicas	Porfiria intermitente aguda
	Diabetes *mellitus*
	Encefalopatia de Wernicke
Neoplásicas	Neuroma acústico
	Colesteatoma
	Ependimona
	Leucemia
	Linfoma
	Glioma pontino
	Neurofibromatose tipo 1
Degenerativas	Atrofia muscular espinobulbar (doença de Kennedy)
	Doença de Parkinson
	Doença de neurônio motor
Traumáticas	Laceração facial
	Parto por fórceps
	Cirurgia de parótida
	Lesão de base de crânio
Vasculares	Hemangioma cavernoso de tronco
	Embolização arterial
Idiopáticas/ desconhecidas	Paralisia de Bell
	Síndrome de Melkersson-Rosenthal

perfusão reduzida durante o sono é patogênica e é mais provável que essa seja a causa da paralisia facial do que a reativação do vírus.

Os sintomas geralmente se iniciam com dor atrás da orelha, seguida de fraqueza facial em 1 ou 2 dias. O pico da paralisia ocorre dentro de 3 semanas, com recuperação total ou parcial em 6 meses. Raramente a dor precede a paralisia em até 2 semanas. Há fraqueza em toda a hemiface e, dependendo da relação da lesão com o gânglio geniculado, com a origem do ramo da corda do tímpano e com a origem do ramo para o músculo estapédio, os pacientes podem notar perda do paladar nos dois terços anteriores ipsilaterais da língua, ressecamento dos olhos ou hiperacusia para sons graves. Os sintomas mais comuns associados à paralisia de Bell são aumento do lacrimejamento, dor na orelha e anormalidades do paladar. As tentativas de localizar a lesão pelo teste do paladar e do lacrimejamento não são muito precisas e têm pequena utilidade prática.[1] Em cerca de 1% dos casos, a paralisia é bilateral. A recuperação completa ocorre em 80% dos pacientes dentro de 6 meses. O prognóstico está relacionado à idade (melhor em crianças e pior em pacientes com mais de 55 anos), além de ser menos favorável em pacientes com paralisia facial completa, diabetes *mellitus* e ausência de dor no ouvido. O prognóstico pode ser melhor em pacientes que não apresentam realce pelo gadolínio em imagens de ressonância magnética.

A maioria dos casos de paralisia de Bell não apresentará recorrência, porém, em 7% deles a paralisia pode recorrer do mesmo lado ou do lado oposto.[9-11] A recorrência exige uma investigação cuidadosa para causas alternativas, como sarcoidose[12,13] ou outras doenças inflamatórias ou infiltrativas, geralmente com ressonância magnética e estudo do líquido cefalorraquidiano. A síndrome de Melkersson-Rosenthal é um diagnóstico diferencial para paralisia facial periférica recorrente, caracterizada por crises recorrentes de paralisia facial, edema da face e dos lábios sem cacifo,[14] bem como fissuras e sulcos congênitos na língua. Às vezes é familiar e surge na infância, com causa desconhecida.[1]

Na ausência de sinais de alarme sugerindo diagnóstico alternativo, não há necessidade avaliação adicional com exames laboratoriais de neuroimagem ou estudos eletrodiagnósticos.[15] Os principais sinais de alarme incluem início gradual em semanas ou meses, sintomas concomitantes de vertigem ou perda auditiva, sintomas constitucionais, câncer, HIV,[16] sinais característicos de doença de Lyme (como área endêmica e *rash* cutâneo),[17-19] paralisia facial bilateral,[20] acometimento de outros nervos cranianos, ataxia, hemiparesia e paralisia do olhar horizontal. Quando a fraqueza facial bilateral é causada por doença do nervo facial, o diagnóstico diferencial inclui a paralisia de Bell bilateral, sarcoidose, doença de Lyme, diabetes, HIV, síndrome de Guillain-Barré e variantes, meningites (carcinomatosa, linfomatosa, tuberculosa ou fúngica), tumor na ponte, síndrome de Melkersson-Rosenthal, pseudotumor cerebral, síndrome de Moebius e hanseníase (maior acometimento da parte superior da face). A paralisia facial bilateral (diplegia facial) pode ser causada por distúrbios neuromusculares (miastenia *gravis*), neuronopatia bulboespinal e doença muscular (distrofia muscular facioescapuloumeral).[1]

Outros sinais a serem pesquisados no exame físico da cabeça e do pescoço são a presença de vesículas no conduto auditivo externo, na fenda entre a orelha e o processo mastoide, na membrana timpânica, no palato ou na orofaringe (causadas pela reativação do vírus varicela-zóster no gânglio geniculado, indicando a síndrome de Ramsay Hunt).[21] Alguns pacientes podem ter paralisia facial sem erupção na orelha ou na boca (*zoster sine herpete*), mas com evidências sorológicas ou de DNA de infecção pelo varicela-zóster. A presença de outros achados, como vertigem, zumbido, perda auditiva, náuseas, vômito e nistagmo por acometimento do nervo vestibulococlear são comuns. Em comparação à paralisia de Bell, os pacientes com síndrome de Ramsay Hunt costumam ter paralisia inicial mais intensa e menor probabilidade de recuperação completa.[1] Adenopatia cervical, otite média, massa parotídea, câncer de pele, língua com fissuras e edema facial[14] também devem ser pesquisados. É importante reconhecer que uma paralisia facial periférica pode ser o primeiro sinal de uma doença em evolução, como neurossarcoidose, carcinomatose meníngea ou síndrome de Guillain-Barré.[22]

Outras causas de paralisia facial periférica incluem doença do neurônio motor (como a paralisia bulbar progressiva) e atrofia muscular espinobulbar (doença de Kennedy). A paralisia do nervo facial (uni ou bilateral) pode ser congênita como na síndrome de Moebius (paralisia oculofacial congênita), na qual há associação de paralisia congênita do nervo facial e paralisia dos músculos extraoculares, sobretudo o reto lateral por hipoplasia ou aplasia dos núcleos do nervo craniano.[1] Lesões expansivas no ângulo pontocerebelar, como neuroma acústico e meningioma, costumam se estender e acometer os nervos facial, intermédio, vestibulococlear e trigêmeo, além dos pedúnculos cerebelares e o cerebelo. Geralmente há perda auditiva, alterações sensoriais faciais, ataxia ipsilateral e nistagmo.[1]

FRAQUEZA FACIAL DE ORIGEM CENTRAL

Lesões supranucleares

As lesões supranucleares, envolvendo o trato corticonuclear (corticobulbar) em qualquer ponto antes da sinapse no núcleo do nervo facial, são responsáveis por causar a paralisia facial de padrão central (PFC). As lesões são mais frequentes no córtex ou na cápsula interna. Nesses casos, há fraqueza da porção inferior da face contralateral com relativa preservação da mímica da parte superior da face, em virtude do controle supranuclear bilateral.[8]

Há considerável variação individual da inervação facial, de forma que a extensão da fraqueza em uma PFC pode variar da metade aos dois terços inferiores da face. Não há, necessariamente, preservação completa da região superior da face, mas seu acometimento é sempre menor que o da região inferior.[1] Em alguns casos, a parte superior pode receber controle supranuclear apenas contralateral (ocasionando uma "paralisia facial central estendida", comprometendo o orbicular do olho, principalmente seu ventre inferior), porém quase nunca a musculatura frontal.[8] Mesmo que haja algum grau de acometimento superior da face em uma PFC, o paciente sempre é capaz de fechar o olho, de modo que o fenômeno de Bell é ausente, o reflexo corneano está presente e o reflexo do orbicular dos olhos pode estar exaltado.[1]

Existem duas variações da PFC, quando há uma dissociação entre movimentos faciais voluntários e movimentos faciais emocionais. A assimetria facial mais evidente na expressão espontânea, como ao rir, é denominada "paralisia facial emocional, emotiva ou mimética". A fraqueza mais intensa durante a contração voluntária, como quando o paciente é instruído a sorrir ou a mostrar os dentes, é denominada "paralisia facial volitiva". Nessa condição, pode haver não apenas preservação, como também ocasionalmente exagero dos movimentos espontâneos ou automáticos.

A paralisia facial volitiva pode ser decorrente de lesão do centro cortical no terço inferior do giro pré-central, que controla os movimentos faciais (trato corticobulbar), a cápsula interna, o pedúnculo cerebral ou a ponte acima do núcleo do nervo facial. A dissociação pode ser explicada pela inervação supranuclear bilateral que está presente nos movimentos faciais inferiores, emocionais e espontâneos, mas ausente no movimento volitivo.

Na paralisia facial emocional, a fraqueza é mais acentuada nos movimentos faciais espontâneos e o paciente consegue obedecer sem dificuldade a instrução para contrair os músculos faciais inferiores. A fraqueza facial observada apenas nos movimentos emocionais é geralmente causada por lesões anteriores ao giro pré-central (área motora suplementar), na substância branca do lobo frontal, ínsula, lobo temporal mesial, território estriatocapsular ou tálamo, e raramente com lesões no tronco encefálico.[8]

Lesões nucleares

As lesões no nível da ponte podem acometer tanto o núcleo do nervo facial quanto os axônios intrapontinos. Devido à proximidade anatômica, tais lesões comumente afetam estruturas adjacentes, como o nervo abducente, causando paralisia do músculo reto lateral ipsilateral; FRPP, causando paralisia do olhar conjugado horizontal ipsilateral; trato corticoespinal, causando hemiplegia contralateral; e nervo trigêmeo e trato espinotalâmico, causando perda sensorial ipsilateral e hemi-hipoestesia contralateral. O padrão da paralisia facial nesses casos é do tipo periférico.[8]

Complicações e manifestações pós-paralisia facial

A maioria dos pacientes com paralisia de Bell (85%) apresenta recuperação dentro de 1 ano.[23-26] Os pacientes com fraqueza facial remanescente podem ser candidatos a procedimento cirúrgico com objetivo de melhorar a função do nervo, especialmente quando há fraqueza significativa da pálpebra, o que aumenta o risco de ceratite. Cronicamente, o paciente pode desenvolver sincinesias devido à reinervação anômala das fibras de regeneração do nervo facial. A sincinesia pode ser motora: ao piscar, particularmente se forçado, pode ocorrer contratura simultânea da boca ipsilateral ou do platisma. Similarmente, ao sorrir ou mostrar os dentes, pode ocorrer contração do músculo orbicular dos olhos e estreitamento da fissura palpebral. As fibras não motoras do nervo facial também podem regenerar de maneira errada, sendo a salivação associada ao lacrimejamento. Quando a salivação causa sudorese facial, é denominada "síndrome de Frey".[27]

CAPÍTULO 20

Tonturas e Vertigem

Emanuelle Roberta da Silva Aquino • Cristiana B. Pereira

ANATOMIA E FISIOLOGIA
Labirinto e células ciliadas

As principais funções do sistema vestibular são: estabilização da imagem na retina, ajuste postural e orientação gravitacional. Para que isso seja realizado, é necessária a informação sobre a posição e o movimento da cabeça, que é obtida pelo labirinto. Essa informação é transmitida ao tronco encefálico, e ali são estabelecidas conexões com outros sistemas (motor ocular, visual e proprioceptivo) e realizados os ajustes necessários às três funções do sistema vestibular.

Assim como os olhos percebem os estímulos luminosos e a cóclea percebe o estímulo auditivo, o labirinto é um sensor de posição e de aceleração, ou seja, é um acelerômetro. O labirinto é capaz de perceber a posição da cabeça em relação à gravidade e a aceleração linear (p. ex., iniciar ou encerrar o movimento em um veículo ou subir e descer em um elevador), além da aceleração angular (p. ex., movimentos de rotação da cabeça). Para que isso aconteça de maneira adequada, o labirinto ósseo é uma escavação no osso temporal (Figura 20.1) que contém o labirinto membranoso, composto de três canais semicirculares e dois órgãos otolíticos: o utrículo e o sáculo.

Os canais semicirculares (CSC) são três estruturas com formato da letra "C" com diâmetro aproximado de 8 mm, dispostas ortogonalmente entre si, como se fossem três lados adjacentes de um cubo. O CSC horizontal está localizado aproximadamente a 30° do plano horizontal. Os CSC anterior e posterior formam entre si e com o CSC horizontal um ângulo de 90°, e com o plano sagital um ângulo de 45°, de maneira que o CSC anterior de um lado se encontra no mesmo plano do CSC posterior do lado oposto (Figura 20.2).

As duas extremidades de cada um dos CSC terminam no utrículo. Enquanto uma delas é aberta, promovendo a comunicação entre CSC e utrículo, a outra apresenta uma dilatação denominada **ampola**, que contém a estrutura da **cúpula**, composta por uma substância gelatinosa que fecha a comunicação com o utrículo. Na região ampular há também um espessamento epitelial denominado **crista ampular**, que contém as células ciliadas. Localizadas logo abaixo da cúpula, essas células mantêm seus cílios embebidos na substância gelatinosa, de modo que são os movimentos de deflexão da cúpula que levam à inclinação dos cílios (ver Figura 20.1).

Os CSC respondem à aceleração angular, ou seja, aos movimentos de rotação da cabeça (Figura 20.3). O movimento da cabeça leva, necessariamente, ao movimento do CSC. Devido à inércia, a endolinfa contida no CSC se desloca na direção oposta, o que provoca a deflexão da cúpula com consequente inclinação dos cílios. O deslocamento da endolinfa na direção da ampola (ampulípeto) no CSC horizontal é excitatório, enquanto nos CSC anterior e posterior a excitação é dada pelo deslocamento da endolinfa na direção oposta à ampola (ampulífugo).

Os órgãos otolíticos (utrículo e sáculo) são os dois outros órgãos receptores do labirinto, assim denominados devido às partículas de carbonato de cálcio, os otólitos, aderidos à sua mácula. Ambos são estruturas ovoides e contêm células ciliadas em uma estrutura elíptica denominada "mácula". Os cílios dessas células também estão embebidos por uma substância gelatinosa, a **membrana otolítica**, acima da qual estão os otólitos.

Enquanto a mácula do utrículo está na posição horizontal, tornando-o particularmente sensível a movimentos no plano horizontal e inclinações da cabeça, a mácula do sáculo está em uma posição vertical e parassagital, tornando-o sensível à aceleração vertical, sendo a gravidade o exemplo mais importante. Mudanças na posição da cabeça e movimentos com aceleração linear levam a movimentos dos otólitos sobre a camada gelatinosa, com consequente inclinação dos cílios (Figura 20.4). Dessa forma, os órgãos otolíticos informam sobre situações estáticas, dando a orientação gravitacional em mudanças na posição da cabeça, e sobre movimentos com aceleração linear, como subir e descer em um elevador,

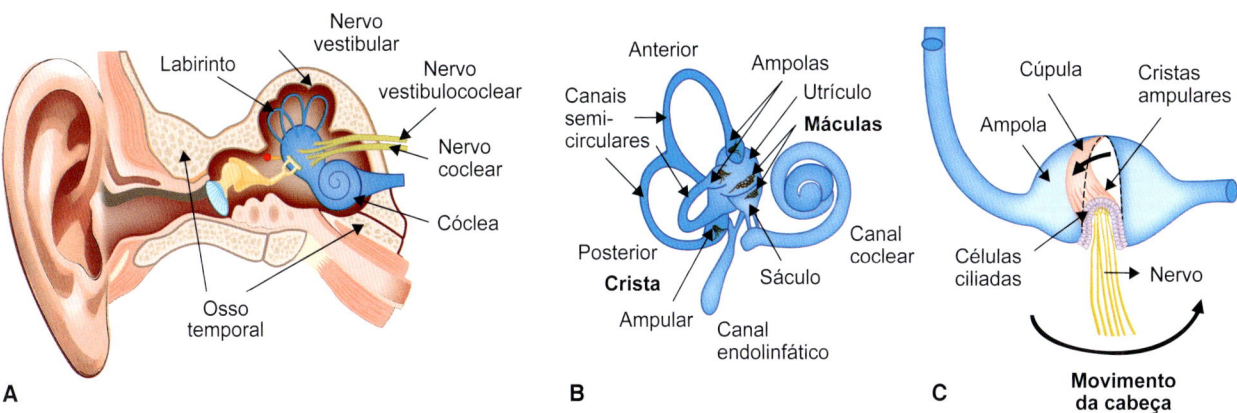

A **B** **C**

Figura 20.1 Anatomia do labirinto. **A.** Vista anterior do osso temporal direito. **B.** Detalhe da vista anterior do labirinto membranoso direito. **C.** Estruturas da cúpula.

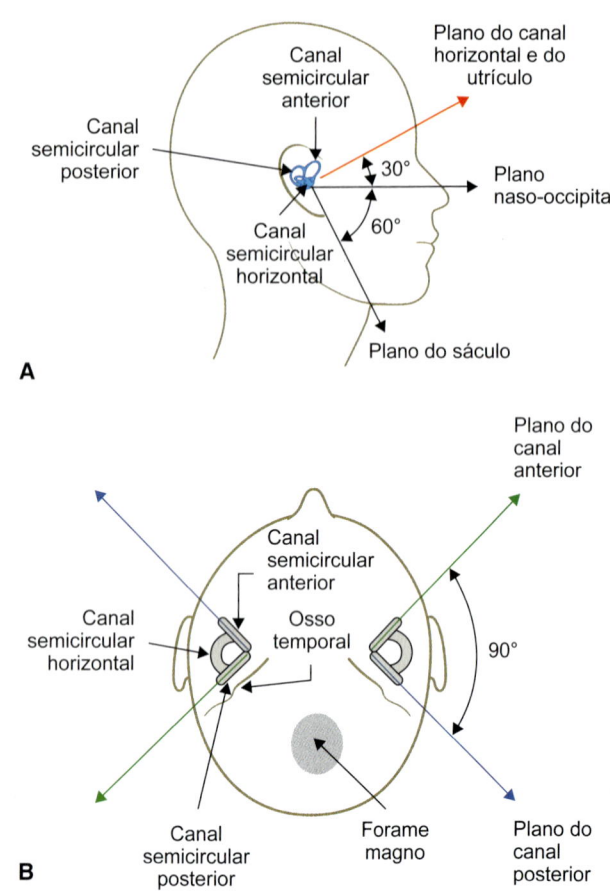

A

B

Figura 20.2 Posicionamento do labirinto. **A.** Vista no sentido anteroposterior do labirinto esquerdo. **B.** Vista do sentido crânio-caudal com nariz à frente.

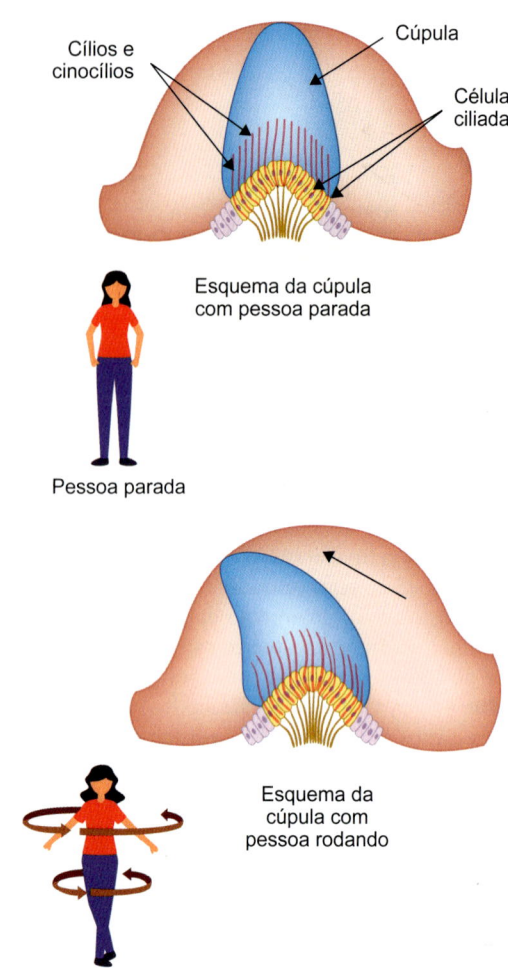

Figura 20.3 Movimento da endolinfa e deslocamento da cúpula desencadeados pela rotação.

Para que o labirinto tenha a função de acelerômetro, é necessário que as células ciliadas sejam capazes de transformar o estímulo mecânico de aceleração e posição em estímulo elétrico.

As células ciliadas estão presentes nos CSC e órgãos otolíticos, e são compostas por diversos cílios organizados em relação ao seu tamanho, em ordem crescente na direção de um único cinocílio. O potencial de membrana da célula ciliada depende da inclinação desses cílios da seguinte maneira: a inclinação dos cílios na direção do cinocílio leva a uma despolarização de membrana, enquanto a inclinação na direção contrária leva à hiperpolarização (Figura 20.5).

Nos CSC, as células ciliadas estão dispostas de tal modo que formam um eixo de despolarização. No CSC horizontal, elas estão organizadas com os cinocílios no sentido do utrículo, e nos CSC anterior e posterior estão organizadas de maneira inversa, com os cinocílios no sentido oposto ao utrículo. Por isso, nos canais horizontais o estímulo excitatório ocorre com movimentos da endolinfa na direção da cúpula (ampulípeto) e nos canais anterior e posterior o estímulo excitatório ocorre com movimentos da endolinfa no sentido oposto à cúpula (ampulífugo). Essa característica é fundamental para se entender a semiologia do reflexo vestíbulo-ocular e da vertigem posicional paroxística benigna, que será abordada mais adiante.

Na mácula dos órgãos otolíticos, essas células estão arranjadas com seus cinocílios na direção de uma linha curva que atravessa a mácula, denominada "estríola". Devido à forma curva da estríola, a disposição das células ciliadas obedece a diferentes eixos, abrangendo todas as direções

possíveis de inclinação da cabeça e de aceleração linear, tanto no plano horizontal (mácula do utrículo) como no plano vertical (mácula do sáculo).

Inervação e irrigação do labirinto

As células ciliadas dos órgãos otolíticos e dos CSC são inervadas pelos prolongamentos distais de neurônios bipolares, cujos corpos celulares se encontram no gânglio vestibular ou gânglio de Scarpa. Os prolongamentos centrais desses neurônios se juntam aos prolongamentos centrais do gânglio espiral da cóclea para formar o nervo vestibulococlear, que atravessa o meato acústico interno, ao lado do nervo facial, e após um curto trajeto no ângulo pontocerebelar, entra na ponte para fazer sinapse nos núcleos vestibulares.

Os axônios distais dos neurônios vestibulares chegam ao gânglio de Scarpa por meio de dois ramos: ramo superior, com axônios que carregam informações dos CSC anterior e horizontal, além do utrículo; e ramo inferior, com impulsos do CSC posterior e sáculo.

O labirinto é irrigado pela artéria labiríntica, ou artéria auditiva interna, na maioria dos casos ramo da artéria cerebelar anteroinferior (AICA) e, em 15% dos casos, ramo da artéria basilar. A artéria labiríntica se divide em três partes: artéria coclear, para irrigação da cóclea; artéria vestibular anterior, para os CSC anterior e horizontal, além do utrículo; e artéria vestibular posterior, para o CSC posterior, o sáculo e parte da cóclea.

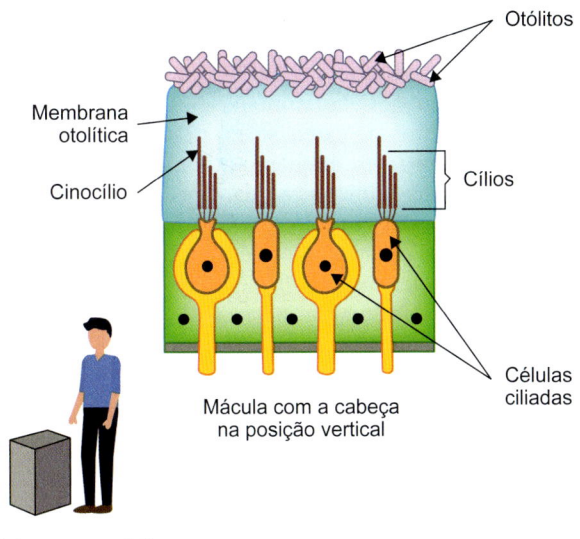

Otólitos

Membrana otolítica

Cinocílio

Cílios

Células ciliadas

Mácula com a cabeça na posição vertical

Cabeça na posição vertical

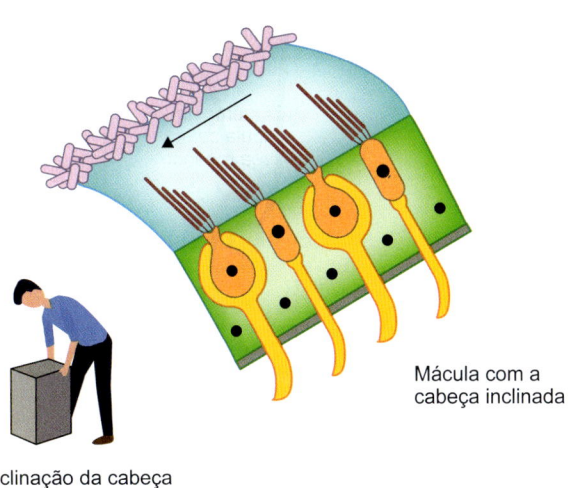

Mácula com a cabeça inclinada

Inclinação da cabeça para frente

Figura 20.4 Deslocamento da membrana otolítica, dos otólitos e inclinação dos cílios desencadeada pela inclinação da cabeça.

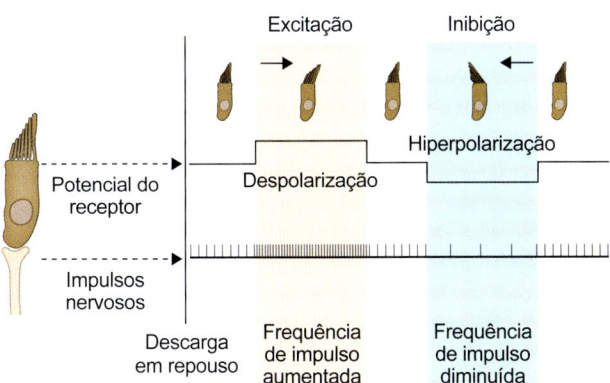

Excitação

Inibição

Hiperpolarização

Potencial do receptor

Despolarização

Impulsos nervosos

Descarga em repouso

Frequência de impulso aumentada

Frequência de impulso diminuída

Figura 20.5 Esquema mostra a atividade constante da célula ciliada, a despolarização desencadeada pela inclinação dos cílios na direção do cinocílio e a hiperpolarização com a inclinação para o lado oposto.

Sistema vestibular

Conforme mencionado anteriormente, o sistema vestibular tem três funções: estabilização da imagem na retina, controle postural e percepção de espaço e movimento. Para cada uma dessas funções existem conexões específicas no sistema nervoso central (SNC). Essas conexões centrais serão discutidas a seguir (Figura 20.6).

Reflexo vestíbulo-ocular

O reflexo vestíbulo-ocular (VOR) é responsável por estabilizar a imagem na retina durante movimentos rápidos da cabeça. Outros movimentos oculares também participam da estabilização da imagem na retina e na fóvea e, devido a suas particularidades, serão discutidos em outros capítulos deste livro.

Para manter a imagem estável durante movimentos rápidos, o VOR desencadeia movimentos oculares na mesma velocidade e na direção oposta aos da cabeça, ou seja, o VOR desencadeia movimentos dos olhos que contrabalançam os da cabeça. Por se tratar de um arco reflexo de três neurônios (gânglio vestibular, núcleo vestibular e núcleos motores oculares), ele apresenta características que tornam sua atuação possível com movimentos bastante rápidos, como, por exemplo, ao caminhar, correr ou realizar outros esportes. O VOR tem uma latência de 16 milissegundos, atuando em movimentos com uma frequência de 0,5 a 5 Hz e uma velocidade angular máxima que varia de 30 a 150°/s.

As informações do labirinto são transmitidas pelos neurônios do nervo vestibular até o complexo nuclear vestibular (núcleos vestibular medial, lateral, superior e inferior), localizados na região dorsolateral da transição bulbo-pontina, no assoalho do IV ventrículo. Do núcleo vestibular saem

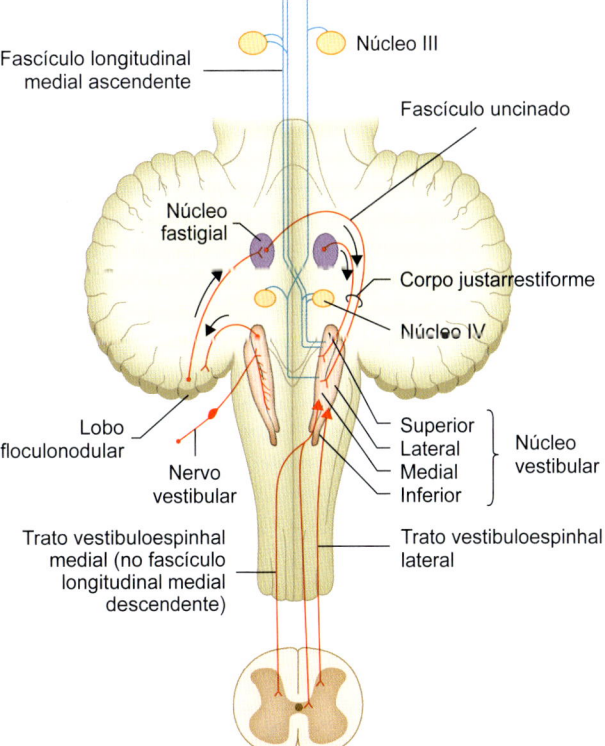

Fascículo longitudinal medial ascendente

Núcleo III

Fascículo uncinado

Núcleo fastigial

Corpo justarrestiforme

Núcleo IV

Lobo floculonodular

Nervo vestibular

Superior
Lateral
Medial
Inferior

Núcleo vestibular

Trato vestibuloespinhal medial (no fascículo longitudinal medial descendente)

Trato vestibuloespinhal lateral

Figura 20.6 Conexões dos núcleos vestibulares com a medula espinhal (tratos vestibuloespinhal medial e lateral), com o cerebelo (vias vestibulocerebelares) e com os núcleos da motricidade ocular.

fibras que, por meio do fascículo longitudinal medial, do *brachium conjuntivum* e da via tegmental ventral, alcançam os núcleos dos nervos motores oculares: oculomotor, troclear e abducente. Para que os movimentos oculares sejam feitos de maneira precisa, na direção oposta ao movimento da cabeça, cada CSC estimula um único e específico par de músculos motores oculares. Isso é organizado de tal maneira que essa conexão estabelece um movimento dos olhos aproximadamente no mesmo plano do canal semicircular (Figura 20.7).

Do ponto de vista funcional, é fácil imaginar movimentos que estimulem os CSC horizontais, o que acontece ao virar a cabeça de um lado para o outro como uma negação. Por outro lado, no dia a dia, é difícil imaginar movimentos que estimulem exclusivamente um dos CSC verticais. Movimentos verticais (como abaixar ou levantar a cabeça) ou

de inclinação lateral (como ao tentar encostar a orelha no ombro) excitam pares de canais verticais. Ou seja, durante movimentos corriqueiros, o que ocorre é um estímulo preferencial ou do CSC horizontal, ou pares de CSC verticais. Movimentos de extensão do pescoço estimulam os dois CSC posteriores, enquanto a flexão estimula os dois CSC anteriores. A inclinação da cabeça para um dos lados estimula o CSC anterior e o CSC posterior do mesmo lado. Portanto, didaticamente e com base em evidências anatômicas, funcionais e clínicas, pode-se dividir o VOR em três planos de atuação: horizontal, vertical e rotatório (Figuras 20.8 a 20.10).

Controle postural

Em relação ao controle postural, a função primária do sistema vestibular é estabilizar a cabeça no espaço e, em

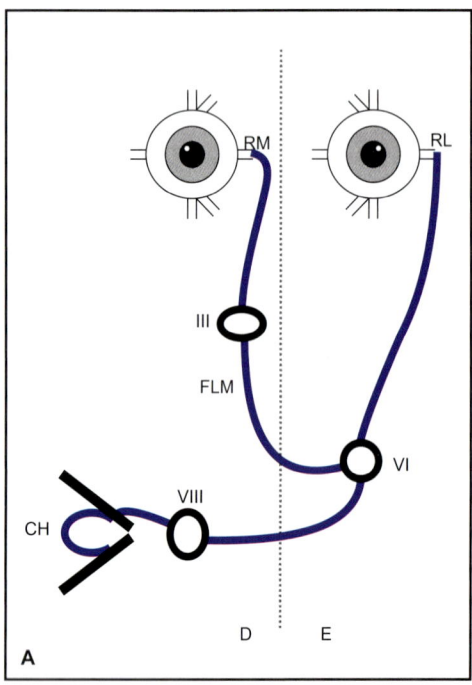

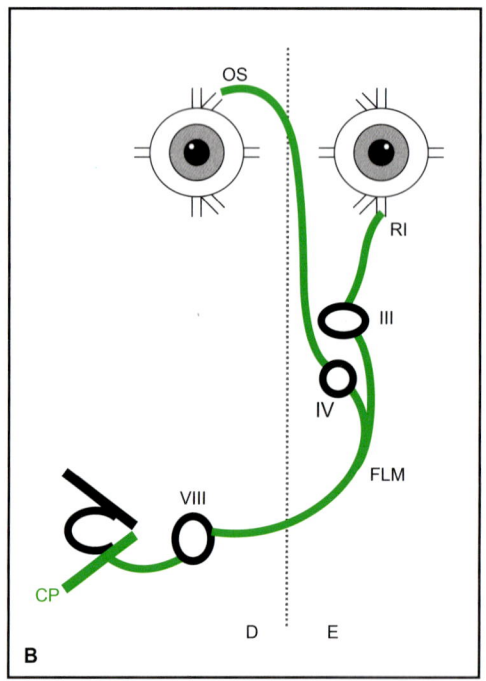

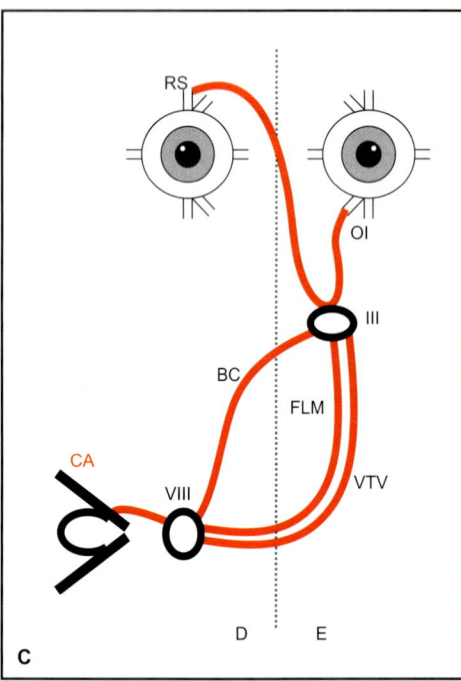

Figura 20.7 Conexões a partir de cada um dos canais semicirculares: horizontal (**A**), posterior (**B**), anterior (**C**). BC: *brachium conjuntivum;* CA: canal anterior; CH: canal horizontal; CP: canal posterior; FLM: fascículo longitudinal medial; OI: músculo oblíquo inferior; OS: músculo oblíquo superior; RI: músculo reto inferior; RL: músculo reto lateral; RM: músculo reto medial; RS: músculo reto superior; VTV: via tegmental ventral.

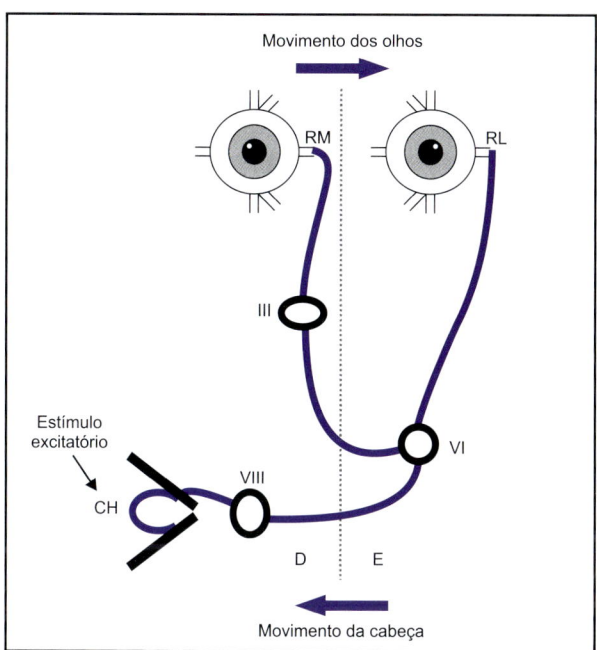

Figura 20.8 Reflexo vestíbulo-ocular (VOR) horizontal. Um movimento da cabeça para a direita desencadeia o movimento dos olhos para a esquerda.

conjunto com outras vias, estabilizar a cabeça em relação ao tronco e manter a postura ereta. Estímulos labirínticos levam a diferentes padrões de ativação na musculatura cervical e dos membros, com o objetivo de prevenir quedas. As vias envolvidas no controle postural são os tratos vestibuloespinhal medial e lateral, reticuloespinhal medial e lateral, tectoespinhal e rubroespinhal.

Embora seja muito importante, a ação do sistema vestibular no controle postural é apenas parte de uma engrenagem muito maior e complexa, que conta com outras aferências (visual e sensitiva), com a capacidade de integração dessas aferências (principalmente pelo cerebelo) e com a escolha e o planejamento da estratégia motora para ajuste postural e realização do movimento. Portanto, alterações vestibulares levam, com frequência, a distúrbios do equilíbrio, mas o inverso não é verdadeiro, uma vez que distúrbios do equilíbrio podem ter inúmeras causas além de alterações vestibulares (Figura 20.11).

Orientação estática e percepção do movimento

Uma das funções do sistema vestibular é a orientação estática e a percepção de movimento. Como esses são aspectos conscientes, é de se esperar que a informação vestibular alcance o córtex cerebral. Atualmente, sabe-se que dos núcleos

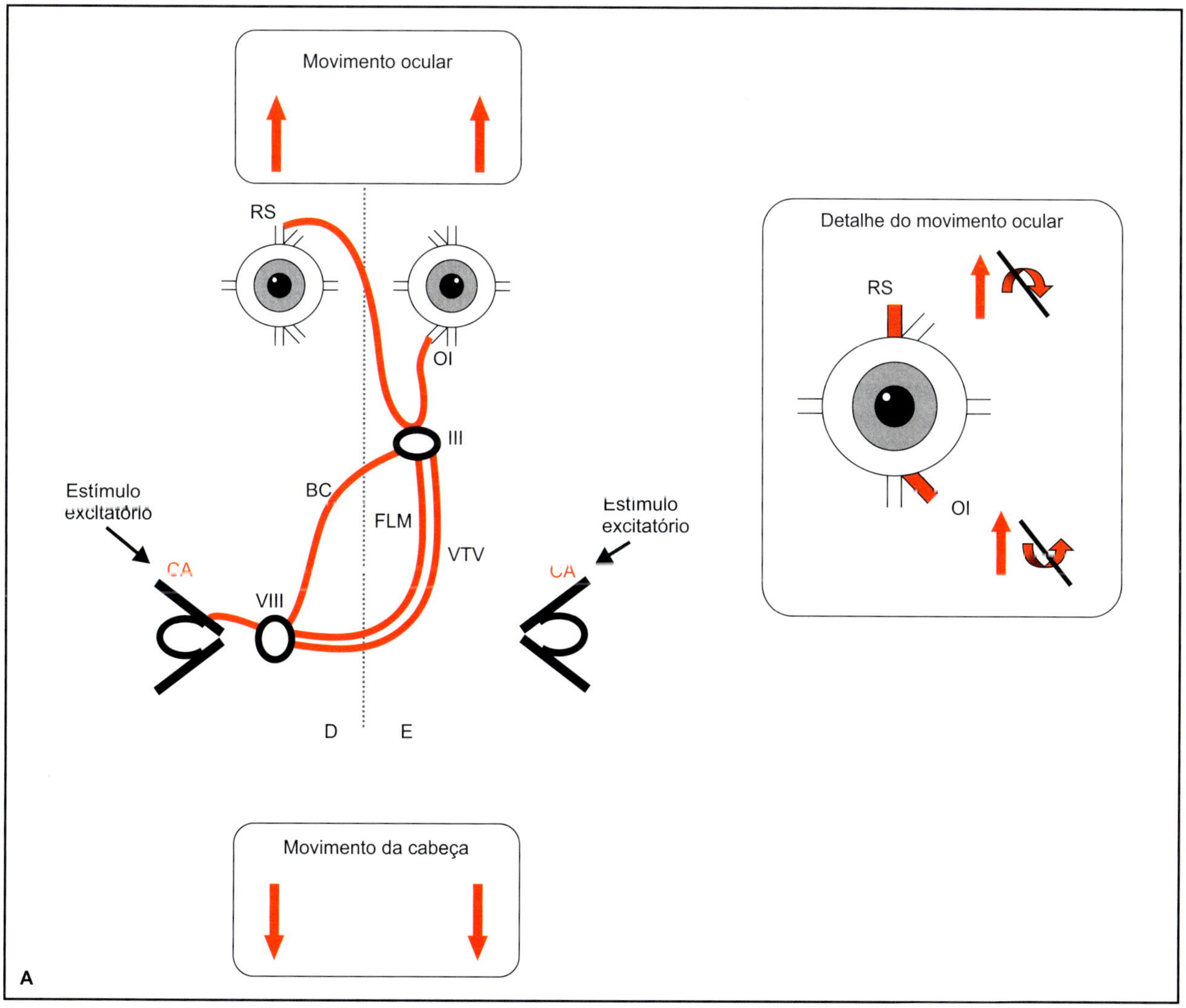

Figura 20.9 Ações do reflexo vestíbulo-ocular (VOR) vertical. **A.** VOR vertical para cima. Um movimento da cabeça para baixo desencadeia o movimento dos olhos para cima. No detalhe, a ação dos músculos oculares em um dos olhos. Como os dois canais semicirculares (CSC) anteriores são ativados, em cada olho ocorre a contração dos músculos reto superior (RS) e oblíquo inferior (OI), cujas ações rotatórias se anulam. (*continua*)

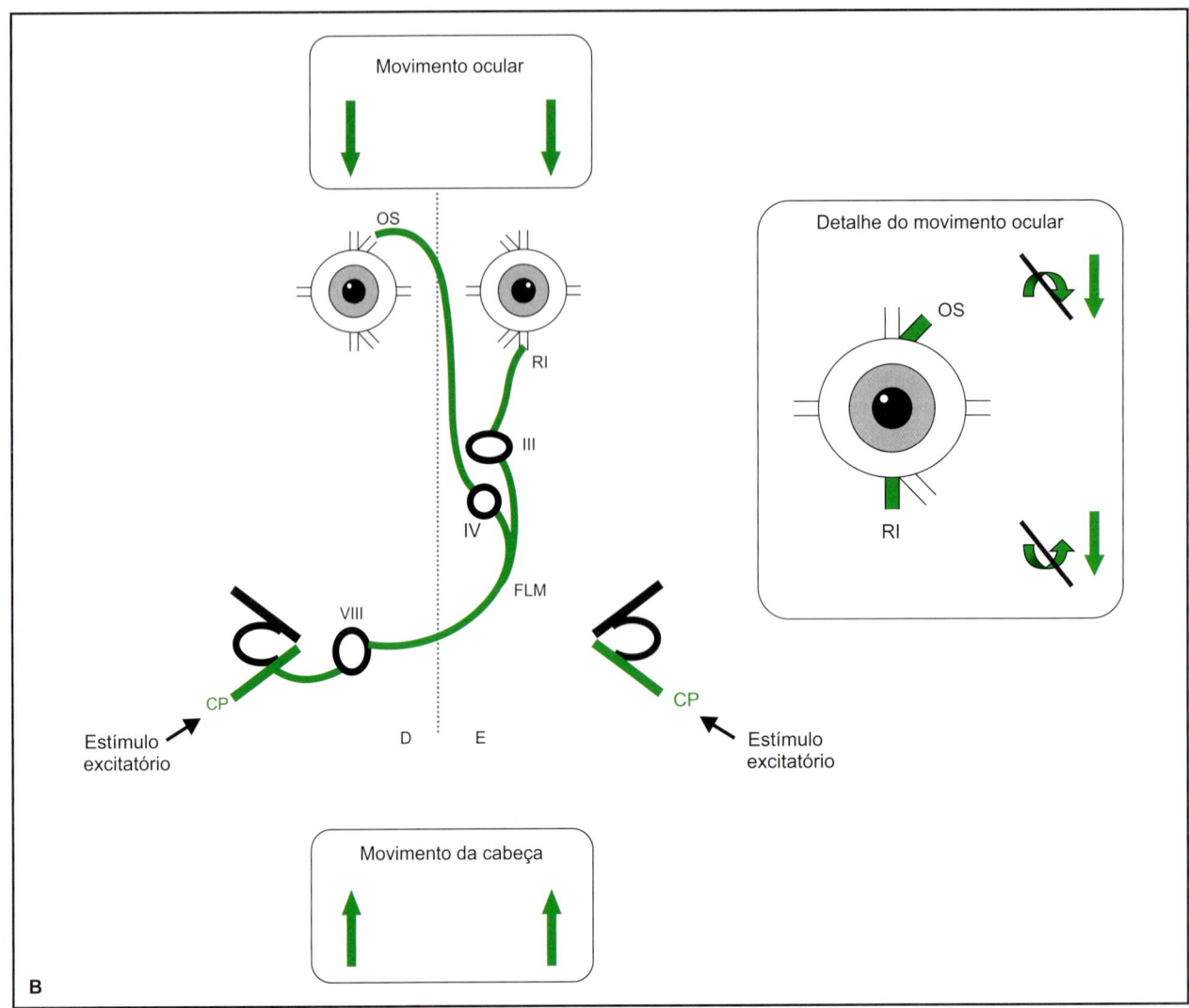

Figura 20.9 (*Continuação*). **B.** Reflexo vestíbulo-ocular (VOR) vertical para baixo. Um movimento da cabeça para cima desencadeia o movimento dos olhos para baixo. No detalhe, a ação dos músculos oculares em um dos olhos. Como os dois canais semicirculares (CSC) posteriores são ativados, em cada olho ocorre a contração dos músculos oblíquo superior (OS) e reto inferior (RI), cujas ações rotatórias se anulam.

vestibulares partem aferências para o tálamo e o córtex, que são responsáveis pela orientação estática e percepção de movimento.

No entanto, ao contrário de áreas corticais relacionadas a visão, audição, olfato e sensibilidade, não se acredita que exista uma região cortical vestibular primária. Para a percepção da cor de um objeto, por exemplo, a visão é a única aferência necessária. No entanto, para a percepção estática e de movimento, além do sistema vestibular, participam os sistemas visual e proprioceptivo, o que torna essa função, a princípio, multissensorial.

Foi possível determinar, por meio de estudos, as regiões do córtex que respondem a estímulos visuais e que, quando estimuladas, geram respostas vestibulares. As seguintes áreas corticais contêm grande número de neurônios que respondem à estimulação galvânica e calórica: porção anterior do sulco intraparietal, uma pequena área no sulco central, córtex parietal inferior e córtex vestibular parietoinsular, localizado profundamente na região posterior da ínsula (Figura 20.12). Sua representação é bilateral, embora haja maior representação no hemisfério não dominante para linguagem.

SEMIOLOGIA

Vertigem e tontura são sintomas que podem estar envolvidos no comprometimento de múltiplos sistemas e em diferentes síndromes. Na Língua Portuguesa, os dois termos são sinônimos; no entanto, do ponto de vista médico é importante diferenciá-los, e cada um pode ser definido da seguinte maneira:

• **Vertigem:** sensação de movimento de si mesmo, quando não está ocorrendo um movimento, ou percepção distorcida do movimento de si mesmo durante um movimento normal da cabeça. Portanto, trata-se de uma percepção falsa de movimento
• **Tontura:** sensação alterada da orientação espacial, sem alteração na percepção de movimento. Portanto, trata-se de uma alteração na percepção de posição e não de movimento.

Tanto a vertigem como a tontura podem ser espontâneas ou desencadeadas (Tabela 20.1). Além disso, também foram definidos outros dois termos:

• **Sintomas visuovestibulares:** sintomas visuais que geralmente resultam de uma doença vestibular ou de interface

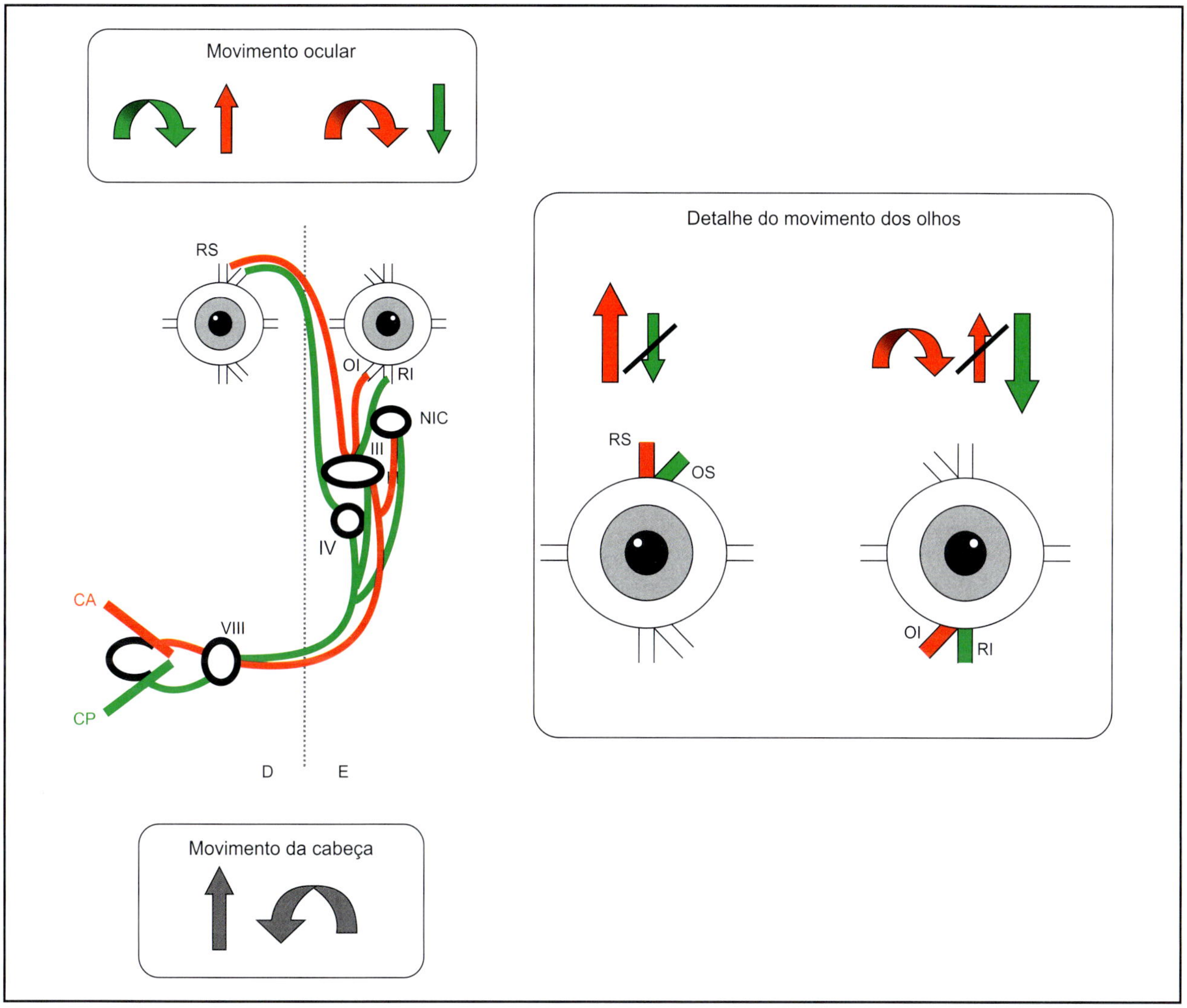

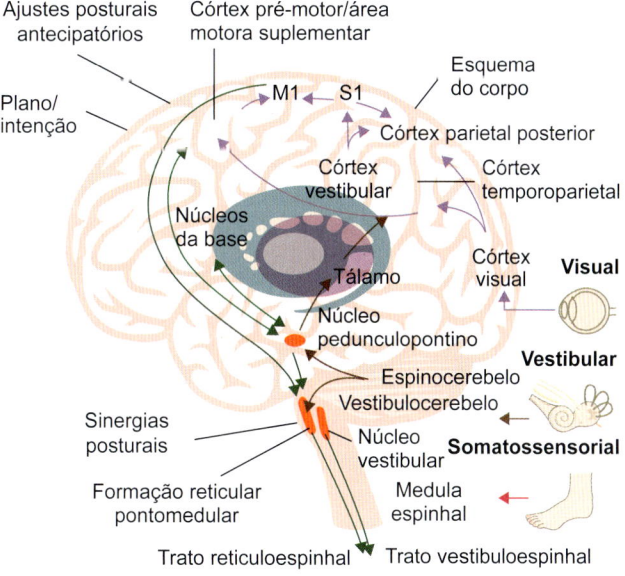

Figura 20.10 Reflexo vestíbulo-ocular (VOR) frontal, vias envolvidas e, no detalhe, a ação os músculos oculares. Enquanto o músculo reto superior (RS) eleva, o músculo oblíquo superior (OS) abaixa o olho, mas em menor proporção. O efeito final é uma leve elevação. O mesmo princípio faz o olho esquerdo abaixar.

Figura 20.11 Sistema postural. A figura mostra as principais aferências para o sistema postural (vestibular, somatossensorial e visual) e os principais sistemas motores envolvidos, tanto subcorticais (vias vestibuloespinhais e reticuloespinhais, vestibulocerebelo e espinoce-rebelo, núcleos da base e núcleo pedunculopontino [NPP]) como corticais (córtex parietal de associação, área pré-motora, área motora suplementar [AMS]).

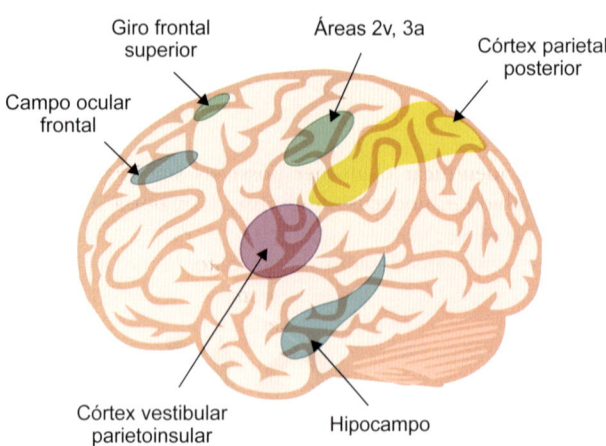

Figura 20.12 Áreas corticais associadas ao sistema vestibular.

Tabela 20.1 Classificação dos sintomas vestibulares, 2009.

Vertigem espontânea
Vertigem desencadeada
• Vertigem posicional
• Vertigem induzida pela visão
• Vertigem induzida por movimento da cabeça
• Vertigem ortostática
• Vertigem induzida por Valsalva
• Vertigem induzida por som
• Outras vertigens provocadas

Tontura espontânea
Tontura desencadeada
• Tontura posicional
• Tontura induzida pela visão
• Tontura induzida por movimento da cabeça
• Tontura ortostática
• Tontura induzida por Valsalva
• Tontura induzida por som
• Outras tonturas provocadas
Sintomas visuovestibulares
• Vertigem externa
• Oscilopsia
• Atraso visual (*visual lag*)
• *Tilt* visual
• Borramento induzido por movimento
Sintomas posturais
• Instabilidade postural
• Pulsão direcional
• Quase quedas relacionadas a equilíbrio
• Quedas relacionadas a equilíbrio

entre os sistemas visual e vestibular. Incluem a sensação de movimento ou inclinação do ambiente ao redor, além de distorção visual decorrente de falência vestibular

• **Sintomas posturais:** sintomas relacionados ao equilíbrio ou manutenção da estabilidade postural, que ocorrem quando na posição vertical (sentado, em pé ou caminhando).

Estas definições obedeceram a alguns princípios:

• Nenhum sintoma vestibular é totalmente específico em termos de topografia ou nosologia, e nem sempre sua fisiopatologia é completamente estabelecida
• A definição não é hierárquica e sintomas diferentes podem coexistir no mesmo paciente.

Diante dessas definições fica claro que o termo "tontura" não deve ser considerado um grande guarda-chuva, abaixo do qual encontramos o sintoma "vertigem". Vertigem e tontura são sintomas separados e um mesmo paciente pode reportar ambos.

Um problema que emerge dessa classificação, em especial em nossa língua e cultura, é que a sensação de mal-estar, pré-síncope, escurecimento visual e fraqueza não deveriam ser incluídos sob o termo "tontura". Contudo, como não é possível mudar a forma como os pacientes se referem aos seus sintomas só porque uma sociedade médica internacional definiu os termos vertigem e tontura sob o ponto de vista médico, deve-se usar os termos adequados, principalmente na descrição clínica dos sintomas dos pacientes e nas pesquisas científicas. No entanto, durante a abordagem dos pacientes, o mais importante é entender o que eles de fato sentem, e isso será obtido a partir do uso de comparações e descrições detalhadas, que podem não usar os termos "tontura" e "vertigem".

Outro ponto fundamental é que a descrição do sintoma, se vertigem ou tontura, deve ser interpretada em associação com os demais aspectos (como duração, instalação, fatores desencadeantes e sintomas associados). Fazer o diagnóstico com base apenas no tipo de queixa (p. ex., vertigem rotatória é igual a doença vestibular; fraqueza é igual a pré-síncope) induz a erros frequentes.

Instalação, duração e recorrência

A forma de instalação geralmente fornece uma boa pista da causa da tontura. Instalação abrupta pode ser observada, por exemplo, nos casos de vertigem central por acidente vascular cerebral, na neurite vestibular e nas crises de doença de Ménière e migrânea vestibular. Por outro lado, pacientes com vertigem central por doenças degenerativas ou com vestibulopatia bilateral podem relatar um início insidioso.

As crises podem durar de segundos a minutos nos casos de vertigem de posicionamento paroxística benigna (VPPB), paroxismia vestibular e fístula perilinfática; ou de minutos a horas em casos de doença de Ménière, migrânea vestibular e episódios isquêmicos transitórios. Uma queixa mais prolongada de vertigem de até dias pode ser encontrada nas lesões periféricas, como na neurite vestibular, ou nas lesões centrais, como infartos unilaterais de tronco. Alguns pacientes podem relatar queixas mais duradouras, de semanas a meses, mas nesses casos é referida sensação de balançar ou apenas um desequilíbrio.

Deve-se ter em mente, no entanto, que a duração das crises de vertigem nem sempre é uma informação obtida de maneira precisa, pois o paciente pode se referir também ao mal-estar que permanece após a crise. Um paciente com VPPB, por exemplo, pode relatar vertigem por vários dias de maneira quase constante. Isso pode acontecer especialmente se as crises de VPPB forem muito frequentes e intensas, pois embora cada uma dure apenas 1 minuto, a frequência e a intensidade fazem com que o paciente sinta um desconforto importante entre as crises e acabe se referindo a todas essas sensações como um único episódio. Portanto, é importante definir quanto tempo dura a crise mais intensa e diferenciá-la de sintomas mais leves que podem permanecer entre as crises propriamente ditas.

Isso já nos leva ao aspecto da recorrência, visto que no exemplo citado o paciente não apresenta um único episódio prolongado, mas sim crises curtas e recorrentes, com sintomas residuais entre as crises. Pacientes podem ter ataques muito frequentes, como durante um episódio de VPPB, enquanto em condições como doença de Ménière e migrânea vestibular a frequência das crises pode ser bastante elevada, com uma a cada poucos dias, a bem mais baixa, com poucas crises no ano.

Desencadeantes e agravantes

Conforme observado na Tabela 20.1, tanto a vertigem como a tontura podem ter diferentes desencadeantes. Quanto a isso, é necessário observar se há de fato uma nítida relação temporal entre o possível gatilho e o aparecimento da vertigem ou da tontura. Além disso, desencadeantes como mudança de posição e movimentos da cabeça merecem atenção especial.

Pacientes com crises de vertigem podem ter os sintomas piorados tanto com mudança de posição quanto com movimentos da cabeça. Isso é fácil de entender se lembrarmos que, durante uma crise, o sistema vestibular já está funcionando mal e qualquer estímulo extra certamente induzirá uma piora da situação e dos sintomas. Então, é fundamental diferenciar uma piora dos sintomas durante uma crise já estabelecida do desencadeamento da crise propriamente dita mediante movimentos. Por exemplo, pacientes com VPPB ficam bem a maior parte do tempo, mas têm crises desencadeadas ao se deitar e virar na cama. Por outro lado, um paciente com neurite vestibular tem queixa de vertigem constante, que pode piorar se fizer qualquer movimento da cabeça. Nesses casos a diferença entre "piorar" e "desencadear" não é apenas semântica, mas fundamental na interpretação dos sintomas.

Além disso, é importante diferenciar a vertigem (ou tontura) posicional, da vertigem (ou tontura) induzida por movimento da cabeça. Nos casos posicionais, o sintoma surge após a mudança da posição da cabeça em relação à gravidade, enquanto nos casos induzidos por movimentos da cabeça o sintoma surge durante a realização do movimento, que pode ser em qualquer direção.

Vale ressaltar que, embora seja rara, a vertigem desencadeada por manobras de Valsalva aponta na direção de uma fístula perilinfática ou deiscência de canal.

Sintomas associados

É crucial identificar quaisquer possíveis sintomas associados. Zumbido e hipoacusia indicam, na maioria das vezes, uma lesão periférica e, se acompanhados de plenitude aural, sugerem comprometimento de labirinto, como na doença de Ménière. Sintomas de tronco encefálico auxiliam, mas não estão obrigatoriamente presentes no distúrbio vestibular central. Deve-se dar atenção à presença de cefaleia, mas devido à alta frequência de queixas de dor de cabeça, é preciso ter cautela ao se fazer uma associação entre cefaleia e vertigem, e o diagnóstico de migrânea vestibular deve obedecer aos critérios específicos. Náuseas e vômitos estão presentes em diferentes doenças vestibulares periféricas e centrais, mas também não são sintomas obrigatórios, e, portanto, não auxiliam no diagnóstico diferencial.

Após a anamnese, deve-se ter uma hipótese, que pode ser confirmada pelo exame neurológico direcionado. E, então, ao final da avaliação clínica, é possível ser capaz de classificar o paciente em um dos grupos: síndrome vestibular aguda; episódios recorrentes de vertigem; vertigem posicional; tontura crônica ou desequilíbrio (Figura 20.13). Também é importante ressaltar que um em cada seis pacientes pode ter mais de um tipo de tontura, e, portanto, deve receber um diagnóstico para cada tipo de queixa.

Exame neurológico

O exame neurológico específico de um paciente com queixa de vertigem inclui a avaliação do equilíbrio estático e dinâmico, da coordenação, da motricidade ocular e a verificação de diferentes formas de nistagmo. Nesta seção serão abordados os testes de avaliação de equilíbrio, de nistagmo, de reflexo vestíbulo-ocular, e o exame da motricidade ocular será abordada de maneira sucinta.

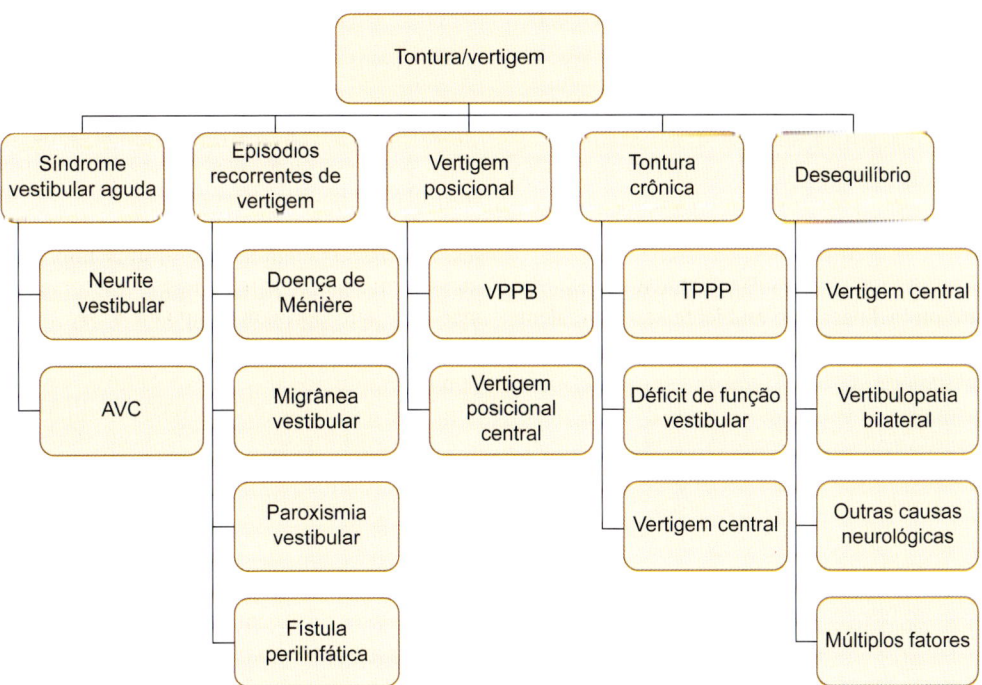

Figura 20.13 Algoritmo demonstrando o raciocínio clínico no diagnóstico do paciente com tontura e vertigem. AVC: acidente vascular cerebral; TPPP: tontura postural-perceptual persistente; VPPB: vertigem posicional paroxística benigna.

Exame do equilíbrio e marcha

Na avaliação do equilíbrio, alguns testes são bem conhecidos, como o de Romberg, em que o paciente é colocado em pé com os pés paralelos e com olhos abertos. Em seguida, é solicitado ao paciente que feche os olhos e o teste pode ser sensibilizado pedindo ao paciente que mantenha um pé na frente do outro, em *tandem*. Pacientes com lesões vestibulares unilaterais apresentam tendência à queda para o lado comprometido, que aparece com curto período de latência após fechar os olhos. No entanto, esse teste é pouco específico e pouco sensível, e pacientes com lesões vestibulares crônicas podem não apresentar alterações. Outra forma de avaliar esses pacientes é examiná-los também em uma superfície instável, como uma almofada, por exemplo (deve-se utilizar uma almofada com 10 a 15 cm de altura, densidade 28). O paciente é então examinado em quatro condições: de olhos abertos, na superfície estável (chão); de olhos fechados, na superfície estável; de olhos abertos, na superfície instável (almofada); e de olhos fechados, na superfície instável. Essa forma de avaliação, denominada "teste clínico de organização sensorial", se baseia no conceito de repesagem sensorial.

Sabe-se que indivíduos normais não utilizam as aferências somatossensorial, visual e vestibular de maneira proporcional em todas as condições. Dependendo da situação, é dada prioridade a uma dessas informações. Em uma superfície estável, um indivíduo normal não oscila e não há aceleração da cabeça, então é dada mais importância à informação que vem do sistema sensitivo, sobre onde o indivíduo está pisando e a posição do seu pé. Todavia, se o indivíduo estiver em uma superfície irregular, inclinada ou instável, há tanto aumento da informação de aceleração ou de inclinação da cabeça, ou seja, a informação mais importante é proveniente do sistema vestibular, como um aumento da quantidade de arco reflexo na musculatura distal dos membros inferiores. Essa última, por sua vez, é considerada pela integração no SNC como uma informação pouco útil para a manutenção do equilíbrio, pois se trata de uma informação modificada. Nessa condição de superfície instável, há, então, um maior uso das informações vestibulares e visuais em detrimento da informação somatossensorial. Portanto, um paciente com lesão vestibular terá muito mais dificuldade em se manter de pé na superfície instável e, nessa condição, pode surgir uma queda não visualizada na superfície estável. É importante notar que pacientes com lesões periféricas unilaterais têm tendência à queda para o lado lesado, mas pacientes com lesões vestibulares bilaterais ou com nistagmos verticais podem cair, preferencialmente, para frente ou para trás.

A marcha, por sua vez, deve ser avaliada por meio da observação clínica (largura da base, tamanho do passo, desvios) e, de maneira mais objetiva, pela medida da velocidade de marcha. Há várias maneiras de se obter a velocidade de marcha, mas o importante é que cada médico, ou grupo, siga os mesmos parâmetros para que se possa obter dados evolutivos do mesmo paciente e comparativos entre pacientes diferentes. Os trabalhos de revisão sugerem que se utilizem de 5 a 10 metros, pois distâncias menores são menos representativas da velocidade de marcha utilizada pelo paciente no seu dia a dia. A medida pode ser feita quando o paciente se coloca no início da marcação e caminha até o seu final, ou pode ser utilizada uma distância adicional antes e depois dos pontos inicial e final, com o intuito de descartar o espaço necessário para aceleração e desaceleração. Como dito anteriormente, o importante é que se utilizem sempre os mesmos parâmetros.

O paciente deve ser orientado a caminhar na sua velocidade preferida, ou seja, em velocidade confortável. Em seguida, em uma segunda avaliação, deve caminhar o mais rápido que conseguir, sem correr e com segurança. Há várias medidas de velocidade normal, que variam conforme a idade, mas de uma maneira geral a velocidade normal fica entre 1 e 1,3 m/s.

Um dado curioso observado em pacientes com neurite vestibular é que, na fase aguda, eles caminham melhor e desviam menos quando andam mais rápido, e têm pior desempenho quando caminham mais devagar. Em contraste, pacientes com ataxia cerebelar assumem uma velocidade de marcha preferida, mas a ataxia piora quando caminham tanto mais rápido como mais devagar. Já pacientes parkinsonianos têm dificuldade de modificar a velocidade de marcha.

Muitos livros citam ainda o teste de Fukuda para a avaliação de pacientes com lesões vestibulares unilaterais. Nesse teste, solicita-se que o paciente marche sem sair do lugar, e aqueles com lesões unilaterais apresentam desvio para o lado da lesão. Um estudo recente, no entanto, constatou que o teste tem baixa sensibilidade e baixa especificidade na identificação de pacientes com lesões vestibulares.

Por fim, também pode ser solicitado ao paciente que caminhe em linha reta de olhos abertos e, em uma segunda etapa, de olhos fechados. Deve-se observar se há desvios na direção da marcha quando com olhos fechados, o que é indicativo de lesão vestibular no lado para o qual o paciente apresenta o desvio. Um sinal clássico é a marcha em estrela, ou de Babinski-Weil, que apesar de não ser patognomônica é sugestiva de lesão vestibular unilateral. O teste da marcha em estrela é realizado da seguinte maneira: o paciente é orientado a dar de 8 a 10 passos para frente e para trás, de olhos fechados, por cinco vezes consecutivas. Aqueles com lesão vestibular unilateral apresentam desvio para o lado da lesão ao andar para frente, e para o lado oposto ao andar para trás, o que leva a um desenho de estrela. No entanto, se o paciente apresentar uma nítida lateropulsão, o resultado da marcha para frente e para trás pode ser um zigue-zague, pois o desvio se mantém para o mesmo lado, independentemente de o paciente andar para frente ou para trás.

Avaliação das nove posições do olhar

O exame dos olhos nas nove diferentes posições permite avaliar o alinhamento ocular, a capacidade de fixação, a presença de nistagmo e a amplitude do movimento. O exame pode ser realizado com um objeto ou com o auxílio de uma lanterna. O uso da lanterna nesse exame traz a vantagem de proporcionar o reflexo da luz nas pupilas, o que garante que ambos os olhos estejam fixando no ponto de interesse. Se não houver uma lanterna, deve-se pedir que o paciente olhe para os lados, sem ultrapassar 30°. Se o paciente olhar para os lados mais do que 30°, ou se estiver fixando o objeto de interesse apenas com o olho abduzido, pode surgir nistagmo fisiológico de posição extrema do olhar, conforme será visto adiante.

Na posição primária, deve-se atentar ao desalinhamento dos eixos oculares e à presença de movimentos oculares anormais, como nistagmo, *square wave jerks*, opsoclônus ou *flutter* ocular. As principais alterações estão descritas na Tabela 20.2.

Tabela 20.2 Formas de nistagmo e outros movimentos oculares anormais, suas características e significado patológico.

Tipo de movimento ocular	Característica clínica	Significado patológico
Nistagmo horizonto-rotatório (inibido pela fixação visual)	O nistagmo é mais acentuado se examinado com óculos de Frenzel ou com oftalmoscópio, e diminui com a fixação visual	Lesão periférica do lado oposto à direção do nistagmo
Nistagmo vertical para cima	Presente na posição primária, piora ao olhar para cima, diminui ao olhar para baixo, não modifica no olhar lateral	Lesão bilateral de estruturas de tronco encefálico: núcleo prepósito do hipoglosso, fascículo longitudinal medial, pedúnculo cerebelar superior
Nistagmo vertical para baixo	Presente na posição primária, piora ao olhar para baixo, no olhar lateral é associado a nistagmo evocado pelo olhar e adquire aspecto oblíquo	Lesão bilateral de região floculonodular ou entre os núcleos vestibulares
Square wave jerk (ondas quadradas)	Séries de pequenas sacadas < 2° que fazem os olhos se afastarem do alvo e depois de 200 ms retornarem à posição original	Doenças degenerativas, como a paralisia supranuclear progressiva e doenças cerebelares
Opsoclônus e *flutter* ocular	Sequências intermitentes de pequenas sacadas horizontais, verticais e rotatórias (opsoclônus), ou exclusivamente horizontais (*flutter* ocular), sem intervalo entre as oscilações	Controverso, ocorre no comprometimento cerebelar difuso

Como dito anteriormente, o uso de uma lanterna nesse exame facilita a detecção de desalinhamentos e permite ao examinador saber se o paciente tem uma fixação uni ou binocular no olhar lateral. Nistagmo evocado pelo olhar deve ser diferenciado do nistagmo da posição extrema. Na posição extrema, o paciente mantém a fixação apenas com o olho abduzido e surge um nistagmo fisiológico. Esse nistagmo, de posição extrema do olhar, tem baixa amplitude, baixa frequência e é esgotável.

O nistagmo evocado pelo olhar surge no olhar lateral e no olhar para cima, mas raramente no olhar para baixo, e é decorrente de um comprometimento no sistema de fixação visual. Para manter os olhos em uma posição excêntrica (lateral ou para cima) é necessário que haja uma contração tônica da musculatura ocular extrínseca, que é desencadeada pelo sistema de fixação visual. Se essas vias estiverem comprometidas, a cada tentativa de manter os olhos em uma posição excêntrica, os tecidos da órbita exercerão uma força elástica levando os olhos de volta à posição central (movimento lento), e um movimento rápido levará os olhos novamente à posição desejada. Estruturas importantes para manter os olhos nas posições laterais são o núcleo prepósito do hipoglosso e o núcleo vestibular medial, e, no olhar vertical, o núcleo intersticial de Cajal. Além dessas estruturas, o cerebelo também participa dessa função.

Pesquisa de nistagmo espontâneo

O nistagmo espontâneo traduz um desbalanço do tônus vestibular central ou periférico e, nesse último, pode ser completamente suprimido pela fixação visual, daí a importância de se usarem os óculos de Frenzel, que têm lentes (+16 dioptrias) que impedem essa fixação. Embora menos eficazes, outras formas de pesquisar o nistagmo espontâneo são: em um paciente com olhos fechados, observar os movimentos abaixo da pálpebra; pedir para o paciente olhar para uma parede branca, sem possíveis pontos de fixação ocular.

Pesquisa de nistagmo de provocação

Enquanto o nistagmo espontâneo traduz um déficit estático de desbalanço vestibular, o nistagmo de provocação corresponde a um déficit dinâmico, e ocorre tanto nas lesões periféricas como nas centrais. Em primeiro lugar se verifica se há nistagmo espontâneo, em seguida, pede-se ao paciente que vire rapidamente a cabeça de um lado para outro de 10 a 20 vezes e, por último, verifica-se novamente a presença de nistagmo com óculos de Frenzel (Figura 20.14).

Exame do reflexo vestíbulo-ocular (teste do impulso cefálico)

Halmagyi e Curthoys descreveram, em 1988, um teste de VOR para ser realizado à beira do leito. A manobra se assemelha à "manobra dos olhos de boneca", mas é realizada no paciente consciente. Pede-se ao paciente que mantenha os olhos fixos no nariz do examinador e, rapidamente, vira-se a cabeça do paciente, primeiro para um lado e depois para o outro. No indivíduo normal, esse movimento rápido da cabeça gera um movimento ocular na mesma velocidade e direção oposta. Por exemplo, ao se virar a cabeça do paciente para direita, observa-se um único movimento ocular para o lado esquerdo, e vice-versa. Nesse exemplo, o teste diz que o VOR é normal bilateral.

Em um paciente com lesão vestibular periférica, ao virar a cabeça para o lado da lesão, o movimento ocular desencadeado pelo VOR é lento e de pequena amplitude. Para que a imagem do objeto de interesse se mantenha fixa, é necessária uma sacada de correção. Assim, ao movimentar a cabeça para o lado da lesão, surgem dois movimentos na direção oposta: o primeiro é um VOR patológico (lento e curto), seguido por uma pequena sacada de correção.

Por exemplo, ao virar a cabeça de um paciente com lesão à direita para o lado direito, notam-se dois movimentos oculares para a esquerda: um VOR curto e lento, seguido de uma sacada de correção. Já ao virar a cabeça do mesmo paciente para o lado esquerdo, ocorre um único movimento

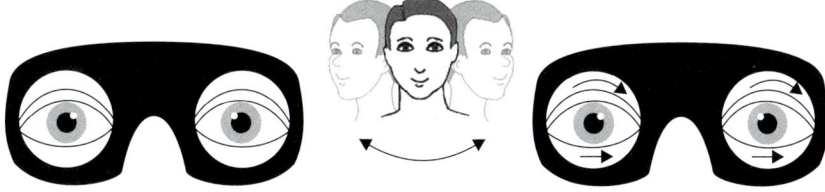

Figura 20.14 Exame do nistagmo de provocação. Com o uso dos óculos de Frenzel, em um primeiro momento, não se nota o nistagmo. Em seguida são realizados movimentos com a cabeça do paciente, de um lado para outro, e então, em um segundo momento, nota-se o nistagmo de provocação.

ocular para a direita (VOR normal). Essa situação é descrita como um VOR alterado à direita e normal à esquerda. Dito de outra maneira, o VOR é descrito pelo lado estimulado, ou seja, pelo lado para o qual se vira a cabeça (Figura 20.15).

Exame da fixação-supressão do reflexo vestíbulo-ocular

O VOR pode ser suprimido pela fixação visual, o que pode ser testado. É solicitado ao paciente que estenda os braços para frente, unindo as mãos e levantando o polegar. Em seguida, ele deve virar o tronco e a cabeça, em bloco, de um lado para outro, fixando o olhar no polegar (Figura 20.16).

Em um indivíduo normal, surge um movimento harmônico dos olhos, semelhante ao de seguimento. Já em pacientes com lesões de flóculo e paraflóculo ou de vias cerebelares, o movimento é desarmônico e com sacadas de correção (*catch-up saccades*). As mesmas vias e estruturas estão envolvidas no sistema de seguimento e na fixação-supressão do VOR, portanto, alterações de um sistema são acompanhadas de alterações do outro.

Pesquisa do desalinhamento vertical do olhar (desvio skew)

O desvio *skew* é um desalinhamento vertical dos olhos (um olho fica mais elevado que o outro) que se mantém em todas as posições do olhar. Esse desvio ocorre por lesões de vias vestibulares, e não por oftalmoparesias. Nos casos de oftalmoparesia, o desalinhamento ocular piora quando o paciente olha na direção do músculo paralisado, e melhora quando olha na direção oposta. Pacientes com desvio *skew*, por sua vez, mantêm o mesmo desalinhamento, independentemente da direção do olhar.

Chamamos "hipertrópico" o olho mais elevado e "hipotrópico" o olho mais deprimido. Esse desvio pode ser evidente,

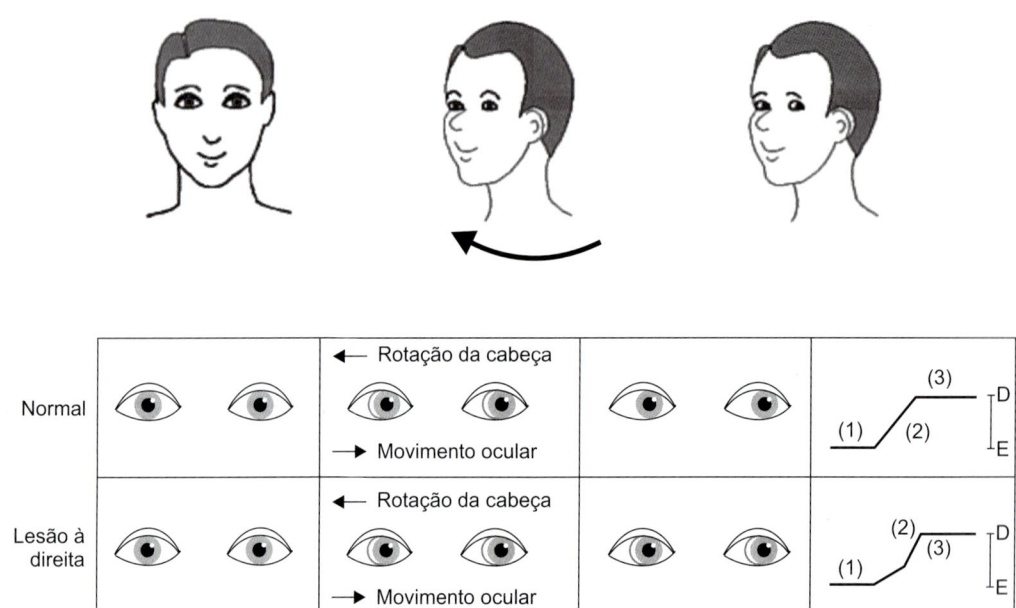

Figura 20.15 Exame do reflexo vestíbulo-ocular normal e com lesão periférica à direita.

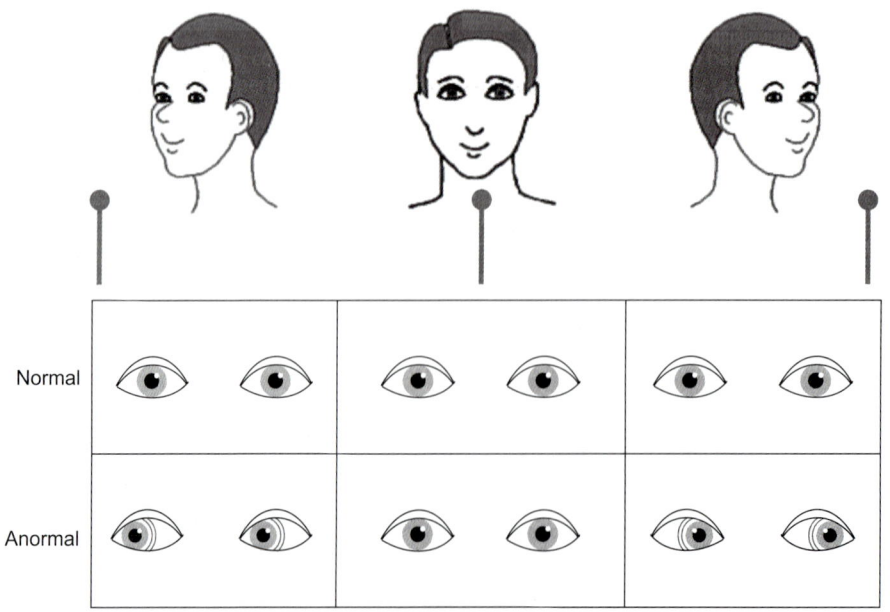

Figura 20.16 Exame da fixação-supressão do reflexo vestíbulo-ocular.

notado já na inspeção dos olhos na posição primária, ou mais sutil, detectado por meio do teste de cobertura alternada dos olhos.

Ao cobrir o olho direito, o olho esquerdo se fixará no examinador e, se houver desvio latente, o olho direito se desviará. Ao descobrir o olho direito, ele se movimentará para baixo, caso esteja elevado (hipertrópico), ou para cima, caso esteja deprimido (hipotrópico). Deve-se cobrir e descobrir os dois olhos alternadamente, assim é possível saber a posição inicial do olho pela avaliação do movimento realizado ao se retirar a cobertura daquele lado (Figura 20.17).

A lesão causadora do desvio *skew* se situa nas vias vestibulares centrais, que levam informações provenientes dos CSC verticais e dos órgãos otolíticos, relacionados à orientação gravitacional, até os núcleos dos nervos oculomotor e troclear, e o núcleo intersticial de Cajal. A lesão pode ser bulbopontina, no núcleo vestibular do lado do olho hipotrópico e, uma vez que a via cruza na ponte, pode ser mesencefálica, no núcleo intersticial de Cajal contralateral ao olho hipotrópico.

Manobra Dix-Hallpike e manobra de posicionamento lateral

As manobras de Dix-Hallpike (Figura 20.18) e de posicionamento lateral (Figura 20.19) são usadas na pesquisa de VPPB. Na manobra de Dix-Hallpike, o paciente sentado tem a cabeça rodada 45° para o lado **que se deseja examinar** e, em seguida, é deitado para trás. Ao final da manobra a cabeça fica levemente pendurada e rodada para o lado examinado.

Na manobra de posicionamento lateral, o paciente sentado tem a cabeça rodada 45° para o lado **oposto àquele que se deseja examinar** e, em seguida, é deitado para o lado examinado. Ao final da manobra, o paciente está em decúbito lateral com a cabeça rodada, olhando na direção do examinador.

Ambas as manobras devem ser realizadas rapidamente, uma vez que movimentos lentos não desencadeiam a vertigem e o nistagmo da VPPB. Além disso, se possível, o paciente deve usar óculos de Frenzel. O objetivo de cada uma delas é realizar um movimento com a cabeça no plano do CSC posterior, aumentando assim a eficácia da manobra em deslocar o cálculo e provocar nistagmo e vertigem típicos. Independentemente da manobra utilizada, quando positivo, o que se observa é um nistagmo com componente vertical para cima e outro componente torcional batendo no sentido da "orelha de baixo". Na VPPB do canal posterior direito, o componente torcional é então para a direita, ou seja, no sentido anti-horário (visto pelo examinador), enquanto no posterior esquerdo é no sentido horário. Outras características típicas do nistagmo na VPPB são: latência de pouco segundos até seu aparecimento; duração curta, de até 40 segundos; inversão da direção quando o paciente é colocado novamente sentado; e diminuição na intensidade e eventual desaparecimento com manobras repetidas, ou seja, fatigabilidade. A VPPB será discutida especificamente no Capítulo 137, *Vertigem Posicional*.

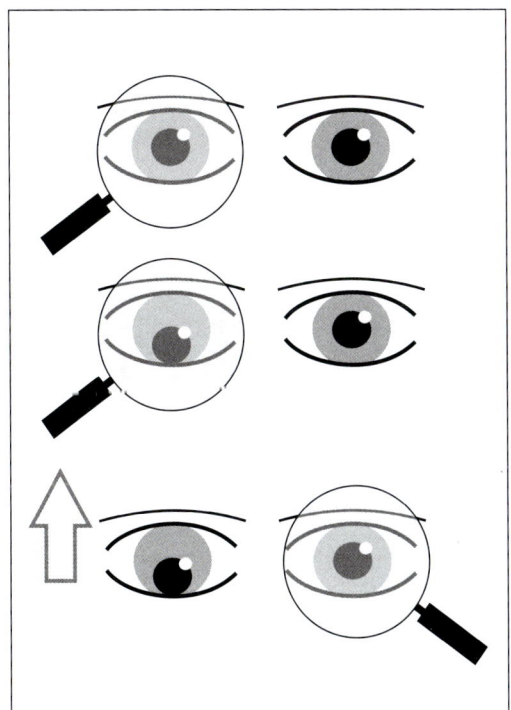
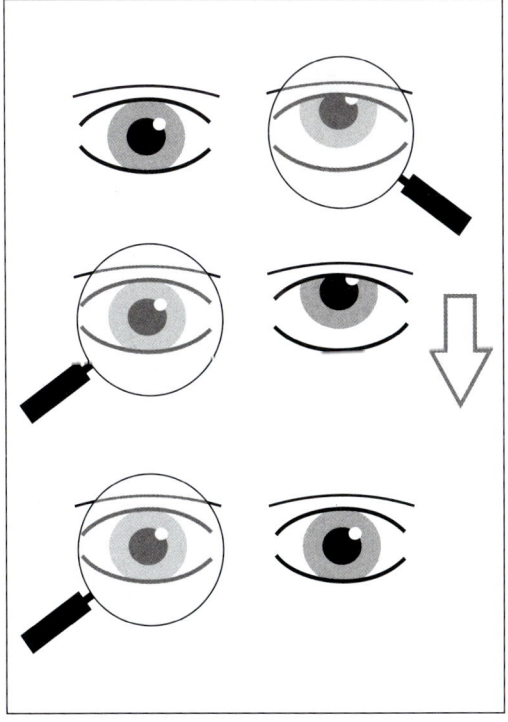

Figura 20.17 *Cover test*, teste de cobertura alternada para avaliação de desalinhamento vertical do olhar, evidenciando nesse caso olho direito hipotrópico e olho esquerdo hipertrópico.

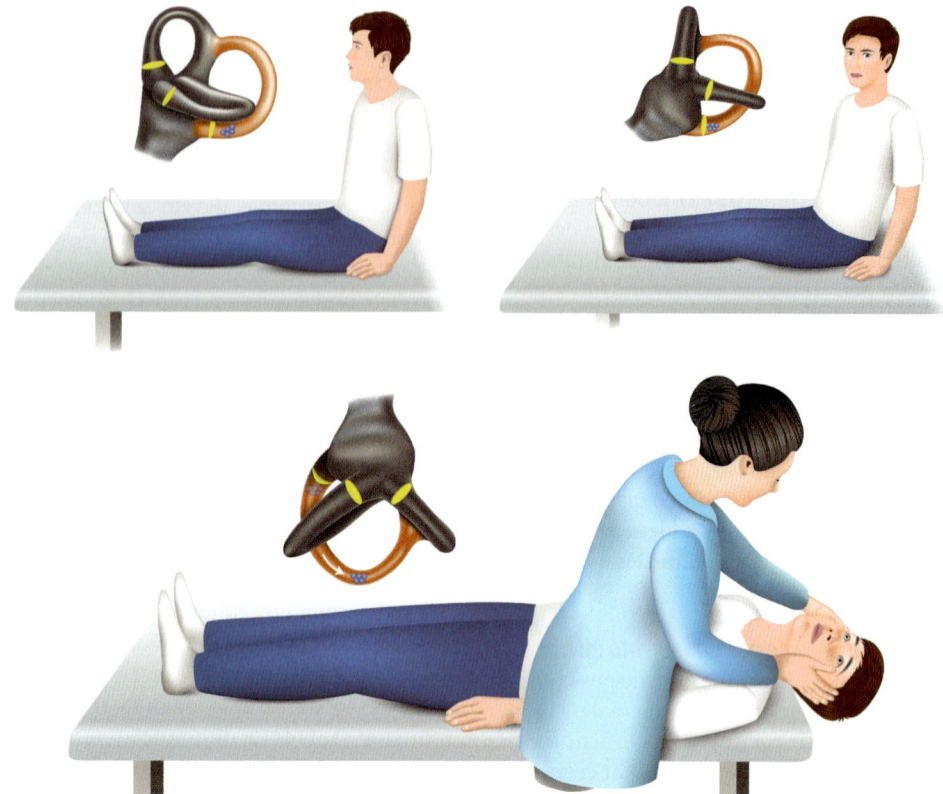

Figura 20.18 Manobra de Dix-Hallpike, em uma avaliação para o canal semicircular posterior esquerdo.

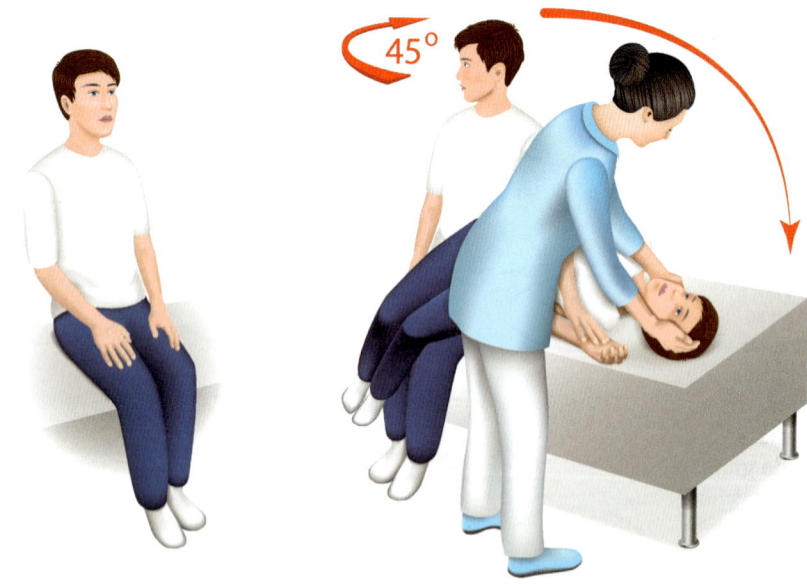

Figura 20.19 Manobra de posicionamento lateral, em uma avaliação para o canal semicircular posterior esquerdo.

21

Transtornos da Deglutição e Disartrias

Ronnyson Susano Grativvol • Wagner Cid Palmeira Cavalcante

As queixas de transtornos da fala e da deglutição são frequentes na prática de um profissional da saúde.[1-4] No entanto, durante toda a formação acadêmica e profissional, a abordagem diagnóstica e os princípios básicos de tratamento costumam ser negligenciados.

Não é incomum, por exemplo, que profissionais de saúde menos experientes utilizem de forma equivocada os termos disartria e afasia como sinônimos. É importante lembrar que a afasia é um transtorno de linguagem, enquanto a disartria é um transtorno de articulação da fala.[5] Da mesma forma, pacientes com disfagia muitas vezes não são reconhecidos precocemente, sendo encaminhados tardiamente para investigação e reabilitação específicas.

Nesse capítulo resumiremos os principais tópicos relacionados aos transtornos da fala e da deglutição encontrados pelos neurologistas, enfatizando os aspectos mais importantes da anamnese, do exame físico, dos exames complementares e do tratamento.

TRANSTORNOS DA FALA

Os transtornos da fala são caracterizados pela falha na sua produção motora, decorrentes de problemas articulares ou de programação da mesma, sem que haja alterações de linguagem. Apesar de o paciente falar com dificuldade (com articulação defeituosa de sons ou palavras), conceitualmente ele é capaz de se expressar normalmente por meio da escrita, compreende a leitura e o que é dito.[6]

Uma boa regra geral diz que, independentemente de quão alterada esteja a fala, se o paciente for capaz de emitir frases corretas, utilizando gramática e vocabulário compatíveis com seu idioma e nível de instrução, trata-se de um transtorno da fala e não de linguagem. Didaticamente, os transtornos da fala são classificados em disartrias (distúrbios da articulação da fala) e apraxia da fala (distúrbio da programação motora da fala).

Disartrias

As disartrias, por definição, consistem em distúrbios da articulação da fala de origem neurológica. Elas podem estar presentes, portanto, em pacientes com patologias que comprometam o sistema nervoso central (neurônio motor superior, núcleos da base ou cerebelo) ou o sistema nervoso periférico (neurônio motor inferior, nervo periférico, junção neuromuscular ou músculo).[7] Anormalidades da fala secundárias a problemas estruturais da boca, palato, língua, faringe ou laringe não devem ser classificadas como disartrias.

Uma fala perfeita exige um funcionamento complexo, integrado e coordenado entre as vias corticobulbares centrais, extrapiramidais e cerebelares, os núcleos dos nervos cranianos localizados no tronco cerebral e os nervos cranianos propriamente ditos. A atuação de todas essas vias em conjunto, associada à normalidade das estruturas orofaríngeas, dá a forma final das palavras emitidas por uma pessoa.[8]

Os órgãos fonadores são inervados, principalmente, pelos componentes motores de alguns nervos cranianos (NC), como o trigêmeo (V NC), por exemplo, que além de controlarem os músculos da mastigação, abrem e fecham a boca. O nervo facial (VII NC) controla os músculos da expressão facial, incluindo aqueles que movimentam os lábios. Os nervos glossofaríngeo (IX NC) e vago (X NC) controlam o palato mole, a faringe e a laringe. Já o nervo hipoglosso (XII NC) controla os movimentos da língua.[9] Desse modo, fica evidente que a avaliação pormenorizada desses nervos é obrigatória no atendimento de um paciente com disartria.

Um conceito fundamental a ser lembrado é que os núcleos motores desses nervos cranianos recebem aferências do trato corticonuclear (o correspondente suprassegmentar do trato corticospinal), de forma ipsilateral e contralateral. Por essa razão, lesões unilaterais que afetam esse trato geralmente cursam com quadros disártricos parciais e transitórios, geralmente de pouca sintomatologia.

Apesar de pouco utilizada na prática clínica, existe uma proposta de classificação das disartrias elaborada pela Mayo Clinic, que sugere a existência de seis tipos diferentes de distúrbios de articulação da fala, de acordo com sua provável origem anatômica: disartria flácida; disartria espástica; disartria atáxica; disartria hipocinética; disartria hipercinética; e disartria mista.[10] Um neurologista experiente pode ser capaz de reconhecer os principais tipos de disartria após uma breve conversa com o paciente, mesmo sem outros dados da história ou do exame neurológico.

A **disartria flácida** provém de doenças neuromusculares que cursam com fraqueza na língua, palato, faringe, laringe e músculos da face e da mastigação. A fala costuma ser lenta, hesitante, espessa e pastosa, com incapacidade de enunciação correta, frequentemente com qualidade nasalada e entrecortada. A língua geralmente fica dentro da boca, quase imóvel, com o palato elevando-se muito pouco. Segundo os livros de semiologia, o paciente fala como se tivesse com a "boca cheia de purê de batatas".

A **disartria espástica** decorre de lesões bilaterais supranucleares envolvendo o córtex, a coroa radiada, a cápsula interna, os pedúnculos cerebrais do mesencéfalo, a ponte ou o bulbo. Os músculos que controlam a articulação da fala se mostram tanto fracos como espásticos. A fala se assemelha àquela descrita na disartria flácida, porém é mais explosiva. A língua pode ficar em protrusão, com movimentação pequena de um lado para o outro. Pode haver também espasticidade dos músculos da mastigação e a abertura da boca costuma ficar limitada. Esses pacientes geralmente apresentam características de "afeto pseudobulbar" associadas, incluindo disfagia, reflexos axiais de face exagerados (preensão palmar forçada, ou *grasping*; contração do orbicular dos lábios quando pressionamos o lábio superior, ou *snouting*; reflexo mandibular exaltado), além de episódios de riso e choro imotivados.[11]

A **disartria atáxica** decorre de lesões cerebelares que causam um defeito na coordenação articulatória (conhecida como "fala escandida"). A falta de coordenação fina da língua, dos lábios, da faringe e do diafragma explicam essa alteração. A fala atáxica é lenta, pastosa, irregular, trabalhosa e espasmódica. As palavras são pronunciadas com força, velocidade irregular e com variações involuntárias, acarretando também uma qualidade explosiva. Esse padrão de fala se assemelha ao de uma pessoa embriagada.[12]

A **disartria hipocinética** decorre de lesões nos núcleos da base. Tipicamente encontrada em pacientes com doença de Parkinson, caracteriza-se por uma fala hesitante, com baixo volume (hipofônica) e monótona, ou seja, sem variar a entonação da voz durante o discurso.[11]

A **disartria hipercinética** também decorre de lesões nos núcleos da base, porém, com características opostas àquelas encontradas na disartria hipocinética. Uma patologia que tipicamente pode apresentar essa alteração da fala é a doença de Huntington. Na presença de coreia, os movimentos intensos da face, da língua e dos músculos respiratórios podem tornar a fala espasmódica, irregular, com alguns gemidos inesperados.[13]

A **disartria mista**, por sua vez, envolve uma combinação entre os cinco subtipos mencionados anteriormente. Um exemplo comum na prática é disartria flácido-espástica, evidenciada na esclerose lateral amiotrófica (ELA).[14]

Apraxia da fala

A apraxia da fala é uma condição que afeta a capacidade de um indivíduo de produzir a fala, com comprometimento da codificação fonética de palavras e frases. Isso significa que indivíduos com apraxia da fala têm dificuldade em transformar as representações abstratas das formas das palavras nos comandos motores que orientam os órgãos articuladores da palavra falada. O problema não está na execução motora dos movimentos da fala, pois os indivíduos com apraxia da fala não apresentam paresia, ataxia, acinesia ou outros problemas significativos de execução motora que os impeçam de realizar os movimentos de fala necessários. Em vez disso, o problema está na capacidade de programar o posicionamento dos órgãos articuladores da fala e o sequenciamento das articulações. Os órgãos articuladores da fala são as partes do corpo envolvidas na produção da fala, como lábios, língua e cordas vocais. Programar os movimentos dos órgãos articuladores envolve coordenar os movimentos dessas diferentes partes para produzir os sons da fala. Na apraxia da fala, esse processo de programação é prejudicado, causando dificuldades na produção correta dos sons. Essa deficiência não se deve à fraqueza ou paralisia dos órgãos articuladores em si, mas a um problema de planejamento e coordenação de seus movimentos. A apraxia da fala é distinta de outros distúrbios da fala, como a disartria, causada por fraqueza ou paralisia dos órgãos articuladores.[15]

A apraxia da fala é uma síndrome do hemisfério dominante e ocorre após lesões na região perissilviana anterior, incluindo partes da área de Broca e do córtex motor primário. A principal causa do comprometimento de apraxia da fala é acidente vascular cerebral (AVC) no território da artéria cerebral média no hemisfério esquerdo. A apraxia da fala também pode ocorrer por lesão cerebral traumática, malformação arteriovenosa, tumor cerebral, afasia progressiva primária, demência frontotemporal, entre outras.[15]

Do ponto de vista clínico, a gravidade da deficiência da fala e os sintomas que a acompanham podem variar amplamente entre os pacientes com apraxia da fala. Os sinais clínicos da apraxia da fala podem ser diversos e incluem dificuldade de pronunciar palavras, falar de forma lenta ou interrompida, ou cometer erros na ordem dos sons ou sílabas. Outros sintomas incluem dificuldade de entonação e ritmo da fala, problemas de articulação e fonação. Habitualmente, pacientes com apraxia da fala podem pronunciar sílabas ou palavras isoladas, mas cometem muitos erros de fala. Esses erros podem ser fonêmicos (substituições, omissões ou acréscimos de sons da fala) ou fonéticos (sons distorcidos da fala). Os padrões de erro na fala apráxica carecem de consistência, com variabilidade na produção de sons e transições entre eles. A fala apráxica costuma ser interrompida e pouco fluente, com hesitações, ataques incorretos e interrupções no ritmo e na entonação. Ao contrário da apraxia da fala, os pacientes com disartria demonstram consistentemente a mesma qualidade de distorções fonéticas e raramente tentam se corrigir.[16]

TRANSTORNOS DA DEGLUTIÇÃO (DISFAGIA)

Outra queixa comumente associada aos transtornos da fala consiste na disfagia, sintoma caracterizado pela dificuldade de transferir alimentos ou líquidos, de forma segura, da boca até o estômago. Didaticamente e na prática clínica, os pacientes são categorizados como sendo portadores de **disfagia orofaríngea** (ou de transferência) ou **disfagia esofagiana** (ou de transporte). A disfagia comumente se apresenta como um sinal de alarme e requer rápida avaliação diagnóstica, uma vez que pode acarretar consequências graves, como nutrição inadequada, desidratação, infecções recorrentes de vias aéreas, internações hospitalares e até mesmo asfixia e morte.[17]

Neurologistas frequentemente atendem pacientes disfágicos ao longo de toda a carreira, uma vez que a prevalência desse sintoma é alta entre idosos e portadores de doenças neurológicas. Estima-se que aproximadamente 40% da população acima dos 65 anos seja afetada por essa condição, números que se aproximam de 60 a 80% quando se analisam somente os portadores das doenças de Alzheimer e Parkinson ou aqueles que sofreram algum AVC.[1-4] Por ser a mais comum nos consultórios neurológicos, destacaremos aqui a abordagem diagnóstica e terapêutica frente ao paciente com disfagia orofaríngea.

A disfagia orofaríngea, também denominada "disfagia de transferência", caracteriza-se pela dificuldade de transferir o conteúdo da orofaringe para a região proximal do esôfago. Esses pacientes geralmente relatam dificuldade de iniciar a deglutição, apontando a região cervical como sítio principal de sua queixa, podendo relatar também a presença de regurgitação nasofaríngea, tosse e engasgos.[18] Já na disfagia esofagiana, os pacientes comumente reportam dificuldade alguns segundos após o início da deglutição, com sensação de que a comida ou a bebida entalou na passagem entre o esôfago e o estômago, apontando a região retroesternal como possível sítio de obstrução.[19]

As doenças neurológicas são responsáveis por aproximadamente 80% dos casos de disfagia orofaríngea, enquanto as patologias estruturais compreendem a maior parte das demais etiologias (Tabela 21.1). A avaliação de um paciente com disfagia orofaríngea inclui basicamente história clínica, exame físico e exames complementares.[20]

Especialistas afirmam que mais de 90% dos casos de disfagia podem ser elucidados apenas com uma boa anamnese.

Tabela 21.1 Principais causas de disfagia orofaríngea.

Causas neurogênicas
- Síndromes neurovasculares
- Transtornos do movimento (doença de Parkinson, por exemplo)
- Síndromes demenciais (doença de Alzheimer, por exemplo)
- Síndromes de tronco cerebral
- Síndromes neuromusculares
  - Doenças do neurônio motor inferior
  - Neuropatias periféricas
  - Distúrbios da junção neuromuscular
  - Miopatias

Causas estruturais
- Tumores da orofaringe
- Anormalidades congênitas
- Macroglossia
- Divertículo de Zenker
- Faringites e outras infecções da orofaringe
- Injúria por radioterapia
- Xerostomia
- Osteófitos cervicais

Pacientes idosos, particularmente aqueles com história prévia de etilismo, tabagismo e perda de peso, devem ter aumentada a suspeita de possíveis etiologias malignas, como neoplasias de laringe, faringe e base da língua. Relatos de boca seca indicam produção salivar inadequada, sendo obrigatória a revisão detalhada das medicações em uso que podem diminuir o fluxo salivar (como anticolinérgicos e anti-histamínicos), bem como a exclusão de algumas doenças sistêmicas. Regurgitação alimentar, halitose e tosse minutos após a ingestão alimentar podem estar associadas à presença de divertículo de Zenker. Por fim, alterações associadas à fala, como disartria e/ou disfonia, sugerem causas neurogênicas decorrentes de patologias do sistema nervoso central ou periférico.[21]

Quanto ao exame físico de um paciente com disfagia, deve-se obrigatoriamente fazer uma avaliação da cavidade oral, da cabeça, do pescoço e da região supraclavicular, que podem revelar a presença de linfadenopatia, tumor, dentição inadequada e outras anormalidades associadas.[22]

Em relação ao exame neurológico propriamente dito, destaca-se a necessidade de uma avaliação minuciosa dos nervos cranianos, especialmente os envolvidos na deglutição: o nervo trigêmeo, responsável pela inervação dos músculos mastigatórios; o nervo facial, responsável pela inervação dos músculos da face, o que inclui a função de ocluir os lábios para contenção do alimento e posterior ação dos dentes; os nervos glossofaríngeo e vago, responsáveis pela inervação do palato e da faringe; e o nervo hipoglosso, responsável por inervar a musculatura intrínseca e extrínseca da língua.[21]

Assim como na fisiologia da articulação da fala, vale lembrar que os núcleos motores desses nervos recebem aferências do trato corticonuclear de forma ipsilateral e contralateral e, por essa razão, lesões unilaterais desse trato causam quadros disfágicos parciais e transitórios, sendo na maioria das vezes, pouco sintomáticos.[23]

O exame neurológico também pode detectar distúrbios mais sutis, como, por exemplo, a diminuição da força proximal em pacientes com miopatias. Ptose palpebral bilateral ou esforços repetitivos na deglutição também são sinais sugestivos de doenças neuromusculares, comuns nas síndromes miastênicas. Já a presença de rigidez ou marcha hipocinética podem indicar alguma síndrome parkinsoniana subjacente.[23]

Após a obtenção de uma boa história clínica e a realização de um minucioso exame físico, o médico deve ser capaz de levantar as principais hipóteses diagnósticas para a queixa do paciente e, quando necessário, solicitar os exames complementares pertinentes (Figura 21.1). Além de auxiliar na identificação da etiologia, a propedêutica complementar pode ajudar na graduação da severidade da disfunção orofaríngea.

Em teoria, para pacientes com disfagia orofaríngea e causa bem estabelecida (disfagia após AVC, por exemplo), deve-se solicitar uma videofluoroscopia de deglutição com bário modificado e manometria esofagiana, para melhor avaliação e graduação dessa disfunção.[24] Aos demais pacientes sem etiologia estabelecida, deve-se solicitar uma nasoendoscopia para exclusão de causas estruturais, seguida de videofluoroscopia e manometria esofagiana, se nenhuma causa for identificada.[17]

Na prática, pacientes com doenças neurológicas que potencialmente cursam com disfagia são submetidos a testes de rastreio na beira do leito. Uma das etapas mais importantes na avaliação desses pacientes consiste na observação da deglutição para líquidos e para sólidos. A disfagia para sólidos frequentemente sugere causas estruturais, como tumores da região orofaríngea, por exemplo. Já a disfagia para líquidos sugere a presença de distúrbio neurogênico. Vale lembrar que a disfagia associada a doenças degenerativas costuma iniciar com dificuldade para ingestão de líquidos e, com o avançar do tempo, torna-se mista, envolvendo também alimentos sólidos.[21]

Um teste fácil e bastante utilizado na prática clínica para o rastreio de disfagia consiste na administração de 50 mℓ de água (divididos em alíquotas de 5 a 10 mℓ) ao paciente para a avaliação de sua deglutição. O mesmo deve se encontrar alerta, colaborativo e bem-posicionado. A presença de tosse ou mudança da voz durante o teste representa um valor preditivo positivo de 84% em relação ao risco de aspiração e um valor preditivo negativo de 78%.[25] Vale lembrar que os testes à beira do leito para o rastreio de disfunção da deglutição são úteis, mas dispõem de sensibilidade menor em comparação aos exames complementares mencionados anteriormente. Outra forma de rastreio de disfagia consiste na aplicação de questionários validados para esse objetivo.[26]

SEMIOLOGIA DOS DISTÚRBIOS DA FALA E DA DEGLUTIÇÃO

Discutimos anteriormente os complexos processos envolvidos na fisiologia da articulação da fala e da deglutição, nos quais as vias corticobulbares centrais, extrapiramidais e cerebelares, além dos nervos cranianos, atuam em perfeita harmonia. Lesões em qualquer parte dessa circuitaria produzem graus variados de disfunções na fala ou na deglutição. O exame neurológico dos pacientes com essas queixas é, em grande parte, semelhante, pois são funções que dependem basicamente das mesmas estruturas e inervação.

Recomenda-se avaliar a integridade dos nervos bulbares, com atenção especial aos nervos glossofaríngeo e vago, que estão intimamente relacionados: ambos saem juntos do crânio e permanecem próximos em seu trajeto pelo pescoço, suprindo algumas das mesmas estruturas e apresentando funções semelhantes, estando frequentemente envolvidos nos mesmos processos mórbidos, o que torna difícil diferenciar o envolvimento de um ou do outro.[27]

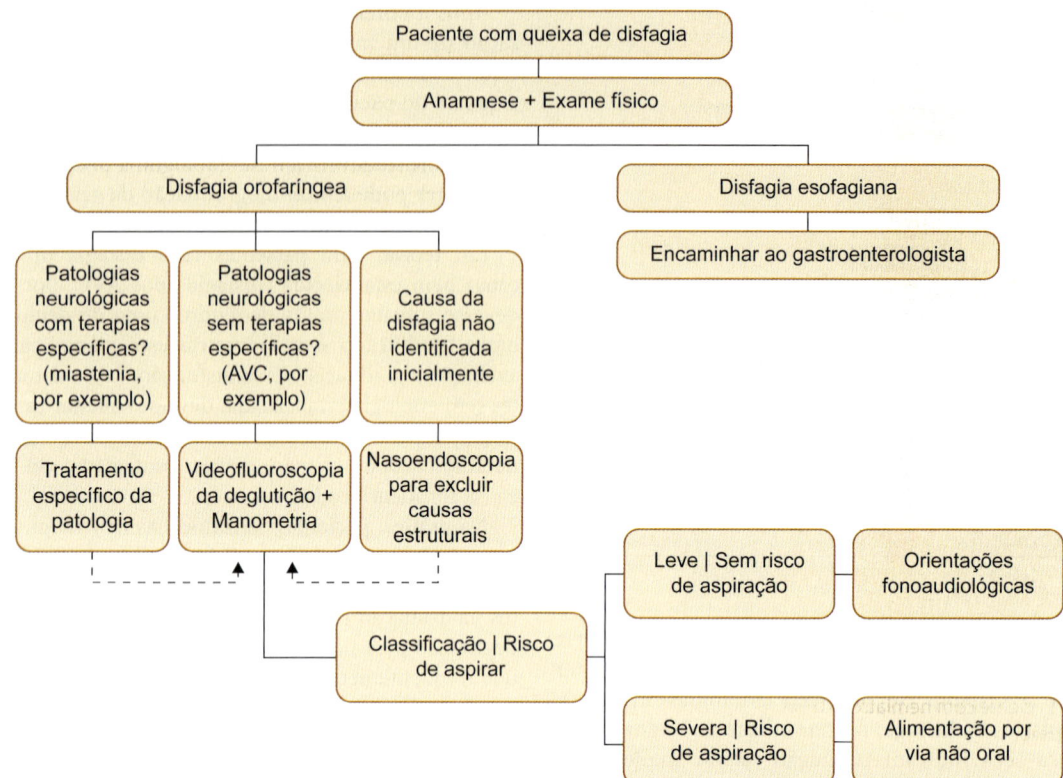

Figura 21.1 Algoritmo de avaliação do paciente com queixa de disfagia. AVC: acidente vascular cerebral.

O exame da motricidade do palato deve ser realizado para avaliar a integridade desses nervos e inclui a observação da posição do palato e da úvula, tanto em repouso como durante a fonação. No caso de uma lesão unilateral, há fraqueza do músculo levantador do véu palatino e da úvula, o que causa queda do palato e achatamento do arco palatino ipsilateral. Em uma fase aguda, mesmo em lesões unilaterais, a fala pode ter qualidade nasalada, com disfagia frequentemente presente, sendo mais acentuada para líquidos do que para sólidos, com tendência à regurgitação nasal. Nas lesões bilaterais, o palato fica totalmente caído e a tendência de fala nasalada e regurgitação nasal para líquidos é muito mais pronunciada.[28]

Outra etapa importante do exame dos nervos glossofaríngeo e vago consiste na avaliação do reflexo de ânsia (ou reflexo nauseoso). Evoca-se esse reflexo tocando a parede lateral ou posterior da orofaringe ou a base da língua com uma espátula. A resposta fisiológica consiste em uma elevação do palato para o fechamento da nasofaringe, fechamento da glote para proteção da via aérea e constrição da faringe para impedir a entrada de substâncias. Esse reflexo apresenta aferência sobretudo do nervo glossofaríngeo e eferência dos nervos glossofaríngeo e vago, com centro de integração em nível bulbar no tronco cerebral. Na presença de lesão desses nervos, esse reflexo encontra-se geralmente abolido.[29]

A maioria dos adultos apresenta reflexo de ânsia preservado, no entanto, vale ressaltar que pouco mais de um terço dos indivíduos normais pode ter esse reflexo ausente bilateralmente. A ausência do reflexo unilateral deve ser considerada patológica, frequentemente associada a patologias que comprometem estruturas do sistema nervoso periférico. Ademais, não se pode esquecer que a maioria dos músculos bulbares apresenta inervação supranuclear bilateral, não sendo, portanto, uma lesão cerebral unilateral capaz de causar fraqueza detectável. Por outro lado, a presença de reflexo nauseoso hiperativo pode ocorrer em lesões cerebrais bilaterais, como na ELA.[29]

A avaliação do reflexo nauseoso é frequentemente utilizada para predizer se um paciente conseguirá ou não deglutir. No entanto, é importante destacar que esse dado apresenta limitações para garantir proteção das vias aéreas. Embora um reflexo de ânsia diminuído em um paciente com rebaixamento do nível de consciência possa indicar defesa inadequada das vias aéreas e risco de aspiração, ele não é totalmente confiável. Pacientes com reflexo intacto ainda podem apresentar aspiração, enquanto outros com reflexo diminuído podem não aspirar.[30]

A avaliação do nervo hipoglosso começa pela inspeção da língua dentro da boca, atentando-se para assimetrias ou fasciculações, pedindo-se em seguida ao paciente que coloque a língua para fora da boca (protrusão). Em lesões unilaterais, a língua desvia para o lado lesado, pois os músculos genioglossos, responsáveis pela protrusão da língua, também se deslocam para a frente e para o lado contralateral (Figura 21.2). Desse modo, com a lesão de um deles há predomínio do lado saudável, o que desvia a ponta da língua para o lado contralateral. Em lesões bilaterais, a motricidade da língua fica muito diminuída, havendo grande dificuldade, ou mesmo incapacidade, de movimentá-la (Figura 21.3).[31]

Existem algumas provas que podem ser utilizadas na pesquisa e identificação das estruturas acometidas em pacientes com disartria. Algumas expressões, consagradas ao longo do tempo, podem ser utilizadas na avaliação, exigindo a pronúncia de sons labiais, linguais e palatares. A expressão sem sentido "PA-TA-CA" testa esses três componentes: labiais (/pá/), linguais (/tá/) e palatais (/ká/). Durante a repetição dessa expressão, diversos aspectos da disartria podem se tornar mais evidentes.[32]

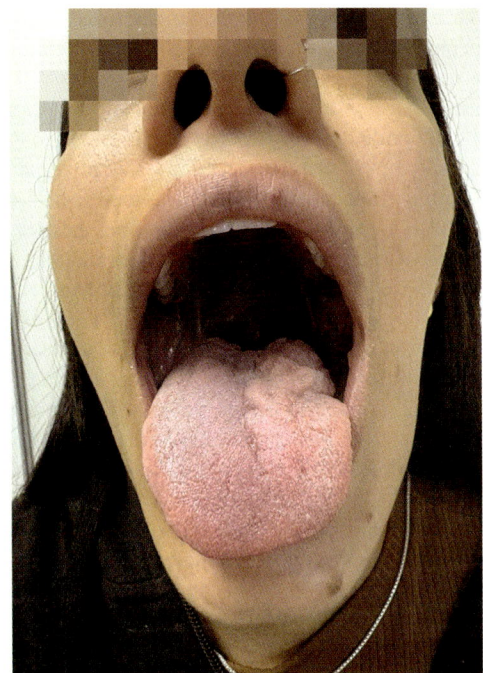

Figura 21.2 Paciente com hemiatrofia de língua e desvio para o lado ipsilateral à lesão.

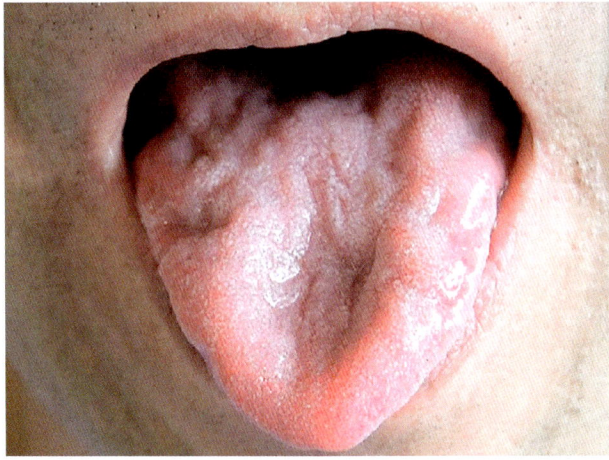

Figura 21.3 Atrofia global da língua em paciente com doença do neurônio motor.

Na avaliação individual, por exemplo, solicita-se ao que paciente repita a sílaba labial /pá/ ("pa-pa-pa"). Caso ele não consiga repeti-la corretamente, há indícios de fraqueza dos lábios por lesão do nervo facial. A repetição da sílaba lingual /tá/ ("ta-ta-ta"), por sua vez, testa a musculatura da língua e, como consequência, o nervo hipoglosso. Já a sílaba palatal /ká/ ("ca-ca-ca") permite avaliar a integridade do palato, inervado principalmente pelos nervos glossofaríngeo e vago.[32]

A fraqueza de palato pode ser percebida também por uma voz de característica nasalada, que fica mais evidente quando a cabeça é inclinada para frente, e menos perceptível quando a cabeça é inclinada para trás (o palato mole enfraquecido desliza para trás devido a seu próprio peso e fecha a nasofaringe). Outra forma de verificar o escapamento de ar nasal consiste em segurar uma lâmina de vidro sob as narinas do paciente e observar o surgimento de embaçamento na superfície.[32]

Apesar de não ser o foco deste capítulo, é importante mencionar uma dica prática sobre pacientes que apresentam disfonia (dificuldade de emitir a voz). A tosse normal requer um movimento preservado das cordas vocais, indicando que a inervação está intacta. Assim, pacientes com disfonia e tosse normal devem apresentar alguma doença laríngea ou um distúrbio não orgânico.

PRINCÍPIOS DO TRATAMENTO

A instalação de uma doença neurológica representa um impacto acentuado na vida do paciente e das pessoas de seu convívio, começando pelo tipo de doença, severidade da sequela, existência de degeneração irrecuperável e progressiva, prognóstico, presença de incapacidades físicas, motoras ou cognitivas e prejuízo na qualidade de vida por limitações nas suas habilidades profissionais, pessoais e/ou sociais.[33]

A perda ou redução da capacidade de se alimentar ou falar reduz ainda mais a qualidade de vida do indivíduo. Contudo, deve-se tentar sua recuperação ou preservação pelo maior espaço de tempo possível, por meio de técnicas aplicadas por uma equipe multidisciplinar, especialmente sob as orientações de um fonoaudiólogo especializado.[34] De maneira geral, o processo de reabilitação consiste em uma atuação voltada para a recuperação e o bem-estar biopsicossocial do indivíduo.[35,36]

A reabilitação das disartrias deve ser considerada como uma forma de prover a funcionalidade da comunicação em atividades básicas da vida diária, tanto em seu aspecto motor como de inteligibilidade. Assim, é importante ressaltar que, quando se trata de um paciente com distúrbio da fala, o sucesso terapêutico não é, necessariamente, atingir a normalidade, já que existem fatores limitantes, mas torná-lo capaz de suprir suas necessidades de interlocução com eficiência.[37]

Os sintomas existentes nas disartrofonias não necessariamente acompanham o mesmo grau de evolução do quadro clínico, independentemente se esses são lentamente progressivos, como na esclerose múltipla, ou com rápida evolução, a exemplo da ELA ou da paralisia supranuclear progressiva.[38] De qualquer modo, é necessário traçar os objetivos de forma precisa quanto à prioridade da intervenção, com base na doença, na alteração e grau de acometimento, no impacto na vida social e de acordo com a principal queixa do paciente e seus familiares. Em casos não evolutivos, deve se buscar a maximização das funções e uma melhora relativamente estável que possa ser mantida após a alta fonoaudiológica. Já nos casos progressivos, o objetivo é postergar as dificuldades, melhorando as condições de comunicação o quanto for possível, visto que esse aspecto social é de grande importância para a qualidade de vida do paciente.[39]

No que se refere à deglutição, esse processo busca restaurar ou readaptar tal função, com o objetivo de restabelecer a fisiologia ao mais próximo da normalidade, evitando aspirações traqueais. Isso se dá por meio de exercícios e estratégias compensatórias, de maneira que o indivíduo conquiste, dentro de suas limitações, uma alimentação funcional e eficiente. No entanto, nem sempre é viável que, ao final desse processo, a restauração ou a readaptação da deglutição sejam alcançadas, em função do tipo de lesão que acomete o sistema nervoso, ou quando a lesão se encontra em fase avançada.[40]

A reabilitação e o planejamento terapêutico em disfagia dependem de uma avaliação clínica detalhada, criteriosa e constante, partindo-se do princípio de que o quadro clínico de pacientes neurológicos costuma ser instável, principalmente no que se refere ao curso natural da doença, nível de consciência e responsividade. Com esses dados associados ao raciocínio clínico do terapeuta, será traçado um planejamento que poderá variar ao longo do processo de reabilitação, assim como as estratégias, de acordo com as modificações das funções. Para reabilitar, é preciso contar com uma capacidade mínima do córtex cerebral de resposta aos estímulos, a fim de alcançar algum nível de recuperação das funções perdidas. Esse processo se dá por meio da neuroplasticidade, que consiste na capacidade de alterar a função do neurônio, seu perfil químico e estrutura.[41]

Diante de uma lesão, o cérebro tenta se regenerar, aumentando consideravelmente a excitabilidade dos neurônios. Após um tempo da instalação da lesão, ocorrem a readaptação e a reorganização dos circuitos neurais, promovendo novos brotamentos que atingirão alvos específicos em áreas homólogas. O envolvimento de profissionais de diversas áreas, como médicos, fonoaudiólogos, nutricionistas, psicólogos e fisioterapeutas, é essencial para a abordagem terapêutica do paciente disfágico, bem como as orientações aos familiares e responsáveis. O esclarecimento sobre a doença, suas características principais e o livre acesso dos familiares junto ao fonoaudiólogo responsável auxiliam a terapia e diminuem a apreensão frente à readaptação. A fonoterapia tem como meta maximizar a função e a mobilidade das estruturas envolvidas no processo de deglutição, tornando o paciente apto a se alimentar de modo funcional e seguro.[42]

O tempo necessário para a reabilitação total ou parcial é variável e depende de uma série de questões, como localização, extensão, tipo e progressão da lesão, idade de acometimento, tempo transcorrido entre o momento da lesão e o início do tratamento, condições ambientais, fatores individuais e presença de agravantes no decorrer da evolução clínica. Além disso, a eficácia da terapia será maior ou menor em função da resposta individual do paciente aos estímulos. A reestruturação funcional, por sua vez, é uma ação dependente da repetição motora dos exercícios propostos. A especialização e a experiência do profissional podem reduzir o tempo de terapia em função de uma avaliação objetiva e esclarecedora, do raciocínio clínico e da assertividade na escolha das técnicas. Cabe ao terapeuta determinar o quanto mais será necessário, considerando as limitações que podem ocorrer por um ou mais dos fatores mencionados. Em algumas situações, o limite terapêutico é alcançado e não há possibilidade de evolução adicional com a atuação fonoaudiológica.

É fundamental que, desde o início, fique claro ao paciente e seus familiares que a via oral nem sempre será restabelecida, em razão das limitações no quadro clínico. No entanto, em alguns casos, a alimentação poderá ser retomada parcialmente com adaptação de volumes e consistências, enquanto uma via alternativa é mantida para aporte calórico e hídrico, ou apenas para preservar o prazer de se alimentar, mesmo sem oferta significativa de volume.

22

Transtornos do Nível de Consciência

Adalberto Studart-Neto

CONCEITOS

Consciência é definida como um estado de pleno conhecimento e percepção de si próprio e do ambiente; sendo constituída de dois componentes: o nível e o conteúdo da consciência.[1] O **nível de consciência** representa o grau de alerta comportamental que fisiologicamente segue um ciclo de alternância entre os estados de **vigília** (indivíduo de olhos abertos e alerta) e **sono** (diminuição não patológica do nível de consciência, que se caracteriza por ser facilmente revertido por estímulos externos). O **conteúdo da consciência**, por sua vez, constitui um somatório de todas as funções cognitivas e comportamentais. A partir desses dois componentes podemos estabelecer diferentes níveis de alterações da consciência:

- **Estado confusional agudo ou *delirium*:** alteração aguda do estado mental, definida pela flutuação da atenção e do nível de consciência, tipicamente com inversões no ciclo sono-vigília, alterações na percepção (como ilusões e alucinações visuais) e pensamento desorganizado
- **Obnubilação ou letargia:** redução leve a moderada do estado de alerta. Clinicamente o indivíduo se apresenta sonolento, com respostas lentificadas aos estímulos e menor interesse ao ambiente
- **Torpor ou estupor:** estado intermediário de diminuição do nível de consciência, em que o indivíduo é despertado apenas com estímulos vigorosos e contínuos, sem os quais ele retorna ao estado de sonolência. Em geral, quando desperto, a resposta verbal é inadequada e a resposta motora é apenas de localização a um estímulo doloroso
- **Coma:** estado grave de não responsividade, em que o indivíduo se encontra de olhos fechados, sem respostas verbais ou motoras apropriadas a estímulos, mesmo que vigorosos. Respostas reflexas ou estereotipadas podem estar presentes e não definem responsividade consciente. Outra característica marcante no paciente em coma é a ausência de um ciclo sono-vigília
- **Estado vegetativo:** condição crônica de alteração da consciência, caracterizado por um indivíduo não responsivo, sem sinais de percepção de si e do ambiente, mas com a recuperação do ciclo sono-vigília. É um estado em que o indivíduo tem períodos de vigília (ou seja, olhos abertos espontaneamente) e a presença de funções autonômicas viscerais, mas sem conteúdo de consciência, nem evidências de respostas comportamentais voluntárias

- **Estado mínimo de consciência:** comprometimento crônico e grave da consciência, mas com algumas evidências comportamentais mínimas e bem definidas de autoconsciência ou de consciência parcial do ambiente
- **Morte encefálica:** perda irreversível das funções encefálicas, sendo incapaz de manter a homeostase respiratória e cardiovascular.

BASES ANATOMOFISIOLÓGICAS DA CONSCIÊNCIA

O nível de consciência é determinado pela interação entre a formação reticular do tronco encefálico, o diencéfalo e os hemisférios cerebrais.[2] O sistema ativador reticular ascendente (SARA) consiste em uma rede de neurônios situados na formação reticular paramediana do tegmento do mesencéfalo e da porção superior da ponte, rede que se projeta para os núcleos talâmicos e hipotalâmicos, bem como para o prosencéfalo basal, e desses, difusamente, para os hemisférios cerebrais (Figura 22.1). Esse sistema tem um papel central na regulação do estado de alerta e do ciclo sono-vigília.

O SARA é composto de duas vias: uma dorsal, formada por núcleos colinérgicos que se projetam aos núcleos intralaminares e medianos dos tálamos; e outra ventral, constituída por núcleos monoaminérgicos, que se dirigem ao hipotálamo lateral e diretamente ao córtex.[2] As vias colinérgicas dorsais são geradas pelos núcleos tegmentar laterodorsal e pedunculopontino, enquanto as vias monoaminérgicas ventrais partem do *locus coeruleus* (noradrenérgico), dos núcleos dorsal e mediano da rafe (serotoninérgicos), da área tegmentar ventral (dopaminérgico) e do núcleo tuberomamilar do hipotálamo (histaminérgico).

Além do SARA, estruturas do diencéfalo também desempenham importante função na vigília. Nos tálamos, núcleos intralaminares e medianos recebem as projeções colinérgicas e retransmitem os impulsos excitatórios (glutamatérgicos) difusamente ao córtex. As vias colinérgicas do SARA (e seus relés talâmicos) e do prosencéfalo basal (núcleo basal de Meynert) também são fundamentais para a matriz atencional. Os núcleos reticulares dos tálamos, com neurônios inibitórios gabaérgicos, atuam para modular essa ação excitatória talâmica. O hipotálamo exerce um papel crítico na regulação do ciclo sono-vigília por meio de diversas estruturas: núcleos tuberomamilar, pré-óptico ventrolateral e supraquiasmático, além de neurônios do hipotálamo lateral. O núcleo tuberomamilar, no hipotálamo posterior, por meio de projeções histaminérgicas difusas em direção ao córtex, participa das vias monoaminérgicas do SARA, conforme já referido. Por outro lado, o núcleo pré-óptico ventrolateral (NPOVL), no hipotálamo anterior, inibe as projeções monoaminérgicas por meio de neurônios gabaérgicos (GABA), levando ao estado de sono.

Assim como o córtex, o hipotálamo lateral também recebe projeções dos núcleos monoaminérgicos; nele há um grupo de neurônios secretores de orexina (ou hipocretina), neurotransmissor excitatório que promove a vigília, e neurônios secretores do hormônio concentrador de melanina (MCH), um peptídeo inibitório da vigília. Portanto, o ciclo sono-vigília é o resultado da gangorra entre os neurônios

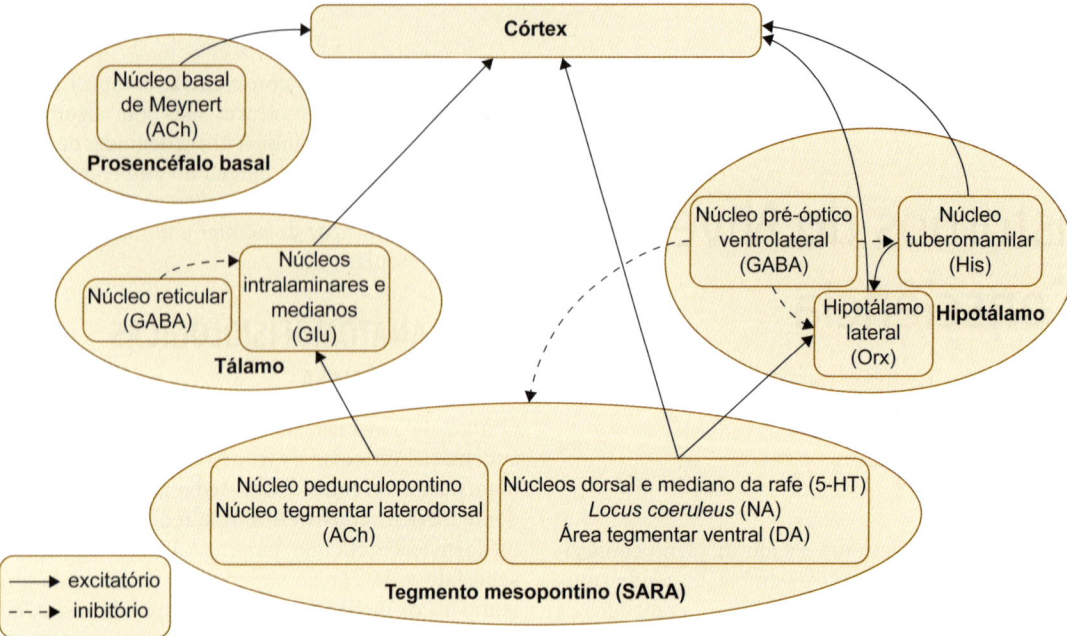

Figura 22.1 Sistema ativador reticular ascendente (SARA), formado por uma rede de neurônios situados na formação reticular paramediana no tegmento do mesencéfalo e da porção superior da ponte (tegmento mesopontino), que se projeta para os núcleos talâmicos e hipotalâmicos, bem como para o prosencéfalo basal, e desses, difusamente, para o córtex dos hemisférios cerebrais. ACh: acetilcolina; DA: dopamina; His: histamina; GABA: ácido gama-aminobutírico; Glu: glutamato; NA: noradrenalina; Orx: orexina; 5-HT: serotonina.

inibitórios gabaérgicos do NPOVL e os neurônios excitatórios monoaminérgicos e orexinérgicos. Por fim, o núcleo supraquiasmático participa sincronizando esse ciclo ao ritmo circadiano.

O coma e outras alterações do nível de consciência resultam de lesões ou disfunções dessa complexa rede envolvendo o SARA no tegmento mesopontino e suas projeções aos núcleos talâmicos e hipotalâmicos, bem como ao córtex difusamente (ou seja, bilateralmente aos hemisférios cerebrais). Consequentemente, ao se examinar um paciente em coma, o que se busca em última análise são sinais neurológicos que permitem estabelecer, em poucos minutos, um diagnóstico topográfico de "onde está a lesão" dentro dessa anatomia da consciência.

ABORDAGEM INICIAL AO PACIENTE EM COMA

O coma é uma emergência médica, e como tal, enquanto se obtém uma história e examina o paciente, condutas imediatas devem ser tomadas a fim de se tratar precocemente possíveis causas reversíveis, minimizando assim a injúria neurológica (Figura 22.2).[3] Inicialmente, todo paciente com rebaixamento do nível de consciência deve ser avaliado em ambiente de emergência e ter seus sinais vitais monitorizados e estabilizados (via aérea, respiração, pressão arterial, frequência cardíaca e temperatura). Assegurar uma saturação arterial de oxigênio acima de 90% e uma pressão arterial média acima de 70 mmHg são medidas críticas para manter a viabilidade do tecido nervoso. Para permitir a adequada oxigenação, pacientes em coma devem ter sua via aérea assegurada por meio de uma intubação orotraqueal.

Outra medida a ser tomada precocemente é a determinação da glicose capilar (dextro) e, se houver hipoglicemia (< 70 mg/dℓ), proceder com a reversão imediata com infusão de solução glicosada hipertônica (50 mℓ de glicose a 50%). Todavia, deve-se atentar ao risco de precipitação de uma encefalopatia de Wernicke em pacientes com deficiência de tiamina. É importante lembrar que não apenas etilistas crônicos, mas também portadores de doenças esofágicas ou gástricas, pós-operatório de cirurgia bariátrica, vômitos incoercíveis (incluindo hiperêmese gravídica) e transtornos alimentares de natureza psiquiátrica são outras situações em que pode haver carência de vitamina B1. Por isso, nessas situações (ou mesmo na dúvida), é mandatório administrar 100 mg de tiamina intravenosa antes da infusão de glicose.

Após as condutas imediatas de estabilização dos sinais vitais, correção de hipoglicemia e administração de tiamina, o passo seguinte é fazer uma anamnese direcionada e realizar um exame neurológico rápido e objetivo. Aqui, diferentemente de outros cenários, convém primeiro a avaliação neurológica antes da anamnese. O exame neurológico do paciente em coma também deve ser direcionado e sistematizado para o diagnóstico topográfico. O principal objetivo ao final do exame é estabelecer se é um coma por encefalopatia tóxico-metabólica ou se é um caso de coma de causa estrutural e, caso seja, se há sinais de herniação. Definir a etiologia do coma é fundamental para a tomada das primeiras condutas: comas tóxico-metabólicos comumente necessitam de correção e tratamento de distúrbios sistêmicos, enquanto comas estruturais requerem uma abordagem mais "neurológica", no que a presença de sinais de herniações quase sempre leva a procedimentos neurocirúrgicos. A seguir, um breve roteiro do exame neurológico no coma, que será aprofundado nos tópicos subsequentes:

- Nível de consciência
- Padrão respiratório
- Motricidade
  - Padrão de resposta motora
  - Tônus
  - Reflexos miotáticos fásicos, cutâneo plantar e primitivos

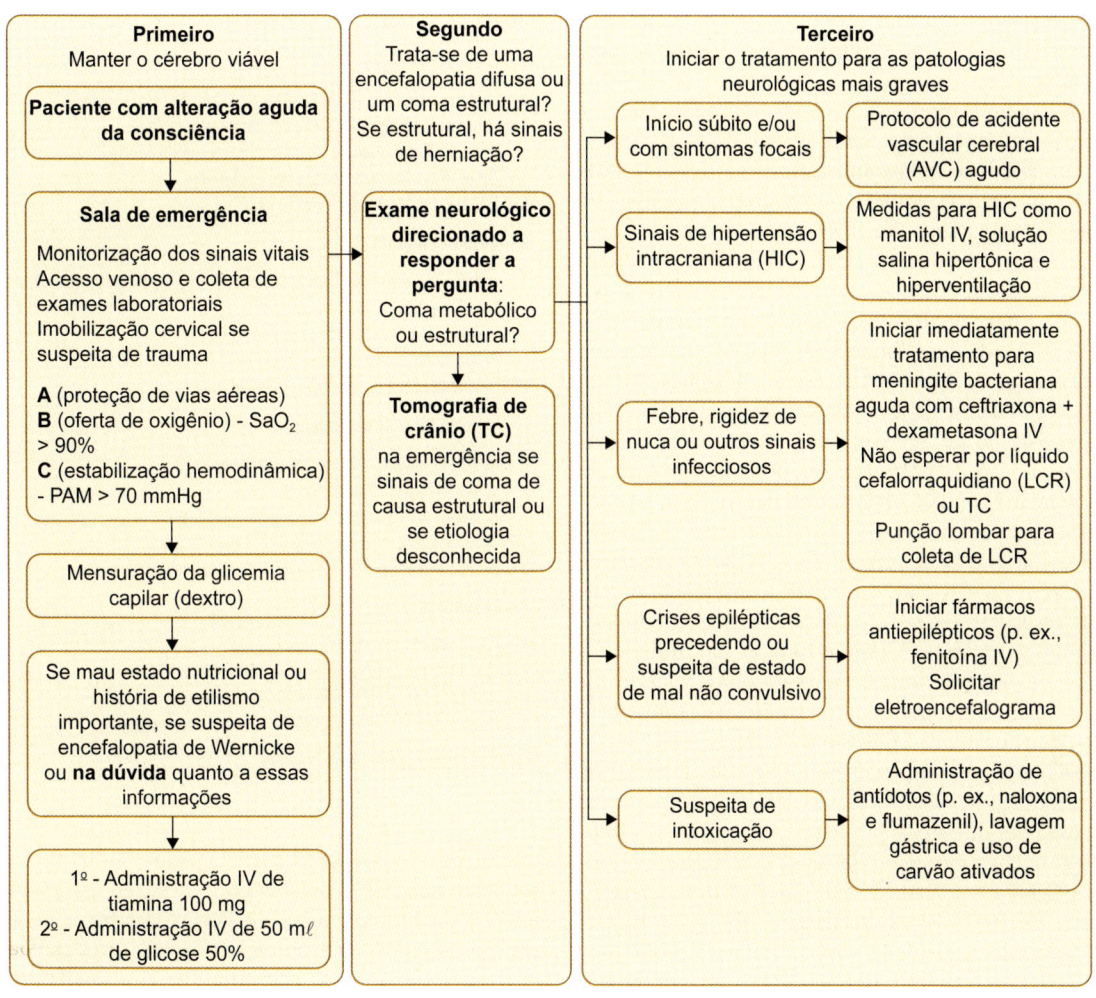

Figura 22.2 Fluxograma da abordagem inicial do paciente com alteração aguda da consciência no pronto-socorro, dividida em três passos.

- Nervos cranianos e reflexos de tronco encefálico:
  - Fundo de olho (II)
  - Pupila e reflexo fotomotor (II e III)
  - Motricidade ocular extrínseca (MOE) (III, IV e VI)
  - Manobras vestibulares (III, IV e VI e VIII)
  - Reflexo corneopalpebral (V e VII)
  - Reflexo de tosse (IX e X)
- Pesquisa de sinais de irritação meníngea.

Por fim, após uma rápida avaliação neurológica que permita definir o tipo de coma (encefalopatia difusa ou estrutural), parte-se para a coleta da história clínica. Assim como toda situação de emergência, a anamnese inicial deve ser rápida e precisa. Algumas informações podem ser fundamentais para estabelecer hipóteses diagnósticas e instituir tratamentos mais urgentes: início dos sintomas (instalação súbita *versus* insidiosa), sintomas precedentes ao rebaixamento do nível de consciência (febre, cefaleia súbita, crises epilépticas, déficits neurológicos focais), história de trauma, antecedentes médicos e medicações em uso e história de uso abusivo de drogas ilícitas. A partir dessa abordagem inicial (estabilização de sinais vitais, correção de hipoglicemia, administração de tiamina, exame neurológico e anamnese direcionados), algumas condutas podem ser tomadas no pronto-socorro, visando tanto à investigação da etiologia como ao tratamento das causas potencialmente reversíveis.

EXAME NEUROLÓGICO DO PACIENTE EM COMA

Nível de consciência

O nível de consciência pode ser avaliado a partir da capacidade do paciente de interagir ou estabelecer algum contato (verbal ou visual) com o examinador, bem como a partir da intensidade de estímulo necessária para se obter uma resposta verbal ou motora e a qualidade dessa resposta. Inicialmente, tentam-se estímulos verbais, incluindo vigorosos e, na ausência de resposta, procede-se a um estímulo doloroso. Os locais mais frequentes a serem estimulados são leito ungueal, esterno, crista supraorbital e articulação temporomandibular. Além de estímulos no tronco e na face, deve-se testar a resposta nos quatro membros, a fim de avaliar se há assimetrias nas respostas (o que pode sugerir, por exemplo, uma hemiparesia).

O paciente é considerado sonolento quando o despertar se dá após estímulos verbais, mas que volta ao estado de sono depois de cessado o estímulo. Quando se obtêm respostas verbais apenas após estímulos mais intensos, o indivíduo é considerado letárgico ou obnubilado. Por sua vez, caracteriza-se o sujeito como torporoso quando se obtêm respostas verbais, em geral inadequadas, apenas após um estímulo doloroso e a resposta motora é de localização. O paciente comatoso, por sua vez, não apresenta respostas verbais ou motoras apropriadas e conscientes a qualquer estímulo, mesmo dolorosos, exceto por respostas reflexas.[2]

Entretanto, nem sempre é fácil definir o grau de alerta, e esses termos nem sempre são claros ao examinador. Para diminuir a variabilidade interexaminadores na determinação do nível de consciência, foram criadas diversas escalas, no entanto, nenhuma escala é tão amplamente divulgada como a escala de coma de Glasgow (ECG) (Tabela 22.1). Publicada em 1974, ela foi desenvolvida para quantificar a gravidade da injúria neurológica pós-traumatismo cranioencefálico e, a despeito de suas limitações, rapidamente ganhou espaço nas emergências por sua facilidade de aplicação.[4]

De fato, o uso da escala de coma de Glasgow facilita uma rápida comunicação no ambiente de pronto-socorro e permite ter uma noção da profundidade do coma (pontuação maior ou igual a 13 indica uma injúria neurológica leve, de 9 a 12 um comprometimento moderado e igual ou menor que 8 um coma grave). A principal limitação da escala de Glasgow advém do fato que o nível de consciência é definido pelas respostas verbal e motora. Consequentemente, pode-se inferir um escore superestimado em indivíduos com afasia e/ou anartria com tetraplegia (como na síndrome de *locked-in*). Não é incomum, por exemplo, pacientes afásicos serem descritos como "confusos".

Mais recentemente, foi proposta uma escala de coma de Glasgow modificada, incorporando alterações pupilares (ECG-P), uma vez que sinais pupilares patológicos são indicativos de gravidade em coma de causa estrutural.[5] A pontuação da ECG-P é calculada ao subtrair o escore de reatividade pupilar (ERP) da escala de Glasgow (ECG-P = ECG – ERP). O escore de reatividade pupilar (reflexo fotomotor), por sua vez, tem as seguintes pontuações: 2, quando ambas as pupilas são arreativas; 1, no caso de apenas uma pupila reativa; ou 0, se as duas pupilas são reativas. Assim, o escore total da ECG-P pode variar de 1 a 15. De outras escalas de coma, vale mencionar a escala FOUR (*Full Outline of UnResponsiveness Score*). A vantagem dessa escala está na inclusão de reflexos de tronco encefálico, e não apenas a reatividade pupilar, e do padrão respiratório, mesmo se o paciente estiver intubado (Tabela 22.2).[6,7]

Ritmo respiratório

O controle neural da respiração é dado a partir da integração de diversas estruturas do tronco encefálico (formação reticular do bulbo ventrolateral, núcleos ambíguo e do trato solitário no bulbo dorsolateral e núcleo parabraquial na ponte), do hipotálamo e do córtex pré-frontal (regulação comportamental da respiração).[2] Desse modo, topografias distintas de lesão podem levar a diferentes padrões respiratórios patológicos. Entretanto, é válido salientar que outros fatores podem interferir no ritmo respiratório, como patologias pulmonares ou cardíacas (p. ex., congestão pulmonar), alterações no equilíbrio ácido-base (p.ex., acidose metabólica) e medicamentos sedativos ou bloqueadores neuromusculares. Além disso, o paciente que chega em coma na sala de emergência é comumente intubado para a proteção das vias aéreas no primeiro atendimento, e a avaliação neurológica muitas vezes se dá após o procedimento. Daí a limitação do rimo respiratório como valor topográfico neurológico. A Tabela 22.3 traz um resumo desses padrões respiratórios.

Motricidade

O exame do sistema motor do paciente com rebaixamento do nível de consciência consiste no padrão de resposta motora a estímulos, na avaliação da motricidade passiva (tônus), na observação de movimentos involuntários e na pesquisa de reflexos (miotáticos fásicos, cutâneo plantar e reflexos primitivos).[2,8]

Conforme discutido anteriormente, na avaliação do nível de consciência se pesquisa a resposta motora a estímulos verbais ou dolorosos. Nesse momento, deve-se estar atento a respostas assimétricas dos membros ou careteamento facial, em busca de sinais de hemiparesia. De modo geral, o padrão de resposta motora reflete a gravidade do coma. Lesões hemisféricas ou diencefálicas bilaterais, ou mesencefálicas acima do núcleo rubro, podem levar a um sinergismo postural flexor denominado "postura (ou rigidez) em decorticação", no qual, em provocação ao estímulo doloroso, há uma lenta flexão dos dedos, punhos e cotovelos, com adução dos

Tabela 22.2 Escala FOUR (*Full Outline of UnResponsiveness Score*).

A – Resposta ocular

4 = Pálpebras abertas, acompanha com o olhar, ou pisca ao comando
3 = Pálpebras abertas, mas não acompanha com o olhar
2 = Olhos fechados, mas abrem com estímulo auditivo forte
1 = Olhos fechados, mas abrem apenas com dor
0 = Não há abertura ocular, mesmo à dor

B – Resposta motora

4 = Faz sinal de afirmativo com as mãos, fecha o punho, ou faz "sinal de paz"
3 = Localiza a dor
2 = Resposta flexora à dor
1 = Resposta extensora à dor
0 = Sem respostas à dor ou *status* mioclônico generalizado

C – Reflexos de tronco encefálico

4 = Reflexos pupilares e corneopalpebral presentes
3 = Uma pupila fixa e midriática
2 = Reflexos corneopalpebral ou pupilares ausentes
1 = Ambos os reflexos corneopalpebral e pupilares ausentes
0 = Ausência de reflexos corneopalpebral, pupilares ou de tosse

D – Respiração

4 = Não intubado, com padrão respiratório regular, normal
3 = Não intubado, com padrão respiratório Cheyne-Stokes
2 = Não intubado, com padrão respiratório irregular
1 = Respira com frequência respiratória acima do ventilador
0 = Respira com a frequência respiratória do ventilador ou apneia

Tabela 22.1 Escala de coma de Glasgow.

Parâmetro	Resposta	Pontuação
Abertura ocular	Espontânea	4
	Estímulos verbais	3
	Estímulos dolorosos	2
	Ausente	1
Melhor resposta verbal	Orientado	5
	Confuso	4
	Palavras inapropriadas	3
	Sons incompreensíveis	2
	Ausente	1
Melhor resposta motora	Obedece a comandos	6
	Localização do estímulo doloroso	5
	Retirada em flexão ao estímulo doloroso	4
	Flexão patológica (decorticação)	3
	Extensão patológica (descerebração)	2
	Ausente	1

Tabela 22.3 Padrões respiratórios em pacientes com alteração aguda da consciência.

Padrão respiratório	Topografia	Características
Apneia pós-hiperventilação	Encefalopatia difusa	Solicita-se ao paciente que realize cinco inspirações profundas Indivíduos normais têm uma apneia de até 10 segundos Pacientes com encefalopatia têm apneia de 20 a 30 segundos Não é possível testar em sujeitos em coma
Ritmo de Cheyne-Stokes	Encefalopatia difusa Diencéfalo	Respiração periódica com ciclos de apneia alternando regularmente com hiperpneia, que se inicia com amplitudes crescentes e depois decrescentes até uma nova apneia Sinal de integridade dos reflexos respiratórios do tronco encefálico Pode ocorrer também em insuficiência cardíaca
Hiperventilação neurogênica central	Encefalopatia difusa Mesencéfalo	Inicialmente descrita em lesões mesencefálicas Hoje, acredita-se que um edema pulmonar de etiologia neurogênica é o que leva a uma hiperventilação compensatória
Respiração apnêustica	Ponte	Caraterizada por pausas prolongadas em inspiração
Respiração atáxica	Junção pontinobulbar	Ritmo respiratório irregular, com alternância entre apneia e respirações superficiais e profundas
Apneia neurogênica central	Bulbo ventrolateral	Indica falência do centro respiratório na formação reticular bulbar

membros superiores e uma extensão e rotação interna com um dos membros inferiores, acompanhado de vigorosa flexão plantar. Por outro lado, quando a lesão se situa entre os núcleos rubros e vestibulares, tem-se um sinergismo postural extensor conhecido como "postura (ou rigidez) em descerebração" (extensão tônica dos quatro membros, com adução e pronação dos membros superiores e flexão plantar) que se dá devido à perda da influência flexora dos tratos corticoespinais e rubroespinais sobre os motoneurônios medulares, com predomínio dos reflexos posturais extensores dos tratos vestibuloespinais e reticuloespinais. Lesões no tegmento pontino podem levar a uma postura em extensão dos membros superiores, mas com uma leve flexão dos membros inferiores. Por fim, quando se tem uma lesão pontinobulbar, há abolição da influência de todas as vias motoras descendentes sobre o neurônio motor inferior, e assim não se obtém nenhuma resposta motora à dor, com flacidez dos quatro membros.

Embora essas respostas motoras patológicas estejam associadas a causas estruturais de coma, indivíduos em estado pós-convulsivo ou com encefalopatia tóxico-metabólica (p. ex., coma hepático, hipoglicemia e intoxicações) também podem apresentar decorticação ou descerebração. Entretanto, é mais comum que os pacientes em coma por encefalopatia tóxico-metabólica "pulem" essas etapas de resposta motora. À medida que o coma por encefalopatia tóxico-metabólica se aprofunda, a resposta motora passa da flexão em retirada para ausência de resposta motora, sem que haja posturas em decorticação ou decerebração.

Na pesquisa do tônus, deve-se atentar para a presença de hipertonia elástica (ou espasticidade) e plástica (ou rigidez). Todavia, é frequente a dificuldade de se examinar o tônus em indivíduos com encefalopatia difusa, pois eles normalmente apresentam paratonias, que se caracterizam por resistência irregular que aumenta (inibitória) ou diminui (facilitatória) de acordo com o aumento da velocidade do movimento passivo do membro. Entretanto, conforme o paciente evolui com piora do nível de consciência, comumente há uma hipotonia gradual. Assim, como no tônus, há também uma diminuição gradual dos reflexos miotáticos fásicos, sendo frequente o paciente em coma ter uma arreflexia global.

Em pacientes encefalopáticos, é comum a presença de reflexos primitivos ("sinais de frontalização"): preensão palmar (grasp), de busca (group), de protrusão labial (snout), de sucção e palmomentoniano. Esses reflexos primitivos têm pouco valor localizatório, exceto quando assimétricos (p. ex., lesão na área motora suplementar pode levar a um grasp contralateral). Também é importante sempre pesquisar o reflexo cutâneo plantar na busca do sinal de Babinski. Vale lembrar que reflexos espinais complexos podem ser evocados quando se faz um estímulo doloroso, como o reflexo de tríplice retirada ou o sinal de Lázaro (movimentos complexos lentos, produzindo flexão na cintura, fazendo com que o corpo suba para uma posição sentada, o que sugere uma atividade dirigida a uma finalidade).

Ainda no exame da motricidade, deve-se ter atenção a possíveis movimentos involuntários. Mioclonias e asteríxis são muito frequentes em casos de encefalopatia tóxico-metabólica, mas esses e outros movimentos entram no diagnóstico diferencial de crises epilépticas. Estado de mal não convulsivo, por exemplo, pode se manifestar apenas com sutis movimentos involuntários nas mãos ou na face.

Pupilas e reflexo fotomotor

O diâmetro pupilar resulta de um complexo balanço entre as ações simpática (pupilodilatadora) e parassimpática (pupiloconstritora). As vias associadas a esse controle autonômico estão intimamente próximas a estruturas do SARA, o que significa que as respostas pupilares ao estímulo luminoso têm um grande valor localizatório. Além disso, o sistema pupilomotor é comumente resistente a insultos tóxico-metabólicos (com exceções da ação de algumas substâncias, bem como encefalopatia anóxica e hipotermia). Assim, alterações pupilares são um dos sinais mais sugestivos de coma de etiologia estrutural, permitindo diferenciar de encefalopatia difusa.[2,8]

O primeiro passo é certificar-se de que o paciente não fez uso de nenhum colírio ou substância que influencie no tamanho das pupilas. Dentre as substâncias com ação pupilomotora, têm-se os opiáceos (miose, com pupilas puntiformes), atropina ou outros anticolinérgicos muscarínicos (pupilas midriáticas arreativas) e barbitúricos (pupilas médio-fixas). Em seguida, procede-se à inspeção do diâmetro pupilar no claro e no escuro. Vale lembrar que casos de anisocoria cuja assimetria é maior no claro sugerem um acometimento do III nervo craniano (NC) no olho em midríase. Por outro lado, se a anisocoria for mais evidente no escuro, infere-se uma lesão simpática no lado do olho em miose.

Nesse último caso, deve-se atentar a outros achados de uma síndrome de Claude-Bernard-Horner (semiptose e anidrose facial). Já assimetria pupilar de até 1 mm e sem diferença no claro e no escuro sugere uma anisocoria fisiológica. Por fim, após a inspeção das pupilas, deve-se pesquisar o reflexo fotomotor direto e consensual (aferência II NC e eferência III NC). Outro reflexo que pode ser útil é o reflexo cilioespinal, que consiste em provocar uma resposta pupilar a um estímulo doloroso na face ou no pescoço. A aferência é o V NC ou uma raiz cervical, o centro de integração é no bulbo dorsolateral e a eferência é realizada pelas fibras simpáticas descendentes. A resposta esperada é, portanto, uma dilatação pupilar bilateral de 1 a 2 mm.

De modo geral, as pupilas "patológicas" são resultado de um desequilíbrio entre os sistemas simpático e parassimpático (Figura 22.3). Pupilas mióticas em pacientes em coma decorrem de lesões nas vias simpáticas descendentes que se originam nos hipotálamos e descem dorsolateralmente no tronco encefálico. Comumente são pupilas com reflexo fotomotor presente:

- **Pupilas mióticas diencefálicas:** decorrem de lesões bilaterais do centro simpático hipotalâmico. Contudo, no coma por encefalopatia tóxico-metabólica, as pupilas também costumam ser discretamente mióticas e reativas (salvo as exceções mencionadas anteriormente). Daí essa a pupila ter menor valor "localizatório"
- **Pupilas pontinas:** são extremamente mióticas, puntiformes e secundárias ao acometimento de fibras simpáticas descendentes no tegmento pontino (geralmente mais associadas a lesões "destrutivas", como hemorragias). Apesar de muito puntiformes, com uso de um oftalmoscópio é possível ver que são reativas à luz.

Por outro lado, pupilas midriáticas são decorrentes de lesões mesencefálicas, envolvendo a região pré-tectal, o núcleo parassimpático de Edinger-Westphal (no tegmento do mesencéfalo) ou as fibras infranucleares no III NC. Como há injúria do centro de integração do reflexo fotomotor no mesencéfalo, as pupilas são arreativas à luz:

- **Pupila tectal:** são pupilas em midríase (5 a 6 mm), decorrentes de lesões no tecto e na porção dorsal do tegmento do mesencéfalo. Pode haver alguma flutuação no diâmetro (*hippus* ou atetose pupilar)

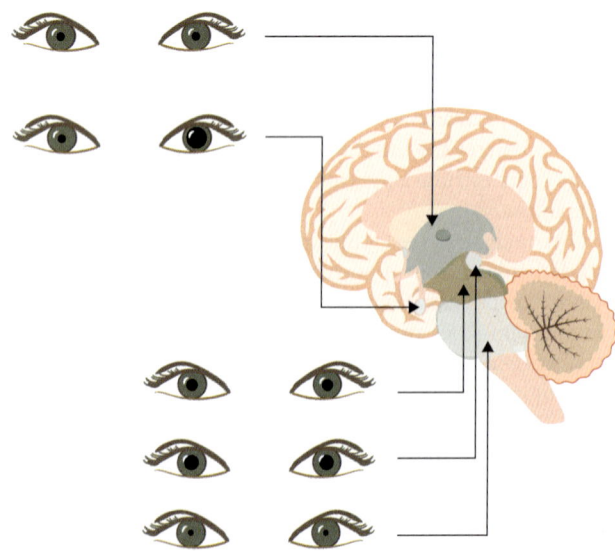

Figura 22.3 Alterações pupilares em pacientes em coma.

- **Pupila uncal (ou III NC):** são pupilas em extrema midríase devido ao acometimento de fibras infranucleares, comumente do segmento cisternal do III NC. Em geral, a principal causa é a compressão do *uncus* do lobo temporal, que se insinua sob o mesencéfalo e o III NC em uma herniação transtentorial lateral. Nesses casos, há uma anisocoria com uma pupila em midríase.

Lesões na região ventral do tegmento mesencefálico podem levar a pupilas médio-fixas. Nesse caso, há injúria tanto de fibras parassimpáticas do segmento fascicular do III NC, como de vias simpáticas descendentes provenientes do hipotálamo. Caracterizam-se por apresentarem tamanho médio de 4 a 6 mm e serem arreativas ao estímulo luminoso. Entretanto, diferentemente de pacientes em morte encefálica, consegue-se obter uma midríase ao evocar o reflexo cilioespinal.

Motricidade ocular extrínseca

Assim como o exame das pupilas, a avaliação da MOE também tem um grande valor no diagnóstico topográfico do coma. Além dos núcleos da MOE (III, IV e VI NC), diversas estruturas do tronco encefálico, cerebelo e córtex cerebral participam do controle suprassegmentar do olhar. De modo geral, as alterações oculomotoras podem ser divididas em dois grupos: nucleares ou infranucleares, e supranucleares. Nas lesões nucleares ou infranucleares, há limitação específica na ação de um ou mais músculos (de um único olho, se lesão unilateral), o que leva a estrabismos e respostas desconjugadas nas pesquisas de reflexos (à exceção do núcleo do VI NC, centro do olhar conjugado horizontal). Nas lesões supranucleares, os desvios ou movimentos oculares são conjugados tanto espontaneamente quanto em resposta à evocação de reflexos.[2,8]

Diferentemente do indivíduo vígil, o exame da MOE do paciente em coma depende, sobretudo, da pesquisa de reflexos e da observação de movimentos oculares involuntários. Desse modo, podemos sistematizar o exame da motricidade ocular nos seguintes pontos:

- Inspeção dos olhos na posição primária
- Observação de desvios do olhar ou desalinhamentos
- Observação de movimentos oculares espontâneos
- Manobra oculocefálica
- Pesquisa do reflexo oculovestibular (prova calórica)
- Inspeção das pálpebras e pesquisa do reflexo corneopalpebral.

Na inspeção dos olhos, deve-se atentar se há algum desvio do olhar conjugado ou desconjugado (estrabismo), desalinhamento vertical ou presença de movimentos oculares anômalos. Muitas vezes essas alterações são sutis, por isso o reflexo de Hirschberg pode ser útil nesse momento. Nele, lança-se um foco de luz sobre as córneas e se observa se há algum grau de deslocamento do reflexo da luz em relação ao centro da pupila. O paciente em coma normalmente se apresenta com as pálpebras fechadas, com exceção para lesões agudas de ponte, quando se pode ter uma retração palpebral tônica, e os olhos se encontram em discreto estrabismo divergente. Já indivíduos torporosos por encefalopatia difusa comumente apresentam movimentos oculares conjugados erráticos ("olhar de varredura"). Contudo, com a piora do rebaixamento do nível de consciência, esses movimentos tendem a desaparecer. Outros movimentos oculares espontâneos são de natureza patológica, e muitos deles podem ter um significado topográfico. É importante ressaltar que não se espera encontrar nistagmo em um paciente em coma; isso se dá porque para haver nistagmo se faz necessária a ação dos campos oculares corticais, cujo papel é de geração de sacadas corretivas em situações de comprometimento dos sistemas de fixação ocular, são essas sacadas que levam à fase rápida do nistagmo. Em situações de coma, todavia, os campos oculares frontal e parietal geralmente estão deprimidos ou diretamente lesionados, não havendo essas sacadas de correção. A Tabela 22.4 traz algumas alterações da MOE em um paciente em coma.

Após a inspeção dos olhos, procede-se com os reflexos que integram os sistemas vestibulares (VIII NC) e motor ocular: manobra oculocefálica e provas calóricas.[8]

Classicamente, a pesquisa do reflexo oculocefálico é chamada "manobra dos olhos de boneca", mas desencorajamos o seu uso por achá-lo impreciso e confundidor. Antes de fazer a manobra oculocefálica, deve-se verificar se não há trauma cervical. Na dúvida, não se realiza o teste. A manobra consiste em realizar movimentos bruscos com a cabeça para os lados, para cima e para baixo. Em resposta a esses movimentos cefálicos, espera-se um movimento ocular conjugado na mesma velocidade e em sentido oposto. Essa manobra permite averiguar se há qualquer acometimento entre os núcleos vestibulares, o núcleo do VI NC, o fascículo longitudinal medial e o complexo nuclear do III NC. O reflexo oculocefálico, entretanto, é facilmente diminuído ou abolido em casos de encefalopatia difusa, por isso sua ausência nessas situações tem menor valor localizatório.

Por outro lado, os reflexos oculovestibulares provocados por estímulos térmicos (provas calóricas) são mais resistentes a injúrias tóxico-metabólicas. Antes de fazer as provas, uma otoscopia deve ser realizada para afastar lesão timpânica ou obstruções dos condutos auditivos externos. O paciente é então posicionado em decúbito dorsal com cabeceira erguida a 30 graus, com o intuito de verticalizar o canal semicircular lateral, potencializando a resposta à manobra. Aplicam-se então 50 a 100 ml de água destilada (ou soro) gelada (ou morna) lentamente para evitar trauma timpânico. Após observar a resposta ocular, aguardam-se cerca de 5 minutos para repetir na outra orelha. O princípio básico das provas calóricas é provocar um desbalanço do tônus vestibular, seja inibindo (com água gelada) ou hiperestimulando (com água morna). Ao se instilar água gelada em um dos lados, as vias vestibulares ipsilaterais são inibidas e o sistema vestibular contralateral empurra os olhos na direção da "orelha inibida", levando a um desvio conjugado do olhar. Se o sujeito estiver vígil, o campo ocular frontal promove uma sacada corretiva e o resultado final é um nistagmo com fase rápida na direção contrária à qual se injetou a água gelada. Caso o indivíduo esteja em coma, essa sacada não ocorrerá e, portanto, não teremos um nistagmo, mas o desvio tônico e conjugado do olhar ipsilateral. Para se obterem respostas conjugadas do olhar vertical, deve-se instilar água nos dois ouvidos simultaneamente. O estímulo gelado bilateral leva a um desvio para baixo, enquanto o estímulo quente bilateral leva a um desvio para cima. Em indivíduos em morte encefálica ou com lesão estrutural em nível pontomesencefálico, não se observa nenhum movimento ocular. Na Tabela 22.5 temos as respostas oculares possíveis nas provas calóricas.

ETIOLOGIAS DO COMA

Diversas causas estão associadas a alterações agudas da consciência, mas podemos dividi-las em dois grandes grupos: etiologias difusas (encefalopatias) e estruturais (Tabela 22.6).[2,9] No primeiro grupo, temos um comprometimento difuso dos

Tabela 22.4 Alterações da motricidade ocular encontradas em pacientes com coma.

Sinal	Descrição	Significado
Desvio conjugado do olhar horizontal	Ipsilateral à hemiparesia ("olhando" para hemiparesia)	Lesão na base e tegmento da ponte contralateral à hemiparesia
	Contralateral à hemiparesia (desviando o "olhar" da hemiparesia)	Lesão no córtex frontal contralateral à hemiparesia
Desvio conjugado do olhar vertical	Para cima	Encefalopatia anóxica grave
	Para baixo	Lesões destrutivas ou compressão da região pré-tectal (p.ex., por hidrocefalia)
Desalinhamento ocular vertical ou desvio oblíquo (desvio skew)	Um olho desviado para cima (hipertrópico) e outro olho desviado para baixo (hipotrópico) O desalinhamento é comitente nas manobras oculocefálicas	Lesão mesencefálica ipsilateral ao olho hipertrópico ou lesão nos núcleos vestibulares pontinobulbares ipsilateral ao olho hipotrópico
Movimentos oculares em pingue-pongue	Desvios conjugados do olhar horizontal, alternando de um lado para o outro a cada poucos segundos	Lesão no verme cerebelar Injúrias hemisféricas bilaterais
Movimentos conjugados alternantes periódicos do olhar	Desvios conjugados do olhar horizontal, alternando de um lado para o outro a cada 2 minutos	Encefalopatia hepática Lesões estruturais em tronco encefálico
Bobbing ocular	Abalos rápidos do olhar para baixo com lento retorno à posição inicial Há abolição dos movimentos horizontais	Lesão destrutiva da ponte (p.ex., hemorragias pontinas)
Bobbing ocular reverso	Abalos rápidos do olhar para cima com lento retorno à posição inicial	Pouco localizatório Encefalopatia metabólica
Dipping ocular (ou bobbing ocular inverso)	Desvios lentos do olhar para baixo com rápido retorno à posição inicial	Pouco localizatório Encefalopatia anóxica Encefalopatia metabólica
Dipping ocular reverso	Desvios lentos do olhar para cima com rápido retorno à posição inicial	Infartos pontinos
"Mioclonias" oculares verticais	Oscilações verticais pendulares com frequência de 2 a 3 Hz	Acidentes vasculares pontinos
Nistagmo de retração-convergência	Contração simultânea de todos os músculos oculares com retração dos olhos	Lesões pré-tectais

Tabela 22.5 Respostas oculares nas provas calóricas.

Resposta ocular	Significado
Nistagmo com fase rápida na direção contrária da água gelada ou na mesma direção da água morna	Paciente vígil e sem lesões nas vias oculovestibulares
Desvio tônico e conjugado do olhar	Paciente em coma, mas sem lesões nas vias oculovestibulares
Desvio tônico e desconjugado do olhar, com adução ausente	Lesão do fascículo longitudinal medial ou do III NC ipsilateral ao olho que não aduz
Desvio tônico e desconjugado do olhar, com abdução ausente	Lesão do VI NC ipsilateral ao olho que não abduz
Ausência de resposta horizontal	Lesão em tegmento pontino
Ausência de resposta vertical	Lesão da região pré-tectal do mesencéfalo
Ausência de quaisquer respostas	Extensa lesão no tronco encefálico ou morte encefálica

Tabela 22.6 Causas do coma e outras alterações da consciência.

Encefalopatias difusas	Metabólicas	Encefalopatia urêmica
		Encefalopatia hepática
		Hipoglicemia
		Coma hiperglicêmico não cetótico
		Cetoacidose diabética
		Hipo e hipernatremia
		Hipercalcemia
		Hipo e hipermagnesemia
		Encefalopatia de Wernicke
		Insuficiência adrenal aguda
		Hipotireoidismo
		Crise tireotóxica
		Pan-hipopituitarismo agudo
		Sepse e choque séptico
		Porfiria
	Tóxicas	Álcool
		Anfetaminas e cocaína
		Anticolinérgicos
		Barbitúrico
		Benzodiazepínicos
		Cianeto
		Lítio
		Metanol
		Monóxido de carbono
		Opiáceos
	Infecciosas e inflamatórias	Meningites bacterianas agudas
		Encefalites virais
		Encefalomielite disseminada aguda
		Vasculites do sistema nervoso central (SNC)
	Epilépticas	Status epilepticus
	Outras	Hipo e hipertermia
		Encefalopatia hipertensiva
		Encefalopatia pós-anóxica
Coma de causa estrutural	Supratentoriais	Tumores cerebrais
		Abscessos cerebrais
		Hidrocefalia não comunicante
		Hemorragia intraparenquimatosa
		Hemorragia subaracnoide
		Contusão traumática
		Hematoma subdural
		Hematoma epidural
		Infarto em território da artéria cerebral média
		Infarto talâmico bilateral
		Trombose venosa cerebral
	Infratentoriais	Tumores de fossa posterior
		Hemorragias de tronco
		Trombose da artéria basilar
		Lesões expansivas do cerebelo
		Infartos e hemorragias cerebelares
		Rombencefalites

hemisférios cerebrais, mais comumente de etiologia tóxico-metabólica. Já o segundo grupo abrange lesões focais destrutivas ou expansivas que levam ao coma por acometer direta ou indiretamente estruturas do diencéfalo e/ou do SARA.

As encefalopatias difusas (ou multifocais) se caracterizam por uma instalação geralmente gradual, por vezes com flutuações, passando inicialmente por um estágio de estado confusional agudo (*delirium*) e evoluindo com depressão do nível de consciência. É comum encefalopatias difusas não se apresentarem com sinais lateralizados, postura de decorticação ou decerebração e alterações pupilares e da motricidade ocular extrínseca. Entretanto, essa regra não é absoluta: algumas etiologias tóxico-metabólicas podem se apresentar com sinais focais, inclusive com sinal de Babinski (p. ex., hipoglicemia e encefalopatias hepática e urêmica). Também já foi mencionado que alguns movimentos oculares podem aparecer no contexto de encefalopatias difusas, bem como alterações pupilares: pupilas médio-fixas em encefalopatia anóxica e hipotermia, mióticas reativas em intoxicação ou sedação por opiáceos e midriáticas e arreativas em intoxicação por medicamentos anticolinérgicos. Movimentos involuntários (como tremores, mioclonias e asteríxis) também são indicativos de encefalopatias difusas. É válido lembrar que, embora a maioria das encefalopatias difusas seja causada por doenças sistêmicas (como insuficiências renal e hepática, quadros sépticos etc.), algumas enfermidades primariamente neurológicas podem se manifestar como encefalopatias. É o caso, por exemplo, de meningoencefalites (infecciosas e autoimunes).

Por outro lado, nos comas por lesões estruturais, a progressão é mais rápida e geralmente há o surgimento de sinais focais. Podemos dividir esse grupo de acordo com a localização em relação à tenda do cerebelo em lesões supra e infratentoriais. Para que **lesões supratentoriais** possam levar ao coma, é necessário pelo menos um de dois mecanismos: injúrias destrutivas diencefálicas bilaterais (p. ex., um infarto talâmico bilateral) ou lesões expansivas que levem ao deslocamento (herniação) de estruturas supratentoriais para o compartimento infratentorial e consequente compressão do diencéfalo e da formação reticular mesopontina (Figura 22.4). Três tipos de herniação estão mais associados a alterações da consciência:

- **Herniação central:** quando processos expansivos supratentoriais levam a uma compressão direta ao diencéfalo, deslocando-o para baixo pelo forame da tenda do cerebelo. À medida que a herniação progride, há uma deterioração rostrocaudal de estruturas do tronco encefálico
- **Herniação lateral ou uncal:** quando lesões expansivas no lobo temporal ou extra-axiais insinuam o *uncus* entre o

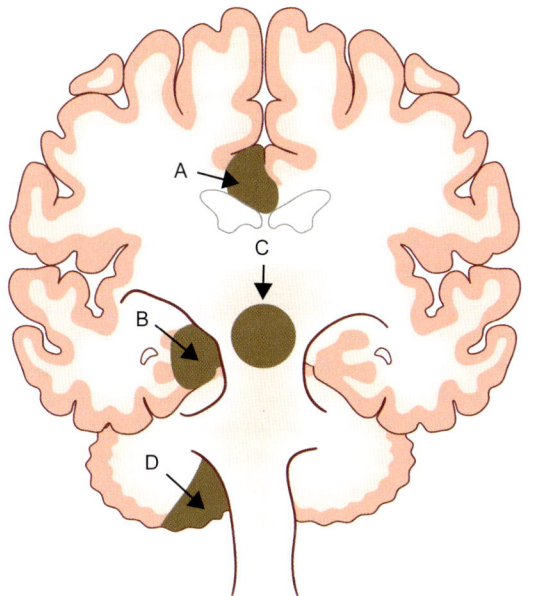

Figura 22.4 Tipos de herniação de estruturas encefálicas. A: herniação subfalcina; B: herniação uncal; C: herniação central; D. herniação tonsilar.

mesencéfalo e a borda livre da tenda do cerebelo. Inicialmente há compressão do III NC, levando primeiro à midríase da pupila ipsilateral e, em seguida, a uma ptose palpebral com oftalmoparesia. Depois, há a compressão direta do mesencéfalo, com descerebração contralateral e depressão do nível de consciência. Interessantemente pode haver uma hemiparesia ipsilateral devido à compressão do mesencéfalo contra a borda contralateral do tentório (síndrome de Kernohan)

- **Herniação subfalcina:** quando uma lesão expansiva comprime um dos hemisférios medialmente contra a foice cerebral. O giro do cíngulo é deslocado sob a foice e a compressão das artérias pericalosa e calosomarginal leva a uma isquemia da face medial dos lobos frontal e parietal, cujo edema citotóxico aumenta ainda mais a compressão. Comumente, a herniação subfalcina é acompanhada ou progride com uma herniação central ou uncal.

Nas **lesões infratentoriais**, o mecanismo do coma pode se dar por meio de um processo destrutivo direto do SARA (como em um acidente vascular cerebral [AVC] isquêmico por trombose da artéria basilar) ou por compressão direta por massas expansivas na fossa posterior (p. ex., em um hematoma cerebelar). Aqui a evolução é variável, a depender de quais estruturas do tronco são inicialmente acometidas. Processos expansivos infratentoriais podem se apresentar também com herniação:

- **Herniação transtentorial ascendente:** caracteriza-se pelo deslocamento de estruturas do tronco encefálico para o compartimento supratentorial. Em geral, há uma compressão do mesencéfalo dorsal, com acometimento da região pré-tectal. O principal sinal é o desvio do olhar conjugado para baixo. Essa herniação pode ocorrer, por exemplo, quando são introduzidas derivações ventriculares em pacientes com processos expansivos de fossa posterior
- **Herniação tonsilar ou cerebelar:** decorre da compressão das tonsilas cerebelares pelo forame magno, com compressão do centro respiratório bulbar, evoluindo com insuficiência respiratória, anóxia e, por fim, morte.

ESTADOS CRÔNICOS DE ALTERAÇÃO DA CONSCIÊNCIA

Conforme descrito anteriormente, o coma é um estado de alteração aguda e transitória da consciência. Independentemente da etiologia, se o paciente não recuperar o estado de alerta nem evoluir para morte encefálica, após cerca de 2 semanas ele poderá voltar a ter abertura ocular espontânea e readquirir o ciclo sono-vigília.[10] Entretanto, continuará sem nenhuma percepção do ambiente. Em outras palavras, há recuperação do nível de consciência (vigília), mas sem um conteúdo (percepção). Por outro lado, as funções neurovegetativas permanecem preservadas, como os ritmos cardíaco e respiratório, sem necessidade de suporte avançado de vida. Além disso, podem surgir movimentos reflexos, como preensão, sucção, reflexo de ameaça, mastigação, deglutição e até sons ininteligíveis e careteamento facial a estímulos dolorosos.

A essa situação cunhou-se o termo "estado vegetativo" (Tabela 22.7). Todavia, alguns autores, por considerar esse termo pejorativo, defendem o uso da expressão "síndrome de vigília não responsiva" (do inglês, *unresponsive wakefulness syndrome*).[11] Foram criados os termos estados vegetativos persistente e permanente para definir o grau de reversibilidade, de acordo com o tempo de não responsividade. O estado vegetativo é persistente quando se tem por pelo menos 1 mês; para coma de causas não traumáticas, define-se o estado vegetativo como permanente após 3 meses do início do coma; já nos casos pós-traumatismo cranioencefálico, esse tempo de observação é de 12 meses. No entanto, os relatos de pacientes que se recuperaram após vários anos demonstraram ser inapropriado rotular um estado vegetativo como permanente, e atualmente desse termo é desencorajado.

Por outro lado, alguns indivíduos em coma podem apresentar recuperação parcial, com uma mínima percepção do ambiente. Essa situação é definida como "estado de consciência mínima" (ver Tabela 22.7). Trata-se, portanto, de uma situação intermediária entre o estado vegetativo e o de plena consciência.[12] O diagnóstico de estado mínimo de consciência é feito a partir de evidências comportamentais de percepção e/ou linguagem, ou seja, por respostas verbais ou

Tabela 22.7 Critérios diagnósticos de estado vegetativo e estado de consciência mínima.

Estado vegetativo	Estado de consciência mínima
<ul><li>Inconsciência de si e do ambiente</li><li>Incapacidade de interagir com outros</li><li>Ausência de comportamento voluntário, sustentado, reprodutível ou proposital em resposta a estímulos visuais, auditivos, táteis ou dolorosos</li><li>Ausência de compreensão ou expressão da linguagem</li><li>Presença do ciclo sono-vigília</li><li>Presença de funções autonômicas e hipotalâmicas para sobrevivência a longo prazo desde que com cuidados médicos e de enfermagem</li><li>Incontinência urinária e fecal</li><li>Presença variável de reflexos de nervos cranianos e espinais</li></ul>	<ul><li>Comprometimento global da responsividade a estímulos</li><li>Evidência limitada, mas claramente demonstrável, de consciência de si e do ambiente, indicada pela presença de um ou mais dos seguintes comportamentos:<ul><li>Seguir simples comandos</li><li>Respostas verbais ou gestuais a perguntas sim/não</li><li>Verbalização ininteligível</li><li>Comportamentos propositais, incluindo movimentos ou comportamentos afetivos, que ocorrem em resposta a estímulos ambientais relevantes e que não são movimentos reflexos</li></ul></li></ul>

motoras não reflexas direcionadas a estímulos. Entretanto, essas respostas são tipicamente inconsistentes, não sendo incomum que haja discrepância entre examinadores acerca de comportamentos volitivos ou automáticos.

Nos últimos anos, algumas estratégias terapêuticas têm sido estudadas na tentativa de recuperação do nível de consciência em pacientes com estado vegetativo ou mínimo de consciência.[12] O único fármaco recomendado pelas *guidelines* de 2018 da Academia Americana de Neurologia (AAN) é a amantadina, um agonista dopaminérgico e antagonista NMDA.[13] A amantadina, na dose superior a 200 mg a cada 12 horas, apresentou benefício em um ensaio clínico randomizado (classe II) em pacientes vítimas de traumatismo cranioencefálico grave nas primeiras 4 a 16 semanas pós-evento.[13,14] Para estado mínimo de consciência de causas não traumáticas, há apenas relatos de caso do uso de amantadina. Já no caso de outros fármacos com ação neuroestimulante, como bromocriptina, apomorfina, levodopa, metilfenidato e modafinila, não há ensaios clínicos. Vale ressaltar que, em um estudo retrospectivo em 115 pacientes com distúrbios crônicos da consciência, não se observou melhora mesmo após o uso de múltiplos neuroestimulantes.[14] No entanto, casos de melhora após o uso do zolpidem, um agonista gabaérgico e, portanto, inibitório sobre o SNC, chamam atenção. Em alguns ensaios clínicos, cerca de 5% dos pacientes apresentaram recuperação do nível de consciência com doses de 10 a 30 mg de zolpidem.

ESTADO CONFUSIONAL AGUDO (*DELIRIUM*)

Conceito

O *delirium* representa um transtorno da atenção e da consciência caracterizado por instalação aguda e curso flutuante.[10] Também denominado "estado confusional agudo", "encefalopatia", "psicose orgânica" ou "transtorno mental orgânico", o *delirium* é classicamente entendido como a via final de vários mecanismos que levam a um distúrbio da homeostase cerebral. Atualmente, compreende-se o *delirium* como o resultado do comprometimento funcional da matriz atencional (formada pelo SARA e suas projeções tálamo-corticais) e da rede frontoparietal dorsolateral (que modula a atenção complexa).

Além da flutuação da atenção e da consciência, o estado confusional agudo também se caracteriza por alterações na percepção (sobretudo visuais, como ilusões e alucinações), pensamento desorganizado, presença de delírios mal estruturados, inversões do ciclo sono-vigília e outras alterações comportamentais.

Diagnóstico

De acordo com o grau de agitação psicomotora, pode-se classificar o *delirium* em hiperativo (paciente agitado ou inquieto) ou hipoativo (paciente apático, letárgico ou sonolento). O *delirium* hiperativo, que comumente chama mais a atenção dos familiares e profissionais da saúde, representa apenas 25% dos casos, o que explica por que um transtorno tão comum ainda é subdiagnosticado (apenas 12 a 35% dos casos são reconhecidos).[11] A Tabela 22.8 traz os critérios diagnósticos de *delirium* pelo DSM-5 (*Manual Diagnóstico e Estatístico de Transtornos Mentais*, 5ª edição). Outro critério amplamente usado, sobretudo por emergencistas e intensivistas, é o CAM (*Confusion Assessment Method*; Figura 22.5).

Tabela 22.8 Critérios diagnósticos de *delirium* pelo DSM-5.

A. Transtorno da atenção e da consciência
B. O transtorno se desenvolve agudamente, representa uma mudança da atenção e da consciência basais e tende a flutuar quanto à gravidade ao longo do dia
C. Comprometimento de pelo menos um outro domínio cognitivo
D. Esse distúrbio da atenção e da cognição não é melhor explicado por demência preexistente e também não ocorre no contexto de um coma
E. Há evidências de que o transtorno é uma consequência direta de outra condição clínica, intoxicação ou abstinência de substância, de exposição a uma toxina ou de que ele se deva a múltiplas etiologias

No entanto, independentemente de algoritmos e critérios, o diagnóstico clínico de *delirium* deve ser balizado a partir desses quatro pilares:

- Instalação aguda e curso flutuante
- Inatenção
- Alteração da consciência
- Pensamento desorganizado.

Uma vez diagnosticado o *delirium*, o passo seguinte deve ser a busca da etiologia e dos fatores de risco, que podem ser divididos em predisponentes (como idade avançada, demência prévia, transtornos psiquiátricos, presença de comorbidades clínicas, baixa acuidade auditiva ou visual) e em precipitantes (como uso de fármacos hipnótico-sedativos e/ou anticolinérgicos, cirurgias, internação hospitalar, dor não controlada, infecção, retenção urinária, constipação, anemia ou exacerbação aguda de doenças crônicas).[11] O paciente comumente apresenta múltiplos fatores concomitantes, e quanto mais condições predisponentes, menor o número de fatores precipitantes necessários para levar a um *delirium*. Idosos e pacientes com demência são os grupos mais suscetíveis a esses insultos por apresentarem menor reserva cognitiva.

Importante ressaltar que doenças neurológicas agudas sempre precisam ser excluídas. Meningoencefalites (p. ex., herpética) e mesmo AVC podem se manifestar apenas com estado confusional agudo (p. ex., AVC na encruzilhada temporoparietal direita ou talâmico). Alguns dados na história ou no exame neurológico podem levantar a suspeita de estado confusional agudo de causa primariamente neurológica: presença de crises epilépticas, de afasia ou sinais de hemineligência, alterações neurológicas focais (como o sinal de Babinski) e sinais de irritação meníngea. Na mínima suspeita de etiologia neurológica, uma investigação deve ser feita com exames de neuroimagem, punção lombar de líquido cefalorraquidiano e eletroencefalograma.

Tratamento

O tratamento do *delirium* requer principalmente reconhecer os fatores precipitantes e intervir naqueles potencialmente reversíveis, o que envolve medidas farmacológicas (p. ex., suspender fármacos inapropriados, manejar sintomas como dor e febre, tratar infecções, intervir em constipação prolongada ou retenção urinária, corrigir distúrbios hidroeletrolíticos) e não farmacológicas (abrir janelas, evitar manipulação noturna, evitar internações hospitalares prolongadas, evitar restrição física, orientar os cuidadores). Um estudo publicado no *New England Journal of Medicine* sobre intervenção multicomponente para a prevenção de *delirium* em idosos hospitalizados é uma das melhores evidências de que

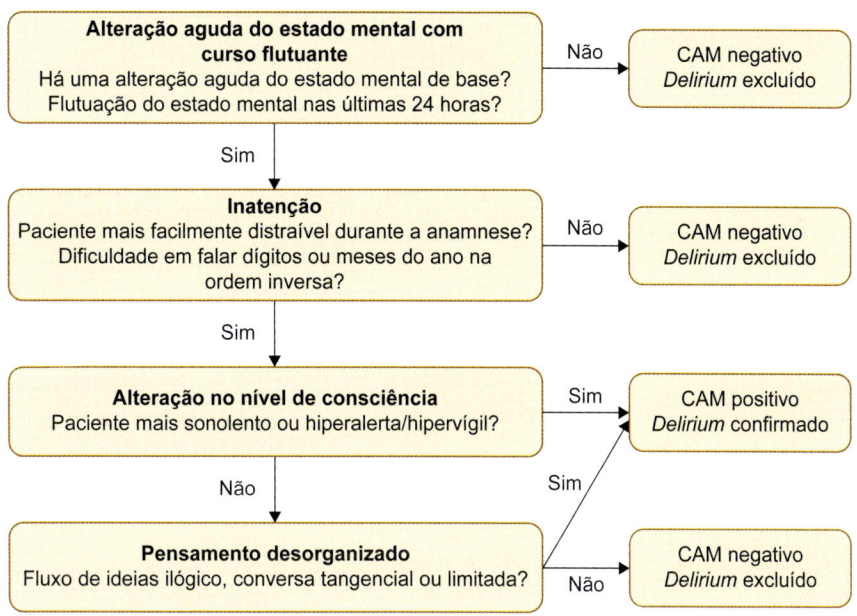

Figura 22.5 Diagnóstico de *delirium* de acordo com os critérios do CAM (*Confusion Assessment Method*).

o tratamento não farmacológico e multidisciplinar é a principal linha de cuidado no *delirium*.[15] Nesse estudo, o protocolo consistia em: 1) identificar os pacientes com comprometimento cognitivo; 2) tratar os transtornos do sono; 3) evitar o imobilismo; 4) identificar e corrigir tanto a baixa acuidade visual como a auditiva; e 5) evitar a desidratação.[15]

Além de intervir sobre os fatores etiológicos, em casos de *delirium* hiperativo (com agitação) e/ou na presença de alucinações e delírios, muitas vezes se faz necessário um tratamento farmacológico sintomático. Benzodiazepínicos devem ser evitados, pois podem levar à sedação excessiva, exceto em duas situações específicas, para as quais há estudos que suportam o uso de benzodiazepínicos: *delirium tremens* (por abstinência alcoólica); e *delirium* em pacientes em fase terminal de vida (para sedação paliativa).

Por outro lado, os antipsicóticos são considerados os fármacos de escolha.[11] Todavia, o seu uso para o controle comportamental em *delirium* não foi liberado pela Food and Drug Administration (FDA), devido ao aumento do risco de morbimortalidade cardiovascular e cerebrovascular em idosos com demência. Além disso, outras duas complicações emergem no uso de neurolépticos: sedação e efeitos extrapiramidais. Uma revisão da Cochrane com nove ensaios clínicos não demonstrou benefício na redução da duração e gravidade do *delirium*.[16] Um pequeno ensaio clínico com apenas 18 pacientes em cada braço mostrou benefício do uso da quetiapina no controle do *delirium*.[17] Apesar de o haloperidol ter sido descrito como um dos tratamentos de primeira linha para o controle de agitação psicomotora em *delirium*, ensaios clínicos falharam em demonstrar esse benefício.[18,19]

A despeito das incertezas e da falta de evidência em ensaios clínicos, os antipsicóticos permanecem como primeira opção no tratamento sintomático do *delirium* hiperativo. Vale lembrar que se deve iniciar sempre com a menor dose do antipsicótico, e aguardar por pelo menos 30 a 60 minutos para repeti-la no caso de persistência dos sintomas: um dos maiores erros é iniciar o tratamento já com a dose alta. No caso do haloperidol, deve-se dar preferência

pela via intravenosa, em uma dose inicial de 0,25 a 0,5 mg, com dose máxima ao dia de 2,5 mg. A administração intravenosa deve ser feita em ambiente monitorizado, dado o risco de hipotensão e prolongamento do intervalo QT. Nos casos de *delirium* prolongado, manter antipsicóticos prescritos, sobretudo nos horários mais críticos, como o final da tarde e à noite.

Mais recentemente, a dexmedetomidina tem sido estudada como opção para o tratamento do *delirium*.[20,21] Trata-se de um α2-agonista muito utilizado como sedativo em ambientes de UTI e pronto-socorro. Diferentemente dos fármacos sedativos usuais, a dexmedetomidina não leva a um rebaixamento do nível de consciência, sendo possível manter o paciente vígil e calmo. Estudos comparando-a com o haloperidol mostraram que a dexmedetomidina foi melhor no controle da agitação no contexto do *delirium*.[20,21] O cuidado que se deve ter é quanto ao maior risco de hipotensão e de bradicardia associado à dexmedetomidina quando comparado aos antipsicóticos

Quanto ao uso de inibidores de acetilcolinesterase (iAChE), não há evidências suficientes que sustentem seu uso na prevenção e tratamento de *delirium* em idosos, não sendo, portanto, recomendados para esses fins.[22,23] Entretanto, não há estudos de qualidade avaliando o uso dos iAChE para o tratamento de *delirium* em pacientes com demência decorrente da doença de Alzheimer ou na demência com corpos de Lewy. É sabido que há um déficit colinérgico em ambas as patologias, o que sugere que esse grupo de paciente provavelmente se beneficiaria da introdução de iAChE em um contexto de *delirium*.

A Figura 22.6 apresenta um fluxograma de abordagem diagnóstica e terapêutica ao paciente com *delirium*.

DIAGNÓSTICOS DIFERENCIAIS DE COMA

Existem situações em que nem sempre é possível determinar se o paciente se encontra em coma ou se há alguma alteração da consciência. A seguir, apresentamos alguns diagnósticos diferenciais de coma.[2,8]

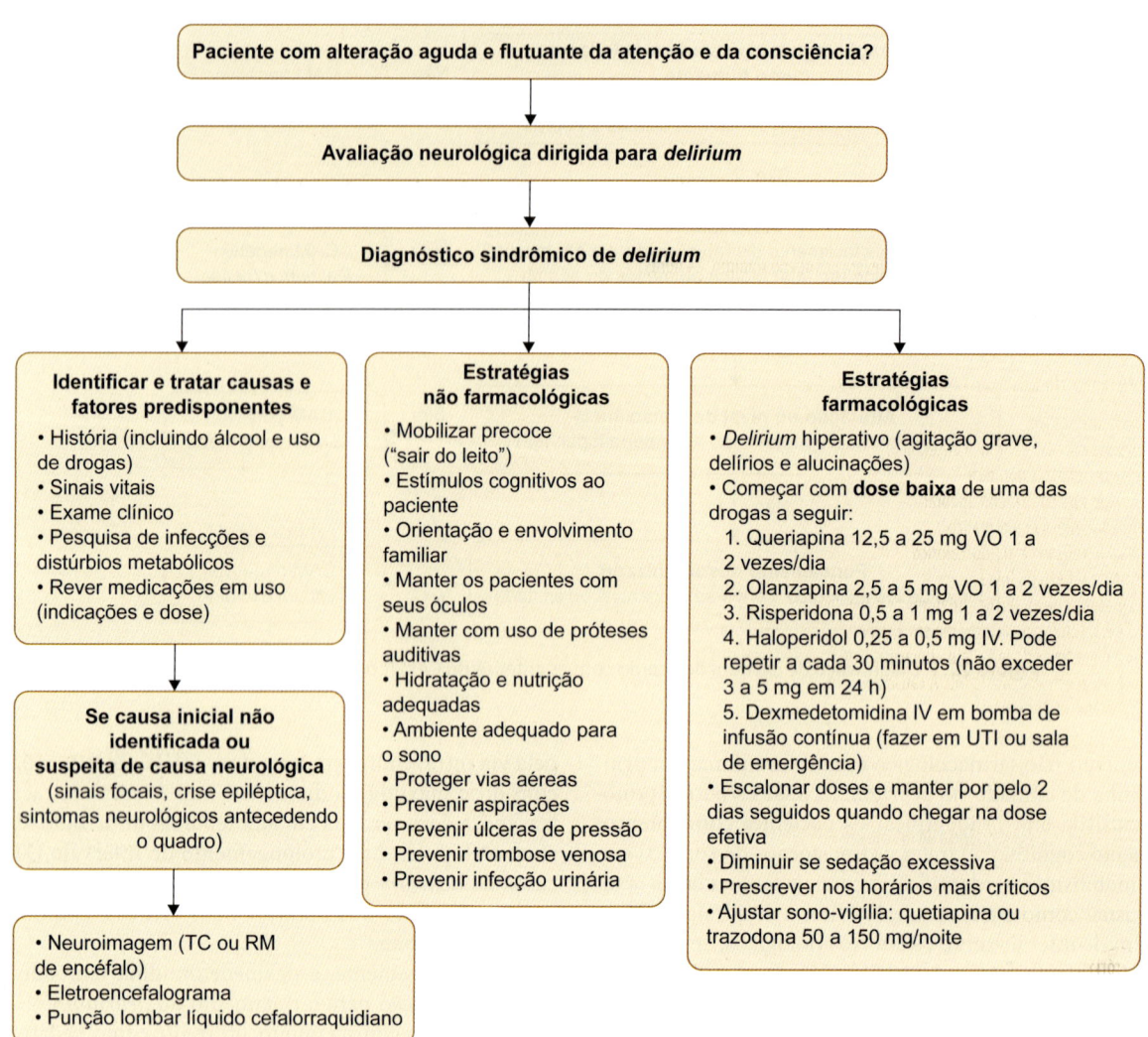

Figura 22.6 Fluxograma de abordagem diagnóstica e terapêutica ao paciente com *delirium*.

- **Mutismo acinético:** estado de alerta em que há incapacidade de se engajar em comportamentos direcionados e propositais. O paciente se apresenta vígil, alerta, explora o ambiente com os olhos, mas não executa movimentos volitivos nem emite vocalizações. Trata-se de um estado grave de apatia (ou abulia). Os substratos anatômicos são lesões bilaterais do giro do cíngulo anterior e suas conexões com área septal, núcleo *accumbens* e área tegmentar ventral no mesencéfalo

- **Estado de deferentação (síndrome do cativeiro ou de *locked-in*):** trata-se de um paciente vígil, com plena consciência, mas tetraplégico, anártrico e com perda da motricidade ocular horizontal, estando preservado apenas o olhar conjugado vertical. Nesses casos, há uma lesão da base da ponte (porção ventral) com acometimento bilateral dos tratos corticoespinal e corticonucleares, com preservação da formação reticular pontina

- **Catatonia:** síndrome comportamental complexa, caracterizada por imobilismo e/ou excitabilidade, mutismo, negativismo, olhar fixo, estereotipias, maneirismo, automatismos, perseveração, ecolalia, ecopraxia, distúrbios posturais (como rigidez cérea), paratonias e reflexos primitivos. Classicamente atribuída a distúrbios psiquiátricos, como esquizofrenia e depressão grave, sabe-se atualmente que diversas condições neurológicas, como encefalites imunomediadas e encefalopatias tóxico-metabólicas, podem levar a um estado catatônico.

MORTE ENCEFÁLICA

A morte encefálica (ME) representa a mais catastrófica das injúrias neurológicas, com falência irreversível de todas as funções encefálicas. Aqui se incluem as perdas das funções neurovegetativas e do tronco encefálico, o que a diferencia do estado vegetativo. Historicamente, definia-se a morte de um indivíduo a partir da falência cardiorrespiratória. Entretanto, com advento dos métodos de suporte avançado de vida, pacientes com lesões neurológicas graves e irrecuperáveis passaram a ter suas funções vitais mantidas artificialmente. As discussões científicas e ético-legais sobre quais são os limites para se definir o óbito nesses contextos iniciaram partir dos anos 1960. Os primeiros textos definindo os critérios de ME foram publicados em 1968, 1976 e 1981. No Brasil, o Conselho Federal de Medicina (CFM) publicou a primeira resolução brasileira a respeito do tema em 1997, sendo atualizada em 2017 (Tabela 22.9).[24] Por determinação legal, deve-se seguir rigorosamente todos os critérios, mesmo que haja diferenças em relação às diretrizes internacionais (há países que, por exemplo, dispensam o exame complementar).

Os critérios de ME se baseiam em quatro princípios: reconhecimento de uma causa conhecida e irreversível para o coma, demonstração de um coma não perceptivo e com ausência de reflexos do tronco encefálico, evidência de falência

Tabela 22.9 Critérios de morte encefálica (ME) definidos pela resolução CFM nº 2.173/2017.[19]

A – Pré-requisitos

1. Presença de lesão encefálica de causa conhecida, irreversível e capaz de causar a ME
2. Ausência de fatores tratáveis que possam confundir o diagnóstico de ME
3. Tratamento e observação em ambiente hospitalar pelo período mínimo de 6 horas. Quando a causa primária do quadro for encefalopatia hipóxico-isquêmica, esse período de tratamento e observação deverá ser de, no mínimo, 24 horas
4. Temperatura corporal > 35°C, saturação arterial de oxigênio > 94% e pressão arterial sistólica ≥ 100 mmHg ou pressão arterial média ≥ 65 mmHg para adultos (ou conforme a faixa etária para menores de 16 anos)

B – Dois exames clínicos (com intervalo mínimo conforme faixa etária)

1. Coma não perceptivo
2. Ausência de reflexos de tronco encefálico
a. Ausência do reflexo fotomotor
b. Ausência do reflexo corneopalpebral
c. Ausência do reflexo oculocefálico
d. Ausência do reflexo vestíbulo-calórico
e. Ausência do reflexo de tosse

Obs.: Na presença de alterações anatômicas que impossibilitem a avaliação bilateral dos reflexos, sendo possível exame em apenas um dos lados, e constatada ausência de reflexos do lado sem alterações, dar-se-á prosseguimento às demais etapas para determinação de ME. A causa dessa impossibilidade deverá ser registrada em prontuário

C – Teste da apneia

1. O teste deverá ser realizado uma única vez por um dos médicos responsáveis pelo exame clínico
2. A apneia é definida pela ausência de movimentos respiratórios espontâneos, após a estimulação máxima do centro respiratório pela hipercapnia ($PaCO_2$ > 55 mmHg)
3. Interpretação dos resultados:
a. Teste positivo (presença de apneia): $PaCO_2$ > 55 mmHg, sem movimentos respiratórios, mesmo que o teste tenha sido interrompido antes dos 10 minutos previstos
b. Teste inconclusivo: $PaCO_2$ < 55 mmHg, sem movimentos respiratórios
c. Teste negativo (ausência de apneia): presença de movimentos respiratórios, mesmo débeis, com qualquer valor de $PaCO_2$. Atentar para o fato de que em pacientes magros ou crianças, os batimentos cardíacos podem mimetizar movimentos respiratórios débeis

D – Exames complementares

Demonstrar, de forma inequívoca, a ausência de perfusão sanguínea, de atividade elétrica ou metabólica encefálica. Um exame complementar compatível com ME e prévio ao exame clínico poderá ser utilizado no diagnóstico
1. Angiografia cerebral: ausência de fluxo intracraniano, definida por ausência de opacificação das artérias carótidas internas, no mínimo, acima da artéria oftálmica e da artéria basilar
2. Eletroencefalograma: presença de inatividade elétrica ou silêncio elétrico cerebral
3. Doppler transcraniano: ausência de fluxo sanguíneo intracraniano pela presença de fluxo diastólico reverberante e pequenos picos sistólicos na fase inicial da sístole
4. Cintilografia cerebral: ausência de perfusão ou metabolismo encefálico

do centro respiratório pelo teste da apneia e confirmação da ausência de perfusão sanguínea, de atividade elétrica ou metabólica encefálica por meio de exames complementares.[25] Vale salientar que a determinação de ME independe da condição de ser doador ou não de órgãos e tecidos, sendo necessária apenas a suspeita clínica para se iniciar o protocolo, conforme definido pela resolução do CFM.[24] Na determinação da causa, alguns pré-requisitos devem ser observados antes de se iniciar a prova de ME (ver Tabela 22.9).

O primeiro passo é ter o diagnóstico bem definido de uma etiologia irreversível do coma. A resolução do CFM também exige um tempo mínimo de observação hospitalar de 6 horas, exceto nos comas por encefalopatia anóxico-isquêmica, nos quais esse tempo de observação deve ser de pelo menos 24 horas. Adicionalmente, situações que podem simular uma ME devem ser excluídas e, se presentes, revertidas quando possível.[24-26]

- **Distúrbio hidroeletrolítico, ácido-básico/endócrino e intoxicação exógena grave:** cabe à equipe responsável definir se essas condições podem mimetizar uma ME. A hipernatremia grave refratária ao tratamento não contraindica a prova de ME, exceto se for a única etiologia possível do coma
- **Hipotermia:** quando há temperatura retal, vesical ou esofágica menor que 35°C. Deve ser corrigida antes de se iniciar a determinação de ME
- **Fármacos depressores do sistema nervoso central e bloqueadores neuromusculares:** se administrados em infusão contínua em pacientes com funções renal e hepática normais e que não foram submetidos à hipotermia terapêutica, é necessário aguardar um intervalo mínimo de quatro a cinco meias-vidas após a suspensão dos fármacos antes de iniciar a prova de ME. Se houver insuficiência hepática ou renal, hipotermia terapêutica, ou quando há suspeita de intoxicação por uso em doses maiores que as usuais, deve-se aguardar um tempo maior que cinco meias-vidas do fármaco. Nessas condições, é recomendável evitar o eletroencefalograma (EEG), pois há influência significativa desses agentes na atividade elétrica cerebral
- **Choque hemodinâmico:** a pressão arterial sistólica deverá ser maior ou igual a 100 mmHg, ou a pressão arterial média maior ou igual a 65 mmHg. Se necessário, deve-se ligar medicamento vasoativo para chegar nesse alvo
- **Lesões de tronco encefálico:** pacientes em coma estrutural por lesão no tronco encefálico (p. ex., tumores de fossa posterior, AVC isquêmico ou hemorrágico, encefalites de tronco) podem apresentar atividade cortical, mesmo com ausência dos reflexos de tronco. Nesses casos, o exame complementar (em particular o EEG) pode ajudar a estabelecer a inviabilidade cortical
- **Traumatismo facial múltiplo:** pode comprometer a avaliação dos reflexos de tronco
- **Alterações pupilares prévias:** utilização de medicamentos locais ou sistêmicos, cirurgia ou traumatismo prejudicam a avaliação do reflexo fotomotor.

Quanto ao teste clínico, ele deve ser executado por dois médicos em um intervalo de acordo com a faixa etária do paciente. Em pacientes com idade a partir de 2 anos, o intervalo mínimo é de 1 hora. A atual resolução determina alguns critérios para ser examinador: ser capacitado e ter experiência (ter acompanhado ou realizado pelo menos dez provas); um dos médicos deve ser especialista em neurologia, neurocirurgia, neurologia infantil, medicina intensiva ou medicina de emergência; nenhum deles pode fazer parte de equipe de transplante.

A avaliação clínica em si consiste em um exame de coma direcionado. Deve-se atentar para a presença de reflexos espinhais que podem estar presentes (inclusive o sinal de Lázaro). Já posturas de decorticação e descerebração invalidam o diagnóstico, pois indicam integridade dos tratos descendentes do tronco encefálico (rubroespinal, reticuloespinal e vestibuloespinal). Após a constatação do coma aperceptivo, parte-se para a pesquisa dos reflexos de tronco encefálico.

Já o teste da apneia deve ser realizado em apenas um dos exames clínicos, e consiste em determinar a ausência de movimentos respiratórios espontâneos sob hipercapnia ($PaCO_2$ ≥ 55 mmHg), mas sem hipóxia (Tabela 22.10; ver Tabela 22.9). Diferentemente de algumas diretrizes de outros países, a resolução brasileira não determina a diferença de $PaCO_2$ antes e depois do teste de apneia. Por fim, realiza-se a confirmação da ausência de atividade elétrica cerebral ou de perfusão encefálica por meio de um método complementar, que poderá ser feito mesmo antes do exame clínico.

A abertura do protocolo (por suspeita de ME) deve ser imediatamente comunicada aos familiares (ou responsáveis legais) e obrigatoriamente notificada às centrais de captação e distribuição de órgãos dos estados. Cabe a essas centrais a abordagem aos responsáveis sobre a autorização da doação de órgãos. No caso de resposta negativa ou de contraindicação, é permitida a suspensão das medidas de suporte avançado de vida, desde que a família já esteja esclarecida acerca do diagnóstico de ME.

Tabela 22.10 Procedimentos do teste da apneia.[19]

1. Ventilação com FiO_2 de 100% por 10 minutos para atingir idealmente PaO_2 ≥ 200 mmHg e $PaCO_2$ entre 35 e 45 mmHg

2. Monitorizar a oximetria e coletar gasometria arterial inicial

3. Desconectar ventilação mecânica

4. Estabelecer fluxo contínuo de 6 ℓ/min de O_2 por um cateter intratraqueal no nível da carina ou tubo T (12 ℓ/min) ou CPAP (até 12 ℓ/min + até 10 cmH_2O)

5. Observar se há a presença de qualquer movimento respiratório por 8 a 10 minutos

6. Coletar gasometria arterial final

7. Reconectar ventilação mecânica

Interrupção do teste em uma das seguintes situações:
- PA sistólica < 100 mmHg ou PA média < 65 mmHg
- Hipoxemia significativa
- Arritmia cardíaca

Coletar uma gasometria arterial e reconectar o ventilador
Se $PaCO_2$ final < 55 mmHg, deve-se refazer o teste

23

Transtornos do Processamento Executivo, Memória, Linguagem, Praxias e Gnosias

Adalberto Studart-Neto • Jacy Parmera • Ricardo Nitrini

Em Neurologia, o diagnóstico começa com a caracterização dos sinais e sintomas que permitem um diagnóstico sindrômico, seguido pela identificação de quais estruturas neuroanatômicas foram acometidas, permitindo o diagnóstico topográfico. Saber "onde está a lesão" é fundamental para guiar o diagnóstico diferencial nosológico e etiológico dos transtornos cognitivos. Este capítulo tem como objetivo discutir as bases anatomofisiológicas das funções corticais superiores e as correlações anatomoclínicas das principais síndromes cognitivas.

No Capítulo 92, *Avaliação Cognitiva Breve e Interpretação da Avaliação Neuropsicológica Ampla*, serão apresentadas as principais baterias cognitivas padronizadas para rastreio que o neurologista pode aplicar em sua avaliação, bem como interpretar uma avaliação neuropsicológica ampla.

ORGANIZAÇÃO FUNCIONAL DO CÓRTEX CEREBRAL E AS BASES ANATOMOFISIOLÓGICAS DA COGNIÇÃO

O córtex cerebral consiste em uma lâmina de substância cinzenta com aproximadamente 1 cm de espessura, situada na superfície dos hemisférios cerebrais. A maior parte do córtex cerebral é formada por seis camadas (isocórtex). Essa laminação em seis camadas é algo recente na filogênese das espécies, e por isso é denominada "neocórtex". As áreas filogenéticas mais antigas apresentam menos de seis camadas, que não são tão distintas entre si. No arquicórtex (hipocampos) e paleocórtex (córtex olfatório), chamados em conjunto "córtex límbico", há apenas três camadas. O córtex paralímbico constitui uma área de transição entre o neocórtex e o córtex límbico, no qual as seis camadas não são bem definidas. A espessura das camadas corticais (citoarquitetura) varia entre as diversas áreas. Baseando-se nas diferenças citoarquitetônicas, Brodmann dividiu o córtex em 47 regiões. Além da organização em camadas, os neurônios corticais se organizam em colunas verticais à superfície cortical. Neurônios de uma mesma coluna cortical reagem de

maneira similar ao mesmo estímulo, formando módulos de processamento. No livro *Higher Cortical Functions in Man* (1962), o psicólogo russo Alexander Luria aperfeiçoou o conceito, aceito até hoje, de que o córtex cerebral apresenta uma hierarquia funcional entre diferentes áreas (Figura 23.1):[1-3]

- **Áreas corticais primárias:** responsáveis pela fase inicial da percepção dos estímulos sensoriais (somatossensorial, visual ou auditivo) e pela execução final da ação (córtex motor primário)
- **Córtex de associação unimodal (ou secundário):** área de processamento e integração dos estímulos de uma única modalidade sensorial (somatossensorial, visual ou auditivo) ou de planejamento do ato motor (córtex prémotor e área motora suplementar)
- **Córtex de associação heteromodal (ou terciário):** área cortical que integra e processa todas as informações sensoriais (junção ou encruzilhada temporoparietal e córtex pré-frontal) além de organizar e direcionar o comportamento para uma ação em resposta aos diversos estímulos (córtex pré-frontal)
- **Sistema límbico:** formado pela amígdala, prosencéfalo basal, córtex límbico (incluindo os hipocampos e córtex olfatório) e o córtex paralímbico (giro do cíngulo, ínsula, giro para-hipocampal e córtex orbitofrontal). Inclui também as áreas corticais associativas que recebem informações do meio interno (cujo epicentro é o hipotálamo),

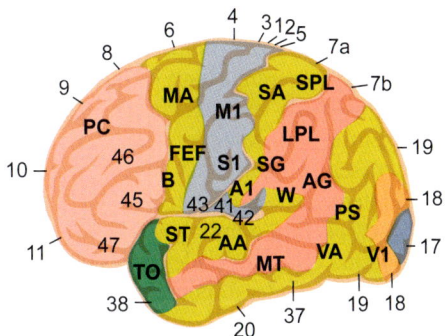

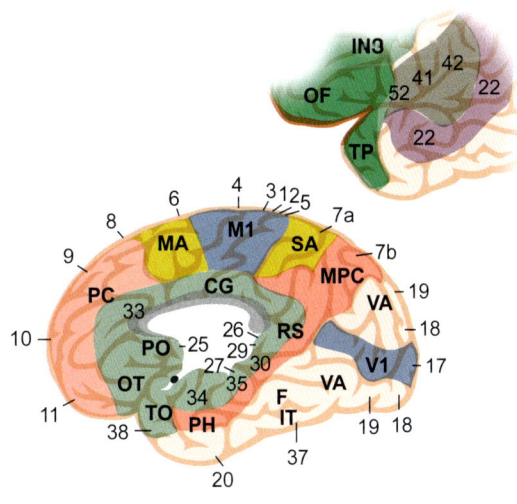

Figura 23.1 Anatomia funcional do córtex cerebral, demonstrando áreas corticais primárias (em *azul*), de associação unimodal (em *amarelo*) e multimodal (em *rosa*), além do córtex paralímbico (em *verde*).

bem como a percepção dos estímulos químicos, integrando-as com a percepção do mundo externo. Desempenha um papel relevante de ativar e manter comportamentos necessários para a sobrevivência. A memória e a regulação das emoções são duas funções essenciais desse sistema.

As áreas corticais primárias representam apenas 10% do córtex cerebral, enquanto os outros 90% estão distribuídos entre o neocórtex de associação e as áreas de associação límbicas e paralímbicas.[2] Os córtices de associação coordenam os processos de integração que são conhecidos como "funções corticais superiores" (ou atividades nervosas superiores). Essas funções processam estímulos sensoriais do meio externo (percepção), integram essas informações entre si e com dados do meio interno (via sistema límbico) e formulam tomadas de decisões que levam a comportamentos que geram respostas motoras complexas aos estímulos originais (Figura 23.2).

As funções corticais superiores são: percepção e reconhecimento das diversas modalidades sensoriais (gnosias); integração da percepção com os planos motores (praxias); controle cognitivo e emocional do comportamento motor (funções executivas e cognição social); elaboração e comunicação de pensamentos e experiências por meio de símbolos (linguagem); e aprendizado e armazenamento de novas experiências e conhecimentos para aproveitamento posterior (memórias). Portanto, a cognição pode ser entendida como a totalidade dessas funções corticais superiores, que de certa forma permitem que o indivíduo se adapte ao seu meio ambiente e interaja em sociedade.

Tradicionalmente, a Neurologia sempre interpretou o papel de cada área cortical baseada na perda de sua função por uma lesão focal (exemplos incluem as funções dos lobos frontais no caso Phineas Gage e dos hipocampos no caso H.M.). Esses estudos de caso levaram à ideia de que uma determinada função era mediada exclusivamente por uma única região cortical. Entretanto, entende-se cada vez mais que essas áreas não desempenham uma função isoladamente, mas em redes interconectadas a outras regiões corticais e estruturas subcorticais (em especial os tálamos e núcleos da base). Um sintoma cognitivo pode ser resultado de lesões ou disfunção em diferentes topografias dentro de uma mesma rede neural.

Trabalhos clássicos de autores como Luria e Geschwind desenvolveram a concepção atual de que o processamento e a integração das funções corticais se dão por meio de grandes redes neurais. Mesulam expandiu essa ideia de sistemas funcionais conectados hierarquicamente, propondo cinco grandes redes neurofuncionais em larga escala:[2]

- **Rede pré-frontal (funções executivas e comportamento):** formada pelo córtex pré-frontal (regiões dorsolateral, dorsomedial, ventromedial e orbitofrontal) e córtex parietal posterior
- **Rede límbica (memória e emoções):** formada pelas amígdalas, hipocampos e o circuito de Papez (corpos mamilares, tálamo, giro do cíngulo, córtex entorrinal e giro para-hipocampal)
- **Rede perissilviana (linguagem):** constituída pelo giro frontal inferior e por áreas que se estendem do giro temporal superior pelos giros angular e supramarginal no lobo parietal até alcançar regiões polares do lobo temporal. Na maioria das pessoas é situada no hemisfério esquerdo
- **Rede dorsal parietofrontal (atenção espacial):** formada pelo córtex parietal dorsal posterior, campos oculares frontais e giro do cíngulo
- **Rede ventral occipitotemporal (reconhecimento de objetos e de faces):** constituída pelo córtex occipitotemporal ventromedial e polos temporais.

Além do papel do córtex cerebral e da substância cinzenta profunda, a ideia das redes incorpora a importância dos fascículos de substância branca que conectam essas áreas, muitas vezes em regiões distantes ou mesmo no outro hemisfério. O conjunto de redes de conexões envolvidas nas diversas atividades nervosas forma o que é conhecido como "conectoma" (da mesma maneira que o conjunto de genes forma o genoma). Os fascículos são importantes pois permitem que a conexão entre áreas próximas ou distantes ocorra de forma rápida e eficiente. Muitas das síndromes corticais se manifestam não devido a lesões no córtex, mas por perturbações na integridade desses fascículos. Métodos de imagem, como o tensor de difusão (*diffusion tensor imaging* [DTI]) e a tratografia têm sido bastante usados nos estudos de conectividade nas funções corticais superiores.

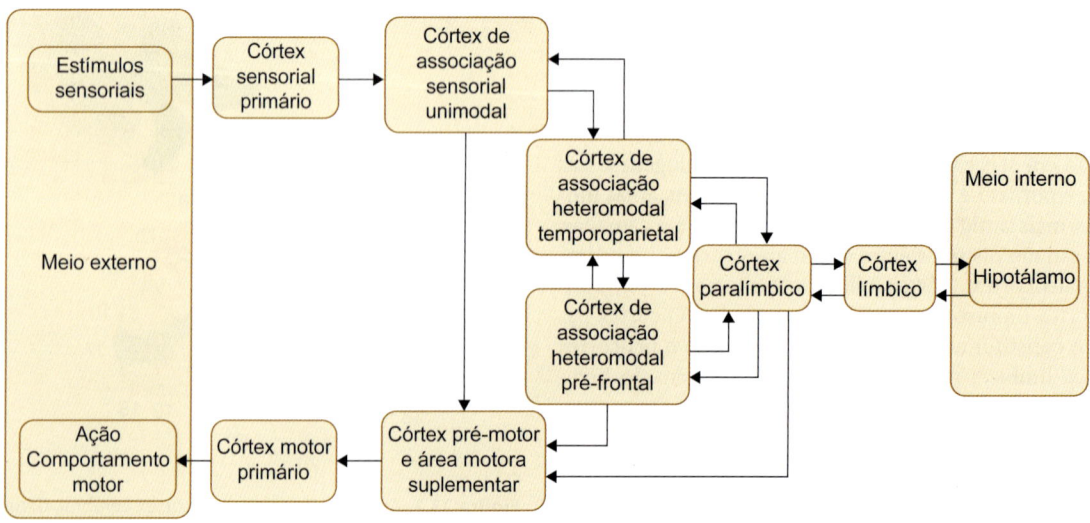

Figura 23.2 Esquema da organização e hierarquia funcional do córtex cerebral e as conexões entre as diferentes áreas corticais.

Mais recentemente, outras redes têm sido descritas, sobretudo a partir de estudos de ressonância magnética funcional (RMf), que revelou áreas cerebrais com atividades sincronizadas, indicando que estão conectadas.[4] Três redes têm recebido destaque: a **Rede de Modo Padrão** (*Default Mode Network* [DMN]), a **Rede Central Executiva** e a **Rede de Saliência** (*Salience Network*).

A **Rede de Modo Padrão** (ou **frontoparietal medial**) foi descrita a partir da observação de áreas que são ativadas quando o indivíduo está em estado de introspecção, ou seja, quando não está engajado em uma tarefa que exija atenção ao mundo exterior. Os epicentros dessa rede são o córtex pré-frontal medial anterior, o giro do cíngulo posterior e o pré-cúneo. A exata função dessa rede ainda não está bem esclarecida, mas parece estar envolvida na consolidação e recuperação de memórias e conhecimentos, bem como na imaginação de eventos futuros. O interesse por essa rede se deve por ser precocemente acometida na doença de Alzheimer.

Por outro lado, a **Rede Central Executiva** (ou **frontoparietal dorsolateral**) é recrutada quando o indivíduo direciona sua atenção, motivação e comportamento em estímulos externos relevantes para executar uma tarefa. Essa rede seria correspondente à circuitaria pré-frontal de funções executivas. Já a **Rede de Saliência** (ou **frontoinsular**), formada pela ínsula anterior, giro do cíngulo anterior, amígdala e *striatum* ventral (*accumbens*), desempenha um papel crucial ao fazer o intercâmbio (*switching*) entre as Redes Central Executiva e Modo Padrão. Quando surgem estímulos externos, assim como uma motivação comportamental para que o indivíduo direcione sua atenção a esses estímulos, a Rede de Saliência inibe a Rede Modo Padrão e ativa a Rede Central Executiva. Na demência frontotemporal, acredita-se que o processo neurodegenerativo se inicie nessa rede.

A seguir discutiremos cada função cortical superior e suas redes neurais, sempre integrando o conhecimento anatômico e fisiológico ao estudo da semiologia cognitiva.

TRANSTORNOS DAS FUNÇÕES EXECUTIVAS E SÍNDROMES PRÉ-FRONTAIS

Córtex pré-frontal e controle executivo do comportamento

O lobo frontal desempenha um papel central na organização, no planejamento e na execução do comportamento motor. Suas subdivisões estão interconectadas em um processamento hierárquico em série. O córtex pré-frontal participa como uma área cortical de ordem superior, de associação heteromodal, exercendo o controle cognitivo e emocional do comportamento dirigido a uma finalidade. Esse controle executivo pré-frontal é exercido sobre as áreas pré-motora e motora suplementar, onde ocorrem o planejamento e a iniciação da sequência dos atos motores, enquanto o córtex motor primário desempenha a produção do movimento, sob a influência das áreas pré-motoras.[5]

O córtex pré-frontal não se constitui como uma única região funcional, apresentando três divisões funcionais, que interagem entre si no controle executivo do comportamento: as regiões dorsolateral, orbital-ventromedial e dorsomedial — ou medial (Figura 23.3). Enquanto o córtex dorsolateral está associado ao controle cognitivo (funções executivas), as áreas orbital-ventromedial e dorsomedial estão mais relacionadas ao comportamento emocional.

As diferentes regiões do córtex pré-frontal são conectadas com estruturas subcorticais (núcleos da base e talâmicos), formando circuitos corticossubcorticais (Figura 23.3).

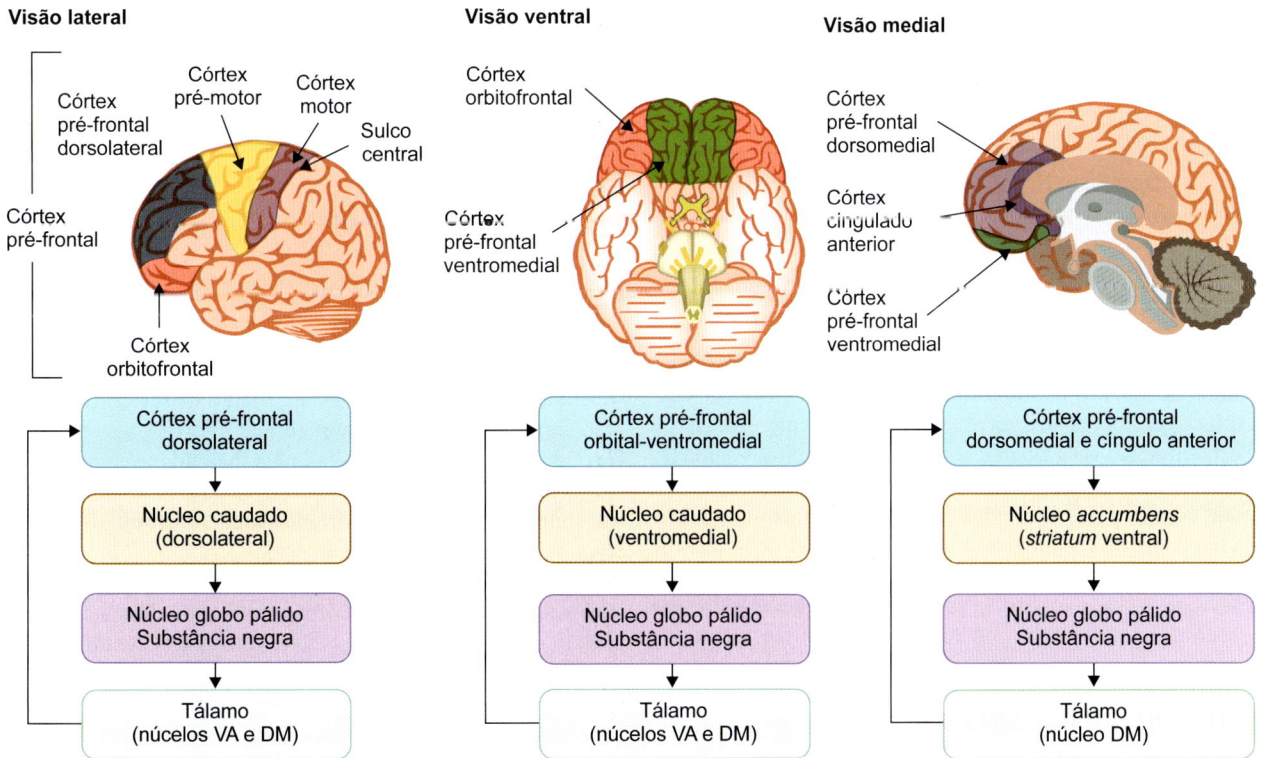

Figura 23.3 Esquema de organização das redes (ou circuitarias) pré-frontal dorsolateral (funções executivas), orbital-ventromedial (comportamento e cognição social) e pré-frontal dorsomedial (comportamento motivado). DM: dorsal medial; VA: ventral anterior.

Desse modo, pacientes podem desenvolver "síndromes pré-frontais" mesmo que as lesões sejam em estruturas subcorticais ou nas vias que conectam essas diversas estruturas.

Papel do córtex pré-frontal no controle emocional do comportamento

As regiões ventrais (orbitais) e mediais do córtex pré-frontal estão envolvidas no processamento emocional do comportamento, estabelecendo fortes conexões com o sistema límbico, em especial com o córtex cingulado, a ínsula anterior e amígdala) e estruturas subcorticais como o hipotálamo.

O **córtex orbital-ventromedial** desempenha um papel central na regulação emocional, no comportamento social, na tomada de decisões e na empatia emocional.[6] É um centro de convergência de informações emocionais e cognitivas para a tomada de decisões (região ventromedial) e de informações das convenções sociais e morais para regular o comportamento social (região orbitofrontal lateral). Lesões orbitofrontais, portanto, levam a mudanças comportamentais, como alterações de personalidade, comportamento emocional explosivo, desinibição, inapropriação social, impulsividade, dificuldades para tomar decisões e julgamento moral pobre. Outra característica marcante é a **perda da empatia**, definida como a incapacidade de se colocar na perspectiva do outro e entender o que o outro pensa ou sente (também definida como teoria da mente). Uma caraterística é o paciente não reconhecer as emoções por meio das expressões faciais. Esse conjunto de sintomas é definido como "**síndrome de desinibição**", "**síndrome orbitofrontal**" ou "**sociopatia adquirida**".[7] Pacientes com lesões nessas regiões podem apresentar bom desempenho em testes cognitivos convencionais, até mesmo na mensuração do quociente de inteligência, diferentemente daqueles com danos no córtex dorsolateral.

A **região pré-frontal dorsomedial** e a **porção anterior do giro do cíngulo** desempenham um papel no comportamento motivado, e injúrias nessa circuitaria levam a uma **síndrome apática** ou **abúlica**.[7] Define-se **apatia** como a perda da motivação cognitiva e comportamental para iniciar uma resposta a um estímulo externo. O paciente apático é caracterizado pela falta de espontaneidade motora e vocal, indiferença ao mundo e aos outros e por não tomar iniciativa para fazer algo. Há também redução da atividade psicomotora. A apatia difere da depressão, pois nessa última há um conteúdo de tristeza, anedonia e falta de energia, enquanto na apatia não há sintomas de humor. Além disso, pacientes deprimidos comumente apresentam sintomas autonômicos (como insônia e alterações do apetite), ausentes na apatia. Lesões graves e bilaterais nessa rede pré-frontal medial levam a um quadro de **mutismo acinético**, que pode ser descrito como uma apatia grave, em que o paciente está vígil e alerta, mas não vocaliza nem executa movimentos, sejam eles espontâneos ou sob comando. O mutismo acinético também pode ocorrer por lesões em áreas subcorticais, como núcleos da base, tálamo e via nigroestriatal, que se origina no mesencéfalo. Todas essas áreas fazem parte de uma rede de conexões que incluem o córtex pré-frontal, demonstrando que "síndromes pré-frontais" podem ocorrer por envolvimento de estruturas ou vias que conectam essas diversas áreas.

Córtex pré-frontal dorsolateral e funções executivas

Funções executivas é o nome dado ao conjunto de habilidades cognitivas que permitem ao indivíduo planejar, executar e monitorar um comportamento dirigido a uma finalidade.[7,8] Essas funções incluem a capacidade de criar estratégias, a organização do pensamento, a manipulação mental de informações, a flexibilidade mental, a inibição de respostas inapropriadas e impulsivas e o monitoramento de comportamentos apropriados. Desse modo, as funções executivas permitem ao ser humano se adaptar ao meio externo e desempenhar adequadamente suas atividades cotidianas. Para essa capacidade executiva, o indivíduo não deve apenas estar atento, mas ser apto a controlar e manipular o foco atencional durante a execução de uma tarefa de múltiplos passos.

Para entender um pouco o papel do córtex pré-frontal no controle executivo do comportamento, imaginemos a seguinte situação: você quer descansar e sair um pouco da rotina (motivação), lembra de outras viagens que realizou (memória) e do prazer e alegria que experienciou (estados emocionais). Assim, decide que vai viajar (tomada de decisão). Para isso, é preciso planejar e se organizar; sabe que isso significa escolher um destino, reservar uma data, inibir o impulso de viajar enquanto está trabalhando, apenas nas férias ou feriados (controle inibitório), e talvez mudar o destino inicial caso o preço esteja alto (flexibilidade mental). Também precisa comprar passagem aérea e reservar hotel (organização de tarefas em etapas). Enquanto executa cada etapa, são várias as informações que você manipula mentalmente (memória operacional), como são muitos os empecilhos que precisam ser "desenrolados" em cada etapa (resolução de problemas). Todas essas diversas habilidades cognitivas listadas — organização e planejamento das etapas de uma tarefa, inibição de comportamentos impulsivos, flexibilidade mental, manipulação mental de informações e capacidade de resolução de problemas — são em conjunto o que chamamos "funções executivas". Observe que o córtex pré-frontal orbital-ventromedial controla nossos estados emocionais e a tomada de decisões, o córtex pré-frontal dorsomedial e o cíngulo anterior direcionam a nossa motivação que nos faz tomar a iniciativa, enquanto o córtex pré-frontal dorsolateral é o "maestro", integrando as diversas habilidades cognitivas para executar o comportamento voltado a uma finalidade (nesse caso, viajar).

Seguindo nesse mesmo exemplo, podemos imaginar a situação contrária. Se o paciente tiver um dano no córtex pré-frontal dorsolateral, ele terá dificuldade de se organizar e planejar tarefas de múltiplos passos, não será capaz de resolver os problemas que aparecerem, insistirá sempre na mesma estratégia, mesmo quando ela se mostra falha (comportamentos perseverativos e inflexíveis), não conseguirá terminar uma tarefa e será incapaz tanto de sustentar a atenção como manipular mentalmente as informações enquanto executa uma tarefa. O resultado é a inabilidade cognitiva de se alcançar um comportamento desejado. Essa constelação de sintomas caracteriza, portanto, uma **síndrome disexecutiva** ou **disfunção executiva**.

Essas diversas funções executivas são desempenhadas por várias sub-regiões do córtex pré-frontal dorsolateral.[8] A região mais dorsal, ou dorsolateral propriamente dita (áreas 9 e 46 de Brodmann), está associada à manipulação mental de informações da memória operacional, à capacidade de organizar e planejar um comportamento e ao controle atencional durante a execução de uma tarefa. A região ventrolateral, que corresponde às áreas 44, 45 e 47 de Brodmann, está envolvida com a inibição de respostas inapropriadas ou impulsivas (controle inibitório). Além disso, há uma lateralização das funções dessa região, com o lado esquerdo participando de aspectos motores da linguagem, enquanto a região ventrolateral direita está envolvida com a atenção espacial. Por fim, a região frontopolar ou rostral (área 10 de Brodmann) está implicada com processos cognitivos mais complexos, como a metacognição, a empatia cognitiva, o pensamento abstrato e a memória prospectiva. A metacognição é a habilidade de monitorar e avaliar os próprios processos cognitivos (em outras palavras, "pensar sobre os próprios pensamentos"), enquanto a memória prospectiva corresponde à capacidade de se lembrar de realizar uma tarefa futura enquanto se realiza outra em tempo real (ou seja, planejar o futuro enquanto executa o presente). Um exemplo simples demonstra esse aparente paradoxo contido na expressão "memória prospectiva": se alguém sai de casa pela manhã com o propósito de realizar quatro atividades diferentes e ao retornar percebe que se esqueceu de realizar uma delas, houve uma falha da memória prospectiva.

Semiologia das funções executivas

Uma disfunção executiva pode ser avaliada por meio de testes cognitivos ou neuropsicológicos. Comumente esses testes são organizados de forma a avaliar uma função executiva específica, embora saibamos que, independentemente do teste, várias funções serão recrutadas e integradas para se alcançar um bom desempenho na tarefa proposta. Por outro lado, as síndromes orbitofrontal e frontal medial são mais difíceis de ser avaliadas por meio de testes neuropsicológicos, embora existam alguns testes para avaliação da teoria da mente (*Faux Pas Recognition Test*) e tomada de decisões (*Iowa Gambling Task*).

Memória operacional e atenção complexa

A memória operacional consiste na capacidade de manipular mentalmente uma informação que será usada para uma finalidade imediata, mas que não será armazenada para uso posterior. Trata-se de uma memória de curto prazo, executada pelo córtex pré-frontal e, portanto, uma função executiva. Ela será abordada no item "Transtornos de memória". Por necessitar que o paciente sustente o foco atencional durante a manipulação da informação, esses testes também permitem avaliar a atenção sustentada.

Controle inibitório

O controle inibitório consiste na capacidade de um indivíduo de suprimir uma resposta automática ou impulsiva a um estímulo, que pode ser inapropriada ou irrelevante ao contexto. Dois testes que podem ser feitos durante o exame cognitivo são o *go/no go* ("vai/não vai") e o de antissacadas. No primeiro, o examinador instrui o paciente, que deverá levantar a mão quando o examinador bater a mão uma vez na mesa ("*go*"), e não levantar a mão quando o examinador bater a mão duas vezes ("*no go*"). No teste de antissacadas, instrui-se o paciente a fazer uma sacada do olhar no sentido contralateral ao alvo visual (p. ex., o dedo do examinador).

Atos motores alternados e flexibilidade mental

A realização de atos motores alternados é útil para pesquisar a presença de perseveração motora, observando se o paciente persiste no mesmo ato motor, sem passar para o movimento conseguinte. O teste de Luria é o mais célebre, no qual o paciente deve realizar uma série de movimentos

punho-borda com a mão. O teste do aplauso é outra manobra importante: o examinador orienta o paciente a observá-lo a bater as palmas (fazem-se três batidas) e em seguida repetir o mesmo número de aplausos. A perseveração se dá quando o paciente ultrapassa o número de aplausos, muitas vezes, indefinidamente. O teste de diadococinesia é outra forma de se identificar a presença de perseveração.

Planejamento

O planejamento é a função cognitiva que permite ao indivíduo identificar e organizar as etapas necessárias para alcançar uma meta de forma eficiente e se adaptar conforme surgem mudanças ao longo do caminho. O teste do desenho do relógio (TDR) é uma tarefa de múltiplos passos e exige do paciente planejamento e monitoramento dos passos durante sua execução, sendo também de fácil aplicação à beira do leito. A principal limitação se dá quanto à relevante influência da escolaridade no desempenho final.

Fluências verbais

A fluência verbal consiste na capacidade de expressar o maior número de palavras em 1 minuto. Denomina-se "fluência verbal fonêmica (FVF)" quando se solicita ao paciente que fale palavras iniciadas por uma determinada letra. Na "fluência verbal semântica (FVS)", pede-se ao paciente para que enuncie palavras de uma categoria definida (p. ex., animais ou frutas).

Para um bom desempenho, o paciente precisa de estratégia e organização para recuperar o maior número possível de palavras do léxico em pouco tempo. Além disso, é necessário monitorar se a estratégia está funcionando e ter flexibilidade para mudá-la no caso de "esgotamento" de palavras. Todo esse processo ocorre durante o breve período de 1 minuto, no qual todas essas funções cognitivas são manipuladas mentalmente.

Abstração

Uma forma de avaliar o pensamento abstrato é por meio do teste de "semelhanças", perguntando-se ao paciente quais são as similaridades entre duas palavras, como, por exemplo, entre "banana e maçã" ou "cadeira e mesa". A resposta adequada consiste em falar suas categorias semânticas (p. ex., frutas ou móveis). No entanto, pacientes disexecutivos respondem apenas as diferenças (p. ex., "banana é comprida e laranja é redonda") ou semelhanças concretas (p. ex., "cadeira e mesa têm quatro pernas" ou "trem e bicicleta têm rodas").

TRANSTORNOS DE MEMÓRIA

Classificação dos sistemas de memória

A memória é a habilidade cognitiva que permite aprender e armazenar novas informações para potencial uso depois de um intervalo de tempo que pode variar de minutos a anos. Os sistemas de memória podem ser classificados de acordo com a natureza dessas informações e a forma de acessá-las, se consciente ou inconscientemente (Figura 23.4).[9,10]

As **memórias declarativas ou explícitas** são aquelas cujo conteúdo pode ser conscientemente acessado. Outra característica importante das memórias explícitas é o papel central da região medial do lobo temporal para que as informações novas sejam armazenadas e posteriormente consolidadas, tornando-se assim duradouras. As memórias explícitas

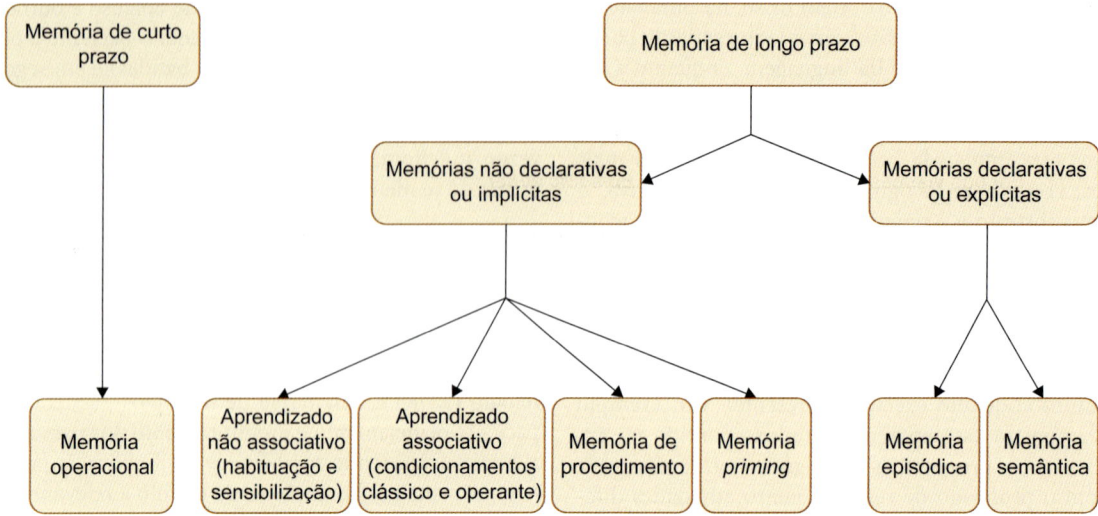

Figura 23.4 Esquema de classificação dos sistemas de memória de acordo com o tempo de evocação da nova informação (curto *versus* longo prazo) e da consciência do conteúdo dessa informação (declarativa *versus* não declarativa).

são divididas em episódicas e semânticas. Quando o conteúdo for de experiências autobiográficas, denomina-se **memória episódica**, mas se a informação adquirida for sobre conceitos e conhecimentos gerais de fatos, objetos ou palavras, trata-se de **memória semântica**. Em resumo, enquanto a memória episódica nos permite **lembrar** de algum acontecimento, a memória semântica nos proporciona **saber** sobre algo.

Nas **memórias não declarativas** ou **implícitas,** o conteúdo é acessado inconscientemente. As memórias de procedimento e de representação perceptual (*priming*), além dos aprendizados associativos (condicionamentos clássico e operante) e não associativos (habituação e sensibilização) são exemplos de memórias implícitas. Memórias implícitas podem ser exemplificadas pelas atividades motoras complexas que aprendemos e mantemos em nossa memória, como andar de bicicleta ou manejar um computador. Diferentemente das memórias explícitas, o armazenamento e a consolidação das informações não dependem das regiões temporais mediais.

Todos esses sistemas de memória são de **longo prazo**, diferenciando-se da **memória de curto prazo**. A **memória operacional** é o principal exemplo de memória de curto prazo, pois a informação não é armazenada ou consolidada.

Memória operacional

Bases anatomofisiológicas da memória operacional

A **memória operacional**, ou **memória de trabalho** (*working memory*), é a habilidade cognitiva de registrar, processar e manipular mentalmente uma informação por um curto período.[9,10] Trata-se de uma memória de curto prazo, na qual a informação não é consolidada, ou seja, após ser utilizada por um breve intervalo de tempo, depois de alguns minutos já não mais pode ser livremente evocada. Em outras palavras, a memória operacional mantém a informação *online* para uso imediato, sem que ela seja armazenada para uso futuro. Outra característica é a capacidade limitada de conteúdo que pode ser mentalmente operada.

Apesar do termo "memória", trata-se de uma função executiva, pois envolve manter e manipular uma informação durante o período de tempo necessário apenas para se executar uma tarefa. Dentre os exemplos estão registrar um número de telefone para fazer uma ligação, fazer uma operação matemática "de cabeça" ou "ter em mente" uma lista de supermercado enquanto são feitas as compras. Também usamos a memória operacional quando repetimos o que nos é dito ou enquanto mantemos no pensamento o que queremos falar.

Do ponto de vista anatomofisiológico, a memória operacional é constituída por quatro subsistemas (Figura 23.5): a alça fonológica, o esboço visuoespacial, o *buffer* episódico e a central executiva. As informações verbais são mantidas *online* na alça fonológica (constituída pela junção temporoparietal esquerda e pela área de Broca), enquanto as informações visuais são mantidas no esboço visuoespacial (córtex parietal inferior direito e lobos occipitais). Essas informações são então integradas com memórias armazenadas na memória remota (*buffer* episódico), e, por fim, a central executiva (córtex pré-frontal dorsolateral) coordena esses subsistemas e aloca recursos atencionais para manipular e monitorar a informação. Portanto, lesões nessas topografias podem levar a dificuldades específicas na memória operacional.

Semiologia da memória operacional

Uma das formas mais comuns de avaliar a memória operacional consiste em manipular uma informação enunciada pelo examinador em ordem inversa. Um dos testes mais amplamente utilizados é o da extensão de dígitos (*digit span*) na ordem inversa. Outro teste de fácil aplicação consiste em solicitar ao paciente que repita os meses do ano na ordem inversa. Fazer subtrações seriadas de "cabeça" é outro clássico teste de memória operacional, presente em diversas baterias cognitivas de rastreio. Além disso, no teste de fluência verbal, descrito anteriormente, o paciente utiliza a memória operacional ao tentar falar em 1 minuto palavras iniciadas por determinada letra, ou nomes de frutas ou animais.

Memória episódica

Bases anatomofisiológicas da memória episódica

O processo de aquisição de novas informações na memória episódica envolve quatro etapas: codificação, armazenamento, consolidação e evocação.[9-11]

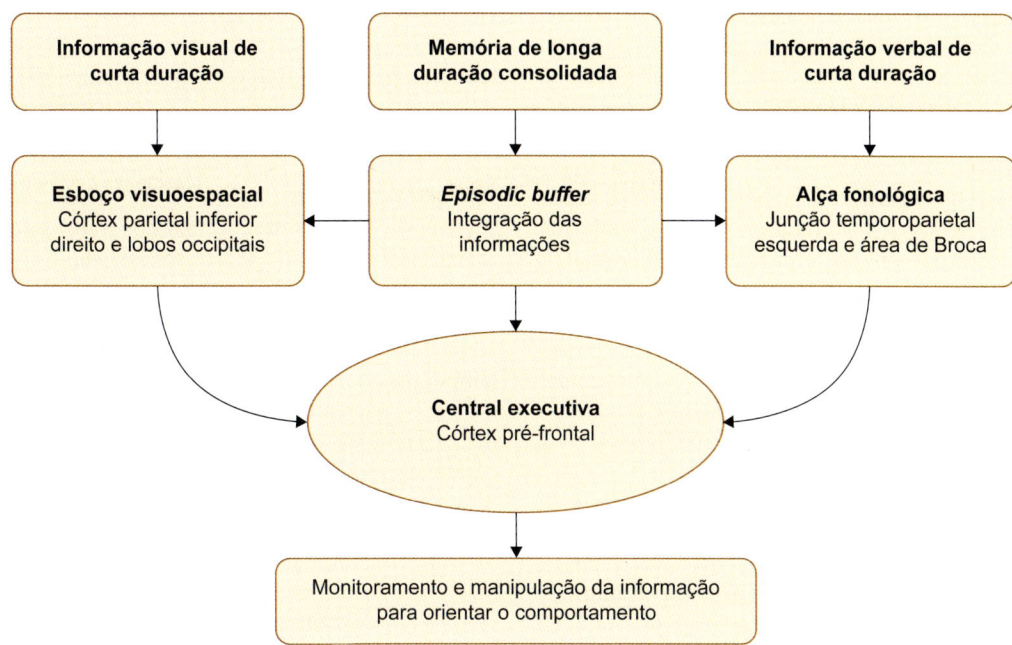

Figura 23.5 Subsistemas da memória operacional e suas relações neuroanatômicas.

O lobo temporal medial executa um papel central em todas as etapas desse processo, integrando informações de várias regiões corticais e retendo-as por um longo período (Figura 23.6).[9] A região é constituída pela formação hipocampal (giro denteado, hipocampo e subículo), córtices rinais (entorrinal e perirrinal) e giro para-hipocampal. O lobo temporal medial dispõe de conexões com estruturas diencefálicas (corpos mamilares do hipotálamo e núcleos anteriores dos tálamos) e paralímbicas (giro do cíngulo, em especial a sua porção posterior), formando o **circuito de Papez** (Figura 23.6).

A formação de "novas memórias" se inicia na etapa de **codificação** (ou aprendizado), processo no qual uma nova informação é adquirida e associada a memórias preexistentes. A codificação depende de uma interação entre a rede pré-frontal dorsolateral e o lobo temporal medial. A circuitaria pré-frontal corticossubcortical controla o foco atencional, seleciona e organiza as novas informações, e planeja e monitora estratégias de aprendizagem durante o processo de codificação. A codificação é tanto mais forte quanto mais relevante o conteúdo for do ponto de vista emocional ou comportamental.

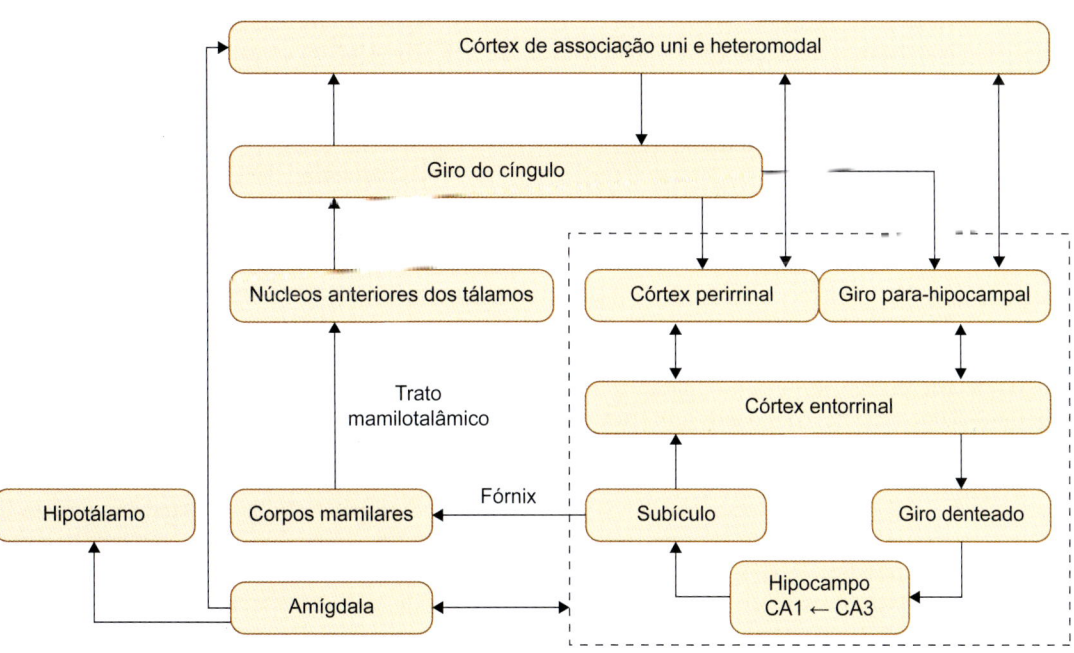

Figura 23.6 Estruturas relacionadas ao processamento da memória episódica. O quadrado com linhas tracejadas indica as estruturas que se localizam no lobo temporal medial. O giro do cíngulo, o lobo temporal medial, os corpos mamilares, os núcleos anteriores dos tálamos e os feixes de substância branca (fórnix e trato mamilotalâmico) constituem o circuito de Papez. A amígdala é mostrada para indicar a relação do lobo temporal medial (memória episódica) com o sistema de comportamento emocional.

O **armazenamento** consiste nos mecanismos de retenção e estocagem das informações recém-adquiridas para que possam ser usadas após um longo prazo. Diferentemente da memória operacional, sua capacidade de retenção é ilimitada. Essa etapa é executada primordialmente pelo lobo temporal medial.

As diferentes sub-regiões do lobo temporal medial atuam em conjunto no armazenamento da informação codificada. As representações do contexto espacial são codificadas no giro hipocampal, enquanto as informações do reconhecimento dos objetos são codificadas no córtex perirrinal. Em seguida, todas as informações convergem ao córtex entorrinal, de onde são transferidas para a formação hipocampal. A integração entre o conteúdo da informação e o contexto espacial de onde ela foi adquirida ocorre nos hipocampos, formando assim uma memória unificada.

A etapa de armazenamento é seguida pelo processo de **consolidação**, no qual a nova memória estocada deixa de ser lábil para se tornar estável. A consolidação ocorre quando há expressão de genes e síntese proteica, permitindo formação de novas sinapses entre as regiões hipocampais e os córtices de associação (neuroplasticidade sináptica). Esse processo tem início no córtex temporal medial, contudo, ao longo do tempo as informações vão sendo transferidas das regiões temporais mediais para as diversas áreas corticais, onde ficam consolidadas. Dessa forma, os hipocampos coordenam o processo de consolidação, enquanto o neocórtex serve como repositório de longo prazo dos elementos separados de informação que constituem uma memória para fatos remotos.

A última etapa é a de **evocação** (ou recuperação) da informação armazenada/consolidada, que consiste em trazer à mente aquilo que foi memorizado. Trata-se de um processo construtivo e passível de distorções. Memórias originais podem ser condensadas quando recuperadas. Quando há déficits na evocação, memórias falsas podem preencher as lacunas das memórias originais (o que é chamado "confabulação"). A evocação pode se tornar mais eficiente quando há uma pista da informação a ser recuperada.

Na evocação também há uma interação entre o lobo temporal medial e córtex pré-frontal dorsolateral, cuja função é estabelecer estratégias de recuperação, bem como monitorar e verificar se a informação evocada é a desejada. Para informações recentemente armazenadas, o lobo temporal medial é recrutado durante a evocação, mas, no caso de memórias mais antigas, as informações passam a ser resgatadas das várias áreas corticais.

Como se pode observar, pacientes com lesão ou disfunção do lobo temporal medial, portanto, apresentam prejuízo nas quatro etapas do processamento de novas memórias, sendo as etapas de armazenamento e consolidação as mais afetadas. Por outro lado, pacientes com danos no córtex pré-frontal dorsolateral tendem a ter dificuldades na codificação e na evocação, mas o armazenamento e a consolidação são preservados.

Recentemente, passou-se a dar atenção especial ao papel da DMN na memória episódica. Alguns estudos de RMf mostraram ativação de estruturas dessa rede (pré-cúneo, cíngulo posterior, córtex pré-frontal medial e junção temporoparietal) durante o processo de recuperação de informações autobiográficas.[9] Estudos de neuroimagem avançada mostraram também fortes interações entre a DMN e as regiões temporais mediais ao pedir para uma pessoa pensar em algo do passado e imaginar eventos futuros. O acometimento precoce da DMN na doença de Alzheimer, que se caracteriza pelo comprometimento de memória episódica, é mais uma evidência de que essa rede participa do processamento de novas memórias.

Síndromes amnésicas

A **amnésia** é o sintoma cardinal dos transtornos da memória episódica, podendo ser classificada como anterógrada ou retrógrada (Figura 23.7).[11,12] A **amnésia anterógrada** é caracterizada pela incapacidade de reter novas informações adquiridas após um comprometimento nas regiões mediais temporais ou diencefálicas do circuito de Papez. Tipicamente, os pacientes se queixam que conseguem se lembrar de fatos antigos (memória remota), mas não conseguem recordar eventos recentes, pois são incapazes de reter esses novos fatos. Na **amnésia retrógrada**, por outro lado, o déficit se dá na recuperação de informações armazenadas antes da injúria neurológica. Eventos e conhecimentos recentemente armazenados ainda dependem do córtex temporal medial, o que explica por que pacientes com danos nessa região podem apresentar tanto amnésia anterógrada como algum grau de perda retrógrada de memória. Já o déficit de memória mais remota só ocorre quando há um dano difuso do neocórtex de associação. Há, portanto, um gradiente temporal, no qual as memórias mais recentemente adquiridas são as primeiras a serem perdidas, por serem mais lábeis.[13] A doença de Alzheimer exemplifica bem esse padrão temporal de amnésia. Inicialmente, o déficit de memória é anterógrado, pois o processo neurodegenerativo se inicia na região temporal medial. No entanto, à medida que a doença progride para o neocórtex de associação, o paciente passa a ter uma amnésia retrógrada, primeiramente para fatos mais recentes, até que, em estágios avançados, há um acometimento grave da memória remota.

Outra forma de classificação das amnésias consiste em dividi-las em hipocampal, frontal e diencefálica. Chama-se **amnésia hipocampal** quando o paciente tem déficit em todas as etapas do processo de aquisição de novas memórias; ele não armazena ou consolida a nova informação. Em testes de memória, o paciente com amnésia hipocampal tem baixo desempenho tanto no aprendizado como nas evocações espontâneas e com pistas. A amnésia global transitória representa o protótipo de amnésia hipocampal sem que haja outros déficits cognitivos. Na **amnésia frontal**, o déficit se dá na codificação e na recuperação da informação, sem um prejuízo no armazenamento do que foi aprendido. O paciente não consegue se lembrar espontaneamente, mas se beneficia quando há uma pista, o que tipicamente ocorre nos pacientes disexecutivos. A amnésia é dita "frontal", pois há um comprometimento nas conexões entre os sistemas pré-frontal e temporolímbico. Outra característica dos indivíduos com amnésia frontal é a presença de confabulações. Pacientes com lesões diencefálicas (núcleos anteriores dos tálamos e corpos mamilares) também podem apresentar confabulações. Entretanto, diferentemente da amnésia frontal, na **amnésia diencefálica** há uma dificuldade na consolidação, como nas lesões hipocampais. O paciente com encefalopatia de Korsakoff é o protótipo de amnésia diencefálica.

Semiologia da memória episódica

A avaliação da memória episódica se inicia já na anamnese, ao observar se o paciente apresenta dificuldades em contar

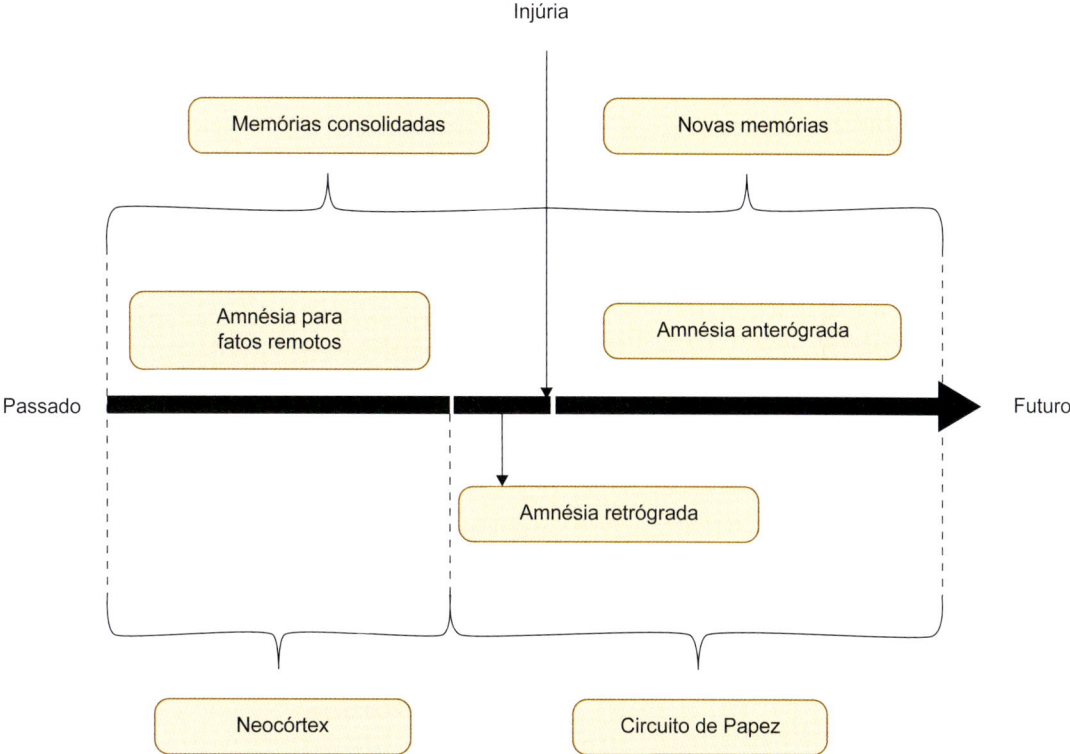

Figura 23.7 Classificação das amnésias segundo o gradiente temporal.

sua própria história, se não é capaz de expor os fatos em sequência temporal, se é repetitivo e se há confabulações. Nessa etapa, deve-se sempre pedir ao paciente que conte como foi sua rotina nos últimos dias, e que fale também sobre eventos autobiográficos mais antigos. É comum que o prejuízo em se lembrar do cotidiano atual seja mais evidente e precoce que para recordar fatos tardios. Perguntar sobre notícias atuais é uma forma interessante de se avaliar a memória para fatos recentes. Desorientação temporal é outro importante sinal de síndromes amnésicas. Conforme será discutido mais adiante, a rede neural da orientação espacial (topográfica) envolve as regiões temporais mediais; isso explica por que pacientes com síndromes amnésicas hipocampais frequentemente apresentam desorientação espacial.

Os testes de memória geralmente buscam avaliar as etapas do processo de aquisição de novas informações. O princípio básico consiste em apresentar uma informação nova ao paciente (como figuras, lista de palavras ou uma história) de uma a cinco vezes, dependendo do teste. Essa é a etapa de codificação, em que se observa se há uma curva de aprendizado. Em seguida, há uma interferência distratora com outros testes cognitivos, pedindo-se depois que o paciente faça a evocação espontânea sem pistas (*free delayed recall*), a fim de verificar o que paciente foi capaz de armazenar. Por fim, a última etapa é o reconhecimento, ou evocação com pistas (*cued delayed recall*).

A lista de palavras mais comumente usada é elaborada pelo Consortium to Establish a Registry for Alzheimer's Disease (CERAD).[14] Entretanto, o desempenho em testes de memória com lista de palavras sofre forte influência do nível de escolaridade. Em nosso contexto, em razão da grande heterogeneidade educacional da população, em vez de usar uma lista de palavras, aplicamos um teste de memória, com dez figuras apresentadas como desenhos simples em uma folha de papel.[15] O Teste de Memória de Figuras da Bateria Breve de Rastreio Cognitivo (BBRC) é um teste de memória que pode ser aplicado em uma consulta, mostrando-se bastante útil por não sofrer influência da escolaridade. O CERAD e a BBRC serão discutidos no Capítulo 92, *Avaliação Cognitiva Breve e Interpretação da Avaliação Neuropsicológica Ampla*.

Independentemente do tipo de lista, seja de palavras ou de figuras, a interpretação desses testes guarda semelhanças. Pacientes com amnésia hipocampal apresentam desempenho ruim nas três etapas do teste: curva de aprendizagem, evocação sem pistas e reconhecimento/evocação com pistas. Já pacientes com amnésia frontal apresentam mais dificuldades na fase de aprendizado, e a evocação melhora quando há pistas. Em geral, o desempenho da evocação sem pistas é pior nos pacientes com amnésia hipocampal quando comparados aos pacientes com amnésia frontal.

Memória semântica

Bases anatomofisiológicas da memória semântica

A **memória semântica** corresponde ao conhecimento geral do mundo, incluindo conceitos adquiridos sobre objetos, pessoas, acontecimentos históricos e significados das palavras.[11,16] Diferentemente da memória episódica (ou autobiográfica), o conhecimento semântico não é associado a um contexto temporal e espacial bem definido. Por exemplo, **lembrar** um evento marcante, como o assassinato de um presidente (com detalhes como onde você estava e o que fazia quando recebeu a notícia) caracteriza memória episódica, enquanto **saber** quem foi esse presidente passa a ser uma memória semântica.

O processo de aprendizagem e consolidação de um novo conhecimento requer a ativação da região temporal medial. No entanto, uma vez adquirido esse conhecimento, ele passa a não depender do lobo temporal medial e fica estocado de modo amplo em diversas áreas de associação no neocórtex. O polo temporal e o córtex temporal lateral médio-inferior funcionam como um *hub*, ou centro de acesso, para todas as informações semânticas espalhadas no neocórtex. Por isso, pacientes com danos nas regiões temporopolar (predominantemente à esquerda) apresentam déficits no conhecimento semântico.

Diversas conexões dessa circuitaria são estabelecidas com outras estruturas corticais, sendo as mais robustas direcionadas à rede de linguagem. Na memória semântica está incluído o nosso léxico-semântico (nosso "dicionário interno"). Por essa razão, a anomia é o principal sintoma dos pacientes com lesões no polo temporal esquerdo.

Para que se possa nomear visualmente um objeto, é necessária a interação entre diversas áreas corticais: o córtex occipitotemporal integra a percepção visual com o conhecimento já adquirido sobre aquele objeto (memória semântica), levando ao reconhecimento visual (gnosia visual). Uma vez feito o reconhecimento visual, esse conceito semântico (léxico) é então codificado em fonemas. Além da anomia, outra característica dos transtornos da memória semântica é a incapacidade de conceituar palavras ou objetos.

Semiologia da memória semântica

A avaliação da memória semântica envolve perguntas sobre o conhecimento geral ("quem é o presidente do Brasil?"), sobre o significado semântico de objetos ("o que é uma mesa?", "o que é uma banana?", "o que é um canguru?") e de palavras ("o que é empatia?"). De certa forma, essa avaliação se sobrepõe ao exame da linguagem (nomeação e compreensão de palavras), como será discutido mais adiante.

Um teste muito útil na avaliação à beira do leito é a fluência verbal semântica. A fluência verbal para uma determinada categoria (como animais, frutas ou itens de supermercado) requer o conhecimento semântico dessa categoria, o que torna o teste muito sensível para identificar transtornos da memória semântica. A memória semântica também pode ser avaliada com o uso de figuras de objetos ou de pessoas. Pergunta-se ao paciente o que é, para que serve (como um alicate, por exemplo) ou, no caso de um artista ou figura política, qual é o nome da pessoa, se a conhece e qual a sua relevância.

Memória de procedimento e memória de representação perceptual (*priming*)

A **memória de procedimento** se refere ao aprendizado de habilidades motoras que posteriormente serão executadas de forma automática.[9] Uma vez aprendida, não se faz necessário "parar para lembrar" como se desempenha aquele ato motor. Exemplos incluem andar de bicicleta, dirigir um carro ou nadar. Esse tipo de memória é dependente da integração de vários sistemas, como a área motora suplementar, os núcleos da base e o cerebelo. Por ser muito ampla, essa rede comumente não é acometida em lesões focais ou mesmo multifocais.

Já a **memória *priming*** (ou **de representação perceptual**) pode ser definida como uma forma de memória induzida por dicas.[9] São as lembranças que emergem inconscientemente em uma reação em cadeia após uma exposição prévia. Por exemplo, reconhecer uma música familiar ao ouvir as primeiras notas ou lembrar-se da infância ao sentir o cheiro de uma comida específica. Embora não haja uma topografia claramente conhecida, acredita-se que envolva a ativação de áreas corticais de associação relacionadas à natureza do estímulo (visual, auditivo ou tátil). O que esses dois tipos de memória têm em comum é o fato de serem acessadas de forma inconsciente, sendo classificados como memórias implícitas ou não declarativas.

TRANSTORNOS DA LINGUAGEM (AFASIAS)
Bases anatomofisiológicas da linguagem

A linguagem consiste na elaboração e comunicação de experiências e pensamentos mediante o uso de símbolos conhecidos como palavras por meio da fala, da escrita ou de gestos motores. Qualquer transtorno que comprometa esse processo é denominado **afasia**.

A **rede perissilviana**, situada no hemisfério dominante (usualmente o esquerdo), é o principal substrato anatomofisiológico da linguagem. Ao longo do século XX prevaleceu o modelo neuroanatômico de Wernicke-Lichtheim-Geschwind, baseado principalmente nos estudos das afasias causadas por acidente vascular cerebral (AVC). De acordo com esse modelo, a compreensão da linguagem se daria na porção posterior do giro temporal superior esquerdo (**área de Wernicke ou área 22 de Brodmann**), enquanto a produção motora da fala ocorreria na região posterior do giro frontal inferior esquerdo (**área de Broca ou áreas 44 e 45 de Brodmann**). Conectando essas duas áreas corticais há um feixe de fibras brancas, denominado **fascículo arqueado**.[17]

Todavia, a partir de estudos sobre as **afasias progressivas primárias** (**APP**) e dos estudos de neuroimagem funcional, esse modelo clássico se mostrou inadequado.[18,19] As APP são um grupo de doenças neurodegenerativas caracterizadas pelo comprometimento da linguagem como principal sintoma nos primeiros 2 anos. Foram descritas três variantes de APP: a **agramática** (ou não fluente), a **semântica** e a **logopênica** (Figura 23.8). A **variante agramática** das APP é caracterizada pelo agramatismo na elaboração de sentenças e pela apraxia de fala, o que leva a uma fala telegráfica e pouco fluente. Esses pacientes apresentam atrofia na área de Broca e no giro frontal médio circunjacente. A **variante semântica** decorre de um prejuízo na memória semântica, o que leva à perda do significado de palavras e objetos, manifestando-se com uma importante anomia. O processo neurodegenerativo ocorre nas regiões anteriores do lobo temporal esquerdo, em especial o polo temporal, com extensão para o córtex temporal lateral médio-inferior. Como mencionado anteriormente, o polo temporal (área 38 de Brodmann) funciona como um *hub* da memória semântica, sendo o déficit na memória semântica característico nesse grupo de pacientes. Apesar do prejuízo na compreensão de palavras, a área de Wernicke permanece poupada. A **variante logopênica** é definida pela dificuldade de encontrar ou recuperar palavras (*word-finding*), resultando também em anomia, mas com conhecimento semântico preservado. Outra característica marcante é uma grande dificuldade em repetir frases devido ao comprometimento na alça fonológica da memória operacional. Os pacientes com variante logopênica apresentam atrofia na região da junção temporo-parietal, incluindo a área de Wernicke e o lóbulo parietal inferior esquerdo.

A correlação anatomoclínica nas APP permite tirar duas importantes conclusões: 1) a área de Wernicke não é uma região essencial para a compreensão da linguagem, aparentando

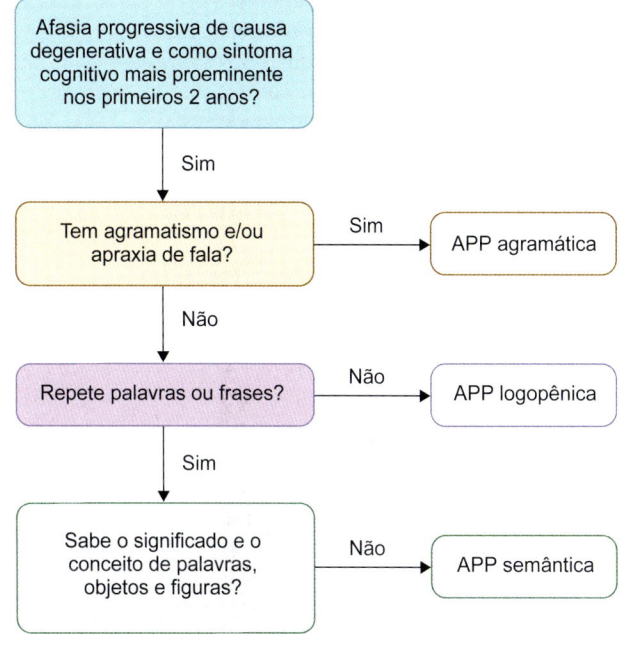

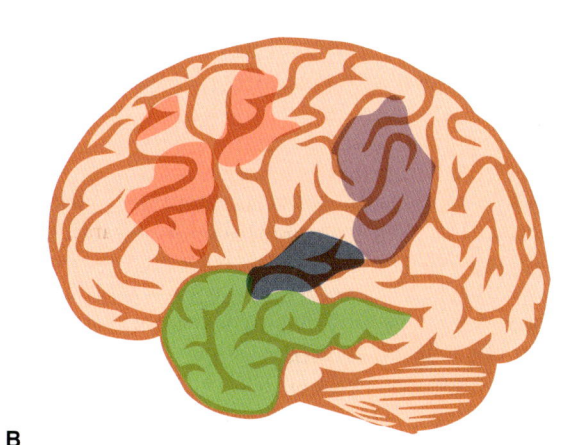

A

B

Figura 23.8 A. Fluxograma de classificação das afasias progressivas primárias (modelo neurodegenerativo). **B.** Correlação anatomoclínica das APP. Em *vermelho*, localizadas na área de Broca e no giro frontal médio inferior estão as regiões acometidas na variante agramática (indicando ser a região um *cluster* morfossintático). Em *roxo*, localizadas na junção temporoparietal esquerda e na porção posterior do giro temporal superior estão as regiões acometidas na variante logopênica (indicando ser a região um *cluster* fono-lexical). Em *verde*, localizadas nas regiões temporopolar e médio-inferiores do lobo temporal esquerdo estão as regiões acometidas na variante semântica (indicando ser região um *cluster* léxico-semântico).

estar mais associada aos processos fonológicos necessários para repetição de frases (memória operacional) e recuperação de palavras; 2) o polo temporal e os giros temporais médio e inferior são regiões importantes para o léxico semântico e a compreensão de palavras. Como se pode ver, essas conclusões mostram o quão incompleto é o modelo clássico de Wernicke-Lichtheim-Geschwind. Nota-se que o polo temporal que comumente é poupado nos AVC isquêmicos não está incluído nesse modelo clássico da linguagem.

Mesulam et al. propuseram que a rede de linguagem apresenta três importantes *clusters* (ver Figura 23.8):[18] 1) um *cluster* **morfossintático**, localizado na área de Broca e no giro frontal médio inferior e associado à formação de sentenças e à produção motora da fala; 2) um *cluster* **fono-lexical**, localizado na junção temporoparietal esquerda e incluindo a porção posterior do giro temporal superior, associado à repetição de sentenças e recuperação fonológica pré-articulatória das palavras e 3) um *cluster* **léxico-semântico**, localizado nas regiões temporopolar e médio-inferiores do lobo temporal esquerdo, associado ao significado das palavras, sendo o nosso "dicionário interno ou cerebral". Vale reforçar que o polo temporal não é a sede de um centro semântico, mas um *hub* para o qual convergem todas as informações semânticas localizadas em diferentes áreas corticais.

Baseados em estudos de neuroimagem funcional, Hickok e Poeppel propuseram um modelo no qual o processamento da linguagem se dá por duas vias (Figura 23.9):[19] uma via dorsal, ou sensório-motora, que conecta as informações auditivos-fonológicas do que se escuta aos planos motores-articulatórios da fala; e uma via ventral, ou sensório-conceitual, envolvida no processamento dos fonemas em representações conceituais lexicais necessárias para compreensão da fala.

O estágio inicial do processamento cortical da fala envolve o processamento dos sinais acústicos da fala, que é realizado nas áreas auditivas bilateralmente nos giros temporais superiores. Em seguida, o resultado da análise dos sons é transmitido para a área fonológica bilateral, na porção médio-posterior do sulco temporal superior, no qual ocorre o processamento das informações fonológicas (o som é reconhecido como fonema).

Após o processamento fonológico, o fluxo de informação diverge em dois grandes fluxos. A via dorsal, que é dominante no hemisfério esquerdo, converte as representações fonológicas em planos motores articulatórios (interface sensório-motora) na junção temporoparietal, incluindo a área de Wernicke e o *planum temporale* (localizado na região posterior do assoalho da fissura sylviana, sendo uma parte da área de Wernicke). Dessa forma, na área de Wernicke ocorre a transformação dos fonemas percebidos (ouvidos) ou planejados (pensados) em uma programação motora que os transformará em fala (representação fonológica pré-articulatória ou "área auditiva" da palavra). A junção temporoparietal também permite a retenção mental (*online*) do que se escuta (alça fonológica da memória operacional), necessária para que se possa repetir uma frase. A via dorsal, portanto, é o substrato neuroanatômico para a repetição de sentenças.

Por meio de dois fascículos (o longitudinal superior e o arqueado) a junção temporoparietal encaminha as representações fono-articulatórias para a área de Broca e para a região posterior do giro médio frontal (córtex pré-motor). Enquanto a área de Broca é responsável pelo processamento sintático complexo e permite compreender as sentenças, tendo por base as regras gramaticais, o córtex pré-motor realiza o planejamento motor-articulatório do que será falado.

A via ventral, diferentemente da via dorsal, é bilateral, embora haja um fraco viés para o hemisfério esquerdo. A via ventral transmite as informações auditivas para as regiões léxico-semânticas, nas quais se encontram os significados das palavras ("o dicionário mental"). Depois do reconhecimento dos fonemas no sulco temporal superior bilateralmente (área auditiva pré-semântica), as representações fonológicas são associadas, formando palavras, ou monemas, na região posterior do giro temporal médio e do sulco temporal inferior. Após a interface fono-lexical,

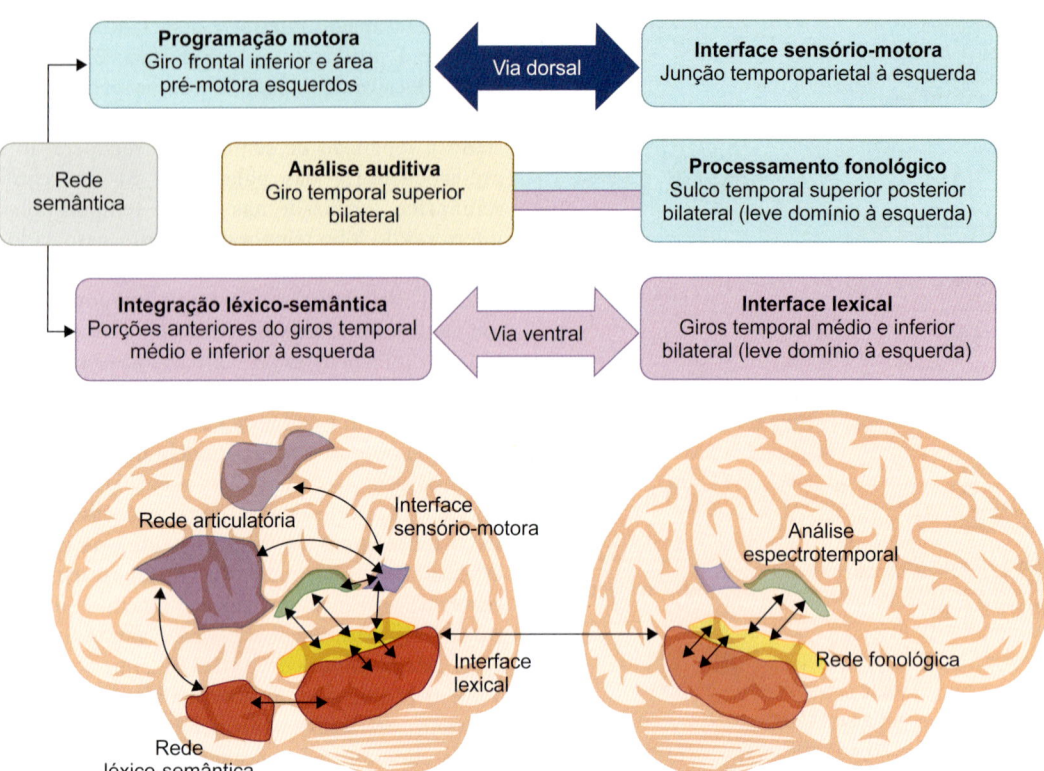

Figura 23.9 Modelo de processamento de linguagem por duas vias proposto por Hickok e Poeppel: uma via dorsal ou sensório-motora e uma via ventral ou sensório-conceitual.

a informação é direcionada para a região temporopolar esquerda, por meio dos fascículos fronto-occipital inferior e longitudinal inferior. Essa região é também um *hub*, por meio do qual ocorre o acesso ao significado que está consolidado em circuitos neocorticais. Todo esse processamento pela via ventral leva culmina na compreensão auditiva. A conexão entre a região anterior do lobo temporal esquerdo e a região frontal inferior, por meio do fascículo uncinado, permite associar os conceitos semânticos às regras morfossintáticas. Embora o conhecimento da organização cerebral que permite a formação de frases para a comunicação de ideias a partir do reconhecimento léxico-semântico ainda não seja completo, sabe-se que as regiões pré-frontais, especialmente as dorsolaterais, constituem parte importante da rede de conexões necessária para esse processamento.

Podemos concluir que o conhecimento das bases anatomofisiológicas da linguagem progrediu muito e, independentemente do modelo teórico usado, sabemos que muitas outras áreas corticais, além das áreas de Broca e de Wernicke, também participam da linguagem. São várias as evidências de que a compreensão da linguagem envolve amplas áreas do lobo temporal além da área de Wernicke, fato que levou muitos autores a proporem o abandono do termo "área de Wernicke".

Semiologia da linguagem

O exame da linguagem abrange a análise de diversos itens, incluindo fala espontânea, nomeação, compreensão auditiva, repetição, leitura e escrita.

Fala espontânea

O primeiro passo na avaliação consiste em ouvir o paciente. Durante a coleta da história, o examinador deve estar atento para diversos aspectos da linguagem, observar se a fala tem diminuição de palavras (fala não fluente), se há erros sintáticos nas frases e/ou pobreza de elementos gramaticais.

O examinador deve observar se o paciente apresenta **apraxia de fala**, transtorno na programação motora da articulação dos fonemas caracterizada por dificuldade para iniciar a fala, com presença de agramatismo, disprosódia, distorções e irregularidades nos fonemas, levando a um aspecto gaguejante ou esforçado na articulação das palavras. Ao contrário da disartria, quando o erro é sempre nos mesmos fonemas, na apraxia de fala os erros são inconsistentes. Uma forma de avaliação da apraxia de fala é o teste de **disdiadococinesia oral** com os fonemas /pa-ta-ka/. O paciente com disartria terá dificuldades ao pronunciar um determinado fonema, enquanto no paciente apráxico o comprometimento estará em falar alternadamente os três fonemas.

O examinador também deve observar se há erros durante a fala espontânea, chamados "parafasias", que podem ser uma substituição de palavras fora do contexto (**parafasia semântica**) ou de fonemas, mantendo-se ainda algum significado (**parafasia fonêmica**). Do ponto de vista anatômico, as parafasias fonêmicas ocorrem por lesões na área de interface sensório-motora da via dorsal, enquanto as parafasias semânticas ocorrem por lesões na via ventral. Um bom instrumento para a avaliação da fala espontânea é a prancha do "roubo de biscoitos" (Figura 23.10).

Nomeação

Todos os tipos de afasia cursam com algum prejuízo da nomeação (**anomia**). A avaliação pode ser feita pela confrontação de objetos simples, como uma chave, moeda ou papel. A nomeação de partes de objetos (como a tampa da caneta

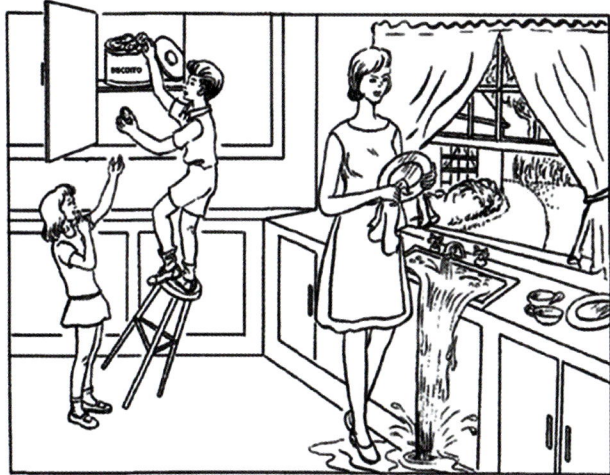

Figura 23.10 Figura do "roubo de biscoitos", instrumento que pode ser usado para a avaliação de linguagem (fala espontânea e nomeação) e de habilidades visuoespaciais (simultanagnosia e heminegligência).

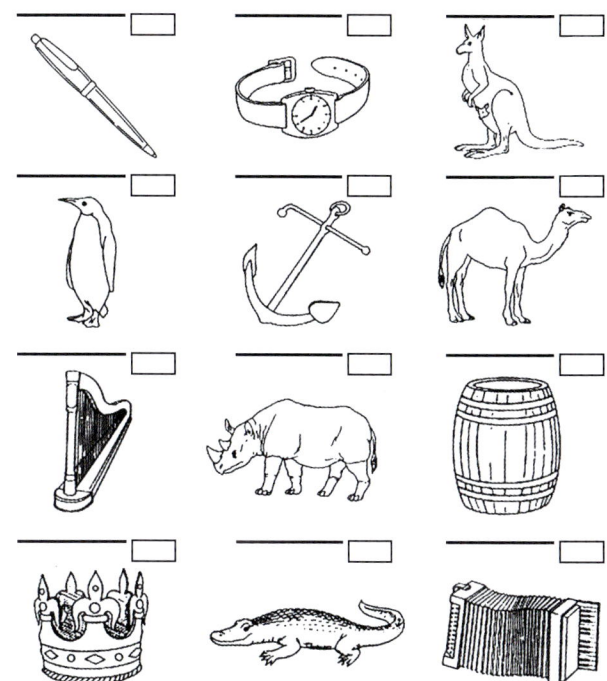

Figura 23.11 Figuras da bateria do Exame Cognitivo de Addenbrooke para teste de nomeação à beira do leito. Além da nomeação, pode ser solicitado ao paciente que reconheça e associe figuras a partir de conceitos semânticos (p. ex., "aponte as figuras que são instrumentos musicais" ou "mostre o objeto que o rei usa na cabeça"), como forma de avaliar a rede de memória semântica.

ou a pulseira de um relógio) e partes do corpo (como cotovelo ou polegar) aumenta a sensibilidade para a detecção de uma anomia sutil. Quando há uma possível anomia, deve-se testar a nomeação por outra via que não a visão (p. ex., tato ou audição) para diferenciá-la da agnosia visual. Outro método consiste em apresentar uma prancha com figuras de baixa, média e alta frequência na língua (p. ex., gaita, camelo e árvore, respectivamente). As figuras da bateria do Exame Cognitivo de Addenbrooke (*Addenbrooke's Cognitive Examination* [ACE]) são muito úteis para a avaliação à beira-leito (Figura 23.11).

Compreensão auditiva

Quando se solicita ao paciente a execução de algum teste cognitivo, sua capacidade de compreensão já está sendo analisada. Na apreciação formal, recomenda-se iniciar por perguntas simples, cujas respostas sejam "sim" ou "não". Exemplos: "o cachorro voa?" ou "se eu jogo uma rolha na água, ela afunda?". Em seguida, parte-se para questões mais elaboradas, como as que envolvem a voz passiva ("o leão foi morto pelo tigre; quem morreu?") ou possessivas ("a filha de minha mãe é o que minha?").

Além da compreensão de sentenças e comandos, deve-se avaliar a compreensão de palavras por meio de perguntas conceituais como "o que é um caramujo?", "o que é uma semente?", ou "o que é um guarda-chuva?". Dificuldades de conceituação de palavras estão associadas à perda do conhecimento semântico.

Repetição

No exame de repetição, inicia-se com palavras simples e avança para frases curtas ("o céu é azul"), frases mais longas ("o trem chegou à estação com 1 hora de atraso") ou frases sem sentido ("sem mais, nem menos"), variando a complexidade gramatical.

Leitura e escrita

Comprometimentos na leitura (**alexia**) e na escrita (**agrafia**) usualmente acompanham síndromes afásicas, embora possam ocorrer isoladamente. O exame de leitura consiste em ler e interpretar frases e textos. Ainda na leitura, pode-se solicitar a interpretação do texto lido, correspondente ao item de compreensão. Na escrita, pede-se ao paciente para escrever espontaneamente ou por ditado.

Classificação clássica das afasias (modelo neurovascular)

Historicamente, o estudo das afasias está associado aos déficits de linguagem secundários a lesões neurovasculares. Dentro dessa classificação clássica, as afasias podem ser divididas em dois grandes grupos: as **não fluentes** e as **fluentes** (Figura 23.12).[20,21]

As **afasias não fluentes** são definidas pela diminuição da fluência da fala e ocorrem quando há acometimento no polo articulatório-sintático da via dorsal da linguagem. Dentro desse grupo estão as afasias de Broca, transcortical motora, subcortical motora e afasia global. A **afasia de Broca** (ou **afasia motora** ou **de expressão**) é caracterizada pela fala de aspecto telegráfico, com agramatismos, parafasias fonêmicas e apráxica, associada a uma dificuldade na repetição. Apesar de a compreensão auditiva estar preservada, pode haver dificuldade na compreensão de frases sintaticamente complexas (como na voz passiva, por exemplo), mas a compreensão de palavras é normal. A afasia motora é decorrente de lesões na área de Broca e regiões circunjacentes, que constitui território da divisão superior da artéria cerebral média (ACM) esquerda. Já **afasia transcortical motora** se diferencia por ser uma afasia não fluente com repetição preservada ("um Broca que repete"). Essa afasia ocorre quando há uma lesão no giro frontal médio esquerdo, e aparece com frequência em isquemias na fronteira entre ACM e artéria cerebral anterior. A **afasia subcortical motora**, por sua vez, é semiologicamente idêntica à transcortical, mas decorre de

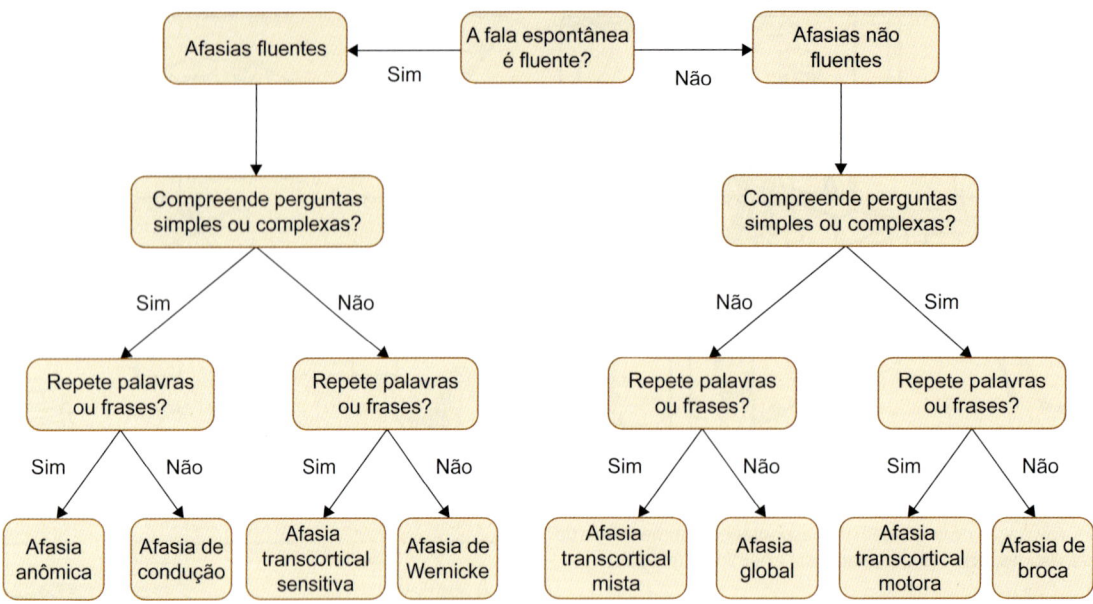

Figura 23.12 Fluxograma da semiologia clássica das afasias (modelo neurovascular).

patologias envolvendo o *striatum* esquerdo e conexões núcleo-capsulares. Por fim, denomina-se **afasia global** quando há uma fala não fluente com comprometimento da compreensão e da repetição. Em geral, o paciente afásico global apresenta mutismo na fase aguda da injúria, e conforme evolui há uma melhora, em que o paciente passa a exibir um aspecto de afasia de Broca. Patologias que envolvem toda região perissilviana esquerda (como AVC de todo território de ACM) são responsáveis pela afasia global.

Por outro lado, nas **afasias fluentes** a produção espontânea da fala é normal. Esse grupo é constituído pelas afasias de Wernicke, transcortical sensitiva, subcortical sensitiva, de condução e anômica. A **afasia de Wernicke** (ou **afasia sensitiva** ou **de compreensão**) é definida pelo prejuízo na compreensão auditiva, associado a uma incapacidade de repetição. É importante observar que, mesmo sendo fluente, notam-se alterações na fala espontânea, como parafasias semânticas e fonêmicas, neologismos e circunlóquios, além de uma fala com conteúdo ininteligível e muitas vezes logorreica (excessivamente fluente). Outra característica curiosa dos pacientes com afasia de Wernicke é a frequente anosognosia do déficit (*insight* pobre), diferentemente dos afásicos de Broca.

Conforme já discutido, para que haja comprometimento na compreensão é necessário que o acometimento seja mais extenso do que a área de Wernicke propriamente dita (região posterior do giro temporal superior esquerdo), e se estenda por toda a via ventral da linguagem (giros temporais médio e inferior) e a junção temporoparietal. Essa área cortical corresponde ao território da divisão inferior da ACM esquerda.

Na **afasia transcortical sensitiva**, o paciente apresenta fala fluente, mas com dificuldades de compreensão, embora seja capaz de fazer repetições ("um Wernicke que repete"). Essa condição aparece tipicamente em infartos na fronteira vascular entre ACM e artéria cerebral posterior, mas quaisquer lesões nos giros temporal médio e angular também podem levar a uma afasia transcortical sensitiva, ou seja, uma lesão na via ventral que poupa a porção posterior do giro temporal superior e a junção temporoparietal.

A **afasia subcortical sensitiva** tem as mesmas características clínicas da afasia transcortical sensitiva e pode surgir em patologias talâmicas à esquerda, com descrição de lesões nos núcleos anterior, paramediano e pulvinar esquerdos.

A **afasia de condução** é uma afasia fluente com compreensão preservada, cuja marca registrada é a dificuldade na repetição. Apesar da fala fluente, é frequente a presença de parafasia fonêmica. Classicamente, a afasia de condução é descrita como uma síndrome de desconexão, pois é secundária a um acometimento do fascículo arqueado (feixe de fibras brancas que interligam as áreas de Broca e de Wernicke). Entretanto, a afasia de condução vem sendo mais recentemente entendida como um transtorno cortical na alça fonológica da memória operacional, implicado na região da interface sensório-motora da via dorsal (giro supramarginal e porção posterior do giro temporal superior).

A **afasia anômica** é caracterizada pela dificuldade de nomeação, estando os demais elementos da linguagem normais. Apesar de ser considerada uma afasia fluente, o paciente pode apresentar pausas para encontrar palavras. A topografia da afasia anômica é menos precisa, mas é mais frequentemente descrita em patologias no giro temporal inferior, giro angular e tálamo esquerdo.

Transtornos da leitura e escrita

A leitura e a escrita representam a linguagem escrita. Na leitura, a entrada (*input*) é visual (e não auditiva), enquanto na escrita, a saída (*output*) é motora manual (e não motora oral). Diferentemente da linguagem oral, que é inata, a linguagem escrita é um processo cultural e socialmente adquirido por intermédio da alfabetização, na qual aprendemos a representar visualmente os fonemas por meio de símbolos gráficos (grafemas). Comprometimentos na leitura (**alexia**) e na escrita (**agrafia**) usualmente acompanham síndromes afásicas, embora possam ocorrer isoladamente.

A leitura consiste em ler e interpretar frases e textos. O processo de leitura se inicia nas áreas visuais primárias e secundárias, nas quais se dá a percepção da forma das letras. No giro fusiforme esquerdo, há uma região especializada no reconhecimento visual das palavras: a "**área visual da forma** das palavras" (*visual word form area*).[10] A partir daí o processamento da leitura se dá em duas vias paralelas: a "via lexical" (ou semântica) e a "via não lexical" (ou fonológica).[20] Na via lexical a percepção da palavra é associada a um significado por meio de conexões com o polo léxico-semântico da rede de linguagem (giros temporais médio e inferior esquerdos). Já na via não lexical, ocorre a conversão dos grafemas em fonemas, que se dá na região parietal inferior, em especial no giro angular esquerdo.

Existem basicamente três tipos de alexias: alexia sem agrafia (ou alexia pura), alexia com agrafia e alexia com afasia. Lesões envolvendo o córtex occipitotemporal esquerdo com extensão para o esplênio do corpo caloso (ou suas radiações) levam à **síndrome de desconexão visuoverbal** (Figura 23.13). A injúria no córtex occipital esquerdo acarreta uma hemianopsia direita (e com isso a impossibilidade de leitura no hemicampo direito), enquanto o acometimento do esplênio do corpo caloso não permite que a informação visual do hemicampo esquerdo, codificada pelo córtex visual direito, chegue aos centros da linguagem no hemisfério esquerdo. Entretanto, como a rede perissilviana não é acometida, o paciente não se encontra afásico. Consequentemente, ele não é capaz de ler, mas apresenta outras funções de linguagem normais, o que inclui a escrita (conhecida como **alexia sem agrafia**, **alexia pura** ou **cegueira pura para palavras**). Outro sinal que pode ser observado na síndrome de desconexão visuoverbal é a **afasia óptica**, descrita como a incapacidade do paciente de nomear objetos apresentados visualmente, embora possa ser capaz de fazê-lo pelo tato ou pela audição. Além dessa topografia clássica, a **alexia pura** também pode ocorrer em lesões isoladas do giro fusiforme esquerdo quando há o acometimento da área visual da forma das palavras. Em casos leves, o paciente pode ser até capaz de "ler" letra por letra, mas não é capaz de identificar a palavra escrita. Já lesões no giro angular esquerdo levam a uma **alexia com agrafia,** comumente acompanhada de anomia e de outros elementos da síndrome de Gerstmann, que será descrita adiante. Por fim, no acometimento da região perissilviana temos a **alexia com afasia**, ou seja, uma dificuldade de leitura dentro do contexto de afasia.

Durante a avaliação da escrita, pede-se ao paciente que escreva espontaneamente, por ditado e por cópia. A agrafia

comumente está associada a síndromes afásicas; pacientes com afasia não fluente, por exemplo, cometem os mesmos erros da fala oral na escrita, como agramatismo, sentenças telegráficas, pobreza de léxico e parafasias fonêmicas. Patologias no giro angular esquerdo, conforme já abordado, podem levar a uma agrafia (comumente no contexto da síndrome de Gerstmann), associada ou não à alexia. Uma descrição clássica, porém rara, de **agrafia pura** ocorre nas lesões do giro frontal médio esquerdo (área de Exner). O papel exato da área de Exner ainda é incerto, mas parece ser um epicentro de ligação entre a ortografia e a programação motora da escrita.[22] Vale lembrar que aspectos motores da escrita também devem ser observados, como **macrografias** (visto em síndromes cerebelares), **micrografias** (como nos parkinsonismos) e apraxias durante o ato de escrever (**agrafia apráxica**).

TRANSTORNOS DA INTEGRAÇÃO SENSÓRIO-MOTORA (APRAXIAS)
Sistema perceptual-motor para habilidades motoras

O termo **praxia** (do grego *praxis*, "ação") se refere à habilidade cognitiva de elaboração de movimentos habilidosos, intencionais, sequenciais, organizados e previamente aprendidos, com uma determinada finalidade.[23,24] Por conseguinte, a **apraxia** é definida como o comprometimento na execução correta de movimentos propositais na ausência de fraqueza muscular, movimentos involuntários, incoordenação ou alterações sensoriais.[23,24] As apraxias podem ser divididas em dois grandes grupos: **apraxias de membros** (dificuldades em movimentos genéricos) e **apraxias "tarefa-específicas"**.[23]

A execução de movimentos previamente aprendidos com as mãos depende de uma complexa rede de processamento perceptual-motor, cujo epicentro está situado no lobo parietal esquerdo. O lóbulo parietal inferior (em especial o giro supramarginal) do hemisfério dominante tem um papel central na representação cognitiva dos movimentos aprendidos (léxico motor), também denominados "*praxicons*", "engramas do movimento" ou "fórmulas do movimento".

O córtex parietal esquerdo exerce um papel de centro multimodal, integrando informações semânticas (significado das ferramentas e dos gestos), auditivas, visuomotoras (percepção visuoespacial), somestésicas e proprioceptivas (do membro que fará o movimento e do esquema corporal). O córtex parietal realiza a integração sensório-motora ao fornecer as informações perceptuais-sensoriais sobre o mundo e o corpo para as áreas motoras planejarem e executarem os movimentos.

As áreas motora suplementar e pré-motora, por sua vez, atuam no planejamento, na seleção e na elaboração dos atos motores, que serão executados pelo córtex motor primário. Enquanto a área pré-motora está implicada principalmente no planejamento de movimentos com base em informações sensoriais do mundo externo, a área motora suplementar é ativada, sobretudo, nos atos motores desencadeados por desejos "internos". Além disso, a área motora suplementar permite produzir movimentos complexos e coordenados de vários grupamentos musculares. As apraxias de membros, portanto, podem ser agrupadas segundo o tipo de erro na

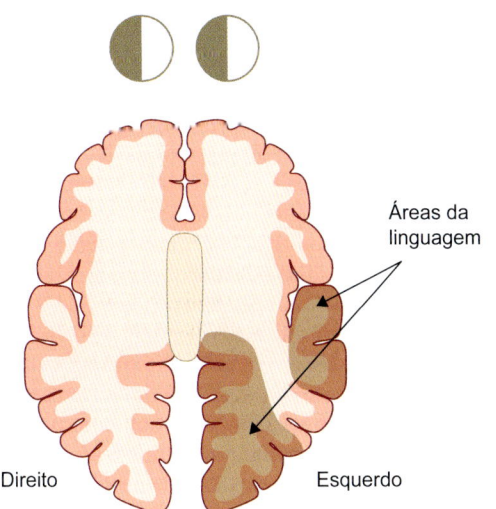

Áreas da linguagem

Direito   Esquerdo

Figura 23.13 Lesão no lobo occipital esquerdo com extensão para esplênio do corpo caloso, levando a uma desconexão visuoverbal (hemianopsia homônima direita, alexia pura e afasia óptica).

execução do ato motor e a topografia dentro dessa rede, e classificadas como apraxias ideomotora, ideatória, conceitual, dissociativa, calosa e melocinética (Figura 23.14).

Apraxias dos membros superiores

A **apraxia ideomotora** resulta da dificuldade na execução de gestos com as mãos (**apraxia ideomotora para gestos intransitivos**) ou do uso de uma ferramenta (**apraxia ideomotora para gestos transitivos**).[1,24] Gestos intransitivos podem ser testados ao solicitar a realização e/ou imitação de gestos simbólicos (como acenar ou prestar continência) ou sem propósito. Esses gestos devem ser feitos usando cada uma das mãos separadamente (monomanual), seguidos de gestos bimanuais (como, por exemplo, a mão direita aberta na horizontal com a ponta dos dedos encostados na palma da mão esquerda na vertical). Quanto aos gestos transitivos, pede-se ao paciente que imite o uso de uma ferramenta, como uma tesoura ou uma chave. Mesmo indivíduos sem apraxia podem, inicialmente, tentar usar a sua mão como

parte da ferramenta. No entanto, quando orientados a não as usar dessa forma, eles são capazes de corrigir, o que não ocorre com os apráxicos. Apraxias ideomotoras podem ser bilaterais (quando resultam de lesões do córtex parietal dominante ou da área motora suplementar esquerda) ou unilaterais no membro esquerdo (quando decorre de danos no corpo caloso ou na área motora suplementar direita). Além disso, há diferenças semiológicas nas apraxias resultantes de lesões parietais e frontais. Na **apraxia ideomotora variante parietal**, o indivíduo não apenas não consegue executar o ato motor, como não é capaz de reconhecê-lo como correto ou não, pois há um dano na fórmula do movimento. Por outro lado, na **apraxia ideomotora variante frontal** há apenas a dificuldade na execução, estando preservada a identificação do gesto. Lesões anteriores do corpo caloso levam à desconexão entre o hemisfério esquerdo (que contém as fórmulas do movimento) e o direito, tendo como consequência uma apraxia apenas na mão esquerda (**apraxia calosa**). O termo "**apraxia simpatética**", ou **simpática**, é

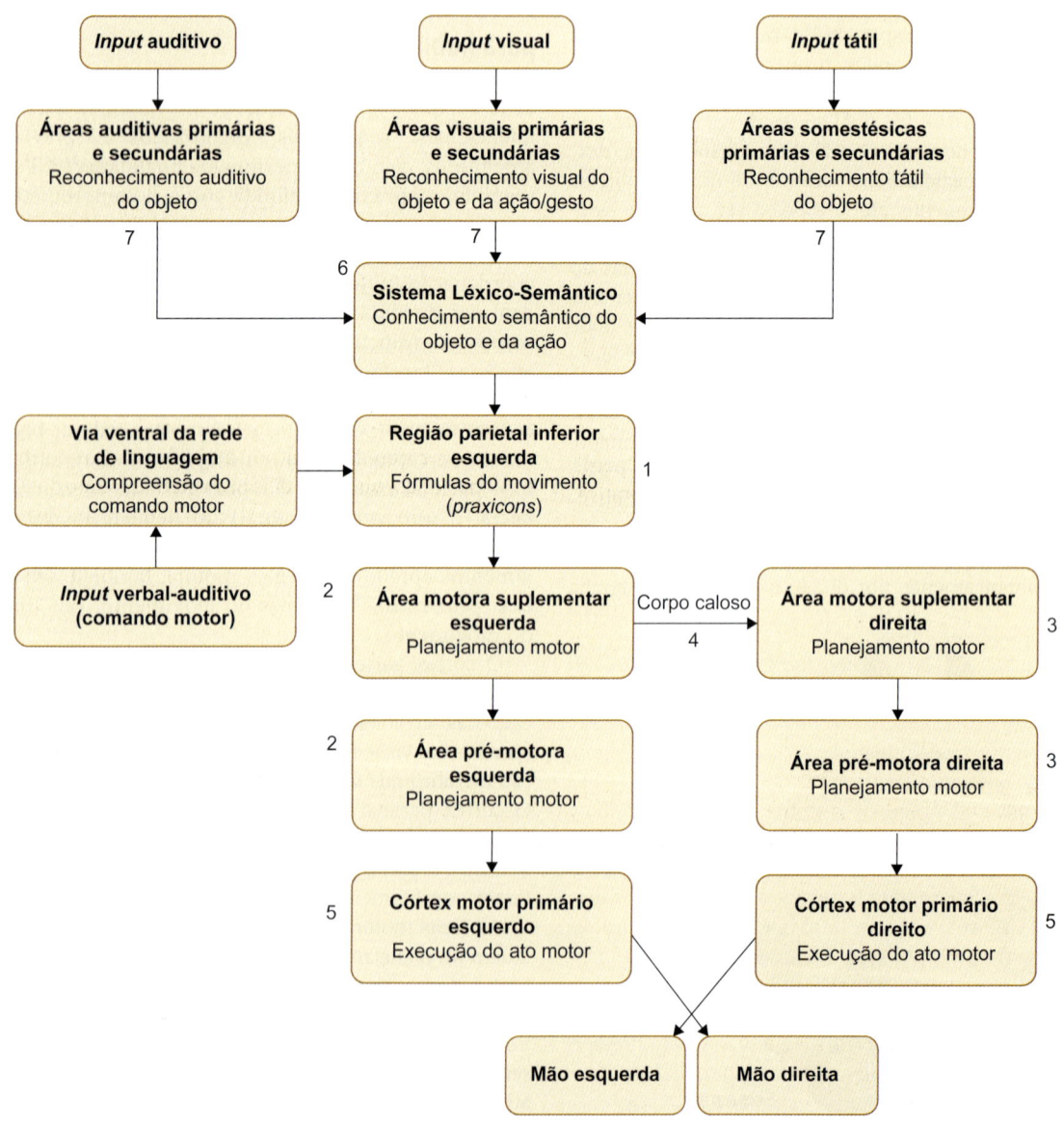

Figura 23.14 Modelo do sistema perceptual-motor para a formulação e execução de atos motores habilidosos com as mãos (*praxis*). As apraxias decorrem de lesões em algum ponto dessa rede: 1. apraxia ideomotora parietal; 2. apraxia ideomotora frontal bimanual; 3. apraxia ideomotora frontal monomanual à esquerda; 4. apraxia calosa; 5. apraxia melocinética; 6. apraxia dissociativa verbal/apraxia conceitual; 7. apraxia dissociativa visual, tátil ou auditiva.

tradicionalmente referido quando há apraxia idemotora da mão esquerda associada à paresia do membro superior direito, embora alguns autores o usem como sinônimo de apraxia calosa ou desconectiva.

A **apraxia ideatória, ou ideativa,** ocorre quando há erros na sequência de ações em uma tarefa de múltiplos passos, embora cada um dos atos motores possa ser executado isoladamente. Enquanto na apraxia ideatória há uma dificuldade "de o que fazer" ou na "ideia de o que fazer", a apraxia ideomotora consiste na inabilidade de "como fazer o movimento". Muitos autores, no entanto, criticam essa dicotomização entre apraxia ideatória e ideomotora devido à dificuldade de se operacionalizar na prática do exame neurológico.

O teste consiste em solicitar ao paciente que demonstre como realizar uma tarefa complexa, como preparar um sanduíche ou colocar um café na xícara e tomá-lo. A apraxia ideatória também resulta de lesões no lóbulo parietal inferior esquerdo. É válido ressaltar que síndromes disexecutivas também comprometem a capacidade de realizar tarefas de múltiplas etapas, decorrentes de dificuldades de planejamento e estratégia.

Já as apraxias **conceitual** e **dissociativa** são decorrentes de desconexões entre outras redes corticais e o lóbulo parietal inferior. A **apraxia conceitual** é caracterizada pela perda do conhecimento semântico das ferramentas e do significado de movimentos gestuais, e ocorre quando não há um acesso à memória semântica (no córtex temporal anterior) pelo lobo parietal. O paciente, por exemplo, não sabe a função de uma tesoura como instrumento de corte ou a acepção do movimento de "dar tchau". Por outro lado, nas **apraxias dissociativas** há uma desconexão do córtex parietal com as áreas de associação unimodal visual (**apraxia dissociativa visual**) ou de linguagem (**apraxia dissociativa verbal**). Lesões que desconectem as áreas visuais, por exemplo, levam a uma apraxia em que os pacientes não reconhecem os gestos pela visão, e por isso não são capazes de imitar, mas são capazes de fazê-lo por comando verbal.

A **apraxia melocinética** pode ser definida como a perda da destreza na execução de movimentos finos. Na prática, trata-se de uma definição que fica no limite entre a elaboração do movimento (apraxia) e a sua execução propriamente dita (fraqueza muscular sutil). A topografia é decorrente de lesões nos córtices pré-motor e motor primário. Testa-se pedindo ao paciente para fazer movimentos finos, como o de "contar dinheiro".

Apraxias "tarefa-específicas"

Esse grupo de apraxias é caracterizado por apresentar dificuldades em atos motores específicos, como se vestir (apraxia do vestir), desenhar (apraxia de construção), falar (apraxia da fala), fazer gestos com a boca e a língua (apraxia orobucolingual), abrir os olhos (apraxia da abertura ocular) ou andar (apraxia de marcha). Essas apraxias se diferenciam das apraxias de membros por envolver outras redes neurais.

A **apraxia do vestir** é resultado da perda da referência do eixo corporal em relação à vestimenta, representando uma perturbação no reconhecimento do esquema corporal. O paciente não é capaz, por exemplo, de vestir uma camisa ou uma calça. Essa condição está associada ao comprometimento do córtex parietal direito, dominante em relação ao nosso esquema corporal.

A **apraxia orobucolingual** consiste na incapacidade de fazer movimentos propositais com a boca e a língua. Por exemplo, o paciente não consegue assobiar, mostrar os dentes, assoprar uma vela, protrair a língua ou levar a ponta da língua ao nariz. Entretanto, movimentos automáticos estão presentes. Essa apraxia aparece em lesões unilaterais à esquerda ou bilaterais da região opercular frontal. Nos casos de acometimentos bilaterais, pode estar associada à síndrome opercular frontal (ou síndrome de Foix-Chavany-Marie).

A **apraxia de construção** é definida como a perda da habilidade visuoconstrutiva de reproduzir ou copiar figuras geométricas e desenhos. É a inabilidade de reproduzir as relações espaciais de partes que compõem um todo. Trata-se de uma desconexão entre a percepção visuoespacial (agnóstico) e os elementos cinestésicos do ato de desenhar (apráxico). Lesões no lobo parietal direito levam a apraxias de construção mais graves, embora lesões à esquerda também possam causar apraxia de construção.[23]

Testes de cópia de desenhos, como reproduzir figuras geométricas (p. ex., um cubo ou pentágonos sobrepostos) são úteis para a detecção de uma apraxia de construção. O teste do desenho do relógio, embora muito usado para avaliar funções executivas, também avalia as habilidades visuoconstrutivas. Quanto mais complexa a figura, maior a necessidade de planejamento para a execução do desenho. Por isso, pacientes com síndrome disexecutiva podem também apresentar dificuldades nas provas visuoconstrutivas.

TRANSTORNOS DA PERCEPÇÃO (AGNOSIAS)
Bases anatomofisiológicas da percepção

A percepção é o processamento cognitivo das informações sensoriais, organizando-as em representações conscientes e providas de significado do mundo exterior.[5,10] Desse modo, a associação da percepção com a memória e as emoções permite entender o mundo exterior e orientar o comportamento executivo. Diversas informações físicas e químicas do ambiente, como cores, formatos, sons, texturas e odores, acessam o córtex cerebral por meio dos sistemas sensoriais — somestésico, visual, auditivo, vestibular, olfatório e gustatório. Essas informações são processadas e integradas no córtex, permitindo que os vários elementos que compõem o ambiente sejam reconhecidos, e dessa forma o mundo externo é percebido. Quando lesões levam a falhas nesses mecanismos perceptivos, o paciente apresenta uma incapacidade de reconhecimento perceptual chamada **agnosia** (do grego *a* + *gnosis*, "não conhecimento").

De modo geral, o processamento das informações sensoriais ditas somáticas (somestésicas, visuais e auditivas) ocorre pelas vias seriais e paralelas.[5,10] As áreas corticais sensoriais são organizadas hierarquicamente. Inicialmente, o estímulo sensorial é captado por receptores periféricos e transmitido por vias específicas até as chamadas "áreas corticais primárias". Essas regiões são organizadas em mapas de representação do espaço sensorial: retinotópica (na área visual primária ou V1), tonotópica (na área auditiva primária ou A1) e somatotópica (na área somestésica primária ou S1). Das áreas primárias, a informação flui por uma série de estações de retransmissão sináptica até as áreas secundárias de cada modalidade sensorial (de associação unimodal), nas quais ocorre o reconhecimento perceptual. Em seguida, as diversas modalidades sensoriais são integradas nas áreas de associação terciária (ou heteromodal). O fluxo de informações das vias em série não se limita a um simples agrupamento de representações fragmentadas do mundo externo para formar uma percepção consciente. Nessas vias, há também um fluxo de retroativação das áreas de ordem superior paras as áreas inferiores que regula os mecanismos de codificação sensorial, permitindo um controle das sensações que atingem a consciência.

Além do processamento em série, a informação sensorial de cada modalidade é também processada por vias paralelas que comunicam uma área cortical primária a diversas outras áreas corticais. Nas três modalidades, há uma via ventral, associada ao reconhecimento e à memória semântica, e uma via dorsal, mais associada ao processamento motor, espacial e atencional.

O processamento da informação visual é o modelo de percepção mais estudado e com maior relevância clínica. As informações visuais primárias (cor, contraste, orientação e movimento) são captadas pelos receptores retinianos e transmitidas pelas vias visuais ao córtex visual primário, também conhecido como "área visual 1 (V1)" no sulco calcarino (córtex estriado na área 17 de Brodmann). A partir de V1, o processamento da percepção visual se dá por duas vias paralelas divergentes: uma **occipitoparietal dorsal** (também conhecida como **via do "onde"** ou do "*where*") dirigida para o córtex parietal posterior e para o sulco intraparietal, e uma **occipitotemporal ventral** (conhecida como **via do "o quê"** ou do "*what*") dirigida para o córtex de associação temporal lateral (Figura 23.15).[13,25] Essas duas redes constituem as áreas de associação visual secundária (áreas 18 e 19 de Brodmann).

O processamento das informações visuais da forma e da cor, necessárias para o reconhecimento de objetos e de faces, ocorre pela **via ventral occipitotemporal** (via do "*what*"). Essa rede permite a integração da percepção visual pelo córtex estriado ao *hub* do conhecimento semântico nas regiões polares e inferomediais do lobo temporal.[13,25] Os **giros lingual** e **fusiforme** são os constituintes dessa via. Algumas áreas via ventral occipitotemporal se tornaram seletivas no reconhecimento de certos estímulos visuais, como faces

(giro fusiforme direito), forma visual das palavras (porção posterior do giro fusiforme esquerdo) e marcos topográficos (giros fusiforme e para-hipocampal bilaterais). Lesões nessa via levam a falhas no reconhecimento visual (agnosia visual para objetos), para faces familiares (prosopagnosia), na leitura (alexia pura ou agnosia visual para letras), agnosia para cores e agnosia para ambientes conhecidos (agnosia para marcos).

A **rede dorsal occipitoparietal** (via do "*where*") integra informações visuoespaciais que permitem direcionar a atenção e os olhos para um objeto relevante, além de guiar os braços para alcançá-lo e as mãos para agarrá-lo.[13,25] A via dorsal se distingue da via ventral a partir da área V5 que se localiza na junção temporoparietal e é seletivamente especializada na percepção do movimento de um alvo visual. A partir de V5, a via dorsal segue até o sulco intraparietal, região crítica na integração visuomotora espacial.

As conexões da área intraparietal para os campos oculares frontais são importantes para a geração de sacadas oculares que permitam localizar um alvo visual com relevância atencional, destacando o papel central dessa via para a **atenção visuoespacial**. A exploração visual do ambiente, portanto, ocorre por meio de movimentos oculares sacádicos, enquanto a atenção seleciona os alvos para que ocorra a fixação ocular. Além disso, a área intraparietal fornece as informações visuoespaciais para o córtex pré-motor a fim de direcionar os braços para alcançar um alvo visual e fazer o movimento de preensão palmar (*grasping*) para agarrá-lo. Lesões bilaterais na via dorsal podem resultar na síndrome de Balint.

Transtornos no reconhecimento visual

Agnosia visual para objetos

A agnosia visual (ou "cegueira psíquica") para objetos é a incapacidade de identificação visual de objetos, sem que haja, contudo, um déficit visual primário.[13,25] No exame à beira do leito, a agnosia visual é diagnosticada quando o paciente não consegue reconhecer um objeto apresentado pela via visual, mas o identifica via audição ou tato. As habilidades visuais primárias, como a acuidade visual e os campos visuais, devem estar preservadas. Um fenômeno intrigante é o "desbloqueio da agnosia", em que o indivíduo com agnosia visual consegue reconhecer o objeto após esse ser movimentado, uma vez que essa mobilização pode levar a informação da percepção visual a ser processada pela via dorsal a partir da área visual 5 (V5).

A agnosia visual pode ser aperceptiva ou associativa. A **agnosia visual aperceptiva** é caracterizada pelo prejuízo na percepção dos elementos primários (formas e cores). O paciente não apenas não reconhece qual é o objeto, como também não é capaz de descrever as suas formas. A agnosia visual aperceptiva ocorre as lesões mais posteriores na via ventral, próximas do córtex visual primário.[25] Por outro lado, quando as lesões são mais anteriores no córtex occipitotemporal (giro fusiforme) e unilaterais à esquerda, há prejuízo no acesso da informação visual ao seu significado semântico, o que se define como **agnosia visual associativa**. Nessa situação, há percepção da forma e da cor, mas não se reconhece o que o objeto é (Figura 23.16).

Uma prova útil para diferenciar a agnosia aperceptiva da associativa é solicitar ao paciente que reproduza o objeto em um desenho. Se ele o fizer a partir do que vê, mesmo sem reconhecê-lo, trata-se de uma agnosia associativa. Além disso, na agnosia aperceptiva, o paciente não se mostra apto

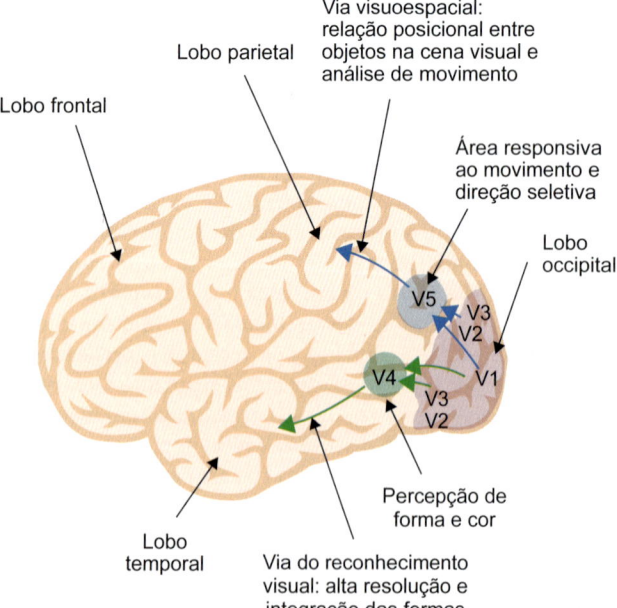

Figura 23.15 Neuroanatomia do processamento visual pelas áreas visuais primária (V1) e secundárias (V2 a V5). A informação visuoespacial ("onde") é processada pela via occipitoparietal dorsal (ou via do "*where*"), enquanto o reconhecimento visual ("o quê") se dá pela via occipitotemporal ventral (ou via do "*what*").

Lobo frontal

Lobo parietal

Via visuoespacial: relação posicional entre objetos na cena visual e análise de movimento

Área responsiva ao movimento e direção seletiva

Lobo occipital

V5
V3
V2
V1
V4
V3
V2

Percepção de forma e cor

Lobo temporal

Via do reconhecimento visual: alta resolução e integração das formas

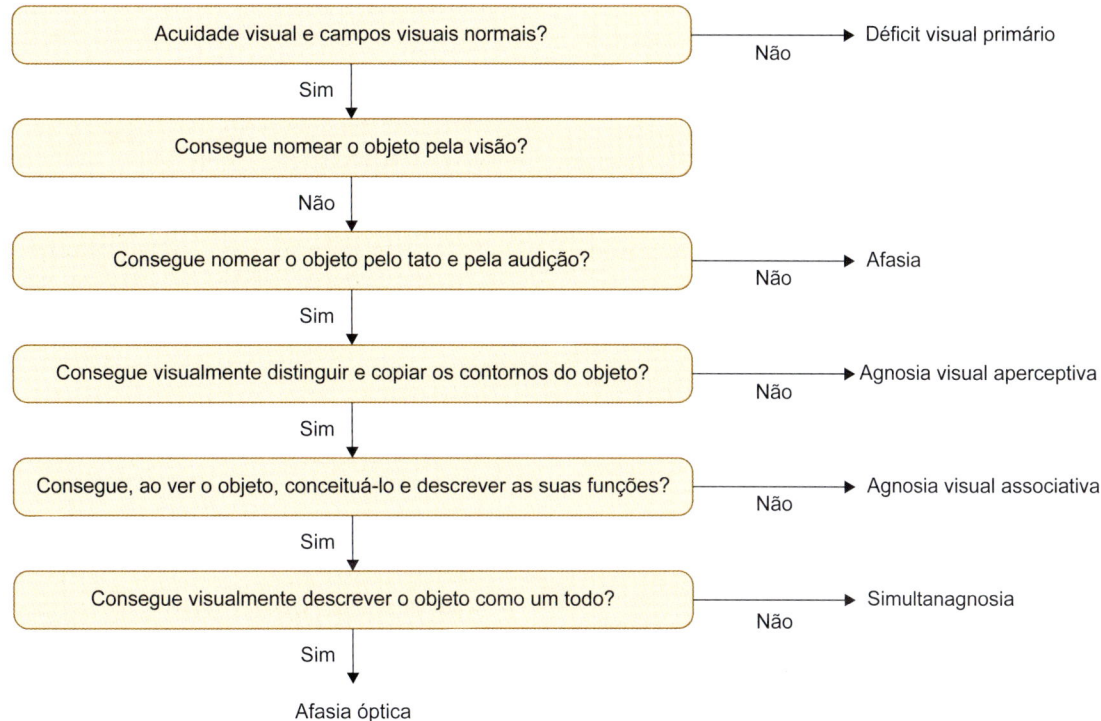

Figura 23.16 Fluxograma de avaliação de reconhecimento visual de um objeto.

para copiar figuras geométricas simples. Pacientes com agnosia aperceptiva, quando solicitados a desenhar um objeto a partir de sua memória semântica, são capazes de fazê-lo sem dificuldades, o que também permite diferenciá-la de apraxia de construção. Outro teste clássico de agnosia visual é solicitar ao paciente que identifique os objetos dentro de um grupo de desenhos superpostos (Figura 23.17). Pacientes com agnosia visual aperceptiva não têm a percepção que há diversas figuras superpostas, enquanto os pacientes com agnosia visual associativa conseguem identificar que há várias figuras, embora não reconheçam quais são.

Prosopagnosia

A **prosopagnosia** (do grego *prosopon*, "face") é a inabilidade no reconhecimento de faces familiares.[25,26] Todavia, o indivíduo é capaz de identificar por outras pistas, como voz, maneirismos, vestimenta ou sinais particulares, como cicatrizes. Embora o indivíduo com prosopagnosia seja hábil em identificar as características da face (p. ex., cor da pele, gênero) e expressões emocionais (tristeza, alegria), ele não consegue saber a quem pertence aquele rosto. A prosopagnosia resulta de lesões nos giros fusiformes bilaterais ou unilaterais à direita. Assim como na agnosia visual para objetos, a prosopagnosia também pode ser aperceptiva (em que o indivíduo não consegue processar a forma da face) ou associativa (em que o indivíduo tem a percepção da forma do rosto, mas não consegue associar essa face com sua memória semântica). Para efetuar o diagnóstico, o examinador pode mostrar fotografias de familiares ou pessoas públicas e solicitar ao paciente que as identifique. É importante verificar se o paciente tem o conhecimento prévio das pessoas que são apresentadas pelas fotos.

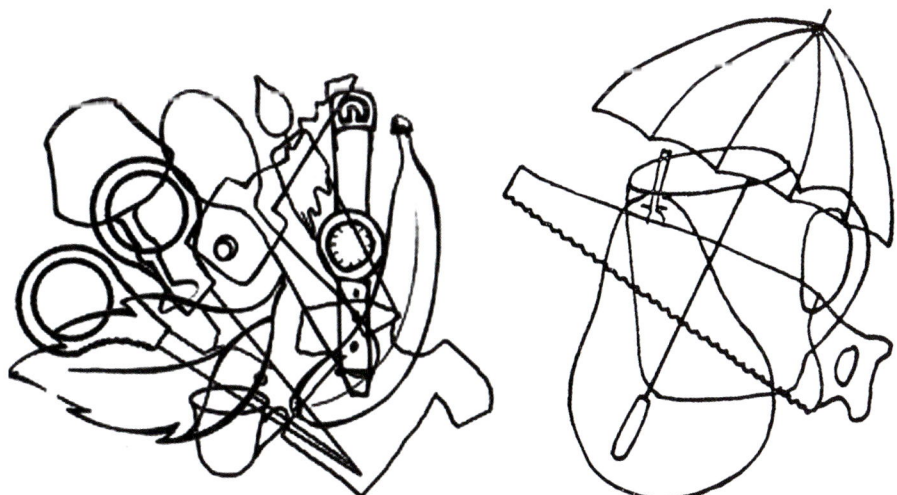

Figura 23.17 Figuras de objetos sobrepostos para a avaliação de agnosia visual. Solicita-se ao paciente que identifique os objetos desenhados nas figuras. Pacientes com agnosia visual aperceptiva não reconhecem que há vários objetos sobrepostos. Já aqueles com agnosia visual associativa conseguem identificar que há vários objetos desenhados e sobrepostos, mas não são capazes de reconhecer quais são.

Visão de cores

Os transtornos corticais da visão de cores são a **acromatopsia** e a **agnosia para cores**.[25] A **acromatopsia** (ou cegueira cortical para cores) corresponde à não percepção das cores em um quadrante, hemicampo ou em todo o campo visual. Por consequência, as cores passam a ser percebidas apenas em tons de cinza. A **agnosia para cores** é definida como o não reconhecimento das cores, embora a capacidade de distinguir tonalidades esteja preservada. Essa condição consiste em um distúrbio aperceptivo, enquanto a agnosia para cores é um transtorno associativo. A acromatopsia resulta de lesões nos giros linguais e nas porções posteriores dos giros fusiformes, áreas relacionadas à percepção, enquanto a agnosia para cores ocorre devido a lesões mais anteriores no giro fusiforme esquerdo, estando mais relacionada à associação semântica. Danos unilaterais no giro lingual podem causar hemiacromatopsia contralateral.

Transtornos na percepção visuoespacial (síndrome de Balint)

Danos **bilaterais** na via occipitoparietal dorsolateral levam ao surgimento da **síndrome de Balint**, cujas manifestações são ataxia óptica, apraxia oculomotora e simultanagnosia.[13,25]

A **ataxia óptica** consiste na incapacidade de alcançar com as mãos um alvo guiado pela visão. Muitas vezes o paciente fica tateando em busca dos objetos que deseja alcançar, o que leva a um aspecto que lembra alguém com uma deficiência visual. Não é incomum esses pacientes serem levados inicialmente a um oftalmologista e não a um neurologista. No exame neurológico, é solicitado ao paciente que pegue um objeto, como um molho de chaves, mas ele não é capaz alcançá-lo. Por outro lado, se um estímulo auditivo for feito com o objeto, balançando-se as chaves, por exemplo, ele consegue alcançá-las e agarrá-las. É importante que o teste seja feito nos quatro quadrantes do campo visual.

Uma manobra também muito útil é o "índex do examinador-nariz". O paciente não consegue alcançar o dedo do examinador, mas é capaz de acertar o seu próprio nariz, o que diferencia de um erro de uma ataxia cerebelar ou sensitiva. Embora a síndrome de Balint requeira um comprometimento bilateral, uma lesão unilateral do córtex parietal posterior pode levar à hemiataxia óptica apenas no hemicampo contralateral.

A **apraxia oculomotora** (ou "paralisia psíquica do olhar"), por sua vez, é a incapacidade de gerar sacadas voluntárias guiadas por um alvo visual, representando, portanto, uma falha no sistema de exploração visual. Durante o exame, o indivíduo não consegue direcionar o olhar para um alvo estabelecido, como o dedo do examinador. No entanto, as sacadas reflexas estão preservadas, como aquelas presentes no nistagmo optocinético ou geradas por um alvo que surge inesperadamente no campo visual periférico. Assim como na ataxia óptica, lesões occipitoparietais unilaterais podem levar à apraxia oculomotora apenas para sacadas que se movem para o lado contralateral da lesão.

Por fim, a **simultanagnosia** é a incapacidade de integrar os detalhes visuais em um todo coerente. Ao ver uma cena ou um objeto, o indivíduo tem a percepção dos detalhes, mas é inábil de ver e interpretar uma cena (ou um objeto) como um todo. Trata-se, portanto, de uma **inatenção visuoespacial,** em que o paciente não é capaz de focar a atenção em múltiplos alvos visuais presentes simultaneamente em uma cena complexa, embora a percepção de cada item

isoladamente esteja preservada. À beira do leito, alguns testes podem ser feitos, como solicitar ao paciente, por exemplo, que descreva a prancha do "roubo de biscoitos" (Figura 23.10). O paciente com simultanagnosia consegue "ver" detalhes, como os pratos ou a água no chão, mas é incapaz de descrever toda a cena. Outro método consiste em escrever em uma folha de papel várias letras em tamanhos diferentes, e solicitar ao paciente que aponte uma determinada letra. Pacientes com simultanagnosia conseguem visualizar apenas as letras pequenas nas duas tarefas acima. Lesões da junção occipitoparietal medial, cúneo e sulco intraparietal também são descritas como associadas à simultanagnosia.

Agnosia auditiva

A **agnosia auditiva** é o transtorno do reconhecimento auditivo em pacientes com as vias auditivas primárias íntegras.[25] Ocorre quando há lesão bilateral na área auditiva secundária, no giro temporal superior. Pode ser confundida com a afasia sensitiva, mas diferentemente de um paciente afásico, o paciente com agnosia auditiva não apresenta anomia ou parafasias na fala espontânea e é capaz de compreender pela leitura.

A **surdez pura para palavras** é definida como a inabilidade de reconhecer palavras pela audição (mas não pela escrita), na ausência de afasia ou de hipoacusia de origem periférica. É considerada uma **agnosia auditiva verbal**, pois, diferentemente da agnosia auditiva, na surdez pura para palavras os sons não verbais são reconhecidos (como o som de uma buzina ou de sinos, por exemplo). Essa condição comumente decorre de lesões no segmento anterior dos giros temporais superiores bilaterais, o que leva a uma desconexão entre os córtices auditivos primário e secundário e a área de Wernicke.

Outra forma especial de agnosia auditiva é **amusia**, caracterizada pelo déficit de reconhecimento de melodias e notas musicais. A amusia geralmente surge após lesões nas áreas auditivas no hemisfério não dominante.

Agnosia tátil

A percepção tátil se inicia no córtex somatossensorial primário (S1) no giro pós-central e segue em duas vias paralelas para as áreas somatossensoriais secundárias (S2) no lobo parietal.[26] A via ventral, localizada no córtex parietal ventral (S2), codifica informações sobre tamanho, forma e textura dos objetivos, permitindo o reconhecimento tátil (**estereognosia**). Lesões nessa via estão associadas à incapacidade de reconhecer formas e texturas pelo tato (**astereoagnosia**). Quando o paciente reconhece os elementos táteis (forma, textura), mas não reconhece qual é o objeto, denomina-se **agnosia tátil**. Já a via dorsal direciona-se ao córtex parietal posterior (áreas 5 e 7 de Brodmann) e integra informações de tamanho e peso dos objetos à propriocepção para o planejamento do movimento. Danos nessa via resultam em apraxia ideomotora.

Síndrome de Gerstmann

A síndrome de Gerstmann foi descrita a partir de lesões do **giro angular esquerdo** e é caracterizada por quatro sinais: **agrafia, acalculia, agnosia digital** e **confusão direita-esquerda**.[27] Além da síndrome de Gerstmann (completa ou com apenas alguns dos seus sinais), patologias envolvendo o giro angular esquerdo também podem levar a outros achados, como **anomia, alexia (com agrafia)** e **apraxia de**

construção. Esses sinais, portanto, ilustram o papel da encruzilhada temporoparietal do hemisfério esquerdo como ponto de convergência e integração entre as diversas informações multimodais (visuais, táteis e auditivas) e semânticas que são convertidas em símbolos (grafemas, fonemas, números), em contraposição ao hemisfério direito, mais associado à atenção visuoespacial e às habilidades visuoconstrutivas.

A agnosia digital e as dificuldades com direita-esquerda mostram a importância do giro angular esquerdo, e, de forma mais abrangente, do lobo parietal, não apenas na linguagem, mas na representatividade cognitiva do esquema corporal. Ademais, o conhecimento dos dedos está ligado a noções de números e cálculos, como, por exemplo, fazer contas com os dedos (vale lembrar que *digitus*, do latim, refere-se tanto a dedos como números).

A avaliação consiste em reconhecer os números e realizar operações aritméticas que devem ser escritas no papel. Fazer cálculos mentalmente, como nas subtrações seriadas do exame do estado mental, não é uma forma adequada de se testar a capacidade de fazer cálculos, pois o paciente pode ter dificuldades devido a prejuízos na atenção e na memória operacional, e não por acalculia. A dificuldade em realizar cálculos escritos no papel pode se dar mais por uma dificuldade visuoespacial de posicionamento dos números do que por efetuar a operação matemática propriamente dita.

TRANSTORNOS DA ATENÇÃO

Bases anatomofisiológicas da atenção

A atenção pode ser definida como a capacidade cerebral de selecionar, dentre inúmeros estímulos provenientes do ambiente, aquelas informações específicas relevantes para uma determinada finalidade.[28] Como se vê, a atenção não focaliza um único tipo de estímulo, mas modula o processamento cognitivo de diversos estímulos sensoriais para os quais ela é direcionada. Outro papel da atenção é exercer influências inibitórias e supressivas sobre as informações a serem ignoradas. Como consequência, os transtornos na atenção podem levar a perturbações em outras funções cognitivas. Por essa razão, é recomendada cautela na interpretação do exame cognitivo em pacientes desatentos.

Os estados de vigília e alerta representam os níveis mais básicos de atenção. De certa forma, estar acordado (vígil) e em alerta são as condições mínimas para uma pessoa ser capaz de perceber os estímulos e extrair alguma informação do ambiente. Pacientes com rebaixamento do nível de consciência são incapazes de ter conhecimento e percepção de si próprios e do ambiente.

Esse sistema de vigília e alerta é também chamado "matriz atencional", e é determinado pela interação entre a formação reticular do tronco encefálico (o sistema ativador reticular ascendente [SARA]), o diencéfalo e os hemisférios cerebrais.[29] Lesões difusas no córtex, ou estratégicas no SARA ou no diencéfalo, podem levar a um rebaixamento do nível de consciência e/ou transtornos atencionais. O *delirium* (ou síndrome confusional aguda) representa o mais importante transtorno da atenção e da consciência, sendo caracterizado por instalação aguda e curso flutuante.

Entretanto, a atenção não se resume a estar vígil e alerta; várias modalidades de atenção são recrutadas quando se seleciona, sustenta, divide e alterna um foco atencional, permitindo manipular diversas informações e executar tarefas de múltiplos passos. Atenção sustentada, atenção dividida e atenção seletiva formam as modalidades da atenção complexa. A atenção sustentada (também chamada "vigilância") consiste em manter o estado de alerta continuamente ao longo do tempo, focalizando em uma tarefa de forma ininterrupta. A atenção dividida consiste em dividir a atenção em diversos focos atencionais quando se realizam várias tarefas (é o que se chama "multitarefa"). Já a atenção seletiva é recrutada quando, diante de diversos estímulos e tarefas concorrendo entre si, seleciona-se uma tarefa ou estímulo para focar. Como se pode observar, as diversas modalidades da atenção complexa são recrutadas em comportamentos dirigidos para uma finalidade, e por isso estão fortemente atreladas às funções executivas.[28]

Enquanto a matriz atencional é um sistema ascendente (*bottom-up*) dos núcleos monoaminérgicos e colinérgicos localizados no SARA em direção aos hemisférios cerebrais, várias áreas corticais exercem um controle de cima para baixo (*top-down*) sobre as diversas modalidades da atenção complexa. O córtex parietal heteromodal fornece um mapa sensorial do espaço peripessoal, enquanto o córtex pré-frontal dorsolateral exerce o controle executivo da atenção, e os campos oculares frontais fornecem os programas motores para mover o foco da atenção com os olhos. A região anterior do giro do cíngulo direciona a atenção de acordo com o significado motivacional do estímulo ou informação. O hemisfério direito é dominante nessa rede cortical atencional. Lesões nessas estruturas levam a transtornos na atenção complexa (sustentada, dividida e seletiva), muitas vezes associados a uma síndrome disexecutiva.[2,28]

Outra estrutura importante na atenção complexa é o pulvinar do tálamo, que regula a transmissão de informações entre regiões corticais que processam os estímulos relevantes para a atenção. Em geral, o pulvinar atua como o relé principal nas conexões córtico-tálamo-corticais envolvidas nos processos atencionais complexos.

Semiologia da atenção

A avaliação da atenção começa pela anamnese, na qual o examinador deve observar a capacidade do paciente em se concentrar na entrevista, ou se ele é facilmente distraído por estímulos externos. Testes da extensão de dígitos na ordem direta e de vigilância são duas avaliações de atenção que podem ser facilmente feitas à beira do leito. Na extensão de dígitos (*digit span*) na ordem direta, o examinador deve enunciar dígitos de 0 a 9 de forma aleatória, pausadamente, um dígito por segundo, sem ritmo, e em seguida o paciente deve repeti-los na mesma sequência. Inicia-se com dois dígitos (por exemplo, "2, 9"). O acerto de ao menos cinco dígitos é considerado normal (indivíduo atento).

No teste de vigilância (ou de atenção sustentada), é solicitado ao indivíduo que eleve a mão quando ouvir uma determinada letra em uma sequência aleatória de letras (p. ex., a letra "A" na sequência "AHBATGAAARUAFBSTA"), enunciadas também pausadamente, uma letra por segundo. Quanto mais desatento, maior o número de erros. Além da atenção, esse teste permite avaliar um pouco da capacidade de controle inibitório.

Atenção espacial e síndrome de heminegligência

O córtex de associação heteromodal do lobo parietal direito exerce um papel dominante na rede de atenção espacial, por meio da integração das informações espaciais do ambiente peripessoal com as diversas modalidades sensoriais, permitindo direcionar o foco atencional.[1,28] Além disso, é no córtex parietal que ocorre a integração entre as informações sensoriais do mundo peripessoal com o espaço corporal (também chamado "esquema corporal"). O hemisfério direito é capaz de dirigir a atenção para ambos os hemiespaços, enquanto o hemisfério esquerdo foca a atenção apenas para o espaço contralateral. Assim, lesões no córtex parietal direito resultam na **síndrome de heminatenção espacial**, conhecida como "heminegligência à esquerda". Há uma negligência na percepção de informações sensoriais e, consequentemente, o indivíduo não se sente compelido a explorar esse hemiespaço. A síndrome de heminegligência, portanto, apresenta um componente perceptivo e outro motor exploratório.[1,28,30] Conforme mencionado anteriormente, outras estruturas corticais (como o campo ocular frontal e o giro do cíngulo) e subcorticais (como o núcleo caudado e o pulvinar do tálamo) participam da rede de atenção espacial; desse modo a heminegligência não é exclusividade de lesões parietais à direita.

O principal sinal do **componente perceptivo** é o fenômeno de extinção. Nele, quando o indivíduo recebe simultaneamente dois estímulos (visuais, táteis ou auditivos), um em cada hemiespaço, não há uma percepção do estímulo no hemiespaço contralateral ao da lesão, quando na ausência de déficits sensoriais primários. Por exemplo, o examinador movimenta um dedo em cada hemicampo e o paciente tem a percepção em cada lado. No entanto, quando ele movimenta simultaneamente os dedos nos dois lados, o paciente refere "ver" apenas o dedo no hemicampo direito.

O **componente motor exploratório** é observado quando o paciente adota a postura de desvio do olhar conjugado para a direita e explora apenas o lado direito do ambiente. Por exemplo, ao se alimentar, o indivíduo come apenas o que há no lado direito do prato, ou o paciente não direciona o olhar e a cabeça em direção ao examinador quando esse se encontra no seu lado esquerdo. O desvio do olhar conjugado comumente reflete um dano nos campos ocular frontal e parietal. Alguns testes úteis para a avaliação do componente motor exploratório são a bissecção de uma linha e o cancelamento de linhas. No primeiro teste, desenha-se uma única linha na direção horizontal, solicitando-se ao paciente que trace outra linha, dividindo-a ao meio. O paciente heminegligente desloca esse traço para direita. No segundo teste, diversas linhas são desenhadas em uma folha de papel, pedindo-se ao paciente para fazer um traço em cada uma delas. Novamente, apenas as linhas à direita são marcadas. É interessante notar que os erros nos dois testes também demonstram o componente perceptivo visual da heminatenção. Outra maneira de se avaliar a heminegligência se dá em provas de habilidades visuoconstrutivas, como no teste do desenho do relógio ou a cópia de um cubo. Aqui é possível notar que, além de usar apenas o lado direito da folha de papel, o desenho apresenta omissões ou distorções de detalhes do lado esquerdo da figura.

Além dos componentes descritos, o paciente com heminegligência pode não reconhecer partes corporais do hemicorpo esquerdo como sendo suas, ou mesmo ignorá-lo como um todo. A esse sintoma dá-se o nome de **hemiassomatognosia.** Quando há um conteúdo de delírio associado (p. ex., acreditar que aquele braço pertence a outra pessoa), denomina-se **somatoparafrenia.**[30]

Outro sinal muito frequente é a **anosognosia**, descrita como a incapacidade do indivíduo de ter consciência do seu próprio déficit neurológico. Por exemplo, a heminegligência comumente é acompanhada de hemiparesia esquerda quando é decorrente de um infarto no território da artéria cerebral média direita. Nesses casos, o paciente pode não reconhecer que está hemiparético e acreditar estar com a força muscular normal. Tanto a hemiassomatognosia como a anosognosia são mais comumente observadas na fase aguda de injúrias no lobo parietal direito.

NEURONAVEGAÇÃO ESPACIAL E TRANSTORNOS DA ORIENTAÇÃO TOPOGRÁFICA

A **orientação topográfica (ou espacial)** é uma função cognitiva bastante complexa e envolve uma ampla rede, integrando diversos domínios cognitivos, como a memória espacial, a percepção visual e o esquema corporal. Podemos afirmar que essa complexa rede atua como se fosse o nosso "**GPS cerebral**". O comprometimento nessa via se manifesta pela **desorientação topográfica ou espacial**.[28]

A orientação topográfica pode ser dividida em alocêntrica e egocêntrica. A **orientação alocêntrica** pode ser definida como a percepção da distribuição espacial de marcos que levam à formação de mapas topográficos.[10,30] Um exemplo de orientação alocêntrica é saber que o prédio da prefeitura fica em uma determinada rua, ao lado de uma praça e a 100 metros de um teatro. A orientação alocêntrica está associada à memória espacial e ao reconhecimento visual dos marcos topográficos.

A região medial do lobo temporal exerce um papel crítico no aprendizado de novas rotas (memória espacial) e no desenho de um "**mapa topográfico cognitivo**". Estudos em animais permitiram identificar neurônios hipocampais que disparavam seletivamente quando o animal estava em uma localização específica do ambiente, as chamadas "células de lugar" (*place cells*).[10] Algumas células no córtex entorrinal também respondem a informações espaciais. A importância do lobo temporal medial para a orientação espacial explica por que a desorientação espacial é um sintoma frequente nas fases iniciais da doença de Alzheimer.

Os giros para-hipocampal e fusiforme adjacente desempenham uma função importante na orientação topográfica alôcentrica, por meio do reconhecimento de pontos de referência no ambiente, o que permite a elaboração de rotas. Danos nesses dois giros, sobretudo à direita, podem levar a uma **agnosia de marcos**.

A **orientação egocêntrica** consiste na relação espacial do indivíduo com o ambiente. Esse sistema permite que saibamos se estamos próximos ou distantes de um destino, ou se um determinado prédio se encontra à frente, à esquerda ou à direita. É também por meio dessa orientação egocêntrica que conseguimos percorrer uma rota desconhecida e chegar ao destino após sermos instruídos por alguém ("ande mais três quarteirões e vire à direita; o prédio que você busca está a 200 metros"). A orientação egocêntrica está intrinsecamente associada ao nosso esquema corporal e à percepção do espaço peripessoal. O córtex parietal, em especial a região do pré-cúneo (parietal medial), promove a integração das informações topográficas com o esquema corporal. Por fim, o córtex retroesplênico no giro do cíngulo se insere como um ponto de conexão, integrando os dois tipos de orientação em um único "sistema de neuronavegação".[30]

24

Transtornos do Comportamento

Lucas de Andrade Saraiva • Leonardo Cruz de Souza

O presente capítulo visa apresentar um panorama geral dos principais transtornos de comportamento associados a doenças neurológicas. Trata-se de sintomas altamente frequentes e com notáveis impactos clínicos e na qualidade de vida dos pacientes e seus familiares. Abordaremos alguns aspectos anatomofuncionais básicos acerca da circuitaria neural relacionada à regulação emocional-comportamental; em seguida apresentaremos as relações entre os transtornos comportamentais e os déficits de cognição social. Por fim, revisitaremos os principais transtornos comportamentais sob uma perspectiva clínica.

NEUROANATOMIA E NEUROFISIOLOGIA DO SISTEMA LÍMBICO E SEU PAPEL NO COMPORTAMENTO E NAS EMOÇÕES

A descrição do sistema límbico encontra suas origens no século XVII, quando Thomas Willis, médico, anatomista e fisiologista britânico, propôs o termo "límbico" para designar as estruturas corticais na região medial do hemisfério cerebral, circundando o tronco cerebral. Posteriormente, no século XIX, o francês Paul Broca sugeriu que o sistema límbico nos mamíferos fosse constituído principalmente pelo giro do cíngulo, giro para-hipocampal e hipocampo. Broca denominou esse conjunto de regiões como "lobo límbico". Em 1937, James Papez aventou que tais estruturas se relacionavam reciprocamente em um circuito fechado.[1] O circuito de Papez seria constituído por uma rede integrada de estruturas corticais e subcorticais associadas às funções emocionais e à memória. Essa circuitaria tem início na formação hipocampal, que envia projeções, por meio do fórnix, para os corpos mamilares; adiante, pelo trato mamilotalâmico, dirige-se para os núcleos anteriores do tálamo; a seguir, as projeções alcançam o giro do cíngulo e retornam à formação hipocampal. Posteriormente, conforme novos resultados eram obtidos por pesquisas, outras regiões foram acrescidas ao circuito de Papez. Um importante acréscimo no circuito de Papez foi realizado por Paul MacLean, que sugeriu que o córtex pré-frontal (mais especificamente o córtex orbitofrontal e o mediofrontal), a área septal, o núcleo *accumbens*, a amígdala e o hipotálamo integravam uma rede neural complexa no sistema límbico, envolvida no comportamento emocional (Figura 24.1).[1]

A Tabela 24.1 reúne os principais componentes do sistema límbico, em sua concepção atual, acompanhado de um breve descritivo anatomofuncional de cada estrutura.

CORRELAÇÕES ANATOMOFISIOLÓGICAS DA COGNIÇÃO SOCIAL E TEORIA DA MENTE

No Man is an Island[2]
No man is an island entire of itself; every man
is a piece of the continent, a part of the main;
if a clod be washed away by the sea, Europe
is the less, as well as if a promontory were, as
well as any manner of thy friends or of thine
own were; any man's death diminishes me,
because I am involved in mankind.
And therefore never send to know for whom
the bell tolls; it tolls for thee.

O famoso poema em prosa "Nenhum homem é uma ilha", escrito pelo poeta jacobita inglês John Donne e publicado pela primeira vez em 1624, remete-nos à relevância da interação entre os indivíduos inseridos em uma sociedade. Considerando o grupo dos animais sociais, ou seja, aqueles capazes de interagir com outros membros da sua própria espécie com o objetivo de alcançar um ganho coletivo ou individual, podemos apontar o ser humano como a espécie que apresenta as habilidades sociais mais complexas e com capacidades mais desenvolvidas para processar estímulos sociais ambíguos e complicados. Os múltiplos estímulos sociais demandam que o ser humano incremente habilidades ao longo do seu desenvolvimento para que possa perceber e interpretar de forma apropriada os sinais e pistas sociais, desde aquelas vistas como mais simples, até as mais obscuras e

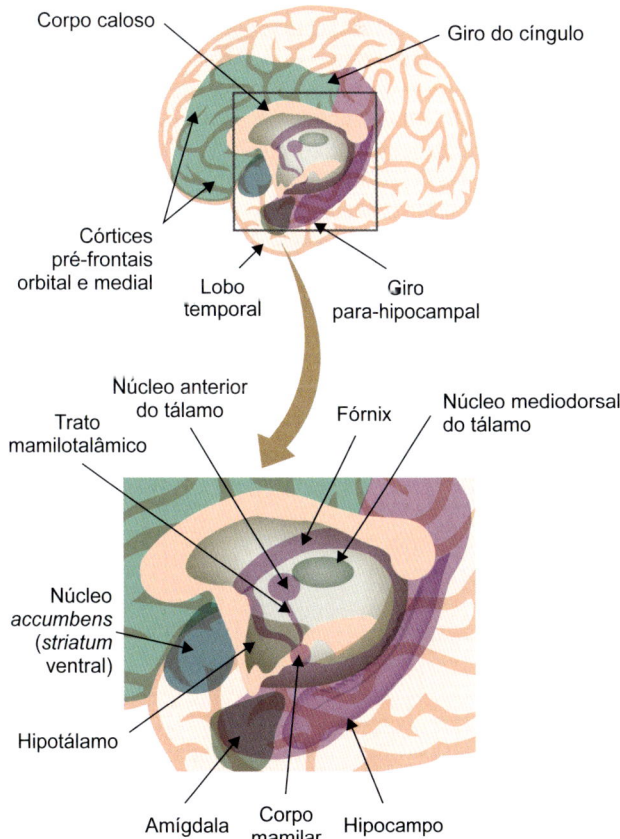

Figura 24.1 Visão geral das estruturas que compõe o sistema límbico.

Tabela 24.1 Principais componentes do sistema límbico.

Estrutura	Aspectos neurofuncionais
Hipocampo	Sua região anterior apresenta conexões com o lobo temporal, estando envolvida com emoções (regulação do estresse) e comportamento motivado. Em contrapartida, sua porção posterior se associa com o aprendizado e a memória (principalmente: função visuoespacial e memória declarativa, que está associada à aquisição de novas informações). Lesões das regiões anteriores e/ou posteriores do hipocampo podem ocasionar, respectivamente, transtornos de humor, como depressão, e amnésia do tipo anterógrado.
Amígdala	Participa na modulação de diversos processos emocionais, como agressividade, raiva, medo, ansiedade e comportamento sexual. Além disso, a amígdala participa em decisões de "luta-fuga", funcionando com um "botão de alarme", que é ativado por informações sensoriais provenientes do córtex cerebral. Ademais, a amígdala pode participar do processamento e consolidação das memórias afetivas e da associação entre estímulos e recompensa.
Giro do cíngulo	Por meio de suas conexões com a amígdala e o córtex orbitofrontal, o giro do cíngulo participa do processamento de emoções. Ademais, essa estrutura também exibe funções associadas à memória, por meios de conexões com o hipocampo e o córtex pré-frontal dorsolateral. A lesão dessa estrutura está relacionada a transtornos de humor, como depressão, além de ansiedade, agressividade, alterações de personalidade, apatia e mutismo.
Giro para-hipocampal	Está relacionado com o armazenamento de memória de longo prazo. A lesão dessa estrutura pode causar amnésia retrógrada, com relativa preservação da memória anterógrada.
Hipotálamo	Está relacionado ao controle das funções neurovegetativas, como sede, fome e vigília. Além disso, o hipotálamo participa do sistema de recompensa e do processamento de emoções de medo, raiva e reações de "luta-fuga".
Tálamo	Está associado à coordenação de informações sensitivas, na regulação da motricidade e na modulação do comportamento emocional, como felicidade, nojo, raiva etc.
Área septal	Considerada uma estrutura integrativa do lobo límbico, o septo recebe fibras aferentes do córtex pré-frontal e do hipocampo, cujas informações cognitivas são atreladas às informações afetivas provenientes de aferências da amígdala e do hipotálamo. As vias eferentes septais estão associadas ao controle das emoções e das funções neurovegetativas.
Córtex pré-frontal	O córtex pré-frontal (CPF) é uma área essencial para a integração das informações cognitivas, motivacionais e afetivas, tendo papel-chave no desenvolvimento e coordenação da cognição social. Devido a esse papel central, o CPF é de grande importância na determinação da personalidade e do comportamento humano. Podemos subdividir o CPF em três regiões: medial, orbital e dorsolateral. O CPF medial está associado com o controle cognitivo e emocional e participa nas tarefas de tomada de decisão. A lesão dessa região pode gerar apatia e redução da iniciativa, desinibição, impulsividade e redução da capacidade de julgamento e de tomada de decisões. A região orbitofrontal participa na integração das emoções com os comportamentos sociais, motivação/recompensa e nas tomadas de decisões. Lesões dessa região podem ocasionar redução da empatia, isolamento social, hipersexualidade, agressividade verbal e adicção. O CPF dorsolateral se relaciona com a regulação e inibição do comportamento, estando ainda associado a processos cognitivos como atenção, flexibilidade cognitiva, pensamento abstrato e cognição social.

contraditórias, tão típicas das relações humanas. O aprimoramento dessas habilidades e competências resulta em interações sociais bem-sucedidas. Os processos cognitivos subjacentes a essas habilidades sociais estão agrupados pelo termo "cognição social".[3,4]

A cognição social diz respeito a um grupamento intrincado de habilidades mentais associadas a percepção, processamento, interpretação e resposta a estímulos sociais.[5] Juntas, essas habilidades sociocognitivas permitem que os seres humanos se comportem adequadamente conforme os ambientes sociais em que estão inseridos. A cognição social abarca competências primordiais, como processamento facial, teoria da mente, raciocínio social, julgamento social ou moral e tomada de decisões sociais.[3,4] Um dos aspectos centrais da cognição social é a teoria da mente.

O conceito de "teoria da mente" (theory of mind [ToM]) se refere à capacidade de inferir e prever os estados mentais de si mesmo e de outros, incluindo intenções, pensamentos e crenças — e, desse modo, antecipar o comportamento de terceiros.

Para alcançar uma interação social e comunicação satisfatórias, é imprescindível que tenhamos a capacidade de compreender que as crenças dos outros podem ser distintas das nossas próprias e que, por conseguinte, seus comportamentos também podem se revelar diferentes. Em outras palavras, as habilidades de ToM se revelam como autênticos pilares responsáveis pela compreensão das intenções de outras pessoas. Portanto, não surpreende o fato de que distúrbios das habilidades da ToM possam acarretar déficits nas

áreas de cognição social relacionadas à comunicação e à interação, além do comportamento.

Um modelo amplamente difundido sobre a ToM propõe que não se trata de um processo rígido e indivisível, mas constituído por subprocessos cognitivos e afetivos. Por um lado, os componentes cognitivos seriam responsáveis pela capacidade de inferência das crenças e motivações de terceiros. Por outro, os componentes afetivos se referem às habilidades de inferir o que o outro sente.

Alguns trabalhos com ressonância magnética funcional conseguiram delinear uma rede de circuitaria cerebral supostamente específica para a ToM.[4,6] Segundo esses estudos, essa rede estaria envolvida de forma sistemática com todos os tipos de tarefas que demandam habilidades associadas à ToM, e inclui as seguintes estruturas cerebrais: córtex pré-frontal medial (CPFm), junção temporoparietal (JTP), sulco temporal superior posterior (STSP), córtex cingulado posterior (CCP) e pré-cúneo. Além dessas regiões, outras áreas cerebrais têm sido constantemente associadas aos mecanismos da ToM. A Tabela 24.2 resume as principais regiões envolvidas com a ToM, além de incluir outras regiões também implicadas à ToM.

Além disso, quando consideramos os componentes afetivos e cognitivos da ToM, os trabalhos têm apontado especificidade topográfica em determinadas estruturas dessa rede de circuitaria cerebral. Se, por um lado, o CPFdl está mais envolvido em processos ligados ao componente cognitivo da ToM, o CPFvm se encontra mais ativo durante tarefas associadas ao componente afetivo da ToM. Tais subcomponentes

Tabela 24.2 Principais regiões envolvidas com a teoria da mente.

Região cerebral	Área de Brodmann
Regiões posteriores	
Junção temporoparietal (JTP)	39, 40
Córtex cingulado posterior (CCP)/pré-cúneo	31, 7
Sulco temporal superior posterior (STSP)	21, 22
Regiões límbicas e paralímbicas	
Córtex orbitofrontal (COF)	11, 12, 47
Córtex pré-frontal ventromedial (CPFvm)	10, 32
Córtex cingulado anterior (CAA)	24, 32
Polo temporal	38
Amígdala	Região subcortical
Estriado	Região subcortical
Regiões frontais	
Córtex pré-frontal dorsomedial (CPFdm)	8, 9
Córtex pré-frontal dorsolateral (CPFdl)	9, 46
Giro frontal inferior (GIF)	44, 45, 47

podem ser medidos pelo teste de *faux pas*, elaborado para a avaliação da ToM.[7] Pacientes com lesão no CPF têm desempenho prejudicado nesse teste. Durante a execução do teste de *faux pas*, o avaliador lê 20 histórias em voz alta para o paciente, metade delas contendo uma gafe social (em francês *faux pas*). Ao final de cada história, o paciente deve apontar se os personagens exibiram alguma fala ou comportamento inapropriado, ou seja, se a história contém uma gafe social (componente afetivo). Além da detecção da gafe, o teste apresenta outras questões com o intuito de avaliar a capacidade de atribuir estados mentais aos personagens da história (componente cognitivo). É importante observar que pacientes com lesão no CPFvm apresentam maior dificuldade na detecção das gafes nas histórias do teste de *faux pas* (o que corresponde ao componente afetivo do teste), enquanto pacientes com lesão no CPFdl conseguem identificar a presença das gafes, mas não são capazes de inferir corretamente o estado mental dos personagens (o que corresponde ao componente cognitivo do teste).

SÍNDROMES FRONTAIS E TRANSTORNOS DA COGNIÇÃO SOCIAL

Dentre as síndromes frontais degenerativas, a mais frequente é a variante comportamental da demência frontotemporal (DFTvc). O diagnóstico clínico da DFTvc pode se revelar um desafio colossal, haja vista que no estágio inicial da síndrome o paciente pode ser erroneamente diagnosticado como portador de transtorno psiquiátrico primário ou de outro quadro neurodegenerativo, como a doença de Alzheimer (DA).[8] A sobreposição de sintomatologia psiquiátrica é causa frequente de erros diagnósticos entre DA, DFTvc e transtornos psiquiátricos primários.

Até o presente momento, nenhum algoritmo de avaliação neurocognitiva apresentou eficiência absoluta para diferenciar nitidamente a DFTvc de síndromes psiquiátricas primárias. A maioria dos testes cognitivos auxilia na identificação de disfunções executivas. Todavia, além de as disfunções cognitivas não se mostrarem necessariamente exuberantes

em todos os casos de DFTvc, tais déficits também são comumente detectados nas síndromes psiquiátricas.[9] Dessa forma, a avaliação neuropsicológica pode ser mais útil nas avaliações longitudinais, com o intuito de verificar declínio cognitivo envolvendo pacientes sabidamente portadores de diagnóstico neurodegenerativo. Nessa perspectiva, a avaliação da cognição social pode se revelar uma possibilidade mais acurada para o diagnóstico diferencial. A cognição social inclui ToM, reconhecimento de emoções, empatia e discernimento moral.

Alterações envolvendo a cognição social correspondem a sintomas nucleares precoces na história natural da DFTvc, podendo desencadear respostas sociais inapropriadas, além de retração afetiva.[9] Embora na prática clínica o comprometimento da cognição social sinalize para um possível diagnóstico de DFTvc, ele também pode estar presente no quadro clínico de outras doenças neurodegenerativas e síndromes psiquiátricas como esquizofrenia, transtorno bipolar e autismo.[5]

Em um estudo realizado por Gossink et al.,[10] concluiuse que a avaliação do reconhecimento de emoções (um domínio da cognição social), por meio do teste *Ekman 60 Faces,* contribuiu para distinguir pacientes com diagnóstico provável de DFTvc em relação a pacientes com diagnóstico de outras doenças demenciais e psiquiátricas, apesar da sobreposição dos sintomas neuropsiquiátricos (SNP) e sintomas cognitivos.

Uma interessante metanálise,[11] englobando 30 estudos, avaliou o nível de comprometimento da ToM em pacientes com diagnóstico de DFTvc (n = 273) e DA (n = 511), em relação a controles saudáveis (n = 671). Os achados do trabalho revelaram que a ToM se encontra prejudicada em ambas as doenças neurodegenerativas, embora de modos distintos entre si. Constatou-se que o nível de prejuízo da ToM estava relacionado à maior duração da doença e ao grau do déficit cognitivo atrelado às condições. Entretanto, os resultados do estudo revelaram que o comprometimento da ToM na DA, diferentemente da DFTvc, foi mais reduzido em comparação ao nível de comprometimento cognitivo geral. Ademais, quando foi realizado o pareamento dos participantes em termos de cognição geral, observou-se que os prejuízos da ToM foram consideravelmente maiores na DFTvc do que na DA.

O maior prejuízo da ToM na DFTvc não é um achado inesperado, haja vista que a fisiopatologia da DFTvc envolve a atrofia de regiões frontotemporais, como CPFvm, CPFdl, córtex temporal anterior e córtex frontoinsular, que são estruturas imprescindíveis para o desempenho adequado das habilidades que se relacionam com a cognição social e a ToM.[12] Como vimos no tópico anterior, há diversos estudos na literatura que corroboram esta relação entre atrofia nas regiões frontais e temporais, típicas da DFTvc, e o consequente prejuízo nas tarefas de ToM.

Por meio da bateria de cognição social denominada "mini-SEA", que envolve a aplicação do teste de *faux pas*, nosso grupo de pesquisa demonstrou que os pacientes com DFTvc exibiam maior prejuízo nas habilidades da ToM do que os pacientes com DA,[13] evidenciando a importância dos testes de cognição social para auxiliar no diagnóstico diferencial da DFTvc em comparação a outros quadros patológicos com alta sobreposição de sinais e sintomas, como é o caso da DA. Nesse contexto, instrumentos que avaliam a cognição social se mostram de grande valia para o diagnóstico precoce de DFTvc, talvez até superior aos testes neuropsicológicos clássicos.

MÉTODOS DE AVALIAÇÃO DOS SINTOMAS COMPORTAMENTAIS E DA COGNIÇÃO SOCIAL

Os instrumentos para avaliação dos sintomas comportamentais e de cognição social devem ser considerados pelos profissionais de saúde como métodos complementares à avaliação clínica do paciente. Embora não sejam métodos diagnósticos, esses instrumentos são de grande valia tanto no campo da pesquisa clínica quanto nas avaliações cotidianas nos consultórios. Tais instrumentos, além de reunir valorosas informações cognitivas e comportamentais para auxiliar no diagnóstico do paciente, também permitem acompanhar a evolução clínica do paciente perante as intervenções terapêuticas propostas.

Quando utilizados de maneira racional, os instrumentos de avaliação neuropsicológica contribuem de maneira considerável na avaliação global dos pacientes com processos neurodegenerativos, principalmente naqueles que exibem alterações comportamentais e psiquiátricas.[9]

A seguir, descreveremos brevemente alguns dos instrumentos mais utilizados na prática e pesquisa clínica.

Inventário Comportamental de Cambridge revisado (CBI-R)

O Inventário Comportamental de Cambridge,[14] versão revisada (CBI-R), é uma adaptação do original, constituído de 81 questões elaboradas com o intuito de avaliar sintomas psiquiátricos e comportamentais nas diversas doenças neurodegenerativas com perfis distintos, como DA, demência frontotemporal (DFT), doença de Parkinson (DP) e doença de Huntington. Por ser considerado um instrumento demasiadamente longo, foi elaborada uma versão reduzida de 45 itens, abarcando 10 subdomínios funcionais/comportamentais: memória e orientação; capacidades de vida diária; cuidados pessoais; comportamento anormal; humor; crenças; hábitos alimentares; sono; comportamentos estereotipados e motores; e motivação. O CBI-R avalia a frequência de cada comportamento específico em uma escala do tipo Likert, variando de 0 (equivalente a "nunca") a 4 (equivalente a "constantemente").

Em estudos de validação, o CBI-R demonstrou adequada capacidade discriminatória entre diagnósticos neurológicos, além de se mostrar válido para identificar a extensão das alterações comportamentais nessas doenças e monitorar sua progressão longitudinalmente.

Escala de Apatia

A Escala de Apatia[15] é um instrumento constituído por 14 questões voltadas para a avaliação de apatia nos quadros demenciais. Trata-se também de uma escala do tipo Likert, variando de 0 ("muito") a 3 ("de jeito nenhum"), podendo totalizar 42 pontos. Pontuações maiores são consideradas indicadores de maior gravidade da apatia, o sintoma neuropsiquiátrico mais prevalente nas demências, principalmente no que tange à DFT.

Inventário Neuropsiquiátrico

O Inventário Neuropsiquiátrico (NPI)[16] é um instrumento que abrange 12 categorias de sintomas neuropsiquiátricos, como delírios, alucinações, agitação/agressividade, depressão/disforia, ansiedade, elação/euforia, apatia/indiferença, desinibição, irritação/labilidade, comportamento motor aberrante, sono e apetite/distúrbios alimentares.

O NPI, além de fornecer um escore que quantifica o nível de gravidade de cada SNP do paciente, também permite a gradação do respectivo sofrimento ou estresse gerado pelo SNP do paciente no seu cuidador. Durante a aplicação do NPI, o profissional deve levar em consideração os relatos do paciente, familiar, cuidador, bem como as observações realizadas durante a sua avaliação clínica.

Os processos neurodegenerativos como a DA, DFT e outros quadros demenciais, além de exibirem declínio cognitivo e prejuízo funcional, também exibem diversos SNP em menor ou maior grau. Nesse contexto, o NPI se mostra como valioso instrumento para quantificar os SNP nos pacientes com demência, acompanhar a evolução da doença e avaliar a resposta às intervenções comportamentais e farmacoterapêuticas.

Mini-SEA

A *Social Cognition and Emotional Assessment* (SEA)[17] é uma bateria de testes desenvolvida para aprimorar o diagnóstico clínico da DFTvc, contribuindo para a diferenciação dos pacientes com DFTvc em relação à DA e à depressão maior, os principais diagnósticos diferenciais da DFTvc.

Sua versão reduzida, a mini-SEA,[13,18] permite uma avaliação mais rápida e prática da cognição social e do processamento emocional, por meio do uso de uma versão reduzida do teste de *faux pas* e do teste de reconhecimento de emoções faciais,[19] no qual o paciente precisa identificar qual emoção está sendo expressa nas diferentes que lhe são apresentadas.

PRINCIPAIS ALTERAÇÕES DO COMPORTAMENTO NAS DOENÇAS NEUROLÓGICAS E COMO DIFERENCIAR DE TRANSTORNOS PSIQUIÁTRICOS

Delirium

O *delirium*, ou estado confusional agudo, é um transtorno de elevada incidência, acometendo frequentemente idosos hospitalizados, sobretudo aqueles no pós-operatório de cirurgias ortopédicas de grande porte ou internados em unidades de terapia intensiva (UTI). Pacientes com déficit cognitivo já estabelecido têm maior risco de desenvolverem *delirium*.

O *delirium* normalmente é de rápida instalação (horas ou dias), caracterizando-se por associar alteração da vigília (redução do nível consciência, com diminuição da percepção do ambiente e da reatividade a estímulos externos) à alteração da atenção (dificuldade em manter ou mudar o foco da atenção). Pacientes com *delirium* comumente têm alteração do ciclo sono-vigília e déficits cognitivos, caracterizados por déficit da memória recente e dificuldade de orientação no tempo e no espaço. Tipicamente, o *delirium* tem caráter flutuante, com o paciente alternando, em um mesmo dia, períodos de intensa confusão mental com outros de sintomas mínimos. Os sintomas são normalmente mais intensos no final do dia, ao entardecer. Alucinações, ilusões e delírios também podem compor o quadro clínico.

O *delirium* pode ser classificado em três tipos, conforme sua apresentação: 1) forma hipovígil/hipoativa, caracterizada por graus diversos de rebaixamento do nível de consciência; 2) forma hipervígil/hiperativa, marcada por graus variáveis de agitação psicomotora, com hiperatividade, verborreia e, frequentemente, insônia; 3) forma mista, na qual o paciente alterna quadros hiper e hipoativos em um mesmo dia.

O diagnóstico do *delirium* é clínico. Os quadros hiperativos devem ser distinguidos de episódios maníacos e de crises de pânico, ao passo que as formas hipoativas devem ser diferenciadas de quadros depressivos. Em pacientes idosos, a ocorrência de um episódio confusional agudo deve suscitar investigação para identificar possíveis fatores causais de *delirium*. É fundamental frisar que as manifestações psiquiátricas podem decorrer não primariamente da doença de base, mas de intercorrências clínicas do paciente. Dor, distúrbios hidroeletrolíticos, jejum prolongado, constipação intestinal, hemorroidas, infecções, fecalomas e fraturas podem ser causas de SNP, notadamente *delirium* e agitação psicomotora. Assim, pacientes com *delirium* devem passar por avaliação clínica detalhada e rastreio laboratorial, com hemograma, ionograma, provas de funções renal e hepática e investigação de infecções, como as do trato urinário. Exames de neuroimagem, como a tomografia de crânio ou a ressonância magnética, podem ser necessários para descartar um fator estrutural (p. ex., hematoma subdural) como causa do quadro comportamental. É sempre essencial verificar cuidadosamente a lista de medicamentos do paciente, pois diversas medicações podem deflagrar quadros de *delirium* hipo ou hiperativo.

Quando corretamente identificado e tratado, o *delirium* é potencialmente reversível. A abordagem deve sempre incluir o tratamento do fator causal. Medidas não farmacológicas devem igualmente ser estabelecidas: colocar um relógio e um calendário no quarto do paciente, colocar objetos pessoais por perto (p. ex., fotos) e evitar tanto privação sensorial (quarto sem janelas) quanto estímulos sensoriais excessivos (barulho, televisão). O uso de antipsicóticos pode ser necessário nos quadros de grande agitação psicomotora e, nesses casos, os de segunda geração (quetiapina, olanzapina e risperidona) devem ser preferidos aos de primeira geração (clorpromazina e haloperidol).

Apatia

O termo "apatia" deriva da raiz grega *pathos* (paixão, pulsão vital) e da partícula privativa "a", indicando que a pessoa apática perdeu sua paixão, sua energia de viver. Em neuropsiquiatria, "apatia" refere-se comumente a estados clínicos caracterizados pela perda da motivação, de interesse ou, ainda, pela diminuição das emoções e dos sentimentos.

Como todas as manifestações neuropsiquiátricas, a apatia apresentada por um dado paciente deve ser compreendida considerando sua personalidade pré-mórbida, sua faixa etária e o contexto sociocultural em que está inserido. Deve-se atentar para o diagnóstico diferencial com transtorno depressivo. Embora se reconheça a frequente sobreposição clínica entre apatia e depressão, os quadros "puros" de apatia não apresentam determinados elementos característicos da depressão, como os pensamentos suicidas, a redução da autoestima e a culpa excessiva.

A apatia pode ser entendida como uma síndrome com repercussões emocionais, cognitivas e comportamentais, sendo categorizada em três tipos, de acordo com a topografia neuroanatômica envolvida e com os sintomas neuropsiquiátricos e cognitivos dominantes:

- Apatia afetivo-emocional: relacionada ao acometimento do CPFm e, em menor medida, das porções límbicas dos núcleos da base (*striatum* ventral, *pallidum* ventral)

- Apatia cognitiva: vinculada ao comprometimento do CPFdl e da porção cognitiva dos núcleos da base (núcleo caudado dorsal, *pallidum* dorsal)
- Comprometimento da autoativação: relacionada à disfunção das porções límbicas dos núcleos da base e do CPFdl.

Assim, de acordo com os sítios predominantes de envolvimento anatômico, a apatia se manifesta tanto por sintomas comportamentais (inatividade física), quanto afetivos (indiferença afetiva) e cognitivos (redução de ações voluntárias). Entre as manifestações possíveis, o paciente pode não mais se envolver com atividades que antes lhe eram prazerosas (abandono de *hobbies*), precisar ser estimulado para a higiene e a alimentação, não procurar mais a convivência com familiares e amigos, nem desejar fazer viagens ou passeios. A falta de projetos pessoais, a não elaboração de planos para o futuro e a perda de iniciativa também se inscrevem entre as manifestações apáticas.

O acometimento das regiões neuroanatômicas implicadas na apatia pode ser decorrente de vários transtornos neuropsiquiátricos.[20] Na DA, por exemplo, a apatia é o transtorno comportamental mais frequente, podendo ser observada em 25 a 75% dos pacientes.[21] A apatia pode estar presente desde os estágios iniciais da DA, estando geralmente associada à disfunção do CPFm.

A variante comportamental da DFT tem na apatia uma de suas principais características clínicas. A apatia na DFT está relacionada ao comprometimento de diferentes estruturas cerebrais, como o CPFdl e as regiões frontomesiais, cingular e insular.[22-24] Cumpre observar que a apatia na DFT pode se sobrepor a outras manifestações da doença, como desinibição e impulsividade.[25-27]

A apatia também pode ser identificada em pacientes com esclerose lateral amiotrófica (ELA), na DP e na CADASIL (acrônimo da expressão em inglês *cerebral autosomal dominant arteriopathy with subcortical infarcts and leukoencephalopathy*). Uma síndrome amotivacional também pode ser observada em indivíduos com histórico de adicção e uso abusivo de *cannabis* ou solventes orgânicos.

A abordagem terapêutica da apatia consiste primeiramente em otimizar o tratamento da condição subjacente, como no caso das demências. Em seguida, estratégias comportamentais, como o estabelecimento de rotinas e de estimulação supervisionada, devem ser implementadas. O tratamento farmacológico da apatia é difícil e com respostas modestas. Recentemente, um ensaio clínico demonstrou o benefício de psicoestimulantes, como o metilfenidato, em pacientes com DA.[28] Seu uso, porém, requer cuidados. A bupropiona, por sua vez, não se revelou eficaz para o tratamento da apatia na DA.[29] A estimulação magnética transcraniana tem sido investigada como alternativa terapêutica, mas ainda não há dados suficientes que corroborem seu uso.[30,31]

Depressão

Transtornos depressivos são observados em uma série de afecções neurológicas. Por exemplo, cerca de 30 a 40% dos pacientes com DA têm transtorno depressivo maior, podendo ser observado desde as fases iniciais da doença.[32] A depressão na DA também está associada a declínio cognitivo mais rápido e mais grave.[32] Os sintomas depressivos podem ser confundidos com apatia, sendo muitas vezes difícil estabelecer o diagnóstico diferencial entre essas duas condições.

Sintomas depressivos no paciente com DA podem ser tratados com os inibidores seletivos da recaptação de serotonina (ISRS). Mais recentemente, antidepressivos duais (inibidores seletivos da recaptação de serotonina e da norepinefrina [ISRSN]) também têm sido empregados, embora faltem dados que corroborem a recomendação formal do seu uso. A vortioxetina, antidepressivo com ação multimodal, mostrou-se efetiva em um ensaio clínico aberto em pacientes com DA, com benefícios sobre o humor e também sobre a cognição.[33]

De forma similar, a depressão é comumente observada na DP, ocorrendo em até 90% dos pacientes, com impacto negativo sobre as funções cognitivas, habilidades funcionais e qualidade de vida tanto do paciente quanto de seu cuidador. O diagnóstico de depressão no paciente parkinsoniano é dificultado pela sobreposição de manifestações clínicas comuns entre as duas condições, como a lentificação de processos cognitivos e as alterações do apetite e do sono. Os ISRS são as principais opções para o tratamento da depressão associada à DP e não pioram os sintomas motores da doença.[34] Ainda faltam estudos sobre o uso de antidepressivos duais (ISRSN).

Alucinações

Alucinações são percepções sensoriais que ocorrem sem que haja um estímulo correspondente, ao passo que ilusões resultam de uma interpretação equivocada ou "falsa" de um estímulo ambiental existente. As alucinações podem ter diferentes naturezas sensoriais (visuais, auditivas, olfativas, táteis) e ocorrem em diversas doenças neurológicas.

As alucinações são frequentes em doenças neurodegenerativas, sendo mais comuns nas sinucleinopatias (DP, demência por corpos de Lewy [DCL]) do que nas taupatias, como a DA.

Na DP, as alucinações acometem principalmente pacientes em estágios avançados da doença e sob tratamento dopaminérgico. As estatísticas acerca do fenômeno são variáveis, mas se estima que cerca de 50% dos pacientes apresentarão alucinações durante o curso da doença. Fármacos antiparkinsonianos, como os anticolinérgicos (biperideno, triexifenidil), a amantadina, os agonistas dopaminérgicos (pramipexol) e a selegilina, podem favorecer o surgimento de alucinações, as quais podem também estar relacionadas à disfunção de áreas visuais associativas. As alucinações do paciente parkinsoniano são comumente visuais e de curta duração, envolvendo animais ou pessoas. Ocorrem principalmente no período noturno, quando a baixa luminosidade e a sonolência aumentam a sua ocorrência. Alucinações auditivas de complexidade variável podem ocorrer, enquanto alucinações olfativas e táteis são raras.

Alucinações visuais são fenômenos precoces e frequentes na DCL, acometendo de 60 a 80% dos casos e fazendo parte dos critérios diagnósticos da doença.[35] Como na DP, as alucinações são tipicamente visuais, também envolvendo pessoas e animais. É importante ressaltar, contudo, que pacientes com DCL parecem ser emocionalmente mais vulneráveis às alucinações, podendo exibir reações de medo, ou interagindo verbalmente com a alucinação, tentando combatê-la. Pacientes com DCL também são suscetíveis à síndrome ou delírio de Capgras (também denominado "delírio de sósias" por alguns autores), no qual o paciente crê que o cônjuge é um impostor, insultando-o, o que é particularmente perturbador para pacientes e familiares.

As alucinações são raras nos estágios iniciais da DA, mas sua incidência aumenta com a progressão da doença, podendo acometer até 50% dos pacientes. O desenvolvimento de alucinações na DA parece decorrer do desequilíbrio entre os sistemas colinérgico e serotoninérgico, além do acometimento de estruturas límbicas. As alucinações estão relacionadas ao comportamento agressivo, a quedas e ao comprometimento do estado geral, e estão associadas à institucionalização precoce. Além das alucinações, pacientes com DA também manifestam frequentemente delírios, tipicamente de caráter paranoico, como ideias de roubo ou de que a família os abandonará.

Em outras doenças neurodegenerativas, como a DFT, a atrofia de múltiplos sistemas, a paralisia supranuclear progressiva e a síndrome corticobasal, as alucinações são raras, acometendo menos de 10% dos pacientes. Na DFT, sintomas maniformes são mais frequentes em pacientes com a expansão hexanucleotídea *C9orf72* e naqueles com associação entre DFT e ELA.

Nos pacientes com doença neurodegenerativa, a abordagem das alucinações deve incluir uma cuidadosa investigação de fatores secundários que possam desencadeá-las, como causas infecciosas, metabólicas ou medicamentosas. Alucinações e delírios leves podem ser tratados com medidas não farmacológicas, como correção de déficits visuais ou deixar uma luz acesa próxima ao leito do paciente à noite. Colocar objetos pessoais perto do paciente hospitalizado também pode ser benéfico, por aumentar a familiaridade com o ambiente estranho. Manifestações psicóticas em pacientes com doenças neurodegenerativas devem ser preferencialmente tratadas com antipsicóticos de segunda geração. Em virtude de seu perfil de segurança em relação aos sintomas motores extrapiramidais, a quetiapina e a clozapina são os medicamentos mais indicados para tratar manifestações psicóticas na DP, podendo também ser empregados na DCL. No entanto, o uso da clozapina requer estrito controle hematológico devido ao risco de leucopenia. Um estudo randomizado, multicêntrico e duplo-cego demonstrou que a risperidona e a olanzapina são superiores à quetiapina para tratar sintomas psicóticos em pacientes com DA, porém, com mais efeitos colaterais.

Comportamento obsessivo-compulsivo

Comportamentos compulsivos podem ser observados em uma significativa proporção de pacientes com DFT, sendo associados à disfunção do CAA e do córtex pré-motor. Os pacientes exibem desde estereotipias (movimentos repetitivos das mãos, oromandibulares, vocalizações estereotipadas e repetitivas) a comportamentos ritualísticos complexos, como o colecionismo de objetos. No entanto, contrariamente ao observado no transtorno obsessivo-compulsivo, pacientes com DFT não sofrem nem lutam contra suas compulsões. Os ISRS podem ser benéficos no manejo dos comportamentos compulsivos associados à DFT.

Ansiedade

Assim como a depressão, transtornos ansiosos se associam a um amplo espectro de doenças neurológicas. Agitação psicomotora e ansiedade são observadas ao longo de todo o curso da DA, sendo também frequentes em pacientes com DP. Em ambas as enfermidades, considera-se que o uso de ISRS seja benéfico no controle dos sintomas ansiosos, devendo-se evitar benzodiazepínicos, por estarem associados à piora cognitiva e ao risco de quedas.

Outros transtornos comportamentais

Transtornos de controle de impulso são frequentes com o uso de agonistas dopaminérgicos (p. ex., pramipexol) na DP. Na síndrome de desregulação dopaminérgica, os pacientes com DP apresentam compulsão por automedicação com fármacos dopaminérgicos, excedendo-se nas doses recomendadas e podendo desenvolver estereotipias motoras repetitivas e complexas (*punding*) e outras compulsões. Nesse contexto, os transtornos do controle de impulso na DP são considerados como complicações do tratamento dopaminérgico, de modo que os pacientes apresentam compulsão por compras, alimentação, jogos de azar e hipersexualidade. Não há tratamento estabelecido para essas condições clínicas, mas a abordagem pode incluir a redução ou a retirada do tratamento dopaminérgico e o uso de ISRS e de antipsicóticos atípicos.

Na DFTvc, podem ocorrer outras manifestações comportamentais, além da apatia e dos maneirismos complexos anteriormente descritos. A desinibição pode ser marcante em muitos pacientes, manifestando-se como um comportamento socialmente inadequado, perda de decoro ou de regras sociais, e atos impulsivos ou inconsequentes.[8] A inadequação social pode emergir como propostas e avanços sexuais, agressividade, furtos e infrações penais, trazendo, inclusive, consequências jurídicas ao paciente.[36]

As sociopatias na DFTvc podem estar relacionadas a déficits no julgamento moral e no controle inibitório, sendo comumente atribuídas à disfunção do COF. As boas regras de polidez e de convivialidade são corrompidas, e o paciente passa sistematicamente a cometer "faltas de educação", como ao se alimentar. A higiene pessoal se deteriora. A desinibição e a impulsividade características da DFTvc podem levar o paciente a cometer gastos financeiros vultosos, caindo em golpes financeiros e arruinando o próprio patrimônio.

Hiperoralidade e mudanças de padrão alimentar são observadas na doença, sendo também consideradas entre os critérios diagnósticos. Comportamento glutão, com nítida preferência por doces e alimentos açucarados, é comum. Os pacientes também podem manifestar hábitos alimentares excêntricos, ou passar a ter exigências alimentares (como em relação a horários de alimentação). A hiperoralidade se mostra com tendência à exploração oral de objetos ou no consumo excessivo de cigarros ou álcool. Fármacos que agem sobre o sistema serotoninérgico são comumente empregados no manejo farmacológico desses sintomas.[37]

A DFTvc está associada à redução na serotonina, o que pode contribuir para a hiperoralidade, ganho de peso, compulsões e preferência por carboidratos. A trazodona, na dose de 150 a 300 mg/dia, mostrou benefício na melhora comportamental, principalmente nos distúrbios alimentares, irritabilidade, agitação e sintomas depressivos, sendo bastante utilizada.[37] Antipsicóticos atípicos demonstraram utilidade no controle desses comportamentos patológicos, mas devem ser usados com cautela, sendo uma prescrição *off label*.[37]

CONSIDERAÇÕES FINAIS

A abordagem do paciente com transtornos comportamentais é individualizada, preconizando-se sempre uma anamnese e exame físico minuciosos. A avaliação da cognição social pode contribuir na caracterização clínica das síndromes demenciais associadas a alterações comportamentais, como a DFT.

É fundamental buscar as causas clínicas que justifiquem a ocorrência ou a intensificação dos sintomas neuropsiquiátricos, descartando-se causas reversíveis como dor, infecções e desidratação, por exemplo. O tratamento não farmacológico deve ser priorizado, reservando-se a terapêutica medicamentosa para casos de sintomas muito intensos ou refratários. Em todos os casos, a abordagem multidisciplinar e a clareza na comunicação entre paciente, cuidadores e médico assistente são essenciais.

25

Transtornos do Sistema Nervoso Autônomo

Roberta B. Gomes Kauark

ANATOMIA E FISIOLOGIA DO SISTEMA NERVOSO AUTÔNOMO

O sistema nervoso autônomo (SNA) é responsável por grande parte da homeostase do organismo, por meio do controle pressórico, da frequência cardíaca (FC), da temperatura corporal e das funções gastrointestinal e miccional. Compreende a parte eferente do sistema nervoso visceral, sendo dividido anatomicamente em duas partes: simpática e parassimpática. Essas divisões diferem entre si principalmente em sua arquitetura funcional, como será discutido adiante. Entretanto, é importante entender que ambas atuam de maneira simultânea, visando estabelecer a homeostasia do organismo.[1]

Convém destacar que, apesar dessa separação anatômica, as principais repercussões clínicas decorrem de disfunções tanto do sistema simpático quanto do parassimpático.[1]

De modo geral, o SNA dispõe de dois componentes que ligam o sistema nervoso central (SNC) ao órgão efetor (Figura 25.1): o neurônio que origina o impulso (chamado "pré-ganglionar"), localizado no tronco encefálico ou na medula espinhal, e o neurônio localizado no gânglio (chamado "pós-ganglionar"). Os neurônios pré-ganglionares dos sistemas simpático e parassimpático contam com pequenas fibras mielínicas ligadas a receptores nicotínicos (α3/β4), tendo a acetilcolina (ACh) como neurotransmissor. Já os neurônios pós-ganglionares têm axônios amielínicos e utilizam como neurotransmissores a noradrenalina (no sistema simpático, com exceção das glândulas sudoríparas) e a ACh (no parassimpático).[2]

De modo geral, os neurônios pré-ganglionares podem ser achados em aglomerados no tronco encefálico, geralmente associados a núcleos dos nervos cranianos, ou na medula espinhal.[2]

Na medula espinhal, os núcleos autonômicos se situam no corno lateral da medula torácica e lombar alta (T1-L2) e nos segmentos S2, S3 e S4 da medula sacral.[2] O neurônio pós-ganglionar encontra-se nos gânglios autonômicos e conta com fibras amielínicas que inervam as glândulas, o músculo liso e o músculo estriado cardíaco.[2]

O papel regulatório das funções viscerais acontece em centros telencefálicos (córtex pré-frontal, cíngulo anterior, ínsula e amígdala) e diencefálicos (hipotálamo).[2]

Sistema nervoso simpático

O sistema nervoso simpático (SNS) dispõe de neurônios pré-ganglionares na medula toracolombar (T1 a L2) que emergem

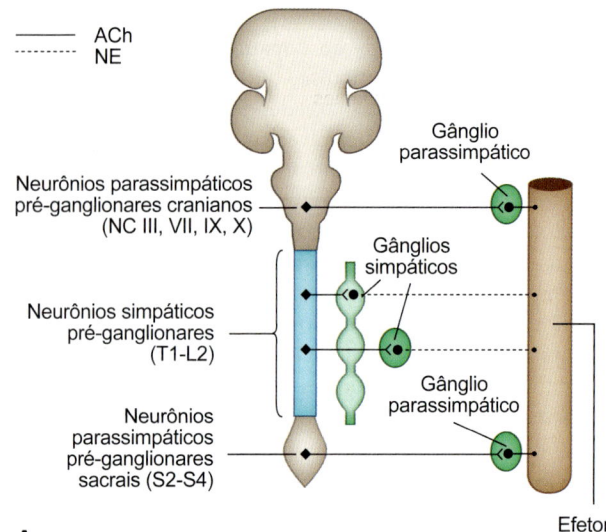

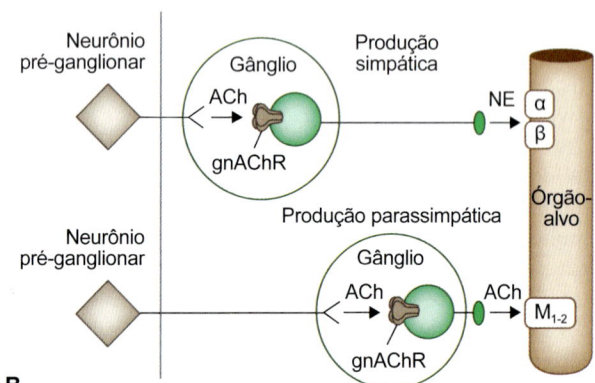

Figura 25.1 A. Organização geral do sistema nervoso autônomo. **B.** Neurotransmissores do sistema nervoso autonômico.

das raízes anteriores e fazem sinapse nos troncos simpáticos. Os gânglios paravertebrais inervam a musculatura lisa visceral e os vasos sanguíneos de todo o corpo, exceto do abdome e da pelve, que são inervados pelos gânglios pré-vertebrais (Figura 25.2).[1]

Com exceção da medula adrenal, todos os órgãos recebem inervação do neurônio pós-ganglionar.[3] A inervação simpática do segmento cefálico se dá pelos segmentos cervicais e torácicos superiores da medula espinhal, que inervam os vasos sanguíneos e as glândulas sudoríparas, salivares e lacrimais. Além disso, a pupila e o músculo de Müller também são inervados pelo SNA, explicando os achados clínicos clássicos da síndrome de Horner (miose, ptose parcial, vasodilatação e anidrose). Os membros superiores têm inervação a partir do gânglio estrelado – nome dado à fusão do gânglio cervical inferior e do primeiro gânglio torácico. A inervação simpática do coração é derivada desse e de outros gânglios cervicais que formam os nervos cardíacos cervicais superior, médio e inferior, independentemente do trajeto de outros nervos espinhais ou artérias. Os órgãos abdominais são inervados a partir dos gânglios torácicos e lombares.[4]

Os receptores adrenérgicos são divididos em: α-1, associados a vasoconstrição, midríase pupilar, diminuição da motilidade gástrica e contração de esfíncteres gastrointestinais; α-2, com papel de autorregulação, devido à sua localização

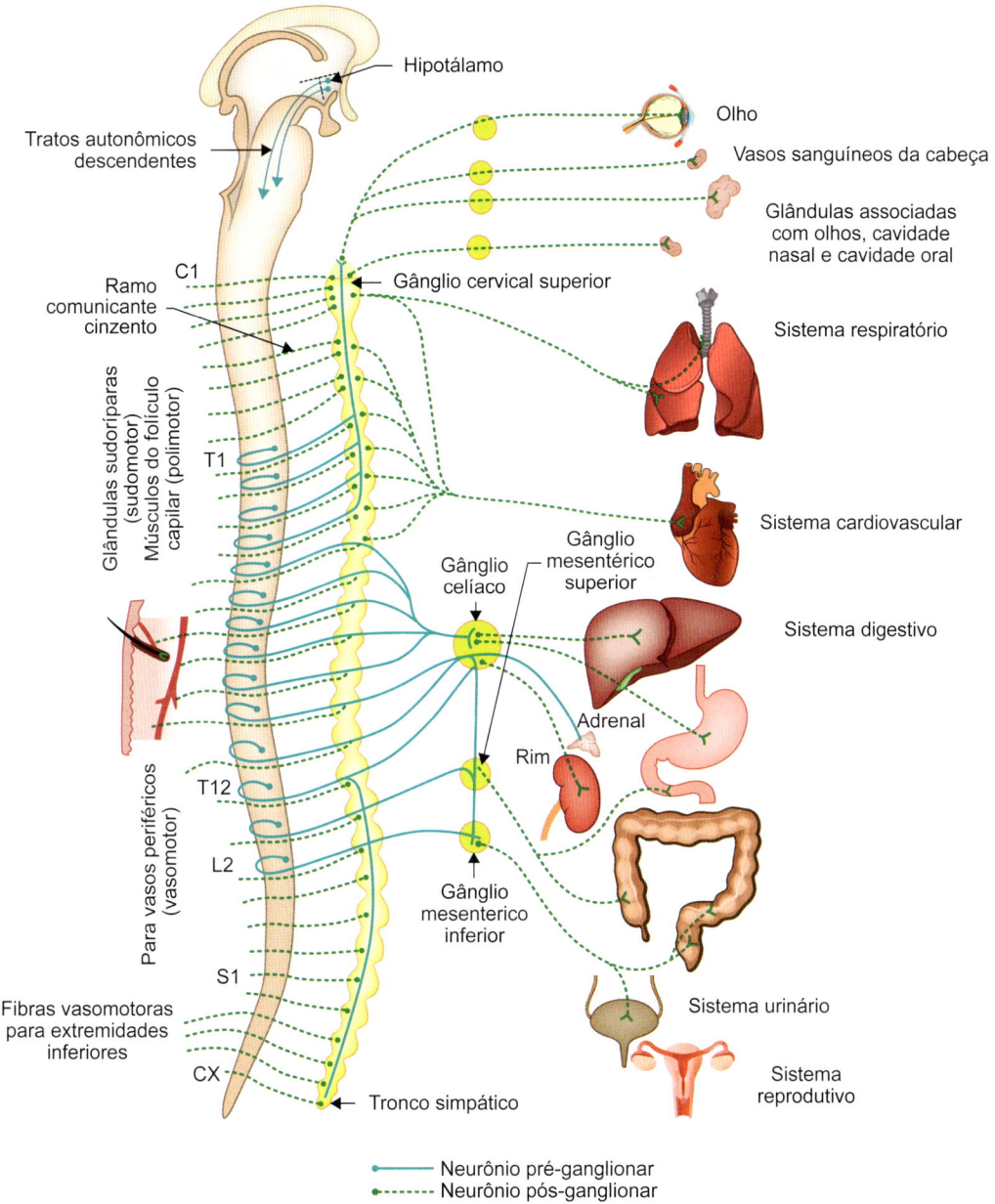

Hipotálamo

Tratos autonômicos
descendentes

Olho

Vasos sanguíneos da cabeça

Glândulas associadas
com olhos, cavidade
nasal e cavidade oral

C1

Ramo
comunicante
cinzento

Gânglio cervical superior

Sistema respiratório

Glândulas sudoríparas
(sudomotor)
Músculos do folículo
capilar (polimotor)

T1

Gânglio
celíaco

Gânglio
mesentérico
superior

Sistema cardiovascular

Sistema digestivo

Adrenal

Rim

Para vasos periféricos
(vasomotor)

T12

L2

Gânglio
mesenterico
inferior

S1

Fibras vasomotoras
para extremidades
inferiores

Sistema urinário

CX

Tronco simpático

Sistema
reprodutivo

——— Neurônio pré-ganglionar
----- Neurônio pós-ganglionar

Figura 25.2 Anatomia do sistema nervoso autônomo simpático.

pré-sináptica e sua ação inibitória; β-1, com inotropismo e cronotropismo cardíacos positivos; e β-2, associados ao relaxamento brônquico.[5]

Sistema nervoso parassimpático

O sistema nervoso parassimpático (SNP) apresenta neurônios pré-ganglionares em duas regiões distintas: tronco encefálico e medula sacral (S2-S4). O nervo vago medeia a inervação visceral torácica e abdominal, enquanto o segmento medular sacral é responsável pela bexiga, reto e órgãos sexuais. Uma particularidade do SNP é que os gânglios dos quais emergem os neurônios pós-ganglionares se localizam muito próximos ou dentro das paredes viscerais (Figura 25.3).[3]

As estruturas e os seus respectivos reflexos estão detalhados a seguir:

- **Núcleo oculomotor acessório (Edinger-Westphal):** envia suas fibras para o gânglio ciliar através do nervo oculomotor e, finalmente, para os músculos ciliar e esfíncter da pupila,

mediando a miose e a acomodação pupilar. As fibras parassimpáticas nesse nervo estão localizadas na periferia dele; por isso, lesões extrínsecas tendem a afetar primariamente sua função parassimpática, levando à midríase[4]

- **Núcleo salivatório (inferior e superior):** o núcleo salivatório superior envia suas fibras através do nervo facial até o gânglio pterigopalatino, dirigindo-se à glândula lacrimal. Algumas de suas fibras seguem com o nervo facial até as glândulas submandibular e sublingual. Já o núcleo salivar inferior promove a salivação da glândula parótida por meio do nervo glossofaríngeo[3]
- **Núcleo motor dorsal do nervo vago:** envia fibras préganglionares pelo nervo vago para os diversos órgãos torácicos (gânglios cardíaco e pulmonar) e abdominais (plexo entérico)[3]
- **Núcleos sacrais:** controlam a micção, a dejeção e a função erétil.[3]

O SNP conta com dois receptores principais: muscarínico e nicotínico. Na conexão entre a fibra pós-ganglionar e

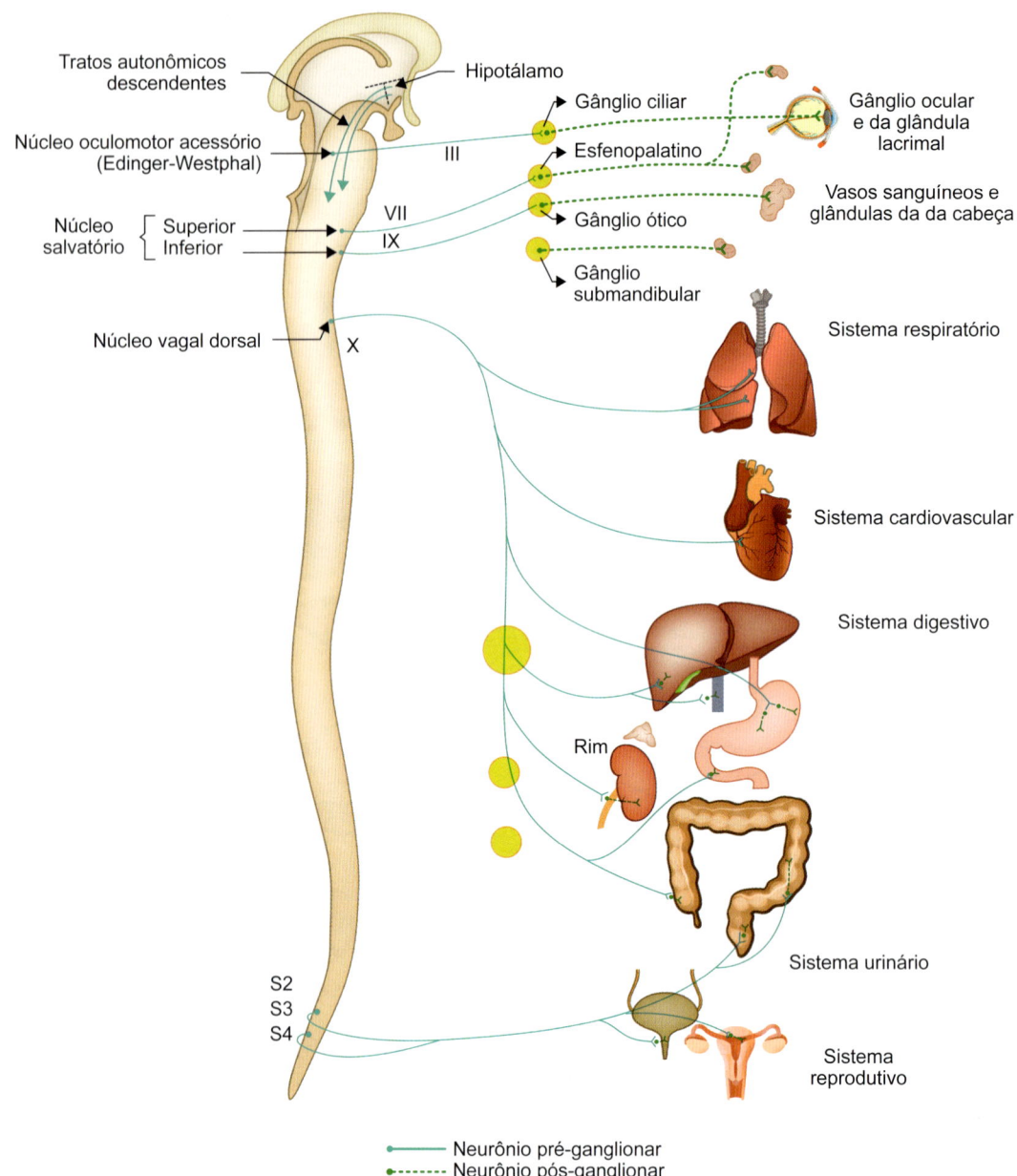

Figura 25.3 Anatomia do sistema nervoso autônomo parassimpático.

o órgão efetor ocorre predomínio do receptor muscarínico (subtipos M1 e M3 excitatórios e M2 inibitório). O receptor nicotínico está presente nas sinapses entre neurônios pré e pós-ganglionares. Assim, o SNP realiza ações como cronotropismo e inotropismo negativos, constrição brônquica, miose pupilar, secreção de glândulas exócrinas, aumento do peristaltismo, relaxamento de esfíncteres do trato gastrointestinal (TGI) e síntese de óxido nítrico (NO) endotelial.[5]

Neurônios não colinérgicos pertencentes ao parassimpático liberam NO e peptídeo intestinal vasoativo (VIP) que, dentre outras funções, são os principais responsáveis pela vasodilatação do segmento craniano e ereção peniana.[5]

Plexos viscerais

O equilíbrio entre a ação simpática e parassimpática é um dos elementos fundamentais no funcionamento adequado dos órgãos. Essa integração ocorre no nível dos plexos viscerais, localizados próximo aos órgãos.

Além do componente parassimpático e simpático, fibras aferentes do sistema nervoso visceral também estão presentes nesses plexos.

Atuação do sistema nervoso autônomo central

A ínsula, o córtex pré-frontal ventromedial e o córtex do cíngulo desempenham papéis importantes na integração das informações viscerais, associando-as às informações emocionais e ao processamento cognitivo. A amígdala faz o papel da associação emocional, principalmente de medo.[6]

O hipotálamo é um dos principais agentes na regulação do SNA. O trato simpático central desce anteriormente ao núcleo rubro e, conforme desce, vai se tornando mais lateral. Essa associação anatômica é importante, pois, na região bulbar, este trato assume a posição posterolateral, tendo importância clínica em isquemias dessa região.

O tronco encefálico contém diversos núcleos responsáveis pelo controle de funções viscerais, como respiração, barorregulação e micção (Figura 25.4).

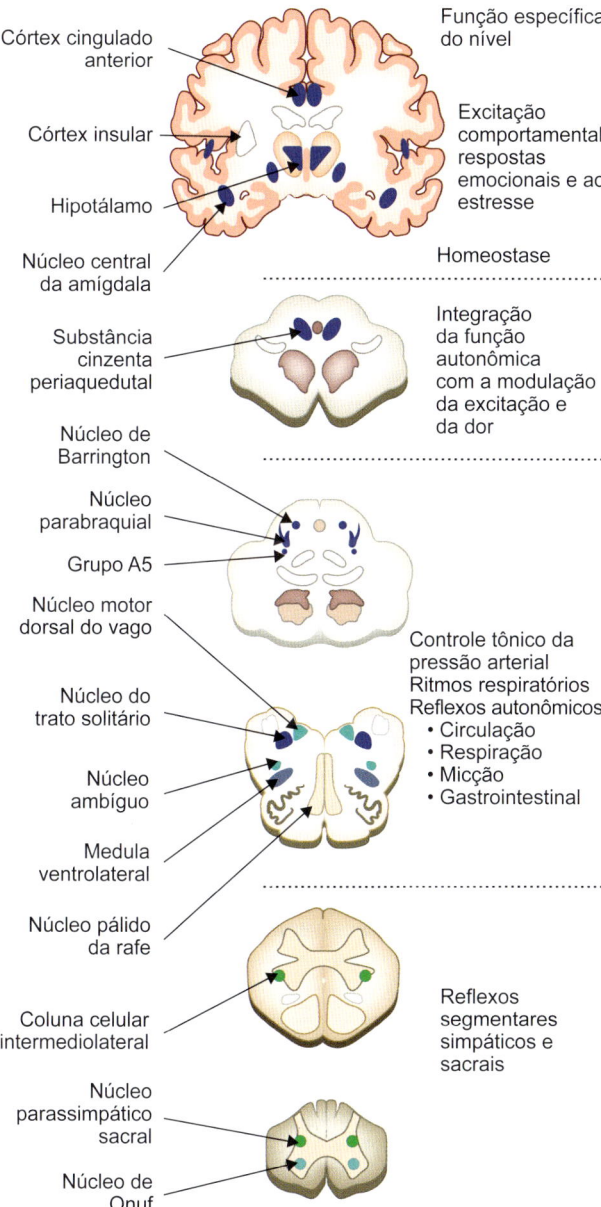

Função específica do nível

Excitação comportamental, respostas emocionais e ao estresse

Homeostase

Integração da função autonômica com a modulação da excitação e da dor

Controle tônico da pressão arterial
Ritmos respiratórios
Reflexos autonômicos
• Circulação
• Respiração
• Micção
• Gastrointestinal

Reflexos segmentares simpáticos e sacrais

Córtex cingulado anterior

Córtex insular

Hipotálamo

Núcleo central da amígdala

Substância cinzenta periaquedutal

Núcleo de Barrington

Núcleo parabraquial

Grupo A5

Núcleo motor dorsal do vago

Núcleo do trato solitário

Núcleo ambíguo

Medula ventrolateral

Núcleo pálido da rafe

Coluna celular intermediolateral

Núcleo parassimpático sacral

Núcleo de Onuf

Figura 25.4 Estruturas do sistema nervoso central envolvidas no controle do sistema motor e sensitivo visceral.

QUANDO SUSPEITAR DE UM TRANSTORNO DO SISTEMA NERVOSO AUTÔNOMO?

Diante da atuação sobre diversos sistemas do organismo, a apresentação clínica de uma disautonomia pode ser variável e englobar tanto hipoatividade quanto hiperatividade do SNA. Entre os principais sintomas relatados, estão: tontura após alimentação ou ao assumir ortostase, anidrose ou hiperidrose, sialorreia ou xerostomia, incontinência ou retenção urinária, constipação intestinal ou hipermotilidade intestinal e disfunção erétil ou anorgasmia.[7] Os diagnósticos sindrômicos podem ser categorizados em:

- Simpático
  - Noradrenérgico: o principal sintoma da falha do sistema noradrenérgico é a hipotensão ortostática (HO), cursando com tontura (muitas vezes associadas ao período pós-prandial), ou após exposição a altas temperaturas, anorgasmia e intolerância a exercícios físicos.

Já sintomas de hiperatividade noradrenérgica estão relacionados a palpitação, hipertensão arterial, palidez cutânea e, mais raramente, midríase[8]
  - Adrenérgico: a falha do sistema adrenérgico tende a ser oligossintomática, sendo a fadiga e a hipoglicemia os sintomas mais proeminentes. Já as manifestações do aumento do tônus adrenérgico se assemelham à hiperatividade noradrenérgica[8]
  - Colinérgica: Como a ação colinérgica pós-ganglionar no SNS está restrita às glândulas sudoríparas, a hipoatividade desse sistema está associada à anidrose e sua hiperatividade à hiperidrose e à diaforese[8]
- Parassimpático
  - Craniana: a hipofunção desse sistema está relacionada principalmente a xerostomia, midríase e constipação, enquanto a hiperatividade pode estar associada a sialorreia, miose, lacrimejamento e ainda bradicardia[8]
  - Sacral: a hipoatividade está associada a retenção urinária, diminuição do ritmo intestinal e disfunção erétil. Já a hiperatividade pode estar associada a náusea, aumento do ritmo intestinal, polaciúria e urgência urinária.[8]

Apesar das divisões sindrômicas, muitos acometimentos do SNA envolvem mais de uma síndrome.[9] Para fins didáticos, as disautonomias podem ser divididas de diversas formas. Uma delas é a divisão estrutural, que pode ser subdividida em central e periférica. Ainda é possível dividir as disautonomias em agudas e crônicas.[10]

NEUROANATOMIA E NEUROFISIOLOGIA DA REGULAÇÃO DA PRESSÃO ARTERIAL

O SNS e o SNP trabalham de forma integrada para regular a FC, os volumes diastólico e sistólico, o intervalo QT e a resistência vascular sistêmica. Juntos, por meio de intervenções no marca-passo cardíaco, eles conseguem modular a FC (cronotropia) e a velocidade de condução (dromotropia), graças à ação cardioaceleradora do simpático e cardioinibitória do parassimpático. Ademais, a inervação simpática dos cardiomiócitos possibilita modular a força de contração (inotropia) e o relaxamento (lusitropia).[11]

Especificamente os neurônios simpáticos cardíacos têm seus corpos celulares pós-ganglionares localizados sobretudo nos gânglios cervicotorácicos paravertebrais.[3] O neurotransmissor mais utilizado é a norepinefrina, que se liga aos receptores β1-adrenérgicos, apesar da coliberação de outros neuropeptídeos no terminal sináptico, como o neuropeptídeo Y e a galanina.[11]

Já os neurônios parassimpáticos pré-ganglionares, responsáveis pela regulação da pressão arterial (PA), localizam-se no tronco encefálico, no núcleo motor dorsal do vago e no bulbo, enquanto seus corpos celulares se situam nos gânglios cardíacos, dispostos internamente no epicárdio atrial, em plexos ganglionares ao longo das paredes dos principais vasos cardíacos e na parede ventricular.[3] No SNP, o principal neurotransmissor é a ACh, que se liga aos receptores muscarínicos M2, no entanto, há também liberação de VIP e NO.[11]

Para a manutenção da PA, além do débito cardíaco, há também forte influência da resistência vascular periférica. Os vasos sanguíneos sistêmicos recebem unicamente a inervação do SNS. A estimulação dos receptores α1-adrenérgicos, devido ao aumento do tônus simpático ou à liberação de adrenalina pela glândula adrenal, resulta em vasoconstrição na maioria dos vasos sanguíneos sistêmicos. Já os vasos coronarianos contam com receptores β2-adrenérgicos, vasodilatando sob a ação da adrenalina.[10]

Os barorreceptores são receptores de estiramento que, ao perceberem mudanças na PA, enviam sinais pelos nervos vago e glossofaríngeo para o núcleo do trato solitário (NTS), localizado na porção dorsomedial do bulbo. Quando ocorre o aumento da PA, há maior atividade dos barorreceptores, resultando no aumento do tônus parassimpático e redução do tônus simpático, tanto no coração quanto nos vasos sanguíneos.[10] Há outro tipo de barorreceptores, localizados nas câmaras cardíacas direitas e nos vasos pulmonares, que são mais responsivos a alterações de volume sanguíneo.[1]

O mecanismo de ação dos barorreceptores para a redução da PA ocorre pela estimulação do NTS, com consequente ativação do núcleo ambíguo (NA) no bulbo, resultando em aumento do tônus parassimpático. Simultaneamente, o NTS ativa o bulbo caudal ventrolateral (BCVL), o que leva à inibição do bulbo rostral ventrolateral (BRVL) e consequente redução do tônus simpático.[10]

Por outro lado, uma menor atividade dos barorreceptores durante uma queda na PA resulta em menor ativação do NA e, portanto, em redução do tônus parassimpático e aumento do tônus simpático no coração e nos vasos sanguíneos, por meio do BRVL, que não é inibido pelo BCVL.[10]

O monitoramento da PA ocorre incessantemente pelos barorreceptores localizados no arco aórtico e nos seios carotídeos, que são sensíveis a reduções do pulso pressórico (diferença entre as pressões sistólica e diastólica). Os primeiros, além de rápida resposta, são capazes de detectar também diferenças na FC. Os últimos, por outro lado, têm resposta mais lenta e detectam apenas mudanças mais prolongadas da PA.

A maior parte da ação simpática se dá via nervo esplâncnico maior para o gânglio celíaco e os nervos pós-ganglionares, os quais controlam o tônus dos vasos do intestino, que funcionam como um reservatório, contendo mais de 20% do volume sanguíneo total do corpo.[1] Caso ocorra alguma alteração no mecanismo de barorreflexo, o indivíduo pode apresentar fenômenos disautonômicos, a exemplo da HO neurogênica, que pode ser observada em diversas condições patológicas.[10]

A regulação da PA não ocorre unicamente pelos barorreceptores. Há também mecanismos humorais que, apesar de terem uma ação mais lenta, auxiliam no controle da PA. Isso ocorre, por exemplo, quando as células justaglomerulares, localizadas nos rins, liberam renina quando há queda na PA. A renina estimula a produção de angiotensina, que, por sua vez, estimula a produção de aldosterona, a qual promove a reabsorção de sódio e a excreção de potássio nas células epiteliais do néfron distal e do cólon.[1] Outro hormônio envolvido na regulação da PA é a vasopressina, que é secretada quando osmorreceptores presentes no hipotálamo detectam aumento da osmolaridade sanguínea ou redução da PA. Esse hormônio ocasiona aumento da reabsorção de água nos túbulos coletores renais.[12]

ABORDAGEM AO PACIENTE COM HIPOTENSÃO ORTOSTÁTICA POR DISAUTONOMIA

Quando a HO culmina com a hipoperfusão de órgãos acima do nível cardíaco, além de prejuízo à qualidade de vida, seus sintomas podem resultar em aumento de morbidade e mortalidade.[13]

A apresentação clínica e as suas queixas podem variar desde fadiga e intolerância ao exercício, escurecimento visual e intolerância a ortostase prolongada, tontura, dispneia, bradipsiquismo, quedas inexplicadas, respostas exacerbadas a anti-hipertensivos, hipertensão supina, HO, palpitações e taquicardia ao levantar-se até angina, pré-síncope pós-prandial ou síncope. Os sintomas geralmente são piores pela manhã em decorrência da natriurese noturna, com consequente depleção do volume intravascular.

Aproximadamente 50% dos pacientes com HO apresentam também hipertensão supina (hipertensão após mais de 5 minutos em posição supina durante o repouso), o que torna o seu manejo ainda mais desafiador (o tratamento de uma condição exacerba a outra).[13]

A presença de condições predisponentes, tais como hipovolemia, anemia grave, varicosidades, uso de fármacos com efeito hipotensor ou vasodilatador (p. ex., nitratos e diuréticos), deve ser investigada (Tabela 25.1).

O exame físico pode contribuir com achados como palidez cutânea, extremidades frias e queda da pressão arterial sistólica (PAS) maior que 20 mmHg, ou queda na pressão arterial diastólica (PAD) maior que 10 mmHg ao se aferir a PA em decúbito e em seguida em ortostase, com intervalo de 3 minutos.[1] A exclusão do uso de fármacos bradicardizantes e de patologias no nó sinusal aumenta a suspeita de hipotensão arterial por disautonomia.[15]

Embora o diagnóstico se baseie principalmente na história clínica, diagnósticos diferenciais para síncope, como a síndrome da taquicardia postural ortostática (POTS, do inglês *postural tachycardia syndrome*), arritmias cardíacas e disfunção barorreflexa, podem ser aventados. Nesses casos, dentre as possibilidades de investigação complementar, vale comentar:

- Teste respiratório, com análise do quociente expiração/inspiração. Em pacientes com disautonomia ocorre uma oscilação reduzida, ou ausente, da FC à respiração profunda. A razão $\Delta FC/\Delta PA < 0,5$ bpm/mmHg sugere HO de causa neurogênica
- Teste respiratório durante a manobra de Valsalva para avaliar os sistemas simpático e parassimpático. A ausência de incremento da FC durante a fase de pressão intratorácica positiva aponta para uma disfunção simpática, enquanto a disfunção parassimpática é sugerida pela ausência de redução da FC durante o aumento pressórico
- Monitoramento ambulatorial da pressão arterial (MAPA) de 24 horas, amplamente disponível, pode ser útil para diagnosticar hipertensão noturna e formas de HO precoce ou pós-prandial[1]
- *Tilt test*, que deve ser interpretado com cautela, já que resultados falso-positivos e falso-negativos são comuns. É considerado alterado quando há hipotensão pronunciada, acompanhada ou não de bradicardia ou perda de consciência. Sensibilização farmacológica com administração de isoproterenol venoso ou nitrato sublingual aumenta a sensibilidade em detrimento da especificidade[16]
- Holter de 24 horas, eletromiografia, ressonância magnética cerebral e cintilografia com iodo-123 meta-iodo-benzilguanidina (MIBG) também são usualmente utilizados.[15]

O objetivo do tratamento consiste na melhora de sintomas debilitantes e da qualidade de vida, uma vez que a normalização da PA é dificilmente alcançada. Podemos sistematizar o tratamento em três etapas: 1) avaliar e ajustar medicamentos previamente utilizados; 2) aconselhar medidas não farmacológicas; 3) implementar tratamento medicamentoso.[15]

Tabela 25.1 Fármacos associados à hipotensão ortostática.[14]

Grupo de medicamentos	Mecanismo de hipotensão e comentários
Diuréticos	Depleção do volume do líquido extracelular
Bloqueadores α1-adrenérgicos (p. ex., alfuzosina, tansulosina, terazosina)	Os bloqueadores α1-adrenérgicos produzem vasodilatação por efeito direto no músculo liso vascular
Bloqueadores β-adrenérgicos (p. ex., propranolol)	Os bloqueadores β-adrenérgicos reduzem o débito cardíaco e a liberação de renina. Também podem reduzir a resistência vascular periférica
Agonistas α2-adrenérgicos (p. ex., tizanidina, clonidina)	Vasodilatação via inibição central da atividade simpática eferente
Vasodilatadores mediados por óxido nítrico (p. ex., nitroglicerina, hidralazina, inibidores da fosfodiesterase-5)	Vasodilatação via efeito direto no músculo liso vascular
Inibidores do sistema renina-angiotensina (p. ex., lisinopril, valsartana)	Vasodilatação via inibição do sistema renina-angiotensina
Bloqueadores dos canais de cálcio (p. ex., verapamil, diltiazem)	Redução do débito cardíaco, vasodilatação via efeito direto no músculo liso vascular
Antagonistas da dopamina (p. ex., antipsicóticos)	Vasodilatação via inibição central da atividade simpática eferente
Antidepressivos (p. ex., trazodona, amitriptilina)	Vasodilatação via inibição central e periférica da atividade eferente simpática por meio da estimulação de receptores adrenérgicos
Inibidores seletivos da recaptação do receptor de serotonina (p. ex., paroxetina)	Mecanismo desconhecido, possivelmente via inibição central e periférica da atividade simpática eferente por meio da estimulação dos receptores α2-adrenérgicos
Inibidores do cotransportador de sódio-glicose 2 (p. ex., empagliflozina, canagliflozina)	Depleção de volume via diurese osmótica

Na primeira etapa, deve-se considerar interromper o uso ou diminuir a dose de medicamentos que potencializem a HO, preferir anti-hipertensivos com meia-vida menor e de dose noturna única. Além disso, deve-se evitar nitratos e diuréticos que diminuam a pré-carga cardíaca.[17]

A segunda etapa pode ser feita concomitantemente à primeira. Deve-se instruir os pacientes a realizar manobras que reduzem a retenção venosa nos membros inferiores e TGI e elevam a PA, como cruzar as pernas, agachar, além de evitar a posição supina durante o dia, fazer uso de meias compressivas e faixas abdominais, dormir com cabeceira elevada, entre outros. Evitar a hipertensão supina noturna também configura uma medida terapêutica, já que reduz a natriurese, a noctúria e, consequentemente, o volume intravascular, reduzindo, portanto, a HO pela manhã. Outras medidas são: aumentar a ingesta hidrossalina (adicionando 1 colher de chá de sal à dieta ou cápsulas de 0,5 a 1 g de cloreto de sódio); evitar ambientes quentes; adequar a dieta, preferindo refeições leves e espaçadas; e realizar atividade física.[17]

A terceira etapa é necessária quando as etapas anteriores são insuficientes na prevenção dos sintomas. Apenas a midodrina (agonista α1-adrenérgico seletivo) e a droxidopa apresentam evidências em ensaios clínicos randomizados, mas esses fármacos não se encontram facilmente disponíveis no Brasil. O primeiro tem início de ação rápido, em aproximadamente 1 hora, com duração média superior a 3 horas, elevando a PA em todas as posições, por meio da vasoconstrição periférica. A droxidopa é um precursor sintético da norepinefrina e tem ação rápida.

O mecanismo de ação da fludrocortisona está relacionado ao aumento de volume intravascular e, portanto, eleva a pressão em qualquer posição. Pela possibilidade de nefrotoxicidade, ela não tem liberação pela Food and Drug Administration (FDA) para uso sob essa indicação, e sua administração deve ser cuidadosa, preferencialmente por curtos períodos; sua posologia não deve ultrapassar 0,2 mg/dia. Efeitos adversos possíveis incluem edema maleolar, hipertensão supina e hipocalemia. Já a midodrina, a droxidopa e os inibidores de recaptação de noradrenalina atuam aumentando a resistência vascular periférica.[13]

Os inibidores seletivos de recaptação de noradrenalina têm pouca influência na PA de indivíduos saudáveis. Entretanto, podem ser uma opção nos casos de disautonomia por mecanismos centrais, como na atrofia de múltiplos sistemas (AMS), em que sua ação se resume à vasoconstrição periférica sem o efeito compensatório habitual de vasodilatação central por meio do estímulo de receptores α2. A piridostigmina é um inibidor da colinesterase que atua mediante o aumento do tônus simpático e parassimpático, apresentando ação modesta sobre a PAS.[18]

NEUROANATOMIA E NEUROFISIOLOGIA DA MICÇÃO

Anatomia

O trato geniturinário (TGU) inferior é composto por bexiga, esfíncter interno, esfíncter externo e uretra. Durante a fase de enchimento da bexiga, o músculo detrusor permanece relaxado, enquanto a musculatura do esfíncter uretral permanece contraída. Para que ocorra a micção, é necessário que o músculo do esfíncter relaxe e que o detrusor contraia, expulsando a urina em direção à uretra.

Fisiologia do controle neural da bexiga

O controle autonômico da bexiga é realizado principalmente pela inervação parassimpática que se origina nos segmentos sacrais da medula e forma os nervos esplâncnicos pélvicos, os quais fazem sinapse no plexo pélvico, localizado na parede da bexiga, com as fibras parassimpáticas pós-ganglionares que inervam o detrusor e o esfíncter interno (Figura 25.5).

A inervação simpática se origina nos segmentos toracolombares (T10-L2) da medula, nos quais os neurônios simpáticos pré-ganglionares fazem sinapse no plexo hipogástrico superior com os neurônios simpáticos pós-ganglionares, que formam o nervo hipogástrico, inervando o detrusor e o esfíncter interno.

O esfíncter externo apresenta inervação predominantemente somática, que se origina no núcleo de Onuf, localizado na coluna anterior dos segmentos sacrais (S2-S4) da medula.

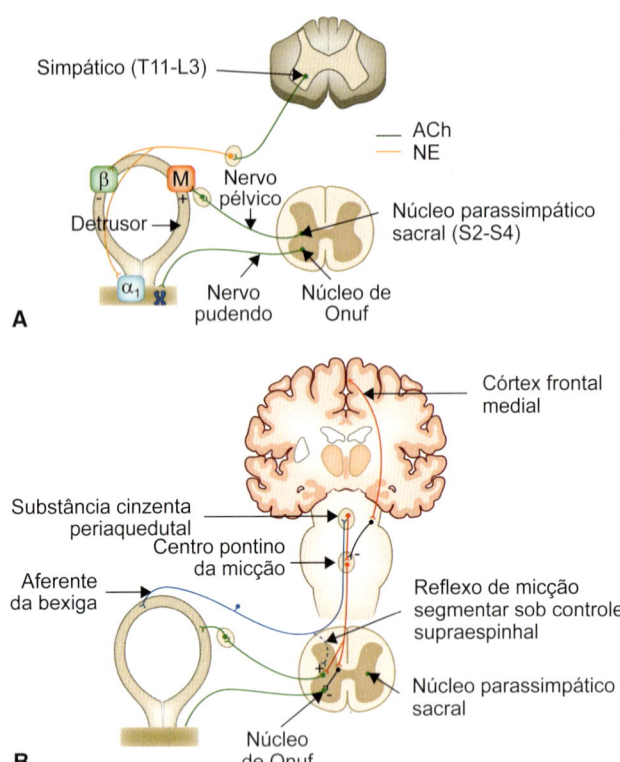

A

B

Figura 25.5 A. Estruturas do sistema nervoso simpático e parassimpático envolvidas no controle neural da bexiga. **B.** Reflexo de micção ou esvaziamento vesical (mediado pelo sistema nervoso parassimpático).

A partir desses segmentos, as fibras formam o nervo pudendo, fazendo sinapse diretamente com os receptores nicotínicos das fibras musculares do esfíncter externo.

O armazenamento e a eliminação da urina ocorrem por meio de dois reflexos: o reflexo de armazenamento e o reflexo de micção. O reflexo da micção é desencadeado por mecanorreceptores que são ativados conforme a distensão da parede vesical e enviam sinais aferentes para a substância cinzenta periaquedutal ventrolateral na medula, que transmite os sinais para o centro pontino da micção (CPM). A partir desse centro, as eferências parassimpáticas partem para os segmentos sacrais da medula com a informação de contração do detrusor e relaxamento do esfíncter interno, que promoverão o esvaziamento vesical. Para garantir a continência, o sistema simpático, por ação da noradrenalina, age de duas maneiras: inibindo o músculo liso detrusor, via receptores $\beta2$ e $\beta3$, e estimulando o esfíncter uretral interno, via receptor $\alpha1$. Essas ações impedem a micção durante o enchimento da bexiga. A micção é um ato reflexo e voluntário: inicialmente há relaxamento voluntário do períneo, seguido do aumento da pressão da parede abdominal, lenta contração do detrusor, associado à abertura do esfíncter interno e finalmente o relaxamento do esfíncter externo.

Fisiopatologia da bexiga neurogênica

Bexiga neurogênica é uma disfunção decorrente de lesão neurológica, que pode ser topografada em três locais:

- Lesão suprapontina: comprometimento do armazenamento da bexiga, causado por redução da complacência e por contrações involuntárias do detrusor, provocando urgência e incontinência urinária, conhecida

como "hiperatividade do detrusor". Nessa altura da lesão, a consciência do enchimento da bexiga pode não estar completamente perdida
- Lesão medular suprassacral: além da hiperatividade do detrusor da incontinência urinária, há uma descoordenação da atividade neuronal da micção, o que provoca uma dissinergia do esfíncter e do detrusor, que passam a se contrair simultaneamente, resultando no esvaziamento incompleto da bexiga e retenção urinária
- Lesão infrassacral: há hipoatividade da bexiga e/ou não relaxamento dos esfíncteres; assim, há flacidez da bexiga e incontinência por transbordamento, com esvaziamento incompleto da bexiga.

Os principais sintomas da bexiga neurogênica são: urinar pequenas quantidades com frequência maior que a habitual, hesitação e incontinência urinária, além de infecção do trato urinário (ITU) de repetição.

Abordagem ao paciente com bexiga neurogênica

O manejo da bexiga neurogênica visa promover a continência urinária, melhorar a qualidade de vida, prevenir ITU de repetição e assegurar a integridade das vias urinárias superiores.[19] As complicações mais frequentes são decorrentes da própria patologia e do uso crônico de cateteres urinários: ITU, cálculos renais e insuficiência renal.

O tratamento dos sintomas urinários conta com medidas farmacológicas e não farmacológicas, como educação do paciente, fisioterapia e cateterização vesical intermitente ou permanente.

Fármacos anticolinérgicos são a primeira linha de terapia medicamentosa e utilizados para controlar a hiperatividade do detrusor, bloqueando a transmissão colinérgica nos receptores muscarínicos M3. Esses medicamentos aumentam a capacidade de armazenamento da bexiga e reduzem a pressão intravesical. Os efeitos adversos desses medicamentos dependem da seletividade do medicamento utilizado: aqueles que agem sobre receptores M1 podem provocar déficit cognitivo; o que atuam nos receptores M2 podem provocar taquicardia e arritmia; e os que agem sobre os receptores M3 podem causar embaçamento visual, xerostomia e constipação. Vale ressaltar que é possível o volume urinário vesical residual aumentar com a administração desses medicamentos. Portanto, a piora dos sintomas ou resposta insatisfatória deve ser monitorada.

A mirabegrona, um medicamento com ação agonista $\beta3$-adrenérgica, é uma opção aos anticolinérgicos, pois não apresenta a maioria dos efeitos adversos anteriormente mencionados. Há relatos, entretanto, de efeitos adversos cardiovasculares, incluindo palpitação, hipertensão arterial e raramente, fibrilação atrial.[19]

A desmopressina, um análogo sintético da vasopressina, promove o aumento temporário da absorção hídrica durante a filtração renal, podendo ser usada nos casos de noctúria ou poliúria noturna, com ação que dura mais de 6 horas. Seus efeitos adversos incluem hiponatremia e hipervolemia.

O bloqueio com toxina botulínica é considerado como a segunda linha no tratamento da hiperatividade do detrusor (classe IIb). Seu mecanismo de ação objetiva reduzir o tônus vesical e aumentar a capacidade de armazenamento. Retenção urinária é uma complicação descrita.

A estimulação do nervo tibial tem se mostrado segura e eficaz tanto na melhora dos sintomas urinários, como nos parâmetros urodinâmicos. O procedimento envolve a estimulação elétrica por meio de agulhamento do nervo na região maleolar medial, via percutânea. O tratamento tem como vantagem não exacerbar sintomas como hesitação urinária ou aumento do volume residual.[19]

O tratamento cirúrgico é recomendado em pacientes nos quais há redução da eficácia dos medicamentos ou intolerância aos efeitos colaterais.

DIAGNÓSTICO DIFERENCIAL DE DISAUTONOMIAS

A disfunção autonômica pode acontecer em diversos contextos clínicos. A seguir, comentamos brevemente sobre algumas de suas principais causas, as quais serão discutidas mais detalhadamente em outros capítulos. A Tabela 25.2 resume os principais diagnósticos diferenciais, enquanto a Figura 25.6 apresenta um fluxograma de investigação.

Neuropatias periféricas autonômicas

As manifestações autonômicas nas neuropatias podem traduzir um acometimento seletivo ou estar presentes com lesão de outras fibras periféricas. A sintomatologia varia de leve (ou até subclínica) a grave. A avaliação neurofisiológica

Tabela 25.2 Diagnósticos diferenciais de disautonomia.

Causas centrais	Causas periféricas
Sinucleinopatia • Atrofia de múltiplos sistemas (AMS) • Doença de Parkinson (DP) • Demência com corpúsculos de Lewy (DCL)	**Neuropatias periféricas tóxicas** • Ambientais • Industriais • Iatrogênicas
Encefalites autoimunes • Síndrome de Morvan • Encefalite autoimune associada aos anticorpos da proteína 6 tipo dipeptidil-peptidase (DPPX) • Encefalite autoimune associada aos anticorpos contra o receptor N-metil-D-aspartato (NMDA) • Encefalomielite progressiva com rigidez e mioclonia (PERM)	**Sinucleinopatia** • Insuficiência autonômica pura (IAP)
Disautonomia secundária paraplegia/tetraplegia	**Neuropatia amiloide** • Amiloidose primária (AL) • Amiloidose hereditária pela mutação do gene da transtirretina (AT TR)
	Neuropatia autonômica imunomediada
	Neuropatia autonômica hereditária • Neuropatias hereditárias (HSAN) • Porfiria • Síndrome de ataxia cerebelar, neuropatia e arreflexia vestibular (CANVAS)
	Síndrome miastênica de Lambert-Eaton
	Síndrome da taquicardia postural ortostática (*postural tachycardia syndrome* – POTS)
	Polirradiculoneuropatia inflamatória aguda (síndrome de Guillain-Barré)
	Neuropatias diabéticas
	Neuropatia na doença de Chagas

habitual agrega pouco nesses casos, pois se trata de fibras finas, pouco mielinizadas e, portanto, com altos limiares para estimulação elétrica e potenciais de ação pequenos.[20]

Neuropatias diabéticas

As neuropatias disautonômicas estão entre as maiores causas de morbidade e mortalidade no diabetes *mellitus* (DM). Elas estão associadas a vários subtipos de neuropatia na doença, tais como: neuropatia autônomica diabética generalizada, neuropatia autonômica associada ao estado pré-diabético, neuropatia induzida por tratamento, disfunção autonômica associada a hipoglicemia e neuropatia induzida pelo tratamento do DM. Esta última tem caráter reversível e deve ser aventada durante o tratamento, tanto com insulina quanto com antidiabéticos orais quando houver início súbito de disautonomia e dor.[20]

Neuropatia na doença de Chagas

Os pacientes com doença de Chagas (DCh) sabidamente apresentam uma atuação vagal reduzida sobre o nó sinusal. A denervação simpática cardíaca também foi detectada por estudos com cintilografia miocárdica com MIBG. Sua patogênese não é completamente compreendida, mas, em ambos os casos, deve-se tanto à denervação por destruição direta das células dos gânglios neuronais e das fibras nervosas (provavelmente por processo inflamatório), quanto aos autoanticorpos contra receptores colinérgicos muscarínicos ou β-adrenérgicos.

Apesar de ainda controverso, é provável que a disfunção autonômica tenha impacto no prognóstico da doença, estando diretamente relacionado à morte súbita nesses pacientes. Além da forma cardíaca, a forma gastrointestinal da DCh também resulta do comprometimento do SNA por lesão do plexo mioentérico, impactando na motilidade esofagiana e colônica, levando a acalásia e megacólon.[21,22]

Neuropatias autonômicas imunomediadas

Quando isoladas, apresentam-se de forma aguda ou subaguda. Quando associadas a sintomas sensitivos, sua instalação aguda é rara. A maioria das ganglionopatias autoimunes apresenta anticorpos antirreceptores nicotínicos α3 da ACh.[20] As manifestações clínicas são heterogêneas e podem evoluir para pandisautonomia. Algumas neoplasias malignas, como carcinoma pulmonar de pequenas células, timoma, carcinoma de bexiga e retal, já foram associadas. No contexto de manifestações paraneoplásicas, os anticorpos associados são anti-Hu (ANNA-1, do inglês *antineuronal nuclear antibody type 1*), anticélulas de Purkinje tipo 2 (PCA-2), antiproteína mediadora da resposta da colapsina neuronal citoplasmática proteína-5 (CRMP-5), contra canais de cálcio controlados por voltagem (VGCC), anticanais de potássio controlados por voltagem e N-metil-D-aspartato (NMDA).

Neuropatias autonômicas agudas e subagudas também se associam a colagenoses, como síndrome de Sjögren (mais comum), artrite reumatoide, lúpus eritematoso sistêmico, esclerodermia, doença mista do tecido conjuntivo e artrite psoriática.

Outras etiologias imunomediadas

Apesar de raros na miastenia *gravis*, os fenômenos disautonômicos podem ser proeminentes (sobretudo a disfunção colinérgica) na síndrome miastênica de Lambert-Eaton.

As manifestações autonômicas, embora raras na polirradiculoneuropatia inflamatória crônica (PIDC), constituindo inclusive um *red flag* para diagnósticos diferenciais, são comumente vistas na síndrome de Guillain-Barré.

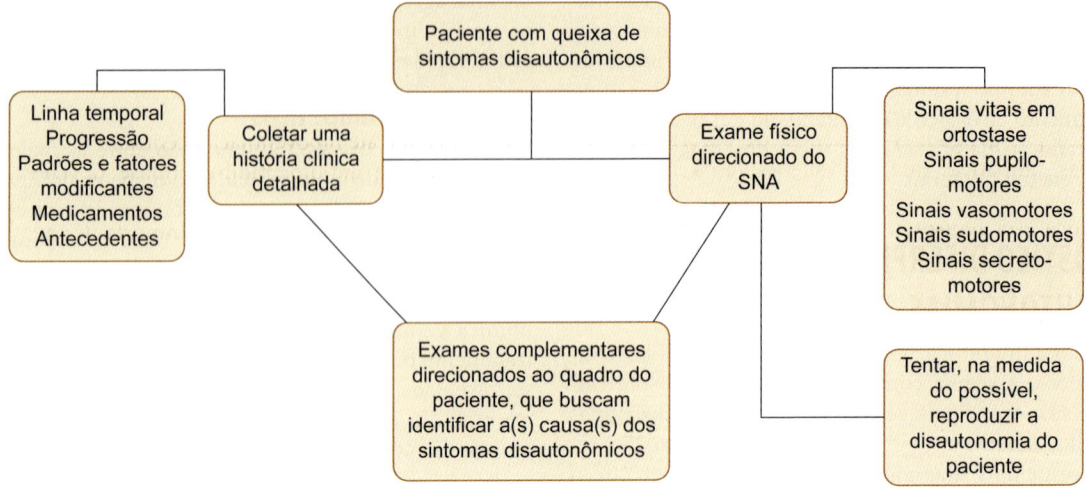

Figura 25.6 Fluxograma de investigação de disautonomia. SNA: sistema nervoso autônomo.

Síndrome da taquicardia postural ortostática

Distúrbio autonômico muito comum, afetando, em sua maioria, mulheres jovens, caracterizado por uma taquicardia ao assumir a ortostase, associado a queixa de tontura e intolerância ao exercício. Frequentemente está associada a outros sintomas, incluindo sintomas do TGI, comprometimento cognitivo, sintomas alérgicos, sensoriais e outros. Sua etiologia ainda não está bem definida, mas as características clínicas e os achados laboratoriais (incluindo autoanticorpos contra o SNA) sugerem envolvimento de autoimunidade ou inflamação crônica na sua fisiopatologia.[23]

Neuropatia amiloide

Tanto a amiloidose primária (AL) quanto a amiloidose hereditária pela mutação do gene da transtirretina (ATTR) podem cursar com neuropatia disautonômica. Ambas apresentam manifestações autonômicas acentuadas.

Neuropatias autonômicas hereditárias

Esse grupo abrange diversas neuropatias autonômicas hereditárias (HSAN, do inglês *hereditary sensory and autonomic neuropathy*), que compõem um grupo heterogêneo, caracterizado por diversas mutações, como *SPTLC1*, *SPTLC2*, *WNK1*, *RETREG*, *ELP*, *NTRK1*, entre outras.

Na porfiria, doença com padrão de herança genética variável (de acordo com seus subtipos), há uma neuropatia axonal predominantemente motora de instalação aguda/subaguda, que geralmente é precedida por uma neuropatia autonômica predominantemente parassimpática.[24]

A síndrome de ataxia cerebelar, neuropatia e arreflexia vestibular (CANVAS), secundária à mutação por expansão do gene *RFC1*, tem prevalência variável, com alguns estudos evidenciando 100% dos pacientes com algum sintoma autonômico e 83% dos casos com disautonomia.[25] Os sintomas são disfunção erétil, constipação intestinal crônica, incontinência fecal, HO e sintomas urinários.[26]

Neuropatias tóxicas

Uma miríade de toxinas ambientais, industriais e iatrogênicas (medicamentosas) estão implicadas nesse grupo:

• Ambientais: toxinas marinhas (p. ex., ciguatera); álcool; botulismo

• Industriais: solventes orgânicos; arsênico, mercúrio e outros metais pesados; acrilamida de uso industrial; tálio

• Iatrogênicas: a maioria composta por quimioterápicos, como os alcaloides da vinca (vimblastina, vincristina, vinorelbina) e derivados de platina; taxanos; inibidores de proteassoma (p. ex., bortezomibe); imunomoduladores (talidomida, lenalidomida e pomalidomida); epotilonas; doxorrubicina; citosina arabinósido. Amiodarona e pentamidina também são descritas.[20]

Sinucleinopatias

As sinucleinopatias compõem um grupo de patologias neurodegenerativas em que a deposição de agregados de α-sinucleína ocorre em diferentes estruturas do SNC. O envolvimento do SNA é comum a todas elas.

• **Insuficiência autonômica pura (IAP):** os depósitos de α-sinucleína sob corpúsculos de Lewy predominam na periferia (confinado aos gânglios e nervos autonômicos periféricos). O sintoma clínico mais relevante é a HO ou síncope. Outros sintomas disautonômicos compreendem disfunção termorregulatória, gastrointestinal e genitourinária. Hiposmia, transtorno comportamental do sono REM (TCSR) e sinais neurológicos discretos podem estar presentes. A prevalência de conversão para as outras sinucleinopatias é de 34%[27]

• **Atrofia de múltiplos sistemas (AMS):** sua apresentação clínica pode ser bastante diversa, com sintomas parkinsonianos, piramidais, cerebelares e disautonomia em diferentes graus. Histopatologicamente, além das **inclusões citoplasmáticas** de α-sinucleína localizadas no citoplasma dos oligodendrócitos, outras características patológicas incluem gliose e degeneração axonal. Classicamente, os neurônios do SNA periférico são poupados (> 70% dos casos) e os níveis plasmáticos de norepinefrina são normais, refletindo neurônios simpáticos intactos.[28] A cintilografia miocárdica com MIBG auxilia no diagnóstico diferencial com a doença de Parkinson (DP), estando normal na AMS e evidenciando denervação cardíaca na DP.[29] Outros biomarcadores, como o neurofilamento de cadeia leve (NfL), mostraram-se úteis no diagnóstico diferencial de outros parkinsonismos, apresentando níveis elevados no líquido cefalorraquidiano (LCR) e sangue quando comparados aos da DP.[30] Além disso, as biopsias de pele estão surgindo como uma ferramenta de identificação da α-sinucleína fosforilada em nervos cutâneos[31]

- **Doença de Parkinson (DP):** antes atribuída a efeitos adversos da levodopa, a disautonomia já é definitivamente documentada na DP pela denervação noradrenérgica simpática pós-ganglionar e falência de barorreceptores. As fibras simpáticas que inervam os vasos sanguíneos também são afetadas. Nesses pacientes, a norepinefrina plasmática está reduzida. Estudos transversais apontam 30% de ocorrência de HO na DP, apesar de apenas 16% dos pacientes relatarem sintomas. As anormalidades da PA podem influenciar a cognição de várias maneiras, incluindo hipoperfusão cerebral repetida, levando a lesões isquêmicas cerebrais, maior carga de hiperintensidades da substância branca e possível impacto no processo neurodegenerativo na DP.[32] Apesar de controverso, há estudos que sugerem que a disfunção autonômica esteja associada a lesão da substância branca e alteração da conectividade funcional do cérebro, bem como ao comprometimento cognitivo em pacientes com DP.[33] Os sintomas gastrointestinais estão presentes virtualmente em todos os pacientes com DP e afetam todos os níveis do TGI. Complicação da disfagia, a pneumonia broncoaspirativa figura como uma das principais causas de óbito entre as sinucleinopatias. A gastroparesia frequentemente compromete a absorção da levodopa, corroborando as flutuações e piora na função motora. Esses e outros sintomas de disfunção autonômica na DP (disfunção sexual, urinária e sialorreia), quando presentes, estão entre os mais debilitantes e reduzem a qualidade de vida dos pacientes[28]
- **Demência com corpos de Lewy (DCL):** assim como na DP, os sintomas autonômicos refletem a denervação simpática pós-sináptica. Na DCL a prevalência de HO é ainda mais alta (50 a 60%). A constipação intestinal, reconhecida como um sintoma comum à fase pré-motora da DP e da DCL, pode complicar com volvo, pseudo-obstrução intestinal, megacólon, impactação fecal ou diarreia por transbordamento.

Encefalites autoimunes

A síndrome de Morvan é caracterizada por hiperexcitabilidade dos nervos periféricos, distúrbios do sono e disfunção autonômica (dor, hiperidrose e perda de peso).[34] Frequentemente está relacionada a síndromes paraneoplásicas, especialmente em associação com timoma. Está também associada aos anticorpos do complexo anticanal de potássio dependente de voltagem (VGKC), que provavelmente se relacionam aos sintomas disautonômicos ao atuarem na periferia.[35]

Manifestações de disfunção autonômica central podem ser observadas na encefalite anti-NMDA, com taquiarritmia, PA lábil e até hipoventilação central.[23]

A encefalite antidipeptidil-peptidase 6 (DPPX) geralmente inicia o quadro com sintomas gastrointestinais, como diarreia profusa e perda de peso importante, que se explicam em razão de a DPPX ser amplamente expressa em neurônios do plexo mioentérico. Sintomas de encefalopatia (confusão, mioclonia, sobressalto exagerado e psicose) se desenvolvem posteriormente. Os sintomas respondem à imunoterapia em 67% dos casos.[36]

A encefalomielite progressiva com rigidez e mioclonia (PERM, do inglês *progressive encephalomyelitis with rigidity*) cursa com disautonomia, mioclonias generalizadas, rigidez muscular proeminente em membros e tronco e disfunção de tronco encefálico. É mediada por resposta imune contra proteínas das sinapses GABAérgicas (receptor de glicina – GlyR – e, menos frequentemente, anfisina ou Descarboxilase do ácido glutâmico [GAD]).[37]

Disautonomia secundária a paraplegia/tetraplegia

Lesões medulares graves cervicais ou torácicas altas (até T6), após a fase do choque medular, recobram o reflexo simpático e as funções parassimpáticas, já que as conexões autonômicas aferentes e eferentes dentro dos segmentos isolados da medula espinhal estão intactas, contudo, não mais sob o controle dos centros superiores. Há perda dos ajustes cardiovasculares mediados pelo SNS. O controle vesical, intestinal, dos esfíncteres e da ereção peniana se tornam reflexos. A disreflexia autonômica se apresenta com espasmos flexores das pernas, esvaziamento involuntário da bexiga, aumento acentuado da PA, bradicardia, sudorese e reações pilomotoras nas partes abaixo dos segmentos cervicais. Tal reação pode ser suscitada por estímulos táteis, movimentação passiva e pressão vesical. O paciente pode experimentar parestesias no segmento superior do corpo, dispneia, midríase pupilar, palidez seguida de rubor facial e cefaleia. Quando grave e prolongado, podem ocorrer alterações eletrocardiográficas, convulsões e queixas visuais.[1]

26

Transtornos Neuroendócrinos

Luciana Mattos Barros Oliveira • Fabiana Freire Almeida Silva • Rafael Loch Batista

INTRODUÇÃO

O sistema neuroendócrino é um sistema de comunicação intercelular no qual os hormônios são produzidos por células neurais e caem na corrente sanguínea para exercer seus efeitos fisiológicos. Ele é composto pelo hipotálamo e pela hipófise, formada por três lobos. Padronizou-se utilizar o termo "hipófise anterior" para a adeno-hipófise, e "hipófise posterior" para a neuro-hipófise, apesar de serem lobos da mesma glândula. Existe um terceiro lobo, chamado "intermediário", porém ele não é funcionalmente importante em humanos.

Anatomia

A glândula hipófise se localiza na sela túrcica do esfenoide e está ligada ao hipotálamo pela haste hipofisária, que por sua vez é formada pela *pars tuberalis* da hipófise anterior e pelo infundíbulo, tendo íntima relação com o sistema porta-hipofisário. O infundíbulo se estende da eminência média, que fica na parte superior da hipófise posterior, até a *pars nervosa*, que é o lobo posterior da hipófise e na qual estão as terminações axonais dos neurônios hipotalâmicos que irão compor a hipófise posterior. A *pars nervosa* da hipófise posterior é uma estrutura neurovascular, na qual ocorre a liberação dos neuro-hormônios peptídicos ocitocina (OCT) e arginina-vasopressina (AVP) ou hormônio antidiurético (ADH). Os corpos celulares desses neurônios produtores de OCT e ADH se localizam nos núcleos supraótico (SON) e paraventricular (PVN) do hipotálamo, e projetam axônios pelo infundíbulo até a hipófise posterior. No entanto, eles são neurônios hormônio-específicos, secretando OCT ou ADH. A hipófise posterior é extensamente vascularizada e seus capilares são fenestrados, facilitando a difusão dos hormônios para a circulação sistêmica.

A hipófise anterior é controlada pelo hipotálamo e pelos hormônios das glândulas periféricas. Os hormônios hipotalâmicos são secretados e transportados pelo sistema porta-hipofisário até a hipófise anterior, na qual exercerão seus efeitos estimulatórios ou inibitórios.

Fisiologia

A hipófise anterior é composta por tecido glandular e conta com cinco tipos celulares produtores de hormônios: somatotrofos (hormônio de crescimento, GH), lactotrofos (prolactina, PRL), corticotrofos (adrenocorticotropina, ou apenas corticotropina, ACTH), tireotrofos (tireotropina, TSH) e gonadotrofos (hormônio luteinizante, LH, e hormônio foliculoestimulante, FSH). Toda a regulação dessas células se faz por eixos endócrinos, que são compostos por neurônios hipotalâmicos, células da hipófise anterior e glândulas endócrinas periféricas. De modo geral, o eixo hipotálamo-hipófise é de fundamental importância na regulação do sistema endócrino, sendo responsável pelo controle do crescimento, desenvolvimento, estresse, puberdade, reprodução, metabolismo etc.

Os neurônios hipotalâmicos secretam hormônios que estimulam a secreção dos hormônios da hipófise anterior. De acordo com o eixo a que pertencem, são chamados "GHRH" (*growth hormone releasing hormone*), "CRH" (*corticotropin releasing hormone*), "TRH" (*thyrotropin releasing hormone*) e "GnRH" (*gonadotropin releasing hormone*). Existem também fatores produzidos pelo hipotálamo, cuja função é inibir a liberação de hormônios da hipófise anterior. Além deles, a secreção dos hormônios da hipófise anterior também pode ser inibida por hormônios produzidos pelas glândulas periféricas, por meio de um mecanismo fisiológico conhecido como "retroalimentação negativa". Não existe um hormônio hipotalâmico exclusivo para estimular a liberação de prolactina, sendo o TRH responsável por estimular a secreção de PRL pelos lactotrofos, assim como de TSH pelos tireotrofos.

Hormônios da hipófise anterior

Hormônio de crescimento (GH). Sua síntese e secreção são estimuladas por GHRH, e ele atua principalmente no fígado, promovendo a síntese de IGF-1 (*insulin-like growth factor 1*). O IGF-1 e a somatostatina inibem a secreção de GH, enquanto a grelina, que é produzida no estômago, estimula. O próprio GH também inibe a secreção de GHRH pelo hipotálamo.

Corticotropina (ACTH). É sintetizado após estímulo do CRH e faz parte de um pró-hormônio chamado "pró-opiomelanocortina (POMC)", que também contém hormônio estimulante de melanócitos (MSH, do inglês *melanocyte stimulating hormone*), endorfinas e opioides. Ele estimula o córtex das adrenais para a produção de cortisol, que por sua vez faz a inibição de sua secreção.

Tireotropina (TSH). É um dos três hormônios glicoproteicos heterodiméricos compostos pela subunidade α (α-GSU), comum ao LH, FSH e TSH, e pela subunidade β, que é específica para cada um deles. Ele estimula cada etapa da síntese dos hormônios tireoidianos (T3 e T4), assim como o crescimento e a sobrevida das células epiteliais da tireoide, podendo levar à hipertrofia e à hiperplasia quando em excesso. Os hormônios tireoidianos, por sua vez, fazem uma retroalimentação negativa, reduzindo a secreção de TSH e de TRH (hipotalâmico).

Hormônio luteinizante (LH) e hormônio foliculoestimulante (FSH). São secretados de forma independente, a depender do intervalo da secreção pulsátil do GnRH. Eles regulam a função das gônadas em ambos os sexos. O FSH estimula a secreção de inibina nas gônadas, que faz uma retroalimentação negativa sobre o mesmo e o GnRH. Estradiol, testosterona e progesterona, por sua vez, inibem o LH, o FSH e também o GnRH.

Prolactina (PRL). Esse hormônio é especial, pois não faz parte de um eixo endócrino, atua diretamente sobre células não endócrinas e sua regulação hipotalâmica é principalmente inibitória. A compressão da haste hipofisária e dos vasos portais leva ao aumento da PRL por interrupção do aporte de dopamina hipotalâmica, seu principal fator inibitório.

Hormônios da hipófise posterior

Vasopressina ou ADH. Tem importante ação antidiurética, retendo água livre por expressão de aquaporinas nos túbulos renais, e promove a vasoconstrição. Sua secreção é regulada pela osmolalidade dos fluidos corporais, pelo volume e pressão do sistema vascular, assim como por medicamentos, nicotina, etanol e outros hormônios, como o peptídeo natriurético atrial (ANP).

Ocitocina (OCT). É secretada após estímulo de manipulação mamilar e estiramento do colo uterino. Dessa maneira, participa da ejeção do leite e do trabalho de parto. No entanto, a ocitocina é secretada em ambos os sexos, estando relacionada ao comportamento de risco, à autoconfiança e à promoção da interação social.[1,2]

SÍNDROMES FUNCIONAIS

Puberdade precoce

A puberdade precoce se caracteriza pelo desenvolvimento de características sexuais secundárias antes dos 8 anos nas meninas e 9 anos nos meninos, sendo mais prevalente em meninas. Ela pode ser classificada em puberdade precoce central (PPC), que ocorre devido à reativação prematura da secreção pulsátil do GnRH hipotalâmico, e puberdade precoce periférica, que ocorre pela produção de hormônios sexuais periféricos ou exposição a hormônios sexuais exógenos.[3]

Os sinais clínicos mais importantes da PPC são desenvolvimento das mamas em meninas e aumento do volume testicular dos meninos, refletindo a produção de hormônios sexuais estimulada pelo GnRH. A aceleração da velocidade de crescimento (> 6 cm/ano) e idade óssea avançada (maior que 1 ano ou 2 desvios padrões da idade cronológica), assim como níveis elevados de LH basal ou após estímulo do GnRH, são característicos do início da puberdade.[3]

Após a quiescência durante a infância, diversos fatores podem influenciar o início da puberdade, incluindo genética, estilo de vida, estado nutricional e exposição ambiental. Sobrepeso e obesidade têm sido relatados como a principal influência da PPC, especialmente em meninas. Outros mecanismos potenciais são exposição pré e pós-natal a disruptores endócrinos, uso de eletrônicos e influência psicossocial.[3]

Anormalidades e lesões do sistema nervoso central (SNC), como hidrocefalia, cistos, trauma, doença inflamatória, neoplasias e anomalias do desenvolvimento podem causar PPC. O hamartoma é uma das principais causas, tanto em meninas quanto em meninos. Dessa maneira, a ressonância magnética (RM) de crânio é recomendada na investigação de PPC para diagnosticar possíveis lesões do SNC, independentemente da idade de início.[4]

Hipopituitarismo

O hipopituitarismo é caracterizado pela deficiência de um ou mais hormônios produzidos pela hipófise anterior, ou liberados pela hipófise posterior.[5] O padrão sequencial usual para deficiências hormonais é inicialmente a perda da secreção de GH, seguida de FSH/LH, TSH e ACTH, mas há várias exceções (p. ex., hipofisite).[6] O hipopituitarismo está associado ao excesso de mortalidade,[7] com um fator de risco importante sendo a deficiência de ACTH/cortisol.[5]

O início pode ser agudo ou insidioso e a causa mais comum na idade adulta é um adenoma hipofisário, seu tratamento com cirurgia hipofisária, radioterapia ou ambos.[5,7]

O hipopituitarismo também pode ocorrer devido a outras lesões de massa nas áreas selar e parasselar (como craniofaringeoma e germinoma), traumatismo cranioencefálico (TCE), apoplexia hipofisária, síndrome de Sheehan, hemorragia subaracnóidea aneurismática (HSA), hipofisite linfocítica, sarcoidose, tuberculose, histiocitoses e hemocromatose. Mutações genéticas podem levar ao hipopituitarismo congênito em associação a um amplo espectro de defeitos craniofaciais e da linha média.[5]

A dosagem inicial basal de cortisol, ACTH, IGF-1, FSH/LH, testosterona ou estradiol, TSH, T4 livre e PRL é útil para o diagnóstico de hipopituitarismo, porém, para uma avaliação conclusiva da deficiência de ACTH, GH e AVP, testes de estimulação dinâmica (como os de tolerância à insulina e de restrição hídrica) geralmente são necessários. A hipoprolactinemia grave é uma condição rara, impede a lactação adequada em mulheres e foi sugerida como um marcador confiável de hipopituitarismo grave.[5,7]

O tratamento de reposição no hipopituitarismo existe na forma de levotiroxina (LT4), glicocorticoide (de preferência com hidrocortisona), esteroides sexuais, GH humano recombinante e desmopressina. Pacientes com T4 livre baixo e TSH baixo, normal ou levemente elevado, no cenário de doença hipofisária, têm o diagnóstico de hipotireoidismo central confirmado. Antes de iniciar o tratamento com LT4, deve ser sempre avaliado o estado do eixo hipotálamo-hipófise-adrenal, visto que a reposição de LT4 pode ser um fator precipitante para crise adrenal, devido à depuração acelerada do cortisol endógeno, que pode estar sendo produzido de forma insuficiente.[5-7]

DEFICIÊNCIA DE ARGININA-VASOPRESSINA (DIABETES INSÍPIDO CENTRAL)

Tanto a deficiência de arginina-vasopressina (DAVP) quanto a resistência à arginina-vasopressina (RAVP)[8] são formas raras de síndrome de poliúria-polidipsia. Podem se manifestar em qualquer idade, com distribuição semelhante entre os sexos, e são caracterizadas por poliúria hipotônica (> 50 mℓ/kg de peso corporal em 24 horas) e polidipsia (> 3 ℓ/dia). Após a exclusão de distúrbios da diurese osmótica (como diabetes *mellitus* não controlado), o diagnóstico diferencial de poliúria envolve a distinção entre DAVP, RAVP (diabetes insípido nefrogênico) e polidipsia primária.[9,10] Outra forma ainda mais rara de DAVP, denominada "gestacional", resulta da degradação enzimática da AVP endógena pelo aumento expressivo das concentrações de vasopressinase placentária na gravidez.[9]

A DAVP resulta da síntese e secreção deficientes de AVP no sistema hipotálamo-neuro-hipofisário em resposta à estimulação osmótica. É mais frequentemente um distúrbio adquirido, causado especificamente por dano aos neurônios magnocelulares produtores de AVP, enquanto as formas hereditárias são menos comuns e causadas por mutações no gene *AVP2* ou mais raramente no gene *WFS1* (responsável pela síndrome de Wolfram). Há também uma forma de DAVP mais grave, resultante da destruição dos osmorreceptores que estimulam a secreção neuro-hipofisária de AVP, levando a profundos déficits de sede, condição denominada "DAVP adípsica".[9]

Embora os tumores contidos na sela túrcica, como o macroadenoma hipofisário, muito raramente causem DAVP, a ressecção cirúrgica desses tumores e o subsequente dano aos neurônios produtores de AVP podem resultar na DAVP transitória ou permanente. Os fatores de risco para DAVP não traumática adquirida incluem doenças granulomatosas que infiltram o hipotálamo (como histiocitoses), tumores cerebrais primários que afetam o hipotálamo (como craniofaringeomas), tumores secundários na hipófise ou haste hipofisária (geralmente metástases de mama ou pulmão) e infundibuloneuro-hipofisite linfocítica, que causa destruição autoimune dos neurônios produtores de AVP.[9,11]

Na avaliação diagnóstica de DAVP, geralmente é indicado um teste de estímulo à secreção de AVP, como o teste da restrição hídrica ou a dosagem de copeptina após infusão de solução salina a 3%.[9,12] Na maioria dos casos de DAVP isolada idiopática, a RM da região selar evidencia uma perda progressiva do ponto brilhante da hipófise posterior em T1.[7] O padrão atual de tratamento para pacientes com DAVP é a desmopressina, que pode ser administrada por via oral, nasal ou parenteral (essa última especialmente utilizada no pós-operatório de cirurgia hipofisária transesfenoidal).[9,12]

SÍNDROME DE SECREÇÃO INAPROPRIADA DO HORMÔNIO ANTIDIURÉTICO

A síndrome da secreção inapropriada do hormônio antidiurético (SIADH) é uma condição caracterizada por hiponatremia hipotônica e euvolêmica, associada a osmolalidade urinária (OsmU) > 100 mOsm/kg e concentração urinária de sódio > 30 mmol/ℓ, decorrente da liberação de ADH pela neuro-hipófise, ou por sua produção ectópica na ausência de estímulos adequados.[13] A elevação inapropriada do ADH plasmático na SIADH leva ao aumento da reabsorção de água dos túbulos renais pelo aumento sustentado da expressão da aquaporina 2 (AQP2).[14]

A SIADH é a causa mais comum de hiponatremia na prática clínica. Estímulos frequentes para o aumento inapropriado da secreção de ADH incluem anestesia geral, náusea, dor, estresse, medicamentos (como agentes quimioterápicos, inibidores seletivos da recaptação da serotonina, analgésicos opioides e anticonvulsivantes), cânceres (especialmente o carcinoma de pequenas células do pulmão), doenças do pulmão (como pneumonia e tuberculose) ou do SNC (como infecções, hematoma subdural ou HSA).[14,15] Além disso, a SIADH pode ocorrer como complicação de intervenção cirúrgica, transplante de células-tronco e radioterapia para tumores cerebrais primários.[14] Recentemente, vários distúrbios genéticos que causam SIADH também foram identificados.[15]

Na avaliação da hiponatremia euvolêmica, se a OsmU for > 100 mOsm/kg, outras condições devem ser consideradas, como hipotireoidismo e a deficiência de ACTH/cortisol, sendo a última uma causa relativamente comum de um quadro semelhante à SIADH em pacientes que apresentam condições neurocirúrgicas, como TCE, HSA e tumores intracranianos.[14] Uma vez confirmado o diagnóstico de SIADH, o tratamento bem-sucedido do distúrbio subjacente, ou a interrupção do medicamento associado, geralmente normaliza as concentrações plasmáticas de ADH e resolve a hiponatremia.[13]

Na hiponatremia leve a moderada, na impossibilidade de remoção da causa primária, a restrição hídrica (em torno de 500 a 800 mℓ/dia) é a terapia de primeira linha.[13] Outras opções terapêuticas são formulações de ureia com uma combinação de preparações orais de cloreto de sódio e agentes antagonistas específicos do receptor V2 da vasopressina, denominados "vaptanos", que têm alto custo, o que limita sua disponibilidade em alguns países,[14] incluindo o Brasil. Já em situações agudas com sintomas neurológicos (como convulsões e coma), a infusão de solução salina a 3% é altamente recomendada, a fim de evitar edema cerebral e morte por herniação cerebral.[13,14]

A **síndrome perdedora de sal cerebral (SPSC)** merece uma atenção particular por ser uma condição que também causa hiponatremia hipotônica em indivíduos com patologias do SNC (descrita principalmente após HSA aneurismática). A fisiopatologia da SPSC permanece incerta, embora alguns pesquisadores sugiram que a liberação do ANP pós-lesão cerebral possa inibir a reabsorção renal de sódio. A despeito das semelhanças nos achados laboratoriais com a SIADH, pacientes com SPSC tendem a apresentar hipovolemia, implicando, portanto, a necessidade de reposição de solutos e, frequentemente, a administração de fludrocortisona.[13]

TUMORES HIPOFISÁRIOS

Os tumores hipofisários são comuns, compreendendo cerca de 10 a 20% de todos os tumores intracranianos. Dentre eles, os tumores neuroendócrinos hipofisários (PitNET, do inglês *pituitary neuroendocrine tumors*), tradicionalmente designados como "adenomas hipofisários", constituem a imensa maioria dos tumores dessa glândula. A classificação dos PitNET é baseada na análise imuno-histoquímica (IHQ) de fatores de transcrição e de hormônios hipofisários, com o objetivo de determinar as linhagens celulares relacionadas ao processo tumorigênico. Sendo assim, os PitNET são classificados em somatotróficos (GH, Pit-1-positivo), lactotróficos (PRL, Pit-1 e ER-positivos), corticotróficos (ACTH, T-Pit-positivos), tireotróficos (TSH, Pit-1-positivos), gonadotróficos (FSH/LH, SF-1-positivo), *null cell* e tumores pluri-hormonais (combinação de três hormônios da linhagem Pit-1).[16] Os PitNET de qualquer tipo histológico podem causar sintomas devido à hipersecreção hormonal, sendo denominados "funcionantes".[17] Aqueles que não secretarem quantidades clinicamente significativas dos hormônios hipofisários são chamados "não funcionantes" (NF-PitNETs).

Tumores hipofisários funcionantes

Prolactinomas. São adenomas funcionais da hipófise caracterizados pela produção excessiva de PRL, hormônio responsável pela produção de leite. São tipicamente benignos. Afetam com maior frequência mulheres entre a terceira e a quarta décadas de vida, sendo dez vezes mais comuns em mulheres com até 50 anos, e são os adenomas hipofisários mais comuns em crianças e adolescentes.[17] A PRL em níveis elevados pode suprimir a produção de gonadotrofinas (FSH e LH), por suprimir a produção de GnRH e cursar com hipogonadismo hipogonadotrófico, o que pode causar irregularidade menstrual e amenorreia em mulheres, disfunção sexual, infertilidade e perda de massa óssea em ambos os gêneros. Os prolactinomas também podem resultar em galactorreia, que é a produção espontânea de leite fora da gravidez ou amamentação. O diagnóstico de prolactinomas envolve a dosagem sérica de PRL, a qual é proporcional ao volume tumoral: 50 a 300 ng/mℓ nos micro, e entre 200 e

> 5.000 ng/mℓ nos macroprolactinomas.[18] Vale ressaltar que a hiperprolactinemia ocorre secundariamente a outras causas, como o uso de medicamentos, especialmente psiquiátricos (como risperidona, sulpirida), e o uso desses medicamentos deve ser ativamente questionado. A RM é superior à tomografia computadorizada (TC) na identificação tanto de micro (< 1 cm) quanto de macroprolactinomas (≥ 1 cm). Quando houver compressão do quiasma óptico, a avaliação neuroftalmológica deve ser realizada.[19] Os objetivos do tratamento são restaurar o eugonadismo e a fertilidade, cessar a galactorreia e controlar a massa tumoral.

As modalidades de tratamento são: medicamentoso, cirúrgico e radioterápico.[20] Quanto ao tratamento medicamentoso, os agonistas dopaminérgicos (AD) são o tratamento padrão-ouro. Dentre eles, a cabergolina é o fármaco de primeira escolha, devido à sua maior eficácia e tolerabilidade. O tratamento medicamentoso é geralmente longo. No entanto, em pacientes que apresentem normoprolactinemia e redução tumoral, especialmente após 2 anos de tratamento, a suspensão dos AD pode ser realizada. A cirurgia, geralmente por abordagem transesfenoidal, é indicada para pacientes sem normalização dos níveis de PRL com altas doses de AD, macroprolactinomas com compressão quiasmática e deficiência visual sem melhora rápida com tratamento clínico, apoplexia sintomática e fístula de fluido cerebrospinal. A radioterapia é indicada para controlar o crescimento do tumor em casos resistentes aos AD não controlados por cirurgia.

Acromegalia. Tumores somatotróficos capazes de secretar GH em quantidades clinicamente significativas causam uma síndrome clínica chamada "acromegalia", relacionada ao efeito sistêmico do metabólito ativo do GH (IGF-1).[21] Embora sejam mais frequentes em adultos, esses tumores podem acometer a faixa pediátrica, na qual se associam a alta estatura (gigantismo). O objetivo do tratamento é a ressecção tumoral e a normalização dos níveis de GH e IGF-1. A acromegalia deve ser rastreada na presença de adenoma hipofisário, sudorese profusa, crescimento das extremidades, aspereza das características faciais, e caso também haja afecções comumente associadas, como diabetes *mellitus*, hipertensão e apneia do sono. O diagnóstico é confirmado bioquimicamente pela detecção de concentrações séricas aumentadas de IGF-1 e níveis séricos elevados de GH que não são suprimidos (para < 0,4 µg/ℓ em ensaios ultrassensíveis) em um teste de tolerância à glicose oral (TTGO). O IGF-1 é o teste diagnóstico bioquímico de primeira linha. As abordagens terapêuticas para o tratamento da acromegalia incluem cirurgia, radioterapia e terapia medicamentosa. O tratamento da acromegalia visa normalizar os níveis de GH e IGF-1, controlar a massa tumoral e reduzir o risco de desenvolvimento de comorbidades sistêmicas, reduzindo assim a mortalidade.[21] A cirurgia transesfenoidal é o tratamento de escolha, exceto para pacientes com alto risco cirúrgico ou que recusam a cirurgia. Entre as alternativas para a terapia medicamentosa, os análogos de somatostatina (SRL) de primeira geração são a primeira linha na maioria dos pacientes com acromegalia, embora existam outras opções terapêuticas, incluindo os agonistas da dopamina, o antagonista do receptor de GH pegvisomanto e o SRL de segunda geração pasireotida. A radioterapia é indicada como terapia de terceira linha ou quando a terapia medicamentosa não estiver disponível. O principal objetivo do tratamento é a normalização dos níveis de GH e IGF-1. Um nível de GH < 1 µg/ℓ em uma amostra aleatória, associado a um nível normal de IGF-1, está correlacionado ao controle ideal da doença. Um nível de GH nadir < 1 µg/ℓ após TTGO está associado a melhores resultados a longo prazo e menor risco de mortalidade. No entanto, a normalização dos níveis de IGF-1 é o melhor preditor do controle da doença.

Doença de Cushing (DC). É causada pela proliferação tumoral monoclonal de corticotrofos hipofisários que secretam ACTH de forma autônoma.[22] O hipercortisolismo crônico tem inúmeros efeitos sistêmicos. Embora o fenótipo florido de Cushing seja inconfundível, a expressão clínica pode ser discreta em pacientes com hipercortisolismo leve, ou cujo início da doença é recente e as características não específicas da síndrome de Cushing, como obesidade, hipertensão e diabetes *mellitus*, podem estar presentes. Os testes bioquímicos para diagnóstico visam identificar o hipercortisolismo, mas o diagnóstico laboratorial da DC pode ser complexo. Para rastreamento, recomenda-se o uso de testes de primeira linha, o que inclui a dosagem do cortisol salivar à meia-noite, cortisol urinário de 24 horas e teste de supressão do cortisol sérico com 1 mg de dexametasona. Alterações em dois desses três testes diagnosticam o hipercortisolismo. No caso de discordâncias, testes de segunda linha podem ser realizados, como a dosagem do cortisol sérico à meia-noite e os testes de estímulo com CRH ou com desmopressina. Confirmado o hipercortisolismo, a dosagem sérica de ACTH > 20 pg/mℓ indica hipercortisolismo ACTH-dependente, o qual deve ser diferenciado entre DC e secreção ectópica de ACTH. Nessa etapa, a RM da hipófise pode auxiliar. Em cerca de 80% dos casos, os corticotropinomas são microadenomas, e a lesão hipofisária é identificável em cerca de 60% dos casos, mesmo utilizando a série dinâmica.[22] Atualmente se consideram lesões hipofisárias maiores que 6 mm como sugestivas de DC. A ressecção do adenoma hipofisário é a primeira escolha no tratamento da DC, no entanto, a persistência de hipercortisolismo é reportada em cerca de 30% dos pacientes. Para esses casos, o tratamento medicamentoso deve ser considerado, o qual inclui medicamentos que atuam diretamente na hipófise, como pasireotida e cabergolina, e medicamentos com efeitos na adrenal, como cetoconazol, metirapona e etomidato.

Tumores hipofisários não funcionantes

Em relação à prevalência, os NF-PitNET representam entre 14 e 50% da frequência de PitNET.[23] Os NF-PitNET são um grupo patologicamente heterogêneo, dividido em oito subtipos conforme diferentes combinações entre a expressão IHQ de fatores de transcrição e de hormônios da hipófise anterior (Tabela 26.1). A maioria dos NF-PitNET é de origem gonadotrófica (> 80%).[16]

Muitas vezes os NF-PitNET são descobertos por meio de sintomas compressivos (como cefaleia, deficiência visual e hipopituitarismo), sendo a maioria deles macroadenomas. A cirurgia é a base do tratamento dos NF-PitNET; no entanto, em grande parte dos casos a ressecção cirúrgica completa não é possível devido ao tamanho e à invasividade tumoral. O manejo do resto tumoral dos NF-PitNET é motivo de discussão. A dificuldade em estabelecer esse consenso reside na falta de terapias medicamentosas seguras e eficazes que sejam alternativas a uma nova abordagem cirúrgica e/ou à radioterapia. Embora o uso da cabergolina venha se provando eficaz em controlar o crescimento tumoral em diversos estudos,[24] a eficácia na redução tumoral com essa estratégia terapêutica é modesta.

Tabela 26.1 Subtipos de NF-PitNET, de acordo com a classificação da Organização Mundial da Saúde de 2017.

Linhagem	Hormônios da hipófise anterior	Fator de transcrição e outros cofatores
Somatotrófico	GH, subunidade-α	Pit-1
Lactotrófico	PRL	Pit-1, ERα
Tireotrófico	TSHβ, subunidade-α	Pit-1, GATA2
Corticotrófico	ACTH	T-Pit
Gonadotrófico	FSHβ, LHβ, subunidade-α	SF-1, GATA2, ERα
Null-cell	Nenhum	Nenhum
Pluri-hormonal	GH, PRL, TSHβ, subunidade-α	Pit-1
Duplo	Variável	Mais do que um

ACTH: adrenocorticotropina; FSHβ: hormônio foliculoestimulante β; GH: hormônio de crescimento; LHβ: hormônio luteinizante β; PRL: prolactina; TSHβ : tireotropina β.

Tumores hipofisários agressivos

Embora os adenomas hipofisários (AH) sejam tumores tipicamente benignos, eles podem ocasionalmente exibir um comportamento agressivo, com múltiplas recorrências, crescimento rápido, invasão de estruturas vizinhas e resistência aos tratamentos convencionais. Os AH agressivos são definidos como tumores invasivos e de rápido crescimento, a despeito de terapêutica adequada (cirurgia, radioterapia ou tratamento medicamentoso), com uma incidência estimada em até 15% entre todas as neoplasias hipofisárias.[25] Esses tumores podem ser tanto funcionantes quanto não funcionantes, com os últimos correspondendo a 27% dos casos de AH agressivos.[26] Para AH agressivos, a terapia padrão é a temozolomida. No entanto, cerca de 30% dos pacientes apresentam progressão do tumor com essa terapia, e até o momento não há alternativas terapêuticas bem definidas para os casos que não respondem à temozolomida. Os tumores agressivos não funcionantes apresentam uma resposta terapêutica cerca de três vezes menor à temozolomida quando comparados aos funcionantes.[27]

INCIDENTALOMAS HIPOFISÁRIOS

Os incidentalomas hipofisários (IH) são alterações na glândula hipófise, identificadas em estudos de imagem realizados por razões não relacionadas à glândula hipofisária. Com o aumento da utilização de exames de imagem, os IH se tornaram comuns na prática clínica. A prevalência varia amplamente, dependendo da população e da metodologia do estudo, mas pode chegar a 22,5%.[28] Os micro-IH são detectados com mais frequência na RM do que na TC, e a maioria ocorre em adultos. Os prolactinomas e os adenomas não funcionantes são responsáveis pela maioria dos novos casos. Em adultos, os adenomas hipofisários são as causas mais comuns entre os IH, seguidos por cistos da bolsa de Rathke (CBR), craniofaringeomas, meningiomas, metástases, hipofisite e distúrbios infiltrativos. No entanto, em crianças, os CBR são a causa mais frequente de IH. A avaliação neuroftalmológica é recomendada para todas as lesões próximas ao quiasma óptico, especialmente as que apresentam distância < 5 mm do quiasma, e imagem por RM é recomendada em casos identificados por TC. A avaliação hormonal subsequente à identificação do IH é relativamente controversa.

A American Association of Clinical Endocrinology recomenda triagem de hipo e hiperfunção hipofisária em todos os casos, enquanto a Société Française d'Endocrinologie recomenda essa investigação apenas para macro-IH. Para os micro-IH, a triagem de hiperfunção hipofisária deve ser realizada pela dosagem de PRL e IGF-1 em todos os casos, e pela avaliação de hipercortisolismo nos casos em que houver suspeita clínica.[29,30] Quanto ao seguimento, as diretrizes da American Association of Clinical Endocrinology recomendam acompanhamento de longo prazo com RM seriada para todas as lesões, independentemente do tamanho inicial.[29] Por outro lado, as diretrizes francesas não recomendam seguimento com imagem para lesões de tamanho menor ou igual a 5 mm, e após 2 anos para micro-IH estáveis nesse período e que se apresentem entre 6 e 9 mm.[30] Quanto ao tratamento, existe o consenso de que a maioria dos IH pode ser tratada de forma conservadora, com observação e acompanhamento. Indicações amplamente aceitas para cirurgia são: alterações visuais ou neurológicas e apoplexia com comprometimento visual.

APOPLEXIA HIPOFISÁRIA

A apoplexia hipofisária resulta de uma hemorragia e/ou infarto de uma glândula hipofisária aumentada por um processo tumoral ou não tumoral. Os principais sintomas são cefaleia de início súbito, associada ou não a alterações visuais ou neurológicas, assim como hipopituitarismo. No entanto, existem alguns casos de apoplexia que são subclínicos e diagnosticados apenas por RM de sela túrcica de seguimento por um adenoma hipofisário ou alguma outra razão.[31]

Existem diversos fatores de risco para apoplexia hipofisária: medicamentos (antiagregantes plaquetários, anticoagulantes, agonistas dopaminérgicos, agonistas de gonadotrofinas), cirurgia prévia, trauma cerebral, testes endócrinos dinâmicos e doenças sistêmicas. É importante destacar que os AH não funcionantes, especialmente os macroadenomas, parecem ter o maior risco de apoplexia. A baixa vascularização de alguns adenomas hipofisários é crucial para deflagrar a apoplexia, mas ainda não existem marcadores moleculares para ajudar na decisão clínica. A suspeita clínica ainda é o fator mais importante e o tratamento precoce com corticosteroide endovenoso é mandatório. A descompressão cirúrgica só é necessária se houver alterações visuais de início súbito.[31-33]

LESÕES SELARES E PARASSELARES

Embora uma grande variedade de patologias possa ocorrer no espaço anatômico limitado dentro e ao redor da sela túrcica, apenas algumas são consideradas comuns. A RM é a modalidade de imagem de escolha para as regiões selar e parasselar, devido à sua resolução tecidual superior em comparação com a TC.[34]

Cisto da bolsa de Rathke

A fenda de Rathke é uma estrutura embrionária originada da cavidade oral primitiva, da qual emergem a hipófise anterior e a *pars intermedia*. A fenda de Rathke normal regride; no entanto, a regressão incompleta leva à formação de CBR na linha média, dentro da hipófise propriamente dita ou na região suprasselar.[34] Geralmente são identificados como achados incidentais assintomáticos em exames de imagem, mas raramente cistos grandes produzirão sintomas de efeito de massa sobre o quiasma óptico ou disfunção endócrina,[34,35] como hiperprolactinemia devido à compressão da haste hipofisária. CBR são mais comuns em mulheres adultas. Quando sintomáticos, podem ser tratados com ressecção transesfenoidal com bons resultados.[34]

Craniofaringeoma

Craniofaringeoma é um tumor predominantemente suprasselar que se origina dos remanescentes epiteliais escamosos da bolsa de Rathke ao longo do ducto craniofaríngeo, com distribuição etária bimodal e mais prevalente em crianças.[34,35] Apresenta dois subtipos histológicos: o adamantinomatoso (massa cístico-sólida, multiloculada, geralmente com calcificação), predominantemente observado em idade pediátrica de 5 a 14 anos; e o tipo papilar (predominantemente sólido, raramente contendo calcificações), mais comumente acometendo adultos entre 40 e 70 anos.[34]

Apesar de histologicamente benigno, o craniofaringeoma pode ser localmente agressivo e invadir estruturas adjacentes, como o hipotálamo e a via óptica,[34,35] podendo causar cefaleia[36] e distúrbios visuais e endócrinos, especialmente a DAVP.[35] Isso pode tornar a ressecção completa desafiadora, podendo-se observar alta morbidade se a ressecção agressiva for tentada nesses casos. A doença residual e recorrente não é incomum, e requer vigilância de longo prazo, possivelmente com radioterapia adjuvante[34] e, em casos selecionados, pode ser indicado o tratamento com quimioterapia local intracística.[35]

Neurossarcoidose

Dentre as manifestações do SNC da sarcoidose, a doença hipofisária é rara. Ainda assim, pode chamar a atenção clínica, secundária a síndromes endocrinológicas, principalmente a DAVP. A aparência na RM é semelhante à da hipofisite linfocítica, e ambas as condições respondem aos corticosteroides sistêmicos. Uma história de sarcoidose envolvendo outros órgãos ou outras manifestações do SNC está frequentemente presente.[34]

Histiocitoses

As histiocitoses são distúrbios linfoproliferativos sistêmicos,[34] de apresentação clínica muito heterogênea.[37] Destes, a histiocitose de células de Langerhans e a doença de Erdheim-Chester podem afetar a glândula pituitária e a haste hipofisária,[38] com a DAVP sendo a manifestação endócrina mais comum.[37] O diagnóstico subjacente é frequentemente conhecido ou, se ausente, sugerido pela presença de lesões ósseas associadas ou outras lesões de massa intracranianas. A aparência radiológica é variável e inespecífica, semelhante à da hipofisite linfocítica,[34] e o tratamento varia desde vigilância de longo prazo à terapia sistêmica, de acordo com a classificação e a extensão da doença.[38]

Glioma hipotalâmico-quiasmático

Os gliomas do quiasma e do hipotálamo representam 25 a 30% das neoplasias suprasselares em crianças, e a maioria dos casos é observada antes dos 20 anos. Quase todos eles são tumores de baixo grau, mais comumente um astrocitoma pilocítico. Existe também a variante pilomixoide do astrocitoma, que carrega pior prognóstico, dada a maior probabilidade de recorrência local e disseminação leptomeníngea.[34]

A associação com neurofibromatose tipo I (NF-1) ocorre em cerca de um terço dos casos. Os tumores associados à NF-1 em idade precoce são geralmente mais indolentes e têm predileção pelos nervos ópticos anteriores ao quiasma.[34] Esses tumores podem causar cefaleia, diplopia, nistagmo, deficiência visual, sintomas de hidrocefalia ou de disfunção hipotalâmica. O manejo varia e pode incluir imagens de vigilância, quimioterapia, ressecção cirúrgica ou radioterapia.[37]

Meningioma

Os meningiomas são os tumores primários mais comuns do SNC, que surgem das células meningoteliais da dura-máter, e de 5 a 10% dos casos ocorrem nas regiões suprasselar e parasselar, sendo a segunda lesão de massa a mais comum nessa região. A grande maioria é benigna e mais prevalente em mulheres adultas.[34,36]

Uma hipófise normal geralmente é vista separada dessas massas, que não causam expansão da sela, sendo a cauda dural um achado muito mais frequente nos meningiomas do que nos adenomas. O realce homogêneo, a localização suprasselar ou parasselar, a hiperostose e o envolvimento da artéria carótida interna, associado à estenose carotídea, também ajudam a diferenciá-los dos adenomas.[34] Cirurgia e radioterapia são opções terapêuticas quando estão presentes sintomas de efeito de massa.[36]

Germinoma

Germinomas correspondem a cerca de 70% das neoplasias intracranianas de células germinativas, ocorrendo quase exclusivamente em pacientes pediátricos. Geralmente surgem de estruturas intracranianas da linha média,[34,37] e a localização mais comum é a glândula pineal, seguida da região do hipotálamo e do assoalho do terceiro ventrículo. Aproximadamente 10 a 15% dos germinomas são suprasselares.[34]

O quadro clínico pode incluir cefaleia, queixas visuais, sintomas de hidrocefalia obstrutiva e disfunções endócrinas, como DAVP.[37] Na RM, as lesões variam em tamanho, indo desde pequenos nódulos hipotalâmicos sólidos até grandes massas suprasselares. São neoplasias que respondem bem à quimioterapia e à radioterapia, e a maioria dos pacientes pode alcançar remissão a longo prazo sem cirurgia.[34]

Hamartoma hipotalâmico

Os hamartomas hipotalâmicos são lesões benignas incomuns, cuja aparência na RM tipicamente é de uma lesão de massa local homogênea, sem realce e com características de sinal da substância cinzenta.[34] Apresentam-se na infância, com puberdade precoce predominantemente em meninos.[34,37] As lesões sésseis têm sido mais fortemente associadas a convulsões gelásticas, que são difíceis de controlar clinicamente, mas respondem à ressecção cirúrgica.[34,37]

Miscelânea

Outras patologias que acometem as regiões selar e parasselar que merecem ser mencionadas são: lesões de base do crânio (como cordomas, condrossarcomas, plasmocitomas/mielomas e metástases locais); schwannomas de par craniano do seio cavernoso; cistos dermoides; cistos aracnoides; lesões vasculares supra ou parasselares (como aneurismas, fístula carotídeo-cavernosa ou trombose do seio cavernoso); e o pseudotumor inflamatório do seio cavernoso que, embora raro, apresenta-se com a síndrome de Tolosa-Hunt de dor retro-orbitária e variáveis neuropatias cranianas.[34]

HIPOFISITES

A hipofisite é uma condição caracterizada pela inflamação da hipófise e do infundíbulo hipofisário, resultando em alterações estruturais e diferentes graus de hipopituitarismo. Pode ser assintomática ou apresentar deficiência hormonal grave.[39] As causas são diversas, sendo as alterações autoimunes predominantes. A prevalência e a incidência da hipofisite têm aumentado, sobretudo pelo uso crescente da imunoterapia na oncologia. Clinicamente, a hipofisite apresenta duas fases distintas. A fase aguda pode causar sintomas como cefaleia, distúrbios visuais, DAVP e hipopituitarismo. A fase crônica pode resultar em fibrose hipofisária e exigir reposição hormonal contínua.[40]

A hipofisite é inicialmente classificada como primária ou secundária, sendo também classificada tendo como base o local anatômico do envolvimento hipofisário: adeno-hipofisite (hipófise anterior), infundibuloneuro-hipofisite (hipófise posterior) e pan-hipofisite (acometimento global).[41]

A hipofisite primária (HP) é a forma mais comum e compreende diversos subtipos: hipofisite linfocítica (HL), hipofisite granulomatosa (HG), hipofisite por IgG4, hipofisite xantomatosa e hipofisite necrotizante. A HL é o subtipo mais comum, afetando principalmente mulheres, e está associada a outras doenças autoimunes. A HG é o segundo subtipo mais comum, apresentando infiltrado de histiócitos em granulomas. As demais HP são bastante raras.[40]

Hipofisites secundárias são classificadas como parte do espectro de outras doenças ou causadas por medicamentos. A hipofisite secundária ao uso de inibidores de *checkpoint* imunológicos (ICI) é mais comum em homens e idosos.[42] Os sintomas incluem cefaleia e deficiências hormonais. A RM pode mostrar alargamento da glândula, mas não permite uma clara distinção entre hipofisite induzida por ICI e hipofisites primárias. Hipofisites secundárias podem estar associadas a condições sistêmicas autoimunes, incluindo tireoidite de Hashimoto. Doenças inflamatórias e vasculites, assim como certas neoplasias (como germinoma, craniofaringeoma e linfoma), também podem desencadear hipofisite.

A hipofisite pode se manifestar de várias maneiras, variando de assintomática até causar sintomas relacionados à deficiência hormonal, efeito de massa, distúrbios visuais e crise adrenal.[42] A cefaleia é o sintoma mais comum. Distúrbios visuais são frequentes na hipofisite primária, mas raros nos casos secundários aos ICI. Deficiências hormonais são comuns, sendo a deficiência de ACTH a mais prevalente. Nos casos de hipofisite por ICI, a deficiência de cortisol é altamente prevalente. Outros sintomas podem incluir distúrbios menstruais, constipação e ganho de peso. A DAVP ocorre mais frequentemente na infundibuloneuro-hipofisite e pan-hipofisite, apresentando sintomas como polidipsia, poliúria e desidratação.

O diagnóstico preciso da hipofisite é desafiador devido à apresentação clínica inespecífica. A avaliação envolve exames hormonais, de imagem e investigação de possíveis causas secundárias. A RM é fundamental, revelando aumento do tamanho da hipófise, realce após contraste e alterações na haste hipofisária. Diferenciar a hipofisite de tumores hipofisários pode ser desafiador.[43] A biópsia pode ser necessária, mas é raramente indicada.

O tratamento da hipofisite envolve duas abordagens principais: reposição dos hormônios hipofisários deficientes e alívio dos sintomas relacionados ao efeito de massa. Na fase aguda, a insuficiência adrenal, o hipotireoidismo e a DAVP devem ser tratados rapidamente. A insuficiência adrenal é tratada com hidrocortisona endovenosa, enquanto a DAVP é corrigida com desmopressina. A reposição de LT4 também é necessária, mas deve ser feita com cautela para evitar uma crise adrenal. A terapia imunossupressiva pode ser utilizada em casos de hipofisite primária com sintomas neurológicos e efeito de massa. Glicocorticoides são a primeira linha de tratamento para complicações neurológicas, mas outros esquemas terapêuticos podem ser considerados. A cirurgia é reservada para casos de diagnóstico incerto ou rápida progressão dos sintomas neurológicos. Casos refratários podem ser tratados com radioterapia estereotáxica. Na fase crônica, a reposição hormonal segue as diretrizes do hipopituitarismo.[7] A reposição de glicocorticoide precede a reposição de LT4, e outras deficiências hormonais devem ser tratadas adequadamente.

27

Transtorno Neurológico Funcional

Lucas D'Andréa Pereira Sousa • Eduardo Genaro Mutarelli • Bruna Bartorelli

INTRODUÇÃO

Historicamente, diversos termos foram utilizados para descrever esse tipo de quadro clínico: **histeria,** que originalmente significava sintomas decorrentes de uma patologia uterina exclusiva de mulheres; **pitiatismo**, termo criado por Joseph Babinski, em que os sintomas podem ser reproduzidos por sugestão e desaparecer por persuasão; **conversão**, termo consagrado por Freud e Breuer que hipotetiza a ocorrência dos sintomas a partir da transformação de um sofrimento psíquico em sintoma físico, relacionando-os a um estressor remoto ou recente.

Atualmente, utiliza-se o termo **funcional** (em vez dos supracitados, que podem ter conotação pejorativa e preconceituosa), que apresenta o seguinte significado: os sintomas neurológicos são oriundos de um funcionamento anormal do sistema nervoso central, sem que haja a presença de uma patologia estrutural, e não são necessariamente decorrentes de distúrbio psicológico prévio. Tal termo tem tido boa aceitação por parte dos pacientes, e seu uso tem sido estimulado por especialistas da área.

EPIDEMIOLOGIA

A epidemiologia dos transtornos neurológicos funcionais (TNF) é complexa, e sua análise foi dificultada ao longo dos anos pela ausência de uma definição conceitual clara e consensual entre os profissionais de saúde da área. Após as mudanças da quinta edição do *Manual Diagnóstico e Estatístico de Transtornos Mentais* (DSM-5), com a definição mais claramente estabelecida dos TNF, os estudos começaram a se basear em dados mais objetivos (p. ex., presença de achados positivos para doença neurológica funcional), surgindo dados epidemiológicos mais fidedignos. Sendo assim, na população geral, a incidência varia de 4 a 12 casos a cada 100 mil indivíduos por ano. Quando avaliados por neurologistas, a incidência aumenta de forma considerável, chegando a 6% em pacientes ambulatoriais e a 2% em pacientes internados.[1]

No que se refere à prevalência, os TNF já foram descritos em indivíduos de 4 a 94 anos,[2] sendo mais comuns em adultos jovens, com predominância no sexo feminino (até duas vezes mais do que no masculino). Segundo dados de grandes estudos populacionais, estima-se uma prevalência de 50 a 100 casos para cada 100 mil habitantes,[3-6] o que corresponderia a cerca de 200 mil indivíduos com a doença, considerando a população brasileira do último censo do IBGE (2021).

Os dados também apontam que há uma maior prevalência nas parcelas da população com menores condições socioeconômicas e nas áreas rurais, porém os estudos não discutem as eventuais implicações para as diferenças nessas taxas.

Por fim, os TNF são a segunda maior causa de procura por atendimento neurológico ambulatorial, ficando atrás apenas das queixas de cefaleia, e a ocorrência de comorbidade neurológica pode chegar até 10% dos casos de TNF.[6,7]

ETIOLOGIA E FISIOPATOLOGIA

Ainda não existe uma explicação clara e consensual da etiologia e fisiopatologia dos TNF, mas há uma forte associação entre o transtorno e fatores biológicos, psicológicos e ambientais para a ocorrência desses quadros.

Fisiopatologia

Para entendermos a fisiopatologia proposta, vamos a alguns conceitos importantes.

Quando realizamos ações voluntárias, apresentamos um senso de agência, que nos dá a percepção de que o movimento foi gerado voluntariamente. Esse senso de agência decorre basicamente de dois processos neuronais distintos: o *feedforward*, que faz previsões sobre o comportamento do sistema sensitivo e motor sobre o que esperamos perceber e sobre os comandos necessários para realizar uma ação; e o *feedback*, que traz a sensopercepção da ação realizada. As previsões do *feedforward* são comparadas com a sensopercepção do *feedback*, assim, caso haja um *match* entre eles, teremos a sensação de que estamos no controle do movimento e, caso haja um *mismatch*, perceberemos certo grau de incongruência e não nos sentiremos agentes da ação, ou seja, será como um movimento involuntário.[8]

Dentro dessa teoria, dois processos neuronais distintos são descritos: o *feeling of agency*, processamento inconsciente do fluxo de ações em que há uma determinação se a ação foi autoprovocada ou não; e o *judgement of agency*, processamento consciente incluindo expectativa da ação e a crença de ser o agente de movimento.[8]

Dentre as áreas relacionadas a esses processamentos neuronais, destacam-se: a região pré-frontal dorsolateral (intenção do movimento); a área motora suplementar e o cerebelo (planejamento do ato motor); os núcleos da base (geração do movimento); a ínsula (interocepção, percepção dos nossos processos fisiológicos); e a junção temporo-parietal (JTPO, integração multimodal que faz o comparativo entre o *feedback* e o *feedforward*, dando a noção do senso de agência).[8]

Estudos de ressonância magnética funcional em pacientes com TNF indicam que eles apresentam uma disrupção no seu senso de agência, com alteração de atividade principalmente na JTPO, na ínsula e nas conexões entre essas regiões e as áreas motoras.[8-10]

Em geral, pessoas com personalidade mal-adaptada, histórico de abuso físico, moral ou sexual ou negligência na infância, presença de eventos estressantes, presença de doenças neurológicas com sintomas orgânicos, outros transtornos psiquiátricos (ansiedade, depressão), queixas inespecíficas (como fadiga, dor e déficit cognitivo) apresentam uma predisposição para o desenvolvimento de quadros funcionais. Um grande estudo de 2019 da Harvard University demonstrou que pacientes com TNF submetidos a eventos psicológicos negativos durante a infância apresentaram maior conectividade em regiões límbicas/paralímbicas e motoras. Além disso, houve uma maior expressão de genes relacionados à neuroplasticidade, ao neurodesenvolvimento e ao comportamento motor em pacientes com TNF expostos a trauma precoce, principalmente quando submetidos a abuso físico.[11] Dentre os genes estudados, a presença do gene *TPH2* alterado, associado a trauma na infância, indicou ocorrência precoce do TNF motor, menor conectividade entre a amígdala direita e o giro frontal médio, e maior gravidade dos sintomas do que nos pacientes com TNF sem *TPH2* alterado.[12]

Mecanismos psicodinâmicos

Os mecanismos psicodinâmicos na ocorrência dos TNF são os mais aceitos para explicar a conversão e tratá-la. O transtorno conversivo é aquele em que a ocorrência dos sintomas tem origem psicológica, com um estressor remoto ou recente como causador do problema. Nessa teoria, há uma ideia socialmente inaceitável para o indivíduo, que executa recalcamento ou repressão desse pensamento em seu subconsciente. Isso acaba por gerar um conflito interno mal resolvido, que se manifesta como sintoma físico, controlando a angústia psíquica. Nesse momento, muitos pacientes apresentam uma indiferença afetiva com relação a seu quadro clínico, também conhecida como *la belle indifférence* (lembrando que essa indiferença não discrimina transtorno orgânico de funcional).

Teoria cognitiva

A teoria cognitiva para explicar a etiologia desse tipo de transtorno sugere que ele se origine de uma tendência individual em valorizar alterações mínimas na fisiologia corporal (interocepção aumentada), levando a um estado de hipervigilância para movimentos voluntários, sensações, esquecimentos, entre outros. Por exemplo, movimentos que são gerados por procedimentos implícitos e não por processamento explícito e declarativo. Quando há um pensamento anormalmente exacerbado na realização do movimento, ele se torna mais lento, impreciso, não natural e não fluente. Esse foco atencional excessivo e inusual limita os recursos disponíveis que seriam gastos para a realização de outras tarefas, e pode explicar queixas comuns de baixa concentração, lentidão psicomotora, problemas de memória e fadiga mental em pacientes com TNF.

QUADRO CLÍNICO

Pacientes com queixas funcionais costumam procurar atendimento médico quando elas sugerem algum déficit neurológico. Os sintomas podem ser dos mais variados: paralisias, parestesias, tremores, crises epilépticas, alterações da visão, fala e audição, pseudoalucinações, distonias, déficits de memória, perda súbita de força, quedas, dores, episódios de desorientação, dentre outros. A ocorrência desses sintomas de forma concomitante é comum, chegando a cerca de 35% dos casos,[13] com uma média de dois a três sintomas funcionais por paciente.[14]

Os sintomas podem ter uma história variável, podendo ser episódicos ou sustentados, agudos ou crônicos, e não necessariamente estão relacionados a um evento estressor evidente, embora essa relação seja relativamente comum. Para auxiliar na anamnese desses pacientes, a obtenção de registros médicos anteriores pode ajudar a fornecer informações sobre sintomas ou problemas que os pacientes podem ter esquecido ou que não foram reconhecidos como um distúrbio funcional.

La belle indifférence é uma característica frequente do exame psicopatológico e causa estranhamento, uma vez que o paciente chega ao serviço de saúde gravemente acometido (p. ex., não consegue mais andar, deglutir, sentir etc.), manifesta preocupação em seu discurso, mas seus gestos não traduzem essa preocupação, demonstrando uma dissociação do afeto.

Nos TNF, os sintomas se manifestam de forma inconsciente e indesejável, não dependendo do controle do paciente. Embora muitas vezes o médico possa sentir que está sendo enganado, essa, na realidade, foi a maneira encontrada pelo paciente, de forma inconsciente, de pedir ajuda. Ter isso em mente pode auxiliar o profissional de saúde a estabelecer um vínculo empático com o paciente.

O diagnóstico precoce correto pode evitar a cronificação e a atrofia por desuso dos membros acometidos, sendo muitas vezes necessária a interconsulta de um neurologista experiente para avaliar a organicidade ou não do quadro. Uma vez demonstrado de maneira afirmativa que os déficits são funcionais e descartada a organicidade, a denominação mais adequada para esses quadros é "funcional" (p. ex., tremor funcional, paralisia funcional, crise epiléptica funcional etc.), devendo-se evitar termos pejorativos como "distúrbio neurovegetativo", "doença não verídica" (DNV), "piti", "crise histérica" e "pseudo-", entre outros.

Por fim, deve-se evitar discussões indiretas e fragmentadas do diagnóstico durante a avaliação. Em vez disso, os médicos devem entender que apresentar com sucesso o diagnóstico de TNF aos pacientes é o primeiro passo e um aspecto fundamental do tratamento.

DIAGNÓSTICO

O diagnóstico é clínico e deve ser feito após o neurologista estabelecer achados positivos que sejam incompatíveis com as manifestações clínicas da doença, ou inconsistentes em diferentes partes do exame, ou seja, com variabilidade na apresentação e incongruência nos diferentes testes realizados durante o exame físico.

Até a publicação do DSM-5, em 2013, o TNF, antes conhecido como "transtorno conversivo", necessariamente deveria estar relacionado à ocorrência de um fator psicológico prodrômico ou concomitante. Com a evolução dos conhecimentos, especialmente da fisiopatologia dos TNF e após a publicação do DSM-5 (Tabela 27.1), a condição psicológica deixou de ser necessária para o diagnóstico, uma vez que não eram identificados fatores psicológicos ou não se entendia a relevância etiológica de sua presença em uma parcela considerável dos pacientes.[15]

Embora possam existir doenças neurológicas orgânicas concomitantes, os sintomas funcionais não podem ser causados por elas. Além disso, para que o sintoma seja classificado como um transtorno, é necessário que ele interfira nas atividades diárias de vida do paciente, causando angústia e sofrimento.

AVALIAÇÃO NEUROLÓGICA

Destacamos a seguir uma série de técnicas que auxiliam na investigação da natureza funcional dos sintomas neurológicos dos pacientes com TNF. Contudo, antes de esmiuçar as estratégias utilizadas para cada tipo de queixa, é importante destacar que nenhuma delas substitui uma boa observação do paciente durante as etapas da avaliação clínica (entrada no consultório, postura durante a anamnese e colaboração com o exame físico).

Tabela 27.1 Critérios diagnósticos de transtornos neurológicos funcionais pelo DSM-5.

Transtorno de sintomas neurológicos funcionais

A. Um ou mais sintomas de função motora ou sensorial alterada

B. Achados físicos evidenciam incompatibilidade entre o sintoma e as condições médicas ou neurológicas encontradas

C. O sintoma ou déficit não é melhor explicado por outro transtorno mental ou médico

D. O sintoma ou déficit causa sofrimento clinicamente significativo, ou prejuízo no funcionamento social, profissional ou em outras áreas importantes da vida do indivíduo ou requer avaliação médica

Nota para codificação: o código da CID-9-MC para transtorno conversivo é 300.11, e é atribuído independentemente do tipo de sintoma. O código da CID-10-MC depende do tipo de sintoma (ver a seguir):

Especificar o tipo de sintoma:

(F44.4) Com fraqueza ou paralisia

(F44.4) Com movimento anormal (p. ex., tremor, movimento distônico, mioclonia, distúrbio da marcha)

(F44.4) Com sintomas de deglutição

(F44.4) Com sintoma de fala (p. ex., disfonia, fala arrastada)

(F44.5) Com ataques ou convulsões

(F44.6) Com anestesia ou perda sensorial

(F44.6) Com sintoma sensorial especial (p. ex., perturbação visual, olfatória ou auditiva)

(F44.7) Com sintomas mistos

Especificar se:

Episódio agudo: sintomas presentes há menos de 6 meses

Persistente: sintomas ocorrendo há 6 meses ou mais

Especificar se:

Com estressor psicológico (especificar estressor)

Sem estressor psicológico

É muito difícil ser coerente com sintomas neurológicos o tempo todo e, comumente, os pacientes realizarão ações incongruentes com suas queixas durante a consulta. Além disso, muitos dos sintomas se apresentam clinicamente com base no que o paciente acredita ocorrer quando há um problema desse tipo, ou seja, ocorrem conforme o imaginário do paciente, sem apresentar coerência com lesões com substrato anatomofisiológico. Por exemplo, durante a avaliação de um paciente com paralisia de um membro inferior, ele consegue se acomodar na maca utilizando ambas as pernas, porém não consegue realizar força contra a sua resistência quando solicitado. Outro exemplo é o paciente com paraparesia crural que não consegue realizar força contra a sua resistência, mas consegue deambular ou ficar na ponta do pé quando solicitado.

Diversos exemplos podem ser explicitados para demonstrar as inconsistências e as incongruências durante a avaliação clínica, sendo assim, destacamos novamente que a observação cuidadosa do paciente é a ferramenta que mais auxilia na suspeita diagnóstica do TNF.

Fraqueza

A fraqueza do paciente de origem não orgânica é variável, pois é impossível ter certeza da quantidade de força que exercemos. Assim, nas manobras de oposição (contrapor a força do examinador à do examinado, como em uma queda de braço), ora o paciente resiste mais, ora resiste menos. Além disso, para deixar claro sua debilidade, o paciente desiste de resistir, seja de uma vez (atitude de *give-away*), seja em saltos. Por outro lado, na fraqueza de origem orgânica o membro mais fraco cede de forma progressiva.

Nas manobras de oposição também é possível avaliar a musculatura sinergista de determinado movimento e, com isso, estabelecer se o paciente de fato está colaborando com o exame,

ou seja, perceber a força normal do músculo parético quando ele está sendo examinado de maneira indireta. Por exemplo, o membro inferior fraco exerce força normal quando se pede para o paciente, deitado na maca, abrir ou elevar o membro bom, e vice-versa, quando o membro bom, apesar de apto, não se esforça para movimentar o membro parético.

O teste de Hoover consiste em pedir para o paciente, em decúbito dorsal, comprimir o calcanhar contra a maca; o membro inferior fraco falha, porém ao solicitar que ele eleve o membro bom, por sinergismo o membro fraco comprime o calcanhar contra a maca (Figura 27.1).

No paciente paraplégico ou tetraplégico, o primeiro passo é observar o "pé caído"; em seguida, coloca-se o paciente em posição para a realização das manobras deficitárias para aqueles que não colaboram (rebaixamento de consciência), como na posição de Barré ou Raimiste. Durante essas posições, o paciente sem alteração orgânica tende a facilitar a queda para um dos lados de forma lenta e gradual contra a gravidade, realizando a contração muscular em uma musculatura que "não realizava" movimento.

Sensibilidade

A falta de sensibilidade de um hemicorpo por doença orgânica nunca respeita exatamente a linha média, ou seja, um paciente com hemianestesia orgânica passa a sentir um pouco antes de chegarmos à linha média. Outro teste consiste em solicitar ao paciente que feche os olhos e diga "sim" quando sentir o toque, e "não" quando não sentir. Caso o teste seja positivo, o paciente responderá "não" no exato momento em que estiver sendo tocado, demonstrando que ele está sentindo o lado anestesiado. Por fim, pode-se usar a manobra de Bowlus-Currier,[17] em que, com as mãos rodadas de maneira que os polegares estejam apontando para baixo, o paciente cruza os braços e entrelaça os dedos das mãos, mas não os polegares, e então roda os braços por dentro até que eles fiquem junto ao esterno, de maneira que os polegares estarão do lado contrário à sua origem e os outros dedos estarão em seus respectivos lados (Figura 27.2). Ao testar a sensibilidade, os pacientes com TNF terão a probabilidade de errar, enquanto os factícios demonstrarão insegurança, falta de colaboração e lentidão na resposta, que deveria ser imediata, pois não é preciso pensar para dizer se sente ou não quando é tocado.

Dor

Por sua natureza subjetiva, e por ser muito difícil de constatar, a dor é um sintoma frequente em pacientes com distúrbio funcional. Quando a dor referida tem intensidade desproporcional ao estímulo provocado ou à possível lesão tecidual, o sintoma doloroso sugere ser de natureza não orgânica. Além disso, o paciente com dor orgânica perde a função do membro doloroso por guarda, diminuição do movimento, retirada e, às vezes, espasmo muscular, o que não acontece quando a dor não é orgânica. A natureza funcional da dor pode ser constatada pela ausência de reação autonômica (como sudorese, taquicardia, hipertensão arterial e dilatação pupilar diante de um estímulo doloroso), o que nem sempre é fácil de constatar, principalmente nos quadros de dor crônica, em que os fenômenos autonômicos que acompanham a dor podem estar ausentes.

Visão

O paciente com alteração visual, que alega cegueira, mas com a propriocepção (sensibilidade profunda) preservada,

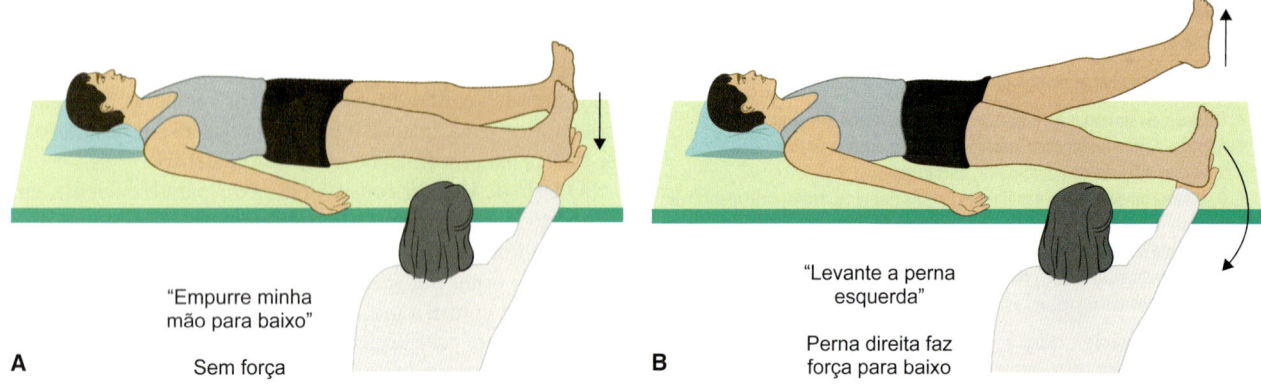

"Empurre minha mão para baixo"

A   Sem força

"Levante a perna esquerda"

Perna direita faz força para baixo

B

Figura 27.1 Teste de Hoover. **A.** Solicita-se ao paciente, em decúbito dorsal, que comprima o calcanhar da perna supostamente enfraquecida contra a maca, e a perna falha. **B.** Ao solicitar que o paciente levante a perna contralateral (sem déficits motores), a perna enfraquecida, por sinergismo, comprime o calcanhar do paciente contra a maca ou a mão do examinador.[16]

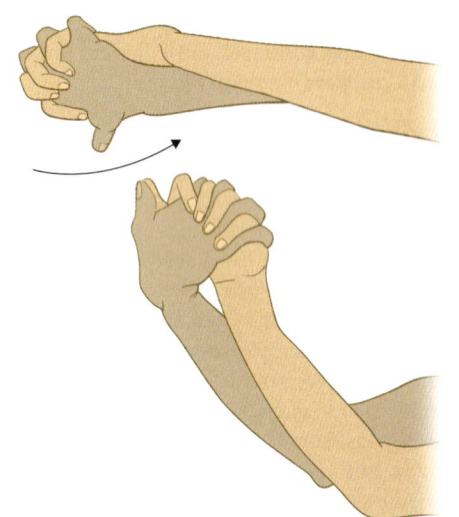

Figura 27.2 Teste de Bowlus-Currier: Inicialmente, pede-se ao paciente que estenda e gire internamente seus braços, cruze as mãos da direita para a esquerda enquanto mantém a orientação original, junte as palmas das mãos e entrelace seus dedos. Em seguida, as mãos são giradas para baixo, em direção ao peito e, finalmente, para cima até a posição final do teste, deixando seus polegares sem se entrelaçar.

deveria ser capaz de acompanhar, com os olhos que não enxergam, seu dedo em movimento à sua frente, enquanto o paciente com TNF não o faz.

No paciente completamente cego não deveria ocorrer o nistagmo optocinético (o ato de seguir um objeto em movimento com os olhos, como quando se observam os postes passando rapidamente de dentro de um trem e os olhos se movem para o próximo poste a cada vez que o anterior sai de vista), porém, ao colocar uma faixa listrada em movimento à frente dos olhos do paciente, ele poderá apresentar nistagmo optocinético, demonstrando visão, uma vez que é difícil não fixar o olhar em um ponto. Caso a dúvida persista, pode-se solicitar um eletroencefalograma, no qual o ritmo alfa occipital desaparecerá assim que o paciente abrir os olhos, demonstrando a preservação da visão.

No paciente que alega perda da visão de um olho com preservação do outro, é possível demonstrar visão preservada no alegado olho cego usando o diafragma de Harman. Para reproduzir esse diafragma, basta fazer um furo em uma folha de papel e colocá-la a meio caminho de uma linha horizontal de números ou letras. Uma vez que o paciente não

tem consciência de qual olho está usando para olhar através do furo, ele enxergará os dois lados da fileira, demonstrando a visão do olho "cego".

Outra manobra consiste em antepor um filtro vermelho à frente do suposto olho preservado e pedir ao paciente que leia um texto com letras de diversas cores, inclusive a vermelha. Caso ele consiga ler, fica comprovada a preservação da visão do olho dito cego, uma vez que o filtro vermelho "apaga" as letras de mesma cor.

Também é possível solicitar que o paciente que alega cegueira se movimente diante de um espelho; os olhos dele irão mover-se, fixando o olhar em algum ponto do ambiente e demonstrando que há visão.

Quanto às queixas de campo visual, os pacientes funcionais podem apresentar um defeito tubular de seu campo visual. Para realizar a avaliação, pode-se aproximar e afastar o paciente de uma determinada cena, por exemplo, avaliar a 1 metro e a 2 metros. Em geral, o paciente não respeitará a perspectiva óptica adequada da cena, alegando ver as mesmas imagens independentemente da distância (Figura 27.3).

Distúrbios do movimento

Movimentos involuntários são um dos sintomas mais frequentes em pacientes com distúrbio funcional e menos comuns em pacientes com distúrbio factício. Os movimentos involuntários não orgânicos mais comuns são, pela ordem decrescente de frequência: tremor, distonia, mioclonia e parkinsonismo. Alguns sinais de que a natureza dos movimentos involuntários não é orgânica são: início súbito, movimento bizarro, incongruência e inconsistência nos movimentos, normalização ou pelo menos diminuição na anormalidade com manobras de distração, lentidão excessiva para realizar movimento e, às vezes, resposta à sugestão (Tabela 27.2).

Em relação ao tremor não orgânico, pode-se solicitar para o paciente movimentar alternadamente outra parte do corpo em outra frequência (mais rápida ou mais lenta que a do tremor), e ele mudará a frequência do tremor para a frequência dos movimentos alternados; essa manobra é chamada *entrainment* (arrastamento).[19] Pode-se também segurar a porção que treme e observar o tremor migrar para outra articulação do membro ou mudar de plano (p. ex., se a mão fazia um movimento alternado de flexão e extensão do punho, o tremor passa à pronação e à supinação), o que não ocorre no de origem orgânica, também conhecido como "fenômeno de transbordamento".[19]

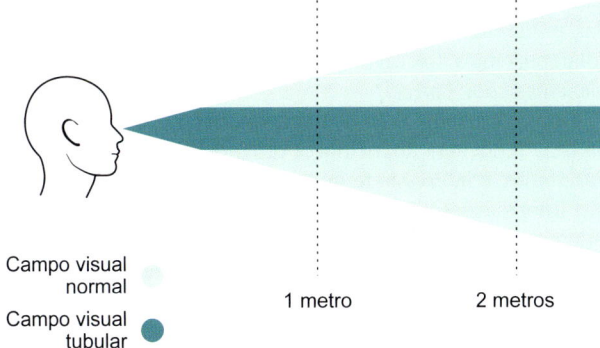

Campo visual normal

1 metro   2 metros

Campo visual tubular

Figura 27.3 O defeito visual tubular é inconsistente com as leis da óptica e com a fisiologia ocular.[18]

Fala

É relativamente comum que os pacientes com TNF apresentem distúrbio fonatório e disártrico. A alteração de fala costuma ser abrupta na sequência de algum trauma psíquico (conversão) ou infecção de vias aéreas.[20] As alterações mais frequentes são afonia e voz soprosa/sussurrada. As pistas para observar que um transtorno de fala é relacionado a um transtorno funcional incluem a presença de normalidade de outras funções do aparelho fonatório, como tosse eficaz (adução eficiente das cordas vocais), voz cantada normal, respiração normal (abdução eficaz das cordas vocais) e competência velopalatina.

Outra queixa bastante comum nos pacientes com TNF de fala é a fala arrastada e lenta, assemelhando-se a uma fala ebriosa,[21] sem acompanhar outras alterações de articulação de fala. Por fim, vale destacar outras alterações também observadas nesses pacientes, como fala balbuciante (lembrando gagueira), fala telegráfica (omitindo conjunções e artigos) e alteração de sotaque/idioma.[21]

Sintomas cognitivos

As principais queixas cognitivas funcionais são: dificuldade de concentração e de memória, fluência alterada, confusão de palavras ao falar (troca de palavras), *word finding* e lentidão de resposta durante uma conversa.[22] A avaliação de uma queixa cognitiva funcional é complexa, principalmente pelo fato de as doenças neurodegenerativas se apresentarem com lenta evolução de sintomatologia e sintomas inicialmente inespecíficos. Contudo, é possível diagnosticar um transtorno cognitivo funcional ao identificar achados positivos que indiquem inconsistências em diferentes partes da avaliação neurológica.

Os principais achados positivos para um transtorno funcional são: perda marcada de memória autobiográfica (p. ex., esquecer o nome dos pais e o próprio nome); lembrança muito detalhada de algo esquecido (p. ex., "esqueci de colocar o queijo ralado no risoto que fiz no jantar do dia x");

Tabela 27.2 Sinais sugestivos de origem não orgânica para movimentos involuntários.

Início súbito
Normalização ou diminuição do movimento anormal com manobras de distração
Incongruência e inconsistência nos movimentos
Lentidão excessiva para realizar movimentos
Resposta à sugestão (melhora, piora ou cessação)

e realização de habilidades implícitas cognitivamente complexas, contrastando com a incapacidade de realizar tarefas simples quando solicitado.[23]

Há muita sobreposição de fatores que podem gerar sintomas cognitivos frustros e confundir a avaliação do neurologista para um TNF, a saber: ansiedade e depressão, preocupação excessiva com doença neurodegenerativa, uso de substâncias ou polifarmácia, transtorno factício (TF) e simulação.[24]

Crise não epiléptica psicogênica (CNEP)

A CNEP (crise funcional, crise conversiva, crise psicogênica, dentre outros) é um TNF relativamente frequente.[24,25] Essa condição é marcada por aparente perda transitória da consciência com movimentos anormais generalizados, ou ausência súbita de resposta associada a uma ausência de atividade epileptiforme no eletroencefalograma.

Os achados de história clínica que sugerem CNEP são: presença de testemunha (ocorrência dos eventos sempre quando acompanhado de alguém); situações de estresse importante; relação com ciclo menstrual e gestação; despertar pós-anestesia geral; e descrição detalhada do evento pelo paciente.[26-28]

Os achados clínicos do evento que sugerem CNEP são: duração longa; olhos fechados durante a crise, com resistência à abertura ocular; movimentos fora de fase/alternados dos membros; báscula de quadril; opistótono; movimentos laterolaterais com a cabeça ("não não"); pós-ictal curto ou ausente; incontinência urinária; mordedura de língua na ponta da língua.[25]

A despeito de o paciente apresentar todos os achados clínicos sugestivos de CNEP, é necessária a realização de um videoeletroencefalograma (VEEG) para a confirmação do diagnóstico, que irá demonstrar ausência de atividade epileptiforme durante o evento crítico.[25] Além disso, é necessária a validação do evento com um familiar que testemunhou os eventos fora do serviço de VEEG, de modo a confirmar que não há outro tipo de crise além do observado.

DIAGNÓSTICO DIFERENCIAL

Durante a avaliação de um paciente com suspeita de TNF, é importante avaliar se os sintomas são secundários ou não a uma doença neurológica orgânica como, por exemplo: acidente vascular cerebral, esclerose múltipla, miastenia *gravis*, paralisia periódica, distúrbios do movimento, epilepsia, miopatias, polirradiculoneurites agudas ou crônicas e lesões medulares, dentre outras. Sinais e sintomas com interpretação difícil devem motivar o médico a ter cautela quanto ao diagnóstico, principalmente quando o paciente tiver uma história psiquiátrica altamente sugestiva, de modo a evitar erros graves para a saúde do paciente. Além disso, pelo fato de as doenças neurológicas gerarem preocupação e medo, não é raro que ocorra a somatização do sintoma por parte do paciente, para que o médico valorize sua condição clínica.[29]

Caso o diagnóstico mais provável seja TNF, duas condições médicas devem ser levadas em consideração como diagnóstico diferencial: o transtorno factício e a simulação. Em ambos os casos, sinais e sintomas são produzidos de forma consciente e intencional. No primeiro, o objetivo é receber cuidados médicos (ganho primário), enquanto no segundo a intenção é gerar um ganho objetivo secundário, como receber aposentadoria ou outro benefício.

Uma pista para o diagnóstico de TF é a procura por diversos serviços de saúde com o mesmo sintoma ou com sintomas diferentes, sem explicação médica para a sua ocorrência.

Por conta disso, diferentemente dos pacientes com TNF, os indivíduos com TF costumam ter conhecimento médico acima da média populacional.[30] Durante a consulta, o paciente com TF apresenta comportamento receoso, desconfiado, discurso agressivo e explosivo, pouca colaboração com a avaliação clínica e anamnese, pouco contato visual com o avaliador, mudança de história clínica, inúmeras alergias e pode, por muitas vezes, se recusar a providenciar acesso a informações médicas prévias.[30] Para esses pacientes, um pequeno erro é tudo o que eles precisam para provar como possuem uma doença grave e como a classe médica é incompetente para realizar seu diagnóstico e tratamento.

Outra pista importante surge quando esses pacientes são confrontados com seu diagnóstico, comumente abandonando o tratamento proposto e procurando outro centro de saúde, diferentemente do paciente com TNF, o qual costuma aderir ao tratamento.

Por fim, deve-se ter muito cuidado em estabelecer o diagnóstico de TF. Muitas vezes é difícil, ou mesmo impossível, ter certeza do diagnóstico, haja vista que alguns desses pacientes apresentam de fato uma doença orgânica que justifique parte de seus sintomas.

PROGNÓSTICO

O prognóstico dos pacientes com TNF é geralmente ruim, envolvendo manutenção dos sintomas físicos de forma persistente e influenciando negativamente a qualidade de vida. Um grande estudo prospectivo europeu demonstrou que, após 14 anos de seguimento, dos 107 pacientes com fraqueza funcional 20% ficaram sem sintomas, 31% melhoraram parcialmente, 23% se mantiveram inalterados e 26% pioraram.[17]

No entanto, há alguns fatores associados a um possível bom prognóstico: diagnóstico precoce, início na infância/adolescência, boa resposta ao tratamento inicial, depressão e ansiedade como comorbidades, e bom vínculo com a equipe de saúde.[17]

TRATAMENTO

A fase mais importante da consulta, para o neurologista, é a comunicação diagnóstica. No caso dos pacientes com TNF, é fundamental que o médico inicie reconhecendo o enorme sofrimento que o paciente está vivenciando, sendo necessária a verbalização de que se é empático com tal sofrimento. Em seguida, deve-se reconhecer a existência do déficit e dizer ao paciente que existe a possibilidade de uma remissão completa dos sintomas, explicando que a ausência de um dano orgânico estrutural e a presença de um distúrbio de funcionamento das vias cerebrais possibilita sua reabilitação e recuperação.

O tratamento deve focar, em primeiro lugar, na proteção do paciente contra procedimentos desnecessários e potencialmente iatrogênicos, assim como o uso excessivo de medicamentos. Além disso, quanto mais precoce o diagnóstico correto e o tratamento adequado, menor é o risco de lesões irreversíveis por desuso, nos casos graves de queixas dolorosas ou motoras.

O objetivo principal do tratamento deve ser a manutenção/recuperação da funcionalidade do paciente bem como a preservação de sua integridade física e psicológica, e não a remissão completa dos sintomas.[31]

Não há um tratamento medicamentoso específico para TNF que seja eficaz em reduzir ou reverter os sintomas funcionais, apenas as comorbidades psiquiátricas devem ser tratadas com o uso de psicotrópicos, quando houver necessidade e quando estiverem presentes. Vale destacar que é desejável dar preferência a medicamentos com um perfil de efeitos colaterais mais toleráveis devido à sugestionabilidade dos pacientes com TNF.

Após o paciente com TNF se familiarizar com a doença, há uma tendência de melhores prognósticos no tratamento. Para tanto, é interessante que o profissional de saúde entregue informações escritas para que os pacientes possam consultar em casa e revisar sobre sua condição, bem como compartilhar esses dados com seus familiares e amigos.

Não se deve, em hipótese alguma, desdenhar ou duvidar das dificuldades do paciente. Em primeiro lugar, porque o déficit é produzido de forma inconsciente, ou seja, o paciente não tem controle sobre o sinal ou sintoma e, portanto, o seu sofrimento é genuíno e deve ser validado pela equipe de saúde. Em segundo lugar, porque ele não acreditará, nem mesmo se o médico ilustrar de forma cartesiana, que seu déficit não é anatomicamente possível. Em terceiro e último lugar, porque tal atitude é contraproducente, quebrando o vínculo médico-paciente, retarda o tratamento adequado e pode resultar em uma nova consulta com outro profissional.

Algumas vezes, ao demonstrar ao paciente como o diagnóstico foi feito e ele perceber que a melhora dos sintomas ocorre ao ser distraído (retirado do foco do déficit), é possível que haja melhora sem a necessidade de outros procedimentos. Contudo, caso não haja melhora inicial, deve-se encaminhar o paciente para uma avaliação psiquiátrica, psicoterápica e fisioterápica, de modo a realizar uma abordagem multidisciplinar.

A consulta psiquiátrica é introduzida ao paciente como parte da investigação etiológica, sendo fundamental que o médico que realizou o diagnóstico e a sua comunicação permaneçam disponíveis como referência para o paciente até que ele realize um vínculo com o psiquiatra. Em seguida, o neurologista deverá ter seu papel como consultor da especialidade ou, até mesmo, como coordenador do tratamento multidisciplinar, se for o caso.

A psicoterapia é fundamental no tratamento dessas doenças. Não existe uma estratégia específica, tampouco um tempo determinado de tratamento para cada transtorno. Um processo analítico parte do trabalho de considerar a vida mental do paciente como um todo, a partir de um padrão técnico específico, visando tornar conscientes os desejos, fantasias e conflitos, não se restringindo a uma ou outra questão específica. A partir desse processo, as defesas, os traumas e as deficiências da estrutura da personalidade do indivíduo são elucidados, podendo acarretar na melhora dos sintomas físicos. É importante destacar que seus efeitos, apesar de demandarem tempo para ocorrer, são perenes, implicando em melhora do autoconhecimento e da qualidade de vida. Tornar esse tratamento viável, incluindo a adesão e a confiança por parte do paciente, deve ser a meta de todos os profissionais envolvidos no atendimento desse transtorno.

CONSIDERAÇÕES FINAIS

O transtorno neurológico funcional é uma doença prevalente e potencialmente incapacitante. Dito isso, deve-se ter em mente essa possibilidade diagnóstica, pesquisando sinais positivos na história e no exame físico que fortaleçam a hipótese. Assim, com o diagnóstico realizado de forma precoce, evita-se a exposição do paciente a iatrogenias (excesso de exames e procedimentos diagnósticos) e reduz-se a possibilidade de cronificação da doença, possibilitando um melhor prognóstico ao paciente.

PARTE 4

Cefaleias

Coordenador: Fernando Kowacs

28   Cefaleias: Conceitos Básicos, Aspectos Históricos e Classificação
Carlos Alberto Bordini • Fernando Kowacs • Pedro André Kowacs

29   Fisiopatologia das Cefaleias Primárias
João José Freitas de Carvalho • Maurice Vincent

30   Epidemiologia e Impacto das Cefaleias Primárias
Luiz Paulo Queiroz • Pedro Augusto Sampaio Rocha Filho

31   Semiologia das Cefaleias
Liselotte Menke Barea • Fernando Kowacs

32   Cefaleia na Unidade de Emergência
Ida Fortini • Renata Gomes Londero

33   Terapêutica em Cefaleia: Bloqueios Anestésicos
Fabiola Dach • José G. Speziali

34   Terapêutica em Cefaleia: Toxina Botulínica
Alexandre O. Kaup

35   Terapêutica em Cefaleias: Neuromodulação Não Invasiva
Giselle Oliveira Martins Theotonio • Elza Magalhães

36   Terapêutica em Cefaleia: Tratamentos Anti-CGRP/CGRP-R, Agonistas 5-HT$_{1F}$ e Outros Avanços Recentes
Marcio Nattan Portes Souza • Mario Fernando Prieto Peres

37   Migrânea
Marcelo Ciciarelli • Caio Vinicius de Meira Grava Simioni • Pedro Moreira

38   Cefaleia do Tipo Tensão: Apresentação Clínica e Tratamento
Hilton Mariano • Jayme A. Maciel Jr. • Mauro Eduardo Jurno

39   Cefaleias Trigeminoautonômicas
Carlos Alberto Bordini • Maria Eduarda Nobre • Mário Fernando Prieto Peres

40   Outras Cefaleias Primárias
Pedro Augusto Sampaio Rocha Filho • Elcio Juliato Piovesan

41   Cefaleias Secundárias: Cefaleia Persistente Atribuída à Lesão Cefálica Traumática ou Craniotomia e Cefaleia Atribuída à Infecção Viral Sistêmica
Marcelo Moraes Valença • Paulo Sergio Faro Santos

42   Cefaleias Secundárias: Cefaleia Atribuída à Hipertensão Liquórica e Cefaleia Atribuída à Hipotensão Liquórica
Marcio Nattan Portes Souza • Ida Fortini

43   Neuropatias Cranianas Dolorosas
Claudio Brito • Elder Sarmento

44   Situações Especiais em Cefaleia
Cefaleia na infância e na adolescência
Marco Antônio Arruda • Renato Arruda
Cefaleia na Mulher
Aline Turbino • Eliana Meire Melhado
Cefaleia no Idoso
Claudio Brito • Elder Sarmento • Raimundo Pereira Silva-Néto
(item "Cefaleia hípnica")

45   Cefaleia por Uso Excessivo de Medicamentos
Abouch Krymchantowski • Carla Jevoux • Raimundo Pereira Silva-Néto

As referências bibliográficas desta Parte estão disponíveis *online*, no Ambiente Virtual de Aprendizagem do GEN.

28

Cefaleias: Conceitos Básicos, Aspectos Históricos e Classificação

Carlos Alberto Bordini • Fernando Kowacs • Pedro André Kowacs

CONCEITOS BÁSICOS

Neste capítulo serão abordados conceitos básicos e alguns aspectos históricos das cefaleias, além do sistema utilizado para a sua classificação, editado pela International Headache Society (IHS).

Grosso modo, dor de cabeça seria aquela experimentada em qualquer parte do segmento cefálico, no entanto, a Classificação Internacional das Cefaleias, em sua terceira edição (ICHD-3), de 2018,[1] apresenta definições claras para os termos **cefaleia** – "dor (ver adiante) localizada na cabeça, acima da linha orbitomeatal e/ou da linha nucal superior" – e **dor facial** – "dor abaixo da linha orbitomeatal, anterior ao pavilhão auricular e acima do pescoço" (Figura 28.1). Há uma razão anatômica para a escolha da linha orbitomeatal como divisa, pois ela corresponde à fronteira entre os ramos oftálmico (V1) e maxilar (V2) do nervo trigêmeo, assim como também espelha a anatomia intracraniana: a dura-máter supratentorial é primordialmente inervada pelo ramo oftálmico, o qual também está envolvido na inervação ao redor da placa cribriforme e no tentório do cerebelo. Todavia, a inervação da dura-máter é complexa, contando também com contribuições de ramos do tronco simpático e das raízes cervicais superiores (C2-C3). Os impulsos nociceptivos provenientes dos nervos occipitais e os impulsos aferentes trigeminais convergem – com algum grau de superposição – para o complexo trigeminocervical,

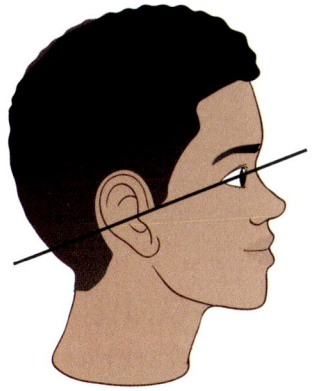

Figura 28.1 Linha orbitomeatal.

considerado o "centro nociceptivo da cabeça e do pescoço". Essa superposição tem um importante papel na explicação da dor referida para as regiões periorbital e occipital.[2-5]

Dor, por sua vez, é descrita na ICHD-3 conforme a definição da International Association for the Study of Pain (IASP): "uma experiência sensorial e emocional desagradável associada a dano tecidual real ou potencial aos tecidos, ou descrita com as características de tais danos". Já **neuralgia** é definida como dor "na distribuição de um ou mais nervos, presumidamente devida a uma disfunção ou lesão daquelas estruturas neurais". É recomendado que o termo não seja reservado somente para dores de caráter paroxístico ou lancinante, como tornou-se habitual.

Um aspecto importante no qual a terminologia dos pesquisadores e clínicos da área da cefaleia diferencia-se daquela utilizada na área da dor refere-se ao uso do termo "crônico/a". No campo da dor, **crônico** habitualmente significa de longa duração (mais que 3 meses), enquanto nas cefaleias primárias – que se manifestam normalmente em forma de crises de duração variável (minutos a dias), o termo é utilizado quando as crises ocorrem em 15 ou mais dias por mês por um período de 3 meses. As cefaleias trigeminoautonômicas, das quais a cefaleia em salvas é a mais comum, constituem uma exceção, com o termo crônico sendo reservado para as situações em que as crises ocorrem por mais de 1 ano sem períodos de remissão. Cabe lembrar que, no âmbito das cefaleias primárias, o termo utilizado em contraposição a "crônico" não é "agudo", mas sim "episódico".

Por último, destacamos um conceito fundamental na abordagem diagnóstica das cefaleias: a divisão das cefaleias em **cefaleias primárias** e **cefaleias secundárias**. De forma simplificada, uma cefaleia primária é uma condição "não causada por ou atribuída a outro transtorno". Exemplos são a migrânea (enxaqueca), a cefaleia do tipo tensão e as cefaleias trigeminoautonômicas, além de outras como a cefaleia primária da tosse e a cefaleia primária em facada. Já a cefaleia secundária é aquela provocada por algum outro transtorno subjacente, neurológico ou sistêmico. Uma cefaleia secundária pode ter uma apresentação clínica sugestiva de uma cefaleia primária e, mesmo assim, preencher os critérios necessários para o seu diagnóstico.

A ICHD-3 mostra-se bastante útil no que tange a classificação das cefaleias *stricto sensu*, porém ainda se mostrou insatisfatória para a classificação das dores orofaciais. Para suprir tal lacuna, o Comitê de Dor Orofacial da IHS publicou a Classificação Internacional de Dor Orofacial (ICOP), cujo conhecimento nos parece de grande importância para o neurologista.[6]

ASPECTOS HISTÓRICOS

Cefaleia na Antiguidade

A cefaleia tem perturbado a humanidade desde os albores da civilização. Sinais de trepanação, possivelmente motivadas por cefaleia, são evidentes em crânios humanos neolíticos que datam de 7000 a 3000 a.C.[7-9] Apesar da noção prévia de que esse procedimento era realizado com o intuito de liberar demônios e espíritos malignos, evidências recentes sugerem que a sua execução se devia estritamente a razões médicas.[10,11] A trepanação ainda é praticada – sem anestesia – por algumas tribos africanas, principalmente para alívio de cefaleia.[11,12]

Além de descrições em placas de escrita cuneiforme datadas de cerca de 4000 a.C., oriundas da Mesopotâmia antiga, as dores de cabeça são mencionadas várias vezes no papiro de Ebers, datado de cerca de 1200 a.C. e possivelmente baseado em escritos médicos de 2500 a.C. Nesse, são mencionadas migrânea, neuralgias e dores de cabeça lancinantes.[12,13] Dentre inúmeras substâncias de origem animal, vegetal e mineral utilizadas em misturas variadas e aplicadas no local das dores, destaca-se a recomendação de atar firmemente à cabeça do paciente um crocodilo de barro com grãos e ervas na boca, usando uma tira de linho contendo os nomes dos deuses.[9,12,14] Presume-se que essa técnica poderia produzir algum alívio da cefaleia pela compressão e resfriamento do couro cabeludo.[14] Há descrições egípcias mais específicas – e impressionantes – sobre as cefaleias unilaterais. Por exemplo, a narrativa de que Hórus invocou as deusas Isis e Neftite implorando-lhes que baixassem dos céus uma cabeça sobressalente, pois não mais podia suportar a sua cefaleia unilateral.[15]

Nos escritos tardios da escola hipocrática, há uma descrição altamente sugestiva de uma crise de migrânea com aura: cintilações semelhantes a relâmpagos, geralmente no olho direito, durante um período curto, seguidas por uma dor terrível principiando na têmpora direita e espalhando-se por toda a cabeça e pela região da junção craniocervical ("onde a cabeça é presa às vértebras"). Também são descritos vômitos e dificuldade em mover a cabeça e abrir a boca durante as crises.[16]

Por volta de 200 d.C., tanto Areteu da Capadócia como Galeno escreveram sobre a apresentação clínica e o tratamento das cefaleias. Areteu fez a primeira descrição clássica da migrânea, incluindo a unilateralidade da dor, a aversão à luz, ao som e aos odores, bem como a desesperança experimentada pelo indivíduo acometido. Devemos a Galeno a introdução do termo "hemicrania", do qual derivou a denominação "migrânea", adotada há muitos anos pela Sociedade Brasileira de Cefaleia em substituição ao termo "enxaqueca".[17] Ambos propunham mecanismos humorais e a ascensão de vapores, excessivamente frios ou quentes, como causas da migrânea. Apesar disso, descrições como as de Areteu e Galeno evidenciam o quanto a migrânea era conhecida no mundo antigo.[9,12]

Da Idade Média até o século XXI

A abadessa Hildegard von Bingen fez, no século XII, uma detalhada descrição – acompanhada por ilustrações possivelmente de próprio punho – de suas visões místicas e apocalípticas, mais tarde atribuídas – de forma não unânime[18] – a prováveis auras migranosas:[15]

> "Eu vi uma grande estrela, a mais esplêndida e bela, acompanhada de uma multitude de cintilações cadentes, com as quais a estrela despencava em direção ao sul... e de repente tudo se aniquilaria, transformados em brasas negras... e lançados no abismo para que eu não mais os pudesse ver."

Já Thomas Willis, em 1683, descreveria de forma brilhante o caso de uma mulher com intensa cefaleia migranosa, precedida por pródromos e associada a vômitos:

> "mulher jovem e formosa, de corpo esguio e sangue quente, costumava ser afligida com frequentes e irregulares crises de cefaleia... no dia prévio à crise, sentia muita fome à noite, a despeito de comer uma ceia mais abundante, portanto, um apetite voraz; presságio da cefaleia que certamente surgiria na manhã seguinte; a crise nunca falhou a este augúrio... ela estava preocupada sobretudo com vômitos acompanhantes".[12]

Três séculos após, Joseph Blau, neurologista inglês nascido na Alemanha, publicaria uma série de 17 pacientes migranosos que apresentavam crises com sinais premonitórios, dentre os quais 5 descreviam alterações do apetite.[19]

A migrânea foi distinguida da "cefaleia comum" por Tissot em 1783, que a atribuiu a "uma neuralgia supraorbital... que seria provocada por reflexos do estômago, vesícula biliar ou útero". Em época não muito distante, DuBois Reymond, Mollendorf e, posteriormente, Eulenburg propuseram diferentes teorias para migrânea. No final do século XVIII, Erasmus Darwin, avô de Charles Darwin, por acreditar que a cefaleia fosse causada por vasodilatação, propôs uma forma de tratamento baseada na centrifugação, ou seja, colocar o paciente em uma centrífuga para forçar o sangue da cabeça para os pés, o que, segundo Lance e Goadsby, foi testado 150 anos depois pelo americano Harold Wolff em uma centrífuga gigante.[8,14,20] Fothergill, em 1778, introduziu o termo "espectros em fortificação" para descrever a aura visual típica da migrânea, por assemelhar-se a uma cidade fortificada cercada por baluartes vista do alto. Vários autores, como os pioneiros George e Hubert Airy e Gowers, Charcot e Babinski, entre outros, demonstraram o padrão reprodutível da aura migranosa através de ilustrações inspiradas na própria aura ou na aura apresentada por seus pacientes.[18]

Em 1873, Liveing publicou a primeira monografia extensa dedicada à migrânea, intitulada *On Megrim, Sickheadache, and Some Allied Disorders: A Contribution to the Pathology of Nerve-storms*, na qual se colocaria contra a noção de que a dor da crise migrando deveria ser sempre unilateral e lançaria as bases da teoria neural da migrânea. Liveing atribuiu as crises de migrânea ao que chamou de tempestades nervosas (*nerve storms*), que ocorreriam devido a uma tendência herdada a acumular – e descarregar de forma irregular – a chamada "energia nervosa", o que poderia ocorrer em uma porção do sistema nervoso central que compreenderia desde o tálamo até o núcleo vagal do tronco encefálico. Em seu influente compêndio de neurologia *A Manual of Disease of the Nervous System*, Gowers também propôs, embora de forma mais cautelosa, uma origem central para as crises migranosas, além de ter enfatizado a importância de um estilo de vida saudável e ter-se notabilizado por recomendar o cânhamo da Índia (maconha) para alívio da cefaleia.[12,14] Mesmo que a chamada "teoria vascular da migrânea", proposta sobretudo por Wolff, tenha predominado por boa parte do século passado, a partir da década de 1980 houve uma mudança de paradigma em direção ao entendimento da migrânea como um transtorno de base genética e origem em estruturas do sistema nervoso central.[21-24] Hoje predomina a ideia de que a migrânea seja uma moléstia de base neuronal, com importantes consequências vasculares e com um forte componente genético, ainda não bem determinado, mas que sofre influência considerável de fatores ambientais.

CLASSIFICAÇÃO DAS CEFALEIAS

A tradição por classificações entre os nórdicos remonta a mais de 250 anos. Carl Nilsson Linnæus, responsável por popularizar a nomenclatura binomial na biologia, é considerado o "pai da taxonomia moderna".[25] Seguindo essa tradição, também a Classificação Internacional das Cefaleias está intimamente relacionada à pessoa de Jes Olesen, eminente cefaliatra dinamarquês, que nos ensina que "apesar de os médicos considerarem maçante, difícil de aprender, muitas vezes nem tão útil, o diagnóstico clínico sempre dependerá de um sistema de classificação" e que nós, médicos, servimo-nos sempre de algum tipo de conjunto de critérios diagnósticos. Considera-se que existem duas posturas antagônicas em relação à classificação das cefaleias, como ocorre na elaboração de qualquer sistema de classificação de doenças: a dos aglutinadores (*lumpers*), os quais tentam de maneira extrema aglutinar todas as cefaleias em um mínimo de categorias, no caso "dor de cabeça". Por outro lado, há os detalhistas (divisores, *splitters*) para quem haveria incontáveis tipos de cefaleia (como cada paciente apresenta particularidades, cada um mereceria uma categoria diagnóstica). Para Olesen, uma classificação bem-sucedida deve ficar entre esses dois extremos, agrupando os pacientes de uma maneira que se torne útil na prática clínica.[26]

A primeira classificação das cefaleias da era moderna foi publicada em 1962 pelo Ad Hoc Committee on Classification of Headache, nomeado pelo National Institutes of Health (NIH), nos EUA. No entanto, essa classificação pecava por não trazer critérios inequívocos ou uma linguagem clara e assertiva, o que possibilitava que fossem atribuídos diferentes diagnósticos a um mesmo paciente conforme a interpretação do clínico.[27,28]

Em 1988 a IHS publicaria a primeira Classificação Internacional das Cefaleias (*Classification and Diagnostic Criteria for Headache Disorders, Cranial Neuralgias and Facial Pain*),[29] elaborada por um Comitê de Classificação instituído em 1985 e capitaneado pelo próprio Jes Olesen. Essa classificação foi estruturada nos moldes do *Diagnostic and Statistics Manual* da American Psychiatric Association, o conhecido DSM, pela necessidade de um conjunto de critérios objetivos, confiáveis e reprodutíveis, especialmente para o diagnóstico das cefaleias primárias – condições carentes de marcadores biológicos e, portanto, para as quais o raciocínio diagnóstico deve ser exclusivamente baseado na história clínica. Pode-se afirmar que essa visão fez com que as sucessivas edições da Classificação Internacional das Cefaleias (ICHD, como passou a ser chamada a partir da sua segunda edição) contribuíssem para o incremento exponencial na pesquisa em cefaleia observada nas últimas três décadas e também para que se tornassem uma ferramenta extremamente útil na prática clínica. Em 2004 foi publicada a ICHD-2,[30] por sua vez sucedida pela ICHD-3, inicialmente pela sua "versão beta", em 2013, e posteriormente pela versão definitiva, em 2018.[31,32] Tanto a ICHD-2 como a ICHD-3 ganharam traduções oficiais autorizadas pela IHS e patrocinadas pela Sociedade Brasileira de Cefaleia.[1,33] A tradução para o português brasileiro da ICHD-3 encontra-se disponível para *download* gratuito tanto no *website* da IHS[34] como em um *website* exclusivo da Classificação Internacional das Cefaleias,[35] junto com a tradução portuguesa e de mais de dez outros países. A primeira versão, ainda que baseada sobretudo na opinião de especialistas, mostrou-se, em grande parte, válida. Evidências científicas obtidas através de testagem de campo desempenharam um papel relativamente maior nas mudanças ao longo das décadas até se chegar à ICHD-3.

Estrutura e recomendações sobre o uso da ICHD-3

A ICHD-3 é dividida em três partes: **Cefaleias primárias**; **Cefaleias secundárias** e **Neuropatias cranianas dolorosas, outras dores faciais e outras cefaleias** (a Figura 28.2 mostra a estrutura geral da ICHD-3 e as Tabelas 28.1 e 28.2 detalham as Partes 1 e 3). O **Apêndice** lista e propõe critérios diagnósticos para entidades ainda por serem validadas e apresenta critérios diagnósticos alternativos para algumas

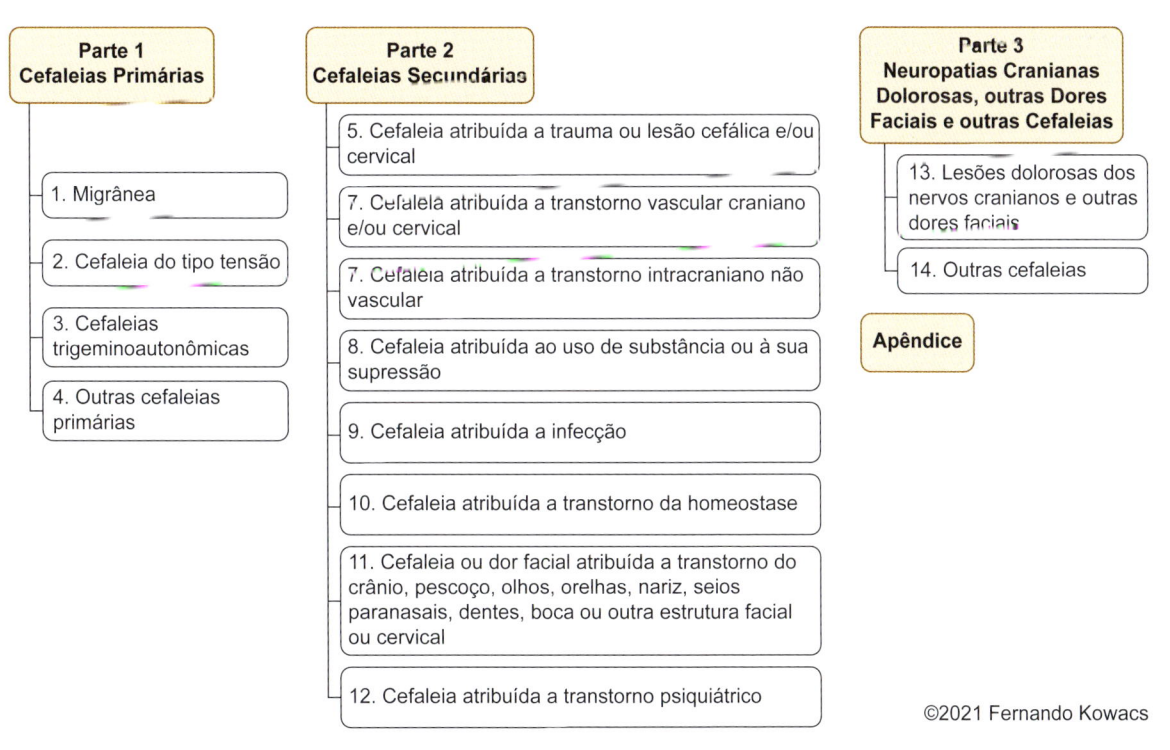

©2021 Fernando Kowacs

Figura 28.2 Estrutura da ICHD-3.[1]

Tabela 28.1 Cefaleias primárias (listadas até o 2º dígito).

1. Migrânea

1.1 Migrânea sem aura	1.2 Migrânea com aura	1.3 Migrânea crônica	1.4 Complicações da migrânea	1.5 Provável migrânea
1.6 Síndromes episódicas que podem estar associadas à migrânea				

2. Cefaleia do tipo tensão

2.1 Cefaleia do tipo tensão episódica infrequente	2.2 Cefaleia do tipo tensão episódica frequente	2.3 Cefaleia do tipo tensão crônica	2.4 Provável cefaleia do tipo tensão	

3. Cefaleias trigeminoautonômicas

3.1 Cefaleia em salvas	3.2 Hemicrania paroxística	3.3 Crises de cefaleia unilateral neuralgiforme breve	3.4 Hemicrania contínua	3.5 Provável cefaleia trigeminoautonômica

4. Outras cefaleias primárias

4.1 Cefaleia primária da tosse	4.2 Cefaleia primária do exercício	4.3 Cefaleia primária associada à atividade sexual	4.4 Cefaleia primária em trovoada	4.5 Cefaleia por estímulo frio
4.6 Cefaleia por pressão externa	4.7 Cefaleia primária em facada	4.8 Cefaleia numular	4.9 Cefaleia hípnica	4.10 Cefaleia persistente e diária desde o início

Tabela 28.2 Lesões dolorosas dos nervos cranianos e outras dores faciais (listadas até o 2º dígito).

13. Lesões dolorosas dos nervos cranianos e outras dores faciais

13.1 Dor atribuída a lesão ou doença do nervo trigêmeo

13.2 Dor atribuída a lesão ou doença do nervo glossofaríngeo

13.3 Dor atribuída a lesão ou doença do nervo intermédio

13.4 Neuralgia occipital

13.5 Síndrome pescoço-língua

13.6 Neurite óptica dolorosa

13.7 Cefaleia atribuída a paralisia isquêmica de nervo motor ocular

13.8 Síndrome de Tolosa-Hunt

13.9 Síndrome oculossimpática paratrigeminal (síndrome de Raeder)

13.10 Neuropatia oftalmoplégica dolorosa recorrente

13.11 Síndrome da ardência bucal

13.12 Dor facial idiopática persistente

13.13 Dor neuropática central

14. Outras cefaleias

14.1 Cefaleia não classificada em outro local

14.2 Cefaleia não especificada

para cada condição, bem como comentários relativos a etiologia, epidemiologia e manejo, tornam a consulta ao texto ainda mais proveitosa.

As recomendações de utilização da ICHD-3 apontam para alguns princípios que se aplicam a todo o texto:

1. **Ela é hierárquica** (Figura 28.3), sendo que o diagnóstico pode ser feito com diferentes graus de detalhamento (até o primeiro ou segundo dígito na prática clínica geral; até o quarto ou quinto dígito na prática especializada).

2. **Um número mínimo** de crises de (ou dias com) um determinado tipo de cefaleia é necessário para que um diagnóstico específico seja feito. **Outros requisitos necessários** são listados em tópicos distintos na forma de letras: A, B, C etc. Alguns desses são monotéticos; ou seja, expressam um requisito único. Outros são politéticos, requerendo, por exemplo, quaisquer duas entre quatro características listadas (Tabela 28.3).

3. Na maioria das vezes, o diagnóstico deve ser baseado nas características **das crises de cefaleia apresentadas no último ano**. Se o paciente utiliza algum tratamento, deve-se pedir que descreva uma **crise típica não tratada ou tratada sem sucesso**. Se são descritas crises de mais de um tipo, devem ser fornecidos **todos os diagnósticos que tenham os seus critérios preenchidos**, listados na ordem de importância atribuída pelo próprio paciente. O **uso de um diário** para que o paciente registre as características de cada crise é recomendado nessa situação por aumentar a precisão do diagnóstico.

4. Na eventualidade de **uma cefaleia preencher critérios para duas entidades diagnósticas** presentes na ICHD-3, o diagnóstico correto (ou mais provável) deve ser obtido através de outros dados, como "história longitudinal da cefaleia (como e quando a cefaleia começou?), a história familiar, o efeito dos medicamentos, a relação com o período menstrual, idade, sexo e uma gama de outras características".[1]

5. **Uma cefaleia pode ser codificada como primária, como secundária ou como primária e secundária.** Mesmo que tenha características de uma cefaleia primária (migrânea, cefaleia do tipo tensão ou outra), uma cefaleia nova que surge em estreita relação temporal com outro transtorno reconhecidamente capaz de causar cefaleia deve

entidades que constam no corpo principal do texto. O **Apêndice** tem por objetivo auxiliar os cientistas clínicos a estudar os critérios diagnósticos de entidades órfãs para que essas sejam incluídas futuramente no corpo principal da ICHD ou definitivamente excluídas. O diagnóstico das entidades constantes do **Apêndice** só é justificado, portanto, no âmbito da pesquisa clínica.

A ICHD-3 é abrangente e detalhada; consequentemente, é extensa e, conforme as suas próprias recomendações de utilização, não é um texto para ser decorado, mas para ser consultado sempre que necessário. Ainda conforme essas recomendações, apesar de dispensável nos casos mais simples encontrados na prática clínica diária, a ICHD-3 é útil quando há dúvida diagnóstica e indispensável na pesquisa clínica. A existência de uma breve descrição precedendo a lista dos critérios diagnósticos

2. Cefaleia do tipo tensão

2.1 Cefaleia do tipo tensão episódica infrequente
  2.1.1 Cefaleia do tipo tensão episódica infrequente associada a dolorimento pericraniano
  2.1.2 Cefaleia do tipo tensão episódica infrequente não associada a dolorimento pericraniano

2.2 Cefaleia do tipo tensão episódica frequente
  2.2.1 Cefaleia do tipo tensão episódica frequente associada a dolorimento pericraniano
  2.2.2 Cefaleia do tipo tensão episódica frequente não associada a dolorimento pericraniano

2.3 Cefaleia do tipo tensão crônica
  2.3.1 Cefaleia do tipo tensão crônica associada a dolorimento pericraniano
  2.3.2 Cefaleia do tipo tensão crônica não associada a dolorimento pericraniano

2.4 Provável cefaleia do tipo tensão
  2.4.1 Provável cefaleia do tipo tensão episódica infrequente
  2.4.2 Provável cefaleia do tipo tensão episódica frequente
  2.4.3 Provável cefaleia do tipo tensão crônica

Figura 28.3 Exemplo da estrutura hierárquica da ICHD-3: formas e subformas da cefaleia do tipo tensão.[1]

Tabela 28.3 Exemplo de descrição e conjunto de critérios diagnósticos: cefaleia em salvas.[1]

3.1 Cefaleia em salvas

Descrição

Crises de dor estritamente unilateral, forte, a qual é orbital, supraorbital, temporal ou ocorre em qualquer combinação dessas áreas, durando 15-180 minutos e ocorrendo desde em dias alternados até oito vezes por dia. A dor está associada a injeção conjuntival, lacrimejamento, congestão nasal, rinorreia, sudorese frontal e facial, miose, ptose e/ou edema palpebral, ipsilaterais à dor, e/ou a inquietude ou agitação.

Critérios diagnósticos

A. Ao menos cinco crises preenchendo os critérios B-D.
B. Dor forte ou muito forte unilateral, orbital, supraorbital e/ou temporal, durando 15-180 minutos (quando não tratada).
C. Um dos ou ambos os seguintes:
  1. Ao menos um dos seguintes sintomas ou sinais, ipsilaterais à cefaleia:
    a. Injeção conjuntival e/ou lacrimejamento.
    b. Congestão nasal e/ou rinorreia.
    c. Edema palpebral.
    d. Sudorese frontal e facial.
    e. Miose e/ou ptose.
  2. Sensação de inquietude ou de agitação.
D. Ocorrendo com uma frequência entre uma a cada 2 dias e oito por dia.
E. Não melhor explicada por outro diagnóstico da ICHD-3.

Notas

1. Durante uma parte, mas menos da metade, do período ativo da 3.1 Cefaleia em salvas, as crises podem ser menos intensas e/ou de duração mais curta ou mais longa.
2. Durante uma parte, mas menos da metade, do período ativo da 3.1 Cefaleia em salvas, as crises podem ser menos frequentes.

ser diagnosticada como cefaleia secundária a esse transtorno. Por outro lado, a piora de uma cefaleia primária preexistente em estreita relação temporal com um transtorno desse tipo faz com que tanto o diagnóstico da cefaleia primária como o da secundária sejam aplicados, desde que essa piora tenha sido de duas vezes ou mais na sua frequência e/ou intensidade.

6. **"Não melhor explicada por outro diagnóstico da ICHD-3"** é o último critério diagnóstico da maioria das cefaleias listadas, o que serve principalmente como uma garantia de que, ao definir-se um diagnóstico de cefaleia primária, foram afastados possíveis transtornos subjacentes capazes de estar causando uma cefaleia secundária. Essa precaução é necessária para que possíveis mimetizadores sejam diagnosticados, como a cefaleia atribuída à malformação de Chiari tipo I, a cefaleia atribuída a glaucoma agudo de ângulo fechado e a cefaleia aguda atribuída à hemorragia subaracnóidea, situações potencialmente graves que podem mimetizar, respectivamente, a cefaleia primária da tosse, a cefaleia em salvas e a cefaleia primária associada à atividade sexual.

CONSIDERAÇÕES FINAIS

Já confirmada na prática diária e nos ensaios clínicos, a adequação dos critérios diagnósticos da ICHD-3 foi recentemente corroborada por um estudo genético relativo à migrânea.[36]

Graças à existência de um comitê permanente da IHS dedicado à classificação das cefaleias, a ICHD vem sendo aprimorada a cada edição e até mesmo entre elas, como nos casos da revisão dos critérios diagnósticos para migrânea crônica e cefaleia por uso excessivo de medicamentos, lançada apenas 2 anos depois da publicação da ICHD-2.[37] A opção pelo lançamento da ICHD-3 em versão beta em 2013 permitiu que essa fosse submetida a ajustes antes de seu lançamento definitivo. A definição interina, em 2020, do termo "migrânea episódica" ("cefaleia ocorrendo em menos que 15 dias por mês ao longo dos três últimos, a qual em alguns dias é migrânea"), em contraposição à definição de migrânea crônica,[38] mostra que o comitê permanece ativo e que as melhorias continuarão acontecendo. Como ensinam Olesen e Dodick,[28] "nenhuma outra disciplina dentro da neurologia tem uma classificação tão sistemática com critérios diagnósticos explícitos para cada entidade de doença".

CAPÍTULO 29

Fisiopatologia das Cefaleias Primárias

João José Freitas de Carvalho • Maurice Vincent

MIGRÂNEA

A migrânea, ou enxaqueca, é uma cefaleia primária, e, portanto, não possui causa subjacente. Embora o termo "cefaleia vascular" tenha se popularizado, não há atualmente evidências de que a migrânea se origine em vasos sanguíneos intra ou extracranianos. O que diferencia um indivíduo normal de um paciente que sofre da doença é a suscetibilidade anormal, no segundo, para o desenvolvimento de uma sequência de eventos que culmina com a manifestação do ataque de migrânea. Portanto, o estudo da fisiopatologia da migrânea deve considerar dois aspectos distintos principais, a saber: a origem da suscetibilidade à doença; e os mecanismos responsáveis pelas suas manifestações durante e fora das crises.

Suscetibilidade à migrânea

A maioria dos pacientes com migrânea, cuja hereditariedade é de cerca de 40%, possui algum familiar do primeiro grau acometido pela doença. O papel genético é preponderante nessa doença, fazendo com que o risco relativo em relação à população geral aumente duas vezes no caso da migrânea sem aura e quatro vezes para a migrânea com aura em pessoas que possuam pelo menos um parente de primeiro grau acometido. Ao contrário de todas as outras formas de migrânea, nas quais o padrão de transmissão é poligênico e não mendeliano, a chamada "migrânea hemiplégica familiar" é uma variante autossômica dominante. Nas três formas reconhecidas, mutações dos genes *CACNA1A* (MHF tipo 1, cromossoma 19p13, codifica o canal de cálcio CaV2.1 tipo P/Q), *ATP1A2* (MHF tipo 2, cromossoma 1q23.2, codifica a subunidade α2 de uma bomba sódio-potássio), *SCN1A* (MHF tipo 3, cromossoma 2q24.3, codifica a subunidade α1 do canal de sódio voltagem-dependente NaV1.1) produzem hiperexcitabilidade neuronal, o que também parece ser o caso nas formas mais comuns da doença. Várias outras mutações, como no gene *PRRT2* (MHF tipo 4 não reconhecida pela IHS, cromossoma 16p12-q12, codifica a proteína PRRT2), têm sido relacionadas a MHF. Estudos recentes (*Genome-wide Association Study* [GWAS]) identificaram 180 *loci* significativamente associados ao risco de migrânea no genoma humano.

Fase premonitória

Vários sintomas podem anteceder em até 48 horas a fase dolorosa da manifestação da doença. Esses sintomas, também denominados "premonitórios", embora já façam parte da própria crise, incluem irritabilidade, cansaço, aumento da diurese, dificuldade de concentração, entre outros. Eles têm sido relacionados com disfunções hipotalâmicas, pois estudos de neuroimagem em crises espontâneas e provocadas de migrânea demonstraram ativação hipotalâmica nessa fase. Adicionalmente, comparados com controles, os pacientes apresentam uma ativação núcleo espinhal do trigêmeo reduzida quando submetidos à estimulação nociceptiva nasal nessa fase. Na medida em que o ataque se aproxima, essa desativação progressivamente diminui, sugerindo que o cérebro se torna ciclicamente mais suscetível a um ataque.

Mecanismos responsáveis pela aura

O fenômeno conhecido como "depressão alastrante" (DA), originalmente descrito pelo neurofisiologista brasileiro Aristides Leão, em 1944, é considerado como o substrato fisiopatológico da aura, seja ela visual, sensitiva, motora, afásica ou de qualquer outra natureza. Trata-se de um fenômeno de despolarização com excitação neuronal seguido de redução da atividade que se desloca pelo córtex a uma velocidade de 2 a 3 mm/min. Considerada até recentemente como uma onda que se alastra em todas as direções, tal como ondas concêntricas que se espalham em uma superfície líquida, evidências recentes sugerem que seu alastramento pode ser em uma direção preferencial, o que pode justificar a variação dos sintomas neurológicos verificados durante a aura. A passagem da DA pelo córtex visual corresponde à percepção da anormalidade visual que, em correspondência, se alastra pelo campo visual. O mesmo fenômeno ocorre em casos de parestesias nas auras sensitivas, correspondendo à possível passagem da DA pelo córtex sensitivo. Sinais obtidos por ressonância magnética funcional sugerem associação entre DA e aura durante a crise de migrânea.

Fase dolorosa

O tecido cerebral é indolor. Havendo percepção dolorosa craniana, infere-se que o nervo trigêmeo, a aferência sensitiva primordial na cabeça, e suas conexões com vasos e meninges, sobretudo a dura-máter (sistema trigeminovascular), devam obrigatoriamente estar ativados. A ativação trigeminal pode ocorrer de muitas maneiras. Experimentalmente, a DA ativa o núcleo espinhal do trigêmeo, sugerindo que, pelo menos em alguns casos, a aura possa produzir dor secundariamente. Entretanto, a associação entre DA/aura e a fase dolorosa da migrânea não é completamente compreendida. Outra possibilidade é a de que a ativação das fibras trigeminais ocorra na periferia, a partir de estímulos nociceptivos sobre fibras de primeira ordem em vasos da dura-máter. A fase premonitória e o desencadeamento por fenômenos nitidamente centrais, como privação do sono, sugerem que a ativação trigeminovascular também possa ser central. A partir da ativação trigeminal, seguem-se a ativação e a sensibilização sequencial de neurônios de segunda e terceira ordem da via trigeminotalamocortical. A substância cinzenta periaquedutal (PAG), a região dorsal da área rostral da ponte, o hipotálamo, o *locus ceruleus* e o núcleo salivatório superior (levando à ativação parassimpática reflexa) são consequentemente ativados. O fluxo sanguíneo regional no tronco cerebral persiste elevado durante a fase pós-dolorosa imediata. A PAG e o núcleo da rafe são regiões intimamente relacionadas com o processamento doloroso de origem trigeminovascular. A ativação do sistema trigeminal produz, por um lado, o processamento da informação dolorosa que, seguindo o trajeto trigeminotalamocortical, culmina com a percepção consciente da dor. Por outro, impulsos trigeminais antidrômicos levam à liberação de neurotransmissores em regiões de inervação trigeminal como a parede de grandes vasos, meninges e seios venosos. Esses neurotransmissores incluem o peptídeo relacionado com o gene da calcitonina (CGRP), a substância P (SP), o PACAP-38, a neuroquinina A (NKA), entre outros. O processo resultante dessa ativação antidrômica é conhecido como "inflamação neurogênica". Esse processo contribui para a ativação das fibras sensitivas do nervo trigêmeo. A infusão tanto de CGRP quanto de PACAP-38 provoca crises em pacientes com migrânea, mas não em controles saudáveis. O bloqueio do CGRP e do PACAP-38 mostrou-se eficaz contra a migrânea. Esse conhecimento proporcionou o desenvolvimento dos novos medicamentos antagonistas de receptor de CGRP (pequenas moléculas – gepantos – e anticorpos monoclonais anti-CGRP). Anticorpos monoclonais anti-PACAP-38 encontram-se em desenvolvimento e poderão tornar-se novos medicamentos no futuro. Várias regiões cerebrais, como o córtex sensitivo e o *cuneus*, mostram-se estrutural e funcionalmente anormais em migranosos. Estudos de conexão ("fMRI *resting state*") evidenciam conexões anormais entre várias áreas cerebrais em pacientes com migrânea.

A sintomatologia não dolorosa da migrânea, que inclui sintomas premonitórios, aura, sintomas autonômicos cranianos e sintomas interictais, não guarda, necessariamente, relação temporal com a fase dolorosa da crise. Assim, manifestações premonitórias decorrentes da atividade hipotalâmica, por exemplo, podem perdurar até após a fase dolorosa. Da mesma forma, embora a maioria das auras ocorra antes da cefaleia, elas podem ocorrer concomitantemente, ou até mesmo após a dor de cabeça, ou na ausência completa de dor. Os fenótipos da migrânea sugerem um contínuo de ativações e disfunções do sistema nervoso central que não se restringem à fase dolorosa, podendo ocorrer até mesmo entre as crises.

Outros sintomas

Náuseas e vômitos são comuns nas crises de migrânea. Achados experimentais sugerem que a sensibilização central trigeminovascular ativa fibras ascendentes supressoras da fome, alterando os mecanismos controladores do apetite. Além disso, impulsos periféricos que desencadeiam cefaleia também induzem náusea e perda de apetite. Há evidências sugerindo a ativação de regiões fundamentais para a produção de vômitos, como o núcleo do trato solitário, o núcleo dorsal motor do vago e o núcleo ambíguo. A disfunção hipotalâmica é uma das prováveis causas para as náuseas e vômitos na migrânea.

A hipersensibilidade visual, auditiva e olfativa é característica da migrânea. O córtex visual apresenta-se hiperexcitável, com disfunções em diferentes regiões de associação. Além disso, neurônios ganglionares na retina não relacionados com a percepção luminosa visual projetam-se diretamente sobre o tálamo, sugerindo uma conexão direta entre luz e desconforto doloroso. A fonofobia é resultado de hiperexcitabilidade do córtex auditivo, que recebe projeções nociceptivas trigeminais via núcleos talâmicos. Áreas envolvidas com o processamento de odores, tais como a ínsula, o *claustrum*, o cíngulo anterior e o córtex sensitivo são igualmente relacionadas com o processamento de dor.

CEFALEIA DO TIPO TENSÃO

Como na migrânea, a fisiopatologia da cefaleia do tipo tensão (CTT) ainda não é completamente entendida. Cresce, no entanto, um corpo de evidências que aponta para o envolvimento de mecanismos periféricos e centrais em uma interação complexa e multifatorial. Os mecanismos periféricos teriam um papel mais relevante na cefaleia do tipo tensão episódica, enquanto os mecanismos centrais seriam mais importantes na cefaleia do tipo tensão crônica.

A disfunção periférica explicaria como os estímulos sensoriais e fatores musculoesqueléticos estariam implicados na fisiopatologia da CTT. A sinalização nociceptiva da musculatura craniocervical, transmitida por meio de fibras nervosas periféricas, teria um papel importante na geração da dor durante as crises.

A musculatura pericraniana é mais sensível à palpação em pacientes com CTT do que em controles. Essa sensibilidade é proporcional à intensidade e à frequência das crises. Adicionalmente, alguns estudos documentaram um aumento no número de *trigger points* durante e entre as crises em pacientes com CTT. Esse fenômeno estaria relacionado com a mobilidade do pescoço e a postura persistente de flexão da cabeça. Diversos mecanismos têm sido sugeridos para explicar essa hipersensibilidade, entre eles excesso de contração muscular, isquemia e inflamação. No entanto, estudos com eletromiografia não demonstram atividade aumentada na musculatura pericraniana; a possibilidade de isquemia foi afastada por medidas normais do lactato; e não há evidência de processo inflamatório mesmo em pacientes com cefaleia do tipo tensão crônica. Outros estudos demonstraram a existência de uma relação inversa entre o dolorimento à palpação da musculatura pericraniana e o limiar de dor em pacientes com CTT crônica. Esses dados, em conjunto, sugerem que grande parte dos pacientes com CTT apresenta uma alteração da sensibilidade na musculatura pericraniana. No entanto, ela não é encontrada em todos os pacientes nem está limitada aos dias de dor, sugerindo que a hipersensibilidade pericraniana não é simplesmente uma consequência linear da dor.

Adicionalmente, fatores vasculares, como alterações nas velocidades do fluxo sanguíneo nas artérias cerebrais, têm sido implicados na ativação dos nociceptores trigeminais e no desencadeamento da cefaleia. Embora a dinâmica vascular seja mais proeminente nas crises de enxaqueca, ela também poderia desempenhar um papel na patogênese da cefaleia do tipo tensional.

Vários elementos, incluindo disfunção das vias inibitórias da dor, alterações morfológicas e alterações nos níveis de neurotransmissores, sugerem a participação de mecanismos centrais envolvendo estruturas supraespinhais na fisiopatologia da CTT, em especial nos casos de CTT crônica.

Enquanto o limiar de dor nos pacientes com CTT episódica é comparável com o de indivíduos saudáveis, em alguns pacientes com CTT crônica esse limiar é mais baixo e não somente na musculatura pericraniana, mas em áreas extracefálicas como o tendão de Aquiles e musculatura paravertebral, mesmo nos períodos entre crises. Isso poderia ser explicado por uma alteração na percepção central da dor. A alodinia, também uma manifestação da sensibilização central, é experimentada por cerca de um terço dos pacientes com CTT, e isso se correlaciona com a frequência e a intensidade das crises. O mesmo acontece com a hiperalgesia. Pacientes com CTT crônica submetidos a estímulos elétricos que levam à dor intolerável mostraram um limiar inferior aos indivíduos saudáveis do grupo-controle. Essa intolerância aumentada a estímulos também se verifica com outras modalidades sensitivas como a temperatura. Novamente, pacientes com CTT crônica demonstraram limiar mais baixo que os controles tanto nos dias com dor como nos períodos intercríticos, além de uma correlação inversa com a frequência de crises. Esses achados suportam a teoria da sensibilização central com o envolvimento de centros superiores de integração sensitiva.

Uma disfunção no mecanismo inibitório da dor, conhecido como "controle inibitório nociceptivo difuso (DNIC)", observada em pacientes com CTT, poderia explicar não só esse baixo limiar, mas contribuir para o início e a persistência das crises.

Alterações observadas na densidade da substância cinzenta do córtex sensitivo primário, córtex cingulado anterior e ínsula durante as crises de CTT sugerem o envolvimento de áreas responsáveis pelo processamento cognitivo e afetivo.

Disfunções em circuitos centrais glutamatérgicos, betaendorfínicos, serotoninérgicos teriam também algum papel na fisiopatologia da CTT por influenciar vias inibitórias ascendentes e descendentes. Da mesma maneira, o óxido nítrico, por seu papel na sensibilização central, contribuiria em diversas etapas das crises de CTT. Foram descritas ainda alterações no funcionamento das sinapses e atrofia de algumas regiões cerebrais vistas em exames de ressonância magnética de pacientes com CTT crônica provavelmente secundárias à excessiva estimulação neuronal.

O papel dos neuropeptídeos endógenos, incluindo o CGRP e a SP, na modulação da sinalização nociceptiva ainda é incerto. Embora alguns estudos tenham encontrado níveis anormais desses neuromoduladores em pacientes com CTT, os mecanismos exatos pelos quais eles influenciam a percepção da dor ainda não foram totalmente elucidados.

A CTT, portanto, permanece como uma doença frequente de fisiopatologia complexa cujas disfunções periféricas deflagram crises episódicas que, em indivíduos geneticamente predispostos, podem aumentar gradualmente em frequência e evoluir para a forma crônica. Isso implica o envolvimento de mecanismos centrais de sensibilização. À sensibilização de neurônios de segunda ordem no corno dorsal da medula ou no núcleo espinhal do trigêmeo se seguiriam a sensibilização de neurônios superiores e a diminuição da inibição descendente, o que seria o substrato para a CTT crônica.

CEFALEIAS TRIGEMINOAUTONÔMICAS

A exemplo da migrânea e da CTT, a fisiopatologia das cefaleias trigeminoautonômicas (TACs) persiste parcialmente desconhecida. Tal como na migrânea, como descrito há

pouco, há ativação trigeminal com percepção de cefaleia intensa, sobretudo no território do primeiro ramo. As diferenças clínicas entre a cefaleia na migrânea e nas TACs sugerem, porém, que a ativação trigeminal pode não ocorrer exatamente da mesma maneira.

As TACs têm em comum a ativação nociceptiva trigeminal e do sistema nervoso parassimpático que respondem pelas manifestações clínicas características: cefaleia e sintomas autonômicos associados, além do padrão circadiano como ocorre na cefaleia em salvas. A intensidade dos fenômenos, entretanto, é muito maior nas TACs, com algumas variações, como dor e sinais autonômicos menos intensos na hemicrania contínua.

A disautonomia, evidente na hiperemia conjuntival, no lacrimejamento e em outros sintomas ipsilaterais à dor, é mediada pelo reflexo trigeminoautonômico com ativação de fibras parassimpáticas do nervo facial através do núcleo salivatório superior e gânglio esfenopalatino; o mesmo que, por exemplo, causa sintomas semelhantes quando substâncias irritantes atingem os olhos. Além disso, as fibras sensitivas trigeminais liberam neurotransmissores de forma antidrômica.

No entanto, o curso remitente-recorrente e a variação sazonal e circadiana das crises são características que sugerem envolvimento do relógio biológico primordial, que se localiza no núcleo supraquiasmático do hipotálamo. Na cefaleia em salvas, estudos neurofisiológicos e de neuroimagem apontam para mecanismos centrais para explicar a ritmicidade sazonal e circadiana. As principais disfunções ocorrem no hipotálamo, tronco cerebral e mesencéfalo, embora alterações em regiões distais tenham sido também identificadas.

Trabalhos semelhantes utilizando ressonância funcional em pacientes com SUNCT (do inglês *short-lasting, unilateral, neuralgiform headache attacks with conjunctival injection and tearing*) também mostraram aumento da atividade neuronal no hipotálamo. Achados semelhantes foram descritos em pacientes com TACs cujas características não permitiam classificação específica. Esses achados sugerem que as TACs podem compartilhar mecanismos com as variações fenotípicas determinadas por diferentes disfunções em circuitos hipotalâmicos associados ao envolvimento em escalas distintas do sistema trigeminovascular. Em pacientes com hemicrania contínua, por exemplo, estudos mostraram tanto ativação de neurônios hipotalâmicos quanto do tronco cerebral, a exemplo da migrânea.

Em conjunto, esses dados sugerem que disfunções hipotalâmicas associadas a alterações no reflexo trigeminoautonômico periférico estariam na gênese das TACs, porém o exato mecanismo dessas disfunções e interações ainda não é completamente entendido. Não obstante avanços nos últimos anos, sobretudo com os trabalhos com ressonância funcional, estudos adicionais são necessários para o melhor entendimento da fisiopatologia deste grupo de cefaleias.

30

Epidemiologia e Impacto das Cefaleias Primárias

Luiz Paulo Queiroz • Pedro Augusto Sampaio Rocha Filho

INTRODUÇÃO

Cefaleia é uma das queixas mais comuns encontradas na atividade médica, sendo o diagnóstico mais frequente nos ambulatórios de neurologia geral[1] e sendo responsável por 10% dos atendimentos nas unidades básicas de saúde.[2]

Os estudos epidemiológicos são necessários para ajudar a definir com maior precisão os critérios diagnósticos das cefaleias, determinar a história natural das dores de cabeça e sua associação com outros transtornos, estimar a magnitude do problema socioeconômico e determinar o impacto da cefaleia nos indivíduos e na sociedade. Isso permite um planejamento apropriado dos recursos alocados para os serviços de saúde.

Os estudos epidemiológicos populacionais ampliam a nossa visão sobre o problema para além dos conhecimentos adquiridos em ambulatórios e clínicas de cefaleia, pois muitos indivíduos com cefaleia não procuram ou não têm acesso aos serviços de saúde, não sendo diagnosticados e tratados adequadamente. Esse conhecimento populacional proporciona um melhor entendimento da situação, permitindo, com base em evidências, estabelecer metas mais adequadas para o atendimento a esses pacientes.[3]

Embora os estudos epidemiológicos sigam princípios metodológicos relativamente semelhantes, existem diferenças metodológicas que possivelmente expliquem as grandes variações nos resultados em diversos países e regiões, além das próprias variações inerentes às características de cada população. Pesquisas e investimentos nessa área são necessários para identificar novas e mais efetivas estratégias de intervenção.[4]

Neste capítulo iremos revisar a epidemiologia e o impacto das cefaleias primárias em geral, da migrânea, da cefaleia do tipo tensão (CTT) e da cefaleia crônica diária (cefaleia em ≥ 15 dias por mês, CCD) no mundo e, em especial, no Brasil.

EPIDEMIOLOGIA DAS CEFALEIAS

A epidemiologia global das cefaleias primárias em geral, da migrânea, da CTT e da CCD foi compilada em 2022 em uma revisão sistemática feita por Stovner et al.[4] Foram incluídas 357 publicações, de 74 países de várias regiões/sub-regiões do mundo (América do Norte, América Latina e Caribe, Europa Central, Leste da Europa, Ásia Central, Sul e Sudeste Asiático, Oriente Médio, Norte da África, África Subsaariana, Oceania). Essa revisão incluiu não apenas estudos de base populacional, mas também de populações específicas, como trabalhadores da área da saúde, de fábricas, estudantes. As taxas de prevalência foram calculadas em indivíduos com "cefaleias ativas", ou seja, com dor de cabeça nos últimos 12 meses. Foram considerados tanto os pacientes com migrânea ou CTT definida (que preenchem todos os critérios da Classificação Internacional de Cefaleias), como os com provável migrânea ou provável CTT. A estimativa da prevalência anual de cefaleia em geral foi de 52,0% (57,8% em mulheres e 44,4% em homens); de migrânea, 14,0% (17,0% em mulheres e 8,6% em homens); de CTT, 26,0% (27,1% em mulheres e 23,4% em homens); e de CCD, 4,6% (6,0% em mulheres e 2,9% em homens).

Comparando seus resultados com a revisão sistemática feita pelo mesmo grupo em 2007,[5] houve um aumento nas taxas de prevalência de cefaleia em geral (de 46% para 52%), de migrânea (de 11% para 14%) e de CCD (de 3% para 4,6%). Observou-se uma diminuição da taxa de prevalência de CTT (de 42% para 26%). No entanto, após análise bivariada e com regressão linear múltipla, essa diferença foi apenas significativa para a migrânea.

Uma metanálise de 32 estudos de base populacional de cefaleias primárias na América Latina e Caribe (em 11 países: Argentina, Brasil, Chile, Colômbia, Cuba, Equador, México, Panamá, Peru, Porto Rico e Venezuela), realizado por Pacheco-Barrios et al. (2022),[6] encontrou uma prevalência estimada de cefaleia em geral de 41,4%, de migrânea 15,0%, de CTT 20,6% e de CCD 6,1%. As cefaleias em geral foram 2 vezes mais prevalentes em mulheres do que em homens, a migrânea e a CCD foram 4 vezes mais prevalentes em mulheres, e na CTT não houve diferença entre os sexos.

Em uma revisão sistemática da epidemiologia das cefaleias primárias em crianças e adolescentes (de 8 a 18 anos) publicada em 2023, Onofri et al. selecionaram 48 estudos, encontrando uma prevalência estimada de cefaleias em geral de 62%, de migrânea 11% e de CTT 17%.[7] Eles ressaltam um elevado grau de heterogeneidade entre os diversos estudos, que pode interferir nos resultados.

No Brasil, existem alguns bons estudos epidemiológicos sobre cefaleia, com ênfase na prevalência e na associação de cefaleias primárias com algumas características sociodemográficas da população. Foram realizados, até o momento, seis estudos de base populacional em adultos.[8] O primeiro foi feito na cidade de Porto Alegre, RS, por Wiehe et al. (2002).[9] Foi desenhado para investigar a associação entre cefaleia com pressão arterial e hipertensão. A prevalência de cefaleia foi um desfecho secundário. Morillo et al. (2005) estimaram a prevalência de migrânea em vários países da América Latina: Argentina, Brasil, Colômbia, Equador, México e Venezuela.[10] No Brasil, os dados foram coletados em Marília e São Paulo, SP. Em 2006, foram publicados dois artigos: Queiroz et al.[11] em Florianópolis, SC, e Pahim et al.[12] em Pelotas, RS. Este estudou apenas alguns aspectos epidemiológicos da migrânea. Silva Junior et al. publicaram três artigos sobre a epidemiologia da cefaleia na população total de uma pequena cidade, Capela Nova, em Minas Gerais.[13-15] Todos esses cinco estudos foram feitos por entrevista domiciliar presencial com questionários estruturados. O último estudo, também publicado em três artigos, foi um estudo de abrangência nacional, com dados coletados por entrevista telefônica.[16-18]

Prevalência

A prevalência anual de cefaleia em geral, migrânea, CTT e CCD, nesses seis estudos brasileiros, é mostrada na Tabela 30.1. A prevalência média de cefaleia é de 70,6% (masculino 61,6% e feminino 77,8%), de migrânea 15,8% (masculino 9,0% e feminino 22,0%), de CTT 29,5% (masculino 28,1% e feminino 30,3%) e de CCD 6,1% (masculino 3,1% e feminino 8,7%).

Associações

A associação da cefaleia e alguns tipos de cefaleia com algumas características da população foram estudadas em algumas dessas publicações brasileiras. Wiehe et al. encontraram que a pressão arterial alta não estava associada à queixa de cefaleia na população e que indivíduos com episódios semelhantes à migrânea podem ter pressão arterial mais baixa do que indivíduos sem cefaleia.[9] No estudo de Pahim et al., as mulheres apresentaram um risco quatro vezes maior do que os homens (16,2% × 3,9%) para ter migrânea. As mulheres que tomavam anticoncepcionais orais ou injeções para evitar a gravidez apresentaram um risco para migrânea 1,3 vez maior do que aquelas mulheres que não tomavam esses medicamentos.[12] Em Florianópolis, Queiroz et al.[17,18] relataram que a migrânea e a CCD foram significativamente mais prevalentes em mulheres do que em homens (28,8% × 14,4%) e que a migrânea foi significativamente associada às seguintes variáveis: baixa renda familiar (razão de prevalência 1,54), baixo consumo de eletricidade (razão de prevalência 1,54) e estado civil divorciado ou viúvo (razão de prevalência 1,60). Em Capela Nova, a cefaleia foi significativamente mais prevalente em mulheres (69,5% × 60,9%) e em indivíduos com idade entre 20 e 29 anos e menos prevalente nos idosos e divorciados.[14] E no estudo nacional brasileiro, a migrânea foi significativamente mais prevalente em mulheres (20,9% × 9,3%), indivíduos com maior escolaridade (razão de prevalência 1,50), com menor renda (razão de prevalência para maior renda 0,63) e aqueles que não se exercitam regularmente (razão de prevalência para atividade frequente 0,74).[18] CTT foi 1,6 vez mais prevalente em homens (15,4% × 9,5%) e 1,54 vez mais em indivíduos com mais de 11 anos de escolaridade (razão de prevalência 1,54); e CCD foi 2,4 vezes mais prevalente em mulheres (9,5% × 4,0%), 1,72 vez mais em desempregados (razão de prevalência 1,72), 1,63 vez mais em indivíduos com alta renda familiar (razão de prevalência 1,63) e 2 vezes maior naqueles que não se exercitavam (razão de prevalência para atividade frequente 0,50).[16]

IMPACTO/CARGA DAS CEFALEIAS

Impacto individual

As cefaleias estão entre as doenças que mais causam incapacidade no mundo.

O *Global Burden of Disease Study* (GBD) estima a prevalência, incidência, mortalidade, anos perdidos de vida (YLL, do inglês *years of life lost*), anos vividos com incapacidade (YLDs, do inglês *years lived with disability*) e anos de vida perdidos por incapacidade (DALY, do inglês *disability-adjusted life-years*) de 369 doenças em 204 países e territórios.[19]

A fórmula para calcular os DALYs é: DALY = YLD + YLL. Como nas cefaleias não há mortalidade, o DALY é igual ao YLD. Os YLDs são calculados de acordo com a prevalência e o tempo médio que o paciente tem a doença multiplicado por um fator de incapacidade, que para a migrânea é 0,434 e para a CTT é 0,037.

De acordo com o GBD2019, as cefaleias (incluindo migrânea e CTT) foram responsáveis por 46,6 milhões de YLDs, ou seja, 5,4% do total de YLDs. A migrânea representa 88,2% desse impacto, com 42,1 milhões de YLDs e a CTT, 11,8%, com 4,54 milhões de YLDs. No *ranking* geral do GBD2019, as cefaleias são a terceira causa de YLDs, depois de dor lombar e depressão. A migrânea, no entanto, permanece como a segunda causa de YLDs, sendo a primeira entre as mulheres abaixo de 50 anos – os anos mais produtivos da vida.[20]

As três doenças neurológicas mais incapacitantes nos EUA são, pela ordem, o acidente vascular cerebral, as demências e a migrânea. A migrânea é responsável por 705 YLDs e a CTT, por 97 YLDs por 100 mil americanos, sendo a CTT a oitava causa de incapacidade dentre as doenças neurológicas nessa população.[21] A migrânea é a primeira causa de incapacidade entre as doenças crônicas não transmissíveis no Brasil devido ao grande número de pessoas com a doença.[22]

Quando as duas cefaleias com maior prevalência na população são comparadas, os com migrânea têm maior incapacidade e pior qualidade de vida do que os com CTT.[23] Os pacientes com cefaleia em salvas têm pior qualidade de vida do que quem não tem essa doença e do que pacientes com migrânea.[24] Uma maior frequência da cefaleia está associada a um pior *status* de saúde, de forma que os com migrânea crônica têm pior *status* do que a migrânea episódica (< 15 dias de cefaleia/mês).[23]

Existem mais estudos sobre o impacto da migrânea do que sobre as outras cefaleias. A cefaleia é o sintoma que é em geral aferido quando se fala da incapacidade causada

Tabela 30.1 Estudos em cefaleia de base populacional no Brasil.

Autores	Local	Cefaleia (%)			Migrânea (%)			Cefaleia do tipo tensão (%)			Cefaleia crônica diária (%)		
		Homem	Mulher	Total	Homem	Mulher	Total	Homem	Mulher	Total	Homem	Mulher	Total
Wiehe et al.	Porto Alegre, RS	54,4	71,8	63,1	10,1	22,5	16,3	56,3	61,6	59,0	5,2	9,3	7,3
Morillo et al.	Marília/São Paulo, SP	–	–	–	7,8	17,4	12,0	–	–	–	–	–	–
Queiroz et al.	Florianópolis, SC	71,5	88,7	80,8	14,2	28,8	22,1	25,3	20,8	22,9	2,1	10,1	6,4
Pahim et al.	Pelotas, RS	–	–	71,3	3,9	16,2	10,7	–	–	–	–	–	–
Silva Jr. et al.	Capela Nova, MG	60,9	69,5	65,4	8,5	26,4	18,2	15,3	29,3	22,9	1,2	5,7	3,6
Queiroz et al.	Nacional	59,7	81,1	72,2	9,3	20,9	15,2	15,4	9,5	13,0	4,0	9,5	6,9
Média		61,6	77,8	70,6	9,0	22,0	15,8	28,1	30,3	29,5	3,1	8,7	6,1

pela migrânea. No entanto, alteração cognitiva, fotofobia, fonofobia, cinesiofobia e alterações do humor também corroboram a incapacidade gerada por essa doença. Esses sintomas podem ocorrer antes da fase da cefaleia (pródromo), depois da cefaleia ("pósdromo") e mesmo no período intercrítico.[25,26] Desse modo, o impacto da migrânea é maior do que o que é documentado pelos estudos epidemiológicos.

As cefaleias também podem interferir na capacidade de trabalho dos indivíduos. Isso em geral é medido de duas formas: as faltas ao trabalho e o "presenteísmo", que se refere aos dias em que o indivíduo tem cefaleia, vai ao trabalho, mas rende menos do que em 1 dia normal.[23] Estima-se que um indivíduo com migrânea perca em média 10 dias de trabalho por ano, a maior parte destes devido ao presenteísmo.[23]

Os com cefaleia em salvas relatam maior dificuldade no trabalho do que em pessoas com outras cefaleias ou sem cefaleias.[27] Um estudo americano que incluiu 1.134 pacientes com cefaleia em salvas recrutados pela internet ou em ambulatórios de cefaleia reportou que 17% destes haviam perdido o emprego pela doença e 8% permaneciam desempregados. Quarenta e sete por cento relataram perda entre 1 e 10 dias de trabalho por ano e 21%, 11 ou mais dias por conta desta cefaleia.[28]

Crianças e adolescentes com cefaleia têm pior qualidade de vida do que os sem cefaleia.[29,30] As cefaleias também podem interferir negativamente no desempenho acadêmico de crianças, adolescentes e estudantes universitários. Um estudo que envolveu 1.202 crianças e adolescentes constatou que as cefaleias haviam levado 21% desses a perder um ou mais dias de aulas nas últimas 4 semanas e 49% a não poder fazer as atividades que gostariam de ter feito em um ou mais dias.[29] Crianças com migrânea têm um desempenho escolar mais baixo do que as sem cefaleia.[31] Uma maior gravidade das cefaleias está associada a menores notas na escola[30] e a um maior número de reprovações entre os estudantes universitários.[32]

Impacto na vida social e na família

Os relatos das pessoas com migrânea mostram um cenário muito negativo em relação ao efeito da doença sobre suas famílias. Um terço desses doentes dizem estar preocupados com a sua segurança financeira e de suas famílias a longo prazo por causa das cefaleias.[33] Oitenta e cinco por cento dos com migrânea relatam ter uma diminuição importante da sua capacidade de realizar tarefas domésticas, 45% afirmam que perderam atividades sociais e de lazer familiares, 32% evitam fazer planos por medo de cancelamento devido às suas dores de cabeça, 50% acreditam que, por causa da migrânea, eles estão mais propensos a discutir com seus parceiros e filhos e 36% acreditam que seriam parceiros melhores se não fosse por suas dores de cabeça.[34] De 48 a 57% dos doentes reportam redução da participação nas atividades da família pela migrânea em pelo menos 1 dia por mês. De 30 a 58% dos com "migrânea episódica" e 72% dos com migrânea crônica dizem sentir que seriam melhores pais se não tivessem cefaleias.[33]

Os cônjuges e cuidadores também sofrem com o impacto da migrânea. Pais de crianças com migrânea têm uma diminuição da capacidade de trabalho.[29] Um terço dos cônjuges de pessoas com migrânea relatam que as discussões são mais comuns por causa de dores de cabeça.[34] No entanto, o impacto da doença nem sempre é avaliado de forma adequada

pelo cônjuge. Dessa forma, 24 a 49% dos com "migrânea episódica" e 44% dos com migrânea crônica relatam que seus cônjuges não acreditam no grande impacto que a doença tem nas vidas desses pacientes.[33]

A cefaleia em salvas também pode causar impacto na vida social e familiar.[24] Em torno de 25% de pacientes com cefaleia em salvas reportam uma grande diminuição na sua capacidade de participar de atividades sociais, da vida familiar e atividades domésticas.[35]

Impacto econômico

O impacto econômico das cefaleias é composto pelos custos diretos e indiretos. Os custos diretos se referem ao uso do sistema de saúde, ao custo do diagnóstico e tratamento, enquanto os custos indiretos se devem ao absenteísmo e à queda da produção no trabalho. Estima-se que os custos anuais devidos ao absenteísmo por cefaleias no Brasil sejam em torno de 40 bilhões de reais e os devidos ao presenteísmo, em torno de 27 bilhões de reais.[36]

Um estudo americano que usou dados do US National Center for Health Statistics verificou que as cefaleias foram a quinta causa de atendimento mais frequente nas emergências americanas, sendo responsáveis por 2,8% do total de atendimentos em 2016. Foram a terceira causa de atendimento entre mulheres e a quinta causa entre homens entre 15 e 64 anos. A migrânea foi responsável por 0,8% do total de atendimentos nas urgências e por 0,3% do total de atendimentos ambulatoriais nos EUA em 2016.[37] Estimam-se os custos diretos anuais por migrânea naquele país em 9,2 bilhões de dólares.[38]

Um estudo europeu que incluiu Reino Unido, França, Alemanha, Itália e Espanha estimou em 1.177 euros os custos médios anuais para um paciente com migrânea, sendo 93% desse valor devido a custos indiretos.[39] Os custos da migrânea crônica são de 3 a 4 vezes maiores do que a "migrânea episódica" na maioria dos estudos.[23]

Como medir o impacto das cefaleias na vida do paciente no Brasil

Medir a incapacidade dos pacientes com cefaleia é importante para manejar adequadamente essas doenças. Nós temos quatro escalas específicas para avaliar o impacto, três que avaliam cefaleias em adultos e uma que avalia as cefaleias em crianças e adolescentes.

A primeira delas é o *Migraine Disability Assessment* (MIDAS). Este é um dos questionários mais utilizados no mundo para avaliar o impacto das cefaleias. Apesar de ter sido desenvolvido para avaliar a migrânea, tem sido usado também para avaliar outras cefaleias. O questionário possui cinco perguntas que avaliam a repercussão das cefaleias no trabalho, nas atividades de casa, sociais, na família e lazer nos últimos 3 meses. Essa escala foi traduzida para o português do Brasil, mas essa versão não foi formalmente validade.[40]

A versão do MIDAS para crianças e adolescentes, o *Pediatric Migraine Disability Assessment* (PedMIDAS), foi traduzida, adaptado transculturalmente e validada para o português do Brasil.[41] Esse questionário também possui cinco perguntas que avaliam a repercussão das cefaleias na escola, nas atividades de casa, sociais e lazer nos últimos 3 meses. Quanto maior a pontuação, maior o impacto.

O *Headache Impact Test* (HIT-6) é o instrumento utilizado para medir o impacto das cefaleias na vida dos pacientes, considerando suas atividades diárias, do cotidiano, de trabalho, de estudo, domiciliares ou em outras situações sociais. Essa escala tem seis perguntas e seu escore total varia de 36 a 78 pontos, com maiores escores representando maior impacto das cefaleias. Escores maiores ou iguais a 56 são indicativos de impacto substancial a severo na vida das pessoas. A versão brasileira dessa escala foi recentemente validada.[42]

O *Headache Disability Inventory* (HDI) avalia diferentes dimensões da incapacidade gerada pelas cefaleias e a interferência dessas na vida diária no último mês. Esse questionário contém 25 perguntas subdivididas em 2 subescalas: emocional e funcional. O escore total varia de zero a 100 pontos, sendo o zero equivalente a ausência de incapacidade e o 100, a incapacidade máxima. Recentemente essa escala foi traduzida e validada para o português do Brasil.[43]

31

Semiologia das Cefaleias

Liselotte Menke Barea • Fernando Kowacs

INTRODUÇÃO

A cefaleia é um sintoma comum a muitas condições benignas, podendo, no entanto, ser um sinal de afecções graves. Entre as primeiras, podemos listar as cefaleias primárias e as cefaleias secundárias a doenças de baixa morbidade; enquanto as causas potencialmente graves de cefaleia incluem, entre outras, lesões expansivas intracranianas, hipertensão intracraniana idiopática e transtornos vasculares.[1] É fundamental que o médico seja capaz de fazer essa distinção para que possam ser instituídas as medidas terapêuticas adequadas e, no segundo caso, seja estabelecido com brevidade o diagnóstico da doença subjacente. É nas cefaleias agudas que o índice de suspeição para doenças subjacentes graves deve ser mais elevado e os sintomas e sinais de alerta, os chamados *red flags* (ver Capítulo 32, *Cefaleia na Unidade de Emergência*), devem ser perseguidos para que se evite a falta de diagnóstico de uma enfermidade neurológica ou sistêmica grave – lembrando que as cefaleias secundárias a causas potencialmente graves eventualmente podem apresentar-se de forma semelhante às cefaleias primárias.

A anamnese sistemática – na qual a história clínica é registrada em itens predefinidos – permite, na maioria das vezes, o reconhecimento das principais categorias diagnósticas e, auxiliada pelo exame físico,[2] contribui para a redução da solicitação de exames complementares supérfluos e dos tratamentos inadequados.[3] A anamnese deve incluir todas as características da cefaleia necessárias para que o diagnóstico seja estabelecido conforme a Classificação Internacional das Cefaleias (ICHD-3),[1] cuja tradução oficial encontra-se disponível no *site* da International Headache Society (ver Capítulo 28, *Cefaleia: Conceitos Básicos, Aspectos Históricos e Classificação*). Os critérios diagnósticos da ICHD-3 privilegiam a duração das crises; as características da dor, como localização, intensidade, qualidade e presença ou ausência de piora relacionada com a atividade física rotineira; a concomitância de sintomas como náusea, vômitos e intolerância a estímulos sensoriais (luz, sons e odores) e a presença de manifestações autonômicas cranianas, como hiperemia conjuntival, lacrimejamento, ptose palpebral. Outros dados, como o modo de instalação da cefaleia, a atitude do paciente durante as crises, a história familiar e fatores de alívio e de piora também podem ser fundamentais para o adequado diagnóstico diferencial.

O exame neurológico e o exame físico geral são indispensáveis para que sejam afastados transtornos neurológicos ou sistêmicos subjacentes – mesmo que a chave para o diagnóstico, na maior parte das vezes, venha da anamnese.[3] Além disso, o chamado "exame cefaliátrico" (ver adiante) pode auxiliar tanto no diagnóstico como no plano terapêutico.[4,5]

ENTREVISTA CLÍNICA EM CEFALEIA

Permitir que o paciente fale livremente sobre o motivo que o fez procurar atendimento é boa prática médica, pois possibilita a elaboração de uma ideia inicial sobre o seu problema e contribui para o estabelecimento de uma boa relação médico-paciente. Na anamnese da cefaleia, no entanto, após alguns minutos de entrevista livre, faz-se necessário que a história clínica seja tomada ativamente, porque o diagnóstico correto depende da resposta a questões específicas predefinidas, como vimos anteriormente, para que a cefaleia seja categorização de acordo com a ICHD-3. Se a história revela mais de um tipo de cefaleia, todas devem ser caracterizadas e registradas, sendo ordenadas de acordo com a importância atribuída pelo paciente.

A anamnese sistemática da cefaleia deve incluir os seguintes itens:

- Perfil epidemiológico do paciente (idade e sexo), idade no início dos sintomas e tempo transcorrido desde a instalação do quadro: a idade do início dos sintomas varia entre as diferentes cefaleias primárias. A migrânea frequentemente inicia na infância, na adolescência ou na terceira década de vida, havendo diminuição marcada da sua incidência após os 40 anos. Além disso, a partir da puberdade, a prevalência da migrânea entre as mulheres chega a ser três vezes maior que entre os homens, diferença que diminui após o término do período reprodutivo. A cefaleia em salvas, por sua vez, muito raramente se inicia na infância, sendo a terceira década de vida o período mais comum de estreia da doença. A cefaleia do tipo tensão também tem o seu pico de prevalência na fase de adulto jovem, mas pode iniciar em qualquer época da vida. O surgimento de uma nova cefaleia após os 50 anos aponta para a possibilidade de cefaleia secundária, como aquela causada pela arterite de células gigantes, tornando obrigatória a investigação complementar. No entanto, essa regra não é universal, uma vez que a cefaleia hípnica – uma cefaleia primária – inicia tipicamente a partir dessa idade. Independentemente da idade de início do quadro de cefaleia, a possibilidade de uma cefaleia secundária diminui quanto maior for o período transcorrido entre a apresentação do quadro e o momento da consulta – a existência de uma patologia subjacente grave e progressiva torna-se menos provável quando a cefaleia em questão vem apresentando-se de modo estereotipado e regular por vários anos. Por outro lado, uma primeira crise de migrânea ou de cefaleia primária associada à atividade sexual, por exemplo, pode sugerir, enganosamente, a existência de uma patologia neurológica estrutural subjacente

- Forma de instalação, duração e distribuição temporal da(s) crise(s): essas informações devem ser obtidas de maneira detalhada, pois são de importância fundamental tanto no diagnóstico de várias cefaleias secundárias como na diferenciação entre as cefaleias primárias. A cefaleia de instalação abrupta, assim definida quando a dor passa de inexistente à intensidade máxima em um período de até 1 minuto, é chamada habitualmente "cefaleia em trovoada" (*thunderclap headache*) e, com grande frequência, ocorre como primeira manifestação de várias patologias cranianas ou cervicais. Nas cefaleias primárias, a instalação da dor durante a crise pode ocorrer com maior ou menor rapidez, mas o padrão em trovoada é raramente observado. Algumas cefaleias trigeminoautonômicas, como a síndrome SUNCT/SUNA (*short-lasting unilateral neuralgiform headache with conjuntival injection and tearing/cranial autonomic symptoms*), assim como a neuralgia trigeminal, também atingem a sua intensidade máxima em instantes, mas a curtíssima duração da dor, somada a outras características típicas, tornam-nas bastante diferentes das cefaleias em trovoada. A Figura 31.1 mostra de forma esquemática os padrões temporais mais comuns das cefaleias

- Desencadeantes das crises: muitos pacientes migranosos relatam que podem apresentar crises de dor de cabeça desencadeadas por fatores como falta ou excesso de sono, jejum prolongado ou menstruação, entre outros. É importante ter em mente que não são fatores causadores da doença, mas apenas de precipitantes que, em indivíduos biologicamente predispostos, agem como o catalisador da crise migranosa por meio de mecanismos ainda pouco esclarecidos.

As crises de cefaleia em salvas podem ser desencadeadas – apenas durante o período sintomático da doença – pela ingestão de álcool, mesmo em quantidades ínfimas, ou pela aspiração de vapores de combustíveis, como querosene. Ao contrário das crises de migrânea desencadeadas pelo álcool, as quais se iniciam com uma latência de várias horas, as crises de cefaleia em salvas iniciam-se poucos instantes após a sua ingesta. No caso da cefaleia do tipo tensão, o estresse emocional e a privação de sono são os principais desencadeantes. Na neuralgia trigeminal, os paroxismos de dor são precipitados por toques na face e pelos atos de falar,

mastigar e escovar os dentes. As dores de cabeça que se iniciam quando o indivíduo assume a posição ortostática – e que são aliviadas logo após o retorno ao decúbito – indicam hipotensão liquórica (pós-punção dural ou por fístula liquórica espontânea) como causa provável. A hipotensão liquórica pode também manifestar-se através de cefaleia que inicia à tarde (*second-half-of-the-day headache*). Com a cronificação do quadro, a piora da cefaleia em ortostatismo pode tornar-se menos marcada.[6]

- Características da dor:
  - Localização: é importante definir se a dor é habitualmente unilateral ou bilateral, sua localização preferencial (orbital, frontal, temporal ou occipital) e se existe irradiação da dor para outra(s) região(ões)
  - Intensidade: de acordo com a ICHD-3, a cefaleia deve ser categorizada como de intensidade **fraca**, **moderada** ou **forte**, de acordo com a sua consequência funcional, ou seja, se não chega a interferir com as atividades habituais do paciente (**fraca** ou **grau 1**); se limita, mas não impede essas atividades (**moderada** ou **grau 2**); ou se o incapacita (**forte** ou **grau 3**). A dor da cefaleia em salvas costuma ser excruciante, fazendo com que alguns indivíduos afirmem que prefeririam a morte a ter que suportá-la por um período prolongado. As escalas analógica visual (VAS) e de graduação numérica, habitualmente empregadas nas áreas de medicina paliativa e dor, podem ser utilizadas, mas não permitem o diagnóstico pela ICHD-3, além de não fornecerem uma estimativa precisa da repercussão funcional da dor
  - Qualidade: basicamente, a dor pode ser descrita pelo paciente como latejante (pulsátil), constante/em pressão ou lancinante, em choque. A presença ou ausência de dor pulsátil é uma das características mais úteis na diferenciação entre migrânea e cefaleia do tipo tensão e, como a noção de dor pulsátil/latejante pode variar

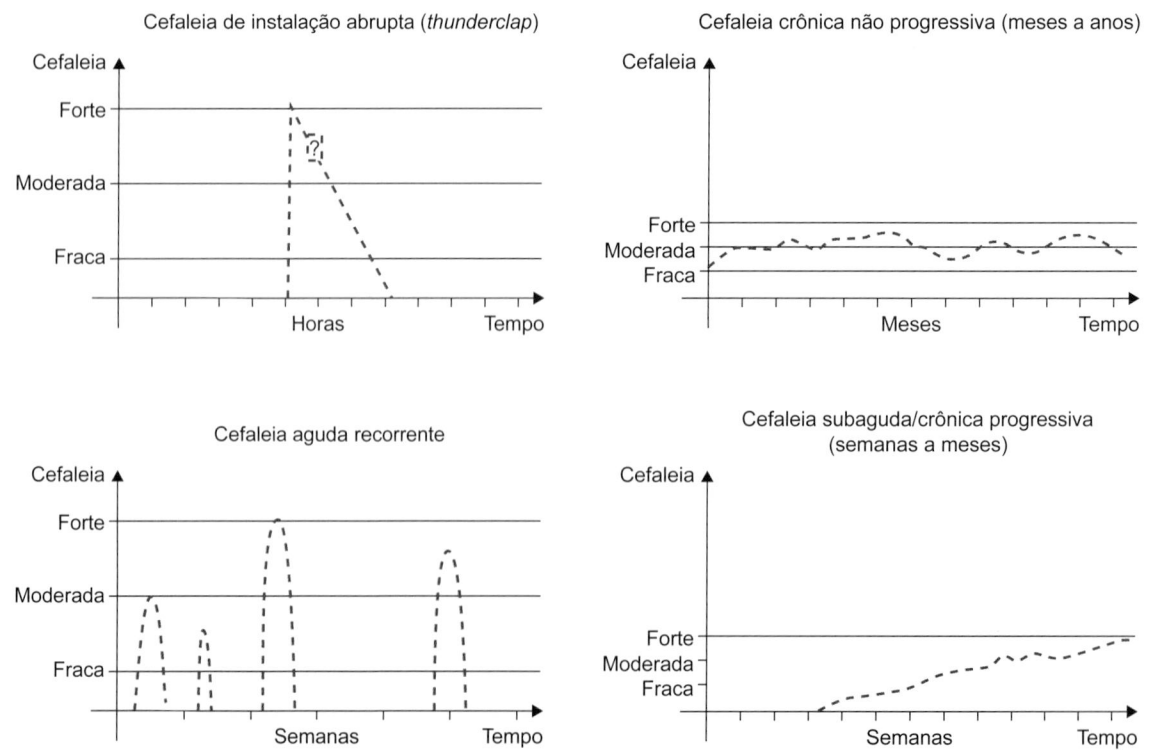

Figura 31.1 Padrões temporais das cefaleias.[3]

de indivíduo para indivíduo, frequentemente é necessário explicar ao paciente que a dor é considerada pulsátil se piora a cada sístole ("batida do coração"). Eventualmente, a dor pode ser descrita como superficial, afetando o escalpo, mas, na maioria das vezes, é sentida dentro do crânio ou das órbitas. A alodinia consiste na sensação de dor provocada por um estímulo não doloroso, o que pode ocorrer com frequência nos pacientes acometidos por crises prolongadas de alguma das cefaleias primárias, provavelmente devido à sensibilização periférica e central do sistema trigeminocervical (ver Capítulos 29, *Fisiopatologia das Cefaleias Primárias,* e 45, *Cefaleia por Uso Excessivo de Medicamentos*)

- Piora com a atividade física: a exacerbação da dor por atividades físicas do dia a dia, exemplificadas na ICHD-3 como caminhar ou subir escadas, ou o fato de a dor levar a pessoa a evitar esses atos é um fator particularmente útil no diagnóstico da migrânea.[7] A piora da cefaleia pelo ato de curvar-se, pela manobra de Valsalva ou pela tosse deve ser registrada, pois, apesar de ocorrer na migrânea, pode ser um sinal de alguma patologia subjacente relacionada a hipertensão intracraniana ou a anomalias da junção craniocervical, entre outras[1]

- Presença de sintomas e sinais associados à dor, como náusea e/ou vômitos, intolerância aos estímulos sensoriais e sinais autonômicos cranianos: é fundamental perguntar sobre a ocorrência, durante as crises, de sintomas e sinais associados à cefaleia, em especial quando há suspeita de uma cefaleia primária. Juntamente com a duração das crises e as características da dor, discutidas há pouco, os sintomas associados são indispensáveis na elaboração diagnóstica. São basicamente de três tipos: intolerância aos estímulos sensoriais, náusea (acompanhada ou não por vômitos) e os fenômenos autonômicos cranianos, especialmente a ativação parassimpática (Figura 31.2).

A intolerância aos estímulos sensoriais e os distúrbios do trato digestivo ocorrem com mais frequência, mas não de modo exclusivo, na migrânea. Além daqueles tradicionalmente presentes nos critérios diagnósticos para migrânea da ICHD (fotofobia e fonofobia), outros sintomas relacionados à perda dos filtros sensoriais que ocorre durante a crise migranosa[8] têm sido cada vez mais reconhecidos e enfatizados, como é o caso da osmofobia, dos sintomas vertiginosos/cinesiofóbicos e da alodinia

A ativação parassimpática craniana é "marca registrada" das cefaleias trigeminoautonômicas, em cujas crises apresenta-se sempre de forma unilateral e ipsilateral à dor. Quando presentes na migrânea, os sinais autonômicos tendem a ser bilaterais e menos intensos.

- Fatores de alívio ou de agravamento da cefaleia e dos sintomas associados: nesse caso, não se trata de investigar os possíveis desencadeantes das crises de cefaleia (abordados anteriormente), mas de atitudes ou situações que aumentam ou reduzem a intensidade da dor e dos demais sintomas durante as crises de cefaleia. Nessa situação, a atitude preferida por grande parte dos migranosos é o repouso, principalmente em ambiente escuro e silencioso. A compressão das artérias temporais superficiais e a aplicação de compressas mornas ou frias na região temporal também podem proporcionar alívio temporário da dor. Alguns pacientes relatam que as crises migranosas cedem após episódios de vômito ou sono profundo. Ao contrário do que acontece na migrânea, as crises de cefaleia do tipo tensão podem ser aliviadas pela atividade física leve ou pela ingestão de bebida alcoólica. Durante as crises de cefaleia em salvas, por outro lado, a atitude típica é de inquietude motora, tão frequente (70 a 93% dos casos) que passou a fazer parte do conjunto de critérios diagnósticos a partir da segunda edição da ICHD.[9,10] Os pacientes balançam o corpo para a frente e para trás, caminham rapidamente de maneira aleatória e chegam ao extremo de bater com a cabeça na parede – embora essas atitudes não pareçam trazer qualquer tipo de alívio da dor. Entre as cefaleias secundárias, a cefaleia por hipotensão liquórica, como já citado, é aliviada rápida e completamente com o decúbito. Já as cefaleias secundárias à hipertensão intracraniana – tanto causada por uma lesão expansiva como por transtornos do sistema venoso cerebral ou pela chamada "hipertensão intracraniana idiopática" – tendem a piorar com o decúbito, com a manobra de Valsalva e com o ato de tossir, curvar-se ou abaixar a cabeça (não esquecer que os sintomas da crise migranosa também pioram com manobras que dificultam o retorno venoso do segmento cefálico, como essas)

- Aura migranosa: presente em cerca de 30% dos pacientes migranosos, a aura migranosa típica é descrita na ICHD-3 como "sintomas visuais e/ou sensitivos e/ou de fala/linguagem, mas sem perda de força, e é caracterizada por desenvolvimento gradual, duração de cada sintoma

Náusea e/ou vômitos	• **Migrânea** → tipicamente presentes (náusea ≈ 90%, vômitos ≈ 50%, aceleração do hábito intestinal eventual) • **CTT** → tipicamente ausentes (náusea leve pode estar presente na CTT crônica) • **Cefaleia em salvas** → náusea ≈ 50%, vômitos ≈ 25%

Intolerância aos estímulos sensoriais (fotofobia, fonofobia, osmofobia)	• **Migrânea** → tipicamente presentes
	• **CTT** → podem ocorrer, como sintoma isolado
	  ▶ na forma episódica: fotofobia *ou* fonofobia
	  ▶ na forma crônica: fotofobia *ou* fonofobia (*ou* náusea leve)
	• **Cefaleia em salvas** → fotofobia e/ou fonofobia ≈ 50%

Sinais autonômicos cranianos	• **Migrânea** → podem ocorrer, particularmente nos pacientes com crises intensas (quando ocorrem, são habitualmente bilaterais) • **CTT** → ausentes • **Cefaleia em salvas** → lacrimejamento, injeção conjuntival, congestão nasal, rinorreia, ptose ou edema da pálpebra ou da face ocorrem na maioria dos pacientes. Sudorese frontal ou facial e miose < 50%

Figura 31.2 Sintomas e sinais associados à cefaleia nas principais cefaleias primárias.

não maior que 1 hora, uma mistura de componentes positivos e negativos e reversibilidade completa".[1] Os sintomas da aura migranosa típica são visuais, sensitivos ou de linguagem e instalam-se em 5 ou mais minutos, durando, cada um deles, até 60 minutos, e sendo seguidos – ou acompanhados – por cefaleia, nem sempre de características migranosas. Quando diferentes tipos de aura ocorrem em uma crise, a primeira a apresentar-se é a aura visual, que também é a mais comum, presente em mais de 90% dos casos. A seguir, iniciam-se os sintomas da aura sensitiva e da aura de linguagem, tipicamente nessa ordem. Conforme acima, a aura visual caracteriza-se por uma sequência de fenômenos positivos (linhas em ziguezague e cintilações), seguidos por fenômenos negativos (escotomas). Esses sintomas são unilaterais e costumam iniciar na região central do campo visual, aumentando gradualmente de tamanho durante o período de instalação. As linhas em zigue-zague são chamadas "espectros em fortificação", por lembrarem o formato das muralhas de algumas cidades medievais.[11] A Figura 31.3 mostra a ilustração feita pelo médico britânico Hubert Airy em 1870 demonstrando a evolução da própria aura visual, na publicação onde ele propõe o nome teicopsia para esse fenômeno visual (do grego *teichos* = muralhas + *optikós* = visão).[12] A *Visual Aura Rating Scale* tem boas sensibilidade e especificidade para o diagnóstico de aura visual, porém ainda não foi validada no Brasil.[13] Os sintomas sensitivos unilaterais, presentes em pouco menos da metade dos casos, também se dividem em positivos e negativos: sensações descritas habitualmente como formigamento e dormência, respectivamente, que costumam iniciar na ponta dos dedos da mão (quirodáctilos) e na

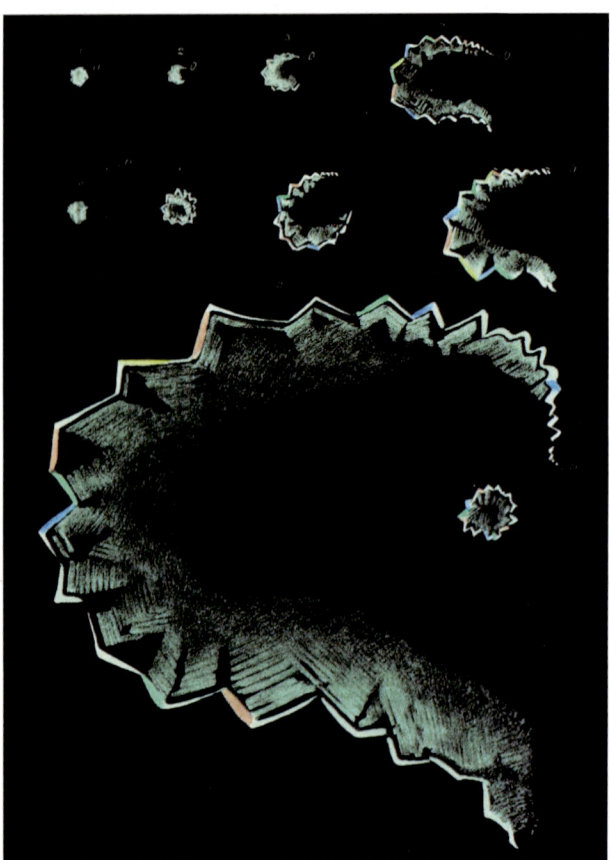

Figura 31.3 Progressão da aura visual migranosa típica, em teicopsia.[12]

região perioral ipsilateral. Os sintomas alastram-se de modo gradual, como na aura visual, podendo, menos frequentemente, atingir o membro inferior e o tronco. Os sintomas relacionados à linguagem, que incluem parafasias, anomia, redução na produção da fala e, raramente, afasia de compreensão, são menos frequentes, afetando cerca de 20% dos pacientes com migrânea com aura. Na migrânea hemiplégica, classificada separadamente da migrânea com aura típica e caracterizada pela presença de déficit motor unilateral ou, com menos frequência, bilateral, a aura sensitiva está presente em quase todos os casos, enquanto a aura de linguagem chega a atingir cerca de 80% dos indivíduos acometidos.[14] Além da migrânea com aura típica e da migrânea hemiplégica, outros dois tipos muito raros de migrânea com aura são descritos na ICHD-3: a migrânea com aura relacionada com o tronco cerebral e a migrânea retiniana. Na primeira, a aura manifesta-se por meio de sintomas como disartria, vertigem, zumbido, hipoacusia, diplopia, ataxia ou diminuição do nível da consciência; na segunda, com fenômenos positivos e/ou negativos monoculares totalmente reversíveis (é importante lembrar que com frequência os pacientes descrevem um sintoma como afetando um dos olhos, quando, na verdade, estão sofrendo ou sofreram um déficit de um dos **campos visuais**)

- Sintomas premonitórios e de resolução: em pouco mais da metade dos migranosos (60%), alguns sintomas podem ocorrer de algumas horas até 2 dias antes do início da crise de cefaleia. Esses pacientes podem relatar sintomas como humor depressivo, dificuldade de concentração, sonolência e fadiga, podendo ocorrer também irritabilidade, inquietação, hiperatividade e sensação de euforia, além de outros sintomas, como hiperosmia, fotofobia, fonofobia, disfasia, bocejos, rigidez cervical, anorexia ou compulsões alimentares (por doces, principalmente), sensação de frio, sede, diarreia ou constipação intestinal e poliúria ou retenção de fluidos.[7] Em um estudo prospectivo, no qual foram empregados dispositivos eletrônicos para o registro dos sintomas premonitórios, os sintomas premonitórios mais frequentes foram cansaço (72,5%), dificuldade de concentração (51,1%), rigidez cervical (49,7%), fotofobia (48,8%), intolerância/irritabilidade (38,6%), fonofobia (38,4%) e visão borrada (28,0%), bocejos (27,8%) e sede (26,0%). Outros sintomas ocorreram em menos de 25% dos pacientes, mas alguns deles – como dificuldade com a fala e com a leitura e emotividade – foram os que melhor previram a ocorrência das crises.[15] É importante destacar que vários desses sintomas podem permanecer durante toda a crise, até mesmo por algum tempo depois do alívio dos sintomas principais, durante a chamada "fase de resolução da crise". É importante lembrar que a presença de hipersensibilidade a estímulos visuais, auditivos e olfativos durante a fase premonitória das crises de migrânea pode levar os pacientes a atribuir erroneamente um papel causal ou de gatilho a estímulos luminosos, sonoros ou olfativos[16]
- História familiar: deve ser pesquisada a existência de familiares acometidos por cefaleias recorrentes de padrão semelhante àquele apresentado pelo paciente. Apesar de a informação obtida ser na maior parte dos casos indireta, muitas vezes é possível formular uma hipótese diagnóstica robusta sobre a cefaleia de um ou mais familiares do paciente. Isso pode ser especialmente útil no caso da migrânea, cuja hereditariedade, conhecida há muitos anos,

tem sido confirmada por estudos recentes (apesar de a história familiar positiva não estar entre os critérios diagnósticos da ICHD-3)[17-19]

- *Profiling* direcionado ao manejo: algumas informações podem auxiliar no diagnóstico, mas, principalmente, aumentam a chance de um desfecho favorável ao permitir que o tratamento do paciente seja individualizado e que algumas "armadilhas", que contribuem para o fracasso terapêutico, sejam identificávas e contornadas[20]

  ■ Comorbidades, incluindo sobrepeso/obesidade e transtornos alimentares: no caso da migrânea, o surgimento dos novos tratamentos preventivos mecanismo-específicos tem tornado cada vez mais possível manejar a migrânea de forma independente das doenças comórbidas, pela menor chance de ocorrerem interações medicamentosas e efeitos indesejados.[21] Mesmo assim, várias condições clínicas concomitantes podem influenciar o planejamento do tratamento das cefaleias primárias e, portanto, devem ser ativamente pesquisadas, como é o caso dos transtornos do humor e do espectro ansiedade generalizada/transtorno fóbico/pânico. A presença de hipertensão arterial sistêmica (HAS) ou de asma pode fazer com que o uso de betabloqueadores seja favorecido ou contraindicado, respectivamente. A amitriptilina e a mirtazapina podem ser úteis em pacientes com insônia, mas problemáticos naqueles com sobrepeso ou obesidade. Estes podem ser beneficiados com a perda de peso observada em parte dos pacientes que utilizam o topiramato, que, por sua vez, está relativamente contraindicado em pacientes com história pessoal ou familiar de cálculos renais de repetição ou de anorexia. O tremor essencial pode ser exacerbado pelos tricíclicos e pelo divalproato, mas um paciente com tremor essencial e migrânea poderá ser duplamente beneficiado com o uso de betabloqueadores. Em relação ao planejamento do tratamento agudo, a existência de HAS não controlada ou de doença arterial coronariana e/ou periférica contraindica o uso de ergóticos ou triptanas (apesar de essa contraindicação absoluta das triptanas ser eventualmente questionada),[22] enquanto, por sua vez, os anti-inflamatórios devem ser prescritos de forma cuidadosa para pacientes com doença péptica e doença renal crônica[23-25]

  ■ Profissão: algumas profissões envolvem o trabalho em turnos ou plantões, o que pode ser especialmente prejudicial no caso da migrânea. As atividades nas quais compromissos como reuniões, apresentações ou atendimentos não podem ser remarcados sem que isso acarrete prejuízo profissional podem ser um desafio para pacientes com cefaleias primárias, pela natureza episódica e imprevisibilidade das crises. Nesses casos, o plano de tratamento deverá contemplar a necessidade de tratamento das crises com medicamentos de alta eficácia e rapidez de ação (ver Capítulos 37, *Migrânea*, e 39, *Cefaleias Trigeminoautonômicas*). Por outro lado, ao escolher um tratamento preventivo, o clínico deverá considerar o impacto de potenciais efeitos adversos sobre a atividade do paciente, como, por exemplo, o risco de prejuízo da percepção visuoespacial no caso de um piloto aéreo ou de um cirurgião em uso do topiramato

  ■ Padrão de atividade física: o benefício da atividade física regular em relação às cefaleias primárias tem sido

demonstrado de forma consistente, o que faz com que esse aspecto deva ser abordado durante a anamnese do paciente com cefaleia

  ■ Tempo de tratamento, doses e/ou frequência, eficácia e eventos adversos dos tratamentos farmacológicos e/ou não farmacológicos utilizados anteriormente à consulta: o manejo de um paciente que nunca fez uso de medicamentos preventivos ou de medicamentos agudos específicos para o tratamento de uma cefaleia recorrente será diferente, pois o bom senso recomenda não repetir tratamentos malsucedidos. No entanto, o paciente deve ser inquirido em relação ao período de uso de cada medicamento (ou tratamento não farmacológico) e às doses utilizadas, para que tratamentos potencialmente efetivos não sejam descartados com base em uma tentativa prévia inadequada (períodos ou doses insuficientes)[20]

  ■ Medicamentos em uso: considerando a possibilidade do uso de medicamentos com potencial para causar cefaleia ou de interagir com medicamentos que serão prescritos na consulta, todos os medicamentos em uso devem ser registrados, lembrando que os pacientes muitas vezes consideram não ser importante relatar o uso de medicamentos de uso crônico relativos a outros sistemas, como inibidores da bomba de prótons, estatinas, antiagregantes plaquetários

  ■ Fase do ciclo reprodutivo, método anticoncepcional/ terapia de reposição hormonal em uso e existência de plano de gestação: vários fatores tornam essas informações fundamentais para o manejo adequado das cefaleias primárias, como o risco aumentado de acidente vascular cerebral (AVC) isquêmico em pacientes com migrânea com aura em uso de contraceptivos combinados, a possibilidade da adoção de estratégias específicas para o manejo de crises de migrânea relacionadas ao período menstrual e as precauções necessárias no caso de pacientes com plano de gestação em um futuro próximo (ver Capítulo 44, *Situações Especiais em Cefaleia*).

EXAME FÍSICO

Como citado na introdução, o exame físico geral e o exame neurológico devem ser realizados como parte da avaliação inicial do paciente com queixa de cefaleia, para afastar a possibilidade de cefaleia secundária a uma doença sistêmica ou mesmo neurológica subjacente. O exame neurológico, se realizado no momento das crises, também pode ser importante no diagnóstico das cefaleias trigeminoautonômicas, devido às alterações autonômicas unilaterais ipsilaterais à dor.

Sinais vitais

- Temperatura: a febre, em um paciente com queixa de cefaleia, sugere meningite, encefalite, abscesso cerebral ou mesmo uma infecção viral sistêmica, podendo também ser manifestação de doenças sistêmicas inflamatórias não infecciosas, como a arterite de células gigantes. Deve ser lembrado, no entanto, que as infecções do sistema nervoso central podem cursar sem febre nos idosos e nos pacientes pediátricos
- Pulso: a taquicardia pode ser um sinal de ansiedade, presente tanto nos pacientes com cefaleia do tipo tensão como em muitos pacientes com migrânea. Por outro lado, a bradicardia pode impedir o uso dos betabloqueadores e do verapamil, frequentemente utilizados como

preventivos no manejo da migrânea e da cefaleia em salvas, respectivamente. A fibrilação atrial, por sua vez, é um fator de risco importante para a doença cerebrovascular isquêmica cerebral e não pode passar despercebida em uma consulta neurológica

- Pressão arterial: a HAS crônica não costuma ser acompanhada por cefaleia;[26] essa ocorre quando há aumento abrupto da pressão arterial (PA), como aquele causado por feocromocitoma (quando ocorre de maneira episódica, preferencialmente pela manhã, e associa-se a náuseas, vômitos, palidez, sudorese e taquicardia), ou na vigência de uma emergência hipertensiva (PAS > 180 mmHg e/ou PAD > 110 a 120 mmHg)[27] em um paciente hipertenso, configurando um quadro de encefalopatia hipertensiva. Deve-se sempre ter em mente que a HAS é o principal fator de risco para o AVC hemorrágico e que esse, por sua vez, pode apresentar-se com cefaleia como um sintoma associado. No AVC isquêmico, a cefaleia ocorre em apenas 20 a 30% dos casos, mais frequentemente naqueles envolvendo a circulação posterior[28,29]
- Respiração: a cefaleia pode ocorrer entre os pacientes que sofrem de insuficiência respiratória crônica devido ao aumento da pressão intracraniana secundário à hipercapnia.[1]

Exame físico geral

O exame físico geral do paciente com cefaleia deve iniciar pela avaliação do nível geral de conforto e de atividade.

- Peso: a concomitância de obesidade e cefaleia pode sinalizar a existência de hipertensão intracraniana idiopática (*pseudotumor cerebri*), principalmente se acompanhada de déficit visual, papiledema e paresia do VI nervo craniano. Já o emagrecimento pode sinalizar neoplasia, infecção crônica, síndrome da imunodeficiência adquirida ou arterite de células gigantes
- Cabeça e face: a alodinia (ver anteriormente) no couro cabeludo pode ocorrer nas crises de migrânea e mesmo estar presente entre as crises, principalmente nos casos de migrânea crônica[30] – e é uma manifestação característica da arterite de células gigantes (nessa também são observados o espessamento e o aspecto nodular da artéria temporal à palpação); do herpes-zóster, tanto na fase aguda quanto na neuralgia pós-herpética; e do hematoma subdural. Os quadros de rinossinusite aguda caracterizam-se por cefaleia aguda, febre, gota pós-nasal e sensibilidade à compressão da região dos seios da face. A disfunção da articulação temporomandibular é acompanhada por dor local, crepitação e/ou limitação da abertura da boca. O desencadeamento de paroxismos de dor do tipo choque elétrico através do toque em áreas inervadas pelo nervo trigêmeo sugere neuralgia trigeminal, sendo o segundo ramo o mais acometido. A dor à digitopressão dos nervos occipitais maiores, occipitais menores, supratrocleares e/ou supraorbitários (Figura 31.4) pode ocorrer em pacientes com migrânea, cefaleia em salvas, cefaleia cervicogênica ou neuralgia occipital e a sua presença é útil no planejamento terapêutico
- Nariz: congestão nasal e rinorreia ocorrem na sinusite e, de forma unilateral e ipsilateral à cefaleia, durante as crises das cefaleias trigeminoautonômicas (ver Capítulo 39, *Cefaleias Trigeminoautonômicas*)
- Sistema musculoesquelético: mialgia e dor à movimentação das articulações podem acompanhar a polimialgia reumática e a arterite de células gigantes

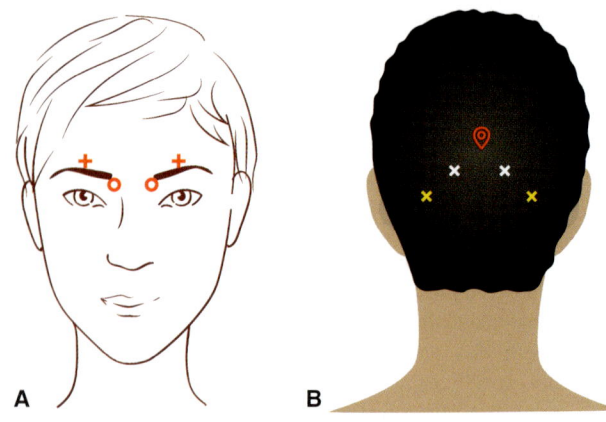

Figura 31.4 Pontos-chave no exame cefaliátrico dos ramos superficiais dos nervos trigêmeos e das raízes C2. **A.** O: nervos supratrocleares; +: nervos supraorbitários. **B.** Pontos de referência: protuberância occipital e mastoides. Dividindo-se em três partes uma linha imaginária ligando a protuberância occipital à mastoide, localizamos a emergência do nervo occipital maior (✖ em branco) no ponto entre o primeiro e o segundo terços e a emergência do nervo occipital menor (✖ em amarelo) no ponto entre o segundo e o terceiro terços dessa linha.

- Olhos: lacrimejamento, hiperemia conjuntival, síndrome de Horner e edema palpebral – também unilaterais e ipsilaterais à cefaleia – ocorrem durante as crises das cefaleias trigeminoautonômicas. Dor e tensão excessiva à compressão dos globos oculares sugerem glaucoma, já proptose e/ou sopro orbitário podem sinalizar uma fístula carotidocavernosa ou trombose séptica do seio cavernoso
- Coração e pulmões: os abscessos cerebrais podem estar associados a cardiopatias congênitas e ter cianose e sopro cardíaco como sinais associados
- Pele: presença de *rash* cutâneo pode sugerir meningite meningocócica, vasculite ou doença de Lyme. Já vesículas na região frontotemporal ou no pavilhão auricular, acompanhadas de dor e disestesia, fazem parte do quadro clínico do herpes-zóster. Angiomas na distribuição trigeminal podem estar associados a MAV intracranianas, que, quando sangram, produzem cefaleia aguda. Manchas hipocrômicas ou "café com leite" são estigmas das síndromes neurocutâneas, que podem produzir cefaleia quando associadas a tumores intracranianos
- Pescoço: a contratura dos músculos cervicais pode estar presente nos quadros de cefaleia do tipo tensão, migrânea e doença degenerativa cervical. *Trigger points* na região da nuca podem acompanhar a neuralgia do occipital e a cefaleia cervicogênica.

Exame neurológico

- Estado mental: confusão mental ou depressão do nível da consciência associada a cefaleia de instalação abrupta ("em trovoada") sugere hemorragia subaracnóidea. Quando essas alterações do estado mental estiverem acompanhadas por febre e cefaleia aguda ou subaguda, infecção do sistema nervoso central deve ser considerada
- Sistema motor e sensitivo: qualquer déficit neurológico focal de força muscular e/ou sensibilidade, ou ataxia, associado a cefaleia de instalação aguda ou subaguda, demanda investigação complementar de neuroimagem para exclusão de patologia intracraniana evolutiva subjacente

- Nervos cranianos: o comprometimento de nervos cranianos não só sugere a presença de patologia evolutiva intracraniana como também auxilia na sua localização. O papiledema bilateral é a marca registrada da hipertensão intracraniana e pode ser observado nos processos expansivos intracranianos, hipertensão intracraniana idiopática ou, eventualmente, na encefalopatia hipertensiva. Na neurite óptica, também se constata a diminuição da acuidade visual e da discriminação de cores. Na HAS são características as hemorragias retinianas sub-hialóideas. A paralisia completa do terceiro nervo, com midríase, é sugestiva de aneurisma da artéria comunicante posterior. A paralisia da musculatura extraocular associada a cefaleia periorbitária de instalação subaguda pode ocorrer na síndrome de Tolosa-Hunt. No caso de síndrome de Horner (ptose, miose e anidrose facial unilaterais) associada a déficit neurológico focal relacionado à circulação anterior, a hipótese de dissecção carotídea deve ser considerada
- Sinais meníngeos: a presença de rigidez de nuca e/ou dos sinais de Kernig e de Brudzinski indica irritação meningorradicular, que é um achado característico da hemorragia subaracnóidea e das meningites, tanto agudas como subagudas ou crônicas.

Sintomas e sinais de alerta

Ao entrevistar um paciente que descreve a cefaleia como queixa principal, a maior probabilidade é de que ele seja portador de migrânea ou de outra cefaleia primária. No entanto, é necessário ter em mente que a cefaleia pode ser um – ou mesmo o único – sintoma de uma doença grave do sistema nervoso central ou da circulação que o serve, e que a falha ou o atraso no diagnóstico dessa condição subjacente à cefaleia pode ter um impacto significativo em termos de morbimortalidade. Uma abordagem sistemática da queixa de cefaleia torna-se necessária para que uma possível cefaleia secundária seja detectada devido a duas "armadilhas diagnósticas":[31]

- As cefaleias secundárias podem ser fenotipicamente idênticas a algumas cefaleias primárias, em especial migrânea, cefaleia do tipo tensão e cefaleia em salvas
- A alta prevalência de algumas cefaleias primárias faz com que muitos pacientes com cefaleia secundária relatem uma longa história de dores de cabeça. Isso faz com que o índice de suspeita para o diagnóstico de uma cefaleia secundária seja reduzido e que se assuma erroneamente tratar-se de migrânea ou de cefaleia do tipo tensão.

Essa abordagem sistemática permite reduzir a morbimortalidade associada às cefaleias secundárias e envolve a verificação dos chamados "sinais e sintomas de alerta" (*red flags*). Como já referido no início do capítulo, esses serão abordados com detalhes no Capítulo 32, *Cefaleia na Unidade de Emergência*, em conjunto com os exames complementares utilizados para descartar possíveis patologias graves subjacentes.

CAPÍTULO 32

Cefaleia na Unidade de Emergência

Ida Fortini • Renata Gomes Londero

INTRODUÇÃO

Cefaleia é dos sintomas mais comuns na prática clínica, responsável por cerca de 9% dos atendimentos em unidades primárias de saúde e por 1 a 3% dos atendimentos em Unidades de Emergência (UEs), gerando considerável impacto econômico sobre os serviços de saúde. A queixa "dor de cabeça" gera ampla gama de possibilidades diagnósticas, e a diferenciação entre condições graves, cefaleias primárias e cefaleias secundárias de baixo risco faz-se necessária com a devida brevidade. Paralelamente, não pode ser deixado de lado o adequado manejo da dor para cada uma dessas condições.

ABORDAGEM INICIAL

Identificar pacientes com condições de elevada morbimortalidade deve ser a preocupação inicial. Para tanto, anamnese e exame físico adequados são os elementos essenciais, pois a identificação de cefaleia com sinais de alarme dá-se a partir desses.

São elementos essenciais da anamnese: tipo, localização, intensidade, irradiação, duração, periodicidade, ritmo, fatores desencadeantes, fatores de melhora e piora e fenômenos acompanhantes da cefaleia, assim como a relação da dor com sono, ciclo menstrual e fatores estressores, bem como a presença de história familiar. A dor deve ser quantificada em uma escala que varia de 0 (ausência de dor) a 10 (a pior dor possível) para avaliação do seu impacto sobre o paciente, assim como devem ser registrados os tratamentos atuais e anteriores e sua eficácia.

No exame físico é importante medir a pressão arterial, lembrando que cefaleia pode ser desencadeada por picos hipertensivos, pré-eclâmpsia ou eclâmpsia. O aumento da temperatura corporal pode alertar para infecções sistêmicas como causa da cefaleia, em especial nas faixas etárias extremas (crianças e idosos). A palpação do crânio e da face (pontos dolorosos, musculatura cervical, globos oculares, articulação temporomandibular, região temporal, seios da face), bem como a ausculta das carótidas e dos globos oculares, buscando sopros, é importante para o diagnóstico de arterites, cefaleia cervicogênica, fístulas intracranianas e outras patologias locais. O exame da cavidade oral pode mostrar patologias locais como, por exemplo, periodontite, como causa de dor irradiada, o mesmo aplicando-se à realização de otoscopia. O exame neurológico deve ser feito sempre, com especial atenção à avaliação dos sinais meníngeos e da fundoscopia.

Constituem sinais de alerta (*red flags*) os itens relacionados na Tabela 32.1, referidos como SNNOOP 10. A presença desses sinais de alerta sugere a necessidade de investigação complementar.[1]

Na presença dos sinais de alerta, devem ser solicitados os exames de neuroimagem e/ou laboratoriais apropriados.

A presença de cefaleia com febre é alarmante quando acompanhada de sintomas relevantes (p. ex., rigidez de nuca, diminuição da consciência e déficit neurológico). Portanto, na ausência dos sintomas relevantes citados, a febre é considerada uma bandeira laranja (*orange flag*).

Mais recentemente, bandeiras verdes (*green flags*), mostradas na Tabela 32.2, foram definidas com base em opinião de especialistas em cefaleia. Estando presentes **todos** estes itens, é pouco provável estarmos frente a uma cefaleia de causa grave. Entretanto, ainda são necessários estudos para se avaliar o real valor dos sinais verdes.[1]

Descartadas causas subjacentes graves, é provável que a cefaleia seja primária (migrânea, cefaleia do tipo tensão ou cefaleia em salvas, entre outras), cujo tratamento na UE é direcionado para o alívio dos sintomas. É importante o

Tabela 32.1 SNNOOP 10.

S	Sintomas sistêmicos, incluindo febre, sugerindo infecção ou outro distúrbio metabólico, vascular, endócrino ou sistêmico
N	História de Neoplasia, sugerindo neoplasia cerebral primária ou metastática
N	Sintomas ou sinais Neurológicos, sugerindo distúrbio cerebral vascular, não vascular ou infeccioso
O	(*Onset*) O início da cefaleia é súbito, sugerindo hemorragia subaracnóidea ou dissecção vascular intracraniana/extracraniana (cefaleia em trovoada)
O	(*Older*) Idade acima dos 50 anos na apresentação da cefaleia, sugerindo a possibilidade de arterite de células gigantes, distúrbios vasculares cranianos ou extracranianos, neoplasias ou distúrbios não vasculares
P	Alteração do Padrão de cefaleia preexistente ou cefaleia de início recente, sugerindo neoplasia, distúrbios vasculares ou não vasculares
P	Cefaleias Posicionais, sugerindo hipertensão ou hipotensão intracraniana
P	Precipitada por espirro, tosse ou exercício, sugerindo patologia da fossa craniana posterior, em especial malformação de Chiari
P	Papiledema, sugerindo neoplasia, outros distúrbios vasculares ou hipertensão intracraniana idiopática
P	Cefaleias Progressivas e apresentações atípicas, sugerindo neoplasias e outras doenças intracranianas não vasculares
P	(*Pregnancy*) Gravidez ou puerpério, sugerindo dores de cabeça atribuídas a distúrbios vasculares cranianos ou cervicais, cefaleia pós-punção, distúrbios relacionados a hipertensão (pré-eclâmpsia), trombose de seio venoso cerebral, hipotireoidismo, anemia, diabetes
P	(*Painful*) Olho dolorido com características autonômicas, sugerindo patologia na fossa posterior, região hipofisária ou seio cavernoso, síndrome de Tolosa-Hunt, causas oftálmicas
P	Cefaleias de início Pós-traumático, sugerindo cefaleia pós-traumática aguda ou persistente, hematoma subdural e outras cefaleias atribuíveis a distúrbios vasculares
P	Patologia do sistema imunológico, como HIV, sugerindo infecções oportunistas
P	(*Painkillers*) Uso excessivo de analgésicos ou nova droga no início das dores de cabeça, sugerindo cefaleia por uso excessivo de medicamentos ou incompatibilidade de medicamentos

Tabela 32.2 *Green flags.*

1. A cefaleia atual já esteve presente na infância
2. A cefaleia ocorre em relação temporal com o ciclo menstrual
3. O paciente tem dias sem dor de cabeça
4. Familiares próximos têm o mesmo fenótipo de cefaleia
5. A cefaleia ocorreu ou cessou há mais de uma semana

conhecimento dos critérios diagnósticos de cada uma das cefaleias primárias, para o diagnóstico correto e a instituição de tratamento adequado (Figura 32.1).

As cefaleias secundárias compreendem apenas uma a cada 25 cefaleias atendidas na UE. Estima-se que um médico na UE que avalia 90 cefaleias agudas por ano (2% das visitas à UE) pode esperar que apenas 4 a 5 (5%) delas, em média, sejam causadas por patologia subjacente grave.[2,3]

Com relação à fisiopatologia, as cefaleias secundárias graves podem ser agrupadas, de modo geral, em etiologia estrutural como hemorragia subaracnóidea (HSA), hematoma subdural, hematoma epidural, hemorragia intraparenquimatosa, apoplexia pituitária, hidrocefalia, etiologia infecciosa (meningite, encefalite) e vascular (acidente vascular cerebral isquêmico, dissecção de artérias cervicais, encefalopatia hipertensiva, arterite de células gigantes, pré-eclâmpsia) e outros, como glaucoma de ângulo fechado e intoxicação por monóxido de carbono. Se o exame neurológico do paciente é normal, o risco de patologia grave é de 1 em 40,[2] e se, além de o exame neurológico ser normal, os sintomas sugerirem migrânea, o risco cai para 1 em 250 (0,4%).[4]

INVESTIGAÇÃO

A realização de exames de neuroimagem, do líquido cefalorraquidiano (LCR) ou de ambos deve ser considerada quando presentes uma ou mais características de risco. Se o paciente tem exame neurológico normal e os sinais de alarme estiverem ausentes, a possibilidade de que o exame de neuroimagem mostre algo relevante é baixa.

A sensibilidade global da tomografia de crânio (TC) para o diagnóstico de HSA é de 92,9% e a especificidade de 100%. Para detecção de hemorragia por ruptura de aneurisma, a sensibilidade da TC é de 95% no mesmo dia, de 74% no terceiro dia, 50% após 1 semana, 30% após 2 semanas e de zero após 3 semanas.[5]

A TC sem contraste é considerada o "padrão ouro" na investigação por suspeita de HSA, seguida por um exame do LCR lombar se a TC for negativa. Uma alternativa razoável, porém, é a realização de angiotomografia (angio-TC), a qual tem sensibilidade de 99,5% para HSA aneurismática. Em comparação com o padrão ouro (angiografia por subtração digital), a angio-TC tem sensibilidade de 95,2% e especificidade de 97,2% para detecção de aneurismas cerebrais rotos.

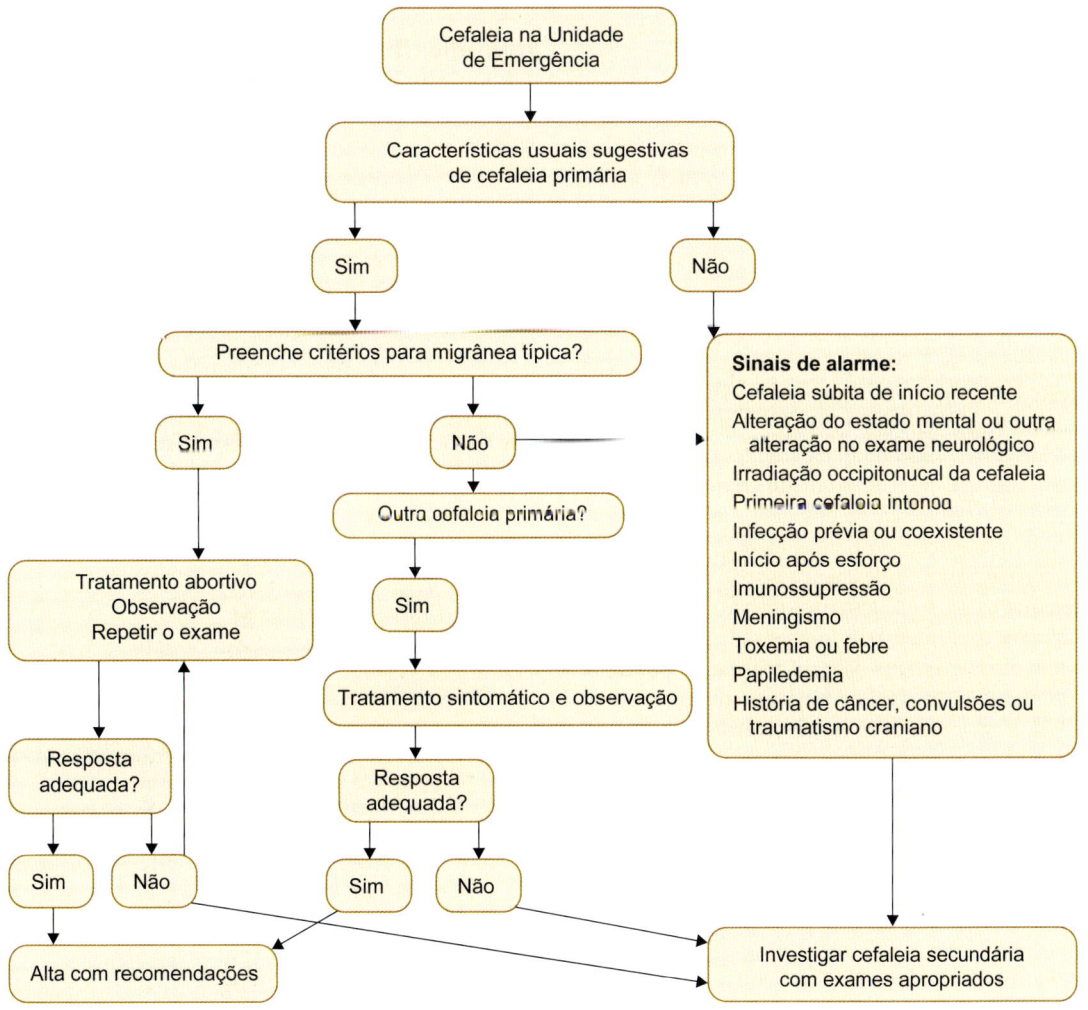

Figura 32.1 Algoritmo com abordagem da cefaleia na Unidade de Emergência.

Constituem possíveis desvantagens o encontro de achados anormais não relacionados à cefaleia, clinicamente significativos ou não, o potencial para induzir intervenções neurocirúrgicas desnecessárias e o fato de não ser capaz de avaliar adequadamente HSA perimesencefálica não aneurismática.

Quando da suspeita de dissecção arterial (pacientes com cefaleia, dor no pescoço, síndrome de Horner etc.), deve ser realizado estudo de artérias cervicais e encefálicas por TC ou ressonância magnética (RM) e, quando da suspeita de trombose dos seios venosos intracranianos (pacientes com cefaleia muito recente, papiledema, em uso de anticoncepcionais ou no puerpério), deve-se solicitar estudo venoso cerebral por TC ou RM.

A punção lombar para coleta do LCR deve ser sempre realizada nos pacientes com suspeita de HSA e TC normal. Se a suspeita de infecção é maior do que a suspeita de lesão expansiva intracraniana, a punção liquórica é o exame de escolha.

Um estudo prospectivo observacional para avaliar a necessidade de TC antes da punção lombar mostrou que somente 2,7% dos pacientes que precisaram de punção lombar de urgência tinham anormalidade na TC com contraindicação para punção lombar. Três achados clínicos, se presentes – papiledema, sinais neurológicos focais e alteração do nível de consciência –, obrigam à realização de exame de neuroimagem antes da punção lombar.[6]

Na suspeita de HSA com TC normal e LCR com suspeita de acidente de punção, o clareamento do LCR em tubos seriados não é um método confiável para exclusão de HSA (exceto se no final da coleta o LCR for normal – com zero hemácia). A presença de xantocromia é útil, mas não é um dado a toda prova. Nessa situação, sugere-se repetir a punção lombar um nível acima da anterior (não superior a L3-L4). Se persistir a suspeita de HSA, deve-se solicitar estudo de vasos por neuroimagem. A manometria do LCR sempre deve ser realizada.

Nos pacientes com suspeita de meningite (independentemente da decisão de se realizar exame de neuroimagem), a introdução da antibioticoterapia não deve ser retardada. Deve ser lembrado que a resposta do paciente a analgésicos não deve ser usada como instrumento diagnóstico para a não realização de exame do LCR lombar se este estiver indicado pela história ou pelo exame físico.

Dados de Steigbigel[7] sugerem que pacientes com menos de 60 anos sem história de comprometimento imunológico, doença do SNC ou convulsão menos de 1 semana antes da apresentação, sem alteração do estado mental e com exame neurológico normal têm 97% de chance de não mostrar sinais de edema cerebral na TC e não têm risco de herniação cerebral, podendo então ser coletado o LCR lombar sem TC prévia.

Uma metanálise de artigos sobre a realização de TC ou RM em pacientes com cefaleia na UE mostrou anormalidades em 2,4% dos pacientes com exame neurológico normal. Se o paciente tem cefaleia típica de migrânea e exame físico normal, a incidência de patologias ocorre em 0,4%.[8]

A idade maior que 50 anos é um fator de risco muito significativo para cefaleia secundária (lesão tumoral, arterite de células gigantes, hematoma subdural etc.). Um indivíduo de 75 anos que apresenta cefaleia aguda tem risco 10 vezes maior (11%) de patologia grave em comparação com paciente com menos de 50 anos (1%).[2]

Um estudo prospectivo observacional de pacientes com cefaleia não traumática na UE, (período de 14 meses), com seguimento de 3 meses após a apresentação na UE, mostrou que quatro características eram preditoras independentes de patologia grave: idade maior que 50 anos, início súbito, qualquer anormalidade no exame neurológico e apresentação devida a características associadas. A presença de qualquer uma das três primeiras características tem sensibilidade de 98,6% e especificidade de 34,4%.[9]

A escolha dos exames laboratoriais a serem solicitados dependerá dos dados da história clínica e dos achados do exame físico.

TRATAMENTO DE CEFALEIAS NÃO DEVIDAS A DOENÇAS SUBJACENTES NA UNIDADE DE EMERGÊNCIA

Na Tabela 32.3 listamos os cuidados e recomendações gerais relativos ao atendimento de pacientes com cefaleia na UE.

Havendo a necessidade de tratamento profilático posterior, o médico da UE deve também orientar o paciente a procurar serviços ambulatoriais para que esse seja instituído. É preciso ter em mente que muitos pacientes apresentarão recorrência da cefaleia, portanto é importante prescrever medicamentos para tratar essa potencial recorrência, de preferência um curto curso de anti-inflamatórios não esteroidais (AINEs).

TRATAMENTO SINTOMÁTICO DA MIGRÂNEA NA UNIDADE DE EMERGÊNCIA

Dipirona (metamizol)

Embora amplamente utilizada no nosso meio, poucos estudos existem sobre o uso da dipirona para o tratamento de cefaleia na UE. Dois estudos foram realizados por Bigal et al.:[11] em 2001 esses autores realizaram um estudo comparativo entre dipirona (1 g) e placebo no tratamento da crise de migrânea com e sem aura e de cefaleia do tipo tensão (CTT). Eles relataram melhora significativa na dor e na intensidade dos sintomas associados no grupo da dipirona.

O segundo estudo sobre a dipirona por via intravenosa (IV) de Bigal et al.[12] foi duplo-cego, randomizado e controlado por placebo, em pacientes em crise de migrânea (com e sem aura). Foi observada melhora estatisticamente significativa da cefaleia e dos sintomas associados no grupo da dipirona em comparação com o do placebo.

Tabela 32.3 Princípios gerais de tratamento da migrânea na Unidade de Emergência (UE).[10]

- Hidratar adequadamente os pacientes
- Tratar a cefaleia com medicamentos não opioide
- Fornecer alívio rápido com medicamentos por via parenteral
- Antes da administração do tratamento na UE:
  ° Verificar a existência de comorbidades que podem influenciar a seleção de medicamentos
  ° Se o paciente está hipotenso, administrar fluidos por via intravenosa (IV) antes e após a administração de medicamentos, como bloqueadores dopaminérgicos (haloperidol, clorpromazina) e sulfato de magnésio, que podem agravar a hipotensão
  ° Perguntar sobre respostas anteriores aos tratamentos em visitas anteriores à UE
  ° Verificar medicamentos que o paciente esteja fazendo uso e os que já tomou antes da vinda à UE, inclusive os utilizados para tratamento de outras condições patológicas.

Anti-inflamatórios não esteroidais

Todos os AINEs podem ser utilizados para tratamento da migrânea aguda.[13] O **cetorolaco** teve a sua eficácia demonstrada por vários estudos. A Canadian Headache Society emitiu recomendação forte de uso do cetorolaco por via intramuscular (IM) ou IV no tratamento da crise de migrânea na UE. A dosagem típica é 30 mg IV, porém a de 60 mg IV pode ser eficaz em até 80% dos pacientes.[14]

Não existem estudos comparando a eficácia de diferentes AINEs. Se um não for eficaz, outros podem ser tentados, como cetoprofeno ou tenoxicam.

Harden et al.[15] compararam a eficácia de cetorolaco 60 mg, meperidina 50 mg, prometazina 25 mg e solução salina normal, todos administrados por injeção IM. Todos os tratamentos produziram uma redução significativa na cefaleia, que não diferiu entre os tratamentos.

Em uma revisão de 34 estudos randomizados de Taggart et al.,[16] sobre o uso do cetorolaco parenteral (30 mg IV ou 60 mg IM) para o tratamento de crises de migrânea, os autores sugerem que esse tem eficácia semelhante à meperidina, porém com menos potencial de adição, sendo mais eficaz que a sumatriptana administrada por via intranasal (IN), mas não tão eficaz quanto as fenotiazinas e a metoclopramida.

Triptanas

As triptanas representam a terapia aguda de primeira linha para pacientes com migrânea com crises de intensidade moderada a grave.[17] Elas são agonistas serotoninérgicos 5HT-1$_{B,D}$ que inibem a liberação do peptídeo relacionado ao gene da calcitonina (CGRP), promovendo vasoconstrição, bloqueio de vias de dor no tronco encefálico e diminuição da transmissão neuronal no núcleo trigeminal.

A **sumatriptana**, administrada por via subcutânea (SC) em doses de 6 mg, tem taxas de eficácia de quase 80% em 15 minutos em ambiente de UE. Com a administração IN, cerca de 50% dos pacientes ficam livres de dor em 30 minutos. Deve ser evitada em pacientes com hipertensão arterial sistêmica não controlada, doença arterial coronariana, doença cerebrovascular e/ou insuficiência arterial periférica.

Bloqueadores dopaminérgicos

Os antagonistas dopaminérgicos têm efeitos antieméticos, propriedades anti-histamínicas e anticolinérgicas com efeito sedativo e podem proporcionar alívio da cefaleia e dos sintomas da aura. Três subclasses de são utilizadas no tratamento da cefaleia na UE: a metoclopramida, as fenotiazinas (proclorperazina, prometazina e clorpromazina) e as butirofenonas (droperidol e haloperidol).

Recomenda-se a administração de fluidos por via IV, como pré-tratamento, independentemente do antagonista dopaminérgico escolhido, de forma a evitar a ocorrência de hipotensão. Antes da administração de butirofenonas e clorpromazina, deve-se realizar eletrocardiograma (ECG), uma vez que essas são contraindicadas se o intervalo QT basal estiver prolongado. Além, disso, pode-se administrar pré-tratamento com benzatropina ou difenidramina por via IV, de modo a minimizar ou evitar efeitos colaterais extrapiramidais.[10]

Na revisão sistemática da literatura publicada pela Canadian Headache Society sobre o uso de medicamentos para o tratamento da migrânea na UE, proclorperazina e metoclopramida receberam forte recomendação apoiando seu uso com base em níveis altos e moderados de evidência, respectivamente. A clorpromazina recebeu recomendação fraca, apesar de um nível moderado de evidência, com base em um perfil de eventos adversos mais significativos.[14]

Apesar de não serem considerados agentes de primeira linha, pois as evidências de ensaios clínicos randomizados são de baixa qualidade e as taxas de efeitos adversos são altas, os antagonistas dopaminérgicos podem ser usados em monoterapia para crise de migrânea por via IV (metoclopramida e clorpromazina) ou IM (clorpromazina), pois o seu benefício foi demonstrado em estudos controlados com placebo.[10]

A **clorpromazina** IV melhora significativamente a dor, náusea, fotofobia, fonofobia e promove menor necessidade de medicação de resgate (em 60 minutos) em comparação com placebo. Além disso, a recorrência da dor em 24 horas é significativamente menor do que com placebo.

A **metoclopramida** IV em monoterapia é mais eficaz que o placebo, tão eficaz quanto a sumatriptana SC, porém menos eficaz do que a clorpromazina IV no tratamento da crise de migrânea.[12]

Corticosteroides

Os corticosteroides são úteis para prevenção da recidiva nos dias seguintes à ida à UE. Alguns estudos relataram a eficácia da ação da dexametasona IV na redução da recorrência da dor em 24 a 72 horas após a crise de migrânea. Colman et al.[18] realizaram uma metanálise de 25 estudos para avaliar o potencial benefício da dexametasona administrada por via IV na prevenção da recorrência da cefaleia até 72 horas após a alta da UE. As doses de dexametasona utilizadas variaram de 10 a 24 mg e verificou-se que a dexametasona foi significativamente mais eficaz que o placebo na redução da recorrência da migrânea em 24 a 72 horas após o tratamento. Deve-se notar que a dexametasona não oferece nenhum benefício adicional para o alívio imediato da cefaleia.[19]

Opioides

Os opioides usados principalmente na UE são tramadol, morfina e meperidina. A meperidina é o opioide mais estudado para o tratamento da cefaleia na emergência, porém o tramadol apresenta melhor tolerabilidade, com menor taxa de efeitos colaterais cardiorrespiratórios e gastrointestinais. O tramadol se liga fracamente ao receptor opioide *mu* e inibe a recaptação da serotonina e da norepinefrina. Em relação à dor craniofacial, sabe-se que os opioides podem modificar a entrada de informações nociceptivas no núcleo do trigêmeo espinhal, mas não interferem na fisiopatologia da dor migranosa. Os opioides são em geral menos eficazes ou, no máximo, igualmente eficazes em relação a vários tratamentos agudos não opioides da migrânea, incluindo cetorolaco, di-hidroergotamina, corticosteroides e vários antagonistas dopaminérgicos. Além disso, os opioides podem levar à adição e ao abuso. Foi demonstrado que levam a um aumento na recidiva da dor de cabeça e à necessidade de retorno à UE para tratamento adicional.[10,14]

Vários outros aspectos negativos fundamentam o uso restrito de opioides no tratamento de cefaleias, como seus efeitos adversos (sedação, depressão respiratória, bradicardia e hipotensão etc.) e risco de desenvolvimento de cefaleia por uso excessivo de medicamentos.

Valproato de sódio

Nenhum estudo controlado por placebo avaliou a eficácia do valproato por via IV em pacientes com *status* migranoso, mas o seu uso foi avaliado em estudos abertos e estudos comparativos. O valproato IV parece ter eficácia comparável a outros tratamentos, como dexametasona, sumatriptana, di-hidroergotamina.[20]

Pode ser útil para o estado de mal de migrânea e pode ser tentado se tratamentos mais convencionais falharam e o paciente não tem contraindicações médicas (disfunção hepática, insuficiência ou transplante ou gravidez). Recomenda-se atentar para a ocorrência de hiperamonemia quando o valproato de sódio IV é administrado a pacientes com migrânea que estão em uso de topiramato.

Sulfato de magnésio

O **sulfato de magnésio** atua como antagonista dos receptores N-metil-D-aspartato (NMDA) e promove o bloqueio da depressão alastrante cortical. Pode ser utilizado para tratamento do *status* migranoso, aura prolongada ou *status* de aura migranosa. As evidências de eficácia para crise de migrânea na UE são mistas. Dois estudos controlados com placebo foram realizados – um teve resultado negativo e o outro demonstrou diferença significativa favorecendo o sulfato de magnésio em um subgrupo de migrânea com aura.[21,22]

No ensaio aberto original de Bigal et al.,[22] com sulfato de magnésio IV para crise de migrânea, 35 dos 40 pacientes tratados alcançaram 50% ou mais de redução na intensidade da dor. Baixos níveis de magnésio sérico foram associados com resposta sustentada ao tratamento com sulfato de magnésio IV.

Cetamina

A **cetamina** exerce os seus efeitos analgésicos principalmente através do antagonismo não competitivo do receptor NMDA, levando à redução da hiperexcitabilidade da medula espinhal e à consequente diminuição da dor. Além disso, descobriu-se que a cetamina afeta os receptores opioides em modelos animais e que interage com receptores de D2 de dopamina, receptores serotoninérgicos, colinérgicos muscarínicos e com bloqueadores de canais de sódio.[23]

Um estudo cruzado avaliou 17 pacientes adultos em dois braços: cetamina 0,08 mg/kg ou placebo. O grupo da cetamina demonstrou maior alívio da dor, embora fadiga e sensação de sonolência fossem mais comuns.[24] Doses de 0,1 a 0,3 mg/kg IV devem ser administradas lentamente, o que diminui a sensação de irrealidade que o paciente pode experimentar.[25]

Uma revisão de 2018 sobre o manejo de cefaleia benigna na UE sugeriu que a cetamina pode ser considerada um agente de segunda linha junto com propofol e bloqueios nervosos.[26]

Lidocaína

Duas revisões retrospectivas examinaram o uso de **lidocaína IV** para migrânea crônica. De 71 pacientes com cefaleia crônica diária e uso excessivo de medicamentos (90% deles com migrânea) tratados com infusão de lidocaína a 2 mg/min por 7 a 10 dias, 90% relataram melhora na cefaleia e 60% tiveram alívio completo.[27]

De 68 pacientes com cefaleia crônica diária (60% deles com migrânea) tratados com lidocaína em doses de 1 mg/min a 4 mg/min por uma média de 8,5 dias, 57% tiveram alguma melhora e 25% alcançaram o alívio da cefaleia.[28]

Um estudo recente comparou a lidocaína IV 1,5 mg/kg em *bolus* seguida de infusão IV de 1 mg/kg por 30 minutos e depois por infusão de 0,5 mg/kg por mais 30 minutos com a infusão de 50 mg de dexcetoprofeno trometamol em solução salina. A melhora da dor foi significativamente maior no grupo lidocaína nos primeiros 30 minutos, mas as duas estratégias de tratamento foram igualmente efetivas tanto nos outros momentos da avaliação como em relação à necessidade de medicação de resgate. No entanto, o número de pacientes que retornaram à UE dentro de 48 a 72 horas foi menor no grupo lidocaína.[29]

Propofol

O **propofol** é um agente anestésico IV de ação rápida e breve, com efeito agonista nos receptores do ácido gama-aminobutírico (GABA), inibição da atividade simpática aferente, redução do reflexo barorreceptor cardíaco e estimulação da produção de óxido nítrico, com consequente vasodilatação. Pode ser utilizado em *bolus* de solução a 1% (10 mg/mℓ-10 mℓ) em infusão lenta (1 mℓ em 10 segundos), a cada 5 a 10 minutos até o efeito terapêutico apropriado e/ou dose máxima de 110 mg. Krusz et al.[30] administraram propofol a 77 pacientes refratários à terapia farmacológica convencional, resultando em 95% de redução da cefaleia após 20 a 30 minutos e 81,8% dos pacientes referindo resolução completa da cefaleia.[30]

Mosier et al.[31] relataram alívio quase completo (> 95%) da dor após 20 a 30 minutos de administração de propofol e redução do tempo de permanência do paciente na UE por cefaleia, de 6,5 (± 3,76) para 3,1 horas (± 1,2 hora).[31]

Os pacientes devem ser supervisionados com monitorização cardíaca e oximetria de pulso e receber oxigênio por cateter nasal, pois o propofol pode causar rebaixamento do nível de consciência, hipopneia, hipotensão e bradicardia. Se o paciente já tiver recebido clorpromazina, a administração de propofol aumentará a sedação e poderá levar à depressão respiratória.

A Tabela 32.4 mostra os fármacos que podem ser utilizados, doses indicadas e potenciais efeitos adversos.

É preciso ter em mente as contraindicações dos fármacos utilizados, que são mostradas na Tabela 32.5.

Bloqueio anestésico do nervo occipital maior

O **bloqueio anestésico dos nervos occipitais** requer treinamento específico; no entanto, tem baixo custo e pode prevenir a recorrência imediata das crises. Infiltrações (bloqueios anestésicos) dos nervos occipitais maiores e/ou menores, uni ou bilateralmente, com 1 a 3 mℓ de lidocaína a 2% sem vasoconstritor, podem ser úteis nas crises migranosas refratárias, na cefaleia por uso excessivo de analgésicos, na neuralgia occipital e nas cefaleias trigeminoautonômicas, como a cefaleia em salvas (CS) – neste último caso, associada a corticosteroide.[32]

Quando do uso de corticosteroide, utilizamos as doses de 40 a 80 mg de metilprednisolona por sessão.

Na Tabela 32.6, um protocolo para a administração de drogas para tratamento de crises de migrânea ou *status* migranoso na UE é apresentado.[33]

TRATAMENTO DA CEFALEIA EM SALVAS NA UNIDADE DE EMERGÊNCIA

Dado as crises de dor serem de curta duração (15 a 180 minutos), não é comum que pacientes com CS procurem a UE. Analgésicos comuns e opiáceos são ineficazes e não devem ser prescritos.

Tabela 32.4 Fármacos utilizados no tratamento agudo da crise de migrânea.

	Fármacos	Dose e via de administração	Efeitos colaterais	Observações
Analgésicos comuns	Dipirona	1 a 3 g IV	Hipotensão arterial, agranulocitose (rara)	
AINE			Náuseas, dor epigástrica, dispepsia, tonturas, *rash* cutâneo, edema, retenção de fluidos, lesão renal aguda	
	Cetoprofeno	100 a 300 mg IV		
	Tenoxicam	20 mg IV		
	Cetorolaco-trometamina	15 a 30 mg IV 15 a 60 mg IM (Pacientes com < 50 kg de peso ou com mais de 65 anos: 15 mg)		Recomendação forte para uso IM
	Diclofenaco	75 a 150 mg IM		IM: pode causar necrose muscular local Recomendação fraca para uso
Sumatriptana		10 a 20 mg por inalação nasal (pode ser repetida depois de 2 h, dose máxima: 40 mg/dia) 6 mg por via SC (pode ser repetida depois de 1 h (dose máxima: 12 mg/dia)	Sensação de aperto ou pressão na garganta ou no peito, parestesias, tonturas, náuseas, mialgias	Recomendação forte para uso
Dexametasona		10 mg IM ou IV em 3 a 5 min	Alterações de fluidos e eletrólitos, hipocalemia, fraqueza muscular, úlcera péptica, convulsões, reações de hipersensibilidade, alterações psiquiátricas, hiperglicemia, aumento da pressão intraocular	Útil para reduzir taxa de recorrência das crises, mas não para alívio da dor Recomendação forte para uso
Neurolépticos			Reações extrapiramidais, sonolência, obnubilação, hipotensão, hipertensão, borramento visual	
	Haloperidol	2,5 a 5 mg IM ou IV, em 3 a 5 min		Recomendação forte para uso
	Clorpromazina	0,1 mg/kg, IV, administrar lentamente		Recomendação fraca para uso
Valproato de sódio		500 mg IV em 30 min	*Rash* cutâneo, tontura, nistagmo, sonolência, tremor, diplopia	
Opiáceos			Depressão respiratória, depressão do SNC, náuseas, vômitos, obstipação intestinal, retenção urinária, hipotensão, hipersensibilidade	
	Tramadol	50 a 100 IV (dose máxima: 400 mg/dia)		Recomendação fraca para uso
	Morfina	2 a 10 mg/70 kg de peso IM ou IV		Uso desencorajado, risco de cefaleia rebote e dependência. Recomendação fraca para uso
Antieméticos				
	Metoclopramida	10 mg IV	Discinesia e distonia agudas, síndrome parkinsoniana, acatisia, tonturas, diminuição do nível de consciência, confusão, alucinação, convulsões, síndrome neuroléptica maligna, depressão, diarreia, amenorreia, galactorreia, metemoglobinemia, hipotensão, bradicardia	Recomendação forte para uso
	Ondansetrona	4 a 8 mg IV	Cefaleia, obstipação, sensação de calor, rubor, convulsão, reações distônicas, crises oculógiras, discinesia, arritmias, dor torácica, bradicardia, tontura, alterações visuais transitórias	Recomendação forte para uso
Cetamina		0,08 mg a 3 mg/kg	Fadiga, sonolência, sensação de irrealidade, hipertensão, taquicardia	
Lidocaína		1 mg/min a 4 mg/min Máx: 4,5 mg/kg de peso	Náuseas, hipotensão e arritmia, gastrite, discinesias, alucinações	
Propofol		*Bolus* de 1 mℓ de solução a 1% (10 mg/mℓ) a cada 5 a 10 min. Máx: 110 mg	Náuseas, vômitos, depressão do nível de consciência, hipopneia, hipotensão, bradicardia, euforia, depressão respiratória, pancreatite	Monitorização da pressão arterial e frequência cardíaca. Vigilância constante

Tabela 32.5 Contraindicações das drogas usadas no tratamento da migrânea na Unidade de Emergência.

Dipirona	Hipersensibilidade, asma, rinite ou urticária desencadeadas por ácido acetilsalicílico ou outros AINEs, na porfiria, deficiência congênita de G6PD, alterações da medula óssea, gravidez e lactação
AINEs	Asma, rinite ou urticária desencadeadas por ácido acetilsalicílico ou outros AINEs; hipersensibilidade, úlcera péptica, insuficiência renal, sangramento atual, diáteses hemorrágicas, gravidez (1º e 3º trimestres), insuficiência hepática, insuficiência cardíaca grave, pacientes em uso de anticoagulantes ou outros AINEs
Sumatriptana	Hipertensão não controlada, história de doença cardíaca isquêmica, doença vascular arterial periférica, doença cerebrovascular, uso concomitante de inibidor de monoaminoxidase (IMAO), insuficiência hepática grave, uso concomitante de ergotamínicos, hipersensibilidade
Dexametasona	Hipersensibilidade, infecções fúngicas sistêmicas
Haloperidol	Cuidado se o paciente estiver em uso de medicamentos que prolongam o intervalo QT, história cardiovascular significante, alterações eletrolíticas
Tramadol	Hipersensibilidade, intoxicações agudas: por álcool, hipnóticos, analgésicos e psicofármacos em geral, cuidado em pacientes tomando inibidores seletivos da recaptação de serotonina (ISRS), inibidores duais da recaptação de serotonina e noradrenalina (IRSN), antidepressivos tricíclicos ou IMAOs, devido ao risco de convulsões e síndrome serotoninérgica
Sulfato de morfina	Hipersensibilidade, asma brônquica aguda, obstrução das vias aéreas superiores, insuficiência ou depressão respiratória, estados convulsivos, arritmias cardíacas, coma ou alteração do estado de consciência, estado de choque, aumento da pressão intracraniana, tumor cerebral, íleo paralítico, obstrução intestinal, alcoolismo agudo e *delirium tremens*
Valproato de sódio	Gravidez, insuficiência hepática grave, hipersensibilidade
Metoclopramida	Feocromocitoma, hipersensibilidade, obstrução gastrintestinal, epilepsia
Ondansetrona	Hipersensibilidade, intervalo QT prolongado, uso concomitante com IMAO, ISRS, IRSN, mirtazapina, lítio, tramadol
Lidocaína	Hipersensibilidade ao produto
Cetamina	Acidente vascular cerebral; doença cardiovascular grave; infarto do miocárdio recente; insuficiência cardíaca; hipertensão grave; massa ou hemorragia intracerebral; traumatismo cerebral
Propofol	Hipersensibilidade ao produto; pressão intracraniana aumentada ou circulação cerebral prejudicada

Tabela 32.6 Protocolo sugerido de tratamento de migrânea ou *status migranoso* na Unidade de Emergência.[34]

Opções de primeira linha
Cetorolaco 30 mg IV ou 60 mg IM
Dipirona 1 a 2 g IV
Sumatriptana 6 mg SC
Clorpromazina 0,1 a 0,3 mg/kg IV
Haloperidol 5 mg IV ou IM
Dexametasona 10 mg IV
Opções de segunda linha
Valproato de sódio 500-1.000 mg IV
Sulfato de magnésio 1 g IV
Bloqueio anestésico de nervos occipitais maiores
Opções de terceira linha
Cetamina IV contínua por 4 a 6 dias (máximo de 1 mg/kg/h)
Propofol IV 30 mg em *bolus,* podendo ser repetidos outros *bolus* de 10 mg
Lidocaína IV em *bolus* seguida de infusão (máximo de 2 mg/min)

Os tratamentos recomendados para as crises de CS na emergência são:

Inalação de oxigênio a 100%

A inalação de O_2 a 100% deve ser considerada a primeira opção na UE.[33] É eficaz em 60 a 70% das crises em 10 minutos. Utilizar com máscara não reinalante (tipo Hudson), com fluxo de 12 ℓ/min por cerca de 20 minutos, com o paciente sentado (evidência nível A).

Sumatriptana

Sumatriptana 6 mg SC alivia a dor em 15 minutos em até 96% dos casos e pode ser repetido em ≥ 1 hora, sendo 12 mg/dia a dose máxima (evidência nível A).[34,35]

Lidocaína

A lidocaína intranasal (2 mℓ na concentração de 2%) pode ser usada na narina ipsilateral ao lado dos sintomas (evidência nível B). A administração deve ser feita com o paciente em decúbito dorsal, com a cabeça estendida a 30° e girada 30 a 40° para o lado afetado, obtendo alívio moderado da dor. Menos de um terço dos pacientes tratados com lidocaína tópica na UE experimentam alívio sustentado da dor. É considerado um medicamento de segunda linha, sendo recomendado como adjuvante no tratamento agudo da CS, especialmente no caso de gestantes ou durante a amamentação.

Infiltrações do nervo occipital maior

As infiltrações do nervo occipital maior, do mesmo lado da dor, com 1 a 2 mℓ de lidocaína a 2% e corticosteroide podem ser úteis como tratamento de transição, com poucos efeitos adversos potenciais, como dor no local da injeção (evidência nível B, recomendação nível A pela American Headache Society).[35]

Os tratamentos transicional e preventivo da CS serão abordados no Capítulo 39, *Cefaleias Trigeminoautonômicas.*

33

Terapêutica em Cefaleia: Bloqueios Anestésicos

Fabiola Dach • José G. Speziali

INTRODUÇÃO

O bloqueio de nervos periféricos pericranianos é utilizado há décadas no tratamento das cefaleias e neuralgias cranianas.[1,2] Em geral, é um procedimento bem tolerado, de fácil realização em ambiente ambulatorial e que pode ser repetido ao longo do tempo. O início do efeito é rápido, e esse pode durar de dias a meses.

As técnicas de bloqueio variam entre os estudos no que tange à substância e ao volume a serem administrados, bem como ao método de distribuição da substância no nervo a ser infiltrado. O nervo occipital maior é o alvo mais comum, sendo a sua infiltração uma possibilidade no tratamento, principalmente, da migrânea e da cefaleia em salvas.[3]

Neste capítulo serão abordadas quais as cefaleias que respondem aos bloqueios dos nervos pericranianos, as técnicas utilizadas no nosso serviço, os marcos anatômicos de cada nervo, suas contraindicações e efeitos colaterais.

De forma resumida e objetiva, disponibilizaremos as bases teóricas em relação ao bloqueio de nervos em cefaleias, sem as quais se torna imprudente realizar esse procedimento minimamente invasivo na prática clínica.

MECANISMOS DE AÇÃO

Estudos eletrofisiológicos e de neuroimagem funcional mostram que o bloqueio do nervo occipital maior reduz a ativação dos nociceptores trigeminais. Acredita-se que o efeito do bloqueio anestésico dos nervos occipitais nas cefaleias se dá por meio da interação de neurônios trigeminais e cervicais altos no nível do tronco cerebral, em uma estrutura denominada "complexo trigeminocervical". Nessa região há a convergência de neurônios provindos do primeiro ramo do nervo trigêmeo, que é responsável pela inervação da maior parte da dura-máter supratentorial, bem como de neurônios responsáveis pela inervação dos dermátomos da segunda (C2) e terceira (C3) raízes cervicais e dos músculos paraespinhais profundos inervados pelo nervo occipital maior.[4,5] Sendo assim, ao bloquearmos os nervos occipitais, promovemos uma redução da atividade dos nociceptores trigeminais, que estão envolvidos na fisiopatologia das cefaleias.

Em nosso serviço, utilizamos como anestésico local a lidocaína, que tem rápido início de ação, baixa toxicidade, com duração e potências intermediárias. Outros anestésicos podem ser utilizados, como a bupivacaína e a ropivacaína. Os anestésicos locais têm como efeito o bloqueio de canais de sódio, que impede a transmissão de potenciais de ação nos neurônios nociceptivos e que levaria à supressão da excitabilidade neuronal.[6]

Já a utilização dos corticosteroides nos bloqueios periféricos estaria embasada na sua capacidade de reduzir a atividade inflamatória, estabilizar a membrana celular, inibir reversivelmente a transmissão de fibras C e modular a nocicepção na substância gelatinosa.[7,8] Contudo, consensos e estudos clínicos referem que o corticosteroide deve ser utilizado nos bloqueios dos nervos occipitais e em pacientes com cefaleia em salvas. Nas demais cefaleias e nervos pericranianos, de modo geral, está indicada apenas a utilização de anestésico local.[9]

INDICAÇÕES

Para embasar as indicações de bloqueio de nervos pericranianos em cefaleia vamos utilizar os estudos randomizados, placebo-controlados (RCT, do inglês *randomized controlled trial*), existentes até o momento, lembrando que há vários estudos abertos que aqui não serão citados.

Migrânea episódica

Há dois RCTs de bloqueios anestésicos em migrânea episódica. O primeiro deles avaliou a eficácia de um único bloqueio nos nervos occipitais maiores (GON, do inglês *great occipital nerve*) em 55 indivíduos, que foram divididos em quatro grupos e avaliados 1, 2 e 4 semanas após a intervenção. O Grupo A recebeu 20 mg de triancinolona mais solução salina; o Grupo B, lidocaína 2% mais solução salina; o Grupo C, 20 mg de triancinolona mais lidocaína 2%; e o Grupo Placebo recebeu apenas solução salina. A intensidade da cefaleia diminuiu nos quatro grupos em comparação ao período basal, sem qualquer diferença entre os grupos quanto à intensidade e à duração da cefaleia. A redução na frequência da cefaleia, por sua vez, foi observada somente nos grupos B e C, ou seja, nos que receberam lidocaína.[10]

Outro estudo foi realizado com uma amostra de 128 indivíduos, também divididos em quatro grupos, e que receberam um único bloqueio em GON e nervos supraorbitários (SON, do inglês *supraorbital nerve*), simultaneamente. O Grupo A recebeu lidocaína 1% nos GONs e solução salina nos SONs; o Grupo B, solução salina nos GONs e lidocaína nos SONs; o Grupo C, lidocaína nos GONs e SONs; o Grupo Placebo recebeu solução salina nos quatro nervos. A avaliação foi realizada 120 minutos após os bloqueios, quando foi observado que todos os grupos apresentaram redução na intensidade da cefaleia. Quando os grupos foram comparados entre si, verificou-se que não houve diferença quanto à intensidade da cefaleia entre os Grupos A e C, ou seja, não houve diferença entre solução salina e lidocaína nos SONs. Além disso, os Grupos A e C apresentaram maior redução na intensidade da cefaleia quando comparados ao Grupo B, mostrando que o bloqueio dos GONs foi o maior responsável pela melhora da cefaleia. Sendo assim, podemos afirmar que o bloqueio de SON, associado ao GON, não trouxe benefício adicional.[11]

Em resumo, para pacientes com migrânea episódica o alvo principal para a melhora da cefaleia é o GON, em comparação com o SON, e o uso de corticosteroide não traz benefício adicional, quando comparado ao uso da lidocaína apenas.

Migrânea crônica

Existem cinco RCTs, com um total de 122 pacientes estudados. Nos estudos foram utilizados bloqueios ipsilaterais à dor ou bilaterais. O número de bloqueios variou de um único a um por semana por 4 semanas. As avaliações foram realizadas de 20 minutos até 3 meses após o procedimento. Quatro estudos compararam a bupivacaína com solução salina[12-15] e um estudo comparou uma solução de lidocaína, bupivacaína e triancinolona com lidocaína, bupivacaína e solução salina.[16]

Os estudos que compararam bupivacaína com solução salina mostram que tanto a intensidade quanto a frequência da cefaleia foram reduzidas no grupo estudo.[12-15] O único estudo que testou a associação de corticosteroides no bloqueio demonstrou que houve redução da intensidade e frequência da dor em ambos os grupos, não havendo diferença na comparação entre eles.[16]

Em resumo, o bloqueio de GON com anestésico reduz a intensidade e a frequência da cefaleia, e o uso de corticosteroide não traz benefício adicional.

Há, ainda, cinco RCTs, mostrando os mesmos resultados mostrados há pouco.[17-21] Totalizando 270 indivíduos, esses estudos compreenderam uma amostra com pacientes com migrânea episódica e migrânea crônica, simultaneamente. Os bloqueios foram realizados no GON, ipsilateral à dor ou bilateralmente, variando de um único bloqueio a um bloqueio por semana por 3 semanas. As avaliações ocorreram de 20 minutos até 3 meses após o bloqueio. Três estudos avaliaram a eficácia de anestésico local (lidocaína 2% ou bupivacaína 0,5%),[18,20,21] e dois estudos avaliaram a associação de anestésico local (lidocaína e/ou bupivacaína) com corticosteroides (triancinolona ou metilprednisolona).[17,19] Os estudos mostram que houve redução da intensidade e da frequência da cefaleia nos grupos que receberam apenas anestésico local, quando comparados aos grupos placebo. Nos estudos que utilizaram corticosteroides, foi observado que a intensidade e a frequência da dor foram reduzidas em ambos os grupos (anestésico e solução salina *versus* anestésico e corticosteroides) quando comparado ao período basal, e que não houve diferença entre os grupos quanto a essas variáveis.

Cefaleia em salvas

Há dois RCTs que avaliaram a eficácia dos bloqueios de nervos pericranianos em pacientes com cefaleia em salva.[22,23] Esses estudos tiveram como amostra pacientes com cefaleia em salvas episódica e cefaleia em salvas crônica, totalizando 66 indivíduos (44, forma episódica; 22, forma crônica). Os bloqueios foram realizados no GON ipsilateral à dor. Um estudo avaliou a eficácia do cortivazol em comparação à solução salina. Foram realizados três bloqueios com intervalos de 48 a 72 horas entre eles. Os indivíduos foram avaliados 15 dias após, e o resultado foi a redução da frequência das crises no grupo que fez uso de corticosteroide.[22] O segundo estudo avaliou a eficácia de betametasona associada à lidocaína comparada com lidocaína mais solução salina. Os pacientes foram avaliados semanalmente até a quarta semana após o bloqueio e observou-se que havia maior número de indivíduos livres de dor no grupo que recebeu betametasona.[23]

Em resumo, diferentemente do que se observa nos pacientes com migrânea, o corticosteroide parece ser o responsável pela redução na frequência das crises nos pacientes com cefaleia em salvas.

Cefaleia cervicogênica

Há um RCT analisando a eficácia de bloqueios em pacientes com cefaleia cervicogênica. O estudo contou com 47 indivíduos, dos quais 24 receberam 10 mℓ de uma solução composta por 3 mℓ de lidocaína 2%, 3 mℓ de lidocaína 2% com epinefrina, 2,5 mℓ de bupivacaína 0,5%, 0,5 mℓ de fentanil e 1 mℓ clonidina (150 μg); 23 receberam apenas 10 mℓ de solução salina. Duas semanas após o bloqueio, observou que a redução da frequência e intensidade da cefaleia foi maior no grupo estudo.[24]

Cefaleia pós-punção lombar

Há um RCT que avaliou a eficácia do bloqueio de nervos periféricos em pacientes com cefaleia pós-punção. Foram recrutados 50 indivíduos, mas apenas 47 finalizaram o estudo. O grupo estudo recebeu uma solução contendo lidocaína 2%, epinefrina, bupivacaína 0,5%, fentanil e clonidina, enquanto o grupo controle recebeu medidas conservadoras, como repouso, hidratação e analgésicos orais. No grupo que recebeu os bloqueios, 68% ficaram livres de dor depois de um ou dois bloqueios, com 31,6% necessitando de até quatro bloqueios. A intensidade da dor, o consumo de analgésicos e o período de permanência no hospital foram significativamente menores nos pacientes que receberam bloqueios.[25]

Outras cefaleias secundárias

Não há RCTs, apenas séries de casos com evidências limitadas em pacientes com cefaleia pós-traumática,[26] hipotensão intracraniana espontânea,[27] SUNCT (crises de cefaleia neuralgiforme unilateral breve com hiperemia conjuntival e lacrimejamento) pós-lesão em chicote[28] e em cefaleia por uso excessivo de sumatriptana.[29]

Neuralgia occipital

Não há RCTs, mas há uma série com 33 indivíduos, que receberam, ao todo, 37 bloqueios no GON. Em 32 bloqueios houve redução de mais de 50% na frequência da dor, e a duração média dos bloqueios foi de 9 meses.[30] Há também séries de casos mostrando benefício dos bloqueios em outras neuralgias, como dos nervos supraorbitários,[31] supratrocleares[32] e auriculotemporais.[33]

MATERIAIS UTILIZADOS

Para a realização dos bloqueios anestésicos de nervos pericranianos, precisamos de algodão, antisséptico (álcool 70% ou clorexidina), luvas, seringas, agulhas, anestésico local e corticosteroide, se for o caso (Figura 33.1). No nosso serviço,

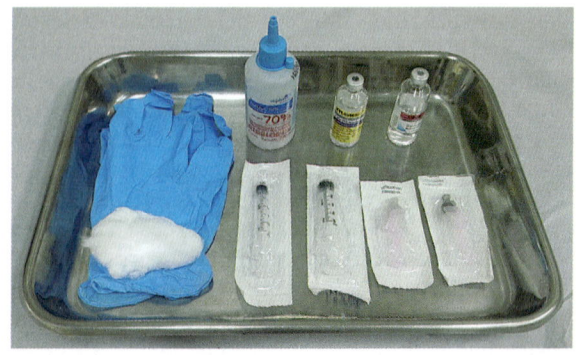

Figura 33.1 Materiais necessários para bloqueio de nervos pericranianos. (Imagem dos autores.)

utilizamos as agulhas 27 G ou 30 G, que são suficientes para o bloqueio de nervos superficiais de pequeno calibre, como é o caso. Excepcionalmente, em caso de pacientes muito obesos, podemos utilizar agulhas 21 G ou 22 G. As seringas utilizadas variam de 2 a 5 mℓ, de acordo com o volume total a ser infiltrado. Utilizamos lidocaína a 1% (10 mg/mℓ) ou 2% (20 mg/mℓ), sem vasoconstritor, e a dose máxima de lidocaína a ser utilizada é de 4,5 mg/kg, não ultrapassando a dose total de 300 mg.[34] Quando há indicação do corticosteroide, fazemos uso da dexametasona, em uma proporção de 50% de dexametasona e 50% de lidocaína (1% ou 2%).

MARCOS ANATÔMICOS

Para a realização dos bloqueios, é preciso conhecer a anatomia dos nervos pericranianos. A Figura 33.2 mostra a distribuição dos nervos que podem ser bloqueados no tratamento das cefaleias. Como alvos, temos ramos da primeira (V1), segunda (V2) e terceira (V3) divisões do nervo trigêmeo, bem como ramos da segunda raiz cervical (C2).

Os nervos que mais frequentemente são considerados alvos no tratamento das cefaleias são: SON, supratroclear (STN, do inglês *supratroclear nerve*), infraorbitário (ION, do inglês *infraorbital nerve*), infratroclear (ITN, do inglês *infratroclear nerve*), auriculotemporal (ATN, do inglês *auriculotemporal nerve*), mentoniano (MN, do inglês *mental nerve*), nervo occipital maior (GON, do inglês *greater occipital nerve*) e nervo occipital menor (LON, do inglês *lesser occipital nerve*).

O SON, ramo de V1, pode ser acessado no forâmen supraorbitário, que se encontra na borda superior da órbita, e que pode ser facilmente localizado à palpação (Figura 33.3, ponto 1). Por esse forâmen, além do nervo supraorbitário, passam a veia e artéria supraorbitária.[6] Esse nervo inerva a maior parte da região frontal.

O STN, também ramo de V1, inerva uma pequena porção medial da região frontal e percorre a região medial superior da órbita, onde pode ser acessado (Figura 33.3, ponto 2).

O ITN, outro ramo de V1, inerva a região lateral do nariz, excetuando-se a sua ponta, a qual é inervada pelo nervo etmoidal anterior. O nervo adentra a órbita na sua borda inferomedial, ponto onde pode ser bloqueado (Figura 33.3, ponto 3).

O ION, ramo de V2, inerva a região maxilar e pode ser localizado no forâmen infraorbitário (Figura 33.3, ponto 4).

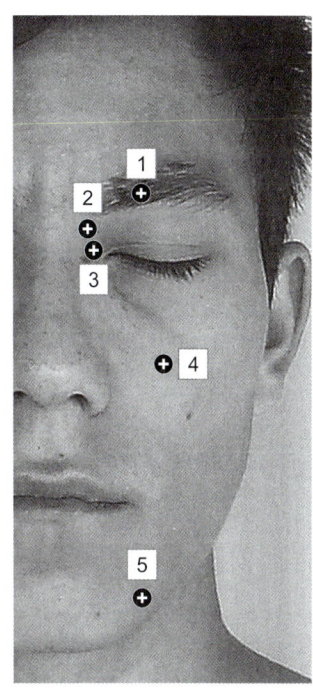

Figura 33.3 Marcos anatômicos dos nervos pericranianos, ramos do nervo trigêmeo.[35] Ponto 1: nervo supraorbitário; 2: nervo supratroclear; 3: nervo infratroclear; 4: nervo infraorbitário; 5: nervo mentoniano.

O MN, ramo de V3, inerva a porção mais medial da mandíbula, e pode ser acessado no forâmen mentoniano, localizado abaixo do segundo dente pré-molar[7] (Figura 33.3, ponto 5).

O ATN, ramo de V3, inerva a região pré-auricular e temporal e pode ser localizado na região à frente do trágus (Figura 33.4).

O GON, ramo de C2, pode ser acessado na região que se situa a 2,5 a 3 cm lateralmente e 2,5 a 3 cm inferiormente à protuberância occipital (Figura 33.5, ponto 7).

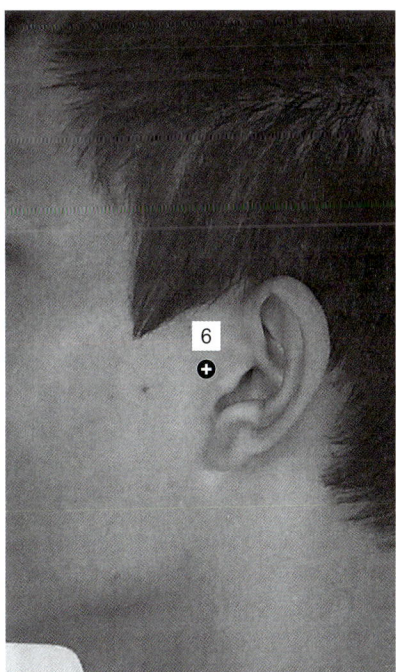

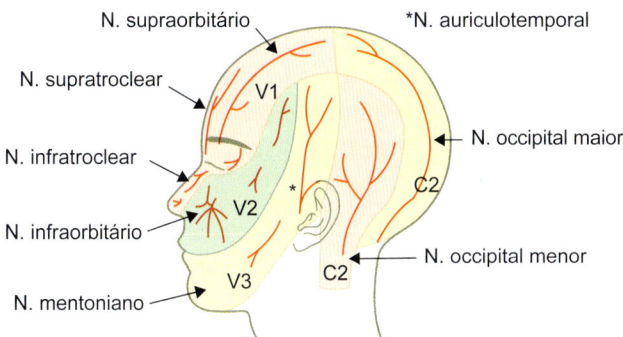

Figura 33.2 Representação das áreas sensitivas do nervo trigêmeo e da segunda raiz cervical.[35] V1: Primeiro ramo do nervo trigêmeo; V2: segundo ramo do nervo trigêmeo; V3: terceiro ramo do nervo trigêmeo; C2: segunda raiz cervical.

Figura 33.4 Marco anatômico do nervo auriculotemporal.[35] Ponto 6: nervo auriculotemporal.

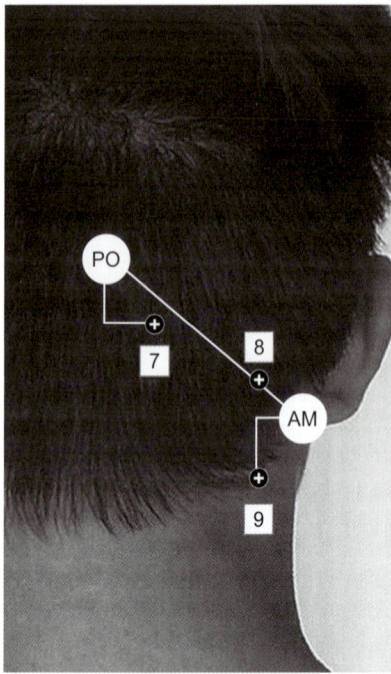

Figura 33.5 Marcos anatômicos dos nervos pericranianos, ramos da segunda raiz cervical.[35] PO: protuberância occipital; AM: apófise mastoide; Ponto 7: nervo occipital maior; 8: nervo occipital menor (distal); 9: nervo occipital menor (proximal).

O LON pode ser localizado traçando-se uma reta entre a protuberância occipital e a apófise da mastoide e dividindo-se essa reta imaginária em três partes iguais. O ponto da divisão lateral é o ponto onde podemos acessar esse nervo (Figura 33.5, ponto 8). Outra maneira de acessar o LON é localizar o ponto que se situa 2 cm inferiormente e 2 cm medialmente à apófise mastoide (Figura 33.5, ponto 9), porém, tendo em vista a proximidade com outras estruturas, como raízes, nervos e vasos, essa região deve ser acessada como última opção.

TÉCNICAS DE BLOQUEIO

A primeira providência para planejar o bloqueio de um ramo periférico do nervo trigêmeo é conhecer sua anatomia a e as estruturas que são contíguas a ele, como vasos sanguíneos. Além dos nervos pericranianos, gânglio e nervo esfenopalatinos são muito importantes para a modulação das cefaleias, e o seu bloqueio ou estimulação podem participar do controle de cefaleias refratárias. Apesar disso, esse tema não será abordado aqui por tratar-se de procedimentos indicados pelo neurologista, mas cuja realização foge da sua alçada.

Para o bloqueio dos nervos pericranianos, é necessário:

1. Conhecer a anatomia do nervo e sua relação com os vasos arteriais que caminham junto ao nervo.
2. Saber quais anestésicos locais podem ser utilizados e se haverá ou não necessidade de adicionar corticosteroides, e qual a proporção necessária de um ou de outro.
3. Saber quais são as seringas e agulhas adequadas para cada nervo a ser bloqueado; por exemplo, seringa de 3 mℓ e agulha de insulina para os SONs, ITNs e ATNs; seringas e agulhas maiores para os GONs e LONs.
4. Compreender que a injeção deve ocorrer ao redor do nervo, com o cuidado para evitar lesões e a possibilidade de causar dor, não só aguda como crônica.

5. O local onde será injetada a solução é determinado pela digitopressão e essa injeção será feita onde a manobra reproduzir a mesma dor que é sentida pelo paciente durante as crises.
6. O volume a ser injetado depende do nervo a ser bloqueado. Para o bloqueio dos nervos supraorbital e supratroclear, injetamos 0,5 mℓ, já para o bloqueio dos nervos infraorbital e auriculotemporal, comumente usamos 1,0 mℓ de lidocaína. Para o bloqueio de GON e LON, a variação do volume pode ser maior (1 a 5 mℓ).
7. Após a inserção da agulha e antes da infiltração de um anestésico local, deve-se realizar aspiração cuidadosa. Se o sangue entrar na seringa durante a aspiração, a agulha deve ser puxada para trás e redirecionada.
8. Saber como será feita a abordagem local. Duas técnicas podem ser utilizadas quando o bloqueio é no GON (Figura 33.6) ou no LON (Figura 33.7).

Técnica de Raskin. Após penetração da agulha no ponto de dor mais intensa, aspirar a seringa e injetar, no tecido adjacente, 1/3 do conteúdo da seringa. Em seguida, mover a ponta da agulha até logo abaixo da superfície da pele e redirecionar a agulha 5° lateralmente, injetando mais 1/3 do volume da seringa. Repetir o procedimento virando a agulha 5° medialmente para injetar o restante 1/3 do volume da seringa. Após a retirada da agulha, massageia-se vigorosamente a região. O surgimento de anestesia na região inervada pelo nervo é comprovação de que o ponto certo foi atingido.[36]

Técnica de Sjaastad. Localizar muito bem, por digitopressão, o ponto que provoca a dor parecida com a dor espontânea e injetar 1 mℓ da solução preparada. Preconiza também comprovar se o local do nervo foi atingido pela anestesia provocada na sua projeção.[37]

A lidocaína sem vasoconstritor utilizada é aquela a 1% (10 mg/mℓ) ou 2% (20 mg/mℓ) e na dose de 4,5 mg/kg de peso corporal e, em geral, recomenda-se que a dose total máxima não ultrapasse 300 mg. Contudo, temos por prudência (para evitar toxicidade) utilizado a dose máxima de

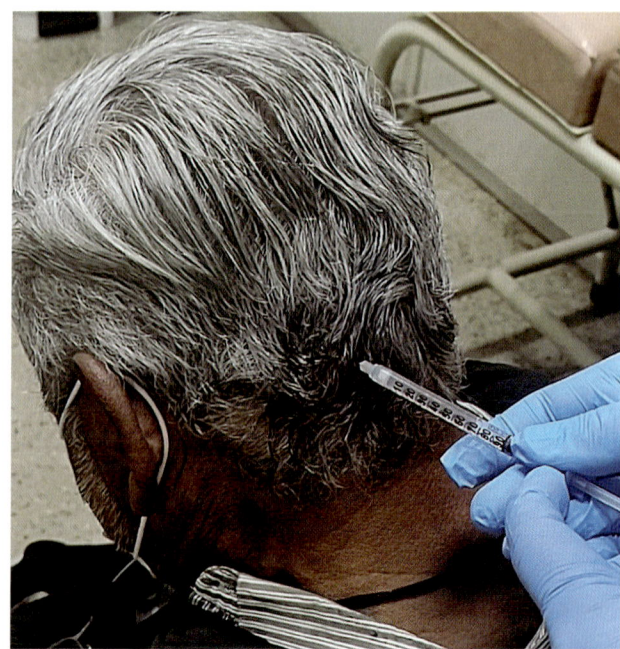

Figura 33.6 Bloqueio do nervo occipital maior. (Imagem dos autores.)

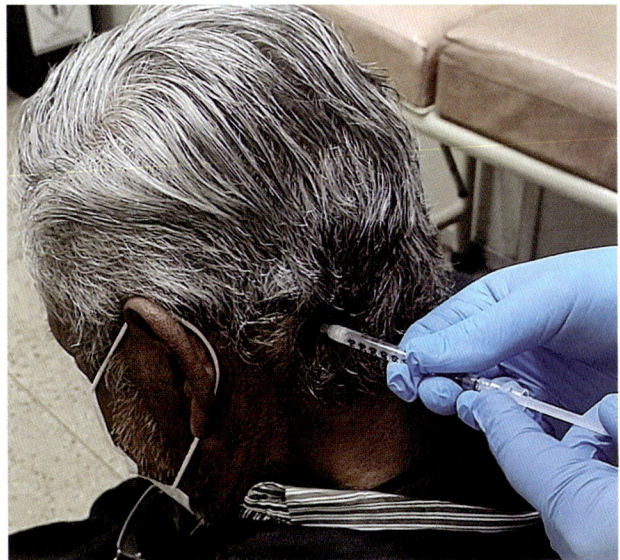

Figura 33.7 Bloqueio do nervo occipital menor. (Imagem dos autores.)

100 mg por paciente por sessão, ou seja, volume de 10 mℓ de lidocaína 1% ou 5 mℓ de lidocaína 2%, doses essas suficientes para o tratamento da maioria das cefaleias. Em relação ao uso de bupivacaína (0,5% = 5 mg/mℓ), a dose máxima sem vasoconstritor é de 2 mg/kg de peso corporal.[38,39] A velocidade de início de ação da lidocaína é mais rápida que a da bupivacaína, 5 minutos. O início de ação da bupivacaína é mais longo e a duração do efeito mais prolongada. Após o bloqueio, se não houver anestesia cutânea e a palpação do nervo continuar a desencadear dor, realizamos uma nova injeção, geralmente com uma dose menor do que a primeira. Não há consenso sobre qual dos anestésicos é o melhor.[38,39]

Não há diretrizes publicadas sobre o número de bloqueios ou o intervalo entre eles, sendo as decisões tomadas com base na evolução clínica e no julgamento do médico. No entanto, um consenso recente recomenda uma frequência de uma aplicação a cada 2 a 4 semanas para bloqueio anestésico, e um intervalo de não menos do que 3 meses entre duas aplicações quando o corticosteroide é utilizado.[38,39]

Quando existe indicação de corticosteroides injetáveis, não há consenso sobre qual é o mais indicado, sendo a metilprednisolona e a betametasona as mais utilizadas. Comumente, a adição de corticosteroides é arbitrária e a curva dose/resposta é desconhecida. Quando utilizados nos bloqueios, a frequência das injeções deve ser monitorada para evitar efeitos adversos locais ou generalizados, como imunossupressão, hiperglicemia e cicatrização tecidual local prejudicada.[40,41]

No nosso serviço, utilizamos a digitopressão para determinar o local a ser bloqueado, porém, a localização do nervo pode ser feita utilizando-se ultrassom. A maior precisão com a orientação ultrassonográfica pode ser útil na realização de bloqueios com volumes menores, bem como em pacientes com a anatomia alterada, pulsos da artéria occipital de difícil palpação ou *hardware* implantado. Uma vantagem distinta da orientação ultrassonográfica é o potencial de bloqueio proximal do nervo occipital ao nível de C2. Vários estudos relataram resultados com injeções proximais ou distais guiadas por ultrassom na migrânea. Embora ambas as técnicas tivessem eficácia semelhante a curto prazo, havia maior probabilidade de alívio sustentado da dor em 1 e 3 meses com o bloqueio mais proximal.[42]

CONTRAINDICAÇÕES

As contraindicações ao bloqueio de nervos periféricos são: infecção e malformação (hemangioma) no local da injeção, alergia a anestésicos e corticosteroides e o não consentimento por parte do paciente.[43]

Além disso, o bloqueio de nervo não deve ser realizado em pacientes que estejam em regime de anticoagulação ou afetados por doenças que retardam a coagulação, arritmias ou insuficiência hepática.[43,44]

Pacientes com úlcera péptica ativa, colite ulcerativa, infecção ativa, hipertensão arterial sistêmica, insuficiência cardíaca congestiva, doença renal e doença psiquiátrica são mais propensos a sofrer efeitos colaterais dos anestésicos e corticosteroides, podendo, por essas razões, os bloqueios serem contraindicados.[44]

Em gestantes, quando o bloqueio for muito necessário, deve ser usada a menor dose possível de lidocaína.

EFEITOS ADVERSOS

Os efeitos adversos mais comuns são dor, equimose e hematoma no local da injeção. Os dois últimos podem ser contornados com a compressão e/ou gelo local. Traumas nervosos podem ser causados pela agulha e pela solução. Se a agulha ferir o nervo bloqueado ocorrerá dor intensa e muito forte, que pode desaparecer ou melhorar em minutos ou permanecer por algumas horas.[45]

Eventos adversos graves, como hipotensão, crise convulsiva e coma, também são possíveis.[46]

Outros efeitos adversos, relacionados ao uso de corticosteroides, são tontura, nervosismo, rubor facial, insônia e aumento transitório do apetite.[8] O uso de corticosteroides na face e na fronte deve ser evitado devido a questões estéticas (possibilidade de atrofia, hiper ou hipopigmentação da pele e alopecia localizada).[41,43,45]

Após o bloqueio do ATN, pode ocorrer paralisia facial transitória por 60 a 120 minutos.[43] Esse efeito colateral pode ser evitado através de um bloqueio mais superficial e pela infusão de menor quantidade de anestésico, como descrito anteriormente.

34

Terapêutica em Cefaleia: Toxina Botulínica

Alexandre O. Kaup

HISTÓRIA

A toxina botulínica tipo A é a uma potente toxina derivada da bactéria anaeróbica *Clostridium botulinum*. Hoje conhecemos oito sorotipos da toxina (A-H), sendo os sorotipos A e B usados para fins medicinais por seu prolongado tempo de ação. A intoxicação por essa toxina e a decorrente condição conhecida como "botulismo" são conhecidas há séculos, sendo associadas, a partir do século XIX, à ingestão de alimentos contaminados. Sabemos que os sorotipos A, B, E e F estão normalmente associados à ocorrência do botulismo por meio da ingestão alimentar em humanos.[1] O botulismo leva à ocorrência de uma paralisia flácida pelo bloqueio pré-sináptico da liberação de acetilcolina, com consequente insuficiência respiratória e morte. Considerando-se a dificuldade de conservação de alimentos no passado, principalmente em países com inverno rigoroso, onde a estocagem de alimentos para o inverno se fazia necessária, surtos de intoxicação comunitários foram descritos ao longo da história, mas acentuaram-se no final do século XVIII, causados pela piora nas condições de higiene nas regiões rurais decorrente do aumento da pobreza trazido pelas guerras napoleônicas. Investigações iniciais consideraram tratar-se de um efeito do ácido prússico ou do ácido cianídrico. A maioria dos casos estava relacionada ao consumo de salsichas, e a possibilidade de falta de atenção na produção e no armazenamento foi considerada como causal, levando o nome de "envenenamento por salsichas". A primeira publicação da qual se tem conhecimento deu-se em 1817 no *Tübingen Papers for Natural Sciences and Pharmacology*, de autoria de Autenrieth, e baseou-se em dois documentos gerados por Steinbuch e Justinus Kerner relatando surtos em suas comunidades. Justinus Kerner dedicou-se de maneira mais intensa ao estudo dos casos de intoxicação ao fazer buscas ativas nos vilarejos onde ocorriam os casos, passando a ser conhecido como "Doutor Salsicha", Justinus "Wurst" Kerner. Com método em sua análise, ele publicou a observação de 155 pacientes, alguns com estudo *post mortem*, fazendo ainda estudo experimentais com uso de toxina extraída de salsichas que haviam sido consumidas pelos contaminados, utilizando pássaros, gatos, coelhos, sapos e lesmas. Baseado em suas observações declarou que a condução nervosa seria afetada pela toxina de modo a interromper o processo químico da vida, comparando a interrupção da transmissão nervosa pela toxina ao efeito da ferrugem em um condutor elétrico. Nesse mesmo trabalho, ele faz menção ao uso terapêutico da toxina.[2]

Assim, Kerner fez uma descrição detalhada dos sintomas, observação experimental, desenvolveu hipótese etiológica e fisiopatológica da ação da toxina, fez sugestões para a prevenção e o tratamento do botulismo e desenvolveu a ideia do uso terapêutico da toxina botulínica. Após ser reconhecido em seu meio como um estudioso no assunto, o envenenamento pela salsicha chegou a ser chamado "doença de Kerner".

Em 1895, 34 músicos belgas que tocaram em um funeral intoxicaram-se após o consumo de presunto contaminado. Três deles morreram, e a análise dos órgãos dos que foram a óbito, bem como do presunto, realizada por Emile Von Ermengem, então professor de bacteriologia na Universidade de Ghent, levou à identificação do agente e ao nome de *Bacillus botulinus*, este em referência à palavra latina *botulus* (salsicha). No início do século XX, a nomenclatura *Bacillus* foi trocada por *Clostridium*. O estudo da toxina botulínica tipo A levou ao isolamento e à purificação dessa toxina ao longo do século XX.[2]

Durante a Segunda Guerra Mundial, relatos mostram a tentativa do uso da toxina botulínica como arma biológica pelo exército americano, diante de desenvolvimentos realizados por Lamana e Schantz em Fort Dietrich, Maryland. Finda a guerra, Schantz desenvolveu uma grande quantidade de toxina botulínica tipo A purificada. Durante a década de 1970, a toxina foi testada pelo oftalmologista Alan Scott, que atuava em San Francisco, Califórnia, no tratamento do estrabismo por meio da sua injeção na musculatura extraocular, até então realizada pela alcoolização dos músculos. Com o sucesso nesse estudo clínico, Alan Scott submeteu a toxina botulínica tipo A de Schantz ao registro na FDA, conseguindo, em 1989, a primeira aprovação para uso terapêutico do Oculinum® para o tratamento de estrabismo, blefarospasmo e espasmo hemifacial. Logo após a concessão, o medicamento foi adquirido pela empresa Allergan, que a rebatizou de Botox®. De forma simultânea, médicos que haviam treinado com Alan Scott durante a década de 1970 levaram consigo amostras de toxina botulínica tipo A de Schantz para a Inglaterra, disseminando-se assim a utilidade da toxina derivada do *Clostridium* como agente terapêutico e o interesse desse desenvolvimento também no Reino Unido.

A parceria entre esses médicos e o Centro de Pesquisa e Microbiologia Aplicada (CAMR) de Port Down, no Reino Unido, levou, em 1984, ao desenvolvimento, entre outros produtos, da toxina botulínica tipo A conhecida como "Dysport®" (Dystonia/Porton Down), logo adquirida pela Ipsen Pharma.

Em 2011 essas toxinas passaram a ser chamadas pelo nome não comercial, sendo o Botox® chamado "onabotulinumtoxinA" (toxina onabotulínica A, no Brasil), Dysport® "abobotulinumtoxinA" e a mais recentemente toxina livre de agregados proteicos aprovada, a "incobotulinumtoxinA" (Xeomin®, Merz).[2]

TOXINA BOTULÍNICA TIPO A NA CEFALEIA
Manifestação clínica e fisiopatologia como racional do uso da toxina botulínica tipo A no tratamento da migrânea

Hoje entendemos a migrânea como uma doença biológica causada por alterações genéticas, de comportamento familiar, caracterizada pela hiperexcitabilidade de estruturas centrais e periféricas que, entre outros sintomas, produzirão a dor vascular característica do quadro associada à hipersensibilidade a estímulos luminosos, sonoros, náuseas e vômitos que podem durar até 72 horas a cada crise. A incapacidade gerada pela doença é causada não apenas pelos sintomas dolorosos, mas também por suas manifestações não dolorosas como alterações do sono, do humor e da concentração, fadiga, episódios agudos de ansiedade, alterações neurológicas focais transitórias – que ocorrerão em 30% dos portadores de migrânea, na chamada "migrânea com aura", e do longo período de recuperação que pode se seguir à crise com a sensação de "ressaca", durando até 2 dias.

Do ponto de vista fisiopatológico, sabemos que o envolvimento das estruturas sensitivas inclui a participação de neurônios sensitivos que conduzem os estímulos nociceptivos da face, crânio, meninges e vasos sanguíneos intracranianos até o tronco cerebral, no núcleo trigeminal caudal, posteriormente ao tálamo e finalmente ao córtex somatossensitivo e estruturas correlatas que irão processar essas informações.[3]

Sabemos ainda que, nos quadros dolorosos crônicos, podemos ter a ocorrência da sensibilização periférica levando à liberação de mediadores pró-inflamatórios e, ao mesmo tempo, ao fenômeno de *up-regulation* de receptores periféricos ou canais iônicos como TRPV1 e TRPA1, além de sensibilização central com aumento da excitabilidade e das sinapses, sendo esta resultado da já existente sensibilização periférica e que pode se perpetuar uma vez estabelecida, mesmo sem o estímulo periférico. Estudos relacionando a manifestação clínica da alodinia cutânea à sensibilização central ajudaram no entendimento desse mecanismo presente nos pacientes com migrânea crônica.[4]

Experimentos que mostraram a capacidade de a toxina botulínica tipo A inibir a liberação de substância P e do peptídeo relacionado ao gene da calcitonina (CGRP)[5,6] e estudos clínicos em pacientes com condições tratadas com toxina botulínica tipo A que cursam com dor – como a distonia cervical e a espasticidade – levantaram, desde as observações iniciais, a hipótese de que a ação da toxina sobre o quadro doloroso não estaria diretamente relacionada ao seu efeito motor, mas sim a efeitos diretos sobre o sistema sensitivo.[7-9]

Hoje, as evidências apontam como possíveis mecanismos de ação da toxina onabotulínica A na migrânea crônica uma diminuição da ativação de vias centrais e periféricas por meio do aumento do limiar para a ativação nociceptiva, por intermédio da redução dos níveis de CRGP e de outros neurotransmissores – como a substância P –, uma diminuição dos neurônios imunorreativos ao TRPV1 no gânglio do nervo trigêmeo – como observado após a injeção de toxina na face, pela redução da atividade nos neurônios do gânglio da raiz dorsal e da liberação da óxido nítrico sintetase (NOs) no sistema nervoso central (SNC) – e uma diminuição no número de dendritos e sinapses em processos sensoriais centrais – como observado no núcleo do nervo hipoglosso após a injeção na língua. Todos esses processos contribuiriam para a diminuição da sensibilização central por meio da diminuição da estimulação periférica. Vem daí a ideia do efeito modificador de doença produzido pela toxina onabotulínica A na migrânea crônica.[10-16]

Evidências clínicas e estudos

A última década do século XX e a primeira década do século XXI foram de desenvolvimento e conhecimento acerca do manuseio, como cuidados, diluição e familiaridade no uso da toxina onabotulínica A no tratamento da cefaleia pelos médicos neurologistas. Em paralelo a isso, houve a evolução do conhecimento fisiopatológico dos mecanismos envolvidos na ocorrência da migrânea.

Os primeiros relatos sobre melhora da migrânea com o uso da toxina onabotulínica A datam da década de 1990, como um achado em pacientes submetidos a tratamento para rugas que eram portadores de migrânea e que apresentaram melhora da dor,[17] sendo seguidos por estudos observacionais abertos.[18,19]

No final da década de 1990 e início dos anos 2000, estudos fase II em portadores de migrânea episódica e transformada (posteriormente chamada "migrânea crônica") mostraram a possibilidade de redução na cefaleia de portadores de crises muito frequentes, sendo então desenhados estudos fase III para pacientes com migrânea crônica, algo até então incomum se lembrarmos que os estudos para prevenção de migrânea incluíam apenas pacientes portadores de migrânea com frequência entre 2 e 8 episódios ao mês.[20,21]

Nessa mesma época, foram publicados inúmeros relatos de casos e séries de casos, com achados sugerindo haver um papel terapêutico nos pacientes com migrânea crônica. No entanto, a interpretação dos resultados estava complicada pela falta de uniformidade metodológica quanto aos pontos de aplicação, dosagem e diluição da medicação. Inicialmente desconhecido o mecanismo de ação na dor de cabeça, foram realizados estudos com migrânea e cefaleia do tipo tensão, além de pacientes com cefaleias trigeminoautonômicas e neuralgia do trigêmeo.[22]

Com o interesse crescente, principalmente pela necessidade de tratamentos efetivos no controle da migrânea crônica, Blumenfeld et al.[23] sugeriram a possibilidade de três protocolos, que seriam: 1. a injeção da toxina em pontos fixos e simétricos bilateralmente nas regiões frontais, temporais, occipital e no trapézio; 2. a aplicação de acordo com a localização da dor (*follow the pain protocol*); 3. a combinação dos dois – sendo sempre o objetivo, em qualquer dos protocolos utilizados, distribuir a toxina de maneira completa nas áreas desejadas. Naquele momento, estudos mostrando grandes variações nas doses totais utilizadas – de 25 a 200 unidades – ainda não traziam informações sólidas a respeito da dosagem ideal. Os dados observados no tratamento dos pacientes com a chamada "cefaleia crônica diária" estabeleceram a dose ideal em torno de 200 unidades de toxina onabotulínica A, com ao menos 2 ciclos de tratamento separados por 3 meses de intervalo, com o uso de protocolo de pontos fixos de aplicação. Mesmo não alcançando os objetivos primários, vários desses estudos atingiram objetivos secundários – o que reforçou a ideia da utilidade e ajudou a refutar a futilidade no uso dessa toxina no tratamento da migrânea.

Com base nesses estudos, foram elaborados os estudos PREEMPT (*The Placebo-controlled Phase III Research Evaluating Migraine Prophylaxis Therapy*), um par de estudos desenhados para avaliar eficácia, segurança e tolerabilidade da toxina onabotulínica A como preventivo da migrânea crônica em pacientes adultos.

O PREEMPT 1 foi um estudo fase 3, com duração de 24 semanas, duplo-cego, com grupos paralelos, controlado por placebo e seguido por uma fase aberta de 32 semanas. Randomizados na taxa de 1:1, os pacientes receberam a cada 12 semanas toxina onabotulínica A na dose entre 155 e 195 unidades (N = 341) ou placebo (N = 338). Embora não tenha atingido o objetivo primário (redução do número de episódios de dor em relação ao placebo), houve diferenças significativas entre os grupos nos objetivos secundários: menos dias com dor de cabeça e menos dias com dor do tipo migrânea. O tratamento com toxina onabotulínica A mostrou-se seguro e bem tolerado.[24]

O PREEMPT 2 foi também um estudo fase 3, com duração de 24 semanas, duplo-cego, com grupos paralelos, controlado por placebo e seguido por uma fase aberta de 32 semanas. Randomizados na taxa de 1:1, os pacientes receberam a cada 12 semanas toxina onabotulínica A na dose entre 155 e 195 unidades (N = 347) ou placebo (N = 358). O objetivo primário foi a mudança na média de dias com cefaleia a cada 28 dias entre o período basal e as semanas 21 a 24 pós-tratamento. A toxina onabotulínica A mostrou-se superior ao placebo em relação a esse objetivo (−9,0 grupo ativo/−6,7 grupo placebo, P < 0,001). Também no PREEMPT 2 não houve problemas de tolerabilidade ou segurança.[25]

O protocolo PREEMPT, assim conhecido, preconiza a aplicação da toxina onabotulínica A em 31 pontos fixos, sendo 7 pontos frontais, 4 pontos temporais a cada lado, 3 pontos no trapézio a cada lado, 3 pontos occipitais a cada lado no entorno do nervo occipital maior e 2 pontos occipitais próximos à emergência do 3º nervo occipital a cada lado. Com dose fixa de 5 unidades em cada ponto, a diluição preconizada é de 50 U por mℓ de soro fisiológico.[24,25] Pontos excedentes podem ser aplicados nas regiões temporais, occipitais e no trapézio – na estratégia denominada *follow the pain* – em um total de mais 8 pontos perfazendo 40 U e somando o total de 195 U.[26]

Os pontos de aplicação são relacionados a nervos extracranianos originados de ramos do nervo trigêmeo que se encontram extracranialmente, e nos ramos das 2ª e 3ª raízes cervicais, o nervo occipital maior e o terceiro nervo occipital.

Uma análise agrupada dos participantes do PREEMPT 1 e 2, tendo como objetivo primário a alteração média em comparação à frequência basal de dias de dor de cabeça em 24 semanas, avaliou 1.384 indivíduos, sendo 688 no grupo toxina onabotulínica A e 696 no grupo placebo. Como objetivo secundário, analisou a alteração média da frequência da migrânea/dias de provável migrânea, frequência de dores de cabeça moderada/grave, frequência de dor de cabeça aguda, ingesta de analgésicos e pontuação grave (HIT-6 [*Headache*

Impact Test] ≥ 60). Análises agrupadas demonstraram uma grande diminuição média desde o início na frequência de dias de dor de cabeça, com diferença estatisticamente significativa entre os grupos favorecendo a toxina onabotulínica A em relação ao placebo na semana 24 (−8,4 *versus* −6,6; P < 0,001) e em todos os outros momentos. Diferenças significativas favorecendo a toxina onabotulínica A também foram observadas para todas as variáveis de eficácia secundária em todos os momentos, com exceção da frequência de ingestão de medicamentos para dor de cabeça aguda. Os efeitos adversos relatados foram na sua maioria leves, e o medicamento mostrou-se seguro e bem tolerado.[27]

Em estudo desenhado para comparar eficácia, segurança e tolerabilidade de toxina onabotulínica A e topiramato na prevenção da migrânea crônica, Mathew e Jaffri[28] randomizaram 60 pacientes com migrânea crônica para receberem dois tratamentos com toxina onabotulínica A 100 a 200 U (visita 1 e 12 semanas após) + placebo oral até completar 9 meses ou topiramato 100 a 200 mg/dia durante 9 meses + injeção salina (visita 1 e 12 semanas após). O objetivo primário foi a taxa de resposta ao tratamento com base na avaliação global do médico de 9 pontos, resposta para a métrica de tratamento (em que +4 = melhora de sinais e sintomas e −4 = piora muito) acentuada. Pacientes que alcançam +2 (ou seja, melhora ≥ 50%) foram considerados como respondentes ao tratamento. Dos 60 pacientes randomizados para tratamento (idade média, 36,8 ± 10,3 anos; 90% mulheres), 36 completaram o estudo ao final dos 9 meses de tratamento ativo (toxina onabotulínica A, 19/30 [63,3%]; topiramato, 17/30 [56,7%]). No grupo topiramato, 7/29 (24,1%) interromperam o estudo devido a efeitos adversos relacionados ao tratamento *versus* 2/26 (7,7%) no grupo toxina onabotulínica A. No mês 9, 40,9% e 42,9% dos pacientes nos grupos toxina onabotulínica A e topiramato, respectivamente, relataram redução de 50% nos dias de dor/migrânea. Não foram observadas diferenças significativas entre os grupos, exceto quando se avaliaram aqueles com melhora acentuada no mês 9 (toxina onabotulínica A, 27,3% *versus* topiramato, 60,9%, P = 0,0234), lembrando que o último tratamento com toxina onabotulínica A se deu no mês 3.

Tabela 34.1 Dosagem de toxina botulínica tipo A por músculo para enxaqueca crônica.

Dose recomendada	
Área da cabeça/pescoço	Número total de unidades (U) (número de locais de injeção IM)[a]
Frontal[b]	20 U (4 locais)
Corrugador[b]	10 U (2 locais)
Prócero	5 U (1 local)
Occipital[b]	30 U (6 locais) até 40 U (até 8 locais)
Temporal[b]	40 U (8 locais) até 50 U (até 10 locais)
Trapézio[b]	30 U (6 locais) até 50 U (até 10 locais)
Grupo muscular paravertebral cervical[b]	20 U (4 locais)
Faixa total de dose	155 a 195 U

[a]1 local de injeção intramuscular (IM) = 0,1 mℓ = 5 U; [b]Dose distribuída bilateralmente para dose mínima.

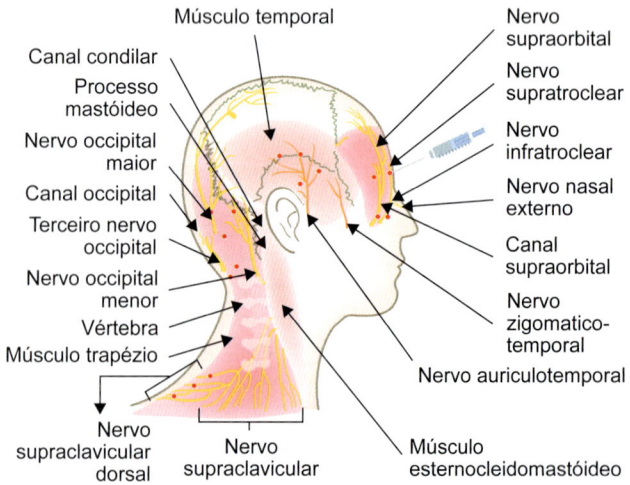

Figura 34.1 Neuroanatomia relevante para locais de injeção de toxina onabotulínica A. Os locais de injeção extracraniana correspondem à região anatômica dos nervos extracranianos, muitos dos quais são adjacentes às suturas cranianas, aos canais emissários e às fissuras.

Estudos para tentar determinar **preditores de resposta** ao tratamento da migrânea crônica com toxina onabotulínica A foram realizados. Em uma amostra de 81 portadores de migrânea crônica e 33 voluntários sadios, foi realizada uma análise dos níveis de CGRP e do peptídeo intestinal vasoativo (VIP) no sangue, antes de os migranosos receberem dois ciclos de tratamento com toxina onabotulínica A, separados por 12 semanas. Do total dos pacientes, 61 (75,3%) responderam e os 20 restantes (24,7%) não perceberam qualquer resposta significativa ao tratamento. Entre esses 61 respondedores, 41 (50,6%) e 20 (24,7%) apresentaram moderada e excelente resposta, respectivamente. Os níveis de CGRP diferiram significativamente entre pacientes e controles e mostraram-se significativamente aumentados nos indivíduos considerados respondedores em comparação aos não respondedores. Além disso, aqueles com excelente resposta apresentaram os maiores níveis de CGRP plasmático. A probabilidade de o portador de migrânea crônica responder ao tratamento com toxina onabotulínica A foi 28 vezes maior para aqueles com níveis de CGRP acima de 72 pg/mℓ. Isso também foi observado para os níveis de VIP.[29]

Em um estudo longitudinal realizado em treze hospitais na Espanha, foram analisadas características clínicas da dor como preditores de resposta em 725 pacientes com migrânea crônica que foram tratados com toxina onabotulínica A por ao menos 1 ano. Aos 12 meses, 79,3% mostraram redução maior que 50% no número de crises de dores de cabeça por mês e 94,9% não relataram eventos adversos. Unilateralidade da dor, menos dias de incapacidade por mês e dor de cabeça mais leve no início do estudo foram correlacionados com bom resultado.

A duração da doença menor que 12 meses aumentou as chances de resposta ao tratamento com toxina onabotulínica A (OR, 1,470; IC 95%, 1.123–2.174; P = 0,045).

Barbanti e Ferroni[30] realizaram uma excelente revisão na qual consideraram, além dos marcadores bioquímicos, alguns outros preditores de resposta ao tratamento com toxina onabotulínica A na migrânea crônica. Dentre eles, pacientes migranosos com sintomas autonômicos unilaterais, os quais acometem um a cada três migranosos e refletem um maior nível de sensibilização periférica e, por consequência, maiores níveis de CGRP e VIP (ativo no alça reflexa trigeminoautonômica).[31] Jakubowski et al.[32] descreveram ser muito mais responsiva à toxina onabotulínica A a dor que vai de fora para dentro, implosiva, ocular, em comparação à dor do tipo explosivo, sugerindo que o tipo de nocicepção pode estar envolvido na resposta ao tratamento. O tempo de manifestação da doença, como um preditor da resposta ao tratamento, foi objeto de um estudo que mostrou que os indivíduos que apresentavam menos de 30 anos de doença, a despeito de a manifestação ser episódica ou crônica, apresentaram uma melhor resposta quando comparados àqueles com mais de 30 anos de doença.[33] A resposta ao tratamento ainda se mostrou mais pronunciada nos pacientes que apresentam dolorimento da musculatura pericraniana quando comparados aos que não apresentam essa característica.[34]

Em suma, pacientes com migrânea crônica que apresentam um endofenótipo que expressa uma maior sensibilização periférica e central teriam melhor resposta.

Um estudo de farmacoeconomia comparou o uso de serviços de saúde por portadores de migrânea crônica em tratamento preventivo com toxina onabotulínica A ou medicamentos orais 6, 9 e 12 meses pré e pós-tratamento. A proporção de pacientes com visitas a serviços de emergência ou hospitalizações por um evento relacionado à dor de cabeça diminuiu após o início da toxina onabotulínica A, porém aumentou após o início de um medicamento preventivo oral, em todas as três coortes. Entre janeiro de 2008 e setembro de 2013, 3.840 pacientes com migrânea crônica receberam tratamento com toxina onabotulínica A e 12.170 receberam tratamento por via oral por ao menos 6 meses. Aos 9 meses, esse número era de 1.831 e 6.989 e, aos 12 meses, 936 e 4.057, respectivamente, para toxina onabotulínica A e medicamentos orais. As análises de regressão mostraram que a chance de uma visita ao serviço de emergência relacionada à dor de cabeça era 21%, 20% e 19% menor e a chance de hospitalização foi 47%, 48% e 56% menor para o grupo toxina onabotulínica A em comparação com o grupo em tratamento com medicamento oral para os períodos pós-índice de 6, 9 e 12 meses, respectivamente.[35]

Por fim, dois estudos de vida real conduzidos no Reino Unido mostraram a efetividade do tratamento com toxina onabotulínica A para a migrânea crônica. O primeiro estudo, com 254 pacientes, mostrou melhora maior que 50% em 50% dos casos e > 75% em 24% dos pacientes, com aumento significativo dos dias sem qualquer dor e menor consumo de analgésicos.[36] Com o aumento da amostra para 434 pacientes, esses achados foram confirmados.[37]

O tratamento preventivo da migrânea crônica com uso da toxina onabotulínica A consta no consenso da Sociedade Brasileira de Cefaleias, publicado em sua última versão em 2019, como classe I de evidência e nível A de recomendação.[38]

Conclui-se que o uso da toxina onabotulínica A no tratamento da migrânea crônica mostra-se eficaz na redução de mais de 50% na frequência das crises de dor em estudos de vida real, quando utilizado no protocolo preconizado, PREEMPT, na dose total de 155 a 195 U, aplicados em 31 pontos fixos mais pontos extras opcionais, seguindo a dor, nas regiões temporais, occipitais e nos trapézios. O tratamento é seguro e bem tolerado. O principal mecanismo de ação parece estar relacionado à diminuição da sensibilização periférica e à consequente diminuição da estimulação da via central de dor, alcançada por meio da diminuição da liberação de neurotransmissores, da sinalização de receptores quando aplicada na distribuição dos nervos extracranianos de origem intracraniana, trigeminal ou cervical. Pacientes com migrânea crônica com dores percebidas como de fora para dentro, com sintomas autonômicos unilaterais, com altos índices de CGRP e VIP, com menor duração da doença e que apresentam dolorimento da musculatura pericraniana parecem responder melhor ao tratamento.

35

Terapêutica em Cefaleia: Neuromodulação Não Invasiva

Giselle Oliveira Martins Theotonio • Elza Magalhães

INTRODUÇÃO

As técnicas de neuromodulação têm o objetivo de modificar funções do sistema nervoso com finalidade terapêutica e atuar na neuroplasticidade, que se baseia na capacidade que o sistema nervoso tem de ser modulado, ou seja, de modificar-se em resposta a estímulos.[1]

A neuromodulação combina a tecnologia proveniente da engenharia biomédica com a compreensão advinda dos estudos da neurofisiologia para otimizar a função neuronal e auxiliar no tratamento de transtornos do sistema nervoso. Poderá ser definida, de uma forma mais geral, como "o processo de inibição, estimulação, modificação, regulação ou alteração da atividade elétrica ou química, no sistema nervoso central, periférico ou autônomo".[2]

O princípio, no tratamento das cefaleias, é a modulação de estruturas neuronais que estão envolvidas direta ou indiretamente na transmissão ou no processamento cerebral dos estímulos dolorosos.[3]

Técnicas invasivas já são conhecidas desde 1999, quando a cirurgia de estimulação percutânea do nervo suboccipital foi, pela primeira vez, considerada uma forma de tratamento para cefaleias crônicas.[4] Porém, pelos riscos potenciais, que incluem infecção local ou hematoma e necessidade de reintervenções por migração do eletrodo ou depleção da bateria, as cirurgias devem ser reservadas aos casos refratários, após cuidadosa seleção.[5]

Tratamentos farmacológicos têm sido o padrão para intervenção profilática e abortiva na migrânea por muitos anos, mas existem pacientes que são refratários a essas terapias, outros que apresentam contraindicações por apresentar comorbidades ou não tolerar os efeitos colaterais das medicações.[6] Para esses pacientes, e também para aqueles que preferem evitar medicações, além de grupos especiais como gestantes, crianças e idosos, a neuromodulação surge como opção, tanto em monoterapia como na qualidade de tratamento adjunto.[7]

Muitos pacientes buscam tratamentos não farmacológicos, e a adesão ao tratamento farmacológico, tanto para tratamento agudo de crise quanto profilático a longo prazo, é extremamente baixa.[8,9] Além disso, a ingesta aumentada de medicamentos no tratamento agudo da migrânea pode levar ao aumento de efeitos adversos, à cronificação e à cefaleia por uso excessivo de medicação.[10-12] Portanto, os dispositivos de neuromodulação não invasiva representam uma forma interessante de minimizar o uso de medicamentos tanto para o tratamento preventivo como para tratamento agudo de algumas formas de cefaleia, como a migrânea e a cefaleia em salvas.

Há um crescente número de técnicas de neuromodulação não invasivas sendo pesquisadas e utilizadas atualmente para o tratamento nas cefaleias.[6,13] Entre essas técnicas, estão neuroestimuladores transcranianos (inclui a estimulação magnética transcraniana e a estimulação transcraniana de corrente contínua) e neuroestimuladores transcutâneos de nervos pericranianos (que abrange o estimulador do ramo supraorbital do nervo trigêmeo, do nervo vago e do nervo occipital), entre outros.[14]

Neste capítulo, daremos ênfase à descrição dos aparelhos que têm aprovação, na atualidade, pela Food and Drug Administration (FDA) e vêm sendo utilizados na terapêutica de algumas formas de cefaleia.

ESTIMULAÇÃO MAGNÉTICA TRANSCRANIANA DE PULSO ÚNICO (sTMS)

Inicialmente, foi aprovada para o tratamento agudo da migrânea episódica com aura e, mais recentemente, recebeu aprovação também para o tratamento profilático da migrânea, em indivíduos com idade superior a 12 anos.[15]

O *single-pulse* TMS, Spring TMS, produzido pela eNeura Inc. (Baltimore, MD) (Figura 35.1) é um aparelho portátil, administrado pelo paciente, que entrega um pulso único de 0,9 Tesla e 180 μs, na região occipital.[2]

O protocolo de prevenção inclui tratamento com quatro pulsos (dois consecutivos seguidos uma pausa por 15 minutos e mais dois pulsos consecutivos), administrado 2 vezes/dia.

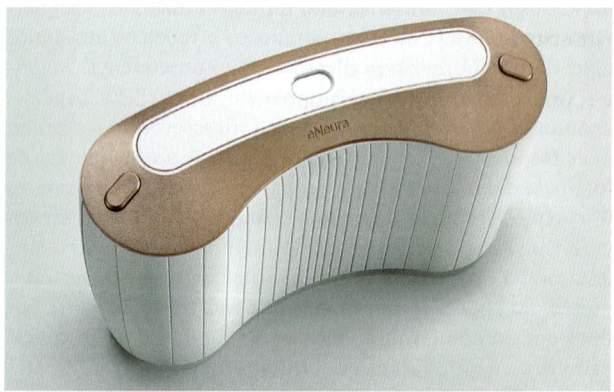

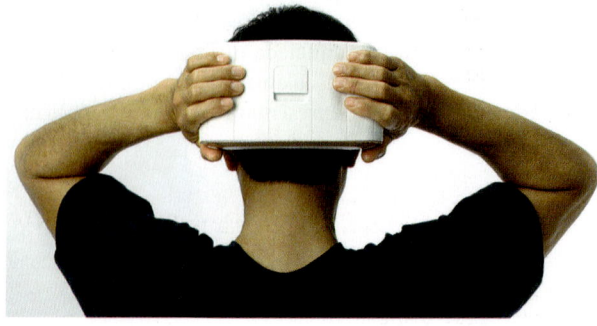

Figura 35.1 *Single-pulse* TMS, Spring TMS. (Fonte: eNEURA Inc., 2023.)

Para o tratamento agudo, três pulsos sequenciais são administrados no início da crise migranosa, seguidos por pulsos adicionais com intervalo de 15 minutos entre eles.[16]

Mecanismo de ação

O sTMS atua por meio da modificação de sinais elétricos neuronais após impulso magnético. Para modificar a excitabilidade de neurônios corticais e do circuito talamocortical, ele forma um campo magnético oscilante que, por sua vez, gera corrente elétrica intraneuronal. Estudos em animais demonstraram que o sTMS reduz a depressão alastrante cortical pela ativação de neurônios nociceptivos talâmicos que se projetam ao córtex.[17] O racional para estimular a região occipital é o seu conhecido papel na fisiopatologia da migrânea. Alteração na atividade cortical, particularmente na região occipital, foi observada durante as fases pré-ictal e ictal. Além disso, a aura visual representa a maioria (cerca de 90%) das auras na migrânea com aura, o que sugere que na região occipital esteja a origem da depressão alastrante cortical. Devido a esse mecanismo, o sTMS pode abortar a aura e reduzir a intensidade da cefaleia em portadores de migrânea com aura.[18]

Evidências clínicas

Em um estudo com 164 pacientes portadores de migrânea com aura, foi utilizado o sTMS para tratar ao menos um episódio de aura com dois pulsos de sTMS ou uma intervenção *sham*. O alívio em 2 horas foi significativamente maior no grupo utilizando sTMS (39%) comparado ao grupo *sham* (22%), além de os indivíduos terem apresentado melhora de sintomas associados (náusea, fotofobia e fonofobia).[17] Em seguida, no estudo ESPOUSE, para tratamento preventivo da migrânea, no qual participaram 263 pacientes, a redução de mais de 50% das crises foi apresentada por 46% deles, a diminuição do número de analgésicos ingeridos em 34% e cerca de 217 participantes adquiriram o dispositivo ao final do estudo.[16]

Estimuladores magnéticos transcranianos estão contraindicados aos portadores de dispositivos implantáveis como marca-passos, implantes metálicos cranianos, próteses cocleares ou qualquer outro dispositivo eletrônico implantável que possa ser afetado pelo campo magnético, como também aos indivíduos com epilepsia.[19] Os efeitos colaterais foram descritos pela maioria dos pacientes como leves a moderados e transitórios, incluindo desconforto no local de aplicação, piora da cefaleia e náuseas.[20]

ESTIMULAÇÃO NÃO INVASIVA DO NERVO VAGO (nVNS)

Foi aprovada pela FDA para tratamento agudo e preventivo da migrânea em adultos e adolescentes, como tratamento preventivo adjunto em adultos com cefaleia em salvas e tratamento agudo na cefaleia em salvas episódica e, recentemente, também para adultos com outras cefaleias trigeminoautonômicas (hemicrania paroxística crônica e hemicrania contínua).[21]

O estimulador não invasivo do nervo vago (nVNS): gammaCore® (electroCore, Inc., Basking Ridge, NJ, EUA) (Figura 35.2) é um aparelho portátil, utilizado pelo paciente, que transmite corrente elétrica ao ramo cervical do nervo vago. Esse dispositivo demonstrou ser eficaz, bem tolerado e seguro.[22,23]

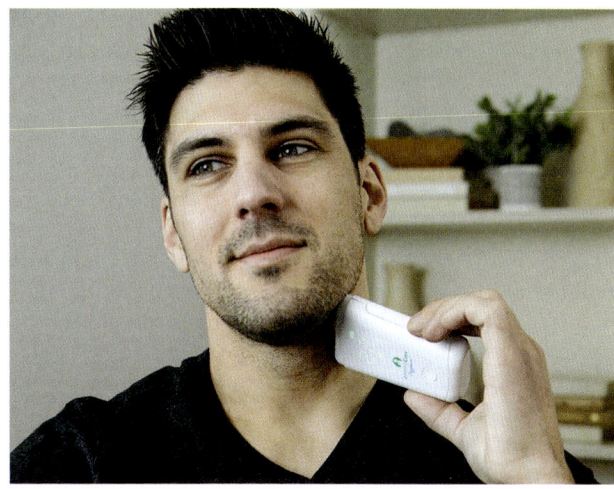

Figura 35.2 GammaCore®. (Fonte: ElectroCore Inc., 2023.)

A aplicação deve ser feita na região cervical, logo abaixo da mandíbula, acima do ramo cervical do nervo vago, localizado acima do local onde é sentida a pulsação da artéria carótida.[23]

O protocolo de tratamento preventivo para a cefaleia em salvas inclui três estimulações consecutivas de 2 minutos, 2 vezes/dia, sendo a primeira aplicação ao acordar e a segunda de 7 a 10 horas após a primeira. Na crise, devem ser feitas três aplicações de 2 minutos, repetidas após 3 minutos. Esse protocolo pode ser realizado em até quatro crises em 24 horas.[23]

Na crise de migrânea, deve-se administrar duas aplicações de 2 minutos, podendo ser repetida em 20 minutos e, após 2 horas, se necessário.[23]

Mecanismo de ação

É multifatorial: inibe a depressão alastrante cortical, atua sobre o complexo trigeminocervical e realiza inibição de vias parassimpáticas.[24-26] Foi demonstrada experimentalmente a redução dos níveis de glutamato no núcleo caudado do nervo trigêmeo após estimulação contínua do nervo vago. Além disso, estudos de imagem demonstraram a ativação do sistema límbico, tálamo, núcleo do trato solitário, *locus ceruleus* e núcleo dorsal da ponte.[24]

Evidências clínicas

Peter Goadsby et al.[22] avaliaram, inicialmente, a eficácia desse tratamento na cefaleia em salvas. Em um estudo com 114 pacientes, ocorreu redução de 50% na frequência de crises, além de ter ocorrido redução em torno de 60% na utilização de oxigênio e de sumatriptana nas crises em relação ao grupo controle. O estudo PREVA (*prevention and acute treatment of chronic cluster headache*) demonstrou que o nVNS foi interessante como tratamento profilático adjunto, sendo bem tolerado e levando a uma melhora clínica superior ao tratamento padrão, reduzindo as crises e a frequência do uso de medicações abortivas de crise. Ao final do estudo, 65% dos participantes informaram que recomendariam o dispositivo de nVNS a outros portadores, > 75% dos participantes relataram fácil manejo e > 50% relataram algum grau de satisfação com o dispositivo.[27]

O estudo PRESTO sugeriu que o estimulador tem maior efetividade no começo da crise (30 a 60 minutos após o início). Não houve resposta ao ser aplicado após 2 horas de crise.[28] No estudo PREMIUM, esse dispositivo foi avaliado quanto à eficácia no tratamento profilático da migrânea episódica e não foi superior em relação ao placebo. O *sham* promoveu estimulação no nervo vago em algum grau, inadvertidamente.[29]

Um estudo em migrânea relacionada à menstruação mostrou que em 12 semanas de tratamento com nVNS, iniciando 3 dias antes das menstruações estimadas, este foi efetivo em reduzir a migrânea em 2,5 dias por mês em mais de um terço das participantes, mostrando índice de redução de 50% na frequência.[30] Por sua vez, o estudo randomizado controlado EVENT não demonstrou eficácia na prevenção da migrânea crônica com o nVNS. O tratamento foi administrado 3 vezes/dia, unilateralmente, com duas doses de 90 segundos em 59 pacientes portadores de migrânea crônica.[31]

Um estudo com 41 portadores de cefaleias primárias crônicas refratárias, que incluiu migrânea crônica, cefaleia em salvas, hemicrania contínua e SUNA, não mostrou efetividade do nVNS, nem como terapia aguda, nem preventiva.[13] Em 2020, Silberstein et al.[32] descreveram que o dispositivo nVNS tem indicação tanto na crise como na profilaxia da migrânea e da cefaleia em salvas, além de outras cefaleias trigeminoautonômicas como a hemicrania paroxística crônica e a hemicrania contínua e que, além disso, a sua atuação em cefaleias secundárias, como a cefaleia pós-traumática e HSA, está sendo estudada.

Os efeitos colaterais mais comumente reportados pelo nVNS foram cefaleia, tontura, espasmos locais, parestesias, dor orofaríngea e dor cervical.[23,27] Em um estudo planejado para avaliar o tratamento da crise de cefaleia em salvas, com 150 participantes, 48% relataram efeitos adversos leves a moderados. Não foram relatados efeitos adversos sérios.[33] Há contraindicação para portadores de doença aterosclerótica carotídea importante, implantes cocleares, marca-passo ou qualquer outro dispositivo metálico próximo ao local de tratamento.[19]

ESTIMULADOR TRANSAURICULAR DO NERVO VAGO (taVNS)

Esse é outro dispositivo de estimulação não invasiva do nervo vago (Figura 35.3), aprovado pela FDA para profilaxia da migrânea episódica desde 2017.[34]

O taVNS, VITOS® (Cerbomed, Erlangen, Alemanha) estimula o ramo auricular do nervo vago com impulsos elétricos suaves, através de um eletrodo na concha auricular, provocando a excitação de fibras Aβ mielinizadas, consequentemente ativando o núcleo do trato solitário.[35]

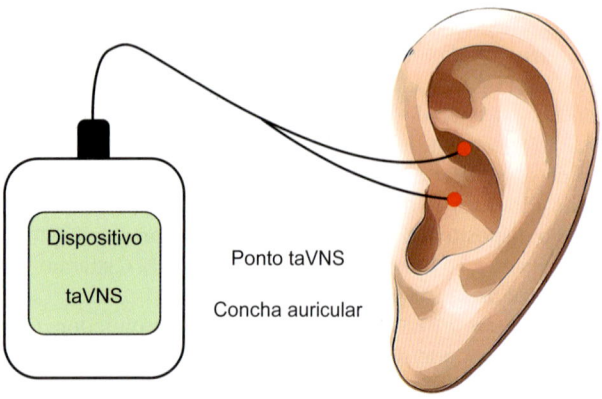

Figura 35.3 Estimulador transauricular do nervo vago (taVNS).

Em estudo de ressonância magnética funcional, foi demonstrada a modulação do circuito talamocortical, com melhora da cefaleia.[35,36]

NEUROMODULAÇÃO ELÉTRICA REMOTA (REN)

É a primeira forma não cefálica de neuroestimulação para tratamento de cefaleia. Está aprovada pela FDA para o tratamento agudo da migrânea em adolescentes e adultos (> 12 anos).[15]

O dispositivo estimula a pele da parte superior do braço (NerivioMigra®, Theranica Bio-Electronics Ltd., Israel) (Figura 35.4). É controlado por um aplicativo de *smartphone* e é programado para entregar 45 minutos de pulsos quadrados, bifásicos e simétricos, com 50 a 400 μs de duração e frequência entre 80 e 120 Hz.[37]

Mecanismo de ação

O efeito terapêutico é baseado no fenômeno denominado "modulação condicionada da dor", em que um mecanismo analgésico intrínseco é ativado após estimulação de fibras sensoriais Aδ e C acima do limiar de despolarização, mas abaixo do limiar nociceptivo. Foi provado que o estímulo condicionante não doloroso é suficiente para a ativação de vias descendentes inibitórias da dor.[38] Um estudo publicado em 2017, que envolveu 71 pacientes e avaliou a resposta ao tratamento da crise de migrânea, demonstrou uma redução na dor acima de 50% em 64% do grupo ativo comparado ao *sham*.[39]

Alan Rapoport et al.[40] compararam a eficácia do dispositivo NerivioMigra® aos cuidados com medicamentos para o tratamento de cefaleias anteriores nos mesmos pacientes. O cuidado usual foi o tratamento preferido, conforme identificado por cada indivíduo (em uma fase inicial antes de ser introduzido o dispositivo) e o estudo incluiu medicamentos específicos para a crise de migrânea (como as triptanas), medicamentos inespecíficos para alívio da dor aguda e tratamentos não farmacológicos. Duas horas após o tratamento, o alívio da dor foi alcançado por 66,7% dos 99 participantes após o tratamento com REN *versus* 52,5% dos participantes quando o tratamento usual foi utilizado. Além disso, 50% dos participantes estavam sem dor em 2 horas em ao menos uma das duas crises após o tratamento com REN, contra 36,7% quando os cuidados usuais foram utilizados. O estudo também descobriu que a eficácia do dispositivo REN não foi afetada pelo uso de medicamentos preventivos para migrânea.

Em 2019, Nierenburg et al.[41] publicaram um estudo aberto, no qual 38 pacientes passaram por uma fase de 4 semanas de tratamento e utilizaram o dispositivo para tratar uma crise de migrânea, em até 1 hora após o início do ataque. Foi observado 73,7% de resposta de alívio da cefaleia em 2 horas, e em 84,4% desses casos a resposta foi sustentada por 24 horas. A incidência de eventos adversos foi baixa (1,8%). Posteriormente, em um estudo controlado randomizado com 252 pacientes adultos com migrânea episódica, desenhado para avaliar a resposta ao tratamento agudo, 37% dos indivíduos no grupo ativo apresentaram alívio da cefaleia em 2 horas, comparados a 18% no grupo *sham*.[38] Tepper et al.[42] publicaram um estudo envolvendo o uso do REN no tratamento preventivo da migrânea, que incluiu 248 participantes e demonstrou uma redução significativa no número de dias de migrânea, tanto no grupo de pacientes com migrânea episódica como no grupo de migrânea

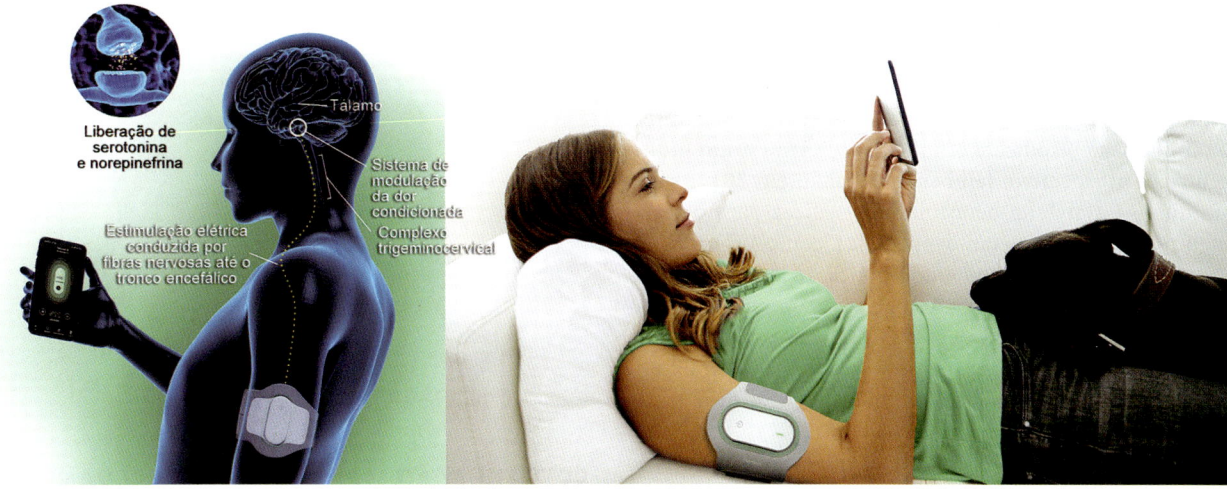

Figura 35.4 NerivioMigra® (Fonte: Theranica Inc., 2023)

crônica. Além disso, houve redução da severidade das crises e da ingesta de medicamentos orais abortivos.

Dados de estudo de vida real de tratamento com REN foram coletados dos aplicativos entre outubro de 2019 e maio de 2021. Dos 23.151 tratamentos com o dispositivo, 66,5% utilizaram REN como único tratamento agudo, em 12,9% houve necessidade de medicação (além do uso do dispositivo) e em 20,6% uso de medicação prescrita apenas. A resposta ao uso do REN foi alcançada em 66,5% para alívio da cefaleia e em 22,6% como abortivo da crise de cefaleia.[43] Os efeitos adversos foram relatados por 0,48% dos pacientes, tendo a maioria considerado os efeitos como leves (parestesia no local de aplicação do aparelho e dor transitória) e 0,03% como moderados. Nenhum efeito adverso grave foi relatado.[43]

Comparado a outros dispositivos, esse aparelho tem a grande vantagem de ser discreto, pois pode ser escondido sob a roupa e ser controlado remotamente.[44]

ESTIMULAÇÃO EXTERNA DO NERVO TRIGÊMEO (eTNS)

A estimulação não invasiva dos nervos supraorbitários e supratrocleares (ramos do nervo trigêmeo) é realizada por meio do dispositivo transcutâneo (Cefaly®) (Figura 35.5), que teve o seu uso aprovado pela FDA, em março de 2014, para o tratamento agudo e preventivo da migrânea. O Cefaly® é um dispositivo externo utilizado de forma transcutânea na topografia dos nervos supraorbitários e supratrocleares, que,

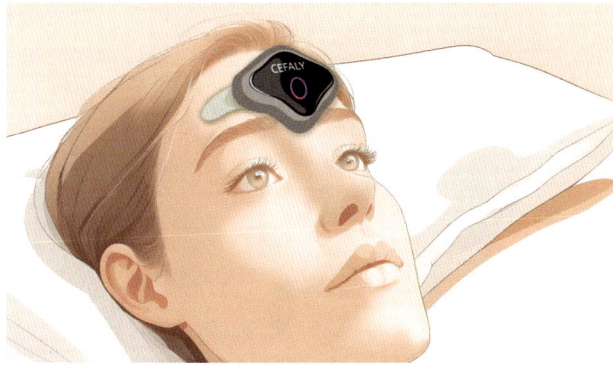

Figura 35.5 Estimulação não invasiva dos nervos supraorbitários e supratrocleares.

por meio da emissão de corrente elétrica, estimula esses ramos do trigêmeo e modifica o potencial de ação das fibras nervosas. O dispositivo opera por meio de um gerador direto de energia elétrica conectado diretamente ao eletrodo autoadesivo colocado na pele da região frontal entre os músculos corrugadores.[45] Ele produz impulsos bifásicos retangulares de 250 μs de duração, na frequência de 60 Hz, com o máximo de intensidade de 16 mA com uma progressão de intensidade de 1 a 16 mA em 14 minutos.[46]

O dispositivo possui um botão de controle na parte central, que pode ser acionado pelo próprio paciente. Caso haja desconforto durante a sessão, o aumento progressivo da intensidade da corrente elétrica pode ser interrompido por meio desse mesmo botão.[45] O Cefaly® pode ser utilizado como tratamento agudo de crise, com protocolo de duração de 60 minutos e/ou para tratamento preventivo da migrânea, sendo orientado o uso diário em sessões de 20 minutos, preferencialmente à noite.[45]

Mecanismo de ação

O nervo supraorbital, ramo do nervo trigêmeo, é estimulado diretamente pelo aparelho e é relatado efeito de bloqueio dos impulsos ascendentes dos aferentes da via trigeminovascular. Além disso, estudos com FDG-PET demonstraram que há modulação das vias descendentes da dor.[45] Estudos que avaliaram pacientes com migrânea episódica demonstraram que o uso do aparelho por 3 meses resultou na normalização do hipometabolismo previamente identificado nas regiões orbitofrontais e em áreas corticais cinguladas anteriores. Portanto, tem sido argumentado que a eTNS pode exercer o seu benefício por meio da modulação dessas áreas centrais envolvidas no controle descendente inibitório da dor.[47]

Evidências clínicas

No ensaio PREMICE (PREvention of MIgraine using Cefaly®), conduzido entre 2009 e 2011, pela Sociedade de Cefaleia da Bélgica, foram incluídos pacientes com migrânea com ao menos duas crises ao mês (34 pacientes no grupo ativo e 33 no grupo *sham*), que receberam 20 minutos de estimulação ao dia. Após 3 meses, foi observada redução significativa das crises no grupo ativo. A porcentagem de pacientes que apresentou resposta superior a 50% foi de 38% no braço ativo, comparado a 12% do grupo *sham*, sem registro de efeitos colaterais significativos.[48] Após, em estudo aberto com n de 23 e duração de 4 meses, em pacientes com migrânea crônica, somente 8 apresentaram redução do número de dias de migrânea.[49]

Em seguida, outros estudos abertos demonstraram ser uma forma segura e bem tolerada de terapia preventiva na migrânea episódica e crônica.[50,51] Outro estudo multicêntrico, prospectivo, também publicado em 2017, sugeriu que o Cefaly® foi bem tolerado e eficaz para o tratamento da migrânea, tanto episódica como crônica, em indivíduos refratários ou intolerantes ao uso do topiramato.[50] Um estudo prospectivo observacional aberto avaliou a segurança e a eficácia da eTNS em pacientes com migrânea crônica durante 3 meses, em sessões de 20 minutos por dia, tendo sido observada redução de 30% na frequência da cefaleia.[52]

Os estudos que avaliaram tolerabilidade e segurança do dispositivo mostraram que os efeitos adversos são bem tolerados pela maioria dos usuários. Uma grande coorte de 2.313 portadores de migrânea que alugaram o Cefaly® foi acompanhada de 2009 a 2012. Após 58 dias de uso, foram avaliados o nível de satisfação e a ocorrência de efeitos adversos. Apenas 4,3% dos indivíduos referiram efeitos adversos durante o período de observação, sendo o mais frequente parestesias (1,3%). Outros efeitos adversos relatados foram irritação no local, sonolência, insônia e sensação de fadiga. Ao final do estudo, 1.236 indivíduos decidiram continuar usando o dispositivo e 53,4% deles o consideraram bem tolerado e seguro.[48]

Muitos estudos bem controlados são necessários para responder as dúvidas que ainda existem sobre os benefícios do uso do Cefaly® no tratamento da migrânea, mas os dados disponíveis na literatura já corroboram o uso desse dispositivo como uma alternativa de tratamento, principalmente para aqueles que têm alguma limitação ou contraindicação para o uso de tratamentos convencionais.

ESTIMULADOR COMBINADO DO NERVO TRIGÊMEO E NERVOS OCCIPITAIS (ECO-TNS)

Mais recentemente, em 2021, foi publicado um estudo sobre um novo dispositivo, que realiza a estimulação combinada dos nervos occipital e trigeminal: ECO-TNS (Relivion®MG, Neurolief, Ltd; Netanya, Israel) (Figura 35.6). Esse dispositivo ajustável, que contém seis canais de estimulação, está disponível para comercialização nos EUA, desde 2021, para o tratamento abortivo da migrânea.[53] A aprovação aconteceu após um estudo envolvendo 131 pacientes com migrânea sem e com aura, no qual 46% dos indivíduos do braço ativo apresentaram resposta no alívio da cefaleia, em comparação a 11,8% no grupo *sham*. Além disso, 75% deles apresentaram alívio em sintomas associados como fonofobia, fotofobia ou náusea, dentro de 2 horas após o tratamento, comparados a 46,7% do grupo controle.[54]

Os dispositivos de neuromodulação descritos, apesar de já aprovados pela FDA e pela EMA, não estão atualmente disponíveis para comercialização no Brasil.

As técnicas de neuromodulação não invasiva descritas a seguir, estimulação magnética transcraniana e estimulação elétrica transcraniana, estão disponíveis em clínicas de neuromodulação no Brasil. Alguns aparelhos já têm liberação pela FDA e marca CE, mas o acesso é ainda limitado.[15]

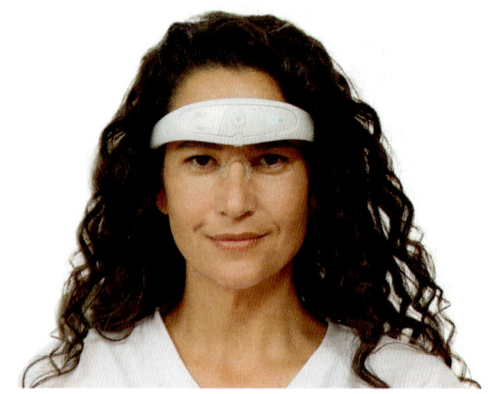

Figura 35.6 ECO-TNS. (Fonte: Neurolief Inc., 2023.)

ESTIMULAÇÃO MAGNÉTICA TRANSCRANIANA REPETITIVA (rTMS)

O aparelho de estimulação magnética transcraniana repetitiva (rTMS) libera pulsos magnéticos através de uma bobina posicionada na cabeça (Figura 35.7). Os estímulos atravessam o escalpo com mínima atenuação e geram despolarização axonal em neurônios corticais.[55]

Protocolos de trens de disparo de estímulos de forma repetitiva levam a efeitos de longa duração na modificação da atividade neuronal, através da neuroplasticidade. Baixa frequência (< 1 Hz), em geral, gera inibição da atividade cortical, enquanto rTMS de alta frequência (> 1 Hz) produz facilitação da atividade cortical.[56]

Mecanismo de ação

A estimulação magnética transcraniana repetitiva reduz a hiperexcitabilidade do córtex por meio da regulação das concentrações de glutamato e dopamina no hipocampo e no núcleo caudado.[57]

Evidências clínicas

Os estudos que avaliam a estimulação excitatória sobre o córtex motor primário (M1) demonstraram efetividade, porém com pequeno a moderado tamanho de efeito.[15] Um estudo, publicado por Misra et al.,[58] foi realizado em pacientes com migrânea, com mais de quatro crises por mês, que

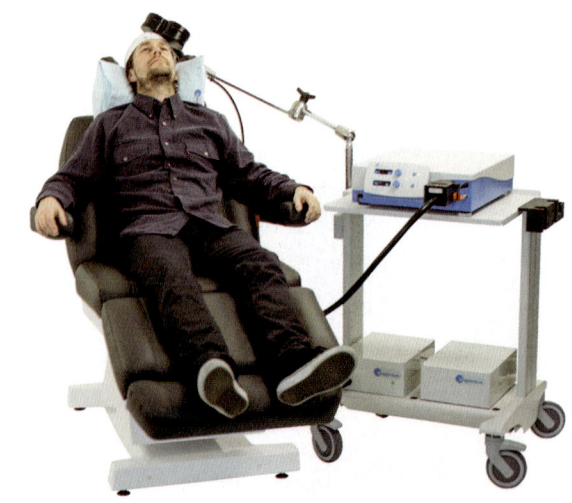

Figura 35.7 Aparelho de estimulação magnética transcraniana repetitiva. (Fonte: Magventure Inc., 2023.)

foram randomizados para rTMS ou *sham*. O protocolo utilizado foi excitatório, com frequência de 10 Hz, 600 pulsos em 10 trens, com resultado de redução de frequência de crises de 78,7% no grupo ativo, comparado a 33,3% no grupo *sham*. No entanto, outro estudo do mesmo grupo obteve resposta negativa.[59]

Um estudo, por Shehata et al.,[60] avaliou pacientes com migrânea crônica e comparou a rTMS de alta frequência (10 Hz, 2.000 pulsos por sessão, sobre M1, 3 vezes/semana, por 4 semanas consecutivas) à aplicação de toxina botulínica. Ocorreu resposta semelhante entre 4 e 8 semanas, porém rTMS foi considerada menos efetiva em relação à toxina botulínica em 12 semanas.

Kumar et al.[61] submeteram portadores de migrânea, com depressão como comorbidade, à estimulação de córtex pré-frontal dorsolateral esquerdo, em um estudo aberto retrospectivo. Ocorreu melhora significativa na frequência, intensidade e funcionalidade, utilizando a escala MIDAS como parâmetro.

Em relação à migrânea, os resultados ainda são considerados conflitantes, com marcante heterogeneidade dos estudos; há necessidade de mais estudos para atestar eficácia, com melhor definição de grupo controle e maior tamanho de amostra.[14] Há recomendações em *guideline* sobre as indicações de rTMS, publicado em 2019, ainda inconclusivas em relação ao tratamento da migrânea.[62] Nos dias atuais, pode ser uma opção de indicação para casos de migrânea refratária por ser uma técnica considerada segura e provavelmente eficaz.[63]

Efeitos colaterais possíveis da rTMS incluem cefaleia e dor cervical (reportada por até 30% dos pacientes, em especial após a primeira sessão, mas que é reduzida por posição confortável em poltrona durante as sessões). Crise convulsiva é possível, porém rara (frequência < 1/1.000).[63]

Existe contraindicação para portadores de implantes ou eletrodos metálicos intracranianos, como implante coclear e de estimulação cerebral profunda, e para indivíduos com epilepsia não controlada.[63]

ESTIMULAÇÃO ELÉTRICA TRANSCRANIANA (tDCS)

A estimulação elétrica transcraniana (tDCS) (Figura 35.8) é uma técnica que modula a excitabilidade cortical através da passagem de corrente elétrica de baixa intensidade (0,5 a 2 mA) por eletrodos posicionados na cabeça, sendo um ânodo (eletrodo excitatório) e um cátodo (eletrodo inibitório). Os efeitos na prevenção da migrânea têm sido testados usando tanto corrente anódica quanto catódica.[44]

Assim como com a rTMS, os efeitos da tDCS podem ocorrer pela ativação de uma cascata "de cima para baixo", envolvendo partes da matriz da dor, e pela possibilidade de modular áreas cerebrais envolvidas nas cefaleias.[36]

Evidências clínicas

Um estudo inicial com tDCS, com o ânodo no córtex visual, envolveu 26 pacientes com migrânea e não mostrou redução na frequência de crise entre os diferentes grupos, apenas na intensidade das crises.[64]

Em 2012, Auvichayapat et al.[65] conduziram um estudo controlado randomizado com 37 pacientes portadores de migrânea, com o ânodo no córtex motor primário e sessões por 20 dias consecutivos, comparado ao *sham*. Houve melhora na frequência e na intensidade das crises durante 4 e 8 semanas, porém essa resposta não foi observada em 12 semanas, sugerindo um efeito apenas a curto prazo.[65]

Outro estudo avaliou de forma comparativa a estimulação catódica sobre M1 (córtex motor primário) à direita com S1 (córtex sensitivo primário) *versus sham* por 22 sessões, por 10 semanas consecutivas e foi positivo para os dois grupos ativos.[66] Em um estudo que comparou estímulo anódico, catódico e *sham* sobre M1 à direita por 5 dias de tratamento, durante a fase de desintoxicação de analgésicos em paciente com migrânea crônica e cefaleia por uso excessivo de medicação, não houve diferença na redução da frequência da migrânea após 12 meses.[67]

Efeitos colaterais potenciais da tDCS incluem prurido, parestesia local, vermelhidão na pele, sonolência, cefaleia, fadiga, alteração da concentração, tontura e queimadura sob o eletrodo (raramente). Na grande maioria, são efeitos considerados leves e transitórios.[63]

No *Consenso latino-americano e do Caribe para tratamento de dor crônica com neuromodulação não invasiva*, publicado em 2019, o nível de recomendação científica para o tratamento da migrânea, com as técnicas rTMS e tDCS, foi considerado B (provavelmente eficaz) em protocolos de estimulação excitatória em área motora (M1).[63]

Essas técnicas são consideradas seguras no tratamento da dor crônica.[45]

CONSIDERAÇÕES FINAIS

Comparados ao tratamento medicamentoso, de forma geral, os aparelhos de neuromodulação não invasiva têm mecanismos de ação mais específicos e melhores perfis de tolerabilidade, devido à ausência de efeitos colaterais sistêmicos e interações medicamentosas.

Grande parte dos pacientes deseja tratamento não medicamentoso e grupos especiais como gestantes, crianças, adolescentes e portadores de comorbidades necessitam controlar a cefaleia e carecem de tratamento seguro e efetivo em muitas situações, sendo uma necessidade o avanço dessa modalidade de tratamento das cefaleias.

Limitações ao uso mais amplo dessas terapias incluem a falta de evidências científicas mais robustas, a dificuldade de ter um efeito *sham* confiável nas pesquisas clínicas, além do alto custo dos aparelhos, o que dificulta a cobertura dessas terapias pelas autoridades de saúde.[46]

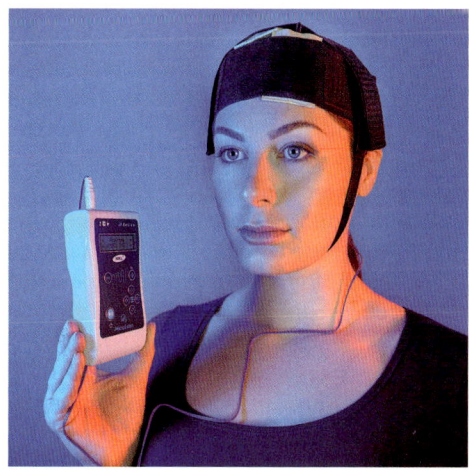

Figura 35.8 Estimulação elétrica transcraniana (tDCS). (Fonte: NKL Inc., 2023.)

36

Terapêutica em Cefaleia: Tratamentos Anti-CGRP/ CGRP-R, Agonistas 5-HT$_{1F}$ e Outros Avanços Recentes

Marcio Nattan Portes Souza • Mario Fernando Prieto Peres

INTRODUÇÃO

Devido à variabilidade fenotípica e às características individuais dos pacientes que sofrem com migrânea, o tratamento medicamentoso dessa doença é complexo e pode ser desafiador.[1,2] Contraindicações e efeitos adversos são frequentemente limitantes na prática.[3]

Recentes estudos sobre a fisiopatologia da migrânea possibilitaram a descoberta de novos alvos terapêuticos e o desenvolvimento de drogas com perfil farmacológico mais favorável.

Dentre elas destacam-se o peptídeo relacionado ao gene da calcitonina (CGRP) e o seu receptor (CGRP-R). A molécula do CGRP, descrita em 1983, é expressa em grande quantidade no gânglio trigeminal e nas suas projeções. Tem potente ação vasodilatadora e é liberada durante crises espontâneas e induzidas de migrânea. Também provoca crises quando administrada em pacientes com essa condição. Sua liberação é inibida após a administração de triptanas (agonistas de receptores 5-HT$_{1B/D}$). Além disso, participa de vias modulatórias da transmissão de dor no tronco encefálico.[4] Com tais descobertas, foram iniciadas pesquisas com moléculas pequenas antagonistas do CGRP-R e posteriormente com anticorpos monoclonais anti-CGRP e anti-CGRP-R no tratamento de migrânea, cujos resultados positivos são inquestionáveis.

Outro alvo implicado é o receptor de serotonina tipo 5-HT$_{1F}$ cuja ativação – assim como a dos receptores 5-HT$_{1B/D}$ – inibe sinais trigeminocervicais, sem os efeitos vasoconstritores que contraindicam uso de triptanas em pacientes com risco cardiovascular aumentado.[4]

Além do CGRP e da serotonina, outras moléculas, como o polipeptídeo ativador da adenilato ciclase pituitária (PACAP), peptídeo intestinal vasoativo (VIP), amilina e adrenomedulina; alvos intracelulares (óxido nítrico, fosfodiesterase 3 e 5) e canais iônicos (potássio, cálcio, potenciais transitórios [TRP], sensíveis a ácidos [ASIC]) e seus respectivos ativadores são objetos de estudo.[5]

O PACAP é um peptídeo que vem sendo amplamente estudado devido às evidências da sua atuação na fisiopatologia da migrânea e da sua atuação independente da via do CGRP. Ele atua sobre quatro receptores: PAC1, VPAC1, VIPAC2 e VIP. Assim como o CGRP, é encontrado em fibras sensitivas cranianas, tem concentração sérica aumentada durante a crise de migrânea e induz crise de migrânea quando infundido em pacientes com histórico da doença. Essa ação é bloqueada pelo tratamento prévio com triptanas.[4] Um estudo de fase II avaliou a eficácia de um anticorpo monoclonal antirreceptor PAC1 e não demonstrou diferença na redução da média de dias com migrânea.[6] Outro estudo de fase II avalia um anticorpo anti-PACAP e, apesar de ainda não publicado, teve divulgados resultados positivos quanto à eficácia.[7]

A levocromacalina é um ativador seletivo de canais de potássio ATP-dependentes, amplamente expresso no sistema trigeminovascular. Em estudos provocativos, com humanos, demonstrou ser o mais potente desencadeante de crises em pacientes com migrânea, sendo considerado um potencial alvo para novos tratamentos.[5]

ANTICORPOS MONOCLONAIS

São disponíveis atualmente quatro anticorpos monoclonais moduladores da ação do CGRP, indicados no tratamento profilático migrânea, tanto episódica (Tabela 36.1) como crônica (Tabela 36.2). O erenumabe [70 a 140 mg, a cada 4 semanas por via subcutânea (SC)] liga-se ao receptor canônico de CGRP e os demais – fremanezumabe (225 mg SC, a cada 4 semanas ou 675 mg SC, a cada 12 semanas), galcanezumabe (240 mg SC, iniciais + 120 mg SC, a cada 4 semanas) e eptinezumabe (100 a 300 mg IV, a cada 12 semanas) – ligam-se à molécula CGRP. Os principais efeitos adversos foram locais, relacionados à injeção, nasofaringite, infecção do trato respiratório superior, náusea e desconforto abdominal, com incidência de efeitos adversos graves não significativamente diferente em relação ao placebo.[8]

Os anticorpos monoclonais antagonistas da ação do CGRP também demonstraram eficácia em pacientes com falhas prévias a tratamentos de primeira linha, e os estudos incluíram tanto pacientes com migrânea episódica quanto migrânea crônica e pacientes com uso excessivo de analgésicos.[25,26]

O primeiro estudo prospectivo comparativo de anticorpo monoclonal antagonista do CGRP com medicamentos orais avaliou a tolerabilidade de erenumabe 70 a 140 mg, a cada 4 semanas, comparado a topiramato 50 a 100 mg/dia. O desfecho primário de descontinuação do tratamento foi atingido por 10,6% no grupo de erenumabe e por 38,9% do grupo de topiramato. Além disso, a eficácia na redução em 50% dos dias de dor foi um desfecho secundário atingido por 55,4% contra 31,2% no grupo topiramato (p < 0,001). Esse trabalho demonstra que, além da tolerabilidade significativamente maior, o bloqueio da ação do CGRP parece ser mais efetivo que a ação do topiramato na prevenção da migrânea.

Um estudo aberto de vida real envolvendo o fremanezumabe, que incluiu pacientes com migrânea episódica (25,8%) e crônica (74,2%), demonstrou uma redução ≥ 50% na frequência de dias com migrânea em 54,9% dos pacientes.[27] A taxa de efeitos colaterais determinando descontinuação do tratamento foi de 2,2%, e menos de 1% dos pacientes

Tabela 36.1 Anticorpos monoclonais no tratamento profilático da migrânea episódica. Estudos de fase III.

Medicamento	Estudo	Participantes	Dose	Tempo de seguimento	Desfechos	
					Redução de DEM	Redução de 50% de DEM (%)
Eptinezumabe	PROMISE 1[9]	674	100 mg SC tri	12 sem	−3,9	49,8
			300 mg SC tri		−4,3	56,3
			Placebo		−3,2	37,4
Erenumabe	STRIVE[10]	955	70 mg SC m	24 sem	−3,2	43,3
			140 mg SC m		−3,7	48,5
			Placebo		−1,8	26,6
	EMPOWER[11]	900	70 mg SC m	12 sem	−4,2	55,3
			140 mg SC m		−4,8	63,9
			Placebo		−3,1	44,8
	NCT03812224[12]	261	70 mg SC m	24 sem	−2,92	*
			Placebo		−1,25	*
	ARISE[13]	577	70 mg SC m	12 sem	−2,9	39,7
			Placebo		−0,18	29,5
	LIBERTY[14]	246	140 mg SC m	12 sem	−1,8	30,3
			Placebo		−0,2	13,7
Fremanezumabe	HALO EM[15]	875	225 mg SC m	12 sem	−3,7	47,7
			675 mg SC tri		−3,4	44,4
			Placebo		−2,2	27,9
	NCT03303092[16]	375	225 mg SC m	12 sem	−4	41,3
			675 mg SC tri		−4	45,3
			Placebo		−1	11,2
	FOCUS[17]	329	225 mg SC m	12 sem	−3,8	*
			675 mg SC tri		−3,7	*
			Placebo		−0,7	*
Galcanezumabe	EVOLVE 1[18]	646	240 mg i + 120 mg m	24 sem	−4,7	62,4
			Placebo		−2,8	38,6
	EVOLVE 2[19]	692	240 mg i + 120 mg m	24 sem	−4,3	59,3
			Placebo		−2,3	39,1
	CONQUER[20]	269	240 mg i + 120 mg m	12 sem	−2,9	41,6
			Placebo		−0,3	17,4

DEM: dias de enxaqueca por mês; i: inicial; m: mensal; SC: subcutânea; tri: trimestral; VN: via nasal; VO: via oral.

apresentou algum efeito colateral considerado grave. O efeito colateral mais comum foi relacionado ao local de injeção e aconteceu em 11,9% dos pacientes.

Em uma extensão de um estudo randomizado, controlado e duplo-cego que comparou galcanezumabe com placebo em pacientes com migrânea episódica, todos os pacientes incluídos (oriundos tanto do grupo placebo quanto do grupo de intervenção) receberam galcanezumabe por mais 3 meses.[28] A redução ≥ 50% em dias com migrânea aumentou de 59,7% para 70,9% no grupo que recebeu inicialmente galcanezumabe, e de 34,9% para 67,2% no grupo que recebeu inicialmente placebo e galcanezumabe na fase aberta. A taxa de efeitos colaterais motivando descontinuação do estudo foi < 1% em ambos os grupos. O efeito colateral mais comum foi de alteração de pele no local da injeção.

A taxa de descontinuação média por efeitos adversos dos primeiros estudos com anticorpos monoclonais antagonistas do CGRP foi de 5,9%. Estima-se um NNT (*number needed to treat*) de 6 e um NNH (*number needed to harm*) de 130 para esses medicamentos.[29]

Diante dos reiterados benefícios demonstrados em estudos comparativos com placebo, e dos primeiros estudos abertos, e levando em consideração a boa tolerabilidade e a ausência, até o momento, de efeitos colaterais inesperados, a recomendação da European Headache Federation em relação à introdução dos anticorpos – anteriormente sugerida apenas para pacientes refratários a dois ou mais tratamentos preventivos convencionais – passou a ser de que esses podem ser considerados como opção terapêutica de primeira linha.[30] Essa mesma postura foi, recentemente, adotada pela American Headache Society.[31] Com novos estudos já publicados, tanto abertos quanto o comparativo com topiramato, é provável que essa indicação seja consolidada, especialmente para pacientes com migrânea de alto impacto, como pacientes com migrânea crônica ou episódica com MIDAS IV.

Tabela 36.2 Anticorpos monoclonais no tratamento profilático da migrânea crônica. Estudos de fase III.

Medicamento	Estudo	Participantes	Dose	Tempo de seguimento	Desfechos	
					Redução de DEM	Redução de 50% de DEM (%)
Eptinezumabe	PROMISE 2[21]	364	100 mg SC tri	12 sem	−7,7	57,6
			300 mg SC tri		−8,2	61,4
			Placebo		−5,6	39,3
Erenumabe	NCT03812224[12]	667	70 mg SC m	12 sem	−5,11	*
			Placebo		−3,54	*
Fremanezumabe	HALO CM[22]	1.130	225 mg SC m	12 sem	−5	40,8
			675 mg SC tri		−4,9	37,6
			Placebo		−3,2	18,1
	NCT03303079[23]	571	225 mg SC m	12 sem	−4,9	29,0
			675 mg SC tri		−4,1	29,1
			Placebo		−2,8	13,2
	FOCUS[17]	509	225 mg SC m	12 sem	−4,5	*
			675 mg SC tri		−3,9	*
			Placebo		−0,7	*
Galcanezumabe	REGAIN[24]	836	240 mg i + 120 mg m	12 sem	−4,8	27,5
			Placebo		−2,7	23,2
	CONQUER[20]	193	240 mg i + 120 mg m	12 sem	−6	31,6
			Placebo		−2,2	9,2

Levando em conta o papel vasodilatador do CGRP, ainda que, até o momento, a maioria dos estudos não tenha demonstrado efeitos colaterais vasculares significativos, é fundamental manter vigilância clínica e observar os resultados dos novos estudos em andamento. Raros casos de hipertensão arterial e fenômeno de Raynaud foram relatados em pacientes que receberam os anticorpos monoclonais, e recomenda-se cautela no tratamento de pacientes já portadores de tais condições.[32] Um estudo de segurança que comparou o uso de erenumabe com placebo em pacientes com angina estável não demonstrou nenhum evento vascular associado ao medicamento em relação à taxa de isquemia miocárdica após teste de esforço.[33]

O uso de anticorpos monoclonais antagonistas do CGRP durante a gestação não é recomendado até que mais ensaios ratifiquem a ausência de toxicidade materno-fetal, e a sua utilização deve ser interrompida 5 meses antes de possível gestação.[34] Entretanto, dados de agências de vigilância sobre gestações expostas aos anticorpos disponíveis até o momento não demonstraram risco aumentado de complicações da gestação. A segurança do seu uso durante a lactação é desconhecida.

Antagonistas CGRP/CGRP-R na cefaleia em salvas

Apesar de existirem grandes diferenças fisiopatológicas entre a migrânea e a cefaleia em salvas (CS), o CGRP é um elo comum a ambas.[35] A partir das evidências do papel do CGRP na fisiopatologia da CS, quatro estudos de fase III avaliaram o fremanezumabe (CS crônica e episódica) e o galcanezumabe (CS crônica e episódica) na prevenção de crises.[36] Entretanto, ao contrário do observado na migrânea, apenas o estudo que avaliou galcanezumabe na posologia de 300 mg para prevenção de crises na CS episódica teve desfecho primário positivo, sendo o único incorporado ao arsenal terapêutico dessa doença.[37]

GEPANTS

Os gepants são pequenas moléculas antagonistas do CGRP-R. Rimegepant (75 mg via oral), ubrogepant (50-100 mg via oral) e zavegepant (10 mg intranasal) são eficazes no tratamento de crises de migrânea (Tabela 36.3). Rimegepant (75 mg, por via oral, em dias alternados) e atogepant (30 a 60 mg/dia VO) têm benefício no tratamento profilático (Tabela 36.4).

Os principais efeitos colaterais são náusea, sonolência, xerostomia e sintomas nasais (zavegepant). Não foi evidenciado surgimento de cefaleia por uso excessivo de medicamentos com os gepants, como tampouco houve complicações cardiovasculares nos estudos iniciais.[46] A segurança da classe na gravidez e na lactação não está determinada.

Um estudo comparou a eficácia de galcanezumabe e rimegepant como preventivos da migrânea, não tendo havido diferença entre os tratamentos. O desfecho primário de redução ≥ 50% em dias de migrânea foi atingido por 62% dos pacientes com galcanezumabe e 61% daqueles com rimegepant.[47]

AGONISTAS 5-HT$_{1F}$: LASMIDITANA

A lasmiditana (50-200 mg, via oral) é o único medicamento da classe dos ditans disponível atualmente para o tratamento agudo da migrânea (Tabela 36.5). Possui afinidade 100 vezes maior para receptores 5-HT$_{1F}$ que para 5-HT$_{1B/D}$ e, portanto, ao contrário das triptanas, tem efeito vasoconstritor mínimo.[48] Estudo pré-clínico com indução de alodinia sugeriu a associação da lasmiditana com cefaleia por uso excessivo de medicamentos, de forma semelhante às triptanas.[46] Tontura e sonolência são os efeitos colaterais mais

Tabela 36.3 Gepants no tratamento agudo de migrânea. Estudos de fase III.

Medicamento	Estudo	Participantes	Dose	Livre de dor em 2h (%)	Livre do sintoma mais incômodo (%)	Efeitos adversos
Rimegepant	Estudo 301[38]	1.162	75 mg VO	19,2	36,6	Náuseas
			Placebo	14	27,7	Sonolência
	Estudo 302[39]	1.186	75 mg VO	19,6	37,6	Xerostomia
			Placebo	12	25,4	
	Estudo 303[40]	1.466	75 mg VO	21	35	
			Placebo	11	27	
Ubrogepant	ACHIEVE I[41]	1.327	50 mg VO	19,2	38,7	Disgeusia
			100 mg VO	21,2	37,7	Desconforto nasal
			Placebo	11,8	27,8	Náuseas
	ACHIEVE II[42]	1.686	25 mg VO	20,7	34,1	
			50 mg VO	21,8	38,9	
			Placebo	14,3	27,4	
Zavegepant	NCT04571060[43]	1.269	10 mg VN	24	40	Náuseas
			Placebo	15	31	

VN: via nasal; VO: via oral.

Tabela 36.4 Gepants no tratamento profilático de migrânea. Estudos de fase II/III.

Medicamento	Estudo	Participantes	Dose	Redução de DEM	Redução de 50% de DEM (%)	Efeitos adversos
Rimegepant	NCT03732638[44]	747	75 mg	−4,3	41	Náuseas
			Placebo	−3,5	49	
Atogepant	ADVANCE[45]	1.269	10 mg	−3,7	55,6	Náuseas
			30 mg	−3,9	58,7	Fadiga
			60 mg	−4,2	60,8	Constipação
			Placebo	−2,5	29%	

DEM: dias de enxaqueca por mês.

Tabela 36.5 Lasmiditana no tratamento agudo da migrânea.

Medicamento	Estudo	Participantes	Dose	Livre de dor em 2h (%)	Livre do sintoma mais incômodo (%)	Efeitos adversos
Lasmiditana	SAMURAI[48]	1.856	100 mg VO	28,2	40,9	Tontura
			200 mg VO	32,3	40,7	Parestesias
			Placebo	15,3	29,5	Sonolência
	SPARTAN[49]	1.273	50 mg VO	28,6	40,8	Fadiga
			100 mg VO	31,4	44,2	Náuseas
			200 mg VO	38,8	48,7	
			Placebo	21,3	35,5	
	CENTURION[50]	1.471	100 mg VO	25,8	40,4	
			200 mg VO	29,3	39	
			Placebo	8,4	28	

VO: via oral.

frequentes; após o seu uso está contraindicado dirigir veículos e operar máquinas. Também é contraindicado na gestação e amamentação por ausência de dados de segurança.

CONSIDERAÇÕES PRÁTICAS

As principais sociedades de especialistas em migrânea têm posicionamentos publicados em relação ao tratamento dessa doença, que podem ser utilizados como norteadores da prática clínica, levando em conta as particularidades de cada paciente.

A American Headache Society recomenda o uso de anticorpos monoclonais anti-CGRP/CGRP-R, rimegepant e atogepant em pacientes com migrânea episódica ou crônica como opções de primeira linha para o tratamento preventivo da migrânea.[51] Ubrogepant, rimegepant e lasmiditana são recomendados em crises moderadas a fortes ou crises leves a moderadas com resposta insuficiente a terapias não específicas (analgésicos, anti-inflamatórios não hormonais, paracetamol, cafeína).[52]

O último consenso europeu (European Headache Federation/European Academy of Neurology) recomenda ubrogepant, rimegepant e lasmiditana como terceira linha no tratamento agudo de migrânea.[52] A European Headache Federation classifica como recomendação forte, com grau de evidência moderada a alta o uso de monoclonais no tratamento de migrânea episódica e crônica.[53]

O *guideline* de tratamento da migrânea episódica da Sociedade Brasileira de Cefaleia (SBCe) apresenta o erenumabe (não disponível no Brasil), o galcanezumabe e o fremanezumabe com nível A de recomendação, e o eptinezumabe (não disponível no Brasil) com nível B de recomendação.[54] Até a data desta publicação, os gepants e a lasmiditana não estão disponíveis no Brasil.

Dessa forma, há uma tendência a utilizar as classes citadas neste capítulo em cenários de refratariedade, intolerância e/ou contraindicações às demais terapias farmacológicas para migrânea. O uso de anticorpos monoclonais como profiláticos de primeira linha é ainda tema de debate, considerando principalmente o aspecto de custo-efetividade do tratamento.

BIOMARCADORES NO TRATAMENTO DA MIGRÂNEA

O desenvolvimento de biomarcadores para migrânea é uma outra frente de desenvolvimento com potencial impacto direto sobre a terapêutica. Até o momento, diversos biomarcadores já foram desenvolvidos, incluindo genéticos, moleculares (estudos provocativos), neurofisiológicos, de neuroimagem funcional e séricos. Entretanto, a real utilidade clínica desses biomarcadores ainda não está bem estabelecida.

Entre os marcadores com potencial uso clínico futuro, uma das opções mais promissoras é a dosagem salivar de CGRP. Em um estudo, níveis mais elevados foram encontrados em pacientes com migrânea, e a concentração basal de CGRP salivar esteve diretamente associada à resposta ao tratamento com erenumabe.[55]

Alguns estudos também apontam para marcadores clínicos como potenciais preditores de resposta ao tratamento com medicações antagonistas ao CGRP, com maior evidência para os anticorpos monoclonais. Preditores de boa resposta observados foram dor unilateral, presença de sintomas autonômicos cranianos, menor incapacidade, boa resposta a triptanas, presença de vômito, ausência de outros tipos de cefaleia e idade mais jovem. Migrânea crônica, dor contínua, uso excessivo de analgésicos, depressão, falha a múltiplas terapias preventivas, maior frequência basal de dor e alodinia interictal são prováveis preditores negativos.[56]

PERSPECTIVAS FUTURAS

O desenvolvimento de terapias anti-CGRP/CGRP-R revolucionou o tratamento da migrânea na última década. Entendendo-se essa como doença heterogênea, estudos com exploração de outros alvos (PACAP, dentre outros citados), já em andamento, são necessários para ampliar ainda mais o arsenal terapêutico. Estudos provocativos de crises em humanos apontam para outros potenciais alvos que vêm sendo estudados em fase inicial, incluindo a levocromacalina. O futuro do tratamento da migrânea aponta para maiores possibilidades de atender às necessidades dos nossos pacientes.

37

Migrânea

Marcelo Ciciarelli • Caio Vinicius de Meira Grava Simioni • Pedro Moreira

APRESENTAÇÃO CLÍNICA

Introdução

Cefaleia é um sintoma muito frequente na população, podendo estar relacionado a causas primárias, ou seja, quando a dor em si é a própria doença, e a causas secundárias, quando a dor é consequência de outra doença. Estima-se que 5 a 10% das pessoas procuram um médico durante a vida por cefaleia. As principais cefaleias primárias são a cefaleia do tipo tensão e a migrânea.[1,2]

A migrânea é um tipo de cefaleia primária cuja dor frequentemente é incapacitante e causa enormes prejuízos socioeconômicos e pessoais, atingindo de 10 a 15% da população e sendo mais frequente no sexo feminino.[3] De acordo com o Global Burden of Disease Survey e dados da Organização Mundial da Saúde, está entre as principais causas de incapacidade no mundo.[4]

Epidemiologia

Esse tema é abordado com mais detalhes em capítulo específico. Resumidamente, 17% das mulheres, 6% dos homens e 4% da população infantil têm migrânea. O pico de prevalência se situa em torno de 30 a 50 anos de idade e o predomínio é no sexo feminino com proporção de 2,2:1.[3] Sabe-se que mais de 70% dos pacientes têm, pelo menos, um familiar direto acometido. A herança genética dessa patologia é basicamente poligênica. Estudos recentes identificaram 38 loci genômicos comumente encontrados em humanos que influenciam o risco de migrânea.[5]

Características da crise migranosa

Pode haver quatro fases detectáveis em uma crise típica de migrânea: pródromo ou sintomas premonitórios, aura, cefalcia e sintomas associados (náuseas, fotofobia, fonofobia) e resolução (fadiga, exaustão).

Os sintomas premonitórios incluem bocejos, fadiga, depressão, desejo por certos alimentos, tensão cervical e hipoatividade, podendo iniciar até 48 horas antes do início da crise de cefaleia.

A aura corresponde a um conjunto de sintomas neurológicos reversíveis que precedem, acompanham e, com menos frequência, surgem independentemente da crise dolorosa. Esses sintomas instalam-se de modo gradual em ao menos 5 minutos e duram até 60 minutos cada. Sintomas mais prolongados devem ser investigados quanto a outras etiologias ou complicações da migrânea (ver tópico a seguir). Os sintomas de aura mais comumente descritos são alterações visuais, as quais correspondem a 90% das auras e podem manifestar-se como escotomas cintilantes, escotomas escuros, ou espectro de fortificação (uma figura em zigue-zague que surge perto do ponto de fixação visual, podendo se alastrar em forma de convexidade com bordos brilhantes para os campos laterais da visão, direita ou esquerda). Outros sintomas típicos, porém, menos frequentes em uma aura, seriam sintomas sensitivos e afasia. A presença de déficits motores (hemiparesia ou hemiplegia) implica o diagnóstico da subforma migrânea hemiplégica. Já sintomas como vertigem, hipoacusia, tinito, diplopia, disartria, ataxia, rebaixamento da consciência fazem parte do quadro de migrânea com aura do tronco encefálico (previamente denominada "migrânea basilar").[6]

A aura seria a manifestação clínica da despolarização alastrante cortical, também conhecida como "depressão alastrante de Leão", que se trata de uma onda de hiperatividade neuronal, seguida de depressão dessa atividade acompanhada por uma oligoemia cerebral, que progride do polo occipital para regiões anteriores.[7]

A dor da migrânea caracteriza-se por ser de moderada a forte intensidade, do tipo pulsátil, que piora com atividades rotineiras, dura entre 4 e 72 horas, é unilateral na maior parte dos casos e pode ser acompanhada de sintomas como náusea, vômitos, fotofobia e fonofobia.

Além disso, o paciente migranoso tem uma sensibilidade excessiva a certos estímulos tais como luzes, sons, movimentos e odores, os quais podem, inclusive, deflagrar crises de migrânea.[6]

Migrânea crônica

A migrânea crônica (MC) corresponde a um estágio da doença no qual a frequência das crises é igual ou superior a 15 dias por mês, ao longo de, pelo menos, 3 meses.[8] A cronificação da migrânea diz respeito não só a um aumento da frequência das crises, por período específico, mas também a alterações progressivas na modulação da dor, ao nível do tronco cerebral e encéfalo, desenvolvidas pelos pacientes com essa doença.[9] Uma revisão sistemática de estudos populacionais identificou que a prevalência da MC pode variar de 0 a 5,1%, com estimativas mais frequentes entre 1,4 e 2,2%, embora exista uma grande heterogeneidade entre os estudos e falta de dados em certas regiões.[10]

Acredita-se que a cronificação possa resultar em prejuízos aos pacientes que vão além da dor em si. Efeitos cumulativos da migrânea no sistema nervoso central foram demonstrados, embora a implicação funcional desses achados ainda permaneça obscura. Estudos envolvendo ressonância magnética convencional demonstraram que pacientes com migrânea têm risco aumentado de alterações inespecíficas na substância branca, de significado clínico questionável, chamadas algumas vezes "substrato de migrânea". Esse risco existe para todos os migranosos, entretanto é maior em pacientes com migrânea com aura e MC.[11]

Uso excessivo de medicações abortivas da crise e de analgésicos

Considera-se uso excessivo de medicações abortivas da crise o uso regular por 10 ou mais dias no mês de triptanas, ergotamínicos, opioides e combinações analgésicas, ou uso por 15 ou mais dias no mês de analgésicos do tipo dipirona, paracetamol e anti-inflamatórios não esteroidais.[8] Como os pacientes geralmente melhoram da cefaleia com a suspensão da medicação, é recomendável sempre investigar essa situação em pacientes com quadro de MC.[12]

Comorbidades

Doença cerebrovascular e cardiovascular

Em vários estudos populacionais tem sido documentado risco até duas vezes maior de acidente vascular cerebral isquêmico em pacientes com migrânea com aura. Esse risco seria ainda maior em mulheres com fatores de riscos adicionais, como o uso anticoncepcionais orais e tabagismo.

Além disso, a migrânea com aura é também associada à maior incidência de infarto do miocárdio e claudicação vascular.

As doenças vasculares seriam também relacionadas à presença de forame oval patente em pacientes migranosos.[13]

Obesidade

A obesidade, quantificada pelo índice de massa corporal, tem forte influência na prevalência da migrânea. Alguns estudos descrevem a obesidade como um estado pró-inflamatório, já que os adipócitos secretam citocinas e fator de necrose tumoral. Macrófagos presentes em maior quantidade no tecido adiposo contribuiriam para o aumento da inflamação neurovascular, resultando em ataques de migrânea mais frequentes e intensos, além de maior grau de sensibilização central.[14]

Outras dores crônicas

Sabe-se que existe associação entre MC e outras síndromes dolorosas, tais como disfunção temporomandibular, síndrome do intestino irritável e fibromialgia.[15-17]

Outras doenças neurológicas

Há relação descrita com distúrbios do movimento, tais como tremor essencial, síndrome das pernas inquietas, tiques, epilepsias, esclerose múltipla, vertigem posicional benigna e distúrbios do equilíbrio.[18-21]

Queixas cognitivas

Pacientes com MC frequentemente queixam-se de déficits cognitivos, que dificultam situações sociais e atividades da vida diária. Estudos demonstraram piores resultados em baterias de testes cognitivos nos pacientes com MC quando comparados a controles saudáveis.[22,23]

Comorbidades psiquiátricas

A comorbidade da migrânea, como a depressão e os transtornos de ansiedade, pânico e transtorno fóbico, foi extremamente bem documentada por meio de estudos longitudinais e de associação familiar, nos quais ficou caracterizada uma relação bidirecional: a migrânea pode tanto anteceder como surgir depois do quadro psiquiátrico, o que fala a favor de uma associação, em vez de uma relação de causa e efeito.[24]

CLASSIFICAÇÃO E CRITÉRIOS DIAGNÓSTICOS DA MIGRÂNEA

Classificação da migrânea

Critérios diagnósticos[8]

A Classificação Internacional das Cefaleias, da Sociedade Internacional de Cefaleia, define a migrânea sem aura como sendo uma cefaleia recorrente manifestando-se em crises que duram de 4 a 72 horas. As características típicas da cefaleia são: localização unilateral; caráter pulsátil; intensidade moderada ou forte; exacerbação por atividade física rotineira e associação com náusea e/ou fotofobia e fonofobia (Tabela 37.1).

Critérios diagnósticos da migrânea sem aura

A. Pelo menos 5 crises preenchendo os critérios de B a D.
B. Cefaleia durando de 4 a 72 horas (sem tratamento ou com tratamento ineficaz).
C. A cefaleia preenche ao menos duas das seguintes características:
   1. Localização unilateral
   2. Caráter pulsátil
   3. Intensidade moderada ou forte
   4. Exacerbada por ou levando o indivíduo a evitar atividades físicas rotineiras (p. ex., caminhar ou subir escada).

Tabela 37.1 Classificação da migrânea segundo a Classificação Internacional das Cefaleias (ICHD-3 beta).

Migrânea sem aura		
Migrânea com aura	Migrânea com aura típica	Aura típica com cefaleia
		Aura típica sem cefaleia
	Migrânea com aura do tronco encefálico	
	Migrânea hemiplégica familiar	Migrânea hemiplégica familiar tipo 1, 2, 3 e outros *loci*
	Migrânea hemiplégica esporádica	
	Migrânea retiniana	
Migrânea crônica		
Complicações da migrânea	Estado migranoso	
	Aura persistente sem infarto	
	Infarto migranoso	
	Crise epiléptica desencadeada por migrânea	
Migrânea provável	Migrânea provável com aura e sem aura	
Síndromes episódicas associadas à migrânea	Perturbação gastrointestinal recorrente	Síndrome de vômitos cíclicos
		Migrânea abdominal
	Vertigem paroxística benigna	
	Torcicolo paroxístico benigno	

D. Durante a cefaleia, pelo menos um dos seguintes:
  1. Náusea e/ou vômitos
  2. Fotofobia e fonofobia.
E. Não atribuída a outro transtorno.

Critérios diagnósticos da migrânea com aura

A. Pelo menos 2 episódios preenchem os critérios B e C.
B. Um ou mais dos seguintes sintomas de aura, totalmente reversíveis:
  1. Visual
  2. Sensitivo
  3. Fala ou linguagem
  4. Motor
  5. Tronco cerebral
  6. Retiniano.
C. Pelo menos 2 de 4 características:
  1. Pelo menos um sintoma de aura alastra-se gradualmente em 5 ou mais minutos e/ou dois ou mais sintomas aparecem sucessivamente
  2. Cada sintoma de aura dura de 5 a 60 minutos
  3. Pelo menos um sintoma de aura é unilateral
  4. A aura é acompanhada ou seguida, em 60 minutos, por cefaleia.
D. Não atribuída a outro transtorno e foi excluído um acidente isquêmico transitório.

COMPLICAÇÕES DA MIGRÂNEA

Estado migranoso

É uma crise típica de migrânea com ou sem aura, com sintomas debilitantes que persistem por mais de 72 horas. Esse tipo de crise pode estar associado a abuso de analgésicos.

Aura persistente sem infarto

É uma crise de migrânea com aura que dura mais de 1 semana e não apresenta alterações isquêmicas em exame de imagem. Deve ser diferenciada do quadro de infarto migranoso, quando os sintomas são acompanhados por essas alterações.

Infarto migranoso

Corresponde a um ou mais sintomas de aura de migrânea que duram mais de 60 minutos, acompanhados de acidente vascular isquêmico demonstrado por exame de imagem, em uma área cerebral compatível (p. ex., sintomas prolongados de aura visual e alterações isquêmicas nos lobos occipitais).

Crise epiléptica desencadeada por migrânea

Trata-se de crise convulsiva típica ocorrendo em indivíduos com crise de migrânea, durante ou até 1 hora após o episódio. Esse fenômeno, bastante raro e associado apenas à migrânea com aura, é por vezes chamado "migralepsia". Migrânea e epilepsia são transtornos neurológicos paroxísticos que podem apresentar uma relação temporal. Se, por um lado, uma crise convulsiva pode ocorrer em indivíduos com crise de migrânea, por outro, uma crise de cefaleia com características de migrânea pode ocorrer após uma crise convulsiva generalizada. Neste caso, não existe um nome específico para tal crise.

TRATAMENTO DA MIGRÂNEA

O tratamento da migrânea engloba abordagens farmacológicas e não farmacológicas e é dividido em tratamento sintomático agudo, aquele que visa à resolução da crise migranosa, e tratamento profilático, que tem como objetivo a diminuição da frequência e da intensidade das crises, além da melhora da resposta das crises ao tratamento sintomático agudo.

Tratamento da crise

No tratamento farmacológico das crises de migrânea, deve-se levar em consideração a eficácia, os potenciais efeitos adversos e as contraindicações dos medicamentos. Também se observa a intensidade habitual das crises, o grau de incapacidade que elas provocam, a presença de náusea e vômitos, a frequência, o quão rapidamente atingem o seu ápice e o padrão prévio de resposta ao tratamento.

Os seguintes princípios devem ser adotados para o tratamento da crise de migrânea: 1) tratar precocemente – essa medida melhora o início e a consistência da resposta, reduz a necessidade de medicação de resgate e reduz o risco de alodinia; 2) usar dose terapêutica adequada e ajustá-la quando a resposta for insuficiente; 3) modificar a via de administração quando houver gastroparesia; 4) trocar por drogas de início de ação mais rápido ou, quando houver recorrência das crises, de meia-vida mais longa; 5) associar substâncias com o objetivo de obter um efeito mais rápido e menor índice de recorrência, por exemplo, uma triptana e um anti-inflamatório.[25,26]

Nas crises de fraca intensidade, pode-se tentar medidas não farmacológicas, como o repouso em um quarto escuro e silencioso. Conciliar o sono, se possível, e utilizar compressas frias ou mornas na região dolorosa também pode ser útil. Caso a dor persista, podem ser utilizados analgésicos comuns tais como ácido acetilsalicílico, paracetamol e dipirona ou anti-inflamatórios não esteroidais (AINEs), tais como naproxeno, ibuprofeno, diclofenaco, nimesulida etc. Nas crises de moderada intensidade, além dos analgésicos comuns e dos AINEs já citados, podem ser utilizados fármacos específicos para o tratamento da crise migranosa, as triptanas (Tabela 37.2), que também estão indicadas nas crises incapacitantes. Como essas crises habitualmente estão associadas a náusea e vômitos, o uso de medicações injetáveis (sumatriptana subcutânea [SC] ou AINEs por via intravenosa [IV] ou intramuscular [IM]) ou por via nasal pode ser uma opção mais eficaz, assim como a utilização concomitante de antieméticos.[25,27,28]

Combinações de analgésicos que contenham ergotamínicos ou isometepteno não são recomendadas, pois, apesar de alguns estudos indicarem que foram superiores ao placebo, elas não se mostraram mais eficazes quando comparadas a outras drogas utilizadas isoladamente, além de apresentarem um pior perfil de tolerabilidade e aumento do risco de cefaleia por uso excessivo de medicamentos.[25]

Nas unidades de emergência deve-se priorizar o diagnóstico diferencial da cefaleia – se primária ou secundária – e o alívio da dor e dos sintomas associados. Além das medicações já citadas, podem ser utilizadas, nesse ambiente, a dipirona 1 grama IV, o cetoprofeno 100 mg IM ou IV, a sumatriptana 6 mg SC ou a clorpromazina IV na dose de 0,1 mg/kg. Nos casos em que o paciente chega à emergência com dor há mais de 72 horas (estado migranoso), o uso de dexametasona 10 mg IV lentamente, associada aos medicamentos anteriormente citados, é recomendado.[29]

Como citado, o uso excessivo dos analgésicos, dos ergóticos e das triptanas pode promover um aumento da frequência

Tabela 37.2 Triptanas* – apresentações e doses.

Fármaco	Apresentação e via	Dose inicial	Intervalo mínimo entre doses	Dose máxima diária
Sumatriptana	25, 50 e 100 mg VO	50 a 100 mg	2 horas	200 mg
	20 mg IN (10 mg por esguicho)	10 a 20 mg	2 horas	40 mg (4 esguichos)
	6 mg SC	6 mg	1 hora	12 mg (2 ampolas)
	50 ou 85 mg + naproxeno 500 mg VO	50 a 85 mg	2 horas	165 mg (2 comprimidos)
Rizatriptana**	10 mg VO	10 mg	2 horas	20 mg
Zolmitriptana	2,5 mg VO	2,5 a 5 mg	2 horas	10 mg
Naratriptana	2,5 mg VO	2,5 mg	4 horas	5 mg

*Disponíveis no Brasil. **Pacientes em uso de propranolol devem reduzir as doses rizatriptano pela metade. IN: via intranasal; SC: via subcutânea; VO: via oral.

e da intensidade das crises de migrânea, levando à chamada "cefaleia por uso excessivo de medicamentos". Portanto, os pacientes devem ser orientados a não utilizar tais substâncias mais do que em 2 dias por semana.

Os derivados opioides (codeína, tramadol etc.) devem ser evitados no tratamento da crise migranosa, pois possuem fraca evidência de eficácia e aumentam a chance de dependência e de cronificação das crises de cefaleia.[25]

Tratamento profilático

O tratamento profilático da migrânea visa, principalmente, à melhoria da qualidade de vida dos pacientes por meio da diminuição da frequência, intensidade e duração das crises de dor, porém também busca melhorar a resposta ao tratamento abortivo das crises e reduzir o uso de medicação sintomática.[30]

A profilaxia está indicada para aqueles pacientes que apresentam três ou mais crises de migrânea ao mês, por mais de 3 meses, entretanto também pode ser recomendada quando o tratamento sintomático agudo se mostra repetidamente ineficaz, está contraindicado ou causa efeitos adversos significativos. Nos pacientes com auras prolongadas e risco de infarto migranoso, essa medida é também aconselhável. A profilaxia da migrânea pode ser realizada por meio de medidas farmacológicas ou não farmacológicas.[30]

Durante o período do tratamento profilático, a adoção de um diário de dor deve ser sempre estimulada, pois essa ferramenta ajuda a avaliar a resposta terapêutica e a refinar o diagnóstico da cefaleia que está sendo tratada. Atualmente estão disponíveis diários de cefaleia na forma impressa ou na forma de aplicativos para telefones celulares.[30]

A abordagem farmacológica deve privilegiar a maior eficácia em relação aos objetivos citados anteriormente, bem como a menor chance de ocorrência de efeitos adversos. Comorbidades como depressão, ansiedade, mania, epilepsia, obesidade, insuficiência cardíaca, asma, hipertensão arterial e outras devem ser levadas em consideração na individualização do tratamento.

Os principais grupos farmacológicos recomendados para a profilaxia da migrânea são os betabloqueadores, os antidepressivos tricíclicos, alguns anticonvulsivantes, alguns bloqueadores dos canais de cálcio e os inibidores da recaptação de serotonina e noradrenalina (Tabela 37.3).[29,30]

Os betabloqueadores, tais como propranolol, nadolol, metoprolol, atenolol e timolol, devem ser evitados em pacientes com asma, depressão, hipotensão e bradicardia. Podem causar disfunção sexual e intolerância a exercícios físicos, mas podem ter utilidade adicional em pacientes hipertensos e taquicárdicos.[30,31]

A flunarizina é o bloqueador de canais de cálcio mais utilizado na prevenção da migrânea. Alguns pacientes relatam ganho de peso, constipação, depressão ou edema. Essa medicação tem indicação acessória em pacientes com aura prolongada e no infarto migranoso.[32,33]

Os antidepressivos tricíclicos (ADTs), como a amitriptilina e a nortriptilina, são os que demonstram melhor apoio da literatura. O uso dessas medicações torna-se mais interessante em pacientes com comorbidades psiquiátricas como depressão, ansiedade e insônia. Possuem como principais efeitos colaterais sedação, ganho de peso, constipação, xerostomia e arritmias cardíacas.[34,35]

Antidepressivos de outras classes como os inibidores de recaptação seletiva de serotonina e noradrenalina (IRSN), como a venlafaxina e a duloxetina, também têm sido estudados na profilaxia da migrânea e demonstrado bom nível de eficácia, com menor índice de efeitos colaterais.[36,37]

Algumas drogas antiepilépticas (DAE), como o divalproato e o topiramato, são substâncias com eficácia comprovada na profilaxia da migrânea. O primeiro pode produzir efeitos adversos como alopecia, ganho de peso, tremor, fadiga, dispepsia e anormalidades da função hepática. O segundo, parestesias de extremidades, perda de peso, alterações cognitivas, fadiga, depressão, glaucoma e litíase renal.[38,39]

Medidas não farmacológicas

Apesar da relativa escassez de estudos, a utilização de medidas não farmacológicas, como as técnicas de relaxamento, a higiene do sono, os hábitos alimentares regulares, a restrição dietética específica (somente para aqueles pacientes que apresentam desencadeantes alimentares bem definidos), a limitação do consumo de cafeína, a atividade aeróbica regular, o manejo do estresse, a terapia cognitivo-comportamental e o *biofeedback* devem ser estimulados no tratamento complementar da migrânea.[40]

Tratamento da migrânea crônica

No tratamento da MC, deve-se sempre priorizar o tratamento profilático em relação ao tratamento agudo. Caso ocorram crises fortes e incapacitantes, procura-se estimular a analgesia por métodos não farmacológicos.

Durante o período chamado "transição", que envolve medidas de duração limitada (menos que 30 dias), deve-se promover a descontinuação do(s) fármaco(s) em uso excessivo (exceto na presença de uso excessivo de barbitúricos, benzodiazepínicos e opioides, quando a retirada gradual é necessária) e a introdução imediata da medicação profilática. Os sintomas de abstinência podem ser tratados com antieméticos e corticosteroides por curto período, apesar de que as evidências quanto à sua eficácia são limitadas e contraditórias.[40]

Em algumas situações, o tratamento de transição precisa ser realizado em regime hospitalar, como quando a medida

Tabela 37.3 Principais fármacos utilizados no tratamento profilático da migrânea.

Classe	Fármaco	Dose	Eficácia
Antidepressivos tricíclicos	Amitriptilina	12,5 a 75 mg/dia	Nível B
	Nortriptilina	10 a 75 mg/dia	Nível C
IRSN	Venlafaxina	75 a 150 mg/dia	Nível B
	Duloxetina	60 a 120 mg	1 estudo aberto
Betabloqueadores	Propranolol	20 a 80 mg/dia	Nível A
	Nadolol	20 a 80 mg/dia	Nível B
	Atenolol	25 a 100 mg/dia	Nível B
	Metoprolol	25 a 100 mg/dia	Nível A
	Timolol	20 a 30 mg/dia	Nível A
Antiepilépticos	Valproato	250 a 1.500 mg/dia	Nível A
	Topiramato	30 a 100 mg/dia	Nível A
Bloqueador de canal de Ca++	Flunarizina	3 a 10 mg/dia	Nível A

de retirada das medicações em uso excessivo não foi alcançada, na ocorrência de náusea intensa, vômitos ou diarreia promovendo desequilíbrio hidroeletrolítico e hemodinâmico; na presença de comorbidades psiquiátricas graves, tais como risco de agressividade, suicídio, psicose e desintoxicação de dependentes químicos; ou quando a revisão diagnóstica requer procedimentos melhor realizados nesse ambiente.[40]

Poucos medicamentos foram testados para o tratamento preventivo específico da MC. O topiramato e a toxina onabotulínica A tiveram a sua eficácia demonstrada em estudos classe I (nível de recomendação A), enquanto o valproato de sódio foi submetido a um estudo classe I (nível de recomendação B). A duração do tratamento preventivo na MC não está bem estabelecida, porém há dados demonstrando um substancial índice de recidiva em pacientes tratados por períodos inferiores a 1 ano.

O uso do topiramato se baseia em dois estudos duplos-cegos, placebo-controlados, randomizados e com grupos paralelos, que avaliaram pacientes portadores de MC com uso excessivo de analgésicos e cujos resultados mostraram que o topiramato em doses de 50 a 100 mg/dia reduziu a frequência dos dias com dor e melhorou a qualidade de vida desses pacientes.[41,42]

Um estudo com valproato de sódio mostrou sua eficácia no tratamento da MC, com dose média de 1.000 mg/dia. Outros fármacos como a amitriptilina, a gabapentina e a pregabalina, embora tenham mostrado eficácia na cefaleia crônica diária, não foram pesquisados especificamente para a MC.[43]

A utilização de toxina onabotulínica A na migrânea crônica e dos anticorpos monoclonais anti-CGRP, na migrânea episódica e crônica, além da neuromodulação e dos bloqueios anestésicos, serão abordados, respectivamente, nos Capítulos 34, *Terapêutica em Cefaleia: Toxina Botulínica*, 36, *Terapêutica em Cefaleia: Tratamentos Anti-CGRP/CGRP-R, Agonistas 5-HT$_{1F}$ e Outros Avanços Recentes*, 35, *Terapêutica em Cefaleias: Neuromodulação Não Invasiva*, e 33, *Terapêutica em Cefaleia: Bloqueios Anestésicos*.

38

Cefaleia do Tipo Tensão: Apresentação Clínica e Tratamento

Hilton Mariano • Jayme A. Maciel Jr. • Mauro Eduardo Jurno

INTRODUÇÃO

A cefaleia do tipo tensão (CTT) é considerada a segunda doença mais prevalente em todo o mundo, logo após a cárie dentária.[1] Estima-se que cerca de 42% da população adulta sofra desse tipo de cefaleia, com uma prevalência ao longo da vida na população geral variando entre 14 e 78%.[2] Mesmo nas suas formas menos frequentes, a cefaleia do tipo tensão pode impactar significativamente a qualidade de vida relacionada à saúde.[3] As formas frequentes e crônica da CTT crônica constituem um importante problema de saúde pública com um enorme impacto socioeconômico e no indivíduo.[4] Apesar dessa altíssima prevalência, ainda é uma das cefaleias menos estudadas, recebendo muito menos atenção das autoridades de saúde, de investigadores clínicos e da indústria farmacêutica quando comparada com outros tipos de cefaleias primárias.[5] Essa deficiência de atenção da comunidade científica prejudica o esclarecimento sobre os mecanismos fisiopatogênicos[6] e a avaliação mais precisa dos seus critérios diagnósticos.[7] Várias denominações já foram atribuídas à CTT, contribuindo, de certa forma, para o seu mau entendimento, tais como: cefaleia de tensão, psicogênica, de estresse, por contração muscular, essencial, idiopática e comum. A confusão de nomenclatura colaborava para a construção de uma condição mal-definida e heterogênea, pois seu diagnóstico se baseava principalmente na ausência de características típicas encontradas em outros tipos de cefaleia, como a migrânea ou cefaleia em salvas. Seria, portanto, uma cefaleia sem características específicas, ou seja, nada além de dor na cabeça. A primeira edição da Classificação Internacional das Cefaleias, de 1988,[8] estabeleceu critérios diagnósticos claros, o que contribuiu enormemente para o seu estudo. Esses critérios foram revisados na atual edição, de 2018,[9] na qual ela é subdividida conforme a frequência de dor (episódica infrequente, episódica frequente ou crônica) e a presença ou não de dolorimento pericraniano. Embora existam diferenças entre os subtipos de CTT, todos compartilham a característica comum de bilateralidade da dor, da natureza em aperto/pressão, com intensidade de leve a moderada, sem piora com esforço físico ou associação com náusea intensa ou vômito.

Diversas condições mórbidas têm sido associadas à CTT, destacando-se ansiedade e depressão,[10,11] distúrbios do sono,[12,13] disfunção temporomandibular,[14] distúrbios musculoesqueléticos (notadamente na região cervical e nos ombros),[15] além de fatores psicossociais e estresse crônico.[16]

DIAGNÓSTICO

O diagnóstico da CTT deve ser criterioso, pois muitas cefaleias secundárias podem mimetizá-la.[17] Uma anamnese detalhada e o exame físico geral e neurológico, com grande ênfase para a palpação da musculatura pericraniana, da face e da região cervical, são essenciais. Episódios pouco frequentes de CTT, normalmente bilaterais, de caráter em peso ou aperto, de leve a moderada intensidade, podem durar de 30 minutos a 7 dias. A dor não piora com atividade física rotineira e não está associada a náuseas, mas fotofobia, fonofobia ou mesmo osmofobia podem estar presentes, de forma isolada. A frequência das crises determina, segundo a ICHD-3,[9] os subtipos de CTT: infrequente: < 1 crise/mês; frequente: 1 a 14 crises/mês (por ao menos 3 meses); e crônica, ≥ 15 crises/mês (por ao menos 3 meses). Esses subtipos são, por sua vez, divididos nas subformas com e sem dolorimento pericraniano (Tabela 38.1).[9]

As características mais marcantes da CTT são a sua bilateralidade, ausência de sintomas associados, ausência de piora com o esforço físico (inclusive há pacientes que relatam a melhora da dor com atividade física) e a intensidade de leve a moderada, que pode aumentar associadamente ao incremento da frequência das crises. A dor é caracterizada como bilateral pela grande maioria dos pacientes, com aspecto em **banda** ou **faixa**, em geral se localizando na região frontal, temporal, parietal ou occipital, isoladamente ou em combinação. A dor pode atingir a nuca e a região cervical em algumas crises.[18] Muitos pacientes reconhecem um desencadeante que antecede a crise em um período variável, na maioria das vezes, de natureza emocionalmente estressante.[19]

Anamnese

Na avaliação do paciente com possível diagnóstico de CTT é crucial contemplar vários aspectos semiológicos. A história clínica deve ser bem ampla, destacando-se na revisão de sistemas a queixa de apertamento dos dentes, insônia, ocorrência de

Tabela 38.1 Critérios para a classificação diagnóstica da cefaleia do tipo tensão.[9]

A. Uma das três opções abaixo:

1. Episódica infrequente: ao menos 10 episódios de cefaleia ocorrendo em <1 dia/mês em média (<12 dias/ano) e preenchendo os critérios B(i)-D;

2. Episódica frequente: ao menos 10 episódios de cefaleia ocorrendo em média em 1 a 14 dias/mês por >3 meses e preenchendo os critérios B(i)-D;

3. Crônica: ≥15 dias/mês com episódios de cefaleia, por >3 meses (≥180 dias/ano), preenchendo os critérios B(ii)-D.

B. Uma das opções abaixo:

i. Duração de 30 min a 7 dias;

ii. Duração de horas a dias, ou sem remissão.

C. Ao menos duas das 4 seguintes características:

1. Localização bilateral;

2. Qualidade em pressão ou aperto;

3. Intensidade fraca ou moderada;

4. Não agravada por atividade física rotineira.

D. Ambos os seguintes:

1. Ausência de náuseas (náusea leve pode estar presente na forma crônica) ou vômitos;

2. Não mais que um dos seguintes: fotofobia ou fonofobia (**episódica infrequente e episódica frequente**)
Não mais que um dos seguintes: fotofobia, fonofobia ou náusea leve (**crônica**).

E. Não melhor explicada por outro diagnóstico da ICHD-3.

torcicolos, alterações de humor, incapacidade de relaxar, a ergonomia laboral, dores em outros sítios, entre outras queixas relacionadas. A história médica pregressa deve incluir diagnósticos de transtorno de humor, outros tipos de cefaleia, traumas cranianos e cervicais, fibromialgia, disfunção temporomandibular, doenças reumatológicas e outras doenças sistêmicas.[20]

EXAME CLÍNICO

O exame clínico, geral e neurológico, é importante para descartar uma causa subjacente, ou seja, excluir uma cefaleia secundária. O exame cefaliátrico é fundamental na procura de dolorimento pericraniano e dos pontos-gatilho (pontos dolorosos à palpação e à digitopressão).[21] O ponto-gatilho é caracterizado pela palpação ou digitopressão de um feixe ou nódulo hipersensível de fibra muscular de consistência mais endurecida que a normal.[22] A palpação do ponto-gatilho pode provocar dor na área afetada e/ou pode desencadear irradiação da dor a uma zona de referência bem como resposta de contração local. A maioria das pessoas referir-se-á a um ponto-gatilho como nó ou nódulo doloroso. A detecção desses pontos é observada com frequência na CTT, na forma episódica, e mais frequentemente na forma crônica no nível dos músculos esternocleidomastóideo, esplênio da cabeça, suboccipital, temporal, occipital e frontal.[23] A detecção dos pontos-gatilho é importante, pois a sua anestesia com lidocaína pode constituir uma opção terapêutica eficaz no controle da dor.[24]

A dificuldade diagnóstica encontrada mais frequentemente em relação às cefaleias primárias é discriminar a CTT da migrânea sem aura de fraca intensidade, pois pacientes com cefaleias frequentes podem apresentar compartilhamento de sintomas ou padecer de ambos os distúrbios.[25]

Exames complementares

Como não existe um marcador biológico que defina a presença da CTT, os exames complementares se restringem à investigação de cefaleia secundária[26] e, no âmbito da pesquisa, aos estudos da musculatura pericraniana e à investigação de mecanismos inibitórios centrais. No primeiro caso, a incidência de achados radiológicos anormais em pacientes com CTT e exames físico e neurológico normais é muito rara ou se refere a achados incidentais. Apesar disso, a neuroimagem deve ser considerada em pacientes com exame neurológico normal se as cefaleias estiverem aumentando rapidamente em frequência, respondendo mal aos analgésicos simples ou associadas a novos ou atípicos sintomas neurológicos. As radiografias simples do crânio podem ser úteis em pacientes idosos com início recente de cefaleia para investigar a doença de Paget.[27] A investigação da coluna cervical com radiografias simples, tomografia e/ou ressonância magnética tem relevância na avaliação de condições concomitantes que possam influenciar ou causar cefaleia do tipo tensão. No campo da pesquisa, um estudo recente investigou o envolvimento dos músculos trapézios na CTT utilizando ressonância magnética quantitativa e analisou a associação entre valores de T2 muscular, frequência de cefaleias e de dor no pescoço. Participaram 50 indivíduos, divididos em três grupos: CTT, CTT mista com migrânea (CTT+) e controles saudáveis. Os resultados mostraram que os grupos CTT e CTT+ apresentaram os valores de T2 muscular mais elevados, associados ao maior número de dias com cefaleia e à presença de cervicalgia. Os valores aumentados de T2 nos músculos trapézios podem servir como biomarcadores objetivos para o envolvimento miofascial em distúrbios primários de cefaleia, indicando inflamação neurogênica e sensibilização periférica da musculatura miofascial.[28] Os exames de sangue de rotina devem ser considerados na avaliação dos pacientes com CTT, especialmente se o paciente estiver em uso de medicamentos preventivos diários, incluindo a avaliação das funções renal, hepática e da tireoide.

TRATAMENTO DA CEFALEIA DO TIPO TENSÃO

Embora a CTT seja o tipo mais prevalente de cefaleia, além das suas repercussões negativas sobre a qualidade de vida, desempenho funcional e socioeconômico, o seu tratamento permanece parcialmente definido mesmo hoje em dia. Um aspecto de destaque é que a maioria dos indivíduos com CTT, nas suas formas mais frequentes, nunca consulta um médico e trata-se, se necessário, com analgésicos de venda livre. Ao contrário, por exemplo, dos triptanos na migrânea, não existe terapia específica para o tratamento agudo ou preventivo da CTT. Na ausência de consenso fisiopatológico, é possível que a nocicepção miofascial seja mais relevante na forma episódica da CTT, enquanto os mecanismos centrais (sensibilização central e controle inadequado da dor) preponderem nas suas formas crônicas. Esses dois paradigmas devem orientar as estratégias terapêuticas. A presença de comorbidades, principalmente ansiedade e depressão, não deve ser negligenciada, e o seu tratamento é imperativo. Deve-se explicar ao paciente que a CTT muitas vezes não é passível de cura, mas melhora significativa pode ser atingida com a associação de tratamento farmacológico e não farmacológico. Assim como para a migrânea, o tratamento incorreto da CTT pode induzir falta de adesão, uso excessivo de analgésicos ou mesmo resistência à terapêutica instituída. Para a descrição desse tópico, nos basearemos nas abordagens que foram avaliadas por ensaios clínicos controlados, revisões sistemáticas e/ou metanálises.

Tratamentos farmacológicos

Tratamento da crise

Analgésicos simples e anti-inflamatórios, tais como paracetamol, ácido acetilsalicílico, ibuprofeno, naproxeno e diclofenaco.

A diretriz da European Federation of Neurological Societies (EFNS)[29] classifica os medicamentos para tratamento agudo de acordo com o grau de recomendação:

Recomendação de nível A (medicamento e doses):

- Ácido acetilsalicílico (500 a 1.000 mg)
- Cetoprofeno (25 mg)
- Diclofenaco (12,5 a 100 mg)
- Ibuprofeno (200 a 800 mg)
- Naproxeno (375 a 550 mg)
- Paracetamol (1.000 mg).

Recomendação de nível B:
- Cafeína (65 a 200 mg) em combinação com analgésicos.

A diretriz canadense[30] orienta as seguintes opções de tratamento para a crise de CTT:

- Ácido acetilsalicílico (1.000 mg)
- Ibuprofeno (400 mg)
- Naproxeno sódico (500 a 550 mg)
- Paracetamol (1.000 mg).

A dipirona sódica (metamizol) é amplamente utilizada no Brasil e foi avaliada para o tratamento agudo da CTT episódica

(CTTE) em um estudo com 356 pessoas nas doses de 0,5 g e 1 g por via oral. Ela mostrou-se significativamente superior ao placebo para o alívio da dor. A dose de 1 g foi também significativamente melhor do que 1 g de ácido acetilsalicílico.[31] Outros autores utilizaram a forma intravenosa (IV) da dipirona, com a randomização de 60 pacientes para receber placebo ou 1 g de dipirona IV em 10 mℓ de soro fisiológico. Os pacientes que receberam dipirona apresentaram melhora estatisticamente significativa (p < 0,05) da dor, em comparação ao placebo, até 30 minutos após a administração do medicamento.[32]

Tratamento preventivo

O tratamento preventivo é recomendado para pacientes com as formas da CTT com crises mais frequentes. A presença de comorbidades, tais como fibromialgia ou depressão, associada à falha do tratamento sintomático, constituem outra indicação.

A diretriz da EFNS[29] classifica os medicamentos para tratamento preventivo de acordo com o grau de recomendação:

Primeira linha:

- Amitriptilina (30 a 75 mg/dia).

Segunda linha:

- Mirtazapina (30 mg/dia)
- Venlafaxina (150 mg/dia).

Terceira linha:

- Clomipramina (75 a 150 mg/dia)
- Maprotilina (75 mg/dia)
- Mianserina (30 a 60 mg/dia).

A diretriz canadense[30] orienta as seguintes opções de tratamento preventivo da CTT:

Primeira linha:

- Amitriptilina (10 a 100 mg/dia)
- Nortriptilina (10 a 100 mg/dia).

Segunda linha:

- Mirtazapina (30 mg/dia)
- Venlafaxina (150 mg/dia).

A ciclobenzaprina é um relaxante muscular estruturalmente relacionado à amitriptilina. Em um estudo duplo-cego,[33] 10 de 20 pacientes que receberam ciclobenzaprina experimentaram uma redução de 50% ou maior na frequência da CTT, em comparação a cinco do grupo placebo. A tizanidina, um bloqueador alfa-adrenérgico, mostrou-se eficaz para CTT crônica (CTTC) em um estudo controlado por placebo.[34] O mesmo fármaco, em um estudo aberto, foi utilizado com o intuito de acelerar a resposta terapêutica nos pacientes com CTTC tratados com tricíclicos. Em 18 pacientes, um esquema terapêutico de 3 semanas com tizanidina na dose de 4 mg/dia combinada com amitriptilina 20 mg/dia mostrou uma redução de 52% na frequência de dores de cabeça, em comparação com 40%, após 3 meses.[35] Apesar desses resultados, ela é considerada ineficaz por outros autores.[7]

Outras medicações, tais com topiramato, buspirona, sertralina e fluoxetina têm baixa ou nenhuma evidência de eficácia para o tratamento da CTT.[7]

Tratamentos não farmacológicos

- Acupuntura
- Terapias cognitivo-comportamentais (TCC): técnicas de relaxamento e biofeedback
- Terapias físicas: fisioterapia e placas intraorais.

Entre os tratamentos não farmacológicos, a acupuntura reduziu a frequência e a intensidade das crises da CTT.[36,37] No entanto, uma revisão sistemática com metanálise em rede recente destaca que as evidências são limitadas devido à qualidade variável dos ensaios e à falta de protocolos padronizados.[38] A TCC mostrou-se eficaz no gerenciamento do estresse e na modificação da percepção da dor, o que explicaria uma redução na frequência e intensidade das crises.[39,40]

Os estudos com as técnicas de fisioterapia têm sugerido um bom efeito para controle da CTT. Uma revisão sistemática[41] destacou que não existe um protocolo fisioterapêutico padronizado para a abordagem da CTT, embora todas as técnicas estudadas até o momento abordem de uma forma ou de outra as estruturas anatômicas da região craniocervicomandibular, com efeitos significativos em termos de diminuição da intensidade da dor e na frequência dos episódios de cefaleia a curto e médio prazo. As técnicas de terapia manual, incluindo manipulação quiroprática e técnicas osteopáticas, podem ser eficazes no controle da CTT,[42,43] com a abordagem das disfunções musculoesqueléticas associadas. O objetivo de uma revisão sistemática recente foi avaliar a eficácia das placas intraorais no tratamento da migrânea e CTT. A análise dos quatro ensaios clínicos controlados que foram incluídos na revisão demonstrou que o uso de placas intraorais reduziu a frequência e a intensidade das dores na cabeça, embora não tenham sido mais eficazes do que os medicamentos no tratamento da CTT. Apesar dos efeitos positivos, a evidência desse benefício é considerada muito baixa.

Tratamentos invasivos

- Injeções de lidocaína nos pontos-gatilho
- Terapias injetáveis: toxina botulínica.

A infiltração dos pontos-gatilho constitui boa e eficaz terapêutica nas crises de CTT, podendo ser repetida quando necessário.[44] O uso da toxina onabotulínica A não é comprovadamente eficaz no tratamento da CTT.[45,46]

Intervenções de estilo de vida

- Exercícios físicos regulares: exercícios aeróbicos e alongamento
- Gerenciamento de estresse: mindfulness, meditação, ioga.

Demonstrou-se que o exercício físico regular, técnicas de biofeedback e massagem aliviam os sintomas da CTT. Isso inclui exercícios para o pescoço e técnicas de relaxamento.[47,48] Na CTT crônica existe a possibilidade da associação de fármacos com técnicas não farmacológicas (técnicas de relaxamento, técnicas de manejo do estresse, massagens e ioga).[49]

Neuroestimulação

A estimulação elétrica do nervo supraorbitário mostrou-se eficaz na CTT crônica.[50] A estimulação magnética transcraniana repetitiva (EMTr) foi avaliada em pacientes com migrânea crônica e CTTC. Verificou-se que sessões únicas e três sessões de EMTr de 10 Hz foram igualmente eficazes e resultaram na conversão de cefaleia crônica em episódica em 67,1% dos pacientes.[51]

Por fim, devemos destacar que cada categoria de tratamento pode ser combinada e personalizada para atender às necessidades específicas de cada paciente, dependendo da gravidade e frequência das cefaleias, bem como da resposta individual ao tratamento.

39

Cefaleias Trigeminoautonômicas

Carlos Alberto Bordini • Maria Eduarda Nobre • Mário Fernando Prieto Peres

INTRODUÇÃO, SINONÍMIA E ASPECTOS HISTÓRICOS

As cefaleias trigeminoautonômicas (CTAs) partilham a localização preferencial nas áreas inervadas pelo nervo trigêmeo (especialmente V$_2$ e V$_2$), a unilateralidade da dor e a presença de ativação autonômica parassimpática ipsilateral (à dor). Estão contempladas no Grupo 3 da Classificação Internacional de Cefaleias (ICHD-3),[1] entre as cefaleias primárias. Mesmo apresentando uma prevalência bem menor do que aquela da migrânea e da cefaleia do tipo tensão, as cefaleias desse grupo devem ser conhecidas pelo neurologista por acarretarem intenso sofrimento e impacto significativo sobre a qualidade de vida dos indivíduos acometidos, além de apresentarem aspectos terapêuticos únicos, a serem detalhados mais adiante.[2]

O termo "cefaleias trigeminoautonômicas" foi proposto por Lipton e Goadsby em 1997, com base nas evidências de mecanismos fisiopatológicos compartilhados entre as cefaleias do grupo,[3] tendo sido adotado a partir da segunda versão da ICHD.[4] A Tabela 39.1 mostra a evolução da terminologia do Grupo 3 ao longo das edições da ICHD da International Headache Society (IHS).

Cabe ressaltar que ICHD-3 trouxe algumas alterações relacionadas às CTAs em relação às suas edições anteriores:

- A categoria 3.3, SUNCT, passou a chamar-se "crises de cefaleia neuralgiforme unilateral breve" e passou a englobar dois diagnósticos, SUNCT e SUNA (ver adiante)
- A hemicrania contínua, anteriormente classificada no Grupo 4 ("Outras cefaleias primárias"), foi incluída no Grupo 3, ao lado da cefaleia em salvas, da hemicrania paroxística e das crises de cefaleia neuralgiforme unilateral breve (SUNCT e SUNA)
- Rubor facial e plenitude auricular foram excluídos da lista de fenômenos autonômicos cranianos
- Para definir uma CTA (com exceção da hemicrania contínua) como crônica, passaram a ser aceitos – após 1 ano com crises – períodos de remissão de até 3 meses (anteriormente eram aceitos períodos de remissão de até 1 mês apenas).

A Tabela 39.2 mostra as categorias diagnósticas do Grupo 3 da ICHD-3 e os seus subtipos.

A mais prevalente das CTAs é a cefaleia em salvas (CS, do inglês cluster headache), conhecida ao longo do tempo por várias denominações listadas na ICHD-3, a maioria delas originadas no entendimento fisiopatológico vigente à época: neuralgia ciliar; eritromelalgia da cabeça; eritroprosopalgia de Bing; hemicrania angioparalítica; hemicrania neuralgiforme crônica; cefalalgia histamínica; cefaleia de Horton; doença de Harris-Horton; neuralgia migranosa (de Harris), neuralgia petrosa (de Gardner); neuralgia de Sluder; neuralgia esfenopalatina; neuralgia vidiana.

As primeiras descrições sugestivas de CS datam do século XVII, sendo considerada a mais antiga aquela feita por Nicolas Tulp em 1641, descrevendo o caso de um homem que, nas suas palavras "no início do verão é acometido por uma cefaleia muito intensa, ocorrendo e desaparecendo diariamente em horas fixas, com uma intensidade tal... que ele conseguiria suportar mais a dor ou que sucumbiria em breve. Raramente ela durou mais que duas horas... Mas essa dor recorrente durava até o décimo quarto dia". Nessa descrição estão presente várias características típicas da CS, como a preferência pelo sexo masculino, a intensidade excruciante da dor, a ritmicidade circanual dos surtos e circadiana das crises e a sua curta duração. Vários outros relatos surgiram após, porém, no século XX, destacaram-se as descrições feitas pelo neurologista inglês Wilfred Harris em 1926 e 1936 e por Bayard Horton e colaboradores, da Mayo Clinic, em 1939 e 1941. O primeiro propôs o termo "neuralgia migranosa ciliar" enquanto Horton propôs inicialmente o nome "eritromeralgia da cabeça" e, posteriormente, "cefalalgia histamínica". Devido a essas descrições, a CS também passou a ser conhecida como "cefaleia de Horton" ou "doença de Harris-Horton". O termo atualmente utilizado nos países de língua inglesa, cluster headache, foi introduzido por Kunkle et al., em 1952, destacando o padrão típico de recorrência das crises de dor (agrupamento de crises em

Tabela 39.1 Evolução da terminologia do item 3 da Classificação Internacional das Cefaleias da International Headache Society.

Classificação	Termo	Definição
ICHD-1 (1988)	Cefaleia em salvas e hemicrania paroxística crônica	Cefaleia em salvas: crises de dor severa estritamente unilateral orbital, supraorbital e/ou temporalmente, com duração de 15 a 180 minutos e ocorrendo de uma vez em dias alternados a 8 vezes ao dia
ICHD-2 (2004)	Cefaleia em salvas e outras cefaleias trigeminoautonômicas	As CTAs compartilham as características clínicas de cefaleia e sintomas autonômicos parassimpáticos cranianos proeminentes. Imagens experimentais e funcionais humanas sugerem que essas síndromes ativam um reflexo trigêmeo-parassimpático normal, sendo secundários os sinais clínicos de disfunção simpática craniana
ICHD-3 (2018)	Cefaleias trigeminoautonômicas	As CTAs compartilham as características clínicas de cefaleia unilateral e, geralmente, características autonômicas parassimpáticas cranianas proeminentes, que são lateralizadas e ipsilaterais à cefaleia. Imagens experimentais e funcionais humanas sugerem que essas síndromes ativam um reflexo trigêmeo-parassimpático humano normal, sendo secundários os sinais clínicos de disfunção simpática craniana

Tabela 39.2 Cefaleias trigeminoautonômicas (Grupo 3 ICHD-3).

Cefaleia em salvas

      Cefaleia em salvas episódica

      Cefaleia em salvas crônica

Hemicrania paroxística

      Hemicrania paroxística episódica

      Hemicrania paroxística crônica (HPC)

Crises de cefaleia neuralgiforme unilateral breve

      Crises de cefaleia neuralgiforme unilateral breve com hiperemia conjuntival e lacrimejamento (SUNCT)

            SUNCT episódica

            SUNCT crônica

      Crises de cefaleia neuralgiforme unilateral breve com sintomas autonômicos cranianos (SUNA)

            SUNA episódica

            SUNA crônica

Hemicrania contínua

      Hemicrania contínua, subtipo remitente

      Hemicrania contínua, subtipo não remitente

Provável cefaleia trigeminoautonômica

      Provável cefaleia em salvas

      Provável hemicrania paroxística

      Prováveis crises de cefaleia neuralgiforme unilateral breve

      Provável hemicrania contínua

um período de tempo limitado), tendo sido referendado em um artigo publicado em 1958 por Friedman e Mikropoulos no periódico *Neurology*, no qual a caracterização do quadro clínico foi ampliada.[5-7] Ekbon alertou sobre a existência da forma crônica da CS e propôs o termo "neuralgia migranosa crônica", mas o termo "cefaleia em salvas crônica" foi adotado na primeira edição da ICHD.[8,9]

A denominação em português "cefaleia em salvas", cunhada por Edgard Raffaelli na década de 1970,[10] logo foi aceita e recomendada pela Sociedade Brasileira de Cefaleia,[11] tendo sido também adotada em Portugal.[12]

Ainda sob essa perspectiva histórica, pode-se dizer que, desde a primeira metade do século passado, o entendimento da CS passou por algumas "eras": dos anos 1930 a 1950, predominaram as ideias de Horton, quando a sua base neuroquímica seria a histamina e foi descrita a periodicidade; dos anos 1960 aos 1990, a "era Sjaastad" foi marcada pela desconstrução do papel da histamina, a ascensão da CS à categoria de entidade nosológica autônoma e a investigação do papel do equilíbrio hormonal e a caracterização meticulosa dos sintomas autonômicos associados. Como frutos paralelos dessas pesquisas foram descritas três condições inéditas: a hemicrania paroxística crônica, a hemicrania contínua e a síndrome SUNCT, em 1974, 1984 e 1989, respectivamente.[13-15] A partir de meados da década de 1990, o grupo de Peter Goadsby chamou a atenção para o envolvimento do

hipotálamo tanto na CS como nas demais CTAs, por meio de estudos de neuroimagem funcional, como o estudo seminal de May et al.,[37] seguindo-se uma série de experimentos muito elegantes, que culminaram com a postulação do papel central do chamado "reflexo trigeminoautonômico" na fisiopatologia da CS.[16]

ASPECTOS CLÍNICOS DAS CEFALEIAS TRIGEMINOAUTONÔMICAS

A Tabela 39.3, adaptada a partir de Burish e Rozen[17] nos mostra aspectos clínicos gerais das CTAs, incluindo a resposta à sumatriptana, à inalação de oxigênio e à indometacina, fator essencial no diagnóstico diferencial das CTAs.

CEFALEIA EM SALVAS

Descrição, critérios diagnósticos e subtipos

Além de tratar-se da mais frequente, é a cefaleia paradigmática desse grupo, pois reúne todas as características clínicas que diferenciam as cefaleias trigeminoautonômicas das demais cefaleias primárias. A ICHD-3 a descreve como manifestando-se em "crises de dor estritamente unilateral, forte, a qual é orbital, supraorbital, temporal ou ocorre em qualquer combinação dessas áreas, durante 15-180 minutos e ocorrendo desde em dias alternados até 8 vezes/dia. A dor está associada a injeção conjuntival, lacrimejamento, congestão nasal, rinorreia, sudorese frontal e facial, miose, ptose e/ou edema palpebral, ipsilaterais à dor, e/ou a inquietude ou agitação". A Tabela 39.4 mostra o conjunto de critérios necessários para o seu diagnóstico, de acordo com a ICHD-3.

A ICHD-3 lista duas formas de CS:

- Cefaleia em salvas episódica: "Crises de cefaleia em salvas ocorrendo em períodos que duram de 7 dias a 1 ano, separadas por períodos livres de dor que duram ao menos 3 meses"
- Cefaleia em salvas crônica: "Crises de cefaleia em salvas ocorrendo por 1 ano ou mais, sem remissão, ou com períodos de remissão durando menos de 3 meses."

Epidemiologia

No Brasil, um estudo epidemiológico realizado em Barbacena mostrou uma prevalência/ano na ordem de 0,41 por mil habitantes.[18] Uma extensa revisão confirmou que a CS é mais comum em homens (aproximadamente 3:1) e tem uma prevalência/ano de 0,37 a 3,8 por 1.000 indivíduos, sendo 0,1% a prevalência habitualmente aceita.[17,19]

Aspectos clínicos

Uma importante publicação de Bahra et al.[20] descrevendo uma série de 230 indivíduos do Reino Unido forneceu um panorama sobre as manifestações clínicas da CS. Além disso, uma compilação extensa sobre o tema pode ser vista no relato de Black et al.[21]

Localização e intensidade da dor

A dor é vivenciada na região retro-orbitária, orbitária ou temporal, podendo irradiar-se para a fronte, maxila, mandíbula, narina, orelha, face, ombro e pescoço ipsilaterais. A Tabela 39.5 mostra a frequência dos diferentes locais onde a dor é sentida.

Durante o período ativo da CS, pode ocorrer hipersensibilidade ao toque na área onde a dor é sentida durante as

Tabela 39.3 Aspectos clínicos gerais das cefaleias trigeminoautonômicas.

	Cefaleia em salvas	Hemicranias paroxísticas	Síndrome SUNCT/SUNA	Hemicrania contínua
Intensidade	Excruciante/intensa	Excruciante/intensa	Moderada/intensa	Basal qualquer intensidade, em exacerbações moderada/intensa
Duração	15 a 180 min	2 a 30 min	1 a 600 s	>3 meses
Frequência	1-2/dia a 8 vezes/dia	> 5/dia	Pelo menos 1/dia (até >100/dia)	Contínua com exacerbações
Sintomas autonômicos	+	+	+	+
Inquietude/agitação	+	+	–	+
Resposta à indometacina	++	100%	+?	100%
Relação homem/mulher	(3 a 4):1	Um pouco mais em mulheres	1,5:1	1:2
Relação episódica: crônica	90:10	35:65	10:90	15:85
Padrão circadiano	82%	Raro	Raro	Raro
Desencadeantes				
Álcool	+	+	–	+
Nitroglicerina	+	+	–	Raro
Movimentos cervicais	–	+	+	–
Resposta a tratamento				
Oxigênio	70%	–	–	–
Sumatriptana 6 mg SC	90%	20%	Raro	–

SC: subcutânea.

Tabela 39.4 Cefaleia em salvas: critérios diagnósticos (ICHD-3).

A. Ao menos cinco crises preenchendo os critérios B-D.

B. Dor forte ou muito forte unilateral, orbital, supraorbital e/ou temporal, durante 15-180 minutos (quando não tratada).*

C. Um dos ou ambos os seguintes:

    1. Ao menos um dos seguintes sintomas ou sinais, ipsilaterais à cefaleia:

        i. Injeção conjuntival e/ou lacrimejamento.

        ii. Congestão nasal e/ou rinorreia.

        iii. Edema palpebral.

        iv. Sudorese frontal e facial.

        v. Miose e/ou ptose.

    2. Sensação de inquietude ou de agitação.

D. Ocorrendo com uma frequência entre uma a cada dois dias e oito por dia.**

E. Não melhor explicada por outro diagnóstico da ICHD-3.

*Durante uma parte, mas menos da metade, do período ativo da cefaleia em salvas, as crises podem ser menos intensas e/ou de duração mais curta ou mais longa.
**Durante uma parte, mas menos da metade, do período ativo da cefaleia em salvas, as crises podem ser menos frequentes.

Tabela 39.5 Local da dor em 230 casos de cefaleia em salvas.[20]

Local da dor	% dos indivíduos
Retro-orbitária	92
Temporal	70
Arcada dentária superior	50
Fronte	46
Mandíbula	45
Maçã do rosto	45
Arcada dentária inferior	32
Pescoço	31
Nariz	20
Orelha	17
Ombro	13
Vértex	7
Occipital e parietal	6
Parietal	1

crises. A dor é descrita pelo indivíduo como a pior já experimentada na vida. Há descrição de casos de suicídio durante as crises, de onde vem a denominação "cefaleia suicida". A dor é descrita como constante, penetrante, "como se um espeto em brasa fosse enfiado no olho".[20]

Unilateralidade da dor

Ainda conforme a série de Bahra et al.[20] a dor é estritamente unilateral em 100% dos casos. Na maioria dos indivíduos, o lado das crises nunca muda, mas em 18% pode ocorrer a mudança de lado de um surto para outro. As crises em lados diferentes durante um mesmo surto ocorrem em 14% dos pacientes com CS episódica e em 33% dos pacientes com CS crônica. A alternância de lado em uma mesma crise ocorreu em apenas 1% dos indivíduos dessa série.

Sintomas autonômicos

Tais sintomas, ocorrendo eminentemente no território cefálico, consistem em um dos sinais cardeais da CS. O lacrimejamento é o mais comum, presente em 91% dos casos, enquanto a injeção conjuntival ocorre em 77%, congestão nasal em 75%, ptose/edema palpebral em 74% e rinorreia em 72% dos indivíduos. Em uma série mais recente, as manifestações autonômicas cranianas foram menos frequentes, mas o lacrimejamento permaneceu sendo o mais encontrado.[22]

Os sinais autonômicos são geralmente ipsilaterais à dor e podem precedê-la. Podem ocorrer disautonomias sistêmicas, sobretudo cardiovasculares, como aumento da frequência cardíaca no início das crises e bradicardia no pós-crise.[21]

Comportamento durante a crise

Tipicamente o paciente prefere isolar-se e fica agitado, inquieto, andando aleatoriamente (o chamado *pacing*), esfrega a fronte e o olho com a mão, por vezes soca ou golpeia a parede com a cabeça. Essa movimentação não traz alívio da dor, mas vem de uma premência em movimentar-se que é uma característica clínica extremamente útil no diagnóstico diferencial com crises de migrânea, durante as quais existe a tendência a evitar a movimentação do corpo e, principalmente, da cabeça. O reconhecimento da importância dessa característica levou à sua inclusão na lista de critérios diagnósticos da CS a partir da segunda edição da ICHD.[23,24]

Distribuição temporal dos surtos e crises

A ocorrência em surtos é a marca registrada da CS e a base da sua divisão em forma episódicas e forma crônica. As crises costumam manifestar-se com periodicidade tanto circadiana (predomínio dos ataques durante a madrugada, com pico de ocorrência por volta das 2 horas)[25] como circanual (remissões duram até 1 ano em 67% pacientes e até 2 anos em 81% dos pacientes, com crises isoladas podendo ser observadas nesses períodos). Kudrow identificou picos dos surtos 7 a 10 dias antes dos solstícios.[26]

Na forma episódica, os períodos ativos (surtos) duram de 6 a 12 semanas e ocorrem 1 vez ao ano em média – mais frequentemente no outono e na primavera.[20] Durante esses períodos ativos da doença, crises com duração de 15 a 180 minutos ocorrem na frequência de 1 a cada 2 dias até 8 por dia. Tanto a frequência como a duração das crises podem ser menores no princípio e no fim dos surtos.[1]

Predomínio masculino

A cefaleia em salvas e a síndrome SUNCT estão entre as poucas cefaleias primárias com predomínio masculino. Todavia, a relação da prevalência masculina:feminina, na CS – da qual dispomos de melhores dados – vem decrescendo, passando de 6,2:1 nos anos 1960 para 2,1:1 nos anos 1990.[27,28]

Idade de início

Várias séries descrevem o início da CS entre 25 e 30 anos, com menos de 2,2% dos casos iniciando antes dos 10 anos.[28]

Fatores deflagradores

Alguns fatores são considerados deflagradores da crise durante o período ativo da doença (salva), como o álcool, medicamentos vasodilatadores, histamina, sono, alterações comportamentais, aumento das atividades física, mental ou emocional e a apneia do sono. As alterações emocionais parecem influenciar principalmente os casos de CS crônica.[20]

Prognóstico

Há poucos estudos sobre o curso natural da CS. Longas remissões podem ocorrer, cerca de um quarto dos pacientes tem surto único e surtos raramente ocorrem após os 75 anos.[29] A ocorrência de remissão não parece ter relação com a idade.[30]

Fisiopatologia da cefaleia em salvas

Uma teoria fisiopatológica abrangente para cefaleia em salvas deve abarcar as suas características fundamentais: a peculiar ritmicidade circanual e circadiana, a distribuição da dor em território trigeminal unilateral, os sintomas disautonômicos cranianos, sobretudo parassimpáticos, mas também simpáticos.

Dor e envolvimento autonômico

A dor na CS é distribuída eminentemente no território do nervo trigêmeo, responsável pela inervação sensorial da dura-máter frontal, dos vasos meníngeos e da maior parte dos componentes do olho. Tanto essa localização como o aumento sérico do peptídeo relacionado ao gene da calcitonina (CGRP) durante a crise apontam para a participação do sistema trigeminal.[31]

Reflexo trigeminoautonômico e sua participação na cefaleia em salvas

O conceito de reflexo trigeminoautonômico (RTA) parece ter surgido a partir dos pesquisadores envolvidos com cefaleia. Drummond obteve sudorese, lacrimejamento e vasodilatação cutânea na face após irritação da conjuntiva ou estimulação dolorosa da asa nasal e do lábio superior,[32,33] enquanto Goadsby e Duckworth[34] realizaram a ativação elétrica do gânglio trigeminal em gatos, a qual levou a um aumento seletivo e bilateral no fluxo sanguíneo regional em córtex frontal e parietal – os autores ressaltam que as fibras trigeminais constituem a única inervação sensitiva (aferente) dos vasos cerebrais.

Seguindo uma série de elegantes experimentos, Goadsby concebeu o reflexo trigeminoautonômico da seguinte forma: "A estimulação do gânglio trigêmeo em gatos ou macacos leva a uma diminuição na resistência carotídea, com aumento do fluxo sanguíneo e da temperatura facial, predominantemente através de um mecanismo reflexo. O ramo aferente deste arco é o nervo trigêmeo, e o eferente é a via vasodilatadora do nervo petroso superficial maior/facial, parassimpático".[3] Cerca de 20% da dilatação permanece após a secção do nervo facial e é provavelmente mediada diretamente pela ativação antidrômica do nervo trigêmeo. A porção por onde trafega o fluxo parassimpático atravessa os gânglios esfenopalatino (pterigopalatino) e ótico. As células de origem da via vasodilatadora autonômica parassimpática craniana estão no núcleo salivatório superior, que pode ser ativado por um estímulo nociceptivo trigeminovascular, como o do seio sagital superior. Esse reflexo vasodilatador é um reflexo fisiológico normal (Figura 39.1) que pode estar envolvido nas CTAs.

Segundo Möller e May,[36] o RTA é um reflexo fisiológico com função protetora. Qualquer irritação (*input* trigeminal) da pele da face e, especificamente, do olho, do lábio superior ou da asa do nariz induz uma resposta parassimpática, como lacrimejamento, miose, aumento do fluxo sanguíneo facial na respectiva área, bem como sudorese facial. Esse mecanismo protege especialmente os olhos e as áreas sensíveis da pele da face, mas também é envolvido quando ocorre excitação de estruturas intracranianas, como as meninges.

Envolvimento hipotalâmico

A intrigante biorritmicidade da CS aponta para envolvimento de sistemas relacionados aos relógios biológicos, sobretudo o hipotálamo. May et al.,[37-39] em elegantes trabalhos envolvendo tomografia de emissão de pósitrons (PET), demonstraram a ocorrência de ativação do hipotálamo posterior específica para a CS (não observadas na

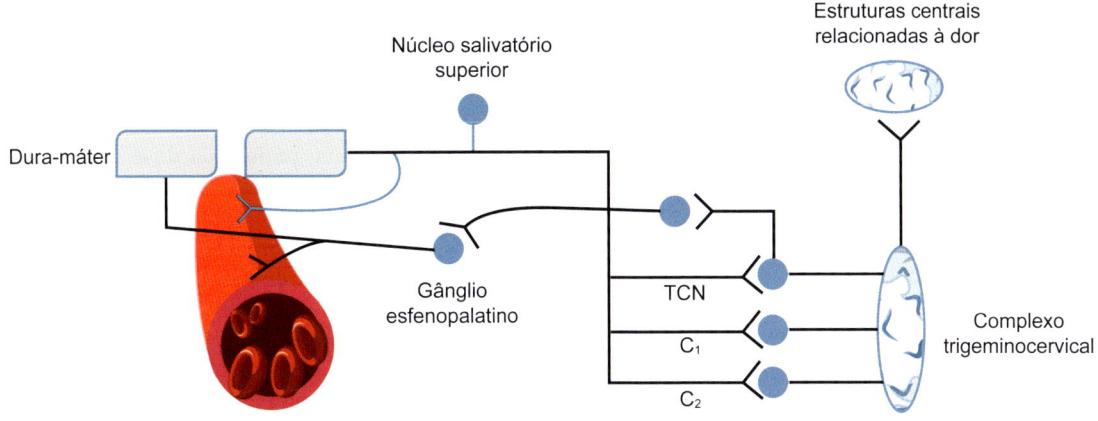

Figura 39.1 Desenho esquemático do reflexo trigeminoautonômico.[35] TCN: núcleo trigeminal caudal.

migrânea ou na dor craniana induzida experimentalmente), tanto em crises provocadas experimentalmente como em crises espontâneas.

Ulterior evidência da origem central das crises de CS nos fornece o relato Bartsch et al.[40] em humanos, em que a estimulação hipotalâmica posterior de alta frequência ativa uma rede de áreas, inclusive o sistema trigeminal ipsilateral, que desempenharia papel primordial na geração da crise, assim como a persistência da CS após a secção completa da raiz trigeminal.[41]

Também foram demonstradas alterações na conectividade funcional do hipotálamo em pacientes com CS, não somente com áreas envolvidas no processamento primário da dor, como também em áreas frontais, occipitais e cerebelares.

Goadsby[31] fez a ressalva de que, tendo em mente que as características cardinais da CS são a dor no território trigeminal, os sintomas autonômicos cranianos, as características cronobiológicas e o caráter excruciante da dor, uma teoria que abrangesse todas essas características ainda não estava disponível, mas que o termo cefaleias trigeminoautonômicas tornava-se atraente ao admitirmos a participação do sistema trigeminovascular como justificativa para as duas primeiras características e a ativação hipotalâmica para as restantes.

Hipóteses sobre a origem das crises de cefaleia em salvas foram sugeridas ao longo dos tempos, tentando principalmente explicar a gênese da dor por meio de dois mecanismos principais, central e periférico, com evidências às vezes conflitantes mas que parecem reforçar a hipótese central.[42-44] Apesar de muitos avanços, várias dúvidas persistem e os estudos ainda não são capazes de explicar completamente o quadro clínico. Disfunção na produção de melatonina, níveis anormais de testosterona, alterações dos valores noturnos da saturação de oxigênio e transtornos do sistema trigeminovascular também são mecanismos aventados, porém, analisadas as evidências disponíveis, conclui-se que uma disfunção hipotalâmica parece ser o fator gerador das crises de CS.

Tratamento

O tratamento da CS inicia-se pela conscientização do paciente em relação à doença e à sua forma de manifestação. Na forma episódica, o paciente deverá registrar os períodos ativos e de intervalo, tentando, assim, mapear a sua forma peculiar de apresentação.[45]

O tratamento consiste na prevenção e no abortamento das crises, quando instaladas. O tratamento preventivo deverá ser iniciado tão logo comece a salva (período ativo) e deverá estender-se pelo período em que o paciente não tenha mais manifestação alguma da dor, nem mesmo a sensação de sua presença – na prática clínica, é muito comum o paciente referir ausência de dor durante o tratamento, porém apresentando por vezes a sensação de que a dor estaria presente, caso não estivesse fazendo uso da medicação. Quando a salva acaba, essa sensação desaparece e a medicação deve ser descontinuada lentamente. O tratamento transicional, feito logo no início da salva, por um curto período, é fundamental para que a melhora seja rápida e consistente. O tratamento da crise visa à sua interrupção de maneira rápida e eficaz. Deverá ser iniciado nos primeiros minutos da dor. Desse modo, o sofrimento diminui significativamente. As recomendações a seguir, sobre o tratamento preventivo, transicional e abortivo, baseiam-se, a menos que indicada outra fonte, nos *guidelines* publicados 2016, pela American Headache Society e, em 2023, pela European Academy of Neurology.[46,47]

Tratamento preventivo

Verapamil: Recomendação nível A. É o fármaco de escolha na CS episódica e crônica. É um bloqueador dos canais de cálcio da classe das fenilalquilaminas. A dose indicada é de 240 a 1.000 mg/dia, divididos em três tomadas. Os efeitos colaterais mais comuns são a constipação intestinal e o edema dos membros inferiores. Possui ação cardiodepressora, podendo gerar bradicardia e bloqueio atrioventricular (BAV) de todos os graus. Recomenda-se controle eletrocardiográfico durante o tratamento.

Lítio: Recomendação nível B. Parece ser mais eficaz nos casos de CS crônica. A dose recomendada é de 600 a 1.500 mg/dia, em duas a três tomadas. Há necessidade de monitoramento do seu nível sérico. Os efeitos colaterais potenciais são poliúria, polidipsia, ganho de peso, dificuldade de concentração, tremor, sedação, alterações na coordenação, alopecia, acne e edema. Também foram relatadas alterações eletrocardiográficas e hipotireoidismo.

Topiramato: Recomendação nível B. O mecanismo de ação do topiramato na CS é desconhecido. Pode ser efetivo em casos episódicos e crônicos. Os efeitos colaterais mais comuns são disfunção cognitiva, parestesias, sedação, náusea, fadiga, perda de peso, diarreia e urolitíase. Deve-se iniciar com uma dose mínima de 25 mg aumentando progressivamente a cada semana até chegar à dose ideal. Com isso, os efeitos colaterais são minimizados. A dose recomendada é de 75 a 200 mg/dia em duas tomadas.

Divalproato de sódio: Recomendação nível C. O divalproato tem se mostrado eficaz tanto nos casos episódicos como nos crônicos. Os efeitos colaterais iniciais mais comuns são náusea e/ou vômito, que desaparecem com a continuidade do tratamento. Outros efeitos colaterais são tremor, aumento de peso, astenia e alopecia. Hepatite e outras desordens hepáticas são contraindicações para seu uso. O controle trimestral das enzimas hepáticas é uma medida prudente, e a dose recomendada é de 500 a 2.000 mg/dia.

Melatonina: Recomendação nível C. A melatonina (N-acetil-5-metoxitriptamina) é um hormônio secretado pela glândula pineal e age como um regulador dos ritmos biológicos, dos quais o mais conhecido é o ciclo sono-vigília. A dose recomendada é de 10 mg/dia, em dose única à noite.

Baclofeno: Recomendação nível C. Utilizado na dose de 15 a 30 mg/dia, divididos em três doses. Os principais efeitos colaterais são tonturas e fraqueza muscular.

Gabapentina: Nível de evidência não avaliado. A gabapentina mostrou-se eficaz na profilaxia da CS episódica e crônica. A dose varia de 900 a 3.600 mg/dia, divididos em três doses. Os efeitos colaterais incluem sonolência, tonturas, ganho de peso e edema de extremidades.

Clonidina: Nível de evidência não avaliado. A dose varia de 0,2 a 0,3 mg/dia. Os efeitos colaterais incluem fadiga e hipotensão.

Clomifeno: O tratamento com clomifeno é sugerido por alguns autores em casos refratários. É uma medicação que aumenta os níveis séricos de testosterona, o que parece ter uma ação neuromodulatória capaz de mudar o padrão das crises. A dose descrita é de 50 a 100 mg/dia.[47-49]

Toxina botulínica: O protocolo PREEMPT pode demonstrar algum benefício em casos refratários.[47]

Anticorpos monoclonais anti-CGRP: O galcanezumabe é o primeiro medicamento aprovado para a prevenção de cefaleia em salvas episódica. A formulação específica é de 300 mg (3 injeções de 100 mg feitas simultaneamente) ao mês, durante o período da salva, devendo ser interrompido após o seu término. Foi aprovado somente para casos de CS episódica.[47]

Tratamento preventivo transicional

Utilizado para a obtenção de alívio rápido das crises enquanto o medicamento preventivo é iniciado. Pode ser utilizado por alguns dias ou semanas e, posteriormente, descontinuado.

Naratriptana: Agonista seletivo dos receptores serotoninérgicos 5-HT$_{1B,1D e 1F}$, é indicado na profilaxia temporária, principalmente em casos episódicos ou de exacerbação das crises em casos crônicos, na tentativa de minimizar a frequência. Não deve ser usado a longo prazo. A naratriptana é diferente das outras triptanas por sua meia-vida longa e boa biodisponibilidade oral. Isso confere longa duração do efeito (até 24 horas), possibilitando sua indicação na profilaxia temporária. É utilizada na dose de 2,5 mg de 12/12 horas por 7 dias (lembrar que durante esse período a sumatriptana não deve ser usada para o tratamento da crise).

Corticosteroides: Prednisona, dexametasona ou metilprednisolona podem ser utilizadas como tratamento transicional, visando à melhora rápida das crises. O mecanismo de ação é ainda desconhecido, mas aparentemente há atuação na inflamação neurogênica perivascular. Outros mecanismos sugeridos incluem a atuação no eixo hipotálamo-hipofisário e uma interferência no sistema opioide endógeno. A mais utilizada é a prednisona, sendo recomendada a dose de 100 mg/dia, em dose única pela manhã, por 6 a 10 dias, com retirada gradual da dose. A metilprednisolona parece ter efeito superior ao da prednisona oral em alguns estudos e é usada na forma endovenosa na dose de até 500 mg, por 3 dias consecutivos.

Bloqueio anestésico do nervo occipital maior: É um procedimento seguro, mas há alguns relatos de alopecia no local do bloqueio e pode também haver injeção inadvertida na artéria occipital. É importante que haja treinamento para aplicação. Segundo o Conselho Federal de Medicina, procedimentos com anestesia local devem ser realizados em lugar com equipamento de reanimação. Causa uma resposta transitória, podendo ser indicado no início da salva, concomitantemente à introdução de um medicamento preventivo. Os estudos sugerem uma resposta em torno de 10 a 15 dias em 70% dos casos. Na prática clínica, utiliza-se a associação de metilprednisolona 40 mg (2 mℓ) com lidocaína a 1% sem vasoconstritor (5 mℓ), porém há mais de uma combinação preconizada na literatura.[46,47,50]

Tratamento abortivo

As estratégias de tratamento da crise visam ao rápido alívio da dor. Por tratar-se de uma crise de curta duração, são utilizadas vias de rápida absorção, incluindo as vias intranasal e subcutânea. Os tratamentos abortivos com recomendação nível A são a inalação de oxigênio, a sumatriptana injetável e a zolmitriptana *spray* nasal, esta ainda não disponível no Brasil.

Oxigênio: É preconizado o uso de oxigênio úmido a 100% por meio de máscara facial sem recirculação, a 12 ℓ/min, por 20 minutos. Deve ser inalado na posição sentada, com o tronco levemente fletido para a frente e os cotovelos apoiados sobre as coxas.

Sumatriptana: A sumatriptana foi a primeira das triptanas a ser introduzida no mercado. É um agonista seletivo dos receptores serotoninérgicos 5 HT$_{1B-1D}$ e considerada, na formulação injetável subcutânea, o medicamento de escolha na crise de CS, tendo rápido início de ação e grande eficácia no abortamento da crise. Uma nova dose pode ser aplicada depois de ao menos 1 hora, mas o limite de duas doses de 6 mg a cada 24 horas não deve ser ultrapassado.

Tratamento com neuroestimulação

A estimulação não invasiva do nervo vago tem se mostrado eficaz no tratamento das crises, mas não está disponível no Brasil.[47,51,52]

Tratamento cirúrgico

Indicado para casos de total resistência às medidas terapêuticas medicamentosas. É necessária uma avaliação psicológica e de personalidade antes de ser indicada a cirurgia. Várias técnicas já foram estudadas, entre elas a descompressão cirúrgica do nervo trigêmeo, a secção trigeminal, a rizotomia retrogasseriana percutânea com radiofrequência e a estimulação occipital. A estimulação hipotalâmica profunda tem sido indicada em centros terciários para casos de CS crônica refratária e incapacitante, com taxa de complicações hemorrágicas de 2% e possibilidade de recorrência das crises.[47,53,54]

HEMICRANIA PAROXÍSTICA

A hemicrania paroxística foi descrita em 1974, por Sjaastad e Dale, na sua forma crônica. Em 1987, Kudrow relatou formas episódicas desta cefaleia, sugerindo que remissões cíclicas na hemicrania paroxística poderiam ser consideradas. De acordo com a atual classificação da IHS,[1] os critérios diagnósticos são os mesmos para as formas episódica e crônica, porém a diferenciação dá-se pela ocorrência de remissão. A forma crônica parece ser mais prevalente nas mulheres, na razão de 3:1,6, mas a forma episódica não apresenta predominância de sexo. A hemicrania paroxística caracteriza-se por crises de dor de intensidade excruciante, pulsátil, em pontadas ou em queimação, localizada na região fronto-orbital, estritamente unilateral, durando de 2 a 30 minutos, ocorrendo 1 a 40 vezes/dia. Em média, as crises duram 10 minutos e ocorrem 10 vezes/dia, sem predominância noturna. Ao menos um sinal autonômico craniano ocorre simultaneamente à dor. O diagnóstico diferencial deve ser feito com as outras CTAs e com cefaleias secundárias, que podem ter um comportamento bem semelhante. Outros diagnósticos podem ser lembrados, como neuralgia trigeminal, cujo diagnóstico diferencial principal são as crises de cefaleia neuralgiforme unilateral breve (SUNCT e SUNA).

O tratamento mais indicado é a indometacina (recomendação nível A, com resposta absoluta). Alguns estudos sugerem o uso de verapamil, acetazolamida, piroxicam, ácido acetilsalicílico (AAS), naproxeno sódico e inibidores da ciclo-oxigenase 2 (COX-2).

Com base na absoluta resposta à indometacina, o fármaco pode ser empregado como teste terapêutico.[55,56]

CRISES DE CEFALEIA NEURALGIFORME UNILATERAL BREVE

Descritas por Sjaastad em 1974, são caracterizadas por crises de dor unilateral, de curta duração, durando de 5 a 250 segundos (em média 60 segundos). Podem ocorrer 3 a 200 crises por dia, geralmente em torno de 60, sendo mais comum em homens. Há duas formas de apresentação clínica: crises de cefaleia neuralgiforme unilateral breve com hiperemia conjuntival e lacrimejamento (SUNCT) e crises de cefaleia neuralgiforme unilateral breve com sintomas autonômicos cranianos (SUNA). A ocorrência de ao menos 20 crises é necessária para que o diagnóstico seja atribuído. Foram identificados três tipos de dor: em fisgada – média de duração de 58 segundos (1 a 600 segundos), em sequência de fisgadas – média de duração de 396 segundos (10 a 1.200 segundos) e em "dente de serra" – média de duração de 1.160 segundos (5 a 12.000 segundos). Alguns pacientes referem fatores precipitantes, como certos movimentos do pescoço ou pontos-gatilho. A literatura sugere que os quadros que mais comumente mimetizam SUNCT são causados por lesões na fossa posterior ou envolvendo a hipófise. É referida como refratária a qualquer tratamento, inclusive à indometacina. Porém, há casos de melhora com neuromoduladores, dos quais a lamotrigina parece ser a mais eficaz.[57]

HEMICRANIA CONTÍNUA

A hemicrania contínua (HC) foi descrita oficialmente em 1984 por Sjaastad e Spierings. É mais comum no sexo feminino, na proporção de 2,8:1. A dor é estritamente unilateral, apesar de existirem casos relatados de acometimento bilateral ou alternante. A intensidade da dor contínua basal costuma ser moderada, com vários picos de dor intensa ao longo do dia – em geral mais de dez picos ao dia, com duração variada, de poucos minutos a horas. A ocorrência dos fenômenos autonômicos está mais associada aos picos da dor. A resposta à indometacina é absoluta, tanto que casos não responsivos não devem ser diagnosticados como HC. Outros medicamentos mostraram-se eficazes em casos isolados, entre eles corticosteroides, lamotrigina, gabapentina, topiramato e os inibidores da COX-2. O bloqueio do nervo occipital também apresenta bons resultados.[1,58,59]

40

CAPÍTULO

Outras Cefaleias Primárias

Pedro Augusto Sampaio Rocha Filho • Elcio Juliato Piovesan

INTRODUÇÃO

Neste capítulo trataremos das cefaleias primárias que estão classificadas no Capítulo 4 da Classificação Internacional de Cefaleias. Além dessas cefaleias, também será abordada a epicrania fugaz, cujos critérios diagnósticos estão listados no apêndice, reservado a entidades ainda não suficientemente validadas para que constem no corpo principal dessa classificação.[1]

Esse é um grupo heterogêneo de cefaleias, de causas e sintomas diversos e de baixa prevalência na população. Na maioria delas, são necessários exames complementares para que se possam afastar causas subjacentes que as simulem. As exceções a essa regra são a cefaleia por pressão externa e a cefaleia associada ao estímulo frio.

A Tabela 40.1 resume o tratamento dessas cefaleias.

CEFALEIA PRIMÁRIA EM TROVOADA

O termo cefaleia em trovoada (*thunderclap headache*) se refere às cefaleias muito intensas, que atingem o seu pico de intensidade rapidamente, em menos de 1 minuto (cefaleias súbitas). Estima-se que as cefaleias desse tipo tenham uma incidência de 43 casos/100.000 habitantes/ano.[2]

Esse padrão de cefaleia sempre deve ser encarado como secundário a doenças que levam a risco de vida e investigado, mesmo que o exame neurológico seja normal. O principal diagnóstico a ser afastado é o de hemorragia subaracnóidea (HSA) secundária à ruptura de um aneurisma cerebral. Outro diagnóstico também importante a ser afastado é o da síndrome da vasoconstrição cerebral reversível.[3,4]

Tabela 40.1 Outras cefaleias primárias: tratamento.

Tipo de cefaleia	Profilático	Preemptivo* (1 a 2 h antes)	Agudo
Cefaleia primária da tosse	Indometacina 50 a 150 mg/dia, divididos em 2 a 3 tomadas	–	–
Cefaleia do exercício	Propranolol 1 a 2 mg/kg/dia, divididos em 2 tomadas Indometacina 25 a 150 mg/dia, divididos em 2 a 3 tomadas	Indometacina 25 a 150 mg Ergotamina	
Cefaleia primária associada à atividade sexual	Propranolol 40 a 200 mg/dia divididos em 2 tomadas Lamotrigina (migrânea com aura) 100 mg/dia**	Indometacina 25 a 100 mg Sumatriptana 50 a 100 mg Ibuprofeno 400 a 600 mg	
Cefaleia primária em trovoada	Nimodipino 30 a 60 mg, VO, de 4/4 horas	–	–
Cefaleia por estímulo frio	Abstinência do estímulo desencadeante	–	–
Cefaleia por pressão externa	Ajustar ou evitar o uso dos dispositivos deflagradores	–	–
Cefaleia primária em facada	**Localizada** Toxina onabotulínica A 2,5 unidades no ponto **Múltiplos pontos** Indometacina 50 a 100 mg/dia, 10 dias Celecoxibe 100 a 200 mg/dia, 10 dias	–	–
Cefaleia numular	Toxina onabotulínica A (25 unidades no local da dor) Gabapentina (± 800 mg/dia) Amitriptilina	–	Analgésicos comuns e anti-inflamatórios não esteroidais
Epicrania fugaz	Maiores evidências: gabapentina, lamotrigina Outros fármacos: pregabalina, carbamazepina, oxcarbazepina, lacosamida, levetiracetam		
Cefaleia persistente e diária desde o início	Tratar de acordo com o fenótipo (padrão migrânea ou padrão cefaleia do tipo tensão) Pulsoterapia com metilprednisolona endovenosa seguida de corticosteroides orais nos casos pós-infecciosos	–	

*Utilizado antes do evento desencadeador da cefaleia específica. **Casos em que surge migrânea com aura após o intercurso sexual: não se aplica. VO: via oral.

Para a investigação desses pacientes, deve-se solicitar tomografia computadorizada (TC) de crânio e, se esta for normal, exame do líquido cefalorraquidiano (LCR). A presença de coloração amarelada (xantocromia) no LCR, após centrifugação, indica HSA. O LCR permanece alterado em torno de 14 dias após o sangramento. Se esses exames forem normais, recomenda-se realizar ressonância magnética (RM) do encéfalo e exame da vasculatura intracraniana e do pescoço (angiorressonância, angiotomografia computadorizada ou angiografia) para que sejam afastadas as outras possibilidades diagnósticas.[3-5] A Tabela 40.2 lista as principais causas que podem levar a esse padrão de cefaleia na sua forma secundária.

Após excluírem-se as causas secundárias, faz-se o diagnóstico de cefaleia primária em trovoada. Há relatos de boa resposta dessa cefaleia ao nimodipino.[3,5]

CEFALEIA PERSISTENTE E DIÁRIA DESDE O INÍCIO

Na cefaleia persistente e diária desde o início (CPDI), o paciente consegue lembrar-se claramente do momento de início da dor, que se torna contínua e sem remissão em um período de 24 horas. Para que o diagnóstico definitivo seja feito, a cefaleia deve persistir por um período de 3 meses ou mais. A presença de outra cefaleia primária prévia não afasta o diagnóstico de CPDI, desde que não se identifique um aumento progressivo dessa outra cefaleia primária. Se houver uso excessivo de medicamentos, o diagnóstico de CPDI só pode ser feito se o desenvolvimento da cefaleia diária preceder claramente o uso excessivo de medicamentos utilizados para o tratamento agudo da cefaleia.[1]

Em pacientes com esse padrão de cefaleia, deve-se descartar, obrigatoriamente, uma cefaleia secundária, inicialmente com uma RM do encéfalo com contraste e angiorressonância

Tabela 40.2 Principais causas secundárias de cefaleia em trovoada.

Causas vasculares
Hemorragia subaracnóidea e cefaleias sentinelas (aneurismas intracranianos)
Síndrome da vasoconstrição cerebral reversível
Trombose venosa cerebral
Dissecção arterial
Acidente vascular cerebral isquêmico
Outras causas intracranianas
Apoplexia hipofisária
Meningite
Cisto coloide do terceiro ventrículo
Leucoencefalopatia posterior reversível
Hemorragias intracranianas
Outras causas
Encefalopatia hipertensiva
Hipertensão intracraniana
Hipotensão intracraniana
Infecção viral sistêmica
Sinusite aguda
Feocromocitoma
Infarto agudo do miocárdio

cerebral, arterial e venosa. Se essas forem normais, deve-se considerar a realização do estudo do LCR com medida de pressão, estudo bioquímico e citológico, bacterioscopia (Gram), pesquisa de fungos e micobactérias e culturas. Como há relatos de casos com associação a hipotireoidismo, isso também deve ser afastado.[6]

Quarenta por cento dos pacientes com CPDI conseguem identificar um evento precipitante. Os mais frequentemente citados são as infecções sistêmicas (frequentemente quadros respiratórios virais), eventos estressantes e cirurgias extracranianas que requerem intubação.[7,8] Em 4 a 15% dos casos, essa cefaleia inicia-se como uma cefaleia em trovoada.[7]

Acredita-se que a fisiopatologia da CPDI não é a mesma em todos os pacientes e que se trata, provavelmente, de uma síndrome. Essa fisiopatologia pode envolver uma desordem imunológica/inflamatória (em especial nos casos pós-infecciosos), lesão cervical secundária (particularmente nos pacientes com hipermobilidade cervical) e aspectos psicológicos.[3,6-8]

Até o momento não há ensaios clínicos que avaliem o tratamento dessa cefaleia, que é, com frequência, refratária ao tratamento. Um padrão semelhante à migrânea crônica é encontrado em 67% dos casos, enquanto um padrão semelhante à cefaleia do tipo tensão crônica é encontrado em 37% dos casos. O tratamento recomendado é direcionado ao fenótipo da cefaleia do paciente. Dessa maneira, a sua caracterização como fenótipo migranoso ou fenótipo "cefaleia do tipo tensão" é de importância para uma decisão terapêutica.[3,7,8] Transtornos ansiosos e depressivos são frequentes nos pacientes com CPDI e também devem ser tratados.[7,8] Nos casos pós-infecciosos, pode ser tentado um curso de 5 dias de metilprednisolona endovenosa (pulsoterapia), seguido por corticoesteroides orais.[3,6,8]

CEFALEIA POR PRESSÃO EXTERNA

Essa é uma cefaleia causada pela compressão ou tração continuada dos tecidos moles pericranianos. A compressão ou tração deve ser de uma intensidade menor do que a capaz de causar lesão tecidual. A dor é máxima no local de tração ou compressão.[1]

A compressão pode ser causada pelo uso de óculos, chapéus, faixas, máscaras cirúrgicas ou capacetes apertados. A cefaleia geralmente é de leve a moderada intensidade, do tipo pressão, e pode ter sintomas migranosos associados. Inicia-se em até 1 hora de compressão e desaparece em até 1 hora após a reversão da mesma. O tratamento consiste em evitar esses dispositivos e, quando isso não é possível, ajustá-los.[1,3,9]

Durante a pandemia de covid-19, com a maior necessidade de uso dos equipamentos de proteção individual (EPIs) pelos profissionais de saúde, a cefaleia por pressão externa ganhou maior relevância clínica e científica. A incidência de cefaleia associada a EPIs variou de 27 a 91% nos estudos realizados. Foram identificados como fatores de risco ter uma cefaleia primária prévia, usar máscara facial associada a óculos por mais do que 4 horas por dia e trabalhar por períodos maiores do que 4 horas. Estresse físico e psicológico, privação de sono, refeições irregulares também podem ser fatores contribuintes.[9] Dessa maneira, faz parte do tratamento reverter os possíveis fatores de risco modificáveis.

CEFALEIA POR ESTÍMULO FRIO

Essa cefaleia é desencadeada por estímulos frios externos aplicados sobre a região da cabeça (principalmente no território do primeiro ramo do nervo trigêmeo) ou pela inalação ou ingestão de uma substância fria. É popularmente denominada "cefaleia do sorvete" ou "cérebro congelado". A prevalência vitalícia na população geral é de 15 a 37%, com uma discreta prevalência para o sexo feminino.[10] A intensidade da cefaleia é mais pronunciada nos pacientes migranosos.[11] A fisiopatologia está relacionada à ativação dos receptores TRPM8.[12]

A cefaleia associada à exposição externa ao estímulo frio é intensa, de curta duração e geralmente desaparece 30 minutos após cessar o estímulo. Pode ser desencadeada por banho frio, patinação, mergulho, surfe e crioterapia.[10] Apresenta-se em punhaladas e localizada na região médio-frontal, podendo, em alguns casos, ser unilateral (temporal, frontal e/ou retro-orbitária).[1]

Nos casos de inalação ou ingesta de substâncias, o paciente apresenta uma hipersensibilidade na região do palato e parede posterior da faringe a elementos líquidos, gasosos ou sólidos frios. A cefaleia surge imediatamente após a ingesta ou inalação desses, possui uma duração média de 30 segundos e desaparece em até 10 minutos após cessar o estímulo.[1,11,13] A cefaleia é pulsátil, de forte intensidade, localizada na região frontal, temporal, nasal superior ou occipital, no vértex ou nos olhos, podendo ser bilateral ou unilateral (nos pacientes migranosos).[1] Sinais autonômicos cranianos, como lacrimejamento, hiperemia conjuntival e/ou rinorreia, podem ocorrer em até 22% dos casos.[11,13] Fenômenos visuais – como luzes piscando, pontos e linhas – ocorrem em 18% dos pacientes.[11] A cefaleia pode ocorrer mesmo que o paciente tente evitá-la ingerindo substâncias frias em menor quantidade e mais lentamente. Nesses poucos casos, a abstinência parece ser o melhor tratamento.[14] Na crioterapia, que é uma situação especial, sugere-se que sejam realizados movimentos de fricção sobre a pele do rosto, no local de tratamento, 1 minuto antes da aplicação, o que pode aliviar os sintomas dolorosos.[15]

CEFALEIA HÍPNICA

É uma cefaleia que ocorre durante o sono, causando o despertar, com uma duração de 15 minutos até 4 horas, com frequência maior que 10 dias ao mês, em mais de 3 meses ao ano. Raramente está associada a sintomas autonômicos ou movimentos periódicos noturnos das pernas. Há predomínio do sexo feminino e, apesar de usualmente essa cefaleia iniciar após os 50 anos, ela pode ocorrer em qualquer idade.[1,16]

A cefaleia pode ser bilateral ou unilateral (33% dos casos); em pressão (74,4%), pulsátil/latejante (18,3%) ou, raramente, em punhaladas ou queimação (7,3%). É mais frequentemente de intensidade leve a moderada (67%), mas pode ser severa em um terço dos casos. Os pacientes apresentam de um a três ataques por noite, e as crises normalmente iniciam entre 1 e 5 horas da madrugada.[16,17]

Os sintomas associados incluem náuseas (95,8%); vômitos (21%); fotofobia ou fonofobia (11,9%). Apesar de a Classificação Internacional das Cefaleias colocar a presença de sintomas autonômicos como um fator que fala contra o diagnóstico dessa cefaleia, esses podem ocorrer em 7,6% dos casos, predominando o lacrimejamento em 61,1% e a rinorreia em 16,7%.[1,16,17]

O diagnóstico diferencial inclui apneia do sono, hipertensão arterial noturna, hipertensão intracraniana secundária, hipoglicemia, distúrbios da tireoide e cefaleia por uso excessivo de analgésicos.[1]

O tratamento agudo é feito com a cafeína (40 a 200 mg) ou ácido acetilsalicílico (325 mg) e o tratamento profilático com carbonato de lítio (150 a 1.200 mg), melatonina (3 a 15 mg), indometacina (25 a 75 mg) ou cafeína. As remissões sem tratamento são raras (1%), mas ocorrem em 83,5% dos casos com o uso de profiláticos – podendo haver recorrências após o tratamento (15,5%). Outros tratamentos também foram propostos, como topiramato, flunarizina, betabloqueadores, antidepressivos tricíclicos, gabapentina, verapamil, pizotifeno, lamotrigina e valproato de sódio.[16,17]

CEFALEIAS EPICRANIANAS
Cefaleia primária em facada

Cefaleia primária em facada (CF) é uma das principais cefaleias epicranianas e uma queixa comum em consultórios de cefaliatria. A dor é descrita como em punhaladas, que ocorrem de forma isolada ou em séries, com duração de poucos segundos, em um único momento ou recorrentes durante o dia, sem manifestações autonômicas.

A prevalência da CF na população geral varia de 2 a 35,7%, sendo mais próximo de 26,7% a partir dos critérios atuais.[18] A CF ocorre com mais frequência entre os pacientes migranosos (em até 40% deles) e acomete igualmente homens e mulheres.[1,19,20] É mais prevalente entre os adultos, mas pode ocorrer em qualquer faixa etária, desde 2 anos a mais de 80 anos.[20]

A CF possui três comportamentos: monofásica, intermitente e raramente uma forma crônica.[21] A forma monofásica em geral entra em remissão em dias ou semanas, apresenta-se em uma área fixa e tem início agudo ou subagudo.[21] Possui uma fenomenologia clínica e resposta terapêutica à toxina onabotulínica A semelhante à cefaleia numular. A forma intermitente é a predominante, apresentando-se com paroxismos isolados e ocasionais ou em *clusters* de curta duração distribuídos por longos períodos (anos). A forma crônica instala-se dessa maneira desde o início ou pode possuir um padrão evolutivo com duração de anos até tornar-se crônica (Figura 40.1).

A cefaleia é lancinante, do tipo facada ou punhalada, com duração média de 3 segundos, acompanhada de um desconforto no local da dor, em ardência, queimação ou peso, com duração de alguns minutos.[1,19] Apresenta-se com localização trigeminal (inclusive na região facial) e extratrigeminal (70% dos casos), sendo fixa em um ponto em um terço dos casos, ou mudando de localização no mesmo dia ou durante a sua evolução.[1,19] (ver Figura 40.1) Os sintomas associados à CF incluem: súbitos movimentos da cabeça (38 a 74%); alodinia (19 a 37%); vocalização (18%); movimentos corporais súbitos (1,1 a 13%) e náuseas, vômitos, fotofobia e fonofobia.[20]

Nos casos de localização fixa, é prudente descartar etiologia secundária.[22] Nas formas não fixas (migratórias), a investigação com neuroimagem é indicada quando o comportamento é atípico e não há resposta aos tratamentos preconizados. Os pacientes que evoluem para uma forma crônica ou intermitente mesmo com tratamento adequado devem realizar neuroimagem.[20]

Por ser uma cefaleia epicraniana, os principais diagnósticos diferenciais incluem cefaleia numular (ver adiante), neuralgia occipital, cefaleia cervicogênica, neuralgia trigeminal e cefaleias trigeminoautonômicas.[20] Ela pode ser

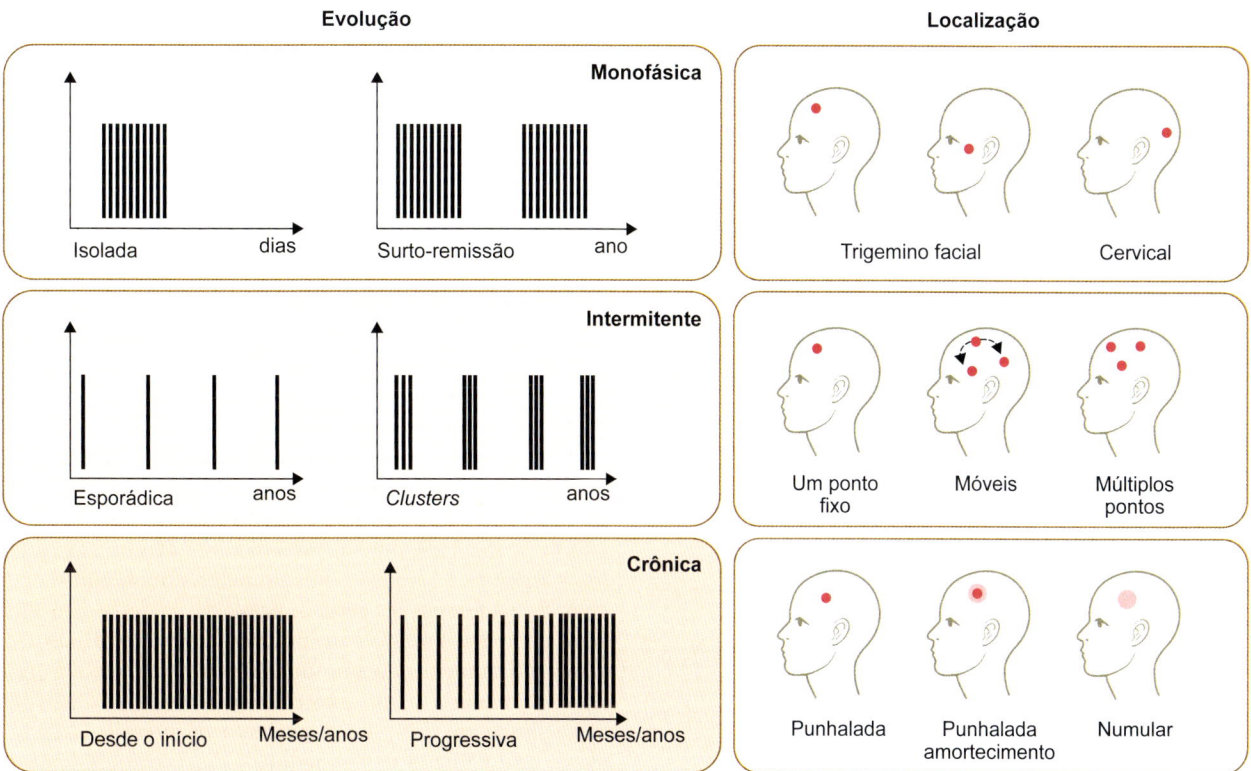

Figura 40.1 Formas de evolução, localização, irradiação e apresentação da cefaleia primária em facada (CF). Monofásica: isolada, apresentação única ou apresentação como surto-remissão com períodos sintomáticos intercalados com períodos totalmente assintomáticos. Intermitente: paroxismos esporádicos únicos raros distribuídos durante o ano e apresentação em *clusters* que ocorrem em um rápido e limitado período de múltiplos paroxismos intercalados com períodos totalmente assintomáticos, várias vezes ao ano. Crônica: na forma de apresentação crônica desde o início, o paciente abre o quadro clínico com paroxismos ocorrendo várias vezes ao dia, todos os dias, não mudando a frequência dos paroxismos. Pode durar meses ou até anos. Progressiva: inicia com paroxismos únicos ao dia ou na semana que vão piorando progressivamente a diários e várias vezes ao dia, tornando-se crônicos e frequentes no dia, podendo também durar meses a anos. Localização das dores em facada: topografia trigeminal inclusive facial ou extratrigeminal, como a região occipitocervical. Apresentação de um ponto fixo, ou pontos que a partir deles se propagam para diferentes pontos ou ainda múltiplos pontos durante os mesmos paroxismos. A dor em facada pode ser isolada ou associada a um leve amortecimento com duração maior. A diferenciação com a cefaleia numular pode ser difícil.

secundária a arterite de células gigantes, tumores de hipófise, meningiomas, trauma ocular, AVC isquêmico, trombose venosa cerebral, hemangiomas cavernosos, herpes-zóster, paralisia de Bell, hipertensão intracraniana idiopática, hemorragia intracraniana, esclerose múltipla, síndrome de Sjögren; lúpus eritematoso sistêmico, doença de Behçet, vasculite autoimune e síndrome antifosfolipídica.[20]

Fatores desencadeantes incluem crises de migrânea, movimentos da cabeça, atividade física e estímulos visuais.[22] Na sua maioria, os casos são benignos e autolimitados. Quando há necessidade de tratamento, as formas monofásicas são as mais responsivas. A forma intermitente deve ser avaliada com cautela, pois pode evoluir para uma forma crônica; esta, por sua vez, pode tornar-se refratária às tentativas de tratamento.[21]

O tratamento muitas vezes não é necessário, como quando o paciente tem uma frequência baixa de crises. Quando necessário, o tratamento na forma que atinge múltiplos locais é feito com anti-inflamatórios não esteroidais (AINEs: indometacina [50 a 150 mg] e celecoxibe [200 mg]). Na forma localizada, indica-se o uso da toxina onabotulínica A (2,5 unidades por ponto, via subcutânea).[19,23,24] Existem também relatos de melhora após o uso de melatonina (3 a 12 mg/dia), gabapentina (400 mg, 2 vezes/dia), topiramato (50 mg, 2 vezes/dia), acetazolamida (250 mg, duas vezes ao dia) e nifedipino (90 mg/dia) em

casos isolados.[22] Havendo suspeita de hipertensão intracraniana, a indometacina e o topiramato são os fármacos de escolha.[22]

Cefaleia numular

A cefaleia numular se caracteriza por dor em uma área circunscrita do couro cabeludo, de contorno bem delimitado e forma arredondada ou elíptica, com tamanho e formato fixos. O diâmetro da área de dor varia de 1 a 6 centímetros.[1] Normalmente só há uma área dolorosa, sendo a região parietal o sítio mais frequente. É rara a ocorrência de duas áreas de dor.[25,26]

Essa cefaleia é considerada rara, com pouco mais de 500 casos descritos na literatura.[25] Acredita-se que a dor tenha origem periférica, nos tecidos epicranianos ou em ramos terminais de nervos periféricos do escalpo.[25,27]

A duração da dor é extremamente variável, podendo durar de segundos a dias e até mesmo ser contínua. Sua intensidade costuma ser moderada, podendo haver períodos de exacerbação e de remissão espontânea. Seu caráter é descrito mais frequentemente como em pressão, mas padrões em pontada, pulsátil, choque e queimação também podem ocorrer. Pode haver alterações tróficas locais na área sintomática, como alopecia e alteração da cor dos cabelos. Também podem ser encontradas alterações sensitivas na área afetada, como alodinia, hipoestesia tátil e dolorosa e hiperestesia. Transtornos depressivos e ansiosos não estão associados à cefaleia numular.[25,28,29]

Pacientes com outras cefaleias primárias, como a migrânea ou a cefaleia do tipo tensão, podem delimitar uma área menor no escalpo em que a cefaleia é mais intensa e muitas vezes referem essa área como sendo o sítio da dor. Entretanto, uma anamnese mais cuidadosa mostra que a área total de dor é mais difusa. Dessa maneira, a determinação da área de maior intensidade e da área total da dor é importante para que seja feito o correto diagnóstico.

Pode haver causas subjacentes a esse padrão de cefaleia. Essas corresponderam a 2,9% dos 274 casos de cefaleia numular atendidos em um ambulatório terciário de cefaleia na Espanha.[27] Traumas cranianos estão entre as causas mais frequentes de cefaleia numular secundária.[29] Lesões localizadas na região subcutânea, como hematomas, cistos, granulomas e neoplasias, já foram associadas a essa cefaleia. Também já foram relatados casos secundários a lesões nos ossos do crânio ou lesões intracranianas como tumores, cistos e cavernomas.[27]

O quadro clínico, a evolução ou a resposta ao tratamento não permitem que se diferencie entre cefaleia numular primária ou secundária.[27,29] Desse modo, deve-se investigar todos os pacientes com TC ou RM do encéfalo. Em casos selecionados, pode-se solicitar também uma ultrassonografia ou ecodoppler do escalpo e, nos casos com alterações tróficas, deve-se considerar uma biópsia.[25]

Uma série de casos com dezesseis pacientes encontrou anticorpos contra fator nuclear em oito pacientes, SSA/La em seis, fator reumatoide em quatro, SSB/Ro em dois e anti-DNA em um paciente.[30] Assim, sugere-se também a solicitação de provas inflamatórias.

Até o momento, não há ensaio clínico controlado com placebo que avalie o tratamento dessa cefaleia. O tratamento da crise de dor aguda é feito com analgésicos comuns e anti-inflamatórios não esteroidais. Em torno de 60% dos pacientes com cefaleia numular necessitam de tratamento preventivo.[31] Entre os fármacos mais utilizados estão a gabapentina, a toxina onabotulínica A e os antidepressivos tricíclicos, sendo as duas primeiras opções as com melhor evidência de eficácia.[25]

Em um ensaio clínico aberto recente, foram incluídos pacientes com cefaleia numular com frequência de ao menos 10 dias de dor por mês. Foram aplicadas 5 unidades de toxina onabotulínica A em 5 pontos da área da dor, em um total de 25 unidades. Essa aplicação foi repetida após 3 meses e os pacientes foram seguidos por 24 semanas. Houve uma melhora significativa da frequência e da intensidade da dor.[32]

Epicrania fugaz

Essa é uma cefaleia ultrarrápida, em facadas, com duração de 1 a 10 segundos, que se move na superfície de um hemicrânio em trajetória linear ou em zigue-zague, começando e terminando em territórios de diferentes nervos.[1]

Na maior parte dos casos descritos, a dor desloca-se no sentido posteroanterior e é de forte intensidade e, em 30% dos casos, pode haver sinais autonômicos do mesmo lado da dor. Pode também haver gatilhos, como estímulo tátil no local de início da dor, movimentação do pescoço, estresse, atividades físicas, manobra de Valsalva e movimentos oculares. São descritos casos em que há uma associação entre cefaleia numular e epicrania fugaz no mesmo

paciente. Casos de associação dessa cefaleia a lesões localizadas na fossa posterior já foram descritos e, dessa forma, RM ou TC do encéfalo devem ser solicitadas.[25,33,34]

Não há ensaios clínicos que tenham avaliado o tratamento profilático dessa cefaleia. Este deve ser instituído para aqueles pacientes que apresentam crises muito frequentes. As drogas com o maior número de relatos de respostas positivas são a gabapentina e a lamotrigina.[25,33]

CEFALEIA PRIMÁRIA DA TOSSE

Estima-se em 1% a prevalência vitalícia dessa cefaleia na população geral.[35] Ela representa de 0,4 a 1,2% dos atendimentos nos ambulatórios de cefaleia.[36] A maioria dos casos iniciam após os 40 anos de idade.[4,37]

É desencadeada por situações que levam à manobra de Valsalva, como tossir, espirrar, assoar o nariz, defecar, chorar ou gargalhar. A dor geralmente é bilateral, de moderada a forte intensidade, tem início súbito e é de curta duração (de 1 segundo a 2 horas, geralmente durando minutos).[1,4]

A fisiopatologia da cefaleia primária da tosse não está bem definida. Diversas explicações têm sido propostas, como um aumento da pressão intracraniana causada pela tosse, secundária a um aumento da pressão venosa; um baixo limiar de dor para o aumento da pressão intracraniana; um aumento da sensibilidade de receptores venosos para pressão; hipervolemia do LCR; e a ocorrência de uma fossa posterior mais estreita.[4,37]

Pacientes com esse padrão de cefaleia devem sempre ser investigados para causas subjacentes, pois essas estão presentes em 40% dos casos.[37] Dentre as causas subjacentes mais frequentes estão a malformação de Chiari do tipo I (65% dos casos), outras lesões da fossa posterior (15% dos casos), hidrocefalia, hipotensão intracraniana espontânea, transtornos carotídeos ou vertebrobasilares, platibasia, hematoma subdural e síndrome da vasoconstrição cerebral reversível.[37] A investigação é feita por meio de RM do encéfalo com contraste, devendo-se investigar também a junção craniocervical. Os pacientes acometidos pela forma secundária dessa cefaleia geralmente têm resposta pior ao tratamento em relação àqueles que apresentam a cefaleia primária da tosse.[36]

O tratamento sintomático habitualmente não é necessário, já que os episódios de dor são de curta duração. A droga mais utilizada para o tratamento profilático é a indometacina, na dose de 50 a 200 mg/dia, divididos em duas a três tomadas. A resposta clínica é obtida dentro de 1 a 4 semanas. Há relatos de resposta com outros fármacos como acetazolamida, topiramato, propranolol, metisergida, metoclopramida por via endovenosa e naproxeno.[37] Laxantes podem ser úteis para pacientes com constipação intestinal que apresentam cefaleias durante a defecação. Sugere-se que o tratamento profilático seja feito por um período de 6 a 18 meses, com progressiva redução da dose a partir do controle da dor. A cefaleia geralmente remite em até 4 anos.[4]

CEFALEIA PRIMÁRIA DO EXERCÍCIO

Essa cefaleia não é tão infrequente como se acreditava, tendo uma prevalência estimada de 1 a 12% na população.[38,39] Ao contrário da cefaleia primária da tosse, tem maior prevalência em indivíduos mais jovens.[40] Um estudo que avaliou estudantes universitários na Nova Zelândia encontrou uma prevalência de 31% de "cefaleias relacionada ao esporte e ao exercício físico".[38,41] Outro estudo realizado em Taiwan com estudantes de 13 a 15 anos encontrou uma prevalência 30%. Essa cefaleia era frequente (desencadeada em mais de 50% dos exercícios) em 4% dos adolescentes. A prevalência foi significativamente maior nas meninas e nos portadores de migrânea e diminuiu progressivamente com o aumento da idade.[38,42]

Um levantamento feito entre ciclistas encontrou uma prevalência de 26%. Dez por cento dos ciclistas tinha cefaleia relacionada ao exercício ao menos 1 vez/semana. Os fatores de risco mais frequentemente citados pelos atletas foram o exercício extremo, a baixa ingesta de líquidos e o calor.[43] Altitudes elevadas constituem outro fator de risco.[38]

Oitenta por cento das cefaleias do exercício são primárias.[38,40] Essa cefaleia ocorre durante ou após exercícios extenuantes e dura até 48 horas – geralmente menos que 5 minutos.[1] O exercício deve ser suficiente para, ao menos, dobrar a frequência cardíaca de repouso por, ao menos, 10 minutos.[40] A cefaleia apresenta um padrão pulsátil, bilateral com localização occipital e frontal, sem náuseas ou vômitos associados.[38] Essa cefaleia acomete mais os indivíduos portadores de migrânea, cefaleia primária associada à atividade sexual ou cefaleia primária da tosse.

Dentre as causas descritas de cefaleia secundária do exercício, estão lesões expansivas intracranianas e doenças cerebrovasculares (trombose venosa cerebral, dissecção arterial, aneurismas, malformações arteriovenosas, hemorragias intracranianas e síndrome da vasoconstrição cerebral reversível).[38] Dessa maneira, os pacientes devem ser investigados com RM do encéfalo e angiorressonância cerebral (arterial e venosa). Em casos raros, pacientes com doença coronariana e feocromocitoma podem ter cefaleia relacionada ao exercício físico. O diagnóstico diferencial e as suas manifestações semiológicas são descritos na Tabela 40.3.[38]

Diminuir a intensidade do exercício e fazer aquecimento antes do seu início podem ser medidas úteis.[38] Não há ensaios clínicos que avaliaram o tratamento preventivo dessa cefaleia. A indometacina (25 até 150 mg) e a ergotamina podem ser utilizadas antes da atividade física como forma de tratamento preemptivo. As opções mais usadas para a sua prevenção são a indometacina e os betabloqueadores (nadolol ou propranolol, 40 a 80 mg/dia; principalmente se houver comorbidade com cefaleia primária associada à atividade sexual) durante 3 a 6 meses.[38]

CEFALEIA PRIMÁRIA ASSOCIADA À ATIVIDADE SEXUAL

Essa dor pode iniciar durante ou logo após a atividade sexual, excitação, orgasmo e, em alguns casos, ocorre somente durante a masturbação.[5,44] A dor pode ser do tipo explosiva, entorpecedora, bilateral em dois terços e unilateral em um terço dos casos, podendo atingir o seu pico de intensidade durante o orgasmo (com padrão em trovoada), tornando-se muito forte e regredindo lentamente, podendo permanecer severa por 1 minuto até 24 horas e moderada até por 72 horas. A cefaleia também pode ter um início insidioso e piorar de intensidade de modo progressivo no transcorrer do ato sexual.[1,5] Uma grande parte dos pacientes (+40%) tem uma história crônica (> 1 ano) de dor relacionada à atividade sexual, porém alguns apresentam um episódio isolado (provável cefaleia primária associada à atividade sexual).[1,5]

Ela ocorre mais em homens que em mulheres (2:1 até 4:1), sendo mais frequente na terceira e quarta décadas de vida. A dor é bilateral e tem caráter pulsátil, ocorrendo em 80% dos casos na região occipital. Alguns pacientes podem referir dor e aumento da contratura na região dos masseteres, fotofobia, fonofobia, náusea e vômitos, porém sem manifestações autonômicas.[1,5] Alguns pacientes têm comorbidades como migrânea, hipertensão arterial e cefaleia do tipo tensão.[5] A prevalência é variável e depende também da posição que o paciente assume durante a atividade sexual, varia entre 1%, em alguns estudos, até 35%.[5]

A investigação neurológica é mandatória nessa cefaleia, devendo-se realizar angiorressonância magnética cerebral com fase arterial e venosa para descartar aneurisma cerebral (com ou sem ruptura), dissecção arterial, trombose venosa cerebral e síndrome da vasoconstrição cerebral reversível.[1] São fatores de risco para um paciente com cefaleia associada

Tabela 40.3 Diagnóstico diferencial e manifestações clínicas entre cefaleia da atividade física e outras formas secundárias.

Diagnóstico diferencial	Sintomas	Investigação
Dissecção de artérias cervicais	Dor cervical unilateral Síndrome de Horner Tinido Fraqueza e amortecimento Síndrome vertiginosa súbita Dificuldade visual	Angiorressonância e ou angiotomografia fase arterial de vasos cervicais
Síndrome da vasoconstrição cerebral reversível	Instalação rápida, associada a hipertensão arterial e papiledema (se PRES)	Ressonância e angiorressonância magnética cerebral (fase arterial)
Hipertensão intracraniana idiopática	Papiledema, ausência do pulso da veia central da retina, tinido, diplopia, alteração visual, paralisia do nervo abducente	Ressonância e angiorressonância magnética cerebral (fase venosa), punção lombar com raquimanometria (se neuroimagem normal) e avaliação oftalmológica com campimetria e OCT
Cefalalgia cardíaca	Dor torácica (angina), história médica de doença arterial coronariana, cefaleia unilateral que resolve com a revascularização cardíaca	Avaliação cardiológica
Feocromocitoma	Sudorese, taquicardia, palidez cutânea, elevação acentuada e transitória da pressão arterial	Tomografia de abdômen (glândulas suprarrenais) dosagem de catecolaminas séricas

OCT: tomografia por coerência óptica; PRES: síndrome da encefalopatia reversível posterior.

à atividade sexual ter como causa da dor um aneurisma roto: cervicalgia, rigidez de nuca, idade superior a 40 anos e perda da consciência.[45]

Essa cefaleia pode estar relacionada à *exploding headache syndrome*, que é uma cefaleia associada à sensação auditiva de estouros (como um cano de escape de automóvel estourando).[1] Portadores de migrânea podem apresentar esse tipo de cefaleia em 25 a 47% dos casos.[46]

O curso da cefaleia é benigno, sofrendo remissões em 69% dos casos dentro de 3 anos. O tratamento pode ser profilático, com propranolol (40 a 200 mg/dia) e/ou pre-emptivo (30 a 60 minutos antes da atividade sexual), com indometacina (25 a 50 mg), sumatriptana (50 a 100 mg) ou ibuprofeno (400 a 600 mg).[5,47] O tratamento profilático deve ser mantido por um período de 3 a 6 meses.

Em raros casos, o tratamento deve ser mais prolongado. Foram descritos casos isolados de controle terapêutico obtido com bisoprolol, topiramato, nimodipino, di-hidropiridina e diltiazem.[5]

A cefaleia pós-orgástica que ocorre somente após o paciente adquirir a posição ortostática pode estar relacionada à hipotensão intracraniana espontânea (por fístula liquórica espontânea).[1]

Algumas medidas não terapêuticas podem auxiliar na profilaxia, como assumir a posição passiva durante o ato sexual, contínuas mudanças de posição durante o intercurso sexual, manter o pescoço abaixo do tronco, reduzir os movimentos dos membros e perda de peso.[5] Há relato de benefício com o uso profilático da lamotrigina (100 mg/dia) na migrânea com aura pós-atividade sexual.[5]

41

Cefaleias Secundárias: Cefaleia Persistente Atribuída à Lesão Cefálica Traumática ou Craniotomia e Cefaleia Atribuída à Infecção Viral Sistêmica

Marcelo Moraes Valença • Paulo Sergio Faro Santos

CEFALEIA PERSISTENTE ATRIBUÍDA À LESÃO CEFÁLICA TRAUMÁTICA

Introdução

A Seção 5 da Classificação Internacional das Cefaleias, 3ª edição (ICHD-3)[1] diz respeito às cefaleias atribuídas a traumas ou lesões cefálicas e/ou cervicais. Tais cefaleias podem ocorrer por três razões: lesão cefálica traumática, lesão em chicotada e craniotomia. Além disso, há duas formas de manifestação: aguda (desenvolve-se dentro de 7 dias e desaparece em até 3 meses) ou persistente (surge dentro de 7 dias e persiste por mais de 3 meses) (ICHD-3). Neste tópico, será abordada a cefaleia persistente atribuída à lesão cefálica traumática.

Frequência e fatores de risco

Todos os anos, 69 milhões de pessoas em todo o mundo sofrem um traumatismo cranioencefálico (TCE).[2] O TCE leve é responsável por 95% de todos esses eventos traumáticos, de acordo com um estudo populacional. A cefaleia pós-traumática (CPT) é uma das sequelas mais comuns da lesão cerebral traumática.[3]

A prevalência dessa cefaleia ao longo da vida é estimada em 4,7% em homens e 2,4% em mulheres.[4] A incidência cumulativa de 1 ano de cefaleia nova ou agravada em pacientes com TCE leve é de 91%. Dos pacientes com TCE que relatam CPT aguda, 40% mais tarde desenvolvem a sua forma persistente.[3] Um estudo de revisão sistemática mostrou uma prevalência de 57,8% de CPT persistente em indivíduos civis que sofreram TCE. A prevalência foi maior naqueles com TCE leve (75,3%) em comparação com TCE moderado ou grave (32,1%).[5]

As evidências que sustentam os fatores de risco para o desenvolvimento de CPT ainda são fracas, devido às limitações metodológicas apresentadas nos estudos. Contudo, algumas características podem facilitar a persistência da CPT: idade mais jovem, histórico prévio de cefaleia e eventos de TCE anteriores.[6]

Fisiopatologia

A fisiopatologia da CPT ainda não foi completamente compreendida. Entretanto, existem algumas hipóteses que sugerem o compartilhamento de mecanismos fisiopatológicos com a migrânea e outras cefaleias primárias, tais como: prejuízo no sistema inibitório descendente da dor, alterações neurometabólicas, neuroinflamação, depressão alastrante cortical, liberação e hipersensibilidade ao peptídeo relacionado ao gene da calcitonina (CGRP), ativação do sistema trigeminal e cascata secundária de alterações excitotóxicas e inflamatórias metabólicas e celulares (Tabela 41.1).[3,7]

Diagnóstico e manifestações clínicas

De acordo com a ICHD-3, o diagnóstico de cefaleia persistente atribuída a lesão cefálica traumática é definido como uma cefaleia que se desenvolveu em até 7 dias após um TCE e que persistiu por pelo menos 3 meses depois do seu início, não sendo justificada por outros motivos (ver Tabela 41.1).

Em geral, a realização de exames de neuroimagem não é recomendada em casos de CPT devido a TCE leve, e tipicamente é normal, especialmente se o exame neurológico for inocente. Contudo, ainda não há diretrizes padronizadas e baseadas em evidências para avaliar a utilidade da neuroimagem em CPT persistente. Dessa maneira, destaca-se a importância da história e do exame neurológico para orientar a tomada de decisão clínica quanto ao exame complementar.[11]

Tabela 41.1 Resumo dos possíveis mecanismos fisiopatológicos envolvidos na cefaleia pós-traumática.

Mecanismo fisiopatológico	Descrição
Prejuízo no sistema inibitório descendente[3]	Anormalidades no sistema de controle da dor do sistema nervoso central levando a um aumento na sensibilidade à dor
Alterações neurometabólicas[3]	Aumento do lactato e diminuição do metabolismo da glicose cerebral
Neuroinflamação[8]	Ativação de micróglia e astrócitos residentes e participação de leucócitos periféricos e mediadores inflamatórios que penetram através da barreira hematoencefálica (BHE) enfraquecida
Depressão alastrante cortical (DAC)[8]	Níveis de glutamato são mais altos imediatamente após o TCE e são mantidos por 24 a 48 horas, principalmente devido à ruptura mecânica da BHE, o que contribui para a DAC
Liberação e hipersensibilidade ao CGRP[9]	Pacientes com CPT sem história prévia de migrânea apresentam liberação aumentada e hipersensibilidade ao CGRP
Hipernocicepção trigeminal seletiva[10]	Processamento aprimorado de informações nociceptivas provenientes de tecidos cranianos profundos inervados pelo trigêmeo, mas não de tecidos não cranianos
Cascata secundária de alterações excitotóxicas e inflamatórias metabólicas e celulares[8]	TCE pode levar a uma cascata secundária de eventos que podem promover o desenvolvimento de CPT

Embora a ICHD-3 não determine as características da CPT, é importante mencionar que geralmente essa cefaleia assume fenótipos de migrânea e de cefaleia do tipo tensão e raramente de cefaleia trigeminoautonômica e cervicogênica.[3,12] A CPT pode ser acompanhada de sintomas somáticos, tais como náuseas, vômitos, fotofobia e fonofobia, além de sintomas vestibulares, cognitivos e psicológicos.[3] Distúrbios do sono, transtornos ansiosos e depressivos também são sequelas esperadas após TCE leve.[4]

Tratamento

Haja vista que o foco deste tópico é a CPT persistente, deve-se enfatizar a educação em dor, orientando o paciente sobre a origem dos seus sintomas, objetivo do tratamento farmacológico e não farmacológico (controle *versus* cura), além da necessidade de controlar as outras sequelas além da dor (distúrbios do sono, cognitivos e psicológicos).

Entendendo que esse indivíduo já sofre com cefaleia persistente há mais de 3 meses, sempre haverá a indicação dos dois modos de tratamento farmacológico: agudo e preventivo.

Entretanto, o uso desses medicamentos é basicamente *off-label* devido à escassez de literatura sobre terapias baseadas em evidências para CPT e de estudos randomizados controlados disponíveis.[4]

O tratamento é direcionado de acordo com o fenótipo que a CPT assume em determinado indivíduo, que, na maioria das vezes, é migranoso ou do tipo tensão. Dessa maneira, Ashina et al.[4] sugeriram um algoritmo de tratamento agudo e profilático de acordo com o fenótipo da cefaleia (Figura 41.1).

Apesar das diversas opções farmacológicas para o tratamento da CPT, há a possibilidade de o paciente evoluir com efeitos adversos e as intervenções medicamentosas não atenderem às suas necessidades. Essas limitações podem ocasionar um atraso na recuperação, agravamento dos sintomas e prejudicar a qualidade de vida. Os tratamentos não farmacológicos, portanto, são uma alternativa auxiliar com efeitos adversos muito mais limitados e que podem atender às necessidades do indivíduo. Há uma variedade dessas intervenções não farmacológicas, tais como:[13]

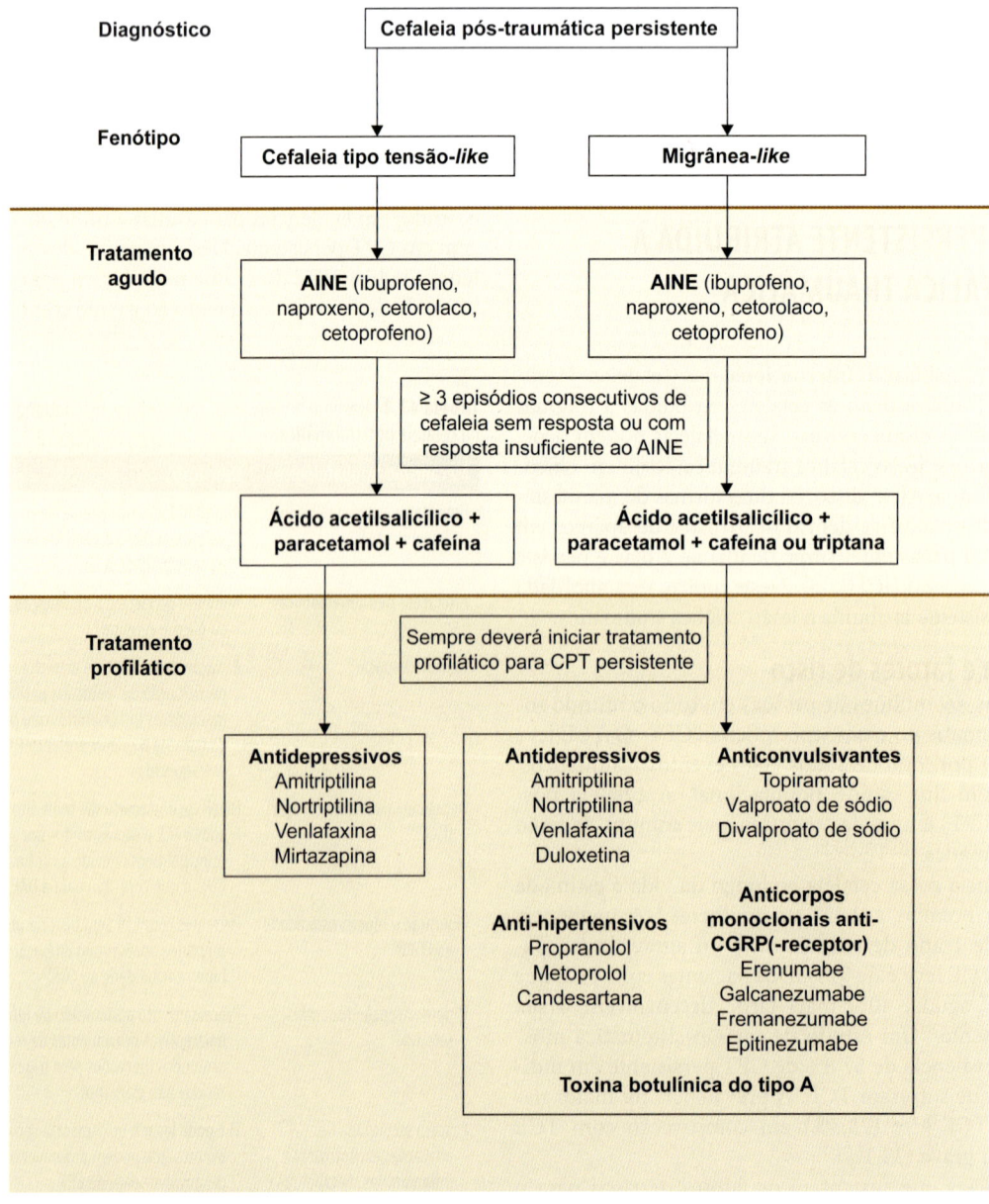

Figura 41.1 Algoritmo de tratamento farmacológico da cefaleia pós-traumática (CPT) persistente.[3]

- Intervenções comportamentais e cognitivas: terapia cognitivo-comportamental, relaxamento muscular progressivo, terapia cognitiva de manejo de sintomas e reabilitação
- Acupuntura: acupuntura tradicional chinesa, acupuntura auricular
- Modificação de estilo de vida: hidratação, nutrição e higiene do sono
- Atividade física precoce
- Fisioterapia
- Nutracêuticos: melatonina, magnésio e ômega-3
- Neuromodulação: estimulação magnética transcraniana repetitiva, *neurofeedback*.

CEFALEIA PERSISTENTE ATRIBUÍDA À CRANIOTOMIA

Introdução

Craniotomia foi reconhecida oficialmente como causa de cefaleia a partir de 2004, após inclusão dos seus critérios diagnósticos na Classificação Internacional das Cefaleias, 2ª edição (ICHD-2).[14] A cefaleia pós-craniotomia pode apresentar um curso agudo quando se instala nos primeiros 7 dias e se resolve dentro de 3 meses. Entretanto, quando a cefaleia mantém-se além dos 3 meses, ela é conhecida como "cefaleia persistente atribuída à craniotomia" ou, simplesmente, "cefaleia persistente pós-craniotomia (CPPC)", que será o foco deste tópico (ICHD-3).[1]

Frequência e fatores de risco

Dos indivíduos submetidos à neurocirurgia no segmento cefálico, entre 50 e 90% solicitam analgesia no pós-operatório imediato devido à queixa de dor.[15] Um estudo prospectivo revelou que 60% dos pacientes apresentaram cefaleia dentro de 48 horas após o ato cirúrgico.[16] Já no que diz respeito à sua forma crônica, a prevalência está em torno de 30%.[15]

Alguns fatores de risco cirúrgico para o desenvolvimento de CPPC foram identificados. O tipo de acesso cirúrgico interfere diretamente no surgimento da cefaleia crônica, pois vários estudos revelaram que a abordagem translabiríntica para ressecção de neurinomas acústicos cursou com menor incidência de cefaleia em comparação com a abordagem retrossigmoide. De maneira geral, os procedimentos da fossa posterior e da base do crânio estão associados ao aumento da dor pós-cirúrgica aguda em comparação com os procedimentos supratentoriais. Apesar de não haver estudo comparando diretamente o surgimento da CPPC após craniotomias supratentorial e infratentorial, entende-se que a incidência é menor com procedimentos supratentoriais.[17]

Além disso, um estudo prospectivo revelou que, no sexo feminino, a presença de ansiedade e a depressão foram associadas com a intensidade e o aumento da frequência da CPPC.[18]

Fisiopatologia

Inúmeros mecanismos fisiopatológicos têm sido aventados para a cefaleia pós-craniotomia (Tabela 41.2).

Diagnóstico e manifestações clínicas

O diagnóstico da CPPC é definido de acordo com os critérios diagnósticos da ICHD-3, que são: cefaleia que se desenvolveu em até 7 dias após uma craniotomia cirúrgica e que persistiu por ao menos 3 meses depois do seu início, não sendo justificada por outros motivos (ver Tabela 41.2).

Em relação às características clínicas da dor, para aqueles que já apresentavam algum tipo prévio de cefaleia, ocorre uma mudança significativa do padrão dela, principalmente com o aumento da frequência das dores.[15] Quanto à localização, em geral a cefaleia passa a acontecer no mesmo lado e no local da cirurgia,[15] mas também pode surgir bilateralmente.[17] Com frequência são caracterizadas como pulsáteis ou em pressão, podendo lembrar um padrão migranoso-*like* ou tensional-*like*. Além disso, podem acontecer crises desencadeadas por estresse emocional, esforço físico, tosse, movimento da cabeça ou exercício.[15,17] A alodinia é uma manifestação clínica marcante nesses indivíduos, afetando em torno de 80% deles.[15]

Tratamento

Como na maioria das ocasiões a craniotomia é realizada de forma eletiva, deve-se pensar na prevenção primária dessa complicação, por meio de algumas medidas:[15,17]

- Investigar a presença de transtorno de ansiedade e/ou depressivo e fazer o devido tratamento caso sejam detectados
- Administrar gabapentina 300 a 600 mg 2 horas antes do ato cirúrgico revelou-se eficaz na prevenção de dor pós-operatória aguda e crônica em diversos procedimentos. Ainda não existem estudos focados em CPPC, porém essa é uma possibilidade
- Realizar, sempre que possível, a craniotomia e a cranioplastia, em vez de apenas a craniectomia
- Realizar, se possível, craniotomias menores
- Realizar duroplastia em vez do fechamento direto da dura-máter
- Fazer infiltração do sítio cirúrgico com anestésico local ao final da cirurgia.

Tabela 41.2 Mecanismos fisiopatológicos para a cefaleia pós-craniotomia.[15]

Mecanismo fisiopatológico	Descrição
Traumatismo cirúrgico	Mais de 2/3 dos pacientes com cefaleia aguda descrevem um padrão de dor superficial, o que sugere uma origem somática (nos músculos do pericrânio e tecidos moles), em vez de dor visceral (nos vasos sanguíneos e meninges)
Aderência da musculatura à dura-máter	A incidência de cefaleia é aumentada em indivíduos submetidos à craniectomia em comparação com aqueles com craniotomia. A cranioplastia pode auxiliar no tratamento da cefaleia pós-craniectomia. Já foi evidenciada aderência entre a dura-máter e a musculatura cervical por meio de estudo histopatológico em pessoas com CPPC
Meningite asséptica	A presença de detritos ósseos causada pela perfuração óssea para o acesso cirúrgico pode causar meningite asséptica
Neuromas de amputação na cicatriz cirúrgica	A palpação manual da cicatriz cirúrgica pode desencadear a dor referida pelo paciente e a infiltração local com anestésicos pode melhorar essa dor
Sensibilização central	*Inputs* nociceptivos persistentes e não tratados adequadamente promovem o processo de sensibilização central e cronificação da dor

Quanto ao tratamento profilático da CPPC, não há ensaios clínicos que determinem a melhor medicação para o manejo dessa complicação. Contudo, os autores deste capítulo recomendam a utilização de antidepressivos tricíclicos (amitriptilina ou nortriptilina), antidepressivos duais (duloxetina ou venlafaxina) e gabapentinoides (gabapentina ou pregabalina), em monoterapia ou em associação (antidepressivo tricíclico ou dual + gabapentinoide).

Embora careçam de evidências científicas robustas para sua utilização, algumas terapias não farmacológicas podem ser úteis no manejo do paciente com CPPC:[19]

- Estimulação elétrica nervosa transcutânea (TENS)
- Fisioterapia
- Acupuntura
- Terapia cognitivo-comportamental
- Técnicas de manejo de estresse ou terapias de relaxamento.

CEFALEIA ATRIBUÍDA À INFECÇÃO VIRAL SISTÊMICA

A cefaleia é uma queixa muito frequente durante um quadro infeccioso.[20] Na Classificação Internacional das Cefaleias, 3ª edição (ICHD-3), de 2018, encontramos critérios para a cefaleia atribuída à infecção viral sistêmica (9.2.2 *Headache attributed to systemic viral infection*), que é classificada em aguda (9.2.2.1) e crônica (9.2.2.2). Na forma crônica, a cefaleia persiste por mais de 3 meses.[1]

Muitas viroses mais comuns (gripe ou resfriado comum – rinovírus) têm como sintomatologia mais prevalente febre, mal-estar, tosse, dispneia, diarreia, corrimento nasal e comprometimento do paladar e do olfato.[21] Estes dois últimos são particularmente característicos da infecção pelo SARS-CoV-2 (covid-19).[22] Nessas infecções virais, a maioria dos pacientes apresenta sintomas de inflamação aguda das mucosas do nariz e dos seios paranasais.[21]

Entre as afecções virais que podem cursar com cefaleia, atualmente destaca-se a covid-19. Comentaremos nos próximos parágrafos as características da cefaleia na covid-19. Também abordaremos brevemente a cefaleia associada ao HIV e uma forma rara de dor de cabeça que pode ser precipitada pela dengue – a "cefaleia persistente e diária desde o início".

Covid-19 e cefaleia: fase aguda

Cefaleia é um sintoma muito frequente e incapacitante nos pacientes com covid-19.[21,23-27] Rocha-Filho e Magalhães[27] avaliaram 73 pacientes com covid-19. Em torno de dois terços deles (64,4%) relataram cefaleia, que começou com maior frequência no primeiro dia de sintomas (bilateral [94%], de forte intensidade [53%] e com fenótipo de migrânea [51%]). Doze pacientes (16,4%) apresentaram cefaleia desencadeada por tosse. Onze (15%) pacientes relataram dor de cabeça contínua. Vinte e oito pacientes (38,4%) apresentaram anosmia e 29 (39,7%), ageusia.

Pacientes com hiposmia/anosmia e/ou hipogeusia/ageusia apresentaram cefaleia com maior frequência. Pacientes com anosmia e ageusia apresentaram cefaleia associada à fonofobia com maior frequência. A cefaleia associada à covid-19 apresentou fenótipo de migrânea com maior frequência naqueles indivíduos com história de migrânea. Foi concluído que as cefaleias associadas à covid-19 são frequentes, geralmente graves, difusas, apresentam fenótipo de migrânea e estão associadas à anosmia e à ageusia.

Em outro interessante estudo visando estimar a frequência de cefaleia em pacientes com covid-19 e caracterizar o fenótipo da cefaleia, os autores avaliaram 2.194 pacientes.[23] Cefaleia foi descrita por 514 pacientes (23,4%). O fenótipo da cefaleia foi estudado em 458 desses indivíduos (idade média, 51 anos; sexo feminino, 72%; história prévia de cefaleia, 49%). Nesse estudo, a cefaleia foi o sintoma inicial mais frequente da covid-19 em 27,9% dos pacientes, seguido de febre em 23,1%, tosse em 13,1% e astenia em 7,0%. A cefaleia começou no primeiro dia de sintomas em 40,7% dos pacientes, no segundo dia em 12,1%, no terceiro dia em 14,3%, no quarto dia em 9,8%, e no quinto dia ou mais tarde em 23,1% dos pacientes. A cefaleia persistiu, porém, por mais de 1 mês após a resolução dos sintomas gerais de covid-19 em 12,9% dos pacientes.[23]

A dor era bilateral (80%), predominantemente frontal (71%), com qualidade premente (75%), de grande intensidade, sendo mais intensa no sexo feminino. As mulheres também apresentaram mais fonofobia. Sintomas sistêmicos estavam presentes em 98% dos pacientes.[23]

A cefaleia foi holocraniana em 18,7% dos pacientes. A duração média diária da dor de cabeça foi de 7 horas (intervalo interquartil 3–24). A cefaleia durou entre 1 e 6 horas em 49,0% dos pacientes, entre 7 e 12 horas em 14,6%, entre 13 e 18 horas em 3,6% e entre 19 e 24 horas em 32,8%. A intensidade mediana da dor de cabeça foi de 7 em 10 (IQR 6–8), e os pacientes julgaram o grau de incapacidade causado pela dor de cabeça como 50% (IQR 20 a 80%). Medicação sintomática foi necessária em 94,5% dos pacientes, incluindo paracetamol em 92,5%, ibuprofeno em 17,2% e metamizol em 12,3% dos casos. O interessante foi que 26% dos pacientes relataram que experimentaram a "pior dor de cabeça já sentida".[23]

García-Azorín et al.[23] postulam que a liberação de citocinas e a ativação de macrófagos e linfócitos estariam associadas a sintomas respiratórios tais como dispneia e tosse. Algumas características da dor de cabeça, como o agravamento com movimentos da cabeça, movimentos oculares, fotofobia ou fonofobia poderiam ser causados pelo mesmo motivo.

Straburzynski et al.[21] avaliaram 130 pacientes com covid-19 no sentido de analisar se a cefaleia poderia ser atribuída a uma sinusite. A dor de cabeça foi muito prevalente e significativamente associada a sintomas de rinossinusite aguda. E concluíram que a dor de cabeça poderia ser atribuída à infecção viral sistêmica em 96% e à rinossinusite aguda em 51% dos casos, de acordo com a ICHD-3. Os critérios C.3 (exacerbação da cefaleia pela pressão aplicada sobre os seios paranasais) e C.4 (ipsilateralidade da cefaleia e sinusite) tiveram baixa sensibilidade na dor de cabeça atribuída à rinossinusite aguda.[21]

De Oliveira et al.[28] descreveram o caso de uma mulher de 68 anos com covid-19 e história de febre, tosse seca, anosmia e ageusia havia 7 dias. Houve melhora dessa sintomatologia, mudando o padrão para outros sintomas e surgiram astenia, náuseas e forte cefaleia. Uma análise do líquido cefalorraquidiano (LCR) foi solicitada, demonstrando aumento de células (21 células/mm^3, 80% de linfócitos e 20% de monócitos), 34 mg/dℓ de proteína e 79 mg/dℓ de glicose, com pressão de abertura de 20 cm H_2O. Esse caso clínico mostra que em alguns pacientes com covid-19 a doença pode evoluir para uma meningite viral.

Cefaleia pós-covid

Após a fase aguda da covid-19, uma parcela dos pacientes continua apresentando uma variedade de sintomas (p. ex., fadiga, insônia, comprometimento da memória, tontura), e esse quadro clínico foi identificado com o termo "síndrome pós-covid".[29] Um dos sintomas mais frequentes é a cefaleia persistente, que pode apresentar-se de diferentes formas: cefaleia atribuída à infecção sistêmica, cronificação de cefaleia primária já existente ou cefaleia diária persistente de longa duração e também de início tardio. Assim, pode haver cronificação de uma migrânea já existente, ou, ainda, há a possibilidade de iniciar-se uma nova cefaleia muito semelhante à migrânea em pessoas sem história prévia. Embora ainda pouco se saiba sobre a fisiopatologia da cefaleia pós-covid, a ativação do sistema trigeminovascular pode ser um dos seus mecanismos.[29]

O caso de uma mulher com 44 anos e cefaleia pós-covid refratária ao tratamento farmacológico, incluindo glicocorticoide, foi relatado. Os autores utilizaram uma dose de ataque (240 mg) de galcanezumabe subcutâneo, um anticorpo monoclonal (mAb) antipeptídeo relacionado ao gene da calcitonina (CGRP).[29] Após a sua administração, as crises de cefaleia diminuíram abruptamente em intensidade e frequência dentro de 2 dias. Ela estava sem dor de cabeça na visita pela última vez após a quarta dose (120 mg) mensal de galcanezumabe.

Dengue e "cefaleia persistente e diária desde o início"

A dengue é, atualmente, um problema de saúde pública em muitas partes do mundo, como uma doença viral emergente com tendência pandêmica. O vírus da dengue é um arbovírus da família Flaviviridae e estima-se que até 100 milhões de indivíduos, distribuídos em mais de 100 países, sejam infectados anualmente, colocando em risco quase metade da população mundial.[30]

A cefaleia é uma queixa frequente entre os pacientes acometidos por dengue. A cefaleia associada à dengue é considerada muito intensa, bilateral, latejante, frontal e retro-orbitária.[30] A "cefaleia persistente e diária desde o início" (NDPH, do inglês *new daily persistent headache*) é um tipo de cefaleia relativamente rara que já foi relacionada a doenças infecciosas sistêmicas que podem preceder o seu início.[30] Em 2017, publicamos (MMV) um caso de NDPH precipitada pelo vírus da dengue.[31]

Em um estudo epidemiológico foram analisados os casos de NDPH entre 450 indivíduos que tiveram dengue. O estudo foi realizado na cidade de França, no estado de São Paulo (população de 370 mil habitantes). Durante o ano de 2015, 600 casos de dengue foram notificados à Secretaria de Saúde da cidade. Todos esses pacientes foram contatados por telefone e 450 deles foram localizados e entrevistados. Dessas 450 entrevistas, foram identificados três possíveis casos de NDPH. A prevalência observada de NDPH atribuída à dengue foi de 1:150 casos de dengue (0,67%).[31]

A cefaleia da dengue pode ser um sinal de alerta. Wani et al.[32] relataram um caso de dengue com cefaleia, erupção cutânea e comportamento anormal que apresentou hemorragia intracraniana maciça com desfecho fatal. Portanto, a cefaleia da dengue pode ser um sinal de alerta. Os autores salientam que a cefaleia associada à dengue precisa ser considerada com potencial letal quando a contagem de plaquetas cai abaixo de 20.000/mm³.[32] Meningite também pode ser causa da cefaleia na dengue, com características de migrânea.[33]

Cefaleia atribuída à infecção pelo vírus da imunodeficiência humana (HIV)

Na ICHD-3 há o item A9.3 "Cefaleia atribuída à infecção pelo vírus da imunodeficiência humana (HIV)", que foi separado de outras condições com cefaleia atribuídas a outras infecções associadas ao HIV.[1]

A cefaleia é queixa de mais da metade dos pacientes com síndrome da imunodeficiência adquirida (SIDA) e pode fazer parte da sintomatologia da infecção aguda ou crônica, muitas vezes por meningite asséptica. Só após avaliação com neuroimagem e exame do LCR é que podemos chegar ao diagnóstico desse subtipo de cefaleia. Durante a infecção pelo HIV, o paciente pode desenvolver meningite ou encefalite associada a infecções oportunistas (p. ex., toxoplasmose e meningite criptocócica) ou neoplasias.[1] Em geral, a cefaleia é bilateral e apresenta características de uma cefaleia primária (p. ex., migrânea ou cefaleia do tipo tensão). Hoje, uma minoria de doentes com HIV tem cefaleias atribuíveis a infecções oportunistas, provavelmente como consequência da disponibilidade de terapia antirretroviral eficaz. Por sua vez, os medicamentos antirretrovirais também podem causar dor de cabeça.[1]

Concluímos que há pouca literatura avaliando pacientes que preenchem critérios para cefaleia atribuída à infecção viral sistêmica, com exceção da covid-19, apesar da alta frequência de cefaleia como parte da sintomatologia de uma virose sistêmica endêmica. Felizmente, a cefaleia é autolimitada, resolvendo em menos de 7 dias.

42

Cefaleias Secundárias: Cefaleia Atribuída à Hipertensão Liquórica e Cefaleia Atribuída à Hipotensão Liquórica

Marcio Nattan Portes Souza • Ida Fortini

INTRODUÇÃO

Tanto a hipertensão intracraniana idiopática quanto a hipotensão liquórica espontânea têm como sintoma mais comum a cefaleia, ainda que raramente possam manifestar-se sem esse sintoma. É fundamental que o neurologista saiba buscar na história clínica os sintomas sugestivos dessas condições e reconhecer no exame neurológico os sinais típicos. Erros diagnósticos são muito comuns nessa população de pacientes, e as consequências podem variar desde a manutenção de cefaleia incapacitante contínua até complicações como déficit visual permanente nos casos de hipertensão intracraniana idiopática.

Este capítulo tem o objetivo de sintetizar de forma prática a abordagem inicial de pacientes com cefaleia e suspeita de distúrbios da pressão intracraniana. Frequentemente tais casos podem apresentar-se com maior complexidade e demandar atenção de equipe multidisciplinar e com maior experiência na abordagem dessas patologias, mas é fundamental que o neurologista esteja preparado para dar esses passos iniciais de levantar a suspeita, iniciar a investigação e propor o plano de tratamento inicial.

HIPOTENSÃO LIQUÓRICA ESPONTÂNEA
Introdução e epidemiologia

A hipotensão liquórica espontânea (HLE) é uma condição tipicamente caracterizada por cefaleia nova, que inicia ou acentua-se em ortostasia e resolve-se ou ameniza em decúbito. O nome hipotensão liquórica espontânea é ainda utilizado de modo amplo, mas sabe-se que conceitualmente é um equívoco. Isso porque, com frequência, apesar do vazamento liquórico por fístula, na maioria das vezes não há hipotensão quando aferida a pressão liquórica por punção lombar; e não é raro que um trauma menor ou a presença de um osteófito se apresentem como causa da síndrome, não sendo exatamente espontânea. Uma importante diferença deve ser feita entre a HLE e a cefaleia em ortostasia secundária a uma punção lombar (diagnóstica, ou para fins anestésicos, ou outras formas de terapia raquimedular). Isso porque, apesar da semelhança em relação à característica fenotípica da cefaleia, a evolução, o arsenal diagnóstico e a escolha do tratamento são muito diferentes nessas duas circunstâncias.

Apesar de considerada uma condição rara, a HLE tem incidência anual de 3,7 para 100.000 pessoas/ano. Essa é uma incidência próxima àquela de condições que não são consideradas raras, como a hemorragia subaracnóidea aneurismática, que na América do Sul tem incidência anual de 5,1 para 100.000 pessoas/ano.[1,2] Muito comum é o erro diagnóstico em pacientes com hipotensão liquórica espontânea, que pode chegar a 94% dos pacientes, com atraso diagnóstico médio de 13 meses.[3]

Apresentação clínica

A apresentação clínica mais típica da HLE, presente em mais de 90% dos pacientes, é uma cefaleia nova, desencadeada pela posição de ortostasia, e que melhora ou se resolve em decúbito.[4] Contudo, é fundamental observar que essa apresentação é típica especialmente no início da doença. Um estudo retrospectivo demonstrou que pacientes com diagnóstico de HLE avaliados com menos de 10 semanas do início dos sintomas apresentavam cefaleia em ortostasia em 93,1% dos casos, ao passo que aqueles com primeira avaliação após 10 semanas apresentavam cefaleia em ortostasia apenas em 63,5% dos casos.[5] Por essa razão, é crucial incluir em toda avaliação de pacientes com cefaleia crônica diária a pergunta sobre o caráter de ortostasia não só no momento da avaliação, mas também retrospectivamente no início da história. A cefaleia não tem uma caracterização única, mas as topografias mais comuns são a holocraniana (30,8%), occipital (27,8%) e frontal (23,1%).[4]

Outros sintomas comuns na HLE incluem náusea, vômito, dor e tensão cervical, sintomas auditivos (frequentemente descritos como ouvido cheio ou tampado), *tinnitus* e vertigem. Fotofobia é um sintoma pouco comum, presente em menos de 20% dos casos.[4]

Apesar de a maioria dos casos de HLE manifestarem-se na forma típica com cefaleia em ortostasia e sintomas auditivos, a apresentação pode ser heterogênea, o que torna o diagnóstico um grande desafio. Outra forma comum de apresentação da cefaleia é a chamada "cefaleia da segunda metade do dia". Tipicamente o paciente acorda sem dor, segue assintomático logo ao assumir a ortostasia, mas, ao longo do dia, inicia com a cefaleia, que piora progressivamente até o fim do dia. Outros pacientes apresentam cefaleia desencadeada por esforço ou manobra de Valsalva[6] e cefaleia intermitente; e há pacientes com HLE que não manifestam cefaleia.[6]

Além da cefaleia, diversos sintomas e sinais neurológicos mais raros podem fazer parte da síndrome de HLE. Em uma série de casos, Wicklund et al.[7] apresentam oito pacientes com clínica de demência frontotemporal secundária a HLE. A idade média dos pacientes era de 53 anos, todos apresentaram curso insidioso e lentamente progressivo de alteração comportamental e disfunção cognitiva. Cinco pacientes demonstraram tomografia por emissão de pósitrons (PET) ou tomografia computadorizada por emissão de fóton único (SPECT) com hipometabolismo na região frontotemporal, apesar de não haver atrofia significativa, tipicamente encontrada em casos de demência frontotemporal. Todos os pacientes tiveram sítio de vazamento confirmado por neuroimagem ou procedimento cirúrgico. Apenas um dos oito pacientes apresentava cefaleia em ortostasia típica.

Em uma série de casos, Mokri[6] apresentou quatro pacientes com diagnóstico confirmado de HLE que manifestaram distúrbios do movimento (dois com movimentos coreiformes, um com torcicolo, um com tremor misto e um com parkinsonismo). Em outra publicação, Sasikumar et al.[8] descrevem dois casos de alteração da marcha isolada em dois pacientes com HLE.

Outra forma de apresentação clínica da HLE é com complicações neurológicas. As principais que devem ser reconhecidas são o hematoma subdural, a amiotrofia braquial e a trombose venosa cerebral.

Hematoma subdural espontâneo é um achado radiológico típico em pacientes com HLE, presente em torno de 43% dos pacientes.[4] Na maioria das vezes, trata-se de uma coleção laminar. Eventualmente, o hematoma pode ser volumoso e necessitar evacuação cirúrgica antes do tratamento definitivo da HLE.[9] É fundamental manter alto nível de suspeição na avaliação de pacientes com cefaleia no pronto atendimento, uma vez que o quadro de HLE pode manifestar-se com uma cefaleia nova, muitas vezes não expressamente descrita como ortostática pelo paciente quando não perguntado e, na investigação suplementar inicial com tomografia de crânio, o principal achado pode ser a coleção subdural. Não sem frequência, tais pacientes com HLE têm a cefaleia atribuída à coleção subdural, ainda que esta seja de volume reduzido. Na ausência de fatores de risco evidentes como trauma, uso de anticoagulantes ou discrasias sanguíneas, é crucial considerar a hipótese de HLE em pacientes com cefaleia nova e hematoma subdural no pronto atendimento.

A trombose venosa cerebral (TVC) é uma complicação presente em cerca de 2% dos pacientes com HLE.[10] Apesar de incomum, a incidência em pacientes com HLE é muito superior àquela encontrada na população geral (5/5.000.000). Apesar de, na maioria dos casos, o diagnóstico de HLE ser concomitante ao de TVC, em alguns casos relatados houve documentação inicial apenas de sinais de HLE à ressonância de crânio, seguidos então do aparecimento da TVC. Complicações da TVC também são descritas, como infarto venoso, crise epiléptica e fístula arteriovenosa dural. O diagnóstico em casos de HLE complicada com TVC pode ser um grande desafio e, na presença de cefaleia, a detecção de TVC pode mascarar o diagnóstico primário de HLE caso não se tenha alta suspeição. Os sinais clínicos (cefaleia em ortostasia no início da história) e radiológicos (sinais indiretos presentes à ressonância de crânio) são fundamentais para o diagnóstico correto. Uma revisão de relatos e séries de caso demonstrou que 40% dos pacientes com HLE e TVC evoluíram com complicação hemorrágica, e aponta para um possível aumento do risco de sangramento relacionado à tração das estruturas vasculares secundária ao *brain sag*.[11] A necessidade de anticoagulação ainda é debatida, considerando-se o fator causal mecânico evidente na maioria dos casos e o risco de sangramento.

A amiotrofia bibraquial é outra complicação da HLE relatada em várias séries de casos na literatura.[12] Diversos mecanismos fisiopatológicos são hipotetizados para explicar o acometimento de neurônio motor inferior em casos de HLE, incluindo a tração das raízes anteriores secundária à presença de coleção liquórica epidural, que poderia levar à lesão axonal e à perda celular no corno anterior da medula. A apresentação típica é de cefaleia em ortostasia que se associa à fraqueza progressiva nos membros superiores, predominando na região proximal. Os achados comuns à investigação são coleção extradural na região cervical, hipersinal em T2 no corno anterior em segmentos cervicais e denervação ativa, particularmente em miótomos C5-C6 à eletroneuromiografia. O tratamento definitivo, que costuma ser cirúrgico nesses casos, pode gerar estabilização neurológica, mas raramente há recuperação funcional.

Por fim, a siderose superficial é uma complicação que pode manifestar-se com a tríade clássica de déficit auditivo lentamente progressivo, ataxia e mielopatia. Os mecanismos fisiopatológicos propostos são oclusão ou ruptura de veias pontes, secundária à distorção mecânica do *brain sag*.[13]

Uma publicação demonstrou que a o risco de siderose superficial e amiotrofia espinhal aumenta de modo expressivo com o passar do tempo, na ausência de um tratamento definitivo para HLE. O risco observado após 48 meses de doença foi de 0%, aumentando para 10,5% após 96 meses, e chegando a 57,9% em 192 meses.[14]

Os principais fatores de risco para desenvolvimento de HLE são distúrbios hereditários do tecido conjuntivo, como síndrome de Marfan, Ehlers-Danlos e doença renal policística.[15,16]

É importante salientar que, apesar das semelhanças em relação à manifestação clínica de cefaleia em ortostasia, a HLE é uma condição bastante diferente da cefaleia pós-punção, particularmente em relação à evolução. Enquanto a maioria das cefaleias pós-punção cursam com melhora espontânea após dias a semanas, a vasta maioria dos pacientes com HLE necessitará de intervenção terapêutica para resolução. A HLE também deve ser diferenciada da hipotensão liquórica secundária a trauma de grande impacto ou iatrogênica. Por fim, é fundamental o reconhecimento de que tanto a sintomatologia como os achados de imagem da síndrome de HLE dão-se apenas no contexto de vazamentos (*leaks*) ou fístulas venoliquóricas no nível da coluna vertebral, e não se apresentam em pacientes com fístulas cranianas.[17]

Mecanismos das fístulas

Três mecanismos de fístula/vazamento são reconhecidos como causa da síndrome de HLE, segundo estudo de Schievink et al.[18]

- Fístula tipo 1: vazamento pela dura (26,6%), geralmente anterior, mas pode ser dorsolateral, frequentemente associado a osteófito discal ou vertebral
- Fístula tipo 2: vazamento oriundo de um divertículo meníngeo (42,3%)
- Fístula tipo 3: fístula venoliquórica (2,5%), na qual o líquido cefalorraquidiano (LCR) é transferido do espaço subaracnóideo diretamente para o espaço intravascular, não havendo formação de coleções. No entanto, o avanço das técnicas de diagnóstico tem feito com que esse seja um achado cada vez mais frequente (ver a seguir).

Nessa casuística, em 28,7% dos pacientes o tipo de vazamento ou fístula não foi determinado.

Investigação complementar

Na avaliação do paciente com cefaleia nova, em especial no contexto do prontoatendimento, independentemente da etiologia suspeitada, a tomografia computadorizada (TC) de crânio com frequência é o primeiro exame solicitado. Apesar da baixa sensibilidade, alguns achados podem ser evidenciados, como coleções subdurais e sinais de *sagging brain*.[19]

Investigação inicial da síndrome de hipotensão liquórica espontânea

Diante da suspeita clínica de HLE, o primeiro passo de investigação deve ser a ressonância magnética do crânio (RMc) com contraste, para avaliação da presença de sinais indiretos de HLE. Na presença de sintomatologia clínica compatível e dos sinais indiretos à RMc, o diagnóstico da síndrome de HLE é confirmado, ainda que não se demonstre a localização exata de vazamento ou fístula venoliquórica.[20]

Os principais achados alterados à RMc são (Figura 42.1):[4]

- Hipersinal paquimeníngeo difuso (73%)
- Ingurgitamento venoso (57%)
- *Brain sagging* (43%)
- Hipófise globosa (38%)
- Coleções subdurais (35%).

Apesar de a maioria dos pacientes apresentar um ou mais sinais indiretos de HLE, é fundamental salientar que, em cerca de 20% dos casos, a RMc pode ser totalmente normal.

Além dos sinais mais comumente reconhecidos, outros achados de imagem podem auxiliar o diagnóstico, como obliteração da cisterna pré-pontina e da cisterna suprasselar e redução da distância mamilopontina.

Uma ferramenta validada para determinar o risco de HLE a partir dos exames de imagem é o Escore de Berne (Tabela 42.1).[21]

A RMc não é capaz de identificar o ponto exato da fístula, nem de determinar o seu tipo, apesar de ser o principal recurso diagnóstico para a confirmação da síndrome de HLE.

A ressonância magnética de coluna total (RMct) também pode ser útil, revelando sinais indiretos de HLE, como hipersinal paquimeníngeo e ingurgitamento venoso. Além disso, pode revelar um sinal direto da fístula que é a presença de coleção epidural, ainda que tal achado não confirme a localização do ponto de vazamento da fístula. Por fim, a RMct é útil para o planejamento de exames dinâmicos invasivos, podendo detectar estruturas anatômicas possivelmente relacionadas à fístula, como osteófitos e divertículos meníngeos.[22]

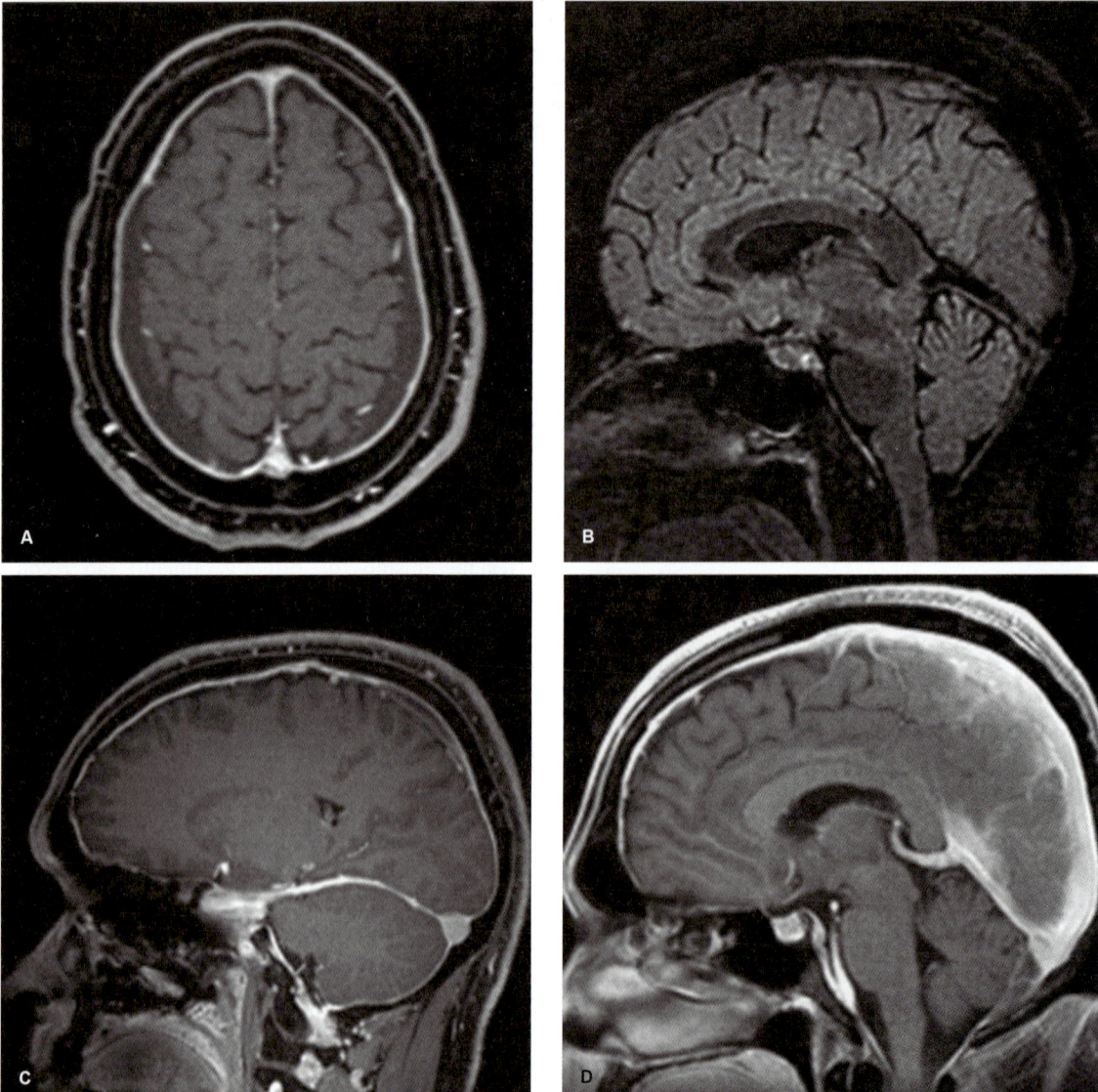

Figura 42.1 A. Ressonância magnética (RM) sequência T1 axial pós-contraste evidenciando hipersinal paquimeníngeo difuso. **B.** RM sagital *Flair* evidenciando *sagging brain*. **C.** RM sagital T1 evidenciando ingurgitamento do seio sagital. **D.** RM sagital evidenciando hipófise globosa.

Tabela 42.1 Escore de Berna (probabilidade diagnóstica de hipotensão liquórica espontânea).

Critérios maiores	Hipersinal paquimeníngeo difuso (2 pontos)
	Ingurgitamento do seio venoso (2 pontos)
	Cisterna suprasselar ≤ 4 mm (2 pontos)
Critérios menores	Coleção subdural (1 ponto)
	Cisterna pré-pontina ≤ 5 mm (1 ponto)
	Distância mamilopontina ≥ 6,5 mm (1 ponto)

≤ 2 pontos: probabilidade baixa; 3 a 4 pontos: probabilidade intermediária; ≥ 5 pontos: probabilidade alta.

Outro método de neuroimagem que pode ser útil na investigação de coleção liquórica na coluna na indisponibilidade de se realizar uma RMct é a mielografia por tomografia computadorizada (MTC). Na forma estática, a MTC é realizada com a injeção de contraste intratecal, seguida de aquisição das imagens em apenas uma posição.[23] É considerada uma metodologia de investigação "estática", em oposição às metodologias dinâmicas.

Estudos dinâmicos para identificação da fístula

Como descrito mais adiante na seção sobre tratamento, nem sempre é necessário haver a identificação da fístula para se propor um tratamento inicial. Entretanto, em casos refratários às medidas iniciais (como o *blood patch* não guiado), ou em casos em que exista dúvida diagnóstica, pode-se seguir com exames capazes de identificar o ponto de vazamento/fístula. Os métodos mais utilizados e relatados na literatura médica são exames invasivos: mielotomografia dinâmica e mielografia por subtração digital. Outra técnica disponível, mas menos utilizada, é a mielorressonância com gadolínio intratecal. A cisternocintilografia já foi utilizada no passado, mas atualmente, dada sua inferioridade na definição espacial e temporal, não é um procedimento recomendado.[20]

Importante salientar que, até o presente momento, não existe um método dinâmico que tenha demonstrado clara superioridade aos demais. Recomenda-se que a técnica escolhida leve em consideração os recursos e a experiência de cada centro.

Mielotomografia dinâmica

Atualmente considerada *gold standard* para a identificação de fístula liquórica, a mielotomografia dinâmica (MCTd) consiste na injeção de contraste intratecal em paciente já posicionado dentro do tomógrafo, seguida de múltiplas capturas de imagem sequenciais.[23] Essa técnica proporciona alta resolução temporal e espacial, que são elementos importantes para identificação de vazamentos de alto fluxo e de fístulas venoliquóricas. As principais desvantagens da técnica são o fato de se tratar de procedimento invasivo e a alta taxa de radiação relacionada às múltiplas aquisições de imagem.

Mielografia por subtração digital

Também considerada uma técnica dinâmica de primeira linha, a mielografia por subtração digital (MSD) consiste na injeção de contraste intratecal com o paciente posicionado sob fluoroscopia, com aquisição de imagem em tempo real. A subtração digital suprime a imagem de tecidos ao redor, melhorando a resolução da imagem. Em regra, os aparelhos de fluoroscopia não têm dimensões que permitam a visibilização de toda a extensão da coluna vertebral, sendo necessário escolher o segmento da coluna a ser avaliado, o que constitui uma desvantagem do método. Além disso, assim como a MCTd, trata-se de um exame invasivo com injeção de contraste intratecal.[23]

Ressonância de coluna com contraste intratecal

Consiste na aquisição de imagens da coluna vertebral por ressonância magnética, após injeção de contraste com gadolínio intratecal. Uma vantagem do método é a boa resolução espacial. Entretanto, não apresenta a mesma resolução temporal que os demais métodos dinâmicos. Em geral, é um exame bem tolerado e com a vantagem de não utilizar radiação, mas há relatos de neurotoxicidade relacionada à dose do gadolínio intratecal, sugerindo-se precaução com o método.[23]

Diagnóstico

O critério diagnóstico mais reconhecido e utilizado atualmente é o da Classificação Internacional das Cefaleias, 3ª edição (Tabela 42.2).[24]

Apesar de amplamente utilizados, os critérios da ICHD-3 têm importantes limitações. Em primeiro lugar, a pressão de abertura do líquido cefalorraquidiano (LCR) com frequência é normal em casos confirmados de HLE e raramente pode estar aumentada. Sendo assim, a punção não é um procedimento recomendado de modo rotineiro para o diagnóstico. Outro ponto importante é que a HLE raramente pode manifestar-se sem cefaleia. Dessa maneira, tais critérios apresentam alta especificidade, mas baixa sensibilidade.

Diagnóstico diferencial

A HLE pode mimetizar várias condições clínicas, como migrânea, cefaleia cervicogênica, malformação de Arnold-Chiari, síndrome da taquicardia postural ortostática (TPO), cefaleia pós-punção e derivações liquóricas. Um paciente com migrânea pode referir exacerbação da cefaleia com a ortostasia ou piora ao longo do dia, além de apresentar náuseas, vômitos e tonturas, que podem ocorrer na HLE. Entretanto, a melhora dos sintomas quando o paciente se deita não é comum na migrânea. A presença de aura pode ajudar na diferenciação do quadro, assim como uma história de longa data.

Apesar de o paciente com cefaleia cervicogênica poder referir piora com a posição ortostática, devido a contratura muscular, os outros sintomas de HLE não estão presentes.

Nos portadores de malformação de Arnold-Chiari, a piora da cefaleia costuma ocorrer com atividade física e com a manobra de Valsalva e não com a posição ortostática. O diagnóstico é feito pela neuroimagem, na qual se verifica o descenso das tonsilas cerebelares.

A ocorrência de taquicardia quando o paciente assume a ortostasia e apresenta cefaleia deve levantar a suspeita de síndrome de TPO. Os exames de neuroimagem não mostram sinais de HLE.

Tabela 42.2 Critérios diagnósticos para cefaleia atribuída à hipotensão intracraniana espontânea (ICHD-3).

A. Qualquer cefaleia preenchendo o critério C

B. Qualquer um dos ou ambos os seguintes:

  1. Pressão baixa do líquido cefalorraquidiano (LCR) (< 60 mm de LCR)

  2. Evidência de vazamento de LCR em exame de imagem

C. A cefaleia desenvolveu-se em relação temporal com a hipotensão liquórica ou com o vazamento de LCR, ou levou à sua descoberta

D. Não melhor explicada por outro diagnóstico da ICHD-3

Os pacientes submetidos a derivações liquóricas podem ter quadro semelhante àqueles com HLE, por hiperdrenagem do LCR. Nas situações em que o paciente desenvolve sintomas sugestivos de síndrome de hipotensão liquórica após punção ou anestesia, a relação temporal é estreita.

Tratamento da hipotensão liquórica espontânea

A decisão da melhor estratégia de tratamento deve ser individualizada, levando em consideração os seguintes fatores:

- Apresentação clínica típica ou duvidosa
- Presença ou ausência de complicações da HLE
- Tempo transcorrido desde o início dos sintomas
- Presença ou ausência de achados de neuroimagem que confirmem a síndrome clínica
- Disponibilidade de estrutura e equipe com experiência para investigação dinâmica
- Disponibilidade de equipe com experiência com o tratamento básico (*blood patch*)
- Disponibilidade de equipe com experiência no tratamento avançado (endovascular, neurocirurgia, *patch* guiado)
- Preferência individual do paciente
- Risco de complicações a médio e longo prazo.

O racional do tratamento da HLE consiste na oclusão do pertuito dural ou da fístula venoliquórica, e existem diferentes abordagens para esse objetivo.

Ao contrário da cefaleia relacionada à punção lombar, em que a maioria dos pacientes tem melhora espontânea, na HLE uma abordagem terapêutica invasiva é necessária em mais de 70% dos pacientes.[4] Não é recomendável indicar repouso no leito por longos períodos, levando em consideração a baixa taxa de efetividade e os riscos de complicações como trombose venosa profunda.[20]

A principal abordagem terapêutica no tratamento da HLE é o *blood patch* (BP), um procedimento que consiste na retirada de sangue do paciente em veia periférica, seguida da sua injeção no espaço epidural.[23] Existem diversos mecanismos propostos para o funcionamento dessa abordagem, sendo o mais aceito atualmente o de tamponamento direto da fístula. Na maioria dos *guidelines* e das recomendações da literatura, diante do diagnóstico clínico confirmado por sinais indiretos de HLE à RMc, indica-se realizar um BP não guiado.[20] Um fator de melhor resposta é o uso de volumes maiores que 20 mℓ. Entretanto, deve-se limitar o volume injetado a depender da localização e da presença de sintomas radiculares.[20] Cerca de 60 a 70% dos pacientes com HLE respondem com melhora completa após um BP não guiado. Algumas precauções devem ser tomadas para evitar picos de pressão intratecal, que podem contribuir para recidiva precoce da fístula (Tabela 42.3). A resposta ao BP pode se dar de forma imediata, no momento da infusão, nas primeiras horas a dias, ou nas primeiras semanas. Não havendo melhora nas primeiras semanas, deve-se considerar prosseguir para o próximo passo terapêutico. O acompanhamento dos sintomas não dolorosos, em especial os sintomas auditivos, pode ser útil para avaliação da resposta, que costuma ser completa na maioria dos casos em que há resolução total do vazamento ou da fístula.

Na ausência de resposta adequada ao BP, o próximo passo depende da estrutura disponível. Caso haja disponibilidade para investigação dinâmica, essa pode ser a melhor conduta, considerando a possibilidade de uma fístula tipo 3 que raramente responde ao tratamento com BP.

Tabela 42.3 Recomendações após realização do *blood patch*.

Repouso no leito por 12 a 24 horas*
Repouso relativo por 1 a 3 dias
Durante 4-6 semanas evitar levantar peso, constipação, tosse e espirro, alongamento, torção da coluna

*Considerar prática local para prevenção de trombose venosa profunda.

Na indisponibilidade de investigação dinâmica, repetir o BP é a conduta recomendada. Não havendo qualquer resposta após dois BP, recomenda-se realizar investigação dinâmica ou encaminhar o paciente para um serviço de referência. Pacientes que têm resposta parcial podem se beneficiar de novo BP. Na vigência de uma melhora completa seguida de recidiva, novo BP também pode ser considerado.[20]

Outra abordagem que pode aumentar a taxa de sucesso do tratamento não guiado é realização de um BP multinível (preferencialmente um nível alto e um mais baixo). Um estudo retrospectivo com 116 pacientes comparou BP multinível não guiado ao BP guiado e não evidenciou diferença no prognóstico, com melhora completa em 71,4% e 69,3%, respectivamente.[25]

Quando a resposta ao tratamento inicial com BP é inadequada, deve-se considerar prosseguir investigação com exame dinâmico da coluna na tentativa de encontrar o ponto de vazamento ou fístula para guiar o procedimento. Sendo encontrado um vazamento extradural (tipo 1 ou 2), pode-se realizar um BP guiado, introduzindo-se o sangue autólogo na maior proximidade possível à origem do vazamento. Outra opção disponível nessa situação é a aplicação de cola de fibrina guiada por tomografia.[26]

Nos casos em que há persistência da fístula após múltiplas tentativas de tratamento, a intervenção cirúrgica deve ser considerada. Importante considerar que, com o passar do tempo, o pertuito dural aberto tende a organizar-se e tornar-se mais refratário ao tratamento com BP ou fibrina. Em casos de história prolongada, pode-se avaliar a escolha mais precoce de tratamento cirúrgico. Outro ponto fundamental é a anatomia da fístula. Tanto o acesso da agulha para aplicação do BP quanto a possibilidade de acesso cirúrgico devem ser levados em consideração. Fístulas anteriores tendem a ter pior resposta ao tratamento com BP e não raramente necessitam de abordagem cirúrgica.

Pacientes com vazamento tipo 3 (fístula venoliquórica) na sua maioria não apresentam resposta definitiva ao BP. Atualmente, as duas melhores opções para o tratamento dessas fístulas são a abordagem cirúrgica ou a intervenção endovascular percutânea, com identificação e oclusão da veia responsável.

Conclusão

A manifestação clínica mais proeminente da HLE é a cefaleia ortostática. Além disso, sintomas auditivos, náuseas e vômitos podem ocorrer. Quanto mais tempo a doença estiver presente, menos dependentes da posição se torna a cefaleia e, portanto, é importante ter em mente a possibilidade de HLE em casos de cefaleia persistente diária. Também é importante notar que a maioria dos pacientes com HLE não tem baixa pressão de abertura do LCR. A presença de hematomas subdurais espontâneos também deve levantar a suspeita de HLE.

Na ausência de resposta ao BP, vários métodos diagnósticos podem ser utilizados para a localização da fístula e determinação da melhor abordagem terapêutica.

HIPERTENSÃO INTRACRANIANA IDIOPÁTICA (PSEUDOTUMOR CEREBRAL)

Introdução

Entre as causas de cefaleia secundária, o pseudotumor cerebral é uma etiologia frequente e que se associa a alta morbidade. Além da cefaleia, que frequentemente é incapacitante e pode ser de difícil controle, a doença pode gerar perda de função visual, sendo uma das principais causas de cegueira funcional na atualidade. Na maioria dos casos, o reconhecimento precoce e o tratamento adequado podem reverter esse cenário, e, por isso, é fundamental o seu conhecimento por todo neurologista.

O pseudotumor cerebral é definido pela presença de hipertensão intracraniana na ausência de lesões capazes de gerar efeito de massa, como lesões malignas, infecciosas, vasculares ou inflamatórias.[27] A síndrome do pseudotumor cerebral (SPc) se dá, portanto, por um desbalanço entre a produção e a absorção do LCR, com consequente aumento de seu volume. Existem alguns fatores conhecidos que podem desencadear a SPc, como medicamentos e doenças sistêmicas e endocrinológicas. Nesses casos, classificamos como pseudotumor cerebral secundário (Tabela 42.4). Entretanto, na maioria dos casos não há nenhum desses fatores subjacentes, e daí a denominação "hipertensão intracraniana idiopática (HII)".[27]

Apesar de não conhecida a causa da HII, mais de 90% dos pacientes são mulheres jovens com obesidade.[28] Um estudo observacional demonstrou que a curva de crescimento da incidência anual de pseudotumor na Inglaterra teve um comportamento muito semelhante à curva ascendente de obesidade em mulheres, e esse aumento não acompanhou da mesma forma a curva de aumento da obesidade em pacientes do sexo masculino.[29]

Fisiopatologia

A compreensão atual da fisiologia liquórica sugere que a sua produção dá-se de modo predominante pelo plexo coroide, de maneira complementar pelo epêndima e possivelmente por extravasamento da barreira hematoencefálica.[31] O principal mecanismo de drenagem seria através dos vilos das granulações aracnoides, que drenam para os seios venosos cerebrais, mas novas evidências apontam também para o papel da drenagem através de nervos cranianos e lâmina cribriforme (para vasos linfáticos).[32] A fisiopatologia da HII ainda não é totalmente compreendida, mas acredita-se que um distúrbio da regulação do processo de produção e absorção do LCR seja a base fisiopatológica dessa doença. Diversos mecanismos já foram propostos na literatura.[33] Postula-se que o aumento do LCR pode estar relacionado a uma maior produção, regulada no plexo coroide por canais de aquaporina-1, e potencialmente influenciada por retinoides e glicocorticoides.[34] De modo mais recente, o *glucagon-like peptide-1* (GLP-1) tem sido implicado na fisiopatologia da HII, dadas evidências da sua influência na secreção de LCR pelo plexo coroide, através de bombas de Na^+/K^+ ATPase. Tais evidências podem revelar um possível elo fisiopatológico entre a obesidade e a HII e dão suporte a ensaios clínicos que avaliaram os receptores de GLP-1 como possível alvo terapêutico na HII.[34] Outro importante mecanismo descrito é a redução da drenagem liquórica, que poderia ser consequência do aumento da pressão venosa cerebral, que, por sua vez, pode ser consequência de diversos fatores como obesidade ou estenose extrínseca dos seios venosos.[35]

Apresentação clínica

O sintoma mais comum na HII é a cefaleia. Importante destacar que não existe um fenótipo típico para a cefaleia da HII. O fenótipo mais comum é o da migrânea, que acontece em aproximadamente 50 a 80% dos pacientes. Fotofobia, fonofobia, náusea e cervicalgia são sintomas frequentes tanto na HII quanto na migrânea. Outra forma de apresentação também frequente é o fenótipo de cefaleia do tipo tensão, com dor holocraniana e sem outros sintomas típicos da migrânea, observado em 15 a 25% dos casos.[36]

Outros sintomas comuns na HII são: turvação visual transitória, *tinnitus* pulsátil, cervicalgia e lombalgia e vertigem.[37]

Sintomas visuais são frequentes na HII. O mais comum é a turvação visual transitória, que acontece em aproximadamente 70% dos pacientes.[37] Queixas visuais permanentes como turvamento visual e visão dupla também podem estar presentes.

No exame clínico geral, é importante avaliar peso e índice de massa corpórea, pressão arterial e presença de sinais de outras doenças sistêmicas, como hipertireoidismo.

O exame neurológico é fundamental para levantar a suspeita e confirmar a hipótese de HII. Dado que não se trata de uma doença que curse naturalmente com lesões focais do SNC, não é esperado o achado de déficits neurológicos focais, além do acometimento visual. O achado mais importante é a presença de papiledema à avaliação do fundo de olho. O campo visual por confrontação pode apresentar constrição, mas uma campimetria visual por confrontação normal não exclui a possibilidade de déficit e idealmente deve ser complementada por uma campimetria visual automatizada. Déficit de acuidade visual pode estar presente e indica gravidade do caso, uma vez que a perda de fibras oriundas da mácula só se dá em estágio avançado da doença. Esses casos devem ser considerados urgências neuro-oftalmológicas e encaminhados de imediato para centros de referência, sob risco de perda visual grave e permanente.

Em torno de 80% dos pacientes podem apresentar alteração de campo visual no momento do diagnóstico, em variados graus de gravidade. Com tratamento adequado, mais de 80% evoluem com boa funcionalidade visual ou visão completamente normal.[38]

Tabela 42.4 Causas da síndrome de pseudotumor cerebral secundário.[30]

Fármacos	Antibióticos (tetraciclina, minociclina, doxiciclina, nitrofurantoína)
	Retinoides e derivados de vitamina A
	Lítio
	Ciclosporina
	Corticosteroides
	Tiroxina
	Tamoxifeno
Hematológica	Anemia
Endocrinológicas	Doença de Addison
	Síndrome de Cushing
Respiratórias	Apneia obstrutiva do sono
	Hipercapnia
Renal	Insuficiência renal
Autoimunes	Lúpus eritematoso sistêmico
	Síndrome de Sjögren

Investigação

O primeiro passo da investigação é a definição da síndrome de hipertensão intracraniana idiopática. Para isso, a partir da suspeição clínica, é necessário excluir a presença de lesão expansiva intracraniana com neuroimagem, e confirmar o diagnóstico com um exame do LCR.

A TC de crânio pode ser utilizada como um exame inicial de rastreio no contexto de urgência, mas não é recomendada na rotina ambulatorial, por ter baixas sensibilidade e especificidade. O exame de neuroimagem mais importante é a RMc, que pode evidenciar sinais indiretos da HII (Tabela 42.5). Além da RMc, é fundamental realizar um estudo venoso craniano, para confirmar a ausência de trombose venosa cerebral, que pode ser uma causa de hipertensão intracraniana secundária. Pode-se utilizar uma angiorressonância ou uma angiotomografia venosa do crânio.

Em casos em que haja suspeita de pseudotumor secundário, deve-se investigar doenças sistêmicas, como doenças endocrinológicas e autoimunes. Na presença de algum sinal de trombose, deve-se investigar trombofilias.

Uma vez confirmada a ausência de lesões com efeito de massa pela neuroimagem, o próximo passo é a coleta do LCR com aferição da pressão de abertura. Essa coleta sempre deve ser realizada com paciente em decúbito lateral. Para o diagnóstico de HII, a pressão de abertura do LCR deve estar acima de 25 cm de LCR em adultos e 28 cm de LCR para crianças. Para confirmação do diagnóstico, o exame não pode apresentar qualquer alteração quimiocitológica ou proteica.

Na presença de papiledema, com exame de imagem, estudo venoso e exame do LCR, é possível fechar o diagnóstico da HII. Os critérios de Dandy modificados são atualmente os mais utilizados (Tabela 42.6).

Além dos exames para estabelecer o diagnóstico, é fundamental complementar a investigação com o estadiamento da função visual. Para isso, recomenda-se realizar a campimetria visual automatizada. Outro exame complementar que pode auxiliar é a tomografia de coerência óptica (OCT), que pode quantificar o edema das papilas ópticas e é um exame não invasivo que pode ser utilizado prospectivamente para acompanhamento da evolução, além de auxiliar em caso de dúvida sobre a presença de papiledema.[39]

Tratamento

Para o tratamento do pseudotumor cerebral deve-se sempre levar em consideração o controle do fator predisponente (obesidade ou causas de pseudotumor secundário) e as medidas para controle dos sintomas e complicações. Na HII, a perda de peso pode ser suficiente para a remissão da hipertensão, e subsequente ganho de peso também se relaciona à recidiva da HII. Portanto, medidas para controle ponderal devem ser consideradas para todos os pacientes com obesidade.

Um ensaio clínico de Mollan et al.[40] demonstrou que a cirurgia bariátrica foi superior à dieta no controle da pressão intracraniana em pacientes com HII.

O controle do peso pode ser considerado a base do tratamento clínico da HII, porém na maioria dos casos não é suficiente. Isso porque, no momento do diagnóstico, a maioria dos pacientes já tem algum comprometimento de campo visual, que em uma parcela dos casos já é avançado e deve ser tratado como uma urgência neuro-oftalmológica. Por isso, além das orientações sobre controle da obesidade, deve-se considerar medidas para a redução mais imediata da pressão intracraniana, capazes de preservar ou recuperar a função visual. A opção mais difusamente conhecida é o tratamento clínico com acetazolamida. Um ensaio clínico publicado pelo consórcio NORDIC[41] demonstrou a eficácia da acetazolamida associada à dieta na redução do comprometimento de campo visual. Nesse ensaio foram incluídos pacientes com acometimento moderado do campo visual e a dose inicial de acetazolamida foi de 1 g, aumentada gradualmente até 4 g/dia quando tolerado. Os principais efeitos colaterais foram fadiga, diarreia, náusea, parestesias e acidose metabólica.

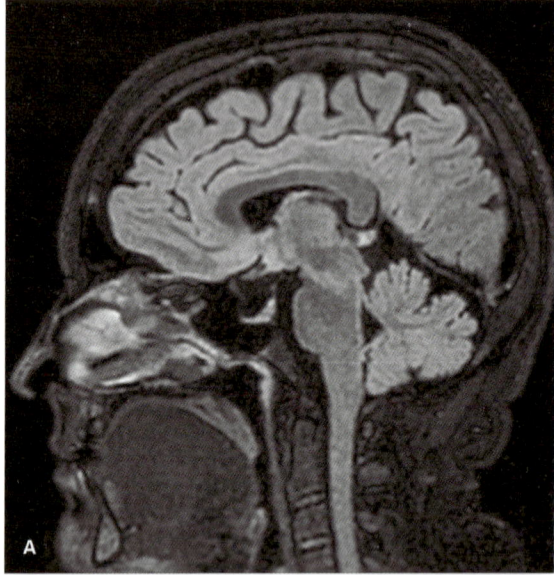
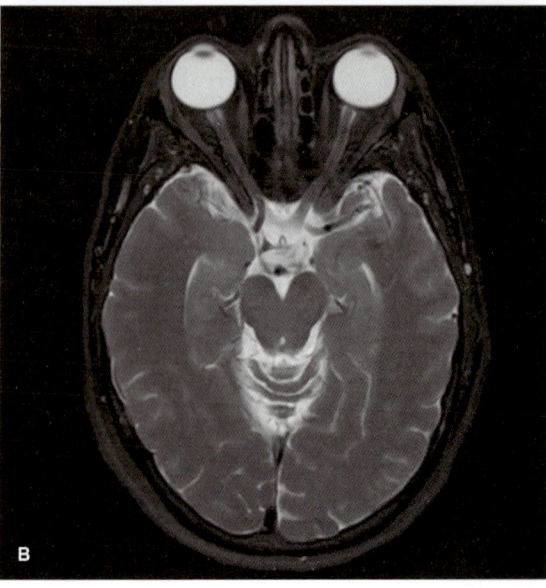

Figura 42.2 A. Ressonância magnética (RM) sagital (T1) evidenciando sela turca vazia. **B.** RM axial (T2) evidenciando distensão da bainha perióptica e achatamento do globo ocular.

Tabela 42.5 Sinais indiretos de hipertensão intracraniana idiopática à ressonância magnética do crânio.

Sela turca vazia
Achatamento do diâmetro anteroposterior do globo ocular
Distensão da bainha perióptica
Estenose dos seios transversos
Tortuosidade do nervo óptico
Inversão da papila no globo ocular

Tabela 42.6 Critérios diagnósticos para hipertensão intracraniana idiopática.

1. Critérios para hipertensão intracraniana idiopática com papiledema	A. Papiledema B. Exame neurológico normal, exceto por anormalidades nos nervos cranianos C. Neuroimagem: parênquima cerebral normal sem evidência de hidrocefalia, massa ou lesão estrutural e sem realce meníngeo anormal na RM, com e sem gadolínio, para pacientes típicos (mulheres e obesos), e RM, com e sem gadolínio, e venografia por ressonância magnética para outros; se a RM não estiver disponível ou contraindicada, pode ser usada TC com contraste D. Composição normal do LCR E. Pressão de abertura de punção lombar elevada (≥ 25 cm de LCR em adultos e ≥ 28 cm de LCR em crianças [≥ 250 cm de LCR se a criança não estiver sedada e não for obesa]) em uma punção lombar realizada corretamente
2. Hipertensão intracraniana idiopática sem papiledema	Na ausência de papiledema, um diagnóstico de síndrome da pseudotumor cerebral pode ser feito se os citados B-E forem satisfeitos e, além disso, o paciente tiver uma paralisia do nervo abducente unilateral ou bilateral Na ausência de papiledema ou paralisia do sexto nervo, um diagnóstico de síndrome da pseudotumor cerebral pode ser sugerido, mas não feito, se os citados B-E forem satisfeitos e, além disso, pelo menos 3 dos seguintes critérios de neuroimagem forem satisfeitos: i. Sela vazia. ii. Achatamento do aspecto posterior do globo ocular. iii. Distensão do espaço subaracnóideo perióptico com ou sem nervo óptico tortuoso. iv. Estenose do seio venoso transverso.

LCR: líquido cefalorraquidiano, RM: ressonância magnética.

Em alguns casos, os pacientes apresentam-se ao diagnóstico com perda visual avançada, ou não toleram o uso de acetazolamida, e uma intervenção cirúrgica para controle da pressão e proteção da visão deve ser considerada.[42] As duas cirurgias indicadas nessas situações são a derivação ventriculoperitoneal e a fenestração do nervo óptico. Na derivação, atinge-se uma resolução imediata da hipertensão, com a drenagem do LCR em excesso para a cavidade peritoneal, controlada por uma válvula. Como desvantagens importantes, cabe ressaltar o fato de ser um procedimento invasivo e a alta taxa de revisão do sistema, que pode exceder 50% dos pacientes em 2 anos. A fenestração do nervo óptico consiste em um acesso via globo ocular até o nervo óptico mais anterior, e em incisão na dura-máter do nervo para que o LCR circundante possa ser drenado. Esse procedimento não resolve a pressão intracraniana, mas alivia a pressão sobre o nervo óptico de forma imediata. Apesar de invasivo como a derivação, tem menores risco de morbidade e necessidade de reabordagem cirúrgica. A decisão de qual opção de tratamento é a mais adequada deve levar em consideração a gravidade do quadro e a experiência do serviço com os procedimentos.

Outra forma de tratamento com crescente indicação na literatura é a angioplastia do seio transverso.[35] A base fisiopatológica para tal procedimento é a constatação de que muitos pacientes exibem o sinal típico de estenose do seio, em especial na transição com o seio sigmoide. A hipótese é de que a estenose poderia ser inicialmente desencadeada por compressão extrínseca pelo próprio aumento da pressão intracraniana, e geraria como consequência um aumento da pressão venosa a montante. Como a absorção do LCR nas granulações aracnoides dos seios durais depende de uma pressão venosa mais baixa que a pressão liquórica, esse aumento da pressão promovido pela estenose poderia gerar um ciclo vicioso de aumento progressivo da pressão intracraniana. Diversas publicações demonstraram que a angioplastia do seio transverso por via endovascular, em pacientes que apresentam gradiente de pressão transestenose, pode ser efetiva para o controle da pressão intracraniana em pacientes com HIC. As séries publicadas apresentam baixas taxas de complicações e bons resultados em relação ao controle de pressão intracraniana e sintomas da HII. Contudo, nenhum ensaio clínico até o momento comparou o procedimento com outras medidas clínicas já bem estabelecidas, como o uso da acetazolamida. Um ponto a ser considerado na decisão terapêutica é que, após a angioplastia, em geral, há indicação de dupla antiagregação por um período mínimo que varia de semanas a alguns meses. Em casos de pacientes com grave comprometimento da visão, que não tenham uma resposta ótima à angioplastia, a dupla antiagregação pode aumentar muito o risco de procedimentos como a derivação ventriculoperitoneal.

Um ponto importante na condução de pacientes com HII, e que foi demonstrado pela coorte publicada por Yri et al.,[43] é que a cefaleia relacionada à hipertensão intracraniana não evolui necessariamente com melhora após o controle pressórico. Uma grande parcela de pacientes, mesmo sem histórico prévio de cefaleia primária, evolui com cefaleia crônica mesmo após remissão do regime de hipertensão intracraniana. Esse fato é importante pois aponta para um processo de sensibilização do sistema de modulação da dor que independe do fator agressor inicial. Além disso, sugere que no acompanhamento evolutivo a cefaleia isolada não é um bom fator de alarme para recidiva da doença, uma vez que pode estar presente mesmo com a pressão normalizada. Até o momento, nenhum ensaio clínico teve como desfecho primário o controle da cefaleia na HII, portanto, a recomendação atual se baseia em opiniões de especialistas.[44,45] Em geral a indicação inicial de tratamento da cefaleia é sintomática e pode ser realizada com analgésicos comuns e anti-inflamatórios. Medidas como o bloqueio de nervos pericranianos e bloqueio do gânglio esfenopalatino podem auxiliar no controle inicial da cefaleia. Entretanto, para pacientes que persistem com dor por mais de 2 semanas, deve-se considerar a adoção de tratamentos farmacológicos preventivos. A indicação é que a escolha do fármaco baseie-se no fenótipo da dor apresentada pelo paciente. Na maioria das vezes, os fármacos utilizados serão aqueles aprovados para o tratamento da migrânea. Deve-se evitar o uso de medicamentos que tenham efeito colateral comum de ganho de peso, como tricíclicos e o valproato de sódio, uma vez que podem piorar o quadro de base. O topiramato é o fármaco mais utilizado nesse cenário. Além do efeito modulador da cefaleia e de poder contribuir no processo de perda ponderal, estudos em modelos animais apontam para uma ação semelhante à da acetazolamida na redução da pressão intracraniana, provavelmente pela inibição da anidrase carbônica no plexo coroide. Alguns autores sugerem que o uso da toxina botulínica pode ser útil no controle da cefaleia em pacientes com alta frequência de dor. Finalmente, um estudo não controlado demonstrou melhora expressiva da cefaleia em pacientes com HII que utilizaram anticorpos monoclonais antagonistas do CGRP.[46]

43

Neuropatias Cranianas Dolorosas

Claudio Brito • Elder Sarmento

INTRODUÇÃO

Neste capítulo abordaremos a neuralgia trigeminal (NT), a neuralgia glossofaríngea (NG), a neuralgia occipital (NO) e outras neuropatias cranianas dolorosas.

Antes de entrarmos no capítulo propriamente dito, tentaremos esclarecer a diferença entre as neuropatias e as neuralgias. Normalmente utilizamos o termo neuralgias quando falamos de dores neuropáticas em áreas de inervação de nervos periféricos.[1] Quando falamos de neuralgias cranianas, refere-se à dor neuropática nas áreas de inervação dos nervos do segmento cefálico. Mas o leitor deve atentar para o fato de que estamos nos referindo ao fenômeno de dor sem outros achados neurológicos. Por exemplo, pode haver dor na área de inervação do nervo trigêmeo por hipersensibilidade dos nociceptores, estando o restante do nervo intacto, como provavelmente ocorre na neuralgia trigeminal pós-herpética. Essa inferência fisiopatológica é importante por ter uma implicação direta sobre a escolha do tratamento. Seguindo esse princípio, no exemplo citado podemos utilizar, como primeira linha de tratamento, fármacos que atuam em dores neuropáticas. O termo dor craniana clássica (sem entrar no mérito de a nômina ser adequada ou não) refere-se às situações nas quais uma alça vascular comprime o nervo. Nesses casos, já que existe uma lesão estrutural do nervo, podemos pensar no tratamento cirúrgico como medida terapêutica, o que será discutido mais adiante. Já o termo neuropatia é usado quando há uma lesão estrutural do nervo, com ou sem dor, podendo o paciente apresentar achados objetivos, como anestesia, hipoestesia e outros. Apesar de toda essa discussão, ainda dependemos de exames complementares para classificar esses pacientes. Em termos práticos, por exemplo, só podemos classificar uma neuralgia trigeminal como clássica, acrescentando o quarto dígito da Classificação Internacional das Cefaleias (13.1.1.1), após a realização de uma ressonância magnética (RM) do crânio.[2,3]

NEURALGIA TRIGEMINAL

As primeiras descrições da NT podem ser inferidas a partir dos escritos de Galeno, por Aretaeus da Capadócia no século I e no século XI, por Avicena, como *tortura oris*. John Locke, médico e filósofo, descreveu o quadro clínico em 1667, em uma série de cartas ao dr. John Mapeltoft. Em 1756, Nicholas André criou a expressão *tic douloureux*, embora nem todos os pacientes apresentassem *tic*, e posteriormente junto com John Foterghill e Charles Bell, descreveu

as manifestações clínicas, possíveis causas e tratamento dessa enfermidade.[4]

A NT é a dor facial mais comum, recorrendo com frequência, sendo a de maior intensidade entre todas as dores orofaciais, interferindo em atividades básicas da vida diária.[5-7]

Um único estudo de alta qualidade apontou para uma incidência anual de 4 a 5 casos por 100.000 habitantes.[8] Entretanto, pesquisas recentes provenientes do Reino Unido e dos Países Baixos mostraram uma incidência de 26,8 e 28,9 por 100.000 habitantes. Um estudo europeu mostrou que, em um grupo de 602 pacientes com dor neuropática, 14% apresentavam NT. Koopman et al.[5] mostraram que o erro no diagnóstico de dor facial por internistas chegava a 48%. A incidência é maior nas mulheres, em uma relação de 2:1. Pode iniciar em qualquer idade, mas é mais comum após os 40 anos, ocorrendo em 90% dos casos entre as idades de 50 e 60 anos.

A NT pode envolver qualquer das divisões do trigêmeo, sendo mais acometidas a segunda e a terceira. Quando envolve duas divisões do trigêmeo, estas são contíguas. Quando ocorre na primeira divisão do trigêmeo (V1), deve-se pensar em NT secundária (NTS). A dor é unilateral na quase totalidade dos pacientes, exceto na esclerose múltipla. A forma esporádica é mais comum, sendo raros os casos familiares. A divisão do trigêmeo e o lado da face acometidos podem mudar durante o curso da doença.

A fisiopatologia da dor na NT ainda não é totalmente conhecida.[9] A hipótese da ignição ou acionamento, descrita por Devor et al.,[10] é a mais aceita. De acordo com ela, uma desmielinização no nervo ou no gânglio de Gasser tornaria os neurônios hiperexcitáveis, exibindo um fenômeno denominado "pós-descarga", que se manifesta por dor lancinante, súbita e de curta duração. O fenômeno doloroso pode ser desencadeado por estímulos externos, estendendo-se além da duração do estímulo. Os estímulos também são capazes de recrutar outros neurônios. A condução efática entre os neurônios na área de desmielinização, associada ao recrutamento de novos neurônios, leva a uma amplificação ainda maior da descarga e, consequentemente, da intensidade da dor.

A International Association for the Study of Pain (IASP) define a NT como episódios recorrentes de dor súbita, usualmente unilateral, severa, de curta duração na distribuição de um ou mais ramos do nervo trigêmeo.[1] Os critérios diagnósticos da International Headache Society (ICHD-3, 2018)[2] para NT são:

"13.1.1 Neuralgia trigeminal (NT):

A. Paroxismos recorrentes de dor facial unilateral na(s) distribuição(ões) de uma ou mais divisões do nervo trigêmeo, sem irradiação além[a] e preenchendo os critérios B e C

B. A dor possui todas as seguintes características:

　　1. Duração de uma fração de segundo a 2 minutos[b]

　　2. Intensidade forte[c]

---

[a]Em alguns pacientes, a dor pode irradiar para outra divisão, mas permanece restrita aos dermátomos trigeminais.

[b]A duração pode mudar ao longo do tempo, com os paroxismos tornando-se mais prolongados. Uma minoria de pacientes relatará crises durando predominantemente >2 minutos.

[c]A dor pode tornar-se mais grave com o passar do tempo.

3. Qualidade em choque elétrico, disparo, facada ou aguda[d]
C. Precipitada por estímulos inócuos na distribuição trigeminal afetada
D. Não melhor explicada por outro diagnóstico da ICHD-3."

Nunca é demais enfatizar que o diagnóstico de 13.1.1 Neuralgia trigeminal deve ser estabelecido clinicamente. A investigação é delineada com a intenção de identificar uma causa provável.

Após um paroxismo doloroso, segue um período refratário, durante o qual a dor não pode ser desencadeada. Quando severa, a dor pode determinar espasmos faciais no mesmo lado da dor (daí o nome *tic douloureux*). Sintomas autonômicos leves podem ocorrer, assim como a modificação da dor ao longo da evolução, tornando-se mais prolongada e severa. A maioria dos pacientes é assintomática entre os paroxismos.

A ICHD-3 estabelece três subtipos, com base na etiologia:

- 13.1.1.1 Neuralgia trigeminal clássica, em que há demonstração de contato neurovascular **com** demonstração de alteração da raiz trigeminal
- 13.1.1.2 Neuralgia trigeminal secundária, causada por patologias localizadas no ângulo pontocerebelar ou esclerose múltipla
- 13.1.1.3 Neuralgia trigeminal idiopática, em que não há contato neurovascular ou o contato **não** determina alteração da raiz trigeminal.

Também foram estabelecidos dois fenótipos para cada tipo de neuralgia trigeminal:

- Dor puramente paroxística
- Dor contínua ou quase contínua associada aos paroxismos dolorosos.

Embora os pacientes portadores de NTS tendam a ser mais jovens, apresentar déficits sensitivos no território do trigêmeo ou dor bilateral, a ausência desses achados não descarta a possibilidade de que a neuralgia seja secundária.

O estudo por RM do crânio, com imagens 3D pesadas em T2, e por angio-RM do crânio, com imagens em 3D TOF (*time-of-flight*), tornou-se fundamental para a demonstração de contato neurovascular e de deformação da raiz trigeminal. Essa condição vai além do diagnóstico, tendo importância na indicação da descompressão neurovascular (DNV) microcirúrgica da raiz trigeminal (teoricamente a DNV só teria indicação lógica na neuralgia trigeminal clássica (NTC), porém há na literatura relatos de sucesso na neuralgia idiopática do trigêmeo). Recentemente, a DTI (imagem por tensor de difusão) tem sido utilizada para avaliar alterações microestruturais causadas por desmielinização do nervo trigêmeo. Segundo Lutz et al.,[11] essas alterações são independentes da duração ou severidade dos sintomas, e tipo do conflito neurovascular.[12]

A forma clássica é causada por compressão vascular, mais frequentemente pela artéria cerebelar superior.

Maarbjerg et al.[13] publicaram, em 2015, um estudo sobre 135 pacientes portadores de NTC, usando RM de 3 Tesla. Foi observado contato neurovascular do lado sintomático em 89% dos casos e do lado assintomático em 78%. No entanto, o contato neurovascular severo, causando deslocamento e/ou atrofia do nervo trigêmeo, foi significativamente mais frequente do lado sintomático (53% *versus* 13%, p < 0,001).

Em 2016, Cruccu et al.[14] publicaram uma nova classificação e graduação diagnóstica da neuralgia trigeminal para prática e pesquisa, sugerindo dois níveis de diagnóstico:

- NT possível, preenchendo todos os critérios diagnósticos para NTC
- NT clinicamente estabelecida, quando além de preenchidos os critérios anteriores, há dor evocada por ponto gatilho, uma vez que isso ocorre em 99% dos pacientes.

Em casos em que a RM esteja contraindicada ou indisponível, o estudo dos reflexos trigeminais pode ser útil para distinguir entre neuralgia trigeminal primária e secundária: a alteração desses sugere NTS.

A lista de diagnóstico diferencial da neuralgia trigeminal é extensa:

- Cefaleias trigeminoautonômicas: cefaleia em salvas, hemicrania paroxística, hemicrania contínua, Cefaleia neuralgiforme unilateral de curta duração com hiperemia conjuntival e lacrimejamento (SUNCT) e crise de cefaleia neuralgiforme unilateral de curta duração (SUNA)
- Outras neuropatias faciais dolorosas: neuralgia do nervo glossofaríngeo, neuralgia do nervo intermédio, neuropatias trigeminais dolorosas (p. ex., neuralgia trigeminal pós-herpética), síndrome da ardência bucal
- Transtornos da articulação temporomandibular, sinusopatia maxilar
- Causas dentárias: cáries, pulpite, transtornos periodontais, fratura e sensibilidade dentária
- Litíase da parótida
- Outros: dor facial idiopática persistente, cefaleia primária em facada.

Atualmente há várias revisões sistemáticas detalhando o tratamento farmacológico da NT, além de diretrizes para clínicos gerais, neurologistas e especialistas em dor.[15 23] A carbamazepina é o fármaco de primeira escolha e pode ser usada em doses que variam de 300 a 2.400 mg/dia. O controle total ou quase total da neuralgia foi alcançado em 8 a 100% dos casos, contra 0 a 40% com o uso de placebo. Tem sido observado que até 30% dos pacientes não respondem de início e que outros 50% podem se tornar refratários subsequentemente, em geral dentro de 3 a 5 semanas após o começo do tratamento. Doses elevadas podem ser necessárias nesses casos, acarretando um aumento nos efeitos colaterais. A oxcarbazepina é considerada um medicamento de segunda linha e pode ser usada em doses que variam entre 300 e 1.200 mg/dia. Ambos medicamentos devem ter suas doses incrementadas vagarosamente para evitar o desenvolvimento de efeitos colaterais.[18,24]

A lamotrigina pode ser usada em doses entre 200 e 400 mg/dia; a gabapentina, entre 1.800 e 3.600 mg/dia. Outras substâncias neuromoduladoras como o baclofeno (50 a 80 mg/dia), a fenitoína (200 a 300 mg/dia), o valproato de sódio (600 a 1.200 mg/dia) e a pregabalina (150 a 600 mg/dia) têm sido utilizadas com graus variados de eficácia. Essas medicações, em geral, são adicionadas à carbamazepina, e a politerapia é a regra nos casos refratários à carbamazepina e à oxcarbazepina.[19,23,25]

---

[d]Algumas crises podem ser – ou parecer ser – espontâneas, mas deve haver um histórico ou achado de dor provocada por estímulo inócuo para que esse critério seja atendido. Idealmente, o clínico que conduz o exame deve tentar confirmar a história replicando o fenômeno do desencadeamento. No entanto, isso nem sempre é possível, devido à recusa do paciente, à localização anatômica incômoda do gatilho e/ou a outros fatores.

O subcomitê da American Academy of Neurology (AAN) e a European Federation of Neurological Societies (EFSN) concluíram que não há suficiente evidência que suporte ou refute a efetividade de qualquer medicamento no tratamento da dor da NT, porém as orientações anteriormente referidas são endossadas pela opinião unânime dos especialistas. O uso de medicamentos intravenosos para tratar exacerbações da dor também não tem a sua eficácia apoiada em evidências.

Da mesma forma, as indicações de tratamento cirúrgico não são confirmadas por estudos metodologicamente compatíveis com a medicina baseada em evidências, mas têm suporte em publicações de séries de casos e em opiniões de especialistas.

As intervenções cirúrgicas podem ser dirigidas para alvos periféricos distais ao gânglio de Gasser, em pontos-gatilho específicos; ao gânglio de Gasser; à zona de entrada da raiz do V nervo no tronco encefálico, na fossa posterior.

As técnicas periféricas incluem aplicação de toxina onabotulínica A,[26] bloqueios ou destruição de ramos do trigêmeo, distais ao gânglio de Gasser, através de crioterapia, neurectomias, injeções de álcool absoluto, radiofrequência e termocoagulação. Tais procedimentos estiveram associados à recidiva da dor em 50% dos pacientes, após 1 ano. As intervenções sobre o gânglio de Gasser envolvem penetração do forame oval com uma cânula e lesões controladas do gânglio ou das raízes por vários meios: térmico (termocoagulação por radiofrequência), químico (injeção de glicerol) ou mecânico (compressão do gânglio através de balão inflado no cavo de Meckel).[18,23]

As intervenções sobre a raiz do trigêmeo na fossa posterior incluem radiocirurgia (*gamma knife*) e descompressão microvascular (cirurgia de Jeanetta).

A conclusão do subcomitê da AAN e da EFNS é que procedimentos percutâneos direcionados ao gânglio de Gasser, *gamma knife* e descompressão microvascular são possivelmente efetivos (múltiplos estudos classe III). Por outro lado, as evidências relativas aos procedimentos periféricos são negativas ou insuficientes.

Assim, o diagnóstico e tratamento da NT exigem, além do conhecimento técnico, envolvimento do médico em relação ao paciente. Não se deve esquecer, que, em caso de refratariedade a qualquer tratamento, o primeiro passo é a revisão diagnóstica.[27]

NEURALGIA GLOSSOFARÍNGEA

A NG é uma síndrome dolorosa incomum, descrita por Weisenburg em 1910. Sua incidência é de 0,2 a 1,3% em comparação com a neuralgia trigeminal.[20,28]

É caracterizada por dor transitória severa, penetrante ou em queimação, sentida no ouvido, na base da língua, na fossa tonsilar ou na área em torno do ângulo da mandíbula.

Ocasionalmente, distribui-se para outras áreas, incluindo o canal auditivo externo (variedade ótica) ou pescoço (variedade cervical). A distribuição da dor ocorre tanto na área sensorial do nervo glossofaríngeo como nos ramos auricular e faríngeo do nervo vago. Essa situação pode ser confundida com uma neuralgia trigeminal com distribuição mandibular. Os sintomas iniciam, tipicamente, após a sexta década de vida. A dor é com frequência desencadeada por mastigar, deglutir, falar, bocejar e tossir. A crise costuma ocorrer em paroxismos e é descrita como um relâmpago, mas alguns pacientes apresentam uma dor mais constante, em queimação ou em pressão. A NG pode estar associada a bradicardia severa, hipotensão ou assistolia transitória, resultando em síncope ou convulsões em 2% dos casos. Nessa situação se questiona se o termo deveria se neuralgia glossofaríngea vagal, já que os sintomas ocorrem também por estimulação do nervo vago.[29]

A ICHD-3 define os critérios diagnósticos da NG conforme a seguir:[2]

> "13.2.1 Neuralgia glossofaríngea
> Critérios diagnósticos:
> A. Crises paroxísticas recorrentes de dor unilateral na distribuição do nervo glossofaríngeo[e] e preenchendo o critério B
> B. A dor possui todas as seguintes características:
>   1. Dura de uns poucos segundos a 2 minutos
>   2. Intensidade forte
>   3. Qualidade em choque elétrico, disparo, facada ou aguda
>   4. Precipitada pela deglutição, tosse, fala ou bocejo
> C. Não melhor explicada por outro diagnóstico da ICHD-3."

O diagnóstico pode ser confirmado se a dor for aliviada por meio da aplicação de anestésico tópico na faringe ou pelo bloqueio do nervo glossofaríngeo no forame jugular.

A avaliação por RM é mandatória em todos os casos, para que seja possível a classificação nos três subtipos, conforme visto na neuralgia trigeminal. Na forma clássica, devemos demonstrar uma compressão do nervo, na sua porção cisternal, por uma alça vascular. As formas secundárias são causadas por transtornos subjacentes como trauma cervical, esclerose múltipla, tumores tonsilares ou regionais, tumores do ângulo cerebelopontino e malformação de Arnold-Chiari. A forma idiopática é diagnosticada quando não são observados, nos exames de imagem, conflitos neurovasculares ou lesões subjacentes que indiquem um dos diagnósticos anteriores.

O tratamento conservador, quando não encontramos causas de acometimento secundário dos nervos facial, glossofaríngeo e vago, é idêntico ao tratamento medicamentoso da neuralgia trigeminal. Medicamentos como a carbamazepina, fenitoína, baclofeno e gabapentina são considerados efetivos.

A terapia cirúrgica deve ser considerada se o tratamento medicamentoso falha. São usadas técnicas de descompressão microvascular, com alívio da dor em 76% dos pacientes. Essa técnica sempre é preferida, pois não há destruição do nervo, somente descompressão das suas fibras. A rizotomia do nervo glossofaríngeo e parte do nervo vago pode também ser recomendada se os exames de imagem não mostrarem compressão vascular, ou se a técnica de microdescompressão falhar.

NEURALGIA DO NERVO INTERMÉDIO

A neuralgia do nervo intermédio é uma condição rara caracterizada por paroxismos breves de dor localizada na profundidade do canal auditivo, irradiando, por vezes, para a região parieto-occipital.

Na vasta maioria dos casos, é encontrada compressão vascular no ato cirúrgico (forma clássica), ocasionalmente com uma aracnoide espessada. No entanto, ela pode desenvolver-se sem causa aparente, podendo ocorrer como complicação do herpes-zóster – condição conhecida como "síndrome

---

[e]Na parte posterior da língua, fossa tonsilar, faringe ou ângulo da mandíbula e/ou na orelha.

de Ramsay Hunt" quando associada à paresia dos músculos inervados pelo nervo facial. É possível ter efeitos psicológicos negativos e prejudicar a qualidade de vida dos pacientes, pois, além da paralisia facial periférica, podem ocorrer hipoacusia, vertigem e zumbido. A dor costuma ser constante e em queimação, podendo persistir por mais de 6 meses – caracterizando, nesses casos, neuralgia pós-herpética. Pode ocorrer muito raramente em pacientes com esclerose múltipla ou tumores.[30,31]

O tratamento clínico é semelhante ao da neuralgia trigeminal, e a secção do nervo intermédio pode ser tentada no caso de falha do tratamento clínico. Na síndrome de Ramsay Hunt, são utilizados corticoterapia e medicações antivirais. A incidência desta tem diminuído com o uso da vacina contra vírus varicela-zóster.

NEURALGIA OCCIPITAL[32, 33]

NO implica dor no território dos nervos occipitais maiores e/ou menores e/ou terceiros, podendo ser desencadeada por palpação de estruturas occipitais. Sensação de dolorimento, pressão, facada ou palpitação pode ocorrer na nuca e nas regiões occipital, parietal, temporal e eventualmente frontal, periorbital ou retro-orbital, através das conexões interneuronais trigeminocervicais no núcleo espinhal do trigêmeo.

De modo ocasional, pode ocorrer em paroxismos de curta duração. A dor pode durar de minutos a horas ou dias, podendo ser uni ou bilateral. Em geral, é acompanhada de hipoalgesia, hiperalgesia ou disestesia na área afetada. Áreas dolorosas circunscritas acima da linha nucal superior também podem ser registradas.

O nervo occipital maior é originado do ramo medial do segundo ramo dorsal cervical (C2). Parte do nervo occipital maior se une ao nervo occipital menor para inervar o couro cabeludo até o vértice da cabeça. A neuralgia do nervo occipital menor pode ser similar à do nervo occipital maior, sendo a dor em geral referida mais lateralmente, na região nucal e no hemicrânio correspondentes.

A ICHD-3 define os critérios diagnósticos da NO como a seguir:[2]

"Critérios diagnósticos:
A. Dor unilateral ou bilateral na(s) distribuição(ões) dos nervos occipitais maior, menor e/ou terceiro e preenchendo os critérios B-D
B. A dor possui ao menos duas das três seguintes características:
   1. Recorrendo em crises paroxísticas durando de poucos segundos a minutos
   2. Intensidade forte
   3. Qualidade em disparo, facada ou aguda
C. A dor está associada a ambos os seguintes:
   1. Disestesia e/ou alodinia aparentes durante a estimulação inócua do couro cabeludo e/ou cabelo
   2. Um dos ou ambos os seguintes:
      a) Dolorimento sobre os ramos nervosos afetados
      b) Pontos-gatilho na emergência do nervo occipital maior ou na distribuição de C2
D. A dor é aliviada temporariamente pelo bloqueio anestésico do(s) nervo(s) afetado(s)
E. Não melhor explicada por outro diagnóstico da ICHD-3."

A NO pode ser causada por trauma, lesão, inflamação ou compressão do nervo occipital maior no seu curso desde a raiz de C2 até a periferia. NO pós-herpética tem sido descrita.

Injeções de anestésico local sobre o nervo podem produzir melhora significativa e ajudar no diagnóstico dessa síndrome. O bloqueio do nervo occipital maior é realizado em relação à região média da linha nucal, 2 cm acima e 2 cm para o lado comprometido, utilizando 2 mℓ de lidocaína a 1% ou bupivacaína a 0,25%. Quando ocorrer anestesia na área de projeção ipsilateral do NO até o ápice do crânio, podemos concluir que o bloqueio foi eficaz. No bloqueio do nervo occipital menor, o ponto de aplicação é 2 cm acima da linha nucal e 2 cm posterior ao pavilhão auricular. O esperado seria que o efeito do bloqueio anestésico sobre a dor durasse apenas algumas horas, mas, interessantemente, pode ser observada uma melhora da dor com duração de horas, semanas ou até meses. Aplicações subsequentes podem ser necessárias caso os sintomas retornem.

A secção do nervo (neurectomia) raramente produz alívio duradouro da dor. Por outro lado, vêm surgindo na literatura estudos demonstrando a eficácia da estimulação elétrica periférica do nervo occipital maior, inclusive em casos refratários à abordagem convencional.

NEURITE ÓPTICA DOLOROSA[34,35]

É descrita como dor atrás de um dos ou de ambos os olhos, causada por desmielinização do(s) nervo(s) óptico(s) e acompanhada por diminuição da visão central.

Existem múltiplas causas de inflamação do nervo óptico, como doenças autoimunes, infecções, doença granulomatosa, distúrbios paraneoplásicos e desmielinização, sendo frequentemente uma manifestação da esclerose múltipla.

A RM com gadolínio mostra o realce do nervo óptico em 90% dos casos. O tratamento é voltado para a causa base.

SÍNDROME DE TOLOSA-HUNT

A síndrome de Tolosa-Hunt foi descrita pela primeira vez no ano de 1954 por Eduardo Tolosa, neurocirurgião espanhol. Casos semelhantes foram relatados por Hunt et al. em 1961. Smith e Taxdal a chamaram "síndrome de Tolosa-Hunt" pela primeira vez em 1966.[36]

Essa síndrome refere-se a uma inflamação granulomatosa idiopática localizada no seio cavernoso, fissura orbitária ou órbita, sendo associada à paresia da musculatura inervada pelo III, IV e/ou VI nervos cranianos. Eventualmente observamos acometimento do ramo oftálmico do V nervo e dos nervos óptico, facial e vestibulococlear. Essa inflamação pode ser observada por RM da órbita ou demonstrada por biópsia. O acompanhamento cuidadoso é necessário para excluir outras causas de oftalmoplegia dolorosa, tais como tumores, vasculite, meningite basal, sarcoidose ou diabetes *mellitus*.[37]

Na maioria dos casos, ocorre resposta pronta à prednisona em altas doses (60 a 100 mg/dia), a qual necessita ser continuada por várias semanas até a normalização da motilidade ocular. Depois dessa melhora, a dosagem deve ser reduzida para a menor dose necessária para manter a remissão clínica.

SÍNDROME OCULOSSIMPÁTICA PARATRIGEMINAL (SÍNDROME DE RAEDER)

A síndrome paratrigeminal de Raeder ou síndrome de Horner dolorosa é um transtorno raro caracterizado por paralisia oculossimpática com ptose, miose e um quadro súbito de dor severa em queimação e dolorimento na região fronto-temporal, na região periorbitária ou em áreas de inervação trigeminal. É causada por transtornos da fossa craniana média ou da artéria carótida, sendo mandatória, na presença dessa síndrome, a investigação dessas áreas.[38]

DOR FACIAL IDIOPÁTICA PERSISTENTE

Um quadro denominado "dor facial idiopática persistente" tem causa desconhecida e é caracterizado por queimação e dolorimento que são contínuos e mal localizados.

A dor pode ser uni ou bilateral e não necessariamente seguir a distribuição de um nervo periférico. Pode ser acompanhada de alterações sensoriais como alodinia, disestesia e parestesias. É importante a diferenciação entre dor neuropática trigeminal e dor facial idiopática persistente.

Esse quadro deve ser extensivamente investigado com exames de imagem para afastar causas subjacentes. Existe uma associação com transtornos psiquiátricos e incapacidade psicossocial. O tratamento, quando não é identificada uma causa estrutural, deve incluir avaliação psicológica e ser, necessariamente, multidisciplinar. Medicamentos analgésicos podem ser usados. A amitriptilina e medicações anticonvulsivantes como carbamazepina e gabapentina são em geral efetivas. Técnicas como o *biofeedback* e a atividade física regular também se mostraram úteis quando associadas ao tratamento medicamentoso.[39,40]

44

Situações Especiais em Cefaleia

Cefaleia na infância e na adolescência

Marco Antônio Arruda • Renato Arruda

INTRODUÇÃO

Cefaleia é uma das queixas mais comuns na clínica pediátrica e neurológica infantil.[1] Estima-se que 700 milhões de pessoas entre 5 e 19 anos sofram de migrânea ou cefaleia do tipo tensão, sendo a principal causa de anos vividos com incapacidade entre os jovens de 10 a 19 anos.[2] As cefaleias em crianças e adolescentes apresentam um amplo espectro de causas e diferentes cursos clínicos; as de apresentação crônica como a migrânea causam impacto substancial na qualidade de vida, no desempenho e absenteísmo escolar, nas atividades físicas, no ajuste psicossocial e na comorbidade psiquiátrica.[3-6] Comparados a controles sem cefaleia, as crianças e os adolescentes com migrânea apresentam pior funcionamento executivo e habilidades de resiliência que interferem com desfechos importantes do neurodesenvolvimento, como funcionamento escolar, social e saúde mental.[7,8]

Entre as peculiaridades das cefaleias na infância, há que se destacar a curta duração dos ataques na migrânea, frequentemente menor que 30 minutos,[9] além da grande heterogeneidade fenotípica com ataques sem cefaleia, mas dor abdominal, dores em membros, vertigem e torcicolo paroxísticos e vômitos incoercíveis. Esses quadros, atualmente agrupados na International Classification of Headache Disorder (ICHD-3)[10] sob o termo "síndromes episódicas" que podem estar associadas à migrânea (antes denominadas "síndromes periódicas da infância"), com frequência se manifestam antes dos primeiros episódios de migrânea com cefaleia.[11]

Dados alta prevalência, impacto e peculiaridades das cefaleias na infância e adolescência, seu estudo e conhecimento é de grande importância não apenas para o neurologista infantil, mas também para pediatras e neurologistas em geral que atendem crianças e adolescentes.

EPIDEMIOLOGIA

A migrânea e a cefaleia do tipo tensão são protótipos das cefaleias primárias, sendo as causas mais frequentes de cefaleia episódica de curso crônico na infância e adolescência. Uma metanálise de estudos populacionais reporta uma prevalência global de migrânea de 11% e de cefaleia do tipo tensão de 17% em crianças e adolescentes.[12] No Brasil, estudos populacionais com amostras de crianças e adolescentes estimam taxas de prevalência de 10% e 14%, respectivamente.[5] Em relação à frequência de cefaleia, estudos brasileiros apontam para uma prevalência de 79,4% de ao menos um ataque na vida em crianças de 5 a 12 anos.[5] Entre as crianças com cefaleia de curso crônico, 73% apresentavam menos de 5 ataques ao mês, 3,8% entre 5 e 9, 1% entre 10 e 14 e 0,8% acima de 14 ataques ao mês.[5,13] Esses achados nos permitem estimar que 5,6% da população infantil brasileira apresente um ou mais ataques de cefaleia por semana, o que representa quase 6 milhões de crianças e adolescentes que justificam a criação de programas de saúde dirigidos ao atendimento dessa condição médica, principalmente por conta do impacto que causam na vida do indivíduo.[14]

Na infância, a prevalência de migrânea é maior em meninos, tendência que se inverte na adolescência por conta da influência dos hormônios sexuais femininos na fisiopatogenia dessa cefaleia.[14]

Em relação às cefaleias agudas, a migrânea, os traumatismos cranianos, as sinusites e outras infecções de vias aéreas superiores são as causas mais frequentes de cefaleia no atendimento de crianças em uma unidade de emergência.[1] Já em serviços terciários especializados em cefaleia na infância, a migrânea é de longe a causa mais prevalente, com 93% dos atendimentos e a cefaleia do tipo tensão, 5%.[9]

DIAGNÓSTICO

O diagnóstico das cefaleias está embasado nas informações dadas pelo paciente sobre a sua dor, o que nos permite supor as dificuldades encontradas nesse diagnóstico na infância, sobretudo em crianças mais novas, dadas as suas dificuldades naturais para a identificação e descrição dos sintomas.[15] Além da idade, quanto menor o tempo de evolução da cefaleia, maiores as dificuldades para o diagnóstico.[16]

Especialmente em crianças mais jovens, as informações obtidas a partir da observação do comportamento da criança durante os ataques de cefaleia são de extrema importância para o diagnóstico. A busca por um ambiente escuro e silencioso pode sugerir a presença de fotofobia e fonofobia, a recusa alimentar pode indicar anorexia ou náusea, e a interrupção das atividades físicas, como pular e correr, pode ser resultado da natureza pulsátil da dor. A utilização de gestos que expressem a característica pulsátil ou de pressão/aperto da dor também pode ajudar a obter informações mais precisas durante a anamnese com a criança.

Recomenda-se iniciar a anamnese com um relato livre da criança ou de seus pais sobre a cefaleia, seguido de direcionamento de perguntas que permitam a definição diagnóstica como: padrão temporal e modo de instalação dos ataques, idade de início e tempo de evolução da cefaleia, horário preferencial dos ataques, frequência e duração dos ataques, localização, qualidade e intensidade da dor, presença de sintomas premonitórios e aura, sinais e sintomas acompanhantes da cefaleia, fatores desencadeantes dos ataques e fatores de alívio e agravamento da cefaleia.[1]

O exame físico geral, neurológico e cefaliátrico realizado em crianças ou adolescentes com cefaleia é de extrema importância e não deve ser subestimado.[1] Qualquer anormalidade encontrada deve levar a uma abordagem prudente, adiando o diagnóstico de cefaleia primária até que a possibilidade de cefaleia secundária seja descartada por meio de investigação complementar. Nas cefaleias primárias, como migrânea e cefaleia do tipo tensão, a anamnese fornece as informações mais valiosas para o diagnóstico, enquanto a ausência de anormalidades no exame físico ajuda a afastar a possibilidade de cefaleia secundária. Embora existam relatos na literatura sobre achados específicos no exame físico de crianças com migrânea, como dermografismo, extremidades frias, hipotensão postural e outros, não há evidências científicas suficientes que comprovem tais associações.[8]

A classificação das cefaleias prevê critérios para um total de 196 condições diagnósticas, das quais 113 já foram descritas na infância e/ou adolescência.[17,18]

Na Tabela 44.1 são apresentados os critérios operacionais para o diagnóstico da migrânea e da cefaleia do tipo tensão episódica, segundo a ICHD-3.[17]

A necessidade de investigação complementar buscando afastar causas secundárias depende da presença, na história e/ou exame físico, de sinais de alarme. Na Tabela 44.2 apresentamos o mnemônico "INVESTIGAR", que pode auxiliar nessa decisão com as possíveis causas a se considerar e a investigação complementar mais apropriada. Na ausência de *red flags*, o processo diagnóstico e terapêutico deve ser feito como disposto no algoritmo que mostraremos na última figura desta seção.

Tabela 44.1 Critérios diagnósticos da migrânea e da cefaleia do tipo tensional episódica (ICHD-3).[1]

Migrânea sem aura
A. Ao menos cinco ataques preenchendo os critérios de B a D
B. Ataques de cefaleia com duração de 4 a 72 horas (sem tratamento ou com tratamento ineficaz). Em crianças e adolescentes os ataques podem durar de 2 a 72 horas
C. A cefaleia apresenta ao menos duas das seguintes quatro características:
1. Localização unilateral
2. Caráter pulsátil
3. Intensidade moderada ou forte
4. Exacerbada por ou levando o indivíduo a evitar atividades físicas rotineiras (p. ex., caminhar ou subir escada)
D. Durante a cefaleia, ao menos um dos seguintes:
1. Náusea e/ou vômitos
2. Foto e fonofobia
E. Não atribuída a outro transtorno listado nesta classificação
Cefaleia do tipo tensional episódica
A. Ao menos dez ataques preenchendo os critérios de B a D
B. Ataques de cefaleia com duração de 30 minutos a 7 dias
C. A cefaleia apresenta ao menos duas das seguintes quatro características:
1. Localização bilateral
2. Caráter em peso ou aperto (não pulsátil)
3. Intensidade fraca ou moderada
4. Não exacerbada por atividades físicas rotineiras (p. ex., caminhar ou subir escada)
D. Ambos os seguintes:
1. Sem náusea ou vômito
2. Foto ou fonofobia (não ambas)
E. Não atribuída a outro transtorno listado nesta classificação

(I) Início abrupto: quando a cefaleia de forte intensidade se instala subitamente e atinge o ápice em poucos segundos ou minutos.

(N) Noturna: ocorrência noturna preferencial da cefaleia, provocando despertar da criança.

(V) Vômitos proeminentes, sobretudo quando não aliviam a cefaleia ou quando se sobressaem à própria dor.

(E) Esforço físico (tosse, evacuação ou outro mecanismo de aumento da pressão intratorácica/intracraniana), sobretudo quando tem início durante o esforço físico e de forma abrupta, diferente do agravamento de uma cefaleia que já estava em curso antes do início do esforço físico, característica marcante da migrânea.

(S) Sinais neurológicos focais, que não os típicos da aura migranosa.

(T) Temporalidade: piora do padrão temporal em relação a frequência, duração ou intensidade da cefaleia.

(I) Infecção: sinais e sintomas de infecção como febre, coriza, palidez, baixa perfusão periférica, petéquias e irritação meníngea (rigidez nucal e sinais de Kernig e Brudzinski).

(G) Grande intensidade: quando da ocorrência da pior cefaleia na vida ou um primeiro ataque de intensidade desproporcional.

(A) Associação da cefaleia a crises epilépticas.

(R) Recente mudança comportamental ou declínio no desempenho escolar sem causa aparente.

O diário de cefaleia é uma ferramenta essencial no acompanhamento de pacientes com cefaleia, e, na infância, tem implicações não apenas terapêuticas, mas também diagnósticas. Existem diversos tipos de diários de cefaleia, alguns enfocando aspectos relacionados ao tratamento, enquanto outros registram os fatores desencadeantes dos ataques. O diário de cefaleia apresentado na Figura 44.1 foi desenvolvido pelos autores especificamente para uso em crianças e adolescentes, permitindo a observação prospectiva dos ataques para definição diagnóstica, bem como a avaliação evolutiva e a resposta às medidas terapêuticas. O compartilhamento digital do diário de cefaleia entre os pais e o médico traz grande praticidade e agilidade no acompanhamento clínico do paciente.

SÍNDROMES EPISÓDICAS DA INFÂNCIA ASSOCIADAS À MIGRÂNEA

Compreendem uma série de sintomas episódicos e transitórios que ocorrem em crianças migranosas antes ou simultaneamente ao aparecimento dos ataques com cefaleia. Na literatura, são descritos diversos sintomas, como dor abdominal recorrente, vômitos cíclicos, vertigem paroxística benigna da infância, dores nos membros, parassonias (como bruxismo, soniloquio e sonambulismo), cinetose e torcicolo paroxístico benigno. No entanto, na ICHD-3[17] encontram-se relacionados apenas síndrome dos vômitos cíclicos, migrânea abdominal, vertigem paroxística benigna da infância e torcicolo paroxístico benigno sob essa denominação.

Migrânea abdominal é caracterizada por ataques recorrentes de dor abdominal, que podem durar de 1 a 72 horas, com intensidade moderada a forte e localização na linha média ou região periumbilical. Esses ataques podem ser acompanhados de anorexia, náuseas, vômitos e palidez, e a história clínica, o exame físico e a investigação complementar não indicam a presença de doença subjacente.

Tabela 44.2 Sinais de alarme para investigação complementar de cefaleias secundárias na infância.

Sinais de alarme	Considerar	Possível investigação
Início abrupto	Hemorragia subaracnóidea, sangramento intratumoral, malformação vascular ou aneurisma	Neuroimagem Punção liquórica
Noturna	Migrânea, cefaleia em salvas, cefaleia hípnica e hipertensão intracraniana	Neuroimagem
Vômitos	Hipertensão intracraniana, hidrocefalia e lesão expansiva intracraniana	Neuroimagem
Esforço físico	Hemorragia subaracnóidea, sangramento intratumoral, Chiari I, hipertensão arterial, malformação vascular e aneurisma	Neuroimagem Medida da PA
Sinais neurológicos focais	Hipertensão intracraniana, doença cerebrovascular, hidrocefalia e lesão expansiva intracraniana	Neuroimagem
Temporalidade Evolução < 6 meses Piora progressiva Mudança do padrão da cefaleia	Hipertensão intracraniana, lesão expansiva intracraniana, malformação vascular e aneurisma	Neuroimagem
Infecção suspeita	Sinusite aguda, meningite, encefalite, infecção sistêmica, colagenoses e arterites	TC dos seios paranasais Punção liquórica Exames sanguíneos
Grande intensidade ou a pior cefaleia	Hipertensão intracraniana, lesão expansiva intracraniana, malformação vascular e aneurisma	Neuroimagem
Associação com crises epilépticas	Hipertensão intracraniana, lesão expansiva intracraniana, malformação vascular e aneurisma	Neuroimagem
Recente mudança comportamental ou declínio desempenho escolar	Hipertensão intracraniana, lesão expansiva intracraniana e comorbidade psiquiátrica	Neuroimagem

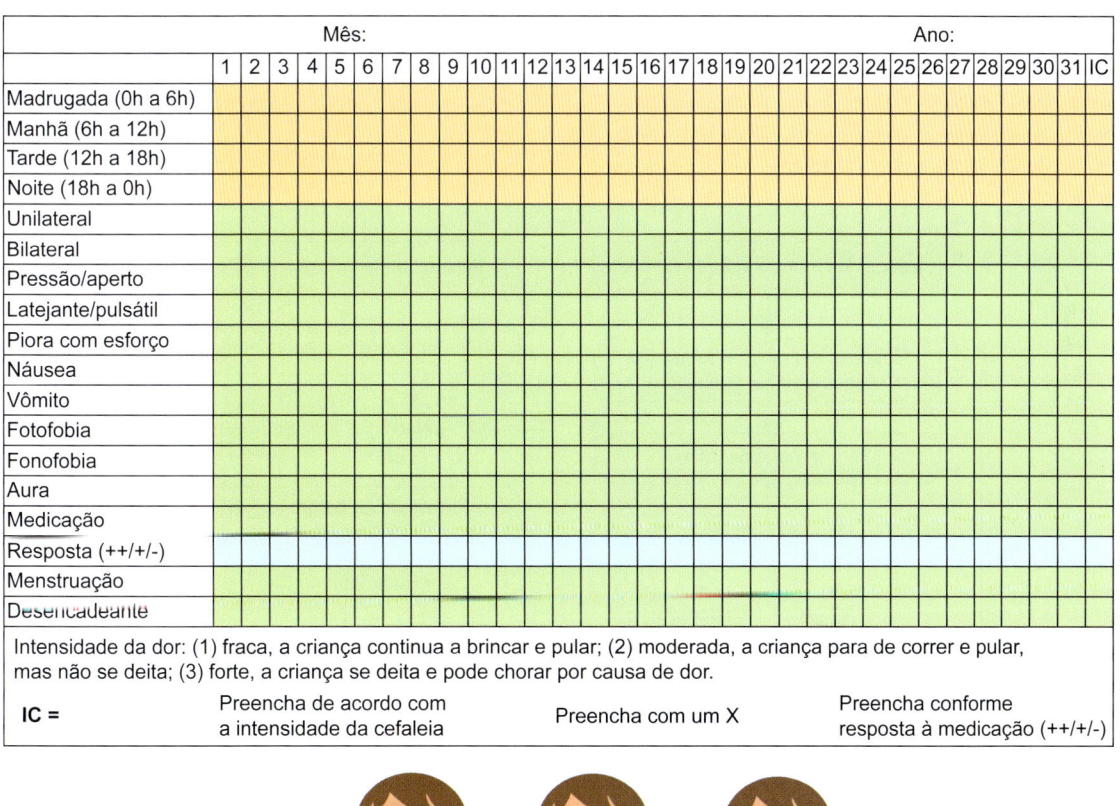

Figura 44.1 Formulário de intensidade da dor.

A síndrome dos vômitos cíclicos é definida como episódios recorrentes e estereotipados de náuseas, vômitos, palidez e letargia, com duração entre 1 hora e 5 dias, com resolução completa dos sintomas entre os ataques, e não atribuídos a outro transtorno. A história e o exame físico não mostram sinais de doença gastrointestinal, e geralmente há histórico familiar de migrânea.

A vertigem paroxística benigna da infância (VPBI) é caracterizada por episódios recorrentes de vertigem intensa, que se resolvem de modo espontâneo após alguns minutos a horas. Durante esses episódios, podem ocorrer nistagmo e ataques de migrânea, com vômitos e cefaleia pulsátil e unilateral. Os exames neurológico, audiométrico, vestibular e eletroencefalográfico realizados entre os episódios não revelam anormalidades.

Em um amplo estudo populacional, os pesquisadores compararam a prevalência desses sintomas em crianças com migrânea, cefaleia do tipo tensão e um grupo controle de crianças sem cefaleia. As crianças com migrânea episódica apresentaram risco significativamente maior para a presença de cinetose, dores nos membros, dor abdominal recorrente, febre recorrente, sonilóquio, sonambulismo e bruxismo, em comparação com o grupo controle sem cefaleia.[11]

TRATAMENTO DA CRISE DE MIGRÂNEA

O tratamento das crises de migrânea na infância tem como objetivo o alívio completo e rápido não apenas da cefaleia, mas também dos sintomas acompanhantes da crise de migrânea. Os princípios fundamentais são o uso de medicações em doses adequadas, com início mais precoce possível, evitando o uso abusivo de medicações analgésicas.[14]

A Figura 44.2 apresenta um algoritmo para o tratamento das crises de migrânea na infância e adolescência tendo como base revisões recentes da literatura,[14] diretrizes clínicas[19] e a experiência clínica de especialistas. Para uma revisão detalhada e atualizada dos medicamentos utilizados nas crises de migrânea, doses e posologia sugerimos consultar Arruda e Arruda.[14]

TRATAMENTO PREVENTIVO DA MIGRÂNEA

O tratamento preventivo tem como objetivos a redução da frequência, duração e intensidade das crises, melhora da resposta terapêutica às medicações sintomáticas, bem como controle do impacto da migrânea sobre a qualidade de vida, funcionamento escolar e comorbidades da migrânea na criança e no adolescente. Deve ser considerado para os pacientes com crises frequentes (mais de uma crise por semana) ou para aqueles com crises muito incapacitantes e prolongadas.

Havendo sucesso, a medicação deverá ser mantida por um período de 6 a 12 meses de controle da migrânea (até duas crises por mês de pequena a moderada intensidade).

A Figura 44.3 apresenta um algoritmo para o tratamento preventivo da migrânea na infância e adolescência tendo como base revisões recentes da literatura,[14] diretrizes clínicas[20] e a experiência clínica de especialistas. Para uma revisão detalhada e atualizada dos medicamentos utilizados na prevenção da migrânea na infância, doses e posologia, bem como o tratamento não farmacológico sugerimos consultar Arruda e Arruda.[14]

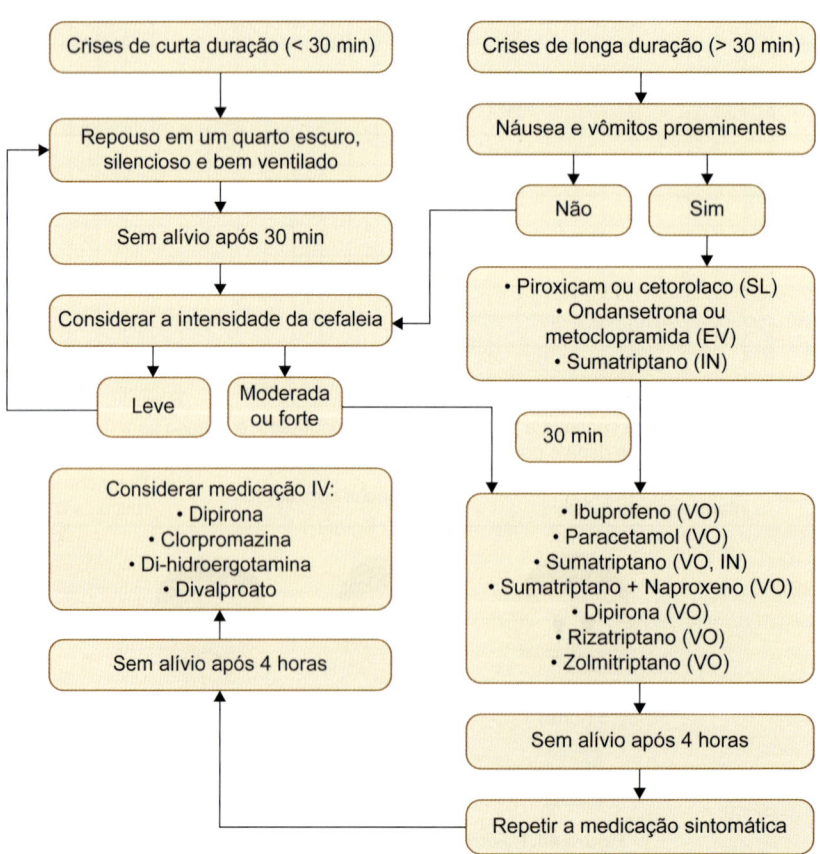

Figura 44.2 Algoritmo com tratamento das crises de migrânea na infância e adolescência.[14]

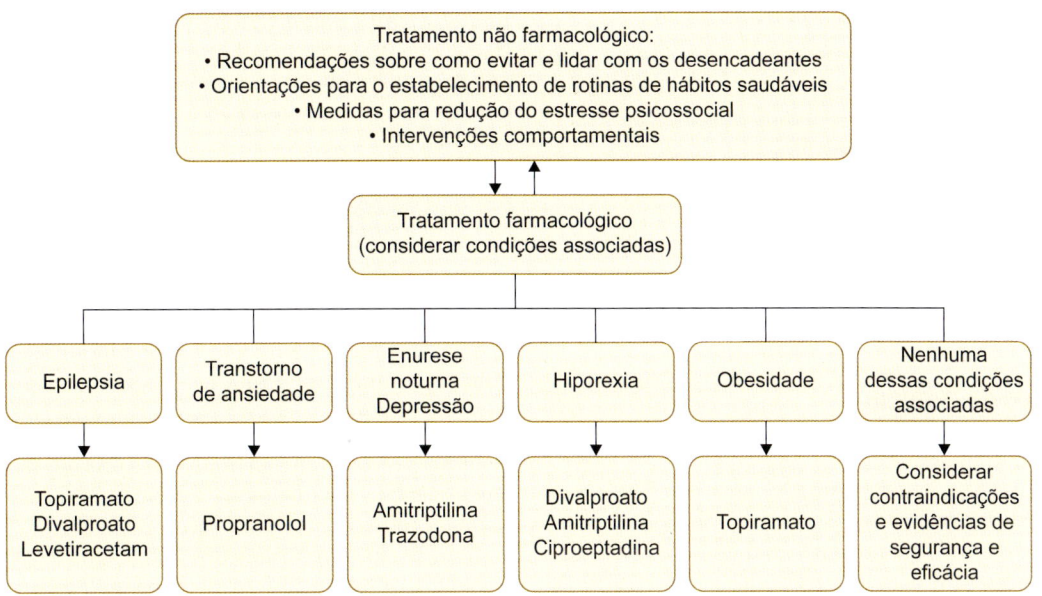

Figura 44.3 Algoritmo com tratamento preventivo da migrânea na infância.[14]

Cefaleia na mulher[a]

Aline Turbino • Eliana Meire Melhado

MIGRÂNEA NA IDADE FÉRTIL

Epidemiologia

A prevalência da migrânea entre homens e mulheres é igual até os 9 anos. A puberdade marca o início da atividade ovariana, e é nesse momento que a prevalência de migrânea passa a ser cerca de três vezes maior nas mulheres que nos homens. A migrânea menstrual afeta 20 a 25% das mulheres com migrânea (com ou sem aura), e em clínicas especializadas de cefaleia esse número varia entre 22 e 70% das pacientes.[1]

Hormônios e migrânea

O ciclo hormonal fisiológico da mulher é marcado por oscilações hormonais, coordenadas pela atividade do hipotálamo, que libera GnRH, e pela hipófise, com a secreção do LH e do FSH – que, por sua vez, regulam a liberação ovariana de estrogênio e progesterona.[1,2]

Os hormônios femininos regulam síntese, expressão e liberação do receptor do peptídeo relacionado ao gene da calcitonina (CGRP) no sistema trigeminovascular, além de alterarem a excitabilidade neuronal. O CGRP é o mais potente vasodilatador do SNC e tem a sua expressão alterada e regulada pelo estrogênio. A relação estrogênio-CGRP é um dos motivos da maior prevalência de migrânea em mulheres. A progesterona não exerce influência sobre a etiopatogenia da migrânea menstrual e provavelmente possui efeito protetor sobre os mecanismos de dor associados.[2]

Diferenças entre a migrânea menstrual e a migrânea

A migrânea menstrual (MM) associa-se clinicamente a crises de migrânea com cefaleia de maior intensidade, duração prolongada e com maior chance da ocorrência de sintomas associados, podendo associar-se também a dismenorreia, sendo com frequência resistente aos tratamentos de fase aguda e marcada por alta incapacidade quando comparada à migrânea não menstrual.[2]

A migrânea menstrual possui impacto importante em comparação com a migrânea que ocorre fora desse período, e associa-se a uma redução de 84% nas atividades sociais. Oitenta e um por cento das mulheres têm dificuldade na realização das tarefas domésticas, 58% apresentam limitação para as atividades familiares, 55% não conseguem praticar esportes nesse período e 45% têm algum grau de deficiência relacionada ao trabalho.[3]

Critérios diagnósticos da migrânea menstrual segundo a Classificação Internacional das Cefaleias (ICHD-3)

Recomenda-se realizar um diário de cefaleia, para documentar que a presença da migrânea ocorre em pelo menos duas de três menstruações consecutivas.[2]

A migrânea menstrual pura (MMP) é rara e tem prevalência de 1%, ocorrendo cefaleia exclusivamente nesse período do mês entre os dias –2 a +3 do fluxo menstrual.[4]

A migrânea relacionada ao período menstrual é a mais comum, na qual ocorre cefaleia entre os dias –2 a +3 do fluxo, mas também em outros dias do mês.[4]

Os critérios de definição da migrânea menstrual adotados na ICHD-3 são arbitrários, pois não há biomarcadores diagnósticos, e essa é definida como cefaleia que ocorre do dia –2 ao dia +3 do fluxo menstrual (Tabela 44.3).[4]

Durante a fase menstrual, usualmente a migrânea costuma ser sem aura, já que nesse período ocorre a queda do estrogênio, enquanto a aura relaciona-se à facilitação da depressão alastrante cortical de Leão, associada aos níveis elevados de estrogênio.

---

[a]Nota do editor da seção: neste trecho do capítulo, optamos por manter o termo "migrânea menstrual", adotado pelas autoras, porém descrito apenas no Apêndice da Classificação Internacional das Cefaleias, da International Headache Society (ICHD-3), dedicado a condições consideradas ainda não cientificamente validadas.

Tabela 44.3 Critérios diagnósticos (adaptados da ICHD-3).

Migrânea com aura menstrual pura ou migrânea sem aura menstrual pura
Episódios de migrânea (com aura ou sem aura) ocorrendo exclusivamente no dia 1 ± 2 (i.e., dias −2 a +3) da menstruação, em ao menos dois de três ciclos menstruais e em nenhum outro momento do ciclo
Migrânea com aura relacionada à menstruação ou migrânea sem aura relacionada à menstruação
Episódios de migrânea (com aura e sem aura) ocorrendo exclusivamente no dia 1 ± 2 (i.e., dias −2 a +3) da menstruação, em ao menos dois de três ciclos menstruais e, adicionalmente, em outros momentos do ciclo.

Mecanismos da cefaleia

Dois mecanismos foram identificados na fisiopatologia da MM: o declínio do estrogênio na fase pós-ovulação e pré-menstrual (fase lútea) e o aumento das prostaglandinas. Segundo a teoria de Somerville, um longo período de exposição sustentada ao estrogênio, em mulheres suscetíveis, seguido da sua queda brusca, acarreta uma maior chance de crises de migrânea menstrual. MacGregor et al.[2,3] avaliaram a relação entre a queda de estrogênio e episódios de migrânea, confirmando que o declínio do estrogênio perimenstrual aumentava os episódios de cefaleia. Os hormônios sexuais femininos podem modular a atividade dos neurotransmissores associados ao processo fisiopatológico da migrânea, assim como das vias de transmissão da dor. A queda do estrogênio, durante a fase lútea tardia, reduz a atividade do sistema analgésico μ-opioide, além de haver evidências de mudanças na atividade e no tônus das vias serotoninérgicas, que resultariam na maior suscetibilidade à dor nesse período. As elevações do estrogênio causam aumento da atividade dos neurotransmissores excitatórios, tais como o glutamato, e reduzem a atividade gabaérgica inibitória, contribuindo para a estimulação da via trigeminal. Adicionalmente podemos citar que os níveis elevados de estrogênio regulam e aumentam a expressão dos receptores do CGRP no sistema nervoso central, dura-máter e gânglio trigeminal, bem como aumentam a produção e a liberação do próprio CGRP, ocasionando vasodilatação e, assim, facilitando o início do processo inflamatório e, posteriormente, da sensibilização central. Estudos em modelos humanos já comprovaram que a elevação do estrogênio aumenta a concentração de CGRP no sistema trigeminovascular em mulheres. Pouco se sabe sobre a importância das prostaglandinas na fisiopatologia da migrânea menstrual, mas é possível perceber a sua elevação.[1,2]

Tratamento da migrânea menstrual

A cefaleia do período menstrual é certamente uma das mais difíceis de tratar. A fase de cefaleia na migrânea menstrual dura mais do que nas crises de migrânea que ocorrem em outras épocas do ciclo menstrual, e a recorrência da dor é comum, sendo frequentemente necessário o tratamento por vários dias consecutivos.

Fármacos usados para o tratamento da fase aguda da migrânea convencional são eficazes também na migrânea menstrual, embora nesse período, como citado anteriormente, ocorra maior expressão de receptores e liberação de CGRP, contribuindo para o processo de sensibilização central, além de alterações nas vias opioides inibitórias.

O tratamento da migrânea menstrual é dividido em tratamento de fase aguda, profilaxia padrão e profilaxia a curto prazo.[5]

Triptanas para o tratamento da fase aguda

O tratamento de fase aguda (no momento da dor) inclui o uso de anti-inflamatórios (AINES) e a classe das triptanas, isoladas ou em combinação com antieméticos (Tabela 44.4).[5]

Profilaxia com o tratamento profilático padrão

A profilaxia padrão utilizada para migrânea pode ser efetiva para a migrânea menstrual, e, usualmente, a dose da medicação pode ser aumentada na semana anterior à cefaleia.[5,6]

Profilaxia a curto prazo perimenstrual

Existem dados de ensaios clínicos para profilaxia perimenstrual com anti-inflamatórios não esteroides, triptanas e com o uso do estradiol.[5,6]

Profilaxia a curto prazo com triptanas na fase pré-menstrual

Em pacientes com migrânea menstrual, em que a cefaleia ocorre de forma previsível em relação ao início do fluxo menstrual ou se repete nos primeiros 2 dias após o tratamento de fase aguda, a profilaxia a curto prazo pode ser benéfica. Quando a mulher possui um ciclo menstrual regular, o diário é essencial para serem determinados o dia do início da dor e o primeiro dia do fluxo menstrual. A medicação preventiva deve ser instituída alguns dias (usualmente um ou dois) antes do início da migrânea menstrual, prevenindo a dor esperada.[5,6]

Todas as triptanas mencionadas (ver Tabela 44.4) podem ser consideradas para o tratamento da migrânea menstrual.[5,6]

Profilaxia a curto prazo com triptanas combinadas a outras medicações

O aumento da produção de prostaglandinas tem sido associado tanto às crises de migrânea como à dismenorreia que pode ocorrer no período menstrual. O uso de anti-inflamatórios que diminuam os níveis de prostaglandinas pode fornecer benefícios adicionais para indivíduos que experimentam migrânea menstrual ou ambas as condições simultaneamente.[6]

Profilaxia com anticoncepcionais hormonais orais (ACHO) combinados ou com progestágeno isolado

Em relação aos ACHO combinados, a European Headache Federation e a European Society of Contraception and Reproductive Health afirmam que as mulheres com diagnóstico de migrânea sem aura com migrânea menstrual, decorrente do declínio brusco do estrogênio, podem ser beneficiadas por um regime de ACHO monofásico com regime estendido, sem a tradicional pausa mensal (ou com intervalos curtos), entre as cartelas.[2,5] Ainda com dados bastante limitados na literatura, um estudo mostrou uma redução de 50% no número médio de dias com a cefaleia. Esse tipo de regime permitiria níveis mais estáveis de estrogênio, reduzindo as chances de crise.

Um estudo duplo-cego, placebo-controlado, comparou o uso de profilaxia a curto prazo com uso de 1,5 mg de estradiol em gel por via transdérmica *versus* placebo. O tratamento foi iniciado no 22º dia do ciclo e continuado por 7 dias.

Tabela 44.4 Tratamento da fase aguda.

Sumatriptano: 25 mg, 50 mg, 85 mg, 100 mg
Zomatriptano: 2,5 mg
Rizatriptano: 10 mg
Almotriptano: 12,5 mg (não disponível no Brasil)
Frovatriptano: 2,5 mg (não disponível no Brasil)

Para as mulheres com migrânea com aura, o uso de ACHO com estrogênio é contraindicado pelo aumento do risco de acidente vascular cerebral isquêmico (AVCi), por provável discrasia da coagulação. O uso de ACHO com progestágeno puro pode ser proposto para mulheres com fatores de risco (tabagismo, hipertensão, obesidade, diabetes e presença de migrânea com aura), que apresentam piora da migrânea relacionada ao estrogênio ou que apresentam migrânea menstrual. Dados de eficácia sobre o uso de progestágenos isolados para a migrânea ainda são limitados, mas esse pode ser apropriado em mulheres com agravamento da migrânea pelo uso de ACHO combinados tradicionais.[6,7]

Outras opções com menor evidência: magnésio

A eficácia da suplementação de magnésio para a prevenção da migrânea pré-menstrual tem sido avaliada em vários estudos. Peikert et al.[8] realizaram um estudo controlado por placebo para avaliar a eficácia do magnésio oral diário por 12 semanas e encontraram uma redução de 41,6% na frequência de crises de migrânea no grupo em uso de magnésio, comparado com uma redução de 15,8% no grupo placebo.

CEFALEIA NA GESTAÇÃO

Epidemiologia

As cefaleias afetam entre 10 e 17% das gestações. Cefaleias primárias, tais como cefaleia do tipo tensão, migrânea e cefaleia em salvas podem ocorrer durante a gravidez.[9]

A migrânea é o tipo de cefaleia mais comum da prática clínica, responsável por cerca de 90% das visitas relacionadas com cefaleias primárias aos provedores durante a gravidez.[9]

Quando se estuda cefaleia na gestação, há que se diferenciar entre cefaleias preexistentes e iniciadas durante a gestação, e verificar seu padrão durante a gravidez, ou se são cefaleias que iniciaram durante a gravidez.

Migrânea

A migrânea raramente inicia durante a gravidez (entre 5 e 10%), sendo as crises com aura mais comuns. Observa-se melhora ou desaparecimento da migrânea entre 55 e 90% dos casos. Ela não se modifica entre 5 e 30%, e piora entre 3 e 7%.[10-12]

A migrânea aumenta risco de pré-eclâmpsia e de náusea e vômitos intensos na gravidez. O risco de desenvolver pré-eclâmpsia em mulheres com migrânea durante a gravidez é quatro vezes mais alto do que em mulheres grávidas sem migrânea.[10,12,13] O magnésio é um tratamento a ser considerado em situações em que é difícil distinguir entre a cefaleia da pré-eclâmpsia e a cefaleia da migrânea, ou em que as duas condições podem se sobrepor.

A interrupção da gravidez é o tratamento definitivo para pré-eclâmpsia e eclâmpsia, e a dor de cabeça e outros sintomas devem desaparecer em 1 semana.[12]

A migrânea também é um fator de risco para acidente vascular cerebral (AVC) relacionado a gravidez (AVCi, AVC hemorrágico [AVCh], trombose venosa cerebral e angiopatia pós-parto).[12]

Mulheres com migrânea não apresentam risco significativamente aumentado de gerar crianças com defeitos congênitos ou outros problemas.[12] No entanto, um estudo caso-controle retrospectivo usando um banco de dados húngaro sugeriu recentemente que a migrânea materna grave durante a gravidez pode estar associada a deficiências congênitas dos membros, em geral devido à desidratação materna que pode, de fato, trazer risco teratogênico ao feto.[14]

Observou-se menor ocorrência de ameaça de aborto e trabalho de parto prematuro nas migranosas grávidas, assim como não houve aumento da possibilidade de parto prematuro e baixo peso ao nascimento.[14]

Cefaleia do tipo tensão

Cefaleia do tipo tensão na gestação apresenta a mesma incidência da população geral.

A cefaleia do tipo tensão episódica antes da gestação permaneceu indiferente em relação à migrânea durante o 1º, o 2º e o 3º trimestres de gravidez, apesar de também aumentar seu percentual de melhora, comparada a ela mesma, no decorrer da gestação, de acordo com estudo de tese de doutorado.[13]

O mesmo estudo mostrou que 2,6% de mulheres grávidas iniciaram a cefaleia durante a gestação.

Um estudo com 148 pacientes com cefaleia do tipo tensão crônica mostrou que o alívio da cefaleia durante a gravidez foi mais comum entre as pacientes com migrânea do que entre as pacientes com cefaleia do tipo tensão.

Cefaleia em salvas

A cefaleia em salvas ocorre em menos de 0,3% das gestações. Há relato de melhora da cefaleia em salvas durante a gestação.[13]

Cefaleias secundárias

As cefaleias secundárias podem mimetizar a migrânea, e, ao mesmo tempo, cefaleias preexistentes primárias podem influenciar o curso da gestação e parto e levar a alto risco de complicações, como parto prematuro e pré-eclâmpsia.[10,13,15]

Cefaleias iniciadas durante a gestação podem ser secundárias a vasculites, tumor cerebral, coriocarcinoma, tumor hipofisário, malformação arteriovenosa, hemorragia subaracnóidea, hipertensão intracraniana idiopática, trombose venosa cerebral, pré-eclâmpsia e eclâmpsia, acidente vascular cerebral e sinusopatias.[10-13]

O alerta de vigilância diagnóstica na grávida deve ser para os seguintes sinais: ausência de história anterior; crises ou convulsões; hipertensão e febre.[16] Além disso, devem ser observados os sinais de alerta clássicos para cefaleia secundária, que indicam que a paciente pode estar desenvolvendo um quadro potencialmente grave (ver Tabela 32.1, Capítulo 32, *Cefaleia na Unidade de Emergência*).

Medicação – feto – tratamento da cefaleia

O tratamento da mulher grávida com migrânea ou outra cefaleia primária constitui-se do tratamento não medicamentoso e tratamento medicamentoso. Na piora da cefaleia, pode-se e deve-se usar medidas de relaxamento, repouso no leito, *biofeedback*, gelo no local, fisioterapia, hidroterapia e/ou hidroginástica, acupuntura e psicoterapia.[10,11,13]

O tratamento medicamentoso é dividido em sintomático e preventivo.

Há grande preocupação com relação ao uso de medicamentos na gravidez.[13]

Deve-se evitar o uso de fármacos no 1º trimestre, principalmente no 2º e 3º meses de gestação (período teratogênico clássico), e deve-se usar fármacos cujos benefícios excedam os riscos fetais. Medicamentos são o último recurso, após explicar os riscos fetais.

As categorias de risco de fármacos da Food and Drug Administration (FDA) estão descritas na Tabela 44.5.[10-13,17]

Ponderações

Na vigência de cefaleia forte do 29º até o 70º dia após a fecundação (2º e 3º meses gestacionais), é melhor tratar a dor, pois a desidratação e o sofrimento fetal podem ser teratogênicos.

O risco teratogênico ocorre a partir do 29º dia (quando da ativação de células-tronco) até o 70º dia (formação de órgãos).

O 2º e 3º meses representam risco (período crítico) das maiores malformações, porém outras podem ocorrer até o 9º mês.

Evidências sobre os benefícios e danos das intervenções em mulheres grávidas ou amamentando são insuficientes ou com baixa força de evidência.[18]

CEFALEIA NO CLIMATÉRIO E MENOPAUSA

Quando uma cefaleia inicia ou piora na perimenopausa, é necessário descartar causas de cefaleias secundárias, seguindo os sinais de alerta (ver Tabela 32.1, Capítulo 32, *Cefaleia na Unidade de Emergência*). Após descartar a possibilidade de cefaleia secundária, deve-se diferenciar entre migrânea, cefaleia do tipo tensão, cefaleia em salvas e cefaleia hípnica. Entre as cefaleias secundárias, devem ser consideradas a cefaleia cervicogênica e a cefaleia atribuída a transtorno temporomandibular, entre outras.

Migrânea no climatério

A prevalência de migrânea é alta no climatério (semelhante à encontrada na idade fértil) e torna-se menor após a menopausa fisiológica do que após a menopausa cirúrgica.

A prevalência da migrânea aumenta antes da menopausa e diminui após a menopausa espontânea apenas em mulheres com maior vulnerabilidade a alterações hormonais, como aquelas com síndrome pré-menstrual. Mulheres sem histerectomia prévia e sem sintomas de síndrome pré-menstrual não apresentam variação da prevalência da migrânea na menopausa.[19]

Migrânea na menopausa

A melhora da migrânea ocorre em dois terços das mulheres a partir da menopausa fisiológica, enquanto em um quarto delas não há modificação e em 9% é observada piora. Na menopausa cirúrgica, dois terços das mulheres apresentam piora, enquanto um terço melhora.[10,17] Após a menopausa, os níveis de estrogênio diminuem e tornam-se estáveis, e, quanto mais o tempo passa, mais a migrânea tende a melhorar.[10]

Cefaleia do tipo tensão

Na menopausa, a cefaleia do tipo tensão não apresenta modificação em 46,3% dos casos, melhora em 4,8% e piora em 26,8%. A terapia hormonal exerce um efeito positivo sobre a cefaleia do tipo tensão.

Cefaleia em salvas

Na menopausa, a cefaleia em salvas não se modifica em 58% dos casos e piora em 25%. Há descrição de início na menopausa em 24% dos casos (em comparação a 1% de início de migrânea) em um estudo.[20]

Tabela 44.5 Categoria de risco de fármacos segundo a Food and Drug Administration (FDA).

Categoria A	Estudos controlados em humanos não mostram riscos
Categoria B	Sem evidência de risco em humanos, mas não há estudos humanos controlados
Categoria C	O risco em humanos não foi comprovado
Categoria D	Presença de evidências de risco em humanos, em experimentos animais e/ou humanos
Categoria X	Contraindicados durante a gravidez

Terapia de reposição hormonal na migrânea

Um estudo, envolvendo 120 mulheres com migrânea, mostrou que a terapia hormonal foi benéfica em relação à migrânea, com melhora ou remissão completa em 64,1% dos casos, estabilidade em 22,5% e piora em 13,3%.[21]

Tratamento da migrânea no climatério e na menopausa

O tratamento é dividido em tratamento não farmacológico e tratamento farmacológico. O tratamento farmacológico, por sua vez, será subdividido em tratamento sintomático e tratamento preventivo ou profilático. O tratamento preventivo pode ser dividido em convencional e hormonal.

Algumas definições em relação à paciente são necessárias para planejar o tratamento:

- Se está na perimenopausa
- Se está fazendo ou não terapia de reposição hormonal
- Se apresenta comorbidades, tais como distúrbios do sono, transtornos psiquiátricos, obesidade, hipertensão, diabetes *mellitus*, dislipidemias e outras
- Se sofria de migrânea menstrual e/ou tensão pré-menstrual e/ou dismenorreia
- Se tem comorbidades ginecológicas e/ou outros antecedentes pessoais.

A Tabela 44.6 mostra um esquema de tratamento da migrânea no climatério e na menopausa.

A terapia de reposição hormonal pode tanto piorar como melhorar a cefaleia. Quando é necessária, mas ocasiona piora da migrânea, as estratégias para uso de estrogênio mostradas na Tabela 44.6 podem ser adotadas.[10,21]

CONSIDERAÇÕES FINAIS

A migrânea e várias outras formas de cefaleia ocorrem predominantemente nas mulheres.

A avaliação da mulher deve ser cuidadosa e realizada por meio de anamnese e exame físico, levando-se em conta comorbidades e o período de vida em que se encontra.

Tabela 44.6 Tratamento da migrânea no climatério e na menopausa.

Hormonal
• **Pós-histerectomia**
◦ Estrogênio transdérmico contínuo
◦ Dose mais baixa de estrogênio transdérmico (para controlar VMSs)
• **Útero intacto**
Pré-menopausa
◦ Estrogênio transdérmico contínuo mais dispositivo intrauterino de levonorgestrel
• **Útero intacto**
Pós-menopausa
◦ Estrogênio transdérmico contínuo mais LNG-SIU
◦ *Patches* combinados contínuos de estrogênio/progestógeno
◦ Estrogênio transdérmico contínuo mais progesterona micronizada
◦ Tibolona 2,5 mg/dia
Não hormonais
◦ ISRSs (escitalopram 10 a 20 mg/dia)
◦ IRNSs (venlafaxina 37,5 a 150 mg/dia)[21]

IRSNs: inibidores da recaptação de serotonina e norepinefrina; ISRSs: inibidores seletivos da recaptação de serotonina; LNG-SIU: sistema intrauterino com levonorgestrel; VMSs: sintomas vasomotores.

Período fértil

Durante o período fértil, há uma maior prevalência de migrânea, e as pacientes devem ser alertadas tanto sobre riscos de uma gravidez não programada quanto, no caso do uso de contraceptivos contendo estrogênio, sobre o risco vascular na presença de migrânea com aura.

Gestação

Deve-se sempre atentar às nuances dessa fase única. As cefaleias primárias tendem a melhorar, porém podem levar a risco aumentado de doenças como hipertensão gestacional e pré-eclâmpsia.

Climatério/menopausa

É importante estar atento às cefaleias secundárias durante o climatério, pois essa fase apresenta muitos sintomas e deve ser tratada em conjunto com o ginecologista. Na menopausa, que também requer acompanhamento, pode ser possível reduzir a profilaxia se houver uma melhora significativa das cefaleias.

Cefaleia no idoso

Claudio Brito • Elder Sarmento • Raimundo Pereira Silva-Néto
(item "Cefaleia hípnica")

O QUE É SER IDOSO?

Com a melhoria na qualidade de vida e o crescimento do conhecimento em saúde no último século, o envelhecimento humano se apresenta como um dos principais fenômenos da sociedade contemporânea. O envelhecimento é um processo complexo, e podemos utilizar vários parâmetros para caracterizá-lo – habitualmente na área da saúde e para questões jurídicas são utilizados marcos etários para identificar indivíduos idosos. Pela Organização Mundial da Saúde (OMS), é considerado idoso aquele indivíduo com mais de 65 anos, em países desenvolvidos, e mais de 60 anos, em países em desenvolvimento. No Brasil, de acordo com o Estatuto do Idoso, que desde 2003 estabelece os direitos das pessoas idosas, o conceito de idoso abrange as pessoas de 60 anos ou mais.[1-3] O Brasil envelhece de forma rápida e intensa. Segundo o Instituto Brasileiro de Geografia e Estatística (IBGE), em 2022 o Brasil possuía uma população de 203.080.756 habitantes e o total de pessoas com 65 anos ou mais no país (22.169.101) chegou a 10,9% da população, com alta de 57,4% frente a 2010. Já a população com 60 anos ou mais chegou a 32.113.490 (15,6%), um aumento de 56,0% em relação a 2010. O índice de envelhecimento, considerando-se a população com 60 anos ou mais, chegou a 80,0, ou seja, temos 80 pessoas idosas para cada 100 crianças de 0 a 14 anos. Esse mesmo censo mostrou que 51,5% (104.548.325) são mulheres e 48,5% (98.532.431) são homens, com cerca de 6,0 milhões de mulheres a mais do que homens (Figuras 44.4 a 44.6).

CEFALEIA NO IDOSO

Em se tratando de cefaleia, a idade de 50 anos ou mais é considerada um marco biológico. Em estudos epidemiológicos, a maioria das cefaleias primárias inicia antes dessa idade e continua predominando nos indivíduos idosos, sendo necessário afastar causas de cefaleias secundárias quando iniciar após essa faixa etária. Nesse grupo de pacientes, o raciocínio clínico torna-se diferente, sendo importante provar que a causa da dor de cabeça é primária, ou seja, é a doença em si e não um sintoma de um transtorno subjacente responsável pelo seu surgimento.[4]

Existem alguns tipos de cefaleias com maior ocorrência após os 60 anos, como a cefaleia hípnica e a arterite de células gigantes (ver adiante). Algumas neuralgias cranianas, como neuralgia do trigêmeo e neuralgia pós-herpética, têm a sua incidência aumentada de acordo com o avançar da idade.[5-8]

Cefaleias primárias no idoso

A migrânea continua sendo a segunda causa de cefaleias primárias na terceira idade, sendo a cefaleia do tipo tensão a primeira. A prevalência anual de migrânea acima dos 65 anos é de aproximadamente 10%.[9] Em alguns pacientes,

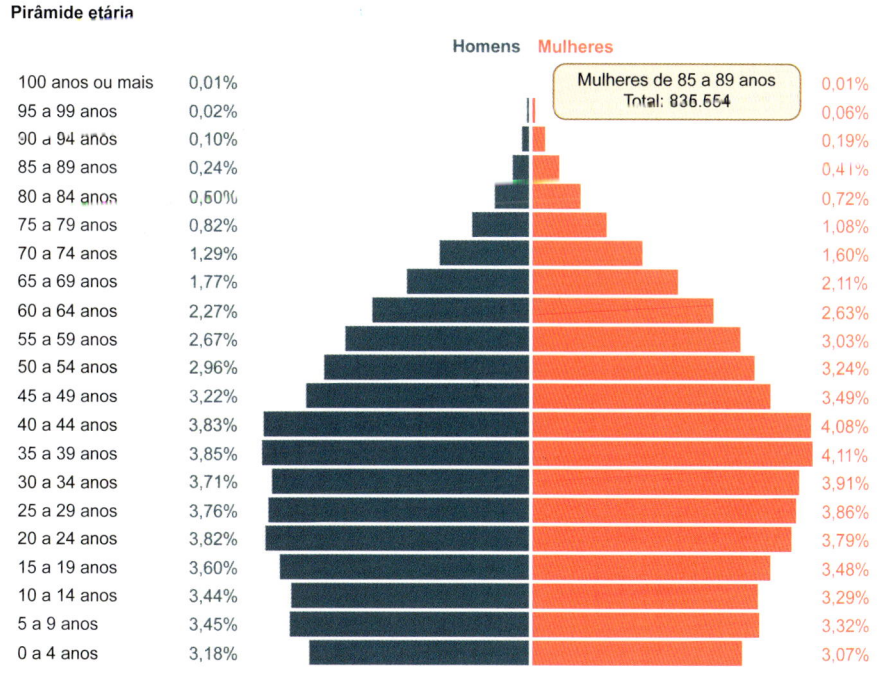

Figura 44.4 Pirâmide etária em 2022. (Censo, 2022: População por idade e sexo.)

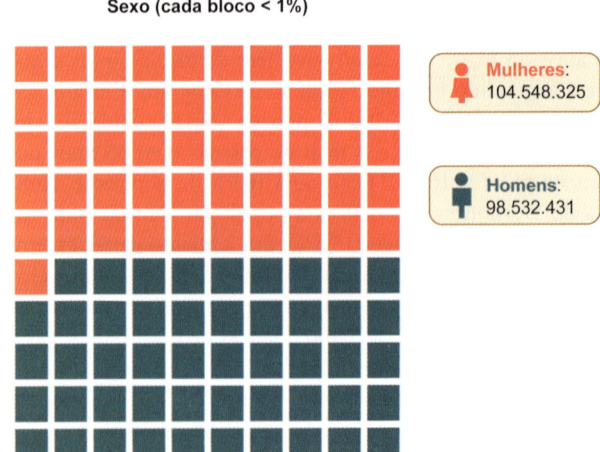

Sexo (cada bloco < 1%)

Mulheres: 104.548.325

Homens: 98.532.431

Figura 44.5 População por idade e sexo em 2022. (Censo, 2022: População por idade e sexo.)

ela inicia sua remissão entre a quinta e a sexta década de vida. A migrânea raramente inicia após os 60 anos e devemos, nesses casos, afastar cefaleia secundária. O fenótipo da migrânea pode alterar-se na terceira idade, com os pacientes apresentando menos sintomas como fotofobia e vômitos. Além disso, a dor pode tornar-se bilateral. Quando inicia após os 50 anos, o diagnóstico torna-se desafiador e a migrânea, nessa faixa etária, pode ser diagnosticada erroneamente. Na migrânea com aura, as várias formas descritas são a aura visual seguida de parestesias, afasia, disartria e hemiplegia. Esses pacientes podem iniciar um quadro de aura sem cefaleia, e, quando surge após essa idade, torna-se necessário afastar causas subjacentes. No entanto, na terceira idade a migrânea com aura pode perder as características dolorosas e apresentar-se somente através da aura.

Algumas cefaleias primárias, como a cefaleia hípnica, têm início após os 60 anos. A cefaleia primária da tosse pode ocorrer acima dos 60 anos. Com frequência, infecção do trato respiratório pode preceder o quadro. Deve ser sempre afastada a forma secundária da cefaleia da tosse, sendo as causas mais comuns a malformação de Arnold-Chiari, tumores intracranianos, dissecção de artéria carótida ou vertebrais e hematoma subdural.[10]

No tratamento das cefaleias primárias no idoso, as comorbidades devem ser levadas em consideração e podem limitar a terapêutica. A farmacocinética e a farmacodinâmica alteradas podem aumentar a probabilidade de efeitos colaterais e interações medicamentosas. Doses menores e simplificação do regime terapêutico são apropriadas, sempre associadas a tratamento não medicamentoso, como alteração dos hábitos de vida. Devido às frequentes contraindicações relacionadas aos medicamentos agudos, os regimes medicamentosos preventivos e os tratamentos não farmacológicos assumem maior destaque no caso de dores de cabeça frequentes e/ou severas. A cefaleia por uso excessivo de medicamentos pode ocorrer nessa faixa etária, com o agravamento ou perpetuação de uma cefaleia preexistente, sendo extremamente importante o reconhecimento dessa condição e a tentativa de interromper o uso excessivo.[11,12]

Cefaleias secundárias no idoso

Alguns tipos de cefaleias secundárias têm sua incidência aumentada em indivíduos com mais de 60 anos, pois alguns transtornos causais ocorrem mais frequentemente nessa faixa etária, como hematomas subdurais, neuralgia pós-herpética e neuralgia do trigêmeo – esta inicia após as idades de 50 a 60 anos em 90% dos casos.[4,8]

Alguns critérios utilizados para diagnosticar cefaleias secundárias ajudam a fazer a diferenciação entre estas e as cefaleias primárias, tendo sido já discutido neste capítulo que o surgimento de uma cefaleia com características migranosas ou mesmo do tipo tensão, quando após os 50 anos, torna necessário afastar causas subjacentes que podem estar mimetizando cefaleias primárias.

Cefaleia acompanhada de alterações neurológicas agudas é a forma mais comum de apresentação das cefaleias associadas a transtornos vasculares cerebrais. Cefaleia em trovoada com alteração do nível de consciência normalmente tem como causa a ruptura de aneurisma intracraniano, e, na vigência de anticoagulação, hematoma intraparenquimatoso deve ser lembrado. Quando a cefaleia é acompanhada por déficits neurológicos focais e papiledema, pensar sempre em neoplasia intracraniana.

Cefaleia que piora com esforço faz pensar em cefalalgia cardíaca, que, por definição, é uma cefaleia que ocorre durante um episódio de isquemia miocárdica. A falha em reconhecer e diagnosticar de modo correto a cefalalgia cardíaca pode ter consequências graves. Logo, distinguir esse transtorno de migrânea sem aura é de importância crucial, particularmente porque os medicamentos vasoconstritores (p. ex., triptanas e ergóticos) são indicados no tratamento da migrânea, mas contraindicados para os pacientes com doença cardíaca isquêmica. Ambos os transtornos podem produzir dor de cabeça forte acompanhada por náusea e podem ser desencadeados pelo esforço. Uma cefaleia relacionada aos esforços, principalmente com dor torácica e fatores de risco vasculares, deve sempre ocasionar a tentativa de afastar isquemia miocárdica, por meio de avaliação cardiológica. Uma cefaleia semelhante à migrânea pode ser desencadeada por medicamentos para angina, como os nitratos.[11]

No caso de cefaleia matinal, bilateral, com história de apneia do sono, devemos pensar em cefaleia da apneia do sono. O glaucoma agudo de ângulo fechado costuma causar dor ocular e/ou periorbital, perda da acuidade visual (borramento da visão), injeção e edema conjuntival, náusea e vômitos. Nesse caso, o paciente deve ser encaminhado a um serviço de oftalmologia em caráter de urgência, pela possibilidade de perda da visão.

Em resumo, devemos sempre pensar em cefaleia secundária quando esta se relacionar com:

- Condições sistêmicas como febre, perda de peso, mialgias, apneia do sono etc.
- Alterações neurológicas focais, papiledema
- Início após os 50 anos
- Uso de substâncias reconhecidamente causadoras de cefaleia
- Início agudo principalmente se associada com padrão em trovoada
- Piora com mudanças posturais
- Precipitada por manobras de Valsalva, exercício, tosse ou movimentos com o pescoço
- Piora progressiva ou alteração no padrão de uma cefaleia preexistente.

Em suma, a maior arma do médico na avaliação das cefaleias do idoso sempre serão: uma boa anamnese e um exame físico e neurológico detalhados. Os exames complementares serão solicitados para afastar cefaleias secundárias, de acordo com as alterações encontradas ou sinais de alerta presentes.

Cefaleia atribuída a arterite de células gigantes[13-22]

A arterite de células gigantes (ACG) é também conhecida como "arterite craniana", "arterite temporal" e "doença de Horton". Há uma descrição que sugere ACG em um texto de Ali ibn Isã, no século X. Em 1890, Hutchinson descreveu o caso de um homem com uma artéria temporal inflamada e dolorosa associada à perda visual. A doença foi claramente definida por Horton et al. em 1932. Interessante que, embora na ACG o sintoma provavelmente mais frequente seja a cefaleia, nenhum dos dois casos descritos apresentava esse sintoma.

ACG é uma vasculite sistêmica que acomete as artérias de médio a grande calibre, de caráter autoimune, caracterizando-se por inflamação granulomatosa com fragmentação da lâmina elástica, por infiltrado de células mononucleares, invasão e necrose da camada média e proliferação da camada íntima com estenose luminal e trombose, algumas vezes com células gigantes formando granulomas. As alterações patológicas evoluem em três estágios: agudo/necrotizante, granulomatoso e regenerativo. As artérias temporais são acometidas em quase 100% dos casos, embora o envolvimento de outros grandes vasos, como aorta torácica/abdominal e seus ramos, não seja incomum. As artérias ciliares anteriores, posteriores e oftálmicas estão acometidas em aproximadamente 70% dos casos, causando neuropatias ópticas isquêmicas. Na era pré-corticosteroides, 60% dos casos de ACG evoluíam com amaurose.

A ACG ocorre mais comumente após os 50 anos, sendo essa característica, na maioria das diretrizes para diagnóstico e classificação da ACG, critério absoluto de inclusão. A incidência aumenta de modo progressivo com a idade, sendo quase dez vezes mais frequente aos 90 anos. É mais frequente no sexo feminino, em algumas estatísticas variando de 2:1 a 6:1, e em europeus, principalmente escandinavos e outros habitantes do norte da Europa.

A cefaleia é o sintoma mais frequente, sendo o sintoma inicial em aproximadamente 48% dos casos. É encontrada em 90% dos pacientes com ACG, podendo ser de instalação aguda ou progressiva e mimetizar qualquer tipo de cefaleia primária, incluindo a cefaleia em salvas. Outros sintomas comumente encontrados são:

- Sensibilidade da artéria temporal: 69%
- Claudicação mandibular: 67%
- Emagrecimento: 55%
- Polimialgia reumática: 48%
- Ausência de pulso temporal: 40%
- Sintomas visuais (amaurose fugaz, perda visual uni/bilateral, diplopia por isquemia de nervos oculomotores ou músculos oculares): 40%
- Dor articular periférica: 21%.

A ICHD-3 define os critérios diagnósticos apresentados na Tabela 44.7 para a cefaleia atribuída a ACG.

Várias diretrizes abordam os critérios para diagnóstico da ACG. Em 2021, o American College of Rheumatolgy e a Vasculitis Foundation lançaram as diretrizes para o manuseio da ACG e da arterite de Takayasu (ATa) e, em 2002, o American College of Rheumatology e a EULAR lançaram os

Tabela 44.7 Cefaleia atribuída a arterite de células gigantes.

A. Qualquer cefaleia nova preenchendo o critério C

B. Arterite de células gigantes foi diagnosticada

C. Evidência de causalidade demonstrada por ao menos dois dos seguintes:

1 – a cefaleia desenvolveu-se em estreita relação temporal com outros sintomas e/ou sinais clínicos ou biológicos do início da ACG ou levou ao diagnóstico da ACG

2 – um dos ou ambos dos seguintes:

a – a cefaleia piorou, significativamente, em paralelo com a piora da ACG

b – a cefaleia desapareceu ou melhorou, significativamente, dentro de 3 dias de tratamento com altas doses de esteroides

3 – a cefaleia está associada a dolorimento do couro cabeludo e/ou claudicação mandibular

D. Não melhor explicada por outro diagnóstico da ICHD-3.

critérios para a classificação de ACG para aqueles pacientes já diagnosticados como portadores de arterite de vasos de médio e grande calibre, não sendo, assim, propriamente critérios para diagnóstico.

Segundo a literatura mais recente, deve-se suspeitar de ACG em um paciente acima de 50 anos, na presença dos sintomas a seguir:

- Cefaleia de aparecimento recente, abrupta ou não (usualmente unilateral e na região temporal)
- Dolorimento do couro cabeludo
- Claudicação da mandíbula e/ou língua
- Sintomas visuais, incluindo diplopia
- Sintomas sistêmicos (astenia, perda de peso, febre)
- Polimialgia
- Claudicação dos membros.

No exame físico, devemos buscar:

- Anormalidade à palpação da artéria temporal superficial (dolorimento, espessamento, ausência de pulso)
- Dolorimento do couro cabeludo
- Perda visual transitória ou permanente
- Defeitos de campo visual
- Alteração dos reflexos pupilares
- Neurite ótica isquêmica anterior (NOIA)
- Oclusão da artéria central da retina
- Paralisia dos nervos cranianos superiores
- Características sugestivas de acometimento de grandes vasos pela ACG (sopros, assimetria de pulsos).

Não há marcador laboratorial específico, até o momento, para diagnóstico da ACG. Os seguintes exames são utilizados:

- A velocidade de hemossedimentação (VHS) encontra-se acima de 50 mm/h em 90% dos pacientes com biópsia positiva da artéria temporal e abaixo de 30 mm/hora em somente em torno de 3,6%. É importante considerar que os níveis da VHS aumentam com a idade e/ou na presença de comorbidades como anemia ou doença renal crônica, sendo assim inespecífica
- O aumento da proteína C reativa (PCR), geralmente acima de 10 mg/ℓ, apresenta maior especificidade. Entretanto, para alguns autores, um valor normal, que excluiria o diagnóstico de ACG, seria mais importante do que a própria elevação da PCR
- O ultrassom da artéria temporal, usando transdutores de 15 MHz ou mais, está sendo utilizado com frequência cada

vez maior na Europa, para o estudo do edema da parede arterial (sinal do halo) ou do fluxo (estenose, obstrução)

- Nas diretrizes de 2011 do American College of Rheumatology/Vasculitis Foundation, já citadas, a biópsia da artéria temporal é o padrão ouro para diagnóstico da ACG. A biópsia deve ser realizada nas duas primeiras semanas de tratamento, não impedindo o início imediato da corticoterapia. Um segmento de artéria entre 2,5 e 5,0 cm deve ser retirado e feitos cortes seriados para evitar regiões em que o processo inflamatório não esteja detectável
- As mesmas diretrizes recomendam estudo com imagem (RM, angio-TC, PET-*scan* da aorta e vasos axilares), quando há suspeita forte de ACG dos grandes vasos ou biópsia negativa da artéria temporal.

Altas doses de corticosteroides devem ser iniciadas imediatamente quando se suspeita de ACG. Como citado, não se deve esperar até a confirmação diagnóstica por biópsia da artéria temporal. Os autores são concordes em relação aos esquemas terapêuticos:

- Na ACG não complicada (sem claudicação mandibular ou alterações oftalmológicas (principalmente visual), iniciar com 40 a 60 mg/dia de prednisona, sendo contraindicado esquema de corticosteroide em dias alternados
- Em caso de alteração visual persistente ou amaurose fugaz: pulsoterapia com metilprednisolona 500 mg a 1 g, por via intravenosa, por 3 dias, seguida por corticosteroide oral
- A associação de tocilizumabe (agente antagonista da IL-6) com corticosteroides é preferida ao uso isolado de corticosteroide, nos casos recém-diagnosticados com alteração visual, envolvimento ativo dos grandes vasos extracranianos e em caso de recidiva durante o uso de corticosteroide em doses moderadas a altas
- A duração ideal da corticoterapia ainda não está bem estabelecida e deve ser ajustada a cada paciente
- O uso de estatinas não está indicado no tratamento da ACG
- Para os pacientes que apresentam envolvimento que limite o fluxo sanguíneo das artérias carótidas e/ou vertebrais, recomenda-se o uso associado de ácido acetilsalicílico
- Em caso de pacientes com ACG que apresentam recidiva com sintomas de isquemia craniana, recomenda-se a associação de imunossupressor não corticosteroide, além de aumento na dose do corticosteroide
- Para os pacientes com ACG submetidos a cirurgia, recomendam-se altas doses de corticosteroides no período pré-operatório.

O esquema a seguir é sugerido para a retirada do corticosteroide:

- Prednisona, 40 a 60 mg/dia, até que os sintomas e os exames laboratoriais normalizem-se (3 a 4 semanas)
- Redução da dose diária em 10 mg a cada 2 semanas até atingir 20 mg/dia
- Redução de 2,5 mg a cada 2 a 4 semanas até atingir 10 mg/dia
- Redução de 1 mg a cada 1 a 2 meses, desde que não haja recorrência do quadro.

Em função do uso prolongado de altas doses de corticosteroides, é preciso que o médico responsável esteja atento às complicações potenciais, principalmente relacionadas a osteoporose, hipertensão arterial, elevação da glicemia e catarata.

Cefaleia hípnica

A cefaleia hípnica, descrita inicialmente por Raskin, em 1988, surge somente durante o sono, ocasionando o despertar do paciente, tanto noturno como diurno.[23] É característica da meia-idade e velhice, ocorrendo principalmente em mulheres. Essa cefaleia é considerada rara, e, segundo a mais recente revisão disponível, no período de 1988 a 2018 foram publicados apenas 343 casos em adultos e 5 em crianças.[24,25] A partir das maiores séries recentemente publicadas em diferentes países, a prevalência foi estimada em 0,07 a 0,35% de todos os pacientes com cefaleia (4 a 6).[26-28]

Estudos mostraram que a cefaleia hípnica ocorre na fase REM do sono, em que a atividade aumentada no núcleo dorsal da rafe e no *locus coeruleus* relaciona-se com o início da cefaleia, sendo que esse distúrbio poderia estar associado à modulação da dor. Uma vez que essa cefaleia segue o ritmo circadiano, há também a hipótese do envolvimento do hipotálamo, devido à redução da substância cinzenta da sua porção posterior, demonstrada em estudos de imagem.[29,30]

De acordo com os critérios diagnósticos da ICHD-3, a cefaleia hípnica é caracterizada por crises recorrentes de cefaleia que, além de surgirem somente durante o sono e causarem o despertar do paciente, ocorrem em 10 ou mais dias por mês, por mais de 3 meses, com uma duração superior a 15 minutos, por até 4 horas depois do despertar e sem sintomas autonômicos ou inquietação.[14]

A caracterização clínica da cefaleia hípnica não é bem clara nos atuais critérios diagnósticos.[14] No entanto, uma revisão de 348 casos publicados no período de 1988 a 2018 mostrou que o horário de aparecimento da dor durante o sono predomina entre 2 e 4 horas da madrugada (51,1%), com uma duração de 15 a 180 minutos (média de 90 minutos). A dor é em peso ou pressão em 74% dos casos e tem intensidade moderada em 61,5% e localização bilateral em 55,5% deles.[24]

Houve um aumento da taxa de diagnóstico de 65% para 85% em casos recentemente relatados, ao se compararem os critérios diagnósticos atuais com os anteriores.[27] As mudanças na ICHD-3 foram a exclusão da idade de início, permitindo que crianças e adolescentes fossem incluídos; a não obrigatoriedade de a cefaleia ser em peso; a exclusão de náusea, fotofobia ou fonofobia, que poderiam caracterizar crises migranosas; e a inclusão da ausência de inquietação para afastar as cefaleias trigeminoautonômicas.[14]

Em relação ao tratamento, não há um estudo controlado. Todas as opções terapêuticas utilizadas no tratamento abortivo e profilático desses pacientes são baseadas em estudos observacionais. Segundo alguns artigos de revisão, a cafeína é o tratamento agudo com maior eficácia (84,2%), seguida pelo ácido acetilsalicílico (66,6%), em especial nas crises mais prolongadas, enquanto as triptanas são ineficazes na maioria dos pacientes. Na profilaxia, os medicamentos mais eficazes (mais de 50% dos pacientes) são o lítio, na dose de 300 a 600 mg, em dose única ao deitar-se (76,6%); a cafeína, na dose de 60 a 100 mg (uma xícara de café forte) ao deitar-se; e a indometacina (52,8%). Novas opções surgiram com o uso de toxina botulínica e estimulação do nervo occipital maior.[27]

45

Cefaleia por Uso Excessivo de Medicamentos

Abouch Krymchantowski • Carla Jevoux • Raimundo Pereira Silva-Néto

INTRODUÇÃO

O uso frequente e regular de medicamentos sintomáticos para o tratamento das crises de cefaleia em pacientes com cefaleias primárias preexistentes pode resultar em um aumento progressivo da frequência de episódios e transformação em dor diária ou quase diária.[1-3] Essa condição é secundária e denominada "cefaleia por uso excessivo de medicação (CEM)", atualmente descrita no grupo 8 da Classificação Internacional de Cefaleias, 3ª edição (ICHD-3).[4]

De acordo com essa classificação, a maior parte dos pacientes sofredores de cefaleias crônicas em ≥ 15 dias/mês, por > 3 meses, tem cefaleia por uso excessivo de medicamentos.[4] Esse tipo de cefaleia secundária é altamente prevalente, sobretudo em centros terciários, chegando a representar 70 a 80% dos pacientes atendidos.[1-3] A maioria é de mulheres (85%), e a cefaleia primária mais prevalente é a migrânea, em ~99%.[5] O impacto e os custos da CEM são três vezes maiores do que os da migrânea/enxaqueca episódica.[6]

O conhecimento médico sobre a cefaleia por uso excessivo de medicamentos é restrito. Muitos pacientes fazem uso excessivo de medicamentos prescritos e com orientação dos próprios profissionais de saúde. Migranosos e sofredores de cefaleias do tipo tensão em risco aumentado de desenvolver CEM devem ser identificados por todos os profissionais de saúde. Clínicos gerais, neurologistas, terapeutas da dor, psicoterapeutas da dor, estudantes de medicina, farmacêuticos e enfermeiros devem estar atentos aos pacientes que utilizam medicamentos de forma frequente e regular, ao primeiro sinal de dor ou mesmo na ausência desta, com temor de seu início. Dessa maneira, identificar, prevenir, diagnosticar e tratar a CEM têm alta relevância pragmática para o atendimento aos pacientes, e a sua prevenção é importante, principalmente em se tratando de pacientes propensos a cefaleias frequentes.[2,3] Quando não identificados, esses podem manifestar características clínicas mais complexas, usar cada vez mais os medicamentos sintomáticos e sobrecarregar, com maior frequência, os serviços de saúde e emergência.[2,3]

A prevalência global de CEM está entre 0,7 e 2% da população.[6] Avaliações epidemiológicas realizadas na América Latina são escassas, pouco estimuladas, e a prevalência real da cefaleia por uso excessivo de medicamentos é completamente desconhecida.[7] Poucas iniciativas, que não incluíram o Brasil, foram evidenciadas pelo projeto COMOESTAS que identificou as triptanas como usadas em excesso por 31%

dos pacientes europeus e por 6% na América Latina, enquanto ergóticos em 4% na Europa e 72% na América Latina, possivelmente por aspectos de custo e conhecimento da classe médica. Os analgésicos simples, por sua vez, são utilizados em excesso por 54% na Europa e por 33% na América Latina, enquanto os analgésicos combinados com cafeína ou outras substâncias são usados de forma excessiva em níveis similares por europeus (24%) e latino-americanos (29%). No tocante às visitas médicas, mais europeus (57%) em comparação aos latinos (27%) visitam clínicos gerais, enquanto os especialistas em cefaleia são visitados por 83% em comparação a 38% na América Latina. Cerca de 20% dos pacientes na Europa e 30% na América Latina utilizam serviços de emergência durante os seus episódios de cefaleia.[6] Lisicki et al.[7] chamam atenção para a necessidade urgente de elaboração de um consenso e para estabelecer estratégias regionais específicas para o manejo da cefaleia por uso excessivo de medicamentos na América Latina, mas entendemos que, pelo menos no Brasil, esse objetivo não será alcançado por aspectos políticos entre grupos de especialistas.

O uso excessivo de medicamentos também pode resultar em exacerbação de outros sintomas relacionados à cefaleia, além do aumento da frequência, intensidade e duração da dor.[2,3] Os pacientes, progressivamente, desenvolvem um novo tipo de cefaleia ou uma piora significativa de seu quadro álgico preexistente em associação com o uso de medicação sintomática em pelo menos 15 dias/mês (analgésicos simples) ou em pelo menos 10 dias/mês (triptanas, ergóticos e opioides/analgésicos combinados), durante 3 ou mais meses.[2,3] A CEM é definida pelos critérios diagnósticos listados na Tabela 45.1.

Os critérios para a cefaleia por uso excessivo de medicamentos incluem pacientes com vários tipos de cefaleias primárias preexistentes, mas em geral são migranosos e, mais raramente, sofredores de cefaleia do tipo tensão, cefaleia pós-traumática e cefaleia persistente e diária desde o início.

TIPOS DE MEDICAMENTOS AGUDOS DE USO EXCESSIVO

Todos os medicamentos sintomáticos utilizados para as cefaleias têm a capacidade de causar CEM.[8] A velocidade com que a cefaleia por uso excessivo de medicamentos desenvolve-se e seus diferentes comportamentos clínicos e intensidades dependem da substância utilizada, da frequência e da duração do padrão de uso excessivo.[7,8] As características

Tabela 45.1 Cefaleia por uso excessivo de medicamentos (CEM).

A. Cefaleia ocorrendo em ≥15 dias/mês em paciente com cefaleia preexistente

B. Uso excessivo regular por >3 meses de um ou mais medicamentos que podem ser ingeridos para tratamento sintomático e/ou agudo de cefaleia, com uso excessivo de medicamentos definido como:

1. Dez ou mais dias/mês para ergóticos, triptanas, opioides, analgésicos combinados a cafeína e combinações de medicamentos de diferentes classes que não sejam usados individualmente em excesso

2. Quinze ou mais dias/mês para analgésicos não opioides, paracetamol e AINEs

C. Não melhor explicada por outro diagnóstico da ICHD-3.

clínicas distintas de cada subtipo de CEM, conforme o tipo de medicamento usado em excesso, contribui para definir de maneira mais clara o quadro clínico dessa cefaleia.[8]

CEM-A (de analgésicos simples como paracetamol, ácido acetilsalicílico [AAS] ou anti-inflamatórios não esteroides [AINEs]): houve o estudo de 660 pacientes com CEM encaminhados a centros terciários de cefaleia na Europa e na América Latina, como parte do projeto COMOESTAS, que evidenciou a CEM-A como o maior grupo (32,1%; n = 213).[8] No entanto, o processo de cronificação é mais lento nesse grupo de pacientes do que naqueles que fazem uso excessivo de triptanas, opioides e analgésicos combinados à cafeína, por exemplo.[5]

CEM-M (de múltiplas classes de medicamentos não individualmente utilizadas em excesso ou não especificada): esse grupo foi o segundo maior (27%; n = 179) na série de pacientes avaliada.[8] Em outro estudo, evidenciaram-se características clínicas mais graves nesses pacientes, inclusive intervalos mais curtos entre o uso excessivo de medicamentos e o início da CEM, maior frequência de atendimentos em unidades de emergência e uso de maior quantidade de medicamentos agudos.[5]

CEM-T (de triptanas): observados em 15,7% (n = 104) dos pacientes.[8] Os pacientes desse grupo apresentam menor número de dias com cefaleia intensa e de dias de uso de medicação por mês, mas percebemos uma parcela cada vez maior de pacientes que utilizam excessivamente as triptanas.[2,3,5]

Os grupos menores em porcentagem foram **CEM-E** (dos derivados da ergotamina) em 12,7% (n = 84) dos pacientes; **CEM-C** (de combinação de analgésicos) com 12,1% (n = 80) e **CEM-O** (de opioides) sem referência percentual de pacientes. No entanto, os pacientes que utilizam opioides representam o maior risco de desenvolver CEM.[2,8] De modo similar, o uso de benzodiazepínicos e barbitúricos é pior quanto à velocidade de indução de cefaleia por uso excessivo de medicamentos e 2 ou mais dias por semana podem levar à transformação.[2,8]

FATORES DE RISCO PARA CEFALEIA POR USO EXCESSIVO DE MEDICAMENTOS

Os fatores de risco mais importantes para CEM são: cefaleia primária preexistente, sexo feminino, história de mais de 10 dias de cefaleia por mês ou alta frequência de dor, baixa condição social, existência de outras dores crônicas, história familiar de CEM ou uso excessivo de substâncias, uso frequente de ansiolíticos, estresse, sedentarismo, obesidade, tabagismo, alterações de personalidade e outras comorbidades psiquiátricas.[3,6,9]

TRANSTORNOS COMPORTAMENTAIS E TRANSTORNOS DE PERSONALIDADE NA CEFALEIA POR USO EXCESSIVO DE MEDICAMENTOS

A CEM pode ser dividida em dois tipos primordiais, simples (tipo I) ou complexa (tipo II). Casos simples envolvem uso excessivo de drogas em um período considerado curto, quantidades relativamente modestas de medicamentos em excesso, contribuição psiquiátrica mínima e ausência de histórico de recaída após a retirada da droga. Em contraste, casos complexos em geral apresentam múltiplas comorbidades psiquiátricas, em especial transtornos de personalidade, sendo os subtipos *borderline* e histriônico os mais encontrados entre os pacientes com CEM refratária e com histórico de várias recaídas.[3,8,10]

História familiar de transtornos por uso excessivo de substâncias é considerada risco elevado para desenvolver CEM, bem como transtornos de personalidade já diagnosticados.[8,10] Saber reconhecer características peculiares dos pacientes com transtornos de personalidade permite um tratamento mais adequado, com implicação direta na evolução e no tratamento da cefaleia.[10,11]

PREVENÇÃO

A CEM é frequente e evitável. Prevenir o seu desenvolvimento é relevante e crucial na prática clínica.[3,6] No entanto, parcela considerável de pacientes com CEM procura ajuda nas emergências, não recebe o diagnóstico apropriado e, consequentemente, o tratamento correto. Emergências não são cenários ideais para o manejo de uma condição crônica.[7]

A CEM é uma condição tratável com alta taxa de resolução. Um estudo recente avaliou a eficácia, durante 1 ano, de três abordagens de diferentes de tratamento para CEM: suspensão do uso excessivo de medicamentos sintomáticos e uso de medicamentos preventivos precocemente; uso de preventivos e retirada de medicamentos sintomáticos somente após 6 meses, e suspensão do uso excessivo de sintomáticos com início da prevenção de forma tardia. Todas as estratégias de tratamento mostraram-se eficazes no tratamento da CEM. Assim, o tratamento deve incluir tanto a suspensão do uso excessivo de medicamentos sintomáticos, incluindo a educação enfática do paciente, quanto o início do uso de preventivos precocemente. Comprova-se que emprego de ambas as abordagens desde o início leva ao efeito mais rápido e mais duradouro do tratamento.[12-16]

INTERVENÇÕES NÃO MEDICAMENTOSAS

Dentre as intervenções, a psicoeducação deve ser utilizada logo no início do tratamento. Visa, sobretudo, à maior compreensão do paciente sobre como se poderia promover mudanças na cefaleia a partir do seu próprio comportamento. A terapia cognitivo-comportamental (TCC), com diferentes técnicas de relaxamento, distração cognitiva, técnica de resolução de problemas, estratégias de visualização, *mindfulness* e práticas de atenção plena, mostra-se eficaz na redução da frequência e da intensidade do quadro álgico.[2,3,8]

O estímulo claro à adoção de programas de engajamento rotineiro na prática de 150 minutos de atividade física aeróbia por semana é parte importante do tratamento.[3,6,13] Reavaliar os pacientes a intervalos regulares – sugerimos a cada 2 meses – e utilizar diários da cefaleia para acompanhar a evolução do tratamento são medidas indispensáveis[3,6]

Educação, condutas e aconselhamento profissional para prevenir e tratar a cefaleia por uso excessivo de medicamentos

Educação da população geral

A população geral deve adquirir consciência cada vez maior, por meio da imprensa e das mídias sociais, sobre a importância de impor limites ao uso de medicamentos sintomáticos. Educar a população geral é crucial.[3,6]

A elaboração de *podcasts*, folhetos e outros materiais (p. ex., manual de informação ao público) com o propósito de transmitir informações sobre a relação potencial entre o uso frequente de sintomáticos, mesmo prescritos por médicos, e a transição de cefaleia episódica para crônica pode ser eficaz na prevenção de CEM e deve ser incentivada pelas sociedades médicas de dor.[11]

Uma campanha nacional de conscientização dinamarquesa (mídia, mídia social, folhetos informativos e revisões científicas) voltada para o público em geral, clínicos gerais e farmacêuticos mostrou um aumento na porcentagem do público informado sobre o uso excessivo de medicamentos analgésicos de 31% para 38%.[11]

Educação dos pacientes com cefaleia por uso excessivo de medicamentos

Durante a consulta médica, a educação dos pacientes que fazem uso excessivo de analgésicos ou medicamentos para migrânea é terapia eficaz.[3,6] Como a CEM desenvolve-se à medida que os pacientes aumentam a quantidade e a frequência do uso de medicamentos, provavelmente na tentativa de obter ou manter o controle de seus episódios de cefaleia, esse círculo vicioso é difícil de interromper devido à exacerbação inicial da dor e dos sintomas acompanhantes. No entanto, esses melhoram alguns dias após a redução ou descontinuação do consumo de medicação aguda ou sintomática.[1] A retirada de medicamentos para dor utilizados em excesso reduz, de forma consistente e significativa, a frequência da cefaleia.[2,3,6] Essa evolução vem sendo demonstrada de maneira contínua e clara e, por isso, atualmente, recomenda-se a interrupção súbita do uso de medicamentos sintomáticos.[3,6,16] A pausa pode ser abrupta em pacientes em uso de analgésicos simples ou combinados, triptanas ou anti-inflamatórios. Entretanto, nos pacientes com uso excessivo de opioides ou ansiolíticos, a medicação deve ser retirada de modo lento e gradual.[6] A maioria dos pacientes melhorará, ao longo de semanas, com a descontinuação da medicação em uso excessivo, melhorando também sua resposta à medicação preventiva.[6]

Em uma proporção dos pacientes com CEM, o aconselhamento simples e a educação enfática são suficientes para tratar a cefaleia. Esse aspecto é mais claro em pacientes que não sofrem de comorbidades psiquiátricas importantes.[2,6,11] O aconselhamento simples pode e deve ser realizado com sucesso na atenção primária, ainda na primeira consulta, ministrado por enfermeiros treinados, os quais, em países escandinavos, são conhecidos como "enfermeiros da cefaleia" (*headache nurses*). Também pode ser oferecido por psicoterapeutas da dor, clínicos gerais e neurologistas em consultórios médicos para ajudar na maior compreensão dos pacientes. Essa é uma abordagem de tratamento inicial adequada em pacientes que fazem uso excessivo de triptanas ou analgésicos simples.[2,6,9,12] No entanto, não se revela a mais apropriada para os pacientes que fazem uso excessivo de opioides, ansiolíticos, barbitúricos ou que sofreram recaídas anteriores no padrão de uso excessivo, ou ainda que não conseguiram interrompê-lo seguindo as orientações do tratamento.[2,6,9] O maior risco de recaída está presente no primeiro ano após retirada da medicação[6] e todos esses pacientes devem receber atendimento multidisciplinar, sobretudo em centros de cefaleia terciários ou, eventualmente, como pacientes internados. Também deve haver aconselhamento psicológico adicional.[6,9] É óbvio que essa realidade é dissonante do que observamos no Brasil, e o compromisso com a função desempenhada pelo profissional de saúde, não obstante a sua área de atuação, deve ser fator primordial para o sucesso dessa abordagem.

Educação e treinamento dos médicos

Muitos pacientes fazem uso excessivo dos medicamentos prescritos. A prevenção primária começa pelo foco em educar os médicos, de todas as especialidades, sobre a importância de impor limites à prescrição e ao uso de medicamentos sintomáticos.[3,6]

Os pacientes com maior risco para desenvolver cefaleia crônica ou CEM, principalmente aqueles com alta frequência de crises, devem ser identificados pelos clínicos gerais, neurologistas, terapeutas da dor, psicoterapeutas da dor, farmacêuticos e enfermeiros. Os balconistas de farmácia também devem ser lembrados. Nesses pacientes, é importante considerar os fatores de risco para o desenvolvimento da CEM, monitorar medicamentos prescritos e de venda livre, e encaminhá-los a um centro terciário ou de referência em tempo hábil.[6,11]

Todos os pacientes com diagnóstico confirmado de CEM devem receber tratamento farmacológico agudo com limitação (máximo: 2 dias de uso por semana).[1-3,6]

TRATAMENTO MEDICAMENTOSO
Abordagem para atenuar os sintomas de abstinência ou as crises de cefaleia durante a retirada da medicação

Ao interromper abruptamente os medicamentos sintomáticos, parcela importante dos pacientes desenvolve piora transitória e por vezes intensa da cefaleia, ansiedade, irritabilidade, inquietação, náuseas, vômitos ou distúrbios do sono. Os sintomas persistem por 2 a 10 dias (média de 3,5 dias), dependendo da medicação aguda previamente usada e interrompida.[3,5,6,8] Os sintomas mais curtos, observados nos períodos de retirada, foram descritos em pacientes em uso de triptanas e os mais longos e intensos em pacientes em uso de ergóticos ou opioides.[5]

Várias terapias foram propostas e estudadas em pequenos ensaios observacionais para tratar os sintomas de abstinência.[3,6] Essas terapias incluíram reposição hídrica, corticosteroides, neurolépticos, ansiolíticos, antieméticos e analgésicos simples, relatados em revisão sistemática da literatura.[3,6] Em uma grande série de casos abertos, descreveu-se a eficácia clínica de 60 mg de prednisona oral.[14] Pacientes em protocolos de retirada com prednisona oral solicitaram medicações de resgate com menor frequência.[3,6] O agonista alfa-2 pré-sináptico de ação central tizanidina foi estudado como adjuvante e também demonstrou ser útil.[3]

Em um centro terciário no Brasil, os pacientes são orientados com informações em vídeos e impressas para suspensão súbita dos medicamentos sintomáticos utilizados em excesso. O uso de prednisona durante 5 a 7 dias iniciais, a prescrição de medicamentos para o tratamento agudo, limitada a 2 dias na semana e diversa da utilizada previamente em excesso, e o início da farmacoterapia preventiva compõem o arsenal terapêutico e vêm sendo utilizados com sucesso há mais de duas décadas.[3]

De fato, iniciar a profilaxia da migrânea com medicação, além da suspensão dos sintomáticos, resulta em melhor evolução a longo prazo.[6] Nos pacientes com CEM para os quais a terapia medicamentosa profilática não é eficaz, não é desejada ou não é tolerada deve-se, pelo menos, retirar a medicação sintomática utilizada excessivamente.[6,9,10,14-16]

Como protocolo, o grupo COMOESTAS sugeriu terapia de resgate do primeiro ao sétimo dia com analgésicos para usuários de triptanas em excesso e, de modo similar, sugeriu usar triptanas em usuários excessivos de analgésicos, além de outros agentes farmacológicos como a metoclopramida 10 mg, a clorpromazina 25 a 50 mg, a proclorperazina 10 mg, a domperidona 30 mg ou a levomepromazina 6 a 25 mg. Os analgésicos recomendados incluíram o paracetamol 1 g ou o naproxeno 500 mg em, no máximo, 3 dias na primeira semana. A administração oral foi tão eficaz quanto o uso parenteral.[16]

Quando o tratamento agudo não traz alívio, os pacientes podem necessitar de outras medicações de resgate. Essas opções em uso autoadministrado incluem a sumatriptana injetável subcutânea e anti-inflamatórios por via não oral, como o cetorolaco, ou a indometacina por via retal. Para uso hospitalar, podem ser utilizados os antieméticos intravenosos, o cetorolaco ou o tenoxicam e os corticosteroides, como a dexametasona, para quem está com dor há mais de 24 horas sem alívio.[12-14]

O uso de antidepressivos tricíclicos, neurolépticos e corticosteroides é recomendado para o tratamento de sintomas de abstinência ou cefaleia por retirada, entretanto, essa recomendação é baseada em ensaios abertos ou em opiniões de especialistas, não em estudos controlados.[6] Para a realidade brasileira, discordamos dessa abordagem e contraindicamos a metoclopramida e a clorpromazina injetável devido aos efeitos colaterais e à necessidade de se monitorar a evolução do paciente de forma atenta, o que em geral não é realizado. Nesses casos, sugerimos a reorientação do paciente, mesmo com dor intensa, a sua colocação em ambiente menos agressivo no tocante a estímulos sensoriais, a posição reclinada e não deitada e, se ainda não tiver sido utilizado, o uso subcutâneo de sumatriptana ou corticosteroides como a dexametasona. Se não houver orientações claras ao paciente e aos seus acompanhantes, a evolução favorável não será alcançada. Enfatizamos a ineficácia e a imprudência em utilizar o tramadol, que ainda piora as náuseas, pode provocar vômitos e não é fundamentado por evidência de eficácia.[6,9,14-16]

Tratamento farmacológico preventivo

Não existem estudos controlados de alta qualidade na CEM com medicamentos tradicionais.[2,3] Também não há evidências suficientes de que a terapia médica preventiva, em pacientes com migrânea frequente, possa impedir a transição de migrânea episódica para crônica e o desenvolvimento de CEM em todos os pacientes.[3,6]

A despeito das limitações na existência de evidência com fármacos, o tratamento preventivo deve ser praticado com medicamentos de eficácia comprovada.[2,3,6] Os pacientes que continuam a fazer uso excessivo de medicação aguda, enquanto recebem tratamento preventivo, podem requerer aumentos das doses inicialmente planejadas ou a adição de um segundo ou terceiro agente farmacológico. Além disso, pode haver pressão do paciente por mudanças nas opções preventivas, o que não deve ser feito em menos de 6 a 8 semanas.

Em pacientes com cefaleia do tipo tensão crônica, a profilaxia é realizada com amitriptilina ou amitriptilina combinada à tizanidina, mais eficiente do que o uso isolado de cada uma dessas e conduta frequente em nosso centro.[15,16]

De acordo com diretrizes recentes para o manejo da cefaleia por uso excessivo de medicamentos, o topiramato, a toxina onabotulínica A e os anticorpos monoclonais anti-CGRP (ou antirreceptor do peptídeo relacionado ao gene da calcitonina [CGRP]) são eficazes nos pacientes com migrânea crônica (MC) e cefaleia por uso excessivo de medicamentos.[6,9,13,16]

Topiramato. A eficácia do topiramato, em pacientes com CEM, foi avaliada em estudos clínicos na Europa e nos EUA. A redução significativa no número médio de dias de migrânea e de cefaleia por mês, em comparação com o placebo, foi robusta e bem estabelecida.[7,17]

Toxina onabotulínica A. Foi avaliada em dois grandes estudos randomizados e controlados por placebo quanto à eficácia no tratamento profilático da MC. Nesses estudos, aproximadamente 65% dos pacientes preencheram os critérios para CEM,[6,18] o que não é a realidade de nosso meio clínico, no qual a imensa maioria dos pacientes com a forma crônica da migrânea tem também o diagnóstico de cefaleia por uso excessivo de medicamentos. Assim, ambos os diagnósticos MC e CEM coexistem no mundo real da prática clínica e raramente um diagnóstico não é acompanhado do outro.[1-3,5,8,19,20]

A avaliação imparcial e a crítica desses estudos pivotais que levaram à aprovação do uso da toxina na MC revelam que não houve resposta semelhante entre os pacientes com e sem cefaleia por uso excessivo de medicamentos. Além disso, o padrão de uso de sintomáticos entre os pacientes que usaram toxina e placebo manteve-se semelhante.[6,21]

A toxina onabotulínica A também foi avaliada, em um estudo placebo-controlado, no tratamento da migrânea sem aura e da cefaleia por uso excessivo de medicamentos em combinação com a descontinuação precoce da(s) medicação(ões) aguda(s) usada(s) em excesso. Mais uma vez, não foram detectadas diferenças significativas entre a toxina onabotulínica A e o placebo no desfecho primário, ou seja, dias de dor de cabeça por mês (12,0 *versus* 15,9, respectivamente; p = 0,81).[18]

Em estudo realizado no ano de 2019 com 179 pacientes sofredores de CEM e MC, 90 indivíduos receberam 155 U de toxina onabotulínica A e 89 indivíduos receberam solução salina como placebo, em 31 pontos de injeção, após suspensão aguda dos medicamentos sintomáticos (MS).[22] A toxina onabotulínica A não promoveu qualquer benefício adicional sobre a suspensão de MS *per se*,[18] não foi superior ao placebo na redução dos dias mensais de cefaleia (diferença –6,4%; –26,9% *versus* –20,5%; intervalo de confiança 95%; p = 0,15), nem resultou em alterações absolutas nos dias de migrânea após 12 semanas (diferença 0,8; –6,2 *versus* –7,0; intervalo de confiança de 95%; p = 0,38). Outros desfechos secundários, como parâmetros de qualidade de vida e deficiência, também não diferiram.[18]

Outros estudos com resultados positivos para a toxina onabotulínica A expõem claramente interesses conflitantes: os autores receberam patrocínio de viagem, honorários por consultoria, participação do conselho consultivo da indústria farmacêutica e até taxas de publicação do manuscrito apoiadas pela indústria farmacêutica fabricante.

Além disso, pacientes que utilizaram a toxina em mais de uma ocasião e não responderam com redução dos parâmetros de cefaleia obtiveram melhora da frequência e intensidade da dor, além da redução do uso de sintomáticos quando receberam erenumabe, galcanezumabe ou fremanezumabe.[23] Dessa forma, faz-se imprescindível um escrutínio mais profundo, imparcial e honesto, além de considerar quem priorizou a boa evolução do paciente ou as vantagens oferecidas pela fabricante.

Anticorpos monoclonais (mAbs) direcionados ao peptídeo relacionado ao gene da calcitonina (CGRP).

São de uso subcutâneo ou intravenoso e representam as opções mais atraentes em comparação ao que era disponível até 2020 no Brasil.[2,3,6] Demonstraram eficácia em pacientes com CEM e MC, promoveram redução significativa no uso excessivo de medicamentos e diminuição nos dias de consumo sintomático de medicamentos.[6,12,24-28]

Entre 50 e 60% dos pacientes tratados com anticorpos monoclonais anti-CGRP apresentaram reduções significativas, em comparação ao placebo, no uso de medicação sintomática para as crises de cefaleia e nos dias de cefaleia/migrânea. Essas evoluções foram consistentes ao longo de 6 meses de tratamento, sugerindo resolução da CEM e redução da cefaleia episódica primária.[3,6] No entanto, ainda não são observadas claras evoluções positivas na maior parte dos migranosos crônicos com uso excessivo de sintomáticos apenas com o uso isolado dos mAbs e sem a suspensão do padrão de uso excessivo de medicamentos na maior parte dos estudos.[23,24-26]

O eptinezumabe é o único dos anticorpos desse grupo usado por via intravenosa e, no segundo semestre de 2024, não está disponível no Brasil.

Dessa forma, incorporar os anticorpos monoclonais anti-CGRP é opção atraente para os pacientes com CEM.[1,2,3,6] Além disso, há evidência emergente de que esses são eficazes em pacientes com cefaleia por uso excessivo de medicamentos, independentemente da desintoxicação.[1,25,26] Esse conceito precisa ser corroborado na experiência clínica isenta e imparcial ao longo do tempo.

Antagonistas do receptor de CGRP (gepantos, pequenas moléculas) – ubrogepanto e rimegepanto.

O tratamento repetido com esses antagonistas do receptor de CGRP não parece provocar CEM.[24] O rimegepanto e o ubrogepanto não causam contração de vasos sanguíneos e são opções em pacientes com contraindicações cardiovasculares às triptanas.[24] O rimegepanto é disponível fora do Brasil em comprimidos orodispersíveis de 75 mg, correspondente à dose máxima a cada 24 horas, conforme necessário.[24] A tolerabilidade é favorável, e o evento adverso mais comum é a náusea.[24] O ubrogepanto é disponível fora do Brasil em doses de 50 e 100 mg (uma ou duas doses por crise) com aporte máximo de 200 mg em um período de 24 horas. Entretanto, no mundo real, os pacientes requereram duas doses de ubrogepanto para tratar de forma eficaz uma crise de migrânea.[23] Os eventos adversos mais comuns são: náusea, sonolência e xerostomia. A segurança do tratamento de mais que oito episódios migranosos em períodos de 30 dias ainda não foi estabelecida.[24] Embora no Brasil não tenhamos experiência clínica com essa nova classe de medicamentos, a sua eficácia nos estudos iniciais foi pífia, com resultados de ausência de dor em 2 horas inferiores aos das triptanas, beirando 20%. A excitação sobre seu uso emergente vem do fato de não induzirem a cefaleia por uso excessivo de medicamentos ou perpetuarem a transformação da migrânea episódica em crônica. Usar o rimegepanto em dias alternados, com redução na frequência de crises sem a presença de CEM é um atributo desejável e esperado desse novo fármaco.[29] É certo que, se confirmado esse perfil de eficácia, as pequenas moléculas dessa classe farmacológica terão lugar de destaque.

Agonista do receptor de serotonina (5-HT1F) – lasmiditana.

O uso frequente de lasmiditana pode causar CEM.[30] No entanto, a lasmiditana é classificada como substância controlada de Classe V, por ter baixo potencial de abuso e não promover a contração dos vasos sanguíneos, o que pode resultar em papel de destaque em pacientes com contraindicações cardiovasculares às triptanas.[30] Como a sua eficácia também é restrita, a segurança, a tolerabilidade e os benefícios da coadministração de lasmiditana com triptanas ou gepantos foram avaliados, mas ainda não de forma conclusiva.[30,31] A lasmiditana é disponível fora do Brasil em doses de 50, 100 e 200 mg. Os eventos adversos mais comuns são: tontura, fadiga, parestesia, sedação, náuseas e/ou vômito, fraqueza muscular, dificuldade para dirigir e sonolência.[30]

Outras terapias.

Estudos com baixo número de pacientes investigaram a eficácia do divalproato de sódio, candesartana, canabinoides, pregabalina, acupuntura e estimulação do nervo occipital maior em pacientes com CEM. Devido às deficiências metodológicas desses estudos, os resultados não são conclusivos e essas terapias não podem ser formalmente recomendadas de acordo com as diretrizes alemãs S1, de 2022, para o manejo da CEM.[6] Em relação aos betabloqueadores, flunarizina e amitriptilina, profiláticos consagrados mesmo para a migrânea episódica com alta frequência de crises, não há estudos específicos em pacientes com cefaleia por uso excessivo de medicamentos.[6]

CONDUTA NO MUNDO REAL

A educação permanente do paciente, o seu monitoramento frequente e regular (sugerimos a cada 2 meses, conforme afirmado anteriormente) e o aconselhamento intensivo com entrevistas motivacionais reduzem o risco de recaída e, a despeito de custosos, são eficientes. No entanto, serão sempre dependentes de equipes multidisciplinares, são observados em poucos centros de excelência e inexistem nas instâncias públicas de tratamento no Brasil.[6,16] Esses processos educacionais são cruciais, inclusive para prevenir o início da CEM em muitos pacientes. Deveriam, de fato, ser mais presentes para a população geral. A Academia Brasileira de Neurologia representa força importante nesses processos educacionais. Este capítulo corrobora esse fato.

Após a suspensão abrupta dos medicamentos usados em excesso, a qual sempre praticamos com ênfase e pragmatismo, devem ser iniciados os tratamentos com fármacos e/ou terapias biológicas. Esses, embora superiores ao placebo exceto no caso da toxina onabotulínica A, têm eficácia medíocre, mas combinados podem representar condutas eficazes, bem toleradas e executadas por muitos pacientes motivados, orientados e sem restrições econômicas. Mesmo no serviço público, estruturas simples e pragmáticas podem resultar em adesão e eficácia atraentes, como demonstramos durante mais de uma década com utilização de tratamentos similares à instância privada.[32]

Quanto à recaída dos pacientes tratados de forma competente, o maior risco acontece no primeiro ano após a suspensão da medicação. A taxa de recaída é alta, particularmente observada em quem usa de modo excessivo os opioides.[6] Também o é em pacientes com comorbidades psiquiátricas e transtornos de personalidade.[8,10] Além disso, revela-se um problema maior com analgésicos simples do que com ergóticos ou triptanas. A adição ao tratamento de técnicas como a terapia cognitivo-comportamental e de programas regulares de exercícios aeróbios reduz de maneira significativa o risco de recaída ao longo de vários anos,[2,6,13] os quais empregamos de forma conspícua no dia a dia dos pacientes.[15]

Pacientes com alto risco de recaída, após tratamentos de retirada dos medicamentos utilizados em excesso, devem ser identificados quanto ao seu perfil de risco.[6] Para esses pacientes, os antagonistas do CGRP em pequenas moléculas, os gepantos, podem representar opções preciosas. A evidência de que o uso diário ou quase diário de medicamentos dessa nova classe farmacológica demonstra redução nos dias com migrânea, sem sinais de cefaleia por uso excessivo de medicamentos, levanta a possibilidade de se usar um tratamento único para obter os efeitos agudos e preventivos e pode ter implicações importantes na condução desses sofredores.

CONSIDERAÇÕES FINAIS

A cefaleia por uso excessivo de medicamentos é prevenível, tratável e em muitos pacientes apresenta evolução satisfatória, mesmo ao longo do tempo. Tratamentos intervencionistas e caros não devem ser a regra geral, a qual, independentemente da escolha, deve sempre visar ao benefício do paciente.

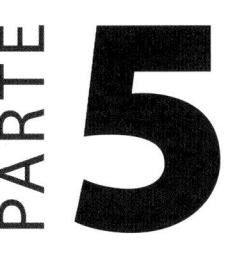

PARTE **5**

Doenças Cerebrovasculares

Coordenadora: Gisele Sampaio Silva

46 Síndromes Vasculares Isquêmicas
Soraya Pulier da Silva de Freitas • Gabriel R. de Freitas

47 Escalas Neurológicas Utilizadas para Avaliação dos Pacientes
com Doenças Cerebrovasculares
Octavio Marques Pontes-Neto • Carla Heloisa Cabral Moro • Pedro Cougo

48 Doenças Vasculares de Importância Nacional:
Doença de Chagas e Anemia Falciforme
Jamary Oliveira Filho • Gisele Sampaio Silva

49 Vasculites do Sistema Nervoso
Lívia Almeida Dutra • Octavio Marques Pontes-Neto

50 Organização do Atendimento Integrado ao Paciente
com Acidente Vascular Cerebral
Sheila O. Martins

51 Tratamento da Fase Aguda do Acidente
Vascular Cerebral Isquêmico
Mauricio Andre Gheller Friedrich • Octavio Marques Pontes-Neto

52 Prevenção do Acidente Vascular Cerebral
Rubens José Gagliardi

53 Antiagregação Plaquetária no Tratamento e Prevenção
Secundária do Acidente Vascular Cerebral Isquêmico
Francisco Antunes Dias • Gabriel R. de Freitas

54 Anticoagulantes Orais na Prevenção do Acidente
Vascular Cerebral Isquêmico
Millene Rodrigues Camilo • Rui Kleber do Vale Martins Filho

55 Trombose Venosa Cerebral
Guilherme Diogo Silva • Adriana B. Conforto

56 Principais Indicadores de Qualidade para o Tratamento
do Acidente Vascular Cerebral
Sheila O. Martins • Soraia R. C. Fábio

57 Hemorragia Subaracnóidea
Carolina Rouanet • Gisele Sampaio Silva

58 Ataque Isquêmico Transitório e Acidente
Vascular Cerebral Menor
Valéria Cristina Scavasine • Luis Daniel Silva Pilatti • Marcos Christiano Lange

As referências
bibliográficas desta
Parte estão
disponíveis *online*,
no Ambiente Virtual
de Aprendizagem
do GEN.

CAPÍTULO 46

Síndromes Vasculares Isquêmicas

Soraya Pulier da Silva de Freitas • Gabriel R. de Freitas

O suprimento sanguíneo de territórios cerebrais é feito por artérias específicas. Sendo assim, sabendo-se que o déficit neurológico resultante de uma isquemia cerebral focal reflete o território acometido, torna-se, por vezes, possível predizer, com base na clínica do paciente, qual ramo arterial foi acometido.

O conjunto de sinais e sintomas decorrentes da isquemia cerebral depende não só da artéria acometida, mas também da presença de circulação colateral, do local da oclusão no vaso (proximal ou distal), de variações anatômicas no polígono de Willis e de variações na porção do território cerebral irrigada por cada artéria. Logo, a lesão vascular cerebral nem sempre se apresenta como uma síndrome clínica característica.

Com as novas técnicas de neuroimagem, como a ressonância magnética (RM), tornou-se possível uma melhor correlação entre a clínica apresentada e a região anatômica da lesão encefálica.

O acidente vascular cerebral hemorrágico (AVCH), por envolver territórios de mais de uma artéria e por estar geralmente acompanhado de edema causando efeito de massa no tecido ao redor, torna a correlação anatomoclínica mais difícil.

As síndromes isquêmicas cerebrais podem ser divididas em síndromes da circulação anterior, quando a isquemia ocorre na artéria carótida interna (ACI) ou seus ramos, e síndromes da circulação posterior, quando acomete as artérias cerebrais posteriores, vertebrais, basilar ou seus ramos.

ARMADILHAS NA AVALIAÇÃO CLÍNICA

Identificar se a isquemia ocorreu na circulação anterior ou posterior, e se acometeu a região cortical ou subcortical é de suma importância, uma vez que tanto o manejo quanto o prognóstico são diferentes.

Os possíveis erros ao avaliar um paciente com isquemia cerebral são:

- Considerar sintomas isolados para localizar a lesão isquêmica. A vertigem, por exemplo, sinal clássico de isquemia na circulação posterior, pode ocorrer na lesão do córtex vestibular, que é irrigado pela artéria cerebral média (ACM)
- Obstruções hemodinamicamente significativas da ACI, por sua vez, podem ocasionar sintomas clássicos vertebrobasilares devido ao efeito do "roubo carotideovertebrobasilar"
- Isquemias bilaterais em território carotídeo podem mimetizar AVC de circulação posterior

- Quando o território carotídeo é suprido por circulação colateral, por meio da artéria comunicante posterior (ACoP), êmbolos provenientes do sistema vertebrobasilar podem ocasionar isquemia em território carotídeo
- Infarto no território da artéria cerebral posterior (ACP) pode simular clínica de artéria cerebral média pelo acometimento do ramo posterior da cápsula interna, ou de fibras motoras do tronco encefálico
- Em pacientes com padrão fetal de circulação cerebral, na qual a ACP se origina da ACI, isquemias no território posterior podem ser secundárias a doença carotídea.

Assim, o conjunto dos sinais e sintomas deve ser levado em consideração no momento de julgar o possível território afetado.

A diferenciação entre isquemia cortical e subcortical também não é simples, principalmente na fase aguda, quando os sintomas podem progredir com o tempo.

CIRCULAÇÃO ANTERIOR
Artéria cerebral anterior
Anatomia e território vascular

A artéria cerebral anterior (ACA) se origina na porção clinoide anterior da ACI. Desse ponto, essa artéria segue pela fissura inter-hemisférica, em que, pela artéria comunicante anterior (ACoA), única (60%) ou múltipla (40%), se anastomosa com a ACA contralateral. Esse segmento arterial, que se inicia na origem e termina no encontro com a ACoA, é denominado "segmento A1" ou "proximal". Após a ACoA denominamos "segmento A2" ou "pós-comunicante".

Desses segmentos, se originam pequenas artérias que vão suprir a substância perfurada anterior, a área subfrontal, a superfície dorsal do quiasma óptico, a área supraquiasmática e o hipotálamo.

Os ramos corticais principais da ACA são as artérias orbitofrontal, frontopolar, frontais internas anterior, média e posterior, paracentral, pré-cuneal, parieto-occipital, calosomarginal e pericalosa posterior. Estas são responsáveis pela irrigação dos três quartos anteriores da superfície medial do hemisfério cerebral, incluindo a superfície médio-orbitofrontal, o polo frontal e uma faixa da superfície hemisférica lateral ao longo da borda superior cerebral, além dos quatro quintos anteriores do corpo caloso.

A artéria recorrente de Heubner pode se originar de A1 ou da porção proximal de A2. Ela penetra na substância perfurada como ramo único ou múltiplo e supre a parte anterior do núcleo caudado, o terço anterior do putâmen, uma parte do segmento externo do globo pálido, o ramo anterior da cápsula interna e, em graus variados, o fascículo uncinado e a região olfatória.

A anatomia do polígono de Willis é variada, sendo particularmente comum a ocorrência de hipoplasia do segmento A1 de uma das ACAs, sendo a porção distal de ambas as artérias suprida pelo segmento A1 contralateral, por meio da ACoA.

Etiologia e frequência

Infartos da ACA correspondem de 0,6 a 3% dos casos de acidente vascular cerebral isquêmico (AVCI) agudo. Como a ACA, por meio da ACoA, pode suprir o lado cerebral oposto, obstruções proximais desse vaso podem ser assintomáticas.

Em caucasianos, a causa embólica de origem cardíaca ou arterial é a mais comum, enquanto entre os asiáticos a aterosclerose intracraniana predomina.

Apresentação clínica

Alteração de força ocorre em quase todos os pacientes. Classicamente, a paresia envolve os membros inferiores, embora acometimento faciobraquial já tenha sido descrito. Paresia facial isolada após isquemia do núcleo caudado também já foi observada. O acometimento da artéria recorrente de Heubner, comprometendo o suprimento sanguíneo ao joelho e o ramo anterior da cápsula interna, pode acarretar pronunciada paresia em face e braço. Grande variabilidade no território cortical da ACA já foi demonstrada, inclusive incluindo neste as áreas correspondentes a face e braço. Infarto de ambas ACAs causa paraparesia.

Alterações de sensibilidade ocorrem em cerca de 50% dos pacientes, sempre associadas à hemiparesia e com a mesma distribuição desta no corpo.

A isquemia do córtex orbitofrontal pode causar reflexo de preensão palmar no membro contralateral.

Incontinências fecal e, mais comumente, urinária podem ocorrer em lesões isquêmicas extensas acometendo as partes medial e superior do lobo frontal.

A lesão da área motora suplementar parece ser crucial para causar distúrbios da fala. O mutismo inicial, que pode ocorrer após lesão em qualquer hemisfério, e a afasia motora transcortical, secundária à lesão no hemisfério esquerdo, são ocasionalmente vistos.

Distúrbios neuropsicológicos são comuns e incluem negligência motora e espacial, síndrome de desconexão calosa e transtornos do humor. Na síndrome de desconexão calosa, descrita em 1962, os estímulos provenientes do hemisfério direito não conseguem chegar, devido à lesão das fibras de conexão, às áreas responsáveis pela práxis ideomotora e linguagem no hemisfério esquerdo. Com isso, o paciente pode apresentar comprometimento da habilidade para executar movimentos com a mão esquerda (apraxia ideomotora), anomia tátil e/ou agrafia com a mesma mão.

Vários distúrbios do humor já foram observados, como confusão mental aguda, síndrome de desinibição, com euforia, risos inapropriados ou abulia (falta de espontaneidade para ação ou fala) em lesões unilaterais, até mutismo em bilaterais.

O mutismo acinético pode ocorrer em infartos bilaterais do território da ACA. Nesse caso, apesar da integridade das funções motoras e sensitivas, o paciente permanece em estado de ausência de fala, de movimentos voluntários, expressão emocional e resposta limitada a um estímulo. Clínica semelhante pode acontecer em infartos profundos dessa artéria, envolvendo o núcleo caudado e estruturas ao seu redor devido à interrupção dos circuitos corticossubcorticais.

Na síndrome da mão alienígena, o paciente apresenta movimentos involuntários do membro, com frequência contrários à sua vontade. Esta pode ser secundária à lesão da área motora suplementar, giro do cíngulo anterior, córtex pré-frontal e corpo caloso anterior, sendo nesse caso chamada "mão alienígena frontal", ou apenas por lesão do corpo caloso anterior, denominada "mão alienígena calosa". O primeiro caso se caracteriza pelo acometimento da mão dominante, associando-se a *grasping* e *grouping* e manipulação compulsiva de objetos. Já no segundo caso, predomina um conflito intermanual.

Outros movimentos involuntários, como *asterix*, relacionado com pequena lesão na região pré-frontal, e parkinsonismo devido à lesão extensa na área motora suplementar ou giro do cíngulo já foram descritos.

Artéria coróidea anterior

Anatomia e território vascular

A artéria coróidea anterior (AchA) geralmente emerge da ACI, pouco acima da origem da artéria comunicante posterior (ACoP), embora também possa originar-se da bifurcação da ACI, da ACM e da ACoP. Essa artéria se dirige posteriormente e se divide nos ramos perfurantes, que suprem os dois terços posteriores do ramo posterior da cápsula interna, o segmento interno do globo pálido e o tálamo ventrolateral, e no ramo superficial. Este último é responsável por nutrir o trato e as radiações ópticas, parte do corpo geniculado lateral e parte do lobo temporal, local onde a mesma penetra para suprir o plexo coroide e, então, se anastomosar com a artéria coróidea posterior.

Etiologia e frequência

Um estudo com 100 pacientes consecutivos, que sofreram infarto em território das artérias perfurantes do sistema carotídeo, demonstrou que em 23% dos casos o território acometido era da AChA. A maioria dos pequenos infartos da AChA é provavelmente secundária a doenças de pequenos vasos, tendo a hipertensão arterial como principal fator de risco isolado. Já as grandes isquemias no território desse vaso têm como etiologia mais comum a doença de grandes artérias e a cardioembolia.

Apresentação clínica

A tríade hemiplegia, hemianestesia e hemianopsia, descrita em 1925 por Foix, foi considerada a apresentação clássica do infarto da AChA por um período. Com a tomografia computadorizada (TC), o seu espectro clínico foi ampliado. Redução da força muscular está quase sempre presente e acomete geralmente a face, o braço e a perna contralaterais, com intensidade imprevisível.

Síndromes lacunares, como a síndrome motora ou sensitiva pura, e hemiparesia-ataxia são comuns em pacientes com pequenos infartos da AChA.

Déficit no campo visual é o sinal mais inconsistente da tríade e, quando presente, tende a ser temporário e pode ser ocasionado por isquemia em três locais distintos:

- Trato óptico, causando hemianopsia incongruente
- Corpo geniculado lateral, causando hemianopsia e poupando o setor horizontal, ou quadrantopsia superior, poupando a mácula
- Radiações ópticas, causando hemianopsia homônima, poupando o território macular.

Sinais corticais como negligência visual, anosognosia, apraxia e impersistência motora não são raros e geralmente decorrem de isquemias acometendo grande parte do território.

Mutismo pseudobulbar é raramente atribuído à pequena área de infarto acometendo ramo posterior da cápsula interna e globo pálido medial.

Artéria cerebral média

Anatomia e território vascular

A ACM se origina da bifurcação da ACI, na porção final medial da fissura silviana, lateralmente ao quiasma óptico.

O segmento horizontal (M1) geralmente dá origem a 5 a 17 pequenas artérias, que são os ramos lenticuloestriados de Duret. Esses ramos suprem parte do corpo e cabeça do núcleo caudado, a parte superior do ramo anterior, o joelho e a parte anterior do ramo posterior da cápsula interna, o putâmen e o globo pálido lateral. Esse tronco da ACM se divide, então, em duas porções, uma anterior (ou superior) e outra posterior (ou inferior). Estes ramos passam pela ínsula, formando o segmento M2 (insular), que termina no sulco circular da ínsula. Neste ponto se origina o segmento M3 (opercular), que segue sobre a superfície da fissura silviana, formando então o segmento M4 (cortical), que se estende pela superfície cortical. Desta última porção partem os ramos medulares, que penetram na substância branca dos hemisférios cerebrais até próximo aos ventrículos laterais.

O segmento cortical da ACM é responsável por nutrir a maior parte da superfície lateral dos hemisférios cerebrais, incluindo toda a superfície insular e opercular, a parte lateral da superfície orbital do lobo frontal e o lobo temporal, além da porção lateral da superfície inferior do lobo temporal. Os ramos medulares são responsáveis pela nutrição do centro semioval.

Infarto completo e superficial da artéria cerebral média

Etiologia e frequência

Infartos acometendo todo o território da ACM, ou apenas a região nutrida por seus ramos superficiais, decorrem geralmente de cardioembolia ou doenças de grandes vasos. Embora nesses casos a aterosclerose *in situ* do tronco da ACM seja rara, pode ter frequência um pouco maior em afrodescendentes e asiáticos.

Apresentação clínica

Infartos completos da artéria cerebral média

São infartos graves, caracterizados por hemiplegia acometendo face, braço e perna, com hemianestesia e hemianopsia homônima contralaterais à lesão, além de desvio da cabeça e do olhar conjugado para o lado da isquemia. Afasia global estará presente nas lesões do hemisfério esquerdo, enquanto heminegligência e distúrbio visuoespacial ocorrerão nas do direito.

Do primeiro ao quarto dia geralmente ocorre rebaixamento do nível de consciência, secundário ao edema cerebral. O prognóstico é ruim, com apenas 10% dos casos tendo vida independente após 1 ano do evento.

Infarto do território superficial da artéria cerebral média

O envolvimento de todos os ramos superficiais, poupando apenas o território profundo da ACM, é raro. A clínica é semelhante à do infarto completo dessa artéria, exceto por menor comprometimento motor e sensitivo dos membros inferiores. O prognóstico é um pouco melhor. Lesões do hemisfério esquerdo caracterizam-se por afasia global ou de Broca e apraxia ideomotora. Algumas alterações de comportamento podem ocorrer após isquemia do hemisfério direito, como anosognosia, negligência espacial esquerda, impersistência motora, apraxia para se vestir e constitucional, extinção da dupla estimulação, confusão aguda e prosopagnosia. Aprosódia, caracterizada por fala monótona, sem inflexões emocionais, é menos comum.

Infarto dos ramos superficiais anteriores

Clinicamente esses pacientes se apresentam com paresia faciobraquiocrural, hipoestesia no mesmo território do déficit motor e desvio conjugado do olhar para o lado da isquemia (Tabela 46.1). Hemianopsia é rara. Após isquemia em hemisfério esquerdo, afasia de Broca pode ser observada seguindo um período inicial de mutismo. Depressão é comum em isquemia do lobo frontal esquerdo.

Infarto dos ramos superficiais posteriores da artéria cerebral média

Quando o infarto dessa região causa alteração da força, essa tende a ser leve e acometer apenas face e braço contralaterais, da mesma forma que a alteração sensitiva, que geralmente está acompanhada de extinção tátil do lado oposto. Hemianopsia homônima ou quadrantopsia superior são encontradas em quase todos os pacientes. Afasia de Wernicke, geralmente secundária ao infarto no hemisfério esquerdo, pode evoluir para afasia de condução, na qual o paciente tem a compreensão e fala preservadas, porém não é capaz de repetir.

O infarto no hemisfério direito causa diversos distúrbios neuropsicológicos, sendo os mais comuns a negligência espacial esquerda, a apraxia construcional, a extinção da dupla estimulação e *delirium* com agitação grave (Tabela 46.2).

Infarto do território profundo da artéria cerebral média

Esses eventos decorrem da obstrução das artérias lenticuloestriadas. Podem ser divididos, de acordo com o tamanho da área lesada, em pequeno ou grande infarto.

Tabela 46.1 Achados clínicos em infartos isolados de ramos da divisão anterior da artéria cerebral média.

Artéria	Território	Apresentação clínica
Orbitofrontal	Porção orbital dos giros frontais médio e inferior e parte inferior do lobo frontal	"Síndrome de Luria pré-frontal": perda da capacidade de programação, comportamento de imitação, reflexo de *grasp*, perseveração, apatia e abulia
Pré-central	Partes anterior e média do giro pré-central, parte posterior do giro frontal médio e parte orbital superior do lobo frontal	Paresia braquial proximal, "síndrome de Luria pré-motora": incapacidade de exercer tarefas motoras sucessivas, impersistência motora Lesões no hemisfério esquerdo: afasia motora transcortical
Sulco central	Sulco pré-central posterior e metade anterior do giro pós-central	Paresia faciobraquial, com perda da sensibilidade, ou fraqueza isolada do braço e mão com leve perda sensitiva. Raramente, alteração da sensibilidade quiro-oral isolada (síndrome opercular posterior de Bruyn) Lesão esquerda: leve afasia de Broca Lesão bilateral: paralisia pseudobulbar (síndrome de Foix-Chavany-Marie)
Parietal anterior	Giro pós-central posterior, parte parassagital do sulco central, parte anterior do giro parietal inferior, giro supramarginal, partes superior e medial do giro temporal	Síndrome pseudotalâmica de Foix-Roussy: perda da sensibilidade faciobraquiocrural predominante em membro superior, associada a distúrbios neuropsicológicos. Raramente síndrome opercular quiro-oral Lesão esquerda: afasia de condução, apraxia ideomotora Lesão direita: heminegligência espacial e sensitiva

Tabela 46.2 Achados clínicos em infartos isolados de ramos da divisão posterior da artéria cerebral média.

Artéria	Território	Apresentação clínica
Parietal posterior	Parte posterior dos lóbulos parietais superior e inferior, incluindo o giro supramarginal	Síndrome sensitiva cortical: astereognosia, agrafestesia, perda da propriocepção Lesão esquerda: afasia de Wernicke; síndrome de Gerstmann (desorientação direito-esquerda, agnosia digital, acalculia e agrafia); afasia com anomia Lesão direita: extinção, negligência espacial
Angular	Porção posterior dos lóbulos parietais superior e inferior, porção inferior do giro occipital lateral e porções variáveis dos giros supramarginal e angular	Hemianopsia ou quadrantopsia inferior contralateral, paresia transitória Lesão esquerda: síndrome de Gerstmann isolada, ou acompanhada por afasia de Wernicke, afasia sensitiva transcortical ou afasia com anomia Lesão direita: extinção, negligência espacial, assomatognosia, apraxia construcional Lesão bilateral: síndrome de Balint (apraxia dos movimentos oculares, ataxia óptica, simultaneoagnosia)
Temporal (cinco artérias temporais: têmporo-occipital, temporal posterior, temporal média, temporal anterior e temporopolar)	Parte inferior do giro occipital lateral, giro temporal superior, médio e inferior	Hemianospsia ou quadrantopsia superior contralateral, paresia e perda da sensibilidade transitórias Lesão esquerda: afasia de Wernicke isolada ou acompanhada por hemianopsia direita Lesão direita: extinção, negligência espacial, apraxia construcional, estado confusional com agitação Lesão bilateral: surdez específica para palavras ou cortical

Infarto pequeno (lacunar)

É secundário ao envolvimento do território correspondente a uma artéria lenticuloestriada. Tem como etiologia a lipo-hialinose, embora ateromatose e oclusão embólica de pequenos vasos também possam ocorrer. Nos exames de neuroimagem esse tipo de isquemia aparece como lesões com menos de 1,5 cm, conhecidas como "lacunas".

Os achados clínicos são estereotipados, podendo ser chamados "síndromes lacunares clássicas". Essas síndromes compreendem o comprometimento motor puro envolvendo face, braço e perna, a alteração sensitiva pura, sintomas sensitivomotores, hemiparesia associada à ataxia e disartria associada à mão desajeitada.

Cabe lembrar que infartos restritos ao joelho da cápsula interna podem lesar o trato corticopontino, cursando com hemiparesia de face e língua do lado oposto, associada à disartria (síndrome do joelho capsular superior). Por outro lado, a lesão das conexões talamofrontais tem sido proposta para explicar o estado confusional agudo, com flutuação do nível de consciência, também visto após lesão do joelho da cápsula interna (síndrome do joelho capsular inferior). Também podem ocorrer distúrbios do movimento.

O prognóstico é bom, e a morte geralmente não é decorrente diretamente da sequela neurológica.

Infarto grande profundo ou estriatocapsular

Esse infarto é geralmente ocasionado por cardioembolia ou doença de grandes artérias. A oclusão do tronco da ACM causa infarto do território de todas as artérias lenticuloestriadas. O córtex é poupado devido às artérias colaterais, via anastomoses transcorticais e transdurais. A neuroimagem mostra lesão em forma de vírgula (*comma-shaped infarcts*). Esses infartos são responsáveis por 1 a 6% de todos os AVCIs.

A apresentação clínica mais comum é a hemiparesia, com hemi-hipoestesia associada a achados de lesão cortical. Afasia, apraxia e negligência estão presentes em dois terços dos casos.

O prognóstico é intermediário entre o AVC lacunar e o corticossubcortical. Fatores de bom prognóstico incluem ser mais jovem, ausência de sinais corticais e ausência de doença hemodinamicamente significativa na arteriografia cerebral.

Infarto do centro semioval

É causado pelo acometimento das artérias medulares e pode ser dividido em dois grupos, de acordo com a extensão do infarto: pequena e grande área de infarto.

Infarto pequeno

É o tipo mais comum (72%). Tende a ser redondo ou oval, com diâmetro máximo de 1,5 cm. A hipertensão e o diabetes são fatores de risco comuns, enquanto doença carotídea está raramente associada. Sendo assim, podemos sugerir que esse tipo de isquemia está relacionado com a doença de pequenos vasos.

O déficit neurológico encontrado é compatível com as síndromes lacunares, podendo apresentar-se com alteração sensitivomotora, hemiparesia faciobraquiocrural ou parcial, ou hemiparesia-ataxia. Cabe lembrar que, com frequência, esses infartos são silenciosos, sendo identificados por acaso.

Infarto grande

Nesse caso o território de mais de uma artéria medular é envolvido, tendo diâmetro maior que 1,5 cm. A área acometida tende a ter formato irregular, e sua margem mais externa acompanha a borda interna do córtex. Obstrução carotídea ipsilateral superior a 50% é comum nesse caso (80%), sugerindo etiologia hemodinâmica. Porém, em muitos casos, embolia de fonte arterial ou cardíaca não pode ser formalmente excluída.

A clínica apresentada por esses pacientes é semelhante aos casos de infarto em território superficial da ACM. O déficit é marcado por hemiparesia importante, acometendo principalmente face e membro superior, associada à alteração sensitiva de mesma localização. Podem ter ainda afasia (hemisfério dominante) ou distúrbio visuoespacial (hemisfério não dominante).

CIRCULAÇÃO POSTERIOR
Artéria cerebral posterior
Anatomia e territórios vasculares

As ACPs se originam da bifurcação da artéria basilar, na junção pontomesencefálica. Partindo deste ponto circundam o mesencéfalo, anastomosam-se com as artérias comunicantes posteriores (ACoP), e então se dividem nos ramos corticais. Em cerca de 24% das pessoas, uma das ACPs se origina da ACI, sendo denominado "padrão fetal". Podemos dividir essa artéria em segmentos P1, que se estende da bifurcação da basilar à origem da ACoP, e P2, da ACoP à divisão em ramos corticais.

Do segmento P1 se originam as artérias interpedunculares, talamoperfurantes (ou paramedianas mesencefálicas) e coróidea posterior medial. Estas são responsáveis pela irrigação da maior parte da região medial do tálamo e mesencéfalo. As talamoperfurantes nutrem a região anterior e parte da posterior do tálamo, a região posterior da cápsula interna, o hipotálamo, substância negra, núcleo rubro e parte profunda rostral do mesencéfalo. Já o segmento P2 dá origem às artérias talamogeniculada (inferolateral) e coróidea posterior lateral, responsáveis pelos territórios do pulvinar do tálamo, o corpo geniculado lateral, pequena porção do polo temporal e plexo coroide dos ventrículos laterais. A região polar do tálamo é irrigada pela artéria tuberotalâmica (ou polar), que geralmente se origina da ACoP.

Os ramos corticais compreendem a artéria temporal posterior, a parieto-occipital e a calcarina, suprindo a parte inferomedial do lobo temporal e medial do lobo occipital, incluindo a área visual primária.

Infarto distal (cortical) e proximal (talâmico) da artéria cerebral posterior

Infarto cortical

Etiologia e frequência

De todos os casos de infarto, 10% acometem a ACP, e, desses, a maioria acomete o território cortical. Etiologia embólica está presente em 70% dos casos, sendo principalmente de fonte cardíaca ou arterial. A estenose da ACP ocorre em apenas 10% dos pacientes. Na maioria dos casos (86%) ocorre envolvimento do território da artéria calcarina.

Características clínicas

Praticamente todos os pacientes (90 a 97%) têm sintomas visuais, referindo perda de metade do campo visual, o que pode ser a única alteração apresentada. Alucinações na região do hemicampo visual comprometido são comuns. Em uma série de 117 pacientes, a hemianopsia homônima foi o déficit visual mais comum (67%), seguida da quadrantopsia (22%) e do déficit bilateral (4%). Cegueira cortical foi observada em 4% dos pacientes. O paciente pode ter ainda hemiacromatopsia (incapacidade de reconhecer as cores no campo visual acometido) ou acromatopsia (incapacidade completa de reconhecer as cores). Palinopsia (perseveração visual) não é comum, porém é específica de infarto occipital. Cefaleia está presente em metade dos pacientes e sugere infarto dessa artéria.

Cerca de 40% dos pacientes têm queixas sensitivas, comumente acometendo face e mão, devido ao envolvimento talâmico ou da substância branca ao seu redor. A hemiparesia, geralmente transitória e leve, está presente em um quarto dos pacientes.

Diversos distúrbios neuropsicológicos podem ocorrer, sendo os mais comuns a alteração da memória, da linguagem (afasia sensitiva transcortical, afasia amnéstica) e negligência visual. Em um estudo retrospectivo incluindo 76 pacientes com infarto do território cortical da ACP, três preenchiam critérios para afasia sensitiva transcortical, tendo apenas infarto nesse território. Todos mostraram acometimento do lobo temporal ventromedial, córtex calcarino e tálamo

no hemisfério dominante. Cinco outros pacientes com anomia, mas com compreensão e conteúdo da fala preservados (afasia amnéstica), tinham lesões semelhantes, mas sem envolvimento talâmico.

Após infarto no hemisfério esquerdo, a incapacidade de ler sem outra alteração da linguagem (alexia pura ou alexia sem agrafia) pode ser observada, sendo específica desse local de lesão. Essa também é considerada síndrome de desconexão, com o envolvimento do corpo caloso impedindo que o estímulo do córtex visual direito chegue ao giro angular esquerdo. Alexia com agrafia pode ocorrer no infarto do hemisfério esquerdo, mas também pode ser vista em lesões posteriores da ACM. Na dislexia verbal o paciente consegue nomear as letras, conseguindo estratégias para reconhecer as palavras, sendo um quadro clinicamente mais leve. Afasia de condução e anomia para cores são ocasionalmente vistas. Agnosia visual pode ser encontrada em pacientes com lesões extensas do hemisfério esquerdo. Alguns pacientes podem ter agnosia restrita para cores. Distúrbios da memória verbal e da aprendizagem são geralmente vistos após lesão temporomesial. Estado confusional pode ocorrer. Lesões no hemisfério direito podem cursar com negligência visual, amnésia visual, apraxia construcional e desorientação espacial.

Pacientes com lesões bilaterais podem ter cegueira cortical com anosognosia (síndrome de Anton), que pode ser acompanhada de *delirium* hiperativo e amnésia grave. A síndrome de Balint, caracterizada por simultanagnosia (incapacidade de ver toda a cena de uma só vez), ataxia óptica e apraxia ocular, resulta de infartos corticais bilaterais acima da fissura calcarina. Prosopagnosia (incapacidade de reconhecer faces) está presente nas lesões bilaterais abaixo dessa fissura.

Infartos da ACP podem mimetizar os da ACM em até um quinto dos casos. A apresentação clínica de hemiparesia com hipoestesia, hemianopsia, negligência visuoespacial e afasia pode ocorrer nos dois casos.

Enquanto pacientes com infarto do território superficial da ACP geralmente têm bom prognóstico, existe risco de letalidade maior naqueles que apresentam lesão do mesencéfalo. Esses apresentam pior desfecho funcional, e o déficit motor tende a ser mais grave. As sequelas mais comuns são visuais e neuropsicológicas.

Infarto talâmico

Etiologia e frequência

Infartos restritos ao tálamo correspondem a 11% dos casos de AVCI. Excetuando o infarto paramediano bilateral, que é muito sugestivo de etiologia cardioembólica, o envolvimento de uma das demais regiões talâmicas não é associado a uma causa específica.

Estudos clinicorradiológicos e anatômicos sugerem ser apropriado dividir o infarto talâmico em quatro grupos, com base nos quatro principais territórios arteriais. Infartos inferolaterais são os mais comuns (45%), seguidos dos paramedianos (35%), polar (12,5%) e coróidea posterior (7,5%). Sequelas tardias nos sobreviventes estão geralmente relacionadas com alteração neuropsicológica e, menos comumente, dor persistente.

Apresentação clínica

Infarto inferolateral

O território inferolateral ou talamogeniculado é suprido pelas artérias talamogeniculadas, que se originam do segmento

P2 das ACPs. Essa região engloba os núcleos ventrolateral, ventroposterior (ventroposterolateral, ventroposteromedial e ventroposteroinferior) e ventromediano. O núcleo ventrolateral faz conexões com cerebelo, córtex motor e pré-frontal. O ventroposterolateral recebe conexões do lemnisco medial e das vias espinotalâmicas, enquanto o ventroposteromedial recebe das vias trigeminotalâmicas.

A apresentação clínica mais comum é a alteração sensitiva pura. Esse déficit pode acometer todo o dimídio contralateral, mas também pode ser parcial, com distribuição quiro-oral, quiropodo-oral ou padrão pseudorradicular. Dejérine e Roussy descreveram que dor, semanas a meses após o evento, pode ocorrer (anestesia dolorosa).

Em alguns casos o infarto pode acometer a porção adjacente da cápsula interna, levando à hemiparesia associada à perda da sensibilidade. Hemiataxia não é incomum na lesão desse território. A mão contralateral à lesão pode apresentar distonia, principalmente em pacientes com importante perda da sensibilidade, e ataxia (mão talâmica).

Alterações de comportamento, como disfunção executiva e alterações cognitivas, como afasia, são geralmente subdiagnosticadas. O comprometimento das funções executivas relacionadas com planejamento, iniciação e regulação de uma ação direcionada a um objetivo pode causar incapacidade a longo prazo. Ao contrário da amnésia, essas alterações não estão restritas a uma estrutura talâmica específica. Afasia é raramente relatada.

Infarto paramediano

O território paramediano é suprido pelas artérias talamoperfurantes, que se originam do segmento A1 das ACPs. Este território é formado pelos núcleos dorsomedial e intralaminar. Quando a artéria tuberotalâmica não existir, as talamoperfurantes podem assumir a nutrição do seu território vascular (região talâmica anterior), sendo um infarto dessas artérias, nesse caso, devastador.

A síndrome clínica clássica apresentada por esses pacientes com infarto unilateral é caracterizada por perda aguda ou rebaixamento da consciência, geralmente transitória, frequentemente seguida por distúrbio neuropsicológico, com limitação da mirada superior do olhar, com poucas anormalidades motoras ou sensitivas.

O infarto paramediano bilateral não é incomum, correspondendo a pelo menos um terço dos infartos talâmicos paramedianos. Isso decorre da frequente nutrição de ambos os territórios paramedianos por um pedículo paramediano unilateral (artéria de Percheron). As alterações neurológicas e neuropsicológicas são geralmente mais severas, e com duração mais prolongada, que na lesão unilateral. As alterações neuropsicológicas e comportamentais peculiares incluem mutismo acinético, "demência talâmica" e perda da autoativação psíquica (síndrome do robô). As alterações de comportamento se tornam aparentes quando o paciente melhora do rebaixamento da consciência. Estas consistem principalmente em distúrbios de personalidade, com comportamento desinibido, associado a apatia, perda da autoativação e amnésia. Algumas alterações distintas de personalidade, como síndromes de desinibição, já foram relatadas, as quais podem ser difíceis de distinguir de patologias psiquiátricas. Psicose cíclica e *delirium* maníaco também já foram relatados. O paciente pode ainda fazer comentários e brincadeiras inapropriadas e apresentar confabulações. Após lesão unilateral, porém mais comumente após bilateral, o paciente se torna apático e sem espontaneidade, como se tivesse perdido os estímulos motor e afetivo. Pacientes com acometimento extenso dos núcleos parafascicular e centromediano aparentam estar despertos, não respondem e se tornam ativos apenas após estímulo vigoroso, o que representa perda grave da autoativação. Demência após lesão cerebral isquêmica única é rara, mas pode ocorrer após infarto talâmico, principalmente se for bilateral paramediano ou anterior. O diagnóstico é feito quando o comprometimento da atenção e a apatia se resolvem. Isquemias talâmicas paramedianas se associam à hipersonia, que, quando é significante, indica lesão bilateral ou unilateral se estendendo ao subtálamo.

Infarto polar

O território anterior, tuberotalâmico ou polar, é geralmente suprido pela artéria tuberotalâmica ou polar, que se origina da ACoP ou, em um terço dos pacientes, pelas talamoperfurantes ou paramedianas. Esse território é formado pelo núcleo anterior. As alterações clínicas são principalmente neuropsicológicas. Infartos no hemisfério esquerdo estão associados aos mesmos distúrbios de afasia vistos nas afasias subcorticais em geral, enquanto os do direito causam heminegligência e alteração do processamento visuoespacial. Em alguns poucos casos, lesão unilateral esquerda, e mais frequentemente bilateral, podem cursar com amnésia aguda como principal sintoma. Distúrbios sensitivomotores, quando presentes, são leves e transitórios.

Amnésia anterógrada é um achado frequente e pode persistir por alguns anos após o AVC. Em alguns casos o comprometimento visuoespacial é proeminente após lesões do hemisfério direito e comprometimento verbal após lesões no esquerdo. Logo após o infarto os pacientes apresentam flutuação do nível de consciência. Alterações de personalidade persistentes incluem desorientação no tempo e espaço, euforia, apatia e falta de espontaneidade. Lesões do hemisfério esquerdo cursam com distúrbio da linguagem, caracterizado por anomia com diminuição da fluência verbal, comprometimento da compreensão e parafasias, que podem ser hipofônicas e sem conteúdo coerente.

Infarto coroidal posterior

Esse território é suprido pelos ramos lateral e medial da artéria coróidea posterior. O pulvinar é o principal componente do núcleo posterior.

Os três seguintes sintomas neurológicos são os achados mais importantes do infarto dessa região: disfunção visual, incluindo quadrantopsia superior ou inferior, ou, mais tipicamente, sectoranopsia horizontal, hemissíndrome sensitivomotora e alterações neuropsicológicas. Movimentos involuntários, como coreoatetose de início agudo, também podem ocorrer. Aparentemente nenhuma síndrome específica de comportamento resulta de lesão nessa região.

ARTÉRIAS BASILAR E VERTEBRAIS
Infarto do tronco encefálico
Suprimento sanguíneo e territórios vasculares

As principais artérias que nutrem o tronco encefálico incluem as vertebrais (AV), espinal anterior, cerebelar posteroinferior (ACPI), basilar (AB), cerebelar anteroinferior (ACAI), cerebelar superior (ACS), ACP, ACoP e AChA. As colaterais provenientes dessas artérias são divididas em quatro grupos: anteromedial, anterolateral, lateral e posterior.

A origem do suprimento arterial varia em cada nível do tronco:

- Bulbo
  - Grupos anteromedial e anterolateral se originam da AV e artéria espinal anterior
  - Grupo lateral se origina de ACPI, AV, AB e ACAI
  - Grupo posterior se origina da ACPI, na parte superior do bulbo, e da artéria espinal inferior, na parte inferior deste
- Ponte
  - Grupos anteromedial e anterolateral se originam da AB
  - Grupo lateral se origina de ACAI e AB (artérias pontinas laterais)
  - Grupo posterior tem origem na ACS
- Mesencéfalo
  - A AB supre a região paramediana, principalmente na porção ventral, enquanto a ACS é responsável pela região laterodorsal dos dois terços caudais pelos ramos circunferenciais.

A contribuição da ACP aumenta no sentido inferossuperior, com a metade superior do mesencéfalo sendo suprida por ramos diretos da AB distal e ACP proximal. A ACP supre o grupo anteromedial. As artérias colicular e coróidea posteromedial são a principal origem dos grupos anterolateral e lateral. O grupo posterior é suprido pela ACS, colicular e coróidea posteromedial. A coróidea anterior e a ACP também podem suprir o grupo anterolateral.

Infarto bulbar

Pode ser dividido em síndromes medial, lateral e na combinação das duas (infarto hemibulbar).

Infarto bulbar lateral

Etiologia e frequência

Também chamado "síndrome de Wallenberg", é um dos infartos de tronco mais comuns e corresponde a 2% dos infartos. É causado principalmente por oclusão da AV e/ou da ACPI. Geralmente essa oclusão resulta de aterosclerose, mas dissecção da AV pode ser uma causa importante em pacientes jovens.

Apresentação clínica

A síndrome de Horner (ptose palpebral, miose, enoftalmia e anidrose na hemiface) ipsilateral pelo acometimento das fibras simpáticas pode ser vista em 95% dos pacientes, geralmente de forma incompleta. Ataxia ipsilateral de membros também é comum e decorre da lesão do trato espinocerebelar ou corpo restiforme, ou de um infarto cerebelar associado. Alteração da sensibilidade da hemiface ipsilateral, sempre envolvendo a sensação de dor, temperatura e tato fino, também costuma estar presente, provavelmente secundária ao envolvimento do núcleo do trato descendente do nervo trigêmeo. O reflexo corneopalpebral está geralmente ausente. Dor facial, usualmente descrita como queimação, é comum e geralmente se localiza ao redor dos olhos ou em toda a face. Leve paresia facial ipsilateral pode ser vista em alguns pacientes, mas sua causa não está clara. Disartria, disfagia e disfonia podem ocorrer como resultado da fraqueza ipsilateral do palato e das cordas vocais por lesão do núcleo ambíguo. Perda da sensibilidade contralateral em tronco e extremidades pode estar presente devido à lesão do trato espinotalâmico. Vertigem é comum, sendo causada

por lesão no núcleo vestibular ou nas suas conexões. Várias anormalidades oculares, como nistagmo, desalinhamento ocular (*skew deviation*), com hipotropia e diplopia ipsilateral, e lateropulsão ocular para o lado do infarto, podem ser observadas. Soluços por vezes estão presentes, o que é atribuído ao envolvimento do centro respiratório. Não é possível predizer quando há lesão cerebelar associada com base apenas nos achados clínicos.

Infarto bulbar medial

Etiologia e frequência

A síndrome de Dejérine é rara, aparecendo em um de 28 casos de infarto bulbar em um estudo. A causa da isquemia é geralmente aterotrombose da AV ou da artéria espinal anterior.

Apresentação clínica

Hemiparesia contralateral (raramente ipsilateral) e hemi-hipoestesia poupando a face são os sintomas mais comuns. Paresia lingual ipsilateral, ou movimentos desajeitados da língua, podem ocasionalmente ser observados.

Infarto hemibulbar

Também denominado "síndrome de Reinhold", esse tipo de lesão é raramente visto. Embora tenha sido erroneamente aceito que a síndrome de Babinski-Nageotte corresponda à lesão envolvendo o hemibulbo, na verdade inclui todos os sintomas da síndrome de Wallenberg associados à hemiparesia contralateral. A síndrome clínica clássica da lesão desse território é uma combinação dos sintomas dos infartos bulbar lateral e medial. Quando o déficit motor é ipsilateral ao infarto, sugere que a dissecção da AV é o mecanismo do AVC. Enquanto a aterosclerose predomina no segmento distal da AV, a dissecção mais frequentemente envolve as segunda e terceira porções desse vaso, afetando, portanto, os ramos inferiores da artéria e causando hemiparesia ipsilateral.

Infarto pontino

Etiologia e frequência

O infarto pontino corresponde a 15% dos infartos da circulação posterior. Doenças dos ramos da AB são a causa mais comum (44%) e se associam a extensos infartos ventrais, com sintomas graves. Doenças de pequenos vasos (25%) estão geralmente associadas a pequenos infartos na região ventral ou tegmento da ponte.

Apresentação clínica

O infarto pontino é classificado em quatro grupos principais.

Infarto ventromedial

Associado à hemiparesia moderada a grave, isolada ou acompanhada por ataxia homolateral (hemiparesia ataxia). Alguns pacientes também podem apresentar ataxia crural contralateral.

Infarto ventrolateral

Geralmente se apresenta com hemiparesia leve, por vezes associada à ataxia homolateral. A síndrome de disartria e mão desajeitada também pode ser vista. Alguns pacientes podem apresentar sinais leves de envolvimento do tegmento, como anormalidades oculares, vertigem e alteração da sensibilidade.

Page 283

Infarto tegmental

Geralmente se apresenta com vertigem, diplopia, alterações do movimento ocular, paralisias de nervos cranianos, alteração de sensibilidade no tronco e extremidades e discreto déficit motor.

Infarto ventrotegmental bilateral

Associado à paralisia pseudobulbar aguda e à disfunção sensitivomotora uni ou bilateral. Infartos ventrais extensos bilaterais podem causar síndrome de encarceramento (*locked-in syndrome*), caracterizada por tetraplegia, diplegia facial, paralisia da musculatura da faringe e paralisia do movimento do olhar horizontal, sem perda da consciência. O paciente só consegue se comunicar por meio de códigos, piscando os olhos e com o movimento vertical destes.

O prognóstico a curto prazo foi bom em dois terços dos pacientes de um estudo que incluiu pacientes com infartos pontinos isolados. Entretanto, o subgrupo de pacientes com extensos infartos ventrais teve desfecho menos favorável, com boa recuperação em apenas um terço dos casos.

Infarto do mesencéfalo

Etiologia e frequência

Esse tipo corresponde a 8% dos infartos da circulação posterior. Doença da AV (27%), cardioembolia (23%) e doença de pequenos vasos (23%) foram causas igualmente comuns em um estudo.

Apresentação clínica

A maioria dos infartos se localiza na porção do meio do mesencéfalo e se caracteriza por envolvimento do núcleo (ptose palpebral bilateral, paresia do reto superior bilateral ou midríase bilateral) ou do nervo oculomotor (estrabismo divergente, ptose palpebral e midríase), associado ou não à hemiparesia. Infartos na região superior ou inferior do mesencéfalo geralmente não têm achados localizatórios e costumam apresentar-se com a combinação de ataxia e hemiparesia (ataxia-hemiparesia ou hemiparesia pura).

Infarto cerebelar

Suprimento sanguíneo e territórios vasculares

A ACPI se origina da porção terminal da AV e se ramifica em duas porções, uma medial e outra lateral. Esta artéria é responsável pela vascularização da parte inferior do vérmis e das superfícies posterior e inferior dos hemisférios cerebelares. O ramo medial também supre a região dorsolateral do bulbo.

A ACAI emerge do terço caudal da AB e supre a superfície anterior dos lóbulos semilunares simples, superior e inferior, o flóculo e o pedúnculo cerebral médio. Também é responsável por nutrir a porção lateral da ponte.

A ACS tem origem na porção superior da AB e se divide em ramos medial e lateral. Esta artéria vasculariza a metade superior dos hemisférios cerebelares e o vérmis, incluindo o núcleo denteado. Os ramos mediais também suprem uma pequena região do tronco denominada "porção laterotegmental da ponte rostral e mesencéfalo inferior".

Etiologia e frequência

Infarto cerebelar corresponde a 2% de todos os infartos. O acometimento dos territórios da ACPI e ACS são igualmente frequentes, respondendo, respectivamente, por 47% e 38% dos infartos cerebelares. Infartos no território da ACAI são raros. Alguns pacientes têm infartos cerebelares acometendo mais de um território, enquanto outros fazem um infarto na área de transição entre esses. A etiologia varia de acordo com o território afetado. A maioria dos infartos da ACAI é causada por aterosclerose da AB, enquanto os da ACS têm como etiologia mais comum a cardioembolia. Infartos no território da ACPI podem ser causados por cardioembolia ou aterosclerose da AV, dependendo do ramo acometido.

Infarto no território da artéria cerebelar posteroinferior

Apresentação clínica

Quando o bulbo é lesado, a síndrome de Wallenberg típica pode estar presente. Infartos de todo o território ou da porção medial desse manifestam-se com vertigem rotatória, náuseas e vômitos. Pacientes apresentam sinais de lesão cerebelar, com ataxia de tronco e leve dismetria em membros ipsilaterais. Por outro lado, pacientes com infarto no território lateral da ACPI apresentam ataxia cerebelar envolvendo principalmente os membros, sem ataxia de tronco. Infarto cerebelar mimetizando neuronite vestibular, apresentando apenas vertigem, é mais comum do que se pensava. O território mais acometido é o ramo medial dessa artéria.

Infarto no território da artéria cerebelar anteroinferior

A maioria dos pacientes tem envolvimento de nervos cranianos (V, VII ou VIII). Síndrome de Horner ou comprometimento da sensibilidade dolorosa e temperatura contralateral indicam lesão pontina lateral. Vertigem e disartria podem ocorrer em infartos da ACAI que poupam a ponte.

Infarto no território da artéria cerebelar superior

Muitos pacientes têm o envolvimento de outros territórios e podem-se apresentar com a síndrome do topo da basilar, com síndrome talâmica, alteração de comportamento, comprometimento de campo visual, distúrbios do movimento ocular e hemi ou tetraparesia. Nos infartos cerebelares isolados, a apresentação inclui disartria cerebelar, instabilidade ou vertigem, nistagmo e ataxia de tronco ou membro. Quando o território mesencefálico dorsal da ACS é envolvido, a clássica e rara apresentação de ataxia de membro, síndrome de Horner, paralisia do VI par craniano e comprometimento da sensibilidade contralateral estarão presentes. Infarto de todo o território da ACPI e ACS e infartos de múltiplos territórios podem ter evolução ruim, incluindo compressão do tronco, podendo o paciente evoluir para coma.

Infarto em zona de fronteira arterial

Etiologia e frequência

O infarto pode ocorrer na região de transição entre dois territórios arteriais. A maioria dos casos acomete a circulação anterior, embora também possa ocorrer no cerebelo, tálamo e tronco encefálico. O território mais comumente afetado por esse tipo de infarto é a zona de fronteira entra as artérias cerebral média e anterior (infarto de fronteira anterior), e entre a cerebral média e a cerebral posterior (infarto de fronteira posterior). Infartos entre os territórios superficial e profundo da ACM também podem ocorrer e são denominados, mais corretamente, "infartos juncionais subcorticais", uma vez que ocorrem entre as perfurantes, e não entre a rede de colaterais de duas artérias.

Evidências clínicas sugerem que os infartos de fronteira tenham como etiologia alteração hemodinâmica, pois os eventos são comumente precipitados por queda abrupta de pressão ou mudança da posição sentada para a posição vertical. Perda de consciência pode ser observada na fase inicial do AVC. Doença cardíaca associada à hipotensão é comum, especialmente bradiarritmia, e a maioria desses pacientes tem oclusões ou obstruções graves da ACI ipsilateral ou contralateral. Entretanto, embolia pode ser responsável em alguns casos, podendo, muitas vezes, agir em conjunto com hipoperfusão.

Apresentação clínica

Infarto de fronteira anterior

O paciente pode apresentar hemiparesia com predomínio crural quando o infarto se estende para a região subcortical, ou braquial, quando acomete principalmente o córtex. Hemi-hipoestesia com a mesma distribuição. Quando acomete o hemisfério esquerdo, pode cursar com afasia motora transcortical, geralmente precedida por mutismo, e quando ocorre no direito, heminegligência motora, apatia, euforia e anosognosia são observadas. Caso a lesão seja bilateral, pode ocorrer diplegia braquial (síndrome do homem no barril).

Infarto de fronteira posterior

Caracteriza-se clinicamente por hemi-hipoestesia cortical com predomínio faciobraquial, hemianopsia lateral ou quadrantopsia superior. Quando envolve o hemisfério esquerdo, pode causar afasia sensitiva transcortical ou anomia isolada. No caso de lesão no hemisfério direito, heminegligência espacial e anosognosia podem ocorrer.

CONSIDERAÇÕES FINAIS

Conhecer as síndromes clínicas resultantes do envolvimento de territórios arteriais específicos é essencial para todos os neurologistas, mas especialmente para os que lidam com emergências neurológicas, doenças cerebrovasculares ou alterações de comportamento. A identificação precoce da artéria envolvida e do respectivo mecanismo da isquemia pode ter implicações no manejo terapêutico e determinar a investigação necessária. Correlação clinicorradiológica utilizando os novos métodos de imagem, como a difusão e perfusão na RM, pode ajudar a delinear melhor a anatomia das funções cerebrais.

47

Escalas Neurológicas Utilizadas para Avaliação dos Pacientes com Doenças Cerebrovasculares

Octavio Marques Pontes-Neto • Carla Heloisa Cabral Moro • Pedro Cougo

A abordagem de pacientes com doença cerebrovascular deve ser pautada, sempre que possível, por evidências científicas. Assim, ao avaliar e tratar um paciente, o neurologista geralmente se baseia em resultados de ensaios clínicos controlados que avaliaram grupos de pacientes com a mesma condição clínica. Nesses estudos, escalas neurológicas são as ferramentas utilizadas para mensurar, de forma confiável e reprodutível, a gravidade do quadro neurológico, inferir a provável etiologia de um evento cerebrovascular, seu prognóstico, selecionar ou excluir pacientes para intervenções terapêuticas e observar a resposta a determinado tratamento. Entretanto, ao atender um paciente com um evento cerebrovascular agudo em uma emergência, o neurologista necessita obter de forma fácil, rápida e objetiva essas informações.

Diversas escalas neurológicas têm sido incorporadas à prática clínica. Para isso, uma escala deve possibilitar a quantificação padronizada, segura, relevante, prática e validada das informações colhidas por meio da história clínica e do exame físico, atendendo preferencialmente aos seguintes requisitos:

1. Validação para o contexto de utilização.
2. Confiabilidade interobservador.
3. Confiabilidade intraobservador.
4. Forte relação com prognóstico.
5. Facilidade de aplicação com um mínimo de treinamento.
6. Rápida comunicação entre a equipe.
7. Sensibilidade para detectar flutuações clínicas relevantes.
8. Especificidade para descartar flutuações menores.

Por outro lado, o uso de escalas conta com algumas limitações que devem ser consideradas. Muitas escalas foram elaboradas como ferramentas para aplicação em grupos de indivíduos no contexto de estudos clínicos controlados. Assim, muitas vezes, ignoram informações que podem ser essenciais na avaliação individual de cada paciente. Nesse caso, o foco na obtenção de informação rápida

e reprodutível vem inevitavelmente a preço de uma avaliação clínica incompleta. Portanto, o neurologista deve utilizar as escalas clínicas como adjuntos na avaliação neurológica, que não substituem, de maneira alguma, a anamnese e o exame neurológico.

De acordo com a Organização Mundial da Saúde (OMS), as escalas podem ser aplicadas a diferentes domínios médicos:

1. Patologia (*Pathology*): alteração estrutural causada ao organismo, sistema ou órgão específico, provocada pela doença.
2. Déficit (*Impairment*): perda funcional em consequência desse dano estrutural.
3. Incapacidade (*Disability*): qualquer restrição ou perda na capacidade de desenvolver determinada atividade considerada normal para o ser humano.
4. Desvantagem (*Handicap*): efeito prejudicial da doença para o indivíduo em sua relação com a sociedade.

Como exemplo, o acidente vascular cerebral (AVC) (patologia) pode causar paresia em um dos membros inferiores (déficit), que impede a deambulação (incapacidade) e impossibilita o paciente de trabalhar (desvantagem).

NATIONAL INSTITUTES OF HEALTH STROKE SCALE

A *National Institutes of Health Stroke Scale* (NIHSS) foi desenvolvida essencialmente para aplicação em pesquisa clínica, com o objetivo de quantificar a gravidade do déficit neurológico após um AVC. Posteriormente, essa escala se consagrou na prática clínica diária dos profissionais médicos e não médicos que atendem pacientes com AVC, pela sua relação com o prognóstico. Ela se baseia em 11 itens do exame neurológico que são comumente afetados pelo AVC: nível de consciência, olhar conjugado horizontal, campo visual, paresia facial, mobilidade dos membros inferiores e superiores, ataxia, sensibilidade, linguagem, disartria e desatenção ou extinção. A pontuação na NIHSS varia de zero (sem evidência de déficit neurológico mensurável pela escala) a 42 (paciente em coma e irresponsivo). Essa escala pode ser aplicada rapidamente (5 a 8 minutos) no contexto do tratamento de pacientes com AVC agudo.

O treinamento na aplicação da escala é fundamental para assegurar sua confiabilidade e reprodutibilidade. A NIHSS foi validada no Brasil (Tabela 47.1), e seu treinamento e a certificação em português podem ser realizados pela internet. Esse treinamento na sua aplicação é importante, tendo em vista que alguns princípios de aplicação da escala são arbitrários e contraintuitivos, com a finalidade de aumentar a confiabilidade da pontuação. Além disso, a pontuação assume alguns padrões preestabelecidos em situações especiais, como coma, intubação orotraqueal, amaurose oftalmológica prévia etc. De modo geral, algumas regras básicas devem ser colocadas:

Deve-se aplicar a escala em ordem; não é permitido voltar a itens anteriores para mudar a pontuação.

Pontuar o que o paciente faz, não o que se presume que ele possa fazer.

Não ensinar o paciente; pontua-se a primeira tentativa de realizar a tarefa.

Tabela 47.1 *National Institutes of Health Stroke Scale* (NIHSS).

	Identificação do Paciente
NIH STROKE SCALE	Nome: Registro: Exame inicial: Data: ___/___/_____

Instrução	Definição da escala	Escore (*preencher*)	Hora (*preencher*)
1a. Nível de consciência O investigador deve escolher uma resposta, mesmo se uma avaliação completa é prejudicada por obstáculos, como tubo orotraqueal, barreiras de linguagem, trauma ou curativo orotraqueal. Um 3 é dado apenas se o paciente não faz qualquer movimento (outro além de postura reflexa) em resposta à estimulação dolorosa.	0 = Alerta; reponde com entusiasmo. 1 = Não alerta, mas, ao ser acordado por mínima estimulação, obedece, responde ou reage. 2 = Não alerta, requer repetida estimulação ou estimulação dolorosa para realizar movimentos (não estereotipados). 3 = Responde somente com reflexo motor ou reações autonômicas, ou totalmente irresponsivo, flácido e arreflexo.		
1b. Perguntas de nível de consciência O paciente é questionado sobre o mês e sua idade. A resposta deve ser correta – não há nota parcial por chegar perto. Pacientes com afasia ou estupor que não compreendem as perguntas irão receber 2. Pacientes incapacitados de falar por causa de intubação orotraqueal, trauma orotraqueal, disartria grave de qualquer causa, barreiras de linguagem ou qualquer outro problema não secundário à afasia receberão 1. É importante que somente a resposta inicial seja considerada e que o examinador não "ajude" o paciente com dicas verbais ou não verbais.	0 = Responde ambas as questões corretamente. 1 = Responde uma questão corretamente. 2 = Responde incorretamente todas as questões.		
1c. Comandos de nível de consciência O paciente é solicitado a abrir e fechar os olhos e então abrir e fechar a mão não parética. Substitua por outro comando de um único passo se as mãos não podem ser utilizadas. É dado crédito se uma tentativa inequívoca é feita, mas não completada devido à fraqueza. Se o paciente não responde ao comando, a tarefa deve ser demonstrada a ele (pantomima) e o resultado, registrado (p. ex., segue um, nenhum ou ambos os comandos). Aos pacientes com trauma, amputação ou outro impedimento físico, devem ser dados comandos únicos compatíveis. Somente a primeira tentativa é registrada.	0 = Realiza ambas as tarefas corretamente. 1 = Realiza uma tarefa corretamente. 2 = Realiza incorretamente todas as tarefas.		
2. Melhor olhar conjugado Somente os movimentos oculares horizontais são testados. Movimentos oculares voluntários ou reflexos (oculocefálicos) recebem nota, mas a prova calórica não é usada. Se o paciente tem um desvio conjugado do olhar, que pode ser sobreposto por atividade voluntária ou reflexa, o escore será 1. Se o paciente tem uma paresia de nervo periférica isolada (NC III, IV ou VI), marque 1. O olhar é testado em todos os pacientes afásicos. Os pacientes com trauma ocular, curativos, cegueira preexistente ou outro distúrbio de acuidade ou campo visual devem ser testados com movimentos reflexos, e a escolha, feita pelo investigador. Estabelecer contato visual e, então, mover-se perto do paciente de um lado para outro, pode esclarecer a presença de paralisia do olhar.	0 = Normal. 1 = Paralisia parcial do olhar. Este escore é dado quando o olhar é anormal em um ou ambos os olhos, mas não há desvio forçado ou paresia total do olhar. 2 = Desvio forçado ou paralisia total do olhar que não podem ser vencidos pela manobra oculocefálica.		
3. Visual Os campos visuais (quadrantes superiores e inferiores) são testados por confrontação, utilizando contagem de dedos ou ameaça visual, conforme apropriado. O paciente deve ser encorajado, mas, se olha para o lado do movimento dos dedos, deve ser considerado como normal. Se houver cegueira unilateral ou enucleação, os campos visuais no olho restante serão avaliados. Marque 1 somente se uma clara assimetria, incluindo quadrantanopsia, for encontrada. Se o paciente é cego por qualquer causa, marque 3. Estimulação dupla simultânea é realizada neste momento. Se houver uma extinção, o paciente recebe 1 e os resultados são usados para responder à questão 11.	0 = Sem perda visual. 1 = Hemianopsia parcial. 2 = Hemianopsia completa. 3 = Hemianopsia bilateral (cego, incluindo cegueira cortical).		
4. Paralisia facial Pergunte ou use pantomima para encorajar o paciente a mostrar os dentes ou sorrir e fechar os olhos. Considere a simetria de contração facial em resposta a estímulo doloroso em paciente pouco responsivo ou incapaz de compreender. Na presença de trauma/curativo facial, tubo orotraqueal, esparadrapo ou outra barreira física que obscureça a face, estes devem ser removidos, tanto quanto possível.	0 = Movimentos normais simétricos. 1 = Paralisia facial leve (apagamento de prega nasolabial, assimetria no sorriso). 2 = Paralisia facial central evidente (paralisia facial total ou quase total da região inferior da face). 3 = Paralisia facial completa (ausência de movimentos faciais das regiões superior e inferior da face).		

(continua)

Tabela 47.1 *National Institutes of Health Stroke Scale* (NIHSS). (*Continuação*)

Instrução	Definição da escala	Escore (*preencher*)	Hora (*preencher*)
5. Motor para braços O braço é colocado na posição apropriada: extensão dos braços (palmas para baixo) a 90° (se sentado) ou a 45° (se deitado). É valorizada queda do braço se esta ocorre antes de 10 segundos. O paciente afásico é encorajado pela firmeza na voz e de pantomima, mas não com estimulação dolorosa. Cada membro é testado isoladamente, iniciando pelo braço não parético. Somente em caso de amputação ou de fusão de articulação no ombro, o item deve ser considerado não testável (NT), e uma explicação deve ser escrita para esta escolha.	0 = Sem queda; mantém o braço a 90° (ou 45°) por 10 segundos completos. 1 = Queda; mantém o braço a 90° (ou 45°), porém este apresenta queda antes dos 10 segundos completos; não toca a cama ou outro suporte. 2 = Algum esforço contra a gravidade; o braço não atinge ou não mantém 90° (ou 45°), cai na cama, mas tem alguma força contra a gravidade. 3 = Nenhum esforço contra a gravidade; braço despenca. 4 = Nenhum movimento. NT = Amputação ou fusão articular, explique:_____. 5a. Braço esquerdo 5b. Braço direito		
6. Motor para pernas A perna é colocada na posição apropriada: extensão a 30° (sempre na posição supina). É valorizada queda do braço se esta ocorre antes de 5 segundos. O paciente afásico é encorajado pela firmeza na voz e de pantomima, mas não com estimulação dolorosa. Cada membro é testado isoladamente, iniciando pela perna não parética. Somente em caso de amputação ou de fusão de articulação no quadril, o item deve ser considerado não testável (NT), e uma explicação deve ser escrita para esta escolha.	0 = Sem queda; mantém a perna a 30° por 5 segundos completos. 1 = Queda; mantém a perna a 30°, porém esta apresenta queda antes dos 5 segundos completos; não toca a cama ou outro suporte. 2 = Algum esforço contra a gravidade; a perna não atinge ou não mantém 30°, cai na cama, mas tem alguma força contra a gravidade. 3 = Nenhum esforço contra a gravidade; perna despenca. 4 = Nenhum movimento. NT = Amputação ou fusão articular, explique:_____. 6a. Perna esquerda 6b. Perna direita		
7. Ataxia de membros Este item avalia se existe evidência de uma lesão cerebelar unilateral. Teste com os olhos abertos. Em caso de defeito visual, assegure-se de que o teste é feito no campo visual intacto. Os testes índex-nariz e calcanhar-joelho são realizados em ambos os lados, e a ataxia é valorizada, somente, se for desproporcional à fraqueza. A ataxia é considerada ausente no paciente que não pode entender ou está hemiplégico. Somente em caso de amputação ou de fusão de articulações, o item deve ser considerado não testável (NT), e uma explicação deve ser escrita para esta escolha. Em caso de cegueira, teste tocando o nariz, a partir de uma posição com os braços estendidos.	0 = Ausente. 1 = Presente em 1 membro. 2 = Presente em dois membros. NT = Amputação ou fusão articular, explique:_____.		
8. Sensibilidade Avalie sensibilidade ou mímica facial ao beliscar ou retirada do estímulo doloroso em paciente torporoso ou afásico. Somente a perda de sensibilidade atribuída ao AVC é registrada como anormal, e o examinador deve testar tantas áreas do corpo (braços [exceto mãos], pernas, tronco e face) quantas forem necessárias para checar acuradamente perda hemissensitiva. Um escore de 2, "grave ou total", deve ser dado somente quando uma perda grave ou total da sensibilidade pode ser claramente demonstrada. Portanto, pacientes em estupor e afásicos irão receber provavelmente 1 ou 0. O paciente com AVC de tronco que tem perda de sensibilidade bilateral recebe 2. Se o paciente não responde e está quadriplégico, marque 2. Pacientes em coma (item 1a = 3) recebem arbitrariamente 2 neste item.	0 = Normal; nenhuma perda. 1 = Perda sensitiva leve a moderada; a sensibilidade ao beliscar é menos aguda ou diminuída do lado afetado, ou há uma perda da dor superficial ao beliscar, mas o paciente está ciente de que está sendo tocado. 2 = Perda da sensibilidade grave ou total; o paciente não sente que está sendo tocado.		
9. Melhor linguagem Uma grande quantidade de informações acerca da compreensão pode ser obtida durante a aplicação dos itens precedentes do exame. O paciente é solicitado a descrever o que está acontecendo no quadro em anexo, a nomear os itens na lista de identificação anexa e a ler da lista de sentença anexa. A compreensão é julgada a partir destas respostas, assim como das de todos os comandos no exame neurológico geral precedente. Se a perda visual interfere com os testes, peça ao paciente que identifique objetos colocados em sua mão, repita e produza falas. O paciente intubado deve ser incentivado a escrever. O paciente em coma (item 1a = 3) receberá automaticamente 3 neste item. O examinador deve escolher um escore para pacientes em estupor ou pouco cooperativos, mas a pontuação 3 deve ser reservada ao paciente que está mudo e que não segue comandos simples.	0 = Sem afasia; normal. 1 = Afasia leve a moderada; alguma perda óbvia da fluência ou dificuldade de compreensão, sem limitação significativa das ideias, expressão ou forma de expressão. A redução do discurso e/ou compreensão, entretanto, dificultam ou impossibilitam a conversação sobre o material fornecido. Por exemplo, na conversa sobre o material fornecido, o examinador pode identificar figuras ou item da lista de nomeação a partir da resposta do paciente. 2 = Afasia grave; toda a comunicação é feita por expressões fragmentadas; grande necessidade de interferência, questionamento e adivinhação por parte do ouvinte. A quantidade de informação que pode ser trocada é limitada; o ouvinte carrega o fardo da comunicação. O examinador não consegue identificar itens do material fornecido a partir da resposta do paciente. 3 = Mudo, afasia global; nenhuma fala útil ou compreensão auditiva.		

(continua)

Tabela 47.1 *National Institutes of Health Stroke Scale* (NIHSS). (*Continuação*)

Instrução	Definição da escala	Escore (*preencher*)	Hora (*preencher*)
10. Disartria Se acredita que o paciente é normal, uma avaliação mais adequada é obtida, pedindo-se ao paciente que leia ou repita palavras da lista anexa. Se o paciente tem afasia grave, a clareza da articulação da fala espontânea pode ser graduada. Somente se o paciente estiver intubado ou tiver outras barreiras físicas à produção da fala, este item deverá ser considerado não testável (NT). Não diga ao paciente por que ele está sendo testado.	0 = Normal. 1 = Disartria leve a moderada; paciente arrasta pelo menos algumas palavras e, na pior das hipóteses, pode ser entendido, com alguma dificuldade. 2 = Disartria grave; fala do paciente é tão empastada que chega a ser ininteligível, na ausência de disfasia ou com disfasia desproporcional, ou é mudo/anártrico. NT = Entubado ou outra barreira física; explique_____.		
11. Extinção ou desatenção (antiga negligência) Informação suficiente para a identificação de negligência pode ter sido obtida durante os testes anteriores. Se o paciente tem perda visual grave, que impede o teste da estimulação visual dupla simultânea, e os estímulos cutâneos são normais, o escore é normal. Se o paciente tem afasia, mas parece atentar para ambos os lados, o escore é normal. A presença de negligência espacial visual ou anosognosia pode também ser considerada como evidência de negligência. Como a anormalidade só é pontuada se presente, o item nunca é considerado não testável.	0 = Nenhuma anormalidade. 1 = Desatenção visual, tátil, auditiva, espacial ou pessoal, ou extinção à estimulação simultânea em uma das modalidades sensoriais. 2 = Profunda hemidesatenção ou hemidesatenção para mais de uma modalidade; não reconhece a própria mão e se orienta somente para um lado do espaço.		

Data	Hora	Escore	Examinador

Traduzida e adaptada por Octávio Marques Pontes Neto (Neurologia – HC-FMRP-USP).

A NIHSS é uma ferramenta útil para quantificar o déficit neurológico do paciente com AVC na sala de emergência, em unidades de AVC e em unidades de terapia intensiva (UTI) e é considerada a escala-padrao para os estudos clinicos em AVC. A pontuação na escala tem relação com parâmetros importantes, como o volume de infarto na tomografia computadorizada de crânio no sétimo dia após o evento e o prognóstico a longo prazo.

Uma questão de extrema relevância trata da relação entre a pontuação na NIHSS e a resposta à terapia fibrinolítica. Os ensaios de aprovação do tPA no AVC isquêmico demonstraram inicialmente um benefício pequeno ou estatisticamente insignificante para paciente com escore alto. Os estudos ECASS, especialmente, levantaram dúvidas quanto à indicação do tPA para paciente com AVC com escore elevado. Contudo, uma metanálise envolvendo os dados dos ensaios NIDS-tPA, ATLANTIS e ECASS I e II demonstrou benefício do tPA em todo o espectro de pontuações. Curiosamente, o benefício do tratamento era maior para os pacientes com escore elevado nas janelas mais tardias de tratamento (depois de 90 minutos). Uma análise *post-hoc* do

ensaio NINDS-tPA, em que o benefício do tPA foi ponderado para gravidade inicial do AVC, mostrou benefício para escores de 6 a 15, com forte tendência de benefício para pontuações de 16 ou mais. Por outro lado, baixa pontuação na NIHSS tem sido um dos critérios de exclusão para administração de tPA. Entretanto, estudos retrospectivos não controlados mostram que mesmo pacientes com baixo escore podem ter taxas de 32% de dependência ou morte intra-hospitalar, e sugerem haver pior evolução quando não tratados com tPA. Assim, a pontuação na escala do NIH não deve ser utilizada isoladamente para excluir um paciente de terapia trombolítica.

A relação entre a variação do escore e a ocorrência de recanalização pelo tPA também foi estudada. A ocorrência de melhora clínica aguda é maior quanto mais precoce, mais rápida e mais completa for a recanalização arterial pelo tPA intravenoso, avaliada por Doppler transcraniano. Inversamente, melhora de 40% na pontuação, 60 minutos após o *bolus* de tPA, indica recanalização arterial com sensibilidade e especificidade de 65% e 85%, respectivamente. Em pacientes com oclusão da artéria cerebral média proximal, todos os itens da NIHSS contribuem, com diferentes pesos, para a melhora do escore em pacientes que têm sucesso de recanalização. A melhora da pontuação total e a melhora do desvio de mirada são os melhores preditores da ocorrência de recanalização. Pontuações altas têm ainda relação direta com risco de sangramento intracraniano sintomático secundário ao tPA.

A escala do NIH tem algumas limitações significativas. Dos 42 possíveis pontos na NIHSS, 7 pontos são direta ou indiretamente relacionados com a linguagem (2 para orientação, 2 para comandos, 3 para afasia) e somente 2 pontos se relacionam com desatenção. Logo, a pontuação na escala tende a ser 6 a 8 pontos menor em lesões no hemisfério direito, quando em comparação com lesões de mesma extensão no hemisfério esquerdo. Assim, a pontuação mínima indicativa de lesão extensa é 20, para hemisfério esquerdo, e 15, para o direito. Além disso, a escala é menos sensível para detectar e estratificar gravidade de eventos de circulação posterior.

Do ponto de vista da aplicação propriamente dita, pode haver dificuldade na pontuação de ataxia, na presença de hemiparesia, ou de disartria, na presença de afasia. A princípio, o examinador deve pontuar ataxia ou disartria somente quando claramente presentes. Alguns argumentam que, na presença de mutismo ou afasia global, deve-se dar a pontuação máxima também para disartria, a fim de otimizar a relação com a gravidade do evento e a reprodutibilidade da escala.

ESCALA DE RANKIN MODIFICADA

Entre as escalas clínicas para determinar a extensão da incapacidade funcional, da limitação para realização de atividades da vida diária e da capacidade de viver independentemente, as duas mais utilizadas atualmente nos ensaios clínicos são a escala de Rankin modificada (ERm) e o índice de Barthel (IB).

A ERm é um instrumento de mensuração da incapacidade que tem sido amplamente utilizado na avaliação da recuperação neurológica e como desfecho primário em ensaios clínicos para o tratamento do AVC. Existem evidências amplas de validade, confiabilidade e sensibilidade para utilização nesse contexto clínico. Desenvolvida inicialmente por Dr. John Rankin em Glasgow, Escócia, foi inicialmente publicada em 1957, contendo cinco itens que iam desde "sem incapacidade" até "incapacidade grave". A versão atual da ERm, publicada em 1988, tem seis categorias, que vão de zero a cinco (Tabela 47.2).

Ocasionalmente, agrega-se o escore 6 (óbito) em estudos clínicos. A escala avalia essencialmente a incapacidade global, em particular na incapacidade física, e na necessidade de assistência para realizar atividades instrumentais e básicas da vida diária, com ênfase no comprometimento motor. Ela pode ser aplicada por qualquer profissional da área da saúde, dispondo de moderada a excelente reprodutibilidade

Tabela 47.2 Escala de Rankin modificada.

Grau 0 – Sem sintomas
Grau 1 – Nenhuma incapacidade significativa, com capacidade para desempenhar todas as atividades de vida diária
Grau 2 – Incapacidade leve, incapaz de realizar algumas atividades prévias de atividades de vida diária, mas com capacidade de cuidar de suas próprias atividades sem assistência
Grau 3 – Incapacidade moderada, requerendo alguma ajuda, mas com capacidade de caminhar sem assistência
Grau 4 – Incapacidade moderadamente severa, incapacidade de caminhar e para atender à própria necessidade do corpo sem assistência
Grau 5 – Incapacidade severa, confinado ao leito, incontinente e requerendo cuidados e atenção de enfermagem constante

entre examinadores. Sua confiabilidade pode ser melhorada quando os examinadores utilizam entrevista estruturada ou realizam treinamento por vídeo ou pela internet. Uma vantagem da ERm é que ela contempla o impacto sobre funções cognitivas.

A principal deficiência da escala reside na sua suscetibilidade ao efeito negativo de outras comorbidades (doença cardiovascular, diabetes, artrite, cirurgia etc.) e de fatores socioeconômicos. Além disso, a escala reúne na mesma pontuação um grupo extremamente heterogêneo de pacientes, que podem ter sintomas leves ou acentuados, desde que não debilitantes. A escala foi validada para aplicação por telefone no Brasil e mais recentemente foi desenvolvida uma ferramenta *online* para facilitar a pontuação na escala em português.

ÍNDICE DE BARTHEL

O IB é uma escala de incapacidade funcional que mensura 10 aspectos básicos da atividade diária relacionados com mobilidade e cuidados pessoais: alimentação, higiene pessoal, controle dos esfíncteres vesical e intestinal, independência no banheiro, transferência da cadeira, marcha e capacidade para subir escadas (Tabela 47.3). O escore normal é de 100 (máximo). Quanto menor o escore, maior o grau de dependência para atividades da vida diária. O IB pode ser aplicado por qualquer profissional da área de saúde, levando em média 5 minutos. Esse índice já foi largamente estudado e validado. O IB é preditor do tempo de internação e de custo do AVC, tanto direto quanto indireto. Pode ser aplicado de forma confiável pelo telefone.

Entre as limitações do IB, estão a ênfase excessiva a aspectos motores de funcionalidade e a carência na avaliação de aspectos relativos a independência funcional, domiciliar e social, como cognição, linguagem, função visual, incapacidade emocional e dor. Por exemplo: um paciente com afasia pode ter pontuação máxima pelo IB e ser incapaz de sair de casa sem ajuda ou até de chamar ajuda se necessitar. Portanto, a escala tem um "efeito teto", visto que muitos pacientes podem atingir a pontuação máxima, e a escala não será capaz de diferenciar incapacidade nesses pacientes.

Tabela 47.3 Índice de Barthel.

Alimentação	Totalmente dependente	0
	Necessita de ajuda (para cortar)	5
	Independente	10
Banho	Não pode executar sem assistência	0
	Executa sem assistência	5
Toalete pessoal	Necessita de ajuda	0
	Lava o rosto, penteia cabelos e escova os dentes	5
Vestuário	Totalmente dependente	0
	Necessita de ajuda, mas faz pelo menos a metade da tarefa dentro de um período de tempo razoável	5
	Independente, amarra sapatos, fixa fivelas e coloca adaptações	10
Controle de intestinos	Acidentes frequentes	0
	Acidentes ocasionais ou necessita auxílio com enema ou supositório	5
	Sem acidentes e independente no uso de enemas ou supositórios, se for necessário	10
Controle da bexiga	Incontinência ou necessidade de uso de cateter	0
	Acidentes ocasionais ou necessita de ajuda com o dispositivo	5
	Sem acidentes, capaz de cuidar do dispositivo de coleta, se for usado	10
Locomoção até o banheiro	Não usa banheiro, restrito ao leito	0
	Necessita de ajuda para equilibrar-se, colocar as roupas, cortar o papel	5
	Independente no banheiro	10
Transferência da cama para a cadeira	Restrito ao leito, não é possível o uso da cadeira	0
	Capaz de sentar-se, mas necessita de assistência máxima na transferência	5
	Mínima assistência ou supervisão	10
	Independente, inclusive nas travas da cadeira de rodas e para levantar o suporte do pé	15
Mobilidade e deambulação	Senta-se na cadeira de rodas, mas não se impulsiona	0
	Independente na cadeira de rodas por 50 metros e não consegue caminhar	5
	Caminha com ajuda por uma distância de 50 metros	10
	Independente por 50 metros. Pode usar dispositivos de auxílio, sem ser o andador com rodas	15
Subir escadas	Não sobe escadas	0
	Necessita de ajuda ou supervisão	5
	Independente, pode usar dispositivo de auxílio	10

48

Doenças Vasculares de Importância Nacional: Doença de Chagas e Anemia Falciforme

Jamary Oliveira Filho • Gisele Sampaio Silva

O Brasil apresenta causas peculiares de doença cerebrovascular, frequentemente negligenciadas, que são incomuns em outras partes do mundo. A compreensão dos mecanismos fisiopatológicos envolvidos em doenças vasculares de alta incidência em nosso país é particularmente relevante, pois acometem uma parcela da população com menor renda, menor acesso à educação e à assistência médica de qualidade. Neste capítulo, discutiremos as duas doenças de maior relevância como etiologias de acidente vascular cerebral (AVC), a doença de Chagas e a anemia Falciforme (AF).

DOENÇA DE CHAGAS

A doença de Chagas foi descrita pelo sanitarista brasileiro Carlos Chagas no início do século XX, um exemplo inédito na literatura de um cientista que descreveu todo o ciclo parasitário de uma doença junto de suas manifestações clínicas. No mundo, cerca de 10 milhões de pessoas estão infectadas pelo *Trypanosoma cruzi*, protozoário flagelado causador da doença. No Brasil, medidas sanitárias adotadas na década de 1970 conseguiram reduzir drasticamente a transmissão vetorial da doença, motivo da redução do número de casos de 4,5 para 1,9 milhão de indivíduos infectados. Apesar disso, em doadores de sangue, a prevalência de infecção por *T. cruzi* varia de 2,9 a 14,6%. Em algumas regiões do Brasil, a doença de Chagas representa a principal causa de insuficiência cardíaca, morte súbita e AVC.

Formas clínicas

Na fase aguda da infecção pelo parasita, ocorre resposta inflamatória de intensidade variável que pode acometer diversos órgãos, incluindo o sistema nervoso central e periférico, o coração e o sistema digestório. Essa infecção primária pode passar despercebida, sendo indistinguível, em muitos casos, de uma síndrome viral aguda inespecífica. Após o controle da transmissão pelo inseto vetor da doença no Brasil, a forma mais comum de contágio tem ocorrido por meio da transmissão oral, em surtos relacionados com alimentos contaminados.

Em seguida, os pacientes que sobrevivem à fase aguda da infecção podem permanecer assintomáticos por décadas na chamada "fase indeterminada da doença". Cerca de 30% dos pacientes desenvolvem tardiamente a forma cardíaca, caracterizada por arritmias cardíacas (geralmente ventriculares), distúrbios de condução e insuficiência cardíaca. Esses pacientes frequentemente apresentam fenômenos tromboembólicos sistêmicos e pulmonares. Em estudos anatomopatológicos, a prevalência de infartos cerebrais em portadores de cardiomiopatia chagásica varia de 10 a 18%.

Mecanismos de dano encefálico

Carlos Chagas foi o primeiro investigador a propor uma chamada "forma cerebral crônica" da doença. No entanto, os estudos anatomopatológicos que se seguiram não conseguiram demonstrar a presença de parasitos no cérebro, apenas sinais de congestão venosa passiva, infartos cerebrais e atrofia atribuíveis à doença cardíaca subjacente, sendo rara a presença de infiltrado inflamatório perivascular.

Entretanto, diversos trabalhos têm documentado que lesões encefálicas podem ocorrer independentemente da doença cardíaca. A atrofia cerebral ocorre em maior proporção em chagásicos quando comparados com portadores de cardiopatia não chagásica com grau semelhante de disfunção sistólica e dilatação de câmaras cardíacas. Nesses pacientes, a manifestação pode ser disfunção cognitiva, principalmente nas esferas de atenção, memória operacional e função visuoespacial. O mecanismo da atrofia cerebral é desconhecido, mas pode estar associado à ativação crônica do sistema imunológico.

AVC ISQUÊMICO E DOENÇA DE CHAGAS

Na doença de Chagas, o principal mecanismo de AVC isquêmico é o cardioembólico, mas fontes cardioembólicas só são encontradas em 55 a 88% dos casos, permanecendo 3 a 36% como mecanismo indeterminado em diferentes séries publicadas. Os principais fatores de risco para ocorrência de AVC em chagásicos são presença de aneurisma apical do ventrículo esquerdo, insuficiência cardíaca, arritmia cardíaca (principalmente a fibrilação atrial), gênero feminino e hipertensão arterial sistêmica. Em pacientes chagásicos portadores de insuficiência cardíaca, a incidência de AVC é cerca de 2% por ano, sendo o principal fator de risco o grau de disfunção do ventrículo esquerdo (fração de ejeção do ventrículo esquerdo < 40%).

Já é bem documentado que o AVC na doença de Chagas pode ocorrer na ausência de doença cardíaca estrutural ou arritmia. Em um estudo, microembolia silenciosa foi detectada no Doppler transcraniano de pacientes chagásicos em uma frequência 10 vezes superior à do grupo-controle, também independente da presença de cardiopatia. O conjunto desses dados sugere que a doença de Chagas, por si só, gera um estado pró-inflamatório e pró-coagulante, aumentando o risco de AVC.

Tratamento

A fase aguda da doença de Chagas é tratada com benznidazol ou nifurtimox, drogas eficazes para reduzir a elevada parasitemia característica desta fase. Na fase crônica, o uso de benznidazol foi testado no estudo BENEFIT (*Benznidazole Evaluation for Interrupting Trypanosomiasis*), mas não mostrou diferenças significantes na função miocárdica ou mortalidade do grupo tratado em comparação com o grupo placebo.

Para pacientes que sofrem AVC isquêmico, a literatura é escassa. Na fase aguda, apenas duas séries de casos usaram alteplase para trombólise intravenosa, mostrando sucesso terapêutico semelhante ao de indivíduos não chagásicos. Na profilaxia secundária, não há estudos randomizados que indiquem uma conduta padronizada. Com base na fisiopatogenia da doença, em pacientes com evidência de mecanismo cardioembólico (trombo intracavitário, dilatação de câmaras cardíacas, aneurisma de ventrículo esquerdo, disfunção sistólica do ventrículo esquerdo ou arritmias com potencial embólico), recomenda-se a anticoagulação oral com varfarina. Um estudo observacional também mostrou que inibidores diretos de fatores de coagulação como dabigatrana, rivaroxabana, edoxabana ou apixabana podem ser usados com segurança em substituição à varfarina. Naqueles pacientes sem evidência de fonte embólica, usa-se geralmente um antiplaquetário como o ácido acetilsalicílico. Nenhum tratamento até o momento foi testado para o componente inflamatório da doença. Estudos nessa área são urgentemente necessários para trazer evidências científicas que possam beneficiar nossos pacientes.

ANEMIA FALCIFORME

A doença falciforme é uma doença multissistêmica que leva a dano progressivo aos órgãos, sendo uma das doenças monogênicas graves mais comuns em todo o mundo. O termo doença falciforme é usado para se referir a todos os diferentes genótipos que causam a síndrome clínica característica, enquanto a AF, a forma mais comum de doença falciforme, se refere especificamente à homozigose para o alelo βS. A mutação responsável por essa doença resulta da troca de um único trinucleotídeo (GAT→GTT) no sexto códon do éxon 1 do gene responsável pela síntese da β-globina que faz parte da molécula de Hb (α2β2). Essa mutação resulta na troca de ácido glutâmico por valina na posição 6 da cadeia de β-globina e na consequente formação de uma Hb alterada – hemoglobina S (HbS). Em populações de origem étnica africana, a AF normalmente corresponde a 70% dos casos de doença falciforme, sendo a maioria dos casos restantes devido à doença SC de hemoglobina (doença HbSC), devido à co-herança dos alelos βS e βC. O terceiro tipo principal de doença falciforme ocorre quando o βS é herdado com um alelo de β-talassemia, causando a HbS/β-talassemia. No Brasil, estima-se que 5 a 6% da população é portadora do gene que codifica a hemoglobina S.

A mutação produz um padrão hidrofóbico no tetrâmero da HbS desoxigenada, resultando na ligação entre as cadeias β1 e β2 de duas moléculas de hemoglobina. Essa cristalização produz um núcleo de polímero que cresce e preenche o eritrócito, perturbando sua arquitetura e flexibilidade, e promovendo a desidratação celular, juntamente com estresse celular físico e oxidativo. Episódios recorrentes de vasoclusão e inflamação resultam em danos progressivos na maioria dos órgãos, incluindo cérebro, rins, pulmões, ossos e sistema cardiovascular, o que se torna evidente com o avançar da idade. Um dos principais problemas da doença falciforme em crianças é o desenvolvimento de doença cerebrovascular e comprometimento cognitivo.

Acidente vascular cerebral e anemia falciforme

O AVC ocorre em 11% das crianças com hemoglobinopatia SS antes dos 20 anos, constituindo uma grande causa de morbimortalidade nesses pacientes. Acidentes vasculares cerebrais isquêmicos (AVCI) em pacientes com AF decorrem, principalmente, da proliferação da camada íntima na região distal da artéria carótida interna e proximal das artérias cerebrais médias e anteriores. O risco de AVC aumenta mais de 100 vezes em crianças com doença falciforme em comparação com crianças sem doença falciforme. Em 1972, foi demonstrada a oclusão de uma grande artéria intracraniana em seis de sete pacientes com AF e manifestações neurológicas, sem efeitos colaterais maiores pelo uso de contraste. Esse relato mudou definitivamente o conceito de que a doença cerebrovascular em pacientes com AF decorria somente do acometimento de pequenas artérias.

Algumas características importantes de pacientes com doença falciforme que apresentaram AVCI, segundo estudos de coorte, são: 1 – preponderância de hemoglobinopatia SS; 2 – pacientes jovens, com média de idade de 7,7 anos; 3 – alto índice de recorrência (chegando a 67% em algumas séries). O risco de um AVCI é aumentado na infância, enquanto o paciente adulto apresenta risco maior de hemorragias intracranianas. Fatores de risco para AVCI em pacientes com AF incluem: ataque isquêmico transitório pregresso, baixo nível de Hb basal, síndrome torácica aguda (STA) nas últimas 2 semanas, taxa de incidência de STA e níveis elevados de pressão sistólica. Alta contagem basal leucocitária, taxa de incidência de STA e baixos níveis de Hb são fatores de risco para AVC hemorrágico em pacientes com doença falciforme. Alguns polimorfismos, como o G1238C de VCAM1, a variante LDLR NcoI, a ADRB2 27E e o TNF (−308) A, foram identificados como protetores contra o AVC em pacientes com doença falciforme. Por outro lado, a variante VCAM (−1594) C e a variante IL4R 503P estão associadas a um maior risco de AVC, especialmente em pacientes com estenose de grandes vasos. A combinação do polimorfismo IL4R 503P com o alelo TNF (−308) G selvagem foi associada a um aumento de 5,5 vezes no risco de AVC de grandes vasos. Vale destacar que a presença comum de alfa-talassemia (deleção de 3,7 kb no gene) em pacientes com AF parece proteger contra o AVC.

Outro problema comum em crianças com doença falciforme é a "lesão cerebral "silenciosa". Tais lesões podem ocorrer em até 39% das crianças até os 18 anos, não se correlacionam com sintomas motores ou de linguagem, mas podem ser identificados em ressonância magnética (RM) do cérebro. As lesões silenciosas se associam a declínio cognitivo, dificuldade de aprendizado e de tomada de decisões, sendo também um fator de risco para futuros AVCs.

Profilaxia primária do AVC em pacientes com anemia falciforme

O Doppler transcraniano (DTC), além de detectar estenoses causadas por aterosclerose e vasospasmo pós-hemorragia subaracnóidea, também é capaz de identificar estenoses associadas à doença arterial causada pela AF. Como a maioria dos AVCs em pacientes com AF é decorrente de uma vasculopatia progressiva das artérias carótidas internas intracranianas ou dos segmentos proximais das artérias cerebrais médias e anteriores, o DTC é o exame de escolha para detecção não invasiva de lesões arteriais ainda assintomáticas. O grau de estenose não pode ser detectado pelo DTC. Apesar de ser difícil diferenciar o aumento de velocidade de fluxo decorrente de estenoses intracranianas daquele associado ao aumento de fluxo por circulação colateral, ambas as situações estão associadas à doença vascular intracraniana e são detectadas como anormais pelo DTC em pacientes com AF.

Velocidades de fluxo sanguíneo (velocidades médias) superiores a 190 cm/s em artérias da circulação carotídea, em pacientes portadores de AF detectadas por meio do DTC, são altamente sugestivas de estenoses. As velocidades de fluxo entre 150 e 190 cm/s são consideradas indeterminadas. Velocidades de fluxo até 150 cm/s são aceitas como decorrentes apenas da anemia. Velocidades de fluxo aumentadas possivelmente refletem descontrole da regulação do fluxo sanguíneo cerebral, que pode preceder a formação de estenose arterial detectada pela angiografia e promover essa formação por injúria endotelial.

Estudos prospectivos mostraram que pacientes com AF assintomáticos com alterações nas velocidades do fluxo sanguíneo das artérias carótidas e/ou artérias cerebrais médias (velocidades médias acima de 200 cm/s) apresentam risco bastante aumentado de apresentarem um primeiro evento isquêmico. Uma análise de sobrevivência em estudo prospectivo mostrou que uma velocidade média máxima no DTC entre 170 e 190 cm/s está associada a uma chance de 93% de permanecer livre de um AVC durante 40 meses; no entanto, se a velocidade máxima atingir 200 cm/s, essa chance diminuirá para 60%. Pacientes com tais alterações no DTC e submetidos a tratamento com politransfusão apresentam queda importante no risco de apresentarem AVCI. O objetivo da transfusão é manter a concentração de HbS menor do que 30% do total de Hb em um período de 21 dias. Portanto, o DTC tem sido recomendado na avaliação de todas as crianças assintomáticas com AF, para identificar aquelas que devem iniciar esquema profilático de politransfusão. O padrão de velocidades de fluxo sanguíneo detectado pelo DTC em adultos com AF é diferente do descrito em crianças (adultos apresentam velocidades de fluxo sanguíneo mais baixas); no entanto, a importância do DTC como exame para detecção de risco primário de AVC em adultos com AF não foi determinada. Crianças com velocidades médias máximas no DTC superiores a 200 cm/s em dois exames consecutivos devem ser tratadas com esquema de politransfusão periódica como profilaxia primária de um primeiro evento cerebrovascular. Estudo avaliando a suspensão do regime de transfusão periódica após pelo menos 30 meses de transfusões e normalização das velocidades no DTC mostrou altas taxas de conversão para DTC com padrão de alto risco de AVC e uma maior chance de eventos clínicos. No entanto, em pacientes com DTC anormal que receberam pelo menos 1 ano de transfusão periódica e não têm vasculopatia detectada pela angiorressonância de artérias intracranianas, hidroxiureia pode ser utilizada em substituição a transfusões periódicas na prevenção primária de AVC.

A American Heart Association Stroke Council e a American Academy of Neurologists recomendam que o DTC seja utilizado como método de rastreio em crianças com doença falciforme desde os 2 anos de idade. A recomendação da diretriz brasileira de DTC em crianças e adolescentes com doença falciforme é que o exame seja realizado nos pacientes com doença falciforme, formas SS, SC e Sβ-talassemia, de 2 a 16 anos, com frequência a depender do resultado do exame (Tabela 48.1).

Ressonância magnética e angiorressonância de artérias intracranianas em pacientes com anemia falciforme

Infartos cerebrais em crianças com AF assintomáticas, do ponto de vista neurológico, têm sido denominados "infartos silenciosos" e são descritos em até 22% dos pacientes. Estudos recentes descrevem anormalidades na RM de encéfalo em até 44% das crianças com AF. Pacientes com infartos silenciosos apresentam testes neuropsicológicos alterados, principalmente quando avaliados testes aritméticos, vocabulário, velocidade motora e coordenação. Infartos silenciosos identificados na idade de 6 anos ou mais, em pacientes com AF, estão associados ao risco aumentado de AVC.

A terapia transfusional diminui o risco de novos infartos silenciosos e de AVC em crianças que têm tanto exame de DTC anormal quanto infartos silenciosos na RM de encéfalo. O achado de infarto silencioso em uma criança com AF reforça a necessidade de investigação com DTC e de terapia transfusional, caso esse exame esteja alterado. Um DTC anormal, por sua vez, deve ser complementado com RM de encéfalo, já que pacientes com alterações em ambos os exames apresentam maior risco de apresentarem novas lesões silenciosas na RM ou AVC.

Tabela 48.1 Recomendações para a frequência para realização do Doppler transcraniano (DTC) em pacientes com anemia falciforme entre 2 e 16 anos, de acordo com a velocidade média máxima do fluxo sanguíneo cerebral na artéria cerebral média.

Resultado DTC	Velocidade média máxima (cm/s)	Frequência de exame
Ausência de janela acústica		Considerar outra técnica para avaliação de vasculopatia (p. ex., angiorressonância magnética)
Dificuldades técnicas		Repetir em 3 meses
Velocidades baixas	< 70 cm/s	Repetir em 1 mês, considerar neuroimagem
Normal	< 170 cm/s	Repetir em 1 ano
Condicional baixo	170-184	Repetir em 3 meses, se normal, repetir em 1 ano
Condicional alto	185-199	Repetir em um mês Se condicional alto, repetir a cada 3 meses Se condicional alto novamente, considerar realização de angiorressonância ou início de terapia transfusional
Anormal	≥ 200-219	Repetir em um mês Se ≥ 200, iniciar terapia transfusional Se exame subsequente for condicional alto, repetir em 1 mês Se exame subsequente for condicional baixo, repetir em 3 mês Se exame normal, repetir em 1 ano
	≥ 220	Iniciar transfusão periódica

Profilaxia secundária e tratamento da fase aguda do AVC no paciente com anemia falciforme

Pacientes com AF não foram incluídos em ensaios clínicos de profilaxia secundária de AVC, como estudos de medicações antiplaquetárias. Nas décadas de 1970 e 1980, dados de diversas séries clínicas sugeriram que crianças com AF tinham alta taxa de recorrência pós-AVC (principalmente nos primeiros 3 anos pós-evento) e que a terapia transfusional reduzia drasticamente esse risco. Portanto, a terapia com transfusões periódicas tornou-se rotina em crianças com AF que apresentaram AVC como profilaxia secundária, apesar de não ter sido sistematicamente avaliada em estudo controlado. Estudo comparando terapia transfusional periódica associada à quelação de ferro e hidroxiureia mostrou que a terapia transfusional permanece com melhor opção na profilaxia secundária de AVC em pacientes com AF.

A transfusão também é utilizada na fase aguda do AVC em pacientes com AF após estabilização clínica, mas também não há estudos controlados de transfusão nesse cenário. Em adultos, não há dados que corroborem o uso de transfusões periódicas nem como profilaxia primária tampouco como tratamento. Também não se sabe se transfusões periódicas reduzem o risco de recorrência de AVC hemorrágico nesses pacientes, apesar de serem frequentemente utilizadas, principalmente no preparo para o estudo de angiografia digital. As transfusões periódicas podem reduzir o estresse hemodinâmico de forma contínua, o que potencialmente pode diminuir o risco de ruptura de aneurismas e pequenas artérias, mas estudos ainda são necessários para testar o impacto dessa terapia em AVC hemorrágico nos pacientes falcêmicos.

Tratamento com rt-PA deverá ser considerado na fase aguda do AVCI no paciente adulto com AF se não existirem contraindicações dentro das primeiras 4,5 horas do início dos sintomas. Não há uma justificativa para excluir o paciente adulto com AF do tratamento com medicação trombolítica. Hidratação adequada, normotermia, controle glicêmico e pressórico (evitar a hipotensão arterial) são cuidados adicionais que devem ser tomados.

A síndrome de Moyamoya é uma angiopatia com várias etiologias subjacentes, como doença falciforme, trissomia 21 e neurofibromatose, sendo caracterizada pela presença de vasos semelhantes a fumaça na base do cérebro, semelhantes à doença de Moyamoya, e pela presença de alterações estenóticas da artéria carótida interna intracraniana. O diagnóstico de Moyamoya é confirmado por angiografia por ressonância magnética cerebral ou angiografia convencional. Padrão angiográfico Moyamoya é observado em aproximadamente 20 a 40% dos pacientes com AF que tiveram um AVC. Essa vasculopatia está também associada a hemorragia intracraniana devido à ruptura vascular. No paciente com AF e síndrome de Moyamoya que teve um AVC o tratamento com transfusões periódicas também é indicado. Em caso de falha terapêutica deve-se considerar o tratamento com revascularização (direta ou indireta, a depender das características anatômicas da circulação intracraniana).

Perspectivas futuras

O transplante de medula óssea pode ser curativo em pacientes com AF e é uma alternativa para prevenção de AVC. A escassez de doadores com HLA idêntico é o maior obstáculo ao transplante, e não há consenso nas indicações desse tratamento em pacientes com AF e AVC prévio. No entanto, o transplante permanece como opção para alguns pacientes, especialmente para aqueles com alto risco de eventos clínicos graves, incluindo pacientes com AVC. O cenário do tratamento da doença falciforme continua a evoluir rapidamente, com novas terapias modificadoras da doença em desenvolvimento e opções potencialmente curativas no horizonte. Até recentemente, o transplante de células-tronco alogênicas era a única cura comprovada para a AF. A terapia gênica está ganhando destaque na discussão como uma opção potencialmente curativa ou altamente modificadora da doença para diminuir as complicações da doença, incluindo a doença cerebrovascular.

49

Vasculites do Sistema Nervoso

Lívia Almeida Dutra • Octavio Marques Pontes-Neto

INTRODUÇÃO

As vasculites do sistema nervoso central (SNC) são doenças inflamatórias que acometem vasos de diferentes calibres e regiões cerebrais e da medula. Didaticamente, classificamos as vasculites do SNC como primárias ou secundárias.

A maioria das vasculites do SNC é secundária a vasculites sistêmicas ou quadros infecciosos, envolvendo vasos de pequeno e médio calibre (Tabela 49.1). Os sintomas neurológicos podem representar a primeira manifestação de uma doença sistêmica; assim, é importante triar o envolvimento de outros órgãos como vias aéreas e rins. Denominamos "vasculite primária" aquela que envolve exclusivamente o SNC, o que requer uma investigação extensa. Discutiremos um pouco mais sobre as vasculites do SNC adiante.

EPIDEMIOLOGIA E QUADRO CLÍNICO

Vasculite é um processo patológico raro, caracterizado por processo inflamatório envolvendo a parede vascular. A incidência de vasculite primária do SNC (VPSNC) é estimada em 1 caso para cada 1 milhão de habitantes. No lúpus eritematoso sistêmico (LES), a vasculite do SNC ocorre em apenas 7% dos pacientes. Assim, a maioria dos casos diagnosticados como vasculite são *vasculopatias,* ou seja, oclusão vascular sem mecanismo inflamatório.

Não há quadro clínico patognomônico de vasculite do SNC. Os pacientes podem apresentar manifestações agudas (déficits neurológicos focais, quadro demencial rapidamente progressivo, crises epilépticas) ou quadros brandos e crônicos (cefaleias e encefalopatias). As vasculites secundárias costumam acometer indivíduos mais jovens (acompanhando a incidência das doenças inflamatórias sistêmicas). Apesar de a VPSNC classicamente acometer pacientes de meia-idade, e apresentar curso monofásico e progressivo, mais recentemente demonstrou-se que a doença também acomete pacientes jovens, de forma crônica ou recorrente.

Os dados da história clínica e envolvimento sistêmico são fundamentais. A seguir descreveremos um pouco mais sobre as principais causas de vasculite do SNC e seus diagnósticos diferenciais

Vasculite primária do sistema nervoso central

Inicialmente descrita como uma angiite granulomatosa que tipicamente afetava homens de meia-idade, evidências mais recentes revelam que a doença também pode ocorrer em pacientes jovens, apresentando-se de forma crônica ou recorrente e exibindo diferentes subtipos histopatológicos.

Tabela 49.1 Diagnóstico diferencial das vasculites do sistema nervoso.

Vasculites secundárias

Vasculites sistêmicas com envolvimento do sistema nervoso central
- Arterite temporal
- Poliarterite nodosa
- Granulomatose com poliangiite
- Síndrome de Churg-Strauss
- Doença de Kawasaki
- Síndrome de Cogan
- Púrpura de Henoch-Schönlein
- Epiteliopatia pigmentar placoide multifocal posterior aguda
- Poliangiite microscópica
- *Microscopic polyangiitis*

Vasculites associadas a doenças do tecido conjuntivo ou outras doenças sistêmicas
- Lúpus eritematoso sistêmico (a maioria das vasculopatias lúpicas não são vasculíticas)
- Síndrome de Sjögren
- Doença de Behçet
- Doença enxerto *versus* hospedeiro
- Doença de Buerger
- Artrite reumatoide
- Dermatomiosite
- Policondrite recidivante
- Susac
- Sarcoidose

Vasculites associadas ao câncer
- Doenças linfoproliferativas
- Leucemia
- Granulomatose linfomatoide/linfoma angiocêntrico

Vasculites infecciosas
- Sífilis
- HIV
- Vírus varicela-zóster
- Hepatite C
- *Borrelia burgdorferi*
- *Mycobacterium tuberculosis*

Vasculites induzidas por drogas ou outras vasculites

Vasculopatias
- Ateromatose
- Dissecção arterial
- Displasia fibromuscular
- Vasculopatia pós-radiação
- CADASIL
- Doença de Fabry
- Moyamoya
- Hipertensão maligna
- Síndrome de vasoconstrição reversível
- Abscesso (toxoplasmose)

Desordens inflamatórias do sistema nervoso central
- Meningites crônicas assépticas
- Esclerose múltipla
- Mielite transversa
- Encefalomielite desmielinizante aguda
- Angiopatia amiloide cerebral inflamatória
- Encefalites autoimunes

CADASIL: arteriopatia cerebral autossômica dominante com infartos subcorticais e leucoencefalopatia

Os sintomas podem variar desde manifestações agudas, como déficits neurológicos focais, demência rapidamente progressiva e crises epilépticas, até quadros mais brandos e prolongados, como cefaleia e encefalopatia.

A fisiopatologia subjacente da doença permanece em grande parte desconhecida. No entanto, a imuno-histoquímica de biópsias cerebrais revelou infiltrado de células T ao redor da parede dos vasos afetados, sugerindo um possível mecanismo autoimune direcionado contra um antígeno específico presente na parede vascular. Outra via inflamatória que parece estar presente é a da cascata do complemento. Em alguns casos houve relato de associação entre VPSNC e imunodeficiências, como infecção pelo HIV e a imunodeficiência comum variável, possivelmente devido à dismodulação do sistema imune. Também é observada deposição da proteína beta-amiloide na parede dos vasos em um número pequeno de pacientes, caracterizando uma angiopatia amiloide, e há associação entre esses depósitos e a inflamação vascular. Em cerca de 5% dos pacientes com VPSNC, a investigação para exclusão de envolvimento sistêmico revela a presença de linfoma, indicando uma possível origem paraneoplásica para a vasculite.

Vasculites infecciosas do sistema nervoso central

É importante verificar antecedente de herpes-zóster ou varicela no último ano, já que a vasculopatia associada ao vírus varicela-zóster pode causar eventos cerebrovasculares até 1 ano após primoinfecção ou reativação. O *status* sorológico para HIV deve ser determinado, já que pacientes com SIDA podem apresentar vasculite secundária a infecções oportunísticas como citomegalovírus (CMV), mas também secundária ao próprio vírus (vasculopatia do HIV associada à compartimentalização do vírus). Quadro clínico sugestivo de envolvimento meníngeo deve ser questionado, uma vez que meningites bacterianas agudas, meningotuberculose e doença de Lyme também cursam com vasculite (tropismo vascular do agente infeccioso ou ainda infiltração da parede do vaso por exsudato).

Vasculites do sistema nervoso central secundárias a doenças sistêmicas

Sintomas das vasculites sistêmicas que envolvem vasos de pequeno e médio calibre – lúpus eritematoso sistêmico (LES), doença de Behçet (DB), dermatomiosite, poliarterite nodosa (PAN), granulomatose com poliangiite (GP) devem ser ativamente interrogados (p. ex., aftas, lesões cutâneas, sintomas respiratórios, urinários, visuais, artralgias, fotossensibilidade, *rash* malar, dor testicular). A história de múltiplas infecções respiratórias durante a infância sugere imunodeficiência e, portanto, maior chance de doenças autoimunes ou ainda infecções oportunistas. Como o linfoma intravascular e a linfomatose granulomatoide (um estado pré-linfomatoso associado ao vírus Epstein-Barr [EBV]) podem infiltrar artérias intracranianas simulando vasculite, os sintomas B devem ser questionados.

Diagnósticos diferenciais das vasculites do sistema nervoso central

Síndrome de vasoconstrição cerebral reversível

O principal diagnóstico diferencial da VPSNC é a síndrome de vasoconstrição cerebral reversível (SVCR), causada por alterações no controle do tônus vascular cerebral espontâneo ou ainda associada a fatores exógenos (uso de medicações vasoativas por exemplo). O principal sintoma na SVCR é a cefaleia em trovoada, encontrada em mais de 90% dos pacientes. A cefaleia pode recorrer várias vezes por dia ao longo de 3 semanas, e os pacientes podem apresentar déficits focais, infartos, hematomas intraparenquimatosos e hemorragia subaracnoide (HSA) cortical. Em quase metade dos pacientes identificamos fatores desencadeantes (Tabela 49.2).

Tabela 49.2 Fatores desencadeantes para síndrome de vasoconstrição cerebral reversível (SVCR).

Gravidez e puerpério	Eclâmpsia, pré-eclâmpsia e eclampsia pós-parto
Exposição a drogas vasoativas e produtos derivados do sangue	Inibidores seletivos da recaptação de serotonina, sumatriptano, isometepteno, cocaína, *ecstasy*, derivados de anfetamina, maconha, ácido lisérgico, tacrolimo, ciclofosfamida, eritropoetina, imunoglobulina humana endovenosa, concentrados de hemácias, pseudoefedrina, ergotamina, metisergida, bromocriptina
Miscelânea	Hipercalcemia, porfiria, feocromocitoma, tumor carcinoide brônquico, aneurisma cerebral sacular não roto, trauma de crânio, hematoma subdural medular, endarterectomia e procedimentos neurocirúrgicos
Idiopático	Associado a cefaleias como migrânea, cefaleia em trovoada primária, cefaleia benigna do esforço, cefaleia orgástica benigna

O líquido cefalorraquidiano (LCR) pode cursar com discreta pleocitose e hiperproteinorraquia (celularidade < 10 e proteína < 80). Para o diagnóstico de SVCR é necessário demonstrar vasoconstrição na fase aguda (por meio da arteriografia, angio-TC ou angio-RM) seguido por reversão dos achados em até 12 semanas. Não é possível diferenciar VPSNC e SVCR pela clínica ou por exames de imagem. Lembre-se de que as vasculopatias são muito mais frequentes do que as vasculites.

Linfoma angiocêntrico do sistema nervoso central

O linfoma angiocêntrico do SNC é uma forma rara de linfoma não Hodgkin caracterizada por uma proliferação angiocêntrica de células linfoides atípicas. Clinicamente, os pacientes com linfoma angiocêntrico do SNC podem apresentar uma variedade de sintomas neurológicos, incluindo cefaleia, alterações do estado mental, déficits focais, convulsões e sinais meníngeos. Nos exames de imagem, como a ressonância magnética cerebral, observam-se frequentemente lesões infiltrativas com realce homogêneo ou heterogêneo, localizadas principalmente no tronco cerebral, cerebelo ou lobo temporal, podendo haver extensão para as meninges e estruturas adjacentes. O diagnóstico é confirmado por biópsia cerebral, que demonstra uma proliferação de células linfoides angiocêntricas, frequentemente associada a áreas de necrose e hemorragia. Na histopatologia, os achados de hematoxilina-eosina (HE) mostram células linfoides atípicas que infiltram os vasos sanguíneos, enquanto a imuno-histoquímica revela positividade para marcadores linfoides, como CD20 e CD3.

Inflamação relacionada à angiopatia amiloide cerebral

A inflamação relacionada à angiopatia amiloide cerebral (CAA-RI) é uma condição rara que afeta o SNC e cursa com reação inflamatória perivascular secundária aos depósitos de proteína beta-amiloide. Os achados clínicos na CAA-RI incluem início agudo ou subagudo de cefaleia, alterações no comportamento e na consciência, déficits neurológicos focais e convulsões. Os achados de ressonância magnética na CAA-RI incluem hiperintensidades unifocais ou multifocais na substância branca profunda ou subcortical, em alterações do sinal de inversão atenuada por fluido (FLAIR), bem como achados consistentes com angiopatia amiloide cerebral.

Doença associada ao anticorpo da glicoproteína da mielina de oligodendrócitos e encefalites autoimunes

Recentemente, foram documentados casos de vasculite do SNC associados a anticorpos contra células gliais, incluindo o anticorpo anti-MOG (contra a glicoproteína da mielina de oligodendrócitos) e o anti-GFAP (contra a proteína ácida fibrilar glial). Uma revisão abrangente de 14 casos pediátricos revelou que alguns pacientes inicialmente diagnosticados com vasculite primária do SNC, na verdade, apresentavam outras condições, como síndromes neurológicas relacionadas ao anti-MOG, linfo-histiocitose hemofagocítica restrita ao SNC, encefalite antirreceptor de GABA-A e síndrome de Aicardi Goutières. Portanto, é crucial incluir doenças genéticas compatíveis com imunodesregulação no espectro de diagnóstico diferencial das vasculites primárias do SNC.

Vasculopatias hereditárias

Vasculopatias associadas à deficiência da adenosina desaminase 2

A deficiência de adenosina desaminase 2 (DADA2) é uma condição genética causada por mutações em ambas as cópias do gene *ADA2*. O *ADA2* é amplamente expresso em células mieloides, e sua ausência resulta na polarização de macrófagos para um tipo inflamatório M1 e ativação de neutrófilos. Embora a patogênese das manifestações imunológicas e hematológicas não seja totalmente compreendida, a apresentação clínica varia consideravelmente, desde indivíduos assintomáticos até casos graves de vasculite e diversas manifestações autoinflamatórias, imunológicas e hematológicas. A vasculite associada à DADA2 se assemelha à poliarterite nodosa, sendo acompanhada por erupções cutâneas características de aspecto reticulado ou racemoso e comprometimento do SNC na forma de acidente vascular cerebral (AVC) isquêmico ou hemorrágico. Manifestações imunológicas incluem hipogamaglobulinemia e suscetibilidade a infecções recorrentes. A linfopenia é a manifestação hematológica mais comum, embora casos graves possam apresentar aplasia pura de células vermelhas e falência da medula óssea. A doença é altamente heterogênea, com pacientes portadores da mesma mutação exibindo variabilidade na gravidade dos sintomas, inclusive dentro da mesma família. Atualmente, os inibidores do fator de necrose tumoral (anti-TNF) são a escolha de tratamento para manifestações vasculíticas e inflamatórias, e para prevenir AVCs. Um agente anti-interleucina-6 (IL-6), tocilizumabe, demonstrou controlar a inflamação, mas não foi capaz de prevenir a recorrência de AVCs. Outros agentes com sucesso variado incluem sirolimo, micofenolato de mofetila (MMF), talidomida e colchicina. Para manifestações hematológicas graves, como aplasia pura de células vermelhas, falência da medula óssea e imunodeficiência, o transplante de células-tronco hematopoéticas é considerado uma opção curativa.

Telangiectasia hemorrágica hereditária

A telangiectasia hemorrágica hereditária (HHT), também conhecida como "doença de Osler-Weber-Rendu", é uma doença genética de herança autossômica dominante na qual os pacientes desenvolvem vasos sanguíneos frágeis, com lesões telangiectásicas na pele, mucosa oral e nasal, bem como no trato gastrointestinal. A HHT tem uma prevalência relatada na Dinamarca de 1:6.500. Além dos sintomas cosméticos das telangiectasias, os pacientes com HHT frequentemente sofrem com sangramentos problemáticos e recorrentes, mais comumente sangramentos nasais, e a anemia é um desafio comum. A HHT também pode causar malformações vasculares em órgãos internos, conhecidas como "malformações arteriovenosas (MAVs)", que podem ocorrer no fígado, pulmões, medula espinhal (raro) e cérebro. Estudos anteriores mostraram uma prevalência aumentada de morbidade neurológica em pacientes com HHT. Em uma análise nacional recente nos EUA (2005-2014), pacientes com malformações arteriovenosas pulmonares (PAVMs) apresentam AVC isquêmico uma década antes do que o AVC rotineiro, resultando em uma perda de 9 anos adicionais de vida saudável por paciente. Mais de 80% dos pacientes têm HHT subjacente. O mecanismo predominante do AVC é a embolização paradoxal de êmbolos ricos em plaquetas, com a deficiência de ferro emergindo como um fator de risco modificável. Os AVCs relacionados a PAVM podem ser corticais ou subcorticais, mas raramente causam oclusões proximais de vasos grandes. A terapia antiplaquetária única pode ser eficaz para profilaxia secundária de AVC, sendo que a terapia dupla antiplaquetária ou anticoagulação requer análise de risco-benefício meticulosa devido ao risco de agravar a deficiência de ferro.

Síndrome de Marfan

Síndrome de Marfan é uma condição genética de herança autossômica dominante, causada por uma mutação no gene *FBN1*, um dos genes que constitui a *fibrilina*, que resulta na formação de tecido conjuntivo anormal e pode levar ao enfraquecimento das paredes dos vasos sanguíneos, aumentando o risco de aneurismas e dissecções arteriais.

Síndrome de Ehlers-Danlos

As síndromes de Ehlers-Danlos (SED) abrangem um conjunto de doenças genéticas do tecido conjuntivo, caracterizadas por mutações genéticas que afetam a produção de colágeno e resultam em características como hiperextensibilidade da pele, articulações hiperflexíveis e fragilidade tecidual. Os sintomas variam de leves a graves e incluem pele elástica, articulações soltas, cicatrização lenta de feridas e fragilidade vascular. Cada tipo de SED está associado a mutações específicas em genes que codificam diferentes tipos de colágeno ou enzimas envolvidas em sua produção, com padrões de herança genética variáveis, como herança autossômica dominante ou recessiva. O diagnóstico é baseado na avaliação clínica e, às vezes, em testes genéticos.

Angiopatia amiloide cerebral hereditária

A angiopatia amiloide cerebral hereditária é uma condição genética na qual depósitos de proteína amiloide se acumulam nos vasos sanguíneos do cérebro, aumentando o risco de hemorragias cerebrais.

Doença de Fabry

A doença de Fabry é uma condição genética rara causada pela deficiência da enzima alfagalactosidase A, levando ao acúmulo de globotriaosilceramida (Gb3) em vários órgãos, incluindo o SNC. Isso aumenta o risco de AVC em pacientes com Fabry por várias razões. Primeiro, o acúmulo de Gb3 nos vasos sanguíneos pode levar à disfunção endotelial e à formação de placas ateroscleróticas, predispondo ao AVC isquêmico. Além disso, as alterações cardíacas associadas à doença, como hipertrofia ventricular esquerda e disfunção diastólica, aumentam o risco de formação de coágulos no coração, que podem embolizar para o cérebro e causar AVC embólico.

INVESTIGAÇÃO COMPLEMENTAR

A hipótese de vasculite do SNC habitualmente surge após a realização de exames de imagem. A VPSNC cursa com lesões na ressonância magnética (RM) de crânio em 90% dos casos, nas sequências ponderadas em T2 e lesões isquêmicas de diferentes idades. Em um terço dos casos há captação de gadolínio e envolvimento leptomeníngeo (Figura 49.1).

Assim, o exame de maior sensibilidade no diagnóstico da VPSNC é a RM de crânio. Alguns pacientes podem apresentar HSA, lesões medulares e pseudotumorais. A VPSNC pode mimetizar a esclerose múltipla e a encefalite de Rasmussen.

Alguns achados de imagem sugerem vasculite de etiologia sistêmica:

- Linfoma angiocêntrico: lesões isquêmicas, lesões de substância branca inespecíficas, lesões expansivas ou ainda lesões hiperintensas pontinas. Habitualmente não há captação de contraste. A imagem difere daquela típica do linfoma primário do SNC
- DB: lesões hiperintensas em T2 e FLAIR envolvendo a transição mesodiencefálica. Pode haver envolvimento do tálamo, cápsula interna, região frontal e hipocampal
- GP: espessamento meníngeo com captação de contraste, pseudotumor inflamatório em órbita, hiperintensidade em substância branca

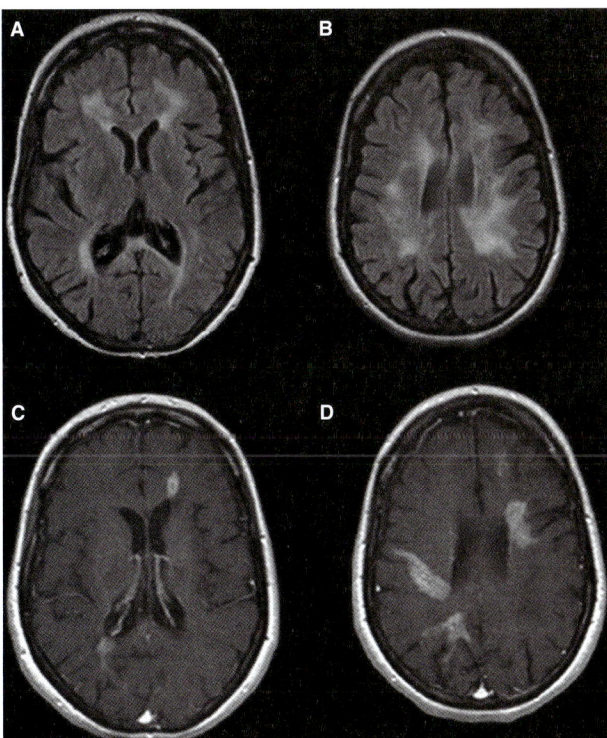

Figura 49.1 Ressonância magnética (RM) de crânio na vasculite primária do sistema nervoso central (VPSNC). **A** e **B.** RM de crânio, sequência FLAIR. Observe lesões hiperintensas em região periventricular. **C** e **D.** Sequência T1 com contraste. Observe o padrão de captação de contraste. Arteriografia digital normal, biópsia cerebral mostrou VPSNC tipo necrosante.

- PAN: múltiplos pseudoaneurimas no território da artéria cerebral média.

Os estudos de *vessel wall* (sequência de RM para estudo de vaso) podem ajudar na diferenciação entre vasculites e vasculopatias, de acordo como o padrão de captação de gadolínio encontrado na parede do vaso. Nas vasculites, a captação de contraste é circunferencial, enquanto na aterosclerose a captação de contraste está localizada na placa de ateroma.

Nos exames de laboratório podemos encontrar discreto aumento de proteínas de fase aguda (velocidade de hemossedimentação [VHS] e proteína C reativa [PCR]) nas vasculites sistêmicas ou na VPSNC. Solicitamos de rotina na investigação das vasculites autoanticorpos (fator antinuclear [FAN], anticorpo perinuclear de neutrófilo [p-ANCA], anticorpo citoplasmático de neutrófilo [c-ANCA], anticardiolipinas e anticoagulante lúpico), tomografia de tórax e abdome, *clearance* de creatinina e proteinúria de 24 horas, sorologia para HIV e sífilis, dosagem de imunoglobulinas e eletroforese por imunofixação. Nas vasculites primárias os autoanticorpos devem ser negativos.

O LCR está alterado em 80 a 90% dos pacientes, porém com baixa especificidade. Quando alterado, o LCR apresenta pleocitose e discreta hiperproteinorraquia. Na suspeita de vasculopatia da varicela solicitamos anticorpos contra vírus varicela-zóster (sangue e LCR), com objetivo de demonstrar produção intratecal de anticorpos. Bandas oligoclonais podem ocorrer em pacientes com doenças sistêmicas; assim, não indicam a etiologia da vasculite.

O critério diagnóstico da VPSNC requer arteriografia digital com achados sugestivos ou biópsia cerebral compatível com vasculite, na ausência de envolvimento sistêmico. Consideramos achados sugestivos de VPSNC a estenose focal, a dilatação pós-estenótica, o aspecto de contas de rosário, oclusões focais, vasos colaterais e fluxo lentificado. É importante lembrar que os achados não são específicos da VPSNC e foram descritos em vasculopatias e na aterosclerose. Como vasos de pequeno calibre não são adequadamente visualizados pela arteriografia digital, um exame normal não exclui o diagnóstico. A biópsia cerebral é o exame padrão ouro, e sua amostra deve conter córtex, substância branca e leptomeninges. Pelo fato de o linfoma angiocêntrico e de outras patologias mimetizarem os achados da arteriografia, a recomendação é realizar biópsia cerebral sempre que possível, com amostra de parênquima e meninge, mesmo que a arteriografia seja sugestiva de vasculite do SNC. A taxa de complicação clínica/neurológica após biópsia cerebral é em torno de 1% e os achados do exame mudam o diagnóstico em 39% dos casos (Figura 49.2).

Além da coloração padrão, em HE, deve-se solicitar imuno-histoquímica para marcadores de linfócitos (painel pan-B, pan-T), pesquisa de beta-amiloide na parede do vaso e pesquisa de IgG4 na peça anatômica. A VPSNC é caraterizada por infiltrado multifocal e segmentar de pequenos vasos do SNC por linfócitos T, associado a granulomas, necrose fibrinoide e, em alguns casos, depósitos de beta-amiloide. De acordo com os achados histopatológicos, a VPSNC pode ser classificada como granulomatosa, linfocítica, necrotizante ou ainda associada à proteína beta-amiloide. Além dos estudos em HE, deve-se solicitar imuno-histoquímica para marcadores linfoides (painel pan-B, pan-T) e pesquisa de amiloide. Em casos específicos fazemos hibridização *in situ* para alguns vírus como EBV.

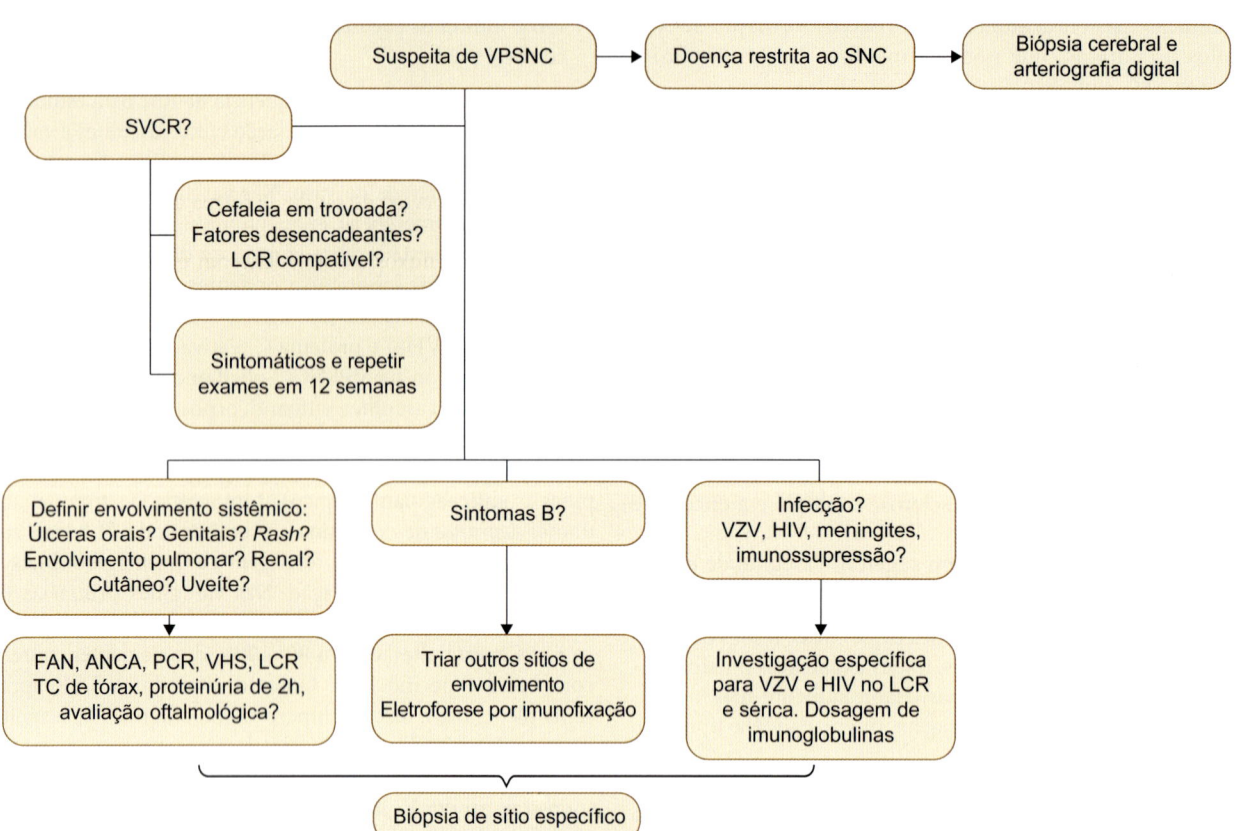

Figura 49.2 Investigação da vasculite primária do sistema nervoso central (SNC). ANCA: anticorpo anticitoplasma de neutrófilo; FAN: fator antinuclear; HIV: vírus da imunodeficiência humana; LCR: líquido cefalorraquidiano; PCR: proteína C reativa; SVCR: síndrome de vasoconstrição cerebral reversível; VHS: velocidade de hemossedimentação; VPSNC: vasculite primária do SNC; VZV: vírus varicela-zóster.

TRATAMENTO

Pacientes com VPSNC e envolvimento de pequeno calibre podem ser tratados com corticosteroide e azatioprina ou MMF. A ciclofosfamida é utilizada apenas quando há envolvimento de vasos de médio calibre, sempre associada a corticosteroide, como por exemplo no envolvimento de troncos arteriais do polígono de Willis. Nestes casos os pacientes recebem tratamento de indução com 6 pulsos de ciclofosfamida (0,75 g/m^2) e a manutenção é realizada com azatioprina ou MMF. Casos refratários podem ser tratados com rituximabe, tocilizumabe e infliximabe. Estudos preliminares mostram que o uso combinado de aspirina e corticosteroide pode apresentar melhor resposta, achado também descrito em outras vasculites.

Pacientes com quadro clínico sugestivo de SVCR devem receber verapamil para controle da dor e corticosteroide deve ser evitado. Os pacientes devem ser seguidos e o exame de imagem repetido em 12 semanas, para verificar reversão dos achados. Em paralelo a investigação para vasculite sistêmica deve ser completada.

Pacientes com vasculite secundária do sistema nervoso devem ser tratados para a doença de base. O tratamento de escolha para LES, DB e GP é ciclofosfamida com corticosteroide. O total de pulsos de ciclofosfamida varia de acordo com a doença de base. GP e LES refratários são tratados com rituximabe, enquanto pacientes com DB refratários são tratados com infliximabe. Nas vasculites primárias ou secundárias o tratamento imunossupressor deve ser mantido por pelo menos 1 a 2 anos.

Na vasculopatia da varicela o tratamento de escolha é aciclovir endovenoso por mínimo 14 dias associado a pulsoterapia com corticosteroide.

EVOLUÇÃO

Pacientes com SVCR apresentam evolução benigna, com mortalidade estimada de 1,4%. Aproximadamente 5% dos pacientes recorrem, apenas com vasoconstrição e sem lesões parenquimatosas. Foi descrita associação entre SVCR e PRES (38%) e dissecção de vasos cervicais (8%).

A presença de envolvimento neurológico em qualquer doença sistêmica é marcador de pior prognóstico e os pacientes devem ser seguidos regularmente. A mortalidade anual na VPSNC é em torno de 7%, independente da terapia imunossupressora. Aproximadamente 51% dos sobreviventes apresentaram prognóstico reservado após 35 meses de acompanhamento. Há relatos de melhor prognóstico nas vasculites de pequenos vasos (VPSNC com arteriografia normal e biópsia positiva), especialmente nos subtipos necrotizante e linfocítico.

50

Organização do Atendimento Integrado ao Paciente com Acidente Vascular Cerebral

Sheila O. Martins

INTRODUÇÃO

Globalmente, o acidente vascular cerebral é a segunda causa de morte e uma das principais causas de incapacidade. O número de pessoas que morrem ou permanecem incapazes por AVC quase dobrou nas últimas três décadas, com o maior impacto nos países de baixo e médio desenvolvimento (86% das mortes no mundo e 89% dos anos de vida perdidos vividos com incapacidade devido ao AVC).[1] Apesar dos recentes avanços na prevenção, cuidado de fase aguda e reabilitação, a prevalência do AVC continua aumentando. Em parte, isso se deve à sobrevivência de mais pessoas com incapacidade por AVC, mas também é devido ao aumento de sua incidência, pois as ações baseadas em evidência que reduziriam sua carga não têm sido traduzidas em ações globais.

Para reduzir efetivamente o impacto do AVC é necessário organizar o cuidado integral do paciente, desde a prevenção primária, atendimento agudo, reabilitação, prevenção secundária e reintegração social. No Brasil, que tem novamente o AVC como primeira causa de mortalidade, com 112.052 mortes em 2023,[2] esta organização do cuidado é chamada "linha de cuidado do AVC". Neste capítulo discutimos os elementos fundamentais da linha de cuidado do AVC, a estrutura e profissionais necessários para sua implementação e as relações entre os diferentes pontos de atenção.

LINHAS DE CUIDADO DO AVC

Linhas de cuidado são definidas como um mecanismo de integração de recursos e práticas de saúde, seguindo diretrizes assistenciais. Elas detalham o caminho do paciente entre diferentes unidades de saúde, para diagnósticos e tratamentos em conformidade com as necessidades epidemiológicas. Essas linhas facilitam a comunicação entre equipes, serviços e pacientes, centradas na organização de ações e padronização de recursos. Ao coordenar os cuidados e a estrutura da Rede de Atenção à Saúde (RAS), as unidades de atenção primária têm um papel central na gestão dos fluxos de atendimento, harmonizando o itinerário do paciente nos diversos níveis de assistência. As linhas de cuidado apresentam como objetivos:

- Orientar o serviço de saúde de forma a centrar o cuidado no paciente e em suas necessidades
- Demonstrar fluxos assistenciais com planejamentos terapêuticos seguros nos diferentes níveis de atenção
- Estabelecer o "percurso assistencial" ideal dos indivíduos nos diferentes níveis de atenção de acordo com suas necessidades.

O objetivo da linha de cuidado do AVC é reduzir a morbidade e mortalidade pela doença por meio da criação de uma rede de atendimento de cuidados abrangentes aos pacientes, abordando todas as suas demandas por assistência médica.

Na linha de cuidado do AVC, todos os pontos de atenção devem ser vistos como potencial porta de entrada do paciente, e os profissionais de cada ponto devem estar capacitados para cumprir o seu papel ou referenciar, da forma mais rápida e efetiva possível, o paciente para o nível de complexidade mais alto. Os componentes da linha de cuidado são:

- Unidades de atenção primária à saúde
- Serviço de Atendimento Móvel de Urgência (SAMU 192) e centrais de regulação
- Unidades de atendimento de emergência fora do hospital (UPA 24 horas) e emergência de hospitais gerais (não referência para o AVC)
- Centro de AVC (habilitados no Brasil como centro de AVC tipo I, II e III)
- Unidades de Cuidados Especializados (ambulatório)
- Leitos hospitalares para longa permanência hospitalar
- Cuidados domiciliares
- Serviços de reabilitação ambulatorial e hospitalar
- Serviço de reinserção social.

Unidades de atenção primária à saúde

A atenção primária é caracterizada por um conjunto de ações de saúde, tanto individuais quanto coletivas, que abrangem promoção e proteção da saúde, prevenção de doenças, diagnóstico, tratamento, reabilitação, redução de danos e manutenção da saúde, visando desenvolver um cuidado abrangente da população de uma determinada área. Para o AVC agudo, as ações da atenção primária visam ao reconhecimento do quadro e ao imediato acionamento do SAMU para que o paciente seja transferido para um centro de AVC. No entanto, seu papel fundamental é a promoção de estilos de vida saudáveis e prevenção primária de doenças cardiovasculares por meio de diagnóstico precoce e tratamento dos fatores de risco. Após a hospitalização, é essencial o acompanhamento pela equipe de Atenção Primária, podendo ser necessária a coordenação de atenção domiciliar, cuidados especializados, ambulatório de anticoagulação ou apoio para reintegração social, conforme a necessidade de cada caso.

Serviço de Atendimento Móvel de Urgência (SAMU)

O SAMU, ou a ambulância responsável pelo transporte de pacientes urgentes na região, desempenha um papel central na regulação e encaminhamento de pacientes com AVC agudo para hospitais especializados. Sua equipe, composta por médicos, operadores de regulação e rádio, é treinada para coordenar chamadas urgentes, classificar prioridades e assegurar um fluxo adequado de encaminhamentos dentro da Rede de Atenção à Saúde. A comunicação eficaz com o hospital receptor, a utilização de protocolos padronizados e a pré-notificação são essenciais para garantir o atendimento adequado conforme orientações do Ministério da Saúde.

Unidades de Pronto Atendimento (UPAs) e atendimento de emergência em hospitais gerais (não referenciados para AVC)

AS UPAs 24 horas são membros da rede de urgência e emergência e devem contar com estruturas de complexidade intermediária para atender estes pacientes. A estratégia visa à identificação da suspeita de AVC, ao cuidado inicial do paciente e ao rápido acionamento do SAMU, que organiza o fluxo de atendimento e direciona o paciente para os centros de AVC. As emergências de hospitais gerais devem oferecer atendimento de emergência e encaminhar esses pacientes para os centros de AVC por meio do SAMU.

Centros e unidades de acidente vascular cerebral

O atendimento de pacientes em unidades de acidente vascular cerebral (U-AVC) está entre as intervenções que modificam a história natural do AVC. Apesar do maior impacto individual da trombólise e da trombectomia, a U-AVC é a intervenção de maior impacto populacional, por abranger a todos os pacientes.[3]

A U-AVC é uma área física definida com leitos exclusivos para pacientes com AVC, assistida por equipe interdisciplinar treinada e especializada no atendimento hospitalar desses pacientes.[3] Mais do que alta tecnologia, a principal característica dessas unidades é a abordagem sistemática do cuidado por meio de protocolos utilizados por um time multiprofissional, podendo ser implementada mesmo em hospitais com baixa complexidade. O componente mais importante é a equipe, que trabalha com o objetivo de levar o paciente com AVC ao melhor estado funcional possível, educar o paciente e a família para os cuidados pós-AVC e prepará-los para enfrentar as dificuldades.

A U-AVC é a peça-chave da linha de cuidado e funciona integrando os profissionais da equipe da unidade, da emergência e demais áreas do hospital, os profissionais do pré-hospitalar e da atenção primária, tendo também o papel de educar os profissionais de saúde de toda a linha de cuidado, além de prestar auxílio ao gestor local na organização da rede.[4]

É importante distinguir entre centros de AVC e U-AVC.[3,5] Os centros de AVC são os hospitais preparados para atender pacientes com AVC com equipe multidisciplinar treinada e especializada, com toda a tecnologia necessária para oferecer o melhor tratamento fundamentado em evidências. Esses centros podem ou não ter uma U-AVC.

O conceito de centros de AVC[5] vem dos Estados Unidos e Canadá que classificam os centros em alta complexidade (Comprehensive Stroke Center [CSC]), primário (Primary Stroke Center [PSC]) e hospitais "prontos para o AVC agudo" (Acute Stroke Ready Hospitals [ASR]). A World Stroke Organization (WSO) classifica os centros em avançados (o mesmo que os CSC) ou essenciais (o mesmo que os PSC).[6]

O CSC ou centro avançado é um hospital terciário com um alto fluxo de pacientes e fornece cuidados de AVC agudo por neurologistas especializados associados a técnicas avançadas de neuroimagem, neurointervenção e neurocirurgia, bem como unidades de terapia intensiva. O CSC pode ser estruturado para receber pacientes diretamente dos serviços pré-hospitalares ou pacientes encaminhados pelos centros primários de AVC (PSC) e dos hospitais "prontos para o AVC agudo" (Acute Stroke Ready Hospitals – ASR). O PSC ou essencial é o hospital com médicos emergencistas ou neurologistas treinados em AVC, com tomografia disponível 24 horas por dia, 7 dias da semana, e estrutura básica para o atendimento ao AVC – devem realizar tratamento de reperfusão pelo menos com trombólise intravenosa (IV) e ter acesso à unidade de terapia neurointensiva. O ASR é um termo aplicado a qualquer hospital com infraestrutura de tratamento de AVC agudo, incluindo terapia trombolítica. O centro deve ser capaz de diagnosticar, estabilizar e encaminhar o paciente para um PSC ou CSC.

Tipos de unidade de acidente vascular cerebral

Unidade de acidente vascular cerebral agudo

A U-AVC agudo foi criada para possibilitar o tratamento de fase aguda do AVC. Admite pacientes na fase hiperaguda (primeiras horas do AVC), com internação média de 5 dias, possibilitando um controle mais rigoroso das variáveis fisiológicas e mobilização precoce, dispensando a necessidade de tratamento em unidades de terapia intensiva (UTI) para a maioria dos casos.[3,5,7]

Unidade de acidente vascular cerebral de reabilitação

A U-AVC de reabilitação recebe o paciente depois da fase aguda, após sua estabilização, com internação que pode durar semanas a meses. Com a equipe interdisciplinar completa, trabalha na reabilitação e educação do paciente e de sua família.[3,5,7]

Unidade de acidente vascular cerebral (*Comprehensive Stroke Unit*)

Com equipe interdisciplinar completa e leitos monitorados, a U-AVC integral admite o paciente na fase hiperaguda, disponibiliza tratamento de fase aguda e inicia reabilitação precoce, com internação média de 14 dias. Este modelo, que promove a continuidade no cuidado, é o modelo com maior benefício comprovado na literatura.[3-5,7]

Impacto

Metanálises de ensaios clínicos randomizados demonstram que o cuidado em U-AVC é efetivo na redução do risco relativo (RRR) de morte em 1 ano em 24% (intervalo de confiança [IC] 95% 0,66 a 0,88), de dependência ou morte em 25% (IC 95% 0,66 a 0,85) e de morte ou institucionalização em 24% (IC 95% 0,67 a 0,85).[3] Os resultados da última revisão da Cochrane[3] (2020), com 5.902 participantes e 29 estudos, demonstram que são independentes de idade, sexo, gravidade do AVC, tipo e duração do seguimento.

Quando comparadas às unidades gerais de internação, as U-AVC apresentam melhores resultados: para cada 100 pacientes tratados, 2 a mais sobrevivem, 6 a mais recebem alta para casa e 6 a mais mantêm a independência. Estes resultados não são vistos com times de AVC móveis sem U-AVC (438 pacientes, *odds ratio* [OR] 0,80, IC 95% 0,52 a 1,22).

Estes desfechos são alcançados em razão da diminuição das complicações da imobilidade (trombose venosa profunda, pneumonia aspirativa, infecção do trato urinário).[3]

Pacientes atendidos em U-AVC foram mais vezes monitorados, receberam mais oxigenoterapia, antipiréticos, medidas para reduzir aspiração (avaliação precoce de disfagia) e suporte nutricional precoce, ocorrendo menor número de casos de progressão do AVC, infecção respiratória ou desidratação.[8]

As U-AVC têm-se mostrado tanto clinicamente efetivas quanto custo-efetivas, com os principais ganhos em anos de vida salvos.[3,9] O benefício da U-AVC foi verificado também no mundo real.[10-14]

Número de leitos

O número de leitos recomendado na U-AVC é de 10 leitos para cada 200.000 habitantes (ou 20 leitos para cada 800 casos de AVC).[15]

Estrutura e equipe

A World Stroke Organization (WSO) publicou em 2014,[6] atualizada em 2022,[16] uma Diretriz de Organização Global de Qualidade dos Serviços de AVC, lançando um *roadmap* para os serviços. O *roadmap* sugere a estrutura para a implementação, monitoramento e avaliação dos serviços de AVC em todo o mundo. Ele fornece padronização e consistência para a seleção de recomendações com base em evidências, abordagens para implementações na prática clínica e as medidas de desempenho para criar um ambiente de melhoria contínua da qualidade. O *roadmap* classifica os serviços em 3 níveis: 2 centros de AVC (essencial e avançado) e 1 serviço de saúde mínimo para áreas com baixa renda, mesmo para locais sem acesso a médicos. Ele sugere recursos e protocolos a serem implementados em cada nível. O objetivo da sua utilização é que o centro possa implantar o maior número possível de elementos sugeridos para obter uma maior qualificação. Em 2021, a WSO lançou este *roadmap online*, de uso muito simples e gratuito, que auxilia os serviços a avaliar a sua estrutura atual e apontar o que falta para ser implementado para cada nível de serviço.[17] O *roadmap online* também auxilia a identificar serviços mínimos com estrutura para implantar trombólise IV e se tornarem centros essenciais. A Figura 50.1 demonstra os 3 tipos de centro de AVC da WSO.

A equipe da U-AVC depende do tipo de serviço. A equipe completa[6,18] recomendada para as **unidades de AVC integrais** (*avançadas*) deve ser composta de neurologista (especialista AVC – coordenador); neurologista ou médico com especialização em AVC; enfermeiro (1 coordenador); enfermeiro assistencial (1 por turno 6 horas); técnicos de enfermagem; fisioterapeuta; terapeuta ocupacional; farmacêutico; fonoaudiólogo (com enfoque em disfagia); assistente social; nutricionista; psicólogo; neurocirurgião; cirurgião vascular e neurorradiologista intervencionista.

As **unidades de AVC essenciais**,[6,18] além dos leitos exclusivos para pacientes com AVC, devem contar, no mínimo, com a seguinte equipe:

- Um neurologista (de preferência um neurologista vascular) coordenador da equipe
- Se o tratamento agudo for realizado na U-AVC, médico 24 horas por dia
- Enfermeiro 24 horas por dia (treinado para atendimento do AVC)
- Técnico de enfermagem (idealmente pelo menos 1 para cada 4 leitos)
- Suporte diário de fisioterapeuta
- Suporte diário de fonoaudiólogo (se não for possível, a enfermagem deve ser treinada para avaliação de disfagia)
- Suporte de neurologista, 24 horas por dia, 7 dias por semana (presencial, de sobreaviso ou por telemedicina).

A U-AVC deve contar no mínimo com os seguintes recursos materiais:

- Pelo menos dois equipamentos para infusão contínua e controlada de fluidos ("bomba de infusão") para cada leito, com reserva operacional de um equipamento para cada três leitos
- Pontos de oxigênio e ar comprimido medicinal com válvulas reguladoras de pressão e pontos de vácuo para cada leito
- Materiais para aspiração
- Equipamento para aferição de glicemia capilar
- Cilindro transportável de oxigênio

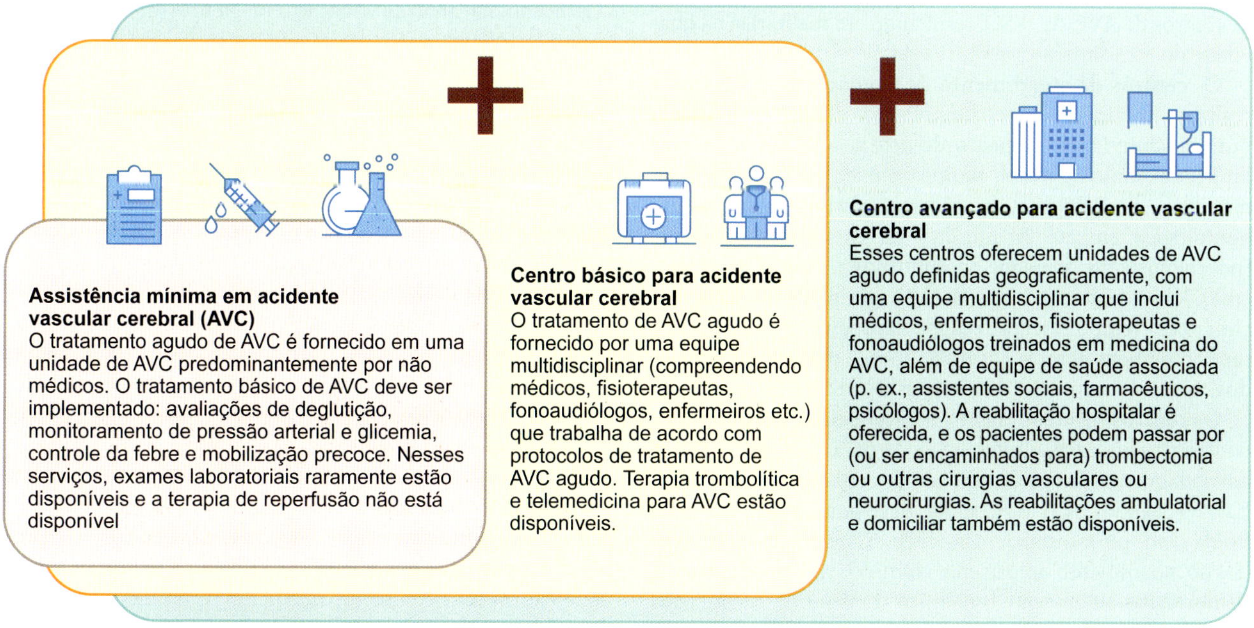

Assistência mínima em acidente vascular cerebral (AVC)
O tratamento agudo de AVC é fornecido em uma unidade de AVC predominantemente por não médicos. O tratamento básico de AVC deve ser implementado: avaliações de deglutição, monitoramento de pressão arterial e glicemia, controle da febre e mobilização precoce. Nesses serviços, exames laboratoriais raramente estão disponíveis e a terapia de reperfusão não está disponível

Centro básico para acidente vascular cerebral
O tratamento de AVC agudo é fornecido por uma equipe multidisciplinar (compreendendo médicos, fisioterapeutas, fonoaudiólogos, enfermeiros etc.) que trabalha de acordo com protocolos de tratamento de AVC agudo. Terapia trombolítica e telemedicina para AVC estão disponíveis.

Centro avançado para acidente vascular cerebral
Esses centros oferecem unidades de AVC agudo definidas geograficamente, com uma equipe multidisciplinar que inclui médicos, enfermeiros, fisioterapeutas e fonoaudiólogos treinados em medicina do AVC, além de equipe de saúde associada (p. ex., assistentes sociais, farmacêuticos, psicólogos). A reabilitação hospitalar é oferecida, e os pacientes podem passar por (ou ser encaminhados para) trombectomia ou outras cirurgias vasculares ou neurocirurgias. As reabilitações ambulatorial e domiciliar também estão disponíveis.

Figura 50.1 Visão geral da estrutura mínima oferecidos em cada tipo de centro de acidente vascular cerebral da World Stroke Organization.

- Uma máscara facial com diferentes concentrações de oxigênio para cada três leitos
- Equipamento para aferição de pressão arterial
- Nas U-AVC agudo, um monitor de beira de leito para monitoramento cardíaco contínuo, oximetria de pulso e pressão não invasiva, frequência respiratória e temperatura, para cada leito.

O hospital deve ter no mínimo:

- Tomografia computadorizada (TC) de crânio (o benefício da U-AVC se mantém mesmo em hospitais sem TC, mas o benefício aumenta muito com a utilização de TC)
- Equipamento para realização de eletrocardiograma (ECG)
- Serviço de exames laboratoriais
- Estrutura mínima para investigação da etiologia do AVC: ecocardiograma com Doppler transtorácico, ecografia com Doppler de carótidas
- Idealmente, acesso local ou pactuado na Rede de assistência à ressonância magnética (RM) de crânio, angiotomografia ou angiorressonância de vasos intra e extracranianos, Doppler transcraniano, ecocardiograma transesofágico, arteriografia digital.

Centros de AVC no Brasil

Os cuidados agudos para AVC melhoraram nos últimos 25 anos no Brasil.[19] Em 1996, a Sociedade Brasileira de AVC foi fundada com o objetivo de orientar os cuidados com AVC no país. A primeira unidade de AVC no Brasil surgiu em 1997, em Joinville, e 4 anos depois, em 2001, o tratamento trombolítico para o AVC isquêmico com alteplase foi aprovado pela Agência Nacional de Vigilância Sanitária (Anvisa). Em 2008, após bons resultados da implementação de 35 serviços de AVC no país, o Ministério da Saúde iniciou um projeto piloto com a Rede Brasil AVC para criar e implementar um Plano Nacional de AVC. A partir da publicação no *Diário Oficial da União* da Portaria nº 665[15] em 2012, que estabeleceu os centros de atendimento de urgência ao AVC no Brasil em 3 níveis, aprovou a linha de cuidado ao AVC e aprovou a terapia trombolítica para o AVC pelo Sistema Único de Saúde,[20] o número de centros de AVC aumentou significativamente. Em 2021, o Brasil aderiu ao programa de certificação de centros de AVC da WSO, resultando em melhorias na qualidade do atendimento a AVC no país.

Os **centros de atendimento de urgência ao AVC tipo I** realizam tratamento com trombólise IV e têm estrutura mínima, incluindo atendimento de urgência 24 horas, exame de TC de crânio 24 horas, equipe treinada em urgência liderada por neurologista, protocolos escritos, atendimento neurológico em até 30 minutos da chegada do paciente (neurologista de plantão, de sobreaviso ou por telemedicina), leitos monitorados para AVC agudo, UTI, laboratório clínico em tempo integral, equipe neurocirúrgica 24 horas e serviço de hemoterapia (os dois últimos podem ser pactuados, não precisam estar disponíveis dentro do hospital).

Os **centros de atendimento de urgência tipo II** precisam cumprir todos os requisitos exigidos para o centro tipo I e, adicionalmente, dispor de unidade de cuidado agudo ao AVC (U-AVC agudo). A U-AVC agudo deve possuir área física definida com, no mínimo, cinco leitos exclusivamente destinados ao atendimento do paciente com AVC agudo (isquêmico, hemorrágico ou acidente isquêmico transitório), coordenada por neurologista; realizar atendimento ao paciente com AVC agudo até 72 horas de internação oferecendo, inclusive,

tratamento trombolítico IV para o AVC isquêmico; realizar atendimento de forma multiprofissional, com a inclusão de fisioterapia e fonoaudiologia; e garantir que o tratamento de fase aguda seja coordenado por neurologista. Também é necessária a disponibilidade de exames laboratoriais 24 horas por dia, eletrocardiograma e apresentar acesso, local ou pactuado, de investigação etiológica do AVC (no mínimo, exame de vasos (eco de carótidas ou angiotomografia, angiorressonância), ecocardiograma transtorácico.

Os **centros de atendimento de urgência tipo III aos pacientes com AVC** devem cumprir todos os requisitos exigidos para os centros tipos I e II e dispor de unidade de cuidado integral ao AVC (U-AVC integral), que inclui a unidade de cuidado agudo ao AVC, podendo compartilhar ou não o mesmo espaço físico, e que cumpra os seguintes requisitos: no mínimo, dez leitos; coordenada por neurologista, dedicada ao cuidado dos pacientes acometidos pelo AVC até 15 dias da internação hospitalar; atendimento da totalidade dos casos de AVC agudo admitidos na instituição, exceto aqueles que necessitarem de terapia intensiva e aqueles para os quais for definido por suporte com cuidados paliativos; tratamento da fase aguda, reabilitação precoce e investigação etiológica completa; ambulatório especializado, preferencialmente próprio, podendo também ser referenciado. A U-AVC integral deve possuir os seguintes recursos: um médico, 24 horas por dia; suporte de neurologista, 24 horas por dia; um enfermeiro exclusivo na unidade; um técnico de enfermagem para cada quatro leitos; um fisioterapeuta para cada dez leitos, 6 horas por dia; um fonoaudiólogo para cada dez leitos, 6 horas por dia; um terapeuta ocupacional para cada dez leitos, 6 horas por dia; um assistente social, 6 horas por dia, de segunda a sexta-feira; e suporte de psicólogo, nutricionista e farmacêutico na instituição.

Em 2023, a trombectomia mecânica foi aprovada no SUS.[21] Para habilitação destes centros os serviços, eles devem ter toda a estrutura do centro tipo III além de[22] sala de hemodinâmica disponível 24 horas por dia, 7 dias por semana, com equipamento de angiografia com subtração digital; 1 médico neurologista responsável técnico pelo serviço; 1 médico neurorradiologista intervencionista responsável, certificado na área de atuação em Neurorradiologia, com ênfase em Neurorradiologia Terapêutica, emitido pelo Colégio Brasileiro de Radiologia/Associação Médica Brasileira; deve contar com equipe de neurorradiologia intervencionistas disponível 24 horas por dia, 7 dias por semana; equipe de anestesiologia; equipe de enfermagem e técnicos de enfermagem treinados para o procedimento; técnico ou tecnólogo em radiologia; e dispositivos para trombectomia (*stent retriever* ou tromboaspiração).

Até o final de 2023, o Brasil registrou 293 centros de AVC (entre públicos e privados), sendo 115 habilitados pelo Ministério da Saúde. Destes serviços, 12 estão habilitados para trombectomia mecânica. A Figura 50.2 demonstra os principais marcos da implementação do programa de AVC no Brasil.

Indicadores assistenciais

Monitorar os indicadores de qualidade assistencial e de processo é essencial para identificar falhas, reestruturar a unidade e fornecer treinamento adequado com base nos resultados obtidos. É recomendável que, no mínimo, os indicadores mencionados nas Tabelas 50.1 e 50.2 sejam monitorados.[23,24]

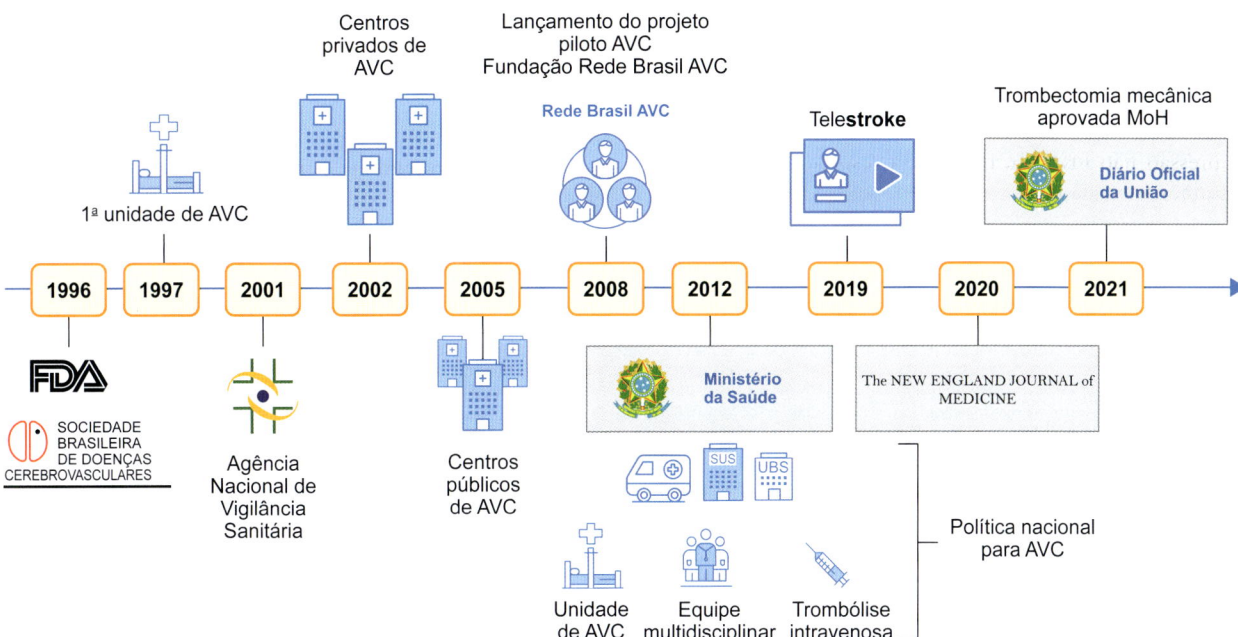

Figura 50.2 Principais marcos na implantação do Programa de Acidente Vascular Cerebral (AVC) no Brasil.

Tabela 50.1 Indicadores de qualidade para todos os centros de acidente vascular cerebral (AVC) (essenciais e avançados).

	Registro de indicadores de qualidade	Resposta	Objetivo
1.	Tempo porta–agulha (mediana – minutos)		< 60 minutos
1a.	Proporção de pacientes que recebem trombólise em menos de 60 minutos		≥ 50%
2.	Proporção de pacientes com AVC internados em uma unidade de AVC		≥ 90%
3.	Proporção de pacientes com AVC submetidos à avaliação da deglutição antes da receber dieta via oral		≥ 90%
4.	Proporção de pacientes com AVC isquêmico tratados com trombólise intravenosa do número total de pacientes com ACV isquêmico		≥ 15%
5.	Proporção de pacientes com hemorragia intracraniana sintomática (hematoma e/ou deterioração neurológica ou morte) após terapia de reperfusão		< 5%
6.	Proporção de pacientes com hemorragia intracerebral primária (ICH) que são atendidos por meio de um protocolo estabelecido que inclui redução intensiva precoce da pressão arterial, controle glicêmico, controle da febre e evitação de ordens de não reanimar, nas primeiras 24 a 48 horas, entre todos os pacientes com ICH		≥ 90%
7.	Porta até o início do tratamento anti-hipertensivo em pacientes com ICH		< 60 minutos
7a.	Proporção de pacientes com ICH que iniciam tratamento anti-hipertensivo nos primeiros 60 minutos		≥ 90%
8.	Porta até pressão arterial sistólica < 140 mmHg em pacientes com ICH		< 60 minutos
8a.	Proporção de pacientes com ICH que atingem redução da pressão arterial sistólica para < 140 mmHg nos primeiros 60 minutos		> 90%
9.	Porta para o início da reversão da anticoagulação em pacientes com ICH em uso de anticoagulantes		< 60 minutos
9a.	Proporção de pacientes anticoagulados com ICH que recebem reversão do anticoagulante nos primeiros 60 minutos		≥ 80%
10.	Proporção de pacientes com ACV isquêmico não cardioembólico que recebem alta com agente antitrombótico		≥ 90%
11.	Proporção de pacientes com AVC isquêmico com fibrilação atrial que receberam alta com anticoagulante oral		≥ 90%
12.	Proporção de pacientes hipertensos com ACV (de qualquer tipo) que recebem alta com medicamentos anti-hipertensivos		≥ 90%
13.	Proporção de pacientes com AVC com complicação grave (pneumonia, queda, embolia pulmonar)		< 10%
14.	Proporção de pacientes com escore de Rankin modificado (mRS) de 0 a 2 aos 3 meses		> 40%
15.	Proporção de pacientes com AVC que morrem aos 3 meses		< 20%
16.	Número de pacientes com AVC avaliados para reabilitação durante as primeiras 48 horas a partir da admissão, entre o número total de pacientes com AVC		≥ 90%

Tabela 50.2 Indicadores adicionais para centros avançados de acidente vascular cerebral (AVC) (trombectomia).

	Registro de indicadores de qualidade	Resposta	Objetivo
1.	Proporção de pacientes com AVC isquêmico tratados com trombectomia mecânica entre o número total de pacientes com AVC isquêmico		≥ 10%
2.	Tempo porta–punção (mediana – minutos)		< 120 minutos
2a.	Porcentagem de pacientes que receberam trombectomia mecânica em menos de 120 minutos		≥ 50%
3.	Tempo de punção–recanalização (tempo desde a punção inguinal até atingir a reperfusão completa ou quase completa – TICI 2b-3)		< 60 minutos
3a.	Proporção de pacientes com punção – tempo de recanalização inferior a 60 minutos		≥ 50%
4.	Proporção de pacientes com TICI final 2b-3 (reperfusão completa ou quase completa após trombectomia)		≥ 70%
5.	Proporção de pacientes com ICH que receberam cirurgia de craniectomia descompressiva entre todos os pacientes com ICH		≥ 10%

Escala mTICI (*modified Thrombolysis In Cerebral Ischemia*): TICI 0: sem perfusão; TICI 1: fluxo cruza o sítio de oclusão, com mínima perfusão distal. TICI 2a: perfusão de menos da metade do território vascular acometido (1 a 49%), entretanto, com persistência de áreas sem recanalização. TICI 2b: perfusão de mais da metade do território vascular acometido (50 a 89%), entretanto, com persistência de áreas sem recanalização; TICI 2c: perfusão quase completa do território vascular acometido (90 a 99%), entretanto, com persistência de mínimas áreas sem recanalização ou com fluxo lentificado; TICI 3: completa recanalização do vaso acometido, sem áreas de hipoperfusão.

Redes assistenciais

Além de organizar o centro e a unidade de AVC, é crucial que eles se envolvam na organização da rede de assistência local e na linha de cuidado.[8,15,25] É essencial estabelecer parcerias com o gestor local para melhor distribuição de pacientes através do serviço de resgate pré-hospitalar e assegurar que todos os pacientes com AVC sejam atendidos e encaminhados para o centro de referência o mais rapidamente possível. É fundamental capacitar toda a rede para o cuidado do AVC, incluindo reconhecimento, tratamento e prevenção, e envolver a educação em AVC também para a comunidade. Essas ações resultam em uma significativa redução do impacto do AVC.

Certificação dos centros de AVC

A certificação dos centros de AVC é crucial para implementar estratégias que mudam o curso natural da doença, reduzindo a mortalidade e a incapacidade. Isso não apenas aprimora os serviços e a assistência na região, mas também capacita os centros de AVC a liderar e fortalecer toda a rede local. Lançado em março de 2021, o Programa de Certificação dos Centros de AVC da WSO/Sociedade Ibero-Americana de Doenças Cerebrovasculares envolve onze países da América Latina, incluindo o Brasil. Com critérios definidos pelo *roadmap* da WSO, a certificação exige a apresentação de itens obrigatórios, elementos recomendados e coleta contínua de indicadores de qualidade.

A participação é aberta a instituições públicas e privadas, promovendo melhorias contínuas no tratamento do AVC no Brasil.

CONSIDERAÇÕES FINAIS

A organização do cuidado do AVC é uma maneira eficaz e custo-efetiva de diminuir a incapacidade e a mortalidade pela doença. Recomendamos priorizar a implementação de programas de identificação precoce e tratamento dos fatores de risco de AVC e doenças cardiovasculares, o planejamento efetivo dos serviços de cuidados de AVC agudo, a estruturação dos serviços de reabilitação e campanhas nacionais de educação da população. A capacitação de uma força de trabalho adequadamente treinada, o fornecimento de equipamentos e medicamentos apropriados e a alocação adequada de recursos em níveis nacional e regional são fundamentais.

Para o cuidado agudo recomendamos a criação de unidades de AVC em centros de AVC com sistemas regionais de cuidados de AVC para aumentar o acesso a tratamentos de AVC agudo, incluindo trombólise IV e trombectomia mecânica. Estratégias simples como controle da febre, avaliação da deglutição, monitoramento da glicemia e medidas de prevenção secundária precoce devem ser implementadas.

É imprescindível implementar um número mínimo de indicadores de qualidade em nível nacional para monitorar a prevenção nas unidades de atenção primária, a assistência ao AVC agudo e a reabilitação intra e extra-hospitalar.

51

Tratamento da Fase Aguda do Acidente Vascular Cerebral Isquêmico

Mauricio Andre Gheller Friedrich • Octavio Marques Pontes-Neto

O principal objetivo do tratamento do acidente vascular cerebral (AVC) agudo é a reperfusão tecidual cerebral através da recanalização do vaso ocluído com terapêutica trombolítica intravenosa combinada ou não com terapia endovascular com cateter.

O sucesso da reperfusão da área isquêmica dependerá de uma indicação precisa, que leva em conta várias características como o tempo de início dos sintomas, as chances de recanalização, a presença de tecido viável, o grau de circulação colateral, as características clínicas do paciente, a extensão do trombo, o local da oclusão e a capacidade de cuidados especializados do time de AVC e da unidade de AVC, que devem ser idealmente os guardiões destas difíceis situações clínicas na vida destes pacientes.

Após a terapia de reperfusão, o tratamento agudo do AVC ainda inclui manejo adequado dos parâmetros fisiológicos em unidades de AVC, rápido reconhecimento da etiologia do AVC, instituição precoce de tratamento antitrombótico para prevenção secundária, manejo do edema cerebral e complicações cardíacas como arritmias, insuficiência cardíaca, tromboembolismo venoso e infecções. O manejo adequado destes pacientes passa por uma série de conhecimentos específicos da doença vascular cerebral, criando a necessidade de equipes com conhecimento avançado, experiência e vontade de atender casos graves, desafiadores e complexos. A formação de equipes de AVC é fundamental para o atendimento ideal a estes pacientes. Estas equipes organizadas e bem lideradas aumentam a elegibilidade de pacientes agudos para terapia trombolítica, melhoram o manejo dos parâmetros fisiológicos durante a internação, reduzem o tempo de permanência e são as responsáveis pela aplicação de medidas clínicas que levam a altos índices de satisfação dos pacientes e bons indicadores de qualidade assistencial. Estes pacientes serão sempre mais bem manejados em unidades de AVC agudo como explicitado no capítulo específico.

O tratamento do AVC isquêmico (AVCI) agudo modificou-se radicalmente desde 1995, quando foi publicado o estudo NINDS I e II, introduzindo a possibilidade de recanalização arterial com o trombolítico ativador do plasminogênio tecidual recombinante (rtPA), modificando pela primeira vez a história natural da doença, reduzindo a chance de incapacidade funcional e inaugurando um conceito de urgência no atendimento, visto que, quanto antes os pacientes recebiam o tratamento, maiores as chances de uma recuperação completa.

De início, havia critérios rígidos de eleição para terapia trombolítica nos pacientes e um temor pelas chances de hemorragia intracraniana (HIC). Com o passar do tempo, houve um somatório de experiências em estudos clínicos randomizados, metanálises e registros com uso do rtPA que confirmaram a eficácia e a segurança deste fabuloso tratamento. O receio inicial do uso da droga reduziu-se e ampliaram-se os critérios de inclusão e modificaram-se os critérios de exclusão. A janela terapêutica ampliou-se permitindo que mesmo pacientes além de 4,5 horas de evolução pudessem ainda ser tratados. A droga, apesar de ser por duas décadas o único tratamento da fase aguda baseado em evidências, não é uma panaceia e muitos pacientes com oclusões mais proximais não recanalizam o vaso ocluído, em especial os casos de oclusão proximal carotídea e tronco da artéria cerebral média. Após a desilusão inicial com três ensaios clínicos negativos, a partir de 2015 foram publicados 7 ensaios clínicos positivos associando a terapia trombolítica com rtPA à embolectomia com cateter e trouxeram evidências robustas de que o tratamento endovascular através da embolectomia se soma às chances de benefício, reduzindo o risco de sequelas definitivas e mortalidade, especialmente nos casos mais graves com oclusão de grandes artérias em sete estudos multicêntricos, randomizados e controlados que discutiremos adiante.

FISIOPATOLOGIA DO ACIDENTE VASCULAR CEREBRAL ISQUÊMICO

A oclusão vascular é o evento central na maioria dos casos de AVCI agudo. A extensão da lesão isquêmica final é proporcional à duração e à gravidade da redução do fluxo. Logo após os primeiros minutos da redução crítica da circulação cerebral começa a formar-se uma lesão focal permanente (núcleo central de tecido enfartado), geralmente com fluxo inferior a 25% do normal. Ao redor desta área focal, outra região de tecido cerebral ainda viável vai formando-se, chamada "área de penumbra isquêmica". Concomitante à redução do fluxo sanguíneo para a área isquêmica há perda do mecanismo de autorregulação cerebral, tornando a pressão de perfusão cerebral dependente da pressão arterial (PA). Deste modo, é fundamental manter a normovolemia e níveis tensionais adequados. Pacientes com obstruções vasculares proximais e em vasos perfurantes são extremamente dependentes dos níveis de pressão arterial média (PAM), sofrendo extensão do dano isquêmico por falha de bomba cardíaca ou hipotensão de outra natureza. A viabilidade do tecido cerebral em sofrimento é variável e pode durar, em média, de 6 a 8 horas. A rápida restauração do fluxo sanguíneo pode limitar a lesão isquêmica e diminuir o grau de sequelas, sendo este o alvo da intervenção trombolítica e endovascular no AVCI.

O processo de trombose arterial envolve injúria arterial, adesão e agregação plaquetária e geração de trombina. A trombina é o principal fator na formação do coágulo, agindo como uma ligação entre a ativação plaquetária e a coagulação, clivando o fibrinogênio e oferecendo fibrina à matriz do trombo. Além disso ligações de interfibrina formam um emaranhado denso dependente da ação do fator XIII para a estabilização do trombo. Quanto mais tempo se passa, mais organizado ficará o trombo, mais difícil será a penetração do rtPA nas redes de fibrina e pior o resultado da trombólise.

Para a dissolução do trombo, a formação de plasmina é fundamental. O sistema fibrinolítico endógeno é composto de plasminogênio, ativadores do plasminogênio e inibidores da fibrinólise. A plasmina produzida por meio da ativação do plasminogênio degrada a fibrina e o fibrinogênio. O rtPA é um fator ativador recombinante do plasminogênio tecidual com especificidade relativa à fibrina e que tem por objetivo favorecer a fibrinólise fisiológica. O rtPA transforma o plasminogênio em plasmina, que será o principal elemento na dissolução das redes de fibrina. Quanto mais rapidamente se tenta interromper esse processo com o uso do fibrinolítico rtPA, maiores serão as chances de sucesso, pois menos organizado estará o trombo, mais expostas estarão as redes de fibrina e melhor será o fluxo sanguíneo anterógrado residual que ajuda na perfusão local, mantendo as áreas de penumbra isquêmica viáveis.

A extensão do trombo na artéria cerebral média (ACM) por TC sem contraste mostra-se preditor forte de não recanalização com rtPA, sendo trombos > 8 mm difíceis de serem dissolvidos pelo trombolítico. Alguns autores sugerem que a distância entre a origem da ACM e o trombo pode ser mais importante que sua extensão em si. Outro dado importante diz respeito à presença de fluxo anterógrado residual oculto que é fortemente associado ao sucesso da trombólise, mesmo em pacientes com trombos aparentemente extensos. A análise do fluxo anterógrado residual pode ser feita por tomografia computadorizada (TC) e ressonância magnética (RM) com sequências de perfusão, mas ainda são pouco utilizadas na prática clínica. Ainda é incerto se dados a respeito do trombo podem ajudar nas decisões clínicas, sendo muito provável que no momento em que tivermos dados de imagem a respeito da composição do trombo e não somente de sua extensão, pode haver mais implicações terapêuticas.

MANEJO EMERGENCIAL, DIAGNÓSTICO E TERAPÊUTICO

O paciente deve ser examinado prontamente por médicos da unidade de emergência treinados pelo *advanced cardiac life support* (ACLS), no exame neurológico e na *National Institute of Health Stroke Scale* (NIHSS). Um dado importante da história clínica nesta fase é o horário do início dos sintomas. Idealmente o neurologista deve estar presente o mais rápido possível para atuar no processo de decisão terapêutica e seguimento do paciente desde a emergência.

Inicialmente deve-se proceder ao ABC do ACLS, examinar o paciente e aplicar a escala do NIHSS, coletar exames de laboratório (hemograma, tempo de protrombina [TP], plaquetas, sódio, potássio, creatinina, enzimas cardíacas), realizar eletrocardiograma (ECG), hemoglicoteste e encaminhar a exame de neuroimagem. Descartada hipoglicemia, não é necessário esperar os demais exames de sangue para início da trombólise, se a história clínica é confiável e o paciente não faz uso de anticoagulantes nem tem antecedentes de sangramento. Deve-se precocemente estabelecer a hipótese do subtipo do AVC com os dados clínicos disponíveis como estabelecido no capítulo sobre classificação do AVCI.

Várias condições podem mimetizar um AVC. As mais comuns são crises epilépticas não presenciadas ou reconhecidas, estados confusionais agudos de múltiplas etiologias possíveis, síncopes, distúrbios tóxicos ou metabólicos (principalmente hipoglicemia), tumores cerebrais e hematoma subdural. Mais raramente surto de esclerose múltipla e auras com enxaquecas mais prolongadas podem entrar no diagnóstico diferencial. Geralmente estas hipóteses diagnósticas podem ser rapidamente afastadas com dados clínicos e com auxílio rápido da neuroimagem. Dados importantes da história são horário do início dos sintomas, eventos vasculares recentes como AVC prévio e infarto agudo do miocárdio (IAM), traumatismo, cirurgias, sangramentos, comorbidades, hipertensão, diabetes, uso de anticoagulantes, insulina e anti-hipertensivos. Os leitos destinados a pacientes com AVC devem ser equipados no mínimo com monitores não invasivos de PA, monitoração cardíaca contínua e, quando disponível, EEG contínuo.

Os pacientes devem receber avaliação de fonoaudiologia e fisioterapia dentro das primeiras 24 horas, reduzindo as chances de complicações como a pneumonia aspirativa. A liberação e a via de início da dieta e dos medicamentos devem ficar ao encargo do neurologista que, com simples testes de triagem para disfagia e avaliando estado mental, pode com segurança liberar ou não a via oral do paciente.

FUNDAMENTOS DO TRATAMENTO DA FASE AGUDA DO AVC

Os médicos devem ter como objetivo a recanalização arterial e a reperfusão do tecido isquêmico cerebral, a otimização da circulação colateral utilizando um ótimo manejo de medidas hemodinâmicas, glicêmicas e temperatura corporal, evitando assim danos neurológicos secundários, progressão da área isquêmica e maior incapacitação funcional dos pacientes.

Exames de neuroimagem podem visualizar o tecido em risco e o tecido já infartado, selecionando candidatos à recuperação e evitando futilidade e riscos maiores com o tratamento como comentaremos adiante em neuroimagem do AVC agudo.

O fluxo colateral é o responsável por manter o tecido isquêmico viável até a reperfusão por minutos a horas, prevenindo isquemia crítica e infarto. Estes vasos colaterais não são suficientes para a manutenção da função celular. Isto explica as alterações neurológicas agudas dos pacientes e a recuperação após adequada reperfusão tecidual. O adequado fluxo colateral é mantido se evitarmos quedas da pressão arterial, mantendo-se a normovolemia com a administração de soluções salinas fisiológicas.

Em casos selecionados, em especial pacientes com estenoses ou oclusões extracranianas, podem-se aumentar os níveis tensionais, elevando assim o fluxo colateral e reduzindo o risco de infarto. Estas medidas não têm evidências científicas robustas. O uso da cabeceira baixa para aumentar fluxo cerebral por colaterais não resulta em melhores desfechos clínicos segundo dados do estudo "HeadPoST" que comparou cabeceira reta com cabeceira em 30°. Deste modo recomendamos que se evite a posição em 0° pelo risco de aspiração, especialmente em pacientes com diminuição do nível de consciência e/ou disfagia.

Medidas de controle hemodinâmico, controle glicêmico e da temperatura são as únicas medidas neuroprotetoras, visto que numerosas drogas falharam nos estudos clínicos nesta missão até o momento.

A hipoglicemia aumenta a perda energética e deve ser rapidamente corrigida. Sabe-se que a hiperglicemia piora o dano isquêmico e o prognóstico dos pacientes, mas ainda não há evidências suficientes de que sua correção melhore os desfechos. Ainda assim devemos corrigi-la, como veremos adiante.

O conhecimento através de neuroimagem da presença e da graduação das artérias colaterais tem profundo impacto no prognóstico dos pacientes. A presença de colaterais aumenta as chances de recanalização e reperfusão e sua presença reduz o volume de infarto final, diminui o risco de transformação hemorrágica e está associada a melhores desfechos clínicos. Um escore de 0 a 4 gradua a presença maior ou menor do fluxo por colaterais leptomeníngeos e pode ser acessado de forma não invasiva por angio-TC e durante procedimento endovascular. O fluxo colateral 3 a 4 está associado a muito melhor prognóstico no AVC agudo comparado com os graus 0-1-2. Esta avaliação é realizada somente em casos de oclusão proximal carotídea ou da artéria cerebral média. Cada paciente tem uma janela terapêutica individual e a velocidade na qual se estabelece o infarto cerebral definitivo é variável em cada caso. Os infartos extensos estabelecem-se com 1 hora de evolução e em alguns casos há áreas isquêmicas ainda viáveis em janelas até maiores que 6 horas em pacientes com excelentes condições hemodinâmicas e fluxo ótimo por colaterais.

TRATAMENTO GERAL (PARÂMETROS FISIOLÓGICOS)

Pressão arterial (PA). Em pacientes que serão selecionados para uso do trombolítico, a pressão arterial deve ser mantida < 185 × 110 mmHg. Esses níveis pressóricos devem ser alcançados antes do início do tratamento trombolítico. No paciente com AVCI não candidato a tratamento trombolítico, não se deve reduzir a PA na fase aguda, exceto quando os níveis pressóricos forem extremamente elevados (PA sistólica [PAS] > 220 mmHg ou PA diastólica [PAD] > 120 mmHg). Nestes casos, a redução não deve exceder 20% dos valores pressóricos iniciais nas primeiras 24 horas. Outras indicações de redução da PA são as emergências hipertensivas, como insuficiência cardíaca, dissecção aórtica, IAM e insuficiência renal aguda.

A PA deve ser mantida acima de uma pressão arterial média de 90 mmHg. Isso deve ser feito mediante a administração de fluidos isotônicos, como soro fisiológico, e, quando necessário, expansores de volume e drogas vasoativas. Algumas drogas são utilizadas para esse fim, como a noradrenalina, a dopamina e a fenilefrina. Pela ausência de efeito inotrópico e cronotrópico (ação β-adrenérgica), reduzindo o risco de repercussões cardíacas, a fenilefrina pode ser uma opção preferível para pacientes cardiopatas.

Hipertermia. Redução imediata a partir de 37,5 °C, utilizando-se preferencialmente paracetamol 1 g por via oral (VO) e medidas gerais. Sempre pesquisar e tratar a etiologia. Infartos extensos de artéria cerebral média costumam cursar com hipertermia nas primeiras 24-48 horas, estando indicado o uso de medidas fixas para a redução da temperatura.

Hipóxia. Oxigenoterapia por cateter ou óculos nasais devem ser utilizados somente se houver evidências clínicas, gasométricas e/ou oximétricas de hipóxia (saturação de O_2 < 95%).

Considerar intubação endotraqueal para casos refratários, diminuição do sensório (Glasgow < 8) e/ou necessidade de proteção de via aérea por disfagia severa.

Hiperglicemia. Utilizar insulina subcutânea para correção de hiperglicemia, tendo como objetivo manter a glicemia entre 80 e 140 mg/dℓ.

NEUROIMAGEM DO AVC AGUDO

Imagem do *core* isquêmico e da oclusão vascular

Na eleição do paciente para terapêuticas de reperfusão cerebral, as técnicas de imagem precisam diferenciar áreas já infartadas = *core* de áreas em sofrimento e ainda viáveis, chamadas "área de penumbra isquêmica", além de mostrar o vaso ocluído e a presença de colaterais. A TC simples e a angio-TC são os exames de eleição na atualidade na maioria dos centros e em especial os que podem realizar tratamentos endovasculares. As técnicas de TC e angio-TC foram utilizadas em todos os ensaios clínicos endovasculares positivos, como mostra a Tabela 51.1.

Os sinais precoces de isquemia = *core* na TC surgem em 53 a 92% dos pacientes nas primeiras 6 horas e podem ser vistos como hipodensidades, apagamento de sulcos corticais e indefinição da transição corticossubcortical e são consequências do edema citotóxico tecidual. Podem ser quantificados pelo *Alberta Stroke Program Early CT Score* (ASPECTS), que tem importância prognóstica para trombólise e em especial para terapêuticas endovasculares, sendo limitado à circulação anterior. O ASPECTS vai de 0 a 10, pontuando hipodensidades no nível dos gânglios da base e corticais (Figuras 51.1 e 51.2).

Frequentemente se utiliza a regra empírica de 1/3 de hipodensidade do território da ACM como medida limite, acima da qual existe risco alto de hemorragia cerebral com a trombólise intravenosa e chances pobres de recuperação funcional.

A angio-TC revela a topografia da oclusão e o grau de circulação colateral que se relacionam com o prognóstico e são utilizados em todos os ensaios clínicos que aprovaram o tratamento endovascular no AVCI. Quanto à presença de colaterais, um escore de 0 a 4 com base no grau de circulação colateral intracraniana leptomeníngea foi proposto e validado, podendo ser muito útil como ferramenta nas tomadas de decisão em casos bem específicos, como mostra a Figura 51.1. As imagens arteriais extracranianas podem ajudar a revelar a fisiopatogenia do evento na fase aguda, revelando estenoses e dissecções carotídeas e/ou vertebrais e placas complexas ou até mesmo dissecções aórticas no momento do evento.

A análise dos estudos de perfusão por TC pode ajudar pela análise da zona de hipofluxo (alterações perfusionais reversíveis) e do *core* isquêmico (fluxo sanguíneo cerebral criticamente reduzido) que se correlaciona bem com áreas de hipodensidades futuras na TC e com alterações na difusão por RM. A sua utilização como critério de inclusão para terapia endovascular auxilia na predição de desfecho primário.

A RM do encéfalo tem maior sensibilidade na fase aguda através de técnicas por difusão (DWI), podendo ser utilizada em caso de dúvidas diagnósticas nas horas ultraprecoces dos sintomas. Esta técnica tem maior sensibilidade no diagnóstico do mecanismo e da topografia exata do AVC, em especial áreas de infarto de zonas limítrofes circulatórias e pequenas lacunas da circulação posterior. Além disso,

Tabela 51.1 Principais ensaios clínicos endovasculares e seus resultados.

Estudo	MR CLEAN	ESCAPE	EXTEND-IA	SWIFT PRIME	REVASCAT	THRACE	RESILIENT
Tamanho (intervenção *versus* controles)	500 (233 *versus* 267)	315 (165 *versus* 150)	70 (35 *versus* 35)	196 (98 *versus* 98)	206 (103 *versus* 103)	414 (204 *versus* 208)	221 (111 *versus* 110)
Idade (média etária)	65,8 *versus* 65,7	71 *versus* 70	68,6 *versus* 70,2	65 *versus* 66,3	65,7 *versus* 67,2	66 *versus* 68	65 *versus* 67
Tempo até randomização	6 horas	12 horas	6 horas	6 horas	8 horas		8 horas
Critérios de seleção clínica	Qualquer idade NIHSS ≥ 2	Qualquer idade Qualquer NIHSS (sintomas incapacitantes)	Qualquer idade e NIHSS	Idade 18-80 anos NIHSS ≥ 8	Idade 18-80 anos NIHSS ≥ 6	Idade 18-80 anos NIHSS 10-25	Idade mínima de 18 anos NIHSS ≥ 8
Critérios de seleção por imagem	CTA (+/− CTP) Qualquer ASPECTS	TC ASPECTS 6-10 Boas colaterais presentes em > 50% da ACM	CTA/CTP (*core* < 70 mℓ)	CTA (+/− CTP) ASPECTS 6-10 Ausência de oclusão cervical	CTA ASPECTS 7-10	CTA ou MRA Qualquer ASPECTS	TC e CTA ou RM e MRA CTP ou MRP opcionais
NIHSS (média)	17 *versus* 18	16 *versus* 17	17 *versus* 13	17 *versus* 17	17 *versus* 17	17 *versus* 18	18 *versus* 18
ASPECTS (média)	9 *versus* 9	9 *versus* 9	Não descrito	9 *versus* 9	7 *versus* 8	Média não descrita	8 *versus* 8
rtPA IV (%)	87,1 *versus* 90,6	72,7 *versus* 78,7	100 *versus* 100	100 *versus* 100	68 *versus* 77,7	100 *versus* 100	76 *versus* 79
TICI 2b-3, (%)	58,7	72,4	86	88	65,7	69	82
mRS 0-2 até 90 dias, (%)	32,6 *versus* 19,1	53 *versus* 29,3	71 *versus* 40	60,2 *versus* 35,5	43,7 *versus* 28,2	53 *versus* 42	35 *versus* 20
mRS 0-2 até 90 dias, NNT	7,1	4,2	3,2	4,0	6,3	9,1	6,3
HICs (%)	6 *versus* 5,2	3,6 *versus* 2,7	0 *versus* 6	1 *versus* 3	1,9 *versus* 1,9	2 *versus* 2	4,5 *versus* 4,5

ACM: artéria cerebral média; ASPECTS: *Alberta Stroke Program Early CT Score*; CTA: angiotomografia computadorizada; CTP: tomografia computadorizada por perfusão; HICs: hemorragias intracranianas; IV: intravenoso; MRA: agiorressonância magnética; MRP: ressonância magnética por perfusão; mRS: escala de Rankin modificada; NIHSS: *National Institute of Health Stroke Scale*; NNT: número necessário para tratar; rtPA: ativador do plasminogênio tecidual recombinante; TICI: *Thrombolysis in Cerebral Infarction*.

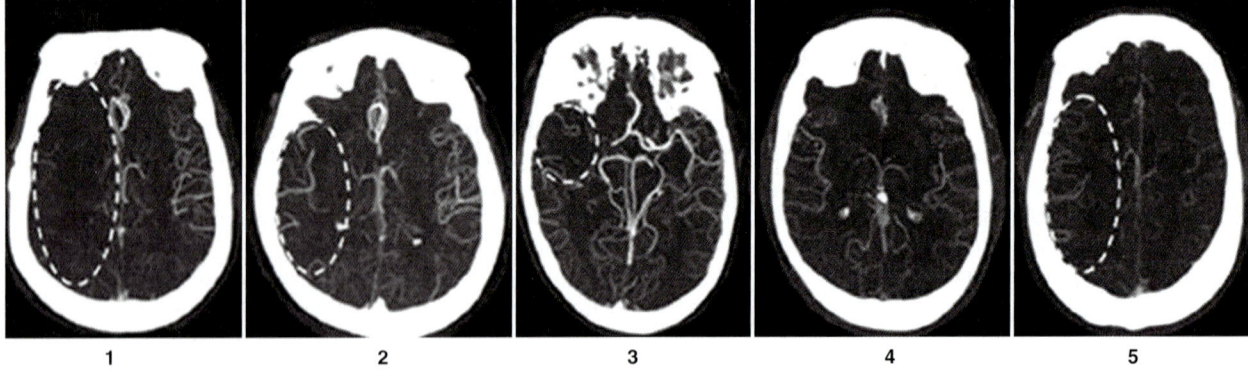

Figura 51.1 Escore de colaterais. Escore acima de 6 tem melhor prognóstico, sendo que pacientes com escores 4 ou abaixo têm mau prognóstico e maior risco de transformações hemorrágicas.

a sequência FLAIR é importante na detecção de áreas de infarto com mais de 6 horas de evolução, ajudando a excluir pacientes sem janela definida, mesmo na presença de *mismatch*. Na sequência FLAIR, uma intensidade de sinal > 1,15 na área de infarto em hiperintensidades sutis indica presença de infarto irreversível e riscos com terapia trombolítica.

TRATAMENTO TROMBOLÍTICO INTRAVENOSO

Atualmente a terapia trombolítica precisa ser pensada em dois cenários: associada à embolectomia no contexto da presença de oclusão proximal de grande vaso, como veremos mais adiante, quando falarmos em terapia endovascular, ou como tratamento isolado no AVC agudo. São ainda poucos centros no Brasil habilitados para embolectomia, necessitando esforços conjuntos entre hospitais e redes de AVC nas cidades e estados ou até mesmo interessados para que o melhor tratamento de revascularização cerebral seja empregado em cada paciente. Estima-se que aproximadamente

20 a 30% dos pacientes com AVC agudo podem ser candidatos à embolectomia. Nos centros mais experientes em AVC, pode-se eleger até 40% dos pacientes para trombólise intravenosa associada ou não ao tratamento intravascular.

Na impossibilidade de uso da terapia endovascular, deve-se utilizar a trombólise intravenosa mesmo em casos mais graves de oclusão de grande vaso, com taxas de recanalização menores, mesmo assim superiores ao não uso da droga fibrinolítica, levando a maiores chances de independência funcional. Em pacientes com oclusão de vasos de médio e pequeno calibre, tanto na circulação anterior como na circulação posterior e AVC lacunares, a terapia fibrinolítica tem maior chance de sucesso, sendo a principal possibilidade de aumento de chances de recuperação funcional nestes pacientes.

A terapia trombolítica intravenosa evoluiu desde a publicação do estudo NINDS em 1995 e atualmente temos dois trombolíticos disponíveis (rtPA e tenecteplase [TNK]), janelas de tempo de até 9 horas (em casos muito selecionados e utilizando imagem de RM multimodal) e menos critérios de exclusão, tornando a terapêutica mais inclusiva.

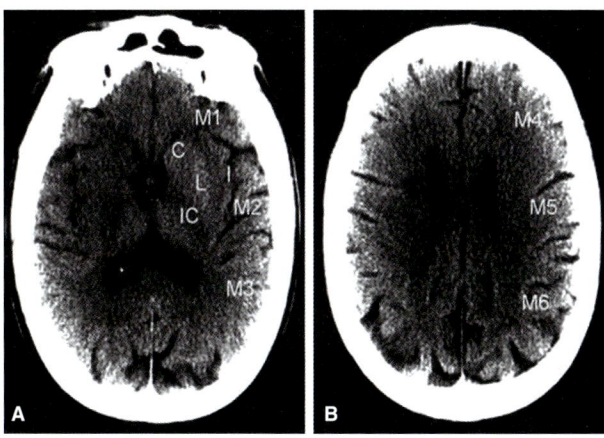

Figura 51.2 A. Sete pontos em nível ganglionar e córtex adjacente. **B.** Três pontos restantes em nível supraganglionar cortical. A presença de hipodensidade nessas regiões tem valor prognóstico e vem sendo utilizada em todos os ensaios clínicos atuais.

Além disso, a utilização da trombólise intravenosa está acessível em muitas cidades de médio e grande porte brasileiras em centenas de hospitais espalhados de Norte a Sul.

Após a publicação do estudo NINDS (*National Institutes of Neurological Disorders and Stroke*) pelo rtPA Stroke Study Group no *New England Journal of Medicine*, em 1995, a terapia de reperfusão com trombólise intravenosa modificou definitivamente a abordagem do AVCI agudo. Após esse estudo ter demonstrado claramente o benefício da trombólise na fase aguda do AVC, vários outros estudos reproduziram o benefício do rtPA e metanálises e revisões sistemáticas deixaram ainda mais evidente sua eficácia na fase aguda do AVCI nas primeiras **3 horas** do início dos sintomas.

O estudo NINDS foi um estudo randomizado, duplo-cego e controlado por placebo em 624 pacientes com diagnóstico de AVCI agudo com menos de **3 horas** do início dos sintomas tratados com rtPA 0,9 mg/kg IV (máximo de 90 mg) ou placebo. O grupo que recebeu o fibrinolítico teve 30% mais de pacientes sem sequelas em seguimento de 3 meses, e este benefício foi mantido após 1 ano. Houve maior taxa de hemorragia intracerebral sintomática no grupo tratado (6,4% × 0,6%; p < 0,001), porém sem incremento na mortalidade (17% no grupo do rtPA × 21% no placebo). O benefício foi demonstrado em todos os subtipos de AVC e não foi afetado por fatores como sexo ou idade.

Em 2008 foi publicado o estudo ECASS III, um estudo multicêntrico, randomizado e controlado por placebo, comparando pacientes utilizando melhor tratamento médico e rtPA na dosagem de 0,9 mg/kg (n = 418) ou placebo (n = 403) com janelas estendidas até **4,5 horas** após o início dos sintomas. Foram excluídos pacientes com mais de 80 anos e aqueles com NIHSS > 25. A frequência do desfecho primário de eficácia no ECASS III (definida como escore da escala de Rankin modificada [mRs] de 0 ou 1 aos 90 dias após o tratamento) foi significativamente maior com rtPA (52,4%) do que com placebo (45,2%, razão de chances [RC] = 1,34; p < 0,04). Ocorreu HIC sintomática (de acordo com a definição ECASS III) em somente 10 indivíduos tratados com rtPA (2,4%) e em um paciente tratado com placebo 0,2% (RC 9,85; p = 0,008).

Em 2012, foram publicados os resultados do estudo IST3 que avaliou o uso do rtPA em até **6 horas** de evolução, sendo que pela primeira vez foram incluídos número expressivo de pacientes acima de 80 anos de idade, perfazendo 53% dos pacientes tratados. O estudo foi aberto a pacientes que tinham critérios para uso do trombolítico que foram alocados no grupo de tratamento e pacientes com contraindicações no grupo-controle. No total foram randomizados 3.035 pacientes, 1.515 pacientes no grupo tratamento. O desfecho primário foi percentual de pacientes vivos e independentes em 6 meses, que foi alcançado por 37% dos pacientes tratados e 35% no grupo-controle, um aumento absoluto não significativo de 14 pacientes vivos e independentes para cada 1.000 pacientes tratados. Entretanto, uma análise *post hoc* mostrou um desvio para menores graus de incapacitação no grupo tratado com rtPA (OR 1,27; IC 95%, 1,0 a 1,47). HIC ocorreu em 7% dos pacientes tratados. O benefício demonstrado também ocorreu em indivíduos acima de 80 anos de idade.

Metanálises subsequentes e análises agrupadas em milhares de pacientes designados aleatoriamente confirmaram a eficácia e a segurança do rtPA bem como uma clara relação entre o tempo decorrido desde o início dos sintomas até o tratamento e a diminuição da eficácia. Na faixa de 0 a 90 minutos, o número necessário para tratar (NNT) para um paciente se beneficiar do tratamento com rtPA foi de 3,6, nas janelas de tempo de 90 a 180 minutos 4,3 e em 181 a 270 minutos, 5,9 pacientes para 1 indivíduo ficar sem incapacidades.

Com tratamento na primeira hora, aproximadamente 60% dos pacientes se recuperarão para uma pontuação mRS de 0 ou 1 (sem incapacidade) em 90 dias, em comparação com aproximadamente 40% com tratamento em 3 horas. Os melhores resultados que ocorrem na primeira hora de tratamento provavelmente não são apenas devido à ausência de um núcleo isquêmico irreversivelmente danificado, mas também porque os coágulos mais recentes são mais porosos com uma proporção maior de glóbulos vermelhos para plaquetas e, portanto, são mais facilmente lisados por rtPA em comparação com coágulos mais maduros.

A terapêutica fibrinolítica é mais eficaz em pacientes com janelas de tempo menores de 3 horas, como vimos anteriormente, com NIHSS < 10, pacientes mais jovens, com níveis glicêmicos e tensionais adequados e com núcleo isquêmico pequeno avaliado pelo ASPECTS > 6.

O estudo EXTEND comparou alteplase com placebo em 225 pacientes entre **4,5 e 9 horas** após o início do AVC ou AVC ao despertar, usando critérios de *mismatch* por TC ou RM (*mismatch*, "perfusão/difusão") para seleção dos pacientes. O estudo mostrou que os pacientes tratados com alteplase alcançaram maiores taxas de independência funcional (mRS de 0 a 1) em 3 meses (35,4 *versus* 29,5%, RC ajustada 1,44, IC: 1,01 a 2,06). Houve aumento não significativo nas taxas de HICs.

Uma metanálise de três ensaios de janela tardia (EXTEND, ECASS4-EXTEND e EPITHET) mostrou que a trombólise IV em pacientes selecionados por RM ou TC com perfusão e difusão foi associada a uma taxa mais alta de resultados excelentes (36% alteplase *versus* 29% placebo), taxas mais altas de HICs (5% *versus* < 1%) sem diferença significativa na mortalidade (14% *versus* 9%).

Pacientes com hora desconhecida de início dos sintomas ou com AVC ao despertar, que têm "penumbra" definida radiologicamente, também se beneficiam da trombólise intravenosa. Os participantes do estudo WAKE-UP randomizaram pacientes com até 80 anos de idade com AVC ao despertar ou que não puderam relatar a hora do início do AVC, há pelo menos 4,5 horas desde a última vez em que foram vistos bem e tinham evidências de *mismatch* DWI/FLAIR por RM. O grupo tratado com 0,9 mg/kg de alteplase teve maior número de pacientes (53,3% *versus* 41,8% do placebo) com excelente resultado funcional em 90 dias (mRs 0 a 1).

Tenecteplase

A TNK é um agente trombolítico em *bolus* único com maior especificidade para a fibrina e meia-vida mais longa do que a alteplase. Nove estudos controlados randomizados (RCTs) compararam TNK com alteplase em pessoas com AVCI agudo.

Nenhum estudo único até aqui demonstrou que TNK leva a uma recuperação maior do que alteplase isoladamente como trombólise intravenosa. Uma metanálise de 2019 concluiu que TNK não era inferior à alteplase, mas isso foi confundido pela contribuição significativa do grande estudo NOR-TEST que usou uma dose mais alta de 0,4 mg/kg e incluiu uma substancial proporção de pessoas com *stroke mimics*. Um ensaio subsequente de 0,4 mg/kg de TNK em pacientes com AVCI moderado a grave mostrou que essa dose mais alta levou a taxas mais altas de hemorragia intracerebral do que a alteplase (NOR-TEST 2, parte A) e esta dose não é mais recomendada. Dois grandes estudos randomizados demonstraram que o TNK 0,25 mg/kg não é inferior à alteplase quando administrada dentro de 4,5 horas após o início do AVC. Em pacientes com oclusão comprovada de grandes artérias antes da trombectomia planejada, TNK (0,25 mg/kg) pode ser superior à alteplase quando administrada até 4,5 horas após o início dos sintomas.

As diretrizes da AHA/ASA de 2019 sugerem que é razoável escolher TNK (*bolus* intravenoso único de 0,25 mg/kg, máximo de 25 mg) em vez de alteplase em pacientes sem contraindicações e elegíveis para trombectomia embasados em estudos comparando TNK a rtPA em pacientes com oclusão de grandes vasos que foram à embolectomia que evidenciaram superioridade de TNK neste cenário.

Em uma metanálise de 2021 que avaliou TNK para AVCI agudo especificamente em pacientes com oclusões de grandes vasos, o uso de TNK em comparação com alteplase foi associado a maiores taxas de recanalização bem-sucedida e melhor pontuação da escala mRS de 0 a 2 em 3 meses.

As diretrizes da ESO de 2023 recomendam, para pacientes com AVCI agudo < 4,5 horas, que são elegíveis para trombólise intravenosa que a TNK 0,25 mg/kg pode ser usada com segurança e é tão eficaz quanto a alteplase, sendo alternativa viável nesse cenário.

Múltiplas metanálises que avaliaram TNK para AVC isquêmico agudo foram publicadas desde a atualização das diretrizes da AHA/ASA de 2019. Três metanálises examinaram o uso de TNK em pacientes com AVCI agudo, não limitado a oclusões de grandes vasos. Duas metanálises encontraram melhora neurológica precoce com TNK em comparação com alteplase, e uma metanálise encontrou taxas mais altas de recanalização com TNK. Outros resultados, incluindo taxas de HIC e mortalidade, não foram significativamente diferentes entre os grupos. As metanálises tiveram várias limitações, incluindo que os estudos avaliaram doses múltiplas de TNK.

A mesma diretriz de 2023 da ESO recomenda TNK 0,25 mg/kg em vez de alteplase 0,9 mg/kg para pacientes com oclusão de grandes vasos e AVC de < 4,5 horas de duração que são elegíveis para administração intravenosa de trombolíticos.

ORIENTAÇÕES E ROTEIRO SUGERIDO PARA TROMBÓLISE INTRAVENOSA

A informação da população sobre este tratamento e o reconhecimento precoce dos sintomas, bem como o treinamento das equipes pré-hospitalares e das emergências, são fundamentais para que não se perca tempo até o tratamento. Protocolos específicos na emergência e o entendimento do setor de radiologia e laboratório sobre a importância de se dar prioridade a esses pacientes também são essenciais. A sequência dos eventos para a terapia trombolítica intravenosa é variável, mas segue um padrão de implementação (Tabela 51.2).

O controle da glicemia e da pressão arterial é essencial durante o processo de trombólise e deve ser otimizado antes e após o tratamento (Tabela 51.3). Recomenda-se que pacientes em fase aguda (primeiras 48 a 72 horas) sejam manejados em unidades específicas equipadas com monitoração contínua da PA, saturação de oxigênio e ECG e assistidos por equipe multidisciplinar treinada e especializada na doença cerebrovascular. Esta equipe deve ser liderada por um neurologista, seguindo protocolos clínicos específicos. Estas unidades devem estar localizadas em hospitais com TC disponível 24 horas por dia, equipe neurocirúrgica e banco de sangue. Esta medida reduz mortalidade, grau de incapacidade neurológica e tempo de permanência no hospital (Tabelas 51.4 e 51.5).

Tabela 51.2 Sequência dos eventos.

- Monitorar o paciente
- História com a família e paciente (se possível)
- Exame físico (escalas: coma de Glasgow, NIHSS e escala de Rankin modificada [mRS])
- Obtenção do consentimento oral ou escrito
- Instalar dois acessos venosos em veias do antebraço
- Não puncionar acesso central
- Determinar se existe tempo suficiente para que se inicie rtPA
- Retirar sangue para exames enquanto se encaminha a TC de crânio
- Realizar TC de crânio e angiotomografia dos vasos intra e extracranianos e estudo da perfusão cerebral se disponíveis
- Determinar se a TC evidencia hemorragia ou sinais precoces de infarto cerebral que ocupem um terço ou mais do território vascular, calcular ASPECTS
- Na presença de cefaleia ou nucalgia intensa, ou sonolência e/ou estupor, certificar-se de que não existe hemorragia subaracnóidea
- Se existe uma significativa área hipodensa na TC sugestiva de infarto, reconsiderar a história do paciente e avaliar se os sintomas não se iniciaram antes
- Revisar o exame de TP em pacientes usando anticoagulantes orais ou sem possibilidade de obter histórico do uso atual
- Revisar os critérios de seleção
- Infundir rtPA, IV, na dose de 0,9 mg/kg, 10% em *bolus* em 1 minuto, restante em 60 minutos em até 4,5 horas do início dos sintomas, recomendando-se que seja infundido tão precocemente quanto possível
- Não exceder a dose máxima de 90 mg
- Não dar antiplaquetários e anticoagulantes por 24 horas
- Monitorar o paciente cuidadosamente, especialmente a pressão arterial
- Monitorar o estado neurológico (nível de consciência e déficit motor durante a infusão) a cada 30 minutos nas primeiras 6 horas e de hora em hora nas primeiras 36 horas.

Tabela 51.3 Protocolo de manejo da pressão arterial durante e após infusão do trombolítico.

- Monitorar a pressão nas primeiras 24 horas após o início do tratamento
- Se a pressão arterial estiver acima de 180 × 105 mmHg, iniciar infusão intravenosa de nitroprussiato de sódio (0,5 a 10 mg/kg/min) e manter os níveis os mais próximos possíveis destas cifras. Observar hipotensão
- Se houver qualquer suspeita de hemorragia intracraniana, deve-se suspender o rtPA e encaminhar para TC de crânio com urgência.

Tabela 51.4 Quando fazer trombólise intravenosa.

- Diagnóstico clínico de AVCI por médico com experiência em AVC, de preferência o neurologista
- Hemoglicoteste > 50 mg/dℓ
- Em pacientes acima de 18 anos
- TC de crânio sem evidência de hemorragia cerebral e/ou hipodensidade > 1/3 território da artéria cerebral média, sem evidência de tumor, abscesso cerebral ou hematoma subdural mimetizando AVC
- Pressão arterial < 185/110 mmHg
- Até 4,5 horas do início dos sintomas.

Tabela 51.5 Quando não fazer trombólise intravenosa.

- Pacientes sem tempo definido de início dos sintomas
- Pressão arterial > 185 × 110 mmHg apesar dos esforços para reduzi-la
- História de hemorragia cerebral, malformações e fístulas arteriovenosas, cavernomas ou aneurisma cerebral > 10 mm
- Neoplasia intracraniana intra-axial
- Plaquetas < 100.000
- Uso de heparina com TTP anormal ou uso de heparina de baixo peso molecular em doses profiláticas e terapêuticas plenas
- Uso de NOACS últimas 48 horas
- INR > 1,7
- Infarto agudo do miocárdio recente grave de parede anterior, em especial com aneurisma de ventrículo esquerdo
- Pericardite ou endocardite
- Cirurgia maior nos últimos 14 dias
- Sangramento interno ativo
- Pancreatite
- Neoplasia com risco aumentado de sangramento
- Hepatite aguda
- Doença hepática severa
- Punção arterial em sítio não compressível nos últimos 7 dias
- Massagem cardíaca traumática nos últimos 10 dias
- Tratamento agressivo para hipertensão
- AVC ou traumatismo craniencefálico graves nos últimos 3 meses
- Melhora rápida e completa dos sintomas antes da trombólise
- Déficits neurológicos leves sem repercussão funcional
- Suspeita clínica de hemorragia subaracnóidea ou dissecção do arco aórtico.

Transformação hemorrágica pós-rtPA

A última metanálise dos nove ensaios clínicos randomizados com trombólise IV infundida em até 6 horas do início dos sintomas, publicada em 2014, mostrou uma taxa de 6,8% de sangramento sintomático em pacientes que usaram rtPA em comparação com 1,3% dos pacientes dos grupos controle. A maioria dos casos ocorre, em média, entre 5 e 10 horas após a infusão, sendo que somente 10% dos casos ocorrem após 24 horas do uso de trombolíticos, sendo considerado o período de risco para a transformação hemorrágica relacionada com trombolíticos até 36 horas desde a infusão.

Os fatores que mais fortemente predizem a chance de sangramento após rtPA são: hipodensidade na TC > 1/3 artéria cerebral média, idade > 75 anos, PA > 180 × 105 mmHg no início da infusão, glicemia elevada, uso prévio de antiplaquetários, uso prévio de varfarina, NIHSS > 20. Além desses, outros estudos sugerem que os tabagistas

e diabéticos têm maior risco de sangramento. Existem vários escores que predizem com boa acurácia este risco (HAT Score, MSS, SEDAN, SITS-ICH, GRASPS-GWTG, THRIVE, SPAN-100).

A definição radiológica da transformação hemorrágica relacionada com o rtPA varia amplamente, desde pequenas petéquias até hemorragias intraparenquimatosas com efeito de massa. Em análise dos estudos ECASS I e II foram definidos quatro tipos de transformação hemorrágica.

Transformações hemorrágicas do tipo H1 ou H2 são marcadores de recanalização precoce e estão relacionadas com a redução da área de infarto e melhora clínica. Por outro lado, recanalização tardia (após 6 horas) está associada a maior risco de transformações hemorrágicas parenquimatosas (HP1 e HP2), levando a deterioração clínica e mau prognóstico neurológico.

Em 2017 foi publicado pela AHA/ASA uma atualização sobre o tema, sendo ainda controverso e carente de estudos específicos o uso de agentes que revertam a coagulopatia que pode estar presente no momento do diagnóstico.

Como regra geral pôde-se utilizar empiricamente 10 U de crioprecipitado enquanto se aguardam os níveis de fibrinogênio que devem ser mantidos acima de 150 mg/dℓ, podendo ser necessárias doses maiores do crioprecipitado. Transfundir plaquetas 6 a 8 U. Pode-se utilizar complexo protrombínico adjunto ao crioprecipitado em casos de uso de varfarina prévio ao rtPA. O uso de antifibrinolíticos é controverso, mas pode ser utilizado para prevenir expansão da hemorragia cerebral em todos os pacientes hemorrágicos.

TROMBECTOMIA MECÂNICA

O tratamento endovascular do AVCI passou por uma evolução significativa desde sua concepção nos anos 1980, quando se limitava principalmente à administração de trombolíticos diretamente no coágulo por via intra-arterial. Inicialmente, diversas estratégias foram testadas, incluindo a manipulação e fragmentação do trombo com microcateteres, a combinação de trombólise intra-arterial com trombolíticos intravenosos, a aspiração manual do coágulo e o uso de ultrassom de baixa energia. No entanto, nenhuma dessas abordagens demonstrou sucesso satisfatório.

Recentemente, com o desenvolvimento de uma segunda geração de dispositivos endovasculares, como os *stent-retrievers* e dispositivos de tromboaspiração, houve uma mudança significativa no cenário. Esses dispositivos possibilitam uma recanalização mais rápida e taxas mais altas de sucesso. De fato, o tratamento endovascular do AVCI, que se concentra na remoção de obstruções proximais na circulação cerebral anterior por meio da trombectomia mecânica (TM) com *stent-retrievers* ou dispositivos de aspiração, tem se revelado uma estratégia clinicamente eficaz em reduzir a incapacidade funcional e a mortalidade, conforme evidenciado por sete ensaios clínicos randomizados controlados.

É importante destacar que as oclusões proximais das artérias cerebrais, que englobam as artérias cerebrais médias, carótidas internas intracranianas e basilares, representam aproximadamente um terço dos casos de AVC e apresentam taxas mais baixas de recanalização quando tratadas apenas com trombolíticos. Essa evolução no tratamento endovascular representa um avanço significativo na abordagem do AVCI e oferece uma perspectiva promissora para pacientes que enfrentam essa condição potencialmente devastadora.

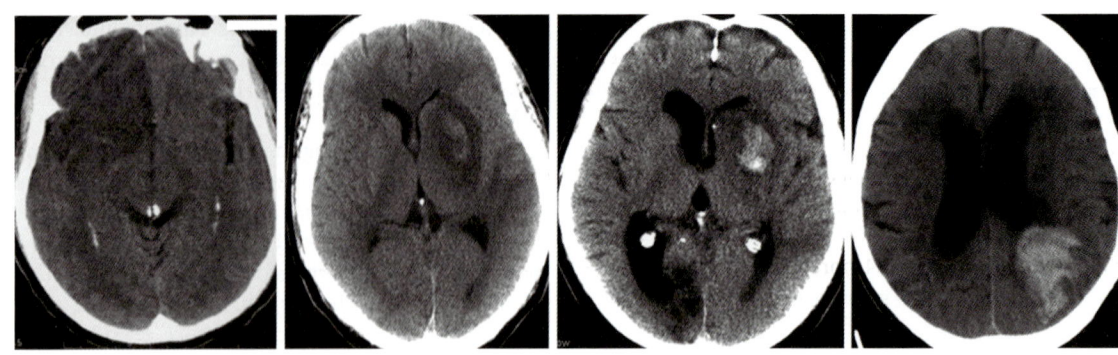

Infarto hemorrágico (I-II)   Hematoma parenquimatoso (I-II)

Figura 51.3 Graus de transformação hemorrágica segundo estudo ECASS 1-2.

Essencialmente, esses ensaios tiveram diferenças importantes no desenho, incluindo os critérios de elegibilidade, que colocam alguns problemas relevantes na interpretação e implementação da prática. No entanto, como um denominador comum, todos eles transmitiram uma mensagem clara de que o tratamento endovascular inicial com altas taxas de reperfusão bem-sucedida em paciente com oclusão arterial cerebral proximal leva a melhor resultado clínico com tamanhos de efeitos muito grandes quando realizado até 6 horas do início dos sintomas. O NNT para atingir a independência funcional com três meses após o AVC variou de 7,4 no estudo MR CLEAN (um ensaio pragmático e menos seletivo) até 3,2 no estudo EXTEND-IA (um ensaio altamente seletivo, baseado no *mismatch* da penumbra). A análise combinada desses ensaios mostra que o NNT para incapacidade reduzida de um ponto no eMR foi de 2,6 e de 5,1 para atingir a independência funcional. Juntos, esses ensaios devem levar o tratamento endovascular, quando realizado sob circunstâncias selecionadas, ao cuidado padrão, recomendado por um alto nível de evidência. Além disso, os resultados combinados desses ensaios sugerem que o benefício terapêutico é dependente do cuidado bem organizado do AVC, do início rápido do procedimento endovascular e das altas taxas de reperfusão inicial e bem-sucedida (ver Tabela 51.1).

Esses estudos pivotais iniciais foram realizados essencialmente em países do primeiro mundo como Holanda, EUA, Canadá, Austrália e Nova Zelândia. Isto gerou a incorporação rápida desta estratégia de tratamento nos países desenvolvidos, porém havia grande latência para incorporação da trombectomia nos países em desenvolvimento e subdesenvolvidos. Especificamente no Brasil, o Ministério da Saúde indicou a necessidade de conclusão de um estudo randomizado no país para testar exequibilidade, eficácia e custo-efetividade da TM no SUS. O estudo RESILIENT foi então realizado como um ensaio clínico randomizado fase 3, realizado pela Rede Nacional de Pesquisa em AVC, com financiamento do Ministério da Saúde do Brasil, para prover evidências que suportassem a incorporação desse tratamento no sistema público de saúde brasileiro. O estudo realizado em 12 centros hospitalares públicos brasileiros foi interrompido já na primeira análise interina com 1/3 da amostra planejada por eficácia. Os resultados finais incluíram 221 pacientes com AVCI por oclusão de artérias proximais da circulação anterior e relevaram que o grupo tratado com trombectomia teve uma RC 2,28 vezes maior de um desfecho funcional favorável na distribuição da escala mRs em 90 dias do que o grupo tratado com tratamento médico padrão.

A porcentagem de pacientes com independência funcional (um escore mRs menor ou igual a 2) foi de 35,1% no grupo da trombectomia *versus* 20% no grupo controle do tratamento médico padrão. HIC sintomática aconteceu somente em 4,5% em cada grupo. Assim o estudo RESILIENT demonstrou a eficácia e custo-efetividade do tratamento endovascular para o AVCI agudo no sistema público de saúde brasileiro, com impacto positivo sobre a incorporação deste tratamento em diversos países de baixa e média renda (ver Tabela 51.1).

Os estudos DAWN e DIFUSE 3 ampliaram ainda mais a janela terapêutica para TM de pacientes com AVC. Esses estudos mostraram que pacientes com sintomas de AVCI por oclusão de artérias proximais da circulação anterior, núcleo de infarto pequeno selecionado por imagem multimodal com perfusão podem ser tratados até 24 horas após terem sido vistos assintomáticos, ou quando o horário dos sintomas é desconhecido.

Com os estudos ATTENTION e BAOCHE, os benefícios da TM foram comprovados para pacientes com oclusão da artéria basilar até 24 horas do início dos sintomas graves, em pacientes com NIHSS > 10 e sem hipodensidade extensa no tronco na tomografia de admissão.

Mais recentemente, vários estudos comprovaram a segurança e o benefício clínico do tratamento endovascular até 24 horas dos sintomas do AVC, mesmo em pacientes com hipodensidade extensa e ASPECTS entre 2 e 5 na neuroimagem de admissão. A primeira evidência randomizada publicada sobre o benefício de núcleo grande foi o *Recovery by Endovascular Salvage for Cerebral Ultra-acute Embolism Japan Large IscheMIc core Trial (RESCUE Japan LIMIT)* envolvendo 45 centros no país. Entre 202 pacientes randomizados (idade média, 76 anos; 45% mulheres; pontuação mediana da NIHSS, usando principalmente RM para triagem, a mRS de 90 dias 0 a 2 foi duas vezes maior no grupo de TM em comparação com o grupo de tratamento médico (MM) (14% *versus* 7,8%, respectivamente). A CRM 0 a 3 (ou seja, ambulatorial) no grupo TM foi de 31% em comparação com 12,7% no grupo MM.

O estudo SELECT2, que utilizou métodos de triagem de imagem mais generalizáveis (principalmente baseados em TC), mostrou eficácia de adicionar a TM sobre o manejo clínico isolado para pacientes com oclusão de grandes vasos da circulação anterior e grande núcleo isquêmico definido como ASPECTS 3 a 5 ou volume de perfusão da TC > 50 mℓ. Terminados precocemente, 31 centros na América do Norte, Europa e Austrália randomizaram 352 pacientes e descobriram que a TM estava associada a um mRS de 90 dias 0 a

2 de 20% *versus* 7% com o tratamento clínico isolado. A HIC sintomática foi semelhante entre os grupos. O número necessário para tratar um paciente adicional para atingir mRS 0 a 2 e mRS 0 a 3 foram 7 e 5, respectivamente.

Já o estudo ANGEL-ASPECT randomizou 456 pacientes de 46 centros na China com núcleo de infarto grande (incluindo aqueles com ASPECTS 0 a 2, mas também volume central de 70 a 100 mℓ) e oclusão emergente da circulação anterior de grandes vasos em 24 horas. Encerrado precocemente, o estudo também encontrou eficácia da TM sobre o tratamento clínico com mRS de 90 dias 0 a 2 de 30% *versus* 11,6%. Com esses três ensaios clínicos randomizados comprovando que a TM é eficaz mesmo com grandes infartos, os temores de segurança (hemorragia intracerebral [Tabela 51.6]) têm sido razoavelmente abordados.

Cinco estudos recentes testaram a TM direta sem administração prévia de trombolíticos para pacientes com AVCI com oclusão proximal dentro das 4,5 horas do início dos sintomas *versus* terapia combinada de trombolíticos e TM. Uma metanálise desses estudos não demonstrou a não inferioridade da TM direta e sugeriu um pequeno benefício adicional da administração de trombolíticos antes da TM em pacientes com AVCI com oclusão proximal.

MANEJO DE PACIENTES NÃO CANDIDATOS À TERAPIA DE REPERFUSÃO

Em casos não elegíveis para trombólise intravenosa, metanálises de RCTs demonstraram que a dupla antiagregação plaquetária (DAPT) com ácido acetilsalicílico (AAS) 100 a 300 mg/dia e clopidogrel 75 mg ao dia com dose de ataque de 300 mg no primeiro dia, por 21 a 30 dias é mais eficaz do que AAS para prevenção de AVC secundário quando iniciado logo após o início de AVC menor ou ataque isquêmico transitório (AIT) de alto risco. No entanto quando terapia com DAPT é usada por mais de 90 dias, aumenta o risco de sangramento sem redução da recorrência de AVC comparados ao ASS.

Se identificadas fonte embólica cardíaca de alto risco, em especial fibrilação atrial, considerar a indicação de anticoagulação com anticoagulação oral direta (DOAC) nos primeiros 4 dias do início do AVC. O uso de anticoagulantes orais utilizando a "regra de 1-2-3-4 dias" é uma opção de consenso embasada em estudo randomizado e estudos observacionais, que utiliza início de DOAC no primeiro dia

Tabela 51.6 Hemorragia intracraniana.

Na presença de deterioração neurológica aguda, cefaleia, náuseas, vômitos ou hipertensão aguda, suspeitar de hemorragia intracraniana.

Na suspeita de hemorragia:
- Descontinuar rtPA, a menos que se identifique outra causa aparente de piora neurológica
- TC de crânio imediatamente
- Coletar TP, TTP, plaquetas, fibrinogênio e tipagem sanguínea.

Se houver hemorragia intracraniana:
- Administrar 10 U de crioprecipitado
- Obter resultado do fibrinogênio
- Considerar a administração de mais 10 U de crioprecipitado para manter fibrinogênio > 150 mg/dℓ
- Infundir plaquetas 6 a 8 unidades
- Considerar consultoria neurocirúrgica e hematológica
- Considerar decisão de tratamento cirúrgico específico
- Considerar uma segunda tomografia para identificar progressão da hemorragia intracraniana.

em pacientes com AIT, segundo dia em pacientes com NIHSS < 8, terceiro dia em pacientes com NIHSS entre 8 e 16 e no quarto dia em pacientes com NIHSS > 16. Recomenda-se repetir a TC de crânio para excluir transformação hemorrágica, antes do início de DOAC.

Manejo das complicações clínicas

Prevenção da trombose venosa profunda mediante massagens nos membros inferiores, mobilização precoce, meias elásticas ou de compressão pneumática. O uso de heparina 5.000 U subcutânea de 8/8 horas ou enoxaparina 40 mg/dia é justificado.

Atentar para o risco, evitar e tratar precocemente desidratação, escaras, aspiração, pneumonias e infecção urinária.

A avaliação precoce para disfagia deve ser feita antes da prescrição da dieta e a colocação precoce de sonda nasoenteral pode prevenir aspiração nos casos indicados. Manutenção nutricional adequada (sonda nasoenteral se houver alteração de consciência ou disfagia) com as restrições necessárias para as patologias associadas (hipercolesterolemia, hipertensão, diabetes, insuficiência cardíaca etc.).

Instituir fisioterapia motora e respiratória (quando indicada) e mobilizar o paciente do leito precocemente reduz risco de escaras, trombose venosa e pneumonia aspirativa.

No caso de crise epiléptica, iniciar tratamento anticonvulsivante. Não é recomendado tratamento profilático. Manter cabeceira em 30° nas primeiras 24 horas.

52

Prevenção do Acidente Vascular Cerebral

Rubens José Gagliardi

INTRODUÇÃO

O acidente vascular cerebral (AVC) continua sendo uma doença frequente e incapacitante, configurando um importante problema de saúde pública. Representa grande impacto nos programas de saúde, devido ao risco de sequelas graves ou mortalidade, porém, como dado alentador, tem boa possibilidade de prevenção. Assim, as medidas preventivas são fundamentais em qualquer estratégia de saúde.

Em 2020, segundo dados do DATASUS, o Brasil registrou 99.010 mortes por AVC (incluindo todos os tipos de AVC).[1] Os índices de mortalidade, segundo dados internacionais, têm decaído nas últimas décadas,[2,3] porém a incidência desta doença continuou se elevando.[2,3] Este achado nos alerta para o fato de que a eficácia do tratamento agudo do AVC evoluiu mais do que as medidas preventivas. Aproximadamente, 90% dos AVCs podem potencialmente ser prevenidos[2-4] e esta meta deve ser exaustivamente procurada.

O AVC é uma doença com grande possibilidade de prevenção, e estudos epidemiológicos e clínicos recentes têm demonstrado que há inúmeras possibilidades de melhorar as estratégias para preveni-lo, devendo a avaliação e aplicação das medidas preventivas serem cuidadosas, amplamente detalhadas e implementadas. A prevenção do AVC é uma atitude prioritária e fundamental.

Classicamente, divide-se a prevenção em primária e secundária. Considera-se prevenção primária as medidas dirigidas aos pacientes que não sofreram evento isquêmico cerebral, e prevenção secundária os cuidados que devem ser dedicados aos indivíduos que já sofreram um evento isquêmico cerebrovascular (AVC ou um ataque isquêmico transitório – AIT).

A prevenção primária é particularmente importante, uma vez que mais do que 77% dos AVC ocorrem pela primeira vez.[4,5] As medidas preventivas têm bons resultados, como mostram estatísticas de países desenvolvidos com taxas de 40% de redução de AVC em um período de 20 anos.[4,5] Os 10 mais importantes fatores de risco modificáveis para o AVC estão presentes em 90% dos casos.[4,6,7] Quem sofreu um AVC tem nove vezes mais chance de sofrer outro evento semelhante.[8] Os cuidados para a sua prevenção são fundamentais, mostrando a importância de uma adequada prevenção secundária.

A prevenção primária consiste fundamentalmente na detecção e correção dos fatores de risco; a prevenção secundária, que visa atingir uma população de mais alto risco (já sofreu um evento prévio), consiste, além da detecção e correção

dos fatores de risco, na intervenção farmacológica e eventualmente na complementação com cirurgia ou neurologia intervencionista. No presente capítulo, analisaremos conjuntamente a prevenção primária e secundária, enfatizando as evidências e achados para cada situação.

A novas diretrizes para a prevenção primária salientam a importância da medicina personalizada e individualizada, centrada no paciente. Nesta situação, a conduta é selecionada para um determinado paciente, que é mais bem analisado e motivado e os resultados são melhores.

FATORES DE RISCO

O conhecimento das principais causas que possam levar ao AVC, a sua fisiopatologia, o seu quadro clínico e os meios diagnósticos e prognósticos específicos são de grande valia para a definição das estratégias da prevenção. O reconhecimento de um AVC, em seus diferentes tipos, incluindo o AIT, não pode ser negligenciado, pois oferece riscos diferenciados de recidiva. Os AVCs de causas aterogênicas, cardiogênicas, hematogênicas, entre outras, e os de grandes vasos e de pequenos vasos devem ser devidamente esclarecidos, pois existem condutas próprias para a sua prevenção. Os microinfartos e em especial os AITs muitas vezes passam despercebidos pelos pacientes e/ou médicos, fato que limita as chances de prevenção. O risco de um paciente sofrer um AVC após um AIT é de aproximadamente 2 a 5% em 48 horas, 10,5% em 90 dias e 24 a 29% em 5 anos,[8] devendo ser cuidadosamente investigado e tratado. A idade do doente é outro fator importante que norteia um programa de prevenção, pois nos doentes idosos predominam as causas ateroscleróticas e cardioarritmias, e nos jovens predominam coagulopatias (estados de hipercoagulabilidade, síndrome dos anticorpos antifosfolípides, distúrbios da proteína C ou S), malformações vasculares ou cardíacas e uso de drogas ilícitas. A investigação de cada situação deve ser setorizada, facilitando a conclusão diagnóstica.

Nos pacientes que sofreram um AIT, utilização do escore ABCD2 (Tabela 52.1) é bastante útil para avaliarmos o risco de instalação subsequente de um AVC e contribui para o planejamento da prevenção.

Tabela 52.1 Estabelecimento da gravidade do AIT: avaliação (score) ABCD2.[8]

Fatores de risco	Notas
A- Idade > 60 anos	1
B- Pressão arterial	
sistólica >140 mm Hg	1
diastólica > 90 mm Hg	1
C- Quadro clínico	
hemiparesia unilateral	2
disfasia sem paresia	1
D- Duração dos sintomas	
< 60 minutos	1
>60 minutos	2
D- Diabetes	1

Avaliação do risco: de 0 a 3: baixo risco; 4 e 5: risco moderado; 6 e 7: alto risco.

A principal estratégia para prevenção de um AVC é o rígido controle dos seus fatores de risco. Classicamente, se dividem os fatores de risco em fatores modificáveis e não modificáveis. Entre os primeiros, citam-se: hipertensão arterial (sistólica e diastólica), tabagismo, distúrbios da glicemia (diabetes e intolerância à glicose), dislipidemias, hiper-homocisteinemia, síndrome metabólica, cardiopatias (em especial a fibrilação atrial), sedentarismo, obesidade, apneia do sono, alcoolismo excessivo, drogas ilícitas, doença carotídea, distúrbios de coagulação, trauma cranioencefálico. Entre os fatores não modificáveis, citam-se idade, sexo e genética.

Hipertensão arterial

A **hipertensão arterial** é o principal fator de risco controlável para a isquemia cerebral ou para a hemorragia (AVCH). Além da alta prevalência, é independente, contínua, tem relação direta com a intensidade e se manifesta em todos os sexos, raças e etnias. O ideal é manter a pressão arterial (PA) < 130/80 mmHg.[9,10] A PA sistólica < 130 mmHg está associada à redução significativa do risco de AVC recorrente e morte cardiovascular.[11] Este alvo pode ser conseguido com mudanças no estilo de vida (dieta hipossódica, perda de peso, exercício físico, sono adequado) ou com medicamentos específicos (inibidores da enzima de conversão da angiotensina [ECA], bloqueadores do receptor da angiotensina, betabloqueadores, diuréticos.[9] Pacientes com PA sistólica entre 120 e 129 mmHg e PA diastólica entre 80 a 90 mmHg devem ser fortemente encorajados a mudarem o estilo de vida, para assumirem os índices de PA normal.[7,9,10] Estudos de metanálises têm demonstrado que o controle da PA reduz a incidência de AVC em 30 a 40%.[9,12] O controle da PA deve ser agressivo e constante para mantê-la dentro dos níveis desejados.[6] Novos estudos têm sido realizados para verificar qual a melhor meta pressórica para a prevenção do AVC, com forte tendência de mostrar melhores resultados para a prevenção do AVC com PA < 120 × 80 mmHg.[13,14] Um grande estudo multicêntrico brasileiro – estudo OPTIMAL-STROKE (patrocinado pelo programa PROAD-SUS) – está sendo realizado neste sentido e trará importante contribuição para a definição da melhor meta pressórica.

Tanto a PA sistólica quanto a diastólica são riscos para o AVC, em qualquer idade, e ambas devem ser devidamente controladas. A hipertensão arterial sistólica isolada é uma situação relativamente frequente em indivíduos acima de 65 anos, e é sabidamente um risco para o AVC (aumenta em 2 vezes o risco em homens e em 1,7 em mulheres), devendo ser corrigida.[15]

Medicações empregadas para o controle da HA, como os inibidores da ECA e os antagonistas do receptor da angiotensina, têm também ação antiaterogênica e contribuem para a prevenção, mesmo em indivíduos normotensos.

Dislipidemias

As **dislipidemias** são importantes fatores de risco aterogênicos, relacionados mais intensamente com as coronariopatias; entretanto, também agem nas doenças cerebrovasculares. Todas as formas de dislipidemias podem causar doença arterial cerebral, como por exemplo uma hipercolesterolemia, uma elevação do LDL, uma redução do HDL, uma elevação dos triglicérides ou da LPa, tanto isoladas como associadas. Há fortes evidências, por meio de grandes ensaios clínicos, que a redução dos níveis de colesterol total e do LDL diminuem a incidência de AVC.[6,16]

O alvo para o tratamento das dislipidemias é manter o colesterol total abaixo de 200 mg/dℓ, o HDL acima de 40 mg/dℓ para homens e de 45 mg/dℓ para mulheres, o LDL abaixo de 135 mm/dℓ para as pessoas de baixo risco e abaixo de 70 mg/dℓ nos doentes de alto risco e os triglicérides abaixo de 150 mg/dℓ.[6,10,17] Existe uma forte tendência atual para se reduzirem os níveis de LDL em torno de 50 mg/dℓ nos casos graves.[17] Para prevenção secundária, é preferível o emprego de estatinas de alta potência, e para os casos graves e rebeldes, pode-se indicar os inibidores do PCSK9.[9] A associação com ezetimiba ou ácido bempedoico pode ser indicada para se atingirem os alvos desejados. O emprego de medicações redutoras do colesterol ou dos triglicérides, com as estatinas e em menor escala os fibratos, traz benefício adicional, pois além de provocarem queda e/ou normalização dos níveis dos lípides, agem diretamente na placa, como agentes anti-inflamatórios e antiaterogênicos, contribuindo para a prevenção, mesmo em indivíduos normolipidêmicos.[6,16,17] Para cada 10% de redução das taxas de LDL colesterol com o uso de estatinas, é atribuída uma queda de 15% do risco de AVC.[16,17] Nível baixo de HDL colesterol é um fator de risco independente para o AVC e evidências recentes mostram que a elevação do HDL pode contribuir para a redução da placa aterosclerótica.[18] O emprego de estatinas não aumenta o risco de AVCH.[19]

Diabetes

A **diabetes** é um importante fator de risco para todos os tipos de AVC; 20% dos diabéticos falecerão devido ao AVC.[6,20] Está relacionada com o comprometimento de grandes artérias, como carótidas, cerebrais e vertebrais, causando grandes infartos cerebrais ou com o comprometimento de pequenas artérias, levando aos AVCs lacunares. Nos doentes diabéticos, os níveis de pressão arterial ideais devem ser ≤ 130 × 80 mmHg e o LDL colesterol mantido ≤ 70 mg/dℓ, pois a associação destes fatores potencializa o risco do AVC.[6,9]

A intolerância à glicose e a resistência à insulina são isoladamente fatores de risco e devem ser combatidos. O estudo IRIS, utilizando a pioglitazona para o controle deste tipo de paciente, mostrou uma redução de 24% na incidência de AVC, principalmente nos doentes de alto risco.[20] Estudos recentes com os agonistas do GLP-1 têm mostrado resultados bastante interessantes e animadores com esta classe de drogas.[20-22]

Cardiopatias

As **cardiopatias** são importantes fatores de risco para o AVC. A porcentagem de AVC de origem cardioembólica é de aproximadamente 30%.[23] A fibrilação atrial (FA) é a principal causa, responsável por mais da metade dos casos.[23,24] Entre as situações de FA, 70% são não valvares, 20% são associadas com válvula reumática e 10% têm uma doença não perfeitamente conhecida. As FAs não valvulares aumentam em 5 vezes o risco de AVC e as FAs associadas com válvula reumática aumentam em 18 vezes o risco.[23,24]

As demais causas cardíacas relacionadas ao AVC são:

- Atriopatias
- Forame oval patente
- Ateroma do arco aórtico
- Infarto agudo do miocárdio (IAM); AVC ocorre como complicação de 2 a 4% dos IAM, principalmente em infartos da área anterior, devido à embolia

- Cardiopatia dilatada, pois facilita a formação de trombos no interior do ventrículo esquerdo, com risco de embolização
- Aneurisma do septo atrial; situação rara
- Endocardite infecciosa
- Tumores cardíacos
- Endocardite não bacteriana.

Fibrilação atrial

A **fibrilação atrial** (FA) é um achado raro em jovens, mas aumenta consideravelmente com a idade. O *Framingham Study* constatou que a FA estava presente em 15% dos pacientes com AVC e este número cresce com a idade, chegando atingir 30,7% entre pacientes com mais de 80 anos.[23,24] O mais aceitável mecanismo da isquemia, nestes casos, é embolia, devido a trombo no ventrículo esquerdo. Tanto a FA crônica como a paroxística são fatores de risco; o diagnóstico da FA paroxística pode ser difícil, exigindo procura prolongada com repetição de exames complementares específicos (ECG, Holter de 24 horas, Holter prolongado, *devices* apropriados), devendo ser exaustivamente pesquisada nos casos de AVC criptogênico. O tratamento deve ser instituído o mais rápido possível. Fatores como idade, gênero feminino, hipertensão arterial, diabetes, insuficiência cardíaca congestiva, história de AVC ou AIT prévios e doença aterosclerótica aumentam o risco de AVC. Neste sentido, os escores $CHADS_2$ e CHA_2DS_2VASc oferecem importante estratificação do risco, pela pontuação específica desses fatores, contribuindo para a melhor decisão clínica, principalmente quanto à indicação de anticoagulação.

A prevenção do AVC, nesses casos, é feita fundamentalmente com anticoagulantes. Nas últimas décadas diversos ensaios clínicos têm analisado a relação risco-benefício com diferentes fármacos. A varfarina foi a primeira das drogas estudadas com esta finalidade; mostrou excelentes resultados, com taxas de proteção de prevenção do AVC ao redor de 60%. Porém, é um fármaco bastante instável, difícil de manter o nível terapêutico adequado e com muita interação (alimentos, outros fármacos) o que dificulta o seu emprego. Mais recentemente, uma nova classe de anticoagulantes foi estudada, com mecanismo de ação mais específico na anticoagulação (atuam inibindo seletivamente o fator X ou a trombina), tendo uma ação e metabolização mais rápida e menos interações, comparativamente à varfarina, e têm mostrado melhores resultados clínicos. Esses medicamentos são conhecidos como "DOACs" (anticoagulantes orais diretos) e compreendem:

- Rivaroxabana, estudada inicialmente no ensaio clínico ROCKET-AF, empregada na dose de 15 ou 20 mg/dia. Inibidor direto do fator Xa
- Apixabana, estudada inicialmente no ensaio ARISTOTLE, empregada na dose de 2,5 ou 5 mg 2 vezes/dia. Inibidor direto do fator Xa
- Edoxabana, analisada inicialmente no ensaio ENGAGE, empregada na dose de 30 ou 60 mg/dia. Inibidor direto do fator Xa
- Dabigatrana, estudada inicialmente no ensaio RE-LY, empregada na dose de 110 ou 150 mg, 2 vezes/dia. Bloqueia a conversão do fibrinogênio em fibrina.

Esses medicamentos têm mostrado uma ação superior à varfarina e com menos hemorragias. Entretanto, eles têm excreção renal e devem ser cuidadosamente analisados nos indivíduos com insuficiência renal. São formalmente contraindicados em pacientes com *clearance* de creatinina (ClCr) inferior a 15 mℓ/min; pacientes com ClCr entre 15 e 30 mℓ/min não devem receber dabigatrana e podem receber doses menores dos demais DOACs; pacientes com ClCr entre 30 e 50 mℓ/min podem receber doses menores de dabigatrana e doses plenas dos demais DOACs; acima de 50 mℓ/min de ClCr podem receber todos os DOACs. Lembrando a restrição à edoxabana para pacientes com menos de 60 kg de peso corporal, que devem receber a dose menor.

Pacientes com AVC agudo e em que se constata FA, a anticoagulação de ser iniciada precocemente, ponderando-se, para a indicação do início do AVC, a gravidade do quadro, a sua extensão e o risco de hemorragia. Nos casos de AIT, a introdução deve ser no primeiro dia, e nos demais AVC, pode-se esperar de 3 a 12 dias, dependendo da gravidade das características do caso. Não está indicada "ponte de heparina" antes do início do anticoagulante.[23]

Nos casos de FA devidos à lesão valvular, a varfarina pode ser a primeira escolha.

Cardiopatia atrial (atriopatia)

A cardiopatia atrial (**atriopatia**) tem sido proposta como um possível mecanismo para AVC, mesmo na ausência de FA, podendo estar relacionada à formação do trombo.[23,25]

Estudos epidemiológicos têm mostrado que aumento do átrio esquerdo, aumento da onda "p" na derivação V1 e aumento do pró-BPN estão associados ao aumento do risco de AVCI. É possível que os doentes nesta situação sejam beneficiados com anticoagulação para a prevenção do AVC, porém ainda faltam estudos específicos neste campo.[25]

Forame oval patente

O **forame oval patente (FOP)** é uma alteração congênita que acarreta uma comunicação direita-esquerda entre os átrios. Está presente em aproximadamente 25% da população e pode, eventualmente, ser responsabilizado como a causa de um AVC, principalmente em pacientes jovens. O diagnóstico deve ser feito com um ecocardiograma transtorácico ou transesofágico, ou com o Doppler transcraniano, todos com o teste de microbolhas.

O FOP pode ser eventualmente a causa do AVC; porém, devido à sua alta incidência na população normal, é importante definir se o FOP seria a causa do AVC ou mera coincidência. O escore RoPE (*risk of paradoxical embolism score*), Tabela 52.2, pontua várias situações clínicas e auxilia no estabelecimento desse diagnóstico. Pacientes com escore 9 ou 10 têm grande chance de ter o FOP como causa do AVC. Quanto menor a nota, menor o risco; nos casos com valores finais de 0 a 2, provavelmente o FOP é incidental.[23,26] A conduta de prevenção secundária de AVC pode ser a antiagregação, anticoagulação ou mais raramente, o fechamento cirúrgico ou intervencionista. Devem ser avaliados: o risco do FOP, a idade e as características do paciente.

Ateroma do arco aórtico

Ateroma do arco aórtico, maior do que 4 mm e móvel, tem sido colocado como possível causa de AVC, principalmente em caso de placas localizadas na aorta ascendente. O diagnóstico pode ser estabelecido por ecocardiograma transtorácico ou transesofágico, por angiorressonância, ressonância cardíaca ou angiografia digital. A prevenção do AVC, além do rígido controle dos fatores de risco, é a prescrição de estatina de alta potência e dupla antiagregação (ácido

Tabela 52.2 RoPE escore.[23,26]

Componentes	Escore
Ausência de hipertensão arterial	1
Ausência de AVC ou AIT prévios	1
Ausência de diabetes	1
Não fumante	1
Infarto cortical	1
Idade do paciente em anos	
18 a 29	5
30 a 39	4
40 a 49	3
50 a 59	2
60 a 69	1
> 70	0

acetilsalicílico [AAS] e clopidogrel) por um período de 30 dias, seguido por AAS ou clopidogrel isoladamente. A varfarina se mostrou inferior ao antiagregante (estudo ARCH).[27]

Não há elementos conclusivos para eventual indicação de tratamento cirúrgico ou intervencionista nesta situação.

Dissecção espontânea da aorta

A **dissecção espontânea da aorta** pode ser encontrada na síndrome de Marfan, aneurisma da aorta torácica, válvula aórtica bicúspide, síndrome aneurismática de Loeys-Danlos e síndrome de Ehlers-Danlos tipo IV.

Infarto do miocárdio

No **infarto do miocárdio** (IM) existe um aumento do risco de AVC, principalmente nas primeiras 12 semanas após o IM, mesmo nos silenciosos.[28] Deve ser investigada a eventual presença de trombo no ventrículo esquerdo, e nesta situação o paciente deverá ser anticoagulado. Os pacientes devem ser monitorados e, caso se detecte uma FA paroxística, devem ser anticoagulados. Nas demais situações, deve ser prescrita a antiagregação.

Obesidade e síndrome metabólica

Obesidade e síndrome metabólica são fatores de risco atualmente bem definidos. A obesidade abdominal está relacionada mais fortemente com AVC, comparativamente ao aumento global de peso (índice de massa corpórea).[29] Aceitam-se como valores normais até 94 cm de circunferência abdominal para homens e 80 cm para mulheres. Pacientes com sobrepeso (IMC − 25 kg/m² a 29 kg/m²) e obesos (IMC > 30 kg/m²) devem ter maior controle da PA e serem estimulados a perderem peso.[6] Cada um dos componentes da síndrome metabólica, em conjunto os separadamente, traz risco e deve ser controlado adequadamente.[29]

Tabagismo

O **tabagismo** é outro importante fator de risco ao AVC, que deve ser intensamente combatido, por meio de orientação e incentivo para o fumante interromper este nefasto hábito. Um quarto de todos os tipos de AVC estão diretamente relacionados ao tabagismo, que aumenta em aproximadamente três vezes o risco de AVC.[30] Compromete homens e mulheres de todas as idades.[30] O tabagismo favorece a aterogênese, o sangramento cerebral e principalmente a hemorragia subaracnóidea. Existem evidências de que mesmo os fumantes passivos (os que se expõem à fumaça do tabaco sem fumar) têm um risco de 20 a 70% de desenvolverem doenças arteriais, inclusive cerebrovasculares.[31] O risco de AVC decresce pela metade após 2 a 5 anos da cessação do tabagismo.[6,31] Aconselhamento e utilização de drogas específicas (reposição de nicotina, bupropiona, vareniclina) são recomendados para casos refratários.[6] O cigarro eletrônico, que há alguns anos chegou a ser indicado como uma arma para abandonar o tabagismo clássico, atualmente é contraindicado. Os cigarros eletrônicos contêm vários elementos tóxicos, como propilenoglicol, nicotina, acroleína, diacetil, dietilenoglicol, metais pesados (níquel, estanho, chumbo), cádmio, benzeno, entre outros produtos com ação bastante nefasta.[32] A Food and drug Administration (FDA) não considera nenhum cigarro eletrônico como seguro e eficaz para auxiliar os fumantes a parar este hábito.

Hiper-homocisteinemia

A **hiper-homocisteinemia** é atualmente aceita como fator de risco para as doenças vasculares, incluindo as cerebrovasculares. A hiper-homocisteinemia é uma consequência de defeito no metabolismo da metionina, em geral devido à deficiência de cistationa β-sintetase. O risco de AVC nesses doentes está aumentado em 3 a 5 vezes.[6,33] O estudo VISP (Vitamin Intervention for Stroke Prevention) demonstrou que, embora a hiper-homocisteinemia possa ser tratada facilmente com suplementação de vitaminas do complexo B, não houve redução do risco de AVC após esta intervenção.[33]

Consumo de álcool

O consumo excessivo e moderado de **álcool etílico** (consumo de álcool etílico maior que 60 g/dia em homens e 40 g/dia em mulheres) está associado a uma significativa elevação do risco de AVC.[34] Quanto ao consumo pequeno de álcool etílico, ainda se trata de um assunto polêmico, com opiniões divergentes na literatura. Estudos sugerem uma curva em "J" em relação ao risco pelo álcool, ou seja, em pequena dose não estaria associado ao risco de AVC.[34]

Deve-se, entretanto, ter cautela ao sugerir consumo de bebidas com álcool para os doentes, no sentido de prevenção de AVC, considerando-se os riscos inerentes do alcoolismo. Existem importantes variações regionais que podem estar relacionadas com diferentes tipos e padrões de consumo e características populacionais.[34]

Drogas ilícitas

As **drogas ilícitas** também devem ser mencionadas como fator de risco para o AVC. A mais estudada e melhor documentada é a cocaína, principalmente a sua forma alcaloide (crack), fortemente associada com as doenças cerebrovasculares.[35] Pode causar qualquer tipo de AVC como isquemia, hemorragia cerebral e hemorragia subaracnóidea. Os pacientes apresentaram os sintomas neurológicos de maneira crônica ou imediatamente (até 1 hora) após o uso da cocaína, demonstrando uma forte associação temporal e muitas vezes apresentavam fatores de risco clássicos para o AVC.

A cocaína tem múltiplos efeitos que podem predispor ao AVC: uma dose baixa de cocaína estimula a atividade simpática devido à inibição da reabsorção de catecolaminas nas terminações simpáticas, favorecendo hipertensão arterial e vasoconstrição. Em doses elevadas, bloqueia os canais de sódio e potássio, ocasionando uma depressão da contratilidade miocárdica e favorecendo arritmias.[35] Pode induzir também a um estado pró-trombótico[35] O fato de se encontrarem diferentes tipos de AVC com o uso da cocaína sugere a possibilidade de existirem diferentes mecanismos desencadeados pela droga, para desencadear o icto cerebral.

Outras drogas ilícitas, como a *Cannabis sativa*, também têm sido relacionadas com AVC, porém existindo menos estudos específicos.

Gravidez e puerpério

A **gravidez e o puerpério** podem serem considerados como fatores de risco e representam um importante aspecto dentro das doenças cerebrovasculares (DCV) no grupo dos AVC em jovens.[36] Muitas vezes, tem causas diferenciadas e necessita de cuidados específicos, que são próprios do estado gravídico. A gravidez e o puerpério aumentam potencialmente o risco tanto para a isquemia como para a hemorragia cerebral.[36] A hemorragia cerebral é uma das principais causas de óbito durante a gravidez, e a hemorragia subaracnóidea é responsável por 20% das mortes nesse estado.[36] A hemorragia subaracnóidea ocorre na frequência de uma a cada 2.000 a 10.000 gravidezes.[36,37] O risco de hemorragia é provavelmente maior durante o parto, seguido pelo período do terceiro trimestre e depois pelo período pós-parto.[37]

O número de gestações pode influenciar no risco de AVC, particularmente de isquemia; as mulheres multíparas têm maior risco.

As principais causas de AVC na gravidez e no puerpério são: trombose venosa, estados de hipercoagulabilidade, êmbolo do líquido amniótico, angiopatia pós-parto e cardiomiopatia pós-parto.[36,37] Alguns fatores de risco associados, como hipertensão arterial, diabetes, lúpus, tabagismo, enxaqueca, agravam o risco do aparecimento do AVC na gravidez.[36]

As **alterações hematológicas** durante a gravidez estão relacionadas com o aumento do volume do plasma, decréscimo do hematócrito, decréscimo da viscosidade sanguínea, aumento da agregabilidade plaquetária e diminuição da fibrinólise.[36] Ocorre um estado de hipercoagulabilidade traduzido principalmente por aumento do fibrinogênio, dos fatores VII, VIII, IX, X, XII, da antitrombina III e redução dos níveis da proteína C e S, que são elementos anticoagulantes. Há um aumento adquirido da resistência da proteína C. Em adição, a glicose e os níveis de lípides também podem estar elevados na gravidez, contribuindo para elevar o risco de AVC.[36]

Mulheres com outro fator trombofílico, como a presença de anticorpo antifosfolípide, fator V de Leiden, mutação da protrombina, deficiência de antitrombina III, deficiência de proteína C ou S, hiper-homocisteinemia, têm um risco de desenvolverem AVC durante a gravidez ou puerpério significativamente maior quando comparadas às sem fatores.[36]

O estado de hipercoagulabilidade se estende, pelo menos, por 2 a 3 semanas depois do parto.[36,37] Apesar da importância dos estados de hipercoagulabilidade, frente ao diagnóstico de AVC na gravidez, o diagnóstico etiológico não deve ser único, devendo obrigatoriamente ser lembradas e pesquisadas outras possíveis causas, como: eclâmpsia, coriocarcinoma, embolia do líquido amniótico, angiopatia cerebral pós-parto, miocardiopatia periparto e trombose de seio venoso.

Durante a pandemia pela covid-19, houve muitos casos de AVC nessas pacientes, em geral atribuídos à hipercoagulabilidade desencadeada pela infecção pela covid-19.

Distúrbios do sono

Os **distúrbios do sono,** principalmente a apneia do sono, é um fator independente de risco para o AVC.[38] Dobra o risco em adultos e idosos; é uma situação relativamente comum, porém subdiagnosticada.[38]

A **apneia obstrutiva do sono** tem sido demonstrada como fator que aumenta o risco de AVC e de morte,[38] porém os mecanismos que unem a apneia com AVC ainda não estão bem esclarecidos. Várias situações podem estar relacionadas com a apneia obstrutiva do sono, como picos hipertensivos, distúrbios da oxigenação, e recentemente tem sido enfatizado que a apneia poderia levar a um estado pró-inflamatório, uma vez que estes pacientes apresentam níveis plasmáticos elevados de receptores 1 e 2 do TNF (fator de necrose tumoral, que é um marcador inflamatório).[38] Este fato ressalta a importância da pesquisa de eventuais distúrbios do sono nos pacientes com risco de AVC e a sua adequada correção.

Doença arterial periférica

De acordo com a Circulation Foundation, 75% da população com **doença arterial periférica** (DAP) vai apresentar um AVC ou ataque cardíaco se não for adequadamente tratada. Apesar da alta prevalência, é uma situação em geral omitida nos consensos de tratamento, prevenção ou reabilitação do AVC.[39] É uma condição aterosclerótica das extremidades com prevalência de 11 a 16% na população geral e 20 a 30% na população de alto risco.[39] Está associada com aumento de 6 vezes do risco de IAM e 2 a 3 vezes o risco de AVC e é um forte preditor de mortalidade.[39] Um procedimento inicial e de fácil realização é a medida do índice de pressão arterial tornozelo/braquial; é um método objetivo, não invasivo e bastante útil para o diagnóstico. Admite-se como normais, valores em torno de 1,08 e o achado de um índice menor do que 1 é indicativo de doença arterial periférica que deve ser investigada e corrigida. Estudos mostram que 26% dos pacientes com AVC ou AIT sofrem de DAP;[39] em geral estes doentes são idosos, hipertensos dislipidêmicos, têm doença carotídea e mais frequentemente são negros.[9]

Doença aterosclerótica das artérias carótidas

A **doença aterosclerótica das artérias carótidas** é outro importante fator de risco e é responsável por aproximadamente 15% dos AVCs. A aterosclerose é um processo inflamatório crônico, que se inicia, em geral, décadas antes do aparecimento dos sintomas de isquemia. Este quadro está ligado a várias comorbidades, como hipertensão arterial, diabetes, dislipidemias, tabagismo, sedentarismo, obesidade etc., já comentados. O diagnóstico da doença carotídea deve ser estabelecido por exames clínico e complementares, como a ultrassonografia com Doppler, angiografia, ressonância magnética, e testes para quantificação do processo inflamatório. Um dos primeiros achados nesta doença é o espessamento médio-intimal (sendo considerado normal valor de até 0,8 mm), que pode evoluir para a placa, com todas as suas consequências. Na análise da aterosclerose carotídea, para a tomada de decisão, devem ser considerados o grau de estenose, as características morfológicas e físico-químicas da placa, o grau de processo inflamatório e a resposta aos tratamentos medicamentosos até então realizados. A conduta não deve ser tomada exclusivamente baseada no grau de estenose encontrado, como era a conduta ditada pelos ensaios clínicos da década de 1990 a 2000. Uma vez constatada a doença carotídea, deve ser devidamente abordada, com procedimentos clínicos, que visam à redução da placa e/ou à sua estabilização, ou eventualmente o tratamento cirúrgico (endarterectomia) ou intervencionista (angioplastia com *stent*. Resultados de metanálise com dados de pacientes de 3 grandes ensaios clínicos randomizados sugerem que *stent* deve ser evitado em pacientes com mais de 70 anos com doença carotídea sintomática, em que seria preferível a endarterectomia, podendo o *stent* ser mais seguro em pacientes abaixo de 70 anos.[9,40]

Sedentarismo

O **sedentarismo,** outro importante fator de risco, deve ser combatido. A atividade física sistemática é fortemente indicada para a prevenção primária e secundária de todas as doenças vasculares. Toda atividade física é vantajosa e traz benefícios para a prevenção dos AVCs. Estudos recentes apontam que o treinamento isométrico seria superior comparativamente ao treinamento aeróbico, dinâmico de resistência e combinado.[41]

Anemia falciforme

A **anemia falciforme** pode ser causa de AVC, principalmente na forma homozigota.[42] Frente a este diagnóstico, recomendam-se:[6,42] realização de Doppler transcraniano (DTC) a partir de 2 anos e repetindo-se anualmente até os 16 anos. Transfusão sanguínea, com alvo de redução da hemoglobina S a níveis menores do que 30%, é eficaz para reduzir o risco de AVC em crianças com alto risco. Manter as transfusões mesmo nos pacientes em que a velocidade ao DTC se reverte ao normal é provavelmente indicado. Em crianças com alto risco e inábeis ao tratamento com transfusões, é razoável considerar o emprego de hidroxiureia ou transplante de medula óssea.

Trauma cranioencefálico

O **trauma cranioencefálico** tem sido mencionado como possível fator de risco para AVC, a longo prazo, indicando que este grupo de pacientes pode ser uma população importante como alvo de medidas de prevenção primária.[43]

Fatores genéticos

Fatores genéticos são também importantes fatores de risco para os AVCs, porém a separação e a quantificação do risco devido às mutações genéticas são um grande desafio. A solução é bastante difícil, devido à heterogeneidade do AVC, associado aos múltiplos fatores de risco relacionados ao AVC e pela variabilidade das populações.[44] Estudos recentes sugerem que os estudos genéticos podem ajudar a distinguir os diferentes tipos de AVC e eventualmente contribuir para o tratamento.[44] Entretanto, rastreio genético populacional, com finalidade de prevenção de AVC, ainda não é recomendado.[6]

CONSIDERAÇÕES FINAIS

Os benefícios dos controles dos fatores de risco são acumulativos, com melhores resultados quando o maior número de fatores for controlado. Em doentes com quatro fatores de risco, o controle de apenas um desses fatores conhecidos reduz o risco em somente 2%; o controle de dois fatores de risco reduz o risco de recorrência do AVC em 22%; com o controle de três fatores a redução do risco será de 38% e com o controle de todos os fatores de risco a redução será de 65%.[45]

Os resultados da prevenção são gratificantes; lembrando os resultados obtidos com campanhas que foram realizadas eficazmente em países desenvolvidos, houve redução de até 50% na incidência desta doença em um prazo de 10 anos. Este é um padrão que a nossa sociedade deve buscar alcançar.

Outros procedimentos de extrema importância para a prevenção secundária dos AVCs são a utilização de medicamentos antitrombóticos (antiagregantes plaquetários e anticoagulantes), anti-inflamatórios e neuroprotetores (estatinas), e as intervenções (endarterectomia ou *stent*).

53
Antiagregação Plaquetária no Tratamento e na Prevenção Secundária do Acidente Vascular Cerebral Isquêmico

Francisco Antunes Dias • Gabriel R. de Freitas

INTRODUÇÃO

As doenças cerebrovasculares são a segunda maior causa de mortalidade no mundo, sendo responsáveis por cerca de 10% dos óbitos.[1] Estimativas da Organização Mundial da Saúde (OMS) revelam uma tendência ao aumento da participação das doenças cerebrovasculares, que devem alcançar cerca de 12% da mortalidade mundial até 2030.[1,2] No Brasil, a situação também é muito alarmante. O acidente vascular cerebral (AVC) desde 2020 voltou a ser a principal causa de óbito em nosso país, segundo dados cartorários. Isto se deve a uma desastrosa combinação de: desconhecimento sobre a doença, controle inadequado dos fatores de risco, difícil acesso à terapia de reperfusão na fase aguda, carência de unidades de AVC e prevenção secundária bastante fragmentada.[3,4] Além disso, cerca de 20% dos casos de AVC são recorrentes, portanto, a prevenção do AVC assume um papel fundamental, como estratégia para mudar este cenário.[5,6]

Nas últimas décadas, avanços significativos têm ocorrido no tratamento e na prevenção secundária do AVC isquêmico. Até o ano de 1977, não havia estratégia terapêutica comprovada para esta finalidade. Os pilares atuais da prevenção secundária do AVC surgiram nos últimos 40 anos e podem ser listados em ordem cronológica, conforme a seguir:

1978 – Antiagregação plaquetária: o ácido acetilsalicílico (AAS) foi introduzido na profilaxia secundária do AVC isquêmico.[7]

1991 – Tratamento cirúrgico: endarterectomia carotídea para pacientes com estenose sintomática da artéria carótida interna maior que 70%.[8–11]

1993 – Anticoagulação oral: comprovada a superioridade da varfarina sobre a antiagregação plaquetária para prevenção da recorrência de AVC em pacientes com fibrilação atrial (FA).[12]

2001 – Tratamento anti-hipertensivo: benefício da redução da pressão arterial com perindopril e indapamida ou ramipril em pacientes com AVC prévio.[13,14]

2006 – Controle medicamentoso da dislipidemia: benefício da redução agressiva do colesterol sérico com a atorvastatina em pacientes com AVC ou ataque isquêmico transitório (AIT) recente, mesmo sem doença arterial coronariana (DAC).[15]

2009 – Anticoagulantes orais diretos (DOACs) não relacionados à vitamina K para pacientes com FA não valvar: a dabigatrana teve eficácia igual à da varfarina na prevenção de AVC e embolia sistêmica, mas com menores taxas de hemorragia intracraniana. Estudos randomizados com os inibidores do fator Xa (apixabana, rivaroxabana e edoxabana) evidenciaram inclusive maiores eficácia e segurança em relação à varfarina.[16–19]

Atualmente, um amplo espectro de recursos terapêuticos está disponível, de forma que o risco de recorrência pode ser reduzido na maioria dos pacientes que sofre um AVC, por pelo menos uma dessas estratégias. Quando comparado com placebo, o uso de antiagregantes plaquetários após um AVC agudo está associado a uma redução de 11% de eventos vasculares graves (AVC, infarto agudo do miocárdio [IAM] ou morte de origem vascular).[20,21] Já o seu uso a longo prazo pode reduzir esse risco em até 22%.[22,23]

A agregação plaquetária advinda de injúria endotelial arterial é mediada através de 3 mecanismos principais: ativação e liberação de adenosina difosfato (ADP) dos grânulos densos plaquetários; geração de ácido araquidônico através das vias da cicloxigenase-1 (COX-1) e da tromboxano sintetase, nos fosfolípides da membrana plasmática; além da ligação da trombina sintetizada na cascata da coagulação junto a receptores de superfície das plaquetas ativadas. O ADP, o tromboxano A2 e a trombina agem através de 3 receptores de membrana ligados à proteína G, respectivamente: receptor $P2Y_{12}$, receptor do tromboxano e receptor ativado pela protease (PAR-1); isto acarreta uma série de sinais intracelulares que induz ativação do receptor da glicoproteína IIb-IIIa da membrana plasmática das plaquetas, que então se liga ao fibrinogênio para produzir a agregação plaquetária. Assim, a antiagregação plaquetária pode ser obtida através do bloqueio de uma ou mais destas vias.[22]

Diversos antiplaquetários já foram testados em estudos clínicos randomizados para prevenção secundária de eventos vasculares graves (IAM, AVC ou morte de origem vascular). Os principais estudos em pacientes com AVC isquêmico ou acidente isquêmico transitório (AIT) estão resumidos na Tabela 53.1.

PRINCIPAIS ANTIAGREGANTES PLAQUETÁRIOS
Ácido acetilsalicílico

Comercializada por seus efeitos analgésicos e antipiréticos desde o início do século XX, o AAS foi pioneira e se tornou o antiagregante plaquetário mais utilizado para redução do risco de eventos vasculares graves após um episódio isquêmico cerebral. Seu mecanismo de ação é a inibição irreversível da COX-1 plaquetária. É um medicamento de baixo custo, relativamente seguro e com eficácia amplamente comprovada por estudos multicêntricos na prevenção secundária de AVC em monoterapia, em doses que vão desde 30 a 1.300 mg/dia (Tabela 53.2).[21,24]

Tabela 53.1 Principais estudos de antiagregação plaquetária na prevenção secundária no ataque isquêmico transitório (AIT) ou acidente vascular cerebral isquêmico (AVCi).

	População do estudo	Desenho do estudo	Seguimento médio	Desfechos avaliados
IST (1997)[21]	19.435 pacientes com AVCi tratados nas primeiras 48h do início dos sintomas, em 36 países	Randomizados para AAS 300 mg/dia, heparina SC, ambos ou nada, por 14 dias	6 meses	Dependência funcional aos 6 meses (AAS *versus* sem AAS: 62,2% *versus* 63,5%, p = 0,07) AVC isquêmico em 14 dias (AAS *versus* sem AAS: 2,8% *versus* 3,9%, p < 0,001)
CAST (1997)[24]	21.106 pacientes com AVCi tratados nas primeiras 48h do início dos sintomas, na China	AAS 160 mg *versus* placebo por 4 semanas	4 semanas	Mortalidade (AAS *versus* placebo): 3,3% *versus* 3,9%, p = 0,04 AVCi recorrente (AAS *versus* placebo): 1,6% *versus* 2,1%, p = 0,01
ESPS (1987)[36]	2.500 pacientes com AVCi recente e AIT, na Europa	Dipiridamol 75 mg + AAS 325 mg ou placebo 3×/dia	2 anos	AVC ou óbito (AAS/dipiridamol *versus* placebo): redução relativa de 33% (p < 0,01)
ESPS2 (1996)[37]	6.600 pacientes com AVC ou AIT prévios nos últimos 3 meses, na Europa	AAS 25 mg 2×/dia, dipiridamol 200 mg 2×/dia, AAS/dipiridamol ou placebo	2 anos	Redução relativa do risco de AVC em relação ao placebo: AAS 18% (p = 0,013), dipiridamol 16% (p = 0,039), AAS/dipiridamol 37% (p ≤0,001)
CAPRIE (1996)[25]	19.185 pacientes com AVCi ou IAM recentes	Clopidogrel 75 mg/dia *versus* AAS 325 mg/dia	1,9 ano	Taxa anual de AVCi, IAM ou morte cardiovascular (clopidogrel *versus* AAS): 5,3% *versus* 5,8%, p = 0,043
PROFESS (2008)[26]	20.332 pacientes com idade ≥ 50 anos e AVCi dentro de 90 dias da randomização	AAS/dipiridamol 25/200 mg 2×/dia *versus* clopidogrel 75 mg/dia	2,5 anos	Primeira recorrência de AVC (AAS/dipiridamol *versus* clopidogrel): 9,0% *versus* 8,8%, p = NS Risco de hemorragia maior: 4,1% *versus* 3,6%, p = NS
CSPS (2000)[44]	1.095 pacientes com AVCi entre 1-6 meses do início dos sintomas, no Japão	Cilostazol 100 mg 2×/dia *versus* placebo	1,5 ano	Redução relativa do risco de AVC (cilostazol *versus* placebo): 41,7%, p = 0,015
CSPS- 2 (2010)[45]	2.757 pacientes com AVCi nas últimas 26 semanas, no Japão	Cilostazol 100 mg 2×/dia *versus* AAS 81 mg	29 meses	Recorrência de AVCi (cilostazol *versus* AAS): 2,76% *versus* 3,71%, p = 0,035 Hemorragia: 0,77% *versus* 1,78%, p = 0,0004
CSPS.com (2019)[68]	1.879 pacientes com AVCi nos últimos 6 meses e pelo menos 50% estenose ou mais de 2 fatores de risco	AAS 81 mg ou clopidogrel 75 mg e cilostazol 100 mg 2×/dia *versus* AAS ou clopidogrel	1,4 ano	Taxa anual de AVC recorrente (DAPT *versus* monoterapia): 2,2% *versus* 4,5%, p = 0,001
SOCRATES (2016)[46]	13.199 pacientes com AVCi ou AIT de alto risco recente nas últimas 24h	Ticagrelor 90 mg 2×/dia *versus* AAS 100 mg/dia	4 meses	Taxa de recorrência de AVC, IAM ou morte (ticagrelor *versus* AAS): 6,7% *versus* 7,5%, p = 0,07 Taxa de AVCi: 5,8% *versus* 6,7%, p = 0,046

AAS: ácido acetilsalicílico; DAPT: dupla antiagregação plaquetária; IAM: infarto agudo do miocárdio; NS: não significativo; SC: subcutânea.

No entanto, tem eficácia apenas modesta para este fim, haja vista que ele bloqueia apenas um dos três mecanismos de inibição da agregação plaquetária descritos anteriormente. De fato, em pacientes com AVC ou AIT prévio, a redução de risco relativo (RRR) de eventos vasculares graves combinados (IAM, AVC e morte de origem vascular) é de apenas 13 a 22% e a redução de novo AVC é de aproximadamente 15%, em comparação ao placebo.[20–24]

Clopidogrel

Esta tienopiridina, que atua como inibidor reversível do receptor P2Y$_{12}$ de ADP plaquetário, mostrou-se discretamente superior ao AAS em monoterapia, com RRR de 8,7% de evento vascular grave, no estudo CAPRIE (ver Tabela 53.1).[25] Neste estudo, pacientes com AVC, IAM ou doença arterial periférica (DAOP) foram randomizados para AAS 325 mg/dia ou clopidogrel 75 mg/dia. Aparentemente, este benefício do clopidogrel é menos evidente em pacientes com AVC prévio, visto que neste subgrupo do estudo CAPRIE, apesar de uma RRR de 7,3%, não houve diferença estatística em relação ao AAS (ver Tabela 53.1). Ademais, a redução absoluta de risco em relação ao AAS é pequena, pois é necessário tratar 108 pacientes com clopidogrel por 2 anos para prevenir 1 evento vascular grave (AVC, IAM ou morte de origem vascular).[25]

Já no estudo PROFESS, que incluiu 20.332 pacientes com AVC isquêmico nos últimos 3 meses, o clopidogrel (na dose de 75 mg/dia) foi comparado à associação de AAS e dipiridamol de liberação prolongada (na dose de 25 mg e 200 mg 2 vezes/dia, respectivamente), em um seguimento médio de 2,5 anos.[26] Não houve diferenças significativas entre os tratamentos em relação ao desfecho primário de recorrência de AVC, porém houve uma maior taxa de eventos hemorrágicos graves no grupo tratado com o AAS e dipiridamol, incluindo hemorragias intracranianas.

De forma geral, a segurança do clopidogrel em monoterapia é bastante similar à do AAS. Há uma maior taxa de diarreia e *rash* cutâneo, porém há uma menor taxa de dispepsia e sangramentos do trato gastrointestinal. Assim, o clopidogrel é considerado uma boa opção para a prevenção secundária de eventos cerebrovasculares.[27–29]

Ticlopidina

Este antiagregante plaquetário da classe das tienopiridinas apresenta mecanismo de ação semelhante ao do clopidogrel. Dois estudos diferentes, que avaliaram pacientes caucasianos e negros, respectivamente, compararam a ticlopidina (250 mg 2 vezes/dia) com o AAS.[30,31] Nesses estudos, a ticlopidina não mostrou redução adicional do risco de eventos vasculares graves. Ademais, a ticlopidina foi associada a um

Tabela 53.2 Principais estudos de dupla antiagregação plaquetária (DAPT) na prevenção secundária no acidente isquêmico transitório (AIT) ou acidente vascular cerebral isquêmico (AVCi).

	População do estudo	Desenho do estudo	Seguimento médio	Desfechos avaliados
MATCH (2004)[51]	7.599 pacientes com AVCi ou AIT nos últimos 3 meses	AAS 75 mg/dia + clopidogrel 75 mg/dia *versus* placebo + clopidogrel 75 mg/dia	18 meses	Taxa de desfechos primários (AAS + clopidogrel *versus* clopidogrel): 15,7% *versus* 16,7%, p = 0,244 Hemorragias com risco de vida: 2,6% *versus* 1,3%, p < 0,0001
CHARISMA (2006)[50]	15.603 pacientes com doença cerebrovascular ou múltiplos fatores de risco	AAS 75-162 mg/dia + clopidogrel 75 mg/dia *versus* AAS 75-162 mg/dia + placebo	2,3 anos	AVC, IAM ou morte (clopidogrel + AAS *versus* AAS): 6,8% *versus* 7,3%, p = 0,22 Taxa de AVC: 1,9% *versus* 2,4%, p = 0,03 Taxa de hemorragias moderadas: 2,1% *versus* 1,3%, p<0,001
CHANCE (2013)[53]	5.170 pacientes com AVCi menor ou AIT de alto risco nas últimas 24 horas do início dos sintomas, na China	Clopidogrel 300 mg ataque seguido de 75 mg/dia por 3 meses + AAS 75 mg/dia por 21 dias *versus* placebo + AAS 75 mg/dia por 3 meses	3 meses	Taxa de AVC isquêmico ou hemorrágico (clopidogrel + AAS *versus* AAS): 8,2% *versus* 11,7%, p < 0,001 Taxa de hemorragia moderada ou grave: 0,3% *versus* 0,3%
POINT (2018)[54]	4.881 pacientes menor ou AIT de alto risco nas últimas 24 horas do início dos sintomas	Clopidogrel 600 mg ataque seguido de 75 mg/dia + AAS 50-325 mg/dia por 3 meses *versus* placebo + AAS 50-325 mg/dia por 3 meses	3 meses	Desfecho combinado de AVC, IAM ou morte (clopidogrel + AAS *versus* AAS): 5% (DAPT) *versus* 6,5% (AAS), p = 0,02 Risco de hemorragia maior: 0,9% (DAPT) *versus* 0,4% (AAS), p = 0,02
THALES (2020)[57]	11.016 pacientes com AIT ou AVCi agudo não cardioembólico leve-moderado com NIHSS ≤5, dentro de 24 h do início dos sintomas	Ticagrelor 180 mg ataque seguido de 90 mg 2×/dia + AAS 300-325 mg ataque seguido de 75-100 mg/dia *versus* placebo + AAS	30 dias	Taxa de AVC ou morte (ticagrelor + AAS *versus* AAS): 5,5% *versus* 6,6%, p = 0,02 AVCi: 5,0% *versus* 6,3%, p = 0,004 Incapacidade: sem diferença Hemorragia grave: 0,5% *versus* 0,1%, p = 0,001
SAMMPRIS (2011)[61]	451 pacientes com AVCi nos últimos 30 dias, secundário a estenose arterial intracraniana 70-99%	AAS 325 mg/dia + clopidogrel 75 mg/dia *versus* angioplastia com stent + AAS + clopidogrel	3 meses	Taxa de AVC ou morte em 30 dias (DAPT *versus* stent + DAPT): 5,8% *versus* 14,7%, p = 0,002 AVCi ou morte em 3 anos: 14,9% *versus* 23,9%, p = 0,019
CHANCE-2 (2021)[55]	6.412 pacientes com AIT ou AVCi menor e mutação com perda de função CYP2C19, nas primeiras 24h do início dos sintomas	Ticagrelor 180 mg ataque seguido de 90 mg 2×/dia *versus* clopidogrel 300 mg ataque seguido de 75 mg/dia Ambos os grupos tratados com AAS 75 mg/dia	3 meses	Recorrência de AVC (ticagrelor + AAS *versus* clopidogrel + AAS): 6,0% *versus* 7,6%, p = 0,008 Hemorragia moderada ou grave: 0,3% *versus* 0,3%
TARDIS (2018)[72]	3.096 pacientes com AVCi ou AIT nas primeiras 48 horas do início dos sintomas	AAS 300 mg ataque seguido de 75 mg/dia + clopidogrel 300 mg ataque seguido de 75 mg/dia + dipiridamol 200 mg 2×/dia *versus* clopidogrel ou AAS + dipiridamol	90 dias	Recorrência de AIT ou AVC (terapia tripla *versus* AAS/dipiridamol): 6% *versus* 7%, p = 0,47 Hemorragia grave: 3% *versus* 1%, p < 0,0001

AAS: ácido acetilsalicílico; DAPT: dupla antiagregação plaquetária; IAM: infarto agudo do miocárdio; NIHSS: *National Institutes of Health Stroke Scale*.

aumento de três vezes de episódios de neutropenia, e duas vezes de episódios de *rash* cutâneo, durante o seguimento de 3 anos. Portanto, o uso deste medicamento requer monitorização periódica do hemograma. Devido a sua posologia de duas tomadas diárias, além dos possíveis efeitos colaterais graves, a ticlopidina não tem sido mais utilizada na prática clínica diária.

Prasugrel

O prasugrel é um inibidor do receptor $P2Y_{12}$ da classe das tienopiridinas de 3ª geração. Três recentes estudos de fase 3 compararam a eficácia e segurança do prasugrel em comparação ao clopidogrel, ambos em monoterapia, na prevenção secundária de pacientes com AVC isquêmico ou AIT prévio não cardioembólico (PRASTRO-1, PRASTRO-2 e PRASTRO-3).[32–34] Os desfechos primários foram negativos nesses estudos, mas a análise combinada de todos os pacientes incluídos nos três estudos apontaram para uma RRR de cerca de 23% de eventos combinados de AVC, IAM ou morte de causa vascular nos pacientes em uso do prasugrel, em relação ao clopidogrel, sem diferença nos desfechos de segurança, inclusive hemorragias maiores.[35] No entanto, esses estudos foram realizados apenas em centros japoneses, com baixo número de participantes, e com uma dose mais baixa de prasugrel (3,75 mg/dia, dose não disponível no Brasil), o que limita a generalização desses achados. Até o momento, o uso do prasugrel ainda não é recomendado para prevenção secundária em pacientes com AIT ou AVC isquêmico.

Dipiridamol

O dipiridamol é um antiagregante plaquetário que atua como inibidor da fosfodiesterase plaquetária, inibindo a degradação do AMP cíclico e a recaptação de adenosina pelas plaquetas, hemácias e endotélio. Quando comparado com placebo, o dipiridamol levou a uma redução de 22% no risco relativo anual de AVC.[36] No entanto, o dipiridamol não é utilizado em monoterapia, devido aos frequentes efeitos colaterais, em especial cefaleia e diarreia.

Já a associação de AAS 25 mg e dipiridamol de liberação prolongada 200 mg, com posologia em duas tomadas diárias, parece uma alternativa mais efetiva que AAS usado isoladamente.[36,37] Entretanto, conforme já mencionado, esta associação foi avaliada no ensaio PROFESS,[26] sendo negativa para o desfecho primário (recorrência de AVC), quando comparada ao clopidogrel em monoterapia, apresentando pior perfil de segurança (ver Tabela 53.1). A associação de AAS e dipiridamol (formulação não disponível no Brasil) é raramente utilizada na prática clínica atual, devido seu alto custo e efeitos colaterais significativos.

Triflusal

O triflusal é um inibidor seletivo da COX-1, estruturalmente relacionado ao AAS. Quatro estudos compararam o triflusal com o AAS entre pacientes com AVC ou AIT, por um período que variou de 6 a 47 meses.[38–41] Em uma metanálise desses estudos, que incluiu 2.994 pacientes, não se observou redução significativa do risco de eventos vasculares graves.[42]

Cilostazol

O cilostazol é um inibidor seletivo da fosfodiesterase III, que bloqueia a inativação do segundo mensageiro intracelular AMP cíclico e, desta forma, inibe a ativação e agregação plaquetária. Este medicamento possui outras ações interessantes já comprovadas, tais como: vasodilatação, inibição da proliferação do músculo liso vascular, aumento do HDL e redução do nível de triglicérides séricos. Por causa desses efeitos, o cilostazol é aprovado para o tratamento de claudicação intermitente em pacientes com DAOP.[43]

No ensaio japonês CSPS, 1.095 pacientes com um primeiro AVC isquêmico foram alocados aleatoriamente, 1 a 6 meses após o AVC, para receber cilostazol na dose de 100 mg 2 vezes/dia ou placebo. O cilostazol reduziu o risco de eventos vasculares graves em 42% quando comparado ao placebo (RRR de 42%; intervalo de confiança [IC] 95% 10 a 63%).[44] Já no estudo CSPS-2, com 2.757 pacientes entre 20 e 79 anos com AVC isquêmico nos últimos 6 meses, o cilostazol na dose de 100 mg 2 vezes/dia, foi comparado ao AAS na dose de 81 mg/dia. Neste estudo, durante um seguimento médio de 2,4 anos, o cilostazol demonstrou uma redução de 26% (*hazard ratio* [HR] 0,74; IC 95% 0,64 a 0,98; p = 0,035) na ocorrência de novo AVC (isquêmico e hemorrágico), em relação ao AAS.[45] Este benefício foi obtido principalmente pela redução relativa de 54% nas taxas de hemorragias intracranianas.[45]

O perfil de efeitos colaterais do cilostazol nos estudos citados anteriormente foi bastante razoável. De fato, apenas cefaleia, diarreia, tontura, palpitações e taquicardia têm sido mais frequentemente relatados, quando comparado ao AAS. A taxa de sangramentos com cilostazol tem sido significativamente inferior à de AAS e clopidogrel.[44,45] Por este motivo, a droga já está presente nas diretrizes japonesas como uma alternativa ao AAS em monoterapia. O cilostazol pode ser uma opção interessante na prevenção secundária de AVC isquêmico, no entanto, os estudos foram realizados somente na população asiática, e ainda há pouca experiência com o seu uso em nosso meio, especialmente em monoterapia.

Ticagrelor

O ticagrelor é um antagonista reversível do receptor $P2Y_{12}$ de nova geração, que não necessita de ativação por metabolização hepática, o que produz uma inibição mais potente da agregação plaquetária. O ticagrelor (na dose de ataque de 180 mg seguido de 90 mg 2 vezes/dia) foi comparado ao AAS (na dose de ataque de 300 mg seguido de 100 mg/dia) em 13.199 pacientes com AIT e AVC isquêmico não cardioembólico menor (escala de AVC do National Institutes of Health [NIH] ≤5), iniciados dentro das primeiras 24 horas após o início dos sintomas (estudo SOCRATES).[46] Neste estudo, o ticagrelor não demonstrou ser superior ao AAS na prevenção secundária de novos eventos vasculares graves, incluindo novo AVC, IAM ou óbito, em análise aos 3 meses (HR 0,89; IC 95% 0,78 a 1,01; p = 0,07). Também não houve diferença no risco de hemorragias.[46]

Vorapaxar

O vorapaxar é o inibidor do receptor PAR-1 mais estudado até o momento. Um ensaio randomizado (estudo TRA 2P–TIMI 50) incluiu 26.449 pacientes, diagnosticados com IAM ou AVC entre 2 semanas e 12 meses do íctus, ou portadores prévios de DAOP, e comparou o vorapaxar na dose de 2,5 mg/dia com o placebo, com análise após 3 anos.[47] Dentre os pacientes com IAM, que somaram dois terços do total de participantes do estudo, cerca de 80% já estavam em uso da associação de AAS e clopidogrel. Já entre os pacientes com AVC e DAOP incluídos, a quase totalidade dos pacientes estava em uso prévio de monoterapia, sendo mais comum o AAS. Apesar de o estudo ter demonstrado uma redução de 13% do desfecho primário combinado (HR 0,87; IC 95% 0,80 a 0,94; p < 0,001), que incluía morte de origem vascular, IAM ou AVC, houve um aumento significativo dos eventos hemorrágicos (HR 1,66; IC 95% 1,43 a 1,93; p < 0,001).[47] Inclusive, esse estudo foi interrompido prematuramente por motivos de segurança, devido a um aumento importante de hemorragia intracraniana, particularmente no subgrupo de pacientes com AVC prévio. Dessa forma, concluiu-se que a adição do vorapaxar a outros antiagregantes plaquetários na prevenção secundária de pacientes com aterosclerose de alto risco estaria relacionada a um risco muito elevado de hemorragia intracraniana, especialmente em pacientes com AVC prévio, o que impediu um uso mais disseminado desta medicação desde então.

No entanto, em uma metanálise incluindo 5 ensaios clínicos randomizados e controlados com mais de 40 mil pacientes portadores de doenças ateroscleróticas, apesar de a associação de vorapaxar a outros antiplaquetários ter sido relacionada a um aumento de hemorragia intracraniana, isto não ocorreu de forma estatisticamente significativa.[48] Novos estudos com pacientes com AIT e AVC isquêmico investigando a eficácia e a segurança do vorapaxar em monoterapia ou em associação ao AAS em prevenção secundária são necessários.

SITUAÇÕES ESPECIAIS

Fase aguda do acidente vascular cerebral isquêmico

O AAS ainda é o antiplaquetário com efeito mais comprovado e adequadamente testado na fase aguda do AVC, atuando na prevenção de recorrência nas primeiras 4 semanas. Dois grandes ensaios clínicos randomizados (estudos CAST e IST) demonstraram uma redução do risco de recorrência precoce de novo AVC ou outros eventos vasculares graves na fase aguda do AVC isquêmico, mesmo que com efetividade apenas modesta, quando iniciado nas primeiras 48 horas do início dos sintomas (ver Tabela 53.1).[21,24]

É portanto, o antiagregante plaquetário mais utilizado na prática clínica até os dias de hoje, sendo considerado o tratamento padrão ouro na fase aguda/subaguda do AVC isquêmico, especialmente dentre os pacientes que não são elegíveis para as terapias de recanalização de fase aguda. Mas apesar da segurança, as diretrizes nacionais e internacionais ainda recomendam contra seu uso nas primeiras 24 horas após a terapia trombolítica, devido ao maior risco de transformação hemorrágica sintomática.[27,28] Também não está claro se o AAS é capaz de reduzir os danos neurológicos causados pelo próprio AVC.

Em uma revisão sistemática da Cochrane que incluiu 8 ensaios clínicos randomizados com 41.483 participantes em terapia antiplaquetária oral para prevenção secundária de AVC isquêmico, o uso diário de AAS na dose de 160 a 300 mg, iniciado dentro de 48 horas após o início dos sintomas, reduziu o risco de um novo evento isquêmico precoce sem um risco significativo de complicações hemorrágicas.[49] No entanto, doses baixas (75 a 150 mg) têm sido preferencialmente utilizadas, visto que existe um aumento do risco de sintomas dispépticos e sangramento do trato gastrointestinal em doses maiores do que 150 mg/dia.

Não há dados na literatura quanto a uma superioridade do clopidogrel em monoterapia em relação ao AAS na fase aguda do AVC isquêmico. Mais recentemente o estudo SOCRATES, conforme descrito anteriormente, também não demonstrou que o ticagrelor em monoterapia seja superior ao AAS na prevenção secundária de novos eventos vasculares graves na fase aguda do AVC isquêmico.[46]

De uma forma geral, o uso dos antiagregantes plaquetários em monoterapia parece ser seguro e eficaz na fase aguda do AIT e AVC isquêmico, especialmente o AAS. Segundo as diretrizes nacionais e internacionais, recomenda-se o uso do AAS (nível 1A de evidência) e clopidogrel (nível 2A de evidência) em monoterapia, ou a associação do AAS e dipiridamol de liberação prolongada (nível 1B de evidência), para a prevenção secundária de novos eventos vasculares em pacientes com AIT ou AVC isquêmico.[27,28]

Uso da dupla antiagregação plaquetária

A combinação de clopidogrel e AAS já foi testada em dois grandes estudos de prevenção secundária a longo prazo e, em geral, não se mostrou mais efetiva que AAS (estudo CHARISMA)[50] ou clopidogrel (estudo MATCH)[51] em monoterapia, além de a DAPT aumentar o risco de sangramento intracraniano. É possível que, em subgrupos de pacientes de mais alto risco para eventos vasculares, esta combinação seja superior ao AAS.

Fase aguda do acidente vascular cerebral isquêmico menor e ataque isquêmico transitório de alto risco

Em um ensaio clínico piloto (estudo FASTER), 394 pacientes com AVC isquêmico menor (escala de AVC do NIH ≤ 3), todos em uso do AAS, foram tratados com o clopidogrel ou o placebo. Este estudo foi interrompido prematuramente devido ao baixo recrutamento, porém houve uma pequena redução de 3,8% (p = 0,019) de recorrência de AVC com o clopidogrel na análise aos 3 meses, sem que tenha sido relatado um aumento significativo de complicações hemorrágicas graves.[52]

Os pacientes com AIT ou AVC isquêmico menor de origem não cardioembólica (escala de AVC do NIH ≤ 3) foram novamente estudados em outro importante ensaio clínico (estudo CHANCE).[53] Este estudo, realizado em população asiática, demonstrou que a associação de AAS (na dose de 75 mg/dia) com clopidogrel (na dose de ataque de 300 mg seguidos de 75 mg/dia) iniciada dentro das primeiras 24 horas do início dos sintomas e mantida por um período de 3 semanas, seguido da manutenção de apenas clopidogrel na dose 75 mg/dia, foi superior ao uso do AAS apenas (na dose de 75 mg/dia), na redução de recorrência de eventos cerebrovasculares (HR 0,68; IC 95% 0,57 a 0,81; p < 0,001), em análise aos 3 meses.[53] Não houve aumento de eventos hemorrágicos graves com o uso da DAPT (0,3% em ambos os grupos). Além disso, o uso da DAPT foi relacionado a uma menor taxa de incapacidade grave, avaliada pela escala de Rankin modificada em 3 meses.[53] Mais recentemente, em um ensaio clínico realizado com metodologia semelhante e conduzido em países ocidentais, o estudo POINT, houve redução de eventos isquêmicos combinados (AVC isquêmico, IAM ou morte de etiologia vascular) com a DAPT quando comparada ao AAS em monoterapia (5% versus 6,5%) em pacientes com AIT ou AVC isquêmico menor (escala de AVC do NIH ≤ 3), em análise aos 3 meses (HR 0,75; IC 95% 0,59 a 0,95; p = 0,02).[54] No entanto, houve um aumento de complicações hemorrágicas graves (0,9% versus 0,4%, HR 2.32; IC 95% 1,10 a 4,87; p = 0,02). Acredita-se que as diferenças nas taxas de hemorragias entre o estudo CHANCE e POINT se devam a maior dose de ataque do clopidogrel (300 mg versus 600 mg) e ao maior tempo de uso da DAPT (3 semanas versus 3 meses), no estudo POINT.

Uma limitação importante relacionada ao uso do clopidogrel é a sua farmacocinética com necessidade de ativação hepática em metabólito ativo através do citocromo CYP2C19. Uma parcela significativa da população possui uma mutação com perda de função do citocromo CYP2C19, reduzindo assim a eficácia do clopidogrel. A prevalência dessa mutação é de cerca de 60% em asiáticos, e de até 30% na população ocidental. No estudo CHANCE-2, 11.255 pacientes chineses com AIT ou AVC isquêmico menor e portadores dessa mutação foram randomizados para uso de DAPT, com AAS e ticagrelor ou clopidogrel por 21 dias, mantendo clopidogrel ou ticagrelor em monoterapia até 90 dias. O risco de novo AVC foi modestamente reduzido no grupo do ticagrelor (6,0% versus 7,6%, p = 0,008). Não houve diferença na taxa de sangramentos moderados ou graves entre os grupos (0,3% versus 0,3%).[55] Apesar de esses resultados não poderem ser extrapolados diretamente para a população ocidental, um estudo de custo-efetividade realizado no Canadá demonstrou que a testagem em larga escala da mutação com perda de função do citocromo CYP2C19 e a troca do clopidogrel por ticagrelor no uso de DAPT por 3 meses em pacientes com AVC isquêmico menor e AIT de alto risco aumentaram a expectativa e a qualidade de vida, sendo, portanto, custo-efetiva.[56] Infelizmente, não dispomos até o momento de dados semelhantes na população brasileira.

Já no estudo THALES, a DAPT com AAS e ticagrelor foi estudada na fase aguda do AIT e AVC isquêmico leve a moderado (escala de AVC do NIH ≤ 5), em pacientes que não foram submetidos a trombólise ou trombectomia mecânica.[57] O tratamento foi iniciado nas primeiras 24 horas do início dos sintomas e mantido por 30 dias, e a DAPT foi associada a redução de AVC e óbito (5,5% versus 6,6%, (HR 0,83; IC 95% 0,71 a 0,96; p = 0,02) e AVC isquêmico (5,0% versus 6,3%, HR 0,79; IC 95% 0,68 a 0,93; p = 0,004) em 30 dias, mas com um aumento de hemorragias graves (0,5% versus 0,1%, p = 0,001).[57]

Dessa forma, a DAPT com AAS e clopidogrel iniciados nas primeiras 24 horas do início dos sintomas e mantidos por período curto de tempo (no máximo 3 meses, preferencialmente 3 semanas) é mais eficaz que o AAS em monoterapia na prevenção secundária de pacientes com AVC isquêmico menor ou AIT de alto risco não submetidos a trombólise, sem um aumento significativo de complicações hemorrágicas graves. Trata-se de conduta nível 1A de evidência segundo as principais diretrizes internacionais.[27,28] O ticagrelor parece ser uma alternativa viável ao clopidogrel, especialmente dentre aqueles portadores de mutação com perda de função do citocromo CYP2C19.

A antiagregação plaquetária dentro das primeiras 24 horas do uso do alteplase no AVC isquêmico agudo foi avaliada no estudo ARTIS, o primeiro ensaio clínico randomizado a comparar os efeitos da adição precoce de AAS intravenoso (dose de 300 mg), iniciado 90 minutos após o término da infusão do alteplase em dose padrão.[58] No entanto, o ensaio foi encerrado prematuramente devido a um excesso de hemorragias intracerebrais sintomáticas que superaram os benefícios observados. Esse alto risco poderia ser atribuído à inclusão de pacientes com déficits neurológicos graves (escala de AVC do NIH mediana de 9 em ambos os grupos), bem como à administração muito precoce do AAS. Assim, um ensaio clínico chinês (estudo EAST) pretende avaliar o uso de DAPT com AAS e clopidogrel iniciada após 6 horas do término da infusão do alteplase ou tenecteplase, apenas em pacientes com AVC isquêmico agudo menor (escala de AVC do NIH ≤ 5) tratados nas primeiras 4,5 horas do início dos sintomas.[59] Esse estudo encontra-se ainda em fase de inclusão de pacientes. No entanto, conforme já mencionado, até o momento ainda recomenda-se evitar o uso de antiagregantes plaquetários nas primeiras 24 horas após o término da trombólise endovenosa.

Estenose arterial intracraniana

Pacientes com AIT ou AVC isquêmico secundário a estenoses arteriais intracranianas entre 50 e 99% foram randomizados em um ensaio clínico (estudo WASID) para o tratamento com o AAS (na dose de 1.300 mg/dia) ou varfarina (INR alvo entre 2 e 3), com um seguimento médio de 1,8 ano.[60] Nesse estudo, que incluiu 569 pacientes, não houve diferenças entre os dois tratamentos em relação ao desfecho primário avaliado, que incluía morte de origem vascular, AVC isquêmico e hemorrágico (HR 1,04; IC 95% 0,73 a 1,48; p = 0,83).[60] No entanto, houve uma menor taxa de óbito de qualquer etiologia, IAM e hemorragias graves no grupo do AAS.

Em um outro ensaio clínico randomizado (estudo SAMMPRIS), pacientes com AIT ou AVC isquêmico nos últimos 30 dias e estenoses intracranianas sintomáticas entre 70 e 99% foram randomizados entre o tratamento clínico otimizado e a angioplastia com o stent Wingspan mais o tratamento clínico otimizado.[61] O tratamento clínico otimizado incluía o uso de DAPT (AAS na dose de 325 mg/dia e clopidogrel na dose de 75 mg/dia, por 3 meses), além de controle rigoroso dos fatores de risco e modificação dos hábitos de vida. Esse estudo foi interrompido prematuramente por motivos de segurança, devido a um aumento de AVC e óbito nos pacientes submetidos a angioplastia com stent, eventos estes que ocorreram particularmente nos primeiros 30 dias após o procedimento.[61] Na análise de seguimento estendido, com uma duração média de 2,7 anos, o tratamento clínico otimizado manteve-se superior à angioplastia com stent nesses pacientes.[62]

Assim, o tratamento e a prevenção secundária de pacientes com estenoses intracranianas sintomáticas baseia-se no uso dos antiagreagante plaquetários, em particular a associação do AAS e o clopidogrel por 3 meses, mantendo-se ou AAS ou clopidogrel em monoterapia a longo prazo.[27,28]

Estenose arterial extracraniana

Os pacientes com doença aterosclerótica carotídea extracraniana sintomática foram estudados em três grandes ensaios clínicos randomizados (estudos NASCET, ECST e VA309), comparando o tratamento clínico *versus* a endarterectomia carotídea. Nesses primeiros estudos, o tratamento clínico consistia majoritariamente no uso de AAS (na dose de 325 a 1.300 mg/dia), associado ao controle dos fatores de risco.[8–10] Uma metanálise incluindo estes 3 estudos demonstrou superioridade da endarterectomia em estenoses carotídeas acima de 70%.[63] Em estenoses < 50% a cirurgia não trouxe benefício, enquanto o benefício da cirurgia em estenoses entre 50 e 69% foi considerado incerto. O tratamento endovascular das estenoses carotídeas, através da angioplastia com colocação de *stents*, parece ser não inferior à endarterectomia nas estenoses carotídeas sintomáticas, apesar de um aumento do risco de AVC nos primeiros 30 dias.[64] Segundo as diretrizes atuais, preconiza-se o uso de AAS (na dose de 75 a 325 mg/dia) associado ao clopidogrel (75 mg/dia) por curto período (1 a 3 meses) em pacientes com estenoses carotídeas que serão tratados com a terapia endovascular, mantendo-se monoterapia após.[64] Pacientes que serão submetidos a endarterectomia parecem se beneficiar mais da monoterapia, devido aos riscos da DAPT no período perioperatório.[64,65]

Em uma análise de subgrupo do estudo SOCRATES, incluindo 3.081 pacientes portadores de estenose aterosclerótica sintomática ipsilateral ao AVC índice, o ticagrelor apresentou uma redução de 32% de novo AVC, IAM ou óbito (HR 0,68; IC 95% 0,53 a 0,88; p = 0,003).[66] Assim, possivelmente o ticagrelor possa ser uma alternativa interessante entre os pacientes com aterosclerose carotídea não elegíveis para a abordagem cirúrgica; no entanto, ainda não dispomos de evidências de nível 1A quanto ao uso do ticagrelor em monoterapia para a prevenção secundária de novos eventos cerebrovasculares. Já em pacientes com AVC isquêmico menor e AIT de alto risco, e evidências de doença aterosclerótica (estenose de 30% ou mais) incluídos no estudo THALES, a DAPT incluindo AAS e ticagrelor foi relacionada a uma diminuição absoluta de 2,8% no desfecho primário de AVC ou morte dentro de 30 dias, sem um aumento significativo de sangramentos graves, quando comparada a DAPT incluindo AAS e clopidogrel.[67] Portanto, a combinação de AAS com clopidogrel ou ticagrelor parece adequada para a prevenção secundária em pacientes com evidências de aterosclerose em grandes vasos.

Mais recentemente, a DAPT incluindo o cilostazol foi estudada no ensaio clínico CSPS.com, realizado em centros do Japão. Nesse estudo pacientes com AVC isquêmico nos últimos 6 meses eram elegíveis para a participação se houvesse a presença de estenose arterial intra ou extracraniana ≥ 50% ou então pelo menos dois fatores de risco vasculares. A DAPT com cilostazol associado a AAS ou clopidogrel foi comparada à monoterapia com AAS ou clopidogrel. Apesar de esse estudo ter sido interrompido prematuramente devido ao baixo recrutamento, a DAPT mostrou ser superior à monoterapia na taxa anual de recorrência de AVC isquêmico (2,2% *versus* 4,5%, p = 0,001) nos 1.879 pacientes incluídos. Não houve diferença significativa em sangramentos potencialmente fatais.[68] No entanto, em uma análise de subgrupo do estudo CSPS.com, os pacientes com estenose aterosclerótica extracraniana não tiveram benefício com uso da DAPT com associação de cilostazol e AAS ou clopidogrel, quando comparada a AAS ou clopidogrel em monoterapia.[69]

As evidências disponíveis para o tratamento de estenoses sintomáticas das artérias vertebrais são mais escassas, e até o momento não dispomos de nenhum ensaio randomizado demonstrando superioridade do tratamento endovascular ao tratamento clínico, sendo muito importante, portanto, a individualização do tratamento. O tratamento clínico é bastante similar ao das estenoses carotídeas.

Aterosclerose do arco aórtico

A estratégia de prevenção secundária mais adequada em pacientes com AIT ou AVC isquêmico causados por placas ateroscleróticas complexas do arco aórtico (*i. e.*, espessura maior que 4 mm, ulceradas ou com trombo aderido), e sem outra etiologia embólica identificada, segue em controvérsia. Devido ao elevado risco embólico e altas taxas de recorrência, historicamente a anticoagulação oral foi mais utilizada. No entanto, um ensaio clínico (estudo ARCH) comparou a varfarina (INR alvo entre 2 e 3) com a DAPT (AAS na dose de 75 a 150 mg/dia associada ao clopidogrel na dose de 75 mg/dia).[70] O desfecho primário investigado foi a combinação de morte de origem vascular, AVC, IAM, embolia periférica ou sangramento intracraniano. Esse estudo foi interrompido após mais de 8 anos devido a baixo recrutamento, e os dados foram analisados para os 349 pacientes incluídos, que foram acompanhados por um tempo médio de 3,4 anos. Não houve diferenças significativas entre os grupos, porém houve uma tendência à superioridade da DAPT (HR 0,76; IC 95% 0,36 a 1,61; p = 0,5).[70] Além disso, 6 (3,4%) pacientes morreram no grupo da varfarina enquanto não houve nenhuma morte de origem vascular no grupo da DAPT (p = 0,013). O estudo ARCH não teve poder estatístico para demonstrar uma superioridade entre as duas estratégias terapêuticas; no entanto, atualmente DAPT tem sido preferida nesta condição, com exceção de casos específicos em que a presença de trombo séssil impõe grande risco de nova embolia.

Dissecção arterial

O estudo CADISS, único ensaio clínico randomizado em pacientes com dissecção arterial aguda extracraniana disponível, não foi capaz de demonstrar uma diferença entre o uso da anticoagulação e da antiagregação plaquetária na prevenção secundária de novo AVC ipsilateral ou óbito em 3 meses.[71] No grupo dos antiagregantes plaquetários, os pacientes foram tratados majoritariamente com o AAS e o clopidogrel, em monoterapia ou em associação. Assim, atualmente, nos casos em que se propõe o tratamento conservador da dissecção arterial extracraniana, o AAS e o clopidogrel são os antiagregantes plaquetários mais utilizados. No entanto, nos casos em que se pressupõe que a carga trombótica intra-arterial é muito elevada, como nos casos de suboclusão, a anticoagulação com heparinas e varfarina ainda é preconizada.

Já nos casos de dissecção arterial intracraniana, o tratamento é direcionado conforme a apresentação clínica da doença. Quando há a ocorrência de isquemia cerebral, os antiagregantes plaquetários, como AAS e clopidogrel, são utilizados. Já na presença de complicações hemorrágicas, especialmente a hemorragia subaracnóidea, a terapia antitrombótica é contraindicada, e o tratamento endovascular passa a ser prioritário.[28]

Web carotídeo

O *web* carotídeo, atualmente considerado uma forma de manifestação clínica de displasia fibromuscular, vem sendo cada vez mais diagnosticado e reconhecido como um novo fator de risco significativo para eventos cerebrovasculares, em especial após a maior disponibilidade recente da neuroimagem não invasiva e a melhor resolução dos aparelhos modernos.[72] Anatomicamente, há presença de uma membrana não aterosclerótica e não inflamatória na parede posterior do bulbo carotídeo, que se insinua para o lúmen arterial, formando uma espécie de bolsão onde ocorre estase sanguínea, predispondo à formação de trombos (Figura 53.1). Também pode ocasionar estenose luminar, causando um fluxo arterial turbulento, o que pode atuar como um catalisador de uma resposta pró-agregação plaquetária. Ambos os fenômenos podem aumentar o risco de tromboembolismo e isquemia cerebral. O *web* carotídeo pode estar presente de forma uni ou bilateral, e é relacionado a taxas elevadas, de cerca de 26%, de recorrência de novos eventos cerebrovasculares ipsilaterais, quando abordado apenas com o tratamento clínico.[72] Este consiste no uso de antiagregantes plaquetários em 80% dos casos descritos na literatura.[71] Não há dados de ensaios clínicos, mas uma metanálise recente sugere o potencial benefício da angioplastia com *stent* como a melhor estratégia para a prevenção secundária, não tendo sido reportados casos de recorrência após a intervenção cirúrgica.[72] Além disso, não houve complicações significativas com os procedimentos endovasculares. O uso de DAPT está sempre indicado, no entanto não está definido quais antiagregantes plaquetários seriam mais eficazes, assim como o tempo de DAPT é incerto. O esquema terapêutico mais utilizado consiste no uso de AAS e clopidogrel por 1 a 6 meses, seguido de monoterapia.

Tripla antiagregação plaquetária

Com o objetivo de reduzir ainda mais o risco de recorrência de eventos vasculares graves e precoces em pacientes com AVC isquêmico agudo, um ensaio clínico randomizado (estudo TARDIS) comparou a terapia tripla antiplaquetária (AAS + dipiridamol + clopidogrel) com o clopidogrel em monoterapia ou com a associação de AAS e dipiridamol, em análise aos 3 meses.[73] O estudo foi interrompido prematuramente devido a aumento significativo de complicações hemorrágicas, sem que houvesse maior eficácia da terapia tripla. Assim, a terapia tripla antiplaquetária não é recomendada.

Antiagregantes plaquetários intravenosos

Os antiagregantes plaquetários intravenosos, em especial os antagonistas do receptor IIb/IIIa – abciximabe, eptifibatida e tirofibana – têm sido estudados majoritariamente como adjuvantes das terapias endovasculares, em particular no tratamento do AVC isquêmico agudo. Entretanto, esses antiagregantes plaquetários podem aumentar o risco de complicações hemorrágicas e não são utilizados rotineiramente na prevenção secundária de eventos cerebrovasculares.

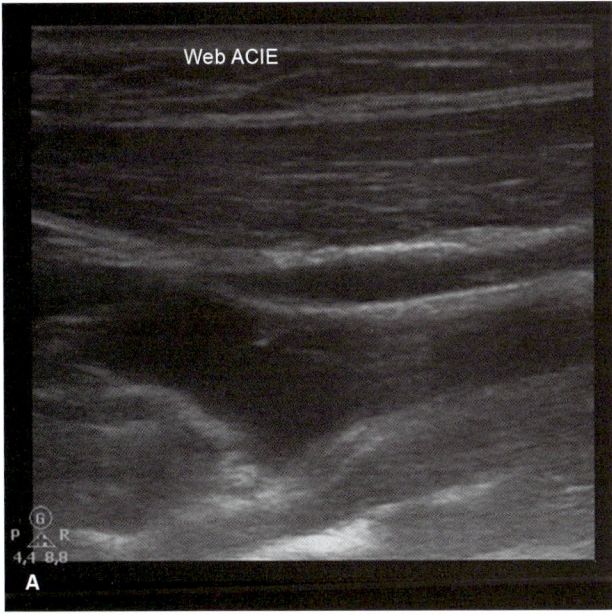
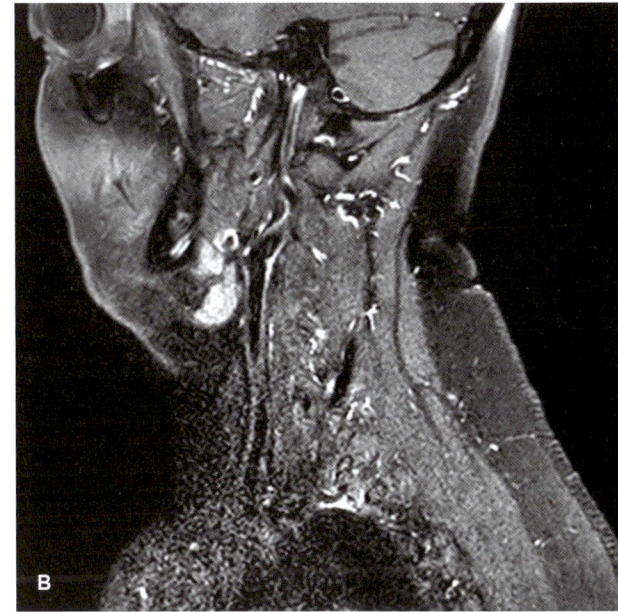
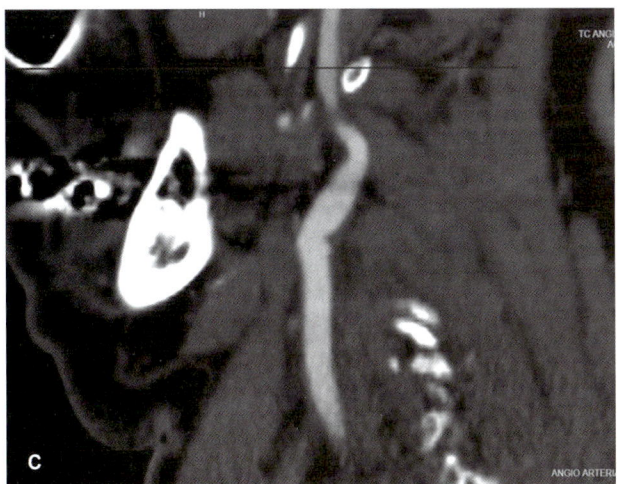
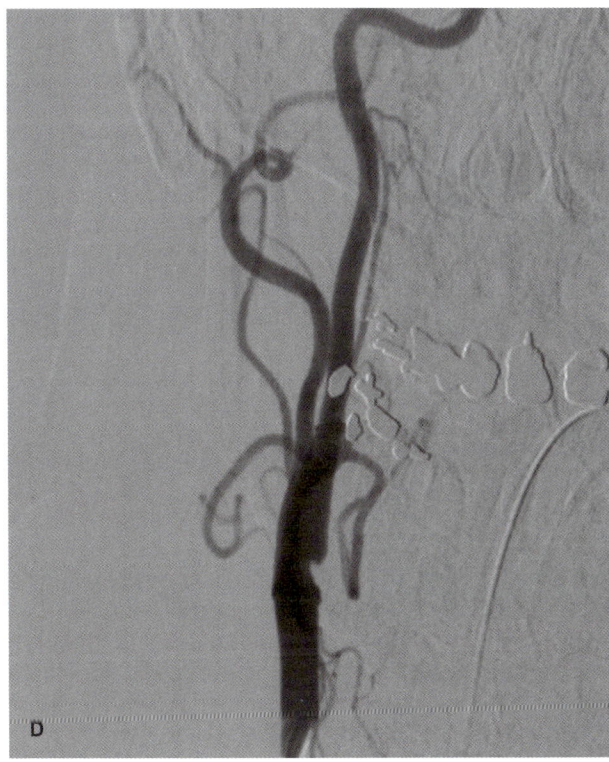

Figura 53.1 *Web* carotídeo em artéria carótida interna esquerda, visualizado em diferentes métodos radiológicos. **A.** Ultrassom cervical. **B.** Angiorressônancia com sequência de *vessel wall imaging*. **C.** Angiotomografia. **D.** Angiografia digital por subtração. (Cedida por Dr. Iago B. Bacchiega e Dr. Frederico F. Alessio-Alves.)

CONSIDERAÇÕES FINAIS

A prevenção secundária tem um papel crucial para a redução da morbimortalidade das doenças cerebrovasculares. Diversos esquemas antiplaquetários já foram testados em ensaios clínicos randomizados para prevenção secundária em pacientes com AIT ou AVC isquêmico não cardioembólico, sendo que o AAS em monoterapia permanece sendo o mais utilizado, podendo levar a uma redução modesta (13 a 22%) do risco relativo de eventos vasculares graves. O clopidogrel em monoterapia parece ser discretamente mais efetivo que o AAS, além de apresentar também menores taxas de complicações hemorrágicas, sendo uma alternativa interessante.

A combinação de AAS e clopidogrel não parece ser mais efetiva do que o clopidogrel em monoterapia, e possivelmente é mais efetiva que o AAS em monoterapia, mas a DAPT aumenta o risco de sangramentos maiores, incluindo hemorragias intracranianas, quando utilizada por tempo prolongado (> 3 meses). O uso de DAPT com a associação do AAS com o clopidogrel parece ser especialmente benéfico na fase aguda do AIT de alto risco ou AVC isquêmico menor (escala de AVC do NIH ≤ 3) não cardioembólico, quando em uso por apenas 3 semanas. Já o uso de DAPT com associação de AAS e ticagrelor parece ser benéfico em pacientes com AVC isquêmico agudo leve-moderado (escala de AVC do NIH ≤ 5), não submetidos a trombólise ou trombectomia mecânica, especialmente na presença de aterosclerose carotídea ipsilateral sem a indicação de tratamento cirúrgico. A DAPT com AAS e ticagrelor deve ser utilizada por período de 30 dias nesse contexto. A DAPT também pode ser indicada nas situações em que o risco de recorrência precoce é muito elevado, como em pacientes submetidos a angioplastia com *stent*, nas estenoses intracranianas sintomáticas, na aterosclerose de arco aórtico e nas dissecções arteriais cervicais, além da presença de *web* carotídeo. No entanto, o uso a longo prazo (além de 3 meses) da DAPT está relacionado a um maior risco de complicações hemorrágicas graves, e o seu uso além desse tempo deve ser sempre individualizado, considerando os riscos e benefícios esperados. Segundo os dados disponíveis até o momento a prevenção secundária com o uso da combinação de AAS com novos antiagregantes plaquetários mais potentes, como o prasugrel e vorapaxar, não está indicada, devido a um aumento significativo das complicações hemorrágicas graves, incluindo as hemorragias intracranianas.

A busca por novos agentes antiplaquetários para prevenção secundária do AVC continua despertando interesse clínico crescente. Apesar do surgimento de novos ensaios randomizados e controlados com antiagregantes plaquetários mais modernos, o desafio atual continua, em demonstrar que estes novos medicamentos, seja isoladamente ou em combinação, proporcionem maior eficácia, sem prejudicar a segurança. O uso de novos antiagregantes plaquetários em monoterapia, particularmente cilostazol, prasugrel e ticagrelor, pode estar relacionado a melhores desfechos de eficácia e segurança em relação ao AAS, no entanto mais estudos são necessários para corroborar estes achados, especialmente na população ocidental. A condução de grandes estudos multicêntricos em prevenção secundária requer muitos pacientes, o que demanda tempo, além de custos elevados. Enquanto isso, as drogas disponíveis até o momento parecem ser seguras, mas a eficácia apenas modesta da antiagregação plaquetária atual mantém o estímulo à busca por uma terapia antitrombótica ainda mais efetiva e segura na prevenção secundária do AVC.

54

Anticoagulantes Orais na Prevenção do Acidente Vascular Cerebral Isquêmico

Millene Rodrigues Camilo • Rui Kleber do Vale Martins Filho

INTRODUÇÃO

Os anticoagulantes ocupam lugar de destaque na abordagem ao paciente com acidente vascular cerebral isquêmico. Por muito tempo usados como parte do arsenal terapêutico instituído na fase aguda e, principalmente, na profilaxia de eventos recorrentes, suas indicações têm sido revistas após análise de vários estudos clínicos, com estabelecimento de critérios mais estritos para uso em fase aguda e surgimento de novas opções com melhor perfil de segurança e aderência na prevenção secundária. Neste capítulo, pretendemos abordar de forma geral os anticoagulantes orais, discorrer sobre suas principais indicações no contexto do acidente vascular cerebral, bem como avaliar o perfil das principais alternativas disponíveis à luz dos últimos estudos envolvendo o uso dos anticoagulantes orais diretos.

ANTICOAGULANTES ORAIS
Antagonistas de vitamina K

A partir da década de 1950, o anticoagulante oral tornou-se a principal medicação na prevenção e tratamento de eventos tromboembólicos, passando a ser administrado a milhares de indivíduos anualmente. Os antagonistas de vitamina K (AVKs) foram, assim, por mais de cinco décadas os únicos anticoagulantes orais disponíveis.

Como mecanismo de ação, os AVKs atuam na depleção de fatores de coagulação dependentes de vitamina K, incluindo as proteínas C e S e os fatores II (protrombina), VII, IX e X. Dentre os agentes cumarínicos, estão varfarina, femprocumona, acenocumarol e dicumarol, variando entre eles o tempo de absorção, início de ação e efeitos adversos. A varfarina é, indubitavelmente, a mais usada em todo o mundo. Apresenta uma meia-vida de 36 a 42 horas, circula ligada a proteínas plasmáticas, principalmente à albumina, e é metabolizada no fígado. No entanto, seu uso na prática clínica é desafiador por algumas razões: (1) janela terapêutica estreita; (2) elevada variabilidade de dose-resposta entre indivíduos; (3) interações com outras drogas e dieta; e (4) necessidade de controle laboratorial rotineiro. Por outro lado, é de baixo custo; disponível no Sistema Único de Saúde (SUS);

sua ação pode ser revertida em casos de sangramento e é possível o acompanhamento de seu nível plasmático através da razão normalizada internacional (RNI).

Anticoagulantes orais diretos

Os anticoagulantes orais não AVK ou anticoagulantes orais diretos (DOACs) surgiram como uma alternativa aos AVKs para prevenção de eventos embólicos em pacientes com fibrilação atrial não valvar. Existem duas classes de DOACs: os inibidores diretos da trombina (dabigatrana) e os inibidores diretos do fator Xa (rivaroxabana, apixabana e edoxabana). Cada medicamento tem um perfil distinto de administração e um conjunto de contraindicações que iremos ver a seguir.

Etexilato de dabigatrana

É uma pró-droga administrada por via oral, em doses fixas, sendo rapidamente convertida em dabigatrana, um potente inibidor direto, competitivo e reversível da trombina. O efeito anticoagulante tem início rápido e previsível, com meia-vida de 12 a 14 horas e com 85% de excreção renal. Outra observação importante quanto ao uso de dabigatrana é que sua administração não pode ser realizada por meio de sonda nasogástrica, gastrostomia ou jejunostomia, devendo sua cápsula ser ingerida intacta.

No estudo RE-LY, 18.113 pacientes com fibrilação atrial (FA) e um ou mais fatores de risco para acidente vascular cerebral (AVC) foram randomizados para tratamento com varfarina ou dabigatrana (150 mg ou 110 mg, 2 vezes/dia). Os pacientes que receberam dabigatrana na dose de 110 mg tiveram o mesmo risco de AVC ou embolia sistêmica (desfecho primário) que os que receberam varfarina (risco relativo [RR] 0,91; intervalo de confiança [IC] 95% 0,74 a 1,11; $p < 0,001$ para não inferioridade), porém, menor taxa de hemorragia grave (RR 0,80; IC 95% 0,69 a 0,93; $p = 0,003$). Já os que usaram 150 mg tiveram risco menor de desfecho primário (RR 0,66; IC 95% 0,53 a 0,82; $p < 0,001$ para superioridade) e taxas semelhantes de hemorragia grave quando comparados aos que usaram varfarina. Entretanto, a taxa de hemorragia intracraniana foi menor nos pacientes que usaram qualquer dose de dabigatrana em relação aos que usaram varfarina. Por outro lado, houve um aumento do risco de sangramento gastrointestinal com dabigatrana 150 mg 2 vezes/dia.

Rivaroxabana

A rivaroxabana é um inibidor direto do fator Xa, com uma meia-vida de 5 a 13 horas, com excreção renal de 35% e uma biodisponibilidade de 100% quando ingerida com alimentos. Portanto, deve ser esta a orientação aos pacientes em uso de rivaroxabana.

O estudo ROCKET AF randomizou para tratamento com varfarina ou rivaroxabana 20 mg 1 vez/dia (15 mg se *clearance* de creatinina de 30 a 49 mℓ/min) 14.264 pacientes com FA não valvar e risco moderado a alto para AVC. O risco de desfecho primário (AVC ou embolia sistêmica) foi semelhante nos dois grupos (*hazard ratio* [HR] 0,88; IC 95% 0,74 a 1,03; $p < 0,001$ para não inferioridade), assim como as taxas de hemorragia grave (HR 1,03; IC 95% 0,96 a 1,11; $p = 0,44$). Entretanto, as taxas de hemorragia intracraniana e de hemorragia fatal foram menores no grupo da rivaroxabana. Por outro lado, o sangramento gastrointestinal foi mais frequente com rivaroxabana em relação à varfarina.

Apixabana

A apixabana é também um inibidor direto do fator Xa, apresentando uma meia-vida de 8 a 15 horas e excreção renal de 25%. A sua biodisponibilidade não se correlaciona com a alimentação, sendo de 50%. Não há efeito dispéptico significativo, nem redução de sua absorção com o uso concomitante de inibidores de bomba de prótons.

O estudo ARISTOTLE avaliou a eficácia e a segurança da apixabana em relação à varfarina em pacientes com FA não valvar e pelo menos um fator de risco para AVC. Os 18.201 pacientes foram randomizados para tratamento com apixabana 5 mg 2 vezes/dia ou varfarina. A dose era reduzida para 2,5 mg 2 vezes/dia se presentes pelo menos dois dos seguintes fatores: (1) idade $\geq$ 80 anos; (2) peso $\leq$ 60 kg; (3) creatinina sérica $\geq$ 1,5 mg/dℓ. Os resultados mostraram que a apixabana foi superior à varfarina, reduzindo o risco de AVC ou embolia sistêmica em 21%, de sangramento maior em 31%, de hemorragia intracraniana em 49% e de mortalidade por todas as causas em 11%. Não houve diferença na taxa de sangramento gastrointestinal.

Outro estudo que avaliou a apixabana para uso na tromboprofilaxia da FA foi o AVERROES. Os pacientes em tratamento considerado como inadequado com AVK (n = 5.599) foram incluídos no estudo e randomizados para tratamento com apixabana 5 mg 2 vezes/dia ou AAS 81 a 324 mg/dia. Houve a interrupção prematura do estudo devido à ampla superioridade da apixabana, com uma redução de 55% de AVC ou embolia sistêmica. A taxa de hemorragia grave ou intracraniana não foi significativamente diferente entre os dois grupos.

Edoxabana

É outro inibidor direto do fator Xa, com meia-vida plasmática de 9 a 11 horas, biodisponibilidade de 62% e excreção renal de 50%.

A edoxabana foi avaliada no estudo ENGAGE AF-TIMI 48 para explorar os desfechos de 21.105 pacientes com FA e risco moderado a alto para AVC. Os pacientes foram randomizados em 3 grupos: (1) edoxabana em alta dose (60 mg/dia); (2) edoxabana em baixa dose (30 mg/dia); ou (3) varfarina. A dose de edoxabana era reduzida à metade daquela indicada na randomização quando presente um dos seguintes fatores: clearance de creatinina de 50 a 30 mℓ/min, peso $\leq$ 60 kg ou uso concomitante de verapamil ou quinidina. Quanto ao desfecho primário (ocorrência de AVC ou evento embólico sistêmico), na análise modificada por intenção de tratamento, ambas as doses de edoxabana foram não inferiores à varfarina (alta dose: HR 0,79; IC 97,5% 0,63 a 0,99; p < 0,001; baixa dose: HR 1,07; IC 97,5% 0,87 a 1,31; p = 0,005). No entanto, analisando apenas a ocorrência de AVC isquêmico, constatou-se um aumento significativo no grupo da edoxabana em baixa dose (HR 1,41; IC 95% 1,19 a 1,67; p < 0,001). Em relação à hemorragia intracraniana, mesmo no grupo da edoxabana em dose alta, houve uma taxa significativamente menor quando comparada ao grupo da varfarina (0,39% versus 0,85%; HR 0,47; IC 95% 0,34 a 0,63; p < 0,001). Contudo, o sangramento gastrointestinal foi mais frequente com edoxabana em dose alta comparado à de dose baixa e varfarina.

Considerações gerais

De forma geral, os DOACs têm um perfil farmacocinético previsível e não requerem monitorização regular da anticoagulação. Além disso, estes agentes mostraram ser não inferiores à varfarina em estudos clínicos randomizados de prevenção de AVC, prontificando a sua inclusão como primeira escolha em diretrizes do manejo da FA.

Adicionalmente, como pôde-se observar, todos os DOACs estão relacionados a uma redução significativa de hemorragia intracraniana, a complicação mais temida do tratamento com varfarina. Acredita-se que isso seja explicado pelo fato de esses fármacos serem mais seletivos, tendo um único alvo no sistema hemostático, enquanto a varfarina possui vários. Contudo, alguns associaram-se a maior frequência de sangramentos gastrointestinais (Tabela 54.1).

Um fator que contribui para eventos hemorrágicos é a alteração da função renal. Assim, a função renal deve ser sempre avaliada antes da prescrição do DOAC e reavaliada pelo menos anualmente ou com maior frequência quando clinicamente indicado. É importante ressaltar que a avaliação do clearance de creatinina foi feita pelo método Cockroft-Galt na maioria dos estudos envolvendo os DOACs, devendo-se, portanto, ser preferencialmente utilizado na prática clínica.

Os DOACs não foram testados em pacientes com insuficiência renal grave nos estudos de fase III. Poucos pacientes com CrCl < 30 mℓ/min foram incluídos no ARISTOTLE (137 pacientes, 1,5% dos que receberam apixabana). Pacientes com creatinina sérica > 2,5 mg/dℓ ou

Tabela 54.1 Anticoagulantes orais diretos comparados à varfarina.

	AVC isquêmico*	Hemorragia intracraniana*	Hemorragia grave*	Hemorragia gastrointestinal*
Dabigatrana 150 mg 2×/dia	Melhor (0,93% versus 1,22%)	Melhor (0,32% versus 0,77%)	Equivalente (3,40% versus 3,61%)	Maior incidência (1,60% versus 1,09%)
Dabigatrana 110 mg 2×/dia	Equivalente (1,34% versus 1,22%)	Melhor (0,23% versus 0,77%)	Melhor (2,92% versus 3,61%)	Equivalente (1,13 versus 1,09%)
Rivaroxabana 20 mg 1×/dia	Equivalente (1,34% versus 1,42%)	Melhor (0,49% versus 0,74%)	Equivalente (3,60% versus 3,45%)	Maior incidência (2,0 versus 1,24%)
Apixabana 5 mg 2×/dia	Equivalente (0,97% versus 1,05%)	Melhor (0,33% versus 0,80%)	Melhor (2,13% versus 3,09%)	Equivalente (0,76% versus 0,86%)
Edoxabana 60 mg 1×/dia	Equivalente (1,25% versus,25%)	Melhor (0,39% versus 0,85%)	Melhor (2,75% versus 3,43%)	Maior incidência (1,51% versus 1,23%)
Edoxabana 30 mg 1×/dia	Maior incidência (1,77% versus 1,25%)	Melhor (0,26% versus 0,85%)	Melhor (1,61% versus 3,43%)	Melhor (0,82% versus 1,23%)

*Taxa de eventos (%) por ano. (Adaptada de Kirchhof et al., 2016.)

CrCl < 25 mℓ/min foram excluídos dos estudos ARIS-TOTLE e AVERROES. Existem divergências quanto à indicação e dose dos DOACs entre as diretrizes Europeia de Cardiologia (ESC/EHRA), Canadense (CCS) e Americana (AHA/ACC/HRS). No entanto, nenhuma recomenda o uso de DOACs se CrCl < 15 mℓ/min (Tabela 54.2). No caso de pacientes dialíticos (DRC), um grande estudo retrospectivo pareou 2.351 pacientes em uso de apixabana contra 23.172 pacientes em uso de varfarina, sendo detectada uma redução de 28% na taxa de eventos hemorrágicos entre os usuários de apixabana, sugerindo que, excepcionalmente, tal medicação possa ser uma alternativa nos pacientes dialíticos com FA.

Uma outra preocupação que se deve ter é sobre o uso concomitante de DOAC com algumas medicações, já que tanto sua eficácia quanto sua segurança poderão ser comprometidas. Assim, destacamos algumas recomendações quanto ao uso de DOAC e sua posologia quando associado a outros fármacos, de acordo com o efeito da interação sobre seu nível plasmático (Tabela 54.3). Enfim, são muitos fatores que devem ser levados em consideração para a escolha de um DOAC.

Manejo de eventos hemorrágicos

A avaliação do paciente com sangramento ativo inclui a verificação da dose e o último horário de uso do anticoagulante, principalmente considerando os DOACs; dos sinais vitais do paciente, bem como a realização de exames laboratoriais (hemoglobina, hematócrito, plaquetas, tempo de protrombina [TP], tempo de tromboplastina parcial ativada [TTPa] e função renal). Os testes de coagulação não fornecem muita informação quando o paciente faz uso de algum DOAC, exceto o TTPa no caso da dabigatrana. Existem testes de coagulação mais específicos para os DOACs, incluindo tempo de trombina diluída (HEMOCLOT™) para a dabigatrana e teste quantitativo calibrado anti-Xa para os inibidores do fator Xa.

Os sangramentos menores devem ser tratados com medidas de suporte, como compressão mecânica por exemplo, se possível. Em pacientes que recebem AVK, a medicação deve ser suspensa até RNI < 2. Os DOACs têm uma meia-vida plasmática baixa, com melhora esperada do sangramento dentro de 12 a 24 horas após a última dose. O tratamento de eventos hemorrágicos moderados pode exigir transfusão sanguínea e intervenções específicas de diagnóstico e tratamento da causa do sangramento (p. ex., endoscopia digestiva). Se uso de AVK, a administração de vitamina K (1 a 10 mg) deve ser considerada. Quando a ingestão de DOAC é recente (< 2 a 3 horas), a administração de carvão ativado, principalmente para dabigatrana e apixabana, e/ou lavagem gástrica podem ser utilizados. A hemodiálise pode ser considerada no caso do uso de dabigatrana.

A reversão imediata do efeito antitrombótico é imperativa em evento hemorrágico grave ou ameaçador à vida. No caso do AVK, a administração de plasma fresco congelado restaura a coagulação mais rapidamente do que a vitamina K; e o uso do concentrado de complexo de protrombina consegue uma coagulação sanguínea ainda mais rápida, o qual pode ser considerado também para os DOACs quando não houver antídoto específico disponível. Existem avanços em relação aos agentes reversores da ação dos DOACs. O idarucizumabe é um fragmento de anticorpo monoclonal, que se liga à dabigatrana com mais afinidade que a observada com a trombina, e seu uso intravenoso para a reversão foi aprovado para uso clínico nos EUA em 2015 e, agora, também no Brasil. O andexanete, aprovado pela FDA em 2018, é uma proteína recombinante inativa que se liga aos inibidores do fator X ativado (rivaroxabana, apixabana e edoxabana), revertendo o seu efeito anticoagulante em mais de 80% dos pacientes em até 12 horas. Ainda em investigação, o ciraparantag, um promissor agente reversor universal. Trata-se de uma pequena molécula sintética capaz de reverter a ação dos inibidores diretos do fator Xa, dos inibidores diretos da trombina, da heparina não fracionada, bem como da heparina de baixo peso molecular. Contudo, dados sobre a eficácia em casos de hemorragia grave ou procedimentos de urgência ainda são necessários.

SITUAÇÕES ESPECÍFICAS
Fase aguda do acidente vascular cerebral isquêmico

A anticoagulação no AVC agudo foi realizada por muitas décadas, visando, teoricamente, à diminuição da ocorrência de eventos embólicos precoces, à estabilização de sintomas progressivos e aos melhores desfechos clínicos. No entanto, estudos como o *International Stroke Trial* e revisões sistemáticas não demonstraram melhores desfechos nesse cenário, e sua prescrição antecipada, como demonstrado no estudo HAEST, não parece ter efeito sobre a redução dos eventos embólicos precoces. Sendo assim, de forma geral, a instituição de anticoagulação como terapia aguda do AVC não é recomendada, sendo sua administração precoce restrita a casos individualizados, com alto potencial emboligênico (trombo intracardíaco, prótese metálica, dissecções arteriais com trombo intramural) e razoável perfil de complicações hemorrágicas.

Tabela 54.2 Recomendações para uso de anticoagulantes orais diretos de acordo com a função renal.

	Dabigatrana (Pradaxa®)	Rivaroxabana (Xarelto®)	Apixabana (Eliquis®)	Edoxabana (Lixiana®)
Dose se CrCl ≥ 50 mℓ/min	150 mg 2×/dia (≥80 anos: 110 mg 2×/dia)*	20 mg 1×/dia	5 mg 2×/dia (2,5 mg 2×/dia se pelo menos 2 dos seguintes: • ≥80 anos • ≤60 kg • Creatinina ≥ 1,5 mg/dℓ	60 mg 1×/dia (≤60 kg: 30 mg 1×/dia)
Dose se CrCl 30 a 49 mℓ/min	Considerar 110 mg 2×/dia†	15 mg 1×/dia		30 mg 1×/dia
Dose se CrCl 15 a 29 mℓ/min	**Não recomendado**	15 mg 1×/dia‡		30 mg 1×/dia¶
Dose se CrCl < 15 mℓ/min	**Não recomendado**	Não recomendado	Não recomendado	Não recomendado

*Se idade entre 75 e 79 anos associada a pelo menos um risco para sangramento, reduzir dose para 110 mg 2 vezes/dia. †Se alto risco para sangramento. Caso contrário pode-se optar por dose de 150 mg 2 vezes/dia. ‡Não é recomendado o uso de rivaroxabana se CrCl < 30, segundo as diretrizes europeia e canadense. ¶Não é recomendado o uso de edoxabana se CrCl < 30, segundo a diretriz canadense.

Tabela 54.3 Efeito sobre os níveis plasmáticos dos anticoagulantes orais diretos (área sob a curva) das interações medicamentosas e recomendações para suas posologias.

	Dabigatrana	Rivaroxabana	Apixabana	Edoxabana
Antiarrítmicos				
Amiodarona	+ 12 a 60%	Efeito mínimo (usar com cautela se CrCl < 50 mℓ/min)	Sem dados	+ 40%
Diltiazem	Sem efeito	Efeito mínimo (usar com cautela se CrCl 15-50 mℓ/min)	+ 40%	Sem dados
Quinidina	+ 53%	Extensão do aumento desconhecido	Sem dados	+ 77%
Verapamil	+ 12 a 180%	Efeito mínimo (usar com cautela se CrCl 15 a 50 mℓ/min)	Sem dados	+ 53%
Antifúngicos				
Cetoconazol Itraconazol Voriconazol Posaconazol	+ 140 a 150%	Até + 160%	+ 100%	+ 87 a 95%
Fluconazol	Sem dados	+ 42% (se administração sistêmica)	Sem dados	Sem dados
Imunossupressores				
Ciclosporina Tacrolimo	Não recomendado	Extensão do aumento desconhecido	Sem dados	+ 73%
Antibióticos				
Claritromicina Eritromicina	+ 15 a 20%	+ 30 a 54%	Sem dados	+ 90%
Rifampicina*	− 66%	Até − 50%	− 54%	Evitar se possível: − 35%, mas com aumento compensatório do metabólito ativo
Retrovirais				
Inibidores de protease-HIV (p. ex.,: ritonavir)	Sem dados	Até + 153%	Forte aumento	Sem dados
Anticonvulsivantes*				
Carbamazepina Fenitoína Fenobarbital	− 66%	Até − 50%	− 54%	− 35%
Outros fatores				
Idade ≥ 80 anos			#	!
Idade ≥ 75 anos				!
Peso ≤ 60 kg			#	
Função renal		Ver Tabela 54.2		
Outros riscos para sangramento		• HAS-BLED ≥ 3 • História de sangramento GI • Trombocitopenia (quimioterapia) • Cirurgia recente (cérebro, ocular) • AINE, corticosteroide sistêmico, antiagregante		

*Reduzem o nível plasmático do DOAC. !Idade não tem efeito significativo após ajuste para peso e função renal. #Reduzir dose se pelo menos 2 dos seguintes: idade ≥ 80 anos; peso ≤ 60 kg; creatinina ≥ 1,5 mg/dℓ. *Laranja*: contraindicado/não recomendado; *Amarelo*: reduzir dose: *Marrom*: considerar reduzir dose se 2 ou mais fatores "amarelos"; *Azul*: contraindicado por reduzir nível plasmático do DOAC; *Vermelho*: uso possível. AINE: anti-inflamatório não esteroide; GI: gastrointestinal. (Adaptada de Heidbuchel *et al.*, 2017.)

Infarto agudo do miocárdio

Pacientes com infarto agudo do miocárdio (IAM) apresentam risco de 2% nas primeiras 4 semanas de evento isquêmico cerebrovascular, podendo haver aumento para 15% com a presença de trombo intracavitário. Desta forma, as principais indicações de anticoagulação após um IAM são presença de FA paroxística ou persistente; trombo intracardíaco; ou desenvolvimento de aneurisma de ventrículo esquerdo. Ainda que discutível, a anticoagulação oral deve ser mantida enquanto houver persistência da complicação e potencial risco emboligênico, sendo esse período de pelo menos 3 meses.

Valvopatias e próteses metálicas

A indicação do uso de anticoagulantes nas valvopatias apresenta maior nível de evidência nas estenoses mitrais, principalmente quando associadas a FA, presença de trombo atrial e evento embólico prévio. Além disso, em casos de dilatação atrial importante (≥ 55 mm), a anticoagulação deve ser considerada. Doença mitral de etiologia reumática, mesmo na ausência desses fatores, deve ter a indicação de anticoagulação avaliada. Casos de valvopatia aórtica nativa e doença mitral não reumática, incluindo prolapso de valva mitral e calcificação anular, devem ser tratados com antiplaquetários, salvo no contexto de outras condições que requeiram anticoagulação.

A presença de próteses metálicas aumenta, sobremaneira, o risco de desfechos embólicos. O uso de AVK, de acordo com uma metanálise realizada em 1994, foi capaz de reduzir de forma significativa o risco de tromboembolismo (de 8,6 para 1,8 evento por 100 pacientes-ano) e trombose valvar (de 1,8 para 0,2 evento por 100 pacientes-ano). Estudos clínicos envolvendo os DOACs na FA excluíram pacientes com prótese valvar metálica, enquanto o uso de dabigatrana, neste contexto, não demonstrou benefício, motivando a interrupção precoce do estudo clínico RE-ALIGN. Desta forma, pacientes com prótese metálica devem ser mantidos em anticoagulação com AVK por tempo indeterminado A recomendação quanto ao alvo da anticoagulação oral em casos de prótese aórtica varia de acordo com as diretrizes, podendo a RNI ser entre 2,5 e 3,5 ou, de forma mais conservadora, entre 2 e 3. Já em casos de prótese mitral não há essa divergência, devendo a RNI ficar entre 2,5 e 3,5.

Cardiomiopatias

Existem, no momento, pelo menos cinco estudos clínicos randomizados publicados avaliando a terapia antitrombótica em pacientes cardiopatas com redução da fração de ejeção (FE). O estudo WARCEF randomizou 2.305 pacientes com ritmo sinusal e FE < 35% para o tratamento com ácido acetilsalicílico 325 mg/dia *versus* varfarina (RNI alvo de 2 a 3,5), com um seguimento de 3,5 anos. Ainda que associado a uma diminuição significativa de eventos isquêmicos, o uso de anticoagulação esteve relacionado ao aumento importante de desfechos hemorrágicos graves, não sendo atingido o desfecho primário composto de óbito, AVC isquêmico ou AVC hemorrágico). No caso do estudo COMMANDER HF, foram randomizados 5.022 pacientes com insuficiência cardíaca, coronariopatia e aumento elevado de peptídio atrial natriurético para o uso de rivaroxabana 2,5 mg 2 vezes/dia ou placebo, não havendo diferença significativa no desfecho primário (óbito, IAM ou AVC) entre os dois grupos. Desta maneira, as evidências para a anticoagulação nesses pacientes são incertas, e a indicação deve ser avaliada caso a caso.

Fibrilação atrial

A FA é a arritmia cardíaca sustentada mais prevalente, sendo a principal fonte emb	oligênica de origem cardíaca. Estudos sugerem um aumento de até 5 vezes do risco para AVC isquêmico em indivíduos com FA. A terapia com dose ajustada de varfarina reduz o risco de AVC isquêmico em até 64% e de mortalidade por todas as causas em 26%. A anticoagulação oral, portanto, deve ser indicada em indivíduos com FA, levando em consideração o risco anual absoluto de AVC.

Existem modelos para se calcular o risco de AVC e avaliar a indicação da anticoagulação. O escore CHA$_2$DS$_2$-VASc (*Congestive heart failure, Hypertension, Age, Diabetes, prior Stroke, TIA or thromboembolism, VAscular disease, Sex category*) é frequentemente utilizado (Tabela 54.4). Um CHA$_2$DS$_2$-VASc de 2 representa um risco anual de AVC de 2,5%. A maioria das diretrizes sugere o uso de anticoagulantes em pacientes com risco anual de AVC superior a 2%. Portanto, pacientes com CHA$_2$DS$_2$-VASc ≥ 2 teriam indicação de anticoagulação.

A partir dessa indicação, a preocupação maior passa a ser o risco de sangramento. Algumas ferramentas também são sugeridas para avaliação desse risco, sendo o HAS-BLED (*Hypertension, Abnormal renal or liver function, Stroke, Bleeding, Labile INRs, Elderly and Drugs*) apontado como tendo o melhor valor preditivo (Tabela 54.5). Uma pontuação ≥ 3 indica maior risco de hemorragia. Deve-se ressaltar que um HAS-BLED elevado não contraindica absolutamente o uso de anticoagulante, mas orienta quanto à necessidade de acompanhamento mais rigoroso para tornar o tratamento mais seguro, com abordagem, sobretudo, dos fatores de risco potencialmente corrigíveis como hipertensão mal controlada, uso concomitante de antiplaquetário ou anti-inflamatório não hormonal, uso excessivo de bebida alcoólica e RNI lábil.

Múltiplos estudos clínicos mostraram a superioridade terapêutica da varfarina comparada ao placebo na prevenção de eventos tromboembólicos em pacientes com FA. Além da prevenção primária, o uso de varfarina na prevenção secundária foi confirmada pelo estudo europeu, EAFT, que comparou varfarina, ácido acetilsalicílico (300 mg/dia) e placebo. Os resultados comprovaram a superioridade da anticoagulação com varfarina sobre a antiagregação plaquetária para prevenção da recorrência de AVC em pacientes com FA.

Além disso, uma metanálise combinando registros dos quatro principais estudos envolvendo os DOACs, previamente descritos, demonstrou uma redução geral de 19% em AVC e eventos tromboembólicos, 51% de redução em AVC hemorrágico e 10% de redução em mortalidade quando comparados ao uso da varfarina, estabelecendo-se como primeira opção na prevenção de tromboembolismo na FA não valvar (leia-se, aqueles sem estenose mitral moderadamente grave ou grave ou portadores de prótese valvar metálica).

Acidente vascular cerebral embólico de origem indeterminada

Cerca de 30% dos eventos isquêmicos cerebrovasculares são classificados como infarto de causa indeterminada ou

Tabela 54.4 Escore CHA$_2$DS$_2$-VASC.

Condição	Pontuação
Insuficiência cardíaca congestiva	1
Hipertensão	1
Idade ≥ 75 anos	2
Diabetes *mellitus*	1
AVC/AIT/tromboembolismo	2
Doença vascular (IAM prévio, DAP, placa aórtica)	1
Idade 65 a 74 anos	1
Sexo feminino	1

AIT: ataque isquêmico transitório; AVC: acidente vascular cerebral; DAP: doença arterial periférica; IAM: infarto agudo do miocárdio. (Adaptada de Lip et al., 2010.)

Tabela 54.5 HAS-BLED.

Condição	Pontuação
Hipertensão (não controlada, PAS > 160 mmHg)	1
Alteração da função renal	1
Diálise crônica, transplante renal, creatinina sérica ≥ 2,3 mg/dℓ	1
Alteração da função hepática Cirrose ou bilirrubina >2× o limite de normalidade com TGO/TGP/FA >3× o limite de normalidade	
Acidente vascular cerebral	1
Sangramento História de hemorragia grave ou predisposição a sangramento	1
Labilidade da RNI Instável/elevada ou tempo em faixa terapêutica < 60%	1
Idade ≥ 65 anos	1
Drogas Antiplaquetários, anti-inflamatório não esteroide	1
Álcool > 8 *unidades por semana*	1

FA: fosfatase alcalina; PAS: pressão arterial sistólica; RNI: razão normalizada internacional; TGO: transaminase glutâmico-oxalacética; TGP: transaminase glutâmico-pirúvica. (Adaptada de Pisters et al., 2010.)

criptogênico. Aqueles com infarto não lacunar, sem definição de causa cardioembólica ou de doença de grandes vasos são provavelmente de mecanismo embólico. Portanto, uma razoável proporção dos infartos criptogênicos pode ser considerada como AVC embólico de origem indeterminada

(ESUS, do inglês *embolic stroke of undetermined source*), sugerindo um potencial papel dos anticoagulantes na estratégia de prevenção secundária desses eventos. Essa observação foi a premissa para que grandes estudos envolvendo o uso dos DOACs na prevenção secundária de ESUS fossem realizados, com destaque para o RE-SPECT ESUS, NAVIGATE ESUS e ARCADIA.

O RE-SPECT ESUS randomizou pacientes para receber dabigatrana (150 mg ou 110 mg, 2 vezes/dia) ou ácido acetilsalicílico (100 mg/dia), o NAVIGATE ESUS randomizou para rivaroxabana (15 mg/dia) ou ácido acetilsalicílico (100 mg/dia) e o ARCADIA investigou o uso apixabana 5 mg 2 vezes/dia ou ácido acetilsalicílico 81 mg/dia, tendo como objetivo verificar a eficácia e a segurança do DOAC para prevenção secundária de pacientes com recente AVC embólico de origem indeterminada. Em nenhum desses estudos foi comprovada a eficácia do DOAC na redução de eventos embólicos no contexto de ESUS, de maneira que, até o momento, o uso de DOAC para a prevenção de novos eventos em pacientes com diagnóstico de ESUS não é recomendado.

CONSIDERAÇOES FINAIS

Após mais de meio século de experiência com os AVKs, deu-se início a era dos DOACs, com perfil farmacocinético mais favorável e sem necessidade de monitorização de rotina. Adicionalmente, com risco menor de hemorragia intracraniana, o uso de DOAC torna-se cada vez mais comum na prevenção de AVC isquêmico. Contudo, os AVKs ainda assumem seu papel nesse contexto.

55

Trombose Venosa Cerebral

Guilherme Diogo Silva • Adriana B. Conforto

EPIDEMIOLOGIA

A trombose venosa cerebral (TVC) é uma doença cerebrovascular caracterizada pela trombose de seios durais e/ou de veias corticais.[1] A TVC é mais rara do que o acidente vascular cerebral isquêmico, correspondendo a 0,5 a 1% das doenças cerebrovasculares e tendo a incidência estimada entre 0,4 e 3,4 por 100,000 habitantes/ano.[2,3]

O estudo internacional multicêntrico prospectivo chamado *International Study on Cerebral Venous and Dural Sinuses Thrombosis* (ISCVT) mostrou o predomínio da doença em mulheres jovens, dado que 78% dos casos ocorreram abaixo dos 50 anos e 75% dos casos, em pessoas do sexo feminino.[4]

Embora incomum, a TVC é uma doença cerebrovascular de especial interesse pelas diferenças de diagnóstico e manejo em relação ao acidente vascular cerebral isquêmico e pela associação com fatores de risco específicos, como a infecção pelo vírus SARS-CoV2 e a vacinação para a covid-19.[1] Isso motivou a criação de redes e consórcios para o estudo internacional da TVC, com destaque para o Cerebral Venous Thrombosis Consortium (CVT Consortium).[5]

QUADRO CLÍNICO

A cefaleia é a manifestação mais comum da TVC, ocorrendo em 80 a 90% dos casos.[4] De acordo com a 3ª edição da Classificação Internacional das Cefaleias (ICHD-3), a dor na TVC pode ter qualquer fenótipo, sendo mais comumente difusa, mas podendo também ser semelhante à enxaqueca,

ou ter início súbito.[6] Em uma série com 200 casos consecutivos de TVC, 68% dos pacientes apresentavam exame neurológico alterado, isto é, com alteração do estado mental, déficits focais ou papiledema.[7] Entretanto, quase um terço dos pacientes apresentavam exame neurológico normal. Portanto, é fundamental incluir a TVC no diagnóstico diferencial de cefaleias novas.

Aproximadamente um terço dos pacientes apresentam crises epilépticas sintomáticas agudas relacionadas à TVC, baseado em um estudo com 1.281 pacientes.[8] Nesse estudo, as crises epilépticas antecederam o diagnóstico da TVC em 79% dos casos e tiveram semiologia tônico-clônica bilateral em 74% dos pacientes.

Sintomas visuais como perda visual e diplopia ocorrem em 10 a 20% dos pacientes com TVC.[4] Esses sintomas decorrem de hipertensão intracraniana, sendo que 25 a 30% dos pacientes apresentam papiledema.[4] Dos pacientes com papiledema, metade não apresenta outra alteração ao exame neurológico,[9] o que reforça a importância da fundoscopia diante da suspeita de TVC.

Outras manifestações clínicas associadas à TVC incluem déficits focais e alteração do estado mental. Os déficits focais são associados ao infarto venoso, sendo que a afasia (19%) e a hemiparesia (37%) são os dois déficits focais mais comuns.[4] A alteração do estado mental afeta 22% dos casos e pode ser grave em até 12% dos pacientes.

CONFIRMAÇÃO DO DIAGNÓSTICO

O diagnóstico de TVC é confirmado por exames de neuroimagem. Os sinais radiológicos podem ser classificados em diretos e indiretos. Os sinais diretos envolvem a visualização direta do trombo, enquanto os indiretos mostram a repercussão no parênquima cerebral como o infarto venoso ou a hemorragia intraparenquimatosa.[10] A Figura 55.1 mostra exemplos de alterações em exames de neuroimagem da TVC.

Pela disponibilidade, a tomografia de crânio sem contraste é frequentemente o primeiro exame a ser realizado em pacientes com cefaleia nova em serviços de emergência. Na tomografia de crânio sem contraste é possível identificar hiperatenuação na topografia de um seio venoso (seio hiperdenso, em 30% dos casos) ou nas veias corticais (sinal da

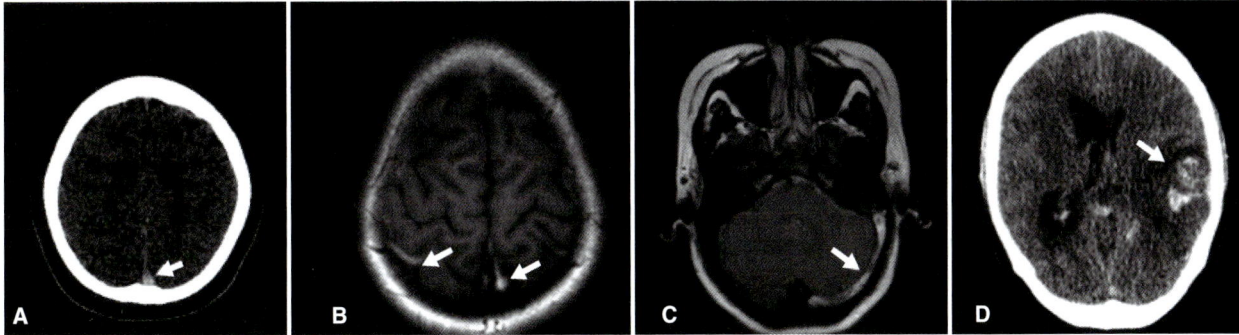

Figura 55.1 Alterações de neuroimagem em pacientes com trombose venosa cerebral. **A.** Sinal do triângulo denso, com área hiperatenuante no seio sagital superior (*seta*) na tomografia de crânio sem contraste. **B.** Áreas de hipersinal em T1, sinalizando tromboses de uma veia cortical e do seio sagital superior (*setas*) em ressonância magnética sem contraste. **C.** Área de hipersinal sinalizando trombose nos seios transverso (*seta*) e sigmoide esquerdo em ressonância magnética sem contraste. **D.** Infarto hemorrágico (*seta*) em tomografia de crânio sem contraste.

corda, em 5% dos casos), assim como edema citotóxico ou hemorragia cerebrais pelo infarto venoso (em 35 a 40% dos casos).[4,10] Diferentemente dos infartos arteriais, os infartos venosos não seguem a distribuição de um território arterial, podendo ser bilaterais (p. ex. paramedianos) ou desaparecendo em exames seriados (*vanishing infarcts*). As hemorragias são tipicamente parenquimatosas, mas podem apresentar também localização subaracnoide. A tomografia de crânio sem contraste apresenta sensibilidade baixa a moderada (de 41 a 71%). Portanto, uma tomografia de crânio sem contraste normal não exclui uma TVC.

Para aumentar a sensibilidade do diagnóstico de TVC, podemos usar estudos com contraste que mostram falhas de enchimento no sistema venoso, como a angiotomografia venosa ou a angiorressonância venosa. Inclusive, a combinação de exames de imagem não invasivos com avaliação clínica mostrou-se equiparável como padrão ouro ao diagnóstico por angiografia digital venosa invasiva em uma metanálise. A detecção de outros sinais do trombo além de falhas de enchimento, como o hipersinal em T1 na fase subaguda e as repercussões no parênquima cerebral, representa outra vantagem dos exames não invasivos.[11] Pela maior disponibilidade, a angiotomografia venosa geralmente é o exame realizado nos serviços de emergência. Se persistir a dúvida diagnóstica, devemos proceder ao exame de ressonância magnética de crânio com angiorressonância. A arteriografia digital é reservada para casos selecionados, como na suspeita de fístula dural, na indicação de tratamento endovascular ou quando há dúvida diagnóstica após a realização de exames não invasivos.

INVESTIGAÇÃO ETIOLÓGICA

Estados pró-trombóticos hereditários ou adquiridos são associados à TVC e, por isso, antecedentes pessoais e familiares de trombose devem ser questionados. Por exemplo, no ISCVT, em 85% dos casos pelo menos um fator de risco foi identificado (Figura 55.2).[4] Dentre os fatores de risco, destacamos alguns que são comuns em mulheres jovens, como o uso de anticoncepcionais hormonais, ciclo gravídico-puerperal e a presença de anemia ferropriva.[12] Não há consenso sobre a extensão da investigação etiológica, mas uma sugestão é apresentada na Figura 55.3. A testagem para presença da mutação no gene *janus kinase 2 (JAK2)* é

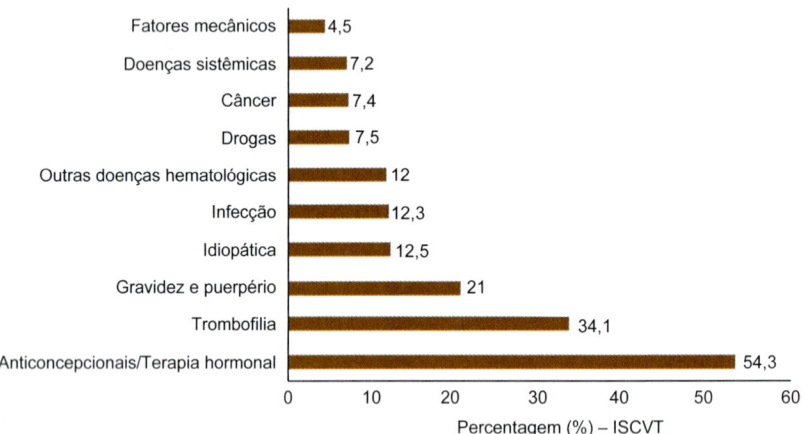

Figura 55.2 Principais fatores de risco/etiologias identificados em pacientes com trombose venosa cerebral no *International Study on Cerebral Venous and Dural Sinuses Thrombosis* (ISCVT).

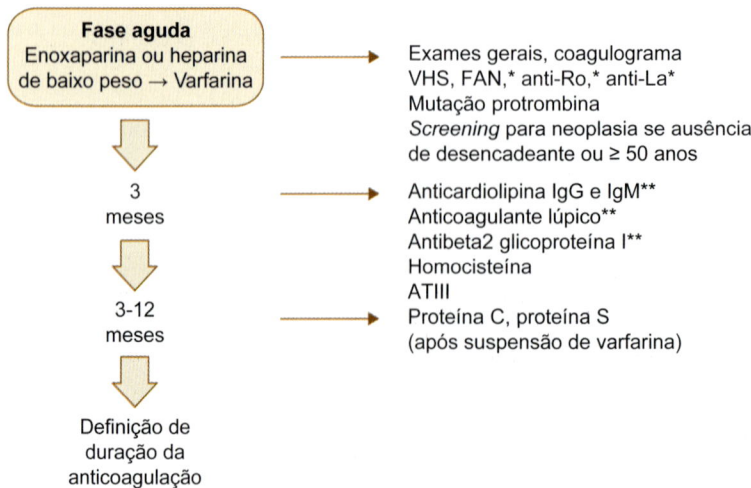

Figura 55.3 Sugestão de investigação etiológica. *A depender da suspeita clínica. **Repetir em 3 meses se o exame for positivo. ATIII: antitrombina III; FAN: fator antinuclear; IgG: imunoglobulina G; IgM: imunoglobulina M; VHS: velocidade de hemossedimentação.

um fator de risco que vem ganhando destaque. A mutação pode ser encontrada mesmo em pacientes sem claras alterações mieloproliferativas no hemograma, embora ainda haja controvérsia em relação à testagem rotineira de pacientes com TVC.[13]

A TVC pode ser uma complicação da covid-19[14] e, menos frequentemente, ser relacionada à vacinação para covid-19, em uma condição denominada "trombocitopenia imune induzida por vacina" (VITT, do inglês *vaccine-induced immune thrombotic thrombocytopenia*.[15] De acordo com a *Brighton Collaboration*, a definição de caso é dada por: confirmação da trombose até 28 dias após a vacinação, trombocitopenia nova e ausência de exposição à heparina.[16] Nos casos de VITT, a mediana do intervalo entre a vacinação e o início de sintomas da TVC é de 9 dias e a trombose ocorre mais comumente após o uso de vacinas com tecnologia de adenovírus (como a ChAdOx1 Cov-19).[15,17.] A TVC tem maior gravidade, com maior taxa de coma, maior taxa de hemorragia intraparenquimatosa e maior mortalidade nos pacientes com VITT do que nos casos sem trombocitopenia.[18] Anticorpos contra o fator 4 ativador de plaquetas (PF4) estão presentes em até 91% dos casos.[18] Apesar da possibilidade de evento trombótico pós-vacinal, cabe ressaltar que o risco é substancialmente menor do que o risco de evento trombótico pós-infecção pela covid-19.[19]

O exame de líquido cefalorraquidiano não é necessário na rotina de investigação da maior parte dos pacientes com TVC. Em uma análise com 244 pacientes, foi observado aumento da pressão de abertura (84%), com celularidade (53%) e proteinorraquia normais (66%).[4] O líquido cefalorraquidiano deve ser indicado quando há suspeita de meningite bacteriana.

TRATAMENTO

Uma vez realizado o diagnóstico de TVC, as recomendações americana e europeia preconizam a anticoagulação plena para reduzir mortalidade e incapacidade, mesmo na presença de hemorragia intraparenquimatosa (Evidência Classe IIa, nível B).[20,21] Tradicionalmente, a anticoagulação é realizada com heparina de baixo peso molecular ou heparina não fracionada. A seguir, a heparina é substituída por varfarina quando há estabilidade clínica.

O uso de anticoagulantes diretos, como rivaroxabana, apixabana ou dabigatrana, é controvertido. O maior estudo com anticoagulantes diretos, ACTION-CVT, mostrou eficácia semelhante da rivaroxabana e da varfarina em 845 pacientes de 27 centros.[22] Entretanto, esse estudo foi limitado pelo desenho retrospectivo e pela ausência de *equipoise* em situações específicas, como na síndrome do anticorpo antifosfolípide, na gestação ou no contexto do câncer. O ensaio clínico randomizado RE-SPECT CVT (*A Clinical Trial Comparing Efficacy and Safety of Dabigatran Etexilate With Warfarin in Patients With Cerebral Venous and Dural Sinus Thrombosis*) não apresentou nenhuma recorrência de evento tromboembólico, nem no grupo com varfarina, nem no grupo com dabigatrana. O estudo foi limitado pelo número participantes e pela baixa taxa de eventos nos dois grupos.[23]

A duração da anticoagulação depende da etiologia da TVC. Em indivíduos com fatores de risco transitórios, recomenda-se o uso de varfarina por 3 a 12 meses.[20] Está em andamento o estudo multicêntrico EXCOA-CVT (*The Benefit of Extending Oral Anticoagulant Treatment after Acute Cerebral Vein Thrombosis*), no qual são comparados os efeitos da

anticoagulação por 3 a 6 meses, ou por 12 meses, em pacientes com TVC que não tenham indicação de anticoagulação perene. A anticoagulação por toda a vida é sugerida quando é diagnosticada uma trombofilia de alto risco adquirida (p. ex., síndrome do anticorpo antifosfolípide) ou genética (deficiências de proteína S, C ou antitrombina III; homozigose para mutação do fator V de Leiden ou para mutação da protrombina; heterozigose para ambas as mutações). No entanto, as evidências da razão risco/benefício para essa conduta ainda são frágeis.

Além de influenciar no tempo de anticoagulação, a identificação da etiologia da TVC é importante para definir se outros tratamentos além da anticoagulação são necessários. Por exemplo, uma avaliação observacional do registro internacional de TVC mostrou que o uso da imunoglobulina intravenosa foi associado à redução da mortalidade em casos de VITT (70% *versus* 29%).[24] Por analogia ao que acontece com trombopenia induzida por heparina, recomendava-se para VITT o uso de anticoagulantes como o fondaparinux ou anticoagulantes diretos.[17] Entretanto, o desfecho foi semelhante entre pacientes com VITT que usaram ou não os anticoagulantes não heparina em um estudo observacional multicêntrico (33% *versus* 37%).[24] Pela mesma analogia, recomenda-se evitar transfusão de plaquetas para a plaquetopenia. Apesar de não ter observado diferença estatística, uma maior taxa de mortalidade foi vista no grupo com TVC por VITT que recebeu transfusão de plaquetas em pacientes (17/27, 63%) que em pacientes com TVC sem VITT (26/72, 36%).

A reperfusão com trombolíticos ou trombectomia não é rotineiramente indicada em pacientes com TVC. No estudo TO-ACT (*Thrombolysis Or Anticoagulation for Cerebral venous Thrombosis study*) não foi identificada diferença na evolução de pacientes tratados com trombólise por via endovascular, com ou sem trombectomia, e pacientes tratados com anticoagulação.[25] Porém, o poder estatístico do estudo foi insuficiente para excluir o potencial benefício do tratamento endovascular.

EVOLUÇÃO

A mortalidade da TVC diminuiu nas últimas décadas, sendo hoje estimada entre 5 e 10%.[26] Uma causa importante de morte é a hipertensão intracraniana aguda. A craniectomia descompressiva pode ser uma opção em pacientes com lesões focais com efeito de massa (p. ex., hemorragia intraparenquimatosa volumosa). Em uma metanálise de estudos observacionais, a craniectomia descompressiva reduziu a mortalidade em pacientes com TVC.[27]

Mais de 80% dos pacientes apresentam recuperação funcional significativa, com escala de Rankin modificada entre 0 e 2.[4] Entretanto, apesar da alta taxa de recuperação funcional de acordo com essa escala, alguns sintomas como perda visual, epilepsia, cefaleia e alterações cognitivas/comportamentais podem comprometer a qualidade de vida em alguns pacientes.[26,28]

A hipertensão intracraniana causada por TVC pode levar à perda visual.[29] Portanto, acuidade visual, campo visual e fundoscopia devem ser realizados diariamente na internação e rotineiramente na avaliação ambulatorial. O tratamento inicial, em casos não graves, pode ser realizado com acetazolamida ou topiramato. Entretanto, até 5 a 10% dos pacientes com TVC e papiledema podem necessitar de procedimentos cirúrgicos como a derivação ventriculoperitoneal ou a fenestração de nervo óptico por piora progressiva da perda visual a despeito do tratamento clínico.[29] Apesar do tratamento, 40% dos pacientes com TVC e papiledema permanecem com alguma sequela visual.[29]

Em um estudo do Consórcio de TVC com 1.127 pacientes, aproximadamente um em cada dez pacientes apresentou crise sintomática remota.[30] A epilepsia foi tratada como monoterapia em quase 90% dos casos, sendo o levetiracetam a droga mais utilizada.

Cefaleia crônica após a TVC ocorre em mais da metade dos pacientes, principalmente naqueles com antecedente de cefaleia primária.[28] Frente a uma piora da dor durante o seguimento, três causas de cefaleia secundária em particular devem ser afastadas: nova trombose, hipertensão intracraniana crônica e fístula dural. Entretanto, essas causas correspondem a menos de 5% dos casos e a maioria dos pacientes apresenta cefaleia de fenótipo tensional ou migranoso.

Mais da metade dos sobreviventes da TVC apresentam disfunções cognitivas ou depressão na avaliação neuropsicológica.[26]

Essas condições provavelmente contribuem para a observação de impossibilidade de retorno ao trabalho em 20 a 40% dos casos.[26]

CONSIDERAÇÕES FINAIS

A TVC é uma doença cerebrovascular mais comumente encontrada em mulheres jovens. Deve entrar no diagnóstico diferencial de cefaleias novas, acompanhadas ou não de crises epilépticas, alterações visuais, déficits focais e/ou alterações do nível de consciência. A tomografia de crânio pode ser normal e, assim, estudos de imagem dedicados para o sistema venoso são importantes para o diagnóstico. O tratamento inicial é a anticoagulação, além da avaliação de necessidade de medidas para hipertensão intracraniana e/ou de drogas antiepilépticas. Fatores de risco pró-trombóticos devem ser investigados para definir o tempo de anticoagulação e a necessidade de tratamentos adicionais específicos, como no caso da VITT.

56

Indicadores de Qualidade para o Tratamento do Acidente Vascular Cerebral

Sheila O. Martins • Soraia R. C. Fabio

INTRODUÇÃO

O objetivo do desenvolvimento de Indicadores e Medidas de Qualidade é traduzir as evidências científicas relacionadas ao tratamento do acidente vascular cerebral (AVC) em resultados práticos para as instituições de saúde e, por conseguinte, para os pacientes.[1] Vários estudos evidenciaram a falta de uniformidade no tratamento do AVC e a implementação parcial das recomendações de qualidade nos Centros de AVC das diversas instituições de saúde. Como resultado, os pacientes recebem apenas uma fração dos procedimentos que poderiam beneficiá-los.[2-5]

Visando ao melhor aproveitamento dos investimentos em saúde e ao melhor resultado na evolução do paciente, várias instituições nacionais (principalmente dos EUA e Canadá) e internacionais (World Stroke Organization [WSO], European Stroke Organization [ESO], Joint Commission International)[6-16] têm realizado um trabalho que inclui um conjunto de ações para promover e uniformizar a prática da medicina baseada em evidência: (1) apoio às descobertas científicas e às futuras gerações de profissionais de saúde e pesquisadores; (2) divulgação de informação científica; (3) desenvolvimento de diretrizes baseadas em evidências; (4) criação e defesa para a aplicação de indicadores e medidas de qualidade; (5) desenvolvimento de apoio à decisão clínica e ferramentas de melhoria da qualidade; e (6) desenvolvimento de campanhas direcionadas que podem levar ao melhor atendimento dos pacientes.[17-19]

INDICADORES E MEDIDAS DE QUALIDADE PARA O TRATAMENTO DO ACIDENTE VASCULAR CEREBRAL

Em 2008, a Task Force on Performance Measures do American College of Cardiology e American Heart Association (ACC/AHA) publicou uma classificação de instrumentos para medida de cuidados para as doenças cardiovasculares,[20] em que define como "instrumento de medida de qualidade", qualquer medida objetiva que tenha sido desenvolvida para "apoiar a autoavaliação e melhora de qualidade do provedor, hospital e/ou sistema de saúde".

Nessa classificação, o termo medida de *performance* ou desempenho foi restringido àquele "instrumento de medida cujos atributos os torne adequado para os relatórios públicos e outras formas de responsabilização, incluindo comparações diretas entre diferentes instituições ou serviços de saúde, provedores e, eventualmente, pagamento por desempenho".

Os instrumentos de medida de qualidade podem ser divididos em 4 grupos: de processo, estrutura, evolução e eficiência. As medidas de processo incluem o complexo sistema de prestação de serviços de saúde e seu fluxograma; as medidas estruturais focam as principais características da instituição de saúde, incluindo capacidade institucional, tamanho do hospital, disponibilidade de recursos (unidade de AVC, especialistas, protocolos específicos) etc.; medidas de evolução, focam o resultado final do cuidado ou o efeito do processo de cuidado na vida e bem-estar do paciente ou da população, incluindo morte, incapacidade, estado funcional e qualidade de vida; as medidas de eficiência incorporam a relação – recursos financeiros com evolução. No caso do AVC, por tratar-se de doença que incorre em incapacidade funcional com comprometimento de qualidade de vida, as medidas de qualidade da evolução são particularmente relevantes.

Em 2000, ACC/AHA publicaram o "primeiro registro com sugestões de medidas e melhorias para a qualidade do tratamento para doença cardiovascular e AVC",[21] em que foram incluídos realização de imagem cerebral, eletrocardiograma, utilização de terapia aguda e terapia preventiva, ter um plano de avaliação funcional e reabilitação, presença de Unidade de AVC e equipe de AVC multidisciplinar, prevenção de complicações e prevenção secundária e recuperação funcional (1 mês após a alta). Paralelamente a essa publicação, Holloway et al.[21] estudaram e identificaram medidas importantes na melhora da qualidade do cuidado ao paciente com AVC (uso de antitrombóticos e anticoagulantes, realização de exame de imagem carotídea e presença de unidades de AVC).[22] Em 2014, a WSO publicou o *roadmap* para qualidade dos serviços de AVC, sugerindo as medidas de qualidade a serem implantadas, dependendo do tipo de centro. Esses centros foram classificados como mínimo (sem tratamento de reperfusão), essencial (com trombólise endovenosa, protocolos de urgência e especialista para o tratamento agudo) e avançado (incluindo trombectomia mecânica e neurocirurgia). Os indicadores foram baseados nas melhores evidências científicas e julgados por um time de especialistas do mundo todo, que decidiram os tipos de indicadores para cada centro.[19] Em 2015 o International Consortium for Health Outcomes Measurements (ICHOM)[23] publicou o primeiro conjunto de indicadores globais para AVC baseados nos resultados que mais importam para os pacientes (*Patient Reported Outcomes* – PROMs). O conjunto padrão de indicadores de qualidade foi criado por um painel internacional de especialistas, reunido representando pacientes, defensores (*advocates*) e neurologistas clínicos especialistas em desfechos de AVC, registros, saúde global, epidemiologia e reabilitação. A proposta dessa iniciativa foi padronizar globalmente os indicadores de qualidade para o AVC incluindo os PROMs e permitindo a utilização do cuidado baseado em valor para o AVC (*value-based health care*). Nesse cenário, o valor é definido como o benefício total obtido por um paciente em relação ao custo de obtenção desse benefício. Esta estratégia está em utilização em vários hospitais no Brasil (principalmente hospitais privados).

Segundo ACC/AHA, o processo de desenvolvimento, implementação e realização das medidas de desempenho inclui três fases principais:[24]

1. Identificar os dados a medir.
2. Aavaliar a acurácia e viabilidade da medida.
3. Sistema de registro e mecanismo de implementação.

MEDIDAS DE DESEMPENHO CORRENTEMENTE UTILIZADAS

Vários indicadores de qualidade para cuidados agudos são sugeridos em diferentes diretrizes. É essencial implementar um número mínimo desses indicadores para monitorar os cuidados com o AVC, pelo menos no nível hospitalar individual, mas idealmente em nível nacional. Sempre é um desafio coletar dados de todos os pacientes com AVC em um registro para monitorar a qualidade, principalmente em países de renda média e baixa. Nos EUA, desde dezembro de 2009, o Stroke Performance Measure Consensus Group, com representantes de The Joint Commission (TJC), American Heart Association/American Stroke Association (AHA/ASA) e Centers for Disease Control and Prevention (CDC), estabeleceu diretrizes comuns para harmonização das medidas das 3 instituições, o que resultou em 10 medidas de *performance* consensuais. Essas medidas derivaram principalmente das recomendações da Brain Attack Coalition e de outros *guidelines* baseados em evidência,[25,26] para a Certificação de Primary Stroke Centers, e que haviam sido estabelecidas em conjunto por AHA/ASA, TJC e utilizadas por programas como Get With Guidelines for Stroke (GWTG – Stroke) e Paul Coverdell National Acute Stroke Registry.[17]

Desde 2012, com a publicação da Portaria 665 do Ministério da Saúde do Brasil,[27] de Habilitação dos Centros de Atendimento de Urgência no AVC no Brasil e de aprovação da Linha de Cuidado no AVC,[28] foram definidos indicadores de qualidade a serem monitorados no país. Estes indicadores foram baseados nas diretrizes nacionais e internacionais e na realidade local (Tabela 56.1). O ICHOM sugere os indicadores demonstrados na Tabela 56.2. Apesar de mais completos, muitas vezes é um grande desafio coletá-los porque depende de aproximadamente 20 questões que precisam ser respondidas 90 dias após o AVC. Essas questões podem ser respondidas através de e-mail, *link* de WhatsApp, chamada telefônica ou presencialmente.

Para que a qualificação dos serviços aumentasse, especialistas da ESO e da WSO, criaram uma série de indicadores para serem coletados facilmente, abordando o processo de cuidado (p. ex., porta ao tratamento, avaliação da deglutição), o uso de tratamentos para reperfusão e prevenção e os principais desfechos. Esses indicadores de qualidade foram criados para serem usados gratuitamente no Registro Internacional de Qualidade de Cuidados com AVC (RES-Q) e foram seguidos pelo Registro de Qualidade de Implementação de Tratamentos de Segurança em AVC (SITS-QR). Ambos já possuem milhares de pacientes incluídos de forma anonimizada e digitalmente segura, apoiando diversos centros no mundo. Atualmente, esses registros têm sido usados para o

Tabela 56.1 Medidas de desempenho ou *performance*, para qualificação dos centros de atendimento de urgência ao acidente vascular cerebral (AVC) no Brasil segundo o Ministério da Saúde.[27,28]

	Medida	Tipo de AVC
1	Profilaxia para trombose venosa profunda iniciada até o segundo dia	AVCI, AVCH
2	Alta hospitalar em uso de antiagregante plaquetário em pacientes com AVC não cardioembólico (salvo situações de contraindicação)	AVCI
3	Alta hospitalar em uso de anticoagulação oral para pacientes com fibrilação atrial (FA) ou *flutter* (salvo contraindicações)	AVCI
4	Uso de antiagregantes plaquetários, quando indicado, iniciado até o segundo dia de internação	AVCI
5	Alta hospitalar em uso de estatina para pacientes com AVC aterotrombótico (salvo contraindicações)	AVCI
6	Alta hospitalar com plano de terapia profilática e de reabilitação	AVCI, AVCH
7	Porcentagem de pacientes com doença cerebrovascular aguda, atendidos na Unidade de AVC	AVCI, AVCH
8	Tempo de permanência hospitalar do paciente acometido por AVC visando à redução do mesmo	AVCI, AVCH
9	Monitorar as complicações: trombose venosa profunda, úlcera de pressão, pneumonia, infecção do trato urinário	AVCI, AVCH
10	CID-10 específica do tipo de AVC à alta hospitalar	AVCI, AVCH
11	Mortalidade hospitalar por AVC, visando à redução da mesma	AVCI, AVCH
12	Tempo porta-tomografia < 25 minutos	AVCI
13	Tempo porta-agulha < 60 minutos (trombólise)	AVCI

AVCH: acidente vascular cerebral hemorrágico; AVCI: acidente vascular cerebral isquêmico; CID-10: Classificação Internacional de Doenças, 10ª edição.

Prêmio Angels da ESO e WSO e para a Certificação de Centros de AVC da WSO. A certificação de centros de AVC tem sido útil para incentivar e monitorar melhorias para impulsionar a qualidade dos cuidados agudos ao AVC.

Em 2021, com o início do Programa de Certificação de Centros de AVC da WSO no Brasil, os Centros passaram a coletar indicadores de qualidade adicionais solicitados pelo programa (Tabela 56.3), indicadores sugeridos em 2023 para Centros de AVC Essenciais e Avançados, no artigo da Comissão de especialistas da WSO-Lancet Commission.[5] Esses indicadores estão disponíveis na plataforma digital gratuita RES-Q, que pode ser usada em qualquer país gratuitamente como registro de Indicadores de Qualidade (Tabela 56.3). Atualmente 175 hospitais brasileiros utilizam esta plataforma de monitoramento. Com a aprovação da trombectomia mecânica no SUS em novembro de 2023,[29] o Ministério da Saúde atualizou o Protocolo Clínico e Diretrizes Terapêuticas do AVC no Brasil,[30] sendo fundamental agora a coleta de indicadores de qualidade também deste procedimento.

Esses indicadores devem ser observados nos hospitais brasileiros, visando melhorar a qualidade do atendimento a pacientes com AVC. Além disso, deve-se estimular a participação dos centros de AVC públicos e privados no Programa de Certificação de Centros de AVC, que tem auxiliado na qualificação e melhor estruturação de serviços.

Tabela 56.2 Medidas de desfecho para o acidente vascular cerebral (AVC) centradas no paciente de acordo com o International Consortium for Health Outcomes.

Desfecho	
Complicações agudas do tratamento	
Variável	**Hemorragia intracraniana sintomática após trombólise endovenosa**
Definição	Indica se o paciente desenvolveu hemorragia intracraniana sintomática após tratamento do AVC isquêmico com trombolítico endovenoso
Critérios de inclusão	Pacientes com AVC isquêmico
Tempo da aplicação	Alta hospitalar
Fonte dos dados	Dados clínicos
Opções de resposta	0 = Não; 1 = Sim
Variável	**Hemorragia intracraniana sintomática após trombectomia**
Definição	Indica se o paciente desenvolveu hemorragia intracraniana após tratamento do AVC isquêmico com trombectomia
Critérios de inclusão	Pacientes com AVC isquêmico
Tempo da aplicação	Alta hospitalar
Fonte dos dados	Dados clínicos
Opções de resposta	0 = Não; 1 = Sim
Controle de doença e sobrevida	
Variável	**Sobrevida geral**
Definição	Mortalidade por qualquer causa
Critérios de inclusão	Todos os pacientes
Tempo da aplicação	Alta, 90 dias após admissão, 1 ano após evento índice, anualmente a cada 5 anos (quando possível)
Fonte dos dados	Dados administrativos (p. ex., registro de óbito)
Opções de resposta	0 = Não; 1 = Sim
Variável	**Relato de novo AVC em 90 dias após admissão por AVC**
Definição	Novo AVC em 90 dias do AVC
Critérios de inclusão	Todos os pacientes
Tempo da aplicação	90 dias após a admissão pelo evento índice
Fonte dos dados	Reportado pelo paciente ou dados administrativos
Opções de resposta	0 = Não; 1 = Sim
Variável	**Cessação de tabagismo**
Definição	Desde a sua hospitalização por AVC isquêmico, você fumou qualquer tipo de cigarro?
Critérios de inclusão	Todos os pacientes
Tempo da aplicação	90 dias após a admissão pelo evento índice
Fonte dos dados	Reportado pelo paciente
Opções de resposta	0 = Não aplicável. Eu não fumo; 1 = Não, eu parei de fumar após o meu AVC; 2 = Sim
Estado de saúde reportado pelo paciente	
Variável	**Estado funcional após AVC – Deambulação**
Definição	Você consegue caminhar?
Definição de suporte	Também é medido na linha de base como capacidade prévia de deambular
Critérios de inclusão	Todos os pacientes
Tempo da aplicação	Alta hospitalar; 90 dias após a admissão pelo evento índice
Fonte dos dados	Reportado pelo paciente
Opções de resposta	1 = Capaz de andar sem a ajuda de outra pessoa com ou sem dispositivo auxiliar; 2 = Capaz de andar com a ajuda de outra pessoa; 3 = Incapaz de andar
Variável	**Estado funcional após AVC – Usar o banheiro**
Definição	Você necessita da ajuda de alguém para usar o banheiro?
Definição de suporte	Também é medido na linha de base como capacidade prévia de usar banheiro
Critérios de inclusão	Todos os pacientes
Tempo da aplicação	Alta hospitalar; 90 dias após a admissão pelo evento índice
Fonte dos dados	Reportado pelo paciente
Opções de resposta	1 = Capaz de usar banheiro sem ajuda; 2 = Preciso de ajuda para usar o banheiro

Tabela 56.3 Indicadores de qualidade no acidente vascular cerebral (AVC) segundo a World Stroke Organization,[16] RES-Q.

Para todos os pacientes		
Registro de indicadores de qualidade	**Resposta**	**Objetivo**
1. Tempo porta–agulha (mediana – minutos)		< 60 minutos
1a. Proporção de pacientes que recebem trombólise em menos de 60 minutos.		≥ 50%
2. Proporção de pacientes com AVC internados em uma Unidade de AVC.		≥ 90%
3. Proporção de pacientes com AVC submetidos à avaliação da deglutição antes da receber dieta via oral.		≥ 90%
4. Proporção de pacientes com AVC isquêmico tratados com trombólise endovenosa do número total de pacientes com AVC isquêmico.		≥ 15%
5. Proporção de pacientes com hemorragia intracraniana sintomática (hematoma e/ou deterioração neurológica ou morte) após terapia de reperfusão.		< 5%
6. Proporção de pacientes com hemorragia intracerebral primária (ICH) que são atendidos por meio de um protocolo estabelecido que inclui redução intensiva precoce da pressão arterial, controle glicêmico, controle da febre e evitação de ordens de não reanimar, nas primeiras 24 a 48 horas, entre todos os pacientes com ICH.		≥ 90%
7. Porta até o início do tratamento anti-hipertensivo em pacientes com ICH.		< 60 minutos
7a. Proporção de pacientes com ICH que iniciam tratamento anti-hipertensivo nos primeiros 60 minutos.		≥ 90%
8. Porta até pressão arterial sistólica <140 mmHg em pacientes com ICH.		< 60 minutos
8a. Proporção de pacientes com ICH que atingem redução da pressão arterial sistólica para < 140 mmHg nos primeiros 60 minutos.		≥ 90%
9. Porta para o início da reversão da anticoagulação em pacientes com ICH em uso de anticoagulantes.		< 60 minutos
9a. Proporção de pacientes anticoagulados com ICH que recebem reversão do anticoagulante nos primeiros 60 minutos.		≥ 80%
10. Proporção de pacientes com AVC isquêmico não cardioembólico que recebem alta com agente antitrombótico.		≥ 90%
11. Proporção de pacientes com AVC isquêmico com fibrilação atrial que receberam alta com anticoagulante oral.		≥ 90%
12. Proporção de pacientes hipertensos com AVC (de qualquer tipo) que recebem alta com medicamentos anti-hipertensivos.		≥ 90%
13. Proporção de pacientes com AVC com complicação grave (pneumonia, queda, embolia pulmonar).		< 10%
14. Proporção de pacientes com escore de Rankin modificado (mRS) de 0 a 2 aos 3 meses.		> 40%
15. Proporção de pacientes com AVC que morrem aos 3 meses.		< 20%
16. Número de pacientes com AVC avaliados para reabilitação durante as primeiras 48 h a partir da admissão, entre o número total de pacientes com AVC.		≥ 90%
Para centros avançados		
Registro de indicadores de qualidade	**Resposta**	**Objetivo**
1. Proporção de pacientes com AVC isquêmico tratados com trombectomia mecânica entre o número total de pacientes com AVC isquêmico.		≥ 10%
2. Tempo porta–punção (mediana – minutos)		< 120 minutos
2a. Porcentagem de pacientes que receberam trombectomia mecânica em menos de 120 minutos.		≥ 50%
3. Tempo de punção – recanalização (tempo desde a punção inguinal até atingir a reperfusão completa ou quase completa – TICI 2b-3).		< 60 minutos
3a. Proporção de pacientes com punção – tempo de recanalização inferior a 60 minutos.		≥ 50%
4. Proporção de pacientes com TICI final 2b-3 (reperfusão completa ou quase completa após trombectomia)		≥ 70%
5. Proporção de pacientes com ICH que receberam cirurgia de craniectomia descompressiva entre todos os pacientes com ICH.		≥ 10%

CAPÍTULO 57

Hemorragia Subaracnóidea

Carolina Rouanet • Gisele Sampaio Silva

INTRODUÇÃO

Hemorragia subaracnóidea (HSA) aneurismática é a segunda principal causa de sangramento no espaço subaracnóideo (perdendo apenas para trauma). É uma doença complexa e ainda não completamente entendida, associada a altas taxas de morbimortalidade. Por ser um tipo de acidente vascular cerebral que acomete população mais jovem, em idade produtiva, leva também a altos custos sociais.

A gravidade e a extensão do sangramento inicial, além da ocorrência ou não de complicações clínicas e neurológicas (especialmente nas duas primeiras semanas do *ictus*) são preditores importantes de desfecho nesses pacientes.

Após a ruptura do aneurisma, uma sequência de eventos fisiopatológicos inicia-se imediatamente, conhecida como "período da injúria cerebral aguda". Esses eventos terão um papel crucial no desfecho final do paciente. Estratégias de prevenção de rerruptura aneurismática são fundamentais, sendo a principal o tratamento do aneurisma roto.

A isquemia cerebral tardia (ICT) é definida como o surgimento de um déficit focal novo ou uma alteração do nível de consciência que persista por pelo menos 1 hora e que não seja atribuível a outras causas. Muitas vezes está associada ao vasospasmo. A ICT é reconhecida como importante determinante de desfecho naqueles que sobrevivem ao sangramento inicial. Tentativas diversas vêm sendo feitas no intuito de identificar alvos e estratégias de prevenção e tratamento de tal condição.

Estudos com alto grau de evidência ainda são escassos na HSA. Necessita-se, portanto, de mais conhecimento a fim de garantir o melhor manejo dos pacientes acometidos por doença tão potencialmente grave não apenas do ponto de vista neurológico, mas multissistêmico.

EPIDEMIOLOGIA

Estima-se uma incidência mundial de HSA aneurismática de 6,1 por 100 mil pessoas/ano, com uma prevalência anual mundial de cerca de 8 milhões. Entretanto, tais números variam consideravelmente, dependendo da localidade. Finlândia e Japão têm as maiores incidências descritas, com 16,6 e 28 casos por 100 mil pessoas/ano, respectivamente. Mulheres são mais acometidas que homens, com um risco relativo de 1,3. A idade de maior ocorrência gira em torno de 50 a 55 anos.

Trata-se de uma doença com alta morbimortalidade, com uma mortalidade pré-hospitalar estimada de 22 a 26%.

A mortalidade intra-hospitalar global reportada em 2021 foi de 19 a 20%, também com uma alta variabilidade a depender da região, sendo maior na América Latina, Oceania e Ásia.

A HSA também é condição com alta morbidade e grande impacto socioeconômico, tanto pelos custos intra-hospitalares, como pós-hospitalização. Daqueles sobreviventes, mais da metade não têm condição de retornar ao trabalho e requerem reabilitação.

FATORES DE RISCO

Sexo feminino, tabagismo, hipertensão, etilismo e uso de drogas simpaticomiméticas são fatores de risco clássicos para ocorrência de HSA. História familiar (dois ou mais parentes de primeiro grau) também deve ser lembrada, assim como condições genéticas mais raras como Ehlers-Danlos, doença renal policística autossômica dominante e doenças do tecido conjuntivo em geral.

INJÚRIA CEREBRAL AGUDA

Atualmente reconhece-se cada vez mais a importância da série de eventos fisiopatológicos que se iniciam imediatamente após a ruptura aneurismática e que são também determinantes importantes do desfecho clínico. Durante esse período crítico inicial (as primeiras 72 horas, por definição), injúria cerebral secundária se desenvolve sob a forma de quebra de barreira hematoencefálica, disfunção de microcirculação, inflamação, formação de espécies reativas de oxigênio, edema cerebral e morte neuronal.

O processo inicia-se com a ruptura aneurismática e extravasamento de sangue de forma hiperaguda no espaço subaracnóideo (e por vezes nos ventrículos e parênquima), levando a aumento abrupto de pressão intracraniana, vasoconstrição aguda, microtrombose, queda de pressão de perfusão cerebral e isquemia global.

Uma tempestade simpática também se inicia, levando a disfunção cardíaca, pulmonar e resposta inflamatória sistêmica, que contribuem para a injúria secundária nesse período.

A degradação de produtos da hemoglobina, liberação de radical heme e ferro criam um ambiente tóxico, levando à produção de espécies reativas de oxigênio e ativando mecanismos neuroinflamatórios. Também ocorre alteração de microcirculação, quebra de barreira hematoencefálica e consequente edema cerebral e morte neuronal.

Diversas medicações vêm sendo testadas tentando atuar nos alvos anteriormente citados, ainda sem resultados positivos conclusivos que justifiquem seu uso na prática clínica.

APRESENTAÇÃO CLÍNICA E DIAGNÓSTICO

A apresentação clínica da HSA costuma ser de fácil reconhecimento nos pacientes *vígeis* no momento da admissão, e alto grau de suspeição diagnóstica é fundamental considerando a gravidade da doença. A presença de qualquer um dos fatores a seguir em paciente com quadro de cefaleia súbita deve gerar a necessidade de exclusão de HSA: dor ou rigidez de nuca, limitação à flexão cervical, perda de consciência, início durante exercício ou dor em trovoada.

O sintoma-chave é a cefaleia súbita, que atinge o seu máximo de intensidade em pouco tempo (padrão de cefaleia em trovoada), frequentemente descrita como "a pior dor de cabeça da vida" (assim referida por até 80% dos pacientes que podem fornecer uma história). Entre 10 e 43% dos pacientes referem uma cefaleia sentinela prévia, que geralmente ocorre de 2 a 8 semanas antes. Perda de consciência inicial ocorre em 53% dos casos, náuseas ou vômitos em 77% e meningismo, com dor cervical ou rigidez de nuca, em 35%. Parte dos doentes terão sinais focais associados, que irão variar de acordo com a topografia do sangramento.

O exame de escolha inicial para investigação de HSA é uma tomografia computadorizada (TC) de crânio simples, que, se feita em até 6 horas do início da dor, tem quase 100% de sensibilidade, caindo para 93% após as primeiras 24 horas e para menos de 60% após os primeiros 5 dias. Assim, as últimas diretrizes sugerem que uma TC com alta resolução e interpretada por profissionais experientes, se realizada em até 6 horas da dor, é suficiente para excluir/confirmar a hemorragia.

Após 6 horas, caso clínica sugestiva, mas TC normal, torna-se necessário prosseguir investigação com uma punção lombar (PL), em que a presença de xantocromia levará ao diagnóstico.

Para confirmação da etiologia aneurismática, o padrão ouro é a angiografia digital. Entretanto, para aneurismas ≥ 3 mm, a angiotomografia (angio-TC) tem sensibilidade comparável e pode ser utilizada. Nos casos de angio-TC negativa e hemorragia difusa (risco alto de etiologia aneurismática), recomenda-se a realização de angiografia digital.

A ressonância magnética (RM) de crânio (principalmente sequências FLAIR e gradiente-eco) pode ser razoável na investigação de HSA quando a TC for negativa, embora ainda sejam necessários mais estudos acerca do tema.

ESCALAS DE AVALIAÇÃO

Encoraja-se o uso de escalas estabelecidas e validadas em todos os pacientes com HSA a fim de determinar gravidade clínica, estabelecer prognóstico e padronizar comunicação. As escalas clínicas mais utilizadas são a de Hunt e Hess e a da World Federation of Neurological Surgeons (WFNS). Quanto às escalas de imagem, temos a de Fisher e a de Fisher modificada (Tabelas 57.1 e 57.2).

Idade, espessura do sangue no espaço subaracnóideo, presença de hemorragia intraventricular, perda de consciência no *ictus* e achados do exame neurológico são preditores de desfecho.

As escalas tomográficas visam estimar o risco de vasospasmo, e este classicamente está relacionado à quantidade de sangue subaracnóideo. A escala de Fisher original, entretanto, não diferencia entre os pacientes com hematoma intraparenquimatoso e hemoventrículo, nem leva em consideração os doentes que têm ao mesmo tempo sangue espesso nas cisternas e hemorragia intraparenquimatosa e/ou hemorragia intraventricular.

A escala de Fisher modificada (FM) foi elaborada tendo a proposta de ser um método com maior valor preditivo positivo para diferenciação entre aqueles com risco baixo, moderado e alto de ICT e infarto devido a vasospasmo. Foram analisadas, separadamente, a quantidade e a localização exata de sangue no espaço subaracnóideo, intraventricular e intraparenquimatoso na TC de admissão de pacientes com HSA. Os resultados obtidos foram que tanto sangue subaracnóideo preenchendo completamente qualquer cisterna ou fissura quanto sangue intraventricular bilateral são as variáveis independentes que mais conferem risco de espasmo, e esse risco é aditivo com a presença de ambos. A presença de hemorragia intraparenquimatosa não se correlacionou com ICT. Dessa forma, a nova escala mostrou-se superior à escala convencional para predição de ICT e infarto. Por essa razão, a escala de FM vem sendo mais usada atualmente.

Há ainda uma classificação clínico-radiológica (combinação das escalas WFNS e FM), a VASOGRADE. Ela divide os estratos de risco em cores (verde, amarelo e vermelho) e tem bom valor preditivo para ICT. A VASOGRADE amarela teve uma tendência de aumento de risco quando comparada à verde. A VASOGRADE vermelha, por sua vez, foi

Tabela 57.1 Escalas clínicas.

Grau da HSA	Escala WFNS	Escala Hunt e Hess
1 (baixo grau)	ECG 15 sem hemiparesia	Assintomático ou cefaleia leve e rigidez de nuca discreta
2 (baixo grau)	ECG 14 a 13 sem hemiparesia	Cefaleia moderada-grave, rigidez de nuca, sem déficits focais exceto paresia de nervos cranianos
3 (baixo grau)	ECG 14 a 13 com hemiparesia	Confusão, letargia, déficit neurológico focal leve que não paresia de nervos cranianos
4 (alto grau)	ECG 12 a 7 com ou sem hemiparesia	Estupor ou hemiparesia moderada-grave
5 (alto grau)	ECG 6 a 3 com ou sem hemiparesia	Coma, postura extensora, aparência moribunda

ECG: Escala de Coma de Glasgow; HSA: hemorragia subaracnóidea; WFNS: World Federation of Neurological Surgeons.

Tabela 57.2 Escalas radiológicas de Fisher e Fisher modificada.

Grau	Escala de Fisher	Escala de Fisher modificada	Risco de vasospasmo
0	–	Sem hemorragia subaracnóidea ou intraventricular	0%
1	Sem hemorragia subaracnóidea ou intraventricular	Sangue subaracnóideo mínimo ou fino, sem sangue intraventricular em ambos os ventrículos laterais	6%
2	Sangue subaracnóideo difuso, fino, com menos 1 mm de espessura	Sangue subaracnóideo mínimo ou fino, com sangue em ambos os ventrículos laterais	15%
3	Sangue subaracnóideo localizado, espesso, com mais de 1 mm	Sangue subaracnóideo espesso, sem sangue intraventricular	35%
4	Hemorragia predominantemente intraventricular ou intraparenquimatosa, sem sangue subaracnóideo espesso	Sangue subaracnóideo espesso, com sangue em ambos os ventrículos laterais	34%

associada a três vezes mais risco de ICT (Tabela 57.3). A escala VASOGRADE foi avaliada em uma série brasileira, tendo mostrado *performance* semelhante à da série original.

PREVENÇÃO DE RESSANGRAMENTO

Após o diagnóstico apropriado da HSA, a prevenção do ressangramento torna-se fundamental, visto que este pode conferir aumento expressivo de mortalidade. As taxas de ressangramento variam entre 5 e 22%, sendo o período de maior risco as primeiras 72 horas. Hemorragias de alto grau, aneurismas grandes e a presença de sangramento sentinela parecem ser os maiores fatores de risco.

Centros de alto volume

Já foi demonstrado que, independentemente da gravidade da HSA, os pacientes têm melhores desfechos quando tratados em centros de alto volume (definidos como aqueles que tratam ao menos 35 HSA por ano – sendo ideal ao menos 60 por ano), com equipe multidisciplinar, neurocirurgiões vasculares/neurorradiointervencionistas experientes e unidade neurointensiva apropriada. Assim, quando possível, os pacientes devem ser transferidos para unidades como as descritas anteriormente.

Manejo pressórico

Sabe-se que a variabilidade pressórica é associada a piores desfechos funcionais. O aumento de pressão arterial (PA) leva a aumento de risco de rerruptura aneurismática, porém a hipotensão pode levar à hipoperfusão cerebral e à isquemia. Assim, recomenda-se, pelas últimas diretrizes, tratar hipertensão grave (PAS > 180 mmHg), mas sempre mantendo PAM ≥ 65 mmHg. Não há estudos controlados acerca do tema que permitam a definição de um alvo de PA específico, e o manejo deve ser individualizado. Reavaliações neurológicas seriadas durante o manejo pressórico são importantes.

Da mesma forma, não há uma droga específica recomendada, mas convém o uso de medicações de meia-vida curta e tituláveis, como nicardipino, labetalol, esmolol ou nitroprussiato de sódio.

Após o tratamento efetivo do aneurisma, hipertensão só deve ser tratada no contexto de uma crise hipertensiva, infarto, edema pulmonar ou encefalopatia hipertensiva.

Antifibrinolíticos

A administração ou não de antifibrinolíticos sempre foi um tema controverso. Recentemente foi publicado o maior estudo randomizado e controlado no tema, o ULTRA (*Ultra Early Tranexamic Acid After Subarachnoid Hemorrhage*), que avaliou a administração de ácido tranexâmico de forma precoce e por curta duração (até o aneurisma estar seguro, por um máximo de 24 horas). Não houve benefício na redução de ressangramento, nem na melhora de desfechos funcionais. Tal estudo levou à mudança de diretrizes, que agora não encorajam a administração de antifibrinolíticos.

Tabela 57.3 Escala clínico-radiológica VASOGRADE.

VASOGRADE	WFNS	Fisher modificada
Verde	1 a 2	1 a 2
Amarelo	1 a 3	3 a 4
Vermelho	4 a 5	Qualquer

WFNS: World Federation of Neurological Surgeons.

Tratamento do aneurisma

O tratamento definitivo do aneurisma é a única forma de prevenção efetiva de ressangramento, e deve ser realizado de forma precoce, idealmente dentro das primeiras 24 horas do *ictus*. Vale ressaltar, entretanto, que não há dados que indiquem a necessidade de um tratamento ultraprecoce/emergencial.

O objetivo deve ser a obliteração completa do aneurisma e, se não possível, tratá-lo parcialmente e concluir em momento posterior (1 a 3 meses, a depender das condições clínicas do paciente).

A melhor modalidade de tratamento (clipagem – tratamento cirúrgico, *versus* embolização – tratamento endovascular) ainda é assunto de grande debate. Vários fatores devem ser levados em consideração: a experiência da equipe que irá realizar o procedimento, características do aneurisma (localização, tamanho, colo, formato), características do paciente (idade, comorbidades), gravidade do quadro, presença ou não de hematoma intraparenquimatoso associado, entre outros.

Tal assunto foi analisado por alguns estudos robustos, merecendo atenção o ISAT (*International Subarachnoid Haemorrhage Trial*), com seguimento de até 18 anos, e o BRAT (*Barrow Ruptured Aneurysm Trial*), com seguimento até 6 anos, além de suas subanálises.

Em linhas gerais, podemos tirar as seguintes conclusões:

- Para aneurismas de circulação posterior, embolização é superior à clipagem tanto a curto como a longo prazo
- Para aqueles aneurismas considerados passíveis de clipagem ou embolização, esta última parece ser superior em relação a desfechos funcionais em 1 ano. Entretanto, no seguimento a longo prazo, tal superioridade não foi mantida
- Seguimento a longo prazo parece mostrar risco pequeno, porém significativamente maior, de ressangramento com tratamento endovascular, e maior risco de epilepsia secundária com a clipagem
- Para aqueles mais jovens (abaixo dos 40 anos), a clipagem parece ser superior considerando a longa expectativa de vida prevista (maior durabilidade do método)
- Para os mais idosos (acima dos 65 a 70 anos), frequentemente a embolização é preferida, embora ainda faltem dados que mostrem uma superioridade clara
- Na fase aguda, quando o aneurisma puder ser tratado com clipagem ou embolização convencional (mesmo que parcialmente), técnicas com uso de *stents* ou dispositivos diversores de fluxo devem ser evitadas pelo maior risco tromboembólico e consequente necessidade de dupla antiagregação plaquetária.

COMPLICAÇÕES NEUROLÓGICAS

Complicações neurológicas pós-HSA são frequentes, sendo as principais hidrocefalia, hipertensão intracraniana, crises epilépticas e ICT.

Hidrocefalia

A hidrocefalia é a complicação precoce mais frequente, ocorrendo em 15 a 87% dos casos. Quando leva a repercussões neurológicas, deve-se inserir um cateter de derivação ventricular externa (DVE) para seu manejo. Até 30% dos doentes mais graves apresentam algum grau de melhora após inserção de DVE. Quando isso ocorre, eles passam a ter desfecho funcional semelhante àqueles com HSA de baixo grau.

Vale ressaltar que a DVE pode ser colocada mesmo antes de o aneurisma estar seguro, apesar do risco teórico de aumento de ressangramento (pelo aumento de pressão transmural no aneurisma). Não há, até o momento, evidências contundentes acerca de tal tópico.

São importantes a existência e o seguimento de um protocolo de cuidados relacionados à DVE, tanto para sua inserção quanto para manejo e monitorização, a fim de reduzir riscos de complicações e infecção. Não há evidências suficientes para definir a forma de drenagem (contínua *versus* intermitente) nem a melhor estratégia para desmame (gradual *versus* súbita).

Hipertensão intracraniana

A pressão intracraniana (PIC) nos pacientes com HSA pode se elevar por ressangramento, hidrocefalia, edema cerebral, hemoventrículo, ocorrência de ICT e outras causas. A ocorrência de PIC maior que 20 mmHg é um preditor independente de incapacidade e morte. Estratégias de tratamento da hipertensão intracraniana direcionadas especificamente à HSA não existem, sendo a maior parte das recomendações extrapoladas de estudos de traumatismo cranioencefálico. As medidas adotadas são elevação de cabeceira, sedação e analgesia, ajustes ventilatórios, drenagem de fluidos, terapia osmótica, barbitúricos, hipotermia e craniectomia descompressiva.

O manejo detalhado de hipertensão intracraniana não é o foco deste capítulo.

Crises epilépticas

Crises epilépticas podem ocorrer no momento do sangramento, de forma precoce (primeiros 7 dias), ou tardia (após 1 semana). A incidência varia, sendo relatada de 4 a 26%. Crise epiléptica no *ictus* é fator preditor de mau prognóstico. Curso curto (menor que 7 dias) de fármacos anticrise pode ser feito a fim de minimizar complicações e não expor o paciente a efeitos colaterais a longo prazo das medicações. As crises precoces ou tardias podem ser consequência de infartos ou complicações relacionadas ao procedimento de tratamento do aneurisma, necessitando ser tratadas com fármacos anticrise a longo prazo.

A profilaxia de crises ainda é um tópico controverso e com pouca evidência na literatura. Deve-se ponderar efeitos colaterais das drogas *versus* um potencial risco de complicações (sendo a principal uma rerruptura aneurismática) caso haja ocorrência de crises tônico-clônicas generalizadas.

Fatores de risco para ocorrência de crises epilépticas incluem aneurismas de cerebral média, hemorragias de alto grau, hidrocefalia, abordagem cirúrgica e infartos corticais. Nesse grupo de pacientes, assim como naqueles com redução de nível de consciência, monitorização com EEG contínuo é razoável, assim como a profilaxia de crises. Para aqueles sem tais fatores de risco, fármacos anticrise profiláticos não são rotineiramente recomendados.

O uso da fenitoína se associa com aumento da incidência de vasospasmo, infartos, piores desfechos cognitivos e mortalidade. Assim, seu uso não é recomendado. O uso de drogas de mais nova geração, como levetiracetam, é uma boa alternativa devido ao seu perfil melhor de efeitos colaterais e a sua mínima interação com outras drogas. Atualmente, nos EUA, costuma ser a droga mais usada nesse contexto. No Brasil não dispomos de levetiracetam endovenoso (EV), sendo a fenitoína ainda frequentemente utilizada, assim como a lacosamida EV.

ISQUEMIA CEREBRAL TARDIA

Definição

ICT é o surgimento de um sinal neurológico focal novo, e/ou o rebaixamento do nível de consciência (redução em 2 ou mais pontos da Escala de Coma de Glasgow), que persista por ao menos 1 hora, não ocorra temporalmente ligado ao procedimento de tratamento do aneurisma, e que não seja explicado por outras causas (infecção, hidrocefalia, distúrbios hidroeletrolíticos, crises epilépticas ou outros).

Ocorre mais frequentemente nas 2 primeiras semanas após o sangramento (principalmente entre o 4º e o 14º dia). Sua frequência é estimada em cerca de 30% dos doentes que sobrevivem à hemorragia inicial.

Se não tratada, pode levar ao infarto decorrente da ICT. Este, por definição, é a presença de imagem isquêmica na TC ou RM realizada em 6 semanas após o *ictus* (ou a última imagem realizada antes do óbito) e não explicada por outros fatores como drenagem de hematoma ou colocação de cateter de DVE, entre outros.

Fisiopatologia

Tradicionalmente, ICT era atribuída somente ao vasospasmo. Este ocorre em cerca de 70% dos casos, geralmente a partir do terceiro dia do *ictus*, tem pico na primeira semana e começa a se revolver usualmente até a segunda semana. Entretanto, evidências mais recentes mostraram que a ocorrência de ICT é um processo fisiopatológico complexo, e que inclui outros mecanismos além do espasmo de grandes artérias, inclusive podendo ocorrer em territórios sem evidência de espasmo.

O termo vasospasmo, assim, representa apenas o estreitamento do lúmen arterial, sendo um fenômeno detectado por métodos complementares de imagem (Doppler transcraniano, angio-TC, angio-RM ou angiografia digital). Ocorre em aproximadamente 2/3 dos doentes com HSA entre os dias 3 e 14 após o *ictus*. O grande determinante do espasmo é a presença de sangue, com consequente liberação de hemoglobina e conteúdo de eritrócitos por hemólise, o que desencadeia diversos processos. Os principais, provavelmente, são reações com radicais livres de oxigênio, inflamação, injúria endotelial, o que leva a uma maior expressão de endotelina 1 e níveis menores de óxido nítrico. Em modelos animais, consegue-se reproduzir espasmo através da injeção de sangue subaracnóideo, e a remoção desse sangue previne o desenvolvimento de tal fenômeno. O espasmo arterial se resolve, mas como consequência pode haver fibrose, espessamento endotelial e redução de complacência arterial, que podem persistir. Quanto aos demais mecanismos propostos para ocorrência de ICT, temos a isquemia cortical alastrante, microtrombose, disfunção de microcirculação e inflamação (Figura 57.1).

A depressão cortical alastrante é uma onda de despolarização na substância cinzenta que se propaga pelo cérebro em uma velocidade de 2 a 5 mm/min. Leva à depressão da atividade elétrica cerebral e consequente hipoperfusão secundária à vasoconstrição, acarretando assim a isquemia cortical alastrante. Seu pico é entre o 5º e o 7º dia de sangramento, quando ocorrem 75% dos casos. Podem ocorrer de forma isolada ou em salvas. Há estudos relacionando a ocorrência de isquemia cortical alastrante com o desenvolvimento de ICT, com lesões estruturais cerebrais demonstradas por métodos de imagem ou ainda com medições de baixas taxas de oxigenação tecidual cerebral.

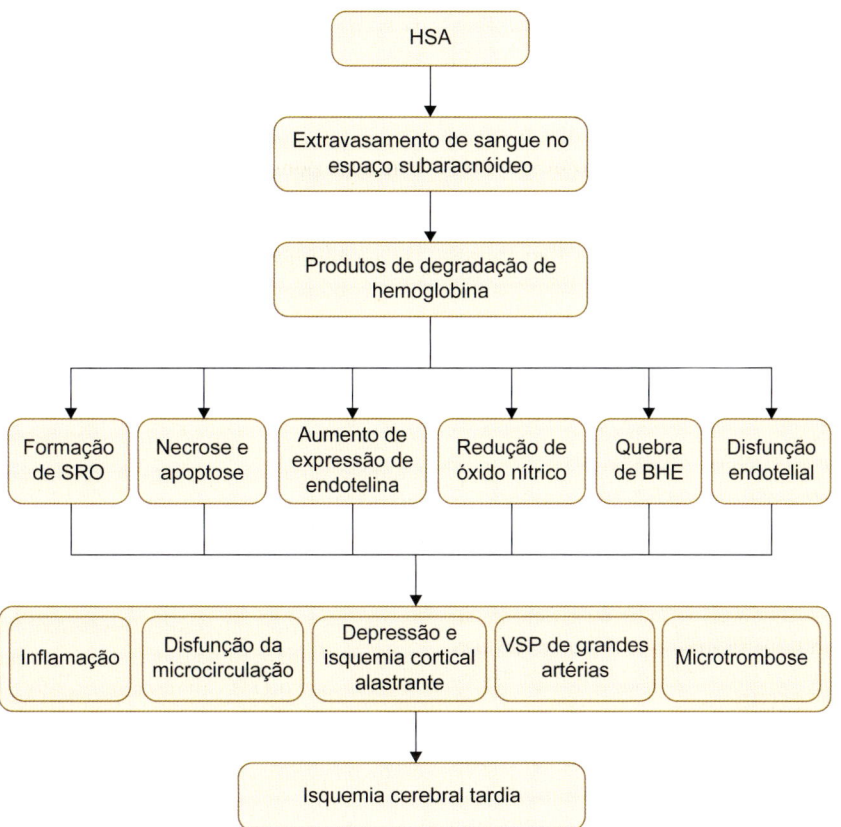

Figura 57.1 Fisiopatologia da isquemia cerebral tardia. BHE: barreira hematoencefálica; HSA: hemorragia subaracnóidea; SRO: espécies reativas de oxigênio; VSP: vasospasmo.

A microtrombose é comum após HSA, já que o sangue e seus produtos de degradação ativam vias inflamatórias, levam a ativação endotelial celular e dano endotelial, formação de trombos murais e liberação de microêmbolos. Marcadores de ativação da cascata de coagulação como fator de von Willebrand e certas isoformas de haptoglobina foram associados com ICT, infarto cerebral e desfecho ruim.

Além disso, o fenômeno já descrito do vasospasmo arterial também leva a dano endotelial e consequente agregação plaquetária, coagulação e formação adicional de microêmbolos. Também, apenas a ruptura aneurismática em si leva à deflagração de cascata de coagulação, que contribui para cessar a hemorragia, mas também para gerar mais êmbolos, além de também deflagrar um estado pró-trombótico sistêmico.

A disfunção de microcirculação ou constrição microvascular também é um outro mecanismo proposto, visto que experimentalmente, quando se aplica sangue na superfície cortical de ratos, ocorrem constrição arterial pial e ruptura de barreira hematoencefálica. A causa da constrição arterial pial pode ser alteração da reatividade vascular devido à injúria endotelial.

A inflamação é outro fator que pode ter relação com o desenvolvimento de ICT. Após o sangramento ocorre maior expressão de RNA mensageiro de genes que codificam proteínas envolvidas na inflamação, proliferação celular, vias metabólicas, transdução de sinal e outros processos celulares, assim como também de genes que codificam receptores de membranas, componentes de matriz extracelular, moléculas de adesão celular e proteínas pró-apoptóticas. As artérias espásticas são infiltradas por células inflamatórias e imunoglobulinas. Células brancas sanguíneas cruzam as paredes arteriais e infiltram a região subaracnóidea, aumentando a expressão de endotelina, citocinas inflamatórias, e assim desencadeando estresse oxidativo. Ocorrem também ativação de complemento, lise eritrocitária e liberação de hemoglobina. Em estudos experimentais, diminuição de complemento levou à redução de vasospasmo.

Numerosos biomarcadores inflamatórios (interleucinas, selectinas, moléculas de adesão) estão elevados no plasma após HSA, com relações variadas com ICT.

Profilaxia

A única droga aprovada para prevenção de ICT é o nimodipino, um bloqueador de canal de cálcio tipo L, na dose de 60 mg de 4/4 horas por 21 dias a partir do *ictus*. Seu mecanismo de ação não é completamente estabelecido. Pode ter um efeito protetor via redução de influxo de cálcio, pode aumentar a fibrinólise endógena reduzindo incidência de microtrombose, e pode antagonizar a isquemia cortical alastrante. Estudos demonstram melhora no desfecho funcional em 3 meses, porém com taxas iguais de espasmo angiográfico. Caso ocorra hipotensão, sua dose pode ser fragmentada para 30 mg 2/2 horas, embora não haja informação suficiente sobre o efeito no desfecho com tal estratégia. É importante notar que os benefícios do nimodipino não foram replicados com outros bloqueadores de canais de cálcio ou com outras vias de administração que não a enteral.

Outras drogas como magnésio, estatina ou antagonistas do receptor de endotelina (clazosentan) foram estudadas em grandes ensaios clínicos, mas não demonstraram benefícios em termos de desfecho, não sendo assim recomendadas.

A anteriormente clássica terapia dos 3 H (hipertensão, hemodiluição e hipervolemia) também não é mais recomendada, visto que não há evidências de que afete positivamente o desfecho clínico, além de aumentar os riscos de complicações sistêmicas como disfunção cardíaca, edema pulmonar e infecções. O objetivo é a manutenção de euvolemia. Vale ressaltar que as definições de euvolemia variam na literatura, e que não há um padrão ouro definido.

A otimização hemodinâmica profilática já foi avaliada em alguns estudos e não se mostrou superior quanto a desfechos clínicos, além de aumentar a chance de complicações, especialmente insuficiência cardíaca congestiva. Estratégia eficaz parece ser a autorregulação permissiva. Milrinona vem sendo estudada nesse contexto, parecendo ser promissora devido ao seu efeito vasodilatador e inotrópico, além de se mostrar segura e bem tolerada. Não dispomos ainda de dados robustos que permitam sua indicação de forma rotineira, sendo mais estudos necessários.

Há estudos avaliando a profilaxia de vasoespasmo e ICT com drogas intratecais, sendo as mais descritas o nicardipino, os fibrinolíticos, a milrinona e o nitroprussiato de sódio, mas sem recomendações formais que orientem tal uso.

Monitorização e detecção

Nos pacientes acordados, o exame neurológico torna-se o padrão ouro para detecção de ICT, e assim deve ser rigorosamente seguido e avaliado periodicamente. Entretanto, o grande desafio ocorre nos doentes com HSA de alto grau, que já têm exame neurológico com rebaixamento de consciência na admissão, e que frequentemente encontram-se sedados devido à necessidade de controle de hipertensão intracraniana, tolerância à ventilação mecânica ou complicações sistêmicas. Nesses doentes, a detecção de ICT torna-se mais complexa. Há dados que estimam que em 20% dos doentes que desenvolvem infartos vistos por métodos de imagem, não houve detecção de qualquer deterioração neurológica. Também há evidências de que esses doentes evoluam pior, talvez por não terem o tratamento adequado instituído.

Assim, nessa população, os métodos complementares têm papel fundamental, podendo ser usados angio-TC e TC com perfusão (TCP), Doppler transcraniano (DTC), eletroencefalograma contínuo (EEGc), monitorização de oxigenação tecidual cerebral (PtiO2) e microdiálise cerebral (Tabela 57.4).

A angio-TC tem alta sensibilidade para detectar espasmo proximal mediante ocorrência de sintomas neurológicos,

sendo essa sensibilidade reduzida em territórios mais distais. Na presença de espasmo grave, os pacientes poderiam ser indicados para tratamento devido à chance alta de ICT.

A TCP avalia também a microvascularização, além da macrovascularização vista na angio-TC. É um bom método de avaliação de fluxo e perfusão tecidual cerebral. Um fluxo sanguíneo cerebral menor que 25 mℓ/100 g/min e/ou um tempo médio de trânsito superior a 6,5 segundos podem ser considerados suficientes para deflagrar tratamento para ICT, no contexto apropriado. Também há estudos que demonstram que alterações precoces na TCP podem ser indicativas de desenvolvimento de ICT.

O DTC é uma ferramenta bastante usada por ser portátil, sem exposição à radiação, sem efeitos colaterais e que pode ser realizado de forma seriada. É operador-dependente, capaz de avaliar as velocidades médias de fluxo (VMF) dos segmentos arteriais proximais. Para as cerebrais médias, admite-se que uma VMF ≥ 200 cm/s (ou um índice de Lindegaard [relação entre VMF da cerebral média e VMF da carótida interna extracraniana ipsilateral] ≥ 6), ou ainda um aumento seriado de VMF ≥ a 50 cm/s é suficiente para deflagrar tratamento para ICT. Estudos sugerem que o DTC aliado a outra modalidade pode aumentar a predição de ICT.

O EEGc torna-se ferramenta interessante por ser não invasivo, avaliar em tempo real a função cerebral e ter respostas previsíveis à isquemia. Como parâmetros para diagnóstico de ICT, usa-se a redução da relação alfa/delta para menor que 50%, redução relativa do poder de variabilidade alfa, piora de alentecimentos focais e surgimento tardio de descargas epileptiformes.

Podemos ainda nos valer de métodos invasivos, que vêm ganhando mais espaço no contexto de hemorragias de alto grau. PtiO2 é um bom marcador de fluxo sanguíneo cerebral regional, e indicativo do balanço entre oferta, difusão e consumo de oxigênio, sendo considerado marcador de isquemia quando < 20 mmHg. A microdiálise cerebral avalia o metabolismo cerebral, e pode ser indicativa de crise energética e, consequentemente, hipoxemia/isquemia quando relação lactato/piruvato > 40 ou glicose < 0,5 milimole. Vale ressaltar, entretanto, que todos esses métodos complementares citados anteriormente ainda carecem de mais estudos para melhor e mais ampla validação.

Tratamento clínico

Tratamento agressivo deve ser prontamente instituído na presença de ICT, almejando sua reversão e impedindo a progressão para infarto definitivo.

A presença de vasoespasmo, na ausência de sintomas, não requer tratamento, apenas vigilância e monitorização. Nos casos de hemorragias de alto grau, deve-se seguir as recomendações comentadas no tópico anterior.

Na vigência de um déficit atribuível à ICT, o primeiro passo deve ser um *bolus* de solução salina fisiológica visando ao aumento de fluxo sanguíneo cerebral em áreas isquêmicas e à manutenção de euvolemia e volume sanguíneo circulante apropriado.

A hipervolemia não deve ser usada para o tratamento da ICT. Trata-se de estratégia inefetiva e que pode ser deletéria, aumentando as chances de edema pulmonar, edema cerebral, dificuldade de desmame de ventilação mecânica, aumento de infecções, distúrbios hidroeletrolíticos, coagulopatia e aumento do tempo de permanência em UTI.

Tabela 57.4 Critérios de métodos complementares para diagnóstico de isquemia cerebral tardia.

	Critério
Angio-TC	Vasoespasmo grave
TCP	FSC < 25 mℓ/100g/min ou MTT > 6,5 s
DTC	VMF ACM > 200 cm/s ou IL > 6 ou aumento seriado de VMF > 50 cm/s em 24 h
EEGc	Redução relação alfa/delta < 50%, redução poder variabilidade alfa, descargas epileptiformes tardias
PtiO2	PtiO2 < 20
Microdiálise	Lactato/piruvato > 40 ou glicose < 0,5 milimole

ACM: artéria cerebral média; DTC: Doppler transcraniano; EEGc: eletroencefalograma contínuo; FSC: fluxo sanguíneo cerebral; IL: índice de Lindegaard; MTT: tempo médio de trânsito; PtiO2: monitorização tecidual de oxigenação cerebral; TCP: tomografia computadorizada de perfusão; VMF: velocidade média de fluxo.

O aumento dos níveis de hemoglobina, por sua vez, também não é recomendado como estratégia de tratamento de ICT. Ainda não há valor definido a partir do qual seja indicada hemotransfusão na população com HSA, o que será melhor discutido adiante.

Quanto à indução de hipertensão (IH), esta parece levar a um aumento de oxigenação tecidual cerebral quando em vigência de vasospasmo/ICT. O racional é de que, em um ambiente sem autorregulação preservada, o aumento de pressão arterial levaria a aumento de pressão de perfusão cerebral, com assim ativação de circulação colateral e aumento/manutenção de fluxo sanguíneo cerebral (FSC) em leitos de maior resistência, melhorando então a oferta de oxigênio e isquemia.

A melhora de FSC e perfusão cerebral foi demonstrada em alguns estudos. Porém, segurança e desfechos clínicos apenas foram analisados de forma randomizada e controlada no estudo HIMALAIA (*Induced Hypertension for Delayed Cerebral Ischemia After Aneurysmal Subarachnoid Hemorrhage – A Randomized Clinical Trial*). Tal estudo almejava inclusão de 240 pacientes (120 no grupo de IH e 120 no grupo controle), mas foi interrompido precocemente após inclusão de apenas 41 pacientes por recrutamento lento e por possível maior número de complicações no grupo teste. Vale ressaltar, entretanto, que, devido ao pequeno número de pacientes incluídos, o estudo não tem poder estatístico para se tirarem conclusões definitivas acerca de seus resultados. Estudos observacionais, retrospectivos, quando olhados em conjunto, sugerem uma melhora de cerca de 80% daqueles tratados com IH.

Sendo assim, a recomendação atual é de que a indução de hipertensão arterial pode ser razoável como parte do tratamento da ICT, embora ressalte-se a paucidade de estudos envolvendo o tema e o consequente nível de evidência baixo. Deve-se lembrar que a IH não é isenta de riscos, e pode aumentar o risco de disfunção cardíaca, edema pulmonar e lesão de órgãos-alvo. Deve-se tomar decisões de forma individualizada, a depender do perfil e comorbidades de cada paciente.

Caso opte-se pela IH, o aumento de PA é feito através de drogas vasoativas, usualmente de forma gradual e escalonada, com reavaliações neurológicas seriadas em cada novo alvo pressórico atingido, até que haja reversão dos déficits (ou algum efeito colateral limitante). O alvo máximo tipicamente é de PAS 200 a 220 mmHg, devendo ser então mantido por 24 a 48 horas, com depois desmame gradativo da droga, também guiando-se por exames neurológicos seriados.

Vale ressaltar que não existem estudos com nível de evidência razoável para tal recomendação. Desafiando tal visão, estudo recente comparou estratégia de aumento incremental *versus* aumento imediato de PA. Não houve diferenças em relação à ocorrência de infarto na TC nem de efeitos colaterais.

Outra estratégia clínica que surge na vigência de falta de melhora e/ou contraindicação à IH é a otimização de débito cardíaco através de terapia inotrópica, com a dobutamina ou a milrinona. Esta última vem tornando-se mais popular nesse cenário, visto ser droga não só inotrópica, mas também vasodilatadora.

A milrinona é um inibidor seletivo da isoenzima da fosfodiesterase III no músculo cardíaco e vascular, que afeta a via do AMP cíclico (AMPc), levando ao seu acúmulo e consequente relaxamento de musculatura lisa arterial e venosa. O AMPc é o mensageiro secundário que combina vasodilatação com efeitos inotrópicos. Além de aumentar AMPc, a milrinona também aumenta os níveis de GMP cíclico, outro mensageiro que sabidamente leva ao relaxamento de musculatura lisa. Sua meia-vida é curta, durando em torno de 50 minutos; dessa forma, infusão contínua torna-se uma estratégia de uso mais eficaz.

Baseado em tais fatos, o Hospital Neurológico de Montreal elaborou um protocolo publicado em 2012, com a maior série de pacientes até então, em que um *bolus* de 0,1 a 0,2 mg da droga EV é feito e uma infusão contínua na dose de 0,75 mcg/kg/min é iniciada. Caso não haja melhora, essa taxa de infusão pode ser aumentada até o máximo de 1,25 mcg/kg/min. Caso haja hipotensão, droga vasopressora deve ser iniciada, almejando uma PAM em torno de 90 mmHg. Caso haja reversão do déficit e ele não recorra em 72 horas, inicia-se o desmame, reduzindo 0,25 mcg/kg/min a cada 24 a 48 horas, até a parada completa da droga. Caso em algum momento o déficit retorne, o protocolo deve ser recomeçado e o desmame feito de forma mais lenta.

No estudo de Montreal em questão, 88 pacientes foram seguidos por um tempo médio de 44,6 meses. O tempo médio de uso da droga foi de 9,8 dias e não houve efeitos colaterais significativos. Dos pacientes que sobreviveram, 48,9% retornaram ao seu estado basal prévio e 75% tiveram uma escala de Rankin modificada menor ou igual a dois.

Outros relatos de casos e pequenos estudos positivos com uso de milrinona como terapia para pacientes com HSA e ICT tiveram bons resultados em reverter o déficit focal novo como também o vasospasmo. Estudo prospectivo, de centro único publicado pelo nosso grupo avaliou resposta sonográfica e desfechos neurológicos em pacientes com HSA e critérios de ICT tratados com IH ou milrinona. Observou-se melhora clínica com ambas as estratégias de tratamento e melhora sonográfica naqueles que receberam milrinona, sendo esta melhora tempo-dependente. Boa tolerabilidade foi observada, com baixas taxas de necessidade de interrupção das terapias e bom perfil de segurança.

Estudo prospectivo e retrospectivo, o MILRISPASM (*Intravenous Milrinone for Cerebral Vasospasm in Subarachnoid Hemorrhage: the MILRISPASM Controlled Before-After Study*), comparou controle histórico que usou IH para tratamento de ICT com grupo prospectivo que usou IH e milrinona. Esta última atingiu melhores desfechos clínicos em 6 meses, menor necessidade de terapia intra-arterial (IA) de resgate e menos infartos vistos na TC. Vale ressaltar, entretanto, altas taxas de descontinuidade da droga (29%), mais distúrbios eletrolíticos e necessidade de doses altas de amina.

Apesar de frequentemente utilizada na prática clínica e de parecer promissora, destaca-se a necessidade urgente de mais estudos sobre o manejo hemodinâmico, seja através da IH ou otimização de débito cardíaco em pacientes com HSA e ICT.

Tratamento endovascular

Quando a terapia clínica falha, ou dependendo do cenário do paciente, é necessário recorrer à terapia endovascular, seja ela com uso de drogas IA, dilatação com balão de angioplastia ou uma combinação de ambas.

A vasodilatação através de drogas IA pode ser feita com vários agentes, como nimodipino, nicardipino, verapamil e milrinona. Papaverina costumava ser usada no passado, sendo agora proscrita devido ao risco substancial de PIC, quebra de barreira hematoencefálica e neurotoxicidade.

A grande vantagem de tal abordagem é a penetração também em leitos arteriais mais distais e mais facilidade técnica com menores riscos de complicações. Risco de hipotensão sistêmica existe, de aumento de PIC secundária à vasodilatação, além de recorrência quando atingido o fim da meia-vida.

Algumas metanálises citam taxa de melhora angiográfica em torno de 90%, neurológica em 60%, bom desfecho clínico em cerca de 65% e óbito entre 5 e 10%.

Não dispomos de estudos de alta qualidade ou randomizados no tema.

A angioplastia transluminal com balão foi introduzida em 1984, e desde então vem ganhando popularidade com o advento de novos balões modernos, novas tecnologias e o crescimento da radiologia intervencionista. Ainda não há estudos controlados que testem tal modalidade de tratamento, entretanto, as taxas de sucesso chegam a ser de até 90%, com resultados mais duradouros que drogas IA isoladas.

Tem como desvantagem ser limitada a segmentos arteriais mais proximais, além de maior dificuldade técnica com maiores riscos de complicações como ruptura de vaso, dissecção, embolização distal ou injúria de reperfusão. O tempo ideal para indicação de tal procedimento é controverso, com algumas evidências de que indicações mais precoces levem a melhores resultados, sugerindo-se o tempo de 2 horas.

O mecanismo exato de ação do balão não é completamente entendido, mas imagina-se que esteja relacionado à compressão do tecido conectivo que prolifera no contexto de vasospasmo, estiramento da lâmina elástica interna e uma combinação de compressão e estiramento da musculatura lisa. A combinação de angioplastia com balão e drogas IA pode ser usada e parece efetiva. Outros tratamentos como drogas intratecais, fibrinolíticos intracisternais e instalação de derivação lombar ou externa ou DVE podem ser promissores, mas ainda precisam ser mais bem estudados, não podendo assim ser recomendado de forma rotineira.

COMPLICAÇÕES SISTÊMICAS

Complicações sistêmicas são frequentes pós-HSA, sendo elas distúrbios de balanço de sódio e água, afecções pulmonares e cardíacas, tromboembolismo venoso (TEVE), anemia e febre. Sabe-se que aqueles com complicações sistêmicas têm pior prognóstico, de forma que tais afecções merecem atenção e manejo adequados.

Complicações pulmonares

Complicações pulmonares ocorrem em 20 a 30% dos casos e são associadas a maior risco de ICT, internação prolongada em UTI e morte. As manifestações são diversas, desde síndrome do desconforto respiratório agudo, pneumonia aspirativa ou associada à ventilação mecânica até edema pulmonar cardiogênico ou neurogênico. Medidas para tratar hipoxemia grave como posição prona, recrutamento alveolar ou altas pressões expiratórias finais positivas têm o risco de aumento de PIC e, assim, é aconselhável que sejam feitas com o paciente monitorizado.

Distúrbios de água e sódio

O melhor método para avaliar o volume intravascular e a responsividade a fluidos em paciente críticos, incluindo aqueles com HSA, continua controverso. Aferição de pressão venosa central vem se mostrando um marcador ruim de correlação com volume sanguíneo circulante assim como de predição de resposta hemodinâmica a fluidos. Monitorização contínua invasiva ou minimamente invasiva de parâmetros hemodinâmicos como débito cardíaco, pré e pós-carga parecem melhorar o manejo volêmico, mas ainda sem relação definida com melhora de desfecho. Evidências apontam que pode ser uma estratégia interessante nos pacientes com HSA de alto grau, desde que empregada precocemente.

Hipovolemia deve ser evitada por aumento de risco de ICT e infartos. Hipervolemia é deletéria e contraindicada por aumentar complicações pulmonares e cardíacas, sem redução de incidência de ICT.

Hiponatremia tem sua ocorrência estimada em 30 a 50% dos pacientes, e hipovolemia em 17 a 30%, sendo que ambos afetam desfechos clínicos. Os mecanismos responsáveis por tais distúrbios não são completamente entendidos, mas parece haver aumento de peptídeo natriurético circulante, aumento do tônus simpático, além de um hipoaldosteronismo hiper-reninêmico.

A síndrome perdedora de sal tem a característica central de desenvolvimento de hiponatremia à custa de natriurese e então depleção de volume intravascular. Já a síndrome de secreção inapropriada de hormônio antidiurético se caracteriza por hiponatremia, mas no contexto de um volume intravascular mantido ou levemente elevado.

É importante lembrar que a restrição hídrica para tratamento de hiponatremia não é uma estratégia que deva ser empregada, como já previamente mencionado.

Mineralocorticoides de forma profilática podem ser usados precocemente e continuados por 10 a 14 dias pós-*ictus*, visto reduzirem a natriurese, a hiponatremia e a necessidade de fluidos para manutenção de euvolemia. Não há, entretanto, evidência conclusiva de que melhorem desfechos funcionais. A solução salina hipertônica em concentrações como 2 ou 3% também pode ser utilizada quando apropriado.

Embora menos frequente, a hipernatremia também pode ocorrer, seja como resultado de diabetes *insipidus* neurogênica, seja como iatrogenia decorrente do uso de soluções hiperosmolares.

Complicações cardíacas

Complicações cardíacas são relacionadas à hiperatividade simpática e à disfunção miocárdica induzida pelas catecolaminas. Pode ocorrer desde aumento enzimático, alterações eletrocardiográficas, arritmias, alterações de motilidade de parede, disfunção cardíaca ("miocárdio atordoado"), até choque cardiogênico. A presença de alteração de motilidade de parede miocárdica parece ser mais prevalente nos 2 primeiros dias, declinando até o 8º dia, e a maior parte resolvendo-se completa ou ao menos parcialmente durante a internação.

Uma grande metanálise publicada em 2009 mostrou que alterações de motilidade de parede, alterações enzimáticas, BNP (*brain natriuretic peptide*) aumentado, alterações de onda Q e onda T e de segmento ST no eletrocardiograma estavam associadas a piores desfechos, maior mortalidade e ocorrência de ICT nos doentes com HSA. Não há evidências específicas para manejo de tais condições.

Febre

A febre é a ocorrência médica mais frequente após HSA, pode ser de difícil controle e deve ser combatida ativamente. É associada com internação prolongada, piores desfechos funcionais e maior mortalidade. Pode ser de etiologia infecciosa ou não, sendo causas não infecciosas diagnósticos de exclusão. Especialmente durante a janela de ocorrência de vasospasmo, é recomendável vigilância rigorosa de temperatura, com uso. se necessário. de antitérmicos regulares, dispositivos de resfriamento de superfície ou intravasculares. Até o momento, entretanto, não dispomos de evidências robustas de que controle guiado de temperatura afete desfechos.

Controle glicêmico

Hiperglicemia na admissão, durante tratamento cirúrgico do aneurisma e nas primeiras 72 horas pós-*ictus* é ligada a piores desfechos, aumento do risco de ICT e morte. A hipoglicemia, por sua vez, também deve ser combatida pelo risco de crise energética cerebral e pior prognóstico neurológico.

Não há dados sobre alvo glicêmico ideal, parecendo 80 a 200 mg/dℓ razoável.

Tromboembolismo venoso

Cerca de 4 a 24% dos pacientes com HSA vão apresentar TEV. *Screening* de pacientes assintomáticos aumenta detecção, mas sem benefício comprovado em melhora de desfecho. As recomendações vêm, em sua maior parte, daquelas usadas para outras doenças. Não é bem estabelecido o momento ideal de início de profilaxia com métodos farmacológicos. Usualmente aceita-se o início de heparina de baixo peso molecular ou não fracionada após 24 horas do tratamento do aneurisma, parecendo não haver aumento de sangramento. Antes, métodos mecânicos são habitualmente utilizados.

Anemia

Anemia é comum e associada a piores desfechos em pacientes com HSA. A transfusão de hemácias pode ser benéfica por melhorar oferta de oxigênio cerebral, mas também está ligada a complicações médicas e pior prognóstico. Por sua vez, hemoglobina baixa pode ser relacionada a crise energética e aumento do risco de ICT.

O limiar a partir do qual hemotransfusão deve ser indicada em tais pacientes ainda permanece desconhecido. Até o momento, não dispomos de evidências que recomendem alvo de hemoglobina diferente 7 g/dℓ, devendo o manejo ser individualizado. Estudos multicêntricos estão em curso para tentar responder tal questão.

CONSIDERAÇÕES FINAIS

A HSA é uma doença neurológica, neurocirúrgica e sistêmica grave, complexa e que assim exige um manejo multidisciplinar, de preferência em centros de alto volume. Esforços são necessários desde o momento inicial da chegada ao hospital, evitando as complicações agudas, passando pela fase subaguda em que complicações clínicas e neurológicas diversas podem ocorrer, e por fim chegando à fase mais tardia, em que reabilitação frequentemente é fundamental. Progressos foram feitos ao longo dos últimos anos, mas ainda há muito o que ser aprimorado e desvendado. Estudos clínicos e pesquisas científicas ainda têm muito o que acrescentar para melhorar o prognóstico de uma doença com tamanha morbimortalidade.

CAPÍTULO 58

Ataque Isquêmico Transitório e Acidente Vascular Cerebral Menor

Valéria Cristina Scavasine • Luis Daniel Silva Pilatti • Marcos Christiano Lange

INTRODUÇÃO

Historicamente, a definição de ataque isquêmico transitório (AIT) tem levado em consideração duas variáveis: a duração dos sintomas neurológicos e os achados de imagem. Hoje, define-se AIT a partir dos seguintes critérios:

- Breve episódio de disfunção neurológica focal, causada por isquemia cerebral, retiniana ou na medula espinhal
- Sintomas clínicos durando tipicamente menos do que 1 hora
- Ausência de isquemia documentada em exame de imagem.

A partir de 2009, essa definição passou a compreender os eventos vasculares da medula espinhal. Hoje, com o avanço dos recursos diagnósticos em neuroimagem, é possível distinguir o tecido neuronal que já infartou daquele que está hipoperfundido, porém potencialmente recuperável. Devido à variabilidade na duração dos sintomas, o consenso é que a imagem, e não o tempo, seja o principal fator para diferenciar AIT de acidente vascular cerebral (AVC).[1]

EPIDEMIOLOGIA

Reconhecer o AIT é fundamental. Nos pacientes que foram acompanhados pelo estudo de Framingham, a incidência de AIT foi de 1,19 para 1.000 pessoas/ano. O risco de AVC foi 4 vezes maior nos indivíduos com história de AIT prévio. Após um AIT, até 30% dos pacientes evoluem com AVC em cerca de 9 anos de acompanhamento.[2]

Quanto aos dados brasileiros, de acordo com registro epidemiológico Joinvasc, o AIT representa 14% de todas as doenças cerebrovasculares catalogadas na base de dados. Dados pré-pandemia mostraram uma incidência de 2,28 para 1.000 pessoas/ano de AIT e de 7,72 para 1.000 pessoas/ano de AVC *minor* (*National Institute of Health Stroke Scale* [NIHSS] entre 0 e 4) em 2019.[3]

FISIOPATOLOGIA

A redução abrupta do fluxo sanguíneo cerebral (FSC) pode resultar em morte neuronal dentro de poucos minutos. Essa região é chamada *core* ou tecido infartado. Ao redor da zona de infarto, existe a penumbra, onde FSC está comprometido, o funcionamento das células é prejudicado, mas ainda há possibilidade de reversão.

No AVC, as terapias de reperfusão, como trombólise endovenosa (EV) ou trombectomia mecânica, visam recanalizar o vaso sanguíneo obstruído e recuperar a função da área de penumbra. Por outro lado, caso a obstrução seja persistente, a área de penumbra pode ser irreversivelmente comprometida, resultando em uma lesão isquêmica de maiores dimensões e com prognóstico mais reservado.

No AIT, ocorre recanalização espontânea do vaso ocluído, antes que haja dano tecidual irreversível. Inicialmente, é impossível distinguir AVC de AIT, pois os sintomas são os mesmos, dependendo do território vascular afetado. O diagnóstico ocorre, portanto, de forma retrospectiva e requer a avaliação por meio de exames de imagem.

MANIFESTAÇÕES CLÍNICAS

Assim como no AVC, os sintomas de disfunção neurológica aparecem de forma súbita conforme o território vascular afetado. Podem ocorrer hemiparesia (perda de força de um lado do corpo), hemiparestesia (perda de sensibilidade de um lado do corpo), paralisia facial levando ao desvio da rima labial e disartria (dificuldade na articulação da fala).

A afasia é um distúrbio da linguagem caracterizado por dificuldade na expressão ou compreensão da fala, que ocorre nas obstruções da artéria cerebral média do hemisfério não dominante, sendo na maioria das vezes o hemisfério esquerdo. Por outro lado, quando a artéria cerebral média do hemisfério não dominante é afetada, podemos encontrar heminegligência, que é um distúrbio da percepção do hemicorpo contralateral. As artérias cerebrais posteriores, ramos terminais da basilar, irrigam os lobos occipitais. A isquemia nesse território provoca hemianopsia homônima contralateral.

Quando a circulação vertebrobasilar é acometida, podemos ter isquemia das regiões do tálamo, cerebelos e tronco cerebral. Dismetria é a perda de coordenação motora e tremor intencional que surge em decorrência de lesão das vias cerebelares. Ataxia é a dificuldade de marcha por perda do equilíbrio, podendo ser de origem cerebelar ou por lesão das vias proprioceptivas. Devemos suspeitar de AVC de tronco cerebral quando surgem disfunções de nervos cranianos, vertigem, nistagmo, déficit motor ou sensitivo cruzado e rebaixamento de nível de consciência.

Na doença cerebrovascular, fenômenos positivos como movimentos involuntários são raros. O tremor carotídeo, ou *limb shaking syndrome*, é um fenômeno raro associado à estenose crítica de artéria carótida interna. Caracteriza-se por movimentos focais e mioclônicos da extremidade contralateral, muitas vezes confundido com crise epiléptica de base focal. O eletroencefalograma (EEG) não evidencia atividade epileptiforme, mas pode cursar com alentecimento focal em virtude de hipoperfusão cerebral. Esse tremor pode ser explicado pela hipoperfusão e costuma piorar em ortostase.[4]

Pacientes com doença aterosclerótica de artéria basilar também podem apresentar movimentos que lembram convulsão. A fisiopatologia desse fenômeno ainda é incerta, mas pode estar relacionada a espasmos de descerebração. Outros sinais tendem a estar presentes, como anormalidades de pares cranianos, quadriplegia, rebaixamento de nível de consciência e síndrome do encarceramento. Como a oclusão de artéria basilar cursa com elevadíssima morbimortalidade, é importante o reconhecimento precoce para instituir terapia de reperfusão o mais cedo possível.[5]

DIAGNÓSTICOS DIFERENCIAIS

"Foi mesmo um AIT?" Na prática, essa pergunta é difícil de ser respondida até mesmo por neurologistas. Muitas vezes, as alterações transitórias não estão mais presentes na admissão do paciente. Sintomas que simulam doença cerebrovascular também podem ter caráter transitório (*TIA mimics*) e estão apresentados na Tabela 58.1. Além disso, alguns casos podem ser atípicos e não apresentar um sintoma tão característico, como hemiplegia, por exemplo. Nesse caso, a anamnese deve direcionar para outros déficits neurológicos, como alterações cognitivas, vertigem, diplopia, alterações visuais (hemianopsia), ataxia ou disartria.

É comum haver discordância de diagnóstico entre o médico generalista que suspeita de AIT e o neurologista especialista em AVC, havendo falsos-positivos por parte do generalista em até 60% das vezes.[6] Saber reconhecer e fazer o diagnóstico correto pode evitar encaminhamentos desnecessários e reduzir custos relacionados a internamentos e exames complementares.

DIAGNÓSTICO POR NEUROIMAGEM

Pacientes com déficits neurológicos agudos são avaliados, inicialmente, pela tomografia de crânio (TC). Na fase aguda, o principal objetivo do exame de imagem é afastar sangramento. Nos pacientes com AIT, a TC de admissão tem achados positivos em apenas 4% dos casos, nos quais uma área de infarto clinicamente relevante já se apresenta nas primeiras horas. Em exames subsequentes, a chance de aparecimento de lesão aumenta para até 20% se repetida a imagem em dias a meses. No geral, a sensibilidade da TC é baixa para AIT. Cerca de 30% dos pacientes são erroneamente classificados como AIT por serem submetidos somente à TC.[7]

A angiotomografia arterial (angio-TC) de vasos cervicais é uma complementação da TC que auxilia na estratificação de risco do AIT. Permite avaliar, já na admissão, a presença de estenose significativa em artéria nutridora do território sintomático, sinalizando para maior risco de recorrência.

A ressonância magnética (RM) de crânio é um exame de alta sensibilidade para diagnóstico de isquemia na fase hiperaguda. Em até 70% dos pacientes com critérios clínicos de AIT, pode aparecer restrição às moléculas de água na sequência difusão (DWI), o que reclassifica esse paciente como AVC. A sequência de difusão pode ser adquirida rapidamente, em torno de 60 segundos. A presença de restrição, além de ser preditora de recorrência, facilita o reconhecimento de certos padrões de isquemia, fornecendo pistas sobre o mecanismo (embólico, hipoperfusão) (Tabela 58.2).[7,8]

Uma alternativa para avaliação do paciente em fase aguda é a tomografia de perfusão (CTP). Regiões com perfusão anormal representam tecido em risco de infarto irreversível. Como vantagem, é um exame de aquisição mais rápida que a ressonância, podendo ser uma opção para pacientes claustrofóbicos, portadores de implantes metálicos ou marca-passo. Como desvantagens, requer uso de contraste e possui valores de corte menos precisos que a ressonância. De acordo com uma metanálise conduzida em 2015, a sensibilidade da perfusão é de 55% em comparação à da ressonância, enquanto a especificidade chegou a 92%. A menor sensibilidade é explicada pelo fato de que nem toda redução de fluxo sanguíneo evoluirá necessariamente para isquemia. O fluxo pode estar cronicamente reduzido, por exemplo, em virtude de doença aterosclerótica suboclusiva.[9,10]

INVESTIGAÇÃO ETIOLÓGICA

Tanto o AIT quanto o AVC *minor* são entidades heterogêneas no que diz respeito à causa. Quanto maior a acurácia da classificação do evento, mais precisa será a terapia de prevenção secundária para evitar recorrência de AVC.

A investigação etiológica normalmente é realizada com RM de crânio, ECG, ecocardiograma transtorácico e Doppler de carótidas e vertebrais. Em alguns casos, é possível prosseguir com angio-TC de vasos cervicais desde o arco aórtico, ecocardiograma transesofágico e Holter com monitoração do ritmo cardíaco em 24 horas. A importância da investigação completa é demonstrada na Tabela 58.3.[11]

Tabela 58.1 Diagnósticos diferenciais de ataque isquêmico transitório (*TIA mimics*).

Crise convulsiva	Diagnóstico prévio de epilepsia. Presença de abalos, automatismos, mordedura de língua ou liberação de esfíncter. Paciente confuso com ou sem história de perda de consciência, podendo evoluir com paralisia de Todd
Distúrbios hidroeletrolíticos (p. ex., hiponatremia)	Início mais insidioso de cefaleia e náuseas, evoluindo em até 48h com sonolência, estupor, coma e crises convulsivas
Hipoglicemia	Diagnóstico prévio de diabetes. Rebaixamento de nível de consciência, tremores, taquicardia, diaforese
Aura de migrânea	Pessoas jovens, em especial mulheres em idade fértil. Sintomas geralmente afetam visão (espectro de fortificação, hemianopsia) e sensibilidade. Aumentam em intensidade ao longo de minutos (duração 5 a 60 min). Os sintomas são seguidos por cefaleia migranosa
Vertigem periférica benigna	Episódios breves de vertigem precipitados por movimentos da cabeça. Manobra de Dix-Hallpike evoca os mesmos sintomas. Ausência de outros sinais e sintomas de acidente vascular cerebral de tronco cerebral
Intoxicação medicamentosa	Taquicardia, palidez, diaforese, sonolência e outros sinais de depressão neurológica. Predominam sinais inespecíficos, como disartria e sonolência
Encefalopatia hepática	Lentificação psicomotora e rebaixamento de nível de consciência, que melhoram com uso de lactulona. Estigmas de hepatopatia, aranhas vasculares, eritema palmar, circulação colateral na parede abdominal, ginecomastia
Doença desmielinizante (esclerose múltipla)	Pacientes jovens com história de neurite óptica, diplopia, disfunção urinária, espasticidade
Lesões expansivas cerebrais	Cefaleia, vômitos, sinais de hipertensão intracraniana
Quadros psicogênicos	História de doença psiquiátrica prévia, achados inconsistentes ao exame físico. Queda do membro superior sem desvio pronador. Sinal de Hoover positivo

Tabela 58.2 Comparação entre métodos diagnósticos.

	Objetivo principal	Vantagens	Desvantagens
Tomografia de crânio	Excluir sangramento	Amplamente disponível Rápida aquisição	Radiação ionizante Baixa sensibilidade nas primeiras 24 h
Angio-TC de vasos cervicais e cerebrais	Avaliar estenose > 50% em artéria nutridora	Estratificação do risco de recorrência	Radiação ionizante Uso de contraste iodado
Ressonância magnética	Diferenciar AIT de AVC	Maior especificidade para o diagnóstico de AVC	Menos disponível que a tomografia Contraindicações: implantes metálicos, marca-passo Maior tempo para aquisição das imagens Permite avaliar *mismatch* DWI/FLAIR
Tomografia de perfusão	Diferenciar AIT de AVC	Maior sensibilidade para detectar diminuição de fluxo sanguíneo	Radiação ionizante Uso de contraste iodado Menor tempo para aquisição das imagens Permite avaliar *mismatch core*/penumbra

AIT: ataque isquêmico transitório; AVC: acidente vascular cerebral.

Tabela 58.3 Recorrência do ataque isquêmico transitório de acordo com *status* de investigação.[11]

Classificação	Recorrência em 90 dias
Indeterminado – investigação negativa	3,6%
Indeterminado – investigação incompleta	10%
Encontrada uma etiologia causadora do evento	6,6%
Mais de uma etiologia causadora evento	20,7%

Um estudo retrospectivo (*Bergen NORSTROKE registry*) avaliou 1.874 pacientes com AIT que receberam alta e foram reavaliados em 30 dias. Um total de 33 pacientes (1,8%) evoluíram com recorrência.[12] Todas as recorrências foram analisadas de acordo com a classificação de TOAST (Tabela 58.4).[13,14]

Pacientes com aterosclerose de grandes vasos são de alto risco e recorrem 10 a 20% nos primeiros 90 dias.[14] Isso reforça a indicação de procedimento de revascularização carotídea, seja com endarterectomia ou angioplastia com *stent*, para pacientes com AVC ou AIT recente e estenose acima de 50%. O procedimento deve ser realizado assim que o paciente esteja estável – após 48 horas e em até 14 dias após o *ictus*.[15]

A estenose intracraniana ainda é um desafio na prática clínica. Tipicamente, são pacientes que apresentam menores pontuações de NIHSS na admissão e boas taxas de independência funcional. A prevenção secundária se baseia no controle agressivo de fatores de risco e tratamento clínico otimizado com antiagregação plaquetária e estatinas de alta potência. As taxas de recorrência são altas, chegando a quase 40%, justificando acompanhando rigoroso dos casos.[16]

Tabela 58.4 Recorrência do ataque isquêmico transitório de acordo com classificação de TOAST.[14]

Aterosclerose de grandes vasos	14 (42,4%)
Estenose intracraniana	7 (21,2%)
Cardioembolia	4 (12,1%)
Doença vascular de pequenos vasos	1 (3%)
Outras etiologias	6 (18,2%)
Etiologia indeterminada	1 (3%)
Total	33 (100%)

Para os eventos cardioembólicos, a anticoagulação pode ser iniciada precocemente. No AIT em que o paciente já é admitido com NIHSS zero, se a causa cardioembólica for conhecida, a anticoagulação pode ser iniciada já no mesmo dia. Para o AVC *minor*, a recomendação é avaliar a imagem de controle e a extensão da lesão. Em se mantendo a NIHSS menor ou igual 4, a anticoagulação pode ser iniciada no terceiro dia de internamento.

MODELOS DE PREVISÃO

O manejo do paciente com AIT pode variar de acordo com a instituição, havendo algumas vezes a possibilidade de acompanhar pacientes de baixo risco em nível ambulatorial (clínica de AIT). Para isso, modelos de predição que estimam o risco de recorrência podem ajudar a estratificar grupos de maior e menor risco.

A escala ABCD (Tabela 58.5) se baseia em dados clínicos e pode ser aplicada por qualquer médico treinado nessa escala.

Tabela 58.5 Escala ABCD2.[17]

		Pontuação
Idade ≥ 60 anos	Não	0
	Sim	1
Pressão arterial ≥ 140 × 90	Não	0
	Sim	1
Características clínicas	Outros	0
	Disartria sem fraqueza	1
	Fraqueza unilateral	2
Duração dos sintomas	< 10 minutos	0
	10 a 59 minutos	1
	≥ 60 minutos	2
Histórico de diabetes	Não	0
	Sim	1

Recorrência	2 dias	1 semana	90 dias
0 a 3 pontos	1,0%	1,2%	3,1%
4 a 5 pontos	4,1%	5,9%	9,8%
6 a 7 pontos	8,1%	11,7%	17,8%

Em 2010, a escala ABCD3-I (Tabela 58.6) incluiu, além dos aspectos clínicos, achados de imagem como estenose carotídea e restrição à difusão anormal.[18] Essa nova escala apresentou uma boa correlação com os desfechos. Independentemente da definição de AIT utilizada (tempo-dependente ou tecido-dependente), quanto maior a pontuação, maior o risco de novos eventos, e isso aconteceu de forma consistente para todas as graduações da escala. A escala ABCD3-I tem, portanto, um excelente poder discriminativo, independente da definição utilizada, podendo se estender também para pacientes que são inicialmente classificados como AIT e, após a ressonância, são reclassificados como AVC *minor*.

Essa escala pode não ser aplicável em todos os serviços de emergência, uma vez que requer dados de angio-TC e RM. Mesmo assim, ela reforça a mensagem de que, quanto melhor a investigação, melhor a estratificação de risco.

CLÍNICA DE ATAQUE ISQUÊMICO TRANSITÓRIO

O manejo do paciente com AIT pode variar de acordo com a instituição, havendo algumas vezes a possibilidade de acompanhar pacientes de baixo risco em nível ambulatorial (clínica de AIT). Para isso, modelos de predição que estimam o risco de recorrência podem ajudar a estratificar grupos de maior e menor risco.

A escala ABCD2 é simples e fácil de ser aplicada, por se basear em dados clínicos que geralmente estão disponíveis para o médico generalista. Uma pontuação maior ou igual a 4 indica alto risco de recorrência e coloca esse paciente

Tabela 58.6 Escore ABCD3-I.[18]

		Pontuação
Idade ≥ 60 anos	Não	0
	Sim	1
Pressão arterial ≥ 140 × 90	Não	0
	Sim	1
Características clínicas	Outros	0
	Disartria sem fraqueza	1
	Fraqueza unilateral	2
Duração dos sintomas	< 10 minutos	0
	10 a 59 minutos	1
	≥ 60 minutos	2
Histórico de diabetes	Não	0
	Sim	1
"Duplo AIT"	Não	0
	Segundo evento em 7 dias	2
Imagem	Negativa	0
	Presença de restrição à difusão	2
	Estenose vascular ipsilateral > 50%	2
Recorrência	**90 dias**	
0-3 pontos	~0	
4-7 pontos	7,5%	
8-13 pontos	41%	

como prioridade para internamento. Por outro lado, um paciente com ABCD2 entre 0 e 3 pode ser manejado ambulatorialmente, desde que esse seguimento seja realizado em até 7 dias (Figura 58.1).[19]

ATAQUE ISQUÊMICO TRANSITÓRIO HEMORRÁGICO (*AMYLOID SPELL*)

Angiopatia amiloide é uma doença neurodegenerativa caracterizada pela deposição de β-amiloide nas artérias leptomeníngeas. É uma causa importante de hematoma lobar em pacientes idosos, tipicamente com história prévia de declínio cognitivo. Na RM, a angiopatia amiloide pode apresentar os seguintes marcadores:

- Microssangramentos de distribuição tipicamente posterior, na interface córtico/subcortical
- Pequenos sangramentos subaracnóideos (hemorragias subaracnóideas [HSA]) de convexidade
- Hiperintensidades de substância branca confluentes (leucoaraiose)
- Siderose cortical superficial, manifestada como deposição crônica de hemossiderina após HSA cortical
- Pequenos infartos corticais subclínicos, decorrentes da oclusão de microvasos, que indicam doença avançada
- Espaços perivasculares alargados de centro semioval.[20]

A angiopatia amiloide pode se apresentar como sintomas neurológicos focais transitórios. Podem ser fenômenos positivos, como nas crises convulsivas, ou negativos, imitando um ataque isquêmico transitório. Ocorrem em indivíduos idosos e são frequentemente estereotipados, recorrentes, lembrando por vezes aura de migrânea, que começam com parestesia, evoluem para paresia e revertem em poucos minutos, podendo repetir-se várias vezes ao dia (*amyloid spells*). Esses sintomas decorrem de microssangramentos, como pequenas HSA de convexidade, e sinalizam para o alto risco de evolução para AVC hemorrágico intraparenquimatoso. Nesse caso, a administração de antiagregantes plaquetários pode acelerar a evolução para um desfecho catastrófico.[21]

Portanto, em paciente idoso com história de declínio cognitivo e hematoma lobar prévio, diante do aparecimento de novos sintomas neurológicos transitórios, é prudente lembrar da possível etiologia hemorrágica do evento e investigar com RM de crânio antes de administrar antiagregantes plaquetários.

DECLÍNIO COGNITIVO PÓS-ACIDENTE ISQUÊMICO TRANSITÓRIO

Deterioração cognitiva vascular é o desenvolvimento de déficits cognitivos associado à presença de sinais e sintomas neurológicos ou evidência em neuroimagem de doença cerebrovascular. A forma mais comum é a demência vascular subcortical, associada à doença de pequenos vasos decorrente de fatores de risco cardiovasculares. Demência vascular pode acontecer de forma isolada ou em combinação com doença neurodegenerativa, uma vez que a própria doença de Alzheimer possui vários fatores de risco em comum com o AVC.

A correlação entre declínio cognitivo, AIT e AVC *minor* foi evidenciada pelo estudo OXVASC.[22] Nesse estudo populacional, mais de 92 mil indivíduos da cidade de Oxfordshire

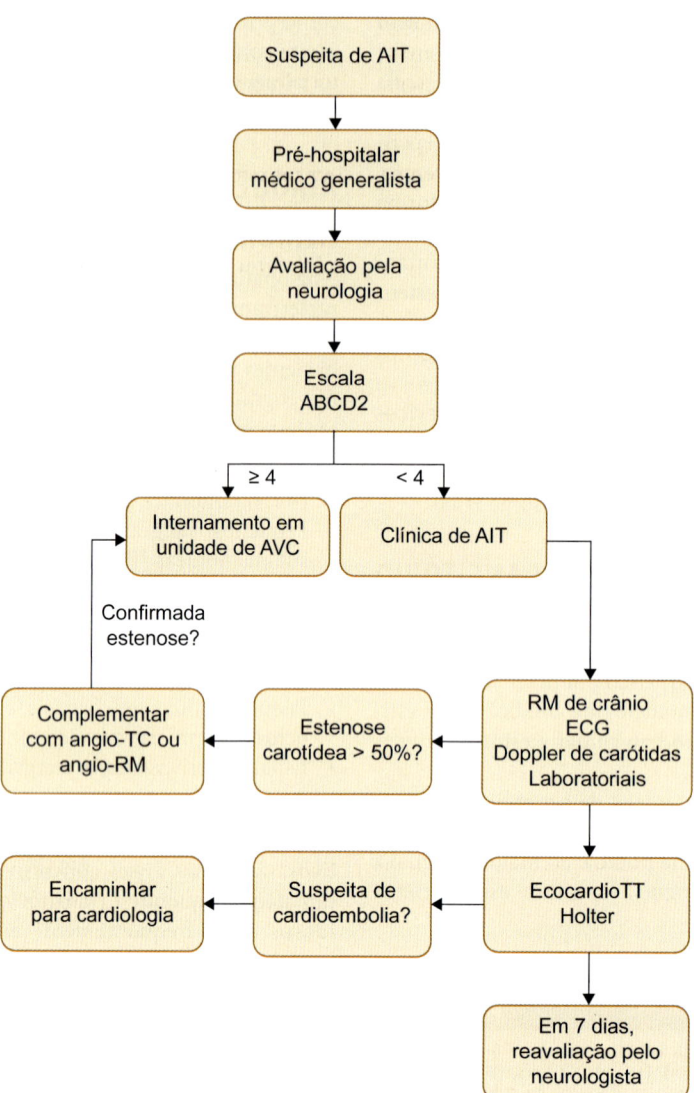

Figura 58.1 Fluxograma de atendimento no modelo clínica de ataque isquêmico transitório.[19]

na Inglaterra foram acompanhados prospectivamente. De 688 pacientes com AIT, 5,2% evoluíram para demência 1 ano após evento. Nos que tiveram AVC, houve uma correlação entre gravidade e declínio cognitivo: nos pacientes com NIHSS < 5 (AVC *minor*), 8,2% evoluíram para demência; por outro lado, nos AVCs graves, essa taxa chegou a 34%.[23]

As alterações cognitivas nos pacientes com doença cerebrovascular são mensuradas mais assertivamente pela escala MoCA (*Montreal Cognitive Assessment*) do que pelo Mini-Exame do Estado Mental (MMSE). Isso porque elas decorrem principalmente das lesões de substância branca, diretamente relacionadas às funções executivas dos circuitos frontos-subcorticais. Em comparação a outros tipos de demência, pacientes com deterioração cognitiva vascular pontuam significativamente menos nas avaliações de atenção, memória de trabalho e velocidade de processamento de informação.[24]

No contexto de queixa cognitiva pós-AIT ou AVC *minor*, um diagnóstico diferencial importante é transtorno de humor. Esses pacientes cursam com taxas significativamente maiores de depressão, apatia, fadiga e estresse pós-traumático.[25]

Outro conceito importante é o declínio cognitivo transitório ou "AIT cognitivo". Em pacientes internados com AVC, é comum se observar uma série de alterações cognitivas na fase aguda, que muitas vezes se sobrepõem ao *delirium*, mas que aumentam as chances de evolução para demência pós-alta. Algo semelhante pode acontecer em pacientes com AIT ou AVC *minor*, quando os sintomas motores e as alterações cognitivas não se recuperam necessariamente no mesmo ritmo. O reconhecimento do declínio cognitivo transitório pode ser uma janela importante para entender as primeiras manifestações da deterioração cognitiva vascular, sendo uma espécie de evento de alerta para otimizar a prevenção não só do AVC, mas também da demência.[25]

ACIDENTE VASCULAR CEREBRAL MENOR (AVC *MINOR*)

Mais de 50% dos pacientes com AVC isquêmico podem apresentar déficits leves e não incapacitantes, com NIHSS ≤ 4 na admissão. Até 30% dos casos recorrem nos primeiros dias e cursam com piores desfechos em 3 meses.[26] Assim com o AIT, o AVC *minor* deve, portanto, ser encarado como um sinal vermelho para a necessidade de investigar e intervir rapidamente.

Para ser considerado *minor*, além de pontuação menor que 5 na NIHSS, o AVC não pode causar déficit incapacitante. São déficits incapacitantes os sintomas corticais (afasia, negligência, hemianopsia) e monoparesia do membro superior dominante. Além disso, vale lembrar que a NIHSS superestima a circulação anterior e tende a subestimar as lesões de circulação posterior. Por exemplo, podemos imaginar com paciente com AVC bulbar apresentando ataxia, disfonia, disfagia e pontuando apenas 2 ou 3 na NIHSS. Esse paciente, caso não receba terapia de reperfusão, pode receber alta necessitando de dispositivo de auxílio para deambular ou de via alternativa para alimentação, evoluindo para incapacidade moderada a grave.

Esse julgamento da incapacidade proporcionado pelo AVC, além do corte de NIHSS, é crítico para a tomada de decisão na fase aguda, uma vez que o AVC *minor* pode ser manejado com dupla antiagregação plaquetária (DAPT), enquanto o AVC incapacitante terá indicação de trombólise se dentro da janela terapêutica.

ESTUDO CHANCE

O estudo *Clopidogrel in High-Risk Patients with Acute Non-disabling Cerebrovascular Events* (CHANCE) mudou o paradigma de tratamento do AIT e do AVC *minor*.[27] Trata-se de um ensaio clínico randomizado, duplo-cego e multicêntrico, conduzido entre 2009 e 2012, em 114 centros clínicos na China. Foram incluídos 5.170 pacientes, com uma mediana de idade de 62 anos, sendo 33% mulheres. O objetivo foi avaliar a eficácia e a segurança da terapia combinada de ácido acetilsalicílico (AAS) e clopidogrel em comparação com AAS isoladamente na prevenção de eventos vasculares cerebrais (Tabela 58.7).

Foram elegíveis ao estudo pacientes com mais de 40 anos, com diagnóstico de AIT (definido no estudo como isquemia com resolução dos sintomas em 24 horas associada a um alto risco de recorrência – ABCD2 $\geq$ 4 no momento da randomização) ou AVC *minor* (definido no estudo por NIHSS < 4), que estariam aptos a iniciar a medicação dentro de 24 horas do início do sintoma.

Foram excluídos do estudo pacientes com hemorragia, malformações vasculares, tumores, sintomas visuais ou sensitivos isolados, com Rankin prévio maior que 2, NIHSS $\geq$ 4, vertigem isolada sem evidência de infarto, indicação de anticoagulação ou anticoagulação nos últimos 10 dias, contraindicação a AAS ou clopidogrel, sangramento intracraniano prévio, sangramento do trato gastrointestinal, cirurgia de grande porte nos últimos 3 meses, expectativa de vida < 3 meses e mulheres férteis não usando contracepção.

Ambos os grupos receberam AAS (75 a 300 mg) no primeiro dia. Pacientes do grupo clopidogrel-AAS receberam dose de ataque de 300 mg de clopidogrel no primeiro dia, seguido de uma dose de 75 mg/dia do dia 2 até 90; e AAS na dose de 75 mg por dia do dia 2 ao 21. Pacientes do grupo AAS, receberam uma versão placebo de clopidogrel do dia 1 ao 90, associado a AAS do dia 2 ao 90.

O desfecho primário foi a incidência de novo evento isquêmico em 90 dias. Concluiu-se que o grupo recebendo AAS com clopidogrel teve o risco de novo evento reduzido em 32% quando comparado ao grupo que recebeu apenas AAS (razão de risco: 0,68 [0,57 a 0,81], p < 0,001), com um número necessário para tratar (NNT) de 29.

O principal desfecho secundário do estudo foi o risco de novo evento vascular (AVC isquêmico, AVC hemorrágico, infarto agudo do miocárdio ou morte de causa cardiovascular), com uma redução de 31% do risco (razão de risco 0,69

[0,58 a 0,82], p < 0,001). Analisando a segurança da terapia dupla, a combinação não aumentou o risco de sangramento, seja leve, moderado ou grave.

ESTUDO POINT

Apesar dos resultados revolucionários, ainda existiam dúvidas sobre a reprodutibilidade dos resultados do CHANCE nas populações caucasianas. Pacientes chineses apresentam maior proporção de fatores de risco cardiovasculares não adequadamente tratados, como diabetes e hipertensão, além do predomínio de doença aterosclerótica como mecanismo causal. Outra questão, também, é a diferença de polimorfismos genéticos para metabolização do clopidogrel.

Por esse motivo, em 2017, tivemos o estudo POINT (*Clopidogrel and Aspirin in Acute Ischemic Stroke and High-Risk TIAs*).[28] Foi um ensaio clínico randomizado, duplo-cego e multicêntrico que incluiu 269 centros clínicos de 10 países diferentes (ver Tabela 58.7).

Foram elegíveis ao estudo pacientes com mais de 18 anos, com diagnóstico de AIT de alto risco (definido no estudo como isquemia com resolução dos sintomas em 24 horas associado a um alto risco de recorrência – ABCD2 $\geq$ 4 no momento da randomização) ou AVC *minor* (definido no estudo por NIHSS < 4), que estariam aptos a iniciar a medicação dentro de 12 horas do início do sintoma.

Os 4.881 pacientes foram randomizados para receber ou clopidogrel e AAS, ou AAS associado a placebo. O grupo recebendo AAS e clopidogrel recebeu uma dose de ataque de 600 mg de clopidogrel, seguido por 75 mg desse do dia 2 ao 90, associado a uma dose de AAS (que variou entre 50 mg e 325 mg/dia, dependendo do julgamento clínico). Pacientes do outro grupo (controle) receberam apenas AAS associado a placebo de características semelhantes ao comprimido de clopidogrel. Foram excluídos do estudo pacientes com sintomas visuais ou sensitivos isolados, vertigem isolada sem evidência de infarto.

O desfecho primário, diferentemente do CHANCE, foi a incidência de novo evento isquêmico cerebral ou cardíaco, bem como morte por causas vasculares. O desfecho primário de segurança foi sangramento (definido como hemorragia intracraniana sintomática, perda de visão por hemorragia intraocular, necessidade de suporte transfusional de 2 concentrados de hemácias ou morte por hemorragia).

Em agosto de 2017, o limiar de segurança foi ultrapassado em virtude de excesso de casos de sangramentos nos pacientes recebendo terapia dupla, causando a interrupção do estudo. O grupo recebendo a terapia com AAS e clopidogrel apresentou redução em 25% da chance de novo evento isquêmico cerebral ou cardíaco, bem como morte por causas vasculares (razão de risco 0,75; intervalo de confiança [IC] 0,59 a 0,75, p = 0,02). Entretanto, o grupo recebendo

Tabela 58.7 Dados dos Estudos CHANCE e POINT.

	CHANCE	POINT
População	1 país (China)	10 países
Dose de ataque do clopidogrel	300 mg	600 mg
Duração da dupla antiagregação plaquetária	30 dias	90 dias
Segurança	Não aumentou sangramento	Interrompido precocemente por aumento de sangramento

clopidogrel e AAS teve 0,9% de eventos hemorrágicos, enquanto o grupo com AAS isolado apresentou 0,4% (p = 0,02). Concluiu-se que a terapia dupla por 90 dias aumentou de forma significativa o risco de sangramento.

Uma análise secundária do POINT mostrou que o benefício da DAPT com clopidogrel e AAS ocorreu predominantemente nos primeiros 21 dias após o evento; nesse intervalo, o risco de sangramento ainda é superado pela prevenção de recorrência de isquemia. Numericamente, para cada 1000 pacientes que recebem DAPT, 20 novos AVCs são evitados e 2 hemorragias acontecem. A partir da segunda semana, a taxa de eventos isquêmicos já começa a declinar. A partir da terceira semana, o tratamento produz pouco benefício e o risco de sangramento se torna mais significativo.[29]

TROMBÓLISE ENDOVENOSA EM ACIDENTE VASCULAR CEREBRAL MENOR?

O estudo PRISMS (*Effect of Alteplase vs Aspirin on Functional Outcome for Patients With Acute Ischemic Stroke and Minor Nondisabling Neurologic Deficits*)[30] analisou o uso de alteplase EV em pacientes com AVC isquêmico de NIHSS entre 0 e 5. O estudo contou com 948 pacientes de 75 redes hospitalares nos EUA, entre 2014 e 2016, que estavam aptos a começar a terapia com menos de 3 horas de início dos sintomas. Entretanto, o estudo foi descontinuado precocemente por recrutamento de pacientes abaixo da meta.

Um dos grupos recebeu alteplase EV (0,9 mg/kg), enquanto outro recebeu AAS na dose de 325 mg. O desfecho primário foi capacidade funcional em 90 dias, avaliado pela escala de Rankin Modificada. Ao final do estudo, 122 (78,2%) pacientes do grupo recebendo alteplase atingiram resultado favorável, comparados a 128 (81,5%) do grupo AAS (IC –9,4% a 7,3%).

O desfecho secundário, por sua vez, avaliou a funcionalidade através do escore mRS em 90 meses, não se mostrando melhor em nenhum dos grupos. O desfecho de segurança foi hemorragia intracraniana sintomática dentro de 36 horas do tratamento, que ocorreu em 5 pacientes, todos do grupo que recebeu alteplase.

O estudo concluiu que, na população estudada, o tratamento com alteplase não melhorou a funcionalidade em 90 dias, aumentando o risco de hemorragia intracraniana sintomática (sem alterar, entretanto, a mortalidade).

TROMBECTOMIA MECÂNICA EM ACIDENTE VASCULAR CEREBRAL MENOR?

A metanálise *Medical Management vs Mechanical Thrombectomy for Mild Strokes: An International Multicenter Study and Systematic Review and Meta-analysis* avaliou o benefício da trombectomia mecânica em pacientes com déficits leves (*National Institute of Health Stroke Scale* [NIHSS] < 6) com oclusão de grandes vasos de circulação anterior.[31]

Compararam-se dois grupos de tratamento: o primeiro recebeu o melhor tratamento clínico (incluindo trombólise, se indicado), e o segundo, trombectomia mecânica. O estudo randomizou 251 pacientes entre os anos de 2013 em 2017, em 16 centros de AVC na América do Norte, Europa e Ásia. O desfecho primário de eficácia foi a independência funcional em 3 meses, por meio do escore mRS, e considerou desfecho funcional favorável como mRS de 0 a 1 em 1 a 90 dias.

O grupo recebendo apenas tratamento clínico teve menor risco de hemorragia intracraniana assintomática (4,6% *versus* 17,5%, p = 0,002), e menor média de dias hospitalizado. Além disso, a independência funcional em 3 meses foi menor no grupo que recebeu trombectomia (77,4% *versus* 88,5%, p = 0,02). Os dois grupos não apresentaram diferença estatística nos quesitos hemorragia sintomática, melhora neurológica durante internamento e mortalidade em 3 meses. Não foi possível demonstrar, pela análise, benefício em realizar a trombectomia mecânica em casos com NIHSS < 6 com oclusão de vasos da circulação anterior, sendo necessários mais estudos para análise da terapêutica.

PONTOS-CHAVE

- AIT é um breve episódio de disfunção neurológica focal, com sintomas clínicos durante tipicamente menos do que 1 hora e ausência de isquemia em exame de imagem
- O AIT carotídeo pode se apresentar com fenômenos positivos, como tremor, na chamada *limb shaking syndrome*
- Aura de enxaqueca, crise convulsiva e distúrbios metabólicos são os principais diagnósticos diferenciais
- Na avaliação por imagem, a tomografia sem contraste é de pouca ajuda. A angiotomografia ajuda na estratificação do risco de recorrência e a ressonância de crânio tem a maior especificidade para o diagnóstico de AVC
- A investigação etiológica é fundamental para prevenção de recorrência. Pode ser realizada ambulatorialmente, nas Clínicas de AIT, para pacientes de baixo risco, em até 7 dias. A estratificação em alto e baixo risco pode ser realizada por meio de escalas específicas, como ABCD2 e ABCD3-I
- Na fase aguda, pacientes com AIT e AVC *minor* se beneficiam da administração de dupla antiagregação em dose de ataque (AAS 300 mg + clopidogrel 300 a 600 mg) no primeiro dia e em dose de manutenção (AAS 100 mg + clopidogrel 75 mg) por 21 dias. Ainda não há evidência favorável para trombólise ou trombectomia nesses casos.

PARTE 6

Distúrbios do Movimento

Coordenador: Orlando Graziani Povoas Barsottini

59   Doença de Parkinson
Egberto Reis Barbosa • Henrique Ballalai Ferraz

60   Tremor Essencial
Vanderci Borges • Marcia Rubia Rodrigues Gonçalves

61   Distonias
Henrique Soares Dutra Oliveira • Sarah Camargos

62   Doença de Huntington e Síndromes Huntington-*Like*
Roberta Arb Saba • Monica Santoro Haddad

63   Transtornos dos Movimentos Relacionados a Doenças
Infecciosas e Autoimunes
Ricardo Maciel • Débora Palma Maia • Francisco Cardoso

64   Transtornos do Movimento Induzidos por Drogas
Marcus V. Della Coletta • Delson José da Silva • Roberto César Pereira do Prado

65   Distúrbios Funcionais dos Movimentos
André Sobierajski dos Santos • Denise Hack Nicaretta

66   Neurodegeneração com Acúmulo Cerebral de Ferro
*Rubens Paulo Araújo Salomão • Hsin Fen Chien •
Clécio de Oliveira Godeiro Junior • Hélio Afonso Ghizoni Teive*

67   Doenças Cerebrais com Acúmulo de Cobre,
Manganês e Cálcio
Egberto Reis Barbosa • Marcia Rubia Rodrigues Gonçalves

68   Parkinsonismo Atípico
Jacy Parmera • Lorena Broseghini Barcelos

69   Mioclonias, Tiques e Estereotipias
Carlos Henrique Ferreira Camargo • Gustavo L. Franklin • Thiago Cardoso Vale

70   Tratamento Cirúrgico da Doença de Parkinson
Carlos Roberto de Mello Rieder • Fabio Godinho

As referências
bibliográficas desta
Parte estão
disponíveis *online*,
no Ambiente Virtual
de Aprendizagem
do GEN.

59

Doença de Parkinson

Egberto Reis Barbosa • Henrique Ballalai Ferraz

INTRODUÇÃO

A doença de Parkinson (DP) é a segunda doença neurodegenerativa mais comum, acometendo entre 2 e 3% da população acima dos 65 anos. Manifesta-se com caráter predominantemente motor, é progressiva e ligeiramente mais comum no sexo masculino. Anormalidades não motoras, como distúrbios cognitivos, psiquiátricos e autonômicos, hiposmia, fadiga e dor, também podem ocorrer, e algumas delas podem preceder as alterações motoras. A DP geralmente surge após os 50 anos, sendo considerada de início precoce quando se instala antes dos 40 anos (cerca de 10% dos casos) e juvenil, antes dos 20 anos (extremamente rara).

Na etiologia da DP, interagem de forma complexa fatores genéticos, ambientais e o próprio envelhecimento. Em cerca de 10 a 15% dos casos, a moléstia é de natureza genética, sendo que mais de 20 *loci* já foram identificados. As formas genéticas da doença, geralmente, são de início mais precoce.

Considera-se, atualmente, que, na etiopatogenia da DP, a participação de depósitos anormais da alfassinucleína, proteína de ação pré-sináptica, está centralmente envolvida. Admite-se que, sob a influência dos fatores etiológicos, ocorram alterações estruturais na molécula dessa proteína, que favorecem sua agregação e seu acúmulo em populações neuronais mais suscetíveis, como por exemplo a substância negra e o *locus ceruleus*, levando à disfunção de organelas e sistemas celulares e acarretando a morte neuronal. Portanto, a DP é considerada uma proteinopatia da classe das sinucleinopatias, juntamente com demência com corpos de Lewy e a atrofia de múltiplos sistemas.

Ainda que haja controvérsias sobre a participação da alfassinucleína na etiopatogenia da DP, inúmeras estratégias de tratamento para modificar a evolução da doença estão em curso, com o objetivo de reduzir o acúmulo dos agregados dessa proteína no sistema nervoso central.

O estudo de Braak et al., corroborado por outros subsequentes, indica que as manifestações pré-motoras da DP estão relacionadas ao acometimento de estruturas do bulbo e ponte no tronco cerebral, além do sistema olfatório. Portanto, o processo degenerativo na DP parece ter uma progressão caudocranial, iniciando-se no tronco cerebral baixo (fase pré-motora) e evoluindo de forma ascendente, passando pelo mesencéfalo (fase motora) até atingir estruturas corticais que integram funções cognitivas (fase avançada). Estudos mais recentes sugerem que, na DP, o acúmulo de alfassinucleína pode se iniciar no sistema nervoso entérico, com progressão ascendente pelo sistema vagal até o núcleo dorsal do nervo vago, e posteriormente atingir estruturas mais rostrais, conforme mencionado anteriormente.

Há, ainda, indícios de que essa proteinopatia pode se propagar entre os neurônios por mecanismo semelhante ao das doenças priônicas.

Considerando-se esses novos conceitos referentes à história natural da DP, ao nos referirmos ao diagnóstico da DP, entendemos, com base nos recursos disponíveis atualmente, que são estabelecidos anos após o início do processo degenerativo, quando se instalam as clássicas alterações motoras da doença. As manifestações motoras da DP decorrem principalmente da perda progressiva de neurônios da parte compacta da substância negra. A degeneração nesses neurônios é irreversível e resulta na diminuição da produção de dopamina, acarretando alterações funcionais no circuito dos núcleos da base.

Conforme assinalado anteriormente, manifestações não motoras da doença, como hiposmia, constipação intestinal, depressão e transtorno comportamental da fase REM (*rapid eye movement*) do sono, podem estar presentes anos antes do surgimento das alterações motoras.

Na Figura 59.1 estão representadas em uma linha do tempo as principais manifestações motoras e não motoras da DP ao longo da evolução da DP.

QUADRO CLÍNICO

Manifestações motoras

A principal manifestação clínica da doença de Parkinson é a síndrome parkinsoniana, decorrente do comprometimento da via dopaminérgica nigroestriatal. Ainda que o quadro clínico seja dominado pelas manifestações motoras representadas pela síndrome parkinsoniana, alterações não motoras, algumas já mencionadas, frequentemente estão presentes e decorrem, em grande parte, do envolvimento de estruturas de fora do circuito dos núcleos da base.

O parkinsonismo, ou síndrome parkinsoniana, é um dos mais frequentes tipos de distúrbio do movimento e constitui-se de quatro componentes básicos: bradicinesia, rigidez, tremor de repouso e instabilidade postural.

A bradicinesia é caracterizada essencialmente por lentidão e redução da amplitude de movimentos voluntários e automáticos. Esse tipo de desordem motora pode englobar também incapacidade de sustentar movimentos repetitivos, fatigabilidade anormal e dificuldade de realizar atos motores simultâneos.

Manifesta-se em território cranial por redução da expressividade facial (hipomimia). Quando associada à rigidez acometendo a região oral, faríngea e laríngea, acarreta a redução da deglutição automática da saliva, levando ao acúmulo da mesma na cavidade bucal e a perda pela comissura labial (sialorreia), disfagia e disartrofonia. Esta última é caracterizada por comprometimento da fonação e da articulação das palavras, configurando um tipo de disartrofonia denominada "hipocinética", na qual sobressaem: redução do volume da fala, que pode se tornar apenas um sussurro; perda da capacidade de inflexão da voz, que se torna monótona; e distúrbios do ritmo, que podem consistir em episódios de hesitação inicial e cadência lenta pontuada por pausas inadequadas, hesitações ou acelerações involuntárias (fenômeno semelhante à aceleração involuntária da marcha).

Nos membros a bradicinesia manifesta-se claramente e pode ser testada por meio de movimentos repetitivos dos

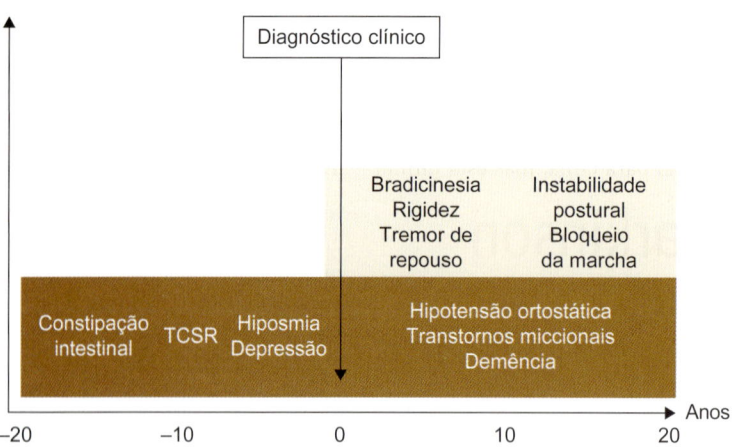

Figura 59.1 Principais manifestações motoras (*bege*) e não motoras (*ocre*) da doença de Parkinson ao longo de sua evolução. TCSR: transtorno comportamental do sono REM.

dedos (*finger tapping*), das mãos e dos pés. Em tarefas do cotidiano compromete a destreza dos movimentos necessários para vestir-se e nos cuidados com higiene. Outra alteração típica do parkinsonismo determinada pela bradicinesia é a redução do tamanho da letra (micrografia), podendo desfigurar a assinatura. Outras tarefas motoras finas, como digitação e manejo do *mouse*, podem ser afetadas.

A repercussão da bradicinesia sobre a marcha determina a redução da amplitude dos passos e/ou do arrastar dos pés e a perda dos movimentos associados dos membros superiores, caracterizando a marcha "em bloco".

Outras alterações da marcha eventualmente presentes na síndrome parkinsoniana são a festinação, o bloqueio da marcha (*freezing*) e a cinesia paradoxal. A festinação é caracterizada por uma aceleração involuntária da marcha, com inclinação para frente, como se o paciente estivesse buscando seu centro de gravidade, às vezes levando a quedas.

O bloqueio da marcha (*freezing*) caracteriza-se pela perda abrupta da capacidade de iniciar ou sustentá-la, caracterizando-se como hesitação no início ou frenação súbita da marcha, às vezes levando à queda, já que a inércia tende a manter o corpo em movimento. Pode surgir quando o paciente se depara com um obstáculo real, como uma pequena elevação do solo, ou apenas visual, como uma faixa pintada no chão, ou diante de uma situação de tensão emocional. Determinados estímulos sensoriais ou motores podem contornar essa dificuldade, e alguns pacientes, conscientes desse fato, utilizam-nos para controlar o fenômeno. Trata-se de um tipo de alteração incomum nos primeiros anos de evolução DP, mas que tende a surgir com a progressão da doença, podendo agravar consideravelmente a incapacidade motora. O bloqueio da marcha geralmente não responde bem à reposição dopaminérgica, o que sugere a participação de outros circuitos e neurotransmissores na gênese desse fenômeno.

Fenômeno inverso ao bloqueio da marcha pode ocorrer na DP, ou seja, melhora abrupta e de curta duração do desempenho motor na marcha, quando sob forte emoção. Esse fenômeno é conhecido como "cinesia paradoxal".

O bloqueio da marcha e a cinesia paradoxal, diferentemente da bradicinesia, que é consequência do déficit dopaminérgico, e podem estar relacionados a oscilações das atividades noradrenérgica e/ou colinérgica.

A rigidez é outra anormalidade motora quase sempre presente na síndrome parkinsoniana. Trata-se da hipertonia denominada "plástica". A resistência à movimentação do membro afetado pode ser contínua ou intermitente, sendo que esta configura o fenômeno da "roda denteada". Outra característica da hipertonia plástica é o acometimento preferencial da musculatura flexora, determinando alterações típicas da postura, com anteroflexão do tronco e semiflexão dos membros (postura simiesca). Outro aspecto semiológico relacionado à hipertonia plástica é a exacerbação dos reflexos tônicos segmentares (reflexo local de postura). Esse fenômeno pode ser mais facilmente observado quando o examinador faz a flexão dorsal do pé do paciente. Essa movimentação passiva desencadeia uma contração prolongada dos músculos envolvidos, levando à persistência dessa postura por algum tempo.

O tremor parkinsoniano é clinicamente descrito como de repouso, exacerbando-se durante a marcha, no esforço mental e em situações de tensão emocional, diminuindo com a movimentação voluntária do segmento afetado e desaparecendo com o sono. A frequência varia de quatro a seis ciclos por segundo e costuma envolver preferencialmente as mãos, configurando a alternância entre pronação e supinação ou flexão e extensão dos dedos. Na fisiopatologia do tremor parkinsoniano, além da participação da disfunção da via dopaminérgica nigroestriatal, parece haver também o envolvimento do circuito cerebelo-tálamo-cortical.

A instabilidade postural é decorrente da perda de reflexos de readaptação postural, evidenciando-se em mudanças bruscas de direção durante a marcha. Esse distúrbio, que não é comum em fases iniciais de evolução da DP, pode agravar-se posteriormente e determinar quedas frequentes. A presença de instabilidade postural em fase precoce da DP é um elemento contra o diagnóstico e sugere uma das formas de parkinsonismo atípico (paralisia supranuclear progressiva). Pode ser avaliada pelo *pull test*, no qual o examinador puxa o paciente bruscamente para trás pelos ombros. A resposta é considerada anormal se o paciente der mais que duas passadas para trás para se reequilibrar. Evidências indicam que a instabilidade postural na DP está relacionada a alterações na circuitaria envolvendo núcleos da base e núcleo pedúnculo-pontino na transição ponto-mesencefálica. Esse núcleo essencialmente colinérgico tem sido também implicado em transtornos da marcha nos pacientes com DP, especialmente no *freezing* da marcha.

Blefarospasmo espontâneo ou provocado pela pesquisa de reflexo glabelar pode ocorrer na DP (sinal de Myerson) e é comum em várias formas de parkinsonismo, notadamente no pós-encefalítico. A limitação da convergência ocular é uma anormalidade frequentemente observada na DP, assim como a paresia do olhar vertical para cima, mas esta última é comum em indivíduos idosos.

Manifestações não motoras

As manifestações não motoras na DP podem ser agrupadas em quatro tipos: as neuropsiquiátricas, as autonômicas, os distúrbios do sono e outras.

Entre as manifestações neuropsiquiátricas, as mais relevantes são a depressão e o declínio cognitivo, mas ansiedade e apatia também podem estar presentes.

As alterações cognitivas em fases iniciais da moléstia, quando presentes, geralmente são discretas (distúrbios visuoespaciais) e sem repercussão significativa sobre o desempenho cognitivo. Entretanto, em cerca de 20 a 40% dos casos, em fases adiantadas da evolução da doença, podem se instalar alterações cognitivas graves, configurando um quadro demencial. Critérios específicos para a caracterização da demência da DP e mesmo de transtorno cognitivo leve nessa doença foram propostos pela International Parkinson and Movement Disorder Society.

A depressão é considerada o distúrbio neuropsiquiátrico mais comum na DP. Sua prevalência varia nos diferentes estudos, porém, situa-se em torno de 40% em pesquisas que utilizaram escalas de avaliação mais adequadas como as de Beck e de Hamilton.

Os principais fatores associados à depressão na DP são sexo feminino, maior incapacidade motora, flutuações motoras mais intensas, presença de disfunções cognitivas e autonômicas e insônia ou sonolência diurna. Esses fatores, segundo Zhu et al., estão associados de forma independente a escores mais elevados da escala de depressão de Beck (*Beck Depression Inventory*).

A depressão na DP manifesta-se com algumas características comuns na depressão primária não relacionada à DP, tais como tristeza, pessimismo, alterações somáticas (perda de apetite, alteração de peso, fadiga e distúrbios do sono), perda de autoestima e ansiedade. Entretanto, sintomas como sentimento de culpa, autocrítica excessiva, sensação de ruína e impotência, alucinações e delírios, comuns na depressão primária, são raros na depressão em pacientes com DP. Em pacientes com DP, embora ideação suicida não seja incomum, a taxa de suicídio é muito mais baixa (suicídios são raros) do que na depressão primária.

Cerca de metade dos pacientes deprimidos com DP enquadram-se nos critérios de depressão maior, enquanto a outra metade apresenta distimia ou depressão leve a moderada.

Existem evidências de que a depressão seja resultante de anormalidades bioquímicas presentes na DP, e não apenas um processo reativo a uma enfermidade crônica. Essas evidências incluem a eventual precedência cronológica da depressão em relação aos sintomas motores, maior prevalência de depressão na DP em relação a outras doenças que trazem incapacidade motora comparável (condições ortopédicas e reumatológicas) e por apresentar as características clínicas peculiares mencionadas anteriormente.

Os principais sistemas de neurotransmissores envolvidos na depressão da DP são o dopaminérgico (projeções meso-córtico-límbicas), serotoninérgico (núcleos da *raphe* do tronco cerebral) e o noradrenérgico (*locus ceruleus*). Recentemente, a hiperatividade glutamatérgica também tem sido implicada nos mecanismos biológicos envolvidos nesse sintoma.

A ansiedade é uma manifestação psiquiátrica comum na DP, o que se deve em parte à incapacidade física trazida pela doença e, em casos avançados, à imprevisibilidade de resposta à medicação. É fato bastante conhecido que a ansiedade é um fator precipitante de piora das manifestações motoras da DP. Os tipos mais comuns de transtornos de ansiedade na DP são crises de pânico (geralmente ocorrendo em estados *off*), transtorno de ansiedade generalizado e fobias simples e social. A ansiedade pode, ainda, ser consequência da depressão frequentemente presente na DP, conforme descrito anteriormente.

Apatia pode ser definida como falta de motivação, manifestada por redução de comportamentos dirigidos a determinado objetivo e redução do engajamento emocional. Está associada ao comprometimento social e funcional e à redução na qualidade de vida. Pode ocorrer como parte de outra condição (principalmente depressão e demência) ou como síndrome isolada. Na DP, a presença de apatia é frequente e vários estudos sugerem associação entre essa condição e disfunção executiva. Aproximadamente um terço dos pacientes com DP são diagnosticados com apatia. Entretanto, quando pacientes com depressão e/ou demência são excluídos, a frequência de apatia é de apenas 10%.

As alterações autonômicas mais relevantes são gastrointestinais, hipotensão postural e disfunção vesical, mas podem estar presentes, ainda, seborreia, disfunção erétil e alterações da termorregulação.

Neste grupo de manifestações não motoras, as mais frequentes são as gastrointestinais, entre as quais estão: a obstipação intestinal (mais comum e mais precoce), a disfagia e a gastroparesia. Como referido anteriormente, o acúmulo de alfassinucleína pode se iniciar no sistema nervoso entérico, indicando que o processo degenerativo na DP afeta inicialmente o trato digestório e é responsável pelos sintomas mencionados. A sialorreia, assim como a disfagia, estão relacionadas a alterações do complexo mecanismo de deglutição, sobre o qual interferem bradicinesia, rigidez e disfunções autonômicas.

Os principais transtornos do ciclo sono-vigília estão representados na Figura 59.2. Os transtornos noturnos estão presentes em cerca de 20 a 40% dos pacientes com DP, enquanto sonolência diurna afeta cerca de 30% dos pacientes.

Entre as outras manifestações não motoras da DP estão a redução do olfato (hiposmia), a fadiga e a dor (geralmente secundária às alterações motoras).

A hiposmia está presente em cerca de 80 a 90% dos pacientes com DP e pode ser um dado clínico útil para, em casos de dúvida diagnóstica, distinguir a DP do tremor essencial ou de certas formas de parkinsonismo degenerativo (paralisia supranuclear progressiva e degeneração corticobasal), condições nas quais o olfato está geralmente preservado.

Diagnóstico

O diagnóstico da DP é essencialmente fundamentado em dados clínicos e os exames complementares têm como maior finalidade descartar condições que podem ser a causa da síndrome parkinsoniana. Na fase pré-motora ou prodrômica da DP, ainda não é possível estabelecer um diagnóstico com segurança, mas há uma proposição da International

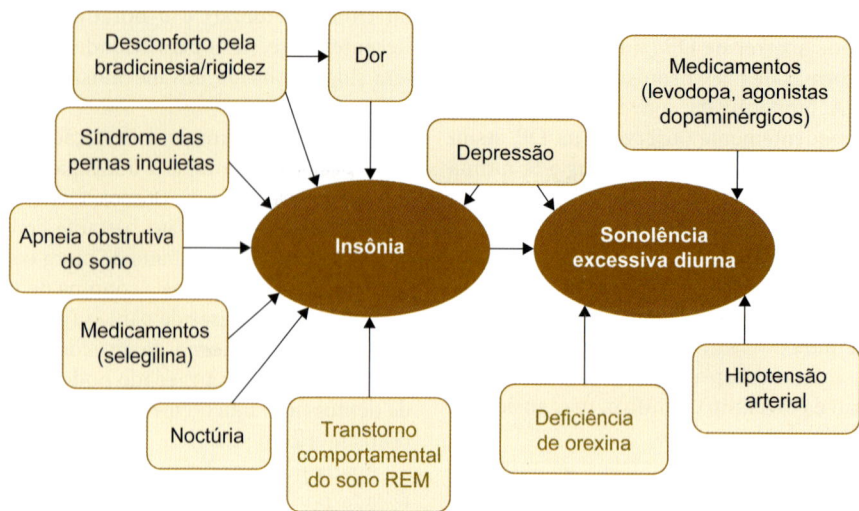

Figura 59.2 Transtornos do ciclo sono-vigília na doença de Parkinson. Em *ocre*, estão os transtornos primariamente decorrentes das alterações neurobiológicas da doença de Parkinson.

Parkinson and Movement Disorder Society de critérios diagnósticos para essa fase da moléstia para fins de pesquisa. Esses critérios, baseados essencialmente em fatores de risco para DP (identificados em estudos epidemiológicos) e na presença de manifestações não motoras (principalmente as mencionadas anteriormente) e em biomarcadores (cintilografia cerebral para estudo da transmissão dopaminérgica e sonografia transcraniana), permitem delinear a probabilidade de um indivíduo desenvolver a doença. Em 2019, esses critérios foram atualizados por Heinzel et al. com a inclusão de novos fatores de risco (Tabela 59.1).

O diagnóstico da DP envolve três passos, conforme proposição inicial de Gibb e Lees e, mais recentemente, por Postuma et al. nos critérios diagnósticos da International Parkinson and Movement Disorder Society (Figura 59.3):

1. Caracterização da síndrome parkinsoniana.
2. Identificação da causa do parkinsonismo e, portanto, exclusão de formas secundárias decorrentes de causas específicas e de formas atípicas de parkinsonismo relacionadas a afecções neurodegenerativas da meia-idade e a doenças degenerativas ou dismetabólicas de causa genética e com início nas primeiras décadas de vida.
3. Confirmação do diagnóstico clínico com base na resposta terapêutica à levodopa e na evolução da doença.

Tabela 59.1 Critérios diagnósticos da International Parkinson and Movement Disorder Society para doença de Parkinson prodrômica.

Marcadores de risco (pesos diferenciados)	Marcadores prodrômicos (pesos diferenciados)
História familiar de doença de Parkinson	Constipação intestinal
Sexo masculino	Perda de olfato
Exposição a pesticidas ou solventes	Depressão
Abstenção de cafeína	Sonolência diurna
Não fumantes	Transtorno comportamental do sono REM
Inatividade física	Cintilografia na via nigroestriatal alterada
Diabetes	Hiperecogenicidade de substância negra mesencefálica
Níveis baixos de ácido úrico (para sexo masculino)	

Taxa total de probabilidade = marcadores de risco × marcadores prodrômicos com ajuste para fator de idade

O diagnóstico da forma da DP de início precoce apresenta peculiaridades e é mais complexo, pois envolve um maior número de afecções em comparação com a forma clássica da moléstia.

Passo 1: Caracterização da síndrome parkinsoniana

Conforme mencionado anteriormente, a síndrome parkinsoniana tem quatro componentes básicos: bradicinesia, rigidez, tremor de repouso e instabilidade postural. Nos critérios diagnósticos para DP propostos recentemente pela International Parkinson and Movement Disorder Society, pelo menos dois desses componentes, com exceção da instabilidade postural, que não está presente na fase inicial da doença, são necessários para a caracterização da síndrome.

A principal diferenciação do tremor da DP deve ser feita em relação ao tremor essencial (TE), condição muito mais frequente do que a DP e geralmente de evolução benigna. O TE, que é tema do Capítulo 60, *Tremor Essencial*, manifesta-se como um tremor cinético-postural simétrico (ou com discreta assimetria), geralmente nos membros superiores, podendo acometer o segmento cefálico (tremor em afirmação ou negação) e a voz. É uma doença bimodal na sua distribuição quanto à faixa etária (adulto jovem ou mais comumente acima de 50 anos), com história familiar positiva em 30 a 40% dos casos, e classicamente melhora sob efeito de bebidas alcoólicas. Responde bem ao tratamento com beta-bloqueadores e primidona. Os principais elementos que permitem a diferenciação da DP do TE estão na Tabela 59.2.

Entretanto, deve-se considerar que, em pacientes com DP, o tremor de repouso pode, eventualmente, persistir na postura (com a mesma frequência), embora geralmente com menor intensidade. Por outro lado, pacientes com TE podem vir a desenvolver DP (comorbidade), pois ambas as condições são de alta prevalência a partir da meia-idade. Pacientes com TE persistentemente unilateral parecem ter maior probabilidade de desenvolver DP.

Há, ainda, pacientes com tremor de repouso como única manifestação clínica, sem bradicinesia e rigidez e que respondem bem à levodopa. Esses casos são considerados como uma variante da DP, denominada "parkinsonismo tremulante benigno", e, a longo prazo, podem apresentar outras manifestações características da DP.

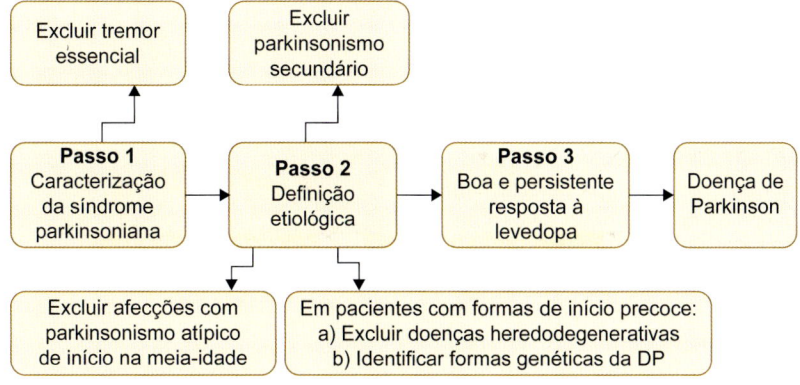

Figura 59.3 Roteiro para diagnóstico da doença de Parkinson.

Tabela 59.2 Diagnóstico diferencial entre tremor parkinsoniano e tremor essencial.

Tremor parkinsoniano	Tremor essencial
• Repouso	• Postural
• Unilateral/assimétrico	• Simétrico/discreta assimetria
• Pode acometer áreas localizadas no segmento cefálico	• Pode acometer o segmento cefálico
• História familiar positiva em 5 a 10% dos casos	• Melhora com álcool
• Responde a drogas dopaminérgicas e anticolinérgicas	• História familiar positiva em 30 a 40% dos casos
	• Responde a betabloqueadores e primidona

É relevante observar que, na DP, a síndrome parkinsoniana acomete inicialmente um hemicorpo, iniciando-se geralmente pelo membro superior, estendendo-se para o outro lado do corpo após meses ou anos, durante sua evolução. Desde o início da instalação da síndrome parkinsoniana, acometimento bilateral é um dado clínico que levanta suspeitas contra o diagnóstico de DP e sugere formas secundárias de parkinsonismo ou parkinsonismo degenerativo atípico.

O parkinsonismo manifestado com os seus componentes clássicos geralmente não oferece maiores dificuldades para ser reconhecido. Desses componentes, o que leva mais rapidamente ao reconhecimento da síndrome parkinsoniana é o tremor de repouso, que geralmente está presente em 70 a 80% dos pacientes com DP na fase inicial da moléstia. Portanto, essas formas tremulantes da DP são as que mais precocemente são diagnosticadas. As formas de apresentação com quadro rígido-acinético, ou aquelas com manifestações motoras apenas no membro inferior no início, geralmente levam a retardo do diagnóstico.

Na DP de início precoce, a apresentação com a forma rígido-acinética, por vezes associada a fenômenos distônicos, é mais frequente do que na forma clássica.

Deve-se considerar, ainda, que manifestações não motoras, tais como hiposmia, constipação intestinal, depressão e transtorno comportamental do sono REM, frequentemente já estão presentes quando se instala a síndrome parkinsoniana, conforme mencionado anteriormente, e sua identificação pode auxiliar no diagnóstico da DP.

Passo 2: Identificação da causa da síndrome parkinsoniana

A identificação da causa da síndrome parkinsoniana implica o reconhecimento de causas específicas (parkinsonismo secundário) ou as formas atípicas de parkinsonismo degenerativo. Excluídas essas possibilidades, há uma forma primária de parkinsonismo, ou seja, a DP.

Parkinsonismo secundário

As principais causas de parkinsonismo secundário estão na Tabela 59.3.

A mais importante causa de parkinsonismo secundário é a exposição a drogas que podem agir no SNC como agentes bloqueadores de receptores dopaminérgicos. Nessa categoria de drogas, incluem-se os neurolépticos, especialmente os típicos, os bloqueadores de canais de cálcio (cinarizina, flunarizina), antieméticos e aceleradores de trânsito gástrico, como as benzamidas (metoclopramida e bromoprida).

Dado importante a ser considerado é que o parkinsonismo induzido por drogas pode persistir por semanas ou meses após a retirada do agente causador. Dessa forma, as informações de anamnese a serem obtidas em pacientes portadores de parkinsonismo devem ser bastante minuciosas em relação a esse aspecto.

Várias outras causas de parkinsonismo secundário que constam na Tabela 59.3 podem ser identificadas por dados de história do paciente ou exames de neuroimagem (p. ex., processos expansivos do SNC, hidrocefalia e calcificação de núcleos da base).

Deve-se ressaltar, ainda, que entre as causas de parkinsonismo secundário em indivíduos mais jovens, diferentemente do que ocorre nos mais idosos, as formas pós-encefalíticas são mais comuns do que as formas relacionadas à doença cerebrovascular.

Parkinsonismo atípico

O parkinsonismo atípico, ou parkinsonismo *plus*, é a denominação empregada para doenças neurodegenerativas em

Tabela 59.3 Causas de parkinsonismo secundário.

Drogas: neurolépticos (fenotiazínicos, butirofenonas, tioxantenos, reserpina, tetrabenazina), antieméticos (benzamidas), bloqueadores de canais de cálcio (cinarizina, flunarizina), amiodarona, lítio, ciclosporina, meperidina

Intoxicações exógenas: manganês, monóxido de carbono, dissulfeto de carbono, metilfenil-tetraidroperidina (MPTP), metanol, organofosforados, herbicidas (paraquat, glifosato)

Infecções: encefalites virais, neurocisticercose, síndrome da imunodeficiência adquirida

Doença vascular cerebral

Traumatismo cranioencefálico

Processos expansivos do SNC

Hidrocefalia

Distúrbios metabólicos: hipoparatireoidismo

que uma síndrome parkinsoniana, geralmente expressada apenas por acinesia e rigidez (sem tremor), associa-se a distúrbios autonômicos, cerebelares, piramidais, de neurônio motor inferior ou de motricidade ocular extrínseca. O parkinsonismo atípico, ao contrário do que ocorre com a DP, geralmente instala-se de forma simétrica, conforme anteriormente mencionado, e responde mal a drogas de efeito antiparkinsoniano, inclusive a levodopa. Essa forma de parkinsonismo, que será abordada em profundidade no Capítulo 68, *Parkinsonismo Atípico*, está presente em um grupo de moléstias neurológicas degenerativas, constituído pelas seguintes afecções: paralisia supranuclear progressiva (PSP), atrofia de múltiplos sistemas, degeneração corticobasal (DCB) e demência com corpos de Lewy (DCL) (Figura 59.4).

Essas doenças neurodegenerativas são as que oferecem maiores dificuldades para serem distinguidas da DP, pois, do mesmo modo que a forma clássica da moléstia, instalam-se na meia-idade e com quadro neurológico inicial muito parecido.

Diagnóstico diferencial da doença de Parkinson de início precoce

Nas formas da DP de início precoce, que representam cerca de 10 a 15% dos casos, o quadro de diagnósticos diferenciais é bastante distinto, sendo representado pelas afecções degenerativas ou dismetabólicas, geralmente de causa genética, que constam na Tabela 59.4.

As formas genéticas da DP são de descrição mais recente e têm grande importância por sua contribuição para os avanços dos conhecimentos a respeito da etiopatogenia da DP e na prática quanto à orientação a ser dada para os familiares e pacientes diante da questão da hereditariedade.

Os extraordinários avanços no campo da genética ocorridos desde a década de 1990 levaram à identificação de várias formas genéticas da DP, a maioria delas com manifestações iniciadas antes dos 40 anos. Atualmente, mais de 20 *loci* relacionados à DP são conhecidos, e em grande parte os genes estão definitivamente identificados. O primeiro *locus* (PARK1) foi descoberto em 1996 e está localizado no cromossomo 4 (4q21-23). O gene que codifica a alfassinucleína foi identificado pelo mesmo grupo de pesquisadores no ano seguinte. Pouco tempo depois da descrição do PARK1, outra forma familiar de DP com transmissão recessiva foi associada a um gene (PARK2)

Tabela 59.4 Diagnóstico diferencial do parkinsonismo de início precoce (PIP).

Formas genéticas da DP[a]
Doença de Wilson[a,b]
Formas genéticas de distonia associadas ao parkinsonismo[a]
Neurodegenerações com acúmulo cerebral de ferro[a,b]
Calcificação estriato-pálido-denteada (síndrome de Fahr)[b]
Degeneração palidal (pura/dentato-rubral-pálido-luysiana)[a,b]
Neuroacantocitose[a]
Atrofias espinocerebelares com parkinsonismo[a,b]
Demência frontotemporal com parkinsonismo[a,b]
Forma rígida da doença de Huntington (forma de Westphal)[a,b]
Pré-mutação do gene X frágil[a,b]

[a]Formas de PIP diagnosticáveis com **testes genéticos.**
[b]**Formas de PIP com alterações de neuroimagem estrutural/**funcional cruciais para o diagnóstico.

localizado no cromossomo 6, no *locus* 6p15.2-27. Esse gene codifica uma proteína denominada *parkin*, encontrada largamente no encéfalo, incluindo a substância negra. O PARK2 é a causa de 10 a 20% dos casos de DP de início precoce e já foi descrito em todos os grupos étnicos. Essa forma genética de DP é encontrada em com alta frequência em indivíduos com DP de início precoce instalada antes dos 30 anos, mas é muito rara em indivíduos idosos com DP. Em geral, os pacientes com PARK2 apresentam evolução mais benigna do que a forma clássica da DP e respondem de forma excelente ao tratamento.

Outra forma genética de grande relevância em pacientes com doença de DP familiar é o PARK8 (mutações do gene da *leucin rich repeat kinase 2* [LRRK2]), que tem transmissão autossômica dominante com penetrância relacionada à idade. Na maior parte dos casos, a doença manifesta-se depois dos 40 anos, mas há um pequeno contingente de indivíduos em que as manifestações são mais precoces. O fenótipo no PARK8 é superponível ao da forma clássica da DP.

Estudos recentes demonstram de forma consistente relações entre a DP e as mutações no gene da glicocerebrosidade que causam a doença de Gaucher (GBA). Sidransky et al. mostraram que a razão de risco para a presença de alguma mutação no gene da glicocerebrosidase é cinco vezes maior em pacientes com DP do que em controles. Corroborando as relações entre DP e mutações do gene da GBA, o mesmo estudo mostrou que 24% dos pacientes com DP em que essa alteração genética foi detectada tinham pelo menos um familiar em primeiro ou segundo grau com DP.

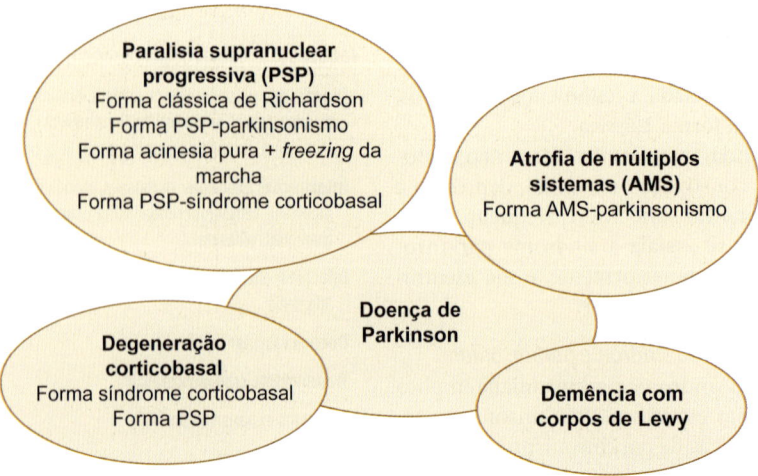

Figura 59.4 Formas de parkinsonismo atípico a serem diferenciados da doença de Parkinson.

Em pacientes com parkinsonismo de início precoce, a doença de Wilson deve sempre ser considerada e investigada por meio do estudo do metabolismo do cobre, pois comporta tratamento específico. A presença de sinais de parkinsonismo é comum em pacientes com doença de Wilson. Machado et al. constataram a presença de algum sinal de parkinsonismo em 78 (66%) de 119 casos com manifestações neurológicas. Entretanto, na maioria desses casos, o parkinsonismo está associado com quadro distônico ou tremor postural, dado que facilita o diagnóstico. Outro elemento que pode auxiliar na identificação dessa moléstia é a presença de anel de Kayser-Fleischer, resultante do depósito de cobre na córnea, que é encontrado virtualmente em todos os casos em que estão presentes alterações neurológicas.

Passo 3: Confirmação do diagnóstico de doença de Parkinson com base na resposta terapêutica e evolução

A boa resposta às drogas de ação dopaminérgica, especialmente a levodopa, é um critério obrigatório para confirmação do diagnóstico da DP. Entretanto, pacientes com outras doenças que se manifestam com parkinsonismo podem apresentar resposta positiva a essas drogas, ainda que inferior à observada na DP.

Entre essas doenças destacam-se aquelas que são mais difíceis de serem diferenciadas da DP, como PSP e AMS. Estima-se que 20% dos pacientes com PSP e 50% dos casos de AMS respondem à levodopa em fases iniciais dessas doenças. Particularmente na AMS, a resposta a agentes dopaminérgicos pode aproximar-se daquela observada na DP e eventualmente persistir até fases mais avançadas da moléstia.

A evolução da DP é lenta e, sob tratamento, os pacientes mantêm-se independentes pelo menos nos cinco primeiros anos após a instalação das manifestações motoras da moléstia. Portanto, diante de uma evolução desfavorável, com limitações motoras graves após poucos anos do início da doença, o diagnóstico de DP deve ser colocado em dúvida.

Outro aspecto a ser valorizado como confirmatório do diagnóstico de DP é o aparecimento, a longo prazo, de discinesias induzidas por levodopa.

Exames complementares no diagnóstico da doença de Parkinson

O diagnóstico da DP apoia-se amplamente na anamnese, no exame neurológico e no acompanhamento do paciente. Exames de imagem estruturais como a ressonância magnética e a tomografia computadorizada de encéfalo são utilizados como auxílio para exclusão dos diagnósticos diferenciais.

Os exames de neuroimagem funcional como *positron emission tomography* (PET) e *single photon emission computed tomography* (SPECT) utilizam métodos cintilográficos com marcadores da levodopa (L-3,4-di-hidroxifenilalanina), molécula precursora da dopamina (^{18}F-DOPA e ^{11}C-DOPA) ou do transportador de dopamina (^{99m}Tc-TRODAT, ^{123}I-FP-CIT, ^{123}I-Beta-CIT e ^{123}I-Altropane). Na DP há uma deficiência dopaminérgica, com redução da captação do radioisótopo no estriado, principalmente no putâmen. Isso ajuda a diferenciar a DP do tremor essencial, em que a captação do radioisótopo é normal. Entretanto, esses exames cintilográficos não permitem diferenciar a DP de outros tipos de parkinsonismo degenerativo.

Outro exame complementar utilizado como meio auxiliar no diagnóstico da DP é a ultrassonografia transcraniana, um método não invasivo, de custo mais baixo que as cintilografias e já introduzido em nosso meio há alguns anos. A ultrassonografia transcraniana permite avaliar a ecogenicidade do tecido cerebral, através do osso temporal, em que pese, em alguns pacientes, a espessura excessiva da janela óssea não permitir a obtenção de imagens adequadas. A substância negra é identificada no plano mesencefálico como uma estrutura com o formato de uma borboleta de baixa ecogenicidade envolta pelas cisternas da base, que são hiperecogênicas.

Mais de 90% dos portadores da DP apresentam hiperecogenicidade da substância negra, mas esse tipo de alteração também pode ser encontrado em cerca de 10% de grupos-controle e, em função desses percentuais, não é o melhor método para diagnosticar DP. Eventualmente, há utilidade na diferenciação entre DP e TE.

Pacientes com DP têm redução da captação de meta-iodo-benzil-guanidina (MIBG) na cintilografia cardíaca com ^{123}I-MIBG. MIBG é um análogo da guanetidina, um agente bloqueador adrenérgico cujo mecanismo de captação e armazenamento é semelhante ao da noradrenalina. Ele é ativamente captado pelas terminações nervosas pré-sinápticas dos neurônios pós-ganglionares. Assim, a cintilografia com MIBG marcado com o radioisótopo ^{123}I pode avaliar as terminações pré-sinápticas pós-ganglionares simpáticas cardíacas. Esse método diagnóstico pode auxiliar na diferenciação da DP com tremor essencial e parkinsonismo vascular, além de algumas formas de parkinsonismo atípico, como a AMS, a PSP e a DCB, mas não da DCL.

Mais recentemente, foi identificada em aquisições específicas de imagens de ressonância magnética uma estrutura que corresponde ao nigrossomo 1 (principal aglomerado de neurônios dopaminérgicos na substância negra) que tem configuração de uma cauda de andorinha. Em pacientes com DP essa configuração é perdida, indicando perda estrutural correspondente à degeneração de neurônios dopaminérgicos nigrais. Ainda em aquisições especiais pode ser detectada a redução da neuromelanina na substância negra. Esses dados de neuroimagem podem ser de grande valor na caracterização da moléstia e estão sendo utilizados em larga escala nos casos de dúvida diagnóstica.

O exame do olfato através de testes padronizados é outro meio auxiliar no diagnóstico da DP, considerando-se que está definitivamente comprovado que a maioria dos pacientes com DP, por ocasião do início das manifestações motoras, já têm grave déficit olfatório, o que não ocorre em pacientes com parkinsonismo atípico ou com TE.

Outra técnica que poderá trazer contribuição futura para o diagnóstico da DP é a aferição em fluidos biológicos de marcadores (proteínas) envolvidos na etiopatogenia da DP, como a alfassinucleína, com o objetivo de distinguir indivíduos normais de portadores da doença.

Critérios diagnósticos para doença de Parkinson

Na Tabela 59.5 constam os critérios diagnósticos propostos pela United Kingdom Parkinson's Disease Society Brain Bank, que têm sido os mais utilizados nas últimas décadas. Mais recentemente, conforme mencionado anteriormente, a International Parkinson and Movement Disorder Society propôs novos critérios diagnósticos, incorporando os recentes avanços nos conhecimentos sobre a DP, conforme mostra a Tabela 59.6.

Tabela 59.5 Critérios diagnósticos do United Kingdom Parkinson's Disease Society Brain Bank.

Primeira etapa (caracterização da síndrome parkinsoniana)

Critérios necessários para o diagnóstico da doença de Parkinson
Bradicinesia e pelo menos um dos seguintes sintomas:

1. Rigidez muscular.
2. Tremor de repouso de 4 a 6 Hz avaliado clinicamente.
3. Instabilidade postural não causada por distúrbios visuais, vestibulares, cerebelares ou proprioceptivos.

Segunda etapa (exclusão de outras formas de parkinsonismo)

Critérios negativos (excludentes) para doença de Parkinson

1. História de acidentes vasculares cerebrais de repetição com sintomas em degrau.
2. História de traumatismo craniano grave ou repetitivo.
3. História definida de encefalite.
4. Crises oculógiras.
5. Tratamento prévio com neurolépticos.
6. Remissão espontânea dos sintomas.
7. Quadro clínico estritamente unilateral após 3 anos.
8. Paralisia supranuclear do olhar.
9. Sinais cerebelares.
10. Sinais autonômicos precoces.
11. Demência precoce com alterações de memória, linguagem ou praxias.
12. Liberação piramidal com sinal de Babinski.
13. Presença de tumor cerebral ou hidrocefalia comunicante.
14. Resposta negativa a altas doses de levodopa.
15. Exposição a MPTP (1-metil 4 fenil-1,2,3,6-tetra-hidropiridina).

Terceira etapa (confirmação do diagnóstico)

Critérios de suporte positivo para o diagnóstico de doença de Parkinson (3 ou mais são necessários ao diagnóstico)

1. Início unilateral.
2. Presença do tremor de repouso.
3. Doença progressiva.
4. Persistência da assimetria dos sintomas.
5. Boa resposta à levodopa.
6. Presença de discinesias induzidas por levodopa.
7. Resposta à levodopa por 5 ou mais anos.
8. Evolução clínica de 10 anos ou mais.

Tabela 59.6 Critérios para diagnóstico da doença de Parkinson da International Parkinson and Movement Disorder Society.

Critério essencial

Parkinsonismo definido pela presença de bradicinesia associada a rigidez e/ou tremor de repouso.

Critérios de suporte

1. Resposta clara e dramática à terapia dopaminérgica. Durante o tratamento inicial, o paciente deve retomar a níveis normais ou quase normais de função. Na ausência de documentação clara da resposta inicial, a resposta dramática pode ser classificada como:
   a. Melhora marcada com incremento de dose ou piora marcada com redução da dose. Mudanças leves não são suficientes. Deve-se documentar isso objetiva (alteração na UPDRS maior que 30% com a mudança de tratamento) ou subjetivamente (relato documentado de paciente ou cuidador do histórico de mudanças)
   b. Flutuações *on/off* inequívocas e importantes, incluindo, em algum momento, a necessidade de presença do fenômeno de deterioração de fim de dose (*wearing off*).
2. Presença de discinesias induzidas por levodopa.
3. Tremor de repouso de membro documentado em exame clínico (atual ou passado).
4. Presença de perda de olfato ou denervação simpática com cintilografia com meta-iodo-benzil-guanidina (MIBG).

Critérios absolutos de exclusão (a presença de qualquer um destes exclui doença de Parkinson)

1. Anormalidades cerebelares inequívocas como marcha cerebelar, ataxia apendicular ou anormalidades oculomotoras cerebelares (como sacadas hipermétricas, *macro square wave jerk*, entre outros).
2. Paralisia supranuclear do olhar vertical para baixo ou lentificação seletiva da sacada vertical para baixo.
3. Diagnóstico provável, nos primeiros 5 anos de doença, da variante comportamental da demência frontotemporal ou da afasia progressiva primária definidas de acordo com critérios de consenso.
4. Características parkinsonianas restritas aos membros inferiores por mais de 3 anos.
5. Tratamento com bloqueador de receptor de dopamina ou um agente depletor de dopamina em dose e tempo consistente com parkinsonismo induzido por fármacos.
6. Ausência de resposta a altas doses de levodopa, apesar da gravidade pelo menos moderada de doença
7. Perda sensorial cortical inequívoca (alterações na grafestesia, estereognosia, com modalidades sensoriais primárias normais), apraxia ideomotora de membro ou afasia progressiva.
8. Neuroimagem funcional normal do sistema dopaminérgico pré-sináptico.
9. Documentação de uma doença alternativa conhecida que produz parkinsonismo e que seja plausivelmente ligada aos sintomas do paciente, ou avaliação de especialista, que baseada na avaliação diagnóstica completa, sugere que um diagnóstico alternativo seja mais provável que a DP.

(continua)

Tabela 59.6 Critérios para diagnóstico da doença de Parkinson da International Parkinson and Movement Disorder Society. (*Continuação*)

Sinais de alerta ou *red flags*

1. Progressão rápida da alteração de marcha, necessitando do uso regular de cadeira de rodas em até 5 anos do início dos sintomas.
2. Ausência completa de progressão dos sintomas ou sinais motores no decorrer de 5 ou mais anos de doença, a menos que a estabilidade se deva ao tratamento.
3. Disfunção bulbar precoce: disartria ou disfonia grave (fala ininteligível a maior parte do tempo) ou disfagia grave (exigindo sonda nasoenteral, gastrostomia ou a utilização de alimentos menos consistentes).
4. Disfunção inspiratória: estridor inspiratório diurno ou noturno ou suspiros inspiratórios frequentes.
5. Falência autonômica grave nos primeiros 5 anos de doença, incluindo:
   a. Hipotensão ortostática (diminuição da pressão arterial sistólica em pelo menos 30 mmHg ou da diastólica em pelo menos 15 mmHg, dentro de 3 minutos de ortostase, na ausência de desidratação, uso de medicamentos, ou outras doenças que expliquem a disfunção autonômica
   b. Retenção urinária ou incontinência urinária grave nos primeiros 5 anos de doença (excluindo incontinência de longa data ou de pequena quantidade em mulheres) que não seja simplesmente incontinência funcional. Em homens, a retenção urinária não deve ser atribuída a doença de próstata e deve ser associada a disfunção erétil.
6. Quedas recorrentes (mais que uma por ano) por alterações de equilíbrio dentro dos 3 primeiros anos de doença.
7. Anterocolo desproporcional (distonia) ou contraturas de mãos ou pés dentro dos primeiros 10 anos de doença.
8. Ausência de qualquer um dos sintomas não motores nos primeiros 5 anos de doença. Estes incluem alterações do sono (insônia, sonolência excessiva diurna, sintomas do transtorno comportamental do sono REM), disfunção autonômica (obstipação, urgência urinária diurna, hipotensão ortostática sintomática), hiposmia, manifestações psiquiátricas (depressão, ansiedade ou alucinações).
9. Sinais de trato piramidal inexplicáveis (fraqueza piramidal ou hiper-reflexia claramente patológicas), excluindo assimetria leve de reflexos e resposta plantar extensora isolada.
10. Parkinsonismo bilateral simétrico. O paciente ou cuidador relatam simetria dos sintomas no início da doença e nenhuma predominância dos sinais é observada no exame objetivo.

Doença de Parkinson clinicamente estabelecida

1. Ausência de critérios de exclusão absolutos.
2. Pelo menos 2 critérios de suporte.
3. Ausência de sinais de alerta/*red flags*.

Doença de Parkinson clinicamente provável

1. Ausência de critérios de exclusão absolutos.
2. Presença de sinais de alarme contrabalanceados por critérios de apoio.
3. Não mais do que dois sinais de alerta são permitidos.

60

Tremor Essencial

Vanderci Borges • Marcia Rubia Rodrigues Gonçalves

INTRODUÇÃO

O tremor essencial (TE) é o movimento involuntário mais comum e é definido como oscilação rítmica de uma determinada parte do corpo decorrente de contrações de músculos antagonistas, podendo essas serem síncronas ou alternantes.

De acordo com o consenso da International Parkinson and Movement Disorder Society, de 2018, os critérios clínicos de tremor são divididos em dois eixos: no eixo I, encontram-se as características clínicas; e no eixo II, a etiologia.

O TE é definido como:

- Síndrome de tremor de ação isolado dos membros superiores, bilateral, com duração de mais de 3 anos, com a presença ou não de acometimento de outras partes do corpo (cabeça, voz etc.), sem a presença de outros sinais neurológicos (distonia, parkinsonismo, ataxia etc.)
- Síndrome TE *plus*: pacientes com síndrome TE com alguns sintomas neurológicos e sistêmicos leves de significado indeterminado.

Nos critérios de exclusão, temos tremor focal isolado (cabeça, voz), tremor ortostático com frequência maior que 12 Hz, tremor tarefa e postura específica, início súbito, deterioração gradual.

EPIDEMIOLOGIA

A prevalência do TE tem sido estimada entre 0,4 e 0,9%, considerando todas as idades. Acima dos 65 anos, a prevalência é em torno de 5%. Um estudo no Brasil, realizado na cidade de Bambuí (MG), mostrou uma prevalência de 7,4% em pessoas com idade acima de 64 anos, sem diferença entre os sexos. Alguns estudos mostram leve predominância no sexo masculino.

MANIFESTAÇÕES CLÍNICAS

O TE tem início lento, insidioso e pode se manifestar em qualquer idade. Existem dois picos mais frequentes: no final da adolescência e após os 50 anos. Apresenta frequência que pode variar de 4 a 12 Hz e está inversamente relacionado com a idade.

O acometimento das mãos ocorre em cerca de 90% dos casos, e a característica do movimento é em flexão e extensão. O início geralmente é bilateral, mas pode ser assimétrico em alguns casos. O tremor é cinético e/ou postural, entretanto, uma característica pode prevalecer sobre a outra. Em geral, desaparecem em repouso e durante o sono.

Quando o tremor é muito intenso, pode haver tremor intencional ou de repouso associado, mas de menor intensidade do que o tremor de ação.

Outras partes do corpo podem ser acometidas, como o segmento cefálico, que geralmente ocasiona movimentos em negação, e os músculos da fonação, tornando a voz trêmula. O acometimento da mandíbula, da língua, do tronco e dos membros inferiores é menos comum. A presença do tremor cefálico tem sido observada mais no sexo feminino, e com início mais precoce no masculino. Presença de leve instabilidade postural e marcha em *tandem* também têm sido descritas.

A melhora com a ingestão de álcool por via oral é frequentemente observada, e não se conhece exatamente qual o mecanismo de ação. O tremor piora com ansiedade, fadiga muscular e situações de estresse e social, podendo provocar embaraços profissionais.

Em cerca de 15 a 25% dos pacientes o tremor pode levar à incapacidade funcional.

Alguns sintomas não motores têm sido descritos, tais como alterações auditivas e alterações do olfato, mas os dados dos estudos não são muito claros.

As alterações cognitivas, tais como de memória recente, fluência verbal e função executiva; déficit de atenção e destreza manual têm sido relatadas. Parece haver um maior risco de demência naqueles que iniciam o tremor após 65 anos. Entretanto, ainda não está bem definido se essas alterações são relacionadas com a idade ou com a doença.

Alterações de personalidade, tais como pessimismo, medo e introversão, foram referidas em pacientes com TE. Os pacientes têm um perfil de maior amabilidade do que população em geral, entretanto, não é possível afirmar se isso seria uma tendência pré-mórbida ou uma comorbidade.

ETIOLOGIA

Genética do tremor essencial

Uma relação entre o TE e a doença de Parkinson tem sido motivo de muita discussão. Em algumas famílias de pacientes parkinsonianos, é frequente a existência de indivíduos com TE. A possibilidade de um paciente com TE desenvolver sinais clínicos de parkinsonismo após alguns anos também tem sido considerada. Pacientes com DP podem iniciar o quadro com tremor postural ou de ação antes dos sintomas parkinsonianos.

Estudos de associação caso-controle com alguns genes relacionados à DP foram realizados e não demonstraram qualquer relação entre eles e o risco de TE.

O modo de transmissão genética sugere herança autossômica dominante com penetrância variável, entretanto, casos esporádicos têm sido relatados. História familiar positiva pode ser encontrada em 17 a 100% dos acometidos, dependendo da amostra estudada.

Dois estudos em gêmeos encontraram, respectivamente, concordância pareada de 0,6 e 0,93 em monozigóticos e 0,23 e 0,27 em dizigóticos, sugerindo alto grau de herança.

Estudos de *linkage* identificaram três *loci* associados ao TE, denominados "ETM" (*Essential Tremor Monogeniclocus*). Eles estão localizados nos cromossomos 3q13 (*ETM1*); 2p24.1 (*ETM2*); e no cromossomo 6p23 (*ETM3*).

Estudos de associação com genoma (*genome-wide association* [GWAS]) identificaram alguns polimorfismos do gene *LINGOI*, no cromossomo 15q24.3, que sugerem uma associação ao risco de desenvolvimento de TE. Muitos polimorfismos têm sido investigados, como os dos genes *SLC1A2*, *STK32B*, *PPARGC1A* e *CTNNA3*, mas outros estudos não confirmaram a associação destes com o TE. Recentemente um estudo identificou novos possíveis *loci* de risco para TE, como no gene *BACE2*.

O sequenciamento do exoma dos genes *FUS* (*ETM4*), *TEMN4* (*ETM5*), *SORT1SCNA4*, *NOS3*, *KCNS2*, *USP46*, *HTRA2* e *CCDC183*, realizado em famílias pequenas, encontrou variantes raras que poderiam apresentar potencial suscetibilidade ao TE, entretanto, alguns estudos não encontraram o mesmo resultado e outros não foram replicados. O polimorfismo p.G350R do gene *HAPLN4* foi relatado com um potencial causal, uma vez que se expressa nos neurônios gabaérgicos do córtex cerebelar, mas estudos devem ser replicados para avaliar esse efeito.

Até agora não existe nenhum gene definido para o TE.

Fatores ambientais

O papel dos fatores ambientais também tem sido considerado na etiologia do TE. Um dos motivos é que estudos com gêmeos monozigóticos não apresentam 100% de concordância. Além disso, os alcaloides β-carbolínicos harmalina e harmane são substâncias que produzem tremor. Essas substâncias estão naturalmente presentes em pequenas quantidades em várias cadeias de alimentos, como milho, trigo, cevada, em algumas bebidas como vinho, cerveja, uísque e em nosso organismo. A presença de concentrações altas de harmalina e harmane foi observada em pacientes com TE em comparação com controles. Entretanto, não está claro se esses fatores estão implicados na gênese do tremor.

FISIOPATOLOGIA

Os mecanismos fisiopatológicos no TE não são totalmente conhecidos. O tremor parece estar relacionado a um aumento da atividade oscilatória cerebelo-olivar-tálamo-cortical. Estudos experimentais com drogas indutoras do tremor, como a harmalina, quando administrada a animais, produz um tremor nos membros semelhante ao tremor cinético do TE, e essa atividade rítmica parece ser mediada pelo núcleo olivar inferior.

Estudos neuroquímicos mostraram redução dos receptores GABA-A e GABA-B no núcleo denteado de pacientes com TE e relacionados inversamente com a duração da doença. Essas alterações não foram encontradas no córtex cerebelar. Essa redução dos receptores GABA-B no núcleo denteado poderia levar a uma desinibição do *output* do cerebelo e se propagar ao circuito cerebelo-tálamo-cortical, gerando o tremor. Perda do receptor poderia ocorrer por um processo degenerativo ou resultar de um aumento pós-sináptico do impulso de GABA das células de Purkinje.

Outro estudo bioquímico observou redução da parvalbumina, que é um marcador de GABA, no lócus *coeruleus*, mas não no cerebelo, em pacientes com início tardio do TE. Esses achados podem sugerir diferenças nos mecanismos do TE de acordo com a idade de início do tremor. São necessários mais estudos para confirmá-los.

Os principais achados neuropatológicos são a perda de células de Purkinje e a presença de "torpedos" (um acúmulo de neurofilamentos desordenados nas células de Purkinje degeneradas) ou *swelling* fusiforme do segmento proximal do axônio da célula de Purkinje. Por outro lado, esses mesmos achados não foram encontrados na amostra de pacientes com TE de Rajput et al.

Um estudo anatomopatológico, realizado por Hartstone et al. para verificar a densidade neuronal do núcleo denteado, não encontrou diferenças entre pacientes e controles.

Estudos de neuroimagem, como tomografia por emissão de pósitrons (PET) e ressonância magnética (RM) com espectroscopia, apresentaram evidência limitada de alteração gabaérgica talâmica e cerebelar. Estudos com RM funcional mostraram alteração da conectividade funcional cerebelar e do circuito cerebelo-tálamo-cortical.

Outros estudos e morfometria baseados em *voxel* a 3 tesla demonstraram alterações em várias áreas. Alterações cerebelares microestruturais e reduções da anisotropia fracionada no núcleo denteado e pedúnculo cerebelar superior foram detectadas com RM com tensor de difusão.

DIAGNÓSTICO DIFERENCIAL

O diagnóstico diferencial do TE se faz com as outras formas de tremor, especialmente o tremor fisiológico exacerbado, tremor na distonia, doença de Parkinson, tremor ortostático, tremor nas neuropatias e tremor funcional (Tabela 60.1).

Além destes, vale a pena lembrar a doença de Wilson, cuja característica do tremor é postural e intencional, lembrando o bater de asas. Entretanto, os pacientes apresentam outros sinais neurológicos, como distonia, disartria e parkinsonismo. Na síndrome do X frágil associada a ataxia e tremor (FXTAS), a presença de tremor de ação e postura pode ser muito semelhante ao TE. O fenótipo clínico típico é de tremor intencional, postural, alteração de marcha do tipo atáxico e alteração de funções executivas, com início acima dos 50 anos e podendo acometer ambos os sexos.

Em suspeita de hipertireoidismo, testes de função tireoidiana devem ser realizados.

Outros exames, como a tomografia por emissão de fóton único (SPECT) com transportador de dopamina (DAT), podem ser úteis na diferenciação do TE com doença de Parkinson. As concentrações do transportador de dopamina no estriado estão menores nos pacientes parkinsonianos do que em controles. No TE os resultados são semelhantes aos dos controles.

TRATAMENTO DO TREMOR ESSENCIAL

O propósito da terapia para o alívio do tremor é baseado na sua severidade, no nível de incapacidade funcional, no impacto nas interações sociais e nas expectativas dos pacientes, visando à qualidade de vida.

Dessa maneira, podemos dividir o tratamento em quatro alvos:

1. Se o tremor é leve e não gera incapacidade funcional ou psicossocial, o tratamento medicamentoso muitas vezes não é necessário, podendo ser orientado tratamento não farmacológico.
2. Se o tremor for leve a moderado e for desencadeado em situações de estresse, pode-se orientar o tratamento intermitente quando necessário.
3. Se o tremor é persistente, levando à incapacidade, orienta-se a terapia medicamentosa contínua.

Tabela 60.1 Diagnóstico diferencial do tremor essencial.

Tipo de tremor	Fenomenologia	Frequência	Localização	Outras características
Fisiológico exacerbado	Postural	4 a 12 Hz	Mãos	
Metabólico	Postural, repouso, cinético		Membros superiores, lábios	
Induzido por drogas				
Parkinsoniano	Repouso	4 a 6 Hz	Mãos (unilateral ou bilateral e assimétrico)	Tremor reemergente
	Postural	6 a 10 Hz	Membros inferiores	
Tremor e distonia	Cinético, postural	4 a 8 Hz	Membros superiores (unilateral), cabeça, voz, mento	Pode ocorrer no segmento com distonia ou outro
Tarefa específica	Cinético	4 a 8 Hz	Membros superiores, voz	
Cerebelar	Intencional	2 a 5 Hz	Membros superiores, cabeça, tronco	Titubeação de cabeça e tronco
Ortostático	Postural	13 a 18 Hz	Membros superiores	Primário
	Melhora na marcha e repouso			
Associado a neuropatias	Postural	4 a 12 Hz	Membros superiores e inferiores	Neuropatias desmielinizantes
Funcional	Repouso, ação, postural	4 a 10 Hz	Membros superiores e inferiores, língua, tronco	Melhora com distração, transbordamento do tremor para outro segmento

4. Se o tremor persiste com farmacoterapia adequada, levando a grande incapacidade funcional, deve-se considerar associação de outros tratamentos não farmacológicos, como toxina botulínica ou tratamento cirúrgico.

Tratamento não farmacológico

Quando os sintomas são leves, podemos considerar terapias não farmacológicas, como terapia ocupacional, que pode focar em modificações de tarefas e orientar estratégias compensatórias, como consciência corporal para controle das mãos.

Vários dispositivos também podem ser usados, como colheres, garfos e facas pesadas, assim como lápis e canetas, aumentando a carga ao redor dos pulsos para estabilizar os braços mecanicamente. É possível, ainda, a adaptação de *mouse* e teclado de computador. Outros dispositivos utilizam tecnologia para amortecer as vibrações e um giroscópio para reduzir o movimento angular. O resfriamento dos membros periféricos com compressas de gelo ao redor do antebraço é outra técnica que modula o *feedback* dos músculos periféricos para o cérebro, que pode controlar temporariamente o tremor. Em 2022, um dispositivo que estimula o nervo mediano e radial foi aprovado pela Food and Drug Administration (FDA) para tratamento do TE.

Tratamento farmacológico

Vários agentes têm sido estudados com potencial benefício para o alívio do TE, porém baseiam-se em um pequeno número de pacientes e por curto período de observação.

Propranolol e primidona são as medicações de primeira escolha (classe 1), com nível de recomendação A de eficácia.

O propranolol é um betabloqueador não seletivo que age nos receptores beta 1 e beta 2, mas o mecanismo de ação não é totalmente estabelecido, sendo maior na redução da amplitude do tremor das mãos. A dose inicial geralmente é de 20 a 40 mg/dia, podendo ser aumentada gradativamente.

A eficácia relatada é em torno de 60 a 70% com dose total diária de 60 a 240 mg/dia, sendo os efeitos colaterais mais comuns bradicardia, síncope, fadiga e broncospasmo.

Outros betabloqueadores, como metoprolol, sotalol, atenolol (nível B) e nadolol (nível C), não demonstram a mesma eficácia.

Primidona é uma alternativa de primeira linha. É um anticonvulsivante que, após a ingesta, converte-se em fenobarbital e feniletilmalonamida (PEMA); além de ter ação contra canais de sódio, seu mecanismo de ação ainda não está estabelecido, ou seja, não se sabe se o mecanismo de ação ocorre por ação desses metabólitos ou de outro não conhecido. Semelhante ao propranolol, a eficácia é em torno de 60%, sendo a dose inicial de 50 mg à noite (25 mg para indivíduos idosos) para evitar intolerância, podendo ser gradualmente aumentada para 250 a 750 mg/dia. Os efeitos colaterais mais comuns são náuseas, vômitos, sedação e ataxia, sendo observados mais frequentemente em pacientes idosos usando doses altas.

As duas medicações podem ser usadas em associação com bons resultados, nos casos em que a resposta inicial a uma das duas drogas não seja completamente satisfatória ou quando a tolerabilidade não permita o aumento da dose. Ambas melhoram muito os tremores nos membros, porém com menor eficácia no tremor cefálico.

Drogas de segunda linha com nível B de evidência incluem gabapentina, topiramato e benzodiazepínicos. Essas medicações são menos eficazes, como demonstrado em alguns ensaios clínicos, com evidência insuficiente para controle do tremor.

A gabapentina é um análogo estrutural do ácido gama-aminobutírico (GABA). A dose inicial é de 300 mg 3 vezes/dia, podendo ser aumentada para 1.200 a 3.600 mg/dia.

Topiramato pode ser eficaz em uma dose média de 300 mg/dia, com eficácia de aproximadamente 30% no tremor e vários efeitos colaterais, como perda de peso, parestesias, distúrbios cognitivos, além de risco aumentado de cálculo renal.

Os benzodiazepínicos mais estudados são o alprazolam (nas doses iniciais de 0,25 a 3 mg/dia) e o clonazepam. Ambos podem melhorar o tremor de ação puro.

Levetiracetam não tem ação na redução do tremor e não deveria ser considerado, havendo evidência insuficiente para o uso ou não de pregabalina, zonisamida ou clozapina no tratamento do TE.

Toxina botulínica tipo A

Um estudo randomizado duplo-cego incluindo 133 pacientes comparou a aplicação de baixa dose (50 U) e alta dose

(100 U) de toxina com placebo, observando melhora do tremor postural e cinético, entretanto, sem benefício consistente na função, além de efeito colateral de fraqueza em até 70% dos pacientes que usaram alta dose. Embora a toxina botulínica possa ter alguma eficácia (nível C), os efeitos colaterais são limitantes. Contudo, pode ser opção no tremor cefálico que não responde ao tratamento medicamentoso.

Tratamento cirúrgico

O tratamento cirúrgico para o TE pode ser indicado para pacientes que persistem com tremor incapacitante mesmo com o tratamento farmacológico de escolha para essa condição, seja por não resposta ou por efeitos colaterais das medicações. Para os pacientes que se enquadram nessas condições, há duas opções de tratamento cirúrgico que incluem a abordagem por talamotomia e a estimulação cerebral profunda (DBS), sendo ambos efetivos na supressão do tremor.

Talamotomia é realizada por meio de técnicas de cirurgia estereotáxica, visando a uma lesão eletrofisiológica, sendo o alvo preferencial o núcleo intermédio ventral do tálamo (Vim). A recomendação é que a talamotomia unilateral pode ser indicada para o tratamento do tremor de membro nos pacientes com TE refratário ao tratamento farmacológico (nível C), porém procedimentos bilaterais não devem ser indicados devido ao risco de complicações neuropsicológicas e da fala. A efetividade da talamotomia em escalas de avaliação clínica é de 55 a 90%.

A estimulação cerebral profunda do Vim (DBS) é o procedimento mais utilizado, modulando eletricamente o comportamento da circuitaria do tremor e tendo eficácia na redução do tremor do membro contralateral em pacientes com TE refratário. A efetividade em escalas de avaliações clínicas é de 60 a 90%, tratando o tremor dos membros e o tremor cefálico (nível C). DBS tem menos efeitos adversos do que a talamotomia bilateral (nível B), como disartria, ataxia e disfagia, podendo ser feita bilateralmente em uma cirurgia não destrutiva e potencialmente reversível, porém as desvantagens incluem alto custo, risco de infecção, crises, complicações do *hardware*, necessidade de ajustes, além de troca de gerador.

Outros procedimentos que não requerem craniotomia são a talamotomia por *gamma knife* e a talamotomia por ultrassom. Alguns estudos observaram resultados favoráveis com talamotomia por *gamma knife*, a qual utiliza radiação no alvo escolhido, mas têm sido relatadas complicações tardias relacionadas ao procedimento, portanto estudos adicionais são necessários, havendo evidências insuficientes para a indicação de talamotomia por *gamma knife* para tratar o TE.

Em 2016, a FDA aprovou a talamotomia com ultrassom focalizado guiada por RM (MRgFUS) que é um tratamento minimamente invasivo e envolve lesões permanentes geradas com energia do ultrassom com efeito imediato. Embora não haja estudos comparativos a eficácia é semelhante ao DBS e não requer trepanação ou implantação de *hardware*, contudo os pacientes necessitam raspar totalmente a cabeça e permanecer entre 3 e 4 horas no aparelho de RM durante o procedimento. Não existem dados disponíveis de seguimento a longo prazo, ou sobre controle de tremor cefálico.

Como o TE é uma síndrome com sintomas que podem ir além do tremor como distúrbios de marcha, fala, humor e cognição em alguns pacientes, o tratamento deve ser multidisciplinar para um tratamento holístico e melhora da qualidade de vida dos pacientes.

Na Tabela 60.2 e na Figura 60.1, é possível ver as principais opções para o tratamento do TE, incluindo drogas, doses, efeitos colaterais e procedimentos.

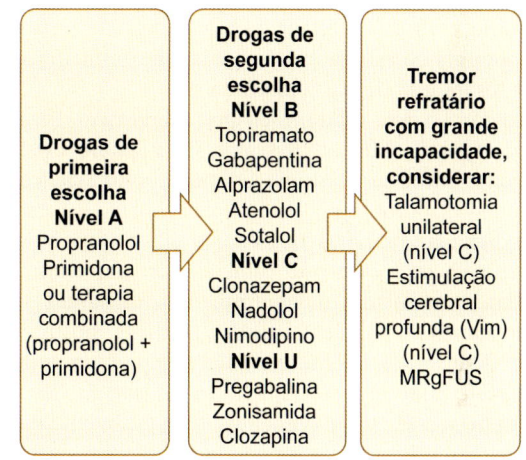

Figura 60.1 Algoritmo para o tratamento do tremor essencial.

Tabela 60.2 Tratamento do tremor essencial.

Terapêutica	Dose	Efeitos colaterais
Propranolol (1ª linha)	60 a 320 mg/dia (iniciar com 20 a 40 mg e escalonar dose a cada 5 a 10 dias)	Hipotensão postural, bradicardia, tontura, fadiga
Primidona (1ª linha)	25 a 750 mg/dia	Sonolência, tontura, náuseas
Topiramato (2ª linha)	25 a 300 mg/dia	Tontura, alteração de memória, perda ponderal
Gabapentina (2ª linha)	300 a 1200 mg/dia	Tontura, sonolência
Alprazolam (2ª linha)	0,25 a 3 mg/dia	Sonolência, tontura
Clonazepam (2ª linha)	0,5 a 4 mg/dia	
Toxina botulínica	Depende da região corporal	Fraqueza muscular
Tratamento cirúrgico	Talamotomia DBS talâmica MRgFUS	Disartria (se bilateral) Infecções, cefaleia Parestesias, ataxia

61

Distonias

Henrique Soares Dutra Oliveira • Sarah Camargos

INTRODUÇÃO

O termo distonia tem raiz etimológica na língua grega e significa tônus muscular alterado.[1] Apesar de existirem descrições anedóticas desde antes a Era Comum, a alcunha do termo é creditada a Oppenheim, ao descrever a condição em várias crianças em 1911: "o tônus muscular era hipotônico em uma ocasião e, em outra, se tornava espasmo muscular tônico, geralmente, mas não exclusivamente, elicitado em movimentos voluntários".[2]

Por muito tempo, a distonia foi tida como um fenômeno de cunho psiquiátrico. Com o passar do tempo, várias evidências confirmaram sua natureza orgânica: o mecanismo hereditário, a eficácia limitada da psicoterapia, boa resposta à talamotomia ou palidotomia e, finalmente, o início da distonia após lesões cerebrais em primatas.

Uma força-tarefa capitaneada pela Movement Disorder Society, Dystonia Medical Research Foundation, Dystonia Coalition e European Dystonia Cooperation in Science and Technology elaborou, em 2013, a nova definição e classificação de distonia (Tabela 61.1). Distonia, nos termos atuais, é um distúrbio de movimento caracterizado por contrações musculares sustentadas ou intermitentes, causando movimentos anormais, frequentemente repetitivos, posturas ou ambos. Caracteristicamente, é iniciada ou piorada por ação voluntária e pode ser associada a um transbordamento da ativação muscular.[3] Os movimentos são tipicamente padronizados, do tipo torcional e pode haver tremor associado. Quando as contrações musculares são sustentadas, caracteristicamente produzem posturas anormais e torcionais, ao passo que, quando são intermitentes, provocam movimentos irregulares (*jerky*) similares ao tremor (*tremor-like*).[4] A postura distônica distintivamente promove a flexão ou torção de um segmento corporal ao longo de seu maior eixo longitudinal. Movimentos distônicos, por sua vez, são irregulares e sustentados em seu pico, mas por vezes são entremeados à atividade regular, por movimentos similares ao tremor, chamados "tremor distônico".

Habitualmente, a distonia promove alterações que são previsíveis, e envolve uma ou mais regiões, e seu padrão estereotipado, na maioria das vezes, permite o diagnóstico clínico com certa precisão. No entanto, várias condições (como doenças neuromusculares, espasmos, crises tônicas etc.) podem produzir posturas anormais que induzem o clínico ao erro (Tabela 61.2). Para mais, os movimentos distônicos fásicos podem ser facilmente confundidos com tremores de outras etiologias ou mioclonias, e vice-versa. Portanto, é de extrema importância que o examinador procure de maneira ativa e atenta por outros comemorativos clínicos que suportem o diagnóstico sindrômico, a citar, em particular, alguns

Tabela 61.1 Classificação das distonias de acordo com o Consenso de 2013.[3]

Eixo I: Características clínicas

Idade de início
- Lactente (0 a 2 anos)
- Infância (3 a 12 anos)
- Adolescência (13 a 20 anos)
- Adulto jovem (> 20 anos)
- Adulto tardio (> 40 anos)

Distribuição corporal
- Focal
- Segmentar
- Multifocal
- Generalizado (com ou sem envolvimento das pernas)
- Hemidistonia

Padrão temporal
- **Curso**
  - Estático
  - Progressivo
- **Variabilidade**
  - Persistente
  - Ação específica
  - Diurna
  - Paroxística

Características associadas
- **Distonia isolada ou combinada a outros distúrbios do movimento**
  - Distonia isolada
  - Distonia combinada
- **Outras manifestações neurológicas ou sistêmicas**

Eixo II: Etiologia

Patologia do sistema nervoso central
- Evidência de neurodegeneração
- Evidência de lesão estrutural (estática)
- Sem evidência de neurodegeneração ou lesão estrutural

Hereditária ou adquirida
- **Hereditária**
  - Autossômica dominante
  - Autossômica recessiva
  - Ligada ao X
  - Mitocondrial
- **Adquirida**
  - Perinatal
  - Infecção
  - Tóxica
  - Neoplásica
  - Psicogênica
  - Vascular
  - Lesão cerebral

Idiopática
- Esporádica
- Familial

fenômenos como o espelhamento, o transbordamento e os truques sensoriais (gestos antagonistas) detalhados a seguir.[5]

O tremor distônico é, por definição, aquele que se manifesta no segmento corporal acometido pela distonia. Aproximadamente 30% dos pacientes com distonia apresentam tremor distônico. O transbordamento da ativação muscular supracitado, refere-se à extensão da contração muscular para áreas adjacentes à região primária, quando a postura distônica atinge seu pico.[6] O transbordamento é a representação clínica do comprometimento da inibição normal presente na distonia.

Tabela 61.2 Diagnósticos diferenciais.

Variável	Condição	Armadilhas	Pistas diagnósticas
Outros distúrbios do movimento	Tremor	Tremor associado à distonia	Tremor ocorre em outras regiões não acometidas pela distonia e não há preferência direcional do movimento
	Coreia	Movimentos oscilatórios e rítmicos	Imprevisível
	Mioclonia	Movimentos súbitos e irregulares assemelhando-se ao tremor distônico	ENMG compatível com mioclonia
	Tiques	Tiques distônicos	Frequentemente associado a sensações premonitórias e alívio após movimentação. Variável com o tempo
Doenças sistêmicas	Síndrome de Sandifer	Postura de opistótono, envolvendo especialmente pescoço, dorso e membros superiores	Espasmos dolorosos ocorrendo após alimentação. Vídeo-EEG confirma
	Síndrome da pessoa rígida	Rigidez e espasticidade axial sobreposta por espasmos musculares causados por disparos contínuos de nervos periféricos	ENMG: unidade motora com atividade contínua e morfologia normal
	Artrite reumatoide, artrite idiopática juvenil, artrite reumatoide juvenil	Subluxação atlantoaxial anteroposterior não traumática	Rigidez, limitação funcional do movimento e sinais flogísticos articulares
	Espasmo carpopedal	Espasmo de membro similar a distonia causada por descargas axonais repetidas devido a hiperexcitabilidade neural (sinal de Trousseau)	Hipocalcemia
Ortopédicas	Subluxação atlantoaxial	Diminuição na amplitude do movimento e aumento de tônus muscular em decorrência de deslocamento articular e desalinhamento rotacional atlantoaxial	RX: Distância entre o aspecto anterior do processo odontoide e o aspecto posterior do arco anterior do atlas > 3 mm
	Torcicolo muscular congênito	Encurtamento unilateral do músculo esternocleidomastóideo identificado ao nascimento ou após	Ultrassom de pescoço confirma a existência de massa cervical ou da hipertrofia do músculo esternocleidomastóideo
Distúrbios periféricos (músculos, ligamentos, vasos e ossos)	Síndrome de Isaacs (neuromiotonia)	Câimbras, rigidez e dificuldade de relaxamento muscular	ENMG: descargas complexas e agrupadas de unidades motoras
	Miopatia, doença do neurônio motor	Ptose cefálica	Fraqueza de musculatura cervical paraespinal que acarreta deformidade corrigível ("queixo no peito" ou *dropped head syndrome*)
	Massa em região nucal/ lesão ligamentar	Lesão ocupante de espaço causando desvio cervical	Abaulamento cervical
	Fístula arteriovenosa em junção craniocervical (ou alça vascular alongada e dilatação da artéria vertebral)	Compressão do nervo acessório, irritação meníngea e alterações no suprimento ósseo afetando o complexo nuclear vestibular e causando torcicolo	RM evidencia malformação vascular em topografia de junção craniocervical. Outros sintomas podem surgir após o torcicolo: cefaleia, sonolência, papiledema e sinais de vias longas
	Síndrome de Grisel	Subluxação da articulação atlantoaxial resultante de frouxidão ligamentar inflamatória secundária a processo infeccioso	RX identifica a subluxação. Sinais radiculares e medulares podem ocorrer
Patologias do sistema nervoso central	Epilepsia	Contrações tônicas intermitentes	EEG demonstrando descargas epileptiformes
	Espasmos dolorosos	Posturas estereotipadas de início súbito geralmente unilaterais	RM evidenciando desmielinização no trato corticoespinal (esclerose múltipla, neuromielite óptica)
	Siringomielia e tumores intramedulares	Movimentos irregulares e bruscos em região cervical e em dorso	RM evidenciando acometimento de região central da medula. Nível sensitivo suspenso. Fraqueza muscular
	Malformação de Arnold-Chiari	Postural intermitente e inusitada da região cervical	Geralmente associado à sintomatologia de disfunção de fossa posterior (p. ex., nistagmo para baixo)
	Tumor de fossa posterior	Inclinação ou desvio intermitente da cabeça associado a cefaleia e vômitos	Outros sinais localizatórios ou sugestivos de aumento de pressão intracraniana. Torcicolo pode ser o primeiro sinal de um tumor do sistema nervoso central. Neuroimagem revela o diagnóstico
Distúrbio oculovestibular	Paralisia do troclear/ paralisia do reto lateral/ torcicolo vestibular	Postura anormal da cabeça adotada adaptativamente para melhora da acuidade visual e manutenção da visão binocular	Desvio dos olhos e estrabismo

EEG: eletroencefalograma; ENMG: eletroneuromiografia; RM: ressonância magnética; RX: radiografia.

O truque sensorial, também chamado de "gesto antagonista", refere-se ao estímulo sensorial em sua maioria tátil, na região distônica, que produz uma melhora significativa da distonia. O gesto antagonista é comumente observado na distonia focal idiopática, ocorrendo em 70 a 80% daqueles com envolvimento craniocervical. Também é bem reconhecido na distonia generalizada de base genética.[7,8] Alguns autores acreditam que estes truques sensitivos promovam uma combinação de *feedback* sensorial tátil e proprioceptiva da região do corpo afetada pela distonia.[9]

Evidências recentes sugerem que não apenas a contração muscular distônica, mas também a eficiência do movimento voluntário como um todo, é melhorada com a prática do gesto antagonista, o que pode sugerir uma influência desse fenômeno no estágio de controle pré-motor. Especula-se que a correção no fluxo de informações sensório-motoras dos núcleos da base, de alguma forma, talvez por meio de efeitos na codificação ou compressibilidade da sinalização neural, seja o mecanismo associado à melhora na eficiência do movimento quando há realização do truque sensitivo.[10] O espelhamento, por sua vez, caracteriza-se pelo aparecimento de movimento distônico no membro afetado, induzido por uma tarefa (escrever, sequência de dedos, movimentos de piano) realizada no membro homólogo não afetado.

O entendimento de que a distonia é uma condição que envolve, além de sintomas motores, também elementos não motores é uma informação relativamente recente.[11] Alterações envolvendo diversas regiões não motoras em cérebros de pacientes distônicos já foram demostradas em estudos de imagem funcional. Esses achados têm ganhado cada vez mais reconhecimento e foco de pesquisa, especialmente nos últimos 10 anos, apesar de ainda não fazerem parte do atual sistema de classificação de distonia.[12]

A prevalência de depressão e ansiedade em pacientes com distonia varia de acordo com o estudo e o tamanho da amostra. Entre 12 e 71% dos pacientes com distonia focal ou generalizada apresentam depressão e ansiedade ao longo da vida; na maioria dos estudos a frequência encontra-se entre 25 e 50%.[13] No que se diz respeito a outros sintomas neuropsiquiátricos, 19,7% dos pacientes com distonia focal idiopática preencheram os critérios do para transtorno obsessivo-compulsivo.[14] A fobia social na distonia é frequentemente comórbida e associada a outros sintomas de ansiedade. Em um estudo com 116 pacientes com torcicolo espasmódico, foi encontrada uma prevalência de 71% de fobia social ao longo da vida.[15]

A dor é uma das queixas mais comuns e incapacitantes em muitos pacientes com distonia. Estudos sugerem que a prevalência de dor na distonia cervical varia de 67 a 75% dos pacientes.[16] Existem relativamente poucos artigos abordando o sono em pacientes com distonia. Estudos recentes concentraram-se em pesquisas com pacientes para medir a qualidade do sono e os sintomas de sonolência. Embora existam evidências mistas de que a distonia leva à sonolência, vários estudos sugerem que a estrutura ou a qualidade do sono estão prejudicadas.[13] Foram relatadas anormalidades polissonográficas específicas, incluindo problemas no início e manutenção do sono, sono REM anormal ou reduzido e alterações na atividade do fuso em indivíduos virgens de tratamento farmacológico.[17,18]

Vários estudos voltados à cognição foram realizados em formas idiopáticas e genéticas de distonia. Ao usar testes neuropsicológicos detalhados, muitos desses estudos mostraram déficits estatisticamente significativos (embora às vezes sutis) nas funções executiva, de atenção ou visuoespacial. Uma das principais limitações desses estudos são as amostras de pequeno tamanho. Também notável é a variabilidade de vários fatores, incluindo idade, nível de escolaridade, função cognitiva pré-mórbida, tipo de distonia e carga de medicação antidistônica no momento do teste. Os estudos que consideraram mais detalhadamente esses fatores de confusão não mostraram nenhuma diferença entre pacientes com distonia e controles, ou apenas disfunção executiva leve, incluindo déficits de mudança de posição, aprendizagem verbal, fluência de categoria e desempenho de tarefas duplas.[19-22]

A relação entre o segmento corporal, no qual se inicia a distonia, obedece a um gradiente craniocaudal: blefaroespasmo (58 anos), distonia oromandibular (53 anos), disfonia espasmódica (46 anos), distonia cervical (45 anos), distonia de antebraço e mão (35 anos) e distonia distal da perna (20 anos).[23] Em geral, a distonia distal da perna começa na infância com inversão e flexão plantar do tornozelo e se propaga em sentido rostral. Entretanto, a distonia distal da perna pode, ocasionalmente, ocorrer em pacientes adultos sem a inversão do pé. O local de início da distonia pode ser gene-específico.[24] Como exemplo, a distonia relacionada ao gene *THAP1* se inicia nos braços e no pescoço, de forma que a distonia relacionada ao gene *TOR1A* frequentemente manifesta-se inicialmente nas pernas. Ademais, a distonia pode disseminar-se a partir do sítio inicial acometido. O risco para dispersão rostral é maior em pacientes com envolvimento inicial da perna. Em contraposição, nas distonias de início tardio, o risco para disseminação é maior para blefaroespasmo.[25] No que se diz respeito à comparação entre distonia adquirida (não hereditária e secundária) e idiopática é que há diferenças na distribuição corporal da distonia, sendo a distonia oromandibular, distonia de membros e tronco mais frequentes em pacientes com distonia adquirida.[26]

Existem inúmeras escalas de avaliação clínica para documentar a distribuição regional e a gravidade da distonia.[27] Algumas abordam todas as regiões do corpo, como a escala global de avaliação de distonia (GDRS), a escala de avaliação Burke-Fahn-Marsden (BFM) ou a escala de avaliação de distonia de Barry-Albright. Outras escalas concentram-se apenas em regiões específicas do corpo, como a escala de avaliação de torcicolo de Toronto (TWSTRS) para distonia cervical, e a escala de avaliação de Jankovic (JRS) ou a escala de avaliação de gravidade de blefaroespasmo (BSRS) para blefaroespasmo. Estas escalas são amplamente utilizadas para avaliar a eficácia em ensaios clínicos e como medidas quantitativas adjuvantes para estudos que abordam a neurobiologia da distonia. Com o advento dos registros médicos eletrônicos, estas escalas são cada vez mais utilizadas pelos médicos para documentar as respostas aos tratamentos; por exemplo, após cirurgia de estimulação cerebral profunda ou injeções de toxina botulínica. Dentre todas as escalas, a BFM é provavelmente a mais utilizada. A BFM é mais amplamente utilizada que a GDRS, mas resultados recentes sugerem que a GDRS pode ser preferível para distonias focais e segmentares.[28]

CLASSIFICAÇÃO

Sistemas de classificação para distonia evoluíram desde os primeiros modelos da década de 1980. Em 2013, um novo consenso propôs uma classificação vigente até os dias atuais, que categoriza a distonia em dois eixos não sobrepostos (ver Tabela 61.1). O racional por trás dessa nova classificação é que não existe nenhuma correspondência inequívoca entre fenomenologia e etiologia e que a categorização fenomenológica já é bem consolidada, ao passo que a compreensão dos mecanismos etiológicos está em constante evolução.[3] É importante compreender que distonia não é uma enfermidade única, mas uma família de distúrbios relacionados. É definida em sua essência por suas manifestações clínicas, não um defeito genético específico ou de via biológica.[29] Além de poder representar um distúrbio primário, a distonia também é um componente fenotípico de muitas doenças neurodegenerativas e do neurodesenvolvimento.[30,31]

O Eixo I retrata as características clínicas e fornece uma fotografia sumarizada da condição clínica do paciente no momento do exame, enquanto o Eixo II acomoda a etiologia (ver Tabela 61.1). No Eixo I estão listados cinco descritores: idade de início, distribuição corporal, padrão temporal, coocorrência de outros distúrbios do movimento ou de outras manifestações neurológicas. Cinco grupos etários são diferenciados de acordo com a idade de início da distonia: infância (do nascimento aos 2 anos), infância (3 a 12 anos), adolescência (13 a 20 anos), início da idade adulta (21 a 40 anos) e idade adulta tardia (> 40 anos). A distribuição corporal pode ser focal, segmentar, multifocal, generalizada (com ou sem envolvimento das pernas) ou unilateral (hemidistonia). O padrão temporal inclui o curso da doença, que pode ser estático ou progressivo, e a variabilidade dos sintomas, que podem ser persistentes, flutuantes, de ação específica ou paroxística. As características associadas indicam se a distonia está combinada com outro distúrbio do movimento (p. ex., distonia mioclônica) ou com outras manifestações neurológicas ou sistêmicas. Se a condição de um paciente progredir, a sua descrição ao longo do Eixo I variará ao longo do tempo e a sequência de observações consecutivas descreverá a progressão. Em vez disso, para a classificação etiológica (Eixo II), serão utilizadas as informações mais recentes disponíveis.

FISIOPATOLOGIA DAS DISTONIAS

Historicamente, os mecanismos etiopatogênicos atribuídos como modelo explicativo para distonia envolvem os núcleos da base e suas conexões.[32] Uma das primeiras menções à distonia como condição decorrente de patologia dos núcleos da base devido ao acúmulo de metais remonta ao relato de caso de dois pacientes em 1949.[33] As evidências para tais fatos são sólidas e já revisadas em diversas oportunidades, englobando modelos animais,[34] protótipos genéticos,[35] bioquímicos,[36] estudos de neuroimagem,[37] além da comprovada eficácia dos dispositivos de estimulação cerebral profunda como estratégia terapêutica, utilizando o globo pálido interno como alvo.[38]

A despeito da forte associação entre distonia e os núcleos da base, suas correlações não são determinísticas e absolutas.[39] Muitos indivíduos com distonia não apresentam lesões que acometem os núcleos da base e suas conexões.[40] Mesmo em situações nas quais existem lesões estruturais bem estabelecidas em núcleos da base, potencialmente causadoras de distonia, o início das manifestações clínicas pode ocorrer meses ou anos após a lesão, implicando que a perda de função relacionada à lesão em si não é causa direta da distonia.[41]

De acordo com o modelo de distonia dos núcleos da base, o desequilíbrio das vias diretas e indiretas está subjacente às diminuições anormais de baixo para cima da inibição talâmica e intracortical e, subsequentemente, aos aumentos anormais da excitabilidade cortical motora, levando à produção distônica de comportamentos motores.[42-44]

Outro fator que desafia o conceito de que a distonia seja exclusivamente oriunda da disfunção dos núcleos da base é proveniente dos estudos de imagem modernos.[45] Os achados mais consistentes apontam para anormalidades não limitadas a essa região, ocorrendo no córtex cerebral, cerebelo, tálamo e mesencéfalo.

Diversos estudos de distonia em seres humanos revelaram, de forma consistente pelo menos três achados em comum: 1) perda da inibição de circuitos intracorticais; 2) comprometimento na integração sensório-motora e 3) desarranjo na plasticidade neural.[46]

Nos últimos anos, houve grandes esforços na tentativa de melhor entender a participação de outras regiões cerebrais na fisiopatologia da distonia. Em especial, o cerebelo foi alvo de muitas pesquisas.[47,48] O acúmulo de evidências recentes e a limitação do paradigma dos núcleos da base para explicar de maneira satisfatória os mecanismos que envolvem a distonia alavancaram o conceito atual de que esta condição seja um distúrbio que acometa uma complexa rede e conexões neurais (*network disorder*).[49]

Uma revisão da literatura mostra que a maioria dos artigos publicados até 2006 considerava a distonia como um distúrbio dos núcleos da base.[50] A partir de 2007, o corpo de literatura sobre o envolvimento das redes neurais na fisiopatologia da distonia cresceu constantemente, equilibrando os artigos referentes à distonia como um distúrbio dos núcleos da base até 2020 e superando-os em 2021. A visão atualmente predominante é que a distonia é uma doença funcional e distúrbio estrutural da rede neural, não limitada aos núcleos da base e aos circuitos cerebelares. Essa compreensão atual é crucial para identificar mecanismos fisiopatológicos únicos e partilhados nas diversas manifestações clínicas da doença, e informar o desenvolvimento de diagnósticos avançados e a concessão de terapêuticas direcionadas.[51]

Com base no conhecimento vigente de anormalidades estruturais de redes neurais e motivado pela necessidade clínica de um diagnóstico preciso e oportuno de distonia isolada, um algoritmo de aprendizagem profunda, "DystoniaNet", foi recentemente desenvolvido para diagnosticar a distonia focal.[52] Usando uma abordagem automatizada e baseada em dados em uma grande coorte de 392 pacientes e 1.770 indivíduos saudáveis, o algoritmo "DystoniaNet" identificou corretamente regiões de substância cinzenta e branca frequentemente relatadas como estruturalmente anormais em todo o espectro clínico da distonia. Essa ferramenta identificou, de maneira não enviesada, alterações microestruturais no corpo caloso, nas radiações talâmicas anterior e posterior, no fascículo fronto-occipital inferior e nos giros temporais inferiores e orbital superior, que podem servir como potenciais candidatos de biomarcadores para o diagnóstico de distonia. Sabe-se que essas regiões contribuem para a transferência anormal de informações inter-hemisféricas, processamento sensório-motor e controle executivo de comandos motores na fisiopatologia da distonia. Usando esse biomarcador de rede microestrutural, o "DystoniaNet" alcançou 98,8% de precisão na classificação de pacientes com distonia laríngea, distonia cervical e blefarospasmo, ao mesmo tempo que encaminhou

3,5% dos casos com diagnóstico incerto para avaliações adicionais. É importante ressaltar que essa decisão diagnóstica algorítmica foi alcançada em menos de 1 segundo, encurtando significativamente o tempo desde a avaliação dos sintomas até o seu diagnóstico. Em comparação com os procedimentos diagnósticos atuais, que muitas vezes exigem várias avaliações durante múltiplas visitas a vários especialistas, o diagnóstico assistido pelo "DystoniaNet", baseado em assinaturas de neuroimagem fisiopatológica determinadas automaticamente do distúrbio, pode ser crítico para aumentar a precisão clínica e reduzir o tempo para o diagnóstico.[52]

Um aspecto das alterações de neuroimagem na distonia, que pode ter implicações clínicas abrangentes, é aquele relacionado à neurotransmissão anormal.[51] A investigação *in vivo* da neurotransmissão depende do mapeamento de neurorreceptores por meio do uso de radioligantes específicos para quantificar dopamina, GABA, entre outros neuropeptídeos. Evidências robustas demonstram diminuição da ligação ao receptor de dopamina D2/D3 do estriado durante o repouso em formas focais e generalizadas de distonia.[53,54] A literatura sobre distonias focais também relata diminuição anormal da dopamina nigroestriatal fásica.[55] A exploração do conceito da neurotransmissão anormal na distonia pode representar um recurso poderoso para o desenvolvimento de novas terapias farmacológicas. Uma dessas terapias inclui o reaproveitamento do uso de oxibato de sódio na distonia laríngea, o qual melhora os sintomas distônicos ao normalizar a atividade da rede neural por meio da modulação da neurotransmissão GABAérgica.

O desafio contemporâneo é desenvolver um modelo para compreender as interações fisiológicas de como as diferentes regiões cerebrais podem contribuir para diferentes formas de distonia, se distonias distintas podem ser subdivididas em subgrupos a depender de como essas regiões são afetadas, e se existe uma via final comum para todas as distonias.[56]

EPIDEMIOLOGIA DAS DISTONIAS

A distonia representa uma das principais anormalidades do movimento observadas na prática clínica, respondendo pela quarta principal causa de consultas em clínicas de distúrbio do movimento após tremor, síndrome das pernas inquietas e parkinsonismo.[57]

Estima-se que a prevalência de distonia generalizada idiopática e hereditária esteja entre 0,3 e 11 casos/100 mil habitantes, enquanto a da distonia primária focal estaria entre 3 e 30 casos/100 mil habitantes.[58] Em uma metanálise a prevalência da distonia foi descrita como 16 por 100 mil habitantes.[59] Há história familiar positiva em aproximadamente 20% dos casos.[60] A última revisão sistematizada publicada a respeito dos estudos epidemiológicos de distonias primárias identificou uma prevalência global de 16,43 casos por 100 mil habitantes.[61] Nesta mesma publicação, os autores utilizaram dados provenientes de 11 estudos para estimar os seguintes parâmetros: prevalência de distonia cervical (9,95 por 100.000; intervalo de confiança [IC] 95% = 3,51 a 28,17), blefarospasmo (2,82 por 100.000; IC 95% = 1,12 a 7,12), distonia laríngea idiopática ou distonia isolada herdada, todos os subtipos combinados (30,85 por 100.000; IC 95% = 5,06 a 187,74). Todos os estudos relataram mais casos de distonia em mulheres.[61]

Ainda assim, o número de casos existentes de distonia idiopática na população não é conhecido em sua totalidade.[62] Apenas estimativas de prevalência mínima podem ser esboçadas por meio de estudos metodologicamente amparados em serviços de referência.[63]

Não obstante, há evidências sugerindo que, ao realizarmos uma busca adequada – seja por meio de exame de indivíduos participantes de estudo ou por meio de questionários validados, em vez de simplesmente revisar prontuários médicos – a sensibilidade para detectar distonia aumenta. Isso expande a possibilidade de que essa condição seja muito mais frequente do que se imagina.[64] A compreensão de quão frequente é a distonia idiopática é crucial para expandir nosso conhecimento sobre a afecção.

INVESTIGAÇÃO COMPLEMENTAR

Devido à falta de um biomarcador definidor ou unificador para distonia, o diagnóstico dessa condição como fenômeno é predominantemente clínico. Investigações adicionais são necessárias para a classificação do Eixo II. Após traçar uma descrição sindrômica de acordo com o Eixo I, são realizadas investigações específicas da síndrome para estabelecer um diagnóstico etiológico de acordo com o Eixo II. Em alguns casos, o exame clínico pode levar a investigações específicas. Por exemplo, a observação de um anel de Kayser-Fleischer pode levar a um estudo do metabolismo do cobre, enquanto a observação de mioclonia pode justificar testes genéticos específicos.[65] Um fluxograma de investigação adaptado de Balint et al. é sumarizado na Figura 61.1.[66]

São sinais de alarme contra o diagnóstico de distonia idiopática os seguintes: padrão incomum de manifestações clínicas em relação à idade de início e distribuição; início repentino de sintomas com rápida progressão; história de lesão perinatal no nascimento ou atraso no desenvolvimento; exposição a drogas (como bloqueadores dos receptores de dopamina); presença de outros sinais neurológicos ou sistêmicos (que indicariam distonia combinada); envolvimento bulbar proeminente com protrusão da língua e disfagia; hemidistonia (que é indicativa de lesões estruturais); e distonia fixa (que é sugestiva de distonia funcional).[66]

O estudo eletroneuromiográfico (EMG) pode complementar o exame clínico, especialmente quando há dúvida fenomenológica (distonia × tremor, distonia × mioclonia), permitindo o reconhecimento de alguma característica neurofisiológica típica que aponte para a causa base. As características usuais da EMG observadas na distonia são as seguintes: *bursts* prolongados (200 a 500 ms), contrações simultâneas (cocontração) de músculos agonistas e antagonistas, ativação involuntária de músculos contíguos (transbordamento) e também o tremor.[5]

A maioria dos pacientes deverá ser submetida a um estudo de imagem, geralmente começando com ressonância magnética (RM) cerebral, para identificar se há uma condição degenerativa, uma lesão estática ou nenhuma evidência de lesões cerebrais. Os resultados dos estudos de imagem podem levar a investigações adicionais. Por exemplo, uma suspeita de neurodegeneração com acúmulo de ferro no cérebro (NBIA) ou atrofia cerebelar pode levar a testes genéticos específicos. Nas síndromes de distonia-parkinsonismo, a imagem cerebral pode ser anormal e revelar acúmulo de metais, como ferro (na síndrome de Kufor-Rakeb [PARK-ATP13A2][67] e outras NBIAs),[68] cálcio (nas calcificações cerebrais familiares primárias)[69] ou manganês. Uma tomografia computadorizada do cérebro é preferível se houver suspeita de calcificações; caso contrário, a RM é o exame de neuroimagem de escolha.

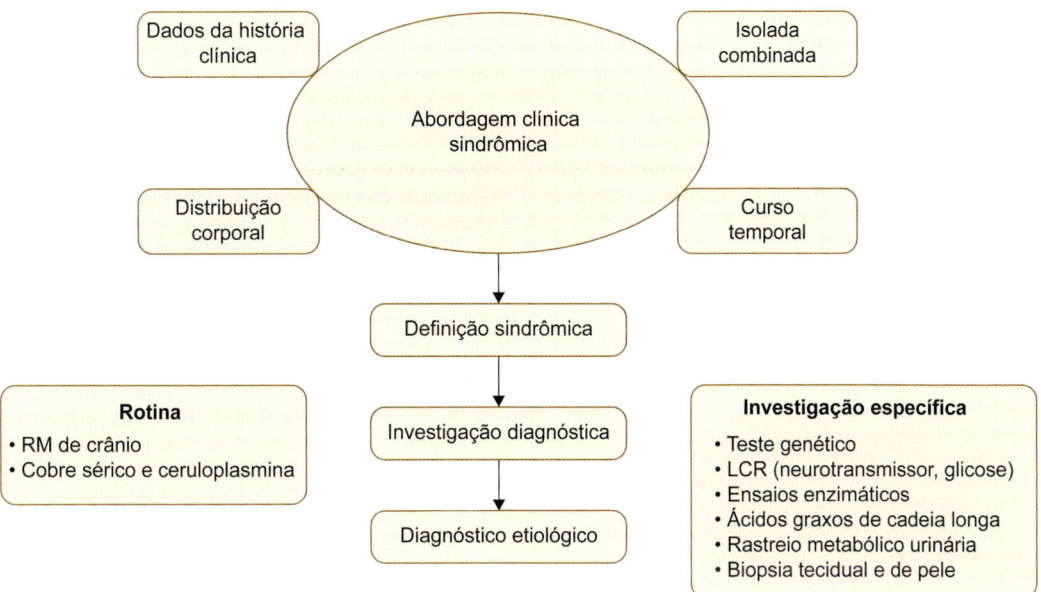

Figura 61.1 Abordagem clínica de pacientes com distonia.[66]

Como regra geral, a RM cerebral deve incluir sequências sensíveis ao ferro.[70] Nos pacientes em que a investigação descartou evidências de distonia adquirida ou hereditária, é feito um diagnóstico provisório de distonia idiopática. O alto grau de sobreposição fenotípica facilitou a difusão de painéis diagnósticos de distonia multigênicos.[71] Suspeita-se de uma etiologia genética da distonia isolada se o paciente tiver história familiar positiva de distonia ou se apresentar no início da vida. Os testes genéticos subsequentes são orientados pelas características clínicas dos pacientes, conforme descrito na seção seguinte. A identificação de uma causa genética da distonia é importante, pois algumas formas podem informar o prognóstico e prever a resposta ao tratamento; por exemplo, a distonia associada ao gene *TOR1A* apresenta excelente resposta à estimulação cerebral profunda, enquanto os resultados são menos encorajadores para a distonia relacionada a variantes patogênicas no gene *THAP1*.[66]

Exames metabólicos e sanguíneos (como acantócitos, ceruloplasmina, cobre sérico e urinário, ácido úrico, piruvato sérico e níveis de lactato) e outras investigações complementares (como o exame com lâmpada de fenda) são geralmente realizados em casos específicos para obter uma confirmação diagnóstica. Outra causa tratável de distonia combinada é a doença de Niemann-Pick tipo C, um distúrbio de armazenamento lisossomal que pode ser rastreado por meio de ensaios enzimáticos lisossômicos.[72] Alternativamente, a doença pode ser diagnosticada por meio de biopsia de pele (coloração de Filipina demonstrando armazenamento excessivo de colesterol não esterificado) ou por teste genético molecular para identificar variantes patogênicas nos genes *NPC1* ou *NPC2*.

Outros exemplos de distúrbios que causam distonia combinada são aminoacidemias (diagnosticadas com base em exames metabólicos na urina), adrenoleucodistrofia (rastreamento dos níveis de ácidos graxos de cadeia longa no sangue) e distúrbios mitocondriais (o diagnóstico é baseado em biopsia muscular ou testes genéticos moleculares para identificar variantes patogênicas). Causas raras de

Distonia combinada com implicações terapêuticas específicas são revisadas de maneira abrangente e extensiva por Jinnah et al.[72]

O diagnóstico sindrômico da distonia também considera que algumas formas de distonia apresentam um padrão temporal particular, o que pode sugerir a etiologia subjacente. Por exemplo, a distonia paroxística ocorre após certos fatores desencadeantes, como exercício prolongado na distonia induzida por exercício. Isso pode ser uma manifestação de distonia responsiva à dopamina devido a variantes patogênicas no gene *GCH1*, a um defeito genético no gene *SLC2A1* (que codifica o transportador de glicose tipo 1, eritrócitos/cérebro [GLUT1]) ou uma característica de doença de Parkinson de início precoce.[73] Nessa síndrome, a investigação diagnóstica pode incluir a análise do LCR para detectar defeitos na via de síntese de dopamina, como observado na distonia relacionada ao *GCH1*, ou a medida da relação glicorraquia-glicemia (que é tipicamente < 0,4 em pacientes com deficiência de GLUT1).[74]

Por fim, a cintilografia com marcador do transportador do terminal pré-sináptico de dopamina (DAT) pode permitir a identificação de uma ligação reduzida nos terminais dopaminérgicos pré-sinápticos, sugerindo deficiência dopaminérgica como causa ou copatologia da distonia.

GENES RELACIONADOS A DISTONIAS ISOLADAS E COMBINADAS

Mais de 200 genes foram descritos em pacientes com distonia, a maioria deles associados às formas generalizadas e de início na infância. Destes, há a distonia isolada, na qual a única manifestação da doença é a distonia (podendo haver também tremor), a distonia combinada, na qual a distonia coexiste com outro distúrbio de movimento (mioclonia, parkinsonismo ou coreia) e a distonia complexa, na qual a distonia é um dos sintomas de uma série de sintomas concomitantes.[12]

A Movement Disorder Society recomenda uma nova nomenclatura para a classificação de distúrbios de movimento hereditários, na qual há um gene muito provavelmente envolvido na doença. Para um gene ser atribuído a um prefixo de distúrbio de movimento, o fenótipo (p. ex., distonia no caso de DYTs) deve ser uma característica proeminente da doença. Quando há mais de um distúrbio de movimento proeminente e esses distúrbios coexistem em um indivíduo, um prefixo duplo deve ser atribuído (p. ex., DYT/PARK-*ATP1A3*). Além dessas recomendações, a força-tarefa sugere que se substitua o número do sufixo (p. ex., DYT-1) pelo (s) gene(s) responsável (s) (p. ex., DYT-1 se tornaria DYT-*TOR1A*). Outro elemento importante desta categorização é a orientação para aumentar o limiar de evidências antes de se atribuir a associação de casualidade entre um gene e um fenótipo.

Para esse propósito, existem quatro pontos fundamentais que devem ser cumpridos com o intuito de que se estabeleça de maneira segura a relação de casualidade, sendo estes: 1) presença da variante em múltiplos indivíduos afetados e sem parentesco; 2) evidência de segregação ou associação estatística entre a variante e a doença; 3) a variante deve ser conservada através de diferentes espécies; 4) a variante deve ser capaz de antever alterações bioquímicas do produto gênico, e de preferência, ser confirmada por meio de estudos funcionais em tecidos humanos ou por modelos celulares e animais bem estabelecidos.[75]

O advento dos sequenciadores de nova geração impulsionou uma revolução no campo da pesquisa genética. Recentemente, especialmente com as ferramentas de sequenciamento exômico e genômico completo, testemunhou-se uma "epidemia" de novas causas genéticas identificadas.

As técnicas genéticas que se valem de sequenciamento paralelo são conhecidas como "sequenciamento de nova geração". Entre essas modalidades, destacam-se o sequenciamento de todo o genoma (WGS, do inglês *whole-genome sequencing*), o sequenciamento das regiões codificadoras (éxons) de cada gene (WES, do inglês *whole-exome sequencing;*) ou a modalidade alvejando genes causadores de doenças específicas (TRS, do inglês *target resequencing*). Pormenores técnicos de cada um desses métodos fogem ao escopo desta revisão, mas podem ser encontrados de forma detalhada em outras fontes.[76]

É importante reconhecer que, com essas novas tecnologias (em especial WGS e WES), informações a respeito de vários genes se tornarão mais acessíveis, incluindo aspectos não relevantes ou relacionados à dúvida diagnóstica em questão. Espera-se que, em breve, com a disseminação do uso de tecnologia de sequenciamento de nova geração, tanto em pesquisa clínica como em método diagnóstico, o número de genes associados à distonia cresça de forma ainda mais expressiva. Entretanto, é necessário que haja confirmação independente da relação causal entre a variante gênica e o fenótipo clínico, uma vez que em vários dos genes recentemente descritos como relacionados à distonia, existe uma alta ocorrência de suas variantes na população geral.[77]

A distonia é um protótipo apurado neste contexto, no qual os sequenciadores de nova geração não foram apenas úteis no reconhecimento de novas variantes patogênicas, mas também serviram para compreensão dos mecanismos de doença e nas bases fisiopatológicas desta condição. Em particular, a identificação de genes relacionados à distonia não impactou apenas os sistemas de classificação e nomenclatura, mas reiterou conhecimentos de mecanismos de doença previamente compreendidos.[78]

Após mais de 20 anos de pesquisa da genética no campo da distonia, um número considerável de formas monogênicas causadoras de distonia já foi descrito, fornecendo deste modo valiosas informações a respeito dos mecanismos fisiopatológicos envolvidos. Até muito pouco tempo atrás, esses achados eram restritos a formas raras, geralmente generalizadas e de início na infância. O advento do sequenciamento de nova geração acelerou de sobremaneira a descoberta de novos genes, levando à identificação de genes causadores das formas mais comuns de distonia (distonia focal/segmentar de início na idade adulta). Ademais, os estudos de associação genômica passaram a identificar possíveis genes associados a fatores de risco para o desenvolvimento de distonia de início em idade adulta. Desse modo, semelhante a outras condições complexas, como a doença de Parkinson, a base genética da distonia pode ser entendida como um contínuo de frequências de mutação e tamanhos de efeito variando de condições monogênicas raras com penetrância completa (todos os portadores da mutação serão afetados), formas monogênicas mais comuns com penetrância reduzida (alguns portadores da mutação não manifestarão a doença) até fatores de suscetibilidade genética que aumentam a possibilidade de desenvolver distonia mas que são, todavia, insuficientes ou não obrigatórios para sua ocorrência.[79]

Existem duas abordagens possíveis para identificar as causas pouco frequentes, mas crescentes, de distonias potencialmente tratáveis. A estratégia tradicional envolve delinear síndromes clínicas que correspondem a doenças conhecidas e, em seguida, direcionar os testes de diagnóstico para esses distúrbios específicos. Essa abordagem provavelmente continuará a ser usada por especialistas que estão familiarizados com as muitas síndromes e, especialmente, para pacientes que apresentam fenótipos clínicos clássicos. WGS ou WES fornecem outra abordagem para diagnosticar muitos desses casos. Essas estratégias capturam até mesmo síndromes clínicas atípicas e podem ser mais fáceis de serem aplicadas para clínicos que não se especializem em distonia ou neurogenética. Muito provavelmente, alguma combinação dessas duas estratégias será mais útil.[80]

Estudos em pacientes brasileiros mostraram que as mutações mais frequentes até então são as nos genes *THAP1* e *PRKRA*, enquanto a mutação no gene *TOR1A* é infrequente.[81,82] As mutações em *TUBB4* são pouco frequentes também, porém recentemente foi confirmado em outras famílias, incluindo pacientes brasileiros.[83]

A Tabela 61.3 descreve os genes já "consagrados" como causadores de distonia isolada ou combinada. A Figura 61.2 mostra um fluxograma diagnóstico das distonias hereditárias. A primeira via (1) seria a da distonia isolada, a (2) combinada e a (3) paroxística. A Tabela 61.4 explora alguns dos últimos genes recentemente descritos como relacionados à distonia. Ressaltamos que muitos deles são formas de distonia complexas (na qual a distonia está em um contexto de um amplo fenótipo englobando outros sintomas além dos distúrbios de movimento) ou combinadas.

DISCINESIAS PAROXÍSTICAS

As discinesias paroxísticas são definidas por episódios intermitentes e recorrentes de distúrbios do movimento hipercinéticos como coreia, distonia, balismo ou a combinação deles. Entre os episódios, o exame neurológico geralmente é

Tabela 61.3 Distonias isoladas e combinadas, genes e manifestações clínicas.

Gene Local, proteína MIM	Herança Penetrância Mutação	Função	Tipo (isolada/combinada) Idade de início (média) Manifestações clínicas
DYT-*TOR1A* 9q34.11, Torsina MIM 1281000	Autossômica dominante Penetrância: 30% de IGlu	Membro da família AAA de ATPases. Regula a organização do envelope nuclear, retículo endoplasmático e reciclagem de vesículas. Protege contra o estresse oxidativo e a apoptose, funcionando como uma chaperona	Isolada (anteriormente, *DYT-1*) 4 a 43 anos (média 13) Distonia focal, multifocal, segmentar e generalizada. Geralmente, manifesta-se na infância ou adolescência em um membro e após espalhando para outros membros e para os músculos axiais, tornando-se generalizada. Tipicamente poupa os músculos da laringe e do crânio. A generalização ocorre dentro de um tempo médio de 3 anos
DYT-*THAP1* 8p11.21, proteína contendo domínio THAP MIM 602629	Autossômica dominante Penetrância: 60% Mais de 100 mutações	Regulador de transcrição de ligação ao DNA que regula, entre outros, a proliferação celular, o ciclo celular e a progressão dos processos proapoptóticos	Isolada (anteriormente, *DYT-6*) 5 a 38 anos (média 19) Focal, multifocal, segmentar e generalizado. Uma grande proporção tem seu início nos músculos cranianos ou cervicais, e aqueles que apresentam sintomas nos membros, mais tarde podem desenvolver distonia craniana ou cervical. A maioria dos pacientes tem envolvimento dos músculos da laringe. Os membros inferiores são raramente afetados
DYT-*ANO3* 11p14.2, Anoctamina 3 MIM 615034	Autossômica dominante Penetrância: 80% Diversas mutações	Proteína transmembranar e canais de cloreto ativados por cálcio. Modula a excitabilidade neuronal e é altamente expressa no corpo estriado	Isolada (anteriormente *DYT-24*) 4 a 58 (média 24) Distonia focal e segmentar de início tardio. Distonia cervical, cãibra do escrivão, distonia de membro superior, disfonia espasmódica, blefarospasmo
DYT-*GNAL* 18p11.21, proteína ligadora ao nucleotídeo guanina MIM 615073	Autossômica dominante Penetrância: 80% Aproximadamente 30 mutações	Codifica uma subunidade alfa estimulatória da proteína G (Gαolf), que é altamente expressa nos núcleos da base. Envolvimento na transdução de sinal	Isolada (anteriormente *DYT-25*) 7 a 54 (média 31) Distonia segmentar de início no adulto. Distonia craniocervical. Pode apresentar-se como focal, segmentar e generalizada
DYT-*TUBB4* 19p13.3, 4A betatubulina MIM 128101	Autossômica dominante Rara, poucas mutações descritas	A tubulina (alfa e beta) é a parte principal dos microtúbulos, um importante componente do citoesqueleto. Tubulina 4A é encontrada preferencialmente em neurônios	Isolada (anteriormente *DYT-4*). Distonia sibilante 13 a 37 anos Distonia pura: focal, segmentar, generalizada Disfonia laríngea progredindo para distonia generalizada e uma peculiar marcha atáxica de "cavalinho de pau". A disfonia laríngea adutora é responsiva ao álcool. Geralmente os pacientes têm corpo magro, face fina, bochechas ocas, língua bradicinética e sintomas psiquiátricos
DYT/PARK-*GCH1* 14q22.1-22.2, GTP ciclo-hidrolase I MIM 128230	Autossômica dominante Penetrância: 35% Mais de 100 mutações	A GCH1 é uma enzima envolvida na conversão de GTP em tetra-hidrobiopterina, um cofator para a tirosina hidroxilase (TH) e síntese de dopamina	Combinada (anteriormente *DYT-5a*). Conhecida como "doença de Segawa" ou "distonia dopa-responsiva" 1 a 15 anos (média 6) Distonia focal, segmentar e generalizada, comumente começa na infância com disfunção da marcha (distonia do pé), que em vários anos se espalha para outras extremidades. Afeta mais mulheres do que homens e há flutuação diurna, além de uma resposta marcante e sustentada a baixas doses terapêuticas de levodopa. Pode ser combinada com parkinsonismo, paraparesia espástica e atetose
DYT/PARK-*TH* 14q22.1-22.2, Tirosina hidroxilase MIM 128230	Autossômica recessiva	A tirosina hidroxilase é responsável pela conversão de fenilalanina em dopamina	Combinada (anteriormente *DYT-5b*). Conhecida como "doença de Segawa recessiva" Primeiro ano de vida Encefalopatia, hipotonia, atraso motor e da fala, insuficiência autonômica, parkinsonismo, distonia generalizada, ataxia, flutuação diurna e boa resposta à levodopa
DYT-*ATP1A3* 19q13.2, Alfa3 sódio potássio ATPase MIM128235	Autossômica dominante Baixa penetrância Aproximadamente 20 mutações	A ATP1A3 é responsável pelo transporte de cátions através das membranas e pela manutenção do gradiente iônico via hidrólise de ATP	Combinada (anteriormente *DYT-12*). Distonia-parkinsonismo de início abrupto 14 a 45 anos Desenvolvimento agudo (de minutos a 30 dias) e propagação de distonia craniana com envolvimento bulbar (gradiente rostro-caudal) além de parkinsonismo após um evento estressante. O parkinsonismo é representado por bradicinesia e instabilidade postural sem tremor. Progressão atinge o seu pico em 1 semana (até 1 mês) e depois estabiliza sem alívio de sintomas. Não há resposta a agentes dopaminérgicos
DYT-*PRKRA* 2q31.2 Proteinoquinase R, ativada por RNA de fita dupla MIM 612067	Autossômica recessiva P222L	Regula a atividade da proteinoquinase R desempenha um papel central nas vias celulares de resposta ao estresse	Combinada (anteriormente *DYT-16*) Distonia de início na infância (7 a 18 anos) Distonia segmentar e generalizada com envolvimento laríngeo. Parkinsonismo (raro) sem tremor
DYT-*SGCE* 7q21.3-épsilon sarcoglicana MIM 159900	Autossômica dominante *Imprinting* materno Aproximadamente 80 mutações	Provavelmente proteína transmembrana e sua função em grande parte é desconhecida	Combinada (anteriormente *DYT-11*). Distonia mioclônica 1 a 18 anos (média 6) Distonia focal e segmentar. A distonia precede a mioclonia em geral. A mioclonia predomina no membro superior e é geralmente responsiva ao álcool. Alta incidência de sintomas psiquiátricos (depressão, ansiedade, comportamento obsessivo-compulsivo, transtorno de atenção e hiperatividade)

(continua)

Tabela 61.3 Distonias isoladas e combinadas, genes e manifestações clínicas. (*Continuação*)

Gene Local, proteína MIM	Herança Penetrância Mutação	Função	Tipo (isolada/combinada) Idade de início (média) Manifestações clínicas
DYT/PARK-*TAF1* Xq13.1, Fator 1 associado à proteína de ligação a TATA BOX MIM 314250	Ligada ao X recessiva	O *TAF1* faz parte da maior subunidade do fator de transcrição IID. Liga-se ao DNA fazendo-se necessário para a transcrição mediada pela RNA-polimerase II da maior parte dos genes que codificam proteínas em células eucarióticas	Combinada (anteriormente *DYT-3*) distonia-parkinsonismo tipo filipino "Lubag" 12 a 64 anos (média 39) A distonia é focal, segmentar e generalizada. Locais menos frequentes são os membros, a língua, a faringe e a laringe. Em geral, a distonia dá lugar a um parkinsonismo responsivo à dopa nos estágios posteriores da doença. A mioclonia, o tremor e a coreia foram descritos anedoticamente Raramente a mulher pode ser afetada em um fenótipo menos grave com idade de início mais tardia devido a um raro fenômeno de inativação do X

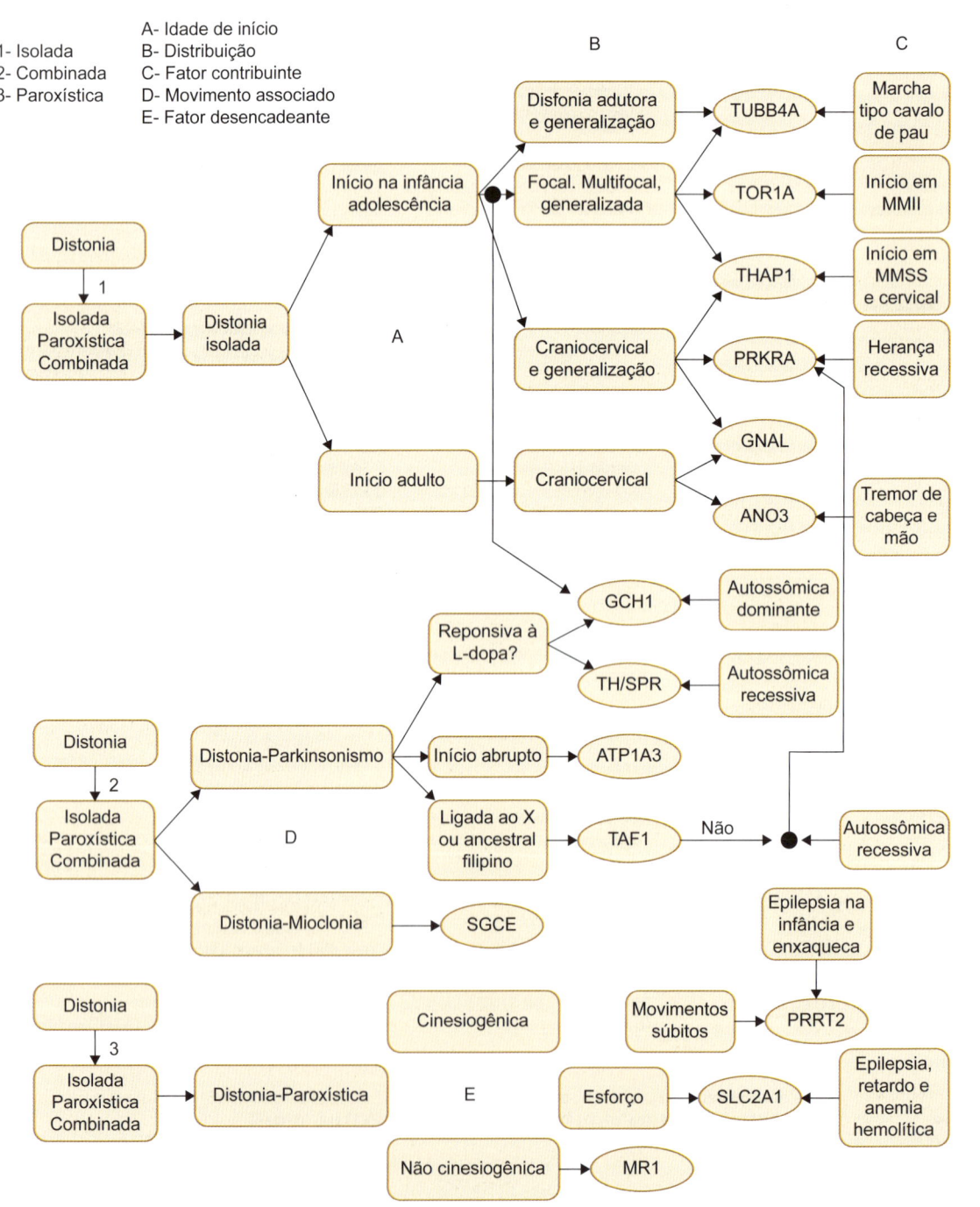

Figura 61.2 Fluxograma para identificação de distonias de origem genética.

Tabela 61.4 Genes descritos recentemente como causadores de distonias.

Gene Local, proteína MIM	Herança Penetrância Mutação	Função	Tipo (isolada/combinada/complexa) Idade de início (média) Manifestações clínicas
KMT2B 19:35,717,817, Histona Metiltransferase Lisina-Específica 2B MIM 606834	Autossômica dominante (16%) Penetrância reduzida 84% dos casos são *de novo* Diversas mutações	Envolvida na metilação da histona H3. Este é um importante regulador epigenético envolvido na expressão e transcrição gênica, considerado essencial para o desenvolvimento normal e para manutenção das funções neurais	Complexa (anteriormente, *DYT-28*) Início na infância (idade média: 7 anos) Distonia de início em membros inferiores com disseminação generalizada para região craniocervical e envolvimento laríngeo. Outros achados incluem: comorbidades psiquiátricas (TOC, TDAH), mioclonia, espasticidade, epilepsia, surdez neurossensorial, sintomas bulbares, dismorfismos faciais, alterações cutâneas. Estima-se que possa representar 10% dos casos de distonia de início na infância
VAC14 16q22.1-q22.2, proteína de sustentação do complexo de proteinoquinase PIKfyve MIM 604632	Autossômica recessiva Mutações bialélicas no gene *VAC14* envolvendo 4 diferentes mutações	O complexo PIKfyve é responsável pela síntese de fosfatidilinositol 3,5-bifosfonato, um importante componente da membrana celular	Complexa (degeneração estriatonigral de início na infância – SNDC) Início na infância (idade média: 3 anos) Distonia de instalação e progressão rápida associada à regressão nos marcos do desenvolvimento neuropsicomotor
GNAO1 16q13, Subunidade alfa de complexo de transdução de sinal da proteína G heterotrimérica Go MIM 139311	Autossômica dominante Mutações *de novo*	Proteínas ligadoras a nucleotídios de guanina estão relacionadas a moduladores ou transdutores de vários sistemas de sinalização transmembrana	Combinada (distúrbio do neurodesenvolvimento associado a distúrbios do movimento – NEDIM) Início na infância Atraso nos marcos do desenvolvimento, hipotonia, movimentos hipercinéticos (coreia, atetose, distonia generalizada) que podem ter como gatilhos insultos agudos e aumento de temperatura corporal. Alguns podem evoluir com epilepsia
GNB1 1p36.33, Subunidade beta 1 da proteína G MIM 616973	Autossômica dominante Mutações *de novo* (9 diferentes já identificadas – notadamente localizadas nos éxons 6 e 7)	Betassubunidades de proteínas G são importantes regulares das subunidades alfa, participando da transdução de sinais de receptores e de moléculas efetoras	Complexa Início na infância Distonia generalizada, atraso no desenvolvimento neuropsicomotor, hipotonia e epilepsia
CHOR/DYT-ADCY5 3q21.1, Adenilato Ciclase 5 MIM 600293	Autossômica dominante Penetrância parece ser completa Diversas mutações. Algumas *de novo*	A adenilato ciclase 5 é uma enzima específica do estriado, responsável pela conversão de ATP em cAMP, um importante mensageiro secundário intracelular crucial para diversas vias moleculares	Combinada Idade média de início: 2,5 a 19 anos Mioquimia facial, distonia cranial e em membros, coreia e discinesia paroxísticas. Há relatos de atraso no desenvolvimento neuropsicomotor
TBCD 17q25.3, Cofator D de dobradura da Tubulina MIM 617193	Autossômica recessiva Identificadas 15 mutações distintas	*TBCD* codifica uma proteína chaperona específica de tubulina que parece ser necessária para montagem do heterodímero alfabeta tubulina. Acredita-se que seja importante para proliferação de células corticais e para migração radial (em ratos)	Complexa Início na infância (1 a 2 anos) Distonia generalizada, microcefalia adquirida, atraso nos marcos do desenvolvimento, epilepsia. Atrofia de corpo caloso é uma marca
VPS16 20p13, *Vacuolar Protein Sorting* 16 MIM 619291	Autossômica dominante em sua maioria Diferentes tipos de mutações em heterozigose que levam à perda de função do gene *VPS16* (*trameshift*, *nonsense*, *splice*, microdeleções) 12 de 25 dos casos índices possuíam história familial positiva	O gene *VPS16* codifica um componente do complexo de fusão homotípica e classificação de proteínas de vacúolo (HOPS), que está envolvido na fusão endossomal-lisossomal e autofagossomo-lisossomal	Distonia isolada, combinada e complexa Início dos sintomas: 13,5 anos em média Região mais envolvida incialmente é a cervical com espraiamento posterior para membros, laringe e segmento axial. Vinte e seis dos 33 casos descritos evoluíram para distonia generalizada. A maior parte dos pacientes possuem fenótipo de distonia isolada, mas alguns estão associados a mioclonia, parkinsonismo e outras manifestações não neurológicas
EIF2AK2 2p22.2, proteína quinase Interferona-*Inducible Double-Stranded RNA-Activated* MIM 619687	Autossômica dominante Penetrância incompleta 11 de 14 pacientes apresentaram mutação *missense* NM_001135651.3:c.388 G>A;p. Gly130Ar	O gene *EIF2AK2* codifica uma serina/treonina quinase que é ativada após autofosforilação. A ativação de *EIF2AK2* permite que a quinase fosforile seu substrato natural, a subunidade alfa do fator 2 de iniciação da síntese proteica eucariótica (EIF2-alfa), levando à inibição da síntese proteica	Isolada e complexa Idade de início dos sintomas: 6 anos Sintomas geralmente iniciam nos membros com generalização em grande maioria (11/14). Fenótipo de distonia é a regra, podendo haver, em até 21% dos casos, a existência de sintomas não neurológicos (complexa)
AOPEP 9q22.32, Aminopeptidase O MIM 619565	Autossômica recessiva Mutações homozigóticas ou heterozigóticas compostas, sítio de *splice* ou *frameshift* no gene *AOPEP*	O gene *AOPEP* codifica a aminopeptidase O, um membro da família M1 de aminopeptidases que requerem zinco com um domínio catalítico conservado que catalisa a remoção sequencial de aminoácidos do terminal N das proteínas	Distonia isolada e combinada Idade de início: 20 anos Sintomas geralmente iniciam nas mãos (5/11) com progressão para os braços (10/11). Grande parte (8/11) tornear-se-á generalizada (72%). Em cerca de 1/4 dos pacientes podem coexistir manifestações de sintomas parkinsonianos

ATP: adenosina trifosfato; cAMP: monofosfato de adenosina cíclico; TDAH: transtorno de déficit de atenção e hiperatividade; TOC: transtorno obsessivo-compulsivo.

normal. As discinesias paroxísticas são classificadas de acordo com o seu fenômeno desencadeante (cinesiogênica, não cinesiogênica e induzida por esforço). De acordo com a nova classificação, os distúrbios de movimento paroxísticos hereditários devem receber o prefixo PxMD e o gene relacionado após. A seguir relacionamos as formas mais comuns.

Discinesia paroxística cinesiogênica

PxMD-PRRT2, MIM 128200

- Nomenclaturas prévias: *episodic kinsiogenic dyskinesia* (EKD1), DYT-10
- Desencadeante: movimento súbito
- Modo de herança: autossômica dominante de penetrância incompleta
- Média de idade de apresentação: 9 anos
- Quadro clínico: sintomas precipitados por movimentos repentinos. Caracteriza-se por ataques de distonia e coreia de duração curta (menos de 1 minuto). Durante os ataques, a consciência nunca é prejudicada. Há maior número de pacientes do sexo masculino e alta prevalência de enxaqueca e crises epilépticas afebris na infância e remissão com a idade
- Tratamento: boa resposta a anticonvulsivantes (carbamazepina, especialmente.[84]

Discinesias paroxísticas não cinesiogênicas

PxMD-PNKD, PxMD-MR1, MIM 118800

- Nomenclaturas prévias: DYT-8 ou *paroxysmal non kinesiogenic dyskinesia 1* (PNKD1)
- Desencadeante: álcool, cafeína, fadiga, calor, fome, estresse, esforço, ovulação e menstruação
- Modo de herança: autossômico dominante com penetrância de 98%
- Média de idade de apresentação: 4 anos
- Quadro clínico: ataques de coreia e distonia generalizada com vários episódios por dia variando de menos de 30 minutos a várias horas. Há benefício com o sono. A maioria dos pacientes tem os ataques diminuídos com a idade e durante a gravidez
- Tratamento: clonazepam ou diazepam.

Discinesias paroxísticas induzidas por esforço

PxMD -SLC2A1, MIM 612126

- Nomenclaturas prévias: DYT-18/DYT-9 ou *paroxysmal exercise (exertion)-induced dyskinesia*, deficiência de GLUT1
- Desencadeante: exercício prolongado (15 a 60 minutos) como jejum, privação de sono e estresse
- Modo de herança: autossômico dominante com penetrância reduzida
- Média de idade de apresentação: 12 anos
- Quadro clínico: ataques de distonia e coreoatetose induzida pelo exercício e afetando os membros exercitados. Os ataques normalmente duram entre 10 e 40 minutos. Pode haver deficiência intelectual leve, epilepsia (ausência da infância) e anemia hemolítica
- Tratamento: dieta cetogênica.

É importante salientar que a não disponibilidade do teste genético não norteia o tratamento clínico, uma vez que ainda não dispomos de ferramentas de edição gênica. O custo do exame pode impactar nas finanças da família sem necessariamente trazer um benefício para o paciente. Contudo, em cenário de pesquisa, o estudo dos genes, as

diversas manifestações clínicas advindas de suas mutações e a análise de função podem trazer informações relevantes para a construção do conhecimento embasando tratamentos futuros.

TRATAMENTO

Embora a terapia direcionada a alvos específicos seja desejável, o tratamento da distonia é, em grande parte, sintomático, devido à falta de compreensão dos mecanismos exatos da maioria das distonias.[85] Quando a terapia apropriada é selecionada, com base na distribuição, gravidade e outros fatores, os sintomas distônicos são geralmente bem controlados. Em pacientes com distonia isolada, o tratamento é amplamente determinado pela distribuição e gravidade dos sintomas. Em geral, a toxina botulínica (TB) é o tratamento inicial de escolha para pacientes com distonia focal ou segmentar, enquanto na distonia generalizada a abordagem inicial é farmacológica, envolvendo uma combinação de levodopa, anticolinérgicos ou baclofeno oral, além de intervenções cirúrgicas, como infusão intratecal de baclofeno em pacientes com doença axial e distonia de perna ou por DBS em pacientes com distonia generalizada clinicamente refratária e incapacitante. Em pacientes com distonias raras, como distonia causada por anormalidades metabólicas, lesões estruturais ou doenças autoimunes, o tratamento pode ser direcionado contra a etiologia específica.[72]

Avaliar a eficácia das intervenções terapêuticas para a distonia é um desafio, uma vez que a doença tem uma manifestação heterogênea e a gravidade dos sintomas é difícil de quantificar. São necessários, portanto, instrumentos quantitativos mais precisos para avaliar a distonia, como as escalas citadas na introdução. Em geral, a terapia sintomática para distonia pode ser subdividida em terapias físicas (incluindo fisioterapia e outras terapias auxiliares), terapias farmacológicas, quimiodenervação (TB) e cirurgia. Um organograma de tratamento adaptado de Balint et al. é sumarizado na Figura 61.3.

Toxina botulínica

A introdução da TB na década de 1980 representa um dos avanços mais significativos no tratamento da distonia.[86] A TB é produzida pelo *Clostridium botulinum* e possui sete sorotipos imunologicamente distintos (denominados "A a G"), cada um deles composto de uma cadeia pesada de 100 kDa e uma cadeia leve de 50 kDa. A cadeia pesada se liga aos terminais nervosos colinérgicos periféricos e facilita a endocitose da TB, seguida pela liberação no citoplasma da cadeia leve, a qual cliva as proteínas solúveis do receptor da proteína ativadora do fator N-etilmaleimida sensível (SNARE), necessárias para a transmissão sináptica, especificamente para a fusão da vesícula sináptica contendo acetilcolina com a membrana pré-sináptica.[87] Apenas dois sorotipos de TB aprovados pela Food and Drug Administration (FDA) dos EUA e pela European Medicines Agency (EMA) estão comercialmente disponíveis nos EUA e na Europa: os sorotipos A e B. Apenas o sorotipo A encontra-se disponível no mercado brasileiro no momento. A TB tem sido utilizada para o tratamento de quase todas as formas de distonia focal e segmentar, além de muitas outras condições.[86] A TB é administrada diretamente no músculo envolvido na contração ou movimento distônico,[86] e o benefício clínico pode ser observado dentro de alguns dias, geralmente persistindo por 3 a 4 meses, após os quais a injeção é geralmente repetida.

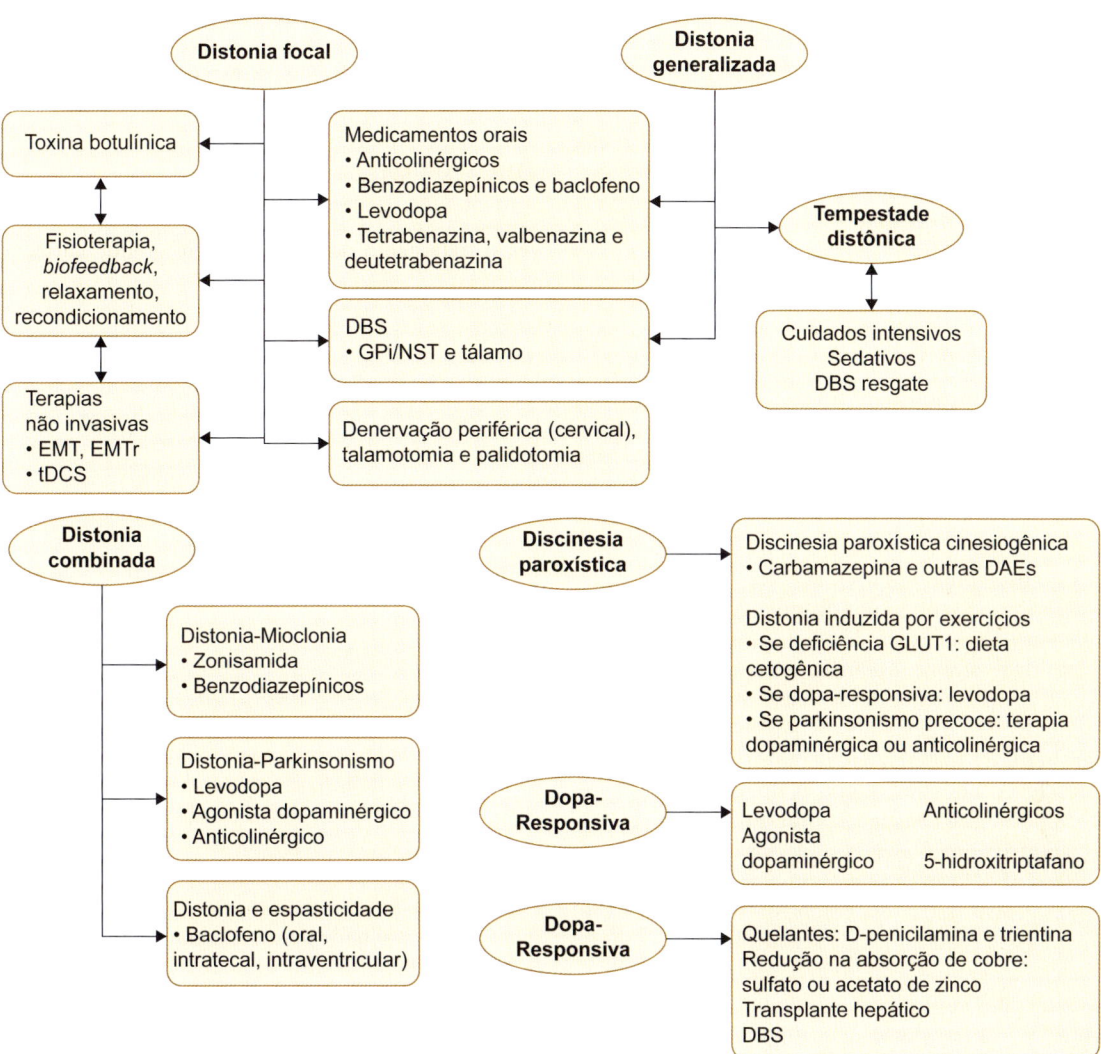

Figura 61.3 Possibilidades terapêuticas para as distonias.[66] DAEs: drogas antiepiléptica; DBS: estimulador cerebral profundo; EMT: estimulação magnética transcraniana; EMTr: estimulação magnética transcraniana repetitiva; GPi: globo pálido interno; NST: núcleo subtalâmico; tDCS: estimulação transcraniana por corrente direta.

Os efeitos adversos mais comuns da TB são transitórios e estão associados à fraqueza muscular focal, podendo incluir ptose em pacientes com blefarospasmo ou fraqueza cervical e disfagia em pacientes com distonia cervical. Diferentes formulações de TB contam com distintos níveis de evidência nas diretrizes práticas da Academia Americana de Neurologia para blefarospasmo[88] e distonia cervical. Outras diretrizes práticas para o uso da TB têm recomendações variáveis baseadas no nível de evidência relatado, mas todas as diretrizes concordam que a TB é o tratamento de escolha para a maioria dos pacientes com distonia focal ou segmentar.[89,90] Novas formulações de TB podem ter algumas vantagens sobre as apresentações atualmente disponíveis. Um exemplo é a daxibotulinumtoxinA, que foi sugerida como tendo uma vantagem farmacodinâmica, pois possui tempo de duração mais longo do que os demais subtipos existentes.[91]

Fisioterapia e outras terapias de reabilitação

As terapias físicas são projetadas principalmente para melhorar a postura e a amplitude de movimento, além de prevenir contraturas precoces. Até o momento, poucos estudos em pacientes com distonia cervical investigaram os efeitos da fisioterapia multimodal associada ao tratamento com TB em comparação com TB isoladamente.[92,93] Nos estudos referidos, os indivíduos submetidos à intervenção com fisioterapia associada à TB demonstraram uma melhora acentuada nos sintomas de distonia cervical, avaliados por meio da escala TWSTRS,[94] além de melhor controle da dor, incapacidade e qualidade de vida,[95] e um efeito prolongado da TB em comparação com o uso isolado da toxina.[96] A terapia de retreinamento é mais eficaz em pacientes que apresentam padrões distônicos sinérgicos envolvendo o punho e o antebraço, em comparação com aqueles com flexão dos dedos.[97] O aparelho ortodôntico também pode ser usado em alguns pacientes como substituto de manobra de alívio ou de truques sensoriais, particularmente em pacientes com distonia cervical.[7] Vários dispositivos manuais foram desenvolvidos para ajudar pacientes com cãibra do escrivão; no entanto, embora a imobilização do membro envolvido por talas tenha sido defendida por alguns,[98] existem poucos dados sobre seu benefício ou possíveis efeitos secundários para recomendar essa abordagem de maneira rotineira, e seus benefícios e riscos potenciais ainda não foram completamente estabelecidos.[99] Outros tratamentos auxiliares para distonia incluem técnicas de estimulação não invasivas, como estimulação magnética transcraniana repetitiva (EMTr) ou estimulação transcraniana por corrente contínua (ETCC).[100,101] Apesar de alguns resultados encorajadores de estudos-piloto abertos, ainda não se sabe se EMTr, ETCC, estimulação elétrica transcutânea e outras técnicas serão utilizadas rotineiramente no tratamento da distonia.

Tratamento farmacológico

Drogas anticolinérgicas

Os medicamentos anticolinérgicos são mais eficazes para o tratamento da distonia generalizada e segmentar do que para a distonia focal.[102] Entre os anticolinérgicos orais, o triexifenidil é um dos poucos medicamentos para distonia que foi avaliado por um estudo prospectivo, duplo-cego e controlado por placebo.[103] Nesse estudo, 71% dos participantes que receberam triexifenidil para distonia generalizada tiveram melhora clínica, com uma melhora sustentada em 42% dos participantes após 2,4 anos de acompanhamento.[103] O triexifenidil e outros agentes anticolinérgicos são mais úteis em pacientes com distonia generalizada isolada do que em pacientes com distonia focal ou combinada de início na idade adulta. Ademais, essas drogas também podem ser úteis em pacientes com reação distônica aguda e distonia tardia.[104] Os medicamentos anticolinérgicos apresentam um perfil de tolerabilidade complexo com alta frequência de efeitos adversos, como visão embaçada, boca seca, retenção urinária, constipação intestinal e comprometimento cognitivo. Esses efeitos adversos são particularmente comuns em idosos, embora a maioria dos pacientes com distonia generalizada seja composta de jovens. Contudo, embora esses medicamentos sejam mais bem tolerados pelas crianças, em um estudo direcionado para população pediátrica com distonia, o triexifenidil foi descontinuado em 52,3% dos pacientes, em grande parte devido a efeitos colaterais anticolinérgicos.[105] Iniciar os pacientes com uma dose baixa de medicamentos anticolinérgicos e titulá-los lentamente durante várias semanas muitas vezes minimiza os efeitos adversos e melhora a tolerabilidade.[106]

Levodopa

A levodopa é o tratamento de escolha para distonias responsivas à dopamina.[107] Embora alguns pacientes possam desenvolver náuseas, sonolência, tonturas e outros efeitos adversos agudos associados ao tratamento com levodopa, os pacientes com distonia responsiva à dopa geralmente não apresentam flutuações motoras ou discinesias relacionadas à levodopa, que são tipicamente associadas à terapia com levodopa em pacientes com doença de Parkinson.[108] No geral, os pacientes com distonias responsivas à dopa são muito mais sensíveis à droga do que os pacientes com doença de Parkinson, de modo que necessitam de doses mais baixas para obter efeitos benéficos. Exceto nas distonias responsivas à dopa, a terapia com levodopa tem poucos benefícios em outros tipos de distonia, provavelmente porque os mecanismos fisiopatológicos em outras distonias não são baseados nas vias de biossíntese de dopamina. Além da levodopa, os agonistas dos receptores de dopamina e os medicamentos anticolinérgicos também podem ser benéficos em pacientes com várias formas de distonia responsiva à dopa.

Drogas antidopaminérgicas

Drogas depletoras de dopamina que atuam inibindo o transportador de amina vesicular 2 (VMAT2), também conhecido como "SLC18A2"; tem um papel no transporte de neurotransmissores de monoamina para as vesículas sinápticas), como a tetrabenazina a deutetrabenazina (único da classe disponível no Brasil) e a valbenazina, que são utilizadas principalmente no tratamento da coreia, tiques e discinesia tardia. Também podem ter eficácia clínica em pacientes com distonia, particularmente aqueles com distonia tardia.[109] No entanto, esses medicamentos podem causar sonolência, parkinsonismo, depressão e acatisia. Esses efeitos secundários podem limitar a utilidade desses medicamentos; seu uso em pacientes com depressão associada deve ser evitado e os pacientes devem ser cuidadosamente monitorados.[110] Medicamentos bloqueadores dos receptores de dopamina, como haloperidol e pimozida, em contraste com os inibidores VMAT2, podem causar discinesia tardia e não são recomendados para o tratamento da distonia.

Baclofeno

O baclofeno, um agonista de receptores GABA-B, reduz os movimentos distônicos, particularmente em pacientes com distonia oromandibular e paralisia cerebral distônica com hipertonia ou espasticidade.[111] Embora haja pouca evidência objetiva de qualidade que apoie a eficácia do baclofeno em sua apresentação oral, mais dados estão disponíveis para suportar o uso de terapia intratecal e intraventricular de baclofeno em indivíduos com distonia. Na realidade, várias séries forneceram evidências que demonstram o efeito benéfico do baclofeno em pacientes com distonia generalizada combinada, principalmente naqueles com paralisia cerebral,[112] nos quais esta modalidade pode ser considerada como tratamento de primeira linha. A instalação de bomba intraventricular de baclofeno foi benéfica em duas pequenas séries de crianças com distonia generalizada refratária, mas são necessários dados adicionais, longitudinais, antes que esta possa ser recomendada como tratamento padrão nesses pacientes.[113] Nesse estudo, os efeitos adversos mais comuns foram infecção, seguida de migração ou perda do cateter.

Outras drogas

Os benzodiazepínicos foram o tratamento oral mais comumente utilizado em um estudo transversal internacional de todos os tipos de distonia isolada.[114] Esses medicamentos atuam como relaxantes musculares e possuem um importante papel auxiliar no tratamento *off-label* da distonia, embora sua utilidade seja limitada por potenciais efeitos adversos, sendo os principais a sonolência e a dependência. Foi relatado que outros relaxantes musculares apresentam benefício clínico em pacientes, particularmente indivíduos com distonia segmentar ou generalizada, incluindo ciclobenzaprina e carisoprodol.[85] A zonisamida, um anticonvulsivante que bloqueia os canais de sódio e cálcio dependentes de voltagem e inibe a monoamina oxidase, foi eficaz no tratamento da mioclonia-distonia em um ensaio clínico do *crossover* duplo-cego.[115] Zolpidem, um tipo de imidazopiridina que se liga e modula positivamente o receptor de GABA-A, aumentando assim a potência do GABA, é eficaz em pacientes com diferentes tipos de distonia generalizada, e o oxibato de sódio, um sal de γ-hidroxibutirato, também relatou benefícios na mioclonia-distonia, embora esses medicamentos não sejam administrados rotineiramente a pacientes com distonia.[106,116] Outros medicamentos utilizados para o tratamento da distonia incluem a gabapentina, um análogo do

GABA que atua como ligante α2δ do canal de cálcio.[117] Ademais, a aplicação tópica (colírio) de apraclonidina, um agonista do receptor α2 adrenérgico, parece ser benéfica em pacientes com blefarospasmo, provavelmente em decorrência da contração do músculo tarsal superior.[118]

Terapias cirúrgicas

Estimulação cerebral profunda

A estimulação cerebral profunda (DBS, do inglês *deep brain stimulation*) emergiu como a terapia mais eficaz para pacientes com distonia incapacitante refratária ao tratamento médico, tanto na distonia segmentar quanto focal generalizada e grave. O globo pálido interno (GPi) e, mais recentemente, os núcleos subtalâmicos (NST) são os dois principais alvos de estimulação no tratamento da distonia devido ao seu envolvimento no controle da função motora.[38] Em um estudo, 22 pacientes com distonias isoladas com DBS no GPi tiveram uma redução de 51% no escore BFMDS 12 meses após o início da DBS em comparação à condição pré-operatória, e esse benefício foi mantido no acompanhamento de 3 anos.[119] Melhora semelhante foi observada na distonia focal (cervical) refratária à medicação, que melhorou durante os primeiros 6 meses após a implantação e depois estabilizou.[120] Para mais, foi demonstrado benefício clínico sustentado de até 78 meses em pacientes com distonia craniana.[121] A disartria é a complicação mais frequente associada à DBS no GPi, mas parkinsonismo, incluindo *freezing* da marcha, micrografia e bradicinesia também foram identificados em alguns pacientes.[122] Esses efeitos adversos são, em parte, o motivo pelo qual alguns cirurgiões mudaram de GPi para NST como alvos para o tratamento DBS da distonia. Em um estudo, a DBS no NST melhorou o escore BFMDS em 70,4% em 20 pacientes com distonia isolada, e essa melhora foi sustentada por 36 meses.[123] O efeito adverso relacionado mais comum com DBS no NST é coreia, mas também foram relatados sintomas sensitivos negativos, piora da caligrafia, ganho de peso, disartria, dor nos ombros e depressão.[124] Outros eventos adversos relacionados à estimulação relacionados à DBS em GPi ou NST incluem incoordenação, parestesias e formigamento perioral, enquanto as complicações relacionadas ao *hardware* mais frequentemente relatadas foram infecção, hematoma e deslocamento do fio guia.[125] Outras formas de distonia também podem ser adequadas para tratamento com DBS. Por exemplo, foi relatado benefício acentuado e sustentado com DBS no GPi bilateral em pacientes com distonia tardia em acompanhamento a longo prazo.[126] A valer, algumas formas genéticas de distonia parecem ter um resultado particularmente favorável com DBS no GPi, por exemplo, distonias associadas a variantes patogênicas nos genes *TOR1A*, *KMT2B* ou *SGCE*.[127,128] A DBS no GPi também foi eficaz na distonia associada ao *THAP1* e ao *GNAL*, embora os efeitos tenham sido variáveis.[129-131]

Procedimentos ablativos

A palidotomia e a talamotomia, que eram comumente usadas para o tratamento da distonia no passado, foram gradativamente substituídas pelo advento da DBS. Em um seguimento por longo período de 15 pacientes com distonia do músico, 93% dos pacientes submetidos à talamotomia ventro-oral tiveram uma melhora dramática dos sintomas distônicos imediatamente após o procedimento, que foi mantida durante o período médio de acompanhamento de 30,8 meses (variação de 4 a 108 meses).[132] O uso de ultrassom focalizado de baixa intensidade no tálamo, que foi relatado como eficaz no tratamento de tremor essencial e doença de Parkinson, poderá ter utilidade no futuro no tratamento da distonia.[133]

Tempestade distônica

A tempestade distônica, também conhecida como "*status* distônico", é um distúrbio do movimento emergencial que se apresenta como uma complicação muito rara da distonia generalizada.[66] É mais comum na população pediátrica[134] do que em adultos.[135] Os fatores desencadeantes podem ser infecção intercorrente e febre, interrupção ou mudança rápida de tratamentos, cirurgia ou trauma. Os pacientes apresentam episódios cada vez mais frequentes e graves de postura sustentada dolorosa ou movimentos distônicos espasmódicos irregulares, que podem estar associados a febre, dificuldade respiratória e instabilidade autonômica, incluindo taquicardia e diaforese, rabdomiólise e insuficiência renal. Trata-se de uma emergência médica e aqueles com suspeita clínica de tempestade distônica devem prontamente internados em uma unidade de terapia intensiva. O manejo inicial inclui o tratamento de possíveis desencadeantes, como infecção (com antibióticos), e o ajuste dos regimes medicamentosos que foram recentemente retirados ou alterados. Adicionalmente, pode-se utilizar monoterapia ou em combinação os agentes orais, como anticolinérgicos, tetrabenazina, clonidina e baclofeno. Medicamentos intravenosos como midazolam, propofol e bloqueadores neuromusculares não despolarizantes devem ser considerados como opções de suporte. O uso de DBS visando ao GPi como uma terapia de resgate eficaz e bomba intratecal de baclofeno também deve ser considerado. Caso não seja diagnosticada e tratada precocemente, a tempestade distônica pode ser fatal (o que ocorre em 10% dos pacientes) ou associada a sequelas incapacitantes e irreversíveis.

62

Doença de Huntington e Síndromes Huntington-*Like*

Roberta Arb Saba • Monica Santoro Haddad

INTRODUÇÃO

Descrita por George Huntington em 1872,[1] a doença de Huntington (DH) é uma doença neurodegenerativa rara, de causa genética, autossômica dominante, de caráter progressivo e fatal. Caracteriza-se pela tríade da presença de distúrbio do movimento, transtornos psiquiátricos e transtornos cognitivos.

EPIDEMIOLOGIA

A prevalência de DH varia de acordo com a origem étnica. Em populações caucasianas da Europa Ocidental, América do Norte e Austrália a prevalência é de 4 a 10 indivíduos afetados por 100.000 pessoas,[2] embora um estudo mais recente no Reino Unido sugira um número de 12,3/100.000.[3] Na Ásia, na Finlândia e no Japão a prevalência varia de 0,1 a 0,5 por 100.000 habitantes. Entre os países da América Latina, a Venezuela tem a maior prevalência, cerca de 700/100.000 habitantes, e foi nesta população que os estudos de ligação genética levaram à descoberta da mutação genética causadora da DH.[4,5] No Brasil, ainda não há estudos mostrando a exata prevalência da doença, mas estima-se que seja semelhante à de países da América do Norte. Estudos clássicos, que examinaram a distribuição geográfica da DH, junto a vários estudos epidemiológicos sugerem que os alelos responsáveis por causar a DH foram originados a partir de uma única mutação em um ancestral comum da Europa Ocidental, que se espalhou para outras regiões do mundo como resultado dessa migração.

ASPECTOS GENÉTICOS

A DH é uma doença monogênica com transmissão autossômica dominante. A presença da mutação em qualquer um dos alelos pode causar a doença e, desta forma, um dos progenitores afetados tem 50% de chance de transmiti-lo aos descendentes.

Outro aspecto relevante é que os perfis genéticos e os aspectos intergeracionais de transmissão da mutação variam entre as diferentes regiões do mundo.

Na DH ocorre uma expansão do número de repetições de bases nitrogenadas CAG (citosina-adenina-guanina) em regiões instáveis do DNA do gene *HTT*, que está localizado no braço curto do cromossomo 4 (4p16.3). A região mutável está localizada no primeiro éxon do gene *HTT* e codifica uma poliglutamina N-terminal da proteína codificada huntingtina.[5] Vinte e sete ou menos repetições de CAG têm um fenótipo normal. Alelos intermediários, com 27 a 35 repetições de CAG, são instáveis e podem ser transmitidos como um alelo expandido para a prole, no entanto, os portadores do alelo normal intermediário também têm um fenótipo normal. Acredita-se que os alelos intermediários na população em geral surjam da expansão gradual da repetição CAG ao longo de muitas gerações. Esses alelos intermediários são expandidos principalmente durante a gametogênese masculina, uma vez que ele é submetido a um maior número de ciclos de divisão e duplicação do material genético. Assim, há maior probabilidade de ocorrência de um erro na replicação do DNA durante a espermatogênese, explicando o maior risco de os alelos mutados serem de herança paterna.[6] Alelos com 36 a 39 repetições de CAG indicam penetrância incompleta e podem gerar tanto fenótipos normais como com a doença. Alelos com mais de 39 repetições de CAG têm penetrância completa e inevitavelmente causarão, em alguma fase da vida, o fenótipo da DH.

Os casos de indivíduos homozigotos (com dois alelos acometidos, um por herança paterna e outro por herança materna) ou pacientes com mutação com bialelos (termo recentemente proposto para os casos em que o indivíduo apresenta mutação nos dois alelos, porém só há herança de um dos genitores) são muitos raros.[7] Esses indivíduos, quando comparados aos heterozigóticos, podem apresentar maior comprometimento funcional durante a progressão da doença, mas tal condição não está relacionada ao início precoce dos sintomas.

Expansões maiores de CAG (> 55 repetições) se relacionam com a idade de início mais precoce; os sintomas podem se desenvolver em idades progressivamente mais jovens à medida que a condição é transmitida. Isso é conhecido como "fenômeno de antecipação". Seis a oito por cento dos pacientes com DH são esporádicos, sem história familiar; tais indivíduos são considerados mutações *de novo*.

ASPECTOS FISIOPATOLÓGICOS

Embora DH tenha sido descrita no final do século XIX, a compreensão da patogênese e o curso da doença foram descritos mais recentemente. Tal fato propiciou a compreensão da fisiopatologia, assim como o papel das estruturas e vias envolvidas na gênese da DH, além da identificação de biomarcadores. Isso abre caminho para a identificação de possíveis alvos de tratamento e controle evolutivo da enfermidade.

A degeneração dos neurônios espinhosos médios no estriado é uma das principais características neuropatológicas da DH. Os neurônios do estriado recebem aferências topograficamente organizadas vindas de regiões corticais distintas que se projetam para áreas correspondentes do estriado. Esses circuitos amplamente segregados são conhecidos por auxiliar a unidade motora, associativa e funções límbicas. Dois dos circuitos mais relevantes para DH incluem o circuito motor e o cognitivo dorsolateral pré-frontal. O circuito motor, que regula a preparação e execução dos movimentos, conecta o putâmen com as regiões corticais prémotora, motora suplementar e sensório-motora primária.

O circuito cognitivo, por outro lado, liga o caudado com os lobos frontal e parietal posterior e atua na memória de trabalho, atenção e flexibilidade cognitiva.[8-10]

Estudos recentes em pacientes com DH sugerem que a degeneração do cérebro se estende muito além do estriado, envolvendo as regiões cerebrais corticais e subcorticais. O envolvimento do córtex cerebral tem sido de particular interesse porque os agregados de proteína huntingtina mutante se concentram mais na região cortical do que no estriado; além disso, o comprometimento da substância branca também tem sido demonstrado por meio de novas técnicas de neuroimagem como o DTI (*diffusion tensor imaging*).[11]

HISTÓRIA NATURAL E PROGRESSÃO DA DOENÇA DE HUNTINGTON

DH "manifesta" ocorre quando os pacientes desenvolvem sinais motores definitivos sugestivos da doença, porém, antes disso, os pacientes passam por uma fase que pode durar muitos anos, chamada "prodrômica", na qual sinais motores sutis, sintomas psiquiátricos e/ou cognitivos podem estar presentes. Durante esse tempo, observa-se uma alteração correspondente na neurobiologia, com perda da conectividade corticoestriatal e atrofia estriatal. Antes da manifestação dos sintomas motores na DH manifesta, os indivíduos assintomáticos (portadores da mutação genética para DH) são chamados "pré-manifestos". Esses indivíduos se mantêm indistinguíveis daqueles com teste molecular negativo para a mutação por cerca de 10 a 15 anos antes do início da doença. No entanto, à medida que o início da doença se aproxima, os pacientes não são mais completamente assintomáticos, sendo então utilizado o termo doença "perimanifesta" (sintomas prodrômicos de DH e que provavelmente desenvolverão os sinais motores concretos da DH manifesta em breve).[12,13]

MANIFESTAÇÕES CLÍNICAS

Uma das características da DH é a heterogeneidade clínica, mesmo dentro de uma mesma família, assim as manifestações clínicas podem variar de um indivíduo para o outro.

Em pacientes com DH, o aparecimento de sintomas clínicos começa entre 35 e 45 anos de idade e a duração da doença pode variar de 15 a 20 anos. Em alguns casos, pode manifestar-se após 80 anos, ou mais cedo, em adolescentes ou crianças, devido ao fenômeno de antecipação, o que ocorre em 20% dos casos de DH. Aproximadamente 10% dos pacientes com DH têm início das manifestações clínicas antes de 20 anos e 5% antes dos 14 anos. Essa forma é conhecida como "doença de Huntington juvenil ou forma de Westphal", podendo o paciente manifestar a forma rígido-acinética da doença.[13,14] É importante ressaltar que a precocidade do início dos sintomas está diretamente relacionada ao maior número de repetições CAG.[15]

Os sintomas iniciais da DH são insidiosos, sendo difícil afirmar a idade exata em que se manifestaram. No início, os pacientes se queixam de falta de coordenação e abalos involuntários ocasionais em diferentes segmentos do corpo, o que em geral pode ser atribuído à coreia. Outras anormalidades motoras precoces incluem movimentos oculares sacádicos interrompidos ou sacadas hipométricas, impersistência na protrusão da língua e dificuldade em realizar movimentos alternados rápidos. Sintomas de natureza emocional ou alterações da personalidade podem preceder o aparecimento dos movimentos coreicos ou surgir concomitantemente. Os pacientes podem apresentar irritabilidade e impulsividade, se tornando, às vezes, mais agressivos. A depressão pode ser o sintoma psiquiátrico mais precoce, e muito frequente. Quadros de psicose podem se manifestar na fase inicial, apesar de mais raros. Alterações de comportamento frequentemente são relatadas precedendo o aparecimento dos movimentos involuntários em até uma década.

A característica mais marcante da DH são os movimentos coreicos, observados em cerca de 90% dos indivíduos com DH. No início, os movimentos são discretos, acometendo a face ou porções distais dos membros, porém com a evolução da doença podem se tornar generalizados. Nas fases mais avançadas da doença, os pacientes apresentam movimentos menos exuberantes, como atetoses, e podem assumir posturas distônicas. Além disso, podem evoluir com bradicinesia, associada ou não à rigidez, sintoma que está diretamente relacionado com a incapacidade funcional dos pacientes e ocorre independentemente da coreia. Outros movimentos como balismos, mioclonias e tiques também podem ocorrer. A coreia nem sempre incomoda o paciente, mesmo quando bastante grave. No entanto, pode causar problemas para escrever, comer e manter o equilíbrio.

Não há um padrão característico da marcha na DH, apesar de comprometida devido à presença dos movimentos coreicos e impersistência motora. Os pacientes apresentam instabilidade postural, com quedas frequentes, podendo ocasionar fraturas e traumatismo cranioencefálico.

A fala é menos fluente e mais hesitante, aos poucos tornando-se explosiva e irregular, e os pacientes podem apresentar disartria discreta desde a fase inicial da doença. A disfagia é mais comum nas fases avançadas, aumentando o risco de aspiração e, consequentemente, broncopneumonia aspirativa, podendo levar à morte.

Alterações psiquiátricas e cognitivas podem surgir antes, concomitantemente ou após o aparecimento das manifestações motoras. Quanto aos distúrbios psiquiátricos, as alterações de personalidade, transtornos do humor e psicose são manifestações muito frequentes. Alterações de personalidade são os sintomas psiquiátricos mais comuns, e incluem apatia, impulsividade, agressividade, irritabilidade, depressão, labilidade emocional e alterações de humor. A frequência de suicídios é de 4 a 6 vezes maior que na população geral.[16] Quanto ao comprometimento cognitivo, os pacientes têm prejuízo da atenção, aprendizado e flexibilidade mental, assim como das funções executivas; além disso, os pacientes apresentam dificuldade no planejamento, organização e programação das atividades do dia a dia.

DIAGNÓSTICO

O diagnóstico da DH ainda está baseado no quadro clínico, história familiar e positividade do teste molecular para DH, que mostra aumento do número de repetições de bases CAG maior do que 36. É importante ressaltar que o diagnóstico clínico só efeito a partir do momento que o indivíduo apresente os sintomas motores da doença.

Diagnóstico diferencial

Síndromes Huntington-like

O diagnóstico diferencial da DH inclui condições clínicas que podem se apresentar com quadro coreico proeminente, mas que, na prática, podem ser facilmente distinguidas da DH. Pode haver mais dificuldade na distinção de doenças em que, além das manifestações coreicas, exista componente hereditário ou familiar, algumas das quais discorremos neste capítulo. Em geral, apresentam-se como quadros de evolução crônica e progressiva, nos quais comumente se associam outros sinais e sintomas neurológicos. Os diferentes modos de herança, curso clínico e prognóstico, além de achados de exames complementares em algumas dessas moléstias, facilitam o diagnóstico diferencial.

Entre as doenças não hereditárias, as discinesias tardias podem oferecer alguma dificuldade. Pacientes com DH com apresentação predominantemente psiquiátrica podem ser, erroneamente, diagnosticados como portadores de esquizofrenia ou depressão. O advento de movimentos involuntários pode ser incorretamente interpretado como complicação da terapêutica, mas o que pode fazer a diferença é a história familiar detalhada.

É importante ressaltar que a ausência de história familiar não exclui um quadro genético, podendo ocorrer nos casos de doenças com penetrância reduzida, doenças autossômicas recessivas em famílias pequenas, mutações *de novo*, morte precoce do genitor afetado ou paternidade duvidosa.[17] Sabe-se que nos EUA aproximadamente 12,8% dos casos de DH são os primeiros em uma família. Também é relevante, independente da história familiar, que em pacientes com síndromes coreicas na juventude (até 40 a 45 anos) seja descartada doença de Wilson. Diante do extenso diagnóstico diferencial das coreias de causa genética, sugerimos como regra prática de abordagem diagnóstica que em pacientes adultos, com quadros coreicos crônicos e progressivos (com ou sem história familiar), seja inicialmente solicitado teste genético para DH. Naqueles em que este teste é negativo, outros diagnósticos diferenciais devem ser investigados. Tais doenças, do ponto de vista genético, podem ser chamadas "fenocópias para DH ou DH-*like* fenótipo" (quadro clínico muito semelhante ao da DH, com ou sem história familiar e teste genético negativo para DH). Isso ocorre em aproximadamente 2 a 10% dos casos com fenótipo típico de DH, podendo, entretanto, em algumas populações chegar a ser tão alto quanto 27%. Assim, nos casos em que os pacientes apresentem quadro clínico semelhante aos dos pacientes com DH, mas com teste genético negativo, podem ser denominados "doença de Huntington-*like* (HL)". Atualmente, incluem-se neste grupo, além dos casos de HL1 a HL4, outros diagnósticos raros, cujo diagnóstico pode ser feito por meio de testes genéticos que podem ser de difícil acesso.[18] Assim, esses pacientes podem ser portadores de doenças denominadas "Huntington-*like* tipos 1 a 4" ou outras coreias genéticas. Os principais diagnósticos diferenciais da DH são neuroacantocitose, ataxia espinocerebelar 17, doença de Huntington-*like* tipo 2 (HDL2), ataxia de Friedreich, doenças de acúmulo de ferro e atrofia dentato-rubro-pálido-luysiana e mutações ligadas ao *C9orf72*. Tais doenças serão abordadas a seguir.

A doença de Huntington-*like* tipo 1 (HDL1) é uma doença rara resultante de mutações da proteína priônica localizada no cromossomo 20p12. Os pacientes, adultos jovens até meia-idade, apresentam alteração de personalidade, seguida de coreia, rigidez, disartria, mioclonias, ataxia e ocasionalmente crises epilépticas.

A doença de Huntington-*like* tipo 2 constitui o principal diagnóstico diferencial da DH. De herança autossômica dominante, acomete indivíduos afro descendentes e o fenótipo desses pacientes é muito semelhante aos dos indivíduos com DH; a mutação ocorre no gene *JPH3* que codifica a proteína junctofilina 3, no cromossomo 16, e há expansão do CAG/CTG maior ou igual a 40 repetições. Além das diferenças clínicas, evolutivas e moleculares de cada uma dessas doenças, os exames complementares como os de imagem constituem importante ferramenta para o diagnóstico diferencial. A ressonância magnética (RM) na DH e na doença de Huntington-*like* tipo 2, são muito semelhantes, mostrando, além da atrofia do núcleo caudado, marcada atrofia frontotemporal.

A HDL3 é uma doença autossômica recessiva que acomete crianças, e foi descrita em apenas uma família.

As ataxias espinocerebelares (SCAs) também podem cursar com distúrbios do movimento, atribuíveis à disfunção dos núcleos da base em adição à degeneração cerebelar. Essas doenças têm padrão autossômico dominante, porém com penetrância, muitas vezes, baixa. A maioria dos casos ocorre devido a expansões de trinucleotídeo em diferentes genes. Pacientes com SCA2 e SCA3 podem apresentar coreia, porém entre as SCAs, a SCA17 é um dos principais diagnósticos diferenciais, e os pacientes podem apresentar, além da coreia, parkinsonismo, distonia, ataxia, demência e hiper-reflexia.

A atrofia dentato-rubro-pálido-luysiana (ADRPL) é mais frequente em indivíduos de origem japonesa, porém já foi descrita em outras etnias. A apresentação clínica inclui coreia, mioclonias, ataxia, distonia e demência. Em geral afeta indivíduos jovens e deve ser diferenciada da DH juvenil.

A coreia hereditária benigna é uma doença autossômica dominante, cuja mutação encontra-se no gene da transcrição do fator 1 tiroidiano (*TITF-1*), também conhecido como *NKX2.1*, porém, tal defeito não é encontrado em todas as famílias. O quadro clínico pode apresentar, além da coreia, distonia, mioclonia, deficiência intelectual e, em alguns casos, hipotireoidismo congênito e alterações pulmonares. A coreia começa na infância e costuma melhorar com o passar dos anos em muitos casos. A levodopa pode melhorar os sintomas.

A neuroacantocitose causa coreia associada à distonia e tiques, sendo característica da doença a presença de discinesia oromandíbulo-lingual, muitas vezes com mutilação destas regiões. Os pacientes podem apresentar parkinsonismo, demência e crises convulsivas. Em geral, afeta adultos jovens e o início do quadro pode revelar-se com alterações psiquiátricas e comportamentais.

Há diversas afecções que podem apresentar acantocitose e coreia, entre elas a coreoacantocitose autossômica recessiva, a síndrome de McLeod ligada ao X, a HDL2, neurodegenerações associadas à pantotenoquinase (PKANs), entre outras. Os pacientes com coreoacantocitose e com síndrome de McLeod costumam ter, além do quadro neurológico anteriormente descrito, comprometimento de sistema nervoso periférico, com arreflexia profunda e elevação de creatinofosfoquinase (CPK), o que auxilia na diferenciação clínica com a DH. A mutação responsável pela coreoacantocitose, de herança autossômica recessiva, é a *VPS13A* e está no cromossomo 9q21, que codifica uma proteína denominada "coreína".

Infelizmente, assim como ocorre na DH, o tratamento das doenças anteriormente citadas permanece apenas sintomático. O diagnóstico diferencial, entretanto, é de suma importância para o correto aconselhamento genético e prognóstico familiar.

Tratamento

Não existe tratamento que postergue ou evite o surgimento dos sintomas da DH, apenas o tratamento sintomático, que visa reduzir os sintomas motores e comportamentais, tendo como objetivo manter pelo maior tempo possível a capacidade funcional dos pacientes. O tratamento da coreia deve ser instituído quando há prejuízo funcional ou constrangimento social.

A risperidona e a olanzapina são neurolépticos atípicos que podem ser usados no tratamento da DH, porém muitas vezes a utilização do haloperidol é necessária para o controle mais eficaz dos movimentos coreicos. Os pacientes geralmente toleram doses altas de neurolépticos convencionais sem apresentarem sintomas de impregnação.[19]

A tetrabenazina inibe reversivelmente o transportador de monoamina vesicular 2, resultando na diminuição da captação de monoaminas em vesículas sinápticas, bem como na depleção do armazenamento das mesmas. Essa medicação que pode ser utilizada no controle dos movimentos anormais, porém, como efeito adverso, pode levar a quadros de depressão, devendo ser administrada com cuidado. A dose deve ser individualizada, iniciando-se sempre com doses baixas e aumentando até que o controle dos movimentos involuntários seja satisfatório do ponto de vista funcional.[19,20]

A deutetrabenazina é uma nova molécula que contém seis átomos de deutério em vez de seis átomos de hidrogênio em posições específicas na molécula de tetrabenazina (TBZ). O deutério forma uma ligação mais forte com o carbono do que o hidrogênio e requer mais energia para a clivagem, conduzindo assim a atenuado metabolismo e permitindo um perfil farmacocinético diferenciado. Estudo recente mostrou que a deutetrabenazina reduz a coreia nos pacientes com DH.[20,21]

Entre as medicações com diferente mecanismo de ação para o tratamento da coreia, podemos citar os inibidores de receptores de glutamato NMDA, como a amantadina, que pode auxiliar no controle dos movimentos involuntários.[21]

A depressão na DH costuma responder aos antidepressivos clássicos, como inibidores seletivos de recaptação de serotonina ou inibidores duais nas mesmas doses habitualmente utilizadas para tratamento de depressão em geral. Os benzodiazepínicos auxiliam no controle dos quadros ansiosos e de irritabilidade excessiva. Nos casos de agressividade o uso de neurolépticos assim como dos antidepressivos pode trazer benefício.[21]

Não há estudos adequados sobre o uso de drogas no tratamento da demência do paciente com DH, embora a memantina possa melhorar a sua função executiva. O risco e o benefício do uso de todas essas drogas sintomáticas devem ser analisados caso a caso.

Fisioterapia, fonoaudiologia, terapia ocupacional, orientação nutricional e psicoterapia familiar são extremamente importantes e devem sempre fazer parte do tratamento da DH.

Tratamentos modificadores de doença

Em contraste com a maioria das doenças neurodegenerativas, uma única mutação é responsável pelo surgimento da DH. Ademais, a maior parte das casuísticas aponta que há ganho de efeito tóxico, através da observação de que a concentração da proteína mutante no líquido cefalorraquidiano correlaciona-se com os estágios da doença e da funcionalidade em carreadores do gene mutante *HTT*.[22] Estudos em modelos animais demonstram que a diminuição da proteína mutante (HTTm) pode ser bem tolerada e efetiva. Além disso, tal diminuição demonstrou ser eficaz em melhorar a *performance* motora e a função cognitiva em modelos animais.[23,24] A estratégia de diminuição de proteína HTT mutante, por sua vez, por ser classificada em alelo-seletiva, quando a diminuição ocorre apenas na HTTm, ou não alelo-seletiva, quando a diminuição da HTT ocorre em ambos os alelos. Por outro lado, a abordagem seletiva para HTTm ainda apresenta muitas limitações técnicas.

Os **oligonucleotídeos antissense (OAS)** são ácidos nucleicos com alvo no pré-RNA mensageiro (pré-mRNA), o qual inibe a transcrição e consequente formação da proteína HTTm. Tais medicamentos são eficazes em várias doenças neurológicas como a atrofia muscular espinhal (AME). O primeiro OAS administrado em pacientes com DH foi o tominersen, com alvo no éxon 36 da HTTm, que não era seletivo, e, portanto, agia tanto no pré-mRNA como nos produtos do pré-mRNA selvagem (saudável). Os resultados da fase 1a/2 foram promissores e sem efeitos adversos, com a administração do OAS em doses ascendentes demonstrando redução proporcional da HTTm no líquido cefalorraquidiano.[25] Nesse mesmo ensaio clínico, detectou-se aumento ventricular e do neurofilamento de cadeia leve (NfL) nos pacientes que receberam a medicação comparados com o grupo placebo, entretanto o aumento foi transitório e depois se reduziu. Com base nisso, a fase III do estudo foi iniciada, com o estudo multicêntrico GENERATION HD1 (NCT03761849). Em março de 2021, entretanto, o estudo foi interrompido por um comitê de avaliação independente, posto que o grupo que recebia a medicação tominersen a cada 8 semanas apresentou piora nas escalas clínicas e maior frequência de eventos adversos do que o grupo placebo. Não houve diferenças estatísticas entre o grupo que recebeu o OAS a cada 16 semanas e o grupo placebo. O grupo que recebeu a medicação a cada 8 semanas também apresentou aumento do NfL comparado ao grupo que recebia a cada 16 semanas e ao grupo placebo. Observou-se também aumento do volume ventricular dose-dependente e tempo-dependente, não correlacionado com atrofia cerebral.[25] Outros OAS recentemente estudados foram o WVE-120101 (NCT03225833) e o WVE-120102 (NCT03225846), os quais são alelo-específicos, e, portanto, com alvo apenas no pré-RNA mensageiro da HTTm. Ambas medicações, contudo, demonstraram pobre ligação ao alvo e sem redução estatisticamente significativa da HTTm.[26] Um novo OAS WVE-003 (NCT05032196) está sendo estudado por esse mesmo programa.[25]

Além disso, outras terapias gênicas, como aquelas nas quais os vetores são utilizados para expressar proteínas que tratam ou previnem doenças,[25] estudos com a **terapia gênica com RNA interferente (RNAi) mediado por AAV** focam no RNA maduro no citoplasma, induzindo degradação pelo complexo silenciador e, portanto, reduzindo a expressão da HTTm. Tal estratégia demonstrou envolvimento com alvo terapêutico em modelos animais, incluindo primatas não humanos, e demonstrou diminuição da HTTm, segurança, aumento de sobrevida e diminuição dos sintomas motores, assim como não demonstrou toxicidade mesmo após 6 meses da aplicação.[27] Outras abordagens direcionadas ao DNA com foco no gene *HTT* têm-se mostrado promissoras, posto que a correção do defeito genético corrige toda a patogenicidade. Entre elas, temos as **proteínas *zinc finger***, que são proteínas quiméricas que consistem em um elemento efetor ativo (p. ex., uma proteína repressora ou nuclease), planejadas para reconhecer e clivar sequências específicas de nucleotídeos no DNA genômico, e permitem o direcionamento seletivo para sequências de DNA específicas e a mutagênese sítio-dirigida.[27] Tal estratégia pode diminuir a HTTm seletivamente, sem diminuir a expressão da HTT selvagem. Infusões de *zinc finger* reduziram a HTTm e melhoraram o fenótipo comportamental em modelos animais.[28] A **tecnologia CRISPR**, por sua vez, permite a remoção do gene do genoma, conhecido como um sistema de edição de gene, permitindo a interrupção do processo de transcrição e síntese de proteína HTTm, modelando a homeostase desta.[25] Existem estudos *in vitro* e com modelos animais, ambos demonstrando viabilidade desta técnica de silenciamento genético, entretanto nenhum ensaio clínico foi iniciado por ora.[29]

Com o avanço das técnicas anteriormente descritas e outras mais, esperamos que tratamentos mais eficazes possam surgir em um futuro breve, modificando a evolução tão dramática desses pacientes.

63

Transtornos dos Movimentos Relacionados a Doenças Infecciosas e Autoimunes

Ricardo Maciel • Débora Palma Maia • Francisco Cardoso

INTRODUÇÃO

Doenças sistêmicas autoimunes e infecciosas frequentemente afetam o sistema nervoso central (SNC) e os transtornos dos movimentos podem ser a manifestação inicial ou predominante do seu acometimento. Diferentes mecanismos podem contribuir, isoladamente ou em associação, para a produção de um movimento anormal em doenças sistêmicas, incluindo lesão direta sobre os núcleos da base e suas conexões, inflamação mediada por anticorpos e isquemia secundária a vasculite.[1] Frequentemente, trata-se de doenças mais prevalentes na população jovem e, portanto, com grande impacto socioeconômico sobre uma população. Durante a investigação clínica de um distúrbio do movimento é importante estar atento à possibilidade destas etiologias no diagnóstico diferencial, devido à possibilidade de tratamento e reversibilidade do quadro.

As Tabelas 63.1 e 63.2 listam as principais doenças infecciosas e autoimunes relacionadas a transtornos dos movimentos em nosso meio. A esclerose múltipla não será abordada neste capítulo, porém o leitor pode encontrar uma recente revisão sobre o tema em Ghosh et al. (2022).[2]

COREIA DE SYDENHAM

A coreia de Sydenham (CS) foi originalmente descrita por Thomas Sydenham no século XVII, embora existam registros de movimentos coreicos na literatura médica desde Paracelsus, no início da Renascença. A CS é uma das manifestações da febre reumática, doença autoimune pós-infecciosa relacionada à infecção pelo *Streptococcus* beta-hemolítico do grupo A. A CS ainda é a principal causa de coreia aguda em crianças em todo o mundo, apesar da diminuição da incidência da doença em países industrializados.

A fisiopatologia da doença está relacionada ao ataque autoimune dos núcleos da base induzido por autoanticorpos produzidos contra a proteína M do estreptococo. Pacientes com CS apresentam hiperperfusão dos núcleos da base[3] e maior concentração de anticorpos antinúcleos da base no soro em relação a pacientes com febre reumática sem coreia ou controles sadios.[4] Os anticorpos antinúcleos da base provocam movimentos hipercinéticos em ratos com disfunção prévia da via dopaminérgica (induzida por infusão de 6-hidroxidopamina) após transferência passiva, o que sugere sua relevância patogênica na doença.[5]

A idade média de início dos sintomas é de 8 a 9 anos, sendo mais comum no sexo feminino. Os pacientes tipicamente desenvolvem coreia entre 6 semanas e 6 meses após um quadro de faringite estreptocócica, podendo ocorrer coreia generalizada ou hemicoreia em até 20% dos casos.[6,7] Manifestações de impersistência motora como o sinal da ordenha (variação da força do aperto da mão durante a preensão dos dedos do examinador) são encontradas, além de hipotonia, que, em casos extremos, pode impedir a deambulação do paciente (chamada "coreia paralítica", presente em até 8% dos casos). Concomitante ao transtorno motor, uma gama de manifestações neuropsiquiátricas relacionadas à disfunção dos núcleos da base e de suas conexões tem sido recentemente descrita na doença. Os pacientes exibem comprometimento do planejamento, diminuição da fluência

Tabela 63.1 Doenças infecciosas relacionadas a transtornos do movimento.

Doenças infecciosas	Transtorno do movimento
Vírus da imunodeficiência humana (HIV)	Tremor, parkinsonismo, mioclonias, opsoclônus-mioclônus, distonia
Toxoplasmose	Coreia, tremor de Holmes, distonia
Criptococcus	Parkinsonismo
Tuberculose	Coreia, tremor, distonia, mioclonias, parkinsonismo
Influenza A	Coreia, distonia, tremor, parkinsonismo
Herpes simplex	Coreia, tiques, discinesias
Arboviroses	Parkinsonismo
Enteroviroses	Parkinsonismo, coreia
Epstein-Barr	Coreia, opsoclônus-mioclônus
Paromixovírus	Coreia
Rubéola	Coreia
Varicela-zóster	Parkinsonsimo, coreia, opsoclônus-mioclônus
Herpes-zoster	Mioclonias
Citomegalovírus	Coreia, distonia
Sarampo	Mioclonias, parkinsonismo, coreia
Streptococcus do grupo A	Coreia, tiques, encefalite letárgica
Malária	Ataxia, coreia, tremor, parkinsonismo, distonia, opsoclônus-mioclônus, tiques
Neurocisticercose	Parkinsonismo, tremor, coreia, distonia, mioclonias, espasmo hemifacial
Esquistossomose	Mioclonia segmentar
Coqueluche	Ataxia
Difteria	Coreia
Legionelose	Coreia
Micoplasma	Parkinsonismo, coreia, distonia, tiques e ataxia
Salmonelose	Parkinsonismo, ataxia, tremor, coreia, mioclonias
Doença de Whipple	Paralisia supranuclear do olhar, parkinsonismo, ataxia, mioclonias e miorritmia oculomastigatória

Tabela 63.2 Doenças autoimunes associadas a transtornos de movimento.

Doença	Distúrbios do movimento associados	Tumores associados/anticorpos relacionados
Coreia de Sydenham	Coreia, parkinsonismo, tiques	Desconhecido
Lúpus e síndrome do anticorpo antifosfolípide (SAAF)	Coreia, mioclonia, parkinsonismo, distonia, tremor, síndrome corticobasal	Anticoagulante lúpico, anticardiolipina IgG e IgM
Encefalite anti-NMDA	Discinesia orofacial, coreia, distonia, tremor, mioclonias, ataxia	Teratoma de ovário ou testículo, câncer de mama, linfoma de Hodgkin ou câncer de pequenas células pulmonar
Encefalite anti-LGI-1	Mioclonia, parkinsonismo, tremor, ataxia e coreia	Câncer de pequenas células pulmonar, timoma, teratoma de ovário
Encefalite anti-CASPR2	Mioquimia e neuromiotonia	Câncer de pequenas células pulmonar, timoma, teratoma de ovário
Síndrome do homem rígido	Espasmos musculares, mioquimia, mioclonias, ataxia, tremor palatal	Anti-GAD, antianfisina (câncer de mama e pulmão), anti-GABARAP, antirreceptor de glicina
Encefalopatia responsiva a corticosteroides associada à tireoidite autoimune	Mioclonia, tremor, coreia, ataxia, tremor palatal	Anti-TPO (não patogênico)

verbal e do tempo de processamento de informações em testes cognitivos, característicos de disfunção executiva.[8] A frequência de sintomas obsessivo-compulsivos e de sintomas de déficit de atenção e hiperatividade é maior entre pacientes com CS do que entre pacientes com febre reumática sem coreia ou entre controles sadios.[9,10] Raramente, psicose pode ocorrer. Tiques (tanto motores como vocais) são frequentemente descritos na doença, embora cautela deva ser exercida na caracterização de um movimento anormal como tique na presença de coreia, especialmente na ausência de sintomas premonitórios associados. Devido ao reconhecimento da maior frequência de sintomas psiquiátricos e neurológicos em pacientes com CS e febre reumática, foi proposta a existência da síndrome PANDAS (do inglês *pediatric autoimmune neuropsychiatric disorders associated with Streptococcus*), caracterizada pelo surgimento agudo de tiques, sintomas obsessivo-compulsivos e outros problemas comportamentais relacionados à infecção prévia pelo estreptococo beta-hemolítico do grupo A. Os critérios diagnósticos propostos são presença de distúrbio obsessivo-compulsivo ou tiques; início após os 3 anos e antes da puberdade; início abrupto ou com exarcebações ou remissões recorrentes; associação com distúrbios neurológicos; e associação temporal com infecção pelo estreptococo beta-hemolítico do grupo A. No entanto, grande controvérsia existe sobre a validade do conceito de PANDAS. De fato, um estudo caso-controle não encontrou risco aumentado de infecção estreptocócica prévia entre pacientes com síndrome de Tourette, transtorno obsessivo-compulsivo ou tiques.[11] Tendo em vista os problemas em torno da validade da síndrome PANDAS, o conceito de CANS (do inglês *childhood acute neuropsychiatric symptoms*) foi proposto para abranger a situação clínica de transtornos neuropsiquiátricos agudos em crianças associados a infecções não específicas.[12]

De um modo geral, no momento a maioria dos autores não crê que haja nexo causal entre infecção estreptocócica e manifestações neuropsiquiátricas. O diagnóstico de CS se fortalece na presença de critérios de suporte como a presença de história prévia compatível com febre reumática, presença de lesões cardíacas compatíveis ou evidência laboratorial de infecção estreptocócica prévia. No entanto, recomenda-se a exclusão de outras causas comuns de coreia, a depender da situação clínica, como por exemplo o exame de imagem nos casos de hemicoreia ou a exclusão de doenças infecciosas, encefalites ou de doença de Wilson em casos com evolução progressiva. Deve-se atentar principalmente

para a possibilidade de coreia relacionada ao lúpus, anticorpos antifosfolípides e antirreceptor de NMDA, uma vez que são doenças que se manifestam, em geral, na mesma faixa etária, podendo se tratar da primeira manifestação da doença, na ausência de outros critérios clínicos. A CS foi classicamente descrita como uma doença autolimitada, com média de 9 meses de duração da coreia. Investigações recentes, porém, demonstram que a coreia pode se manter por pelo menos 2 anos ou exigir medicações anticoreia em até metade dos pacientes, situação classificada como coreia persistente.[13] Recorrências podem ocorrer em até 20% dos casos, mesmo na ausência de reinfecções estreptocócicas[14] ou em associação a terapia anticoncepcional ou gravidez.[15]

O tratamento da CS se baseia na profilaxia secundária de reinfecções estreptocócicas e no uso de medicações anticoreicas quando necessários. Recomenda-se o uso de valproato de sódio como primeira escolha e a prescrição de neurolépticos como risperidona ou haloperidol como segunda escolha, devido à maior sensibilidade dos pacientes com CS ao desenvolvimento de parkinsonismo secundário.[16] Em casos refratários, a pulsoterapia com metilprednisolona pode ser útil.[17] Além do tratamento anticoreico, é importante manter os pacientes em profilaxia com penicilina benzatina contra novas infecções estreptocócicas, principalmente para evitar valvopatia reumática sequelar.

LÚPUS ERITEMATOSO SISTÊMICO E SÍNDROME DO ANTICORPO ANTIFOSFOLÍPIDE

O lúpus eritematoso sistêmico (LES) pode afetar qualquer região do SNC em qualquer fase da doença, de maneira difusa ou focal, com uma gama de sintomas e sinais neurológicos associados. O American College of Rheumatology classificou, em 1999, as principais manifestações neurológicas no LES em 19 grandes síndromes, com critérios diagnósticos padronizados. Posteriormente, os critérios foram refinados com o intuito de aumentar sua especificidade.[18] Os distúrbios do movimento foram reconhecidos como uma das possíveis manifestações de neurolúpus, sendo manifestação rara da doença, com prevalência em torno de 0,5%, correspondendo, principalmente, à coreia lúpica.[19]

A coreia secundária ao LES acomete em sua maioria mulheres, em média na terceira década de vida. A presença de anticorpos antifosfolípides é encontrada em cerca de 80 a 90% dos pacientes. Na série de Cervera et al., 58% dos pacientes com coreia associada a anticorpos antifosfolípides apresentavam LES com síndrome do anticorpo antifosfolípide (SAAF) secundária, e em 30% dos casos tratava-se de SAAF primária.[20] A coreia é unilateral em cerca de metade dos pacientes, e pode estar associada a outras manifestações neurológicas secundárias ao LES (principalmente isquemia ou síndromes psiquiátricas) ou outras manifestações sistêmicas do LES (em um contexto de *flare*). No entanto, na grande maioria dos casos, a coreia é a primeira manifestação da doença, portanto tratando-se de pacientes em que o preenchimento de critérios diagnósticos formais de LES pode demorar de meses a anos, dificultando a definição do diagnóstico.[20,21] Recorrência da coreia pode ocorrer em até 30% dos pacientes, em especial durante uso de anticoncepcionais orais. Estudos de imagem têm mostrado que a fisiopatologia da coreia no LES e na SAAF na maioria dos casos não está relacionada a insultos isquêmicos nos núcleos da base, como primeiramente reconhecido. De fato, a presença de hipermetabolismo no caudado ou putâmen contralateral em paciente com hemicoreia[22] reforça a hipótese de inflamação local por mecanismo autoimune o qual não está totalmente elucidado. A disfunção da barreira hematoencefálica, com entrada de citocinas inflamatórias e autoanticorpos produzidos sistemicamente no SNC parece ser um passo importante na doença.[23] O tratamento com corticosteroides ou neurolépticos é eficaz para o controle da coreia na maioria dos pacientes. Tratamento imunossupressor deve ser reservado a casos graves com múltiplas manifestações neurológicas e sistêmicas da doença. Antiplaquetários ou anticoagulantes são usados corriqueiramente, principalmente nos pacientes com anticorpos antifosfólides ou na presença de manifestações tromboticas relacionadas à SAAF.[24]

Embora o transtorno do movimento mais comumente associado ao LES e à SAAF seja a coreia, recentemente, inúmeros trabalhos têm chamado a atenção para outros possíveis movimentos anormais decorrentes de lesões dos núcleos da base na doença. Foram descritos distonia focal, blefarospasmo, mioclonias, tiques, síndrome corticobasal, ataxia e parkinsonismo no LES e na SAAF. Alguns destes pacientes apresentam alterações na ressonância magnética (RM) de crânio, em grande parte fora da região dos núcleos da base, podendo ocorrer isquemia, lesões inflamatórias ou atrofia cortical. Hipermetabolismo putaminal foi encontrado em um paciente com parkinsonismo reversível secundário a LES.[25]

ENCEFALITES AUTOIMUNES

As encefalites autoimunes são um grupo de doenças neurológicas subagudas associadas a anticorpos que reconhecem antígenos neuronais (incluindo proteínas intracelulares, receptores sinápticos ou proteínas secretadas pelo neurônio). Em sua maioria, trata-se de doenças de etiologia autoimune, podendo estar relacionadas, a depender do anticorpo relacionado, a fenômeno paraneoplásico em maior ou menor grau.

A encefalite por antirreceptor de NMDA (subunidade NR1) foi descrita em 2005. A maioria dos pacientes é criança (40%) e do sexo feminino (90%).[26] A doença progride de forma subaguda, inicialmente sendo comuns transtornos do humor, sintomas comportamentais, psicose e problemas de memória, evoluindo para um quadro encefalopático que inclui crises convulsivas, coma, instabilidade autonômica grave e hipoventilação central. Transtornos dos movimentos

acontecem em até 86% dos pacientes, sendo frequentes discinesias oromandibulares, seguidas de coreia, distonia, tremor, mioclonias e ataxia.[27] A RM de crânio pode ser normal em até 50% dos pacientes ou mostrar hipersinal no FLAIR no córtex do lobo temporal medial. Aproximadamente 50% dos pacientes apresentam tumor subjacente, mais comumente teratoma de ovário. O tratamento consiste na retirada do tumor, se presente, e tratamento com imunoglobulina e pulsoterapia de metilprednisolona. Em casos refratários, podem ser usados ciclofosfamida e rituximabe.

A encefalite por anti-VGKC (anticorpo contra canal de potássio voltagem-dependente), como era anteriormente descrita, foi posteriormente reconhecida como secundária aos anticorpos anti-CASPR2 (*contactin-associated protein 2*) – responsável por quadro de encefalite e hiperexcitabilidade dos nervos periféricos (com mioquimias e neuromiotonia); e ao anticorpo anti-LGI1 (*leucine-rich glioma inactivated 1*) – relacionado a encefalite límbica com hiponatremia e transtorno comportamental do sono REM. Na fase prodrômica da doença ocorrem crises epilépticas tônicas dimidiadas, envolvendo face e membro superior, breves e recorrentes. Seu reconhecimento é importante pois o tratamento precoce pode estar relacionado a melhor prognóstico. Transtornos dos movimentos associados às duas condições incluem mioclonia, parkinsonismo, tremor, ataxia e coreia.

Recentemente, foi descrita uma forma de encefalite associada a anticorpos contra IgLON5, uma proteína de membrana neuronal expressa principalmente no cerebelo.[28] Contrariamente às outras formas de encefalite, a encefalite associada a IgLON5 tem um curso crônico, o que dificulta o raciocínio diagnóstico. A maioria dos pacientes pode inicialmente ser diagnosticada com doenças degenerativas, como a paralisia supranuclear progressiva. De fato, o encontro de patologia tau à necropsia de alguns pacientes confirma a existência de uma interseção entre neurodegeneração e autoimunidade. Existe uma forte associação da doença com alguns haplótipos HLA, confirmando a presença de algum mecanismo imune a doença.[29] A apresentação clínica envolve um misto de distúrbios do sono REM e não REM com movimentos periódicos de pernas, encenação de sonhos, *agrypnia excitata* e estridor, disautonomia, declínio cognitivo, sintomas bulbares e movimentos anormais, que podem incluir parkinsonismo, coreia, ataxia, mioclonias, hiperecplexia e paralisia do olhar vertical.[30] O envolvimento bulbar e hipotalâmico pode estar associado a morte súbita durante o sono. Na maior série de casos descrita, 75% dos pacientes apresentam alguma resposta inicial à imunoterapia,[31] porém normalmente seguida de estabilização e posterior progressão do quadro.

Outros autoanticorpos associados a encefalites e distúrbios do movimento incluem: GABAR, predominante associado à epilepsia mas que pode causar opsoclonia-mioclonia, hiperecplexia e coreia; DPPX, associado a ataxia, rigidez, tremor e mioclonias e distúrbios gastrointestinais; AMPAR, associado a ataxia, parkinsonismo, catatonia e tremor; GlyR (receptor de glicina), associado a encefalomielite progressiva com rigidez e mioclonias; e GFAP, associado a meningoencefalomielite e ataxia, coreia e mioclonias.[32]

SÍNDROME DA PESSOA RÍGIDA

A síndrome da pessoa rígida caracteriza-se por espasmos musculares dolorosos e rigidez, tipicamente acometendo a região lombar e membros inferiores. Os pacientes apresentam postura hiperlordótica característica, que se mantém mesmo durante o decúbito. Os espasmos podem piorar com estímulos táteis ou sonoros súbitos. Nas formas mais graves, a marcha é gravemente afetada e os pacientes podem se tornar acamados. A presença do reflexo de retração da cabeça pode ser encontrada na maioria dos pacientes, embora seja inespecífico para o diagnóstico. A eletroneuromiografia revela atividade muscular contínua nos músculos envolvidos.

A doença em geral se inicia na quinta ou sexta década de vida e 86% dos pacientes são do sexo feminino. Diabetes *mellitus* tipo 1 está presente em cerca de 35% dos pacientes.[33] Raramente, podem ocorrer formas incompletas da doença, acometendo apenas um dos membros superiores ou inferiores.

O tratamento envolve terapia imunomoduladora com imunoglobulina ou plasmaférese, além de benzodiazepínicos, baclofeno e relaxantes musculares para alívio sintomático. Recentemente, rituximabe tem sido utilizado como alternativa à imunomodulação, mas os dados ainda são incipientes.[34]

Em 85% dos pacientes a doença está associada à presença de anticorpos contra a isoforma 65 da descarboxilase do ácido glutâmico (GAD-65). O anti-GAD também foi associado a outras síndromes neurológicas como ataxia cerebelar, encefalite límbica, tremor palatal e epilepsia refratária. Outros anticorpos relacionados à doença são a antianfifisina (em geral associado a câncer de mama ou pequenas células de pulmão), antiproteína associada ao receptor de $GABA_A$ (GABARAP) e antissubunidade α do receptor de glicina.

A síndrome da pessoa rígida pode fazer parte do espectro da encefalomielite progressiva com rigidez, em que, além dos sintomas citados, os pacientes apresentam sinais de acometimento do tronco cerebral como nistagmo, oftalmoparesia, disartria, disfagia, surdez neurossensorial, opsoclonia e instabilidade autonômica grave. Nesta variante da doença a resposta ao tratamento em geral é incompleta e a maioria dos pacientes tende ao óbito após cerca de 2 ou 3 anos.[35]

ENCEFALOPATIA RESPONSIVA A CORTICOSTEROIDES ASSOCIADA À TIREOIDITE AUTOIMUNE

Anteriormente conhecida como "encefalite de Hashimoto", a síndrome SREAT (do inglês *steroid-responsive encephalopathy associated with autoimmune thyroiditis*) acomete em sua maioria mulheres (70% dos pacientes) com idade entre 27 e 84 anos (média de 56 anos).

A doença tem evolução subaguda, caracterizada por declínio cognitivo, transtorno do humor e problemas comportamentais, distúrbios do sono e crises convulsivas. Em cerca de 60% dos pacientes ocorrem tremor, mioclonias ou ataxia.[36]

A doença está associada a altos títulos de anticorpos anti-TPO que, porém, não se correlacionam com a gravidade da doença e provavelmente não têm relevância patológica direta. A presença de lesões de substância branca semelhantes a leucoencefalopatia, reversíveis com o tratamento, pode raramente ocorrer.[37] A maioria dos pacientes são eutireoidianos ou apresentam hipotireoidismo leve.

A doença tem, por definição, boa resposta à pulsoterapia por metilprednisolona, embora possa recorrer com necessidade de retratamento. De fato, um estudo retrospectivo de 24 pacientes com diagnóstico suspeito de SREAT (presença de encefalopatia subaguda, anti-TPO elevado e ausência de anticorpos neuronais) demonstrou que apenas cerca de 30% respondem a corticosteroide, questionando a validade deste critério para o diagnóstico da doença.[38]

Considerando a pouca especificidade dos anticorpos anti-TPO (presentes em até 13% dos controles), a possibilidade de que a SREAT represente um conjunto heterogêneo de encefalopatias autoimunes de etiologia ainda desconhecida deve ser considerada. Em pacientes respondedores, mas dependentes de corticoterapia, ciclofosfamida ou azatioprina podem ser usadas como poupadoras de corticosteroide.

DISTÚRBIOS DO MOVIMENTO ASSOCIADOS À INFECÇÃO PELO VÍRUS DA IMUNODEFICIÊNCIA HUMANA

Complicações neurológicas em pacientes portadores de HIV, incluindo transtornos dos movimentos, foram descritas desde o início da epidemia pelo vírus. A incidência estimada de movimentos anormais é de 2 a 3% nessa população, embora alguns estudos estimem que até cerca de 50% dos pacientes apresentarão algum movimento anormal (principalmente tremor e parkinsonismo) durante o curso de sua doença.[39]

Comumente, a disfunção dos núcleos da base em pacientes com HIV está relacionada à presença de infecções oportunistas como a toxoplasmose ou tuberculose, embora seja reconhecida e bem estabelecida a possibilidade de acometimento pelo próprio HIV, particularmente através do chamado "complexo demencial pelo HIV", uma síndrome de demência subcortical progressiva associada a parkinsonismo não responsivo a levodopa, normalmente relacionada a encefalite pelo próprio retrovírus.

Outros movimentos anormais, como coreia, hemibalismo, distonia, ataxia, mioclonia e tremor em geral estão associados a lesões focais nos núcleos da base ou em suas conexões por infecções oportunistas, em especial pela toxoplasmose, ou menos comumente, pelo criptococo, tuberculose e vírus JC (no contexto da leucoencefalopatia multifocal progressiva). Também deve ser considerada a possibilidade de linfoma primário do SNC, a depender das características clínicas encontradas.[40]

Recentemente, a síndrome de opsoclonia-mioclonia-ataxia foi descrita em associação ao HIV, em alguns casos no contexto de soroconversão ou da síndrome de reconstituição imune associada ao início da terapia antirretroviral.[41] As diferentes formas de resposta imunológica desencadeadas pelo HIV explicam por que pacientes HIV+ com baixa carga viral apresentam sintomas neurológicos, incluindo distúrbios de movimentos.[42]

NEUROCISTICERCOSE

A infecção pelo cisticerco da *Taenia solium* é a principal doença parasitária do SNC no Brasil e no mundo. Embora o envolvimento dos núcleos da base pelos cisticercos seja frequente, raramente essas lesões produzem sintomas, sendo, em sua maioria, silenciosas.[43] O principal transtorno do movimento associado à doença é o parkinsonismo reversível secundário a hidrocefalia obstrutiva em casos de neurocisticercose ventricular. Em pacientes com infestação maciça do SNC, parkinsonismo pode acontecer no contexto de encefalite cisticercoide, associado a outros sinais neurológicos como confusão mental e crises convulsivas. Raramente, foram relatados casos de tremor, distonia, mioclonia, hemibalismo, coreia e espasmo hemifacial.

TUBERCULOSE

Movimentos anormais podem ocorrer entre 16 e 19% dos pacientes com meningite tuberculosa.[44] Os distúrbios do movimento mais frequentes são tremor e coreia. O tremor em geral é unilateral, postural e cinético, mas também podem acontecer hemicoreia ou coreia generalizada. Também foram descritos distonia focal ou generalizada, mioclonias e parkinsonismo. O principal mecanismo proposto para a ocorrência de distúrbios do movimento em pacientes com meningite tuberculosa é a ocorrência de infartos nos núcleos da base ou tálamo, secundários à vasculite tuberculosa. Adicionalmente, hidrocefalia pode ser a causa de parkinsonismo de rápida evolução nesses pacientes.

Até 30% dos pacientes com tuberculomas no SNC apresentam distúrbios do movimento. Destes, apenas 30% apresentam lesões nos núcleos da base.[45] Coreia e distonia tendem a se correlacionar melhor com lesões profundas contralaterais, enquanto tremor e mioclonia, com lesões corticais. A presença de déficit motor na mesma topografia do movimento anormal associado é comum.

MICOPLASMA E OUTROS AGENTES BACTERIANOS

A encefalite é a principal manifestação neurológica da infecção pelo *Mycoplasma pneumoniae* em crianças. Raramente, este quadro pode ocorrer também em adultos. Foram descritos parkinsonismo e distonia associados a necrose estriatal bilateral na doença, assim como outros transtornos do movimento associados como coreia, tiques e ataxia. Transtorno obsessivo-compulsivo foi relatado como manifestação aguda ou tardia da doença, indicando a possibilidade de manifestações não motoras associadas à disfunção dos núcleos da base em alguns pacientes.

Manifestações neurológicas podem ser o primeiro ou único sintoma de infecção pelo *Tropheryma whipplei*. De fato, cerca de 70% dos pacientes com doença de Whipple apresentam evidência de infecção assintomática do SNC. Quando presentes, os transtornos de movimento mais comuns são paralisia supranuclear com parkinsonismo, o qual pode simular quadro de paralisia supranuclear progressiva, bem como ataxia e mioclonias. Em geral, declínio cognitivo e sintomas psiquiátricos estão associados. Neste caso, demência e mioclonias subagudas podem mimetizar o quadro de enfermidade de Creutzfeldt-Jakob, inclusive com proteína 14-3-3 falso-positiva. Miorritmia oculomastigatória (desvio periódico dos olhos associados a movimentos rítmicos de boca e mandíbula) é virtualmente patognomônica da doença, porém ocorre em menos de 20% dos casos. O prognóstico da doença é reservado na presença de manifestações neurológicas e o diagnóstico pode ser difícil na ausência de manifestações

sistêmicas, dependendo da identificação do agente infeccioso em biopsia do intestino delgado ou de outros tecidos acometidos.

Movimentos anormais podem também ocorrer como manifestação de encefalite ou meningite durante infecção por outros agentes bacterianos como *Salmonella*, *Legionella pneumophila*, *Borrelia burgdorferi*, *Treponema pallidum*, *Haemophilus influenzae*, *Streptococcus pneumoniae* e *Neisseria meningitidis*.

ENCEFALITES VIRAIS

A encefalite letárgica, de etiologia ainda por ser definida, foi descrita em 1917 como uma das principais causas de parkinsonismo pós-encefalítico. Desde 1930, a doença se encontra praticamente extinta com apenas alguns poucos casos relatados, em associação a outras infecções, como o vírus Epstein-Barr, ou a autoimunidade pós-estreptocócica, nenhum deles no nosso meio. Atualmente, a encefalite japonesa é a principal causa no mundo de transtornos dos movimentos associados a encefalite viral, podendo causar parkinsonismo, coreia, tremor, mioclonias ou distonia. A doença é endêmica no Sudeste Asiático e não existem casos relatados no Brasil. Foram descritos movimentos anormais em outras encefalites virais como pelo herpes-vírus simples, varicela, citomegalovírus, Epstein-Barr, sarampo, caxumba, rubéola, dengue e vírus do Oeste do Nilo. Em geral, os movimentos anormais são transitórios e reversíveis. A RM de crânio pode ser normal ou mostrar lesão hiperintensa nos núcleos da base ou tálamo. O exame do líquido cefalorraquidiano (LCR) mostra pleocitose linfocítica com aumento de proteínas. Em casos mais graves, pode haver necrose estriatal com parkinsonismo ou mutismo acinético sequelar. Em pacientes com encefalite herpética é importante diferenciar distonia verdadeira com postura distônica associada a manifestações epilépticas focais. A encefalite relacionada ao vírus da dengue pode causar raramente parkinsonismo leve e reversível.[46]

A covid-19, pandemia recente pelo vírus SARS-CoV-2, tem sido relacionada a distúrbios de movimento tanto na forma grave da doença quanto nas formas leves e moderadas, embora raros quando comparados a doenças pulmonares, cardiovasculares ou psiquiátricas.[47] Brandão et al., em 2021, realizaram revisão da literatura existente até então e encontraram 93 relatos (em 44 artigos de 200 selecionados) de surgimento de distúrbios de movimento associados a infeção pela covid-19.[48] Os movimentos anormais mais descritos, isolados ou em associação, foram: mioclonias em 59 pacientes (63,4%), ataxia em 36 (38,7%), tremor postural ou de ação em 10 (10,8%) e síndrome rígida acinética em 5 (5,38%). Distonia e coreia foram descritas em apenas um paciente cada. Em torno de 40% dos pacientes com distúrbios do movimento apresentavam encefalopatia.[48] Os autores, entretanto, chamam a atenção para a diversidade etiológica que poderia contribuir para o aparecimento de mioclonias nos pacientes com covid, como falência renal, hipoxia prolongada e algumas drogas. A maioria das ressonâncias do encéfalo (56 a 72,7%) eram normais ou apresentavam alterações inespecíficas. Micro-hemorragias (6,5%), acidente vascular cerebral (AVC) isquêmico (5,2%) e realce focal anômalos pós-contraste em putâmen e cerebelo ou edema (12,9%) foram as alterações mais descritas. Três pacientes com parkinsonismo apresentavam denervação nigroestriatal na tomografia por emissão de pósitrons (PET) com ^{18}F-Dopa ou na tomografia por emissão de fóton único (SPECT) com TRODAT ou no DAT-scan. O LCR foi avaliado em 45 dos 93 pacientes relatados: 73,3% apresentavam celularidade normal, enquanto 26,7% tinham pleocitose leve a moderada; proteinorraquia elevada foi detectada em 49,9% das amostras avaliadas. Anticorpos contra células de Purkinje, neurônios estriatais e hipocampais foram detectados em apenas um paciente que apresentou síndrome cerebelar subaguda. Os eletroencefalogramas, realizados em 27 pacientes, evidenciaram atividade de base lentificada em 59,3% dos registros. Avaliação a longo prazo de doentes que desenvolveram movimentos anormais relacionados ao SARS-CoV2 mostrou que, na maioria das vezes, o curso é benigno, com resolução espontânea.

Não há dados conclusivos sobre os mecanismos de injúria do SNC secundários à infeção pelo SARS-CoV-2, apesar de várias hipóteses terem sido aventadas, incluindo propagação viral retrógrada através do nervo olfatório, disseminação hematogênica através da barreira hematoencefálica ou mecanismos inflamatórios relacionados à resposta imune. Os dados sugerem que vários mecanismos de lesão neuronal estejam presentes e que ocorram de forma concomitante como lesão direta pelo vírus, hipoxia, neuroinflamação imunomediada, disfunção endotelial.[48,49]

Distúrbios do movimento como efeito colateral após vacinação para covid-19 são raros, ocorrendo com uma frequência de 0,00002 a 0,0002%, dependendo do produto utilizado, manifestando-se principalmente com tremor.

64

Transtornos do Movimento Induzidos por Drogas

Marcus V. Della Coletta • Delson José da Silva • Roberto César Pereira do Prado

Classicamente os neurolépticos são as drogas mais lembradas quando nos deparamos com distúrbios do movimento induzidos por drogas. Apesar de esta classe de drogas classicamente ter este efeito em potencial, diversas outras drogas podem induzir movimentos anormais com tanta frequência ou intensidade (Tabela 64.1). Neste capítulo será dada ênfase inicial em cada tópico na relação do movimento anormal com o uso dos neurolépticos e em seguida serão citadas as diversas drogas com potencial de gerar ou agravar movimentos anormais.

DISTONIA

A distonia induzida por drogas é um transtorno agudo do movimento que pode ser doloroso e angustiante, e pode corroer a confiança do paciente e a aderência à medicação.[1-3] É caracterizada por espasmos ou contrações de músculos antagonistas, podendo ser de modo sustentado ou intermitente e resultando em movimentos ou posturas de torção ou tremor.

A distonia induzida por drogas é geralmente focal e pode afetar qualquer grupo muscular, mas a maioria geralmente envolve cabeça, pescoço, mandíbula, olhos e boca, resultando em *torcicolis* espasmódico, *retrocolis* ou *anterocolis*, blefarospasmo, trismo (podendo haver trauma dental), abertura forçada do maxilar ou deslocamento, torção dos lábios, protrusão e mordida lingual.[4-6]

Fisiopatologia

A exata fisiopatologia da distonia induzida por drogas não está esclarecida.[1,3,4,7] Ainda não está claro se a atividade dopaminérgica excessiva, que ocorre de modo compensatório após o bloqueio dos receptores induzido por drogas, provoca a distonia à medida que os níveis de fármacos antipsicóticos diminuem (a hipótese da "falta de correspondência", ou seja, mais dopamina sendo liberada pré-sinapticamente ao mesmo tempo que o bloqueio do receptor de dopamina pós-sináptico diminui), ou se a distonia resulta do antagonismo da dopamina *per se*, ou de desequilíbrios em relação a outros neurotransmissores.[3] Descobertas recentes acerca da genética das distonias primárias podem esclarecer os mecanismos das formas induzidas por drogas.[3,6,8,9]

Evolução clínica

A distonia induzida por drogas ocorre principalmente com o uso de neurolépticos de primeira geração, embora os chamados "neurolépticos atípicos", ou de segunda geração, também apresentem potencial de desencadear distonia, ainda que com menor risco.

A distonia pode ocorrer de forma aguda, e geralmente é observada dentro de algumas horas após dose única, especialmente após administração parenteral, mas pode aparecer após um período de várias horas e até alguns dias.[4] Em 95% dos casos, a distonia aparece nos primeiros 5 dias de tratamento.[4,5]

A distonia também ocorre de forma tardia, surgindo ou piorando quando os antipsicóticos são descontinuados (distonia paradoxal). Pode ocorrer em 2 a 5% dos pacientes recebendo antipsicóticos de primeira geração, no entanto, em homens jovens que recebem antipsicóticos de alta potência parenteral a frequência se aproxima de 90%.[4]

Tratamento

O manejo da distonia induzida por drogas pode ser feito pela retirada da droga indutora, nas formas crônicas, geralmente com boa resposta. Nas formas agudas de aparecimento, que podem ser muito intensas, é preconizado o uso de: biperideno parenteral, difenidramina, diazepam ou lorazepam, para citar as medicações de uso mais comum.

PARKINSONISMO

O parkinsonismo induzido por drogas é uma síndrome subaguda que imita a doença de Parkinson. Embora menos aguda do que a distonia, é mais comum, mais difícil de tratar e pode causar incapacidade significativa, especialmente nos idosos (Tabela 64.2). Os pacientes podem inicialmente reclamar de fadiga, fraqueza, desaceleração cognitiva ou depressão.[1] A bradicinesia é proeminente e

Tabela 64.1 Outros fármacos, não neurolépticos, relacionados com o aparecimento de distonia.[10]

Anticonvulsivantes
- Tiagabina, felbamato
- Fenobarbital
- Gabapentina, fenitoína, lamotrigina e carbamazepina

Bloqueadores de canal de cálcio
- Nifedipino e verapamil

Anti-histamínicos
- Difenidramina, clorfeniramina
- Bloqueador H2 (ranitidina)

Antidepressivos
- Tricíclicos (clomipramina, imipramina, amitriptilina, amoxapina, doxapina)
- Inibidores da monoaminoxidase (IMAOs) (tranicilpromina)
- Inibidores seletivos de recaptação de serotonina (ISRSs) (fluvoxamina, fluoxetina, sertralina, paroxetina, escitalopram)
- Antagonistas de receptor serotoninérgico (mirtazapina e trazodona)
- Inibidor da recaptação da dopamina e noradrenalina (bupropiona)

Antineoplásicos
- 5-fluoruracila

Anestésicos
- Fentanila e propofol

Anti-inflamatórios
- Ácido mefenâmico e azapropazona

Anticolinérgicos
- Benzatropina

Tabela 64.2 Drogas que podem induzir ou agravar o parkinsonismo.[10]

Mais frequentes	
Fenotiazinas: clorpromazina, prometazina, levomepromazina, triflupromazina, tioridazina, proclorperazina, perfenazina, flufenazina, mesoridazina, piperazina, acetofenazina, trimeprazina, tietilperazina	Butirofenonas: haloperidol, droperidol, triperidol
	Difenilbutilpiperidina: pimozida
Benzamidas substituídas: metoclopramida, cisaprida, sulpirida, cleboprida, domperidona, velaliprida, alizaprida, remoxiprida, tiaprida	Indolinas: molindona
	Tioxantenos: tiotexeno, zuclopentixol, flupentixol
Dibenzoazepina: loxapina	Atípicos: risperidona, olanzapina, clozapina, quetiapina
Antagonistas do cálcio, sedativos vestibulares: flunarizina, cinarizina	Depletores dopaminérgicos: reserpina e tetrabenazina
	Tioxantenos: flupentixol, clorprotiexeno, tiotixeno

Menos frequentes	
Anfotericina B	Antagonistas de cálcio: verapamil, diltiazem, nifedipino, anlodipino
Amiodarona	Citarabina
Imunossupressores: ciclofosfamida, ciclosporina, citosina arabinosídeo	Lítio
Dissulfiram	Metildopa
Inibidores seletivos de recaptação da serotonina (ISRSs): citalopram, fluoxetina, paroxetina, sertralina	Valproato de sódio
Petidina	
Lurasidona	

acompanhada de hipomimia facial, balanço reduzido dos membros superiores, início lento das atividades e disfonia.[4] A rigidez bilateral e geralmente simétrica do pescoço, do tronco e das extremidades, com a característica "roda dentada", é uma descoberta fundamental. Tremores de repouso, ação ou posturais também são observados de forma simétrica e generalizada, afetando ocasionalmente os músculos periorais ("síndrome do coelho"). Os pacientes podem experimentar disfunção autonômica, sialorreia associada a disfagia, alterações posturais e distúrbios da marcha com *freezing* e festinação.

Fisiopatologia

Os mecanismos subjacentes ao parkinsonismo induzido por drogas são semelhantes, do ponto de vista neurofisiológico, à doença de Parkinson em si.[1] Os antipsicóticos induzem uma deficiência funcional de dopamina no corpo estriado, bloqueando os receptores de dopamina. A indução do parkinsonismo, portanto, é o produto da afinidade da ligação aos receptores da dopamina equilibrado pela afinidade do bloqueio dos receptores muscarínicos.[11]

Tratamento

Dado o início em geral tardio do parkinsonismo induzido por drogas, deve haver atento acompanhamento dos sintomas parkinsonianos para que se considere a redução de dosagens ou mesmo a mudança para antipsicóticos de baixo risco, como quetiapina ou clozapina. Se um determinado antipsicótico é eficaz e não pode ser alterado, e se o parkinsonismo persistir, o tratamento pode incluir fármacos anticolinérgicos ou amantadina. No entanto, são surpreendentemente limitadas as evidências controladas para o uso desses agentes.[12]

A terapia dopaminérgica específica em geral é ineficaz, devido ao contínuo bloqueio dos receptores de dopamina. Terapia antiparkinsoniana pode ser tentada de modo cauteloso por 3 a 6 meses, já que há o risco de agravamento dos quadros psiquiátricos. O tempo de espera, sem medicamentos bloqueadores dopaminérgicos até o desaparecimento dos sintomas, pode persistir por até 18 meses, e com permanência definitiva dos sintomas em até 15% dos pacientes.[13]

ACATISIA

Acatisia é outra síndrome extrapiramidal comumente induzida por neurolépticos[1,4,14-16] (Tabela 64.3). No entanto, a acatisia é distinta: é definida tanto pelas características subjetivas quanto por características objetivas, afeta mais frequentemente as extremidades inferiores e continua a ser um problema frequente mesmo com as drogas neurolépticas de segunda geração.[15] Subjetivamente, os pacientes se queixam de tensão, inquietação, ansiedade, desejo de se mover, incapacidade de manter-se sentado e sensações inquietantes nas pernas. As características motoras são complexas, sem propósito definido e repetitivas, incluindo o movimento dos pés ou o toque repetitivo dos membros, o deslocamento do corpo, o balanço, o ritmo incessantemente, e até mesmo correr. Embora a gravidade dessas sensações varie com o estresse e a excitação, eles podem tornar-se intoleráveis e por vezes foram associados à violência e ao suicídio.[15,17]

Fisiopatologia

A fisiopatologia da acatisia permanece obscura, mas o antagonismo à dopamina induzido por antipsicóticos e o tratamento da síndrome das pernas inquietas com agonistas dopaminérgicos destacam a importância dos mecanismos dependentes da dopamina. A resposta aos bloqueadores beta-adrenérgicos e serotoninérgicos sugerem um papel também de outros neurotransmissores.

Tratamento

A imediata descontinuação da droga causadora é a atitude mais importante para tentar o controle do quadro, e no caso dos neurolépticos a troca por um neuroléptico de segunda

Tabela 64.3 Outros fármacos, não neurolépticos, relacionados com o aparecimento de acatisia.[10]

Anticonvulsivantes	Bloqueadores de canal de cálcio
• Carbamazepina	• Diltiazem
• Etossuximida	• Flunarizina
• Lacosamida	• Cinarizina
Estabilizadores do humor	**Depletores dopaminérgicos**
• Lítio	• Tetrabenazina
	• Reserpina
Antidepressivos	**Ligantes de receptores serotoninérgicos**
• Tricíclicos	• Buspirona
• Heterocíclicos	• Metisergida
• Inibidores seletivos de recaptação de serotonina (ISRSs) (fluoxetina, sertralina, citalopram)	

geração é uma opção. Em geral é uma condição de difícil resposta ao manejo farmacológico, com alguns pacientes apresentando alívio parcial dos sintomas com uso de tetrabenazina, betabloqueadores, benzodiazepínicos, opioides, clonidina, mirtazapina e amantadina.

DISCINESIA TARDIA

Em contraste com os transtornos de início agudo, a discinesia tardia é insidiosa, surgindo após o uso prolongado de antipsicóticos. A discinesia tardia é irreversível na maioria dos casos, mas geralmente leve.[1] Mesmo assim, a discinesia tardia pode gerar grave isolamento social, comprometendo a capacidade de o paciente comer, falar, caminhar e até mesmo respirar. Embora o risco possa diminuir com os neurolépticos de segunda geração, não está ausente.

A discinesia tardia apresenta-se como um distúrbio de movimento polimorfo e involuntário.[4,18,19] Os sintomas subjetivos são frequentemente descritos como mínimos ou negados pelos pacientes, pelo menos em casos leves.

No entanto, em pacientes mais funcionais, ou em pacientes com discinesias graves, o quadro pode ser bastante perturbador e emocionalmente intolerável. Na sua forma mais comum há presença de movimentos coreoatetóticos, heterogêneos, repetitivos, sem propósitos. Em 60 a 80% dos pacientes é afetada principalmente a musculatura orofacial e lingual (síndrome bucolinguomasticatória) com mastigação ou bruxismo; protrusão, ondulação, torção ou movimentos vermiformes da língua; bater dos lábios, sucção e fricção, e retração; caretas ou franzir a boca; abaulamento das bochechas; piscamento dos olhos e blefarospasmo.[1,4] Movimentos coreoatetoicos dos dedos, mãos e das extremidades inferiores são comuns. Sintomas axiais que afetam pescoço, ombros, coluna vertebral ou pelve podem ser observados.

Os movimentos da discinesia coreoatetótica clássica podem desenvolver-se como a característica predominante ou em combinações com outros tipos de movimento, como, por exemplo, a distonia. Pode ocorrer piora transitória da discinesia tardia logo após a suspensão dos neurolépticos (discinesia tardia paradoxal).

Acatisia, tiques e outros distúrbios do movimento também ocorrem como variantes tardias.[20] As discinesias aumentam com a excitação emocional, a ativação ou distração, e diminuem com relaxamento, sono ou esforço volitivo.

Fisiopatologia

Além de otimizar a terapia antipsicótica e anticolinérgica, há um grande número de agentes específicos sob investigação para o tratamento da discinesia tardia com base em teorias concorrentes sobre a patogênese.[1,21-23] Por exemplo, antioxidantes foram estudados com base em achados de que o bloqueio do receptor de dopamina induzido por drogas aumenta a produção de radicais livres, o que por sua vez pode causar danos neuronais subjacentes que levam à discinesia.[23]

A hipótese da supersensibilidade da dopamina pode explicar os efeitos supressivos dos antagonistas da dopamina na discinesia tardia, e reavivou o interesse pela tetrabenazina, que esgota a dopamina pré-sináptica inibindo VMAT2,

como um tratamento para a discinesia tardia. Estudos observacionais que mostraram seu efeito supressivo na discinesia tardia estão sendo confirmados através de ensaios controlados.[23,24] Com base na evidência de hiperatividade glutaminérgica estriatal induzida por fármacos antipsicóticos e benefícios reportados no tratamento das discinesias induzidas por levodopa, a amantadina também está em estudo.[25,26]

Outra hipótese propõe que a discinesia tardia resulte da diminuição da atividade colinérgica pelo dano causado aos interneurônios colinérgicos estriatais após a perda da inibição mediada pela dopamina.[27,28] O suporte indireto a esta hipótese decorre da observação de que os agentes anticolinérgicos provavelmente pioram a discinesia tardia.[21] Alguns autores defendem que os inibidores da colinesterase ou os agonistas colinérgicos podem ser eficazes na supressão da discinesia tardia, aumentando diretamente a atividade colinérgica póssináptica, compensando a perda de neurônios colinérgicos pré-sinápticos.

Tratamento

O tratamento da discinesia tardia envolve a retirada da droga em uso e a substituição, se possível, por neurolépticos atípicos (clozapina, quetiapina). Há relatos do uso de tetrabenazina, reserpina, anticolinérgicos, toxina botulínica e tratamento cirúrgico (estimulação cerebral profunda). Recentemente, novas substâncias inibidoras da VMAT2, como a deutetrabenazina e a valbenazina, têm sido utilizadas com resultados satisfatórios.[29]

Outras drogas potencialmente úteis ao tratamento são vitaminas E (resultados conflitantes) e B6, donepezila e levetiracetam. O uso de alfametil-p-tirosina, inibidor competitivo da tirosina hidroxilase e da síntese de catecolaminas, também é descrito com sucesso na literatura.[10]

SÍNDROME NEUROLÉPTICA MALIGNA

A síndrome neuroléptica maligna representa uma forma extremamente rara, mas potencialmente letal de combinação de sintomas extrapiramidais com características de parkinsonismo avançado e catatonia.[30-32] Os sinais clássicos são hipertermia, rigidez generalizada com tremores, consciência alterada e instabilidade autonômica.[33-35] A rigidez é intensa, os tremores geralmente são generalizados e outros achados motores incluem discinesias, mioclonias, disartria e disfagia.

Na sua forma extrema, a síndrome neuroléptica maligna apresenta-se como uma crise hipermetabólica com elevações de enzimas musculares, mioglobinúria, leucocitose, acidose metabólica, hipoxia, catecolaminas séricas elevadas e níveis baixos de ferro sérico.

Tratamento

É uma emergência médica que requer internação em unidade de terapia intensiva para suporte avançado imediato, com ênfase na hidratação vigorosa e no controle da temperatura corporal. Dantroleno, agonistas dopaminérgicos, benzodiazepínicos e até mesmo eletroconvulsoterapia têm sido tentados para controle em casos de evolução desfavorável.

OUTROS TRANSTORNOS DO MOVIMENTO NÃO ASSOCIADOS A NEUROLÉPTICOS

Tabela 64.4 Drogas, não neurolépticas, associadas à ocorrência de coreia.[10]

Anticolinérgicos	Estimulantes do sistema nervoso central	Bloqueadores de receptor H2
• Triexifenidil	• Anfetamínicos	• Cimetidina
	• Cocaína	• Ranitidina
	• Metilfenidato	
Anti-histamínicos	**Levodopa e agonistas dopaminérgicos**	**Analgésicos opioides** (p. ex., metadona)
• Ciclizina		
• Ciproeptadina		
• Difenidramina		
Hormônios		
• Contraceptivos orais (estrogênios e progestógenos)		
• Hormônios tireoidianos		
Antidepressivos		
• Tricíclicos (amoxapina e doxepina)		
• Inibidores seletivos de recaptação de serotonina (ISRSs) (fluoxetina, fluvoxamina, sertralina, paroxetina)		
Anticonvulsivantes		
• Fenitoína	• Lamotrigina	
• Fenobarbital	• Zonisamida	
• Gabapentina	• Carbamazepina	
• Valproato de sódio	• Etossuximida	
Antiarrítmicos	**Benzodiazepínicos**	**Aminofilina**
• Digoxina		
• Cibenzolina		
Lítio	**Manganês**	**Etanol**
Sais de bismuto	**Anestesia geral**	

Tabela 64.5 Drogas, não neurolépticas, associadas à ocorrência de tiques.[10]

Estimulantes do sistema nervoso central	Anti-depressivos	Anti-convulsivantes	Drogas de abuso	Inibidores da recaptação de noradrenalina
Metilfenidato	Imipramina	Carbamazepina	Cocaína	Atomoxetina
Pemolina	Fluoxetina	Gabapentina	Heroína	
Anfetamínicos	Sertralina	Fenobarbital	Anfetamínicos	
		Fenitoína		
		Lamotrigina		

Tabela 64.6 Drogas, não neurolépticas, associadas à ocorrência de mioclonias.[10]

- Analgésicos opioides (morfina, fentanila, meperidina, oxicodona)
- Anestésicos (etomidato, enflurano, propofol e anestésicos espinhais)
- Anticonvulsivantes (carbamazepina, fenitoína, gabapentina, lamotrigina, valproato, vigabatrina)
- Antidepressivos tricíclicos
- Antibióticos (cefalosporinas, fluoroquinolonas, gatifloxacini, imipeném, mefloquina, penicilinas)
- Antiarrítmicos (amiodarona, pindolol, feclainida)
- Bloqueadores de canal de cálcio (nifedipino, verapamil, diltiazem)
- Quimioterápicos (5-fluoruracila, ciclosporina, doxorrubicina, citosina e adenina arabinosídeo, clorambucila, ifosfamida)
- Drogas de abuso (MDMA – 3,4-metilenodioximetanfetamina ou *ecstasy*)
- Drogas que influenciam neurotransmissão dopaminérgica (levodopa, amantadina, agonistas e antagonistas dopaminérgicos)
- Drogas gastrointestinais (sais de bismuto)
- Outros (ácido tranexâmico, gama-hidroxibutirato, agentes de contraste)

Tabela 64.7 Drogas, não neurolépticas, associadas à ocorrência de tremor.[10]

- Antiarrítmicos (amiodarona, isoproterenol, procainamida, mexiletina)
- Estabilizadores do humor (lítio e valproato de sódio)
- Anticonvulsivantes (valproato de sódio – o mais comumente associado –, lamotrigina, fenitoína, oxcarbazepina, carbamazepina)
- Antidepressivos
- Inibidores seletivos de recaptação de serotonina (ISRSs) (fluvoxamina, sertralina, fluoxetina)
- Tricíclicos (amitriptilina, nortriptilina, imipramina)
- Inibidores da monoaminoxidase (IMAOs)
- Bloqueadores de canal de cálcio (flunarizina, cinarizina, diltiazem, nifedipino)
- Imunossupressores (ciclosporina, tacrolimo)
- Antineoplásicos (citarabina, ifosfamida, vincristina, cisplatina)
- Modulador de receptor de estrógeno (tamoxifeno)
- Simpatomiméticos (beta-adrenérgicos: terbutalina, luraproterenol, isoetarina, epinefrina, salbutamol, salmeterol)
- Metilxantinas (teofilina)

65

Distúrbios Funcionais dos Movimentos

André Sobierajski dos Santos • Denise Hack Nicaretta

INTRODUÇÃO

Os distúrbios funcionais do movimento (DFM) representam um grande desafio para os neurologistas, sejam ou não especialistas em distúrbios do movimento. Desafio este, tanto em relação ao diagnóstico, ainda sem uma abordagem privilegiada, quanto ao tratamento. Estão relacionados com sintomas neurológicos persistentes e incapacitantes. São sintomas variados que incluem controle anormal dos movimentos e estão frequentemente associados a comorbidades como dor crônica, fadiga e sintomas cognitivos.[1]

Essas manifestações clínicas, de origem dita psicogênica, são definidas pela presença de movimentos anormais, involuntários, incompatíveis com os fenótipos tradicionais de natureza orgânica.[2] Impactam, consideravelmente, a qualidade de vida dos pacientes e se constituem no melhor exemplo de interseção entre a psiquiatria e a neurologia. Atualmente, a nomenclatura mais aceita é a de DFM, visto que a natureza da desordem permanece obscura e o termo psicogênico pode estigmatizar o paciente.[3]

O *Manual Diagnóstico e Estatístico de Transtornos Mentais* – DSM-5 adotou o termo "transtorno de sintomas neurológicos funcionais", o que poderia facilitar a aceitação do diagnóstico pelo paciente (DSM-5), focando na presença de sintomas sensitivos ou motores, não explicados por doença orgânica e sem a obrigatoriedade de manifestações psicológicas prévias.[4]

Representam 1 a 16% dos pacientes neurológicos, sendo mais frequentes nas mulheres, podendo, também, atingir as crianças.[5,6] O início costuma ser abrupto associado a um fator precipitante.[7] Em geral, apresentam-se como movimentos anormais hipercinéticos e, mais raramente, hipocinéticos. O tremor (55%) é o mais comum, seguido da distonia (39%), da mioclonia (13%), do tique (6%), dos distúrbios da marcha (3%) e do parkinsonismo (2%).[8] Seu prognóstico permanece reservado.

FISIOPATOLOGIA

A fisiopatologia dos DFM permanece obscura. Provavelmente, envolve fatores biológicos, psicológicos e sociais. O estresse nos primeiros anos de vida, inclusive intraútero, o estresse mantido, a dificuldade em lidar com situações de tensão emocional, assim como a coexistência de ansiedade e depressão parecem estar ligadas a esta condição.[3,9] O estresse psicológico e o trauma físico funcionariam, ainda, como gatilhos ou estariam associados ao início dos sintomas.[10] A incapacidade de perceber que esses movimentos seriam autogerados e do funcionamento interno corporal, o comprometimento de mecanismos atencionais, além das crenças de estar, realmente, doente apesar das evidências contrárias também são citados.[1]

Atribui-se, em geral, a doença psiquiátrica subjacente, muitas das vezes, não identificada, assim como pode haver doença orgânica simultânea.[7,11]

Há achados, nos estudos de imagem, sugerindo que os movimentos fisiologicamente voluntários são vivenciados como involuntários pelos pacientes[10] enquanto outros evidenciam uma ativação frontal e mesencefálica traduzindo uma resposta motora-comportamental anormal a estímulos nocivos, conectando emoção e disfunção motora.[12] Outros achados evidenciam, ainda, anormalidades do sistema límbico, do córtex sensorimotor e cerebelo sugerindo a presença de alterações funcionais na gênese desta condição.[3,13]

MANIFESTAÇÕES CLÍNICAS

O tremor de origem funcional é o DFM mais frequentemente observado na prática clínica.[14] Enquanto no tremor orgânico pode ter variações de amplitude influenciado, principalmente, por situações de ansiedade, exercícios e posturais, a variabilidade de frequência e direção (pronação/supinação para flexão/extensão) é, tipicamente, observada no tremor funcional. Durante a anamnese, distração como realização de cálculos mentais ou exame de outras partes do corpo podem melhorar o tremor funcional consideravelmente ou mesmo provocar mudanças na frequência e na amplitude.[15] A manobra do bater os dedos em determinada frequência com o membro contralateral ou em outra parte do corpo pode provocar uma mudança na frequência do tremor, configurando nítida manifestação funcional. O diagnóstico de tremor funcional deve ser realizado com base em critérios positivos como: início súbito, curso incomum, presença de flutuações e remissões, alteração do ritmo e variabilidade com manobras distrativas, combinação incomum entre postural, repouso e cinético e exaustão excessiva durante o exame físico.[14-16]

A distonia funcional (DF) representa um terço dos casos de distúrbios funcionais.[17] Representa um desafio no diagnóstico pois sua expressão regional envolve, virtualmente, qualquer parte do corpo. Uma vez que a distonia orgânica pode exibir achados bizarros, o diagnóstico da DF deve ser feito por especialistas em distúrbios do movimento que sejam capazes de distinguir as peculiaridades desta condição em relação à outra. O achado mais comumente observado na DF é seu início súbito e a postura fixa ao repouso com marcada resistência à manipulação passiva. Outros achados importantes para o diagnóstico clínico estão relacionados com praticamente nenhuma exacerbação com a ação, ausência de resposta aos truques sensitivos, presença de dor na parte do corpo afetada, presença de resposta precoce e completa recuperação após o bloqueio com toxina botulínica.[18] As flutuações em gravidade e as variações no tono com a manipulação passiva podem sugerir uma etiologia funcional, mas esses achados podem também estar presentes nas distonias orgânicas, não sendo confiáveis para o diagnóstico.[19]

Na distonia cervical funcional a característica mais frequentemente observada é o seu surgimento abrupto após um trauma, frequentemente um trauma leve.[20] Tipicamente, observa-se inclinação lateral da cabeça com elevação ipsilateral associada à depressão contralateral dos ombros. A postura cervical é fixa desde seu início e resistente à manipulação passiva. A dor é um achado frequente, mas sua presença isolada não afasta a presença de distonia orgânica.[21]

Na distonia focal do pé observamos posturas fixas em flexão com inversão do mesmo como a expressão mais frequente de DF nesta região. Menos frequente é a presença de extensão fixa do hálux e a flexão dos demais dedos. Esta posição fixa do hálux em extensão e resistente durante a sua manipulação cede e passa a flexão quando se estendem os demais dedos do pé.[22] Em alguns pacientes podemos observar grande dificuldade de locomoção devido à presença da postura anormal do pé e uma marcha com excessivo esforço respiratório (sinal de *huffing and puffing*).[23]

Na distonia focal da mão, tipicamente, observam-se a flexão de punho e o envolvimento também em flexão do segundo ao quinto dedo e relativa ou completa ausência de sintomas para o primeiro dedo. Eventualmente, o dedo indicador também é poupado, preservando a função de pinça da mão. A ausência seletiva de sintomas do primeiro dedo em um contexto de surgimento rápido da postura distônica da mão é considerada achado patognomônico para o diagnóstico de DF.[8,10]

Na face podemos observar DFM na fronte, nas pálpebras, região perinasal e lábios semelhantes ao blefarospasmo, espasmo hemifacial ou distonia oromandibular.[24,25] O padrão mais frequente consiste no desvio lateral com eventual desvio para baixo do lábio inferior associado ao desvio ipsilateral da mandíbula. O achado típico de blefarospasmo funcional é a presença de contratura dos músculos corrugador e prócero sem a contratura do músculo orbicular dos olhos, levando a uma redução da fenda ocular. Observa-se, também, depressão da sobrancelha sem o espasmo do músculo orbicular dos olhos.[26] No espasmo ocular tipicamente funcional se observa a elevação da sobrancelha contralateral durante a presença do espasmo do músculo orbicular dos olhos. Achado este inverso ao chamado "o outro sinal de Babinski", em que existe a elevação da sobrancelha ipsilateral ao espasmo do músculo orbicular do olho.[27] Outro achado sugestivo de DFM na face está relacionado ao espasmo facial que desaparece durante o sono, se opondo ao espasmo facial orgânico que persiste durante o sono em até 80% dos pacientes.[28]

Depois do tremor e da distonia, o mioclono funcional é a terceira causa mais frequente de DFM. A presença de espasmos de tronco é um achado frequente que sugere a origem funcional. Já o tique é, particularmente, difícil na sua avaliação, devido às características clínicas do tique orgânico, pois também podem ser suprimidos por distração ou sugestão. Pistas para este diagnóstico incluem o início na vida adulta, ausência de sensações premonitórias, ausência de tiques na infância, ausência de história familiar, dificuldade para suprimi-los e coexistência com outros DFM.[29,30]

Em relação à marcha, a presença de alteração de forma isolada ou associada a outros DFM é um achado comum.[31] A alteração funcional da marcha mais frequente, de forma isolada, é a presença de rotação do joelho seguida por instabilidade e alargamento da base.[32] Alterações funcionais que envolvem o equilíbrio são, frequentemente, acompanhadas de manobras compensatórias exageradas dos braços.[32]

Outros achados extremamente sugestivos são o caminhar a passos curtos com redução da pressão do pé ao solo (sinal do caminhar sobre o gelo), a flutuação momentânea na postura e na marcha, o alentecimento ou hesitação excessiva e a presença de bufar, ofegar e pausar a respiração ao deambular.[33]

Considerado um DFM menos frequente, o parkinsonismo funcional (PF) pode ser muito incapacitante. Normalmente, observa-se uma constelação de sintomas incluindo tremor de repouso, alentecimento motor e alteração da marcha que são muitas vezes confundidos com a doença de Parkinson (DP).[10] Tipicamente, o PF se apresenta com quadro de início súbito e com rápido aumento na gravidade dos sintomas. O tremor do PF comumente afeta o membro dominante e, normalmente, se apresenta igual durante o repouso ou no movimento, diferenciando-se do típico tremor de repouso da DP. Tende a se alterar com manobras distrativas e diminui durante a marcha, contrastando com o clássico tremor de repouso da DP que aumenta durante a deambulação. Os movimentos repetitivos podem estar lentos, mas a bradicinesia com redução da amplitude do movimento não costuma ser observada.[34] Durante as manobras para avaliação do tono muscular surge certa resistência ao movimento passivo, mas não se detecta a presença de roda denteada.[35] Os pacientes com PF apresentam queixas como dor, distúrbios visuais e perda de memória e, em geral, apresentam sinais de depressão associada. Alguns apresentam história familiar para tremor ou DP.[36]

DIAGNÓSTICO

O diagnóstico permanece clínico, baseado na história e no exame físico. Trata-se de um processo complexo, por meio de uma anamnese cuidadosa e pormenorizada, em que devemos enfatizar os sintomas positivos muito mais do que se tentar a exclusão de causas orgânicas. Uma doença psiquiátrica subjacente nem sempre é encontrada, e a tentativa de correlação com algum evento específico pode corroborar o diagnóstico.[37,38]

O início abrupto, curso estático ou com remissões espontâneas, espraiamento para múltiplos sítios, doenças psiquiátricas associadas, trauma psicológico prévio, ganho secundário falam a favor de DFM. A inconsistência (mudança do padrão do movimento durante exame), distratabilidade (ao executar uma ação motora com o segmento não afetado, diminui ou desaparece o movimento anormal no segmento afetado), sugestionabilidade (desaparecimento do movimento anormal após sugestão), arrastabilidade (quando orientado a realizar determinado movimento com o lado não afetado leva o lado enfermo a adotar a mesma frequência ou harmonia daquele movimento), movimentos mistos, incongruência, lentidão proposital (ao executar tarefa motora a faz de modo muito lento, sem qualquer relação com o movimento anormal), paroxismos precipitados por sugestão, entre outros, também apontam para aquela condição.[19]

Ao exame clínico algumas manifestações, ainda que se relacionem mais com o tremor de origem funcional, podem nos ajudam a pensar em causa funcional para outros movimentos anormais, como: grande variação na frequência, na amplitude, na distribuição e na direção do movimento ou a frequência e a amplitude aumentando quando se coloca um peso no referido segmento. Ao pedir ao paciente que faça com o segmento não acometido movimentos repetitivos de frequência diferente daquela apresentada no acometido, haverá sincronização entre os dois segmentos, demonstrando a sua provável natureza psicogênica. O mesmo se pensa quando da resposta exagerada ou retardada após estímulo sonoro, assim como paresias ou paralisias funcionais e inconsistentes ou estaso-basofobia (marcha trepidante, bizarra, insegura e desequilibrada na qual o paciente demonstra medo de ficar em pé e de andar) que se sobrepõem ao movimento anormal, assim como o que acomete a mão, poupando os quirodáctilos.[39]

Os exames complementares (análises clínicas, eletrofisiologia e neuroimagem) ratificam a investigação.[2]

Não existem diretrizes de medicina baseada em evidência para o diagnóstico desta condição. Os critérios diagnósticos de Fahn-Williams e Shill-Gerber são muito utilizados.[10]

Sabe-se que esclarecer o paciente sobre o diagnóstico tem um papel primordial no sucesso do tratamento.[40] Compete ao médico esclarecer o paciente e revelar a real natureza de sua condição, não deixando dúvidas sobre a existência de uma afecção que precisa ser tratada, ainda que exames não consigam comprová-la; sem dúvida, uma tarefa árdua em que técnica e arte se sobrepõem.

EXAMES COMPLEMENTARES

Os exames complementares devem ser solicitados quando existirem fortes suspeitas de doença orgânica subjacente, tais como metabólicas (hiper ou hipotireoidismo, hiper ou hipoglicemia, uremia) ou hereditárias (doença de Wilson, doença de Huntington).

Podem ser utilizados exames rotineiros de análise clínicas, ressonância magnética do crânio, tomografia por emissão de pósitron único, tomografia por emissão de pósitron), eletroencefalograma, eletroneuromiografia e acelerômetro. A SPECT ajuda no diagnóstico diferencial entre a doença de Parkinson e o parkinsonismo psicogênico. O eletroencefalograma é procedimento útil em pacientes com mioclonia de origem cortical. A eletroneuromiografia registra a presença de contração simultânea de músculos agonistas e antagonistas em pacientes com distonia ou com mioclonia orgânicas. O acelerômetro avalia a variação da frequência e da amplitude do tremor.

TRATAMENTO

A base do tratamento é multidisciplinar, sendo a equipe ideal aquela com neurologista, psiquiatra, fisiatra, fisioterapeuta, psicoterapeuta e assistente social.

Antes de mais nada, é fundamental estabelecer uma relação segura e de confiança entre o médico e o paciente para que este se sinta acolhido e respeitado e para que possa aceitar que sua doença, ainda que inconscientemente possa estar sendo produzida pelo próprio, de forma inadvertida. É necessário que o paciente seja muito bem esclarecido sobre sua condição e tenha certeza de que não é considerado um simulador. Existem *sites* especializados nos EUA que oferecem informações adicionais ao paciente e familiares.[41]

Uma vez que os sintomas de DFM não são decorrentes de lesão estrutural irreversível, existe a possibilidade potencial de ter uma recuperação completa. Para o tratamento ter sucesso, no entanto, é necessário que o diagnóstico seja comunicado ao paciente com clareza, demonstrando as características positivas de forma transparente. Deve-se explicar a natureza e o mecanismo do DFM e garantir que o paciente tenha compreensão da doença e entenda o potencial de reversibilidade de sua condição. Deve-se ainda ter o envolvimento dos familiares e cuidadores no processo de diagnóstico e tratamento.[42,43]

A ajuda psiquiátrica é fundamental, especialmente, se houver necessidade de abordagem farmacológica (antidepressivos e/ou ansiolíticos podem ser úteis pois, em geral, os pacientes apresentam, concomitantemente, alterações do humor).

A estratégia não farmacológica consiste em terapia cognitivo-comportamental que poderia tentar adaptar os possíveis esquemas disfuncionais, a psicoterapia, a terapia ocupacional, a atividade física, a estimulação elétrica transcutânea, a acupuntura e até mesmo estimulação magnética transcraniana.[2] Parece ser consenso que programas de reabilitação física, social e psicológica pode alcançar benefícios quando realizados de forma intensiva, podendo garantir melhora funcional estável a longo prazo.[44,45]

O médico deve estar atento a não praticar iatrogenias, como, por exemplo, solicitar exames complementares desnecessários, especialmente os invasivos, e oferecer medicamentos de forma desnecessária.

Apesar de todas as estratégias terapêuticas, o prognóstico, na maioria dos casos, é reservado.

CAPÍTULO 66

Neurodegeneração com Acúmulo Cerebral de Ferro

Rubens Paulo Araújo Salomão • Hsin Fen Chien •
Clécio de Oliveira Godeiro Junior • Hélio Afonso Ghizoni Teive

INTRODUÇÃO

A neurodegeneração com acúmulo cerebral de ferro (NACF), que na língua inglesa se denomina *neurodegeneration with brain iron accumulation* (NBIA), refere-se a um grupo de doenças raras, com prevalência menor do que 1 para cada 1 milhão na população geral, cuja característica principal é o acúmulo cerebral de ferro com predomínio na região dos gânglios da base.[1-5] O quadro clínico das NACFs é heterogêneo e pode cursar com transtornos de movimento, além de disfunção cognitiva, sinais piramidais, alterações psiquiátricas e anormalidades oftalmológicas.

Existem 9 genes classicamente relacionados às NACFs. Desses, 7 são de herança autossômica recessiva e incluem mutações nos genes: *PANK2, PLA2G6, C19orf12, FA2H, COASY, DCAF17* e *CP*. O gene *FTL* tem herança autossômica dominante, ao passo que o gene *WDR45* tem herança dominante ligada ao X. Atualmente as mutações do gene *ATP13A2* estão classificadas entre o grupo das lipofussinoses. O início dos sintomas das NACFs pode ocorrer de forma precoce ou tardia. A suspeita diagnóstica, em geral, baseia-se nas características clínicas, associadas aos achados de neuroimagem e, posteriormente, à determinação genética. Os genes responsáveis pelas NACFs possuem mecanismos fisiopatológicos distintos. Há formas de NACFs com apresentações clínicas não usuais em associação com outras síndromes, como leucodistrofia e paraplegia espástica.[1-7] Com o avanço de tecnologias com sequenciamento de última geração, novos genes relacionados ao espectro de doenças NACFs têm sido descritos.

ASPECTOS HISTÓRICOS

No ano de 1917, Hunt descreveu quatro pacientes com quadro de *paralisia agitante juvenil*, associado à atrofia progressiva do globo pálido.[8]

Em 1922, os neuropatologistas alemães, Julius Hallervorden e Hugo Spatz,[2,9] cujos trabalhos derivaram de amostras obtidas do programa de eutanásia de indivíduos com deficiências físicas e intelectuais, relataram casos de cinco pacientes que eram irmãos, com quadro clínico de transtorno de movimento, e a investigação histológica mostrou corpos esferoides, com lesão em globo pálido e substância negra.[1,2] Sabe-se hoje que esses casos anteriormente descritos, que eram conhecidos como "doença de Hallervorden-Spatz", são na atualidade definidos como neurodegeneração associada à pantotenato-quinase (NAPK). O termo "doença de Hallervorden-Spatz" deixou de ser utilizado na literatura mundial, pela descoberta das relações dos autores com o grupo conhecido como "Aktion T-4", do partido nazista da Alemanha.

Davison (1954)[10] descreveu cinco pacientes que apresentavam quadro clínico de parkinsonismo progressivo associado a sinais extrapiramidais. Em estudo histopatológico, os casos apresentavam lesão dos tratos piramidal e palidal e tal condição foi nomeada "degeneração pálido-piramidal". Posteriormente, alguns autores consideraram essa denominação inapropriada, pois os pacientes tinham provavelmente parkinsonismo nigral de início precoce ou distonia responsiva à levodopa;[11] outros atualmente preferem utilizar o termo "síndrome pálido-piramidal".[12,13]

Na década de 1960 foi descrita a distrofia neuroaxonal infantil e os casos tinham início da doença na infância.[14] Em 2001, foi identificado o gene *PANK2*, responsável pela forma mais frequente de NACF.[15] Posteriormente, novos genes relacionados às NACFs foram descritos.

SUBTIPOS E CLASSIFICAÇÃO DAS NEURODEGENERAÇÕES COM ACÚMULO CEREBRAL DE FERRO

Neurodegeneração associada à pantotenato-quinase

De origem autossômica recessiva, como consequência da mutação do gene *PANK2*, a NAPK é a forma mais frequente das NACFs, sendo responsável por aproximadamente 50% dos casos.[1-7] O quadro clínico mais comum é conhecido como "forma clássica", e tem início em geral antes dos 6 anos. A princípio, observam-se quedas frequentes devido à distonia assimétrica de membros inferiores. O retardo no desenvolvimento neuropsicomotor pode estar presente antes do início dos sintomas motores. A evolução ocorre em degraus, com períodos de rápida deterioração, sem identificação do desencadeante, alternando com períodos de estabilidade.[1-7,16-22] O quadro clínico predominante é a distonia que acomete: a musculatura axial, podendo levar ao opistótono; apendicular; e acentuada da musculatura bulbar, acarretando prejuízo da fala e deglutição.[1-3] O declínio cognitivo piora no decorrer da doença,[19] e está associado às manifestações neuropsiquiátricas.[18,21-24] O quadro oftalmológico caracteriza-se pela presença de retinite pigmentosa e, ocasionalmente, pode estar associado à catarata, à pupila de Adie bilateral e à alteração de movimentação ocular.[1-7,19] A perda da deambulação costuma ocorrer antes da adolescência,[1-7] e complicações devido a broncoaspiração, disfagia ou estado de mal distônico são as maiores causas de morte dos pacientes.[2,3,6,18] O comprometimento do trato corticoespinhal é observado pela presença de sinais de liberação piramidal.[1-7]

A forma atípica cursa com apresentação heterogênea; o quadro clínico tem início acima dos 10 anos, mas há descrições de início entre 1 ano e 28 anos. A manifestação da doença é acentuada, a progressão é lenta e o impacto na expectativa de vida é menor, com possibilidade da cognição e da deambulação permanecerem preservadas.[18,19-23]

O acometimento da musculatura bulbar pode levar a repercussões de fala como: gagueira; disfonia espasmódica ou disartria; hipofonia; e palilalia.[2,18,19-23] O quadro neuropsiquiátrico, quando presente, manifesta-se com transtorno de humor e impulsividade.[22] A distonia assimétrica do membro superior é a apresentação inicial mais frequente.[2,18,19-23] Quanto mais tarde se iniciam os sintomas, maior a possibilidade de parkinsonismo associado.[23] Os adolescentes apresentam predomínio de distonia oromandibular, distonia de ação, distonia tarefa-específica e tremor distônico.[2,22,23] A retinite pigmentosa, associada a anormalidades do movimento ocular sacádico, pode ocorrer nas formas de início tardio.[2,22]

Na apresentação clássica da doença, segundo Tomić et al. (2015),[22] a distonia é generalizada, envolvendo principalmente a musculatura bulbar e com repercussão na marcha. Porém, na apresentação atípica, a distonia é predominantemente segmentar, com tremor e parkinsonismo associados (Tabela 66.1).

Em relação à análise de exames, o hemograma pode revelar a presença de acantócitos. A ressonância magnética (RM) de crânio usualmente apresenta o sinal de **olho de tigre**, isto é, distúrbio de deposição de ferro no globo pálido hipointenso ponderado em T2 e com região central anteromedial do globo pálido com hiperintensidade em T2. É importante atentar para o fato de que a hiperintensidade pode estar presente nos gânglios da base, antes mesmo de o início da hipointensidade aparecer.[25,26] A Figura 66.1 apresenta imagens de RM de crânio de pacientes com diagnóstico confirmado de NAPK.

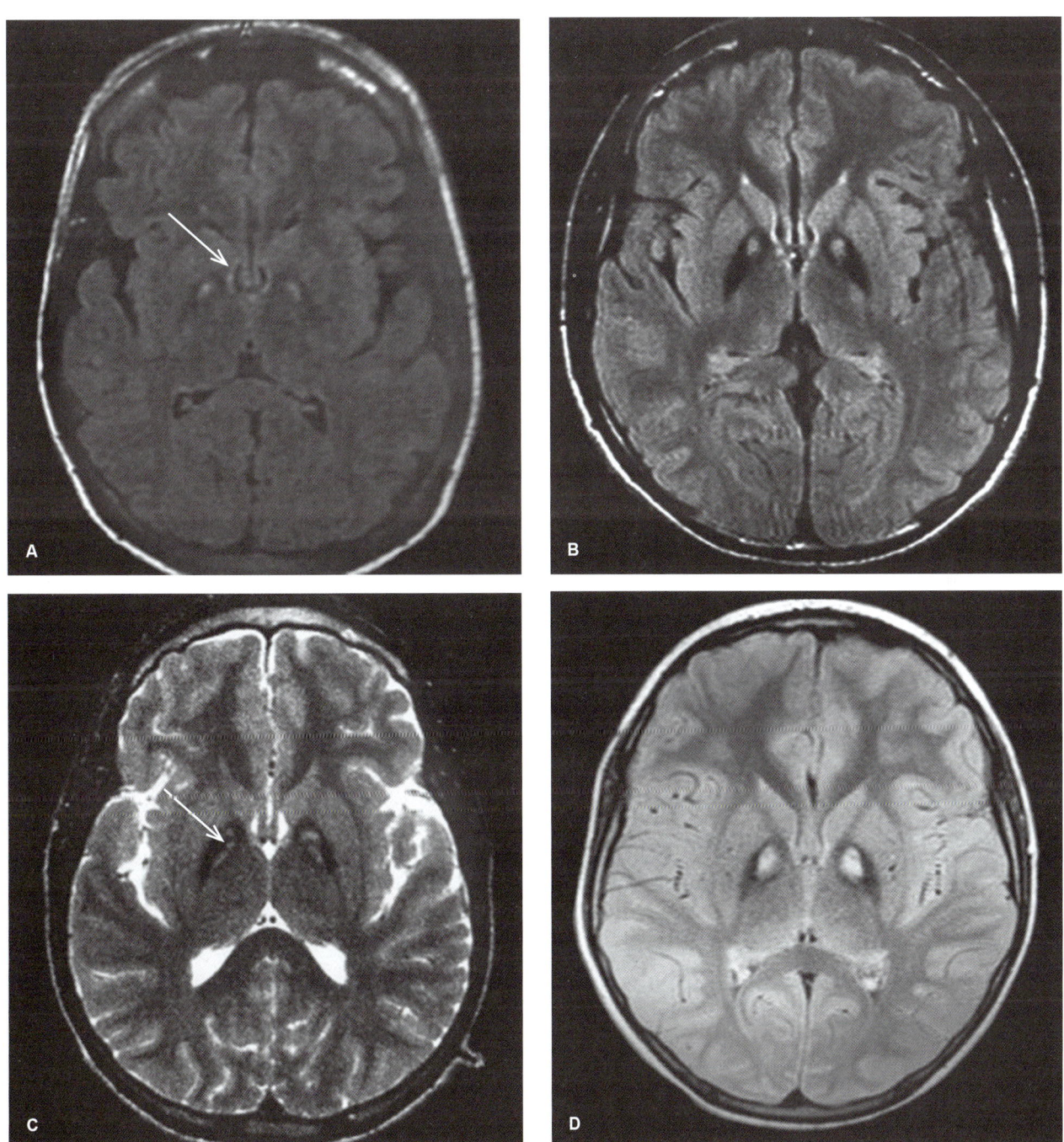

Figura 66.1 Cortes axiais de ressonância magnética de crânio, ponderados em T2 e T2/FLAIR, de pacientes com diagnóstico de NAPK. Observam-se sinais de deposição bilateral e simétrica de ferro nos globos pálidos (marcado hipossinal), associados à cavitação central (decorrente de gliose/perda neuronal), adquirindo aspecto clássico de sinal de **olho de tigre**.

Hogarth (2015)[2] propôs um guia de tratamento clínico de pacientes com diagnóstico de NAPK que consiste em tratamento de suporte com reabilitação (fisioterapia, terapia ocupacional e fonoaudiologia) e tratamento farmacológico sintomático (triexifenidil, clonazepam, baclofeno e toxina botulínica). Outras opções para o tratamento da distonia incluem clonidina, gabapentina, tetrabenazina e pregabalina. Em caso de instabilidade postural, a amantadina pode ser testada.

Estudos de Cossu et al. (2014)[27] e Klopstock et al. (2019)[28] demonstraram que o quelante de ferro deferiprona é seguro e bem tolerado para diminuir níveis de depósito de ferro em gânglios da base de pacientes com diagnóstico de NAPK. O medicamento pode desacelerar discretamente a progressão da doença em 18 meses de uso. Esses achados foram corroborados com a extensão do estudo por mais 18 meses. Em casos selecionados a estimulação cerebral profunda (DBS) pode ser indicada.

Neurodegeneração associada à fosfolipase A2

A neurodegeneração associada à fosfolipase A2 (NAFL) é uma doença decorrente de defeito da expressão do gene *PLA2G6*, localizado no cromossomo 22q13.1. O defeito na proteína fosfolipase A2 (PLA2), envolvida na catalisação de ácido graxo livre e fosfolipídios, pode levar a um distúrbio na composição lipídica da membrana plasmática, da vesícula e de endossomos. Essas alterações resultam em lesão axonal, edema e presença de corpos esferoidais nos sistemas nervoso central e periférico com consequente neurodegeneração, atrofia cerebral, acúmulo de ferro cerebral e degeneração do trato óptico.[29,30]

A NAFL foi previamente descrita como NACF tipo II e síndrome de Karak.[1-7] A distrofia neuroaxonal infantil (DNAI) apresenta início dos sintomas geralmente antes dos 2 anos, podendo ocorrer entre 6 meses e 3 anos, com evolução progressiva. Os pacientes com DNAI apresentam hipotonia de tronco, atraso do desenvolvimento psicomotor, ataxia cerebelar, instabilidade de marcha e tetraparesia. Os reflexos profundos tendem a ser exaltados, exceto em casos em que está presente exuberante neuropatia periférica. Outros achados clínicos que podem ser encontrados com frequência são o acometimento de musculatura bulbar, a presença de cifoescoliose e de contraturas distais, além de epilepsia. As manifestações oftalmológicas mais comuns da doença são nistagmo, estrabismo e atrofia óptica. Frequentemente, a doença evolui com perda da aquisição da marcha precoce e com complicações graves, como

pneumonia aspirativa e desnutrição, e a tendência é o óbito na primeira década de vida. Os principais diagnósticos diferenciais incluem o grupo de doença de erros inatos do metabolismo.[1-5,30-33]

Alguns exames complementares podem ser necessários para o acompanhamento doença como: eletroencefalograma, que pode cursar com descargas epileptiformes; eletroneuromiografia, para casos com evidência de lesão de nervos periféricos, e pode haver achados de lesão distal axonal, tipo sensório-motor com amplitude reduzida; neuroimagem com RM de crânio, que identifica a atrofia cerebelar associada à alteração do corpo caloso e depósito de ferro em região de globo pálido, núcleo denteado e substância negra.[26,34] A Figura 66.2 mostra imagens de RM de crânio de paciente com diagnóstico de DNAI.

A apresentação da doença com início por volta dos 4 anos é denominada "distrofia neuroaxonal atípica (DNAA)". Essa apresentação é menos frequente, com progressão mais lenta e com sobrevida maior comparada com a forma DNAI. O quadro clínico inicia mais frequentemente com instabilidade de marcha, ataxia, atraso de fala, déficit cognitivo, alteração psiquiátrica caracterizada por apatia e labilidade emocional. A doença cursa com manifestações extrapiramidais caracterizadas por distonia progressiva e disartria. A manifestação oftalmológica principal é a atrofia óptica.[1-7,31-33]

Entre os exames complementares que podem ser importantes na apresentação da DNAA, estão: eletroneuromiografia com achados característicos de lesão axonal e RM de crânio com imagens de depósito de ferro em região de globo pálido e substância negra na maioria dos casos.[25,26,33,34]

A Figura 66.3 apresenta imagens de RM de crânio de paciente com diagnóstico confirmado de DNAA.

Quando a NAFL se inicia no adulto, esta manifesta-se com a forma subaguda de distonia e parkinsonismo. Sinais cerebelares não são comuns. A resposta à levodopa é possível, mas o efeito colateral de discinesia é esperado. Destacam-se como alterações oftalmológicas compatíveis com a doença: apraxia de abertura ocular, paralisia supranuclear e sacadas verticais hipométricas. As manifestações psiquiátricas, como apatia e agressividade, podem ocorrer, e o déficit cognitivo manifesta-se com prejuízo da função executiva e da linguagem. Essa forma de apresentação clínica tem sido classificada dentro do grupo de parkinsonismo genéticos, anteriormente designada como "PARK14" (Tabela 66.2).[1-7,35]

O estudo de neuroimagem pode acusar depósito de ferro em gânglios da base, mas a RM de crânio pode mostrar apenas atrofia cortical difusa, podendo haver atrofia cerebelar,

Tabela 66.1 Diferenças entre as formas típicas e atípicas da neurogedegeneração associada à pantotenato-quinase.[7]

Apresentação	NAPK clássica	NAPK atípica
Idade de início	6 meses a 12 anos (90% dos casos antes dos 6 anos)	1 a 28 anos (média 13 anos)
Sintomas iniciais da doença	Alteração da marcha, retardo do desenvolvimento neuropsicomotor e distonia assimétrica de membros inferiores	Distonia de membro superior assimétrica. Inicia-se na adolescência com distonia oromandibular e distonia de ação. Na idade adulto o quadro predominante é o parkinsonismo
Quadro clínico	Distonia generalizada, sinais bulbares e liberação piramidal	Sinais bulbares, distonia segmentar, parkinsonismo (principalmente quando tem início no adulto)
Outros achados	Retinite pigmentosa, manifestações neuropsiquiátricas	Manifestações neuropsiquiátricas, retinite pigmentosa
Evolução	Em degraus com período de rápida deterioração	Mais acentuada no início do quadro
Prognóstico	Perda da marcha antes da adolescência, cognição comprometida, sobrevida diminuída	Pouco impacto da expectativa de vida; deambulação e cognição podem permanecer preservadas

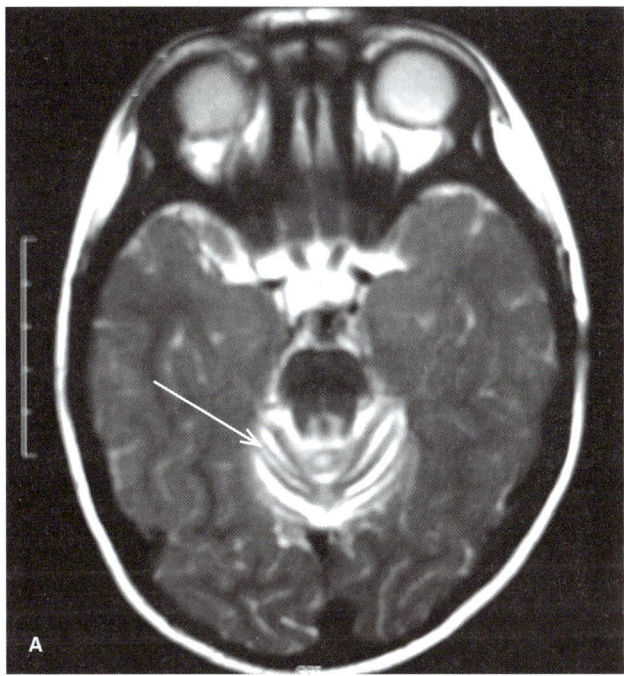 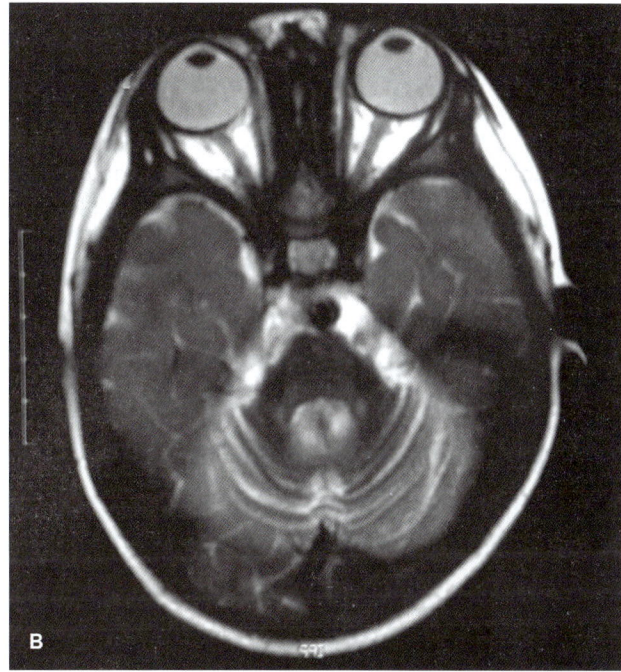

Figura 66.2 Cortes axiais de ressonância magnética do crânio, ponderados em T2, de paciente com diagnóstico de DNAI (*PLA2G6*). Observa-se redução volumétrica do aspecto superior dos hemisférios cerebelares, com alargamento dos espaços liquóricos entre as folias. Esse achado usualmente precede a deposição de ferro nos globos pálidos, os quais, nesse caso, não apresentam alterações significativas. Além disso, há leve redução volumétrica dos hemisférios cerebrais.

sem depósito de ferro.[3,35] A Figura 66.4 apresenta imagens de RM de crânio de paciente com diagnóstico de NAFL de início no adulto.

Outros fenótipos atípicos foram descritos. Ozes et al. (2017)[36] relataram espectro de mutação de *PLA2G6* que se apresenta com fenótipo de paraparesia espástica.

O tratamento proposto é o de suporte com reabilitação fonoaudiológica, terapia ocupacional e fisioterapia. O tratamento farmacológico é limitado aos sintomas, com medicação para epilepsia e espasticidade. A distonia pode ser de difícil manejo, e métodos alternativos como a estimulação transcraniana podem ser considerados para casos selecionados de distonias refratárias.[1-7,31-33,35-37]

Neuroferritinopatia

Neuroferritinopatia é a única doença do espectro das NACFs de transmissão autossômica dominante, secundária à mutação do gene *FTL1*. A fisiopatologia consiste na disfunção proteica relacionada ao metabolismo do armazenamento de ferro,[38] que leva ao acúmulo de ferro cerebral com predomínio nos gânglios da base. A maior parte dos casos descritos na literatura são relacionados geograficamente à região da Cúmbria, na Grã-Bretanha, e estão associados à mutação 460insA. A apresentação clínica é heterogênea, e os sintomas tipicamente incluem: manifestações psiquiátricas, como transtorno de humor, espasticidade; transtornos de movimento com coreia e distonia predominante em região orofacial; parkinsonismo; e disfunção cognitiva, caracterizada por perda de fluência verbal e déficit de função executiva.

O início costuma ser tardio, na idade adulta. Os exames laboratoriais podem mostrar níveis de ferritina sérica baixa em alguns casos.[1-7,39-41]

Chinnery et al. (2007)[40] descreveram 41 pacientes com o diagnóstico de neuroferritinopatia. A idade de início dos

sintomas variou entre 13 anos e 63 anos, com média de idade de 39,4 anos. A progressão da doença é indolente, e a maioria dos pacientes ainda deambulam após duas décadas de início da doença.

Alteração de RM de crânio com marcado depósito de ferro em putâmen, globo pálido e núcleo denteado são características da doença. A imagem em fases avançadas da doença evidencia cavitação cística, com hiperintensidade de sinal em T1, especialmente em putâmen e globo pálido. As atrofias cerebral e cerebelar também podem ser encontradas.[1-7,26,42,43]

A Figura 66.5 apresenta imagens de RM de crânio de paciente com diagnóstico confirmado de neuroferritinopatia.

Aceruloplasminemia

A aceruloplasminemia tem herança autossômica recessiva e é secundária a um defeito do gene ceruloplasmina (*CP*). A apresentação clínica da doença é heterogênea e associa-se, com frequência, à presença de diabetes e à degeneração retiniana.

Kono (2013)[44] descreveu as características clínicas de 71 pacientes com diagnóstico de aceruloplasminemia. Na maioria deles, a doença teve início entre a quarta e a quinta década de vida. A apresentação mais comum é a ataxia, seguida por distonia, coreia, tremor e síndrome demencial.

Vroegindeweij et al. (2017)[45] descreveram 21 pacientes caucasianos com diagnóstico de aceruloplasmina com novos fenótipos da doença, como o transtorno psiquiátrico, não previamente observado na descrição dos casos asiáticos,[44] que estava presente em aproximadamente metade dos casos.

Nos exames complementares, é possível observar: nível sérico de ceruloplasmina muito baixo ou mesmo ausente; anemia microcítica; nível de cobre sérico baixo associado ao nível normal de cobre urinário; baixa concentração de ferro

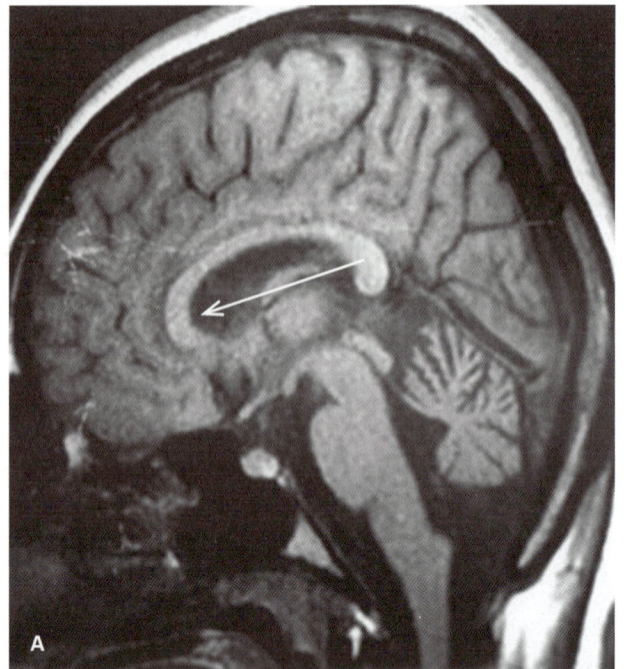

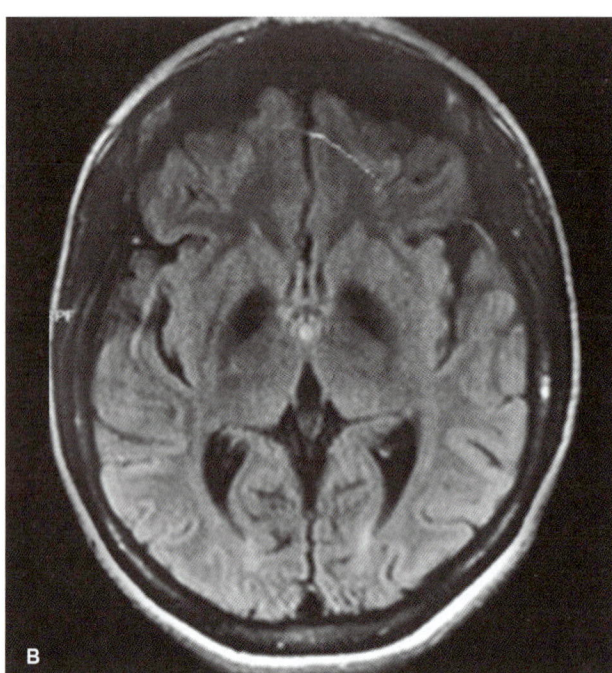

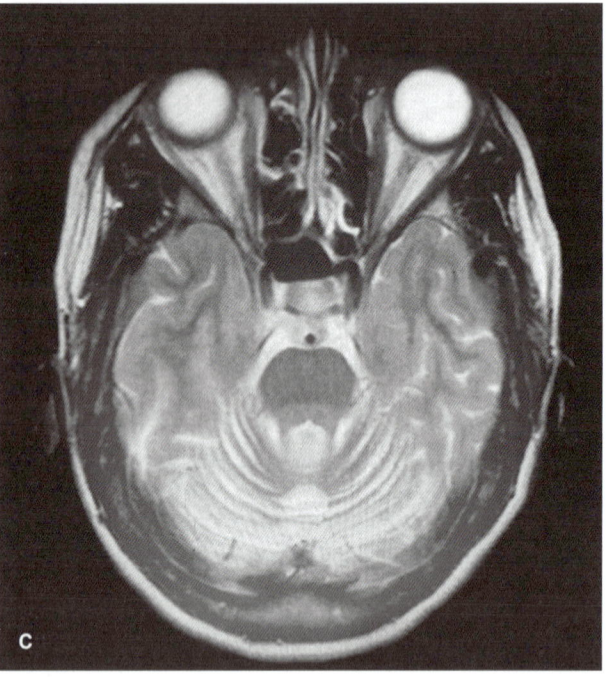

Figura 66.3 Cortes sagital T1 (**A**) e axial T2/FLAIR (**B**) de ressonância magnética do crânio de paciente com diagnóstico de DNAA (*PLA2G6*). **A** e **C.** Redução volumétrica dos hemisférios cerebelares com acentuação dos espaços liquóricos entre as folias, bem como do vérmis cerebelar, sobretudo em seu terço superior, associada à hipertrofia da clava. **B.** Marcado hipossinal nos globos pálidos, refletindo deposição de ferro bilateral e simétrica.

sérico associado a elevados níveis de ferritina no plasma. Em análise histológica hepática, é comum o achado de acúmulo de ferro.[1-7,44] A imagem de RM de crânio característica da aceruloplasminemia evidencia depósito de ferro importante nos gânglios da base e cerebelo, mais facilmente detectados em T2, com marcada hipointensidade de núcleo denteado, córtex cerebral, substância negra, além de putâmen, caudado e tálamo.[1-7,26,42,43]

A Figura 66.6 apresenta imagens de RM de crânio de paciente com diagnóstico de aceruloplasminemia.

Neurodegeneração associada à proteína *beta-propeller*

A neurodegeneração associada à proteína *beta-propeller*, antes da nomenclatura "NAPBP", era denominada de "SENDA", do inglês *static encephalopathy of childhood with*

neurodegeneration in adulthood. Até o momento, essa é a única doença conhecida do grupo das NACFs com herança autossômica ligada ao X, decorrente de variantes patogênicas heterozigotas ou homozigotas no gene *WDR45* localizado em Xp11.23. A fisiopatologia é descrita por disfunção da proteína reguladora de autofagia, dificultando a formação de autofagossomo.[1-3,38,46-49]

A NAPBP cursa com duas fases clínicas distintas. A primeira fase relaciona-se à regressão de desenvolvimento motor e cognitivo, a episódios de crise convulsiva e a sinais de liberação piramidal. A evolução da doença é estática até o início da segunda fase clínica, que começa entre adolescência e início da idade adulta com surgimento de parkinsonismo responsivo à levodopa, distonia e demência. Sua evolução é progressiva, e o desfecho para óbito costuma ser na meia-idade.[1-3,48,49] A maioria dos pacientes diagnosticados é do

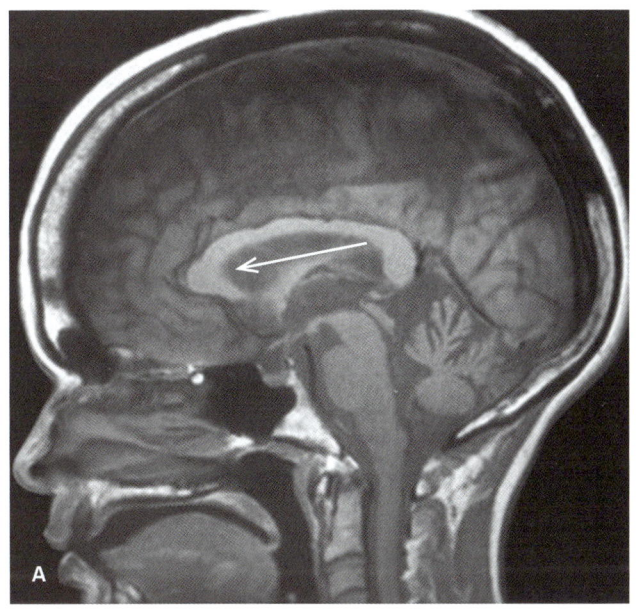

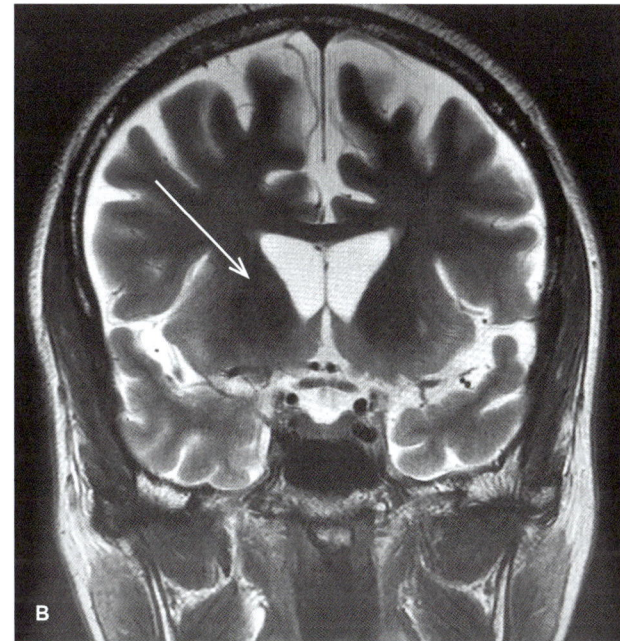

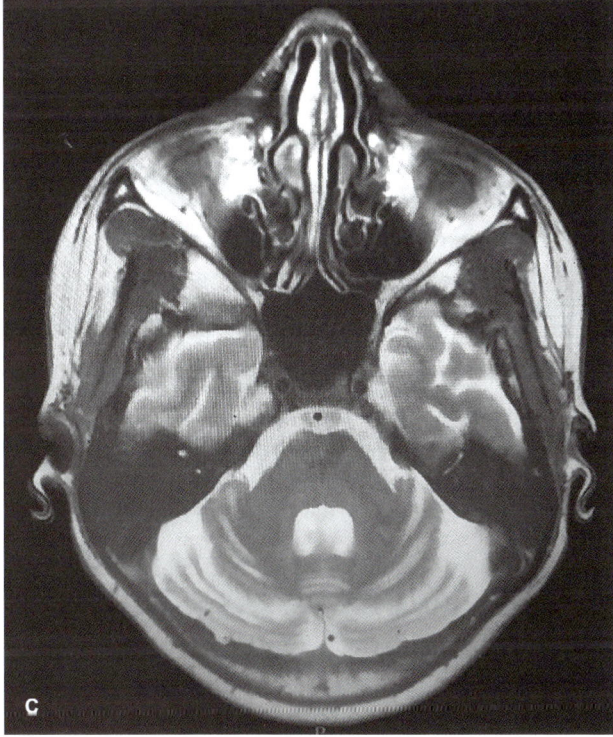

Figura 66.4 Cortes sagital T1 (**A**), axial T2 (**C**) e coronal T2 (**B**) de ressonância magnética do crânio de paciente com diagnóstico de NAFL forma adulta. **A.** Redução volumétrica do vérmis cerebelar, sobretudo em seu terço superior, associada à hipertrofia da clava. **A** e **B.** Leve atrofia do quiasma óptico. **C.** Redução volumétrica dos hemisférios cerebelares com acentuação dos espaços liquóricos entre as folias.

Tabela 66.2 Características clínicas das diferentes apresentações da distrofia neuroaxonal.

	DNAI	DNAA	NAFL início adulto
Idade de início	6 meses a 3 anos	infância, principalmente após 4 anos	Idade adulta, após adolescência
Sintomas iniciais	Atraso de desenvolvimento neuropsicomotor	Ataxia, quedas, déficit cognitivo	Distonia e parkinsonismo
Quadro clínico	Hipotonia, ataxia, tetraparesia, neuropatia periférica, sinais bulbares, espasticidade, contraturas	Hipotonia, disartria, ataxia, distonia, neuropatia, espasticidade, sinais bulbares, contraturas	Tremor de repouso, bradicinesia, rigidez, distonia, paraparesia espástica, sinais bulbares
Outros achados	Epilepsia, escoliose, atrofia óptica	Alteração psiquiátrica, atrofia óptica, epilepsia	Alteração psiquiátrica, sacadas hipométricas, paralisia supranuclear
Evolução	Rapidamente progressiva	Lentamente progressiva	Início subagudo, evolução variável
Prognóstico	Caso adquira a marcha, a sua perda é precoce. O óbito ocorre antes da 1ª década de vida	Perda da marcha após a 1ª década da doença; sobrevida costuma chegar até a fase adulta	Perde marcha após a 1ª década da doença; a sobrevida é indeterminada

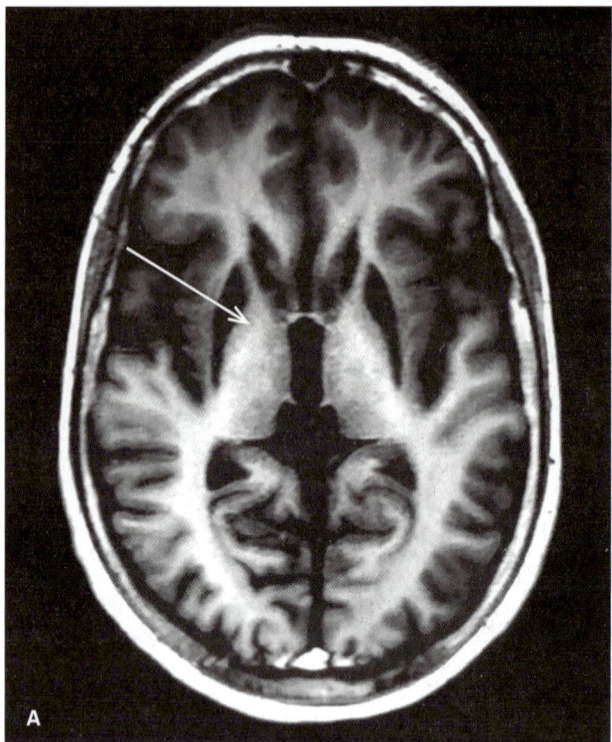
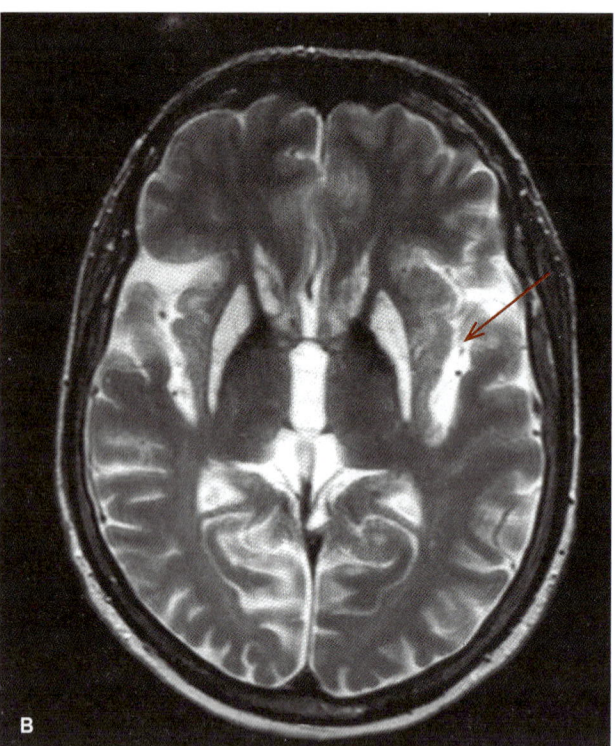

Figura 66.5 Cortes axial T1 (**A**) e axial T2 (**B**) de ressonância magnética do crânio de paciente com diagnóstico de neuroferritinopatia. Cavidades císticas margeadas por hipossinal em T2 (deposição de ferro), envolvendo a cabeça dos núcleos caudados e o putâmen, associadas à redução volumétrica dos hemisférios cerebrais com acentuação dos sulcos intergirais e ectasia compensatória do sistema ventricular supratentorial.

sexo feminino. Presumia-se que pacientes do sexo masculino com mutação no gene *WDR45* não eram viáveis.[48] Contudo, Zarate et al. (2015)[50] descreveram um casal de irmãos com diagnóstico de NAPBP, cujo paciente de sexo masculino, com 20 anos, apresentava importante déficit cognitivo associado à epilepsia. Os autores concluíram que as variantes *WDR45*, apesar de raras, podem ser viáveis se germinativas em homozigose em homens, porém espera-se um fenótipo mais grave que em pacientes afetadas do sexo feminino.

Takano et al. (2016)[51] descreveram um novo marcador laboratorial encontrado no soro e no líquido cefalorraquidiano denominado "enolase específica do neurônio", o qual pode ser usado como investigação diagnóstica. No estudo de neuroimagem, espera-se encontrar depósito de ferro já no início do quadro, com predomínio em substância negra em comparação ao globo pálido. A imagem de RM de crânio, descrita como característica da doença, é a presença bilateral e simétrica linear de hipersinal em T1, envolvendo a substância negra com presença central de hipointensidade em T1.[26,42,48-51] O objetivo do tratamento sintomático é manejar as crises convulsivas na infância e o quadro parkinsoniano na fase adulta.[1-3]

A Figura 66.7 apresenta imagens de RM de crânio de paciente com diagnóstico de NAPBP.

Neurodegeneração associada à proteína de membrana mitocondrial

A neurodegeneração associada à proteína de membrana mitocondrial (NAPMM) tem herança autossômica recessiva e pode ser responsável por até 30% dos casos de NA-CFs.[52] Ocorre devido à mutação do gene *C19orf12* e tem expressão mitocondrial com papel regulatório no metabolismo de ácidos graxos.[52]

Hartig et al. (2013)[53] revisaram o quadro clínico de 67 pacientes com diagnóstico confirmado de NAPMM. A instalação da doença ocorreu entre 3 anos e 30 anos. O quadro clínico dos pacientes do estudo era predominantemente de presença de sinais piramidais e extrapiramidais, associados a alterações psiquiátricas, distonia, declínio cognitivo, atrofia óptica e neuropatia motora-axonal. Apresentações atípicas da doença foram descritas, como o quadro compatível com esclerose lateral amiotrófica (ELA) e a síndrome parkinsoniana.[54-56] Um outro fenótipo decorrente da mutação do gene *C19orf12* é a paraparesia espástica hereditária (SPG 43).[57]

Um achado descrito como característico em RM de crânio de pacientes com diagnóstico de NAPMM é a hiperintensidade linear em T2, envolvendo a lâmina medular medial entre o globo pálido e as cápsulas externa e interna, presentes em 20% dos pacientes.[26] A presença de atrofia cortical e cerebelar podem ser encontradas no estudo de neuroimagem.[26,53]

A Figura 66.8 apresenta imagens de RM de crânio de pacientes com diagnóstico de NAPMM.

O tratamento da doença é de suporte multidisciplinar, com realização de fisioterapia e fonoaudiologia. O alvo do tratamento farmacológico é sintomático e, em casos selecionados, pode ser necessária a realização de gastrostomia para suporte nutricional.[1-3]

Neurodegeneração associada à hidroxilase de ácidos graxos

A neurodegeneração associada à hidroxilase de ácidos graxos (NAHAG) é uma doença secundária à mutação do gene *FA2H*, localizado no cromossomo 16q23,[58] com quadro clínico caracterizado por leucodistrofia, distonia e paraparesia

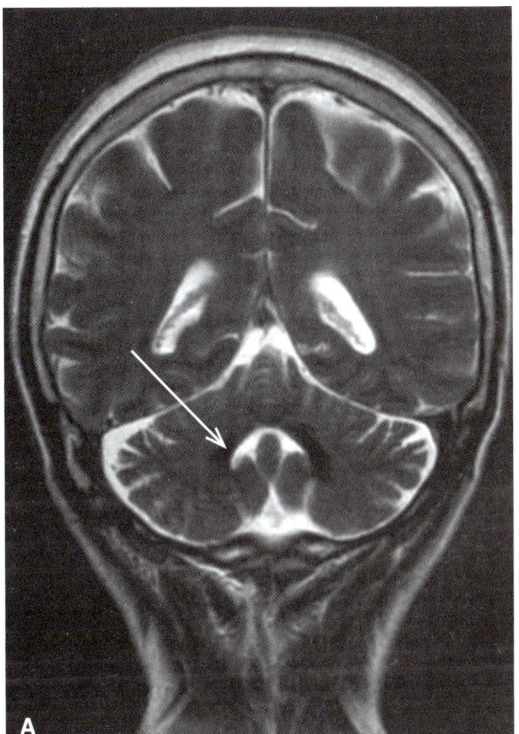

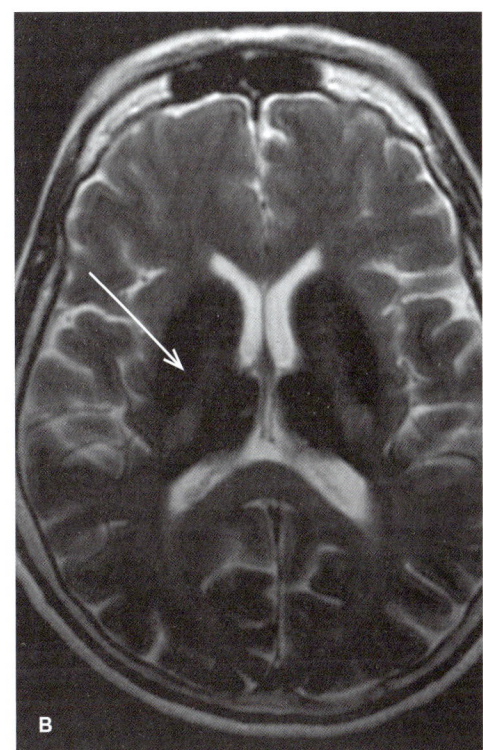

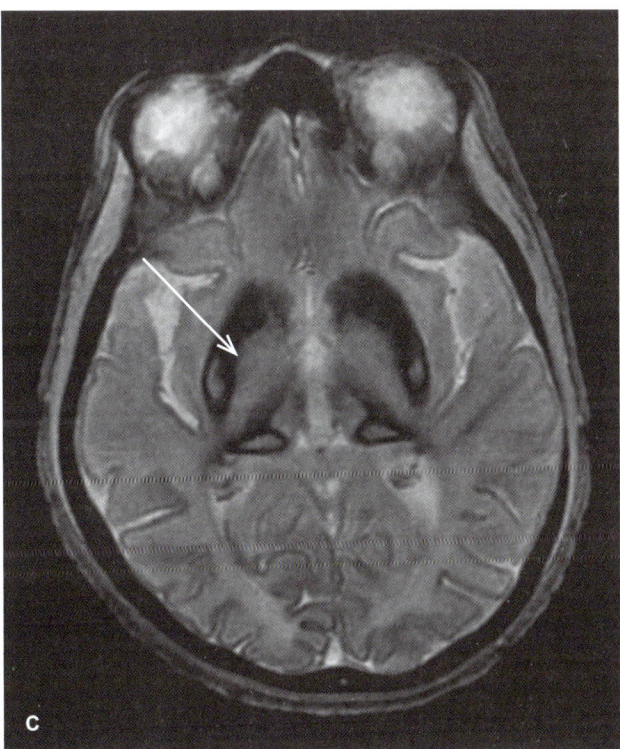

Figura 66.6 Cortes axial T2 (**A**), coronal T2 (**B**) e axial SWI (**C**) de ressonância magnética do crânio de paciente com diagnóstico de aceruloplasminemia. Marcado hipossinal em T2, envolvendo bilateralmente a cabeça do núcleo caudado, putâmen, tálamo e núcleo denteado (**A** e **C**). Há, ainda, leve redução volumétrica dos hemisférios cerebrais e cerebelares e focos esparsos de hipersinal em T2 na substância branca bi-hemisférica (**A** e **B**).

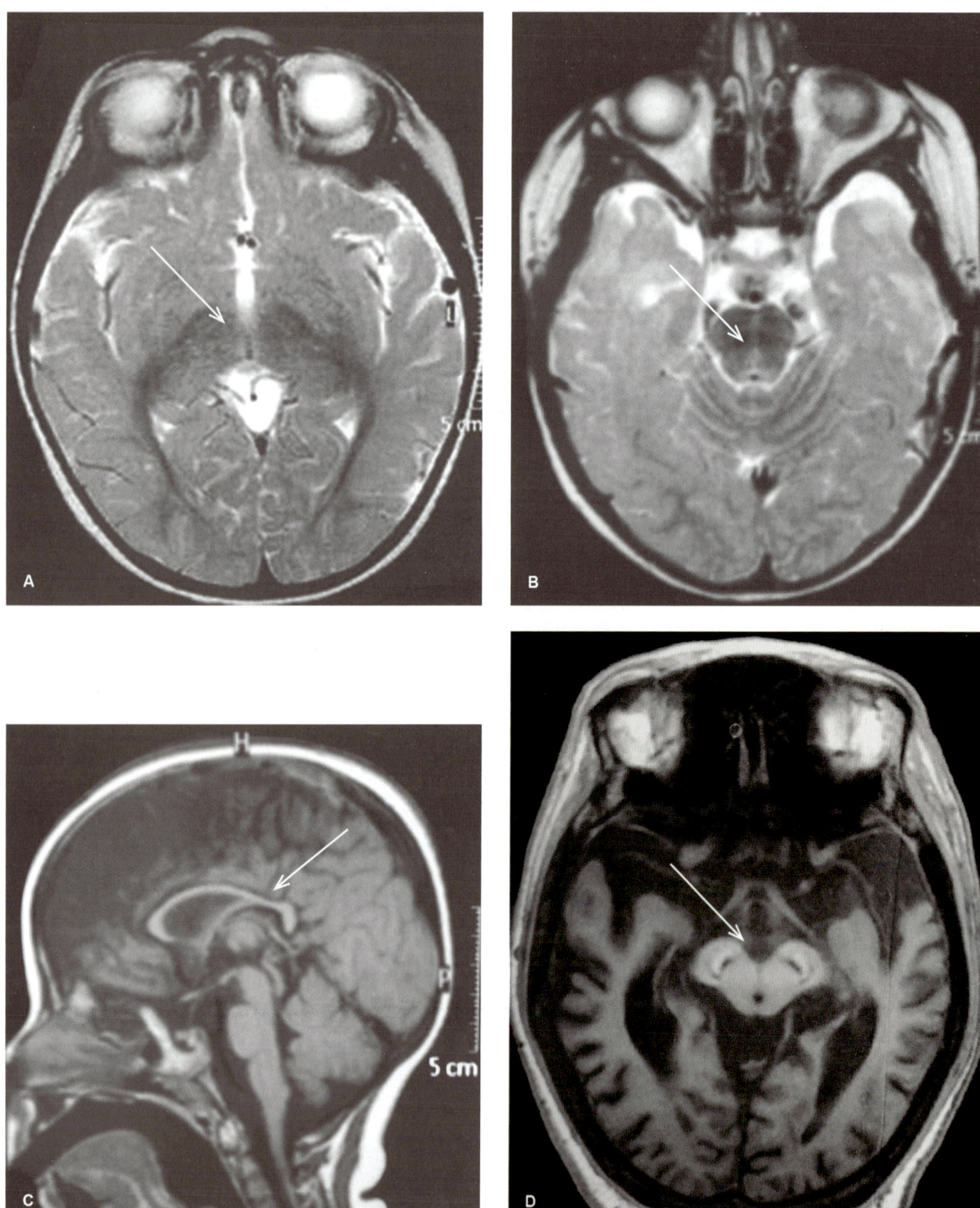

Figura 66.7 Cortes axial T2 (**A**), axial T2 (**B**) e sagital T1 (**C**) e axial T1 (**D**) de ressonância magnética do crânio de paciente com diagnóstico de NAPBP. Hipossinal em T2, refletindo deposição de ferro, envolvendo os núcleos subtalâmicos. Hipoplasia do corpo caloso. Faixas de hipersinal em T1 na substância negra bilateral.

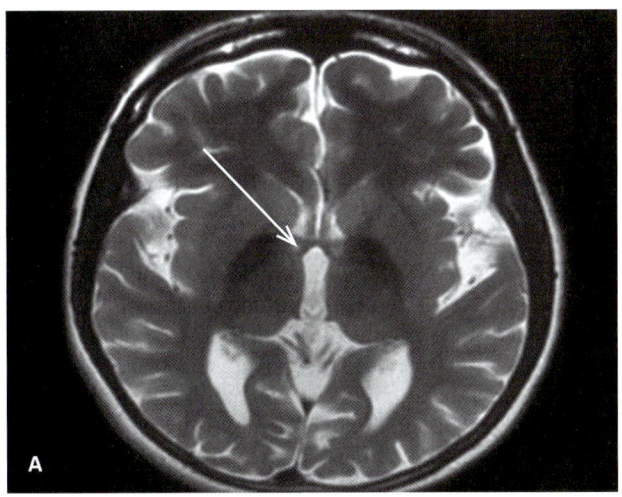
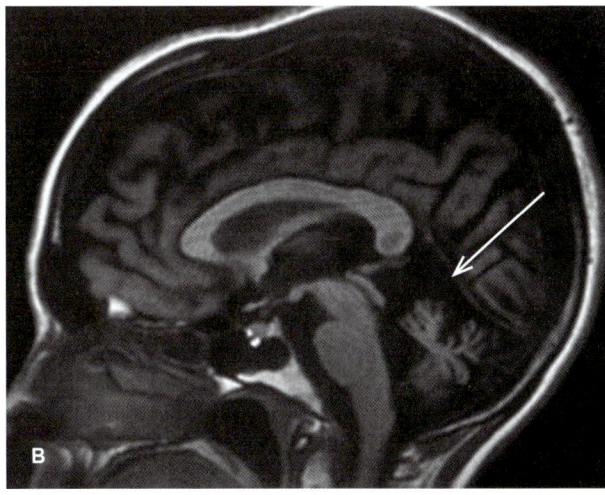

Figura 66.8 Cortes axial T2 (**A**) e sagital T1 (**B**) de ressonância magnética do crânio de paciente com diagnóstico de NAPMM. **A.** Hipersinal linear bilateral e simétrico em T2, envolvendo a lâmina medular medial entre os globos pálidos externo e interno. Redução volumétrica dos hemisférios cerebrais com acentuação dos sulcos intergirais e das fissuras sylvianas, associada à ectasia compensatória do sistema ventricular supratentorial. **B.** Marcada atrofia do vérmis cerebelar.

espástica hereditária complicada.[58,59] A apresentação clínica destaca-se por dificuldade de deambular com início na infância em razão de ataxia, paraparesia espástica, neuropatia axonal e fenômeno distônico. A mutação do gene *FA2H* também foi incluída no grupo de paraparesia espástica hereditária e denominada "SPG35".[60]

Ocasionalmente, o estudo de neuroimagem de pacientes com NAHAG cursa com imagem de RM de crânio com hipointensidade nos gânglios da base, secundária ao acúmulo de ferro e à hiperintensidade em T2 confluente, envolvendo substância branca periventricular, associada à atrofia cortical discreta e ao afilamento de corpo caloso, com possibilidade de atrofia de tronco encefálico e cerebelo.[26,42,61,62]

A Figura 66.9 apresenta imagem de RM de crânio de paciente com diagnóstico de NAHAG.

Neurodegeneração associada à proteína CoA sintase

Secundária à mutação do gene *COASY*, a neurodegeneração associada à proteína CoA sintase (NAPSCA) tem a fisiopatologia relacionada ao distúrbio do metabolismo da coenzima A. O quadro clínico caracteriza-se por espasticidade, distonia oromandibular e disartria. A doença tem início na primeira década de vida com paraparesia espástica e distonia, evoluindo para parkinsoniano, declínio cognitivo e distúrbio psiquiátrico, como transtorno obsessivo-compulsivo.[1-3] A eletroneuromiografia com frequência detecta a neuropatia axonal. No estudo de RM de crânio, é possível encontrar o sinal de **olho de tigre**, e a tomografia computadorizada de crânio pode identificar a presença de calcificação.[63,64]

Doença de Woodhouse-Sakati

A doença de Woodhouse-Sakati é secundária à mutação do gene *DCAF17*.[1-3] Além de manifestar alterações no exame neurológico, com transtornos do movimento, como distonia e tremor, liberação piramidal, declínio cognitivo e hipoacusia neurossensorial, o quadro clínico da doença cursa com manifestações sistêmicas, como hipogonadismo, alopecia e diabetes *mellitus*.[1-3,65,66]

Em avaliação de neuroimagem de pacientes acometidos, frequentemente observam-se depósito de ferro em região de globo pálido e importante envolvimento de substância branca confluente.[1-3,26,42]

Doença de Kufor-Rakeb

A doença de Kufor-Rakeb tem herança autossômica recessiva e é secundária à mutação do gene *ATP13A2*.[67] Ela foi inicialmente classificada como uma das formas de parkinsonismo genético, PARK9, e incluída dentro das NACFs por alguns autores, porém o depósito de ferro é muito raro.[68] Em estudo neuropatológico *post mortem* de paciente com doença de Kufor-Rakeb, houve achados de lipofussina neuronal e glial, o que confirma que essa

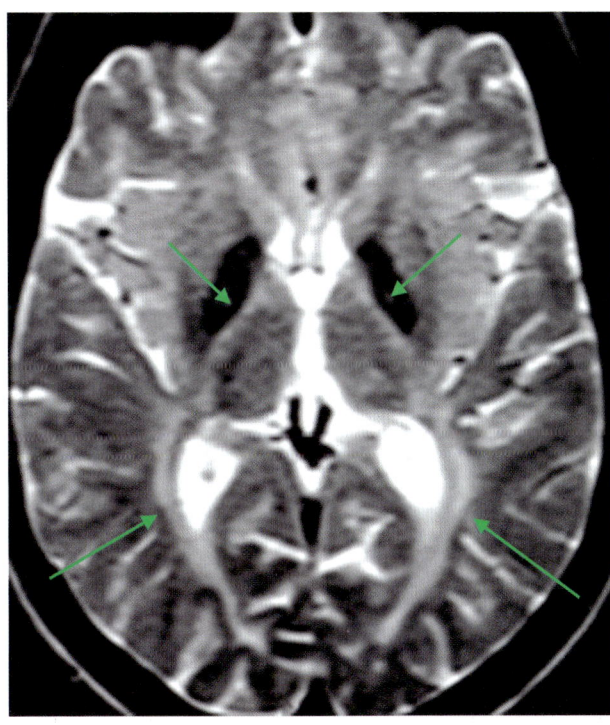

Figura 66.9 Corte axial T2 de ressonância magnética do crânio de paciente com diagnóstico de NAHAG. Marcada deposição bilateral e simétrica de ferro nos globos pálidos (acentuado hipossinal em T2). Alteração de sinal caracterizada por hipersinal T2 confluente, envolvendo predominantemente a substância branca periventricular e subcortical. Redução volumétrica dos hemisférios cerebrais, associada à leve ectasia compensatória do sistema ventricular supratentorial.

doença deve ser considerada como uma das formas genéticas de lipofussinose neuronal,[69] e atualmente é classificada com CLN12.

O mecanismo fisiopatológico envolve alterações do transporte de cátions inorgânicos e outros substratos por lisossomo, com dano da função mitocondrial e autofágica, levando ao aumento do estresse oxidativo, com sobrecarga proteica, ocasionando disfunção do sistema ubiquitina-proteassoma.[1-4,47,70]

O fenótipo característico cursa com parkinsonismo juvenil associado a espasticidade, paralisia supranuclear do olhar, polimioclonos e síndrome demencial.[1-3,67] O início da doença costuma ocorrer antes dos 20 anos, apesar de haver relatos de início mais tardio da doença. A evolução do quadro caracteriza-se por ser heterogêneo, desde curso rapidamente progressivo até curso lento com décadas de evolução. A descrição fenotípica é ampla, e o tremor, o fenômeno distônico e os sinais de liberação piramidal são achados frequentes. A paralisia supranuclear é predominante, e ocorre na maioria das descrições. Outro achado possível é a lentidão de sacadas, em movimentação ocular extrínseca. O quadro cognitivo tem grau de acometimento variável, e o parkinsonismo pode estar presente com resposta ao tratamento com levodopa.[71]

Estrada-Cuzcano et al. (2017)[72] descreveram um novo fenótipo da doença, que se caracterizava por paraparesia com início na idade adulta associada a déficit cognitivo. Ele foi denominado "paraparesia espástica hereditária 78 (SPG78)", e encontrado em uma família proveniente da Bulgária.

Em relação à investigação diagnóstica, no exame de neuroimagem de pacientes com doença de Kufor-Rakeb, espera-se encontrar atrofia difusa cortical de tronco encefálico e cerebelar. O depósito de ferro encefálico frequentemente não está presente e, quando detectado, é visto em T2 nas seguintes regiões: globo pálido, caudado e putâmen, sendo mais frequentes os achados de atrofia cortical.[1,2,26,42,67]

Outros genes relacionados ao espectro das neurodegenerações com acúmulo cerebral de ferro

Proteína transportadora de esteróis peroxissômicos X (SPC2)
O gene *SPC2* está localizado no cromossomo 1p32.3. Ferdinandusse et al. (2006)[73] identificaram o primeiro paciente com a doença secundária à mutação *SPC2*, que apresentava sinais de neuropatia motora, torcicolo, tremor distônico de região cefálica, tremor de intenção e nistagmo, associado a hiposmia e azoospermia. O estudo de neuroimagem da RM de crânio apresentou leucoencefalopatia com envolvimento de tálamo e ponte. Em pesquisa de cultura de fibroblasto de pele, detectou-se atividade do SCPx deficiente e não foi encontrada a proteína SCPx por *Western blotting*. Após 9 anos da primeira descrição, Horvath et al. (2015)[74] descreveram o segundo caso da doença: paciente com 51 anos com deficiência de SCPx e apresentação fenotípica caracterizada por ataxia cerebelar, liberação piramidal e diminuição de sensibilidade proprioceptiva. Os achados de neuroimagem eram compatíveis com acúmulo de ferro cerebral em região de gânglios da base, sendo detectado no paciente defeito de metabolismo do ácido graxo acil-CoA, igualmente comum a outras formas de NACF (*PANK2, FA2H, COASY*) (Tabela 66.3).

Carnitina O-acetiltransferase (CRAT)
Mais recentemente, Drecourt et al. (2018)[75] encontraram, por meio de sequenciamento de exoma, uma mutação *missense* homozigótica no gene *CRAT* em criança nascida de pais consanguíneos provenientes da Turquia. Aos 3 anos, a paciente apresentou distúrbio de marcha e ataxia cerebelar, evoluindo para tremor, dismetria, hipotonia, hiper-reflexia e neuropatia sensorial e, gradualmente, foi perdendo a capacidade de deambular e escrever. No exame de RM de crânio, detectou-se na paciente atrofia cerebelar associada a hipointensidades nos gânglios da base, globo pálido e substância negra devido a depósito de ferro e, também, componente de metabolismo anormal do ferro, comum a outras doenças da classe das NACFs que resultam de um distúrbio do tráfego celular.

Complexo de proteína 4 relacionada ao adaptador (AP4M1)
A mutação do gene *AP4M1* foi pela primeira vez relacionada ao acúmulo de ferro encefálico por Roubertie et al. (2018),[76] que descreveram a mutação em 3 pacientes de uma família consanguínea proveniente do Marrocos, com quadro clínico descrito por atraso de desenvolvimento neuropsicomotor, tetraparesia e declínio intelectual. Os pacientes apresentavam o mesmo padrão de imagem da RM de crânio com acúmulo de ferro bilateral em globo pálido na sequência SWI.

RALBP1 – domínio EPS associado – contendo proteína 1 (RESP1)
Drecourt et al. (2018)[75] descreveram o caso de duas irmãs provenientes da França, nascidas de pais não consanguíneos, com acúmulo cerebral de ferro e mutação *missense* heterozigotas compostas no gene *REPS1*. As pacientes tinham quadro clínico com hipotonia de tronco, ataxia cerebelar progressiva e liberação piramidal. A mutação de *REPS1* é causadora de doença do espectro da NACF por um mecanismo que danifica a reciclagem do endossomo.[5,75]

Proteína 2 de ligação – GTP (GTPBP2)
Jaberi et al. (2016)[77] identificaram a mutação do gene *GTBP2* em três irmãos iranianos, com consanguinidade parental. Foram descritas manifestações clínicas com atraso de desenvolvimento neuropsicomotor, moderada deficiência intelectual, distonia, ataxia e retinopatia. A imagem de RM de crânio caracterizou-se por atrofia de vérmis cerebelar, depósito de ferro em globo pálido e substância negra. Alguns anos depois, Bertoli-Avella et al. (2018)[78] confirmaram a patogenicidade da mutação do gene *GTPBP2*, porém com ausência de acúmulo de ferro cerebral.

Gene relacionado ao parkinsonismo e à distonia (VAC14)
Recentemente, de Gusmão et al. (2019)[79] relataram o caso de uma adolescente de 15 anos, filha de pais consanguíneos provenientes do Oriente Médio, com sinais de distonia focal em membro superior esquerdo. O início dos sintomas se deu aos 12 anos, havendo progressão com distonia difusa em aproximadamente dois anos e meio. A imagem de RM de crânio mostrava acúmulo de ferro em substância negra e em globo pálido. Em pesquisa genética, identificou-se variante *missense* homozigota do gene *VAC14*, sendo essa a primeira vez que a mutação do gene *VAC14* foi relacionada ao espectro das NACFs (Figura 66.10).

Tabela 66.3 Genes associados a formas raras de neurodegeneração com acúmulo de ferro.

Neurodegeneração com acúmulo cerebral de ferro (NACF)	Características
SPC2 (proteína transportadora de esteróis peroxissômicos X)	Foi descrito em casos não relacionados. O primeiro com neuropatia motora, temor distônico e torcicolo associado a hiposmia, azoospermia. O segundo caso com sinais de ataxia cerebelar com liberação piramidal associado à hipoartrestesia. **Neuroimagem:** depósito de ferro em globo pálido.
CRAT (carnitina O-acetiltransferase)	Descritos em crianças com pais consanguíneos da Turquia com ataxia cerebelar com início aos 3 anos; evolui com tremor, hipotonia, hiper-reflexia e neuropatia sensorial. **Neuroimagem:** atrofia cerebelar associada a depósito de ferro nos gânglios da base, globo pálido e substância negra.
AP4M1 (complexo de proteína 4 relacionada ao adaptador)	Descrito em pacientes consanguíneos de Marrocos, descrito com atraso de desenvolvimento neuropsicomotor, tetraparesia e declínio intelectual. **Neuroimagem:** depósito de ferro em globo pálido.
RESP1 (domínio EPS associado – contendo proteína 1)	Descrito em 2 irmãs francesas, cursa com hipotonia de tronco, ataxia cerebelar e liberação piramidal. Neuroimagem: atrofia de vérmis cerebelar, depósito de ferro em globo pálido e substância negra.
GTPBP2 (proteína 2 de ligação-GTP)	Descrito em 3 irmãos iranianos, com atraso de desenvolvimento neuropsicomotor, distonia, ataxia e retinopatia. **Neuroimagem:** atrofia de vérmis cerebelar, depósito de ferro em globo pálido e substância negra.
VAC14 (gene relacionado ao parkinsonismo e à distonia)	Descrito em uma adolescente do Oriente Médio com distonia focal com início aos 12 anos, que evolui com distonia difusa. **Neuroimagem:** acúmulo de ferro em substância negra e em globo pálido.

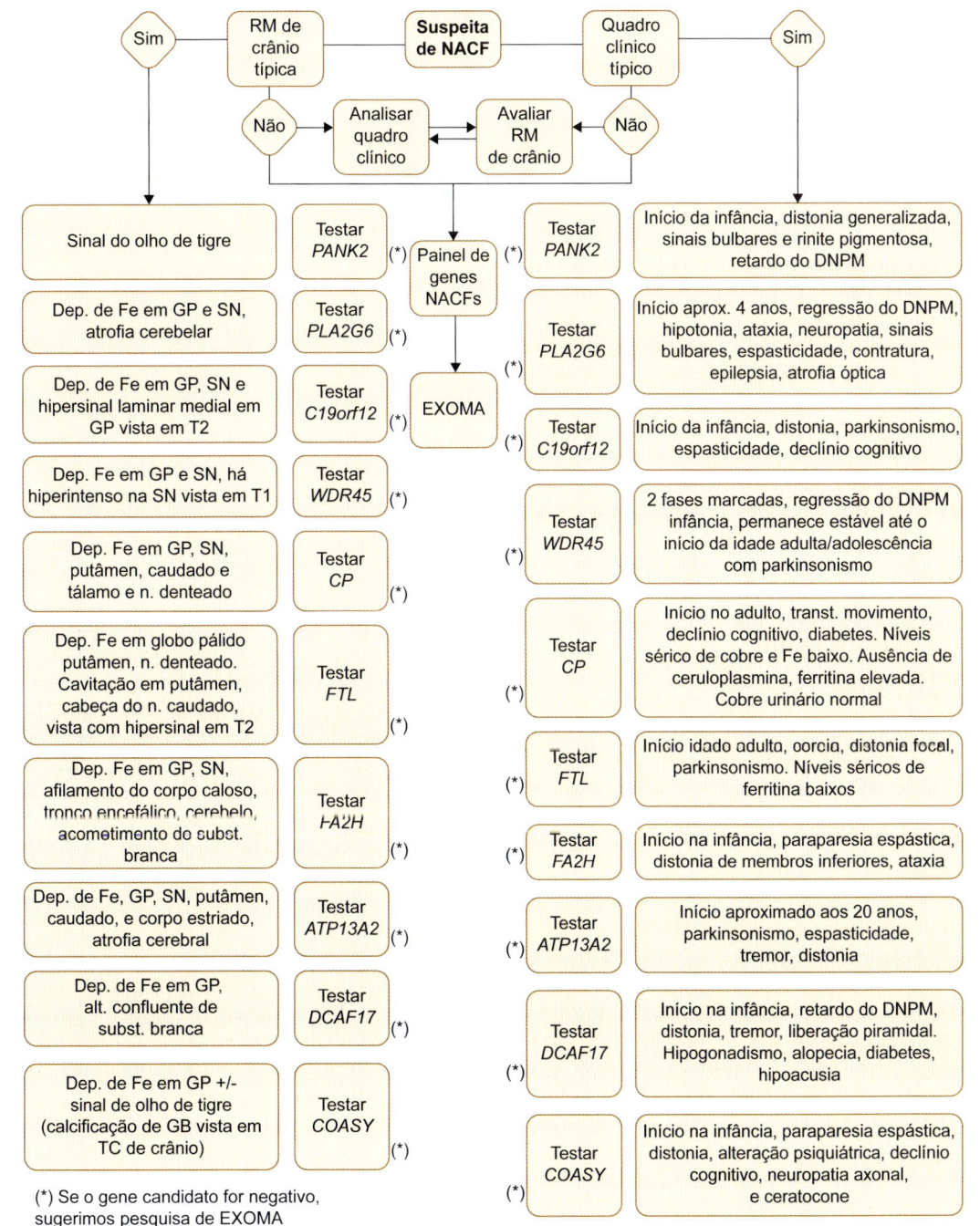

Figura 66.10 Fluxograma para orientação diagnóstica em pacientes com suspeita de neurodegeneração com acúmulo cerebral de ferro (NACF). DNPM: desenvolvimento neuropsicomotor; GB: gânglios da base; RM: ressonância magnética; SN: substância negra; TC: tomografia computadorizada.

67

Doenças Cerebrais com Acúmulo de Cobre, Manganês e Cálcio

Egberto Reis Barbosa • Marcia Rubia Rodrigues Gonçalves

Entre os 23 elementos químicos com funções fisiológicas conhecidas no organismo humano, 13 são metais que desempenham funções estruturais, regulatórias e catalíticas em diferentes tipos de proteínas (enzimas, receptores e transportadores) cruciais para preservação das células e, como consequência, da vida.[1,2] Destes, quatro são encontrados em quantidade considerável no corpo humano (sódio, potássio, cálcio e magnésio), enquanto os nove demais estão presentes apenas em traços, como oligoelementos, incluindo-se o cobre e o manganês.

Deficiências de aporte nutricional, alterações genéticas ou exposição a níveis tóxicos desses oligoelementos podem levar a uma série de condições patológicas, várias entre as quais envolvendo o sistema nervoso central. De particular importância no campo dos transtornos do movimento estão as afecções relacionadas ao cobre, ao manganês, ao cálcio e ao ferro. As três primeiras serão abordadas neste capítulo e as neurodegenerações com depósito de ferro serão tema do Capítulo 66, *Neurodegeneração com Acúmulo Cerebral de Ferro*.

DOENÇAS CEREBRAIS COM ACÚMULO DE COBRE

Nesse grupo de doenças, a de maior relevância pela sua prevalência e por ser tratável é a doença de Wilson (DW), que será, portanto, o foco deste tema. Considerações sobre outras condições mais raras relacionadas ao cobre serão inseridas no tópico sobre a DW.

Doença de Wilson

Metabolismo normal do cobre e na doença de Wilson

O cobre é um oligoelemento essencial para vários sistemas enzimáticos na espécie humana e sua deficiência pode ocorrer em diversas condições patológicas como desnutrição, absorção intestinal inadequada e síndrome nefrótica, resultando em anemia e neutropenia e disfunções neurológicas tais como a mielopatia por deficiência desse metal.[3] Na doença de Menkes – condição genética recessiva ligada ao sexo e determinada por mutação no gene da ATP7A, proteína carreadora de cobre –, a passagem desse metal pela membrana basolateral do intestino está comprometida, determinando um déficit desse oligoelemento no organismo. Nessa doença, o quadro clínico é caracterizado por retardo do desenvolvimento psicomotor, epilepsia de difícil controle, além de alterações cutâneas, ósseas e arteriais. A evolução é invariavelmente fatal dentro dos primeiros anos de vida.[4] A síndrome do corno occipital é uma variante alélica da doença de Menkes que se manifesta com fenótipo de melhor prognóstico.[5] Essa denominação se refere à protuberância óssea na região occipital que pode ser palpada e visualizada mesmo em radiografias simples.

Por outro lado, o cobre em níveis elevados é um elemento tóxico para a célula pela sua atividade *redox*, gerando radicais livres de oxigênio.[6] Explica-se, portanto, a presença, no organismo, de mecanismos complexos de regulação visando ao controle estrito dos níveis de cobre que serão expostos a seguir, de forma sucinta, com base em recente revisão de Chen et al.[7] sobre o metabolismo do cobre em condições normais na DW.

A quantidade de cobre na dieta varia de 1 a 5 mg/dia, e cerca de 2 mg/dia são considerados suficientes para as necessidades do organismo. A absorção desse metal é entérica, sendo rapidamente transportado para dentro da célula epitelial do intestino delgado. Liga-se a polipeptídios celulares ligadores de metais (metalotioneínas) ou é transportado pela membrana basolateral. O cobre e o zinco, em maior intensidade que outros elementos, são indutores da produção de metalotioneínas, que se ligam geralmente a 7 ou 8 átomos de metais divalentes por molécula. As metalotioneínas com cobre têm uma vida média mais longa e provavelmente são excretadas quando as células epiteliais são descamadas no processo normal de reciclagem do epitélio intestinal. Dessa forma, o intestino, controlando a captação e o transporte de cobre para a circulação portal, constitui-se em sítio estratégico na regulação do metabolismo normal desse metal. Cerca de 25 a 60% do cobre da dieta atinge a circulação em ligação com a albumina, na relação de um átomo para uma molécula dessa proteína. O cobre é rapidamente transportado do sangue para o hepatócito, provavelmente por um mecanismo específico, uma vez que a clarificação hepática é rápida e completa. A via natural de excreção do cobre é a biliar e apenas pequenas quantidades desse metal são eliminadas na urina.

No fígado, o cobre é transportado para o interior dos hepatócitos por uma proteína específica (*copper transporter* 1) e carregado por proteínas transportadoras também específicas para síntese de proteínas que dão proteção ao hepatócito contra o efeito tóxico do metal e, especialmente, de maior interesse na DW, para a ATP7B que leva o cobre para o aparelho de Golgi. Neste sítio, o cobre vai ser utilizado para a síntese da ceruloplasmina e os excedentes transportados pela ATP7B para serem excretados na bile (Figura 67.1). A ATP7B é uma proteína de membrana semelhante a outros transportadores de metal ATP-dependentes e sua deficiência, como ocorre na DW, compromete a excreção biliar do cobre e a síntese de ceruloplasmina.

A DW ou degeneração hepatolenticular foi inicialmente descrita em 1912 por Samuel Alexander Kinnier Wilson.[8] Os primeiros casos registrados no Brasil datam da década de 1940. O primeiro, em 1944, um paciente que possivelmente apresentava a forma distônica da doença, sem menção à presença do anel de Kayser-Fleischer (K-F), mas com alterações de necropsia no fígado e no cérebro compatíveis com DW.[9] O segundo registrado era um paciente de 20 anos,

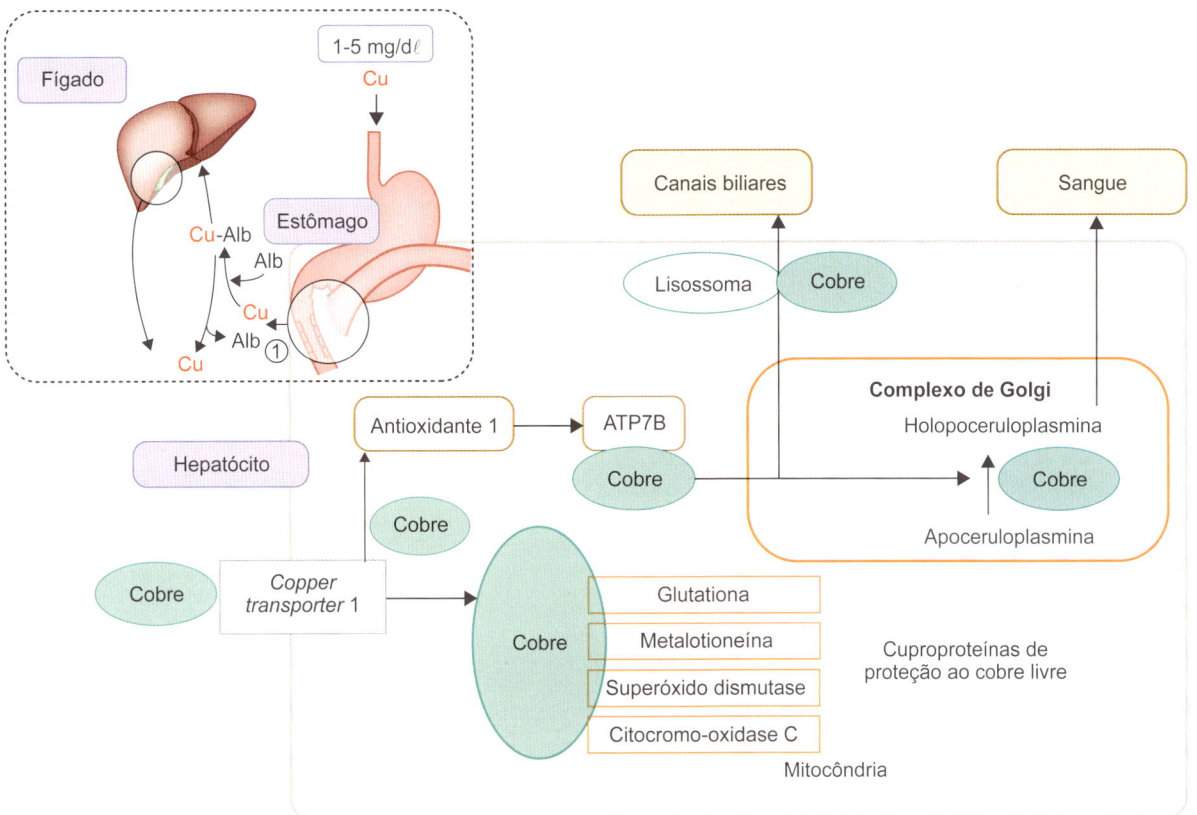

Figura 67.1 Vias metabólicas do cobre.

da Divisão de Neurologia do Hospital das Clínicas da Faculdade de Medicina da Universidade de São Paulo, com o típico tremor em "bater de asas" e anel de K-F.[10] Naquela época, ainda não eram conhecidas as características bioquímicas da doença que auxiliam no diagnóstico e tampouco o tratamento adequado. Em ambos os casos a evolução foi fatal. O estudo da DW em nosso país teve como pioneiro Horácio Martins Canelas.[11]

A DW é de ocorrência universal, sendo mais prevalente em populações com maior consanguinidade, já que é doença genética com padrão autossômico recessivo, com penetrância completa. Os indivíduos homozigotos sempre desenvolvem a moléstia e o risco dos irmãos é de 25%, devendo ser obrigatoriamente avaliados.

O gene afetado é o da proteína ATP7B (13q14.3), que, conforme mencionado anteriormente, é essencial no transporte e distribuição do cobre no hepatócito. Em estudo genético, Coffey et al.[12] analisaram o gene da ATP7B em 1.000 neonatos aparentemente saudáveis e constataram uma prevalência de afetados de 1 em 7.000 na população do Reino Unido.

Mais de 900 tipos de mutações neste gene já foram descritos, e levam à disfunção variável da ATP7B. No Brasil, em estudo realizado no Hospital das Clínicas da Faculdade de Medicina da Universidade de São Paulo (FMUSP), Deguti et al.[13] encontraram um predomínio das mutações 3042DelC (*missense mutation*) e L708P (*point mutation*), que foram detectadas em quase metade dos casos analisados. Por outro lado, em estudo desenvolvido por Bem et al.[14] no Hospital das Clínicas da Faculdade de Medicina Universidade Federal do Paraná, os autores constataram que, entre as mutações no gene da ATP7B encontradas em

pacientes com DW, houve amplo predomínio da mutação His1069Gln, que tem alta prevalência na Europa Central, indicando que a composição étnica dos indivíduos incluídos nessa pesquisa era bastante diferente daquela realizada em São Paulo por Deguti et al.[13]

A ATP7B está envolvida na via de transporte do cobre para incorporação deste metal na apoceruloplasmina, para a síntese da ceruloplasmina e na excreção biliar do mesmo, regulando o seu balanço sistêmico. A disfunção da ATP7B acarreta acúmulo progressivo de cobre no fígado e posteriormente em diversos outros órgãos e tecidos, especialmente no sistema nervoso central. A outra consequência da deficiência da ATP7B é redução da síntese de ceruloplasmina, e, consequentemente, seus níveis séricos na DW são baixos. As principais alterações metabólicas determinadas pela deficiência de ATP7B na DW constam na Figura 67.2.

Quadro clínico e diagnóstico

Na DW as manifestações clínicas geralmente se apresentam na segunda e terceira décadas de vida. O comprometimento hepático está sempre presente, podendo ser silente. A história natural da DW está ilustrada na Figura 67.3.

As principais manifestações clínicas da DW podem ser agrupadas em 3 tipos: sistêmicas, neurológicas e psiquiátricas. Na Figura 67.4 constam os principais tipos de manifestações clínicas da DW.

As manifestações neurológicas estão presentes em 50% ou mais dos pacientes, têm instalação pouco mais tardia do que as hepáticas e ocorrem na segunda ou terceira décadas de vida.

As manifestações neurológicas são tipicamente distúrbios do movimento com aparecimento geralmente insidioso, mas podem surgir de forma subaguda. As alterações

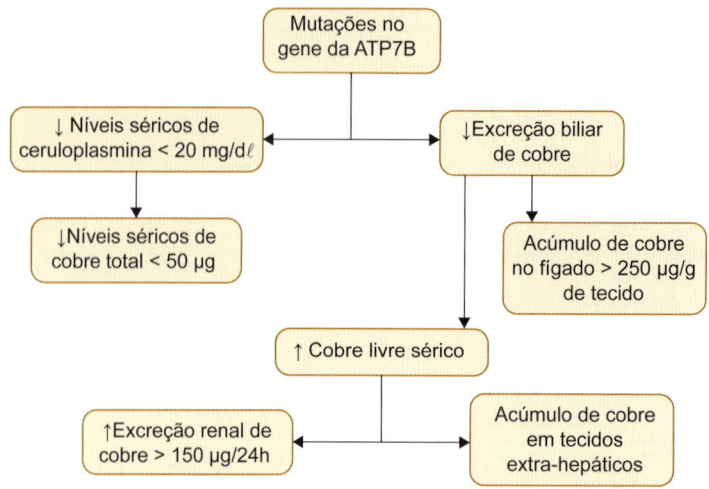

Figura 67.2 Etiopatogenia da doença de Wilson.

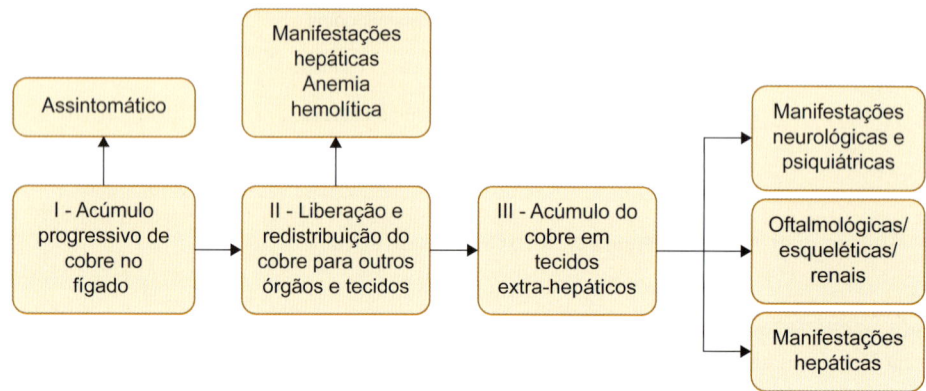

Figura 67.3 História natural da doença de Wilson.

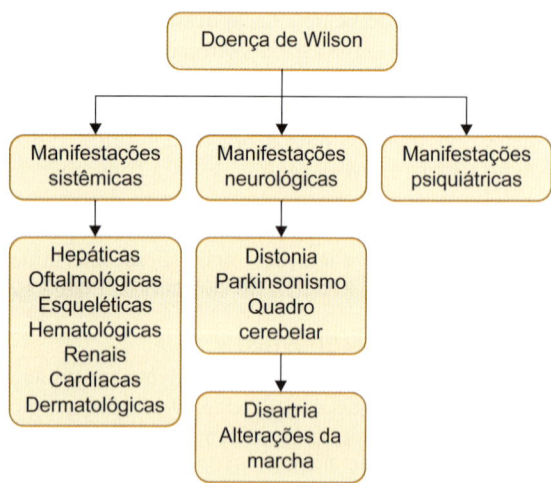

Figura 67.4 Manifestações clínicas da doença de Wilson.

Tabela 67.1 Manifestações neurológicas mais frequentes na doença de Wilson.

Disartria	91%
Alterações da marcha	75%
Riso sardônico	72%
Distonia	69%
Rigidez	66%
Bradicinesia	58%
Tremor postural	55%
Disfagia	50%
Instabilidade postural	49%

neurológicas mais frequentes são distonia, parkinsonismo e sinais cerebelares, entre os quais destaca-se o tremor postural em "bater de asas". Como decorrência destas alterações neurológicas, frequentemente os pacientes apresentam disartria, alterações da marcha e o típico riso sardônico. Em 119 casos de DW com manifestações neurológicas avaliados na Divisão de Neurologia do HC/FMUSP, as mais frequentes[15] constam da Tabela 67.1.

A maioria dos pacientes com comprometimento neurológico apresenta distúrbio psiquiátrico precedendo o quadro, geralmente leve (irritabilidade, alterações discretas do humor), mas eventualmente essas manifestações podem configurar um quadro psicótico.[15]

Deterioração cognitiva é comum em pacientes com alterações neurológicas. Frota e al.[16] estudaram um grupo de pacientes com DW tratada, com quadro neurológico estabilizado, e compararam com um grupo controle quanto ao desempenho em testes cognitivos e concluíram que o desempenho dos portadores da doença era significativamente inferior ao dos controles, especialmente no domínio de funções executivas.

Alterações do sono na DW são comuns. Em estudo visando identificar alterações do sono nessa moléstia, Tribl et al.[17] compararam características do sono em 41 pacientes com DW com controles sadios pareados por idade e sexo. Os resultados mostraram que o sono nos pacientes com DW era de pior qualidade e menor eficiência e identificaram a presença de transtorno comportamental do sono REM (*Rapid Eye Movement*) em 5 pacientes, entre os quais 3 já apresentavam essa anormalidade antes das manifestações clínicas típicas da doença.

O diagnóstico da DW é relativamente fácil na presença de manifestações neurológicas compatíveis, mas deve-se considerar que ele é confirmado sempre com base em um conjunto de evidências. Na Tabela 67.2 estão relacionadas as principais evidências que permitem chegar ao diagnóstico da DW.

Para orientação quanto ao diagnóstico da DW, na Tabela 67.3 constam aspectos atípicos para a DW que podem ser considerados sinais de alerta contra o diagnóstico de DW (*red flags*).

Nos pacientes com DW que apresentam apenas manifestações hepáticas, o diagnóstico diferencial com outras hepatopatias pode ser difícil. Nesses casos, o teste genético ou a biopsia hepática para aferição da concentração de cobre no tecido hepático podem ser necessários para confirmação diagnóstica. A concentração de cobre no tecido hepático em pacientes com DW geralmente fica acima de 250 µg por grama de tecido hepático na DW para valor normal entre 20 e 50 µg. Os heterozigotos têm concentração de cobre hepático em uma faixa intermediária entre o nível normal e o encontrado na DW. Entretanto, esse tipo de avaliação laboratorial, que até alguns anos atrás era considerado o padrão ouro para o diagnóstico e indicado para dirimir dúvidas, nunca esteve disponível em nosso meio.

O teste genético para diagnóstico da DW é atualmente considerado o padrão ouro para o diagnóstico da DW, mas ainda não é de fácil acesso. Tem como principal limitação o elevado número de mutações já descritas e a demora para se obter o resultado.[18] Atualmente, a aplicação desse método é mais fácil para rastreamento de familiares de pacientes com DW já diagnosticada e com o tipo de mutação já conhecida.

A evolução clínica é invariavelmente fatal quando os pacientes não são tratados. Por outro lado, é uma das poucas doenças genéticas em que podemos oferecer um tratamento eficaz, principalmente quando diagnosticada precocemente. Sendo assim, é obrigatório investigar DW em todos os pacientes com menos de 40 anos, com distúrbios do movimento de aparecimento recente, sem diagnóstico. Adolescentes ou adultos jovens com manifestações psiquiátricas graves com características atípicas para psicoses primárias também devem ser investigados para DW.

Ferenci et al.[19] propuseram em 2003 um escore para diagnóstico de DW baseado em dados clínicos, laboratoriais e genéticos que pode ser útil na prática clínica. A proposta para a elaboração desse escore diagnóstico surgiu em 2001, durante um simpósio sobre DW realizado em Leipzig (Alemanha) e, por esta razão, é conhecido como "escore de Leipzig". Na Tabela 67.4 constam os pormenores do escore de Leipzig.

Ainda que possa ser útil para o diagnóstico da DW, o escore de Leipzig deve ser analisado com cautela, pois quando aplicado a pacientes heterozigotos para DW, cuja prevalência na população é alta – 1:40, segundo Coffey et al.[12] –, pode levar a um falso resultado. Por exemplo: um indivíduo heterozigoto para DW pode apresentar resultados laboratoriais como ceruloplasmina menor que 20 mg/dℓ (1 ponto), excreção de cobre urinário entre 100 e 200/24 µg/h (1 ponto), presença de mutação em um alelo do gene *ATP7B* (1 ponto) e concentração hepática de cobre entre 50 e 250 µg/g (1 ponto) totalizando 4 pontos no escore de Leipzig, considerada indicativa de alta probabilidade de DW.

Mais recentemente, Nagral et al.[20] propuseram uma nova versão do escore de Leipzig acrescentando pontos adicionais nos seguintes itens: 3 pontos para níveis de ceruloplasmina muito baixos (0 a 5 mg/dℓ), 4 pontos em lugar de 2 para presença de mutações nos 2 alelos e incluindo um novo item valendo 1 ponto: história familiar positiva para DW. Ainda que esta versão da escala seja um aprimoramento da escala original, as possíveis distorções para obtenção do nível 4 apontadas anteriormente na escala original não foram corrigidas.

Tabela 67.2 Principais evidências para o diagnóstico da doença de Wilson.

- Presença do anel de K-F confirmada por exame oftalmológico com lâmpada de fenda (ou tomografia de coerência óptica)
- Ceruloplasmina sérica baixa (abaixo de 20 mg/dℓ)
- Cobre sérico total baixo, pois 90% do cobre sérico total está ligado à ceruloplasmina
- Cobre urinário de 24 h alto, geralmente acima de 150 µg/dℓ
- Exame ressonância magnética do encéfalo evidenciando anormalidades nas sequências T2 em gânglios da base e tronco cerebral

Tabela 67.3 *Red flags* contra o diagnóstico da forma neurológica da doença de Wilson.

- Manifestações neurológicas instaladas antes dos 10 e depois dos 40 anos
- Quadro neurológico ou de longa duração (> 5 anos) sem diagnóstico (sem tratamento específico)
- Manifestações neurológicas em fase inicial do tipo: sinais piramidais/epilepsia/perda cognitiva rápida e grave
- Alterações sensitivas em qualquer fase da doença exceto as relacionadas à deficiência de cobre como decorrência do tratamento
- Ressonância magnética de crânio normal

Tabela 67.4 Escore de Leipzig para doença de Wilson.

Manifestações/dados laboratoriais	Escore (0 a 2) (A: ausente; N: normal; P: presente)
Anel de K-F	0 (A); 2 (P)
Alterações neuropsiquiátricas ou alterações de ressonância magnética sugestivas	0 (A); 2 (P)
Anemia hemolítica com teste de Coombs negativo	0 (A); 1 (P)
Cobre urinário	0 (N); 1 (1-2× Limite superior do normal – LSN); 2 (> 2× LSN ou > 5× LSN após teste de penicilamina)
Cobre hepático	–1 (N); 1 (até 5× LSN); 2 (> 5× LSN)
Histoquímica de tecido hepático com rodanina +	0 (A); 1 (P)
Ceruloplasmina	0 (AN); 1 (10-20); 2 (< 10 mg %)
Pesquisa de mutações no gene *ATP7B*	0 (Nenhuma mutação); 1 (mutação em 1 alelo; 2 (mutações nos 2 alelos)
Escore total	≥ 4: DW altamente provável/2-3: DW provável/0-1: DW improvável

Vários *guidelines* têm sido publicados ao longo da últimos 15 anos com o propósito de oferecer diretrizes para orientar o diagnóstico e o tratamento da DW. Entre estes destacam-se: o da European Association for the Study of the Liver (EASL),[19] em 2012, o da European Society for Paediatric Gastroenterology, Hepatology and Nutrition (ESPGHAN),[21] em 2018 e, o mais recente, da American Association for the Study of Liver Diseases (AASL),[22] em 2022.

Com base nesses *guidelines* e na experiência dos autores deste capítulo, que dão assistência a pacientes com DW ao longo de mais de 4 décadas, apresentamos a seguir algumas recomendações referentes diagnóstico da DW.

Recomendação 1. O diagnóstico de DW deve ser considerado para: (a) qualquer indivíduo com alteração hepática ou distúrbio do movimento de causa desconhecida, principalmente se o início das manifestações ocorrer entre a segunda e terceira décadas de vida. A idade apenas não deve ser base de exclusão para o diagnóstico de DW, pois há casos descritos de pacientes com início da doença acima de 40 anos; (b) qualquer paciente com doença hepática de causa desconhecida em combinação com transtorno neurológico ou neuropsiquiátrico. Nesse contexto, deve-se excluir o diagnóstico de hipermanganesemia hereditária que se manifesta com doença crônica do fígado, distonia e parkinsonismo.[23,24]

Recomendação 2. A pesquisa do anel de K-F deve ser realizada por meio de lâmpada de fenda por oftalmologista, mas a sua ausência, ocorrência muito rara em pacientes com manifestações neurológicas, não exclui o diagnóstico de DW, especialmente quando estão presentes apenas manifestações hepáticas. Em casos suspeitos, nos quais o exame oftalmológico com lâmpada de fenda não demonstrou a presença do anel, está indicado o exame por meio da tomografia de coerência óptica, com maior acurácia para visualização dessa alteração.[25,26] Deve-se ressaltar que o anel de K-F pode ainda estar presente em outras doenças hepáticas, como a cirrose biliar primária.

Recomendação 3. Exames de neuroimagem, preferencialmente a ressonância magnética (RM) de encéfalo, devem fazer parte da avaliação de qualquer paciente com alterações neurológicas sugestivas de DW. A RM de encéfalo está alterada na grande maioria dos casos neurológicos. Hipersinal nas sequências T2 e FLAIR nos gânglios da base especialmente (no putâmen), tálamo e tronco cerebral (ponte e mesencéfalo) são anormalidades indicativas da DW. A combinação de alterações na RM em gânglios da base e tronco cerebral em um contexto clínico sugestivo pode ser decisiva para o diagnóstico de DW.[27] Alterações de sinal no *striatum* (Figura 67.5 A) estão presentes em cerca de 80% dos casos neurológicos.[28] A presença do "sinal do panda gigante", determinado por alterações de sinal na RM no tronco cerebral, é altamente sugestiva de DW (Figura 67.5 B). Entretanto, este sinal está presente em apenas 15% dos portadores de DW com manifestação neurológica.[27]

Alterações de sinal na RM na ponte semelhantes às observadas na mielinólise pontina central (MPC) também são típicas da DW. Essas alterações podem ter um padrão arredondado, bisseccionado ou trisseccionado.[29] O padrão trisseccionado na MPC é também conhecido como "sinal do tridente" ou "da Mercedes-Benz".[30]

Deve ser ressaltado ainda que a RM é de grande utilidade no diagnóstico diferencial entre a DW e outras condições como: neurodegenerações com acúmulo de ferro no cérebro,[31]

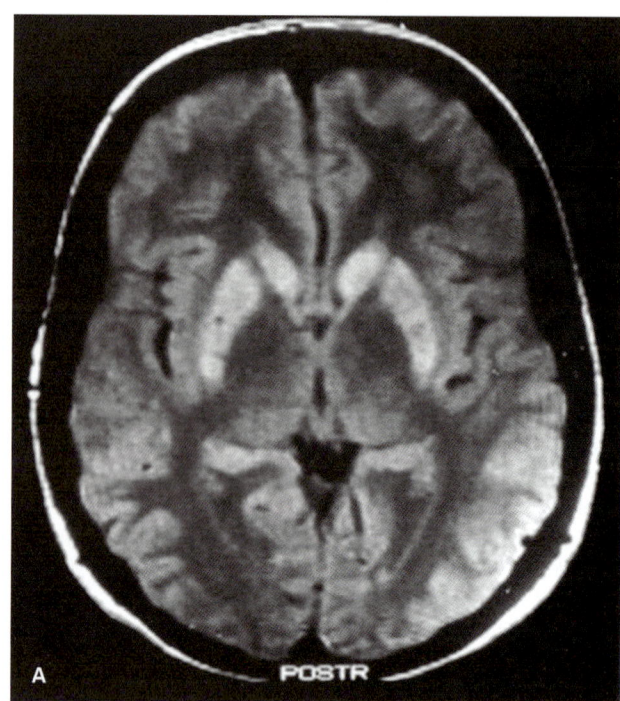

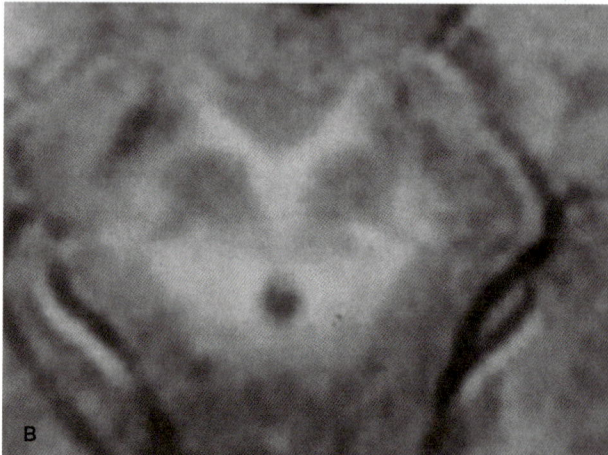

Figura 67.5 Alterações na ressonância magnética. **A.** Hipersinal no *striatum* (núcleo caudado e putâmen). **B.** Hipersinal no mesencéfalo (face do panda).

hipermanganesemia hereditária[23,24] e degeneração hepatocerebral adquirida relacionada a hepatopatias crônicas com *shunt* portossistêmico.[32]

Recomendação 4. Baixos níveis de ceruloplasmina sérica devem ser considerados como forte evidência para o diagnóstico de DW. Valores normais (20 a 40 mg/dℓ) não necessariamente excluem o diagnóstico de DW. Níveis intermediários de ceruloplasmina exigem uma investigação mais aprofundada. Cerca de 10% dos pacientes com DW têm ceruloplasmina normal e, por outro lado, de 10 a 20% dos heterozigotos podem apresentar níveis reduzidos de ceruloplasmina. Valores baixos de ceruloplasmina são encontrados em 1% dos indivíduos normais.[33] Os níveis de ceruloplasmina podem estar reduzidos ainda nas seguintes condições: falência hepática aguda, aceruloplasminemia, doença de Menkes, cirrose descompensada, desnutrição grave, enteropatia ou nefropatia perdedora de proteínas, deficiência de cobre devida a suplementos alimentares contendo zinco, síndrome de MEDNIK (deficiência intelectual, enteropatia, surdez, neuropatia, icterícia e queratodermia), na qual há também acúmulo de cobre no fígado e síndrome de Huppke-Brendel.[5,34] O nível de ceruloplasmina pode estar aumentado nas seguintes situações: uso de contraceptivos orais e em processos inflamatórios agudos. A concentração de cobre sérico total, soma do cobre incorporado à ceruloplasmina (95%) e do cobre sérico livre (5%), é baixa na DW, refletindo a redução da ceruloplasminemia, mas não é um indicador relevante para o diagnóstico da DW.[35] A aferição do cobre livre é mais relevante para o diagnóstico e monitoração dos resultados do tratamento, mas requer tecnologia sofisticada e ainda não está disponível no nosso meio.

Recomendação 5. A excreção basal de cobre maior que 100 μg/24 horas é típica em pacientes sintomáticos. A excreção urinária normal de cobre geralmente é de cerca 50 μg/24 horas. Valores maiores que 100 μg/24 horas são encontrados em pacientes com hepatite autoimune, colangite esclerosante, cirrose biliar primária, além dos portadores de DW. Entre 15 e 20% dos portadores de DW podem apresentar níveis normais de excreção urinária de cobre no início da doença. Pacientes com doença hepática crônica e heterozigóticos portadores da mutação para DW podem ter níveis intermediários entre 50 e 100 μg/24 horas.[36]

O teste de penicilamina, a excreção urinária de 5 vezes o limite superior do normal (LSN) (> 1.600 μg/24 horas) após 2 tomadas de 500 mg de penicilamina com intervalo de 12 horas, pode ser útil para diagnóstico de DW em crianças.[5,37] Vieira et al.[38] realizaram o teste de penicilamina em 50 pais de portadores de DW e observaram aumento muito maior que 5 vezes o LSN da excreção urinária de cobre após a penicilamina na maior parte desses indivíduos que eram heterozigotos para DW. Portanto, o teste de penicilamina não é um exame laboratorial confiável para diagnóstico de DW.

Recomendação 6. A quantificação de cobre do parênquima hepático deve ser realizada quando o diagnóstico não está estabelecido. Concentrações maiores que 250 μg/g de tecido seco são indicativas de DW. Em indivíduos não tratados, a concentração normal de cobre no parênquima hepático (menor que 50 μg/g de tecido seco) quase sempre exclui o diagnóstico de DW. Entretanto, valores intermediários (50 a 250 μg/g de tecido seco) sugerem heterozigose para DW. Pacientes com doença hepática colestásica ou hepatite autoimune também podem ter aumento da concentração de cobre hepático. Deve-se considerar ainda que, em estágios avançados da DW, a distribuição do cobre no fígado é frequentemente heterogênea e a biopsia pode eventualmente ser realizada em regiões com baixa concentração de cobre, levando ao resultado falseado.[39]

Recomendação 7. A pesquisa de mutações em éxons específicos ou por sequenciação do gene inteiro é atualmente possível e disponível. O teste genético para detectar mutações no gene *ATP7B* é aplicável a pacientes em que o diagnóstico não foi estabelecido e a familiares de pacientes com DW.[40] Há mais de 900 mutações identificadas, mas a alta frequência de mutações específicas em determinadas populações favorece a identificação de, pelo menos, uma mutação em 60 a 90% dos casos.[41] O teste genético, apesar de possibilitar o diagnóstico de certeza, não está disponível em muitos países e a demora do resultado pode retardar o diagnóstico.

Recomendação 8. O teste genético para mutação já identificada em um paciente com DW deve ser o principal método de triagem para seus familiares. Caso o teste genético não seja possível, o rastreamento de familiares de primeiro grau de pacientes com DW deve incluir a pesquisa do anel de K-F e a análise das concentrações de cobre urinário e ceruloplasmina.[42] É preciso ressaltar, conforme mencionado anteriormente, que dificuldades podem ser encontradas no rastreamento de familiares para diferenciação entre pacientes com DW e indivíduos heterozigotos.

Tratamento

O tratamento da DW baseia-se em promover o balanço negativo de cobre. A primeira medida é orientar o paciente e cuidadores a evitar alimentos com alto teor de cobre como café, feijão, chocolate, frutos do mar e fígado.

Os quelantes de cobre, D-penicilamina (DP) e trietilenotetramina, são considerados as drogas com maior eficácia no tratamento da DW e especialmente a primeira continua sendo a droga mais utilizada.[43]

A DP ou ββ-dimetil-cisteína é um efetivo quelante de cobre, zinco, mercúrio e chumbo, promovendo a excreção desses metais na urina. A administração oral dessa droga promove significativa elevação dos níveis plasmáticos de cobre livre e, consequentemente, da sua taxa de excreção urinária, levando a um balanço negativo desse metal, que determina a gradual remoção dos depósitos teciduais anormais. A titulação deve ser lenta, iniciando-se com 1 comprimido (250 mg) distante das refeições, com aumento gradual, a cada 4 a 7 dias conforme a tolerância, até a dose de 4 tomadas-dia, podendo chegar a doses maiores conforme resposta clínica e parâmetros laboratoriais.

Os efeitos colaterais da DP a curto prazo são: reação alérgica, leucopenia e, o mais temido, piora do quadro neurológico (10 a 20% dos casos), que geralmente é reversível, mas pode ser definitiva. A longo prazo o efeito colateral mais grave que obriga a suspensão da medicação é a nefropatia por imunocomplexos. Deve-se ressaltar ainda que o uso da DP leva à espoliação de vitamina B6, que, portanto, deve ser suplementada em dose diária de 25 mg, desde o início do tratamento.

O dicloridrato de trietilenotetramina (trientina) é um quelante de cobre, que já esteve disponível no mercado brasileiro no passado e recentemente voltou a ser disponibilizado; é alternativa à DP no tratamento da DW. Embora seu efeito cuprurético seja inferior ao da DP, essa droga tem se mostrado capaz de promover balanço negativo de cobre com bons resultados clínicos. O seu uso é indicado para pacientes com efeitos colaterais graves da DP e também para tratamento inicial da moléstia em pacientes com manifestações neurológicas, especialmente com quadro distônico, com o propósito de reduzir o risco da piora neurológica que pode ocorrer com a DP. As doses são semelhantes às da DP: 250 mg em 4 tomadas diárias, sempre com introdução gradual.

A toxicidade da trientina é inferior à da DP, mas a experiência clínica com o seu uso é muito menor que a já acumulada com a DP, e sua disponibilidade ainda é restrita a um número limitado de países.

Os sais de zinco (acetato de zinco na dose de 170 mg, 3 vezes/dia, e sulfato de zinco 220 mg, 3 vezes/dia) atuam na indução da síntese de metalotioneína nos enterócitos, determinando um acentuado bloqueio da absorção intestinal do cobre e aumentando consideravelmente sua excreção fecal.[44] A metalotioneína é um polipeptídio com alto teor de cisteína (35%) que oferece sítios de ligação para metais, como o cobre, o zinco, o cádmio e o mercúrio, formando mercaptídios sem capacidade para ultrapassarem a membrana basolateral dos enterócitos e, portanto, atingirem a corrente sanguínea. Entre esses elementos, o de maior avidez para as moléculas de metalotioneína é o cobre, de modo que os enterócitos ficam repletos desse metal e, à medida que ocorre o processo normal de descamação da mucosa intestinal, há uma maciça eliminação do mesmo pelas fezes. A metalotioneína é encontrada ainda em outros órgãos e tecidos, tais como o fígado e o cérebro, locais onde possivelmente a ação indutora de sua síntese também ocorra, contribuindo para neutralizar os efeitos tóxicos do cobre que ocorrem na DW.

Os sais de zinco são indicados especialmente nos pacientes assintomáticos (detectados devido ao acometimento de um familiar), em pacientes gestantes e pacientes com efeitos colaterais graves devidos aos quelantes.

Os quelantes promovem um balanço negativo de cobre mais rápido que os sais de zinco, sendo até o momento as drogas de primeira escolha para tratamento da DW. Entretanto, em função do risco de piora inicial do quadro neurológico com o uso dos quelantes, especialmente da DP, alguns autores defendem o uso dos sais de zinco como primeira escolha no tratamento de pacientes com DW com manifestações neurológicas. Porém não há, até o momento, evidências que permitam definir a questão. A controvérsia persiste, mas a vasta experiência com os quelantes favorece ainda estes últimos como opção inicial. Ressalta-se que nos pacientes com manifestações com quadro hepático, sem manifestações neurológicas, o uso dos quelantes para início do tratamento não é questionado.

A associação dos quelantes com os sais de zinco, mesmo que em horários distintos, pode prejudicar a ação de ambas as medicações, não sendo, portanto, uma opção de tratamento que se possa recomendar.

O tetratiomolibdato é outra droga em estudo há vários anos para o tratamento de pacientes com DW com manifestações neurológicas, como uma opção de menor risco de piora neurológica.

A ação depletora de cobre do tetratiomolibdato é peculiar e envolve dois mecanismos. O primeiro ocorre no lúmen intestinal, onde essa droga forma complexos com o cobre dos alimentos, evitando sua absorção. A outra forma de atuação da droga se desenvolve quando é ingerida distante das refeições; nessa situação é rapidamente absorvida e no sangue forma complexos tripartidos com a albumina e o cobre livre, neutralizando a ação tóxica deste metal. A dose recomendada é de seis tomadas diárias de 20 mg, sendo três às refeições e outras três nos intervalos delas.

O tetratiomolibdato pode ter efeito tóxico sobre a medula óssea, provocando depressão medular. Por essa razão, a proposta de uso desta droga é apenas para fase inicial do tratamento por um período curto 8 semanas, quando então deve ser substituído por outra menos tóxica para a fase de manutenção. O seu uso ainda não está aprovado.

O transplante de fígado é indicado somente para os casos com comprometimento hepático grave que não respondem ao tratamento com quelantes ou falência hepática aguda.

O tratamento sintomático pode trazer benefícios significativos nos pacientes com quadro distônico. O emprego da toxina botulínica e a correção cirúrgica ortopédica de posturas articulares fixas trazem melhora funcional, quando criteriosamente indicadas.

Os principais parâmetros para se avaliar a eficácia do tratamento são: evolução do quadro clínico (a melhora é lenta, ao longo de meses), níveis de excreção urinária de cobre (devem cair gradativamente), regressão do anel de K-F (ao longo de meses ou anos) e regressão, ainda que geralmente parcial, das alterações na RM.[28] Na Tabela 67.5 constam as diretrizes para monitorar a evolução da doença sob tratamento.

Deve-se ressaltar que no Brasil a disponibilidade da DP e da trientina não tem sido regular e em certos períodos apenas os sais de zinco estavam disponíveis para o tratamento da DW.[45]

DOENÇAS CEREBRAIS COM ACÚMULO DE MANGANÊS

O manganês (Mn), assim como o cobre, é um oligoelemento essencial para a espécie humana e tem participação indispensável na homeostase celular, atuando como cofator para várias classes enzimas como transferases, hidrolases, liases, oxidorredutases e isomerases e, dessa forma, catalisando processos fisiológicos que regulam inúmeras funções biológicas, entre as quais imunidade, controle da glicemia, reprodução, digestão, crescimento ósseo, coagulação sanguínea e proteção contra espécies reativas de oxigênio.[2] No sistema nervoso central, atuam na função glial e algumas classes de neurônios na síntese de neurotransmissores.

Os principais alimentos ricos em Mn são: legumes, verduras, soja, frutos do mar, arroz, nozes, chocolate e abacaxi; a quantidade diária necessária para o organismo humano é de cerca de 2 mg.

Em condições normais, o Mn ingerido é distribuído pela circulação portal por difusão ou por transportadores de membrana. Várias proteínas transportadoras permitem que esse metal penetre a barreira hematoencefálica.

O Mn é largamente utilizado na indústria para produção de aço inoxidável, baterias, pesticidas, tintas e explosivos e há risco de exposição tóxica a esse metal por inalação, absorção dérmica ou ingestão. Estudos experimentais e em humanos mostram que várias estruturas no sistema nervoso central podem sofrer danos relacionados a essa toxicidade, entre as quais se destacam: o globo pálido, o cerebelo, a ponte, o núcleo rubro, o tálamo, o córtex e o corno anterior da medula espinal.[46]

Tabela 67.5 Monitoração do tratamento.

Avaliações a intervalos curtos no primeiro ano de tratamento – semanais no primeiro mês e cada 1 a 3 meses no primeiro ano – dos seguintes parâmetros:	
Quadro clínico/neurológico	Cobre urinário
	Testes de função hepática, hemograma, urina tipo I, função renal
	Controlar aderência ao tratamento e à dieta
A longo prazo: avaliações semestrais e posteriormente anuais dos seguintes parâmetros	
Quadro clínico/neurológico	Cobre urinário
	Anel de K-F
	RM
	Funções hepática e renal

Observação: caso o paciente precise submeter-se a procedimento cirúrgico, reduzir a dose do quelante para não interferir na cicatrização.

A exposição a níveis tóxicos do Mn leva a um quadro neuropsiquiátrico conhecido desde o século XIX como "manganismo", relatado em operários trabalhando em minas de Mn e soldadores expostos em indústrias. No quadro neurológico estão presentes parkinsonismo com predomínio de rigidez e bradicinesia associada a quadro distônico. A alteração da marcha decorrente da combinação desses transtornos motores é peculiar e descrita como *cock-walk gait*. O quadro psiquiátrico, quando mais grave, assume características de psicose e é descrito como "loucura mangânica".

Embora o diagnóstico do parkinsonismo induzido por Mn seja primariamente clínico, algumas alterações de RM podem úteis para sua caracterização. As anormalidades observadas nas imagens de RM têm correspondência com as alterações anatomopatológicas descritas anteriormente e mostram hipersinal em T1 no globo pálido bilateralmente, alterações consideradas típicas da intoxicação por Mn. Anormalidades na RM podem estar presentes também em outras estruturas como núcleo caudado, putâmen e substância negra.

O parkinsonismo induzido por intoxicação crônica por Mn geralmente é irreversível, mesmo com o uso de quelantes, e comporta apenas tratamento sintomático, mas geralmente com resposta precária.

Mais recentemente foram descritas doenças genéticas autossômicas recessivas relacionadas ao Mn, conforme mencionado anteriormente, no tópico referente à DW.[23,24] Essas moléstias descritas em crianças e adolescentes são decorrentes de mutações em genes que codificam proteínas transportadoras de Mn. As mutações nos genes que codificam os transportadores de Mn SLC30A10 e SLC39A14 levam à hipermanganesemia e à mutação no gene SLC39A8 determina deficiência de Mn.[47]

O quadro clínico nos pacientes com mutação no gene de Mn SLC30A10 apresenta grande semelhança com a DW: parkinsonismo associado à distonia (além de instabilidade postural) e alterações no fígado que variam de gravidade desde esteatose até cirrose hepática. Outras alterações sistêmicas presentes nesses pacientes são: policitemia, depleção de ferro e ferritina baixa. Os níveis séricos de Mn estão aumentados e as imagens de RM mostram hipersinal em T1 nos gânglios da base, especialmente no globo pálido, à semelhança do que ocorre no manganismo.[5]

As mutações no gene SLC39A14 levam à disfunção de um transportador solúvel de Mn presente nas membranas celulares que facilita o influxo de Mn, ferro, zinco e cádmio para o citosol, mas a quebra da homeostase se restringe ao Mn. O quadro neurológico é semelhante ao da mutação do gene SLC30A10, mas a instalação ocorre mais precocemente e não há policitemia e comprometimento hepático.

Mutações no gene que codifica o transportador de Mn SLC39A8 levam à deficiência desse metal e de zinco e, consequentemente, comprometimento da função de enzimas Mn-dependentes que promovem glicosilação. Esse defeito de glicosilação tem padrão semelhante ao defeito congênito de glicosilação tipo II. A deficiência de Mn afeta também a Mn-SOD (superóxido dismutase) mitocondrial e pode determinar manifestações metabólicas e clínicas semelhantes à doença de Leigh. As manifestações clínicas mais comuns decorrentes da deficiência de Mn são retardo de desenvolvimento, baixa estatura, déficit cognitivo, darfinismo, assimetria craniana, crises epilépticas, hipotonia, quadro distônico e surdez.[47] Os níveis séricos de Mn são tipicamente baixos. As alterações de RM eventualmente presentes são inespecíficas: atrofia cerebelar, atrofia cortical e hipersinal em gânglios da base em T2.

Como decorrência da raridade dessas doenças genéticas relacionadas ao Mn e de sua descrição recente, as orientações quanto ao tratamento ainda não estão bem definidas e os dados sobre os resultados terapêuticos e prognóstico ainda são bastante limitados. Entretanto, essas condições podem ser consideradas tratáveis e, portanto, devem ser incluídas nos diagnósticos diferenciais em contextos apropriados.

O tratamento de escolha para as hipermanganesemias hereditárias com mutações dos genes SLC30A10 e SLC39A14 consiste em injeções endovenosas repetidas de CaNa2-EDTA que promovem acentuada excreção urinária de Mn. A resposta é melhor nas formas com a mutação do gene SLC30A10, desde que o tratamento seja instituído precocemente.[48] A experiência com o uso da penicilamina ainda é restrita. Para o tratamento da mutação do gene SLC39A8, que acarreta deficiência de Mn, o tratamento é baseado na reposição desse metal.

DOENÇAS CEREBRAIS COM ACÚMULO DE CÁLCIO

O acúmulo de cálcio pode ocorrer dentro do parênquima cerebral ou dentro dos vasos, e sua prevalência varia de 1% em indivíduos jovens até mais de 20% em idosos, sendo as calcificações intracranianas fisiológicas ou relacionadas à idade, ou patológicas relacionadas a um grande espectro de doenças.[49]

As calcificações fisiológicas ou relacionadas à idade geralmente são achadas incidentalmente em exames de imagem, notadamente na tomografia de crânio, são prevalentes em grupos de maior idade e são reportadas em estudos de autópsia em até 72%, sendo as calcificações microscópicas nesses casos as mais comuns. Geralmente, encontram-se em glândula pineal, plexo coroide, habênula, foice cerebral e tentório do cerebelo. Em um levantamento de 12.000 pessoas visando à localização e à extensão das calcificações intracranianas, Yalcin et al.[50] observaram que o sítio fisiológico mais comum foi a glândula pineal em 71,6% dos indivíduos, seguido do plexo coroide em 70,2%, predominando em homens com média de idade entre 47,3 e 49,8, respectivamente. Contudo, o plexo coroide foi o sítio mais comum de calcificação fisiológica após a quinta década.

Nesse mesmo estudo, a calcificação dos gânglios da base foi encontrada em somente 1,3%, sendo mais prevalente entre mulheres do que homens, com média de idade de 52,4 anos, e a prevalência não mudou com a idade. A maioria das calcificações dos gânglios da base foi relatada no globo pálido e foi observada concomitantemente com calcificações da pineal em mais de 82,6% dos casos.

Calcificações bilaterais mais comumente afetando os gânglios da base, córtex, cerebelo, tálamo e tronco podem ser manifestação secundária de mais de 50 condições médicas como doenças do desenvolvimento, infecções congênitas ou adquiridas, doenças metabólicas, endócrinas, vasculares, neoplásicas ou metastáticas, autoimunes, associadas a doenças mitocondriais ou relacionadas a doenças genéticas.[49]

Ao longo dos anos, uma série de nomes tem sido associada a essa condição. Em 1974, o termo "calcificação idiopática dos gânglios da base" foi usado pela primeira vez com o relato de dois casos com calcificações familiares idiopáticas apresentando distonia.[51] Como essas calcificações apresentam predileção pelos gânglios da base e núcleo denteado do cerebelo, foi sugerido um termo descritivo de calcinose estriato-pálido-denteado bilateral até 2013, quando foi introduzido o termo "calcificação cerebral familiar primária", devido à relação com doenças neurodegenerativas confirmadas geneticamente com depósito de cálcio nos gânglios da base e em outras regiões cerebrais, na ausência de uma causa secundária.[51] Mais de 100 famílias e casos esporádicos foram relatados (prevalência estimada de 4,5/10.000 a 3,3/10.000) e, mais recentemente, o termo "calcificação cerebral primária bilateral" foi sugerido tanto para casos esporádicos quanto herdados, facilitando a diferenciação entre formas primárias e secundárias e abrangendo diferentes localizações anatômicas que podem ser encontradas.[51]

Por outro lado, o termo "síndrome de Fahr" tem sido reservado quando uma causa secundária e potencialmente tratável é identificada, o que se relaciona a diferentes condições, especialmente doenças endócrinas, pois, nessas condições, as disfunções metabólicas levam a taxas anormais de cálcio e fósforo, com precipitação de coloides nos vasos cerebrais e depósitos de cálcio.

Nos exames de imagem, as lesões patológicas podem ser facilmente distinguíveis daquelas relacionadas à idade, geralmente pequenas e simétricas, confinadas aos gânglios da base, enquanto as outras são mais difusas e extensas, envolvendo também putâmen, substância branca subcortical e núcleo denteado, formando conglomerados.

Na tomografia observamos distribuição típica com envolvimento simétrico do núcleo caudado, lentiforme, tálamo e núcleo denteado, e no globo pálido que é afetado antes, além do envolvimento da substância branca subcortical.

As imagens variam na RM, dependendo do grau de calcificação e do estágio da doença, e podem ter aspecto normal, mesmo com alteração detectada na tomografia, a menos que seja feita a sequência de suscetibilidade pesada. Na sequência T1, as áreas calcificadas aparecem com sinal aumentado atribuído a efeito da superfície dos cristais de cálcio. Em T2 as áreas calcificadas demonstram sinal baixo ou isointenso. A sequência SWI, que apresenta alta sensibilidade para degradação de hemoglobina e ferro, pode ter maior sensibilidade comparada às outras, demonstrando as calcificações com sinal hipointenso.[52]

Outros métodos como perfusão cerebral, tomografia com emissão de pósitron (PET-CT) e tomografia com emissão de fóton único de transportador de dopamina mostram resultados conflitantes, dependendo do quadro clínico do paciente, levando a diferentes padrões de perfusão cerebral e função dopaminérgica relacionados a plasticidade neuronal e adaptação às calcificações.[52]

Os dados neuropatológicos recentes sugerem que a calcificação cerebral primária bilateral é uma doença dos microvasos cerebrais, envolvendo o músculo liso vascular, células musculares e pericitos. Estudos histopatológicos mostraram que o cálcio é o elemento principal presente e é responsável pelo aspecto radiológico, juntamente com o envolvimento de vários minerais como ferro, magnésio, alumínio e zinco. O exame macropatológico mostra descoloração e consistência arenosa da região periventricular posterior, globo pálido, putâmen e tálamo anterior e atrofia leve do núcleo caudado, bem como do córtex cerebral. Observam-se ainda astrócitos reativos e micróglia acumulados ao redor dos depósitos calcificados, indicando um processo inflamatório leve. Calcificações também foram observadas na túnica média das artérias de médio e pequeno calibre, arteríolas e capilares, levando à obstrução do lúmen.[53]

Além disso, a análise da barreira hematoencefálica mostrou que extravasamento e deposição perivascular de fibrinogênio foi focalmente associado a áreas de calcificação, o que ocorre também em pacientes com calcificações cerebrais devido ao pseudo-hipoparatireoidismo e ao hipoparatireoidismo de longa duração, sugerindo uma via neuropatológica envolvendo pericitos e alterações endoteliais, tanto em formas primárias quanto secundárias.[52]

Tem sido proposta na literatura uma classificação das doenças relacionadas ao acúmulo de cálcio no sentido de identificar possíveis alterações bioquímicas, anormalidades ou causas reversíveis que resultam em deposição de cálcio, estabelecendo-se formas primárias/genéticas de calcinose, que incluem herança autossômica dominante (familiar e formas esporádicas) e formas secundárias associadas a diferentes doenças.[51]

Forma primária

A forma primária refere-se à calcificação cerebral familiar primária que se manifesta como formas autossômica dominante, familiares e esporádicas, e, nesses casos, não há distúrbios metabólicos ou outras causas associadas. As formas esporádicas podem ser devidas a mutações *de novo* ou a uma mutação transmitida por um pai assintomático não diagnosticado. Nas últimas décadas, a etiologia genética das calcificações cerebrais foi suspeitada com base na identificação de vários grupos familiares. No entanto, nenhuma causa genética foi reconhecida antes da identificação em 2012 do *SLC20A2* como o primeiro gene associado. Desde então, seis genes também foram relacionados, quatro herdados de forma autossômica dominante (*SLC20A2*, *PDGFB*, *PDGFRB* e *XPR1*) e dois exibindo uma herança autossômica recessiva (*MYORG* e *JAM2*). Muito recentemente, um novo gene (*CMPK2*) foi associado a calcificações cerebrais autossômicas recessivas, mas isso ainda aguarda confirmação. Uma revisão dos dados de 555 pacientes geneticamente diagnosticados com calcificação cerebral familiar primária revelou a seguinte frequência de mutações: *SLC20A2*: ~60%; *MYORG*: ~13%; *PDGFB*: ~13%; *PDGFRB*: ~6%; *XPR1*: ~6%; e *JAM2*: 2%.[43] Cada um deles codifica um padrão específico de proteínas, mas esses detalhes genéticos não serão discutidos aqui.

Quadro clínico

O fenótipo clínico abrange distúrbios neurológicos e psiquiátricos característicos. Estes podem estar presentes na forma de transtornos do humor, sintomas psicóticos e transtorno obsessivo-compulsivo, depressão e irritabilidade, e pacientes com calcificação extensa apresentam maior frequência de transtornos psiquiátricos do que pacientes com envolvimento limitado de estruturas cerebrais.

Os distúrbios neurológicos são heterogêneos, os distúrbios do movimento são mais comumente descritos, mas podem ocorrer convulsões, cefaleia e sintomas cerebelares, além de comprometimento cognitivo.[51]

A análise genótipo/fenótipo mostrou que o parkinsonismo parece ser mais comum em *SLC20A2*, ocorrendo em até 70% dos pacientes, com o envolvimento dos gânglios da base, tálamo e núcleo denteado. Nos casos relacionados com mutações *PDGFB*, observaram-se movimentos hipercinéticos em até 25% dos casos, sintomas cerebelares, cefaleia e manifestações psiquiátricas, com calcificações dos gânglios da base e cerebelo, enquanto as anormalidades do *PDGFRB* foram associadas a depressão, déficit cognitivo e cefaleia.

Em pacientes com mutações *XPR1* foram observadas disfunções cognitivas em 66,7% dos pacientes acometidos, movimentos hipercinéticos, disartria e calcificações corticais.[54,55]

Observou-se ainda que pacientes com início precoce apresentaram mais frequentemente sintomas psiquiátricos ou cognitivos, enquanto os mais idosos exibiram principalmente distúrbios do movimento. Considerando apenas os distúrbios do movimento, o parkinsonismo foi encontrado em até 85%, coreia em 19%, tremor em 8%, distonia em 8 a 19%, atetose em 5% e discinesia orofacial em 3% dos pacientes.[56]

Formas secundárias

As formas secundárias de calcificações cerebrais têm sido associadas com diferentes condições. Nesses casos, o termo "síndrome de Fahr" tem sido proposto por alguns autores, para descrever a heterogeneidade de características neuropsiquiátricas e neurorradiológicas associadas às causas subjacentes. História, exame clínico e achados laboratoriais são cruciais para diagnóstico diferencial. É possível identificar formas secundárias associadas a distúrbios endócrinos, especialmente hipoparatireoidismo, levando a anormalidades de cálcio/fósforo ou outras condições secundárias, como doenças infecciosas ou agentes tóxicos (relacionado a uma exposição documentada).

Anormalidades na relação cálcio/fósforo, particularmente devido a distúrbios do hormônio da paratireoide (PTH), parecem ser a etiologia mais comum para a calcificação da substância branca e dos núcleos subcorticais bilaterais. A principal função do PTH é a manutenção dos níveis plasmáticos de cálcio, retirando o cálcio do tecido ósseo, reabsorvendo-o do filtrado glomerular e indiretamente aumentando sua absorção intestinal pela estimulação da produção de vitamina D ativa (calcitriol). Além disso, o PTH promove aumento da excreção urinária de fósforo e bicarbonato. Os distúrbios da homeostase do cálcio mais comuns incluem hipoparatireoidismo idiopático ou secundário.

O hipoparatireoidismo idiopático é uma condição incomum com uma prevalência de 37/100.000 indivíduos, caracterizada por ausência, substituição gordurosa ou atrofia da glândula paratireoide. Em um estudo com 147 pacientes com hipoparatireoidismo idiopático, 107 pacientes (73,8%) apresentaram calcificações dos gânglios da base na tomografia computadorizada e sua ocorrência e progressão foram associadas com baixa relação Ca/P.[55] Por outro lado, a hiperfosfatemia a longo prazo pode levar a uma regulação negativa do transportador de fosfato nos gânglios da base, determinando precipitação coloidal em vasos sanguíneos cerebrais e calcificação cerebral.[51]

O hipoparatireoidismo secundário é uma complicação relativamente frequente da tireoidectomia total ou subtotal, com incidência variando de 6,9 a 46% para hipoparatireoidismo transitório e de 0,9 a 1,6% para hipoparatireoidismo permanente.

Em uma análise de 170 pacientes consecutivos submetidos à tireoidectomia total primária, 41 pacientes (24,1%) desenvolveram hipoparatireoidismo transitório e 2 pacientes (1,2%) desenvolveram hipoparatireoidismo permanente.[55]

Consequentemente, o cenário clínico mais comum de calcificações subjacentes dos gânglios da base e núcleos denteados é o hipoparatireoidismo secundário devido à cirurgia da tireoide, com destruição ou comprometimento vascular do tecido paratireóideo, com relação Ca/P anormal, levando à hiperfosfatemia e a hipocalcemia.

Sintomas decorrentes de hipocalcemia incluem parestesia, cãibras, espasmos musculares, irritabilidade neuromuscular e anormalidades no ECG como prolongamento do intervalo QT. A tomografia computadorizada mostra calcificações simétricas bilaterais envolvendo gânglios da base, tálamo, *corona radiata*, substância branca subcortical e cerebelo. Uma variedade de sinais e sintomas neurológicos foram descritos, como convulsões, perda de consciência, quedas, distúrbios da marcha, instabilidade postural, declínio cognitivo e parkinsonismo. Nos pacientes descritos, esses sintomas estavam presentes em todos os casos, mas com características clínicas heterogêneas, sugerindo que não há correlação clara entre os sinais clínicos e as áreas cerebrais envolvidas.[51]

Já no pseudo-hipoparatireoidismo, ou seja, quando há resistência ao PTH geneticamente determinada, também podemos observar calcificações cerebrais. Nesses casos, os sintomas clínicos e achados laboratoriais de hipoparatireoidismo (hipocalcemia, hiperfosfatemia) estão associados a níveis plasmáticos de PTH normais ou elevados, que é normalmente produzido. Esta condição foi associada à mutação em GNAS (proteína de ligação ao nucleotídeo guanina G alfa estimulante) e STX 16 (sintaxina), causando a ocorrência de convulsões, distúrbios do movimento com ou sem comprometimento cognitivo e distúrbios psiquiátricos associados a baixa estatura e anormalidades esqueléticas.

Infecções cerebrais, como brucelose, deficiência imunológica adquirida (AIDS), toxoplasmose, além de infecções congênitas perinatais (toxoplasmose, rubéola, citomegalovírus ou herpes-vírus simples), também podem levar a uma variedade de manifestações clínicas e anormalidades de imagem com calcificações cerebrais que mimetizam outras doenças neurológicas.

Outras causas de calcificações cerebrais incluem intoxicação por chumbo ou monóxido de carbono, além de doenças imunomediadas. Destas, destaca-se o lúpus eritematoso sistêmico, que se apresenta com envolvimento multissistêmico e diversas características clínicas. O neurolúpus, com o envolvimento do sistema nervoso levando a déficit de funções cognitivas e/ou psiquiátricas, outros sintomas do sistema nervoso central e nervos periféricos, pode evoluir com calcificações cerebrais nos exames de imagem em até 30% dos pacientes, com achado de calcificações difusas nos gânglios da base, centro semioval, cerebelo e córtex cerebral.

Outras condições que se relacionam ao acúmulo de cálcio no sistema nervoso central são: síndrome de Cockayne, síndrome de Aicardi-Goutières, doença de Coats, doenças mitocondriais e doenças neurodegenerativas como neurodegeneração com acúmulo cerebral de ferro (NBIA). Dessas comentaremos as mais frequentes.

A neurodegeneração associada à pantotenato-quinase (PKAN) e outras síndromes NBIA devem ser consideradas no diagnóstico diferencial da calcificação dos gânglios da base, especialmente quando a calcificação é limitada ao globo pálido e ocorrem início precoce de sintomas psiquiátricos e sinais extrapiramidais lentamente progressivos.

Os distúrbios mitocondriais podem ser caracterizados por anormalidades no metabolismo do cálcio e alto nível de ácido láctico no soro. O quadro clínico clássico inclui encefalopatia, acidose láctica e episódios tipo acidente vascular cerebral (MELAS) e epilepsia mioclônica com fibras vermelhas irregulares (MERRF) e, nessas condições, a calcificação dos gânglios da base pode ocorrem em até 13% dos casos.[51]

Diagnóstico

A detecção de calcificações bilaterais dos gânglios da base, substância branca subcortical, núcleo denteado do cerebelo na tomografia ou ressonância de encéfalo, associada a sintomas neuropsiquiátricos e distúrbios do movimento, deve orientar uma investigação diagnóstica com base em pontos-chave, orientando o diagnóstico diferencial entre formas primárias ou secundárias.[51] Como os hipoparatireoidismos idiopático ou secundário são as causas mais comuns de calcificação dos gânglios da base na idade adulta, os distúrbios do metabolismo de Ca/P e anormalidades da paratireoide devem ser excluídos. Além disso, exames toxicológicos podem excluir suspeitas de intoxicações exógenas; outras manifestações clínicas e a epidemiologia podem ajudar a afastar infecções, e outros sinais clínicos, a afastar doenças autoimunes.

Se causas secundárias são excluídas e a história familiar é sugestiva de herança autossômica dominante, testes genéticos moleculares devem ser considerados, lembrando que *SLC20A2* é o gene mais comumente envolvido, seguido por *PDGFB* e *PDGFRB*. Finalmente, calcificações fisiológicas assintomáticas e relacionadas à idade podem ser detectadas até 20% das tomografias computadorizadas de rotina. O padrão radiológico pode distingui-las das calcificações patológicas.

Tratamento

As estratégias de manejo e tratamento são sintomáticas e estão estritamente relacionadas com as características clínicas.

O tratamento farmacológico específico ainda não está disponível, uma vez que ainda não existem drogas que realizem a remoção seletiva do cálcio depositado no cérebro sem afetar o cálcio do osso e outros tecidos.

O tratamento é ainda sintomático para melhorar os sintomas neurológicos e/ou psiquiátricos com drogas específicas para o sintoma predominante, além de tentar remover a causa subjacente, se for detectada. Em relação a medicações específicas, recentemente uma série de casos de 7 pacientes tratados com alendronato mostrou boa tolerância e evidência de melhora dos sintomas (tremor e cefaleia) e estabilidade do quadro clínico, sugerindo a eficácia da terapia com alendronato em calcificação dos gânglios da base, porém outros estudos são necessários.[57]

Se houver metabolismo anormal de Ca/P ou disfunção da paratireoide, essa condição deve ser corrigida com gluconato de cálcio endovenoso ou terapia a longo prazo com cálcio e calcitriol, o que pode levar à melhora dos sinais extrapiramidais, parestesias crônicas ou convulsões, além de medicamentos anticrises apropriados, antiparkinsonianos e psiquiátricos.

Considerações finais

O acúmulo de cálcio no sistema nervoso central, particularmente nos gânglios da base, é uma doença neurodegenerativa rara, ocorrendo como doença primária/idiopática ou manifestação secundária de outra condição, levando a uma deposição anormal de cálcio em estruturas cerebrais peculiares. Essa condição é associada a uma variedade de sinais e sintomas neuropsiquiátricos e pode passar despercebida por anos. Recentemente, mutações genéticas foram identificadas, ajudando a distinguir entre formas idiopáticas e secundárias, associadas a diferentes condições.

Clinicamente, parkinsonismo ou outros distúrbios do movimento parecem ser a apresentação mais comum, juntamente com convulsões e declínio cognitivo. A tomografia computadorizada é considerada o padrão ouro para o diagnóstico, identificando calcificações como lesões hiperdensas tipicamente bilaterais e simétricas, mais frequentemente envolvendo gânglios da base, mas também núcleos denteados, tálamo e substância branca subcortical. O padrão anatômico das calcificações não parece estar diretamente relacionado com o quadro clínico e fenótipo. Mais estudos são necessários para esclarecer a patologia, mecanismos de deposição de cálcio e identificar estratégias terapêuticas.

68

Parkinsonismo Atípico

Jacy Parmera • Lorena Broseghini Barcelos

INTRODUÇÃO

O termo parkinsonismo atípico engloba todas as doenças que cursam com a síndrome clínica de parkinsonismo (bradicinesia, rigidez, tremor, instabilidade postural) e não são doença de Parkinson, e incluem doenças neurodegenerativas e doenças heredodegenerativas. Mais frequentemente, o termo "parkinsonismo atípico" se refere às doenças neurodegenerativas esporádicas que são frequentemente confundidas com a doença de Parkinson (DP): paralisia supranuclear progressiva (PSP), degeneração corticobasal (DCB), atrofia de múltiplos sistemas (AMS) e demência com corpos de Lewy (DCL).[1]

Após a introdução da levodopa em 1960, tornou-se claro que as síndromes clínicas que cursavam com deficiência de dopamina e alteração da via nigroestriatal eram mais abrangentes, e que, diferentemente da DP, algumas possuíam diferentes características clínicas e não apresentavam robusta melhora com a terapia dopaminérgica.[2]

Com a ausência de testes diagnósticos e biomarcadores precoces e precisos, a diferenciação dessas condições com a DP é muitas vezes difícil, e frequentemente apenas a evolução deixará o diagnóstico mais claro, já que são doenças que têm uma resposta pobre à levodopa e progridem rapidamente. Alguns sinais e sintomas são incomuns na doença de Parkinson, e são, portanto, considerados critérios de exclusão ou sinais de alarme contra o seu diagnóstico, sugerindo o diagnóstico alternativo de um parkinsonismo atípico (Tabela 68.1). A diferenciação dentre as condições atípicas pode ser bastante desafiadora, e não é incomum o erro diagnóstico à luz da confirmação patológica *post mortem*.

Tabela 68.1 Sinais de alerta que afastam a possibilidade de doença de Parkinson.[3]

- Resposta limitada à levodopa
- Quedas e instabilidade postural precoce
- Demência precoce
- Delírios e alucinações precoces
- Parkinsonismo somente de membros inferiores
- Disautonomia precoce e importante
- Sinais piramidais, cerebelares, do neurônio motor inferior
- Sinais parietais ou afasia
- Distonia ou mioclonia
- Retrocolo ou anterocolo
- Apraxia de abertura ocular ou blefarospasmo
- Oftalmoparesia vertical, incluindo para baixo
- Progressão rápida
- Início simétrico
- Ausência de tremor
- Paralisia pseudobulbar (riso ou choro patológico)
- Mãos frias
- Palilalia ou ecolalia
- Estridor respiratório

Todo paciente com suspeita de parkinsonismo atípico deve ser submetido a uma prova terapêutica com levodopa na dose máxima tolerada (tipicamente 900 a 1.200 mg de levodopa) e por pelo menos 1 mês. Uma resposta boa e sustentada aumenta a probabilidade do diagnóstico de doença de Parkinson.[4]

Adicionalmente, torna-se claro o conceito de que as doenças neurodegenerativas podem ter apresentações clínicas distintas (fenótipos) com um mesmo substrato patológico, ao mesmo tempo que um mesmo fenótipo pode corresponder a diferentes patologias. Como seu diagnóstico definitivo se dá apenas com a confirmação patológica *post-mortem*, isso incentivou esforços na tentativa de refinar critérios diagnósticos, de modo que o diagnóstico clínico seja o mais sensível e específico possível, especialmente para garantir que no futuro ensaios clínicos com medicações que potencialmente agem em determinadas patologias sejam os mais precisos possíveis. Entretanto, sabe-se que frequentemente apenas métodos clínicos são incapazes de aferir com suficiente sensibilidade e especificidade o diagnóstico patológico subjacente. Desta feita, recentemente vários estudos vêm sendo realizados para o desenvolvimento de biomarcadores diagnósticos apropriados nesta área.

As doenças neurodegenerativas podem ser classificadas de acordo com as proteínas que se acumulam no sistema nervoso central, chamadas "neuroproteinopatias". Estas podem ser taupatias (PSP, DCB, doença de Pick), sinucleinopatias (doença de Parkinson, AMS, DCL) e amiloidopatias (doença de Alzheimer). Neste capítulo vamos focar nas apresentações clínicas dessas proteinopatias que cursam com distúrbios de movimento, conhecidas como "parkinsonismo atípico".

TAUPATIAS

As taupatias são um grupo de doenças neurodegenerativas que cursam primariamente com depósito de agregados da proteína tau fosforilada no cérebro. A proteína tau significa "unidade associada a tubulina" e, além de outras funções, estabiliza os microtúbulos das células.[5] Os diagnósticos neuropatológicos incluem doença de Pick, PSP, DCB, entre outros mais raros, como doença por grãos argirofílicos. As taupatias podem ser classificadas pelas isoformas da proteína tau: 3R ou 4R. Na doença de Pick predomina classicamente a isoforma 3R da tau, enquanto na PSP e DCB predomina a isoforma 4R.[5] O acúmulo de proteína tau também pode ocorrer em doenças caracterizadas pelo acúmulo de outras proteínas (p. ex., proteína beta-amiloide), como na doença de Alzheimer – nesse caso encontram-se tanto tau 3R quanto 4R nos emaranhados neurofibrilares.

Paralisia supranuclear progressiva

Em 1964, Steele, Richardson e Oslzewski cunharam o termo "paralisia supranuclear progressiva" após descrever pacientes com parkinsonismo, perda dos reflexos posturais, paresia vertical do olhar, rigidez axial e afeto pseudobulbar, além de degeneração neuronal no mesencéfalo e ponte, além de substância negra.[6] Hoje, reconhece-se que a PSP é associada a agregados anormais de proteína tau 4R, e é caracterizada patologicamente pela degeneração de várias estruturas subcorticais, em especial substância negra, núcleo subtalâmico, núcleo denteado do cerebelo e mesencéfalo. O achado de astrócitos em tufos (*tufted astrocytes*) é a marca patológica da PSP, que a diferencia de outras tauopatias 4R, como a DCB.[5]

A PSP é a forma mais comum de parkinsonismo atípico, embora seja uma doença rara. Embora considerada classicamente um parkinsonismo, hoje se reconhece que seus fenótipos podem envolver também alterações cognitivas e comportamentais. Inicia-se tipicamente na 5ª à 7ª década, com sobrevida estimada em 8 a 9 anos.[7] A sua prevalência varia entre 5 e 7 casos por 100.000, embora em estudos englobando outros fenótipos além do clássico seja observada uma prevalência de até 18 casos por 100.000.[7] Homens e mulheres são igualmente afetados, e é quase sempre uma doença esporádica, com poucos casos familiares descritos. Geralmente, os pacientes desenvolvem os primeiros sintomas ao redor dos 65 anos, e a doença progride para óbito em uma média de 7 anos.[8]

A apresentação clássica da PSP é de uma síndrome progressiva de parkinsonismo simétrico, com quedas precoces, paralisia supranuclear da motricidade ocular e alterações cognitivas, também chamada "síndrome de Richardson (SR)". Mais recentemente, outros fenótipos foram descritos, demonstrando a heterogeneidade de apresentação dessa doença: PSP-parkinsonismo (PSP-P), *freezing* progressivo de marcha (FPM), afasia primariamente progressiva não fluente (APP-NF, também denominada "PSP-fala e linguagem"), síndrome corticobasal (PSP-SCB) e variante comportamental da demência frontotemporal (DFTvc, ou PSP-Frontal).[9] Esses fenótipos comumente se apresentam nos primeiros anos da doença, e, conforme ela avança, os sintomas da forma clássica (SR) vão ficando mais evidentes.

Síndrome de Richardson

A síndrome de Richardson (PSP-SR) apresenta-se tipicamente com:

- Instabilidade postural levando a quedas precoces
- Paralisia do olhar vertical supranuclear
- Sintomas cognitivos e comportamentais
- Parkinsonismo simétrico
- Disartria e disfagia.

Cerca de um quarto a metade dos pacientes com diagnóstico patologicamente confirmado de PSP apresentam-se com o fenótipo de síndrome de Richardson.[9] Sua característica mais marcante é de quedas precoces, em geral no primeiro ano da evolução, associada a alteração das sacadas verticais, em especial para baixo (inicialmente alteração do reflexo optocinético, que evolui para lentificação das sacadas e finalmente paralisia completa do olhar, eventualmente acometendo também as sacadas horizontais). Outras alterações oftalmológicas podem também estar presentes, como intrusões sacádicas, *square wave jerks*, blefarospasmo, apraxia da abertura ocular e diminuição da velocidade de piscamento. A fácies típica desses pacientes é descrita como "preocupada", ou de "surpresa", resultado de uma combinação de distonia e bradicinesia da musculatura da mímica facial ("sinal do prócero"). Rigidez axial é marcante, muitas vezes associada a distonia cervical em retrocolo.[10]

Sintomas cognitivos e comportamentais são frequentes – cerca de 70% dos pacientes terão o diagnóstico de demência no curso da doença – e caracteristicamente se apresentam como disfunção executiva, diminuição na velocidade de processamento e memória operacional, dificuldade na resolução de problemas, comportamento de utilização, perseveração e redução da fluência verbal fonêmica. Apatia, impulsividade, agressividade, desinibição e hipersexualidade são também comuns. Sintomas pseudobulbares podem estar presentes desde a apresentação com disartria, voz monótona, hipofonia, ecolalia, incontinência emocional com riso e choro imotivado (afeto pseudobulbar) e disfagia, que evolui progressivamente, causando aspirações e pneumonias de repetição.[9]

PSP-Parkinsonismo

É o segundo fenótipo mais frequente da PSP, representando cerca de um terço das apresentações. No início, esse fenótipo é indistinguível da doença de Parkinson, podendo cursar com parkinsonismo assimétrico, tremor e melhor resposta à levodopa comparada à forma clássica de PSP. Em geral, após 3 a 4 anos, os sintomas clássicos da PSP passam a aparecer. Pacientes com essa apresentação normalmente têm um curso mais benigno, com uma média de 11 a 12 anos de sobrevida. Nesses casos, caracteristicamente, a paresia vertical do olhar também é mais tardia.[9,10]

Freezing *progressivo de marcha (PSP-FPM)*

Esse subtipo da PSP caracteriza-se por um distúrbio de marcha com instabilidade postural, em que são marcantes a falha e a hesitação ao início da marcha, sem parkinsonismo em membros ou alteração de motricidade ocular. Com a evolução, podem surgir congelamento durante o andar (*freezing*) e fala balbuciante e gaguejante. Tem uma evolução mais protraída, em geral demorando mais de 5 anos até que comecem a surgir outros sintomas clássicos da PSP. Esse fenótipo também tem um curso mais benigno, com média de 11 anos de sobrevida do início dos sintomas.[9]

PSP-fala e linguagem (PSP-SL/APP-NF)

Afasia primariamente progressiva agramatical ou não fluente é caracterizada por uma fala truncada, com hesitação, agramatismo e erros fonêmicos, frequentemente acompanhados por apraxia de fala, que é uma alteração da produção da fala exibindo lentificação, segmentação e distorção da prosódia. Essa pode ser a apresentação única da PSP, porém mais comumente ocorre evolução com comemorativos da síndrome clássica no decorrer do curso da doença.[10]

PSP-Frontal

A PSP também pode cursar com outro fenótipo cognitivo, caracterizado por alterações comportamentais semelhantes à degeneração frontotemporal variante comportamental.[7] Nesta variante, predominam mudanças de comportamento como desinibição, apatia e perda de empatia, assim como dificuldades nos domínios de atenção e funções executivas, com as alterações motoras ocorrendo mais tardiamente.

O fenótipo de sobreposição PSP com síndrome corticobasal será abordado mais adiante. Na Tabela 68.2 há um resumo dos principais fenótipos descritos para a PSP.

Critérios clínicos diagnósticos

Os critérios diagnósticos para PSP propostos em 1996 pelo NINDS-SPSP[11] eram bastante sensíveis e específicos para a síndrome de Richardson, mas pouco sensíveis para os outros fenótipos. Eles têm uma excelente especificidade (cerca de 95 a 100% para PSP provável e 80 a 93% para PSP possível). Entretanto, sua sensibilidade para os fenótipos além do clássico PSP-SR é limitada, principalmente no primeiro ano

Tabela 68.2 Principais variantes clínicas da paralisia supranuclear progressiva (PSP).[11]

Fenótipos de paralisia supranuclear progressiva (PSP)	Características
Síndrome de Richardson (PSP-SR)	Síndrome rígido-acinética com instabilidade postural e alteração de sacadas verticais precoces
PSP-parkinsonismo (PSP-P)	Parkinsonismo rígido-acinético de progressão lenta em comparação com PSP-SR e com boa resposta inicial à levodopa
Freezing progressivo de marcha (PSP-FPM)	Distúrbio de marcha com *freezing* proeminente
PSP-frontal	Assemelha-se à variante comportamental da demência frontotemporal (DFTvc)
PSP-fala e linguagem (PSP-SL/ APP-NF)	Assemelha-se à afasia primariamente progressiva (APP) não fluente com apraxia de fala e agramatismo
PSP-SCB	Parkinsonismo marcadamente assimétrico com apraxia ideomotora, déficit cortical sensitivo e mão alienígena
PSP-C	Fenótipo com predomínio de ataxia cerebelar

de doença (sensibilidade 14 a 83%), quando alguns pacientes ainda não apresentam as alterações cardinais da doença.

Dessa forma, novos critérios foram propostos em 2017 por Höglinger et al.[12] e grupo de estudos em PSP da Movement Disorder Society (MDS-PSP), para abranger os diferentes fenótipos da doença[12] (Tabela 68.3). Esse critério divide o quadro clínico em 12 características clínicas principais, divididas em quatro domínios, cada um desses graduado, em nível de certeza, de 1 a 3, sendo 1 o mais específico para o diagnóstico de PSP. Apesar de mais complexo do que o NINDS-PSP, o critério MDS-PSP permite um diagnóstico mais acurado e precoce, obtendo mais sensibilidade diagnóstica, além de conseguir incorporar os avanços expressivos no conhecimento de PSP e de seus diagnósticos diferenciais.

O critério MDS-PSP ainda propõe algumas características de suporte para o diagnóstico (resistência à levodopa, disartria espástica ou hipocinética, disfagia, fotofobia) e achados de imagem sugestivos (atrofia ou hipometabolismo predominante em mesencéfalo, degeneração dopaminérgica pós-sináptica estriatal).

Para a PSP provável, é necessária a combinação de características clínicas com alta especificidade (paralisia vertical do olhar ou sacadas verticais lentificadas + uma ou mais

características clínicas fundamentais). Já a PSP possível é diagnosticada quando estão presentes achados clínicos menos específicos e suas combinações. Também foram incluídas síndromes sugestivas de PSP, que não preenchem os critérios para PSP provável ou possível.[12]

Biomarcadores em paralisia supranuclear progressiva

O diagnóstico de PSP definitiva é feito apenas com avaliação neuropatológica, independentemente da apresentação clínica do paciente. Exames de imagem, no entanto, podem auxiliar no diagnóstico clínico. Na ressonância magnética (RM), o achado típico é o de atrofia do mesencéfalo, embora também possa haver atrofia generalizada, com alguns sinais específicos – o sinal do beija-flor, no corte sagital, e o *morning glory* no corte axial (Figura 68.1 C, D, E), em que o tronco no corte sagital assume a forma de um beija-flor (Figura 68.2).

Exames de neuroimagem funcional, em particular a tomografia por emissão de pósitrons com fludesoxiglicose (PET-FDG), demonstram o hipometabolismo característico da doença. PET-FDG em PSP-SR mostra um padrão característico de hipometabolismo no mesencéfalo, núcleos da base, tálamo e lobos frontais, incluindo regiões pré-frontal, cingulado anterior, pré-motora e motora (ver Figura 68.1),[7] sendo a alteração inicial o hipometabolismo no mesencéfalo.

Novos biomarcadores com radiotraçadores específicos para a proteína tau estão sendo desenvolvidos, e são promissores para o futuro diagnóstico *in vivo*.[13] Estudos utilizando PET com ligantes para a proteína tau também estão em desenvolvimento e provavelmente serão métodos promissores para diagnóstico e acompanhamento destes casos. Outros biomarcadores como a proteína neurofilamentar de cadeia leve parecem ser úteis para prever e acompanhar a progressão da doença, mas não diferenciam entre as patologias de parkinsonismo atípico.[14] Vale salientar, da mesma forma, que a tomografia por emissão de fóton único (SPECT) com Trodat, embora detecte parkinsonismo neurodegenerativo e diferencie DP de tremor essencial, não consegue discernir de forma acurada a DP dos parkinsonismos atípicos.

Degeneração corticobasal

A DCB é caracterizada patologicamente pela deposição difusa de proteína tau fosforilada 4R, com predileção pela substância negra e córtex frontoparietal. A marca patológica da DCB é o achado de placas astrocíticas, o que a diferencia de outras taupatias 4R como a PSP.[7] Na Figura 68.2 estão presentes as principais características patológicas da DCB e PSP.

A DCB é uma entidade rara, sendo sua incidência estimada entre 0,6 e 0,9 por 100.000 habitantes e a prevalência

Tabela 68.3 Novos critérios da Movement Disorders Society para paralisia supranuclear progressiva (PSP).

Nível de certeza	Domínio funcional			
	Disfunção da motricidade ocular	Instabilidade postural	Acinesia	Cognitivo
Nível 1	O1: Paralisia vertical do olhar	P1: Quedas não provocadas repetidas nos primeiros 3 anos	A1: *Freezing* da marcha progressivo nos primeiros 3 anos	C1: Distúrbio de fala/linguagem: afasia primariamente progressiva (APP) não fluente/ agramatical ou apraxia da fala progressiva
Nível 2	O2: Sacadas verticais lentificadas	P2: Tendência à queda no *pull-test* nos primeiros 3 anos	A2: Parkinsonismo rígido-acinético, de predomínio axial e resistência à levodopa	C2: Apresentação cognitiva frontal/ comportamental
Nível 3	O3: *Square wave jerks* frequentes ou apraxia da abertura ocular	P3: Mais de dois passos no *pull-test* nos primeiros 3 anos	A3: Parkinsonismo tremulante e/ou assimétrico e/ou responsivo à levodopa	C3: Síndrome corticobasal

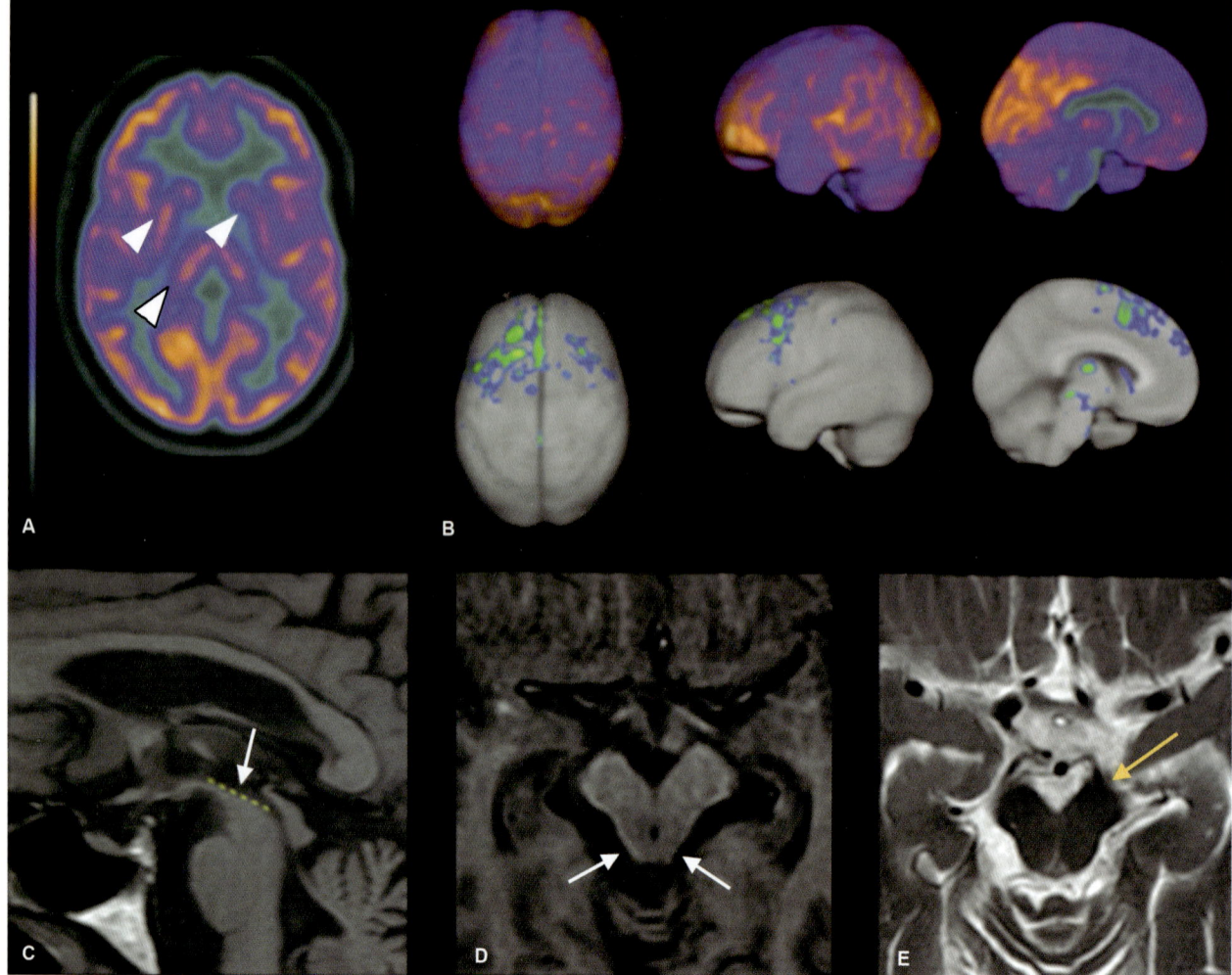

Figura 68.1 Características de neuroimagem da paralisia supranuclear progressiva (PSP). **A.** Imagens axiais de PET-FDG mostram uma leve redução bilateral do metabolismo no tálamo e menos evidente nos núcleos da base, principalmente no caudado (*pontas de seta brancas*). **B.** PET-FDG 3D-projeção de superfície estereotáxica (3D-SSP, *software* Cortex ID suite, GE Healthcare) mostra hipometabolismo moderado em ambos os lobos frontais, incluindo os córtex pré-frontal dorsomedial e dorsolateral e áreas frontais mediais, com extensão para os giros cingulados e áreas paracentrais na projeção medial (*setas brancas*). **C.** RM T1W na projeção medial mostra achatamento no contorno da face superior do mesencéfalo (*seta branca*). As imagens axiais mostram uma redução do diâmetro anteroposterior do mesencéfalo na RM em T1W (**D**) e T2W (**E**) (*setas brancas* em **D**, *seta laranja* em **E**). (Figura reproduzida, com autorização, de Parmera et al., 2022.)[7]

em torno de 4,9 a 7,3 casos por 100.000 habitantes, sendo bem mais incomum que outras causas de parkinsonismo atípico como PSP e AMS. O início das manifestações dos sintomas costuma ser entre a sexta e a sétima década de vida. É uma doença implacável e de mau prognóstico, com duração média de 6,6 anos, variando de 2,0 a 12,5 anos.[15] DCB é quase sempre uma doença esporádica, com poucos casos familiares descritos.[15]

A apresentação fenotípica mais comum da DCB é a síndrome corticobasal (SCB), descrita em maiores detalhes adiante. No entanto, a DCB pode apresentar-se de outras formas, como DFTvc, SR, APP-NF e atrofia cortical posterior (ACP). Por outro lado, a SCB pode ser a apresentação clínica de outras patologias, como doença de Alzheimer, PSP e DFT.[16]

Síndrome corticobasal

A SCB tem apresentação tipicamente assimétrica, com os seguintes achados cardinais:

- Rigidez e bradicinesia
- Distonia de membros

- Mioclonias sensíveis aos estímulos
- Fenômeno da mão alienígena (mais que simples levitação)
- Sinais de disfunção cortical: apraxia ideomotora, alteração de sensibilidade cortical, heminegligência, afasia.

A SCB apresenta-se com uma associação entre sintomas motores, mais especificamente transtornos do movimento, como quadros de parkinsonismo rígido-acinético, distonia e movimentos mioclônicos, de instalação e evolução classicamente assimétrica, em conjunto a sintomas cognitivos, também descritos como corticais, entre eles apraxia, afasia, déficits sensoriais corticais, síndrome da heminegligência, ou seus componentes isolados como o de extinção, e o fenômeno da mão alienígena.[17,18] O quadro clínico mais típico tem uma evolução progressiva assimétrica, acometendo inicialmente um membro, com uma mistura de rigidez, bradicinesia e distonia associada a sinais corticais como apraxia. O membro acometido é frequentemente descrito como um membro "inútil" devido a essa conjunção de alterações.

A apresentação motora é de um parkinsonismo marcadamente assimétrico e resistente à levodopa, associado a distonia e mioclonia, também caracteristicamente assimétricos.

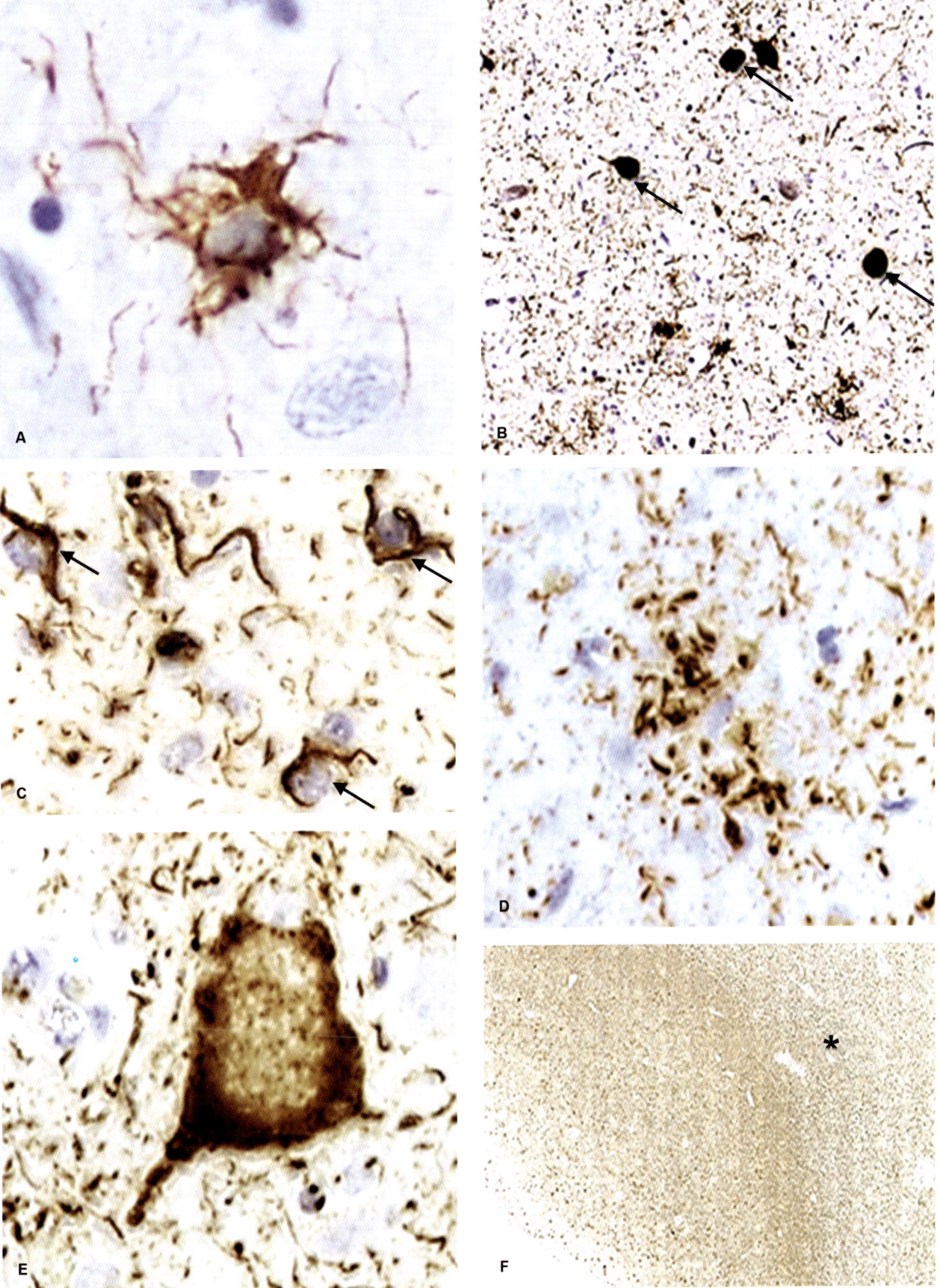

Figura 68.2 Características patológicas da paralisia supranuclear progressiva e da degeneração corticobasal. A imunocoloração para a tau hiperfosforilada (CP13) demonstra o astrócito em tufos (**A**) e emaranhados globosos (*setas*) encontrados na PSP (**B**). **C.** Corpos oligodendrogliais observados em PSP e DCB com diferentes graus e localização. **D.** Placa astrocítica, uma marca registrada da DCB. **E.** Neurônio balonado frequentemente observado em áreas corticais na DCB. **F.** Envolvimento grave da substância branca (*asterisco*) no giro temporal inferior em um caso de DCB. Escala: **A**, **D**, **E.** 50 μm; **B.** 200 μm; **C.** 20 μm; **F.** 500 μm. (Figura reproduzida, com autorização, de Parmera et al., 2022.)[7]

Tabela 68.4 Fenótipos clínicos associados com a patologia de degeneração corticobasal (DCB).[17]

Síndrome corticobasal (SCB) provável	Apresentação assimétrica. Ao menos dois: a) Rigidez ou bradicinesia b) Distonia de membros c) Mioclonias Com mais dois: d) Apraxia de membros ou orobucolingual e) Déficit sensorial cortical f) Fenômeno da mão alienígena
Síndrome corticobasal (SCB) possível	Pode ser simétrica. Ao menos um: a) Rigidez ou bradicinesia b) Distonia de membros c) Mioclonias Com mais um: d) Apraxia de membros ou orobucolingual e) Déficit sensorial cortical f) Fenômeno da mão alienígena
Síndrome frontal-comportamental espacial	Ao menos dois: a) Disfunção executiva b) Mudanças de personalidade ou comportamentais c) Déficits visuoespaciais
Variante não fluente/ agramática da afasia primariamente progressiva (APP-NF)	Fala agramatical e com esforço e ao menos um: a) Compreensão gramatical/frases prejudicada com compreensão de palavras preservada b) Produção da fala distorcida ou gaguejante (apraxia da fala)
Síndrome PSP (SPSP)	Ao menos três: a) Rigidez e acinesia axial ou simétrica de membros b) Instabilidade postural ou quedas c) Incontinência urinária d) Alterações comportamentais e) Paralisia supranuclear do olhar vertical ou redução de velocidade das sacadas verticais

A distonia é descrita em 59 a 71% dos pacientes, a despeito da patologia de base. As mioclonias, geralmente focais, sensíveis a estímulos e ação, ocorrem em 55 a 93% dos pacientes com SCB, mas aproximadamente são menos específicas da DCB e alguns estudos demonstram que ocorrem apenas em 27% dos casos com patologia subjacente de DCB.[17]

A apraxia, normalmente ideomotora, é mais grave no membro mais afetado, mas, por causa da bradicinesia, rigidez e distonia, pode ser difícil de ser avaliada, e em geral está também presente e algumas vezes mais evidente no membro "bom". Apraxia orobucolingual também pode estar presente. Outros sinais corticais são alteração de sensibilidade cortical (perda de discriminação de 2 pontos, agrafestesia, astereognosia), fenômeno da mão alienígena, heminegligência e afasia.[18]

Mioclonia está presente com frequência, e geralmente tem características corticais: estímulo-sensitiva e distal. É descrito também nos casos de SCB o fenômeno da mão alienígena, caracterizado por uma movimentação do membro que é involuntária, mas com propósito (e frequentemente sem que o paciente a perceba ou até que reconheça o membro como seu). O membro é descrito como tendo "vontade própria", mexendo ao redor, pegando objetos e interferindo com ações da mão contralateral (conflito intermanual). A elevação isolada do braço sem outros movimentos complexos é chamada "levitação".[17]

Alteração cognitiva, antes considerada um evento tardio, está presente na vasta maioria dos pacientes e pode ser observada desde o início da apresentação. Os sintomas cognitivos típicos são disfunção executiva, apraxia, déficits sensitivos corticais, alterações de linguagem e alterações comportamentais. Em alguns casos, a apresentação pode mesmo iniciar-se como uma síndrome exclusivamente cognitiva, com achados de afasia progressiva primária (APP), atrofia cortical posterior (ACP) ou demência frontotemporal variante comportamental (DFTvc), ou tão somente uma síndrome disexecutiva ou com exclusiva alteração amnéstica, evoluindo posteriormente para uma SCB.[18] Existe um provável viés em relação à frequência das alterações cognitivas, considerando que boa parte dos estudos focou nos distúrbios do movimento, mas o comprometimento cognitivo global é relatado na maioria das séries. Reconhece-se que os pacientes desde o início apresentam disfunção executiva e alterações de memória.[19] Alterações comportamentais são frequentes, e metade dos pacientes tem alguma manifestação em algum ponto da evolução. Quando o quadro cognitivo-comportamental predomina na apresentação, leva o nome de "síndrome frontal-comportamental espacial", descrito a seguir.

Síndrome frontal-comportamental espacial

A síndrome frontal-comportamental espacial é fenotipicamente semelhante à demência frontotemporal variante comportamental, que cursa com diversas manifestações comportamentais, incluindo alteração de personalidade como irritabilidade, desinibição, hipersexualidade, apatia e comportamentos bizarros e antissociais.[19] Sintomas neuropsiquiátricos como depressão, agitação e irritabilidade são também comuns.

Biomarcadores da degeneração corticobasal

O diagnóstico definitivo de DCB, assim como as demais doenças neurodegenerativas, é através do exame anatomopatológico. As características de neuroimagem, como na RM, que sugerem DCB são a marcada assimetria e atrofia cortical, sem envolvimento expressivo do tronco encefálico (Tabela 68.5). O achado mais marcante aos exames de imagem na DCB é o acometimento assimétrico. Na PET-FDG, há hipometabolismo em graus variados no córtex frontotemporoparietal e núcleos da base, também assimétricos. Novas evidências sugerem que o hipometabolismo na SCB pode sugerir a patologia subjacente, se DCB, DA ou PSP.[20]

Tabela 68.5 Critérios diagnósticos atuais da degeneração corticobasal (DCB). Ver Tabela 68.4 para a descrição dos fenótipos.[17]

	DCB provável (critério de pesquisa)	DCB possível
Apresentação	Início insidioso e progressão gradual com pelo menos 1 ano de duração dos sintomas	
Idade de início	> 50 anos	Sem mínimo
História familiar	Exclusão	Permitido
Fenótipos permitidos	SCB provável ou SFC ou APP-NF mais pelo menos um sinal de SCB (a-f)	SCB possível ou SFC ou APP-NF ou SPSP mais pelo menos um sinal de SCB (b-f)
Mutação genética que afeta tau (p. ex., MAPT)	Exclusão	Permitido

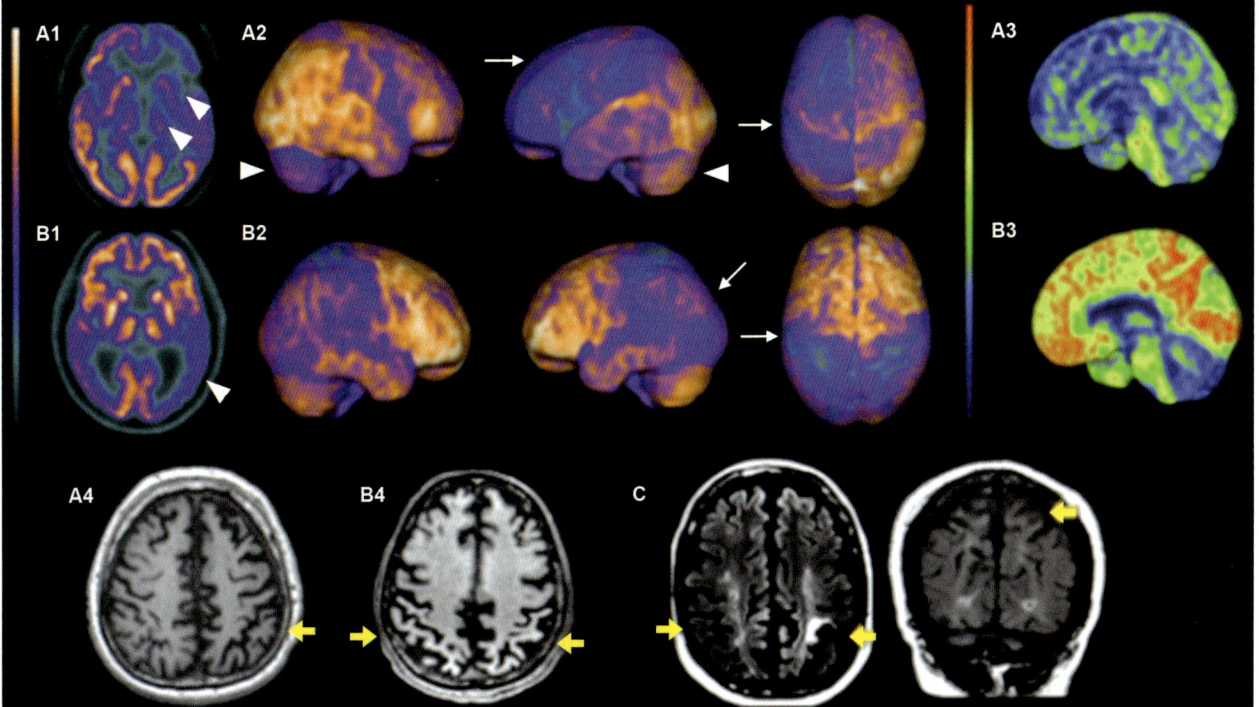

Figura 68.3 Características de neuroimagem da degeneração corticobasal e da síndrome corticobasal. **A1.** Imagem axial de PET-FDG de um indivíduo com degeneração corticobasal (DCB) mostra o hipometabolismo assimétrico clássico nos núcleos da base esquerdos e tálamo (*pontas de seta brancas*). **A2.** Observa-se grave e extenso hipometabolismo cortical frontoparietal assimétrico, também no córtex sensitivo e motor, pior do lado esquerdo, com grave comprometimento assimétrico dos lobos frontais. **A3.** PET-amiloide na projeção medial esquerda do mesmo paciente testou negativo para deposição de amiloide. Este padrão é consistente com SCB devido à taupatia 4R (DCB). **B1.** Imagens axiais de PET-FDG de um indivíduo com SCB devido à doença de Alzheimer (DA). Observa-se hipometabolismo temporoparietal posterior bilateral, apenas levemente assimétrico, sem comprometimento dos núcleos da base, tálamo e cerebelo (*ponta de seta branca*). **B2.** PET-FDG mostra um hipometabolismo severo e extenso predominantemente nos lobos parietais, mas também incluindo o córtex sensitivo e motor, ligeiramente pior no lado esquerdo, com o lado esquerdo com relativo *sparring* dos lobos frontais. **B3.** PET-amiloide mostra deposição difusa de amiloide cortical. Este é o padrão típico relacionado a SCB-DA. **A4**, **B4**, **C.** Padrões de atrofia vistos na SCB. **A4.** RM ponderada em T1 com atrofia frontoparietal assimétrica, também pior no lado esquerdo (*seta amarela*) do mesmo paciente em **A1**, **A2** e **A3**. **B4.** RM do mesmo paciente com SCB-DA mostrado em **B1**, **B2** e **B3**, mostrando atrofia cortical parietal bilateral (*setas amarelas*). **C.** RM T2/FLAIR mostra atrofia grave e gliose parietal subcortical assimétrica, especialmente do córtex perirrolândico no lado esquerdo, em um paciente com DCB em estágio avançado. (Figura reproduzida, com autorização, de Parmera et al., 2022.)[7]

SINUCLEINOPATIAS

Sinucleinopatia é o nome dado às doenças degenerativas que cursam com acúmulo anormal de uma proteína, a α-sinucleína. A α-sinucleína pode ser predominantemente encontrada como inclusões citoplasmáticas em células oligodendrogliais (AMS) ou como agregados neuronais, os corpos de Lewy (doença de Parkinson, demência com corpos de Lewy e falência autonômica pura). A demência com corpos de Lewy será discutida em detalhes no Capítulo 97, *Demência com Corpos de Lewi*.

Atrofia de múltiplos sistemas

A AMS é uma oligodendrogliopatia caracterizada por degeneração do cerebelo, ponte, olivas, estriados, globos pálidos e substância negra, além de estruturas autonômicas centrais como o hipotálamo, núcleos noradrenérgicos e serotoninérgicos no tronco, núcleos dorsal do nervo vago e ambíguo, e colunas intermediolaterais e núcleo de Onuf na medula.[21] Clinicamente, caracteriza-se por:

- Falência autonômica
- Parkinsonismo e/ou ataxia cerebelar.

A AMS tem início em adultos em geral na sexta década de vida, afeta homens e mulheres igualmente, e tem uma prevalência de 3,4 a 4,9/100 mil pessoas.[22] É uma doença esporádica progressiva, com sobrevida de 6 a 9 anos do início dos sintomas, que cursa com uma combinação variável de falência autonômica, síndrome parkinsoniana, ataxia cerebelar e sinais piramidais. Em raros casos familiares fatores genéticos desempenham um papel.[2] Classifica-se como subtipo parkinsoniano (AMS-P) quando o parkinsonismo é o sintoma preponderante, ou como subtipo cerebelar (AMS-C) quando a ataxia cerebelar predomina. AMS-P é mais comum que AMS-C em uma razão de 2:1-4:1, exceto no Japão, onde o subtipo cerebelar é mais frequente.[2]

Antes de receber o nome AMS, essa doença era previamente dividida em três entidades: atrofia olivopontocerebelar, degeneração estriatonigral e síndrome de Shy-Drager (predomínio de sintomas autonômicos). Ainda hoje tais termos são eventualmente utilizados para descrever a localização predominante de acometimento patológico, que se correlaciona aproximadamente com a apresentação fenotípica. Na degeneração olivopontocerebelar (AMS-C) predominam os sintomas cerebelares, e na degeneração estriatonigral (AMS-P), os sintomas parkinsonianos.[2]

Como na DP, a AMS possui uma fase pré-motora (ou seja, antes de os principais sintomas motores surgirem) em 20 a 75% dos casos, incluindo disfunção sexual, incontinência ou retenção urinária, hipotensão ortostática, estridor inspiratório e alterações do sono como o transtorno comportamental do sono REM.[22]

Disautonomia está presente em virtualmente todos os casos, e caracteriza-se por hipotensão postural, incontinência e/ou retenção urinária e disfunção erétil. Cerca de 75% dos pacientes têm hipotensão ortostática sintomática, com síncopes, tontura ou "dor em cabide" (dor no pescoço e ombros) ao assumir ortostase. Hipotensão pós-prandial e hipertensão noturna quando em posição supina também são frequentes.[22] O estridor respiratório e a disautonomia grave e precoce indicam um prognóstico mais reservado na evolução da doença.[22]

Os sintomas urinários incluem urgência, aumento da frequência, incontinência, noctúria e retenção urinária. Disfunção erétil em homens tipicamente está presente no início da doença, e em mulheres pode se apresentar como hipossensibilidade vaginal durante o ato sexual. Outros sintomas autonômicos abrangem constipação, anormalidades pupilares e alteração da sudorese que leva à falência termorreguladora.

A apresentação motora da AMS é caracterizada, no subtipo parkinsoniano (AMS-P), por bradicinesia, rigidez e instabilidade postural. Em geral se manifestam de maneira simétrica, mas assimetria não é incomum, por vezes inclusive de forma marcante. Tremor parkinsoniano é incomum, mas tremor postural e de ação, com mioclonias grosseiras superimpostas (*jerky movements*), podem ocorrer em até 50% dos pacientes.[22] Resposta à levodopa é pobre ou ausente, mas em quase metade dos pacientes pode haver uma resposta transitória em fases iniciais, por vezes acompanhada de discinesias atípicas como distonia cervical e discinesias de face.

No subtipo cerebelar (AMS-C) predomina ataxia cerebelar, com marcha de base alargada e desequilíbrio, incoordenação apendicular, decomposição da motricidade ocular e presença de nistagmo. Existe um espectro entre os dois extremos de apresentação motora (AMS-P e AMS-C), com muitos pacientes manifestando sintomas parkinsonianos e cerebelares concomitantemente. Sinais piramidais podem também estar presentes.

Posturas anormais como síndrome de Pisa (lateralização do tronco), anterocolo (*dropped head*) e distonia de mãos ou pés estão presentes em 16 a 42% dos pacientes.[21] No decorrer da doença, sintomas como disfonia, disartria, disfagia, sialorreia e quedas frequentes se tornam mais proeminentes.

Distúrbios respiratórios são característicos da AMS, e incluem estridor respiratório (mais comum em fases mais avançadas) e apneia do sono. Transtorno comportamental do sono REM ocorre em cerca de 70% dos pacientes.[21] Demência e alucinações são infrequentes na AMS e sugerem diagnósticos alternativos, como DCL, mas disfunção do lobo frontal com déficits na atenção, disfunção executiva e alterações comportamentais, além de depressão e ansiedade, podem ocorrer.

O diagnóstico definitivo da AMS é patológico, e o diagnóstico clínico pode ser feito em pacientes que apresentem um quadro esporádico progressivo de início na idade adulta de parkinsonismo ou ataxia cerebelar acompanhado de manifestações autonômicas. O segundo consenso de critérios para o diagnóstico de AMS tem sido amplamente utilizado como padrão de referência diagnóstica desde 2008. Para desenvolver novos critérios de diagnóstico de AMS com melhor precisão, especialmente nos estágios iniciais da doença, foi criada recentemente uma força-tarefa de revisão de critérios de AMS da Movement Disorder Society (MDS), usando metodologias baseadas em evidências e em consenso.[23]

Os novos critérios para o diagnóstico de AMS definem quatro níveis de certeza diagnóstica: AMS neuropatologicamente estabelecida, AMS clinicamente estabelecida, AMS clinicamente provável e AMS possível. Os critérios da MDS introduzem uma nova categoria de AMS possível prodrômica com especificidade muito baixa que deverá continuar a ser refinada com dados emergentes, particularmente de estudos prospectivos e de biomarcadores (Tabela 68.6).

O diagnóstico clínico de AMS para todos os níveis de certeza incluem o início dos sintomas após os 30 anos de idade (uma vez que não há casos de AMS comprovados *post mortem* com início na terceira década ou antes), histórico familiar negativo e um curso progressivo da doença.[23]

Biomarcadores na atrofia de múltiplos sistemas

Exames complementares auxiliam a estabelecer o diagnóstico na AMS. Inclusive, o recente critério estabelecido exige achados de imagem característicos para estabelecer o diagnóstico de AMS clinicamente estabelecida. Na RM, caracteristicamente (embora não seja específico) observa-se atrofia do tronco com hipersinal em T2 em formato de cruz na ponte, o chamado "sinal da cruz" ou *hot cross bun sign* (associado ao subtipo cerebelar), e hipossinal em T2 nos putâmens com um halo periférico de hipersinal (associado ao subtipo parkinsoniano) (Figura 68.4). Testes autonômicos como urodinâmica e *tilt test* são úteis para documentar o acometimento autonômico. Cintilografia miocárdica com meta-iodo-benzilguanidina (MIBG) também consiste em um biomarcador diagnóstico, posto que é em geral preservada na AMS, em contraste com DP e DCL.

Falência autonômica pura

A falência autonômica pura é uma sinucleionopatia que cursa com acúmulo de corpos de Lewy no citoplasma de neurônios do sistema autonômico periférico. Essas alterações patológicas são encontradas principalmente nos gânglios simpáticos e parassimpáticos e nos neurônios pré e pós-ganglionares (em contraste com AMS, em que a disfunção autonômica tem origem central). A manifestação clínica é de uma síndrome disautonômica pura lentamente progressiva, de início na meia-idade, com marcada hipotensão e resposta pressórica exagerada a estímulos como comida e exercício.[24] Cerca de um terço desses pacientes eventualmente evoluem para DP, DCL ou AMS, em especial os pacientes com distúrbio comportamental do sono REM e anosmia.[25]

TRATAMENTO SINTOMÁTICO

Até o presente momento não há tratamento modificador de doença para os parkinsonismos atípicos. Muitos estudos recentes vêm sendo desenvolvidos nesse sentido, alguns com a estratégia de testar anticorpos monoclonais para as proteinopatias, por exemplo, anticorpos antitau para PSP.[26] Outras estratégias em estudos são terapias gênicas com oligonucleotídeos antissense.[27]

Por outro lado, várias intervenções terapêuticas podem ser feitas a fim de mitigar os sintomas. A Tabela 68.7 resume os princípios gerais do tratamento sintomático.

Embora não haja tratamento específico para a PSP, AMS ou DCB, um curso inicial com levodopa é fundamental para fazer o diagnóstico diferencial com a doença de Parkinson,

Tabela 68.6 Critérios diagnósticos para atrofia de múltiplos sistemas (AMS).[23]

AMS neuropatologicamente estabelecida

Achados neuropatológicos de inclusões citoplasmáticas gliais para α-sinucleína generalizadas e abundantes em associação com alterações neurodegenerativas em estruturas estriatonigrais ou olivopontocerebelares.

AMS clinicamente estabelecida:

Disfunção autonômica definida como (ao menos um):

a. Dificuldades inexplicáveis de micção com volume residual urinário pós-miccional ≥ 100 mℓ

b. Incontinência e urgência urinária inexplicável

c. Hipotensão ortostática (queda da pressão arterial ≥ 20/10 mmHg) dentro de 3 min de pé ou *tilt test*

Com ao menos um:

d. Baixa resposta do parkinsonismo à L-dopa

e. Síndrome cerebelar (pelo menos dois):

- Ataxia da marcha
- Ataxia dos membros
- Disartria cerebelar
- Alterações oculomotoras

Características de suporte clínico motor e não motor

Ao menos dois

AMS clinicamente provável

Ao menos dois:

a. Disfunção autonômica definida como (ao menos um):

- Dificuldades inexplicáveis de micção com volume residual urinário pós-miccional
- Incontinência e urgência urinária inexplicável
- Hipotensão ortostática (queda da pressão arterial ≥ 20/10 mmHg) dentro de 10 min após ficar em pé ou *tilt test*

b. Parkinsonismo

c. Síndrome cerebelar (ao menos um):

- Ataxia da marcha
- Ataxia dos membros
- Disartria cerebelar
- Alterações oculomotoras

Características de suporte clínico motor e não motor

Ao menos um

Achados de suporte clínico motor

- Progressão rápida dentro de 3 anos do início motor
- Instabilidade postural moderada a grave dentro de 3 anos do início motor
- Distonia craniocervical induzida ou exacerbada por L-dopa na ausência de discinesia de membros
- Comprometimento grave da fala dentro de 3 anos do início motor
- Disfagia grave dentro de 3 anos do início motor
- Sinal de Babinski inexplicável
- Tremor postural ou cinético mioclônico espasmódico
- Deformidades posturais

Achados de suporte clínico não motor

- Estridor
- Suspiros inspiratórios
- Mãos e pés pálidos e frios
- Disfunção erétil (abaixo de 60 anos para AMS clinicamente provável)
- Riso ou choro patológico

Marcador de ressonância magnética para AMS clinicamente estabelecida

Ao menos um:

a. AMS-P

- Atrofia de:
  - Putâmen (diminuição do sinal em sequências sensíveis ao ferro)
  - Pedúnculo cerebelar médio
  - Ponte
  - Cerebelo
- *Hot cross bun sign*
- Maior difusividade de putâmen, pedúnculo cerebelar médio

b. AMS-C

- Atrofia de:
  - Putâmen (diminuição do sinal em sequências sensíveis ao ferro)
  - Estruturas infratentoriais (ponte e pedúnculo cerebelar médio)
- *Hot cross bun sign*
- Maior difusividade de putâmen

Critério de exclusão

- Resposta benéfica e persistente aos medicamentos dopaminérgicos
- Anosmia inexplicável em testes olfatórios
- Cognição flutuante com variação pronunciada na atenção e no estado de alerta e declínio precoce nas habilidades visuoperceptivas
- Alucinações visuais recorrentes não induzidas por medicamentos dentro de 3 anos do início da doença
- Demência de acordo com o DSM-V dentro de 3 anos após o início da doença
- Paralisia supranuclear ou lentidão das sacadas verticais
- Achados de ressonância magnética cerebral sugestivos de um diagnóstico alternativo (p. ex., PSP, esclerose múltipla, parkinsonismo vascular etc.)
- Documentação de uma condição alternativa (semelhante à AMS, incluindo ataxia genética ou sintomática e parkinsonismo) conhecida por produzir insuficiência autonômica, ataxia ou parkinsonismo

assim como para alívio moderado, mesmo que de forma temporária.[28] Na DP, é sabido que a resposta aos sintomas motores ocorre com doses mais baixas, enquanto nos parkinsonismos atípicos, quando a resposta ocorre, é com doses bem mais elevadas e por tempo limitado.[28] Especialistas orientam chegar a 1.000 mg de levodopa, e, caso não haja nenhum benefício em 1 mês, ou haja efeito colateral, a medicação deve ser retirada.[28] Por outro lado, comumente o tratamento com a terapia dopaminérgica pode piorar a disautonomia em AMS, e ser uma limitação ao seu uso.[2]

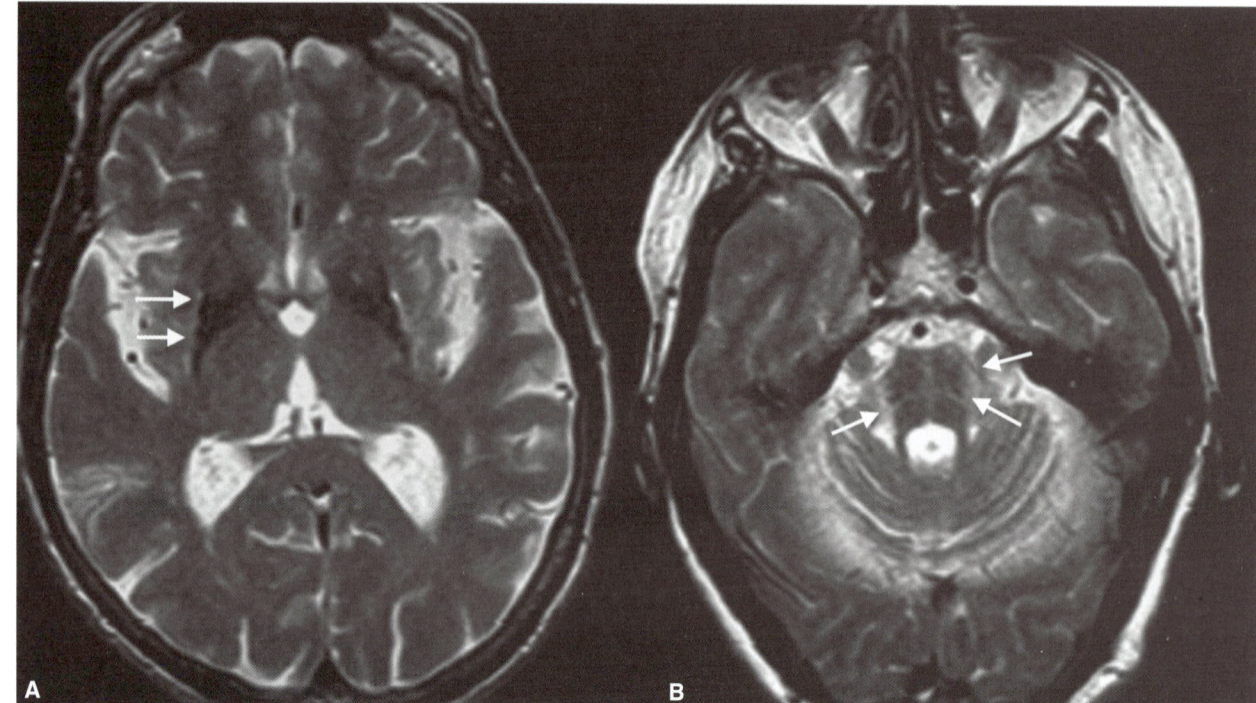

Figura 68.4 Ressonância magnética na atrofia de múltiplos sistemas: hipossinal em T2 no putâmen com halo de hipersinal (**A**) e sinal da cruz na ponte (**B**).

Tabela 68.7 Tratamento sintomático em parkinsonismos atípicos.

Parkinsonismo e rigidez	Levodopa Agonistas dopaminérgicos (menos indicado)
Outros movimentos involuntários	Distonia: toxina botulínica Mioclonias: clonazepam ou valproato Tremor de ação: primidona, propranolol e gabapentina
Instabilidade postural, quedas	Avaliação e acompanhamento fisioterapêutico Precauções contra quedas Amantadina (estudos pequenos, indicação *off-label*)
Blefarospasmo e distonia	Toxina botulínica
Espasticidade e contraturas	Relaxantes musculares (baclofeno) Terapia ocupacional
Disartria e disfagia	Fonoaudiologia, precaução de aspiração
Sialorreia	Injeções de toxina botulínica, atropina sublingual
Demência	Descartar causas tratáveis e rever medicações Inibidores da colinesterase – sem evidência de benefício
Depressão	Antidepressivos – inibidores seletivos de recaptação de serotonina, mirtazapina
Disfunção autonômica Hipotensão ortostática	Elevação da cabeceira da cama, aumento da ingestão de sódio e líquidos, uso de meias elásticas Fludrocortisona 0,1 a 0,3 mg/dia Midodrina 5 a 20 mg/dia
Disfunção gastrointestinal	Gastroparesia: medidas não farmacológicas e domperidona Obstipação: aumento de ingestão de líquidos e de fibras, exercícios regulares e medidas farmacológicas
Disfunção genitourinária	Bexiga hiperativa: oxibutinina e mirabegrona Retenção urinária: terazosina, doxazosina ou cateterização intermitente

Ademais, medidas para controle da hipotensão postural são fundamentais. Nos casos de hipotensão ortostática sintomática leve na AMS (e eventualmente na PSP), recomenda-se o aumento da ingestão de líquidos e sal, assim como o uso de meias elásticas. No caso da hipotensão sintomática moderada a grave, recomenda-se a prescrição de fludrocortisona ou midodrina (não disponível comercialmente no Brasil).[2] É recomendado também o uso de laxantes para a maioria dos pacientes e orientações nutricionais para aumentar o consumo de fibras alimentares. Nos casos extremos, recomenda-se a utilização de enemas intestinais. A prescrição de sildenafila e tadalafila pode ajudar na disfunção erétil, principalmente nas fases iniciais da doença. O uso da toxina botulínica pode ser benéfico para quadros distônicos e para auxílio na dor, comuns na PSP e na DCB.[2] Para o estridor respiratório, sintoma comum na AMS, e um sintoma que indica mau prognóstico, muitas vezes é necessário o uso de CPAP, e em casos mais graves, traqueostomia.[29] Para os quadros de síndrome pseudobulbar, antidepressivos tricíclicos e dextrometorfano para ter benefício sintomático.[2]

Ademais, reconhece-se que o tratamento multidisciplinar com fisioterapia e fonoterapia é fundamental desde o diagnóstico inicial e especialmente nas fases avançadas, quando todo o arsenal medicamentoso costuma falhar.[2] Profissionais especialistas em cuidados paliativos também podem ser de grande valia na condução do tratamento desses casos.[29]

DIAGNÓSTICOS DIFERENCIAIS DE PARKINSONISMOS ATÍPICOS

Conforme citado no início do capítulo, diversas enfermidades podem se apresentar com sintomas parkinsonianos, associados ou não a outros sintomas neurológicos. A Tabela 68.8 traz alguns desses diagnósticos diferenciais. Eventualmente, quando há sintomas parkinsonianos com achados que excluem DP, mas o caso não preencha critérios para os parkinsonismos neurodegenerativos atípicos clássicos (PSP, AMS, SCB), a possibilidade de casos heredodegenerativos, infecciosos e imunomediados deve ser considerada, e são os chamados "parkinsonismos atípicos-atípicos".

Tabela 68.8 Outros transtornos que podem cursar com parkinsonismo.[30]

Doenças neurodegenerativas esporádicas	Doenças priônicas (p. ex., Creutzfeldt-Jakob) Parkinsonismo do Caribe *Lytico-bodig* (complexo de Guam)
Vascular	Doença cerebrovascular/doença de pequenos vasos (parkinsonismo vascular) Fístula arteriovenosa dural intracraniana
Infecções	Doença de Whipple Neurossífilis HIV Leucoencefalopatia multifocal progressiva
Imunomediadas	Encefalite anti-IgLON5 Paraneoplásica (encefalite Ma2) Síndrome antifosfolipídio Encefalomielite progressiva com rigidez e mioclonias (anticorpos antiglicina) Neurossarcoidose
Genéticas	Demências frontotemporais genéticas (MAPT, PGRN, C9ORF72) Síndrome de Perry (DCTN1) Doença de Gaucher (GBA) Doenças mitocondriais (p. ex., POLG) CADASIL (NOTCH3) Leucoencefalopatia com esferoides axonais (CSF1R) Xantomatose cerebrotendínea Tremor-ataxia associada ao X frágil (FXTAS) Ataxias espinocerebelares Doença de Wilson Doença de Huntington (variante de Westphal) Neuroacantocitose Niemann-Pick tipo C Neurodegeneração com acúmulo cerebral de ferro (NBIAs): PKAN, PLAN, aceruloplasminemia, neuroferritinopatia, Kufor-Rakeb, Lubag Doença de Fahr
Outras secundárias	Medicamentos Toxinas (MPTP, CO, Mn, organofosforados) Hidrocefalia de pressão normal Tumor Degeneração hepatocerebral Lesão cerebral traumática

CAPÍTULO 69

Mioclonias, Tiques e Estereotipias

Carlos Henrique Ferreira Camargo • Gustavo L. Franklin • Thiago Cardoso Vale

INTRODUÇÃO

Mioclonias, tiques e estereotipias são distúrbios de movimento hipercinéticos com características fenomenológicas próprias que auxiliam na sua distinção. O termo mioclonia denota um movimento involuntário súbito e breve, não suprimível, assemelhando-se a um choque. A palavra deriva do grego "myo" (μυο), que está relacionado a músculo e clônus, relativo a *"klonos"* (κλονος), que significa "agitação".[1] Foi primeiramente descrito por Nikolaus Friedreich, em 1881, ao caracterizá-lo, em um paciente, como *paramyoklonus multiplex*.[2] Os tiques são movimentos ou sons breves que se assemelham a ações voluntárias, mas que aparecem abruptamente, sem regularidade, frequentemente com intensidade exagerada, repetitivamente e inoportunos ao contexto social.[3] Na grande maioria das vezes, os tiques são movimentos semivoluntários, porque são precedidos por uma sensação premonitória.[4] A palavra "tique" pode ter sido originada do alemão *ticken* que significa "tocar levemente", do gaélico *tacaid* que significa "dor súbita", ou do italiano *ticchio* que significa "capricho (vontade repentina)". Os tiques não foram claramente distinguidos de coreia até Gilles de la Tourette descrever nove pacientes em 1885 como "transtornos de tique convulsivo" e, na sequência, seu mestre Jean-Martin Charcot descreveu-os como "síndrome de Gilles de la Tourette".[5] As estereotipias podem ser definidas como movimentos coordenados, padronizados, repetitivos, rítmicos e sem propósitos, tipicamente envolvendo as mãos, face ou ambos, e que podem também ser suprimidos voluntariamente.[6] Ao contrário de tiques, as estereotipias não são precedidas de uma sensação premonitória. Podem ser simples ou complexas, com frequência e duração variáveis, ocorrendo principalmente em indivíduos com deficiência intelectual, autismo e nas discinesias tardias induzidas por drogas ou ainda entremeados a tiques na síndrome de Tourette (ST).[7] Os três distúrbios de movimento serão discutidos neste capítulo contendo informações fisiopatológicas, fenomenológicas, etiológicas, diagnósticas e terapêuticas. As principais diferenças fenomenológicas entre eles estão resumidas na Tabela 69.1.

MIOCLONIAS

As mioclonias podem ocorrer devido ao aumento na atividade de contração, as mioclonias positivas, que correspondem aos abalos musculares rápidos mais característicos. Podem manifestar-se, também, como uma perda do tônus

Tabela 69.1 Principais diferenças fenomenológicas entre mioclonias, tiques e estereotipias.

Distúrbio do movimento	Características
Mioclonias	Movimentos súbitos, muito rápidos, parecidos com "choques" Podem ser repetitivos ou rítmicos Não suprimível e sem impulso premonitório Sem predomínio de idade de início Sem predomínio por áreas afetadas
Tiques	Movimentos súbitos, rápidos, recorrentes, não rítmicos, motores ou vocalizações Duração de segundos Idade média de início entre 5 e 7 anos Estressante e prejudicial Autossuprimível Sensação de impulso premonitório e alívio após movimento Envolve mais frequentemente os olhos, face, cabeça e ombros
Estereotipias	Movimentos repetitivos e despropositais Duração de segundos a minutos Início típico < 3 anos Supressão imposta por terceiros Permanece relativamente estável na mesma parte corporal por muito tempo Envolve boca, mãos, braços ou, quando mais complexo, o corpo inteiro

muscular, devido à inibição da atividade contrátil, as mioclonias negativas, encontradas em situações mais específicas como no *flapping* ou *asterix*.[8] Fenomenologicamente, o cerne do movimento mioclônico é a sua natureza breve.[9] De acordo com etiologia, o mecanismo fisiopatológico pode ser distinto, mas ainda carece de elucidação científica satisfatória. Nas mioclonias epilépticas, por exemplo, há uma descarga focal do córtex sensorimotor primário que pode causar um espasmo mioclônico devido à falta de inibição nos circuitos neuronais responsáveis, sendo os sistemas GABAérgico, serotoninérgico e o cerebelo os prováveis locais de anormalidade.[1] Eletrofisiologicamente, a mioclonia se manifesta como uma descarga breve e transitória, em que, na eletroneuromiografia (EMG) identifica-se como um pulso monofásico, com um componente do movimento ativo seguido de um retorno passivo à linha de base[10] (Figura 69.1).

As mioclonias são classificadas de forma mais abrangente de acordo com a clínica, topografia e etiologia, conforme o fluxograma da Figura 69.2.

Em relação à classificação clínica, podemos subdividir as mioclonias conforme a distribuição anatômica (ou corporal) e os fatores precipitantes. Considerando a distribuição anatômica, pode-se classificar as mioclonias em: focal, quando envolve uma parte específica do corpo; segmentar, quando acomete dois segmentos contíguos; multifocal, quando envolve áreas do corpo não contíguas; e generalizada, quando há espasmos musculares difusos e bilaterais sincrônicos.[1]

Segundo os fatores precipitantes, as mioclonias podem ser divididas em: espontâneas, nas quais os abalos acontecem em repouso; reflexas; quando deflagradas por estímulos sonoros, visuais ou táteis; e de ação, quando desencadeada por um movimento voluntário.[2,8]

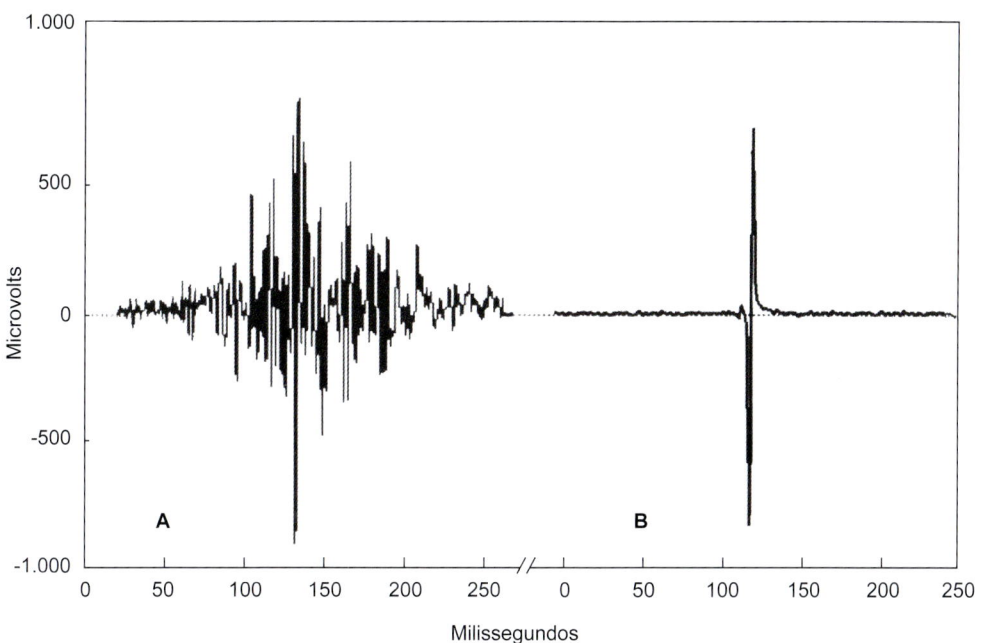

Figura 69.1 Indivíduo instruído a realizar a extensão do pulso o mais rápido e breve possível. Em **A**, há padrão eletromiográfico com eletrodo de superfície de um movimento voluntário normal. Em **B**, há uma descarga breve e transitória, característica de uma mioclonia. Apesar do fato de o movimento voluntário ter sido realizado o mais breve possível, observe que ainda há um acúmulo gradual de atividade em comparação com a descarga mioclônica.

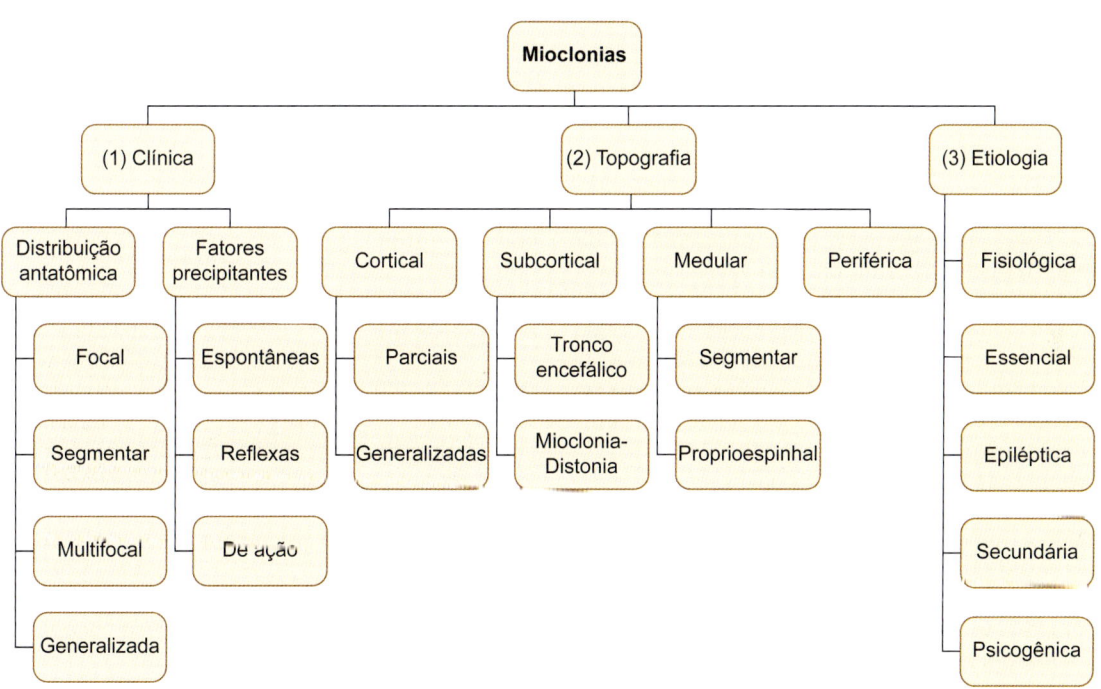

Figura 69.2 Fluxograma com classificação clínica, topográfica e etiológica das mioclonias.

Em relação à classificação topográfica, as mioclonias podem ser divididas em cortical, subcortical, medular (ou espinhal) e periférica.[9] Há características eletrofisiológicas que permitem realizar esta distinção.

As mioclonias corticais representam o tipo mais comum, no qual se observam descargas de curta duração, menores que 70 ms, em geral menores que 30 ms, na EMG. No eletrencefalograma (EEG), há presença de espícula precedendo a descarga muscular. As mioclonias corticais podem ser parciais (focais ou multifocais) ou generalizadas. Ainda, podem ser espontâneas ou desencadeadas por estímulos sensoriais.[2] Um exemplo de mioclonia cortical parcial é a epilepsia parcial contínua. Neste caso, há descargas focais espontâneas, que ocorrem de forma irregular ou regular em intervalos de tempo não superiores a 10 segundos, podendo ser periódicos e até mesmo podem ocorrer no padrão de descargas epileptiformes periódicas lateralizadas.[1] Uma ampla variedade de distúrbios subjacentes pode produzir mioclonias corticais, incluindo condições tóxicas, encefalopatia hipóxico-isquêmica, doenças neurodegenerativas, como doença de Alzheimer, degeneração corticobasal, doença de Creutzfeldt-Jakob, e nas epilepsias mioclônicas progressivas (EMPs), como na doença de Unverricht-Lundborg, na doença de Lafora, na lipofussinose ceroide neuronal, nas sialidoses e nas doenças mitocondriais.[8]

As mioclonias subcorticais originam-se no tálamo ou no tronco encefálico e geralmente afetam a cabeça, pescoço ou tronco. As mioclonias subcorticais de origem no tronco encefálico incluem a mioclonia essencial, a mioclonia reflexa reticular, as síndromes de susto exagerado (*startle syndromes*) e opsoclônus-mioclônus, cada uma com suas características eletrofisiológicas únicas. As síndromes de susto exagerado formam um grupo heterogêneo de distúrbios com três categorias: hiperecplexia, distúrbios induzidos por estímulos e síndromes neuropsiquiátricas.[2] A hiperecplexia é caracterizada por um reflexo de susto motor exagerado combinado com rigidez e é causada por mutações em diferentes partes do receptor inibitório de glicina. A consciência preservada a distingue das crises epilépticas. Os distúrbios induzidos por estímulos abrangem uma ampla gama de distúrbios epilépticos e não epilépticos, em que muitos têm agora uma mutação genética identificada. As síndromes neuropsiquiátricas incluem tiques induzidos por susto, respostas exageradas ao susto condicionadas culturalmente, como *Latah*, e síndromes funcionais de susto. Nas síndromes de susto exagerado, como na mioclonia reflexa reticular, há espasmos generalizados, síncronos e predominantemente axiais. Em ambos os distúrbios, a mioclonia pode ser provocada por estímulos externos. A mioclonia reflexa reticular pode ser causada por encefalopatia hipóxico-isquêmica, encefalites e distúrbios metabólicos. Ao contrário das mioclonias corticais, as mioclonias subcorticais, excetuando a mioclonia reflexa reticular, geralmente apresentam uma descarga na EMG mais prolongada.[10] A síndrome opsoclônus-mioclônus pode ocorrer como resultado de uma infecção aguda, processos imunomediados pós-infecção ou de doença paraneoplásica, mais frequentemente associado a neuroblastoma. Opsoclônus é um movimento ocular involuntário, repetitivo e rápido, com amplitude e frequência irregulares em todas as direções do olhar. A mioclonia, neste caso, tende a ser multifocal e induzida por ação.[2]

As mioclonias de origem medular podem ser subdivididas em dois tipos: mioclonia segmentar e mioclonia proprioespinhal. A mioclonia segmentar é caracterizada por contrações positivas contínuas com distribuição focal ou segmentar. A mioclonia medular segmentar frequentemente persiste durante o sono e pode ser sensível a estímulo. Geralmente, a mioclonia segmentar é resultado de uma lesão na medula espinhal (p. ex., neoplasia, siringomielia, mielite ou isquemia). A mioclonia proprioespinhal, por sua vez, manifesta-se como contrações espontâneas irregulares, mas tendendo à ritmicidade e frequentemente desencadeadas por estímulos, afetando principalmente os músculos axiais (tronco e abdômen) e, às vezes, se estendendo para os membros. Em casos raros de mioclonia proprioespinhal, uma lesão na medula espinhal pode ser identificada, mas é mais frequentemente diagnosticada atualmente como um distúrbio funcional.[11]

As mioclonias periféricas manifestam-se como contrações focais irregulares que decorrem de danos no nervo periférico. Podem ser sensíveis a estímulos e são mais comumente observadas como espasmos hemifaciais.[8]

Em relação à classificação etiológica, as mioclonias podem ser divididas em fisiológica, essencial, epiléptica, secundária e funcional. As mioclonias fisiológicas, como os soluços e movimentos involuntários ao adormecer (abalos hípnicos), não se associam a doença ou distúrbio e raramente requerem tratamento. A mioclonia essencial é uma condição de mioclonia multifocal não associada a crises epilépticas ou doenças neurodegenerativas. A forma mais reconhecida de mioclonia essencial é a mioclonia-distonia (DYT-SGCE) que, frequentemente, está relacionada a uma mutação patogênica autossômica dominante no gene da ε-sarcoglicana. As mioclonias epilépticas incluem condições em que tanto crises epilépticas quanto mioclonias estão presentes. Há uma associação entre o espasmo mioclônico observado clinicamente e uma descarga poliespícula ou onda de espícula epileptogênica no EEG. Esses distúrbios tendem a afetar crianças e podem ser progressivos, associados a crises epilépticas generalizadas e comprometimento cognitivo, como presentes nas EMPs, síndrome de Dravet (epilepsia mioclônica grave na infância), síndrome de Doose (epilepsia mioclônica atônica), epilepsia de ausência na infância e epilepsia mioclônica juvenil. O tipo mais comum de mioclonia, no entanto, é a mioclonia sintomática, em que a mioclonia é secundária a alguma outra condição neurológica ou sistêmica. As etiologias da mioclonia sintomática são variadas e incluem mioclonia induzida por drogas/toxinas, mioclonia após encefalopatia hipóxico-isquêmica (síndrome de Lance-Adams), mioclonias infecciosas, mioclonia associada a neoplasias/paraneoplásicas, doenças de depósito e doenças neurodegenerativas. Por fim, a mioclonia funcional frequentemente se inicia por meio de espasmos de instalação aguda, com uma distribuição corporal variável. Como outros distúrbios não orgânicos, as mioclonias funcionais apresentam-se com inconsistência durante exame físico, com variação às manobras de distração e/ou sugestionabilidade.[8]

A investigação diagnóstica começa sempre com a história clínica e o exame físico. A fenomenologia pode guiar o raciocínio clínico e exames diagnósticos podem complementar para identificar a etiologia. Isso pode incluir exames de imagem do encéfalo e medula espinhal, bem como análises laboratoriais para avaliar possíveis causas tóxicas, metabólicas, infecciosas, inflamatórias, paraneoplásicas, degenerativas ou genéticas. Os exames eletrofisiológicos como EMG e EEG são úteis para determinar a etiologia das mioclonias. Por fim, deve-se levar em conta a história familiar e a possibilidade de exposição a toxinas e/ou medicações.[8]

O tratamento deve se basear na identificação do tipo de mioclonia e na sua etiologia. Na presença de condições predisponentes, como distúrbios eletrolíticos e metabólicos, esses devem ser corrigidos, ou então, quando houver medicamentos e toxinas associadas, deve-se ponderar a possibilidade de suspensão da substância, analisando as alternativas possíveis e a necessidade de introdução de um novo medicamento. A presença de mioclonias pode não ser incapacitante e a intervenção medicamentosa deve ser avaliada criteriosamente. Nos casos em que se urge uma terapia medicamentosa, os mais utilizados são os benzodiazepínicos e os anticonvulsivantes. Nos casos refratários, pode-se utilizar toxina botulínica e até intervenção cirúrgica.

Os benzodiazepínicos podem ser úteis nas mioclonias corticais, subcorticais, espinhais e na mioclonia essencial. Dá-se preferência para aqueles de meia-vida longa, como o clonazepam. Em geral, são medicamentos de baixo custo, de fácil acesso, mas menos tolerados, devido a efeitos colaterais comuns, como sonolência, sedação e tontura. Entre os anticonvulsivantes, o levetiracetam é considerado o tratamento de primeira linha para mioclonias, sobretudo de origem cortical, como na epilepsia mioclônica juvenil. É uma medicação bem tolerada, com baixo perfil de interação medicamentosa. As doses variam de 500 a 1.000 mg/dia, até a dose máxima de 3.000 mg. Reações adversas incluem sonolência, tontura, cefaleia e, mais importante, descompensação de transtornos do humor, como depressão e psicose.[12,13] O valproato de sódio, na dose efetiva entre 1.200 e 2.000 mg/dia, pode ser útil no tratamento de mioclonias corticais e subcorticais. Apesar do baixo custo e fácil acesso, possui metabolismo hepático, que limita seu uso. Além de hepatotoxicidade, possui efeitos colaterais mais comuns de náuseas, sonolência, aumento de peso e pode induzir tremor, sobretudo de ação. Estudos demonstram eficácia antimioclônica de outras medicações como piracetam (doses > 20 g/dia), uma molécula semelhante ao levetiracetam, perampanel (resposta na EMP e nas mioclonias de origem cortical), oxibato de sódio e zonisamida, esses dois últimos não disponíveis no Brasil.[13] Os anticonvulsivantes inibidores dos canais de sódio, como a carbamazepina e oxcarbazepina, devem ser evitados, pois podem piorar as mioclonias.[12] A cirurgia de estimulação cerebral profunda (ECP) vem ganhando espaço, embora o principal uso ainda seja nas síndromes de mioclonia-distonia. Os alvos mais comuns são o globo pálido interno e o núcleo talâmico ventrointermediário (VIM).[14]

TIQUES

Os tiques são as únicas hipercinesias que podem ser indistinguíveis de movimentos voluntários em relação à fenomenologia e aos aspectos neurofisiológicos. Contudo, o que separa os tiques dos movimentos normais são suas características exageradas em intensidade, frequência e repetição. Além disso, as ações voluntárias estão vinculadas a um contexto, enquanto os tiques, não.[3] Os tiques são movimentos semivoluntários, precedidos por uma sensação premonitória.[4] Essa percepção consciente precedente, muitas vezes desagradável e normalmente na mesma região corpórea, é conhecida como "Impulso premonitório" (IP).[3] Esse impulso pode ser comparado ao impulso de coçar – um acúmulo de tensão ou uma sensação desconfortável que é aliviada após uma ação. A execução do tique alivia o IP em mais de 80% dos episódios, por períodos variáveis de tempo, dependendo da gravidade do sintoma e do foco de atenção. A estimativa da prevalência do IP é de aproximadamente 77% dos pacientes acima de 13 anos e de aproximadamente 90% dos pacientes acima de 18 anos.[15]

Os tiques são divididos em motores e fônicos (vocais), dependendo se ocorrem como um movimento visível ou como um som, respectivamente. Essa divisão parece bastante arbitrária e artificial pois os tiques fônicos são, na verdade, tiques motores que envolvem a musculatura oral, nasal, faríngea, laríngea e respiratória. Como muitos dos sons produzidos por pacientes com ST não envolvem as cordas vocais, é preferível usar o termo tique fônico em vez de tique vocal.[16] Os tiques podem ainda ser classificados em simples ou complexos. Os tiques motores simples envolvem somente um grupo de músculos, por exemplo, piscar, contrair o nariz ou chacoalhar a cabeça.

Alguns exemplos de tiques fônicos simples incluem pigarrear, grunhir, chiar, gritar, tossir, fungar ou soprar. Os tiques motores complexos consistem em movimentos coordenados e sequenciais que parecem atos ou gestos normais, mas são mais intensos e no momento inadequado. Podem ser aparentemente não intencionais, como balançar a cabeça ou dobrar o tronco, ou podem parecer intencionais, como tocar, arremessar, bater, pular, chutar. Outros exemplos incluem gestos obscenos ou mesmo a exposição da genitália (copropraxia) ou a imitação de gestos (ecopraxia). Os tiques fônicos complexos incluem expressões e verbalizações com significado linguístico como xingamentos e obscenidades (coprolalia), repetições de palavras ou frases (ecolalia), ou repetição de próprias palavras ou expressões, particularmente a última sílaba, palavra ou frase em uma sentença (palilalia).[17] Os tiques geralmente são intermitentes, mas podem ser repetitivos e estereotipados. A flutuação da frequência, intensidade e distribuição é uma característica típica dos tiques. Os tiques podem ser suprimidos voluntariamente, embora isso possa exigir um esforço mental intenso. Além da supressão temporária, os tiques também são caracterizados por exacerbação com estresse, excitação, tédio, fadiga e exposição ao calor. Alguns pacientes aumentam a frequência e a intensidade de seus tiques quando estão distraídos, especialmente quando não precisam mais suprimi-los.[4,17] Além disso, 17% dos indivíduos com ST apresentam tiques autolesivos.[4]

Os tiques podem ser classificados em primários e secundários, conhecidos como "tourettismos".[18] Os transtornos primários são um grupo de distúrbios neuropsiquiátricos de início na infância, definidos pela presença de um ou mais tiques motores e/ou fônicos por um período inferior ou superior a 1 ano. A ST é o principal representante dos tiques primários, necessitando da presença dos tiques motores e pelo menos um tique fônico, normalmente iniciados na infância (antes dos 18 anos) e frequentemente acompanhado de transtorno obsessivo-compulsivo (TOC), transtorno de déficit de atenção e hiperatividade (TDAH), pobre controle de impulsos e outras alterações de comportamento, conforme critérios diagnósticos do DSM-5.[19] Os transtornos primários são muito mais comuns do que os secundários, causados por outras condições, como certas doenças neurodegenerativas, lesões encefálicas ou substâncias, conforme a Tabela 69.2.[17]

Durante a pandemia de covid-19 e no período subsequente, um aumento no número de crianças e adolescentes com tiques funcionais foi observado. Os vídeos relacionados aos tiques, funcionais ganharam popularidade nas mídias sociais, com rápida disseminação de comportamentos similares aos tiques sendo considerado um fenômeno global.[20] O início abrupto, a progressão atípica dos sintomas, o IP mal localizado, o alto grau de sugestionabilidade, a falta de supressão, o predomínio de tiques complexos e fônicos e a presença de outros distúrbios funcionais ajudam a distinguir os tiques, funcionais dos tiques primários.[4]

Os estudos clínicos e em modelos animais sugerem o circuito córtico-estriato-talâmico-cortical (CSTC) e neurotransmissores associados, principalmente do sistema dopaminérgico, como o centro para a fisiopatologia dos tiques.[21] Os tiques poderiam ser um produto da disfunção inibitória dentro das conexões CSTC, ou seja, alterações do circuito inibitório-microestriatal, ocasionando problemas com a inibição automática de ações. Entretanto, existem estudos

Tabela 69.2 Classificação etiológica dos tiques.

Classificação	Transtornos
Primário	Síndrome de Tourette
	Transtorno de tique motor ou fônico (vocal) crônico persistente (> 1 ano)
	Transtorno de tique transitório (por menos de 1 ano de duração)
Secundário	
Hereditário	Doença de Huntington
	Distonias primárias
	Neuroacantocitose
	Neurodegeneração com acúmulo encefálico de ferro tipo 1
	Esclerose tuberosa
	Doença de Wilson
	Distrofia muscular de Duchenne
Desenvolvimento e erros inatos do metabolismo	Encefalopatia estática (paralisia cerebral), síndromes de deficiência intelectual (deficiência intelectual ligada ao X, síndrome do X frágil, fenilcetonúria, síndrome de Lesch-Nyhan, hiperplasia adrenal congênita secundária à deficiência de 21-hidroxilase, hemofilia do fator VIII, osteodistrofia hereditária de Albright), anormalidades cromossômicas (síndrome de Down, síndrome de Klinefelter, síndrome de Beckwith-Wiedemann, triplo X e mosaicismo 9p, monossomia 9p, cariótipo 47 XXY, trissomia parcial 16, síndrome da deleção 18p [DYT-GNAL]), transtornos do espectro autista
Infecções	Encefalites (sarampo, toxoplasmose, caxumba, herpes, varicela-zóster, brucelose, rubéola, AIDS, mononucleose, febre do Nilo Ocidental, *Mycoplasma pneumoniae*), encefalite letárgica, doença de Creutzfeldt-Jakob, coreia de Sydenham, neurossífilis, covid-19
Drogas	Levodopa, carbamazepina, fenitoína, fenobarbital, lamotrigina, metilfenidato, pemolina, anfetaminas, cocaína, heroína, antipsicóticos e outros bloqueadores de receptores da dopamina (tique tardio, "tourettismo" tardio)
Toxinas	Monóxido de carbono
Autoimune	Encefalites autoimunes (anti-NMDAR, VGKC, anti-GlyR), PANDAS (distúrbio neuropsiquiátrico pediátrico autoimune associado a infecções estreptocócicas), síndrome antifosfolípide, lúpus eritematoso sistêmico
Funcional	Tiques funcionais, comportamentos funcionais tique-*like*, "TikTok tiques"
Outros	Traumatismo craniano, traumatismo periférico, acidente vascular cerebral, síndromes neurocutâneas, esquizofrenia, esclerose múltipla, outras doenças neurodegenerativas

envolvendo modalidades de neuroimagem que indicam acometimento de áreas não relacionadas diretamente ao CSTC como o cerebelo.[22]

A etiologia dos tiques é multifatorial, incluindo fatores poligênicos e não genéticos, como fatores ambientais e imunológicos.[22,23] Existe uma probabilidade de que estresse, náuseas e vômitos durante o primeiro trimestre, tabagismo, cânabis e álcool na gravidez possam estar relacionados ao aparecimento de tiques.[22] Cesariana, prematuridade e recém-nascido de baixo peso foram relacionados a um possível maior risco para desenvolvimento de ST.[24] Mais de 20 genes diferentes podem causar ou aumentar a suscetibilidade aos transtornos de tiques, incluindo genes envolvidos no desenvolvimento neuronal e de dendritos, orientação axonal, estabilidade da membrana celular, metabolismo mitocondrial e neurotransmissores como opioides, serotonina, dopamina e histamina.[23]

A idade média de início dos tiques na ST é de 5,6 anos, e geralmente se tornam mais graves aos 10 anos. Aos 18 anos, metade dos pacientes deixam de apresentar os tiques. O pico da gravidade do TOC ocorre em média 2 anos após o pico da gravidade dos tiques. Embora a ST seja geralmente considerada uma doença infantil, os sintomas podem continuar na vida adulta e as características clínicas podem ser um pouco diferentes da doença em crianças. Os adultos com ST têm uma maior prevalência de abuso de substâncias e transtornos de humor, mas os comportamentos autolesivos e o TDAH tendem a melhorar. Durante o curso da ST,

os tiques fônicos e motores complexos melhoram, e os tiques faciais, do pescoço e do tronco dominam o fenótipo nos adultos.[16,19] Embora a ST raramente seja incapacitante, estudos recentes chamaram a atenção para a natureza incômoda e até mesmo grave do distúrbio em alguns pacientes. Além de causar constrangimento e afetar negativamente as interações interpessoais e sociais, os tiques podem ser dolorosos. Por exemplo, os tiques cervicais podem ser tão fortes e violentos que podem causar déficits neurológicos secundários, como dissecção da artéria cervical e mielopatia cervical compressiva e não compressiva. Os pacientes com quadros mais graves podem ter comportamento autolesivo, se tornarem violentos, com agressividade incontrolável e ideação ou tentativas de suicídio.[16] Um controle satisfatório dos sintomas é mais difícil em pacientes com comorbidades. Além das comorbidades neuropsiquiátricas, ST tem sido associada a migrânea com aura, distúrbios do sono e outros distúrbios do movimento.[3]

A American Academy of Neurology (AAN)[25] e a European Society for the Study of Tourette Syndrome (ESSTS)[26] publicaram diretrizes sobre o tratamento dos tiques. A psicoeducação sobre a ST com colegas de escola, trabalho e com professores pode resultar em atitudes mais positivas em relação a uma pessoa com ST. A Intervenção Comportamental Abrangente para Tiques (*Comprehensive Behavioral Intervention for Tics* – CBIT) é um programa de tratamento que consiste em treinamento de reversão de hábitos, treinamento de relaxamento e uma intervenção funcional para abordar situações que sustentam ou pioram os tiques. A maioria das crianças (com 9 anos ou mais) e dos adultos que apresentam uma resposta inicial positiva à CBIT manterá seus ganhos com o tratamento por pelo menos 6 meses. A CBIT pode ser considerada como uma opção de tratamento inicial para tiques.[25]

Os neurolépticos, como a risperidona, aripiprazol, haloperidol, pimozida, sulpirida, tiaprida e ziprasidona, têm eficácia contra os tiques, porém podem causar outros distúrbios do movimento e alterações metabólicas. Portanto, deve-se prescrever as menores doses possíveis de neurolépticos, dar preferência aos neurolépticos de última geração e evitar a retirada abrupta, pois essa pode desencadear discinesias.[25] Por exemplo, a risperidona (0,25 a 3 mg/dia) e o aripiprazol (2,5 a 30 mg/dia) são similares na efetividade do controle dos tiques, mas os efeitos colaterais são maiores com o primeiro. Os agentes noradrenérgicos (agonistas α-2 adrenérgicos) são mais comumente usados em crianças e adolescentes do que adultos e, principalmente, em pacientes com uma combinação de TDAH e tiques leves, devido à sua eficácia no tratamento dos sintomas de TDAH. Os efeitos adversos dos agonistas α-2-adrenérgicos são hipotensão, bradicardia e sedação com a clonidina, bem como com a guanfacina (não disponível no Brasil). Deve-se atentar para a titulação cautelosa das doses.[26] Com a clonidina (comprimidos de 0,10, 0,15 e 0,20 mg), o início deve ser com 0,025 a 0,05 mg ao se deitar. Conforme necessário e tolerado, a dose pode ser aumentada em 0,05 mg a cada 4 a 7 dias até uma dose máxima de 0,30 a 0,40 mg/dia dividida em 3 ou 4 vezes/dia.[27] A retirada abrupta dos agonistas α-2-adrenérgicos pode causar hipertensão de rebote. Portanto, a pressão arterial e o pulso devem ser medidos na linha de base e monitorados durante os ajustes de dose e acompanhamento. Nos casos resistentes ou por intolerância ao tratamento com as classes anteriormente mencionadas, pode-se considerar o tratamento com agentes de segunda linha, com evidência ainda limitada de benefício e prescritos com menor frequência. Entre esses agentes, estão a quetiapina, sulpirida, amissulprida e topiramato.[26] Injeções de toxina botulina podem ser úteis em tiques motores bem localizados, fônicos agressivos e incapacitantes ou tiques distônicos.[25,26]

Estudos clínicos utilizando a estimulação cerebral não invasiva, incluindo a estimulação transcraniana por corrente contínua ou a estimulação magnética transcraniana repetitiva das áreas corticais motoras (córtex motor e área motora suplementar) têm apresentado resultados conflitantes. As diretrizes atuais da AAN e da ESSTS para o tratamento da ST não recomendam a estimulação cerebral não invasiva para o tratamento de tiques.[4,25,26]

Os pacientes com ST grave, resistentes à terapia médica e comportamental, podem se beneficiar da ECP. Uma limitação importante na avaliação da ECP na ST é que, mesmo em centros especializados, são realizadas poucas cirurgias por ano. Os especialistas da ESSTS consideram a ECP em apenas cerca de 2,5% de seus pacientes.[28] Não há consenso sobre o alvo cerebral ideal para o tratamento de tiques, mas o globo pálido anteromedial tem maior probabilidade de reduzir a gravidade dos tiques. As complicações do tratamento, incluindo infecção e remoção do *hardware*, parecem ser mais comuns na ST do que em outras condições neurológicas. Portanto, o tratamento cirúrgico ainda deve ser considerado como uma opção terapêutica experimental para pacientes cuidadosamente selecionados com refratariedade ao tratamento.

ESTEREOTIPIAS

As estereotipias são movimentos involuntários, coordenados, repetitivos, rítmicos e despropositais, podendo ser ininterruptos, como visto em pacientes com discinesia tardia, ou contínuos com interrupções, como visto em pacientes com ST.[29] O termo estereotipia deve ser utilizado para descrever a fenomenologia e não a etiologia do distúrbio hipercinético. É um distúrbio motor e comportamental visto mais frequentemente em pacientes que estão na área fronteiriça entre a neurologia e a psiquiatria.[7]

Exemplos comuns de estereotipias incluem o balançar do corpo e/ou da cabeça, o aceno com as mãos, o tampar dos ouvidos, o embaralhar dos dedos em frente à face, os movimentos sequenciais e repetidos dos dedos das mãos, os desvios oculares, o estalar dos lábios, os movimentos mastigatórios, o cutucar a pele e a fixação de objetos. As estereotipias fônicas, incluindo grunhindo, gemendo e cantarolando, também podem ser encontradas. As estereotipias podem ainda ser classificadas em simples (bater dos pés, balançar do corpo) ou complexas (rituais complicados, o ato de sentar-se e levantar-se de uma cadeira). Ademais, as estereotipias podem ser classificadas de acordo com o local predominante de envolvimento, como orolingual, mãos, perna e tronco. Por fim, podem ainda ser divididas em estereotipias fisiológicas ou patológicas[30] (Tabela 69.3).

Os maneirismos, gestos peculiares ou únicos ao indivíduo, podem por vezes parecer estereotipados ou padronizados, mas geralmente eles não são contínuos. Automatismos em pacientes com crises epilépticas de lobo frontal podem ser vistos como estereotipias paroxísticas. Existe também uma sobreposição entre estereotipias e comportamentos autolesivos, como mordeduras, arranhões e heteroagressividade. Esses comportamentos autolesivos são direcionados ao próprio corpo e levam à lesão física, podendo ocorrer em uma variedade de distúrbios neurológicos, genéticos, metabólicos e de desenvolvimento.[31,32]

Não há uma clara correlação anatômico-clínica que explique as estereotipias. Há menção do envolvimento cortical, subcortical, dos núcleos da base, do tegmento pontino, do sistema mesolímbico, particularmente do circuito do

Tabela 69.3 Classificação das estereotipias em fisiológicas e patológicas.

Classificação	Transtornos
Fisiológicas	Maneirismo ou hábitos
	Estereotipias normais do desenvolvimento
	Spasmus nutans
	Crises de tremedeira (*shuddering attacks*)
	Masturbação infantil
Patológicas	Deficiência intelectual
	Autismo
	Esquizofrenia
	Catatonia
	Transtorno obsessivo-compulsivo
	Degeneração frontotemporal
	Síndrome de Tourette
	Neuroacantocitose
	Síndrome das pernas inquietas
	Automatismo epiléptico
	Lesões estruturais (cerebelo, córtex frontoparietal medial)
	Discinesia tardia
	Discinesia induzida por levodopa
	Acatisia
	Funcional

núcleo *accumbens*-amígdala na patogênese das estereotipias, provavelmente associada à hiperatividade dopaminérgica nesses circuitos.[30]

As estereotipias fisiológicas são aquelas cujas causas não são identificadas e não há qualquer achado patológico anormal. Entre elas estão os maneirismos ou hábitos e os movimentos paroxísticos benignos da infância (*spasmus nutans*, desvio tônico paroxístico do olhar, torcicolo paroxístico, crises de tremedeira, distonia transitória da infância, masturbação infantil, síndrome de Sandifer e movimentos em espelho). O *spasmus nutans* é uma forma adquirida de nistagmo combinado a balançar da cabeça e torcicolo que ocorre em crianças nos primeiros 2 anos de vida. A síndrome de Sandifer caracteriza-se pela associação de refluxo gastroesofágico com movimentos distônicos cervicais que ocorrem principalmente depois de a criança se alimentar. As estereotipias fisiológicas podem ainda ocorrer durante o desenvolvimento de crianças congenitamente cegas ou surdas. O balançar da cabeça é o movimento mais frequentemente encontrado, mas crianças com desenvolvimento neuropsicomotor normal podem ainda apresentar bruxismo, roer das unhas, tricotilomania e outros movimentos estereotipados, geralmente com um distúrbio de ansiedade generalizada ou TOC associado.[33]

Uma das estereotipias patológicas primárias mais comuns que pode se iniciar na infância, mas persiste no adulto, é a síndrome de estereotipia das pernas. Tais movimentos restritos de membros inferiores não estão associados ou são desencadeados por ansiedade ou um desejo irresistível de mexer as pernas como visto na acatisia ou síndrome das pernas inquietas.[34] As estereotipias patológicas secundárias ocorrem em diversos distúrbios neuropsiquiátricos, neurodegenerativos, metabólicos e genéticos. Em um estudo de 102 indivíduos com deficiência intelectual com idade média de 35 anos, 34% tinham ao menos um tipo de estereotipia.[35] Há uma correlação inversa entre a presença de estereotipia e o quociente intelectual, mas as estereotipias ocorrem até mesmo nos casos muito leves. Na síndrome de Lesch-Nyhan, as estereotipias associam-se a comportamentos autolesivos. Em crianças ou adultos com autismo de qualquer causa, como na síndrome de Down, as estereotipias são bem reconhecidas, tipicamente na forma de sorriso facial, olhar fixo em objetos luminosos, sons repetitivos, balançar dos braços, balançar rítmico do corpo para frente e para trás e posturas não usuais das mãos e corpo.[29] Na síndrome de Rett, as estereotipias manuais são bem proeminentes, geralmente complexas, contínuas e com o comportamento de levar as mãos à boca. Outros distúrbios de desenvolvimento que frequentemente apresentam estereotipias são as síndromes de Angelman, Cornelia de Lange, X frágil, Lowe, Prader-Willi, *cri-du-chat* e Smith-Magenis.[33]

Várias estereotipias são descritas em pacientes esquizofrênicos, mesmo sem exposição a tratamento antipsicótico. A catatonia é uma síndrome neuropsiquiátrica complexa caracterizada por uma variedade grande de anormalidades comportamentais, motoras e da fala, incluindo estereotipias, flexibilidade cérea, posturas distônicas e cataplexia. Outro distúrbio psiquiátrico que comumente apresenta estereotipias é o TOC. Os pacientes com esse distúrbio apresentam também compulsões, que apesar de parecer com as estereotipias, são em geral precedidas por um sentimento de tensão interna ou ansiedade e a necessidade de realizar o mesmo ato repetidamente e da mesma maneira. Por fim, movimentos padronizados e repetitivos, fenomenologicamente idênticos a estereotipias, são caracteristicamente vistos em pacientes com discinesia tardia. O movimento orofacial-lingual-mastigatório da discinesia tardia induzida por neurolépticos é um exemplo clássico de um distúrbio de movimento estereotipado. A estereotipia tardia é observada predominantemente em indivíduos de meia-idade ou idosos, particularmente em mulheres, e é uma complicação muito rara em crianças. O passo mais importante para o manejo é a prevenção, evitando neurolépticos de primeira geração, dando preferência aos atípicos, com risco menor de causar discinesia tardia.[36]

As estereotipias podem ainda ser encontradas na ST e outras doenças neurodegenerativas, como a neuroacantocitose, na qual o comportamento autolesivo com mordeduras de língua e lábios é bem marcado. As estereotipias podem acompanhar as demências, em especial a demência frontotemporal, que pode apresentar estereotipias motoras simples e vocais em cerca de 60% dos indivíduos.[37] Os indivíduos com doença de Parkinson em uso de levodopa ou agonista dopaminérgico, ou ainda indivíduos que abusam de anfetaminas ou cocaína, podem desenvolver comportamentos estereotipados conhecidos como *punding*, o que inclui organização compulsiva de objetos, polimento de sapato ou unhas e fascinação intensa por manipular ou examinar repetidamente objetos mecânicos.[38]

A maioria das estereotipias não causa prejuízo emocional ou físico significativo, de modo que não requerem intervenção farmacológica. As estereotipias que são prejudiciais devem inicialmente ser tratadas com a terapia de reversão de hábitos para redução de frequência e gravidade. Além da terapia comportamental, os pacientes necessitam do tratamento farmacológico direcionado a comorbidades associadas como transtorno de ansiedade generalizada, TOC e transtornos de controle de impulso. As crianças com estereotipias patológicas concomitantes a comportamentos autolesivos devem ser medicadas. As drogas como clomipramida, risperidona e fluoxetina têm demonstrado eficácia em reduzir estereotipias em crianças com autismo.[29,30] Faltam estudos adequados para se indicar um tratamento farmacológico para as estereotipias primárias. As drogas que são consideradas úteis no tratamento da discinesia tardia incluem clonazepam e outros benzodiazepínicos e depletores dopaminérgicos como a tetrabenazina e mais recentemente a deutetrabenazina.[39] Em casos mais graves e refratários às medicações, a ECP pode ser efetiva no tratamento de estereotipias muito prejudiciais.[40]

70

Tratamento Cirúrgico da Doença de Parkinson

Carlos Roberto de Mello Rieder • Fabio Godinho

INTRODUÇÃO

A terapêutica cirúrgica na doença de Parkinson (DP) iniciou seu desenvolvimento no começo do século XX. Contudo, no final da década de 1960, com a introdução da levodopa (L-dopa), houve uma redução acentuada da opção cirúrgica como forma de tratamento da DP. As melhoras que a L-dopa trouxe foram espetaculares, no entanto, após alguns anos, os problemas relacionados com o uso crônico da L-dopa se tornaram evidentes. A partir do final da década de 1980, houve um renascimento da neurocirurgia para a DP e novas técnicas começaram a surgir.[1-7]

As complicações motoras, como flutuações motoras e discinesias, são problemas de difícil controle em uma proporção significativa de indivíduos. Após cinco ou mais anos de terapia com L-dopa aproximadamente 40% dos pacientes apresentarão complicações motoras.[8] Pacientes com complicações motoras que interferem na qualidade de vida e não são controladas com medicamentos são candidatos a terapias cirúrgicas ablativas ou de implante de um estimulador cerebral profundo (ECP), conhecida como "DBS", do inglês *deep brain stimulation*. Da mesma forma, pacientes com tremor refratário também são candidatos a essas terapias.[7-9]

A elegibilidade para procedimentos específicos deve ser individualizada e baseada em uma avaliação multidisciplinar das manifestações clínicas, disponibilidade do tratamento e preferências do paciente. Todos os procedimentos oferecem potencial benefício sintomático, mas não alteram a progressão do processo neurodegenerativo subjacente. Com a seleção adequada, os pacientes com DP podem obter importantes ganhos funcionais e de qualidade de vida com essas terapias. Este capítulo abordará as intervenções cirúrgicas e procedimentos para pacientes com DP, critérios de seleção, visão geral do procedimento, resultados do tratamento e suas complicações.

BREVE HISTÓRICO DOS PROCEDIMENTOS CIRÚRGICOS NA DOENÇA DE PARKINSON

Os primeiros procedimentos neurocirúrgicos para DP foram realizados em 1890 por Victor Horsley e tiveram como alvo as estruturas do sistema piramidal.[10] Meyers foi o primeiro a atuar neurocirurgicamente sobre os núcleos da base por meio das ansotomias em 1939. Esses procedimentos trouxeram redução do tremor e da rigidez sem paresia concomitante. O papel do globo pálido (GP) nos sintomas da DP ganhou amplitude com Cooper no final da década de 1940, que observou redução dos sintomas após a ligadura cirúrgica não intencional da artéria coróidea anterior.[11] Nessa época, os procedimentos eram feitos sem o auxílio da estereotaxia – técnica neurocirúrgica que utiliza um sistema tridimensional de coordenadas para atingir estruturas centrais do cérebro com alta precisão.[12]

A era da estereotaxia se inicia em 1947, após o desenvolvimento do primeiro aparato estereotáxico por Wycis e Spiegel. Baseados em informações já mencionadas, Svennilson e Leksell descreveram a técnica de palidotomia ventrolateral em 1960. Apesar de eficaz no controle dos sintomas, a palidotomia foi abandonada na década de 1960 após o advento L-dopa, sendo "redescoberta" por Laitinen em 1985 após o surgimento das complicações advindas do uso crônico da L-dopa.[13] Outra intervenção importante dessa era foi a ablação ventrolateral do tálamo, introduzida por Hassler e Riechert em 1954. A introdução do microrregistro celular intraoperatório por Albe-Fessard e Guiot ampliou o conhecimento sobre os núcleos da base e revelou o núcleo ventral intermédio do tálamo (Vim), alvo preferencial no tratamento do tremor essencial. Ainda nos anos 1950, Spiegel e Wycis realizaram ablações estereotáxicas no campo H de Forel para o tratamento de diversas síndromes extrapiramidais. Em relação aos resultados dos procedimentos ablativos da era pré-levodopa, foi reportado que 32% dos pacientes apresentavam melhoria funcional e 44% apresentavam habilidades estáveis após 4 anos de seguimento pós-operatório.[14] Esses resultados foram significativos, pois descreveram o resultado cirúrgico isolado (sem L-dopa).

Em paralelo aos procedimentos ablativos, diversos autores já realizavam DBS nessa era. Diferente dos dias de hoje, a estimulação visava determinar o melhor sítio de ablação.[15] Esses trabalhos deram suporte aos estudos de Benabid e Pollak em Grenoble, a partir dos quais o ECP passou a ser amplamente utilizado. O Vim foi o alvo inicial do ECP. Anos mais tarde, esses autores revelaram que o ECP no núcleo subtalâmico (NST) trazia melhora expressiva dos sintomas.[16] Na mesma época, Siegfried et al. propuseram a estimulação do globo pálido interno (GPi).

MÉTODOS CIRÚRGICOS

Ablativos

A técnica de radiofrequência (RF) é a mais comum em nosso meio por ser a mais simples e de menor custo. Ela visa produzir ablações por meio de eletrodos implantados no encéfalo pela técnica estereotáxica. A terapia térmica intersticial por *laser* constitui outra técnica e se baseia na aplicação de fótons colimados em pontos específicos. Outro método é a radiocirurgia estereotáxica, em que uma grande dose de energia ionizante de alto poder de penetração tecidual é aplicada a um volume restrito do encéfalo. A técnica atual de ultrassom focado de alta intensidade guiado por ressonância magnética (US-RM) é menos invasiva, pois não requer trepanação, mas ainda pouco disponível no nosso meio.[15] Por questões de segurança, as ablações estereotáxicas têm sido aplicadas de modo unilateral. Estudos atuais estão avaliando a segurança dos procedimentos ablativos bilaterais estagiados, em que a lesão contralateral é realizada 6 meses a 1 ano após a primeira.

Estimulação elétrica cerebral profunda

No ECP, uma estimulação elétrica de alta frequência é aplicada por meio de eletrodos implantados em estruturas subcorticais pela técnica estereotáxica. Por meio de fios conectores, os eletrodos são acoplados a um gerador de pulso implantado sob a pele, em topografia infraclavicular (Figura 70.1). Essa técnica visa restaurar as alterações nos circuitos alterados no processo neurodegenerativo.

A escolha entre o ECP e a terapia ablativa depende de uma série de fatores. O ECP tem a vantagem de ser reversível e passível de modulação ao longo do tempo. Essa modulação é feita por meio de modificações dos parâmetros elétricos. Além disso, o ECP permite o tratamento bilateral simultâneo. Os procedimentos ablativos podem ser interessantes nos seguintes cenários: fator de risco para infecção em próteses (como diabetes e uso de corticosteroides); habitantes de áreas que não possuam profissionais experientes em ECP; impossibilidade de comparecer regularmente ao serviço médico para ajustes elétricos; alto custo do ECP.[17]

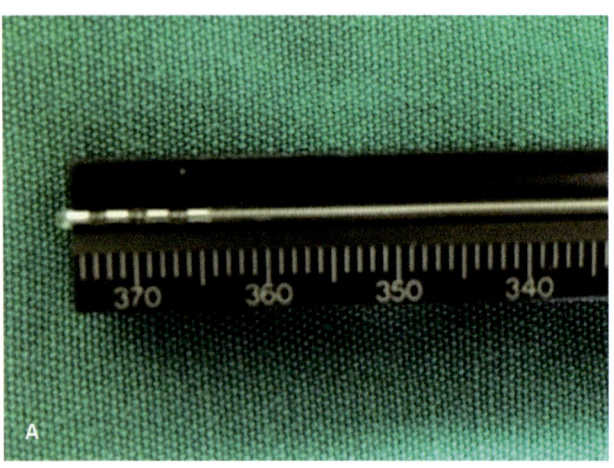

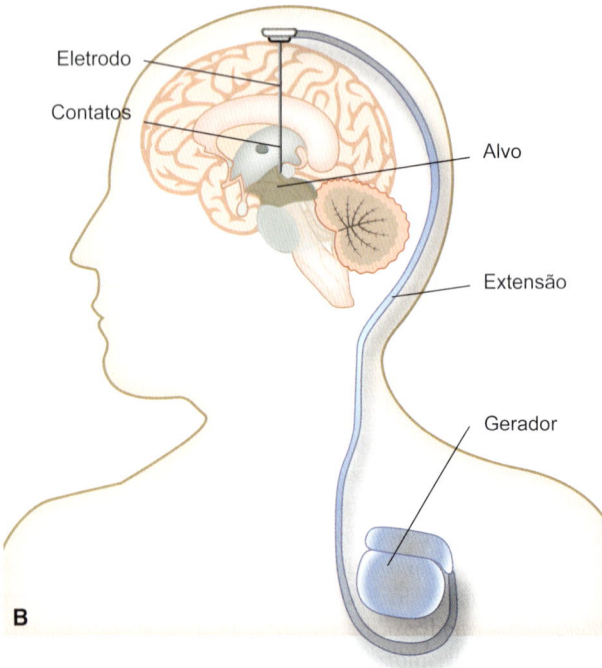

Figura 70.1 A. Ilustração de um eletrodo com 4 contatos de 1,5 mm de extensão, espaçados de 0,5 mm. **B.** Sistema de ECP composto de eletrodos e seus contatos, fio de conexão e gerador de pulso.

SELEÇÃO DE PACIENTES
Critérios de inclusão

A correta seleção dos pacientes é certamente o fator mais importante no sucesso do tratamento cirúrgico. Até o momento a cirurgia é unicamente direcionada para o tratamento dos sintomas motores da DP e deve ser considerada em pacientes que não obtiveram um controle adequado com terapia farmacológica otimizada.

Os principais objetivos da cirurgia são buscar um benefício terapêutico mais constante e previsível da terapia medicamentosa (Tabela 70.1).

Os sintomas que esperamos haver melhoras com o procedimento cirúrgico são os apresentados pelo paciente durante o período que se encontra em *off*. Logo, esperam-se melhorias de acinesia, rigidez, tremor, distonias dolorosas do *off*. As discinesias induzidas pela levodopa também são responsivas à cirurgia. O benefício cirúrgico é maior nos pacientes que têm maiores escores motores na escala de avaliação funcional UPDRS (*Unified Parkinson's Disease Rating Scale*) no período *off* (maior o escore na UPDRS, mais grave é o quadro motor) e o menor UPDRS no período *on*. Ou seja, a magnitude de melhora entre o *on* e *off* é um importante preditor de boa resposta ao procedimento cirúrgico.[3] Além disso, pacientes com tremor como sintoma predominante são bons candidatos cirúrgicos. A cirurgia com ECP no NST, por exemplo, melhora a gravidade do tremor em torno de 80%. Assim como a severidade da distonia no período *off*, que melhora marcadamente com ECP.

Os critérios que devem ser seguidos na seleção dos pacientes para indicação cirúrgica na DP são apresentados na Tabela 70.2.[4,9,18,19]

Uma boa resposta à L-dopa é parte do critério de inclusão, com exceção dos pacientes cujo sintoma predominante é o tremor, pois esses podem se beneficiar de tratamento cirúrgico independentemente da resposta prévia à L-dopa. Tremor de repouso, por exemplo, pode ser resistente à terapia dopaminérgica e necessitar de doses de L-dopa não toleradas pelo paciente; dessa forma, há benefício independentemente da resposta à L-dopa.

Tabela 70.1 Benefícios terapêuticos esperados com a cirurgia na doença de Parkinson.

- Redução da gravidade dos períodos *off*
- Aumento do tempo em *on*
- Redução das discinesias
- Supressão do tremor refratário ao tratamento medicamentoso
- Melhoria no desempenho das atividades de vida diária
- Melhoria na qualidade de vida

Tabela 70.2 Critérios de seleção de candidatos para cirurgia da doença de Parkinson.

- Diagnóstico estabelecido da doença de Parkinson
- Boa resposta a L-dopa, com exceção do tremor que pode ser não responsivo à L-dopa
- Controle insatisfatório de sintomas motores, mesmo com melhor tratamento clínico
- Objetivo de melhora de sintomas motores do tipo tremor, bradicinesia, rigidez e discinesias. Podem ser considerados à cirurgia pacientes com *freezing* da marcha, desde que esse seja do período *off*
- Intolerância aos medicamentos antiparkinsonianos
- Apresentar pelo menos 5 anos de doença
- Não apresentar critérios de exclusão (p. ex., demência, sintomas psicóticos, comorbidades sistêmicas graves)

Como já mencionado, a resposta à L-dopa no pré-operatório é o melhor preditor para resposta positiva à cirurgia. São candidatos pacientes com presença de flutuações motoras com o tratamento dopaminérgico (deterioração de final de dose, efeito *on-off* e doses isoladas sem efeito), discinesias ou tremor não controlados com esquema medicamentoso. Uma das formas de definir a responsividade à L-dopa é pela quantificação de mudanças na UPDRS motora. Resposta à L-dopa tem sido definida como a redução > 30% na escala motora UPDRS (parte III) após administração de dose efetiva de L-dopa em comparação com o período *off*. Sugere-se o uso de 200 mg de L-dopa na primeira dose do dia ou a dose regular que o paciente normalmente utiliza na primeira dose do dia.[20]

O critério de pelo menos 5 anos de doença (com exceção do tremor) é porque pacientes com menor tempo de doença podem ser portadores de parkinsonismo atípico sem as manifestações ainda claras no início do curso da doença.

Quando o procedimento cirúrgico for de implante de ECP, o paciente deve ter facilidade de acesso ao centro para realizar ajustes periódicos na programação do estimulador. Os pacientes que são candidatos à cirurgia devem ser encaminhados para um centro cirúrgico experiente, onde possam ser avaliados por uma equipe multidisciplinar, incluindo um neurologista treinado em distúrbios do movimento, um neurocirurgião treinado em cirurgia estereotáxica, psiquiatra, neuropsicólogo, fisioterapeuta, fonoaudiólogo, entre outros. Como parte da investigação pré-operatória os pacientes precisarão ter uma ressonância magnética cerebral e testes neuropsicológicos dentro de 1 ano antes da cirurgia DBS.[21]

Critérios de exclusão e precauções

Sintomas não responsivos

Alguns sintomas não irão responder ao procedimento cirúrgico. Entre os sintomas pouco responsivos estão os sintomas axiais, especialmente marcha, instabilidade postural e os distúrbios da fala. Sintomas parkinsonianos que não respondem com o pico de dose de L-dopa não costumam responder ao ECP. Embora o *freezing* do período *off* possa melhorar com a cirurgia, pacientes com *freezing* do período *on* apresentam pouca melhora cirúrgica. Pacientes com parkinsonismo atípico têm pobre resposta ao procedimento cirúrgico.[22,23]

Idade

Os candidatos ideais são os mais jovens, com pouco ou nenhum comprometimento cognitivo. Embora não haja uma limitação de idade específica para o procedimento, existem riscos cirúrgicos inerentes e comorbidades médicas que aumentam com a idade, e muitos centros cirúrgicos são razoavelmente relutantes em operar qualquer paciente com 80 anos ou mais.

Cognição

Pacientes com demência e prejuízo cognitivo grave não devem ser submetidos à cirurgia para tratamento da DP. Avaliação neuropsicológica deve ser realizada no protocolo pré-operatório. Não está estabelecido se o declínio cognitivo leve e de funções executivas em pacientes com DP submetidos à cirurgia prediz risco de demência. O estudo COMPARE (comparação entre os alvos NST e GPi unilateral) evidenciou mais efeitos adversos cognitivos e comportamentais no NST do que no GPi. Os dados, quando analisados em conjunto, sugerem que o NST possa ser menos tolerante do que o GPi nos domínios cognitivos. Portanto, há uma possível vantagem do ECP uni e bilateral no GPi sobre NST para os resultados cognitivos.[24]

Transtornos do humor

Pacientes com depressão grave presente não devem ser submetidos à cirurgia. Pacientes com história de depressão maior no passado devem ser avaliados e seguidos por psiquiatra. A relação entre depressão no pré- e no pós-operatório não foi completamente elucidada. Os dados disponíveis não permitem concluir se a depressão piora após a cirurgia. Existe risco de ideação suicida e suicídio em alguns pacientes com depressão após a cirurgia.[25,26]

Presença de psicose

Pacientes com psicose ativa não devem realizar cirurgia. Sintomas psicóticos isolados e secundários a fármacos potencialmente indutores de psicose podem ser considerados para cirurgia. Por exemplo, sintomas psicóticos isolados no passado, induzidos por medicamentos, tais como anticolinérgicos e amantadina, não contraindicam a cirurgia. História de sintomas psicóticos deve ser cuidadosamente avaliada porque os sintomas podem ser um indicativo de déficit cognitivo precoce. Além disso, sintomas psicóticos são fator de risco para o desenvolvimento de demência na DP e, portanto, sintomas psicóticos devem ser avaliados individualmente. A presença de psicose não controlada contraindica cirurgia.[18,19]

TÉCNICA CIRÚRGICA

Os métodos anatômicos e neurofisiológicos utilizados na ablação e na DBS serão apresentados a seguir.

Método anatômico

A estimativa do posicionamento anatômico do alvo é realizada por meio da estereotaxia, técnica que utiliza imagens de ressonância magnética e tomografia. Essa técnica é comumente executada com o auxílio de um arco de estereotaxia (Figura 70.2). O protocolo de anestesia visa fornecer analgesia, sedação parcial e conforto. Isto permite a monitorização neurofisiológica e o exame neurológico durante a cirurgia.

Após a instalação do arco, o paciente é encaminhado ao tomógrafo ou à ressonância. As imagens estereotáxicas obtidas são fundidas digitalmente com uma ressonância de encéfalo não estereotáxica. A estimativa anatômica dos diferentes alvos é realizada por método indireto e método direto. No método indireto, os alvos são localizados em função de suas distâncias médias a estruturas encefálicas vizinhas. Essas estruturas são, em geral, a comissura anterior (AC) e a comissura posterior (PC) e as distâncias são definidas por meio de atlas anatômicos. No método direto, os limites dos alvos são visualizados através da ressonância específica do paciente, como descrito a seguir.

Núcleo subtalâmico. A visualização das bordas anatômicas do NST ficou mais evidente com o aumento do campo magnético, incremento de gradientes e incorporação de sequências com suscetibilidade magnética ao ferro como a *Fluid Attenuated Inversion Recovery* (FLAIR), como evidenciado na Figura 70.3. A tratografia por sequências *Diffusion Tensor Imaging* (DTI) pode auxiliar ao delinear o trato piramidal e o lemnisco medial, que devem ser evitados.

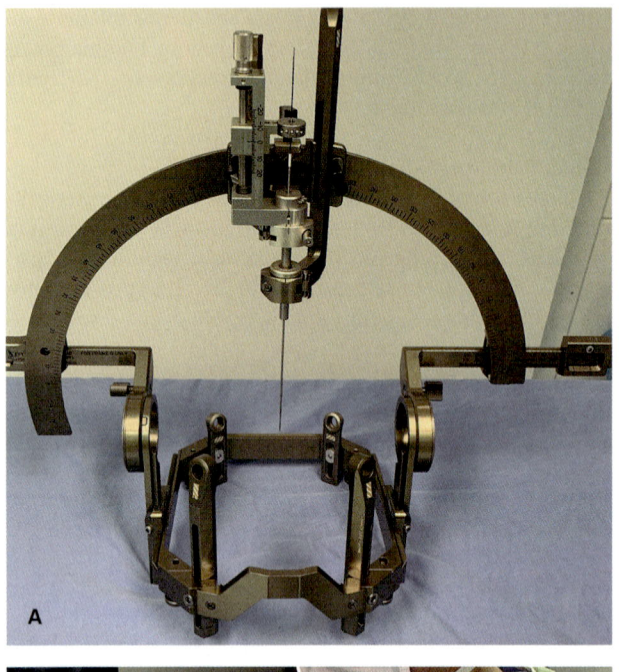
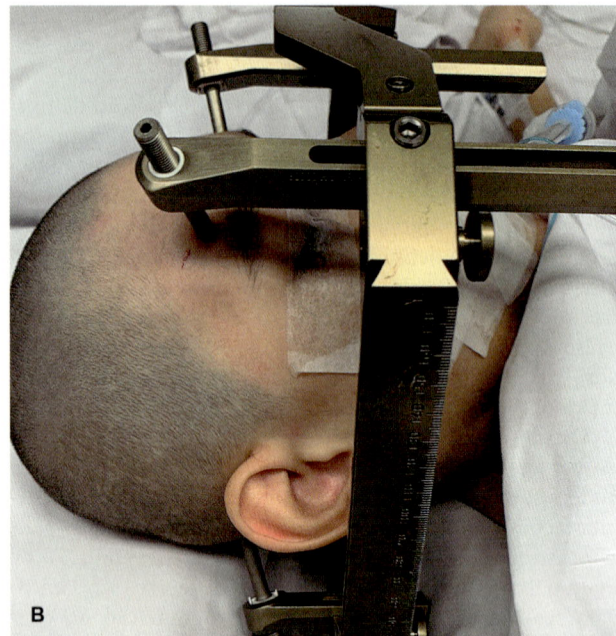
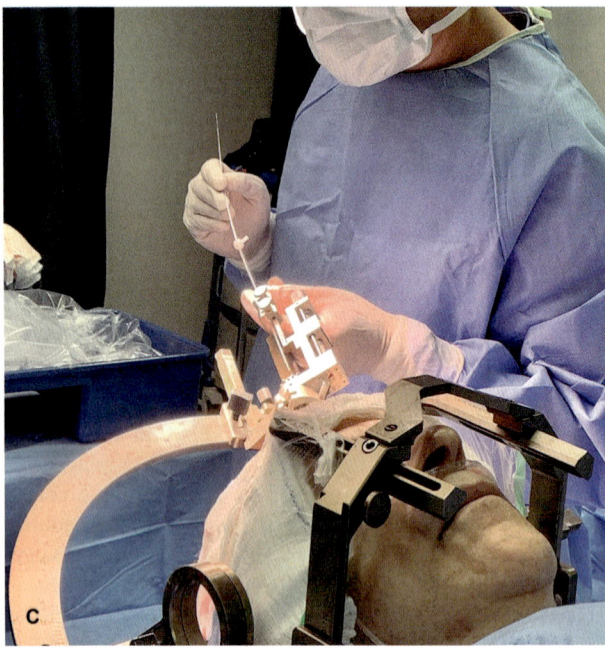
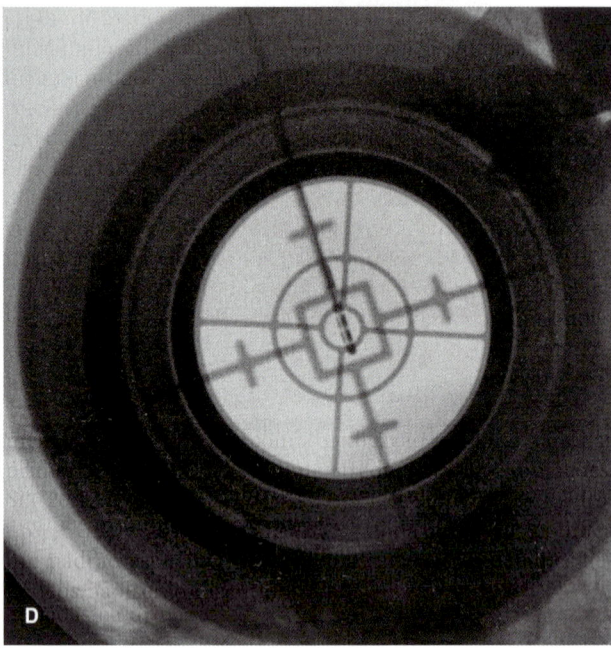

Figura 70.2 A. Arco de estereotaxia. **B.** Arco instalado no paciente. **C.** Introdução do eletrodo com a técnica de estereotaxia. **D.** Imagem de radioscopia mostrando eletrodo na mira do arco.

Globo pálido interno (GPi). As coordenadas anatômicas do GPi obtidas pelo método indireto variam consideravelmente entre os indivíduos. Além disso, é necessário evitar a lesão ou estimulação da cápsula interna e do trato óptico. Deste modo, é importante o uso da ressonância para visualização direta dos bordos do GPi e estruturas adjacentes. Sequências de ressonância como a *Fast Gray Matter Acquisition T1 Inversion Recovery* (FGATIR) facilitaram a visualização direta do GPi (Figura 70.4).

Núcleo ventral intermédio do tálamo (Vim). A visualização direta do Vim é menos evidente pelos métodos de ressonância. O uso de equipamentos de 7T tem a perspectiva de melhor delineamento anatômico. Todavia, esses equipamentos são pouco disponíveis na atualidade. Assim, a identificação do Vim se baseia no uso do método indireto e

de atlas anatômicos (Figura 70.5). A tratografia para a estimativa do trato dentato-rubro-talâmico vem sendo utilizada. Alguns estudos têm sugerido que a junção deste trato com o Vim constitui o melhor alvo cirúrgico para o tratamento do tremor.

Campo H de Forel. Corresponde à união das fibras da ***ansa lenticularis*** e do **fascículo lenticular**, os dois principais contingentes de fibras palidotalâmicas. A estimulação ou ablação centrada no campo H é planejada anatomicamente por método indireto, associado a mapeamento eletrofisiológico. A complexa distribuição espacial destas fibras não permite a sua identificação pelos métodos de tratografia. Os estudos contemporâneos utilizam a porção anterior e medial do NST e o trato mamilotalâmico como referências visualizadas em ressonância.

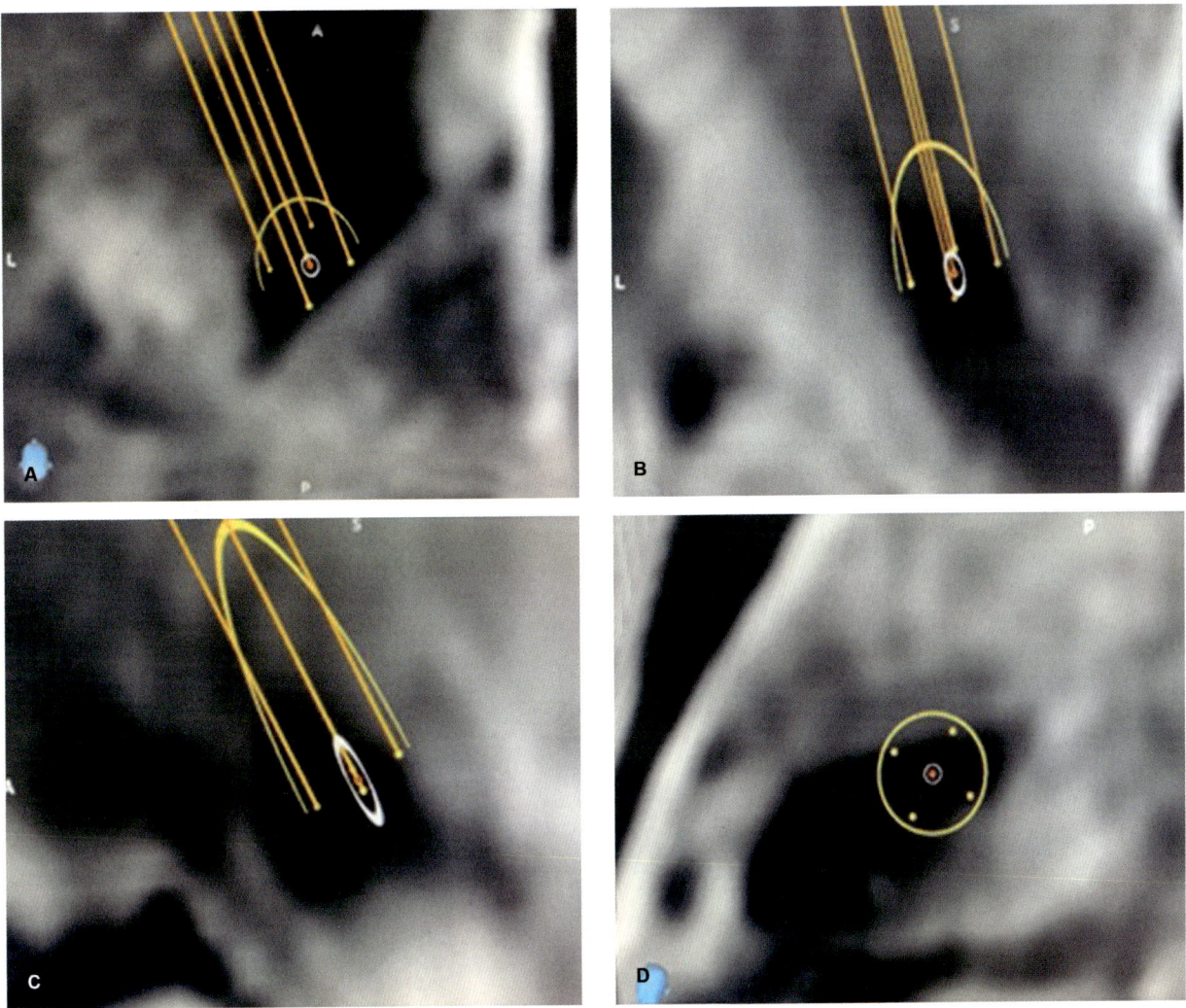

Figura 70.3 Imagem de ressonância magnética em sequência FLAIR, mostrando o núcleo subtalâmico (NST) em cortes axial (**A**), coronal (**B**), sagital (**C**) e no plano de abordagem cirúrgica (**D**). As imagens em laranja mostram as trajetórias disponíveis de microeletrodos (espaçamento de 2 mm entre elas).

MONITORIZAÇÃO NEUROFISIOLÓGICA INTRAOPERATÓRIA

O protocolo de monitorização varia entre os diferentes grupos, de modo que algumas equipes utilizam apenas macroestimulação elétrica, enquanto outras agregam microrregistro – técnica em que se registra a atividade elétrica neuronal (Figura 70.6). O uso do microrregistro permite corrigir imprecisões dos métodos anatômicos e identificar células com comportamento elétrico variável em função do movimento dos membros (células cinestésicas) ou do tremor (células tremorigênicas). A presença destas células define setores sensório-motores no interior dos alvos.[27] A macroestimulação elétrica é empregada pela maior parte das equipes cirúrgicas, com parâmetros elétricos que dependem dos diversos alvos. Usando intensidades crescentes, o neurologista avalia a redução dos sintomas, assim como os efeitos colaterais produzidos pela estimulação elétrica durante a cirurgia.[27]

RESULTADOS ESPERADOS

Neste capítulo, focaremos nos principais resultados das modalidades de tratamento cirúrgico mais empregadas.

Resultados após a estimulação elétrica do núcleo subtalâmico

Em 2011, a equipe de Toronto publicou os seus resultados em uma série de pacientes seguidos por 10 anos. Entre os 41 pacientes operados, apenas 18 pacientes foram avaliados, pois a maior parte destes foi operada após 12 anos ou mais de diagnóstico. Após 10 anos de cirurgia, os pacientes permaneciam com menor dose de L-dopa e mantinham melhoria na qualidade de vida e redução significativa do tremor, da rigidez e da discinesia, com uma redução da pontuação da parte III (motor) da UPDRS de 26%. Os sintomas axiais (fala, postura, marcha e estabilidade postural), contudo, pioraram nesse período.[28] Outro estudo relevante, conhecido como *early-stim*, avaliou de forma cega 251 pacientes randomizados em 2 grupos: (i) ECP no NST + medicação (n = 124); (ii) medicação exclusiva (n = 127). Diferente dos estudos anteriores, os pacientes foram operados logo após iniciar as complicações motoras decorrentes do uso crônico da L-dopa. Observou-se que os pacientes submetidos ao ECP + L-dopa apresentaram melhor benefício motor e melhor qualidade de vida após 2 anos de seguimento. Esse estudo mostrou que o ECP no NST deve ser indicado mais precocemente, contrariando a noção anterior da indicação em fase tardia.[29]

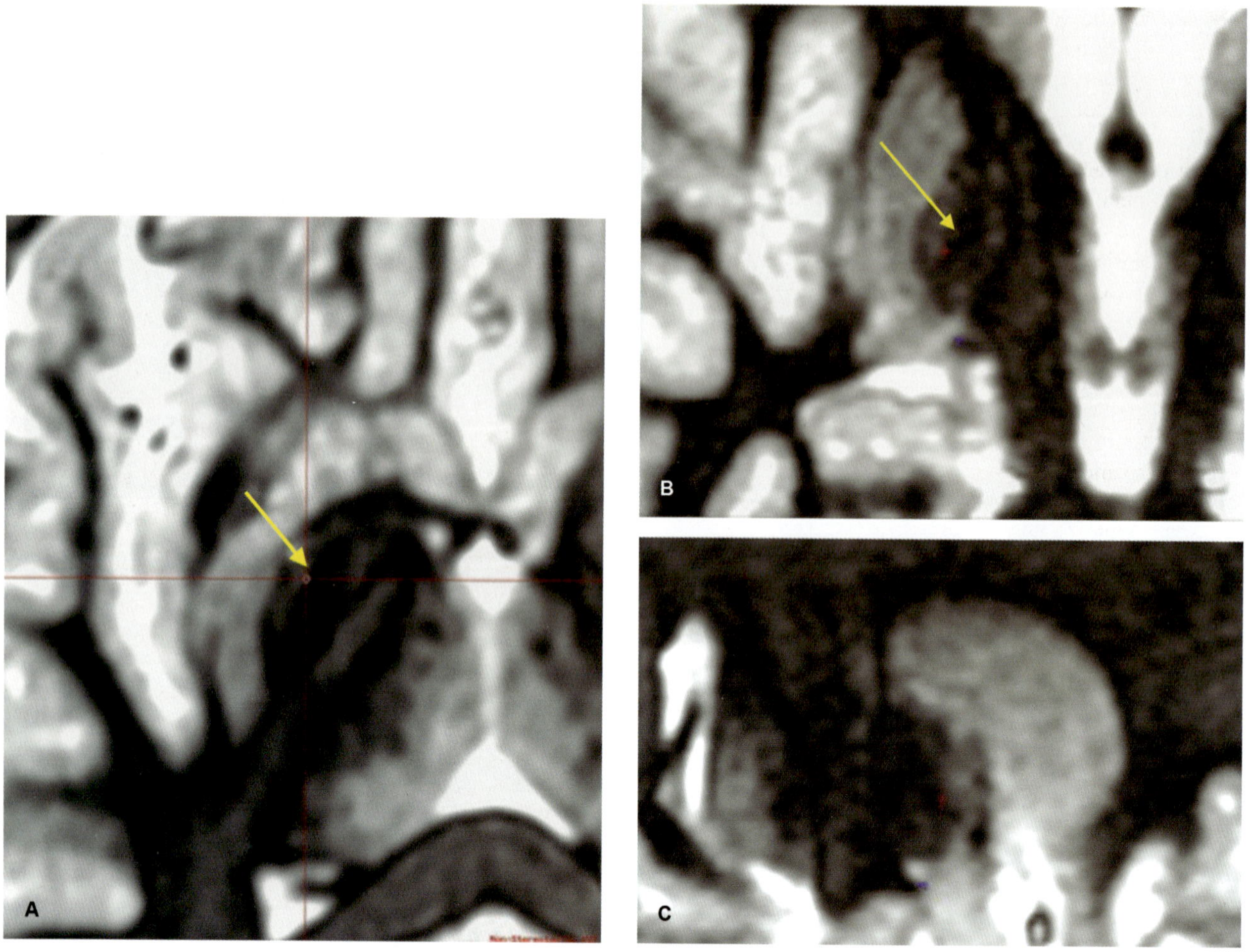

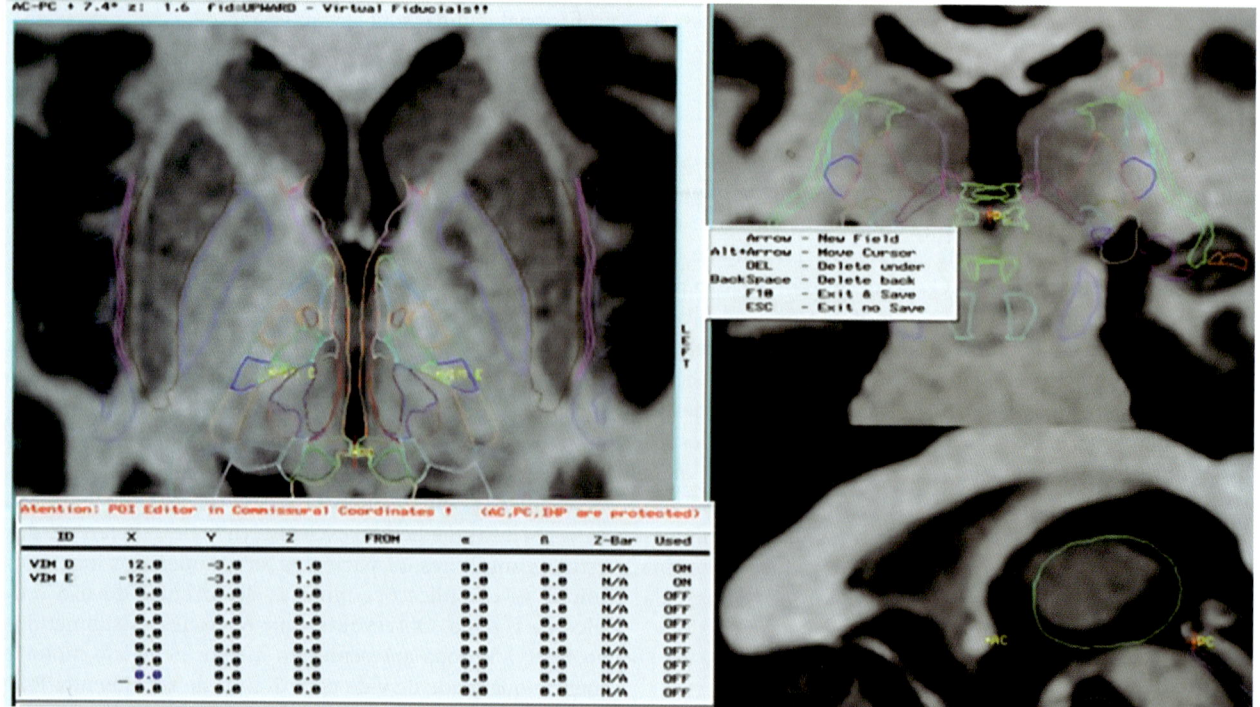

Figura 70.4 Imagem de ressonância magnética em sequência FGATIR mostrando o globo pálido interno (Vim) em cortes axial (**A**), coronal (**B**) e sagital (**C**). A seta mostra a lâmina medular interna, que divide o globo pálido externo do GPi. (Imagem do autor.)

Figura 70.5 Mapeamento cirúrgico do núcleo ventral intermédio do tálamo (Vim). Imagem de ressonância em sequência T1 com atlas de Schaltenbrand sobreposto.

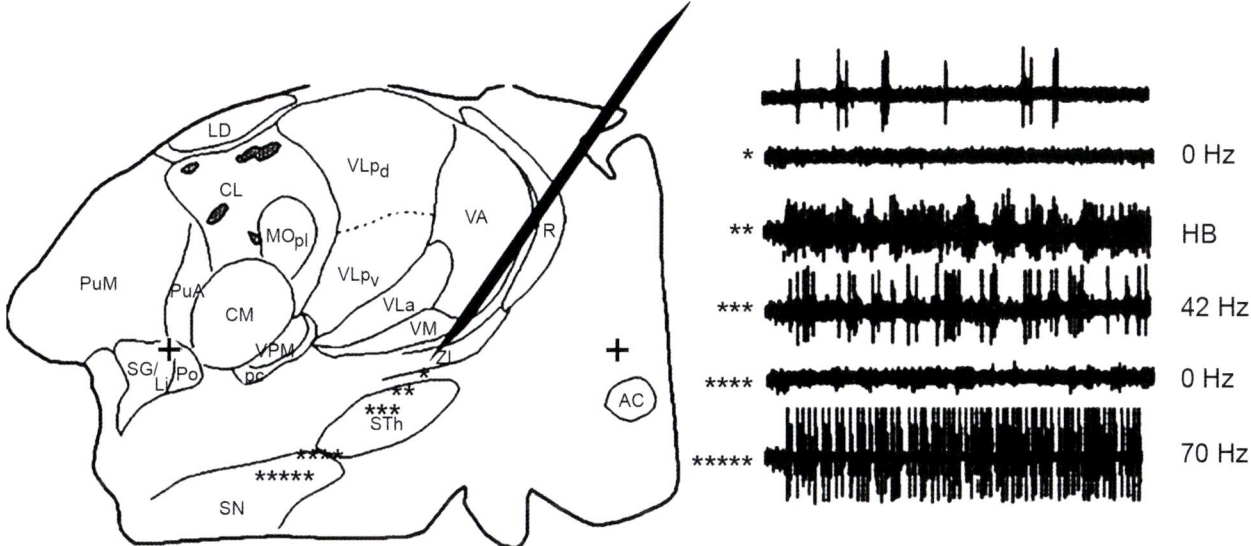

Figura 70.6 Microrregistro durante cirurgia do núcleo subtalâmico (NST). STh: núcleo subtalâmico. *Indica o sinal registrado no nível de Zi (zona incerta). **Sinal na porção dorsal do NST mostrando o aumento da espessura da linha de base (HB = *high baseline*). ***Sinal na porção central do NST. ****Redução da linha de base decorrente da saída do microeletrodo do NST. *****Potenciais de ação regulares registrados da substância negra (SN).

Finalmente, a equipe de Grenoble avaliou 51 pacientes após um período médio de 17 anos – o maior seguimento registrado. Os pacientes apresentaram menor tempo de discinesia (75%) e menor tempo em condição *off* (58,7%). Comparado ao período pré-operatório, os pacientes apresentavam melhor qualidade de vida (13,8%). Os resultados mostraram que o ECP no NST é capaz de trazer benefícios na qualidade de vida, mesmo tardiamente.[30]

Resultados após estimulação do globo pálido interno

Após os primeiros resultados obtidos por Siegfried, diversos estudos com tempo de seguimento curto demonstraram que o ECP bilateral no GPi trazia redução dos sintomas motores, melhoria nas atividades de vida diária e redução das discinesias induzidas pela L-dopa. Esses benefícios não foram acompanhados dos riscos cognitivos associados à palidotomia bilateral. Apesar desses resultados, o aparecimento concomitante do ECP no NST levou à crença de que o NST seria um alvo mais atraente. Diversos estudos posteriores com maior tempo de seguimento questionaram esta noção e mostraram efeitos equivalentes de ambos os alvos nos sintomas motores.[5] Em suma, ambos os alvos (NST e GPi) trazem benefícios comparáveis. Contudo, a estimulação do NST traz maior redução da dose diária de medicação dopaminérgica, devendo ser recomendada no paciente que requer redução significativa de doses diárias. Além disso, o ECP no NST necessita de menor energia, gerando maior longevidade dos geradores de pulso e, deste modo, maior vantagem econômica. O ECP no GPi parece estar menos relacionado a eventos adversos cognitivos e transtornos do humor.[31]

Resultados após estimulação do Vim

O ECP no Vim é raramente utilizado no tratamento cirúrgico da DP na atualidade. Isto é justificado pelo impacto pouco significativo do ECP talâmico em outros sintomas, além do tremor. Assim, o Vim se tornou o alvo de escolha para o tratamento do tremor essencial e para os raros doentes com DP que apresentam o tremor como sintoma incapacitante principal. O estudo de maior tempo de seguimento em pacientes que receberam ECP no Vim avaliou 98 pacientes portadores de tremor essencial ou DP, seguidos por período de 10 anos.[32] Foi reportada melhoria de 63% e 48% nos doentes com tremor essencial e DP, respectivamente, ao final do seguimento. Não foram analisados o benefício do Vim nos demais sintomas da DP.

Resultados após palidotomia posteroventral

Face ao grande crescimento do ECP, o montante de estudos focados na palidotomia caiu de modo significativo. O primeiro estudo sobre palidotomia que utilizou técnicas de randomização, examinador cego e escalas padronizadas (UPDRS) avaliou 37 doentes randomizados em 2 grupos: (i) palidotomia unilateral (n = 19); (ii) controle (submetidos a tratamento clínico). Os autores calcularam a variação da pontuação do UPDRS III (motor) entre o momento de inclusão e 6 meses após. Ademais, compararam esta diferença entre os grupos (palidotomia *versus* controle). Observou-se uma melhoria de 31% dos sintomas motores no grupo palidotomia e uma piora de 8% no grupo controle. Em relação às atividades de vida diária e discinesias, o grupo palidotomia também apresentou melhoria em relação ao grupo controle.[33]

A palidotomia bilateral tem sido evitada após a ocorrência de eventos adversos graves, incluindo apatia, déficits no controle emocional, alterações cognitivas e síndrome corticobulbar caracterizada por dificuldade de deglutição, salivação, hipofonia e disartria. Finalmente, estudos recentes vêm utilizando a técnica de US-RM para realização de palidotomia unilateral, com resultados semelhantes à RF.[34]

Resultados após subtalamotomia

O primeiro grande estudo avaliou 18 pacientes submetidos a subtalamotomia bilateral. Houve redução do UPDRS III (motor) em condição *off*-medicamento de 50% e de 35% em condição *on*-medicamento.[35] Observou-se hemibalismo em

6 pacientes submetidos ao procedimento estagiado e movimentos córeo-balísticos bilaterais em 10 pacientes submetidos a procedimento bilateral simultâneo. As funções cognitivas melhoraram no pós-operatório, atribuída à redução das medicações anticolinérgicas. Ataxia e alterações da fala (disartria e hipofonia) ocorreram em 3 pacientes. Essa mesma equipe publicou seus resultados em 89 pacientes submetidos a subtalamotomia unilateral, relatando melhoria dos sintomas motores após 12 (50%), 24 (30%) e 36 (18%) meses após o procedimento em condição *off*-medicação. As lesões abrangendo a zona incerta e o campo H2 de Forel apresentaram menores índices de balismos. Um estudo avaliou o resultado da subtalamotomia unilateral por US-RM em 10 pacientes, reportando uma melhoria contralateral de 77% no tremor, 71% na rigidez e 36% na bradicinesia em condição *off*-medicação após 6 meses de seguimento. Hemibalismo foi descrito em apenas um paciente.[36] Em resumo, os estudos sobre subtalamotomia mostram redução significativa dos sintomas motores e das discinesias. O impacto cognitivo é mínimo. Porém, existem riscos de hemibalismos e de movimentos coreicos contralaterais. Finalmente, há riscos de disartria e de ataxia no pós-operatório.

Resultados após campotomia de Forel

Desde os primeiros resultados publicados em 1963, poucas equipes se interessaram por este procedimento. Análise clínica prospectiva dos efeitos deste procedimento foi realizada em 12 pacientes seguidos por 24 meses. Os autores descreveram melhoria do tremor de repouso (65,7%), da rigidez (87,8%) e da bradicinesia contralaterais (68%), trazendo uma redução média de 43,9% da pontuação do UPDRS III após 2 anos. Houve também uma melhoria média de 83% nas discinesias. Observou-se redução média da dor em 33,4% e melhoria da qualidade de vida de 37,8%. Não foram evidenciadas complicações cognitivas. Não foram observados balismos, infecções ou hematomas.[17] Outro estudo publicou seus resultados em 10 pacientes submetidos a campotomia bilateral estagiada através da técnica de US-RM. Foi descrita melhoria do tremor em 91%, da rigidez em 67% e da bradicinesia em 54% após 1 ano de seguimento. As discinesias e a dose equivalente diária de L-dopa reduziram significativamente.[37] Salienta-se que o risco de distonias e balismos é mínimo quando comparados à subtalamotomia. Além disso, o risco de complicações cognitivas e síndrome pseudobulbar após procedimento bilateral estagiado é mínimo se comparado à palidotomia bilateral.

COMPLICAÇÕES CIRÚRGICAS

A frequência das principais complicações relacionadas ao ato cirúrgico são: (i) confusão, sobretudo no pós-operatório imediato (5 a 25%); (ii) edema *sintomático* em torno do eletrodo (0 a 3,5%); (iii) convulsões (0,5 a 5%); (iv) infecções (1,5 a 6%); (vi) hematoma intracerebral (1 a 4%). A ocorrência de morte tem sido raramente relatada. Um estudo que avaliou 28.000 implantes de ECP para diversos tipos de distúrbios do movimento mostrou que 48% de todas as revisões ocorreram por conta de eletrodos mal implantados.[38] Efeito colateral por conta de espraiamento do campo elétrico em territórios vizinhos também foi relatado nos diferentes alvos. Como previamente mencionado, o ECP no NST pode se relacionar a eventos adversos, incluindo déficit de fluência verbal, e disartria pode ocorrer por estimulação das fibras do trato corticobulbar. Em relação à estimulação elétrica do Vim, parestesias e disartrias ocorreram em cerca de 17%, enquanto instabilidade da marcha e ataxia ocorreram em 10%. Esses eventos adversos podem ser controlados com ajustes dos parâmetros elétricos.[15]

Em relação aos procedimentos ablativos por RF, as complicações mais frequentes foram relacionadas a infecções (2 a 9%) e hematomas (1 a 3%). As complicações mais frequentes relacionadas às palidotomias foram os déficits visuais, as paresias e as alterações cognitivas. Alterações cognitivas, afetivas e síndrome corticobulbar foram descritas com maior frequência nas palidotomias bilaterais. Nas campotomias de Forel, os estudos recentes apontam para alterações de fluência verbal e sonolência no pós-operatório imediato em 10% dos pacientes.[39]

CONSIDERAÇÕES FINAIS

À medida que a DP progride aparecem as complicações motoras relacionadas ao tratamento. Nesses casos, procedimentos cirúrgicos podem ser uma alternativa terapêutica eficaz. Pacientes candidatos às intervenções cirúrgicas devem ser encaminhados para centros com boa experiência nessas intervenções. O sucesso cirúrgico dependerá da adequada seleção dos pacientes e do procedimento realizado. ECP é a primeira escolha. No entanto, em centros remotos onde não há disponibilidade de DBS e onde a sintomatologia é predominantemente unilateral, o método ablativo deve ser considerado. Uma intervenção bem-sucedida trará importantes benefícios na qualidade de vida desses pacientes.

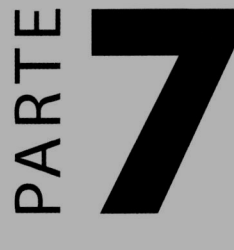
Transtornos do Sono

Coordenador: Fernando Morgadinho Santos Coelho

71 Fisiologia do Sono
Rosa Hasan • Flávio Alóe

72 Sono Normal e Monitorização do Sono
Rosa Hasan • Stella Marcia Azevedo Tavares

73 Insônia
Luciano Ribeiro Pinto Junior • Andrea Bacelar

74 Parassonias do Sono Não REM
Álvaro Pentagna

75 Parassonias do Sono REM
Fernando Morgadinho Santos Coelho

76 Hipersonias
Fernando Morgadinho Santos Coelho

77 Sono e Demência
Carlos Maurício Oliveira de Almeida • Clelia Maria Ribeiro Franco • Conrado Regis Borges • Geraldo Rizzo • Sandra Martinez

78 Transtornos do Sono na Infância
Márcia Pradella-Hallinan

As referências bibliográficas desta Parte estão disponíveis *online*, no Ambiente Virtual de Aprendizagem do GEN.

CAPÍTULO 71

Fisiologia do Sono

Rosa Hasan • Flávio Alóe

INTRODUÇÃO

O sono é um estado comportamental complexo e um dos grandes mistérios da neurociência moderna.[1] Atualmente, atribui-se aos sistemas hipotalâmicos e suas respectivas interações funcionais o controle do ciclo sono-vigília.[2] Descrevemos a seguir os elementos principais da neurobiologia do sono normal em seres humanos, baseados em modelos experimentais.

SONO NORMAL

Sono é um estado comportamental único representado por uma alteração temporária do nível da mobilidade, da motricidade e principalmente do nível de consciência, diferenciando-se do estado de coma e da anestesia profunda devido à pronta e total reversibilidade.[3] O sono não é um evento homogêneo e passivo com redução da atividade do sistema nervoso central (SNC), mas um conjunto de eventos fisiológicos ímpares com diferentes níveis de atividade do SNC e sistema nervoso periférico ao longo do tempo. Outra característica fundamental do sono é a presença de homeostase com mecanismos de compensação com recuperação do tempo de sono perdido.[3]

ESTÁGIOS DO SONO

Existem dois estados distintos de sono, tomando como base características eletrofisiológicas do eletroencefalograma (EEG), eletroculograma e eletromiograma:[4]

- Sono sincronizado ou sono não REM (NREM, do inglês *non rapid eye movement*)
- Sono dessincronizado ou sono REM (REM, do inglês *rapid eye movement*).

O sono normal é constituído pela alternância dos estágios REM e NREM.

Sono NREM

O sono sincronizado ou sono NREM caracteriza-se por atividade elétrica cerebral síncrona no EEG com elementos gráficos característicos.[4]

O sono NREM é subdividido em 3 estágios: N1, N2, N3.[4] Os estágios N1 a N3 representam, progressivamente, a profundidade do sono com maior limiar para despertar.

O sono normal inicia-se pelo sono NREM com o estágio N1, que é uma fase transitória e curta, passando em seguida para o estágio N2 de sono, quando o EEG começa a apresentar ondas de maior amplitude e menor frequência com fusos de sono e complexos K (Figura 71.1). O estágio N2 ocupa cerca de 50% da noite de um adulto jovem saudável.[5]

O estágio N3 é caracterizado pela presença de ondas lentas de grande amplitude (ondas delta) no EEG (Figura 71.2). O estágio N3 é conhecido também como "sono profundo ou sono de ondas lentas".

Durante o sono NREM, há uma redução importante do consumo energético e redução do metabolismo somático, do metabolismo do SNC e há uma redução da atividade do sistema nervoso autônomo (SNA). Há ainda uma

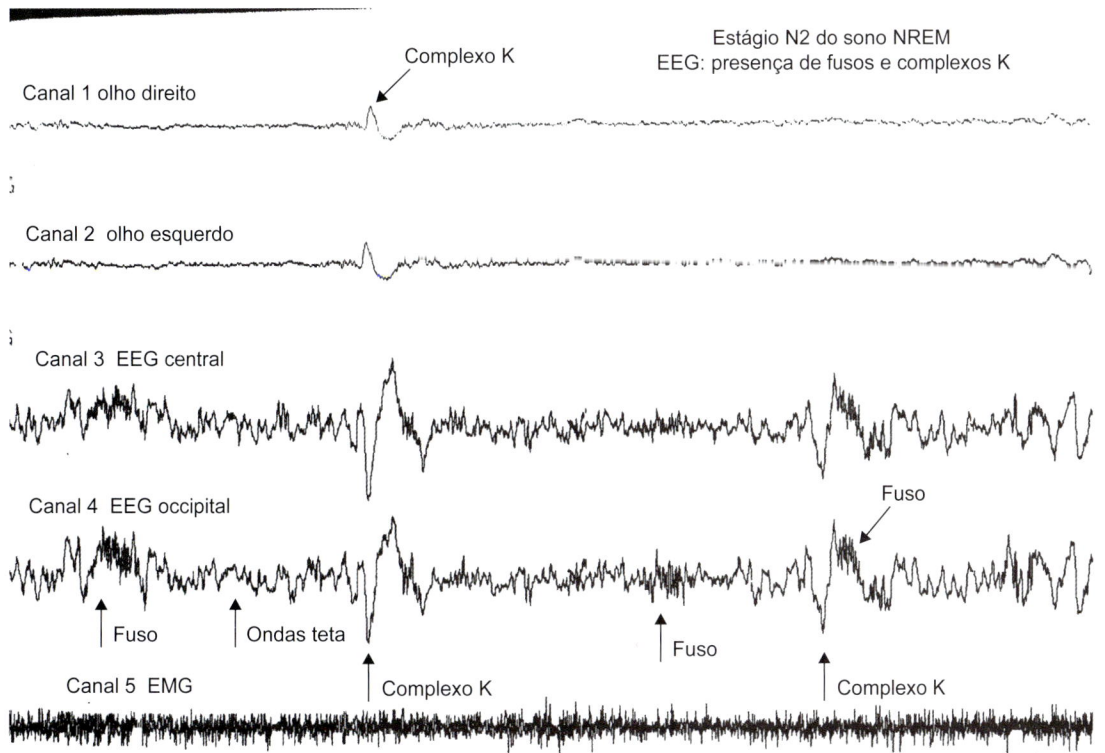

Figura 71.1 Estágio N2 do sono NREM.

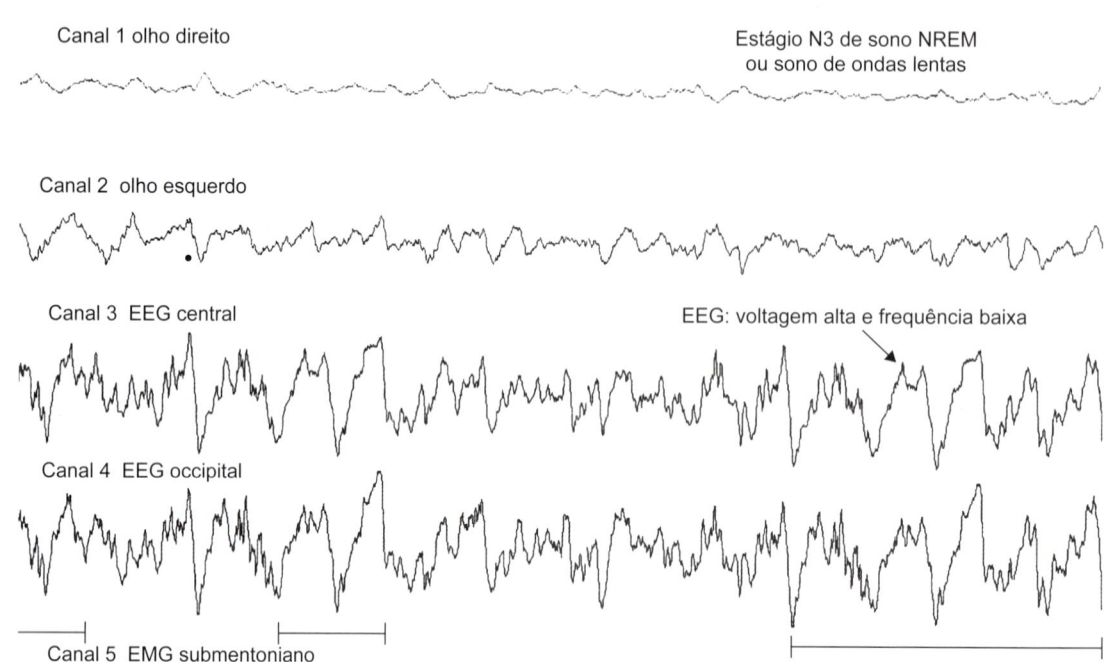

Figura 71.2 Estágio N3 de sono NREM ou sono de ondas lentas.

redução do tônus neuromuscular, a atividade mental também atinge o seu mínimo e não há sonhos. Uma definição do sono NREM seria "*um estado de relativa inatividade do cérebro, em um sistema neuromuscular parcialmente inativo*".[3]

Sono REM

O sono REM não é dividido em estágios e caracteriza-se pela dessincronização eletroencefalográfica (Figura 71.3). A presença de episódios de movimentos oculares rápidos ou *rapid eye movement* e o relaxamento muscular com atonia caracterizam esta fase do sono.[4] Há uma ativação do SNA com variações de frequências cardíaca e respiratória, pressão arterial, débito cardíaco, fluxo sanguíneo cerebral, além de ereções penianas em homens. Relatos de sonhos indicam atividade mental. Uma definição deste estado seria "um cérebro ativado em um corpo paralisado".[3]

O sono REM ocupa cerca de 25% do tempo total de sono de um adulto jovem saudável.[5] Durante o sono REM, há um aumento do metabolismo cerebral local em regiões cerebrais controladoras do comportamento, em regiões do controle visual (sonhos visuais), mas há uma marcada desativação metabólica do córtex das regiões relacionadas com funções cognitivas executivas.[3,6]

CICLO DE SONO

Os estágios de sono se alternam durante a noite, formando os ciclos NREM-REM. A distribuição desses estágios em uma noite normal, de 8 horas de sono, mostra maior

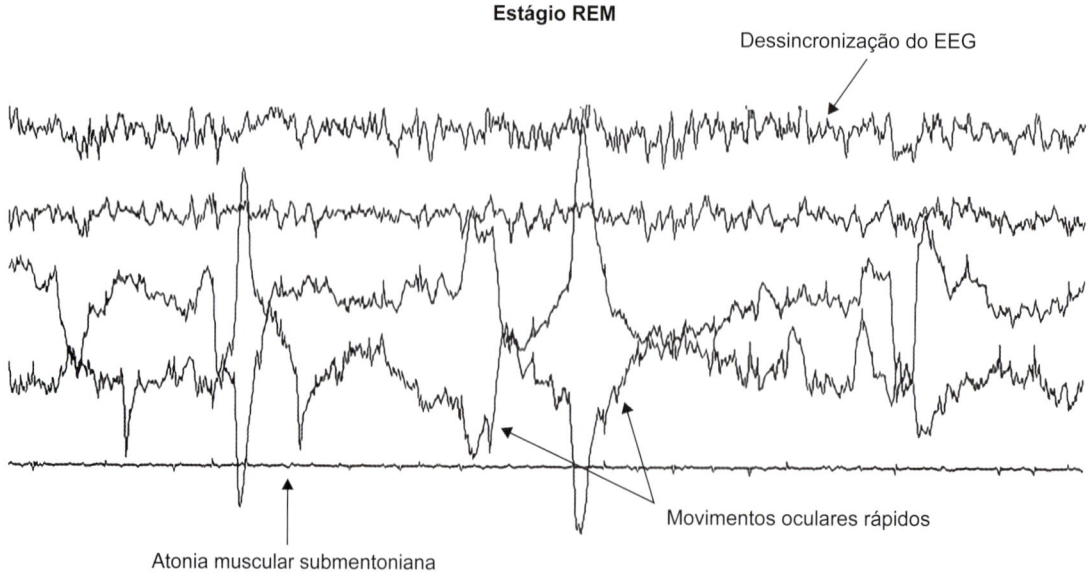

Figura 71.3 Sono REM com movimentos oculares rápidos e atonia muscular.

quantidade de sono de ondas lentas na primeira metade da noite, com predomínio de sono REM na segunda metade (Figura 71.4).[5] A latência normal para o início do sono é de menos que 30 minutos e a latência normal para o início do sono REM é 70 a 120 minutos após o início do sono.[5]

FUNÇÕES DO SONO

Qual é a real função do sono na espécie humana e nos mamíferos? Não existe uma resposta única. Há indícios de que o sono exerce uma função de economia de energia e reversão das alterações metabólicas no SNC e secreção de hormônios somáticos.[7] Estudos em animais demonstram que a privação total de sono determina a morte em ratos mais rapidamente do que privação calórica.[7]

Existem diversas hipóteses a respeito da função do sono REM. As teorias mais aceitas são aprendizado de tarefas de procedimento, consolidação de memória, síntese de novas informações e organização de informações em redes de associações.[6,7] Apesar da existência de evidências para algumas dessas teorias, não há uma hipótese única que sintetize as diferentes teorias citadas.[7]

O sono apresenta um papel importante na plasticidade neuronal, na consolidação da memória episódica e do aprendizado.[6-8]

MECANISMOS DO CICLO SONO-VIGÍLIA

Regiões anatômicas responsáveis pela vigília

A vigília é o resultado da ação conjunta da formação reticular (FR) ascendente (neurônios glutamatérgicos) em associação com núcleos aminérgicos (serotonina, noradrenalina, histamina e dopamina) e colinérgicos localizados na ponte, no bulbo e no prosencéfalo basal e principalmente dos núcleos hipotalâmicos lateral e posterior (hipocretinas e histamina, respectivamente) (Figuras 71.5 e 71.6).[2,3,6-10]

Formação reticular

A FR é uma estrutura neuroanatômica que se estende do tronco encefálico (bulbo) ao longo do mesencéfalo, hipotálamo até o tálamo (ver Figura 71.5).[10]

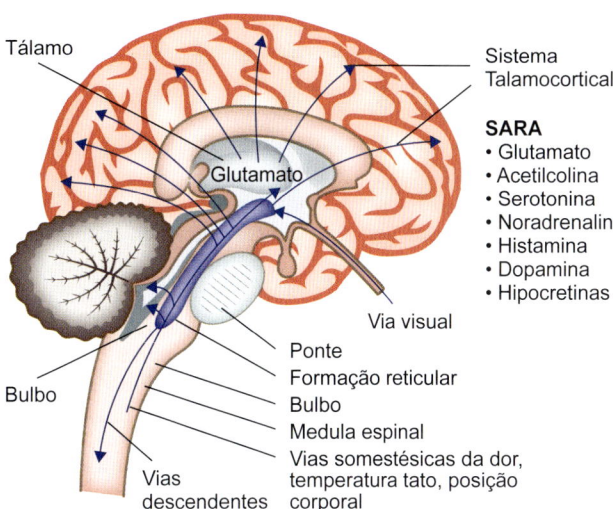

Figura 71.5 Formação reticular e sistema reticular ascendente (SARA).

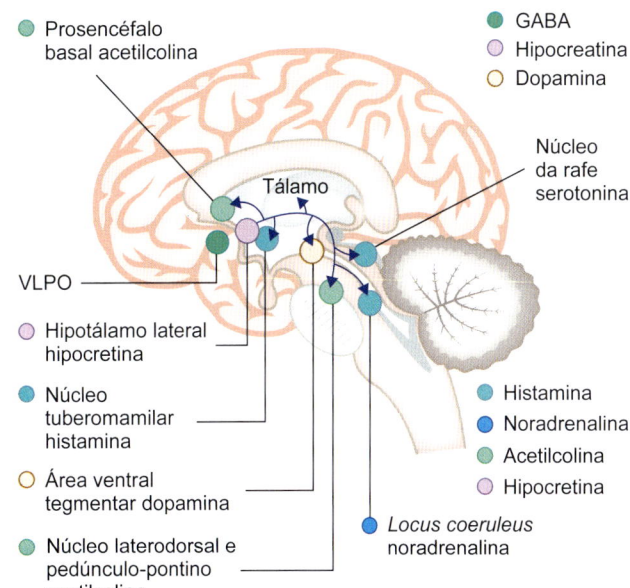

Figura 71.6 Sistemas aminérgicos, colinérgicos e hipocretinas do sistema reticular ascendente (SARA). GABA: ácido gama-aminobutírico; VLPO: núcleo pré-óptico ventrolateral.

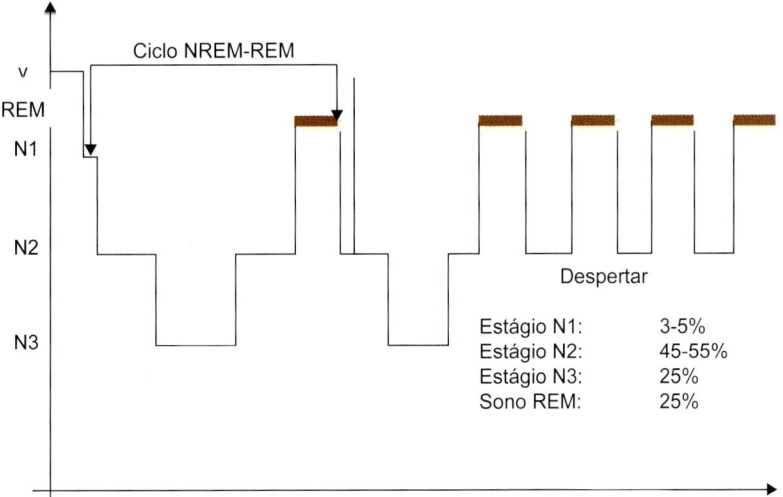

Figura 71.4 Hipnograma de um adulto jovem sadio com as porcentagens de cada estágio do sono NREM e sono REM.

O segmento da FR na altura do tronco encefálico recebe uma extensa rede de aferências somáticas gerais (tato, temperatura, dor, posição corporal), somáticas especiais e viscerais excitatórias que contribuem de forma importante para o estado de vigília. A FR tem autonomia para manter o estado de vigília e consciência.[10] A FR é capaz de manter o estado de alerta com um mínimo de estímulos externos, demonstrando que não basta que exista uma redução do tráfego dos impulsos excitatórios para o início do sono ou para redução do estado de vigília, mas é necessário que haja inibição ativa da FR por outros sistemas neuronais (sistemas GABAérgicos, sistema hormônio concentrador de melanina [HCM]).[2]

A atividade da FR é máxima durante a vigília e substancialmente inativada pelo sistema inibitório do núcleo GABAérgico do hipotálamo anterior durante o sono NREM e REM. A FR recebe a denominação funcional "atividade-vigília" e inativa durante o sono (*wake-on*).[3,9]

Sistema ativador reticular ascendente

O sistema ativador reticular ascendente (SARA) é um conceito funcional e não anatômico que aglomera sistemas neurais com diferentes neurotransmissores.[2,3,6-10] Esses sistemas incluem a formação reticular do tronco encefálico, com seus interneurônios glutamatérgicos; o sistema talamocortical; os núcleos noradrenérgicos, serotoninérgicos, dopaminérgicos, colinérgicos pontinos e do prosencéfalo basal; e os sistemas hipotalâmicos histaminérgicos (ver Figuras 71.5 e 71.6).[2,3,8-10]

O SARA é responsável pela vigília, pela dessincronização do EEG cortical e pelo alerta cognitivo.[10] A redundância e múltiplas interconexões desses sistemas componentes do SARA representam uma vantagem evolutiva na manutenção, otimização e especificidade do estado de vigília para adaptação e sobrevivência do indivíduo e adaptação da espécie.[8-10]

Sistemas monoaminérgicos

O sistema monoaminérgico reticular ativador ascendente é constituído principalmente pelo núcleo dorsal da rafe (NDR) serotoninérgico e *locus coeruleus* (LC) noradrenérgico do tronco encefálico, pelo sistema dopaminérgico e pelo núcleo tuberomamilar (NTM) histaminérgico do hipotálamo posterior (ver Figura 71.6). Esses sistemas pertencentes ao SARA se projetam difusamente para a córtex e núcleos reticulares do tálamo (ver Figura 71.5).[8,10] A atividade aminérgica durante a vigília estimula os circuitos talamocorticais, mas torna-se reduzida durante o sono NREM, sendo ausente no sono REM. Os neurônios aminérgicos são denominados *REM-off*.[3,6,8,9]

Os sistemas aminérgicos se projetam para o hipotálamo anterior, inibindo as células GABAérgicas do núcleo pré-óptico ventrolateral do hipotálamo anterior (VLPO).[3,8,9]

Sistemas colinérgicos pontinomesencefálicos

Existem dois núcleos colinérgicos pontinomesencefálicos denominados "núcleo laterodorsal (NLD)" e "núcleo pedúnculo-pontino (NPP)", além de um núcleo colinérgico localizado no prosencéfalo basal (ver Figura 71.6). Esse sistema colinérgico faz conexões excitatórias com a FR, com o sistema límbico (amígdala) e projeções corticais diretas.[8,9] Essas projeções colinérgicas são fundamentais para as diferentes manifestações do sono REM, incluindo a dessincronização eletroencefalográfica e a atonia neuromuscular durante sono REM, esta última sendo uma manifestação característica de sono REM.[8]

O controle do tônus neuromuscular durante o sono REM envolve a região anatomicamente adjacente aos NPP e NLD denominada "núcleo *sublocus coeruleus*". Esses neurônios colinérgicos projetam-se para a região bulbar anterior que, através do trato reticuloespinal, faz sinapses inibitórias GABAérgicas e glicinérgicas com motoneurônios do tronco encefálico e no corno anterior espinal produzindo inibição pós-sináptica do motoneurônio e, portanto, a atonia característica de sono REM. Lesões da região do núcleo *sublocus coeruleus* provocam sono REM sem atonia.[8,11]

Em contraste com a atividade aminérgica, ausente durante o sono REM, a atividade colinérgica é máxima durante o sono REM e a vigília, mas é ausente durante o sono NREM.[8,9] As células colinérgicas são denominadas "*de vigília e sono REM ativas (REM-on)*".[8,9]

Hipotálamo posterior e ciclo do sono-vigília

Sistema hipocretinas tipo 1 e tipo 2

O diminuto sistema hipocretinas, composto por cerca de 50.000 neurônios, localiza-se na região posterior e lateral do hipotálamo (ver Figura 71.6).[12,13]

As hipocretinas são exclusivamente excitatórias regulando o ciclo sono-vigília, o balanço energético, a atividade do SNA, a atividade neuroendócrina.[14] As hipocretinas apresentam projeções excitatórias para o SARA, núcleos talâmicos reticulares (circuitos talamocorticais), projeções diretas para a córtex cerebral, sistema límbico (complexo amigdaliano) (ver Figura 71.6).[15,16] As projeções mais densas dos neurônios hipocretinérgicos são para o *locus coeruleus*, núcleo tuberomamilar e núcleo dorsal da rafe.[15,16] As vias hipocretinérgicas também se projetam excitatoriamente para núcleos colinérgicos na ponte (núcleo laterodorsal e tegumento pedúnculo-pontino) e para o prosencéfalo basal (ver Figura 71.6). Não existem projeções sinápticas das hipocretinas para a região GABAérgica do hipotálamo anterior, denominada "núcleo pré-óptico ventrolateral" (do inglês *ventral lateral pre-optic* [VLPO]). Por outro lado, o VLPO e o neurotransmissor HCM inibem as células hipocretinérgicas.[2,3,9]

O sistema hipocretinérgico recebe aferências excitatórias do sistema comportamental límbico, do prosencéfalo basal (núcleo colinérgico-adenosinérgico) e do núcleo supraquiasmático (NSQ) do hipotálamo anterior.[9,17] As eferências excitatórias do sistema límbico para o sistema hipocretinérgico desempenham um papel fundamental na estabilidade do estado de vigília durante o período principal de atividade em situações-chave como busca alimentar ou sobrevivência (fuga ou luta).[18] O sistema hipocretinérgico é o efetor final responsável pela ocorrência e estabilidade do estado da vigília durante a privação de sono. Durante a privação de sono, o sistema límbico é responsável pela estimulação e aumento da neurotransmissão hipocretinérgica que, por sua vez, dá suporte ao estado de vigília durante a privação de sono.[3,6,9]

O sistema hipocretinérgico apresenta atividade máxima durante a vigília, estimulando toda a circuitaria excitatória responsável pela vigília e ausente durante o sono NREM e REM. As hipocretinas elevam o tônus monoaminérgico, mantendo o VLPO indiretamente inibido via sistema aminérgico, impedindo o início do sono.[19,20] A atividade hipocretinérgica é mínima ou ausente durante o sono e, para tal, há uma extensa projeção inibitória GABAérgica do VLPO para o sistema hipocretinérgico, tornando a atividade hipocretinérgica mínima ou ausente durante o sono (Figura 71.7).[19]

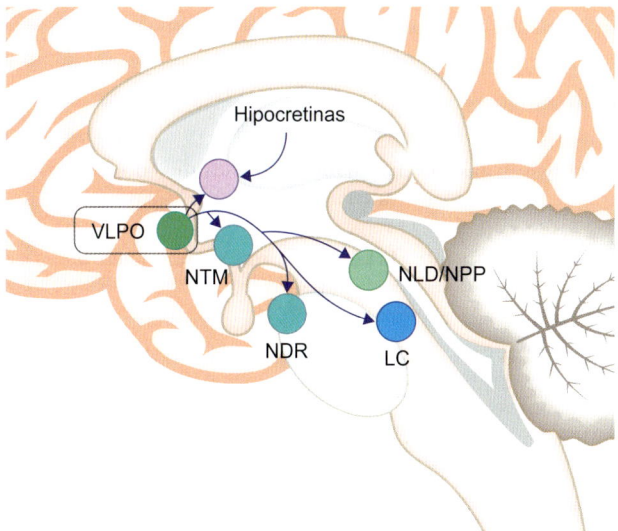

Figura 71.7 Projeções inibitórias do núcleo pré-óptico ventrolateral (VLPO). Axônios do VLPO (gabaérgicos e galaninérgicos) projetam-se nos neurônios monoaminérgicos e colinérgicos promotores da vigília. LC: núcleo *locus coeruleus*; NDR: núcleo dorsal da rafe; NLD: núcleos colinérgicos laterodorsais; NPP: núcleo pedúnculo-pontino; NTM: núcleo tuberomamilar do hipotálamo posterior.

Hipotálamo anterior

Os neurônios inibitórios GABAérgicos do VLPO ativam-se exclusivamente durante o sono NREM e REM *(sleep-on)*. O VLPO está relacionado com o sono profundo (sono de ondas lentas) e o sono REM.[9,19] As células do VLPO projetam-se diretamente para os núcleos dorsal da rafe, *locus coeruleus*, para os núcleos colinérgicos pontinos laterodorsais e tegumento pedúnculo-pontino e principalmente para o sistema hipocretinérgico, produzindo inibição destes núcleos excitatórios promotores da vigília (ver Figura 71.7).[19]

A atividade inibitória oriunda do VLPO sobre o sistema aminérgico e sobre o sistema hipocretinérgico permite o aparecimento do sono NREM e REM por inibir as células aminérgicas e hipocretinérgicas.[8,9] O VLPO recebe sinapses inibitórias dos núcleos dorsais da rafe, *locus coeruleus*, mas não recebe sinapses inibitórias do sistema hipocretinérgico. O VLPO recebe também sinapses inibitórias de núcleos do sistema límbico (córtex intralímbico, núcleo central da amígdala) que justificam a persistência da vigília durante situações de estresse. Além disso, recebe informações dos núcleos supraquiasmáticos que justificam o ritmo circadiano do VLPO.[8,9]

O VLPO e o sistema aminérgico-hipocretinérgico apresentam, portanto, uma relação funcional de reciprocidade de inibição mútua entre os dois sistemas.[20] Quando o VLPO está ativo, durante o sono, inibe as células do sistema aminérgico-hipocretinérgicas. Igualmente, quando os neurônios aminérgico-hipocretinérgicos estão ativos, durante a vigília, inibem o VLPO. Esse modelo de reciprocidade pressupõe que sono ou vigília se manteriam estáveis enquanto um dos componentes do equilíbrio se mantivesse suficientemente ativados.[9,20]

A suspensão dos estímulos excitatórios do prosencéfalo basal (acúmulo de adenosina) em conjunto com a inibição oriunda do VLPO no sistema hipocretinérgico e aminérgico são responsáveis pelo início e manutenção do sono NREM.[19,21]

Sistema peptídio e neurotransmissor: hormônio concentrador de melanina

O peptídio HCM foi originalmente descrito na hipófise de salmões e é encontrado em todos os mamíferos e vertebrados estudados até o momento.[22] A molécula do HCM tem similaridade com a somatomedina. Células HCM são morfologicamente semelhantes às células hipocretinas, de formato fusiforme ou multipolares, com dois a cinco dendritos.[22]

Células hipocretinérgicas e HCM estão codistribuídas e colocalizadas no hipotálamo lateral adjacentes aos neurônios hipocretina-1 e -2 e são responsáveis pela síntese de HCM. As projeções HCM em cérebros de primatas são semelhantes às projeções hipocretinérgicas.

A neurotransmissão HCM exerce efeitos inibitórios sobre os neurônios hipocretinérgicos. Os sistemas HCM e hipocretinérgico têm funções e substratos bioquímicos diferentes, e uma relação neurofuncional recíproca. O sistema HCM acha-se inativo durante a vigília, disparando ocasionalmente durante o sono NREM e de forma máxima em sono REM, especialmente durante períodos de atonia muscular. Rebote de sono REM induz a expressão de c-fos nas células HCM, e a injeção de HCM intraventricular aumenta a quantidade de sono REM e, em menor grau, a de sono NREM em ratos. O sistema HCM diminui atividade motora, temperatura, metabolismo e ativa o sistema parassimpático.[22]

O peptídio HCM apresenta efeitos orexígenos e hipnóticos em ratos. Ratos *knockout* para HCM são geralmente hiperativos, de baixo peso e hipermetabólicos.[22]

Marca-passo circadiano

Os núcleos supraquiasmáticos (NSQ) são estruturas anatômicas localizadas no hipotálamo anterior. O NSQ é a estrutura temporizadora central (relógio biológico) capaz de gerar um ritmo endógeno próprio.[23]

O principal estímulo sincronizador do NSQ é a luz solar, que funciona como um estímulo excitatório para a atividade do NSQ. A etapa inicial da fotossincronização do NSQ está nas células ganglionares retinianas que são responsáveis pela fotorrecepção e transdução excitatória do estímulo luminoso via trato retino-hipotalâmico até o NSQ.[23,24] As células do NSQ transmitem a informação rítmica fotossincronizada para outros núcleos hipotalâmicos adjacentes responsáveis pela periodicidade da atividade do SNA, da secreção de hormônios, secreção de melatonina, pelas variações da temperatura do corpo, apetite, propensão ao sono e duração do ciclo sono-vigília.[23] O sinal do NSQ pode também ser sincronizado a partir de outras vias neurais, representando estímulos não fóticos, como o horário de refeições e atividade física.[24,25]

As principais eferências do NSQ de importância no ciclo sono-vigília são para o VLPO e para o sistema hipocretinérgico.[9] A aferência do NSQ sobre o VLPO é inibitória e o papel funcional da eferência NSQ para o VLPO é mantê-lo inibido durante o fotoperíodo e desinibi-lo ao final do foto-período principal.[19,23] Quando o dia solar termina (ausência de luz solar), o sinal do NSQ diminui, possibilitando assim o início do sono NREM.[8,9] A relação funcional do NSQ com o sistema hipocretinérgico é excitatória. A redução da atividade do NSQ ao final do fotoperíodo principal (dia solar) reflete-se na redução da atividade aminérgico-hipocretinérgica que é crítica para o estado de vigília, mas a redução da atividade aminérgico-hipocretinérgica permite o início do sono.[3,8,9]

O sinal fotossincronizado das células do NSQ é transmitido para a glândula pineal que é responsável pela secreção de melatonina.[24,25] A fotoestimulação inibe a secreção de melatonina. A secreção de melatonina ocorre durante o período escuro ou de sono noturno. A melatonina exerce um efeito autoinibitório na atividade do NSQ ao final do fotoperíodo principal, sendo mais um mecanismo na cascata de eventos na redução da atividade aminérgico-hipocretinérgica para o início do sono.[9,23]

Controle homeostático do sono

A adenosina é um produto do metabolismo energético celular neuronal que se acumula no espaço extracelular na fenda sináptica durante a vigília.[21] A adenosina atua localmente de forma inibitória no prosencéfalo basal colinérgico.[21] A adenosina se acumula enquanto houver atividade elétrica e metabólica neuronal, como durante o período principal de vigília, durante a privação ou fragmentação de sono. Estudos com microdiálise em macacos confirmam que a região do prosencéfalo basal é a região do SNC onde ocorre o maior acúmulo extracelular local de adenosina durante a vigília. Portanto, o prosencéfalo basal é considerado como o sítio do controle homeostático do ciclo sono-vigília e a adenosina é o neuromodulador relacionado com o controle homeostático do sono.[21]

A ação inibitória local da adenosina ocorre nas células colinérgicas do prosencéfalo basal. O prosencéfalo basal projeta-se excitatoriamente no sistema hipocretinérgico e inibitoriamente no VLPO.[9,19,21] A redução da atividade dessas células colinérgicas desinibe as células GABAérgicas do VLPO ao mesmo tempo que deixam de estimular o sistema hipocretinérgico, dando início ao sono NREM ao final do período de vigília, quando o nível de adenosina eleva-se.[8,9,21] A redução da atividade colinérgica do prosencéfalo basal por acúmulo de adenosina desinibe o VLPO, que em conjunto com a redução da atividade excitatória do NSQ dá início ao sono NREM. É o gatilho duplo para o início do sono.[8,9]

Os efeitos antagonistas nos receptores adenosina-1 proporcionados pela cafeína são os responsáveis pelos efeitos estimulantes ou inibitórios sobre o sono.[23]

Interruptor do sono-vigília

A relação funcional bidirecional inibitória entre os sistemas aminérgico-hipocretinérgicos e o VLPO constitui-se em um mecanismo de controle de estabilidade entre os estados comportamentais de vigília e sono (Figura 71.8).[2,3,9] Esse tipo de relação anatomofuncional é denominado "interruptor do sono".[26]

As aferências sensoriais somáticas, especiais e viscerais ativam o SARA e, por consequência, ativam os sistemas aminérgicos e hipocretinérgico durante a vigília (Figura 71.9).[10] A atividade do sistema hipocretinérgico durante a vigília é responsável pela atividade e estabilidade do tônus aminérgico.[14] Interneurônios glutamatérgicos situados entre os neurônios do sistema hipocretinérgico reforçam, de uma forma progressiva, a atividade neuronal hipocretinérgica que, por sua vez, reforçam secundariamente o sistema aminérgico, promovendo um período longo, estável e consolidado de vigília sem oscilações ou transições, pendendo o equilíbrio da balança para o estado de vigília (Figura 71.10).[10,26] Períodos consolidados de vigília alerta

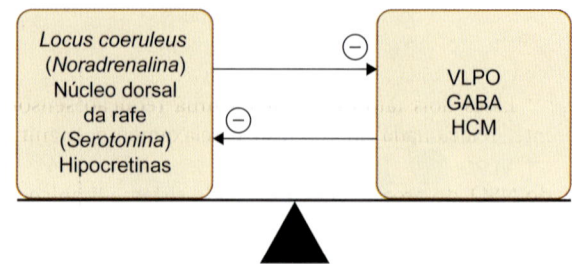

Interruptor do sono-vigília

Figura 71.8 Interruptor do sono-vigília. GABA: ácido gama-aminobutírico; HCM: hormônio concentrador de melanina; VLPO: núcleo pré-óptico ventrolateral.

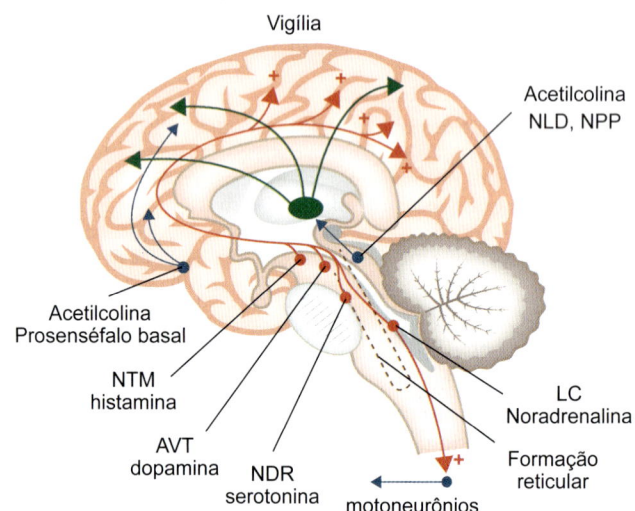

Figura 71.9 Núcleos, vias e projeções responsáveis pelo estado de vigília. AVT: área ventral tegmentar; LC: núcleo *locus coeruleus*; NDR: núcleo dorsal da rafe; NLD: núcleos colinérgicos laterodorsais; NPP: núcleo pedúnculo-pontino; NTM: núcleo tuberomamilar do hipotálamo posterior.

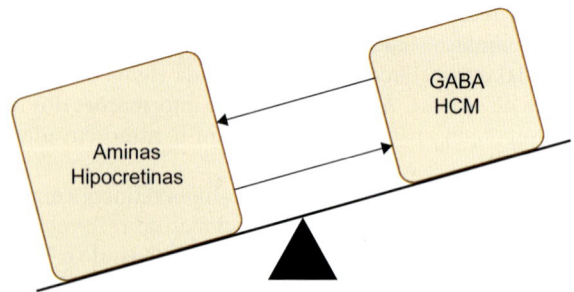

Figura 71.10 Predomínio da atividade aminérgica-hipocretina durante a vigília. GABA: ácido gama-aminobutírico; HCM: hormônio concentrador de melanina.

são adaptativamente importantes para busca de alimentação e preservação do indivíduo e da espécie.[7] Mudanças de estado de vigília para sono requerem uma alteração robusta de atividade no sistema aminérgico-hipocretinérgico ou do sistema inibitório VLPO.[9,19]

A atividade aminérgico-hipocretinérgica é mínima durante o sono NREM, e para tal, há uma extensa projeção inibitória

GABAérgica do VLPO para o sistema aminérgico-hipocretinérgico, tornando a atividade do sistema aminérgico-hipocretinérgico mínima ou ausente durante o sono (ver Figura 71.7).[19] A ausência de luz solar ao final do fotoperíodo desativa o NSQ e ocorre acúmulo de adenosina no prosencéfalo basal.[17,21] Esses dois fatores, aliados a uma redução sensorial aferente, relacionada ao repouso e relaxamento cognitivo, permitem que o VLPO seja liberado das influência inibitórias do NSQ, do prosencéfalo basal e do sistema límbico (relaxamento cognitivo). O VLPO assume o comando inibindo todo o sistema aminérgico-hipocretinérgico, pendendo o equilíbrio da balança para o sono e dando início ao sono em sono NREM (Figura 71.11).[19,26] Com a progressão do sono NREM, o silêncio elétrico do sistema aminérgico-hipocretinérgico *REM-off* desinibe os núcleos do sistema colinérgico *REM-on,* dando início a um segundo interruptor que controla o sono REM.[2,9,26]

Modelo interação recíproca do sono REM e NREM

Uma vez alcançado o início do sono, um outro mecanismo de interação neuronal entra em ação, o que explica a alternância do sono NREM e REM.

A alternância de NREM e REM é alcançado pela interação entre os núcleos monoaminérgico-hipocretinérgicos e colinérgicos.[8,9] Este é um modelo funcional que estabelece que o sono NREM é um estado predominantemente GABAérgico-aminérgico e o sono REM seria um estado predominantemente colinérgico.[19] Esse modelo propõe dois tipos de grupos celulares, as células colinérgicas ativas em sono REM (*REM-on*)[3,6,8,9] e as células aminérgico-hipocretinérgicas que se encontram inativas em sono REM (*REM-off*) (Figura 71.12).[8,9]

Durante a vigília e durante o sono NREM, o sistema aminérgico-hipocretinérgico *REM-off* está tonicamente ativo, inibe o sistema colinérgico *REM-on,* inibindo, assim, o sono REM.[8] Durante o sono NREM, os neurônios do VLPO disparam progressivamente e mais intensamente, aprofundando o sono. A atividade inibitória GABAérgica do VLPO

sobre o sistema aminérgico-hipocretinérgico (células *REM-off*), que inibe o sistema colinérgico mesopontino (NLD e NPT) (células *REM-on*), reduz-se progressivamente durante o sono NREM, pendendo o equilíbrio da balança para o sono REM (Figura 71.13).[8,19] A inibição do sistema aminérgico-hipocretinérgico (células *REM-off*) libera o sistema colinérgico mesopontino das influências inibitórias, o que inicia a sua atividade, gerando os diversos correlatos do sono REM (dessincronização do EEG, atonia neuromuscular e movimentos oculares rápidos).[3,11] Portanto, o sono REM ocorre somente quando o VLPO inibe o sistema aminérgico-hipocretinérgico, que suspende a sua atividade inibitória sobre a atividade colinérgica (ver Figura 71.12).[7,26]

Modelo da interação recíproca do sono REM

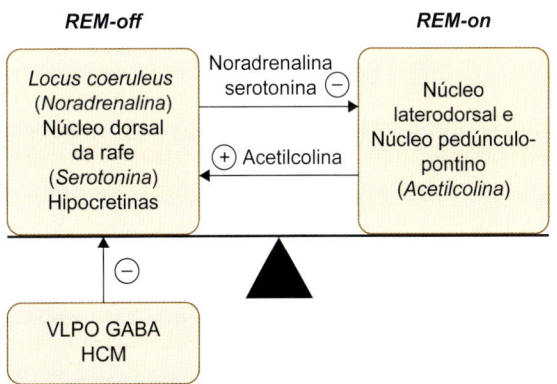

Figura 71.12 Modelo da interação recíproca do sono REM. Células *REM-on* colinérgicas e células *REM-off* serotoninérgico-noradrenérgicas. Durante a vigília, o sistema aminérgico *REM-off* está tonicamente ativado, inibindo as células colinérgicas *REM-on*. Durante o sono REM, as células aminérgicas *REM-off* silenciam-se por ação do sistema GABA do VLPO, aliado à inibição das hipocretinas pelo peptídio HCM e o sistema colinérgico liberado das influências inibitórias atinge o seu máximo e gera o sono REM.

Sono NREM

Inibição recíproca

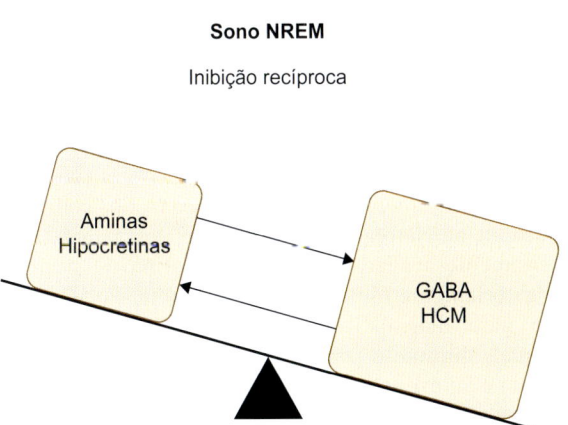

Figura 71.11 Predomínio da atividade GABAérgica durante o sono NREM.

Modelo da interação recíproca do sono REM

Sono REM

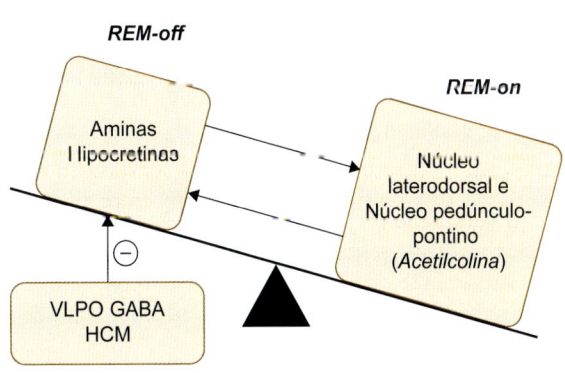

Figura 71.13 Modelo da interação recíproca do sono REM. Predomínio da atividade colinérgica REM-*on* proporcionado pela inibição GABAérgica do sistema *REM-off*.

72

Sono Normal e Monitorização do Sono

Rosa Hasan • Stella Marcia Azevedo Tavares

SONO NORMAL

O sono é um estado comportamental caracterizado por uma alteração temporária e reversível do nível de consciência e da motricidade. É dividido em dois estados distintos, definidos de acordo com parâmetros do eletroencefalograma (EEG), eletroculograma e eletromiograma: o sono sincronizado ou sono não REM e o sono dessincronizado ou sono REM (*rapid eye movement*), movimentos oculares rápidos).[1]

O sono não REM é dividido em três estágios – N1, N2 e N3[2] – que representam progressivamente a profundidade do sono. A atividade elétrica cerebral é síncrona, com registro de elementos gráficos como os fusos do sono, complexos K e ondas lentas. Em um indivíduo normal, o sono normal começa pelo estágio N1, caracterizado por uma atividade elétrica cerebral mista, de baixa amplitude e menor frequência com ritmos beta, alfa e teta e pela presença de movimentos rotatórios oculares lentos, podendo haver uma redução do tônus muscular. Esta fase do sono é geralmente curta (poucos minutos) e representa até 8% do tempo de sono de um adulto jovem normal. Rapidamente após o início do sono, ocorre o estágio N2, definido pela presença dos fusos de sono e complexos K; esse estágio é o mais duradouro para a maioria dos adultos e ocupa cerca de 50 a 55% da noite de um adulto jovem saudável. O estágio N3 (15 a 25% do tempo de sono) é caracterizado pela presença de ondas lentas (frequência delta) de grande amplitude no EEG; esta fase do sono é a união dos estágios 3 e 4 descritos no primeiro manual de estadiamento.[3]

Durante o sono não REM há aumento do tônus parassimpático e ocorre uma redução da atividade do sistema nervoso autônomo (SNA) simpático. Parâmetros como frequências cardíaca, respiratória e pressão arterial permanecem relativamente estáveis. Além disso, o tônus neuromuscular é reduzido em relação à vigília e não há relato de sonhos nítidos.[1]

O sono REM não é dividido em estágios. É caracterizado por dessincronização da atividade elétrica cerebral (atividade mista de baixa amplitude), episódios de movimentos rápidos dos olhos e presença de atonia da musculatura axial, com relato de sonhos. O SNA simpático é ativado, levando a variações cíclicas de frequências cardíaca e respiratória, pressão arterial, débito cardíaco, fluxo cerebral. Nos homens, ocorrem ereções penianas.[1]

Os estágios de sono se alternam durante a noite, formando os ciclos NREM-REM. O sono profundo (N3) predomina na primeira metade da noite, e o sono REM, na segunda metade. Os fatores que modificam a arquitetura de sono são idade, temperatura ambiente, ritmo circadiano, quantidade prévia de sono, medicações e patologias.[1,4]

MONITORIZAÇÃO DO SONO
Polissonografia

O instrumento para a avaliação objetiva do sono e de seus transtornos é a polissonografia (PSG), que consiste no registro simultâneo de algumas variáveis fisiológicas durante o período principal de sono.

O tipo de registro classificado como nível 1 é considerado como o padrão-ouro da PSG[5]. Consiste em um exame de noite inteira realizado em um laboratório especializado, sob supervisão contínua de um técnico habilitado em PSG, com registro simultâneo e contínuo de diversos parâmetros neurofisiológicos, cardiorrespiratórios e outros. Os parâmetros avaliados incluem EEG, eletroculograma, eletromiograma, eletrocardiograma, fluxo aéreo (nasal e oral), transdutor de pressão nasal, esforço respiratório (torácico e abdominal), saturação arterial de oxigênio, ronco, posição corporal.[2]

Quando o objetivo do exame é diagnóstico, é chamado "exame basal" e, quando tem a finalidade de regular pressão aérea positiva (PAP), pode ser denominado "PSG para titulação de CPAP", devendo ser realizado após ter sido feito o diagnóstico de um quadro de apneia obstrutiva do sono (AOS) em uma PSG basal.[5]

Outro tipo de exame é a PSG do tipo *split-night*, que consiste, em uma mesma noite, na avaliação diagnóstica de quadro de AOS na primeira metade do registro, seguida de regulação de PAP. Pode ser uma alternativa para quadros graves de AOS, mas sua indicação deve ser criteriosa, pois este tipo de exame pode acarretar erros diagnósticos e/ou ajustes inadequados do nível da PAP adequada para o tratamento. Não se recomenda sua indicação quando o paciente estiver utilizando drogas que suprimem o sono REM (p. ex., antidepressivos, ansiolíticos, hipnóticos), assim como em paciente que apresentam dificuldade para adormecer, despertar precoce, sono curto e quadros ansiosos e depressivos.[5]

No laboratório de sono, pode ser feita a vídeo-PSG, também chamada "polissonografia com EEG". Nesta modalidade de exame, são colocados os eletrodos comumente realizados na eletrencefalografia, além dos parâmetros rotineiramente avaliados na PSG de rotina. O paciente é obrigatoriamente filmado durante a noite. Pode ser indicado para diagnóstico diferencial de comportamentos anormais durante o sono (parassonias e crises epilépticas durante o sono).

Com o advento dos aparelhos computadorizados, tornou possível a realização da PSG completa (parâmetros neurofisiológicos e cardiorrespiratórios) na residência do paciente. É o chamado "nível 2".[5]

O exame do nível 3 consiste em uma monitorização cardiorrespiratória, com avaliação de alguns parâmetros (fluxo aéreo, movimentos torácico e abdominal, eletrocardiograma, oximetria), sem possibilidade de analisar o padrão de sono. Pode feito no laboratório de sono ou no domicílio do paciente. Este tipo de abordagem deve ser indicado em casos bem selecionados de transtornos respiratórios, quando houver forte suspeita de AOS. Não é indicada para ajuste de pressão de PAP. Este exame deve ser indicado com cautela, pois não é possível avaliar o padrão de sono e fazer o diagnóstico de outros transtornos do sono; se tiver um resultado negativo (não faz o diagnóstico de AOS), o paciente deverá ser submetido a PSG padrão.[5] O exame nível 4 consiste no registro de 1 ou 2 canais, geralmente a oximetria digital como principal parâmetro, reservado aos casos de alta suspeita de AOS com ferramenta de triagem e seguimento.[5]

Outro tipo de exame validado para o diagnóstico de AOS com alta sensibilidade e especificidade é por meio de aparelhos que utilizam múltiplos parâmetros, incluindo a tonometria arterial periférica (variação do SNA), oximetria, actigrafia, frequência cardíaca, posição corporal e ronco. Também é feito no domicílio do paciente e não requer técnico para acompanhamento do exame.[6] Na PSG, é possível avaliar diversos parâmetros objetivos, os quais devem ser correlacionados com a história clínica. Esses parâmetros incluem tempo total de registro de sono, eficiência de sono, latência de sono não REM e REM, porcentagem e distribuição das fases de sono, número e duração de despertares longos (> 15 segundos) e breves (< 15 segundos), índices (eventos respiratórios e motores), arritmias cardíacas, alteração gases sanguíneos etc.[2]

As definições utilizadas para o diagnóstico são:

- Tempo total de registro: é o intervalo entre o apagar ("boa noite") e o acender ("bom dia") das luzes
- Tempo total de sono: é o tempo efetivamente dormindo e não o tempo total em que a permanece na cama; é o tempo de registro menos o tempo em vigília
- Eficiência do sono: representa a razão entre a quantidade do tempo total de sono e o tempo total de registro; o valor normal é ≥ 85% no adulto jovem
- Latência do sono NREM: é o tempo que leva desde o apagar das luzes até o início do sono (geralmente estágio N1). O valor normal para adultos jovens é de até 30 minutos

- Latência do sono REM: é o tempo entre o início do N2 e o início do primeiro episódio de sono REM. O valor normal no adulto jovem é de 70 a 120 minutos
- Porcentagem e distribuição das fases de sono: os estágios do sono se alternam durante a noite, e em um adulto saudável, a porcentagem normal é de até 8% de estágio N1, 50 a 55% de estágio N2, 15 a 25% de sono de ondas lentas e 20 a 25% de sono REM
- Índice: define o número de um determinado evento por hora de sono
- Microdespertares: duração de 3 a 15 segundos e o índice normal é considerado entre 10 e 15/h
- Índice de apneia-hipopneias: é o número de pausas respiratórias dividido pelo número de horas de sono
  - Leve: 5 a 15/h
  - Moderado: 15 a 30/h
  - Grave: 30/h
- Índice de movimentos periódicos de membros
  - Leve: 15 a 25/h
  - Moderado: 25 a 50/h
  - Acentuado: > 50/h ou > 25/h quando associados a microdespertar.

Também devem ser descritas as arritmias cardíacas e as alterações de gases de sanguíneos, sendo que o parâmetro mais utilizado é a saturação arterial da oxi-hemoglobina obtida pela da oximetria digital.[2,5]

A **arquitetura do sono** refere-se à sucessão dos estágios do sono e de vigília ao longo da noite e o hipnograma é a sua representação gráfica (Figura 72.1).[2,7]

A PSG pode ser indicada em diversas condições médicas. É o exame de rotina para investigação dos transtornos respiratórios do sono e para titulação da PAP, e para avaliar resposta terapêutica de cirurgias, aparelhos intraorais, perda de peso.[8]

Quando houver suspeita de narcolepsia, a PSG deve ser seguida pelo teste das latências múltiplas de sono.[8,9]

Hipnograma: representação gráfica de uma noite de sono

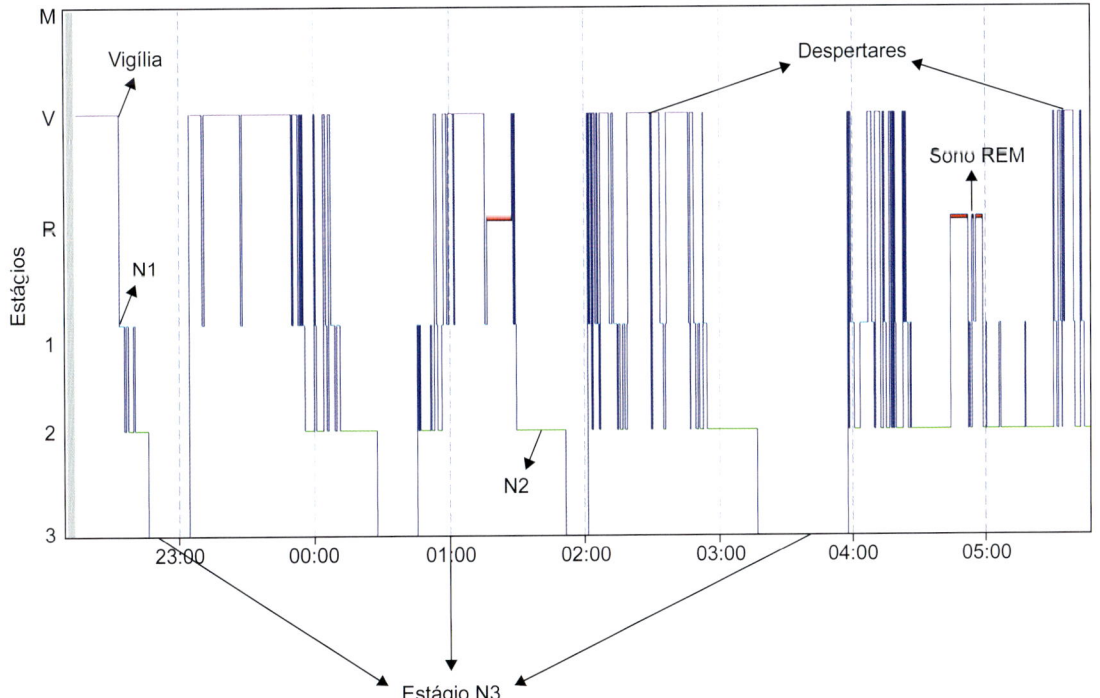

Figura 72.1 Hipnograma: representação gráfica de uma noite de sono.

Nos casos das insônias, há controvérsias quanto à utilidade da PSG como investigação de rotina. Ela pode ser indicada para complementação diagnóstica ou para avaliação subjetiva do padrão de sono.[10] Ela é necessária quando houver suspeita de movimentos periódicos durante o sono, mas não é indicada para o diagnóstico de síndrome das pernas inquietas.[10]

Em casos de comportamentos anormais durante o sono, a vídeo-PSG pode ser importante principalmente para diagnóstico diferencial entre os diferentes tipos de parassonias e com crises epilépticas.[11]

Alguns cuidados são essenciais para a realização deste exame. A PSG não deve ser realizada quando o paciente não estiver em seu estado habitual (após privação prévia de sono ou regimes irregulares de sono, quadro gripal ou febril, mudança de fuso horário etc.), pois estes fatores vão interferir nos resultados. Medicações como antidepressivos, ansiolíticos, hipnóticos, estimulantes do sistema nervoso central, antipsicóticos podem alterar a arquitetura de sono; se o paciente estiver fazendo uso de alguma destas drogas, não se recomenda a sua suspensão para a realização da PSG. Caso houver indicação clínica para se retirar a medicação, é fundamental que o exame seja realizado após um período equivalente a cinco vezes a duração da meia-vida da droga (geralmente 14 dias sem a medicação).[12]

Teste das múltiplas latências do sono

O teste das múltiplas latências do sono (TMLS) é um exame utilizado para a quantificação objetiva de sonolência diurna e, especialmente, para o diagnóstico laboratorial da narcolepsia.[9,12]

Ele é geralmente realizado após uma PSG noturna e consiste em quatro a cinco registros poligráficos feitos durante o dia, obtidos em intervalos de 2 horas, com duração de 20 minutos para cada registro. O paciente é instruído a "não resistir ao sono" e em cada registro mede-se o tempo que o paciente demora a dormir; depois, é calculada a latência média de sono e um valor inferior a 5 minutos é considerado anormal. O TMLS também visa detectar a presença de sono REM precoce (SOREMPs, do inglês *sleep-onset REM period*) nos registros diurnos, sendo que um dos critérios para o diagnóstico de narcolepsia requer a presença de SOREMPs em pelo menos dois registros.[12]

O TMLS é indicado como parte da avaliação laboratorial nos pacientes com suspeita de narcolepsia principalmente quando não houver a presença de cataplexia.[12] Quando o paciente apresentar cataplexia, que é patognomônica de narcolepsia e confirma o diagnóstico clínico, o TMLS pode ou não ser realizado, passando a ser uma recomendação e não uma exigência.[12] Pacientes com suspeita de hipersonia idiopática devem ser submetidos à PSG e ao TMLS para o diagnóstico diferencial com narcolepsia.[12]

Alguns cuidados são indispensáveis para que o TMLS tenha um resultado válido e confiável.[9,12]

Medicações que alteram o sono REM (p. ex., antidepressivos, estimulantes, sedativos, hipnóticos, anti-histamínicos) podem causar falso-negativos ou falso-positivos e devem ser suspensos por um período de 14 dias ou o equivalente a cinco vezes a duração da meia-vida da droga (no caso de fluoxetina, 6 semanas) antes da realização do exame. É essencial que o paciente mantenha um regime regular de sono nas 2 semanas que antecedem o exame e deve evitar privação de sono. Além disso, deve haver uma redução ou suspensão do uso de substâncias estimulantes (cafeína, chocolate, nicotina, refrigerantes tipo cola) na semana anterior ao exame.[12]

Por vezes, o TMLS pode ser inconclusivo, aconselhando-se sua repetição, principalmente quando o paciente tem a suspeita clínica de narcolepsia, mas não houve o registro de pelo menos dois SOREMPs.[12]

73

Insônia

Luciano Ribeiro Pinto Junior • Andrea Bacelar

Insônia é uma entidade clínica com etiopatogenia complexa e de difícil tratamento. Seja sintoma, síndrome ou doença, a insônia tem graves consequências sociais e profissionais, com prejuízo no desempenho diário, gerando alto custo para a sociedade.

O universo do insone depende de outros fatores que o fazem dormir mal. Transtornos intrínsecos e constitucionais modificam o funcionamento do sistema nervoso central, enquanto fatores extrínsecos cronificam e alteram cognitivamente a percepção que o insone tem de seu estado de sono, desenvolvendo, com o tempo, comportamentos e pensamentos inadequados.

CONCEITO

Insônia pode ser definida como um transtorno caracterizado pela dificuldade de iniciar ou manter o sono, ou ainda pela insatisfação com a qualidade do sono, resultando em sintomas diurnos, físicos e emocionais, com impacto no desempenho das funções sociais e cognitivas.

A insônia, independentemente de sua etiologia, está associada a uma gama de sintomas adversos relacionados com distúrbios físicos, mentais e emocionais, como alterações do humor, ansiedade, irritabilidade, dificuldade de concentração e memorização.

CLASSIFICAÇÃO

A insônia pode ser inicial, de manutenção ou terminal. Na insônia inicial, o paciente apresenta dificuldade para iniciar o sono, com duração superior a 30 minutos. A insônia de manutenção é caracterizada por despertares durante a noite, que podem ser de curta ou de longa duração. A insônia terminal tem como principal sintoma o despertar precoce. Comumente, essas três formas de insônia estão presentes em um mesmo paciente.

A insônia também pode ser classificada em aguda ou crônica. A aguda dura menos de 3 meses e, geralmente, surge como resposta a fatores estressores de natureza psicogênica, médica ou ambiental. Podem ser decorrentes de um fator precipitante causal, claramente identificável em uma pessoa com sono previamente normal sem queixas anteriores, devendo durar alguns dias ou, no máximo, 3 meses. O fator estressante precipitante pode ser psicológico ou físico, como, por exemplo, demissão, prova, viagem, diagnóstico de uma condição médica, hospitalização ou um ambiente de sono desconfortável. A insônia aguda caracteristicamente se resolve com a suspensão do fator estressor precipitante.

As insônias crônicas frequentemente levam o paciente a procurar o médico, uma vez que tendem a se desenvolver durante meses, anos ou por toda uma vida.

De acordo com os fatores etiopatogênicos, as insônias crônicas podem ser classificadas como sintomáticas, comórbidas, associadas ou, na ausência de um agente causal, são denominadas "transtorno da insônia".

INSÔNIAS SINTOMÁTICAS, COMÓRBIDAS OU ASSOCIADAS

Definem-se insônias sintomáticas, comórbidas ou associadas quando o sintoma insônia ocorre paralelamente a outras condições médicas ou ambientais, as quais têm participação importante na manutenção da insônia. As insônias podem estar associadas: a transtornos mentais como depressão e ansiedade generalizada; doenças neurológicas como a síndrome das pernas inquietas; demências; doença de Parkinson; higiene do sono inadequada; dores crônicas; uso de substâncias e medicamentos; outras condições clínicas como a fibromialgia.

São consideradas insônias sintomáticas as que envolvem os seguintes tópicos:

- Higiene do sono inadequada
- Condições médicas
  - Transtornos mentais
  - Transtornos neurológicos
  - Dores crônicas
  - Outras condições clínicas
- Uso de substância e medicamentos.

Higiene do sono inadequada

Higiene do sono inadequada é a prática de hábitos que não são adequados para uma boa qualidade de sono como: consumo de cafeína, nicotina e álcool próximo da hora de dormir; atividade física, refeições pesadas e atividade psicologicamente estressante à noite; horários inconstantes para dormir e acordar; cochilos longos durante o dia; tempo prolongado na cama sem dormir fazendo uso de computadores e celulares ou assistindo à TV.

O ambiente do quarto tem que ser adequado em todos os aspectos: silencioso, sem intensos estímulos luminosos, temperatura adequada e colchões e travesseiros confortáveis. Evitar crianças e animais na mesma cama. Estudos revelam que ruídos durante a noite, como proximidade de aeroportos, ruas movimentadas, podem interferir na continuidade de nosso sono.

Condições médicas

Transtornos mentais

Transtornos mentais podem-se constituir fator essencial em certas insônias, tendo uma relação causal e temporal. A evolução da insônia passa a ser paralela ao transtorno mental. Tratando-se a doença de base, em geral, há remissão da insônia.

Transtornos do humor. Despertar precoce é o sintoma mais específico de depressão, enquanto na polissonografia (PSG) os achados mais comumente encontrados são: redução da latência REM (*rapid eye movement*), aumento da densidade dos movimentos oculares rápidos durante o sono REM, redução do tempo total de sono (TTS) e despertar precoce.

Transtorno de ansiedade. Dificuldade para iniciar e manter o sono é comum nos transtornos ansiosos. Na PSG, pode-se ter aumento da latência de sono, com consequente redução da eficiência do sono.

Transtornos neurológicos

Doença de Parkinson e quadros demenciais podem cursar com alterações do sono. Uma entidade neurológica que pode estar associada à insônia inicial é a síndrome das pernas inquietas, a qual se caracteriza por manifestações sensitivas desagradáveis que acometem principalmente os membros inferiores, particularmente antes do adormecer. Os sintomas tendem a melhorar com a movimentação dos membros, obrigando o paciente a sair da cama e deambular. Geralmente, esse quadro é acompanhado de movimentos periódicos dos membros durante o sono.

Outras condições clínicas

Fibromialgia. Caracteriza-se por pontos dolorosos, depressão e transtorno do sono. Este é referido pelo paciente como sono não reparador. Sua etiologia é complexa e o tratamento envolve fármacos e medidas comportamentais.

Insônia associada à apneia obstrutiva do sono (AOS). A associação de apneia do sono com insônia já é conhecida desde a década de 1970. Mais recentemente essa associação recebeu o nome de COMISA (*Co-Morbid Insomnia and Sleep Apnea*). A prevalência de insônia em pacientes com síndrome da apneia obstrutiva do sono (SAOS) é da ordem de 39%. Entre os portadores de insônia com AOS, destacam-se idosos e mulheres após a menopausa. A indicação de uma PSG em quadros de insônia pode identificar um número substancial de transtornos respiratórios. Hipnóticos, sedativos e álcool têm propriedade depressora no centro respiratório, podendo piorar os distúrbios respiratórios relacionados com o sono.

Uso de substâncias ou medicação

Nesse caso, o transtorno do sono está relacionado com o uso de droga ou substâncias, com ação estimulante no sistema nervoso central, como anfetaminas e alguns antidepressivos.

TRANSTORNO DA INSÔNIA CRÔNICA

Quando a insônia é o principal sintoma e nenhuma outra morbidade pode ser condição fundamental para sua cronificação, chamamos esse quadro "transtorno da insônia crônica (TIC)". O conceito de TIC envolve:

1. Queixa de insatisfação com a quantidade ou qualidade do sono, associado a um (ou mais) dos seguintes sintomas: Dificuldade de iniciar o sono; dificuldade de manter o sono, caracterizado por frequentes despertares ou problemas em retornar a dormir após o despertar; despertar precoce pela manhã com dificuldade em retornar ao sono.
2. O transtorno do sono causa clinicamente comprometimento do funcionamento social, ocupacional, educacional, acadêmico, comportamental, ou em outra área importante. A dificuldade de dormir ocorre pelo menos em três noites na semana.
3. A dificuldade em dormir está presente em pelo menos 3 meses.
4. A dificuldade em dormir ocorre a despeito de oportunidade adequada para o sono.
5. A insônia não é mais bem explicada, ou não ocorre exclusivamente, durante o curso de outro transtorno do sono (narcolepsia, transtorno respiratório do sono, transtorno do ritmo circadiano vigília-sono, parassonia).
6. A insônia não é atribuída a efeitos fisiológicos de uma substância (como abuso de droga e medicamentos).
7. Transtorno mental coexistente e condições médicas não explicam a queixa de insônia.

Etiopatogenia do transtorno da insônia crônica

A insônia crônica é sustentada por quatro pilares: fatores neurobiológicos, psicossociais, cognitivos e genéticos.

Fatores neurobiológicos

Os fatores neurobiológicos são constituídos por alterações dos mecanismos da homeostase e do ritmo circadiano vigília-sono, e alterações anátomo-funcionais. O principal núcleo envolvendo a promoção do sono é o pré-óptico ventrolateral (VLPO) no hipotálamo, o qual é constituído por um grupo de células gabaérgicas, cujas projeções aparentemente coordenam a expressão dos estados de sono nas diversas regiões cerebrais. A vigília, por outro lado, depende provavelmente de diversos sistemas ascendentes que incluem neuromediadores como hipocretina, histamina, acetilcolina, noradrenalina e serotonina.

A insônia pode decorrer de uma hiperatividade dos sistemas ativadores ascendentes, com hiperatividade simpática decorrente da disfunção do sistema hipotálamo-hipófise-adrenal (HHA) com aumento da atividade do fator de liberação da corticotropina (CRF), ou devido à redução da capacidade de inibição dos núcleos ativadores por disfunção do VLPO.

Denomina-se "processo S" o mecanismo de controle do sono de natureza cumulativa, no qual a necessidade de sono aumenta durante a vigília. Essa pressão do sono aumenta proporcionalmente ao período de vigília prévia. A adenosina acumula-se durante a vigília, podendo favorecer o desencadeamento do sono. Na insônia, haveria uma atenuação dessa pressão do sono.

Estudos em insones demonstram um aumento de ritmos rápidos da atividade elétrica cerebral e estudos com tomografia por emissão de pósitron (PET) e ressonância magnética funcional têm demonstrado alterações regionais, com redução do metabolismo, particularmente envolvendo ínsula, amígdala e hipocampo.

Essa ativação somática e cortical contribui para manter os processos cognitivos hiperativados durante o sono, distorcendo a capacidade de distinção entre sono e vigília, tendo como resultado a percepção inadequada do tempo de sono.

Fatores cognitivos: percepção do sono

Os insones tendem a subestimar o tempo total de sono durante a noite. Porém, os mecanismos psicológicos são aqueles que talvez exijam maior complexidade de conhecimentos, uma vez que envolvem processos cognitivos, como percepção do TTS. Diversos fatores podem modificar essa percepção do sono, desde situações emocionais, físicas e mesmo ambientais. Entender esses mecanismos cognitivos tem importância não somente no estudo etiopatogênico das insônias, mas também no direcionamento da melhor terapia a ser utilizada.

O sono é constituído de vários níveis de despertabilidade, desde um despertar completo, do qual tem-se consciência do estar acordado, até níveis fisiológicos não perceptíveis pela nossa consciência. São microdespertares (*arousals*), corticais, cognitivos e autonômicos, bem descritos na teoria do padrão alternante cíclico.

O grupo de Vgontzas tem sugerido que se baseando na PSG pode-se separar os insones em dois grupos: aqueles que apresentam o TTS abaixo de 6 horas e os que apresentam TTS igual ou maior do que 6 horas. As maiores complicações a longo prazo dos insones ocorreriam em insones com maior redução efetiva do TTS. Insones com sono curto seriam mais vulneráveis às doenças físicas.

A experiência médica tem demonstrado que mais do que fazer o paciente dormir, é preciso fazê-lo perceber que está dormindo. Entende-se que, na etiopatogenia do TIC, o grande fator responsável pela perpetuação da insônia é o componente cognitivo, associado a comportamentos alterados e cristalizados durante o tempo. Estudos com PSG e percepção do sono mostraram que o TTS dos insones muitas vezes é igual ao de voluntários normais, indicando que insones subestimam o TTS durante a noite.

Componente psicossocial nas insônias

Os fatores psicossociais envolvem mudanças de ciclo de vida, como casamento, separações, nascimento de filhos, perda de familiares, mudanças profissionais ou econômicas, doenças próprias ou de familiares. Dessa forma, nas mulheres, é muito comum o início da insônia com o aparecimento da menopausa, importante fase da mulher, quando ocorrem mudanças físicas, hormonais e psicológicas, envolvendo aspectos familiares e afetivos.

Todos esses fatores analisados levam a mudanças comportamentais e, principalmente, a modificações cognitivas com pensamentos inadequados, e o foco de atenção passa a ser a sensação ou a percepção de que já não se consegue dormir adequadamente. Estratégias desadaptativas são desenvolvidas pelo insone, com o intuito de obter mais sono, especialmente tempo excessivo na cama e ocorrência de comportamentos diferentes de sono na cama/quarto.

Fatores genéticos

Finalmente, acredita-se que um dos principais fatores predisponentes passaria por um fator constitucional de natureza genética, porém os estudos ainda são controversos e não conclusivos.

Na Figura 73.1, esquematizamos as interfaces das insônias, do transtorno da insônia, sem causas definidas, até o outro extremo, as denominadas "insônias sintomáticas", comórbidas e associadas.

DIAGNÓSTICO DAS INSÔNIAS

Avaliação médica

A avaliação do insone deve ser ampla, abrangendo aspectos médicos, psicológicos e sociais. Na avaliação médica, deve-se seguir um roteiro de diagnóstico, iniciando-se com uma anamnese, rigorosa e detalhada, com um relato minucioso da história dos sintomas, como início e cronificação da insônia, tratamentos já efetuados e repercussões durante o dia, como sonolência excessiva, cansaço, fadiga, redução de atenção, concentração e memória. Deve-se investigar os antecedentes e o grau atual de ansiedade e depressão.

É importante saber se houve algum evento associado ao início da insônia, o que chamamos "fator desencadeante", podendo ser de natureza familiar, como casamento, separação, nascimento de um filho, problemas com o cônjuge ou com os filhos; de causa afetiva, profissional, econômica, doenças, mudanças de vida e moradias.

Todos os tratamentos efetuados devem ser pesquisados e anotados, sejam farmacológicos ou não. Psicoterapias, acupuntura, homeopatia, meditação, e os assim chamados "tratamentos alternativos". Todos os tipos de medicamentos utilizados devem ser mencionados, e indagar sobre seus resultados, efeitos colaterais, dependência e tempo de uso. Tratamentos psiquiátricos anteriores devem ser investigados.

Deve-se saber como o paciente se comporta durante o dia e como ele se sente. Como é a sua produtividade social e profissional, fadiga, sonolência, estado de humor, irritabilidade e concentração. Devem-se investigar todas as suas atividades durante o dia, como horário de trabalho ou estudo, início e término, hora de almoço, jantar e de atividade física.

Hábitos noturnos e comportamentos na cama devem ser investigados, como: quais são as principais atividades até a

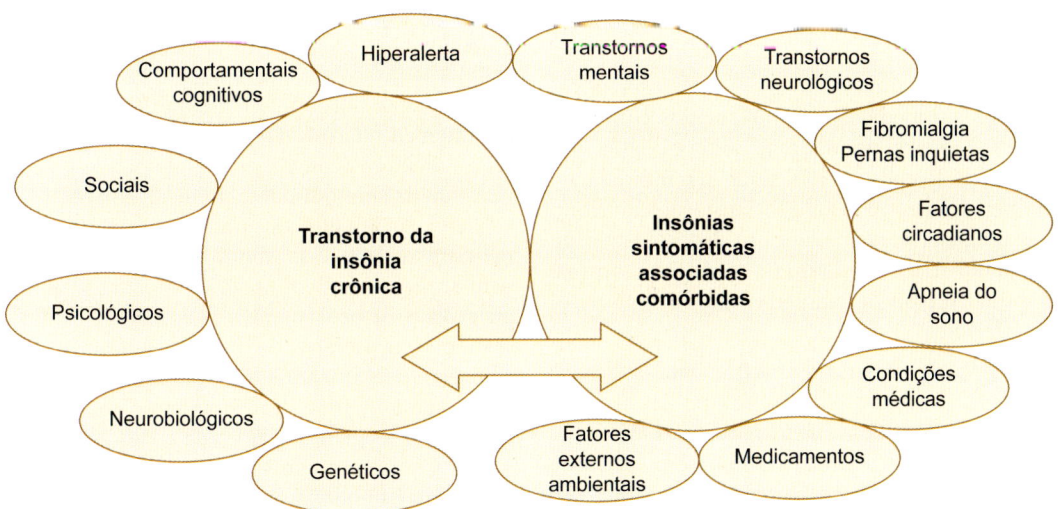

Figura 73.1 Insônias e suas interfaces.

hora de ir para a cama e a que horas isso acontece; se este hábito é regular ou acontece de maneira muito irregular; após se deitar, quais são as atividades na cama, apaga-se a luz e tenta adormecer ou fica fazendo uso de eletrônicos ou outras atividades esperando o sono chegar; quanto tempo demora para dormir. Investigar quantos despertares acontecem durante a noite e por quanto tempo o paciente permanece acordado, e se apresenta dificuldade em retomar o sono, permanece na cama ou, caso se levante, o que faz. Deve-se saber a que horas desperta e levanta, como acorda, o que sente com relação à noite e ao sono, a percepção do tempo total de sono e investigar com o companheiro a existência de ronco e de movimentos de pernas.

Perguntar sobre as condições do quarto (luz, som e temperatura), da cama, dos colchões, travesseiros e das pessoas que dormem na mesma cama, particularmente na presença de ronco do companheiro/a.

Investigar todos os hábitos apresentados pelo insone, no que se refere à dependência ao cigarro, álcool e, eventualmente, uso de outras drogas. A prática de atividade física deve ser questionada quanto a sua frequência e horário e estar atento, principalmente, se realizada à noite. É importante também pesquisar a qualidade de vida desses pacientes, particularmente no que se refere a lazer e rede social.

Avaliação psicossocial

Após a avaliação médica, o paciente com insônia deve ser avaliado sob o ponto de vista psicossocial, com importante investigação quanto às condições profissionais, familiares e sociais, fazendo sempre as interações dessas condições com os fatores desencadeantes e perpetuadores da insônia. Essa avaliação tem um enfoque sistêmico, no qual o sintoma da insônia é visto dentro de um contexto de vida do próprio paciente, qual a sua função, o que ele sustenta ou encobre.

Exames subsidiários

A PSG é um exame valioso, uma vez que a realização sistemática em todos os insones tem demonstrado que eles apresentam uma percepção inadequada do sono em graus variáveis. Além da análise da percepção do sono, a PSG pode evidenciar outros transtornos intrínsecos, como apneia obstrutiva do sono, fator complicador das insônias. Deve-se evitar realizar a PSG na vigência de medicamentos como benzodiazepínicos e, também, deve-se postergar esse exame até a sua retirada completa e distante dos sintomas de abstinência que poderão advir.

A actigrafia (ACT) é um exame que produz estimativas de sono baseadas em medidas dos movimentos corporais, mostrando indiretamente períodos de sono e vigília por longos períodos de tempo. A ACT pode ser indicada no diagnóstico diferencial entre insônia e transtornos do ritmo circadiano, e, também, para se obter um dado objetivo do TTS, confrontando-se com o diário de sono. Dessa forma, poderemos avaliar o grau de má percepção do sono apresentado pelo paciente.

A seguir, podemos ver uma síntese da abordagem dos insones com objetivo de se chegar a um diagnóstico correto e, consequentemente, a um tratamento o mais adequado possível:

- Avaliação médica
  - Início dos sintomas
  - Curso dos sintomas
  - Tratamentos já efetuados
  - Hábitos diurnos
  - Hábitos noturnos
  - Condições do quarto
  - Hábitos, atividade física e lazer
- Avaliação psicossocial
- Exames complementares.

Diagnóstico diferencial do transtorno da insônia crônica

Duas condições devem ser mencionadas: o sono de curta duração e os transtornos do ritmo circadiano.

Os curtos dormidores podem beneficiar-se com menos horas de sono, assim como, em outro extremo, os longos dormidores necessitam de muitas horas de sono para se sentirem bem. O que define uma boa quantidade de horas de sono é como o indivíduo acorda pela manhã e como se apresentará durante o dia. Os curtos dormidores frequentemente procuram o especialista queixando-se de insônia, de que gostariam de dormir mais e frequentemente apresentam um sono de boa qualidade, sem repercussões nas suas atividades diárias.

Frequentemente, indivíduos procuram o médico com queixas de insônia e, após interrogatório cuidadoso, é verificado que apresentam, na verdade, alterações do ritmo circadiano, como o atraso ou o avanço de fase. Na fase atrasada do sono o paciente tem dificuldade para iniciar o sono e para se levantar pela manhã. Os sintomas geralmente têm início na infância, e tendem a persistir por toda a vida. O quadro clínico é bastante similar a uma insônia inicial, porém, após adormecer, o sono é relatado como normal. São pessoas vespertinas, com maior vigília à noite e sonolência matinal. O atraso de fase é comum em adolescentes e adultos jovens, com a prevalência relatada de 7%, e está associada ao gene Per-3, que predispõe esses indivíduos a maior vespertinidade.

Por outro lado, a síndrome da fase avançada do sono é caracterizada por horários de sono mais cedo, com despertar precoce durante a madrugada, podendo ser confundida com insônia terminal.

TRATAMENTO NÃO FARMACOLÓGICO DO TRANSTORNO DA INSÔNIA CRÔNICA
Terapia cognitiva e comportamental para insônia

A terapia cognitiva e comportamental para insônia (TCCI) é atualmente o tratamento de escolha para pacientes com insônia tanto isoladamente quanto em associação à terapia farmacológica. Ela apresenta como vantagens, com relação ao tratamento farmacológico, o baixo risco de efeito colateral e a melhora a longo prazo, embora a resposta clínica seja mais rápida com o tratamento medicamentoso.

Cerca de 70 a 80% dos pacientes com insônia crônica beneficiam-se com essa abordagem terapêutica, e 30% tornam-se assintomáticos. A TCCI procura identificar e corrigir padrões de pensamentos conscientes e inconscientes, baseando-se na premissa de que a inter-relação entre cognição, emoção e pensamento está implicada no funcionamento do ser humano. A nova aprendizagem é conseguida por meio de técnicas específicas para cada condição.

A TCCI tem como foco as conexões entre o que uma pessoa pensa sobre si mesma ou sobre a situação (a parte cognitiva) e como isso afeta a maneira como ela age (a parte comportamental).

Componentes da terapia cognitiva e comportamental para insônia

A TCCI se baseia em três estratégias básicas, educacionais, comportamentais e cognitivas, que visam libertar o insone do círculo vicioso ao qual está condicionado. É uma terapia com sessões estruturadas, focal e diretiva, na qual o paciente tem papel ativo e é corresponsável pelo seu tratamento.

Componente educacional

Este componente envolve basicamente princípios da higiene do sono. A variedade de estilos de vida e o meio ambiente podem levar o indivíduo a ter uma qualidade de sono muito ruim. Não é eficaz como monoterapia, mas é considerada parte integrante da TCCI, sendo uma intervenção psicoeducacional que ensina como uma variedade de comportamentos pode influenciar a qualidade do sono. Permite ao paciente aumentar seu conhecimento sobre o sono e pode facilitar a aceitação do tratamento, aumentando a aliança terapêutica.

Componente comportamental

Os insones, em sua maioria, desenvolvem estratégias e rituais na tentativa de lidar com suas dificuldades para adormecer e minimizar as repercussões que acreditam sentir no dia seguinte. Geralmente, ficam muito tempo na cama tentando dormir ou compensando as horas não dormidas. A terapia comportamental envolve higiene do sono adequada, controle de estímulos, restrição de tempo na cama e de sono e técnicas de relaxamento. Essas quatro modalidades interagem durante a abordagem ao paciente. A seguir, listamos as principais orientações para uma higiene do sono adequada:

1. Avaliar condições do quarto como conforto, temperatura, ruídos e cuidar para que seja silencioso, arejado, limpo e, principalmente, organizado.
2. Estabelecer horários regulares de sono tanto para ir dormir como para acordar.
3. Não ir para a cama sem sono e tentar adormecer.
4. Não passar o dia preocupando-se com a hora de ir dormir.
5. À noite, não ficar controlando o passar das horas no relógio.
6. Evitar ingestão de estimulantes como café, cigarro, drogas, chá preto, bebida à base de cola, chocolate, guaraná próximo do horário de dormir.
7. Procurar jantar refeição leve com 2 horas de intervalo antes de se deitar.
8. Não fazer uso de álcool à noite.
9. Evitar excesso de líquido antes de dormir.
10. Realizar atividade física regularmente, de preferência no horário da manhã ou, no máximo, até as 18h.

Controle de estímulos. Consiste em instruir o paciente a estabelecer um ritmo de sono-vigília mais adequado, limitando-se o tempo de vigília e os comportamentos permitidos no quarto/cama. Esta técnica visa fortalecer as associações entre pistas para o sono e um sono rápido e bem consolidado. São instruções que compõem a técnica de controle de estímulo:

1. Não permanecer no quarto durante o dia e à noite enquanto estiver acordado.
2. Ir para a cama apenas quando estiver com sono.
3. Evitar qualquer comportamento diferente na cama.
4. Ao se sentir incapaz de dormir, levantar e ir para outro ambiente.
5. Retomar alguma atividade relaxante em ambiente com pouca luminosidade e voltar para a cama apenas quando estiver sonolento novamente.
6. Manter um horário fixo para acordar, 7 dias por semana, independentemente da quantidade de sono obtida.
7. Não cochilar ou se deitar durante o dia.
8. Retirar do quarto TV, relógios, celulares e eletrônicos de qualquer natureza.
9. Não se alimentar, ler, trabalhar, assistir à TV, usar computador ou celular no quarto/cama.
10. Recomenda-se o uso de uma "agenda de preocupações" na qual deverão ser anotadas todas as preocupações e pendências para o dia seguinte.
11. Nunca insista em tentar dormir e, muito menos, compensar horas de sono.
12. Se não conseguir dormir em 30 minutos, sair da cama e também do quarto e iniciar alguma atividade prazerosa e relaxante em ambiente com pouca luminosidade.
13. Somente volte para a cama quando estiver com sono.

Técnica de restrição de tempo na cama e de sono. Tem como objetivo consolidar o sono por meio da restrição do tempo que o paciente passa na cama ao período médio do sono, com base no diário do sono, da ACT e da PSG. Essa técnica cria um leve estado de privação de sono, podendo, inicialmente, ocasionar sonolência diurna, mas, ao mesmo tempo, propicia a consolidação do sono, facilitando o adormecer, melhorando a eficiência do sono, reduzindo a latência e a variabilidade entre as noites. Não se recomenda período inferior a 4 ou 5 horas de sono, e deve-se fazer os ajustes necessários de tempo na cama, conforme respostas do paciente ao tratamento proposto. Se o paciente ultrapassar 90% de eficiência do sono, aumenta-se o prazo em 15 minutos na cama, e se a eficiência for inferior a 85% esse prazo é diminuído em 15 minutos.

Técnicas de relaxamento físico e mental. Têm como objetivo fazer o paciente perceber as tensões e hipervigilâncias que mantém durante o dia. Já o *biofeedback* monitora variáveis fisiológicas do paciente, como tensão muscular, temperatura cutânea, frequência cardíaca, pressão arterial e resposta eletrodérmica. Técnicas de meditação (*mindfulness*) também podem fazer parte das medidas comportamentais.

Componente cognitivo

Os pacientes com insônia preocupam-se em demasia com as consequências das noites maldormidas no dia seguinte e desenvolvem pensamentos indesejados, passando a ruminá-los. Eles têm também pensamentos negativos, veem o mundo de maneira descolorida e têm crenças irracionais sobre a insônia e suas consequências. A TCCI ajuda os pacientes a questionarem a validade dessas crenças, o que os leva a diminuir a ansiedade e o alerta associado à insônia. Existem três etapas para se atingirem esses objetivos: identificar as distorções cognitivas; confrontar e explorar sua validade e começar a substituí-las por pensamentos e ações mais racionais.

A **técnica da intenção paradoxal** consiste em instruir os pacientes a irem para cama e se manterem acordados, sem tentar dormir. Isso os deixa mais relaxados e desobrigados de dormir e, em consequência, o sono chega mais rapidamente e reduz a ansiedade antecipatória de tentar dormir.

Importante durante a TCCI é trabalhar a percepção inadequada do sono. A intenção dessa abordagem é levar aos pacientes dados objetivos da eficiência do sono, obtidos pela PSG e ACT, e fazê-los compreender que estão dormindo mais do que conseguem perceber. Essa técnica também os deixa mais relaxados e despreocupados com a quantidade de sono que consideravam necessária.

Finalmente, a TCCI ajuda o paciente a reestruturar seus sintomas cognitivos, fazendo o paciente ressignificar o sintoma da insônia, lembrando que a maneira como pensamos ou julgamos os fatos é que determina o que sentimos. Na abordagem cognitiva um objetivo importante, talvez o mais difícil de ser entendido e realizado pelo paciente, seja a aceitação de seus sintomas e de sua condição clínica. O atendimento do insone é complexo e depende de estratégias, conhecimento e, muitas vezes, bom senso, devendo o profissional da saúde ver esse paciente como um ser doente, com acentuado comprometimento físico, mental e emocional. São estratégias cognitivas:

1. Aprenda a lidar com seu sono e tente se preocupar o menos possível com as repercussões da insônia e não as superestime.
2. Procure entender que o tempo efetivo de sono que você apresenta, na maioria das noites, é maior do que você costuma perceber.
3. Utilize a sua agenda de preocupações tentando substituir ruminação de pensamentos por anotações racionais.
4. Evite criar e alimentar crenças irracionais sobre sua insônia e repercussões.
5. Tente ressignificar o sintoma da insônia, lembrando-se sempre que a maneira como pensamos ou julgamos os fatos é que determina o que sentimos.
6. Princípio da aceitação.

TRATAMENTO FARMACOLÓGICO DAS INSÔNIAS

A estratégia farmacológica é recomendada quando há impossibilidade de acesso à terapia TCCI ou persistência da insônia por baixa adesão ou falha terapêutica à TCCI. Populações com fenótipos que apresentem um tempo total de sono curto, ou seja, com menos de 6 horas objetivas de sono por noite, têm uma vulnerabilidade biológica e uma condição de menor limiar para o despertar, sendo a escolha de um fármaco a medida mais eficiente.

O objetivo do tratamento farmacológico é o aumento da quantidade e a melhora da qualidade de sono, atingir um melhor funcionamento diurno e reverter uma eventual sonolência diurna.

A escolha do fármaco deve ser individualizada para cada paciente, conforme características e objetivos do tratamento, presença de comorbidades, uso de substâncias que possam interferir no sono, resposta prévia a outras drogas, disponibilidade do fármaco, segurança da prescrição, preferência do paciente e custos. A continuidade do acompanhamento possibilita a avaliação da existência de causas clínicas ou psiquiátricas contribuintes para o desencadear ou para a manutenção da insônia que porventura não tenham sido identificadas na avaliação inicial, além da constatação de efeitos colaterais.

A escolha terapêutica será baseada no tipo de queixa apresentada pelo paciente insone e nas propriedades farmacológicas dos fármacos disponíveis. A avaliação clínica do paciente é a chave da escolha terapêutica assertiva. Quanto ao tipo de insônia, deve-se considerá-la conforme o horário de ocorrência: inicial, de manutenção ou terminal (despertar precoce) e pelo tempo de duração dos sintomas: aguda ou crônica. A decisão deve se apoiar em fármacos com menor efeito sedativo diurno e baixo potencial de dependência, bem como menos efeitos adversos.

Alguns fármacos necessitarão de ajuste da dosagem conforme o gênero e a idade. Idosos requerem uma atenção especial no tratamento da insônia pelo risco da polifarmácia, estando mais propícios a interações medicamentosas, toxicidade e reações adversas. As dosagens recomendadas podem ser menores que as habitualmente utilizadas para adultos e a preferência será por fármacos com meia-vida curta. As mulheres estão mais predispostas à sedação diurna e doses menores também podem ser necessárias.

Apesar de os estudos serem limitados sobre o tempo de uso dos fármacos hipnóticos, o paciente deve estar informado sobre o potencial risco da cronicidade da insônia. Deve-se ressaltar o valor da associação do tratamento não farmacológico e higiene adequada do sono para a otimização de resultados.

Influenciarão na escolha terapêutica a associação de comorbidades como transtornos psiquiátricos (depressão, ansiedade), a presença de outros transtornos do sono (apneia obstrutiva do sono, síndrome das pernas inquietas), doenças neurodegenerativas (doença de Parkinson e síndromes demenciais), alergias (obstrução nasal ou prurido), incontinência urinária, alterações do ciclo menstrual, menopausa e gestação, refluxo gastroesofágico, insuficiência renal, insuficiência cardíaca, doença pulmonar obstrutiva crônica (DPOC), dores e doenças reumatológicas, entre outras condições particulares de saúde. Medicamentos usados para tratar uma condição comórbida podem precipitar insônia por meio da estimulação de centros de excitação ou outros efeitos do sistema nervoso central (estimulantes, glicocorticoides, alguns antidepressivos), por noctúria (diuréticos) ou por supressão respiratória (opioides); antidepressivos inibidores seletivos da recaptação de serotonina e inibidores de recaptação de serotonina-noradrenalina (IRSNs) estão associados à insônia induzida pelo tratamento; quanto aos opioides, embora sejam sedativos, seu uso crônico pode causar o aumento da fragmentação do sono e despertares noturnos relacionados a alterações na arquitetura do sono e no controle respiratório.

Existem quatro classes farmacológicas aprovadas para o tratamento da insônia: drogas sedativas-hipnóticas gabaérgicas, drogas agonistas melatoninérgicas, drogas antagonistas duais de receptores hipocretinérgicos e antidepressivos sedativos. Cada classe tem um mecanismo de ação diferente, com um ou mais compostos dentro de sua classe e vários trabalhos randomizados, duplos-cegos, placebo-controlados avaliando sua segurança e eficácia, conduzidos por 1 a 3 meses, ou por períodos de avaliação mais longos, de 6 a 12 meses. A Tabela 73.1 descreve os principais fármacos para o tratamento da insônia: dosagem, mecanismo de ação, meia-vida, efeitos no sono e efeitos adversos.

Agonistas seletivos de receptores benzodiazepínicos

Os agonistas seletivos de receptores benzodiazepínicos (ASRBz) também chamados "não benzodiazepínicos", "drogas Z" ou "agonistas seletivos GABA$_A$", pertencem a uma

Tabela 73.1 Principais fármacos para o tratamento da insônia: dosagem, mecanismo de ação, meia-vida, efeitos no sono e efeitos adversos.

Fármaco	Dosagem	Mecanismo de ação	Meia-vida	Efeitos no sono	Efeitos colaterais
Agonistas GABA					
Zolpidem VO, SL	5 a 10 mg	Agonista seletivo alfa-1 GABA$_A$	2,4 horas	Todos: redução da latência do sono; não reduz sono REM	Para todos: tontura, vertigem, cefaleia, amnésia e sintomas gastrointestinais
Zolpidem CR	6,25 a 12,5 mg		2,4 horas		
Zopiclona	7,5 mg	Agonista seletivo alfa-1 e 2 GABA$_A$	5 horas		Sonolência e boca amarga
Eszopiclona	1, 2 ou 3 mg	Agonista seletivo alfa-1 e 2 GABA$_A$	5 horas		Sonolência e boca amarga
Antidepressivos sedativos					
Amitriptilina	25 a 100 mg	Antagonista histaminérgico (H1), antagonista serotoninérgico (5-HT$_{2A}$), alfa-1-adrenérgico e colinérgico	10 a 28 horas	Aumenta o tempo total de sono; reduz latência do sono, sono REM, sono N2; aumenta a latência do sono REM	Tontura, sonolência, vertigem, boca seca, constipação, retenção urinária, arritmias, hipotensão ortostática, ganho de peso
Doxepina	3 a 6 mg		8,24 horas		Exacerba inquietação de pernas, movimentos periódicos de membros inferiores ou distúrbio comportamental do sono REM
Mirtazapina	15 a 45 mg	Antagonista histaminérgico (H1), antagonista serotoninérgico (5-HT$_2$ e 5-HT$_3$), alfa-2-adrenérgico	20 a 40 horas	Aumenta o tempo total de sono; reduz latência do sono e o tempo acordado após o início do sono	Tontura, sedação, vertigem, aumento do apetite e ganho de peso; raramente, alterações sanguíneas
Trazodona	25 a 400 mg	Antagonista serotoninérgico 5-HT$_{2A}$ e 5-HT$_{2C}$, antagonista H1 e alfa-1-adrenérgico	4 horas	Reduz latência do sono e o tempo acordado após o início do sono; aumenta ondas lentas	Tontura, vertigem, sonolência, hipotensão postural, priapismo
Agomelatina	25 a 50 mg	Agonista melatoninérgico MT$_1$ e MT$_2$, antagonista serotoninérgico (5-HT$_{2C}$)	2,3 horas	Auxilia na sincronização do sono	Tontura, náusea; aumenta as transaminases hepáticas
Anticonvulsivantes					
Gabapentina	300 a 600 mg	Gabaérgico e glutamatérgico	5 a 7 horas	Pouca redução no tempo acordado após o início do sono; aumenta ondas lentas	Sonolência, tontura, ataxia, tremor, diplopia, borramento da visão, edema periférico
Pregabalina	50 a 100 mg		6 horas	Reduz a latência do sono; aumenta ondas lentas	Sonolência, tontura, ataxia, edema periférico
Antipsicóticos					
Olanzapina	5 a 10 mg		21 a 54 horas	Pouca interferência na redução da latência do sono; diminui tempo acordado após o início do sono; aumenta ondas lentas; pouca ou nenhuma redução do sono REM	Sonolência, tontura, tremor, agitação, astenia, boca seca, dispepsia, hipotensão, ganho de peso
Quetiapina	25 a 200 mg	Antagonismo histaminérgico (H1), serotoninérgico (5-HT$_{2A}$) e alfa-1-adrenérgico	6 horas		
Agonistas do receptor de melatonina					
Ramelteona	8 mg	Agonista melatoninérgico (MT$_1$ e MT$_2$)	2,6 horas	Reduz latência do sono	Sonolência, tontura, fadiga
Antagonistas do receptor de hipocretina					
Suvorexanto (não disponível)	10 a 20 mg	Antagonista dos receptores hipocretinérgicos	12 horas	Reduz a latência do sono; aumenta a eficiência do sono	Sonolência, cefaleia, fadiga, boca seca, tosse
Lemborexanto (não disponível)	5 a 10 mg	Antagonista dos receptores hipocretinérgicos	17 horas (5 mg) 19 horas (10 mg)	Reduz a latência para o sono persistente; aumenta a eficiência do sono	Sonolência, cefaleia, pesadelos
Daridorexanto (não disponível)	25 a 50 mg	Antagonista dos receptores hipocretinérgicos	8 horas	Reduz a latência para o sono persistente; reduz WASO, aumenta TTS	Dor de cabeça, sonolência, tonturas, náusea, paralisia do sono e alucinações

CR: liberação controlada (do inglês *controlled release*); GABA: ácido gama-aminobutírico; 5-HT: 5-hidroxitriptamina (serotonina); MT: receptor melatoninérgico; REM: movimento rápido dos olhos (do inglês *rapid eye movement*); SL: sublingual; TTS: tempo total de sono; VO: via oral; WASO: tempo acordado após o início do sono (do inglês *wake-time after sleep onset*).

classe farmacológica que apresenta a propriedade seletiva, comparativamente aos benzodiazepínicos. São utilizados para tratamento da insônia aguda, tanto de início de noite quanto de manutenção. Devem ser administrados somente ao deitar-se. Foi observado que, além da melhora sintomática subjetiva, eles diminuem a latência para início do sono e podem aumentar a porcentagem de sono de ondas lentas e o tempo total de sono em exames polissonográficos de pacientes com insônia. Além disso, reduzem o número de despertares em pacientes com insônia transitória e melhoram a qualidade do sono em pacientes com insônia crônica.

O uso mais apropriado deve ser a curto prazo em associação a medidas não farmacológicas.

Essas drogas têm um alto potencial de abuso e dependência. Pacientes que utilizaram zolpidem por poucas semanas têm baixa dependência, entretanto, os que utilizaram zolpidem em doses elevadas, mesmo sendo tomada única à noite ou tiveram antecedentes de abuso de drogas, devem ser cuidadosamente monitorizados ao se prescrever o zolpidem ou qualquer outro hipnótico.

Zolpidem

É uma imidazopiridina que atua na subunidade α_1 dos receptores $GABA_A$, levando aos efeitos hipnóticos e cognitivos gabaérgicos, mas sem as propriedades de depressão respiratória, ansiolítica, miorrelaxante e antiepiléptica. É recomendado para tratamento do transtorno da insônia inicial e de manutenção. No Brasil, há apresentações variadas de liberação imediata, por via oral e efervescente na dosagem de 10 mg, sublingual, na dosagem de 5 mg, gotas e de liberação controlada de 6,25 mg e 12,5 mg. As apresentações imediatas têm meia-vida curta de 0,5 a 3,5 horas e pico de concentração plasmática (Tmáx) ocorrendo em 45 a 60 minutos. As apresentações controladas funcionam com uma absorção bifásica, que resulta em rápida absorção inicial e concentração plasmática ampliada superior a 3 horas após administração.

Os principais efeitos colaterais do zolpidem incluem sonolência, tontura, cefaleia, sintomas gastrointestinais, sonambulismo, pesadelos e confusão mental. Há risco aumentado de fraturas, lesões e uma chance de quedas duas vezes maior, principalmente na população idosa, devendo-se limitar a prescrição quando possível. Trata-se do medicamento com maior evidência para provocar parassonias não REM. Insônia rebote pode ocorrer quando são bruscamente suspensas, principalmente em doses mais altas. Podem ocorrer ataxia, incoordenação motora, desequilíbrio, prejuízo do raciocínio e julgamento, mudanças no comportamento, agressividade, desinibição, impulsividade, alucinações, dirigir automóvel sem recordação do evento. O consumo de álcool ou qualquer outro depressor do sistema nervoso central parece potencializar esses eventos, uma vez que eles aumentam a sedação quando combinados.

Os níveis de zolpidem, em alguns grupos de pacientes, podem permanecer elevados na manhã seguinte, prejudicando atividades que requerem atenção. O A Food and Drug Administration (FDA) recomenda iniciar com metade da dose, ou seja, 5 mg (liberação imediata) ou 6,25 mg (liberação controlada) nos pacientes idosos, com insuficiência hepática ou em mulheres.

Zopiclona

A zopiclona difere do zolpidem por atuar nas subunidades α_1 e α_2 dos receptores $GABA_A$. Sua meia-vida é de 5,3 horas.

Demonstrou eficácia igual ou superior aos benzodiazepínicos de longa ação no tratamento do transtorno da insônia de início ou de manutenção do sono e é bem tolerada por idosos. A dose recomendada é de 3,75 mg a 7,5 mg. No Brasil, há a apresentação de 7,5 mg. A zopiclona tem efeitos adversos semelhantes aos do zolpidem, porém apresenta outro efeito adverso comumente descrito como um sabor desagradável metálico na boca, além de náusea.

Eszopiclona

Também atua nas subunidades α_1 e α_2 dos receptores $GABA_A$. Foi o primeiro ASRBz testado a longo prazo, por 6 a 12 meses, melhorando a qualidade de vida, os prejuízos para o trabalho e reduzindo a gravidade da insônia. A dose recomendada é de 1 a 3 mg ao deitar-se. A meia-vida é de 6 horas. No Brasil, há as dosagens de 2 e 3 mg.

É eficaz no transtorno da insônia e em condições comórbidas, ajudando a induzir e manter o sono em diferentes faixas etárias com benefício terapêutico por longo período. Com a sua descontinuação não há síndrome de abstinência e a insônia rebote foi ocasionalmente descrita. Efeitos adversos como boca seca, parageusia, sonolência e tontura foram reportados.

Antidepressivos sedativos

Os antidepressivos sedativos são eficazes no tratamento da insônia associada à depressão, provocando redução na latência do sono, aumento da eficiência do sono em associação à melhora dos sintomas depressivos. Trazodona, amitriptilina, doxepina e mirtazapina são os antidepressivos utilizados no tratamento do transtorno da insônia. No entanto, com o objetivo de tratar transtorno da insônia, é preconizado o uso em baixas doses, isto é, inferiores àquelas utilizadas para o tratamento da depressão. Existem questionamentos a respeito da prescrição desses fármacos em contraposição à escassez de estudos comprovando a sua eficácia para a insônia crônica, especialmente a longo prazo. No entanto, alguns fatores poderiam justificar este uso individualizado como o baixo risco de dependência, a frequente relação de depressão e insônia e o risco de depressão em pacientes insones não tratados. As baixas dosagens também podem reforçar esta justificativa pelo menor risco de sedação diurna, efeitos cardiotóxicos e por serem mais seguras na população idosa.

Doxepina

A doxepina é um antidepressivo tricíclico sedativo recomendado pelos *guidelines* internacionais e aprovado pela FDA para o tratamento da insônia de manutenção. As doses baixas (de 3 a 6 mg) apresentam alta afinidade por receptor da histamina H1, tornando-se um antagonista seletivo. A doxepina provoca aumento do tempo total de sono, redução da latência do sono e do tempo de vigília após adormecer. O mesmo efeito sustentado do aumento da eficiência do sono é observado quando utilizadas doses menores (1 a 3 mg) em idosos. Mostra-se segura pela ausência de atuação em receptores muscarínicos, 5-HT2C e alfa-1-adrenérgicos (como nas dosagens antidepressivas de 150 a 300 mg), não apresentando efeitos adversos anticolinérgicos (boca seca, constipação, hipotensão postural, ganho de peso, visão turva). Está disponível no Brasil sob manipulação.

Amitriptilina

A amitriptilina é um antidepressivo tricíclico sedativo, utilizado *off-label* no tratamento da insônia. O efeito hipnótico está relacionado com o antagonismo H1, 5-HT$_{2A}$, alfa-1-adrenérgico e colinérgico. Trata-se do antidepressivo de ação hipnótica de mais fácil acesso no Sistema Único de Saúde (SUS) em todo Brasil.

Apesar da utilização de doses baixas (25 a 50 mg), a presença de sedação diurna e os efeitos adversos colinérgicos são fatores limitantes. Deve-se considerar que os antidepressivos tricíclicos causam alterações da arquitetura do sono, como redução e até supressão de sono REM; também podem precipitar ou exacerbar pernas inquietas, movimentos periódicos de membros inferiores e transtorno comportamental do sono REM. A retirada abrupta provoca insônia rebote.

Trazodona

Poucos estudos analisaram o efeito da trazodona em pacientes com insônia crônica. Dosagens inferiores a 150 mg (25 a 100 mg) perdem a ação antidepressiva, porém mantêm as ações antagonistas 5-HT$_{2A}$, histaminérgica H1 e alfa-1-adrenérgica, conservando o efeito sedativo, quando administrada 30 minutos antes de se deitar. Dessa maneira, a trazodona é utilizada *off-label* no controle da insônia crônica. Os efeitos da trazodona no sono incluem redução na latência para o início do sono, de maneira transitória, redução de despertares após o início do sono, aumento da sua eficiência e aumento do sono de ondas lentas, além de reduzir a sonolência excessiva diurna relacionada à insônia. Também é relatado o efeito de melhorar a percepção da qualidade de sono.

Houve efeitos terapêuticos significativos em pacientes com doença de Alzheimer e insônia, pela melhora na cognição, talvez relacionada ao aumento na quantidade de sono N3.

Os efeitos colaterais são possíveis especialmente no início do tratamento, sendo os mais comuns: sedação, tontura, náuseas, vômitos e cefaleia. O priapismo é um efeito colateral menos comum, mas pode se tornar uma emergência. É descrita possibilidade de aumento da libido. Ganho de peso não é relevante em comparação com a maioria dos antidepressivos sedativos.

Mirtazapina

A mirtazapina é um antidepressivo atípico antagonista alfa-2, bem como apresenta antagonismo H1, 5-HT2, 5-HT3, o que provoca efeito sedativo. As dosagens recomendadas são de 15 a 45 mg para o tratamento da depressão, porém as menores dosagens são mais sedativas. Em pacientes deprimidos, provoca melhora subjetiva da qualidade do sono, redução de despertares, aumento do tempo total de sono e redução da latência do sono; entretanto, a meia-vida longa (20 a 40 horas) favorece a sedação diurna. Outros efeitos adversos são hipotensão postural, constipação intestinal, edema, aumento de apetite e ganho de peso.

Agonistas melatoninérgicos e melatonina

Ramelteona

A ramelteona é um hipnótico agonista de receptores melatoninérgicos MT$_1$ e MT$_2$ expressos no núcleo supraquiasmático, com elevada afinidade comparativamente à melatonina, sendo recomendada para o tratamento da insônia inicial em adultos. A ação no receptor MT$_1$ causa inibição de neurônios do núcleo supraquiasmático, promovendo ação indutora do sono, enquanto a ação em receptor MT$_2$ promove

a regulação do ciclo vigília-sono. A dose recomendada é de 8 mg, administrada nos 30 minutos que antecedem o horário de deitar-se e com um intervalo de 1 a 2 horas da última refeição. Apresenta início rápido de ação (30 minutos) e meia-vida curta (1 a 2 horas). A ramelteona está associada a melhora significativa na latência subjetiva e objetiva do sono e no tempo total de sono em comparação com o placebo. Não deve ser usada conjuntamente com fluvoxamina, assim como também em combinação com outros inibidores da CYP1A2 tais como ciprofloxacino e norfloxacino. Não demonstrou potencial para indução de insônia rebote, sintomas de abstinência, potencial para abuso ou dependência, comprometimento cognitivo ou motor, tornando-se uma opção terapêutica em pacientes com história prévia de abuso de substâncias e em pacientes idosos. Existem dados escassos na literatura, no entanto seu uso parece ser seguro em paciente com DPOC e apneia do sono.

Agomelatina

É um antidepressivo agonista melatoninérgico MT$_1$ e MT$_2$ que apresenta efeito antagonista dos receptores serotoninérgicos 5-HT$_{2C}$. É aprovado para o tratamento de depressão maior, porém com características farmacológicas únicas, com capacidade de interferir na sincronização do ritmo circadiano. Nas doses de 25 e 50 mg foi bem tolerada, se mostrou eficaz na melhora dos sintomas depressivos e ansiedade em pacientes com depressão maior e inclui efeitos positivos na avaliação subjetiva da melhora da qualidade do sono.

Os efeitos colaterais incluem náuseas e tonturas, as quais são mais comuns e temporárias. Pode provocar o aumento de transaminases hepáticas, sendo recomendado o acompanhamento com testes de função hepática ao longo das primeiras 2 a 24 semanas de tratamento. A evidência é fraca para o uso de agomelatina na insônia.

Melatonina

É um hormônio produzido e secretado pela glândula pineal no período do escuro sob o controle do núcleo supraquiasmático. É disponível quando o triptofano é convertido a serotonina e, a seguir, convertido a melatonina. Os níveis de melatonina são baixos ao longo do dia e aumentam gradualmente no final da tarde e início da noite, com pico entre 2 horas e 4 horas da manhã. Tem ação facilitadora do início do sono por influenciar a promoção do sono e do ciclo sono-vigília através da ativação de seus receptores, portanto é um cronobiótico. Em pessoas idosas é frequente a presença de transtornos do sono associados ao comprometimento na produção de melatonina.

Poucos estudos mostraram que a melatonina causa uma melhora objetiva no sono por meio de avaliação com PSG. Em idosos com insônia de manutenção, a melatonina diminuiu a queixa subjetiva. Estudos com melatonina de liberação rápida, intermediária e lenta demonstraram que, independentemente do mecanismo de ação do medicamento, ocorre diminuição da latência para início do sono, mas não há aumento do TTS.

O uso da melatonina no tratamento dos transtornos do ritmo circadiano já tem seu papel estabelecido conforme dados da American Academy of Sleep Medicine (AASM), no entanto, no caso da insônia, os resultados ainda não são tão consistentes, apesar de alguns resultados positivos em populações específicas como idosos, cegos e crianças com espectro autista.

Vários estudos demonstraram que a melatonina apresenta bom perfil de tolerabilidade e segurança, com poucos efeitos colaterais.

Por ser comercializada como um suplemento alimentar, as apresentações disponíveis são muito variadas e algumas estão associadas a fitoterápicos e não há farmacovigilância.

Benzodiazepínicos

Pela ocorrência de efeitos adversos como sonolência, tontura, fadiga, insônia rebote, risco de quedas, abuso e dependência, declínio cognitivo e rápida perda de eficácia hipnótica os benzodiazepínicos (BDZ) que temos no Brasil não são recomendados para o tratamento da insônia. Em detrimento às recomendações e indicações do uso restrito para a insônia, os BDZs ainda são frequentemente prescritos. No Brasil, estima-se que 2 a 21% da população seja usuária crônica de BDZs, especialmente mulheres e idosos. No *guideline* americano, há 2 BDZs recomendados para o tratamento da insônia, o temazepam (de início e manutenção de sono) e triazolam (de início de sono), não disponíveis no Brasil.

Atuam de forma não seletiva nas subunidades α_1 a α_6 do receptor GABA$_A$, levando a seus efeitos hipnóticos, cognitivos, de depressão respiratória, ansiolíticos, miorrelaxantes e antiepilépticos.

A meia-vida dos BDZs varia conforme a substância em si. Os fármacos benzodiazepínicos com meia-vida ultracurta de 2 a 4 horas como o midazolam e curta de 6 a 12 horas como o lorazepam favorecem o despertar precoce e amnésia anterógrada e estão mais relacionados a abuso de dosagens. Os de meia-vida intermediária, de 8 a 25 horas como bromazepam, flunitrazepam, alprazolam e estazolam e aqueles de meia-vida ultralonga de 20 a mais horas como o diazepam, clonazepam e flurazepam estão associados ao risco de sedação diurna, quedas e prejuízo cognitivo, especialmente na população idosa.

Em pacientes com insônia crônica o BDZ reduz a latência do sono, diminui o número de despertares noturnos, aumenta o tempo total de sono e melhora a qualidade do sono pela avaliação subjetiva e objetiva em curto tempo em relação a nenhum tratamento realizado. Entretanto, ocorrem alterações significativas na arquitetura do sono caracterizadas pelo aumento de N2, redução de N3 e aumento da latência do sono REM.

A descontinuação dos BDZs baseia-se no conceito de que a ocorrência de eventos adversos é superior aos benefícios da melhora da qualidade de sono, valoriza a melhora da função cognitiva e redução da sonolência com a retirada e a redução do risco de quedas e acidentes. O uso de BDZ em idosos (idade acima de 65 anos) tem sido debatido e a descontinuação gradual é encorajada e recomendado o fortalecimento de medidas comportamentais e cognitivas (TCCI).

A retirada gradual é recomendada por semanas ou meses por amenizar a incidência e a gravidade dos efeitos da abstinência em comparação à retirada abrupta. O protocolo canadense de descontinuação recomenda a redução de 10 a 25% da dosagem nas primeiras 2 semanas e a progressão desta redução, ainda menor e lenta, nas semanas seguintes sendo sugerido redução de 12,5% da dosagem a cada 2 semanas.

Antagonistas hipocretinérgicos

Os antagonistas do receptor de hipocretina ou orexina são uma nova classe de medicamentos aprovados para o tratamento da insônia, porém ainda não estão disponíveis no Brasil. As hipocretinas A e B são neuropeptídeos hipotalâmicos que desempenham um papel fundamental na promoção da vigília e na regulação do ciclo sono-vigília.

Suvorexanto

É um antagonista dual dos receptores da hipocretina. É absorvido pela mucosa oral e atinge pico plasmático em 2,2 horas, com meia-vida de 12 horas. Não tem interação com medicamentos ou outras drogas. Pode ser utilizado para tratamento de insônia de manutenção em adultos, com redução significativa do tempo de vigília após o início do sono e melhora subjetiva do TTS, em doses de 10 a 20 mg. Dosagens acima de 40 mg tiveram alta prevalência de efeitos adversos, no entanto, entre 10 e 20 mg os efeitos colaterais foram similares aos do placebo. Principais efeitos adversos: sonolência, piora de sintomas depressivos e relatos individuais de ideação suicida.

A dosagem recomendada é 10 mg, 30 minutos antes de deitar-se. A dosagem aprovada pela FDA foi de até 20 mg para pacientes adultos e até 15 mg para pacientes idosos. Existem relatos de efeitos positivos no sono em pacientes idosos e pacientes com doença de Alzheimer.

Lemborexanto

O lemborexanto é um antagonista dual dos receptores da hipocretina, indicado para o tratamento da insônia caracterizada por dificuldades com o início e/ou manutenção do sono. Promove diminuição da latência para o sono persistente e aumenta a eficiência do sono.

A dosagem indicada é de 5 a 10 mg tomados imediatamente antes de se deitar e ter previsão de tempo de cama de, pelo menos, 7 horas. O lemborexanto tem o potencial de induzir o metabolismo dos substratos do CYP2B6, como bupropiona e metadona, podendo levar à redução da eficácia desses medicamentos. O uso concomitante com o álcool deve ser evitado por chance de queda e alteração da memória. Os efeitos colaterais mais comuns foram sonolência, cefaleia e pesadelos.

Daridorexanto

É um antagonista dual dos receptores hipocretinérgicos indicado para o tratamento da insônia inicial e de manutenção. Observou-se diminuição da latência para o sono persistente, diminuição do despertar após início de sono e aumento do TTS. A meia-vida é de 8 horas.

A dosagem indicada é 25 a 50 mg. A coadministração de daridorexanto com o inibidor moderado do CYP3A4 (diltiazem, eritromicina, ciprofloxacino, ciclosporina) aumentou a concentração do daridorexanto. A coadministração de 50 mg de daridorexanto com álcool levou a efeitos aditivos no desempenho psicomotor. Dor de cabeça, sonolência, tonturas e náusea formam efeitos colaterais frequentes, enquanto fadiga, paralisia do sono e alucinação hipnagógica foram pouco frequentes.

Antipsicóticos

Drogas antipsicóticas muitas vezes são utilizadas para produzir sedação, apesar de não serem drogas de escolha para o tratamento sintomático do transtorno da insônia. Seus efeitos hipnóticos são relacionados ao antagonismo H1 bem como 5-HT$_{2A}$ e alfa-1-adrenérgico.

Os antipsicóticos atípicos, a olanzapina, a clozapina e, particularmente, a quetiapina, são frequentemente utilizados na prática clínica para o tratamento do transtorno da insônia ou insônia com comorbidade a doenças psiquiátricas. Apesar de seu uso, os antipsicóticos exibem limitações importantes: não são eficazes para todos os pacientes e apresentam efeitos colaterais muito significativos, tais como ganho de peso, síndrome metabólica, sintomas extrapiramidais e aumento dos movimentos periódicos de pernas durante o sono.

Fármacos antiepilépticos

Gabapentina e pregabalina

São drogas com perfis farmacológicos semelhantes. Provavelmente, a modulação dos sistemas gabaérgico e glutamatérgico está associada a seu efeito sedativo e ansiolítico. A gabapentina e a pregabalina aumentam o sono de ondas lentas sem afetar outras variáveis polissonográficas. Existem poucas evidências sobre o uso da gabapentina no tratamento da insônia, com resultados estatísticos controversos, não sendo recomendados para o tratamento de insônia. Não existem dados de literatura sobre o uso da pregabalina na insônia não comórbida, mas parece melhorar o sono em pacientes epilépticos insones. Os dados da literatura mostram que tanto a gabapentina quanto a pregabalina têm papel importante no tratamento da dor, síndrome das pernas inquietas e movimentos periódicos dos membros, fibromialgia e ansiedade com efeitos positivos no padrão de sono.

Anti-histamínicos

O uso de anti-histamínicos não é recomendado para o tratamento da insônia. Difenidramina, prometazina e hidroxizina são utilizados de maneira aleatória para a insônia por seus efeitos sedativos; entretanto, efeitos colaterais adicionais incluem diminuição do estado de alerta, diminuição da função cognitiva, delírio, boca seca, visão turva, retenção urinária, constipação e aumento da pressão intraocular, além de sedação pela meia-vida prolongada e pela rápida tolerância.

Fitoterápicos

Uma variedade de produtos à base de plantas é supostamente útil para a insônia. Há pouca evidência nos ensaios clínicos randomizados sobre a eficácia de muitos fitoterápicos. O mais estudado para a insônia é o extrato de raiz da valeriana, a *Valleriana officinalis*. O principal componente do extrato de valeriana é o ácido valerênico, que atua de forma sinérgica nos receptores do GABA, o que concede efeito hipnótico, sedativo, ansiolítico e miorrelaxante. As revisões sistemáticas mostram que a valeriana, nas dosagens de 300 a 600 mg, é bem tolerada e provoca benefício subjetivo na melhora da qualidade do sono, mas não existem evidências objetivas suficientes que fortaleçam a indicação da valeriana no tratamento da insônia.

No Brasil também são muito populares os extratos e preparações à base de plantas do gênero *Passiflora*, popularmente conhecido como "maracujá". A espécie mais estudada é a *Passiflora incarnata* L. Apesar de alguns estudos sugerirem possíveis efeitos benéficos e segurança em seu uso, ainda faltam rigor metodológico ou replicação dessas pesquisas que evidenciem sua eficácia no tratamento da insônia.

Canabinoides

Apesar do amplo uso comunitário de *Cannabis* e produtos canabinoides, que compreendem os endocanabinoides, os fitocanabinoides e os canabinoides sintéticos, para beneficiar o sono, há evidências limitadas para apoiar o seu uso clínico, não havendo estudos científicos robustos.

Embora alguns resultados do estudo apontem para o uso dos canabinoides nos transtornos da insônia e apneia do sono, a maioria, até o momento, é limitada por baixa qualidade, amostras pequenas, alto risco de viés, curto período de tratamento, significado clínico incerto, diferentes formulações, produtos, doses e formas de absorção e falta de desenhos de estudos rigorosamente controlados.

Os departamentos científicos da Academia Brasileira de Neurologia descreveram as evidências do uso médico dos canabinoides nas diversas áreas e nenhuma evidência suporta seu uso para transtorno de insônia, até a presente data. Evidências crescentes sugerem um papel importante do sistema endocanabinoide na regulação do ciclo sono-vigília, destacando forte justificativa para a continuidade da investigação e otimização de novas terapêuticas.

DESTAQUES

Os agonistas seletivos de receptores benzodiazepínicos: zolpidem, zopiclona e eszopiclona **são recomendados** para o tratamento farmacológico nos pacientes com insônia aguda, tanto de início de noite quanto para insônia de manutenção. Os efeitos adversos e riscos de abuso e dependência existem e aumentam conforme a dose e o tempo de uso. Recomenda-se a redução da dose de início para mulheres, pacientes com insuficiência hepática e idosos.

Dos antidepressivos sedativos a doxepina é a única com aprovação pela FDA para o tratamento do transtorno da insônia. Seu uso **é recomendado** para o tratamento do transtorno da insônia de manutenção.

O uso *off-label* da mirtazapina, da trazodona e da amitriptilina **é opcional** para o tratamento do transtorno da insônia de manutenção.

Dos agonistas melatoninérgicos, a ramelteona **é recomendada** para o tratamento do transtorno da insônia inicial e a agomelatina **não é recomendada** para o tratamento da insônia até que novas evidências estejam disponíveis.

A melatonina **não é recomendada** para o tratamento da insônia até que novas evidências estejam disponíveis. Pelo seu uso bem estabelecido no tratamento dos transtornos do ritmo circadiano, as propriedades hipnóticas da melatonina podem ser úteis para o tratamento da insônia comórbida às alterações de ritmo circadiano.

Os benzodiazepínicos comercializados no Brasil **não são recomendados** para o tratamento da insônia até que novas evidências estejam disponíveis. Em uma eventual circunstância em que possa ser necessário o uso de benzodiazepínicos para a insônia, recomenda-se discutir os riscos e benefícios com o paciente, sendo que a prescrição deve ser por tempo limitado, com controle de dosagem e monitoramento do tratamento que inclua o planejamento da retirada.

Os antagonistas hipocretinérgicos suvorexanto, lemborexanto e daridorexanto **são recomendados** para o tratamento do transtorno da insônia de manutenção e os dois últimos também para insônia inicial.

Os antipsicóticos **não são recomendados** para o tratamento do transtorno da insônia até que novas evidências estejam disponíveis. Pelo seu uso bem estabelecido em outras doenças psiquiátricas e neurológicas, as propriedades hipnóticas dos antipsicóticos podem ser úteis para o tratamento da insônia comórbida a essas doenças.

Os fármacos antiepilépticos **não são recomendados** para o tratamento do transtorno da insônia até que novas evidências estejam disponíveis. Pelo seu uso bem estabelecido no tratamento da síndrome das pernas inquietas, no movimento periódico de membros, nas polineuropatias e síndromes dolorosas, as propriedades hipnóticas da pregabalina e da gabapentina podem ser úteis para o tratamento da insônia comórbida a essas doenças.

As drogas anti-histamínicas **não são recomendadas** para o tratamento da insônia até que novas evidências estejam disponíveis.

Os fitoterápicos **não são recomendados** para o tratamento do transtorno da insônia até que novas evidências estejam disponíveis. O uso da valeriana é uma possibilidade *off-label*.

Os canabinoides **não são recomendados** para o tratamento da insônia até que novas evidências estejam disponíveis.

A Figura 73.2 resume o processo de diagnóstico e tratamento da insônia.

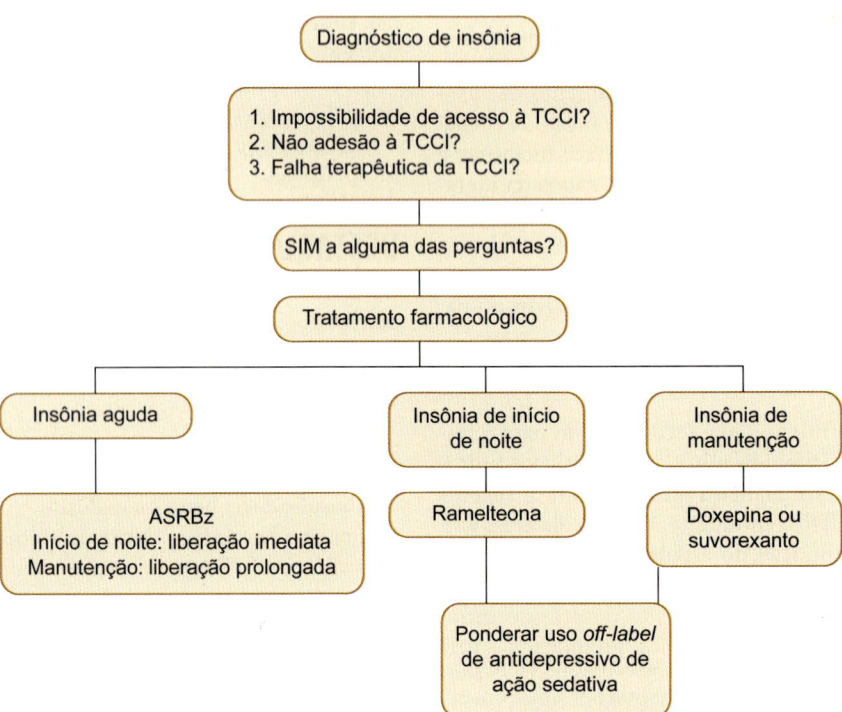

Figura 73.2 Fluxograma de diagnóstico e tratamento da insônia.

CAPÍTULO 74

Parassonias do Sono Não REM

Álvaro Pentagna

INTRODUÇÃO

As parassonias são experiências ou eventos físicos indesejados que ocorrem na transição da vigília para o sono, durante o sono ou com o despertar.

No imaginário popular, as parassonias têm várias explicações, desde a expressão de desejos reprimidos à ocorrência de fenômenos fantasmagóricos ou de experiências espirituais. Em sua obra *De motu musculorum*, o médico romano Galeno (129-217) descreve o quadro de parassonia já no século II d.C. Além disso, as parassonias fazem parte de histórias cômicas e trágicas e estão cercadas de anedotas. A cena de sonambulismo de *Lady Macbeth* descrita por William Shakespeare e a ópera *La Sonnambula*, de Vincenzo Bellini, são exemplos famosos do fascínio gerado pelas parassonias ao longo da história.[1]

Essa curiosidade que as parassonias nos dão talvez se deva a antigas interpretações do sono como um momento de inatividade do corpo ou até mesmo de um estado intermediário com a morte. Na realidade, o sono é uma condição de outro estado comportamental do sistema nervoso central além da vigília, o que esclarece a presença de atividade elétrica cerebral não reduzida, mas diversa durante sua ocorrência, como foi registrado pela primeira vez por Berger. Isso também nos dá pistas sobre o que poderia ocorrer durante um episódio de parassonia.

Sabendo que há atividade elétrica cerebral tanto acordado quanto dormindo, a ideia da ocorrência de comportamentos semelhantes à vigília durante o sono passa a ser plausível. Esta atividade seria a explicação das parassonias e dos sonhos, epifenômenos do período de sono. Em parte, esta afirmação está correta. Seu erro está no fato de as parassonias não serem exclusivamente do estado de sono, mas também estarem relacionadas à transição entre a vigília e o sono.

Após a descrição dos movimentos oculares rápidos por Aserinsky e Kleitman[2] (1953), o estudo do sono chegou a um divisor de águas que mostrou que este estado comportamental não é único, mas pode ser caracterizado em dois.[2] Pelos movimentos oculares rápidos (REM, do inglês *rapid eye movement*), o sono foi dividido entre REM e não REM (NREM). O conhecimento desses estados neurofisiológicos do sono é muito importante para a compreensão do presente texto, uma vez que as parassonias também foram divididas entre REM e NREM.

Desde 2014, após a publicação da terceira edição da Classificação Internacional dos Distúrbios do Sono (*International Classification of Sleep Disorders* [ICSD-3]), cujo texto foi revisado em 2023 (ICSD-3-TR), as parassonias ocupam uma posição entre os grupos principais e foram classificadas como parassonias NREM, parassonias REM, um terceiro grupo das outras parassonias e, por fim, o sonilóquio (Tabela 74.1).[3,4]

Este capítulo discorre sobre as parassonias do sono NREM e sua compreensão pode depender da leitura complementar do Capítulo 75, *Parassonias do Sono REM*, uma vez que há um importantíssimo diagnóstico diferencial entre elas. Inicia-se com uma explicação sobre a provável fisiopatologia das parassonias do sono NREM, seguida do detalhamento de cada uma. O texto finaliza com os métodos diagnósticos que podem ser utilizados, os diagnósticos diferenciais e o tratamento.

FISIOPATOLOGIA

Não é em vão o termo "parassonias do despertar" quando se fala sobre as parassonias do sono NREM uma vez que os episódios ocorrem na transição entre o sono e a vigília. Um estímulo que provoque o despertar, como um barulho, o toque de uma pessoa ou uma pausa respiratória, é comumente gatilho para um evento de parassonia. O estímulo vai levar a atividade elétrica cerebral a um estágio transicional de ondas lentas de elevada amplitude mescladas a atividade alfa e beta em que o sono e a vigília se confundem e nenhum deles predomina.[5,6]

Para que ambas as condições, sono e vigília, aconteçam simultaneamente no mesmo cérebro, é necessário que o evento de despertar não seja completo. Assim, observa-se um elemento importante do sono NREM: a inércia do sono. Trata-se da situação de "sono pesado" ou "embriaguez do sono" durante o pico de tônus gabaérgico do estágio N3 do sono NREM.[7] Ocorre nesse momento uma atividade elétrica cerebral com predomínio de ondas lentas na frequência delta, com elevada amplitude: um estágio de sono caracterizado por baixa interação ambiental e elevado limiar para atingir o despertar. Nessa fase do sono, o sistema nervoso central está suscetível à parassonia, pois a atividade inibitória pode se manter durante a transição entre o sono e a vigília e prolongar esse estado letárgico em um indivíduo que deveria estar completamente acordado.[8]

Tabela 74.1 Parassonias conforme a ICSD-3-TR.

1. Parassonias relacionadas ao sono não REM	Transtornos do despertar • Despertar confusional (inclui aqui a parassonia sexual) • Sonambulismo • Terror noturno Transtorno alimentar relacionado ao sono
2. Parassonias relacionadas ao sono REM	Transtorno comportamental do sono REM Paralisia do sono isolada recorrente Transtorno de pesadelos
3. Outras parassonias	Síndrome da cabeça explosiva Alucinações relacionadas ao sono Disfunção urológica relacionada ao sono Relacionada a transtornos dissociativos Parassonia por condição médica Parassonia por medicação ou outras substâncias Parassonia inespecífica
4. Sintomas isolados ou variantes da normalidade	Sonilóquio

Todavia, a associação exclusiva entre a instabilidade e a inércia do sono não é suficiente para desencadear a parassonia. É sabido que os pacientes que têm algum tipo de parassonia NREM não raramente apresentam frequentes microdespertares durante o período de sono de ondas lentas sem apresentarem o evento.[9] Se esses indivíduos apresentassem um episódio de parassonia após qualquer microdespertar durante o sono NREM eles teriam vários eventos em todas as noites de sono, o que não acontece. Assim, é importante que se desencadeie a ativação de um centro motor. Trata-se de sistemas mais primitivos da motricidade e do comportamento onde estariam padrões motores para a sobrevivência da espécie, como defesa, alimentação e atividade sexual. Além disso, existem engramas motores que podem ser ativados como a deambulação, a fala e o choro.[10,11] E estes são os comportamentos apresentados durante o episódio de parassonia NREM.

Conhecendo esses três componentes da fisiopatologia das parassonias do sono NREM (fragmentação do sono, ativação do engrama, inércia), pode-se criar a sequência de um episódio da seguinte forma: qualquer evento que desencadeie um despertar durante o sono NREM, principalmente durante o estágio N3, pode levar à ativação de um centro ou engrama motor que será o comportamento apresentado durante a parassonia. Com a inércia do sono, mantém-se o estado de "lentificação" necessário para que a parassonia ocorra (Figura 74.1).

Terzaghi et al.[8] descreveram um caso de parassonia NREM durante um monitoramento eletroencefalográfico cortical de rotina para uma cirurgia de epilepsia. Observaram-se surtos de ondas lentas na frequência delta com projeção nos córtices frontal e parietal dorsolateral associados a uma atividade rápida beta nas áreas motora e do cíngulo muito semelhante àquela apresentada durante execução motora da vigília. Um quadro comportamental de padrão complexo sexual, diferente das crises geralmente apresentadas pelo paciente, ocorreu após 5 segundos da alteração no eletroencefalograma.[8] Este achado foi muito semelhante a uma descrição de episódio de sonambulismo durante exame de SPECT cerebral, ou seja, atividade cerebral de sono nas áreas frontoparietal associada a atividade de vigília nas áreas motoras e do cíngulo, muito relacionadas à ativação dos centros motores.[12] Esses dois relatos de caso demonstraram que uma parte do encéfalo se encontra ainda dormindo enquanto outras áreas efetivamente despertam durante um evento.

Não se sabe ao certo quais são os fatores que diferenciam entre aqueles que apresentam um episódio de parassonia do sono NREM e quem não sofre com elas. Existe uma provável relação genética, já que a história familiar é altamente prevalente. Petit et al.[13] sugeriram que 47,4% das crianças devem apresentar algum evento de sonambulismo se um dos pais também tiver histórico pessoal. Esse índice foi para 61,5% quando ambos os pais apresentaram o quadro ao longo de suas vidas.[13] No entanto, ainda não se conhecem o padrão de herança nem de expressão dos genes, muito menos quais proteínas e estruturas neurais estariam envolvidas.[14] Lecendreux et al. encontraram o *HLA-DQB1* em 35% de pacientes com sonambulismo contra 8% no grupo controle.[15]

APRESENTAÇÕES CLÍNICAS

A ocorrência de parassonias do sono NREM é comum ao longo da vida. Uma metanálise demonstrou que 6,9% da população deve experimentar ao menos um evento. As crianças são as mais acometidas, sendo que 5% delas apresentaram algum episódio nos últimos 12 meses, contra 1,5% dos adultos no mesmo estudo.[16]

Além do predomínio na população jovem, outras duas características clínicas devem ser destacadas: a amnésia e a interação parcial com o ambiente. Habitualmente, os pacientes com parassonias NREM pouco, ou nada, recordam-se do ocorrido.[3] Também se observa uma interação com o ambiente, como falar com as pessoas presentes no recinto, pegar objetos e desviar de obstáculos grandes, no entanto, de forma muitas vezes inadequada, incoerente ou desconexa, levando ao risco significativo de acidentes nos casos

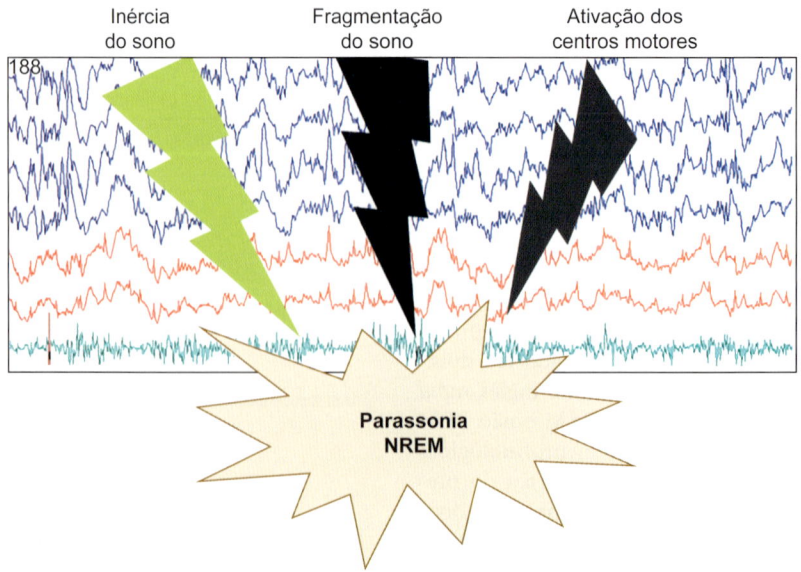

Figura 74.1 A fragmentação do sono durante o estágio N3 pode levar a um despertar parcial apenas de regiões de centros motores ou comportamentais, levando ao episódio de parassonia do despertar.

mais complexos. É importante enfatizar que o paciente não interage com um sonho, mas com o ambiente onde se encontra, mesmo que de maneira confusa.

Recuperando os conceitos fisiopatológicos das parassonias NREM, pode-se afirmar que elas são classificadas conforme o comportamento apresentado. Também vale ressaltar que um mesmo paciente pode apresentar tipos diferentes ao longo da vida ou em um mesmo período de vida. Um terço das crianças pré-escolares que apresentaram terror noturno devem passar por eventos de sonambulismo na idade escolar.[13]

Despertar confusional

O despertar confusional consiste em confusão mental ou comportamental a partir de um despertar durante o sono NREM. O despertar confusional apresenta-se com mais agitação do que o sonambulismo, em que predomina um comportamento geralmente calmo. Um episódio típico começa com demência, o paciente apresenta-se desorientado no tempo e no espaço, com fala arrastada, não reativa a estímulos externos e não há ativação autonômica exceto eventual sudorese. Durante um despertar confusional, especialmente se houver manipulação, o comportamento pode ser inapropriado, com maior resistência e por vezes violento, podendo durar poucos ou muitos minutos, geralmente de 5 a 15 minutos.[3] Em alguns casos de privação do sono, transtornos do humor, consumo de álcool, apneia obstrutiva do sono, uso de medicações psicotrópicas, abuso de drogas ou despertares forçados no início do sono, podem precipitar um despertar confusional. É mais comum em crianças de até 5 anos, com prevalência de 17% entre 3 e 13 anos. São comuns sonilóquios, gritos, choro inconsolável, bruxismo. Geralmente é benigno e autolimitado e cerca de 17 a 20% desenvolvem sonambulismo na adolescência.[17]

Comportamento sexual anormal relacionado ao sono

Também conhecida como parassonia sexual, é uma variante clínica do despertar confusional em adultos, porém apresentando comportamentos sexualizados. A prevalência é desconhecida e é pouco relatada por pacientes e por familiares, descrita originalmente em adultos jovens do sexo masculino. Essas pessoas apresentam um comportamento sexual normal durante a vigília, mas possuem uma história pessoal ou familiar de distúrbios do despertar durante sono NREM. As manifestações sexuais ocorrem durante um despertar confusional, podendo estar associado a sonambulismo ou comportamento alimentar. O paciente pode despir-se, gemer de forma sensualizada, masturbar-se, por vezes de maneira violenta e mesmo buscar um ato sexual seja com quem estiver no mesmo recinto, sem distinguir as pessoas.[18] Tal comportamento sexual durante o sono pode causar implicações médico-legais.[19]

Sonambulismo

Sonambulismo é definido e classificado como um transtorno do despertar com episódios semelhantes tanto em adultos e quanto em crianças. Os episódios de sonambulismo caracterizam-se por comportamentos motores que se iniciam abruptamente a partir de estímulos que geram despertar durante o sono NREM. Ocorrem comportamentos semiestruturados e automáticos como sentar-se na cama, levantar-se e até deambular de forma vagarosa e calma. Caracteristicamente o paciente está de olhos abertos e vidrados, com uma expressão facial vaga e distante, sem fisionomia de medo ou terror. Há certo grau de gerenciamento do meio ambiente, evitando obstáculos ou superando-os, como abrir portas, mas acidentes como cair de escadas, tropeçar em objetos durante a marcha podem acontecer. Alguns eventos podem se associar a alucinações hipnagógicas aterrorizantes do tipo visual, em que os pacientes relatam a necessidade de escapar de uma situação de perigo por intrusos no ambiente de sono, animais perigosos, figuras fantasmagóricas ou demoníacas. Situações como estas podem causar autolesões.[3]

Nos adultos podem ocorrer manifestações motoras mais vigorosas durante os episódios de sonambulismo agitado, em que o paciente tenta aparentemente fugir de alguma ameaça. O paciente pode correr, gritar, com atos agressivos, lesivos, pular de uma janela, realizar atos inadequados como urinar ou defecar fora do banheiro ou até conduzir um veículo. Os episódios terminam espontaneamente. A duração dos episódios pode ser de poucos minutos até algumas horas e há relatos de violência durante o episódio de sonambulismo, mais comumente relacionados em homens jovens. A atividade autonômica é mínima e proporcional ao grau de agitação. Há geralmente amnésia total para o evento e, se o paciente for acordado, pode haver confusão mental.

O sonambulismo é mais comum em crianças entre 5 e 15 anos, com pico entre 8 e 12 anos (prevalência de 2 a 17%), sem predominância de gênero, desaparecendo ao redor de 15 anos. Muitas das crianças que desenvolvem sonambulismo apresentavam despertares confusionais até os 5 anos.[17] O sonambulismo persiste na idade adulta em cerca de 25% das crianças pré-púberes. A prevalência em adultos varia entre 1,5 e 4%.[13,17] A persistência de sonambulismo após os 10 anos ou aparecimento após 16 anos estão fortemente associados a história familiar de parassonias. Nessa faixa etária são comuns comportamentos lesivos, enquanto o quadro clínico na criança é mais benigno e sem violência. O sonambulismo lesivo é mais comum no sexo masculino.[17]

Além das alucinações, alguns sintomas também podem ocorrer, como a enurese, o sonilóquio e o bruxismo.

Terror noturno

O terror noturno é caracterizado por um despertar confusional súbito nas primeiras horas da noite, acompanhado de sentar-se na cama, grito estridente e agudo compatível com reação de desespero, com intensa ativação do sistema nervoso autônomo (taquicardia, taquipneia, sudorese, midríase, aumento do tônus muscular) e fácies de extremo terror. A criança permanece irresponsiva e inconsolável pelos pais. Exceto por algumas imagens, a criança tem amnésia ao episódio. A memória inclui necessidade de lutar com monstros ou outras ameaças. Pode haver vocalizações incoerentes ou chamamentos por parentes, entretanto, eles não estão acordados. Os episódios duram de 5 a 20 minutos.[3]

O terror noturno é o exemplo do paradoxo, hiperatividade autonômica endógena com aumento do limiar para despertar. Nos adultos pode haver deambulação ou até correr, relatos de sonhos fragmentados e comportamentos lesivos violentos.

A prevalência é de 1 a 6% na infância, com pico entre 4 e 12 anos, e de cerca de 2% em adultos.[20] É mais comum no sexo masculino. A persistência ou o aparecimento na idade adulta tem as mesmas implicações fisiopatológicas que o sonambulismo e é um diagnóstico diferencial com cefaleia em salvas. Noventa por cento dos pacientes têm história familiar de sonambulismo ou sonilóquios.

Transtorno alimentar relacionado ao sono

O transtorno alimentar relacionado ao sono é outra variante de parassonia do despertar com confusão mental em adultos, de acordo com a ICSD-3. Foi descrita pela primeira vez, em 1991, por Schenck et al. com o relato de 19 pacientes adultos.[21] É caracterizado por episódios de busca e ingesta de alimentos ou bebidas durante o sono noturno associados a despertares confusionais. A ingesta alimentar causa interrupção da continuidade do sono, sono não reparador e sonolência diurna. Os episódios alimentares são involuntários e o nível de consciência para o ato é variável, geram ganho de peso, inapetência matutina, desconforto abdominal e distúrbios metabólicos como dislipidemia e hiperglicemia. Os alimentos ingeridos não fazem parte da dieta normal, sendo aqueles mais calóricos, como doces e massas, os mais consumidos. Alguns pacientes podem ingerir comidas quentes demais, congeladas, cruas ou ingesta de ração de cachorro ou gato. Há relatos de ingesta de materiais não alimentares, como o conteúdo de um cinzeiro, cola ou detergente, causando intoxicações. Observa-se sequência comportamental típica do episódio consistindo em se levantar da cama e seguir até a cozinha, onde o paciente inicia a ingesta compulsiva. Não há relato de fome ou sede por parte dos pacientes.

A prevalência está entre 0,45 e 2% da população geral e 66 a 83% dos casos acometem mulheres. O início está entre 22 e 29 anos e é descrita uma evolução crônica com duração de 11 a 15 anos.[22]

O nível de consciência durante os episódios alimentares pode variar entre os episódios na mesma noite ou de uma noite para outra. Os episódios com alteração do nível consciência ocorrem sem cuidados adequados no preparo de alimentos, havendo riscos de engasgos, aspiração, queimaduras de pele (mãos, tronco ou rosto) e mucosa oral; lesões odontológicas, cortes ou danos materiais como incêndio podem ocorrer.

Cerca de 50% dos pacientes com transtorno alimentar relacionado ao sono apresentam histórico de outros transtornos primários do sono como síndrome das pernas inquietas, transtorno do movimento periódico de membros, bruxismo, transtorno do comportamento sexual anormal durante o sono, apneia obstrutiva do sono ou padrão irregular de sono. História pessoal de sonambulismo é considerada um importante fator predisponente.[23] Abuso de substâncias, transtorno depressivo, abstinência de álcool, nicotina, cocaína, hepatite viral, encefalite herpética, ansiedade também são relatadas. Episódio depressivo pode ser uma consequência do descontrole de peso.

DIAGNÓSTICO

O diagnóstico das parassonias do sono NREM é predominantemente clínico. Uma anamnese detalhada associada ao conhecimento dos tipos de parassonias pode ser suficiente para uma hipótese diagnóstica bem elaborada.

O único método diagnóstico disponível é a polissonografia associada ao monitoramento por vídeo. Nas suspeitas de parassonia do sono NREM, pode-se solicitar privação de sono na noite anterior para provocar um rebote de sono de ondas lentas (N3) durante o registro e assim aumentar as chances de desencadear um evento. Durante o sono de ondas lentas, o técnico provoca um estímulo tátil ou auditivo com intensidade suficiente para provocar um despertar que seria o gatilho para a ativação do centro motor de um episódio de parassonia. Apesar de sua alta especificidade, a sensibilidade é baixa, já que nem todo despertar será desencadeador de um evento. Assim sendo, seu uso não é essencial para o diagnóstico.

O diagnóstico diferencial deve ser sempre levado em conta. As principais doenças que podem ser confundidas com uma hipótese de parassonia do sono NREM são:

- Apneia obstrutiva do sono
- Epilepsia hipermotora relacionada ao sono
- Simulação
- Transtorno comportamental do sono REM
- Transtorno de pesadelos
- Síndrome da cabeça explosiva
- Alucinações relacionadas ao sono
- Parassonia relacionada a transtornos dissociativos
- Intoxicação exógena
- Narcolepsia
- Hipersonia idiopática
- Síndrome de Kleine-Levin
- Síndrome do comer noturno
- Cefaleias primárias noturnas.

O eletroencefalograma é comumente realizado para a pesquisa de eventual epilepsia, uma vez que a faixa etária de início das parassonias do sono NREM se confunde com o primeiro pico de incidência das epilepsias. O uso de questionários, como o FLEP (*Frontal Lobe Epilepsy and Parasomnias*), pode ser útil para distinguir as epilepsias hipermotoras relacionadas ao sono, porém autores têm recomendado a revisão de algumas de suas limitações para que seja utilizado de forma sistemática.[24]

O principal destaque do diagnóstico diferencial está nas parassonias do sono REM. Existem características que as diferenciam entre si e o transtorno comportamental do sono REM é a principal delas (Tabela 74.2).

Outro ponto importante no diagnóstico é a busca do uso de fármacos com potencial de causar parassonias NREM. Antidepressivos e agonistas seletivos do receptor benzodiazepínico são os mais frequentes. Alguns fármacos com descrição de terem provocado parassonias são:

- Zolpidem
- Antidepressivos inibidores seletivos da recaptação de serotonina e de ação dual (serotonina e noradrenalina)
- Antidepressivos tricíclicos

Tabela 74.2 Diferenciação entre parassonias NREM e transtorno comportamental do sono REM.

	Parassonia NREM	Transtorno comportamental do sono REM
Idade	Crianças, adolescentes e adultos jovens	Idosos
Recordação do evento	Nenhuma ou muito pouca	Descreve muito bem o sonho, geralmente com temática violenta
Interação	Parcial, mas relativamente boa com o ambiente	Apenas com o sonho, sem interagir com o ambiente
Horário de ocorrência	Primeiro terço da noite, quando predomina N3	Segunda metade da noite, quando predomina REM
Gatilhos	Comumente presentes	Ausentes
Doenças neurodegenerativas	Sem associação	Comumente associadas
Histórico familiar	Frequente	Não há associação

- Mirtazapina
- Álcool
- Lítio
- Propranolol
- Quetiapina e olanzapina.

TRATAMENTO

O tratamento medicamentoso nem sempre é necessário. Deve-se determinar qual é o impacto da parassonia na vida do paciente para se estabelecer sua necessidade e qual a melhor forma de fazê-lo. Além disso, no caso do sonambulismo e do terror noturno, a parassonia pode ser autolimitada e, portanto, apenas a observação e orientações aos familiares sobre como lidar com o paciente durante um evento são suficientes.

Durante um evento de parassonia, a principal atitude daqueles que se encontram com o paciente deve ser de calma. O mito do risco de morte ao despertar um paciente talvez esteja relacionado a um real risco de se causar um episódio de agitação por despertar confusional e tanto o paciente quanto o interventor podem se machucar. O melhor a se fazer é conduzir o paciente de forma suave até seu quarto para que se deite e retome o sono. Nos casos de terror noturno, o profissional deve orientar muito bem os pais sobre a limitação do tempo de doença e que as tentativas de consolo podem prolongar o evento, apesar da angustiante situação de choro da criança. Nos eventos de agitação, quem assiste o paciente deve evitar que ele se machuque e aguardar até que o episódio acabe.

As orientações sobre higiene do sono são essenciais, pois diminuem a frequência de despertares durante a noite. Alimentos como álcool e cafeinados, além do tabaco, também são fragmentadores do sono. A segurança do quarto e da casa também são importantes. Tratar transtornos do sono comórbidos como a apneia obstrutiva do sono pode reduzir o risco de eventos por diminuir a fragmentação do sono.

O tratamento medicamentoso é geralmente de boa resposta e com doses baixas de medicação. A terapia medicamentosa deve ser indicada em casos de parassonias de maior complexidade e risco de auto ou heteroagressão. Seu principal objetivo está em consolidar o sono e reduzir os episódios de despertar que possam ativar os centros motores da parassonia. O medicamento com mais evidências é o clonazepam, sendo opções com menor evidência os antidepressivos de propriedade hipnótica, como a amitriptilina e a doxepina, sempre em dose baixa. O uso da forma levogira do triptofano é descrito para a população pediátrica.[25]

75

Parassonias do Sono REM

Fernando Morgadinho Santos Coelho

ASPECTOS GERAIS

As parassonias são eventos físicos indesejáveis ou experiências que ocorrem no início ou durante o sono ou, ainda, ao despertar sem repercussões diurnas. Parassonias podem ocorrer durante as fases de sono não REM (NREM, do inglês *non-rapid eye movement*), sono REM (*rapid eye movement*) e durante a transição do sono para vigília. Neste capítulo abordaremos as parassonias do sono REM.

As parassonias são consideradas fenômenos benignos nas crianças e geralmente não têm impacto sério na qualidade e na quantidade de sono. Em casos mais severos, particularmente em adultos e no sono REM, podem causar ferimentos e importante fragmentação do sono.

A *International Classification of Sleep Disorders Third Edition* (ICSD-3) divide as parassonias em distúrbios do despertar (do sono NREM), parassonias normalmente associadas ao sono REM, outras parassonias e sintomas isolados e variantes normais. Podem ser consideradas episódios recorrentes de comportamentos, experiências ou mudanças fisiológicas que ocorrem predominantemente durante o sono. Algumas parassonias são fenômenos primários do sono, enquanto outras podem ser consideradas fenômenos secundários, visto que são manifestações de distúrbios médicos ou psiquiátricos.

As parassonias do sono NREM ocorrem frequentemente na transição dos estágios mais profundos para os mais superficiais, cerca de 2 a 3 horas do início do sono, predominando na primeira metade da noite. A maioria dessas manifestações se resolve espontaneamente. As parassonias do sono REM, por sua vez, predominam na segunda metade da noite, existindo poucas chances de remissão espontânea.

O distúrbio comportamental do sono REM (DCSREM) é um marcador de distúrbios degenerativos das sinucleinopatias (doença de Parkinson, demência por corpúsculos Lewy, atrofia de múltiplos sistemas e falência autonômica primária) em mais de 90% dos casos. Outros distúrbios orgânicos do sono, como as epilepsias noturnas e as apneias obstrutivas do sono, podem mimetizar as parassonias. Em alguns casos, no entanto, a patogênese das parassonias é mais complexa e pode incluir fatores psicogênicos.

A hereditariedade tem sido descrita para a etiologia de muitas formas de parassonias. O mesmo tipo de distúrbio do despertar pode ter implicações diferentes de acordo com a faixa etária. De modo geral e com base em impressões clínicas, esses tipos de distúrbios são inerentes ao próprio desenvolvimento das crianças. Já em adultos, parece haver maior possibilidade de distúrbios psicológicos. Nos idosos, as causas orgânicas devem ser investigadas.

Quando uma parassonia do sono NREM se torna problemática, deve-se considerar a existência de um distúrbio subjacente. Distúrbios respiratórios do sono e síndrome das pernas inquietas podem provocar esses despertares parciais. Em crianças portadoras de distúrbios respiratórios do sono, incluindo síndrome do aumento da resistência das vias aéreas superiores (SARVAS) e síndrome da apneia obstrutiva do sono (AOS) na infância, há maiores evidências da presença de pesadelos, terrores noturnos e sonambulismo que no resto da população.

O diagnóstico das parassonias como classe de distúrbio do sono depende de acurada descrição das manifestações, o que, muitas vezes, requer a apreciação de terceiros reportando o comportamento do paciente. O diagnóstico diferencial com outros distúrbios que perturbam o sono deve sempre ser considerado, paralelamente ao raciocínio diagnóstico empregado para a parassonia.

Os principais diagnósticos diferenciais das parassonias são:

- Apneia obstrutiva do sono
- Epilepsia hipermotora relacionada ao sono
- Simulação
- Síndrome da cabeça explosiva
- Intoxicação exógena
- Hipersonia idiopática
- Síndrome de Kleine-Levin
- Síndrome do comer noturno
- Cefaleias primárias noturnas.

Deve-se considerar, entre outras hipóteses, por exemplo, a epilepsia, particularmente a do lobo frontal. Quando indicados ao diagnóstico diferencial, preconiza-se a realização de exames complementares, como polissonografia com montagem neurológica e vídeo, além de exames de imagem.

DIAGNÓSTICO

O diagnóstico de parassonias, especialmente as do sono NREM, em geral prescinde de exames complementares, podendo ter seu diagnóstico sem grandes dificuldades com uma boa anamnese e exame físico. Na última edição da Classificação Internacional das Doenças do Sono, existem 10 categorias de parassonias, e em apenas uma, distúrbio comportamental do sono REM, há a necessidade de realização de polissonografia com vídeo e montagem neurológica como um critério diagnóstico essencial.

A polissonografia com vídeo e montagem neurológica tem papel importante no diagnóstico diferencial das parassonias, apesar de ser difícil capturar um episódio completo no laboratório. Ainda assim, o exame é importante para avaliar se há outros distúrbios do sono, incluindo a apneia obstrutiva e a existência de crises epilépticas ou atividade epileptiforme. Esse tipo de estudo tem indicações também nas parassonias do sono REM, que incluem comportamentos de sono violentos ou com risco para ferimentos – particularmente na identificação da ausência de atonia durante o REM –, interrupção grave do sono de outros membros do domicílio e sintomas que resultam em queixa de sonolência diurna excessiva.

A história pode ser complementada com o preenchimento de diários do sono. Os exames físico e neurológico devem ser completos, buscando indícios de associação com perturbadores do sono subjacentes, como apneia obstrutiva do sono, hipertrofia tonsilar, retrognatia, hipoplasia da face, movimentos periódicos dos membros, neuropatia periférica e mielopatia.

TRATAMENTO DAS PARASSONIAS

Na grande maioria dos casos, as parassonias não levam a grandes repercussões clínicas – particularmente as do sono NREM –, sendo a orientação do paciente e familiares o tratamento mais eficaz, não sendo necessária terapêutica medicamentosa.

O uso clínico de medicações que induzem mudanças nos estágios do sono, inclusive no eletroencefalograma, pode levar a um aumento dos sintomas que ocorrem durante esses estados específicos de sono/sonho. A insônia e os pesadelos, por exemplo, estão associados a rebotes do sono REM que ocorrem após a interrupção do uso de drogas supressoras do sono REM, como etanol, barbitúricos e benzodiazepínicos. Medicações podem incrementar o sono profundo, podendo facilitar a ocorrência de distúrbios do despertar, como o sonambulismo. Alguns fármacos com descrição de terem provocado parassonias são:

- Zolpidem
- Antidepressivos inibidores seletivos da recaptação de serotonina e de ação dual (serotonina e noradrenalina)
- Antidepressivos tricíclicos
- Mirtazapina
- Álcool
- Lítio
- Propranolol
- Quetiapina e olanzapina.

Em casos mais graves, o uso de medicações psicoativas sobre os estados do sono, por outro lado, pode ser positivo. As medicações que suprimem o sono REM podem ser auxiliares importantes no tratamento das parassonias desse estágio. Tanto os benzodiazepínicos quanto os antidepressivos podem ser usados para diminuir o sono REM. Da mesma forma, os distúrbios do despertar podem ser tratados com medicações que afetam o sono profundo, como os benzodiazepínicos e outros.

Tratamentos mais prolongados com terapia comportamental, gerenciamento do estresse e hipnose estão entre os relatados como benéficos para pacientes com problemas psicológicos subjacentes.

PARASSONIAS DO SONO REM

Distúrbio comportamental do sono REM

O distúrbio comportamental do sono REM (DCSREM) é uma parassonia descrita em 1986, caracterizada por perda intermitente de atonia, geralmente apresentando comportamento complexo, por vezes violento, associado a sonhos de conteúdo desagradável. O DCSREM está bastante associado a doenças neurodegenerativas, particularmente as sinucleinopatias (doença de Parkinson, atrofia de múltiplos sistemas, demência por corpúsculos de Lewy e falência autonômica primária).

A fisiopatologia não está completamente elucidada. A atonia muscular que ocorre normalmente durante o sono REM decorre de uma inibição da atividade motora de centros pontinos da região *perilocus coeruleus*, que exercem influências sobre o núcleo magnocelular. Este, por sua vez, hiperpolariza as membranas pós-sinápticas de motoneurônios espinhais via trato reticuloespinhal ventrolateral. O DCSREM decorre de uma alteração ou disfunção dos mecanismos neurais responsáveis pela atonia do REM localizados no tronco cerebral e pode estar associado à diminuição da atividade de neurônios serotoninérgicos ou noradrenérgicos responsáveis pela inibição física do sono REM. Também há alterações envolvendo os sonhos, geralmente violentos, o que sugere o comprometimento de estruturas acima do tronco cerebral, provavelmente sistema límbico.

O DCSREM pode surgir agudamente, relacionado ao uso de certas drogas, como antidepressivos, ou à abstinência de álcool ou drogas. Em um seguimento por 16 anos, mais de 90% dos pacientes evoluíram para doenças degenerativas. Acredita-se que em um acompanhamento mais prolongado, esse número seja maior. O DCSREM também pode ser consequência de traumatismo, acidentes vasculares, tumores, dentre outras etiologias.

O quadro clínico se caracteriza com sonhos vívidos de conteúdo desagradável, angustiante e violento, o que desencadeia um comportamento de defesa e ataque. É comum a presença de ataques a outras pessoas e animais. Frequentemente envolvem-se em traumas físicos, tanto em si como nos parceiros na cama. Predomina na segunda metade da noite.

A polissonografia, ao contrário das parassonias do sono NREM, é de grande valia para o diagnóstico do DCSREM. Evidencia ausência intermitente de atonia muscular, com espasmos das extremidades e frequência maior do que a observada durante o REM normal, movimentos corporais, comportamentos complexos e, por vezes, violentos. O eletromiograma mentoniano pode estar aumentado, sem que se observem movimentos corporais, ou pode ser atônico, apesar de ocorrerem movimentos do tronco. A arquitetura do sono é normal e o diagnóstico diferencial deve ser feito com terror noturno, sonambulismo, distonia paroxística noturna, apneia e epilepsia do lobo frontal.

O clonazepam é a droga de escolha para o tratamento, em baixas doses, sendo efetivo e com baixa probabilidade de tolerância e abuso nas doses de 0,5 a 2 mg. A melatonina tem sido estudada, com bons resultados, na dose de 3 a 10 mg, 30 minutos antes de dormir.

Pesadelos

Os pesadelos são sonhos disfóricos, extensos e intensos que envolvem risco de vida, segurança ou integridade física. Os pacientes se lembram muito bem dos detalhes do conteúdo dos pesadelos. Normalmente após despertar a pessoa retoma totalmente a orientação, entretanto pode haver repercussões diurnas. Pacientes com pesadelos podem apresentar aumento da prevalência dos distúrbios do humor, fobia de dormir, alteração de memória, prejuízo pessoal, sonolência diurna e medo do escuro.

Os pesadelos podem ocorrer em 50 a 60% nas crianças e têm uma relação direta com fatores estressantes do dia a dia. Normalmente os pesadelos somente são valorizados em casos extremos e podem ser recorrentes durante a infância, tendendo a predispor episódios na idade adulta.

Ao redor de 50% dos pacientes com estresse pós-traumático desenvolvem pesadelos e algumas drogas podem levar a pesadelos como antidepressivos, anti-hipertensivos, agonistas dopaminérgicos e a vareniclina, que bloqueia os receptores nicotínicos α-4-β-2, também leva a pesadelos.

O tratamento das alterações psiquiátricas precipitantes é fundamental para o controle desta parassonia. A trazodona em dose baixa também tem boa ação no controle dos pesadelos.

Paralisia do sono recorrente

A paralisia do sono recorrente é uma incapacidade de movimentação do tronco e membros no início do sono ou ao acordar que dura de poucos segundos a minutos. Os episódios podem causar ansiedade e medo de dormir e não são explicados por outra condição médica ou medicamentosa.

A prevalência pode variar de 15 a 40% da população, que pode ter tido pelo menos um episódio durante a vida. Os fatores predisponentes são a privação de sono, o uso de hipnóticos, a doença bipolar e cãibras. Há relatos de história familiar e alguns diagnósticos devem ser considerados: cataplexia, crises atônicas, ataques de pânico noturnos e paralisia periódica hipocalêmica.

O tratamento não é normalmente necessário em casos isolados e medidas de higiene de sono são eficientes no controle.

Alucinações relacionadas com o sono

As alucinações relacionadas com o sono são alucinações ao acordar, no meio ou no final da noite. As alucinações são essencialmente visuais e podem ser divididas em hipnagógicas (início do sono) e hipnopômpicas (final do sono).

A prevalência pode variar de 7 a 35% e são mais comuns em mulheres mais jovens. Alguns fatores precipitantes são reconhecidos como o uso de drogas, o abuso de álcool, a ansiedade, os distúrbios do humor, a insônia e a impercepção do sono.

Os principais diagnósticos diferenciais são os pesadelos, a síndrome da cabeça explodindo, o DCSREM, o sonambulismo e as alucinações visuais complexas noturnas de lesões de lesão peduncular e diencefálica, além do uso de medicamentos.

O tratamento consiste em controle de fatores precipitantes. Fármacos que diminuem o sono REM como os antidepressivos podem ser úteis.

76

Hipersonias

Fernando Morgadinho Santos Coelho

INTRODUÇÃO

Sonolência excessiva diurna (SED) é uma queixa responsável por muitos dos atendimentos médicos e de profissionais de saúde ao redor do mundo. As principais causas, englobando mais de 98% das causas de pacientes com queixas de SED, são privação de sono, doenças e distúrbios do sono, doenças clínicas e psiquiátricas, uso de medicamento ou outras substâncias e alterações do ritmo circadiano (Tabela 76.1).

Excluindo-se os diagnósticos diferenciais de SED citados, temos um conjunto de hipersonias por alterações do sistema nervoso central (SNC) que são muito menos prevalentes. A SED de origem central deve ser suspeitada em pacientes nos quais não há evidência de privação de sono, distúrbio de ritmo, uso de medicamento com mecanismo de ação no SNC, além de doenças clínicas e psiquiátricas. Doenças como narcolepsia, síndrome de Kleine-Levin e hipersonolência idiopática devem ser reconhecidas e devem ter os diagnósticos diferenciais lembrados. Essas doenças levam a uma redução significativa da qualidade de vida, bem como risco de acidentes pessoais e profissionais. O reconhecimento com o correto tratamento melhora muito a qualidade de vida dos pacientes com estas doenças. A avaliação dos pacientes com queixa de hipersonolência diurna deve ser realizada com uma anamnese cuidadosa e voltada para o sono e para os hábitos de vida de cada paciente. Além disso, a quantificação objetiva da sonolência pela escala de sonolência de Epworth (ESE), além da avaliação do sono com a polissonografia (PSG) seguida do teste de múltiplas latências do sono (TMLS) são muito úteis para o diagnóstico diferencial e a quantificação da gravidade da SED (ver Tabela 76.1).

NARCOLEPSIA

A narcolepsia é caracterizada por ataques de sono incontroláveis e que foi inicialmente reconhecida em 14 casos vistos por Gelineau et al. em 1889. Nos anos que se seguiram, autores como Lowenfield, Kinner e Lhernitte descreveram nesses pacientes a presença de cataplexia, das alucinações hipnagógicas e da paralisia do sono, respectivamente. Na segunda década do século passado, Von Ecônomo, habitante de Viena no auge do surto da gripe espanhola, relatou quadro de SED em pacientes com lesão de hipotálamo durante a infecção pelo H1N1. Em 1930, Daniels nomeou como "tétrade de Gelineau" a associação de SED, cataplexia, alucinações hipnagógicas e paralisia do sono. Após estudos eletroencefalográficos realizados por Rechschaffen em 1967, a descrição das fases do sono e principalmente dos *rapid eye movement* (REM) nos ajudou a entender melhor a fisiopatologia da doença. A narcolepsia se caracteriza por sonolência diurna excessiva, cataplexia, alucinações hipnagógicas, paralisia do sono e fragmentação do sono. É um distúrbio primário do SNC decorrente de interação genética, ambiental e imunológica. A prevalência é ao redor de 0,02% na população geral, sendo mais prevalente em algumas populações como de asiáticos. Não há predominância de sexo e o pico de incidência é na adolescência, com um segundo pico após os 40 anos em mulheres, ao redor da menopausa.

A narcolepsia foi também descrita em cães da raça Dobermann, em 1973, com um padrão de transmissão mendeliana autossômica recessiva ou dominante, dependendo da espécie canina. Na década de 1980 do século XX, os japoneses demostraram maior prevalência do alelo HLA-DR em pacientes com narcolepsia. Em 1995, foi descrita a associação de pacientes caucasianos com narcolepsia e cataplexia com a presença do alelo HLA-DQB1*0602 em 95% dos casos. Em 1998, foi caracterizado um neuropeptídio produzido no hipotálamo lateral com função reguladora do sono e do apetite denominado "hipocretina" ou "orexina".

Alguns anos depois foi evidenciada a diminuição dos níveis de hipocretina-1 em pacientes com narcolepsia e cataplexia, por desaparecimento de células produtoras localizadas no hipotálamo. Em 2005, a II Classificação Internacional de Doenças do Sono reconheceu a fragmentação do sono como elemento relacionado com a narcolepsia.

Tabela 76.1 Principais causas de sonolência excessiva diurna.

Causa	Características	Diagnóstico	Tratamento
Privação de sono	Menor tempo de sono por motivos pessoais, profissionais, entre outros	História clínica Horários de dormir e acordar	Mais horas de sono por noite
Doenças do sono	Síndrome da apneia obstrutitva do sono, síndrome das pernas inquietas, entre outras	História clínica Polissonografia	Direcionado para resolução do distúrbio encontrado
Doenças clínicas ou psiquiátricas	Depressão, hipotireoidismo, insuficiência adrenal, carência vitamínica, anemias, entre outros	História clínica Exames laboratoriais	Direcionado para resolução do distúrbio encontrado
Uso de medicamentos	Hipnóticos, antidepressivos, medicamentos para o controle de doença de Parkinson, neurolépticos, entre outros	História clínica	Retirada, substituição ou modificação da tomada dos medicamentos
Alteração de ritmo	Atraso ou avanço de fase, *jet lag,* entre outras	História clínica Diário do sono Actigrafia	Cromoterapia e melatonina

Em 2010, um aumento dos casos de narcolepsia com cataplexia foi relacionado com a vacinação contra o vírus H1N1 na Ásia e na Europa. Estudos confirmaram a associação da narcolepsia com a vacinação pelo GSK com o coadjuvante AS03. O fortalecimento da teoria imunológica se deu com a identificação de diferenças nos padrões no *locus* do receptor de linfócito T (TCR) e com a presença de anticorpos específicos *tribbles homolog 2* que foram descritos em pacientes com diagnóstico de narcolepsia na primeira década deste século. Também foi descrita a produção de anticorpos antirreceptores de hipocretina-2 em pacientes que desenvolveram a narcolepsia pós-vacinal.

Diagnóstico e classificação

O diagnóstico da narcolepsia é estabelecido por critérios clínicos, eletrofisiológicos e nível de hipocretina-1 no líquido cefalorraquidiano. Os critérios clínicos dependem da caracterização da SED associada a cataplexia, paralisia do sono, alucinações hipnagógicas ou hipnopômpicas, além de fragmentação do sono. Para quantificar a SED utilizamos a escala de sonolência de Epworth (ESE) (Tabela 76.2). Escores acima de 10 já caracterizam SED. O diagnóstico eletrofisiológico do teste de múltiplas latências do sono (TMLS) é o estudo de cinco cochilos diurnos por 20 minutos com intervalos de 2 horas entre cada um deles. Normalmente, o TMLS é precedido de uma polissonografia (PSG) de noite inteira e o paciente deve estar livre do uso de estimulantes ou de drogas de ação central como antidepressivos por pelo menos 4 semanas, ou dependendo da meia-vida do medicamento em uso. A polissonografia prévia deve ter o mínimo de 6 horas de sono, sem a presença de distúrbios do sono que desencadeiem SED.

Atualmente, os pacientes com narcolepsia são divididos segundo a Classificação Internacional dos Distúrbios do Sono (ICSD-3) em narcolepsia tipo I e narcolepsia tipo II. A ICSD-3 define o critério para narcolepsia como: TMLS com média das latências menor ou igual a 8 minutos, além de dois ou mais episódios de sono REM nos cochilos, podendo ser somado um REM precoce na polissonografia que antecede o TMLS (menor do que 15 minutos). Em casos de incerteza diagnóstica, a repetição da TMLS pode ser uma boa opção. Assim como outro trabalho demonstra uma interessante relação entre os sonos NREM e REM, que se caracteriza por episódio de sono REM precedido e seguido de NREM, durante os cochilos na TMLS em pacientes com narcolepsia. Atualmente a presença do alelo HLA-DQB1*0602 não faz parte dos critérios diagnósticos para narcolepsia e é realizada com o objetivo de pesquisa. Recente revisão da ICSD-3 reconhece o diagnóstico de narcolepsia com sinais e sintomas clínicos característicos da doença com a presença de REM precoce na PSG. A dosagem de hipocretina-1 no líquido cefalorraquidiano deve ser realizada sempre que houver caso de dúvida clínica ou eletrofisiológica. A hipocretina-1 abaixo de 110 pg/mℓ ou com queda de 1/3 do valor de uma dosagem anterior (crianças e adolescentes iniciando a doença) são característicos de narcolepsia tipo I. Os pacientes com narcolepsia tipo II possuem usualmente níveis de hipocretina-1 maiores do que 200 pg/mℓ.

Fisiopatologia

A cataplexia, as alucinações hipnagógicas e a paralisia do sono estão relacionadas com o sono REM. Nos pacientes com narcolepsia e cataplexia há uma maior prevalência do alelo HLA-DQB1*0602 e uma diminuição da concentração de hipocretina no SNC. A hipocretina é um neuropeptídio cujos estudos *post mortem* em pacientes narcolépticos confirmam a perda das células produtoras deste neuropeptídio localizadas no hipotálamo lateral. Estudos para definir a complexa fisiopatologia da narcolepsia têm sido realizados. Padrões específicos no *locus* do receptor de linfócito T (TCR) alfa e a presença de anticorpos específicos *tribbles homolog2* foram recentemente caracterizados em narcolépticos com cataplexia. No entanto, não há marcadores disponíveis para confirmar a narcolepsia sem cataplexia. A presença de distúrbios psiquiátricos, doenças clínicas, trabalho em turno, privação de sono e o uso de medicamentos torna o diagnóstico de certeza muitas vezes difícil, especialmente em pacientes com narcolepsia tipo II. Este cenário pode trazer repercussões negativas para o paciente com narcolepsia nos aspectos pessoais, profissionais e até jurídicos. Este trabalho visa rever e discutir os conhecimentos atuais sobre a narcolepsia, focando a prática clínica.

Genética

A presença do alelo HLA-DQB1*0602, variante do gene HLA-DQB1, na população de caucasianos norte-americanos com narcolepsia e cataplexia chega a 95%. Entretanto, a frequência alelo HLA-DQB1*0602 é de cerca de 40 a 50% em pacientes sem cataplexia. Por este motivo, o alelo HLA-DQB1*0602 não é mais utilizado na prática clínica. Entretanto, na predição das diferenças individuais em condições de sono normais e em privação de sono pode vir a se tornar um importante biomarcador. Uma transmissão mendeliana autossômica recessiva ou dominante foi provada em cães, dependendo da raça (Dobermann e Labrador). Em 1999, ausência de receptores de hipocretina-2 foi confirmada como peça-chave da fisiopatologia da narcolepsia nesses animais. A narcolepsia encontrada em humanos, não possui padrão de transmissão genética mendeliana.

Hipocretina (orexina)

A hipocretina, ou orexina, é um neuropeptídeo produzido no hipotálamo lateral. A narcolepsia humana tipo I caracteriza-se

Tabela 76.2 Escala de sonolência de Epworth.

Situação	Chance de cochilar (Atribuir pontos de 0 a 3)
Sentado e lendo	
Vendo TV	
Sentado em um lugar público, sem atividade (sala de espera, cinema, reunião)	
Como passageiro de trem, carro ou ônibus andando 1 hora sem parar	
Deitado para descansar à tarde, quando as circunstâncias permitem	
Sentado e conversando com alguém	
Sentado, calmamente, após almoço sem álcool	
Se estiver de carro, enquanto para por alguns minutos no trânsito intenso	
0. Nenhuma chance de cochilar 1. Pequena chance de cochilar 2. Moderada chance de cochilar 3. Alta chance de cochilar	

Adaptada de Boari et al., 2004.

por baixos níveis de hipocretina-1 após perda de células hipocretinérgicas no hipotálamo lateral. A hipocretina faz interface com todo o SNC e até com o gânglio da raiz dorsal com modulação na dor. A hipocretina possui dois receptores reconhecidos denominados "1 e 2", usando como segundo mensageiro o GMP cíclico com ação em cálcio e NMDA, respectivamente. A hipocretina exerce ação na modulação vigília-sono, no controle do apetite e na homeostase energética. Autores demonstram que a hipocretina possui variações sazonal e circadiana, estando mais aumentada nos momentos de atenção ou atividade física. Estudo *post mortem* de pacientes com narcolepsia e cataplexia demonstrou a destruição da pequena população celular no hipotálamo responsável pela produção de hipocretina-1 (cerca de 50.000 a 100.000 células). A diminuição ou ausência da hipocretina-1 favorece a uma volubilidade do ciclo sono-vigília, com episódios de ataques de sono, alucinações, paralisia do sono, cataplexia e fragmentação do sono.

Hipóteses fisiopatológicas da narcolepsia

O mecanismo fisiopatológico da narcolepsia não é completamente conhecido, com a proposição de algumas teorias. A teoria degenerativa defende uma morte celular prematura das células produtoras de hipocretina. A teoria genética associa a narcolepsia a uma maior predisposição familiar de pacientes narcolépticos, além de um início mais precoce dos sinais e sintomas da narcolepsia nas gerações subsequentes. Vale a pena salientar que a predominância de narcolepsia em filhos de pai ou mãe narcolépticos é menor do que 1%. A teoria ambiental observa a interação do meio como agentes físico, químico ou biológico com a perda da população celular afetada. Tem sido descrita a associação entre a narcolepsia e a infeção pelo vírus H1N1 e após febre reumática. Entretanto, o alelo HLA-DQB1*0602 mais presente em pacientes com narcolepsia e cataplexia com a diminuição da população de células hipocretinérgicas direciona para um mecanismo imunológico. A melhora clínica com o uso de imunoglobulina e prednisona fortalece esta hipótese. A associação entre a narcolepsia e o *locus* do receptor de linfócito T (TCR) alfa bem como a diminuição da concentração de CD40 ligante solúvel (CD40L) em pacientes com narcolepsia são fortes indícios do mecanismo autoimune. Recente publicação relatou, em um estudo de genoma em gêmeos discordantes, a perda da proteção imunológica específica no gêmeo afetado. A teoria imunológica explicaria a perda celular no hipotálamo lateral em pacientes com narcolepsia por autoagressão devido a um desbalanço do complexo imune formado por TCR, HLA e CD40L. Além disso, pacientes com narcolepsia e cataplexia possuem mais anticorpos específicos *tribbles homolog 2*, que, embora estejam presentes em todos os pacientes com narcolepsia, estariam mais prevalentes na fase inicial da doença.

Tratamento

O tratamento da narcolepsia deve ser escolhido de maneira individual e estar norteado por normas recomendadas em diretrizes modernas em medicina do sono. O acompanhamento regular desses pacientes, em centros especializados, garante o melhor resultado com interação da equipe multiprofissional especializada. Um maior risco de acidentes deve ser sempre destacado e situações de risco potencial devem ser evitadas, mesmo em uso de medicamentos. A identificação e os diagnósticos precoces proporcionam melhor desempenho social e intelectual a esses pacientes.

A integração social e familiar de pacientes com narcolepsia deve ser garantida, com atenção especial à depressão e à ansiedade. O suporte e a educação continuada com informações direcionadas para pacientes e seus familiares são fundamentais. Os pacientes devem ter uma boa higiene do sono, com horários regulares para dormir, evitando o consumo de bebidas alcoólicas ou outras substâncias estimulantes. Além disso, os cochilos programados de cerca de 20 minutos e os exercícios regulares melhoram as queixas de sonolência diurna. O tratamento tem por objetivo controlar a sonolência excessiva e os ataques de cataplexia. A sonolência excessiva tem sido tratada com estimulantes típicos, como o metilfenidato, desde a década de 1960. O metilfenidato é uma opção terapêutica usada por décadas que é prescrito com tomada pela manhã e após o almoço, em uma dose diária que varia de 10 a 60 mg. No tratamento farmacológico da narcolepsia damos destaque ao uso de um estimulante atípico conhecido como "modafinila" que está em muitas diretrizes ao redor do mundo. A modafinila melhora a vigília nas doses de 100 a 400 mg em adultos, porém não possui algum efeito no controle da cataplexia. Recentemente, chegou ao Brasil a armodafinila, que difere da modafinila por uma meia-vida efetiva mais longa e com apresentações de 150 e 250 mg, com tomada única ao dia. Novas possibilidades terapêuticas como o pitolisanto (ação em receptores de histamina) e o solrianfetol (ação dual – norepinefrina e dopamina) têm sido utilizadas para o tratamento das queixas de sonolência, mas não estão disponíveis no Brasil. Uma nova classe de medicamentos para narcolepsia está em fase avançada de testes, que são os agonistas de receptores de orexina 2. Recentes trabalhos demonstram o benefício desta nova classe de medicamentos em estudos controlados, principalmente em pacientes com narcolepsia tipo I. O estimulante típico denominado "lisdexanfetamina" está no mercado brasileiro para tratamento de déficit de atenção. Embora alguns profissionais venham usando para tratamento de narcolepsia, mais estudos devem ser realizados para garantir a eficácia e a segurança desta droga.

A cataplexia pode ser tratada com antidepressivos tricíclicos e de outras classes como o citalopram, a fluoxetina e a venlafaxina. O fármaco que também tem sido usado com sucesso no controle da cataplexia é o oxibato de sódio ou ácido hidroxibutírico, que infelizmente não é disponível no Brasil. Recentemente, novas apresentações de oxibato de sódio estão sendo comercializadas nos EUA, com menor quantidade de sódio, bem como com tomada única noturna. Estudos recentes demonstram o benefício do uso de baclofeno na prevenção dos ataques de cataplexia, bem com doses baixas de L-carnitina também trazem benefício no controle da doença.

Autores têm demonstrado melhora parcial dos sintomas após tratamento com imunoglobulina no início dos sintomas. Outros autores evidenciaram melhora sintomática após o uso de prednisona. Entretanto, estes tratamentos são experimentais e estão em fase de investigação.

Conclusão

A narcolepsia é uma doença cuja investigação integra várias áreas do conhecimento como a neurologia, a imunologia, a medicina do sono, a psiquiatria e a genética. Os pacientes com narcolepsia têm prejuízos pessoal, profissional e familiar. Muitos avanços têm sido feitos sobre esta interessante doença e uma importante ferramenta é a disseminação de informação sobre a doença para os colegas médicos e para a população em geral.

HIPERSONOLÊNCIA IDIOPÁTICA

A hipersonolência idiopática (HI) é uma doença do sono de causa desconhecida, com origem neurológica. Os pacientes apresentam SED sem os achados comuns dos pacientes com narcolepsia. A HI é mais comum em familiares de pacientes com narcolepsia e não há marcadores biológicos.

Diagnóstico e classificação

O diagnóstico da HI consiste na exclusão de outras causas de SED. É muito importante descartar a privação de sono, o uso de medicamentos sedativos, as doenças primárias do sono, as lesões no SNC, além dos distúrbios do humor e do ritmo circadiano. Atualmente, os pacientes com HI são divididos em pacientes com HI com longa duração do sono, sendo um distúrbio do sono identificável e significativo, e pacientes com narcolepsia tipo II e HI sem longa duração do sono como um outro tipo. Um instrumento (escala de gravidade da hipersonia idiopática) é utilizado especificamente em pacientes com HI, com melhor avaliação dos sintomas, impacto e resposta ao tratamento. A PSG seguida por TMLS deve ser realizada. Os achados na PSG são inespecíficos, com uma eficiência de sono aumentada, e no TMLS pode ocorrer a presença do sono de ondas lentas sem a presença do sono REM. Autores têm estudado o uso de PSG estendida (24 e 32 horas) com acurácia variável para o diagnóstico de HI.

Tratamento e prognóstico

As diretrizes para tratamento da HI, muitas vezes, incluem medicamentos *off-label*. O uso da modafinila, aprovado para tratamento da HI em 2011 na Europa, é o tratamento mais comumente utilizado e melhorou a sonolência em dois recentes ensaios randomizados controlados por placebo. Em 2021, o oxibato com baixo teor de sódio foi aprovado nos EUA para o tratamento da HI. Em um estudo de retirada randomizado, duplo-cego, controlado por placebo, esse medicamento reduziu a sonolência diurna e a inércia do sono e melhorou o funcionamento diário. A escolha da farmacoterapia deve ser guiada pelo perfil individual de sintomas, idade e comorbidades (sintomas depressivos e alterações cardiovasculares), além de uso de medicamentos concomitantes (anticoncepcionais orais). Abordagens não farmacológicas têm um papel importante.

SÍNDROME DE KLEINE-LEVIN

A síndrome de Kleine-Levin (SKL) é uma doença muito rara caracterizada por ataques de SED associados a hiperfagia, hipersexualidade, coprolalia ou copropraxia, alteração comportamental e agressividade. Os pacientes apresentam crises de SED que podem durar até 30 dias, entretanto os pacientes costumam ter um índice de massa corpórea aumentado pelo aumento da ingesta e pela pouca atividade física durante as crises. Durante os intervalos das crises, os pacientes não apresentam os sintomas das crises. A SKL inicia na adolescência, sendo mais frequente no sexo masculino e a fisiopatologia é desconhecida. Autores demonstraram uma disfunção hipotalâmica após possível distúrbio autoimune pós-infeccioso. Não há uma terapia específica e efetiva e o tratamento envolve medicações com diferentes efeitos.

Diagnóstico

O diagnóstico da SKL depende da suposição clínica e a exclusão de outros diagnósticos diferenciais. Recentes estudos demonstram ligações genéticas em alguns pacientes com SKL, como variação em TRANK, além de diversas variações incomuns no gene LMOD3, após análise de exoma em uma família na Arábia Saudita e uma coorte europeia de pacientes com SKL. Estudos indicam que a amplitude dos ciclos circadianos sono-vigília diminuíram significativamente durante os ataques de hipersonia nesses pacientes e novos dados sugerem que estudos de imagem funcional são frequentemente anormais em pacientes com SKL durante e entre os episódios.

Tratamento e prognóstico

É imperativo fornecer aos pacientes um ambiente seguro e familiar para dormir, evitar a direção veículos automotivos e monitorar os pacientes quanto a problemas médicos ou psiquiátricos associados. Não há evidências de que outras modalidades terapêuticas, como fototerapia, melatonina e suplementos vitamínicos, sejam bem-sucedidas. O carbonato de lítio e a carbamazepina têm sido utilizados com repostas variadas para aumento dos intervalos das crises. Normalmente há remissões espontâneas frequentes com o avanço da idade.

CAPÍTULO 77

Sono e Demência

Carlos Maurício Oliveira de Almeida • Clelia Maria Ribeiro Franco • Conrado Regis Borges • Geraldo Rizzo • Sandra Martinez

SONO E ENVELHECIMENTO SAUDÁVEL

O sono saudável é um processo restaurador, promove o reparo e a limpeza metabólica cerebral, através do sistema linfático que, por sua vez, tem atuação máxima durante o sono de ondas lentas (fase N3-NREM), colaborando para a homeostase e plasticidade cerebral.[1,2] Muito embora o sono sofra modificações com o envelhecimento, e a idade mais avançada possa ser fator de risco para transtornos do sono em geral, estes surgem mais frequentemente associados a morbidades adquiridas com o decorrer do envelhecimento. Assim, garantir um sono de qualidade nos idosos é essencial para a saúde do sistema nervoso e, dentro do possível, a desaceleração da morte neuronal, sobretudo em pacientes com quadros demenciais. Quanto maior o tempo acordado (o que chamamos *waking burden*), maior o acúmulo de toxinas no interstício encefálico, incluindo a proteína beta-amiloide, como já demonstrado em estudos animais e em humanos.[3,4]

A National Sleep Foundation recomenda um tempo total de 7 a 8 horas de sono por dia para adultos com 65 anos ou mais.[5] Esta recomendação baseia-se em evidências que mostram que idosos que dormem entre 6 e 9 horas têm melhor cognição, saúde mental e física, bem como melhor qualidade de vida, quando comparados a idosos que tenham sono de duração mais curta ou mais longa. Estudos tipo coorte têm demonstrado que indivíduos de meia-idade e idosos que tenham duração de sono menor que 6 horas ou maior que 9 horas apresentam declínio cognitivo global mais acentuado quando comparados a grupo com tempo total de sono intermediário (entre 6 e 9 horas), sugerindo uma associação tipo curva de U invertido entre tempo total de sono e declínio cognitivo global.[6,7] A necessidade de sono não é diminuída em idosos, mas a habilidade para obter o sono necessário é reduzida devido às alterações na arquitetura do sono que ocorrem com o envelhecimento.[8] A redução da capacidade para iniciar e manter o sono observada com o envelhecimento vem acompanhada de alterações na macro e microestrutura do sono.[9] A partir da quinta década de vida iniciam-se alterações bem características da macroestrutura do sono como: avanço da fase do sono (início e término do sono mais cedo), aumento da latência para o adormecimento, diminuição da duração do sono, aumento da fragmentação e fragilidade do sono (sono menos consolidado, maior número de despertares, mais transições para estágios mais superficiais do sono e maior tempo de vigília após o início do sono [WASO, do inglês *wakefulness after sleep onset*]), com maior probabilidade de despertar com estímulos externos, diminuição da quantidade de sono de

ondas lentas/N3 e aumento dos estágios mais superficiais (N1 e N2), ciclos NREM-REM mais curtos e menos frequentes. No entanto, há variabilidade individual e alguns idosos mostram pouca alteração da macroestrutura do sono, enquanto outros apresentam alterações mais dramáticas.[10,11] Além das alterações macroestruturais, com o avanço da idade ocorrem alterações da microestrutura do sono, mais proeminentes no NREM, sobretudo nas oscilações elétricas dos fusos do sono e das ondas lentas deltas além de diminuição na incidência espontânea e evocada dos complexos K do sono N2. Uma redução significativa da atividade de ondas lentas ocorre a partir da meia-idade e se torna mais proeminente com o envelhecimento, sendo o sono N3 muito diminuído ou ausente em torno dos 90 anos de idade. O grande marcador do envelhecimento é o sono NREM, sendo as alterações do REM mais discretas. A porcentagem e a latência do REM diminuem discretamente a partir dos 65 a 70 anos.[12]

O comando homeostático do sono, conhecido como "pressão homeostática", regula o equilíbrio entre a necessidade de dormir e o tempo de vigília prévia, de forma que a propensão ao sono aumenta gradualmente durante a vigília e diminui durante o sono. Idosos saudáveis apresentam diminuição do processo homeostático, com menor pressão de sono após vigília prolongada. O comando circadiano sofre uma diminuição de sinalização a partir da meia-idade, gerando uma maior pressão de sono durante a vigília, o que eleva a tendência ao aumento de cochilos no final da tarde e ao anoitecer. A alteração circadiana no idoso associa-se a um avanço de fase, que é o transtorno de ritmo mais comum no envelhecimento não associado a demência.[13] Além das mudanças macro e microestruturais secundárias ao envelhecimento *per se*, uma porcentagem significativa dos adultos idosos tem múltiplas comorbidades clínicas (doenças cárdio e cerebrovasculares, reumatológicas, pneumopatias, refluxo gastroesofágico, doenças psiquiátricas ou neurodegenerativas, diabetes *mellitus* e neoplasias), bem como um aumento da prevalência de transtornos primários do sono como insônia, apneia obstrutiva do sono (AOS), doença de Willis Ekbom/síndrome das pernas inquietas (SPI) e aumento dos movimentos periódicos dos membros durante o sono (MPM), que podem aumentar ainda mais a fragmentação e diminuir o tempo total de sono.[14]

SONO NAS DEMÊNCIAS PRIMÁRIAS E OUTRAS DEMÊNCIAS

Os distúrbios do sono (DS) são prevalentes em pacientes com síndromes demenciais e mais comumente incluem distúrbios respiratórios do sono (DRS), insônia, transtornos do ritmo circadiano, bem como parassonias do sono REM, como o transtorno comportamental do sono REM (TCSR) que manifesta-se muitas vezes com comportamentos motores complexos noturnos, às vezes de cunho violento ou semiviolento como: socos, chutes, gesticulação, atuação de sonhos (*dream enactment*), vocalizações, podendo levar a lesões em si ou nos seus parceiros.[15] Os DS ocorrem mais frequentemente em pessoas com demência por corpos de Lewy (DCL) do que na doença de Alzheimer (DA), podendo ser encontrados em 24 a 65% dos pacientes com DA e 49 a 90% dos com DCL, a depender dos critérios utilizados na avaliação.[16] Quando não tratados, esses distúrbios agravam déficits cognitivos e pioram a saúde e a qualidade de vida do paciente e do cuidador, potencializando a institucionalização.[17]

Marcadores de má qualidade do sono, como baixa eficiência do sono, aumento na frequência de despertares noturnos, WASO, bem como sono curto e longo, sonolência excessiva diurna e AOS, têm sido associados ao declínio cognitivo em adultos mais velhos.[1,18] De uma forma geral a má qualidade do sono e a privação gerada pelos DS podem promover e ou potencializar a espiral de acúmulo proteico beta-amiloide (Aβ) pela redução na depuração linfática.[19] A degeneração dos principais sistemas reguladores do sono e da vigília subjacentes a quadros demenciais, entre eles o sistema orexinérgico, correlaciona-se clinicamente a sintomas de desregulação do ritmo circadiano, com aumento acentuado na vigília noturna e na sonolência diurna que, por sua vez, agrava e acelera o processo neurodegenerativo.[1]

Há uma relação bidirecional entre disfunção do sono e/ou do ritmo circadiano, com surgimento e progressão do declínio cognitivo pelo acúmulo de beta-amiloide (Aβ) e proteína tau na doença de Alzheimer (DA) e estresse oxidativo na demência vascular.[20,21]

Sono e taupatias

As taupatias têm uma relação intrincada com o sono. Dentre elas, a DA é a mais estudada.

Doença de Alzheimer

Entre as doenças neurodegenerativas, a DA é a que tem a relação com os transtornos de sono mais bem compreendida. É bidirecional: problemas no sono aumentam o risco de DA que, por sua vez, está associada ao aumento da incidência de problemas de sono à medida que progride.[22,23]

Sono como fator de risco para doença de Alzheimer

Estudos de coorte mostraram que problemas do sono estão associados a um risco de até 68% maior de desenvolver comprometimento cognitivo e DA.[24]

Os fatores seguintes se associaram com maior risco de DA: tempo total de sono com padrão de "U" invertido – tempo reduzido (abaixo de 7 horas por noite) e aumentado de sono (acima de 9 horas por noite), marcadores de baixa qualidade do sono – como baixa eficiência do sono, aumento da latência para o início do sono, fragmentação do sono e aumento da WASO, insônia crônica e AOS não tratada.[16]

Como já comentado, o sono inadequado por períodos longos levaria a um inadequado funcionamento da depuração linfática e pior processo de reparação tecidual no SNC e, com o passar do tempo, ao acúmulo progressivo e formação gradual das placas de Aβ, facilitando a cascata que levaria à fosforilação da proteína tau no interior dos neurônios, seguida do processo neurodegenerativo e o quadro clínico associado.[23]

Sono do paciente com doença de Alzheimer

Os DS são mais frequentes em portadores de DA do que em indivíduos normais.[25] São bastante variáveis, dependendo de fatores individuais, como comorbidades clínicas e psiquiátricas e do estágio da doença. Mudanças no padrão de sono começam a ser notadas durante a fase de comprometimento cognitivo leve (CCL) e tendem a se agravar à medida que a doença avança para as fases de demência leve e moderada.[26]

Os pacientes com CCL mostram uma acentuação das mudanças observadas no sono com o envelhecimento:[26] o tempo total de sono pode se reduzir ou se elevar, a eficiência do sono diminui e a latência para o início do sono aumenta.[27] Ocorre redução discreta na porcentagem do sono de ondas lentas N3, à custa de um aumento de sono superficial (N1 e N2). Nesses indivíduos, o sono REM ainda está relativamente preservado ou discretamente reduzido. Insônia, especialmente de manutenção, se acentua nessa fase, mas o ciclo sono-vigília ainda está preservado.[28] Nesse estágio, assim como no envelhecimento normal, é comum observar avanço de fase.

À medida que o quadro progride para demência, a eficiência do sono passa por uma redução ainda maior, com maior tempo de WASO, maior fragmentação do sono e maior latência para o início do sono.[28] O eletroencefalograma mostra mudanças mais contundentes do que no CCL: além de uma redução ainda mais acentuada da porcentagem de N3, elementos fisiológicos, como os fusos do sono e complexos K, se tornam mais escassos e, às vezes, indetectáveis.[29,30] O sono REM também sofre alterações, como redução discreta da porcentagem do sono REM e mudanças no poder espectral, apesar de menos intensas do que as observadas no sono NREM.[30]

Nas fases de demência moderada a avançada, os pacientes evoluem, frequentemente, com agravamento dos DS: a latência e a fragmentação do sono aumentam, ao ponto de o indivíduo dormir poucas horas por noite. A isso, se associam agitação e perambulação noturna. O distúrbio do ritmo circadiano se agrava a ponto de ocorrer desacoplamento entre o sono e o ciclo dia-noite. Por outro lado, ocorre sonolência excessiva diurna.[30] Outra alteração comum nessa fase é o fenômeno do anoitecer ou síndrome do pôr do sol (*sundowning*), no qual o paciente se torna mais agitado ao final da tarde e início da noite.[25] Essas alterações do sono surgem aos poucos e têm o ápice na fase moderada da demência, sendo uma das principais fontes de estresse do cuidador.

A causa mais provável para o surgimento desses distúrbios do sono é o próprio processo fisiopatológico da DA. Diversos estudos têm demonstrado que os marcadores patológicos da DA surgem precocemente em estruturas encefálicas associadas ao sono, como o prosencéfalo basal (núcleo basal de Meynert), o núcleo supraquiasmático,[25,31] o núcleo intermédio do hipotálamo (correlato humano do núcleo pré-óptico ventrolateral) e núcleos ligados à manutenção da vigília (como o *locus coeruleus* e núcleos da rafe).[32]

O mau funcionamento da atividade colinérgica do prosencéfalo basal está associado a uma série de mudanças na estrutura do sono, incluindo na geração deficiente de fusos do sono e consequente piora da consolidação da memória.[25] O comprometimento do núcleo supraquiasmático está associado a alterações circadianas, como o atraso de fase e o fenômeno do anoitecer.[33] Mau funcionamento do núcleo intermédio do hipotálamo está ligado à fragmentação do sono.[32] E, finalmente, prejuízo em núcleos responsáveis pela manutenção da vigília está associado à sonolência excessiva diurna.[32]

Outras taupatias

Atualmente, pouco se sabe sobre as características do sono de indivíduos com outras taupatias, como a demência frontotemporal (DFT) (causada por patologia tau de 3 repetições) e a paralisia supranuclear progressiva (PSP) (causada por patologia tau de 4 repetições). No entanto, levando em consideração que parte do mecanismo fisiopatológico dos DS na DA se deve à patologia tau,[32] a presença de alterações do sono não seria uma surpresa nessas doenças. De fato, assim como na DA, os pacientes com outras taupatias também têm maior prevalência de DS do que a população geral.[32]

Um estudo multicêntrico italiano mostrou maior prevalência de DS em pessoas com DFT (76%) do que em pessoas com DA (65%).[34] Em comparação com controles normais, indivíduos com DFT mostraram menor eficiência do sono e menor porcentagem de sono.[35] Comparados com portadores de DA, os portadores de DFT ficavam ativos por períodos mais curtos diariamente, tendendo a dormir horas mais cedo.[35]

Na mesma linha, indivíduos com PSP mostraram marcantes alterações no sono. Quando comparados com controles normais, apresentaram reduções expressivas em torno de 2/3 da eficiência do sono e do tempo total do sono (em relação ao esperado como normal), aumento em quatro vezes na latência para o início do sono, aumento em quase 80% na WASO e reduções grandes do tempo em N3 (2/3 do tempo normal) e REM (menos da 1/2 do tempo normal). Além disso, tiveram incidência aumentada de transtornos do sono, como AOS e MPM. Por outro lado, não se observou aumento nas medidas de sonolência excessiva diurna.[36]

Sono nas sinucleinopatias

Uma característica comum às sinucleinopatias é o risco aumentado de ocorrência do transtorno comportamental do sono REM (TCSR), que pode preceder em vários anos os sintomas autonômicos ou motores.[37,38] É marcante a relação entre o TCSR e síndromes demenciais, sobretudo as sinucleinopatias (doença de Parkinson [DP], demência com corpos de Lewy [DCL], atrofia de múltiplos sistemas [AMS]). A alteração do controle motor durante sono REM, com perda da atonia fisiológica, associa-se à lesão degenerativa de determinados núcleos do tronco cerebral, característica patológica destas enfermidades.[39,40]

Insuficiência autonômica pura

A insuficiência autonômica pura é um distúrbio esporádico idiopático caracterizado por hipotensão ortostática, geralmente com evidência de insuficiência autonômica mais disseminada.[41] Embora o déficit cognitivo não seja um sintoma comum nessa patologia, devemos mencionar outros sintomas como disfunção urinária e sudorese excessiva, que podem atrapalhar o sono, bem como a presença de TCSR.

Atrofia de múltiplos sistemas

Trata-se de um distúrbio neurodegenerativo progressivo caracterizado por insuficiência autonômica com sinais motores, ou de parkinsonismo predominante (AMS-P) ou ataxia cerebelar predominante (AMS-C). O TCSR é extremamente frequente, com prevalência entre 90 e 100%.[42] Geralmente antecede os demais sintomas da doença, tendo sido atribuído à perda de neurônios colinérgicos mesopontinos e de neurônios do *locus coeruleus*.[38,43] Adicionalmente, o comprometimento dos centros respiratórios bulbares está associado à presença de distúrbios respiratórios do sono, bastante comuns, como apneia central. Aproximadamente metade de todos os pacientes desenvolve estridor laríngeo

inspiratório diurno ou noturno. O estridor noturno pode ocorrer em associação com apneia do sono.[44]

Outros sintomas dessa doença que repercutem no sono (noctúria) incluem a insuficiência geniturinária e a bexiga neurogênica e distúrbios termorreguladores com sintomas de intolerância ao calor devido à anidrose ou sudorese excessiva devido à hiperidrose compensatória, MPM e sonolência diurna excessiva também podem ser observados.[45]

Demência com corpos de Lewy

A DCL é a segunda forma mais comum de demência primária, com uma incidência de 3,5 casos por 100.000 pessoas-ano, estando associada à presença de corpos de Lewy nas regiões límbicas e neocorticais.[46] As principais características clínicas incluem declínio cognitivo progressivo com cognição e nível de atenção flutuantes, alucinações visuais recorrentes, parkinsonismo e TCSR – que em geral, precede em vários anos o quadro motor e cognitivo.[47,48] No entanto, as anormalidades do sono relacionadas à DCL não são restritas ao TCSR e podem incluir insônia ou fragmentação do sono, sonolência excessiva diurna, MPM, SPI, DRS (ronco, AOS), transtornos do ritmo circadiano e outras parassonias do sono REM, como alucinações visuais hipnopômpicas. As alucinações bem como a distorção da percepção do conteúdo dos sonhos são especialmente frequentes na DCL.[49] O TCSR é considerado um marcador clínico para a DCL, em que grande parte dos pacientes relatam história de comportamento recorrente de encenação de sonhos vívidos, REM sem atonia na polissonografia (PSG). A presença do TCSR correlacionou-se com início mais precoce de parkinsonismo e alucinações visuais, menor duração da demência, menor estágio de Braak e menores escores de placa neurítica. O TCSR foi incluído na lista de critérios principais, melhorando a sensibilidade e a especificidade no diagnóstico desta condição.[47]

Demência da doença de Parkinson

A DCL e a demência da DP (DP-D) são distúrbios neurodegenerativos relacionados aos corpos de Lewy que compartilham achados clínicos e neuropatológicos comuns. A diferenciação clínica entre DCL e DP-D é baseada em uma distinção arbitrária entre o tempo de início do parkinsonismo e os sintomas cognitivos; sintomas extrapiramidais precedem a demência na DP-D, enquanto coincidem ou seguem a demência dentro de 1 ano na DCL. Quando o quadro clínico está totalmente desenvolvido, DCL e DP-D são praticamente indistinguíveis.

Sono em outras demências

Na demência vascular (DV), os DRS, especificamente a AOS, são os mais fortemente associados, sendo considerados um importante fator de risco modificável para o acidente vascular cerebral (AVC) e para a DV.[18] Pacientes com demência vascular parecem ter o dobro do risco de sofrer de insônia em comparação com pacientes com DA, além de que a própria insônia crônica representa um fator de risco modificável para as doenças cardiovasculares e para a própria DV.[50]

Na doença de Huntington (DH), como na maioria das demências, pacientes comumente desenvolvem transtornos do sono do tipo insônia, distúrbios do ritmo circadiano – avanço e atraso de fase, DRS, pesadelos, parassonias, SPI e movimentos anormais em sono – mioclonias e MPM. Esses distúrbios do sono podem surgir já nas fases iniciais da DH, correlacionados à ocorrência de ansiedade, depressão, declínio cognitivo, sintomas parkinsonianos e movimentos coreiformes da doença.[21]

Nas demências priônicas como a insônia familiar fatal (IFF) e a doença de Creufzfeldt-Jakob (DCJ), muito do conhecimento neste grupo advém de estudos na IFF. A degeneração talâmica (núcleos dorsomedial e ventral anterior) presente na IFF conduz a uma perda progressiva do sono, hiperatividade motora e autonômica, com estupor onírico, REM sem atonia, TCSR e perda dos grafoelementos fisiológicos com indiferenciação dos estados do sono/vigília na PSG (*status dissociatus*).[51] Em uma série com 14 pacientes com diagnóstico definitivo de DCJ e submetidos a PSG tipo 1, 77% deles tinham AOS, 39% hipersonia, 46% insônia, 25% SPI e 32% parassonias.[52]

DIAGNÓSTICO

A avaliação dos transtornos do sono em pacientes com demência é extremamente desafiadora, sendo de suma importância para o diagnóstico clínico uma boa anamnese – colhendo dados da história clínica, comorbidades, fármacos em uso, ambiente e estilo de vida, além de exame físico cuidadoso. Sugerimos realizar uma semiologia detalhada do sono, avaliando os seguintes tópicos, sempre que possível, com a ajuda da família/cuidadores:

- História do sono: verificar as características do sono, regularidade do ciclo sono-vigília – horários de sono e cochilos, comportamento atípico em sono como: ronco, dor, dificuldade respiratória noturna (apneias, estridor), despertares, convulsões, comportamentos e movimentos anormais noturnos ou próximo de dormir (SPI, parassonias), cronologia dos sintomas diurnos e noturnos, fatores de alívio e resposta a tratamentos prévios. Sugerimos também o uso do diário do sono (Figura 77.1), que é uma ferramenta simples e que pode fornecer informações complementares importantes. Ele deve ser aplicado por um tempo mínimo de 7 dias, e, preferencialmente de 14 dias

- Exames complementares: normalmente não são necessários para o diagnóstico de alguns transtornos do sono, como é o caso da insônia, SPI e de algumas parassonias, como o sonambulismo, por exemplo.[15] Havendo suspeição clínica para algum DRS (AOS, apneia central, padrão tipo Cheyne-Stokes ou hipoventilação em sono), principalmente em casos com história de ronco recorrente, pausas respiratórias em sono testemunhadas ou comorbidades de moderado a alto risco para apneia do sono (obesidade, doenças cérebro e cardiovasculares e pneumopatias), ou ainda na suspeição de TCSR, MPM e na investigação de parassonias com comportamentos atípicos, a polissonografia laboratorial assistida (PSG tipo 1) continua a ser o método padrão ouro para o diagnóstico. Outra ferramenta muito útil na avaliação dos transtornos do ritmo circadiano, tais como atraso e avanço de fase do sono e ritmo sono-vigília irregular, é a actigrafia (Figura 77.2). O método utiliza o actígrafo, que é um acelerômetro de pulso capaz de inferir períodos de atividade e de repouso através do movimento corporal, tendo a vantagem de permitir o estudo do ciclo sono-vigília por longos períodos.[53]

TRATAMENTO

O sono é um dos seis pilares na atenção à saúde geral e impacta positivamente na prevenção do declínio cognitivo, juntamente com a nutrição equilibrada, atividade física, controle do estresse e a manutenção das conexões sociais. Portanto, diagnóstico e tratamento precoces dos transtornos do sono podem ajudar a diminuir o risco e minimizar impacto no declínio cognitivo, nas doenças comórbidas associadas, reduzindo o estresse do cuidador e a institucionalização destes pacientes.

Sinalizadores que ajustam o ritmo circadiano de sono-vigília (RCSV) são luz brilhante, atividade física, interações

Diário do sono

Nome:_____ Idade:____ Data do início do diário:__/__/___ Data do término do diário:__/__/___

Data	Dia da semana	Tarde						Noite							Madrugada					Manhã					
		12h	13h	14h	15h	16h	17h	18h	19h	20h	21h	22h	23h	24h	1h	2h	3h	4h	5h	6h	7h	8h	9h	10h	11h

Preencha diariamente com as informações a seguir

↓: horário em que se deitou

↑: horário em que se levantou

■: rabisque o quadrado informando o tempo provável de sono de cada dia correspondente

C: horário em que tomou café preto, Coca-Cola, chá verde ou bebidas cafeinadas

F: horário em que fumou

E: horário em que realizou atividade física

Figura 77.1 Diário do sono.

Identificação:

Data de nascimento: 01/01/1970

ACTOGRAMA

Parâmetros

Data inicial: 19/02/1970 — Hora inicial: 16:57:56 — Dias: 19
Data final: 10/03/1970 — Hora final: 04:05:56 — Dados: PIM — Use valores *OffWrist*: Desmarcado

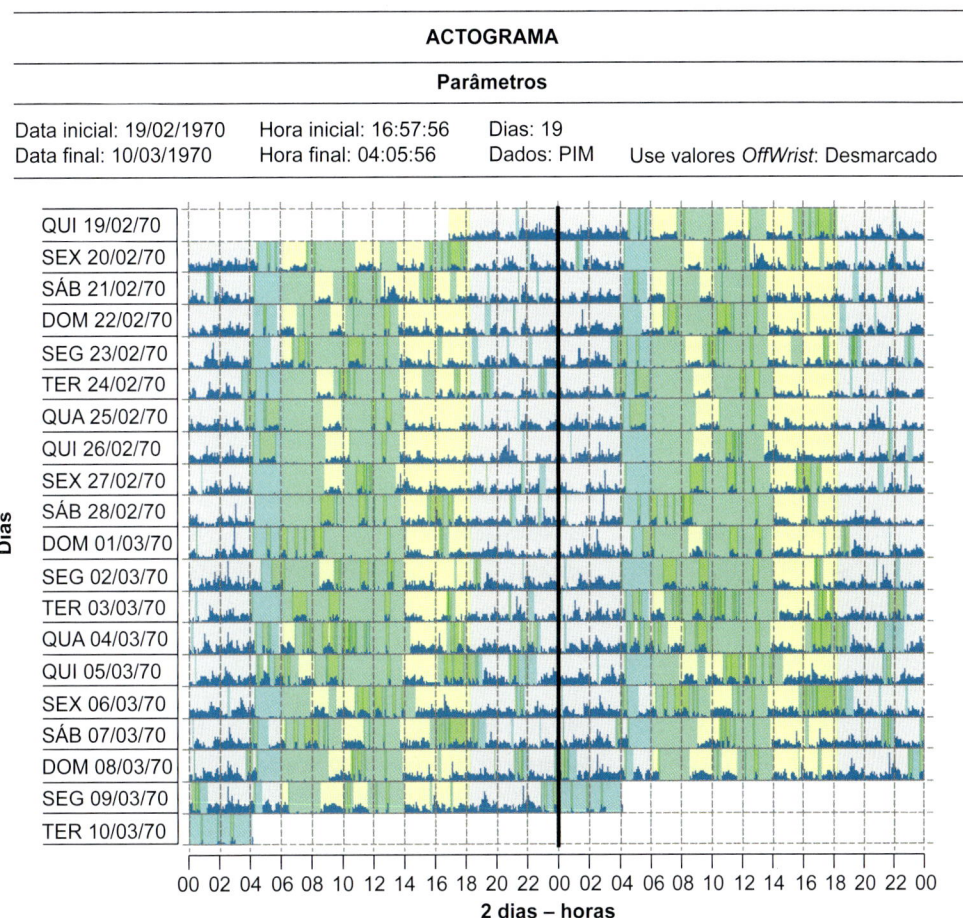

Figura 77.2 Transtorno do ritmo irregular do sono. Paciente CR 80 anos, com demência de Alzheimer variante comportamental, com história de insônia, em uso de actigrafia por 19 dias. Na figura, são demonstrados períodos de cochilos ao longo do dia e sono noturno agitado.

sociais e alimentação. Manter horários adequados e regulares para exposição a esses sinalizadores é de grande importância na regulação do RCSV. Exposição à luz brilhante pela manhã adiantaria o relógio para promover um despertar mais cedo no dia seguinte; enquanto a exposição à luz brilhante à noite atrasaria o relógio para promover a vigília noturna e o início do sono mais tarde. Assim, encorajar exposição à luz durante o dia e um ambiente mais escuro à noite ajuda a manter o RCSV ajustado ao ciclo solar dia-noite.

Revisar e corrigir possíveis inadequações nos horários de uso de substâncias ou fármacos estimulantes ou sedativos e seguir recomendações que visam alinhar os hábitos de sono com as melhores práticas para dormir (higiene do sono) devem ser sempre empregados. Uma versão modificada para pacientes com comprometimento cognitivo é apresentada na Tabela 77.1.

Tratamento da insônia e fragmentação do sono

A estratégia de tratamento da insônia em pacientes com demência deve abordar medidas não farmacológicas e/ou farmacológicas.[54]

Como tratamento não farmacológico, a terapia cognitivo-comportamental para insônia (TCC-i) é considerada tratamento de primeira linha, baseada em evidências científicas

Tabela 77.1 Higiene do sono adaptada para pacientes com comprometimento cognitivo.

Manter condições físicas adequadas para o sono no ambiente reservado para esse fim: escuro, silencioso, limpo, organizado
Poltrona com exposição à luz solar/luminosidade durante o dia
Não deixar o paciente acordado no ambiente reservado para o sono
Evitar, na medida do possível, alimentação e outros procedimentos no ambiente de dormir
Estímulos para a vigília (físicos/sonoros) pela manhã/durante o dia
Evitar cochilos longos ao longo do dia
Coordenar horários de medicações com efeito sobre sono e vigília
Evitar aporte calórico excessivo no período da noite
Evitar excesso de líquidos no período noturno
Aquecimento, quando necessário, de extremidades durante à noite
Exercícios físicos regulares no período diurno

sólidas conhecidas na população adulta;[55] no entanto, ainda não sabemos a sua efetividade na população de pacientes com demência.[56]

Tratamento farmacológico

A Tabela 77.2 esquematiza o tratamento farmacológico da insônia.

Tabela 77.2 Tratamento farmacológico da insônia.

Medicamentos	Dosagem (mg)	Meia-vida (h)	Efeitos sobre o sono	Efeitos colaterais
Agonistas seletivos não BZD				
Zolpidem	5 a 10	2,4	Aumento do TTS, redução da LS, não reduz sono REM, piora das apneias obstrutivas e centrais	Tontura, parassonias, cefaleia / Piora da cognição, quedas, fraturas, queixas gastrointestinais
Zolpidem liberação gradual	6,25 a 12	3 a 4		
Zopiclona	3,75 a 7,5	5		
Eszopiclona	2 a 3	5		
Antidepressivos				
Amitriptilina	25 a 50	10 a 28	Redução do sono REM	Sedação, boca seca, aumento de peso
Doxepina*	3 a 6	8 a 24		
Mirtazapina	15 a 30	20 a 40		Aumento de peso, sonolência
Trazodona	25 a 150	7	Redução da LS, diminuição WASO, aumento TTS e EF	Tontura, sedação, cefaleia, priapismo
Melatoninérgicos				
Melatonina	0,1 a 10	1 a 10	Melhora subjetiva do sono, discreta redução da LS	Cefaleia, sonolência
Agomelatina	25 a 50	2,3	Ressincronização do sono	Tontura, náuseas e aumento das transaminases
Ralmeteona	8	2,6	Reduz a LS	Cefaleia, sonolência e fadiga
Antagonistas da orexina*				
Suvorexanto	10 a 20	12	Reduz a LS e aumenta a EF	Sonolência, cefaleia, boca seca, tosse
Neurolépticos				
Quetiapina	25 a 200	2,3	Reduz a LS e aumenta a EF	Ganho de peso, síndrome metabólica, SPI e MPM
Onlazapina	2,5 a 10	21 a 54	Discreta redução da LS, diminui WASO, aumenta SWS, pouca ou nenhuma redução do sono REM	Sonolência, tontura, tremor, aumento do peso, boca seca

*Ainda não comercializados no Brasil. BZD: benzodiazepínicos; EF: eficiência do sono; LS: latência do sono; MPM: movimento periódico dos membros; REM: movimento rápido dos olhos (do inglês *rapid eye movement*); SPI: síndrome das pernas inquietas; SWS: sono de ondas lentas (do inglês *slow wave sleep*); TTS: tempo total de sono; WASO: vigília após o início do sono (do inglês *wakefulness after sleep onset*).

Benzodiazepínicos

Pelo risco de eventos adversos nesta população mais vulnerável, como sonolência, tontura, fadiga, amnésia, aumento do risco de quedas e fraturas, prejuízo cognitivo, além do abuso e dependência, os benzodiazepínicos (BZD) existentes no Brasil não são recomendados para o tratamento da insônia, segundo os consensos atuais.[39,54]

Hipnóticos não benzodiazepínicos

Os agonistas seletivos α_1/α_2 dos receptores $GABA_A$, comumente denominados "drogas Z" (eszopiclona, zopiclona e zolpidem), são indicados para o tratamento da insônia a curto prazo, têm efeitos hipnóticos, sem efeitos ansiolíticos e antiepilépticos dos BZD convencionais. Também têm alto poder de abuso e de dependência, efeitos negativos sobre a cognição, aumento da sonolência diurna, risco de fraturas e quedas, além também de prejudicarem os DRS, logo devam ser usados por curtos períodos também nesta população.[39,57]

Melatonina e agonistas melatoninérgicos

Em metanálises recentes, em pacientes com demência moderada a severa, o uso da melatonina demonstrou pouco/nenhum efeito sobre os desfechos objetivos sobre o sono, com doses de até 10 mg.[58] A ramelteona, um agonista seletivo (MT1), com indicação em bula para insônia de início em adultos, assim como também a agomelatina, um antidepressivo com ação melatoninérgica (MT1/MT2), podem ser interessantes em idosos com insônia de início e com múltiplas comorbidades.[58]

Canabinoides

Os efeitos dos canabinoides sobre o sono podem variar e dependem da composição, dosagem e tempo de uso deles. O CBD, por exemplo, tem efeito bifásico: em baixas doses tem efeito promotor do alerta e em doses maiores de 300 mg, efeitos sedativos. Apesar de haver estudos clínicos preliminares na insônia, não há evidências sólidas para uso de fitocanabinoides ou canabinoides sintéticos no seu tratamento, especialmente em pacientes com demência.[59]

Antidepressivos, orexinérgicos e antipsicóticos

Uma metanálise recente da Cochrane, envolvendo pacientes com DA em diferentes estágios, concluiu que antagonistas orexinérgicos, como o suvorexanto (10 a 20 mg/noite) e o lemborexanto (5 a 10 mg/noite), assim como a trazodona (50 mg/noite), promoveram melhora de alguns parâmetros do sono (tempo total de sono, eficiência do sono e redução do tempo de vigília após início do sono), sem eventos adversos importantes, incluindo na esfera cognitiva.[58]

Antipsicóticos

Quetiapina e olanzapina, em virtude dos efeitos sedativos decorrentes do antagonismo sobre os receptores H_1, $5\text{-}HT_{2a}$ e α_1, são utilizados de forma *off-label* no tratamento da insônia associada a condições neuropsiquiátricas, apesar de não haver evidências sólidas para isso. O seu uso em pacientes com demência deve ser muito cauteloso pelo risco de efeitos extrapiramidais, aumento de peso, piora dos sintomas de SPI, MPM e aumento do risco cardiovascular.[54]

Tratamento da síndrome das pernas inquietas

O tratamento da SPI deve iniciar-se com mediadas de higiene do sono, retirada de medicamentos que agravam tal condição – como antidepressivos tricíclicos, inibidores da recaptação seletiva de serotonina (IRSS) e neurolépticos, além de corrigir possíveis anormalidades no metabolismo do ferro.[60] O uso dos agonistas dopaminérgicos, como ropinirol, pramipexol e rotigotina, eficazes no tratamento SPI idiopática, são também eficazes nessa população, porém, eventos adversos como sonolência, aumentação e compulsão devam ser monitorados.[60,61] Uma metanálise de 35 estudos revelou que os agonistas alfa-delta ligantes, gabapentina e pregabalina, foram estatisticamente superiores ao placebo e tão eficazes quanto os dopaminérgicos na SPI e podem ser usados em pacientes que não toleram ou apresentam eventos adversos com uso de dopaminérgicos.[62]

Tratamento da apneia obstrutiva do sono

A AOS tem efeitos deletérios em vários domínios cognitivos, como atenção seletiva (concentração), atenção sustentada (vigilância), memória episódica e/ou de trabalho e memória executiva e/ou motora. Logo, o tratamento da AOS com aparelho de pressão positiva sobre as vias respiratórias (CPAP) para as formas moderada/grave (índice de apneia-hipopneia [IAH] > 15 horas), além da orientação postural noturna, higiene do sono adequada e a retirada e/ou redução de medicamentos que agravam a AOS, são medidas necessárias.[63] Em um estudo que acompanhou pacientes com demência e AOS moderada/grave, observou-se que o uso de CPAP *versus* o placebo (CPAP-*sham*), reduziu de forma significativa o número de despertares, da WASO, da proporção de estágio N1 e melhora na eficiência do sono, da primeira até terceira semana de seguimento.[64]

Tratamento de transtorno do ritmo circadiano

Como já comentado, pacientes com demências costumam apresentar vários transtornos do ritmo circadiano, como a síndrome do avanço de fase, ritmo sono-vigília irregular. Esses pacientes podem apresentar períodos de sonolência diurna, fragmentação do sono, inversão completa do ritmo comportamental dia-noite e *sundowning*, sendo sintomas preditivos de institucionalização e mortalidade. O manejo inclui medidas de higiene do sono (ver Tabela 77.1), regularidade e horários adequados nas atividades de rotina diária, uso noturno da melatonina, atividade física regular, exposição à luz natural ou o uso da luz artificial (1.000 a 2.500 lux) no período da manhã e no final da tarde.[21,65]

Tratamento do transtorno comportamental do sono REM

Medidas não farmacológicas são muito importantes, tais como a proteção do ambiente de dormir, uso de leitos mais baixos, a separação do casal, em casos mais graves, o tratamento de comorbidades, como a AOS e retirada de medicamentos que potencializam o quadro, como IRSS e tricíclicos. O tratamento farmacológico ainda é restrito ao uso do clonazepam em baixas doses (0,5 a 2 mg), monitorando os possíveis efeitos adversos decorrentes do mesmo (sedação, tonturas, piora da AOS e da cognição) e a melatonina (1 a 12 mg) antes de dormir.[66] A maioria dos estudos clínicos foram realizados em pacientes com TCSR idiopático e no TCSR associado a DP, sendo provável que tais medicamentos sejam também eficientes no TCSR associado às demais sinucleinopatias, como a DCL e a AMS.

CONSIDERAÇÕES FINAIS

Atualmente, o consenso médico geral ainda carece de uma abordagem mais enfática do papel dos distúrbios do sono na exacerbação do risco e gravidade de quadros demenciais. O tratamento dos distúrbios do sono é uma valiosa medida na prevenção e mitigação dos sintomas de demência. Transtornos do sono e demências são situações clínicas de altas prevalência e relevância na população geriátrica, ambas com impacto negativo na qualidade de vida do indivíduo afetado e de familiares e/ou cuidadores, incrementando a morbimortalidade. A abordagem terapêutica dos DS deve incluir terapias baseadas em evidências, sendo o tratamento não medicamentoso, com higiene do sono e terapia comportamental, a base no controle dos sintomas, existindo várias opções potenciais para pacientes que necessitam de terapia multimodal para melhorar seus sintomas e maximizar sua qualidade de vida. Quando necessária, farmacoterapia adequadamente selecionada será muito útil, sempre com criteriosa avaliação do risco-benefício.

Mais estudos devem validar se as alterações no ritmo circadiano e nos padrões de sono-vigília podem ser usadas para o diagnóstico precoce da DA e outras demências, como marcadores prognósticos para o declínio e distúrbios cognitivos. Também para determinar a relação causa-efeito e o papel do sono na formação da placa amiloide e de emaranhados neurofibrilares, além de identificar as melhores terapias para o sono e estratégias preventivas relacionadas às demências.

78

Transtornos do Sono na Infância

Márcia Pradella-Hallinan

INTRODUÇÃO

Os transtornos do sono são frequentes na população pediátrica e são ainda mais prevalentes nas crianças com quadros neurológicos. Destacam-se as alterações do sono relacionadas com o início e com a manutenção do sono, que habitualmente são mais graves nas crianças com comprometimento neurológico. A maturação acelerada do sistema nervoso central, que ocorre nos primeiros anos de vida, é determinante para o estabelecimento dos padrões de sono.

Do ponto de vista ontogenético, temos várias mudanças no padrão do sono durante o crescimento e o desenvolvimento, como a redução progressiva do tempo total de sono. Um recém-nascido (RN) dorme cerca de 16 a 18 horas (no total das 24 horas) e acorda a cada 3 a 4 horas. Com 6 meses, a maioria dos bebês já dorme cerca de 14 horas. Os ciclos de sono em um RN de termo duram em torno de 60 minutos, aumentando no decorrer dos meses. Por volta dos 2 meses, metade dos bebês consegue dormir cerca de 5 horas durante a noite e, no final do primeiro ano de vida, a maioria das crianças já apresenta o sono noturno consolidado.

Várias síndromes neurológicas na criança podem cursar com alterações do padrão do sono e/ou da respiração durante o sono. Por exemplo, cerca de 35 a 45% das crianças com síndrome de Down apresentam alteração do sono, sendo comum o transtorno de manutenção do sono, com redução do sono REM e aumento de movimentos corporais. Frequentemente apresentam apneias do sono do tipo obstrutivo (AOS), que podem ser potencializadas por hipotonia, depósito de gordura na região orofaríngea, macroglossia ou hipotiroidismo.

Na síndrome de Prader-Willi, observa-se frequentemente quadro de hipoventilação. Nas mucopolissacaridoses, há acúmulo de mucopolissacarídeos na orofaringe, que pode levar a alterações respiratórias durante o sono, destacando-se a AOS.

Crianças com encefalopatia crônica não progressiva apresentam uma prevalência de cerca de 23% de transtornos de sono, com fragmentação do sono e aumento de eventos respiratórios. Na síndrome de Rett e na síndrome de Angelman, pode ocorrer um atraso de fase do relógio biológico, ou seja, a criança dorme muito mais tarde do que o esperado, o que perturba enormemente a vida familial da criança, além disso, apresentam múltiplos despertares noturnos, redução do tempo de sono e como consequência, sonolência diurna, o que também atrapalha o dia a dia da criança. Acredita-se que os distúrbios do sono na síndrome de Rett estejam associados à maior incidência de atividade epileptiforme observada no traçado do eletroencefalograma.[1]

CLASSIFICAÇÃO

A Classificação Internacional dos Transtornos do Sono – Terceira Edição (ICSD-3) é o texto clínico referência para o diagnóstico de distúrbios do sono.[2] Os distúrbios são agrupados em seis categorias principais: insônia, distúrbios respiratórios do sono, hipersonias de origem central, transtornos do ritmo circadiano, parassonias e transtornos do movimento relacionados com o sono (Tabela 78.1). Os tópicos principais da ICSD-3 são descritos a seguir.

Insônia na infância

A principal forma de insônia na criança é a "insônia comportamental", caracterizada pela dificuldade em iniciar e/ou manter o sono e que pode ser dividida em transtorno de associação, transtorno da falta de limites ou uma associação destes dois tipos. A insônia comportamental ocorre em 10 a 30% das crianças pré-escolares.[3]

A ISCD-3 define como a característica essencial da insônia comportamental a dificuldade de uma criança em adormecer e/ou manter o sono. A insônia comportamental é sempre um diagnóstico de exclusão, devendo-se sempre investigar as causas clínicas e neurológicas[4] (Tabela 78.2).

As causas clínicas mais comuns de insônia na infância são: refluxo gastroesofágico, cólica do lactente, otites de repetição, obstrução de vias aéreas superiores e uso de medicações (p. ex., estimulantes, anti-histamínicos, neurolépticos).

A insônia é uma queixa frequente em crianças com síndromes neurológicas e/ou psiquiátricas como, por exemplo, nas síndromes de Angelman, de Rett, de Asperger e várias síndromes heredodegenerativas.[1] As crianças com espectro autista em geral apresentam uma redução do tempo total de sono e um padrão irregular de ritmo-vigília.[5] A insônia também é prevalente em crianças com depressão e pode ser um dos primeiros sintomas do quadro. No transtorno bipolar há uma redução importante da necessidade de sono. Há uma forte associação entre alterações do sono e o transtorno do déficit de atenção-hiperatividade (TDAH). Em geral as crianças com TDAH apresentam dificuldade para iniciar o sono e fragmentação do sono.

Na maioria dos casos a primeira abordagem deve ser comportamental. É recomendável que se oriente a família a adequar a dinâmica familiar no sentido de facilitar o sono da criança com horários de dormir regulares e instituição de um ritual para o sono. A orientação quanto a manter rotinas é fundamental, tanto para dormir quanto para atividades diurnas (lazer, alimentação). As medidas de higiene do sono e correção de hábitos inadequados são muito importantes, como por exemplo: evitar bebidas cafeinadas, não usar telas como facilitador do sono e brincadeiras excitantes próximas ao horário de dormir.

Uma avaliação mais detalhada do padrão do sono pode ser feita com diário do sono ou com o uso de actimetria (ou actigrafia). Não há indicação formal de polissonografia (PSG) na maioria dos casos de insônia em menores de 5 anos, exceto se houver queixa de alteração respiratória durante o sono.

Tabela 78.1 Classificação Internacional dos Transtornos do Sono (ISCD-3).

Insônia	Transtorno de insônia crônica
	Insônia aguda
	Outras insônias
	Sintomas isolados e variantes da normalidade
	Tempo excessivo na cama
	Dormidor curto
Distúrbios respiratórios do sono	Apneia obstrutiva do sono
	Adulto
	Criança
	Síndromes da apneia central
	Apneia central do sono com respiração de Cheyne-Stokes
	Apneia central do sono decorrente de doença clínica sem respiração de Cheyne-Stokes
	Apneia central do sono decorrente de alta altitude com respiração periódica
	Apneia central do sono decorrente de medicação ou substância
	Apneia central do sono primária
	Apneia central do sono primária da infância
	Apneia central do sono primária do prematuro
	Apneia central do sono decorrente do tratamento (*Treatment-emerged*)
	Transtornos da hipoventilação relacionada com o sono
	Síndrome da obesidade-hipoventilação
	Síndrome da hipoventilação alveolar congênita
	Hipoventilação central de início tardio com disfunção hipotalâmica
	Hipoventilação alveolar central idiopática
	Hipoventilação decorrente de medicação ou substância
	Hipoventilação decorrente de doença médica
	Transtorno de hipoxemia relacionado com o sono
	Hipoxemia relacionada com o sono
	Sintomas isolados e variantes da normalidade
	Ronco
	Catatrenia
Hipersonias de origem central	Narcolepsia tipo 1
	Narcolepsia tipo 2
	Hipersonia idiopática
	Síndrome de Kleine-Levin
	Hipersonia decorrente de doença médica
	Hipersonia decorrente de uso de medicação ou substância
	Hipersonia associada a transtorno psiquiátrico
	Síndrome do sono insuficiente
	Sintomas isolados e variantes da normalidade
	Dormidor longo
Transtornos do ritmo circadiano	Transtorno do atraso da fase de sono
	Transtorno do avanço da fase de sono
	Transtorno do ritmo sono-vigília irregular
	Transtorno do ritmo sono-vigília não 24 horas
	Transtorno do trabalho em turno
	Transtorno do fuso horário (*Jet lag*)
	Transtorno do ritmo circadiano sono-vigília não especificado
Parassonias	Parassonias relacionadas com o sono NREM
	Transtornos do despertar (de sono NREM)
	Despertares confusionais
	Sonambulismo
	Terror noturno
	Transtorno alimentar relacionado com o sono
	Parassonias relacionadas com o sono REM
	Transtorno comportamental do sono REM
	Paralisia do sono isolada recorrente
	Transtorno do pesadelo
	Outras parassonias
	Síndrome da cabeça explodindo
	Alucinações relacionadas com o sono
	Enurese do sono
	Parassonia decorrente de doença médica
	Parassonia decorrente de medicação ou substância
	Parassonia não especificada
	Sintomas isolados e variantes da normalidade
	Soniloquio

(continua)

Tabela 78.1 Classificação Internacional dos Transtornos do Sono (ISCD-3). (*Continuação*)

Transtornos do movimento relacionados com o sono	Síndrome das pernas inquietas
	Transtorno dos movimentos periódicos dos membros
	Cãibras das pernas relacionadas com o sono
	Bruxismo relacionado com o sono
	Transtorno do movimento rítmico relacionado com o sono
	Mioclonia benigna do sono da infância
	Transtorno do movimento relacionado com o sono decorrente de doença médica
	Transtorno do movimento relacionado com o sono decorrente de medicação ou substância
	Transtorno do movimento relacionado com o sono não especificado
	Sintomas isolados e variantes da normalidade
	Mioclonia fragmentar excessiva
	Tremor hipnagógico do pé e ativação muscular alternante dos pés
	Abalos hípnicos (*Sleep-starts*)
Outros transtornos do sono	Insônia familiar fatal
	Epilepsia relacionada com o sono
	Cefaleias relacionadas ao sono
	Laringospasmo relacionado com o sono
	Refluxo gastroesofágico relacionado com o sono
	Isquemia miocárdica relacionada com o sono
	Codificação da CID-10 para transtornos do sono induzidos por substância

Tabela 78.2 Insônia comportamental da infância – critérios diagnósticos.

- Os sintomas da criança preenchem critérios para insônia com base no relato dos pais ou outro cuidador
- A criança demonstra um padrão consistente com um dos dois tipos de insônia descritos a seguir:
  - O tipo "dificuldade de associação para o início do sono" inclui cada um dos seguintes critérios:
    - Adormecer é um processo demorado que requer condições especiais
    - As associações para o início do sono são altamente problemáticas ou desgastantes
    - Na ausência das condições associadas, o início do sono é significativamente atrasado ou o sono é interrompido
    - Despertares noturnos requerem intervenções do cuidador para que a criança reconcilie o sono
  - O tipo "dificuldade para estabelecer limites para dormir" inclui cada um dos seguintes critérios:
    - A criança tem dificuldade de iniciar ou manter o sono
    - A criança se recusa a ir para a cama no horário adequado ou reluta em retornar ao leito após um despertar noturno
    - O cuidador demonstra incapacidade de impor limites comportamentais para o estabelecimento de um sono adequado
- O transtorno do sono não é mais bem explicado por outro transtorno do sono, condição clínica ou neurológica, transtorno mental ou uso de medicação

Em alguns casos, um acompanhamento psicológico da criança e da família pode ser necessário. O tratamento farmacológico deve ser considerado como exceção. No entanto, em casos específicos, particularmente nas crianças com síndromes neurológicas, podem ser utilizados benzodiazepínicos (clonazepam, clobazam), zolpidem, zopiclona, pimetixeno, levomepromazina, prometazina, carbamazepina, clonidina, risperidona e melatonina, sempre levando em conta a idade da criança e o risco/benefício associado ao uso destas drogas.[6]

Transtornos respiratórios do sono

A síndrome da apneia obstrutiva do sono (SAOS) é caracterizada pela obstrução parcial ou completa da via aérea durante o sono, geralmente associada a dessaturação da oxi-hemoglobina e/ou hipercapnia. É mais frequente na idade pré-escolar, quando o crescimento das tonsilas palatinas e adenoide é maior em relação ao tamanho da via aérea superior.

Considera-se para o diagnóstico da SAOS na criança um índice de apneia (IAO) maior que um evento por hora de sono, podendo haver múltiplos despertares, dessaturação da oxi-hemoglobina e bradicardias associadas.[7]

No caso das alterações respiratórias do sono, indica-se a PSG quando há presença de pelo menos dois dos itens a seguir:[8]

- Quadro de ronco habitual associado a um ou mais dos seguintes sintomas: sono agitado, despertares frequentes, comportamento hiperativo, agressivo ou falta de controle de impulsos, dificuldade acadêmica, enurese, desnutrição, infecções das vias aéreas superiores de repetição
- Apneia observada pela família
- Sonolência excessiva diurna
- *Cor pulmonale*
- Respiração laboriosa durante o sono
- Paciente irá realizar qualquer cirurgia eletiva e apresenta sintomas sugestivos SAOS
- Síndromes genéticas e malformações craniofaciais.

Recomenda-se a repetição da PSG:

- Na persistência de ronco e apneia 2 meses após a adenotonsilectomia
- No acompanhamento da terapia de emagrecimento (mais frequente nos adolescentes)
- No acompanhamento da terapia com aparelho de pressão positiva (CPAP).

Quanto à terapêutica, na maioria dos casos o tratamento da SAOS faz-se de forma multidisciplinar, com acompanhamento pediátrico, otorrinolaringológico, neurológico, odontológico e fonoaudiológico. A adenotonsilectomia consiste na principal forma de tratamento para crianças com SAOS, com uma alta taxa de sucesso, devendo ser sempre considerada. Em casos de SAOS moderada ou grave, em que adenotonsilectomia não apresentou resultado satisfatório ou é contraindicada, deve-se avaliar o uso de aparelhos de pressão aérea positiva.

A terapia com pressão positiva em vias aéreas (CPAP/*bilevel*) raramente é necessária em crianças, pois o tratamento cirúrgico oferece bons resultados na maioria dos casos. A necessidade do CPAP em geral se restringe a crianças com obesidade, doenças neuromusculares ou síndromes genéticas. A maior limitação ao tratamento com aparelhos de pressão positiva (PAP) é a baixa adesão em crianças. As complicações mais frequentes são eritema de pele, hiperemia ocular, vazamento de ar, rinorreia, congestão nasal e boca seca. O uso crônico dos PAP pode levar a deformidades faciais causadas pela pressão da máscara nos ossos da face, principalmente nas crianças pequenas. Esses problemas em geral são bem controlados com a troca ou o rodízio de máscaras.

Hipersonias de origem central

A forma mais estudada de hipersonia de origem central é a narcolepsia, que sempre deve ser lembrada frente a uma criança com sonolência excessiva diurna importante.[2,9]

A queixa de sonolência excessiva diurna (SED) é referida em até 20% das crianças em idade escolar e adolescentes. É importante lembrar que nos primeiros anos de vida a ocorrência de sono durante o dia pode ser considerada normal, sendo que a maioria das crianças com menos de 5 anos apresenta cochilos rotineiros. Considera-se como sonolência excessiva a tendência ou ocorrência de sono durante o período de vigília, com cochilos com frequência ou duração não esperada para determinada idade, período de sono noturno prolongado ou aumento da necessidade de horas de sono noturno. Apesar de a narcolepsia não ser frequente na infância, pode iniciar-se em 16% dos casos antes dos 10 anos.

A expressão clínica da narcolepsia na infância é variável. Durante os primeiros estágios da narcolepsia, as crianças frequentemente têm grande dificuldade em acordar pela manhã e podem apresentar dificuldade no desempenho escolar. No início da doença, os pacientes podem ser equivocadamente reconhecidos como tendo alteração do comportamento. A tétrade clássica dos sintomas é composta de: ataques de sono irresistíveis, cataplexia, que é a perda do tônus muscular em geral simétrica e desencadeada por emoções; paralisia do sono, que comumente ocorre no final da noite de sono e se caracteriza pela manutenção da atonia muscular associada ao sono REM no despertar; e alucinações, que com mais frequência ocorrem associadas à sonolência, decorrentes da intrusão do sono REM nesse período inicial do sono. O atraso no diagnóstico da doença pode levar a problemas sérios na alfabetização, problemas psicossociais, ganho de peso e tratamento inadequado com outras medicações.

Algumas síndromes neurológicas podem cursar com narcolepsia, sendo assim considerada como narcolepsia secundária, como na síndrome de Prader-Willi, distrofia miotônica e doença de Niemann-Pick tipo C.[9]

A avaliação laboratorial do paciente com suspeita de narcolepsia exige uma PSG noturna acompanhada, no dia seguinte, pelo teste das latências múltiplas para o sono diurno (TLMS). Esse procedimento consiste em 4 a 5 registros de 20 a 35 minutos a cada 2 horas, visando à documentação objetiva da sonolência e à constatação da presença de sono REM – sono com traçado do EEG dessincronizado ou associado ao movimento rápido dos olhos, durante o período diurno. A PSG e o TLMS confirmam o diagnóstico de narcolepsia na presença dos sintomas clínicos e auxiliam no estabelecimento do diagnóstico diferencial da sonolência, quando outros transtornos do sono são os favorecedores do sintoma, como os movimentos periódicos de membros inferiores, a apneia do sono, o transtorno comportamental de sono REM.[7] Atualmente dois outros exames

complementares vêm sendo utilizados para reforçar o diagnóstico da narcolepsia: pesquisa do antígeno de histocompatibilidade – HLA DQB1*0602, encontrado com mais frequência nos pacientes portadores da narcolepsia-cataplexia, e dosagem de hipocretina (orexina) no líquido cefalorraquidiano (LCR), indicada principalmente nos casos de dificuldade no diagnóstico, sabendo-se que sua redução é observada de forma mais acentuada nos pacientes com narcolepsia-cataplexia.[9]

Como diagnóstico diferencial temos a síndrome de Kleine-Levin (SKL), que é um transtorno caracterizado por episódios de sonolência recorrente, mais prevalentes no sexo masculino e durante a adolescência. Na sua forma típica, a criança apresenta episódios de hipersonia, hiperfagia, alterações psíquicas e aumento de prolactina. Os episódios duram entre 12 horas e 3 a 4 semanas (4 a 7 dias é o mais comum), e os intervalos podem ser de meses a anos. Durante o surto, o paciente dorme por longos períodos (18 a 20 horas), acordando geralmente para comer de uma maneira voraz. Podem ocorrer alterações de humor, com agressividade e sintomas depressivos, assim como transtorno de memória, alucinações e alteração do comportamento sexual. Nos intervalos, os pacientes são absolutamente normais e geralmente relatam amnésia ao período crítico. Ainda, no diagnóstico diferencial da SKL devem ser considerados os transtornos que cursam com sonolência intermitente, como tumores do terceiro ventrículo, encefalites, trauma cranioencefálico e transtornos psiquiátricos. O tratamento da SKL consiste em estimulantes como metilfenidato, dexedrina, anfetaminas, também antidepressivos tricíclicos e carbonato de lítio. Recentemente alguns relatos na literatura do uso de claritromicina mostraram resultados promissores, porém há necessidade de estudos controlados para a indicação desse tratamento.

Transtornos do ritmo circadiano

Os transtornos do ritmo circadiano podem ser entendidos como o sono que ocorre em horário inadequado e, com frequência, traz prejuízo social ou familiar para a criança. O marca-passo circadiano pode estar atrasado ou avançado relativamente à hora desejada para dormir. Há bases genéticas para alguns desses transtornos (p. ex., avanço de fase do sono) e outros são resultado de ajustes ambientais (p. ex., trabalho em turnos). Na criança o transtorno do ritmo circadiano mais comum é a síndrome do atraso de fase do sono, que é frequentemente associado a sonolência diurna e dificuldades no aprendizado.[1,2]

A síndrome do atraso de fase do sono é um transtorno do ritmo circadiano comum nos adolescentes, que em geral reclamam que não conseguem pegar no sono antes da meia-noite e que têm dificuldade em sair da cama para ir para a escola. Este problema é particularmente difícil para uma família com hábitos matutinos. Orientação comportamental associada a orientação de higiene do sono e exposição à luz solar no período da manhã podem ser úteis na abordagem terapêutica.

Outros transtornos do ritmo como o sono irregular ou o ritmo diferente de 24 horas podem ser observados em crianças com atraso do desenvolvimento neuropsicomotor, crianças com deficiência visual importante e síndromes genéticas que sabidamente são associadas à alteração da produção de melatonina pela glândula pineal, como a síndrome de Angelman.

Parassonias

As parassonias são manifestações físicas indesejáveis que acometem os sistemas motor e/ou neurovegetativo e podem ocorrer durante o sono ou na transição sono-vigília. São mais comuns na infância, com prevalência em torno de 14% em crianças entre 7 e 11 anos.[10,11] As parassonias mais frequentes na infância serão tratadas a seguir.

Transtornos do despertar (parassonias do sono não REM)

Os transtornos do despertar usualmente ocorrem no início do sono ou na primeira metade da noite, sendo mais frequentes na fase N3 do sono não REM. São comuns na infância e na adolescência e tendem a diminuir e desaparecer no início da idade adulta. Geralmente há história familiar positiva. Alguns aspectos em comum entre os transtornos do despertar incluem uma transição incompleta do sono de ondas lentas para o sono REM, comportamentos automáticos, percepção alterada do ambiente e amnésia parcial ou total ao evento. Vários fatores podem influenciar nos transtornos do despertar, sendo a idade provavelmente o mais importante, uma vez que predominam na infância. A privação de sono pode desencadear eventos e parece aumentar a complexidade e a frequência deles. Sabe-se também que as crises são favorecidas por eventos estressores tanto positivos quanto negativos pelos quais a criança passa. O diagnóstico diferencial deve ser feito com as parassonias do sono REM e com crises epilépticas do tipo parcial complexa ou hipermotoras que ocorrem durante o sono.[2,12]

O **sonambulismo** é caracterizado por episódios de despertar parcial do sono não REM com comportamentos motores estereotipados e automáticos, com amnésia ao evento. O sonambulismo ocorre principalmente no sono de ondas lentas e em geral a criança apresenta comportamento de sentar-se na cama, levantar-se e deambular, com duração variável, mas em geral de poucos minutos. Os episódios predominam no terço inicial da noite, por causa da maior porcentagem de sono delta nessa parte do sono, e são mais comuns entre 8 e 12 anos. Fatores como febre, ansiedade, privação de sono, atividade física, estresse, medicações, ingestão de álcool e apneia do sono podem aumentar a frequência dos episódios.

O tratamento do sonambulismo inclui uma ampla orientação aos familiares e cuidadores a respeito do caráter benigno do transtorno e adoção de medidas de segurança para evitar acidentes. Os pacientes necessitam de proteção para evitar lesões, como trancar portas e janelas, ou instalar alarme na porta da criança para alertar os familiares se esta sair do quarto. Deve-se evitar o uso de cafeína e a privação de sono. Quando os episódios forem frequentes, o tratamento com benzodiazepínicos (clonazepam) em baixas doses é indicado.

Os **despertares confusionais** consistem em despertares parciais, com fala arrastada, sudorese, comportamento inadequado como choro inconsolável ou agressividade e amnésia ao evento. Em geral duram poucos minutos, mas podem durar até mais de 1 hora. Os episódios podem ser precipitados por medicações com ação no sistema nervoso central, estresse, atividade física e privação de sono. A associação com sonambulismo é frequente, sendo que um estudo revelou que 36% das crianças com sonambulismo haviam apresentado despertares confusionais anteriormente.[13]

O **terror noturno** consiste igualmente em episódios de despertar parcial do sono não REM. Estes episódios são caracterizados por despertar súbito associados a gritos e choro, sendo que a criança se senta na cama ou pula da mesma com fácies de pavor e manifestações neurovegetativas como taquicardia, taquipneia, rubor de pele, sudorese e midríase. Há usualmente amnésia total dos episódios.

Os episódios duram de 5 a 20 minutos e o retorno ao sono é imediato. Há uma incidência maior entre 4 e 12 anos. O tratamento é semelhante ao do sonambulismo.

Parassonias do sono REM

O transtorno comportamental de sono REM (RBD, do inglês *REM behavior disorder*) caracteriza-se pelo aumento rápido e fugaz do tônus muscular durante o sono REM. É raro na infância.[14] No RBD, o paciente literalmente "vivencia" os sonhos, de forma que por instantes pode realizar movimentos bruscos, violentos e inesperados, podendo se ferir ou ferir a quem estiver ao lado. A suspensão abrupta de algumas medicações nas crianças pode desencadear os episódios (p. ex., benzodiazepínicos, antidepressivos, estimulantes do sistema nervoso central). Na investigação neurológica devem-se solicitar exames de imagem. O tratamento é feito com benzodiazepínicos, preferencialmente o clonazepam.[2,14]

O transtorno do pesadelo é uma parassonia do sono REM que ocorre quando a criança apresenta episódios em que acorda assustada e a seguir relata estórias de conteúdo desagradável. Devido à maior quantidade de sono REM ocorrer na segunda metade da noite, os pesadelos predominam também nesse período da noite de sono. Os pesadelos raramente incluem fala ou gritos e são mais frequentes entre as idades de 3 e 6 anos. Na maioria dos casos de parassonias, o diagnóstico pode ser firmado do ponto de vista clínico, com base em história detalhada. No entanto, toda vez que houver necessidade de esclarecimento diagnóstico, a PSG é o exame de eleição.[15] O ideal é que sempre se realize a PSG com registro simultâneo de vídeo, para a observação de possíveis comportamentos anormais durante o sono. Quando houver suspeita clínica de epilepsia, deve-se realizar a PSG com montagem completa de EEG para registro de crises e/ou descargas epileptiformes.[16] O tratamento consiste na orientação familiar quanto ao caráter benigno e transitório dos episódios. Acompanhamento psicológico deverá ser indicado na suspeita de traumas, principalmente se os pesadelos tiverem caráter repetitivo.[10,11]

A seguir listamos as principais indicações de PSG nas parassonias:

1. Diagnóstico diferencial com crises epilépticas.
2. Associação com outros transtornos neurológicos ou psiquiátricos.
3. Riscos de lesões ou violência.
4. Presença de sonolência excessiva diurna.
5. Ausência de resposta terapêutica.

Outras parassonias

A **enurese noturna** se caracteriza por micção recorrente involuntária durante o sono. A enurese primária caracteriza-se pela ausência de controle vesical após os 5 anos, em uma criança sem outras doenças médicas. Na enurese secundária, ocorre reaparecimento do fenômeno após um período de 3 a 6 meses de controle vesical. A enurese noturna é vista como um transtorno somente após os 5 anos. A prevalência de enurese é de cerca de 10% em crianças de 6 anos e diminui progressivamente com a idade. A anamnese familiar é importante pois, se os pais têm história pregressa de enurese, há um risco aumentado de seus filhos também desenvolverem enurese. O tratamento da enurese noturna inclui apoio psicológico e medidas comportamentais. O tratamento medicamentoso pode ser necessário e atualmente o uso do hormônio antidiurético por via nasal tem apresentado resultados bastante satisfatórios.[17] Devemos salientar que, na presença de queixas relativas ao sono como roncos, sono agitado, parassonias, ranger de dentes, a PSG pode auxiliar no diagnóstico e manejo da enurese pois esta pode ser um sintoma secundário associado a outros distúrbios do sono.

Transtornos do movimento relacionados com o sono

Síndrome das pernas inquietas

A síndrome das pernas inquietas (SPI), também denominada "doença de Willis-Ekbom", é uma alteração sensório-motora com aspectos neurológicos e que afeta, sobretudo, o sono e a qualidade de vida da criança ou adolescente. O paciente acometido descreve como sintomas uma necessidade irresistível de mover as pernas, normalmente acompanhada de incômodo, sensação desagradável, desconforto e/ou inquietude. Estudos recentes de *linkage* evidenciaram um número de *loci* suscetíveis para a SPI familiar.

O curso clínico é variável, mas em geral crônico e progressivo nas formas moderadas a graves. Interrupções do sono, incapacidade de adormecer e sono insuficiente são queixas comuns em crianças com SPI. Considera-se como critério de apoio para a SPI uma história familiar positiva com hereditariedade sugestiva de autossômica dominante e a presença de movimentos periódicos dos membros (MPM) em vigília ou sono, sendo que a maioria dos pacientes com SPI apresenta MPM durante o sono.

Os critérios diagnósticos clínicos para pernas inquietas são:[18,19]

1. O paciente apresenta necessidade para mover as pernas, causada por sensação desagradável nelas.
2. A sensação desagradável piora nos períodos de repouso.
3. A sensação desagradável é parcialmente aliviada pelo movimento.
4. A necessidade para o movimento e a sensação de desconforto são piores à noite.
5. Os sintomas não podem ser explicados por outras condições médicas.

Para a criança é necessário o preenchimento dos cinco critérios diagnósticos dos adultos mais o relato da própria criança consistente com a sensação desagradável e/ou desconforto nas pernas ou preenchimento dos cinco critérios diagnósticos dos adultos, sem o relato da criança, mais dois dos seguintes critérios:

1. Transtorno do sono.
2. Familiar de primeiro grau portador de SPI.
3. PSG com índice de movimentos periódicos dos membros igual ou superior a 5/h.

Distúrbio dos movimentos periódicos dos membros associados ao sono

Distúrbio dos movimentos periódicos dos membros associados ao sono (DMPM) são movimentos repetitivos e estereotipados dos membros, mais comumente dos membros inferiores. Com mais frequência o movimento inicia-se com a dorsiflexão dos dedos do pé, podendo estender-se para o joelho e o quadril. Para que os movimentos sejam considerados como periódicos estes devem preencher os critérios de duração de 0,5 a 10 segundos e ter uma amplitude mínima de 8 mV acima do observado no registro do eletromiograma de repouso, constituir uma sequência de 4 ou mais movimentos separados por no mínimo 5 segundos e dentro de um período de no máximo 90 segundos. Portanto, o diagnóstico requer a realização do exame de PSG. Um índice de MPM é considerado anormal quando acima de 5/h, podendo configurar um DMPM se associado às queixas clínicas relacionadas ao sono não reparador. Entretando, deve-se salientar que os MPM podem ser observados em diversas condições clínicas e ocorrer como efeito secundário ao uso de algumas medicações. Um exame de sangue com dosagem da ferritina e do metabolismo do ferro deverá sempre ser solicitado pois sabe-se que, estando a ferritina abaixo de 50 ng/mℓ, a suplementação de ferro é bastante eficaz no tratamento desse distúrbio. O DMPM primário é raro na criança. Na literatura encontramos referência ao uso do clonazepam, gabapentina e da clonidina, respeitando-se as doses pediátricas.[20]

Transtorno de movimentos rítmicos

O transtorno de movimentos rítmicos, também conhecido como "*Jactatio capitis nocturna*", é caracterizado por movimentos repetitivos, que geralmente envolvem o segmento cefálico e cervical e parecem constituir movimentos de se autoninar, semelhantes aos observados no ato de chupar dedos, mexer nos cabelos, na orelha, entre outros. É um transtorno típico da infância, inicia-se em geral por volta dos 9 meses e raramente persiste após os 4 anos. Os episódios duram por volta de 5 a 15 minutos e usualmente ocorrem no início do sono. Os estudos de PSG demonstram a presença de movimento rítmico na transição sono-vigília e no estágio 2 do sono NREM e, mais raramente, no sono de ondas lentas ou no REM. Há um bom prognóstico e, na maioria das vezes, não requer tratamento.[20,21]

Bruxismo relacionado ao sono

O bruxismo relacionado ao sono (BRS) é o movimento rítmico de atrito e/ou de apertar os dentes durante o sono, podendo ou não produzir ruido típico de ranger de dentes. Os movimentos são involuntários e resultam de contrações repetidas dos músculos masseteres, temporal, pterigoides medial e lateral. São com mais frequência observados durante o sono NREM porém podem ocorrer também no sono REM. Como consequência pode ocorrer cefaleia, dor mandibular, desgaste dos dentes ou dor na articulação temporomandibular. Ocorre entre 14 e 17% das crianças e adolescentes. O BRS pode ocorrer associado a outros distúrbios do sono como os distúrbios respiratórios, epilepsias associadas ao sono, DMPM e se manifestar em períodos de estresse e ansiedade. Crianças com deficiência mental ou paralisia cerebral têm incidência maior de BRS. O diagnóstico é clínico, porém o exame de PSG poderá ser indicado em alguns casos para confirmar o diagnóstico e descartar outros transtornos do sono. Acompanhamento odontológico com colocação de proteção de resina (técnica de desenho de pistas) para as crianças com dentição decídua ou uso de aparelhos intraorais nas crianças com a dentição permanente podem ser necessários. O tratamento farmacológico pode ser utilizado nos casos em que o comprometimento dentário e/ou os sintomas clínicos são importantes e nas crianças com encefalopatias graves, associado ao tratamento de base. As medicações utilizadas são principalmente os benzodiazepínicos (clonazepam) e os alfa-agonistas (clonidina) em doses baixas.[20,22]

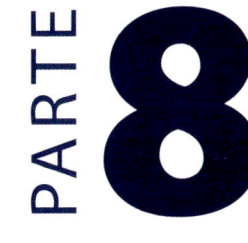

PARTE 8

Epilepsia

Coordenadora: Elza Márcia Targas Yacubian

79 Definição e Classificação das Crises Epilépticas e das Epilepsias
Elza Márcia Targas Yacubian • Maria Luiza Giraldes de Manreza

80 Etiologia e Investigação de Pacientes com Epilepsias
Fernando Cendes

81 Tratamento Medicamentoso das Epilepsias
Luiz Eduardo Betting • Carlos A. M. Guerreiro

82 Cirurgia de Epilepsia e Outras Modalidades Terapêuticas
Carmen Lisa Jorge • Jaderson Costa da Costa

83 Crises Não Epilépticas Psicogênicas
Luciano de Paola • Marlon Wycliff Caeira • Mayara de Rezende Machado

84 Estado de Mal Epiléptico
Lecio Figueira Pinto • Luis Otavio Caboclo

As referências bibliográficas desta Parte estão disponíveis *online*, no Ambiente Virtual de Aprendizagem do GEN.

Definição e Classificação das Crises Epilépticas e das Epilepsias

Elza Márcia Targas Yacubian • Maria Luiza Giraldes de Manreza

INTRODUÇÃO

Após 35 anos da primeira classificação oficial das crises epilépticas,[1] o comitê executivo da International League Against Epilepsy (ILAE) aprovou, em 2017, as novas Classificações das Crises Epilépticas e das Epilepsias.[2-4] Frente aos significativos avanços em epileptologia ocorridos nas últimas décadas, um dos objetivos fundamentais dessa classificação é nortear o diagnóstico das epilepsias, síndromes epilépticas e das etiologias das epilepsias, visando, após a distinção entre crises focais e generalizadas, ao estabelecimento da melhor indicação de fármacos anticrises e de outras modalidades terapêuticas. Essa diferenciação é baseada na história clínica e exames de eletroencefalografia (EEG), vídeo-EEG, neuroimagem, genética, marcadores imunológicos etc., os quais podem apoiar a observação clínica.[2,3] Por outro lado, um grupo característico de aspectos clínicos e eletroencefalográficos, muitas vezes apoiado por achados etiológicos específicos, definem uma síndrome epiléptica.[4] Essas diferentes categorias diagnósticas nortearão a melhor modalidade e a duração do tratamento, assim como o estabelecimento do prognóstico da epilepsia.

CRISE EPILÉPTICA

Crise epiléptica é definida como a ocorrência transitória de sinais e/ou sintomas decorrentes de atividade neuronal síncrona ou excessiva no cérebro. Esses sinais ou sintomas incluem fenômenos anormais súbitos e transitórios tais como alterações da consciência, ou eventos motores, sensitivos e/ou sensoriais, autonômicos ou psíquicos involuntários percebidos pelo paciente ou por um observador.[5]

EPILEPSIA

Epilepsia é a predisposição persistente do cérebro para gerar crises epilépticas recorrentes. Tradicionalmente, epilepsia é definida pela ocorrência de **duas crises epilépticas** não provocadas, separadas por um intervalo de mais de 24 horas.[6] Quando estas crises recorrem dentro deste tempo, mesmo que assumam a forma de crises subentrantes ou estado de mal epiléptico, não são suficientes para o diagnóstico de epilepsia.[6] A ocorrência de duas crises epilépticas não provocadas autorizaria o médico a propor o início do tratamento da epilepsia. Mais recentemente, a ILAE preconiza duas definições de epilepsia: uma definição conceitual ou científica[7] e uma definição operacional ou prática.[8]

Definição conceitual (científica)

Em 2005, um grupo de trabalho da ILAE[7] propôs uma definição conceitual (científica) de epilepsia como um **distúrbio cerebral** caracterizado pela predisposição persistente do cérebro para gerar crises epilépticas e pelas consequências neurobiológicas, cognitivas, psicológicas e sociais desta condição. Segundo essa proposição, a definição de epilepsia requer a ocorrência de pelo menos **uma crise epiléptica** desde que seja demonstrada uma condição que predisponha o cérebro a gerar crises, como uma anormalidade eletroencefalográfica ou uma lesão cerebral à qual a ocorrência da crise possa ser atribuída.[7]

Definição operacional (prática)

Em 2014, a ILAE[8] propôs uma definição operacional (prática) de epilepsia como uma **doença do cérebro** caracterizada por uma das seguintes condições:

- Pelo menos duas crises não provocadas (**ou duas crises reflexas**) ocorrendo em um intervalo superior a 24 horas
- Uma crise não provocada (**ou uma crise reflexa**) e chance de ocorrência de uma nova crise estimada em pelo menos 60%, ocorrendo nos próximos 10 anos
- Diagnóstico de uma síndrome epiléptica.[8]

A compreensão desta definição requer a clarificação de vários termos nela utilizados.

Epilepsia como uma doença

Tradicionalmente referida como um **distúrbio cerebral** funcional, em 2014 epilepsia foi definida como uma **doença**.[8] Este termo implica que há uma desestruturação duradoura da função cerebral normal. Como o câncer, condição reconhecidamente aceita como uma doença, a qual se manifesta sob várias formas e exige múltiplas modalidades terapêuticas, cursando com prognósticos variados, a epilepsia também deve ser considerada uma doença.[0]

Crises reflexas

Uma crise é denominada "reflexa" quando sua ocorrência está claramente relacionada a um estímulo externo ou a uma atividade do indivíduo. O estímulo precipitante pode ser simples (lampejos luminosos, por exemplo) ou elaborado (uma música, por exemplo). Da mesma forma a atividade também pode ser simples (um movimento, por exemplo), elaborada (ler, jogar xadrez, por exemplo) ou ambas (ler em voz alta, por exemplo).[9]

Risco de recorrência

Um risco de recorrência de 60% nos próximos 10 anos após a primeira crise teria o mesmo significado que a definição tradicionalmente utilizada para iniciar o tratamento da epilepsia, ou seja, a ocorrência de duas crises não provocadas. Um estudo importante sobre o risco de recorrência de crises epilépticas não provocadas foi feito por Hauser et al.[10]

Neste, os autores seguiram 204 indivíduos que apresentaram uma primeira crise epiléptica por até 72 meses para verificação do risco de recorrência de novas crises. Foi observado que, após uma primeira crise, o risco de recorrência de uma segunda foi de 26 a 40%. Após duas crises, o risco de uma terceira foi de 60 a 87% e após a terceira crise, o risco de uma quarta foi aproximadamente o mesmo, 61 a 90% e se manteve estável.[10] Por essa razão, **preconizou-se, a critério médico, o início do tratamento após a segunda crise**. Em 2014 o grupo de trabalho da ILAE concluiu que, se após a primeira crise o médico julgar que há um risco de recorrência para uma segunda de aproximadamente 60%, **ele deverá definir a condição como epilepsia**.[8]

Não há como aferir o risco de recorrência de 60% já por ocasião da primeira crise epiléptica para todos os pacientes, pois o risco para crises é individual. Certamente a demonstração de uma lesão estrutural definida e/ou a presença de uma alteração eletroencefalográfica indubitável por ocasião da primeira crise representam elementos que autorizam o médico a postular o início do tratamento.[8]

Síndrome epiléptica

Uma síndrome epiléptica é definida um agrupamento distinto de características clínicas e eletroencefalográficas, muitas vezes apoiadas por achados etiológicos específicos (estruturais, genéticos, metabólicos, imunológicos ou infecciosos).[11] Os sinais e sintomas que as caracterizam podem ser clínicos (p. ex., história, tipos de crises, modos de ocorrência das crises e achados neurológicos e psicológicos) ou alterações detectadas por exames complementares (eletroencefalograma [EEG], tomografia computadorizada, ressonância magnética do encéfalo, bases genéticas). Exemplos: síndrome dos espasmos epilépticos infantis, epilepsia autolimitada com descargas centrotemporais.[11]

Epilepsia resolvida

Finalmente, o termo **condição persistente** utilizado na definição conceitual de epilepsia não define a duração da doença. Em 2014 foi cunhado o termo **epilepsia resolvida**, que deverá ser utilizado para descrever a condição de indivíduos que tiveram uma epilepsia, relacionada a uma determinada faixa etária e que agora ultrapassaram essa idade ou a condição de indivíduos que tiveram a última crise há mais de 10 anos e estão há pelo menos 5 anos sem tratamento com fármacos anticrises.[8]

Essa definição terá implicações práticas importantes na vida dos pacientes com epilepsia, como redução do estigma relacionado à doença bem como repercussões sociais e econômicas relacionadas a seguros de saúde e direção veicular, entre outras.

CLASSIFICAÇÃO DAS CRISES EPILÉPTICAS

A primeira Classificação das Crises Epilépticas, publicada em 1969,[12] foi revista oficialmente em 1981[1] e atualizada em 2017.[2,3]

Por que classificar as crises epilépticas?

- O tipo de crise pode sugerir um tratamento particular
- O tipo de crise é dependente do processo patológico subjacente
- O tipo de crise tem implicações prognósticas
- O tipo de crise implica restrições na vida diária, como por exemplo, em atividades laborais e direção veicular.

A Classificação das Crises Epilépticas da ILAE de 2017 é baseada na semiologia dos eventos críticos. Trata-se de uma classificação operacional, útil para nossa atividade clínica diária.[2,3]

Quatro grupos de crises epilépticas

Considera quatro grupos de crises epilépticas (Figura 79.1):

1. Crises focais.
2. Crises generalizadas.
3. Crises de início desconhecido.
4. Crises não classificáveis.

Crises epilépticas focais são aquelas que se originam em redes neuronais limitadas a um hemisfério cerebral, as quais podem ser restritas ou distribuídas de forma mais ampla.[2] Crises epilépticas generalizadas são aquelas que se originam em algum ponto de uma rede neuronal e rapidamente envolvem e se distribuem em redes neuronais bilaterais.[2]

Crises focais

Crises focais constituem o tipo de crise mais comum. O termo "crises parciais" da classificação de 1981[1] foi substituído por "crises focais", que é mais bem compreendido como uma área de início de uma crise epiléptica. O termo "crises parciais" poderia ser confundido como parte de uma crise. Uma das maiores dificuldades foi a substituição dos termos "crises parciais simples (CPS)" e "crises parciais complexas (CPC)", sem e com comprometimento da consciência, respectivamente, daquele sistema de 1981,[1] os quais foram abolidos na presente classificação.[2,3] A razão desta exclusão é que esses termos são considerados inadequados. O termo **crise parcial simples** pode banalizar seu impacto a um paciente que não crê que as manifestações e consequências das crises que apresenta sejam, de forma alguma, simples. Por outro lado, **crise parcial complexa** pode implicar que esse tipo de crise é mais complicado ou mais difícil para entender (e, consequentemente, abordar e tratar) do que outros tipos de crises. Ainda um classificador não treinado pode considerar que, para mostrar **comprometimento da consciência** durante uma crise uma pessoa precisaria estar no solo, imóvel, não perceptiva e não responsiva (ou seja, 'desmaiada'). A única situação em crises epilépticas em que ocorre coma é após crises tônico-clônicas bilaterais ou crises tônico-clônicas generalizadas.[13]

Consciência, por sua vez, é um fenômeno complexo que compreende o sentido do eu como uma entidade única e **engloba quatro componentes subjetivos e objetivos**:

1. Percepção de si próprio.
2. Percepção do meio ambiente.
3. Responsividade.
4. Memória.

Esses quatro componentes podem ser diferentemente afetados em diferentes crises focais. Entre elas, a percepção, ou seja, conhecimento do eu e do meio ao redor foi considerado o componente mais amplo e importantemente afetado em um subgrupo de crises focais. Por este motivo as crises focais foram divididas em **perceptivas** (*focal aware seizures*), quando a percepção de si próprio e do meio ambiente é preservada, e **disperceptivas** ou **com comprometimento da percepção** (*focal impaired awareness seizures*), quando a percepção é comprometida. Uma força-tarefa da Liga Brasileira de Epilepsia constituída para a tradução e adaptação da nova classificação considerou o termo "consciência" muito

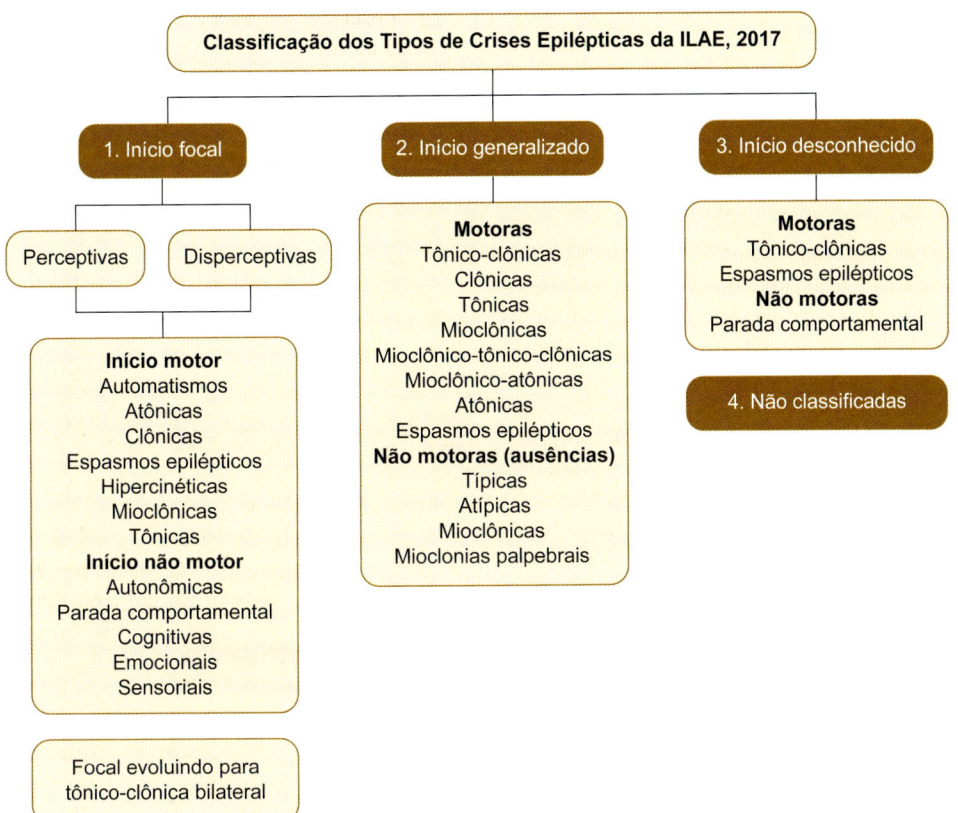

Figura 79.1 Classificação operacional da ILAE 2017 para os tipos de crises epilépticas.[2] Os esclarecimentos seguintes devem guiar a escolha do tipo de crise. Para crises focais, a especificação do nível de percepção é opcional. Percepção mantida significa que a pessoa está ciente de si e do meio ambiente durante a crise, mesmo se estiver imóvel. Uma crise focal perceptiva corresponde ao termo "crise parcial simples" da classificação de 1981.[1] Uma crise focal disperceptiva ou com comprometimento da percepção corresponde ao termo anterior "crise parcial complexa", e o comprometimento da percepção em qualquer parte da crise obriga a utilização da denominação "crise focal disperceptiva". Em seguida, há a opção de classificar as crises focais perceptivas e disperceptivas em sintomas motores e não motores, refletindo o primeiro sinal ou sintoma da crise. Crises devem ser classificadas pela característica proeminente mais precoce, exceto em crises focais com parada comportamental, a qual deve ser a característica dominante durante toda a crise. O nome "crise focal" também pode omitir a menção à percepção quando essa percepção é desconhecida ou não é aplicável e então deve-se diretamente classificar a crise pelas características motoras ou não motoras. Em crises atônicas e espasmos epilépticos usualmente não se especifica a percepção. Crises cognitivas implicam comprometimento da linguagem ou outros domínios cognitivos ou características positivas tais como *déjà vu*, alucinações, ilusões ou distorções da percepção. Crises emocionais envolvem ansiedade, medo, alegria, outras emoções, ou aparecimento de afeto sem emoções subjetivas. Uma ausência é atípica por apresentar início e término gradativos ou alterações no tônus corporal acompanhados de complexos de espícula e/ou onda aguda-onda lenta no EEG. Uma crise pode ser não classificada por informação inadequada ou incapacidade de inseri-la em outras categorias. (Modificada de: Fisher et al., 2017.)[2]

mais amplo do que o termo "percepção", usado como tradução de *aware* (ciência de si e do meio ambiente). Por outro lado, os termos "crises focais perceptivas" e "crises focais disperceptivas" permitem a constituição de acrônimos curtos em português (CFP e CFD), que poderão ser facilmente utilizados nas nossas atividades clínicas diárias. Finalmente, as crises focais podem evoluir para crises tônico-clônicas bilaterais, as quais devem ser distinguidas das crises tônico-clônicas generalizadas, por sua etiologia e tratamento distintos.[2,3]

As crises focais podem ser subdivididas em **motoras** e **não motoras** e estes dois subgrupos compreendem os vários tipos de manifestações semiológicas das crises epilépticas.

Há sete subtipos de crises focais motoras (ver Figura 79.1):

1. Automatismos.
2. Atônicas.
3. Clônicas.
4. Espasmos epilépticos.
5. Hipercinéticas.
6. Mioclônicas.
7. Tônicas.

Note que vários desses tipos de crises focais motoras eram considerados apenas como crises generalizadas na classificação de 1981[1] e que a classificação de 2017[2] estende consideravelmente os subtipos de crises focais motoras. Esta última ressalta, entre outras, a importância das crises focais motoras tônicas, tão características das crises de área motora suplementar do lobo frontal e que são diferentes das crises generalizadas tônicas da síndrome de Lennox-Gastaut, por exemplo, o que tem implicação muito grande na conduta terapêutica e no prognóstico.

Há cinco subtipos de crises focais não motoras (ver Figura 79.1):

1. Autonômicas.
2. Parada ou interrupção comportamental.
3. Cognitivas.
4. Emocionais.
5. Sensoriais.

Para a classificação das **crises focais não motoras cognitivas**, por exemplo, deve-se recorrer ao manual de definição[3] que atualiza o Glossário de Terminologia Ictal de 2001.[9] Nele é possível encontrar a definição de aura como um fenômeno ictal subjetivo, às vezes precedendo manifestações clínicas observáveis por circundantes. Aura, no entanto, foi considerado um termo de uso popular e que, portanto, não deveria ser inserido na classificação, embora possa continuar sendo utilizado na prática clínica diária. Para definirmos as manifestações observadas nas auras foi empregado o termo **cognitivo** e definido que sintomas cognitivos podem ser negativos e positivos e esclarecido que o termo **cognitivo** substitui o termo **psíquico** da classificação de 1981. O termo cognitivo se refere a alterações cognitivas específicas relativas ao pensamento e funções cognitivas superiores como linguagem, percepção espacial, memória e praxia que ocorrem durante as crises; por exemplo, **sintomas cognitivos negativos** incluem afasia, apraxia ou negligência. Assim, poderíamos utilizar estes qualificadores e configurar uma **crise focal perceptiva não motora cognitiva afásica**. A palavra **alteração** está implícita pois crises nunca melhoram a cognição. Uma crise cognitiva pode também compreender **fenômenos cognitivos positivos**, como *déjà vu*, *jamais vu*, ilusões ou alucinações.

Finalmente, a **crise focal evoluindo para tônico-clônica bilateral** é um tipo especial de crise, que corresponde ao termo **crise parcial com generalização secundária** de 1981.[1] Início focal evoluindo para tônico-clônica bilateral reflete um padrão de propagação da crise, mais do que um tipo unitário de crise epiléptica, mas é uma apresentação tão comum e importante na prática clínica que a categorização separada foi mantida.[2]

Crises generalizadas

Crises generalizadas são também subdivididas em crises motoras e não motoras (ausências). Há oito subtipos de crises generalizadas motoras:

1. Tônico-clônicas.
2. Clônicas.
3. Tônicas.
4. Mioclônicas.
5. Mioclônico-tônico-clônicas.
6. Mioclônico-atônicas.
7. Atônicas.
8. Espasmos epilépticos.

A presente classificação reconhece as **crises mioclônico-tônico-clônicas** observadas, por exemplo, na epilepsia mioclônica juvenil e as **crises mioclônico-atônicas**, um dos marcos diagnósticos na síndrome com crises mioclônico-atônicas (previamente síndrome de Doose). Entre as crises generalizadas não motoras figuram quatro tipos de crises nas quais a ausência constitui a manifestação mais importante:

1. Ausência típica.
2. Ausência atípica.
3. Ausência mioclônica.
4. Ausência com mioclonias palpebrais.

A diferenciação destes subtipos de ausências é fundamental para o estabelecimento do diagnóstico sindrômico e do prognóstico.

Crises de início desconhecido

A classificação de 2017 permite anexar um número limitado de qualificadores às **crises de início desconhecido**, a fim de melhor caracterizar este grupo de crises.[2,3] Crises de início desconhecido que seriam referidas pela palavra "simples" **não classificadas** na classificação de 1981[1] podem agora receber características adicionais, incluindo **motoras** com dois subtipos: tônico-clônicas e espasmos epilépticos, e **não motoras**, como crises com interrupção ou parada comportamental. Um tipo de crise de início desconhecido pode posteriormente ser classificado tanto como de início focal quanto de início generalizado quando estiverem disponíveis exames complementares como EEG, neuroimagem ou testes genéticos.

Observe que os espasmos epilépticos não reconhecidos na classificação de 1981 podem ser agora classificados como focais, generalizados ou de início desconhecido e que essa subdivisão tem implicações terapêuticas (p. ex., espasmos focais, como os da esclerose tuberosa, responderiam melhor à vigabatrina enquanto os generalizados seriam mais responsivos aos corticosteroides; espasmos epilépticos em lesões focais poderiam ser passíveis de ressecções corticais enquanto os generalizados de tratamentos paliativos).

Crises não classificadas

Pode ser impossível classificar uma crise epiléptica, tanto por informações incompletas como pela natureza incomum da crise; nesse caso deverá ser chamada "crise epiléptica não classificada". Categorização como "não classificada" deve ser feita somente em situações excepcionais, quando o clínico está seguro de que o evento é uma crise epiléptica, mas não consegue prosseguir na classificação do evento.

Regras para classificar[2]

1. Ao classificar crises, ao decidir se as crises têm início focal ou generalizado, o médico deve usar o intervalo de confiança de 80%.
2. Se a percepção é **comprometida em qualquer ponto durante uma crise** focal, ela será classificada como **crise focal disperceptiva**.
3. O primeiro sinal ou sintoma proeminente de uma crise focal deve ser usado para a classificação, com exceção da parada comportamental transitória. Uma crise focal somente será considerada uma crise de parada comportamental se este sintoma for a característica mais proeminente de toda a crise.
4. Clínicos são encorajados a acrescentar a descrição de outros sinais e sintomas ao tipo de crise inicial.
5. É possível usar exames complementares para a classificação.
6. Crises podem ser não classificadas por informação inadequada ou incapacidade de inseri-la em outras categorias.

CLASSIFICAÇÃO DAS EPILEPSIAS E SÍNDROMES EPILÉPTICAS

A classificação das epilepsias foi proposta em 1969[14] e republicada em 1989.[15] Em 2017, mais de 25 anos após sua introdução, foi publicada a nova classificação das epilepsias.[4] Essa nova classificação foi desenvolvida com o intuito de facilitar o diagnóstico.

Embora o diagnóstico de uma síndrome epiléptica não possa ser determinado em todos os pacientes com epilepsia, a identificação de uma síndrome específica fornece importantes orientações sobre a conduta e o prognóstico.[4,11]

Classificação das Epilepsias de 2017

O esquema diagnóstico (Figura 79.2) mostra a Classificação das Epilepsias, o qual oferece a possibilidade de diagnóstico em múltiplos níveis, dependendo da informação e dos recursos disponíveis.[4]

O primeiro passo (Nível 1) consiste em estabelecer se um determinado evento paroxístico é uma crise epiléptica. Uma vez que este diagnóstico tenha sido estabelecido clinicamente (ou por meio de exames auxiliares, como EEG, vídeo-EEG ou ambos), o próximo passo será classificar o(s) tipo(s) de crise(s). Algumas vezes o diagnóstico precisará ser interrompido a esse nível, pois em determinadas situações, como quando estamos diante de uma primeira crise epiléptica, não será possível prosseguir para os próximos níveis.[4]

O Nível 2 considera a epilepsia com base no(s) tipo(s) de crise(s). Neste, as epilepsias deverão ser classificadas como focais, generalizadas, focais e generalizadas (quando ambos os tipos de crises estiverem presentes) ou desconhecidas (quando for impossível classificar as crises como focais ou generalizadas).[4]

O Nível 3 estabelece o diagnóstico de uma síndrome epiléptica. Uma síndrome epiléptica é um conjunto de características clínicas, eletroencefalográficas, imagenológicas e etiológicas. Este diagnóstico terá muita importância para o tratamento e o estabelecimento do prognóstico.[4,11]

Embora o esquema diagnóstico enfatize em todos os seus três níveis que é fundamental estabelecer a etiologia das epilepsias observando-se, inclusive, uma barra vertical à direita, listando os seis grupos etiológicos, é o quarto nível (Nível 4) que define o diagnóstico sindrômico da epilepsia e sua etiologia. Porém, em algumas circunstâncias, mesmo sem o reconhecimento da síndrome epiléptica, é possível estabelecer o diagnóstico etiológico. Um exemplo de uma destas condições é a definição de que a etiologia da epilepsia de um determinado paciente é uma mutação na subunidade alfa 1 do canal de sódio (SCN1A), a qual é encontrada em um espectro de manifestações clínicas de gravidade crescente, desde crises febris simples até a síndrome de Dravet, no extremo mais grave deste espectro.[4]

Embora em todos os níveis nossa atenção deva estar voltada para o estabelecimento da etiologia da epilepsia, infelizmente, em vários deles, essa não poderá ser definida. Em outros casos, pode haver mais de uma etiologia para a mesma epilepsia. Assim, a epilepsia pode ter duas etiologias, por exemplo, uma estrutural e outra genética, como ocorre na esclerose tuberosa. Nesta, ambas as etiologias acarretam implicações terapêuticas fundamentais como a ressecção da lesão estrutural, ou seja, de um túber, ou o uso de inibidores da mTOR (do inglês *Mammaliam-target of Rapamycin,* alvo da rapacimicina em mamíferos) no tratamento medicamentoso que promoverá uma interferência na via do distúrbio genético.[4]

Finalmente, encerrando o esquema diagnóstico, pacientes com epilepsia podem apresentar uma gama ampla de comorbidades (representadas na elipse à esquerda), as quais podem ser encontradas em qualquer forma das doenças epilépticas e podem contribuir para o diagnóstico etiológico. Assim, por exemplo, meninas com mutações no gene *PCDH-19* que produz a proteína protocaderina 19 (PCDH-19) apresentam alterações comportamentais com características do espectro autista e episódios de terror os quais são, de longe, mais graves do que as crises epilépticas *per se.*[4]

Para a melhor compreensão da terminologia utilizada nesse esquema diagnóstico, foram ainda definidos alguns termos importantes nele utilizados ou frequentemente empregados na caracterização das epilepsias.[4]

Revisão de conceitos e atualização da nomenclatura

Encefalopatias epilépticas e/ou do desenvolvimento. Epilepsia associada com comprometimento no desenvolvimento na qual este deve estar relacionado à etiologia de base

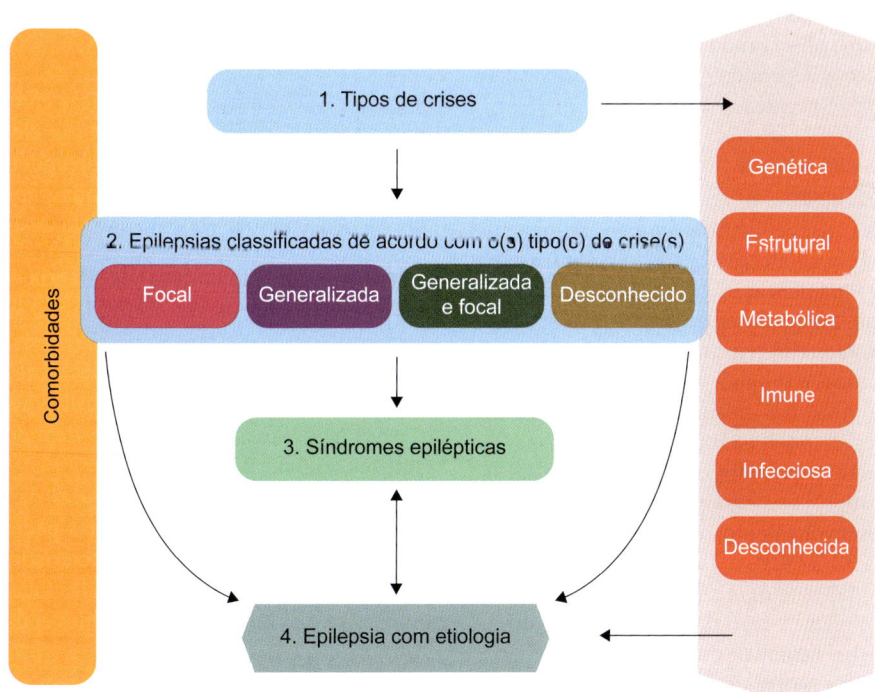

Figura 79.2 Esquema da Classificação das Epilepsias de 2017. (Modificada de Scheffer et al., 2017.)[4]

(**encefalopatia do desenvolvimento**) e/ou à atividade epileptiforme interictal e/ou ictal *per se*, a qual contribui para comprometimentos cognitivos e comportamentais acima e além dos que seriam esperados pela patologia de base (**encefalopatia epiléptica**).

Idiopático. O termo **idiopático** foi utilizado nas antigas classificações quando a etiologia era "supostamente genética"[15] como nas epilepsias generalizadas ditas idiopáticas (epilepsia ausência da infância, epilepsia ausência juvenil, epilepsia mioclônica juvenil e epilepsia com crises tônico-clônicas generalizadas apenas). Embora nesse grupo de epilepsias se observe importante componente genético, ainda não se pode confirmar genes específicos. Na definição das síndromes epilépticas de 2022,[11] esse é um subgrupo das epilepsias generalizadas genéticas.

Genético. Até agora, uma mutação genética é reconhecida em algumas formas de epilepsias e uma mesma mutação pode determinar várias síndromes epilépticas. Em poucas destas síndromes as mutações são familiares. A maioria delas são mutações *de novo*, ou seja, que ocorrem apenas em um indivíduo de uma família. Assim, o termo **genético** não é sinônimo de **hereditário** e na grande maioria das epilepsias não há ainda demonstração inequívoca do fator genético determinante da doença.[4]

Autolimitadas. É sugerido o abandono do termo epilepsias **benignas**, substituído por epilepsias **autolimitadas**. De fato, nestas epilepsias há diferentes graus de comorbidades, desde dificuldades de aprendizado a transtornos do espectro autista. O termo "benigno" subestimaria a gravidade destas comorbidades. **Epilepsias autolimitadas** implica que elas se resolvem com o tempo, sendo **epilepsias fármaco-responsivas**, pois nelas as crises são facilmente controladas com o uso de fármacos anticrises adequados.[4,16]

Síndromes epilépticas

As síndromes epilépticas foram definidas simplesmente como **um grupo distinto de características clínicas e eletroencefalográficas, muitas vezes apoiadas por achados etiológicos específicos**, observando que as síndromes costumam ter apresentações dependentes da idade e uma variedade de comorbidades específicas.[11]

Síndromes epilépticas com início no período neonatal (do recém-nascido aos 2 anos) – A[16]

Embora a maioria das crises epilépticas no período neonatal ocorra no contexto de uma afecção aguda, em alguns casos podem ser a primeira manifestação da epilepsia infantil precoce. A diferenciação adequada entre **crises provocadas** e **epilepsias de início neonatal** tem importantes implicações diagnósticas, terapêuticas e prognósticas porque a avaliação e a conduta a longo prazo das epilepsias neonatais são distintas daquelas das crises provocadas.

As síndromes que se apresentam no período neonatal são divididas em três subgrupos: autolimitadas, encefalopatias epilépticas e do desenvolvimento; e síndromes etiologia-específicas (Tabelas 79.1 a 79.3).

Avanços recentes na tecnologia de neuroimagem e genômica, bem como a implementação de vídeo-EEG em unidades de terapia intensiva neonatal, permitem a identificação de síndromes epilépticas neonatais distintas e com etiologias específicas do que as previamente reconhecidas. É provável que no futuro a combinação de testes genéticos mais

Tabela 79.1 Síndromes epilépticas neonatais autolimitadas – A1.

1. Epilepsia autolimitada do recém-nascido.

2. Epilepsia autolimitada do recém-nascido e lactente (familial).

3. Epilepsia autolimitada do lactente (familial).

4. Epilepsia genética com crises febris *plus*.

5. Epilepsia mioclônica do lactente.

Tabela 79.2 Encefalopatias epilépticas e do desenvolvimento – A2.

1. Encefalopatia epiléptica e do desenvolvimento infantil precoce que inclui as previamente denominadas "síndrome de Ohtahara" e a "encefalopatia mioclônica precoce".

2. Epilepsia do lactente com crises focais migratórias.

3. Síndrome dos espasmos epilépticos infantis.

4. Síndrome de Dravet.

5. Epilepsia mioclônica do lactente.

Tabela 79.3 Síndromes com fenótipos eletroclínicos homogêneos etiologia-específicas – A3.

1. EED-KCNQ.

2. EED dependente de pixidoxina e de piridoxal fosfato.

3. EED-CDKL5.

4. Epilepsia com crises agrupadas PCDH-19.

5. Síndrome da deficiência do trasportador de glicose 1 (GLUT 1).

6. Síndrome de Sturge-Weber.

7. Crises gelásticas do hamartoma hipotalâmico.

sofisticados e monitoramento por vídeo-EEG possibilita a identificação e a estratificação de distintos fenótipos eletroclínicos com etiologias específicas, como sugerido na nova Classificação ILAE das Epilepsias. Essa estrutura foi adaptada para neonatos.[16]

Síndromes epilépticas com início na infância (de 2 a 12 anos) – B[17]

A maioria das síndromes epilépticas com início na infância tem tipos de crises e características eletroencefalográficas interictais obrigatórios. Elas compreendem três grupos principais: epilepsias focais autolimitadas; epilepsias generalizadas; e encefalopatias epilépticas e do desenvolvimento.

Epilepsias focais autolimitadas da infância – B1

Nas epilepsias focais autolimitadas da infância a etiologia é desconhecida. Fatores genéticos presumidos desempenham um papel etiológico importante, sustentados pela maior incidência de história familiar positiva de epilepsia e pelas alterações focais idade-dependentes do padrão eletroencefalográfico.

As epilepsias focais autolimitadas da infância representam até 25% de todas as epilepsias pediátricas e englobam um grupo de síndromes com características em comum descritas na Tabela 79.4. Já as epilepsias focais autolimitadas da infância compreendem as síndromes epilépticas descritas na Tabela 79.5.

No entanto, algumas epilepsias têm um quadro misto ou ainda pode ocorrer evolução de uma síndrome para outra ao longo do tempo.

Tabela 79.4 Características das epilepsias focais autolimitadas da infância – B1.

1. Idade-dependência específica para cada síndrome.

2. Nenhuma lesão cerebral significativa.

3. Ausência de antecedentes pessoais dignos de nota.

4. Cognição e exame neurológico normais.

5. Remissão geralmente na adolescência.

6. Fármaco-responsividade, se tratadas.

7. EEG com traços de predisposição genética.

8. Semiologia clássica das crises epilépticas para cada síndrome.

9. Ocorrência de crises focais motoras ou sensoriais com ou sem alteração da percepção podendo evoluir para crises tônico-clônicas bilaterais.

10. Características específicas do EEG: descargas epileptiformes com morfologia e localização distintas (dependendo da síndrome epiléptica), frequentemente ativadas pelo sono e atividade de base normal.

Tabela 79.5 Síndromes compreendidas nas epilepsias focais autolimitadas da infância – B1.

1. Epilepsia autolimitada com descargas centrotemporais, anteriormente denominada "epilepsia benigna da infância com descargas centrotemporais" ou "epilepsia rolândica".

2. Epilepsia autolimitada com crises autonômicas, anteriormente denominada "epilepsia occipital benigna de início precoce" ou "síndrome de Panayiotopoulos".

3. Epilepsia occipital visual da infância, anteriormente denominada "epilepsia occipital benigna de início tardio", "síndrome de Gastaut" ou "epilepsia occipital idiopática da infância tipo Gastaut".

4. Epilepsia fotossensível do lobo occipital, anteriormente denominada "epilepsia idiopática fotossensível do lobo occipital".

Síndromes epilépticas generalizadas genéticas da infância – B2

As síndromes epilépticas generalizadas que surgem na infância são consideradas como tendo herança complexa, o que significa que têm uma herança poligênica com ou sem contribuição de fatores ambientais. Elas compreendem três síndromes:

1. Epilepsia de ausência da infância.
2. Epilepsia com ausências mioclônicas.
3. Epilepsia com mioclonias palpebrais.

Encefalopatias epilépticas e de desenvolvimento – B3

As encefalopatias epiléticas e de desenvolvimento muitas vezes apresentam crises focais e generalizadas e compreendem:

1. Epilepsia com crises mioclônico-atônicas.
2. Síndrome de Lennox-Gastaut.
3. Síndrome da hemiconvulsão-hemiplegia-epilepsia.
4. Síndrome da epilepsia relacionada à infecção febril.
5. Encefalopatia epiléptica e do desenvolvimento com ativação de espícula-onda no sono.

Síndromes epilépticas com idade de início variável – C[18]

Embora muitas síndromes epilépticas geralmente comecem nos períodos neonatal, infantil e infantil tardio, há uma série de síndromes cujo início não se limita a esses períodos. A Tabela 79.6 descreve como as síndromes epilépticas que se apresentam em idades variáveis são divididas.

CONSIDERAÇÕES FINAIS

A classificação das crises epilépticas, das epilepsias e das síndromes epilépticas é fundamental para o estabelecimento do diagnóstico etiológico, da instituição terapêutica e do prognóstico em epilepsia.

Tabela 79.6 Síndromes epiléticas de início em idades variáveis.

1. Epilepsias generalizadas idiopáticas: síndromes epilépticas generalizadas, com etiologias poligênicas presumidas: epilepsia ausência juvenil; epilepsia mioclônica juvenil; epilepsia com crises tônico-clônicas generalizadas apenas.

2. Síndromes epilépticas focais com etiologias genéticas, estruturais ou genético-estruturais: epilepsia hipermotora relacionada ao sono; epilepsia focal familiar com focos variáveis; epilepsia com características auditivas.

3. Síndromes epilépticas focais e generalizadas combinadas com etiologia poligênica: epilepsia com crises induzidas por leitura.

4. Um grupo específico de encefalopatias epilépticas e do desenvolvimento no qual figuram as epilepsias mioclônicas progressivas.

5. Epilepsias e síndromes epilépticas de etiologia específica: as síndromes de epilepsia focal de lobo temporal mesial com esclerose hipocampal com etiologias principalmente adquiridas e a encefalite de Rasmussen, com etiologia imunológica.

80

Etiologia e Investigação de Pacientes com Epilepsias

Fernando Cendes

INTRODUÇÃO

As epilepsias apresentam grande variedade de etiologias e muitas vezes são multifatoriais.[1,2] Portanto, a investigação das causas subjacentes das epilepsias vai depender do contexto clínico, sobretudo dos tipos de síndrome, da idade, dos tipos de crises, da presença ou não de deficiência intelectual, das doenças associadas, entre outros fatores.

A maior parte das síndromes genéticas e das doenças metabólicas ocorrem com crises epilépticas, porém, em geral, não são as manifestações principais.

Neste capítulo, abordaremos o uso do eletroencefalograma e da neuroimagem na investigação das epilepsias.

ELETROENCEFALOGRAMA

O eletroencefalograma (EEG) é fundamental no diagnóstico das epilepsias, porque oferece sinais de distúrbio epileptiforme causado por disfunção neuronal durante o período em que o paciente se encontra assintomático, isto é, entre crises, ou durante o período ictal (registro de crises).[3]

A diferenciação entre elementos epileptiformes e não epileptiformes nem sempre é simples, e um dos fatores mais importantes para isso é provavelmente a experiência do eletroencefalografista. Não obstante a grande variabilidade na apresentação dos diversos tipos de ondas cerebrais, alguns critérios morfológicos podem ajudar na diferenciação entre atividade epileptiforme ou não epileptiforme (Tabela 80.1 e Figura 80.1).[3]

O registro de atividade epileptiforme interictal é resultante da soma de vários potenciais pós-sinápticos, inibitórios e excitatórios, ou seja, de um grupo grande de neurônios. A redução da negatividade intracelular devido ao influxo de Na^+ chama-se "despolarização". Durante uma descarga epileptiforme, a membrana celular próxima do corpo neuronal atinge voltagens altas, que produz despolarização relativamente prolongada e provoca um potencial de ação. Nesse momento, o EEG de escalpo registra atividade espicular.[3] Após a despolarização, segue-se a hiperpolarização, em que a relativa positividade intracelular é substituída por negatividade, pelo influxo de Cl^- e saída de K^+. A hiperpolarização limita a duração do paroxismo interictal, e observa-se, no registro eletroencefalográfico, uma onda lenta.[4]

O EEG interictal pode ser útil no diagnóstico das epilepsias, entretanto, mesmo quando há o registro de atividade epileptiforme inequívoca, o achado não é suficiente para estabelecer, sem correlação com o quadro clínico, o diagnóstico de epilepsia. Do mesmo modo, um traçado eletroencefalográfico normal não afasta o diagnóstico de epilepsia.[5]

O distúrbio epileptiforme pode ser localizado (ou focal) ou generalizado. As anormalidades no EEG ajudam a definir a classificação de crises e síndromes epilépticas.[6] A seguir, abordaremos as alterações interictais nos principais tipos de epilepsia e síndromes eletroclínicas.

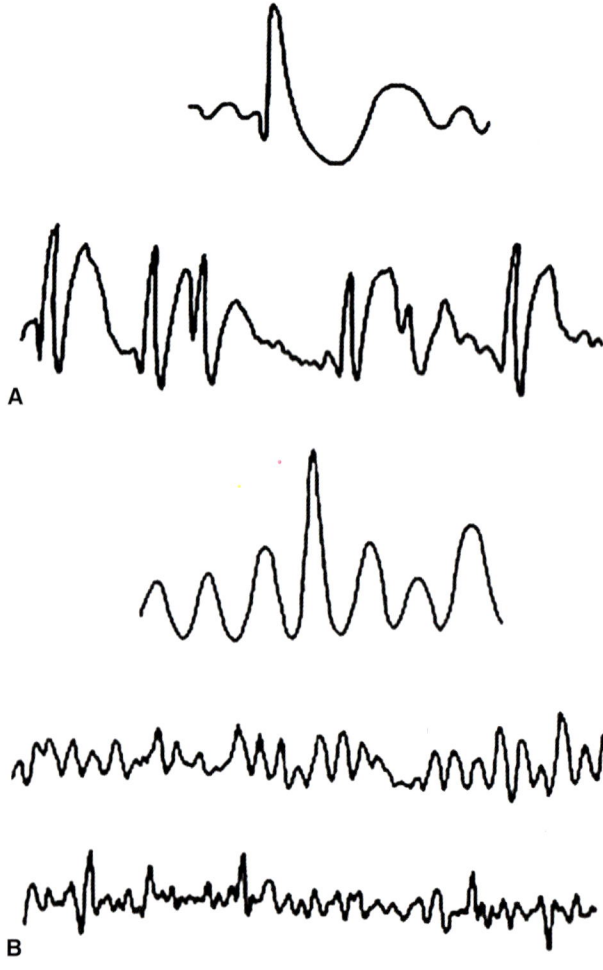

Figura 80.1 A. Ondas agudas não epileptiformes são simétricas quanto à duração da fase de subida e descida. **B.** Ondas agudas epileptiformes têm ascensão aguda e a segunda fase (descida) mais lenta, conferindo aspecto assimétrico entre os dois lados da onda.

Tabela 80.1 Características da atividade epileptiforme.

Simetria *versus* assimetria da onda: ondas agudas epileptiformes têm ascensão aguda e a segunda fase (descida) mais lenta, conferindo aspecto assimétrico entre os dois lados da onda

- Ondas agudas não epileptiformes são simétricas quanto à duração da fase de subida e descida
- Ondas agudas e espículas epileptiformes são seguidas frequentemente por ondas lentas, com a mesma polaridade ou polaridade oposta
- Ondas agudas e espículas epileptiformes geralmente são bifásicas ou trifásicas, enquanto a atividade não epileptiforme é monofásica
- Ondas agudas e espículas epileptiformes têm duração diferente da atividade de fundo normal do paciente, sendo mais alta ou mais baixa
- A atividade de fundo próxima da atividade epileptiforme geralmente é perturbada, formando um "campo" ao redor das ondas agudas

ATIVIDADE EPILEPTIFORME INTERICTAL
Atividade epileptiforme interictal focal

Epilepsia autolimitada com descargas centrotemporais, anteriormente chamada "epilepsia benigna com descargas centrotemporais" ou "epilepsia rolândica". O EEG mostra espículas ou ondas agudas de amplitude elevada, seguidas por ondas lentas, máximas nas regiões centrotemporais (eletrodos T3, T4, C3, C4). Podem ser unilaterais ou bilaterais, síncronas ou independentes. É um exemplo de dipolo horizontal, ou tangencial, pois a origem do foco localiza-se na profundidade de um sulco, e a disposição neuronal torna possível a captação das duas extremidades do dipolo, positiva e negativa. Na montagem referencial com a média, observam-se potenciais positivos nos eletrodos anteriores, e negativos nos eletrodos posteriores. A atividade de fundo é normal, entretanto, pode ser observada uma pseudolentificação focal, caracterizada por ondas lentas focais acompanhando os paroxismos epileptiformes nas regiões centrotemporais. O sono ativa de modo marcante a atividade interictal enquanto a estimulação fótica e a hiperventilação não alteram o traçado (Figura 80.2).

Epilepsias occipitais autolimitadas da infância, anteriormente chamadas "epilepsias benignas com paroxismos occipitais". O traçado mostra espículas ou ondas agudas de amplitude elevada, seguidas por ondas lentas, máximas nas regiões posteriores, sobretudo nos eletrodos occipitais (O1 e O2).

Podem ser unilaterais ou bilaterais, síncronas ou independentes; apresentam ativação pelo sono, e são bloqueadas pela abertura ocular. Após o fechamento ocular, devem reaparecer dentro de 20 segundos. A estimulação fótica intermitente pode atenuar a atividade epileptiforme interictal, mesmo com os olhos fechados, provavelmente por produzir aferências luminosas nas regiões occipitais. A atividade de base é normal.

Epilepsia do lobo temporal. O traçado mostra ondas agudas de baixa a média amplitude, ou ondas lentas, isoladas ou agrupadas, nos eletrodos temporais (F7, F8, T3, T4, T5, T6), zigomáticos ou esfenoidais (Figura 80.3). Podem ser unilaterais ou bilaterais, associadas à atividade de fundo normal ou com lentificação em região(ões) temporal(is). Hiperventilação pode acentuar a anormalidade lenta, não epileptiforme. A estimulação fótica não altera o traçado. Atividade delta rítmica nas regiões temporais tem valor localizatório e representa anormalidade epileptiforme focal distante dos eletrodos de escalpe.[7]

Epilepsia do lobo frontal. Geralmente o traçado mostra atividade epileptiforme na região frontal, entretanto muitas vezes o traçado interictal é normal, ou o registro de atividade epileptiforme frontal é escasso (Figura 80.4). Também pode ser observada atividade epileptiforme generalizada, precedida ou não por atividade focal frontal (bissincronia secundária). Bissincronia secundária refere-se a um paroxismo de

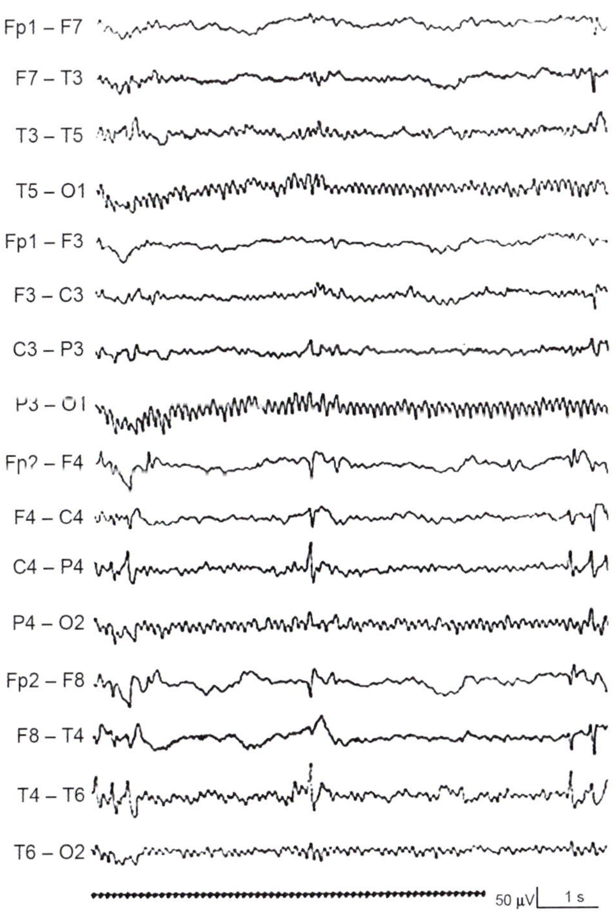

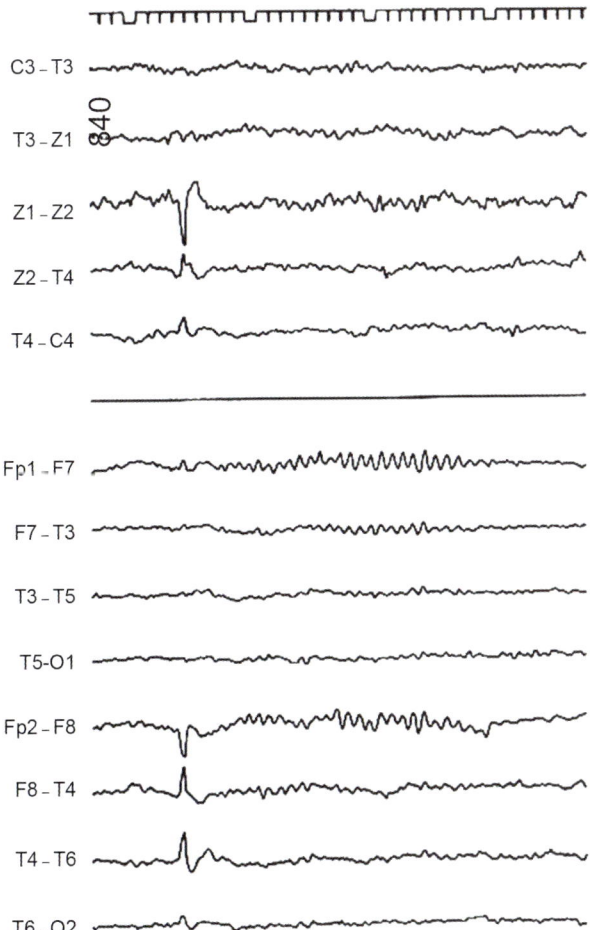

Figura 80.2 Descargas epileptiformes máximas na região centrotemporal direita (reversão de fase em T4 e C4) em paciente com epilepsia autolimitada com paroxismos centro-temporais.

Figura 80.3 Ondas agudas em região temporal anterior-médio-basal direita (reversão de fase em F8 e eletrodo zigomático direito) em paciente com epilepsia de lobo temporal mesial direita secundária a esclerose hipocampal.

atividade epileptiforme generalizada com origem focal, ou seja, a propagação desta atividade epileptiforme focal pode ser tão rápida que é possível registrar o componente focal adequadamente. Essa descarga generalizada pode ocorrer em qualquer tipo de epilepsia focal, porém é mais comum na epilepsia do lobo frontal.

As descargas generalizadas observadas na bissincronia secundária podem ser precedidas por anormalidades focais, o que ajuda estabelecer o diagnóstico diferencial entre atividade epileptiforme focal e generalizada. Contudo, nem sempre essa diferenciação pode ser estabelecida com segurança. Uma das maiores dificuldades é que, assim como na epilepsia do lobo frontal, as epilepsias primariamente generalizadas também apresentam predomínio da atividade epileptiforme generalizada nas regiões anteriores do cérebro. Por outro lado, pacientes com epilepsia primariamente generalizada podem apresentar "pseudofocalidades", sobretudo quando em uso de fármacos anticrises. De modo geral,

apenas quando o paroxismo generalizado é precedido por pelo menos duas ou três espículas ou ondas agudas focais, pode-se estabelecer com mais segurança que se trata de bissincronia secundária.

Atividade epileptiforme interictal focal pode ser observada em diversas regiões cerebrais. Quando a atividade ocorre de modo rítmico (descarga epileptiforme rítmica), por vezes quase contínua (Figura 80.5), ela caracteriza um padrão frequentemente encontrado em pacientes com displasia cortical focal.[8]

Atividade epileptiforme interictal generalizada

Síndrome de Dravet. No início, o traçado pode ser normal, porém, em seguida, mostra lentificação e desorganização da atividade de fundo e complexos de espículas ou poliespícula-ondas lentas irregulares, generalizados, podendo haver atividade epileptiforme focal ou multifocal associada.[9]

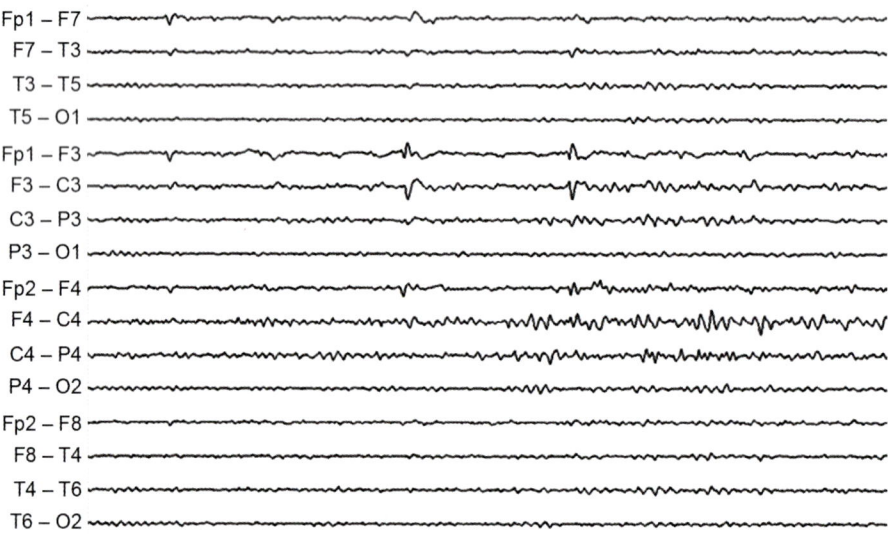

Figura 80.4 Ondas agudas de baixa amplitude em região frontal esquerda (reversão de fase em F3) em paciente com epilepsia frontal esquerda secundária a displasia cortical focal.

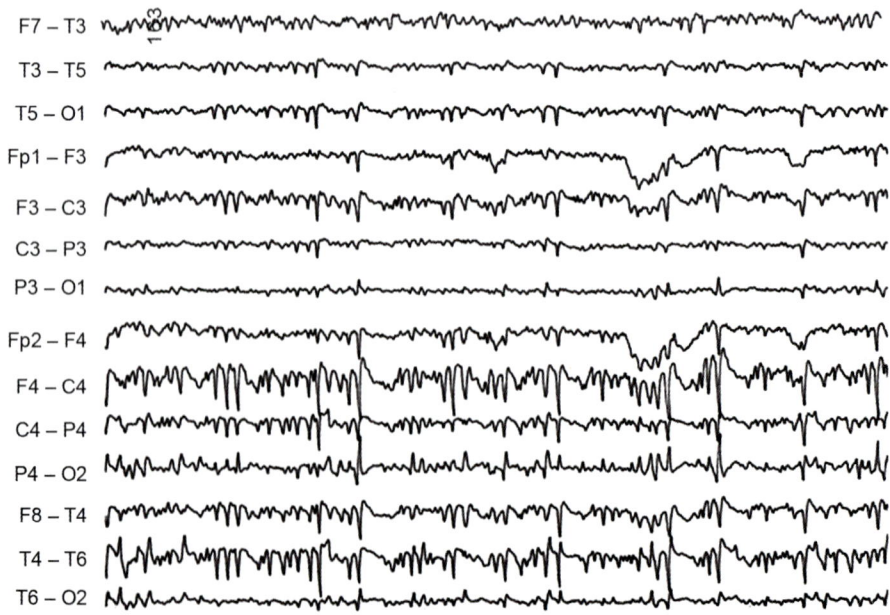

Figura 80.5 Distúrbio epileptiforme contínuo (descargas epileptiformes rítmicas) no hemisfério cerebral direito em paciente com hemimegalencefalia direita.

Síndrome de West. O traçado mostra desorganização da atividade de fundo caracterizada por ondas lentas na faixa delta de amplitude elevada, associadas a espículas e ondas agudas, seguidas ou não de ondas lentas, multifocais ou generalizadas, também de alta amplitude. Esse padrão é entremeado por surtos de espículas e complexos de onda aguda-onda lenta generalizados, seguidos de depressão difusa do traçado (surto-supressão) com duração variável. Esse conjunto de anormalidades caracteriza um padrão denominado "hipsarritmia".

Síndrome de Lennox-Gastaut. O traçado mostra lentificação e desorganização da atividade de fundo, associadas a complexos de espícula-onda lenta, lentos (< 2,5 Hz), generalizados, de alta amplitude, muito frequentes, e atividade epileptiforme multifocal associada (Figura 80.6). No sono ocorrem paroxismos de espículas rítmicas, generalizados, com duração de poucos segundos.

Epilepsia mioclônico-astática. O traçado pode ser normal no início do quadro, entretanto, a atividade de fundo é substituída por ondas na frequência de 4 a 7 Hz, de média amplitude, com predomínio parietal (ritmo de Doose). A atividade epileptiforme é caracterizada por complexos de espículas-onda lenta, na frequência de 2 a 3 Hz. A distinção entre epilepsia mioclônico-astática e síndrome de Lennox-Gastaut nem sempre é fácil.[10]

Epilepsia ausência infantil. O traçado mostra complexos de espícula-onda lenta, de alta amplitude, regulares, generalizados (máximos nas regiões anteriores), na frequência de 3 Hz, com duração de poucos segundos. Pode ser difícil diferenciar atividade ictal de interictal quando as crises são breves. É importante testar o nível de consciência do paciente durante os paroxismos mais prolongados. Os últimos complexos de paroxismos maiores que 2 ou 3 segundos podem ser um pouco mais lentos, até 2,5 Hz. Hiperventilação exacerba essa anormalidade, podendo desencadear crises. Essa é uma das poucas epilepsias idiopáticas em que há correlação entre melhora clínica produzida pelo tratamento com fármacos anticrises e normalização do traçado eletroencefalográfico. A atividade de base é normal (Figura 80.7).

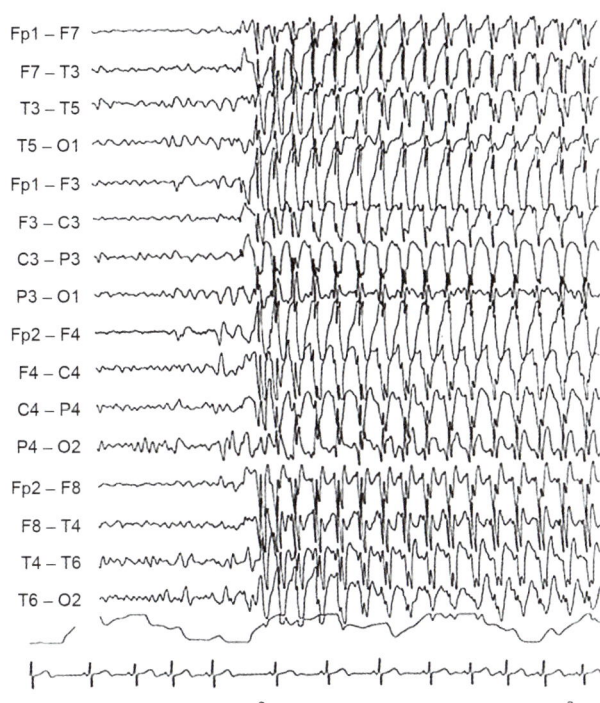

Figura 80.7 Complexos de espícula-onda-lenta generalizados a 3 Hz em criança com epilepsia ausência da infância.

Epilepsia ausência juvenil. O traçado é semelhante ao da epilepsia ausência infantil, entretanto, os complexos podem ser um pouco mais rápidos, em torno de 4 Hz.

Epilepsia mioclônica juvenil. O traçado mostra paroxismos de complexos de poliespículas seguidas de ondas lentas, irregulares e generalizados, com predomínio nas regiões anteriores. Os complexos são de alta amplitude e na frequência de 4 a 6 Hz. Ondas agudas "focais" podem ser observadas, indicando pseudofocalidades. A atividade de fundo é normal. Privação de sono e estimulação fótica podem exacerbar as anormalidades e desencadear crises mioclônicas ou crises tônico-clônicas generalizadas (Figura 80.8).

***Status epilepticus* eletrográfico do sono ou espícula-onda contínuas do sono lento.** Ainda não foi estabelecido se esse tipo de epilepsia representa uma entidade focal ou generalizada. O quadro é caracterizado inicialmente por crises epilépticas seguidas pelo achado característico do eletroencefalograma – o traçado pobre em atividade epileptiforme durante a vigília apresenta ativação importante durante o sono com atividade epileptiforme contínua (> 85% do traçado) durante o sono lento. O quadro epileptiforme é acompanhado de deterioração cognitiva.

Atividade epileptiforme ictal

Eletrograficamente as crises podem ser muito variadas, e um dos aspectos comuns entre os vários tipos de crise é a ocorrência de atividade epileptiforme rítmica e prolongada (Figura 80.9). Não obstante algumas crises apresentarem duração muito breve, como, por exemplo, crises mioclônicas ou atônicas, grande parte das crises tem duração de vários segundos a alguns minutos. A maioria dos autores considera que um paroxismo de atividade rítmica com duração maior do que 10 segundos representa atividade ictal, e, quando não há manifestação clínica evidente, esse evento é classificado como crise eletrográfica.[11]

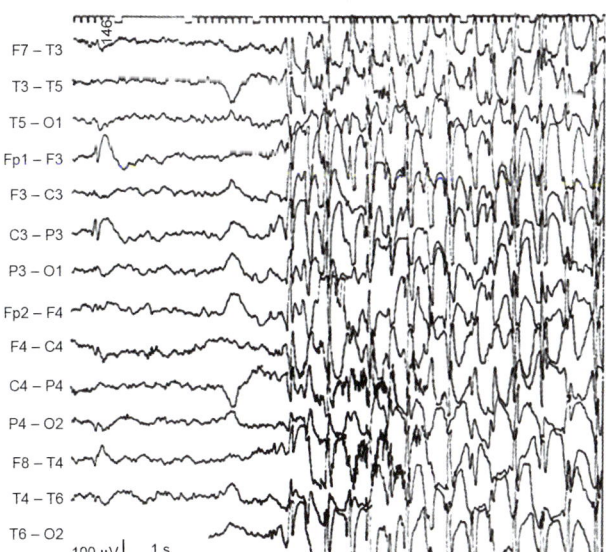

Figura 80.6 Complexos de espícula-onda lenta, lentos (2 a 2,5 Hz), generalizados, de alta amplitude em paciente com síndrome de Lennox-Gastaut. Observe lentificação da atividade de base e também ondas agudas focais.

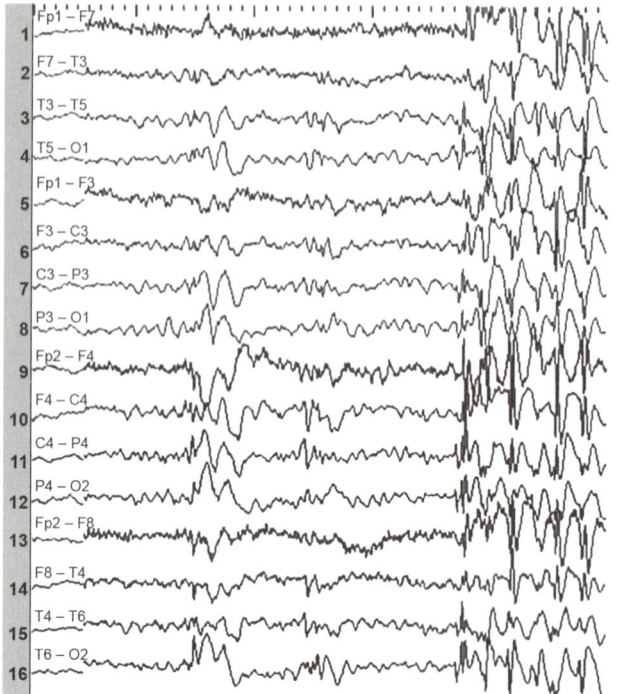

Figura 80.8 Traçado com complexos de espícula e poliespícula-onda-lenta generalizados e "pseudofocalidade" em paciente com epilepsia mioclônica juvenil.

ATIVIDADE ANORMAL NÃO EPILEPTIFORME

Atividade lenta, abaixo de 8 Hz, teoricamente não deve estar presente no EEG de adultos durante vigília, exceto em pequenas quantidades nas regiões frontais e temporais. A presença de ondas lentas na faixa teta e delta, no EEG do adulto, deve ser avaliada com cautela, já que pode representar atividade patológica.

As alterações eletroencefalográficas podem ocorrer por mudança na frequência e na amplitude das ondas cerebrais. Alterações na frequência levam a atividade lenta ou a excesso de ritmos rápidos.

Atividade lenta

Esse tipo de anormalidade inclui:

- Atividade que é anormalmente lenta para a idade do paciente
- Atividade focal que é relativamente lenta em comparação com a área homóloga contralateral.

Lentificação é subdividida em atividade lenta de base, intermitente ou contínua.

Atividade lenta rítmica é um subgrupo da atividade lenta que é caracterizada por evidentes surtos de ondas lentas regulares (sinusoidais). Atividade lenta irregular na faixa delta indica geralmente lesão estrutural subcortical, e a redução de ritmos fisiológicos rápidos (como ritmo alfa, fusos de sono) indica lesão cortical.[12]

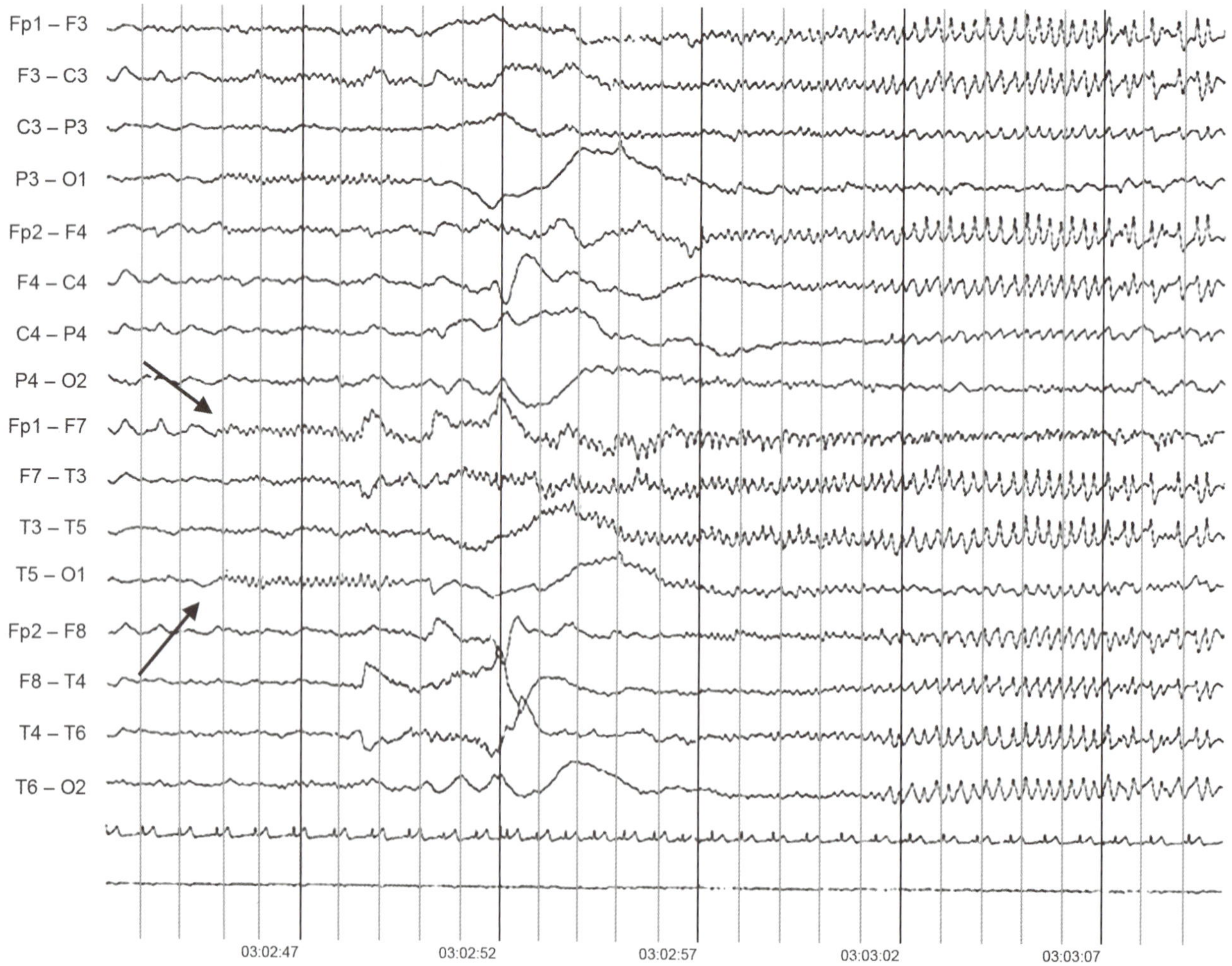

Figura 80.9 Registro ictal de paciente com epilepsia de lobo temporal, mostrando início da crise (*setas*) em região temporal esquerda com atividade rítmica com progressivo aumento de amplitude e redução da frequência e progressão para outras regiões de ambos os hemisférios cerebrais.

ANÁLISE QUANTITATIVA DO ELETROENCEFALOGRAMA

O mapeamento do EEG de escalpe fornece uma exibição conveniente da topografia instantânea do couro cabeludo, geralmente a atividade de base em repouso ou a atividade das espículas interictais. Na arena clínica do diagnóstico de epilepsia, as análises de EEG buscam extrair ao máximo informações sobre as descargas epileptiformes para entender a origem de seu gerador subjacente. O traçado eletroencefalográfico de rotina fornece boas informações visuais sobre a morfologia das descargas, localização do couro cabeludo e mudanças temporais. Em análises mais complexas, os dados eletroencefalográficos do EEG de superfície são submetidos à manipulação matemática, conforme prescrito por modelos teóricos, que podem fornecer informações além da análise visual da atividade das descargas interictais. O resultado é uma variedade de parâmetros capazes de caracterizar os dados de entrada, embora sempre dentro das limitações impostas pelo modelo. Entre essas duas abordagens há uma grande variedade de métodos utilizando análises quantitativas, tais como mapas de tensão, mapas de frequência, imagens de gerador cortical, medidas de propagação da atividade e média dos picos e análises de conectividade de EEG.[4]

NEUROIMAGEM

Durante muitos anos as técnicas de diagnóstico em Neurologia foram a anamnese detalhada e o exame físico meticuloso. A utilização desses princípios fundamentais auxiliava no diagnóstico da etiologia dos sintomas, entretanto, em muitos pacientes a natureza da lesão só era revelada na mesa de cirurgia ou na sala de autópsia. Os avanços tecnológicos trouxeram a arteriografia e a pneumoencefalografia, métodos invasivos que forneciam informações indiretas relacionadas com as lesões cerebrais. Cerca de 20 anos mais tarde, a tomografia computadorizada (TC) trouxe informações estruturais sem precedentes acerca das diversas patologias que acometem o sistema nervoso. Entretanto, nenhum avanço tecnológico foi mais importante para o diagnóstico de epilepsia do que o surgimento da ressonância magnética (RM).

Indicações

Todos os pacientes com epilepsia devem ser submetidos a exame de RM ou TC, exceto aqueles com formas típicas de epilepsias generalizadas idiopáticas (p. ex., epilepsia mioclônica juvenil, epilepsia ausência da infância) ou epilepsias focais autolimitadas da infância com clínica e EEG característicos e resposta adequada aos fármacos anticrises.

Existem duas situações básicas para a realização de exames de neuroimagem em pacientes com diagnóstico de epilepsia. A primeira se aplica a pacientes com epilepsia recém-diagnosticada e aqueles com epilepsia de longa duração que ainda não foram devidamente investigados. A segunda se aplica a pacientes com epilepsia de difícil controle e, portanto, candidatos a tratamento cirúrgico.[13] Mesmo pacientes com epilepsia focal de longa duração sem etiologia definida devem ser submetidos a exame de neuroimagem. Oligodendrogliomas ou outros tumores de baixo grau podem ser encontrados em pacientes com história de epilepsia de mais de 20 anos de duração.

A prioridade deve ser dada a pacientes com alterações focais no exame neurológico. Exames de urgência (TC ou RM) devem ser realizados em pacientes que apresentam as primeiras crises com o aparecimento de déficits neurológicos focais, febre, cefaleia persistente, alterações cognitivas e história recente de trauma craniano. Crises focais com início após os 40 anos de idade devem ser consideradas como possível indicação para exame de emergência.[13]

Tomografia computadorizada

A TC é muito menos sensível que a RM, pode ser falsamente normal e confere radiação, sendo reservada para circunstâncias urgentes quando a RM não está disponível ou é impraticável.[14]

A TC tem a vantagem de ser disponível na maioria dos serviços de médio porte e ter custo operacional relativamente baixo. Portanto, esse é o exame de imagem ideal para urgências. A TC pode detectar grande parte dos tumores, malformações arteriovenosas e malformações cerebrais extensas, acidentes vasculares, lesões infecciosas e é sensível para detecção de lesões calcificadas (como as que ocorrem na neurocisticercose) e lesões ósseas. Ela é pouco sensível para detectar, de modo geral, pequenas lesões corticais e particularmente lesões na base do crânio, como nas regiões orbitofrontal e temporal medial. Pequenos gliomas de baixo grau geralmente não são detectados pela tomografia. A porcentagem total de sucesso da TC na detecção de lesões em epilepsias focais é baixa, cerca de 30%.[15]

Ressonância magnética

A RM faz parte da avaliação básica de pacientes com epilepsia e é complementar ao EEG e outros métodos de investigação.[16] A RM é o principal exame diagnóstico que permite o diagnóstico *in vivo* das causas básicas de epilepsias estruturais.[2]

A avaliação de pacientes com crises epilépticas requer o conhecimento dos detalhes clínicos e das características da semiologia das crises, da anormalidade funcional no cérebro mostrada no EEG e da avaliação estrutural do cérebro com um estudo de RM otimizado para epilepsia.[13] Os achados na RM fornecem etiologia, prognóstico e cuidados diretos da epilepsia.[14]

Como existe a opção de uma excisão cirúrgica do foco epileptogênico, que pode tornar o paciente livre de crises ou melhorar significativamente a frequência de crises, a detecção de uma anormalidade focal do cérebro é importante para a formulação da etiologia das crises e das opções disponíveis para o tratamento.[16] O conhecimento precoce das anormalidades cerebrais durante o tratamento do paciente ajuda muito na conduta mais adequada. A RM é indispensável em muitas áreas da Neurologia. O desafio para os epileptologistas é que o problema da epilepsia é diverso, o que requer protocolos otimizados dedicados.[13]

Os exames de RM devem se encaixar na avaliação geral do paciente. Para entender a base do transtorno epiléptico, primeiro precisamos definir e entender os aspectos clínicos e eletroencefalográficos dos eventos epilépticos, as anormalidades estruturais no cérebro e o contexto clínico em que as crises ocorrem.[17] A tomografia por emissão de pósitrons com fluordesoxiglicose (FDG-PET), a tomografia computadorizada por emissão de fóton único (SPECT) ictal, outras modalidades de imagem funcional e a magnetoencefalografia (MEG) podem oferecer informações adicionais importantes sobre as anormalidades funcionais relacionadas ao foco epileptogênico.

A investigação adequada do paciente com epilepsia de provável etiologia lesional requer a utilização de protocolos específicos, selecionados com base na identificação da região de início das crises por meio de métodos clínicos e neurofisiológicos.[13] Para fins práticos, as epilepsias focais podem ser divididas em epilepsia do lobo temporal e epilepsias extratemporais ou neocorticais. Essa distinção deve-se à relativa especificidade e à consistência dos achados clínicos e patológicos (como a esclerose hipocampal)[18] (Figura 80.10) observadas na epilepsia temporal quando comparada às epilepsias extratemporais (Tabela 80.2). Em casos de atrofia bilateral, ou de atrofias mais discretas, o estudo volumétrico pode ser útil.

As manifestações clínicas e eletroencefalográficas nas epilepsias neocorticais são variadas e multiformes, e o substrato patológico envolvido na sua gênese compreende uma gama etiológica mais abrangente (Tabela 80.3).

As técnicas de reformatação multiplanar de imagem utilizam sequências rápidas de pulso (T1 gradiente-*echo*) para obtenção de cortes finos e contíguos. As imagens obtidas têm as características de um volume, que pode ser manipulado em uma estação de trabalho para atender a várias finalidades. Entre os métodos de pós-processamento e análise de imagens com grande aplicação diagnóstica em epilepsia, encontra-se a análise multiplanar.[17]

A análise multiplanar consiste na avaliação visual interativa do parênquima cerebral, adquirido por meio da RM volumétrica. Essa técnica possibilita a inspeção de detalhes da estrutura cerebral pela análise simultânea dos giros cerebrais em diferentes planos de seção, sendo muito importante para detecção de displasias corticais focais, que são causas frequentes de epilepsia focal refratária ao tratamento clínico (Figuras 80.11 e 80.12).

Morfometria, quantificação de volumes e relaxometria T2 na epilepsia

Sequências volumétricas 3D ponderadas em T1 de alta resolução podem ser usadas quantitativamente para medir o volume de qualquer região particular de interesse, incluindo o hipocampo. As medidas volumétricas no passado eram

Tabela 80.2 Alterações da ressonância magnética características da esclerose temporal.

1. **Atrofia do hipocampo:** é a alteração mais sensível e específica da esclerose mesial temporal (EMT). Essa anormalidade é determinada (qualitativamente) pela comparação da circunferência do hipocampo em cada lado e pela avaliação cuidadosa do **formato** do corpo do hipocampo, que é oval em indivíduos normais, e na presença de EMT assume forma achatada, com o diâmetro lateromedial bem maior que o craniocaudal.

2. **Sinal T2 intenso:** geralmente é acompanhado de atrofia do hipocampo. É importante diferenciar o sinal T2 intenso das estruturas mediais do sinal produzido pela presença de líquido cefalorraquidiano no corno temporal ou fissura coroideia, bem como de artefatos produzido pela pulsação carotídea.

3. **Alteração da estrutura anatômica interna do hipocampo:** geralmente associada a atrofia do hipocampo, bem como com a presença de sinal **T2 intenso**. Observa-se aumento da fissura hipocampal (que normalmente é um espaço virtual) e perda da homogeneidade do tecido hipocampal decorrente do desarranjo das camadas (ou campos) neuronais do hipocampo (CA1, CA3, CA4). Esse tipo de alteração é mais bem observado em imagens T1 *inversion recovery*. Excepcionalmente, esse tipo de alteração pode ser encontrado em hipocampo com volume normal. Pode-se ainda observar alteração do eixo e do formato do hipocampo.

4. **Atrofia da porção anterior do lobo temporal:** o volume de substância branca é menor que o do lobo contralateral. Frequentemente não está presente em pacientes com EMT.

5. **Assimetria dos cornos temporais dos ventrículos laterais:** o tamanho dos cornos temporais é extremamente variável em indivíduos normais, existindo assim um alto risco de falsa lateralização. Além disso, se a lesão ocorre precocemente na vida, há hipodesenvolvimento do lobo temporal e não necessariamente ocorre dilatação ventricular *ex vacuo*. Portanto, esse critério isoladamente não deve ser considerado como diagnóstico.

Tabela 80.3 Patologias frequentemente encontradas em epilepsias neocorticais.

Lesões associadas a crises de início na infância
- Lesões congênitas
  - Destrutivas
  - Vasculares
  - Focais
    - Lesões cavitárias (porencefalia)
    - Gliose/atrofia focal
  - Difusas
    - Encefalomalacia multicística
    - Leucomalacia periventricular
  - Infecciosas
    - Rubéola
    - CMV
    - Toxoplasmose congênita
  - Malformações do desenvolvimento
    - Desordens do desenvolvimento cortical
    - Tumores disembrioplásticos
    - Tumores de baixo grau
- Lesões adquiridas
- Traumas de parto
  - Distúrbios metabólicos
    - Infecções (meningites, encefalites)
    - Neoplasias

Lesões associadas a crises de início tardio
- Neoplasias
- Traumas
- Malformações vasculares
- Acidentes vasculares cerebrais

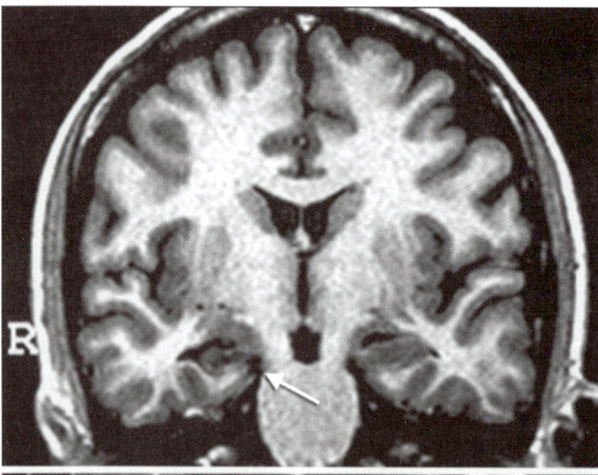
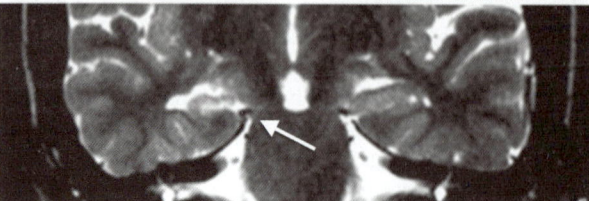

Figura 80.10 Imagem de ressonância magnética coronal T1-*inversion recovery* e T2-ponderada mostrando atrofia hipocampal esquerda associada a alteração da morfologia e estrutura interna e hipersinal T2. Todos os sinais clássicos de esclerose mesial temporal na RM. Paciente com epilepsia de lobo temporal mesial esquerda.

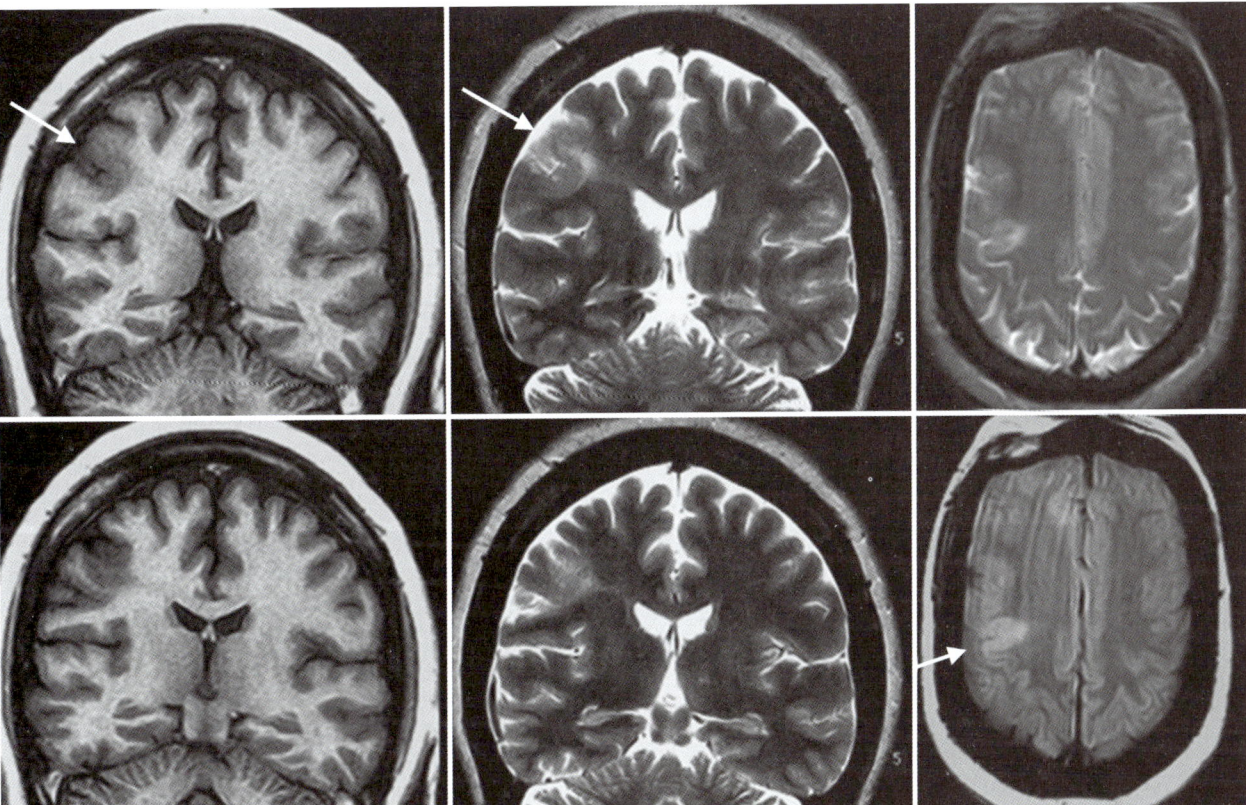

Figura 80.11 Cortes coronais T1-*inversion recovery*, coronais T2 e axiais T2 e FLAIR demonstrando alterações típicas de displasia cortical focal (*setas*) em paciente com epilepsia frontal de difícil controle. Observe a área de espessamento cortical e perda da nitidez da transição corticos-subcortical e alteração de sinal (aumento de sinal em T2 e FLAIR e redução de sinal em T1) abaixo da área de espessamento cortical que se estende em direção ao ventrículo (sinal *transmantle*).

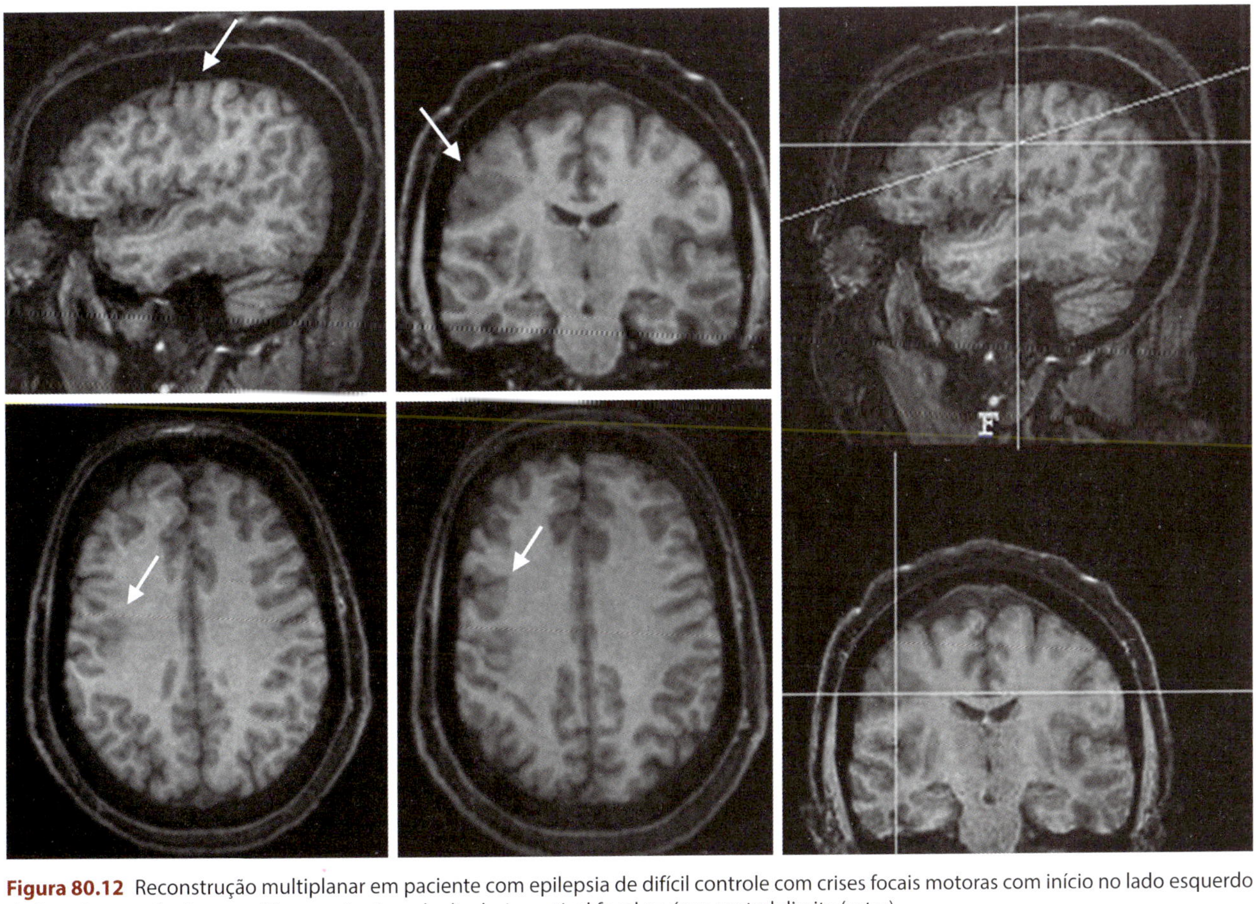

Figura 80.12 Reconstrução multiplanar em paciente com epilepsia de difícil controle com crises focais motoras com início no lado esquerdo da face. A ressonância magnética mostra área de displasia cortical focal na área central direita (*setas*).

feitas principalmente manualmente, mas recentemente são feitas principalmente por métodos automatizados.[19,20] Estudos longitudinais são possíveis, o que possibilita avaliar a progressão das alterações volumétricas e pode começar a desvendar os efeitos da doença primária dos efeitos secundários das crises epilépticas.[21]

A relaxometria T2 é a determinação quantitativa do tempo de relaxamento T2. Para isso, várias imagens ponderadas em T2 são adquiridas em diferentes tempos de eco, e em cada *voxel* os valores resultantes são ajustados com uma curva de decaimento exponencial para estimar a taxa de decaimento de T2 do tecido examinado. A relaxometria T2 tem se estabelecido como uma ferramenta confiável, estável ao longo do tempo e que pode ser implementada em estudos em larga escala.[22,23]

Em pacientes com epilepsia de lobo temporal secundária a esclerose hipocampal, o aumento do sinal em T2/FLAIR é tipicamente observado no hipocampo. Os valores medidos do volume hipocampal e do tempo T2 estão correlacionados entre si, indicando que uma perda de volume acentuada está associada a um aumento significativo no relaxamento de T2, refletindo a complexa patologia que é a esclerose hipocampal.[24]

Imagem ponderada em difusão

Um sinal ponderado em difusão reflete o movimento molecular da água nos ambientes extra e intracelular. A extensão desse movimento depende do ambiente microscópico e, portanto, é dependente da integridade e característica do tecido. Em tecidos com arranjo linear de fibras mielinizadas, como os tratos da substância branca, o movimento molecular é restrito ao eixo ao longo dos tratos da substância branca. Isso é conhecido como "difusão anisotrópica". Em outros componentes teciduais, como o líquido cefalorraquidiano, o movimento molecular não é restrito em nenhuma direção, e isso é conhecido como "difusão isotrópica". A imagem por difusão requer pós-processamento, o que permite a medição de parâmetros sumários, como difusividade e anisotropia fracionada. Também é possível visualizar o trajeto dos tratos da substância branca usando técnicas de tratografia que podem ser úteis no planejamento da cirurgia de epilepsia. Um grande estudo multicêntrico mostrou que pacientes com epilepsia apresentam anormalidades microestruturais da substância branca nas principais fibras de associação, comissural e de projeção, afetando o corpo caloso, o cíngulo e a cápsula externa, com gravidade diferente entre as síndromes epilépticas.[25] Por exemplo, em pacientes com esclerose hipocampal, as alterações mais pronunciadas ocorreram no cíngulo para-hipocampal ipsilateral e na cápsula externa, com anormalidades disseminadas menos intensas em outros tratos. Pacientes com epilepsia do lobo temporal e RM normal apresentaram distribuição semelhante de anormalidades da substância branca, mas menos intensa do que aqueles com esclerose hipocampal. Pacientes com epilepsias generalizadas e extratemporais apresentaram reduções pronunciadas da anisotropia fracionada no corpo caloso, *corona radiata* e cápsula externa, e aumento da difusividade média da *corona radiata* anterior.[25]

A *Neurite Orientation Dispersion and Density Imaging* (NODDI) pode melhorar a detecção de anormalidades microestruturais corticais e subcorticais em pacientes com epilepsia negativa para RM.[26,27] Além disso, a densidade de neuritos tem sido promissora como um biomarcador sensível e específico de dano neuronal progressivo em epilepsia do lobo temporal farmacorresistente.[28]

Técnicas avançadas de análise de ressonância magnética

Existem vários métodos para análise de imagens. Métodos como morfometria baseada em *voxels* (VBM), relaxometria baseada em *voxels* (VBR), difusividade baseada em *voxels* (VBD), morfometria automática usando FreeSurfer para medir volumes e espessura cortical, entre outros, podem usar métodos estatísticos para demonstrar as áreas do cérebro que diferem dos valores de controles.[29,30] Essa abordagem é particularmente poderosa quando se examinam os efeitos entre grupos (como pacientes com epilepsia do lobo temporal *versus* controles sadios).[21]

Melhorias em *software* e *hardware* de computador permitem agora análises de *big data* de imagens estruturais ou multimodais. O uso de abordagens de inteligência artificial (IA), incluindo aprendizado de máquina (ML, do inglês *machine learning*) e aprendizado profundo (DL, do inglês *deep learning*), agora pode segmentar e calcular automaticamente o volume ou a forma das estruturas cerebrais na RM, entre outros recursos de RM, com pouca ou nenhuma intervenção humana. ML e DL têm se mostrado promissores para a classificação automática de pacientes com epilepsias focais e generalizadas de controles saudáveis, detectando lesões em epilepsias focais negativas para RM, por exemplo.[31-39] Um exemplo bem-sucedido de aplicações de IA é o consórcio de imagens cerebrais *Enhancing Neuroimaging Genetics through Meta-analysis* (ENIGMA), que revelou associações entre imagens cerebrais, variações genéticas e cognição em indivíduos saudáveis e diferentes doenças, incluindo epilepsia, usando conjuntos de dados de centenas a milhares de RM e dados clínicos.[21,33,40,41]

Espectroscopia por ressonância magnética

A espectroscopia por ressonância magnética (ERM) possibilita obter informação química de compostos que estão presentes em concentrações muito menores que a água nos tecidos. Comparações com a localização pelo EEG e resultados cirúrgicos têm demonstrado sua utilidade clínica. Vários estudos demonstraram que a redução da intensidade de sinal do marcador neuronal N-acetil aspartato (NAA) pode lateralizar e localizar o foco epileptogênico em pacientes com epilepsias focais, sobretudo na epilepsia do lobo temporal, na qual, no entanto, são alterações frequentemente bilaterais. Além disso, a concentração relativa do NAA pode normalizar após cirurgias bem-sucedidas para epilepsia do lobo temporal.[42] O NAA parece ser um marcador dinâmico da atividade epileptogênica, além de ser um marcador da densidade neuronal, e as alterações devem ser interpretadas com cautela.

A grande limitação da ERM é sua área de cobertura limitada, o que na prática atual inviabiliza a avaliação de pacientes com epilepsias extratemporais sem uma forte suspeita de localização do foco epileptogênico ou lesão na RM; porém, informações importantes sobre a biologia das epilepsias podem ser obtidas pela ERM.[43]

Tomografia por emissão de pósitrons

As imagens de *positron emission tomography* (PET) com uso de glicose marcada (FDG-PET) podem demonstrar hipometabolismo focal ou regional coincidente com a área epileptogênica, sobretudo em epilepsias do lobo temporal.[17] Esse hipometabolismo pode estender-se além da zona epileptogênica definida pelo EEG, ou além da área de lesão estrutural, como, por exemplo, a região de EMT.

O hipometabolismo pode representar deaferentação ou morte neuronal, e pode "recuperar" parcialmente após cirurgia bem-sucedida.

Um foco epileptogênico extratemporal apresenta, menos frequentemente, hipometabolismo pela FDG-PET.[17] Entretanto, alguns pacientes com espasmos infantis podem apresentar hipometabolismo regional que pode ajudar na decisão de um tratamento cirúrgico.

Tomografia por emissão de fóton único

Os exames interictais para estudo de fluxo sanguíneo cerebral com *single photon emission computed tomography* (SPECT) são de pouca precisão e utilidade e não são indicados de rotina. Por outro lado, estudos com SPECT durante as crises (ictais) utilizando o radiofármaco HMPAO-99m (17)Tc ou o ECD-99mTc podem identificar tanto focos epileptogênicos temporais como extratemporais, desde que o radiofármaco seja injetado o mais rápido possível após o início da crise durante a monitorização por vídeo-EEG.[17] A SPECT ictal é mais eficaz para localização do foco epileptogênico em pacientes com epilepsia do lobo temporal, com sensibilidade e especificidade entre 80 e 97%. Nas epilepsias extratemporais a SPECT ictal é bem menos eficaz, e varia de acordo com o substrato patológico e com o lobo cerebral acometido. Em crises com rápida propagação (p. ex., crises do lobo frontal) a grande limitação é o tempo necessário para injetar o radiofármaco.[17]

A fim de melhorar a resolução espacial, as imagens funcionais podem ser corregistradas com a RM estrutural (Figura 80.13). As imagens funcionais devem ser interpretadas no contexto de todos os dados clínicos e laboratoriais.

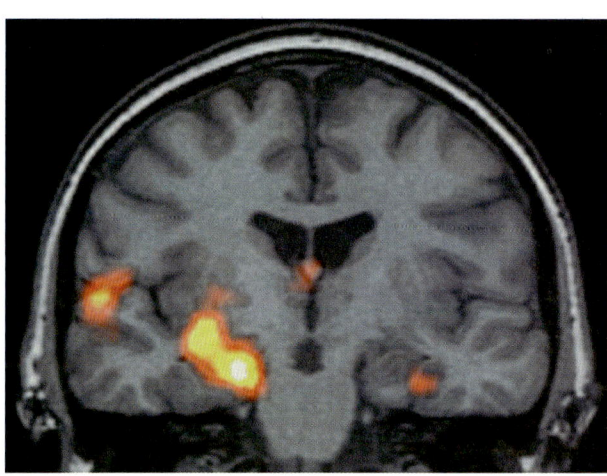

Figura 80.13 Corregistro de SPECT ictal subtraído de SPECT interictal com ressonância magnética mostrando hiperperfusão ictal em lobo temporal direito em paciente com epilepsia de lobo temporal.

CAPÍTULO 81

Tratamento Medicamentoso das Epilepsias

Luiz Eduardo Betting • Carlos A. M. Guerreiro

INTRODUÇÃO

Epilepsia é uma doença neurológica crônica que pode ser definida como um distúrbio cerebral caracterizado pela predisposição persistente do cérebro em gerar crises epilépticas e por suas consequências.[1] Mais de 50 milhões de pessoas no mundo hoje apresentam epilepsia.[1] A prevalência estimada é de 6,4 casos a cada 1.000 pessoas e a incidência anual de 67,8 casos a cada 100.000 pessoas.[2] No Brasil, a prevalência estimada é de 2%.[3] Estima-se que até 10% das pessoas no mundo irão apresentar pelo menos uma crise epiléptica durante a vida.[4] A epilepsia não é uma doença única, podendo resultar de múltiplas diferentes causas. A característica comum é a disfunção cerebral subjacente.

Uma crise epiléptica é a ocorrência transitória de sinais e/ou sintomas decorrentes da atividade anormal excessiva ou síncrona no cérebro.[5] A característica clínica das crises epilépticas depende de vários fatores, incluindo idade, área cerebral envolvida no início, padrões de propagação, dentre outros. Detalhar os sinais e sintomas objetivos e subjetivos durante uma crise epiléptica não é uma tarefa fácil. Existem várias manifestações possíveis desde sintomas sutis até manifestações motoras facilmente observadas.

O diagnóstico de epilepsia é feito por meio da história clínica. A avaliação de indivíduos com crises com perda de consciência e suspeita de epilepsia inclui uma análise meticulosa do evento apresentado e dos possíveis fatores precipitantes. Dos pacientes que tiveram uma crise epiléptica e procuram atendimento médico até 57% têm história sugestiva de crises anteriores não diagnosticadas.[6] Os médicos devem investigar a história clínica pedindo aos pacientes e testemunhas que descrevam suas experiências imediatamente antes, no início, durante e imediatamente após o evento, além do contexto em que o evento ocorreu. Crises mais sutis devem ser questionadas de forma direta e objetiva. Muitas vezes o paciente apenas procura o médico após uma crise tônico-clônica generalizada e não reporta crises consideradas de menor impacto. Em casos duvidosos e quando o paciente tem vários episódios a gravação de um vídeo caseiro pode ajudar a esclarecer o diagnóstico.

O tratamento inicial de escolha das epilepsias é o tratamento medicamentoso realizado por meio dos fármacos anticrises. De forma geral, o principal objetivo do tratamento é conseguir remissão completa das crises sem nenhum efeito adverso relacionado ao tratamento.

Os principais objetivos do tratamento medicamentoso das epilepsias são:

1. Controle completo das crises epilépticas incapacitantes.
2. Minimizar efeitos adversos relacionados aos medicamentos.
3. Prevenção e tratamento de comorbidades.
4. Prevenção de morbidade e mortalidade (entre elas morte súbita inesperada em epilepsia).
5. Maximizar a qualidade de vida.

Neste capítulo, abordaremos os principais aspectos do tratamento das epilepsias.

CLASSIFICAÇÃO DAS CRISES E SÍNDROMES EPILÉPTICAS

O primeiro passo na elaboração de um plano de tratamento das epilepsias é identificar e classificar o(s) tipo(s) de crise(s) do paciente usando a estrutura da International League Against Epilepsy (Figura 81.1).[7,8] As crises epilépticas podem ser classificadas basicamente em focais e generalizadas com base em critérios clínicos e eletroencefalográficos. As crises focais consistem em atividade ictal que se origina em uma determinada região cerebral e envolve redes neurais mais localizadas. Por outro lado, as crises generalizadas consistem em atividade ictal que se origina sincronicamente em ambos os hemisférios e envolvem redes neurais mais difusas.[8] Um indivíduo pode ter mais de um tipo de crise epiléptica ocorrendo de forma concomitante.

A partir dos tipos de crises, é importante tentar definir o tipo de epilepsia ou diagnosticar uma síndrome epiléptica. Os tipos principais de epilepsias são as epilepsias focais e as generalizadas. A classificação das epilepsias depende da presença de dados clínicos (identificando os tipos de crises), etiológicos, eletrofisiológicos, de neuroimagem e genéticos.[8] Considerar as comorbidades é de grande importância na avaliação diagnóstica e no plano de tratamento das pessoas com epilepsia (Figura 81.2).

QUANDO INICIAR O TRATAMENTO

Do ponto de vista operacional, o diagnóstico de epilepsia pode ser feito em três situações:[5]

1. Pelo menos duas crises não provocadas (ou reflexas) com intervalo de 24 horas.
2. Uma crise não provocada (ou reflexa) e probabilidade de recorrência de crises semelhante ao risco geral de recorrência de pelo menos 60%.
3. Diagnóstico de uma síndrome epiléptica.

Desta forma, é importante ressaltar que o diagnóstico de epilepsia pode ser feito após uma única crise. Nesse caso, o indivíduo precisa apresentar elevada chance de recorrência ou uma síndrome epiléptica.

Após uma crise não provocada, o risco de recorrência é de 40 a 52%.[10] Após uma crise isolada, esse risco é mais provável se observadas lesões estruturais na investigação por neuroimagem, anormalidades epileptiformes no eletroencefalograma ou o diagnóstico de uma síndrome epiléptica.[5] Com duas crises não febris não provocadas, a chance de uma nova crise em 4 anos é de 73%.[11]

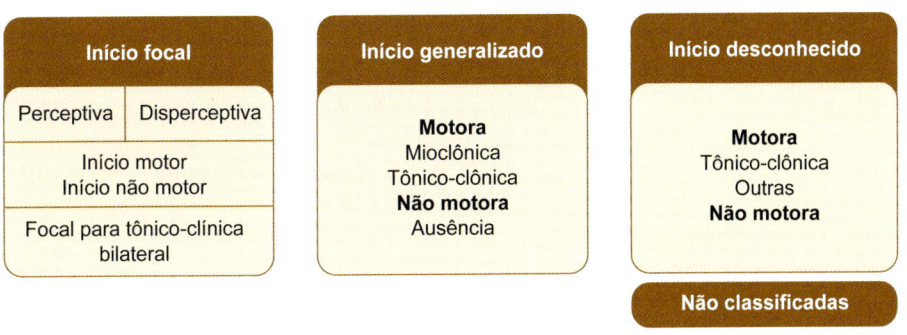

Figura 81.1 Esquema reduzido de classificação das crises epilépticas de acordo com a International League Against Epilepsy.[9]

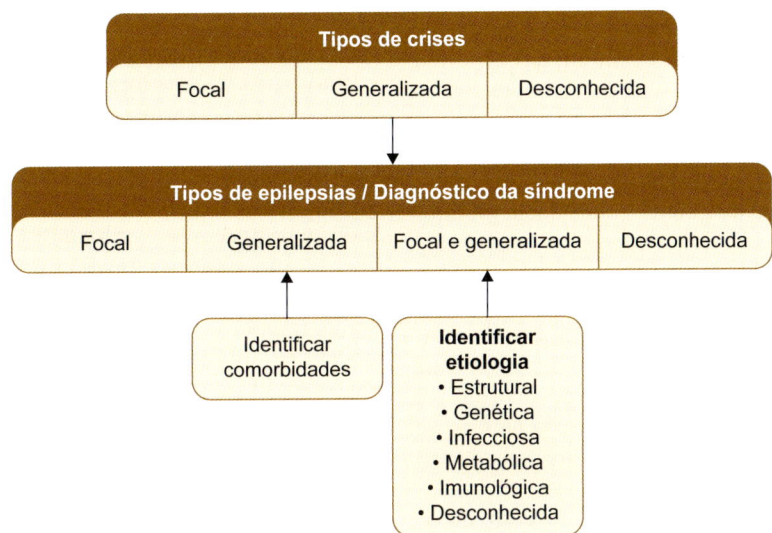

Figura 81.2 Esquema de classificação das epilepsias. A etapa inicial é a identificação das crises seguido do tipo epilepsia e finalmente, se possível, uma síndrome epiléptica. Após o diagnóstico de uma crise epiléptica, a etiologia deve ser identificada sempre que possível. As comorbidades associadas também precisam ser consideradas.[8]

Crises epilépticas provocadas, também chamadas "crises sintomáticas agudas", podem ocorrer após trauma, acidente vascular cerebral agudo, distúrbios metabólicos (hiponatremia, hipo ou hiperglicemia) ou estímulos tóxicos como, por exemplo, abstinência do uso de álcool. Essa diferenciação é importante para estabelecer o diagnóstico de epilepsia e selecionar o tratamento de forma mais adequada. Pacientes com crises sintomáticas agudas apresentam maior risco de mortalidade, chegando a até 9 vezes em 30 dias, comparados a pessoas com crises não provocadas. Por outro lado, nos 10 anos seguintes, pessoas com crises sintomáticas agudas têm 80% menos chance de apresentar crises não provocadas.[12] Para pacientes com crises sintomáticas agudas, o tratamento da doença de base é o suficiente para minimizar o risco de recorrência de crises. Entretanto, o uso temporário de fármacos anticrises pode ser necessário até que, a doença de base estabilize. É o que pode ocorrer nas doenças cerebrovasculares. Cabe destacar que, além das crises sintomáticas agudas, lesões estruturais permanentes no cérebro aumentam a chance de crises recorrentes (epilepsia) a longo prazo.

O diagnóstico de epilepsia após uma única crise não provocada associado a alto risco de recorrência pode ou não levar à decisão de iniciar o tratamento. A decisão deve ser individualizada dependendo dos desejos do paciente, da relação risco-benefício individual e das opções disponíveis. Após uma segunda crise não provocada, o tratamento medicamentoso deve ser iniciado.

ASPECTOS GERAIS DO TRATAMENTO DAS EPILEPSIAS

A maioria das pessoas (60 a 70%) apresentará um bom controle das crises com o primeiro ou o segundo fármaco e mais raramente com o terceiro.[13,14] Para a grande maioria dos pacientes (86%) o controle das crises ocorre em monoterapia.[14,15] Epilepsias generalizadas têm uma maior chance de controle completo das crises (64 a 82%) comparadas com epilepsias focais (25 a 70%).[16]

O tratamento correto das epilepsias é importante pois a recorrência das crises está associada a um risco de lesões em 28 a 40% dos pacientes e uma taxa de mortalidade de 1,6 a 9,3 vezes maior.[17] As principais causas de morte são: afogamento, estado de mal epiléptico, suicídio ou morte súbita inesperada na epilepsia (SUDEP, do inglês *Sudden Unexpected Death in Epilepsy*). A morte súbita inesperada na epilepsia consiste em uma morte não traumática em um paciente com epilepsia sem uma causa tóxica ou anatômica identificável de morte com base no exame *post mortem*. Pode ocorrer em 1 a 6/1.000 pessoas com epilepsia crônica e é mais comum em indivíduos jovens de 20 a 45 anos.[18] Esse aspecto ressalta a importância do tratamento desta doença.

É importante destacar que o tratamento adequado das epilepsias envolve também a prevenção e o tratamento de comorbidades. Pessoas com epilepsia apresentam frequentemente comorbidades cognitivas e psiquiátricas.

As causas são multifatoriais, mas estas condições devem ser reconhecidas e tratadas prontamente. O impacto destas comorbidades na qualidade de vida dos pacientes pode ser maior do que o das crises.[19]

Como princípios gerais do tratamento das epilepsias, os fármacos anticrises devem ser iniciados em monoterapia. Isso aumenta a probabilidade de adesão, fornece um índice terapêutico mais amplo e é mais econômico do que o tratamento medicamentoso combinado. A monoterapia também está associada a menos reações idiossincrásicas e menor incidência de efeitos teratogênicos. A terapia combinada pode estar associada a interações medicamentosas, dificultando a dosagem e o monitoramento dos pacientes. Sua titulação deve ser realizada de forma gradativa até uma dose moderada eficaz e sem efeito adverso. Se necessário, a dose pode ser ajustada progressivamente até o controle das crises ou aparecimento de efeitos adversos. A Tabela 81.1 apresenta as principais medicações com as respectivas sugestões de doses. O tratamento das epilepsias costuma ser a longo prazo, com duração mínima de 2 anos.

Durante as consultas é de grande importância monitorizar efeitos adversos e verificar a adesão ao tratamento. De modo geral, adesão ao tratamento pode ser definida como a extensão em que os pacientes seguem as recomendações dos médicos.[20] Dessa forma, em termos comportamentais, o paciente tem participação ativa em uma determinada terapia. A baixa adesão pode ocorrer em aproximadamente 30 a 40% dos pacientes com epilepsia e é a causa de aproximadamente 45% de recorrência de crises.[21] O uso de medicações com liberação estendida (carbamazepina, levetiracetam, divalproato) ou com meia-vida mais longa (lamotrigina) permitindo o uso em uma ou duas tomadas diárias contribui para o aumento da adesão ao tratamento.

Ao longo de todo o tratamento é preciso manter um diálogo com o paciente e a família para aumentar sua compreensão sobre a epilepsia e sua capacidade de relatar informações necessárias e relevantes.

COMO SELECIONAR O FÁRMACO ANTICRISES PARA MONOTERAPIA INICIAL

A escolha da terapia inicial deve ser individualizada com base no perfil único do paciente avaliado, considerando as melhores evidências disponíveis de eficácia, segurança e tolerabilidade derivada de ensaios clínicos.[23] Existem razões, principalmente relacionadas a tolerabilidade, segurança e farmacocinética, para acreditar que as medicações mais novas podem ser vantajosas para alguns indivíduos. No entanto, isso não será verdade para todos ou em todas as circunstâncias. Desta forma, entre os principais fatores que precisam ser considerados para escolha do fármaco anticrises estão:

- Eficácia do medicamento para o tipo ou tipos de crises/epilepsia
- Potenciais efeitos adversos e outras características da medicação como titulação e número de tomadas
- Condições médicas comórbidas (especialmente doença hepática e renal)
- Idade e sexo, incluindo planos de gravidez
- Estilo de vida e preferências do paciente
- Custo.

Eficácia do medicamento para o tipo ou tipos de crises/epilepsia

Em relação às medicações tradicionais, estudos apontaram que carbamazepina e fenitoína foram as medicações mais eficazes para o tratamento das epilepsias focais, seguidas pelo valproato.[24,25] Estudos randomizados e controlados subsequentes, incluindo medicações mais novas, mostraram uma eficácia semelhante dos vários fármacos anticrises para o tratamento das epilepsias focais com possível melhor tolerabilidade para medicações mais novas.[17] Medicações consideradas de primeira linha para o tratamento das epilepsias focais são: lacosamida, levetiracetam, lamotrigina, carbamazepina e oxcarbazepina.

Para as epilepsias generalizadas idiopáticas, valproato mostrou melhor efetividade em comparação ao topiramato e lamotrigina.[26] Desta forma, valproato é considerado a medicação de escolha para o tratamento das epilepsias generalizadas idiopáticas, exceto para mulheres jovens em idade reprodutiva, em decorrência do seu potencial efeito teratogênico. Para crises de ausência, etossuximida, valproato e lamotrigina podem ser utilizados. A etossuximida é eficaz apenas para ausências, sendo a medicação de escolha para tratamento da epilepsia ausência da infância.[27] Valproato de sódio, levetiracetam, topiramato, lamotrigina e lacosamida podem ser utilizados para crises mioclônicas e tônico-clônicas generalizadas. Estas medicações são consideradas de espectro amplo e podem ser utilizadas como primeira linha no tratamento de crises tônico-clônicas generalizadas de início desconhecido.[17] Por outro lado, fenitoína, carbamazepina, oxcarbazepina, gabapentina e pregabalina podem piorar crises mioclônicas e, principalmente, crises de ausências em epilepsias generalizadas idiopáticas.[28]

Potenciais efeitos adversos dos fármacos anticrises

Os efeitos adversos relacionados a uma medicação podem ser dose-dependentes, idiossincrásicos, crônicos, potencial teratogênico e interações medicamentosas (Tabela 81.2).[29] Após iniciar um fármaco anticrises (FACs), até 80% dos indivíduos podem apresentar efeitos adversos. Trinta a 40% terão efeitos que afetam de forma substancial a qualidade de vida, podendo resultar em interrupção ou falta de adesão.[30] Desta forma, considerar e evitar efeitos adversos é decisivo para o tratamento adequado de indivíduos com epilepsia.

Todos os FACs têm potenciais efeitos adversos agudos relacionados à dose. Esses efeitos adversos dose-dependentes são principalmente na esfera neurológica, como sedação, tontura, instabilidade, visão turva, diplopia e tremor. Sintomas neurocognitivos e psiquiátricos também podem ocorrer. Os efeitos adversos psiquiátricos incluem depressão, ansiedade, irritabilidade, dificuldade de concentração, alterações de humor, hiperatividade e mais raramente psicose.[31] Efeitos na esfera psiquiátrica ocorrem mais frequentemente com o levetiracetam, topiramato, vigabatrina e perampanel. Lamotrigina, carbamazepina, valproato, gabapentina e pregabalina têm efeito estabilizador do humor em alguns pacientes e menos frequentemente causam efeitos comportamentais ou psiquiátricos.[32] Antecedente de doenças psiquiátricas, deficiência intelectual ou histórico familiar de transtornos psiquiátricos aumentam o risco de efeitos adversos psiquiátricos.[33]

Tabela 81.1 Principais fármacos anticrises disponíveis com suas respectivas doses e esquemas de titulação para adultos.[22] Note que a tabela contém sugestões e, na prática, as dosagens devem ser individualizadas.

Fármaco anticrise		Dose inicial e titulação	Número tomadas/dia	Dose-alvo sugerida	Dose máxima
Carbamazepina		100 ou 200 mg/dia; aumentar 200 mg a cada semana	2	400 a 600 mg/dia	2.000 mg
Fenitoína		100 mg/dia; aumentar 100 mg a cada semana	2	200 a 400 mg	600 mg
Fenobarbital		50 mg à noite; aumentar 50 mg conforme tolerância e necessidade	1	100 a 150 mg	300 mg
Valproato		250 a 500 mg/dia; aumentar 250 a 500 mg/dia a cada semana	2	750 mg	3.000 mg
Lamotrigina	Sem valproato	25 mg/dia por 2 semanas; aumentar 25 mg/dia a cada 2 semanas até 50 a 100 mg/dia, após pode-se aumentar 50 mg/dia a cada 1 a 2 semanas	2	200 mg	700 mg
	Com valproato	25 mg/dia alternados por 2 semanas; após 25 mg/dia por mais 2 semanas, a seguir pode-se aumentar 25 mg/dia a cada 1 a 2 semanas	2	100 mg	200 mg
Topiramato		25 mg/dia, aumentar 25 mg/dia a cada 1 a 2 semanas	2	200 mg	600 mg
Levetiracetam		500 a 1.000 mg/dia; aumentar 250 a 500 mg/dia a cada 1 a 2 semanas	2	500 a 1.000 mg	4.000 mg
Lacosamida		100 mg/dia; aumentar 100 mg/dia por semana	2	200 mg	600 mg
Oxcarbazepina		300 a 600 mg/dia; aumentar 300 a 600 mg/dia a cada semana	2	900 mg	3.000 mg
Perampanel		2 mg/dia; aumentar 4 mg/dia após 1 a 2 semanas. A seguir aumentar 2 mg/dia a cada 2 a 4 semanas	1	4 a 6 mg	12 mg
Gabapentina		300 a 900 mg/dia; aumentar 300 mg/dia gradualmente	3	900 a 1.800 mg	4800
Pregabalina		50 mg/dia, aumentar 50 mg/dia a cada semana	2	150 mg	600 mg
Etossuximida		250 mg/dia; aumentar 250 mg/dia a cada semana	3	500 a 1.200 mg/dia	2.000 mg
Rufinamida	Sem valproato	400 mg/dia; aumentar 400 mg a cada 2 dias	2	Dose média nos estudos 1.800 mg/dia	30 a 50 kg: 1.800 mg/dia 50,1 a 70 kg: 2.400 mg/dia > 70,1 kg: 3.200 mg/dia
	Com valproato	400 mg/dia; aumentar 400 mg a cada 2 dias	2		30 a 50 kg: 1.200 mg/dia 50,1 a 70 kg: 1.600 mg/dia > 70,1 kg: 2.200 mg/dia
Primidona		100 mg/dia; aumentar 100 mg a cada semana	2 a 3	750 mg	2.000 mg
Vigabatrina		500 mg/dia; aumentar 500 mg/dia a cada semana	1	1.000 mg	3.000 mg
Canabidiol		5 mg/kg; aumentar 5 mg/kg a cada semana, se necessário	2	10 mg/kg	20 mg/kg
Cenobamato*		12,5 mg; aumentar para 25 mg após 2 semanas, 50 mg após 2 semanas e finalmente 50 mg a cada 2 semanas conforme necessidade	1	100 a 200 mg	400 mg
Clobazam		10 mg/dia; aumentar 10 a 20 mg a cada semana	1 a 3	10 a 40 mg/dia	80 mg/dia
Clonazepam		0,5 mg/dia; aumentar 0,5 a 1 mg a cada 7 a 14 dias	1 a 3	2 a 6 mg/dia	10 mg/dia
Nitrazepam		5 mg/dia	1 a 2	5 a 10 mg/dia	15 mg

Algumas dosagens são baseadas na opinião pessoal e experiência dos autores. *Medicação não disponível no Brasil.

Tabela 81.2 Visão geral dos principais tipos de efeitos adversos relacionados aos fármacos anticrises.[29]

Tipo	Frequência	Característica clínica
A Dose-dependente	Comum (1 a 10%) ou muito comum (> 10%)	Relacionado ao mecanismo de ação, geralmente inicia no começo do tratamento ou aumento de dose. Tipicamente desaparece com o tempo ou redução da dose.
B Idiossincrásico	Incomum (0,1 a 1%) ou raro (< 0,1%)	Relacionado à vulnerabilidade imunológica do indivíduo.
C Crônico	Comum (1 a 10%)	Relacionado ao efeito cumulativo da medicação.
D Teratogênese	Incomum (0,1 a 1%)	Relacionado à exposição pré-natal a medicação (p. ex., valproato).
E Interações medicamentosas	Comum (1 a 10%)	Medicações indutoras hepáticas (p. ex., carbamazepina, fenitoína e fenobarbital).

Os efeitos adversos idiossincrásicos subagudos geralmente ocorrem semanas ou meses após o início da medicação, e são principalmente mediados pelo sistema imunológico. O mais comum é uma erupção maculopapular eritematosa, que ocorre em 5 a 10% dos pacientes que iniciaram carbamazepina, mas também pode ocorrer com fenitoína, oxcarbazepina, fenobarbital e lamotrigina. Histórico de reação cutânea aumenta em cinco vezes o risco de uma nova reação.[34] No caso da lamotrigina, a incidência de erupção cutânea maculopapular eritematosa é reduzida iniciando-se a medicação com doses baixas seguida de lenta titulação. Essa conduta deve ser ainda mais cautelosa em pacientes recebendo valproato concomitante, uma vez que existe um sinergismo entre estas medicações. O valproato inibe o metabolismo da lamotrigina, fazendo com que níveis mais elevados da lamotrigina sejam alcançados com doses menores. A maioria das erupções cutâneas induzidas são autolimitadas se a medicação for interrompida. Entretanto, as reações podem ser graves, como eritema multiforme, síndrome de Stevens-Johnson, necrólise epidérmica tóxica e síndrome DRESS (do inglês *Drug Reaction with Eosinophilia and Systemic Symptoms*).[29,31]

Esta última síndrome foi particularmente observada durante a titulação rápida do cenobamato, uma das últimas medicações aprovadas para uso clínico. Com a titulação mais lenta, não foram observados novos casos.[35] Apesar de ainda não disponível no Brasil, vale a pena descrever essa medicação pelos excelentes resultados obtidos em ensaios clínicos iniciais. O cenobamato é indicado para tratamento de crises focais. Seu mecanismo de ação é o bloqueio de canais de sódio (principalmente atenuando a corrente persistente) e aumento da ativação do GABA (modulando receptores GABA$_A$). Apresenta boa biodisponibilidade, liga-se à proteína em 60%, mas sem relevância clínica, é extensamente metabolizado por glicuronidação e oxidação e sua excreção é urinária. Tem meia-vida de 50 a 60 horas, o que justifica a administração em uma tomada ao dia. Sua concentração sérica cai com o uso concomitante de indutores enzimáticos. Os efeitos adversos mais frequentes são sonolência, tontura e fadiga.[36]

Interações medicamentosas frequentemente ocorrem em indivíduos com epilepsia. Esse tipo de efeito adverso é particularmente comum em medicações de primeira geração

porque elas podem induzir ou inibir enzimas metabolizadoras. As principais medicações indutoras são carbamazepina, fenitoína, fenobarbital, primidona, oxcarbazepina em doses maiores que 900 mg/dia e topiramato em doses maiores que 200 mg/dia.[17] O conhecimento desse efeito é mandatório, uma vez que estas medicações reduzem a eficácia de várias medicações, incluindo antibióticos, imunossupressores, contraceptivos orais, anticoagulantes (inclusive os novos como dabigatrana, apixabana, rivaroxabana e edoxabana), medicações cardiovasculares, psicotrópicas, antirretrovirais e antineoplásicas.[29] Além disso, o processo de indução também afeta vias metabólicas endógenas. Como consequência, medicações indutoras estão associadas a alterações na bioquímica óssea, esteroides sexuais e marcadores lipídicos. Portanto, estas medicações podem contribuir para o desenvolvimento de comorbidades, incluindo osteoporose, disfunção sexual e doenças cardiovasculares.[37]

Os efeitos adversos crônicos a longo prazo se manifestam após anos de tratamento e podem afetar os sistemas metabólico, neurológico, hematológico, dermatológico, imunológico e outros. Os pacientes em uso de FACs têm um risco duas a três vezes maior de fraturas ósseas, o que provavelmente reflete um efeito combinado da medicação na saúde óssea.[38] O uso de indutores hepáticos pode estar associado a osteoporose e osteopenia em até 45% dos pacientes.[39] Além disso, ganho de peso é comum em pacientes em uso de valproato, carbamazepina, gabapentina, pregabalina, vigabatrina e perampanel. O ganho de peso pode levar a graves consequências para a saúde, incluindo aumento da gordura abdominal, síndrome metabólica e aumento do risco de doença cardiovascular. Esse risco pode ser ainda maior com o uso de indutores hepáticos que também estão associados a aumento de colesterol sérico, lipoproteína de baixa densidade, proteína C reativa e homocisteína.[17] Medicações como topiramato e rufinamida podem causar perda de peso. As outras medicações não têm efeito sobre o peso.[40]

Outra característica importante para escolha do FACs é a sua velocidade de titulação e facilidade de uso. Em situações com risco de recorrência aumentado ou alta frequência de crises, as escolhas de medicações com titulação mais rápida como lacosamida e levetiracetam podem ser melhores opções. De forma semelhante, para indivíduos com potencial de dificuldade de adesão, formulações que podem ser utilizadas em dose única diária são preferíveis.

Condições médicas comórbidas

A presença de comorbidades pode auxiliar de forma importante a escolha dos FACs. Dentre as principais condições a serem consideradas estão: doenças neuropsiquiátricas (depressão, ansiedade), declínio cognitivo/deficiência intelectual, migrânea, tremor, dor neuropática, doenças cardiovasculares, discrasias hematológicas, insuficiência renal, insuficiência hepática, reações alérgicas, obesidade, osteopenia/osteoporose e doenças oncológicas (Tabela 81.3).[17]

Idade e sexo

Dependendo da idade do paciente, o tratamento das epilepsias apresenta mudanças significativas. Em crianças, epilepsia é uma das doenças neurológicas mais frequentes e a etiologia permanece desconhecida em até 50% dos casos.[41] Causas genéticas correspondem a aproximadamente 30% dos casos.[42] Comorbidades como transtornos de aprendizagem, deficiência intelectual, transtorno de déficit de atenção/hiperatividade e distúrbios comportamentais são frequentes e

Tabela 81.3 Fármacos anticrises comumente prescritos em monoterapia e adição de acordo com o cenário de comorbidades.[17]

Comorbidade	Preferências	Evitar ou cuidado	Observações
Doenças neuropsiquiátricas			Risco aumentado em pacientes com história pessoal e familiar de primeiro grau de doença psiquiátrica.
Depressão	LTG, OXC, VPA, CLN	LEV, TPM, PER	
Ansiedade	VPA, GBP, PGB, CLN	LTG, LEV, TPM, PER	
Declínio cognitivo/deficiência intelectual	LTG, LCM, OXC, VPA	TPM, LEV, BZDs, PB	VPA: início e titulação lenta. LTG: pode causar agitação paradoxal em pacientes com comprometimento cognitivo que sofrem de autismo.
Migrânea	TPM, VPA, GBP	LTG, OXC	GBP: dados conflitantes sobre o uso.
Tremor	TPM, GBP, CLN, PRM	LTG, VPA	
Dor neuropática	CBZ, OXC, GBP, PGB, TPM, LCM		CBZ e OXC: monitorar hiponatremia em idosos com uso concomitante de inibidores seletivos da recaptação da serotonina e diuréticos.
Doenças cardiovasculares	LEV, TPM	Indutores, VPA, LCM, LTG	VPA: risco aumentado de síndrome metabólica. LCM: monitorar intervalo PR.
Discrasias hematológicas	LEV, LCM, LTG, TPM, BZDs	VPA, CBZ, OXC	LEV e LTG: podem causar leucopenia em casos raros.
Insuficiência renal	LTG, OXC, VPA	LCM, LVT, TPM, PGB, GBP	LEV, LCM, GBP, PGB e TPM: ajuste de dose necessário.
Insuficiência hepática	LEV, PGB, GBP, TPM, LCM	VPA, LTG, PHT, PB	TPM, LCM: ajuste de dose necessário.
Reações alérgicas	GBP, LEV, LCM, VPA	LTG, OXC, CBZ, TPM, PHT, PB	
Obesidade	TPM		
Osteopenia/osteoporose	LEV, LCM, LTG	Indutores, VPA	
Doenças oncológicas	LEV, LCM, LTG	Indutores, VPA	Indutores: podem diminuir a eficácia da quimioterapia; VPA: pode piorar a leucopenia e a trombocitopenia causadas pela quimioterapia.

BZDs: benzodiazepínicos; CBZ: carbamazepina; CLN: clonazepam; GBP: gabapentina; LCM: lacosamida; LEV: levetiracetam; LTG: lamotrigina; OXC: oxcarbazepina; PB: fenobarbital; PER: perampanel; PGB: pregabalina; PHT: fenitoína; PRM: primidona; TPM: topiramato; VPA: valproato.

muitas vezes não diagnosticados. O tratamento adequado das epilepsias na infância deve abordar integralmente estas particularidades. O fenobarbital é considerado primeira linha no tratamento das epilepsias neonatais. Para epilepsias focais a oxcarbazepina é considerada primeira linha, assim como a etossuximida para ausências típicas. Lamotrigina, levetiracetam, topiramato e valproato são considerados de amplo espectro e podem ser utilizados para epilepsias focais e generalizadas.[41] Algumas síndromes tipicamente observadas na infância apresentam tratamentos específicos, como por exemplo: everolimo para o tratamento de crises relacionadas à esclerose tuberosa; terapia hormonal e vigabatrina na síndrome de West; clobazam, rufinamida, topiramato, lamotrigina, felbamato, fenfluramina, canabidiol e valproato na síndrome de Lennox-Gastaut; estiripentol, canabidiol, fenfluramina, topiramato e valproato na síndrome de Dravet (não utilizar bloqueadores de canais de sódio pois aumentam o risco de agravar as crises).[41,43]

O canabidiol é uma medicação que não interage com o receptor canabinoide CBD_1 e, portanto, não tem efeito psicoativo como o tetra-hidrocanabidiol.[36] Seu mecanismo de ação ainda é pouco conhecido. Provavelmente existe aumento da atividade do GABA e modulação do cálcio intracelular. É muito ligado às proteínas (> 94%) e metabolizado no fígado. Os principais efeitos adversos são sedação, fadiga, diminuição de apetite e diarreia. Pode levar a aumento das enzimas hepáticas, principalmente quando associado ao valproato ou clobazam. O canabidiol reduz o metabolismo do clobazam e requer redução da dose deste. Foi aprovado no exterior para síndrome de Lennox-Gastaut, síndrome de Dravet e complexo da esclerose tuberosa, em pacientes com mais de 1 ano de vida.[36,43] Formulações artesanais de canabidiol são usadas por muitos pacientes com epilepsia, mas sua eficácia ainda não foi avaliada adequadamente.

No outro oposto, indivíduos idosos também representam um grupo mais vulnerável e de maior incidência de crises. Em idosos, as crises podem ser de difícil diagnóstico, uma vez que geralmente são focais e na maioria das vezes apresentam padrão atípico.[44] A etiologia mais frequentemente observada são as doenças cerebrovasculares.[45] Para o tratamento de indivíduos idosos com epilepsia, três importantes aspectos precisam ser observados: alterações fisiológicas relacionadas à idade modificam a farmacocinética e a farmacodinâmica dos FACs, frequentemente os pacientes utilizam politerapia com média de sete medicações concomitantes e maior suscetibilidade a efeitos adversos.[44-46] Desse modo, em indivíduos idosos a titulação das medicações deve ser realizada de forma mais lenta. Inibidores enzimáticos devem ser evitados em decorrência do maior potencial de efeitos adversos. Bloqueadores de canal de sódio, principalmente carbamazepina e oxcarbazepina, podem estar associados à hiponatremia. Finalmente, lacosamida, lamotrigina e levetiracetam constituem medicações frequentemente utilizadas como de primeira linha no tratamento das epilepsias nesta população.[47]

Mulheres jovens em idade fértil representam uma população especial no tratamento das epilepsias. Os FACs apresentam potencial teratogênico. Como frequentemente as gestações não são planejadas, é preciso considerar medicações com baixo potencial de teratogenicidade. Lamotrigina e levetiracetam têm as taxas mais baixas de malformações congênitas (2 a 3%), comparáveis às de mulheres saudáveis que não utilizam fármacos anticrises.[48,49] O valproato é a medicação com maior risco de efeitos teratogênicos (até 11%), que são dependentes da dose e incluem alterações no sistema nervoso central, cardíaco, urológico e malformações faciais.[48,50] Além disso, crianças expostas ao valproato durante a gestação apresentam redução das habilidades cognitivas em comparação a outras medicações.[51]

Portanto, o valproato deve ser evitado em mulheres jovens. Se o uso do valproato for necessário, é recomendado fracionar a dosagem, utilizar doses menores que 650 mg/dia (ou a mais baixa possível) e evitar a politerapia.[48,50]

A suplementação de ácido fólico (dose ainda não estabelecida, variando de 0,4 a 5 mg/dia) é recomendada para todas as mulheres durante a gravidez, pois diminui o risco de malformações e tem sido associada a melhor desempenho cognitivo em crianças de até 6 anos de idade.[51] A amamentação deve sempre ser encorajada durante os primeiros 6 meses após o parto.

A dosagem sérica dos FACs pode ser especialmente útil durante a gestação. Lamotrigina, oxcarbazepina, levetiracetam, carbamazepina e fenitoína apresentam redução do nível sérico ao longo da gravidez devido ao aumento de sua metabolização.[52] O ideal é realizar uma dose referência antes da gestação, ou logo no início desta, utilizada para ajustes conforme a necessidade. Outras situações em que a dosagem de nível sérico pode auxiliar são: verificar adesão, verificar os resultados de mudanças de dosagens, estabelecer a dose máxima tolerada e avaliar sinais precoces de toxicidade. Cabe lembrar que nem sempre o nível sérico está relacionado com sua eficácia ou tolerabilidade, não sendo indicado de forma rotineira para maioria dos casos.[53]

Como selecionar fármacos anticrises para associações

Após a falha de uma primeira monoterapia é preciso determinar se as crises permanecem ocorrendo devido à baixa eficácia ou devido à baixa tolerabilidade. Se a eficácia for a consideração é importante rever o diagnóstico de epilepsia, avaliar se a medicação selecionada é apropriada para o tipo de crise/síndrome, verificar adesão, considerar interações medicamentosas e avaliar a dose da medicação.

Nestas duas últimas situações o aumento da dose seria a conduta mais apropriada. Cumpridas estas etapas a conduta seguinte é realizar a associação. Se o resultado for eficaz e tolerado é possível considerar a redução e até retirada da primeira medicação. Se a recorrência de crises estiver relacionada a tolerabilidade é possível tentar redução de dose ou trocar a medicação.[54]

Os FACs apresentam mecanismos de ação distintos e não completamente conhecidos (Tabela 81.4).[55] Ao associar medicações, o ideal é tentar combinar mecanismos de ação diferentes (politerapia racional), apesar de pouca evidência de eficácia desta estratégia. Entretanto, o mecanismo de ação dos fármacos anticrises pode predizer a incidência de efeitos adversos em pacientes utilizando a politerapia.[31] Mecanismos semelhantes aumentam a chance de efeitos adversos. A lacosamida apresenta mecanismo de ação diferente dos demais bloqueadores de canal de sódio (bloqueio da fase lenta). Sua associação com outros bloqueadores pode ser realizada, mas geralmente é necessária a redução da dose da outra medicação para evitar efeitos adversos.

O clobazam é um bezodiazepínico diferenciado (único 1,5-benzodiazepínico, posição dos átomos de nitrogênio no anel heterocíclico), apresentando menor potencial de efeitos sedativos que as outras medicações de sua classe. É frequentemente utilizado e considerado uma das medicações de primeira linha para associação.[36]

Epilepsia resistente ao tratamento medicamentoso é definida por crises persistentes após duas tentativas com um FAC apropriado, em doses ideais, administradas em mono ou politerapia.[56] Aproximadamente 30 a 40% de todos os pacientes apresentaram epilepsia resistente ao tratamento medicamentoso.[14] Alternativas de tratamento para epilepsia resistente ao tratamento são: outros esquemas medicamentosos, cirurgia, neuroestimulação e dietas.

Tabela 81.4 Principais mecanismos de ação dos fármacos anticrises.[55]

Principal mecanismo de ação	Medicações
Modulação dos canais de sódio voltagem-dependentes	
Aumento da inativação rápida	Carbamazepina, fenitoína, lamotrigina, oxcarbazepina, rufinamida, topiramato
Aumento da inativação lenta	Lacosamida
Bloqueio das correntes persistentes de sódio	Cenobamato, lacosamida, carbamazepina, oxcarbazepina, lamotrigina, fenitoína, topiramato, valproato, gabapentina, canabidiol
Bloqueio dos canais de cálcio voltagem-dependentes (tipo T)	
Alta voltagem	Fenobarbital, fenitoína, levetiracetam
Baixa voltagem	Etossuximida e possivelmente valproato
Modulação da inibição mediada pelo GABA	
Modulação alostérica de receptores GABA_A	Fenobarbital, primidona, benzodiazepínicos (incluindo clonazepam, clobazam, diazepam, lorazepam e midazolam), topiramato, cenobamato
Inibição da GABA transaminase	Vigabatrina
Ativação da descarboxilase do ácido glutâmico	Possivelmente valproato, gabapentina e pregabalina
Inibição dos receptores ionotrópicos do glutamato	
Antagonistas dos receptores AMPA	Perampanel, fenobarbital e levetiracetam
Antagonistas dos receptores NMDA	Topiramato e possivelmente valproato
Moduladores do sistema de liberação pré-sináptica	
Vesícula excitatória SV2A	Levetiracetam e brivaracetam
Subunidade α2δ dos canais de cálcio	Gabapentina e pregabalina
Inibidores da anidrase carbônica	Acetazolamida, topiramato e possivelmente lacosamida

AMPA: ácido alfa-amino-3-hidroxi-5-metil-4-isoxazol propiônico; GABA: ácido gama-aminobutírico; NMDA: N-metil-D-aspartato.

Para epilepsias focais refratárias, especialmente quando existe congruência entre semiologia, eletroencefalograma e neuroimagem, encaminhamento para um centro de referência de cirurgia em epilepsia deve ser realizado de forma mais precoce possível.

Quando parar o tratamento

De forma geral, após 2 anos de tratamento medicamentoso e sem crises é possível considerar a retirada da medicação. Durante a retirada, o maior risco é a recorrência de crises que pode impactar significativamente, sobretudo indivíduos empregados ou que conduzem veículos automotores. Trinta a 50% dos pacientes podem voltar a ter crises após a retirada.[57] As epilepsias generalizadas idiopáticas têm taxa de recorrência ainda maior e, portanto, o tratamento deve ser realizado por tempo ainda maior, muitas vezes para sempre.

Vários fatores estão associados a um maior risco de recorrência, incluindo lesão estrutural cerebral, duração da epilepsia antes da remissão, intervalo livre de crises antes da retirada da medicação, idade de início da epilepsia, história de crises febris, número de crises antes da remissão, ausência de uma síndrome autolimitada (epilepsia ausência da infância, por exemplo), múltiplos tipos de crises, atraso de desenvolvimento, anormalidade epileptiforme no eletroencefalograma antes da retirada, número de FACs antes da retirada, sexo feminino, história familiar de epilepsia e crises focais.[57]

A retirada de uma medicação pode ser benéfica, minimizando efeitos adversos, estigma relacionado à doença e custo. Por outro lado, 9 a 20% dos pacientes não voltam a controlar as crises após o reinício da medicação.[57] Dessa forma, a consideração de retirada deve ser individualizada e compartilhada com o paciente e seus familiares.

Uma vez decidida a retirada da medicação, o processo deve ser gradativo, realizado ao longo de semanas ou até meses. A redução deve ser especialmente lenta com o fenobarbital e benzodiazepínicos, pelo risco de recorrência. A retirada abrupta não é recomendada pois aumenta a chance de crises e até estado de mal epiléptico.

CONSIDERAÇÕES FINAIS

Para o tratamento adequado das epilepsias é preciso habilidades clínicas refinadas. O processo envolve um diagnóstico preciso realizado por meio de uma história clínica minuciosa envolvendo o paciente e familiares. Em seguida, a investigação e o tratamento devem ser realizados de forma individualizada de acordo com o perfil único da pessoa. O tratamento não é voltado unicamente para o controle das crises. É necessário minimizar efeitos adversos, garantir a adesão e tratar comorbidades frequentemente observadas em indivíduos com epilepsia. Existem vários FACs disponíveis em inúmeras apresentações. A seleção da medicação depende da habilidade do médico em considerar múltiplos fatores. Não só isso, a escolha e a adequação da medicação, incluindo sua dosagem, também é única e dependente da experiência do médico. Finalmente, diálogo e uma boa relação com os pacientes e familiares é fundamental para o tratamento integral desta importante doença.

CAPÍTULO 82

Cirurgia de Epilepsia e Outras Modalidades Terapêuticas

Carmen Lisa Jorge • Jaderson Costa da Costa

INTRODUÇÃO

A epilepsia é uma condição crônica comum que afeta todas as idades, e com prevalência variável nas diferentes regiões do mundo.

Apesar do surgimento de diversos novos fármacos anticrises (FACs) na última década, aproximadamente 20 a 30% dos pacientes apresentam epilepsia refratária ao tratamento clínico.

O tratamento clínico é o mais importante e efetivo na maioria dos pacientes; a farmacorresistência já pode ser percebida após a falta de resposta do primeiro e o segundo fármaco utilizados de forma adequada.

FARMACORRESISTÊNCIA

Farmacorresistência é definida quando os pacientes com epilepsia não apresentam resposta adequada ao tratamento medicamentoso e têm prejuízo na qualidade de vida. Crises mal controladas estão associadas à ocorrência de acidentes, lesões físicas, transtornos psiquiátricos, declínio cognitivo progressivo, estigma e exclusão social. Além disso, a morte súbita inexplicada em epilepsia (SUDEP, do inglês *sudden unexpected death in epilepsy*) é maior em pacientes farmacorresistentes quando comparados com pacientes com crises controladas e com a população em geral.

Fatores clínicos associados à refratariedade incluem idade de início precoce, mais de uma crise por mês, etiologia sintomática, desenvolvimento neuropsicomotor anormal e grande número de uso de fármacos. Além deles, também a presença de anormalidades estruturais na ressonância magnética (RM), como neoplasias, malformações vasculares e do desenvolvimento cortical, encefalomalacia hemorragia e esclerose hipocampal (EH). Esses pacientes são candidatos para avaliação e indicação cirúrgica mais precoce.

Provavelmente, o fator preditivo mais importante para haver resposta ao tratamento clínico é a síndrome epiléptica a ser tratada. Algumas síndromes epilépticas trazem desde seu diagnóstico uma possibilidade menor de resposta ao tratamento clínico: síndrome de Ohtahara, nos neonatos; síndromes de West e Dravet, nos lactentes; Lennox-Gastaut, Doose e Rasmussen, em crianças; EH e epilepsias secundárias a malformações do desenvolvimento cortical em diversas faixas etárias.

As síndromes epilépticas com crises focais tendem a ser mais resistentes ao tratamento clínico do que as epilepsias generalizadas. Em um estudo clássico em hospital de atendimento terciário na França, compreendendo 2.200 pacientes adultos com epilepsia, Semah et al. observaram que, após 1 ano de tratamento com FACs em regime adequado, 82% dos pacientes com epilepsia generalizada idiopática estavam livres de crises. No grupo de pacientes com epilepsias focais, ficaram livres de crises 35% dos pacientes no grupo com epilepsia focal sintomática e 45% daqueles com epilepsia focal sem causa definida. Nesse estudo, apenas 11% dos pacientes com EH ficaram livres de crise após 1 ano de tratamento. Esse número foi ainda menor (3%) no grupo de pacientes com dupla patologia, definida como EH associada a outra lesão epileptogênica extra-hipocampal. Provavelmente se o estudo fosse realizado em centros de atenção primária e/ou secundária poderíamos encontrar resultados mais satisfatórios em relação ao controle de crises.

Em 2010, a International League Against Epilepsy (ILAE) publicou uma definição de epilepsia resistente ao tratamento com os FACs. Foram definidos dois níveis para a categorização do desfecho clínico após intervenção para tratamento de um paciente com epilepsia, seja essa intervenção um FAC ou outro tratamento, como cirurgia de epilepsia.

Considerando-se as potenciais consequências negativas a longo prazo de crises persistentes, é importante a identificação precoce de pacientes com epilepsia refratária, incluindo os pacientes na faixa etária infantil, para que a esses pacientes sejam oferecidas, o mais cedo possível, alternativas ao tratamento clínico com a ressecção cirúrgica quando possível e outras formas de tratamento como dieta cetogênica e neuromodulação.

PSEUDORREFRATARIEDADE

Uma parcela dos pacientes com crises consideradas refratárias apresenta uma condição denominada "pseudorrefratariedade", que consiste no controle inadequado de crises devido a fatores não diretamente relacionados à refratariedade propriamente dita, e são descritas a seguir:

- Crises não epilépticas psicogênicas ou crises funcionais são eventos de natureza não epiléptica e frequentemente confundidos ou diagnosticados como crises epilépticas. Podem apresentar características clínicas muito semelhantes às das crises epilépticas, o que dificulta o diagnóstico diferencial, principalmente em pacientes que também apresentam crises epilépticas
- Outros eventos paroxísticos de causa neurológica ou não: síncopes, ataque isquêmico transitório, auras de enxaqueca, refluxo gastresofágico, discinesias paroxísticas, distúrbios do sono e distúrbios toxicometabólicos. Devemos lembrar, especialmente em crianças, de eventos não patológicos como a perda de fôlego, ataques de estremecimento, mioclonias fisiológicas do sono e fenômenos de autoestimulação, entre outros
- Diagnóstico sindrômico errado pode levar ao tratamento inapropriado. Um exemplo frequente na prática clínica são pacientes com epilepsias generalizadas genéticas diagnosticados como tendo crises focais e tratados com carbamazepina ou fenitoína, sem controle das crises e muitas vezes levando à piora clínica

- Doses dos medicamentos inadequadas, em geral uso de subdoses
- Excesso de interações medicamentosas levando a baixos níveis dos medicamentos utilizados. Por exemplo, associações entre fármacos que induzem o metabolismo hepático
- Adesão inadequada, que decorre frequentemente por responsabilidade do próprio paciente ou familiar. No entanto, devemos lembrar que orientações médicas inadequadas e/ou insuficientes também podem levar à má adesão
- Hábitos de vida inadequados como estresse excessivo e má higiene do sono.

INDICAÇÃO CIRÚRGICA

O tratamento cirúrgico da epilepsia, embora realizado há muito tempo, apresentando sucesso em grande parcela dos casos, ainda não tem abrangência suficiente para este grupo de pacientes, mesmo em países desenvolvidos. Esse fato se deve a fatores como escassez de recursos especializados e pouco conhecimento sobre as situações clínicas nas quais o tratamento cirúrgico apresenta altas taxas de sucesso. Infelizmente, muitas vezes há demora no encaminhamento a centros especializados, porque se insiste no tratamento farmacológico. Um dos erros mais comuns é a ideia de que a cirurgia para epilepsia deve ser utilizada apenas em pacientes em que tudo foi tentado. Outro erro comum é o temor de sequelas neurológicas, somáticas ou na esfera cognitivo-comportamental.

O atraso na indicação cirúrgica, em situações em que esse tratamento apresenta altos índices de sucesso, como EH, malformações corticais focais bem localizadas e tumores de baixo grau, leva a consequências clínicas, cognitivas, psiquiátricas e sociais. É importante que médicos envolvidos no atendimento de pacientes portadores de epilepsia conheçam as indicações para o tratamento cirúrgico.

A cirurgia da epilepsia não é novidade e tem sido utilizada há mais de 100 anos. Sir Victor Horsley foi o primeiro a realizar um procedimento ressectivo para epilepsia no final do século XIX, na Inglaterra. O desenvolvimento do tratamento cirúrgico, porém, passa pelos avanços tecnológicos das últimas três décadas, especialmente de videomonitoração e de neuroimagem, permitindo reconhecer alterações em casos previamente considerados sem etiologia definida.

Os principais objetivos da cirurgia são eliminar ou reduzir as crises e proporcionar melhor qualidade de vida aos pacientes. Os familiares e os próprios pacientes esperam que a cirurgia possa representar melhores oportunidades de educação, emprego e relacionamentos. Nas crianças, o objetivo é o controle das crises com mínima repercussão funcional, a retomada ou manutenção do desenvolvimento neuropsicomotor e a melhora do comportamento e da cognição. A avaliação é complexa e requer uma equipe multidisciplinar e bem integrada que inclui neurologista, neurofisiologista, neurocirurgião, neuropsicólogo, psiquiatra, neurorradiologista e médico nuclear, com o intuito de esclarecer:

1. Localização da área epileptogênica.
2. Presença de comorbidades, como depressão, psicose e ansiedade; presença de déficit cognitivo.
3. Qual a possibilidade de bom resultado cirúrgico em relação ao controle das crises e melhora da qualidade de vida.
4. Riscos da cirurgia e como compará-los com os riscos de não a realizar.

A avaliação pré-cirúrgica, portanto, deve ser considerada para todos aqueles pacientes com características de epilepsia focal e que preencham os critérios para refratariedade.

Ainda hoje, apesar de todos os avanços, a área epileptogênica pode não ser visualizada diretamente, mas presumida a partir da combinação de cinco outras zonas corticais:

- Zona sintomatogênica, responsável pelos sintomas iniciais de aura ou crises focais perceptivas
- Zona de déficit funcional, que corresponde aos déficits neurológicos ou neuropsicológicos interictais (avaliados por meio de testagem neuropsicológica ou imagem funcional)
- Zona irritativa responsável pela geração de descargas epileptiformes interictais e que pode ser estimada mediante eletroencefalograma (EEG) interictal
- Zona de início ictal, responsável pela descarga inicial e que pode ser avaliada pelos registros de EEG de superfície e tomografia por emissão de fóton único (SPECT) ictais
- Lesão epileptogênica, que é a anormalidade estrutural responsável pela geração das crises visualizada na RM.

O objetivo da avaliação não invasiva é estabelecer o diagnóstico e localizar a zona epileptogênica.

Quando a estratégia cirúrgica não pode ser definida por eletrodos de superfície, ou quando os estudos não invasivos são inconclusivos ou discrepantes, justifica-se uma avaliação invasiva com eletrodos intracranianos, como os eletrodos de profundidade e placas subdurais. Os eletrodos invasivos permitem a identificação e a localização do córtex eloquente adjacente à zona epileptogênica. As principais indicações para o implante de eletrodos invasivos são:

- Dificuldade de determinar com segurança a área de início ictal
- Limitar a área epileptogênica
- Epilepsias não lesionais
- Determinação de áreas eloquentes (área motora, área de linguagem).

O diagnóstico topográfico depende, portanto, dos diagnósticos clínico, eletrográfico, neuropsicológico e de neuroimagem (estrutural e funcional) e o resultado cirúrgico depende diretamente do grau de convergência destes fatores.

INVESTIGAÇÃO PRÉ-CIRÚRGICA

História clínica

A anamnese auxilia na identificação de fatores etiológicos (antecedentes pessoais e familiares) e na caracterização da crise epiléptica. A completa descrição da crise epiléptica pode auxiliar na definição da área sintomatogênica inicial. Sinais motores, como versão dos olhos e/ou cabeça, postura distônica do membro superior e atividade clônica ou tônica unilateral, têm valor lateralizatório em, aproximadamente, 80% dos casos, sugerindo foco no hemisfério contralateral. Também através da história detalhada do uso e da resposta aos FACs pode-se definir refratariedade.

Videoeletroencefalografia

O videoeletroencefalografia (VEEG) permite a documentação simultânea do registro eletroencefalográfico interictal e ictal e do comportamento clínico, correlacionando-os, e é considerado essencial na localização da zona epileptogênica. É importante lembrar que, frequentemente, uma crise pode se originar de uma região silenciosa do córtex e permanecer assintomática até que se espalhe para regiões eloquentes, como estruturas mesiais temporais, córtex motor primário, sensitivo primário ou suplementar. O EEG de superfície na epilepsia de lobo temporal revela características mais localizatórias e estereotipadas do que nas epilepsias extratemporais.

Imagem estrutural

A definição da relação anatômica do córtex epileptogênico com uma lesão é o ponto crucial na investigação do paciente candidato à cirurgia da epilepsia, por meio da RM de alta resolução. O aprimoramento das técnicas de RM, com estudos volumétricos, e a espectroscopia têm contribuído para a compreensão da fisiopatologia de algumas formas de epilepsias relacionadas com anormalidades estruturais sutis (Figuras 82.1 a 82.4).

Imagem funcional

A zona epileptogênica, no período interictal, especialmente no lobo temporal, está frequentemente associada à diminuição do metabolismo cerebral regional, o que pode ser detectado por meio de tomografia por emissão de pósitrons (PET) (Figura 82.5). A SPECT interictal é capaz de demonstrar a área correspondente de hipofluxo, mas é menos sensível que a PET, que permite lateralizar a zona epileptogênica corretamente em 86% dos casos de epilepsia de lobo temporal com RM normal e em 40% dos casos de epilepsia extratemporal. A SPECT ictal visualiza o aumento de perfusão associado à atividade neuronal ictal que ocorre durante uma crise epiléptica. Sua acurácia varia de 30 a 55% nos casos de epilepsia extratemporal em comparação com 83% nos casos de epilepsia do lobo temporal. Pode-se sensibilizar o método através de *softwares* como o SISCOM que usa análise estatística em que se subtraem os achados das SPECT interictal e ictal e se sobrepõe a imagem estrutural (Figura 82.6).

Avaliação neuropsicológica

Consiste na aplicação de testes padronizados que estudam as diversas esferas cognitivas, incluindo eficiência cognitiva global, processos atencionais, capacidade de planejamento e

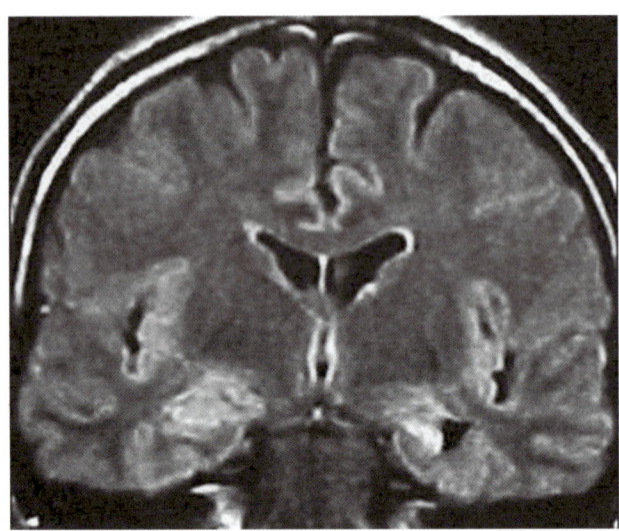

Figura 82.1 Esclerose mesial temporal, principal causa de indicação cirúrgica em adultos, apresenta bom prognóstico cirúrgico.

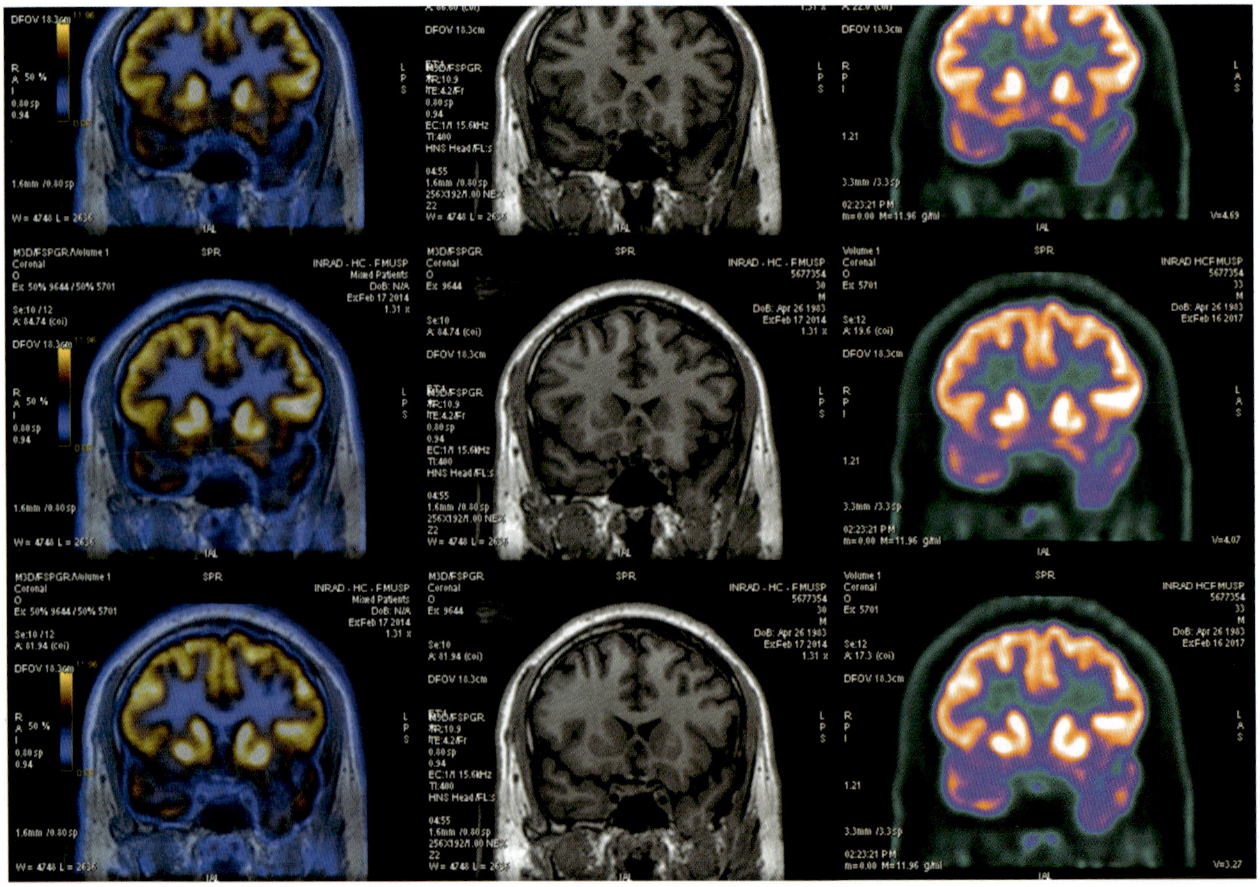

Figura 82.2 Pequena encefalocele temporal esquerda é uma causa incomum de epilepsia farmacorresistente, mas em conjunto aos outros achados da avaliação pré-cirúrgica, está associada a bom prognóstico cirúrgico.

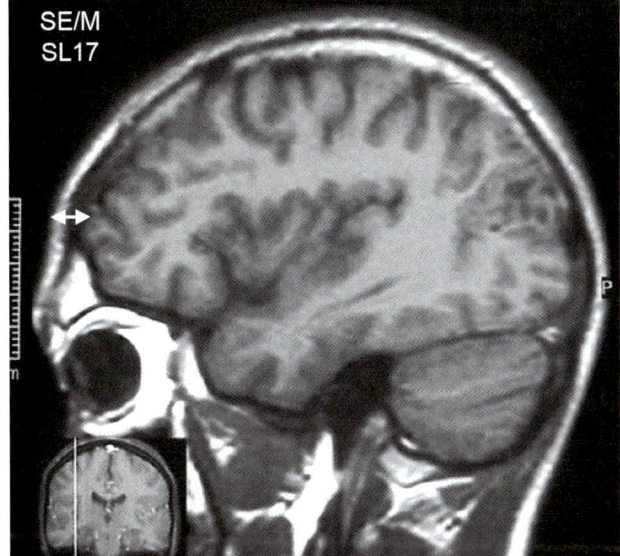

Figura 82.3 Ganglioglioma. Paciente com quadro clínico típico de epilepsia temporal (epilepsia pseudotemporal). Após a ressecção a paciente evoluiu com controle completo das crises.

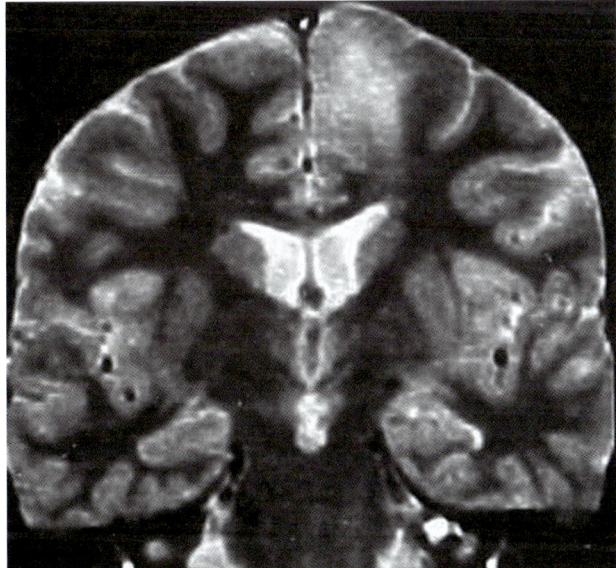

Figura 82.4 Displasia cortical focal tipo II, necessária ressecção completa guiada por eletrocorticografia.

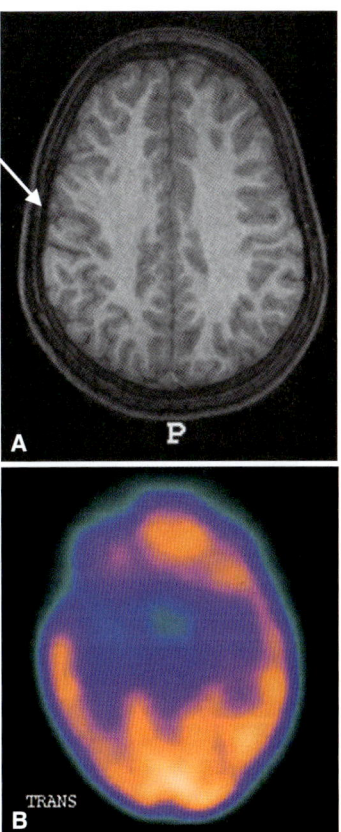

Figura 82.5 A. Ressonância magnética mostrando pequena área displásica na área motora. **B.** PET do mesmo caso mostrando ampla área de hipometabolismo.

resistência a interferência, memória e funções executivas. Essa avaliação permite identificar e acompanhar a evolução de déficits cognitivos, auxiliar na correlação anatômico-funcional e na previsão de possíveis prejuízos funcionais pós-operatórios. Esses prejuízos, que podem ocorrer em uma ou mais esferas cognitivas, são devidos a diversos fatores, como doença neurológica de base, disfunção relacionada à epilepsia, incluindo aquela decorrente de crises frequentes, e efeito medicamentoso.

Teste de Wada

Consiste na cateterização seletiva da artéria carótida interna, habitualmente por punção femoral, objetivando a anestesia transitória de um hemisfério cerebral com barbitúrico de curta duração. Classicamente era utilizado amital sódico, atualmente utilizamos o etomidato para a avaliação de funções cognitivas no hemisfério contralateral. As principais indicações do teste são a determinação da dominância hemisférica de linguagem e a avaliação da reserva funcional de memória. Nos últimos anos, com a utilização de RM funcional para localizar áreas eloquentes (linguagem, motora, memória) e a experiência adquirida ao longo dos anos com o uso do teste de Wada, as indicações se tornaram mais restritas. No serviço de cirurgia de epilepsia do Hospital das Clínicas da Faculdade de Medicina da Universidade de São Paulo (HC-FMUSP) o teste de Wada é indicado principalmente nos casos com evidência pela RM de lesão temporal mesial bilateral, lateralização de linguagem em ressecções em hemisfério dominante para linguagem.

ESTRATÉGIAS CIRÚRGICAS

Existem diversas estratégias cirúrgicas que podem ser empregadas no tratamento das epilepsias e que podem ser divididas em dois grandes grupos: cirurgias ressectivas e cirurgias desconectivas.

Cirurgia ressectiva

O objetivo é a remoção completa da área epileptogênica sem causar déficits neurológicos permanentes. Mais da metade dos procedimentos em programas de cirurgia da epilepsia é composta por ressecções do lobo temporal anterior e aproximadamente 70% desses pacientes ficam livres de crises em um seguimento de até 2 anos. A forma de epilepsia focal mais comum é a de lobo temporal mesial com EH, com 60% dos pacientes que foram submetidos a ressecção temporal.

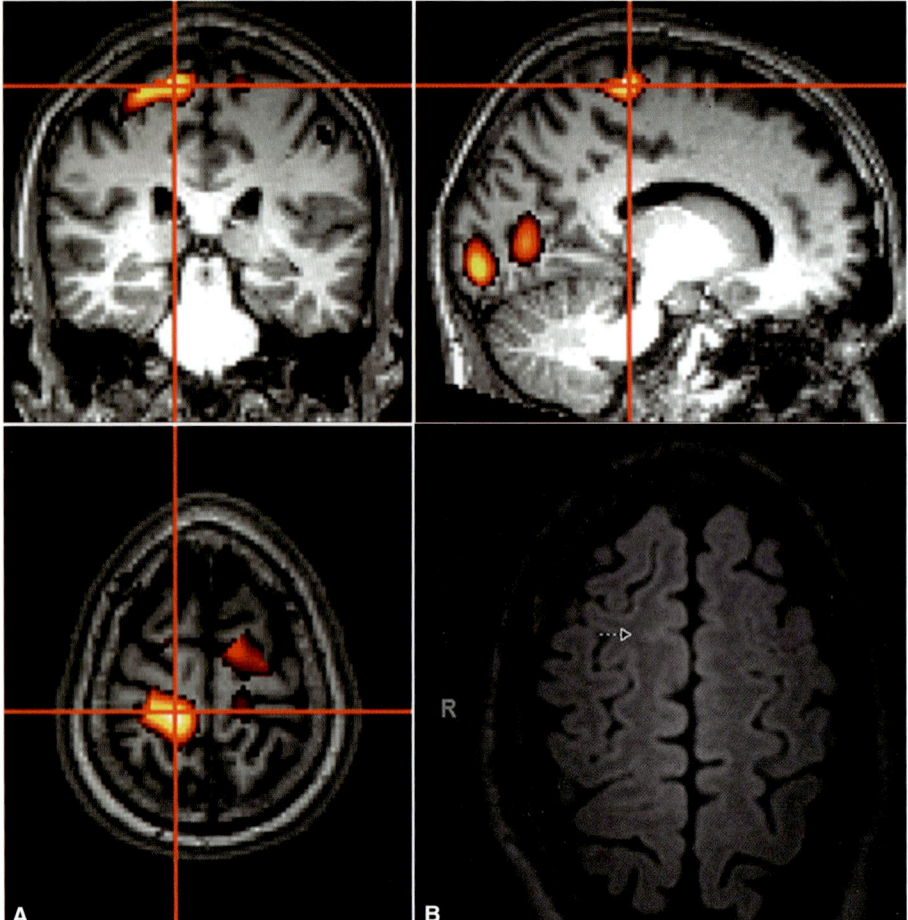

Figura 82.6 SISCON. **A.** Imagem de subtração entre SPECT interictal/ictal sobreposta a ressonância magnética (RM), após este achado. **B.** Na RM inicial, foi classificada como normal e identificada pequena área displásica (*seta*) (**A**, foto cedida pela Dra. Carla R. Ono.)

O resultado da cirurgia está diretamente relacionado com a causa da epilepsia. Os pacientes com malformações vasculares, tumores de baixo grau, tumores neuroepiteliais disembrioplásticos e lesões císticas apresentam desfecho tão bom ou até melhor que aqueles com EH, enquanto pacientes com lesões displásicas corticais e gliose pós-trauma e pós-infecção têm taxa de recorrência de crises maior.

A cirurgia extratemporal tem sido beneficiada com os avanços das técnicas cirúrgicas e a disponibilidade de novos aparatos em neuroimagem, possibilitando um incremento na taxa de sucesso em até 60%. O grupo de pacientes com fatores prognósticos favoráveis, isto é, lesão restrita a um lobo na RM, ressecção completa, padrão eletroencefalográfico lateralizatório, apresenta um resultado cirúrgico muito semelhante ao do grupo submetido a lobectomia temporal.

Cirurgias ressectivas e desconectivas

São indicadas em epilepsia relacionada a doenças hemisféricas. Algumas doenças congênitas ou adquiridas estão associadas à disfunção hemisférica e se manifestam no mesmo paciente como crises focais perceptivas e disperceptivas com sintomas clínicos variados e crises que evoluem para tônico-clônica bilateral, refratárias ao tratamento medicamentoso. Algumas dessas doenças podem evoluir para estado de mal epiléptico como epilepsia parcial contínua. Frequentemente ocorrem perdas cognitivas envolvendo linguagem, quando o hemisfério dominante está acometido, e motoras, com hemiparesia progressiva. O declínio cognitivo nesses casos é multifatorial, sendo devido à doença de base, a crises frequentes, ao efeito tóxico dos FACs geralmente empregados em politerapia e a fatores associados a condições psicossociais de privação socioeducacional.

As patologias hemisféricas mais frequentes são: a encefalite de Rasmussen, a hemimegalencefalia e outros distúrbios hemisféricos do desenvolvimento cortical, as sequelas de insultos vasculares pré ou perinatais e a síndrome de Sturge-Weber. Nessas patologias, quando ocorre epilepsia refratária, está indicada a hemisferectomia funcional ou a hemisferotomia funcional, com muito bom prognóstico no controle das crises.

Na hemisferectomia funcional é realizada lobectomia temporal associada à ressecção das regiões centrais, seguida de desconexão funcional dos córtices anterior e posterior. Atualmente outras técnicas estão sendo realizadas nas quais as áreas ressecadas são menores e a desconexão é maior.

Quanto mais precoce a instalação da lesão, melhor o prognóstico, podendo não ocorrer déficits, pois o hemisfério sadio assume as funções do hemisfério comprometido.

A tendência atual é de indicar a cirurgia o mais cedo possível com o objetivo de impedir o declínio cognitivo, aumentar as chances de transferência da linguagem para o hemisfério não dominante e de possibilitar a reintegração precoce no sistema educacional e social.

Cirurgias desconectivas: calosotomias

Calosotomia é realizada por meio da transecção do corpo caloso, que é a maior comissura do cérebro, desconectando os dois hemisférios.

Os melhores resultados são obtidos em crises atônicas. O resultado é melhor quando realizada a calosotomia completa em comparação com a realizada somente nos dois terços anteriores.

Paglioli et al. (2016) relataram resultados semelhantes aos da calosotomia total, em relação às crises de queda, realizando calosotomia posterior, levando a menor chance de déficits neurológicos no pós-operatório.

OUTROS TRATAMENTOS

Há outras possibilidades terapêuticas quando existe farmacorresistência e não há indicação cirúrgica.

Dieta cetogênica

Trata-se de uma dieta rica em gordura e pobre em carboidrato utilizada no tratamento da epilepsia desde 1921. O objetivo é fazer da gordura a principal fonte de energia, produzindo cetose. Os corpos cetônicos podem bloquear o transporte de glutamato dentro das vesículas sinápticas.

A maioria dos dados referentes à eficácia é proveniente de estudos abertos com resultados que variam de 20 a 40% das crianças, apresentando redução de mais de 90% das crises. A eficácia está mais relacionada com determinadas síndromes epilépticas, como as síndromes de Doose, de Dravet e de West.

O estabelecimento da dieta requer um esquema que inclui protocolos ambulatoriais e hospitalares, nutricionista, monitoração da dieta e material educativo para os pacientes e cuidadores. As principais contraindicações são refluxo gastresofágico e alterações no comportamento alimentar.

Apesar de ser indicada principalmente em crianças com epilepsias generalizadas sintomáticas, as variações da dieta, como a dieta de Atkins modificada, podem ser bem toleradas em outras faixas etárias.

Tratamento hormonal

É realizado principalmente com progesterona nas epilepsias catameniais. A progesterona teria efeito protetivo e sedativo, por aumentar a ação do sistema gabaérgico e redução de glutamato.

Tratamento imunológico

O ACTH já é amplamente utilizado em encefalopatias epilépticas como a síndrome de West. Mais recentemente formas de epilepsia de evolução subaguda e até crônica têm sido associadas à presença de autoanticorpos (epilepsias de etiologia autoimune), por exemplo anti-GAD e anti-LGI1. O tratamento por meio da pulsoterapia com corticosteroide, imunoglobulina, imunossupressores, anticorpos monoclonais e plasmaférese pode ser alternativa terapêutica em casos específicos. Alguns sinais de alerta são epilepsias focais, sem etiologia definida, associadas a transtornos cognitivos e psiquiátricos, evolução subaguda e sinais de inflamação detectados por imagem e/ou líquido cefalorraquidiano.

Radiocirurgia

É uma modalidade terapêutica emergente para o tratamento de um foco epileptogênico intratável clinicamente, principalmente se causado por malformações arteriovenosas, cavernomas e tumores. Tem sido utilizada, também, com bons resultados para pacientes com esclerose mesial e hamartoma hipotalâmico. É especialmente promissora nas seguintes situações: epilepsia de lobo temporal naqueles pacientes com contraindicação para cirurgia aberta, como doenças cardiovasculares ou pulmonares; epilepsia de lobo temporal que permanece refratária após ressecção aberta inicial; epilepsia extratemporal que pode ser localizada não invasivamente, especialmente após uma tentativa de cirurgia aberta; epilepsia secundária a lesões que são responsivas ao tratamento radiocirúrgico, como malformações arteriovenosas. O procedimento é bem tolerado, mas complicações podem ocorrer a longo prazo, como a radionecrose.

Neuromodulação

Nos últimos anos tem sido apontada como uma terapia efetiva, apesar de minoria dos casos não se tornar totalmente livre de crises, em geral de baixo risco cirúrgico, indicada para pacientes com epilepsia farmacorresistente sem indicação de cirurgia ressectiva.

- Presença de múltiplas lesões
- Epilepsias não lesionais
- Envolvimento de área eloquente
- EEG generalizado
- EEG multifocal
- Falha da cirurgia ressectiva.

De modo geral, a neuromodulação pode ser dividida em:

- Não responsiva (*open loop*). No caso de estimulação do nervo vago (VNS, do inglês *vagal nerve stimulation*) e estimulação cerebral profunda (DBS, do inglês *deep brain stimulation*). Nessas situações os estímulos são disparados continuamente em ciclos programados
- Responsiva (*closed loop*). Estímulos ocorrem em resposta a uma mudança detectada relacionada à crise (atividade epiléptica rítmica, frequência cardíaca), no caso da estimulação neurorresponsiva (RNS, do inglês *responsive nerve stimulation*) e VNS AspireSR™.

A **VNS** (Figura 82.7) foi implantada pela primeira vez em humanos em 1988, e após vários estudos multicêntricos, a terapêutica foi aprovada pela Food and Drug Administration (FDA) dos EUA em 1997 para uso em epilepsia focal e multifocal refratárias ao tratamento medicamentoso, quando a ressecção cirúrgica não é viável, por não apresentarem

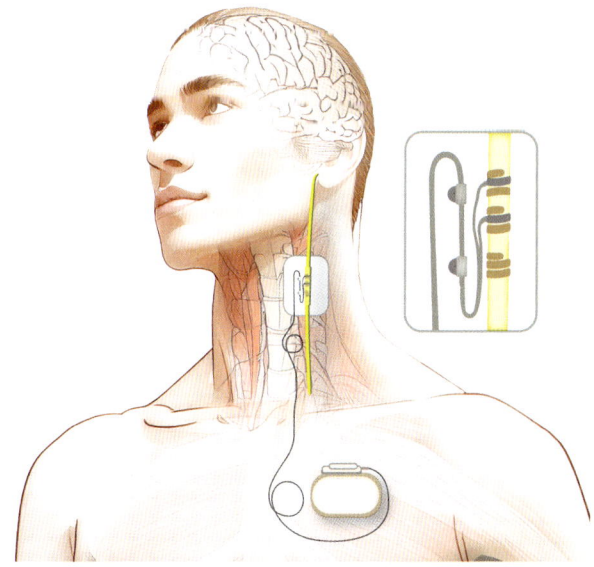

Figura 82.7 Estimulação do nervo vago.

localização precisa suficiente da área epileptogênica, ou quando se sobrepõem a áreas eloquentes. Com o passar dos anos, a indicação da VNS ampliou-se, principalmente para crises generalizadas. Atualmente existem mais de 100.000 implantes no mundo, com taxa de reimplante variando em torno de 70 a 90%. No Brasil, essa terapêutica está aprovada desde 2000, com cerca de 600 implantes.

A estimulação é feita por meio do nervo vago esquerdo, sendo a corrente gerada por um gerador implantado no subcutâneo da região supraclavicular do paciente.

O mecanismo pelo qual a VNS modula a atividade epiléptica cerebral não é completamente conhecido. Inicialmente, a corrente é transmitida ao núcleo vagal (NV) e ao núcleo do trato solitário (NTS). O NTS envia uma projeção ascendente ao prosencéfalo e núcleo parabraquial, que, além de outras vias, projeta-se ao núcleo intralaminar do tálamo. O núcleo intralaminar do tálamo projeta-se ao córtex cerebral e então possui atividade de modulação da atividade cortical. A estimulação elétrica dessa via do NTS e núcleo intralaminar resultaria no bloqueio de crises epilépticas por aumentar a latência da projeção de estímulos talamocorticais.

Connor et al. (2012) publicaram uma metanálise de 50 artigos publicados de 1980 a 2010, incluindo 1.378 pacientes submetidos à terapia VNS, com 14% deles alcançando remissão completa das crises e 50,9% redução das crises $\geq$ 50%.

Em crianças, Thompson et al. (2012) observaram uma redução das crises em 91% dos pacientes ($\geq$ 50% em 56%), da duração das crises em 50%, da duração do período pós-ictal em 48,6%, da quantidade de FACs em uso em 74,7% e melhora do quadro clínico global em 80,1% das crianças com VNS.

Helmers et al. (2012) demonstraram que em 445 crianças de 1 a 17 anos a VNS ocasiona uma redução do número de internações, atendimentos de emergência, traumas decorrentes de crises e de episódios de estado de mal epiléptico, com redução do custo total de saúde em 26,1% e melhora da qualidade de vida. Kalanithi et al. (2013) encontraram resultados semelhantes em adultos e crianças, com redução de 17% do número de internações e atendimentos de emergência devido às crises no 1º ano e de 42% no 2º ano após início da VNS.

No caso da **DBS** (Figura 82.8), o mecanismo de ação envolve não apenas a neuromodulação e as mudanças de conectividade, mas também pode estar relacionado à microlesão. Esse procedimento é autorizado para uso no Brasil e na Europa, mas ainda não recebeu aprovação da FDA. Os resultados, de modo geral, são semelhantes aos da VNS, apresentando uma melhora mantida no controle das crises em mais de 50% dos casos, aumentando com o tempo ao longo dos primeiros 3 anos de uso. O estudo duplo-cego (SANTE), responsável pela liberação do seu uso sistematicamente para epilepsia, usou como alvo o núcleo anterior do tálamo e mostrou que o grupo com epilepsia temporal obteve os melhores resultados. Mas este método tem a possibilidade de uso de outros alvos.

A **RNS** é aprovada pela FDA; no entanto, seu uso requer informações obtidas de uma avaliação invasiva, sendo indicado para pacientes com no máximo dois

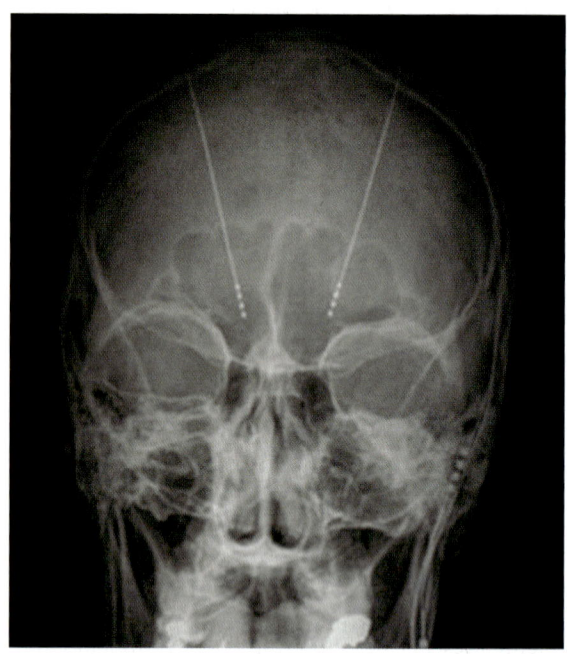

Figura 82.8 Aspecto de imagem do implante da DBS no núcleo anterior do tálamo.

focos. O neuroestimulador registra continuamente a atividade dos eletrodos implantados, grava todas detecções e estimulações e armazena trechos de EEG que podem ser revistos posteriormente. Com algoritmos de detecção ajustáveis por alguns parâmetros, a terapêutica pode ser personalizada para cada paciente. O aparelho aplica a corrente conforme programado, após a detecção de crise, nos eletrodos ou nas combinações definidas. Os estudos com seguimento mais prolongado mostram melhora progressiva ao longo dos anos.

O **VNS AspireSR™**, utiliza a estimulação tradicional, com estímulos programados para ocorrer periodicamente como relatado anteriormente, e tem a vantagem de os estímulos também serem desencadeados em resposta a uma mudança detectada, neste caso, o aumento súbito da frequência cardíaca.

Perspectivas no tratamento das epilepsias: transplante de células-tronco

Os resultados positivos obtidos com estudos pré-clínicos utilizando o transplante de células-tronco da medula óssea em modelos animais de epilepsia permitiram o desenvolvimento de estudo clínico em pacientes com epilepsia refratária do lobo temporal e EH unilateral. Os pacientes selecionados foram submetidos a transplante autólogo de células-tronco da medula óssea por injeção superseletiva no segmento P1-P2 da artéria cerebral posterior relacionada ao hipocampo comprometido. O procedimento se mostrou seguro e 40% dos pacientes seguidos e avaliados 6 meses após o transplante ficaram livres de crises. Embora não fosse detectada alteração no volume hipocampal, os pacientes apresentaram melhora dos escores de memória em 6 dos 7 testes neuropsicológicos aplicados. Estes resultados são encorajadores e novo estudo multicêntrico (PUCRS, UFPR e UNICAMP) fase II/III está em andamento.

83

Crises Não Epilépticas Psicogênicas

Luciano de Paola • Marlon Wycliff Caeira • Mayara de Rezende Machado

INTRODUÇÃO

Epilepsia é uma condição médica comum e com expressão clínica variável. Crises epilépticas constituem o carro-chefe do diagnóstico, porém, de forma frustrante, são raramente presenciadas no mundo do atendimento ambulatorial, povoado por clínicos gerais, internistas e, obviamente, neurologistas. Esses profissionais recebem pacientes com histórias variadas, cursando invariavelmente com algum tipo de "ataque", pontuado por alteração ou perda da consciência e associado a comportamentos diversos, por vezes, bizarros. Não raramente os próprios pacientes terão dificuldade em expressar seus sintomas, em função da óbvia modificação de seu nível de percepção dos eventos ou por receios, tabus e medos variados e inerentes à situação. O mesmo conjunto de razões pode também comprometer a acurácia da informação obtida junto a familiares ou testemunhas dos eventos.

"Foi mesmo uma crise epiléptica?". Essa pergunta atormenta médicos há séculos, e a estratificação de nossa profissão coloca o neurologista como último elo dessa corrente e o responsável efetivo pela resposta final. Armado com uma série de perguntas-chave e, possivelmente, frustrado por um exame clínico de achados relativamente pobres, certamente solicitará alguns exames complementares. Sem dúvida, deverá existir também alguma cautela com a sensibilidade, especificidade e qualidade técnica com que tais exames serão realizados. E, neste universo menos do que ideal, o dilema de saber se *é epilepsia* ou não pede uma solução, além de ter implicações práticas imediatas: tratar ou não tratar como "crise epiléptica" a mais contundente delas. Isso porque erra quem perde o diagnóstico, porém, erra ainda mais aquele que imputa "epilepsia" (e seu tratamento) a fenômenos não epilépticos. A última condição implica iatrogênese medicamentosa (uso inadequado de drogas antiepilépticas) e psicossocial (associando o indivíduo a limitações, estigmas e preconceitos quanto à epilepsia que infelizmente ainda existem). A reversão desse cenário poderá levar anos.

Os grandes imitadores de epilepsia incluem tontura, síncope, migrânea, desordens do sono, desordens de movimento paroxístico e algumas condições metabólicas ou vasculares. Em comum, essas apresentações costumam ter um curso relativamente definido e concorrem com recursos diagnósticos mais ou menos específicos (p. ex., polissonografia, ressonância magnética, teste da inclinação progressiva – ou *tilt test* – e exames laboratoriais) que alicerçam sua base fisiológica/orgânica, determinando um melhor embasamento terapêutico. Crises não epilépticas psicogênicas (CNEP), entretanto, definem o grupo mais desafiador entre as condições que simulam epilepsia.

Este capítulo é dedicado a familiarizar o profissional em atenção primária à saúde e o neurologista com este diagnóstico. As CNEP são extremamente frequentes, claramente subdiagnosticadas, altamente incapacitantes e de tratamento complexo. Caracterizam também a mais pura expressão da fronteira entre a neurologia e a psiquiatria, uma linha tênue que permeia o consultório de todos os envolvidos com as ciências neurológicas. Um tema desafiador a ser conhecido.[1,2]

ASPECTOS HISTÓRICOS E CONCEITUAIS

Descrições de crises não epilépticas são tão antigas quanto as de epilepsia. Hipócrates (400 a.C.) fez alusão a episódios que se assemelhavam à epilepsia e, a partir dessa observação, há incontáveis referências históricas a esse padrão de distinção. Mais impactantes, contudo, foram as contribuições de Gowers e Charcot (século XIX), proporcionando um legítimo tutorial ao diagnóstico diferencial entre crises epilépticas e crises "histéricas ou histeroides".[3]

Destaca-se a contribuição de Charcot, que teoriza a histeria de modo muito próximo ao conceito moderno de CNEP, definindo-a como o resultado de um distúrbio inconsciente do sistema nervoso central cuja expressão máxima se daria por meio da grande histeria – também chamada por ele de "grande ataque histérico" – em sua apresentação bem definida de quatro fases distintas, sequenciais e estereotípicas: após uma fase prodrômica (*i. e.* a aura histérica), caracterizada pela presença de alterações sensoriais e da percepção, se seguiriam (i) fase epileptoide, que se assemelha aos eventos epilépticos propriamente ditos devido à presença de movimentos exuberantes tônicos e clônicos de membros; (ii) fase de *clownismo*, determinada pela presença de atitudes e posturas bizarras; (iii) atitudes passionais, que se constituem em experiências mormente afetivas relacionadas ao ataque (p. ex., expressões faciais, sensações de pavor, medo ou êxtase); (iv) o delírio final, forma de estado confusional ou delirante acompanhado de comportamentos irracionais e agressivos. Outras formas de apresentação que não obedecessem a essa sequência eram classificadas por eles como formas frustras ou pequena histeria.

A esse quadro complexo e diverso, somar-se ia a presença dos "estigmas", que nada mais são do que sintomas permanentes (físicos ou psíquicos) ou áreas do corpo do paciente cuja estimulação poderia induzir e/ou cessar o ataque histérico.[4,5]

Entretanto, o entendimento moderno das CNEP só pôde evoluir a partir do advento da eletroencefalografia no fim do século XIX e da sistematização de seu uso para diagnóstico e definição das epilepsias ao longo do século XX, culminando com o desenvolvimento da videomonitorização nas décadas de 1970 e 1980, bem como com o aperfeiçoamento dos métodos de neuroimagem nas décadas que se seguiram. Isso permitiu um conhecimento de sua fisiopatologia ainda hoje embrionário, por meio de métodos de neuroimagem funcional e uso de outros biomarcadores, ratificando-se, assim, sua natureza como uma patologia genuína do sistema nervoso central.[6]

A definição de CNEP aparece atrelada àquela de transtornos neurológicos funcionais. Esse conceito agrupa déficits cognitivos, sensoriais ou da função motora expressos com base não em alterações anatômicas do sistema nervoso, mas sim no funcionamento das conexões de suas redes neurais, levando ao sintoma, de modo que não haja senso de controle volitivo – principalmente no que se refere aos transtornos com expressão motora, como o que ocorre nas CNEP. Essa definição é de suma importância, pois serve de pedra angular para diferenciar as desordens funcionais e o transtorno factício e o ganho secundário.[7]

CNEP são episódios de alteração de movimento, sensação ou experiências que lembram crises epilépticas, porém não são associadas a descargas elétricas cerebrais de padrão ictal. Mais ainda, as CNEP não encontram explicação em processos fisiológicos, como hipotensão ou bradicardia, e não devem preencher critérios para desordens de natureza "explicável", como migrânea ou distonia paroxística, por exemplo.

Obviamente, a definição foi sendo aprimorada ao longo dos anos, uma vez que mais e mais eventos paroxísticos encontravam "explicação não psicogênica". A própria denominação "crises não epilépticas psicogênicas" é relativamente recente e permanece objeto de discussão quanto à sua objetividade. A terminologia foi amplamente discutida, e termos como "histeria", "epilepsia histérica", "pseudocrises", "eventos não epilépticos", "ataques não epilépticos", entre outros, caíram em desuso de modo geral por serem inadequados ou francamente derrogatórios. De fato, a terminologia crise/epilepsia funcional talvez seja mais adequada para definir esse fenômeno como entidade nosológica. Contudo, por não ser ainda definitiva e para fins práticos, o termo mais usual, "crises não epilépticas psicogênicas", permanecerá sendo adotado ao longo deste capítulo.[8]

ASPECTOS EPIDEMIOLÓGICOS

Quanto aos transtornos neurológicos funcionais, estes são o principal motivo de procura ao neurologista, logo após as queixas de cefaleia, correspondendo a até 17% dos motivos de referenciamento à especialidade. Sua incidência, em uma perspectiva conservadora, é de aproximadamente 12:100.000 pessoas-ano. Já as CNEP são o transtorno neurológico funcional mais comum, com uma incidência de 3,1:100.000 pessoas-ano e prevalência de 108,5:100.000 pessoas, de acordo com levantamento sistemático recente realizado nos Estados Unidos. Isso significa um custo de aproximadamente 20 mil dólares por paciente até que o diagnóstico de CNEP seja estabelecido, sendo que aproximadamente 25% desse valor é dedicado ao tratamento e à investigação da suspeita de estado de mal epiléptico. As CNEP também representam 2% dos motivos de atendimento especializado por neurologistas e até 12% dos casos que se apresentam em consultório para avaliação de "primeira crise".

Esse número salta para 30% quando nos referimos a pacientes em investigação em centros terciários especializados em epilepsia refratária. As crises habitualmente se iniciam no indivíduo jovem, em média por volta dos 28 anos, e a distribuição entre os sexos apresenta franco predomínio sobre o sexo feminino (entre 60 e 80%), sendo essa proporção reduzida com o avanço da idade e na presença de déficit intelectual.

A frequência de quadros mistos, isto é, em que há ocorrência de CNEP e crises epilépticas, gira em torno de 12 a 22%, sendo a instalação da epilepsia prévia ao início das CNEP observada na maior parte dos casos. Pacientes já submetidos ao tratamento cirúrgico da epilepsia ou até mesmo a outros procedimentos neurocirúrgicos também podem evoluir com o desenvolvimento de CNEP em uma frequência estimada entre 2 e 9%.[7,9-11]

ETIOLOGIA E FATORES DE RISCO

Seria possivelmente simplista e inapropriado implicar causas puramente psiquiátricas que determinam "somatização" à origem dessas crises. Mais recentemente, um modelo multidimensional com base em predisposição, precipitação, perpetuação e fatores desencadeantes tem sido discutido. Estas são expressões semelhantes a outras condições definidas por "sintomas não explicados sob a perspectiva médica", como fadiga crônica, intestino irritável, fibromialgia, entre numerosas situações que, como um todo, podem estar presentes em pelos menos 15% dos pacientes em geral. Especificamente no ambiente de atendimento neurológico, as condições medicamente não explicadas têm apresentação semiológica variada, elevados graus de incapacitação, alta incidência de estresse e são, de maneira global, consideradas difíceis em seu tratamento, em parte devido à alta taxa de refratariedade, imputando algum grau de frustração tanto sobre o médico quanto sobre o paciente.[12]

Pacientes diagnosticados com CNEP têm vulnerabilidade excessiva a esse tipo de manifestação, fatores predisponentes podem determinar a época da maior suscetibilidade ao aparecimento dos sintomas, fatores perpetuadores conferem seu curso crônico e fatores precipitantes determinam temporalmente o momento preciso do início das crises. A grande vantagem desse modelo etiológico é permitir, em um mesmo paciente, a inclusão e a coexistência de diferentes fatores etiológicos. Assim, um trauma na infância pode se tornar significativo na idade adulta após uma sucessão de eventos pontualmente negativos, ocorrendo a qualquer momento na vida, em um cenário envolto por perdas afetivas ou materiais.

Diversos fatores de risco têm sido teorizados para o desenvolvimento de CNEP, entre eles história de negligência infantil, maus-tratos ou traumas na infância, abuso físico, sexual e/ou mental, estresse agudo ou persistente e relações conflituosas ou disfuncionais do indivíduo com pessoas do entorno (familiar, conjugal ou outro contexto interpessoal afetivo ou não). Entretanto, até 70% dos pacientes afirmam não possuir histórico prévio de eventos traumáticos ou abuso. Esse dado é de extrema importância, pois, embora a presença de comorbidades psiquiátricas severas e forte componente dissociativo possam sugerir empiricamente sinal de alerta para investigação quanto à presença de eventos traumáticos pregressos que requeiram abordagem psiquiátrica específica, sua ausência não deve ser utilizada como critério de exclusão para o diagnóstico de CNEP.[13,14]

CRISES NÃO EPILÉPTICAS PSICOGÊNICAS E COMORBIDADES NEUROPSIQUIÁTRICAS

Nesse ponto, faz-se necessário abordar a presença de comorbidades neuropsiquiátricas em pacientes portadores de CNEP. As conclusões a serem delineadas nos parágrafos que se seguem são bastante limitadas devido à escassez de estudos, bem como pelo tamanho e heterogeneidade das amostras disponíveis na literatura médica em consideração.

O fato é que a comorbidade neuropsiquiátrica mais comum nos portadores de CNEP são outros transtornos neurológicos funcionais (*i. e.*, transtornos funcionais do movimento), transtornos dissociativos ou sintomas medicamente não explicados, os quais podem ser observados em até 80% dos casos.[15]

Salinsky et al. ofereceram um perfil dos transtornos neuropsiquiátricos envolvidos em um estudo multicêntrico com 333 veteranos do exército americano internados em unidades de videomonitorização para investigação de "pobre controle de crises"; destes, 88 foram diagnosticados com quadro puro de CNEP (33% dos quais expostos a situações de combate).[16] Os diagnósticos psiquiátricos mais comuns nesses pacientes foram transtorno de estresse pós-traumático (64%), depressão maior (59%), seguidos por outros transtornos fóbico-ansiosos e transtorno por abuso de substâncias (principalmente por abuso de álcool e uso de estimulantes). Todos os diagnósticos psiquiátricos foram observados com maior frequência nos pacientes com registro exclusivo de CNEP do que naqueles em que foram registradas apenas crises epilépticas. Curiosamente, a história pregressa de qualquer experiência traumática, seja na infância ou vida adulta, foi de 34 e 36%, respectivamente. Os traumas mais comumente relatados foram, na infância, o trauma físico (23%) e, na vida adulta, traumas não relacionados à vida militar (30%). Dos portadores de CNEP, 36% relataram história pregressa de alguma forma de abuso sexual, mais frequentemente na infância (18%).

Considerando-se a população brasileira, Baroni et al. avaliaram 122 pacientes por videomonitorização, chegando ao diagnóstico exclusivo de CNEP em 29%, os quais apresentavam comorbidades psiquiátricas, sendo as mais comuns os transtornos somatoformes (83%), o transtorno de ansiedade generalizada (42%) e o transtorno afetivo bipolar (33%). Também são dignas de nota as elevadas frequências das queixas de dor crônica (92%), migrânea (67%) e fadiga (58%).[17] Quando considerados os pacientes com quadros mistos (ou seja, crises epilépticas e CNEP), observa-se a maior prevalência de transtornos psicóticos (38%), transtorno de estresse pós-traumático (23%) e fobia específica (*i. e.*, medo de crises; 23%). Em oposição ao previamente exposto, a presença de histórico de abuso físico, mental ou negligência reportada pelos pacientes foi em torno de 50 a 60% na amostra brasileira.

Outras comorbidades nos pacientes portadores de CNEP são os transtornos de personalidade – particularmente do *cluster* B e C do DSM-V, com especial destaque ao transtorno de personalidade *borderline* – e transtornos do sono, estes últimos observados em até um terço dos pacientes.

FISIOPATOLOGIA E NEUROBIOLOGIA

Conforme o modelo cognitivo-integrativo utilizado atualmente para explicar o mecanismo por trás das CNEP, os eventos se originam a partir de uma representação mental aprendida (*i. e.*, um engrama) do que seria uma crise epiléptica, desencadeada a partir da percepção de algo entendido como ameaça ou através de condicionamento (seja clássico ou operante). Soma-se a isso a falha de mecanismos inibitórios e da percepção de controle de consciência, resultando na fenomenologia apresentada – e *experienciada* – pelo paciente. Esse processo de verdadeira desconexão de si mesmo e do meio gera o componente perpetuador que favorece a ocorrência da próxima CNEP ao dar vazão ao estresse que desencadeou o fenômeno.[11,15]

Do ponto de vista estrutural, pacientes portadores de CNEP têm demonstrado anormalidades estruturais mais frequentemente relacionadas ao hemisfério cerebral direito – como o afilamento do córtex pré-motor desse lado – espessamentos corticais em ínsula esquerda e também do córtex orbitofrontal medial bilateral. Foi essa a observação de Sharma et al.,[18] evidenciando a presença de redução no padrão de sulcos cerebrais em regiões relacionadas ao processamento de emoções e no controle inibitório, particularmente a ínsula, nos pacientes portadores de CNEP. De fato, até 40% desses pacientes apresentaram alguma anormalidade estrutural na ressonância magnética, especialmente áreas de encefalomalacia, hiperintensidades em T2 e atrofia cortical ou cerebelar, contudo, em áreas anatômicas classicamente não relacionadas à sintomatologia apresentada. A opinião é compartilhada por Asadi-Pooya et al. em um estudo recente envolvendo 100 pacientes portadores de CNEP, no qual não houve qualquer relação entre a semiologia ictal e a localização da lesão à neuroimagem estrutural apresentada pelos pacientes.[19]

Szaflarski e LaFrance revisam os circuitos neurais envolvidos através de estudos de neuroimagem funcional e evidenciam uma sobreposição de anormalidades envolvendo circuitos de áreas do giro frontal inferior, da ínsula, a amígdala, do lobo temporal mesial, entre outros, concluindo que as CNEP são uma condição produzida a partir de uma circuitaria disfuncional, em vez de uma área cerebral específica estruturalmente anormal.[20]

TENTATIVAS DE CLASSIFICAÇÃO

Luther et al. e posteriormente Gumnit e Gates foram os idealizadores das primeiras tentativas de classificação das CNEP.[21,22] Em 1993, Gates e Erdahl tentaram uma adaptação da classificação das CNEP à terceira edição do *Manual Diagnóstico e Estatístico de Transtornos Mentais* (DSM-III)[23] e, posteriormente, Gates e Mercer evoluíram este projeto utilizando o DSM-IV.[13] Gates e Martin tentaram um algoritmo baseado no DSM-IV,[24] adaptado a uma nomenclatura própria, os chamados "eventos que se assemelham a crises", sendo estes classificados em crises epilépticas, crises sintomáticas (que incluiriam as crises não epilépticas fisiológicas) e crises não epilépticas psicogênicas. Longe de ser completamente esclarecido, o tema de classificação das CNEP foi posteriormente reavaliado por Griffith e Szaflarski,[25] com uma análise das classificações com bases distintas, na semiologia, nos testes de personalidade e na etiologia.

Há dezenas de sistemas classificatórios propostos para as CNEP pelo menos na última década, todos com uma concordância interexaminadores apenas modesta. Isso se deve basicamente a dois fatores: dificuldade de expressão, por parte dos pacientes, dos aspectos experienciais e sensoriais relacionados às crises e variabilidade e exuberância sintomatológica expressa durante os eventos.[23,26]

De forma mais prática, as desordens psicológicas associadas às CNEP poderiam ser divididas em crises não epilépticas associadas à conversão/dissociação, desordens psiquiátricas com fenômenos que lembram crises epilépticas (p. ex., ataques de pânico ou catatonia) e desordens factícias.

Desordens conversivas ensejam conceitualmente uma perda ou alteração do controle das funções motoras ou sensitivas, sugerindo a possibilidade de um diagnóstico de condição neurológica ou médica. No entanto, para que se estabeleça esse diagnóstico, a prerrogativa é de que os sintomas estejam associados a fatores psicológicos e não sejam plenamente explicados por uma condição neurológica ou médica identificável, nem pelo efeito direto de substâncias. As CNEP são parte de uma desordem conversiva. Podem também estar associadas a uma desordem dissociativa, a qual, por definição, prevê uma rotura nos mecanismos (habitualmente integrados) de consciência, identidade, memória e percepção do entorno.

Episódios de pânico cursam com sintomatologia autonômica acentuada e de ocorrência paroxística – taquicardia, palpitações, dispneia, tremor – acrescidos da sensação de tragédia iminente. Já a catatonia envolve prolongados períodos de alteração da consciência e imobilidade. Essas condições parecem mais objetivas ao neurologista. Porém, a distinção entre pânico puro e ansiedade associada a crises epilépticas, por exemplo, ou a diferenciação entre a catatonia psicogênica daquela associada a quadro metabólicos, pode ser complexa.

Desordem factícia ocorre em pacientes que produzem sintomas intencionalmente, sejam físicos ou psicológicos, com o claro objetivo de assumir o papel de doente, porém sem incentivo externo aparente para tal, o que já acontece com os simuladores puros, cujos ganhos são bastante definidos. Ambas as situações podem tomar a forma de CNEP.

DIAGNÓSTICO: PISTAS, ARMADILHAS E ARMAS DISPONÍVEIS

O diagnóstico de CNEP é fundamentado em uma boa história clínica. A maioria dos eventos não será presenciada no momento da avaliação, e os dados de anamnese descritos pelo paciente e/ou acompanhantes serão fundamentais na estruturação do diagnóstico de CNEP. Os dados obtidos serão confrontados com a conhecida forma de apresentação das crises epilépticas clássicas, e as divergências dessa apresentação levantarão a hipótese de CNEP. A importância da história clínica é de tal ordem que um bom valor preditivo é relatado em entrevistas telefônicas bem conduzidas. Em 2013, La France et al. contribuíram com um conjunto de requerimento mínimos para o estabelecimento escalonado (desde os mais frágeis "possível" e "provável", até os inquestionáveis "estabelecido" e "documentado") do diagnóstico de CNEP. A necessidade desta estratificação ratifica o nível de dificuldade técnica e a importância do diagnóstico de CNEP.[27]

A Tabela 83.1 resume as principais características da história clínica que levarão ao diagnóstico de suspeição de CNEP. Em adição aos dados descritos na tabela, outros indícios de menor valor preditivo poderiam ser citados, como a ausência de crises na infância, particularmente abaixo dos 10 anos de idade, ou histórias clínicas sugestivas de estados de mal "epiléptico" recorrentes, essencialmente correspondendo a episódios extremamente prolongados de crises, que se repetem no tempo e não requerem hospitalização, além de concorrência de comorbidades, como fibromialgia e dor crônica não explicada, sempre dentro de um contexto clínico apropriado.

A despeito do exposto, mesmo examinadores treinados podem ter dificuldade em obter detalhes na história clínica, ainda que atuem de forma programática e proativa, inquirindo especificamente para elementos sugestivos de CNEP.

A partir da suspeição de CNEP, via história clínica, é possível a instrumentalização do diagnóstico. A monitorização contínua com videoeletroencefalografia (VEEG) tem quatro

Tabela 83.1 Dados de anamnese sugestivos do diagnóstico de crises não epilépticas psicogênicas.[12,27,28]

Elevada frequência de crises
Mudanças frequentes na semiologia das crises
Ausência da mudança de padrão ou da frequência de crises com uso de medicações anticrise
Fatores desencadeantes emocionais ("gatilhos")
Crises nunca testemunhadas por circunstantes
Crises sempre na presença de circunstantes
Preocupação excessiva ou descaso paradoxal com as crises
Antecedentes de abuso (físico ou sexual)
Contato prévio com pessoas com epilepsia
História de admissões em salas de emergência com sintomas indefinidos
História de tratamento psiquiátrico
História de múltiplos procedimentos invasivos

indicações principais: o diagnóstico diferencial de eventos paroxísticos, a classificação de crises epilépticas, a quantificação de crises epilépticas e a efetiva localização das zonas irritativa e de início ictal, visando ao tratamento cirúrgico de epilepsia. A VEEG permanece como padrão-ouro no diagnóstico de CNEP.

A Tabela 83.2 resume as principais características semiológicas envolvidas no diagnóstico de CNEP, em sua totalidade validadas a partir de estudos com VEEG. Essas características não são patognomônicas de CNEP e sua ausência não exclui o diagnóstico. São dados sugestivos e dependentes de todo o contexto clínico envolvido. A exemplo do descrito com os dados de anamnese, há outros elementos observados nas unidades de VEEG que sugerem, de forma menos contundente, porém contextualmente interessante, o diagnóstico de CNEP. Por exemplo, o curioso relato de Burneo et al.,[29] em que, dos 23 pacientes que trouxeram animais de pelúcia (teddy bears) às unidades de VEEG, 20 apresentavam CNEP. Os três pacientes restantes, com diagnóstico de epilepsia, apresentavam também comorbidades

Tabela 83.2 Dados semiológicos sugestivos do diagnóstico de crises não epilépticas psicogênicas.[12,27,28]

Início gradual e progressão não fisiológica das crises
Atividade motora descontínua
Movimentos fora de fase dos membros
Duração prolongada
Postura distônica prolongada ou opistótono
Movimentos em báscula do quadril
Não envolvimento da musculatura facial
Cessação excessivamente lenta da crise
Choro durante a crise
Autodesorientação no pós-crise
Rápida orientação após as crises
Ausência de cianose
Movimentos modificados por examinador durante a crise
Manutenção dos olhos fechados durante a crise
Crises induzidas por sugestão

psiquiátricas, estabelecendo 5% de sensibilidade e 99% de especificidade para esta prática. De forma reversa, sinais classicamente associados a crises epilépticas, como trauma, laceração de língua e incontinência urinária, não são exclusividade dessas crises e podem ser observados em CNEPs.[30]

Outro aspecto importante da chamada "instrumentalização do diagnóstico de CNEP" diz respeito a técnicas de indução. O tema é controverso e objeto de várias publicações do tipo "prós e contras". De forma resumida, seriam potenciais vantagens das técnicas de indução: a especificidade elevada (quase 100%); a resolutividade em casos duvidosos nos quais a interpretação da VEEG é prejudicada; em casos em que há concorrência com o diagnóstico de epilepsia e existe dúvida quanto à existência de eventos mistos (epilépticos e não epilépticos); finalmente, a potencial redução do tempo de monitorização via estabelecimento precoce do diagnóstico, favorecendo os aspectos econômicos envolvidos. O principal argumento contrário ao uso dessas técnicas é o eventual prejuízo ao relacionamento médico-paciente, pontuado pela sensação de que o último teria sido "enganado" pelo médico assistente. Tecnicamente, diversas modalidades de indução foram utilizadas, envolvendo solução salina intravenosa, algodões embebidos em álcool e usados por via transdérmica, hiperventilação, fotoestimulação e sugestão. Existe clara preferência pelas três últimas, com melhor documentação de protocolos e resultados.[31,32]

A avaliação neuro-hormonal ou testes laboratoriais pós-ictais são, essencialmente, mensurações dos níveis séricos de prolactina. Os números são variáveis em diferentes estudos, porém a prolactina sérica elevada 1.520 minutos após uma crise ocorre em 88% das crises generalizadas tônico-clônicas, em 64% das crises focais disperceptivas e em 12% das crises focais perceptivas. Os falsos-positivos incluem a concomitância no uso de antagonistas dopaminérgicos, tricíclicos, estimulação mamária e síncope. Falsos-negativos ocorrem com o uso de agonistas dopaminérgicos e crises do lobo frontal. Como regra geral, níveis equivalentes a duas vezes o valor de referência, 1.020 minutos após o icto, são considerados como um dado corroborativo na diferenciação entre crises tônico-clônicas e focais disperceptivas *versus* CNEP.[33]

Outros biomarcadores séricos têm sido estudados para diferenciação entre crises epilépticas e CNEP, como frequência cardíaca, dosagem de cortisol, fator neurotrófico derivado do cérebro (BDNF), creatinofosfoquinase, enolase neuronal específica, contagem leucocitária, entre outros, porém, todos com resultados conflitantes na literatura e não suficientemente consistentes para diferenciar crises epilépticas e não epilépticas.[34]

Conforme exposto previamente neste capítulo, embora sejam observadas alterações em estudos por neuroimagem estrutural e funcional em vários dos pacientes portadores de CNEP, há alguma frustração nos resultados obtidos. A presença ou ausência de anormalidades nesses exames não confirma ou exclui o diagnóstico de CNEP.[35,36]

A avaliação neuropsicológica é composta por um conjunto de instrumentos destinados essencialmente à determinação de capacidades cognitivas dos pacientes, sendo rotineiramente utilizada em centros terciários de epilepsia como parte do protocolo de avaliação da candidatura ao tratamento cirúrgico de epilepsia. Foi empregada em indivíduos com CNEP na expectativa de que seus resultados pudessem contribuir para a distinção entre epilepsia e CNEP. Não houve diferenças significativas entre essas duas populações, porém ambas apresentaram déficits cognitivos de forma mais significativa do que os controles normais.

CORRIGINDO O "ERRO INICIAL": UMA TENDÊNCIA NA ABORDAGEM DAS CRISES NÃO EPILÉPTICAS PSICOGÊNICAS

Em função de sua apresentação "ictal", sob forma de "crise", CNEP remetem à necessidade de "urgência" de diagnóstico e de conduta. Aspectos envolvidos nesse tipo de atendimento demandam reconhecimento rápido e tomada de decisão, uma combinação que pode levar ao erro em mãos menos experientes. Lamentavelmente, esse "erro inicial" (ou seja, equivocadamente reputar como epiléptica uma crise de outra natureza) tem enorme custo para os pacientes e para o sistema de saúde, sendo necessários vários anos para uma eventual reparação.

Por este motivo, há renovação dos esforços no sentido do diagnóstico precoce e correto, minimizando ao máximo o erro, sempre que possível. Essa possibilidade vem do reconhecimento fenomenológico de características inequívocas de CNEP, algo obtido a partir de décadas de observação desses eventos nas unidades de VEEG. Uma abordagem com tais características aparece ilustrada na Figura 83.1, que mostra seis sinais semiológicos de fácil reconhecimento, fazendo a distinção entre CNEP e crises epilépticas, com assertividade próxima a 90%. Esse instrumento diagnóstico foi desenhado para instrução de profissionais paramédicos (atuando no sistema de ambulâncias para atendimentos emergenciais) e plantonistas (atuando em atendimento emergencial hospitalar), frequentemente os mais implicados em receber esses pacientes e estabelecer o diagnóstico inicial. O reconhecimento dos sinais pode contribuir ao menos na suspeição de CNEP, favorecendo o encaminhamento mais apropriado dos casos.[37]

Cumpre ressaltar o papel de vídeos domiciliares, gravados a partir de telefones celulares, por familiares que presenciam os eventos, os quais constituem grande fonte de informação para o diagnóstico diferencial entre crises epilépticas, CNEP e outros eventos fisiológicos não epilépticos. Tatum et al. verificaram um aumento de cerca de cinco vezes na chance de um diagnóstico correto quando esse tipo de mídia foi associado a dados clínicos e de anamnese para o diagnóstico correto de eventos epilépticos *versus* eventos não epilépticos.[38]

CONSIDERAÇÕES SOBRE CRISES NÃO EPILÉPTICAS PSICOGÊNICAS EM CRIANÇAS

As peculiaridades do atendimento neurológico na população pediátrica são, por vezes, desafiadoras – situação que pode se tornar ainda mais problemática quando se depende da descrição de sintomas que são, em larga escala, de cunho subjetivo. Com esse dado em mente, já é possível delinear uma série de dificuldades no diagnóstico e tratamento de CNEP no grupo de crianças e adolescentes. A incidência estimada de CNEP aqui é inferior àquela de adultos, variando de 0,3 a 0,5/100.000 crianças. Ainda que esse número possa ser considerado baixo, o quadro necessita de

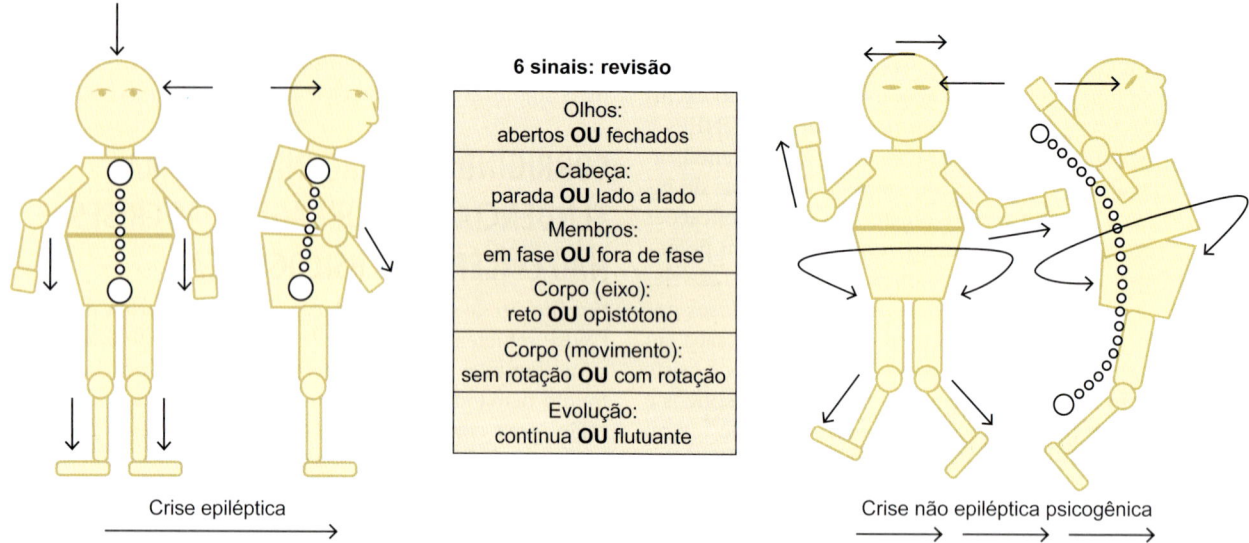

6 sinais: revisão

Olhos: abertos **OU** fechados
Cabeça: parada **OU** lado a lado
Membros: em fase **OU** fora de fase
Corpo (eixo): reto **OU** opistótono
Corpo (movimento): sem rotação **OU** com rotação
Evolução: contínua **OU** flutuante

Crise epiléptica

Crise não epiléptica psicogênica

Figura 83.1 Sinais semiológicos com potencial discriminador entre crises epilépticas e crises não epilépticas psicogênicas.[37]

reconhecimento imediato, já que as consequências de um manejo inadequado perdurarão, frequentemente, impactando na vida adulta.[39-41]

Apesar de haver menor robustez bibliográfica em CNEP pediátricas, comparativamente aos adultos, existem alguns pontos bem estabelecidos na literatura. No caso de crianças e adolescentes, estressores relacionados à escola e à aprendizagem parecem ter um papel central como fatores precipitantes, assim como situações de conflito no âmbito familiar. A idade média de apresentação é de 10 anos, e, ao contrário do que ocorre em adultos, é controverso se há predomínio no sexo feminino. A semiologia dos eventos parece depender diretamente da idade, com perda da interatividade em crianças mais novas e ocorrência de movimentos fora de fase em adolescentes, não diferindo daqueles descritos na Tabela 83.2. Assim como em adultos, a frequência de comorbidades neuropsiquiátricas é alta, passando por deficiência intelectual, transtornos de aprendizagem e transtornos de humor. A coexistência de epilepsia e CNEP também é similar à de adultos, ao redor de 20%.[42]

Entre as inúmeras peculiaridades do diagnóstico pediátrico, incluem-se os eventos fisiológicos como um importante diagnóstico diferencial, os ditos imitadores de epilepsia. Kutluay et al. encontraram uma frequência de 23% de eventos não epilépticos na sua população de 416 crianças monitorizadas por, ao menos, 24 horas de VEEG.[43] O diagnóstico de CNEP foi, de fato, o mais comum (38% dos casos), no entanto, em 25,5%, o evento mais frequente foi de alterações comportamentais, como olhar fixo e vago, estereotipias motoras e episódios de choro. Parassonias também perfazem um importante diagnóstico diferencial neste grupo. Outro dado importante é que, quanto maior a criança, maior a probabilidade de se tratar de CNEP, em especial se maior que 12 anos.

O tratamento e o prognóstico envolvem muitas nuances, mas, em geral, são melhores quanto antes o quadro for diagnosticado e mais favoráveis em relação aos adultos, o que é provavelmente explicado pela não cronicidade do quadro, com consequências psicopatológicas mais limitadas.[44,45]

TRATAMENTO: DA COMUNICAÇÃO DO DIAGNÓSTICO À REMISSÃO DE CRISES

O tratamento das CNEP se inicia com a comunicação do diagnóstico. Em várias áreas da medicina, a apresentação do diagnóstico é complexa. Em CNEP, entretanto, significa, em muitas circunstâncias, informar que o diagnóstico inicial (epilepsia) é incorreto. Cumpre ressaltar que esses pacientes "assumiram" serem pessoas com epilepsia por anos previamente ao diagnóstico correto, sofreram estigmas e preconceito típicos do diagnóstico de epilepsia e foram tratados, frequentemente, de forma inapropriada e malsucedida, com uma variedade fármacos anticrises. Assim sendo, é compreensível que, logo após a comunicação do diagnóstico de CNEP, exista espaço para revolta e frustração, além de dúvidas sobre o novo diagnóstico, produzindo sensações como "sentir-se abandonado... ao limbo",[46] conforme relatos verbais de alguns pacientes. Em condições ideais (em geral em centros terciários) o diagnóstico deveria ser comunicado via abordagem multiprofissional, incluindo o neurologista (habitualmente o responsável pela definição diagnóstica), um psiquiatra, um psicólogo e um assistente social. Mais uma vez, em termos práticos, boa parte da tarefa caberá ao neurologista, que é um agente fundamental na transição entre os diagnósticos de epilepsia e CNEP e o elo natural com o psiquiatra, que, em condições ideais, deveria ser acionado. Como regra, o neurologista é o personagem de apoio dos pacientes por meio de um vínculo previamente estabelecido e o responsável pela alteração do regime medicamentoso, envolvendo a redução e a eventual retirada dos fármacos anticrises.[47]

Gates recomenda seis cuidados especiais com esse grupo de pacientes: (i) acessar depressão e abordá-la apropriadamente com antidepressivos e psicoterapia; (ii) acessar alguma forma de pânico, utilizar antidepressivos e, com cautela, diazepínicos, além de terapia cognitiva; (iii) acessar antecedentes de trauma e/ou abuso e indicar terapia;

(iv) avaliar a possibilidade de desordem dissociativa (comum); (v) avaliar fatores subjacentes/desencadeantes e (vi) avaliar estrutura familiar e conjugal.[3]

A essência do tratamento é psicológica. A ideia é fundamentada na existência de um conflito, trauma ou dilema não verbalizado a ser identificado e utilizado para envolver o paciente em um tratamento específico. A melhor linha a ser adotada permanece objeto de grande discussão. As linhas psicanalítica, psicodinâmica, interpessoal, cognitivo-comportamental ou abordagens alternativas, como *biofeedback* ou hipnose, foram utilizadas. Não há estudos comparativos ou controlados que permitam estabelecer com precisão o melhor caminho a seguir.[3]

Em suas várias publicações no tema, Gates enfatiza a incrível variabilidade de prognósticos em CNEP, com a cessação de eventos após diagnóstico apropriado e tratamento efetivo ocorrendo em 25 a 87% dos pacientes, diversidade fundamentada nas várias e distintas técnicas utilizadas no tratamento.[3] Reuber et al.,[48] em um longo estudo de seguimento a 164 pacientes, sugerem que, 11 anos após as manifestações iniciais e 4 anos após o diagnóstico, dois terços dos pacientes permanecem apresentando CNEP e pelo menos metade continua dependente de alguma forma de auxílio (social). Evidentemente, esse pessimismo não encontra eco em estudos provenientes de outros grupos, com melhores porcentagens a oferecer. Mas o otimismo costuma ser cauteloso quanto ao prognóstico de CNEP.[49,50]

CONSIDERAÇÕES FINAIS

CNEP são comuns, subdiagnosticadas e possivelmente subtratadas. Há mais de 10 anos, em um editorial, Gates propunha um chamamento: "CNEP: tempo para progresso".[51] O texto indicava ao leitor o impacto dos números relacionados com a incidência e o prognóstico das CNEP e clamava por protocolos e estudos controlados em múltiplos centros terciários, visando determinar a melhor conduta em casos de CNEP. Ainda hoje, há muito por fazer. Estima-se um atraso diagnóstico de em média 7 a 10 anos nessa população, a um custo estimado de US$ 900 milhões anuais em serviços médicos relacionados com recursos de diagnósticos e tratamentos equivocados.[52] Esse cenário é ainda mais complicado pelo imponderável dano emocional aos pacientes e suas famílias e o proposto risco aumentado (2,5 vezes acima da população em geral) de morte nesses casos.[53] Fica a expectativa de que a inserção de capítulos como este em livros destinados ao neurologista e demais interessados em neurociências promova o necessário índice de suspeita no diagnóstico de CNEP e o aumento do reconhecimento desta frequente e potencialmente grave condição.

Estado de Mal Epiléptico

Lecio Figueira Pinto • Luis Otavio Caboclo

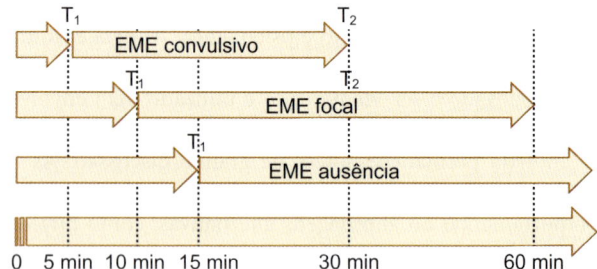

Figura 84.1 Definição dos tempos nas diversas formas de estado de mal epiléptico (EME).[5]

INTRODUÇÃO

Estado de mal epiléptico (EME) é considerado a grande emergência em Epilepsia, e está dentro das principais urgências neurológicas, junto com o acidente vascular cerebral, crise miastênica, meningite bacteriana, entre outras.[1]

A incidência do EME varia de 9,9 a 41/100.000 pessoas por ano, com dois picos de incidência, em crianças menores que 10 anos e em adultos com idade acima dos 50 anos.[2]

A mortalidade do estado de mal epiléptico é variável, dependendo principalmente da faixa etária, duração e etiologia, podendo ultrapassar 50% em algumas situações, conforme apresentado na Tabela 84.1.[2]

O atendimento inicial dos pacientes com EME em geral acontece nos prontos-socorros e unidades de terapia intensiva (UTI), frequentemente por médicos não especialistas em neurologia, intensivistas e neurologistas gerais. Sendo assim, é fundamental educação médica continuada para que seja rapidamente reconhecido e tratado.[3]

DEFINIÇÕES E CLASSIFICAÇÃO

O EME é definido segundo a força-tarefa da International League Against Epilepsy (ILAE) como uma condição resultante da falência dos mecanismos de cessação de crises ou de alterações nos mecanismos que as iniciam, fazendo com que ocorram de forma anormal e prolongada (tempo 1 – t_1), o que pode levar a consequências a longo prazo, incluindo dano e morte neuronal, além de alteração das redes neurais, a depender da duração (tempo 2 – t_2).[4]

A definição desses tempos varia segundo o tipo de EME, conforme apresentado na Figura 84.1.

Tabela 84.1 Incidência e mortalidade relacionadas ao estado de mal epiléptico segundo a etiologia.[2]

Etiologia	Incidência	Mortalidade
Acidente vascular cerebral	20%	20 a 40%
Abuso de álcool	8,1 a 25%	0 a 10%
Abuso de substâncias	2 a 14%	20%
Não adesão ao tratamento, redução ou baixos níveis de fármaco anticrises	34%	?
Anoxia/hipóxia	8 a 13%	60 a 80%
Infeção do sistema nervoso central	1 a 12%	30%
Tumores cerebrais	2 a 15%	0 a 20%
Trauma	0 a 10%	11 a 25%
Criptogênico	5%	Variável

Os tempos apresentados refletem uma definição operacional. O tempo 1 implica que as chances de interrupção espontânea são baixas, sendo recomendado iniciar tratamento. O tempo 2 reflete o momento a partir do qual existe risco de lesão cerebral e consequências a longo prazo, portanto seria esperado que o tratamento já tivesse controlado a crise, e caso isso não aconteça, o tratamento deverá ser mais agressivo a partir de então.[4]

Ainda, esses tempos são baseados em estudos, na maioria em animais, que mostram que a duração prolongada leva a descompensação dos mecanismos homeostáticos, especialmente no EME convulsivo. Ocorre aumento do metabolismo cerebral, inicialmente compensado pelo aumento do fluxo sanguíneo cerebral e ativação simpática. Mas essas compensações se perdem com a continuidade do EME, levando à falha na homeostasia.[6]

Diversas consequências sistêmicas também podem ocorrer, como edema e embolia pulmonar, pneumonia aspirativa, disfunção cardíaca e hipertermia, que podem culminar com disfunção de múltiplos órgãos.

Outro ponto importante é que a continuidade do EME leva a alterações na membrana neuronal, expressão gênica e proteica. De forma prática, uma das principais consequências é a internalização de receptores gabaérgicos e externalização dos glutamatérgicos, levando a uma menor resposta ao tratamento e maior propensão para que a condição se mantenha. Essa base fisiopatológica tem várias implicações, entre elas a necessidade de um tratamento rápido e eficaz e o maior refratariedade no EME prolongado.[7]

EME é classificado de acordo com quatro parâmetros: semiologia, etiologia, correlato eletroencefalográfico e idade do paciente. De forma prática, o principal fator que vai definir a conduta inicial na emergência é a semiologia, sendo dividido em dois grandes grupos (Figura 84.2):

- EME sem sintomas motores proeminentes: é o chamado "EME não convulsivo (EMENC)". Pode se apresentar com ou sem comprometimento da consciência, não é observada atividade motora ou essa ocorre de maneira sutil. No eletroencefalograma (EEG) é observada atividade epileptiforme ictal contínua ou recorrente. Clinicamente, há uma variedade de apresentações: alteração do comportamento e/ou da cognição em relação ao basal do paciente (agitação, catatonia, psicose, perseveração, ilusões/delírios), alteração do nível de consciência de grau variável, até coma

- EME também é classificado de acordo com etiologia em sintomático (quando é conhecida) e criptogênico (desconhecida). O EME sintomático ainda é dividido em agudo

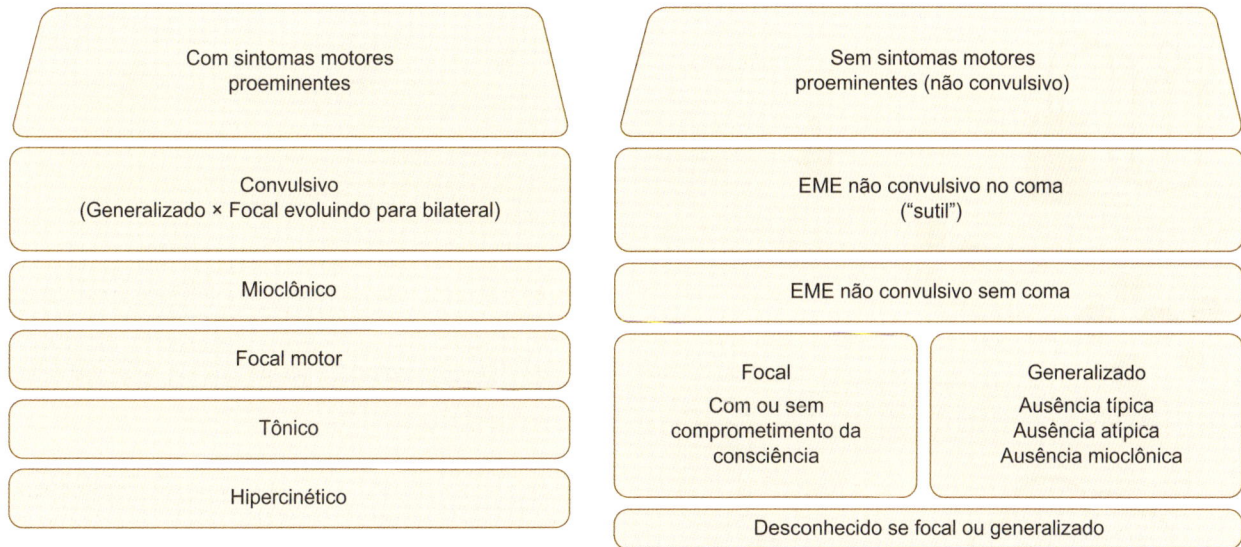

Figura 84.2 Classificação do estado de mal epiléptico (EME) quanto à semiologia.[4] EME com sintomas motores proeminentes são aqueles que cursam com fenômenos motores como principal manifestação. Os principais exemplos são o convulsivo (EMEC), o mioclônico e o focal motor.

(quando a causa é um insulto cerebral recente), remoto (quando existe uma lesão antiga, previamente conhecida ou não), progressivo (situações em que a condição progride ao longo do tempo, como doenças degenerativas – demências – e tumores) e aqueles associados a síndromes eletroclínicas, conforme apresentado na Figura 84.3.

Ainda, o EME também é classificado segundo correlato eletrográfico e idade, conforme apresentado na Tabela 84.2.

ESTADO DE MAL EPILÉPTICO CONVULSIVO

O EMEC é a grande emergência na epilepsia. Apesar de classicamente ser definido por crise com duração maior que 30 minutos (a partir de quando há dano neuronal irreversível – t_2), do ponto de vista operacional qualquer crise tônico-clônica (de início focal ou generalizado) com duração maior que 5 minutos (t_1) tem baixa probabilidade de remissão espontânea e deve ser conduzida como EMEC. Ainda, ocorrência de duas crises tônico-clônicas sem retorno ao estado neurológico basal entre elas também deve ser interpretada como EMEC. Ainda, um estudo apontou que em 48% dos casos em que cessou clinicamente EMEC, os pacientes ainda apresentavam EME (agora não convulsivo) ou

padrões eletrográficos de risco que necessitavam tratamento adicional (e que por isso deveriam ser tratados de forma mais agressiva como EMEC).[8]

Sabe-se que, quanto maior a duração, pior o prognóstico, visto que, com a persistência do EME, surgem alterações sinápticas que tornam a condição progressivamente menos responsiva aos tratamentos habituais. Portanto, o tratamento deve ser agressivo, visando à cessação clínica e eletroencefalográfica da forma mais rápida e segura possível. *Tempo é cérebro!*[7]

O manejo do EMEC deve contemplar três aspectos: estabilização do paciente, tratamento das crises e investigação etiológica, conforme apresentado na Figura 84.4.

Estabilização

Nos primeiros, minutos a prioridade é realizar as medidas de suporte básico de vida, monitorização dos sinais vitais,

Tabela 84.2 Classificação do estado de mal epiléptico quanto à idade.[4]

Neonatal	0 a 30 dias
Pré-escolar	1 mês a 2 anos
Escolar	> 2 a 12 anos
Adolescentes e adultos	> 12 a 59 anos
Idosos	≥ 60 anos

Figura 84.3 Classificação do EME quanto à etiologia.[4] AVC: acidente vascular cerebral; EME: estado de mal epiléptico; TCE: traumatismo cranioencefálico.

Etiologia

- Conhecida / sintomática
  - Agudo: AVC, intoxicação, encefalite
  - Remoto: sequela TCE, AVC, encefalite
  - Progressivo: tumor, demência, doença de Lafora e outras epilepsias mioclônicas progressivas
  - EME em síndromes eletroclínicas
- Desconhecida / criptogênica

Tratamento do estado de mal epiléptico

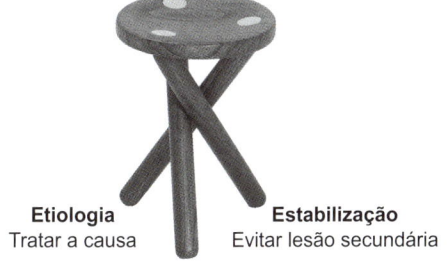

Etiologia
Tratar a causa

Estabilização
Evitar lesão secundária

Tratamento
Parar as crises

Figura 84.4 Princípios do tratamento do estado de mal epiléptico.[5]

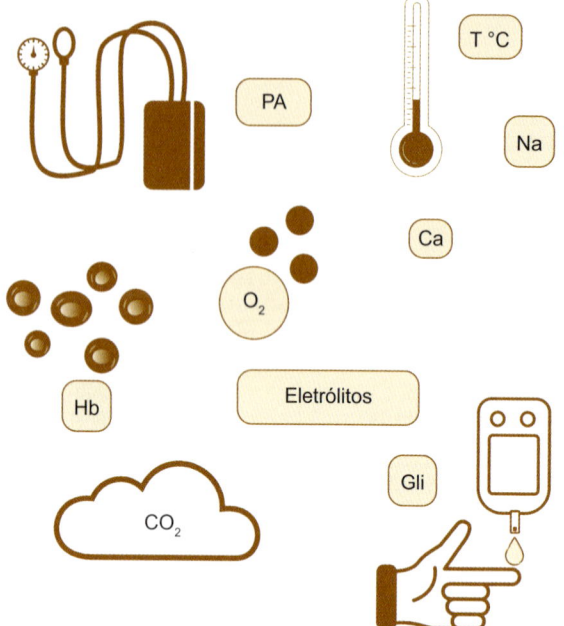

Figura 84.5 Atenção aos sinais vitais e exames na estabilização na fase inicial do tratamento do estado de mal epiléptico.[9]

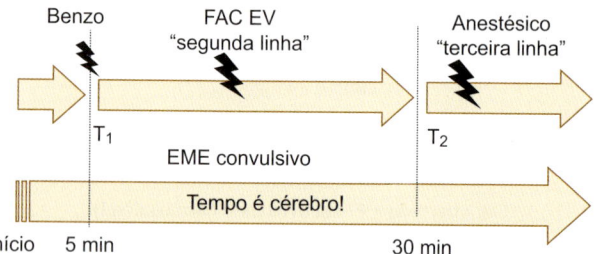

Figura 84.7 Fluxo de tratamento no estado de mal epiléptico convulsivo.[10] Benzo: benzodiazepínico (midazolam, diazepam); EV: endovenoso; FAC: fármaco anticrises; T_1 – tempo 1 do estado de mal epiléptico convulsivo, que é 5 minutos; T_2 – tempo 2 do estado de mal epiléptico convulsivo, que é 30 minutos.

com proteção não invasiva de via aérea (posicionamento de cabeça, aspirar saliva), administrar O_2 suplementar, obtenção de acesso venoso periférico (Figura 84.5).

Deve-se tratar hipoglicemia, utilizando preferencialmente tiamina por via endovenosa (EV) antes (obrigatório na suspeita de abuso de álcool, desnutrição etc.). Nessa fase já devemos iniciar investigação com coleta de exames laboratoriais ao obter o acesso venoso.

Concomitante a isso deve-se tentar obter o maior número de dados relevantes da história clínica com familiares e acompanhantes e realizar o exame físico e neurológico mais direcionado.

Essas medidas de suporte básico de vida e estabilização já podem e devem ser iniciadas no atendimento pré-hospitalar (Figura 84.6).

Tratamento

O tratamento farmacológico deve ser instituído o mais breve possível para interromper as crises epilépticas e assim evitar lesão neuronal permanente e as consequências a longo prazo. Os tempos e etapas são apresentados na Figura 84.7.

O tratamento deve ser iniciado com uso de um benzodiazepínico. Caso não haja acesso venoso já instalado, evidências apontam que não devemos perder tempo, e a primeira opção deve ser o midazolam intramuscular (IM). Estudos apontam que, pela maior velocidade de utilização (ponto crítico no EME conforme discutimos previamente), a eficácia do midazolam IM foi equivalente ao uso parenteral de lorazepam (não disponível no Brasil).[10,11]

Quando o paciente já dispõe de acesso venoso ou a crise persiste após uso do midazolam IM, a opção passa a ser o diazepam EV. Uma segunda dose de benzodiazepínico pode ser feita (midazolam IM + diazepam EV ou diazepam EV + diazepam EV). As doses, forma de administração e recomendações estão apresentadas na Tabela 84.3.[10]

Pode-se considerar o uso de diazepam por via retal, midazolam intranasal ou bucal (nenhum desses tem apresentação comercial no Brasil, mas é possível manipulação) para uso pré-hospitalar em pacientes que já tenham apresentado EME ou mesmo crises prolongadas ou recorrentes que aumentem o risco. Podem ser utilizadas inclusive por familiares treinados.[10]

O uso do benzodiazepínico é crucial! Não devemos deixar de administrar pelo risco de depressão respiratória ou hipotensão, pois dados apontam que o risco é maior pela continuidade das crises. A administração deve ser o mais precoce possível (quanto maior demora, menor resposta) e na dose adequada. Apesar das evidências, esses são erros frequentes.[10,12]

Em seguida, deve-se iniciar medicação de segunda linha conforme apontado na Figura 84.7. As três opções recomendadas são a fenitoína, o valproato de sódio e o levetiracetam.[13]

Estado de mal epiléptico: abordagem Inicial

- Circulação, vias aéreas, respiração, verificar glicose e acesso EV
- Monitorização contínua
- Glicose 50% 60 mℓ; se hipoglicemia, fazer tiamina 100 a 500 mg EV antes
- Exames laboratoriais: hemograma, ureia, creatinina, Na, Ca, P, Mg, função hepática, CKMB e troponina, CPK, prolactina, gasometria
- Se apropriado: dosar níveis anticonvulsivantes, triagem toxicológica, beta-HCG
- Eletrocardiograma
- Após a cessação da crise, solicitar EEG urgente ou EEG contínuo para excluir EMENC
- Considerar punção lombar e iniciar antibióticos se houver suspeita clínica de infecção

Figura 84.6 Abordagem inicial do estado de mal epiléptico.[9,10]

Tabela 84.3 Fármacos de primeira linha para tratamento do estado de mal epiléptico convulsivo.[10]

	Dose inicial adulto	Diluição sugerida	Administração	Efeitos adversos e considerações
Midazolam	10 mg IM	Sem diluição	IM Reduzir dose para 5 mg IM se peso de 13 a 40 kg Não recomendado repetir	Hipotensão/depressão respiratória **Primeira opção se paciente não estiver com acesso venoso**
Diazepam	10 mg EV	Não diluído ou em SF 0,9% 1 amp. 10 mg/mℓ em 9 mℓ de SF 0,9%	EV 5 mg/min (adulto) 2 mg/min em crianças Pode ser repetido, até duas doses	Hipotensão/depressão respiratória

Amp.: ampola; EV: via endovenosa; IM: via intramuscular; SF: soro fisiológico.

Contudo, no Brasil está disponível a fenitoína, e mais recentemente o levetiracetam. O valproato de sódio foi retirado do mercado brasileiro em 2017.

O fenobarbital é uma alternativa eficaz, mas existem questionamentos quanto ao pior perfil de efeitos adversos, sendo dessa forma colocado em segundo plano. Recentemente revisão apontou que o fenobarbital foi o fármaco anticrise (FAC) mais eficaz e não houve claramente pior perfil quanto a efeitos adversos, questionando se não estamos abandonando um FAC muito importante nesse contexto.[14] Mas existem situações em que ele claramente se aponta como escolha, como na abstinência alcoólica ou ao próprio medicamento (pacientes que descontinuaram o uso de forma abrupta). A lacosamida é uma opção emergente, mas não tem estudos com dados mais robustos para uso no contexto do EMEC. As doses, apresentações, recomendação administração e precauções estão apresentadas na Tabela 84.4.

Os casos que permanecem com crises apesar do uso de medicações de primeira (benzodiazepínicos) e segunda linha (fenitoína, opções de fenobarbital e lacosamida no Brasil) são considerados como EME refratário.

Nesse ponto, devem ser iniciadas medicações anestésicas para coma induzido como apresentado na Figura 84.7. Como regra geral, são necessárias intubação e ventilação mecânica. A UTI é o local mais recomendado para continuidade do tratamento nessa fase. Os fármacos anestésicos recomendados, dose inicial (bólus), apresentações disponíveis, dose de manutenção e considerações estão apresentadas na Tabela 84.5.

Em geral o midazolam é a opção mais recomendada para tratamento. O propofol também é opção interessante, mas deve-se ter atenção para maior risco de efeitos adversos, em especial a síndrome de infusão do propofol, caracterizada por acidose lática, rabdomiólise, alterações eletrocardiográficas). O tiopental é geralmente utilizado quando há falha com as outras opções pelo maior risco de infecções, está associado a ventilação mecânica mais prolongada e alguns estudos sugerem aumento na mortalidade (pode ser apenas marcador de maior gravidade dos casos em que é utilizado).[17]

A cetamina tem sido proposta como opção interessante por não reduzir pressão arterial e ser bem tolerada. Em geral utilizada em associação com outros anestésicos e muitos especialistas na área advogam uso mais precoce no tratamento do EME.[18,19]

A monitorização eletroencefalográfica (idealmente contínua) está indicada. Após desaparecerem as manifestações cínicas, frequentemente ainda existem alterações eletrográficas ou mesmo persistência do EME, em até metade dos casos.[8]

Deve-se manter o paciente em uso da medicação anestésica por 24 a 48 horas. O quão intensa deve ser a anestesia carece de mais evidências; classicamente é recomendado obter um padrão de surto-supressão eletroencefalográfico, porém alguns autores sugerem que apenas a cessação de crises eletrográficas é suficiente. Mais recentemente algumas evidências sugerem que indução de coma anestésico mais profundo e até mesmo de forma mais precoce (após falha do benzodiazepínico) podem ser mais eficazes.[20,21]

Tabela 84.4 Fármacos de segunda linha para tratamento do estado de mal epiléptico convulsivo.[10,15]

	Dose inicial	Apresentação/Diluição	Administração	Efeitos adversos e considerações
Fenitoína	20 mg/kg	Ampola tem 250 mg/5 mℓ Diluir em SF 0,9%, incompatível com soro glicosado. Recomendado uso de filtro de linha	Velocidade máxima de infusão 50 mg/min, para idosos e cardiopatas, reduzir para 20 mg/min Realizada sob monitorização PA/FC	Hipotensão e bradicardia se infusão rápida Extravasamento pode causar necrose local Se paciente refere sintomas locais leves próximo ao acesso (ardência, calor), reduzir velocidade de administração
Levetiracetam	60 mg/kg	Frasco-ampola 100 mg/mℓ com 5 mℓ Diluir em SF 0,9% ou SG5%	Velocidade de infusão 15 minutos	Estável por até 28 horas quando conservado em bolsas de PVC à temperatura ambiente controlada de 15 a 30°C
Lacosamida (não recomendado nessa fase pela falta de evidência, mas figura como droga promissora)	200 a 400 mg EV	Diluir em 100 a 250 mℓ de SF, SG ou Ringer	Infusão em 15 a 60 minutos, parece ser seguro em infusões mais rápidas (5 minutos)	Pode prolongar intervalo PR, atenção em cardiopatas ou uso concomitante de outras medicações com efeito na condução cardíaca
Fenobarbital (se nenhum dos anteriores disponível e situações específicas – abstinência, interrupção súbita)	15 a 20 mg/kg	200 mg/2 mℓ	50 a 100 mg/min	Sedação e depressão respiratória

EV: via endovenosa; FC: frequência cardíaca; PA: pressão arterial; SF: soro fisiológico; SG: soro glicosado.

Tabela 84.5 Fármacos de terceira linha (anestésicos) para tratamento do estado de mal epiléptico convulsivo.[16]

	Dose inicial em bólus	Apresentações	Manutenção (infusão contínua)	Considerações
Midazolam	0,2 mg/kg. Pode ser repetido bólus	15 mg/3 mℓ 5 mg/mℓ 50 mg/10 mℓ	0,1 a 2 mg/kg/h	Pode causar hipotensão e depressão cardiorrespiratória, em menor grau que tiopental
Propofol	2 a 3 mg/kg. Pode ser repetido bólus	Frasco-ampola 10 mg/mℓ ou 20 mg/mℓ	4 a 10 mg/kg/h	Pode causar síndrome de infusão do propofol (efeito tóxico raro levando a acidose metabólica e rabdomiólise)
Tiopental	3 a 5 mg/kg bólus, pode ser repetido a cada 2 a 3 minutos	Frascos 0,5 a 1 grama. Diluir em SF 0,9%	3 a 7 mg/kg/h	Causa hipotensão e depressão cardiorrespiratória, frequente necessidade de uso de vasopressores. Aumento do risco de infecção
Cetamina	1,5 mg/kg repetido a cada 5 min até 4,5 mg/kg	Frasco-ampola 500 mg/ 10 mℓ	2 a 5 mg/kg/h	Pode causar confusão, *delirium* e agitação, uso em geral associado a midazolam ou propofol Menor risco de hipotensão

SF: soro fisiológico.

Em paralelo devem ser administrados ao menos dois fármacos antiepilépticos que deverão chegar a níveis terapêuticos durante as 24 horas iniciais. O uso deve ser preferencialmente EV para garantir rápida e eficazmente esses níveis séricos adequados. Fenitoína, lacosamida e fenobarbital são as opções EV disponíveis no Brasil no momento; recentemente, o levetiracetam EV foi disponibilizado em nosso país. O topiramato por sonda pode ser utilizado, com séries apontando eficácia no EME. Outras opções com possibilidade de rápida titulação por sonda seriam valproato de sódio, carbamazepina, gabapentina e vigabatrina. Lamotrigina não deve ser utilizada nesse contexto pelo risco aumentado de *rash* se titulada rapidamente.

Recomenda-se que, após permanecer ao menos 24 horas em sedação contínua, deve-se iniciar a redução do anestésico em 25 a cada 6 horas, com controle eletroencefalográfico.

Casos em que as crises persistam ou retornem após 24 horas apesar do uso dos anestésicos são chamados "EME super-refratário". Neste ponto, a evidência de trabalhos científicos é limitada e as propostas terapêuticas variam desde associação de outras medicações de segunda e terceira linhas, uso de cetamina, anestésicos inalatórios, imunoterapia, entre outras. Há ainda diversas tentativas de tratamentos não medicamentosos, como dieta cetogênica, hipotermia, drenagem liquórica e procedimentos neurocirúrgicos de emergência, que fogem ao objetivo deste capítulo.[17]

Investigação etiológica

Deverão ser realizados exames para investigação da etiologia, que pode variar desde causas agudas sistêmicas, lesões cerebrais agudas ou prévias.

São exames úteis nessa investigação:

- **Exames laboratoriais**. Hemograma, eletrólitos, função renal e hepática, gasometria, dosagem de amônia (diagnóstico diferencial de encefalopatia e para monitorizar possíveis efeitos adversos de fármacos como valproato de sódio e topiramato, que aumentam o risco de hiperamonemia). Outros exames que podem ser úteis de acordo com contexto clínico são avaliação toxicológica, dosagem de CKMB e troponina (pode ocorrer lesão miocárdica no contexto de EME), beta-HCG
- **Neuroimagem**. Realização obrigatória nesse contexto, sendo as opções a tomografia computadorizada (TC) de crânio e/ou ressonância magnética (RM) de crânio. A TC é o exame mais acessível nesse contexto (emergência,

alteração da consciência, ventilação mecânica, UTI etc.). A RM, apesar de fornecer avaliação melhor, está indicada nos casos em que existem achados muito focais (pela clínica ou EEG) ou sem etiologia definida. Algumas alterações nos exames de neuroimagem, principalmente vistas na RM, podem ser consequência e não a causa do EME. Os mais comuns são edema cerebral e apagamentos dos sulcos, alteração de sinal ou realce cortical em alguns giros, alteração de sinal em T2/FLAIR, por vezes com restrição à difusão de distribuição em regiões variadas, mais comumente encontrados no corpo caloso, lobo temporal mesial (hipocampos e amígdala) e pulvinar do tálamo[22]

- **Eletroencefalograma (EEG)/monitorização contínua por EEG.** Apesar de essencial na condução do EME, é dispensável para o manejo inicial durante o atendimento de urgência quando trata-se de EME convulsivo. O tratamento deve ser instituído baseado na manifestação clínica e o mais precocemente possível. Nos casos em que o paciente apresentou crise e não recupera nível de consciência ou no EMEC após ser medicado e cessarem manifestações clínicas, o EEG é fundamental para o manejo subsequente do paciente. Nesses casos, o registro eletroencefalográfico deve ser idealmente contínuo e prolongado, para descartar a continuidade do EME, presença de crises eletrográficas e acompanhamento do tratamento, especialmente quando utilizados anestésicos
- **Líquido cefalorraquidiano.** Exame que faz parte da investigação, obrigatório na suspeita de quadros infecciosos, autoimunes e quando não há causa clara. Devem ser afastadas contraindicações (coagulopatia, uso de anticoagulantes e lesão com efeito massa em sistema nervoso central – obrigatório ter neuroimagem antes nesse contexto). Além das análises básicas, culturas e pesquisas de agentes infecciosos (especialmente o herpes-vírus) podem ser necessárias
- **Outros exames.** Em casos sem etiologia definida e refratários, outras investigações podem ser necessárias, sendo as principais realização de tomografias de tórax e abdômen para avaliar processos sistêmicos, SPECT ou PET-*scan* cerebral.

ESTADO DE MAL EPILÉPTICO NÃO CONVULSIVO
Como suspeitar?

EME não convulsivo (EMENC) é definido pela ausência de componente motor proeminente ou clinicamente óbvio. Dessa forma, o EEG é essencial para o diagnóstico.[4,23]

O EMENC pode ter vários tipos, conforme apresentado na classificação (Figura 84.8). Devemos suspeitar quando a pessoa apresenta alteração do nível de consciência (em graus variados, até coma) ou do conteúdo, incluindo alterações comportamentais e cognitivas como afasia. Também podem ocorrer fenômenos sensoriais, autonômicos, psíquicos (delírios), catatonia, alteração da motricidade ocular ou pupilas (desvio forçado do olhar, nistagmo, *hippus*), afasia, abalos sutis.[24]

O nível de suspeita deve ser alto. Alguns estudos sugerem que, em pacientes em UTI, até 8% dos indivíduos com rebaixamento de nível de consciência sem clara explicação ou evidência clínica de crises epilépticas estavam em EMENC.[25,26] Em pacientes com lesões cerebrais agudas esse risco é ainda maior.[27,28]

As crises nesse contexto são quase exclusivamente eletrográficas, portanto, sem uso do EEG passarão sem diagnóstico e tratamento.[29]

Diagnóstico: aspectos clínicos e eletrográficos

O diagnóstico eletrográfico do EMENC foi por muito tempo controverso, mas recentemente a American Clinical Neurophysiology Society publicou nova Terminologia, que deixou os critérios mais claros:

- Crise eletrográfica com duração maior que 10 minutos
- Crises eletrográficas em mais de 20% no traçado em registro de ao menos 60 minutos.

Os critérios para definir uma crise eletrográfica também foram melhor definidos (descargas epileptiformes com frequência ≥ 2,5 Hz por mais de 10 segundos, evolução, correlato clínico e resposta ao tratamento).[23]

Uma discussão mais ampla sobre padrões eletrográficos que configuram o *continuum* ictal-interictal e que por vezes merecem tratamento ou equivalem a EMENC foge do escopo deste capítulo, mas eles devem ser lembrados nesse contexto.

Quanto à etiologia, o EMENC pode ocorrer em pacientes com história prévia de epilepsia ou associado a insultos agudos (neurológicos ou mesmo metabólicos/tóxicos). A mortalidade parece ser maior naqueles que são associados a doenças agudas. A investigação deve ser semelhante àquela da primeira crise.

Estudos e *guidelines* de sociedades recomendam a monitorização contínua por EEG para diagnóstico e acompanhamento do tratamento. Ao menos um estudo apontou redução da mortalidade sem aumento dos custos.

O tratamento inicial do EMENC se assemelha ao do EMEC, com uso inicial de um benzodiazepínico seguido de outro fármaco não sedativo. Contudo, deve ser menos agressivo, devendo ser evitados tratamentos de terceira linha, com indução de coma, visto que, especialmente em idosos, dados apontam aumento da mortalidade e custos sem claro impacto no prognóstico. Após o uso de um fármaco de segunda linha, recomenda-se associação de outro.

O enfoque no tratamento da causa de base é importante, tendo em vista que a etiologia é o principal fator prognóstico.

Tratamento

Os tratamentos de primeira e segunda linha são semelhantes aos do EMEC. Os benzodiazepínicos são os fármacos iniciais recomendados, nas mesmas doses. Como segunda linha as opções disponíveis são a fenitoína e o levetiracetam. A lacosamida também se torna opção nesse contexto.[30] Por outro lado, fenobarbital deve ser evitado pelo maior risco de sedação, o que na maioria dos casos seria prejudicial e aumentaria a morbidade.

Sugere-se evitar o uso de medicamentos anestésicos e sedativos, que requerem intubação orotraqueal e ventilação mecânica, pela morbidade associada e pela falta de evidências de que essas medidas modifiquem o prognóstico. Esses fármacos estão associados a maior risco de infecção, sepse e instabilidade hemodinâmica.[31,32]

O tratamento no EMENC é mais complexo, devendo ser levados em conta vários aspectos relativos ao paciente (risco de morte basal), etiologia (impacto na mortalidade e lesão cerebral) e tratamento (eficácia, risco de lesão associado à demora no tratamento, mortalidade associada ao tratamento) conforme apresentado na Figura 84.9.[33]

Dessa forma, se o paciente persiste em EMENC após primeira e segunda linhas, a sugestão é associar outro fármaco anticrises, de forma sequencial até controle das crises, sempre com uso da monitorização eletroencefalográfica para controle do tratamento. É aceitável o uso de fármacos por via não parenteral (sonda nasoenteral ou oral). Nesse caso, dá-se preferência para aqueles em que seja possível rápida titulação para atingir nível sérico terapêutico. As opções

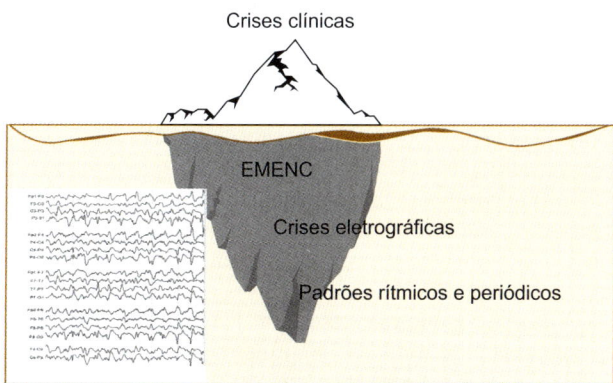

Crises clínicas

EMENC

Crises eletrográficas

Padrões rítmicos e periódicos

Figura 84.8 Estado de mal epiléptico não convulsivo (EMENC) e outros padrões que necessitam de tratamento.

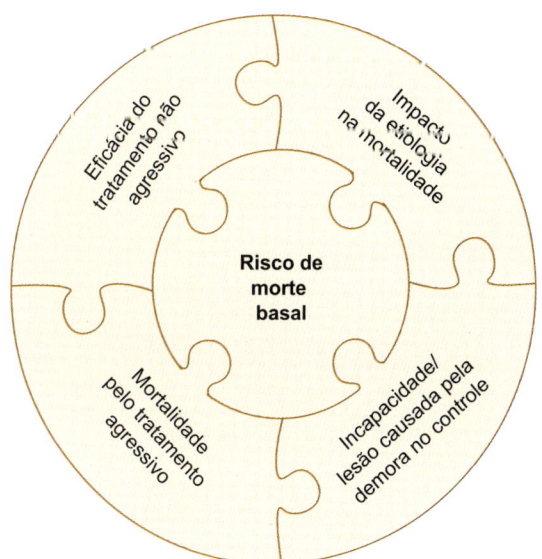

Eficácia do tratamento não agressivo

Impacto da etiologia na mortalidade

Risco de morte basal

Mortalidade pelo tratamento agressivo

Incapacidade/lesão causada pela demora no controle

Figura 84.9 O quebra-cabeça no tratamento do estado de mal epiléptico não convulsivo.[33]

Tabela 84.6 Fármacos sugeridos para uso não parenteral no tratamento do estado de mal epiléptico não convulsivo.[34-38]

	Dose inicial sugerida (ataque)	Apresentações	Considerações
Topiramato	200 a 400 mg	Comprimidos 25, 50 e 100 mg	Manutenção de 200 a 600 mg/dia, com relatos de doses de até 1.600 mg/dia
Valproato de sódio	40 mg/kg	Solução 50 mg/ml	Opção na ausência da formulação endovenosa
Perampanel	Até 32 mg	Comprimidos de 2, 4, 6 e 8 mg	Ação glutamatérgica no receptor AMPA
Vigabatrina	1.500 mg	Comprimidos 500 mg	Dose diária de até 3.000 mg/dia. Atenção para pacientes com insuficiência renal
Pregabalina	Até 300 mg	Solução 25 mg/ml. Comprimidos 25, 50, 75, 100 e 150 mg	Dose diária de até 600 mg/dia

disponíveis no Brasil para uso parenteral são fenitoína, levetiracetam, lacosamida e fenobarbital (caso ainda não tenham sido usadas) e por sonda/via oral seriam topiramato, valproato de sódio, perampanel, vigabatrina, pregabalina, carbamazepina, oxcarbazepina.[34]

Mas existem situações em que o EMENC deve ser tratado mais agressivamente, especialmente em pacientes que já estejam em ventilação mecânica, risco associado às crises (*seizure burden*) ou evidências de lesão pela continuidade das crises, o que pode ser detectado por exames de neuroimagem funcional como PET e SPECT, neuroimagem estrutural (vistos na RM nas sequências de difusão, FLAIR, T2 no córtex ou em áreas de maior susceptibilidade como hipocampos, pulvinar do tálamo), microdiálise. A Figura 84.10 apresenta proposta de como pensar o tratamento no EMENC de forma global.

Apesar da refratariedade e da longa duração do EMENC, recomenda-se cautela na suspensão de medidas e limitações de tratamentos, especialmente em pacientes jovens e sem clara lesão na neuroimagem. Existe a possibilidade de recuperação mesmo após semanas em EME, com retorno à funcionalidade, bem descritas.

Estudos recentes apontam ainda que mais de 90% dos EME podem ser resolvidos, e que a resposta pode acontecer após falhas iniciais, diferente do que em geral se observa no tratamento da epilepsia, em que as chances são muito baixas de controle após falha ao tratamento com dois fármacos (Figura 84.11).[40,41]

Investigação etiológica

No EMENC a investigação deve ser pensada como foi apontado para EME convulsivo, mas especialmente nos casos super-refratários ela deverá ser ampliada. Tem sido cada vez mais frequente a descrição de encefalites autoimunes como etiologia no EME super-refratário.[42,43]

Assim, a pesquisa de anticorpos relacionados a encefalites (tanto os de superfície neuronal, como NMDA, quanto os onconeurais) faz parte da investigação, especialmente em pessoas sem epilepsia prévia ou antecedentes neurológicos, sem lesão estrutural ativa, alterações tóxicas ou metabólicas, em que a investigação não mostra causas óbvias nas primeiras 72 horas. Essa condição é chamada *new onset refractory status epilepticus* (NORSE), e tem uma subcategoria, o *febrile infection-related epilepsy syndrome* (FIRES), aplicável a todas as idades, que requer febre iniciada 2 semanas a 24 horas antes do início do EME refratário, com ou sem febre na apresentação.[44,45]

Mais recentemente especialistas na área têm proposto a dosagem de citocinas no líquido cefalorraquidiano, principalmente interleucinas 1 e 6, especialmente no contexto de NORSE/FIRES. Isso se deve à perspectiva de tratamento, com a possibilidade de bloqueio do processo inflamatório e controle do estado de mal com uso de medicações como anacinra e tocilizumabe.[46]

Investigação metabólica mais ampla, pesquisas sistêmicas incluindo exames de imagem para identificação de neoplasias e até mesmo pesquisas genéticas podem ser necessárias para elucidar a causa.[47]

Apesar de ser uma medida de exceção, biopsia cerebral pode ser a única forma de definir diagnóstico.[48]

ESTADO DE MAL EPILÉPTICO PÓS-ANOXIA

EME acontece em até 35% dos pacientes em coma após parada cardíaca e associa-se a alta mortalidade, acima de 90%. Um ponto de controvérsia é se este padrão representa uma condição tratável ou reflete o dano grave, no qual o tratamento é inútil, são apenas sinais de lesão e morte neuronal.[49]

O uso da hipotermia é mais um fator a ser considerado, que influencia na avaliação do prognóstico.

Estudo recente comparou tratamento mais agressivo com abordagem padrão. Não foram observadas diferenças entre os grupos após 3 meses. Mais de 90% dos pacientes em

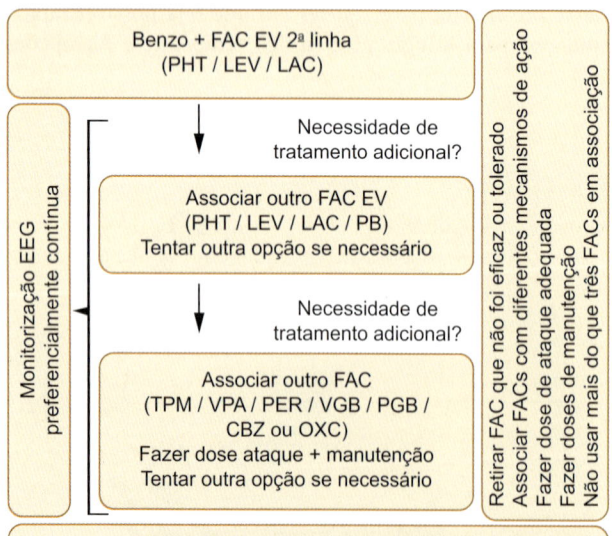

Figura 84.10 Abordagem do estado de mal epiléptico não convulsivo.[34,39] Benzo: benzodiazepínicos, no caso midazolam e diazepam; CBZ: carbamazepina; EEG: eletroencefalograma; EV: endovenoso; FAC: fármaco anticrises; LAC: lacosamida; LEV: levetiracetam; OXC: oxcarbazepina; PER: perampanel; PGB: pregabalina; PHT: fenitoína; TPM: topiramato; VGB: vigabatrina; VPA: valproato.

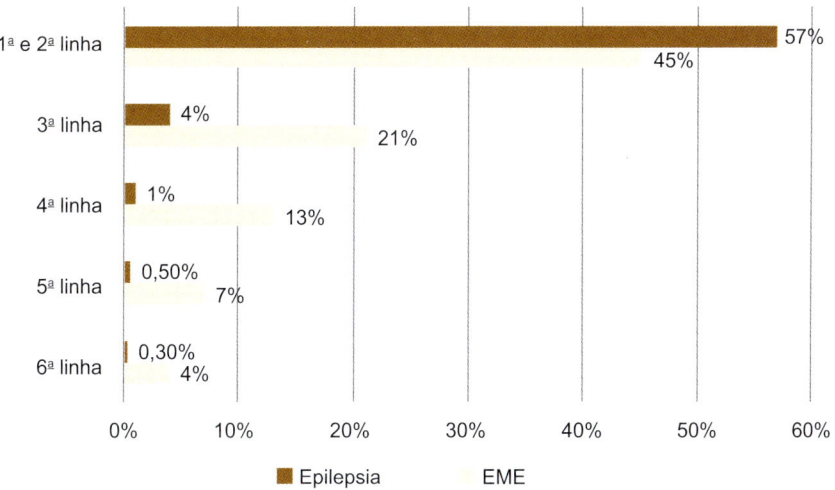

Figura 84.11 Resposta ao tratamento conforme falha sequência aos tratamentos de primeira linha entre epilepsia e estado de mal epiléptico.[40,41]

ambos os grupos tiveram prognóstico neurológico desfavorável. A mortalidade também foi acima de 80% nos dois grupos.[50]

Contudo, devemos interpretar com cuidado esses resultados e muitos especialistas na área fizeram duras críticas ao estudo. O tratamento considerado intensivo pode ter sido insuficiente, sendo as doses de ataque das medicações de segunda linha muito inferiores às recomendadas. Por exemplo, para levetiracetam a dose de ataque era de 1.500 mg e para valproato de 15 a 20 mg/kg, muito abaixo dos 60 mg/kg e 40 mg/kg recomendados, respectivamente. Ainda, 76% dos pacientes no grupo controle receberam anestésicos.[13,50]

Recomendamos avaliação caso a caso, baseada na resposta inicial ao tratamento, outros marcadores prognósticos e evolução clínica e eletrográfica para definição da agressividade e real benefício do tratamento.

PROGNÓSTICO

A mortalidade do EME está associada principalmente à sua causa do estado de mal, mas outros fatores também podem estar associados a pior prognóstico e evolução para óbito:[51,52]

- Etiologia
- Idade avançada
- Maior duração do EME
- EMENC após EMEC
- Presença de comorbidades clínicas.

Existem escalas prognósticas para avaliação do EME, sendo a STESS (do inglês, *status epilepticus severity score*), uma das mais utilizadas. Ela prediz o risco de óbito. Uma pontuação entre 0 e 2 é considerada favorável, com baixo risco de morte. Reavaliações nos cortes sugeriram predição de mortalidade melhor com escores mais altos, de 4 ou mais. A escala é apresentada na Tabela 84.7.[52,53]

Além da mortalidade relacionada ao EME, existe elevada morbidade, com risco aumentado de infecções nosocomiais, arritmias, insuficiência respiratória, rabdomiólise, sequelas cognitivas, infarto do miocárdio, além de maior tempo de internação hospitalar, especialmente em UTI, e de ventilação mecânica prolongada.

Tabela 84.7 Escala de gravidade do estado de mal epiléptico – STESS (do inglês *status epilepticus severity score*).[52]

Nível de consciência	Alerta ou sonolento/confuso	0
	Torpor ou coma	1
Tipo de crise (considerar o pior tipo)	Focal perceptiva, focal disperceptiva, ausência, mioclonias	0
	Tônico-clônica generalizada	1
	EMENC em paciente comatoso	2
Idade	< 65 anos	0
	≥ 65 anos	2
História de crises prévias	Sim	0
	Não ou desconhecido	1
Total		0 a 6

Entre 20 e 50% dos sobreviventes apresentarão algum comprometimento funcional significativo, que tende a ser pior em pacientes com lesão neurológica aguda e EME refratário.

CONSIDERAÇÕES FINAIS

Considerando a gravidade e o impacto do EME, custos relacionados, risco de morte e incapacidade entre os pacientes que sobrevivem, diagnóstico e tratamento precoces e agres sivos devem ser sempre buscados, preferencialmente, no ambiente pré-hospitalar se indicado e disponível.

Em pacientes comatosos sem causa definida para o coma, deve haver baixo limiar para a suspeição de EMENC. Nesse contexto o diagnóstico demanda realização de EEG e frequentemente é necessária monitorização mais prolongada.

A despeito desses conhecimentos, esforços para a instituição de protocolos específicos, disponibilidade dos fármacos, em especial de administração EV, EEG e monitorização contínua ainda estão muito aquém do adequado nos prontos-socorros e UTIs brasileiros, sendo necessário esforço conjunto para aprimoramento.

Neuroimunologia

Coordenadora: Soniza Vieira Alves-Leon

85 Epidemiologia, Fisiopatologia e Fatores de
Risco da Esclerose Múltipla
Soniza Vieira Alves-Leon • Doralina G. Brum

86 Fenótipos Clínicos e Diagnóstico da Esclerose Múltipla
Enedina Maria Lobato Oliveira • Felipe von Glehn • Denis Bernardi Bichuetti

87 Tratamento da Esclerose Múltipla
Samira Apóstolos Pereira • Mateus Boaventura • Dagoberto Callegaro

88 Espectro da Neuromielite Óptica
Regina Maria Papais Alvarenga

89 Encefalomielite Disseminada Aguda
Maria Fernanda Mendes

90 Encefalites Autoimunes e Síndromes Paraneoplásicas
do Sistema Nervoso Central
Guilherme Diogo Silva • João Henrique Fregadolli Ferreira • Lívia Almeida Dutra

91 MOGAD e GFAP: Aspectos Clínicos e Diagnósticos
*Douglas Kazutoshi Sato • Tarso Adoni • Daissy Liliana Mora Cuervo •
Milena Sales Pitombeira*

As referências
bibliográficas desta
Parte estão
disponíveis *online*,
no Ambiente Virtual
de Aprendizagem
do GEN.

85

Epidemiologia, Fisiopatologia e Fatores de Risco da Esclerose Múltipla

Soniza Vieira Alves-Leon • Doralina G. Brum

A esclerose múltipla (EM) é uma doença autoimune (DAI), desmielinizante inflamatória crônica do sistema nervoso central (SNC), de etiologia desconhecida, poligênica e multifatorial. Mimetismos clínico-radiológico e molecular têm sido identificados em associação com gatilhos virais[1-3] e outros fatores ambientais. Assim como na EM, as doenças autoimunes do SNC apresentam fenótipos clínicos heterogêneos, estando associadas a biomarcadores (BM) diagnósticos com sensibilidade e especificidade variáveis.

Entre as doenças autoimunes do SNC, além da esclerose múltipla[4] destacam-se: o espectro da neuromielite óptica, associado ao anticorpo antiaquaporina 4 (NMOSD anti-AQP4+);[5] as doenças associadas ao anticorpo antiglicoproteína do oligodendrócito da mielina (MOGAD);[6] a encefalomielite aguda disseminada (ADEM);[7] e as encefalites autoimunes (EAI), relacionadas a autoanticorpos que direcionam antígenos neurogliais para o receptor N-metil D-aspartato (NMDAR),[8] os receptores ácido gama-aminobutírico A (GABAAR) e B (GABABR), o receptor ácido alfa-amino-3-hidroxi-5-metil-4-isoxazol-propiônico (AMPAR), a proteína 1 rica em leucina inativada por glioma (LGI1), a contactina-2 (CASPR2), a proteína ácida fibrilar glial (GFAP), a descarboxilase do ácido glutâmico (GAD), entre outros.[9]

Diferentemente da maioria das condições citadas, a EM não tem um BM diagnóstico específico, contudo, a presença de bandas oligoclonais (BOC) no líquido cefalorraquidiano (LCR) é um BM que atende aos critérios diagnósticos da doença e contribui tanto para o diagnóstico como para o tratamento precoce.[4] Além dos BM de diagnóstico da NMOSD, MOGAD e EAI, outros BM emergem como potenciais identificadores de atividade de doença, progressão e resposta aos tratamentos. Entre eles destacam-se o neurofilamento de cadeia leve (NfL), a GFAP, a hidrolase ubiquitina carboxiterminal L1 (UCHL1), o Tau sérico (t-Tau) e beta-amiloide (Aβ40, 42), que estão associados à atividade de doenças tanto autoimunes quanto neurodegenerativas,[10-13] e à gravidade dos desfechos, não só na EM, mas também na NMOSD e MOGAD.[14]

No contexto epidemiológico, a EM e o espectro de DAI do SNC são categorizados por meio de uma análise multimodal de fenótipos clínicos, radiológicos e de BM. Nesse novo cenário, a sobreposição de fenótipos clínico-radiológicos entre as DAI, em especial EM, NMOSD e MOGAD, revela que o espectro da EM é mais amplo, exigindo constante revisão do diagnóstico diferencial. A compreensão limitada dos processos biológicos associados à EM e a falta de BM validados como preditivos de risco, associadas à heterogeneidade dos fenótipos clínicos e dos desfechos da doença, restringem as tomadas de decisão que, com a investigação multimodal de dados de ontologia fenotípica, estudos de ômicas, BM em radiologia não convencional, BM plasmáticos e rastreio genético amplo, deverão evoluir para a construção de algoritmos preditivos que permitirão cuidados personalizados.

EPIDEMIOLOGIA

A EM no Brasil preenche critérios de doença rara, conforme definido pelo Ministério da Saúde, afetando até 65 pessoas em cada 100 mil indivíduos, ou 1,3 a cada 2 mil pessoas.[15] No país, a distribuição da EM é heterogênea, com frequência variando de 1,36 a 27,2 casos por 100 mil habitantes,[16] com maior prevalência na região Sul, possivelmente devido às migrações europeias e à maior concentração de seus descendentes nas regiões Sul e Sudeste. Outro aspecto relevante é a diferença na proporção de pacientes com EM afrodescendentes em São Paulo e no Rio de Janeiro de, respectivamente, 5% e 30%.[17]

Corroborando a importância da contribuição da ancestralidade na suscetibilidade à EM, a investigação estratificada com afrodescendentes[18] mostrou que o risco da doença é semelhante ao dos europeus, o que pode explicar a diferença da prevalência entre as populações. Comparando com as outras DAI, a prevalência da NMOSD ao redor do mundo é de 1 para 100 mil na população branca, 3,5 para 100 mil em asiáticos e 10 para 100 mil em negros,[19] enquanto a prevalência da EAI é de até 10 para 100 mil,[9] semelhante à da NMOSD na população negra. A proporção relativa da NMOSD/EM na cidade do Rio de Janeiro é de 20,5%, enquanto em São Paulo de 6,8%.[20]

Quando os critérios incluem os BM AQP4 (+) e MOG (+), a razão EM:NMOSD é de 7,8, e a razão EM:MOGAD é de 34,57, com prevalência estimada de 2,1 para 100 mil para NMOSD e de 0,4 por 100 mil para MOGAD na cidade de São Paulo.[21] Na cidade de Goiânia/Goiás, a prevalência da EM é de 22,4 para 100 mil habitantes,[22] Belo Horizonte/Minas Gerais, é de 18,1 para 100 mil habitantes,[23] e, em Passo Fundo/Rio Grande do Sul, é de 26,4 para 100 mil,[24] uma das mais altas do país.

Estima-se que de 2,8 milhões de pessoas vivam com EM em todo o mundo (prevalência de 35,9 a cada 100 mil habitantes). Vale ressaltar que essa prevalência aumentou em todas as regiões desde 2013, mesmo considerando lacunas nas estimativas. A taxa de incidência agrupada nos 75 países participantes do Atlas da Esclerose Múltipla, uma iniciativa apoiada pela Organização Mundial da Saúde (OMS), é de 2,1 por 100 mil pessoas ao ano, sendo a média de idade do diagnóstico de 32 anos, com prevalência de 2:1 em mulheres.[25,26] São doenças incapacitantes que acometem as primeiras décadas da vida e requerem um grande foco do sistema de saúde brasileiro, que deverá estar cada vez mais voltado às doenças autoimunes e neurodegenerativas, muitas vezes influenciadas por fatores ambientais.[3]

Nesse contexto, a maior precisão diagnóstica e a identificação de fatores de risco relacionados a mecanismos epigenéticos podem estar associadas ao aumento no registro da incidência da EM em diferentes regiões do mundo, com destaque para as Américas, onde houve um aumento de 87% entre 2013 e 2020[26] (Tabela 85.1).

No Brasil, a análise da incidência da EM não está disponível.

FISIOPATOLOGIA

A EM é uma doença autoimune, neuroinflamatória e neurodegenerativa do SNC. Evidências recentes mudaram a compreensão da EM, de uma doença que consiste em fases sequenciais a um espectro de doenças, caracterizado por eixos patológicos e biológicos interdependentes e dinâmicos, que conduzem à lesão progressiva do SNC,[27] independentemente da classificação como remitente-recorrente ou progressiva primária.[28] A desmielinização no encéfalo e na medula espinhal é um processo imunomediado,[29] possivelmente desencadeado pela quebra na tolerância imunológica com desregulação do sistema imunológico periférico, que inclui a exposição a fatores ambientais, como agentes infecciosos,[30] deficiência de vitamina D,[31] disfunção metabólica/disbiose e tabagismo, entre outros, especialmente em indivíduos geneticamente suscetíveis.[32]

O complexo de histocompatibilidade principal (MHC), variante HLA-DRB1*15:01, é atualmente o único fator de risco para EM reconhecido pelo CLINVAR,[33] sob o número de acesso VCV000029757.2, com localização citogenética em 6p21.3.[34]

Mais recentemente, um amplo rastreio genômico (GWAS), conduzido pelo International Multiple Sclerosis Genetics Consortium, incluiu 47.429 pacientes e 68.374 controles, identificando 200 variantes de suscetibilidade fora do MHC, além de uma variante no cromossomo X e 32 variantes estendidas dentro do MHC.[35]

Contudo, o principal fator de suscetibilidade na EM é, de fato, o gene HLA-DRB1 no segmento de classe II do *locus*, demonstrado pela associação com o haplótipo HLA-DRB1*15:01, com risco médio de razão de chances de heterozigotos manifestarem EM de 3,08, e o dobro de risco para os homozigotos.[36] Alelos e haplótipos adicionais de suscetibilidade ao HLA foram identificados, bem como sinais protetores independentes na região telomérica de classe I do *locus*.[37]

O complexo trimolecular, formado pelo receptor do linfócito T, pelo HLA apresentando antígenos à superfície celular e um provável e ainda desconhecido autoantígeno encefalitogênico, é ainda o fenômeno inicial crucial na fisiopatologia da EM.

O dano tecidual na EM resulta de uma interação complexa e dinâmica entre o sistema imunológico, a glia (oligodendrócitos produtores de mielina e seus precursores, micróglia e astrócitos) e os neurônios. A desmielinização inflamatória afeta a homeostase osmótica e a interação energética com os oligodendrócitos, contribuindo para a excitotoxicidade do glutamato, o dano axonal e a gliose fibrilar, que pode inibir a remielinização. Acredita-se que fatores ambientais, como infecções virais e exposição a toxinas, possam desencadear uma resposta autoimune em indivíduos geneticamente suscetíveis.

Esse processo envolve a ativação de células apresentadoras de antígenos, como macrófagos e células dendríticas, que apresentam peptídeos de mielina aos linfócitos T na periferia. Os linfócitos T desempenham um papel central na patogênese da EM. Os linfócitos T CD4+ (células T auxiliares) reconhecem peptídeos de mielina apresentados por células apresentadoras de antígenos, ativando uma resposta imune adaptativa. Em particular, subpopulações de células T, como Th1, Th17 e células T regulatórias (Tregs), estão implicadas na modulação da resposta imune na EM. As células Th1 e Th17 secretam citocinas pró-inflamatórias, como interferon-gama (IFN-γ) e interleucina-17 (IL-17), promovendo a inflamação e a destruição da mielina, enquanto as Tregs desempenham um papel na regulação imunológica e na manutenção da tolerância periférica.

Os linfócitos B também desempenham um papel importante na patogênese da EM. Além de produzirem anticorpos contra antígenos de mielina, atuam como células apresentadoras de antígenos, apresentando peptídeos de mielina aos linfócitos T e amplificando a resposta imune. A formação de células B de memória produtoras de anticorpos pode perpetuar a resposta autoimune e contribuir para a progressão da doença.

As lesões na substância branca são características intrínsecas da EM desde as fases iniciais. Tanto mudanças quantitativas quanto qualitativas na substância branca podem ser observadas à medida que a doença progride: há ativação da micróglia na substância branca normal, um aumento no número de lesões cronicamente ativas e diminuição no número de lesões remielinizantes. As células B também estão presentes em lesões ativas da substância branca na EM progressiva, e o número de células plasmáticas é maior em lesões de EM progressiva em comparação com EM aguda.

A evolução e o destino das lesões na substância branca podem ser classificados em grupos distintos, com base na

Tabela 85.1 Frequência da esclerose múltipla por 100 mil habitantes ao redor do mundo entre 2013 e 2020.[25,26] Foram incluídos os países que enviaram dados para a versão do Atlas da Esclerose Múltipla nesse período.

	Número de países incluídos	Prevalência por 100 mil habitantes em 2013	Prevalência por 100 mil habitantes em 2020	Aumento; valores absolutos (%)
Global	81	29,26	43,95	14,69 (50%)
África	6	5,52	8,76	3,24 (59%)
Américas	15	62,89	117,49	54,6 (87%)
Mediterrâneo Oriental	14	23,91	33,0	9,09% (38%)
Europa	35	108,25	142,81	34,56 (32%)
Sudeste da Ásia	4	5,44	8,62	3,18 (58%)
Pacífico Ocidental	7	3,64	4,79	1.15 (32%)

distribuição, na densidade de células inflamatórias e na perda de mielina. Durante a evolução da lesão, as lesões ativas se desenvolvem a partir da substância branca normal, caracterizando-se pelas lesões da mielina e por uma infiltração maciça por macrófagos e micróglia ativada. Algumas lesões podem ser remielinizadas, nas quais axônios e micróglia ativada parcialmente remielinizada são observados. Essas lesões podem evoluir para lesões inativas com áreas bem demarcadas de desmielinização e degeneração axonal, com pouca ou nenhuma atividade inflamatória. Conforme a doença progride, aumenta o número de lesões cronicamente ativas, como lesões latentes, de expansão lenta e mistas ativas/inativas, com um núcleo de desmielinização hipocelular e borda de glia ativada. O número de lesões cronicamente ativas está inversamente correlacionado à proporção de lesões remielinizantes, e pacientes com doença mais grave tendem a ter uma proporção maior dessas lesões.

A microbiota intestinal tem emergido como um importante modulador do sistema imunológico e pode influenciar a suscetibilidade à EM. A disbiose intestinal, caracterizada por alterações na composição microbiana, pode desencadear respostas autoimunes e inflamatórias. Nesse contexto, alguns padrões moleculares associados a patógenos (PAMP), por desempenharem um papel adjuvante, têm sido implicados na patogênese da EM. Os PAMP mediadores de efeitos atuam por meio da ligação aos padrões receptores de reconhecimento (PRR), como receptores do tipo Toll (TLR), expressos principalmente em células do sistema imunológico inato. Em seres humanos, foram descritos 10 TLR diferentes, numerados de 1 a 10, com diferentes distribuições celulares. Os TLR-1, -2, -4, -6 e -10 são expressos na superfície celular, enquanto os TLR-3, -7, -8 e -9 estão presentes intracelularmente. Os TLR-1, -2, -4 e -6 reconhecem bactérias e componentes da parede celular fúngica, como lipopolissacarídeo (LPS) e lipopeptídeos, enquanto o TLR-5 se liga à flagelina. O reconhecimento do envolvimento dos PAMP na EM vem de descobertas no modelo experimental da doença, como a encefalomielite autoimune experimental (EAE). A forma clássica de indução da EAE em camundongos é realizada por meio da administração de antígenos da bainha de mielina, como a proteína oligodendrocitária de mielina (MOG). Além disso, a doença pode ser induzida por diferentes PAMP; a injeção de LPS, por exemplo, induz recaídas de camundongos com EAE por meio da ativação de células T CD4+ específicas da mielina. Essas descobertas sugerem que a maturação das células dendríticas induzidas por PAMP pode contribuir para a diferenciação e expansão de células T encefalitogênicas, com os TLRs possivelmente influenciando na conversão para formas progressivas.[38] Foi demonstrado que a expressão de TLR-2, -4 e -9 foi significativamente maior em células T CD4+ e CD8+ de pacientes com EM, em comparação com células de indivíduos saudáveis. Além disso, a ativação in vitro de interleucina (IL)-17+ e IL-6+ em células T CD4+ e CD8+ foi maior nos pacientes. No mesmo estudo, a proporção de células T TLR+ CD8+ secretoras de IFN-γ foi maior em pacientes com EM. Entre os diferentes fenótipos de células T IL-17+, a proporção de células T IL-17+, TLR+, CD4+ e CD8+ produtoras de IFN-γ ou IL-6 foi positivamente associada ao número de lesões cerebrais ativas e a um maior grau de incapacidade neurológica.[38]

Os linfócitos B no LCR de pacientes com EM contribuem para a inflamação e secretam imunoglobulinas oligoclonais. Os elementos-chave do processo degenerativo são: a lesão oxidativa crônica; o acúmulo de dano mitocondrial, que resulta em estresse celular crônico e desequilíbrio de homeostase de íons; a ativação da micróglia e alterações relacionadas à senescência, além do acúmulo de hemossiderina no encéfalo. À medida que a doença progride, é possível observar alterações difusas na substância branca de aparência normal e na substância cinzenta. Agregados celulares semelhantes a folículos de células B nas meninges contribuem para lesões corticais subpiais, que são achados frequentes nas fases progressivas da EM. A resposta imune humoral intratecal é um achado característico no LCR de pacientes com EM, uma vez que a síntese intratecal de imunoglobulina G (IgG) passou a ser detectada pelas bandas oligoclonais (BOC), presentes em até 99% dos casos, e incluídas como BM nos critérios diagnósticos da EM.[4] Mais recentemente, as cadeias leves livres kappa secretadas por células plasmáticas também têm refletido a síntese intratecal de IgG, ganhando importância, com sensibilidade semelhante à das BOC.[39] As etapas da fisiopatologia da EM estão representadas na Figura 85.1.

FATORES DE RISCO DA ESCLEROSE MÚLTIPLA

Fatores de risco, como mecanismos epigenéticos, estão entre as causas de doenças de herança complexa, poligênica e multifatorial, como a EM[31,40] e a NMOSD.[41] Manifestações do SNC pós-infecciosas são cada vez mais investigadas na busca por gatilhos e por mimetismo molecular entre diferentes patógenos e resposta imune.[42] Estudos recentes na EM e em quadros pós-infecciosos alertam para diferentes patógenos.[43] Entre os supostos agentes causais, o principal candidato é o vírus Epstein-Barr (EBV),[44] um herpes-vírus humano que persiste na forma latente nos linfócitos B ao longo da vida do hospedeiro após a infecção. Um papel causal do EBV é apoiado pelo risco aumentado de EM após mononucleose infecciosa,[45] pela elevação de títulos séricos de anticorpos contra antígenos nucleares do EBV (EBNA) e pela detecção do EBV em lesões desmielinizantes de EM, conforme relatado em alguns estudos patológicos.

Além disso, quando o risco genético se soma a um fator ambiental, como a infecção por EBV, a análise multimodal torna-se ainda mais importante. O risco crescente de EM com o aumento dos níveis de anti-EBNA-1 sugere um papel patogênico da resposta imune a esse antígeno, possivelmente mediado por mimetismo molecular. Dados indicam que níveis elevados de anticorpos anti-EBNA-1 podem refletir uma defesa mal controlada das células T contra o vírus, demonstrando de forma consistente que o DRB1*15:01 é um antígeno de classe II insuficiente na defesa imunitária contra o EBV.[46]

A hipótese de que a EM é causada pelo vírus EBV foi testada em uma coorte composta por mais de 10 milhões de jovens adultos em serviço ativo nas forças armadas dos EUA, dos quais 955 foram diagnosticados com EM durante o período de serviço. O risco de EM aumentou 32 vezes após a infecção pelo EBV, mas não houve aumento após a infecção por outros vírus, incluindo o citomegalovírus (CMV), transmitido de forma semelhante. Os níveis séricos da cadeia leve do neurofilamento, um BM da degeneração neuroaxonal, aumentaram apenas após a soroconversão do EBV. Esses resultados não podem ser atribuídos a nenhum fator de risco conhecido para EM, sugerindo que o EBV é a principal causa de EM.[44,47]

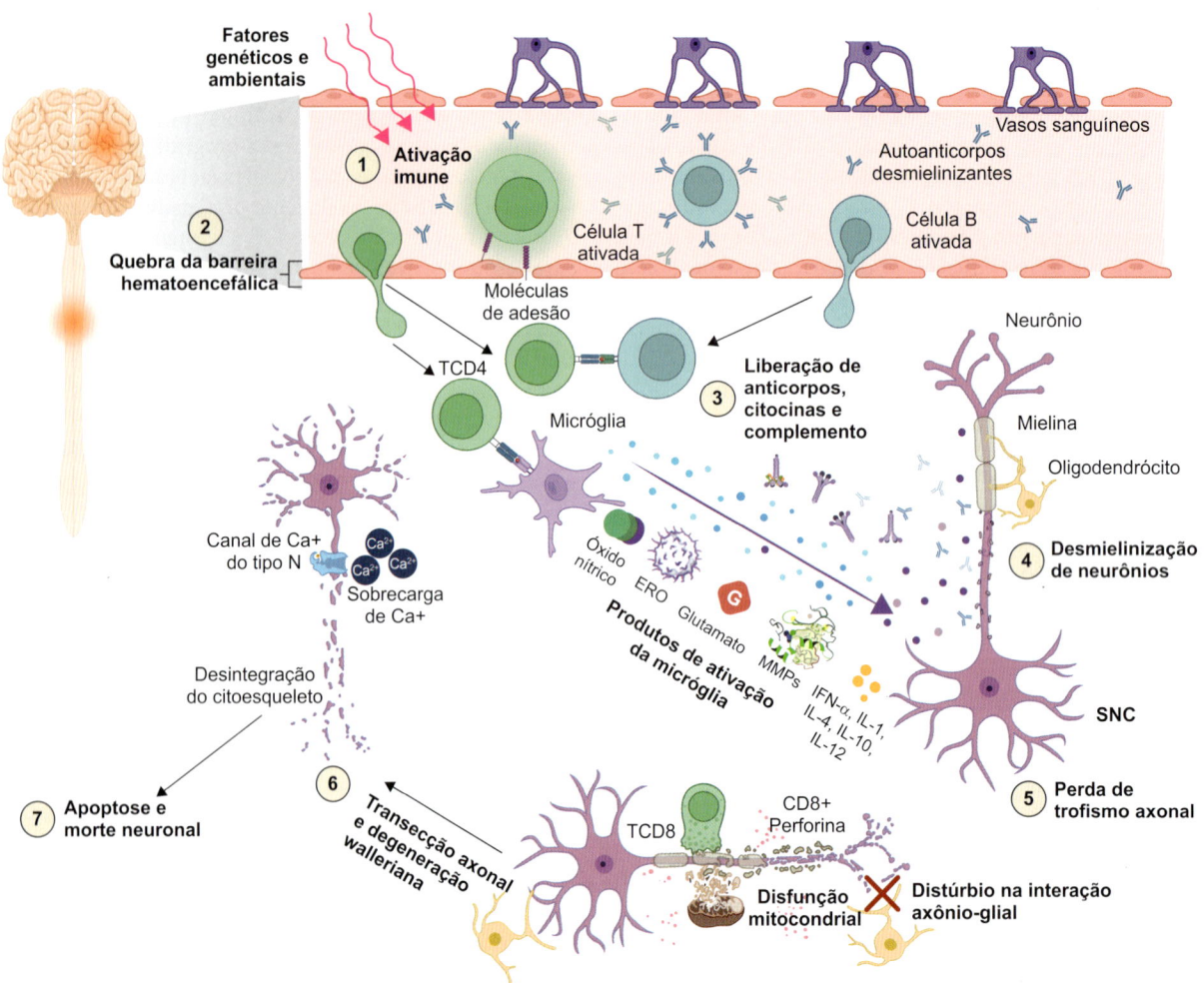

Figura 85.1 Fisiopatologia da esclerose múltipla. Canal de Ca⁺ tipo N: canal de cálcio dependente de voltagem; ERO: espécies reativas de oxigênio; SNC: sistema nervoso central; IFN-α: interferon alfa; IL-4: interleucina 4; IL-10: interleucina 10; IL-12: interleucina 12; MMPs: metalo-proteinases.

Adicionalmente, investigações sobre mimetismo molecular mostraram uma ligação mecanicista entre a EM e o EBV, o que pode orientar o desenvolvimento de novas terapias para EM.[48]

Esses dados reforçam a EM como uma doença de herança genética complexa, em que o fenótipo é determinado pela interação de variantes genéticas, regulação epigenética e o ambiente.[49] Nesse contexto, observou-se que o polimorfismo CIITA (rs3087456), fator transcricional fundamental na regulação da expressão dos diferentes alelos do HLA, pode influenciar a gravidade da EM.[50] Foi identificado que o alelo HLA-DQA1*04:01, por exemplo, está associado à maior carga de lesão em exames de ressonância magnética (RM) e a um maior risco de gravidade.[51]

Entre os muitos contribuintes ambientais para o desenvolvimento da EM, foi recentemente identificada uma alta frequência de DNA viral do herpes-vírus humano-6 (HHV-6) em uma coorte de 166 pacientes com EM no Rio de Janeiro, simultaneamente à baixa frequência de DNA viral do EBV.[52]

A ocorrência de endemias virais com desfechos clínicos imprevisíveis é comum em todo mundo. Um exemplo disso são as epidemias de arboviroses (como Zika vírus [ZIKV], vírus Chikungunya [CHIKV], dengue e oropouche), que ocorreram no Brasil nos últimos anos. É crescente o número de publicações que indicam que as arboviroses podem ser um gatilho para o desenvolvimento de doenças desmielinizantes inflamatórias (DDI) do SNC, por vezes com

fenótipos clínico-radiológico e de BM com EM e NMOSD. Observamos que pacientes infectados com CHIKV apresentam um padrão desmielinizante que sugere comprometimento perivascular.[53,54] Identificamos uma maior frequência dos alelos HLA-DRB1*15:01, DQA1*01:02, DQB1*06:02, DRB5*01:01 e DRB1*03:01 nos pacientes com DDI após infecção por CHIKV, sugerindo um possível compartilhamento da assinatura genética com doenças como EM e NMOSD.[1]

É conhecido que o perfil genético pode contribuir para o mimetismo molecular, caracterizado pela produção de moléculas antigênicas ou funcionais por homologia de sequências, nas quais o hospedeiro e o agente infeccioso compartilham sequências semelhantes ou idênticas de aminoácidos. Indivíduos geneticamente suscetíveis podem, assim, manifestar fenótipos clínicos semelhantes a doenças autoimunes.[42] A sequência de similaridade entre proteínas hospedeiras e proteínas virais conduz a danos imunomediados por células T ou B, constituindo um dos principais impulsionadores da patologia autoimune observada em muitos indivíduos após infecções. Identificamos uma homologia de sequência entre a proteína NS5 do ZIKV com proteolipídio da mielina (PLP), conforme ilustrado na Figura 85.2.[55]

Adicionalmente, foram identificadas assinaturas transcricionais comuns entre a EM e infecção por ZIKV, gerando redes de interação molecular e levando à identificação de processos e vias desreguladas, que poderiam dar uma visão

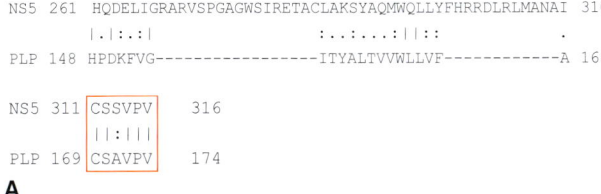

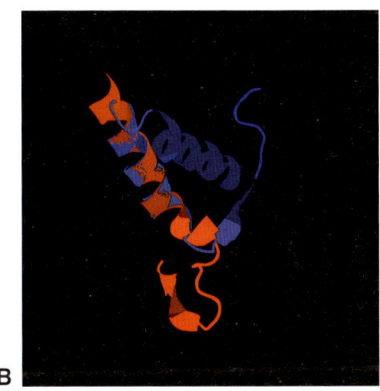

Figura 85.2 Resultados do alinhamento entre o antígeno NS5 do ZIKV e o autoantígeno PLP, relacionado à EM. Alinhamento de aminoácidos usando agulha EMBOSS. Observe que o motivo destacado apresenta 83% de identidade (**A**). Alinhamento estrutural entre as proteínas PLP131-198 (representada em *vermelho*) e NS5281-325 (representada em azul) (**B**).

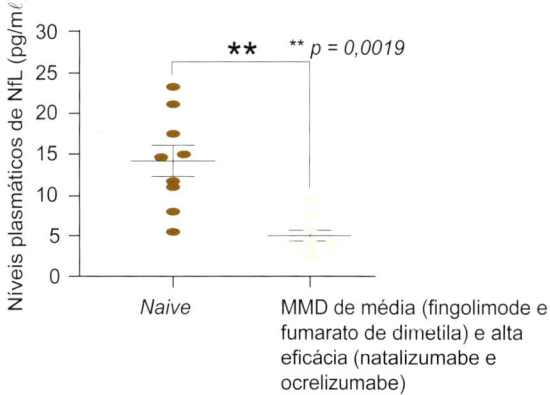

Figura 85.3 Redução significativa (59,8%) nos níveis de NfL observados em pacientes com EMRR recém-diagnosticados e virgens de tratamento (*naive*), e níveis de NfL após o início do tratamento com fármacos de média e alta eficácia.

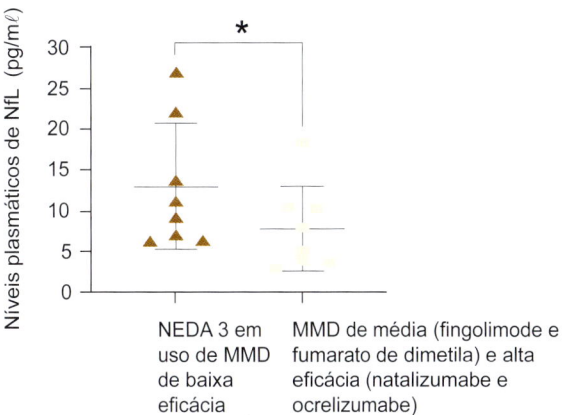

Figura 85.4 Redução significativa (35%) nos níveis de NfL observados em pacientes com EMRR com critérios de NEDA, e níveis de NfL após troca do tratamento com fármacos de média e alta eficácia.

desses mecanismos moleculares subjacentes. Considerando as descobertas recentes sobre a função do AP-1 na quebra da tolerância imunológica e na regulação da inflamação, e sua função como sensor de estresse oxidativo, postulamos que o gatilho do ZIKV pode contribuir como um impulso para a ativação de tais mecanismos regulados por AP-1, que poderiam favorecer o desenvolvimento de fenótipos semelhantes à esclerose múltipla após infecção por ZIKV em indivíduos geneticamente suscetíveis.[56]

BM plasmáticos vêm contribuindo no monitoramento da EM. Níveis de NfL são preditivos de surto e da progressão da doença,[57,58] e níveis de GFAP[59] e NfL emergem como BM de monitoramento e prognóstico na NMOSD.[14,60] O valor prognóstico do NfL, GFAP, Tau e UCHL1 ainda estão sendo investigados, mas estudos clínicos longitudinais mostram significativa associação com o prognóstico e a resposta ao tratamento na EM.[47,61-70]

Vale ressaltar que a EM é a DAI do SNC que mais incapacita jovens entre 20 e 40 anos de idade, tendo sida impactada nos últimos 20 anos com medicações alvo-específicas de alta eficácia, bem como diagnóstico e tratamento precoces.[71-74] O papel dos BM NfL e GFAP, entre outros, como preditivos de progressão e atividade de doença, começa a ser incluído na tomada de decisão clínica, podendo ser considerado como critério de falha terapêutica.[11,75]

Nosso grupo tem monitorado níveis plasmáticos de NfL em pacientes com diagnóstico recente de esclerose múltipla remitente-recorrente (EMRR) após o início do tratamento com fármacos de média e alta eficácia (Figura 85.3), assim como em pacientes que preenchem os três critérios de nenhuma evidência de atividade de doença (NEDA3), enquanto estiveram em uso de fármacos de baixa eficácia, os quais foram trocados por fármacos de média e alta eficácia (Figura 85.4). O resultado demonstrado a seguir evidencia a importância do monitoramento desses BM que provavelmente serão incorporados nos critérios de NEDA.

CONSIDERAÇÕES FINAIS

Para finalizar, escolhemos um caso clínico representativo da investigação multimodal das doenças inflamatórias desmielinizantes do SNC, levando em consideração os desafios do cenário atual. O caso escolhido ilustra, também, como o diagnóstico diferencial da EM atualmente inclui fatores de risco epigenéticos.

Trata-se de uma adolescente de 19 anos, que 1 mês após exposição a antígeno viral (SARS-Cov-2) apresentou parestesia nos membros inferiores, evoluindo rapidamente para tetraplegia. A RM (Figura 85.5) revelou uma alta carga lesional, com lesões ativas captando gadolínio, além de lesões hipointensas em T1, sugerindo doença subclínica preexistente.

Na história clínica pregressa, nenhum sintoma neurológico havia. O LCR mostrava a presença de BOC, sem outras alterações, sendo negativo para doenças infecciosas e neoplásicas. Os painéis para diagnóstico diferencial com doenças autoimunes, metabólicas, granulomatosas e infecciosas também foram negativos. Tanto no LCR quanto no plasma, os anticorpos anti-AQP-4 e anti-MOG foram negativos. O diagnóstico inicial foi de ADEM. Ela atingiu 9,5 na escala expandida do estado de incapacidade de Kurtzke (EDSS, do inglês *expanded disability status scale*) e, após três ciclos de pulsoterapia com metilprednisolona intravenosa, apresentou melhora parcial. No entanto, evoluiu com novos sintomas acometendo o tronco cerebral, além de novas lesões e

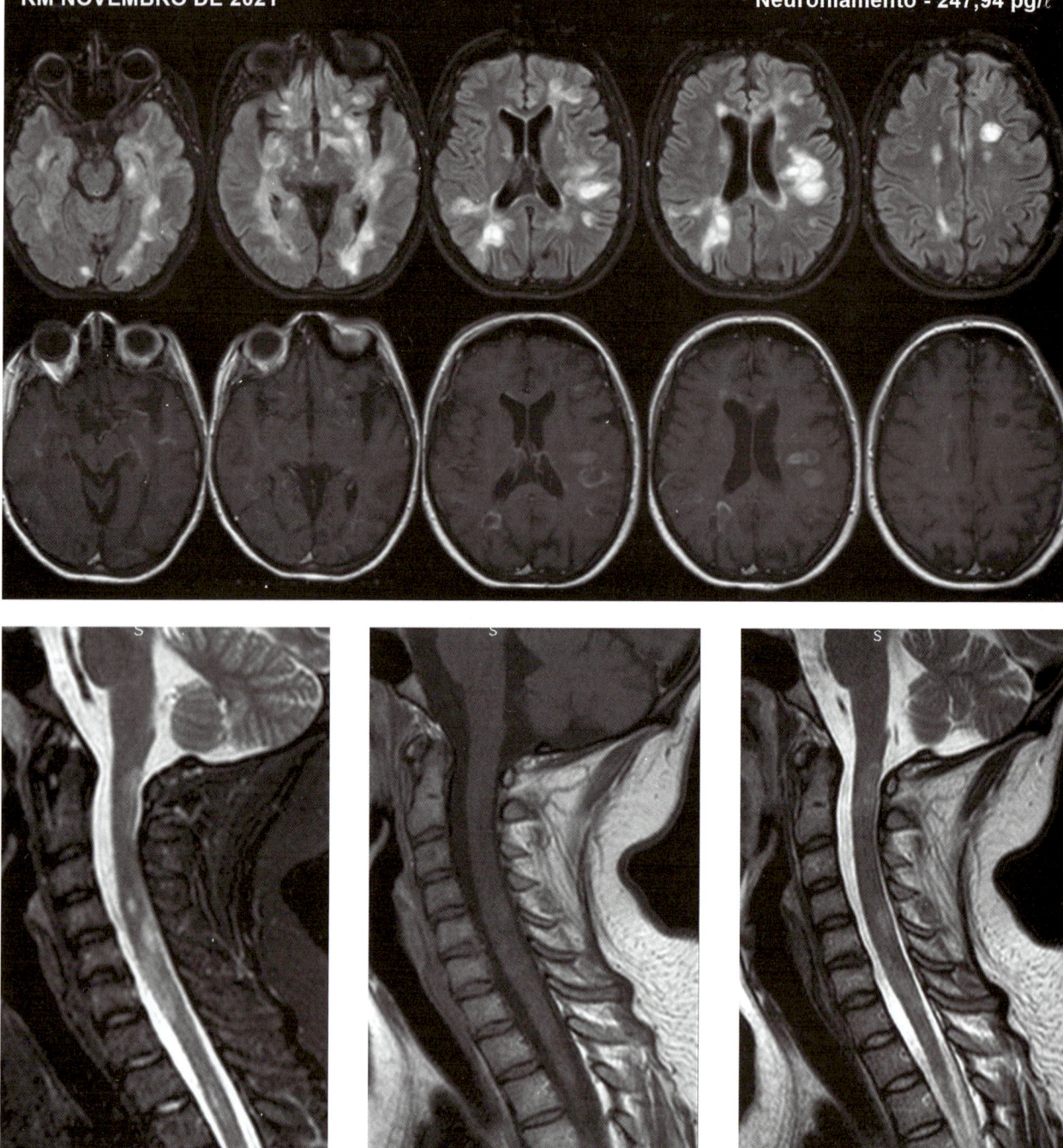

Figura 85.5 RM de crânio e coluna cervical, mostrando imagens de hipersinal de distribuição periventricular, subcortical, captando contraste nas imagens em T1, e de coluna cervical mostrando imagens hiperintensas em T2, multifocais, heterogêneas, captando contraste. Níveis de NfL em 247,94 pg/mℓ, enquanto o valor de referência para a faixa etária é de 4 pg/mℓ.

lesões ativas na RM. Foi realizado exoma por sequenciamento de nova geração (NGS) e avaliação de BM plasmáticos em vários estágios da evolução clínica, usando ensaios com a plataforma ultrassensível de molécula única (SIMOA), Luminex e ELISA. Os BM de neurodegeneração NfL, GFAP, Tau e UCHL1 estavam elevados desde o início (Figura 85.6), decresceram na remissão inicial e elevaram novamente durante a piora.

A paciente foi submetida a nova pulsoterapia com metilprednisolona, agora associada à plasmaférese. A investigação de fatores de risco genéticos encontrou as variantes TNF (rs1800629), SOD2 (rs4880) e FCGR2A (rs1801274), que estão associadas à suscetibilidade para EM. Diante da recorrência de novas manifestações, da presença de BOC no LCR, da absoluta ausência de outras etiologias e da presença de *black holes* sugestivos de lesões antigas de uma doença desmielinizante subclínica, ela passou a atender os critérios diagnósticos para EM de McDonald,[4] sendo uma forma altamente agressiva. Iniciamos um medicamento modificador de doença (MMD) inibidor da integrina alfa-4, que, após a primeira infusão, foi associado a progressiva recuperação neurológica, decréscimo dos

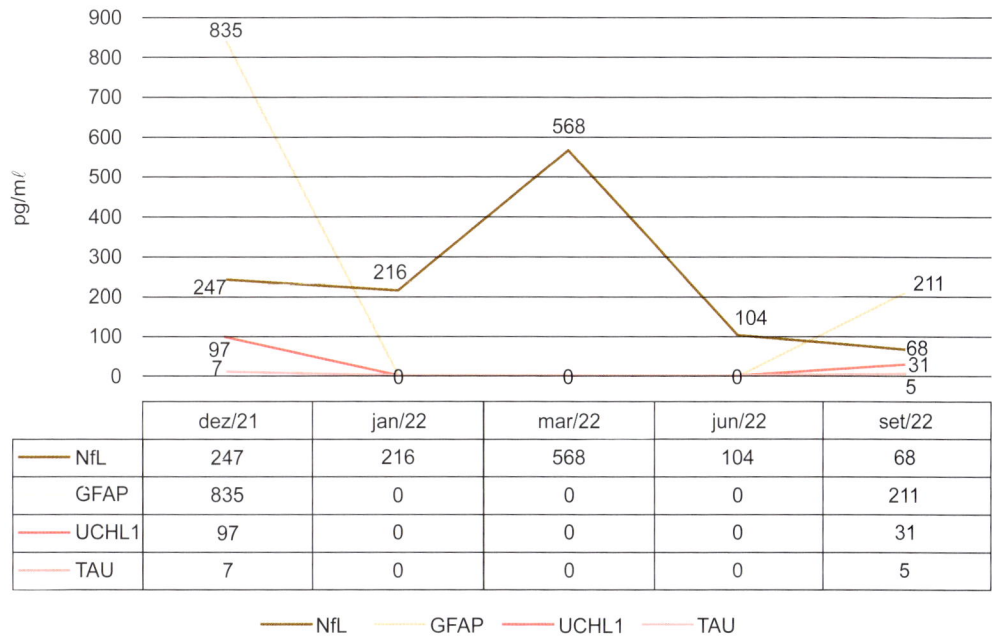

Figura 85.6 Níveis de biomarcadores de neurodegeneração monitorados desde a primeira avaliação e no seguimento da paciente, correlacionados com a resposta ao tratamento durante a exacerbação e após o início de medicamento modificador da doença (MMD): dezembro de 2021 *naive* (247 pg/mℓ NfL); janeiro de 2022, após pulsoterapia com metilprednisolona (216 pg/mℓ NfL); março de 2022, após novo surto e piora grave (568 pg/mℓ NfL); início do medicamento inibidor de alfa-4 integrina, junho de 2022, mostrando melhora clínica (EDSS 3,0) após terceira infusão (104 pg/mℓ NfL) e sustentação dessa melhora; e em setembro de 2022, com melhora neurológica indo para EDSS 2,0 (68 pg/mℓ NfL) e decréscimo dos níveis de GFAP que na primeira análise estavam em 835 pg/mℓ e foram para 211 pg/mℓ, assim como os demais biomarcadores (Tau e UCHL1).

níveis de BM de neurodegeneração e queda da EDSS para 2,0 (ver Figura 85.4). Por outro lado, os BM inflamatórios periféricos, como PCR, CD-14, TLR4, IL-1β e IL-17A (Figura 85.7), permaneceram aumentados mesmo após a remissão, sugerindo que o processo inflamatório persiste na periferia. Os níveis de citocinas neuroprotetoras, como o fator transformador do crescimento beta (TGF-beta), mantiveram-se baixos (Figura 85.8).

Esse caso destaca a importância da medicina de precisão, utilizando uma investigação multimodal para orientar tanto o diagnóstico quanto as decisões de manejo terapêutico. Além disso, os BM de neurodegeneração e imunológicos, identificados na fisiopatologia da EM, são aqui demonstrados ao longo da evolução do caso. Anteriormente, essa paciente poderia ter sido diagnosticada e tratada como ADEM multifásica, o que implicaria,

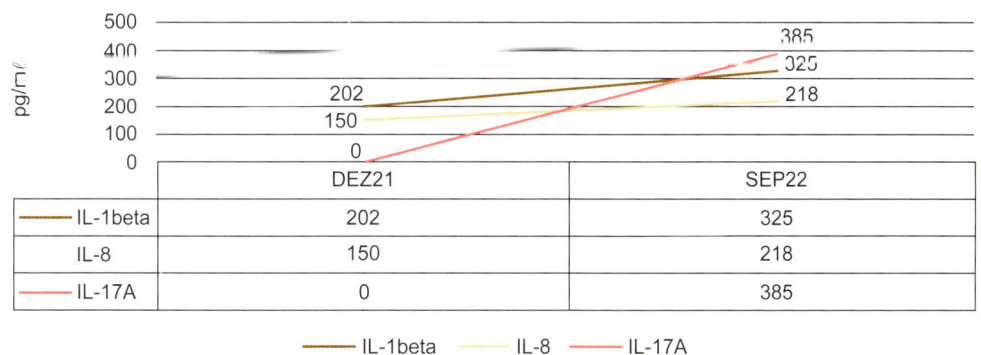

Figura 85.7 Níveis de citocinas monitorados desde a primeira avaliação e no acompanhamento da paciente, correlacionados à resposta ao tratamento durante a exacerbação e após o início do MMD: dezembro de 2021, *naive*; janeiro de 2022, após pulsoterapia com metilprednisolona; março de 2022, após novo surto e piora grave inicia medicamento inibidor de integrina alfa-4; junho de 2022, mostra melhora clínica (EDSS 3) após terceira infusão e sustenta essa melhora; em setembro de 2022, com melhora neurológica indo para EDSS 2, mas mantendo níveis de citocinas pró-inflamatórias elevados, demonstrando a perpetuação de um processo inflamatório na periferia que não é alterado com MMD de barreira.

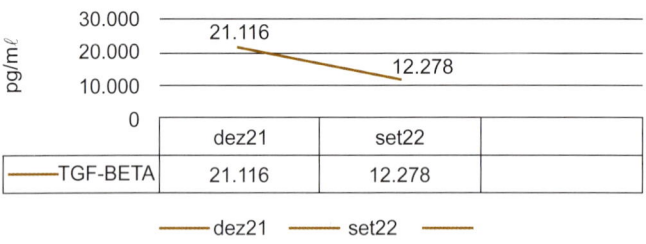

Figura 85.8 Níveis sorológicos de TGF-beta.

provavelmente, uso continuado de medicamentos com eficácia não comprovada. No entanto, a investigação e a aplicação dos novos critérios diagnósticos de EM, que incorporam BM como BOC e achados de RM, assim como as novas manifestações neurológicas, permitiram o diagnóstico de EM e o início do tratamento com MMD. O monitoramento dos níveis de NfL, GFAP, Tau e UCHL1 também contribuiu nas tomadas de decisões terapêuticas, levando à escolha de um medicamento de barreira, inibidor da integrina alfa-4, que apresenta mecanismo de ação rápido. O papel da exposição ao antígeno viral permanece incerto, e, talvez, uma combinação de suscetibilidade genética e quebra de tolerância imunológica, em pacientes com doença subclínica prévia, tenha contribuído para a manifestação grave da doença inflamatória desmielinizante aguda.

A investigação multimodal inclui as características clínicas fenotípicas iniciais, associadas aos padrões de neuroimagem, BM plasmáticos, investigação genética e monitoração da evolução e resposta ao tratamento em tempo real, levando em conta a fisiopatologia da EM, as terapias alvo-específicas e o mecanismo de ação que podem impactar de forma mais eficaz a evolução da doença.

APOIO

Fundação Carlos Chagas de Amparo à Pesquisa do Estado do Rio de Janeiro (FAPERJ), Edital Programa de Apoio a Projetos de Pesquisa e Desenvolvimento Tecnológico em Medicina de Precisão nº E-26/210.657/2021; Edital FAPERJ 03/2020 – 7ª EDIÇÃO DO PROGRAMA PESQUISA PARA O SUS gestão compartilhada em saúde – PPSUS nº E-26/210.456/2021; FAPERJ E_30/2021 – APOIO À MANUTENÇÃO DE EQUIPAMENTOS MULTIUSUÁRIOS – 2021, nº E-26/210.690/2021; Conselho Nacional de Desenvolvimento Científico e Tecnológico (CNPq) Bolsa de produtividade Nível 1B, outorga nº 314312/2023-4; Edital CHAMADA PÚBLICA MCTI/FINEP/CT-INFRA – PROINFRA – 02/2014.

AGRADECIMENTOS

Time do Laboratório de Neurociências Translacional da Universidade Federal do Estado do Rio de Janeiro (LABNET-UNIRIO); Doutoranda Elisa Gutman, pelo esquema da fisiopatologia; e Centro de Excelência em Doenças Desmielinizantes do Sistema Nervoso do Hospital Universitário Clementino Fraga Filho da Universidade Federal do Rio de Janeiro (UFRJ).

86

Fenótipos Clínicos e Diagnóstico da Esclerose Múltipla

Enedina Maria Lobato Oliveira • Felipe von Glehn • Denis Bernardi Bichuetti

Tabela 86.1 Critérios diagnósticos para síndrome radiológica isolada por Okuda et al.[5]

A. Presença de lesões na substância branca do SNC identificadas incidentalmente em exame de RM e que preenchem os seguintes critérios:
- Focos ovalados, bem circunscritos e homogêneos com ou sem envolvimento do corpo caloso
- Hiperintensidades em T2 maiores que 3 mm e atendendo aos critérios de Barkhof-Tintoré (3 de 4) para disseminação no espaço
- Anomalias do SNC não consistentes com um padrão vascular.

B. Ausência de história de eventos clínicos remitentes-recorrentes ou progressivos.

C. As alterações de RM não são responsáveis por sinais e sintomas clinicamente aparentes.

D. As alterações de RM não são consequências diretas de abuso de substâncias.

E. Exclusão de fenótipos de RM sugestivos de leucoaraiose ou outra doença de substância branca sem envolvimento do corpo caloso.

F. As alterações de RM não são explicadas por outro processo de doença.

SÍNDROME RADIOLÓGICA ISOLADA

Uma das características das doenças autoimunes é a ausência de limites de tempo para precisar quando ela iniciou. Existe um consenso de que fatores genéticos conferem uma predisposição para determinadas doenças autoimunes, que são engatilhadas após exposição a um ou vários fatores ambientais. Sabe-se hoje que a esclerose múltipla (EM) deva ter uma fase pré-clínica, em que os sintomas neurológicos não são tão evidentes ou são muito inespecíficos, ou até mesmo ausentes, mas que poderiam ser detectados pelos avançados exames de ressonância magnética (RM) do neuroeixo.[1] Entretanto, os critérios diagnósticos atuais para EM exigem a ocorrência de pelo menos um sintoma clínico característico de doença desmielinizante, aliado a evidências paraclínicas de disseminação no tempo e no espaço dentro do sistema nervoso central (SNC),[2] impedindo a confirmação ou suspeita diagnóstica antes de qualquer evento clínico.

Denomina-se "síndrome radiológica isolada" (SRI), em inglês *radiologically isolated syndrome* (RIS), a identificação de lesões, em exame de RM, com características morfológicas e distribuição espacial compatíveis com EM, na ausência de sinais ou sintomas clínicos de doença desmielinizante.[3] O fácil acesso aos exames de RM para investigação de sintomas inespecíficos, como uma simples cefaleia, fez surgir situações de detecção de alterações radiológicas características da EM, mas sem surtos clínicos característicos. O primeiro conjunto de critérios diagnósticos sugestivos de SRI, usado para guiar decisão clínica e informação de risco de primeiro evento desmielinizante, data de 2009 e foi validado com risco de primeiro evento de doença desmielinizante em 34% para 5 anos e 51% para 10 anos (Tabela 86.1).[4,5] Os principais fatores, até então associados com maior risco de primeiro evento, são idade mais jovem, presença de lesões na medula espinhal e presença de lesões com realce ao contraste paramagnético.

De forma simplificada, pode-se dizer que um exame de RM com lesões de distribuição típica para EM e que apresenta disseminação em tempo e espaço no SNC, seja por meio de novas lesões ao longo do tempo de seguimento ou lesões que realcem e não realcem no mesmo exame, deve, sim, corresponder a uma pessoa com risco, ou certeza, de desenvolver EM clinicamente definida (EMCD). Dez anos após a proposição inicial de SRI, temos um primeiro conjunto de critérios clínicos mais precisos para uso na prática, validados de forma prospectiva e estabelecidos por um consórcio internacional (Tabela 86.2).

De forma a orientar discussão com pacientes em situação compatível com SRI, espera-se que cerca de 40% dos indivíduos que preencham os critérios da Tabela 86.2 tenham um primeiro evento clínico (surto ou progressão) desmielinizante em 5 anos.[3] Esses critérios e valores de risco de evento devem ser aplicados por neurologista experiente no tratamento de pessoas com EM, servindo como um guia para respostas a perguntas individuais e decisão compartilhada de programa de acompanhamento clínico periódico ou tratamento. Importante dizer que, no momento de redação deste texto, não há recomendação específica de sociedade médica sobre periodicidade de realização de exames ou início de tratamento. Considerando a periodicidade de aparecimento de lesões desmielinizantes e com intenção de se identificar disseminação no tempo, uma recomendação é repetir exames após 3, 6 e 12 meses do exame original e, na ausência de novas lesões, manter exames anuais por pelo menos 5 a 10 anos. Ainda não é clara a história natural de pessoas com SRI além de 10 anos de acompanhamento além da taxa de primeiro evento clínico em cerca de 40% delas de acordo com Lebrun-Frénay et al.[3]

Ainda sim, os dados existentes até o momento sugerem que qualquer indivíduo com imagem de RM característica de desmielinização do SNC, com pelo menos três critérios de disseminação no espaço, quando avaliado com precisão e por especialista, pode evoluir para esclerose múltipla clinicamente definida (EMCD).

Existem três estudos clínicos prospectivos com intenção de avaliar intervenções medicamentosas (ocrelizumabe,[6] fumarato de dimetila,[7] e teriflunomida)[8] para prevenção de primeiro evento clínico desmielinizante em pessoas com SRI. Até a conclusão, divulgação de resultados finais e revisão desses estudos, a decisão de início de intervenção medicamentosa reside em opiniões pessoais e em decisão médico-paciente, informada e compartilhada.

SÍNDROME CLINICAMENTE ISOLADA

Denomina-se "síndrome clinicamente isolada" (SCI), em inglês *clinically isolated syndrome* (CIS), o primeiro evento

Tabela 86.2 Critérios diagnósticos[a] para síndrome radiológica isolada por Lebrun-Frénay et al.[3]

I. Critérios radiológicos

Presença de lesões na substância branca sugestivas de doença desmielinizante do SNC identificadas incidentalmente em exame de RM e que preenchem os seguintes critérios:

- Focos ovalados, bem circunscritos e homogêneos, maiores que 3 mm[2] com ou sem envolvimento do corpo caloso
- Envolvimento das regiões periventriculares, justacorticais, infratentoriais e da medula espinhal
- As alterações são não compatíveis com um padrão de doença vascular ou inespecíficas da substância branca.

Com

RM preenchendo três ou quatro de quatro critérios de disseminação no espaço, de acordo com os critérios de diagnóstico por imagem de EM de 2005.

Ou

RM preenchendo pelo menos um dos quatro requisitos de disseminação no espaço,[b] associado a dois dos seguintes critérios:

- Presença de bandas oligoclonais restritas ao líquido cefalorraquidiano e não no sangue
- Presença de pelo menos uma lesão medular consistente com desmielinização inflamatória
- Evidência de disseminação no tempo em qualquer RM de acompanhamento definida pela presença de uma ou mais novas lesões hiperintensas em T2 ou com realce pelo gadolínio típico para EM.[c]

II. Critério de exclusão

A. Nenhum relato histórico de sintomas clínicos remitentes-recorrentes ou progressivos consistentes com disfunção neurológica.

B. Alterações de RM ou achados de exame neurológico não representam comprometimento(s) clinicamente aparente(s) para o indivíduo.

C. Outro processo de doença não identificado para explicar melhor as alterações da RM do SNC.

[a]Recomendação de que estes critérios sejam aplicados por neurologistas especializados em EM; [b]Pelo menos uma lesão justacortical, ou pelo menos uma lesão periventricular, ou pelo menos uma lesão infratentorial, ou pelo menos uma lesão medular; [c]Dentro do cérebro, se a única lesão incidental original for em topografia medular.

clínico decorrente de EM. Tipicamente, manifesta-se como um evento inflamatório desmielinizante focal ou multifocal do SNC, desenvolvendo-se de forma aguda ou subaguda, com duração de pelo menos 24 horas, com ou sem recuperação e na ausência de febre ou infecção, semelhante a uma recidiva típica de EM (crise ou surto), mas em um indivíduo sem conhecimento de ter EM.[2]

A SCI pode ser o evento desencadeador de atendimento médico, ou identificado retrospectivamente em história clínica do diagnóstico de EM quando cumpridos critérios de disseminação no tempo e espaço para EM, e descartando outros diagnósticos. Uma SCI pode ser monofocal (refletindo a lesão em um único local) ou multifocal, e as suas manifestações específicas dependem da localização anatômica (ou localizações) na(s) qual(is) estejam as lesões desmielinizantes.[2] As apresentações típicas incluem neurite óptica unilateral, síndrome supratentorial focal, síndromes de tronco encefálico focal ou síndrome cerebelar ou mielopatia parcial. Exemplos de apresentações atípicas incluem neurite óptica bilateral, oftalmoplegia completa, mielopatia completa, encefalopatia, dor de cabeça, alteração da consciência, meningismo ou fadiga isolada (Tabela 86.3).[2,9] Outras doenças desmielinizantes que podem se apresentar como SCI, não comumente associadas a EM, como neuromielite óptica, doença associada ao anticorpo anti-MOG e encefalomielite disseminada aguda, são mais bem descritas em capítulos específicos deste livro, como 88, *Espectro da Neuromielite Óptica*; 91, *MOGAD e GFAP: Aspectos Clínicos e Diagnósticos*; e 89, *Encefalomielite Disseminada Aguda*.

Com o passar dos anos e revisões dos critérios clínicos para diagnóstico de EM, temos cada vez menos quadros clínicos classificados como SCI, uma vez que muitos pacientes que antes não preencheriam critérios para EM hoje apresentam evidências paraclínicas de disseminação no tempo e espaço em RM e estudo do líquido cefalorraquidiano (LCR).[2,10-12]

Tabela 86.3 Manifestações de síndrome clinicamente isolada (SCI) e sua associação com esclerose múltipla.

SCI frequentemente associada à EM	SCI ocasionalmente associada à EM	SCI raramente associada à EM
Nervo óptico	**Nervo óptico**	**Nervo óptico**
Neurite óptica unilateral	Neurite óptica bilateral simultânea	Neuropatia óptica progressiva
Dor à movimentação ocular	Sem dor	Dor orbitária intensa e contínua
Embaçamento visual parcial e principalmente central	Sem percepção luminosa	Perda completa e persistente da visão
Disco normal ou edema leve do disco	Edema de disco moderado a grave, com ou sem hemorragias	Neurorretinite (edema de disco óptico com estrela macular)
	Uveíte (leve, posterior)	Uveíte (grave, anterior)
Tronco encefálico/cerebelo	**Tronco encefálico/cerebelo**	**Tronco encefálico/cerebelo**
Oftalmoplegia internuclear bilateral	Oftalmoplegia internuclear unilateral	Oftalmoparesia externa progressiva
Ataxia e nistagmo multidirecional	Paralisia facial	Paresia de olhar vertical
Paralisia do sexto nervo	Mioquimia facial	Síndromes de território vascular (p. ex., medular lateral)
Dormência/parestesia facial	Surdez	Paralisia do terceiro nervo
	Síndrome um e meio	Neuropatia sensitiva trigeminal progressiva
	Nevralgia do trigêmeo	Distonia focal e torcicolo
Medula espinhal	**Medula espinhal**	**Medula espinhal**
Mielopatia parcial	Espasmos tônicos paroxísticos	Lesão do território da artéria espinhal anterior (poupando apenas as colunas posteriores)
Sinal de Lhermitte	Mielite transversa completa	Síndrome da cauda equina
Dormências	Radiculopatia, arreflexia	Nível sensorial bem delimitado para todas as modalidades
Urgência urinária, incontinência, disfunção erétil	Perda segmentar de dor e sensação de temperatura	Síndrome de Brown-Séquard completa
Paraparesia espástica progressiva (assimétrica)	Síndrome parcial de Brown-Séquard (poupando as colunas posteriores)	Retenção urinária aguda
	Incontinência fecal	Ataxia sensitiva progressiva (colunas posteriores)
	Paraparesia espástica progressiva (simétrica)	
Hemisférios cerebrais	**Hemisférios cerebrais**	**Hemisférios cerebrais**
Comprometimento cognitivo subcortical leve	Epilepsia	Encefalopatias (confusão mental, torpor, coma)
	Hemianopsia	Cegueira cortical

A designação de uma SCI com evidências complementares de disseminação no tempo e/ou espaço para EM, em especial com intenção de proposição de terapia específica, deve sempre ser discutida com neurologista experimente no manejo de pessoas com doenças desmielinizantes e após apropriada exclusão de potenciais diagnósticos diferenciais, de acordo com a sintomatologia existente.

ESCLEROSE MÚLTIPLA REMITENTE-RECORRENTE

De acordo com as definições atuais, o fenótipo da EM pode ser dividido em remitente-recorrente (EMRR) e progressivo (EMP), levando-se em conta dados da história e evolução clínica.[13] Os aspectos mais importantes para classificação são as medidas de atividade clínica ou radiológica e a avaliação de progressão sustentada. Em 2013, um comitê de especialistas chegou a um consenso sobre a nova classificação fenotípica da doença, propondo a divisão apresentada na Figura 86.1.[14]

De acordo com o comitê, a definição de doença ativa deve acontecer em um período, por exemplo, de 1 ano, e se caracteriza por:

- Clínica: surtos ou episódios agudos e subagudos de déficits neurológicos novos ou piora de sintomas preexistentes, por mais de 24 horas, sem fatores desencadeantes (febre, infecção, estresse, fadiga)
- Radiológico: presença de uma ou mais lesões que realçam ao gadolínio em imagens T1 à RM, ou nova lesão em imagens T2, ou ainda, aumento de lesões T2 preexistentes.

A definição de progressão, por sua vez, também deve ser feita ao longo de um período, normalmente 1 ano. Deve ser classificada em:

- Clínica: aumento progressivo de incapacidade ou disfunção neurológica, sem recuperação, avaliada por exame físico por meio da pontuação na escala expandida do estado de incapacidade de Kurtzke (EDSS) ou por escalas específicas, tais como tempo de marcha de 8 metros e teste dos nove pinos
- Radiológica: medidas de progressão por imagem ainda não estão padronizadas, mas podemos destacar o aumento do volume das lesões em T1, a perda de volume cerebral (atrofia), as alterações da substância branca de aparência normal (SBAN) em sequências de transferência de magnetização.

A EMRR é o fenótipo mais comum da EM, acometendo mundialmente entre 70 e 85% dos pacientes. Uma revisão sistemática de estudos brasileiros demonstrou que 87% dos pacientes apresentam EMRR, um padrão semelhante ao descrito em outros países, nos quais a prevalência da doença é maior.[15,16]

A forma EMRR é definida por períodos de exacerbações, com comprometimento neurológico agudo ou subagudo (os surtos), alternados com intervalos de estabilidade clínica, que podem corresponder à recuperação completa de surtos prévios e ausência de sintomas, ou existir com incapacidade residual. A frequência de surtos varia entre os pacientes, mas em média, não ultrapassa dois surtos por ano, como demonstrado por um estudo que avaliou a frequência de surtos no braço placebo de ensaios clínicos entre 1980 e 2008.[17] E, embora se observe um declínio na taxa de surtos atribuída ao efeito do tratamento, também devemos considerar as mudanças dos critérios diagnósticos que permitem diagnóstico e tratamento precoces.

Os sintomas mais frequentes são: baixa de acuidade visual, fraqueza, alterações de sensibilidade, alterações cerebelares e comprometimento esfincteriano que devem durar mais que 24 horas, sem sintomas de infecção, febre ou alterações metabólicas (ver Tabela 86.3). Recentemente, uma análise em rede classificou os pacientes com EMRR de acordo com as características mais frequentes, destacando como sintomas mais comuns fraqueza, dificuldade de marcha e fadiga.[18]

Os surtos apresentam recuperação incompleta em aproximadamente metade dos pacientes, o que determina aumento da incapacidade neurológica ao longo do tempo. O substrato anatomopatológico dos surtos se caracteriza por infiltrado inflamatório linfocítico perivascular, com desmielinização e, eventualmente, lesão axonal. A magnitude do processo inflamatório, assim como a frequência dos surtos, tende a diminuir com a idade e a progressão da doença.[19]

Processos infecciosos respiratórios e urinários foram associados ao aumento do risco relativo de novos surtos. Recentemente, um grande estudo de coorte mostrou que 99% das pessoas que desenvolveram EM tiveram mononucleose infecciosa até 10 anos antes do início dos sintomas. Os mecanismos imunopatogênicos envolvidos ainda não estão claros e são alvos de pesquisas.[20] Além das infecções, outros fatores preditivos de surto são: ser do sexo feminino, início precoce, nível sérico de vitamina D e sazonalidade (primavera e inverno). A gestação, por sua vez, é um fator protetor, provavelmente devido à indução de imunotolerância, apresentando maior impacto na redução do risco de novos surtos a partir do segundo trimestre.[16,17]

A EMRR evolui para a forma secundária progressiva (EMSP) em aproximadamente 50% dos casos, entre 15 e 20 anos de doença. Estudos epidemiológicos que avaliaram os fatores prognósticos de evolução da EMRR mostram que

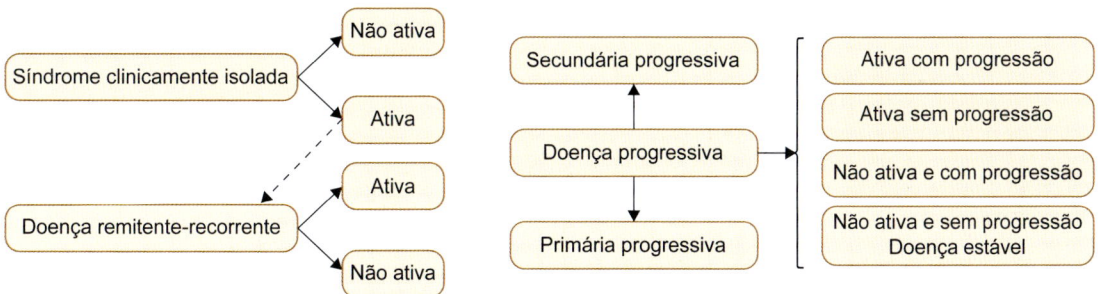

Figura 86.1 Descrição dos fenótipos da esclerose múltipla.[14]

o número de surtos nos dois primeiros anos de doença e o intervalo curto entre os surtos iniciais são fortemente preditores de evolução para EMSP.[21] Além disso, pesquisas recentes apontam que são fatores de mau prognóstico: ser do sexo masculino, tabagismo, obesidade, baixos níveis séricos de vitamina D, idade maior que 40 anos no início dos sintomas, alta incapacidade neurológica inicial (EDSS) e comprometimento motor, seja piramidal ou cerebelar.[22,23]

O fator mais importante para reduzir o risco de novos surtos, a piora da incapacidade e a conversão para EMSP é o início precoce do uso de terapias modificadoras de doenças (TMD)[24] que será discutido em capítulo específico deste livro.

A Figura 86.2 ilustra o curso do fenótipo EMRR.

Existe uma enorme discussão acerca de biomarcadores para definição fenotípica da EM, mas as evidências não nos autorizam a definir esta ou aquela característica. Entretanto, podemos listar as diversas categorias de biomarcadores (como assinaturas moleculares no sangue ou LCR, marcadores genéticos e características de RM), todos promissores para identificar subtipos e fenótipos da doença, assim como, predizer diferentes trajetórias clínicas. Por exemplo, a dosagem do neurofilamento de cadeia leve (NfL) no soro e no LCR de pacientes com EM sugere que os níveis de NfL são úteis para monitorar surtos, a resposta ao tratamento e diferenciar as formas clínicas de EM. A RM vem sendo utilizada como desfecho alternativo em diferentes ensaios clínicos, pois permite a identificação de lesões ativas e avalia a extensão da desmielinização, tanto de substância branca quanto cinzenta. As técnicas avançadas de imagem alteraram o entendimento da fisiopatologia da doença e facilitaram o estudo dos processos de neurodegeneração. Mensuração da atrofia cerebral, identificação de lesões com sinais de inflamação crônica e o estudo da medula espinhal podem ser utilizados para avaliar a evolução da EM e distinguir os diferentes fenótipos clínicos. Embora tais biomarcadores sejam promissores, ainda são necessários estudos a longo prazo e em diferentes populações para uma conclusão definitiva.[25]

FORMAS PROGRESSIVAS DA ESCLEROSE MÚLTIPLA

A EMP consiste em uma piora progressiva contínua na apresentação clínica da doença, ou períodos de estabilização seguidos de piora da disfunção neurológica, como fraqueza motora, sensitiva, atáxica, disfunção esfincteriana, disfunção cognitiva, dentre outros. Na história clínica, não se identificam surtos e remissão.

O quadro mais comum é de uma paraparesia espástica associada à bexiga neurogênica, em que o paciente apresenta progressão da incapacidade motora necessitando de assistência para deambular, podendo evoluir para a condição de cadeirante. As escalas clínicas neurológicas, como a EDSS,[26] demonstram essa incapacidade motora por meio do aumento progressivo em direção à pontuação máxima de 10.

Nos últimos 20 anos, percebeu-se que não apenas a parte motora era afetada predominantemente, mas também a parte cognitiva como um todo, levando o indivíduo ao déficit de várias funções, como memória, atenção, habilidades visuoespaciais e funções executivas. Essa observação incorporou a avaliação neuropsicológica à rotina do acompanhamento clínico-neurológico dos pacientes com EM, e uma piora nesse aspecto também passou a ser critério de progressão da doença.

Não está definido ainda se a EM primária progressiva (EMPP) é uma espécie de EMSP, que não teve a identificação da fase remitente-recorrente, ou se é uma doença distinta do ponto de vista fisiopatológico. Curiosamente, a progressão indolente e inevitável observada nas duas formas progressivas tem em comum a idade de início, que é por volta dos 40 anos.[27]

Como mencionado anteriormente, a forma inicial de EMRR corresponde a 85% de todos os casos. A história natural da doença demonstra que, em 10 anos, 50% desses pacientes evoluirão para EMSP e, em 25 anos, o número chega a 90%.

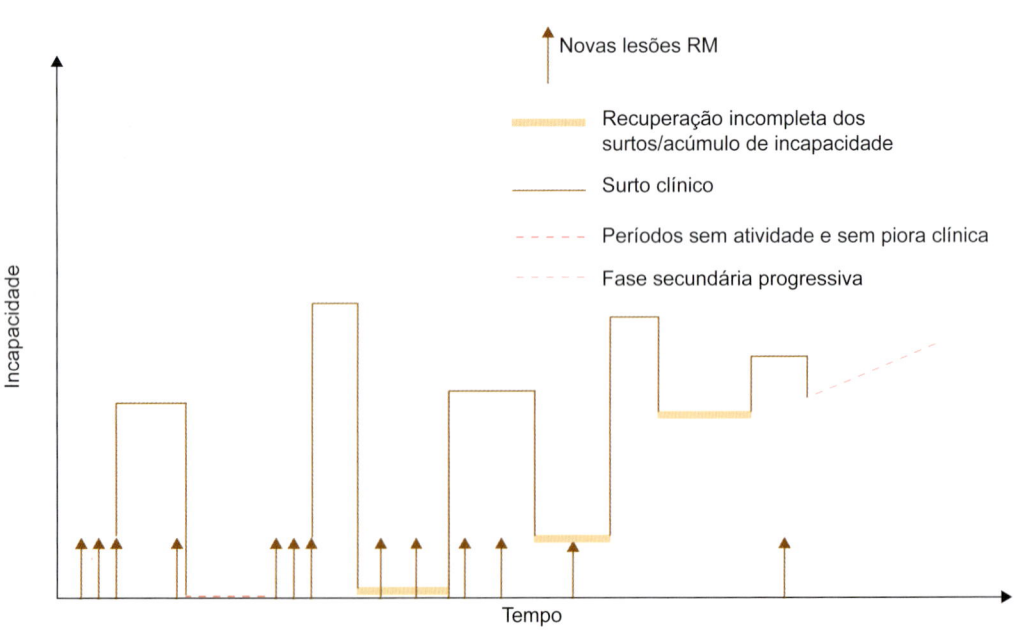

Legenda:
- Novas lesões RM
- Recuperação incompleta dos surtos/acúmulo de incapacidade
- Surto clínico
- Períodos sem atividade e sem piora clínica
- Fase secundária progressiva

Incapacidade / Tempo

Figura 86.2 Curso do fenótipo remitente-recorrente.

Essa fase da doença é caracterizada por um predomínio de neurodegeneração sobre neuroinflamação, levando o paciente a uma dependência física cada vez maior, além de déficits cognitivos.[28,29] Estudos neuropatológicos recentes vêm indicando um papel importante das células B e do sistema imune inato nessa fase de neurodegeneração da doença, que está associada a uma meningite crônica autoimune. Nessa condição, detectam-se agregados de células B ou tecido linfoide terciário, que induzem atrofia cerebral em pacientes com EMP.[30] Estudando biopsia de tecido nervoso central, pesquisadores da Mayo Clinic demonstraram que a inflamação nas meninges já está presente em pacientes com EM desde o início da doença (SCI).[31-34] Esses tecidos linfoides terciários, nos quais predominam células B, estão associados a uma importante desmielinização subpial e atrofia cortical adjacente, com a formação de um gradiente de perda neuronal e astrocitária entre as camadas I a VI do córtex encefálico, principalmente nas camadas mais superficiais. Essas lesões se localizam mais frequentemente na profundidade dos sulcos e giros cerebrais, áreas de baixa circulação de líquido cefalorraquidiano. A ausência de infiltrado inflamatório no córtex adjacente sugere que fatores solúveis, como citocinas e anticorpos produzidos nesses folículos, se difundem e lesam o parênquima cerebral adjacente, ativando micróglias e astrócitos que podem induzir, direta ou indiretamente, a morte neuronal.[35,36]

O desenvolvimento e o aprimoramento de novas técnicas de neuroimagem trouxeram maior poder de análise das lesões estruturais, que aumentam em número e tamanho com o progredir da doença. As imagens de RM do neuroeixo confirmam que a atrofia cerebral total não resulta apenas da degeneração retrógrada/anterógrada neuronal por lesões na substância branca profunda, mas sim de uma combinação de degeneração walleriana e degeneração cortical induzida pela meningite autoimune. Essas degenerações, que ocorrem desde as fases mais precoces da doença, levam à atrofia da substância cinzenta, resultando em incapacidades físicas e cognitivas.[37,38] De acordo com estudos neuropatológicos, lesões na substância cinzenta correspondem a 26% de todas as lesões identificadas no SNC, e são achadas mais frequentemente no córtex frontal e temporal, afetando as áreas motoras (30 a 40%) e do cíngulo (10%).[29] A substância cinzenta profunda também pode ser afetada, envolvendo o tálamo, gânglios da base, hipotálamo, hipocampo, cerebelo e medula espinhal com o tempo.

Um dos primeiros biomarcadores reconhecidos na EM, porém não específico, é a presença de bandas oligoclonais (BOC) restritas ao LCR em comparação ao soro (Tabela 86.4). Essa presença indica a produção intratecal de imunoglobulinas contra diversos antígenos encontrados no SNC, por plasmócitos que evoluíram de linfócitos B ativados, representando um sinal de inflamação compartimentalizada no SNC. Apesar de não serem específicas da EM, BOC de IgG do LCR estão presentes em 90 a 95% dos pacientes diagnosticados com EM.[24]

Tabela 86.4 Critérios diagnósticos de McDonald.[2]

EMPP (geralmente sem surtos)
Um ano de incapacidade progressiva (vista prospectiva ou retrospectivamente) independentemente de surtos adicionando dois de três critérios: • Presença de BOC restritas ao líquido cefalorraquidiano   • Duas ou mais lesões com hipersinal T2 na medula espinhal   • Uma ou mais lesões T2/FLAIR em uma ou mais áreas encefálicas (periventricular, cortical ou infratentorial).

No contexto fisiopatológico da EMP, a quebra da barreira hematoencefálica (BHE) é menos comum, ou pelo menos discreta. A identificação de disfunção de oligodendrócitos, proliferação astrocitária, ativação microglial, acúmulo de ferro nos macrófagos das lesões desmielinizantes, acúmulo de radicais livres e disfunção mitocondrial está associada ao processo de neurodegeneração.[35]

Devido à ausência de um biomarcador específico, o diagnóstico da EMP é difícil quando se analisa apenas a apresentação clínica da EMPP, doença insidiosa que pode passar despercebida até que a incapacidade neurológica se torne suficientemente evidente e permanente. O acúmulo sustentado de incapacidade, por um período mínimo de 12 meses, avaliado prospectivamente ou retrospectivamente, define a EMPP. Geralmente não ocorrem surtos bem definidos nessa forma e, se presentes, os pacientes não se recuperam completamente como na EMRR.

Da mesma forma, é difícil identificar quando um paciente com EMRR faz a transição para EMSP, só ficando evidente quando ele começa a usar bengala ou outro recurso de apoio para caminhar. O atraso na detecção da fase progressiva fica na média de 3 anos.[19] A dificuldade na identificação do início da EMSP pode ser justificada pelo embasamento no julgamento clínico e em escalas como a EDSS (que contam com ampla variabilidade intra e interexaminadores), além da ausência de biomarcadores objetivos. Além do início indolente da progressão dos sintomas, a recorrência de surtos superpostos ocasionais contribui como fator de confusão entre a piora relacionada aos surtos e a progressão da incapacidade propriamente dita. Na EMSP, surge uma piora progressiva da função neurológica, independentemente de surtos, após um curso inicial da EMRR. Podem ocorrer surtos nessa fase, mas, em geral, sem recuperação completa como observado na EMRR. Da mesma forma que na EMRR, de acordo com a ocorrência ou não de surtos, associado ou não a novas lesões que caracterizam atividade inflamatória, o curso da EMP pode ser categorizado como EMP "ativa" ou "não ativa". Além disso, a doença progressiva pode ainda ser classificada com base na presença ou ausência de progressão clínica gradual. Podemos, então, ter EMP ativa ou não ativa, com progressão ou sem progressão (estabilidade evolutiva), o que permite a estratificação em quatro subgrupos com evolução progressiva.

87

Tratamento da Esclerose Múltipla

Samira Apóstolos Pereira • Mateus Boaventura • Dagoberto Callegaro

INTRODUÇÃO

A esclerose múltipla (EM) é uma doença crônica, autoimune, inflamatória, desmielinizante e neurodegenerativa do sistema nervoso central (SNC).[1] Conforme descrito em capítulos anteriores, essa condição tem o potencial de gerar incapacidade física, disfunção cognitiva, redução da qualidade e da expectativa de vida, além de impactos socioeconômicos negativos, tanto pessoais como sociais.[2] Dados clínicos, neurorradiológicos, biomarcadores e neuropatológicos indicam que, além das lesões desmielinizantes focais agudas, há um processo inflamatório crônico presente em todos os estágios clínicos da EM. Esse quadro inflamatório inicial está associado à imunopatogênese da doença e intimamente ligado ao desenvolvimento da inflamação compartimentalizada e ao processo neurodegenerativo subsequente.[3-5]

A imunoterapia modificou dramaticamente a história natural da EM, inaugurando a era do tratamento em doenças inflamatórias e neurodegenerativas.[6,7] Nas últimas três décadas, observou-se uma mudança na evolução da história natural da EM, tanto devido ao diagnóstico mais precoce (possibilitado por critérios diagnósticos mais sensíveis),[8] quanto pela introdução dos primeiros medicamentos modificadores de doença (MMD).[9] Estudos de vida real, realizados antes da aprovação dos primeiros MMD, mostravam que 50% dos pacientes evoluíram para o uso de apoio unilateral para locomoção após 15 anos.[10] Atualmente, apenas cerca de 12% dos pacientes evoluem para tal desfecho em período similar.[11] É provável que esses dados sejam ainda melhores em futuros trabalhos, visto que há uma tendência crescente do uso da terapia de alta eficácia (AET) precoce,[12] tema que será detalhado ao longo deste capítulo.[13,14]

O objetivo atual do tratamento da EM é prevenir a atividade da doença, sua progressão e o acúmulo de déficits,[3,4] o que leva ao conceito do termo "nenhuma evidência de atividade da doença" (NEDA, do inglês *no evidence of disease activity*). Atualmente, usa-se o critério de NEDA-3, definido pela ausência de surtos, de atividade na ressonância magnética (RM) e de progressão da doença.[13] O desenvolvimento de MMD com eficácia e perfis de segurança diversos oferece amplas possibilidades terapêuticas, contudo, a escolha do medicamento inicial e o manejo de trocas terapêuticas em pacientes com EM é algo cada vez mais desafiador na prática clínica dos neurologistas.[12,14,15]

Para evitar situações de risco potencial[16-18] *versus* inércia terapêutica, é fundamental revisar e definir as estratégias de tratamento.[3,4] Os MMD atuais, revisados neste capítulo,

estão associados a uma redução significativa das consequências do processo inflamatório agudo, como surtos e novas lesões novas,[19] reduzindo o acúmulo gradual de incapacidades tanto por evitar piora relacionada a surtos (RAW, do inglês *relapse associated worsening*) ou piora independente de recorrência (PIRA, do inglês *progression independent of relapse activity*).[20] Além disso, existem novas moléculas em estudo para abordar uma lacuna terapêutica: a inflamação crônica compartimentalizada.[5]

Discutiremos as estratégias terapêuticas para tratamento modificador da esclerose múltipla remitente-recorrente (EMRR), o tratamento da EM progressiva (EMP), o tratamento de pacientes com síndrome radiológica isolada (SRI) e a descontinuação de tratamentos em pacientes com doença estável. O tratamento sintomático, embora muito importante, não será discutido neste capítulo.

TRATAMENTO DO SURTO DE ESCLEROSE MÚLTIPLA

O surto da EM é definido como o surgimento de novos sintomas neurológicos atribuíveis à doença desmielinizante ou a piora dos sintomas preexistentes com duração superior a 24 horas, na ausência de febre, infecção ou qualquer outra causa, em pacientes que apresentavam estabilidade clínica por pelo menos 1 mês. Exacerbações de sintomas que duram menos de 24 horas, embora não sejam classificadas como surtos, podem ocorrer durante o período perimenstrual, em situações de alterações metabólicas (p. ex., variações glicêmicas), após exercícios, exposição a altas temperaturas, estresse psicológico ou em quadros de febre ou infecção. Nesses casos, um surto da EM não pode ser diagnosticado, e a condição é conhecida como "pseudossurto" ou "pseudoexacerbação".

As pioras neurológicas decorrentes dessas alterações são, por definição, transitórias, melhorando com o tratamento ou com a resolução das condições que as causaram, e não apresentam concomitância com lesões novas em neuroimagem. As infecções mais frequentemente associadas são as do trato urinário e respiratório, e devem ser tratadas de acordo com a etiologia. É reconhecido que infecções virais, em geral, estão associadas a um aumento na taxa de surtos subsequente ao quadro infeccioso. Nesses casos, um paciente pode apresentar um pseudossurto durante um episódio infeccioso viral agudo, seguido, semanas depois, por um surto clínico definido. Devemos ficar atentos especialmente aos casos de infecções virais, como covid-19, vírus Epstein-Barr (EBV), influenza A, dengue, zika e chikungunya, nas quais essa associação tem sido mais reconhecida. Um mecanismo de gatilho inflamatório, com o aumento de interleucinas inflamatórias e uma possível quebra da barreira hematoencefálica, pode estar envolvido. Diante de um quadro infeccioso confirmado, o tratamento deve ser realizado e uma nova avaliação deve ocorrer após 7 a 10 dias. Após a exclusão de infecção ou outra alteração clínica, metabólica ou hormonal, e com o diagnóstico clínico de surto confirmado, o tratamento deve ser instituído.[3,4]

O tratamento dos surtos é um componente crucial do tratamento da EM. A base terapêutica envolve o uso de corticosteroide em altas doses, por meio da pulsoterapia, para diminuir a inflamação e acelerar a recuperação do paciente. A posologia de metilprednisolona intravenosa é de 1 g por dia, durante 3 a 5 dias, mas o tratamento pode ser estendido por até 7 a 10 dias em casos específicos. O uso de metilprednisolona em formulação oral, manipulada na mesma dose parenteral (1.000 mg), demonstrou eficácia similar no controle de surtos, e pode ser útil caso a manipulação seja acessível. Essa abordagem reduziu a necessidade de acesso a centros de infusão ou internação, sem aumentar a incidência de efeitos adversos. A decisão de individualizar a forma e a duração do tratamento deve levar em consideração a gravidade do surto, o acesso ao tratamento, as preferências individuais, a segurança e os eventos adversos de corticosteroides. Entre os efeitos de maior frequência estão hipertensão arterial, distúrbios gastrointestinais e do paladar, palpitação, retenção hídrica, dores no corpo, rubor facial, exacerbação da acne, hiperglicemia e, particularmente, efeitos sobre a saúde mental como insônia, labilidade emocional, depressão, confusão e agitação. Os corticosteroides podem ainda diminuir a resistência imunológica, sendo necessário excluir infecção, principalmente do trato urinário, antes do início da pulsoterapia e acompanhar o paciente, informando-o a observar qualquer sinal de infecção. A profilaxia para estrongiloidíase disseminada também é recomendada, a depender da epidemiologia do paciente.

Na ocorrência de surtos leves ou na indisponibilidade de realização da pulsoterapia, corticosteroides por via oral podem ser prescritos por curto período, como a prednisona ou equivalente (1 mg/kg/dia por 5 dias). Vale ressaltar que o desmame com corticosteroides orais após a pulsoterapia não agrega benefício adicional e, seguramente, contribui para uma chance maior de efeitos adversos.[6-8]

Por outro lado, em aproximadamente 5 a 10% dos casos de EM pode ocorrer um surto grave que não responde à metilprednisolona parenteral. Nesses casos, a plasmaférese (PLEX) pode ser necessária como terapia adjuvante, sendo eficaz no controle das exacerbações nas formas recorrentes de EM quando há falha no tratamento com altas doses de corticosteroide. Seu uso deve ser discutido caso a caso, visto que é necessário o suporte de uma equipe de hemoterapia adequada. Regra geral, o protocolo inclui de cinco a sete sessões de aférese, realizada em dias alternados, com troca de 1 a 1,5 de volemia plasmática durante cada sessão (30 a 40 mℓ/kg), utilizando soro fisiológico ou albumina como substitutos. A PLEX pode ser iniciada após 5 dias de pulsoterapia. Medicamentos de uso contínuo, como anti-hipertensivos e antiepilépticos, podem ser retirados durante a aférese e a dose deve ser ajustada.[3,4]

Também é importante a diferenciação entre uma recaída e a progressão da doença. Após um surto, pode ocorrer RAW. O conceito de RAW define que a piora relacionada a surto pode levar a um período de cerca de 90 dias para a completa estabilização do nível de incapacidade acumulada pelo paciente após o evento. Qualquer acúmulo de incapacidade cuja instalação ocorra de forma insidiosa e seja confirmada em exames clínicos seriados com intervalo mínimo de 3 meses deve ser entendido como PIRA. Nesse caso, não há definição para tratamento de fase aguda e é provável que o tratamento da EM deva ser reavaliado.

TRATAMENTO DA ESCLEROSE MÚLTIPLA REMITENTE-RECORRENTE

A forma remitente-recorrente é a apresentação inicial mais comum da EM, sendo o seu tratamento o mais bem-estabelecido. A apresentação inicial ocorre pela forma de síndrome clinicamente isolada (SCI), conforme discutido em outro capítulo.[6] O tratamento precoce de pacientes com SCI pode evitar a conversão para EM clinicamente definida e a progressão da incapacidade.[8] Da mesma forma, em pacientes com EMRR, o tratamento precoce está associado a melhor prognóstico motor e cognitivo, menor acúmulo de incapacidade e menor conversão para a forma secundariamente progressiva da doença (EMSP).[21,22] Ainda que se saiba que o tratamento precoce da EM é benéfico, não existe um algoritmo definitivo e homogêneo entre diferentes centros e países sobre como escolher o primeiro medicamento em pacientes com EMRR.[14]

Atualmente, a escolha terapêutica deve ser feita pelo neurologista e compartilhada com o paciente de forma personalizada. Essa escolha deve ser precedida por ampla e clara discussão com o paciente sobre os riscos e benefícios de cada tratamento, de acordo com a análise dos fatores prognósticos individuais do paciente, da gravidade doença e do acesso aos medicamentos disponíveis. Discutiremos a seguir as estratégias terapêuticas, levando em conta esses pilares: fatores prognósticos do paciente e da doença, acesso e estratégias de tratamento, bem como a classificação dos MMD de acordo com sua eficácia.

A análise dos fatores prognósticos (Tabela 87.1) é essencial para estimar risco de incapacidade neurológica e predizer a necessidade de medicações de maior eficácia em estágios iniciais, de forma individualizada (Figura 87.1). Essa análise considera características individuais do paciente, grau de atividade inflamatória e particularidades do tratamento. Fatores como idade, gênero, etnia, comorbidades e fatores ambientais são fundamentais para essa avaliação.[5,8,12]

No Brasil, aproximadamente dois terços da população têm acesso unicamente à rede pública de saúde.[23] O custo

Tabela 87.1 Fatores prognósticos para incapacidade neurológica.[27]

Fatores clínicos e demográficos

Sexo masculino

Idade (> 35 ou > 40 anos)

Surtos graves (≥1 ponto de aumento da EDSS; ≥2 pontos em qualquer sistema funcional; necessidade de hospitalização e/ou terapia esteroide)

Surtos multifocais

Surtos com recuperação incompleta

Acometimento motor, cerebelar, cognitivo ou esfincteriano

Presença de sinais piramidais no primeiro ano de doença

Elevada frequência de surtos nos primeiros 5 anos (especialmente se houver e ou mais surtos em 12 meses)

Intervalo curto entre os surtos

EDSS ≥3 no primeiro ano de evolução

Fatores radiológicos

Alta carga lesional cerebral (≥20 lesões em T2 no início da doença)

Duas ou mais lesões Gd+ no início da doença ou no seguimento

Presença de *black holes*

Lesões infratentoriais

Lesões e/ou atrofia na medula espinhal

Atrofia cortical e de substância cinzenta profunda

Smouldering lesions

Biomarcadores séricos ou liquóricos

Detecção de banda oligoclonal IgM no líquido cefalorraquidiano

Índice de IgG elevado no líquido cefalorraquidiano

Índice de kappa-lamba no líquido cefalorraquidiano*

Níveis elevados de neurofilamento (cadeia leve) no soro ou líquido cefalorraquidiano*

CXCL13, CHI3L1 e MMP959 no líquido cefalorraquidiano*

Marcadores genéticos

HLA-DRB1*15:0160; PD-161; MGAT562; APOE-épsilon 463; BDNF64*

*Biomarcadores ainda estão em estudo, portanto sem indicação de uso na prática clínica.

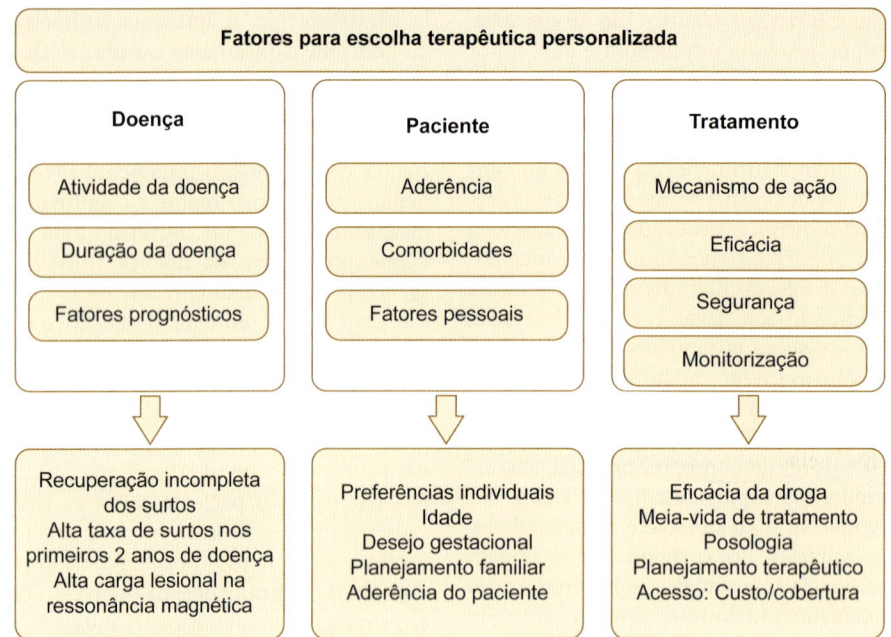

Figura 87.1 Abordagem personalizada no tratamento da esclerose múltipla.[3,4,14]

elevado dos MMD impossibilita o acesso por pagamento individual para grande parte da população, tornando os pacientes com EM dependentes da liberação da fonte pagadora, seja ela o Sistema Único de Saúde (SUS) ou a rede privada, regulada pela Agência Nacional de Saúde Suplementar (ANS) (Figura 87.2). A liberação do medicamento para esses pacientes depende do Protocolo de Condutas e Diretrizes Terapêuticas (PCDT), publicado pelo Ministério da Saúde.[24] Para pacientes com acesso à rede privada, a liberação do medicamento é regida pelas regras da ANS.[25] O conhecimento desses processos é importante para que o médico neurologista entenda o processo de prescrição de medicamentos em cada cenário, público e privado, devendo revisar as regulações dessas agências de maneira regular.

Um ponto importante é que o acesso às medicações depende das normas do PCDT, atualizadas periodicamente. A publicação mais recente baseia-se em uma abordagem terapêutica conhecida como "escalonamento", que revisaremos a seguir.

Estratégias terapêuticas iniciais no paciente com esclerose múltipla remitente-recorrente

Historicamente, a abordagem terapêutica foi dividida em terapia de escalonamento terapêutico *versus* terapia precoce de alta eficácia.[26] O escalonamento é a abordagem mais comumente usada, seja pelo acesso, seja pela inércia terapêutica, e consiste no uso inicial de medicações de eficácia baixa (primeira linha), com um melhor perfil de segurança,

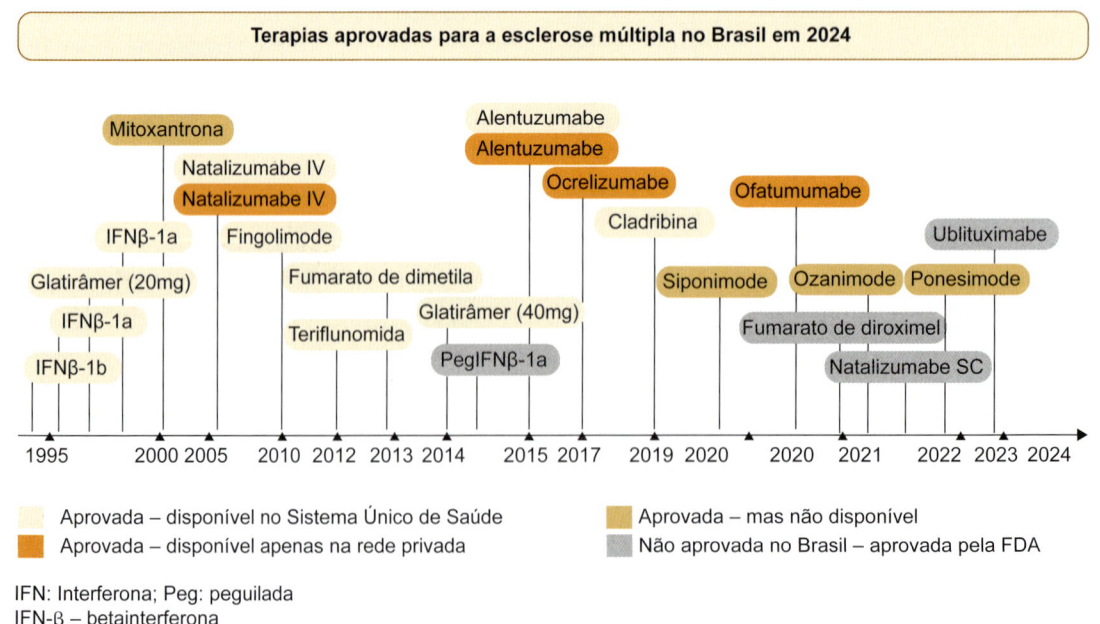

IFN: Interferona; Peg: peguilada
IFN-β – betainterferona

Figura 87.2 Terapias aprovadas para a esclerose múltipla no Brasil.[3,4,14]

seguido de troca escalonada para medicamentos de maior eficácia (segunda ou terceira linha), que deve ser feita somente após uma falha terapêutica documentada, por surto clínico, por aumento da incapacidade neurológica ou surgimento de novas lesões na RM. O racional por trás dessa estratégia é que pacientes nos estágios iniciais da doença podem responder aos MMD mais seguros, embora de menor eficácia. O contraponto é que o paradigma dessa estratégia inclui o acúmulo de lesões neurológicas (clínicas ou radiológicas) como premissa para o uso de terapia adequada ao paciente. O escalonamento baseia-se no conceito de "linhas de terapias", segundo o qual os medicamentos são definidos em primeira, segunda ou terceira linha, que só são liberados pelas fontes pagadoras de acordo com a atividade da doença. As medicações classificadas como primeira linha incluem betainterferona (IFNβ ou interferon beta), glatirâmer e teriflunomida; de segunda linha, fumarato de dimetila e fingolimode; e de terceira linha: natalizumabe, alentuzumabe e cladribina.[24]

A abordagem de escalonamento é controversa porque depende da falha terapêutica e do acúmulo de incapacidades relacionadas a surtos e de novas lesões para permitir o uso de AET, a despeito do reconhecido melhor prognóstico dos pacientes tratados com medicação de alta eficácia precoce. Recentemente, o PCDT, em concordância com a literatura internacional, acrescentou o conceito de atividade da esclerose múltipla para definir quais MMD utilizar. Define-se como portador de EM de alta atividade: 1) Paciente sem tratamento prévio, que apresentou dois ou mais surtos clínicos e pelo menos uma lesão captante de gadolínio, ou aumento de pelo menos duas lesões em T2 no ano anterior; e 2) Paciente em uso regular de tratamento adequado com qualquer MMD, na ausência de toxicidade (como intolerância, hipersensibilidade ou outro evento adverso) ou má-adesão, que apresentou pelo menos um surto no último ano durante o tratamento, e evidência de pelo menos nove lesões hiperintensas em T2 ou pelo menos uma lesão captante de gadolínio. Para o tratamento da EM de alta atividade, é preconizado o tratamento conforme as linhas terapêuticas a seguir: 1ª linha, natalizumabe; 2ª linha, alentuzumabe. Em casos de falha terapêutica no tratamento ou contraindicação presente em bula ao natalizumabe, indica-se o alentuzumabe.

Para pacientes com EMRR de baixa ou moderada atividade, de acordo com o PCDT é preconizada a seguinte linha terapêutica:

- 1ª linha: betainterferona, glatirâmer, teriflunomida, fumarato de dimetila ou azatioprina. Em casos de toxicidade (como intolerância, hipersensibilidade ou outro evento adverso), falha terapêutica ou falta de adesão a qualquer medicamento da primeira linha de tratamento, é permitida a troca por outra classe de medicamento de primeira linha. Na nossa opinião, azatioprina é considerada uma opção menos eficaz e não deve ser utilizada para tratamento da EM, embora o protocolo a recomende em casos de pouca adesão às formas parenterais
- 2ª linha: fingolimode, recomendado em casos de falha terapêutica, reações adversas ou resposta subótima a qualquer medicamento da primeira linha de tratamento
- 3ª linha: natalizumabe. Em casos de falha terapêutica no tratamento da segunda linha ou contraindicação ao fingolimode, indica-se o natalizumabe. Recentemente, a cladribina foi associada como alternativa para pacientes que não podem receber natalizumabe, mas ainda não consta na última revisão do PCDT.

A definição de linhas terapêuticas não é uniforme e as medicações podem ser classificadas de formas heterogêneas. Por exemplo, o fingolimode é usado como terapia de 2ª linha no Brasil e na Europa, enquanto é uma terapia de 1ª linha nos EUA. Diante disso, o conceito de terapia em linhas, embora ainda seja utilizado, é controverso e tem sido substituído por estratégias personalizadas de tratamento, nas quais se avaliam os fatores prognósticos e a atividade clínica do paciente, definindo-se a escolha da medicação de acordo com a classificação de eficácia dos MMD.

A classificação de eficácia mais usada leva em conta a redução média da taxa anualizada de surtos (TAS), encontrada nos estudos pivotais, e divide as medicações em: terapia de eficácia baixa a moderada (MET), que inclui medicações com eficácia para controle de surtos de cerca de 30% (baixa) ou entre 30 e 50% (moderada); ou AET, com uma TAS substancialmente acima de 50%.

De acordo como esse conceito, dados de estudos observacionais comparativos do mundo real indicam que MMD classificados como AET incluem alentuzumabe, natalizumabe, ocrelizumabe, ofatumumabe, cladribina e fingolimode. Já a MET inclui fumarato de dimetila (DMF, do inglês *dimethyl fumarate*), acetato de glatirâmer, preparações de IFN-β e teriflunomida.

A classificação de fingolimode como AET, no entanto, merece algumas ressalvas. Estudos em andamento, como DELIVER MS e TREAT-MS, classificam o fingolimode como terapia de eficácia moderada, embora sua eficácia pareça ser superior ao DMF e comparável à cladribina, mas inferior a outras AET, como ocrelizumabe, ofatumumabe, natalizumabe e alentuzumabe. No entanto, não há um consenso internacional sobre o grau de eficácia entre as diversas medicações.

O conhecimento atual da eficácia comparativa dos MMD é resultado de inferência de estudos pivotais e estudos retrospectivos de vida real. Ensaios clínicos comparativos entre os MMD necessitariam de longa duração e não foram, e dificilmente serão, realizados, seja por questões logísticas, seja pela falta de interesse das farmacêuticas e dificuldade de acesso a diversas populações. Portanto, a classificação dos MMD de acordo com a eficácia é mais interessante do que o conceito de linhas de terapia, porque traz mais homogeneidade para futuros estudos de vida real comparativos entre os MMD em populações diversas.

Adicionalmente, o uso de AET de forma precoce leva ao conceito de terapia de indução. A terapia de indução é baseada na seleção de uma AET no momento do diagnóstico, com o intuito de alcançar o controle precoce da doença. A justificativa por trás da estratégia de indução baseia-se em "redefinir" o sistema imunológico por meio do uso precoce de MMD de alta eficácia e alto efeito imunossupressor, idealmente durante o menor tempo possível, a fim de minimizar o risco de neoplasias malignas e infecções oportunistas.

Na prática clínica, o uso do termo "terapia de indução" gerou alguma resistência de clínicos/pacientes avessos ao risco e preocupados com a segurança, considerando a cronicidade da doença e a necessidade de estratégias de tratamento durante o curso da vida. Por sua vez, a abordagem de tratamento baseada em escalonamento não oferece benefícios clínicos duradouros, é associada à inércia terapêutica e pode limitar a chamada "janela de oportunidade" do paciente de melhor benefício com AET, uma vez que todos os

MMD têm melhor eficácia nos estágios iniciais da EM. Portanto, consideramos que a terapia da EM deve ser feita de forma personalizada e o uso de AET precoce deve ser considerado na maioria dos pacientes, desde que não haja contraindicação. Para uma abordagem personalizada (ver Figura 87.1) e com objetivo de escolher o melhor MMD, alguns fatores devem ser considerados:

- **Atividade e progressão da doença:** entender o curso da doença do indivíduo – se altamente ativo, rapidamente progressivo ou com sintomas leves – é crucial para determinar a intensidade do tratamento necessário. Neurite óptica e manifestações sensoriais no primeiro surto preveem um curso de doença melhor do que disfunções motoras, esfincterianas, do tronco cerebral, cerebelares e cognitivas. Além disso, um curto período entre surtos iniciais, principalmente em menos de 2 anos, indica um prognóstico pior
- **Fatores do paciente:** idade, gênero, etnia, potencial gravidez, comorbidades e preferências pessoais sobre administração (oral *versus* injeção *versus* infusão), possíveis efeitos colaterais e requisitos de monitoramento influenciam a escolha da terapia. O gênero masculino está associado a incapacidade precoce e progressão, e a etnia não caucasiana está relacionada ao diagnóstico tardio, levando a retardo no início de terapia eficaz e aumento da incapacidade
- **Perfil de risco-benefício:** cada MMD apresenta seu próprio conjunto de riscos e efeitos colaterais potenciais. Por exemplo, terapias com natalizumabe exigem vigilância para leucoencefalopatia multifocal progressiva (LEMP), infecção cerebral rara, grave e potencialmente fatal associada à presença do vírus John Cunningham (VJC). A decisão depende de pesar a eficácia do medicamento contra suas preocupações de segurança no contexto da vida do paciente
- **Indicadores prognósticos:** o uso precoce de tratamentos de alta eficácia é altamente recomendado em pacientes com fatores prognósticos ruins, como alta carga de lesões na RM ou recorrências frequentes, para potencialmente modificar o curso da doença mais agressiva. A Tabela 87.1 resume os principais fatores de mau prognóstico para incapacidade neurológica[27]
- **Estratégia a longo prazo:** considerando a natureza vitalícia da EM, a estratégia deve focar não apenas no controle imediato da doença, mas também nos resultados e qualidade de vida a longo prazo. Mudar entre terapias baseadas na atividade da doença e resposta à terapia é algo comum. Além disso, fármacos como natalizumabe e fingolimode, cujo mecanismo de ação é associado ao bloqueio de tráfegos de linfócitos, são associados a rebote durante a suspensão; por isso, a estratégia de troca entre medicações deve ser cautelosa. Isso é particularmente importante quando o paciente apresenta soropositividade para VJC e realizou mais de 24 infusões de natalizumabe
- **Pesquisa e dados em evolução:** ensaios clínicos em andamento e dados emergentes continuamente informam, e às vezes alteram, a paisagem terapêutica. Por exemplo, agentes mais novos podem oferecer melhores perfis de eficácia ou segurança e podem se tornar preferíveis como agentes de primeira linha à medida que as evidências se acumulam
- **Tomada de decisão compartilhada:** envolver o paciente no processo de decisão é essencial, considerando seu estilo de vida, preferências de tratamento e tolerância ao risco. Essa abordagem garante aderência e satisfação com o tratamento.

Ao abordar esses fatores, os planos de tratamento podem ser otimizados para não apenas controlar a doença de forma eficaz, mas também alinhar com os objetivos de vida, preferências e possibilidades de acesso à medicação do paciente, melhorando o bem-estar geral e o prognóstico. A Figura 87.2 traça uma linha do tempo das medicações disponíveis no SUS e no rol da ANS, enquanto a Figura 87.3 apresenta uma sugestão de algoritmo de tratamento.

Dois estudos recentes demonstram que cerca de 80% dos pacientes tratados no SUS ainda recebem medicação de baixa eficácia como primeira escolha. E ainda considerando especialistas em EM, a opção por tratamento conservador foi a mais escolhida na análise de linha de tratamento. Nos casos de EMRR de baixa atividade, a escolha para tratamento foi IFNβ, acetato de glatirâmer ou teriflunomida, sendo trocados por fingolimode e natalizumabe quando houve aumento da gravidade. Discordâncias foram encontradas quanto ao uso de medicações durante a gestação e seus períodos de *washout*. A abordagem personalizada no manejo da EM sublinha a importância da avaliação contínua e do ajuste da terapia à medida que novas informações e respostas dos pacientes se desdobram.

Tendência atual do racional terapêutico na esclerose múltipla remitente-recorrente

O racional terapêutico na EMRR mudou significativamente nos últimos anos. Essa mudança se deve a diversos fatores,[11,28] dos quais se destacam: 1) acúmulo de evidências sobre fatores prognósticos para incapacidade neurológica; 2) melhor compreensão sobre a fisiopatologia da doença; e 3) maior disponibilidade de medicamentos de alta eficácia, com melhor manejo de eventos adversos.[29] Apesar dos diferentes algoritmos e estratégias anteriormente citados, o conceito mais atual consiste em um tratamento personalizado, preferencialmente de alta eficácia.[30] Até o presente momento, podemos citar no mínimo nove classes de MMD aprovadas para o tratamento da EM no Brasil, assim distribuídas: IFNβ, acetato de glatirâmer, teriflunomida, fumaratos (falaremos adiante do fumarato de dimetila), moduladores do receptor de esfingosina-1-fosfato (falaremos adiante do fingolimode), natalizumabe, terapias anti-CD20 (ocrelizumabe e ofatumumabe), alentuzumabe e cladribina. A posologia e a eficácia estão descritas na Tabela 87.2, enquanto os cuidados necessários para manejo de cada uma das medicações estão na Tabela 87.3. Iniciaremos nossa revisão pelos medicamentos de alta eficácia.

Medicações de alta eficácia para esclerose múltipla remitente-recorrente

Alentuzumabe

O alentuzumabe é um anticorpo monoclonal humanizado, direcionado contra a proteína de superfície de linfócitos CD52. Ele ataca a superfície de linfócitos e monócitos, determinando uma depleção profunda de linfócitos T e B, o que leva a mudanças quantitativas e qualitativas nas redes regulatórias imunológicas. Essas mudanças incluem a supressão de linfócitos B de memória, induzindo um aumento relativo nas contagens de linfócitos T reguladores e linfócitos T de memória, e uma possível transição de um ambiente

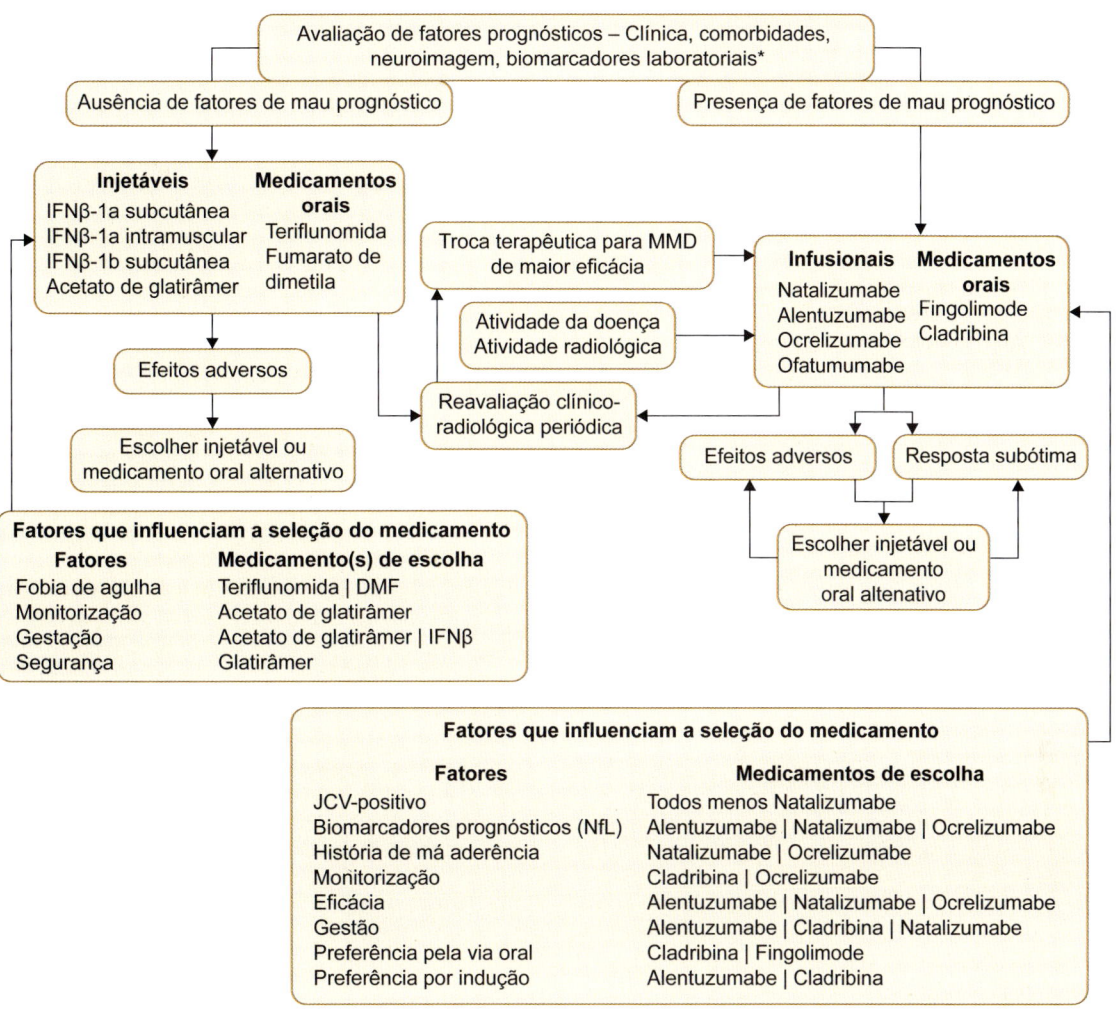

Figura 87.3 Diagnóstico de esclerose múltipla. IFNβ: betainterferona, DMF: fumarato de dimetila; NFL: neurofilamento de cadeia leve.[3,4,14]

Tabela 87.2 Terapias para esclerose múltipla com posologia e eficácia.[3,4,14]

	Dose e via de administração	Redução da TAS[†]	Taxa de NEDA-3 sustentada (tempo)
EFICÁCIA MODERADA			
Betainterferona	IM – 30 µg semanal	28 a 34%	14% no estudo DECIDE (96 semanas)
IFNβ-1a	SC – 22 µg ou 44 µg 3×/semana	29%	**
IFNβ-1b	SC – 250 µg em dias alternados	44 a 53%	27% no estudo OPERA I e OPERA II (96 semanas)
PegIFNβ-1a	SC – 125 µg a cada 2 semanas		37% no estudo ADVANCE (2 anos)
Acetato de glatirâmer	SC – 40 mg 3×/semana ou 20 mg diários	31 a 36%	**
Fumarato de dimetila	Oral 240 mg 2× ao dia		27% conforme estudos CONFIRM e DEFINE (2 anos)
Teriflunomida	Oral – 7 mg ou 14 mg 1× ao dia		23% no estudo TEMSO
ALTA EFICÁCIA			
Fingolimode	Oral – 0,5 mg 1× ao dia	51 a 55%	31% conforme estudos FREEDOMS e FREEDOMS II (2 anos)
Cladribina	Oral – 1,75 mg/kg/ano ao longo de 2 semanas; repetir ciclo em 1 ano	58%	30% no estudo CLARITY (2 anos)
Ofatumumabe	SC – 20 mg mensal após indução inicial	50 a 60%	42% conforme *trials* ACLEPIOS I e II (2 anos)
Natalizumabe	IV – 300 mg a cada 4 semanas	54 a 68%	37% no estudo AFFIRM (2 anos)
Alentuzumabe	IV – 2 ciclos, separados por 12 meses; 12 mg/dia por 5 dias e 12 mg/dia por 3 dias	55%	61% no estudo CARE MS I Extension (3 anos)
Ocrelizumabe	IV – 600 mg a cada 6 meses	46 a 47%	48% conforme estudos OPERA I e OPERA II (96 semanas)

IFNβ: betainterferona; IM: intramuscular; IV: intravenosa; NEDA: *no evidence of disease activity* (ausência de evidência de atividade da doença); SC: subcutânea; TAS: taxa anualizada de surtos.
[†]Dados de estudos pivotais comparados a grupo controle (placebo ou grupo ativo).

Tabela 87.3 Segurança e estratégias de monitorização, minimização de risco infeccioso e cuidados especiais em pacientes com esclerose múltipla.[3,4,14]

	Efeitos adversos	Risco de infecções[‡]	Monitorização	População especial
EFICÁCIA MODERADA				
Betainterferona	Cefaleia, reações no local de aplicação, sintomas gripais, elevação de transaminases, sintomas psiquiátricos	Não	Hemograma e enzimas hepáticas a cada 6 meses	Relativamente seguro durante gestação e lactação. Pode ser usado em crianças
Acetato de glatirâmer	Reações no local de aplicação, palpitação, dispneia, ansiedade	Não	Não é necessário	Relativamente seguro durante gestação e amamentação
Fumarato de dimetila	*Flushing*, sintomas gastrointestinais, toxicidade renal e hepática	Não	Hemograma a cada 6 meses	Dados limitados para gestação. Contraindicado para amamentação
Teriflunomida	Cefaleia, sintomas gastrointestinais, alopecia, aumento de transaminases	Não	Enzimas hepáticas mensais por 6 meses, e depois a cada 6 meses	Potencialmente teratogênico. Acelerar eliminação do fármaco em casos de gestação acidental
ALTA EFICÁCIA				
Fingolimode	Cefaleia, hipertensão, edema macular, toxicidade hepática, bradiarritmia	Pode ser aumentado para infecções respiratórias e por herpes-vírus	Hemograma e enzimas hepáticas a cada 6 meses. Fundoscopia antes e 3 a 4 meses após início	Pode ser utilizado em crianças maiores de 10 anos. Não recomendado durante gestação e lactação
Cladribina	Cefaleia, linfopenia, náusea, malignidade	Aumento discreto do risco de infecções no geral e de infecções graves	Hemograma 2 e 6 meses após cada ciclo, rastreio neoplásico conforme idade	Evitar gestação por 6 meses após o último ciclo. Amamentação permitida após 7 dias
Ofatumumabe	Infecções, reações no local de aplicação, cefaleia	Não	Hemograma e enzimas hepáticas anualmente	Evitar gestação por pelo menos 6 a 12 meses após o tratamento
Natalizumabe	Fadiga, reações alérgicas, cefaleia, LEMP	Sem impacto, exceto por VJC em casos de LEMP	VJC/rastreio de LEMP a cada 3 a 6 meses, hemograma e enzimas hepáticas a cada 6 meses	Alto risco de rebote se interrupção. Considerar manutenção do tratamento até 32 a 36 semanas de gestação. Baixa absorção pela amamentação
Alentuzumabe	Reações infusionais, infecções, desordens da tireoide e outras condições autoimunes (PTI, doença renal)	Aumento no risco de infecções no geral e de infecções graves	Hemograma, função renal, urina I mensal e TSH a cada 3 meses até 2 anos após o último ciclo; rastreio neoplásico anual	Possibilidade de gestação e amamentação após 4 meses da última infusão. Monitorar desenvolvimento de doenças autoimunes durante a gestação
Ocrelizumabe	Reações infusionais, cefaleia, risco de malignidades	Aumento no risco de infecções de vias aéreas superiores, ITU e por herpes-vírus	Hemograma e enzimas hepáticas anualmente	Evitar gestação por pelo menos 6 a 12 meses após o tratamento

ITU: infecção de trato urinário; LEMP: leucoencefalopatia multifocal progressiva; PTI: púrpura trombocitopênica idiopática; VJC: vírus John Cunningham.
[‡]Comparado a grupos controles em ensaios clínicos pivotais randomizados.

pró-inflamatório para um anti-inflamatório (impulsionado pela reconstituição diferencial dos subconjuntos de linfócitos T). O ensaio clínico CARE MS I para EM altamente ativa em pacientes virgens de tratamento demonstrou uma redução na TAS de 55% comparado com IFNβ-1a, com 77% dos pacientes livres de recaída em acompanhamento de 2 anos. Resultados surpreendentes foram encontrados em estudos de acompanhamento, com 62% dos pacientes mantendo-se sem evidência de atividade da doença após 5 anos do curso inicial de alentuzumabe.

O tratamento com alentuzumabe ocorre em dois cursos: infusão diária de 12 mg por 5 dias no primeiro mês de tratamento e, após 12 meses, uma infusão diária de 12 mg de por 3 dias. Efeitos adversos incluem reações associadas à infusão ou não, com até 14% exibindo efeito adverso grave. Até 90% dos pacientes relatam alguma reação à infusão, a maioria delas com manifestações leves, como febre, dor de cabeça, erupção cutânea, calafrios e urticária. Reações graves à infusão ocorreram em menos de 3% dos pacientes no estudo CARE MSI. Reações adversas não relacionadas à infusão incluem linfopenia, infecções graves, púrpura trombocitopênica idiopática (PTI), distúrbios da tireoide e problemas renais. Devido aos efeitos de longa duração do medicamento, é necessário um monitoramento muito próximo

para vigilância e intervenção em caso de possíveis danos, incluindo avaliações regulares da função tireoidiana e renal, com triagem de proteinúria e monitoramento de infecções. Os pacientes devem ter seu *status* de tuberculose avaliado antes de iniciar o tratamento, receber vacinação contra HPV e passar por aconselhamento nutricional para prevenir infecção alimentar por *Listeria*. Dado o risco de infecção herpética generalizada, a profilaxia com aciclovir é rotineiramente administrada por pelo menos 2 meses após a infusão, e profilaxia para pneumocistose como sulfametoxazol-trimetoprima deve ser considerada. Além disso, para a prevenção de reações à infusão, a pré-medicação com metilprednisolona, antipirético e anti-histamínico é rotineiramente realizada.

Ocrelizumabe

O ocrelizumabe é um anticorpo monoclonal humanizado anti-CD20, aprovado para o tratamento de pacientes com EMRR ou progressiva primária (EMPP). É considerado um MMD de alta eficácia na redução da atividade da doença na população de EMRR e retarda moderadamente a progressão em EMPP. Esse tratamento reduziu a TAS em 45% e a progressão da incapacidade em 40% em comparação com a IFNβ-1a subcutânea. A análise da perda de volume cerebral e outras medidas de resultado de RM também favoreceram o tratamento com ocrelizumabe. Nesses ensaios, ele não foi associado a um risco aumentado de infecções graves.

O tratamento é iniciado com uma infusão de 300 mg, seguida por uma segunda infusão de 300 mg 2 semanas depois, e dosagem subsequente de 600 mg a cada 6 meses. Reações relacionadas à infusão incluem prurido, erupção cutânea, rubor e irritação na garganta. Tais reações foram, em sua maioria, de gravidade leve a moderada, observadas com mais frequência após a primeira infusão, diminuindo posteriormente. Infecção oportunista é relatada e é uma das terapias associadas à covid grave em pacientes com EM. Verificações devem ser feitas quanto ao *status* imunológico, principalmente HBV e nível de imunoglobulinas.

Ofatumumabe

O ofatumumabe é um anticorpo monoclonal anti-CD20 totalmente humano, que pode ser autoadministrado por pacientes com EMRR. Apresenta uma repleção de linfócitos B pós-tratamento mais rápida em comparação ao ocrelizumabe e ao rituximabe. Em dois ensaios clínicos de fase III idênticos em adultos com formas recorrentes de EM, o ofatumumabe subcutâneo foi mais eficaz do que a teriflunomida oral na redução da TAS (redução relativa de mais de 50%), como também na redução da atividade de lesão detectada por RM, limitando o agravamento da incapacidade e reduzindo os níveis de cadeia leve de neurofilamento sérico. Infecções graves ocorreram em 2,5 e 1,8% dos pacientes nos respectivos grupos.

O ofatumumabe é oferecido subcutaneamente a 20 mg por dose, com três doses no primeiro mês (D1, D7, D14), seguidas por doses repetidas a cada 28 dias. As injeções são geralmente bem toleradas, mas podem ocorrer efeitos colaterais leves (mialgia, artralgia, febre). Antes de colocar o paciente em ofatumumabe, é necessário verificar o *status* imunológico, principalmente o *status* de HBV e níveis de imunoglobulinas. Níveis mais baixos de IgM foram relatados.

Cladribina

A cladribina é um análogo de nucleosídio de purina, cuja forma ativada se acumula em células de alta divisão, como linfócitos B e T, resultando na interrupção do metabolismo celular, inibição da síntese e reparo do DNA e subsequente apoptose. Ela provoca reduções rápidas e sustentadas nas células CD4+ e CD8+ e efeitos rápidos, mas fortes, em células B CD19+, poupando relativamente outras células imunes. Portanto, a linfopenia ocorre principalmente nos primeiros meses após a medicação. O efeito da cladribina no sistema imunológico inato é relativamente limitado; assim, neutropenia e pancitopenia são raras. A eficácia e a segurança da cladribina oral *versus* placebo na EM recorrente foram avaliadas em um estudo de fase III (estudo CLARITY), no qual o medicamento reduziu a taxa de recorrência anualizada em 55% e a progressão de deficiência sustentada por 3 meses em 30%. A eficácia da cladribina foi confirmada pela avaliação de vários resultados de RM, incluindo atrofia cerebral. Na extensão de 2 anos desse ensaio (extensão CLARITY), a cladribina produziu um efeito significativo duradouro: cerca de 75% dos pacientes permaneceram livres de surtos, apesar de receberem placebo durante o período de extensão.

A cladribina é administrada em apenas 1,75 mg/kg por via oral e dividida em dois ciclos semanais nos anos 1 e 2. Efeitos colaterais comuns incluem fadiga e dor de cabeça.

Efeitos colaterais mais graves incluem mielossupressão, infecções oportunistas (varicela-zóster, tuberculose), nefrotoxicidade e possível aumento do risco de malignidade. A cladribina é contraindicada em pacientes com malignidade ativa e em pacientes que estão grávidas ou desejam engravidar durante o curso do tratamento, devido ao seu efeito teratogênico. Após a conclusão de dois cursos de tratamento (máximo de 20 dias de tratamento oral nos primeiros 2 anos) e 6 meses após a última dose de cladribina, é possível ter uma gravidez planejada sem tomar nenhum MMD. Antes de iniciar a cladribina, devem ser obtidas contagem completa de células sanguíneas (CBC) e enzimas hepáticas. Gravidez e tuberculose latente devem ser excluídas. O monitoramento inclui CBC e enzimas hepáticas mensalmente até 6 meses de tratamento e a cada 6 meses depois disso.

Natalizumabe

O natalizumabe foi o primeiro anticorpo monoclonal aprovado para o tratamento de EM. Ele se liga à subunidade alfa-4 das integrinas (principalmente α4β1) expressas em linfócitos, impedindo sua ligação à molécula de adesão celular vascular 1 (VCAM-1) e consequente migração para o SNC. Ele mantém os leucócitos na periferia, impedindo a ação no SNC. AFFIRM e SENTINEL são os principais ensaios clínicos que demonstram o benefício do natalizumabe para o tratamento da EM. AFFIRM comparou natalizumabe com placebo, demonstrando uma redução aproximada de 68% na TAS, além de uma redução de 83 e 92% nas lesões T2 e lesões com realce por contraste (CEL), respectivamente. SENTINEL comparou natalizumabe mais IFNβ-1a *versus* IFNβ-1a sozinha. Mostrou uma redução de aproximadamente 54% na ARR, além de uma redução de 83 e 89% nas lesões T2 e no realce por contraste, respectivamente.

O natalizumabe deve ser administrado em um centro de infusão a cada 28 dias por 1 hora, em uma dose de 300 mg por via intravenosa, com opções de tratamento para reações alérgicas facilmente disponíveis. A maioria das reações adversas são leves e geralmente relacionadas à infusão. As mais comuns são fadiga, reações alérgicas leves, dor de cabeça, prurido, infecções do trato urinário e infecção das vias aéreas superiores. A complicação mais grave da doença está relacionada a um risco aumentado de desenvolver LEMP. Os primeiros relatos apareceram no estudo SENTINEL, com dois eventos durante o acompanhamento do estudo. Após esses, vários outros casos foram relatados em todo o mundo. Os principais fatores de risco relacionados são: tempo de exposição ao natalizumabe, *status* de anticorpos VJC e uso prévio de imunossupressores. O monitoramento dos fatores de risco para LEMP reduziu a incidência de infecção ao longo dos anos. Antes de iniciar o natalizumabe, sugere-se realizar o teste anti-VJC e uma ressonância cerebral de base dentro de um máximo de 3 meses antes do início. O monitoramento deve ser realizado com um teste anti-VJC regularmente, geralmente a cada 6 meses, e RM cerebral a cada 6 a 12 meses. Natalizumabe é indicado para pacientes com EM altamente ativa, especialmente com anti-VJC negativo.

Fingolimode

O fingolimode foi o primeiro medicamento oral aprovado para o tratamento da EMRR, sendo aprovado para crianças e adultos com EM. É um análogo da esfingosina que atua modulando o receptor de esfingosina-1-fosfato (S1PR), impedindo a saída de cerca de 70% dos linfócitos B e T *naïve* dos linfonodos. Devido às suas características bioquímicas, também pode atravessar a barreira hematoencefálica e acredita-se que tenha efeitos neuroprotetores. Ensaios clínicos randomizados (FREEDOMS, TRANSFORMS, PARADIGMS) mostraram que o fingolimode reduz a TAS em 55% em comparação com o placebo e em 51% em comparação com IFN, enquanto a atividade radiológica foi reduzida em 75%. No estudo PARADIGMS, a redução na ARR atingiu 81% em comparação com a IFN, em linha com uma doença mais inflamatória em pacientes com EM, com mais de 10 anos e menos de 18 anos.

A dose de fingolimode oral é de 0,5 mg, 1 vez/dia. A primeira dose, e as doses após uma interrupção do tratamento superior a 14 dias, devem ser administradas em um ambiente monitorado durante 6 horas, com medições de pressão arterial (PA) e eletrocardiograma (ECG) realizados antes da administração, avaliação da PA e frequência cardíaca a cada hora e um novo ECG ao final da observação.

Os efeitos adversos relacionados ao fingolimode são leves, envolvendo sintomas de vias aéreas superiores, dor de cabeça, parestesia, diarreia, náusea e infecção por herpes-zóster. Aproximadamente 10% dos pacientes experienciam eventos adversos graves. A vigilância clínica e laboratorial inclui elevações de transaminases, linfopenia, edema macular e distúrbios cardiovasculares, como bradicardia e hipertensão. Bloqueios de condução cardíaca são mais comuns no início da medicação e podem ser sérios em uma minoria dos casos. Neoplasias cutâneas, principalmente carcinoma basocelular, também foram mais prováveis de ocorrer. Esses efeitos também estavam presentes em estudos de acompanhamento. Antes de iniciar o tratamento com fingolimode, recomenda-se realizar os seguintes exames: contagem sanguínea completa, transaminases hepáticas e bilirrubinas; sorologia para varicela-zóster (ou vacinação, caso o anticorpo seja negativo).

Durante o tratamento com fingolimode, é sugerido realizar avaliações periódicas como hemograma completo, transaminases hepáticas e bilirrubinas, além de exames oftalmológicos 3 a 4 meses após o início e uma avaliação dermatológica para carcinoma basocelular.

O fingolimode deve ser considerado como uma das opções para crianças com doença moderada a altamente ativa ou em adultos com surtos leves e carga lesional moderada.

Medicações de moderada e baixa eficácia para esclerose múltipla remitente-recorrente

Fumarato de dimetila

O fumarato de dimetila (DMF), um agente oral administrado 2 vezes/dia, é aprovado para o tratamento da EMRR. Ele reduz o número de linfócitos T circulantes, particularmente células T CD8+, suprimindo assim as respostas imunes. Seu principal mecanismo molecular pode ser atribuído à regulação negativa geral da glicólise, especialmente em células com alta taxa de metabolismo, afetando principalmente linfócitos T efetores e de memória. Além disso, está envolvido na ativação da via de transcrição do fator nuclear (derivado de eritroide) tipo 2 (Nrf2), e demonstrou-se que regula positivamente os genes antioxidantes dependentes de Nrf2 nos pacientes. Dois estudos pivotais (CONFIRM e DEFINE) mostraram uma redução relativa da ARR de 44 e 53%, respectivamente, quando o DMF foi comparado com placebo. Os dados do CONFIRM apresentaram taxas de redução de novas lesões T2 e CEL de 71 e 74%, respectivamente.

O uso do fumarato deve começar com uma dose oral de 120 mg 2 vezes/dia durante 7 dias, seguido por uma dose contínua de 240 mg 2 vezes/dia. Os efeitos adversos muito comumente relatados incluem ruborização (em até 35% dos pacientes) e distúrbios gastrointestinais (em até 44%), ambos apresentados principalmente no primeiro mês de uso, constituindo as principais razões para a descontinuação do tratamento. Estratégias para minimizar os efeitos adversos incluem: aconselhamento nutricional, uso de inibidores da bomba de prótons e medicamentos sintomáticos para dispepsia, e uso de ácido acetilsalicílico 30 minutos antes de tomar o medicamento para evitar a ruborização.

Recentemente, uma nova formulação de fumarato de uso diário (fumarato de diroximel) reduz o risco de eventos adversos gastrointestinais e oferece benefícios terapêuticos semelhantes ao DMF. Além disso, eventos adversos como distúrbios hepáticos com elevação de transaminases, disfunção renal com proteinúria ou hematúria, linfopenia ou mesmo infecções graves podem ocorrer. Por isso, recomenda-se monitoramento periódico de rotina com ureia, creatinina, análise de urina, transaminases, bilirrubinas e contagem sanguínea, assim como no exame inicial antes de iniciar a medicação. Relatos de LEMP foram raros e associados a pacientes com linfopenia persistente grave. Por fim, um estudo de vida real mostrou que as seguintes características são preditoras de uma boa resposta ao fumarato de dimetila: pacientes mais jovens no momento do diagnóstico; uso de DMF como tratamento de primeira linha – evitar seu uso como estratégia de descalonamento; duração mais curta da doença; e menor pontuação na escala de estado de incapacidade expandida (EDSS) no início do tratamento.

Teriflunomida

A teriflunomida, um comprimido oral de dose única diária, é aprovada para o tratamento de SCI e EM recorrente. É um inibidor reversível da di-hidro-orotato desidrogenase, uma enzima mitocondrial envolvida na síntese de pirimidina e replicação de DNA de células altamente proliferativas. Ela causa um efeito citostático em linfócitos T e B proliferativos sem afetar os linfócitos em repouso.

Os ensaios clínicos controlados randomizados TEMSO e TOWER avaliaram a eficácia da teriflunomida oral *versus* placebo, mostrando que 14 mg diários reduziram a ARR em 31 e 36%, respectivamente. Os resultados de RM foram avaliados pelo estudo TEMSO, que revelou uma redução de 67% no volume total de lesões em comparação com placebo.

Os efeitos adversos comuns incluem dor de cabeça, náusea, diarreia, afinamento dos cabelos e aumento das enzimas hepáticas (efeito leve e transitório na maioria dos casos). Pacientes tratados com teriflunomida não parecem ter um risco maior de infecções e a frequência de eventos adversos graves foi semelhante entre os grupos de tratamento e placebo.

A administração de teriflunomida durante a gravidez pode ser teratogênica em estudos com animais. Portanto, seu uso em mulheres com potencial reprodutivo que não usam contracepção eficaz não é recomendado. Para pacientes que engravidam de maneira não planejada ou que desejam iniciar uma família durante o tratamento, recomenda-se acelerar a eliminação da teriflunomida com colestiramina ou carvão ativado, dado que a eliminação natural do medicamento leva em média 8 meses para ocorrer.

Antes do início da teriflunomida, deve-se obter CBC, enzimas hepáticas e TSH. Gravidez e tuberculose latente devem ser excluídas. O monitoramento inclui CBC e enzimas hepáticas mensalmente até 6 meses de tratamento, e a cada 6 meses depois disso. O tratamento com teriflunomida tem um regime de dosagem conveniente, um bom perfil de segurança e deve ser considerado em pacientes com baixa atividade da doença e sem potencial de gravidez.

Betainterferonas

A IFNβ está entre os primeiros MMD comprovadamente eficazes no tratamento de SCI e EMRR e é aprovada para o tratamento de adultos e crianças. Seus mecanismos de ação são complexos e incluem evitar a migração de leucócitos através da barreira hematoencefálica, indução de linfócitos T reguladoras e inibição de linfócitos T autorreativos. A redução da ARR pela IFNβ varia de 27 a 36% em comparação com placebo e a atividade na RM (novas ou lesões ativas) chega a 60% nos principais ensaios controlados randomizados. Existem diferentes formulações de IFNβ aprovadas para o tratamento da EM, que diferem principalmente pela via e frequência de administração: IFNβ-1b subcutânea em dias alternados, IFNβ-1a subcutânea 3 vezes por semana ou IFNβ-1a intramuscular semanal e IFNβ-1a peguilada subcutânea a cada 2 semanas; suas características estão resumidas na Tabela 87.2. Efeitos adversos comuns incluem dor de cabeça, reação no local da injeção e sintomas semelhantes aos da gripe. O tratamento também deve ser evitado em pacientes com transtornos psiquiátricos, pois o risco de depressão e suicídio é aumentado pelo tratamento com IFNβ. A elevação assintomática das enzimas hepáticas é comum. Reações adversas graves são raras e incluem doença hepática, microangiopatia trombótica, anemia hemolítica, reações alérgicas, insuficiência cardíaca congestiva e convulsões. Antes de iniciar a terapia com IFN, são necessários exame de CBC e enzimas hepáticas, e o monitoramento dos pacientes, por meio da repetição desses exames, deve ser feito a cada 6 meses. Embora as reações adversas e a menor eficácia possam limitar o uso de IFNβ hoje em dia, ela é considerada mais segura do que alguns MMD de maior eficácia, particularmente no que diz respeito ao risco de infecções e para grupos específicos de pacientes, como crianças e mulheres grávidas.

Acetato de glatirâmer

O acetato de glatirâmer (GA) é um medicamento injetável aprovado para SCI e EM. Sua estrutura é semelhante à proteína básica da mielina, o que significa que há uma competição entre o acetato de glatirâmer e os diversos antígenos de mielina pela apresentação a linfócitos T. O GA é um medicamento que reduz a ARR em cerca de 30% quando comparado com placebo em estudos pivotais. Recentemente verificou-se o benefício de uma dose mais conveniente, com uma redução de 34% na ARR, 44% em novas lesões com realce por contraste e 34,7% em novas lesões T2. O GA é administrado por via subcutânea, com duas opções posológicas: 20 mg/dia ou 40 mg 3 vezes por semana. Devido à conveniência, a dose de 40 mg é a mais utilizada.

Os efeitos colaterais do GA incluem reações locais no local da injeção e, menos comumente, manifestações sistêmicas após a administração, como palpitações, dispneia e ansiedade. Há relatos raros de eventos adversos graves, principalmente relacionados à hepatotoxicidade. Não há necessidade de exames para iniciar ou monitorar o uso de GA.

Este é um medicamento com excelente perfil de segurança, mas cujo uso se tornou restrito dada a sua baixa eficácia. O GA é mais utilizado para crianças menores de 18 anos, mulheres com desejo de gravidez ou pacientes que preferem segurança à eficácia.

Como monitorar a eficácia terapêutica no paciente com esclerose múltipla remitente-recorrente

A atividade da doença também deve ser mais bem avaliada para determinar a melhor opção de tratamento inicial e ajustes quando necessário. A maioria dos medicamentos mostrou resultados mais favoráveis na redução da taxa de surtos no subgrupo de pacientes com EM com alta atividade da doença, tanto nos surtos quanto na atividade de RM. A atividade de RM, mensurada por novas lesões T2 e lesões gadolínio-positivas, parece ser uma medida mais sensível da atividade da doença em comparação com surtos, além de ser o biomarcador mais utilizado na prática clínica. A monitorização clínico ideal deve ser feito com avaliação médica seriada, com intervalo máximo de 6 meses, e deve incluir histórico de surtos e progressão e exame neurológico estruturado e comparativo, com aplicação, no mínimo, de escalas específicas como a EDSS, a avaliação do tempo de marcha de 25 pés e tempo de realização do teste de nove pinos no buraco.

A busca por um biomarcador para definição de uma resposta terapêutica adequada é uma fronteira no tratamento da EM. A presença de bandas oligoclonais no líquido cefalorraquidiano (LCR) indica um maior risco de conversão para futura incapacidade, mas não há utilidade confirmada da repetição do estudo do LCR com pesquisa de bandas oligoclonais (BOC) para monitorização de pacientes em tratamento. Outros biomarcadores inflamatórios sistêmicos básicos já foram associados com surtos – como velocidade de hemossedimentação (VHS) e proteína C reativa (PCR) e progressão (homocisteína), mas estudos robustos não conseguiram estabelecer sua aplicabilidade para monitorização da doença. Na última década, a dosagem sérica de níveis séricos de neurofilamentos de cadeia leve (sNfL), um componente principal das proteínas do citoesqueleto neuronal e axonal, demonstrou correlação com o dano neuroaxonal inflamatório em curso. Sugere-se que a elevação dos níveis de sNfL possa prever a atividade da doença (surtos, progressão documentada e atividade radiológica), mas seu uso como uma medida adicional da atividade da doença ainda é controverso. A ausência de padronização laboratorial para o uso de sNfL e a ampla variação do mesmo com comorbidades clínicas e infecciosas tornam o seu uso ainda não recomendado. Ultimamente, pesquisas com dosagem sérica dos níveis da proteína ácida fibrilar glial (GFAP), a principal proteína do citoesqueleto dos astrócitos liberada após quebra na integridade celular, foi associada ao aumento da atividade da doença de forma ainda mais robusta que a dosagem de sNfL. Mas esse exame não é disponível na prática, exceto em painéis de pesquisa caros e complexos. Embora promissores, não há evidências robustas para estabelecer o uso de biomarcadores séricos em decisões clínicas.

Para monitoramento da atividade da doença é necessário um acompanhamento individualizado, utilizando o critério de NEDA-3 como meta de controle terapêutico. É importante citar que, durante o monitoramento do primeiro ano de tratamento de qualquer MMD de alta eficácia, há algumas especificidades:

- Orienta-se avaliação clínico-radiológica rigorosa, em especial na recorrência de "surtos" na mesma topografia prévia e com desencadeantes claros, ou seja, possíveis pseudossurtos
- O tempo suficiente para o mecanismo de ação de cada MMD deve ser considerado antes de ser definida a falha terapêutica
- Diferentemente das IFNβ e do GA, que tardam entre 6 e 9 meses para uma proteção eficaz, os anticorpos monoclonais em geral apresentam eficácia iniciada em seus 3 primeiros meses de uso
- Deve-se realizar uma RM de referência *rebaseline* entre 3 e 6 meses do início do MMD de alta eficácia
- Em qualquer situação de gravidade (número e gravidade de surtos, número de lesões novas), pode-se considerar uma troca precoce mesmo no primeiro ano
- Caso o grau de atividade de doença seja leve, como, por exemplo, surto sensitivo autolimitado na ausência de atividade radiológica confirmada, o paciente esteja ainda no primeiro ano de tratamento e o benefício a longo prazo do MMD é considerado robusto, pode-se avaliar a manutenção da medicação
- Deve-se sempre considerar a possibilidade de eventos adversos neurológicos, como LEMP no uso de natalizumabe, o que exige a monitorização de índex do VJC, a ser realizado a cada 6 meses se o paciente for inicialmente soronegativo.

Troca de terapia: quando é indicado e como fazer

A troca de terapia é baseada em conceitos variados, de critérios de falha baseados em coortes de tratamento com IFNβ (*Rio score*),[31] até critérios subsequentes que se aplicariam a outros MMD (*MAGNIMS score*).[32] Dessa forma, seria permitido um grau mínimo de atividade radiológica (máximo de duas novas lesões em T2), sempre sugerindo a troca imediata nas situações em que haja um surto e três ou mais novas lesões em T2, ou dois ou mais surtos durante o tratamento. Esses critérios são questionáveis na era atual, em que há uma ampla tendência de alta eficácia precoce, com carência de estudos que predigam falhas nesse contexto.

Para pacientes em uso de terapias de eficácia muito baixa (como IFN, GA e teriflunomida), deve-se ter maior vigilância quanto à atividade clínica, em razão do elevado risco de falha terapêutica. Quando documentada, ou uma vez indicado o escalonamento de um MMD de baixa eficácia, a mudança direta para um tratamento de alta eficácia é superior a um escalonamento gradual passando por um tratamento de eficácia moderada.

Não esgotamos aqui todas as orientações e evidências da literatura sobre monitoramento e troca de MMD. Todas essas condutas são individualizadas e devem ser discutidas caso a caso. A Figura 87.3 demonstra uma sugestão de algoritmo de tratamento e monitorização de pacientes com EMRR em tratamentos com MMD.

TRATAMENTO DA ESCLEROSE MÚLTIPLA PROGRESSIVA

A divisão tradicional dos fenótipos da EM entre formas inflamatórias (na forma de surtos e lesões novas) e formas progressivas (com substrato neurodegenerativo) resultou na inclusão diferenciada de perfis de pacientes em ensaios clínicos. Hoje, acredita-se que os processos fisiopatológicos ocorrem em um *continuum*, com marcadores de progressão presentes desde o início da doença.[5] Quase todos os mecanismos aprovados na EMRR já foram testados na EMPP, com falha em alcançar o desfecho primário da maioria dos estudos.[33] A única substância aprovada para tratamento da EM de início primariamente progressivo é o ocrelizumabe, já descrito entre os tratamentos para EMRR. Na EMPP, o estudo ORATORIO demonstrou uma redução relativa de cerca de 24% da velocidade de progressão da incapacidade confirmada da EDSS, além da redução do acúmulo de novas lesões na RM.[34] Entretanto, o tamanho de efeito aqui não é o mesmo provado nas formas remitentes-recorrentes, e pacientes mais jovens e com maior atividade inflamatória são os com maior predição de resposta à terapia anti-CD20.

Atualmente, diversos novos mecanismos de ação estão em estudo, entre eles os inibidores da tirosina quinase de Bruton (tolebrutinibe no estudo PERSEUS[35] e fenebrutinibe no estudo FENTREPID),[36] anti-CD40L (frexalimabe), vidofludimo e outras moléculas.

Quanto às formas secundárias progressivas, a predição de resposta é maior nas formas de EMSP ativa. Esta conduta pode ser baseada na extrapolação de dados da maioria dos estudos dos MMD que incluíram populações mistas de pacientes portadores de EMRR e esclerose múltipla secundária progressiva (EMSP) ativa.[33] Outros estudos selecionaram apenas pacientes com EMSP, como o estudo EXPAND, que demonstrou a superioridade do siponimode em relação ao placebo na redução do risco de progressão da EDSS (21% na progressão confirmada em 3 meses e 26% na progressão confirmada em 6 meses).

TRATAMENTO DA SÍNDROME RADIOLOGICAMENTE ISOLADA

Conforme descrito no Capítulo 86, *Fenótipos Clínicos e Diagnóstico da Esclerose Múltipla*, os últimos critérios diagnósticos de McDonald ainda exigem a presença de surtos ou progressão para o diagnóstico da EM clinicamente definida, seja de início remitente-recorrente ou primariamente progressivo.[37] Sendo assim, os pacientes com síndrome radiologicamente isolada (SRI) são identificados por meio de achados assintomáticos na RM, típicos de substrato inflamatório-desmielinizante. De acordo com os critérios mais recentes da SRI de 2023,[38] pacientes que apresentam os seguintes fatores estão sob maior risco de conversão para EM clinicamente definida: 1) presença de lesões medulares; 2) presença de bandas oligoclonais; e 3) presença de lesões captantes de gadolínio ou surgimento de lesões novas em T2 no seguimento. Quanto à indicação da prescrição de MMD na SRI, dois ensaios clínicos recentes mostram evidências robustas que suportam o uso de dois medicamentos orais: fumarato de dimetila e teriflunomida.[39,40] O primeiro ensaio clínico randomizado a provar a evidência do uso de MMD na prevenção do primeiro evento clínico desmielinizante foi o estudo ARISE, no qual o fumarato de dimetila reduziu o risco do primeiro surto em 82%.[39] O segundo ensaio clínico é o estudo TERIS, que mostrou que a teriflunomida reduz o risco do primeiro evento desmielinizante em 72% quando comparada ao placebo.[40] Atualmente, existem outros ensaios clínicos em andamento, com uso inclusive de anticorpos monoclonais anti-CD20.[41]

DESCONTINUAÇÃO DE TRATAMENTO NOS PACIENTES COM ESCLEROSE MÚLTIPLA

A frequência de surtos é mais alta nos pacientes mais jovens e diminui com a idade, mesmo quando analisados os dados históricos dos pacientes tratados com placebo de estudos pivotais. Ademais, a maioria dos ensaios clínicos não recrutou pacientes com idade maior que 55 anos, de forma que a eficácia dos MMD nessa faixa etária advém de estudos de vida real. Sabe-se que pacientes mais jovens apresentam uma doença mais inflamatória e com maior chance de resposta aos mecanismos dos MMD, usados na prática clínica e aqui revisados. Entretanto, pacientes que se encontram na 5ª a 6ª década, apesar de responderem menos aos MMD (por apresentarem menor atividade inflamatória), podem eventualmente ter pior prognóstico (pelo risco maior de neurodegeneração e progressão, como demonstrado na Tabela 87.1). Ainda nessa questão, deve-se levar em consideração alguns fatores em pacientes de maior idade, como imunossenescência (maior risco de infecções, menor segurança) e maior frequência de comorbidades. Portanto, a decisão do momento de descontinuar os MMD pode ser um dilema.

Alguns trabalhos retrospectivos demonstraram que pacientes com doença estável tratados com medicações de baixa eficácia, sem novos surtos ou novas atividades radiológicas – com diferentes pontos de corte de idade variando de 45[42,43] a 60 anos[44] – a suspensão de MMD foi associada a uma taxa relativamente baixa de surtos. O primeiro ensaio clínico randomizado que avaliou a descontinuação dos MMD em pacientes com EM foi o ensaio DISCOMS.[45] Esse ensaio multicêntrico de não inferioridade incluiu pacientes com EM de qualquer fenótipo clínico, com idade maior ou igual a 55 anos, sem surtos nos últimos 5 anos e sem lesões novas na RM nos últimos 3 anos. Os autores do ensaio concluíram que não se pode afirmar que a descontinuação é superior à continuação de MMD. Em termos práticos, seguimos com a orientação individualizada de oferecer a tentativa de descontinuação apenas em casos selecionados, que já demonstraram evolução favorável da doença com o uso de medicação de baixa eficácia e sem atividade clínica ou radiológica confirmada por pelo menos 5 anos. Por sua vez, a parada de fármacos antitráfego linfocitário sem uma transição para outros MMD por um período adicional antes da descontinuação pode ser de maior risco.

O conceito de descontinuação segura não foi estudado em pacientes em uso de medicações como natalizumabe e fingolimode no momento da descontinuação, devido ao risco de rebote. A descontinuação das outras classes de medicamentos parece ser mais segura, devido à não associação com risco de rebote da atividade inflamatória.

A imunoterapia para EM visa principalmente ao controle da inflamação focal e, consequentemente, seu melhor efeito ocorre em pacientes em que a inflamação é mais proeminente, ou seja, pacientes jovens com EM altamente ativa. No entanto, em que medida o uso de MMD, independentemente da idade, reduz a inflamação crônica, evita o acúmulo de incapacidade a longo prazo e prolonga o tempo de sobrevida livre de incapacidades é uma questão ainda não respondida.

OUTRAS INTERVENÇÕES

Fatores ambientais e pessoais modificáveis, como deficiência de vitamina D, tabagismo, sedentarismo e comorbidades (hipertensão, diabetes, obesidade, doença cardíaca isquêmica, epilepsia e doenças psiquiátricas), estão associados a incapacidade maior e mais precoce nesses pacientes. Uma carga maior de comorbidades está associada a maiores riscos de surtos e progressão da incapacidade. Essas condições podem afetar aumentar o grau de atividade inflamatória e de neurodegeneração, exacerbar a atrofia cerebral e interagir com lesões latentes de EM, o que pode explicar o agravamento da doença em pacientes com maiores comorbidades clínicas. O manejo adequado das comorbidades clínicas e de outros fatores modificáveis leva a um melhor prognóstico; no entanto, seu papel para estratificar decisões de tratamento individuais não é claro. Especificamente, a obesidade e o sedentarismo estão associados ao aumento da incidência de EM, bem como da sua gravidade, principalmente na população menor que 18 anos. O tratamento da obesidade em pacientes com EM, por sua vez, é associado a uma menor taxa de surtos e menor progressão da doença, independentemente da imunoterapia associada.

Um ponto de extrema relevância é a orientação da atividade física regular. Tal orientação sempre foi importante por melhorar a fadiga, a sensação de bem-estar, a saúde mental e a velocidade de processamento.[46] Entretanto, evidências mais recentes enfatizam que a atividade física tem mecanismos que vão além: possível maior resposta aos MMD, potencial teórico de remielinização, oligodendrogênese, neurogênese e neuroproteção. Sendo assim, a atividade física deve ser sempre orientada e adaptada à capacidade e à situação de vida do paciente.

CONSIDERAÇÕES FINAIS

A imunoterapia mudou drasticamente a história natural da EM, doença classicamente associada ao significativo acúmulo de incapacidade ao longo da vida. O controle precoce da atividade de doença é crucial para evitar a incapacidade progressiva, e o uso precoce de AET é superior à terapia de baixa eficácia. Apesar disso, a segurança ainda é uma preocupação aos pacientes e médicos. A escolha do MMD é um desafio na prática clínica e suas particularidades devem ser mais discutidas e compartilhadas com o paciente. Embora evidências robustas apoiem o uso precoce de MMD de alta eficácia, fatores prognósticos clínicos e radiológicos, bem como questões individuais dos pacientes, devem ser valorizados e considerados para uma decisão de tratamento personalizada.

CAPÍTULO 88

Espectro da Neuromielite Óptica

Regina Maria Papais Alvarenga

NEUROMIELITE ÓPTICA AGUDA (DOENÇA DE DEVIC) E DOENÇAS DO ESPECTRO DA NEUROMIELITE ÓPTICA – NOTA HISTÓRICA

A denominação "doença de Devic", como a neuromielite óptica (NMO) é conhecida na literatura médica universal. É uma homenagem feita por Acchiote, em 1907, a seu contemporâneo Eugène Devic, professor de Neurologia em Lyon (França) – e que embora não tenha sido o primeiro neurologista a relatar essa associação de síndromes, apresentou no congresso médico em 1894 aquele que é considerado o caso *princeps* dessa enfermidade.[1] A paciente em questão havia sido examinada, pela primeira vez, no hospital Hôtel-Dieu de Lyon, em dezembro de 1892, por Devic. Tratava-se de uma mulher de 45 anos, com cefaleia, depressão e fraqueza generalizada. Em 27 de janeiro instalou-se retenção urinária, seguindo-se paraplegia e, 3 dias após, amaurose com sinais de papiledema na fundoscopia. A cefaleia e a depressão desapareceram com a instalação completa do quadro neurológico. A paciente morreu em 4 de março do mesmo ano, e o resultado da necropsia indicou se tratar de desmielinização grave e extensa na medula espinhal e nervos ópticos, com preservação do encéfalo.

Neuromielite óptica monofásica – uma variante da esclerose múltipla

A influência da descrição anatomopatológica de Devic levou a NMO a ser considerada, ao longo do século XX, uma doença aguda e grave, restrita ao nervo óptico e à medula espinhal, de curso monofásico ou fatal. O diagnóstico era clínico e se baseava na identificação da neurite óptica (NO) aguda com grave comprometimento bilateral da visão, sendo indicado exame fundoscópico para diferenciar papilite de neurite retrobulbar. A associação de manifestações motoras e anestesia em membros inferiores, com nível marcado torácico e distúrbios esfincterianos, caracterizava a mielite aguda. Em tratados de neurologia e de anatomia patológica, a NMO era classificada como uma variante monofásica da esclerose múltipla (EM).

Neuromielite óptica recorrente – síndrome de Devic

O reconhecimento, no ocidente, da NMO recorrente (síndrome de Devic) como uma forma especial de desordem neuroinflamatória do sistema nervoso central (SNC), com características clínicas, de imagem, laboratoriais e patológicas

únicas, assim como um mecanismo patogênico distinto da EM, seguiu-se ao estudo pioneiro de Raul Mandler et al.[2] A pesquisa, com oito mulheres de diferentes etnias atendidas no Novo México (EUA), demonstrou achados neuropatológicos característicos e distintos da EM, exames de ressonância magnética (RM) de crânio normais e ausência de bandas oligoclonais (BOC) de imunoglobulina G (IgG). Essas mulheres apresentaram envolvimento severo e seletivo do nervo óptico e da medula espinhal, evoluindo para um mau prognóstico. Estudos necroscópicos demonstraram lesões longas, cavitárias e maiores do que três segmentos na medula, com necrose perivascular dos vasos sanguíneos. Essas descobertas levaram à hipótese de que essa doença autoimune seria mediada por um anticorpo solúvel. As características foram identificadas, confirmadas, expandidas, e posteriormente incluídas nos critérios de diagnóstico de NMO propostos por Wingerchuk et al.,[3] da Clínica Mayo (Rochester, EUA), para a distinguir da EM.

Critérios de neuromielite óptica

Uma primeira proposta formal de critérios para diferenciar a NMO da EM foi elaborada a partir da análise de características clínicas, laboratoriais e de neuroimagem de 71 pacientes com exclusivo acometimento óptico e medular, atendidos na Clínica Mayo entre 1950 e 1993. O diagnóstico de NMO seria estabelecido por critérios absolutos (NO, mielite transversa [MT] e ausência de evidência clínica de lesão situada fora do nervo óptico ou medula espinhal). Os critérios de suporte maior referem-se a dados de neuroimagem, como crânio normal e medula espinhal com lesão extensa, e de líquido cefalorraquidiano (LCR), como pleocitose na fase aguda do surto, enquanto os critérios de suporte menor valorizam aspectos clínicos referentes à morbidade da doença (Tabela 88.1).

Neuromielite óptica definida[4]

A NMO foi definitivamente diferenciada da EM com a descoberta de um marcador biológico, um autoanticorpo IgG (NMO-IgG) que se liga à barreira hematoencefálica (BHE).

Tabela 88.1 Critérios diagnósticos de neuromielite óptica (NMO), 1999.[3]

O diagnóstico requer todos os critérios absolutos, além de um critério de suporte maior OU dois critérios de suporte menores.

Critérios absolutos:
1) Neurite óptica
2) Mielite aguda
3) Nenhuma outra manifestação clínica além do acometimento dos nervos ópticos e da medula espinhal.

Critérios de suporte maior:
1) RM de crânio negativa ao início da doença (normal ou não atendendo os critérios radiológicos para EM)
2) RM de medula espinhal com anormalidade em sinal T2 se estendendo por três segmentos vertebrais ou mais
3) Pleocitose no LCR (> 50 leucócitos/mm^3), OU > 5 neutrófilos/mm^3

Critérios de suporte menor:
1) Neurite óptica bilateral
2) Neurite óptica severa com acuidade visual fixa pior do que 20/200 em pelo menos um dos olhos
3) Episódio de fraqueza severa, porém constante, em um ou mais membros (MRC grau 2 ou menor).

EM: esclerose múltipla; LCR: líquido cefalorraquidiano; MRC: escala do Medical Research Council para a avaliação da força muscular; RM: ressonância magnética.

A acurácia diagnóstica desse autoanticorpo foi avaliada para a NMO e outras síndromes de alto risco limitadas (como MT extensa ou NO recorrente). A pesquisa envolveu estudos imuno-histoquímicos e análise do soro de pacientes. O grupo detectou NMO-IgG em quase três quartos dos pacientes com NMO e em metade daqueles com alto risco de desenvolver a doença, mas não detectou NMO-IgG em nenhum paciente com EM clássica. A especificidade desse anticorpo foi apoiada pela identificação sorológica, em condições totalmente mascaradas, de 14 pacientes NMO-IgG positivos que tinham síndromes paraneoplásicas e estavam em investigação para autoimunidade. Desses 14 pacientes, 12 demonstraram posteriormente ter um distúrbio relacionado com NMO.[5] Em um novo estudo publicado em 2005, Lennon et al.[6] identificaram que a NMO-IgG se liga seletivamente ao canal de água aquaporina 4 (AQP4).

A identificação desse marcador biológico levou à modificação dos critérios diagnósticos de NMO propostos em 1999. NMO definida passou a ser clinicamente diagnosticada em pacientes com pelo menos dois eventos agudos, neurite aguda e mielite, e o apoio laboratorial seria dado pela identificação de dois dos três critérios: RM de crânio normal, RM de coluna vertebral com lesão extensa e positividade do NMO-IgG,[4] conforme apresentado na Tabela 88.2.

O conhecimento sobre as manifestações neurológicas na NMO foi ampliado com a aplicação desses novos critérios diagnósticos, que incluíram casos com sintomas fora do nervo óptico e da medula espinhal, possibilitando a identificação de manifestações no tronco encefálico e no encéfalo.

Wingerchuk et al.[4] aplicaram os critérios de NMO definida em uma população de 96 pacientes da Clínica Mayo com NMO recorrente, sendo 85,1% do sexo feminino, 38,5% não caucasianos, com média de início de doença aos 37,8 anos e apresentando 76,1% positividade para o NMO-IgG. Nesse grupo, 14 pacientes apresentaram manifestações neurológicas fora do nervo óptico e da medula espinhal, sendo identificados nove pacientes (oito deles com lesões extensas na medula espinhal e sete com positividade na NMO-IgG sérica), sintomas e sinais de envolvimento do tronco encefálico (como neuralgia do trigêmeo, vômitos, diplopia, tonturas, nistagmo, ptose palpebral, paresia em membro inferior direito, vertigem, ataxia e surdez). A RM de crânio exploratória demonstrou lesão no tronco encefálico em quatro dos nove casos.

Espectro da neuromielite óptica[7]

O termo "espectro da NMO" foi cunhado por pesquisadores da Clínica Mayo para incluir NMO e outras doenças imunomediadas, limitadas e raras, que se diferenciam do ponto de vista clínico, laboratorial e imunopatológico da EM, a partir da identificação do anticorpo NMO-IgG no estudo de Lennon et al.[5]

Foram incluídas no espectro NMO as seguintes síndromes:

• Neuromielite óptica (NMO), que nesse espectro se refere a casos de pacientes com dois eventos índices (NO + mielite transversa [MT]) que atendem ao diagnóstico de NMO pelos critérios de NMO definida[4]
• Esclerose múltipla em sua forma óptico-espinhal (OSMS), identificada no Japão e caracterizada clinicamente pelo envolvimento recorrente e grave do nervo óptico e da medula espinhal. Sintomas cerebrais ou cerebelares não são aceitos, porém leves sintomas de tronco encefálico não excluem o diagnóstico[8]
• Mielite transversa com lesão longitudinal extensa (LETM, do inglês *longitudinally extensive transverse myelitis*), que indica pacientes com formas monofásicas ou recorrentes de MT, em que a RM demonstra lesão inflamatória da medula espinhal contígua e maior do que três segmentos vertebrais
• Neurite óptica idiopática recorrente ou bilateral simultânea (NORB). Essa NO idiopática pode ocorrer como episódio único ou evoluir em surtos e remissões (CRION, do inglês *chronic idiopathic optic neuritis*)
• NO ou LETM associada à doença sistêmica autoimune. Casos de NMO, ou de síndromes limitadas, positivos para o NMO-IgG em outras doenças autoimunes sistêmicas
• NO ou LETM associada a lesões encefálicas típicas de NMO (hipotalâmica, corpo caloso, periventricular ou de tronco encefálico). Foram incluídos nessa classificação os pacientes com NO e/ou LETM com eventos agudos de síndromes de tronco encefálico ou encefalopatias, na presença de lesões de RM atípicas para EM.

A frequência das síndromes do espectro da NMO[9] no universo das doenças desmielinizantes inflamatórias idiopáticas (DDII) do SNC foi analisada em um estudo multicêntrico da América do Sul, envolvendo 24 centros neurológicos de referência situados nas cinco regiões do Brasil, na Venezuela, no Paraguai e na Argentina. Entre os 1971 registros (casos novos e antigos) de pacientes atendidos consecutivamente no ano de 2012, 226 (11,8%) preenchiam os critérios de NMO definida e 129 foram incluídos nos demais tipos de transtornos do espectro da NMO (NMOSD, do inglês *neuromyelitis optica spectrum disorder*), como apresentado na Tabela 88.3.

Novas definições para doenças do espectro da neuromielite óptica[10]

Em 2015, um painel internacional para o diagnóstico de NMO (IPND, do inglês *international panel for NMO diagnosis*) apresentou uma proposta de critérios de diagnóstico para NMOSD, conforme o *status* sorológico AQP4-IgG (positivos ou negativos), tomando por base características clínicas e achados de neuroimagem. O IPND indica seis síndromes CORE (centrais) típicas de NMOSD: NO; MT; síndrome da área postrema (SAP); outras síndromes agudas de tronco cerebral; síndrome diencefálica aguda e síndrome cerebral sintomática. Quando associadas à positividade para AQP4-IgG, essas síndromes CORE definem o diagnóstico de NMOSD com AQP4-IgG (Tabela 88.4). Os critérios para o diagnóstico de NMOSD em pacientes soronegativos, ou sem acesso ao teste, necessita da disseminação no espaço (duas entre as seis síndromes CORE, sendo pelo menos uma

---

Tabela 88.2 Critérios diagnósticos de neuromielite óptica (NMO), 2006.

O diagnóstico de NMO definida requer todos os critérios absolutos e dois de três critérios de suporte maior

Critérios absolutos:
1) Neurite óptica
2) Mielite transversa

Critérios de suporte:
1) Lesão contínua da medula espinhal na RM que se estenda por mais de três segmentos vertebrais
2) RM de crânio não preenchendo os critérios diagnósticos para EM
3) Sorologia positiva para NMO-IgG.

EM: esclerose múltipla; NMO-IgG: anticorpo NMO imunoglobulina G; RM: ressonância magnética.

Tabela 88.3 Classificação de doenças desmielinizantes inflamatórias idiopáticas (DDII) em sul-americanos.

Categoria diagnóstica principal	Subcategoria de diagnóstico total	N	% (95%)
DDII aguda com encefalopatia	Pseudotumor	4	0,21 (0,19-0,21)
N = 7 (0,37%; IC 95% = 0,34-0,39)	Monofásico, esclerose concêntrica de Baló	3	0,16 (0,14-0,17)
Encefalomielite disseminada aguda	ADEM monofásico	14	0,73 (0,71-0,75)
N = 19 (0,99%; IC 95% = 0,99-0,99)	ADEM polifásico	5	0,26 (0,24-0,28)
CIS	CIS neurite óptica (NO)	33	1,7 (1,6-1,9)
N = 67 (3,5%; IC 95% = 3,3-3,7)	CIS tronco encefálico (BS)	6	0,31 (0,29-0,33)
	CIS mielite transversa	18	0,94 (0,93-0,95)
	CIS multifocal	10	0,52 (0,50-0,54)
Esclerose múltipla (EM)	EMRR	1.384	72,2 (70,2-74,2)
N=1.474 (76,9%; IC 95% = 75,0-78,7)	EMPP	90	4,7 (4,5-4,9)
Neuromielite óptica	NMO monofásica	38	2,0 (1,8-2,2)
N=226 (11,8%; IC 95% = 10,4-13,3)	NMO recorrente	188	9,8 (9,7-9,9)
	LETM monofásica	25	1,3 (1,2-1,5)
	LETM recorrente	39	2,0 (1,9-2,2)
	LETM + STC	6	0,31 (2,9-3,3)
	BRON	15	0,78 (0,76-0,80)
	NO+BS	1	0,05 (0,04-0,06)
	EM óptico-espinhal	38	2,0 (1,8-2,2)
Total		1.917	100

ADEM: encefalomielite disseminada aguda; CIS: síndrome clínica isolada; EMPP: esclerose múltipla progressiva primária; EMRR: esclerose múltipla remitente-recorrente; IC: intervalo de confiança; LETM: mielite transversa com lesão longitudinal extensa; NMO: neuromielite óptica; NO: neurite óptica; STC: síndrome do tronco cerebral.

das três síndromes principais, como NO, MT e/ou SAP), além de requisitos adicionais de RM apresentados na Tabela 88.5. O diagnóstico, como o de todas as doenças desmielinizantes idiopáticas, exige a ausência de outras causas etiológicas ou razões que expliquem a síndrome.

O Painel recomenda o método CBA (*cell-based assay*) para a detecção do anticorpo AQP4-IgG no soro, devido à

Tabela 88.4 Critérios para diagnóstico de NMOSD com AQP4-IgG.

A – Critérios para diagnóstico de NMOSD com AQP4-IgG
Critérios A, B e C devem ser preenchidos
Critério A
Status aquaporina 4 – AQP4-IgG positivo
Critério B
Pelo menos uma das seguintes síndromes CORE, identificadas em um ou mais eventos agudos
Síndromes CORE
1. Evidência clínica de neurite óptica aguda
2. Evidência clínica de mielite aguda
3. Evidência clínica de síndrome da área postrema
4. Evidência clínica de encefalite aguda de tronco encefálico outra além da síndrome da área postrema
5. Evidência clínica de narcolepsia sintomática ou síndrome diencefálica aguda com RM de crânio identificando:
   – lesão periependimária no nível do III ventrículo
   – lesão no tálamo ou hipotálamo
6. Evidência clínica de encefalite aguda com RM identificando:
   – Extensa lesão periependimária nos ventrículos laterais
   – Grande e confluente lesão na substância cerebral profunda (frequentemente captante de gadolínio)
   – Lesão longitudinal extensa, difusa e heterogênea ou edematosa no corpo caloso
   – lesão longitudinal extensa da via piramidal na cápsula interna
Critério C
Exclusão de alternativas diagnósticas.

AQP4: canal de água aquaporina 4; IgG: imunoglobulina G; NMOSD: transtorno do espectro da neuromielite óptica; RM: ressonância magnética.

Tabela 88.5 Critérios para diagnóstico de NMOSD sem AQP4-IgG ou NMOSD com *status* desconhecido.

B – Critérios para diagnóstico de NMOSD sem AQP4-IgG ou NMOSD com *status* desconhecido
Critérios A, B e C devem ser preenchidos
Critério A
Status aquaporina 4 – AQP4-IgG negativo ou desconhecido
Critério B
Duas ou mais síndromes CORE, como resultado de um ou mais eventos agudos, indicando disseminação no espaço do SNC
a. Ao menos uma das síndromes CORE deve ser NO, LETM ou SAP
b. Disseminação no espaço (duas ou mais características clínicas centrais diferentes)
c. Preenche critérios na RM conforme aplicado (descritos abaixo).

Achados na RM necessários
1. Neurite óptica aguda requer RM de crânio normal com lesões inespecíficas; nervo óptico com lesões hiperintensas em T2 ou lesão contrastada em T1 abrangendo mais da metade da extensão do nervo óptico, ou envolvendo o quiasma óptico
2. Mielite aguda requer: RM vertebral com LETM (três ou mais segmentos contínuos) ou três ou mais segmentos contínuos com atrofia focal da medula
3. Síndrome da área postrema requer: RM cerebral com lesões associadas da medula dorsal/área postrema
4. Síndrome do tronco encefálico requer: RM cerebral com lesões associadas na região periependimária do IV ventrículo ou aqueduto
5. Síndrome diencefálica aguda requer: RM cerebral com lesão periependimária no nível do III ventrículo ou lesão no tálamo ou hipotálamo
6. Encefalite aguda requer: RM cerebral com extensa lesão periependimária nos ventrículos laterais; grande e confluente lesão na substância cerebral profunda (frequentemente captante de gadolínio); lesão longitudinal extensa, difusa e heterogênea ou edematosa no corpo caloso ou lesão longitudinal extensa da via piramidal na cápsula interna
Critério C
Exclusão de alternativas diagnósticas.

AQP4: canal de água aquaporina 4; IgG: imunoglobulina G; LETM: mielite transversa com lesão longitudinal extensa; NMOSD: transtorno do espectro da neuromielite óptica; NO: neurite óptica; RM: ressonância magnética; SAP: síndrome da área postrema; SNC: sistema nervoso central.

sua maior sensibilidade (76,7%) quando comparado a outras técnicas, como imunofluorescência indireta e ELISA (63 a 64%, respectivamente). Os autores atentam que, em uma minoria de pacientes com características clínicas e radiológicas de NMOSD soronegativos para AQP4-IgG, foram encontrados anticorpos contra a glicoproteína do oligodendrócito da mielina (MOG),[11] e sugerem que esses pacientes possam ter uma patogênese distinta. No entanto, o papel do MOG ou de outros anticorpos na patogênese da NMOSD permanece indeterminado.

Com relação à nomenclatura, o IPND propôs a unificação dos termos NMO e NMOSD, com a justificativa de que o comportamento clínico, a imunopatogênese e o tratamento das NMOSD não diferem daqueles da NMO, bem como a maioria dos pacientes com formas incompletas de NMO irá preencher os critérios de NMO posteriormente. Por fim, a nomenclatura permite modificações futuras com base em uma possível descoberta e validação de outros biomarcadores em pacientes AQP4-IgG soronegativos que tenham síndromes clínicas típicas de NMOSD. O texto é omisso em relação à posição nosológica dos casos NMOSD AQP4-negativos MOG-positivos,[12] e aos casos de EM asiática duplamente soronegativos que não são similares à NMO.

NEUROMIELITE ÓPTICA – DIAGNÓSTICO CLÍNICO E COMPLEMENTAR

Os eventos índices – NO e síndrome medular transversa (MT) – que fundamentam o diagnóstico da neuromielite óptica ocorrem em surtos agudos ou subagudos, podendo se instalar simultaneamente (no mesmo dia) ou isoladamente, com intervalo de tempo extremamente variável entre si. A NMO pode ser a manifestação de um episódio único, sendo necessário, no mínimo, 3 anos de observação para se concluir o diagnóstico, ou evoluir com curso recorrente. Surtos agudos de tronco encefálico e encefalopatias podem ocorrer como manifestação neurológica inicial ou como um dos surtos de NMO recorrente.

Eventos agudos visuais manifestam-se por NO, que, em sua fase aguda, caracteriza-se por déficit visual completo ou parcial, bilateral simultânea ou unilateral sequencial, evoluindo com diferentes graus de reversibilidade, perda de visão de cores ou sombras. Apesar do déficit de acuidade visual, o exame de fundo de olho pode indicar a papila do nervo óptico inteiramente normal (neurite retrobulbar) ou com edema de disco óptico moderado (papilite). Nos casos crônicos, ocorre a atrofia do nervo óptico com palidez do disco óptico. As características clínico-evolutivas da NO na NMO recorrente, analisadas em 60 pacientes diagnosticados pelos critérios de Wingerchuk et al.,[3] foram: NO como evento inicial em 51,6%; grave disfunção em pelo menos um dos olhos em 61,7% na fase mais grave do evento índice visual, seguindo-se remissão, restando 18,3% de sequelas visuais graves; em um tempo mediano de observação de 8 anos (6 meses a 30 anos), ocorreram 152 surtos visuais e, na última avaliação, houve acometimento visual bilateral em 53,3% e grave disfunção visual em pelo menos um dos olhos em 63,3%.[13]

Merle et al.,[14] da Martinica, analisaram a deficiência visual em uma série de 30 pacientes afro-caribenhos com NMO recorrente, comparando os resultados com 47 pacientes com EM. A maioria dos pacientes com NMO (70%) demonstrou prejuízo bilateral da visão, com disfunção bilateral grave ocorrendo em 50% e unilateral em 20%. Os autores concluíram que há um drástico contraste entre as sequelas visuais da NMO e da EM.

A NO em pacientes com NMOSD soropositivos para AQP4-IgG pode ser grave e a recuperação costuma ser ruim: mais de 80% dos pacientes com NMOSD têm acuidade visual de 20/200 ou pior no nadir, e 30% permanecem com acuidade visual de 20/200 ou pior na remissão. A NO simultânea bilateral ocorre em cerca de 20% dos pacientes e a recorrência é comum. O edema do disco óptico geralmente está presente em 10 a 44% dos pacientes.[15]

A rotina de investigação complementar de paciente com NO inclui exame oftalmológico completo, com medida da acuidade visual e campimetria, após a exclusão de enfermidades oculares. RM de crânio e órbitas visam afastar a possibilidade de processos compressivos sobre o nervo óptico (como tumores, abscessos, aneurismas ou granulomas), e identificar a dimensão das lesões inflamatórias, que na NMO são extensas, podendo se estender ao quiasma óptico.

Na neurite óptica associada à NMOSD (NMOSD-NO), a RM das órbitas frequentemente mostra lesões longitudinalmente extensas do nervo óptico, envolvendo múltiplos segmentos nervosos, o que raramente é observado na neurite óptica associada à esclerose múltipla (NO-EM). O envolvimento isolado do quiasma óptico ou do trato óptico é mais comum em pessoas com NMOSD do que em indivíduos com outras causas de NO. É importante distinguir os subtipos de NO, pois diversas terapias para EM podem piorar o curso da NMOSD.[15]

O exame da tomografia de coerência óptica (OCT, do inglês *optical coherence tomography*) foi introduzido recentemente nos critérios de diagnóstico de NO propostos pelo comitê internacional liderado por Alex Petzold.[16] Na fase aguda da NO, a OCT identifica possível aumento da espessura da camada de fibras nervosas retinianas (edema), e na fase crônica aponta redução da espessura da camada de fibras nervosas retinianas e do complexo de células ganglionares e plexiforme interna (atrofia).

A NMOSD-NO afeta toda a camada de fibras nervosas da retina (CFNR) peripapilar, com envolvimento particular dos quadrantes superior e inferior. Isso pode refletir uma menor preferência por axônios de pequeno diâmetro, que são mais abundantes no quadrante temporal e são preferencialmente afetados na NO-EM. A redução é mais grave na NMOSD-NO do que no NO-EM, em consonância com a pior recuperação visual observada após NO em NMOSD. Pacientes com NMOSD com histórico de NO tendem a ter espessuras de CFNR significativamente menores que pacientes com NO-EM. Diversos estudos mostraram que a espessura da CFNR em pacientes com NMOSD após NO é reduzida para 55 a 83 μm, em comparação com 93 a 108 μm nos respectivos grupos de controle.[16-18]

Alguns estudos de OCT também destacam alterações maculares após a NO em pacientes com NMOSD. O edema macular microcístico (EMM) na camada nuclear interna pode ser detectados em 20 a 26% dos pacientes com NMOSD, em até 40% dos olhos afetados por NO em pacientes AQP4-IgG positivos, mas não em olhos não afetados. O EMM parece estar associado à maior incapacidade clínica e à atividade da doença, e embora seus mecanismos subjacentes estejam em discussão, não é algo específico da NMOSD-NO, mas que também pode ser detectado em olhos de pacientes com NO-EM e outras neuropatias ópticas (neuropatia óptica inflamatória recidivante crônica, isquêmica, doença de Leber).[17,18] Potenciais evocados visuais demonstram como padrão na NMO a diminuição da amplitude da onda P100 com latência normal.[19]

Exames laboratoriais de sangue e estudos do LCR são indicados para a exclusão de infecções ou doenças metabólicas, que podem cursar com perda aguda ou subaguda da visão. Essa fase de investigação, embora muito importante, deve ser realizada de forma rápida para não retardar o início do tratamento da fase aguda da neurite idiopática com doses altas de metilprednisolona intravenosa (IV), repetidas em curto intervalo de tempo segundo o esquema preconizado pela Academia Americana de Oftalmologia. Pacientes com NO AQP4-IgG positiva apresentam alto risco de recaída e, portanto, tratamentos preventivos são recomendados.

Mielite transversa

Surtos medulares ocasionados por extensas áreas de inflamação manifestam-se por sinais e sintomas de secção completa (mais frequente) ou parcial da medula espinhal. Na fase aguda, ocorre déficit motor frequentemente bilateral, que se manifesta como hemiparesia, paraparesia ou quadriparesia grave, com abolição de reflexos profundos e superficiais.[20] Sinais de liberação medular, como hiper-reflexia, hipertonia elástica, automatismos, espasmos em flexão ou extensão e sinal de Babinski são observados na fase crônica.[21] As alterações sensitivas caracterizam-se por distúrbios subjetivos como parestesias e dor, associados a déficits objetivos de sensibilidade superficial (hipoestesia tátil térmica e dolorosa, com profunda perda de noção de posição segmentar e abolição da sensibilidade vibratória) em um ou mais membros. Lesões inflamatórias assimétricas unilaterais na medula ocasionam manifestações motoras piramidais e sensitivas profundas, homolaterais à lesão, assim como alterações sensitivas superficiais contralaterais (síndrome de Brown-Séquard). Dores em cinta, iniciando-se na coluna vertebral e irradiando-se transversalmente ao tórax ou abdômen, são frequentemente sintomas iniciais de MT. O sinal de Lhermitte, indicativo de lesões medulares cervicais posteriores, caracteriza-se por sensação de choque percorrendo longitudinalmente a coluna vertebral de cima para baixo, irradiando-se aos quatro membros em associação a movimentos de flexão da coluna vertebral cervical.[22] A identificação do nível sensitivo no exame objetivo da sensibilidade dolorosa é o melhor parâmetro clínico para a localização topográfica do segmento medular atingido pelo processo inflamatório agudo. Alterações esfincterianas, de acordo com a gravidade, incluem desde urgência urinária até completa perda de funções esfincterianas, com necessidade do uso de sondas de alívio ou de demora.

Surtos óptico-medulares são mais raros e ocorrem no início da enfermidade, ou em qualquer época nas formas recorrentes. Manifestam-se clinicamente pelo acometimento simultâneo (no mesmo dia) do nervo óptico, uni ou bilateralmente, e da medula espinhal, parcial ou completamente.

No caso de suspeita de MT, exames complementares neurorradiológicos visam à exclusão de enfermidades infecciosas, vasculares e compressivas sobre a medula espinhal. As lesões inflamatórias na MT associada à NMO costumam ser identificadas na RM por extensas áreas (LETM, caracterizada por lesões medulares contíguas com o acometimento de três ou mais segmentos vertebrais),[3] ocasionando edema na fase aguda e atrofia medular na fase crônica, frequentemente envolvendo a substância cinzenta central.[10] As análises devem ser feitas nas sequências T1, T2 e FLAIR, e o uso de contraste (gadolínio) se faz necessário para a determinação de lesões ativas (Figura 88.1). As lesões agudas são identificadas, após o uso do contraste, na sequência T1. Cavitação e necrose central da medula ocasionam dissociação siringomiélica da sensibilidade nos membros afetados, caracterizada por anestesia dolorosa e térmica, com preservação do tato ocorrendo lentamente ou mesmo abruptamente.[23]

O diagnóstico diferencial com lesões tumorais é obrigatório para que pacientes não sejam erroneamente encaminhados para cirurgias ou biópsias. Para reforçar a dificuldade do diagnóstico diferencial das lesões inflamatórias agudas da medula espinhal que cursam com edema, o aumento de proteína no LCR pode ser encontrado, como ocorre em qualquer processo compressivo, por retenção desse fluido no canal vertebral. O aspecto mais descrito do LCR na fase aguda das mielites tem sido o padrão inflamatório com pleocitose.[3]

Manifestações neurológicas fora do nervo óptico e da medula espinhal

A extensão superior de mielites cervicais para o tronco encefálico ou lesões inflamatórias in situ em topografia de mesencéfalo, ponte e bulbo, comprovadas ou não pela RM, podem ocasionar sinais e sintomas de tronco encefálico como soluços, vômitos, parestesias e déficit sensitivo na face, paralisia facial, surdez, vertigens, desvio da língua e sinais de vias longas.[4]

A SAP vem tendo destaque entre as manifestações de tronco encefálico da NMO por sua gravidade e especificidade. Caracteristicamente, a SAP se manifesta por episódios persistentes de náusea, vômito ou soluços intratáveis, com duração maior do que 48 horas e remissão em torno de 10 dias.[20,24] Quando ocorre como primeira manifestação da doença, é de difícil diagnóstico por ser confundida com doença gástrica, ocasionando perda ponderal e comprometimento do estado geral. Nos critérios de NMOSD de 2015, a SAP está incluída entre as três principais manifestações CORE, junto com a NO e a MT. Um estudo multicêntrico recente na América Latina identificou a frequência de 18,3% de pacientes NMOSD que apresentaram SAP ao longo da doença.[25]

Entre as manifestações mais raras na NMO estão as síndromes diencefálicas agudas e as síndromes cerebrais agudas. Sonolência, narcolepsia e síndromes endócrinas ocorrem em lesões diencefálicas. Já nas síndromes cerebrais agudas ocorrem sinais de localização, crises epilépticas focais, alterações cognitivas e comportamentais e alterações no nível de consciência. A RM é o método complementar indicado para a comprovação de lesões inflamatórias fora do nervo óptico e da medula espinhal.

Ressonância magnética de crânio

A RM normal do cérebro foi considerada inicialmente como uma das principais características radiológicas da NMO.[2,3] No entanto, o estudo de neuroimagem em pacientes com NMO definida e maior tempo de doença demonstrou a existência de lesões cerebrais típicas da NMO.[26] RM indicando lesões típicas de NMOSD integra os critérios de diagnóstico propostos pelo IPND que estão apresentados nas Tabelas 88.4 e 88.5.[10]

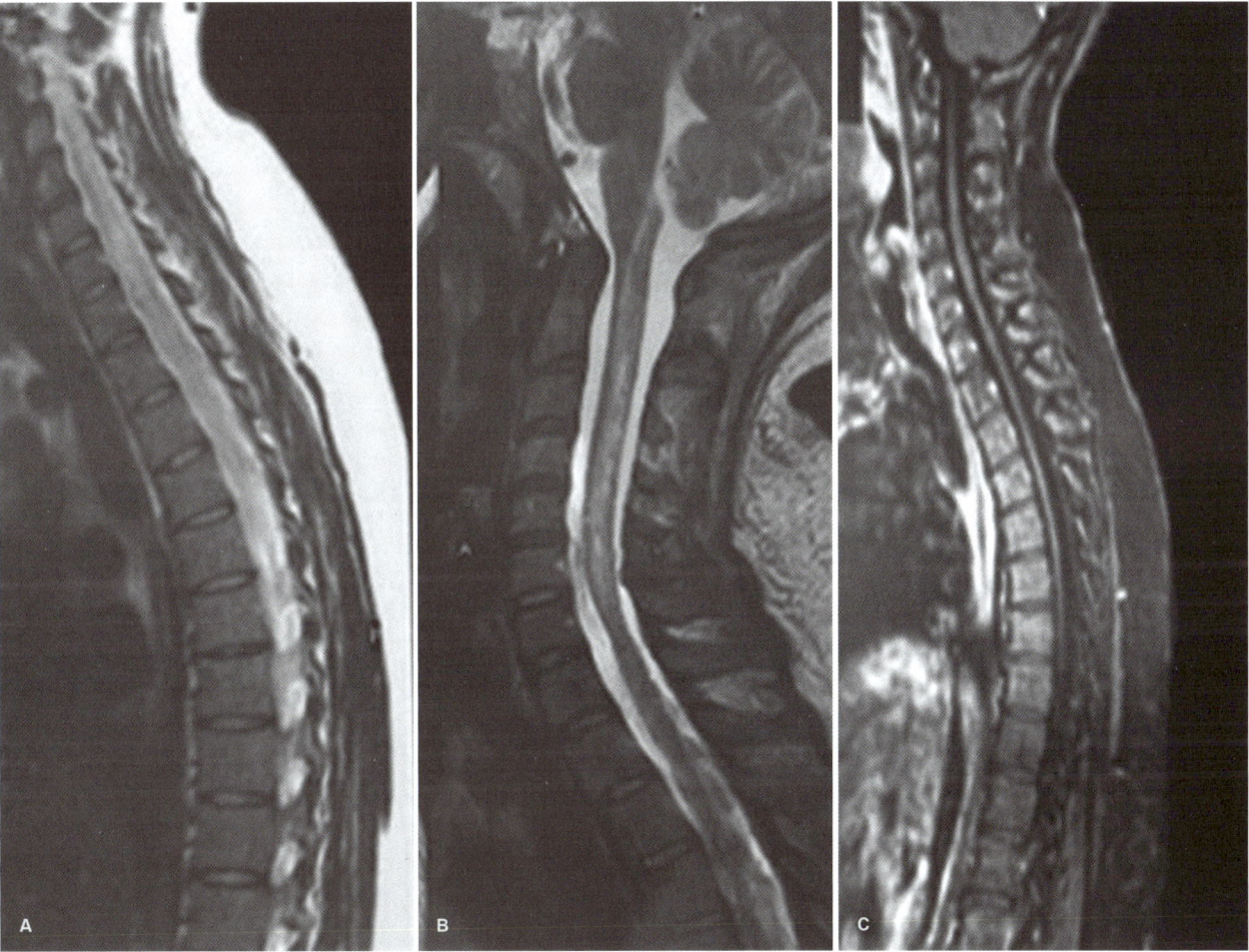

Figura 88.1 Mielite extensa com expansão para o bulbo em paciente NMOSD soronegativa. Paciente NMOSD negativa para AQP4, dois eventos síndrome da área postrema e tetraplegia quando iniciou tratamento com rituximabe, com completa eficácia. **A.** Lesão medular extensa (2012). **B.** Extensão para o bulbo (2012). **C.** Ressonância magnética normal (2024).

RMs seriadas de crânio de 55 pacientes do Rio de Janeiro com NMO, diagnosticados segundo os critérios de 2006, foram analisadas por dois neurorradiologistas independentes (1ª RM, RM no evento agudo e última RM).[27] Nenhuma lesão cerebral foi encontrada em 47,2% dos pacientes, 18,1% deles tinham uma lesão e 34,5% apresentaram múltiplas lesões típicas de NMOSD, documentadas na Figura 88.2.

Pesquisa de anticorpos AQP4-IgG e MOG IgG

Embora não haja até o momento nenhuma recomendação sobre a testagem do anticorpo AQP4-IgG, é largamente aceito que esse anticorpo deve ser testado nos pacientes que apresentem síndromes consideradas típicas de NMOSD, como LETM, NORB e SAP, isoladas ou combinadas, bem como em casos em que a RM de crânio não seja sugestiva de EM ou que tenha achados típicos para NMOSD.[12]

Um estudo realizado na Universidade Federal do Estado do Rio de Janeiro (Unirio), com a participação da Rede Sarah Rio, encontrou uma frequência de positividade do anticorpo AQP4 pelo teste ELISA em 57,1% dos pacientes com NMO.[28] Para comparação, nesse estudo foi realizada uma revisão sistemática da literatura sobre a frequência de positividade nos principais testes utilizados a partir de 2004 para a detecção de NMO-IgG/AQP4-IgG, encontrando uma grande variabilidade de resultados: IFI (imunofluorescência indireta) 26,9 a 75%, RIPA (*radio immunoprecipitation assay*) 33,3 a 56%, FIPA (*fluorescence immunoprecipitation assay*) 33 a 76%, ELISA (*enzyme-linked immunosorbent assay*) 60 a 75,8%, FACS (citometria de fluxo) 30,3 a 77%, CBA de 60 a 80%, e WBA (*Western blot assay*) 81%.

O IPND[10] considera o CBA (por citometria de fluxo ou microscopia) como o padrão-ouro para identificação de anticorpos AQP4-IgG por ter maior sensibilidade, e recomenda que pacientes suspeitos de NMOSD negativos para anticorpos AQP4-IgG realizem novas testagens pelo CBA. Ocasionalmente, pacientes sem anticorpos detectáveis no início podem mais tarde apresentar positividade, pois alguns fatores, como a própria técnica, a fase da doença e o uso de imunossupressores podem interferir no resultado.

Em pacientes persistentemente negativos para o anticorpo AQP4-IgG é indicada a pesquisa pelo CBA do MOG-IgG.[12] A frequência de positividade do MOG-IgG em pacientes NMOSD soronegativos para o AQP4 varia de 7 a 49%.[29]

Pesquisa de bandas oligoclonais de IgM e IgG

BOC de IgG no LCR, a principal característica laboratorial da EM, foram inicialmente descritas como ausentes na NMO recorrente (NMOR).[2] Posteriormente, a presença de BOC em pacientes com NMOR foi reconhecida em uma frequência muito variável.[3,30-35] Um estudo colaborativo entre a Unirio e o Laboratório Neuro Life identificou na NMOSD 41,2% de elevação do índice de IgG e 64,7% de positividade para BOC.[30]

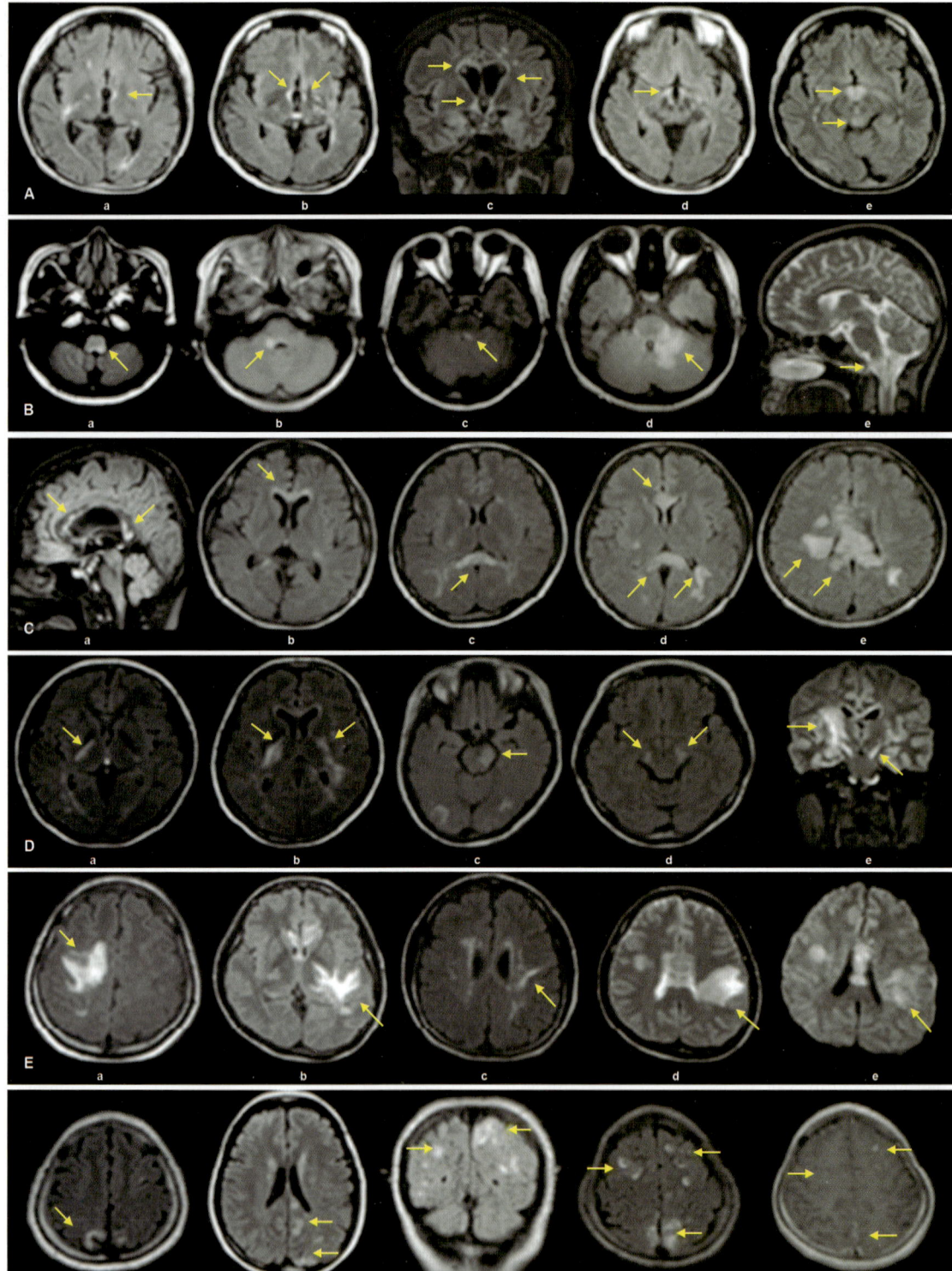

Figura 88.2 Lesões cerebrais típicas de NMO. Observam-se lesões periependimárias circundando o terceiro ventrículo e o aqueduto cerebral. **A.** Essas lesões podem ser unilaterais (a) ou bilaterais (b), e às vezes associam-se a lesões periependimárias ao redor dos ventrículos laterais (c). Frequentemente o tálamo e o hipotálamo estão envolvidos (d, e). **B.** Em lesões do tronco encefálico adjacentes ao quarto ventrículo, a parte dorsal do tronco encefálico adjacente ao quarto ventrículo é comumente envolvida (a-c). Podem ser edematosos e formar lesões extensas envolvendo o pedúnculo cerebelar (d). Essas lesões são frequentemente contíguas a lesões cervicais (e). **C.** Observam-se lesões periependimárias circundando os ventrículos laterais. Ao contrário das lesões da esclerose múltipla, as lesões na NMOSD estão imediatamente próximas ao ventrículo lateral, seguindo o revestimento ependimário em padrão disseminado, sendo frequentemente edematosas e heterogêneas (a). Às vezes, as lesões calosas envolvem toda a espessura do corpo caloso, incluindo a esplênio "ponte em arco" (b-d). Essas lesões frequentemente se estendem para o hemisfério cerebral, formando uma lesão extensa e confluente da substância branca (e). **D.** São observadas lesões envolvendo o membro posterior da cápsula interna e pedúnculo cerebral do mesencéfalo unilateralmente (a-c) ou bilateralmente (b, d, e). **E.** Observa-se que essas lesões são contíguas e longitudinalmente extensas seguindo os tratos corticoespinhais, e parecem ser sinônimo de lesão medular longitudinalmente extensa seguindo o trato descendente. **E.** Veem-se lesões extensas e confluentes da substância branca hemisférica. Podem ser tumefativas (a, b) ou fusiformes (c). Algumas lesões parecem "tinta derramada" ao longo dos tratos da substância branca. Geralmente apresentam altas intensidades de sinal nas imagens ponderadas em difusão (DWI) (d) e aumento nos valores do coeficiente de difusão aparente (a, d, c, e, pareado com d), sugerindo edema vasogênico. **F.** Observa-se envolvimento do córtex cerebral (a-d) e realce leptomeníngeo (e).

CURSO CLÍNICO E PROGNÓSTICO DA NEUROMIELITE ÓPTICA

A história natural da NMO vem sendo descrita em estudos de séries de pacientes provenientes de todos os continentes, incluindo o Brasil.[31-36] A soma dos resultados desses estudos indica que a NMO é uma doença que afeta predominantemente mulheres, inicia-se entre a 3ª e a 4ª década, caracteriza-se pela ocorrência de eventos agudos (surtos) de NO e MT graves, porém potencialmente reversíveis, e evolui com recorrências, alta morbidade e frequente mortalidade.

Com o objetivo de demonstrar o curso clínico da NMO, apresentaremos um estudo longitudinal de desenho ambispectivo de uma coorte de pacientes atendidos no Serviço de Neurologia do Hospital da Lagoa (RJ), o maior centro de referência no Estado do Rio de Janeiro e onde a forma recorrente de NMO foi reconhecida pela primeira vez no Brasil.[31]

Foram analisados 128 pacientes (85,9% do sexo feminino, 53,9% mulatos ou negros) diagnosticados pelos critérios de NMO definida[4] e selecionados pelos seguintes critérios: presença de, no mínimo, dois eventos índices, NO (uni ou bilateral) e MT (completa ou parcial), de instalação aguda ou subaguda, ocorridos simultaneamente (no mesmo dia) ou separados entre si por dias, semanas, meses ou anos, com curso monofásico ou recorrente. Sinais clínicos de envolvimento do tronco encefálico ou do cérebro em pacientes com predominante envolvimento do nervo óptico não excluíram diagnóstico.

A NMO atingiu indivíduos de diferentes faixas etárias, desde a infância até a terceira idade. A média de idade de início da doença foi de 32,8 anos (desvio padrão [DP] de 13,2), com idade mínima de 7 anos e máxima de 70 anos.

A análise da primeira manifestação indicou que eventos agudos medulares ocorreram em 44,5% (57 casos), ópticos em 45,3% (58 casos) e óptico-medulares em 3,9% (5 casos); sete pacientes (5,64%) apresentaram sinais isolados de tronco encefálico (vômitos incoercíveis, hemi-hipoestesia superficial, vertigens, engasgos associados a desvio da língua e oftalmoparesia), e uma paciente (0,8%) apresentou síndrome cerebral.

Os eventos índices NO e MT ocorreram com a mesma frequência (50%). O intervalo de tempo entre os eventos índices variou de 1 dia a 12 anos, com mediana de 9 meses. Na fase mais grave do evento índice visual (*at nadir*) a maioria apresentou perda completa da visão em pelo menos um dos olhos, fraqueza grave ou paralisia em pelo menos um membro, alterações moderadas ou graves da sensibilidade e moderadas alterações esfincterianas. A remissão foi expressiva com intervenção farmacológica de metilprednisolona (1.000 mg/dia por 5 dias). A maioria dos pacientes apresentou ao final dos eventos perda moderada da visão, fraqueza moderada e leves alterações sensitivas.

No acompanhamento evolutivo a maioria dos pacientes apresentou curso recorrente (93,75%).

A doença ficou restrita ao nervo óptico e à medula espinhal em 98 indivíduos. Em um tempo médio de doença de tempo médio de doença de 9,5 anos (DP de 7,5 anos; intervalo 0,6 a 30 anos) foram identificados 789 eventos agudos (2 a 18 por paciente), dentre os quais 560 foram medulares (71%) com mielites completas em 311 eventos, e 249 eventos agudos visuais (31,5%); em 57 eventos (7,2%) ocorreu acometimento simultâneo do nervo óptico e da medula espinhal. Manifestações de tronco encefálico foram observadas em 23 pacientes. Acometimento isolado de tronco encefálico foi observado em 30 eventos (3,8%) e sinais de encefalopatia em 13 eventos (1,6%). As síndromes de tronco encefálico se manifestaram por síndromes de nervos cranianos (oftalmoplegia, síndrome trigeminal, paralisia facial periférica, vertigens, hipoacusia, disfagia disfonia), vômitos e soluços, e raramente sinais de vias longas e cerebelares. A RM cerebral demonstrou a extensão das lesões medulares cervicais ao bulbo ou lesões inflamatórias isoladas no tronco encefálico, demonstradas na Figura 88.3.

Sete pacientes desenvolveram eventos agudos de encefalopatia associados a grandes lesões cerebrais na RM, descritos na Tabela 88.6.

A documentação radiológica de uma dessas pacientes é apresentada na Figura 88.4.

A primeira RM de crânio (ver Figura 88.4 A), realizada após perda de visão bilateral, foi normal. Quatro meses depois, já recuperada da visão, a paciente desenvolveu mielite cervical, também com recuperação. Passado mais 1 ano, apresentou convulsão, seguindo-se hemiplegia direita remissão parcial, sendo constatada lesão cerebral (ver Figura 88.4 B). Após 6 meses, apresentou afasia e tetraplegia por nova e extensa lesão cerebral contralateral (ver Figura 88.4 C).

Morbidade

Na última avaliação neurológica, 58,6% dos pacientes apresentaram sequelas visuais graves e 76% sequelas motoras graves. Amaurose bilateral e paraplegia foram identificados em 33% dos casos. A mediana da escala de estado de incapacidade expandida (EDSS) foi de 6, tendo sete pacientes alcançado 9. Pacientes monofásicos desenvolveram disfunções motoras e esfincterianas mais graves na fase aguda em comparação aos pacientes recorrentes. A longo prazo, contudo, o déficit visual foi maior no grupo recorrente.

Mortalidade

Vinte e seis pacientes foram a óbito. Nos dois pacientes monofásicos a morte não esteve relacionada diretamente com a doença. Nos recorrentes, o óbito ocorreu por insuficiência respiratória associada à tetraplegia por extensa lesão cervical. Todos foram atendidos em unidades de tratamento intensivo (UTI) e utilizaram prótese respiratória por períodos variando de poucos dias a 18 meses.

Suporte laboratorial para o diagnóstico

O primeiro exame do cérebro por RM disponível indicou exame normal (não sugestivo de EM) em 119 de 126 casos (94,4%). Exames de RM obtidos de 120 pacientes identificaram lesões extensas (em mais de três segmentos) em 94 casos demonstrados, de acordo com a fase da doença, lesões com edema, sem edema, extensas áreas de atrofia e cavidade siringomélica. A positividade do anticorpo NMO-IgG testado pelo IFF (método original) realizada em 48 pacientes foi de 52%.

AQUAPORINA 4 – MARCADOR BIOLÓGICO DA NEUROMIELITE ÓPTICA

A aquaporina 4 é um canal de água bidirecional que pertence à família das aquaporinas restritas aos mamíferos, impermeável a ânions e glicerol. Os monômeros da proteína consistem em seis alfa-hélices, que atravessam a membrana, e dois poros que permitem a passagem de água. Ambos os terminais estão localizados intracelularmente. A proteína é

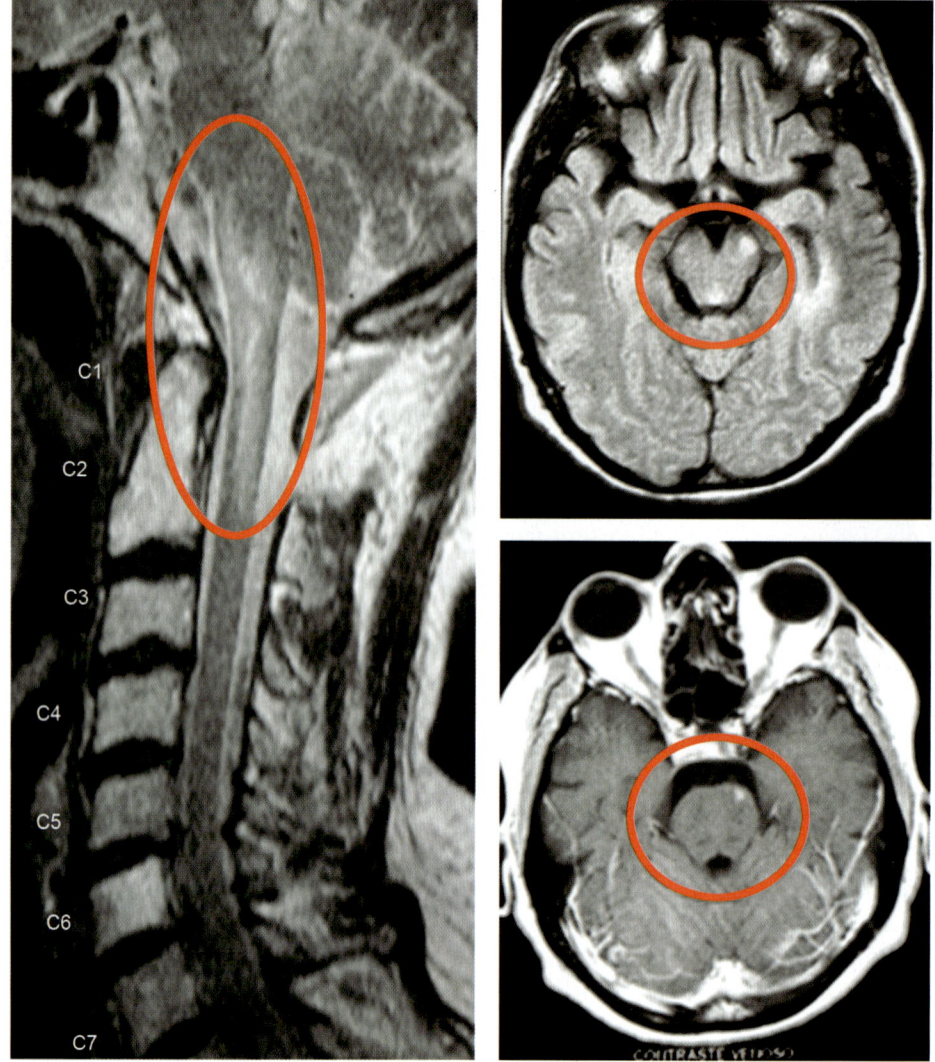

Figura 88.3 RM de crânio em eventos agudos de síndromes de tronco encefálico na NMOR.

Tabela 88.6 Neuromielite óptica associada a síndrome cerebral – correlação clínico-laboratorial.

Caso #	Descrição da síndrome cerebral	Lesão na RM relacionada ao evento cerebral	RM de crânio inicial normal	RM de medula (lesão em 3 ou mais segmentos)	IgG NMO	FS/EDSS última avaliação neurológica
25	Epilepsia e hemiplegia; afasia	Sim	Sim	Sim	Negativo	EDSS = 6
63	Coma	Sim	Sim	Sim	NR	EDSS = 8
66	Abulia e hemianopsia homônima; convulsões; síndrome amnésica	Sim	Sim	Sim	Positivo	EDSS = 9,5
93	Coma	Sim	Sim	Sim	NR	EDSS = 8
110	Coma	Sim	Sim	Sim	Positivo	EDSS = 6
113	Coma; estado de mal não epiléptico	Sim	Sim	Sim	NR	EDSS = 9
126	Epilepsia, hemiplegia e afasia	Sim	Sim	Sim	Positivo	EDSS = 7,5

EDSS: *expanded disability score scale*; FS: *functional system*; IgG: imunoglobulina G; NMO: neuromielite óptica aguda.

expressa em duas isoformas principais: a relativamente longa M1-AQP4 (composta por 323 aminoácidos e com peso molecular de 34 kDa) e a menor M23-AQP4 (301 aminoácidos e 32 kDa). Curiosamente, a AQP4 pode formar cristais, conjuntos supramoleculares na membrana plasmática chamados "matrizes ortogonais de partículas". A isoforma M23-AQP4 é capaz de formar essas matrizes ortogonais de partículas, que são a conformação em potencial para

o reconhecimento do anticorpo AQP4-IgG e a ativação do complemento.[37] Na Figura 88.5 é possível verificar a representação gráfica das aquaporinas.

A aquaporina 4 está localizada principalmente sobre as superfícies pial e perivascular dos pés dos astrócitos, em contato direto com a lâmina basal da pia-máter e do endotélio, respectivamente. A aquaporina 4 não é expressa em neurônios, oligodendrócitos ou micróglia.[38] Além dos

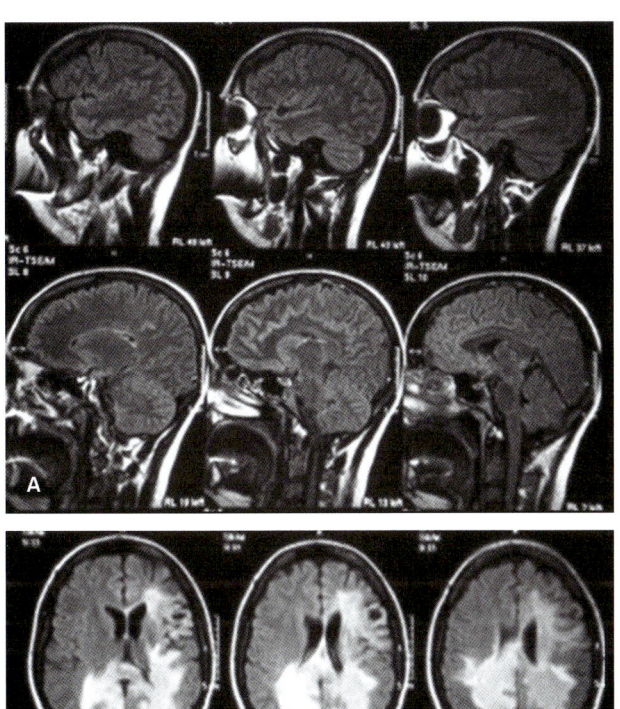

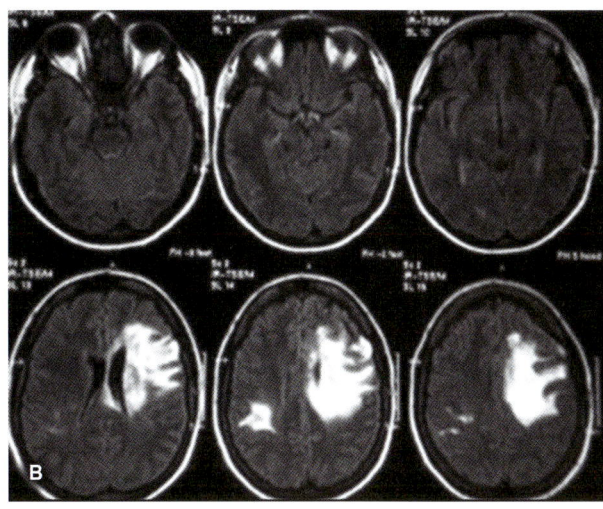

Figura 88.4 RM cerebral em três fases da doença. **A.** Ressonância magnética cerebral normal. **B.** Ressonância magnética cerebral com extensa lesão hemisférica. **C.** Ressonância magnética cerebral com extensa lesão hemisférica contralateral.

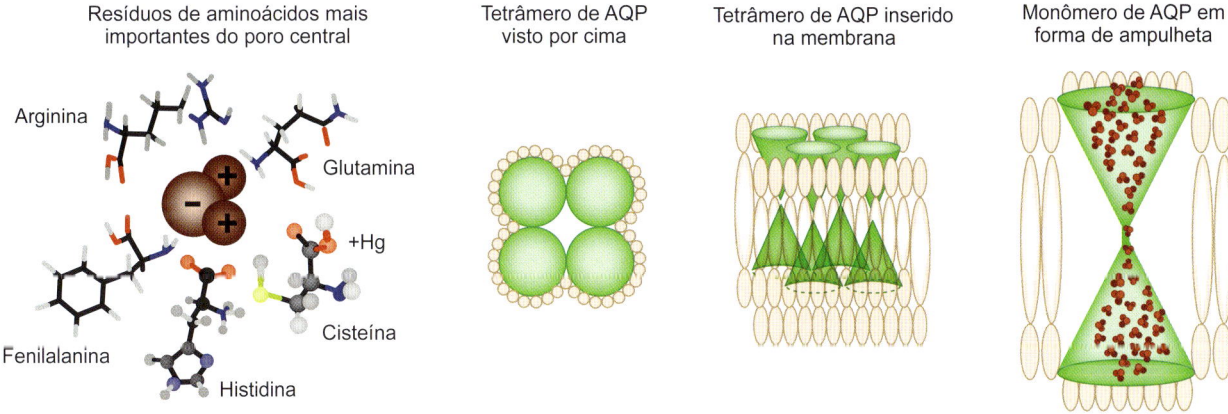

Figura 88.5 Representação gráfica das aquaporinas.[37]

astrócitos, é encontrada em células de suporte, como o epêndima no SNC, células de Müller na retina e células de Hensen no ouvido interno. É mais frequentemente expressa no nervo óptico, no tronco encefálico e na substância cinzenta da medula espinhal do que na substância branca periventricular, demonstrando boa correlação com os locais de lesão na NMO. A região periventricular (periependimária) e o hipotálamo também são considerados locais de alta expressão da AQP4. Lesões típicas da NMO estão associadas com o depósito do complexo imune e a perda de aquaporina 4, a desmielinização ativa e

hiperplasia vascular com hialinização. Também pode ser encontrado um tipo único de lesão com inflamação, depósito de imunoglobulina e ativação do complemento, porém sem desmielinização. Essas lesões são encontradas na medula e especialmente na área postrema, região onde não há a BHE e que pode estar implicada com intratáveis vômitos, soluços e náuseas.[39]

Após a identificação do autoanticorpo presente na NMO (NMO-IgG), Lennon et al.[6] demonstraram, em uma série de experimentos usando a técnica de imunocitoquímica com células HEK293 transfectadas com AQP4, que o NMO-IgG se ligava especificamente às membranas celulares do cérebro, da mucosa gástrica e dos rins de ratos transfectados com AQP4, mas não se ligava às células de ratos transgênicos que não expressam AQP4 (ratos *null*). No entanto, até o momento, nenhuma disfunção renal ou gástrica foi relatada em pacientes com NMO. A AQP4 é expressa simultaneamente com o canal de potássio Kir4.1 (IRK10), e a polarização dos dois canais dentro dos pés dos astrócitos, bem como a alta densidade de AQP4 é mediada principalmente pela agrina, um proteoglicano presente no interior da lâmina basal que se liga ao componente alfadistroglicano do complexo distrofina-distroglicano.

Foi demonstrado *in vitro* que, quando o NMO-IgG se liga à AQP4 no astrócito, não apenas é iniciada a ativação do complemento, como há também *downregulation* da AQP4 e do EAAT2. O EAAT2 é o principal transportador do glutamato, neurotransmissor excitatório do SNC. O EAAT2 e a AQP4 estão ligados à membrana como um complexo macromolecular. A perda desse transportador de glutamato pode ser um dos fatores responsáveis pela desmielinização, pois os oligodendrócitos seriam lesionados secundariamente, uma vez que expressam muitos receptores de glutamato.[40] A Figura 88.6 ilustra os mecanismos associados à patogênese da NMO.

As lesões ativas da NMO contêm um número substancial de linfócitos T. Certas sequências de aminoácidos da AQP4 são mais imunogênicas na indução de linfócitos T periféricas específicas para AQP4. Há evidência de que, em pacientes com NMO, os linfócitos T autorreativos para outros antígenos do SNC, como MBP (proteína básica da mielina) e PLP (proteína proteolipídica), já se encontram estimulados *in vivo* antes mesmo que os títulos de AQP4-IgG se elevem.[41]

Linhares et al.,[42] no laboratório de imunopatologia de linfócitos da Unirio, caracterizaram o perfil funcional dos linfócitos T de pacientes com NMO na fase de remissão, seguindo a estimulação dessas células *in vitro* com diferentes estímulos. Como grupo controle, os mesmos ensaios foram conduzidos em indivíduos saudáveis. A proliferação das células em resposta ao ativador policlonal fito-hemaglutinina A (PHA) foi significativamente inferior nos pacientes com NMO que no grupo controle. Com relação ao perfil de citocinas, foi observada menor produção de citocinas do tipo Th17 (alfainterferona [IFN-α] e interleucina 2 [IL-2]), associada à maior secreção de citocinas relacionadas ao fenótipo Th17 (IL-6 e IL-21) nas culturas de linfócitos T de pacientes com NMO quando ativadas pelo PHA. Ademais, a produção de IL-21 foi ligada à elevada liberação de IL-23 e IL-6 por monócitos de pacientes com NMO ativados com

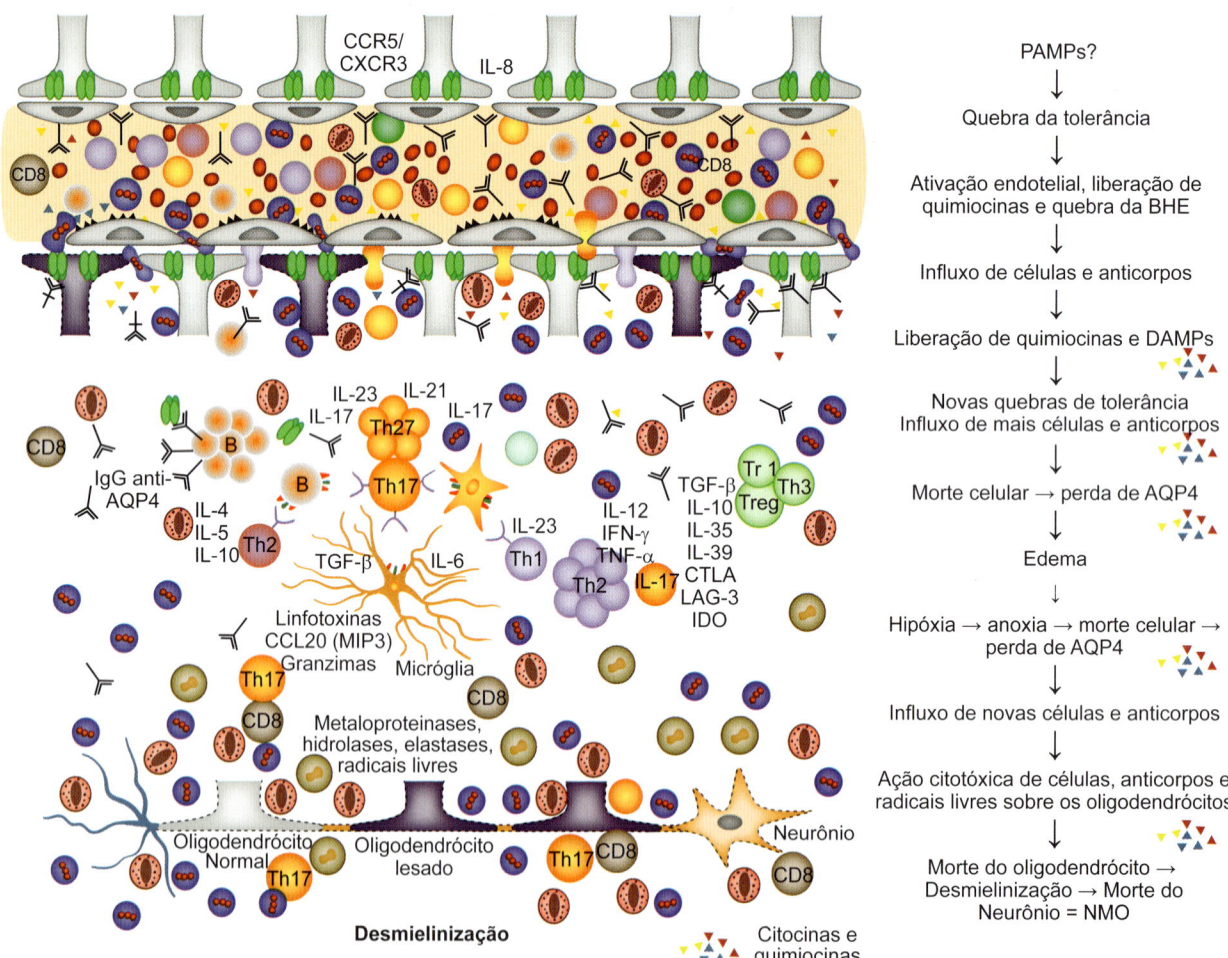

Figura 88.6 Mecanismos na patogênese da NMO mediada por citocinas e quimiocinas.[37] Na periferia os PAMPs, moléculas associadas a patógenos como bactérias e vírus, induzem a uma resposta imune inata. Ocorre a ativação do endotélio, a quebra da barreira hematoencefálica (BHE) e o influxo de células, como neutrófilos e eosinófilos, e anticorpos. Ocorre a liberação de mais quimiocinas e DAMPs (moléculas que perpetuam a resposta imune em uma resposta inflamatória não infecciosa). Mais células inflamatórias e anticorpos são recrutados, ocorrendo morte do astrócito e perda de AQP4. Isso leva a edema, hipóxia e amplificação da resposta imune. A toxicidade causada por linfócitos T, ativação do complemento e glutamato induz a morte do oligodendrócito e desmielinização.

lipopolissacarídeo (LPS). Curiosamente, os níveis de IL-21 e IL-6 foram relacionados positivamente ao grau de incapacidade neurológica, determinada pela pontuação da EDSS. Adicionalmente, quando comparado ao grupo controle, a produção *in vitro* de IL-21 e IL-6 foi mais resistente à inibição pelo glicocorticoide.

EPIDEMIOLOGIA DA NEUROMIELITE ÓPTICA
Prevalência da neuromielite óptica

A prevalência é uma importante medida epidemiológica que indica a contagem de casos (novos e antigos) em uma região, em um determinado tempo e em uma população de tamanho conhecido. A importância do método de cálculo do número de casos e do tamanho da população-alvo em estudos de prevalência é crucial para garantir a validade e a confiabilidade dos resultados.

Em uma revisão de métodos epidemiológicos utilizados em 37 estudos de prevalência publicados entre 1999 e 2024,[43] verificou-se que a prevalência de NMO/NMOSD varia de 0,4 a 10 casos por 100 mil habitantes, indicando que se trata de uma doença mundialmente rara. No mapa da Figura 88.7 estão indicados os índices de prevalência de 24 regiões situadas nos cinco continentes. Todos os estudos analisados nessa revisão utilizaram o número de casos diagnosticados como numerador, corrigidos ou não por algum método de estimativa populacional. Para o denominador foram utilizados dados populacionais de países ou regiões geográficas. Cinco estudos utilizaram o método de captura e recaptura para estimar a prevalência total da NMO/NMOSD, a fim de corrigir possíveis subnotificações.

No continente americano os estudos revelaram grande variabilidade de prevalência da NMO/NMOSD em relação a área geográfica e composição étnica das populações, com ascendência africana, hispânica ou europeia. Os primeiros estudos na América Central descreveram a prevalência de 0,52/100.000 em Cuba, em uma população constituída de afro-cubanos e espanhóis. Nas Antilhas Francesas (Martinica e Guadalupe), a prevalência de NMO foi de 4,2/100.000, em uma população na qual 73% tinham ascendência africana. Um estudo mais recente descreveu, na ilha de Martinica, a prevalência de 10/100.000 (90% de afro-caribenhos),

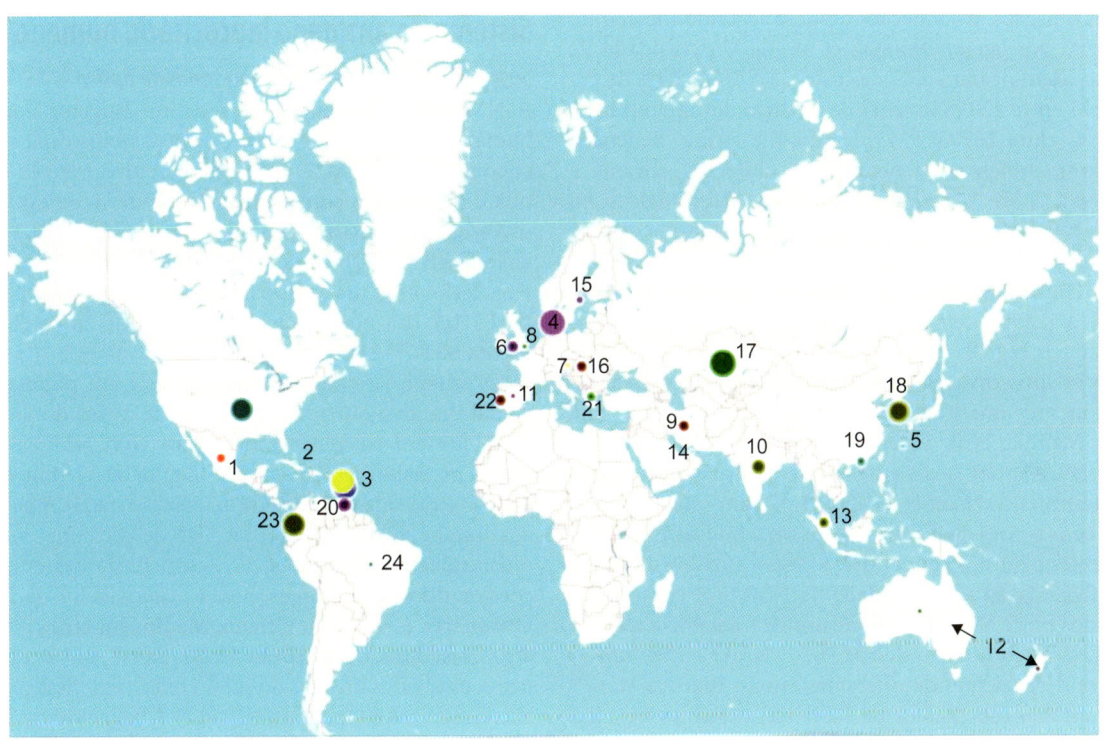

1. México: Rivera et al., 2007. P = 1,3
2. Cuba: Cabrera-Gómez et al., 2009. P = 0,52
3. Martinica e Guadalupe: Cabre, 2009. P = 4,20; Franagan et al., 2016. P = 10,00
4. Dinamarca: Asgari et al., 2011. P = 4,40; Papp et al., 2018. P = 0,57 e 1,09
5. Japão: Houzen et al., 2012. P = 0,90; Houzen et al., 2017. P = 2,04 e 4,07; Yamaguchi et al., 2016. P = 0,06; Miyamoto et al., 2018. P = 3,42
6. País de Gales: Cossbum et al., 2012. P = 1,96
7. Áustria: Aboul-Enein et al., 2013. P = 0,71
8. Inglaterra: Jacob et al., 2013. P = 0,70; O'Connell et al., 2020. P = 2,04
9. Irã: Etemadifar et al., 2014. P = 1,90; Kashipazha et al., 2015. P = 1,13; Eskandarieh et al., 2017. P = 0,86; Rezaeimanesh et al., 2020. P = 1,32
10. Índia: Pandit et al., 2014. P = 2,62

11. Espanha: Sepulveda et al., 2017. P = 0,58 e 0,89
12. Austrália e Nova Zelândia: Bukhari et al., 2017. P = 0,53 e 0,70; Bukhari et al., 2021. P = 0,55
13. Malásia: Hor et al., 2018. P = 1,99; Viswanathan e Wah, 2019. P = 1,90 e 2,02
14. Emirados Árabes Unidos: Holroyd et al., 2018. P = 0,34
15. Suécia: Jonsson et al., 2019. P = 0,93
16. Hungria: Papp et al., 2019. P = 1,92
17. Cazaquistão: Khaibullin et al., 2019. P = 4,90
18. Coreia do Sul: Lee et al., 2020. P = 3,35 e 3,55; Kim et al., 2020. P = 2,63
19. China: Fang et al., 2020. P = 1,47
20. Venezuela: Ibis et al., 2021. P = 2,11
21. Eslováquia: Szilasiová et al., 2021. P = 1,37
22. Portugal: Santos et al., 2021. P = 1,71
23. Colômbia: Monsalve Muñoz et al., 2022. P = 4,03
24. Brasil: Alves, Santos e Diniz, 2022. P = 0,79

Figura 88.7 Prevalência de neuromielite óptica ao redor do mundo.

a mais alta do mundo, contrastando com o condado de Olmsted, em Minnesota (EUA), onde a prevalência foi de 3,9 casos por 100 mil habitantes (82% de caucasianos). Na América do Sul, a prevalência da NMO foi calculada em 2,11/100.000 na Venezuela (86,7% mestiços), e em 4,03/100.000 em Antioquia, Colômbia (81,6% da população mestiça). Na Cidade do México foram identificados, em um centro neurológico, 34 casos de NMO em mestiços, calculando-se a prevalência de 1,3/100.000 em uma população de 18,4 milhões de habitantes. No Brasil, um caso de NMO foi identificado em 2012 na cidade de Volta Redonda, no Rio de Janeiro, no mesmo estudo que identificou 40 casos de EM e estimou sua prevalência pelo método da captura e recaptura em 30.7/100.000 habitantes. A prevalência de NMO na cidade de Goiânia, na região Centro-Oeste, foi calculada em 0,79/100,000 habitantes, associada a fatores biológicos e ambientais da região, além de uma possível interação com agentes infecciosos locais.

Fatores de risco

Ancestralidade

A maior frequência de NMO entre casos de EM em populações consideradas resistentes a essa enfermidade, como orientais e negros, é conhecida desde a segunda metade do século XX. No Japão, Okinaka et al., da Universidade de Fukuoka, identificaram 65% de casos de NMO e 24% de casos de EM entre 270 descrições de doenças desmielinizantes publicadas entre 1890 e 1955. Da mesma forma, Benjamin Osuntokun, professor de neurologia, destacou, durante a conferência sobre o padrão de doenças neurológicas no Congresso Pan-Africano de 1970, que a EM era uma doença desconhecida na África, mas "não a NMO", que afetava 0,4 por 100.000 habitantes na Nigéria. Ele também mencionou que a neurite retrobulbar não era uma doença incomum naquela região.

Os primeiros casos de síndrome de Devic reconhecidos no continente americano eram predominantemente não brancos. Mandler et al.[2] descreveram oito mulheres no Novo México (EUA), das quais quatro eram hispânicas e uma afro-americana. Vernant et al.[44] identificaram sete afro-caribenhas com a nova síndrome. No Brasil, entre os primeiros 24 pacientes descritos com NMO, 14 eram afro-brasileiros.[30]

A influência da ancestralidade na NMO foi confirmada em estudos posteriores, que calcularam a frequência relativa (FR) de NMO entre casos de EM (FR = NMO + EM/NMO) em séries de pacientes de diferentes etnias. Bizzoco et al.[45] analisaram 850 caucasianos da Itália atendidos no hospital Careggi, em Florença, no qual o anticorpo NMO-IgG foi pesquisado em amostras estocadas de sangue. Eles identificaram sete casos de NMO (0,8%) e 556 (85,6%) de EM, o que indica um caso de NMO para cada 80 casos de EM. Um estudo multicêntrico na América do Sul,[9] onde a população é altamente miscigenada entre europeus mediterrâneos, africanos e indígenas, analisou 1971 pacientes atendidos em 24 centros, identificando 226 casos de NMO (11,8%) e 1.384 casos de EM (72,2%), o que indica um caso de NMO para cada 7 casos de EM. A FR de NMO variou de 43,3%, na Venezuela, 14% no Brasil e 8,7% no Paraguai, a 2,1% na Argentina, onde apenas 1% da população é de não brancos. Considerando a diversidade étnica no Brasil, a frequência de NMO variou de 15,2% na região Norte a 5,1% na região Sul, onde expressivamente há um menor contingente de não brancos. Estudos recentes no Brasil confirmam a alta frequência da ancestralidade africana nas NMOSD: de 122 casos registrados no Rio de Janeiro, 70,5% eram afro-descendentes;[27] de 69 pacientes de Belo Horizonte,[46] a frequência de não brancos foi de 64,8%; e dentre 91 pacientes da Bahia, 73,6% eram afrodescedentes.[34]

A contribuição da ancestralidade europeia, africana e indígena foi investigada por marcadores genéticos na NMO e na EM em um estudo multicêntrico brasileiro liderado por Doralina Brum.[47] Os 128 casos de EM, os controles e parte dos 108 casos de NMO foram recrutados em Ribeirão Preto (São Paulo), enquanto os demais casos de NMO foram recrutados em outras cidades dos estados de São Paulo, Goiás, Paraná e Pernambuco. As estimativas de ancestralidade africana foram maiores em NMO do que na EM (20,5% *versus* 12,5%); no entanto, as análises de componentes principais mostraram que grupos de pacientes com NMO desses estados estavam agrupados próximo a populações de ancestralidade europeia. Uma limitação para a generalização desses resultados é a ausência de pacientes com NMO de lugares como Rio de Janeiro, Minas Gerais e Bahia, para onde foram trazidos 3 milhões de escravos africanos, que participaram da formação étnica da população desses estados, nos quais predominam mulatos e negros.

Sistema do antígeno leucocitário humano

Suscetibilidade genética na neuromielite óptica

A NMO é uma doença associada ao antígeno leucocitário humano (HLA), sendo relacionada a alelos diferentes dos encontrados na EM. De acordo com uma revisão sistemática e metanálise com os resultados de treze estudos que investigaram a associação do grupo alélico DRB1*03 e do alelo DRB1*03:01 com a NMO, os pacientes com NMO têm 2,47 vezes mais probabilidade de ter o grupo alélico DRB1*03 do que controles, conforme apresentado na Figura 88.8.[48]

O primeiro estudo de caso-controle em população ocidental que demonstrou a presença de alelos do *locus* HLA DRB1*03 em pacientes caucasianos com NMO foi publicado em 2009, na França, por Zephir et al. Entre 2009 e 2020, outros doze estudos de associação da HLA com NMO analisaram alelos HLA DR-DQ-DP de pacientes com NMO e controles livres de doenças desmielinizantes em populações de diferentes origens étnicas: caucasianos da Espanha, Dinamarca e Holanda; Oriente Médio; em afro-caribenhos; afro-brasileiros de Ribeirão Preto, São Paulo e Rio de Janeiro; brasileiros brancos do sul do Brasil; em mestiços do México e asiáticos da Índia, Israel, sul da China e sul do Japão.

Nesse período foram genotipados 41,4% de pacientes asiáticos, 32,4% de latino-americanos e 26,2% de caucasianos europeus, totalizando 568 pacientes. Quinhentos e dois casos preencheram os critérios diagnósticos de NMO, 54 apresentavam síndromes de NMO de alto risco e 12 foram classificados como NMOSD. No geral, 389 (68,5%) pacientes com NMO foram positivos para NMO-IgG.

A associação do grupo alélico DRB1*03 na NMO, de acordo com o *status* NMO-IgG, foi investigada em cinco dos estudos citados. A frequência de NMO-IgG variou de 44,8% no Caribe (13 de 29 casos), 46,11% na França (18/39), 48,5% em Israel (17/35), 51% no Rio de Janeiro (25/49) e 61% na Dinamarca (25/41) a 72,7% na Espanha (16/22).

Na Europa, a associação do grupo de alelos DRB1*03 com a NMO foi encontrada na França (p^{cS} = 0,02) e na Holanda (p^{cS} = 0,02). Na América Latina, o grupo alélico DRB1*03 foi

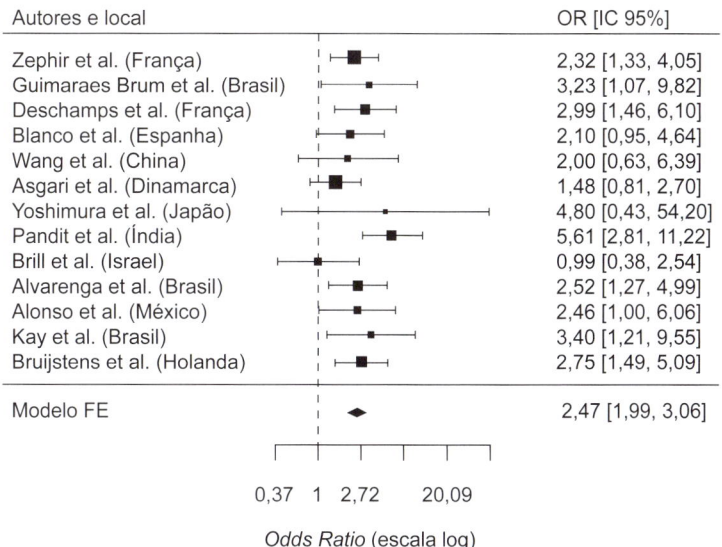

Figura 88.8 Metanálise: associação do grupo alélico DRB1*03 com NMO. Comparação da associação do grupo alelo DRB1*03 utilizando meta-análise baseada na *odds ratio* (OR) e no intervalo de confiança (IC 95%) descrito nos treze estudos. O *forest plot* apresenta a medida resumo de OR igual a 2,46 (IC 95%: 2,01 a 3,01). Ou seja, os pacientes com neuromielite óptica têm 2,46 vezes mais probabilidade de ter o grupo do alelo DRB1*03 do que os controles. No Ocidente, os estudos não são heterogêneos ($I^2 = 0,00\%$; p = 0,92), com medida de OR igual a 2,38 (IC 95%: 1,90 a 2,97), mas na Ásia o resultado da metanálise mostrou heterogeneidade de 67% ($I^2 = 66,91\%$; p = 0,02).

associado à NMO nas ilhas do Caribe ($p^{cB} = 0,045$), na cidade de Ribeirão Preto (Brasil) ($p^{cF} = 0,0401$), no México (p = 0,03) e no Rio de Janeiro (Brasil) ($p^{cF} = 0,007$). Na Ásia, uma associação do grupo alélico DRB1*03 com NMO foi encontrada na Índia (p = 0,00009). A associação mais forte com NMO em asiáticos foi identificada com o alelo DPB1*05:01 na China ($p^{cB} = 0,018$) e no Japão (p = 0,0074), confirmando estudos iniciais em pacientes japoneses com OSMS na década de 1990. Esses dados estão sumarizados na Tabela 88.7.

DA FISIOPATOLOGIA AOS ALVOS TERAPÊUTICOS

O tratamento da NMOSD é dividido em manejo dos surtos e tratamento de manutenção crônica para a prevenção de novos surtos. Devido à gravidade da NMOSD, o tempo entre o diagnóstico e o início do tratamento constitui um fator importante para a prevenção do acúmulo de incapacidades, mostrando a importância não somente do diagnóstico preciso o mais rápido possível, como também o início do tratamento assim que se tenha o diagnóstico.

Os corticosteroides são as drogas de escolha para o tratamento dos surtos agudos, uma vez que reduzem o edema inflamatório, restauram a integridade da BHE e inibem a liberação de citocinas pró-inflamatórias. O manejo dos surtos consiste em altas doses de metilprednisolona IV (1.000 mg/dia por 5 dias), mas como esse medicamento não se mostra tão eficaz para a NMO quanto é para a EM, de acordo com a resposta terapêutica, muitas vezes é necessária a repetição de novo ciclo de metilprednisolona IV após um intervalo de 14 a 28 dias. O uso de corticosteroide oral (1 mg/kg/dia ou 20 a 30 mg/dia) também pode ser usado, reduzindo-se para 10 a 15 mg/dia dentro de 2 a 3 semanas. A terapia de resgate por plasmaférese (de cinco a sete sessões) para remoção dos anticorpos AQP4-IgG circulantes tem demonstrado excelentes resultados. Quanto mais precoce o início da plasmaférese, maior a chance de recuperação completa do surto

(remissão completa em 40% dos pacientes que iniciaram plasmaférese dentro de 0 a 2 dias dos sintomas *versus* 3,7% de remissão em pacientes que iniciaram ≥ 7 dias após os sintomas).[12] Outra opção para a fase aguda é o tratamento com imunoglobulina humana (0,4 g/kg/dia IV de 2 a 5 dias).

Nos últimos 20 anos, os medicamentos mais utilizados para a prevenção de surtos na NMO têm sido os imunossupressores clássicos como azatioprina (AZA), micofenolato de mofetila (MMF), glicocorticoide oral em doses baixas e rituximabe (RTX), um anticorpo monoclonal. Consensos de especialistas em diferentes regiões do mundo estabeleceram recomendações para o tratamento da NMO baseadas na eficácia e segurança desses fármacos utilizados em estudos clínicos não randomizados *off-label*. O consenso para tratamento da NMO da América Latina,[49] após revisão dos estudos publicados na literatura entre 1990 e 2019, recomendou como fármaco de primeira linha entre os imunossupressores o micofenolato de mofetila (pacientes livres de surto: 46 a 73%) por demonstrar eficácia superior à da azatioprina (pacientes livres de surto: 34 a 61%); também recomendou como primeira linha o rituximabe em infusões IV (pacientes livres de surto: 52 a 88%). A estabilização da doença avaliada no período de 5 anos foi de 69% com a AZA, de 90% com o MMF e de 97% com o RTX. A segurança foi maior com o RTX pelos poucos efeitos colaterais, contudo, o MMF também foi bem tolerado. Os especialistas latino-americanos chamaram a atenção para a dificuldade histórica de utilização do RTX em nosso continente, pelo custo e pela dificuldade para a sua dispensação, por ser um medicamento não aprovado para a NMO, necessitando judicialização.

O eculizumabe, o inebilizumabe e o satralizumabe foram aprovados em 2019 pela Food and Drug Administration (FDA) dos EUA,[50-52] após a conclusão de estudos randomizados, duplos-cegos e controlados por placebo (em monoterapia ou imunossupressor concomitante). A seguir também foi aprovado o ravulizumabe,[53] após ter sido avaliado em um estudo intervencional, *open label*, controlado por placebo externo. Embora alguns estudos tenham incluído

Tabela 88.7 Estudos de caso-controle que investigaram a associação do grupo alélico HLA DRB1*03 e do alelo DRB1*03:01 em grupos NMO.[48]

Estudos	HLA DRB1	DRB1*03/*03:01 NMO versus controles					DRB1*03/*03:01 subgrupos NMO versus controles							
		Freq. alélica (2n) ou fenotípica (n) %					Freq. alélica (2n) ou fenotípica (n) %		AQP-4 IgG (+) versus controles			AQP-4 IgG (−) versus controles		
		NMO	controles	OR	IC	Valor de p	AQP-4 IgG (+)	AQP-4 IgG (−)	OR	IC	Valor de p	OR	IC	Valor de p
França (2n)	*03	22	11	2,32	1,32-4,04	p^{cB} 0,02	27	16	3,08	1,52-6,27	p^{cB} 0,01	1,56	0,67-3,63	p^{cF} NS
Brasil (SP) (2n)	*03	24,1	8,9	3,23	1,07-9,82	p^{cF} 0,04								
Caribe (2n)	*03	26,2	13	2,4	1,31-4,28	p^{cB} 0,045	26,9	25	2,46	0,82-6,61	p^{cF} NS	2,22	0,81-5,58	p^{cF} NS
Espanha (2n)	*03	20,4	10,9	2,10	0,95-4,64	p^{cB} NS	#	#	#	#	#	#	#	#
Sul da China (n)	*03:01	23,3	13,2	#	Não especificado	p^{cB} NS								
Dinamarca (2n)	*03	21	15	1,48	0,81-2,7	p^{cB} NS	24	16	1,79	0,89-3,62	p^{cB} NS	1,05	0,39-2,8	p^{cB} NS
Japão (n)	*03:01	2,6	0,5	#	Não especificado	p^{cB} NS								
Índia (2n)*	*03	11	2	5,69	2,39-13,5	p^{cB} 0,00009	13	#	9,23	2,62-32,46	p^{cB} 0,009	#	#	#
Israel (2n)	*03:01	10	10,1	#	Não especificado	p^{cB} NS	8,82	9,38	#	#	p^{cB} NS	#	#	p^{cB} NS
Brasil (RJ) (n)	*03:01	41,5	22	2,52	1,27-4,99	p^{cF} 0,007	44	50	2,79	1,11-6,99	p^{cF} 0,026	3,54	1,4-8,98	p^{cf} 0,006
México (2n)	*03	14	5	2,8	1,05-7,6	p^{cY} 0,03								
Sul do Brasil (2n)	*03:01	16,7	56	3,4	1,21-9,55	p^{cB} NS								
Holanda (n)	*03	51,2	27,6	2,75	1,5-5,04	p^{cS} 0,02								

AQP-4: aquaporina-4; IC: intervalo de confiança; IgG: imunoglobulina G; NMO: neuromielite óptica; NS: não significativo; OR: *odds ratio*; p^{cB}: p corrigido pelo método de Bonferroni; p^{cS}: p corrigido pelo método de Sidak; p^{cY}: p corrigido pelo método de Yates; p^{cF}: p corrigido pelo teste exato de Fisher; #: dados não descritos; RJ: Rio de Janeiro; SP: São Paulo.

pacientes NMOSD AQP4 negativos, todos tinham indicação somente para pacientes NMOSD AQP4 positivos. No Brasil, a Agência Nacional de Vigilância Sanitária (Anvisa) aprovou em 2023 o uso de inebilizumabe, satralizumabe e ravulizumabe para o tratamento de NMO soropositivos.

A evolução no entendimento da fisiopatologia da NMOSD por meio do papel central dos anticorpos AQP4-IgG na formação das lesões do SNC levou ao desenvolvimento desses anticorpos monoclonais com alvos terapêuticos distintos, que podemos chamar "tríade da imunopatologia da NMOSD": os linfócitos B CD19+ (alvo do inebilizumabe); a IL-6 (o receptor da IL-6 é o alvo do satralizumabe) e o sistema complemento (alvo de eculizumabe e ravulizumabe).[54] Nesse contexto, os linfócitos B CD19+ atuam tanto na quebra da tolerância imunológica quanto na produção de anticorpos AQP4-IgG (plasmócitos e alguns plasmablastos); a IL-6 é uma citocina inflamatória importante na diferenciação e manutenção dos plasmablastos CD19+ produtores de anti-AQP4, e também na manutenção da BHE; e o sistema complemento é uma das principais vias de destruição astrocitária na NMOSD, desencadeada pela ligação do anticorpo AQP4-IgG à aquaporina do canal de água dos astrócitos.

O eculizumabe e o ravulizumabe são anticorpos monoclonais que inibem a proteína C5, bloqueando a fase terminal da cascata do sistema complemento e a formação do complexo de ataque à membrana, prevenindo a destruição dos astrócitos mediada pelo sistema complemento após a ligação do anticorpo AQP4-IgG. O ravulizumabe, um inibidor de C5 de longa duração, requer dose de manutenção IV a cada 8 semanas, enquanto o eculizumabe é administrado a cada 2 semanas.

No estudo PREVENT, o eculizumabe reduziu o risco de surto em 94%, com eficácia mantida a longo prazo. No estudo CHAMPION, o ravulizumabe reduziu o risco de surtos em 98,6% em comparação ao placebo nos pacientes NMOSD-AQP4 positivos, sem que nenhum paciente tratado apresentasse surto, além de reduzir a progressão da incapacidade. Tratamento concomitante com imunossupressor foi permitido em ambos os estudos. Quanto à segurança, como a inibição do complemento aumenta o risco de infecção meningocócica, todos os pacientes foram vacinados. Dois casos foram observados no CHAMPION, ambos resolvidos sem sequelas, e nenhum caso foi observado no PREVENT. Os eventos adversos mais comuns observados nos estudos incluíram infecção do trato respiratório superior, cefaleia e infecção do trato urinário.

O inebilizumabe é um anticorpo monoclonal humanizado anti-CD19, afucosilado, que depleta uma ampla faixa de linfócitos B (de células pró-B a linfócitos B produtores de anticorpos: plasmablastos e algumas células plasmáticas). O CD19 é um marcador de superfície que se mantém expresso ao longo da diferenciação do linfócito B, enquanto perde a expressão de CD20. Após sua ligação, o inebilizumabe induz a depleção dos linfócitos B CD19+ via ADCC e ADCP.

No estudo NMOmentum, o inebilizumabe em monoterapia reduziu o risco de surto em 77,3% nos pacientes com NMOSD-AQP4 positivo em comparação ao placebo, além de reduzir o risco de progressão de incapacidade, hospitalização e o número de lesões na RM. A longo prazo, 97% dos pacientes tratados com inebilizumabe permaneceram livres de surtos após 1 ano e 83% após 4 anos ou mais.

A incidência total de eventos adversos foi semelhante ao placebo, sendo os mais comuns infecções do trato urinário, artralgia, reação infusional, dor de cabeça, dor nas costas e nasofaringite, a grande maioria de intensidade leve a moderada. Embora o inebilizumabe também reduza os níveis de imunoglobulina, não houve aumento do número nem da gravidade das infecções ao longo dos anos. O inebilizumabe é administrado IV em monoterapia a cada 6 meses para pacientes adultos com NMOSD-AQP4 positivo.

O satralizumabe é um anticorpo monoclonal humanizado que se liga tanto aos receptores de IL-6 solúveis quanto aos ancorados à membrana, prevenindo a ativação da sua via de sinalização. A IL-6 é uma citocina pró-inflamatória que atua tanto na diferenciação do linfócito T inflamatório quanto do linfócito B em células secretoras de anticorpos, além de reduzir a integridade da BHE.

O satralizumabe foi avaliado em dois estudos principais: SAkuraStar (monoterapia) e SAkuraSky (combinado a imunossupressores). No SAkuraStar, o satralizumabe reduziu em 74% no risco de surto em relação ao placebo. Dos pacientes tratados com inebilizumabe, 83 e 77% permaneceram sem surtos nas semanas 48 e 96, em comparação com o placebo (55 e 41%, respectivamente). No SAkuraSky, o tratamento com satralizumabe associado a imunossupressor nos pacientes AQP4+ reduziu o risco de surtos em 79% em relação ao placebo e 89 e 66% dos pacientes permaneceram livres de surto nas semanas 48 e 96, quando comparado ao placebo (78 e 59%, respectivamente).

Em ambos os estudos, a incidência de eventos adversos foi comparável entre o placebo e o satralizumabe. Os eventos adversos mais comuns foram nasofaringite, infecções do trato respiratório superior, dor de cabeça, artralgia, linfopenia, hiperlipidemia e reações relacionadas à administração. O satralizumabe é administrado de forma subcutânea a cada 4 semanas.

CAPÍTULO 89

Encefalomielite Disseminada Aguda

Maria Fernanda Mendes

A encefalomielite disseminada aguda (ADEM, do inglês *acute disseminated encephalomyelitis*) é uma doença inflamatória desmielinizante do sistema nervoso central (SNC) que pode ocorrer em todas as idades, sendo mais frequente em crianças, embora seu aparecimento em adultos não seja incomum. Caracteriza-se por desmielinização polifocal e aguda no encéfalo, medula espinhal e ocasionalmente no nervo óptico, sendo usualmente precedida por infecções virais ou vacinação.[1-3] Seu diagnóstico é clínico, apoiado por neuroimagem, no qual se evidencia desmielinização na ressonância magnética (RM) de crânio e/ou medula.[4] A primeira descrição foi realizada no século XVIII em um paciente com varíola, contudo, o conhecimento sobre fisiopatologia, diagnóstico e tratamento da ADEM ainda apresenta lacunas que vêm sendo preenchidas ao longo dos anos.

ETIOLOGIA

A infecção ou imunização prévia foi relatada em 50 a 85% dos casos, sendo comumente associada a infecções virais do trato respiratório e/ou gastrointestinal, embora infecções bacterianas também possam estar implicadas. Antes da introdução dos esquemas universais de vacinação, associava-se predominantemente aos vírus do sarampo, da rubéola, da caxumba, da varicela e da varíola. No entanto, nos dias de hoje, os microrganismos mais comumente associados são citomegalovírus, vírus Epstein-Barr, herpes simplex, herpes humano-6, influenza, hepatite A, vírus da imunodeficiência humana (HIV, do inglês *human immunodeficiency virus*) e *Mycoplasma pneumoniae*. Na maioria dos casos, o patógeno causador não é identificado.[4]

A frequência da ADEM pós-vacinal vem decrescendo nos últimos anos, provavelmente em decorrência do aperfeiçoamento dos métodos para a sua produção. Embora seja descrita em quase todas as imunizações, é relatada com maior frequência na raiva, hepatite B, poliomielite, influenza, coqueluche, sarampo, caxumba e rubéola.[4,5] Ocorre geralmente após a primeira dose da vacinação, e embora seja implicada como a causa da doença, a correlação patogenética não é clara, sendo a incidência da ADEM pós-vacinal semelhante à pós-infecciosa.[4]

FISIOPATOLOGIA

Acredita-se que a ADEM seja decorrente da resposta inflamatória anormal do SNC a um estímulo ambiental em indivíduos geneticamente suscetíveis, podendo ser entendida como um distúrbio autoimune, com perda da autotolerância e consequente ataque ao SNC. O mecanismo inicial para a resposta imunológica ainda permanece controverso.

Alguns autores sugerem que há uma resposta mediada por anticorpos, produzidos em resposta a um gatilho ambiental, que atacam autoantígenos da mielina pelo mecanismo de mimetização molecular. A reação autoimune cruzada é dirigida contra o tecido que expressa a proteína mimetizada, resultando na desmielinização caracteristicamente observada na ADEM.

Outros postulam a teoria pós-infecciosa, afirmando que, na presença de um vírus neurotrópico, há uma reação inflamatória secundária à permeabilidade vascular aumentada, desencadeada por inflamação e por complexos imunes circulantes após vacinação ou infecção, com quebra da barreira hematoencefálica, vazamento de autoantígenos confinados ao SNC, quebra de tolerância e surgimento de células imunes autorreativas contra as proteínas do SNC.[4,6] Independentemente do mecanismo inicial, a inflamação e o aumento da permeabilidade vascular associados à ADEM, com consequente quebra da barreira hematoencefálica, possibilitam a infiltração do SNC por antígenos e células inflamatórias envolvidas na resposta imune.[4]

A histopatologia da ADEM é caracterizada por desmielinização perivenosa, com grande acúmulo de células inflamatórias, incluindo linfócitos, macrófagos e células microgliais. A histopatologia difere de outros distúrbios desmielinizantes, especialmente da esclerose múltipla (EM). Há acometimento bilateral e multifocal da substância branca, podendo ocorrer envolvimento da substância cinzenta profunda, incluindo os núcleos da base e os tálamos. As citocinas inflamatórias do tipo Th1 e Th2, relacionadas aos macrófagos e à micróglia, estão aumentadas na ADEM, sugerindo o envolvimento da imunidade inata. Em todos os estudos, a interleucina 6 (IL-6) mostrava-se aumentada, sendo observada a correlação com a imunoglobulina G (IgG) oligoclonal e com o anticorpo contra a glicoproteína do oligodendrócito da mielina (MOG-Ab). A descrição é a de um padrão multifocal de micróglia ativada no córtex não desmielinizado nos pacientes que apresentam desmielinização perivenosa, e o declínio do nível de consciência, ou encefalopatia, leva a mais questionamentos sobre o exato mecanismo fisiopatológico subjacente.[4,7]

Mais de 60% dos pacientes com ADEM foram positivos para o anticorpo MOG-Ab, embora seu papel ainda seja desconhecido na fisiopatologia da doença. A proteína MOG é expressa exclusivamente no SNC e é parte minoritária da bainha de mielina. Os autoanticorpos direcionados contra essa proteína são do subtipo IgG1, que induzem citotoxicidade mediada por complemento *in vitro* e interrompem transitoriamente a organização dos microtúbulos dos oligodendrócitos sem aumentar a morte celular. É interessante observar que títulos mais elevados do MOG-Ab correlacionam-se com a citotoxicidade mediada por células dependentes de complemento. Estudos recentes, realizados com modelos experimentais e análise de biópsias de crianças com ADEM, indicam a existência de um processo inflamatório mediado pelo complemento nessa doença.[4,8,9]

QUADRO CLÍNICO

A realização do diagnóstico precoce e preciso é fundamental para iniciar o tratamento imediato e melhorar os resultados a curto e longo prazos. O diagnóstico é predominantemente clínico e corroborado pela RM de crânio, que objetiva primordialmente afastar as demais hipóteses diagnósticas, dado que não existem biomarcadores específicos. Outros distúrbios desmielinizantes, como esclerose múltipla (EM) e doença associada ao anticorpo contra glicoproteína do oligodendrócito mielínico (MOGAD, do inglês *myelin oligodendrocyte glycoprotein antibody-associated disease*) podem ser indistinguíveis da ADEM na apresentação inicial. Recentemente, o Grupo de Estudo Internacional de Esclerose Múltipla Pediátrica (IPMSSG) propôs uma definição consensual de ADEM para crianças, entretanto, as discrepâncias clínicas observadas na população pediátrica e adulta fazem com que essa definição não seja adequada para o diagnóstico em adultos, e até o momento nenhum critério diagnóstico específico para adultos foi estabelecido.[10]

A ADEM é classicamente observada após uma doença infecciosa ou vacinação, com um intervalo de tempo variando de 2 a 60 dias, com uma média de 26 dias, embora em aproximadamente 25% dos casos nenhum evento prévio seja relatado. O início da ADEM é agudo e rapidamente progressivo em poucos dias, com a presença de sintomas neurológicos multifocais que demandam hospitalização precoce.

O quadro clínico inicial muitas vezes é inespecífico, com presença de febre, dor de cabeça, fadiga, mal-estar, náuseas e vômitos, seguidos por encefalopatia, déficits neurológicos multifocais motores e sensoriais, com acometimento de encéfalo e medula. Podem surgir sintomas de tronco encefálico, convulsões, meningismo, neurite óptica (NO), retenção urinária, sinais extrapiramidais, entre outros. O acometimento sistêmico também pode ocorrer, mas é raro. Em aproximadamente 15% das crianças e 36% dos adultos há necessidade de internação em unidade intensiva, o que sugere maior gravidade da doença em adultos.[11]

A doença geralmente segue um curso monofásico, com um único evento, embora a confirmação de **ADEM monofásica** seja retrospectiva e exija observação prolongada. Os sintomas clínicos e os achados radiológicos da ADEM podem variar em gravidade, apresentar flutuações ou mesmo evoluir nos primeiros 3 meses após o início da doença.

Na revisão realizada pelo IPMSSG em 2012, a nomenclatura "ADEM recorrente" foi eliminada, devido à frequência muito baixa na infância. A **ADEM multifásica** é caracterizada por ao menos um "segundo evento" definido como o aparecimento de novos sintomas pelo menos 3 meses após a doença, independentemente do tratamento. O segundo episódio de ADEM pode envolver novos sintomas neurológicos, sinais e achados de RM ou reaparecimento dos sintomas anteriores. Na ADEM multifásica, havendo um terceiro episódio, o diagnóstico de EM ou neuromielite óptica (NMO) deve ser considerado.[12]

Encefalomielite disseminada aguda pediátrica

O IPMSSG[12] produziu critérios para o diagnóstico clínico e radiológico de pacientes menores de 15 anos, definindo a ADEM como uma síndrome desmielinizante aguda, que se manifesta clinicamente por todas as seguintes características:

- Primeiro evento clínico do SNC, polifocal, com causa presumida de desmielinização inflamatória
- Encefalopatia, definida como alteração de consciência (p. ex., estupor, letargia, coma) ou alterações de comportamento

que não sejam atribuídas a febre, doença sistêmica ou sintomas pós-ictais
- Ausência de novas alterações clínicas e/ou de RM 3 ou mais meses após o início
- RM cerebral anormal durante a fase aguda (3 meses)
- Presença das seguintes características na RM:
  - Lesões difusas, mal delimitadas, grandes (maiores que 1 a 2 cm) envolvendo predominantemente a substância branca cerebral
  - Lesões hipointensas em T1 na substância branca podem ocorrer, mas são raras
  - Lesões na substância cinzenta profunda (p. ex., tálamo ou núcleos da base) podem estar presentes.

Embora se questione a presença obrigatória de encefalopatia, a falta de critérios objetivos de imagem e de biomarcadores séricos ou do líquido cefalorraquidiano (LCR), o IPMSSG mantém a encefalopatia como critério obrigatório em pacientes pediátricos.[4] Dentro dos fenótipos de ADEM multifásica, o diagnóstico de EM deve ser considerado se a criança apresentar dois episódios não encefalopáticos após 3 meses, ou um novo evento, desde que preencha os critérios de disseminação no tempo e no espaço na RM. O diagnóstico de NMO também deve ser considerado dependendo das manifestações neurológicas, sendo necessária a realização do teste para o anticorpo antiaquaporina 4 (anti-AQP4) para confirmar o diagnóstico.[12]

Encefalomielite disseminada aguda no adulto

Embora as características da ADEM pediátrica geralmente sejam similares às observadas em adultos, algumas divergências têm sido relatadas. Nos adultos, apenas 55% dos pacientes relatam claro um antecedente infeccioso, sendo mais comuns as infecções de trato respiratório superior (26%). Imunizações foram observadas em apenas 3% dos pacientes, embora alguns autores sugiram que, com a vacinação contra a covid-19, esse dado deva aumentar.[2,10] Após a pandemia de covid-19, séries de casos de ADEM pós-covid foram descritas, inclusive em pacientes assintomáticos, estando a gravidade relacionada à doença de base.[13]

A apresentação polifocal é observada em 80% dos pacientes, sendo mais comuns sinais piramidais (69%), alterações de marcha (52%) e sintomas relacionados ao tronco encefálico (47%). A encefalopatia foi relatada em apenas 44% dos casos, frequentemente caracterizada como irritabilidade ou insônia, sendo pouco frequente a obnubilação ou torpor, o que muitas vezes impede a realização do diagnóstico correto. Os sintomas prodrômicos são frequentes e contribuem para o diagnóstico, pois são raros em doenças desmielinizantes. Ao aplicar os critérios do IPMSSG em adultos, mais de metade dos pacientes permanecem sem diagnóstico, embora a mortalidade em adultos seja estimada em 7% e a presença de sequelas neurológicas chegue a 47%.[10]

O prognóstico é mais reservado nos adultos, sendo mais frequentes o óbito, a presença de sequelas neurológicas e a necessidade de internação mais prolongada. Esse fato é atribuído a uma plasticidade neuronal menor no adulto, maior alteração na resposta imune e presença de comorbidades. Dada a maior gravidade da doença e a ausência de critérios diagnósticos para adultos, sugere-se que a encefalopatia não seja um critério obrigatório para o diagnóstico de ADEM em adultos, desde que as lesões observadas na RM sejam extensas (maiores que 1 a 2 cm), pouco demarcadas e monofásicas e após a exclusão de outras doenças desmielinizantes do SNC, bem como as encefalites autoimunes ou infecciosas.[10]

EXAMES LABORATORIAIS

Exame do líquido cefalorraquidiano

Não existe um padrão bem estabelecido para esse exame, contudo, observam-se alterações inflamatórias inespecíficas na maioria dos pacientes, podendo ocorrer pleocitose e proteinorraquia. Embora os valores não estejam bem estabelecidos, eles são maiores nos adultos. No entanto, celularidade superior a 100 células/μℓ é rara. Em comparação à alta incidência de bandas oligoclonais (BOC) no LCR na EM, BOC positivas ocorrem em apenas 20% dos adultos e em menos de 10% das crianças com ADEM, sendo transitória.[4,10]

Eletroencefalograma

Exame utilizado para a realização de diagnóstico diferencial ou para apoiar o diagnóstico de convulsões que podem ocorrer nos pacientes com ADEM. A diminuição do ritmo basal é o achado mais comum, porém, descargas epileptiformes podem ser encontradas.[10]

Ressonância magnética

Os critérios de imagem foram estabelecidos com o intuito de afastar as características típicas de EM, sendo grandes os desafios ao utilizar a imagem para diagnosticar a ADEM e, principalmente, prever outras síndromes recorrentes. A RM de crânio na fase aguda é caracterizada pela presença de lesões hiperintensas em T2 e FLAIR, que são multifocais, bilaterais, assimétricas, grandes (maiores que 2 cm) e com bordas mal definidas, acometendo tanto a substância branca quanto a cinzenta. Lesões corticais e em substância cinzenta profunda são observadas com menor frequência, mas podem ocorrer.[4] É comum a presença de edema cerebral vasogênico, visualizado nas imagens ponderadas por difusão (DWI, do inglês *diffusion weighted imaging*). O realce com gadolínio varia de 30 a 95%, dependendo do momento da realização da RM.[10]

A RM pode inicialmente ser normal, pois pode haver atraso de dias a semanas entre o início dos sintomas de ADEM e o aparecimento de anormalidades na RM. Portanto, uma RM normal nos primeiros dias após o início dos sintomas não exclui um diagnóstico de ADEM, sendo necessário um exame de acompanhamento nesses pacientes. A frequência de anormalidades na medula espinhal não é bem estabelecida, já que a imagem da medula espinhal não é realizada rotineiramente em todos os estudos de coorte de ADEM. As anormalidades na medula espinhal usualmente são observadas em mais de dois segmentos vertebrais. Vale ressaltar que a ausência de imagens encefálicas afasta o diagnóstico de ADEM.[4,10]

Para a criança, três itens são potencialmente úteis para diferenciar de EM no momento do primeiro ataque: 1) duas ou mais lesões periventriculares; 2) presença de "buracos negros"; e 3) ausência de um padrão de lesão bilateral. Se dois desses três fatores estiverem presentes, o diagnóstico de EM é mais provável que o de ADEM. No entanto, deve-se observar que esses critérios não são diagnósticos e devem ser interpretados à luz do contexto clínico e dos demais exames laboratoriais.[4]

Os exames de imagem apresentam algumas características distintas nos adultos: há um acometimento mais frequente das áreas periventriculares e menos alterações nos núcleos da base e no tálamo. As lesões talâmicas e de núcleos da base, bem como a ausência de lesões pericalosas, perpendiculares ao corpo caloso, são fortemente sugestivas de ADEM em adultos (Figuras 89.1 e 89.2).[2,10]

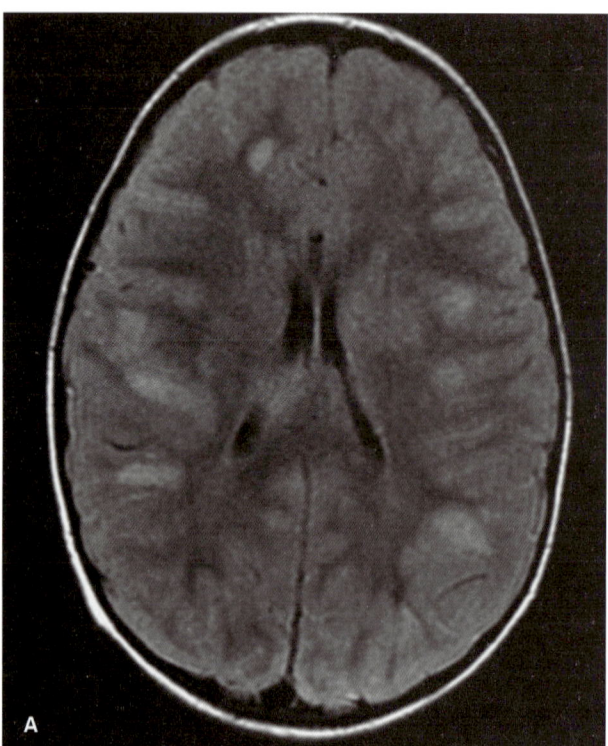
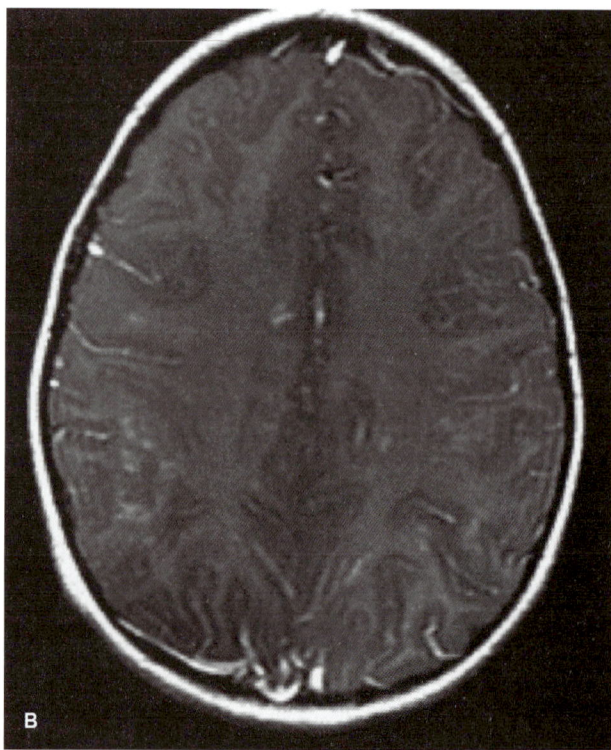

Figura 89.1 Criança de 4 anos com ADEM pós-infecciosa. **A.** Imagens hiperintensas em T2 difusas, polifocais, com bordas mal delimitadas. **B.** T1 com contraste, evidenciando captação de contraste na região temporal direita.

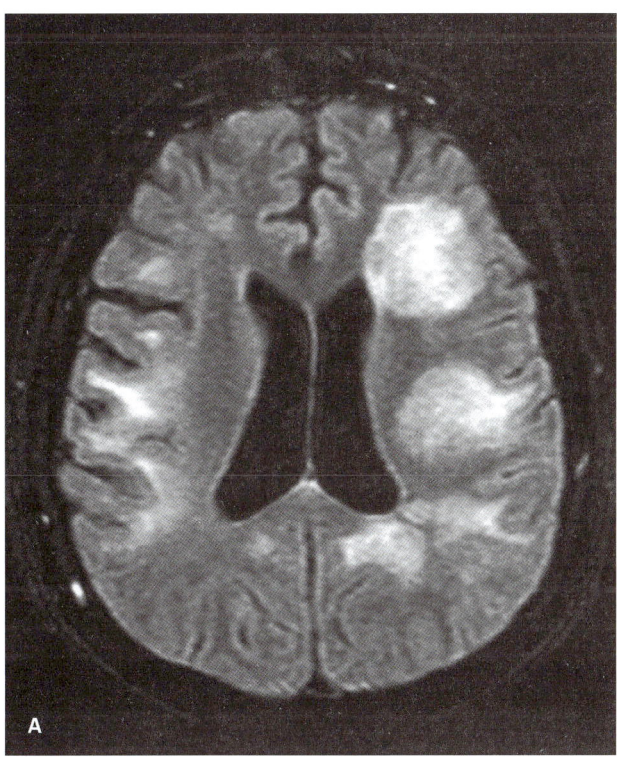 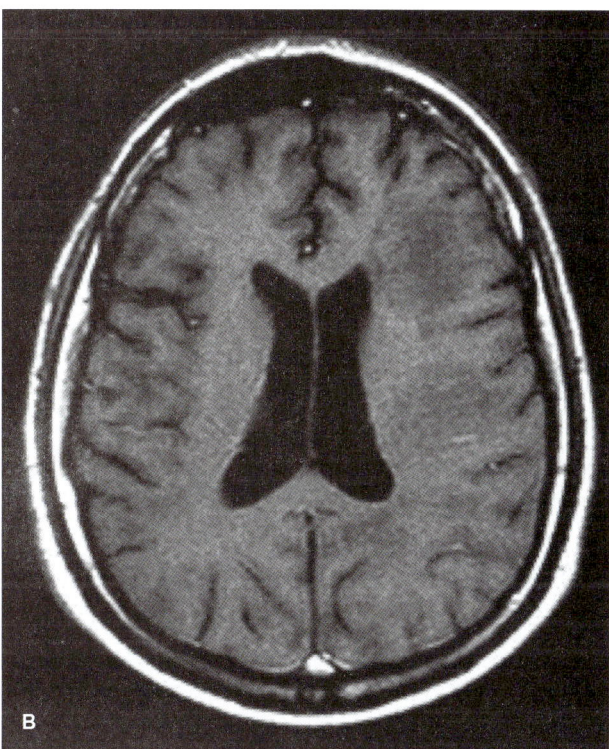

Figura 89.2 Paciente do sexo feminino de 38 anos, com ADEM pós-vacinal. **A.** Imagens hiperintensas em T2 difusas, polifocais, com bordas mal delimitadas, com aspecto pseudotumoral, justacorticais, acometendo fibras em U, com ausência de lesões periventriculares. **B.** T1 com contraste, evidenciando não captação de contraste, com lesões hipointensas na região frontal e parietal esquerda.

ENCEFALOMIELITE DISSEMINADA AGUDA E GLICOPROTEÍNA DO OLIGODENDRÓCITO DA MIELINA

Na ocasião da realização do painel internacional, a MOGAD não era uma doença bem definida, e a dosagem do anticorpo MOG-Ab era raramente realizada na prática clínica. Nos últimos anos, o reconhecimento da associação entre MOG-Ab e ADEM e a definição da forma recorrente de desmielinização, a ADEM multifásica (MDEM), bem como da ADEM seguida por neurite óptica recorrente (ADEM-ON), trouxeram uma nova perspectiva sobre a percepção da manifestação da doença associada ao MOG-Ab. O curso clínico em crianças com ADEM e MOG-Ab é principalmente caracterizado por encefalopatia, além de sinais neurológicos polifocais. As imagens do encéfalo e da coluna vertebral mostram um envolvimento disseminado de diferentes áreas anatômicas, incluindo o tronco encefálico e a medula espinhal, muitas vezes com mielite transversa longitudinalmente extensa (LETM). Em crianças pequenas, a ADEM é a manifestação clínica predominante, enquanto em crianças mais velhas com MOG-Ab é observada neurite óptica, mielite ou sintomas do tronco encefálico.[4,14] São três as principais manifestações observadas em associação ao MOG-Ab, listadas a seguir.

ADEM multifásica

De acordo a definição do painel de 2012, apenas uma única recorrência de ADEM é aceita, sem mais ataques subsequentes. No entanto, alguns pacientes apresentam mais de dois ataques de ADEM em combinação ao MOG-Ab persistente. Essas crianças desenvolvem novos sintomas clínicos, como encefalopatia e sinais neurológicos focais, além de novos achados de RM caracterizados por lesões difusas, grandes e bilaterais. Entre os episódios de MDEM, as crianças podem experimentar eventos que não preenchem os critérios de MDEM, variando de cefaleia intensa a episódios neurológicos sem encefalopatia, o que, na ausência de encefalopatia, pode levar à ocorrência de novas lesões difusas na RM de crânio.[4,12,14]

ADEM seguida por neurite óptica recorrente

Ocorre geralmente em crianças que manifestaram ADEM em idade mais avançada, sendo caracterizada por comprometimento visual rápido, geralmente unilateral, que pode ocorrer em combinação com outros ataques de ADEM, com variação de um a nove episódios. Alterações inflamatórias dos nervos ópticos podem ser observadas na RM, e a resposta aos esteroides é geralmente boa. Embora novas lesões na RM sejam raramente encontradas na fase recorrente de NO, aproximadamente dois terços das crianças apresentaram sintomas clínicos residuais, incluindo comprometimento visual e cognitivo, alterações de comportamento ou sintomas vesicais. Não ocorreram recaídas sob terapia de manutenção com prednisolona oral em dose de pelo menos 10 mg/dia.[4,15]

ADEM seguida por síndrome do espectro da neuromielite óptica

É caracterizada por crianças nas quais há apresentação ADEM e a presença persistente do MOG-Ab, que evoluem com episódios de desmielinização adicionais caracterizados por LETM e NO, de apresentação simultaneamente ou sequencial, preenchendo o critério diagnóstico de síndrome do espectro da neuromielite óptica (NMOSD) negativo para AQP4-Ab. Essas crianças apresentam uma ampla variedade de achados de RM, que podem ser indistinguíveis das crianças com AQP4-Ab presente, e têm déficits residuais com mais frequência.[4]

Os títulos de MOG-Ab sérico permanecem altos ao longo do tempo nas crianças com MDEM, ADEM-ON ou ADEM-NMOSD, porém, na primeira manifestação, seu valor não é preditor da evolução da doença. Naquelas com redução para níveis indetectáveis existe menor probabilidade de recidivas, com curso favorável a longo prazo. Infelizmente, não é possível prever o tempo necessário para a redução dos títulos do MOG-Ab, o que dificulta a definição do prognóstico a curto prazo. A Tabela 89.1 mostra um resumo dos principais fenótipos da ADEM.

TRATAMENTO

Embora o conhecimento sobre a fisiopatologia da doença tenha avançado, houve poucas mudanças nas estratégias terapêuticas. O conceito de tratar precocemente e otimizar os tratamentos o mais rápido possível está bem consolidado para diversas condições e deverá ser aplicado em breve à ADEM. O tratamento deve ser instituído o mais precocemente possível, visando promover a rápida recuperação dos sintomas. O tratamento agudo de primeira linha geralmente consiste em metilprednisolona intravenosa, na dose de 30 mg/kg/dia (máximo de 1.000 mg/dia) por 3 a 5 dias, seguida por uma redução gradual com prednisona oral por 4 a 6 semanas. A interrupção precoce dos esteroides (em menos de 3 semanas) pode aumentar o risco de recidiva.

Nos casos refratários, imunoglobulina intravenosa (IgIV) e plasmaférese (PLEX) devem ser consideradas. A indicação da IgIV é indicada na dose total de 2 g/kg por 2 a 5 dias e bem tolerada em crianças. Já a PLEX, com três a sete trocas, é usada em pacientes refratários, principalmente adultos, embora mais recentemente seja utilizada também em crianças como uma terapia de resgate segura e eficaz. Em casos de lesões com realce pelo contraste ou efeito de massa, a PLEX deve ser iniciada o mais precocemente possível, considerando a necessidade de resposta rápida e eficaz. A craniectomia descompressiva é reservada para casos fulminantes com aumento da pressão intracraniana não responsivos à imunoterapia.[4,10,16,17]

Os pacientes diagnosticados com EM ou NMOSD após a ADEM devem utilizar a terapêutica específica para a doença. O tratamento para MDEM permanece controverso; no entanto, o uso de corticosteroides orais ou de Ig humana tem sido correlacionado a boa resposta terapêutica.[4]

A recuperação ocorre poucos dias após o início da terapia medicamentosa. A RM é necessária para acompanhamento, em especial nos casos multifásicos, quando deve ser realizada no mínimo 3 meses após o primeiro evento. O momento da escalada do tratamento e a reavaliação dos achados radiológicos permanecem questões não resolvidas. Quanto aos resultados, que historicamente foram considerados favoráveis, existem diversos relatos sobre o comprometimento cognitivo e sequelas neurológicas, não sendo desprezível o número de complicações ou óbitos, em especial nas formas multifásicas e associadas ao MOG-Ab.

A elucidação dos fatores genéticos e ambientais envolvidos na ADEM é fundamental para uma maior compreensão da doença. A elaboração de critérios diagnósticos objetivos para a ADEM nos adultos e uma revisão daqueles já elaborados para crianças é fundamental. Novos biomarcadores e anticorpos já detectados em associação deverão ser incorporados em breve aos critérios diagnósticos, abrindo novas perspectivas para o tratamento da ADEM.

Tabela 89.1 Critérios para diagnóstico para encefalomielite disseminada aguda (ADEM) e doenças pós-ADEM.[1,4]

ADEM	• Episódio neurológico clínico único e polifocal do SNC, de causa inflamatória • Encefalopatia que não pode ser explicada por febre ou outras doenças infecciosas • RM com lesões difusas na substância branca, grandes (> 1 a 2 cm) e mal delimitadas • Lesões hipointensas em T1 na substância branca são raras • Lesões na substância cinzenta profunda (p. ex., tálamo ou núcleos de base) podem estar presentes • Não há novos sintomas, sinais ou achados de RM após 3 meses do evento inicial de ADEM
ADEM multifásica	• Novo evento de ADEM 3 meses ou mais após o evento inicial, associado ao aparecimento de novos sintomas ou • Reaparecimento de sintomas e achados clínicos e de RM prévios
ADEM-NO	• Pelo menos um ataque subsequente de neurite óptica, sem encefalopatia, pelo menos 3 meses após o evento inicial de ADEM
ADEM-EM	• Evento clínico não encefalopático após 3 meses ou mais do episódio de ADEM, com novas lesões na RM cerebral preenchendo os critérios para EM
ADEM-NMOSD	• Diagnóstico de ADEM seguido após 3 meses ou mais por neurite óptica, mielite ou síndrome da área postrema, preenchendo os critérios diagnósticos de NMOSD

EM: esclerose múltipla; NMOSD: transtorno do espectro da neuromielite óptica; NO: neurite óptica; SNC: sistema nervoso central; RM: ressonância magnética.

90

Encefalites Autoimunes e Síndromes Paraneoplásicas do Sistema Nervoso Central

Guilherme Diogo Silva • João Henrique Fregadolli Ferreira • Lívia Almeida Dutra

INTRODUÇÃO

As encefalites autoimunes (EAI) são um conjunto de doenças inflamatórias do sistema nervoso central (SNC) caracterizadas pela presença de anticorpos contra proteínas neuronais.[1] As EAI apresentam prevalência e incidência comparáveis às encefalites infecciosas, estimada em 13 casos para cada 100 mil habitantes.[2] Reconhecimento e tratamento adequados são importantes para a redução da incapacidade e da recorrência da doença a longo prazo.[3]

Para ampliar o reconhecimento das EAI, foi proposto o critério diagnóstico de encefalite autoimune possível (Tabela 90.1),[4] que reforça a necessidade da caracterização da síndrome clínica, da análise do líquido cefalorraquidiano e da ressonância magnética (RM), além da exclusão de diagnósticos diferenciais, como infecções e outras doenças inflamatórias primárias ou secundárias do SNC. Embora as encefalites autoimunes sejam caracterizadas pela presença de anticorpos contra proteínas neuronais, há um percentual de casos em que anticorpos não são detectados. Isso pode ocorrer, por exemplo, por limitações da metodologia de testagem ou por serem autoanticorpos ainda desconhecidos. Para abordar especificamente esses casos e considerar a otimização de imunoterapia, foi proposto um critério para encefalite autoimune provável anticorpo-negativa (Tabela 90.2).[4] Esse critério reforça a importância da caracterização clínica e paraclínica para a suspeita adequada de encefalite autoimune. A fim de evitar diagnósticos incorretos, é importante demonstrar o processo inflamatório em dois dos seguintes exames: RM, líquido cefalorraquidiano ou biópsia cerebral.

As síndromes clínicas mais frequentes nas EAI são a síndrome da encefalite por anticorpos contra o receptor do

Tabela 90.1 Encefalite autoimune possível.

Diagnóstico pode ser feito com os três critérios a seguir:
1. Instalação subaguda (menos de 3 meses) de déficit de memória, alteração do estado mental ou sintomas psiquiátricos
2. Ao menos um de quatro: novo déficit focal, crises novas, líquido cefalorraquidiano com pleocitose ou ressonância magnética de crânio sugestiva de encefalite
3. Razoável exclusão de outras causas

Adaptada de: Graus et al., 2016.[4]

Tabela 90.2 Encefalite autoimune provável anticorpo negativo.

Diagnóstico pode ser feito com os quatro critérios a seguir:
• Instalação rápida (menos de 3 meses) de déficit de memória, alteração do estado mental ou sintomas psiquiátricos
• Exclusão de síndromes de encefalites autoimunes bem definidas (p. ex., encefalite límbica, encefalomielite aguda disseminada, encefalite de Bickerstaff)
• Ausência de autoanticorpos em soro e líquido cefalorraquidiano e ao menos dois de três: ° Ressonância magnética com achados sugestivos de encefalite autoimune ° Líquido cefalorraquidiano com pleocitose, bandas oligoclonais ou índice IgG elevado ° Biópsia cerebral mostrando infiltrado inflamatório e exclusão de outras causas
• Razoável exclusão de outras causas

IgG: imunoglobulina G. (Adaptada de: Graus et al., 2016.)[4]

N-metil-D-aspartato (encefalite anti-NMDAR) e a encefalite límbica. Aqui cabe um importante ponto: o termo "encefalite límbica" foi cunhado por Corselli em 1968, na descrição da encefalite associada a tumor de pulmão. No entanto, com a descoberta dos anticorpos contra antígenos de superfície, em 2004, verificou-se que a principal etiologia da encefalite límbica não é paraneoplásica e que ela frequentemente está associada ao anticorpo antiglioma rico em leucina 1 (LGI1), bem como a outros anticorpos contra a superfície neuronal e sinápticos, como antidescarboxilase do ácido glutâmico (GAD) e antiácido alfa-amino-3-hidroxi-5-metil-4-isoxazol-propiônico (AMPA).[5,6]

As encefalites autoimunes podem estar associadas a tumores, constituindo uma síndrome paraneoplásica (SPN), ou não. Por definição, as SPN são efeitos remotos do câncer por meio de um processo imunomediado.[7] Assim, nem sempre a presença de um tumor sugere que a manifestação neurológica é uma SPN, uma vez que os sintomas podem decorrer de outras comorbidades, como coagulopatia do câncer, alterações metabólicas, infiltrativas ou infecciosas. É a combinação do fenótipo da síndrome neurológica, do anticorpo detectado e do tipo de tumor que permite o diagnóstico de uma SPN.

Para acomodar a interseção entre as EAI e as SPN, em 2021 a nomenclatura das síndromes paraneoplásicas foi modificada. Atualmente, as denominadas "síndromes paraneoplásicas clássicas" são chamadas "fenótipos clínicos de alto risco".[8] A nova classificação também inclui a terminologia "fenótipos de risco intermediário", que são as síndromes em que se deve considerar uma SPN, mas que podem ser justificadas por outros motivos (p. ex., pacientes com EAI possível ou encefalite por anticorpos anti-NMDAR devem ser investigados como síndrome paraneoplásica, mas o fenótipo apresenta risco intermediário para associação com tumor).

Neste capítulo, optamos inicialmente por revisar conceitos importantes a respeito da EAI, descrever as características clínicas das encefalites associadas a anticorpos contra antígenos de superfície e discutir os fenótipos clínicos de alto risco e de risco intermediário para síndromes paraneoplásicas.

ANTICORPOS ANTINEURONAIS

Os anticorpos antineuronais nas EAI se direcionam contra proteínas, canais iônicos ou receptores na superfície dos neurônios. A identificação desses anticorpos é importante para diagnóstico, prognóstico e resposta à imunoterapia, assim como associação com tumores. Para testagem, são necessárias amostras pareadas de soro e líquido cefalorraquidiano, uma vez que a sensibilidade do método pode variar conforme a amostra e o anticorpo testado. Na encefalite anti-NMDAR, cerca de 10 a 15% dos pacientes apresentam anticorpos apenas no líquido cefalorraquidiano,[9] enquanto na encefalite associada a anticorpos anti-LGI1 a detecção do anticorpo é maior no soro.

Atualmente, a detecção de anticorpos antineuronais contra antígenos de superfície deve ser realizada por meio de duas técnicas simultâneas: TBA (*tissue-based assay*) e CBA (*cell-based assay*).

O TBA é uma técnica de imuno-histoquímica em cérebro de roedores, que mostra, de forma inespecífica, se há a presença de anticorpos contra a superfície neuronal na amostra biológica do paciente. Existem dois tipos de TBA, um específico para a detecção de anticorpos contra antígenos de superfície, e outro para antígenos intraneuronais (Figura 90.1). Embora seja uma ferramenta útil para o rastreio de anticorpos, o TBA não é capaz de detectar anticorpos contra os antígenos glicoproteína de oligodendrócito de mielina (MOG) e glicina, já que esses antígenos não estão presentes nos camundongos utilizados no método.

O CBA, por outro lado, utiliza células transfectadas para cada um dos anticorpos contra antígenos da superfície, podendo ser de origem comercial (células fixadas) ou produzidas *in-house* (ver Figura 90.1). O uso isolado do CBA comercial e apenas no soro pode levar a falsos-positivos e a um máximo de 14% de falsos-negativos.[10,11] Além disso, os *kits* comerciais disponíveis atualmente não

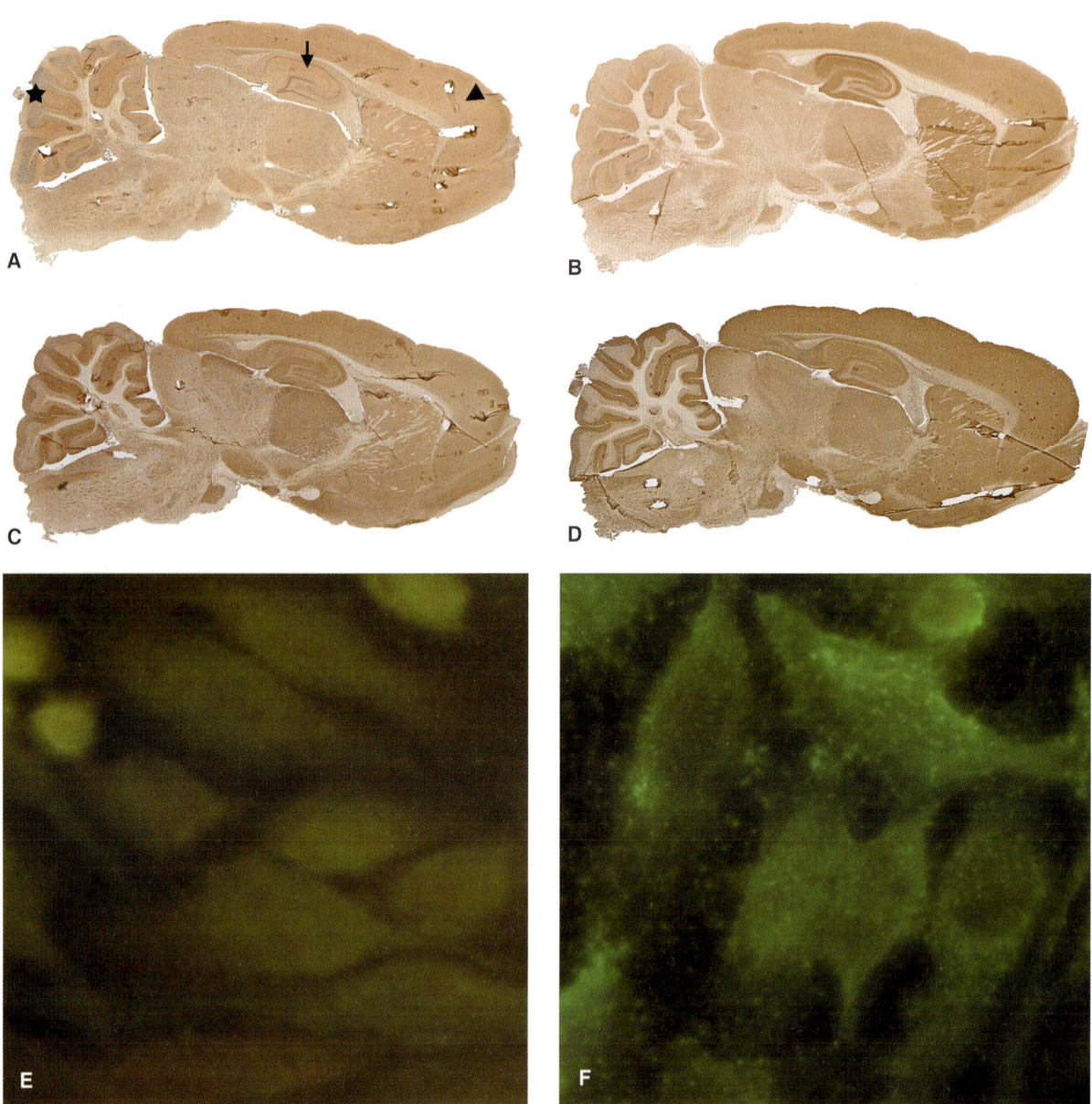

Figura 90.1 Técnicas para detecção de anticorpos antineuronais. **A.** TBA com soro de paciente saudável. Observe a marcação normal do cerebelo (*estrela*), hipocampo (*seta*) e córtex cerebral (*ponta de seta*). **B.** TBA com soro de paciente com encefalite anti-NMDAR, revelando marcação acentuada na região do hipocampo. **C.** TBA com soro de paciente com encefalite anti-GABA-B, revelando marcação do cerebelo, hipocampo e córtex cerebral. **D.** TBA com soro de paciente com encefalite anti-LGI1, revelando marcação do cerebelo, hipocampo e córtex cerebral. **E.** CBA de células HEK293 transfectadas com antígeno IgLON5 na presença de soro de paciente saudável. **F.** CBA de células HEK293 transfectadas com antígeno IgLON5 na presença de soro de paciente portador de encefalite anti-IgLON. (Agradecemos ao laboratório Fleury pelo fornecimento das imagens dos testes.)

incluem anticorpos como antiglicina e antirreceptor do ácido gama-aminobutírico A (GABA-AR). Portanto, diante da alta suspeita clínica e da testagem comercial negativa, recomenda-se o envio das amostras para laboratórios de pesquisa. Em casos selecionados, em que os resultados TBA e CBA são conflitantes, é utilizada a imunofluorescência em culturas de neurônios.

Os anticorpos onconeurais se direcionam contra antígenos intraneuronais, sendo atualmente denominados "anticorpos de alto risco". As técnicas para a detecção desses anticorpos são TBA e *line blot*, na qual os antígenos são colocados em linhas de nitrocelulose e avaliados pela reação com anticorpos no soro ou líquido cefalorraquidiano do paciente.[12]

ENCEFALITES ASSOCIADAS A ANTICORPOS CONTRA ANTÍGENOS DE SUPERFÍCIE

Encefalite por anticorpos anti-NMDAR

A encefalite anti-NMDAR é o segundo tipo mais comum de encefalite, e o mais comum abaixo dos 30 anos.[1,13] A encefalite anti-NMDAR foi descrita em 2007, em 12 mulheres jovens com teratomas que apresentaram sintomas psiquiátricos proeminentes, como amnésia, crises, discinesias, disfunção autonômica e redução do nível de consciência, necessitando de suporte ventilatório.[14] Em 2016 foram propostos os critérios diagnósticos para a doença (Tabela 90.3).

A encefalite anti-NMDAR afeta predominantemente mulheres (com uma razão de até 4:1) jovens (mediana de 21 anos, com descrição de pacientes com 2 meses até 85 anos).[1] O sintoma cardinal da encefalite anti-NMDAR é a alteração de comportamento, tipicamente psicótica, o que frequentemente faz com que esses pacientes sejam atendidos a princípio por psiquiatras. Entretanto, em mais de 90% dos casos, nas semanas seguintes a psicose se torna polissintomática, surgindo sintomas neurológicos como distúrbio do movimento, crises epilépticas, alteração de fala/linguagem, alteração do nível de consciência, disautonomia e hipoventilação, facilitando o reconhecimento da encefalite anti-NMDAR.[9]

Portanto, alterações de comportamento subagudas como primeiro episódio psicótico devem ter a encefalite anti-NMDAR no seu diagnóstico diferencial. Para isso, deve-se caracterizar a presença ou não de sinais neurológicos associados (como distúrbio do movimento, redução do nível de consciência, crises epilépticas, disautonomia, disfunção cognitiva grave desproporcional) e de achados em exames paraclínicos (como alteração de sinal na RM de crânio, pleocitose no líquido cefalorraquidiano ou eletroencefalograma [EEG] anormal).[15] Embora os exames paraclínicos possam ser normais separadamente, é improvável que uma síndrome seja atípica e todos os exames (neuroimagem, líquido cefalorraquidiano e EEG) sejam simultaneamente normais em pacientes com anticorpos anti-NMDAR.

O padrão de neuroimagem mais comum na encefalite anti-NMDAR é a imagem normal, sendo alterada em menos da metade dos casos na apresentação inicial.[16] Por essa razão, segundo o critério de encefalite anti-NMDAR, a imagem não está nos testes paraclínicos de suporte, mas sim o líquido cefalorraquidiano (alterado em mais de 70% dos casos) e o EEG (alterado em mais de 95% dos casos).[17] A tomografia por emissão de pósitrons com fludesoxiglicose (PET-FDG) cerebral pode mostrar alterações mesmo em casos com RM normal, enfaticamente o padrão de gradiente anteroposterior.[16] Entretanto, a PET-FDG de corpo inteiro não traz benefícios aos pacientes de epidemiologia habitual para encefalite anti-NMDAR, dado que o tumor mais comumente associado – teratoma ovariano, encontrado em mais de 90% dos casos paraneoplásicos e correspondendo a pouco mais de um terço dos pacientes[3] – tende a não ter hipercaptação na PET.

A encefalite anti-NMDAR apresenta bom prognóstico em 2 anos de evolução, com mortalidade de 7%, recuperação neurológica favorável pela escala modificada de Rankin em mais de 80% e recaídas em 12% dos pacientes.[3] É importante reforçar essas informações entre intensivistas e familiares de pacientes, pois a recuperação da doença é lenta na escala de meses, e alguns pacientes podem precisar de longos períodos de internação hospitalar. Fatores de pior prognóstico incluem: alteração no EEG; RM de crânio anormal; líquido cefalorraquidiano com mais de 20 células; tempo de tratamento desde o início dos sintomas acima de 4 semanas; e tempo até melhora inicial superior a 4 semanas. Esses fatores são combinados em um escore chamado "NEOS".[18]

Encefalite por anticorpos anti-LGI1

A glicoproteína LGI1 passa por um processo constante de endocitose e exocitose na superfície neuronal, já que sua função está atrelada à excitabilidade neuronal. Para isso, ela se liga às moléculas dos domínios 22 e 23 das disentegrinas metaloproteinases A (ADAM-22 e ADAM-23), formando complexos proteicos localizados na fenda sináptica e no segmento proximal dos axônios.[19] A ação dos anticorpos anti-LGI1 interfere na função de ligação sináptica, gerando redução na expressão de canais de potássio Kv1.1 pré-sinápticos e receptores AMPA pós-sinápticos, além de reduzir o número de canais de potássio Kv1.1 no segmento proximal do axônio, culminando em hiperexcitabilidade neuronal.[19]

A encefalite anti-LGI1 é a segunda forma mais comum de EAI e acomete predominantemente adultos (mediana de 64 anos) do sexo masculino (66%).[20] Sua ocorrência é rara na faixa etária pediátrica. O fenótipo clínico mais frequente é o de encefalite límbica (90%), cujos critérios diagnósticos são mostrados na Tabela 90.4. São descritas também a síndrome de Morvan, listada entre as síndromes

Tabela 90.3 Encefalite anti-NMDAR.

Encefalite anti-NMDAR provável

1. Instalação subaguda (< 3 meses) de, no mínimo, quatro de seis:*
- Disfunção cognitiva ou comportamental
- Disfunção de fala/linguagem
- Crises epilépticas
- Distúrbio de movimento (como discinesias ou rigidez)
- Redução do nível de consciência
- Disfunção autonômica ou hipoventilação central

2. Ao menos um exame laboratorial alterado:
- EEG anormal
- Líquido cefalorraquidiano com pleocitose ou bandas oligoclonais

3. Razoável exclusão de outras causas

Encefalite anti-NMDAR definitiva

Qualquer um dos seis sintomas típicos da doença e a presença de anticorpos anti-NMDAR, após razoável exclusão de outras causas

*Na presença de teratoma, somente três sintomas são necessários. Anti-NMDAR: anticorpos contra o receptor do N-metil-D-aspartato; EEG: eletroencefalograma. (Adaptada de: Graus et al., 2016.)[4]

Tabela 90.4 Encefalite límbica autoimune definitiva.[4]

Todos os quatro critérios abaixo:

1. Instalação subaguda (menos que 3 meses de progressão) de amnésia, crises epilépticas ou sintomas psiquiátricos sugestivos de envolvimento do sistema límbico

2. Hipersinal mesial temporal bilateral na ressonância magnética

3. Ao menos um de dois:
– Líquido cefalorraquidiano com pleocitose (mais que 5 células/mm³)
– Eletroencefalograma com atividade epileptiforme ou lentificação temporal

4. Razoável exclusão de outras causas

Obs.: o diagnóstico de encefalite límbica autoimune definitiva pode ser feito sem um dos três elementos, caso seja detectado um anticorpo associado (p. ex., anti-LGI1). Também, o achado em PET-FDG pode substituir o achado de ressonância em 2.

PET-FDG: tomografia por emissão de pósitrons com fludesoxiglicose.

paraneoplásicas, e, mais raramente, quadros caracterizados apenas por crises epilépticas ou encefalopatia.[20] Os sintomas cardinais da doença são crises epilépticas, déficit de memória episódica e alterações comportamentais. O reconhecimento das crises epilépticas é importante para o diagnóstico, uma vez que são numerosas, multifocais e com múltiplas semiologias, podendo anteceder os demais sintomas. As crises distônicas faciobraquiais, caracterizadas por contrações involuntárias e com duração de 1 a 2 segundos de face, braço e/ou perna ipsilaterais, estão presentes em cerca de metade dos pacientes e são consideradas de alta especificidade para o diagnóstico.[20] Essas crises frequentemente antecedem o declínio cognitivo, tornando-se, em alguns casos, um marcador precoce de recidiva da doença.[21]

A presença de hiponatremia pode ser uma pista diagnóstica, encontrada em cerca de 65% dos casos. A análise do líquido cefalorraquidiano é normal na maior parte dos pacientes, e o diagnóstico é confirmado com a detecção de anticorpos anti-LGI1 no sangue e/ou no líquido cefalorraquidiano.[22] A RM de crânio inicial revela principalmente hiperintensidades em T2 na região do hipocampo, e os pacientes podem evoluir com atrofia hipocampal e esclerose mesial temporal após a fase aguda da doença.[20] Entretanto, até 20% dos pacientes podem ter imagem normal.[20] Apesar de boa parte dos pacientes apresentarem resposta à imunoterapia, sequelas cognitivas são frequentes, e apenas 35% retornam ao trabalho e às atividades pré-mórbidas.[23] A doença raramente é paraneoplásica (< 10%), mas deve-se realizar rastreio neoplásico após o diagnóstico.[8]

Encefalite por anticorpos anti-Caspr2

A proteína associada à contactina-2 (Caspr2) é uma molécula de adesão celular que, em conjunto com a contactina-2, forma complexos transmembrana em axônios de neurônios tanto do SNC quanto do sistema nervoso periférico (SNP).[24] Sua função está relacionada ao agrupamento de canais de potássio na região justaparanodal dos axônios mielinizados. Anticorpos anti-Caspr2 inibem essa ligação e interferem no agrupamento dos canais de potássio, gerando hiperexcitabilidade neuronal.[24]

A encefalite anti-Caspr2 apresenta forte predominância em homens (até 90%), na faixa etária de 60 a 70 anos.[25] O espectro de manifestações clínicas da encefalite anti-Caspr2 é mais amplo que o da encefalite anti-LGI1, uma vez que os sintomas de hiperexcitabilidade periférica são mais comuns. A encefalite límbica e a síndrome de Morvan são as principais síndromes clínicas, e frequentemente apresentam sobreposição.[20] Os sintomas característicos são: crises epilépticas, déficit cognitivo, sintomas de hiperexcitabilidade periférica (mioquimias, fasciculações, cãibras musculares e dor neuropática), insônia, perda de peso e disautonomia. Ataxia cerebelar também é frequente (19%), incluindo a descrição de ataxia cerebelar episódica.[26-28] Outro distúrbio do movimento associado é a mioclonia ortostática,[29] que pode preceder outros sintomas da doença e responder à imunoterapia.

Assim como na encefalite anti-LGI1, a análise do líquido cefalorraquidiano e a RM de crânio são normais em grande parte dos pacientes. Quando alterada, a RM de crânio apresenta lesões hiperintensas em T2 no lobo temporal medial.[25] A encefalite anti-Caspr2 pode ser paraneoplásica em cerca de 20 a 30% dos casos, principalmente em associação ao timoma, e com maior frequência de associação na presença do fenótipo de síndrome de Morvan ou hiperexcitabilidade periférica.[8] Para confirmação diagnóstica, a pesquisa de anticorpos anti-Caspr2 deve ser feita tanto no líquido cefalorraquidiano quanto no sangue, mesmo em casos de hiperexcitabilidade periférica isolada. Recomenda-se a testagem específica tanto para anti-LGI1 quanto para anti-Caspr2, e não de anticorpos contra o complexo proteico do canal de potássio voltagem-dependente (anti-VGKC),[30] uma vez que somente anti-LGI1 e anti-Caspr2 se correlacionam com fenótipos clínicos específicos e têm relação patogênica bem demonstrada.

Encefalite por anticorpos anti-GABA-AR

Os receptores GABA-A são canais de cloreto pentaméricos e estão envolvidos na maior parte das sinapses inibitórias do SNC. A disfunção dos receptores GABA-A já foi associada à ocorrência de epilepsia, e a ligação de anticorpos pode levar a uma redução da densidade de receptores na fenda sináptica.[31]

Em uma revisão sistemática dos casos publicados, a mediana da idade foi de 40 anos, e foi encontrada frequência semelhante de ambos os sexos.[32] A manifestação clínica mais frequente da doença são crises epilépticas, que podem se manifestar como estado de mal epiléptico ou *epilepsia partialis continua* (EPC). Em quase a totalidade dos casos, as crises epilépticas são acompanhadas por pelo menos um dos seguintes sintomas: déficit cognitivo, rebaixamento do nível de consciência, sintomas comportamentais ou transtornos do movimento.[33]

A RM de crânio pode apresentar lesões características multifocais, uni ou bilaterais, em T2/FLAIR. Essas lesões não apresentam restrição à difusão e normalmente acometem o lobo temporal, mas sem configurar o padrão de encefalite límbica.[33] Existe uma associação com neoplasias em adultos, principalmente com o timoma.[32]

Encefalite por anticorpos anti-GABA-BR

Receptores GABA-B são metabotrópicos e associados à proteína G, apresentam distribuição pré e pós-sináptica e atuam induzindo a hiperpolarização neuronal. Sua distribuição ocorre principalmente no SNC, na região do hipocampo, do tálamo e do cerebelo.[34]

A doença é mais prevalente em adultos entre 50 e 59 anos, principalmente no sexo masculino (M:F, 2:1).[35] A maioria dos pacientes desenvolve encefalite límbica associada a crises epilépticas proeminentes.[36] Déficit cognitivo e sintomas psiquiátricos são comuns, mas ataxia cerebelar e opsoclônus-mioclônus (OM) raramente estão presentes.

Mais de 50% dos pacientes apresentam associação com neoplasias, sendo o câncer pulmonar de pequenas células o mais frequentemente encontrado, principalmente em pacientes idosos e tabagistas.[37]

Encefalite por anticorpos anti-AMPAR

O AMPA consiste em um receptor ionotrópico de glutamato e sua função está atrelada ao funcionamento de sinapses excitatórias do SNC. Anticorpos anti-AMPA direcionados contra epítopos extracelulares do receptor promovem sua internalização em modelos experimentais *in vitro*. Essa redução na transmissão sináptica pode contribuir, portanto, para um estado de hiperexcitabilidade compensatória.[38]

A doença acomete principalmente adultos, principalmente na faixa etária de 50 a 70 anos. A maior parte dos pacientes apresenta encefalite límbica com déficit cognitivo, sintomas psiquiátricos e crises epilépticas. Transtornos do movimento, principalmente alteração de marcha e ataxia, podem estar presentes.[39] A encefalite anti-AMPAR está associada a neoplasia em mais de 50% dos casos, principalmente o timoma e o câncer pulmonar de pequenas células.[8]

Embora menos frequente, a encefalite anti-AMPAR pode se apresentar como um quadro de psicose subaguda, sendo um diagnóstico diferencial de encefalite anti-NMDAR.[40]

Encefalite por anticorpos anti-IgLON5 ou doença anti-IgLON5

A proteína membro 5 da família de imunoglobulinas LAMP (do inglês *limbic system associated membrane protein*), OB-CAM (do inglês *opioid binding protein/cell adhesion molecule like*) e NTM (neurotrimina) (IgLON5) é uma molécula de adesão celular neuronal difusamente expressa no SNC, de função não completamente compreendida. Modelos utilizando neurônios de hipocampo de ratos sugerem que a ligação de anticorpos anti-IgLON5 pode causar desorganização do citoesqueleto e consequente lesão neuronal.[41] Além disso, os achados de depósitos de proteína tau hiperfosforilada em estudos histopatológicos, principalmente no tegmento do tronco encefálico e no hipotálamo, levaram à hipótese de uma possível ligação entre uma doença imunomediada e um processo neurodegenerativo.[42]

Em sua descrição inicial, os anticorpos anti-IgLON5 foram associados a uma síndrome clínica rara contendo parassonias REM (*rapid eye movement*), e não REM, distúrbios ventilatórios do sono e disautonomia.[42] Posteriormente, o espectro de manifestações da doença foi expandido na literatura, passando a abranger sintomas bulbares progressivos, alterações da motricidade ocular extrínseca, alteração de marcha, déficit cognitivo, sintomas psiquiátricos e distúrbios do movimento, tanto hipercinético (p. ex., coreia) quanto parkinsonismo.[43] Os sintomas são frequentemente de instalação e progressão insidiosa, e muitos dos pacientes recebem diagnósticos alternativos nas fases iniciais de manifestação.[44]

Existe uma forte associação entre a presença de anticorpos anti-IgLON5 e os alelos do antígeno leucocitário humano (HLA)-DRB1*10:01 e HLA-DQB1*05:01, o que contribui para o entendimento da doença como primariamente autoimune. Além disso, ao menos um terço dos casos pode ter resposta à imunoterapia, que pode ser transitória.[44] No entanto, os achados histopatológicos, a frequente ausência de sinais de inflamação em exames paraclínicos (líquido cefalorraquidiano ou RM de crânio), bem como a resposta parcial ou ausente à imunoterapia, reportada em alguns trabalhos, ainda mantém a fisiopatologia da doença em discussão.

Encefalite associada a anticorpos anti-DPPX

A proteína 6 semelhante à dipeptidil peptidase (DPPX) é uma subunidade de um tipo de canal de potássio voltagem-dependente presente. Sua expressão aparenta ser relevante no SNC, incluindo o hipocampo e cerebelo, além do plexo mioentérico. A ligação dos anticorpos anti-DPPX leva a uma redução na expressão desses canais, resultando em disfunção do processo de sinalização neuronal.[45]

A hiperexcitabilidade neuronal no sistema mioentérico é associada à ocorrência dos sintomas de diarreia crônica e perda de peso, que podem anteceder os sintomas neurológicos. A tríade composta por diarreia crônica/perda de peso significativa, déficit cognitivo e sintomas de hiperexcitabilidade do SNC (como hiperecplexia, mioclonias, tremores, rigidez muscular e crises epilépticas) está presente em dois terços dos pacientes, sendo característica da doença.[46] Sintomas cerebelares, alterações do sono e disestesias também podem estar presentes, ainda que em uma parte menor dos casos. A doença raramente é paraneoplásica (< 10%) e está principalmente associada a neoplasias hematológicas de células B.[8]

Encefalite associada a anticorpos anti-MOG

A doença relacionada ao anticorpo anti-MOG (MOGAD) contempla múltiplos fenótipos de neuroinflamação associados aos anticorpos anti-MOG, como mielite transversa, neurite óptica e encefalomielite disseminada aguda.[47] A descrição do fenótipo com acometimento cortical focal foi feita em 2017 e ocorre em cerca de 6,7% dos pacientes com MOGAD, tanto crianças quanto adultos.[48]

Os sintomas de cefaleia, crises epilépticas, encefalopatia e déficits neurológicos focais são as principais manifestações clínicas. Os achados de neuroimagem revelam predominantemente hiperintensidades em T2/FLAIR unilaterais, frequentemente com realce leptomeníngeo em sequência pós-contraste. O envolvimento cortical bilateral pode ser encontrado em até um terço dos pacientes.[48] Em 2019, o termo FLAMES (*FLAIR-hyperintense lesions in anti-MOG-associated encephalitis with seizures*) foi cunhado para descrever uma síndrome clínico-radiológica associada ao acometimento cortical focal associado ao anti-MOG.[49]

A maior parte dos pacientes (63%) pode apresentar outra síndrome relacionada à MOGAD dentro de 1 mês após a ocorrência da encefalite. A doença tem alta responsividade ao tratamento com corticosteroides e, na apresentação de encefalite cortical, é monofásica na maior parte dos pacientes, embora possa haver recorrência em 17 a 36% dos casos.[47] Pacientes com MOGAD podem apresentar critérios para EAI possível, e a possibilidade de ocorrência concomitante a anticorpos antineuronais, principalmente anti-NMDAR, deve ser levada em consideração para a adequada investigação diagnóstica. É importante que, no fenótipo de encefalite cortical, a testagem de anti-MOG seja realizada tanto no soro quanto no líquido cefalorraquidiano (não somente no sangue), para um aumento na sensibilidade no diagnóstico.[50]

Considerações sobre as síndromes neurológicas associadas ao anticorpo anti-GAD

A principal síndrome neurológica anti-GAD é a síndrome da pessoa rígida. Na descrição original de 1956, 14 pacientes apresentavam queixas progressivas em meses de rigidez da musculatura axial, com espasmos musculares e instabilidade de marcha. Foi observada hipertonia de forma progressiva nos pacientes, com destaque para a região de tronco e abdome.[51]

Na forma clássica da síndrome da pessoa rígida, mais de dois terços dos pacientes têm uma comorbidade autoimune (como diabetes tipo 1, hipotireoidismo, anemia perniciosa ou vitiligo). Ataxia cerebelar afeta entre 15 e 30% dos pacientes.[52] A síndrome geralmente não é paraneoplásica, embora haja uma apresentação associada ao câncer de mama e aos anticorpos antianfifisina.[53] Além disso, outra apresentação é a encefalomielite progressiva com rigidez e mioclonia (PERM, em inglês *progressive encephalomyelitis with rigidity and myoclonus*), na qual, além de rigidez e espasmos, o paciente apresenta encefalopatia, podendo haver sinais de comprometimento do tronco encefálico. Essa forma é mais frequentemente associada ao anticorpo antiglicina, seguido pelos anti-GAD e anti-DPPX.[54] Para melhorar o reconhecimento da síndrome da pessoa rígida, foram propostos critérios diagnósticos (Tabela 90.5). Embora os anticorpos (anti-GAD, antianfifisina e antiglicina) auxiliem no diagnóstico, eles não são obrigatórios para o diagnóstico da síndrome da pessoa rígida.

Outra síndrome anti-GAD é a epilepsia de lobo temporal a esclarecer, em que até 5% dos casos refratários apresentam anticorpos anti-GAD. A principal epilepsia autoimune é a síndrome anti-GAD, que evolui para um processo crônico, tipicamente refratário a fármacos anticrise, e de resposta pobre à imunoterapia.[55] É diferente das crises epilépticas autoimunes que ocorrem nas encefalites autoimunes, nas quais as crises são sintomáticas agudas ao processo inflamatório, com melhor resposta à imunoterapia do que a fármacos anticrise, e tende a não evoluir para um processo de cronificação após o controle da doença.[56]

O anticorpo anti-GAD pode ser testado em métodos quantitativos (ELISA e radioimunoensaio) e qualitativos (imuno-histoquímica, CBA ou *line blot*). O anticorpo anti-GAD pode estar presente em baixos títulos em indivíduos normais, outras doenças neurológicas e em pacientes com diabetes tipo 1.[57] Na síndrome da pessoa rígida, os títulos são tipicamente mais de 100 vezes aumentados, desse modo, espera-se que haja títulos muito elevados para confirmar a condição.[58] Em outras apresentações da síndrome anti-GAD, para maior especificidade, deve-se buscar demonstrar a presença dos anticorpos anti-GAD no líquido cefalorraquidiano, seja por métodos qualitativos, que somente detectam altos níveis de anticorpos, como o CBA, ou por meio da demonstração de produção intratecal (com títulos superiores aos do sangue).[58]

As síndromes anti-GAD podem ter evolução mais crônica e menor resposta à imunoterapia quando comparadas às encefalites autoimunes clássicas. Como a síndrome da pessoa rígida associada aos anticorpos anti-GAD decorre da

disfunção GABAérgica, a primeira linha são medicamentos com ação GABA, como os benzodiazepínicos (diazepam). Esses pacientes são intrinsecamente resistentes a essa classe de fármacos e podem necessitar do uso de altas doses (até 120 mg/dia).[59] Quanto ao uso da imunoterapia nesses pacientes, foram realizados dois estudos randomizados, um com

Tabela 90.5 Síndrome da pessoa rígida.

1. Rigidez de musculatura axial

2. Lenta progressão da rigidez para incluir musculatura proximal

3. Postura axial anormal (no geral, hiperlordose lombar)

4. Espasmos episódicos dolorosos, precipitados por movimento súbito, estresse emocional ou estímulo auditivo ou somestésico

5. Ausência de sinais de tronco, piramidais, extrapiramidais, sensitivos, cognitivos, de neurônio motor inferior ou de esfíncter

6. Evidência eletroneuromiográfica de atividade motora contínua em pelo menos um músculo axial

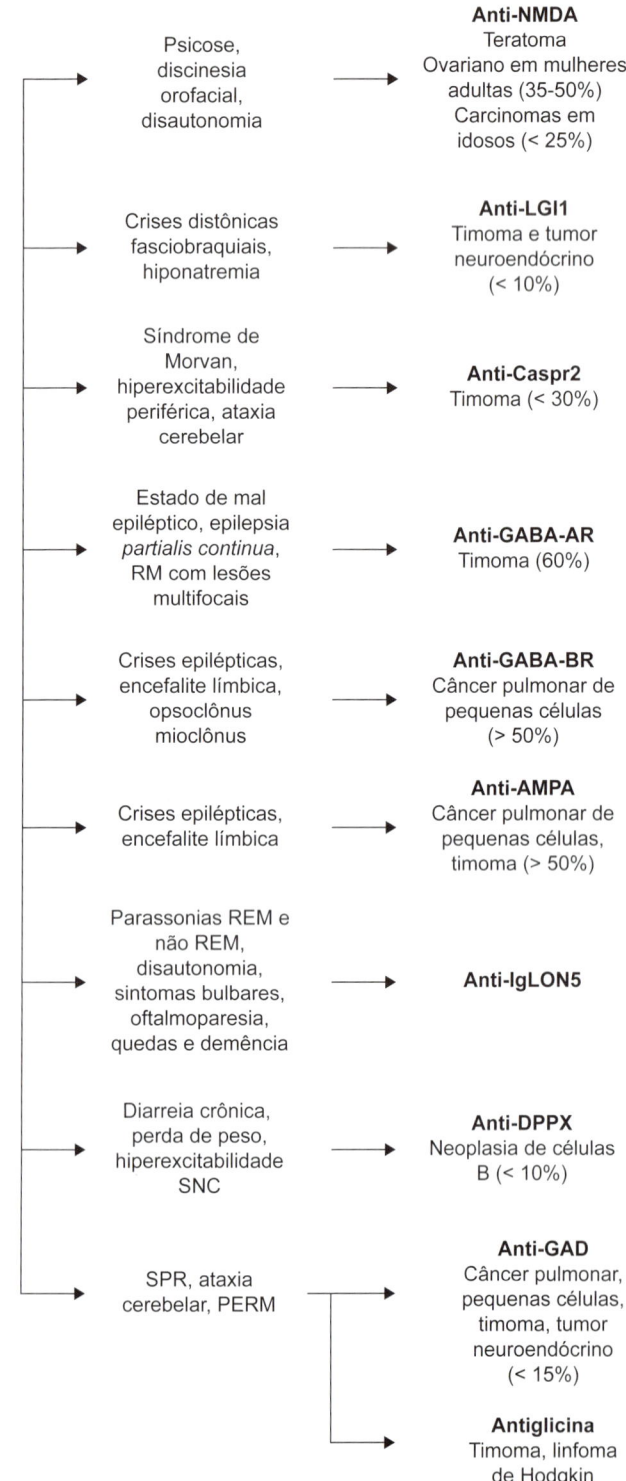

Figura 90.2 Apresentação clínica das encefalites autoimunes e associação com neoplasias.[62]

imunoglobulina e outro com rituximabe. No estudo com imunoglobulina mensal, em dose de 1 g/kg por 2 dias consecutivos, houve resposta em escalas de hipertonia e de espasmos, o que em alguns pacientes foi relacionado a ganho funcional.[60] Por outro lado, o estudo com rituximabe foi negativo, com resultados semelhantes aos do placebo.[61] Entretanto, o estudo do rituximabe foi limitado pelo baixo tamanho da amostra e pela insensibilidade das escalas usadas no estudo, não deixando claro se o rituximabe pode ou não beneficiar subgrupos específicos de pacientes com síndrome da pessoa rígida.

Considerações sobre encefalite autoimune na população pediátrica

A encefalite autoimune apresenta características diferentes na população pediátrica quando comparada à população adulta. Nas crianças os sintomas prodrômicos ocorrem com maior frequência, em torno de 50%. As manifestações clínicas mais comuns são caracterizadas por regressão do desenvolvimento neuropsicomotor, prejuízo da linguagem, movimentos hipercinéticos e crises epilépticas. As manifestações psiquiátricas são encontradas em 50% dos casos, e geralmente são caracterizadas por irritabilidade, hiperatividade, hipersexualidade, insônia e surtos de raiva e psicose.[3,9,63]

A avaliação da memória e do comportamento em crianças é difícil devido às características próprias do sistema nervoso em desenvolvimento, além disso, é comum que as crianças apresentem dificuldade em descrever os próprios sintomas. Os diagnósticos diferenciais nessa população envolvem doenças genéticas e metabólicas, além de outras doenças inflamatórias descritas como diagnósticos diferenciais das EAI. Por esse motivo, os critérios diagnósticos para EAI provável na criança foram recentemente revisados e diferem dos critérios para os adultos (Tabela 90.6).

Os anticorpos mais comumente associados às EAI na criança são anti-NMDAR, anti-MOG e anti-GAD, dados que foram confirmados nas coortes da Espanha, Dinamarca e China,[64-66] bem como na população brasileira. Os demais anticorpos foram raramente reportados em crianças, especialmente anti-GABA-AR, anti-AMPAR, anti-LGI1 e antiglicina.

Na encefalite anti-NMDAR pediátrica, verificamos menor associação com tumor em pré-púberes, e manifestação mais frequente de crises epilépticas em crianças, além de transtorno do movimento e hemiparesia.

A encefalite associada ao anticorpo anti-MOG é a segunda causa mais comum de encefalite na criança. As manifestações clínicas mais comuns são febre e rebaixamento do nível de consciência. Pode não haver sinais de desmielinização na ressonância, e muitos podem apresentar encefalite cortical como achado de imagem. No entanto, nas séries chinesa e espanhola, 30% dos pacientes apresentavam RM normal.

Tabela 90.6 Critérios diagnósticos para encefalite autoimune provável em crianças (< 13 anos).

1. Paciente previamente hígido, que apresente novo déficit neurológico, caracterizado por pelo menos duas das seguintes características: redução do nível de consciência, déficit neurológico focal, alteração cognitiva, regressão do desenvolvimento, movimentos anormais (exceto tiques) e alterações psiquiátricas
2. Duração dos sintomas acima de 12 semanas
3. Pelo menos uma evidência paraclínica de inflamação • Pleocitose no líquido cefalorraquidiano e/ou pesquisa de bandas oligoclonais • RM de crânio sugestiva de encefalite • Biópsia cerebral com infiltrado inflamatório

RM: ressonância magnética. (Adaptada de: Graus et al., 2004.)[37]

A encefalite por anticorpos anti-MOG habitualmente responde a corticosteroide, apresentando um prognóstico melhor quando comparados aos pacientes com anti-NMDAR. Assim, é importante verificar o *status* anti-MOG sérico sempre que a criança preencher os critérios para EAI.

Os principais diagnósticos diferenciais da encefalite autoimune nas crianças são FIRES/NORSE (*febrile infection-related epilepsy syndrome/new onset refractory status epilepticus*), encefalite de Rasmussen, síndrome de Gilles de la Tourette, PANDAS (*pediatric autoimmune neuropsychiatric disorders associated with streptococcal infections*), lúpus eritematoso sistêmico, narcolepsia, epilepsia genética, doenças mitocondriais e transtornos funcionais.

CONSIDERAÇÕES SOBRE AS SÍNDROMES PARANEOPLÁSICAS

As manifestações clínicas das síndromes paraneoplásicas podem envolver tanto o SNC quanto o SNP. Os anticorpos comumente associados às síndromes paraneoplásicas são direcionados contra os antígenos intraneuronais, e atualmente denominados "anticorpos de alto risco". Assim, os principais anticorpos de alto risco para SPN são antinuclear neuronal (anti-Hu), anticélulas de Purkinje (anti-Yo), antineuronais (anti-Ma), antiproteína 5 mediadora da resposta à colapsina (anti-CRMP-5/CV-2), antineuronal ANNA-2 (anti-Ri) e antianfisina, caracterizados na Tabela 90.7.

A seguir, discutiremos sobre cada um dos fenótipos clínicos que podem estar associados às SPN de alto risco e de risco intermediário.

Fenótipos clínicos de alto risco

Encefalite límbica

Clinicamente, a encefalite límbica é caracterizada pelo prejuízo da memória de curta duração e sintomas psiquiátricos sugestivos de envolvimento límbico, tais como depressão, anedonia e alucinações, podendo ou não cursar com crises epilépticas. Os sintomas apresentam instalação progressiva em até 3 meses. Raramente a encefalite límbica cursa com rebaixamento do nível de consciência.[67] Os critérios diagnósticos foram atualizados em 2016 e requerem a presença de anormalidades na RM na sequência T2 restritas ao lobo temporal mesial bilateral, além de, ao menos, pleocitose no líquido cefalorraquidiano ou EEG com atividade epiléptica ou onda lenta envolvendo os lobos temporais (ver Tabela 90.4).[4,5] Os anticorpos mais comumente associados ao câncer e à encefalite límbica são anti-Hu, anti-Ma2, anti-GABA-BR e anti-AMPAR.[8]

O diagnóstico diferencial envolve doenças infecciosas, como infecção por herpes-vírus simples 1, herpes-vírus 6 (principalmente em pacientes com transplante de medula óssea) ou sífilis. Além disso, doenças autoimunes sistêmicas (doença de Behçet, lúpus, policondrite recidivante), glioma de alto grau e *status* epiléptico temporal devem entrar no diagnóstico diferencial.[62,68,69]

Encefalomielite

A encefalomielite é caracterizada por disfunção clínica de múltiplos sítios do sistema nervoso, tais como SNC (principalmente hipocampo, cerebelo e rombencéfalo), gânglio dorsal e sistema nervoso autonômico (SNA).[8,37] Os anticorpos geralmente associados a essa síndrome são anti-Hu,

Tabela 90.7 Anticorpos de alto risco para síndrome paraneoplásica.[7]

Anticorpo	Epidemiologia	Manifestações clínicas	Associação com tumores
Anti-Hu (ANNA-1)	~ 63 anos 75% homens	Neuronopatia sensitiva (30%) Encefalomielite (20%) SCRP (20%) Encefalite límbica (20%)	FT: 98% Tumor: CPPC Sobrevida: 11,8 meses
Anti-Yo (PCA-1)	Frequentemente mulheres, ~ 60 anos	SCRP (90%)	FT: 90 a 100% Tumor: mama (20%), ovário/tubas (60%); em homens, próstata ou TGI Sobrevida: 24 meses
Anti-Ri (ANNA-2)	80% mulheres, ~ 65 anos	SCRP (66%) Encefalomielite Opsoclônus/mioclônus (30%) Distonia de mandíbula (20%)	FT: 90% Tumor: CPPC (25%) e mama Sobrevida: 36 meses
Anti-Ma1	Homens, ~ 60 anos	Encefalite límbica (45-65%) SCRP (45-65%)	FT: 77 a 100% Tumor: CPPC/pleural (30%), testicular, TGI, mama, melanoma, renal e LNH Sobrevida: 70%
Anti-Ma2 (PNMA 2)	75% homens, ~ 30 anos; mulheres ~ 60 anos	Encefalite límbica (25%), encefalite de tronco (75%), acometimento diencefálico	FT: 90% Tumor: células germinativas (70%) ou não CPPC Sobrevida: 84%
Antianfifisina	~ 65 anos, homens (40%) e mulheres (60%)	Neuropatias (60%) SPS (40%), mielopatia, encefalite, SCRP	FT: 80% Tumor: CPPC (70%), mama (25%) Sobrevida 70% em 5 anos
Anti-Zic4	~ 60 anos, 90% homens,	SCRP	FT: 90% Tumor: CPPC (90%) Sobrevida: ND
Anti-Kelch-11 (KLHL11)	Homens, ~ 40 anos	Encefalite de tronco com ataxia (80%), diplopia (60%), sintomas auditivos (40%), crises epilépticas (20%)	FT: 70% Tumor: seminoma (65%), teratoma Sobrevida: 75% em 55 meses
Anti-Tr (anti-DNER)		SCRP	FT: 90% Tumor: linfoma de Hodgkin
Anti-SOX1		Síndrome de Eaton-Lambert, associada ou não a SCRP	FT: > 90% Tumor: CPPC
CRMP-5/CV-2	~ 60 anos, 75% homens	Neuropatia (assimétrica e dolorosa), SCRP, coreia, envolvimento retina/úvea, SiLE	FT: 90% Tumor: CPPC Sobrevida: 48 meses

CPPC: carcinoma pulmonar de pequenas células; LNH: linfoma não Hodgkin; ND: não disponível; SCRP: síndrome cerebelar rapidamente progressiva; SiLE: síndrome de Lambert-Eaton; SPS: síndrome da pessoa rígida; TGI: trato gastrointestinal.

anti-CRMP5 e antianfifisina. Os diagnósticos diferenciais da encefalomielite são doenças associadas a anticorpos antiglia, como antiproteína ácida fibrilar glial (GFAP) e anti-MOG, nos quais a neuroimagem com padrões típicos, como o realce perivascular bilateral e a imagem compatível com encefalomielite disseminada aguda, auxiliam na identificação dessas doenças.

Síndrome cerebelar rapidamente progressiva

A instalação geralmente é aguda/subaguda, com tontura, náuseas e vômitos, que podem ser episódicos. Em 12 semanas os pacientes evoluem com ataxia global, que pode ser assimétrica. A RM mostra atrofia cerebelar na maioria dos casos. Aproximadamente 60% dos pacientes apresentam anticorpos detectados.[8]

Embora a ataxia cerebelar seja o achado dominante, outros sintomas podem estar presentes, como neuropatia periférica, disfagia, sintomas cognitivos e sintomas extrapiramidais. A síndrome cerebelar rapidamente progressiva é mais frequentemente associada ao anticorpo anti-Yo, e principalmente relacionada a tumores ginecológicos, como mama, ovário e útero.[70] Outra apresentação da síndrome cerebelar rapidamente progressiva inclui a associação entre o anticorpo antirreceptores relacionados ao fator de crescimento epidérmico semelhantes ao *notch*/delta neuronal (anti-Tr/DNER) e o linfoma de Hodgkin.[71]

Opsoclônus-mioclônus

É uma síndrome caracterizada por distúrbio da motricidade ocular extrínseca, que cursa com sacadas involuntárias, arrítmicas, caóticas e multidirecionais. Os pacientes podem apresentar mioclonias do tronco e de membros, além de ataxia e encefalopatia. O OM pode ser idiopático ou paraneoplásico, especialmente em crianças, associado ao neuroblastoma. Em adultos, OM é associado ao anticorpo anti-Ri em mulheres com câncer de mama.[72]

Neuronopatia sensitiva

É caracterizada pelo envolvimento dos neurônios do gânglio da raiz dorsal, geralmente manifestando déficits como ataxia sensitiva e pseudoatetose, com redução ou ausência dos reflexos tendinosos profundos. Os sintomas podem ser assimétricos e associados à dor, e geralmente se instalam de forma subaguda. Os anticorpos mais comuns são anti-Hu, antianfifisina e anti-CRMP5.[8,73]

Pseudo-obstrução gastrointestinal

É caracterizada por episódios recorrentes de dor abdominal, distensão, constipação e vômito, sem evidência, contudo, de obstrução mecânica. Os sintomas indicam envolvimento do plexo mioentérico, e podem ocorrer em associação com neuronopatias sensitivas e encefalomielite quando associados ao anticorpo anti-Hu.[8]

Síndrome miastênica de Lambert-Eaton

É um fenótipo caracterizado por emagrecimento, fraqueza proximal inicialmente nos membros inferiores, que evolui para os membros superiores, e, por último, envolvimento bulbar e ocular. A maioria dos pacientes apresenta envolvimento autonômico, caracterizado por boca seca, disfunção erétil e constipação intestinal. O diagnóstico é confirmado por meio da eletroneuromiografia, que revela um incremento após movimentos repetitivos.

Os anticorpos anticanais de cálcio voltagem-dependentes do tipo P/Q (anti-VGCC) estão presentes em mais de 90% dos pacientes.[8] O principal tumor associado é o de pulmão de pequenas células, especialmente na presença de anticorpos antiproteínas do grupo de alta mobilidade tipo Sry 1 (SOX1), quando o risco fica acima de 90%.[8,73] Outros fatores associados ao maior risco de tumor são a presença de disartria ou disfagia, disfunção erétil, perda de peso, tabagismo, idade de início acima de 50 anos e declínio em escalas de *performance* (escala de Karnofsky de 0 a 60), resumidos em uma escala chamada "DELTA-P".[74]

Fenótipos clínicos de risco intermediário

Os principais fenótipos clínicos de risco intermediário são:

- Encefalites não límbicas, que preenchem critérios para encefalite autoimune possível e apresentam anticorpos de alto risco ou risco intermediário, como encefalites autoimunes associadas a anti-mGluR5 ou anti-GABA-AR
- Encefalite por anticorpos anti-NMDAR, associada a teratoma nas crianças e outros tumores entre adultos
- Encefalite de tronco, caracterizada por instabilidade postural, oscilopsia, diplopia, sintomas vestibulococleares e do sono (apneia, estridor e *agrypnia excitata*). Os anticorpos mais comuns são anti-Ma, anti-Kelch-11[73]
- Mielopatia, caracterizada por um curso subagudo e insidioso, com fraqueza e envolvimento de esfíncteres, que podem estar associados a timoma, tumores de mama e de pulmão. Os anticorpos geralmente associados à mielopatia são anti-CRMP5, antianfisina e anti-Hu
- Síndrome da pessoa rígida, caracterizada por espasmos dolorosos, espontâneos ou desencadeados por atividade ou estímulo sensorial, que são associados à rigidez na região lombar. A forma paraneoplásica da doença é mais comum em indivíduos mais idosos e está associada a tumor de mama com presença de antianfifisina
- Síndrome de Morvan, caracterizada por dor, hiperexcitabilidade periférica e encefalopatia. Os pacientes geralmente apresentam dor neuropática, tremor, alucinação, transtornos do sono e, especialmente, *agrypnia excitata*.[75]

TRATAMENTO E SEGUIMENTO

Tratamento das encefalites autoimunes

O tratamento da EAI deve ser considerado para os pacientes que preencham os critérios para EAI possível, e seu início não deve aguardar o resultado da detecção de anticorpos, dada a baixa disponibilidade dos testes e, frequentemente, o tempo prolongado para a obtenção dos resultados na prática clínica. O tratamento deve ser iniciado precocemente, dentro de 4 semanas do início dos sintomas. No entanto, a coleta de amostras para testagem (soro e líquido cefalorraquidiano), deve ser feita, idealmente, antes do início da imunoterapia.

A primeira linha do tratamento das EAI inclui associação de metilprednisolona intravenosa (1 g/dia por 5 dias) com a imunoglobulina (2 g/kg em 5 dias) ou a plasmaférese (5 sessões de 1 a 1,5 volemia). A combinação de metilprednisolona e imunoglobulina é a terapia mais usada.[3]

Entretanto, mais de 40% dos casos não respondem à primeira linha, e estudos demonstraram que a imunoterapia agressiva sequencial está associada a melhor recuperação da incapacidade neurológica e de recorrência, especialmente na encefalite anti-NMDAR.[3] O medicamento de segunda escolha é o rituximabe, combinado ou não com ciclofosfamida, e deve ser iniciado de 7 a 14 dias (precocemente), caso não haja resposta à primeira linha de tratamento devido à menor compartimentalização do processo inflamatório e da invasão de plasmócitos no SNC.[9] O uso precoce de rituximabe foi associado a maior taxa de resposta e menor taxa de recorrência no registro alemão de EAI, em particular anti-NMDAR, anti-LGI e anti-CASPR2.[76] Particularmente, nas recomendações pediátricas, opta-se por usar primeiro o rituximabe e, na ausência de resposta, a ciclofosfamida, considerando a questão do risco à fertilidade dessa população.[77] Nos adultos, a terapia combinada é comum. Os medicamentos de terceira linha são bortezomibe (inibidor de proteassoma) ou tocilizumabe (anti-interleucina 6 [IL-6]),[78] que podem ser considerados na ausência de resposta funcional significativa em 1 mês após a segunda linha.[77]

Não há indicação de imunossupressão oral para EAI, especialmente na encefalite anti-NMDAR. Nessa condição, o risco de recorrência é de somente 12%, geralmente associado à não identificação de teratoma ou a um tratamento subótimo na fase aguda.[3] Além disso, não foi observado em metanálise benefício do uso de imunoterapia crônica oral de rotina.[79] Em contrapartida, a taxa de recorrência pode ser maior em outras EAI, como na encefalite anti-LGI1, com 30% de recorrência. Nesses casos, geralmente se opta por um desmame mais lento do corticosteroide, e o uso ou não de imunoterapia crônica pode variar em diferentes centros.[55]

A retirada precoce do tumor é associada a melhor recuperação funcional quando comparada à retirada tardia (mais de 1 mês de tratamento).[80] Por essa razão, sugere-se realizar o rastreio de teratoma em mulheres com encefalite anti-NMDAR com exame de ressonância de pelve, ou com tomografia computadorizada de pelve, na suspeita clínica. A PET-FDG pode aumentar a sensibilidade para outros sítios, como pulmão e linfoma, podendo ser útil para a identificação de tumores em pacientes com síndromes neurológicas paraneoplásicas.[81] No entanto, como dito anteriormente, a PET-FDG de corpo inteiro traz pouco benefício na identificação do teratoma ovariano pela ausência de hipercaptação para esse tipo de tumor. Do mesmo modo, alguns sítios, como mama e testículo, podem não ser bem avaliados por PET-FDG, devendo-se considerar a mamografia ou o ultrassom de testículo.

Tratamento das síndromes paraneoplásicas com fenótipos de alto risco

Alguns fenótipos de alto risco raramente respondem à imunossupressão, com sobrevida variando entre 6 meses e

36 meses, a depender do anticorpo e do tumor. A sobrevida média das síndromes de alto risco associadas ao anti-Hu é de 11,8 meses. Em uma análise de mortalidade de 403 pacientes com SPN variadas, demonstrou-se que 27% dos pacientes faleceram da síndrome neurológica e 37% faleceram em decorrência da progressão do tumor.[82] Assim, a presença de uma SPN impacta significativamente o prognóstico do paciente.

As medicações mais utilizadas são metilprednisolona e ciclofosfamida. Alguns pacientes podem se beneficiar de imunoglobulina intravenosa (IgIV). Há relatos de resposta parcial às síndromes associadas ao membro 4 da família de proteínas *zinc finger* (anti-Zic4) com rituximabe, e nos pacientes com síndromes de alto risco associadas ao anti-Ma2 há relatos de resposta com orquiectomia, plasmaférese e IgIV, especialmente em homens com idades abaixo dos 45 anos.

Até o momento, o uso de imunoterapia (antiproteína 1 da morte celular programada [PD-1] e contra o antígeno 4 do linfócito T citotóxico [anti-CTL4]) para o tratamento das SPN gerou resultados conflitantes, uma vez que alguns estudos demonstraram um aumento da frequência de síndromes de alto risco associadas ao anti-Ma2 na presença de outros tumores não germinativos. Também houve relato de piora de SPN neurológica com o uso de imunoterapia anti-PD-1.[83,84]

Tratamento de suporte

As crises epilépticas em EAI devem ser tratadas como crises sintomáticas agudas. Estudos de seguimento demonstraram que o risco de recorrência de crises epilépticas após a fase aguda é baixo.[55] Distúrbios do movimento em EAI também são sintomáticos e respondem melhor à imunoterapia. Entretanto, cabe ressaltar o benefício em relatos de casos de uso de tetrabenazina e aplicação da toxina botulínica em pacientes com discinesias oromastigatórias graves em encefalite anti-NMDAR.[85]

A principal alteração de comportamento a ser tratada é a agitação psicomotora. Pelo risco de hipersensibilidade a neurolépticos,[9] utilizam-se preferencialmente benzodiazepínicos como primeira linha para o manejo dos sintomas comportamentais, seguidos de medicamentos para sedação contínua (p. ex., midazolam ou dexmedetomidina), caso seja necessário em ambiente de terapia intensiva. Em casos refratários, a eletroconvulsoterapia foi indicada com benefícios em séries de casos.[86]

91

MOGAD e GFAP: Aspectos Clínicos e Diagnósticos

Douglas Kazutoshi Sato • Tarso Adoni • Daissy Liliana Mora Cuervo • Milena Sales Pitombeira

Doença associada ao anticorpo MOG-IgG: MOGAD

Douglas Kazutoshi Sato • Daissy Liliana Mora Cuervo

INTRODUÇÃO

A doença associada ao anticorpo contra a glicoproteína da mielina de oligodendrócitos (MOG, do inglês *myelin oligo-dendrocyte glycoprotein*) é uma doença inflamatória autoimune, associada a inflamações do sistema nervoso central (SNC), tanto na faixa pediátrica como em adultos.[1]

EPIDEMIOLOGIA

Os dados epidemiológicos sobre a doença ainda são limitados, devido à recente descoberta do anticorpo MOG-IgG. De acordo com uma revisão de estudos populacionais de Europa, Ásia e EUA, a prevalência estimada seria entre 1,3 e 2,5 por 100 mil pessoas, e a incidência anual entre 3,4 e 4,8 por milhão de pessoas.[2,3]

A MOGAD pode se manifestar em qualquer faixa etária, com idade média dos pacientes no início da doença em torno dos 30 anos. Entretanto, cerca de 30% dos casos ocorrem na população pediátrica. Os dados disponíveis não demonstram preponderância étnica ou associação a um subtipo específico de antígeno leucocitário humano (HLA). Entre as pessoas de raça branca, a prevalência de MOGAD parece ser levemente maior do que a prevalência de doença do espectro da neuromielite óptica (NMOSD) antiaquaporina 4-positiva (anti-AQP4+).[2]

Comorbidades autoimunes parecem ser menos comuns em MOGAD do que em NMOSD anti-AQP4+, mas anticorpos contra receptores NMDA são ocasionalmente positivos em casos com encefalite autoimune. Em cerca de 20 a 40% dos casos de MOGAD foram reportadas infecções precedentes;[2] no entanto, os dados epidemiológicos sobre a MOGAD estão sujeitos a subnotificação, devido à indisponibilidade de testagem do anticorpo, assim como à presença de quadros atípicos ou leves, sendo necessários mais estudos de base populacional para obter dados mais precisos sobre a epidemiologia de MOGAD.

PATOGÊNESE

A glicoproteína da mielina de oligodendrócitos (MOG) foi inicialmente identificada há mais de 30 anos, como alvo de anticorpos desmielinizantes nos modelos experimentais.[4] A MOG é uma glicoproteína que se expressa no SNC, detectada desde o nascimento no corpo caloso e que pode ser considerada um marcador de maturação do oligodendrócito e de compactação da mielina. Alguns estudos sugerem seu papel como receptor celular, molécula de adesão e reguladora da estabilidade dos microtúbulos.[5] Sabe-se que é uma proteína capaz de desencadear respostas imunes, como demonstrado em alguns modelos experimentais de doenças inflamatórias desmielinizantes, fenômeno facilitado por sua localização na porção mais externa da bainha de mielina.[6]

A patologia da doença mostra desmielinização confluente e perivenosa, com predomínio da desmielinização cortical com lesões intracorticais. É comum observar uma inflamação granulocítica com um componente inflamatório de células CD4 positivas, assim como pode ocorrer depósito de complemento.[7]

MANIFESTAÇÕES CLÍNICO-RADIOLÓGICAS

A MOGAD pode se apresentar como neurite óptica, mielite transversa, encefalite cortical, encefalomielite disseminada aguda (ADEM), síndromes desmielinizantes de tronco e cerebelo, déficits mono ou polifocais do SNC, neuropatias cranianas e lesões progressivas de substância branca, com padrão similar às leucodistrofias. A apresentação inicial mais frequente nos adultos é a neurite óptica, e na idade infantil é a ADEM, com ou sem neurite óptica.[8]

Neurite óptica

A neurite óptica se manifesta com perda de acuidade visual central, dor retro-orbitária e ao movimento ocular, perda de visão de cores e defeito pupilar aferente relativo. Ao exame de fundo de olho é comum observar edema do disco de moderado a grave (45 a 95%), sendo comum o acometimento bilateral (31 a 58%). A perda visual é geralmente pior do que 20/200 no nadir, com recuperação rápida e volta à normalidade após a corticoterapia. As recorrências podem acontecer durante a retirada do corticosteroide em 30 a 50% dos casos e geralmente são unilaterais.[9]

A ressonância magnética (RM) de crânio pode ser normal na neurite óptica. A ressonância de órbitas com e sem gadolínio e com supressão da saturação de gordura mostra o nervo óptico na sequência T2 com hiperintensidade, e na sequência T1 com contraste, captação em uma extensão de mais de 50% da longitude do nervo, geralmente na região anterior, estendendo-se até o fundo do olho (Figura 91.1). Em 50% dos casos é possível ver acometimento bilateral e o envolvimento da bainha do nervo óptico, denominada "perineurite".[9]

A tomografia de coerência óptica (OCT) no ataque agudo evidencia o edema do disco óptico, e a longo prazo mostra perda da camada de fibras nervosas peripapilar e da camada de células ganglionares e plexiformes internas, sendo maior nos quadrantes temporais. É típico o paradoxo clínico: atrofia grave, mas com acuidade visual preservada no olho afetado após o ataque.[10]

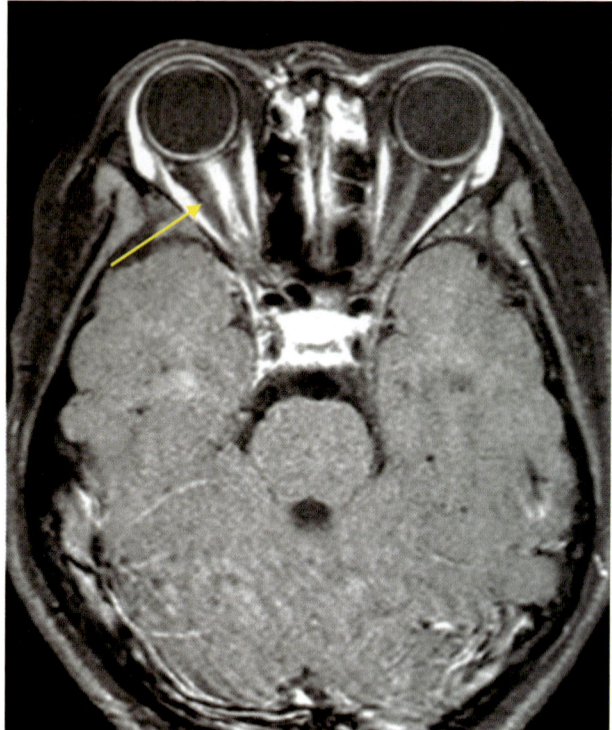

Figura 91.1 Neurite óptica direita. RM de crânio de paciente em idade pediátrica com diagnóstico de MOGAD. *Seta amarela*: imagem em T1 mostrando comprometimento com realce de mais de 50% da longitude do nervo óptico.

Mielite transversa

A mielite transversa pode acontecer de forma isolada ou no contexto de ADEM. Clinicamente, ela se manifesta com alterações motoras, sensitivas e esfincterianas de intensidade variável, embora os sintomas sensitivos e autonômicos se sobressaiam nos casos de MOGAD. O ataque agudo geralmente é de moderado a grave em mais de 50% dos pacientes, com uma excelente recuperação motora, mas com persistência das alterações esfincterianas e sexuais. É rara a recorrência, assim como é rara a presença de dor neuropática ou de espasmos dolorosos.[9]

É possível observar na RM de neuroeixo uma mielite longitudinalmente extensa (ocupando três ou mais segmentos vertebrais) em mais de 60% dos pacientes (Figura 91.2); as lesões hiperintensas em T2 no eixo axial em 66 a 75% dos pacientes são de localização central e podem estar restritas à substância cinzenta em 30 a 50% dos casos, produzindo o sinal do H medular. É característico o comprometimento do cone medular, afetando 26% dos pacientes. Já foram reportados envolvimento de raízes dorsais e cauda equina, assim como captação de contraste pial.[9]

Encefalite

O comprometimento encefálico se manifesta clinicamente como ADEM, encefalite cortical, síndrome de tronco encefálico ou cerebelar, ou como lesões silentes em pacientes com neurite óptica ou mielite. As lesões em MOGAD na RM tendem a ser bilaterais, mal definidas, grandes e envolvendo a substância cinzenta. Lesões na ponte são frequentes, e a presença de uma lesão grande no pedúnculo cerebelar médio sugere desmielinização por MOGAD.[11]

A ADEM é a apresentação mais frequente nas crianças com MOGAD. Em 45 a 75% dos casos, o ataque é precedido

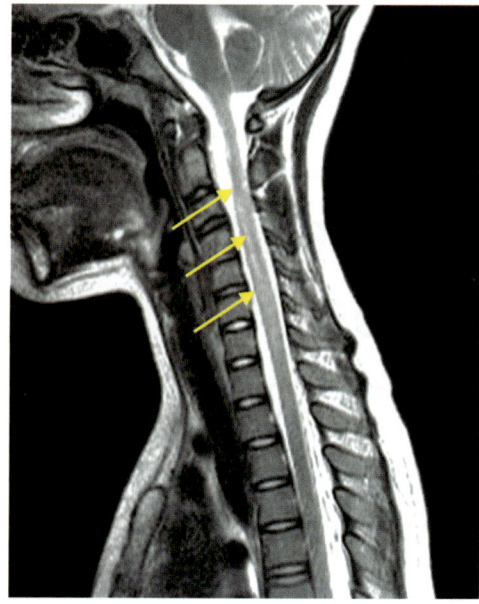

Figura 91.2 RM de neuroeixo. Mielite longitudinalmente extensa em paciente pediátrica com diagnóstico de MOGAD. Hiperintensidades em T2 mostrando o comprometimento de três níveis medulares (*setas amarelas*).

por um episodio infeccioso (geralmente respiratório) e febre. Em torno de 70% dos casos há resolução total clínica e radiológica do quadro. As recorrências em quadros de ADEM são mais frequentes em pacientes MOG-IgG+ e ocorrem em média 4 a 7 meses depois do ataque inicial.[9] Na RM são observadas lesões grandes, difusas, mal definidas e assimétricas, bilateralmente, com comprometimento da substância cinzenta profunda e mais comumente do tálamo. As lesões podem ter grande captação de contraste. O corpo caloso, o tronco encefálico e o cerebelo também se encontram comprometidos, assim como a medula espinhal.[1]

Encefalite com febre, cefaleia, rebaixamento de sensório, convulsões ou *status* epiléptico ocorre em 6 a 7% dos pacientes MOG-IgG+. Lesões corticais e convulsões são mais aparentes nas sequências FLAIR (*fluid-attenuated inversion recovery*) dando lugar ao termo FLAMES (*FLAIR hyperintense lesions in anti-MOG encephalitis with seizures*). As convulsões podem ser focais ou generalizadas, e podem ser a primeira manifestação clínica da doença. Nesses casos com quadros encefalíticos, pode-se considerar o teste com outros anticorpos de superfície, como antirreceptor de N-metil-D-aspartato (NMDAr), devido à possibilidade de dupla soropositividade.[9]

DIAGNÓSTICO

O diagnóstico de MOGAD é baseado na avaliação clínico-radiológica e na testagem do anticorpo MOG-IgG, conforme os critérios diagnósticos recentemente propostos.[9] Os achados em RM foram descritos anteriormente. A análise do líquido cefalorraquidiano (LCR) demonstra pleocitose em mais de 50% dos pacientes, em 30% dos pacientes há elevação das proteínas e em menos de 20% é possível detectar bandas oligoclonais positivas exclusivas do LCR.[12]

Exames de laboratório

A testagem de MOG-IgG idealmente deve ser realizada em soro, utilizando cultura celular baseada em células vivas que expressem o anticorpo MOG humano, com quantificação por citometria de fluxo ou visualização por microscopia com fluorescência. Testes baseados em cultura de células fixas são uma alternativa viável quando não há disponibilidade de realizar o teste com células vivas. A testagem com o método ELISA (*enzyme-linked immunosorbent assay*) não é recomendada devido às suas baixas sensibilidade e especificidade. A positividade exclusiva no LCR é incomum e ainda requer mais estudos. Para facilitar o diagnóstico, é importante avaliar os títulos dos anticorpos de forma quantitativa. Quando os títulos forem baixo-positivos (< 1:100) ou limítrofes, sugere-se avaliar cuidadosamente o diagnóstico e, se possível, repetir a testagem.[9]

Recomenda-se realizar testagem do anticorpo MOG-IgG em: 1) todos os pacientes pediátricos que apresentem síndrome desmielinizante aguda ou que apresentem encefalite após a exclusão de causas infecciosas ou de outras encefalites com achados típicos; 2) todos os adultos que apresentem quadro clínico típico de MOGAD sem outra explicação para os achados; e 3) todos os adultos com síndrome desmielinizante aguda atípica para esclerose múltipla. Recomenda-se, preferencialmente, fazer a testagem antes do início do tratamento imunossupressor. Caso não seja possível e o resultado seja negativo, sugere-se repetir a testagem 3 meses após a primeira coleta.[9]

Critérios diagnósticos propostos

Para um diagnóstico da doença, o Painel Internacional de MOGAD desenvolveu critérios específicos (Tabela 91.1).[9]

TRATAMENTO

Fase aguda

Uma vez identificado um ataque de MOGAD, recomenda-se como primeira linha de tratamento o uso de 1.000 mg de metilprednisolona intravenosa 1 vez/dia, durante 3 a 5 dias em adultos, ou 30 mg/kg em crianças. A terapia leva geralmente a uma remissão rápida e completa dos sintomas, devido à grande responsividade da MOGAD aos corticosteroides. Em pacientes que não respondem ao tratamento inicial, com déficits graves, como perda visual total, paralisia ou encefalopatia grave com necessidade de internação em unidade de terapia intensiva (UTI), sugere-se escalonar o tratamento, podendo ser usada a plasmaférese (cinco sessões em dias alternados), imunoabsorção ou imunoglobulina humana intravenosa (2 g/kg, distribuídos em 2 a 5 dias).[1]

A decisão de quanto tempo deve permanecer o corticosteroide depende da severidade do ataque; alguns centros sugerem manter prednisona 1 mg/kg/dia durante 3 meses e depois fazer a retirada gradativa em 3 meses, outros centros sugerem o uso de imunoglobulina humana mensal por 4 a 6 meses.[1]

Prevenção de novos surtos

O tratamento a longo prazo, atualmente, encontra-se para os pacientes que apresentam recorrências. O tratamento é extrapolado de outras doenças como a NMOSD e incluem o uso *off-label* de azatioprina, micofenolato de mofetila, imunoglobulina humana intravenosa intermitente, prednisona oral, rituximabe ou tocilizumabe, conforme a Tabela 91.2. A duração do tratamento ainda não é definida e requer ponderar riscos e benefícios do uso dessas medicações.

Estão em andamento estudos clínicos randomizados fase III para testar o tratamento com rozanolixizumabe, um bloqueador do receptor neonatal Fc (CosMOG *study*), e satralizumabe, um anticorpo monoclonal que bloqueia o receptor da interleucina-6 (METEOROID *study*) em pacientes com MOGAD.

Tabela 91.1 Critérios diagnósticos de MOGAD propostos pelo Painel Internacional de MOGAD.[9]

Diagnóstico de MOGAD requer preencher critérios A, B e C			
A. Características clínicas desmielinizantes essenciais	Neurite óptica Mielite ADEM Déficit cerebral monofocal ou polifocal Déficit cerebelar ou de tronco encefálico Encefalite cerebral cortical muitas vezes com convulsões		
B. Teste MOG-IgG positivo	Teste anti-MOG baseado em células	Claramente positivo (> 1:100)	Não requer características de suporte adicionais
		Baixo-positivo (< 1:100)	
		Positivo sem reporte de título	Anti-AQP4-IgG negativo e um ou mais achados clínicos ou de RM que auxilie o diagnóstico
		Negativo em soro, mas positivo no líquido cefalorraquidiano	
Achados clínicos e de RM que auxiliam no diagnóstico	Neurite óptica	- Envolvimento simultâneo bilateral - Envolvimento longitudinal do nervo óptico (50% de sua extensão) - Realce perineural (da bainha do nervo óptico) - Edema do disco óptico	
	Mielite	- Mielite longitudinalmente extensa - Lesão medular central ou sinal do H medular - Lesão no cone medular	
	Síndrome encefálica, de tronco encefálico ou cerebral	- Múltiplas lesões hiperintensas, mal definidas visualizadas em T2 supratentoriais e algumas infratentoriais na substância branca - Acometimento de substância profunda cinzenta - Hiperintensidades em T2 mal definidas acometendo ponte, pedúnculo cerebelar médio ou medula - Lesões corticais com ou sem realce meníngeo lesional ou sobreposta	
C. Exclusão de outros diagnósticos, incluindo esclerose múltipla			

ADEM: encefalomielite disseminada aguda; Anti-AQP4: antiaquaporina 4; IgG: imunoglobulina G; MOG: glicoproteína da mielina de oligodendrócitos.

Tabela 91.2 Medicamentos para prevenção de recorrência de MOGAD.

Medicamento	Dose	Efeitos colaterais mais frequentes
Azatioprina	Dose 2 a 3 mg/kg/dia, via oral	Infecções, *rash*, citopenias, elevação de transaminases e risco potencial de neoplasias (linfoma e neoplasias de pele)
Micofenolato	Adultos: iniciar com 500 mg 2 vezes/dia por 2 semanas e aumentar para dose de manutenção de 1.000 mg, 2 vezes/dia Crianças: dose-alvo de 650 mg/m² por dia, dividida em 2 vezes ao dia (máximo de 1.000 mg 2 vezes ao dia)	Sintomas gastrointestinais, infecções, citopenias, aumento do risco de neoplasias a longo prazo, teratogenicidade
Prednisona oral	1 mg/kg/dia seguido de retirada gradativa	Infecções (*Pneumocistis jirovecii*), síndrome de Cushing, insônia, psicoses, catarata, necrose asséptica da cabeça do fêmur. Em crianças, risco de osteoporose e retardo do crescimento
Imunoglobulina humana IV	Infusão única de 1 g/kg a cada 3 a 4 semanas	Meningite asséptica, aumento do risco de eventos tromboembólicos, insuficiência renal
Rituximabe	Adultos: duas infusões de 1.000 mg intravenoso, separadas por intervalos de 15 dias a cada 6 meses Crianças: 375 mg/m² 1 vez/semana por 2 a 4 semanas a cada 6 meses	Reações infusionais, infecções, hipogamaglobulinemia
Tocilizumabe	Infusão de 8 mg/kg intravenosa a cada 4 semanas	Infecções, citopenias e elevação de transaminases

MOGAD: doença associada ao anticorpo contra a glicoproteína da mielina de oligodendrócitos.

PROGNÓSTICO

Diferente da NMOSD e da esclerose múltipla, o curso clínico da MOGAD pode ser monofásico ou recorrente. As recaídas da doença são definidas como sendo um novo ataque clínico que aconteça mais de 30 dias após o início do ataque inicial. As recaídas são mais frequentes nos primeiros 6 meses após o primeiro ataque, assim como após 2 meses da retirada do corticosteroide.[9] Novas lesões silentes na RM de crânio são raras,[13] sendo necessários mais estudos para conhecer sua relação com o risco de novos surtos.[9] A progressão da doença está relacionada à apresentação de novos surtos, e no momento não há evidência de progressão sem surto, sendo necessários novos estudos sobre o tema.[9]

Astrocitopatia autoimune anti-GFAP

Milena Sales Pitombeira • Tarso Adoni

INTRODUÇÃO

A astrocitopatia autoimune anti-GFAP é uma condição inflamatória rara do sistema nervoso central (SNC) associada à presença de autoanticorpos contra a proteína ácida fibrilar glial (GFAP, do inglês *glial fibrillary acidic protein*).[1] A doença pode se apresentar como um quadro de meningite, encefalite, neurite e mielite isoladamente ou em combinação de síndromes clínicas. A maioria dos pacientes tem um quadro de meningoencefalite ou meningoencefalomielite de início agudo ou subagudo, apresentando cefaleia, encefalopatia, déficit focal e imagem de ressonância magnética (RM) com um característico realce perivascular linear e radial.[2,3] Por se tratar de uma condição rara, dados epidemiológicos robustos ainda são escassos, mas séries mais recentes apontam uma maior incidência em torno da quinta década de vida, sem predominância de sexo.[4,5] As séries descritas em crianças são mais recentes e parecem seguir o mesmo padrão clínico-radiológico relatado em adultos.[6,7] Em ambas as faixas etárias o quadro pode se apresentar de modo monofásico ou recorrente, e geralmente apresenta resposta satisfatória ao corticosteroide e prognóstico relativamente favorável.[2-7]

FISIOPATOLOGIA

A GFAP é um componente estrutural do citoesqueleto dos astrócitos, e autoanticorpos do tipo IgG contra GFAP cursam com uma astrocitopatia imunomediada distinta das doenças do espectro da neuromielite óptica (NMOSD), em que anticorpos contra a proteína do canal de água aquaporina 4 (AQP4) são encontrados no soro da maioria dos pacientes.[8,9] A causa para o desenvolvimento da condição ainda não é bem estabelecida, mas há relatos consistentes da associação de anti-GFAP com diversas neoplasias, apoiando a hipótese de uma reação autoimune cruzada a partir da exposição a um epítopo neoplásico, de forma semelhante ao que ocorre em algumas encefalites autoimunes (EA).[10] Diferente das doenças do NMOSD, em que a associação com câncer é rara, aproximadamente um em cada quatro casos de astrocitopatia autoimune anti-GFAP tem associação com neoplasias, tendo o teratoma de ovário como um dos mais frequentes.[1,2,11] Sintomas constitucionais prodrômicos, à semelhança de um quadro gripal, também foram relatados, e é plausível considerar que um antígeno de origem infecciosa possa funcionar como gatilho para o desenvolvimento da condição, embora nenhuma relação com um patógeno específico tenha sido definitivamente estabelecida até o momento.[12,13]

Nas doenças do NMOSD soropositivas para anti-AQP4, o papel do autoanticorpo na fisiopatogenia é bem definido e a lesão astrocitária ocorre primariamente por ação direta do anticorpo que gera a ativação do complemento e a formação do complexo de ataque à membrana.[14] Já na astrocitopatia associada a anti-GFAP, o potencial patogênico do anticorpo ainda não é completamente compreendido, e alguns autores questionam se a produção de anti-GFAP seria um efeito secundário ao dano tecidual. Por se tratar de um antígeno intracelular, é pouco provável que de fato o anticorpo anti-GFAP seja responsável direto pelo dano ao SNC. Achados histopatológicos demonstram infiltrados inflamatórios mistos no espaço intersticial e perivascular de Virchow-Robin, sendo evidente a presença de células T citotóxicas e dano astrocitário seletivo nas fases mais precoces, sugerindo um possível mecanismo patológico mediado por células T efetoras autorreativas.[8,15] De modo geral, diante das diversas lacunas de conhecimento ainda existentes sobre a fisiopatogenia associada ao anti-GFAP, a pesquisa do autoanticorpo e o resultado positivo deve ser considerado clinicamente relevante em pacientes que apresentem achados clínico-radiológicos típicos, conforme descrito a seguir neste capítulo.

CARACTERÍSTICAS CLÍNICAS, LABORATORIAIS E RADIOLÓGICAS

Os primeiros relatos consistentes de casos de meningoencefalite e meningoencefalomielite associados à presença de anti-GFAP no LCR e no soro dos pacientes foram descritos pelo grupo da Clínica Mayo em 2016 e 2017.[1,2] Desde então, diversos grupos publicaram séries reforçando fenótipos clínicos específicos associados à presença do autoanticorpo.[5-7,16-19] No fenótipo predominante de meningoencefalite, os sintomas comumente observados são cefaleia, encefalopatia, crises convulsivas, sintomas psiquiátricos e distúrbios do movimento. O diagnóstico diferencial com infecção de SNC é mandatório, especialmente quando houver relato de sintomas gripais e febre precedendo o quadro neurológico.

A análise do LCR geralmente mostra pleocitose, com presença de polimorfonucleares e níveis elevados de proteína,[1-3,20] reforçando a necessidade de uma pesquisa acurada de agentes infecciosos, preferencialmente utilizando-se painéis amplos para a pesquisa de meningite e encefalite por técnica molecular, além da pesquisa de tuberculose. Diversos padrões de imagem de RM associados principalmente à manifestação encefálica foram descritos, variando desde hipersinais T2 esparsos na substância branca e cinzenta profunda até padrões específicos de captação de contraste. A característica radiológica considerada mais sugestiva da astrocitopatia autoimune anti-GFAP é a captação de contraste perivascular linear, com distribuição radial nas regiões periventriculares, observada em cerca de 50% dos pacientes.[2,20] Há ainda descrição de realce leptomeníngeo, puntiforme, salpicado, ou *vessel-like* em fossa posterior e substância cinzenta profunda.[2,17-20]

Déficits focais podem se somar no decorrer do quadro de meningoencefalite, secundários a síndrome medular ou neuropatia óptica, que raramente ocorrem de forma isolada. Os quadros de mielite são em geral mais brandos e com apresentação radiológica variável, podendo haver comprometimento extenso ou curto e até relatos de sintomas medulares, sem alteração de imagem de RM.[1,2,20] A perda visual pode se instalar de forma indolor, causando um comprometimento leve a moderado. Na maioria dos casos, é observado edema de papila bilateral, sendo importante o diagnóstico diferencial com hipertensão intracraniana. A imagem de RM de órbitas pode exibir discreto realce ao contraste em nervos ópticos, ou não apresentar qualquer alteração.[20-23] Exames oftalmológicos complementares podem ser úteis, evidenciando uma vitreíte leve, ou mesmo um extravasamento de padrão perivenular na imagem de angiografia com fluoresceína.[21] Embora haja relatos de papilite isolada

na presença de anti-GFAP, a maioria dos casos de neurite óptica se apresenta em associação ao quadro clássico de meningoencefalite, sendo a imagem de RM de crânio com os achados característicos fundamental para se considerar a etiologia.[24] Quadros com acometimento de sistema nervoso periférico (SNP) também já foram relatados, sendo o padrão descrito de uma neuropatia axonal responsiva à imunoterapia.[25]

No tocante à pesquisa do autoanticorpo, o método de testagem, bem como o material examinado, tem impacto no resultado, sendo recomendado o uso de ensaios baseados em células (CBA) seguindo a recomendação para a pesquisa de anti-AQP4 nas doenças do NMOSD.[9] Embora os dados gerais de sensibilidade e especificidade ainda sejam escassos, sugere-se realizar a pesquisa em LCR e soro, do mesmo modo que o inicialmente recomendado nos casos de EA mediadas por anticorpos de superfície e sinapse neuronal.[10] A pesquisa de anti-GFAP no LCR é fundamental, uma vez que na coorte inicial da Clínica Mayo, em uma amostra de 102 indivíduos, foi observada uma especificidade superior a 90% para a testagem no LCR e 100% de sensibilidade para a isoforma GFAPα.[2] Entretanto, ponderações devem ser feitas considerando o difícil acesso à pesquisa de anti-GFAP, como a falta de testes padronizados e o alto custo dos métodos empregados. Diante desses fatores, somados à ausência de critérios diagnósticos bem definidos, sugerimos que a suspeição diagnóstica seja apoiada pelos achados de imagem de RM, estando indicada a pesquisa de anti-GFAP no LCR e soro de pacientes com clínica sugestiva, na presença de realce perivascular linear com distribuição radial característica e após a exclusão de condições infecciosas de forma abrangente.

TRATAMENTO E PROGNÓSTICO

Não existe um tratamento padrão bem estabelecido até o momento, e a maior parte dos casos de astrocitopatia autoimune por anti-GFAP parece ser monofásica. O tratamento na fase aguda inclui corticosteroide intravenoso em altas doses, imunoglobulina humana ou plasmaférese, sem aparente diferença dentre as opções, devendo-se considerar o perfil clínico e o acesso às terapias para a tomada de decisão.[2,3,20] Nos casos recorrentes, a estratégia a longo prazo inclui corticosteroide oral e imunossupressores orais, como azatioprina, micofenolato e tacrolimo, a fim de permitir o desmame de corticoterapia. Embora a maioria dos pacientes responda bem à terapia inicial, existem relatos de casos graves e refratários levando a graus variados de incapacidade funcional a longo prazo e até mesmo à morte.[16,19,20] Em suma, por se tratar de uma condição identificada e descrita mais recentemente e com incidência rara, estudos prospectivos serão necessários para melhor elucidar a patogênese da astrocitopatia autoimune anti-GFAP. A partir do melhor entendimento do mecanismo patogênico, poderemos formular critérios diagnósticos e definir diretrizes terapêuticas para melhor condução dos casos recorrentes a médio e longo prazo.

PARTE 10

Neurologia Cognitiva e do Comportamento

Coordenador: Ricardo Nitrini

92 Avaliação Cognitiva Breve e Interpretação da
Avaliação Neuropsicológica Ampla
Adalberto Studart-Neto

93 Amnésia Global Transitória
*Paulo Bertolucci • Flávio Moura Rezende Filho •
Gustavo Melo de Andrade Lima*

94 Declínio Cognitivo Subjetivo
*Adalberto Studart-Neto • Ari Pedro Balieiro-Jr • Carina Tellaroli Spedo •
Mariana Luciano de Almeida • Francisco Assis Carvalho Vale*

95 Comprometimento Cognitivo Leve
Marcia L. F. Chaves • Raphael Machado de Castilhos

96 Demências
Sonia Maria Dozzi Brucki

97 Demência com Corpos de Lewy
Vitor Tumas

98 Doença de Alzheimer
Danielle Calil de Sousa • Leonardo Cruz de Souza • Paulo Caramelli

99 Demência Frontotemporal
Leonel T. Takada • Valéria Santoro Bahia • Ricardo Nitrini

100 Doenças Priônicas
Jerusa Smid • Luis Sidonio Teixeira da Silva • Ricardo Nitrini

101 Comprometimento Cognitivo Vascular
*Breno José Alencar Pires Barbosa • Elisa de Paula França Resende •
Viviane Flumignan Zetola*

102 Hidrocefalia de Pressão Normal
*Benito Pereira Damasceno • Norberto Anízio Ferreira Frota •
Raphael Ribeiro Spera*

103 Encefalopatia Traumática Crônica
*Raphael Ribeiro Spera • Nathalia Galbes Breda de Lima • Diogo Haddad Santos •
Matheus Gonçalves Maia • Carla Cristina Guariglia • Renato Anghinah*

104 Alterações Psiquiátricas em Doenças Neurológicas
André Palmini

105 Manifestações Psiquiátricas em Doenças Neurológicas:
Prevalência, Particularidades Clínicas e Manejo
André Palmini

106 Tratamento dos Transtornos Comportamentais
nas Demências
*Lucas de Andrade Saraiva • Elisa de Paula França Resende •
Leonardo Cruz de Souza*

107 Neuroimagem nos Transtornos Cognitivos
Marcio L. F. Balthazar • Artur Martins Novaes Coutinho

As referências
bibliográficas desta
Parte estão
disponíveis *online*,
no Ambiente Virtual
de Aprendizagem
do GEN.

Avaliação Cognitiva Breve e Interpretação da Avaliação Neuropsicológica Ampla

Adalberto Studart-Neto

A anamnese, o exame cognitivo e a avaliação funcional são as ferramentas para se chegar ao diagnóstico sindrômico de um paciente com transtorno cognitivo. Uma boa anamnese é o primeiro passo para um diagnóstico correto. Uma anamnese sistematizada permite tanto listar os sintomas cognitivos e comportamentais como entender se esses sintomas estão levando a prejuízo nas atividades de vida diária. A avaliação funcional pode ser complementada com questionários específicos.

O exame cognitivo é a parte do exame neurológico que visa avaliar as funções corticais superiores (ou atividades nervosas superiores). Por meio dele, o examinador pode determinar se há um comprometimento cognitivo objetivamente mensurável, a sua gravidade e quais as funções corticais superiores acometidas. Ao final, o exame cognitivo permite ao examinador estabelecer a correlação anatomoclínica necessária para o diagnóstico topográfico.

Entretanto, nem sempre o exame cognitivo à beira do leito é sensível o suficiente para demonstrar um declínio cognitivo. A avaliação neuropsicológica, portanto, refina o exame cognitivo por meio de testes padronizados e normatizados, além de auxiliar na identificação de alterações comportamentais e de humor, bem como do impacto nas atividades de vida diária.

INSTRUMENTOS DE AVALIAÇÃO COGNITIVA BREVE

O exame cognitivo já se inicia durante a própria anamnese, observando-se os níveis de consciência e de atenção, o humor, o comportamento durante a entrevista, o juízo crítico, a organização do pensamento, a linguagem espontânea e a capacidade de evocar fatos recentes ou remotos. A observação clínica é uma importante habilidade que o neurologista deve desenvolver.

A semiologia cognitiva é sistematizada para avaliar os grandes domínios cognitivos: atenção, funções executivas, memória, linguagem, praxias, funções visuoespaciais e funções visuoperceptivas. A Tabela 92.1 traz um roteiro sistematizado da semiologia cognitiva para um exame à beira do leito.

Tabela 92.1 Roteiro de exame cognitivo à beira do leito.

Instrumentos padronizados de avaliação cognitiva breve	1. Miniexame do estado mental (MEEM) 2. Bateria breve de rastreio cognitivo (BBRC) 3. Avaliação cognitiva de Montreal (MoCA)

Atenção e funções executivas	1. Atenção
	  a) Digit span*
	  b) Vigilância (levantar a mão quando falar a letra A)*
	2. Atenção sustentada e memória operacional
	  a) Digit span indireto*
	  b) Meses do ano inverso
	  c) Subtrações seriadas (100 – 7)*/**
	3. Seleção/inibição de resposta
	  a) Go no go
	4. Flexibilidade mental e movimentos alternados
	  a) Teste de Luria (punho – borda – palma)
	  b) Teste do aplauso
	5. Planejamento
	  a) Teste do desenho do relógio**/***
	6. Fluências verbais (estratégia e automonitoramento)
	  a) Fluência verbal fonêmica**
	  b) Fluência verbal semântica***
	7. Abstração
	  a) Provérbios
	  b) Semelhanças e diferenças*

Memória	1. Memória episódica
	  a) Orientação temporal e espacial*/**
	  b) Teste de memória de figuras da BBRC***
	  c) Lista de palavras do MoCA**
	  d) Lista de palavras do Consortium to Establish a Registry of Alzheimer's Disease (CERAD)
	2. Memória semântica
	  a) Fluência verbal semântica***
	  b) Conhecimento semântico de palavras e objetos

Linguagem	1. Fala espontânea 2. Nomeação*/**/*** 3. Compreensão de palavras e sentenças 4. Repetição de frases*/** 5. Leitura** 6. Escrita** 7. Cálculo

Praxias	1. Ideomotora (atos simples)
	  a) Monomanuais × Bimanuais
	  h) Gestos transitivos
	  c) Gesto intransitivos
	2. Ideatória
	3. Orobucolingual
	4. Apraxia do vestir-se

Funções visuoespaciais	1. Atenção espacial (hemineglingência)
	  a) Componente perceptivo: extinção sensorial
	  b) Componente motor: cancelamento de linhas
	  c) Esquema corporal: hemiassomatognosia
	2. Praxia de construção (cópia de desenho)
	  a) Cubo*
	  b) Pentágonos**
	3. Pesquisa da síndrome de Balint
	  a) Simultaneagnosia
	  b) Apraxia óptica
	  c) Ataxia óptica

Funções visuoperceptivas	1. Pesquisa de agnosia visual para objetos 2. Pesquisa de prosopoagnosia 3. Visão de cores

*Incluído no MoCA. **Incluído no MEEM. ***Incluído na BBRC.

De modo geral, o exame cognitivo à beira do leito prioriza uma descrição mais "qualitativa" (e menos quantitativa) dos sinais que são associados aos transtornos das funções corticais superiores. Além disso, é muito comum cada neurologista examinar as funções cognitivas ao seu modo. Entretanto, recomenda-se também usar instrumentos padronizados de avaliação cognitiva breve. Esses instrumentos são úteis, pois oferecem uma ideia geral do funcionamento cognitivo, quantificam o desempenho e permitem comparar o paciente com controles normais.[1] Além disso, auxiliam no acompanhamento evolutivo do paciente, mesmo quando as avaliações foram feitas por examinadores diferentes. Em geral, esses instrumentos englobam testes para vários domínios cognitivos e são de aplicação fácil e rápida (de 5 a 10 minutos em média). O preconizado é usar instrumentos que tenham sido validados e adaptados à população brasileira. A escolaridade é um dos fatores que mais influencia o desempenho nos testes, principalmente naqueles que envolvem leitura, escrita, cálculo e desenho de figuras geométricas. Por isso, deve-se estar atento às notas de corte para cada um dos instrumentos, pois uma mesma pontuação pode ser normal para um paciente de baixa escolaridade ou indicativa de prejuízo cognitivo para alguém com maior escolaridade.

Há vários instrumentos validados em nosso meio: miniexame do estado mental (MEEM), avaliação cognitiva de Montreal (MoCA, do inglês *Montreal cognitive assessment*), bateria breve de rastreio cognitivo (BBRC), *Consortium to Establish a Registry of Alzheimer's Disease* (CERAD), teste de informação-memória-concentração de *Blessed*, *cognitive abilities screening instrument – short* (CASI-S), exame cognitivo de Addenbrooke-versão revisada (*Addenbrooke's cognitive examination-revised* – ACE-R). A Tabela 92.2 traz os instrumentos de avaliação cognitiva breve recomendados pelo Departamento Científico (DC) de Neurologia Cognitiva e do Envelhecimento da Academia Brasileira de Neurologia (ABN).[2]

Miniexame do estado mental

O MEEM é o instrumento padronizado mais conhecido e utilizado no mundo. O teste foi originalmente concebido em 1975 por Folstein et al. para ser um método prático de rastreio cognitivo tanto de pacientes psiquiátricos como daqueles com demência.[3] O MEEM pode ser aplicado em menos de 10 minutos e os itens avaliados são (Figura 92.1): orientação temporal e espacial, memória imediata e evocação (aprendizagem e memorização de três palavras), atenção e memória operacional (subtrações seriadas ou soletração da palavra *mundo* na ordem inversa), linguagem (nomeação, repetição, comando verbal em três etapas, leitura e escrita) e habilidades visuoconstrutivas (cópia dos pentágonos). As instruções de aplicação do MEEM encontram-se no Boxe 92.1.[4] O escore total da escala é de 30 pontos. Como qualquer teste cognitivo, o desempenho no MEEM sofre influência da escolaridade. No Brasil, vários estudos buscaram notas de cortes de acordo com a escolaridade. Nas recomendações do DC de Neurologia Cognitiva, foram sugeridos os valores de mediana obtidos no estudo de Brucki et al. (ver Tabela 92.2).[2,4,5]

As vantagens do MEEM são a sua fácil aplicação, a familiaridade de médicos gerais com o teste e a possibilidade de estadiamento da progressão da doença. Idosos saudáveis permanecem estáveis na pontuação do MEEM ao longo do tempo, enquanto pacientes com doença de Alzheimer perdem em média 2 a 3 pontos por ano.[6] Além disso, alguns padrões de desempenho em itens do MEEM podem ajudar a distinguir demências com diferentes etiologias. Por exemplo, pacientes com demência com corpos de Lewy têm maiores dificuldades nos itens de atenção e funções visuoconstrutivas, enquanto pacientes com Alzheimer apresentam uma *performance* inferior na evocação das três palavras e na orientação temporal. No entanto, é importante destacar que o MEEM é mais útil para quantificar a gravidade da demência e não para diagnóstico diferencial.

O MEEM apresenta uma sensibilidade muito baixa para detecção de comportamento cognitivo leve (CCL). Uma metanálise com 102 estudos mostrou sensibilidade de 81,3% e especificidade de 89,1% para o diagnóstico de demência, com valor preditivo positivo (VPP) de 74,8% e valor preditivo negativo (VPN) de 92,3%. Entretanto, nessa mesma metanálise, apenas 21 estudos foram usados para avaliar a acurácia no diagnóstico de CCL. A sensibilidade foi de apenas 62%, com a especificidade de 87%.[7] Assim, a força do teste não está no diagnóstico isoladamente e sim como instrumento para rastreio de demência e para avaliações sequenciais, além de dar uma ideia quantitativa da cognição global do paciente.

A principal crítica ao MEEM consiste na falta de itens que melhor avaliem funções executivas, sendo a prova de subtrações seriadas o único item desse domínio. Por outro lado, o MEEM é sensível para transtornos de memória episódica, pois além da dificuldade na evocação das três palavras, pacientes amnésicos comumente têm desorientação temporal e espacial. Outro problema do MEEM, que ocorre em praticamente em todos os testes cognitivos, é o efeito solo que aparece em pacientes com demência grave. Normalmente, esse efeito solo ocorre quando MEEM < 10 pontos.

Tabela 92.2 Notas de cortes de alguns testes de rastreio normatizados pela escolaridade na população brasileira segundo as Recomendações do Departamento Científico de Neurologia Cognitiva e do Envelhecimento da ABN.[2]

Teste cognitivo	Notas de corte sugeridas na população brasileira
Miniexame do estado mental (MEEM)	• Por escolaridade: • Analfabetos: ≤ 19 • 1 a 4 anos: ≤ 24 • 5 a 8 anos: ≤ 26 • 9 a 11 anos: ≤ 27 • ≥ 12 anos: ≤ 28
Bateria breve de rastreio cognitivo (BBRC)	• Teste de memória de figuras: • Memória incidental: ≤ 4 • Memória imediata: ≤ 6 • Aprendizado: ≤ 6 • Memória tardia: ≤ 5 • Reconhecimento: ≤ 7 • Fluência verbal semântica (animais) por escolaridade • Analfabetos: ≤ 8 • 1 a 7 anos: ≤ 11 • ≥ 8 anos: ≤ 12
Avaliação cognitiva de Montreal (MoCA)	• Para diagnóstico de demência (por escolaridade): • Analfabetos: ≤ 8 • 1 a 4 anos: ≤ 15 • 5 a 8 anos: ≤ 16 • 9 a 11 anos: ≤ 19 • ≥ 12 anos: ≤ 21 • Para diagnóstico de comprometimento cognitivo sem demência: • Analfabetos: ≤ 12 • 1 a 4 anos: ≤ 18 • 5 a 8 anos: ≤ 20 • 9 a 11 anos: ≤ 20 • ≥ 12 anos: ≤ 22

ORIENTAÇÃO	LINGUAGEM
Dia da semana ( )	Nomear um relógio ( ) e uma caneta ( )
Dia do mês ( )	Repetir "nem aqui, nem ali, nem lá" ( )
Mês ( )	Comando: "pegue este papel com a sua mão
Ano ( )	direita ( ), dobre ao meio ( ) e coloque no
Hora aproximada ( )	chão" ( )
Local específico ( )	Ler e obedecer: "Feche os olhos" ( )
Instituição ( )	Escrever uma frase ( )
Bairro ou rua próxima ( )	
Cidade ( )	
Estado ( )	
MEMÓRIA IMEDIATA	**HABILIDADES VISUOESPACIAIS**
vaso ( ) carro ( ) tijolo ( )	Copiar um desenho ( )
ATENÇÃO E CÁLCULO	**ESCORE TOTAL**
93 ( ) 86 ( ) 79 ( ) 72 ( ) 65 ( )	
EVOCAÇÃO	
vaso ( ) carro ( ) tijolo ( )	

FECHE OS OLHOS

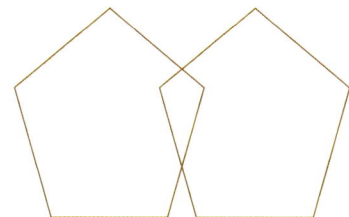

Figura 92.1 Miniexame do estado mental (MEEM).

Avaliação cognitiva de Montreal

O MoCA foi desenvolvido em 2005 como um instrumento breve de triagem para CCL. No estudo original ele mostrou-se mais sensível que o MEEM no diagnóstico de CCL. O MoCA é constituído por itens de funções executivas (teste de trilhas e relógio), habilidades visuoconstrutivas (cópia de um cubo e desenho do relógio), memória (aprendizado e evocação de cinco palavras), atenção (dígitos na ordem direta e inversa, vigilância e subtrações seriadas), linguagem (nomeação, repetição e fluência verbal fonêmica), abstração e orientação (Figura 92.2).[8,9] O escore máximo é também de 30 pontos (ver instruções no *site* https://mocacognition.com).

O MoCA apresenta, portanto, maior número de domínios cognitivos avaliados, sobretudo em atenção e funções executivas. A lista de cinco palavras do MoCA também é uma prova de memória mais difícil do que o teste de três palavras do MEEM. No entanto, a aprendizagem dessa lista de palavras ocorre por apenas duas repetições, diferentemente de outros testes de memória com lista de palavras, em que o paciente é exposto três ou até cinco vezes às palavras. Além disso, o tempo da interferência é mais longo. Por conta disso, não é incomum pessoas normais terem baixo desempenho na evocação tardia das cinco palavras. Há uma opção de evocar as palavras com dicas semânticas ou por múltipla escolha. Entretanto, a pontuação só ocorre nos acertos por evocação espontânea sem dicas.

Para melhorar a especificidade do teste de memória do MoCA, Julayanont et al. desenvolveram um escore de índice de memória (*memory index score* ou MoCA-MIS) que se mostrou muito útil para predizer a conversão de CCL em demência em virtude da doença de Alzheimer.[10] O MoCA-MIS é calculado somando o número de palavras lembradas na recordação livre tardia, na recordação com dicas de categoria e na recordação com dicas de múltipla escolha multiplicado por 3, 2 e 1, respectivamente, com uma pontuação que varia de 0 a 15 (MoCA-MIS = 3× [acertos sem dica] + 2× [acertos com dica semântica] + 1× [acertos com múltipla escolha]). Pontuações menores que 8 são mais indicativas de transtornos amnésicos. Importante destacar que esse índice não é usado na pontuação total do MoCA.

A sensibilidade do MoCA é superior à do MEEM como um teste de rastreio cognitivo para pacientes com CCL ou com doenças cujos domínios mais acometidos sejam atenção e funções executivas, como na doença de Parkinson ou em demência vascular. A Tabela 92.3 compara as vantagens e desvantagens do MoCA e do MEEM. Uma das principais problemas do uso do MoCA é a falta de notas de cortes bem definidas por escolaridade, em especial em nossa população. O estudo original de validação do MoCA mostrou uma nota de corte de 26 para indicar CCL ou demência leve, o que leva a uma alta taxa de falso-positivos entre pacientes pouco escolarizados.[8] Um dos primeiros estudos que validou a escala no Brasil apontou um corte de 25.[9] Mais recentemente, outros estudos brasileiros foram publicados apresentando dados normativos por idade e escolaridade para nossa população.[11,12] A Tabela 92.3 apresenta as notas de corte sugeridas pelo DC de Neurologia Cognitiva e do Envelhecimento da ABN. A recomendação do DC é usar o MoCA para pacientes com CCL ou demência leve, com escolaridade alta (> 12 anos) ou quando se deseja avaliar melhor as funções executivas.

Bateria breve de rastreio cognitivo

Pensando na dificuldade de um instrumento que avalie populações com menor escolaridade, a BBRC foi então criada

Boxe 92.1 Instruções para uso do miniexame do estado mental (MEEM).[4]

Orientação temporal (dê um ponto para cada resposta correta)
Que dia é hoje?
Em que mês estamos?
Em que ano estamos?
Em que dia da semana estamos?
Qual a hora aproximada? (Considere a variação de mais ou menos 1 hora.)

Orientação espacial (dê um ponto para cada resposta correta)
Em que local nós estamos (consultório, dormitório, sala)? Aponte para o chão do local.
Que local é este aqui (hospital, casa de repouso, própria casa)? Apontando ao redor em um sentido mais amplo.
Em que bairro nós estamos ou qual o nome de uma rua próxima.
Em que cidade nós estamos?
Em que estado nós estamos?

Memória imediata
Fale ao paciente que você está testando a memória.
Fale que irá dizer três palavras e que ele deverá repeti-las a seguir: carro, vaso, tijolo.
Dê 1 ponto para cada palavra repetida acertadamente na 1ª vez.
Pode repeti-las até três vezes para o aprendizado, se houver erros.

Atenção e cálculo
Subtração de sete seriados (100 – 7, 93 – 7, 86 – 7, 79 – 7, 72 – 7).
Peça ao paciente que subtraia sete a partir de 100, e então siga subtraindo sete da sua resposta até que lhe diga para parar.
Considere 1 ponto para cada resultado correto.
Se houver erro, corrija-o e prossiga. Mesmo o paciente errando, deve-se prosseguir até o fim.
Considere correto se o examinado espontaneamente se autocorrigir.
Observação: Na adaptação brasileira do MEEM, optou-se pelo uso exclusivo dos sete seriados, uma vez que se considerou a soletração invertida da palavra MUNDO mais difícil para os indivíduos de menor escolaridade (p. ex., vários analfabetos conseguem fazer cálculos, mas não sabem soletrar).

Evocação das palavras
Pergunte quais as palavras que o paciente acabara de repetir (1 ponto para cada).

Nomeação
Peça para o paciente nomear os objetos mostrados (relógio, caneta).
Dê 1 ponto para cada.

Repetição
Vou lhe dizer uma frase e quero que você repita depois de mim: *Nem aqui, nem ali, nem lá*.
Considere somente se a repetição for perfeita (1 ponto).

Comando verbal
Pegue este papel com a mão direita (1 ponto), dobre-o ao meio (1 ponto) e coloque-o no chão (1 ponto).
Total de 3 pontos. Se o paciente pedir ajuda no meio da tarefa, **não** dê dicas.

Leitura
Mostre a frase escrita FECHE OS OLHOS e peça para o paciente fazer o que está sendo mandado. Não o auxilie se pedir ajuda ou se só ler a frase sem realizar o comando.

Escrita
Peça ao paciente para escrever uma frase.
Se não compreender o comando, pode orientar das seguintes formas: alguma frase que tenha começo, meio e fim; alguma coisa que aconteceu hoje; alguma coisa que queira dizer.
Deve conter sujeito e verbo e ter lógica. Não são considerados erros gramaticais ou ortográficos (1 ponto).

Desenho
Peça ao paciente para copiar os pentágonos da melhor forma possível.
Considere apenas se houver dois pentágonos interseccionados em um ponto, formando uma figura de quatro lados ou com dois ângulos (1 ponto).

---

por Nitrini et al.[13] A BBRC consiste em três testes cognitivos: o teste de memória de figuras (TMF), a fluência verbal semântica (FVS) para animais e o teste do desenho do relógio (TDR). O TMF é o principal teste da BBRC e consiste em um teste visuoverbal para avaliação da memória episódica. A grande vantagem do TMF da BBRC é que ele não sofre influência da escolaridade, sendo a acurácia semelhante entre pacientes com baixa e alta escolaridade.[14] O Boxe 92.2 traz as instruções para aplicação da BBRC.

O examinando deve reconhecer e nomear as 10 figuras (Figura 92.3 A). Em seguida, a folha é retirada e solicita-se que diga quais figuras havia visto (*memória incidental*). Pede-se, então, que olhe atentamente para as figuras e tente memorizá-las por até 30 segundos. Retirada a folha, solicita-se que diga de quais se lembra (*memória imediata*). Novamente, repete-se o procedimento para obter o escore de *aprendizado*. São aplicadas, então, duas tarefas de interferência: a FVS (animais) e o TDR. Terminada a interferência, solicita-se ao paciente para enunciar quais figuras foram vistas há alguns minutos (*memória tardia*). Se o examinando

não tiver sido capaz de se lembrar das 10 figuras, pede-se que as identifique em folha em que as 10 estão entremeadas com outras 10 figuras distratoras (Figura 92.3 B). Para corrigir um efeito de respostas ao acaso, o escore é calculado pela subtração das intrusões (respostas erradas) do total de respostas certas. Essa bateria é aplicada em um período que varia de 7 a 8 minutos e tem-se revelado interessante tanto na atividade clínica como em estudos epidemiológicos. Os valores normativos do TMF encontram-se na Tabela 92.2. Uma memória tardia ≤ 5 tem especificidade de 90,4% e sensibilidade de 82,2% para o diagnóstico de demência (uma área sob a curva ou AUC = 0,931; com intervalo de confiança = 0,894 – 0,968).

A FVS consiste em pedir ao paciente para falar o maior número de animais em 1 minuto. Aqui vale falar qualquer tipo de animal e a pontuação é o número de animais enunciados. Não são pontuados repetições e animais mitológicos. Itens genéricos (p. ex., pássaro) só são considerados se nenhum item específico dentro da subcategoria for citado (p. ex., sabiá, canário). Quando são lembrados animais de

VISUOESPACIAL / EXECUTIVA		Copiar o cubo	Desenhar um RELÓGIO (11h10) (3 pontos)	Pontos

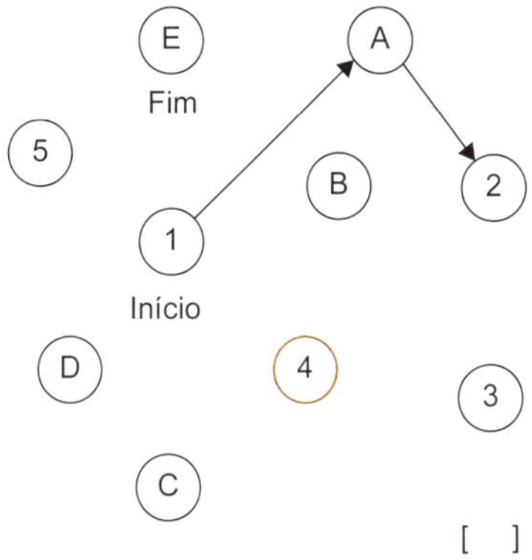

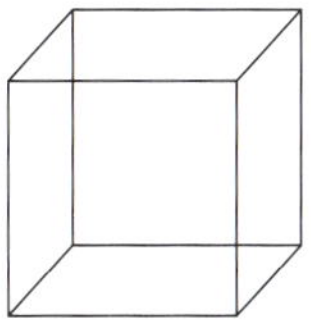

[ ]   [ ]   [ ] Contorno   [ ] Números   [ ] Ponteiros   ___/5

NOMEAÇÃO

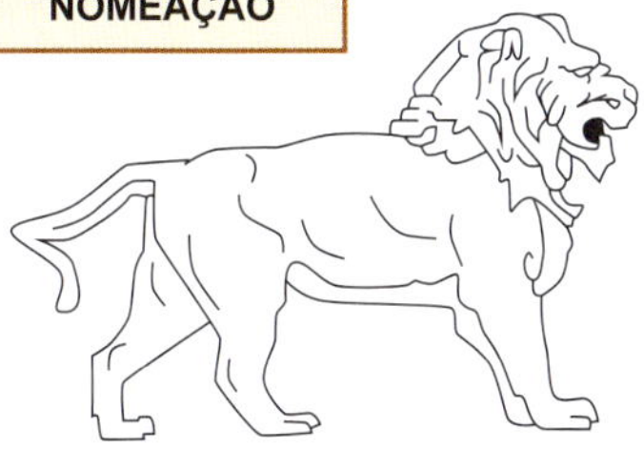

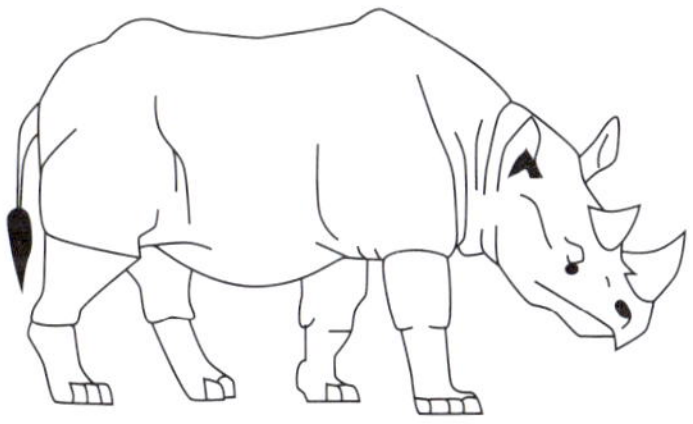

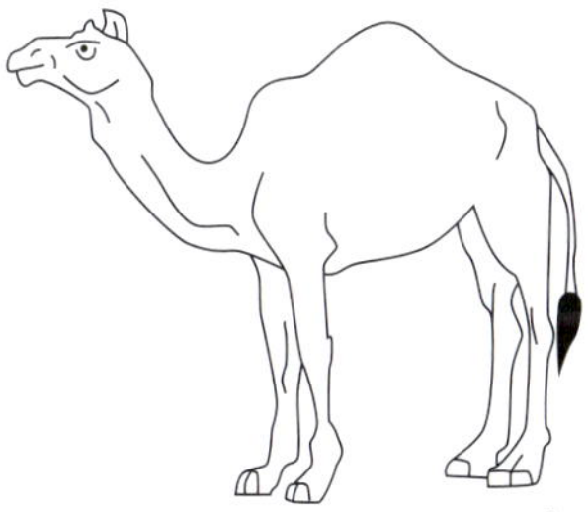

[ ]   [ ]   [ ]   ___/3

MEMÓRIA	Leia a lista de palavras, O sujeito deve repeti-la, faça duas tentativas Evocar após 5 minutos		Rosto	Veludo	Igreja	Margarida	Vermelho	Sem Pontua-ção
		1ª tentativa						
		2ª tentativa						

ATENÇÃO	Leia a sequência de números (1 número por segundo)	O sujeito deve repetir a sequência em ordem direta [ ] 2 1 8 5 4	___/2
		O sujeito deve repetir a sequência em ordem indireta [ ] 7 4 2	

Leia a série de letras. O sujeito deve bater com a mão (na mesa) cada vez que ouvir a letra "A".
Não se atribuem pontos se ≥ 2 erros.   ___/1

[ ] F B A C M N A A J K L B A F A K D E A A A J A M O F A A B

Subtração de 7 começando pelo 100   [ ] 93   [ ] 86   [ ] 79   [ ] 72   [ ] 65
4 ou 5 subtrações corretas: 3 pontos; 2 ou 3 corretas: 2 pontos; 1 correta: 1 ponto; 0 correta: 0 ponto   ___/3

LINGUAGEM	Repetir: Eu somente sei que é João quem será ajudado hoje. [ ] O gato sempre se esconde embaixo do sofá quando o cachorro está na sala. [ ]	___/2

Fluência verbal: dizer o maior número possível de palavras que comecem pela letra F (1 minuto). [ ] __ (N ≥ 11 palavras)   ___/1

ABSTRAÇÃO	Semelhança, p. ex., entre banana e laranja = fruta [ ] trem – bicicleta [ ] relógio – régua [ ]	___/2

EVOCAÇÃO TARDIA	Deve recordar as palavras SEM PISTAS	Rosto [ ]	Veludo [ ]	Igroja [ ]	Margarida [ ]	Vermelho [ ]	Pontuação apenas para evocação SEM PISTAS	___/5
OPCIONAL	Pista de categoria							
	Pista de múltipla escolha							

ORIENTAÇÃO	[ ] Dia do mês [ ] Mês [ ] Ano [ ] Dia da semana [ ] Lugar [ ] Cidade	___/6

© Z. Nasreddine MD www.mocatest.org
Versão experimental brasileira: *Ana Luisa Rosas Sarmento*
Paulo Henrique Ferreira Bertolucci • *José Roberto Wajman*

TOTAL
Adicionar 1 pt se ≤ 12 anos ___/30
de escolaridade

Figura 92.2 Avaliação cognitiva de Montreal (MOCA, do inglês *Montreal cognitive assessment*).

Tabela 92.3 Diferenças entre miniexame do estado mental (MEEM) e avaliação cognitiva de Montreal (MoCA).

Instrumento	Vantagens	Desvantagens
MEEM	• Maior familiaridade entre examinadores • Fácil e rápida aplicação • Amplamente consolidado para avaliar estadiamento da progressão de demências • Teste mais usado em estudos e ensaios clínicos • Pontuação validada por escolaridade na população brasileira	• Baixa sensibilidade para comprometimento cognitivo leve • Não avalia funções executivas • Teste de memória de palavras considerado fácil
MoCA	• Maior sensibilidade para comprometimento cognitivo leve • Apresenta testes para funções executivas • Teste de memória menos fácil • Bem estabelecido em demências de predomínio disexecutivo (p. ex., demência da doença de Parkinson e demência vascular)	• Teste de memória mais difícil • Maior interferência da escolaridade (menor acurácia quando escolaridade < 8 anos) • Limitado conhecimento no estadiamento da progressão de demências • Atinge um "efeito chão" mais precocemente durante a evolução do declínio cognitivo • Menos usado em estudos e ensaios clínicos, sobretudo em doença de Alzheimer

Boxe 92.2 Instruções para aplicação da bateria breve de rastreio cognitivo.[13]

Identificação e nomeação de 10 figuras
Apresente a folha de papel com as figuras desenhadas e pergunte: que figuras são essas?

Nomeação correta (0 a 10).

Se não for capaz de perceber adequadamente um ou dois itens ou de nomeá-los não corrija.

Aceite o nome que o paciente deu e considere-os corretos na avaliação da memória.

Memória incidental
Terminada a nomeação, esconda a folha e pergunte: que figuras eu acabei de lhe mostrar?

O número de itens evocados fornece o escore de memória incidental.

Memória imediata
Ao terminar, entregue novamente a folha ao examinando e diga: olhe bem e procure memorizar essas figuras.

O tempo máximo permitido é de 30 segundos.

Esconda a folha e pergunte: que figuras eu acabei de lhe mostrar?

O número de itens evocados fornece o escore de memória imediata.

Aprendizado
Ao terminar, entregue novamente a folha ao examinando e diga: olhe bem e procure memorizar essas figuras.

O tempo máximo permitido é de 30 segundos.

Novamente, esconda a folha e pergunte: que figuras eu acabei de lhe mostrar?

O número de itens evocados fornece o escore do aprendizado.

Interferências: fluência verbal semântica e teste do desenho do relógio
Dois testes são utilizados para avaliar funções executivas, linguagem e habilidades visuoconstrutivas.

Teste de fluência verbal semântica
No teste de fluência verbal solicita-se ao examinando: você deve falar todos os nomes de animais (qualquer bicho) que se lembrar, no menor tempo possível. Anote o número de animais lembrados em 1 minuto.

Teste do desenho do relógio
Dê uma folha de papel em branco e diga: desenhe um relógio com todos os números. Coloque ponteiros marcando 2h45.

Memória tardia (5 minutos)
Ao terminar o desenho, pergunte: que figuras eu lhe mostrei há alguns minutos? Se necessário, reforce, dizendo figuras desenhadas em uma folha de papel plastificada.

O examinando tem até 60 segundos para responder.

O número de itens evocados fornece o escore de memória tardia.

Reconhecimento
Mostre a folha que contém 20 figuras e diga: aqui estão as figuras que eu lhe mostrei hoje e outras figuras novas. Quero que você me diga quais você já tinha visto há alguns minutos.

O escore se dá pela subtração do número de acertos – o número de intrusões.

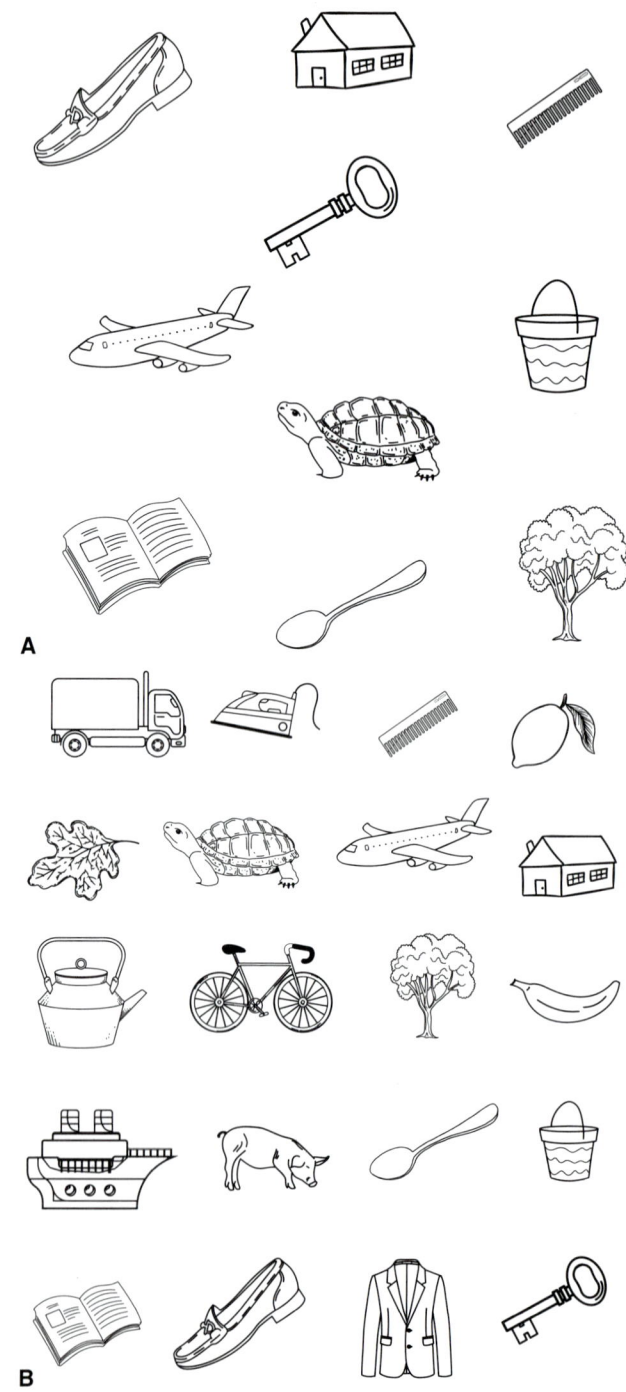

A

B

Figura 92.3 Figuras do teste de memória da bateria breve de rastreio cognitivo. **A.** Fases de nomeação/percepção e aprendizado. **B.** Fase de reconhecimento.

sexo semelhante (p. ex.; leão e leoa), apenas um é pontuado, mas quando a denominação é diferente (p. ex., boi e vaca) ambos são pontuados.[15,16] O desempenho da FVS sofre interferência da escolaridade (ver Tabela 92.2).

No TDR, fornece-se uma folha de papel e solicita-se que se desenhe um relógio com todos os números e se coloquem os ponteiros marcando 2 horas e 45 minutos. Embora existam diversas notas de corte para quantificar o desempenho,[17] na BBRC usa-se a pontuação de Sunderland et al. (Tabela 92.4).[18] O examinador deve estar atento a *como* o paciente executa a tarefa, se há uma estratégia ou se o faz de forma desorganizada, se há monitoramento ou se persevera (p. ex., escrever os números além de 12, até preencher todo espaço da circunferência). O TDR é muito interessante para o seguimento (Figura 92.4). A principal desvantagem do TDR é a forte influência da escolaridade. Pessoas cognitivamente normais com baixa escolaridade tendem a ter um desempenho insatisfatório.

Consortium to Establish a Registry of Alzheimer's Disease

O CERAD é uma bateria cognitiva muito utilizada em estudos e centros de memória, e inicialmente desenvolvida para o diagnóstico neuropsicológico da doença de Alzheimer (DA). É um instrumento validado e adaptado ao nosso meio.[19] A bateria original é composta pelos seguintes testes:

- FVS para animais
- Teste de nomeação de Boston (versão reduzida com 15 figuras)
- MEEM
- Teste de memória de uma lista de 10 palavras não relacionadas – aprendizado em três etapas
- Praxia de construção (cópia de quatro desenhos geométricos) – interferência do teste de memória
- Evocação da lista de palavras
- Reconhecimento da lista de palavras (as dez originais misturadas a dez novas palavras)
- Evocação dos quatro desenhos geométricos anteriormente copiados.

Por ser uma bateria extensa para uma consulta médica (cerca de 30 minutos), alguns centros usam apenas o teste de memória de palavras (com a interferência da cópia dos desenhos). A lista de palavras deve ser lida uma por uma pelo paciente durante a etapa de aprendizado (para o caso de pacientes analfabetos). Assim como outros testes cognitivos, o CERAD também tem notas de corte de acordo com a escolaridade. Diferentemente do teste de memória de figuras da BBRC, a lista de palavras do CERAD não é um bom teste para pacientes com baixa escolaridade.

Tabela 92.4 Pontuação do teste do desenho do relógio de acordo com Sunderland et al.[18]

Teste do desenho do relógio (ponteiros mostrando 2h45)	
10	Hora certa
9	Leve distúrbio nos ponteiros
8	Distúrbio mais intenso nos ponteiros
7	Ponteiros completamente errados
6	Uso inapropriado (código digital ou círculos envolvendo números)
5	Números em ordem inversa ou concentrados em alguma parte do relógio
4	Números faltando ou situados fora dos limites do relógio
3	Números e relógio não mais conectados. Ausência de ponteiros
2	Alguma evidência de ter entendido as instruções, mas com vaga semelhança com um relógio
1	Não tentou ou não conseguiu representar um relógio

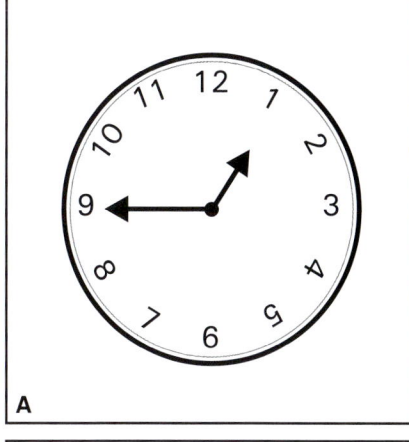

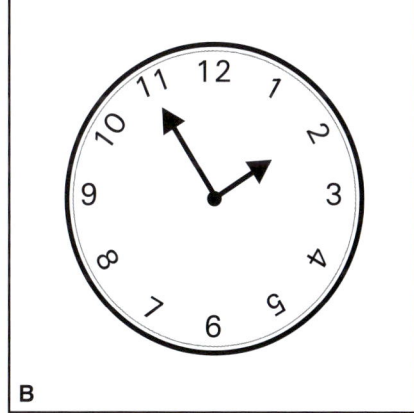

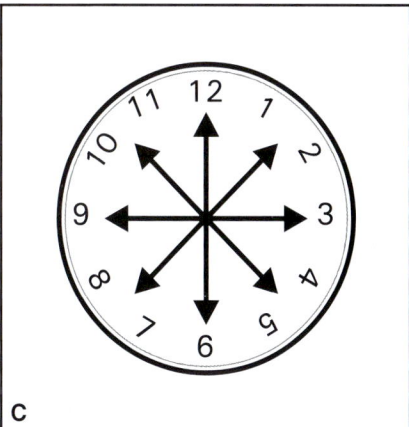

Figura 92.4 Evolução do desempenho no teste do desenho do relógio de uma paciente de 61 anos com a diagnóstico da variante comportamental da demência frontotemporal com 6 (**A**), 10 (**D**) e 15 meses (**C**) do início dos sintomas.

QUESTIONÁRIOS DE AVALIAÇÃO FUNCIONAL E ESCALAS DE ESTADIAMENTO DO DECLÍNIO COGNITIVO

A avaliação funcional inicia-se na própria anamnese, devendo-se buscar junto ao paciente e, sobretudo, junto ao familiar ou acompanhante, evidências de que os déficits cognitivos estejam interferindo no desempenho das atividades de vida diária. Deve-se questionar sobre as atividades instrumentais e básicas de vida diária (AIVDs e ABVDs, respectivamente). Sempre atentar que o declínio funcional refere-se a uma comparação ao *status* prévio de funcionalidade basal do próprio paciente. Por isso, é sempre necessário conhecer como era a rotina do paciente antes do declínio (p. ex., como ele desempenhava suas atividades laborais, como lidava com finanças, como executava as atividades domésticas, entre outras AIVDs). Uma vez que haja dependência para AIVDs, parte-se para perguntar sobre as ABVDs (banho, higiene, capacidade de se alimentar, continência e transferência).

Questionários de avaliação funcional são úteis como um complemento à anamnese, estabelecendo-se parâmetros quantitativos que permitem um comparativo evolutivo.[20] Os instrumentos são preenchidos a partir das respostas do informante. O examinador pode entregar o questionário ao acompanhante enquanto aplica os testes cognitivos. É importante verificar se o acompanhante leu e compreendeu as perguntas. E que saiba diferenciar se a dificuldade funcional ocorre em virtude de comprometimento cognitivo ou comprometimento de outro sistema (p. ex., motricidade, ortopédico, visual ou auditivo). Caso o questionário não tenha sido bem compreendido, o examinador poderá ler para o informante responder. Também importante é que examinador anote quem é o informante e o seu grau de parentesco e de convivência com o paciente, pois o preenchimento do questionário pode mudar conforme percepções distintas entre acompanhantes diferentes. Aqueles que convivem com o paciente são melhores informantes.

No Brasil, o instrumento mais usado é o questionário de atividades funcionais (QAF) de Pfeffer (Tabela 92.5).[21] O QAF é composto por 10 questões e pontuação que varia de 0 a 30; pontuações superiores a 4 pontos são indicativas de comprometimento funcional. Outras escalas validadas no Brasil são Bayer-ADL e IQCODE (do inglês *informant questionnaire on cognitive decline in the elderly*).[22,23] A escala de Katz é muito útil para a avaliação das ABVDs; é particularmente importante que sejam avaliadas nas fases moderada e grave da demência.[24]

Existem várias escalas de estadiamento de declínio cognitivo. A mais importante é a escala Escore Clínico de Demência (CDR, do inglês *Clinical Dementia Rating*), que é amplamente usada como desfecho de ensaios clínicos.[25] O CDR é composto por seis domínios: memória, orientação, julgamento e soluções de problemas, assuntos comunitários, lar e passatempo, e cuidados pessoais (Tabela 92.6). Recomenda-se uma entrevista semiestruturada para se pontuar o CDR. A pontuação global do CDR varia entre zero; 0,5 (demência questionável); 1 (demência leve); 2 (demência moderada); e 3 (demência grave). Existem alguns *sites* que ajudam a calcular o CDR a partir da pontuação global de cada subdomínio (https://naccdata.org/data-collection/tools-calculators/cdr). Uma alternativa para o CDR é a soma simples dos boxes de cada subdomínio, cuja variação é de 0 a 18 pontos.

PRINCÍPIOS DA AVALIAÇÃO NEUROPSICOLÓGICA

A neuropsicologia é um campo das neurociências aplicadas que estuda as bases neurais da cognição e do comportamento.[26] A neuropsicologia caracteriza-se pelo enfoque clínico e pela interdisciplinaridade com diversas áreas: neurologia, psicologia, psiquiatria, fonoaudiologia, terapia ocupacional, pedagogia e psicopedagogia. De alguma forma, a neuropsicologia nasceu a partir dos estudos das manifestações cognitivas e comportamentais de pacientes com lesões cerebrais. Embora desde a segunda metade do século XIX diversos neurologistas tenham sido precursores nos estudos dos pacientes com lesões cerebrais, foram os russos Lev Vygotsky e Alexander Luria que desenvolveram as ideias centrais da neuropsicologia moderna. A obra *High cortical functions in man* (1962) escrita por Luria é o marco de uma das ideias centrais da neuropsicologia: as funções corticais superiores são resultados de sistemas funcionais dinâmicos cerebrais.[27]

Tabela 92.5 Questionário de atividades funcionais de Pfeffer.[21]

1. Ele ou ela manuseia seu próprio dinheiro?
0 – Normal   0 – Nunca o fez, mas poderia fazê-lo agora
1 – Faz com dificuldade   1 – Nunca o fez e agora teria dificuldade
2 – Necessita de ajuda
3 – Não é capaz

2. Ele ou ela é capaz de comprar roupas, comida, coisas para casa sozinho(a)?
0 – Normal   0 – Nunca o fez, mas poderia fazê-lo agora
1 – Faz com dificuldade   1 – Nunca o fez e agora teria dificuldade
2 – Necessita de ajuda
3 – Não é capaz

3. Ele ou ela é capaz de esquentar a água para o café e apagar o fogo?
0 – Normal   0 – Nunca o fez, mas poderia fazê-lo agora
1 – Faz com dificuldade   1 – Nunca o fez e agora teria dificuldade
2 – Necessita de ajuda
3 – Não é capaz

4. Ele ou ela é capaz de preparar uma comida?
0 – Normal   0 – Nunca o fez, mas poderia fazê-lo agora
1 – Faz com dificuldade   1 – Nunca o fez e agora teria dificuldade
2 – Necessita de ajuda
3 – Não é capaz

5. Ele ou ela é capaz de manter-se em dia com as atualidades, com os acontecimentos da comunidade ou da vizinhança?
0 – Normal   0 – Nunca o fez, mas poderia fazê-lo agora
1 – Faz com dificuldade   1 – Nunca o fez e agora teria dificuldade
2 – Necessita de ajuda
3 – Não é capaz

6. Ele ou ela é capaz de prestar atenção, entender e discutir um programa de rádio ou televisão, um jornal ou uma revista?
0 – Normal   0 – Nunca o fez, mas poderia fazê-lo agora
1 – Faz com dificuldade   1 – Nunca o fez e agora teria dificuldade
2 – Necessita de ajuda
3 – Não é capaz

7. Ele ou ela é capaz de lembrar-se de compromissos, acontecimentos familiares, feriados?
0 – Normal   0 – Nunca o fez, mas poderia fazê-lo agora
1 – Faz com dificuldade   1 – Nunca o fez e agora teria dificuldade
2 – Necessita de ajuda
3 – Não é capaz

8. Ele ou ela é capaz de manusear seus próprios remédios?
0 – Normal   0 – Nunca o fez, mas poderia fazê-lo agora
1 – Faz com dificuldade   1 – Nunca o fez e agora teria dificuldade
2 – Necessita de ajuda
3 – Não é capaz

9. Ele ou ela é capaz de passear pela vizinhança e encontrar o caminho de volta para casa?
0 – Normal   0 – Nunca o fez, mas poderia fazê-lo agora
1 – Faz com dificuldade   1 – Nunca o fez e agora teria dificuldade
2 – Necessita de ajuda
3 – Não é capaz

10. Ele ou ela pode ser deixado(a) em casa sozinho(a) de forma segura?
0 – Normal   0 – Nunca ficou, mas poderia ficar agora
1 – Sim, com precauções   1 – Nunca ficou e teria dificuldade
2 – Sim, por curtos períodos
3 – Não poderia

Tabela 92.6 Escore Clínico de Demência.

Escore Clínico de Demência (CDR)	Normal 0	Questionável 0,5	Leve 1	Moderada 2	Grave 3
	0	**0,5**	**1 (Comprometimento)**	**2**	**3**
Memória	Sem perda de memória ou esquecimento leve ou inconstante.	Esquecimento leve e constante (em oposição a eventual); recordação parcial de eventos; esquecimento "benigno".	Moderada perda de memória; mais marcada para eventos recentes; déficit interfere nas atividades cotidianas.	Perda de memória grave; somente retém material intensamente aprendido; material novo rapidamente perdido.	Perda de memória grave; restam apenas fragmentos.
Orientação	Plenamente orientado.	Plenamente orientado, exceto por leve dificuldade nas relações temporais.	Dificuldade moderada com relações temporais; orientado para o lugar do exame; pode ter desorientação geográfica em outros lugares.	Dificuldade grave com relações temporais; usualmente desorientado para o tempo, frequentemente para o espaço.	Orientado apenas para pessoa.
Julgamento e resolução de problemas	Resolve bem problemas diários e administra bem negócios e finanças; bom julgamento com relação ao desempenho prévio.	Leve dificuldade em resolver problemas, similaridades e diferenças.	Dificuldade moderada para administrar problemas, similaridades e diferenças; julgamento social geralmente mantido.	Grave dificuldade em administrar problemas, similaridades e diferenças; julgamento social geralmente comprometido.	Incapaz de fazer julgamentos ou de resolver problemas.
Assuntos comunitários	Função independente no nível usual no trabalho, em compras, grupos sociais ou de voluntários.	Leve dificuldade nessas atividades.	Incapaz de funcionar independentemente nessas atividades, embora ainda possa engajar-se em algumas; parece normal à inspeção casual.	Nenhuma referência a funcionamento independente fora de casa. Parece estar bem para ser levado em atividades fora do ambiente familiar.	Nenhuma referência a funcionamento independente fora de casa. Parece estar muito doente para ser levado em atividades fora do ambiente familiar.
Tarefas do lar e atividades de lazer	Vida no lar, passatempos e interesses intelectuais bem mantidos.	Vida no lar, passatempos e interesses intelectuais levemente comprometidos.	Dificuldade leve, mas evidente nas funções do lar; tarefas mais difíceis abandonadas; passatempos e interesses mais complexos abandonados.	Somente tarefas simples preservadas; interesses muito restritos e mal sustentados.	Sem função significativa em casa.
Autocuidado	Plenamente capaz de autocuidado.		Necessita de estímulo.	Requer ajuda para vestir-se, higiene e cuidado com objetos pessoais.	Requer muita ajuda para o cuidado pessoal, incontinência frequente.

Como discutido anteriormente, o exame cognitivo é parte do exame neurológico, e a capacidade de fazê-lo e interpretá-lo deve ser uma das competências e habilidades que um bom neurologista deve adquirir. De alguma forma, o exame cognitivo é um exame neuropsicológico simplificado e mais qualitativo, embora os instrumentos possam quantificar essa avaliação. Entretanto, quando se fala em avaliação neuropsicológica (ANPS) ampla, estamos nos referindo a uma avaliação cognitiva com diversos testes padronizados e validados, com normas e propriedades psicométricas, que permitem boa confiabilidade interexaminador e teste-reteste (intraexaminador). Ademais, a ANPS não se restringe apenas aos aspectos cognitivos, mas abrange também elementos comportamentais e psíquicos. Embora seja um campo de estudo interdisciplinar, no Brasil há regulamentação pelo Conselho Federal de Psicologia normatizando os instrumentos de avaliação neuropsicológica para uso exclusivo pelo psicólogo com especialização, treinamento e certificação em neuropsicologia.

A ANPS tem diversos objetivos:[26]

1. Ampliar a avaliação cognitiva breve quando esta for normal.
2. Identificar os déficits cognitivos, emocionais e comportamentais da doença.
3. Diferenciar declínio cognitivo subjetivo de comprometimento cognitivo leve.
4. Fornecer informações importantes para o diagnóstico e o prognóstico.
5. Auxiliar na avaliação funcional.
6. Orientar estratégias de reabilitação cognitiva.
7. Acompanhamento longitudinal para avaliar resposta ao tratamento.

Provavelmente, a principal indicação de ANPS seja quando a avaliação cognitiva breve for normal ou inconclusiva. Essa situação é muito frequente nos pacientes com CCL. ANPS é o principal método diagnóstico para diferenciar pacientes com CCL daqueles com declínio cognitivo subjetivo (DCS). Enquanto no CCL há uma perda cognitiva objetivamente mensurada na ANPS, no DCS a ANPS está dentro dos parâmetros psicométricos normais.

ANPS repetidas são úteis para monitorar o declínio cognitivo de doenças neurodegenerativas ao longo do tempo. A ANPS também é frequentemente usada em ambientes forenses, por exemplo, para avaliar a capacidade dos pacientes de tomar decisões jurídicas, financeiras e de saúde e a sua capacidade de viver de forma independente e de regressar ao trabalho. Outro importante papel da ANPS é seu uso em pesquisa em neurociência cognitiva e em ensaios clínicos.

ESTRUTURAÇÃO DA AVALIAÇÃO E TESTES NEUROPSICOLÓGICOS

A ANPS inicia-se por uma entrevista neuropsicológica completa que deve conter informações como início e curso dos sintomas cognitivos e comportamentais, capacidade funcional atual, histórico de neurodesenvolvimento, antecedentes médicos e familiares, escolaridade, atividades profissionais e histórico social. As informações devem ser obtidas do paciente e de um informante, pois é comum o paciente não ter crítica dos seus déficits. As informações da entrevista neuropsicológica são importantes para desenvolver as hipóteses sobre o estado cognitivo do paciente e auxiliam na interpretação do teste. O avaliador da ANPS deve descrever as suas observações sobre o comportamento e o humor do paciente durante o atendimento.

Após a entrevista clínica, aplicam-se baterias de testes visando à avaliação de todos os domínios cognitivos. Também se aplicam questionários de atividades funcionais, de alterações comportamentais e de rastreio de transtornos de humor e ansiedade. A Tabela 92.7 apresenta alguns desses testes neuropsicológicos clássicos. É importante que o examinador saiba as hipóteses diagnósticas para decidir quais os melhores testes para aplicar e investigar os diagnósticos diferenciais. Por exemplo, testes de teoria da mente são poucos usados em uma ANPS de rotina e, por isso, precisam ser incluídos quando há uma hipótese de transtornos da cognição social. Recomenda-se que os testes usados tenham sido formalmente validados e adaptados no país. Idade e escolaridade são outros dois importantes fatores que devem ser considerados na escolha dos testes. Outra recomendação é fazer pelo menos dois testes por domínio cognitivo para evitar falso-positivos. E, por fim, conhecer os testes aplicados é fundamental para uma boa intepretação da ANPS.

Mais recentemente, a neuropsicologia vem incorporando tecnologia aos seus métodos de avaliação. Cada vez mais são desenvolvidos testes cognitivos computadorizados que, no futuro, poderão substituir os tradicionais realizados com papel e lápis. No entanto, é preciso tomar cuidado, pois para usar esses testes computadorizados no diagnóstico é necessário que eles tenham sido validados em nossa população.

Nenhum teste neuropsicológico envolve uma única habilidade cognitiva. Embora cada teste seja desenvolvido para avaliar um determinado domínio cognitivo, outras funções estarão envolvidas para se alcançar um bom desempenho. Por exemplo, em um teste de memória verbal, além da capacidade de aprender e armazenar uma lista de palavras, outras habilidades serão recrutadas: atenção, velocidade de processamento, funcionamento executivo e linguagem. Portanto, nesse exemplo, um mau desempenho no teste de memória não necessariamente ocorre em virtude de uma síndrome amnéstica, e pode ocorrer por inatenção ou disfunção executiva.

Algumas escalas podem dar uma ideia global da cognição do paciente com uma pontuação total (algo como o MEEM e o MoCA fazem na avaliação mais breve). A Escala de Avaliação de Demência (DRS, do inglês *Dementia Rating Scale*), também conhecida como "Escala Mattis", foi validada para nossa população e mostrou-se bastante acurada em separar controles e pacientes com CCL ou demência. Ela é composta por cinco subescalas: atenção, iniciativa/perseveração, construção, conceituação e memória.[28] Outra escala muito usada é *Alzheimer's Disease*

Tabela 92.7 Bateria de testes neuropsicológicos padronizados e normatizados.

Funções intelectuais e funcionamento cognitivo pré-mórbido	*Wechsler Adult Intelligence Scale* (WAIS) *Wechsler Intelligence Scale for Children* (WISC)
Instrumentos e questionário de sintomas neuropsiquiátricos	Escala de depressão de Beck Escala hospitalar de ansiedade e depressão (HADS) Escala de depressão geriátrica (GDS, do inglês *geriatric depression scale*) Inventário neuropsiquiátrico (NPI, do inglês *neuropsychiatric inventory*)
Baterias multidomínios	*Dementia Rating Scale* (DRS) ou Escala Mattis ADAS-Cog *Consortium to Establish a Registry of Alzheimer's Disease* (CERAD)
Atenção	Teste de trilhas (*trail making test*) partes A e B Teste de atenção concentrada
Funções executivas	*Wisconsin card sorting test* (WCST) Semelhanças (WAIS) Fluência verbal fonêmica (FAS) *Stroop test* Raciocínio matricial (WAIS) Torre de Londres Torre de Hanói
Velocidade de processamento	*Symbol digit*
Memória operacional	Dígitos (WAIS)
Memória episódica verbal	*Rey auditory verbal learning test* (RAVLT) *Hopkins verbal learning test* (HLTV) Memória lógica (*Wechsler Memory Scale*)
Memória episódica visual	Figura de Rey (evocação) Reprodução visual (*Wechsler Memory Scale*) *Free and cued selective reminding test* (FCSRT)
Memória semântica	Vocabulário e informação (WAIS) Fluência verbal semântica (animais, itens de supermercado)
Linguagem	Teste de nomeação de Boston (*Boston naming test*) *Boston diagnostic aphasia examination test* *Token test*
Funções visuoperceptivas e visuoespaciais	*Visual object and spatial perception battery* (VOSP) Cubos (WAIS) Cópia da figura de Rey Teste de organização visual de Hooper
Cognição social e teoria da mente	*Faux pas test* (teste de reconhecimento) Faces de Ekman *Iowa gambling task* (teste de tomada de decisão)

Assessment Scale-Cognitive Subscale (ADAS-Cog). A ADAS-Cog é uma das escalas neuropsicológicas mais usadas em ensaios clínicos.[29]

Além do emprego de testes neuropsicológicos "específicos" para uma função cognitiva, é importante a avaliação do funcionamento cognitivo pré-mórbido. Essa avaliação tem como base a idade, a escolaridade e o nível ocupacional prévio, e habilidades cognitivas que são mais resistentes a um declínio cognitivo, pelo menos nas fases iniciais. Os testes de nível cognitivo pré-mórbido estimam o funcionamento intelectual por meio do conhecimento do vocabulário e da capacidade de leitura de palavras regulares e irregulares. Por meio dessa avaliação é definido o quociente de inteligência (QI) pré-mórbido.

Antes de tudo, é importante definir o que é inteligência. Entre as várias definições, vamos usar a do psicólogo Wechsler: a inteligência pode ser considerada como capacidade global de elaborar um pensamento racional, de agir com propósito para resolução de problemas e de lidar de modo eficaz com seu ambiente.[30] A neuropsicologia dividiu a inteligência entre a "cristalizada" e a "fluida". A inteligência cristalizada corresponde aos conhecimentos prévios, como vocabulário e conhecimento de mundo, adquiridos principalmente por meio da educação formal e de experiências culturais. A inteligência fluida é aquela menos suscetível a fatores culturais e educacionais e que está relacionada com a capacidade de resolução de problemas e compreensão entre conceitos previamente aprendidos. A Escala Wechsler de Inteligência para Adulto (*Wechsler Adult Intelligence Scale – WAIS*) é composta por subtestes verbais (vocabulário, informação, semelhanças, compreensão, aritmética e dígitos) e não verbais ou de execução (completar figuras, arranjos, cubos, raciocínio matricial, códigos). Os resultados brutos obtidos são transformados em média ponderada e utilizados para calcular o QI. O subteste de vocabulário é usado para estimar a inteligência cristalizada e o subteste de raciocínio matricial (ou matrizes progressivas de Raven) é usado para dar uma ideia da inteligência fluida. A forma abreviada da WAIS usa apenas esses dois subtestes e os subtestes de semelhanças e dos cubos.[31]

ASPECTOS QUALITATIVOS E QUANTITATIVOS DA AVALIAÇÃO NEUROPSICOLÓGICA

A interpretação da ANPS não é simplesmente olhar para a pontuação e diagnosticar um comprometimento cognitivo a partir dessa pontuação. Também não se deve apenas ler a conclusão da ANPS. Interpretar uma ANPS significa compreender os testes realizados e as suas correlações anatomoclínicas. A interpretação de um teste requer saber da sua validade, fidedignidade, confiabilidade, padronização, sensibilidade, especificidade, acurácia e outras propriedades psicométricas. É de fundamental importância saber que existem diferenças interindividuais nas capacidades cognitivas, e que um pequeno número de desempenhos ruins em alguns testes dentro de uma bateria maior é comum entre pessoas cognitivamente normais.[31] Fatores psiquiátricos como depressão e ansiedade interferem no desempenho nos testes. Outros fatores importantes são número de testes administrados (o que pode levar ao cansaço do paciente), se o paciente estava disposto e engajado, se o ambiente onde o exame foi realizado era confortável e silencioso. Portanto, a interpretação adequada dos testes exige que todas essas variáveis sejam consideradas. Uma boa ANPS deve descrever todas essas variáveis observadas durante o exame.

Uma característica importante dos testes neuropsicológicos são as propriedades psicométricas. A psicometria é o uso da estatística na psicologia para comparar os resultados individuais obtidos de um paciente e compará-los com dados normativos de uma amostra representativa de uma população saudável.[31,32] Os dados normativos abrangem variáveis que influenciam o desempenho de um teste, como, por exemplo, sexo, idade e anos de escolaridade. Os resultados brutos do paciente são comparados com a distribuição de pontuações na população para determinar onde o paciente

se localiza em comparação com a média dentro de uma curva de normalidade (Figura 92.5). Dessa forma, os resultados são então convertidos em desvio padrão (DP), z-escore ou percentil (Tabela 92.8). O z-escore representa o número de desvio padrão que o valor está acima ou abaixo da média. Um z-escore abaixo de –1,5 DP ou um percentil abaixo de 10 (P10) são indicativos de comprometimento cognitivo. O percentil é a porcentagem de escores que se encontra acima ou abaixo de uma média.

CONSIDERAÇÕES FINAIS

Os instrumentos de avaliação cognitiva breve são muito úteis na semiologia cognitiva. Esses instrumentos quantificam a cognição, permitindo uma comparação com pessoas saudáveis e um acompanhamento longitudinal. Saber aplicar e interpretar esses instrumentos faz parte das habilidades de todo neurologista. Quando o exame cognitivo à beira do leito não for suficiente para o diagnóstico sindrômico, a ANPS deve ser solicitada. A ANPS é um importante método complementar no diagnóstico dos transtornos cognitivos. No Brasil, a ANPS é realizada pelo profissional da psicologia com especialização, treinamento e certificação em neuropsicologia. Mesmo que o neurologista não seja quem faça a ANPS ampla, ele deve estar apto em analisar o laudo neuropsicológico, bem como os resultados dos testes, expressos em valores brutos e em z-escore ou percentil. A interpretação da ANPS vai além de uma simples leitura da conclusão do laudo.

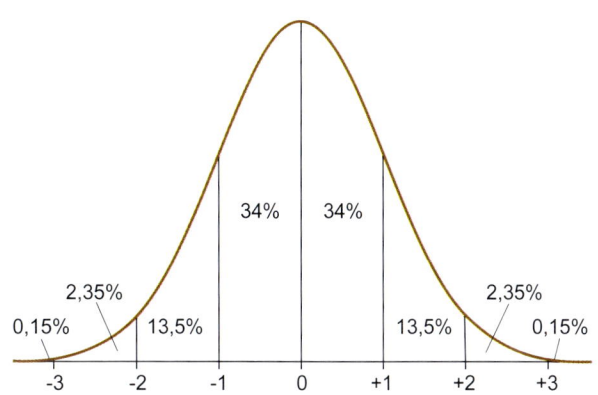

Figura 92.5 Curva de normalidade com z-escore e percentis.

Tabela 92.8 Termos descritivos associados ao desempenho dentro de vários intervalos da distribuição normal.

Termo qualitativo	Z-escore	Percentil
Comprometimento grave	< – 2,20	< 2
Comprometimento moderado	–2,20 a –1,60	2 a 5
Comprometimento leve	–1,59 a –1,33	6 a 9
Abaixo da média	–1,32 a –0,68	10 a 24
Média	–0,67 a +0,67	25 a 75
Acima da média	+0,68 a +1,59	76 a 94
Superior	+1,60 a +2,20	95 a 98
Muito superior	> +2,20	> 98

93

Amnésia Global Transitória

Paulo Bertolucci • Flávio Moura Rezende Filho • Gustavo Melo de Andrade Lima

INTRODUÇÃO

A amnésia global transitória (AGT) é uma condição caracterizada pela instalação súbita de amnésia anterógrada para um período variável acompanhada por incapacidade para formar novas memórias durante o período dos sintomas e com duração de até 24 horas. A recuperação pode ser completa, indicando uma condição aparentemente benigna. Sob outros nomes, a síndrome foi descrita na primeira metade do século XX, e o termo AGT foi logo introduzido por Fisher e Adams, em 1958. Em uma segunda e mais completa descrição, os autores sugeriram tratar-se de uma forma focal de convulsão,[1] mas a etiologia da AGT não está clara, e foram propostos outros mecanismos fisiopatológicos, como alterações vasculares, traumatismo de crânio, estresse póstraumático e alterações psiquiátricas.

EPIDEMIOLOGIA

Estima-se a incidência da AGT entre 3 e 8 a cada 100 mil pessoas por ano, ocorrendo predominantemente entre os 50 e 70 anos, para os quais a incidência sobe para 23,5 a 32 por 100 mil pessoas. Não há diferença na incidência entre homens e mulheres, e raramente foram descritos casos em pessoas com menos de 30 anos, uma informação a ter em mente ao se avaliarem jovens com sintomas parecidos.[2]

A maior parte dos eventos é isolada, mas a recorrência, em um intervalo de dias a anos, pode ocorrer entre 15 e 30% dos casos. Por outro lado, é muito raro uma ocorrência de mais de três episódios.

Além da idade, foram indicados fatores de risco para a AGT enxaqueca, depressão, tabagismo, dislipidemia e doença coronariana,[3] mas algumas investigações não confirmaram essa associação.[4] A AGT é mais comum entre brancos que em qualquer outra etnia.[5]

FISIOPATOLOGIA

A AGT, em geral, tem uma apresentação estereotípica, o que poderia indicar um mecanismo em comum e identificável, mas não há consenso sobre que mecanismo é esse. Além da crise focal indicada inicialmente, foram propostas alterações vasculares, relação com enxaqueca e alterações psiquiátricas.

A apresentação típica da AGT indica como provável base anatômica a porção mediobasal do lobo temporal e os hipocampos. Já se sabe há muito tempo que essas áreas estão envolvidas na formação de novas memórias, um sintoma fundamental na AGT. Como são áreas de fronteira, essas regiões são mais suscetíveis a variações vasculares, como redução do fluxo, hipóxia ou hipertensão. Também são mais suscetíveis aos efeitos citotóxicos do glutamato, que pode ser liberado por diferentes mecanismos.

Estudos por imagem (tomografia por emissão de pósitrons [PET, do inglês *positron emission tomography*], ressonância magnética por difusão [DWR, do inglês *diffusion-weighted magnetic resonance imaging*] e espectroscopia) mostram que, durante ou logo após a crise, ocorrem alterações em outras áreas, como o tálamo e amígdala. Os achados encontrados sugerem alterações na circulação, mas não excluem outras possibilidades. Assim, em mais de um terço de uma série de casos de AGT, foram encontradas alterações agudas na DWR, um achado comparável ao de um grupo com ataque isquêmico transitório. O grupo com AGT com alterações na DWR apresentava significativamente mais aterosclerose carotídea.[6] Achados semelhantes foram encontrados em outros estudos. As alterações na circulação nessas áreas podem não ser transitórias. Um estudo que comparou pessoas com AGT após a resolução dos sintomas, controles normais e pacientes com acidente vascular encefálico (AVE) ou tumor cerebral, avaliados por T2 reverso em ressonância magnética (RM) de alta resolução, mostrou cavidades na região CA1 dos hipocampos em todos os pacientes, em comparação com 40% do grupo controle e 31% dos pacientes com outras condições neurológicas.[7] Adicionalmente, as cavidades eram maiores no grupo com AGT; em metade dos casos eram bilaterais. Por outro lado, outras investigações não mostraram persistência a longo prazo das alterações detectadas por DWR na fase aguda da AGT.[8]

Em muitos casos de AGT identificaram-se gatilhos parecidos com a manobra de Valsalva, como atividade física e atividade sexual. Isso poderia indicar uma alteração vascular, mas venosa e não arterial. O mecanismo poderia ser uma redução no retorno venoso, com a consequente hipertensão venosa intracraniana e isquemia venosa passiva nas áreas da memória. Pessoas com AGT apresentam mais que o dobro de chance de insuficiência valvar na jugular interna,[9] mas não apresentam refluxo jugular intracraniano, que estaria implicado no mecanismo exposto anteriormente.

Essas evidências apontam para um envolvimento vascular, mas com parte dos achados conflitante, e outras possibilidades devem ser consideradas. A relação entre AGT e migrânea pode ser vista de várias maneiras. Em primeiro lugar, um indivíduo com migrânea tem seis vezes mais probabilidade de história de AGT do que aquele sem migrânea.[5] Um segundo ponto é que não é incomum cefaleia durante ou logo após a crise. Apesar dessas sobreposições, as características entre as duas condições apresentam diferenças acentuadas: a migrânea tipicamente tem início na adolescência ou no começo da idade adulta, em crises recorrentes, com pico das crises em torno dos 20 anos e melhora a partir dos 40 anos, enquanto na AGT a ocorrência é única, a partir dos 50 anos. Adicionalmente, em torno de 25% das pessoas têm pelo menos uma crise de migrânea ao longo da vida, uma prevalência muito maior que a da AGT.

Finalmente, é importante lembrar que o estresse emocional é o segundo gatilho identificável, precedendo crises de AGT. Ser um gatilho não significa ter participação na fisiopatologia, e esclarecer esse ponto implica comparar AGT, com e sem estresse, como gatilho. Essa investigação não mostrou diferença entre os dois grupos que apresentavam as alterações hipocampais referidas anteriormente.[10] Nesse mesmo sentido, durante o período de estresse coletivo da pandemia de covid-19, com as restrições e os riscos ali incluídos, não houve aumento na prevalência de AGT. Outra abordagem sobre o efeito do estresse seria considerá-lo de modo mais amplo, incluindo outras formas de estresse. Nesse caso, poderíamos incluir outros gatilhos, como exercício físico, atividade sexual e mergulho em água gelada. Nesse caso, o mecanismo poderia ser a liberação excessiva de glutamato, seguida por hiperexcitabilidade e consequente dano citotóxico aos neurônios hipocampais. Adicionalmente, a ativação do eixo hipotálamo-hipófise-adrenal, mediada por glicocorticoides, teria impacto sobre o funcionamento hipocampal. Se isso for verdade, considerando o ritmo circadiano da liberação de corticosteroides, deveria haver uma relação entre a ocorrência de AGT e os ritmos circadianos. De fato, em diferentes populações, há um pico matinal de AGT, entre 10 e 11 horas, e outro mais modesto, entre 16 e 17 horas.[11]

Os dados conflitantes para as diferentes hipóteses sobre a fisiopatologia da AGT sugerem que esta pode ser uma condição multifatorial ou que pode tratar-se de uma síndrome, com diferentes razões para as mesmas manifestações clínicas. Esses são pontos que devem ser investigados.

APRESENTAÇÃO CLÍNICA

A apresentação da AGT costuma ser bem característica: uma súbita dificuldade de memória na qual o paciente não sabe o que estava fazendo e por que está onde está. Repetidamente comenta sobre o seu desconforto porque alguma coisa está errada ou pergunta o que aconteceu. Em paralelo, não há lembrança do período anterior à crise em uma variação de algumas horas a várias semanas. Raramente, a amnésia retrógrada pode abranger um período de anos. Memórias mais antigas não são afetadas, e a autoidentificação está sempre preservada. Embora haja indicações de que alterações no estudo funcional das regiões temporais mesiais possam ser lateralizadas, em geral são bilaterais e, do mesmo modo, as alterações são tanto para memória verbal como não verbal. A alteração é autolimitada e resolve completamente após algumas horas, no máximo 1 dia. A amnésia retrógrada desaparece gradualmente, mas fica uma amnésia global e permanente para o período da AGT propriamente dita.

Uma história mais detalhada poderá identificar precipitantes da AGT. Com pequenas variações, o precipitante mais comum é esforço físico, seguido por estresse emocional e contato com água fria ou mudança de temperatura, que juntos estão presentes em 80% dos casos.[12] Raramente, em torno de 10% dos casos, a AGT pode repetir-se mais de uma vez. São fatores de risco para a recorrência de AGT história pessoal ou familiar de migrânea e primeiro episódio de AGT precoce (antes dos 60 anos).[13] Essas informações são importantes ao se discutir o prognóstico com pacientes que apresentam o primeiro episódio de AGT.

DIAGNÓSTICO

O diagnóstico de AGT é clínico, mas para que possa ser feito com segurança é necessário que, na coleta de dados com os informantes, seja feita uma investigação pormenorizada do evento. Considerando a idade e as comorbidades na população preferencialmente afetada pela AGT, nessa etapa é importante descartar eventos vasculares e estado confusional por distúrbio metabólico, intoxicação exógena, infecção no sistema nervoso central e outras causas de *delirium*. São úteis aqui os critérios para o diagnóstico de AGT de Hodges e Warlow, estabelecidos em 1990[14] (Tabela 93.1).

Falam contra AGT amnésia exclusivamente retrógrada, o paciente ser capaz de descrever o início e os detalhes do episódio de amnésia e episódios de amnésia muito frequentes (mais de três episódios por ano).

DIAGNÓSTICO DIFERENCIAL

Há três condições para as quais o diagnóstico diferencial de AGT deve ser considerado com mais cuidado: por compartilhar sintomas, ou comorbidades; ou ambos.

Um ataque isquêmico transitório no lobo temporal mesial poderia apresentar-se com sintomas parecidos com os da AGT, com início súbito e alterações da memória. Um infarto estratégico da artéria cerebral posterior ou seus ramos hipocampais poderia gerar déficit cognitivo relativamente restrito à memória, mas outras alterações estariam presentes. Assim, um infarto hipocampal anterior seria acompanhado por alterações da consciência e alucinações visuais, além do déficit de memória anterógrada, um infarto posterior seria acompanhado por confusão e vertigem; em ambos, a chance de alterações nos campos visuais é em torno de 70% e uma proporção menor apresenta alteração motora ou sensitiva, e, em uma série de casos, nenhum apresentou exclusivamente alteração isolada da memória.[15] Ainda assim, considerando a urgência do tratamento em caso de acidente vascular, a realização de RM de crânio é mandatória.

Um segundo diagnóstico diferencial é a amnésia epiléptica transitória. Algumas vezes, esse diagnóstico não é imediato, e é bom lembrar que, da série de 114 pacientes cujo acompanhamento levou ao estabelecimento dos critérios para o diagnóstico de AGT,[14] oito vieram a apresentar crises epilépticas. As crises duram entre 15 e 60 minutos, mas ainda assim seriam compatíveis com uma AGT com duração mais curta, porém os pacientes podem lembrar pelo menos parte dos acontecimentos durante o episódio de amnésia. Pelo fato de ser um foco temporal, podem ser referidas alucinações olfatórias e gustativas, e movimentos estereotipados orofaciais ou das mãos. Entre as crises, esses pacientes podem apresentar problemas de memória. A ressonância de crânio pode mostrar atrofia hipocampal sutil; o eletroencefalograma, em parte desses pacientes, atividade epileptiforme temporal ou frontotemporal.

É mais raro, mas possível, a amnésia psicogênica entrar no diagnóstico diferencial da AGT. É mais comum o início por um estado de fuga, com perda da autoidentidade com

Tabela 93.1 Critérios diagnósticos para amnésia global transitória.[14]

Evento deve ter sido testemunhado.
Amnésia anterógrada durante o evento.
Comprometimento cognitivo limitado à amnésia.
Sem flutuações de nível da consciência ou perda da orientação autopsíquica.
Sem sinais ou sintomas neurológicos focais.
Sem manifestações sugestivas de crise epiléptica.
Resolução dentro de 24 horas.
Sem história recente de traumatismo craniano ou epilepsia.

duração de até 4 semanas, que pode ser seguida por um prolongado período de amnésia retrógrada, incluindo a identidade pessoal. O outro padrão é de perda de memória em placas, sem perda da identidade pessoal.[16] Embora possa não ser óbvio de início, pode haver associação com estresse psicológico ou fisiológico e, em pessoas com histórico de doença psiquiátrica, pode haver associação com trauma craniano leve, provavelmente sem perda da consciência. Em geral, pessoas com amnésia psicogênica não apresentam amnésia anterógrada, uma alteração central na AGT.

INVESTIGAÇÃO COMPLEMENTAR

Por suas características e pelo diagnóstico diferencial, a investigação fundamental é o exame por imagem. Inicialmente, tomografia ou ressonância normais, ou seja, excluindo acidente vascular, era o esperado para a AGT. Com métodos mais sensíveis foi possível verificar que a maioria dos pacientes apresenta lesões puntiformes nos hipocampos e áreas adjacentes na RM por difusão, que são tardias (12 a 48 horas após o episódio) e transitórias, mas que persistem por vários dias.[17] Um exemplo de alteração desse tipo é mostrado na Figura 93.1. É possível que, com a melhora nos métodos diagnósticos, o percentual de pacientes com AGT com esse tipo de lesão aumente – em uma amostra de 13 pacientes a RM 1,5 T ou 3 T mostrou lesões puntiformes em seis pacientes; em RM 7 T foram detectadas lesões do mesmo tipo e mais numerosas em 11 pacientes.[18] Estes podem ser indicativos de AGT dentro do contexto adequado, mas não são específicos – lesões semelhantes são encontradas em pessoas sem alterações clínicas ou história compatível com essa condição.

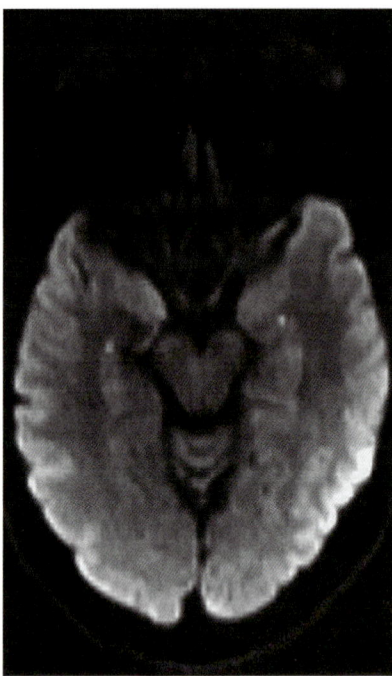

Figura 93.1 Imagem por ressonância magnética por difusão 36 horas após episódio de AGT mostrando lesão puntiforme bilateral dos hipocampos.[19]

TRATAMENTO

Se o diagnóstico foi feito de modo adequado, estamos diante de uma condição benigna. A recomendação é manter em ambiente hospitalar até a completa resolução do episódio.

94

Declínio Cognitivo Subjetivo

Adalberto Studart-Neto • Ari Pedro Balieiro-Jr • Carina Tellaroli Spedo •
Mariana Luciano de Almeida • Francisco Assis Carvalho Vale

CONCEITOS E CRITÉRIOS DIAGNÓSTICOS

A maioria dos indivíduos manifesta diminuição progressiva das funções cognitivas associada ao processo de envelhecimento. No entanto, essa diminuição, na maioria dos casos, não é suficientemente severa para resultar em um comprometimento funcional nas atividades diárias (AVDs).[1] Dentre os domínios cognitivos mais afetados pelo processo de senescência, destacam-se a velocidade de processamento de informações, a memória operacional e a memória episódica.[1,2] Em contrapartida, a condição patológica caracterizada por um declínio cognitivo que resulta na perda de independência e autonomia nas AVDs é denominada "síndrome demencial" ou "transtorno neurocognitivo maior" (segundo o DSM-5) (Figura 94.1).[3,4]

O comprometimento cognitivo leve (CCL) ou transtorno neurocognitivo leve caracteriza-se por um declínio cognitivo que excede o esperado para a faixa etária do indivíduo, sem, contudo, resultar em prejuízo funcional significativo.[5,6] Embora possa manifestar-se em dificuldades sutis na realização de tarefas complexas anteriormente rotineiras, o paciente retém sua capacidade de manter a independência.[5,6]

Por outro lado, é recorrente a circunstância na qual o paciente relata perceber um declínio cognitivo progressivo, notavelmente na memória, mas exibe desempenho dentro dos parâmetros de normalidade em avaliações neuropsicológicas e não evidencia comprometimento funcional nas AVDs. Esse fenômeno foi proposto sob a nomenclatura de "declínio cognitivo subjetivo (DCS)".[7] Desse modo, o DCS seria conceituado como um estágio precursor ao CCL no *continuum* de estadiamento da disfunção cognitiva.

Nesses termos, concebe-se DCS como uma autopercepção de declínio cognitivo, sem que haja um comprometimento objetivamente mensurável nos testes neuropsicológicos[8,9] nem impacto nas AVDs. Diversas expressões têm sido usadas na literatura médica especializada para definir essa situação: "queixa subjetiva de memória" (*subjective memory complaint*), "queixa de memória autorrelatada" (*self-reported memory complaint*), "transtorno cognitivo subjetivo" (*subjective cognitive impairment*) e "queixa cognitiva subjetiva" (*subjective cognitive concerns*).[7,10-14]

Em 2014, um grupo de trabalho internacional (Subjective Cognitive Decline Initiative [SCD-I]) propôs critérios diagnósticos para DCS focados na padronização da terminologia para pesquisa em doença de Alzheimer (DA) pré-clínica (Tabela 94.1).[7,8] Esse grupo sugeriu uniformização do termo como "declínio cognitivo subjetivo" (*subjective cognitive decline*). "Subjetivo", uma vez que se refere a uma percepção da pessoa sem que haja prejuízo em testes neuropsicológicos. "Cognitivo", em vez de "memória", porque os

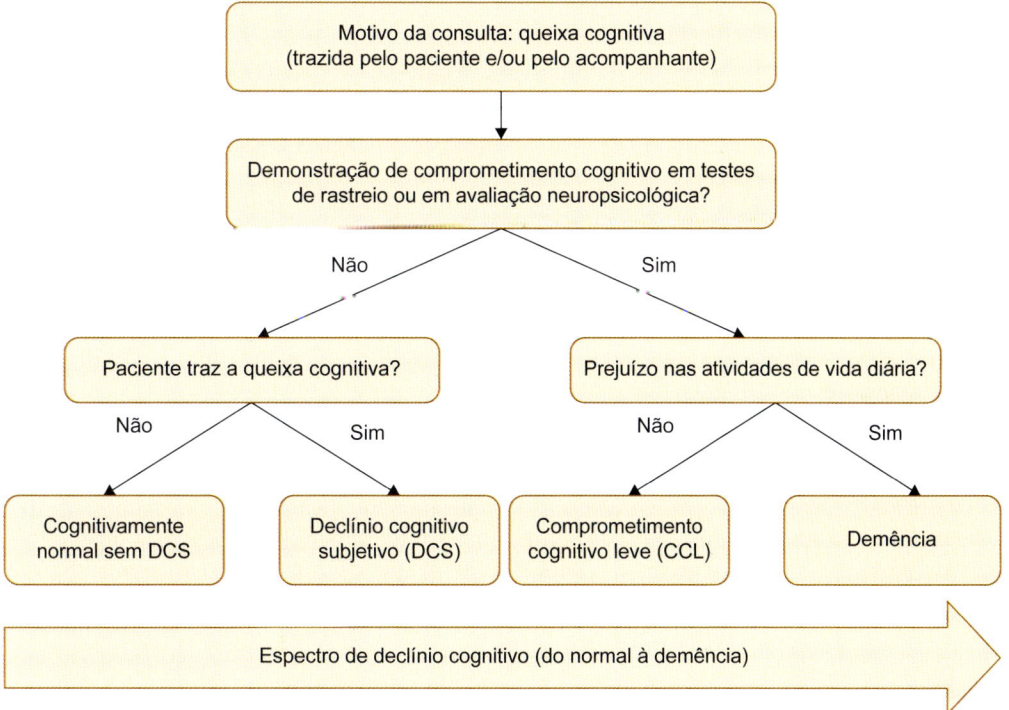

Figura 94.1 Fluxograma mostra como diferenciar as três síndromes cognitivas (declínio cognitivo subjetivo, comprometimento cognitivo leve e demência).

Tabela 94.1 Critérios de pesquisa para declínio cognitivo subjetivo, segundo o grupo de trabalho Subjective Cognitive Decline Initiative (SCD-I).[7,8]

Critérios 1 e 2 devem estar presentes:

1. Declínio subjetivo e persistente nas capacidades cognitivas em comparação com um *status* previamente normal e não relacionado com um evento agudo.
2. Desempenho normal em testes cognitivos padronizados (ajustados para idade, sexo e escolaridade), que são usados para classificar comprometimento cognitivo leve.

Critérios de exclusão:

1. Diagnósticos de comprometimento cognitivo leve ou demência.
2. Ser explicado por transtorno psiquiátrico,* doença neurológica (exceção da doença de Alzheimer), outros transtornos médicos, uso de medicações ou de substâncias psicoativas.

*Sintomas de depressão ou ansiedade, que não preencherem critérios de um transtorno psiquiátrico, não são considerados critérios de exclusão.

sintomas podem não estar limitados aos amnésicos. E, por fim, "declínio", pois alude à ideia de deterioração progressiva e não apenas à perda isolada e estática.

A distinção entre DCS e CCL é feita a partir do desempenho do paciente na avaliação neuropsicológica, uma vez que nas duas condições o paciente apresenta queixa e preservação da sua funcionalidade. A evidência objetivamente observada em testes neuropsicológicos acerca do prejuízo cognitivo em pelo menos 1,5 desvio padrão (DP) abaixo da média normativa é a condição necessária para o diagnóstico de CCL. É aconselhável iniciar a avaliação com testes de rastreio cognitivo de aplicação breve que proporcionem uma avaliação global da cognição do paciente. Entretanto, os testes breves de rastreio cognitivo apresentam menor sensibilidade diagnóstica nessas situações. Um desempenho normal nessas baterias breves não garante uma distinção clara entre DCS e CCL. A recomendação nesses casos é a realização de avaliações neuropsicológicas mais detalhadas. Os estudos de CCL definiram que um desempenho de 1,5 DP abaixo da média em pelo menos um teste cognitivo indicaria um CCL.[6,15] Por outro lado, outros autores afirmam que o diagnóstico de CCL pode ser estabelecido se o paciente apresentar resultados abaixo de 1,0 DP da média em dois testes de um mesmo domínio cognitivo.[16]

EPIDEMIOLOGIA

Queixas cognitivas são bastante prevalentes na população idosa, podendo estar presentes em até 25 a 50% nessa faixa etária.[17,18] Segundo van Harten et al., os estudos populacionais descrevem uma prevalência de DCS que varia de 12,3 a 57% entre idosos sem demência, indicando ser uma condição bastante prevalente nessas pessoas.[19] Essa prevalência aumenta conforme se eleva a faixa etária. Em um estudo, por exemplo, a prevalência subiu de 43% na faixa etária de 65 a 74 anos para 88% em idosos com 85 anos ou mais.[20] Dados brasileiros sobre a prevalência de DCS são escassos.

Em um estudo realizado na cidade de Tremembé (SP), a prevalência de DCS foi de 27,6% entre as pessoas com mais de 60 anos.[21] Um estudo realizado no município de Patos de Minas (MG) avaliou pessoas com 50 anos ou mais, usuárias de uma unidade básica de saúde, com o intuito de caracterizar as queixas de memória dessa amostra. Foram analisados 275 usuários, e 91 deles apresentaram queixa cognitiva. Dos usuários, 15 apresentaram DCS (relato espontâneo ou verificado por instrumento), dos quais se verificaram frequência alta de hipertensão (73,3%), dislipidemia (40%) e hipotireoidismo (33%), condições de risco

para o desenvolvimento de demência e potencialmente preveníveis. Os dados apontam especificidades do contexto brasileiro que devem ser consideradas na prática clínica no momento do diagnóstico e do tratamento de DCS.[22] Um estudo *on-line* realizado por um *pool* de pesquisadores[23] foi respondido por 1.440 participantes, dos quais 55% declararam ter percebido piora na própria memória nos 5 anos precedentes, 41% declararam ter tido problemas com atenção ou concentração, 46% declararam um declínio na velocidade do raciocínio e 55% declararam ter tido problemas com a linguagem.

Estudos epidemiológicos longitudinais têm demonstrado associação entre DCS e maior risco para progressão para CCL e demência.[10-13,24,25] Uma metanálise de 29 estudos mostrou uma taxa de conversão anual de DCS para CCL e demência de aproximadamente 6,7 e 2,3%, respectivamente, enquanto a conversão para demência foi de apenas 1% entre os idosos sem DCS.[26] Ainda nessa mesma metanálise, os estudos com seguimento superior a 4 anos mostraram que a progressão para CCL e demência chegou a 26,7 e 14,1% dos pacientes com DCS, respectivamente.[26]

Uma revisão sistemática, após analisar coortes prospectivas que acompanharam sujeitos com DCS e controles por 12 meses ou mais, indicou um risco relativo de conversão para demência de 2,17, e para CCL de 2,15, em pessoas com DCS, quando comparadas àquelas que não apresentaram DCS.[27] Os autores dessa revisão, contudo, alertaram para o alto nível de heterogeneidade entre os estudos, tanto para os critérios de diagnóstico de demência, quanto com relação ao instrumento utilizado para avaliar o DCS.

INSTRUMENTOS DE IDENTIFICAÇÃO E AVALIAÇÃO

Para se identificar a ocorrência de DCS é preciso que o paciente apresente queixa sobre uma ou mais funções cognitivas, não necessariamente corroborada por pessoas próximas, acessadas ou não por instrumento específico; e, ao ser avaliado por testes cognitivos, preferencialmente em uma avaliação neuropsicológica completa, não apresente perdas cognitivas objetivas. Considerando, no entanto, a história recente do conceito, Rabin et al.[28] argumentam a favor de um esforço na construção de instrumentos que ajudem nessa identificação, sugerindo que se busquem instrumentos apropriados às condições demográficas de seu uso, adequados em conteúdo e propriedades psicométricas.

Não há um instrumento padrão-ouro usado para caracterizar e mensurar o DCS.[9,28] A variabilidade do método de avaliação é muito ampla entre os estudos, e isso torna muitas vezes difícil uma comparação entre eles. Vários são os desafios, portanto, da pesquisa em DCS. O primeiro desafio é como avaliar objetivamente uma queixa cognitiva subjetiva; o segundo, é como caracterizar um paciente com DCS que apresente maior risco de evoluir para CCL ou demência; e o terceiro, é como identificar quais as queixas cognitivas que podem indicar uma doença neurodegenerativa subjacente (especialmente a DA).[8,9] Além disso, por ser uma condição prevalente na faixa etária senescente, um instrumento de avaliação de DCS precisaria encontrar um equilíbrio entre não ser muito sensível (pois levaria a um excesso de diagnósticos de queixas cognitivas sem significado clínico), e manter uma sensibilidade suficiente para o diagnóstico precoce de um estágio pré-demencial da DA.[9]

Alguns estudos usam perguntas simples, geralmente focadas na queixa de memória (p. ex., "você sente que a sua memória está piorando").[29] Por outro lado, diversos questionários semiestruturados foram desenvolvidos e aplicados em estudos clínicos e epidemiológicos. Em uma revisão não sistemática, 19 estudos de DCS foram comparados e 34 instrumentos foram identificados.[28] Esses instrumentos apresentavam variação quanto ao modo de administração (por autoaplicação ou entrevista), ao período referido pelos itens (enquanto alguns comparavam a cognição atual com semanas ou meses atrás, outros comparavam com vários anos atrás) e aos domínios cognitivos relatados como queixas (alguns focavam apenas queixas de memória e outros também avaliavam o declínio em outras habilidades cognitivas).[9]

Os instrumentos mais frequentes na literatura incluem: *Questionnaire AgeCoDe Study*,[30] *Everyday Cognition Scale* (E-cog),[31] *Memory Functioning Questionnaire* (MFQ),[32] *Subjective Memory Decline Scale* (SMDS),[33] *Memory Complaint Questionnaire* (MAC-Q),[34] *Memory Failures Everyday – 30* (MFE – 30),[35] *Informant Questionnaire on Cognitive Decline in the Elderly* (IQCODE),[36] *Subjective Memory Complaints* (SMC),[37] *Structured Telephone Interview for Dementia Assessment* (STIDA)[38] e *Cognitive Function Instrument* (CFI).[38,39] Este último foi desenvolvido pelo *Alzheimer's Disease Cooperative Study* (ADCS) para avaliação de queixas cognitivas subjetivas em um grupo de idosos sem demência.[38]

Inicialmente, o *Cognitive Function Instrument* (CFI), ou Instrumento de Função Cognitiva (IFC), foi criado para ser aplicado por *e-mail* e era denominado *Mail-In Cognitive Function Screening Instrument* (MCFSI), mas também poderia ser usado autoaplicado em avaliação presencial. O IFC consiste em duas versões com 14 questões cada: uma versão do paciente (*self-report*) e uma versão do acompanhante (*partner report*). O paciente e seu acompanhante devem ler e responder ao questionário de forma independente, sem consultar ninguém. Os itens questionam sobre dificuldades cognitivas (memória, linguagem, orientação) e funcionais, e os assuntos abordam queixas atuais em comparação a 1 ano antes. As respostas possíveis são "sim" (valendo 1 ponto), "não" (pontuação zero) ou "talvez" (pontuação 0,5). A faixa de pontuação varia de 0 a 14. Em algumas questões (como direção e desempenho no trabalho), é possível responder "não se aplica". Em um estudo longitudinal com participantes de ADCS, o IFC foi associado ao declínio cognitivo em 48 meses, indicando ser um instrumento útil na mensuração do DCS.[39]

No Brasil, existem poucos questionários DCS traduzidos e adaptados para nossa língua e cultura. Uma revisão sistemática de 2021 sobre os instrumentos de avaliação para DCS em falantes da língua portuguesa analisou 30 estudos e encontrou quatro questionários e sete diferentes métodos para avaliação de DCS.[40] Os instrumentos analisados foram MAC-Q, *SMC-scale, Prospective and Retrospective Memory Questionnaire* (PRMQ) e Escala de Queixa de Memória (EQM). A EQM (Tabela 94.2) foi desenvolvida e validada por dois dos autores deste capítulo.[41] Em 2022 foram publicadas a tradução e a validação do IFC para o português brasileiro (Tabela 94.3).[42]

ETIOLOGIA

O DCS não é uma categoria diagnóstica dos sistemas de classificação de doenças, mas basicamente um construto de pesquisa. Trata-se de um conjunto de características que

Tabela 94.2 Versão brasileira da Escala de Queixa de Memória (EQM) – forma A.*[41]

Objetivo: Avaliar a queixa de memória (QM) do(a) paciente, diretamente com ele(a)

Instruções
- Aplicar diretamente com o(a) paciente, sem a intervenção do(a) acompanhante
- Ler em voz alta e clara

P1. Você tem problema de memória? (**ou** "de esquecimento?" **ou** "dificuldade de memória")
☐ Não = 0
☐ Não sabe responder/indeciso/dúvida = 1
☐ Sim = 2
Se responder **Não**, marque 0 também na P2 e na P3 e pule para a P4

P2. Com que frequência esse problema acontece?
☐ Raramente = 0
☐ Pouco/mais ou menos =1
☐ Muito/frequente = 2

P3. Esse problema de memória tem atrapalhado (**ou** prejudicado) suas atividades no dia a dia?
☐ Não = 0
☐ Pouco/mais ou menos = 1
☐ Muito/frequente = 2

P4. Como está sua memória em comparação à de outras pessoas de sua idade?
☐ Igual ou melhor = 0
☐ Um pouco pior = 1
☐ Muito pior = 2

P5. Como está sua memória em comparação a quando você era mais jovem?
☐ Igual ou melhor = 0
☐ Um pouco pior = 1
☐ Bem pior = 2

P6. Acontece de você esquecer o que acabou de ler ou de ouvir (p. ex., em uma conversa)?
☐ Raramente/nunca = 0
☐ De vez em quando = 1
☐ Frequentemente = 2

P7. Dê uma nota de 1 a 10 para sua memória, sendo 1 a pior e 10 a melhor.
☐ 9 ou10 = 0
☐ 5 a 8 = 1
☐ 1 a 4 = 2

Pontuação _____
Interpretação:
☐ Sem QM (0 a 2)
☐ QM leve (3 a 6)
☐ QM moderada (7 a 10)
☐ QM acentuada (11 a 14)

*Há uma versão B para ser aplicada aos acompanhantes que pode ser consultada no estudo de Vale et al.[41]

pode estar associada tanto a condições normais, como traços de personalidade ou envelhecimento, quanto a condições patológicas, como distúrbios psiquiátricos ou neurológicos O envelhecimento é a principal causa subjacente ao DCS.[8] Em virtude das mudanças decorrentes do processo de envelhecimento, esperam-se alterações no padrão de funcionamento cognitivo.[8,9] Essas mudanças, mesmo acontecendo de forma heterogênea na população, poderão culminar em queixas das funções cognitivas, geralmente relacionadas com a memória.

Como referido anteriormente, demência é sempre uma condição patológica, e as doenças neurodegenerativas representam as principais causas, destacando-se, dentre estas, a DA. Por outro lado, CCL e, em especial, DCS apresentam maior heterogeneidade etiológica. Podem representar tanto estágios pré-demenciais de patologias neurodegenerativas como podem estar associados a enfermidades neurológicas

Tabela 94.3 Versão brasileira do Instrumento de Função Cognitiva.[42]

Instrumento de Função Cognitiva (IFC) – Versão do Paciente*

Instruções:

Por favor, preencha esse formulário de forma independente, sem consultar ninguém. Responda a todas as perguntas com a base **de 1 ano atrás.**

Se você deixou de fazer ou nunca fez algumas das atividades desse questionário (p. ex., você não dirige mais automóvel ou não lida com dinheiro porque outra pessoa cuida disso) a resposta deve ser **não se aplica.**

Procure sempre responder **Sim** ou **Não** e somente responda **Talvez** quando não puder utilizar **Sim** ou **Não**; ou seja, **quando você tiver dúvida.**

1. Comparado há um ano, você sente que sua memória piorou significativamente?
☐ Sim ☐ Não ☐ Talvez (pode ser)

2. As pessoas dizem que você repete a mesma pergunta várias vezes?
☐ Sim ☐ Não ☐ Talvez (pode ser)

3. Você tem perdido coisas com mais frequência?
☐ Sim ☐ Não ☐ Talvez (pode ser)

4. Você acha que ultimamente está precisando mais de anotações (por exemplo, escrever listas de compras, calendários)?
☐ Sim ☐ Não ☐ Talvez (pode ser)

5. Você precisa de mais ajuda dos outros para se lembrar de compromissos, eventos familiares ou feriados?
☐ Sim ☐ Não ☐ Talvez (pode ser)

6. Você tem mais dificuldade em se lembrar de nomes ou achar a palavra certa ou completar frases?
☐ Sim ☐ Não ☐ Talvez (pode ser)

7. Você tem mais dificuldades para dirigir (p. ex., dirige mais devagar, mais dificuldade em dirigir à noite, perde-se, tem acidentes)?
☐ Sim ☐ Não ☐ Não se aplica (não dirijo carro) ☐ Talvez (pode ser)

8. Em comparação há 1 ano, você tem mais dificuldade em lidar com dinheiro (p. ex., pagar contas, calcular troco, fazer o imposto de renda)?
☐ Sim ☐ Não ☐ Não se aplica (não lido com dinheiro) ☐ Talvez (pode ser)

9. Você está menos envolvido com atividades sociais (reuniões de família, outras reuniões, visitas, no clube, atividades religiosas, festas)?
☐ Sim ☐ Não ☐ Talvez (pode ser)

10. O seu desempenho no trabalho pago ou voluntário diminuiu significativamente, em comparação com 1 ano atrás?
☐ Sim ☐ Não ☐ Não se aplica (não faço trabalho pago ou remunerado) ☐ Talvez (pode ser)

11. Você tem mais dificuldade para seguir as notícias ou as histórias de livros, filmes ou TV, em comparação com 1 ano atrás?
☐ Sim ☐ Não ☐ Talvez (pode ser)

12. Algumas atividades de lazer (p. ex., jogar, palavras cruzadas, costura, tricô, pintura, trabalhos manuais, pequenos concertos em casa) estão muito mais difíceis para você agora do que há 1 ano?
☐ Sim ☐ Não ☐ Talvez (pode ser)

13. Você tem mais chance de se desorientar ou de se perder, por exemplo, quando viaja para outra cidade?
☐ Sim ☐ Não ☐ Talvez (pode ser)

14. Você tem mais dificuldade em usar eletrodomésticos (como a máquina de lavar ou micro-ondas) ou equipamentos eletrônicos (como um computador ou celular)?
☐ Sim ☐ Não ☐ Talvez (pode ser)

*Há uma versão do IFC para ser aplicada aos acompanhantes que pode ser consultada no estudo de Studart-Neto et al.[42]

não degenerativas (como doença cerebrovascular), condições clínicas sistêmicas (p. ex., hipo ou hipertireoidismo, deficiência de vitamina B12, neurossífilis ou infecção pelo HIV), transtornos psiquiátricos (principalmente depressão e ansiedade), transtornos do sono (p. ex., apneia obstrutiva do sono) e uso de psicofármacos com ação anticolinérgica ou gabaérgica.[10]

Muito se discute sobre a relação entre sintomas depressivos e o DCS. Em uma revisão sistemática, Brigola et al. encontraram que depressão foi um dos fatores mais associados à queixa subjetiva de memória.[43] Brucki e Nitrini, por exemplo, avaliaram 163 indivíduos sem demência de uma reserva florestal na Amazônia brasileira e encontraram uma associação positiva entre o questionário de queixa subjetiva de memória e presença de sintomas depressivos.[44] Em outros estudos também foi encontrada maior prevalência de sintomas depressivos entre idosos com DCS.[45]

Uma explicação é que indivíduos com sintomas depressivos e/ou ansiosos estão mais atentos e preocupados com suas percepções negativas, incluindo a sensação de declínio cognitivo.[28] Brailean et al. concluíram em seu estudo que a presença ou não de sintomas depressivos não interferiu na associação de DCS com declínio cognitivo objetivo prospectivo em sua coorte, mas que os sintomas depressivos podem ampliar o negativismo da percepção de declínio.[46,47] Por outro lado, outros autores discutem se o primeiro episódio de depressão tardia pode ser uma manifestação de DA prodrômica, um fator de risco independente para o desenvolvimento de demência ou ambos.[28,46] Robinson et al. encontraram uma correlação entre escores altos na escala de depressão geriátrica e o *status* cognitivo 20 anos depois, bem como maior prevalência de patologia Alzheimer no estudo *post mortem*.[46]

Quanto à associação entre sintomas de ansiedade e DCS, ainda é incerto na literatura se os sintomas ansiosos são consequência do declínio percebido ou preditor independente de conversão para demência.[48] Sun et al. encontraram maiores escores no questionário de ansiedade nos idosos com DCS.[49] Donovan et al. encontraram uma associação entre a intensidade de sintomas ansiosos e depressivos e a carga amiloide medida por tomografia por emissão de pósitrons com composto B de Pittsburgh (PET PiB, do inglês *positron emission tomography with Pittsburgh compound B*) em uma amostra de idosos cognitivamente normais.[50] Janssen et al. não encontraram uma associação entre a positividade do biomarcador amiloide e sintomas depressivos e ansiosos na análise de dados de 20 coortes.[51] Funaki et al. também não acharam diferenças nos sintomas de ansiedade e depressivos entre sujeitos com DCS amiloide positivo e negativo.[52]

Embora o DCS represente um risco maior de progressão para CCL e demência, muitos indivíduos com DCS podem permanecer estáveis ou, mesmo em alguns casos, pode ocorrer reversão desse declínio subjetivo. Portanto, diversas questões surgem, por exemplo: dentro desse grupo heterogêneo, como identificar quais os indivíduos com DCS que irão progredir para CCL ou demência? Como podemos determinar se um indivíduo com DCS apresenta uma doença neurodegenerativa, especialmente a DA?

Para tanto, o SCD-I propôs o termo "DCS *plus*", cujas características aumentam a probabilidade de patologia neurodegenerativa, em especial a DA (Tabela 94.4).[7,8] Apresentar as caraterísticas de DCS *plus* não significa que a etiologia seja a DA, mas indica maior probabilidade, além de um risco mais elevado de conversão em CCL e demência nos anos seguintes.

PAPEL DA NEUROIMAGEM E DOS BIOMARCADORES DA DOENÇA DE ALZHEIMER

A DA é a principal causa de demência no mundo e é definida patologicamente pela presença de placas senis (depósito extracelular de peptídeo β-amiloide – Aβ) e emaranhados neurofibrilares (acúmulo intraneuronal de proteína tau hiperfosforilada), além de sinais de um processo neurodegenerativo (perda neuronal e sináptica, astrogliose e ativação de micróglia).[53] O desenvolvimento de biomarcadores que possibilitam a detecção *in vivo* do processo fisiopatológico tem permitido melhor entendimento da história natural da DA e o desenvolvimento de tratamentos modificadores de doença.[54]

Biomarcadores podem ser definidos como medidas ou indicadores de processos fisiológicos normais ou patológicos ou de respostas a uma intervenção terapêutica.[55] Os biomarcadores da DA podem ser divididos, de acordo com o processo patológico, em biomarcadores da patologia amiloide (A), da patologia tau (T) e de neurodegeneração (N), resumidos como classificação ATN.[56] Os biomarcadores também podem ser esquematizados, de acordo com o método de detecção, entre os biomarcadores em fluidos (líquido cefalorraquidiano e plasma) e os de neuroimagem molecular (PET cerebral).

Há várias evidências que suportam a tese de que indivíduos com DCS apresentam maior prevalência de biomarcadores positivos para DA.[57-60] Perrotin et al. compararam dois grupos de idosos cognitivamente normais, um com PET PiB positiva e outro com PET PiB negativa, quanto à queixa cognitiva subjetiva e ao desempenho em avaliação neuropsicológica.[59] O grupo PET PiB positiva apresentou

maior frequência de queixas e pior desempenho em testes de memória episódica. Além disso, algumas regiões anatômicas de interesse mostraram uma correlação positiva entre o aumento da captação de radiofármaco para amiloide e declínio subjetivo (giro do cíngulo anterior medial direito e pré-cúneos/giro do cíngulo posterior direito).[59] Amariglio et al. aplicaram três questionários sobre queixas cognitivas subjetivas e uma bateria neuropsicológica em um grupo de 130 idosos que também foram submetidos à PET PiB. Encontrou-se uma correlação positiva entre as queixas de cognitivas e a captação do PiB na PET. Por outro lado, o desempenho em testes de memória episódica e funções executivas não mostrou uma correlação estatisticamente significativa com PET PiB.[58]

Resultados semelhantes foram encontrados em um estudo longitudinal conduzido por Buckley et al.[57] Cinquenta e oito idosos normais com PET amiloide positiva responderam a um questionário de DCS e foram submetidos à avaliação neuropsicológica. Após um acompanhamento de 3 anos, verificou-se que, em um grupo de pessoas cognitivamente normais e com PET amiloide positiva, aqueles com DCS apresentaram maior taxa de progressão para CCL ou demência (risco relativo de 5,1) em comparação com aqueles sem DCS. Outro achado do estudo foi a maior incidência de sintomas depressivos e o menor volume do hipocampo esquerdo no grupo DCS.[61] No entanto, alguns estudos não conseguiram demonstrar uma associação entre a presença de biomarcadores e DCS.[51,62,63] Um estudo prospectivo, por exemplo, não encontrou diferenças entre o *status* PET PiB e a presença ou não de DCS em uma amostra de 289 idosos.[64]

Evidências também apontam para uma correlação entre DCS e atrofia cortical na ressonância magnética (RM) estrutural, especialmente em regiões mais comumente afetadas na DA.[65-68] Em um desses estudos, uma amostra de adultos saudáveis de meia-idade com DCS apresentou maior atrofia cortical nos córtices entorrinal, fusiforme, cíngulo posterior e parietal posterior, além de redução do volume da amígdala em comparação aos adultos sem DCS.[68] Peter et al. encontraram um padrão de atrofia da substância cinzenta semelhante ao encontrado na DA em um grupo de 226 indivíduos com DCS.[67] Um estudo transversal comparou o volume hipocampal em 47 idosos com DCS e 48 controles normais e mediu os níveis plasmáticos de Aβ. O grupo DCS teve menor volume em CA1, CA2, giro denteado e apresentou níveis mais elevados de beta-amiloide no soro.[65]

Outros métodos de neuroimagem também foram explorados por vários estudos, como RM funcional (RMf) e RM com imagem por tensor de difusão (DTI, do inglês *diffusion tensor imaging*).[69,70] Em um estudo de RMf, houve menor ativação do hipocampo direito em pacientes com DCS durante um teste de memória episódica, apesar de o desempenho do teste estar dentro da faixa normal.[69] Yasuno et al., por outro lado, demostraram que indivíduos com DCS apresentavam conectividade funcional reduzida entre o córtex retroesplênico e as estruturas corticais mediais anteriores.[70]

Da mesma forma que os métodos de neuroimagem, biomarcadores liquóricos têm sido amplamente utilizados em estudos sobre DCS.[20,71,72] Em uma coorte multicêntrica, Visser et al. encontraram maior taxa de positividade de biomarcadores liquóricos para DA no grupo DCS em comparação ao seu grupo controle (52 *versus* 31%).[71] Um estudo longitudinal espanhol acompanhou 149 indivíduos sem demência

Tabela 94.4 Características do declínio cognitivo subjetivo *plus*, segundo o grupo de trabalho Subjective Cognitive Decline Initiative (SCD-I).[7,8]

- Declínio mais pronunciado na memória que em outros domínios
- Início do declínio cognitivo subjetivo dentro dos últimos 5 anos
- Idade de início acima dos 60 anos
- Estar preocupado com o declínio cognitivo
- Persistência do DCS ao longo do tempo
- Confirmação do declínio cognitivo por um informante
- Procurar ajuda médica.

(com DCS ou CCL) por 5 anos e descobriu que apenas 15% daqueles com positividade dos biomarcadores liquóricos permaneceram livres de demência por DA no seguimento. A razão de chances de conversão para demência foi de 27, demonstrando que um perfil anormal de biomarcadores é um poderoso preditor para declínio cognitivo e funcional.[73] Em um estudo longitudinal holandês, uma amostra de 127 voluntários com DCS foi acompanhada por 2 anos após a coleta de biomarcadores do líquido cefalorraquidiano. O estudo descobriu que níveis liquóricos reduzidos de Aβ foi o mais forte preditor de progressão para CCL e demência.[20]

Após 2018, alguns estudos foram publicados aplicando os critérios diagnósticos de pesquisa do National Institute on Aging e da Alzheimer's Association (NIA-AA) pelo esquema ATN em indivíduos com DCS. Altomare et al. observaram que, em uma amostra de 101 pacientes com DCS recrutados em uma clínica de memória, a maioria (48%) era A−T−N−, mas um quinto (20%) tinha positividade para o biomarcador amiloide e 8% fechavam critérios para DA (A+T+).[74] Em outro estudo, 693 adultos com DCS foram acompanhados por uma média de 3 ± 2 anos. Nesse estudo, a maioria (55,5%) também tinha todos os biomarcadores negativos e uma taxa de progressão para CCL/demência de apenas 5% no período. Por outro lado, 9,3% eram A+T+ e apresentaram uma taxa de progressão em CCL ou demência de 64,6%.[61]

METAMEMÓRIA E RESERVA COGNITIVA

As denominadas "queixas subjetivas de memória" (QSM) refletem a autoavaliação da memória, intrinsecamente relacionadas com o conceito de metamemória. Por metamemória, entende-se como um conjunto de conhecimentos, conscientização, crenças e afetos que um indivíduo pode ter sobre o funcionamento da própria memória. Essas habilidades têm alta correlação com escolaridade e desempenho cognitivo e, normalmente, implicam também grande flexibilidade mental, que se refere à capacidade da pessoa de se desenvolver e modificar continuamente por meio da experiência diária e da manutenção ou reorganização ativa das funções cognitivas.[75]

A contraparte neurológica da flexibilidade mental é a plasticidade cerebral, que aponta para dois fenômenos correlacionados: na perspectiva do neurodesenvolvimento, ela designa a organização e reorganização contínua das estruturas cerebrais, desde o nível neuronal até o nível mais abstrato das redes neurais durante o curso normal da vida; na perspectiva neurorreabilitativa, consiste em recuperar a capacidade de responder a estímulos intrínsecos ou extrínsecos por meio da reorganização dessas estruturas, funções e conexões, também desde o nível neuronal até o nível das redes neurais, após algum tipo de perda. As práticas de treino cognitivo e exercício físico têm sido apontadas como intervenções que influenciam de maneira positiva a plasticidade cerebral de idosos com ou sem declínio cognitivo.[76]

Reserva cognitiva é um construto que busca explicar por que pessoas com o mesmo grau de mudanças fisiopatológicas cerebrais apresentam níveis diferentes de perdas cognitivas. As redes neurais mais eficientes ou capazes conseguem suportar danos maiores antes da disrupção, e isso forma uma reserva neural. Quando redes alternativas assumem as funções de redes disfuncionais, temos a compensação neural.[77] Mesmo com mudanças fisiopatológicas no cérebro, pessoas com uma reserva cognitiva maior são flexíveis o

suficiente para conseguir lançar mão de mais estratégias cognitivas que compensariam possíveis déficits e retardariam o início do processo de declínio cognitivo objetivamente verificado.

A eficiência e a capacidade das redes neurais e a flexibilidade na alternância delas são o resultado do uso do cérebro durante a vida e, portanto, diretamente relacionadas com fatores como alto QI, altos níveis educacionais, ocupações cognitivamente exigentes ou complexas e engajamento sistemático em atividades físicas e de lazer.

Por outro lado, pessoas com esses altos padrões também costumam apresentar alto grau de autoconsciência e uma autoexigência correspondente. Assim, é bastante comum que pessoas de alto nível de desempenho percebam nuances em suas funções cognitivas que pessoas com menos exigência, percepção ou autocrítica sequer perceberiam. Portanto, podem apresentar queixas cognitivas em um estágio em que as perdas sejam apenas consequência do desenvolvimento normal.

Um estudo investigou a relação entre DCS, reserva cognitiva e risco de demência em 2.099 idosos britânicos que foram acompanhados durante 2 anos. Os autores encontraram que pessoas com reserva cognitiva abaixo da média da população estudada e DCS têm 5,53 mais chances de desenvolver demência, comparadas a parte da população com alta reserva cognitiva, com e sem DCS, e pessoas com baixa reserva cognitiva e sem DCS.[78] Os autores sugerem que se tenha como foco de diagnóstico e tratamento não farmacológico de demências os idosos com baixa reserva cognitiva, pois eles estariam com maior risco e teriam mais benefícios.

PROPOSTAS DE INTERVENÇÕES NÃO FARMACOLÓGICAS

O relatório da Comissão do *The Lancet* sobre prevenção, intervenção e cuidado de demências[76] propõe que a identificação do DCS abre a oportunidade para intervir e alterar a trajetória do declínio cognitivo e funcional em idosos.

As terapias farmacológicas para prevenir o declínio cognitivo não têm tido grande sucesso, entretanto existem várias técnicas capazes de induzir a plasticidade cerebral e promover benefícios em fatores de risco da doença de Alzheimer; entre elas, a reabilitação e o exercício físico são atualmente os mais indicados.[76,79]

Reabilitação, habilitação, educação e treino cognitivo

A reabilitação consiste em um processo dinâmico de intervenção, para possibilitar a indivíduos com deficiências (oriundas de doenças ou lesões anteriores), atingir um nível otimizado de funcionalidade nas esferas física, psicológica e social. A reabilitação cognitiva concentra-se na aplicação de técnicas especializadas para aprimorar o desempenho em funções mentais específicas, enquanto a reabilitação neuropsicológica, em uma abordagem mais ampla, visa auxiliar paciente e seus familiares a gerenciar as repercussões cognitivas, emocionais e sociais decorrentes daquela condição ou enfermidade, culminando na melhoria da qualidade de vida. Estratégias de reabilitação cognitiva e comportamental têm como objetivo potencializar a capacidade do indivíduo de processar e interpretar informações, promovendo melhor funcionamento em todos os aspectos da vida familiar e comunitária. Diversos métodos voltados à cognição e à funcionalidade têm sido propostos para pacientes com demência.

A maioria dessas técnicas requer uma abordagem multiprofissional que também consiste em reestruturação do ambiente doméstico, orientações nutricionais, atividades físicas, aconselhamento psicológico, suporte a familiares e cuidadores, e reabilitação neuropsicológica.[80] Trata-se de uma abordagem promissora que busca frear o declínio cognitivo por meio dos mecanismos de plasticidade neuronal. Assim, é possível beneficiar não somente as funções cognitivas diretamente estimuladas, mas outros domínios cognitivos que não são estimulados diretamente.

Ainda não há consenso quanto ao volume de trabalho necessário para que haja efeito no desempenho cognitivo, especialmente quando observamos estudos em pessoas que relatam DCS. Evidências demonstram que há efeitos significativos na cognição global de pessoas que passam por essas intervenções, contudo os resultados ainda são incipientes, considerando que existem poucos ensaios clínicos randomizados com amostras significativas realizados com essa temática.[81]

A combinação de reabilitação cognitiva com psicoterapia ou aconselhamento é particularmente relevante, pois sintomas emocionais e cognitivos frequentemente coexistem. Evidências indicam que a reabilitação cognitiva tem um impacto duradouro, que pode potencializar a cognição diante de futuras mudanças cerebrais. Esse efeito contínuo é respaldado por estudos relacionados com o envelhecimento, em que a reabilitação não só beneficiou atividades cotidianas, mas também resultou em redução no risco de demência.[82]

Os protocolos de tratamento normalmente concentram-se em um aspecto específico da cognição. Outros estudos têm foco em tratamentos multimodais que visam a diversos aspectos da cognição. Algumas investigações tentaram melhorar a cognição sem focar uma habilidade específica; nesses estudos percebeu-se melhoria nos sintomas psicológicos, mas poucas mudanças no desempenho cognitivo objetivo. Atualmente, estão disponíveis protocolos de tratamento, com diferentes níveis de evidência que apoiam sua eficácia.[82]

Exercício físico

O exercício físico refere-se a uma atividade planejada, estruturada e programada que, por meio da repetição de movimentos, pode promover ou manter os níveis de aptidão física. Há diversas modalidades de exercícios físicos atualmente, e muitas são democráticas e acessíveis, como é o caso da caminhada e corrida.

Com relação ao DCS não é diferente, pois os estudos apontam resultados positivos dados os efeitos fisiológicos causados por exercícios físicos realizados em intensidade moderada a intensa, por pelo menos 12 semanas.[83] Não há ainda, porém, evidências sobre qual o tipo de treinamento físico seria o mais adequado para melhora

da cognição. Os autores ressaltam a necessidade de diminuir as falhas metodológicas em estudos de intervenção não farmacológica, pois este é um fator que pode determinar o sucesso dos estudos.[81]

Demais estratégias de intervenção não farmacológica

A combinação do treino cognitivo e do exercício físico também tem demonstrado bons resultados em pessoas com e sem declínio cognitivo, sendo realizada concomitantemente, em uma sessão de exercício físico ou de maneira individualizada na mesma janela de tempo.[83] Também, intervenções de estilo de vida (exercício físico, treino cognitivo, intervenção nutricional, intervenções psicossociais e de educação em saúde) realizadas de maneira concomitante, que tivessem como objetivo a prevenção de demências, demonstraram efeitos positivos.[76] Por exemplo, no estudo *Finnish Geriatric Intervention Study to Prevent Cognitive Impairment and Disability* (FINGER), publicado em 2015, 1.260 idosos cognitivamente normais (sem demência) de 60 a 77 anos foram randomizados para atividade física, intervenção na dieta, treino cognitivo e controle de fatores de risco vascular. Ao final de 2 anos, o grupo intervenção apresentou melhora nas medidas cognitivas entre indivíduos idosos com discretos déficits em testes, submetidos a esse tipo de abordagem multimodal.[84]

CONSIDERAÇÕES FINAIS

DCS é um construto de pesquisa recente que vem sendo cada vez mais estudado e utilizado por pesquisadores da área, promovendo avanços no entendimento dos estágios iniciais das demências, com ênfase na DA. Trata-se de uma condição sindrômica que comporta diversas etiologias, sendo a DA pré-clínica a mais relevante na pesquisa clínica. Não sendo uma categoria diagnóstica, é preciso ter cuidado com o seu manejo. Pode também vir a ser útil na prática clínica; entretanto, os biomarcadores da DA são recomendados apenas em situações de pesquisa, não devendo ser solicitados em contexto assistencial.

Vários estudos epidemiológicos demonstram que algumas características estão associadas a maior probabilidade de conversão em CCL e demência: início do DCS nos últimos 5 anos, idade de início acima de 60 anos, declínio mais pronunciado na memória que em outros domínios, estar preocupado com o declínio cognitivo, persistência do DCS ao longo do tempo, confirmação do declínio cognitivo por um informante e procurar ajuda médica. A despeito da ausência de evidência de tratamento farmacológico para pacientes com DCS, intervenções não farmacológicas como exercício físico, reabilitação cognitiva e controle de fatores de risco cerebrovascular parecem demonstrar algum benefício em reduzir a chance de progressão do declínio cognitivo.

95

Comprometimento Cognitivo Leve

Marcia L. F. Chaves • Raphael Machado de Castilhos

A presença de graus de comprometimento cognitivo entre as pessoas idosas já foi amplamente relatada, e vários termos e teorias etiológicas foram propostos para explicar essa condição. O conceito de "comprometimento cognitivo não demência" foi retratado por diferentes definições com prognósticos variáveis. O comprometimento cognitivo não demência (CIND, do inglês *cognitive impairment non dementia*) foi considerado consequência normal do envelhecimento cerebral. Passou a ser de interesse em virtude das dificuldades que pode provocar no desempenho das atividades de vida diária (AVDs). Diversos rótulos já foram propostos para descrever déficit cognitivo subclínico, que não serão abordados neste capítulo. Comprometimento cognitivo leve (CCL) identifica um estágio sintomático pré-demência, e é um conceito altamente significativo e importante para o campo do envelhecimento e demência por diversas razões. Indivíduos que apresentam CCL têm alto risco de progredir para demência em um período relativamente curto. Mesmo entre pacientes que revertem para cognição normal, a taxa de CCL ou demência subsequente é maior do que entre aqueles que nunca desenvolveram CCL.

CCL foi um termo introduzido em 1988 por Reisberg et al.,[1] referindo-se na época ao estágio 3 da Escala de Deterioração Global (GDS). De forma similar, a escala Avaliação Clínica da Demência (CDR, do inglês *Clinical Dementia Rating*) ganhou popularidade como instrumento para caracterizar tanto CCL como demência precoce, e ambos instrumentos foram fundamentais para estimular a pesquisa sobre comprometimento precoce.[2] Com o avanço da área, percebeu-se que essas escalas não caracterizavam adequadamente as diferenças sutis entre CCL e demência precoce. Participantes com CCL, como atualmente identificados, podem ser classificados como GDS estágio 2 ou 3 e como tendo uma CDR 0 ou 0,5.[3] Assim, foi necessário um refinamento diagnóstico, além das possibilidades das escalas GDS e CDR, para distinguir essas condições prodrômicas dos estágios de demência.

O Registro Mayo de doença de Alzheimer (DA) iniciou em 1986 como um estudo longitudinal de base comunitária sobre envelhecimento e demência.[3] Nesse estudo, os critérios originais que enfatizavam a importância do comprometimento de memória (Tabela 95.1) foram utilizados pela primeira vez. Os pacientes, assim categorizados quando seguidos ao longo do tempo, pareciam progredir para demência em uma taxa maior do que a da população geral.[4] Dessa forma, CCL tornou-se o termo mais frequentemente utilizado, definido por comprometimento discreto das funções cognitivas e, por outro lado, com função normal nas AVDs.[5]

CRITÉRIOS

Embora os critérios centrais para CCL tenham permanecido bastante estáveis, a definição operacional de CCL sofreu diversas revisões ao longo das últimas duas décadas e permanece um diagnóstico em evolução.

Os critérios originais de CCL eram relativos à forma amnéstica, posteriormente definido como CCL amnéstico, caracterizado pela presença de comprometimento de memória episódica, queixa de memória, AVDs relativamente intactas, função cognitiva geral normal e ausência de demência.[3] A ênfase da classificação original dos critérios Mayo era direcionada para a detecção de DA subjacente. Déficits em domínios cognitivos não memória (controle executivo ou habilidades visuoespaciais) foram permitidos, mas déficits observados apenas nos domínios não memória não eram considerados. Estudos em população com essa definição demonstraram que CCL amnéstico é constituído de apenas um grupo relativamente pequeno comparado com todos os indivíduos com formas mais amplas de déficits em outras funções cognitivas, como linguagem, atenção, habilidades visuoespaciais, e funções executivas.[8-11] Também ficou claro que nem todas as formas de CCL progrediam para DA; portanto, outras apresentações de comprometimento cognitivo necessitaram ser consideradas.

Em 2003, uma conferência internacional de especialistas foi realizada para revisar os critérios;[5,6] a partir dessa conferência, critérios mais amplos para CCL foram propostos, como a subdivisão em fenótipos amnésticos e não amnésticos, os quais foram ainda subclassificados em comprometimento em um único e múltiplos domínios cognitivos. Assim, surgiram os quatro subtipos a seguir (Tabela 95.2):

1. CCL amnéstico.
2. CCL não amnéstico de domínio único (com comprometimento de um único domínio cognitivo que não memória).
3. CCL amnéstico de múltiplos domínios, caracterizado por um leve comprometimento de múltiplos domínios cognitivos incluindo memória.
4. CCL não amnéstico de múltiplos domínios, com um leve comprometimento de múltiplos domínios, mas sem déficit de memória.

Quando essas síndromes clínicas são combinadas a supostas explicações etiológicas, predições poderiam ser feitas com relação a desfechos (Figura 95.1), tornando-se o próximo passo no processo diagnóstico.[12] No entanto, os dados que corroboram os subtipos amnésticos são ainda muito mais abundantes do que aqueles que sustentam os subtipos não amnésticos.[8,10,13]

Dessa forma, CCL ficou definido como um declínio da função cognitiva que é maior do que o esperado para a idade e base educacional de uma pessoa, e que vai além das mudanças normais observadas no envelhecimento. Esse declínio a partir de um nível prévio pode incluir uma variedade de domínios cognitivos, como aprendizado e memória, atenção complexa, funções executivas, linguagem, domínio perceptomotor e cognição social, embora seja

Tabela 95.1 Critérios de classificação para comprometimento cognitivo leve.

Mayo Clinic Alzheimer's Disease Research Center (MCADRC)[3]

- Queixa de memória pelo paciente, familiar ou médico
- Atividade de vida diária normal
- Função cognitiva geral normal
- Comprometimento objetivo em uma área cognitiva (escore > 1,5 desvio padrão (DP) da normatização para a idade, ou função de memória anormal para a idade)
- CDR = 0,5
- Não demenciado

Critérios propostos por Petersen et al.,[4] – American Academy of Neurology

- Queixa subjetiva de memória (relato corroborado por informante colateral e escalas)
- Função intelectual geral preservada demonstrada por desempenho em habilidades linguísticas (vocabulário)
- Demonstração de comprometimento da memória por testagem cognitiva
- Desempenho preservado de atividades de vida diária
- Ausência de demência

Critérios revisados (propostos na Conferência de Estocolmo)[6]

- Queixa cognitiva (relatada pelo indivíduo e/ou por um familiar)
- Ausência de demência
- Mudança no funcionamento normal
- Declínio em qualquer área da cognição
- Funcionamento geral globalmente preservado, mas possivelmente um aumento na dificuldade de execução das atividades de vida diária

Critérios do National Institute on Aging and the Alzheimer's Association: CCL devido à DA[7]

- Preocupação com mudança na função cognitiva relatada pelo paciente/informante ou médico
- Evidência objetiva de comprometimento em um ou mais domínios cognitivos, tipicamente incluindo memória
- Preservação da independência
- Não demenciado

Caracterização adicional:

Categoria	Biomarcadores de depósito amiloide (PET ou LQR)	Biomarcadores de lesão neuronal (tau, PET-FDG, RM)
Critérios clínicos		
Centrais	Conflitante/não testado	Conflitante/não testado
CCL devido à DA:		
Probabilidade intermediária	Positivo/não testado	Positivo/não testado
CCL devido à DA:		
Probabilidade alta	Positivo	Positivo
CCL devido à DA:		
Improvável	Negativo	Negativo

CCL: comprometimento cognitivo leve; CDR: Avaliação Clínica da Demência; DA: doença de Alzheimer; LCR: líquido cefalorraquidiano; PET: tomografia por emissão de pósitrons (do inglês, *positron emission tomography*); PET-FDG: tomografia por emissão de pósitron com o marcador fluorodesoxiglicose; RM: ressonância magnética.

Tabela 95.2 Desfecho suspeito de subtipos de CCL combinados com etiologia presumida.

		Subtipos de CCL			
		Etiologia			
		Degenerativa	**Vascular**	**Psiquiátrica**	**Condições clínicas**
CCL amnéstico	Domínio único	DA		Depressão	
	Múltiplos domínios	DA	DVa	Depressão	
CCL não amnéstico	Domínio único	DFT			
	Múltiplos domínios	DCL	DVa		

CCL: comprometimento cognitivo leve; DA: doença de Alzheimer; DCL: demência por corpos de Lewy; DFT: demência frontotemporal; DVa: demência vascular.

comum que o declínio se manifeste apenas em um único domínio. A mudança no funcionamento cognitivo deve ser grave o suficiente para ser percebida tanto pelos indivíduos que os experimentam, como por outras pessoas que conhecem bem o paciente, ou por um médico experiente em um contexto clínico apropriado. Por exemplo, comprometimento de memória pode ser percebido pelo esquecimento de eventos importantes, como compromissos ou atividades sociais, problema para lembrar nomes de pessoas recentemente encontradas, dificuldades de busca de palavra, problema para lembrar o fluxo de uma conversa, ou o encadeamento de livros ou filmes, e uma tendência aumentada de colocar as

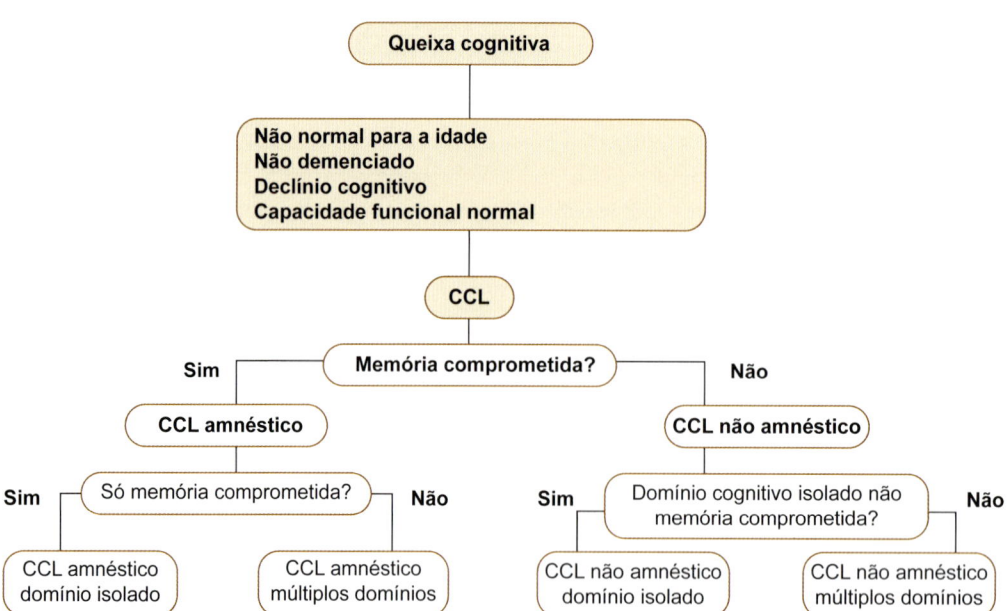

Figura 95.1 Algoritmo diagnóstico para determinar subtipos de comprometimento cognitivo leve (CCL).

coisas em lugares errados. Enquanto essas mudanças cognitivas não forem graves o suficiente para interferir nas AVDs, tarefas funcionais complexas, como por exemplo, interpretação de instruções, planejamento de atividades subsequentes ou tomadas de decisão, podem exigir do indivíduo engajamento em estratégias compensatórias.

No entanto, ainda segue não havendo consenso sobre os tipos de testes cognitivos, quantos, e que limiares ou pontos de cortes devem ser utilizados para sustentar ou corroborar o diagnóstico de CCL.[14] O recente consenso de Manchester[15] destaca que a presença ou ausência de CCL é fundamentalmente dependente dos testes cognitivos usados. O uso isolado de testes de rastreio, como o Miniexame do Estado Mental ou o Montreal Cognitive Assessment (MoCA) pode fornecer resultados falso-negativos em decorrência de seu efeito-teto em indivíduos com alta escolaridade ou funcionamento pré-mórbido elevado. A realização de uma bateria cognitiva mais ampla pode fornecer uma avaliação mais completa. Em estudos observacionais é comum o uso de critérios baseados em dados normativos de testes neuropsicológicos e o ponto de corte de –1,5 DP é frequentemente usado.

Comprometimento cognitivo leve devido à doença de Alzheimer, comprometimento cognitivo leve tipo Alzheimer ou doença de Alzheimer prodrômica

Ao empregarem o mesmo racional utilizado para os subtipos de CCL e suposições etiológicas, alguns autores passaram a sugerir mais fortemente que CCL teria uma relação mais direta com as fases pré-demência de doença,[16] propondo que o subtipo amnéstico deveria ser mais bem caracterizado e receber a denominação de "CCL tipo Alzheimer" ou "DA prodrômica".[17] A publicação dos critérios para pesquisa da doença de Alzheimer em 2007, uma revisão dos critérios clínicos de National Institute of Neurological and Communicative Disorders and Stroke-Alzheimer's Disease and Related Disorders Association (NINCDS-ADRDA), deixou claro o posicionamento de um grupo importante de pesquisadores na área.[18]

Por outro lado, desde a publicação em 1984 dos critérios de NINCDS-ADRDA, o esclarecimento das bases biológicas da DA teve grande avanço, permitindo um entendimento do processo da doença sem precedentes. O fenótipo clínico da DA passou a não ser mais descrito em termos de exclusão, mas a ser mais bem caracterizado em uma forma mais definitiva em termos fenotípicos. Na maioria dos pacientes (86 a 94%) há um núcleo amnéstico progressivo que aparece como um importante comprometimento da memória episódica.[19-21] Marcadores característicos da doença foram reconhecidos, como alterações cerebrais estruturais visíveis na ressonância magnética (RM) com envolvimento precoce e extenso do lobo temporal medial, alterações de neuroimagem funcional observadas na tomografia por emissão de pósitrons (PET), com hipometabolismo, ou na tomografia por emissão de fóton único (SPECT), com hipoperfusão, nas áreas temporoparietais, e alterações nos biomarcadores para patologia amiloide (beta-amiloide 1-42) e tau (tau hiperfosforilada) no líquido cefalorraquidiano e plasma.[22-26] A força por trás dessa identidade emergente de DA foi o intenso interesse da pesquisa em caracterizar os estágios mais precoces da doença que precedem o cruzamento do limiar da demência, definido pela incapacidade funcional. Assim, propôs-se que **doença de Alzheimer prodrômica** fosse a fase sintomática pré-demência da DA, devendo ser distinguida dentro de um estado amplo e heterogêneo de função cognitiva não característico do envelhecimento normal, mas que geralmente inclui a categoria de CCL.[18] Essa fase é caracterizada por sintomas não graves o suficiente para preencher os critérios diagnósticos para demência devido à DA.

Em 2011, um grupo de trabalho do National Institute on Aging (NIA) dos EUA e da Alzheimer's Association (AA) propôs critérios especificamente para CCL devido à doença de Alzheimer para uso nos cenários clínico e de pesquisa.[7] Esses autores propuseram a inclusão do *continuum* entre a fase sintomática pré-demência e que o início da demência deveria ser incorporado à prática clínica e de pesquisa, apesar da dificuldade ou desafio diagnóstico que pudesse representar. O objetivo desses critérios foi identificar pacientes sintomáticos sem demência que apresentassem DA como etiologia subjacente. Os critérios clínicos centrais para CCL do NIA-AA são basicamente idênticos aos critérios revisados de 2004 (ver Tabela 95.1), mas incorporam e fornecem diretrizes para o uso dos biomarcadores de DA na predição da progressão de CCL para DA, de forma similar à publicação dos critérios de pesquisa de 2007.[18] Analisando os diferentes critérios, fica claro que os critérios clínicos centrais são similares em todas as propostas (Figura 95.2) com propostas adicionais com relação à etiologia ou aos subtipos clínicos em algumas delas. Embora o NIA-AA recomende que o diagnóstico de CCL devido à DA deva ser feito com base nos critérios clínicos centrais, sugere-se que os biomarcadores possam ser usados no cenário de pesquisa para auxiliar na identificação de subtipos (isto é, CCL devido à DA e CCL improvável de ser causado por DA). Novos critérios diagnósticos para DA são desenvolvidos pelo NIA-AA de forma a incorporar as informações decorrentes do desenvolvimento dos biomarcadores plasmáticos e a aumentar a aplicabilidade clínica desse critério.

No momento, três conjuntos de biomarcadores são utilizados em pesquisa e ensaios clínicos que auxiliam a identificação de CCL devido à DA: biomarcadores de depósito beta-amiloide (AB); biomarcadores de patologia tau; biomarcadores de lesão neuronal. De acordo com o NIA-AA, indicadores válidos de depósito AB são: 1a, concentrações liquóricas de AB42 (níveis liquóricos de AB42 diminuídos); e 1b, imagem do depósito amiloide por PET. Para a patologia tau, temos: 2a, níveis plasmáticos liquóricos de tau hiperfosforilada (ptau-181, ptau-217); e 2b, imagem de depósito de tau por PET. Indicadores válidos de lesão neuronal são: 3a, concentrações liquóricas de proteína tau total (níveis liquóricos aumentados); 3b, volume hipocampal ou atrofia temporal medial medidos por RM estrutural; e 3c, metabolismo cerebral diminuído nas regiões temporoparietais com PET-FDG. Embora as diretrizes NIA-AA sejam primariamente para serem usadas no cenário de pesquisa, e não orientar avaliação clínica, a expectativa é de que esses biomarcadores de DA possam eventualmente guiar os cuidados clínicos para pacientes com CCL de patologia DA subjacente.

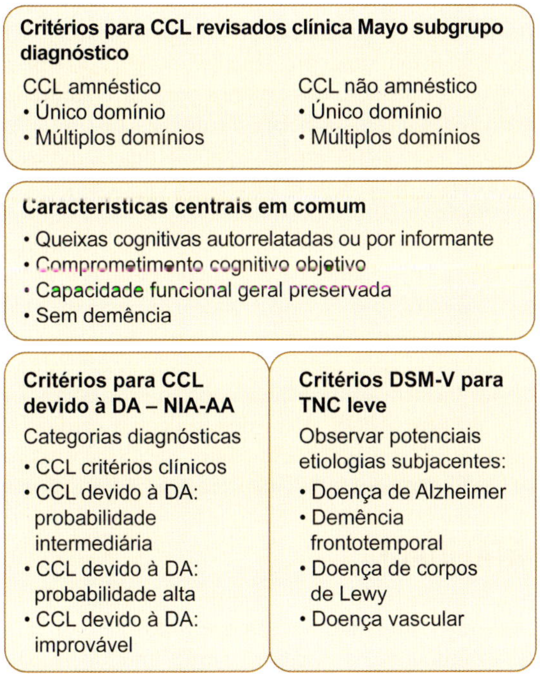

Transtorno neurocognitivo de acordo com o *Manual Diagnóstico e Estatístico de Transtornos Mentais*

A nova categoria diagnóstica de "transtornos neurocognitivos", introduzida pela American Psychiatric Association na 5ª edição do *Manual diagnóstico e estatístico de transtornos mentais* (DSM-5),[28] engloba o grupo de transtornos cujo déficit clínico primário é da função cognitiva, que apresenta caráter adquirido e que representa um declínio de um nível prévio do funcionamento cognitivo. O DSM-5 usa uma abordagem em duas etapas que primeiro envolve: diferenciação entre função neurocognitiva normal, transtorno neurocognitivo (TNC) leve e transtorno neurocognitivo maior (ou demência); e então, determinando a etiologia subjacente (p. ex., DA, demência vascular, demência frontotemporal [DFT], demência por corpos de Lewi [DCL] etc.). Considera-se a categoria de TNC leve a fase pré-demência de comprometimento cognitivo, e os critérios do DSM-5 para TNC leve mostram intersecção com os critérios centrais de CCL da Mayo Clinic (ver Tabela 95.1 e Figura 95.2). Como ocorre com o termo CCL, as mudanças associadas ao TNC leve são distintas daquelas associadas ao envelhecimento normal, mas não são graves o suficiente para serem classificadas como demência. Os critérios para TNC leve incluem:

- Evidência de declínio cognitivo modesto a partir de um nível prévio de desempenho em um ou mais domínios cognitivos (relatado pelo próprio indivíduo, informante ou médico ou evidente nos testes neuropsicológicos)
- Os déficits cognitivos não interferem na independência nas AVDs
- Os déficits cognitivos não ocorrem exclusivamente no contexto de *delirium*
- Os déficits cognitivos não são mais bem explicados por outro transtorno mental.

Como todos os critérios e definições nesse contexto, há diversas controvérsias; no entanto, os critérios centrais para TNC leve (bem como os critérios NIA-AA) intersectam-se com os critérios revisados para CCL (ver Figura 95.2). Dessa forma, mesmo que a terminologia no DSM-V seja diferente, os critérios são basicamente os mesmos.

Comprometimento (declínio) subjetivo de memória/cognitivo

A percepção de déficit na cognição apesar de ausência de déficit objetivo constitui o comprometimento cognitivo subjetivo (CCS), que é frequentemente operacionalizado como queixa de memória autorrelatada, percepção de esquecimento, ou dificuldade de concentração (ou seja, de queixas relacionadas com a atenção).[29,30]

Estima-se que 20 a 50% dos adultos mais velhos relatam CCS, tornando-se mais prevalente à medida que os indivíduos envelhecem.[29,31] CCS é de interesse crescente em razão do envelhecimento da população em todo mundo, bem como em virtude das evidências sugerindo que CCS preceda comprometimento cognitivo e demência.[32]

Critérios para CCL revisados clínica Mayo subgrupo diagnóstico

CCL amnéstico
- Único domínio
- Múltiplos domínios

CCL não amnéstico
- Único domínio
- Múltiplos domínios

Características centrais em comum
- Queixas cognitivas autorrelatadas ou por informante
- Comprometimento cognitivo objetivo
- Capacidade funcional geral preservada
- Sem demência

Critérios para CCL devido à DA – NIA-AA

Categorias diagnósticas
- CCL critérios clínicos
- CCL devido à DA: probabilidade intermediária
- CCL devido à DA: probabilidade alta
- CCL devido à DA: improvável

Critérios DSM-V para TNC leve

Observar potenciais etiologias subjacentes:
- Doença de Alzheimer
- Demência frontotemporal
- Doença de corpos de Lewy
- Doença vascular

Figura 95.2 Comparação dos critérios para CCL. As características centrais comuns compartilhadas por cada sistema diagnóstico estão indicadas no meio.[27]

De acordo com os critérios NIA-AA, o estágio 3 de DA pré-clínica caracteriza-se pelos achados dos biomarcadores de patologia Alzheimer associados ao declínio cognitivo sutil, que não alcança nível de comprometimento objetivo exigido para o diagnóstico de CCL. É difícil detectar esse declínio cognitivo sutil com testes cognitivos padronizados; no entanto, essas limitações não impedem a existência de autoexperiência de declínio em indivíduos com DA pré-clínica. De fato, mudança relatada de forma subjetiva sobre o desempenho cognitivo é um critério central para as definições de CCL e de DA prodrômica.[5,7,18] Há também evidência rapidamente crescente de que declínio experimentado subjetivamente mesmo no estágio de desempenho normal nos testes cognitivos esteja associado à probabilidade aumentada de anormalidades nos biomarcadores de patologia Alzheimer e com um risco aumentado de futuro declínio cognitivo e demência devido à DA.[33-38] A utilização válida de relatos subjetivos sobre declínio cognitivo como um indicador de primeiro efeito da patologia DA sobre cognição seria de grande benefício. Como o relato de declínio subjetivo reflete um curso longitudinal, pode provar até mesmo que seja particularmente informativo em um estágio muito precoce da doença, no qual a detecção de declínio com testes cognitivos de forma transversal é desafiadora (DA pré-clínica). Nesse estágio, podem-se refletir os primeiros efeitos da patologia DA sobre função cognitiva entre compensação completa e declínio muito inicial.[30] De fato, os biomarcadores de DA estão associados a maior risco de progressão para declínio objetivo em indivíduos com CCS.[39]

Terminologia variável tem sido empregada em estudos que descrevem esses possíveis estágios pré-CCL, como, por exemplo, comprometimento cognitivo subjetivo, declínio subjetivo de memória, comprometimento subjetivo de memória, e queixas de memória.

Em 2012, a Subjective Cognitive Decline Initiative (SCD-I) formou um grupo de estudo para gerar conceito e terminologia comum para declínio cognitivo subjetivo (DCS).[30] O termo "declínio cognitivo subjetivo" foi sugerido e definido como um declínio autoexperimentado de forma persistente da capacidade cognitiva em comparação com o *status* previamente normal do indivíduo, o qual tem desempenho normal ajustado para idade, sexo e educação nos testes cognitivos padronizados.[30]

No entanto, DCS é inespecífico e relaciona-se com diversas condições, como envelhecimento normal, traços de personalidade, condições psiquiátricas, transtornos neurológicos e clínicos, e uso de substâncias e medicações, além de poder ser afetado pelo *background* cultural do indivíduo. Assim, como uma síndrome inespecífica de múltiplas possíveis patologias subjacentes, DCS não pode ser considerado similar à fase pré-clínica de DA. Ainda é necessário que se realize um consenso sobre terminologia, definição e critérios para permitir comparabilidade entre os estudos e propostas conceituais, assim como é necessário um refinamento do conhecimento sobre características do declínio subjetivo nas fases muito iniciais da DA.

EPIDEMIOLOGIA

É importante ressaltar que os dados epidemiológicos sobre CCL são influenciados pela amplitude das várias definições empregadas para o conceito. A estimativa de CCL em estudos de base comunitária com os critérios Mayo varia de 2,8 a 6,1%.[8,9,11,40-42] No *Cardiovascular Health Study*, 6% da amostra apresentaram CCL amnéstico e 16% tinham CCL com múltiplos déficits cognitivos;[10] 6% de todos os CCL e 21,5% de todos os casos de múltiplos déficits não tinham comprometimento de memória. No *Leipzig Longitudinal Study of the Aged*, a prevalência de CCL variou de 3 a 20%, dependendo da definição.[42] No estudo *Eugeria*, a prevalência de CCL foi 3,2%,[11] ao passo que a prevalência de CCL amnéstico foi estimada entre 3 e 5%.[10,43] No *Canadian Study of Healthy and Aging*, a prevalência de "perda de memória circunscrita" ou "déficit isolado de memória", um construto similar ao CCL amnéstico, foi em torno de 5%.[44] Em resumo, os estudos de base populacional com idosos (≥ 60 ou ≥ 65 anos) realizados na América do Norte e Europa mostraram prevalências entre 11 e 20%.[8,10,11,45-47] Estimativas de estudos conduzidos em áreas urbanas, com coortes multiétnicas e fonte de pacientes de clínicas especializadas ficaram no extremo do espectro de frequência. A estimativa de prevalência de comunidade é, claramente, uma função da definição e do critério operacional.[44,48,49]

Em uma recente revisão sistemática sobre epidemiologia do CCL, a prevalência foi estimada de acordo com os diferentes cenários: clínicas especializadas, 20% (14 a 25%); na comunidade, 25% (18 a 33%); e globalmente, 21% (17 a 26%).[50]

Como a prevalência, a incidência de CCL também varia conforme o critério empregado. Há menos estudos de incidência na população idosa sobre CCL, especialmente com o subtipo amnéstico. Em uma coorte de base populacional seguida por 5 anos, a incidência de CCL foi de 9,9/1.000 pessoas-ano. Os critérios usados para CCL nesse estudo foram semelhantes aos critérios originais de Petersen.[9] Outro estudo em uma amostra populacional de 1.045 indivíduos avaliou a incidência de CCL de acordo com as diferentes definições. As taxas anuais de incidência variaram de 8 a 77 por 1.000 pessoas-ano, conforme o critério utilizado. A incidência de CCL de acordo com os critérios originais foi de 8,5/1.000 pessoas-ano (intervalo de confiança [IC] 95% 4,8 a 14,1) e, de acordo com os critérios revisados, foi 12,2 (IC 95% 63,3 a 92,9).[42] Outra coorte de base populacional de 2.963 indivíduos acompanhados por 3,5 anos demonstrou uma taxa de incidência de 21,5/pessoas-ano.[51] Outro estudo encontrou uma incidência de 25,9/1.000 pessoas-ano.[52] Com a utilização dos critérios para CCL amnéstico, as estimativas de incidência variaram entre 12,3 e 37,7/1.000 pessoas-ano.[53,54] Um estudo de base populacional conduzido no Brasil mostrou uma taxa de incidência de CCL, pelos critérios Mayo, de 13,2/1.000 pessoas-ano (IC 95% 7,79 a 20,91).[55] Uma revisão sistemática recente mostrou que a incidência de CCL varia com a idade, de 22,5/1.000 pessoas-ano para a faixa etária entre 75 e 79 anos a 60,1/1.000 pessoas-ano para aqueles com mais de 85 anos.[56]

Os fatores de risco para CCL descritos nesses estudos de incidência incluem idade avançada, baixo nível educacional e alelo ε4 do gene *APOE*. Além destes, doença cardiovascular (diabetes tipo 2), etnias afro e hispânica e acidente vascular cerebral (AVC) também foram associados a CCL incidente.

MORTALIDADE

Há pouca informação sobre taxas de mortalidade no CCL e nos seus diferentes subtipos. Dois estudos de base populacional examinaram o risco de morte entre pessoas com CCL,[57,58] e demonstraram probabilidade 1,7 vez maior de morrer durante o período de seguimento entre aqueles com CCL. Esse risco é quase idêntico ao observado no estudo de

Bennet et al.[13] Um estudo que utilizou os critérios da Clínica Mayo demonstrou mortalidade aumentada nos pacientes com CCL amnéstico comparados a controles normais em um período de 6 anos de seguimento,[59] sendo maior nos CCL de múltiplos domínios do que nos amnésticos. No entanto, uma revisão relatou aumento não significativo da mortalidade para pacientes com CCL comparados a pacientes cognitivamente intactos.[45] É interessante comentar um resultado oposto de um estudo que mostrou que a taxa de mortalidade (por 1.000 pessoas/ano) foi maior entre os indivíduos cognitivamente normais do que aqueles que tinham CCL e que progrediram para demência,[60] mas é possível que tenha sofrido influência do tempo e da data de início de seguimento.

PREDITORES DE COMPROMETIMENTO COGNITIVO LEVE, PROGRESSÃO E FATORES DE RISCO DE CONVERSÃO

Diversos estudos examinaram taxas de conversão para demência entre indivíduos com CCL ou designação equivalente.[3,61-68] Taxas de conversão variam amplamente; de em torno de 4 a 36% ao ano. Vários desses estudos incluíram controles sem demência.[3,61,65,67,68] Taxas de conversão também variam muito nesse grupo, em torno de 1 a 7% por ano. O primeiro estudo que calculou as taxas ajustadas foi o de Bennet et al. (2002).[13] Nesse estudo observou-se que pessoas com CCL tinham três vezes mais probabilidade de desenvolver DA durante a média de 4,5 anos de seguimento. Também se observou que as pessoas com CCL apresentavam escores mais baixos em todos os testes cognitivos no início do estudo. Da mesma forma, os indivíduos com CCL não apenas iniciavam o seguimento em um nível cognitivo mais baixo, mas apresentavam declínio significativamente mais rápido nas medidas cognitivas globais.[13] Análises adicionais sugeriram que as taxas aumentadas de declínio eram mais evidentes para os testes de memória episódica, memória semântica e velocidade perceptual, mas não memória de trabalho ou habilidade visuoespacial. Esses achados sugerem que as definições de CCL que incorporam medidas dessas funções alteradas seriam mais prováveis de estar associadas ao desenvolvimento de DA.

Estudos longitudinais sugerem que CCL represente uma condição de alto risco de progressão para demência, mas taxas de conversão variam entre os estudos. A progressão para demência geralmente parece ser mais alta nos estudos de base clínica com uma incidência anual em torno de 10 a 15%. Por outro lado, estudos de base populacional relatam taxas mais baixas, que variam de 5 a 10% por ano.[48,69] Além do mais, em estudos populacionais, observou-se uma taxa de reversão significativa (20 a 25%) de CCL para cognição e função normal.[11,70] A discrepância das taxas de progressão para demência entre os estudos de base clínica e populacional provavelmente reflete diferenças nas características da população, duração do seguimento e definição do comprometimento cognitivo. Além disso, a possibilidade de viés de seleção deve ser considerada quando se examinam os dados de base clínica. De acordo com os quatro subtipos de CCL propostos, é aceitável que eles tenham diferença de etiologia e desfecho. De fato, considera-se que as formas amnésticas de CCL (único e múltiplos domínios) têm alta probabilidade de progressão para doença de Alzheimer, enquanto as formas não amnésticas (único e múltiplos domínios) converteriam mais frequentemente para demência não doença de Alzheimer.[4,5,71] Um estudo alemão longitudinal demonstrou que no sexto ano de seguimento pacientes com CCL não amnéstico de múltiplos domínios eram mais prováveis de progredir para demência não doença de Alzheimer, e aqueles com CCL amnéstico de múltiplos domínios convertiam principalmente para DA.[72] Por outro lado, resultados de uma coorte australiana mostraram que após 30 meses de seguimento o subtipo amnéstico isolado do CCL evoluía tanto para DA quanto para demência não DA, e muitos pacientes desenvolviam DA a partir das formas não amnésticas do CCL.[73] No único estudo brasileiro que avaliou taxas de progressão de CCL amnéstico (tipo Alzheimer) em uma amostra de base comunitária, 38% desenvolveram demência (doença de Alzheimer), 24% permaneceram estáveis e 38% converteram para normalidade cognitiva.[74] A taxa anual de conversão de CCL para DA foi de 8,5%. De acordo com esses dados prévios,[9,11,49,75] CCL ainda mostra ser uma entidade clínica extremamente heterogênea em termos etiológicos, apresentação clínica e desfecho, e muito esforço é necessário para desenvolver uma classificação mais uniforme e melhores critérios operacionais.

De acordo com uma revisão sistemática recente,[50] a progressão de CCL nos diferentes cenários (clínicas especializadas, comunidade e global) mostrou taxas como resumido a seguir.

- Cenário de clínicas especializadas: taxa de estabilidade 44% (34 a 54%), taxa de reversão 10% (6 a 14%), taxa de progressão para demência 39% (31 a 47%) ou doença de Alzheimer 35% (27 a 43%)
- Na comunidade: taxa de estabilidade 59% (42 a 77%), taxa de reversão 26% (15 a 37%), taxa de progressão para demência 25% (17 a 32%) ou doença de Alzheimer 19% (14 a 24%)
- Global: taxa de estabilidade 48% (37 a 58%), taxa de reversão 17% (9 a 25%), taxa de progressão para demência 34% (26 a 42%) ou doença de Alzheimer 31% (24 a 37%).

Conforme observou-se em diferentes estudos, um interessante desfecho de CCL é a reversão para função cognitiva normal. Mais do que representar uma falha conceitual, as observações em direção à normalidade entre indivíduos com CCL apontam para uma característica clínica inerente da síndrome, a de que a gravidade mostra oscilações ao longo do tempo. Em média, em torno de 20% dos pacientes com CCL irão melhorar com o tempo. Esses pacientes que revertem para normalidade podem não ser completamente normais cognitivamente porque mostram maior probabilidade de progredir para CCL ou demência em uma avaliação subsequente com relação aos pacientes que nunca desenvolveram CCL.[76] Isso sugere que os pacientes que convertem para o normal podem já ter algum grau de patologia cerebral subjacente.

Fatores associados a desfechos de comprometimento cognitivo leve

A maior parte da literatura existente sobre esse assunto é de estudos em amostras clínicas. O genótipo ε4 do gene *APOE* foi um forte preditor de progressão de CCL para DA no estudo realizado em Rochester.[77] Os escores em testes específicos de memória foram preditores de progressão para DA em outros estudos.[65,78] O nível geral de prejuízo funcional e dificuldades com tarefas específicas de vida diária, como julgamento e solução de problemas, discriminaram indivíduos com CCL que progrediram ou não para DA em 3 anos de seguimento.[67] Fatores de risco vascular (fibrilação atrial e folato sérico) predisseram progressão para demência, independentemente do prejuízo de memória.[79] Em um estudo de base populacional, sintomas de ansiedade predisseram progressão para demência e, ao mesmo tempo, foram entendidos como parte do processo neurodegenerativo.[80]

A combinação de quatro medidas cognitivas (teste de modalidades símbolo dígito, evocação tardia de lista de 10 palavras, teste da New York University de evocação tardia de parágrafo, escore total da *Alzheimer's Disease Assessment Scale-Cognitive Subscale* – ADAS-Cog) foi o que melhor determinou a progressão do CCL amnésico para DA em um estudo de coorte.[81] Atrofia hipocampal também tem sido descrita como preditora de conversão de CCL para demência.[82] No entanto, há autores que criticam esses dados, pois prejuízo de memória e atrofia hipocampal já são descritos como parte do quadro clínico de DA e de CCL,[83] não sendo lógico descrever esses fatores como de risco independentes para CCL ou DA, mesmo que sejam observados antes do diagnóstico dessas condições. Por outro lado, há evidência de que atrofia nas regiões tipicamente afetadas pela patologia Alzheimer (p. ex., lobo temporal medial) em idosos cognitivamente intactos esteja associada a maior risco para progressão de doença.[84]

Atrofia hipocampal ou entorrinal na RM são marcadores neurorradiológicos de conversão de CCL para demência muito frequentemente usados.[85] Pacientes com CCL que converteram para DA durante 2 anos de seguimento mostravam maior atrofia no córtex entorrinal esquerdo, giro temporal superior bilateral e giro frontal inferior direito.[86] Da mesma forma, o estudo Rotterdam mostrou que volume do hipocampo e amígdala estavam fortemente associados a risco de demência em idosos cognitivamente intactos em 6 anos de seguimento.[87] Atividade metabólica reduzida nos córtices temporoparietais ou no giro cingulado posterior demonstrada por PET foram associados a maior risco de progressão para demência.[88,89] A combinação PET com desempenho de memória ou genótipo da APOEe4 confere maior grau de acurácia (> 90%).[90]

A identificação de verdadeiros fatores de risco para o desenvolvimento de CCL exigiria estudos prospectivos que iniciassem pelo menos na meia-idade; no entanto, existem poucos estudos assim. Apesar de evidente, é bom enfatizar que esses estudos estão todos diretamente relacionados com os critérios operacionais utilizados para CCL. Com a revisão dos critérios de CCL, e inclusão do conceito de DA prodrômica, não há ainda estudos para esses parâmetros. Na Finlândia, um estudo prospectivo de longa duração demonstrou que CCL mais tardiamente na vida foi associado não a medidas contemporâneas de pressão sanguínea ou colesterol, mas a hipercolesterolemia e aumento da pressão sanguínea sistólica medidos previamente na meia-vida. Sintomas depressivos predisseram CCL ao longo de 3 anos da coorte Mayo. A natureza precisa da relação entre depressão, cognição e demência permanece ainda sem uma solução.[91-93] Idade mais avançada e menor grau de educação foram associados a CCL em vários estudos.[8,40,93] Etnia afro-americana, depressão, genótipo APOe4, atrofia cortical e infartos identificados por RM cerebral associaram-se à CCL no *Cardiovascular Health Study*.[93] Entretanto, o projeto

Eugeria não encontrou diferenças entre grupos com CCL e normais com relação a idade, sexo, educação, escores cognitivos, história familiar, medicações, exposição à anestesia, doença no ano anterior, depressão, genótipo APOe4 e hipoperfusão em imagens de SPECT.[11]

Biomarcadores no líquido cefalorraquidiano trouxeram acréscimo importante de informação sobre predição de progressão como o peptídeo beta-amiloide 1-42,[94] tau total e tau fosforilada. Pacientes que apresentam CCL com perfil de DA, baixos níveis de peptídeo beta-amiloide 1-42, níveis elevados de tau total, tau fosforilada ou da relação beta-amiloide 1-42 para tau têm valor preditivo para progressão de CCL para DA.[25,95] Os biomarcadores plasmáticos para DA, especialmente tau hiperfosforilada, têm mostrado grande capacidade de prever progressão clínica em pacientes com CCL.[96-98]

Importante também considerar que, embora CCL tenha risco aumentado de progressão para demência, às vezes reverte para função normal ou não progride para demência. Estima-se que em torno de 30 a 50% dos pacientes com CCL na sua primeira visita de avaliação revertem ao normal após 1 ano. Vários estudos indicam que a taxa de progressão para demência depende de fatores como critério operacional de CCL, tamanho de amostra, região geográfica, natureza dos indivíduos, base cultural, duração do seguimento, sintomas neuropsiquiátricos, procedimentos de avaliação e pontos de corte ajustados para idade e educação. Os fatores associados à reversão para o normal, em geral, parecem ser opostos àqueles que predizem progressão para demência; entre eles estão: características demográficas – menor idade e sexo masculino; marcadores de gravidade do CCL no diagnóstico – domínio único, escores do Miniexame do Estado Mental (MMSE) mais elevados, escore mais baixo da CDR soma das caixas, tipo de CCL (não amnéstico), escores mais baixos no *Functional Activities Questionnaire* (FAQ); ausência de condições clínicas; e abuso de álcool. Um estudo sugeriu que a reversão ao normal fosse menos provável em indivíduos com maior escolaridade em comparação com aqueles que têm menor escolaridade.[99] Isso pode ser consistente com os estudos os quais sugerem que maior educação confere maior reserva cognitiva, que pode reduzir a expressão clínica dos sintomas; no entanto, apresentam mais patologia subjacente no momento da apresentação do CCL ou da demência.[100-102]

TRATAMENTO

As duas últimas décadas caracterizaram-se por um grande número de ensaios clínicos com CCL amnésico testando a maioria das terapias disponíveis para DA.[103-105] Todos os inibidores da acetilcolinesterase foram avaliados e, com uma exceção racial, os resultados foram negativos.[103-107] Um estudo com rivastigmina, dois com galantamina e um com rofecoxibe falharam em alcançar as taxas de progressão antecipadas de CCL para DA e, consequentemente, tiveram que ser estendidos, resultando em falta de poder nos estudos.[104-106]

A donepezila no tratamento de CCL não demonstrou efetividade e esteve associada a maior taxa de efeitos adversos em uma revisão dos dois ensaios clínicos, duplos-cegos, randomizados que compararam donepezila ao placebo.[108] O estudo cooperativo de doença de Alzheimer sugeriu um efeito terapêutico da donepezila para os primeiros 12 meses em todos os participantes com CCL e até 24 meses para os portadores do alelo ε4 da apolipoproteína E,[103] mas o estudo havia sido desenhado para análises de efeito em 36 meses, tendo sido o desfecho negativo nesse período. Um ensaio subsequente com 48 meses não conseguiu replicar esses achados.[107]

Outra publicação com dois estudos, com amostras de 990 e 1.058 pacientes, avaliou a segurança e a eficácia da galantamina (16 a 24 mg/dia) em melhorar a cognição e o funcionamento global em indivíduos com CCL, além da eficácia em retardar a conversão de CCL para demência. Não houve diferença entre os grupos que receberam placebo ou galantamina nas taxas de conversão dentro de um período de 24 meses. Houve melhora no desempenho em um dos testes neuropsicológicos utilizados (*Digit Symbol Substitution Test*) nas duas amostras. A galantamina foi geralmente bem tolerada. Maior risco de mortalidade no grupo que recebeu galantamina foi inicialmente encontrado, mas a análise *post hoc* da coorte não mostrou risco aumentado.[106] Uma revisão anterior havia sugerido um efeito benéfico marginal derivado de dois estudos, mas não recomendava o uso de galantamina em indivíduos com CCL em razão da associação não explicada do uso dessa medicação com excesso de taxa de mortalidade.[109] Com relação à rivastigmina, não foi encontrado efeito significativo desse fármaco sobre a taxa de progressão de CCL para demência ou sobre a função cognitiva de 1.018 pacientes com CCL seguidos por 48 meses em um ensaio clínico randomizado, placebo-controlado. Outro achado dos estudos com anticolinesterásicos no CCL são as altas taxas de interrupção em decorrência de efeitos adversos, quando comparados ao placebo.

Apesar de as terapias antiamiloide terem mostrado-se ineficazes em múltiplos ensaios clínicos na última década, dois fármacos mostraram benefício em estágios iniciais da doença de Alzheimer, lecanemabe e donanemabe.[110,111] No estudo (*Clarity-AD*) que avaliou a eficácia do lecanemabe, 1.795 (60% CCL) pacientes foram tratados por 18 meses, com pequeno efeito na escala CDR soma das caixas nesse período. No estudo *TRAILBLAZER-ALZ, 2* 1.736 (16% CCL) pacientes foram tratados por 18 meses, também com discreto efeito em um escore composto. Em ambos os estudos, os efeitos adversos foram frequentes e eventualmente graves, especialmente as anormalidades (edema/hemorragia) na imagem relacionadas com o amiloide (ARIA, do inglês *amyloid-related imaging abnormalities*). O custo-benefício desses fármacos ainda não foi avaliado, mas a aprovação dessas drogas pela Food and Drug Administration (FDA) dos EUA gerou grande discussão na comunidade científica.

A eficácia da vitamina E na prevenção da progressão de CCL para DA foi revisada em uma metanálise. O tempo de progressão para DA foi o principal desfecho avaliado. Não houve diferença entre a probabilidade de conversão para DA entre os pacientes que utilizaram vitamina E ou placebo.[112] A suplementação de vitamina B12 e exercícios aeróbicos durante 1 ano não foram efetivos em melhorar a cognição de 152 idosos com CCL residentes em comunidade.[113] Em outro estudo, observou-se um pequeno, mas significativo, benefício na qualidade de vida de pacientes com CCL submetidos a programa de caminhadas, ao passo que não se observou nenhum efeito de suplementação de vitamina B12.[114]

Um ensaio clínico duplo-cego, controlado com placebo e com média de seguimento de 6 anos realizado em cinco centros acadêmicos nos EUA avaliou a efetividade de *Ginkgo biloba* em reduzir a incidência de demência de todas as causas e de DA em idosos normais e em idosos com CCL. Os autores concluíram que a dose diária de 120 mg de *Ginkgo biloba* não foi efetiva em reduzir a incidência de demência ou DA em idosos com cognição normal ou com CCL. Os critérios para definir CCL nesse estudo foram: prejuízo em pelo menos dois de 10 testes para cada domínio cognitivo (memória, linguagem, habilidades visuoespaciais, atenção e função executiva) e escore global de 0,5 na escala CDR.[115]

Se considerarmos o conceito de CCL com várias possíveis etiologias (ver Figura 95.2), o tratamento deveria enfocar a identificação e o tratamento de causas potencialmente tratáveis, especialmente entre as condições clínicas e psiquiátricas. Assim, o tratamento de doenças como hipotireoidismo e anemia, a interrupção de um determinado medicamento que pode causar comprometimento cognitivo, o tratamento de um transtorno psiquiátrico como a depressão, o controle de fatores de risco cerebrovascular como diabetes melito (DM), hipercolesterolemia e hipertensão arterial sistêmica (HAS), a correção de uma possível deficiência de vitamina B12 ou folato seriam tratamentos para alguns tipos de CCL. Mesmo assim, pacientes com CCL por essas etiologias deveriam ser acompanhados longitudinalmente após o tratamento para avaliar o desempenho cognitivo.

No painel de especialistas do International Working Group on Mild Cognitive Impairment, realizado em 2004,[6] essa heterogeneidade de etiologias foi prevista e o consenso sobre o tratamento é o que se segue. As estratégias relevantes para tratamento de CCL são limitadas a informações sobre manter hábitos de vida saudáveis. No nível de cuidados primários à saúde, a intervenção é restrita à prevenção primária e ao manejo de fatores de risco para CCL e demência, que são reconhecidamente modificáveis. Cuidados médicos especializados devem enfocar a exclusão de causas tratáveis de prejuízo cognitivo e o tratamento de sintomas psiquiátricos, se existirem, bem como realizar avaliação longitudinal para acompanhar o curso do desempenho cognitivo.[6]

Entre as terapias não farmacológicas, o exercício físico regular tem sido associado a benefício em vários desfechos de saúde, incluindo a redução do risco de declínio cognitivo e demência.[116,117] Uma revisão Cochrane encontrou poucos estudos que preenchiam os critérios de inclusão, e os poucos dados disponíveis sugeriam possíveis benefícios nas AVDs.[118] Um estudo de alta qualidade investigou o impacto da caminhada moderada *versus* relaxamento de baixa intensidade em 12 meses e não encontrou nenhum benefício em uma medida de memória ou na qualidade de vida.[114] A estimulação cognitiva também tem sido considerada, pois estudos observacionais associaram maior estimulação cognitiva a menor risco de declínio cognitivo.[119,120] No entanto, algumas coortes já relataram que maior nível educacional está associado a declínio mais acentuado quando uma pessoa foi classificada como CCL;[121,122] porém, poucos estudos de intervenção foram realizados. Uma revisão Cochrane sobre as intervenções de estimulação cognitiva mostrou que as evidências de ensaios clínicos de programas de estimulação cognitiva beneficiaram a cognição em pessoas com demência leve a moderada, além dos efeitos de medicação; no entanto, os ensaios eram de qualidade variável com pequenos tamanhos de amostra e com informação limitada sobre os métodos de randomização em vários estudos.[123]

Com os novos critérios para CCL, conceitos de CCL na doença de Alzheimer e outras demências, os tratamentos mais específicos nos próximos anos deverão ser testados e novas perspectivas poderão surgir em termos de tratamentos farmacológicos na tentativa de intervir na progressão para demência.

96

Demências

Sonia Maria Dozzi Brucki

Demência é um termo que surgiu na Antiguidade e se origina do latim *de-mens* (sem mente). Ao longo dos séculos tem sido reconhecida como associada ao envelhecimento, porém não necessariamente ligada a esse processo, conforme as ideias de Platão e Aristóteles. No século XVIII, a demência foi descrita como um estado adquirido de déficit intelectual, em qualquer idade e de qualquer causa.

É um diagnóstico sindrômico cujas causas podem ser diversas, como doenças degenerativas e vasculares, acompanhando doenças sistêmicas ou infecciosas, em que ocorra um declínio cognitivo suficiente para causar prejuízo funcional.

Desde o primeiro *Diagnostic and Statistical Manual of Mental Disorders* (DSM), em 1958, existe descrição de comprometimento cognitivo, nessa primeira versão descrita como síndrome orgânica cerebral. Em 1968, no DSM-II, foram descritas as formas em demência senil e pré-senil, em psicoses associadas a síndromes orgânicas. A partir das edições de 1980 (DSM-III), 1987 (DSM-IIIR), 1994 (DSM-IV) e 2002 (DSM-IV-R), a definição foi de comprometimento suficiente para interferir no funcionamento social e ocupacional. No último DSM-5, e em sua revisão, o termo "demência" foi substituído por "transtorno neurocognitivo maior" (Tabela 96.1).[1]

Basicamente, demência é uma condição adquirida, que representa um decréscimo com relação ao nível cognitivo prévio do indivíduo e com comprometimento das funções sociais e funcionais. Atualmente, considera-se que deva haver comprometimento de duas funções cognitivas ou de comportamento. Além desses, temos os critérios realizados pelo National Institute on Aging e pela Alzheimer's Association (NIA-AA) dos EUA (Tabela 96.2).[2]

O diagnóstico sindrômico de demência baseia-se na presença de declínio cognitivo persistente, geralmente progressivo e crônico, que interfere na capacidade do indivíduo de desempenhar as atividades profissionais ou sociais a que estava habituado. Integra ainda esse conceito a ressalva de que o declínio cognitivo da síndrome demencial não pode ser atribuído à presença de redução do nível de consciência (ou do grau de alerta) que caracteriza o *delirium* (ou síndrome confusional aguda).

Atualmente o diagnóstico de demência caracteriza-se pela presença de comprometimento cognitivo ou comportamental em pelo menos dois dos domínios a seguir: memória, funções executivas, funções visuoespaciais, linguagem, personalidade ou comportamento (ver Tabela 96.2). Embora a alteração de memória seja o sintoma mais frequente na doença de Alzheimer (DA), diversas demências podem se iniciar e ter como sintomas principais: alterações nas funções executivas, na linguagem; ou alterações de comportamento.

Por esses critérios, publicados em 2011, houve mudança em relação aos critérios prévios, pois anteriormente se exigia o comprometimento da memória. Atualmente, o comprometimento amnéstico não é necessário para o diagnóstico de demência, o que, de fato, amplia o conceito de demência ao se incorporarem outros quadros em que esse comprometimento não é o fator principal, como ocorre, por exemplo, na demência frontotemporal (DFT).

As demências são problema de saúde pública, uma vez que representam altos gastos diretos (p. ex., aposentadoria, internações, custos de medicação) e indiretos (p. ex., retirada de cuidadores do trabalho).

Devemos suspeitar de declínio cognitivo quando o indivíduo refere que tem dificuldades com tarefas anteriormente realizadas facilmente, queixa-se de uma mudança em

Tabela 96.1 Critérios diagnósticos para demência do DSM-5.

A. Evidência de declínio cognitivo significativo de um nível prévio de desempenho em um ou mais domínios cognitivos (atenção complexa, função executiva, aprendizado e memória, linguagem, perceptual-motor ou cognição social) baseada em:

1. Queixa do indivíduo, de informante ou do clínico de significativo declínio na função cognitiva.

2. Comprometimento substancial no desempenho cognitivo, preferencialmente documentado por testes neuropsicológicos estandardizados ou, na sua ausência, por outra avaliação quantitativa.

B. Os déficits cognitivos interferem na independência nas atividades diárias (no mínimo, requerem assistência com atividades instrumentais complexas da vida diária, como pagamento de contas ou manuseio de medicações).

C. Os déficits cognitivos não ocorrem exclusivamente no contexto de *delirium*.

D. Os déficits cognitivos não são mais bem explicados por outra desordem mental (p. ex., esquizofrenia, desordem depressiva maior).

Especificar se decorre de:

Doença de Alzheimer, degeneração lobar frontotemporal, doença com corpos de Lewy, doença vascular, traumatismo cranioencefálico, uso de substância/medicação, infecção pelo HIV, doença priônica, doença de Huntington, outra condição médica, etiologias múltiplas, não especificada.

DSM: *Diagnostic and Statistical Manual of Mental Disorders*; HIV: vírus da imunodeficiência humana. (Adaptada de: American Psychiatric Association, 2002.)[1]

Tabela 96.2 Critérios para o diagnóstico de demência de qualquer etiologia.

1. Demência é diagnosticada quando há sintomas cognitivos ou comportamentais (neuropsiquiátricos) que:

1.1. Interferem na habilidade no trabalho ou em atividades usuais.

1.2. Representam declínio em relação a níveis prévios de funcionamento e desempenho.

1.3. Não são explicáveis por *delirium* (estado confusional agudo) ou doença psiquiátrica maior.

2. Comprometimento cognitivo é detectado e diagnosticado mediante combinação de:

2.1. Anamnese com paciente e informante que tenha conhecimento da história.

2.2. Avaliação cognitiva objetiva, mediante exame breve do estado mental ou avaliação neuropsicológica. A avaliação neuropsicológica deve ser realizada quando a anamnese e o exame cognitivo breve realizado pelo médico não forem suficientes para possibilitar diagnóstico confiável.

3. Os comprometimentos cognitivos ou comportamentais afetam no mínimo dois dos seguintes domínios: memória, funções executivas, habilidades visuoespaciais, linguagem, personalidade e/ou comportamento.

(Adaptada de: McKhann et al., 2011.)[2]

relação às suas atividades anteriores; ou quando o acompanhante corrobora essas queixas ou mesmo se existe a presença apenas de sinais elencados por ele. Sabemos que em muitas demências existe a perda da capacidade de reconhecimento dos próprios déficits (perda de *insight*).

As demências podem ser divididas em diferentes categorizações:

- Causa: degenerativas e não degenerativas
- Localização principal: corticais e subcorticais
- Idade de início: precoce (início antes dos 65 anos) e tardia (após os 65 anos)
- Resposta ao tratamento: potencialmente tratáveis e irreversíveis
- Tempo de evolução: rápida ou lentamente progressivas.

Muito frequentemente, essas categorias podem apresentar-se em um mesmo paciente; por exemplo, DA (degenerativa), de início precoce (antes dos 65 anos), acompanhada por hipotireoidismo (condição que corrobora o déficit cognitivo e potencialmente tratável). Alguns tipos de demência predominam em um grupo etário mais jovem (p. ex., a DFT) e outras, em idade mais avançada; o protótipo é a DA.

Após a realização do diagnóstico de demência, procede-se para o estabelecimento do tipo de demência, cujas principais características serão discutidas nos demais capítulos do livro e abordadas de forma sucinta ao longo deste capítulo.

EPIDEMIOLOGIA DAS DEMÊNCIAS

Em revisão sistemática do período 1994 a 2000, publicada em 2007,[3] em que foram analisados 42 artigos selecionados, de todos os continentes, observaram-se prevalências variadas, dependendo do país e da localização geográfica dentro do país. A taxa média entre idosos com idade igual ou superior a 65 anos foi 2,2% na África, 5,8% na Ásia, 6,2% na América do Norte, 7,1% na América do Sul e 8,9% na Europa.

Em análise de dados coletados na América do Sul, a prevalência média de demência foi de 7,1%, sendo maior entre analfabetos (11%),[4] Esse dado repete-se na maior parte dos estudos, em que existe uma prevalência maior entre os não alfabetizados. Em metanálise mais recente, Ribeiro et al.[5] incluíram dados de 31 estudos de 17 países da América Latina observando-se maior prevalência de demência entre mulheres, em populações de zonas rurais e com menor escolaridade. A prevalência entre aqueles sem educação formal foi de 21,3% em comparação àqueles com pelo menos 1 ano de estudo, que foi de 9,88%.

Esses achados justificam-se pela maior reserva cerebral e cognitiva, retardando o aparecimento de demência para idades mais elevadas, e, também, pela concomitância de baixo nível educacional a baixos níveis socioeconômicos, limitado acesso ao tratamento de fatores de risco para doenças vasculares e outras doenças sistêmicas ou carenciais.

No estudo de Suemoto et al.[6] realizado no banco de encéfalo da Faculdade de Medicina da Universidade de São Paulo (FMUSP) observou-se que 44% dos cérebros de indivíduos que faleceram com idade superior a 50 anos tinham critérios neuropatológicos para demência, e a causa mais frequente foi a DA (50%) seguida de demência vascular (35%) isoladas ou em associação a outras patologias. É importante notar que a porcentagem de patologias concomitantes, muitas vezes mais de uma, é relativamente comum, e esse fato deve ser considerado com as novas terapias modificadoras de doença que têm aparecido. É possível retirar, por exemplo, amiloide e continuar o processo degenerativo pela outra carga patológica.

Livingston et al.[7] estimaram que mais de 40% dos casos do mundo são potencialmente preveníveis ou podem ter seu aparecimento postergado por meio do controle de 12 fatores de risco ao longo da vida: baixa escolaridade, perda auditiva, traumatismo cranioencefálico (TCE), hipertensão arterial sistêmica (HAS), abuso de álcool, obesidade, sedentarismo, tabagismo, depressão, isolamento social, poluição do ar e diabetes *mellitus*. No Brasil, esses mesmos fatores foram analisados e calculou-se que são responsáveis por 48,2% dos casos; portanto, se fossem completamente controlados haveria redução dos casos de demência nessa proporção. Os fatores mais importantes no nosso país são escolaridade, hipertensão arterial e perda auditiva.[8]

HISTÓRIA E EXAME NEUROLÓGICO NAS DEMÊNCIAS

Para determinarmos a etiologia do comprometimento cognitivo, a história clínica e o exame neurológico são de extrema importância. Ao contrário de outras doenças, em que o paciente pode relatar com precisão seus sintomas, nos casos de déficit cognitivo a história deve ser avaliada tanto do ponto de vista do paciente quanto do relato do acompanhante, de preferência alguém que more ou conviva com o paciente e que seja capaz de comparar o momento atual com épocas anteriores ao início do distúrbio. Muitos dos pacientes podem apresentar anosognosia (sem percepção ou percepção inadequada quanto à própria condição), o que dificulta a narrativa pelo próprio indivíduo; outros podem apresentar problemas de memória ou de linguagem, acarretando falhas na narrativa da própria história.

O processo de entrevista com o informante consiste na abordagem inicial junto com o paciente e, depois, sempre que possível, entrevistá-lo na ausência do paciente, já que o informante pode ficar inibido em falar das dificuldades na presença do paciente, principalmente quando há alterações comportamentais como desinibição ou hipersexualidade, e também para evitar um demasiado estresse do paciente com demências em fases moderadas, que pode se agitar ao ouvir o relato da extensão de seus déficits cognitivos.

O tempo e o modo de início são importantes, bem como a evolução do comprometimento. Os quadros degenerativos, em geral, apresentam início e evolução insidiosos, embora em alguns casos de DA, demência com corpos de Lewy e DFT possam existir casos de rápida progressão.

Considera-se que indivíduos com 1 a 2 anos de história e que evoluam para um estágio de maior comprometimento sejam portadores de demência rapidamente progressiva (em geral, em semanas a meses), cujas causas devem ser amplamente afastadas, em virtude da maior possibilidade de causas secundárias potencialmente tratáveis ou secundárias à doença priônica.

Quadros cognitivos e/ou comportamentais de início súbito remetem a causas vasculares (infartos ou hemorragias em áreas como cíngulo, temporoparietal ou talâmica), traumáticas ou infecciosas.

Muitas vezes há uma falsa associação dos familiares a um início abrupto de doença que vinha se desenvolvendo de forma insidiosa, e o paciente conseguia de alguma forma compensar os déficits. Desse modo, o início é associado a algum estresse emocional importante ou a outras doenças.

Fatores de risco associados ao comprometimento cognitivo devem ser exaustivamente perscrutados. Esses fatores incluem:

- Doenças neurológicas prévias: epilepsia, acidente vascular cerebral, encefalites, hemorragias meníngeas, traumatismos cranianos
- Doenças sistêmicas: vasculites, hepatopatia, doenças tireoidianas, síndromes de má-absorção, hipertensão arterial, dislipidemia, diabetes, deficiências vitamínicas
- Doenças infecciosas: hepatites, HIV, sífilis, encefalites, neurotuberculose, neurocisticercose
- Medicações utilizadas, principalmente aquelas com ação anticolinérgica: antidepressivos e antipsicóticos; agentes gastrointestinais – atropina, hiosciamina; agentes para incontinência urinária – oxibutinina, tolterodina
- Adição a drogas: álcool, *crack*, cocaína, entre outras.

Outro ponto de extrema importância é a avaliação das atividades de vida diária, as básicas e as instrumentais; em geral, as perguntas são realizadas ao acompanhante. Como atividades básicas consideramos: alimentação, vestir-se, higiene; como instrumentais, tarefas mais complexas, como preparar um lanche, controlar dinheiro, comentar notícias, capacidade de lidar com equipamentos eletrônicos etc. Pode-se fazer essa avaliação por meio de questionários estruturados ou de forma mais aberta, perguntando que tipo de atividades o paciente realizava e que atividades pratica ou é capaz de realizar no seu cotidiano atualmente. O importante é considerar o declínio com relação ao funcionamento prévio.

O exame neurológico é um dos pontos fundamentais para o diagnóstico das demências, e deve avaliar todos os aspectos:

- Atitude/fácies: entrada do paciente e comportamento, se desinibido ou apático, se apresenta hipomimia ou movimentos anormais
- Equilíbrio estático e dinâmico. A marcha é importante tanto para avaliação de sua velocidade quanto ao seu tipo: apráxica, parkinsoniana, cerebelar, parética, tabética
- Motricidade: trofismo, inspeção, palpação, tônus, força muscular, coordenação, presença de movimentos involuntários e reflexos
- Sensibilidade: tátil, dolorosa, profunda e, se possível, térmica
- Linguagem: de forma breve como é a leitura, escrita, fluência, procurar por parafasias fonêmicas ou semânticas, capacidade de nomeação, de definição de palavras e repetição
- Praxias: imitação de gestos sem sentido, imitação de gestos com sentido, realização de ação com objetos
- Gnosias: visual, tátil, auditiva
- Funções neurovegetativas: principalmente incontinência urinária e hipotensão postural
- Nervos cranianos: nos quadros degenerativos são importantes a motricidade horizontal e vertical dos olhos.

AVALIAÇÃO COGNITIVA E FUNCIONAL

A avaliação pode ser realizada com testes de rastreio, funcionais, de avaliação comportamental e baterias multifuncionais, que são um pouco mais ampliadas. Além dessa avaliação mais simplificada, sugere-se a realização da avaliação

neuropsicológica completa, se disponível, principalmente, nos casos iniciais de demência, comprometimento cognitivo leve (CCL) ou declínio cognitivo subjetivo, e para se estabelecerem diagnósticos diferenciais e programação de futura reabilitação cognitiva.

Instrumentos de rastreio

Na prática clínica devemos utilizar instrumentos de rastreio e de avaliação das várias funções cognitivas e funcionais. Uma entrevista com os familiares deve dar informações suficientes para a avaliação da funcionalidade do paciente, tanto em atividades instrumentais da vida diária quanto em atividades básicas, essas últimas refletindo mais a gravidade da doença.

Os testes devem ter traduções adaptadas, ter consistência interna determinada, estabilidade temporal e níveis de corte para nossa população, além de ser baseados em idade e escolaridade.

Miniexame do Estado Mental

O Miniexame do Estado Mental (MEEM) é um dos instrumentos de rastreio cognitivo mais utilizados ao redor do mundo. Consiste em uma bateria simples de 20 itens, totalizando 30 pontos, e que leva ao redor de 5 a 8 minutos para que seja completado entre indivíduos saudáveis. Foi publicado em 1975, por Folstein et al.,[9] e, a partir dessa publicação, muitas se seguiram, em diversos idiomas, e várias adaptações foram realizadas em diferentes países. Na prática clínica, deve ser utilizado como rastreio cognitivo; um indivíduo com escores baixos para sua escolaridade deve ser mais bem avaliado por outros instrumentos e pela observação de sua capacidade em atividades instrumentais de vida diária.

Em uma metanálise de dados provindos de clínicas especializadas, o MEEM teve sensibilidade de 76,9% (intervalo de confiança de 95% [95% IC] = 70,1 a 83,1%) e especificidade de 89,9% (95% IC = 82,5 a 95,4%), demonstrando sua utilidade como teste de rastreio.[10]

Entre indivíduos com comprometimento sensorial, auditivo ou visual, o MEEM teve versões escritas ou adaptadas, bem como versões para uso por telefone.[11,12]

O primeiro estudo de adaptação do MEEM no Brasil sugeriu o uso de escores de corte diferenciados por escolaridade.[13] Outro estudo, com a versão mais utilizada no nosso país, permite a realização do teste em estudos populacionais, em atendimento clínico hospitalar ou em consultório.[14] Os escores por escolaridade são apresentados na Tabela 96.3. Sugerimos o uso de valores de menos 1 ou 1,5 desvio padrão da média por escolaridade.

Tabela 96.3 Escores no Miniexame do Estado Mental por escolaridade.

Distribuição dos escores no Miniexame do Estado Mental (MEEM) por escolaridade				
	N	Média	Desvio padrão	Mediana
Grupo todo	433	24,63	3,72	25
Analfabetos	77	19,51	2,84	20
1 a 4 anos de escolaridade	211	24,76	2,96	25
5 a 8 anos de escolaridade	72	26,15	2,35	26
9 a 11 anos de escolaridade	47	27,74	1,81	28
Acima de 11 anos de escolaridade	26	28,27	2,01	29

Fonte: Brucki et al., 2003.[14]

Montreal Cognitive Assessment

O *Montreal Cognitive Assessment* (MoCA) é um instrumento que tem sido amplamente utilizado, apresenta sensibilidade e especificidade altas para detecção de CCL, mesmo com desempenho normal no MEEM.[15] São avaliadas as seguintes funções: visuoespacial/executiva, nomeação, atenção, linguagem, abstração, memória, orientação. A maior parte dos estudos relacionados com o MoCA foram realizados em países desenvolvidos e com participantes com escolaridade superior a 12 anos. A acurácia, em estudo brasileiro, foi relativamente boa para CCL, com sensibilidade de 81% e especificidade de 77% quando adotada nota de corte de 25 pontos no total de 30, em uma amostra de alta escolaridade.[16] Em um estudo com amostra com pessoas de diferentes níveis educacionais, o escore de corte ≤ 22 pontos, observou-se que houve 67% de falso-positivos.[17]

No estudo epidemiológico, em comunidade, o MoCA não teve boa acurácia para detecção de comprometimento cognitivo sem demência (CCSD) em indivíduos com baixa escolaridade. O MoCA pode ser utilizado em indivíduos com escolaridade acima de 5 anos, com uma pontuação de corte mais baixa. Nesse estudo de 630 participantes divididos entre 110 com demência, 135 com CCSD e 385 controles, o melhor escore foi de 19 pontos para distinção entre controles e CCSD, porém escores de corte diferentes foram obtidos por nível de escolaridade, variando de 11 (analfabetos) a 22 (acima de 11 anos) (Tabela 96.4).[18]

Rastreio Cognitivo 10 itens

O Rastreio Cognitivo 10 Itens (10-CS, do inglês *10-item Cognitive Screener*) oferece boa acurácia na detecção de comprometimento cognitivo e rapidez de aplicação. Foram avaliados 230 idosos com suspeita de comprometimento cognitivo, sendo submetidos à avaliação cognitiva extensa, como padrão-ouro. Por meio desses testes foi composto o 10-CS, que obteve melhor acurácia em relação ao MEEM para detecção de comprometimento cognitivo não demência (área sob a curva [AUC] 0,85 *versus* 0,77; $p = 0,006$) e demência (AUC 0,90 *versus* 0,83; $p = 0,002$) (Tabela 96.5).[19]

Bateria Breve de Rastreio Cognitivo

A Bateria Breve de Rastreio Cognitivo é composta pelo teste de memória de figuras, fluência verbal semântica e desenho do relógio (Tabela 96.6). O teste de memória de figuras consiste em dez desenhos simples em preto e branco, distribuídos em uma folha tamanho A4, com as fases de nomeação e percepção, memória incidental, memória imediata, aprendizado e evocação tardia (Figura 96.1). Após essa última fase, faz-se o reconhecimento (composto pelas 10 figuras anteriores entremeadas a 10 figuras novas) (Figura 96.2). O melhor escore para diferenciar entre indivíduos normais e pessoas com demência é de cinco figuras na evocação tardia.[20]

Após a fase de aprendizado, fazemos o teste de fluência verbal (categoria animais), em que se solicita que o indivíduo diga, o mais rápido possível, o maior número de animais, no intervalo de tempo de 60 segundos. A seguir, faz-se o desenho do relógio, o qual não deve ser realizado em indivíduos com escolaridade baixa.

A grande vantagem é que o teste de memória de figuras sofre pouca ou nenhuma influência da escolaridade sobre os escores, tendo grande vantagem para a avaliação de memória em indivíduos pouco escolarizados ou analfabetos em relação a outros testes de memória. Escores abaixo de cinco itens na evocação tardia são sugestivos de DA.[22]

Tabela 96.4 Escores do MoCA de acordo com nível educacional e diagnósticos.

Diagnóstico	AUC	Escore MoCA	Sensibilidade (%)	Especificidade (%)
Demência Amostra total	0,907	15	90	77
CCSD Amostra total	0,725	19	84	49
Demência				
Educação (anos)				
0	0,900	8,5	84	85
1 a 4	0,909	15,5	91	77
5 a 8	0,973	16,5	100	90
9 a 11	0,969	19,5	100	93
≥ 12	0,951	21,5	100	79
CCSD				
Educação (anos)				
0	0,659	11,5	81	56
1 a 4	0,738	18	74	55
5 a 8	0,642	19,5	69	66
9 a 11	0,781	19,5	56	93
≥ 12	0,781	22	78	69

AUC: área sob a curva; CCSD: comprometimento cognitivo sem demência; MoCA: *Montreal Cognitive Assessment*. (Adaptada de César et al., 2019.)[18]

Tabela 96.5 Rastreio Cognitivo 10 Itens (10-*Item Cognitive Screener* – 10-CS).

10-CS

Em que ano estamos? 0 1

Que mês é este? 0 1

Qual o dia de hoje? 0 1

Agora eu direi o nome de três objetos. Espere até que eu diga todas as 3 palavras; então, repita-as. Lembre-se delas; eu perguntarei por elas em alguns minutos. Por favor, repita as palavras depois de mim:

CARRO VASO TIJOLO

(podem ser repetidas por três vezes, se necessário; a repetição não é pontuada.

Agora me diga todos os nomes de todos os animais de que você se lembra, o mais rápido possível. Eu darei 1 minuto para você lembrar o máximo que você puder. Pronto?

0 a 5 animais: 0

6 a 8 animais: 1

9 a 11 animais: 2

12 a 14 animais: 3

15 ou mais: 4

Quais foram os três objetos que eu pedi para você se lembrar?

Carro 0 1   Vaso 0 1   Tijolo 0 1 escore:_____

Correção para os efeitos de educação:

Sem educação formal: adicione 2 pontos

1 a 3 anos: adicione 1 ponto

Escore: corrigido:_____

Interpretação do escore corrigido do 10-CS

≥ 8: normal

6 a 7: comprometimento cognitivo possível

0 a 5: comprometimento cognitivo provável

Tabela 96.6 Bateria Breve de Rastreio Cognitivo.

Mostre a folha que contém as 10 figuras e pergunte: "que figuras são essas?".	
Percepção correta	✓ =
Nomeação correta	✓ =
Esconda as figuras e pergunte: "que figuras eu acabei de lhe mostrar"?	
Memória incidental	✓ =
Mostre a figuras novamente durante 30 segundos dizendo: "olhe bem e procure memorizar essas figuras" (se houver déficit visual importante, peça que memorize as palavras que você vai dizer; diga os nomes dos objetos lentamente, um nome/seg; fale a série toda duas vezes.)	
Memória imediata 1	✓ =
Mostre a figuras novamente durante 30 segundos dizendo: "olhe bem e procure memorizar essas figuras"	
Memória Imediata 2	✓ =
Interferência (desenho do relógio e fluência verbal semântica)	
"Que figuras eu lhe mostrei há 5 minutos?" se necessário, reforce, dizendo figuras desenhadas em uma folha de papel plastificada.	
Memória tardia (5 minutos)	✓ = ✓ =
Mostre a folha que contém as 20 figuras e diga: "aqui estão as figuras que eu lhe mostrei hoje e outras figuras novas; quero que você me diga quais você já tinha visto há alguns minutos."	
Reconhecimento	✓ = ✗ =

✓: corretas; ✗: intrusões. O escore mais adequado para diferenciar indivíduos normais de pacientes com doença de Alzheimer inicial foi de 5 ou menos itens recordados na memória tardia.

Desenho do relógio[21]

Dê uma folha de papel em branco e diga: "desenhe um relógio com todos os números". "Coloque ponteiros marcando 2h45".

    10: Hora certa

    09: Leve distúrbio nos ponteiros

    08: Distúrbio mais intenso nos ponteiros

    07: Ponteiros completamente errados

    06: Uso inapropriado (código digital ou círculos envolvendo números)

    05: Números em ordem inversa ou concentrados em alguma parte do relógio

    04: Números faltando ou situados fora dos limites do relógio

    03: Números e relógio não mais conectados. ausência de ponteiros

    02: Alguma evidência de ter entendido as instruções, mas com vaga semelhança com um relógio

    01: Não tentou ou não conseguiu representar um relógio

Fluência verbal semântica (animais)

"Você deve falar todos os nomes de animais de que se lembrar, em 1 minuto. Qualquer tipo de bicho vale. Quanto mais você falar, melhor. Pode começar." (Considere "boi" e "vaca" como dois animais, mas "gato" e "gata" como um só. se disser "passarinho, canário e peixe", conte como dois – ou seja, a classe vale como nome se não houver outros nomes da mesma classe). Anote o número de animais lembrados em 1 minuto.

Total =

Indivíduos alfabetizados devem falar acima de 12 animais em 60 segundos.

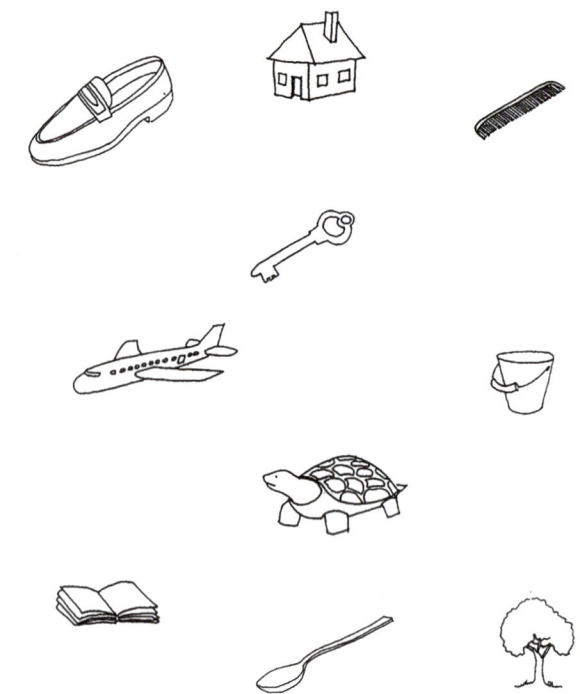

Figura 96.1 Figura para etapas de nomeação, memória incidental, memória imediata e memória tardia.

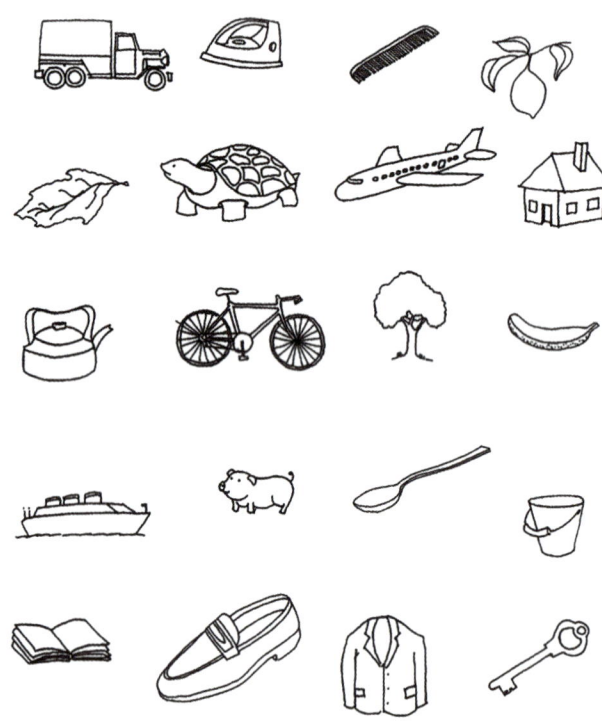

Figura 96.2 Figura para a etapa de reconhecimento.

AVALIAÇÃO DE DEMÊNCIA GRAVE

Nos casos de demência de intensidade grave devemos avaliar do mesmo modo que anteriormente, porém, devemos ver quais funções básicas estão preservadas, verificar a cognição por meio de questionamentos mais simples. Se o MEEM for menor que 10 pontos, é interessante que se aplique o MEEM grave, que consegue acompanhar por mais tempo os pacientes graves. É obrigatória a avaliação se o indivíduo tem engasgos, em virtude da possibilidade de disfagia e deve-se também verificar a presença de distúrbios neuropsiquiátricos.

Miniexame do Estado Mental grave

Nos quadros cognitivos graves, em geral, MEEM igual ou menor a 10, pode-se acompanhar o paciente por meio de avaliação pelo Miniexame do Estado Mental grave (MEEM-g). Outra forma de avaliação é perguntar questões padrões, como dados autobiográficos, data de nascimento, endereço etc.

O MEEM-g, em escore total de 30 pontos, avalia conhecimento autobiográfico, função visuoespacial, função executiva, tarefas simples de linguagem, fluência verbal, animais e soletração. É um teste interessante, pois é necessário somente lápis e papel, não se exigindo materiais específicos. Os escores do MEEM-g e MEEM correlacionam-se bem em pacientes que tiveram MEEM abaixo de 10 pontos, portanto, pacientes graves, bem como com escalas funcionais.[23]

Exame Cognitivo de Addenbroke – *Addenbrooke's Cognitive Examination*

A versão original do *Addenbrooke's Cognitive Examination* (ACE) foi elaborada para ser um teste de 100 pontos projetada para avaliar seis domínios cognitivos, a fim de detectar demência leve e diferenciar a DA da DFT.[24] Poucos anos depois, uma versão revisada da ACE (ACE-R, do inglês *Addenbrooke's Cognitive Examination-Revised*) foi publicada mostrando boa correlação com a escala *Clinical Dementia Rating* e boa acurácia no diagnóstico de demência e de CCL.[25] Atenção e orientação (18 pontos), memória (26 pontos), fluência (14 pontos), linguagem (26 pontos) e habilidades visuoespaciais (16 pontos) são os domínios que passaram a constituir esse exame, que também engloba o MEEM. A pontuação total é obtida somando-se todos os subescores, e continuou variando de 0 a 100 pontos.

A versão final brasileira da ACE-R mostrou-se de fácil entendimento, com tempo médio de aplicação de 15 minutos; a nota de corte de 78 pontos mostrou alta acurácia diagnóstica com 100% de sensibilidade e 82,26% de especificidade; no entanto, os participantes tinham média de escolaridade em torno de 10 anos e o número da amostra foi pequeno.[26] Sequencialmente, em estudo dos mesmos autores, dados normativos foram publicados para idosos com quatro ou mais anos de escolaridade, excluindo analfabetos.[27]

No estudo de César et al.[28] houve inclusão de idosos de baixa escolaridade, inclusive analfabetos, maior amostra de participantes e ponto de corte de 64 pontos (sensibilidade 91%, especificidade de 76%) para diagnóstico de demência; para diagnóstico de CCSD, o ponto de corte foi de 69 pontos (sensibilidade 73%, especificidade de 65%). Os pontos de corte variaram de acordo com o nível educacional, conforme tabela a seguir adaptada (Tabela 96.7).

Essa nota de corte mais baixa do que o descrito anteriormente foi esperada, já que a ACE-R foi um instrumento projetado em um país desenvolvido e alguns de seus itens exigem ensino fundamental, como ler palavras complexas, desenhar um relógio e um cubo, nomear animais exóticos. Conclui-se que a ACE-R pode ser um teste viável em nosso meio, com níveis mais baixos de educação, desde que as normas ajustadas à educação sejam usadas como referência para desempenho.

Escalas funcionais

As escalas funcionais podem ser divididas em atividades instrumentais e básicas de vida diária.

As atividades básicas estão comprometidas em fases mais avançadas da demência; para avaliar o grau de dependência do paciente, pode ser utilizado o Índice de Katz (Tabela 96.8).[29]

O Questionário de Atividades Funcionais (QAF)[30] deve ser aplicado a um acompanhante que tenha contato com o paciente. Escores de cinco pontos ou mais são indicativos de prejuízo funcional compatível com demência. Deve-se levar em consideração o grau de comprometimento real se o indivíduo tiver alterações visuais, ortopédicas ou reumatológicas que possam influenciar a funcionalidade. Tente estabelecer o déficit relacionado à cognição. O QAF aumenta o poder de acurácia diagnóstica quando em associação aos testes cognitivos breves e em conjunto com o MEEM, mesmo entre indivíduos de baixa escolaridade e analfabetos, em que, às vezes, o diagnóstico de comprometimento cognitivo pode ser mais difícil (Tabela 96.9).

O Questionário de Mudanças Cognitivas (QMC8)[31] é preenchido por acompanhante que conviva com o paciente, ou o próprio avaliador pode fazer, de forma rápida, esses questionamentos ao cuidador (Tabela 96.10). Esse questionário foi realizado a partir de questões sugeridas por um grupo de especialistas em demência, e, a partir de 30 questões, obtiveram-se as oito mais importantes para o diagnóstico. Apresentou boa acurácia para diferenciar indivíduos normais daqueles com comprometimento cognitivo

Tabela 96.7 Escores da *Addenbrooke's Cognitive Examination-Revised* (ACE-R) de acordo com diagnósticos e nível educacional.

Diagnóstico	AUC	Escores da ACE-R	Sensibilidade (%)	Especificidade (%)
Demência total	0,904	64	91	76
CCSD Total	0,748	69	73	65
Demência Educação < 5 anos	0,869	55	85	76
CCSD Educação < 5 anos	0,720	65	76	60
Demência Educação ≥ 5 anos	0,937	63	86	97
CCSD Educação ≥ 5 anos	0,788	83	84	63

AUC: área sob a curva; CCSD: comprometimento cognitivo sem demência. (Adaptada de César et al., 2017.)[28]

Tabela 96.8 Índice de Katz – escala de atividades básicas da vida diária.

Atividade	Independência	Sim	Não
Banho	Não recebe assistência ou somente recebe em uma parte do corpo.	( )	( )
Vestir-se	Escolhe as roupas e se veste sem nenhuma ajuda, exceto para calçar sapatos.	( )	( )
Higiene pessoal	Vai ao banheiro, usa-o, veste-se e retorna sem nenhuma assistência (pode usar bengala ou andador como apoio e usar comadre/urinol à noite).	( )	( )
Transferência	Consegue deitar e levantar de uma cama ou sentar e levantar de uma cadeira sem ajuda (pode usar bengala ou andador).	( )	( )
Continência	Tem autocontrole do intestino e da bexiga ("sem acidentes ocasionais").	( )	( )
Alimentação	Alimenta-se sem ajuda, exceto para cortar carne ou passar manteiga no pão.	( )	( )

Total de pontos: _____.
Independente: 6.
Dependência moderada: 4.
Muito dependente: 2 ou menos.

As atividades instrumentais são afetadas nas fases iniciais e permitem fazer o diagnóstico de demência. Devem ser escrutinadas em todas as consultas, para diagnóstico e acompanhamento. (Adaptada de: Katz et al., 1963.)[29]

Tabela 96.9 Questionário de atividades funcionais.

Para cada pergunta respondida pelo cuidador, pontua-se da seguinte forma:

0 = Normal   0 = Nunca o fez, mas poderia fazê-lo agora

1 = Faz com dificuldade   1 = Nunca o fez e agora teria dificuldade

2 = Necessita de ajuda

3 = Não é capaz

1. Ele (ela) manuseia seu próprio dinheiro?

2. Ele (ela) é capaz de comprar roupas, comida, coisas para casa sozinho(a)?

3. Ele (ela) é capaz de esquentar a água para o café e apagar o fogo?

4. Ele (ela) é capaz de preparar uma comida?

5. Ele (ela) é capaz de manter-se em dia com as atualidades, com os acontecimentos da comunidade ou da vizinhança?

6. Ele (ela) é capaz de prestar atenção, entender e discutir um programa de rádio ou televisão, um jornal ou uma revista?

7. Ele (ela) é capaz de lembrar-se de compromissos, acontecimentos familiares, feriados?

8. Ele (ela) é capaz de manusear seus próprios remédios?

9. Ele (ela) é capaz de passear pela vizinhança e encontrar o caminho de volta para casa?

10. Ele (ela) pode ser deixado(a) em casa sozinho(a) de forma segura?

Adaptada de: Pfeffer et al., 1982.[30]

(demência e CCL), indivíduos normais daqueles com CCL e indivíduos normais de indivíduos com demência, como se observa a seguir:

- Controles × CCL (AUC = 0,938); escores ≥ 2: sensibilidade de 78% e especificidade de 93,9%
- Controles × demências (AUC = 0,999); escores ≥ 4: sensibilidade de 97,5% e especificidade de 100%
- Controles × (comprometimento cognitivo – CCL + demências) (AUC: 0,968); escores ≥ 2: sensibilidade de 88,9% e especificidade de 93,9%.

Quando não conseguimos ter certeza sobre o prejuízo cognitivo em testes rápidos, utilizamos a avaliação neuropsicológica. Deve ser realizada por profissional habilitado e experiente, pode ser solicitada em casos de dúvida, dificuldade ou incerteza diagnóstica, e para indivíduos com grande habilidade intelectual, em que os testes habituais possam ter resultados falso-negativos.

INVESTIGAÇÃO LABORATORIAL NAS DEMÊNCIAS

Após a suspeita inicial de comprometimento cognitivo, obrigatoriamente deve-se proceder à investigação etiológica (Tabela 96.11).[32-34]

Neuroimagem estrutural

A tomografia de crânio (TC) e/ou ressonância magnética (RM) devem ser utilizadas para avaliação inicial dos pacientes com demência, sendo a RM o método de escolha pela sua maior sensibilidade (Tabela 96.12).[32-34]

Neuroimagem molecular

Os principais exames são: tomografia por emissão de pósitron com glicose marcada (PET-FDG); com hipometabolismo glicolítico em diferentes regiões, dependendo da etiologia e do processo degenerativo subjacente; PET amiloide (que detecta a deposição de peptídeo beta-amiloide); e PET-tau. Esses exames são abordados nos capítulos específicos de cada demência.

Líquido cefalorraquidiano

O exame do líquido cefalorraquidiano é importante no diagnóstico diferencial de causas secundárias de demência (Tabela 93.13). Também podem ser dosadas proteínas indicativas de processo patológico de DA.[32-34]

CAUSAS POTENCIALMENTE REVERSÍVEIS

Muitas causas de demências são consideradas potencialmente tratáveis ou reversíveis. Cummings e Benson[35] revisaram sete séries de casos e acharam algumas causas principais de demências potencialmente reversíveis: desordens metabólicas, hidrocefalia obstrutiva, infecções, condições tóxicas, hematomas subdurais, neoplasias. Outras causas podem ser consideradas, como desordens intracranianas (hematoma subdural, tumor), doenças sistêmicas (vasculites, insuficiência hepática, insuficiência renal, déficits vitamínicos) e desordens psiquiátricas (depressão).

Em um estudo que avaliou 1.000 pacientes, os autores verificaram uma condição potencialmente reversível em 19% e uma condição concomitante potencialmente reversível em 23% dos casos.[36]

Tabela 96.10 Questionário de Mudanças Cognitivas – QMC8.

Lembre-se: "sim, uma mudança" indica que você pensa ter havido mudança (alteração) nos últimos anos causada por problemas cognitivos (pensamento e memória).

	Sim, uma mudança (alteração)	Não, nenhuma mudança (alteração)	N/A (Não se aplica, não disponível) Não sei
Dificuldade para aprender como usar um instrumento, eletrodoméstico ou outro aparelho (computador, micro-ondas, controle remoto, rádio)			
Esquece o mês e o ano corretos			
Dificuldade para usar o telefone para fazer ligações			
Dificuldade para usar carro, ônibus, táxi ou barco sozinho			
Dificuldade para tomar remédios sem supervisão			
Dificuldade para manter-se atualizado sobre os fatos importantes da comunidade ou do país			
Dificuldade para expressar opiniões próprias sobre assuntos de família			
Dificuldade para sair para uma caminhada sozinho e voltar para casa sem se perder			
Total			

Adaptada de: Damin et al., 2015.[31]

Tabela 96.11 Avaliação laboratorial de distúrbios cognitivos.

Segundo as recomendações, devem ser realizados os seguintes exames de sangue para o afastamento de causas secundárias

Hemograma

Glicemia

Ureia

Sódio

Potássio

Creatinina

Albumina

Transaminases (ALT e AST)

Gamaglutamiltransferase (Gama-GT)

Cálcio

TSH e T4 livre

Reações sorológicas para sífilis

Vitamina B12 sérica

Sorologia para HIV (< 60 anos ou quadros atípicos ou na suspeita clínica)

A critério clínico, outros exames podem ser solicitados

ALT: alanina aminotransferase; AST: aspartato aminotransferase; HIV: vírus da imunodeficiência humana; TSH: hormônio tireoestimulante. (Adaptada de: Nitrini et al., 2005;[32] Brucki et al., 2011;[33] Schilling et al., 2022.)[34]

Tabela 96.12 Exames de neuroimagem estruturais.

Redução volumétrica do hipocampo, córtex entorrinal e cíngulo posterior na DA

Redução volumétrica em regiões frontais e temporais na DFT

Redução volumétrica global e/ou em lobos occipitais em demência com corpos de Lewy

DA: doença de Alzheimer; DFT: demência frontotemporal. (Adaptada de: Nitrini et al., 2005;[32] Brucki et al., 2011;[33] Schilling et al., 2022.)[34]

Tabela 96.13 Causas de demência nas quais o estudo do líquido cefalorraquidiano pode ser útil.

Doenças infecciosas do sistema nervoso que se manifestam com comprometimento cognitivo: sífilis, tuberculose, cisticercose, AIDS, herpes, meningites crônicas

Doença de Creutzfeldt-Jakob (dosagem de proteína 14-3-3 e de proteína tau)

Doenças neoplásicas, paraneoplásicas, linfoproliferativas

Doenças inflamatórias e autoimunes (anti-NMDA, anti-LGI1, anti-GAD, anti-GABA, entre outros)

Hidrocefalia de pressão normal (tap-test)

Dosagem de beta-amiloide (diminuída), proteína tau total e fração fosfo-tau (aumentadas)

AIDS: síndrome da imunodeficiência humana; GABA: ácido gama-aminobutírico; GAD: descarboxilase do ácido glutâmico; LGI1: glioma rico em leucina inativado 1; NMDA: N-metil-D-aspartato.

No Brasil, no que se refere a estudos realizados em serviços de referência em distúrbios cognitivos, temos diferentes prevalências entre as etiologias que podem levar a demências secundárias, dependendo da faixa etária estudada e do local de referência. Silva e Damasceno[37] observaram que, de 261 casos de demência diagnosticados, 11,9% eram secundários à demência hidrocefálica (hidrocefalia de pressão normal e hidrocefalia aguda) e 4,6% secundários a TCE. Vale e Miranda[38] observaram que, entre 186 pacientes, 8,6% dos casos eram secundários ao álcool, 5,38% secundários à hidrocefalia de pressão normal, 3,76% secundários a TCE e 2,15% secundários à neurolues, entre outros. Fujihara et al.[39] verificaram que, de 141 pacientes com demência pré-senil, as causas secundárias mais prevalentes foram: TCE (9,2%); demência secundária ao álcool (5%); hidrocefalia de pressão normal (4,2%).

As principais causas de demência estão listadas a seguir:

- Deficiência de vitamina B12 e folato
- Hipotireoidismo
- Depressão
- Doenças infecciosas (sífilis, tuberculose)
- Hidrocefalia de pressão normal
- Tumores
- Hematoma subdural
- Intoxicação medicamentosa
- Álcool
- Insuficiência renal, hepática e pulmonar
- Insuficiência adrenal
- Hiperparatireoidismo
- Vasculites.

Podemos considerar que a reversibilidade do quadro cognitivo dependerá da precocidade do diagnóstico, da idade do paciente e da gravidade do quadro cognitivo. Portanto, deve-se realizar investigação ampla nos pacientes, afastando-se causas tratáveis de demência. Cada vez mais, têm-se identificado causas autoimunes de comprometimento cognitivo, as quais serão tratadas no Capítulo 90, *Encefalites Autoimunes e Síndromes Paraneoplásicas do Sistema Nervoso Central*. A importância está em diagnóstico e tratamento precoces.

É importante investigar o uso de substâncias com atividade anticolinérgica, não apenas substâncias para tratamento de afecções do sistema nervoso central, mas também para o uso de doenças sistêmicas. Os critérios de Beers são publicados periodicamente, com uma lista com medicações de uso potencialmente inapropriado em idosos.[40]

Outro diagnóstico diferencial importante nas causas de comprometimento cognitivo é a depressão.

Depressão

A prevalência de depressão varia conforme os instrumentos utilizados, a gravidade e os pontos de corte. Entre idosos brasileiros, variou de 15 a 43%, dependendo do estudo (em comunidade ou ambulatório).[41] Em idosos, os quadros de anedonia, distúrbios cognitivos, queixas somáticas, perda de peso, insônia, isolamento e sintomas psicóticos podem ser mais importantes que as queixas de tristeza.

Em pacientes com DA, os sintomas depressivos têm sido descritos em 30 a 50%; a depressão maior é diagnosticada em aproximadamente 10% dos pacientes. Na depressão podem existir diferentes graus de comprometimento cognitivo, desde indivíduos com queixas subjetivas de declínio cognitivo (sem alterações da avaliação com relação a indivíduos normais de mesma idade e escolaridade), CCL (com comprometimento em testes cognitivos, mas com atividades diárias preservadas) e demência (comprometimento cognitivo e funcional). Sabe-se que a depressão é fator de risco de demência e DA, principalmente a de início tardio; que muitas vezes pode ser sintoma prodrômico de demência. O risco de desenvolver demência aumenta duas vezes na presença de história positiva de depressão em idades mais precoces; com episódios recorrentes, pode-se observar aumento de 14% do risco após cada episódio de depressão.[42]

Rastreio de depressão em idosos

Várias escalas são utilizadas na quantificação de sintomas depressivos, como a Escala de Depressão Geriátrica (GDS, de *Geriatric Depression Scale*). A escala em sua versão de 15 itens tem sido a mais utilizada em nosso meio, em que os escores de cinco ou mais pontos são sugestivos da presença de depressão (Tabela 96.14).[43] Podemos observar diferenças entre depressão e demência, que podem facilitar na avaliação do paciente em consulta (Tabela 96.15).[44]

A depressão é fator de risco de demência e é muito comum como parte da síndrome demencial. Deve-se tratar o paciente para que fique eutímico e observar a resolução ou a melhora do comprometimento cognitivo para o adequado acompanhamento da evolução.

Neste capítulo procuramos estabelecer como investigar demências. Nos capítulos a seguir, há os critérios diagnósticos de cada uma delas, sua investigação específica e tratamento.

Tabela 96.14 Escala de depressão geriátrica.

Item	Sim	Não
1. Você está basicamente satisfeito com sua vida?		
2. Você deixou muitos de seus interesses e atividades?		
3. Você sente que sua vida está vazia?		
4. Você se aborrece com frequência?		
5. Você se sente de bom humor na maior parte do tempo?		
6. Você tem medo de que algum mal lhe aconteça?		
7. Você se sente feliz na maior parte do tempo?		
8. Você sente que sua situação não tem saída?		
9. Você prefere ficar em casa a fazer coisas novas?		
10. Você sente mais problemas de memória do que a maioria?		
11. Você acha maravilhoso estar vivo?		
12. Você se sente inútil nas atuais circunstâncias?		
13. Você se sente cheio de energia?		
14. Você acha que sua situação é sem esperanças?		
15. Você sente que a maioria das pessoas está melhor que você?		

Adaptada de: Almeida e Almeida, 1999.[43]

Tabela 96.15 Diferenças entre depressão e demência.

	Depressão	Demência
Queixas cognitivas	Enfatizadas	Minimizadas
Descrição da perda cognitiva pelo paciente	Detalhada	Vaga
Incapacidade	Enfatizada	Ocultada
Esforço para executar tarefas	Pequeno	Grande
Respostas do tipo "não sei"	Comuns	Incomuns
Déficit de memória	Recente = remota	Recente > remota
Desempenho em tarefas de grau semelhante de dificuldade	Variável	Consistente
Desempenho em memória de reconhecimento	Normal ou pouco alterado	Alterado
Desempenho em tarefas de construção e processamento visual	Pouco alterado	Alterado
Intrusões em testes de memória e fluência	Incomuns	Comuns
Parafasias semânticas	Incomuns	Comuns
Curva de aprendizagem em testes de memória	Ascendente, mas rebaixada	Platô de aprendizagem pouco diferente da amplitude de memória de trabalho

Adaptada de: Diniz et al., 2014.[44]

97

Demência com Corpos de Lewy

Vitor Tumas

Em 1961, Okazaki et al. descreveram dois pacientes com demência progressiva sem sinais parkinsonianos que, no exame anatomopatológico, apresentavam corpos de Lewy disseminados pelo córtex cerebral.[1] Nos anos seguintes, outras descrições semelhantes foram publicadas e, nos anos 1980, a demência com corpos de Lewy foi definitivamente caracterizada como uma demência senil diferente da doença de Alzheimer.[2] Nos anos 1990 as características clínicas da doença foram delineadas e, em 1996, foi publicado o primeiro consenso para o diagnóstico clínico e patológico da demência com corpos de Lewy (DCL).[3,4]

A DCL é a segunda causa mais comum de demência neurodegenerativa, segundo estudos em séries de autópsias de pacientes com demência.[5,6] A doença causa maior incapacidade funcional, maior impacto na vida do paciente e do cuidador, e maior risco de morte que a doença de Alzheimer (DA).[7,8]

Ainda há um debate conceitual não resolvido sobre se a DCL e a demência na doença de Parkinson seriam duas doenças distintas ou apenas formas diferentes de apresentação da mesma doença. Ambas compartilham alterações patológicas e manifestações clínicas similares e não há uma característica clínica ou patológica que as separe, exceto o fato de o parkinsonismo não ser obrigatório para o diagnóstico da DCL. Na prática, elas são distinguidas por meio da "regra do 1 ano", que define que a principal diferença entre elas estaria na ordem cronológica de aparecimento dos sintomas cognitivos e parkinsonianos. Na DCL, as alterações cognitivas significativas ocorreriam antes ou "em até 1 ano" do aparecimento dos sinais de parkinsonismo, enquanto na doença de Parkinson, a demência sempre se instalaria após o aparecimento dos sinais parkinsonianos, e mais tardiamente (após pelo menos 1 ano de parkinsonismo instalado). Essa indefinição traz consequências práticas, já que muitos estudos clínicos incluem para análise pacientes com "demências com corpos de Lewy", sem fazer distinção entre pacientes com DCL e doença de Parkinson, enquanto outros fazem o contrário. Isso talvez venha dificultando um melhor entendimento sobre essas condições e é um dos desafios para o desenvolvimento de intervenções terapêuticas eficazes para esses pacientes.

EPIDEMIOLOGIA DA DEMÊNCIA COM CORPOS DE LEWY

Considerando as discrepâncias entre os números dos estudos clínicos e patológicos, podemos afirmar que muitos casos de DCL não são diagnosticados clinicamente; por isso, a epidemiologia da doença é provavelmente subestimada.

Em estudos anatomopatológicos, os casos de DCL representam entre 15 e 30% dos casos de demência.[3,5,6,9] Em estudos populacionais, os resultados são pouco precisos, em parte por problemas na qualidade dos estudos, o que restringe a estimativa exata da frequência dos casos de DCL na população geral ou em séries de pacientes com demência. Revisões sistemáticas apontam que os casos de DCL corresponderiam a cerca de 4% dos casos de demência na comunidade e a 8% dos casos atendidos em clínicas especializadas, e que a incidência estimada seria entre 0,5 a 1,6 caso por 1.000 habitantes, por ano.[10,11]

Uma observação comum nesses estudos é que a DCL é uma doença de aparecimento tardio, geralmente com instalação dos sintomas após os 60 anos, enquanto os casos de início mais precoce são muito raros. Apesar de alguns resultados controvertidos, há indícios de que a DCL é uma doença mais frequente em homens do que em mulheres, e que a sua incidência aumenta com o envelhecimento.[11,12]

PATOLOGIA E PATOGÊNESE

Tanto a DCL como a doença de Parkinson são sinucleinopatias, ou seja, estão associadas à deposição da proteína α-sinucleína em inclusões no citoplasma e nos prolongamentos dos neurônios, o que leva, respectivamente, à formação dos corpos e neuritos de Lewy. Os corpos de Lewy foram observados pela primeira vez em 1912 por Fritz Heinrich Lewy em neurônios do tronco cerebral de pacientes portadores de doença de Parkinson.[13] Já nos anos 1990, identificou-se que a α-sinucleína seria o seu principal componente.[13]

Os corpos de Lewy são deposições anormais de filamentos de α-sinucleína que se acumulam inicialmente nas regiões sinápticas da célula nervosa. Depois, os filamentos podem se agrupar para formar evidentes corpos eosinofílicos no citoplasma dos neurônios afetados.[13] Sem dúvida, os corpos de Lewy são marcadores biológicos da DCL e da doença de Parkinson, e são resultado do processo final comum de adoecimento e morte neuronal nessas doenças. Entretanto, ainda se discute se a formação das inclusões seria prejudicial à célula, ou se refletiria um processo de autoproteção, com a tentativa de a célula isolar os fragmentos tóxicos da proteína.[13]

Segundo alguns autores, a deposição cortical de α-sinucleína dar-se-ia de forma progressiva, mas ocorrendo predominantemente apenas nas fases mais avançadas da doença de Parkinson,[13,14] ao passo que na DCL, o envolvimento cortical seria mais precoce e, desde o início, mais difuso.[3] Essas discrepâncias na dinâmica de acometimento dos neurônios corticais justificariam as diferenças que observamos na instalação dos sintomas cognitivos na DCL e na doença de Parkinson. Há algum consenso de que o desenvolvimento de demência tem forte associação com a presença de corpos de Lewy no córtex cerebral de pacientes com DCL e doença de Parkinson.[15] Entretanto, na doença de Parkinson há pacientes com essas alterações que não apresentam demência, e há outros com demência sem apresentar corpos de Lewy corticais.[16] Além disso, corpos de Lewy corticais podem ser observados em necropsias de pessoas que nunca apresentaram demência.[17]

A DCL é caracterizada pela presença de outras patologias cerebrais concomitantes, especialmente a do tipo Alzheimer, que pode ser observada na necropsia de mais de 1/3 dos casos diagnosticados clinicamente como DCL.[18]

Muitos acreditam que as anormalidades cognitivas estariam mais relacionadas com disfunções sinápticas do que propriamente com a deposição da patologia específica.

O diagnóstico patológico da DCL não é sempre totalmente preciso e absoluto; baseia-se na caracterização da extensão da deposição de α-sinucleína no sistema nervoso central, com relação à extensão da deposição concomitante da patologia do tipo Alzheimer, mais especificamente com a deposição da proteína tau hiperfosforilada nos aglomerados neurofibrilares. Considera-se o diagnóstico patológico da DCL quando há extensa deposição de α-sinucleína cortical ou no córtex límbico e pouca presença da patologia do tipo Alzheimer.[19] Em suma, o diagnóstico patológico da DCL baseia-se em uma estimativa de probabilidade de diagnóstico na dependência da presença e extensão dessas duas patologias. Não há como diferenciar patologicamente a DCL da doença de Parkinson (Tabela 97.1).

A presença da patologia do "tipo Alzheimer" é um fator associado à presença e ao declínio das funções cognitivas nos pacientes com DCL e doença de Parkinson.[18] A perda da inervação colinérgica cortical é outro fator importante associado ao declínio cognitivo desses pacientes.[20] O déficit colinérgico é proporcionalmente mais acentuado na DCL do que na DA.[21] Não há sinais de que a patologia cerebrovascular contribua para as manifestações da DCL.

Os pacientes com DCL apresentam redução das terminações dopaminérgicas e depleção da dopamina estriatal, mas também apresentam perda de receptores pós-sinápticos do tipo D2. Isso justificaria a resposta inferior que esses pacientes apresentam à terapia dopaminérgica.[20]

QUADRO CLÍNICO DA DEMÊNCIA COM CORPOS DE LEWY

A instalação do quadro cognitivo, que é a manifestação central da doença, ocorre de maneira insidiosa, como um declínio progressivo que evolui até interferir na independência funcional do indivíduo. O quadro cognitivo instala-se na maioria das vezes de forma semelhante a uma "demência subcortical", com disfunção executiva global evidente, associada a um quadro de apatia e bradifrenia, com relativa preservação da memória, praxia e linguagem.[22] Entretanto, o perfil cognitivo dos pacientes com DCL é muito variável e heterogêneo, e muitas vezes pode ser difícil de ser distinguido daquele observado em pacientes com DA.[23]

A atenção costuma estar evidentemente comprometida na DCL.[22,24] Os pacientes são mais lentos e cometem mais erros em testes específicos que pacientes com DA. A *performance* que depende da atenção mostra-se muito variável ao longo do tempo, sendo esse o principal substrato das flutuações cognitivas. O déficit de atenção é generalizado e aumenta na proporção da demanda de atenção seletiva que a tarefa ou o teste exigem, ou, também, quando há maior demanda pelo recrutamento de processos visuoespaciais e executivos.[25]

A disfunção executiva costuma ser evidente, e pode ser muito importante desde as fases iniciais da doença.[22-24] Há dificuldades de planejamento, formação de conceitos, inibição de respostas, realização de tarefas simultâneas e na fluência verbal. Essas alterações podem ocorrer por conta da disfunção dos circuitos de processamento frontoestriatais ligados aos gânglios basais.

A maioria dos pacientes com DCL apresenta queixa ou tem perda de memória. Nas fases iniciais, o déficit de memória costuma ser comparativamente menos frequente e menos evidente que nos pacientes com DA.[22-24] Os pacientes apresentam dificuldades no aprendizado e no registro de novas informações, e os mecanismos envolvidos são distintos dos observados nos pacientes com DA. Os pacientes com DCL têm dificuldade para acessar os registros da memória, e melhoram muito seu desempenho quando são expostos a dicas que os auxiliam na recordação. Nesses pacientes, a perda de memória seria decorrente principalmente de falhas no acesso aos registros e, por isso, estaria associada à presença da disfunção executiva, que é fundamental para realização desse processo, ao passo que os pacientes com DA têm problemas no registro das informações e, por isso, não se beneficiam tanto de dicas para a recordação.

A linguagem foi pouco estudada na DCL e, geralmente, não é muito acometida, mas podem ocorrer problemas na nomeação e repetição, e a maioria dos pacientes geralmente têm problemas para a articulação da fala.[22-24] Alguns pacientes com DCL podem apresentar apraxia, mas, em geral, ela é bem menos evidente que nos pacientes com DA.

As baterias cognitivas breves como o *Montreal Cognitive Assessment* (MoCA), a Escala de Addenbrooke (*Addenbrooke's Cognitive Examination*) são geralmente melhores que o Miniexame do Estado Mental (MEEM) para detectar as alterações cognitivas nesses pacientes.[26,27] A construção está geralmente comprometida nos pacientes com DCL, o que pode ser observado na cópia dos pentágonos do MEEM, que faz parte da escala de Addenbrooke, e no "teste do desenho do relógio".[22,23] As dificuldades apresentadas pelos pacientes com DCL nesse teste costumam ser muito mais importantes que as observadas nos pacientes com DA.

Tabela 97.1 Avaliação da possibilidade de os achados patológicos representarem uma demência com corpos de Lewy (DCL).

| Deposição dos corpos de Lewy | Presença da patologia tipo Alzheimer | | |
| | Estágio: NIA-AA | | |
	0/Restrita	Intermediária	Extensa
Neocortical difuso	ALTA	ALTA	INTERMEDIÁRIA
Córtex límbico	ALTA	INTERMEDIÁRIA	BAIXA
Predominante no tronco cerebral	BAIXA	BAIXA	BAIXA
Predominante na amígdala	BAIXA	BAIXA	BAIXA
Somente no bulbo olfatório	BAIXA	BAIXA	BAIXA

A probabilidade do diagnóstico da DCL nesta tabela é classificada em: alta, intermediária ou baixa. O diagnóstico de DCL depende da presença difusa de corpos de Lewy em regiões corticais ou no córtex límbico, na ausência de patologia extensa do tipo Alzheimer.

NIA-AA: National Institute on Aging-Alzheimer's Association. Roteiro para avaliação da neuropatologia do tipo Alzheimer.

A velocidade de progressão da perda cognitiva avaliada pelo MEEM nas DCL assemelha-se à observada nos pacientes com DA, mas existem descrições de casos com rápida progressão, imitando inclusive a evolução da doença de Creutzfeldt-Jakob.[8]

FLUTUAÇÕES COGNITIVAS

Observam-se flutuações cognitivas em 50 a 75% dos pacientes com DCL. Embora sejam características da DCL, elas não são manifestações específicas da doença, e podem ser detectadas em cerca de 20% dos pacientes com DA e em até 35 a 50% dos pacientes com demência vascular.[28] As flutuações cognitivas são difíceis de serem clinicamente bem definidas e caracterizadas. Existem alguns questionários clínicos que foram elaborados especificamente para esse fim.[28] Entretanto, embora sejam capazes de identificar diferenças entre as flutuações referidas por acompanhantes de pacientes com DCL e DA, nenhum desses questionários parece ser prático o suficiente para ser bem utilizado na clínica diária,[28,29] Todos eles requerem a aplicação por um examinador experiente e um tempo relativamente longo na entrevista.

As flutuações cognitivas na DCL podem ser definidas de maneira prática como períodos em que o paciente, durante a vigília, apresenta episódios de letargia e sonolência, que ocorrem várias vezes ao dia, períodos em que apresenta "olhar vago, parado ou distante" ou até por episódios de discurso desorganizado, incompreensível ou sem lógica. As flutuações características seriam como períodos de algum alheamento ao ambiente, momentos de aparente sonolência sem motivo óbvio ou momentos de confusão mental com comprometimento da percepção aos estímulos ao redor.[9] As flutuações, que costumam ocorrer espontaneamente, sem qualquer fator desencadeante específico, caracterizam-se por variações no estado de alerta, atenção e no estado cognitivo. Em pacientes com DA, a descrição mais habitual é a de períodos de confusão, caracterizados por conversas repetitivas ou esquecimento, e que ocorrem especialmente em momentos de demanda cognitiva ou em momentos de ansiedade; além disso, esses períodos são mais duradouros e com variação menos marcada que na DCL.[30]

MANIFESTAÇÕES PSIQUIÁTRICAS

As manifestações psiquiátricas são mais importantes na DCL que na DA e costumam aparecer já nas fases iniciais da doença. Entre as manifestações psiquiátricas mais importantes e características estão as alucinações visuais, que são percepções visuais na ausência de um estímulo real, um problema muito frequente nesses pacientes. Elas ocorrem de maneira recorrente e são constituídas por visões de imagens tridimensionais muito bem formadas, que geralmente correspondem à visão de pessoas, crianças ou animais.[9] Os pacientes também apresentam frequentemente ilusões, que são distorções da percepção quando há um estímulo externo, como, por exemplo, podem confundir listras de um tapete com uma cobra, ou enxergar pessoas em uma cortina etc. Muitos pacientes apresentam as denominadas "alucinações menores", com a percepção de vultos passando na periferia do campo visual ou com a "sensação de presença" de uma pessoa ao seu redor. Podem ocorrer também alucinações auditivas e delírios, mas essas manifestações são mais raras. Os pacientes podem apresentar delírios de "presença de estranhos em casa", "visitas de parentes falecidos" ou podem acreditar que "algum familiar tenha sido trocado por um impostor" (síndrome de Capgras).

As manifestações psicóticas, especialmente as alucinações visuais, correlacionam-se com a presença de patologia tipo corpos de Lewy nas regiões anteriores e inferiores dos lobos temporais e com índices de denervação colinérgica cortical.[9]

Outras manifestações psiquiátricas comuns em pacientes com DCL são depressão, ansiedade e apatia.

Os pacientes com DCL costumam ter um histórico pessoal de episódios prévios de *delirium*, desencadeados por infeções ou cirurgias.

TRANSTORNO COMPORTAMENTAL DO SONO REM

O transtorno comportamental do sono REM (TCSREM, do inglês *rapid eye movement*) é observado em 50 a 70% dos pacientes com DCL, e é uma parassonia caracterizada pela perda de atonia muscular e presença de comportamentos motores anormais durante o sono REM.[31] Geralmente, após algumas horas de sono, os pacientes manifestam comportamentos de atuação do conteúdo dos seus sonhos, que podem ser discretos como rir, fazer gestos, chorar, cantar ou, então, podem ter comportamentos violentos de chutar, lutar, morder etc. Esses episódios são recorrentes em frequência e gravidade variável.

O diagnóstico de TCSREM depende da caracterização da ocorrência repetitiva de vocalizações ou comportamentos motores complexos durante o sono e a presença de sono REM sem atonia muscular no exame de polissonografia.[31] A suspeita do diagnóstico sempre começa pela história clínica por meio de informações obtidas do paciente ou do seu companheiro de quarto. Muitos pacientes que dormem sozinhos não têm consciência do problema, mas podem relatar que caíram da cama sem motivo ou que notaram ter derrubado objetos ao lado da cama durante o sono. Geralmente, os pacientes relatam que os episódios correspondem a pesadelos com situações de violência com ataques, enfrentamentos, luta e fuga. Existem vários questionários para triagem do TCSREM, inclusive validados para a população brasileira, que podem ser utilizados na prática clínica com simplicidade e eficiência, como o questionário de triagem do TCSREM.[32] Esse instrumento tem ótima especificidade para o diagnóstico (em torno de 95%), embora a sua sensibilidade esteja aquém do ideal (em torno de 50%).[32] O diagnóstico definitivo sempre depende da realização da polissonografia. O diagnóstico diferencial deve ser feito com outras parassonias, e é muito importante saber que o TCSREM pode ser uma manifestação da narcolepsia ou ser desencadeado pelo uso de medicações, especialmente pelos antidepressivos. Pacientes com apneia obstrutiva do sono podem apresentar também comportamentos TCSREM-*like*.

Os mecanismos envolvidos com o TCSREM são complexos e envolvem alterações em uma rede neural ampla com a participação de vários núcleos subcorticais.[31] O comprometimento de alguns neurônios glutamatérgicos, glicinérgicos e gabaérgicos promove a remoção de estímulos inibitórios durante o sono REM a neurônios motores inferiores na medula, impedindo, assim, a ocorrência de atonia muscular.

A suspeita clínica da ocorrência de TCSREM em um paciente com perda cognitiva é um sinal de alerta importante para o diagnóstico de DCL.

PARKINSONISMO

Cerca de 2/3 dos pacientes com DCL apresentam parkinsonismo. A ausência de sinais parkinsonianos é a principal causa para o não diagnóstico da doença. Os sinais motores costumam aparecer precocemente e caracterizam-se por uma distribuição geralmente simétrica. Na maioria dos pacientes o quadro é predominantemente rígido-acinético, e o aparecimento do tremor de repouso é mais raro. A marcha e a estabilidade postural costumam ser afetadas precocemente. Alguns pacientes podem ter um fenótipo clínico com apenas instabilidade postural, ou então com apenas alterações da marcha. A instabilidade postural observada no teste de puxão dos ombros é um indicador dos sinais de parkinsonismo e pode manifestar-se isoladamente, sem a presença de tremor, rigidez ou bradicinesia, em pacientes com DCL. Isso pode tornar mais difícil a identificação da síndrome parkinsoniana, que pode ser confundida com um problema do equilíbrio ou até da marcha. Em casos de dúvida, a realização de exames de neuroimagem para detectar a denervação dopaminérgica estriatal pode confirmar a presença da síndrome parkinsoniana, ou, então, pode servir para demonstrar o acometimento subclínico do sistema nigroestriatal. A resposta dos sintomas parkinsonianos à terapia dopaminérgica costuma ser limitada. Apenas 30 a 50% dos pacientes com DCL apresentam uma resposta significativa ao uso de levodopa.[33]

OUTRAS MANIFESTAÇÕES

Há outras manifestações que são consideradas sugestivas de DCL.[19] Os pacientes com DCL costumam apresentar sensibilidade aos neurolépticos e podem manifestar parkinsonismo grave após exposição breve a neurolépticos típicos, mesmo se ministrados em doses baixas. Alguns pacientes podem apresentar quadros graves, que se assemelham muito à síndrome neuroléptica maligna, com rigidez muscular e acinesia graves. O quadro é mais raro após a utilização de antipsicóticos de menor potência, como risperidona, olanzapina e quetiapina; porém é preciso muita cautela ao prescrever esses fármacos a pacientes com suspeita de DCL.

Pacientes com DCL costumam apresentar quedas repetidas, episódios de perda da consciência na forma de síncopes ou, então, "desmaios" com características mal definidas, além de períodos de "ausência". Muitos desses eventos são decorrentes de episódios de hipotensão postural associados ao quadro de disautonomia que os pacientes desenvolvem. Os pacientes com DCL também apresentam frequentemente alterações eletroencefalográficas nos lobos temporais que, algumas vezes, podem assumir um aspecto paroxístico. Assim, alguns episódios de alteração da consciência podem eventualmente corresponder a crises epilépticas.

Os pacientes com DCL apresentam ainda sinais de disfunção autonômica importante com constipação, hipotensão ortostática, urgência e incontinência urinária.

FORMAS DE APRESENTAÇÃO CLÍNICA

A forma de apresentação clássica da DCL, que provavelmente é a mais frequente, inclui a instalação precoce do parkinsonismo, com alterações cognitivas típicas e presença de sintomas psicóticos. Na forma de apresentação com sintomas cognitivos não há parkinsonismo, e os pacientes costumam ter queixa de memória, há alterações nítidas das funções executivas e visuoespaciais e os sintomas psicóticos podem ser discretos. Na forma de apresentação neuropsiquiátrica, os sintomas psicóticos predominam, pode haver depressão, ansiedade e apatia. A perda cognitiva costuma ser sutil no início e pode evoluir lentamente. Além dessas formas mais comuns, há descrições de estudos anatomopatológicos em que casos de DCL se apresentaram como quadros de demência rapidamente progressiva, afasia primária progressiva e até de síndrome corticobasal.

BIOMARCADORES

Não há biomarcadores para o diagnóstico biológico da DCL como há para a DA. Observações mais recentes mostram resultados promissores para a possibilidade de detecção e quantificação de espécies patogênicas de α-sinucleína em fluidos biológicos, como líquido cefalorraquidiano e sangue. Ensaios que utilizam metodologias de conversão induzida por agitação em tempo real baseada em imunoprecipitação (IP/RT-QuIC – *immunoprecipitation-based real-time quaking-induced conversion*), têm mostrado precisão suficiente para diagnosticar o processo biológico de deposição da α-sinucleína,[34] porém ainda não são aplicados na prática clínica. Por outro lado, podemos utilizar outros biomarcadores para auxiliar no diagnóstico da DCL, especialmente para diferenciá-la da DA.

Os exames de imagem funcional para marcação e quantificação da transmissão dopaminérgica estriatal podem ser feitos utilizando-se marcadores radioativos das terminações dopaminérgicas no exame de tomografia computadorizada por emissão de fóton único (SPECT, do inglês *single-photon emission computed tomography*) cerebral ou da dopa marcada com flúor radioativo no exame de tomografia por emissão de pósitrons (PET, do inglês *positron emission tomography*) cerebral. Esses exames são recomendados para detectar sinais de comprometimento subclínico da via dopaminérgica estriatal em pacientes que não apresentam sinais óbvios de parkinsonismo ou naqueles em que os sinais motores são duvidosos. Esses exames precisam ser realizados em centros especializados para que sua interpretação tenha confiabilidade. Estima-se que esses exames tenham cerca de 80% de sensibilidade e 90% de especificidade para diferenciar pacientes com DCL de pacientes com DA.

Na DCL e na doença de Parkinson ocorre comprometimento do sistema autonômico periférico e é possível documentar a presença de denervação simpática cardíaca nos pacientes pela cintilografia cardíaca com metaiodobenzilguanidina (^{123}I-MIBG). Essas alterações autonômicas não são observadas em pacientes com DA e podem ser detectadas nas fases precoces da DCL. O exame tem cerca de 70% de sensibilidade e 90% de especificidade para diferenciar DCL da DA. Entretanto, os resultados podem ser comprometidos pela interferência de medicações que podem alterar a captação do marcador, como se o paciente estiver em uso do labetalol, de antidepressivos tricíclicos e simpatomiméticos, ou, então, o exame pode estar alterado por doenças como miocardiopatia isquêmica, diabetes, insuficiência cardíaca e neuropatias autonômicas.

A polissonografia pode ser utilizada para confirmar a presença de atonia muscular durante o sono REM, que na presença de história clínica sugestiva confirma o diagnóstico de transtorno comportamental do sono REM, o que indica uma alta probabilidade (> 90%) de o paciente apresentar sinucleinopatia em curso. A observação isolada dessa alteração no exame de polissonografia, na ausência dos sintomas sugestivos do transtorno do sono, não deve ser interpretada como presença de marcador indicativo para o diagnóstico de DCL.

O exame de ressonância magnética do crânio de pacientes com DCL não mostra alterações características e frequentemente observa-se preservação estrutural do lobo temporal medial, ou seja, não se observa normalmente a presença de atrofia hipocampal. A ausência dessa atrofia tem sensibilidade de 65% e especificidade de 70% para diferenciar DCL da DA.

O exame de neuroimagem funcional do metabolismo cerebral por meio do exame PET com fluorodeoxiglicose (FDG) revela na DCL uma redução acentuada do metabolismo nas regiões occipitais, com a preservação do metabolismo do giro do cíngulo médio e posterior, resultando no sinal da ilha do cíngulo. Esses achados têm 70% de sensibilidade e 75% de especificidade para diferenciar DCL da DA. O exame de perfusão sanguínea cerebral com SPECT pode mostrar resultados semelhantes, mas tem menor precisão para detectar essas anormalidades.

O eletroencefalograma costuma mostrar, em pacientes com DCL, a presença de uma atividade alfa de baixa frequência, entremeada pela ocorrência de surtos pseudoperiódicos de atividade teta e delta nas regiões posteriores do escalpe. Essas alterações podem auxiliar no diagnóstico da DCL.

A presença de marcadores da patologia do tipo Alzheimer, como detectado no exame do líquido cefalorraquidiano, ou em exames de imagem funcional, pode ser observada também em pacientes com DCL e, por isso, não costuma ajudar muito no diagnóstico diferencial. Isso ocorre porque muitos pacientes com DCL também apresentam deposição de patologia do tipo Alzheimer

DIAGNÓSTICO CLÍNICO DA DEMÊNCIA COM CORPOS DE LEWY

Os critérios para o diagnóstico da DCL foram propostos pela primeira vez em 1996 e foram reformulados até sua 4ª versão publicada em 2017.[3,19] As modificações realizadas ao longo do tempo tiveram o objetivo de melhorar a sensibilidade do diagnóstico clínico. Um estudo clinicopatológico revelou que cerca de 30% dos casos diagnosticados como DA corresponderiam, na verdade, a casos de DCL.[35] Por outro lado, os critérios clínicos para DCL apresentam boa especificidade para o diagnóstico, ou seja, são muito bons quando a doença apresenta-se na sua forma típica, especialmente com a presença de sinais parkinsonianos bem precoces e evidentes.[9] O diagnóstico clínico é bem menos preciso quando a forma de apresentação é menos típica.

Segundo os critérios mais recentes, o diagnóstico de DCL exige a presença de um quadro de declínio cognitivo progressivo, que seja suficiente para interferir na capacidade que o paciente tinha para realizar suas atividades sociais e/ou ocupacionais habituais do dia a dia.

Há quatro manifestações clínicas consideradas como principais:

- Flutuações cognitivas
- Alucinações visuais recorrentes
- Transtorno comportamental do sono REM
- Presença de sinais de parkinsonismo.

Outras manifestações foram definidas como de suporte ao diagnóstico, como: sensibilidade aos neurolépticos, presença de instabilidade postural isolada, história de quedas repetidas, síncopes ou episódios de perda da consciência, disfunção autonômica importante (constipação, hipotensão ortostática, incontinência urinária), hiposmia, presença de delírios, apatia, sonolência diurna excessiva, alucinações não visuais, ansiedade e depressão.

Três alterações em exames subsidiários foram consideradas biomarcadores indicativos para o diagnóstico de DCL:

1. Transmissão dopaminérgica reduzida no estriado detectada em exames de SPECT ou PET.
2. Denervação simpática cardíaca, detectada na cintilografia cardíaca com ^{123}I-MIBG.
3. Presença de sono REM sem atonia no exame de polissonografia, confirmando o diagnóstico de TCSREM.

Podemos fazer o diagnóstico de DCL provável se houver pelo menos duas manifestações clínicas principais ou uma manifestação principal e a presença de pelo menos um biomarcador indicativo. O diagnóstico de DCL provável não pode ter como base apenas marcadores indicativos. Para o diagnóstico de DCL possível é necessário haver pelo menos uma manifestação principal ou um biomarcador indicativo de DCL.

O clínico deve reconsiderar o diagnóstico de DCL se houver alguma doença clínica ou cerebral, como alterações cerebrovasculares, que tenham gravidade suficiente para produzir eventualmente alguns dos sintomas presentes no quadro clínico. Nesse caso, o clínico deve considerar a possibilidade de uma etiologia mista para a demência. Não se deve pensar em DCL nos casos em que o parkinsonismo é a única manifestação principal presente, e foi reconhecido, ou instalou-se apenas nas fases avançadas da demência. Nesse último consenso, os autores mantiveram a "regra do 1 ano" para diferenciar DCL de doença de Parkinson (Tabela 97.2).

Com previsto para as doenças neurodegenerativas, o curso da DCL é longo, precedido por fase prodrômica que pode durar anos. Em 2020, um grupo de especialistas propôs critérios para o diagnóstico de comprometimento cognitivo leve pela DCL.[36] A proposta tem o objetivo de identificar os casos de DCL precocemente, em pacientes que não apresentam sinais parkinsonianos (Tabela 97.3).

TRATAMENTO DA DEMÊNCIA COM CORPOS DE LEWY

O tratamento da DCL é sintomático, já que ainda não existe intervenção que estabilize ou modifique a progressão da doença. Novas intervenções dirigidas para conter ou reverter a deposição de α-sinucleína no cérebro são desenvolvidas e testadas, mas não há ainda resultados concretos. O paciente com DCL requer uma abordagem terapêutica mais complexa e multifacetada que os pacientes com outras demências. Isso ocorre pela presença de inúmeras manifestações não cognitivas associadas ao quadro clínico, que costumam estar presentes mesmo nas fases mais precoces da doença.[37] É muito importante fornecer educação e suporte aos cuidadores, que, em geral, estão muito sobrecarregados, e coordenar as ações de uma equipe multiprofissional. O tratamento deve ser dirigido para os sintomas cognitivos, comportamentais, motores, de disfunção autonômica, entre outros. E, se possível, deve combinar intervenções

Tabela 97.2 Critérios de diagnóstico para demência com corpos de Lewy.

Para o diagnóstico de DCL é essencial:

Presença de demência, definida como um declínio cognitivo progressivo de magnitude suficiente para interferir nas funções sociais ou ocupacionais normais ou nas atividades diárias habituais. O comprometimento proeminente ou persistente da memória pode não ocorrer necessariamente nos estágios iniciais, mas geralmente é evidente com a progressão do quadro. Os déficits nos testes de atenção, função executiva e capacidade visuoperceptiva podem ser especialmente proeminentes e ocorrer de maneira precoce.

Manifestações principais

1. Flutuações cognitivas, com variações acentuadas na atenção e no estado de alerta.
2. Alucinações visuais recorrentes, que são tipicamente bem formadas e detalhadas.
3. Transtorno comportamental do sono REM.
4. Parkinsonismo espontâneo.

Manifestações clínicas de suporte

Sensibilidade grave a agentes antipsicóticos; instabilidade postural; quedas repetidas; síncope ou outros episódios transitórios de não responsividade; delírio prolongado ou delírio recorrente; disfunção autonômica, por exemplo, constipação, hipotensão ortostática, incontinência urinária; hipersonolência; hiposmia; alucinações em outras modalidades, incluindo fenômenos de passagem e sensação de presença; delírios sistematizados; apatia, ansiedade e depressão.

Biomarcadores indicativos

1. Transmissão dopaminérgica reduzida nos gânglios basais (SPECT/PET).
2. Denervação simpática do coração (cintilografia cardíaca com ^{123}I-MIBG).
3. Sono REM sem atonia (PSG).

Biomarcadores de suporte

1. Preservação relativa das estruturas do lobo temporal medial na tomografia computadorizada/ressonância magnética.
2. Baixa captação generalizada no exame de perfusão/metabolismo SPECT/PET com atividade occipital reduzida, sinal da ilha do cíngulo na imagem FDG-PET.
3. Atividade posterior proeminente de ondas lentas no eletroencefalograma com flutuações periódicas na faixa pré-alfa/teta.

Diagnóstico de DCL provável:

• Presença de duas manifestações principais ou de uma manifestação principal e um biomarcador indicativo
• A DCL provável não deve ser diagnosticada apenas com base em biomarcadores.

Diagnóstico de DCL possível:

• Presença de uma manifestação principal ou um biomarcador indicativo

O diagnóstico de DCL é menos provável

1. Na presença de qualquer outra doença física ou distúrbio cerebral, incluindo doença cerebrovascular, suficientes para explicar parcial ou totalmente o quadro clínico, embora isso não exclua o diagnóstico de DCL e possa servir para indicar a existência de patologias mistas ou múltiplas para a apresentação clínica.
2. Se as manifestações parkinsonianas forem a única característica clínica central e aparecerem pela primeira vez em um estágio de demência grave.

DCL: demência com corpos de Lewy; FDG: fluorodeoxiglicose; ^{123}I-MIBG: metaiodobenzilguanidina; PET: tomografia com emissão de pósitrons; PSG: polissonografia; REM: *rapid eye movement*; SPECT: tomografia computadorizada por emissão de fóton único.

Tabela 97.3 Critérios de diagnóstico de comprometimento cognitivo leve *possível* ou *provável* pela demência com corpos de Lewy.

Para o diagnóstico de CCL-DCL é essencial a presença de:

1. Queixa de declínio cognitivo pelo paciente ou de um informante próximo.
2. Evidência objetiva de comprometimento em um ou mais domínios cognitivos. O comprometimento cognitivo pode acometer qualquer domínio, mas é mais provável que esteja associado a déficits de atenção e função executiva e/ou de processamento visual.
3. Desempenho preservado ou minimamente comprometido das habilidades funcionais habituais, que não atendem aos critérios para diagnosticar demência.

Manifestações clínicas principais

4. Flutuações cognitivas, com variações na atenção e no estado de alerta.
5. Alucinações visuais recorrentes.
6. Transtorno comportamental do sono REM.
7. Uma ou mais características principais do parkinsonismo: bradicinesia (definida como lentidão dos movimentos e diminuição da amplitude ou velocidade), tremor de repouso ou rigidez.

Biomarcadores indicativos

8. Transmissão dopaminérgica reduzida nos gânglios basais (SPECT/PET).
9. Polissonografia confirmando o diagnóstico de sono REM sem atonia muscular.
10. Denervação simpática do coração (cintilografia cardíaca com ^{123}I-MIBG)

CCL-DCL provável pode ser diagnosticado se:

• Duas ou mais manifestações clínicas principais estiverem presentes, com ou sem a presença de um biomarcador proposto

OU

• Apenas uma manifestação clínica principal estiver presente, mas com presença de um ou mais dos biomarcadores indicativos
• CCL-DCL provável não deve ser diagnosticado com base apenas na presença de biomarcadores indicativos.

CCL-DCL possível pode ser diagnosticado se:

• Apenas uma manifestação clínica principal estiver presente

OU

• Apenas um biomarcador indicativo estiver presente.

Manifestações clínicas de suporte

Sensibilidade grave a agentes antipsicóticos; instabilidade postural; quedas repetidas; síncope ou outros episódios transitórios de não responsividade; delírio prolongado ou delírio recorrente; disfunção autonômica, por exemplo, constipação, hipotensão ortostática, incontinência urinária; hipersonolência; hiposmia; alucinações em outras modalidades, incluindo fenômenos de passagem e sensação de presença; delírios sistematizados; apatia, ansiedade e depressão.

Biomarcadores potenciais para CCL-DCL

1. EEG quantitativo mostrando lentidão e variabilidade de frequência dominante.
2. Preservação relativa das estruturas do lobo temporal medial em imagens estruturais.
3. Afinamento insular e perda de volume de substância cinzenta na ressonância magnética.
4. Baixa captação occipital no exame de perfusão/metabolismo.

Diagnóstico de CCL na presença de manifestações de suporte ou biomarcadores potenciais são insuficientes para diagnosticar CCL-DCL, mas podem levantar a suspeita e levar à pesquisa com outros biomarcadores, além de acrescentar peso a um diagnóstico de CCL-DCL.

O diagnóstico de CCL-DCL é menos provável na presença de qualquer outra doença física ou doença cerebral, incluindo doença cerebrovascular, suficientes para explicar parcial ou totalmente o quadro clínico, embora isso não exclua o diagnóstico e possa servir para indicar patologias mistas ou múltiplas que contribuem para o quadro clínico.

CCL: comprometimento cognitivo leve; DCL: demência com corpos de Lewy; EEG: eletroencefalograma; ^{123}I-MIBG: metaiodobenzilguanidina; PET: tomografia com emissão de pósitrons; REM: *rapid eye movement*; SPECT: tomografia computadorizada por emissão de fóton único.

farmacológicas e não farmacológicas para o controle dos principais sintomas. Entretanto, infelizmente há ainda muita escassez de evidências para sustentar a indicação da maioria dos tratamentos utilizados atualmente.

Sintomas cognitivos

O tratamento dos sintomas cognitivos em pacientes com DCL deve sempre considerar, em princípio, pelo menos dois aspectos importantes que costumam resultar em agravamento do quadro, que são: utilização pelo paciente de fármacos com ação anticolinérgica; e presença de depressão. Há evidências indicando que o uso de fármacos anticolinérgicos é, por si só, um fator de indução de perda cognitiva, especialmente em indivíduos idosos. Esse efeito é mais acentuado em pacientes que já apresentam depleção colinérgica, como os pacientes com DCL. Além disso, esses fármacos induzem ou agravam os sintomas psicóticos desses pacientes. Há pelo menos um estudo sugerindo a possibilidade de que o uso crônico de anticolinérgicos esteja associado ao aumento no risco de deposição cerebral de patologia do tipo Alzheimer.[38] E, embora seja uma observação isolada, ela serve para reforçar a orientação para que se evite o uso desses fármacos em pacientes idosos. A depressão é outro fator que exerce importante influência sobre o estado cognitivo dos pacientes, e é um problema neuropsiquiátrico muito frequente. Por isso, ela deve ser sempre investigada e tratada apropriadamente. Não há evidência suficiente para indicar quais seriam os melhores antidepressivos para o tratamento da depressão nos pacientes com DCL. Em princípio, fármacos com ação anticolinérgica, como a família dos antidepressivos tricíclicos, deveriam ser evitados. Como os pacientes geralmente são idosos, sujeitos a terem comorbidades e em uso de vários medicamentos, tem-se indicado a prescrição de antidepressivos de baixo potencial de interação farmacológica, como sertralina, citalopram e escitalopram.

O tratamento farmacológico dos problemas cognitivos na DCL atualmente se baseia no uso de fármacos colinérgicos e da memantina. Há poucos estudos considerados de alta qualidade para termos evidências concretas, mas as diversas recomendações e revisões concordam em indicar a possível eficácia desses fármacos.[39-43] Entretanto, eles produzem um efeito clínico perceptível bastante discreto, embora alguns pacientes possam apresentar resultados clínicos evidentes. A maioria dos estudos disponíveis sobre o efeito de fármacos nas DCL incluiu principalmente pacientes com doença de Parkinson. Há poucos estudos com inclusão restrita de pacientes com DCL; além disso, são estudos com poucos participantes.[44,45] Assim, é difícil determinar se haveria um efeito distinto dos tratamentos nessas duas condições. Um argumento novo e favorável à indicação dos fármacos colinérgicos é a descrição recente de evidências de que o tratamento a longo prazo com esses fármacos poderia retardar o declínio cognitivo e reduzir o risco de morte em pacientes com demência.[46]

As evidências são mais robustas para o efeito terapêutico da rivastigmina e da donepezila. Emre et al. realizaram um estudo multicêntrico, randomizado, duplo-cego controlado por placebo em que incluíram 541 pacientes com doença de Parkinson. Após 24 semanas de tratamento, o grupo tratado com rivastigmina (6 a 12 mg/dia) apresentou melhora média de 2 pontos na Escala de Avaliação da Doença de Alzheimer-subescala cognitiva (ADAS-cog, do inglês *Alzheimer's Disease Assessment Scale-cognitive subscale*), enquanto o grupo tratado com placebo apresentou uma piora de 0,7 (diferença absoluta de 11,7%).[47]

Diversos estudos, que utilizam doses diárias entre 5 e 10 mg de donepezila, sugerem que o fármaco seria eficaz para tratar os sintomas cognitivos nas DCL.[48-50] Os estudos que utilizaram galantamina são limitados. De maneira geral, os fármacos colinérgicos produzem benefício cognitivo modesto, percepção subjetiva de melhora global e melhora discreta nos sintomas comportamentais. Os estudos não indicaram riscos importantes de efeitos adversos, nem piora geral nos sintomas parkinsonianos, apenas eventualmente observou-se o aparecimento ou o agravamento dos tremores.

Há alguns estudos que utilizaram a memantina em pacientes com DCL, mas os resultados foram pouco consistentes.[49,51,52]

A principal observação é uma impressão subjetiva de melhora global, que é bem discreta; normalmente não há percepção de melhora cognitiva. De maneira geral, tanto os estudos com fármacos colinérgicos como os que utilizaram a memantina revelaram que os pacientes podem apresentar respostas individuais muito variáveis.[51] Alguns pacientes podem apresentar efeitos benéficos nítidos, enquanto outros podem apresentar, ao contrário, piora dos sintomas cognitivos. Fatores individuais ainda não identificados devem ser responsáveis por essas variações na resposta terapêutica.

Podemos afirmar que os fármacos colinérgicos devem ser a primeira indicação de tratamento para os problemas cognitivos da DCL. A rivastigmina e a donepezila seriam os fármacos mais indicados, mas não há restrições absolutas à prescrição da galantamina. A prescrição de memantina seria uma alternativa de tratamento. Não há evidências para determinar as vantagens ou desvantagens do uso combinado dessas duas classes de fármacos em pacientes com DCL. Também não há recomendações para indicações específicas desses fármacos em diversas fases de gravidade da demência.

Não há fármacos reconhecidamente eficazes para tratar do comprometimento cognitivo leve em pacientes na fase prodrômica da DCL.

Os sintomas psicóticos devem ser prontamente diagnosticados e tratados. Fármacos com ação anticolinérgica devem ser reduzidos ou suspensos. Fármacos com ação dopaminérgica também podem agravar os sintomas psicóticos, e devem também ser ajustados ou suspensos. Se a retirada desses medicamentos não for suficiente para o controle satisfatório dos sintomas psicóticos, é preciso indicar outras intervenções. Inibidores da acetilcolinesterase podem ser muito eficientes para reduzir as alucinações e até eventualmente a memantina.[53] É importante prescrever esses fármacos caso o paciente não esteja ainda em uso deles, antes de indicar o uso de antipsicóticos. Antipsicóticos típicos e alguns atípicos, como a olanzapina e a risperidona, não são indicados na DCL. Quando necessário, os sintomas psicóticos devem ser tratados com os neurolépticos atípicos: clozapina e quetiapina. As evidências são consistentes sobre a eficácia da clozapina em tratar os sintomas psicóticos nas DCL.[43,53] Entretanto, o risco de efeitos colaterais como hipotensão postural, mas especialmente de agranulocitose, além da necessidade de monitorização intensiva do hemograma, fazem com que o fármaco seja preterido como primeira escolha. Embora haja poucas evidências, muitos preferem iniciar o tratamento com a quetiapina. O fármaco não necessita de monitorização do hemograma e é relativamente seguro, mas, em geral, requer doses maiores que a clozapina (12,5 a 50 mg) para o controle dos sintomas psicóticos (25 a 150 mg). Esses fármacos muito raramente podem agravar os sintomas parkinsonianos.

A pimavanserina é um agonista inverso de receptores de serotonina (5-HT2A) que age como um antipsicótico atípico e é eficaz no tratamento da psicose das DCL.[43,53] É utilizada na dose diária de 34 mg em dose única, e os principais efeitos colaterais são edema, náuseas e confusão mental. O fármaco prolonga o intervalo QT no eletrocardiograma, mas parece apresentar boa tolerabilidade e segurança.

Sintomas motores

A levodopa é o fármaco mais indicado para tratar o parkinsonismo na DCL, mas, em geral, seu efeito sintomático é bem menos evidente que o observado nos pacientes com doença de Parkinson. Boa parte dos pacientes não apresenta boa resposta à medicação, ou têm efeitos colaterais significativos que limitam a utilização do fármaco, como acentuação da hipotensão ou dos sintomas psicóticos. A prescrição da levodopa deve seguir um esquema cauteloso, iniciando o tratamento com doses baixas e realizando um aumento gradativo da dose total. Não há recomendação sobre o melhor esquema inicial, mas a prescrição de levodopa com no mínimo três tomadas diárias, distribuídas ao longo do dia, é a forma mais convencional de utilização.

Outros fármacos antiparkinsonianos costumam produzir mais efeitos adversos que efeitos benéficos. E raramente são úteis, mas podem ser testados sob estrita vigilância.

A zonisamida é um agente antiepiléptico não disponível no Brasil, porém é utilizado como agente antiparkinsonismo, especialmente no Japão. Seus mecanismos farmacológicos são complexos, e incluem efeitos dopaminérgicos (ativação da síntese e liberação de dopamina e inibição da monoamina oxidase tipo B [MAO-B]) e não dopaminérgicos. Um estudo randomizado e controlado mostrou que o fármaco utilizado em doses de 25 ou 50 mg/dia promove significativa redução dos sintomas motores em comparação ao placebo.[54] Observou-se redução de 5 a 6 pontos no escore motor da *Unified Parkinson's Disease Rating Scale* (UPDRS), com efeitos sobre o tremor, a rigidez e a bradicinesia. Os principais efeitos colaterais foram perda do apetite, do peso e sonolência. Não houve piora dos sintomas cognitivos e comportamentais.

A clozapina pode ser indicada eventualmente para o controle de tremores em pacientes com DCL.[53] Embora a maioria apresente o subtipo rígido acinético, alguns podem apresentar tremores que podem ser incômodos. Alguns também prescrevem a clozapina antecipadamente a um aumento nas doses da levodopa, na tentativa de prevenir o aparecimento ou a piora dos sintomas psicóticos.

A constipação intestinal deve ser tratada com aumento da ingestão de líquidos e fluidos, uso de formulações com fibras e probióticos, e quando necessário, laxantes como macrogol e similares, e lactulona. A urgência e incontinência urinária devem ser tratadas com fármacos com baixa ação anticolinérgica, como a mirabegrona. A hipotensão ortostática pode ser tratada com orientações gerais de comportamento, redução de fármacos hipotensores, aumento da ingestão hídrica e de sódio, uso de meias e cintas elásticas, elevação da cabeceira da cama durante a noite. Fármacos como domperidona, fluodrocortizona, midodrina e droxidopa podem ser indicados em situações mais graves e incontroláveis.

O TCSREM pode ser tratado inicialmente com orientações gerais e educação sobre o problema. O objetivo é tranquilizar e promover modificações no comportamento e ambiente que minimizem o risco de ocorrerem traumas físicos. Outra conduta, quando possível, é promover a retirada dos antidepressivos que podem desencadear ou agravar esses sintomas. Caso o paciente apresente apneia obstrutiva do sono, o tratamento adequado minimiza a ocorrência de comportamentos motores TCSREM-*like*.

Quando necessário, podemos indicar o tratamento farmacológico, entretanto, há poucos estudos adequados para definir a eficácia das intervenções. Alguns estudos e a experiência clínica indicam a prescrição de melatonina em doses de 3 a 12 mg à noite. O medicamento é seguro e tem poucos efeitos colaterais. Em casos mais resistentes e complicados, indica-se o clonazepam, inicialmente em doses baixas. A prescrição deve incluir a vigilância sobre os efeitos sedativos do medicamento, o aumento no risco de quedas e de piora cognitiva. Não há explicação sobre os mecanismos pelos quais esses fármacos melhoram o TCSREM. Eles podem inclusive ser utilizados em combinação. Há descrições isoladas na literatura de outros fármacos que podem eventualmente melhorar o problema, como inibidores da colinesterase e antipsicóticos como a quetiapina e a clozapina.

A hipersonolência diurna deve ser abordada inicialmente com o diagnóstico e o tratamento dos possíveis transtornos do sono presentes, a redução do uso de fármacos sedativos e, eventualmente, em situações especiais com a prescrição de modafinila ou metilfenidato.

Assim como acontece com as outras demências, tem crescido muito o interesse pelo desenvolvimento de métodos de reabilitação cognitiva, mas os dados objetivos sobre os efeitos desse tipo de intervenção em pacientes com DCL são praticamente inexistentes.

98

Doença de Alzheimer

Danielle Calil de Sousa • Leonardo Cruz de Souza • Paulo Caramelli

INTRODUÇÃO

A primeira descrição da doença de Alzheimer (DA) ocorreu em 1906. Alois Alzheimer expôs o caso de Auguste Deter, que foi examinada inicialmente aos 51 anos com quadro de delírios de ciúme, déficit de memória anterógrada, desorientação no tempo e no espaço e prejuízo de sua autonomia, de instalação insidiosa e piora progressiva.[1] No exame anatomopatológico, foi descrita presença de placas senis no cérebro e, pela primeira vez, de emaranhados neurofibrilares. Antes disso, entretanto, a presença de placas senis já havia sido descrita no tecido cerebral de pacientes falecidos com o que era até então denominado "demência senil".

Até 1970, a DA era considerada uma forma de demência pré-senil e rara.[1] Contudo, o avanço em estudos neuropatológicos possibilitou identificar semelhanças clínicas e neuropatológicas entre demência senil, demência pré-senil e doença de Alzheimer. Dessa forma, com o tempo, o termo DA passou a ser empregado para classificar casos de demência degenerativa que apresentavam acúmulo de placas senis e de emaranhados neurofibrilares, independentemente da idade de início dos sintomas.

Atualmente, a DA é a causa mais prevalente de demência no mundo, responsável por 60 a 80% dos casos de demência.[2] Nas últimas três décadas, diversos avanços científicos ocorreram, principalmente em termos de diagnóstico e tratamento da doença.

EPIDEMIOLOGIA

A Organização Mundial da Saúde (OMS), em 2019, relatou haver 55 milhões de indivíduos acometidos com demência globalmente, com projeção de esse valor triplicar até 2050. Demência também apresenta elevada morbimortalidade, sendo a sétima causa de óbito e primeira causa de incapacidade e dependência em idosos globalmente. É condição com elevado custo financeiro, com gasto global estimado em torno de US$ 1,3 trilhão em 2019. Ainda que a maioria dos pacientes com demência viva em países de baixa renda, essa quantia majoritariamente é efetuada por países desenvolvidos. Em 2020, havia projeção de esse custo ter alcançado US$ 2,8 trilhões globalmente.

Em estudo epidemiológico retrospectivo brasileiro a partir de dados extraídos do DATASUS, entre 2010 e 2020, observou-se aumento na mortalidade, no número de internações hospitalares e no custo hospitalar total; por outro lado, houve redução do tempo médio de permanência hospitalar de pacientes com DA.[3] Nesse período, houve um aumento de 120% no número absoluto de óbitos, de 40% no número de hospitalizações e de 20% nos custos hospitalares totais.

Uma justificativa para a redução do tempo de internação hospitalar poderia ser a alta hospitalar mais precoce nesses indivíduos ou uma morte mais precoce do que esperado.[3] Esse estudo ratifica o impacto dessa condição na saúde pública do país, sendo importante a formulação de políticas públicas para minimizar o seu dano.

Os fatores de risco associados à DA podem ser dicotomizados em modificáveis e não modificáveis. A Comissão da revista científica *Lancet* em 2020 publicou estudo demonstrando que 40% dos casos de demência poderiam ser atribuídos a 12 fatores de risco modificáveis que incidem ao longo da vida: baixa escolaridade, perda auditiva, traumatismo cranioencefálico, hipertensão arterial, consumo de álcool, obesidade, tabagismo, depressão, isolamento social, sedentarismo, diabetes *mellitus* e poluição aérea.[4]

Contudo, esse dado foi proveniente de metanálises de estudos conduzidos predominantemente em indivíduos caucasianos de países de alta renda. Utilizando dados do *Brazilian Longitudinal Study of Aging* (ELSI-Brazil), foi encontrado que 48,2% dos casos de demência no país podem ser atribuídos aos fatores de risco modificáveis, sendo os de maior impacto: baixa escolaridade (7,7%), hipertensão arterial (7,6%) e perda auditiva (6,8%).[5] O contexto socioeconômico das regiões geográficas do Brasil modulou a fração atribuível da demência a esses fatores de risco modificáveis, em que regiões mais pobres apresentaram um peso maior (54%) comparadas a regiões mais ricas (49%).[5]

Entre os fatores de risco não modificáveis, o avançar da idade é um dos mais significativos.[2] Ainda assim, a DA não deve ser considerada como componente natural do processo de envelhecimento.[6]

A grande maioria dos casos de DA é de ocorrência esporádica. Todavia, há fatores genéticos que podem aumentar o risco para essa condição. Um fator genético de grande importância é a presença do alelo ε4 do **gene da apolipoproteína E**, proteína plasmática relacionada com o transporte do colesterol.[7] O gene codificador apresenta três alelos (ε2, ε3, ε4) e seis genótipos ou polimorfismos possíveis. A presença de um alelo ε4 aumenta o risco de desenvolvimento da doença em três vezes, enquanto a homozigose para esse alelo aumenta o risco em 12 vezes.[7] A associação entre a presença do alelo ε4 com a DA já foi confirmada no Brasil.[8] A raça também já demonstrou exercer influência no genótipo da *apolipoproteína E*, com afro-americanos e hispânicos carreadores do alelo ε4 apresentando menor risco para desenvolvimento da DA quando comparados com caucasianos carreadores do mesmo alelo; por outro lado, asiáticos carreadores apresentam maior risco.[9] O alelo ε2, por sua vez, está associado a redução do risco de DA e início de manifestação clínica em fase mais tardia em comparação aos demais alelos.[7,10]

Nos casos não associados a uma mutação patogênica de DA (*PSEN1*, *PSEN2*, *APP*), uma história familial de DA não é determinística para um indivíduo desenvolver essa condição. Apesar disso, a presença de pelo menos um parente de primeiro grau aumenta o risco de desenvolvimento para essa doença com relação a indivíduos que não apresentam essa história.[11,12]

Menos de 1% dos casos de DA pode ser resultado de herança autossômica dominante, resultado da mutação de três genes específicos já identificados: **gene da proteína** precursora de amiloide (*APP*), **gene da proteína presseni-lina 1** (*PSEN1*) e **gene da proteína presenilina 2** (*PSEN2*).[2] Essas mutações genéticas são raras e geralmente proporcionam início de manifestações clínicas em idade mais precoce. Entre essas mutações, a variante da *PSEN1* é a mais prevalente, contemplando 50 a 75% dos casos de DA familial de início precoce.[13]

A síndrome de Down, na qual há a trissomia 21 (cromossomo no qual está localizado o gene da *APP*) também é condição que proporciona aumento do risco de DA.[2]

FISIOPATOLOGIA

A teoria predominante e mais aceita para explicar a DA é a teoria da cascata amiloide, proposta por Hardy e Higgins em 1992.[14] Nessa teoria, o acúmulo do peptídeo β-amiloide no tecido cerebral é considerado o evento fisiopatológico primordial da doença, podendo ocorrer por meio de sua hiperprodução ou redução do seu *clearance*.

A proteína precursora do amiloide, codificada pelo gene *APP* no cromossomo 21, é transmembrana e envolvida na homeostase sináptica.[15] Em vias fisiológicas, é clivada pela enzima α-secretase e, posteriormente, pela γ-secretase, dando origem a um fragmento não amiloidogênico (não tóxico). Em contrapartida, na via amiloidogênica – via patológica – há clivagem pela enzima β-secretase e, subsequentemente, pela γ-secretase, proporcionando a produção dos peptídeos β-amiloide (Aβ).[15]

Esses peptídeos Aβ contêm entre 17 e 42 aminoácidos, e as isoformas com 40 e 42 aminoácidos são as mais presentes na formação de placas amiloides.[16] Contudo, essas isoformas apresentam aspectos distintos que podem influenciar o processo de agregação; a isoforma Aβ-42, por exemplo, é menos solúvel que Aβ-40, portanto é mais propensa à agregação e à formação de placas amiloides.[17]

O processo de agregação dos peptídeos envolve uma série de processos interconectados, com formação de diferentes espécies de Aβ, como monômeros, dímeros, oligômeros, protofibrilas, fibrilas e, no estágio final dessa agregação, placas amiloides – que se depositam no meio extracelular.[15]

Além de os oligômeros Aβ estarem envolvidos no processo de disfunção sináptica, eles podem induzir a hiperfosforilação da proteína tau.[18] A proteína tau, responsável pela estabilização dos microtúbulos neuronais, ao ser fosforilada, leva à formação de filamentos helicoidais pareados insolúveis que, ao se agregarem, formam os emaranhados neurofibrilares intracelulares.

Cumpre observar que a "teoria da cascata amiloide" é um bom modelo explicativo para as formas autossômicas dominantes de DA, em que ocorre amiloidose precoce e massiva. Contudo, essa teoria parece não ser um bom modelo

explicativo para as formas esporádicas da doença, que compõem a grande maioria dos casos. Assim, mais recentemente, tem sido investigada a interveniência de outros mecanismos potencialmente envolvidos na fisiopatologia das formas esporádicas: neuroinflamação, estresse oxidativo, interferência em vias colinérgicas e excitotoxicidade glutamatérgica.[15,18,19]

MANIFESTAÇÕES CLÍNICAS

A DA é um *continuum* e as alterações neuropatológicas da doença iniciam-se muito antes das alterações cognitivas relacionadas com a doença. Esse *continuum* engloba três principais fases:

1. Fase pré-clínica, na qual o indivíduo é assintomático, mas já apresenta alterações neuropatológicas associadas à DA.
2. Comprometimento cognitivo leve em decorrência da DA, em que ocorrem alterações cognitivas, porém sem interferência significativa na funcionalidade do indivíduo.
3. Demência em decorrência da DA, na qual há prejuízo cognitivo com impacto na funcionalidade do indivíduo, de forma que, nessa fase, o processo demencial é segmentado em estágios leve, moderado e grave.[2]

Esse *continuum* da DA pode variar em período de 15 a 25 anos.[20] Estudos indicam que os indivíduos têm sobrevida média de 8 a 10 anos após diagnóstico de DA, embora alguns possam sobreviver por até 20 anos.[2] A sobrevida é significativamente mais curta nas formas pré-senis (Figura 98.1).

Embora a incidência da DA aumente a partir da oitava década de vida, é também a causa mais comum de demência entre os 50 e 70 anos.[21] Para casos em que os sintomas são iniciados antes dos 65 anos, denomina-se "demência por DA de início precoce"; enquanto, para aqueles com início após essa faixa etária, "demência por DA de início tardio".

Há algumas ponderações entre essas duas formas de apresentação clínica. A demência em decorrência da DA de início precoce pode apresentar maior chance de variantes atípicas (*i. e.*, formas não amnésticas), cursar com progressão mais rápida comparada à demência da DA de início tardio e, por fim, aumentar a possibilidade para causas de herança autossômica dominante (principalmente casos de indivíduos com menos de 55 anos e com história familiar de pelo menos duas gerações com demências de início precoce).[21]

APRESENTAÇÃO TÍPICA

A apresentação clássica da doença envolve predomínio de comprometimento da memória episódica, refletindo a distribuição topográfica da patologia neurofibrilar no córtex entorrinal e na formação hipocampal, de modo que o paciente apresenta sintomas como dificuldade em lembrar-se

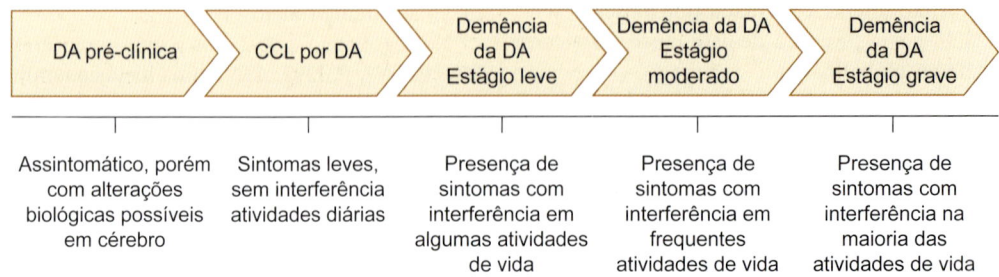

Figura 98.1 *Continuum* da doença de Alzheimer (DA). CCL: comprometimento cognitivo leve. (Adaptada de: 2024 Alzheimer's, 2024.)[2]

de acontecimentos recentes, compromissos, recados, repetição de perguntas, perda de objetos pessoais. Com o curso progressivamente lento da doença, ocorre envolvimento de áreas neocorticais associativas frontais, temporais e parietais, levando ao surgimento de outras alterações cognitivas, como disfunção executiva, dificuldade para manipular objetos, alterações de linguagem e de memória operacional, dificuldade para cálculos e desorientação espacial.[20,21] Anosognosia, marcada pela dificuldade do indivíduo em reconhecer os próprios déficits, é comum, de forma que a obtenção da história clínica junto a familiar ou acompanhante que convive com esse paciente é indispensável.

Além disso, é comum nessa condição ocorrerem alterações comportamentais (sintomas neuropsiquiátricos), como apatia, irritabilidade, sintomas depressivos, agitação/agressividade, alucinações e delírios.

A doença pode apresentar outros sintomas fora do escopo cognitivo-comportamental. Em estágios leves da demência da DA podem ocorrer alterações do ciclo vigília-sono. Por outro lado, nos estágios moderado a avançado, podem-se observar outros sintomas, como mioclonias, parkinsonismo, disfagia, incontinência esfincteriana e, mais raramente, crises epilépticas.

O prejuízo cognitivo-comportamental presente nessa doença acarreta um comprometimento funcional significativo. Em estágios leves da demência observa-se, primeiro, dependência para atividades instrumentais da vida diária, como cozinhar, gerenciar as finanças pessoais ou os próprios medicamentos. Com a progressão da síndrome demencial, em estágios moderado a avançado, há deterioração para as atividades básicas de vida diária, como higiene pessoal.

APRESENTAÇÕES ATÍPICAS

Esse grupo de apresentações atípicas, como mencionado anteriormente, não apresenta prejuízo amnéstico significativo na fase inicial da doença. Há quatro variantes principais: atrofia cortical posterior; afasia progressiva primária logopênica; síndrome corticobasal; variante comportamental-disexecutiva. Na Tabela 98.1, há destaque para as principais características clínicas dessas apresentações.[22]

DIAGNÓSTICO

O primeiro delineamento de critérios diagnósticos para doença de Alzheimer ocorreu em 1984 pela National Institute of Neurological and Communicative Disorders and Stroke-Alzheimer's Disease and Related Disorders Association (NINCDS-ADRDA).[23] A partir de avaliação clínica e neuropsicológica com exames complementares como tomografia computadorizada (TC) de crânio e revisão laboratorial, era possível segmentar o diagnóstico em categorias como possível, provável e definitivo. Nessa época, para o diagnóstico definitivo da doença, além de o indivíduo apresentar critério diagnóstico provável para DA, deveria haver evidência histopatológica compatível por meio de biopsia ou necropsia.

A partir de 2011, a National Institute on Aging-Alzheimer's Association (NIA-AA) atualizou esses critérios diagnósticos, em virtude dos avanços ocorridos ao longo de três décadas: novos exames complementares (ressonância magnética [RM] de encéfalo, surgimento de biomarcadores no líquido cefalorraquidiano [LCR], testes genéticos) e melhor conhecimento sobre características de outras etiologias demenciais (como demência com corpos de Lewy e demência frontotemporal).[24]

Tabela 98.1 Características clínicas presentes nas variantes atípicas da doença de Alzheimer.

Atrofia cortical posterior

Avaliação neuropsicológica: comprometimento principalmente em habilidade visuoespacial e visuoperceptivo.

Exame neurológico
- Em casos de acometimento de via dorsal (biparietal):
  - Síndrome de Balint: simultanagnosia, ataxia óptica, apraxia ocular
  - Síndrome de Gerstmann: desorientação esquerda-direita, agnosia digital, discalculia, disgrafia
- Em casos de acometimento de via ventral (occipitotemporal): prosopagnosia, por vezes alexia com leitura de letra por letra.

Afasia progressiva primária logopênica

Avaliação neuropsicológica: comprometimento predominante de linguagem. Há dificuldade para encontrar palavras, parafasias fonêmicas, circunlocução. Conhecimento semântico preservado e sem agramatismo.

Síndrome corticobasal

Avaliação neuropsicológica: os domínios cognitivos afetados podem ser variáveis. Podem ocorrer prejuízos de linguagem, habilidades visuoespaciais (especialmente habilidades construtivas) e disfunção executiva. Déficit amnéstico geralmente não é proeminente.
Exame neurológico: pode apresentar alterações como: parkinsonismo rígido-acinético, apraxia de membros, mioclonias, distonia de membro, fenômeno de membro alienígena, perda sensitiva cortical (agnosia tátil), discalculia.

Variante comportamental-disexecutiva

Avaliação neuropsicológica:
- Variante comportamental: assemelha-se à variante comportamental da demência frontotemporal (vcDFT). Pode apresentar alterações como desinibição, perda de empatia, apatia, hiperoralidade, comportamentos obsessivo-compulsivos. Um dado que pode auxiliar a diferenciar de vcDFT é a presença de alucinações
- Variante disexecutiva: predomínio disexecutivo, com prejuízo pequeno em outras funções cognitivas. Não apresenta tipicamente alterações marcantes de personalidade, embora apatia seja comum.
Exame neurológico: exame neurológico normal. Contudo, em alguns pacientes há possibilidade de identificação de sinais de liberação frontal, como: perseverações, reflexo de sucção, *snout*, reflexo palmomentoniano e reflexos de preensão palmar e plantar. Há possibilidade, também, de pior desempenho na sequência de movimentos de Luria.

Adaptada de: Polsinelli e Apostolova, 2022.[22]

Além de proporcionar elaboração de critérios diagnósticos para DA que poderiam ser aplicados à prática e à pesquisa clínica, foram contempladas definições acerca de fases pré-demência da DA, como fase pré-clínica e comprometimento cognitivo leve (CCL).[24] O diagnóstico de demência da DA também foi segmentado em categorias possível, provável e definitivo (esse último por meio de exame neuropatológico compatível com DA ou na presença de mutação genética patogênica). Em 2011, a aplicação de biomarcadores era considerada critério corroborador e não uma forma de definir a doença.[24] Em 2012, foi também realizada atualização dos critérios diagnósticos neuropatológicos da DA pela NIA-AA.[25,26]

Com o progresso científico alcançado em poucos anos, em 2018 realizou-se atualização conceituando-se a DA como uma entidade biológica, a fim de ser aplicada, sobretudo, em pesquisas clínicas.[27] A partir disso, a DA seria definida pela detecção do seu processo patológico subjacente, seja por exame *post mortem* ou por uso, *in vivo*, de biomarcadores. Os biomarcadores são avaliados de acordo com a classificação AT(N), em que "A" evidencia patologia amiloide, "T" patologia tau e "N" neurodegeneração. Pelo sistema AT(N), a doença é definida biologicamente quando ocorre presença de patologia amiloide (A+) e de tau (T+) (Tabela 98.2).[27]

Por fim, o licenciamento do primeiro fármaco modificador de doença pela Food and Drug Administration (FDA) proporcionou, em 2023, um documento preliminar divulgado pela Alzheimer's Association (AA) dos critérios revisados para diagnóstico e estadiamento da doença.[28] A motivação desse rascunho foi possibilitar uma interface entre a pesquisa clínica e a assistência em face das evidências científicas atuais, embora seja enfatizado que esse documento não deva ser interpretado como uma diretriz para prática clínica. Nesse registro, o grupo de estudo alega que a DA deve ser definida de modo biológico e não como síndrome clínica, ao se tratar de um *continuum*, como já mencionado neste capítulo. Nessa atualização, além dos biomarcadores obtidos por exames de LCR ou de tomografia de crânio por emissão de pósitrons (PET), são incluídos tanto biomarcadores plasmáticos relacionados com a patologia da DA como também biomarcadores de outras copatologias.[28] É importante ressaltar que esse documento com nova proposta de critérios pela AA tem sido criticado e que ainda será revisado antes de publicação definitiva.

Como realizar o diagnóstico na prática clínica?

Atualmente, o diagnóstico provável de demência por DA na prática clínica baseia-se nos critérios descritos pela NIA-AA em 2011[29] e pelo Departamento Científico de Neurologia Cognitiva e do Envelhecimento da Academia Brasileira de Neurologia (ABN) em 2022,[30,31] ilustrados na Tabela 98.3.

Logo, o diagnóstico clínico baseia-se em coleta minuciosa de uma história clínica das alterações cognitivas, comportamentais e funcionais, sendo aferidas por meio de testagem neuropsicológica. Em 2022, o Departamento Científico de Neurologia Cognitiva e do Envelhecimento da ABN publicou consenso sobre diagnóstico da DA no qual sugere protocolo neuropsicológico para cada nível de atenção à saúde.[31] Entre os testes breves, há Miniexame do Estado Mental (MEEM), Exame Cognitivo de Montreal (MoCA, do inglês *Montreal Cognitive Assessement*) e Bateria Breve de Rastreio Cognitivo (BBRC). Quanto às baterias multifuncionais, há instrumentos sugeridos como Exame Cognitivo de Addenbrooke – versão revisada (ACE-R, do inglês *Addenbrooke's Cognitive Examination – Revised*), *Consortium to Establish a Registry for Alzheimer's Disease* (CERAD) e a Escala Mattis de Demência (MDRS, do inglês *Mattis Dementia Rating Scale*). O desempenho nesses testes é avaliado conforme os seus pontos de corte, que são ajustados pelo nível de escolaridade. A funcionalidade, por sua vez, pode ser acessada por escalas apropriadas, como o Questionário de Atividades Funcionais de Pfeffer e o *Activities of Daily Living Questionnaire*, entre outros.[31]

Tabela 98.2 Classificação AT(N).[27]

A–T–(N)–	Biomarcadores de DA normais
A+T–(N)–	Alteração patológica de DA
A+T+(N)–	Doença de Alzheimer, sem neurogeneração
A+T+(N)+	Doença de Alzheimer, com neurodegeneração
A+T–(N)+	Alteração patológica de DA + copatologia não DA
A–T+(N)–	Patologia não DA
A–T–(N)+	Patologia não DA
A–T+(N)+	Patologia não DA

A: patologia amiloide; DA: doença de Alzheimer; T: patologia tau; N: neurodegeneração. (Adaptada de: Jack et al., 2018.)

Tabela 98.3 Diagnóstico de demência na doença de Alzheimer provável, segundo critérios da National Institute on Aging-Alzheimer's Association e do Departamento Científico de Neurologia Cognitiva e do Envelhecimento da Academia Brasileira de Neurologia.

Demência na doença de Alzheimer provável
Além de preencher critérios para demência, deve apresentar as seguintes características:
1. Início insidioso (meses ou anos).
2. História clara ou observação de piora cognitiva.

3. Déficits cognitivos iniciais e mais proeminentes em uma das seguintes categorias:
• Apresentação amnéstica (devendo apresentar outro domínio cognitivo afetado)
• Apresentação não amnéstica (devendo apresentar outro domínio cognitivo afetado)
  ° Linguagem
  ° Habilidade visuoespacial
  ° Função executiva.

4. Tomografia ou, preferencialmente, ressonância magnética do crânio para exclusão de outras possibilidades diagnósticas ou comorbidades, principalmente de doença vascular cerebral.
5. O diagnóstico de demência da DA provável não deve ser aplicado quando houver: • Evidência de doença cerebrovascular importante definida por história de AVC temporalmente relacionado com o início ou a piora do comprometimento cognitivo; ou presença de infartos múltiplos ou extensos; ou lesões acentuadas na substância branca evidenciadas por exames de neuroimagem • Características centrais de demência com corpos de Lewy (alucinações visuais, parkinsonismo, distúrbio comportamental do sono REM e flutuação cognitiva) • Características proeminentes da variante comportamental da demência frontotemporal (hiperoralidade, hipersexualidade, perseveração) • Características proeminentes de afasia progressiva primária manifestando-se como a variante semântica (com discurso fluente, anomia e dificuldades de memória semântica) ou como a variante não fluente (com agramatismo e/ou apraxia de fala importante) • Evidência de outra doença concomitante e ativa, neurológica ou não neurológica, ou de uso de medicação que pode ter efeito substancial sobre a cognição.

AVC: acidente vascular cerebral; DA: doença de Alzheimer; REM: *rapid eye movement*.

Como um dos critérios diagnósticos envolve a exclusão de outras causas de demência, a realização de exames complementares é fundamental, principalmente para excluir etiologias potencialmente tratáveis e comorbidades.

Os exames laboratoriais devem incluir hemograma, função renal e hepática, perfil lipídico e metabólico (sódio, potássio, cálcio séricos), glicemia de jejum, vitamina B12, TSH, T4 livre, VDRL e, em casos atípicos ou em suspeita clínica, sorologia anti-HIV.[31]

Exames de neuroimagem – como TC ou RM de crânio – são imprescindíveis para descartar causas estruturais e identificar padrões de atrofia cerebral.[29,31] Achados como atrofia de estruturas mesiais temporais (*i. e.*, formação hipocampal), mensuradas pela escala de Scheltens (MTA, do inglês *medial temporal lobe atrophy*),[32] aumentam a probabilidade do diagnóstico de DA em contexto clínico apropriado. A RM é considerada exame de escolha em virtude de sua melhor resolução anatômica e de diferentes técnicas de imagem que, por sua vez, são úteis para diagnósticos diferenciais de outras demências (Figura 98.2).

Quando indicar o uso de biomarcadores?

Os biomarcadores diagnósticos de DA, segundo consenso do Departamento Científico de Neurologia Cognitiva e do Envelhecimento da ABN, são indicados em casos de demência de início pré-senil, apresentação clínica atípica ou suspeita de doenças inflamatórias, infecciosas ou priônicas do sistema nervoso central.[31]

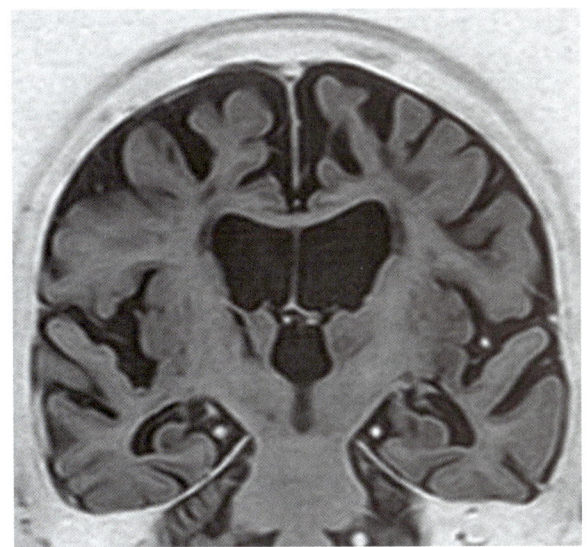

Figura 98.2 Atrofia em estrutura mesial temporal. Fonte: Arquivo pessoal.

Biomarcadores para doença de Alzheimer

Entre os métodos de biomarcadores da DA, há a dosagem de proteínas em LCR, as modalidades de neuroimagem (funcional e molecular) e, recentemente, a dosagem de proteínas em plasma.

Quanto ao LCR, os estudos têm mostrado que na DA há elevação significativa dos níveis de tau total e de tau hiperfosforilada (p-tau 181), assim como níveis reduzidos de Aβ-42 e da razão Aβ-42/Aβ-40, parâmetros altamente sensíveis e específicos para a detecção da doença, mesmo em sua fase pré-demencial.[33] Esses marcadores também são úteis no diagnóstico diferencial entre DA e outras causas de demência, como a demência frontotemporal.

A neuroimagem molecular possibilitou a identificação *in vivo* da amiloidose e da neurodegeneração associada à patologia tau. Exames de PET com ligantes radioativos que se fixam aos depósitos proteicos de amiloide (como o agente denominado "PiB [*Pittsburgh compound B*]", entre outros) e de tau (como o ligante flortaucipir) possibilitam a visualização dos depósitos proteicos associados à doença (Figura 98.3).[34,35]

Como biomarcador para neurodegeneração, a neuroimagem funcional, por meio da PET com ligante de fluorodeoxiglicose (PET-FDG) possibilita revelar hipometabolismo temporoparietal posterior, padrão considerado típico da DA, conforme ilustrado na Figura 98.4.[36] Esse padrão de

comprometimento posterior também pode ser observado na tomografia computadorizada por emissão de fóton único (SPECT); nesse caso, com indicativo de hipofluxo na mesma região. A sensibilidade diagnóstica da SPECT, contudo, é mais baixa com relação à PET-FDG.

Mais recentemente, alguns biomarcadores plasmáticos, dosados por meio de técnicas mais sensíveis, têm apresentado bom desempenho diagnóstico.[37] Entre os biomarcadores plasmáticos, segundo o documento preliminar proposto pela Alzheimer's Association,[28] há biomarcadores com patologia condizente com DA, com patologia envolvida na doença mesmo não sendo específica de DA e com outras copatologias não DA, conforme ilustrado na Tabela 98.4. Ainda que alguns biomarcadores plasmáticos tenham sido inclusos no documento preliminar do grupo de estudo para revisão diagnóstica e estadiamento de DA pela Alzheimer's Association, é importante destacar que eles ainda não têm regulação aprovada pela FDA.[28]

TRATAMENTO

O tratamento da DA consiste em pilares não farmacológicos e farmacológicos, que variam de acordo com os estágios da doença.

A equipe multidisciplinar – composta por enfermeiros, fisioterapeutas, fonoaudiólogos, neuropsicólogos e terapeutas ocupacionais – desempenha papel fundamental nas terapias não farmacológicas da doença. Programas de reabilitação cognitiva e orientação para a realidade possibilitam melhora de sintomas cognitivos; por outro lado, intervenções psicoeducativas, terapia de reminiscência e musicoterapia/dança possibilitam melhora de sintomas neuropsiquiátricos.[38]

A terapia farmacológica pode ser dicotomizada em terapias sintomáticas e terapias modificadoras de doença.

Terapias farmacológicas sintomáticas

A Agência Nacional de Vigilância Sanitária (Anvisa) licenciou quatro fármacos para terapia sintomática da doença, sendo três pertencentes à classe de inibidores da colinesterase (donepezila, galantamina e rivastigmina) e o quarto, à classe de antagonistas do receptor N-metil-D-aspartato (memantina).

Os inibidores da colinesterase (IChE) proporcionam um aumento no estímulo colinérgico do sistema nervoso central. Os ensaios clínicos desses fármacos demonstraram benefício clínico, ainda que modesto, sobre sintomas cognitivo-comportamentais e sobre o desempenho funcional dos

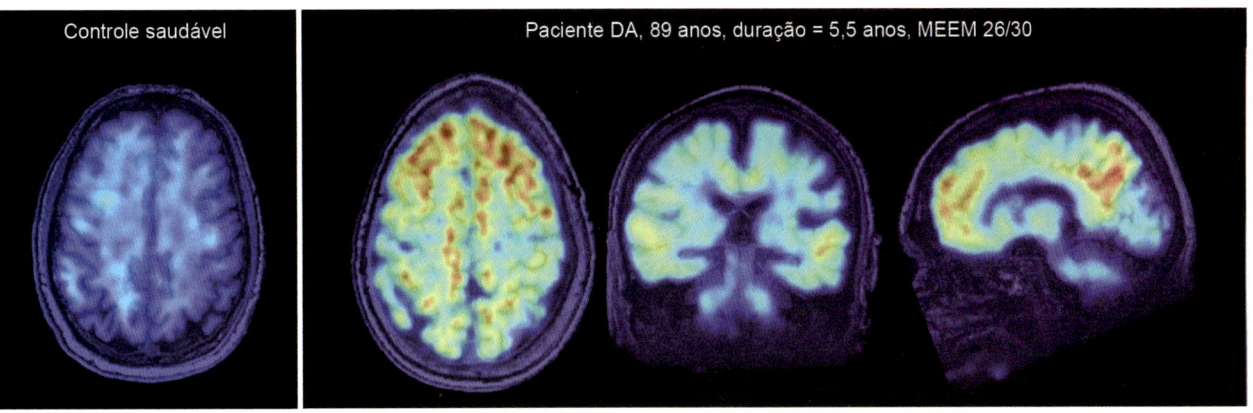

Figura 98.3 Exame de PET amiloide de paciente acometido com doença de Alzheimer (DA). Fonte: Arquivo pessoal.

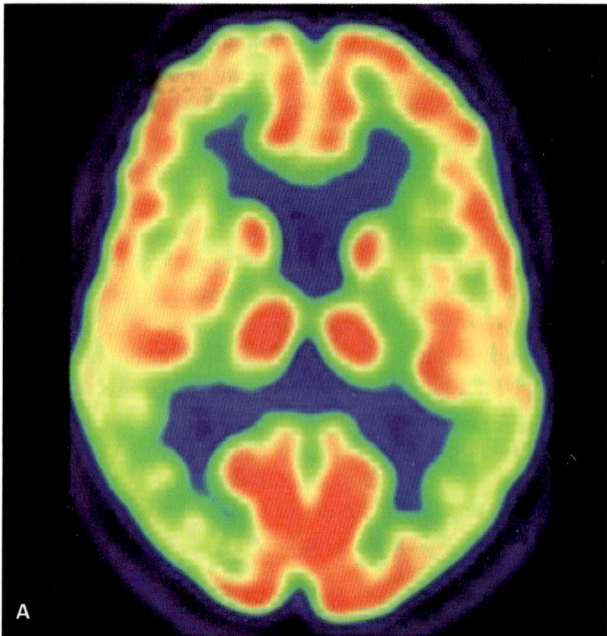

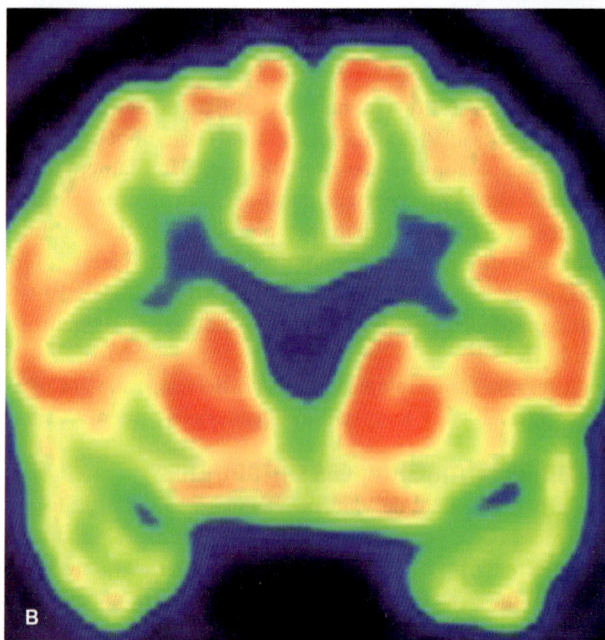

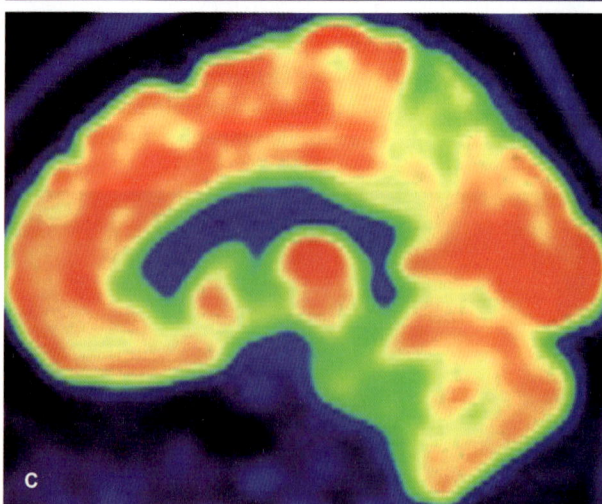

Figura 98.4 Hipometabolismo temporoparietal posterior evidenciado em cortes axial (**A**), coronal (**B**), sagital (**C**) em PET-FDG cerebral de paciente acometido com doença de Alzheimer. Fonte: Arquivo pessoal.

pacientes com DA.[39] O uso dessa classe está indicado para estágios leve, moderado e avançado da demência da DA.

Comparando os três IChE, não há diferenças significativas quanto à eficácia.[39] Os eventos adversos mais comuns são náuseas, vômitos, diarreia, cefaleia e insônia. A titulação lenta da dose é a medida mais efetiva na redução desses efeitos, embora em alguns casos essa medida não seja suficiente, de modo que o tratamento deve ser interrompido. Nesse caso, recomenda-se a troca de um agente por outro da mesma classe. Ademais, pacientes que não se beneficiam com um determinado IChE podem apresentar resposta satisfatória com outra medicação da mesma classe.[38]

Os IChE são contraindicados em pacientes com bradicardia ou arritmia cardíaca (mais especificamente, bloqueio atrioventricular acima de primeiro grau).[31] Portanto, recomenda-se que pacientes com antecedentes de arritmias cardíacas ou com anormalidades em eletrocardiograma sejam submetidos à avaliação cardiológica antes da introdução do medicamento.

Por outro lado, a memantina, antagonista do receptor N-metil-D-aspartato (NMDA), proporciona uma redução da excitotoxicidade glutamatérgica no sistema nervoso central. É medicamento aprovado para estágios moderado a avançado da demência da DA, com evidências de melhora em sintomas cognitivo-comportamentais e funcionais da doença.[40] Os eventos adversos mais comuns são sonolência, tontura e cefaleia.[31]

Em estágios moderado a avançado da demência da DA, a terapia combinada com IChE e memantina demonstrou benefício nos sintomas cognitivo-comportamentais e no desfecho funcional desses pacientes comparados ao placebo.[41]

A Tabela 98.5 ilustra essas terapias farmacológicas com suas apresentações e posologias disponíveis.

Além do declínio cognitivo presente nessa condição, os sintomas neuropsiquiátricos são frequentes, como depressão, ansiedade, apatia, agitação/agressividade, delírios. Os IChE e a memantina podem ter efeitos positivos sobre esses sintomas. Embora a Anvisa não tenha aprovado medicamento com indicação específica para o tratamento de sintomas neuropsiquiátricos na DA, a FDA aprovou o fármaco brexpiprazol para controle de agitação no contexto da doença.[42]

Para casos com baixa resposta de IChE ou memantina aos sintomas neuropsiquiátricos, o uso *off-label* de antidepressivos (destacando a classe de inibidores seletivos de recaptação de serotonina) ou de antipsicóticos atípicos (como quetiapina, risperidona ou olanzapina) é comum, embora com eficácia reduzida e demandando atenção especial à segurança.[38]

Terapias farmacológicas modificadoras de doença

Há mais de duas décadas, após aprovação da memantina em 2003, nenhuma agência reguladora havia aprovado nova terapia direcionada à DA. Até então, os medicamentos disponíveis eram de efeito sintomático, isto é, não apresentavam interferência no curso natural e progressivo da doença. Esse panorama mudou em 2021, com a aprovação, em caráter excepcional, do aducanumabe pela FDA, ainda que essa aprovação tenha sido controversa. Em 2023, a FDA realizou a aprovação em via regular de outro fármaco modificador de doença, o lecanemabe. Ainda naquele ano, houve publicação demonstrando desfecho primário positivo com o fármaco donanemabe, aguardando posicionamento da FDA. Quanto ao posicionamento da Anvisa, o

Tabela 98.4 Biomarcadores para demência.

Categoria biomarcador	LCR/Plasma	Neuroimagem
Biomarcadores principais		
Eixo 1 (detecção precoce de DA em pacientes assintomáticos ou confirmação de DA como patologia subjacente em paciente sintomático)		
A (proteinopatia Aß)	Aß-42	PET amiloide
T1 (tau fosforilada e secretada DA)	p-tau 217; p-tau 181; p-tau 231	
Eixo 2 (não são considerados, isoladamente, para diagnóstico de DA)		
T2 (proteinopatia tau DA)	pT205; MTBR-243; fragmentos não fosforilados tau	PET tau
Biomarcadores não específicos, mas envolvidos na fisiopatologia-DA		
N (injúria, disfunção ou degeneração de neurópilo)	Nfl	RM crânio, PET-CT FDG
I (inflamação, ativação astrocitária)	GFAP	
Biomarcadores de copatologia não DA		
V (injúria vascular)	Nfl	Área de AVC, lesão de substância branca cerebral
S (α-sinucleína)	(α-Syn-SAA)	

aSyn: α-sinucleína; AVC: acidente vascular cerebral; DA: doença de Alzheimer; FDG: fluorodeoxiglicose; GFAP: proteína ácida fibrilar glial, do inglês *glial fibrillary acidic protein*; LCR: líquido cefalorraquidiano; Nfl: neurofilamento de cadeia leve; PET: tomografia por emissão de pósitrons; RM: ressonância magnética; SAA: amiloide sérico A. (Adaptada de: Jack et al., 2024.)[28]

Tabela 98.5 Terapias sintomáticas para a demência da doença de Alzheimer.

Donepezila	Formulação disponível: comprimido 5 mg e 10 mg
	Posologia: iniciar com 5 mg/dia e, após 4 semanas, aumentar para 10 mg/dia
	Dose terapêutica: 5 a 10 mg/dia
	Metabolismo hepático
	Administração: 1 vez/dia
ou	
Galantamina	Formulação disponível: cápsula 8 mg, 16 mg e 24 mg
	Posologia: iniciar com 8 mg/dia e aumentar 8 mg a cada 4 semanas
	Dose terapêutica: 16 a 24 mg/dia
	Metabolismo hepático
	Administração: 1 vez/dia
ou	
Rivastigmina	Formulações disponíveis: cápsula 1,5 mg; 3 mg; 4,5 mg e 6 mg | solução oral 2 mg/mℓ | adesivo 4,6 mg (5 cm²); 9,5 mg (10 cm²), 13,3 mg (15 cm²)
	Posologia (via oral): iniciar com 3 mg/dia e aumentar 3 mg a cada 4 semanas
	Dose terapêutica: 6 a 12 mg/dia
	Posologia (via transdérmica): iniciar com 4,6 mg/24 h (5 cm²) e aumentar para 9,5 mg/24 h (10 cm²)
	Administração: 2 vezes/dia (via oral) e 1 vez/dia (via transdérmica)
Se estágio moderado-grave:	
+ Memantina	Formulação disponível: comprimido de 10 mg e 20 mg
	Posologia: iniciar com 5 mg/dia e aumentar 5 mg a cada semana
	Dose terapêutica: 20 mg/dia (10 mg/dia para ClCr < 30 mℓ/min)
	Metabolismo hepático
	Administração: 1 ou 2 vezes/dia

registro do aducanumabe foi indeferido, enquanto lecanemabe e donanemabe estão em processo de análise.

Anualmente, publica-se uma revisão com o panorama geral de fármacos em investigação registrados no clinicaltrials.gov para a DA. Em 2024, foram identificados 164 ensaios clínicos que avaliaram 127 fármacos; 34% desses estudos avaliam agentes biológicos modificadores de doença, 41% avaliam pequenas moléculas modificadoras de doença, 10% investigam agentes para melhora de sintomas cognitivos e 14% investigam agentes para o tratamento de sintomas neuropsiquiátricos.[43] De acordo com o sistema *Common Alzheimer's Disease Research Ontology* (CADRO) realizou-se a classificação de alvos desses fármacos registrados, que podem ser mais bem avaliados na Figura 98.5.

Aducanumabe

O aducanumabe é anticorpo monoclonal com alvo terapêutico na porção N-terminal da proteína beta-amiloide, com seletividade diferente para oligômeros solúveis e placas amiloides insolúveis. Investigou-se a eficácia do fármaco, considerando-se como desfecho primário a funcionalidade medida com a escala *Clinical Dementia Rating-Sum of Boxes* (CDR-SB), em dois grandes ensaios clínicos com desenhos similares, o EMERGE e o ENGAGE. Em 2019, esses ensaios clínicos de fase 3 foram precocemente interrompidos após análise de futilidade. Contudo, posteriormente a essa interrupção, a indústria responsável pelo desenvolvimento submeteu os resultados dos estudos com o fármaco à FDA para avaliação de seu licenciamento após reanálise dos dados em que, apenas em um dos ensaios clínicos de fase 3 (EMERGE), observou-se redução da progressão na escala CDR-SB para o grupo de dose elevada do aducanumabe em comparação ao grupo tratado com placebo. Diante da divergência dos resultados clínicos perante esses dois ensaios clínicos de desenho similar, a aprovação desse fármaco em caráter excepcional pela FDA gerou grande controvérsia, principalmente pelo fato de a aprovação ser justificada por um efeito biológico e não clínico.[44]

No início de 2024, o fabricante do aducanumabe anunciou que o fármaco seria descontinuado, em virtude de a empresa optar por priorizar seus recursos em outro tratamento para a DA (e não ser descontinuado por motivos relacionados com a segurança ou eficácia).[2]

Lecanemabe

O lecanemabe é também anticorpo monoclonal, com mecanismo direcionado aos oligômeros beta-amiloide maiores ou protofibrilas (precursores das placas amiloides). O ensaio clínico CLARITY-AD investigou a eficácia desse fármaco (com desfecho primário também definido como a pontuação na escala CDR-SB) em indivíduos com CCL em decorrência da DA ou demência da DA em estágio leve.

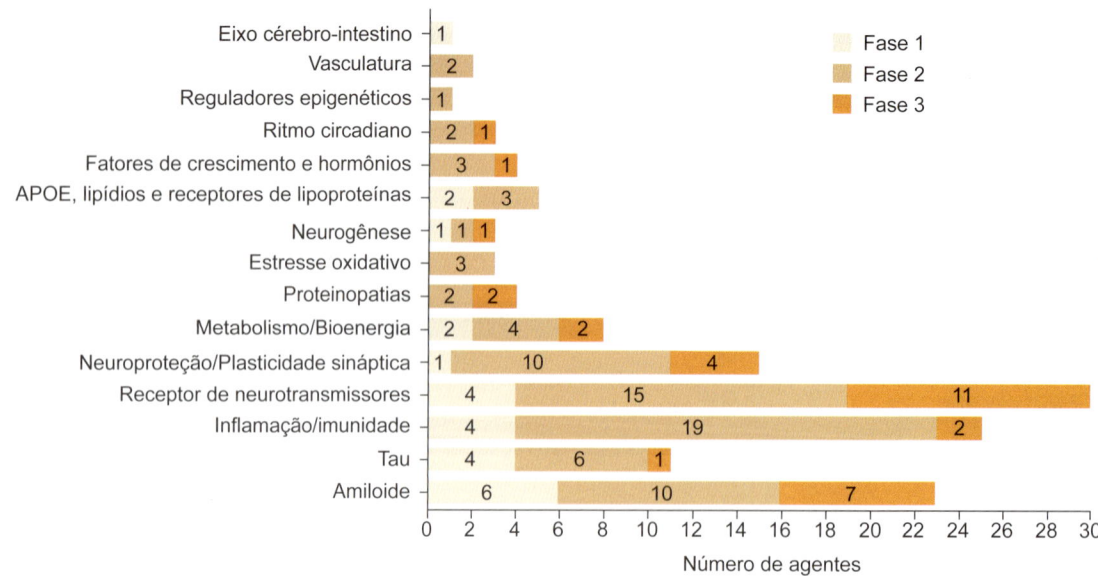

Figura 98.5 Alvos terapêuticos de fármacos, segundo classificação CADRO, registrados no clinicaltrials.gov. (Adaptada de: Cummings et al., 2024.)[43]

Após 18 meses de tratamento, o grupo intervenção apresentou redução no declínio cognitivo-funcional em 27% na comparação com o grupo placebo – equivalente a uma diferença de 0,45 ponto na escala CDR-SB.[45]

No ensaio clínico, as taxas de óbitos foram semelhantes entre os grupos. Por outro lado, na avaliação de evento adverso comum às imunoterapias antiamiloide, em que pode ocorrer uma predisposição à inflamação no ambiente extracelular, onde se localizam os agregados de peptídeo beta-amiloide – conhecidos como *amyloid related imaging abnormalities* (ARIA), observou-se presença de ARIA-H (na qual há depósito de hemossiderina) em 17,3% no grupo lecanemabe e 9% no placebo, e de ARIA-E (presença de edema) em 12,6% no grupo lecanemabe e 1,7% no placebo. No grupo intervenção desse estudo, evento sintomático ocorreu em 2,8% dos casos com ARIA-E e em 0,7% dos casos com ARIA-H.[45]

Com a aprovação desse medicamento pela FDA e com recomendações de uso já publicadas para população dos EUA,[46] esse fármaco torna-se uma nova perspectiva de tratamento para a doença. Ainda assim, ponderações, ressalvas e cuidados devem ser considerados. Uma argumentação seria a magnitude do efeito clínico desse medicamento. Já foi avaliado que uma diferença mínima com impacto clínico para CCL em decorrência da DA seria de 0,98 na escala CDR-SB e de 1,63 para demência em estágio leve, valores com diferença bem acima do apresentado no ensaio clínico CLARITY-AD.[47] Ademais, a população com DA elegível para essa terapia é baixa. Em estudo populacional, com base na coorte do *Mayo Clinic Study of Aging*, observou-se que apenas 8% da amostra preencheu os critérios de inclusão para receber esse tratamento.[48]

Donanemabe

O donanemabe é também anticorpo monoclonal com alvo para terminal N truncado da proteína beta-amiloide, forma insolúvel e presente apenas em placas amiloides cerebrais. O ensaio clínico de fase 3 TRAILBLAZER-ALZ 2 investigou a eficácia desse fármaco em indivíduos com DA sintomática inicial (CCL ou demência em estágio leve) a partir da *integrated Alzheimer Disease Rating Scale* (iADRS) que mensura parâmetros cognitivo-funcionais. Nesse estudo, o grupo intervenção foi segmentado conforme grau de patologia tau (baixa e média ou alta).

Após 76 semanas, demonstrou-se redução de 35,1% na progressão dos sintomas cognitivo-funcionais no grupo de participantes com baixa-média carga de patologia tau que recebeu tratamento ativo em comparação ao grupo placebo. Considerando os participantes com qualquer grau de intensidade de patologia tau (baixa e média ou alta) do grupo intervenção, houve também redução da progressão dos sintomas da doença, mas em menor magnitude (22,3%).[49]

Quanto aos desfechos de segurança, observaram-se ARIA-E em 24% e 2,1% e ARIA-H em 31,4% e 13,6%, no grupo intervenção e no grupo placebo, respectivamente. Uma grande preocupação foi a ocorrência de três óbitos relacionados com o tratamento nesse estudo em decorrência de complicações de ARIA, sendo dois participantes carreadores heterozigóticos do alelo ε4 do **gene da apolipoproteína E**,[49] que comprovadamente aumenta o risco de ARIA. A FDA ainda está analisando o licenciamento desse fármaco nos EUA.

CONSIDERAÇÕES FINAIS

A primeira descrição clinicopatológica da DA ocorreu em 1906 e, após mais de 1 século, com o desenvolvimento dos biomarcadores, houve avanços significativos na forma de realizar o diagnóstico da doença. Além da mudança no diagnóstico na DA, a aprovação recente de terapias modificadoras de doença pela FDA – ainda que pendente o posicionamento da Anvisa em torno do lecanemabe e do donanemabe – quebra a inércia de duas décadas dos recursos terapêuticos sintomáticos até então disponíveis para essa condição.

Ainda que haja obstáculos grandes quanto ao acesso de biomarcadores na prática clínica e limitações para a aplicação das terapias modificadoras de doença (seja pelas indicações de sua terapia, pela incerteza da magnitude de seu efeito, pelos problemas de segurança e pelo custo financeiro), os avanços dessa área são inegáveis, gerando uma esperança de melhores perspectivas futuras aos indivíduos acometidos, aos seus familiares e aos profissionais de saúde centrados em seu cuidado.

CAPÍTULO 99

Demência Frontotemporal

Leonel T. Takada • Valéria Santoro Bahia • Ricardo Nitrini

INTRODUÇÃO

A descrição inicial de casos de degeneração lobar fronto-temporal (DLFT) é atribuída a Arnold Pick, no final do século XIX, ao observar pacientes com afasia e alterações comportamentais associadas à atrofia focal das porções anteriores do cérebro. Alguns anos depois, Alois Alzheimer, ao analisar os achados histopatológicos desses casos, observou inclusões intraneuronais argirofílicas e neurônios corticais balonados, que mais tarde seriam denominados "corpúsculos" e "células de Pick", respectivamente.

Inicialmente propôs-se o termo "doença de Pick" como sinônimo de demência frontotemporal (DFT), mas, com o passar dos anos, ficou claro que as doenças que causavam degeneração frontotemporal formavam um grupo heterogêneo, tanto do ponto de vista clínico quanto neuropatológico. O termo doença de Pick, então, passou a ser empregado apenas como diagnóstico neuropatológico, com achados específicos, e que representa atualmente apenas uma pequena fração do total (cerca de 10% do total de casos).

A designação degeneração lobar frontotemporal (DLFT) engloba síndromes clinicopatológicas que incluem a variante comportamental da demência frontotemporal (vcDFT), a afasia progressiva primária agramática ou não fluente (APPNF/A), a afasia progressiva primária fluente (APPF), que usualmente corresponde à fase inicial da demência semântica (DS), a DLFT com esclerose lateral amiotrófica, a degeneração corticobasal e a paralisia supranuclear progressiva. A maioria dessas síndromes clínicas também compartilha alterações patológicas com corpos de inclusão tau-positivos (DLFT-TAU) ou TDP-43-positivos (*TAR DNA-binding protein 43*). Os casos geneticamente comprovados de DLFT familiar são causados mais frequentemente por mutações nos genes que codificam a proteína tau (DLFT-TAU) ou a progranulina (levando à DLFT-TDP).

Neste capítulo, vamos apresentar as síndromes em que predominam as alterações do comportamento ou da linguagem: vcDFT, APPNF e DS, que, em conjunto, são denominadas "demências frontotemporais" (DFTs).

EPIDEMIOLOGIA

A DFT é considerada a segunda causa de demência degenerativa mais frequente na população com menos que 65 anos, sendo a primeira a doença de Alzheimer (DA).

Não há estudos de prevalência de demências pré-senis em população brasileira. Estudos de prevalência populacional realizados na América Latina demonstram a DFT como causa da demência em 1,5 a 2,8% dos casos em indivíduos acima de 55 a 60 anos.

A prevalência de DFT é estimada em 15 a 22 casos por 100.000 habitantes, e a incidência é de 1,3 a 4 casos por 100.000 habitantes/ano, com base em estudos realizados nos EUA e na Europa.

Em estudo colaborativo de três centros – nos EUA e na Alemanha – com 353 pacientes, a vcDFT foi diagnosticada em 57% dos pacientes (seguida por APP-NF/A em 25% e APP-S em 18%). Uma recente revisão sistemática mostrou que, entre os indivíduos com demência e idade abaixo de 65 anos, a frequência de vcDFT é de 10,2%; entre indivíduos com demência e mais de 65 anos, a frequência é de 2,7%. A maior parte dos estudos arrolados nessa revisão utilizou os critérios de 1998, cuja acurácia é bem menor do que os critérios atuais, o que leva a crer que existe a possibilidade de que a prevalência real seja maior.

Em casuísticas de demência com confirmação patológica, DLFT foi diagnosticada em 3 a 4% dos casos.

VARIANTE COMPORTAMENTAL DA DEMÊNCIA FRONTOTEMPORAL

Quadro clínico da variante comportamental da demência frontotemporal

A média da idade de início dos sintomas na vcDFT é de 58 anos, mas pode ocorrer desde a terceira até a nona década de vida. Apesar de ser considerada uma demência eminentemente pré-senil, o início dos sintomas pode ocorrer após os 65 anos em cerca de 1/4 dos casos. A maior parte dos estudos não demonstra diferença de prevalência entre os sexos. A sobrevida dos pacientes após início dos sintomas é, em média, de 6 a 8 anos, e o curso clínico pode durar de 4 anos a mais de uma década. A coexistência de doença do neurônio motor (DNM) reduz significativamente a sobrevida dos pacientes com vcDFT para uma média de 3 anos.

O aparecimento de sintomas da vcDFT ocorre de modo insidioso, com mudanças na personalidade/no comportamento, e a disfunção executiva ocorre mais tardiamente no curso da doença.

Os sintomas comportamentais estão principalmente relacionados com acometimento de áreas pré-frontais. Clinicamente, os sintomas correlacionados com a lesão da região pré-frontal medial são: redução na expressividade emocional, afeto inapropriado, baixa tolerância a frustrações, irritabilidade, labilidade emocional, pobreza de julgamento, inflexibilidade, comportamento social inapropriado, impersistência e marcada falta de autocrítica (*insight*) sobre essas mudanças. Frequentemente, a lesão nessa região estende-se à porção anterior do giro do cíngulo, que é associado ao sintoma de apatia. Lesões na região orbitofrontal expressam-se por inflexibilidade comportamental, falta de controle inibitório, alterações alimentares, comportamento de utilização e hipersexualidade.

A desinibição e a falta de controle inibitório podem gerar situações constrangedoras para os familiares, pois os pacientes podem realizar pequenos furtos em supermercados, conversar ou abraçar pessoas estranhas na rua, iniciar um diálogo inconveniente em uma reunião etc. Podem também aparecer sintomas compulsivos (como checar repetidamente se as portas estão trancadas), repetitivos (como ficar batucando em objetos) ou estereotipias na fala.

A alteração dos hábitos alimentares é um dos sintomas proeminentes em cerca de 60% dos casos de vcDFT, e parece estar associada à degeneração do hipotálamo posterior. São frequentes os sintomas de aumento do apetite, preferência por alimentos doces e o hábito de colocar grande quantidade de alimento na boca, prejudicando a mastigação e provocando engasgos e regurgitações.

A perda na habilidade de reconhecer emoções e de modificar o comportamento com base em estímulos internos e externos (ou disfunção da cognição social) ocorre precocemente e forma a base de alguns sintomas característicos na vcDFT, como perda de empatia, distanciamento emocional e dificuldades no relacionamento interpessoal. Estudos de neuroimagem demonstram que, nas fases precoces da doença, há atrofia mais relevante no córtex cingulado anterior, fronto-ínsula, córtex orbitofrontal lateral e estruturas subcorticais, como hipotálamo, núcleos da base, tálamo e amígdala. Essas regiões fazem parte de uma rede denominada "rede de saliência" (*salience network*). Essa rede parece ser necessária para detecção do valor emocional e motivacional de um estímulo, que, por sua vez, é instrumental para a cognição e o comportamento social. Reforçando a hipótese de vulnerabilidade da rede neuronal na DFT, Seeley et al. (2006) encontraram perda seletiva de neurônios de von Economo e *fork cells* em pacientes com DFT, comparando-se a casos de DA e controles. Esses neurônios são específicos do córtex cingulado anterior e fronto-ínsula e parecem estar implicados nos mecanismos de cognição social.

Apesar da exuberância de sintomas comportamentais, sintomas psicóticos (delírios e, particularmente, alucinações) são relativamente raros na vcDFT (com a possível exceção de casos associados à patologia DLFT-FUS (do inglês *fused in sarcoma*) atípica, DFT-DNM e vcDFT associada à mutação *C9ORF72*).

Entre as síndromes clínicas da DFT, a vcDFT é a que parece estar mais associada a fatores genéticos e também é a que mais frequentemente se associa à esclerose lateral amiotrófica (ELA) (em até 15% dos casos). Sinais e sintomas parkinsonianos podem ser encontrados em cerca de 20% dos pacientes.

Nos casos em que a vcDFT caracteriza-se por atrofia predominantemente temporal anterior direita, a apresentação clínica é um pouco diferente da associada à atrofia das regiões frontais ou frontotemporais. Na variante temporal direita da vcDFT, os pacientes apresentam com maior frequência comportamento antissocial, falta de empatia, agitação (ameaças físicas e verbais são comuns), excentricidade (mudança no padrão das roupas), religiosidade excessiva e comportamento compulsivo (checagem de portas, janelas, rituais de higiene, hábitos alimentares restritos). A prosopagnosia (dificuldade para reconhecer faces) pode ser sintoma proeminente em alguns casos.

As queixas cognitivas na vcDFT são caracteristicamente menos marcantes do que as queixas comportamentais, e o desempenho na avaliação neuropsicológica nas fases iniciais da doença pode ser adequado, a despeito de distúrbios comportamentais significativos e limitações funcionais. A síndrome de "disfunção executiva", geralmente mais tardia na evolução da doença, caracteriza-se por alteração do planejamento, déficit de atenção seletiva e sustentada, déficit de abstração, perseveração motora, déficit de controle inibitório, alteração da memória operacional e inabilidade diante de contingências. Na avaliação neuropsicológica, violações de regras, erros perseverativos e déficit de atenção são altamente característicos de vcDFT.

Testes ecológicos de cognição social e com necessidade de tomada de decisões complexas e empatia podem ser mais sensíveis em fases precoces de vcDFT do que os testes tradicionais.

É reconhecida uma forma da vcDFT denominada "fenocópia da vcDFT" ou "variante lentamente progressiva da vcDFT". Nessa condição, os pacientes apresentam sintomas característicos da vcDFT, mas não progridem ou progridem muito lentamente. Além disso, a neuroimagem é normal. Em alguns desses pacientes (poucos), identificou-se a presença de expansões de hexanucleotídeos em *C9ORF72*, mas, na maior parte dos casos, acredita-se que a base dos sintomas seja de natureza psiquiátrica.

Critérios diagnósticos da variante comportamental da demência frontotemporal

De acordo com os critérios diagnósticos de Rascovsky et al. (2011), para o diagnóstico de vcDFT possível deve ocorrer a presença de pelo menos três dos seis sintomas e sinais comportamentais/cognitivos descritos na Tabela 99.1. O termo "precoce" é utilizado para definir sintomas que ocorrem dentro dos três primeiros anos dos sintomas. Para o diagnóstico de vcDFT provável, todos os critérios a seguir devem ser atendidos: preenchimento dos critérios para vcDFT possível; declínio funcional significativo; e achados de neuroimagem compatíveis. Para vcDFT definitiva: preencher os critérios para possível ou provável vcDFT e apresentar evidências histopatológicas de DLFT e/ou presença de uma mutação patogênica conhecida.

A sensibilidade dos critérios é de 86 a 95% para vcDFT possível e de 76 a 85% para vcDFT provável.

Diagnóstico diferencial da variante comportamental da demência frontotemporal

O diagnóstico diferencial dos sintomas comportamentais pode ser difícil, principalmente nas fases iniciais da doença, com transtornos psiquiátricos (depressão atípica, esquizofrenia,

Tabela 99.1 Critérios diagnósticos da variante comportamental da demência frontotemporal.

A. Desinibição comportamental precoce:

1. Comportamentos socialmente inapropriados;
2. Perda de modos ou decoro; ou
3. Atos impulsivos, precipitados.

B. Apatia ou inércia precoce

C. Perda de empatia ou simpatia/compaixão precoce:

1. Indiferença com relação a necessidades/sentimentos de outros; ou
2. Diminuição no interesse social, em relacionamentos mútuos, ou de afeto.

D. Comportamentos compulsivos/ritualísticos, estereotipados ou perseverativos precoces:

1. Movimentos repetitivos simples;
2. Comportamentos complexos, compulsivos ou ritualísticos; ou
3. Estereotipias da fala.

E. Hiperoralidade e mudanças na dieta:

1. Mudanças nas preferências alimentares;
2. *Binge eating*, aumento no consumo de álcool ou cigarros; ou
3. Exploração oral ou consumo de objetos não comestíveis.

F. Perfil neuropsicológico: disfunção executiva com preservação relativa de memória e habilidades visuoespaciais.

toxicomania e distúrbios da personalidade). Ducharme et al. (2020) propuseram recomendações para o diagnóstico diferencial entre vcDFT e doenças psiquiátricas que compreendem algumas etapas até o diagnóstico final.

A apatia pode ser interpretada como sintoma depressivo; desinibição, como manifestação de transtorno bipolar; e delírios, ainda que menos frequentes, podem levar a diagnóstico de esquizofrenia de início tardio. A investigação com neuroimagem e outros exames complementares é imprescindível.

O diagnóstico diferencial entre vcDFT e DA não é complexo na maior parte dos casos: na DA, os sintomas iniciais são predominantemente cognitivos e os sintomas neuropsiquiátricos mais comuns são depressão, apatia e delírios de roubo ou de ciúmes. É importante ressaltar que déficits de memórias episódica, autobiográfica e prospectiva podem ser detectados em pacientes com vcDFT.

No entanto, a DA pode manifestar-se na forma de variante frontal com sintomas similares aos observados na vcDFT, e de fato, em séries clinicopatológicas, cerca de 15% dos pacientes diagnosticados clinicamente com vcDFT têm alterações neuropatológicas do tipo DA. A diferenciação entre DA frontal e vcDFT não é simples e, muitas vezes, depende do uso de biomarcadores. Mas, de modo geral, nos pacientes com DA frontal, os sintomas neuropsiquiátricos são menos proeminentes do que na vcDFT. A presença de hipometabolismo na região do cíngulo anterior no exame de tomografia com emissão de pósitrons marcada com fluorodesoxiglicose (FDG-PET) é um achado bastante sugestivo da vcDFT que não é tipicamente observado na DA frontal.

Outras doenças também entram no diferencial da vcDFT, entre elas paralisia supranuclear progressiva (PSP), encefalopatia traumática crônica e neurossífilis.

O diagnóstico de vcDFT deve sempre ser precedido pela solicitação de exames metabólicos e imunológicos para descartar a presença de condições potencialmente reversíveis que podem cursar com sintomas similares aos da vcDFT.

Quando os sintomas se iniciam antes dos 65 anos, de modo geral deve-se solicitar a coleta de líquido cefalorraquidiano (LCR). A pressão do LCR deve ser medida, pois há relatos de casos vcDFT-*like* associados à hipotensão liquórica (*frontotemporal brain sagging syndrome*). Mas o exame mais adequado para o diagnóstico dessa síndrome é a ressonância magnética (RM) do crânio.

De Souza et al. (2022) publicaram recomendações para o diagnóstico de vcDFT. A avaliação compreende diferentes graus de testagem cognitiva, avaliação comportamental, avaliação fonoaudiológica, exames laboratoriais e de neuroimagem, de acordo com o nível de atenção do sistema de saúde no qual o paciente se encontra.

AFASIA PROGRESSIVA PRIMÁRIA

O diagnóstico de afasia progressiva primária (APP) é feito quando os sintomas mais proeminentes envolvem aspectos da linguagem, nos primeiros anos de sintomas (ver na Tabela 99.2 os critérios diagnósticos). Existem três variantes claramente definidas atualmente: a APP-S, a APP-NF/A e a variante logopênica da APP (APP-L). Do ponto de vista neuropatológico, a APP-S e a APP-NF/A têm mais frequentemente como substrato neuropatológico as doenças do espectro das DLFTs. A APP-L em geral está associada à patologia da DA, por isso não será comentada neste capítulo.

Tabela 99.2 Critérios de inclusão e exclusão para o diagnóstico de afasia progressiva primária.

Critérios de inclusão: os três devem estar presentes

1. O sintoma mais proeminente é a dificuldade com linguagem.
2. Esses déficits são a causa principal de limitação nas atividades de vida diária.
3. Afasia deve ser o déficit mais proeminente no início dos sintomas e nas fases iniciais da doença.

Critérios de exclusão: os quatro devem estar ausentes

1. Os déficits são mais bem explicados por doenças não degenerativas do sistema nervoso, ou por doenças clínicas.
2. O distúrbio cognitivo é mais bem explicado por diagnóstico psiquiátrico.
3. Perda de memória episódica, memória visual e declínio nas habilidades visuoperceptivas como sintomas proeminentes iniciais.
4. Distúrbio comportamental proeminente no início do quadro.

Variante semântica da afasia progressiva primária

É uma síndrome clínica caracterizada por distúrbio da linguagem fluente, com perda progressiva do conhecimento de palavras (levando à anomia e à dificuldade de compreensão de palavras) e presença de parafasias semânticas (critérios diagnósticos na Tabela 99.3). A perda do conhecimento semântico começa com objetos menos conhecidos/utilizados no dia a dia da pessoa e depois vai progredindo para palavras mais frequentemente utilizadas. Por exemplo, um paciente pode saber o que é um pinguim na primeira avaliação, mas com o tempo só diz que se trata de um animal.

Saber como as palavras são escritas e lidas faz parte da memória semântica; os pacientes também podem apresentar dislexia ou disgrafia de superfície, em que têm dificuldade para ler ou escrever palavras irregulares (palavras que não seguem as normas usuais de escrita e/ou leitura). Por exemplo, podem ler *pizza* como "piza" ou escrever a mesma palavra como "pitsa". O início dos sintomas ocorre mais frequentemente entre os 55 e 70 anos (média de 59 anos), com leve predomínio em homens. Entre as formas de DFT, é a que menos se relaciona com a presença de antecedente familiar.

A doença leva a um comprometimento assimétrico principalmente dos lobos temporais anteriores, com quadro clínico diferente a depender do lado mais acometido. Nos casos de APP-S de predomínio à esquerda, o quadro clínico é o distúrbio de linguagem citado anteriormente. Após alguns

Tabela 99.3 Critérios diagnósticos da variante semântica da afasia progressiva primária (APP-S).

Diagnóstico clínico de APP-S

Ambos os critérios centrais devem estar presentes:
- Comprometimento da nomeação por confrontação
- Comprometimento na compreensão de palavras isoladas.

Ao menos três das seguintes características devem estar presentes:
- Comprometimento do conhecimento de objetos
- Dislexia ou disgrafia de superfície
- Repetição preservada
- Produção de fala preservada (gramática e aspectos motores da fala).

Diagnóstico de APP-S com suporte de neuroimagem

Ambos os critérios devem estar presentes:
- Diagnóstico clínico de APP-S
- Neuroimagem com um ou mais dos seguintes achados:
  - Atrofia predominante no lobo temporal anterior
  - Hipoperfusão ou hipometabolismo predominante no lobo temporal anterior.

anos de evolução do distúrbio de linguagem (em média 3 anos), podem aparecer sintomas comportamentais similares à vcDFT.

Os cérebros dos pacientes com APP-S sempre apresentam macroscopicamente atrofia temporal anterior assimétrica. O diagnóstico imuno-histoquímico, na maior parte dos casos, demonstra depósitos da proteína TDP-43 (DLFT-TDP tipo C); no entanto, de modo infrequente, foram diagnosticados casos de taupatias e mesmo DA.

Variante não fluente da afasia progressiva primária

A APP-NF/A caracteriza-se por fala espontânea não fluente, com dificuldade na expressão da linguagem. A fala torna-se lenta, dita com esforço e frequentemente associada a agramatismo (simplificação da fala com frases curtas, redução do uso de preposições, artigos, pronomes, falhas na concordância de número ou gênero, e/ou incapacidade para conjugar verbos adequadamente), distorção da prosódia, parafasias fonêmicas e/ou anomia (critérios diagnósticos na Tabela 99.4). Alguns pacientes apresentam dificuldade no planejamento articulatório das palavras, denominada "apraxia da fala". A apraxia da fala é diferente da disartria, na qual a dificuldade à fala é causada por fraqueza na musculatura relacionada com a fala. A principal diferença é que na disartria os erros tendem a ser consistentes, ou seja, um paciente com disartria, ao falar a mesma palavra diversas vezes, torna a dizê-la com os mesmos erros. Na apraxia da fala, por outro lado, os erros são inconsistentes e os pacientes, ao repetirem a mesma palavra (principalmente palavras longas), podem cometer diferentes erros a cada vez que dizem a palavra. Os pacientes compreendem palavras isoladas, mas têm dificuldade para compreender frases sintaticamente complexas ou em voz passiva (como saber quem é o sujeito em "O leão foi perseguido pelo elefante").

Apesar das dificuldades de linguagem, os pacientes podem manter por alguns anos a funcionalidade e a independência. Com a evolução da doença, pode se associar às dificuldades de linguagem um quadro extrapiramidal compatível com paralisia supranuclear progressiva (PSP) ou síndrome corticobasal (SCB). O início dos sintomas é, de modo geral, mais tardio do que nas outras formas de DFT, com idade média de início de 63 ± 9,7 anos, e a evolução clínica com 9 anos de sobrevida na média.

Tabela 99.4 Critérios diagnósticos da variante não fluente da afasia progressiva primária (APP-NF/A).

Diagnóstico clínico de APP-NF/A

Ao menos um dos critérios centrais deve estar presente:
- Agramatismo
- Apraxia da fala.

Ao menos duas das seguintes características devem estar presentes:
- Comprometimento da compreensão de frases complexas
- Preservação da compreensão de palavras isoladas
- Preservação do conhecimento de objetos

Diagnóstico de APP-NF/A com suporte de neuroimagem

Ambos os critérios devem estar presentes:
- Diagnóstico clínico de APP-NF/A
- Neuroimagem com um ou mais dos seguintes achados:
  ° Atrofia predominante na região frontoinsular posterior esquerda
  ° Hipoperfusão ou hipometabolismo predominante na região
  ° fronto-insular posterior esquerda.

A atrofia na APP-NF/A acontece predominantemente no giro frontal inferior, na ínsula e na área pré-motora e suplementar do hemisfério dominante para linguagem. Na maioria dos estudos neuropatológicos publicados até o momento a APP-NF/A está mais frequentemente associada à patologia tau (p. ex., doença de Pick, PSP e SCB). No entanto, pode-se encontrar de modo menos frequente DLFT-U e DA como substrato neuropatológico de APP-NF/A.

NEUROPATOLOGIA E GENÉTICA

Macroscopicamente, encontra-se na DLFT atrofia circunscrita, em geral assimétrica, dos lobos frontais e/ou temporais, com padrão de atrofia diverso a depender da síndrome clínica – ou seja, atrofia bifrontal e temporal na vcDFT (geralmente assimétrica e com predomínio à direita), atrofia temporal anterior esquerda na APP-S e atrofia perissilviana no hemisfério dominante na APP-NF/A. Microscopicamente, encontram-se degeneração microvacuolar e perda de células piramidais nos córtices frontal e temporal, gerando aspecto espongiforme. Observam-se, ainda, gliose em graus variados e perda axonal e de fibras mielinizadas, corpúsculos de inclusão e inchaço neuronal.

Atualmente, são reconhecidos três grupos neuropatológicos de DLFT, de acordo com a proteína anômala encontrada. Esses grupos são denominados "DLFT-tau", "DLFT-TDP" (com inclusões com a proteína TDP-43) e "DLFT-FET" – os dois primeiros grupos representam mais de 90% dos casos. Além desses, há dois outros grupos em que a proteína patológica principal ainda não foi descrita, a saber: DLFT-U (com marcação por imuno-histoquímica do sistema ubiquitina-proteassoma como achado principal) e DLFT sem inclusões. Um ponto a ser ressaltado é que, em estudos com confirmação neuropatológica, 10 a 30% dos casos que receberam diagnóstico clínico de DFT apresentavam achados neuropatológicos de DA.

Com relação aos aspectos genéticos, cerca de 40% dos pacientes com DLFT têm antecedente familiar positivo para demência, e cerca de 10 a 20% apresentam padrão de herança autossômico dominante. As mutações mais frequentemente encontradas nos casos familiais ocorrem nos genes da proteína tau associada a microtúbulos (*MAPT*), da progranulina (*GRN*) e no gene *C9ORF72* (*chromosome 9 open reading frame 72*). Enquanto no norte da Europa e América do Norte a mutação mais frequentemente encontrada é a expansão de hexanucleotídios em *C9ORF72*, em casuística brasileira, variantes patogênicas em *GRN* foram encontradas em cerca de 1/3 dos casos familiais de DLFT, enquanto expansões em *C9ORF72* representaram 11% dos casos familiais e variantes patogênicas em *MAPT* foram observadas em 10% dos casos familiais.

Atualmente são conhecidos mais de 30 genes em que variantes patogênicas causam doenças do espectro das DFTs (a maior parte relacionada a DFT com DNM). Expansões em *C9ORF72* são a principal causa de DFT-DNM, mas outros genes como *TARDBP* (que codifica a proteína TDP-43), *FUS* (que codifica a proteína FUS), *TBK1* (*TANK-binding kinase 1*) também podem conter variantes patogênicas, mas representam uma pequena parcela dos casos familiais de DFT. Apesar dos avanços, uma parcela significativa dos casos familiais de DFT (até 60%) ainda não têm um gene identificado.

A DFT pode ocorrer em famílias em associação com miopatia por corpúsculos de inclusão, doença de Paget óssea e DNM. Demonstrou-se que mutações no gene *VCP* (*valosin-containing protein*) são as principais responsáveis por essa síndrome. A transmissão ocorre em padrão de herança autossômico dominante, com penetrância variável (e apenas cerca de 30% dos pacientes desenvolvem vcDFT).

Degeneração lobar frontotemporal associada à proteína tau

Entre os pacientes com DLFT, cerca de 40 a 50% dos casos são caracterizados pela presença de inclusões imunorreativas à proteína tau em neurônios e/ou células da glia como achado histopatológico. A hiperfosforilação da proteína tau com acúmulo em formas de filamentos insolúveis no cérebro caracterizam as denominadas "taupatias", com deposição no corpo celular e dendritos. As mutações de *MAPT* são responsáveis por cerca de 10 a 15% dos casos familiais de DFT e foram encontradas em cerca de 2 a 9% dos pacientes com DFT. Os fenótipos clínicos associados a mutações de *MAPT* são altamente variáveis. As mutações podem manifestar-se clinicamente como DFT com ou sem parkinsonismo (principalmente na forma de vcDFT, mas também como APP-NF/A ou, menos frequentemente, APP-S, PSP, SCB ou mesmo como DA). Alterações na motricidade ocular extrínseca são frequentes. De modo geral, em pacientes com mutação de *MAPT*, o início dos sintomas ocorre aos 49,5 ± 10 anos, variando entre a segunda e nona década de vida. A duração média da doença é de 9,3 ± 6,4 anos. O padrão de herança é autossômico dominante, com penetrância maior que 95%.

Os subtipos de DLFT-tau conhecidos atualmente são: doença de Pick, degeneração corticobasal, PSP, doença de grãos argirofílicos, taupatia de múltiplos sistemas com demência, demência com predomínio de emaranhados neurofibrilares e taupatia de substância branca com inclusões gliais globulares.

Degeneração lobar frontotemporal associada à proteína TDP-43

A proteína TDP-43 (*transactive responsive [TAR] DNA-binding protein*, com 43 kDa) é a proteína anômala na maior parte dos casos de DLFT (cerca de 50%) e é encontrada na maior parte dos casos de DNM (cerca de 90%).

É uma proteína nuclear codificada pelo gene *TARDBP*, encontrada normalmente no núcleo celular; porém, na DLFT, observa-se a formação de agregados em inclusões citoplasmáticas de TDP-43, com sinais de processamento anormal da proteína.

Os achados neuropatológicos das chamadas "proteinopatias TDP-43" incluem inclusões citoplasmáticas neuronais (ICN), inclusões intranucleares neuronais (IIN), neuritos distróficos (ND) e inclusões citoplasmáticas gliais. Com base nos achados morfológicos das inclusões, assim como da distribuição e densidade e perfil imuno-histoquímico, foram criados quatro subtipos de DLFT-TDP (tipos A a D).

As mutações do gene da progranulina (*GRN*) são encontradas em cerca de 5 a 10% dos casos de DLFT. Todas as mutações identificadas até o momento geram alelos nulos e perda funcional de GRN (com perda esperada de 50% da GRN funcional), sugerindo mecanismo de haploinsuficiência, o que leva à hipótese de que níveis normais de GRN são necessários para sobrevivência neuronal. Entretanto, o modo pelo qual a haploinsuficiência leva à neurodegeneração e ao acúmulo de TDP-43 anormal no cérebro ainda não é conhecido. O fenótipo das mutações do gene *GRN* é variável, com variabilidade fenotípica mesmo dentro da mesma família. O início dos sintomas acontece na média aos 61,3 ± 8,8 anos (variando entre a 4ª e a 9ª década) e a média de duração da doença é de 7,1 ± 3,9 anos. O padrão de herança é autossômico dominante, com penetrância por volta de 90% aos 70 anos. A apresentação clínica mais frequentemente observada é de vcDFT, seguida por SCB e APP-NF/A. Foram relatados também casos com diagnóstico clínico de parkinsonismo (incluindo casos que tiveram diagnóstico clínico de doença de Parkinson ou de demência com corpúsculos de Lewy), e DA.

Expansões de hexanucleotídios GGGGCC em *C9ORF72* foram identificadas em 2011. As apresentações clínicas mais frequentes são vcDFT, DFT-ELA e ELA, mas foram descritos casos de APP, doença de Parkinson e DA. O início dos sintomas acontece em média aos 58,2 ± 9,8 anos (variando entre a 3ª e a 9ª década de vida) e a média de duração da doença é de 6,4 ± 4,9 anos. A apresentação clínica é variável mesmo dentro da mesma família. Apesar de ser uma expansão de repetições, não se comprovou a presença de antecipação nas famílias com essa mutação.

Degeneração lobar frontotemporal associada às proteínas da família FET

Em 2009, após o achado de mutações do gene *FUS* em pacientes com ELA familial e conhecendo-se a sobreposição clínica, genética e patológica entre DLFT e DNM, foram descritas inclusões marcadas por imuno-histoquímica para FUS nos casos de DLFT-U/TDP-43 negativo. As evidências dos mecanismos de neurodegeneração são bastante limitadas, e não se sabe ainda se a toxicidade está relacionada com ganho ou perda de função da proteína, ou ainda sequestro com outros fatores vitais. Estudos genéticos sugerem que mecanismos de transporte nuclear estejam alterados. Depois da identificação da proteína FUS, foram identificadas outras proteínas que fazem parte da família FET de proteínas, que são EWSR1 (*Ewing sarcoma breakpoint region 1*) e TAF15 (*TATA-box binding protein associated factor 15*), e, por isso, a DLFT-FUS passou a ser chamada "DLFT-FET".

Mutações no gene *FUS* foram inicialmente descritas e são mais frequentemente encontradas em casos de ELA (cerca de 4% dos casos familiares; ou 0,4% do total) Mutações em *FUS* podem raramente causar vcDFT ou DFT-DNM.

Foram descritas formas de DLFT-FET: doença com corpúsculos de inclusão basofílicos, doença com filamentos de inclusão intermediários neuronais, e a denominada "DLFT atípica". Essa última forma é de interesse especial, pois as caracterizações clínica e neuropatológica demonstraram a presença de um grupo consistente, com fenótipo e achados neuropatológicos característicos. Em um estudo com 34 pacientes com diagnóstico histopatológico de DLFT-FET/DLFT atípica, a idade de início dos sintomas foi de 41,2 ± 9,3 anos, com duração de doença de 7,7 ± 3,2 anos. O quadro clínico foi de vcDFT em 94% dos casos, porém chama a atenção a presença de sintomas psicóticos (alucinações e/ou delírios) em 36% dos pacientes e parkinsonismo em 3%. A maior parte dos casos de DLFT-FET atípica é esporádica. A presença de atrofia do núcleo caudado (além da atrofia frontotemporal) parece ser marcador precoce na neuroimagem de DLFT-FET. Observam-se, com frequência, degeneração estriatal (100% dos casos) e esclerose hipocampal (97%).

NEUROIMAGEM

Na vcDFT, observa-se classicamente atrofia frontal e temporal, muitas vezes assimétrica, em neuroimagem estrutural (RM de encéfalo) (Figura 99.1 A a E) e hipofluxo/hipometabolismo nas mesmas regiões em estudos de neuroimagem funcional (tomografia computadorizada por emissão de fóton único – SPECT – e FDG-PET) (Figura 99.1 F).

As alterações observadas na neuroimagem funcional parecem ser mais sensíveis nas fases iniciais que as observadas na neuroimagem estrutural, uma vez que a atrofia pode tornar-se notável apenas com a evolução da doença. No entanto, há perda de especificidade, pois o padrão de hipoperfusão ou hipometabolismo bifrontal também pode (ainda que de modo pouco frequente) ser observado em outras patologias, incluindo-se transtornos psiquiátricos e DA.

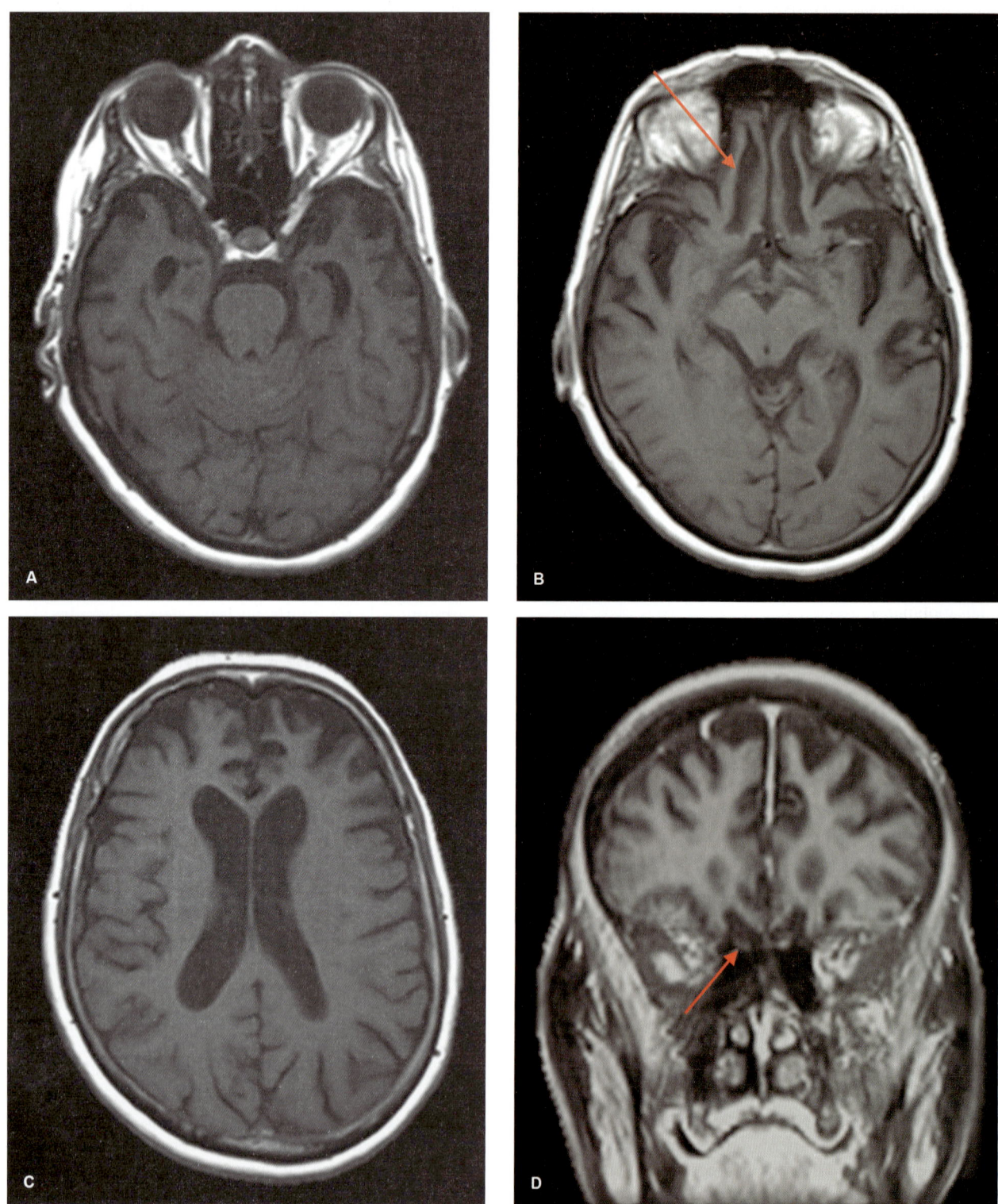

Figura 99.1 Neuroimagem da vcDFT. As imagens de **A** a **C** são cortes axiais de ressonância magnética de encéfalo de um paciente com vcDFT. Mostram atrofia dos lobos temporais, predominando à esquerda (**A**), alargamento dos sulcos olfatórios (*seta*) em decorrência da atrofia dos córtices orbitofrontais e atrofia de predomínio frontal (**C**). As imagens **D** e **E** são cortes coronais que também mostram alargamento do sulco olfatório. (*continua*)

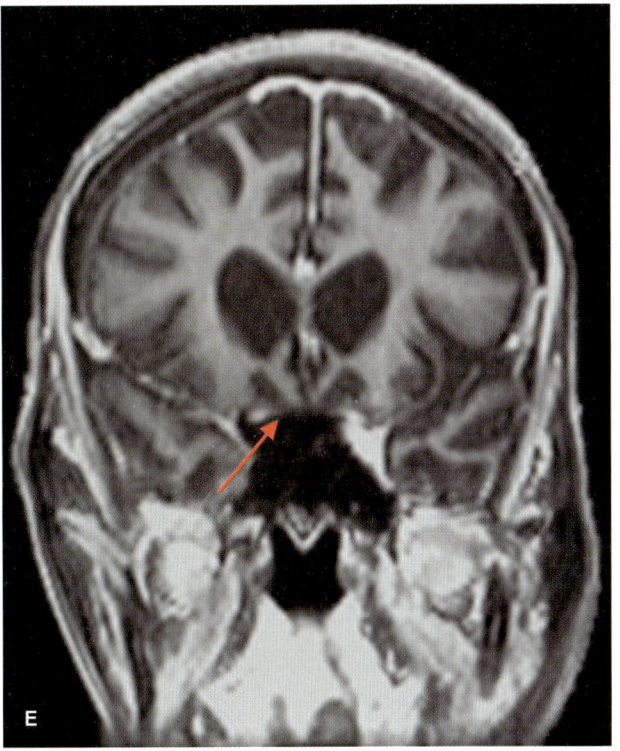
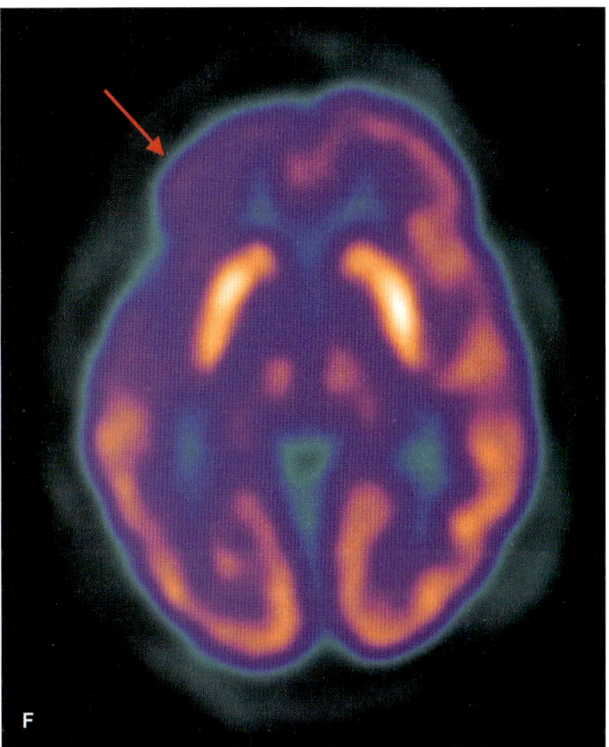

Figura 99.1 (*Continuação*) As imagens **D** e **E** são cortes coronais que também mostram alargamento do sulco olfatório. A imagem **F** é um corte axial de FDG-PET de paciente com vcDFT, e a *seta* mostra hipometabolismo frontal que predomina à direita.

A FDG-PET pode auxiliar no diagnóstico diferencial entre vcDFT e DA, com hipometabolismo predominando em regiões frontais, temporais anteriores e cíngulo anterior na vcDFT. A sensibilidade é de 97% e especificidade, de 86%.

Cortes coronais em T1 na RM são particularmente úteis para avaliação de assimetria e atrofia de regiões frontais mesiais, ínsula anterior e córtex orbitofrontal (Figura 91.1 D e E).

Na APP-S, o padrão encontrado é de atrofia temporal anterior (particularmente dos córtices perirrinal, polar e giro fusiforme anterior), assimétrico (Figura 99.2 D a F), com predomínio à esquerda. Os estudos de neuroimagem funcional evidenciam padrão de hipometabolismo concordante.

Na APP-NF/A, a atrofia localiza-se em região perissilviana do hemisfério dominante (Figura 99.2 A a C), particularmente das regiões opercular, insular e inferior do lobo frontal esquerdo.

Além dos radiotraçadores para PET que marcam o peptídeo beta-amiloide (como PiB e florbetaben), estão sendo desenvolvidos radiotraçadores que marcam a proteína tau anormal. Apesar do potencial de esses marcadores serem úteis para diferenciar casos de DLFT-tau das outras patologias, por enquanto os radiotraçadores desenvolvidos parecem ser mais úteis para marcar a proteína tau da DA do que da DLFT.

BIOMARCADORES EM FLUIDOS

A heterogeneidade patológica da DLFT torna a procura por biomarcadores dos processos patológicos por um lado mais difícil e, por outro, essencial para viabilizar diagnósticos precisos e tratamentos específicos para cada patologia no futuro. Além dos marcadores em neuroimagem, têm-se procurado marcadores no sangue e LCR. No momento, não há biomarcadores específicos de fluidos (como plasma ou LCR) que sejam recomendados para a prática clínica. Biomarcadores liquóricos para a DA são importantes quando o diagnóstico diferencial com vcDFT for necessário.

A mensuração de proteína tau não demonstrou boa correlação com a patologia DLFT-tau. Mais recentemente, a detecção de p-tau181 e de p-tau217 (tau fosforilada na posição 181 e 217, respectivamente) no plasma parece ser útil para diferenciação entre DA e DLFT. A detecção de proteína TDP-43 também tem sido um desafio, com estudos demonstrando resultados conflitantes.

As mutações em *GRN* fazem com que o alelo com a mutação não produza proteína funcionante, e o alelo sem a mutação não produza proteína suficiente para manter a normalidade. Os níveis de progranulina no plasma e no LCR estão reduzidos, mas ainda não está clara a utilidade da progranulina na prática clínica e como esse marcador pode ser utilizado em ensaios clínicos.

Outro biomarcador que tem sido estudado com mais sucesso são os neurofilamentos de cadeia leve (NfL). Esse marcador está aumentado no LCR de pacientes com DFT em relação a controles, mas também está aumentado em outras demências neurodegenerativas (por ser marcador de lesão axonal). Ele está correlacionado com parâmetros clínicos, sobrevivência e atrofia encefálica regional na DFT. Nas formas monogênicas da DFT, os níveis de NfL sobem de 3 a 4 vezes logo antes do início dos sintomas da doença, mas também começam a subir até 10 anos antes do início dos sintomas. Outra utilidade do NfL é que a redução de seus níveis pode potencialmente ser utilizada como medida de efeito de tratamentos para a DFT.

Estudos muito preliminares têm demonstrado a presença de proteína TDP-43 e proteína tau no LCR de pacientes, utilizando o método *real-time quaking-induced conversion*

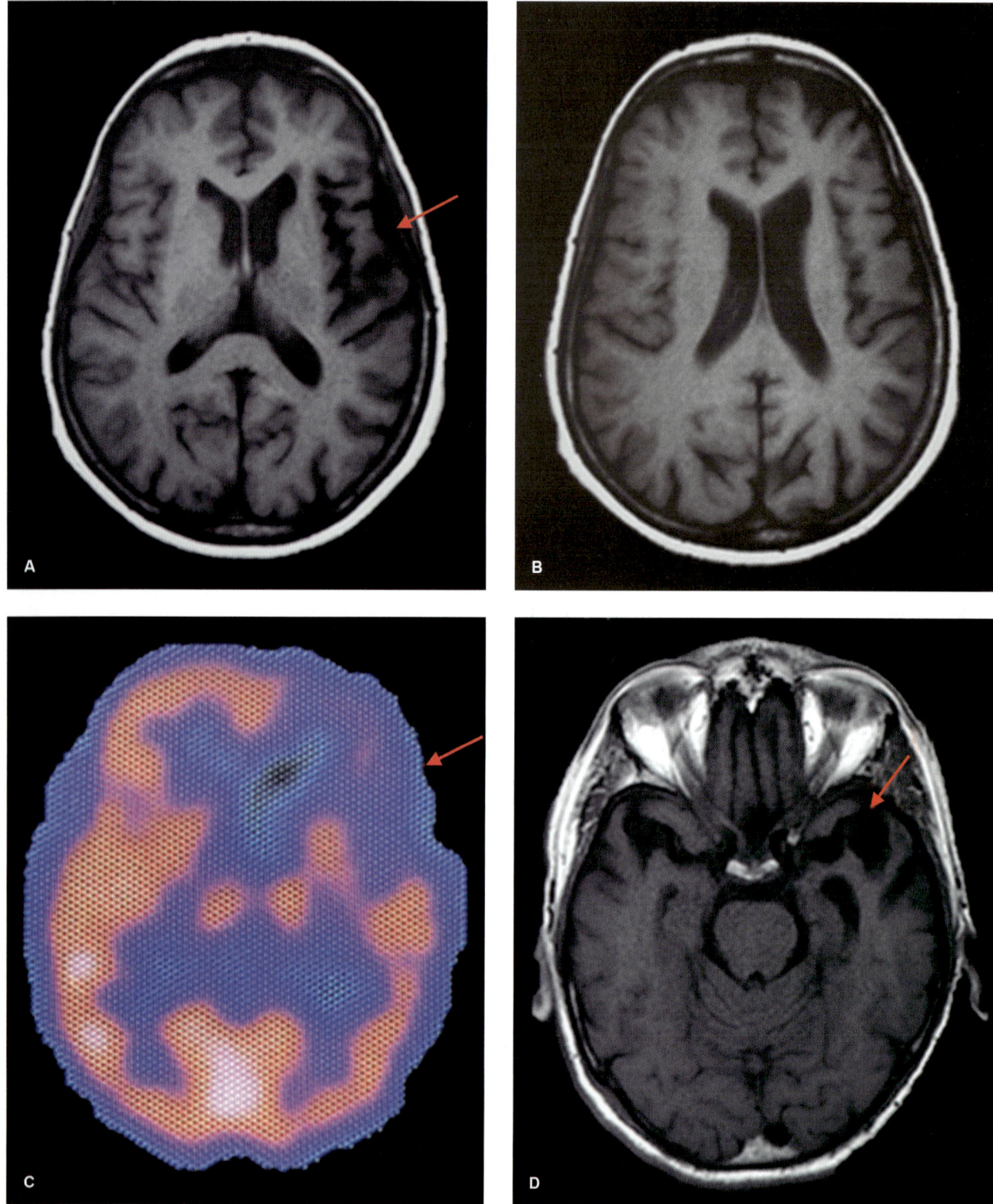

Figura 99.2 Neuroimagem da APP-NF/A e da APP-S. As imagens **A** a **C** mostram cortes axiais de ressonância magnética (**A** e **B**) e de cintilografia de perfusão cerebral (SPECT) (**C**). Mostram que as alterações predominam no hemisfério esquerdo, em região perissilviana (*setas*) (APP-NF/A). As imagens **D** a **F** mostram imagens de ressonância magnética de encéfalo de paciente com APP-S. As imagens **D** e **E** são cortes axiais e mostram atrofia assimétrica dos polos temporais, predominando à esquerda (*seta*). (*continua*)

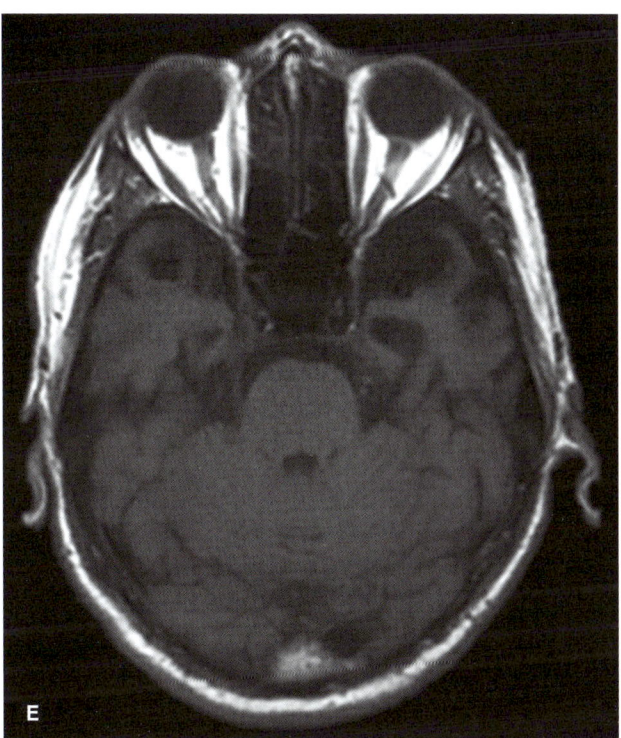
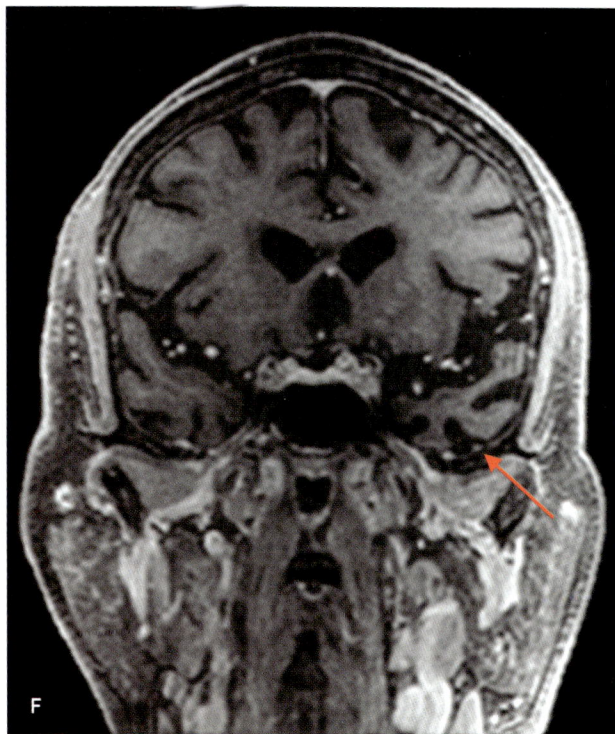

Figura 99.2 (*Continuação*) As imagens **D** e **E** são cortes axiais e mostram atrofia assimétrica dos polos temporais, predominando à esquerda (*seta*). A imagem **F** é coronal e mostra aumento de sulcos e afilamento de giros na região temporal anterior esquerda (*seta*).

(RT-QuIC). Esses estudos parecem promissores, mas devemos aguardar para ver se esse método será útil na prática clínica.

TESTAGEM GENÉTICA

Para a avaliação de um(a) paciente com DFT, é fundamental a construção de um heredograma que contenha três gerações. A presença de três indivíduos na mesma família com doenças do espectro das DFTs (sendo um parente de primeiro grau dos outros dois) já caracteriza um padrão de herança autossômica dominante. Nesse caso, deve-se considerar a SCB e a PSP como doenças do espectro das DFTs, já que mutações em *GRN* (e outros genes) são causa importante de SCB familial, e mutações em *MAPT* podem causar PSP. Como são doenças raras, cujo diagnóstico era, muitas vezes, errôneo no passado, costumamos considerar que se um paciente com DFT tem pelo menos um familiar com demência pré-senil, devemos pensar na possibilidade de solicitar testagem genética. Porém isso não tem sido a nossa prática clínica pelos custos relacionados com testagem genética.

TRATAMENTO

Ainda não há tratamento curativo ou modificador da evolução das DFTs; por isso, o tratamento envolve uma combinação de intervenções farmacológicas e não farmacológicas para controlar os sintomas e melhorar a qualidade de vida.

Estudos de atividade de neurotransmissores no cérebro de pacientes com DLFT evidenciaram déficit seletivo serotoninérgico e dopaminérgico e preservação do sistema colinérgico. Na falta de intervenções específicas para as formas de DFT, o tratamento sintomático tem sido fundamentado em inibidores seletivos de recaptação de serotonina (ISRSs) e inibidores da recaptação de serotonina e noradrenalina (IRSNs), com resultados, de modo geral, benéficos sobre o

comportamento. Um dos antidepressivos mais utilizados é a trazodona, que em dose de até 300 mg/dia pode auxiliar no controle comportamental.

Nos casos em que o distúrbio comportamental é intenso, e não se obtém controle adequado dos sintomas com ISRSs/IRSNs, pode-se considerar o uso de antipsicóticos atípicos (como a quetiapina). A decisão do uso de antipsicóticos deve levar em conta que os pacientes com DFT apresentam maior vulnerabilidade a efeitos colaterais extrapiramidais e também que antipsicóticos estão associados a maior mortalidade cardiovascular.

Como já foi comentado, não há evidência de déficit colinérgico significativo na DFT; portanto, não se recomenda o uso de inibidores de acetilcolinesterase nesses pacientes. A memantina também não é recomendada.

O manejo não farmacológico de sintomas comportamentais deve ser considerado como de primeira escolha, por meio de medidas como educação de familiares e cuidadores e intervenções específicas, para se evitar a ocorrência de comportamentos indesejados. O *site* da Association for Frontotemporal Degeneration (https://www.theaftd.org/) é uma boa fonte de informações, já que foi recentemente traduzido para o português. A terapia ocupacional e a fonoterapia podem ajudar os indivíduos com DFT a manter sua independência e habilidades de comunicação. Nas fases mais avançadas da doença, quando os sintomas motores aparecem, a fisioterapia motora torna-se importante.

Em pacientes com APP, o manejo não farmacológico pode incluir medidas de reabilitação com fonoaudiólogos(as), que têm se mostrado bastante positivas para os pacientes.

PERSPECTIVAS

Apesar dos grandes avanços nos últimos anos, ainda há muito a ser descoberto para se alcançarem tratamentos efetivos das DFTs. O primeiro grande obstáculo é o diagnóstico precoce, motivo pelo qual parte considerável das pesquisas atuais têm se concentrado na procura de biomarcadores. É provável que cada patologia do espectro das DLFT necessite de tratamento etiológico específico, de modo que os biomarcadores não só devem permitir diagnóstico precoce, mas também a identificação da patologia subjacente.

Nos últimos anos, temos visto esforços na procura de tratamento específico para as formas de DFTs. Avanços maiores têm ocorrido nas formas monogênicas da doença. Atualmente, como as mutações do gene da progranulina causam doença por haploinsuficiência, vislumbra-se a possibilidade de se repor progranulina por diversos métodos ou aumentar a expressão do alelo sem mutação do gene, e algumas moléculas têm sido testadas para atuar sobre as vias anormais de metabolismo da proteína tau. Oligonucleotídeos *antisense* podem ser úteis no tratamento de DFT causada por mutações em *MAPT* ou *C9ORF72*. Sabe-se atualmente que, nas formas monogênicas da DFT, as alterações em exames de neuroimagem podem aparecer até 20 anos antes do início dos sintomas; leves alterações em funções executivas podem aparecer 5 anos antes do início dos sintomas. Portanto, é potencialmente possível agir sobre os mecanismos de neurodegeneração antes que os sintomas se instalem. Ainda não foram obtidos resultados positivos, sugerindo que ainda são necessários conhecimentos fisiopatológicos mais aprofundados para o tratamento efetivo, mas as perspectivas sobre o tratamento das formas monogênicas e, possivelmente, das formas esporádicas das DFTs são otimistas.

100

Doenças Priônicas

Jerusa Smid • Luis Sidonio Teixeira da Silva • Ricardo Nitrini

INTRODUÇÃO

As doenças causadas por príons ou doenças priônicas, também denominadas "encefalopatias espongiformes transmissíveis", que acometem o homem e diversos animais, são doenças degenerativas do sistema nervoso central (SNC), caracterizadas por alterações espongiformes e evolução fatal no ser humano.[1] Atualmente são conhecidas as seguintes doenças priônicas que afetam o homem: doença de Creutzfeldt-Jakob (DCJ), doença de Gerstmann-Sträussler-Scheinker (GSS), kuru, insônia fatal (IF) e prionopatia variavelmente sensível à protease.[2-4]

As doenças priônicas são peculiares porque podem ocorrer de forma genética, idiopática e adquirida (infecciosa).[5,6]

EPIDEMIOLOGIA

As doenças priônicas são raras, e mesmo a forma esporádica da DCJ, a mais frequente entre elas, tem incidência aproximada de 1 a 2 casos por 1 milhão de habitantes por ano. Enquanto o kuru está em extinção, as formas hereditárias talvez tenham, em conjunto, um quinto da incidência das esporádicas.[4] A forma iatrogênica da DCJ foi diagnosticada em cerca de quatro centenas de casos,[7] ao passo que a nova variante da DCJ, em pouco mais de 200.[8] A prionopatia variavelmente sensível à protease[2] é ainda mais rara, representando cerca de 1 a 2% das doenças priônicas esporádicas.[9]

A importância desse grupo de doenças, que já foi responsável por dois prêmios Nobel de Medicina (D. Carleton Gajdusek, em 1976 e Stanley Prusiner em 1997), reside principalmente no modelo de doença infecciosa que foi desvendado por meio de seu estudo.[10,11]

FISIOPATOLOGIA BÁSICA

O agente causador é chamado *príon,* termo que deriva da expressão *proteinaceous infectious particle,* cunhada por Prusiner em 1982.

Um resumo da evolução histórica das descobertas científicas na área pode facilitar a compreensão da fisiopatologia.

Na década de 1950, Gajdusek e Zigas estudavam uma doença caracterizada principalmente por ataxia cerebelar e tremor, que afetava nativos da Papua Nova Guiné, de evolução rapidamente progressiva, com óbito após 1 ano do início dos sintomas. Eram atingidas principalmente mulheres e as crianças. Os habitantes da região chamavam-na *kuru,* que significa trêmulo. Como é neuropatologicamente semelhante ao *scrapie* (doença de ovelhas transmissível por inoculação de extratos do encéfalo de um animal infectado a outro ovino), foi aventada a hipótese de que o kuru poderia ser transmitido a outras espécies, experimento que teve êxito 1966, com a transmissão para chimpanzés. Com relação ao contágio inter-humano do kuru, descobriu-se mais tarde que este decorria de hábitos canibalísticos dos nativos que, em rituais, alimentavam-se de familiares recém-falecidos. Nesses rituais, as mulheres e crianças ingeriam o cérebro e as vísceras dos mortos, órgãos e tecidos que apresentam maior poder infectante. Isso explicaria a distribuição da doença por gênero e idade. Com a interrupção das práticas canibalísticas, a incidência do kuru caiu drasticamente e caminha para a extinção.[1,12]

Após o sucesso da transmissão do kuru[13] foram realizadas tentativas de transmissão de várias doenças degenerativas e, entre elas, a DCJ, que tinha alguns aspectos em comum com o kuru, como a ataxia e a evolução rápida. A transmissão da DCJ ocorreu logo depois.[14] Admite-se atualmente que o início da endemia do kuru possa ter decorrido da contaminação por ritual canibalístico de um caso isolado de DCJ entre os nativos.[1]

Outras doenças neurológicas de evolução rápida, como a esclerose lateral amiotrófica ou mesmo de evolução lenta, como as doenças de Parkinson ou de Alzheimer, também foram investigadas, mas com resultados negativos. Em 1936, Gerstmann, Sträussler e Scheinker haviam descrito, na Áustria, uma família com forma autossômica dominante de ataxia cerebelar e demência, que apresentava evolução relativamente rápida e algumas semelhanças neuropatológicas com a DCJ.[15,16] Em 1981, a GSS foi experimentalmente transmitida a chimpanzés.[17] Embora hereditária, a GSS é passível de transmissão, o que é algo absolutamente peculiar ao grupo das doenças priônicas.

Apesar de bem-sucedidos, em nenhum desses experimentos isolou-se um agente infeccioso conhecido. E, mais intrigante ainda, se o inóculo fosse tratado com agentes que inativam ácidos nucleicos, a transmissão efetuava-se, mas se agentes desnaturantes de proteínas fossem utilizados, a transmissão não ocorria. Isso sugeria que o agente transmissor era constituído principalmente por proteína.[18]

Após intensos trabalhos de purificação do material infectante identificou-se uma proteína resistente à ação de proteases que se associava à infecção. Essa mesma proteína acumulava-se no cérebro dos animais doentes, às vezes na forma de depósitos amiloides. Em 1982, Prusiner propõe o termo "príon", salientando a estrutura semelhante a uma proteína e sua resistência à inativação por métodos que modificam ácidos nucleicos.

Em 1984, identificaram-se 15 aminoácidos de um dos resíduos terminais dessa proteína. Isso possibilitou a construção de sondas que determinaram a presença de sítios codificadores dessa proteína nos genes de inúmeros animais e no ser humano. O gene que codifica essa proteína em humanos, denominado *PRNP,* encontra-se no cromossomo 20. A proteína foi denominada "proteína priônica" ou "proteína príon celular (PrPc)", sendo encontrada nos neurônios e na glia em situações normais.[1,19]

A descoberta de que a proteína suspeita pela transmissão da doença era sintetizada pelo próprio organismo parecia colocar por terra a hipótese teórica de que essa proteína tivesse papel patogênico. Entretanto, foi possível verificar que, embora as estruturas primárias da PrPc e da proteína patogênica fossem as mesmas, as estruturas secundárias eram diferentes, conferindo à proteína patogênica resistência à ação de proteases e tendência à agregação. A isoforma patogênica é denominada *scrapie* (PrPsc) ou "resistente a proteases (PrPres)". A pedra angular da teoria de Prusiner é que a PrPsc em contato com a PrPc geraria de modo exponencial mais cópias de PrPsc, sendo esse fenômeno fundamental para a transmissão da doença.[1,19]

Acredita-se que as doenças priônicas são causadas por ganho de função da PrPc, que adquire novas características, em particular a neurotoxicidade, ao se transformar em PrPsc. Entretanto, é possível que a fisiopatogenia de algumas manifestações possa estar relacionada com a perda de função de PrPc.[20] Dentre as funções da PrPc, destacam-se:

1. Participação no metabolismo oxidativo da célula, por meio de sua interação com o cobre, desempenhando atividade antioxidante, que pode estar relacionada com a atividade sináptica anormal que ocorre nas doenças priônicas.

2. Participação na diferenciação e sobrevivência neuronal, por meio da interação com a laminina, atuando em processos de formação e extensão de neuritos, migração neuronal, regeneração neuronal e axonal, e no processo de apoptose neuronal.

3. Modulação da excitabilidade neuronal.

4. Transdução de sinais celulares, associados a respostas neuroprotetoras.[20-26]

A etiologia das formas esporádicas das doenças priônicas é desconhecida. A PrPc é precursora da PrPsc e, segundo a *seeded nucleation hypothesis,* as duas formas coexistem em equilíbrio. Ainda, segundo essa hipótese, em situações normais, esse equilíbrio está deslocado para a PrPc, com pequena quantidade de PrPsc. Nas doenças priônicas, moléculas de PrPsc agregam-se e funcionam como um agente infeccioso, recrutando novas moléculas de PrPsc.[1]

Nas formas hereditárias das doenças priônicas, a mutação no *PRNP* leva à substituição de aminoácidos, alterando a estrutura primária da proteína priônica. Essa alteração estrutural provavelmente facilita a conversão, espontânea e gradual, de PrPc em PrPsc.[4] É possível que existam mecanismos para eliminação da PrPsc nas formas hereditárias, pois as manifestações clínicas geralmente têm início depois dos 40 ou 50 anos e, quando se iniciam, evoluem rapidamente, indicando, talvez, que os mecanismos de eliminação tenham sido superados pela doença.

DOENÇA DE CREUTZFELDT-JAKOB

Quadro clínico

A DCJ é classificada em esporádica (eDCJ), genética (gDCJ), iatrogênica (iDCJ) e variante (vDCJ). A eDCJ corresponde a cerca de 85% dos casos de doenças priônicas e acomete indistintamente ambos os sexos. Nunca foi encontrado fator, seja ele ambiental, profissional, alimentar ou geográfico, que pudesse ser responsabilizado pela ocorrência da doença. A incidência anual é de 1 a 2 casos em 1 milhão; porém, na faixa etária de 60 a 74 anos, a incidência anual é de cinco casos em 1 milhão.[6]

A idade média de início da doença é de 60 anos e a duração média é de 8 meses. Demência de evolução rápida e mioclonias, presentes em 80% dos pacientes, são os sinais mais característicos. Também podem estar presentes sinais piramidais e extrapiramidais, cerebelares e cegueira cortical.

Na fase final, os pacientes encontram-se em mutismo acinético, predispostos à pneumonia aspirativa e a outras infecções, que são geralmente responsáveis imediatas pelo óbito.

A gDCJ é herdada segundo padrão autossômico dominante com alta penetrância. Existem mais de 50 mutações patogênicas, pontuais ou de inserção. Mutações nos códons 105, 148, 178 e 183 causam DCJ atípica, geralmente com início em idade mais jovem e duração mais prolongada. As mutações nos códons 180, 188, 196, 200, 208, 203, 210, 211 e 232 causam quadros clínicos mais semelhantes à eDCJ. A forma mais comum de gDCJ é secundária à mutação no códon 200 (E200K). A mutação do códon 183, descrita pela primeira vez no Brasil,[27,28] causa demência do tipo frontotemporal associada à síndrome parkinsoniana.[29] Outras mutações que causam gDCJ previamente conhecidas também foram registradas no Brasil: códon 210,[30] códon 200,[16] e códon 180.[31]

A forma iatrogênica está associada à exposição ao príon por meio de procedimentos neurocirúrgicos, como implantes de dura-máter, transplantes de córnea ou inoculação de hormônio de crescimento extraído de cadáveres humanos. Essa forma da doença é muito rara, com 454 casos publicados até o momento, dois deles em nossa população, um deles depois de tratamento com hormônio de crescimento obtido de cadáveres.[32] O período de incubação da doença relaciona-se com o sítio de exposição, sendo de 16 a 28 meses quando a exposição é intracerebral direta, e de 5 a 40 anos nos casos de exposição periférica ao agente. O quadro clínico também difere, a depender da forma de contágio. Os casos relacionados com enxertos de dura-máter e com o uso de hormônio de crescimento apresentam ataxia como sintoma predominante. Nos casos em que há inoculação direta de príon no SNC, demência é o sintoma inicial.[7]

Investigação diagnóstica

Os exames complementares mais utilizados para o diagnóstico da eDCJ são eletroencefalograma (EEG),[33,34] líquido cefalorraquidiano (LCR) e ressonância magnética (RM) de crânio.[35] Mais recentemente, o exame que detecta o PrPsc no LCR ou em esfregaço de mucosa olfatória, o teste de conversão de PrPc em PrPsc por agitação em tempo real (RT-QuIC, do inglês *real-time quaking induced conversion*), técnica que amplifica os príons em fibrilas amiloides, já demonstrou seu grande valor para o diagnóstico em vida.[36-39]

Somente o exame do SNC, mediante a análise neuropatológica, que pode ser associada a análises imuno-histoquímicas ou bioquímicas, permite o diagnóstico definitivo da eDCJ.

As sensibilidades e especificidades dos testes diagnósticos mencionados anteriormente variam bastante em função da fase da doença em que é realizado, da qualidade do examinador, da técnica do exame e de polimorfismos do *PRNP*. Neste capítulo, vamos mencionar apenas as sensibilidades e especificidades comparativas entre os testes diagnósticos baseadas em estudo multicêntrico recente.[40]

O EEG característico demonstra atividade periódica generalizada, em torno de 1 a 2 Hertz, associada ou não às mioclonias, além de alentecimento da atividade de base.

O LCR geralmente é normal. Em um terço dos pacientes, a proteína pode estar ligeiramente elevada. A proteína 14-3-3 (assim denominada pelas peculiaridades da sua mobilidade eletroforética) pode ser utilizada como marcador de situações em que há destruição maciça do tecido encefálico.

Encontra-se concentração elevada na DCJ,[33] mas também na fase aguda de infartos cerebrais e de encefalites.[30] Com a disponibilidade de pesquisa de proteína tau no LCR tornou-se mais fácil encontrar aumento acentuado da proteína tau total sem aumento correspondente da proteína fosfo-tau, resultado frequente na DCJ.[41] Como já é possível determinar as concentrações de proteína tau no soro, em breve poderemos verificar as concentrações de proteína tau e também de neurofilamento de cadeia leve, que se encontram elevadas na eDCJ e podem permitir o monitoramento evolutivo.[41]

A tomografia computadorizada do crânio é normal ou demonstra redução do volume encefálico, e não deve ser o exame de imagem de escolha para investigação diagnóstica.

A RM tem grande valor diagnóstico e caracteristicamente apresenta hiperintensidade cortical e/ou nos núcleos da base, particularmente visibilizados com a técnica de difusão, que deve sempre ser solicitada na investigação de demência rapidamente progressiva ou síndrome neurológica progressiva de etiologia determinada.[5,35] As alterações da RM variam conforme o polimorfismo no códon 129 e o subtipo patológico de príon (1 ou 2).[42]

Os achados neuropatológicos são: degeneração espongiforme, perda neuronal, astrogliose e depósito de PrPsc, que em 10% dos pacientes assume a forma de placas. Não se recomenda a biopsia cerebral para o diagnóstico da DCJ, a não ser em casos excepcionais, quando o diagnóstico permanece incerto e há a possibilidade de uma doença reversível com tratamento específico. Quando possível, o exame neuropatológico deve ser complementado com imuno-histoquímica ou com testes bioquímicos para detectar a presença de proteína priônica.[43]

Como a ausência de antecedente familiar é frequente nos casos genéticos (cerca de 50% das vezes) a pesquisa sistemática de mutações do *PRNP* é recomendável em todos os casos de suspeita de DCJ.

CRITÉRIOS DIAGNÓSTICOS DA DOENÇA DE CREUTZFELDT-JAKOB ESPORÁDICA

O diagnóstico definitivo da eDCJ baseia-se na confirmação neuropatológica, pela presença de encefalopatia espongiforme ou pela detecção no parênquima de proteína priônica resistente a proteases.

Os critérios diagnósticos mais utilizados para o diagnóstico de eDCJ provável são os critérios da Universidade da Califórnia[44] e os critérios propostos pela rede internacional de vigilância da DCJ em 2009 e revisados em 2017 (Tabela 100.1).

Em 2017 foi realizada uma revisão dos critérios propostos em 2009 por Zerr et al.,[45] com a introdução do RT-QuIC no LCR ou em outro tecido. Esses novos critérios, denominados "Critérios Revisados de Diagnóstico da rede internacional de vigilância da DCJ", incluem também o diagnóstico definitivo de eDCJ, que, como já mencionado, exige comprovação da doença no tecido cerebral por métodos neuropatológicos convencionais ou por imuno-histoquímica ou bioquímica. Além disso, esses novos critérios incluem também o diagnóstico de eDCJ possível, que exige síndrome neurológica progressiva, dois dos quatro sintomas/sinais apresentados na Tabela 100.1 e duração da doença com menos de 2 anos.[40]

No início de 2022 foram publicados os resultados de estudo de validação dos critérios de 2017.[40] Esse estudo multicêntrico, realizado em quatro países, incluiu 501 casos de eDCJ e 146 não casos de DCJ, todos submetidos a exame neuropatológico, e revelou sensibilidade de 92,2% nos casos que preenchiam os critérios de eDCJ provável, que atingiu 97,8% quando todos os exames complementares foram realizados. Houve melhora na sensibilidade em relação aos critérios de 2009, mas a especificidade (80,8%) não foi estatisticamente diferente da observada com os critérios anteriores. Cabe aqui uma explicação: por que a especificidade é baixa?

Tabela 100.1 Critérios para diagnóstico de doença de Creutzfeldt-Jakob esporádica provável.

Critérios da Universidade da Califórnia, São Francisco[44a]	Critérios internacionais[33]	Critérios internacionais revisados (2017)[40]
1. Declínio cognitivo rápido	1. Demência progressiva	1. Síndrome neurológica progressiva
2. Dois dos seis seguintes sintomas/sinais: • Mioclonia • Disfunção piramidal/extrapiramidal • Disfunção visual • Disfunção cerebelar • Mutismo acinético • Sintomas corticais focais (p. ex., negligência, afasia, acalculia, apraxia)	2. Um dos quatro seguintes sinais/sintomas: • Mioclonia • Sinais piramidais/extrapiramidais • Disfunção visual/cerebelar • Mutismo acinético E	2. Dois dos quatro seguintes sinais/sintomas: • Mioclonia • Sinais piramidais/extrapiramidais • Disfunção visual/cerebelar • Mutismo acinético E

3. EEG e/ou RM[a] típicos	3. Ou
	• EEG típico
	• Proteína 14-3-3 elevada no LCR (com duração total de doença < 2 anos)
	• RM típica[b]
		3. Ou
		• EEG típico
		• Proteína 14-3-3 elevada no LCR
		• RM hiperintensidade no caudado/putâmen
		• Ou em pelo menos duas regiões corticais
		  ◦ Temporal, parietal, occipital na DWI
		  ◦ Difusão ou FLAIR
		• RT-QuIC positivo no LCR ou em outros tecidos[c]

4. Outras investigações não devem sugerir um diagnóstico alternativo	4. Investigação rotineira não deve sugerir diagnóstico alternativo	4. Investigação rotineira não deve sugerir diagnóstico alternativo

[a]Hiperintensidade à difusão mais brilhante do que em FLAIR no cíngulo, *striatum* e/ou mais de um giro neocortical, idealmente poupando o giro pré-central e o mapa de coeficiente aparente de difusão, confirmada a restrição à difusão. [b]Hiperintensidade em FLAIR ou difusão no núcleo caudado e putâmen (ambos) **ou** pelo menos em duas regiões corticais cerebrais (temporal, occipital. ou parietal, excluindo regiões límbica ou frontal). [c]Se RT-QuIC positivo, é necessário apenas síndrome neurológica progressiva para o diagnóstico de DCJ provável. DCJ: doença de Creutzfeldt-Jakob; DWI: imagem ponderada em difusão; EEG: eletroencefalograma; FLAIR: *fluid attenuated inversion recovery*; LCR: líquido cefalorraquidiano; RM: ressonância magnética; RT-QuIC: conversão por agitação em tempo real.

Que doenças podem preencher esses critérios e não ser eDCJ? Em primeiro lugar, nem todos os casos foram submetidos a todos os testes. Nesse estudo, sete casos de doença de Alzheimer preencheram critérios para o diagnóstico de eDCJ provável, assim como três casos de lesão pós-anóxica, dois casos de CD8-encefalite e um caso cada de doença cerebrovascular, demência com corpos de Lewy, abscesso cerebral e encefalopatia necrotizante associada à influenza. Ou seja, 16 casos entre 146 não casos de DCJ preencheram critérios para eDCJ provável, embora, devamos insistir, nem todos tenham sido submetidos a todos os exames complementares.

Quando os testes diagnósticos foram avaliados individualmente, RT-QuIC no LCR foi o mais sensível (251 de 274 casos ou 91,6%) e específico (77 de 77 casos), com nenhum resultado positivo em não caso, nesse estudo. Em seguida, a RM com difusão mostrou a maior acurácia, com maior especificidade quando estavam presentes hiperintensidade, tanto corticais como nos núcleos da base. Proteína 14-3-3 teve boa sensibilidade, mas baixa especificidade, pois foi constatada em muitos não casos. Por outro lado, atividade periódica curta generalizada teve alta especificidade, mas foi pouco sensível, constatada em menos de 50% dos casos.[40]

Deve ser ressaltado que, nos critérios de 2017, a presença de síndrome neurológica progressiva associada a RTQuIC positivo permite o diagnóstico de eDCJ provável mesmo se não estiverem presentes os dois sintomas clínicos exigidos para o diagnóstico com outros exames complementares.

As elevadas sensibilidade e especificidade do teste RT-QuIC nesse estudo de eDCJ devem ser tomadas com cuidado para outras formas de doenças priônicas. A sensibilidade diagnóstica foi menor na insônia familiar fatal, GSS, insônia fatal esporádica, prionopatia variável sensível à protease e subtipos VV1 e MM2 da eDCJ. Quando os outros testes são negativos, como proteína 14-3-3 no LCR e tau total não muito elevada no LCR, os resultados do RTQuIC também são mais frequentemente negativos. RT-QuIC inicialmente negativo pode tornar-se positivo em amostras subsequentes.[46] Há registro de resultado falso-positivo.[38]

Variante da doença de Creutzfeldt-Jakob

A nova variante da DCJ (vDCJ) foi descrita no Reino Unido.[47] Essa forma de doença priônica foi transmitida aos seres humanos por meio da ingestão de carne bovina contaminada com o príon causador da encefalopatia espongiforme bovina (EEB), popularmente conhecida como a "doença da vaca louca".

Príons podem ser transmitidos entre membros de espécies diferentes. Assim, gado bovino alimentado com rações que continham proteína animal, extraída de ovinos ou caprinos que tinham *scrapie*, desenvolveram EEB, que, por sua vez, contaminou seres humanos. Esse fenômeno é conhecido como "violação da barreira das espécies".[11] O fator determinante parece ser o grau de semelhança entre as duas espécies de príons. Esse fato tornou-se motivo de grande ansiedade causada pelo surto de EEB epidêmica e sua contaminação de seres humanos que desenvolveram a vDCJ. Com as medidas de saúde pública adotadas para controle da EEB, a vDCJ entrou em franco declínio, pois até 2017 já haviam sido notificados 178 casos no Reino Unido[48] e 230 casos globalmente; e o número total ao redigirmos este capítulo, em fevereiro de 2024, era de 232 casos, sendo ainda de 178 no Reino Unido (para dados atualizados, acesse https://www.eurocjd.ed.ac.uk/data_tables).

Em animais, a transmissão de príons por transfusão de sangue é bem documentada. Aventou-se possibilidade de transmissão por transfusão de sangue,[49] o que causou muita preocupação. Durante a epidemia de vDCJ houve quatro casos de aparente contaminação por transfusão de sangue,[50] porém não houve comprovação definitiva desse tipo de transmissão.[51-53]

A vDCJ apresenta características clínico/radiológicas e anatomopatológicas peculiares que a distinguem da eDCJ.[8]

O início da doença se dá em pacientes mais jovens, com idade média de 28 anos (12 a 74 anos), e a sobrevida média é de 14 meses (6 a 39 meses), um pouco maior que a dos pacientes com a forma esporádica da doença. Os sintomas atingem mais a esfera comportamental, com grande prevalência de ansiedade, depressão e isolamento social. Distúrbios sensitivos como disestesias e dor ocorrem com frequência. Com o tempo, distúrbios do movimento, como coreia, mioclonias e distonia, ataxia cerebelar e demência, sobrepõem-se.

Na vDCJ as alterações eletroencefalográficas classicamente associadas a eDCJ (complexos ponta-onda periódicos generalizados na frequência de 1 a 2 Hertz) não são encontradas. Ondas lentas de caráter inespecífico podem ser visualizadas.

O LCR geralmente é normal, podendo haver aumento de proteína em um terço dos pacientes. Um dado de valor diagnóstico é a presença da proteína 14-3-3 e a presença da proteína patogênica na pesquisa por RT-QuIC, embora na vDCJ ambos os testes tenham sensibilidade menor que na eDCJ.

A alteração neurorradiológica mais característica é a alteração de sinal bilateralmente no pulvinar do tálamo, demonstrada na sequência FLAIR da RM de crânio em mais de 90% dos pacientes.[54]

Os achados anatomopatológicos também são distintos. Além dos achados clássicos de gliose, esponjose e rarefação neuronal predominando nos núcleos da base e no tálamo, há grande número de placas com depósito da proteína priônica nos córtices cerebral e cerebelar (denominadas "placas floridas").[55] Além desses métodos que são utilizados para o diagnóstico de outras doenças priônicas, pode ser empregada a biopsia de tonsila palatina, que pode revelar a presença de PrPsc.[56]

SISTEMAS DE VIGILÂNCIA DA DOENÇA DE CREUTZFELDT-JAKOB

A vigilância da doença de Creutzfeldt-Jakob (DCJ) é recomendada pela Organização Mundial da Saúde (OMS) desde a década de 1990, em decorrência do aparecimento de casos da vDCJ no Reino Unido e em outros países da Europa, América, Austrália e Ásia. É efetuada de modo a identificar, por meio de notificação compulsória, todos os pacientes com suspeita de DCJ e, com o auxílio de centros de referência, fazer a pesquisa mais ampla possível desses pacientes nos campos epidemiológicos, clínico, exames paraclínicos e anatomopatológicos.[57]

A vigilância da DCJ tem como objetivos detectar casos de DCJ, conhecer o perfil epidemiológico da doença, com foco na identificação de possíveis casos de vDCJ, definir medidas de prevenção e biossegurança, e orientar condutas clínicas e laboratoriais. Também, pelo diagnóstico precoce, as chances de um tratamento bem-sucedido seriam maiores, quando houver medicamentos com algum grau de eficácia. Apesar da ênfase na detecção precoce dos casos da nova variante, estendeu-se essa vigilância para todas as formas da DCJ, já que a sintomatologia pode ser superponível entre as diversas formas de doenças priônicas.[57]

No Brasil, na realização da vigilância epidemiológica da DCJ foi possível verificar que há falhas no diagnóstico ou na notificação (ou em ambos),[58] porém não se identificou caso de vDCJ no país.[59]

DOENÇA DE GERSTMANN-STRÄUSSLER-SCHEINKER

A GSS é uma doença priônica genética caracterizada por ataxia axial e de membros progressiva, sinais piramidais, disartria, alteração da personalidade e declínio cognitivo. Geralmente, a doença inicia-se na quinta e sexta década de vida, com sobrevida mais longa, em torno de 5 a 6 anos. Dores nas pernas, disestesia, parestesia e hiporreflexia ou arreflexia nos membros inferiores podem ocorrer em pacientes com a mutação no códon 102 (P102L), a mutação mais frequente associada à GSS, responsável por cerca de 80% dos casos.[4] A doença apresenta muita variabilidade fenotípica dentro de uma mesma família, fenômeno ainda não suficientemente esclarecido.[60] Outras mutações que estão associadas à GSS ocorrem nos códons 105, 117, 131, 187, 198, 202, 212, 217 e 232. O exame de RM mostra atrofia cerebelar. Ao exame anatomopatológico, observa-se a presença de placas amiloides multicêntricas, principalmente no cerebelo, e, em situações particulares, pode haver emaranhados neurofibrilares corticais.

O exame de LCR é normal, inclusive a dosagem das proteínas marcadoras de destruição neuronal. O uso do RT-QuIC em um estudo mostrou alta sensibilidade em pacientes com GSS.[61]

INSÔNIA FATAL

A insônia fatal é uma doença priônica geneticamente determinada na maioria das vezes,[62] podendo ocorrer raramente como forma esporádica.[63] Os sintomas iniciais compreendem insônia, ataxia, distúrbios autonômicos e disartria. Pode haver déficits atencionais, que evoluem para demência. Com a progressão da doença, ocorrem alucinações complexas, mioclonias, sinais piramidais e sonhos vívidos. O paciente evolui para o estado de coma, com intensificação dos distúrbios autonômicos e das mioclonias. A idade média de início da doença é de 50 anos, com sobrevida média entre 13 e 15 meses. Na maioria das vezes a doença está associada à mutação no códon 178 e à presença de metionina no códon 129 do alelo mutado.[64] As alterações neuropatológicas são atrofia dos núcleos ventral anterior e mediodorsal do tálamo bilateralmente. Alterações na oliva inferior e corticais isoladas também são encontradas. Os principais achados são perda neuronal e proliferação astrocitária, havendo degeneração espongiforme cortical leve em pacientes com maior tempo de doença. O exame eletrográfico do sono mostra alterações no sono REM e nos fusos do sono não REM, que podem estar reduzidos ou ausentes.[63] Essa forma de doença priônica é muito rara e somente temos informação de um caso descrito no Brasil.[65]

PRIONOPATIA VARIAVELMENTE SENSÍVEL À PROTEASE

Trata-se de doença priônica esporádica,[2] com cerca de 41 casos descritos,[66] caracterizada molecularmente pela escassez de PrPsc resistente à protease. Clinicamente apresenta alterações psiquiátricas, afasia e declínio cognitivo com características de comprometimento frontal. Com a evolução da doença podem ocorrer parkinsonismo, mioclonia e ataxia. A idade de início é, em geral, aos 70 anos, com evolução de 18 a 41 meses.

A RM mostra atrofia global, com alguns relatos de hiperintensidade cortical, nos núcleos da base e tálamo.[66] O EEG e a análise do LCR não mostram alterações peculiares.

KURU

O kuru é uma doença priônica restrita à região da Papua Nova Guiné, descrita pela primeira vez em 1955. Sua transmissão está associada à prática de canibalismo entre os indivíduos da tribo Fore. A apresentação clínica é precedida por longo período de incubação (anos ou décadas). Os principais sintomas são ataxia de marcha, tremor e fala escandida (sintomas decorrentes das alterações cerebelares). A ocorrência de demência é rara. Geralmente, o curso da doença é de 6 a 12 meses.

O número total de casos entre 1957 e 2004 foi de cerca de 2.700. A prática de canibalismo foi proibida nos anos 1950, levando à queda progressiva da incidência da doença. Acredita-se que nenhum caso tenha sido contaminado após o ano de 1960. No entanto, como há longo período de incubação, casos novos ainda são diagnosticados.

POLIMORFISMOS DO GENE *PRNP*

Os polimorfismos são variações na sequência do DNA presentes em indivíduos normais de determinadas populações.

Os fenótipos das doenças priônicas, bem como de outras doenças neurológicas, variam de acordo com alguns polimorfismos do *PRNP*.[67]

O códon 129 pode apresentar metionina em homozigose (M129M), metionina em heterozigose com valina (M129V) ou valina em homozigose (V129V). Existem evidências de que a homozigose para metionina é um fator de risco para o desenvolvimento de doenças priônicas e de que indivíduos com heterozigose no códon 129 apresentam maior tempo de incubação para o desenvolvimento de doenças priônicas.[68] Os casos de iDCJ são mais frequentes em indivíduos em homozigose e, exceto por um caso publicado recentemente em que há forte suspeita clínica (sem confirmação anatomopatológica) de vDCJ e M129V,[69] todos os indivíduos que desenvolveram vDCJ apresentavam homozigose para metionina (M129M).[70]

Nos casos de IF, o alelo mutado sempre apresenta metionina no códon 129, o que se denomina "haplótipo D178N-129M". Nos pacientes M129M, a doença tem menor sobrevida e apresenta sintomas mais graves do que nos pacientes M129V. Os pacientes em heterozigose no códon 129 apresentam mais ataxia, disartria e epilepsia. O haplótipo D178N-129V determina o fenótipo de DCJ, e não IF.

Na GSS, os diferentes haplótipos também estão associados a fenótipos distintos de doença, a depender do genótipo do códon 129. Em estudo recente, a homozigose para metionina no códon 129 esteve associada ao início mais precoce da doença em pacientes com GSS. No kuru, a heterozigose no códon 129 está relacionada com o tempo de incubação mais longo e maior sobrevida dos pacientes.

Em nossa população, a frequência dos diferentes genótipos do códon 129 é 45,6% MM, 48,2% MV e 6,2% VV.[71]

Em populações orientais, o polimorfismo do códon 219 também está associado à ocorrência de DCJ.[72] Cerca de 12% da população japonesa apresenta uma substituição do ácido glutâmico por lisina (E219K). Esse polimorfismo não ocorre em populações caucasianas, sendo o códon 219 em homozigose para o ácido glutâmico raro nessas populações. A maioria dos casos de DCJ nas populações orientais está associada à homozigose para ácido glutâmico nesse códon, e a presença de lisina constitui um fator protetor para a ocorrência de DCJ.

Há alguns anos, um polimorfismo do *PRNP* associado à resistência ao kuru foi descrito, em que indivíduos com G127V apresentam resistência ao desenvolvimento de kuru. A maior frequência atual de indivíduos com o polimorfismo 127V em regiões endêmicas de kuru no passado corrobora a hipótese de que houve um processo de seleção da espécie ao longo dos anos.[73]

TRATAMENTO

Não há nenhum tratamento de eficácia comprovada para as doenças priônicas.[74] A partir de 1980 iniciaram-se as primeiras publicações concernentes ao tratamento da DCJ. A partir de 1990 estudos mais detalhados foram efetuados empregando-se medicamentos como flupirtina, mepacrina, doxiciclina e polissulfato sódico de pentosana. Nenhum deles prolongou a sobrevida dos pacientes ou foi comprovadamente eficaz em avaliações mais rigorosas.

Há várias peculiaridades na DCJ que dificultam a realização de estudos clínicos clássicos controlados por placebo. Entre elas podemos citar:

1. A dificuldade de se diagnosticar a DCJ nas fases iniciais, o que, somado ao fato de ser uma afecção rara, dificulta o recrutamento de pacientes.
2. A ausência de uma escala de progressão dos sintomas da doença, o que restringe a avaliação da eficácia de um tratamento apenas ao parâmetro de aumento da sobrevida média dos pacientes acometidos.
3. A variabilidade fenotípica/neuropatológica propiciada pelos subtipos da doença (iatrogênica, esporádica, hereditária e a nova variante) e pelo polimorfismo genético no códon 129. Provavelmente essas variações clínicas, neuropatológicas e genéticas devem influir na resposta ao tratamento.

Recentemente iniciou-se um tratamento com infusão intravenosa de anticorpos monoclonais humanizados contra a PrPc. Seis pacientes com DCJ que ainda não se encontravam na fase terminal da doença receberam o tratamento. Não houve efeitos colaterais, mas não foi possível verificar benefícios nesse pequeno grupo de doentes.[75]

Concluindo, apesar dos vários sítios teoricamente acessíveis para um enfoque farmacológico racional, que envolvem desde a inativação do gene da proteína priônica, a estabilização da proteína celular ou o bloqueio da proteína patogênica, ainda não possuímos um medicamento que retarde ou evite a progressão das doenças priônicas.[74]

Comprometimento Cognitivo Vascular

Breno José Alencar Pires Barbosa • Elisa de Paula França Resende •
Viviane Flumignan Zetola

INTRODUÇÃO

Comprometimento cognitivo vascular (CCV) é um termo que se refere a diferentes graus de declínio na cognição e no comportamento relacionados com doenças cerebrovasculares (DCV), podendo abranger um ou mais domínios cognitivos.[1] Pode, ainda, ocorrer em graus variados de gravidade, desde fases pré-clínicas (cérebro em risco) até fases de comprometimento cognitivo leve e demência.[2] É importante a observação de que, por vezes, a DCV é assintomática clinicamente, e a imagem norteia o diagnóstico.

O CCV pode ocorrer após lesões diversas, como isquemias ou hemorragias corticais, subcorticais e de profundidade, bem como após acometimento de pequenas artérias terminais (doença de pequenos vasos, microangiopatia ou leucoaraiose). A etiologia da oclusão arterial de grandes ou pequenas artérias que leva à isquemia ou ao sangramento pode ser secundária a acometimento sistêmico (infecção e inflamação), doenças cardíacas ou local (aterosclerose e dissecção).[2]

O CCV é uma das causas mais comuns de demência devido à correlação com a faixa etária da doença vascular, que pode também funcionar como gatilho para associação com causas degenerativas (p. ex., doença de Alzheimer – DA), resultando em demências de múltiplas etiologias, também classificadas como demências mistas.[2]

EPIDEMIOLOGIA E FATORES DE RISCO

A prevalência de CCV pode variar de acordo com população estudada, critérios diagnósticos clínicos e métodos complementares de investigação. Há escassez de estudos, principalmente nos países de baixa e média renda, como o Brasil, onde há significativa prevalência e incidência da doença vascular cerebral. Além disso, quantificar a contribuição da doença vascular na demência é um desafio no qual o aumento da longevidade caracteriza fator de risco em ambas as situações. Portanto, aceita-se a demência vascular (DV) como a segunda maior causa de demência em idosos.[2,3]

De acordo com um estudo europeu, a prevalência estimada de DV entre indivíduos com idade igual ou superior a 65 anos é de 1,6% e cresce com o envelhecimento.[4] Outro estudo estadunidense, entre participantes com idade igual ou superior a 60 anos, 0,4 pessoa entre 100 desenvolveu demência em um período de 5 anos.[5]

No Brasil, pesquisa realizada em São Paulo revelou 35% de prevalência de DV em cérebros submetidos a estudo anatomopatológico.[6] Ainda, estudos comprovam que a DV costuma acometer até um terço dos indivíduos que sofreram acidente vascular cerebral (AVC).[7]

Os fatores de risco na população geral são aqueles associados também ao risco de AVC. Podemos citar os de maior risco para comprometimento cognitivo, incluindo os modificáveis e não modificáveis:[8]

- Idade avançada
- Hipertensão arterial sistêmica (HAS)
- Diabetes melito (DM)
- Altos níveis de colesterol
- Sedentarismo
- Índice de massa corporal (IMC) elevado ou baixo demais
- Tabagismo
- Doença aterosclerótica sistêmica (doença arterial coronariana e doença arterial obstrutiva periférica)
- Fibrilação atrial e atriopatias
- Atividade física não regular ou ausente
- Apneia do sono
- AVC prévio
- Doenças genéticas e história familar
- Angiopatia amiloide.

PATOGÊNESE

O CCV é causado por doenças cerebrovasculares que causam lesões no parênquima encefálico. Abordagem mais ampla classifica os danos cognitivos por acometimento isquêmico ou hemorrágico, principalmente com envolvimentos territoriais estratégicos corticais, subcorticais, doença de pequenos vasos (lacunas e micro-hemorragias), de substância branca e do espaço subaracnóideo.[9]

As lesões cerebrais podem ser únicas ou múltiplas e não há critérios definidos quanto à localização ou à quantidade de lesões para diagnóstico do CCV. Estudos neuropatológicos mostraram grande variabilidade e interpretações decorrentes de eventos vasculares recorrentes.[9]

A partir dos exames de imagem, as correlações anatômicas associadas ao contexto clínico vêm determinando de forma mais precisa as lesões estratégicas, a extensão e o número de lesões, além de associar os mecanismos de compensação por colaterais que promovem reserva vascular e cognitiva, parâmetros previamente estudados tanto para o CCV não demência como para a DV.

As lesões que se apresentaram relevantes foram localizadas em regiões límbico-paralímbicas, áreas associativas heteromodais, estruturas subcorticais e suas conexões, acometendo estruturas como artérias cerebrais anterior, média e posterior, responsáveis pela irrigação da região pré-frontal, de áreas associativas do lobo parietal e da região infratemporal, respectivamente. O acometimento por lesões distais em áreas como centro semioval e substância branca periventricular pode ser assintomático do ponto de vista somático, com manifestação apenas cognitiva.

QUADRO CLÍNICO

O quadro clínico do CCV pode ser heterogêneo e de difícil reconhecimento, na medida em que as lesões cerebrovasculares podem acometer diferentes territórios vasculares e ser assintomáticas do ponto de vista motor e sensitivo.

Não é incomum que indivíduos com CCV apresentem distúrbios de humor, sintomas depressivos, como tristeza e anedonia, além de dificuldades de funções executivas, alterações de marcha e urgência/incontinência urinária. O acometimento de redes pré-frontais pode também explicar as alterações de comportamento, como mudança de personalidade, desinibição e apatia (Figura 101.1).

Diferentemente das doenças degenerativas, que costumam ter curso insidioso e lentamente progressivo, o CCV pode ocorrer de forma heterogênea. Alguns pacientes apresentam perdas marcadas por platôs e piora clínica, conforme a ocorrência de novas lesões vasculares (p. ex., perdas cognitivas "em degraus"), ou cursos insidiosos, nos casos de microangiopatia (Tabela 101.1).

DIAGNÓSTICO

O diagnóstico de CCV é estabelecido com base nos seguintes aspectos:

- História clínica
- Avaliação estruturada do paciente com exame neurológico e cognitivo
- Exames de neuroimagem cerebral (estrutural, funcional ou de metabolismo).

Durante a anamnese, a identificação da linha temporal entre um evento cerebrovascular e o aparecimento de sinais e sintomas tem grande relevância. Todavia, a ausência dessa correlação não afasta a suspeita de CCV, que deve ser considerada para todos os pacientes com queixas cognitivas e fatores de risco cerebrovascular.

Diante da queixa cognitiva relatada por informante que convive com o paciente, corroborada ou não pelo paciente – tendo em vista a grande prevalência de anosognosia nesses indivíduos –, deve-se utilizar instrumentos de triagem validados para prosseguir a investigação. A escolha de quais instrumentos usar pode variar de acordo com o nível de atuação em saúde do profissional (Tabela 101.2).

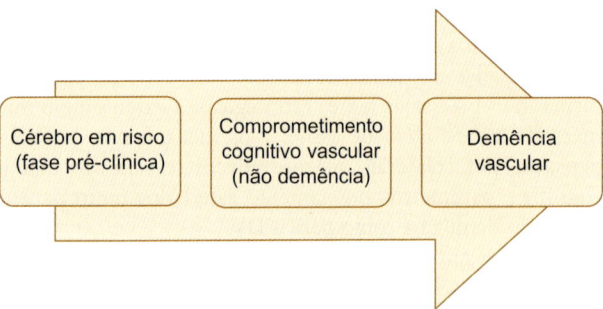

Figura 101.1 Três fases principais do espectro do comprometimento cognitivo vascular.[9]

Tabela 101.1 Principais sintomas neuropsiquiátricos e outros sintomas neurológicos comuns no comprometimento cognitivo vascular.[9]

Sintomas neuropsiquiátricos	Outros sintomas neurológicos
• Apatia	• Assimetria dos reflexos profundos
• Ansiedade	• Disartria
• Depressão	• Parkinsonismo – tremor
• Agitação	• Desequilíbrio/ataxia de marcha
• Agressividade	• Hipertonia
	• Incontinência urinária
	• Sinais localizatórios motor e sensitivo

Tabela 101.2 Recomendações de instrumentos de rastreio cognitivo para comprometimento cognitivo vascular de acordo com o nível de atenção em saúde.[9]

Nível de saúde	Recomendações de rastreio cognitivo para comprometimento cognitivo vascular
Atenção primária	• MoCA e rastreio para sintomas depressivos • Alternativa: MEEM associado ao TDR e fluência verbal semântica (animais) e rastreio para sintomas depressivos.
Atenção secundária	• Testes de função global (MoCA ou MEEM) associados a subescalas do CAMCOG e rastreio para sintomas depressivos • Alternativa: ACE-R e rastreio para sintomas depressivos.
Atenção terciária	• Protocolo da atenção secundária associado à avaliação de sintomas neuropsiquiátricos (NPI-Q), avaliação da gravidade da demência (CDR) e rastreio de sintomas depressivos (CES-D ou GDS).

ACE-R: Exame Cognitivo de Addenbrooke, versão revisada (do inglês *Addenbrooke's cognitive examination revised*); CAMCOG: *Cambridge Cognitive Examination*; CDR: *Clinical dementia rating scale*; CES-D: Center for Epidemiological Studies; GDS: escala de depressão geriátrica (do inglês *geriatric depression scale*); MEEM: miniexame do estado mental; MoCA: *Montreal Cognitive Assessment*; NPI-Q: questionário de inventário neuropsiquiátrico (do inglês *neuropsychiatry inventory-questionnaire*); TDR: teste do desenho do relógio.

Os testes de rastreio cognitivo devem incluir a avaliação de função frontal, executiva e subcortical, e, por conseguinte, o miniexame do estado mental (MEEM) e outros instrumentos usados na avaliação inicial da DA não são ideais para o CCV.[9,10] Ferramentas como *Montreal Cognitive Assessment* (MoCA) e Exame Cognitivo de Addenbrooke, versão revisada (ACE-R) foram revisadas e validadas para a população brasileira. Para populações com baixa escolaridade, sugere-se que o MEEM seja associado à aplicação da Bateria Breve de Rastreio Cognitivo, com interposição do teste de fluência verbal semântica (animais) e o Teste do Desenho do Relógio (TDR).[9,10]

Como em toda avaliação de comprometimento cognitivo, a entrevista deve pormenorizar o grau de perda funcional do paciente para as atividades instrumentais de vida diária (AIVDs) e atividades básicas de vida diária (ABVDs). Instrumentos tradicionalmente utilizados, como o CDR, o questionário de atividades funcionais de Pfeffer, as escalas de Lawton e Brody, entre outros, podem ser usados.[9] Cabe ao examinador detalhar se a perda de funcionalidade do paciente ocorre pelo quadro cognitivo, e não por limitações motoras, sensitivas ou de coordenação, situações comuns após o AVC.[9]

CLASSIFICAÇÕES DO COMPROMETIMENTO COGNITIVO VASCULAR

O CCV é um espectro que abrange, didaticamente, três fases:

- Pré-clínica
- Comprometimento cognitivo leve vascular (CCLV)
- CCV maior-DV (CCV-DV).

O CCLV representa a manifestação sintomática do CCV, caracterizado por perdas cognitivas em pelo menos um domínio de gravidade leve. Geralmente, as AIVDs permanecem preservadas nessa fase. A progressão do CCV leve pode manifestar-se com melhora em 8 a 45% dos casos, estabilização em 38 a 74% ou progressão para formas mais graves em 22 a 58%. A progressão para DV parece estar relacionada com a gravidade das alterações cognitivas, que se correlacionam com os fatores de risco cerebrovascular e/ou com a neuroimagem.

O CCV maior ou DV fundamenta-se na presença de declínio cognitivo mais acentuado em, pelo menos, um domínio, que determina perda funcional para AIVDs ou ABVDs.

Após a definição de ausência ou existência de comprometimento funcional, pode-se classificar o CCV quanto a CCLV ou CCV-DV, conforme se observa na Tabela 101.3, quando todos os critérios são preenchidos.

Se constatado, o CCV-DV pode ser classificado de acordo com a doença subjacente e o nível de probabilidade, como mostram as Tabelas 101.4 e 101.5.

AVALIAÇÃO LABORATORIAL

Não existe exame ou biomarcador específico para CCV, porém há exames básicos que devem sempre ser solicitados na avaliação médica de pacientes com declínio cognitivo.[10] Exames adicionais podem ser solicitados de acordo com a suspeita clínica, como se observa na Tabela 101.6.[9,10]

Tabela 101.3 Critérios diagnósticos propostos pelo consenso da Academia Brasileira de Neurologia.[9]

Fases do comprometimento cognitivo vascular	Descrição
Comprometimento cognitivo leve	• Comprometimento cognitivo em ≥ 1 domínio cognitivo • Deficiência cognitiva entre 1 e 2DP abaixo da média (ou entre o terceiro e décimo sexto percentil) e/ou • ABVDs mantidas (independentemente de sintomas motores/sensoriais) • AIVDs preservadas (embora com esforço maior + estratégias de compensação)
Comprometimento cognitivo maior	• Comprometimento cognitivo em ≥ 1 domínio cognitivo • Deficiência cognitiva > 2DP abaixo da média (ou abaixo do terceiro percentil) e/ou • Prejuízo significativo de AIVDs ou AVDs (independentemente de sintomas motores/sensoriais)

ABVDs: atividades básicas de vida diária; AIVDs: atividades instrumentais de vida diária; AVDs: atividades de vida diária; DP: desvio padrão.

Tabela 101.4 Critérios diagnósticos propostos pela American Heart Association e American Stroke Association.[11]

CCV provável	Mais de um dos critérios a seguir: • Os critérios clínicos são apoiados por evidências de neuroimagem de lesão parenquimatosa significativa atribuída à doença cerebrovascular (que é suportada por neuroimagem • A síndrome neurocognitiva está temporariamente relacionada com ≥ 1 evento cerebrovascular documentado • Tanto evidência clínica quanto genética (p. ex., CADASIL) de doença cerebrovascular estão presentes.
CCV possível	• Possível distúrbio neurocognitivo vascular é diagnosticado se os critérios clínicos forem atendidos, mas a neuroimagem não está disponível e a relação temporal da síndrome neurocognitiva com ≥ 1 evento cerebrovascular não foi estabelecida.

CADASIL: arteriopatia cerebral autossômica dominante com infartos subcorticais e leucoencefalopatia; CCV: comprometimento cognitivo vascular.

Tabela 101.5 Principais formas de comprometimento cognitivo vascular.[9]

Demência pós-AVC	Presença de novo declínio cognitivo ou inicial em até 6 meses do evento vascular. Essa relação temporal é essencial ao diagnóstico.
Demência mista*	Caracteriza-se por diversos fenótipos de associações entre CCV e doenças neurodegenerativas. Deve ser especificada, evitando o termo amplo "demência mista". É a mais prevalente, já que ≤ 10% dos casos de demência têm apenas a patologia vascular como substrato.
DV isquêmica subcortical	É CCV de pequenos vasos, causado, principalmente, por lesões de SB e infartos lacunares, gerando fenótipos como doença de Binswanger** e estado lacunar.
Demência por múltiplos infartos corticais	Corresponde a um grupo de demência com lesões diversas em área delimitada pelo nome.

*À autópsia, até 75% dos pacientes com algum tipo de demência apresentam evidência de doença cerebrovascular (patologia vascular), e, portanto, a demência mista é prevalente. **Encefalopatia subcortical arteriosclerótica. AVC: acidente vascular cerebral; CCV: comprometimento cognitivo vascular; DV: demência vascular; SB: substância branca.

Tabela 101.6 Recomendações de exames laboratoriais.[9]

Rotineira e mandatória	• Hemograma completo • Glicemia/hemoglobina glicada • Dosagem de vitamina B12 • Funções tireoidiana, renal e hepática • Sorologias (sífilis, hepatite B)
Rotineira	• Colesterol e frações • Triglicerídeos • Homocisteína sérica
Casos específicos	• Biomarcadores de DA no LCR, se houver suspeita de patologia mista • Proteinorraquia e eletroforese de proteínas no LCR, se houver suspeita de causas inflamatórias, como vasculites, VDRL

DA: doença de Alzheimer; LCR: líquido cefalorraquidiano; VDRL: *venereal disease research laboratory*.

AVALIAÇÃO POR NEUROIMAGEM

Alterações de neuroimagem no CCV podem ser vistas desde as fases pré-clínicas, sobretudo no exame de ressonância magnética (RM). As hiperintensidades de substância branca (SB), por exemplo, têm grande associação com fatores de risco listados anteriormente para doença vascular, com elevação do risco em 1,73 a 1,84 vez para demência.[11] Mais recentemente, as micro-hemorragias demonstradas em exames de rotina na sequência ponderada em T2 e/ou SWI (Tabela 101.7) vêm trazendo novos rumos na definição da doença de pequenos vasos, e consequentemente aumentando esse limite da doença mista.

Apesar de não serem próprias do envelhecimento normal, alterações de neuroimagem no CCV são altamente prevalentes na população idosa. Sua presença deve ser interpretada acompanhada de outros marcadores, como o efeito cumulativo de fatores de risco vascular, carga lesional e tipo de alteração evidenciada à imagem, a fim de se determinar o risco para declínio cognitivo.[11] A aplicação de escalas visuais como o escore de Fazekas pode auxiliar o clínico no diagnóstico diferencial, na correlação anatomoclínica, especialmente com as alterações cognitivas, assim como na monitorização terapêutica (Figura 101.2).

Tabela 101.7 Lesões estruturais encontradas em imagem e comparação entre os métodos.[11]

Lesão	Detectável por TC	Ponderada à RM em	Superioridade do método
Grandes infartos	Sim	T2	RM = TC*
Pequenos e infartos lacunares	Sim	T1, T2 e/ou Flair	RM > TC**
Lesões de SB	Sim	Flair	RM > TC
Micro-hemorragias	Não	SWI ou T2*	RM apenas
Espaços perivasculares alargados	Sim	T2	RM > TC
Atrofia global	Sim	T1 e/ou Flair	RM = TC
Integridade estrutural de SB	Não	DTI	RM apenas
Microinfartos corticais	Não	DWI agudo	RM 3T apenas

*RM e TC têm desempenho semelhante; **RM é superior à TC. DTI: imagem por tensor em difusão (do inglês *diffusion tensor imaging*); DWI: imagem ponderada por difusão (do inglês *diffusion weighted imaging*); Flair: recuperação de inversão atenuada com fluido; RM: ressonância magnética; SB: substância branca; SWI: imagem ponderada em suscetibilidade (do inglês *susceptibility weighted imaging*); TC: tomografia computadorizada.

RM é a primeira escolha para avaliação de imagem de CCV, com a capacidade de identificar lesões produzidas por grandes vasos (infartos), decorrentes de:

- Doenças de pequenos vasos (hiperintensidades de SB, infartos subcorticais pequenos, lacunas, espaços perivasculares alargados, micro-hemorragias cerebrais)
- Hemorragias cerebrais (lobares, profundas).

De forma geral, a RM é superior à tomografia computadorizada (TC) no diagnóstico de lesões produzidas por eventos vasculares, como mostra a Tabela 101.7.

TRATAMENTO

Como ocorre em outras síndromes demenciais, o tratamento do CCV consiste em abordagens farmacológicas e não farmacológicas. Os fármacos terão papel no manejo dos sintomas cognitivos e comportamentais do CCV, variando caso a caso. Inibidores da acetilcolinesterase e antagonista de receptor de NMDA, frequentemente prescritos nos casos de DA, podem ser testados concomitantemente em casos selecionados (p. ex., diante da suspeita de patologia mista), associados ao controle rigoroso dos fatores de riscos para evitar a recorrência.

Antidepressivos têm papel tanto no manejo da depressão pós-AVC quanto na melhoria de sintomas comportamentais do CCV, com preferência pelos inibidores seletivos de recaptação da serotonina (ISRS – p. ex., citalopram, escitalopram, sertralina) ou duais (p. ex., venlafaxina, desvenlafaxina, duloxetina), que atuam tanto na transmissão serotoninérgica quanto noradrenérgica.[2]

Neurolépticos atípicos (p. ex., risperidona e quetiapina) podem assumir papel nos sintomas neuropsiquiátricos que causam grave perturbação, como agitação, agressividade e alucinações, com a ressalva de que o uso em demências tem evidência bastante limitada e risco aumentado de efeitos adversos.[2]

A Tabela 101.8 resume a evidência das principais intervenções farmacológicas em CCV.[2]

As medidas não farmacológicas e farmacológicas são fundamentais na condução de todos os casos de CCV, e serão idealmente conduzidas por equipe multiprofissional com experiência em AVC, associando o foco específico na condução do treino cognitivo e de reabilitação em funções executivas e de rotina, bem como na independência das AVDs, principalmente organizado pela terapia ocupacional. Reabilitação motora dos déficits locais, treino de marcha e equilíbrio para prevenção de quedas e acompanhamento do processo da deglutição são pontos importantes na reabilitação global da doença vascular. Incluem-se nas medidas não farmacológicas atividade física orientada e personalizada, bem como dieta de acordo com os fatores de risco modificáveis e individuais.

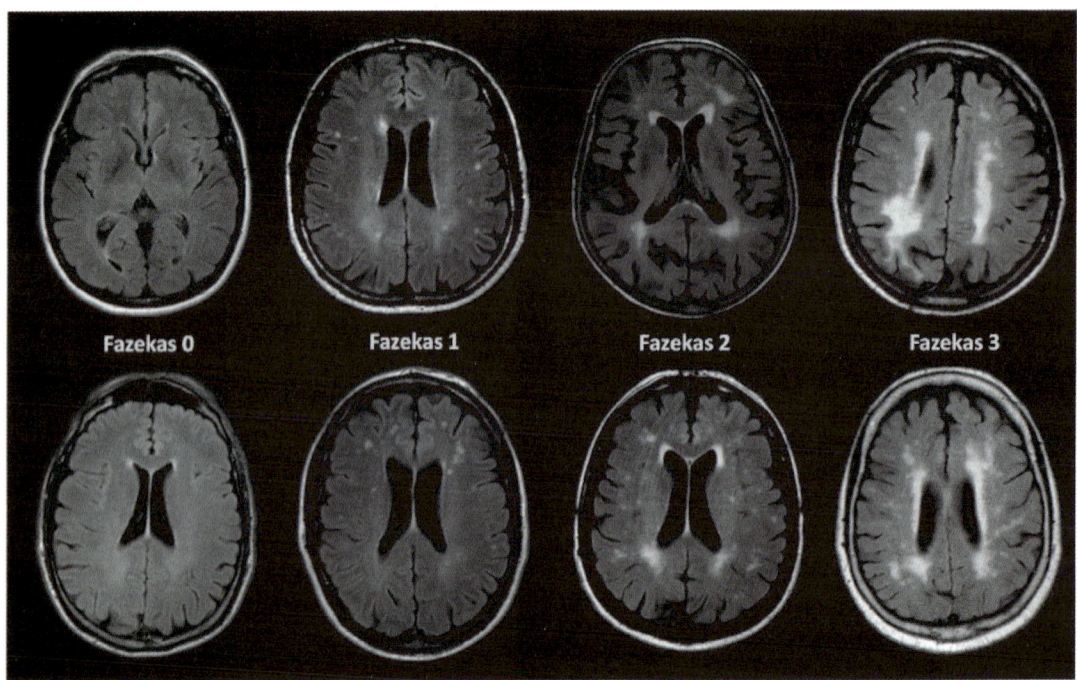

Figura 101.2 Avaliação das hiperintensidades de substância branca conforme a escala visual de Fazekas.[9]

Tabela 101.8 Recomendações de intervenções de acordo com o nível de evidência.[2]

Canadian Consensus Conference on Diagnosis and Treatment of Dementia	Nível de evidência
Tratar HAS, se diastólica ≥ 90 mmHg e/ou sistólica ≥ 140 mmHg, caso o paciente tenha comprometimento cognitivo em que se suspeite ou se saiba que há contribuição vascular.	1B
Considerar atingir valores de PAS < 120 mmHg caso o paciente tenha fatores de risco vascular associados.	2C
Todo paciente com sintomas ou comprometimento cognitivo deve receber tratamento para prevenção primária ou recorrência de AVC.	1B
AAS não é recomendado em pacientes com CCLV ou CCV-DV que tenham lesão do tipo hiperintensidade de SB isoladamente, sem história de AVC ou infartos cerebrais.	2C
Inibidores de colinesterase (donepezila, galantamina, rivastigmina) e antagonista de receptor de NMDA (memantina) podem ser considerados em casos selecionados de CCV.	2B

AAS: ácido acetilsalicílico; AVC: acidente vascular cerebral; CCLV: comprometimento cognitivo leve vascular; CCV: comprometimento cognitivo vascular; CCV-DV: CCV maior-DV; DV: demência vascular; HAS: hipertensão arterial sistêmica; NMDA: N-metil-D-aspartato; PAS: pressão arterial sistólica; SB: substância branca.

PROGNÓSTICO

Como o CCV se apresenta como uma doença heterogênea do ponto de vista anatomofuncional, não se espera uma progressão clínica bem definida. Na fase aguda do AVC, na dependência de lesão estratégica, há comprometimento de nível de consciência que pode ou não ser associado ao comprometimento do conteúdo da consciência. As alterações hemodinâmicas mais acentuadas e o uso extremo da reserva de perfusão cerebral podem limitar a avaliação ou mesmo a predição do desenvolvimento do CCV. Estudos de Doppler transcraniano demonstram esse equilíbrio por volta dos 30 dias pós-evento para restabelecimento do fluxo e dos mecanismos compensatórios que voltam a sua base. Incluem-se o uso de colaterais e a vasodilatação das arteríolas resistentes. A avaliação inicial para inferência prognóstica deveria seguir esse tempo. Espera-se que durante esse intervalo ocorra alguma recuperação da função cognitiva observada na fase aguda. Alguns têm comprometimento cognitivo estável consistente com sua síndrome do AVC, enquanto outros apresentam declínio cognitivo contínuo.[12]

Estudos de imagem sugerem que a gravidade das alterações da SB marcada pela avaliação semiquantitativa descrita por Fazekas et al., bem como a presença de atrofia do lobo temporal medial (possivelmente, quando há comorbidade com DA) são fatores de risco para piora da cognição.[12] Além disso, também sugerem que AVCs recorrentes e prejuízo da cognição prévia ao AVC são fatores de mau prognóstico.[12]

PREVENÇÃO

Doenças cardiovasculares (DCV) são causas potencialmente preveníveis de demências. O diagnóstico e o tratamento adequado pelo clínico geral ou médico de família configuram estratégia central na prevenção do CCV por meio do controle dos fatores de risco vascular.

Diretrizes de prevenção vascular primária e secundária apoiam os diversos estudos e conferências que buscam consenso para diagnóstico, tratamento e prevenção do CCV, incluindo opiniões de *experts* nas mais diversas áreas (neurologia, psiquiatria, geriatria e farmacologia), porém as controvérsias e as metanálises apresentam ainda necessidade de níveis de evidência mais significativos.

Segundo a Canadian Consensus Conference on Diagnosis and Treatment of Dementia (CCCDTD),[2] a prevenção do CCV percorre elementos muito similares aos da prevenção do AVC; por exemplo, controle da HAS, mudança no estilo de vida e uso de fármacos adequados para a condição de cada paciente.

Manejo da hipertensão arterial sistêmica

A HAS é o principal fator de risco atribuído à isquemia e à hemorragia cerebral. Configura consequentemente um fator de risco para demência, sendo mais fortemente associada a essa condição nos indivíduos de meia-idade quando comparados aos de idade mais avançada. Estudos comprovam que a intervenção na pressão arterial (PA) reduz em torno de 7% o risco de demência; assim, o recomendado é tratar a HAS de acordo com as atuais diretrizes, que são mais rígidas em pacientes com comprometimentos cognitivos que ocorreram após lesão vascular.[13] Desfechos de estudos de intervenção com controle intensivo da pressão arterial vêm incluindo em seus objetivos avaliação do comprometimento cognitivo, preocupação frequente no desenho de pesquisa tanto de prevenção primária como secundária, incluindo os de eventos recorrentes, sintomáticos e assintomáticos controlados por neuroimagem.[14]

A prevenção farmacológica além do controle da pressão inclui o uso de estatinas e antitrombóticos. Há controvérsia na indicação do uso do antiagregante plaquetário isolado (p. ex., ácido acetilsalicílico) em pacientes sem história de AVC sintomático que somente apresentem lesão de substância branca isolada, pois não se evidencia efeito no declínio cognitivo.[14]

Modelo de demência vascular, como arteriopatia cerebral autossômica dominante com infartos subcorticais e leucoencefalopatia (CADASIL), tem testado fármacos protetores de endotélio, que unem o uso da classe da estatina, vasodilatadores seletivos e varredores de radicais livres, principalmente na doença vascular progressiva ou recorrente, ou nos casos de comprometimento vascular progressivo.

Prevenção do primeiro acidente vascular cerebral ou recorrência

Segundo o Manifesto de Berlim, o AVC dobra a chance de o indivíduo desenvolver demência, e 90% dos AVCs são preveníveis. Em razão dessas evidências, a World Stroke Organization (WSO) emitiu uma declaração pública com o objetivo de unir a prevenção de AVC e de demência.[15]

A declaração da WSO foi endossada por 23 organizações internacionais, regionais e nacionais, e enfatiza a importância de se reduzirem os fatores de risco vascular, como HAS e tabagismo, para prevenir o declínio cognitivo. Também destaca a necessidade de uma abordagem de melhoria das condições de vida, que possibilitem o envelhecimento saudável, incluindo educação e melhores condições sociais.[15]

A WSO formou uma aliança com a World Heart Federation, a World Hypertension League (WHL) e a European Society of Hypertension pela saúde vascular como etapa inicial para a implementação da declaração pública, configurando a importância das políticas nacionais e internacionais sobre o tema.[15]

Para pacientes com história de AVC sintomático, o guia canadense de melhores práticas provê recomendações baseadas em evidências para diagnóstico e prevenção de recorrência por meio do gerenciamento de fatores de risco vascular modificáveis.[16] Essas recomendações, acompanhadas de considerações clínicas, são apropriadas para uso por profissionais de saúde que prestem cuidados a pacientes pós-AVC isquêmico (AVCi) ou ataque isquêmico transitório.[17]

As sugestões têm por objetivo reduzir o risco de AVC recorrente e, em alguns casos, orientar profissionais de saúde para atentar a indivíduos com risco de primeiro AVC, com base no estado de saúde atual e na presença de fatores de risco vascular. São sugeridas, também, recomendações quanto a fatores modificáveis, como HAS, hiperlipidemia, DM e, atualmente, qualidade de sono.[17]

No caso de pacientes sem história de AVC sintomático, a American Stroke Association tem *guidelines* de prevenção de primeiro AVC que incluem mudanças nos fatores modificáveis; por exemplo:

- Mudanças de estilo de vida (atividade física e dieta)
- Comportamento (estresse e qualidade de sono)
- Controle de HAS, DM, dislipidemia, obesidade
- Cessação do tabagismo.

CONSIDERAÇÕES FINAIS

O CCV representa uma condição frequente na prática clínica e é definido como todo o escopo de alterações cognitivas e de comportamento relacionadas com doenças cerebrovasculares. Apresenta grande variabilidade quanto ao grau de comprometimento, podendo ocorrer na forma do CCL vascular (CCV menor), quando há relativa preservação da funcionalidade, ou da DV (CCV maior ou CCV-DV), quando há perda funcional de AIVDs ou ABVDs.

O quadro clínico do CCV é heterogêneo e envolve comprometimento das funções frontais, alterações de comportamento e graus variados de achados motores e esfincterianos. Para o diagnóstico, a propedêutica tradicional, que inclui anamnese e exame neurológico associado a melhor caracterização da independência funcional, é fundamental. A constatação de declínio em, pelo menos, um domínio cognitivo ou, ainda, a presença de distúrbio do humor ou alteração comportamental com prejuízos funcionais associados, é sinal de alerta.

Exames laboratoriais, de neuroimagem e de rastreio cardiovascular são fundamentais na investigação tanto para descartar causas reversíveis de demência quanto para apontar grau, tipo e localização das lesões cerebrovasculares. O manejo do CCV envolve medidas farmacológicas e não farmacológicas, e o controle das comorbidades cardiovasculares é uma das medidas essenciais à sua prevenção.

102

Hidrocefalia de Pressão Normal

Benito Pereira Damasceno • Norberto Anízio Ferreira Frota • Raphael Ribeiro Spera

INTRODUÇÃO

Hidrocefalia (do grego: *hydro-*, água, + *cephalus*, cabeça) significa "acúmulo de líquido cefalorraquidiano na cabeça", seja nas cavidades ventriculares encefálicas (hidrocefalia interna) e/ou no espaço subaracnoide extracerebral, o qual se torna desproporcionalmente dilatado (DESH, do inglês *disproportionately enlarged subarachnoid space hydrocephalus*) ou apenas no espaço subaracnoide (hidrocefalia externa). A hidrocefalia pode ser **comunicante**, se o líquido cefalorraquidiano se deslocar livremente entre o sistema ventricular encefálico, onde é produzido, e o espaço subaracnoide; ou **não comunicante**, se existir uma obstrução ao fluxo liquórico (p. ex., estenose do aqueduto). Quanto ao grau da pressão liquórica intracraniana, a hidrocefalia pode ser de alta pressão ou de pressão normal; e quanto à causa subjacente, ela pode ser **secundária** (após hemorragia subaracnoide, trauma cranioencefálico, infecções do sistema nervoso central [SNC]) ou **idiopática** (causa desconhecida), que é o tipo mais comum em adultos, geralmente comunicante e de pressão normal.

A hidrocefalia de pressão normal (HPN), pioneiramente descrita por Hakim e Adams,[1] caracteriza-se pela tríade alteração da marcha, deterioração mental-cognitiva progressiva e incontinência urinária, associadas a dilatação do sistema ventricular e pressão liquórica normal (ou intermitentemente elevada). Em cerca de 50% dos casos, a HPN é idiopática (HPNi), mais comum após os 60 anos. Com base em levantamentos no norte da Europa e no Japão, a HPN é uma doença rara, responsável por menos de 5% de todos os casos de demência, tendo a HPNi uma incidência anual entre 1,8/100.000 e 5,5/100.000 habitantes e prevalência entre 0,2 e 2,9% em indivíduos com idade de 65 anos ou mais, e de 5,9% naqueles com idade de 80 anos ou mais.[2]

FISIOPATOLOGIA

O líquido cefalorraquidiano é produzido nos plexos coroides dos ventrículos laterais, terceiro e quarto ventrículo, de onde sai para a cisterna magna, atravessando os forames de Luschka e Magendie, indo fluir no espaço subaracnoide, inclusive das convexidades cerebrais altas e da medula espinhal, sendo finalmente reabsorvido de volta ao sangue venoso nas granulações aracnoides do seio sagital superior (SSS). A força propulsora do movimento do líquido cefalorraquidiano é dada por sua secreção nos plexos coroides dos ventrículos laterais e também pelas pulsações da pressão intracraniana associadas às sístoles e às diástoles do coração. No SNC, o líquido cefalorraquidiano tem funções de redução do impacto de traumas cranioencefálicos, transporte de metabólitos, nutrientes e neurotransmissores, e defesa imunológica.

Além de ser reabsorvido nos seios venosos encefálicos, o líquido cefalorraquidiano é também parcialmente drenado (1) para os linfonodos cervicais por meio dos vasos linfáticos meníngeos ou ao longo do nervo olfatório e vasos linfáticos da mucosa nasal; (2) para os espaços perivasculares das artérias corticais superficiais, arteríolas e capilares (espaços de Virchow-Robin), e daí para o parênquima cerebral por meio dos canais de água aquaporina-4 dos astrócitos, formando assim o fluido intersticial que flui para os espaços perivenulares, sistema glinfático, e daí para a circulação sanguínea; e (3) para o plexo venoso que circunda a saída dos nervos espinais e, por meio da bainha dos nervos, também para o sistema linfático. A passagem do líquido cefalorraquidiano do espaço subaracnoide para os seios venosos encefálicos é controlada por diferenças de pressão de modo que, quando a pressão do líquido cefalorraquidiano é maior que a dos seios venosos, as granulações aracnoides abrem-se e o líquido cefalorraquidiano passa para o sistema venoso. Na hidrocefalia, em virtude da resistência para a passagem nas granulações, a pressão intracraniana aumenta, os ventrículos dilatam-se, desse modo aumentando a pressão no parênquima cerebral periventricular, e, com base na lei de Laplace, a pressão intracraniana pode descer a níveis normais.[3] A fisiopatologia subjacente à síndrome típica da HPN caracteriza-se pela redução do fluxo sanguíneo e do metabolismo cerebral periventricular, e pela degeneração axonal, principalmente nas conexões frontais-subcorticais e no circuito cortical-gânglio basal-tálamo-cortical sem maiores lesões corticais.[4-6] Uma reduzida eficiência excretora (*clearance*) do sistema glinfático em eliminar substâncias neurotóxicas (proteínas β-amiloide e tau, citocinas pró-infamatórias) está também associada à patogênese da HPNi e de outras doenças neurodegenerativas, como a doença de Alzheimer,[7,8] o que também explica a frequente coocorrência dessa patologia no córtex desses pacientes. Essa associação com a doença de Alzheimer, especialmente em pacientes com hipertensão arterial e arteriosclerose cerebral, explica por que muitos pacientes com HPNi mantêm seu acentuado déficit cognitivo após a cirurgia de derivação liquórica.[9] Alterações patológicas cerebrovasculares e da doença de Alzheimer estão presentes em até 75% dos casos de HPN,[10] sendo alta a possibilidade de pacientes idosos apresentarem combinação de patologia neurodegenerativa e vascular do SNC, podendo representar cerca de 20% no Brasil.[11] Por outro lado, estudos genéticos recentes de casos com clínica de HPN em famílias japonesas têm detectado mutação *nonsense* do gene *CFAP43*, capaz de gerar disfunção ciliar, podendo, assim, estar associada à fisiopatogenia da doença.[12]

MANIFESTAÇÕES CLÍNICAS

A tríade clássica completa da HPN ("tríade de Hakim") ocorre em 50 a 75% dos casos, com alterações da marcha e cognição em 80 a 95% e incontinência urinária em 50 a 75% deles.[13] Dificuldade para andar e equilibrar-se é tipicamente o primeiro e predominante sintoma, às vezes com progressão tão lenta (durante anos) que o paciente e sua família interpretam-na como um problema normal do envelhecimento e, por isso, não procuram serviço médico. Em seguida, aparecem dificuldades de memória ("esquecimento"), lentidão psicomotora, apatia e, mais tarde, urgência-incontinência urinária. Essa sequência da tríade tem alto valor preditivo para o diagnóstico e prognóstico pós-cirúrgico da HPN.

Marcha e equilíbrio. A marcha é geralmente lenta, com base alargada, passos curtos, arrastando os pés, que ficam girados para fora, e o paciente sentindo como se houvesse um ímã ou cola que os prendesse ao chão ("marcha magnética"). Subjetivamente, o paciente sente tontura, instabilidade e insegurança, especialmente ao andar para baixo em escadaria ou ladeira. O paciente tem grande dificuldade para iniciar a marcha quando em posição ereta com os pés apoiados no chão, como se fosse uma "apraxia da marcha", mas consegue iniciar os movimentos da marcha sem dificuldades quando em posição deitada (supina) com os membros inferiores levantados acima da cama. Por isso, essa dificuldade de iniciação da marcha tem sido mais bem interpretada como um defeito de ignição da marcha em virtude de uma disfunção frontal-subcortical, explicada por uma desconexão entre o córtex frontal e os gânglios basais, desinibição de reflexos antigravitacionais e cocontração de músculos agonistas e antagonistas durante a marcha.[14-16] Ao andar, a postura do corpo é semifletida, rígida, com limitação de movimentos nos membros inferiores (articulações do quadril, joelhos e tornozelos) e de rotação do tronco, mas com os movimentos dos braços (membros superiores) normais (às vezes um pouco diminuídos ou exagerados). As viradas são mais difíceis, instáveis (com risco de queda), requerendo vários pequenos passos. O exame neurológico revela adicionalmente instabilidade postural com tendência à queda para trás (em decorrência de alteração de reflexos posturais), hiper-reflexia, presença de reflexos primitivos do tronco cerebral (palmomentoniano, sucção, preensão e sinal de Babinski), espasticidade em membros inferiores com pouca ou nenhuma paraparesia, e paratonia (*Gegenhalten*), caracterizada pela resistência (aumento do tônus muscular) que o paciente involuntariamente apresenta quando o examinador movimenta passivamente seus membros, principalmente os membros inferiores.[17,18] Ao tentar se levantar da cadeira (ou da cama), o paciente não flete o tronco para frente, precisa apoiar seus braços, faz várias tentativas, frequentemente caindo de volta no mesmo local. No teste da reação postural (*reactive postural response*), com o paciente em pé de olhos fechados, a postura ereta é instável e, quando empurrado, especialmente para trás, o paciente desloca os pés ou tende a cair. Ele pode também apresentar festinação, sinal de Romberg e dificuldade em assumir a postura pé-ante-pé (*tandem*) durante o equilíbrio estático ou a marcha.[19]

Comprometimento mental-cognitivo. Na HPN, as alterações mais comuns são do tipo "subcortical", com dificuldades de memória e atenção, fadiga, falta de iniciativa (apatia), indiferença afetiva, lentidão psicomotora, déficits de funções executivas e, às vezes, sonolência; e são raros os sinais "corticais", como apraxia, afasia, agnosia e amnésia, típicos da doença de Alzheimer. A memória para evocação tardia, por exemplo, de uma lista de 15 palavras, é deficiente (dificuldade de acesso, por disfunção frontal), mas o reconhecimento tardio dessas palavras por escolha múltipla é normal ou apenas levemente afetado, enquanto na doença de Alzheimer o reconhecimento está gravemente deficiente (amnésia por disfunção hipocampal).[20,21] A demência na HPN é geralmente leve, e quando ela é a primeira ou predominante manifestação clínica, especialmente se de grau moderado a grave, o diagnóstico mais provável é doença de Alzheimer.

Os déficits cognitivos são acompanhados de uma síndrome astenoemocional caracterizada por sintomas depressivos, aumentada fatigabilidade e irritabilidade, instabilidade emocional, déficits de atenção e concentração e, nos casos mais graves, embotamento emocional e motivacional, algumas vezes associado a sonolência, sintomas psicóticos e confusão mental.[20,22,23]

Incontinência urinária. Geralmente aparece após alterações da marcha e cognição, manifestando-se primeiro como aumento da frequência e urgência urinária, posteriormente evoluindo para incontinência, explicados por uma hiperatividade do músculo detrusor em decorrência da compressão e do estiramento dos axônios frontais-subcorticais periventriculares, com subsequente perda do controle voluntário das contrações da bexiga urinária.[24] Nos casos mais graves, pode também ocorrer incontinência fecal.

DIAGNÓSTICO

De acordo com os critérios internacionais, o diagnóstico da HPN baseia-se em:

- História de alteração da marcha e do equilíbrio, sintomas mentais-cognitivos e urgência e/ou incontinência urinária
- Presença de hidrocefalia, definida como índice de Evans acima de 0,30
- Pressão liquórica média abaixo de 24 cm de água.

O padrão-ouro do diagnóstico de HPN "definitiva" é a melhora dos sintomas após a cirurgia de derivação liquórica. O critério de HPN "provável", de acordo com as diretrizes da Japanese Society of Normal Pressure Hydrocephalus, baseia-se na presença dos sintomas clínicos, achados da neuroimagem (ressonância magnética [RM]) e na melhora da marcha após o teste da punção liquórica lombar.[25]

Diagnóstico diferencial

Problemas de diagnóstico diferencial surgem em casos com manifestações clínicas atípicas ou incompletas comumente encontradas em outras doenças, especialmente em idosos com dificuldade de marcha (por artrite ou artrose, estenose cervical ou lombar, mielopatia, polineuropatia, doença vestibular periférica ou cerebelar), ou incontinência urinária (por hipertrofia prostática ou infecção urinária crônica) e deterioração mental (doença de Alzheimer). A própria tríade completa pode ser também mimetizada por outras condições clínicas mais comuns que a HPN, como encefalopatia arteriosclerótica subcortical (doença de Binswanger), casos atípicos de doença de Parkinson, doença por corpúsculos de Lewy, paralisia supranuclear progressiva, degeneração corticobasal, atrofia de múltiplos sistemas, neurossífilis, efeito colateral de fármacos neurolépticos.[26] Diferentemente da doença de Parkinson, a marcha na HPN tem base mais alargada, maior rotação lateral dos pés, os quais se levantam menos do chão, com movimentos acompanhantes dos braços relativamente preservados, tronco um pouco mais ereto, menos tremor e presença de paratonia em vez de hipertonia rígida.[27] Em pacientes com alteração da marcha e incontinência urinária, mas sem comprometimento cognitivo, a investigação deve primeiro descartar outras condições como estenose cervical ou lombossacral e polineuropatia. Além disso, outras comorbidades, como hipertensão arterial, diabetes, déficit de vitamina B12 ou ácido fólico, hipotiroidismo e outras, são altamente prevalentes na HPN e influem no seu prognóstico e no resultado da cirurgia, devendo ser investigadas mediante história clínica e exame físico-neurológico detalhados, bem como exames laboratoriais apropriados.[28] Os principais diagnósticos diferenciais, com suas características, são apresentados na Tabela 102.1.

Avaliação do diagnóstico e indicação da cirurgia

Um diagnóstico correto é decisivo para a indicação da cirurgia, a qual pode beneficiar até 80% dos casos, mas tem uma taxa de complicações (infecção, hemorragia) de até 50%, daí a necessidade de métodos, testes e critérios de seleção mais seguros. Os testes diagnósticos e prognósticos mais usados internacionalmente são neuroimagem, monitoramento da pressão intracraniana, punção liquórica (*tap-test*) ou drenagem externa lombar, teste de infusão e avaliação neuropsicológica. Destes, os que mais contribuem para o diagnóstico e predição de melhora pós-operatória são a RM e o *tap-test* com retirada de grande volume (≥ 30 mℓ) de líquido cefalorraquidiano ou a drenagem externa lombar contínua.

Tabela 102.1 Principais diagnósticos diferenciais e suas características.

Diagnóstico	Principais características diferenciais
Doença com corpos de Lewy	Declínio cognitivo predominante de funções visuoespaciais e executivas, alucinações visuais complexas, parkinsonismo e flutuação do nível de consciência e cognição. Frequente transtorno comportamental do sono REM. Podem ocorrer intolerância a neurolépticos e boa resposta inicial aos anticolinesterásicos.
Doença de Parkinson	Parkinsonismo evidente nas fases iniciais, com características singulares (tremor de repouso, rigidez com roda denteada, bradicinesia e marcha parkinsoniana com instabilidade postural), marcadamente assimétrico, resposta importante à levodopa, podendo levar a discinesia e disfunção cognitiva mais tardia, em geral após anos do início dos sintomas.
Comprometimento cognitivo vascular	A maior dificuldade é na diferenciação com a demência vascular subcortical de pequenos vasos, que pode simular doença neurodegenerativa ou HPN. É mais fácil diferenciar dos quadros pós-AVC de grandes vasos com achados assimétricos, déficits focais lateralizados (hiper-reflexia, espasticidade, sinal de Babinski), instalação aguda e evolução posterior em degraus ou estabilidade cognitiva.
Paralisia supranuclear progressiva	Alteração precoce da marcha e quedas frequentes, evoluindo com parkinsonismo, rigidez axial, alteração de motricidade ocular extrínseca (tipicamente paresia do olhar conjugado vertical para cima), e distonia cervical e facial que leva a uma expressão de perplexidade característica da doença (sinal do ômega); e resposta insatisfatória à levodopa.
Doença de Alzheimer	Pode estar associada à HPN, principalmente quando o paciente apresenta alterações amnésticas iniciais e proeminentes, e disfunções corticais visuoperceptivas, visuoespaciais, linguísticas (afásicas) e apráxicas. A alteração de marcha não é comum nas fases iniciais da DA, quando ocorre isoladamente.

AVC: acidente vascular cerebral; DA: doença de Alzheimer; HPN: hidrocefalia de pressão normal; REM: *rapid eye movement*.

Ressonância magnética

Para a decisão cirúrgica, a RM de alta resolução com reconstrução ortogonal é preferível à tomografia computadorizada (TC) cerebral, por mostrar mais detalhes estruturais que possibilitam o diagnóstico da HPN e de comorbidades. O primeiro passo é verificar a presença de dilatação ventricular desproporcional à dos sulcos corticais cerebrais e calcular o índice de Evans (> 0,30), definido como a razão entre a largura máxima dos cornos frontais e a largura máxima da face interna do crânio na imagem do mesmo corte transversal na tomografia computadorizada (TC) ou na RM do cérebro (Figura 102.1).

Outros parâmetros da RM na HPN devem ser também analisados, como:

- Cornos frontais, temporais e terceiro ventrículo dilatados, às vezes em forma de balão, não podendo a dilatação dos cornos temporais ser explicada por atrofia hipocampal
- Hiperintensidades periventriculares, tanto aquelas imediatamente adjacentes à parede do ventrículo (indicando diapedese liquórica transependimária), como aquelas mais afastadas, localizadas na substância branca subcortical (prováveis isquemias microvasculares)
- Adelgaçamento e elevação do corpo caloso (visível nos cortes sagitais), bem como ângulo caloso entre 40° e 90° nos cortes coronais (se maior que 90° indica atrofia cerebral, como na doença de Alzheimer ou por corpúsculos de Lewy)
- Hipodensidade ou sinal do "fluxo vazio" (*flow void*) no aqueduto, visto que na HPN o fluxo liquórico é tão

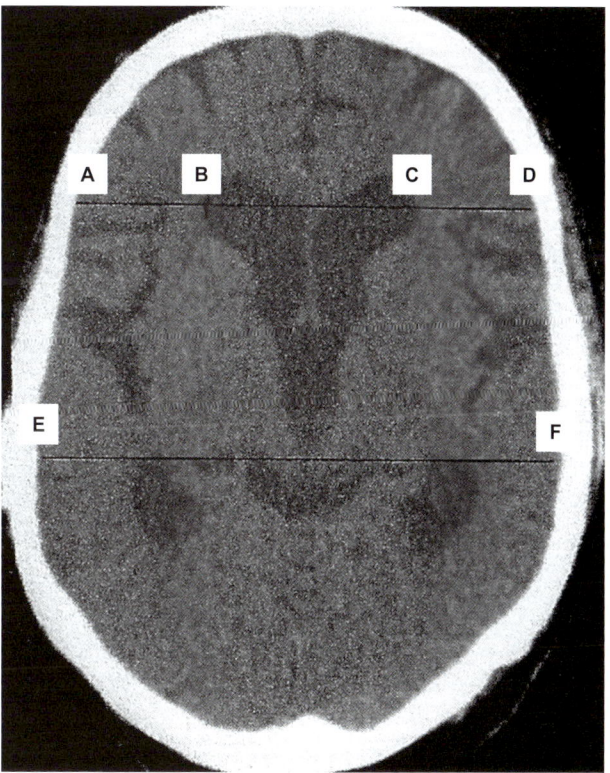

Figura 102.1 Tomografia axial do cérebro em um paciente com HPN. O índice de Evans pode ser medido dividindo a largura máxima dos cornos frontais (B e C) pela largura máxima da face interna do crânio no nível dos cornos frontais (A a D); ou, em uma medida equivalente, dividindo o diâmetro dos cornos frontais (B a C) pela largura máxima da face interna do crânio (E e F) no mesmo corte transversal.[29]

rápido que o sinal de prótons da RM no aqueduto não é captado

- Alargamento da fissura de Sylvius (às vezes também das fissuras calcarina, parieto-occipital e longitudinal) desproporcional ao tamanho dos sulcos corticais, os quais aparecem estreitados ou apagados no córtex da convexidade alta paramediana e da linha média, onde também pode haver sulcos focalmente dilatados, similares a "lagos" paramedianos.

Todas essas características configuram a hidrocefalia do DESH, considerada altamente preditiva de bom resultado da cirurgia (Figuras 102.2 e 102.3).[10,29-31] Quanto ao sinal do "fluxo vazio" no aqueduto, os primeiros estudos mostraram correlação com os resultados da cirurgia, porém outros mostraram que ele ocorre com a mesma frequência em pacientes com HPN e controles sadios.

Indivíduos idosos normais costumam apresentar sintomas e alterações de neuroimagem similares às da HPN, cuja suspeita deve ser então investigada, principalmente nos casos com piora progressiva. Por essa razão foi construída e validada, como instrumento de rastreio, uma escala radiológica (*Radscale*) que combina vários parâmetros da RM (ou TC cerebral) com os dados clínicos da escala de marcha de Hellström.[32,33] A *Radscale* compreende sete parâmetros radiológicos: índice de Evans, ângulo caloso, tamanho dos cornos temporais, estreitamento dos sulcos na convexidade alta, alargamento da fissura de Sylvius, dilatação focal de sulcos e hipodensidade periventricular, com escore total da escala que varia de 0 a 12. Conforme Kockum et al.,[32] um alto escore combinado com os dados clínicos levanta a suspeita de HPN e motiva investigar a indicação cirúrgica. Entretanto, mais recentemente, em um estudo retrospectivo de 119 pacientes com HPN operados, o escore médio da *Radscale* nos respondedores foi de 8,35 (DP = 1,53) e nos não respondedores de 7,48 (DP = 1,53), mostrando, assim, moderado poder

discriminativo e preditivo, mas não podendo ser usada isoladamente para selecionar pacientes para a cirurgia.[34]

A **cisternografia isotópica** (CI) e outros métodos, como o monitoramento da pressão intracraniana e testes de infusão lombar, podem mostrar disfunção da dinâmica liquórica, mas não confirmam se o paciente irá beneficiar-se com a cirurgia. Uma CI "positiva" (com refluxo ventricular e bloqueio na convexidade cerebral) pode ocorrer em outras demências e mesmo em indivíduos idosos sadios, tendo, assim, valor preditivo questionável, razão pela qual a CI tem sido abandonada em muitos serviços e não é recomendada pelas Diretrizes Internacionais de HPN.[35,36]

A **tomografia por emissão de fótons (SPECT) ou de pósitrons (PET)** pode mostrar redução do fluxo sanguíneo e metabolismo, principalmente em regiões frontais basais e periventriculares anteriores, mas seu valor diagnóstico e prognóstico ainda não está bem estabelecido e não faz parte dos procedimentos rotineiros de seleção de pacientes para a cirurgia. O **monitoramento da pressão intracraniana**, especialmente se mostrar picos de elevações (ondas B) em mais que 50% do tempo de registro, pode ter alto valor preditivo positivo pós-operatório, mas também falso-negativos.[13] O **teste de infusão** de soro fisiológico no espaço subaracnoide lombar aumenta a resistência à saída do líquido cefalorraquidiano com subsequente aumento da pressão liquórica, a qual na HPN atinge níveis mais altos que em indivíduos sadios, predizendo bom resultado cirúrgico. Esse teste, porém, é examinador-dependente (requer muito treino) e pode também ter falso-negativos.[6,37]

Tap-teste

O teste da punção liquórica lombar (TT, *tap-teste*), introduzido originalmente por Adams et al.[38] e Fisher,[39] foi posteriormente melhorado por Wikkelsö et al.[40] e Mori[41] mediante a testagem quantitativa da marcha e da cognição, antes e depois da drenagem de 40 a 50 mℓ de líquido

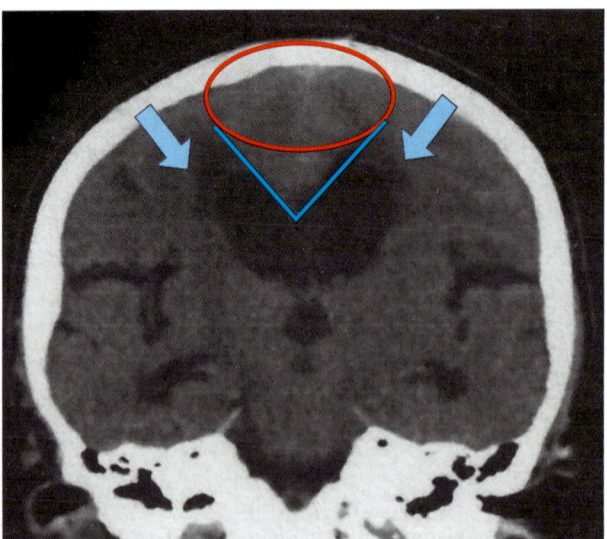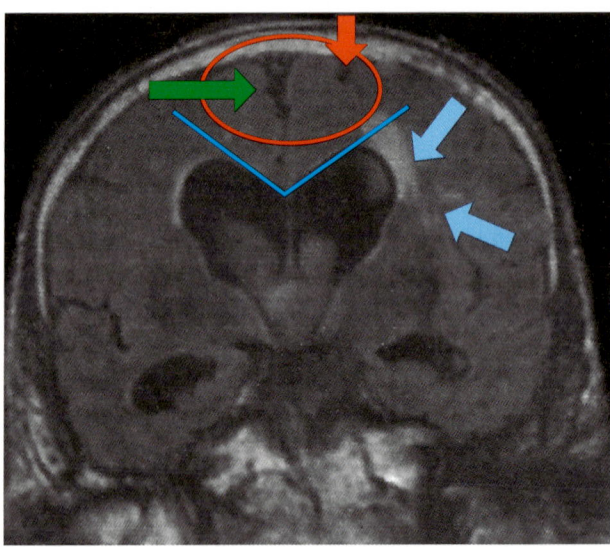

Figura 102.2 Corte coronal da TC cerebral (*esquerda*) e da RM (*direita*) no nível da comissura posterior. Na *imagem da esquerda*, os espaços liquóricos da convexidade alta paramediana e as cisternas mediais estão estreitados ou apagados (*círculo vermelho*) – sinais típicos de HPN. Na *imagem da direita*, porém, os espaços liquóricos da convexidade paramediana (*seta vermelha*) e das cisternas mediais (*seta verde*) estão dilatados, um achado consistente com atrofia cerebral. As *linhas azuis* em ambas as imagens indicam o ângulo caloso: um ângulo menor que 90° é típico de HPN (*imagem da esquerda*), enquanto um ângulo maior que 90° é típico de atrofia (*imagem da direita*). As *setas azuis* indicam alterações de sinal periventricular. A ocorrência unilateral dessas alterações (*imagem da direita*) sugere que sejam provavelmente causadas por encefalopatia vascular. As alterações observadas na *imagem da esquerda* provavelmente representam diapedese liquórica transependimária em decorrência de HPN.[10,29]

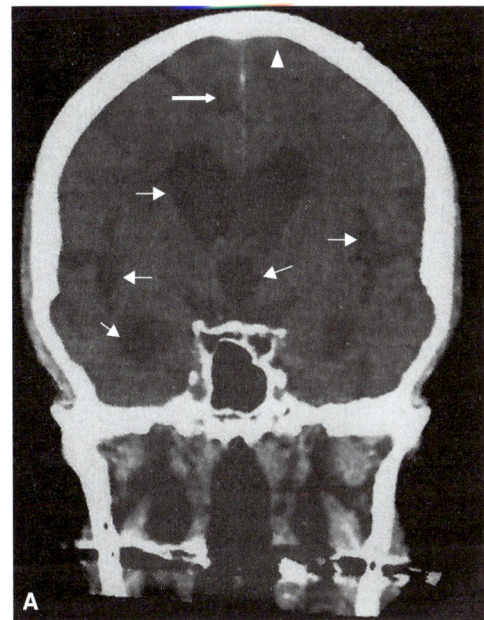

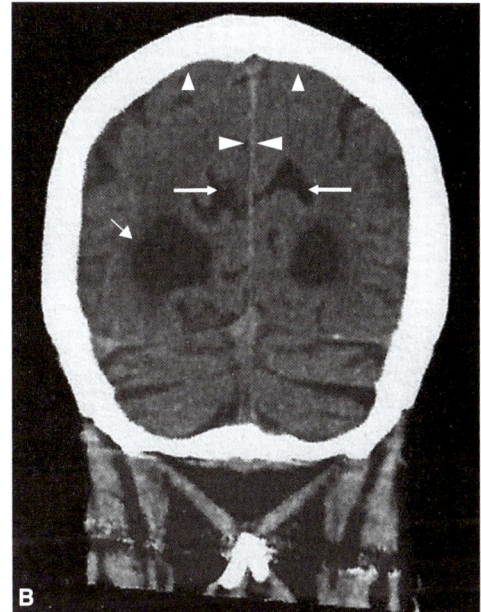

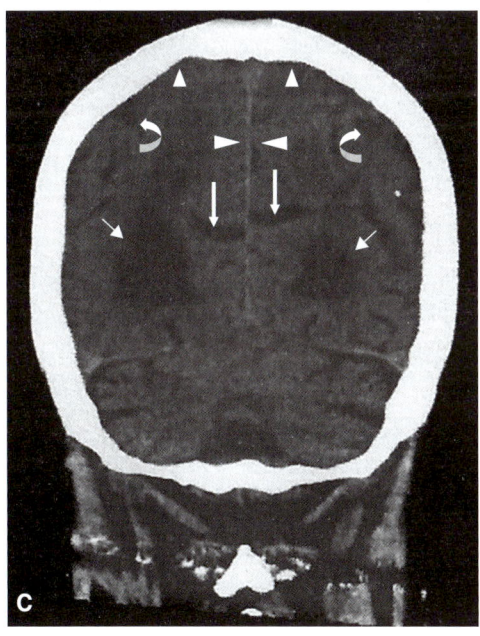

Figura 102.3 Corte coronal de TC cerebral de um homem de 73 anos com HPN idiopática. **A, B** e **C** mostram dilatação despro-porcional dos ventrículos com hipodensidade de sinal periventri-cular, alargamento de fissuras de Sylvius e cisternas insulares (*setas brancas finas curtas*), e estreitamento ou apagamento de sulcos e espaços liquóricos subaracnoides na convexidade alta próximo da linha mediana (*pontas de seta brancas*), bem como sulcos focal-mente dilatados na convexidade (*setas curvas brancas*) e na superfí-cie cortical medial (*setas retas brancas*).[29]

cefalorraquidiano. O TT é o teste que mais simula o efeito fisiológico da cirurgia, permitindo, inclusive, predizer o grau de melhora pós-operatória. Em virtude dos falso-nega-tivos do TT, introduziu-se a punção lombar repetida por 3 dias (retirando 30 a 40 mℓ/dia) e a drenagem lombar ex-terna contínua por 3 a 5 dias (mínimo de 150 mℓ/dia), me-lhorando, assim, a sensibilidade, a especificidade e o valor preditivo positivo da drenagem.[36] Contudo, a drenagem ex-terna contínua tem alguns falso-negativos e pode levar a complicações (infecção, inflamação de raízes nervosas), além de requerer hospitalização, com altos custos e sofri-mento para o paciente. A drenagem repetida ou contínua é usada quando o paciente não melhora após o TT e, na dis-cussão com o paciente e sua família, há necessidade de uma decisão mais segura quanto à indicação da cirurgia.

A acurácia do TT é influenciada pelo volume e duração da drenagem liquórica, o momento da avaliação pós-pun-ção (se 2, 4, 6, 8 ou 24 horas) e a duração da doença (HPN).[42,43] Em um estudo retrospectivo de 249 pacientes[44]

submetidos ao TT, não se encontrou impacto de maior vo-lume drenado no teste da marcha, mas nao se controlaram outras variáveis influenciantes além do volume.

Em geral, quanto menor o volume de líquido cefalorra-quidiano drenado (mas sempre ≥ 30 mℓ) e mais curta a du-ração da drenagem (se < 2 horas), maior possibilidade de falso-negativos. Assim, o TT pode ser realizado em um único dia, preferentemente no período da manhã (melhor funcionamento da cognição), com a drenagem liquórica du-rante 2 horas (p. ex., das 8h30 às 10h30) e as testagens pré-punção antes e pós-punção depois da drenagem. O teste também pode ser realizado em 2 dias consecutivos e no mesmo horário do dia, conforme utilizado no Hospital das Clínicas da Universidade Estadual de Campinas (Unicamp). No primeiro dia, às 11 horas da manhã são aplicados os testes de memória e marcha. No segundo dia, às 8 horas da manhã, é feita a punção lombar com drenagem liquórica durante 3 horas (até as 11 horas) ou, antes desse horário, se for obtido um máximo de 100 mℓ de líquido cefalorraquidiano; em seguida os mesmos testes são reaplicados. A melhora da marcha é definida como aumento de pelo menos 5% de sua rapidez; e no teste de memória, melhora de pelo menos 20%, sendo o TT considerado positivo se o desempenho do paciente melhorar nesses dois testes ou apenas no teste da marcha. Outros estudos têm adotado porcentagens diferentes como critério de melhora da velocidade da marcha, como o de Stolze et al. (> 20%)[27] e o de Souza et al. (> 9%).[45] Com essa versão do TT foram avaliados e operados, de 1996 a 2005, 36 pacientes com HPN, dos quais 28 (78%) melhoraram e 11 (30%) tiveram complicações (hematoma subdural); desse modo, o TT melhorou seu valor preditivo do resultado cirúrgico (especialmente quanto à marcha), além de ter mostrado um valor preditivo adicional de 24% comparado com o dos dados clínicos e tomográficos.[46]

No **teste da marcha** o paciente é solicitado a andar, o mais rápido possível, a distância de 18 metros em um corredor, enquanto o examinador cronometra o tempo gasto (em segundos) desde o primeiro até o último passo e também conta o número de passos em cada ida e cada vinda. A média aritmética dos tempos gastos em quatro tentativas (idas e vindas) é o escore de marcha do paciente. Para que o paciente entenda melhor o que ele deve fazer, recomenda-se que o examinador, em uma primeira tentativa não cronometrada, ande ao seu lado no corredor, em uma ida e vinda, estimulando-o a andar o mais rápido possível. As **viradas** de 180° em cada uma das quatro tentativas (idas e vindas) são também cronometradas, com contagem do número de passos usados para a virada completa de 180°. O **equilíbrio postural** é também avaliado utilizando-se o teste de **levantar-se da cadeira** (*righting reaction*), pedindo ao paciente para levantar-se da cadeira o mais rápido possível e cronometrando o tempo que ele gasta para ficar em pé; e o teste da **reação postural** (*reactive postural response*) em que o paciente é solicitado a ficar em pé com os olhos fechados e o examinador o empurra de lado a lado, de frente para trás e de trás para frente, observando se sua reação é normal (oscila, mas mantém-se equilibrado) ou se desloca os pés para manter o equilíbrio ou se tende a cair, precisando de ajuda. Em outros estudos, como o de Souza et al.,[45] outros parâmetros da marcha são também analisados, como cadência (número de passos por minuto), comprimento e altura do passo, mostrando melhora significativa no TT, sendo a velocidade da marcha o mais responsivo.

A avaliação pré-operatória da marcha também inclui escalas ordinais, como a de Hellström et al.,[33] com escores que variam de 1 a 8, sendo:

- 1: normal
- 2: leve dificuldade na marcha pé-ante-pé (*tandem*) e nas viradas
- 3: marcha de base alargada com oscilações, sem correções com os pés
- 4: tendência a cair, com correções com os pés
- 5: anda somente com bastão ou bengala
- 6: precisa apoiar-se com as duas mãos
- 7: precisa ser ajudado por outra(s) pessoa(s)
- 8: dependente de cadeira de rodas.

A **testagem das alterações mentais e cognitivas** é necessária para diagnósticos diferenciais e para comparações futuras, inclusive quanto ao resultado da cirurgia. Em geral, recomenda-se avaliar inicialmente o estado de humor (Escala de Depressão Geriátrica de 15 itens),[47] o desempenho em tarefas de autocuidado (Índice de Katz)[48] e um teste de rastreio, como o Miniexame do Estado Mental[49] ou a Avaliação Cognitiva de Montreal (MoCA).[50] Em seguida, recomenda-se utilizar testes específicos para funções cognitivas tipicamente afetadas na doença de Alzheimer, como memória (Teste de Aprendizado Auditivo-Verbal de Rey e Bateria Breve do Rastreio Cognitivo), linguagem (Teste de Nomeação de Boston – versão de 30 itens pares), função visual-espacial-práxica (construção com cubos de Kohs), rapidez de processamento e funções executivas (Fluência Verbal, categoria animais; e Teste das Trilhas versão A e B). A maioria dos estudos com HPN idiopática tem avaliado a cognição apenas com testes de rastreio (MEEM, MoCA), sendo, portanto, necessários mais estudos que discriminem o perfil cognitivo desses pacientes de forma mais acurada.[19]

A avaliação da memória usa o Teste de Aprendizado Auditivo-Verbal de Rey.[51,52] A avaliação pré-punção compreende a codificação ou aprendizado de uma lista A de 15 palavras. Em seguida, a memorização e evocação de uma lista interferente B (15 outras palavras); depois de uma pausa de 20 minutos, preenchida com outras atividades, na evocação tardia, solicita-se que o paciente se lembre das palavras da lista A. Finalmente, o teste de reconhecimento, em que o paciente tem que identificar as 15 palavras da lista A em um conjunto de 45 a 50 palavras que contém todas as palavras da lista A e B, e mais 15 a 20 palavras estranhas. A avaliação pós-punção é idêntica à pré-punção, porém usando palavras diferentes nas listas A e B.

TRATAMENTO CIRÚRGICO

A cirurgia é o único tratamento realmente eficaz, tendo relativamente baixo custo quando se compara com o benefício a longo prazo, que pode propiciar melhora significativa dos sintomas e da incapacidade funcional em até 80% dos casos durante 3 a 5 anos ou mais, dependendo das comorbidades. Alternativas como punção liquórica lombar periodicamente repetida ou acetazolamida (125 a 375 mg/dia)[53] podem levar a melhora leve e transitória dos sintomas, e estão justificadas em casos com altos riscos cirúrgicos.[54]

Na suspeita de HPN, apropriada investigação deve ser feita tão logo quanto possível para se chegar a um diagnóstico correto e decisão cirúrgica segura, a fim de evitar ou reduzir lesão cerebral irreversível e piora clínica progressiva. A esse respeito, os melhores preditores de bom resultado cirúrgico são:

- Curta duração da doença, especialmente se inferior a 6 meses
- Alteração da marcha e equilíbrio precedendo os sintomas mentais-cognitivos
- Altos escores cognitivos (demência ausente ou leve)
- Achados típicos de neuroimagem (RM), baixos escores (≤ 3) na Escala Modificada de Rankin
- TT positivo.

Nesse contexto, se o TT for negativo, mesmo usando-se punções liquóricas lombares repetidas ou drenagem contínua, não se exclui o paciente da cirurgia, desde que os outros preditores indiquem bom resultado.[26]

A cirurgia consiste na implantação de um sistema de derivação (*shunt*) que canaliza o líquido cefalorraquidiano do espaço cranioespinhal para outro espaço anatômico (cavidade peritoneal ou átrio direito) no qual ele possa ser reabsorvido de volta para o sangue, podendo a derivação ser ventriculoperitoneal, ventriculoatrial ou lomboperitoneal.

A **derivação ventriculoperitoneal** (DVP) é a mais usada e preferível, principalmente com o implante de válvula programável, consistindo na colocação de um cateter através de um orifício cirúrgico no crânio, ficando sua parte proximal no ventrículo lateral, preferencialmente na região parietal direita, e sua parte distal descendo subcutaneamente para a cavidade peritoneal, contendo um mecanismo de válvula intermediário. A válvula abre-se quando a diferença de pressão entre o ventrículo e a cavidade peritoneal excede a pressão requerida para abri-la, sendo o fluxo liquórico através dela unidirecional (craniocaudal) para evitar seu refluxo ao ventrículo. A DVP pode causar drenagem liquórica excessiva, dependendo de mudanças de posição do corpo da posição supina (deitado de barriga para cima) para a posição de pé; porém, com o uso de válvulas programáveis ou ajustáveis, esse problema pode ser resolvido de forma não invasiva por meio de equipamento magnético.

Na **derivação ventriculoatrial** (DVA), geralmente usada como alternativa à DVP quando o paciente tem aderências abdominais por cirurgias ou peritonites prévias, a parte proximal do cateter é colocada no ventrículo lateral direito (como na DVP) e a parte distal, descendo subcutaneamente, no átrio direito, via veia jugular interna direita. A derivação lomboperitoneal (DLP) canaliza o líquido cefalorraquidiano do espaço subaracnoide lombar para a cavidade peritoneal e, comparada com a DVP, evita o risco de hematoma subdural, hemorragia cerebral ou convulsões, e tem resultados similares aos da DVP.[3] Outro procedimento cirúrgico é a **ventriculostomia endoscópica do terceiro ventrículo** (VET), usada na HPN quando há estenose (parcial) do aqueduto.[55]

Seguimento pós-operatório

Geralmente, no primeiro dia logo após a cirurgia, realiza-se uma TC cerebral (ou RM) para verificar se o cateter está bem colocado no ventrículo lateral ou se há alguma complicação (p. ex., hemorragia). Posteriormente, o paciente é acompanhado periodicamente com testes da marcha e mentais-cognitivos após 3 meses, 6 meses (quando, então, é repetida a TC cerebral), 1 ano, e depois anualmente, verificando-se o funcionamento da derivação e alterações no tamanho dos ventrículos na imagem tomográfica. Além desses testes, avalia-se o paciente com escalas funcionais (Índice de Katz e Escala de Marcha de Hellström).[33,48]

103

Encefalopatia Traumática Crônica

Raphael Ribeiro Spera • Nathalia Galbes Breda de Lima • Diogo Haddad Santos • Matheus Gonçalves Maia • Carla Cristina Guariglia • Renato Anghinah

INTRODUÇÃO

A encefalopatia traumática crônica (ETC) é uma doença neurodegenerativa associada à exposição a traumatismos cranioencefálicos repetidos (TCEr) que suscitam alterações neuropatológicas, como acúmulos perivasculares de tau hiperfosforilada em neurônios e astrócitos.[1]

No século XX, a encefalopatia traumática crônica foi inicialmente reconhecida como um distúrbio neurológico que afetava principalmente os boxeadores, tanto ativos quanto aposentados, que haviam sido expostos extensivamente ao neurotrauma. Sua primeira descrição foi feita por Harrison Martland em 1928 que cunhou o termo *punch-drunk syndrome*[2] para descrever um quadro clínico com sintomas comportamentais, cognitivos, motores e de humor observado em pugilistas. Ao longo dos anos, a síndrome clínica recebeu diferentes denominações, incluindo "demência pugilística",[3] "encefalopatia traumática crônica",[4,5] e "encefalopatia traumática crônica progressiva".[6]

Em 2005, Bennet Omalu et al. fizeram o primeiro relato de caso de ETC em um jogador de futebol americano. As descobertas anatomopatológicas *post mortem* em jogadores profissionais de futebol americano,[7] inicialmente relatadas por Omalu et al. e posteriormente em uma grande série por McKee et al.,[8] reacenderam a discussão e as pesquisas sobre a ETC evidenciando que essa condição não era exclusiva de boxeadores. Com o tempo, tornou-se inequívoco que a ETC tinha uma associação com impactos repetitivos na cabeça e afetava não só boxeadores e jogadores de futebol americano, como também militares, vítimas de violência doméstica e aqueles que participavam de esportes de contato ou colisão de alto risco, como hóquei no gelo, luta profissional, rúgbi, futebol, artes marciais mistas e alguns outros esportes com alto risco de exposição a impactos repetitivos na cabeça (p. ex., *motocross* e montaria em touros).[9]

Atualmente o termo "encefalopatia traumática crônica" refere-se exclusivamente ao diagnóstico neuropatológico, enquanto a síndrome clínica associada à patologia da ETC é conhecida como "síndrome da encefalopatia traumática (SET)". Porém, até o momento, os critérios clínicos da SET destinam-se apenas para uso em pesquisas e para identificar indivíduos mais propensos a apresentar patologia de ETC.[10]

Nosso conhecimento sobre a ETC está avançando rapidamente, mas ainda está em um estado inicial em comparação com outras condições neurodegenerativas. Embora exista forte associação entre golpes repetidos na cabeça e comprometimento cognitivo e comportamental crônico, as lesões na cabeça isoladamente não são suficientes para causar a condição; portanto, está em andamento uma busca para definir os fatores de suscetibilidade adicionais que aumentam o risco da doença. Os fatores em investigação incluem fatores de risco modificáveis relacionados com o estilo de vida; genética; e quantidade, gravidade, curso temporal e duração da exposição a lesões na cabeça. Isso posto, carecem até o momento estudos epidemiológicos, transversais e prospectivos que estabeleçam de forma sólida a ligação causal entre traumatismo craniano repetitivo e neuropatologia característica do distúrbio, tornando o diagnóstico durante a vida desafiador.

EPIDEMIOLOGIA

As reais incidência e prevalência da encefalopatia traumática crônica são desconhecidas;[11] o principal fator é a falta de estudos prospectivos na população geral. O diagnóstico da encefalopatia traumática crônica necessita, obrigatoriamente, dos achados de patologia.[12] A maioria dos estudos epidemiológicos da doença foi realizada por centros de patologia ligados a bancos de cérebros, que recebiam cérebros doados por atletas acometidos pela doença. Esse fato criou um especial viés de seleção, pois os atletas sintomáticos têm maior probabilidade de doar o cérebro para análise desses centros.[11]

Sabidamente, o principal fator de risco para a doença é o trauma craniano repetitivo, item central ao se considerar o diagnóstico da doença e participante dos critérios clínicos. O trauma craniano repetitivo ocorre em diversos esportes de contato como boxe, futebol, futebol americano e rúgbi. Outras situações foram relacionadas, como: militares expostos a explosões de bombas, vítimas recorrentes de violência e quedas.[13]

Os estudos demonstram clara associação entre ocorrência da doença e tempo de exposição ao esporte de contato. A idade de início da exposição é outro fator de risco considerável, relacionado com as mudanças na plasticidade do cérebro jovem; quanto mais precoce a exposição ao trauma, pior. A partir de estudos de prevalência de doença em adolescentes determinou-se mudança nas leis para treinos de futebol americano que incluam a prática do *tackle*.[14] Os primeiros estudos foram realizados em boxeadores, pois inicialmente acreditava-se que a doença era restrita aos pugilistas. Em 1969, Roberts publicou um estudo de coorte de 16 mil boxeadores na Inglaterra, avaliados no período de 1929 e 1955, e atribuiu a taxa de 17% de prevalência de alterações neurológicas entre os boxeadores profissionais. Entre o grupo de boxeadores, algumas situações foram consideradas de maior risco, sempre relacionadas com o tempo de exposição, como: aposentadoria tardia, ser lutador por mais de 10 anos, ter participado em mais de 150 lutas.[15] Atualmente, é reconhecido que o boxeador que age com *sparring* de luta tem mais chance de desenvolver a doença do que aquele que termina a luta rapidamente em nocaute.[16]

Em 2015, foi publicado o consenso de critérios patológicos, sendo possível unificar os dados das pesquisas. Bieniek et al. revisaram a história clínica de 1.721 cérebros do gênero masculino do banco de cérebros de doenças neurodegenerativas da Mayo Clinic e identificaram 66 participantes que praticaram esporte de contato. Os pesquisadores realizaram análise de imuno-histoquímica para proteína tau (p-tau) nos córtices frontal e parietal dos cérebros de ex-atletas e em 198 controles pareados para idade, sem história de exposição a trauma. Entre os 66 homens, 21 (32%) tinham a presença de p-tau no córtex e patologia consistente com ETC. Nenhum caso foi encontrado entre os controles.[17]

Na maior série de casos de indivíduos com história de trauma repetitivo, seja por esporte de contato ou exposição militar, dos 202 cérebros analisados, 177 jogadores de futebol americano aposentados foram diagnosticados com patologia de ETC, uma taxa de 87%.[18]

Outra série de casos avaliados por Ann McKee et al. (2013), da qual participaram 85 casos com história de trauma repetitivo, os pesquisadores encontraram alteração patológica compatível com ETC em 80% dos cérebros, quando comparados a controles pareados, sem antecedente de exposição ao trauma.[13]

Para que os dados epidemiológicos tornem-se mais consistentes e robustos, é necessário que biomarcadores para a doença sejam rapidamente estabelecidos, assim estudos de subpopulações de maior risco, que não dependam de patologia, podem ser realizados.

FISIOPATOLOGIA

A discussão fisiopatológica em torno da ETC ainda está continuamente em evolução. Entre os achados observados recentemente em diversos artigos de consenso de neuropatologistas, é unânime a relação entre p-tau e a doença em si.[1] O acúmulo anormal de p-tau perivascular nas profundezas dos sulcos em padrão irregular, encontrado tanto em neurônios quanto em células da glia, é o elemento fisiopatológico microscópico mais importante e diferencia, inclusive, perfis de ETC de outras taupatias.

Os emaranhados neurofibrilares, classicamente conhecidos da doença de Alzheimer (DA), aqui se apresentam afetando as camadas superficiais (camadas II e III), em contraste com as camadas profundas neuronais (III e V) vistas na DA. Isso reflete o caráter diferente de neurodegeneração entre as duas doenças, porém corrobora a cronicidade definida no nome.[19]

Obviamente, o espaço micro sugere que, ao passar da evolução, existam características macroscópicas a serem vistas. Temporalmente é comum a dilatação do terceiro ventrículo como achado inicial. Porém, anomalias septais, atrofia dos corpos mamilares e observação de contusões esparsas são achados frequentes e importantes no aspecto funcional e clinicopatológico.

Outra característica descrita são os depósitos anormais de TDP-43 *transactive DNA-binding protein* (TPD-43), perfil de proteína muito associada a formas de demências frontotemporais, esclerose lateral amiotrófica e encefalites. Os padrões anormais são encontrados com maior frequência no hipocampo, córtex temporal anteromedial e amígdala.[20]

Com base no descrito anteriormente, um grupo de pesquisadores propôs quatro estágios patológicos (a seguir) com base na gravidade da patologia, levando em consideração o atual conhecimento e o envolvimento da proteína tau:[21]

- Estágio 1: exame macroscópico normal. Exame microscópico com alterações astrocíticas semelhantes a pontos ao redor dos pequenos vasos das profundezas dos sulcos no córtex frontal. Micróglia reativa apresenta-se com inchaço axonal e perfis distorcidos vistos nas fibras U subcorticais[21]
- Estágio 2: exame macroscópico com leve aumento dos cornos frontais do ventrículo lateral e terceiro ventrículo. Microscopicamente, há surgimento de áreas com presença de emaranhados neurofibrilares corticais, no *locus coeruleus* e no núcleo basal de Meynert. Patologia leve de TDP-43 e micróglia reativa podem ser observadas em aglomerados nas fibras U subcorticais[21]
- Estágio 3: há manchas perivasculares maiores e confluentes de emaranhados difusos nas estruturas do lobo temporal medial, incluindo hipocampo, córtex entorrinal e perirrinal, amígdala, núcleo basal de Meynert e núcleos dorsal e mediano da rafe. Macroscopicamente já se observam atrofia cerebral, aumento ventricular e anormalidades do septo pelúcido[21]
- Estágio 4: há atrofia profunda do cérebro, do lobo temporal medial e do diencéfalo; despigmentação da substância negra e do *locus coeruleus*; e observam-se deposições perivasculares de p-tau em todo o córtex cerebral. Astrogliose extensa e perda neuronal são exibidas com macrovacuolização da camada II nos lobos frontal e temporal. Nesse momento, depósitos e inclusões imunopositivas para TDP-43 são obrigatórias.[21]

SINTOMATOLOGIA

Conforme relatado no início do capítulo, os primeiros sintomas da ETC foram descritos em 1928, por Martland,[2] com o termo *punch drunk* para descrever uma condição cognitiva peculiar que aparecia em boxeadores. O declínio das funções intelectuais desses indivíduos evoluía de maneira progressiva, com relato de dificuldade em memória, lentificação psicomotora, labilidade emocional e, muitas vezes, após anos de evolução, com necessidade de institucionalização. Nas décadas seguintes vários relatos e séries de caso apareceram na literatura, assim como diferentes terminologias: demência pugilística (*dementia pugilistica*), encefalopatia traumática progressiva dos pugilistas, encefalopatia traumática, encefalopatia traumática do boxeador, entre outras.[22] Os pacientes que são elegíveis ao diagnóstico devem ter o antecedente de exposição a traumatismos cranioencefálicos (TCE) de repetição, como a prática de esportes de maior contato físico e impacto craniano, como boxe, futebol americano, hóquei, rúgbi, determinadas artes marciais e, até mesmo, o futebol clássico (*soccer*) disputado em nosso país.[20,23] Outros exemplos referidos são veteranos de guerra, abuso doméstico, assalto, colisão automobilística e trabalhadores com exposição ocupacional a TCEs rotineiramente.[24]

A despeito de sabidamente o TCE ser um fator virtualmente necessário ao diagnóstico, ele não é suficiente, tendo em vista que diversos indivíduos podem manter-se assintomáticos ao longo da vida, a despeito dos achados neuropatológicos inequívocos da doença e exposição a TCEs. Deve-se diferenciar a ETC da concussão e síndrome pósconcussional, que estão ligadas temporalmente em horas, dias, semanas e meses após um TCE que leve a alterações cognitivas (memória e atenção, majoritariamente) e/ou sintomas como tontura, zumbido, alteração visual, entre outros.[24] Possivelmente, a intersecção entre fatores, como idade, genética, comorbidades e características específicas do impacto, influencia o desenvolvimento dos sintomas clínicos ao longo da vida.[22] A história de concussão não é indispensável ao diagnóstico, como muitos pensam. Séries de casos demonstram sinais anatomopatológicos de ETC em indivíduos que não sofreram esse tipo de trauma, sendo os traumatismos de menor impacto suficientes para causar a síndrome.[20] Maior idade do indivíduo exposto ao fator desencadeante, presença de alelo da APOE ε4 e menor idade do início da prática do esporte de contato (principalmente antes dos 12 anos) são fatores que aumentam o risco e agravam os sintomas e achados neuropatológicos da doença.[22] A maior parte dos trabalhos que avaliaram os sintomas clínicos foi realizada por meio de entrevista e é retrospectiva,[12] mas relativamente congruente quando avaliado esse grupo de pacientes.

Atualmente, o melhor e mais reconhecido descritor da doença é "encefalopatia traumática crônica (ETC)", ao passo que "síndrome de encefalopatia traumática (SET)" é o melhor descritor dos sintomas. Entre os principais sintomas que aparecem nessa condição, podemos citar: comportamentais;[22] humor;[20] cognitivos;[23] e motores.[25] Deve-se salientar que aproximadamente 70% dos pacientes evoluem com quadro progressivo, os sintomas comportamentais e de humor precedem o quadro cognitivo na maior parte dos casos[12] e o intervalo entre a exposição aos múltiplos traumas e os primeiros sinais clínicos pode durar anos ou mesmo décadas.[22] Os sintomas tendem a ser persistentes ao longo da vida,[26] e o quadro demencial aparece em fases mais tardias na maior parte dos casos.[12]

Entre os sintomas comportamentais, destacam-se impulsividade, raiva, agressividade, perda de controle, psicose, paranoia e comportamento explosivo; às vezes, comportamento infantilizado.[25] Com relação ao humor, classicamente, os sintomas depressivos podem iniciar precocemente; casos mais graves e de suicídio, inclusive, são descritos. Labilidade emocional, ansiedade, medo, mania e insônia também podem estar presentes. Os pacientes com distúrbio cognitivo comumente podem apresentar dificuldades atencionais, lentificação psicomotora, disfunção executiva, perseveração, dificuldade em resolução de problemas e déficits de memória.[22,24] Com relação aos sintomas motores, o parkinsonismo, classicamente relatado nas primeiras publicações, apresenta menor incidência nas casuísticas observadas atualmente. Uma das explicações plausíveis é que os estudos iniciais com boxeadores, que são submetidos a traumatismo angular, apresentam maior intensidade de lesão nos achados histopatológicos do giro denteado do cerebelo e mesencéfalo com relação ao traumatismo de mecanismo angular nos indivíduos que praticam futebol americano e outros correlatos, por exemplo, em que o trauma ocorre em velocidade linear.[27] Portanto, além destes, podem-se observar sintomas extrapiramidais, cerebelares[26] e doença do neurônio motor inferior.[24] Outros sintomas como distúrbio de fala, cefaleia, dificuldade em marcha e abuso de substâncias, como álcool, também são reportados.[24] Mais de 80% dos pacientes que iniciam com sintomas de comportamento e humor evoluem com declínio cognitivo ao longo do tempo.[22]

O principal diagnóstico diferencial da patologia são os quadros neurodegenerativos, como doença de Alzheimer, demência frontotemporal variante comportamental, parkinsonismos, incluindo doença de Parkinson e doença com corpos de Lewy,[24] além da neurossífilis. Deve-se lembrar que, em pacientes mais idosos, principalmente, pode ocorrer *overlapping* ou copatologia entre ETC e as doenças citadas anteriormente.[20] As estratégias de investigação e diagnóstico da doença *in vivo* serão discutidas nos tópicos a seguir.

DIAGNÓSTICO

Com o passar dos anos, inúmeros autores propuseram diversos critérios diagnósticos para a ETC. Levando em consideração o principal critério, do National Institute of Neurological Disorders and Stroke (NINDS) de 2021, o diagnóstico ainda só poderia ser confirmado *post mortem*, seguindo os critérios neuropatológicos estabelecidos.[9]

O achado dos agregados de p-tau em neurônios, presentes em sulcos corticais ao redor de pequenos vasos sanguíneos no parênquima e não restritos à região subpial e superficial do sulco, permanece a lesão mais típica da doença e pode ser considerado patognomônico (Figura 103.1). Na ausência da lesão típica, e havendo grande probabilidade pela avaliação clínica, recomenda-se reamostragem de 4 a 8 sulcos corticais bilaterais seguindo a ordem: frontal dorsolateral, orbitofrontal, giros temporais superiores e temporais inferiores.

Apesar do caráter definitivo da confirmação neuropatológica, existe uma limitação clara no seu uso. Existe dificuldade na realização do exame tanto na liberação do material pela família após óbito quanto na própria estrutura necessária para coleta correta de material e sequencialmente de profissionais adequados para leitura da lâmina, principalmente dentro da realidade brasileira.

Neste contexto fazem-se necessários critérios clínicos e uso de biomarcadores.

Clinicamente existem diferentes critérios diagnósticos propostos e existem duas características que são recorrentes e estão presentes na maioria dos autores:[27,29-31]

- Estar exposto a impactos significativos únicos ou repetitivos na cabeça
- Desenvolver sintomas cognitivos progressivos por, pelo menos, 1 ano.

Os testes ideais a serem realizados para avaliação cognitiva são controversos. Como na maioria das doenças cognitivas, são dependentes da reserva prévia de cada paciente, e fatores como escolaridade e comorbidades devem ser levados em consideração. O estudo neuropsicológico completo, quando disponível, auxilia e traz mais clareza à avaliação, sendo padrão-ouro quando comparado a baterias cognitivas.[28]

O uso de biomarcadores na prática clínica tende a ganhar mais espaço, principalmente por sua fácil realização e baixo risco.

A ressonância magnética encefálica aparece como um dos exames mais simples realizados, porém as lesões cerebrais repetitivas resultam em danos na integridade da substância branca visível, o que pode ser similar a diversas outras patologias. Devemos nos atentar, portanto, em buscar também outros sinais sugestivos, como alterações estruturais no corpo caloso e no *cavum* do septo pelúcido e *vergae*,[32] assim como na avaliação volumétrica, em que existe predominância de atrofia em região hipocampal, de giro do cíngulo e de amígdala.[33] É possível que, futuramente, a tomografia por emissão de pósitrons (PET), usada com radiofármacos como o flortaucipir, possa ser um importante mecanismo no diagnóstico precoce e na avaliação de risco.[34] Em avaliações de biomarcadores de líquido cefalorraquidiano e sangue a pesquisa de p-tau tem fator importante, sendo encontrada tanto em pacientes com ETC diagnosticada quanto em pacientes com história de traumas repetitivos e sem quadro cognitivo franco, o que pode, talvez, predizer futuros riscos com relação à progressão da doença de

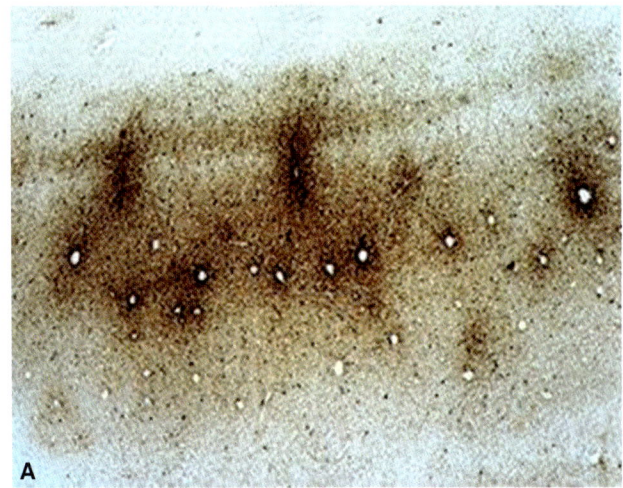

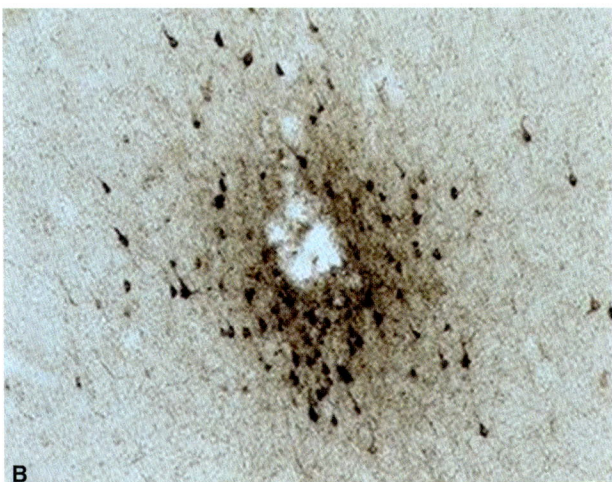

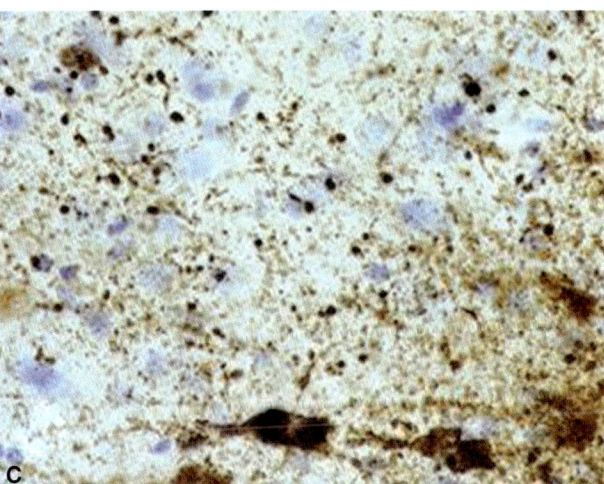

Figura 103.1 Achado neuropatológico típico da encefalopatia traumática crônica em diferentes ampliações: **A.** (×40); **B.** (×200); **C.** (×600) imunocoradas com CP-13 e contrastadas com violeta de cresil em **C**.[28]

maneira precoce.[35] A proteína ácida fibrilar glial (GFAP, do inglês *glial fibrillary acidic protein*) e os neurofilamentos, como marcadores evolutivos, assim como autoanticorpos de glutamato, parecem também promissoras formas de avaliação.[36]

TRATAMENTO

A prevenção da ETC permanece a única intervenção terapêutica capaz de modificar a evolução natural da doença. No cenário desportivo, sobretudo em esportes de contato, as medidas preventivas envolvem mudanças nas regras acerca das eventuais colisões sofridas pelos atletas, além do uso adequado de equipamentos de proteção, com a ressalva de que, mesmo com o uso adequado destes, não há proteção completa.[37] Um ponto fundamental é o reconhecimento da concussão durante a prática desportiva, com afastamento imediato do atleta, supervisão rigorosa de sua evolução, bem como a escolha precisa do momento ideal de retorno ao esporte, com acompanhamento médico adequado e manejo dos sintomas pertinentes, mitigando os riscos da síndrome do segundo impacto e outras sequelas possíveis.[38]

O tratamento da ETC é predominantemente de suporte. Porém, o reconhecimento recente dos mecanismos neurobiológicos, elucidados em estudos que submeteram roedores a TCEr, levou a potenciais avanços no tratamento, resumidos na Tabela 103.1.

Terapia de suporte

Ainda não existem fármacos aprovados pela Agência Nacional de Vigilância Sanitária (Anvisa) ou pela Food and Drug Administration (FDA) para tratamento específico da ETC. Portanto, a terapia padrão é não farmacológica, incluindo reabilitação cognitiva, reabilitação das funções motoras, terapia cognitivo-comportamental, *mindfulness*, dieta do Mediterrâneo e exercícios aeróbicos. Também se recomenda reabilitação vestibular para pacientes com síndrome vestibular associada e reabilitação motora ocular para pacientes com disfunção oculomotora.

A reabilitação cognitiva inicialmente baseia-se no engajamento dos pacientes em realizar exercícios repetitivos, incluindo atenção seletiva, sustentada, alternada e dividida. A reabilitação da memória deve ser indicada quando o processamento semântico e a atenção encontram-se preservados ou devidamente reabilitados. Os exercícios para reabilitação do armazenamento da memória incluem repetição e categorização verbal e escrita de palavras. A evocação de memórias pregressas é reabilitada por meio de treino com figuras ou palavras, que devem ser evocadas após terem sido sequencialmente repetidas. Outra estratégia de reabilitação da memória remota envolve a repetição de fatos previamente ocorridos para pacientes que não conseguem lembrá-los, seja por meio de fotos, filmagens ou pela repetição dos eventos por um conhecido.

O tratamento medicamentoso é *off-label*, predominantemente guiado pelos sintomas apresentados. O prejuízo significativo da memória episódica é tratado com agentes anticolinesterásicos, como galantamina, donezepila e rivastigmina. A apatia, embora dificilmente responsiva ao tratamento, pode ser tratada com agonistas dopaminérgicos ou memantina, e para casos refratários, os estimulantes, como o metilfenidato, que também pode ser usado para tratar desatenção e disfunção executiva. Depressão e ansiedade comórbidos podem ser tratados com inibidores da recaptação de serotonina, com monitoramento rigoroso acerca dos efeitos adversos, sobretudo ideação suicida.

Deve-se evitar medicações que potencialmente agravam o declínio cognitivo, como sedativos e anticolinérgicos.[39]

Os recentes avanços na compreensão do mecanismo molecular, sobretudo acerca das cascatas inflamatórias, levando à neurodegeneração progressiva, motivaram a realização de estudos pré-clínicos que estão confeccionando um caminho em direção a potenciais ensaios clínicos com agentes farmacológicos capazes de modificar a evolução natural da ETC.[40]

Tabela 103.1 Inovações no tratamento da encefalopatia traumática crônica.

Agentes específicos	Mecanismo
Tratamentos atuais	
Reabilitação cognitiva	
Reabilitação fonoaudiológica	Terapia de suporte
Reabilitação motora	
Reabilitação das funções vestibulares	
Reabilitação ocular motora	
Dieta do Mediterrâneo	
Atividade física aeróbica	
Terapia cognitivo-comportamental	
Mindfulness	
Fármacos anticolinesterásicos – galantamina, donepezila e rivastigmina	
Fármacos estimulantes – metilfenidato	
Fármacos agonistas dopaminérgicos – carbidopa/levodopa, pramipexol, amantadina	
Fármacos antagonistas NMDA – memantina	
Fármacos para tratamento de sintomas depressivos/ansiosos – sertralina, paroxetina, escitalopram, citalopram	
Fármacos estabilizadores de humor – valproato de sódio	
Tratamentos promissores	
Salsalato	
Azul de metileno	Agentes direcionados para acetilação da proteína tau
Histona deacetilase 6 (HDAC)	
Sirtuínas (SIRT1 e SIRT2)	
Fumarato de dimetila	
Lítio	Agentes direcionados para fosforilação da proteína tau
Inibidor GSK3 L803-mts	
Sinvastatina endovenosa	
Roscovitina (e seu derivado CR-8)	
Anticorpo anti-pTau	Imunoterapia
Anticorpo 6C5	
OCH (derivado da pirimidina)	
Salubrinal	Agentes direcionados para inflamação
Inibidor calpaína-2	
2-araquidonilglicerol (2-AG)	

Revisão de estudos pré-clínicos com modelos animais

A ETC é caracterizada por neurodegeneração progressiva mesmo na ausência de TCEr, causada por cascatas de lesões secundárias ainda não completamente elucidadas. Uma compreensão melhor das vias moleculares envolvidas e, paralelamente, o desenvolvimento recente de opções de tratamento medicamentoso específico para outras taupatias motivaram a necessidade de estudos pré-clínicos usando modelos animais com patologia superponível à ETC. Embora existam diversos métodos que tentam emular a ETC em modelos animais, nenhum é capaz de evocar a apresentação tipicamente progressiva em aspectos patológicos, neurocognitivos e psiquiátricos dessa condição. As técnicas mais bem descritas são aceleração da cabeça sem impacto, onda de choque, queda de peso e percussão fluida, e modelos de impacto cortical controlado (CCI).

Ainda assim, muitos modelos animais, usualmente representados por roedores submetidos experimentalmente a TCEr (RSTCEr) pelos métodos anteriormente descritos apresentam achados típicos, como emaranhados neurofibrilares, deposição proteica patológica (peptídeo Aβ, p-tau fosforilada e TDP-43), microgliose, astrogliose, estresse reticuloendoplasmático, excitotoxicidade por glutamato e acometimento da substância branca, bem como sequelas que envolvem comprometimento cognitivo progressivo e mudanças de humor.

Tratamento direcionado à acetilação da proteína tau

O acúmulo da p-tau resulta de sua fosforilação, precedida por sua acetilação, que supostamente resulta da neuroinflamação e do estresse oxidativo e reticuloendoplasmático.[41-43] Os estudos que investigam o tratamento de outras taupatias elucidaram essas vias metabólicas. Por exemplo, o salsalato, um anti-inflamatório não esteroidal da classe dos salicilatos, reduziu a inflamação, promoveu neuroproteção e neurogênese por meio de *up-regulation* dos genes pertinentes, preveniu atrofia hipocampal e levou à recuperação funcional na acetilação em RSTCEr ao reduzir a p300 lisina-acetiltransferase, além de inibir a acetilação da p-tau na lisina-174 e inibir a microgliose.[43-45] O tratamento com salsalato também demonstrou resultados semelhantes em roedores com perfil clínico superponível à demência frontotemporal.[43] O azul de metileno, capaz de modular a acetilação K280/281, promoveu neuroproteção, reduziu distúrbios comportamentais e de humor, e minimizou degeneração neuronal, neuroinflamação, volume lesional, microgliose e disfunção mitocondrial em RSTCEr.[46-51] Estudos *in vitro* demonstraram que a histona deacetilase 6 (HDAC) e sirtuínas (SIRT1 e SIRT2) promoveram deacetilação da p-tau, potencialmente representando uma metodologia terapêutica adicional direcionada para o mesmo mecanismo microbiológico.[52,53]

Tratamento direcionado à fosforilação da proteína tau

A inibição da quinase também se mostrou satisfatória em modelos animais. A enzima glicogênio sintase 3 beta (GSK-3B), ativada pela p-tau, contribui ainda mais para sua fosforilação e promove morte celular relacionada com o peptídeo (PAβ) além de causar *downregulation* de componentes antioxidantes vitais, como o fator 2 nuclear relacionado com E2 (Nrf2).[54-56] O umarato de dimetila modulou a atividade GSK-3B, induziu a transcrição de Nrf2 e atenuou a astrogliose e a microgliose em roedores com patologia tau.[57] O lítio, que bloqueia a ligação GSK-magnésio, promoveu fosforilação GSK, bloqueou a atividade do receptor tirosina-quinase, reduziu a neurodegeneração, manteve a integridade da barreira hematoencefálica, otimizou desfechos cognitivos favoráveis e reduziu o tamanho de lesões em RSTCEr.[58-64] O lítio pode adicionalmente tratar sintomas comuns da ETC, como impulsividade, ideação suicida e depressão. Valproato de sódio em monoterapia ou associado ao lítio, além de tratar sintomas neuropsiquiátricos, resultou em neuroproteção e otimizou desfechos funcionais favoráveis.[62,65]

O inibidor GSK3 L803-mts preveniu depressão induzida pelo TCE em RSTCEr.[61] A sinvastatina endovenosa, ao ativar o receptor tirosina-quinase, bloqueando o GSK3, otimizou desfechos cognitivos, reduziu neuroinflamação e neurodegeneração, e promoveu neurorregeneração em roedores.[66-68]

Diversos estudos demonstraram que os inibidores da ciclina quinase-dependente (CDK), a roscovitina e seu derivado CR-8, reduziram neuroinflamação e neurodegeneração, melhorando desfechos funcionais em RSTCEr.[69]

Um estudo com RSTCEr demonstrou que o uso combinado de lítio e roscovitina foi mais eficaz em reduzir os níveis séricos e corticais de proteína tau quando usados em conjunto, quando comparados à monoterapia de ambos os fármacos.[70]

Imunoterapia

A imunoterapia com anticorpos monoclonais também foi estudada para o tratamento das taupatias. Um estudo recente demonstrou que a inoculação de um vetor associado ao adenovírus, que provoca a liberação de anticorpo contra a p-tau, foi capaz de reduzir os níveis de p-tau em RSTCEr.[71] Um estudo in vitro demonstrou que vários anticorpos anti-tau foram eficazes em prevenir recaptação de p-tau pelos neurônios. O anticorpo 6C5 preveniu o espraiamento interneuronal e a progressão da agregação da p-tau após a recaptação celular.[72] Em uma tentativa de evitar o alvo terapêutico na transisoforma da p-tau, fundamental para a atividade celular normal, foram desenvolvidos anticorpos específicos para a forma patogênica cis-p-tau, que se desenvolve após TCEr. Esses anticorpos demonstraram redução importante na patologia tau, gerando melhores desfechos estruturais e funcionais.[73-75]

Tratamento direcionado para inflamação

Alguns estudos foram direcionados para a complexa cascata inflamatória e alterações metabólicas subsequentes ao TCEr. Um estudo recente investigou o uso de 4-{2[2-(3,4-dimetoxifenil)-vinil]-6-etil-4-oxo-5-fenil-4H-pirimidina-1-il}benzsulfamida (OCH, um derivado da pirimidina), em virtude do pressuposto efeito de preservação da função mitocondrial e síntese adequada de ATP após TCEr. Em RSTCEr o OCH otimizou a geração de ATP, intensidade respiratória e fluxo cerebral, além de diminuir a intensidade da glicólise, das concentrações de biomarcadores para ETC e níveis de PAβ. O OCH também foi capaz de preservar funções sensitivo-motoras.[76] A administração de salubrinal, um modulador de estresse metabólico, foi capaz de reduzir o estresse reticuloendoplasmático, o estresse oxidativo, os níveis de citocinas pró-inflamatórias, além de ter sido capaz de prevenir comportamentos supostamente impulsivos em roedores.[77] A calpaína-2 (C2) potencialmente contribui com a neurodegeneração seguida do TCEr. O uso de um inibidor seletivo da calpaína-2 (C2i) reduziu significativamente a ativação da C2, preveniu a fosforilação da p-tau e deposição de TDP-43, preveniu a astrogliose e a microgliose e eliminou o prejuízo cognitivo de RSTCEr.[78] Diversos estudos demonstraram que a dieta cetogênica causou melhora de desfechos cognitivos, motores e patológicos em RSTCEr.[79] Estudos pré-clínicos também indicaram que o tempo para recuperação dos roedores diminuiu, achado consistente com estudos com população humana.[80,81]

Finalmente, alguns estudos investigaram o papel do endocanabinoide 2-araquidonoilglicerol (2-AG), um produto metabólico do ácido araquidônico, que inibe a inflamação causada pelo NF-kB. A inibição da lipase monoacilglicerol (MAGL), que metaboliza o 2-AG, reduziu significativamente neurodegeneração, fosforilação da p-tau e agregação TDP-43, astrogliose e citocinas pro-inflamatórias, melhorando desfechos cognitivos em RSTCEr.[82] Ademais, a administração exógena de 2-AG em RSTCEr otimizou a integridade da barreira hematoencefálica e reduziu a expressão de citocinas inflamatórias.

CONSIDERAÇÕES FINAIS

A encefalopatia traumática crônica é uma condição descrita no século passado; entretanto, mais bem reconhecida e caracterizada nas últimas décadas por meio de inúmeras publicações e consensos dentro da especialidade. Ainda requer melhor definição da síndrome clínica, como também do diagnóstico in vivo, por meio de achados de neuroimagem, marcadores biológicos plasmáticos e liquóricos que possam sustentar de forma mais assertiva o diagnóstico da doença. Tratando-se de uma entidade que pode envolver pessoas mais jovens e com fator precipitante reconhecido, devemos estar atentos a sua prevenção, ao desenvolvimento de terapias e avanços tecnológicos nos próximos anos, além do manejo dos sintomas cognitivos e comportamentais por meio de estratégias farmacológicas e não farmacológicas, como, por exemplo, a terapia de reabilitação cognitiva nesses pacientes.

104

Alterações Psiquiátricas em Doenças Neurológicas

André Palmini

INTRODUÇÃO

Os avanços exponenciais da tecnologia da informação têm mudado substancialmente o tecido social, tornando as pessoas mais conscientes de problemas mentais e seus impactos negativos. Assuntos como sintomas depressivos, ansiedade, agressividade, agitação, problemas com o sono, entre tantos outros, deixaram de ser exclusivamente discutidos em consultórios médicos e passaram a ser assuntos da mídia. Esse acesso à informação aumentou o grau de exigência de pacientes e familiares para que médicos abordem, diagnostiquem e tratem sintomas psiquiátricos que acompanham quaisquer doenças.

Naturalmente, entre todo o universo da Medicina, são as doenças neurológicas as que mais frequentemente acompanham-se de comorbidades psiquiátricas. Com a **especialidade psiquiatria** os neurologistas compartilham o interesse, o conhecimento e a capacidade de avaliação do cérebro humano, embora divergindo na abordagem, na natureza etiológica e no leque de apresentações clínicas do acometimento cerebral.

Este capítulo espera fazer jus à estreita relação entre doenças neurológicas e alterações psiquiátricas, abordando aspectos que podem contribuir não apenas para o entendimento da relação e sua prevalência, mas também buscando conscientizar o neurologista da relevância dessas alterações que, muitas vezes, vão representar uma dificuldade e um sofrimento maiores do que o problema neurológico para o qual o neurologista foi inicialmente procurado por um paciente ou seus familiares.

Minha ideia é iniciar abordando as bases neurobiológicas das principais alterações psiquiátricas em doenças neurológicas, partindo do princípio de que circuitos cerebrais envolvidos com modulação do humor, controle de impulsos, percepção de ameaças e interpretação da realidade, entre outros, são afetados por lesões estruturais e/ou alterações elétricas, levando a quadros clínicos muitas vezes indistinguíveis daqueles de pessoas com doenças primariamente psiquiátricas, nas quais se postulam alterações poligênicas nos mesmos circuitos e, mais especificamente, na intimidade da neurotransmissão sináptica.

A seguir, apresento as características clínicas das manifestações psiquiátricas que mais frequentemente acompanham as principais doenças neurológicas, tendo selecionado as alterações mais frequentes: transtornos depressivos/ansiosos, espectro da agitação/sintomas psicóticos e descontrole de impulsos. Explicito nesta seção a alta prevalência dessas alterações psiquiátricas em doenças neurológicas, mostrando que não há como o neurologista **esquivar-se** da lida com essas alterações no seu dia a dia. Mais do que isso, a prevalência elevada é um chamamento para que, como neurologistas, estejamos cada vez mais preparados para ouvir, diagnosticar e encaminhar o manejo dessas alterações. Para permitir maior objetividade do texto, à medida que vou abordando cada uma das principais alterações psiquiátricas, discuto as bases de seu tratamento farmacológico nas doenças selecionadas.

O terceiro ponto que discuto é o que chamo de **questão da cortina suja encobrindo a janela quebrada**, ou seja, a frequente situação na qual um paciente ou seus familiares inicialmente procuram o neurologista por queixas eminentemente neurológicas, como crises epilépticas ou declínio cognitivo, por exemplo, mas que, após sua resolução ou encaminhamento terapêutico, descortina-se um conjunto de alterações psiquiátricas que trazem maior morbidade e são de mais difícil manejo. Neurologistas que trabalham com epilepsias graves, doenças cerebrovasculares e doenças neurodegenerativas vão imediatamente conectar-se com essa questão, pois muitas vezes o manejo mais difícil é aquele das alterações psiquiátricas (que estão atrás da cortina) – e não das queixas neurológicas para as quais foram inicialmente buscados. Ainda nesse contexto, entro no delicado tema das fronteiras entre o neurologista e o psiquiatra no manejo das alterações psiquiátricas em doenças neurológicas. Até onde deve o neurologista assumir o tratamento global do seu paciente e quando é necessário ou prudente o concurso de um psiquiatra. Embora assuma desde já que não há consenso, vou deixar clara minha convicção de que neurologistas devem aprofundar seu conhecimento de psicologia, psiquiatria e psicofarmacologia e que programas de residência médica em neurologia devem ter em seu currículo oportunidades para o aprendizado nessas áreas.

NEUROBIOLOGIA DAS ALTERAÇÕES PSIQUIÁTRICAS EM DOENÇAS NEUROLÓGICAS

Muito embora sintomas psiquiátricos que surgem ao longo da vida de um indivíduo decorram da complexa interação de fatores ligados (i) ao perfil genético, (ii) ao desenvolvimento cerebral, (iii) às experiências de vida (iv) e às circunstâncias do contexto psicossocial,[1,2] em última análise esses fatores convergem para alterações de grupos neuronais específicos e sua interconexão em redes neurais.[3,4] Assim, a diferença dos **mecanismos de produção de alterações psiquiátricas** entre doenças psiquiátricas primárias por um lado e doenças neurológicas levando secundariamente aos mesmos sintomas por outro é que, enquanto nas doenças psiquiátricas grupos neuronais específicos e suas conexões sofrem uma lenta **moldagem patológica** pela interação dos diversos fatores listados anteriormente até atingirem o limiar de produção dos sintomas,[2,3] esses mesmos circuitos sofrem interferência direta, muitas vezes aguda, de alterações estruturais ou elétricas por doenças neurológicas. Em resumo, embora o mecanismo de produção seja distinto, os substratos neurais que os produzem são semelhantes, o que naturalmente explica a prevalência elevada de sintomas psiquiátricos em doenças neurológicas.

Nesta seção, vou revisar a neurobiologia das principais alterações psiquiátricas para, na seção seguinte, discutir essas alterações no contexto das principais doenças neurológicas.

Sintomas depressivos e de ansiedade

Depressão

Como a descoberta dos primeiros medicamentos antidepressivos ocorreu ao acaso, a psicofarmacologia da depressão avançou mais rapidamente do que o entendimento fisiopatológico dos mecanismos subjacentes à doença. A partir da descoberta dos antidepressivos tricíclicos e, posteriormente, com o desenvolvimento de antagonistas do transporte de monoaminas, foi-se formando a hipótese monoaminocêntrica dos sintomas depressivos.[5,6] Essa hipótese sugeria que depressão seria basicamente um problema da neurotransmissão sináptica das monoaminas, corrigível com aumento da liberação do tempo de permanência na sinapse ou redução da recaptação de serotonina, noradrenalina e dopamina. Entretanto, mesmo com o desenvolvimento de fármacos com amplo espectro de ação em sinapses monoaminérgicas, não mais de 60% dos pacientes com depressão entram em remissão com essas classes de medicamentos[7] e, quando a remissão não ocorre ao longo de 1 ano, apenas 20% entrarão em remissão nos anos seguintes.[8]

O cenário com relação à resposta ao tratamento de depressão com fármacos que atuam em sistemas monoaminérgicos é muito similar àquele do tratamento das epilepsias com fármacos anticrises epilépticas, em que apenas 60% dos pacientes têm suas crises controladas com medicamentos e, quando esse controle não ocorre após duas tentativas com esquemas farmacológicos bem montados, ao longo de 1 ano, as chances de controle com esquemas subsequentes são bastante baixas.[9]

Além disso, como a melhora dos sintomas depressivos nos pacientes que respondem ao tratamento com fármacos serotonérgicos e noradrenérgicos costuma levar 6 a 8 semanas, há tempos suspeitava-se de que eram necessárias modificações estruturais mais profundas para obter-se o efeito – ou seja, um **remodelamento neural**, que leva algum tempo. Recentemente, com a introdução de novas estratégias terapêuticas, notadamente a cetamina, que modula a ativação de receptores glutamatérgicos (NMDA, AMPA), tem sido demonstrado que o efeito antidepressivo efetivamente necessita de modificações no arcabouço neural sináptico, com crescimento dendrítico e fortalecimento das sinapses.[10] Reforçando esse entendimento, estudos em tecido *post mortem* têm mostrado alterações celulares e moleculares subjacentes aos sintomas depressivos, como a redução da densidade sináptica (menos dendritos, menos atividade sináptica) e a relação entre a resolução desses sintomas e a recuperação microestrutural na intimidade do tecido nervoso, exemplificada pelos estudos com cetamina.[10,11] Por fim, técnicas de imagem estrutural e funcional têm permitido identificar alterações tanto em estruturas corticolímbicas quanto na conectividade entre essas estruturas, apontando para alterações nas redes neurais envolvidas com sistemas de modulação de humor (Tabela 104.1).[12,13]

Pari passu com essas descobertas micro e macroanatômicas, tem sido desvendado o papel do estresse patológico na gênese da depressão e ansiedade. O senso comum promove expressões **quase populares** de que pessoas com depressão e ansiedade devem estar com **estresse**, mas exatamente por quais mecanismos o estresse leva à depressão e à ansiedade,

apenas recentemente tem sido entendido.[14] Vamos começar por um fato inquestionável que se aplica a este capítulo: doenças neurológicas levam a mudanças na vida e, conforme sua natureza, trazem limitações físicas, angústia com as incertezas da evolução do quadro, sério impacto sócio-ocupacional e, em conjunto, geram um processo de permanente frustração. Dessa forma, podemos **conceptualizar uma doença neurológica como um estressor significativo** na vida de um indivíduo. Como neurologistas, temos de "encaixar" esse conceito com os avanços no conhecimento sobre o papel do estresse na gênese de sintomas depressivos/ansiosos. Estresse crônico, incontrolável, mantém níveis elevados de glicocorticoides na circulação e na intimidade dos tecidos, com modificações metabólicas que impedem o retorno do organismo a um estado de homeostase – resultando em processos adaptativos para lidar com as modificações biológicas desse **estresse persistente**. Essas adaptações estabelecem um **novo normal** no funcionamento do organismo – tecnicamente denominado "alostase".[15] Essa **carga alostática**, por sua vez, leva a um desgaste biológico, desencadeando mecanismos de plasticidade desadaptativa, como inibição da neurogênese e redução da produção de fatores de crescimento dendrítico – em última análise, interferindo no arcabouço sináptico e tendo papel causal na depressão.[16-18]

Note que o estresse crônico leva à redução da densidade sináptica, empobrecendo a microestrutura dendrítica – exatamente o oposto do que se observa com estratégias antidepressivas, que revertem essas anormalidades sinápticas por meio do aumento da liberação de glutamato, seja diretamente, com cetamina, ou indiretamente, por antidepressivos serotonérgicos.

Ansiedade

Sintomas de ansiedade são bastante variados, organizando-se ao redor de dois eixos: medo e preocupações excessivas. Embora interligados em diversos níveis, essa divisão dos eixos é importante, porque se correlaciona com sistemas neurais específicos e, consequentemente, com diferentes doenças neurológicas. Apesar da frequente comorbidade com depressão e tratamento com psicofármacos que atuam em sistemas neuroquímicos similares aos da depressão, os mecanismos e a neuroanatomia envolvidos são distintos.

O **eixo do medo** está centrado na hiperativação da amígdala do lobo temporal e suas amplas conexões com um leque de estruturas corticais e subcorticais, notadamente o cíngulo anterior, o córtex orbitofrontal, bem como núcleos hipotalâmicos, substância cinzenta periaquedutal, núcleo parabraquial e *locus coeruleus*.[19-21] Essa ampla gama de

Tabela 104.1 Sinais de alerta em pacientes com depressão que devem levantar a suspeita de transtorno de humor bipolar.

Alterações psiquiátricas ou comportamentais iniciadas na adolescência ou antes.
Períodos de mania/hipomania com humor eufórico, efusivo, com maior energia, menor necessidade de sono, por vezes com aumento de libido e gastos desproporcionais, espontaneamente ou na vigência de uso prévio de antidepressivos ou psicoestimulantes.
Tendência a comportamentos impulsivos, incluindo história de TDAH e/ou transtorno de uso substâncias.
História de bipolaridade na família ou de transtorno de humor em várias gerações.
História de suicídio ou tentativa de suicídio na família.

TDAH: transtorno do déficit de atenção com hiperatividade.

conexões da amígdala explica a integração de sintomas cognitivos e autonômicos, como a sensação constante de ameaça que caracteriza a ansiedade generalizada, e episódios de pânico que combinam a emoção e a cognição do medo com seu cortejo de alterações autonômicas, como taquicardia, hiperventilação e níveis constantemente elevados de cortisol.

Por outro lado, o **eixo das preocupações excessivas** – que funciona como um denominador comum da ansiedade social, da apreensão constante e das obsessões – envolve anormalidades na alça córtico-estriado-tálamo-cortical. Essa **alça** é um circuito que interconecta o córtex frontal dorsolateral (e o giro do cíngulo) com o estriado e o tálamo, e deste retornando ao córtex para os processos de tomada de decisão e interferência no ambiente. De forma simplificada, podemos entender esse circuito como envolvido com vontades, necessidades e seus encaminhamentos ou resoluções, sinalizados como recompensas ou frustrações.[22] Na ansiedade patológica, é falha a sinalização da solução efetiva ou resolução cognitiva de problemas reais ou imaginados.[23] Por falhar a sinalização neural de que o objeto de uma preocupação foi resolvido – na prática ou por um processo de reflexão – o indivíduo não consegue **tranquilizar-se**, e a preocupação perpetua-se.

Em termos práticos, podemos conceber toda e qualquer solução de um problema ou de uma preocupação como uma recompensa, sinalizada como tal pelas estruturas subcorticais e corticais do sistema cerebral de recompensas, em especial o núcleo *accumbens* e suas conexões. Essa solução pode ser obtida atuando-se no ambiente (p. ex., lavando bem as mãos sujas após trocar um pneu furado) ou por meio de reflexão cognitiva (p. ex., vindo à mente o fato de que o risco de que o avião no qual se está embarcando caia é desprezível, imediatamente solucionando a apreensão que uma pessoa tinha ao embarcar). Independentemente da estratégia usada para solucionar a necessidade ou preocupação, ela é sinalizada como uma recompensa. Dessa forma, anormalidades na sinalização do sistema de recompensa fazem com que, na percepção do indivíduo, a **recompensa** nunca venha – ao contrário, é substituída por dúvidas ruminativas, perpetuando-se o estado de ansiedade.

Os parágrafos anteriores mostram que a ansiedade tem componentes tanto corticais quanto subcorticais, o que explica sua prevalência elevada em diversas doenças neurológicas que interferem nesses circuitos. Essa ampla participação de estruturas e circuitos neurais tem relação com aspectos ancestrais, evolutivos, da necessidade que os animais (e os humanos!) têm de perceber ameaças no ambiente e tomar medidas para proteger-se. Assim, a amígdala temporal é a estrutura-chave na identificação da relevância emocional dos estímulos que recebemos do ambiente e, quando ativada, inicia as reações autonômicas necessárias para enfrentar ameaças. Da mesma forma, a necessidade de **desligar o interruptor das preocupações** – e, com isso, poupar energia, reduzir níveis de cortisol e adrenalina e resgatar a homeostase[15] – também tem origem ancestral, envolvendo conexões frontoestriatais ligadas ao sistema de recompensa. Essa verdadeira orquestra de estruturas interligadas necessária para navegar o ambiente com segurança explica posições científico-filosóficas divergentes de cientistas renomados quanto à precedência de estruturas corticais *versus* estruturas arcaicas, subcorticais, na emoção do medo e na percepção de ameaças.[20,24]

Naturalmente, esse amplo concerto neuroanatômico implica a participação de diversos sistemas neuroquímicos, envolvendo noradrenalina, GABA, serotonina, glutamato, dopamina, neuropeptídio Y, entre outros. Anormalidades nesses neurotransmissores e neuropeptídeos têm estado na base da psicofarmacologia para tratar as diversas manifestações clínicas dos transtornos de ansiedade, como veremos mais adiante ao analisarmos a participação de sintomas de ansiedade em doenças neurológicas.[21]

Agitação e sintomas psicóticos

Agitação

Agitação é um termo amplo que engloba tanto atividade motora excessiva – andar de um lado para o outro, não ter paradeiro – quanto agressões verbais, como gritos, e mesmo agressões físicas, como empurrar, agarrar e ou jogar objetos em outras pessoas. Esses sintomas geram sofrimento no paciente e causam significativa disrupção do ambiente.

Na base biológica desses comportamentos estão importantes desequilíbrios neuroquímicos em sistemas ligados à regulação afetiva e às funções executivas (incluindo controle de impulsos), envolvendo neurotransmissão serotonérgica, noradrenérgica e dopaminérgica.[25] Mais especificamente, parece haver um déficit de ativação serotonérgica acompanhando hiperativação noradrenérgica.[26]

Regulação afetiva e funções executivas dependem do funcionamento adequado de estruturas corticais, em especial dos lobos frontais e suas conexões com o sistema límbico. Assim, o mecanismo fisiopatológico subjacente à agitação é representado por disfunção dos lobos frontais, envolvendo principalmente o cíngulo anterior e o córtex orbitofrontal, que selecionam estímulos salientes e as reações comportamentais a esses estímulos – em especial, as capacidades executivas de controle de impulsos e tomadas de decisões.[27] Em pacientes com demência, por exemplo, as alterações da neurotransmissão ligadas à agitação envolvem hipersensibilidade à transmissão noradrenérgica, provavelmente relacionada com a *up-regulation* de receptores adrenérgicos nos lobos frontais, em função de depleção de neurônios noradrenérgicos no *locus coeruleus* que se projetam para essas regiões. Isso explicaria a reatividade anômala a estímulos corriqueiros (como quando um cuidador tenta fazer a higiene corporal) em muitos pacientes.[27]

Sintomas psicóticos

Anormalidades psicóticas representam alterações na interpretação do ambiente e, dessa forma, envolvem circuitos que conectam regiões corticais sensoriais com estruturas que interpretam os estímulos que vêm do ambiente e sua integração com mecanismos de memória, especialmente o sistema límbico e o córtex associativo frontotemporal.

As principais alterações psicóticas que interessam ao neurologista envolvem alucinações e delírios. Alucinações visuais decorrem de hiperativação de neurônios piramidais no córtex visual, seja por alterações primariamente neuroquímicas ou como resultado de patologia cortical. Por outro lado, os delírios envolvem mecanismos mais complexos, como aqueles persecutórios de roubo ou confusões de familiaridade, como a síndrome de Capgras, em que o paciente tem a crença de que uma pessoa próxima, geralmente íntima, não é aquela pessoa, mas um sósia passando-se por ela.[28,29] Outros delírios frequentes em doenças neurológicas, especialmente degenerativas, são aqueles de infidelidade, crenças de que pessoas mortas estão vivas ou de conteúdo místico-religioso. Evidências sugerem que esses delírios com intenso peso emocional refletem anormalidades funcionais em um circuito "triangular" que interconecta (i) áreas corticais sensoriais com (ii) estruturas do sistema límbico (hipocampo e amígdala), que regulam o acesso a memórias antigas e emoções básicas como medo e raiva, e com (iii) núcleos subcorticais, que projetam neurônios monoaminérgicos difusamente no córtex cerebral.[30]

A questão da síndrome ou delírio de Capgras é interessante, pois mostra clinicamente o impacto do que Hirstein e Ramachandran postularam como uma desconexão entre regiões de identificação de faces ao longo do eixo do lobo temporal e aquelas responsáveis pelo colorido afetivo dos estímulos, como a amígdala e o hipocampo.[28] Essa desconexão interfere na sensação **autonômica** (emocional) que acompanha de forma subconsciente o reconhecimento da familiaridade de uma face ou pessoa. Como o indivíduo estava **habituado** a esse marcador emocional, sua ausência é interpretada como a pessoa sendo um sósia ou impostor. Uma hipótese anatômica alternativa, mas com entendimento fisiopatológico semelhante, foi avançada por Ellis e Lewis,[31] que propõem interferência patológica com o circuito occipito-parieto-temporal que **identificaria familiaridade** de faces ativando o sistema nervoso autônomo, no contexto de preservação da via occipitotemporal que **reconhece faces**. Todas essas estruturas são frequentemente afetadas por doenças neurológicas, especialmente degenerativas.

Descontrole de impulsos

Julguei importante analisar neste capítulo as anormalidades psiquiátricas relacionadas com o descontrole de impulsos, por sua ocorrência em doenças neurológicas específicas, embora de fisiopatologia totalmente distinta, como lesões frontais pós-traumatismos cranioencefálicos por um lado e doença de Parkinson, por outro.

Impulso é uma resposta rápida, preferencial, a um estímulo recompensador de imediato. Como existe uma necessidade social-civilizatória de decidirmos pensando nas consequências futuras de nossos atos, dependemos de uma modulação bem regulada por estruturas corticais, em especial frontoventrais e orbitofrontais, para refrear respostas impulsivas. Assim, impulsividade é a alteração psiquiátrica representada pela perda da capacidade de controlar impulsos, ou seja, da capacidade de refletir sobre as consequências a médio e longo prazos de decisões que devem ser tomadas no dia a dia, evitando atitudes que favoreçam exclusivamente **recompensas imediatas**, com impactos futuros desfavoráveis.

Outro motivo para selecionar descontrole de impulsos entre as anormalidades psiquiátricas elencadas neste capítulo é o fato de representar um excelente exemplo da distinção entre os mecanismos de produção de doenças primariamente psiquiátricas e alterações psiquiátricas em doenças primariamente neurológicas. Recentemente, pesquisadores da McGill University mostraram que um escore poligênico elevado baseado na expressão específica de genes relacionados com regiões corticais e circuitos ligados ao controle de impulsos (núcleo *accumbens*, córtex pré-frontal e suas conexões por meio de circuitos mesolímbicos e mesocorticais) predisse impulsividade na infância.[2] Em estudo pré-clínicos, demonstrou-se que esses genes são responsáveis pela formação desses circuitos e sua organização sináptica. Assim, impulsividade em doenças primariamente psiquiátricas, como transtorno do déficit de atenção com hiperatividade (TDAH) e transtorno por uso de substâncias, é causada por alterações na modelagem de macro e microcircuitos do sistema cerebral de recompensa – ao passo que doenças neurológicas causam impulsividades por lesões traumáticas, isquêmicas ou degenerativas nesses mesmos circuitos.

Como nas demais alterações psiquiátricas abordadas aqui, alterações estruturais na macro e microcircuitaria que conectam sistemas subcorticais e regiões corticais específicas acabam envolvendo sistemas neuroquímicos de projeção difusa, como a neurotransmissão serotonérgica, dopaminérgica e noradrenérgica.

105

Manifestações Psiquiátricas em Doenças Neurológicas: Prevalência, Particularidades Clínicas e Manejo

André Palmini

Em vez de simplesmente descrever a prevalência e o tipo de manifestações psiquiátricas em cada doença neurológica, vou tomar o caminho inverso e discutir a sintomatologia das principais alterações psiquiátricas e integrar essas manifestações nas diversas doenças neurológicas. Além disso, sempre que relevante, vou mencionar o impacto da alteração psiquiátrica na evolução da doença neurológica e na percepção dos pacientes sobre sua doença. Antes de empreender esse passeio pela intersecção entre doenças neurológicas e alterações psiquiátricas, é fundamental mencionar um dos principais pontos de hesitação do neurologista na hora de decidir-se por tratar ou não sintomas psiquiátricos: será que as alterações realmente representam doença ou apenas reações emocionais ao impacto da doença neurológica na vida da pessoa? Embora compreensível, essa dúvida não pode paralisar ou retardar a decisão terapêutica. Mesmo que o neurologista, em um primeiro momento, pense ser mais apropriada uma abordagem não farmacológica, algo deve ser feito, pois o impacto de sintomas emocionais graves na qualidade de vida e na recuperação do paciente independe do quanto tem de **doença psiquiátrica** *versus* sintomas reacionais de frustração pelo impacto da doença neurológica. Assim, havendo a decisão de encaminhar inicialmente para tratamento psicológico, o neurologista deve manter-se atento e intervir com psicofármacos se os sintomas não se reduzirem significativamente em um prazo razoável.

DEPRESSÃO E ANSIEDADE NAS DOENÇAS NEUROLÓGICAS

Depressão é a manifestação psiquiátrica mais prevalente e pervasiva nas doenças neurológicas. Sem entrarmos nos subtipos específicos detalhados nos manuais de psiquiatria[1] é importante iniciar entendendo o que é depressão e como diferenciar depressão clinicamente relevante – que necessita

de abordagem psicofarmacológica – de alterações de humor circunstanciais, ligadas a reações de ajustamento ou eventos transitórios na vida da pessoa. **Tristeza** (*sadness*) é uma emoção básica que faz parte de sistemas instintivos para responder a desafios do ambiente que nos frustram e nos afastam de um estado de homeostase.[2] Então, **tristeza** todos sentimos quando alguém ou algo nos frustra e, isoladamente, não é sinônimo de depressão. Como veremos na descrição de outras alterações psiquiátricas, a chave do diagnóstico de depressão clinicamente relevante (aquilo que os manuais de psiquiatria denominam **transtorno depressivo**) é a gravidade e o impacto dos sintomas na funcionalidade da pessoa. Assim, a associação entre um número mínimo de sintomas percebidos como importantes pela clara repercussão na funcionalidade define a depressão que deve nos preocupar. Em linhas gerais, esses sintomas envolvem (i) estar com humor depressivo por um período relativamente prolongado, (ii) não sentir prazer e perder o interesse em coisas de que gosta muito, (iii) sentir-se sem energia, com pensamentos recorrentes de (iv) desvalia ou (v) culpa, entre outros.[1]

Depressão e ansiedade após acidentes vasculares cerebrais

Depressão clinicamente indistinguível de depressão idiopática é relatada por 25 a 40% de pacientes hospitalizados por acidente vascular cerebral (AVC) agudo ao longo do primeiro ano.[3] Essa prevalência elevada tem de ser levada a sério pelo neurologista, pois estudos longitudinais mostram que depressão pós-AVC é importante determinante do grau de incapacidade a médio e longo prazos, impossibilidade de retorno ao trabalho, dificuldades nas relações interpessoais e mortalidade.[4] Tanto AVC isquêmico quanto hemorrágico podem seguir-se por depressão, e os únicos fatores preditores são história prévia de depressão, lesão frontal esquerda e severidade da lesão. Três fatos ligados ao tratamento são importantes: o tratamento com antidepressivos é eficaz; reduz a mortalidade; e mesmo em pacientes que não estão deprimidos, o uso de antidepressivos após AVC agudo previne depressão. O estudo mais citado mostrou que o risco de depressão foi quatro vezes maior em pacientes pós-AVC que receberam placebo, do que naqueles que receberam antidepressivos preventivamente (no caso, 10 mg de escitalopram).[5]

Tanto nortriptilina – um antidepressivo tricíclico – em doses entre 50 e 100 mg/dia, quanto fluoxetina, sertralina, citalopram e escitalopram mostraram-se eficazes para o tratamento ou prevenção da depressão pós-AVC.[6] Entretanto, tanto para o manejo da depressão pós-AVC quanto para depressão em outras doenças neurológicas, o neurologista deve aprofundar-se na semiologia psiquiátrica e sempre levar em conta a possibilidade de o paciente ter elementos sugestivos de transtorno de humor bipolar (THB). O uso inadvertido de antidepressivos, sem a adequada proteção ou, conforme o caso, substituição por estabilizador de humor, pode levar a quadros de mania ou hipomania. Elementos sugestivos de bipolaridade são história de:

- Alterações psiquiátricas ou comportamentais iniciadas na adolescência ou anteriormente
- Períodos de mania/hipomania com humor eufórico, efusivo, com maior energia, menor necessidade de sono,

aumento de libido e gastos desproporcionais, espontaneamente ou na vigência de uso prévio de antidepressivos ou psicoestimulantes

- Tendência a comportamentos impulsivos, incluindo história de transtorno de déficit de atenção e hiperatividade (TDAH) e/ou transtorno de uso substâncias
- Bipolaridade na família ou transtorno de humor em várias gerações
- Suicídio ou tentativa de suicídio na família.[7]

Levar essa possibilidade de bipolaridade em conta é fundamental em pacientes pós-AVC, pois THB aumenta o risco de AVC[8] e, dessa forma, pacientes com depressão pós-AVC podem ter comorbidade com THB.

Depressão e ansiedade nos quadros demenciais

Um percentual elevado de indivíduos com demência, ao redor de 35 a 40%, tem depressão e/ou sintomas de ansiedade.[9,10] A consciência do declínio cognitivo é algo amedrontador e, associada em graus variáveis à degeneração em circuitos cerebrais responsáveis pela modulação do humor (ver anteriormente), faz com que pessoas com síndromes demenciais, especialmente doença de Alzheimer (DA), tenham taxas elevadas de comorbidade com depressão.

A questão da depressão na DA reveste-se de um significado especial por uma série de características. Uma delas é que o afeto em pessoas idosas pode não ser obviamente depressivo e o diagnóstico deve ser suspeitado pela perda de interesse em atividades prazerosas ou corriqueiras, ou ainda por sintomas de desesperança e desvalia.[10] Além disto, o neurologista defronta-se com a necessidade em diferenciar **depressão** de **apatia**. Ambas as condições compartilham sintomas comuns, como perda de interesse em atividades e afeto indiferente, são frequentes em pessoas com demência e tendem a coocorrer. O mais importante é levar em conta sintomas que fortemente indicam depressão – e não estão presentes na apatia – como sentimentos e verbalizações de desesperança, desamparo e desvalia (p. ex., "não temos mais dinheiro"; "tudo está desmoronando"; "não sirvo para mais nada").[11] A distinção, claro, é importante, pois o tratamento é diferente. Enquanto depressão deve ser manejada com estratégias farmacológicas antidepressivas, apatia responde melhor a psicoestimulantes.

Um terceiro aspecto importante nessa questão é a noção de *continuum* cognitivo do envelhecimento patológico, no qual existe uma progressão de declínio cognitivo subjetivo para comprometimento cognitivo leve (CCL) e, deste, para os estágios iniciais de DA, progredindo em seguida para os estágios mais avançados de demência. Ora, as alterações neuroquímicas associadas à depressão interferem nas funções cognitivas, especialmente memória, atenção e orientação e, naturalmente, confundem-se com as fases iniciais desse *continuum* patológico. Essas observações levam à frequente "dúvida diagnóstica" sobre a causa das alterações cognitivas de um determinado paciente, entre (i) depressão ou (ii) doença degenerativa, ou (iii) da comorbidade entre ambas – ocorrência bastante frequente. Como depressão é um dos principais fatores de risco para demência, praticamente triplicando o risco,[12] a probabilidade da coocorrência das duas entidades é bastante elevada. Para se ter uma ideia, constatou-se um diagnóstico concomitante de CCL em 25% a 50% de idosos com depressão, comparados com 3 a 6% de prevalência de CCL em amostras comunitárias. Além disso, depressão em pacientes com CCL aumenta o risco de progressão para demência.[13]

O diagnóstico diferencial entre depressão e demência leva em conta um conjunto de dados que podem convergir para um ou outro diagnóstico.[13] Embora biomarcadores possam auxiliar esse diagnóstico diferencial, frequentemente não definem a questão[14] e o ponto de partida é uma boa avaliação clínica e neuropsicológica. História de episódios depressivos ao longo da vida e tratamento prévio de depressão sugere esse diagnóstico – seja como a causa do declínio cognitivo, seja como comorbidade. Por outro lado, sintomas depressivos importantes que se iniciam apenas após os 60 anos tendem a sugerir que depressão é parte de um quadro degenerativo, como comorbidade ou mesmo como um pródromo de demência.[15,16] Entretanto, como depressão em pessoas idosas também tem prevalência elevada (por volta de 25 a 30%)[10] e a natureza das queixas cognitivas nos estágios iniciais é semelhante, uma boa testagem neuropsicológica é parte fundamental da avaliação. Embora uma avaliação detalhada seja preferível,[17] a *performance* em alguns testes pode ajudar no diagnóstico diferencial: habilidades visuoespaciais (desenho do relógio) costumam estar mais alteradas em quadros degenerativos e o desenho pode ser normal na depressão. Além disso, a evocação da memória é distinta nos dois quadros, em especial a capacidade de melhorar a *performance* com dicas nos pacientes depressivos, que é menos marcante nos quadros demenciais. Por outro lado, lentificação psicomotora e dificuldades de concentração são características de depressão.

Uma vez estabelecido o diagnóstico de depressão, independentemente do estágio da DA, o paciente deve ser tratado. Quando ambas as condições são corretamente manejadas, pacientes e familiares referem melhoras importantes – inclusive na cognição – em decorrência geralmente do impacto positivo do tratamento dos sintomas depressivos. Em outras palavras, identificar e tratar sintomas depressivos em pacientes com declínio cognitivo ao longo do *continuum* da deposição de beta-amiloide melhora não apenas o humor, mas também a funcionalidade e o grau de severidade dos sintomas cognitivos. Na maioria dos casos, a literatura dá suporte a estratégias que combinam inibidores da acetilcolinesterase (iAChE) com inibidores da recaptação da serotonina (ISRS), fortalecimento das interações sociais, atividade física e algum grau de estimulação cognitiva.[18,19] Trocando em miúdos, o que se sugere para o manejo da depressão em pessoas com DA é realmente engajar-se naquilo que se recomenda a todos os pacientes em termos de estratégias não farmacológicas, associado ao uso de iAChE e ISRS. Entre estes, existem evidências de resposta favorável à sertralina, citalopram e escitalopram.[18] Adicionalmente, poderá ser necessário o uso temporário de um neuroléptico atípico, especialmente quando sintomas psicóticos estão presentes.

O Boxe 105.1 ilustra vários dos pontos discutidos anteriormente que alguns sintomas são muito sugestivos de que depressão é o problema principal – especialmente pensamentos catastróficos, de pobreza e sensação de desvalia, mais ainda se associados a algum sintoma psicótico.[17] Entretanto, devemos sempre ter em mente que o avanço da idade é um fator de risco para demência, e mesmo o diagnóstico consistente de depressão como causa de queixas cognitivas em um paciente idoso (como ilustrado nesse breve caso clínico) deve ser sempre acompanhado de perto, pois um quadro degenerativo pode sobrevir um ou mais anos depois.

Boxe 105.1 PVL, homem atualmente com 85 anos.

Esse senhor foi visto em fevereiro de 2020, aos 81 anos. Trata-se um comerciante bem-sucedido, que até 1 ano antes da consulta inicial fazia viagens para comprar mercadorias em diferentes cidades brasileiras. No início de 2019 começou a apresentar esquecimentos importantes, não comparecendo a compromissos e fazendo confusão sobre combinações que havia feito com familiares e funcionários.

Entretanto, coletando-se a história clínica com as filhas, ficaram nítidas uma série de mudanças comportamentais e emocionais: PVL vinha mais apático, sem iniciativa, verbalizando um catastrofismo negativista – "**tudo desmoronando, não tem mais jeito, as lojas vão falir. Eu não tenho mais nada para fazer**"… Começou também a esconder objetos por desconfiar que lhe roubariam e que estavam tramando "coisas" pelas suas costas.

O *Montreal Cognitive Assessment* (MoCA) mostrava um escore de 23/30, com perda de pontos no *trail-making*, nos ponteiros do relógio, na fluência verbal, nas subtrações seriadas e no teste de memória. Trazia uma ressonância magnética de crânio sem atrofia significativa e com alterações microangiopáticas – Fazekas 2.

Um neurologista em sua cidade havia iniciado escitalopram 10 mg, donepezila e memantina alguns meses antes – sem melhora significativa. Os sintomas de catastrofismo, desvalia e pensamentos paranoides sugeriram fortemente um quadro depressivo grave. A medicação foi substituída pela combinação de fluoxetina e olanzapina, ajustando-se as doses e, 3 meses após, PVL era outra pessoa. Bem orientado, sem queixas de memória, conversando normalmente sobre questões ligadas à pandemia que estava iniciando, que estratégias estava utilizando em seu comércio – e sem nenhum pensamento catastrófico ou paranoide, tendo voltado às suas atividades normais.

Ao longo dos anos subsequentes, seguiu bem, mas recentemente teve recidiva do quadro depressivo, após ter reduzido significativamente sua medicação – "preocupado com tudo" – porém conseguiu ir a São Paulo comprar mercadorias, sozinho, aos 85 anos.

Depressão e ansiedade na doença de Parkinson

Ainda na linha de doenças degenerativas, um percentual importante de pacientes com doença de Parkinson (DP) apresenta depressão e ansiedade. Da mesma forma que pacientes com os diferentes estágios da DA, aqueles com DP apresentam crescente frustração com as dificuldades motoras e não motoras que evoluem ao longo da doença. Isso, por si só, leva a sintomas depressivos e ansiosos importantes que necessitam de atenção do neurologista. Além disso, as alterações neuroquímicas próprias da doença também interferem na regulação do humor, fazendo com que por volta de 20 a 40% dos pacientes com DP tenham comorbidade, como depressão e/ou ansiedade.[20]

Um aspecto relevante é que essas alterações psiquiátricas podem ser confundidas com sintomas da doença ou reações emocionais às limitações motoras.[21] Assim, o neurologista deve ter um nível elevado de suspeita e intervir tão logo fique claro o diagnóstico. Este último ponto – de intervenção precoce em quadros depressivos – é muito importante, pois à medida que avançam as alterações motoras da doença existe a necessidade de uso frequente, várias vezes ao dia, de doses de levodopa. A aderência a essa estratégia depende muito da motivação do paciente, fazendo com que o tratamento da depressão seja peça fundamental para que o os sintomas da própria DP sejam adequadamente tratados.

O manejo farmacológico e não farmacológico da depressão e da ansiedade em pessoas com DP não difere muito daquele em indivíduos com DA, exceto por alguns pontos que merecem atenção. Um deles é que doses baixas a moderadas de agonistas dopaminérgicos, especialmente pramipexol, têm efeito antidepressivo e podem ajudar no controle dos sintomas. Outro ponto relevante é o cuidado que se deve ter com a eventual necessidade de associar um neuroléptico atípico na ocorrência de depressões mais graves, com sintomas psicóticos. Nesses casos, devem-se usar doses bem baixas e preferir quetiapina ou clozapina, para não piorar os sintomas motores. O terceiro aspecto é que sintomas depressivos podem fazer parte de um quadro mais amplo de disfunção dopaminérgica e flutuações da doença e, assim, podem melhorar com ajustes nas doses de levodopa ou outros medicamentos antiparkinsonianos.

Depressão e ansiedade nas epilepsias

A comorbidade entre epilepsia e depressão é um tema muito estudado, e existe hoje consenso de que a relação entre ambas é bidirecional: uma entidade aumenta a prevalência da outra: por exemplo, epilepsia é 2 a 7 vezes mais frequente em pessoas com depressão – iniciada antes das crises epilépticas.[22] Além disso, por paradoxal que possa parecer à primeira vista, sintomas depressivos são, muitas vezes, mais relevantes como determinantes da qualidade de vida de pessoas com epilepsia do que as crises epilépticas.[23]

Talvez em nenhuma outra doença neurológica exista uma confluência de mecanismos potencialmente relacionados com depressão e ansiedade como nas epilepsias. Convergem para essas alterações psiquiátricas:

- Aspectos emocionais
- Descontrole elétrico
- Alterações estruturais no sistema límbico, fundamental para a modulação do humor
- Hiperatividade do eixo hipotálamo-hipófise adrenal
- Desequilíbrio na neurotransmissão
- Efeitos adversos de fármacos anticrises epilépticas.[22]

A tensão emocional relacionada com o risco de uma crise epiléptica por si só associa-se a quadros depressivo-ansiosos. Uma crise epiléptica e seu risco de recorrência – totalmente fora do controle do indivíduo – é talvez um dos melhores exemplos da relação entre estresse e incerteza. Refinando esse assuntos, os pesquisadores Karl Friston et al., na Universidade de Londres, sustentam, a partir de um conjunto muito interessante de dados e concepções, que um dos princípios fundamentais do funcionamento do cérebro humano é a constante busca por reduzir as incertezas. Segundo esses autores, incerteza = estresse;[24] portanto, se voltarmos ao início do Capítulo 104 e levarmos em conta o contexto do estresse na gênese de depressão e ansiedade, podemos entender que o risco sempre presente de uma crise epiléptica (i. e., incerteza), é um forte estressor. Usa-se um termo em inglês para ilustrar isso: *learned helplessness* – que se poderia traduzir por **desesperança aprendida** (ou seja, a pessoa **aprende** que não tem controle sobre as crises). Esse mecanismo de estresse é inescapável.

Além disso, levando-se novamente em conta o que foi discutido sobre alterações na circuitaria neural do sistema límbico na gênese da depressão e da ansiedade, tanto alterações da atividade elétrica quanto alterações estruturais subjacentes ao foco epiléptico comprometem esses circuitos, participando da gênese da depressão nessas pessoas. Por fim, alguns fármacos anticrises epilépticas associam-se a quadros depressivo-ansiosos, especialmente o levetiracetam, o fenobarbital, a primidona e os benzodiazepínicos. Esse quadro acentua-se com a associação de fármacos em politerapia.

Dessa forma, depressão é uma comorbidade comum em pessoas com epilepsia, que varia entre 20 e 50% dos pacientes, de acordo com o tipo de amostra: comunitária ou terciária. Além disso, taxas de ideação suicida e suicídio estão significativamente aumentadas nessas pessoas, em comparação com a população em geral.[25] Assim, é fundamental que o neurologista não deixe de fazer o diagnóstico; nesse sentido, foi desenvolvida uma escala simples com seis itens. A *Neurological Disorders Depression Inventory for Epilepsy* (NDDI-E) é uma escala em que o paciente pontua a frequência de cada um de seis sintomas/sentimentos – de 4 a 1 (sempre ou quase sempre [4], algumas vezes [3], raramente [2], nunca [1] – escore mínimo 6; escore máximo 24), levando em conta as últimas 2 semanas:[26]

- Tudo é uma luta
- Não faço nada direito
- Sinto-me culpado
- Seria melhor se eu estivesse morto
- Sinto-me frustrado
- Não tenho prazer com as coisas.

Em um estudo multicêntrico observou-se que um *cut-off* de 15 pontos associou-se a índices de especificidade e sensibilidade entre 80 e 90% para o diagnóstico de depressão, confirmado pelas escalas clássicas *Structured Clinical Interview for the Diagnostic and Statistical Manual IV* (SCID) e *Beck Depression Inventory* (BDI).[26]

Voltando a dar ênfase para um tema muito importante, um dos principais cuidados que o neurologista deve ter no manejo de depressão é estar sempre atento para a possibilidade de que o paciente tenha depressão como parte de um THB – o que implica o manejo com estabilizadores de humor e extremo cuidado com o uso de antidepressivos.[7] Assim, é importante ter em mente dois aspectos ligados ao THB, isso em pessoas com epilepsia. Um deles é que sintomas bipolares ocorrem em aproximadamente 12% dessas pessoas, embora o diagnóstico definido de THB seja observado em apenas 5% (ou seja, um percentual muito menor do que o diagnóstico de depressão).[27] O segundo aspecto é que o neurologista deve prestar atenção a um tipo específico de transtorno de humor em pessoas com epilepsia, descrito há mais de 60 anos como **transtorno disfórico interictal intermitente** (TDII).[28] Nesse transtorno alternam-se períodos de aparente normalidade, com outros em que os pacientes apresentam uma combinação de sintomas depressivo-somáticos (humor depressivo, falta de energia, dores corporais, insônia) e de desregulação afetiva (medo, euforia, irritabilidade). Embora não haja consenso, as manifestações clínicas desse TDII, com oscilações de humor e sintomas disfóricos, podem ser vistas como uma forma leve de bipolaridade e de explicar a diferença da prevalência entre sintomas de bipolaridade (12%) e THB (5%) encontrada em recente metanálise.[28] Interessantemente, esse diagnóstico de TDII segue sendo motivo de discussão, pois observa-se um significativo *overlap* com alterações de humor ditas peri-ictais (sejam pródromos de crises, sejam manifestações de alteração de humor que se prolongam após uma crise).[29] Então, a dúvida é se esses sintomas são efetivamente interictais e **independentes das crises** ou peri-ictais – dúvida que pontua a complexa interação entre aspectos psicológicos, estruturais e elétricos nas alterações comportamentais das epilepsias.

O tratamento de episódios depressivos em pessoas com epilepsia foi recentemente revisitado pelo grupo de trabalho da International League Against Epilepsy (ILAE).[30] Embora abordagens psicológicas devam ser tentadas, a maioria dos pacientes necessita de abordagem farmacológica concomitante com ISRS ou inibidores de recaptação de noradrenalina (IRSN) – os ditos **duais**. O tratamento deve ser mantido por, no mínimo, 6 meses, devendo ser mais prolongado se

houver história prévia de outros episódios depressivos ou sintomas residuais com impacto funcional. O neurologista uma vez mais deve levar em conta o cuidado com *red flags* que possam levantar a suspeita de THB. Como visto anteriormente, deve-se ter atenção a um conjunto de sintomas atuais ou da história clínica e ajustar o manejo com estabilizadores do humor para evitar virada maníaca.[7] Nesse sentido, o quadro de desregulação afetiva sobreposto a um afeto deprimido mais crônico, com rápido padrão de **intermitência** de irritabilidade explosiva, euforia e sintomas de franca ansiedade que caracterizam o TDII, deve ser manejado de forma cautelosa com antidepressivos, pela possibilidade de representar uma forma leve de bipolaridade. Ou seja, embora não haja dados específicos, muitos desses pacientes poderão beneficiar-se da associação de um antidepressivo com um estabilizador do humor.

Alguns pontos quanto ao impacto de medicamentos para o tratamento das crises epilépticas em sintomas de humor são relevantes. Um deles é que vários fármacos que controlam crises são também estabilizadores do humor, notadamente o valproato de sódio, a carbamazepina, a oxcarbazepina e a lamotrigina. Assim, em pacientes com sintomas de oscilação do humor, como aqueles com TDII, ou com elementos na história clínica sugestivos de bipolaridade, o uso de desses fármacos específicos pode tanto controlar as crises epilépticas quanto estabilizar o humor. Por outro lado, o neurologista pode surpreender-se com o surgimento **inesperado** de alterações de humor com a substituição de um desses fármacos anticrises que estabilizam o humor por outros medicamentos, quando as crises não estão adequadamente controladas ou sobrevém algum efeito colateral importante. É importante ter sempre isso em mente e um limiar baixo para o manejo de sintomas de alterações do humor que surgem na troca de fármacos.

Outro ponto importante é que alguns fármacos anticrises epilépticas podem causar ou acentuar alterações de humor, seja por aumento do tônus inibitório, como ocorre com os barbitúricos e benzodiazepínicos, seja por efeito direto na neurotransmissão glutamatérgica, como o perampanel – ou ainda por interferir na liberação de neurotransmissores, como o levetiracetam.[31] Esse último merece atenção especial por ser um medicamento muito eficaz para o controle de crises epilépticas em crianças e adultos, com amplo espectro de ação, mínima interferência cognitiva e sem risco significativo de teratogenicidade. Assim, pelo fato de o levetiracetam ser um dos fármacos mais utilizados, o neurologista deve estar atento a modificações comportamentais, especialmente na esfera de transtornos de humor, como depressão e irritabilidade, que ocorrem em aproximadamente 15% dos pacientes, de acordo com alguns estudos[32] – embora a experiência clínica mostre que esse percentual pode ser maior, especialmente em indivíduos com história prévia ou sintomas atuais de alterações de humor.

Embora a comorbidade entre epilepsia e transtornos de ansiedade seja bem menos estudada do que a relação entre depressão e epilepsia, os mesmos fatores psicológicos, neuroquímicos e estruturais que se associam ao risco elevado de depressão também se relacionam a transtornos de ansiedade nas pessoas com epilepsia. A prevalência situa-se entre 10 e 20% dos pacientes, conforme os instrumentos utilizados para o diagnóstico. Entretanto, se o neurologista dedicar-se a conhecer os principais sintomas que caracterizam esses transtornos – preocupações excessivas, antecipatórias, associadas ou não a comportamentos evitativos por medo, com sintomas autonômicos como taquicardia, sudorese, tontura e mal-estar geral – disponíveis nos manuais de psiquiatria, como o *Manual Diagnóstico e Estatístico de Transtornos Mentais* – DSM, vai diagnosticar transtornos de ansiedade em, no mínimo, 10% desses pacientes.[33] O tratamento não difere muito daquele para transtornos de humor – que prioriza inicialmente abordagens psicológicas, mas frequentemente necessitando de associação com ISRS ou IRSN. Talvez, uma diferença seja que para ansiedade generalizada (preocupações excessivas que, vão de um foco para outro, mas sempre presentes) prefira-se inicialmente a pregabalina em doses até 150 a 300 mg/dia.[34]

AGITAÇÃO E SINTOMAS PSICÓTICOS NAS DOENÇAS NEUROLÓGICAS

Como mencionei de passagem nas seções iniciais, e volto a enfatizar ao final, frequentemente o maior sofrimento de pacientes e familiares – e a maior dificuldade de manejo encontrada pelo neurologista – não estão nas manifestações da doença neurológica primária, mas nas alterações comportamentais associadas. Nesse sentido, agitação psicomotora e sintomas psicóticos correspondem a outro conjunto de alterações psiquiátricas que o neurologista precisa conhecer, familiarizar-se e capacitar-se para manejar. **Agitação** é um termo que engloba:

- Atividade motora excessiva, **sem paradeiro**
- Agressividade verbal, incluindo choro e gritos excessivos
- Agressividade física, direta ou envolvendo lançar ou quebrar objetos.[35]

Frequentemente associados à agitação, mas com expressão clínica e fisiopatologia distintas (ver anteriormente) estão sintomas psicóticos em pacientes neurológicos. Detalhes clínicos dos delírios mais frequentes – de perda da noção de familiaridade com pessoas e locais, roubo, infidelidade e perseguição – foram apresentados na discussão anterior sobre a neurobiologia desses sintomas.

Nos parágrafos seguintes, vou abordar agitação e sintomas psicóticos nas demências e nas epilepsias – doenças crônicas nas quais o neurologista vai necessitar manejar essas alterações por muitos anos, e, por isso, selecionadas para uma análise mais detalhada neste capítulo. Como sabemos, muitas outras doenças cerebrais apresentam-se com sintomas de alteração comportamental cujo reconhecimento, inclusive, pode ser fundamental para o diagnóstico precoce, como nas encefalites, por exemplo, tanto infecciosas quanto autoimunes.

Agitação e sintomas psicóticos nas doenças demenciais

O papel do neurologista nas doenças degenerativas que progridem para demência mudou radicalmente nos últimos 40 anos. De uma abordagem essencialmente niilista, com diagnóstico tardio (conceptualizado em termos genéricos como **senilidade** e **estar esclerosado**) e a noção de que não havia quase nada a ser feito, passamos para uma fase de diagnósticos precoces e específicos quanto à natureza da doença subjacente. Acima de tudo, entretanto, a grande mudança a meu ver é que hoje nos preocupamos genuinamente com o manejo dessas pessoas e seu meio, buscando criar uma "força-tarefa" com familiares e cuidadores para acompanhar esses indivíduos e seu contexto ambiental da melhor forma possível por muitos anos. Parte integral desse novo momento é o manejo das alterações comportamentais que praticamente quase todos os pacientes vão apresentar em algum ponto de sua evolução.

Alterações comportamentais disruptivas na DA, como agitação psicomotora e agressividade, afetam a mais de 50% das pessoas com a doença ao longo de sua evolução.[36] Inquestionavelmente, essas são as alterações que progressivamente mais necessitam de manejo adequado, sob pena de gerarem um sofrimento exponencial para o paciente e seus cuidadores e levarem à necessidade de institucionalização.[37] Entretanto, quem acompanha pessoas com DA sabe como é difícil esse manejo. Existe um consenso, que faz bastante sentido, de que antes de se usarem medicamentos deve-se ajustar o ambiente, criar rotinas, enfatizar atividades prazerosas e flexibilizar as respostas às demandas dos pacientes conforme as circunstâncias, de forma a proporcionar o melhor manejo não farmacológico possível.[38] Entretanto, apesar da ênfase da literatura no manejo do ambiente, não há dúvidas de que, na maioria das vezes, os pacientes vão necessitar de alguma medicação, trazendo à tona o delicado dilema de que não há uma "fórmula" para o manejo medicamentoso – os fármacos com maior nível de evidência científica têm eficácia moderada e, muitas vezes, de difícil previsibilidade.[39] Isso leva a um *mismatch* de necessidades: por um lado, familiares e cuidadores desejam o controle da agitação com brevidade enquanto, por outro, o médico precisa de tempo para ajustes nos medicamentos e suas doses, buscando os efeitos desejados.

Metanálise recente mostrou que antipsicóticos atípicos (risperidona, olanzapina, aripiprazol, quetiapina) reduzem agitação em algum grau, mas têm ação menos significativa nos sintomas psicóticos, com o esperado aumento no risco de sonolência e possibilidade de sintomas extrapiramidais.[39] Segundo os autores, a maior eficácia aparente desses medicamentos na prática clínica diária – que contrasta com os resultados pouco animadores dos estudos controlados – poderia estar ligada à história natural favorável desses sintomas, que melhoram com o tempo em indivíduos dos grupos placebo. Não incluído nessa metanálise, estudo controlado recente mostrou novamente um efeito modesto, porém significativo, do brexpiprazol em sintomas de agitação em pacientes com demência da DA, em doses de 2 a 3 mg/dia, com bom perfil de tolerabilidade.[40]

A questão de sintomas psicóticos nas doenças demenciais merece consideração especial pela ocorrência frequente e algumas características específicas de manejo. Por volta de 50% dos pacientes com DA e 75% dos indivíduos com doença por corpos de Lewy (DCL) apresentam sintomas psicóticos.[41] Alucinações são mais frequentes na DCL, mas como também ocorrem na DA, sua presença não deve levar a um diagnóstico "automático" – por vezes equivocado – de DCL.[41] Como discutido em detalhes no Capítulo 97, *Demência com Corpos de Lewy*, as alucinações visuais em pacientes com DCL podem ter apresentação variável, desde sensações de que alguém ou um vulto está presente ou passou pelo ambiente, até visões de animais, pessoas específicas ou crianças brincando. Delírios ocorrem com frequência, especialmente nos estágios mais avançados de demência – embora possam estar presentes em pessoas com CCL. Os mais frequentes são delírios persecutórios de que estão tramando algo contra si, de roubo, confusões de familiaridade, infidelidade, crenças de que pessoas mortas estão vivas ou de conteúdo místico-religioso (ver, no Cap. 104, discussão sobre mecanismos fisiopatogênicos).

Antes de discutir o manejo farmacológico das alterações psicóticas nessas demências, dois aspectos **não farmacológicos** devem ser considerados. O primeiro é que não adianta confrontar o paciente em seu delírio. A essência do quadro demencial é a perda da capacidade de juízo crítico, que seria a forma de entender a **irrealidade dos delírios**. Mas, se houvesse essa capacidade, os delírios não existiriam *to begin with...* Então, a melhor forma de lidar é conversar com carinho sobre o assunto, demonstrar afeto, não discutir e tentar mudar o foco de atenção do paciente para outro assunto. O segundo aspecto é que o manejo farmacológico mais agressivo desses delírios deve ser reservado para aqueles casos em que, além dos delírios, ocorrem agitação e sofrimento para o paciente e cuidadores. Algumas crenças são bastante **inocentes** e não acarretam sofrimento. Por exemplo, o paciente pode referir não estar em sua casa e manifestar o desejo de ir para sua casa, de forma tranquila. Nesse momento, podem-se mostrar objetos e locais no ambiente que o ajudem a reconhecer sua casa. Não havendo agitação ou **pressão** do paciente querendo **ir para sua casa**, o manejo pode ser conservador. Outro exemplo foi a conversa tranquila de uma senhora que atendi recentemente, que me relatou que Jesus Cristo havia telefonado dizendo que não poderia vir almoçar naquele dia, mas que viria no domingo seguinte. Ela me convidou para almoçar com Jesus Cristo e chamou seus filhos para que viessem também. Relatou tudo isso de forma tranquila, sempre tendo uma **explicação convincente** quando lhe questionei algumas coisas sobre o telefonema – "não pôde vir porque é muito ocupado..."

Por outro lado, pacientes com delírios persecutórios ou que criam situações abusivas com cuidadores devem ser manejados farmacologicamente. Na síndrome de Capgras, por exemplo, os pacientes podem criar situações extremamente delicadas de que um impostor está em sua casa, tornando-se verbais ou fisicamente agressivos. Esse manejo farmacológico das alterações psicóticas tem sido historicamente controverso, novamente pela falta de previsibilidade quanto ao resultado a ser obtido com cada medicamento. Revisão formal da literatura sugere que tanto aripiprazol quanto risperidona seriam os medicamentos iniciais de escolha, pela melhor relação risco-benefício – sempre iniciando com doses baixas. Além disso, tem sido explorado o uso de escitalopram e doses baixas de carbonato de lítio, com evidências preliminares de eficácia com relação a modificações favoráveis da atuação dos pacientes no ambiente (revisado em Ismail et al., 2002).[41]

Entretanto, um ponto que penso ser fundamental, de alguma forma apoiado pela literatura embora nem sempre com a ênfase necessária,[42,43] é o fato de que os iAChE devem ser associados a antipsicóticos atípicos para que se obtenham os melhores efeitos no manejo dos sintomas de alteração comportamental na DA. Assim, deve-se evitar uma postura niilista quanto à reconhecidamente discreta eficácia dos inibidores da colinesterase nos sintomas cognitivos da DA – e entender que a associação destes com antipsicóticos atípicos ou antidepressivos é muito importante para que se melhorem os sintomas de alteração psiquiátrica.

Quanto ao manejo farmacológico de delírios e alucinações na DCL, o primeiro passo deve ser a prescrição adequada de iAChE, que podem manter esses sintomas sob controle. Quando for necessária a associação com antipsicóticos atípicos, o uso deve ser cauteloso, com doses bem baixas, pela extrema sensibilidade a sintomas extrapiramidais – relacionados com patologia subcortical presente nesses pacientes. Embora não haja consenso, a literatura favorece o uso de doses baixas de clozapina ou quetiapina, tomando-se os cuidados correspondentes ao risco de cada um desses fármacos.[44] Não existem dados conclusivos sobre os neurolépticos atípicos mais novos, como o brexpiprazol e a lurasidona, que podem vir a ter papel importante pelo seu perfil de segurança. Da mesma forma, a pimavanserina, um novo antipsicótico atípico, porém de ação serotonérgica (modulação específica do receptor 5-HT2A) e não dopaminérgica, parece ser um avanço interessante pela significativa eficácia no manejo de sintomas psicóticos sem agravamento de sintomas extrapiramidais.[45]

Comportamentos agressivos podem ser sintomas iniciais da variante comportamental da demência frontotemporal em função de impulsividade, desinibição e dificuldades com cognição social.[46] Uma forma não farmacológica de lidar com essas alterações é engajar o paciente em atividades que lhe são prazerosas, mantendo algum nível de interação social produtiva durante essas atividades. Além disso, devemse evitar riscos, retirando de circulação armas e evitando que o paciente dirija veículos. Diferentemente da DA, inibidores da colinesterase e memantina não têm efeito significativo na evolução da doença e nem na mitigação dos sintomas comportamentais. Por outro lado, trazodona, ISRS – como escitalopram – e doses baixas de antipsicóticos atípicos frequentemente são úteis para controlar agitação excessiva e permitir um nível aceitável de convivência social e familiar. Por vezes, ativação dopaminérgica e noradrenérgica com metilfenidato pode melhorar comportamentos de desinibição. Além disso, a clonidina pode ajudar na redução da agitação psicomotora, em doses baixas, frequentemente associada à trazodona ou a antipsicóticos atípicos. Assim como em pacientes com DA, a combinação de abordagens farmacológicas e não farmacológicas deve ser adaptada individualmente, para melhorar os sintomas mais disruptivos em cada situação.

Um último aspecto deve ser mencionado, relativamente à emergência de sintomas psicóticos em pessoas idosas, sem evidência clara de declínio cognitivo. Levando-se em conta a discussão na seção inicial deste capítulo sobre as bases neurobiológicas desses sintomas, é natural que se imagine que a ocorrência *de novo* de delírios e alucinações em pessoas idosas represente algum grau de doença degenerativa. Como em outros cenários médicos, o tempo de seguimento é fundamental para essas definições, da mesma forma que o uso judicioso de biomarcadores para doença degenerativa. Como discutido na excelente revisão de Ismail et al.,[41] esses indivíduos efetivamente têm um risco maior de desenvolverem quadros demenciais, embora a ocorrência de sintomas psicóticos não represente sistematicamente sintomatologia inicial de uma doença demencial. O caso descrito brevemente no Boxe 105.2 ilustra esse contexto.

Agitação e sintomas psicóticos nas epilepsias

Epilepsia é sempre a doença "número 2" de quem tem epilepsia. Distintamente de outras doenças com marcadores biológicos definidos (sejam *in vivo*, sejam neuropatológicos),

Boxe 105.2 DSA, mulher com 92 anos à época.

Acompanhei essa senhora, professora de ensino fundamental na sua vida adulta, por mais de 15 anos, até falecer aos 97 anos. Nos 10 primeiros anos, conhecia-a apenas como esposa de um paciente com doença de Alzheimer. Admirava seu engajamento nas várias etapas da doença de seu esposo, sua capacidade intelectual e clareza de ideias – estava escrevendo um livro sobre a história de sua vida, com auxílio de um professor de informática que a auxiliava na digitalização de seu material. Aos 90 anos publicou seu livro, com direito a sessão de autógrafos!

Aos 92 anos apresentou quadro súbito de comportamento eufórico e grandioso, com delírios de grandeza e poder sobre a natureza. Chamou seus filhos e disse que tinham trocado as imagens sacras na Paróquia que frequentava por imagens suas, pois era mais santa do que todos os outros santos. Além disso, foi de porta em porta no seu prédio e dizia aos vizinhos que sabia exatamente o dia e a hora em que morreriam. Falava essas coisas com tom exasperado.

Não havia queixas cognitivas significativas e funcionava de forma independente. O exame neurológico não mostrou alteração de pares cranianos (tinha cirurgia prévia de catarata bilateral), sinais deficitários focais ou alterações significativas de tônus muscular ou equilíbrio. O escore no MoCa foi de 25/30 e não havia alterações laboratoriais dignas de nota. A ressonância magnética mostrava doença microvascular subcortical difusa – Fazekas 2.

O quadro foi manejado por alguns anos com a associação de doses baixas de olanzapina e divalproato de sódio, que controlaram os sintomas psicótico-maníacos, mas levou a discreto tremor de repouso e postural, alguma hipomimia e instabilidade de marcha. Nos 2 anos que antecederam seu falecimento evoluiu mais nitidamente com perdas cognitivas progressivas, sugestivas do diagnóstico de doença de Alzheimer.

epilepsia define-se pela recorrência de um sintoma – crises epilépticas, em sua miríade de manifestações – tendo como denominador comum alterações no controle da atividade elétrica em uma ou mais regiões cerebrais. Assim, para apresentar epilepsia a pessoa tem que ter crises epilépticas, e para ter crises epilépticas, a pessoa necessariamente tem uma alteração da regulação da eletricidade cerebral; dessa forma, outra doença (doença #1) tem que estar presente como **causa da alteração da eletricidade cerebral**. Essa "doença #1", ou causa da epilepsia – estrutural ou de base genética, mono ou poligênica – é responsável pelas outras manifestações clínicas (além das crises epilépticas) que uma pessoa com epilepsia apresenta. Esse é o contexto em que devem ser discutidas alterações comportamentais de agitação e sintomas psicóticos em pessoas com epilepsia.

Uma forma didática de lidar com esse tema é dividir os pacientes naqueles em que a doença # 1 causa um quadro de encefalopatia com deficiência intelectual significativa e aqueles nos quais não existe deficiência intelectual. Esses últimos têm comorbidades psiquiátricas que giram em torno das alterações de humor e ansiedade discutidas anteriormente, associadas ou não a transtorno de déficit de atenção/hiperatividade, transtornos de personalidade e de controle de impulsos.

Por outro lado, pacientes com doenças cerebrais difusas frequentemente apresentam intensa agitação psicomotora, auto e heteroagressividade. Exemplos desse grupo são pacientes com epilepsia associada a esclerose tuberosa, malformações corticais generalizadas, como a síndrome do córtex duplo, e a miríade de doenças monogênicas que levam à epilepsia e à deficiência intelectual, com ou sem transtorno do espectro autístico. Nesses pacientes, o neurologista tem que prestar muita atenção às alterações psiquiátricas, pois frequentemente tornam-se a principal causa de morbidade e impacto na qualidade de vida do paciente e da família. Dito de outra forma, muitas vezes estratégias farmacológicas adequadas, pontualmente complementadas por procedimentos cirúrgicos paliativos,

podem trazer alívio significativo das crises epilépticas, o que "muda o foco" das crises para as alterações psiquiátricas, inicialmente consideradas menos relevantes do que as crises. Essas famílias sofrem bastante com isso, pois existe a expectativa de que, controladas as crises, o comportamento poderia melhorar – o que frequentemente não ocorre. Essas manifestações demandam do neurologista um manejo difícil e com respostas pouco previsíveis a distintos esquemas terapêuticos, que envolvem combinações de neurolépticos, ISRS, carbonato de lítio, clonidina e mesmo fármacos anticrises, que também agem como estabilizadores do humor.

Não existe "receita de bolo", e a experiência mostra que cada neurologista deve entender o papel das diversas classes de medicamentos e encontrar o melhor esquema para cada paciente. A anamnese deve tentar entender o que está por trás da agitação/agressividade: por vezes, é uma ansiedade com mudanças no ambiente, outras vezes comportamentos fortemente impulsivos – e, muitas outras vezes, agitação por não tolerar frustrações. Esse último aspecto é um relato frequente dos pais: "se o paciente não é contrariado, o ambiente fica tranquilo; caso contrário, (o paciente) torna-se intensamente agitado e agressivo." Não é fácil lidar com essa situação, e uma forma de manejo é iniciar com doses baixas de um neuroléptico atípico, como risperidona, chegando a doses médias entre 2 e 4 mg/dia. Não havendo resposta, pode-se associar doses bem baixas de ISRS (5 a 10 mg), buscando reduzir os níveis de ansiedade. A partir da resposta a essa abordagem inicial adapta-se o manejo, seja trocando de neuroléptico, seja associando clonidina ou carbonato de lítio – além de priorizar fármacos anticrises epilépticas que são também estabilizadores do humor, como carbamazepina, valproato de sódio e lamotrigina.

Um cuidado relativo é com a propalada redução do limiar convulsivante de vários psicofármacos. Naturalmente, deve-se ter atenção a isso, mas com exceção da clozapina (neuroléptico que muitas vezes tem o melhor resultado no controle da agitação mas que, efetivamente, facilita recorrência de crises, frequentemente necessitando de ajuste das doses dos fármacos anticrises), o uso correto de psicofármacos não desencadeia crises.

Agressividade como manifestação clínica de crises epilépticas é um evento bastante raro. Entretanto, sintomas psicóticos pós-ictais são bem conhecidos, especialmente no contexto de crises recorrentes condensadas em um espaço curto de tempo.[47] Este é um cenário relativamente comum durante investigação pré-cirúrgica de pacientes com epilepsias graves. Uma vez que costuma ser necessário registro das crises habituais para localizar a zona epileptogênica, geralmente as doses dos fármacos anticrises epilépticas são reduzidas, abrindo espaço para crises frequentes – focais ou generalizadas – condensadas em poucos dias. As manifestações são geralmente delírios persecutórios, envolvendo familiares ou pessoas da equipe médica. Felizmente, essa sintomatologia psicótica pós-ictal costuma responder bem a doses baixas a médias de neurolépticos atípicos, em especial a risperidona. O aspecto mais importante é dar-se conta de que esses sintomas podem ocorrer e identificá-los precocemente, buscando contorná-los com pronta intervenção: retorno das doses usuais dos fármacos anticrises associados ao neuroléptico, que deve ser mantido por algumas semanas até o retorno do paciente ao seu estado basal.

Outra manifestação de alteração comportamental em pessoas com epilepsia – a **normalização forçada** – é extremamente desafiadora, pois traz em sua essência aquele que é o principal objetivo do tratamento, ou seja, o controle das crises, tanto com fármacos quanto com cirurgia da epilepsia![48] Esse fenômeno da normalização forçada ou **psicopatologia alternante** é uma "gangorra": quando as crises se controlam e as descargas epileptiformes ao eletroencefalograma (EEG) reduzem ou desaparecem, o comportamento psicótico aparece, em geral manifestado por agitação e delírios persecutórios ou de referência; quando voltam as crises, os sintomas melhoram. Em geral, esse fenômeno ocorre em pacientes com epilepsias graves e crises de difícil controle, nos quais o *set point* basal da eletricidade cerebral é elevado, com as correspondentes modificações neuronais decorrentes da plasticidade cerebral. Provavelmente, a redução aguda desse nível basal de eletricidade modifica o *milieu* eletroquímico, favorecendo o aparecimento dos sintomas psicóticos. Uma vez que "prescrever" o retorno das crises epilépticas não é uma solução viável, o manejo da normalização forçada é desafiador, buscando-se minorar os sintomas psicóticos com neurolépticos e trocando o esquema farmacológico, retirando fármacos que possam associar-se a sintomas psicóticos, como vigabatrina, clobazam, levetiracetam e perampanel. O prognóstico é favorável, com resolução completa dos sintomas em aproximadamente 70% dos pacientes, com maior risco de persistência naqueles em que a normalização forçada foi decorrente do controle das crises e das descargas epileptiformes com cirurgia da epilepsia.[48] O Boxe 105.3 a seguir ilustra essa situação clínica.

DESCONTROLE DE IMPULSOS EM DOENÇAS NEUROLÓGICAS

As manifestações psiquiátricas relacionadas com o descontrole de impulsos merecem atenção especial por serem muito frequentes em indivíduos que se recuperam em termos motores e de linguagem após traumatismos cranioencefálicos (TCE) graves. Embora TCE sejam discutidos de forma detalhada no Capítulo 162, *Manejo do Traumatismo Cranioencefálico*, ressalto aqui a dissociação entre a perspectiva neurológica comportamental e a perspectiva neurocirúrgica no prognóstico. Pacientes com TCE graves são atendidos por neurocirurgiões, que frequentemente salvam suas vidas com procedimentos como drenagem de hematomas, craniotomia descompressiva ou colocação de válvula de derivação, no contexto de hidrocefalia aguda. O quadro clínico inicial é geralmente dramático, com o paciente em coma ou grave rebaixamento do nível de consciência. Após (e, em função de) esses *life-saving procedures*, muitos pacientes vão recuperando aos poucos a linguagem, a motricidade e o controle básico das funções fisiológicas – até receberem alta hospitalar, muitas vezes com o que é considerada uma "excelente" recuperação neurológica, dada a gravidade do quadro inicial. A maior parte dos TCE graves afetam estruturas frontotemporais, pela estreita relação anatômica dessas regiões com processos ósseos orbitais e esfenoidais. Passadas semanas ou meses dessa recuperação inicial – muitas vezes espantosa – vai ficando claro um conjunto de alterações comportamentais, globalmente caracterizável como mudança de personalidade. As pessoas tornam-se impulsivas, agindo sem pensar nas consequências futuras de seus atos, desrespeitam regras sociais, com atitudes de conteúdo sexual, o humor torna-se irritável, com atitudes agressivas e, por vezes, iniciam comportamentos obsessivo-compulsivos.[49] Pode haver mudanças na capacidade de empatizar[50] e reações emocionais na linha depressivo-ansiosa, frequentemente indicando envolvimento de estruturas temporolímbicas.

Esse conjunto de alterações, classicamente denominada **síndrome frontal**, incapacita ou interfere significativamente no funcionamento socioprofissional dessas pessoas – a despeito de excelente recuperação do ponto de vista neurocirúrgico. Dessa forma, frequentemente são necessárias estratégias farmacológicas para reduzir a intensidade dos comportamentos impulsivos, novamente trazendo à tona as dificuldades inerentes a um manejo com resposta pouco previsível e individualizada. Distintas classes de medicamentos têm sido usadas em combinações variáveis, incluindo amantadina, um medicamento com ação complexa envolvendo ativação dopaminérgica e em receptores NMDA, propranolol, metilfenidato, valproato de sódio e alguns antipsicóticos atípicos, especialmente a olanzapina.[51]

As lesões estruturais em circuitos órbito-frontoestriatais decorrentes de TCE são, em algum grau, reproduzidas de forma sutil pelas alterações neuroquímicas nos gânglios da base associadas à doença de Parkinson e seu tratamento com levodopa e agonistas dopaminérgicos. Assim, transtornos do controle de impulsos são complicações cada vez mais identificadas nesses pacientes, incluindo jogo patológico, gastos excessivos em compras e outros comportamentos compulsivos, como a síndrome de desregulação dopaminérgica com uso excessivo de medicação. Os agonistas dopaminérgicos estão diretamente implicados nesses comportamentos, cujo manejo implica cuidadoso ajuste do tratamento dopaminérgico, envolvendo redução de doses ou modificação da estratégia medicamentosa.[52]

Boxe 105.3 MT, adolescente de 17 anos.

Esse adolescente, assim como sua irmã, adotados por uma tia paterna, têm um quadro grave de transtorno do espectro autístico, sem capacidade de compreensão ou expressão verbal, com períodos de extrema agitação psicomotora, com episódios de auto e heteroagressividade e períodos de gritos sem cessar por horas a fio. As alterações comportamentais são resistentes ao tratamento com neurolépticos atípicos em doses elevadas, combinados com clonidina. Também não houve resposta à associação de carbonato de lítio, propranolol e doses baixas de ISRS.

Essa situação comportamental dramática associa-se à epilepsia de difícil controle, com crises tônico-clônico generalizadas (TCG) e crises atônicas, com queda súbita ao solo. As crises não se controlam, mesmo com doses máximas de quatro fármacos anticrises epilépticas (valproato de sódio 3.000 mg/dia, lamotrigina 350 mg/dia, acetazolamida 1.000 mg/dia e clonazepam 6 mg/dia). Os EEGs mostram descargas epilépticas generalizadas, irregulares, com longos trechos de complexos de onda aguda-onda lenta, que se associam a períodos de polipontas generalizadas, de alta frequência, constituindo um quadro clínico-eletrográfico de síndrome de Lennox-Gastaut. A ressonância magnética de crânio não mostra malformações ou outras lesões focais.

O que chama bastante atenção de sua tia, que se envolve continuamente com os cuidados de MT, é que o quadro comportamental apenas melhora "quando ele tem uma ou duas crises fortes". Segundo ela, após crises TCG, o rapaz fica bem mais calmo, para de gritar e responde ao manejo, reduzindo a agitação e agressividade. Entretanto, bastam alguns dias sem crises TCG para o comportamental começar a piorar e chegar a um ponto praticamente insustentável. Segundo ela, "o melhor tratamento para a agitação são as crises". MT é candidato a procedimento de calosotomia seletiva posterior, visando ao controle ou redução das crises generalizadas – embora sua tia tenha o temor de que o comportamento possa piorar caso as crises se controlem de forma mais efetiva.

A QUESTÃO DA CORTINA SUJA ENCOBRINDO A JANELA QUEBRADA: QUEM TRATA AS ALTERAÇÕES PSIQUIÁTRICAS "POR TRÁS" DAS DOENÇAS NEUROLÓGICAS?

Talvez a principal motivação para se debruçar sobre as alterações psiquiátricas das doenças neurológicas seja minha experiência de que pacientes e familiares nos procuram inicialmente por sintomas essencialmente neurológicos, com os quais estão muito preocupados, mas que uma vez encaminhados passam a um segundo plano, e o sofrimento passa a ser com as alterações comportamentais, inicialmente vistas como secundárias. Vejo isso com frequência no manejo de epilepsias: quando as crises epilépticas são controladas, saem de cena e o "problema" passa a ser a depressão, a ansiedade, a agitação ou outras questões comportamentais. Ao consultar familiares e pacientes com doenças cerebrais degenerativas que poderão evoluir para quadros demenciais, explico desde o início que a doença deve ser comparada às raias de uma piscina em uma competição de natação. Cada raia traz um nadador que, em algum momento, pode tomar a dianteira. No início, quem domina é o nadador da raia cognitiva, mas logo vem aquele da raia da depressão, seguido ou precedido por aquele da raia da agitação psicomotora, da ansiedade, dos delírios, das alterações de sono – e assim por diante.

Não há escapatória para o manejo de alterações psiquiátricas – que comparo à janela quebrada por traz da cortina suja, representada pela doença neurológica primária. Ao tirarmos a cortina do caminho, a janela quebrada aparece e temos de lidar com ela. Isso traz à tona a questão de quem trata essas alterações: elas são **psiquiátricas** e o impulso inicial seria de referir esses pacientes para tratamento especializado com um psiquiatra. **"Afinal", o neurologista já teve de lidar com o diagnóstico da doença e deverá acompanhar o tratamento neurológico, de forma que "ainda por cima" ter de manejar os quadros psiquiátricos associados pareceria responsabilidade excessiva.** Entretanto, por uma série de razões, quem deve manejar essas alterações é o próprio neurologista.

Como procurei mostrar neste capítulo, um percentual muito elevado de pacientes com doenças neurológicas apresenta alterações psiquiátricas, e caso o neurologista se eximisse da responsabilidade de lidar com essas alterações, ele seria uma "máquina de encaminhamentos psiquiátricos". Mas as razões para que o neurologista se envolva com esse manejo vão muito além da prevalência. Muitas das alterações psiquiátricas estão imbricadas com características da doença neurológica e seu manejo interfere nos sintomas da doença primária – positiva ou negativamente, como no contexto de efeitos adversos. Outra razão está na base do trabalho bem-sucedido de um neurologista: a capacidade de conectar-se com o paciente e sua família e acompanhá-los ao longo de muitos anos. Lidamos, essencialmente, com doenças crônicas – seja na sua apresentação clínica, na sua evolução ou como sequela de eventos agudos – e devemos buscar estabelecer relações de confiança e genuína parceria. Essa construção, a meu ver, é inseparável da capacidade de lidar com os problemas que mais afligem essas pessoas, que acabam sendo, muitas vezes, as alterações psiquiátricas.

Mas, se ficarmos de acordo quanto ao papel do neurologista no manejo das alterações psiquiátricas, devemos responder ao próximo questionamento: estamos preparados para isso? A formação que estamos dando para nossos residentes e cursistas valoriza, enfatiza e prepara-nos para esse manejo? Minha opinião é clara: como neurologistas, temos de conhecer muito bem as bases da psicologia, da psiquiatria e o máximo possível sobre psicofarmacologia, para identificar e tratar a maior parte dos problemas comportamentais de nossos pacientes – tendo o cuidado de referir para os especialistas psiquiatras aqueles pacientes cujo manejo escapa de nossa alçada, que se associam a riscos significativos, como transtornos de humor bipolar ou quadros refratários de depressão ou psicoses.

Se este capítulo estimular essa reflexão e auxiliar em um movimento de conscientização que aproxime o neurologista em formação do conhecimento sobre o diagnóstico e manejo das alterações psiquiátricas de seus pacientes, terá cumprido seu papel.

106

Tratamento dos Transtornos Comportamentais nas Demências

Lucas de Andrade Saraiva • Elisa de Paula França Resende • Leonardo Cruz de Souza

INTRODUÇÃO

As demências são transtornos neurológicos progressivos que afetam milhões de pessoas em todo o mundo, sendo a doença de Alzheimer (DA) a forma mais comum. Caracterizam-se não apenas pelo declínio cognitivo, mas também por uma variedade de sintomas comportamentais e psiquiátricos, que são coletivamente chamados "sintomas comportamentais e psiquiátricos das demências (SCPD)". Esses sintomas neuropsiquiátricos incluem: depressão, ansiedade, apatia, irritabilidade, sintomas compulsivos e obsessivos, sintomas associados a mania, sintomas psicóticos, agitação, agressividade, desinibição, distúrbios do sono e do comportamento sexual.[1,2]

Os sintomas neuropsiquiátricos são recorrentes entre pacientes com demência, com prevalência variando de 50 a 98%. Esses sintomas podem manifestar-se em qualquer fase da doença, mesmo nas fases iniciais, e sua frequência e intensidade dependem do grau de comprometimento cognitivo e do tipo do transtorno neurodegenerativo. Por exemplo, delírios e alucinações são mais prevalentes na demência com corpos de Lewy (DCL), aparecendo normalmente em fases iniciais; enquanto apatia, desinibição e impulsividade são mais frequentes na variante comportamental da demência frontotemporal (DFTvc).[2]

Os SCPD estão associados a declínio cognitivo mais rápido, aumento do comprometimento funcional, redução da qualidade de vida, maior probabilidade de institucionalização, aumento dos custos médico-hospitalares e maior carga de sofrimento e estresse para o cuidador e familiares.[3]

A pandemia de covid-19 chamou a atenção para a questão premente da elevada taxa de SCPD entre residentes de lares de idosos. Muitos desses pacientes já lidam com condições médicas subjacentes, comprometimento cognitivo e declínio funcional, o que pode torná-los mais suscetíveis à exacerbação dos sintomas neuropsiquiátricos. Além disso, as medidas implementadas para controlar a propagação do vírus, como o distanciamento social, a quarentena e as políticas de restrição de visitas, causaram perturbações significativas nas rotinas diárias desses pacientes. Demonstrou-se que essas interrupções pioraram os SCPD, levando ao aumento da angústia e do sofrimento dos pacientes e de suas famílias. A necessidade de compreender os desafios de saúde mental enfrentados pelos residentes de lares de idosos tornou-se mais urgente do que nunca. É crucial desenvolver estratégias eficazes que possam ajudar a gerir e tratar os sintomas neuropsiquiátricos nessa população vulnerável.[4,5]

O manejo eficaz dos SCPD é, portanto, um componente fundamental na melhoria da qualidade de vida dos pacientes e de seus cuidadores. Embora existam múltiplas abordagens para o tratamento dos SCPD, a escolha da terapia adequada deve ser individualizada, considerando-se a natureza dos sintomas, as condições de saúde preexistentes, os riscos de efeitos adversos e as preferências do paciente e de sua família.[6]

CLASSIFICAÇÃO DOS TRANSTORNOS COMPORTAMENTAIS

Os SCPD englobam uma variedade de manifestações neuropsiquiátricas que podem ser categorizadas conforme o tipo de comportamento ou distúrbio emocional apresentado. A compreensão desses sintomas é essencial para a implementação de estratégias terapêuticas adequadas.

Agitação e agressividade

Agitação e agressividade são alguns dos sintomas mais desafiadores e frequentes em pacientes com demência. A agitação pode manifestar-se como inquietação, caminhar sem objetivo ou comportamento verbalmente disruptivo. A agressividade pode incluir comportamento físico (bater, empurrar) ou verbal (gritar, usar linguagem ofensiva), e muitas vezes é desencadeada por estresse ou frustração pela incapacidade do paciente de expressar suas necessidades.[7]

Depressão e ansiedade

A depressão em pacientes com demência pode apresentar características típicas, como tristeza persistente, perda de interesse em atividades prazerosas e alterações no apetite ou sono. Pode manifestar-se também com sintomas vegetativos como perda de apetite, insônia ou sonolência excessiva, lentidão psicomotora, emagrecimento ou aumento de peso. A ansiedade pode incluir sintomas de nervosismo excessivo, preocupação constante e comportamentos compulsivos, podendo ser exacerbada pela confusão e desorientação vivenciadas pelo paciente.[8]

Psicose

Inclui alucinações (principalmente visuais ou auditivas) e delírios, muitas vezes de natureza persecutória. Esses sintomas podem ser particularmente perturbadores, tanto para o paciente quanto para os cuidadores, e frequentemente resultam em medo e isolamento social.[9]

Apatia

A apatia, caracterizada por falta de motivação, interesse ou emoção, é extremamente prevalente nas demências e pode ser erroneamente interpretada como depressão. Esse sintoma contribui significativamente para a redução da qualidade de vida e é um preditor de progressão mais rápida da doença.[10]

Desinibição

A desinibição comportamental pode levar a um comportamento social inadequado, perda de boas maneiras, e decoro e atitudes impulsivas ou imprudentes. Exemplos de comportamento desinibido incluem beijar ou tocar em estranhos, rir em momentos inadequados, dirigir de forma imprudente, roubar, compartilhar indiscriminadamente informações pessoais, expor órgãos genitais e eliminar urina e fezes em locais inapropriados.[10]

Fatores desencadeantes e mecanismos subjacentes

Os SCPD podem ser desencadeados ou agravados por vários fatores, como mudanças ambientais, interações sociais problemáticas, agravos da saúde física e mudanças nos cuidados diários. Altos níveis de ruído ou iluminação ambiental, por exemplo, podem causar desconforto e agressividade. Além disso, a base dos sintomas comportamentais pode ser atribuída às modificações neurobiológicas ligadas aos transtornos neurodegenerativos como alterações de neurotransmissores, como dopamina e acetilcolina; e deterioração de áreas cerebrais específicas, como o córtex frontal e temporoparietal.[1,3]

AVALIAÇÃO CLÍNICA

A avaliação clínica dos pacientes com SCPD é uma etapa fundamental para o manejo adequado dos transtornos neurodegenerativos. Essa avaliação deve ser abrangente e multidimensional, incluindo aspectos médicos, neuropsicológicos e sociais.

Avaliação médica e neuropsiquiátrica

História médica completa

É essencial obter a história médica detalhada, incluindo o início e a progressão dos sintomas cognitivos e comportamentais, fatores de piora e melhora, resposta prévia aos tratamentos não farmacológicos e farmacológicos, história familiar de demência ou outras condições psiquiátricas, e uma revisão completa dos medicamentos, pois muitos deles podem influenciar o comportamento e a cognição.[11]

Exame físico e neurológico

O exame físico deve buscar condições que possam exacerbar os SCPD, como infecções, dor não gerenciada, problemas visuais ou auditivos e disfunção tiroidiana. Ademais, o exame neurológico pode ajudar a identificar características específicas de diferentes tipos de demência.[11]

Causas clínicas associadas aos sintomas comportamentais e psicológicos da demência

Quando se trata de controlar os SCPD, é crucial abordar quaisquer problemas médicos subjacentes que possam estar contribuindo para o quadro. Pacientes com demência são mais propensos a desenvolver SCPD em decorrência das condições médicas, como infecções e dor, que geralmente não causam sintomas comportamentais ou psicológicos em indivíduos saudáveis. Portanto, é importante identificar as possíveis causas médicas associadas aos SCPD, realizando uma avaliação completa de quaisquer condições clínicas que possam desencadear esses sintomas. Ao fazê-lo, podemos gerir eficazmente os SCPD e

melhorar a qualidade de vida dos pacientes com demência. A Tabela 106.1 fornece uma lista de condições médicas que podem levar à ocorrência de SCPD, além de sugestões para avaliação e propedêutica clínica.[6]

É crucial levar em consideração a possibilidade de *delirium*, particularmente em casos de início súbito e agudo de novos sintomas comportamentais e psicológicos de demência. A correlação entre demência, *delirium* e SCPD é complexa e pode se sobrepor. Embora a demência represente risco maior de *delirium*, a maioria dos pacientes com SCPD não terá *delirium* concomitantemente. No entanto, a maioria dos pacientes com demência que apresentam *delirium* também sofrerá com sintomas comportamentais e psiquiátricos.[12]

No contexto do tratamento dos SCPD causados por infecções, é de extrema importância identificar primeiro a fonte da infecção e o patógeno responsável, antes de iniciar a terapia antimicrobiana. Deve-se também considerar cuidadosamente a escolha dos tratamentos farmacológicos para garantir que não representem riscos ou danos desnecessários ao paciente. Essa abordagem ajuda a garantir que o paciente receba o tratamento mais adequado e eficaz, minimizando quaisquer efeitos adversos potenciais. Ademais, o uso indiscriminado de antimicrobianos pode promover a seleção de microrganismos resistentes, o que torna imprescindível que sua prescrição seja realizada de forma racional e apropriada.[13]

Deve-se estar atento ao fato de bacteriúria assintomática ser comum, principalmente em pacientes que fazem uso de fralda geriátrica e que se encontram em instituições de cuidados de longa permanência. A maioria das diretrizes sugere que um exame de urina positivo para infecção só deve ser considerado e tratado como uma infecção do trato urinário (ITU) se houver sinais e sintomas específicos que sugiram ITU, como disúria, urgência urinária, aumento da frequência, incontinência, odor fétido, hematúria e dor em região suprapúbica. Nesses casos, recomenda-se obter uma urocultura, antes de se iniciar o tratamento com antibióticos e usar os resultados da cultura para orientar o tratamento, em vez de prescrever antibióticos empiricamente. Essa abordagem ajuda a garantir que o tratamento adequado seja fornecido e o uso desnecessário de antibióticos seja evitado. Em situações nas quais a urocultura não se encontra disponível ou tempo para o início da antibioticoterapia é um fator limitante, o exame de Gram de gota, em conjunto com a urina rotina e a clínica do paciente, podem ajudar.[13-15]

Além disso, é importante notar que quadros álgicos são relativamente prevalentes em indivíduos com demência; na verdade, até 68% dos pacientes experimentam, em algum momento do decurso da doença, episódios de dor. No entanto, em virtude do declínio cognitivo, os pacientes com demência podem ter dificuldade em comunicar ou descrever a sua dor, o que pode fazer com que passe despercebida ou não seja tratada. Isso é particularmente preocupante porque os quadros álgicos podem contribuir para os SCPD, como agitação, irritabilidade e heteroagressividade, tornando essencial abordar e tratar adequadamente a dor em indivíduos com transtorno neurodegenerativo.[16-18]

Por fim, além de tratar condições clínicas subjacentes, é fundamental interromper ou minimizar o uso de medicamentos ou outras substâncias que possam causar ou agravar os SCPD. Medicamentos com propriedades anticolinérgicas, medicamentos sedativo-hipnóticos, opioides e álcool devem

Tabela 106.1 Lista de condições médicas que podem levar à ocorrência de sintomas comportamentais e psicológicos da demência.[6]

Categoria	Etiologia clínica	Avaliação e propedêutica
Metabólica	Alterações eletrolíticas (Na^+, K^+, Mg^{++}, Ca^{++})	Dosar íons séricos em pacientes com exacerbação ou aparecimento de novos SCPD. Verificar ingesta diária de água e possibilidade de desidratação.
	Hipoglicemia ou hiperglicemia	Aferir glicemia sérica ou capilar em pacientes com exacerbação ou aparecimento de novos SCPD. Se paciente sabidamente portador de diabetes, verificar adesão terapêutica.
	Lesão renal aguda	Dosar ureia, creatinina sérica e calcular TFG em todos os pacientes com exacerbação ou aparecimento de novos SCPD.
	Encefalopatia hepática	Em caso de história pregressa ou atual de doença hepática, dosar bilirrubinas (total e frações), enzimas hepáticas (transaminases e canaliculares) e, em casos selecionados, dosar amônia sérica.
	Encefalopatia de Wernicke	Investigar uso abusivo de álcool e dosar ácido fólico.
	Hipotireoidismo ou hipertireoidismo	Dosar TSH e T_4 livre. Atentar-se para hipotireoidismo subclínico. Se paciente sabidamente portador de tireoidopatia, verificar adesão terapêutica.
Infecciosa	Infecção do trato urinário	Verificar queixas urinárias, se necessário, solicitar urina rotina, Gram de gota e urocultura + antibiograma. Não tratar bacteriúria assintomática. Nos pacientes em uso de fralda geriátrica, avaliar frequência de troca e higiene.
	Meningite e encefalite	Em caso de suspeita, sugere-se investigação em regime hospitalar.
	Outras infecções	A propedêutica vai depender da suspeita etiológica. Na suspeita de pneumonia, por exemplo, raio X de tórax, hemograma completo e PCR podem ser necessários.
Neurológica	Acidente vascular cerebral	Investigar alteração súbita de linguagem, fraqueza, perda de força, alteração do equilíbrio e do comportamento. Solicitar TC ou RM de crânio.
	Hematoma subdural	Investigar quedas (recente e pregressa). Solicitar TC de crânio.
	Convulsões	Investigar história pregressa de epilepsia, trauma e introdução de novos medicamentos que possam reduzir limiar convulsivo. Proceder à investigação neurológica minuciosa e, se necessário, solicitar EEG e RM de crânio.
	Trauma encefálico	Investigar história de quedas e maus-tratos. Solicitar TC de crânio.
Miscelânea	Desidratação	Investigar hábito de ingestão hídrica.
	Constipação	Investigar hábitos alimentares (consumo de fibras), ingesta hídrica e atividade física. Avaliar possibilidade de fecaloma, hemorroida e fissura anal.
	Hipoacusia	Solicitar avaliação com otorrinolaringologia e fonoaudiologia. Audiometria + impedanciometria podem ser necessárias.
	Redução da visão	Solicitar avaliação pela oftalmologia.
	Dor	Uso de escalas visuais para avaliação de dor. Investigar história de quedas, maus-tratos e comorbidades.
	Alterações do sono	Investigar hábitos de sono e higiene do sono. Em casos selecionados, o exame de polissonografia pode ser necessário.

EEG: eletroencefalograma; PCR: proteína C reativa; RM: ressonância magnética; SCPD: sintomas comportamentais e psicológicos da demência; TC: tomografia computadorizada; TFG: taxa de filtração glomerular; TSH: hormônio tireoestimulante.

receber atenção especial e serem revisados cuidadosamente para garantir que não exacerbem os SCPD. Estudos demonstram que a redução da carga anticolinérgica em pelo menos 20% pode ter um impacto positivo na gravidade e frequência dos SCPD e ajudar a reduzir a carga do cuidador. Portanto, é essencial considerar possíveis interações medicamentosas ao revisar ou alterar a prescrição do paciente com quadro demencial. Ao adotar uma abordagem proativa no gerenciamento dos medicamentos, podemos ajudar os indivíduos com SCPD a viver com mais conforto e maior tranquilidade.[19,20]

Ferramentas de avaliação neuropsiquiátrica

Escalas de avaliação de sintomas comportamentais

Os profissionais de saúde devem considerar os instrumentos para avaliação dos sintomas comportamentais e psiquiátricos das demências como complementares à avaliação clínica do paciente. Embora não tenham fins diagnósticos, esses instrumentos podem ser úteis tanto na pesquisa clínica quanto nas avaliações cotidianas nos consultórios. Além de fornecer informações valiosas sobre o comportamento e a cognição do paciente, esses instrumentos também permitem acompanhar a evolução do paciente diante das intervenções terapêuticas propostas.[21]

Algumas escalas comumente utilizadas para avaliação dos SCPD são:

1. Inventário Comportamental de Cambridge – Revisado (CBI-R, do inglês *Cambridge Behavioural Inventory-Revised*):[22] avalia múltiplos sintomas psiquiátricos e comportamentais nas diversas doenças neurodegenerativas como: memória e orientação, capacidades de vida diária, cuidados pessoais, comportamento anormal, humor, crenças, hábitos alimentares, sono, comportamentos estereotipados e motores e motivação.

2. Inventário Neuropsiquiátrico (NPI-Q, do inglês *Neuropsychiatric Inventory Questionnaire*):[23] trata-se de um instrumento amplamente utilizado, que avalia 12 categorias de sintomas neuropsiquiátricos, como delírios, alucinações, agitação, depressão, ansiedade, euforia, apatia, desinibição, irritabilidade, comportamento motor aberrante, sono e apetite.

3. Escala de Apatia de Starkstein:[24] instrumento voltado para a avaliação de apatia nos quadros neurodegenerativos.
4. Escala de Depressão Geriátrica (GDS-15, do inglês *Geriatric Depression Scale*):[25] instrumento de avaliação e triagem de sintomas depressivos na população idosa, sendo amplamente utilizada no rastreio de transtorno depressivo maior no idoso.
5. Escala das Síndromes Positivas e Negativas (PANSS, do inglês *Positive and Negative Syndrome Scale*):[26] consiste em um dos protocolos mais amplamente utilizados para medir a gravidade dos sintomas psicóticos associados ao espectro da esquizofrenia e outros transtornos psicóticos.

Outras escalas frequentemente utilizadas são: Escala de Avaliação da Ansiedade de Hamilton (HAM-A, do inglês *Hamilton Anxiety Rating Scale*),[27] voltada para a avaliação da ansiedade psíquica e somática; Inventário de Obsessões e Compulsões – Revisado (OCI-R, do inglês *Obsessive Compulsive Inventory-Revised*),[28] para avaliação de sintomas compulsivos e obsessivos; Escala de Mania de Young,[29] usada na avaliação de sintomas de mania e hipomania.

Avaliação cognitiva

Testes padronizados de rastreio cognitivo, como Miniexame do Estado Mental (MMSE),[30] *Montreal Cognitive Assessment* (MoCA),[31] e Exame Cognitivo de Addenbrooke-Revisado[32] são usados na avaliação global da cognição do paciente com quadro demencial.

O conhecimento do *status* cognitivo do paciente tem papel relevante no planejamento das intervenções não farmacológicas individualizadas para cada paciente, visando à melhor adesão terapêutica.[33]

Avaliação contextual e ambiental

Análise do ambiente e da rotina diária

Entender o ambiente de vida do paciente e sua rotina diária é primordial. Fatores ambientais, como níveis de ruído, iluminação, configuração física e dinâmica da casa, assim como o padrão de interação social, podem influenciar significativamente o comportamento do paciente.[34]

Além disso, a adequação das atividades não farmacológicas propostas à realidade do paciente e seus familiares é fundamental para evitar estresse desnecessário e agitação.[35]

Entrevistas com cuidadores e familiares

Os cuidadores podem fornecer informações vitais sobre as mudanças no comportamento, a eficácia das estratégias de manejo utilizadas e o impacto dos sintomas na dinâmica familiar. Essas informações são essenciais para a criação de um plano de cuidados personalizado e eficaz.[35]

Ademais, é imprescindível compreender as expectativas do cuidador e dos familiares, para adequá-las à realidade do paciente e promover técnicas de psicoeducação mais eficientes. Em alguns casos, recomenda-se a inserção dos familiares em grupos de apoio específicos.[36,37]

Quando o cuidado do paciente envolve mais de um cuidador ou familiar, é importante colher o relato de todos os envolvidos, garantindo, dessa forma, um panorama completo da situação clínica do doente.

ABORDAGENS TERAPÊUTICAS

O tratamento dos SCPD envolve uma combinação de estratégias farmacológicas e não farmacológicas. A seleção do tratamento deve basear-se em uma avaliação detalhada, levando em consideração a gravidade dos sintomas, as comorbidades clínicas, as preferências do paciente e dos seus familiares e os potenciais riscos e benefícios de cada abordagem.

A avaliação regular da abordagem terapêutica com os pacientes, cuidadores e familiares é fundamental. A reavaliação regular ajuda a garantir que o plano terapêutico seja eficaz e alcance os resultados desejados. Monitorar o progresso do paciente e fazer os ajustes necessários melhora os resultados de saúde do paciente e ajuda estabelecer uma relação de confiança entre a equipe médica e o paciente e sua família.[38]

Abordagens não farmacológicas

As intervenções não farmacológicas são consideradas as primeiras linhas de tratamento para SCPD, em virtude de seu perfil de segurança relativamente alto e eficácia em muitos casos.

A notável frequência de efeitos placebo observada em ensaios clínicos que envolvem SCPD é uma prova da efetividade das intervenções psicossociais e interpessoais na promoção do alívio desses sintomas. Esse fenômeno destaca o papel vital das terapias não farmacológicas no aumento da eficácia da farmacoterapia e sublinha a necessidade de uma abordagem abrangente e centrada no paciente para o tratamento adequado das doenças neurodegenerativas.[39]

As práticas não farmacológicas são cada vez mais empregadas para tratar os sintomas comportamentais e psicológicos da demência em razão de sua eficácia e segurança. Essas práticas abrangem uma variedade de técnicas, incluindo práticas sensoriais, como aromaterapia, massagem, estimulação multissensorial e terapia de luz brilhante; e práticas psicossociais, como terapia de validação, terapia de reminiscência, musicoterapia, terapia com animais de estimação e atividades de lazer estruturadas. A maioria dessas práticas é considerada aceitável e não tem efeitos nocivos. Além disso, requerem um investimento mínimo a moderado, tornando-as uma opção acessível e econômica para familiares e cuidadores que procuram abordar os SCPD.[40-42]

A Tabela 106.2 apresenta resumidamente as múltiplas abordagens não farmacológicas, o nível de evidência e comentários adicionais.[40]

Abordagens farmacológicas

Os tratamentos farmacológicos são recomendados em casos de sintomas neuropsiquiátricos mais graves ou quando as intervenções não farmacológicas não são eficazes. Embora a farmacoterapia possa ser útil, é importante ter cautela em razão do risco potencial de efeitos colaterais e interações medicamentosas. Dependendo do medicamento, os efeitos colaterais podem incluir tonturas, sedação, confusão mental, letargia, problemas gastrointestinais e efeitos extrapiramidais. Além disso, alguns medicamentos podem interagir com outros medicamentos já em uso pelo paciente, exacerbando efeitos adversos existentes. Portanto, é fundamental considerar cuidadosamente os riscos e benefícios antes de se iniciar qualquer tratamento farmacológico.[39,43]

A Tabela 106.3 lista os principais SCPD e os respectivos tratamentos farmacológicos, evidência e comentários adicionais.[43]

Psicose

A pimavanserina é o único medicamento antipsicótico aprovado para o tratamento da psicose nas doenças neurodegenerativas. Especificamente, foi aprovado para o tratamento

Tabela 106.2 Recomendações não farmacológicas para sintomas comportamentais e psiquiátricos das demências.[40]

Técnica terapêutica	Descrição	Evidência	Comentários
Aromaterapia	Utilização de óleos essenciais como lavanda ou erva-cidreira, por meio de difusão, adesivos ou cremes para a pele, para induzir sensação de tranquilidade.	Baixo nível de evidência. As evidências são contraditórias; há alguma evidência de efeitos positivos sobre agitação, apatia, irritabilidade e distúrbios noturnos.	Bem tolerada pelos participantes, ausência de efeitos colaterais significativos e baixo investimento (tempo mínimo, administração pelo próprio cuidador, baixo/médio custo).
Estimulação multissensorial	Abordagem que envolve a estimulação simultânea de múltiplos sentidos por meio de uma combinação de efeitos de luz, sons calmantes, cheiros agradáveis e/ou estimulação tátil.	Nível de evidência moderado. Resultados promissores apontados para o efeito positivo nos SCPD como agitação, apatia e depressão.	Bem tolerada pelos participantes, ausência de efeitos colaterais significativos e médio investimento (abordagem geralmente orientada e supervisionada pelo terapeuta ocupacional)
Terapia de reminiscência	Prática individual ou em grupo, centrada na pessoa e valorizando a sua trajetória de vida. A abordagem tem como objetivo induzir afeto positivo por meio do foco em memórias felizes, muitas vezes usando fotografias ou outras sugestões.	Nível de evidência moderado. As evidências indicam efeitos positivos no humor e sintomas depressivos. Mais pesquisas são necessárias para avaliar o impacto específico da intervenção nos SCPD.	Bem aceita pelos pacientes. Nenhum efeito prejudicial conhecido, embora deva-se ter cuidado para concentrar a reminiscência em memórias positivas. Investimento moderado.
Musicoterapia	Uso da música para reduzir agitação, melhorar o humor e promover o engajamento cognitivo e social.	Nível de evidência moderado. As evidências indicam efeitos positivos em uma série de SCPD, como ansiedade, agitação e apatia.	O grau de aceitação varia de acordo com a preferência musical do paciente. Nenhum efeito prejudicial conhecido. Investimento moderado.
Terapia com animais	Interação com animais para reduzir estresse, proporcionar conforto emocional e estimulação sensorial. A maioria dos estudos envolve cachorros.	Baixo nível de evidência. As evidências são preliminares, com algumas evidências de efeitos positivos em agitação, apatia e comportamento disruptivo. Estudos apontam o uso de animais de pelúcia ou robóticos como possível substituto eficaz para animais vivos.	O grau de aceitação varia de acordo com a preferência e o desejo do paciente pelo contato com animais. Os efeitos prejudiciais estão associados a reações alérgicas e preocupações de higiene ou ansiedade/agitação com o contato com animais. Investimento baixo a moderado.
Atividades de lazer estruturadas	Engajar pacientes em *hobbies* e atividades sociais para promover interação e estimulação física e cognitiva.	Nível de evidência moderado. As evidências são contraditórias, mas mostram alguns efeitos positivos sobre a agitação. Melhores resultados foram obtidos quando as atividades foram individualizadas de acordo com a preferência e habilidade do paciente. Evidências inconclusivas do efeito do exercício físico na agitação e nos sintomas depressivos.	O nível de aceitação está associado à adequação da atividade ao paciente. Não foram relatados efeitos nocivos conhecidos, exceto os riscos previsíveis associados à atividade física em questão. O investimento necessário para essas atividades é baixo a moderado.

SCPD: sintomas comportamentais e psiquiátricos das demências.

de delírios e alucinações que ocorrem em quadros de psicose em pacientes com doença de Parkinson (DP) com ou sem demência. Vale ressaltar que o maior benefício foi observado em pacientes com DP com demência, e o medicamento não apresentou efeito estatisticamente significativo na DA ou outras demências. A pimavanserina ainda não se encontra disponível no mercado brasileiro.[44]

Os antipsicóticos atípicos também têm sido utilizados no tratamento da psicose nos processos neurodegenerativos, mas a sua eficácia é modesta e deve ser ponderada com relação ao risco de efeitos adversos. Esses efeitos incluem maior risco de acidente vascular cerebral, quedas, declínio cognitivo acelerado e aumento da mortalidade. Dois estudos menores indicaram benefícios substanciais do tratamento com clozapina em pacientes com psicose relacionada com DP, sem exacerbação significativa dos sintomas extrapiramidais. No entanto, um estudo de acompanhamento *open-label* sugeriu possível aumento do risco de mortalidade com o tratamento com clozapina. A quetiapina é outro antipsicótico atípico comumente usado para o tratamento de psicose

nos quadros neurodegenerativos, mas os ensaios controlados por placebo não indicaram um benefício significativo do tratamento. Descobertas recentes de uma metanálise mostraram a eficácia antipsicótica com o uso de aripiprazol e risperidona, mas a tolerabilidade da risperidona em pacientes com demência foi baixa.[43,45]

Por fim, os inibidores da colinesterase podem reduzir os sintomas de psicose em pessoas com DCL. No entanto, a evidência da sua eficácia é menos clara na demência da DP. Os dados também apoiam a eficácia modesta dos inibidores da colinesterase na DA. Uma metanálise revelou eficácia antipsicótica limitada da memantina, que é outro medicamento utilizado no tratamento da psicose nas demências.[43,45]

Depressão

Nos últimos anos, o uso de antidepressivos no tratamento de pacientes com depressão associada à demência tem sido motivo frequente de debate. Embora o uso de antidepressivos para a depressão grave seja apoiado na literatura por níveis de evidências elevados, a eficácia desses medicamentos

Tabela 106.3 Recomendações farmacológicas para sintomas comportamentais e psiquiátricos das demências.[43]

SCPD	Classe terapêutica	Medicação	Evidência	Comentários
Sintomas psicóticos	Antipsicóticos	Pimavanserina (psicose na doença de Parkinson)	Ensaios duplos-cegos controlados por placebo	Os antipsicóticos apresentam risco de sedação e eventos vasculares, por isso devem ser prescritos por um período de curto prazo, sempre que possível. A pimavanserina ainda não está disponível no mercado brasileiro.
		Aripiprazol	Ensaios duplos-cegos controlados por placebo	
		Risperidona	Ensaios duplos-cegos controlados por placebo	
	Inibidores da acetilcolinesterase	Donepezila	Ensaios duplos-cegos controlados por placebo	Os inibidores da acetilcolinesterase aliviam os sintomas de psicose na DCL, mas a sua eficácia não é clara na demência da DP. Eles mostram eficácia modesta na DA.
Depressão	Inibidores seletivos da recaptação de serotonina (para DP)	Paroxetina	Ensaios duplos-cegos controlados por placebo	Para o uso de ISRS e ISRSN verifique o ECG do paciente quanto ao risco de prolongamento do intervalo QTc. A maioria dos ISRS e os ISRSN não demonstraram ser eficazes no tratamento da depressão associada à demência e podem causar efeitos adversos significativos.
	Inibidores seletivos da recaptação de serotonina e noradrenalina (para DP)	Venlafaxina	Ensaios duplos-cegos controlados por placebo	
	Inibidores seletivos da recaptação da serotonina e moduladores dos receptores da serotonina	Vortioxetina	Ensaio clínico aberto	
	Agonistas dopaminérgicos (para DP)	Pramipexol	Ensaios duplos-cegos controlados por placebo	
	Métodos de neuromodulação	ECT	Observações de múltiplos casos	
Apatia	Psicoestimulantes	Metilfenidato	Ensaios duplos-cegos controlados por placebo	Efeitos colaterais dos psicoestimulantes: nervosismo, irritabilidade, insônia inicial e de manutenção, tontura, náusea, vômito, perda de apetite e perda ponderal.
		Modafinila	Observações de múltiplos casos	
Agitação	Antipsicóticos	Brexpiprazol	Ensaios duploscegos controlados por placebo	Ver comentários anteriores sobre antipsicóticos e ISRS. O brexpiprazol é a 1ª opção de tratamento aprovada pela FDA para agitação associada à demência por DA. Os efeitos colaterais comuns da carbamazepina incluem tontura, sonolência, náusea e vômito. Pode causar ainda hepatotoxicidade, toxicidade renal, reações dermatológicas graves, agranulocitose e anemia aplástica.
		Aripiprazol	Ensaios duplos-cegos controlados por placebo	
		Risperidona	Ensaios duplos-cegos controlados por placebo	
		Quetiapina	Ensaios duplos-cegos controlados por placebo, com resultados mistos	
	Antidepressivos	Citalopram	Ensaios duplos-cegos controlados por placebo	
	Anticonvulsivantes	Carbamazepina	Ensaios duplos-cegos controlados por placebo	
Desinibição	Antidepressivos	Citalopram	Ensaio clínico aberto	Ver comentários anteriores sobre psicoestimulantes e ISRS. Cautela na prescrição do valproato de sódio, em razão da possibilidade de causar sedação e piora cognitiva. No Brasil, o dextrometorfano não é comercializado em associação com a quinidina.
	Anticonvulsivante	Valproato de sódio	Relatos de casos	
	Miscelânea	Metilfenidato	Ensaio cruzado duplos-cego e controlado por placebo	
		Dextrometorfano + quinidina	Relatos de casos	

DA: doença de Alzheimer; DCL: demência com corpos de Lewy; DP: doença de Parkinson; ECG: eletrocardiograma; ECT: terapia eletroconvulsiva; FDA: Food and Drug Administration; ISRS: inibidores seletivos da recaptação de serotonina; ISRSN: inibidores seletivos da recaptação da serotonina e da noradrenalina.

para a depressão associada à demência permanece controversa. Os agentes mais comumente prescritos para o tratamento da depressão em pacientes com demência são os inibidores seletivos da recaptação da serotonina (ISRS) e os inibidores seletivos da recaptação da serotonina e da noradrenalina (ISRSN).[43,46]

Diversos ensaios randomizados e controlados foram realizados para examinar a eficácia de múltiplos antidepressivos, incluindo sertralina e mirtazapina, em comparação com placebo no tratamento da depressão em pacientes com DA. No entanto, os resultados desses estudos foram negativos, sem diferenças significativas observadas entre os grupos de medicamentos e placebo, bem como entre os grupos de medicamentos.[43,46]

Portanto, o uso de antidepressivos em pacientes com depressão associada à demência deve ser cuidadosamente avaliado quanto aos seus riscos e benefícios. É aconselhável prescrever esses medicamentos para aqueles pacientes com depressão moderada a grave, e seu uso deve ser restrito e cauteloso. Nos casos em que se trata de pacientes idosos com quadros demenciais e depressão grave ou refratária, pode-se considerar a terapia eletroconvulsiva como uma opção de tratamento bem tolerada e eficaz.[46,47]

Apatia

A apatia é uma condição que afeta frequentemente os pacientes com doenças neurodegenerativas e, atualmente, não existem tratamentos aprovados disponíveis para ela. No entanto, há evidências de qualidade moderada que sugerem que as intervenções psicossociais podem ser eficazes no tratamento da apatia em pacientes com doenças neurodegenerativas. Entre essas intervenções, a musicoterapia e a atividade física têm apresentado resultados mais consistentes.[43]

Além disso, há um número crescente de pesquisas indicando que disfunções nas vias dopaminérgicas frontal-subcorticais podem estar associadas à apatia. Consequentemente, vários ensaios clínicos foram realizados para testar a eficácia de medicamentos que modulam esse sistema neurotransmissor no tratamento da apatia em pacientes com demência. Observaram-se resultados promissores em ensaios clínicos de metilfenidato, um inibidor da recaptação de dopamina, para apatia na demência da DA. Em contraste, os dados sobre o efeito da modafinila, um agente promotor da vigília, na apatia permanecem inconclusivos, apesar de alguns estudos sugerirem resultados positivos.[43,48]

Ademais, intervenções farmacológicas com inibidores da colinesterase podem exibir efeito terapêutico modesto no tratamento da apatia em doenças neurodegenerativas. Por outro lado, estudos com antidepressivos, comumente usados para tratar depressão e ansiedade, apresentaram resultados menos promissores no tratamento da apatia.[49]

Além dos tratamentos farmacológicos clássicos, técnicas de estimulação cerebral não invasiva, como estimulação direta transcraniana e estimulação magnética transcraniana repetitiva, foram testadas para o tratamento da apatia em quadros neurodegenerativos. Embora os resultados desses estudos sejam preliminares, eles mostraram-se promissores no tratamento da apatia nesses pacientes. Mais pesquisas na área de técnicas de estimulação cerebral não invasiva aplicadas para a apatia nos transtornos demenciais são necessárias e podem fornecer novos caminhos para o tratamento da apatia nesses pacientes.[43,48]

Agitação

Algoritmos de manejo clínico que fornecem abordagens passo a passo são cruciais para o diagnóstico diferencial de etiologias da agitação. É imperativo tentar abordagens não farmacológicas, como intervenções psicossociais, antes de se utilizarem tratamentos medicamentosos em situações de urgência. O manejo da dor é altamente recomendado em pacientes com demência avançada, como forma de reduzir a agitação e o sofrimento do paciente e a sobrecarga do cuidador.[43]

Agentes farmacológicos que melhoram a cognição, como inibidores da colinesterase ou memantina, podem reduzir a agitação e devem ter suas doses otimizadas. Uma revisão recente realizada em ensaios randomizados que utilizaram a donepezila para tratar sintomas neuropsiquiátricos na DA e na DCL observou que a medicação ajudou a atenuar os distúrbios comportamentais em ambas as condições. Isso levou a uma redução na necessidade de antipsicóticos, melhorando, assim, a qualidade de vida geral dos pacientes.[43]

O antipsicótico brexipiprazol na dose de 2 a 3 mg/dia (titulado lentamente de 0,5 mg/dia para 1 a 2 mg/dia durante 2 semanas) é a primeira opção de tratamento aprovada pela FDA para o tratamento da agitação associada à demência da DA e mostrou redução estatisticamente significativa da agitação em comparação com o placebo.[50]

Os antipsicóticos atípicos têm efeitos benéficos pequenos, porém estatisticamente significativos, sobre a agitação nas demências, mas são recomendados apenas em casos graves em razão de questões de segurança.[51]

Os benzodiazepínicos são inadequados para uso em idosos em decorrência de seus efeitos adversos na cognição, no equilíbrio e no risco de quedas.[43]

O citalopram demonstrou eficácia na redução da agitação em um grande estudo controlado por placebo, mas sua dose eficaz (30 mg/dia) é superior à dose recomendada pela FDA (20 mg/dia) para pacientes com mais de 60 anos, em decorrência do risco aumentado de prolongamento cardíaco do intervalo QT e arritmias potencialmente fatais.[52]

Desinibição

A desinibição é um sintoma comum de doenças neurodegenerativas, mas atualmente não existem tratamentos aprovados disponíveis para esse sintoma neuropsiquiátrico. O tratamento da desinibição envolve principalmente o uso empírico das três categorias farmacológicas comumente utilizadas na clínica neuropsiquiátrica, como os ISRS, antipsicóticos atípicos e agentes antiepilépticos ou estabilizadores do humor. No entanto, nenhum desses medicamentos foi especificamente concebido para o tratamento da desinibição, e a sua utilização baseia-se principalmente nas observações clínicas da resposta terapêutica da síndrome de desinibição, quando se almeja tratar primariamente outros sintomas neuropsiquiátricos como agitação e psicose.[43,49]

Curiosamente, alguns estudos demonstraram que os estimulantes podem ajudar a reduzir a desinibição na DFTvc. Além disso, a combinação de dextrometorfano e quinidina foi aprovada para o tratamento do afeto pseudobulbar e observou-se que suprime comportamentos desinibidos associados não somente a esse quadro psiquiátrico.[43,49]

É importante notar que a base de evidências para a escolha de um agente para o tratamento da desinibição é limitada, e o médico deve optar pelas alternativas com maior evidência disponível antes de lançar mão das opções com menor nível de evidência. Os efeitos adversos devem ser cuidadosamente monitorizados, as doses otimizadas e a duração do tratamento abreviada na medida do possível.

Resistência ao tratamento

Pacientes com demência reagem de maneira diferente aos tratamentos em virtude de fatores como genética, estágio da doença e comorbidades. A adesão ao tratamento pode ser um problema, especialmente em fases avançadas, quando a crítica do paciente encontra-se mais prejudicada. Simplificar os regimes de tratamento e envolver os cuidadores na gestão da medicação pode melhorar a adesão. Além disso, os cuidadores frequentemente experimentam altos níveis de estresse, esgotamento e depressão, o que pode afetar negativamente o cuidado do paciente. Capacitar cuidadores com habilidades e conhecimentos sobre manejo de comportamentos problemáticos pode reduzir a incidência de crises e melhorar a qualidade do cuidado.

CONSIDERAÇÕES FINAIS

Neste capítulo, discutimos a abordagem para lidar com os sintomas comportamentais e psicológicos da demência, ressaltando a importância de uma avaliação detalhada e explorando diferentes formas de tratamento, tanto medicamentosas quanto não medicamentosas. Para lidar de maneira eficaz com os sintomas neuropsiquiátricos, é fundamental adotar uma abordagem individualizada levando em consideração as preferências e condições médicas do paciente.

A combinação de estratégias farmacológicas e não farmacológicas tem se mostrado eficaz, e as intervenções não medicamentosas muitas vezes oferecem benefícios sustentáveis, com menos efeitos adversos. Por fim, é crucial envolver os cuidadores e familiares no processo de tratamento, fornecendo-lhes orientações sobre como lidar com os sintomas e reduzir o estresse do paciente, visando melhorar a qualidade dos cuidados prestados.

CAPÍTULO 107

Neuroimagem nos Transtornos Cognitivos

Marcio L. F. Balthazar • Artur Martins Novaes Coutinho

Neuroimagem estrutural nos transtornos cognitivos

Marcio L. F. Balthazar

INTRODUÇÃO

A utilização de diferentes tipos de exames de neuroimagem na prática da avaliação dos pacientes com transtornos cognitivos representou um avanço imensurável nas últimas décadas. Com o avanço nos métodos de imageamento cerebral e a necessidade clínica de diagnóstico cada vez mais precoce, tornou-se imperativa a identificação de padrões anatômicos, funcionais e moleculares que sejam próprios de cada doença. Essa necessidade tornou-se ainda maior com a introdução do conceito de quadros potencialmente pré-demenciais, como comprometimento cognitivo leve ou declínio cognitivo subjetivo. Ainda, com o desenvolvimento de novos fármacos modificadores da doença de Alzheimer (DA), sobretudo os anticorpos monoclonais antiamiloide, a necessidade de métodos de neuroimagem estrutural, como a ressonância magnética (RM), é de extrema relevância para o monitoramento de potenciais alterações causadas por essa nova classe de medicamento, como as *amyloid related imaging abnormalities* (ARIA).

Assim, este capítulo visa, sobretudo, auxiliar o clínico na interpretação dos achados de neuroimagem nas principais doenças que cursam com problemas da cognição.

Abordagem clínico-imagenológica na prática de consultório

Em neurologia cognitiva e do comportamento é essencial que o clínico delimite inicialmente e com precisão o perfil cognitivo e neuropsiquiátrico do paciente por meio de uma anamnese detalhada que englobe questões acerca de memória episódica, operacional, semântica, funções executivas, linguagem, praxias, gnosias, humor, sintomas psicóticos, apatia, desinibição, sono, entre outros. Além disso, é importante que testes cognitivos, de rastreio ou mais completos, sejam aplicados como complemento de anamnese/exame físico. A partir de um perfil cognitivo/neuropsiquiátrico bem delimitado, com base no conhecimento da neuroanatomia da cognição, a busca por padrões de alterações de neuroimagem torna-se muito mais profícua. A seguir, alguns exemplos de perfis clínicos que costumam ter correlação significativa com achados de neuroimagem:

- Amnéstico
- Prejuízo em habilidades visuoespaciais
- Afasia progressiva
- Disexecutivo-apático
- Desinibido/alteração de conduta em regras sociais comumente estabelecidas
- Outros sintomas neuropsiquiátricos.

NEUROIMAGEM ESTRUTURAL

A avaliação cerebral por exames de neuroimagem estrutural, como tomografia computadorizada (TC) ou RM de crânio, é indispensável para o diagnóstico adequado de transtornos cognitivos de origem neurológica, tanto para descartar lesões secundárias, como para identificar padrões de atrofia cerebral que sejam próprios da doença. A RM é o método de escolha por fornecer melhor resolução anatômica e diferentes técnicas de aquisição que são mais úteis que a TC para diagnósticos diferenciais com outras demências.

Protocolos

Com relação à RM, o protocolo de aquisição de imagens deve ser adequado para avaliação de atrofia cortical, doença vascular de substância branca, de estruturas corticais e subcorticais, microssangramentos, além de estudo de restrição à difusão de água.[1] Em casos específicos, é possível também a injeção de contraste de gadolíneo (quando suspeita de infecções, tumores ou vasculites), realização de angiorressonância arterial e/ou venosa. Na Tabela 107.1, segue uma sugestão de protocolo de RM para pacientes com suspeita de demência, modificado de Wattjes (2011).[2]

Assim, atrofia pode ser avaliada com aquisições T1 em 3D, preferencialmente com cortes finos (1 mm) e reconstrução coronal com plano oblíquo de acordo com o eixo hipocampal. É possível também avaliar atrofia na sequência *fluid attenuation inversion recovery* (FLAIR) e *double inversion recovery* (DIR). A sequência FLAIR é útil também para avaliar lesões de substância branca, enquanto aquisição em T2 é mais adequada para avaliação de lesão vascular em núcleos subcorticais, como o tálamo. Aquisições em *susceptibility weighted imaging* (SWI) e T2* são usadas para avaliações de microssangramentos que podem estar relacionadas, entre

Tabela 107.1 Protocolo de aquisição de imagens de ressonância magnética.

Sequência	Avaliação	Tempo de aquisição
T1 em 3D com RMP (cortes 1 mm)	Atrofia de substância cinzenta, em especial de lobo temporal com reconstrução coronal com plano oblíquo de acordo com o eixo hipocampal	6 a 8 min
FLAIR axial	Atrofia e doença vascular de substância branca	4 a 5 min
T2 axial (TSE)	Doença vascular de núcleos subcorticais	4 a 5 min
SWI ou T2*	Microssangramentos	1 a 2 min
DWI	Restrição à difusão de água: AVC agudo, encefalite, doença de Creutzfeldt-Jakob, outros	1 a 2 min

AVC: acidente vascular cerebral; DWI: *diffusion weighted imaging*; FLAIR: *fluid attenuated inversion recovery*; RMP: reconstrução multiplanar; SWI: *susceptibility weighted imaging*; TSE: *turbo spin-echo*.

outras causas, com angiopatia amiloide. *Diffusion weighted imaging* (DWI), incluindo mapas de coeficiente de difusão aparente (ADC, do inglês *apparent diffusion coeficient*), são úteis para avaliação de áreas com restrição à difusão de água, causadas, por exemplo, por acidentes vasculares agudos, encefalite herpética e doença de Creutzfeldt-Jakob (DCJ).[3] Opcionalmente, pode-se incluir avaliação de microestrutura de substância branca por meio de imagem por tensor de difusão (DTI), espectroscopia de prótons e perfusão.

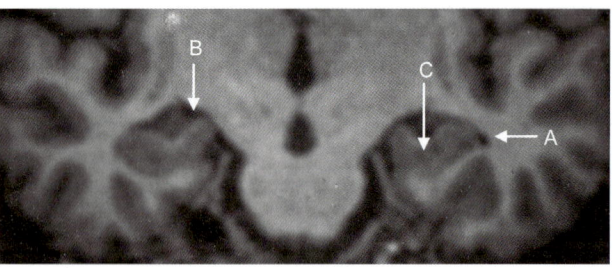

Figura 107.2 Estruturas avaliadas na escala MTA: A. corno temporal; B. fissura coroide; C. hipocampo.

Prática de consultório: escalas úteis para quantificar atrofia

Seguem algumas escalas relevantes para a prática clínica.

Escala de atrofia global ou escala de Pasquier

A escala de atrofia global (EAG) ou escala de Pasquier foi primeiro usada na avaliação de atrofia em pacientes com doença cerebrovascular. Na classificação inicial os autores davam notas de 0 a 3 (ausente, leve, moderado e severo) para o grau de dilatação sulcal (frontal, parieto-occipital e temporal) e dilatação ventricular (cornos frontal, temporal e occipital e terceiro ventrículo).[4] Embora tenha sido elaborada para RM, também pode ser usada com TC.[5] Essa escala é mais útil como medida de atrofia global e não é adequada para atrofias focais. Quando usada com RM, deve haver cuidado para a classificação, usando-se sempre a mesma aquisição de imagem (T1 ou FLAIR).

Alterações são classificadas como leves quando existe alargamento sulcal periférico; moderadas, quando há alargamento ao longo da extensão do sulco; atrofia severa está presente quando há afinamento dos giros (Figura 107.1).[4]

Escala de atrofia mesial temporal de Scheltens

A classificação da atrofia de estruturas mediais temporais é extremamente relevante na prática clínica, pois esta é uma das primeiras regiões a apresentar alterações, tanto na DA leve quanto em pacientes com comprometimento cognitivo leve amnéstico (CCLa) que evoluirão para demência da DA (DDA). A escala de atrofia mesial temporal (MTA) de Scheltens é bastante sensível para o diagnóstico de DDA e específica para a diferenciar DDA de idosos normais, embora outras demências também possam apresentar atrofia hipocampal, como demência com corpos de Lewy (DCL). É mais bem analisada em RM, mais adequadamente em aquisições em T1 em cortes coronais, mas também em TC com cortes coronais. Avalia a largura da fissura coroide, do corno temporal e a altura do hipocampo (Figuras 107.2 e 107.3).[6,7]

Escala de atrofia do córtex entorrinal

Embora a avaliação visual do córtex entorrinal possa ser mais difícil do que de toda a parte mesial do lobo temporal, a escala de atrofia do córtex entorrinal (ERICA, do inglês *entorhinal cortex atrophy*) mostrou-se mais sensível e específica do que a MTA para o diagnóstico de DA.[8] Uma pontuação ERICA de 2 ou superior com o "sinal da fenda tentorial" discrimina entre declínio cognitivo subjetivo e DA clínica com 91% de acurácia (Figura 107.4).[8]

Escala de atrofia parietal de Koedam

A avaliação de atrofia de estruturas parietais é importante, sobretudo para pacientes que apresentam síndrome de atrofia cortical posterior, com sintomas que podem incluir apraxia, agnosia visual, desorientação espacial, entre outros. Porém, não é incomum que pacientes com DDA, mesmo na fase leve, também apresentem algum grau de atrofia parietal, mais comumente quando os sintomas se iniciam abaixo dos 65 anos. Koedam et al. (2011) propuseram uma escala que avalia o cíngulo posterior, o pré-cúneo e as regiões parietais superiores em cortes coronais, axiais e sagitais, em uma escala que vai de 0 a 3, conforme se observa na Figura 107.5.[9] Se houver diferença de pontuação nos diferentes cortes, prevalece a que for mais alta. Aceita-se que escore igual ou superior a 2 represente atrofia.[9]

Escalas para avaliação de doença vascular de substância branca

Da mesma forma que ocorre para avaliação de atrofia cortical, existem várias escalas que avaliam doença de substância branca. A mais usada e mais simples dessas escalas é a escala de Fazekas[10] modificada, que avalia lesões periventriculares e de substância branca propriamente dita. A escala vai de 0 a 3, conforme a Tabela 107.3 e Figura 107.6.

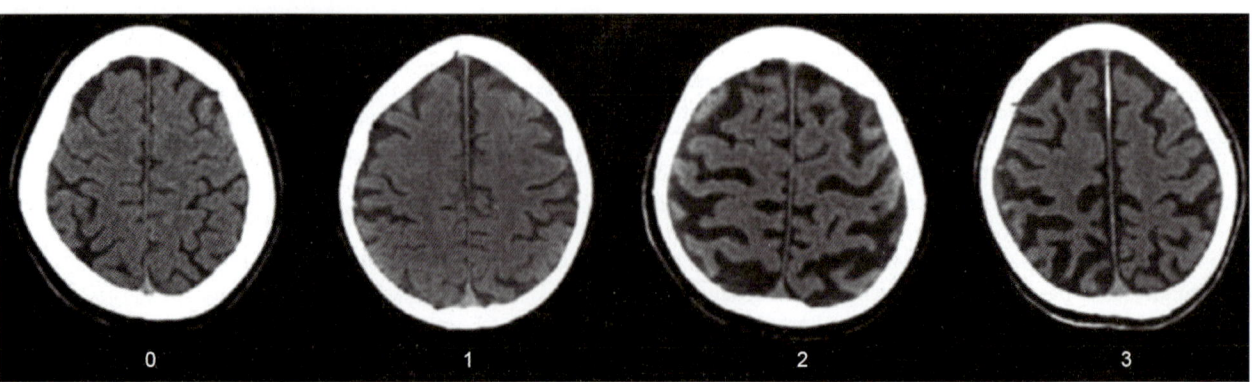

Figura 107.1 Escala de atrofia cortical global de Pasquier.

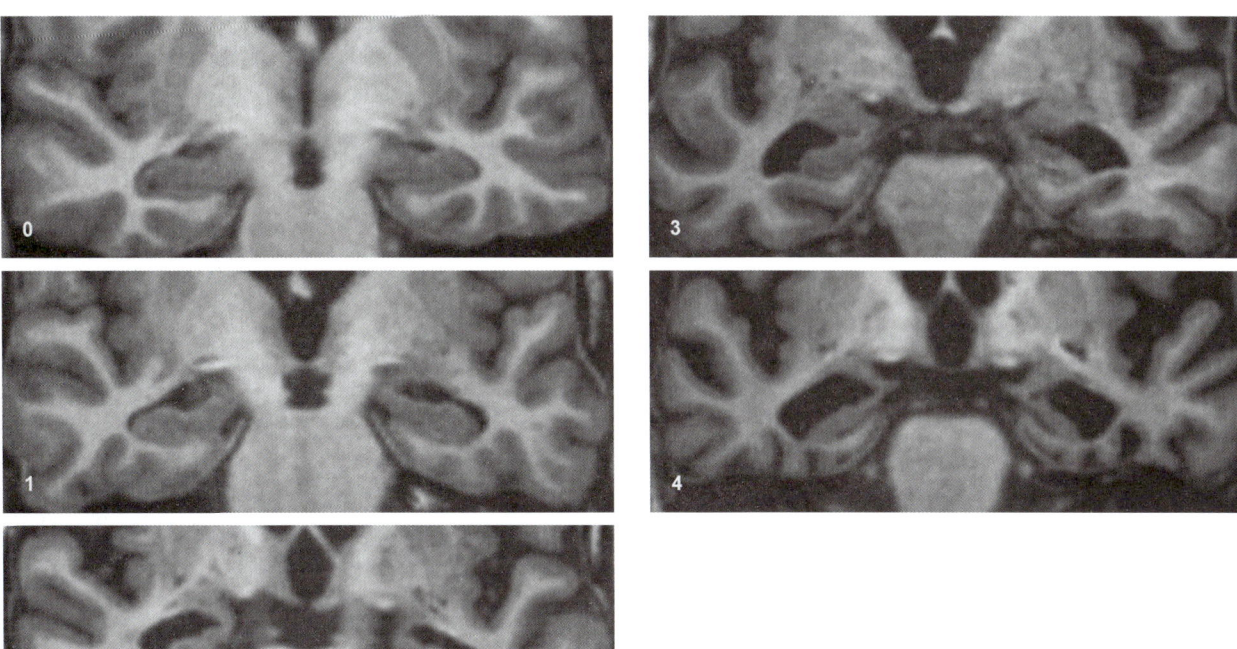

Figura 107.3 Exemplo de classificação da escala MTA, de acordo com a Tabela 107.2. Abaixo de 75 anos, escore ≥ 2 é anormal; acima de 75 anos, escore ≥ 3 é anormal.

Tabela 107.2 Escala de atrofia mesial temporal de Scheltens.

Escore	Largura da fissura coroide	Largura do corno temporal	Altura do hipocampo
0	Normal	Normal	Normal
1	↑	Normal	Normal
2			-
3			--
4			---

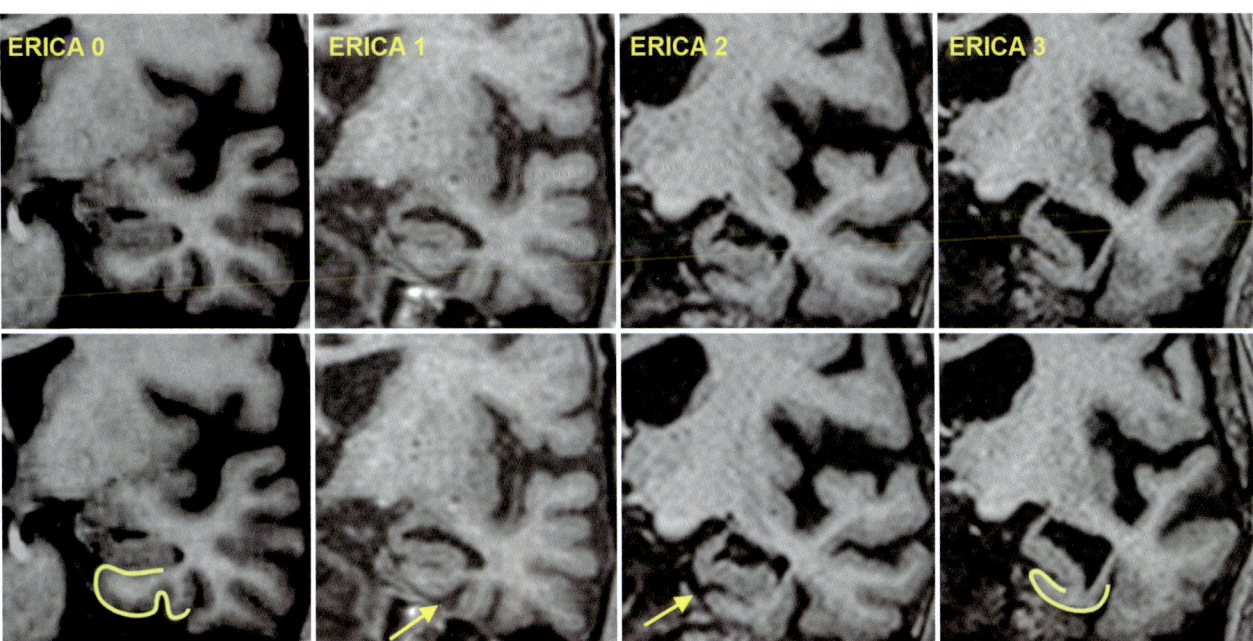

Figura 107.4 O escore ERICA. Escore 0: volume normal indicado do córtex entorrinal e giro para-hipocampal; escore 1: atrofia leve com alargamento do sulco colateral (*seta amarela*); escore 2: atrofia moderada com descolamento do córtex entorrinal da tenda do cerebelo (o "sinal da fenda tentorial"; *seta amarela*); e escore 3, atrofia pronunciada do giro para-hipocampal e uma fenda ampla entre o córtex entorrinal e o tentório cerebelar. (Figura cedida pelo dr. Augusto Celso S. Amato Filho).

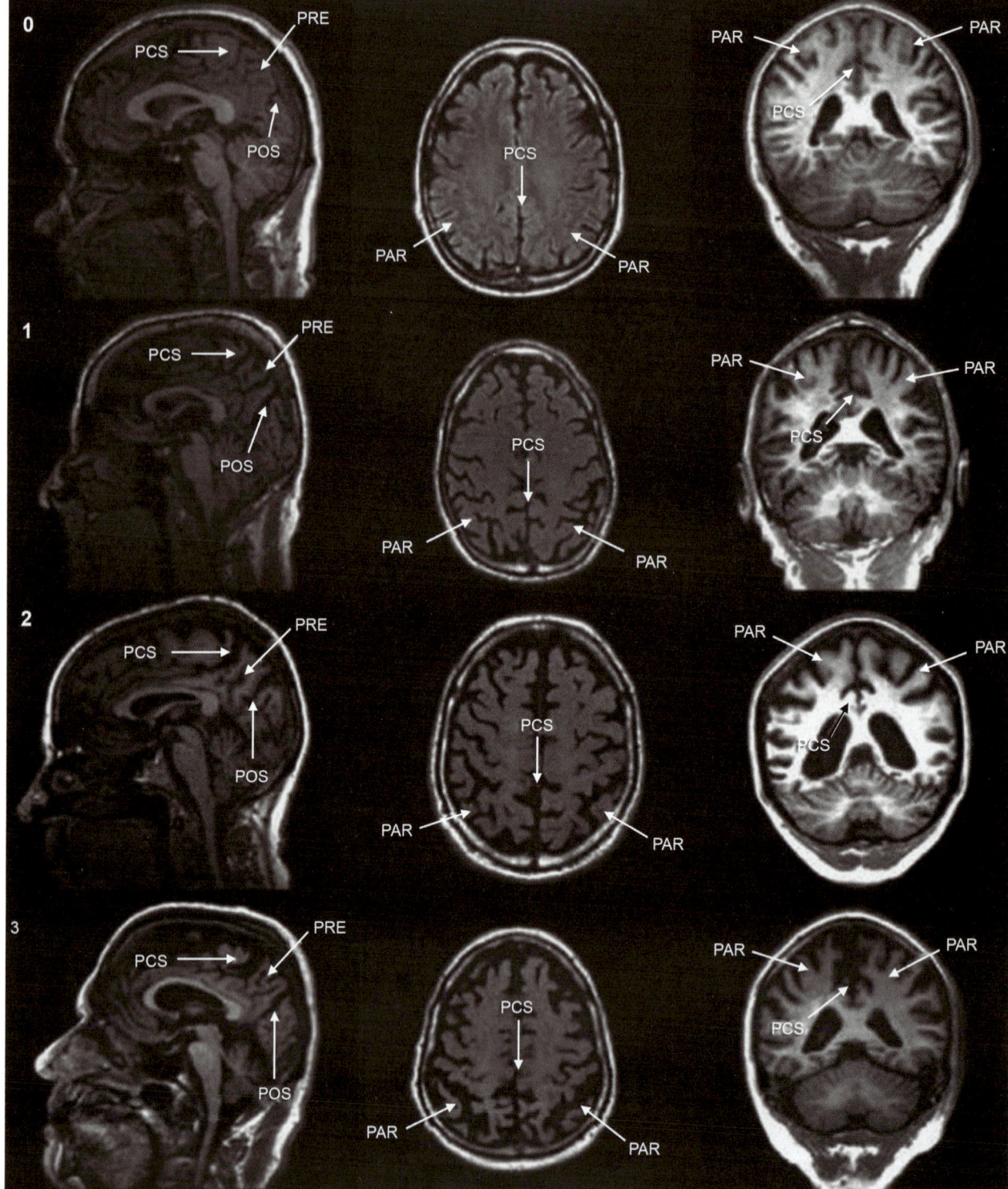

Figura 107.5 Escala de atrofia parietal de Koedam. PAR: sulcos do lobo parietal; PCS: sulco do cíngulo posterior; POS: sulco parieto-occipital; PRE: pré-cúneo.[9]

ASPECTOS DE NEUROIMAGEM NAS CAUSAS MAIS COMUNS DE DEMÊNCIAS

Neste tópico, serão comentados os principais achados de neuroimagem nas causas mais comuns de demência. A neuroimagem é um dos campos mais promissores para o surgimento de biomarcadores de neurodegeneração e há um grande número de novas técnicas estruturais e funcionais, ainda em fase de pesquisa, que podem ter aplicação prática mais bem estabelecida para o diagnóstico dessas doenças.

Doença de Alzheimer

A apresentação clássica da DA inicia-se com problemas de memória episódica, com dificuldade proeminente para armazenar e evocar informações novas. Com a evolução da doença, surgem progressivamente novos sintomas como desorientação espacial, disfunção executiva, dificuldade de nomeação e compreensão, além de sintomas neuropsiquiátricos. Essas características clínicas refletem-se, em grande parte dos pacientes, em achados de neuroimagem estrutural. Assim, o clínico deve olhar com atenção, sobretudo nas

Tabela 107.3 Pontuação da escala de Fazekas.

Hiperintensidades periventriculares	
0	Ausente
1	Linhas finas de hipersinal
2	Halos tênues
3	Extensão para substância branca
Lesões de substância branca	
0	Ausente
1	Focos puntiformes
2	Início de lesões confluentes
3	Extensas lesões confluentes

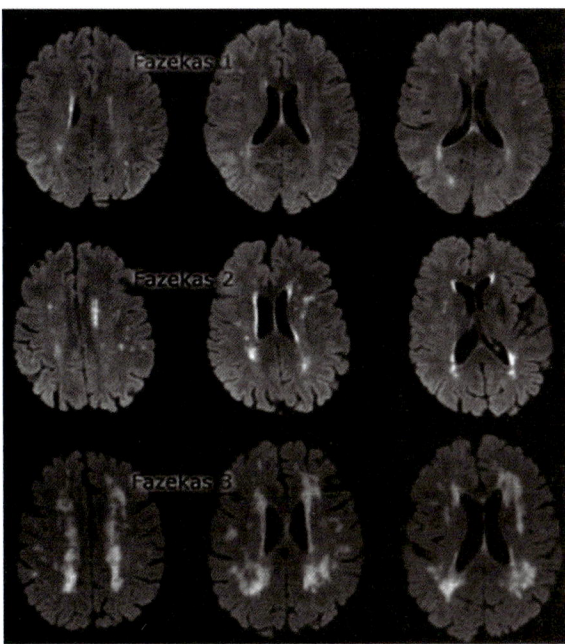

Figura 107.6 Escala de Fazekas para doença de substância branca.[11]

fases iniciais da doença e em casos de CCLa, em estruturas mesiais temporais, sobretudo os hipocampos e o córtex entorrinal, tanto em TC como na RM. A atrofia hipocampal na DDA tem correlação significativa tanto com a presença de emaranhados neurofibrilares, quanto com escores cognitivos.[12,13] É importante lembrar também que medidas de atrofia hipocampal já são consideradas como marcadores de neurodegeneração na DA pré-clínica.[14] Para fins clínicos, o ideal é que seja caracterizada alguma medida objetiva, como, por exemplo, a escala MTA ou ERICA. Alguns centros radiológicos oferecem uma medida do volume hipocampal por RM.[15] Embora o dado seja importante, sobretudo para controle evolutivo, ainda há carência de dados normativos para nossa população, considerando idade e sexo.

Muitas vezes, a alteração hipocampal é sutil e difícil de diferenciar do envelhecimento normal apenas com imagem estrutural. Como observado na Figura 107.3, na escala MTA, abaixo de 75 anos, escore ≥ 2 é anormal; acima de 75 anos, escore ≥ 3 é anormal.[1] Porém, quando há o perfil clínico verdadeiramente amnéstico, mesmo alterações hipocampais sutis podem ser consideradas relevantes. Ainda, é possível a realização de RMs seriadas, com intervalos maiores que 6 meses para avaliação da progressão da atrofia

hipocampal. Enquanto pacientes com DDA apresentam uma taxa de atrofia hipocampal de cerca de 3 a 6% ao ano, idosos normais têm diminuição de 0,2 a 2,2%.[16]

Cabe lembrar que atrofia hipocampal não é uma condição exclusiva da DA, podendo estar presente em outras demências como vascular, frontotemporal e DCL, porém em menor intensidade, de forma mais assimétrica e mais proporcional à atrofia de todo o lobo temporal. Ainda, há pacientes com DA clássica, de apresentação amnésica, que não apresentam atrofia hipocampal.[17] Nesses casos, não é incomum que haja alguma atrofia em regiões posteriores, como pré-cúneo e cíngulo posterior.[17]

Com a progressão da doença, ocorre atrofia de outros córtices associativos, como temporal, parietal e frontal, e consequente dilatação ventricular *ex vacuo*. Ocorrem também atrofia de tratos de substância branca e diminuição volumétrica global. Essas medidas também podem ser úteis como marcadores de progressão da doença.

Variantes da doença de Alzheimer

Existem outras possíveis apresentações clínicas de DA além da amnésica, especialmente com predomínio de acometimento de habilidades visuoespaciais (síndrome de atrofia cortical posterior – ACP), funções executivas/problemas comportamentais (variante comportamental da DA – vcDA e/ou variante disexecutiva da DA – vdDA) e habilidade linguística (afasia progressiva primária – APP, variante logopênica da APP – vlAPP).[18] Nesses casos, o padrão de atrofia pode diferir da DDA de apresentação amnéstica, afetando de forma mais proeminente os córtices parietais nos casos da ACP, lobos frontais no caso da vcDA ou vdDA, e os córtices temporal superior e lóbulo parietal inferior esquerdo no caso da vlAPP. Frisoni et al. (2007) mostraram que essas apresentações clínicas atípicas são mais comuns na DA pré-senil, enquanto a DA de início tardio, em geral, apresenta inicialmente acometimento hipocampal.[13]

Em resumo, na ACP há predomínio de atrofia de estruturas parietais e temporais posteriores. A escala de atrofia parietal de Koedam pode ser útil para o diagnóstico de ACP e escores ≥ 2 podem ser considerados anormais. Por outro lado, na vlAPP há atrofia assimétrica de estruturas temporoparietais, mais à esquerda (hemisfério dominante para linguagem).[19] E vcDA/vdDA é a mais heterogênea das apresentações em termos de imagem, pois apresenta mais atrofia em córtex pré-frontal dorsolateral com relação à DA típica, porém pode apresentar um padrão também de atrofia temporoparietal.[20]

Comprometimento cognitivo vascular

O termo "comprometimento cognitivo vascular (CCV)" engloba todas as alterações cognitivas decorrentes de alterações cerebrovasculares de origem isquêmica (de grandes e pequenos vasos), hemorrágica (macro e micro) e hipoperfusão.[21,22] Embora não haja critério consensual para definir a carga de lesões vasculares necessária, detectada por neuroimagem, para afirmar a presença de CCV, há algumas propostas. Por exemplo, na revisão de 2003 da NINDS-AIREN, foram definidas características operacionais para os aspectos radiológicos que levam em conta critérios de topografia e gravidade.[23]

Esses critérios sugerem a divisão do CCV isquêmico em alguns subtipos:

- Grandes vasos: multi-infartos, infarto estratégico, acometimento de zona de fronteira arterial e hipoperfusão
- Pequenos vasos (subcortical): doença de substância branca periventricular, doença de substância branca profunda e lacunas em substância cinzenta.

Principais achados de neuroimagem no comprometimento cognitivo vascular

Multi-infartos

Em geral, o diagnóstico de CCV multi-infartos não é difícil, dada a relação temporal mais estreita entre o evento clínico e o desenvolvimento de sintomas cognitivos e/ou neuropsiquiátricos. Técnicas como DWI e mapa ADC podem ajudar no diagnóstico da etiologia vascular mesmo na fase aguda do evento, quando ocorre restrição à difusão de água. Nas fases subagudas e crônicas do infarto, a imagem pode apresentar atrofia focal, áreas de gliose, cavitação e dilatação *ex vacuo* do ventrículo ipsilateral.

Infarto estratégico

É possível o desenvolvimento de demência mesmo quando ocorre apenas um acidente vascular cerebral (AVC) de grandes vasos, dependendo da região acometida. As regiões mais comumente afetadas são giro angular esquerdo, regiões mediais temporais e giro do cíngulo. As características de imagem são as mesmas descritas para demência multi-infartos (Figura 107.7).

Zona de fronteira arterial

Infartos em zona de fronteira ocorrem entre territórios de artérias não anastomosadas (ou com pouca anastomose), como nas fronteiras entre artérias cerebrais média e anterior, ou média e posterior, por diferentes mecanismos hemodinâmicos, em que ocorre, por exemplo, hipoperfusão.

Comprometimento cognitivo vascular subcortical

Ao contrário da variante multi-infartos, o CCV subcortical tem evolução progressiva ao longo de anos e apresentação clínica variada, em decorrência de pequenas lesões ao longo

de tratos de substância branca, refletindo uma síndrome de desconexão. É comum o perfil clínico do tipo disexecutivo-apático. Associadamente, síndromes lacunares podem acompanhar a apresentação e favorecem esse diagnóstico.

O achado radiológico primordial são áreas focais localizadas na substância branca periventricular e profunda cerebral, sem efeito de massa ou retrátil. Na TC essas lesões são hipodensas com relação ao parênquima adjacente, e na RM, hiperintensas nas sequências T2 e FLAIR, sendo essa última a sequência mais sensível. Essas lesões, inicialmente pequenas ($\geq$ 5 mm) e esparsas, são comumente assintomáticas e inespecíficas. Em geral, localizam-se preferencialmente nas regiões periventriculares e subcorticais dos lobos frontais e parietais, de forma bilateral.[17] Com a progressão da doença, as lesões confluem até tornarem-se sintomáticas (geralmente quando envolvem mais de 25% da substância branca cerebral). Além da falta de especificidade, a quantificação das lesões é também desafiadora, já que o padrão de normalidade varia de acordo com a faixa etária. Assim, as formas objetivas de quantificação (como as escalas de Fazekas e *age-related white matter changes* – ARWMC) são úteis no acompanhamento dessas lesões.

Outros achados também favorecem o diagnóstico de CCV subcortical, como os infartos lacunares e os microssangramentos. As lacunas caracterizam-se radiologicamente por pequenas cavidades (geralmente menores que 1 cm) preenchidas por líquido cefalorraquidiano e com efeito retrátil ou gliose ao redor, sendo mais bem identificadas na sequência T2.[17] Por outro lado, para a identificação de microssangramentos é fundamental a sequência T2* (gradiente-eco) ou de suscetibilidade magnética (SWI), nas quais se apresentam como imagens puntiformes de marcado hipossinal. Interessante notar que a distribuição dos microssangramentos é preferencialmente centroencefálica, ao contrário da angiopatia amiloide, em que os microssangramentos são localizados preferencialmente nas regiões subcorticais (Figura 107.8).[17]

Ainda de etiologia vascular, pode-se considerar também a arteriopatia cerebral autossômica dominante com infartos

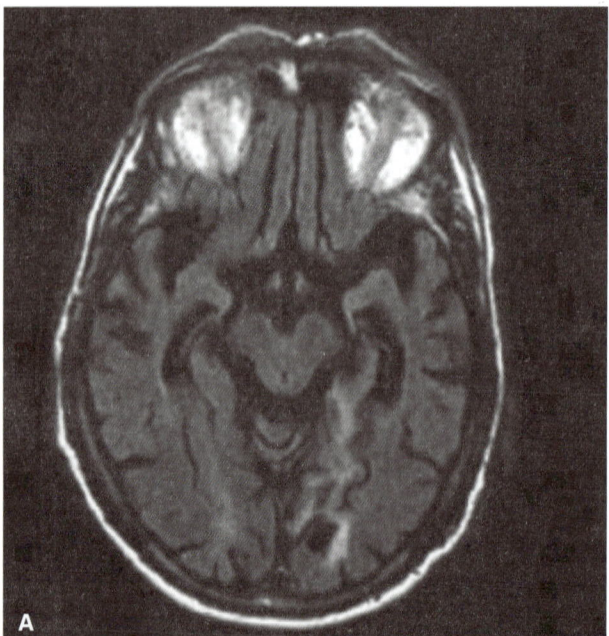
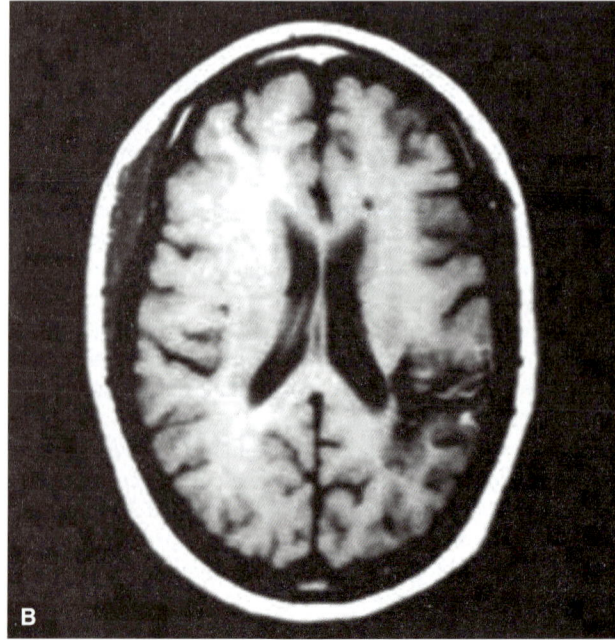

Figura 107.7 Exemplos de comprometimento cognitivo vascular por infarto estratégico. **A.** Lesão em região medial temporal. **B.** Lesão em giro angular esquerdo.

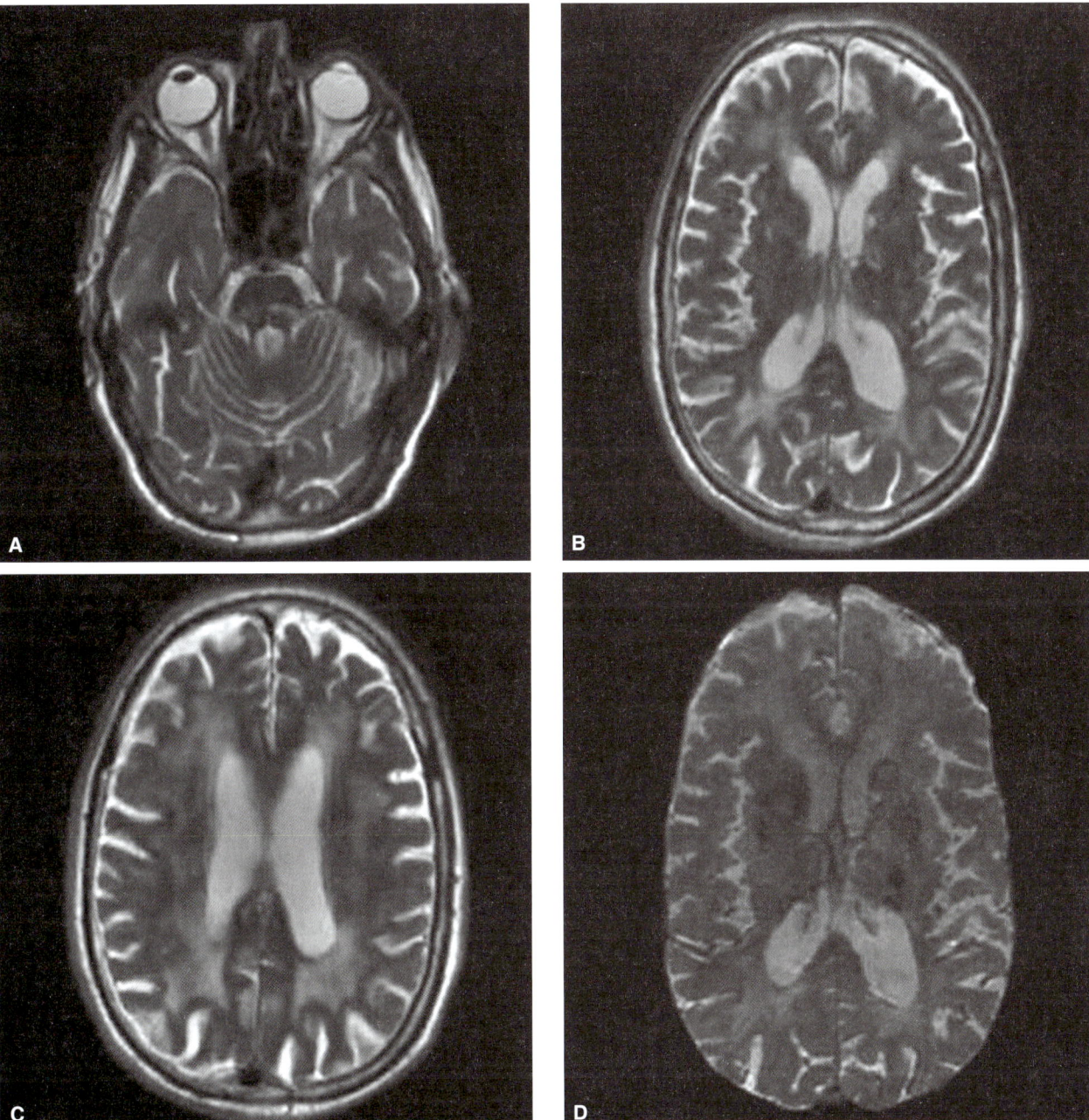

Figura 107.8 Demência vascular subcortical. **A.** Lacunas na ponte. **B.** Lacunas centroencefálicas. **C.** Extensa alteração de sinal na substância branca periventricular e subcortical. **D.** Sequência SWI com múltiplos microssangramentos predominando nos núcleos cinzentos profundos. SWI: *susceptibility weighted imaging.* (Figura cedida pelo dr. Augusto Celso S. Amato Filho.)

corticais e leucoencefalopatia (CADASIL), doença cuja base genética é uma mutação no gene *NOTCH 3*. Caracteriza-se por eventos isquêmicos recorrentes, em jovens e adultos de meia-idade, acompanhados de migrânea, distúrbios cognitivos ou psiquiátricos. Também são característicos: focos confluentes de hipersinal em T2 e FLAIR na substância branca subcortical das regiões anteriores dos lobos temporais; acometimento das fibras em "U" na convexidade, especialmente dos lobos frontais; acometimento subcortical da ínsula e das cápsulas externas.[24]

Demência frontotemporal

A demência frontotemporal (DFT) caracteriza-se clinicamente por, pelo menos, dois grandes grupos: variante comportamental (Vc-DFT) e variantes linguísticas (afasias progressivas primárias: não fluente/agramática e semântica). Geralmente, seu início clínico ocorre em uma faixa etária pré-senil, sendo a segunda causa mais comum de demência abaixo dos 65 anos.[25] Descreve-se também a variante temporal direita da DFT com alterações de memória, comportamento e prosopagnosia.

Os achados radiológicos são basicamente de atrofia cortical e subcortical: afilamento progressivo dos giros (culminando com o aspecto de "giros em faca") com alargamento dos sulcos e do corno ventricular adjacente. Comumente, há sinais de gliose da substância branca subjacente aos giros atrofiados. Destaca-se que a atrofia costuma ser focal e assimétrica, e sua a localização está bem relacionada com o quadro clínico apresentado, o que possibilita uma excelente correlação clinicorradiológica.

Com base no quadro clínico e nas regiões cerebrais envolvidas, conforme descrito anteriormente, a DFT pode ser classificada em:

- Variante comportamental: apresenta comprometimento preferencial dos lobos frontais (simétrico ou assimétrico). A apresentação clínica é heterogênea, constituída de alterações da personalidade, comportamento e juízo. Destaca-se que atrofia orbitobasal predominante está associada à desinibição e à alteração da cognição social. A apatia, por outro lado, resulta da atrofia anteromedial do giro do cíngulo. Disfunção executiva relaciona-se com atrofia predominante da região pré-frontal dorsolateral (Figura 107.9)
- APP não fluente: ocorre principalmente uma alteração da expressão da linguagem, como fluência, anomia e agramatismo. As alterações estruturais (atrofia) localizam-se preferencialmente na região sylviana do hemisfério dominante, com alargamento dessa fissura, comprometimento da ínsula, opérculos frontal e temporal, com destaque para os giros frontal inferior e temporal superior esquerdos. Por outro lado, as estruturas mesiais temporais estão relativamente preservadas (Figura 107.10)
- Variantes do lobo temporal da DFT: há predomínio de comprometimento temporal; porém, comumente bilateral assimétrico. Essa assimetria é a responsável por quadros clínicos distintos nessas variantes da DFT:
  - APP semântica: caracteriza-se por dificuldade em nomear e compreender nomes de coisas comuns, com perda progressiva do significado das palavras, embora a fluência esteja preservada. Há comprometimento preferencial da região temporal anterior e lateral, com destaque aos giros para-hipocampal, fusiforme, de forma bilateral e assimétrica, predominando à esquerda. Diferentemente da DA, o acometimento é mais anterolateral do que mesial temporal (Figura 107.11)
  - Variante temporal direita da DFT: ocorre comprometimento preferencial do lobo temporal direito, com

clínica variável, de acordo com o envolvimento do lobo – atrofia predominando no polo anterior costuma evoluir com alterações de comportamento (semelhantemente à variante frontal), ao passo que na atrofia medial e posterior dos lobos temporal e occipital (particularmente o giro occipitotemporal lateral ou fusiforme), ocorre prosopagnosia progressiva.[26]

Demência com corpos de Lewy

Causa comum de demência (até 15% dos quadros de demência neurodegenerativa), evolui de forma insidiosa, com predomínio de distúrbios de atenção e visuoespaciais (incluindo alucinações visuais bem estruturadas), além de parkinsonismo, distúrbio comportamental do sono REM e flutuações cognitivas.[27]

Apresenta atrofia cerebral global com alargamento de sulcos e ventrículos (bilateral e simétrica), de forma menos acentuada do que na DA. As regiões mesiais temporais na DCL estão relativamente preservadas, o que ajuda no diagnóstico diferencial com DA.

Encefalopatia límbica por TDP-43 relacionada ao envelhecimento

Encefalopatia límbica por TDP-43 relacionada ao envelhecimento (LATE) é uma entidade patológica descrita recentemente que afeta mais comumente indivíduos maiores de 80 anos e com sintomas clínicos de amnésia, semelhantemente ao que ocorre na DA, porém, em geral, de forma mais benigna. Com relação à neuroimagem estrutural, ocorre atrofia em estruturas mesiais temporais, como os hipocampos. Porém, exames *post mortem* mostram que regiões extralímbicas também podem estar acometidas, como os córtices frontal inferior, temporal anterior e insular.[28,29]

Degeneração corticobasal

Doença neurodegenerativa lentamente progressiva, rara, do grupo das taupatias, que envolve o córtex supratentorial e os núcleos da base. Caracteriza-se por disfunção cognitiva e

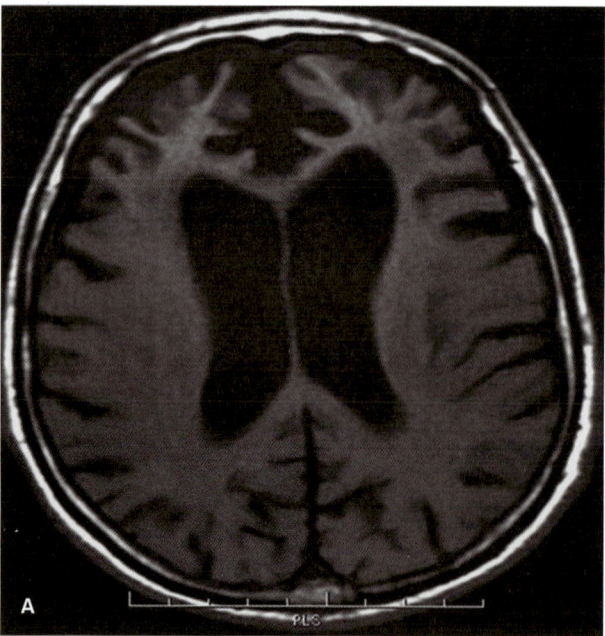
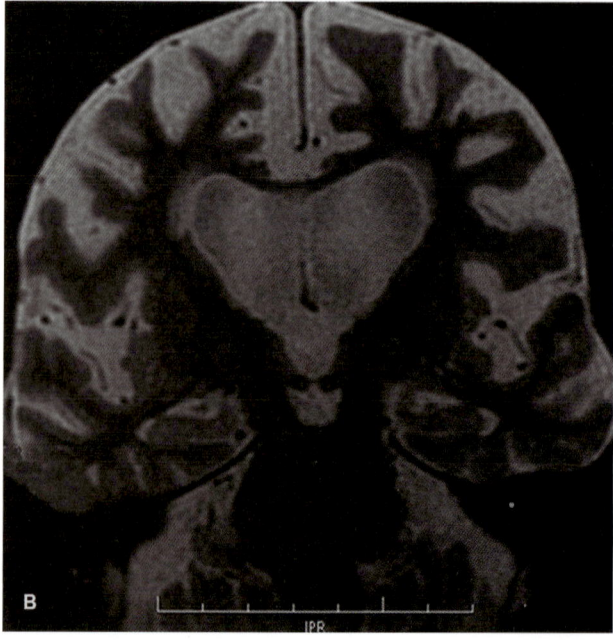

Figura 107.9 Variante frontal da demência frontotemporal. **A.** Plano axial com atrofia acentuada dos polos frontais. **B.** Além da atrofia frontal bilateral e simétrica, nota-se que lobos temporais e hipocampos estão relativamente preservados. (Figura cedida pelo dr. Augusto Celso S. Amato Filho).

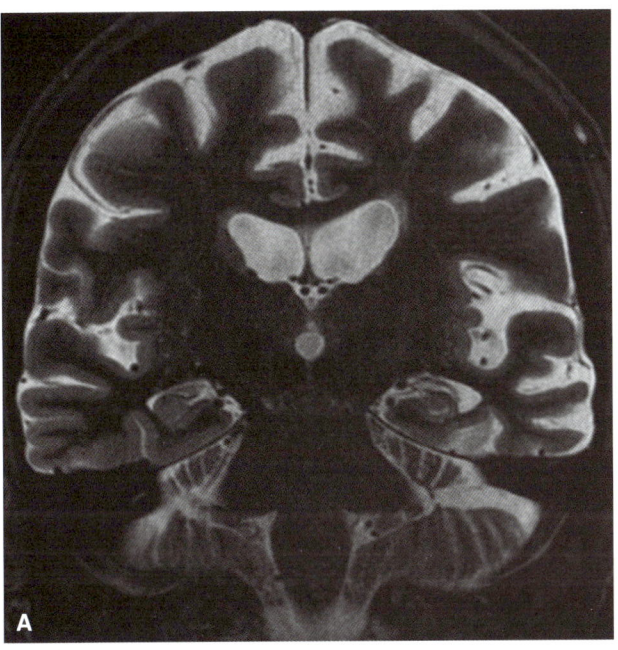

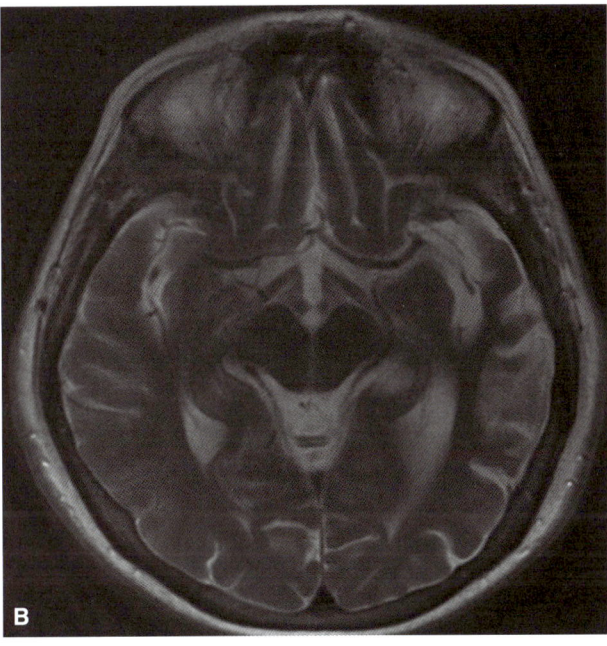

Figura 107.10 Afasia progressiva primária não fluente. **A** e **B.** Plano coronal e plano axial, respectivamente ponderados em T2: redução volumétrica frontal e temporal bilateral, com predomínio à esquerda, em especial na região opercular (perissylviana). (Figura cedida pelo dr. Augusto Celso S. Amato Filho).

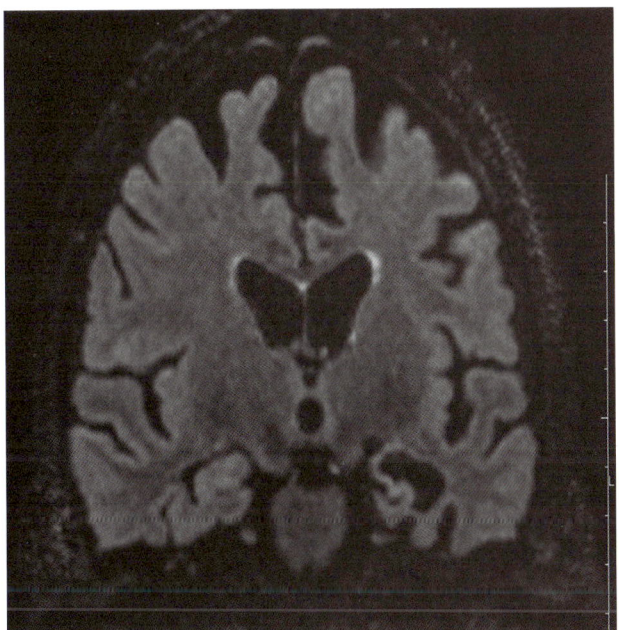

Figura 107.11 Afasia progressiva primária semântica. Sequência no plano coronal demonstra atrofia hipocampal, dos giros fusiforme e para-hipocampal, e neocórtex temporal unilateral à direita.

motora: apraxia, afasia, distonia, fenômeno da mão alienígena, instabilidade postural e síndrome rígido-acinética.

Achados radiológicos refletem atrofia frontoparietal bilateral, porém nitidamente assimétrica, predominando na região perirrolândica, com afilamentos dos giros e alargamento de sulcos. Com o avanço da doença, há perda volumétrica e gliose (alto sinal em T2 e FLAIR) da substância branca subcortical e periventricular do lado mais afetado, além do corpo caloso.[17]

Paralisia supranuclear progressiva

Síndrome parkinsoniana atípica, frequente (cerca de 8% dos pacientes com parkinsonismo), com incidência em idosos (início entre 60 e 70 anos). Instabilidade postural e rigidez axial são os sintomas mais frequentes, acompanhados dos clássicos distúrbios oculomotores (oftalmoparesia supranuclear).

Os principais achados radiológicos são: atrofia preferencial do mesencéfalo – em especial, do tegmento. Há perda da convexidade habitual do tegmento mesencefálico, que se torna retificado ou côncavo (sinal do "beija-flor" ou "do pinguim"). Nese mesmo plano, a redução da relação entre as áreas do mesencéfalo e da ponte é um marcador específico para essa doença (relação menor que 0,15 é suspeita para paralisia supranuclear progressiva – PSP). No plano axial, essa atrofia mesencefálica configura o sinal do "Mickey Mouse", em que há alargamento das cisternas interpeduncular e perimesencefálica, redução da distância anteroposterior mediana do mesencéfalo (entre a fossa interpeduncular e os sulcos intercoliculares – atingindo valores menores que 12 mm). Nesse mesmo plano, há o *morning glory sign*, em que se observa a concavidade lateral do tegmento. Na ponderação T2/FLAIR é possível observar alto sinal no tegmento, o que tem alta especificidade para o diagnóstico de PSP, porém baixa sensibilidade. Outros sítios de atrofia, como corpo caloso, giro do cíngulo e pedúnculos cerebelares superiores também podem estar presentes (Figura 107.12).[17]

Hidrocefalia de pressão normal

A hidrocefalia de pressão normal (HPN) é uma síndrome caracterizada por alteração da marcha, declínio cognitivo e incontinência urinária, associados a ventriculolomegalia desproporcional à atrofia e pressão liquórica normal. Consensos internacionais consideram os seguintes achados da TC ou RM como decisivos para o diagnóstico de HPN e a seleção de pacientes bons respondedores à cirurgia: dilatação ventricular desproporcional com relação ao grau de atrofia cerebral (índice de Evans > 0,3), associada a arredondamento dos cornos frontais; hipersinal difuso periventricular em T2 e FLAIR; adelgaçamento e

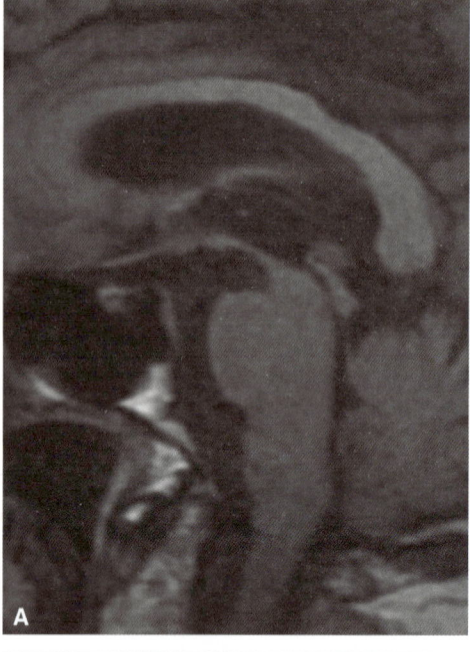

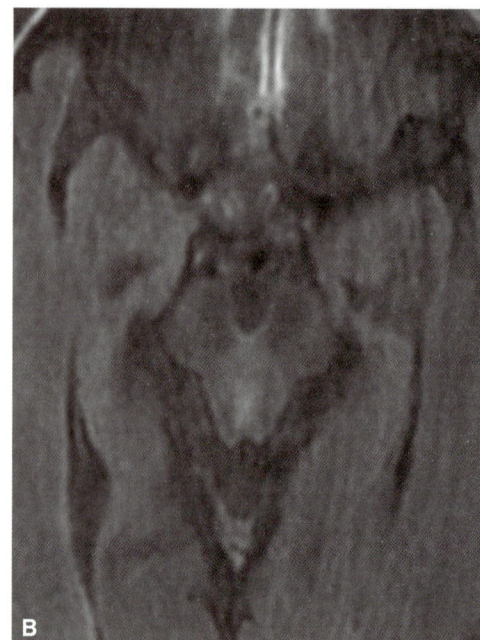

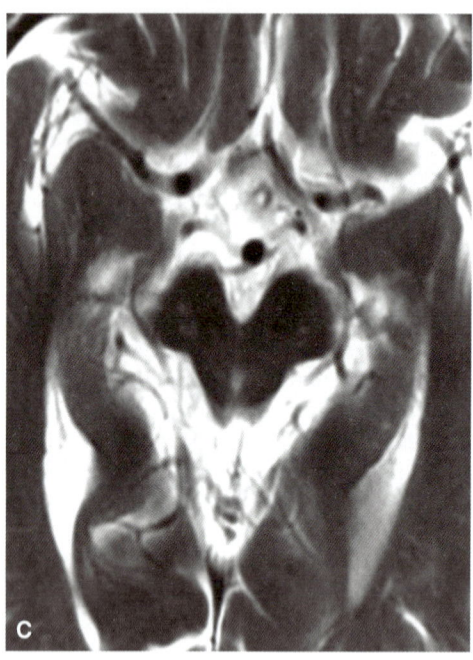

Figura 107.12 Paralisia supranuclear progressiva. **A.** Plano sagital mediano, ponderação T1: atrofia acentuada seletiva do mesencéfalo, especialmente do tegmento, com concavidade superior (sinal do "beija-flor"). **B.** Sequência FLAIR axial com hipersinal do tegmento mesencefálico. Sinal pouco sensível, porém específico de paralisia supranuclear progressiva. **C.** Sequência T2 axial com atrofia do tegmento mesencefálico, com redução do seu eixo anteroposterior e concavidade das suas paredes laterais (sinais do "Mickey Mouse" e *morning glory*).

elevação do corpo caloso, com ângulo do corpo caloso entre menor que 90º (mensurável no plano coronal, no nível da comissura posterior); dilatação dos cornos temporais não explicada por atrofia hipocampal; sinal do *flow void* no aqueduto e quarto ventrículo; dilatação das fissuras sylvianas e cisterna basal; e estreitamento ou apagamento dos sulcos e espaços subaracnoides nas superfícies cerebrais da convexidade alta e linha média (DESH).[30]

Doença de Creutzfeldt-Jakob

A DCJ é uma doença priônica rapidamente progressiva. Embora o diagnóstico definitivo seja neuropatológico (encefalopatia espongiforme ou detecção de príons no parênquima), o estudo de RM demonstra achados característicos: alto sinal em T2/FLAIR e, principalmente, na difusão com localizações variáveis, de acordo com a forma da doença. Na forma esporádica, ocorre lesão cortical (bilateral e assimétrica), estriatal (cabeça do caudado e região anteroinferior do putâmen) e talâmica. Na forma variante da DCJ, a lesão predomina no tálamo (de forma bilateral e simétrica), onde envolve o pulvinar e pode estender-se aos núcleos mediodorsais, assemelhando-se a um bastão de hóquei (*double hockey stick sign*) (Figura 107.13).

Terapias antiamiloide e alterações de sinal da ressonância magnética

A RM é fundamental para monitorar possíveis reações adversas a anticorpos monoclonais (AMC). O termo ARIA é usado para abranger dois tipos de alterações de sinal de RM: edema parenquimatoso e efusão sulcal (ARIA-E) e hemorragia (depósitos de hemossiderina), incluindo micro-hemorragias e siderose superficial leptomeníngea (ARIA-H). Ambas as alterações são secundárias aos efeitos terapêuticos dos AMCs, que podem causar aumento da fragilidade vascular com efusão de fluidos e hemácias.

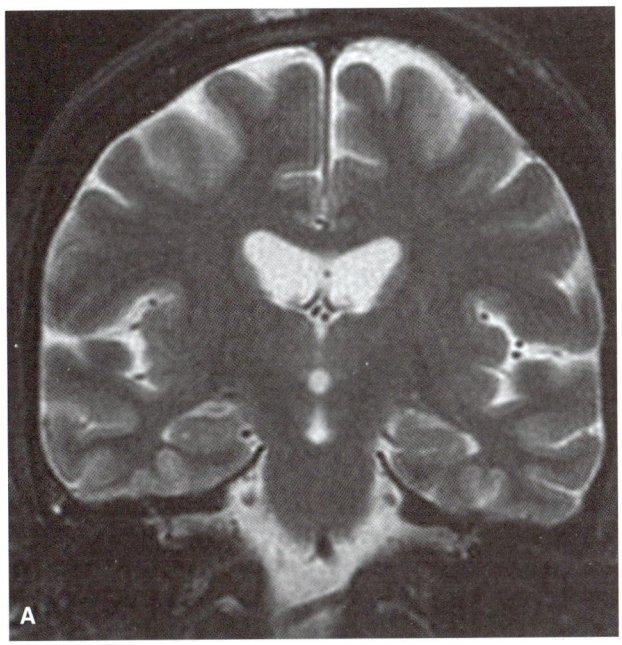

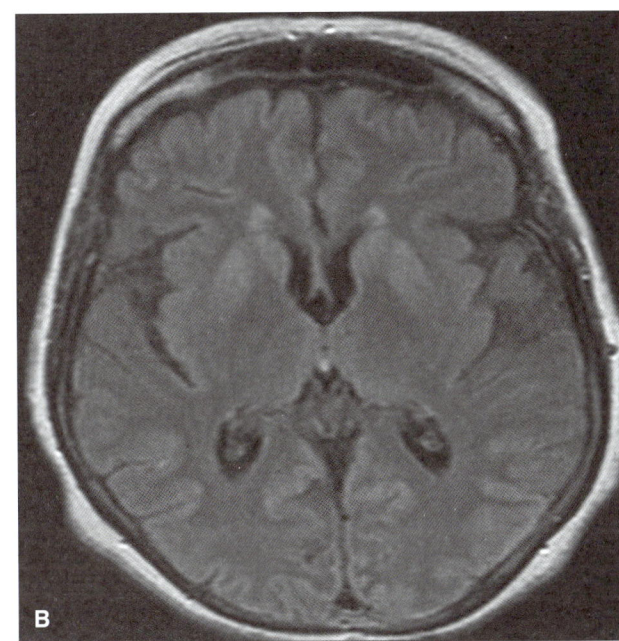

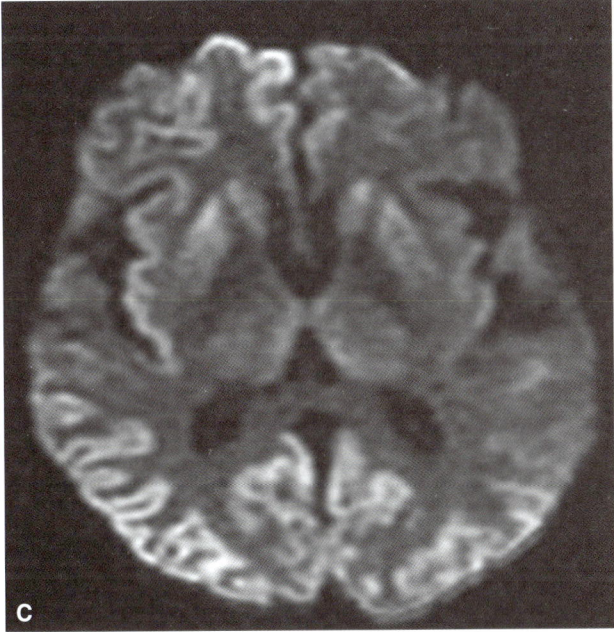

Figura 107.13 Forma esporádica da doença de Creutzfeldt-Jakob. **A.** Sequência coronal T2 não demonstra atrofia cerebral. **B.** Sequência FLAIR demonstra discreto hipersinal cortical em algumas regiões cerebrais (bilateral e assimétrica), nos caudados e putamens (bilateral e simétrica). **C.** Os achados são muito mais evidentes na sequência difusão.

As ARIA-E comumente manifestam-se como hiperintensidades no FLAIR. As ARIA-H manifestam-se como hipossinal em sequências gradiente-eco (GRE) ou SWI.[31,32]

O relatório do grupo de trabalho de pesquisa da Alzheimer's Association sugere um protocolo mínimo de ressonância magnética para a investigação de ARIAs: RM de pelo menos 1,5 T, aquisição de sequências ponderadas GRE ou T2 e FLAIR, com espessura de corte de 5 mm. Porém, é apropriado incluir sequências T1, SWI e DWI.[31,32] Com relação aos laudos desses estudos, é essencial descrever a localização e a gravidade das ARIAs. Também é útil aplicar escalas objetivas, como, no caso da ARIA-E, a Escala Total Barkhof de 60 pontos ou uma escala simplificada de 3 pontos (e sua variante de 5 pontos), que têm sido usadas em alguns ensaios clínicos, como ENGAGE/EMERGE.[32,33] Em relação ao ARIA-H, é fundamental relatar o número de microssangramentos e a presença e localização de siderose superficial. A *Microbleed Anatomical Rating Scale* também é útil.[34]

A incidência de ARIA é mais significativa em portadores de ApoE ε4. Nos estudos ENGAGE e EMERGE de Fase 3 do aducanumabe, ARIA-E ocorreu em 42,2% dos portadores de APOE ε4 *versus* 20,3% nos não portadores. Os sintomas ocorreram em 19,2% dos casos que receberam doses baixas e em 24,4% dos indivíduos que receberam doses altas. Os sintomas mais comuns foram dor de cabeça, tontura, distúrbios visuais, náuseas e vômitos. Observou-se ARIA-H em 6,6% dos pacientes que receberam placebo, 16,4% daqueles que receberam doses baixas e 19,3% daqueles que receberam aducanumabe em altas doses.[31]

Lecanemabe apresentou perfil radiológico mais seguro. ARIA ocorreu em 12,6% de todos os participantes com base na RM no ensaio CLARITY AD (fase 3); 2,8% eram sintomáticos. Da mesma forma que o aducanumabe, as taxas de ARIA com sintomas foram substancialmente maiores entre pacientes com genótipo APOE ε4, especialmente nos homozigotos.[31]

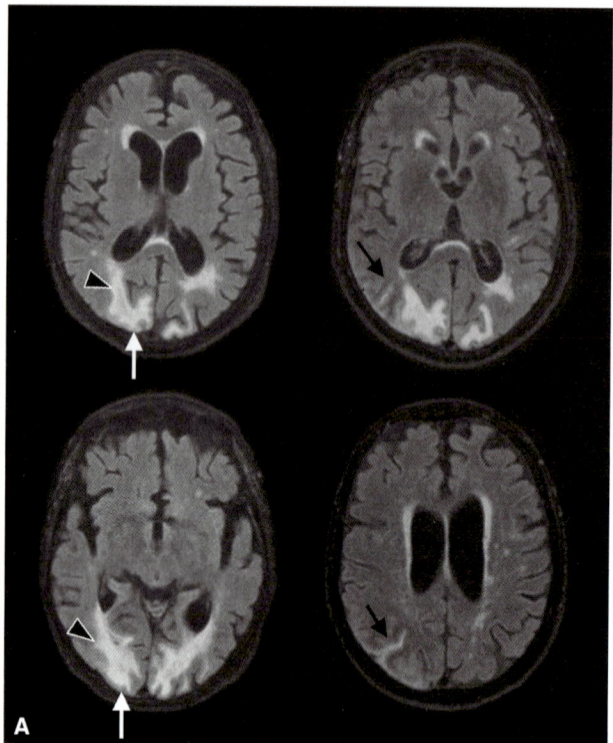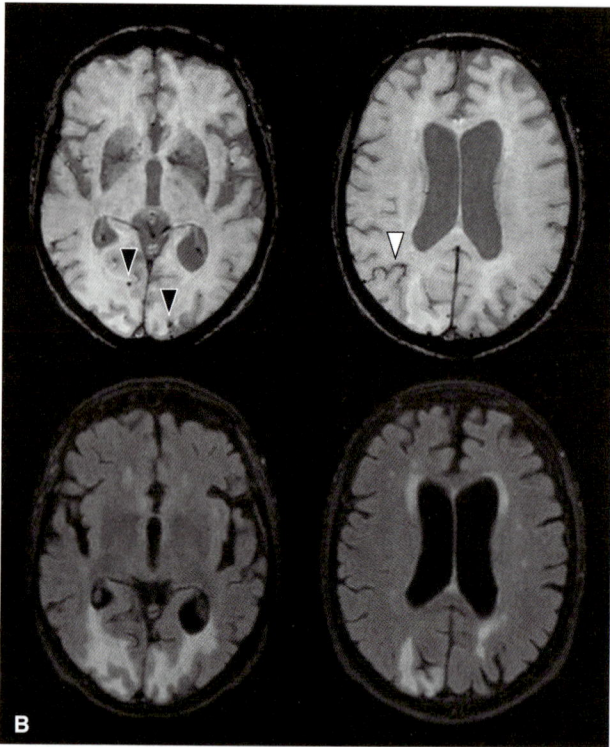

Figura 107.14 ARIA-E e ARIA-H. **A.** Imagens FLAIR mostram ARIA-E com hiperintensidades parenquimatosas (*pontas de setas pretas*) e sulcais (*setas pretas*) envolvendo substância branca subcortical e profunda nos lobos occipital e parietal, associada a edema giral (*setas brancas*). **B.** Imagens SWI (linha superior) mostram áreas puntiformes hipointensas consistentes com micro-hemorragias (*pontas de seta pretas*) e uma hipointensidade de sinal subaracnóideo (*ponta de seta branca*) consistente com siderose superficial.

Com relação ao monitoramento de ARIA, recomenda-se a realização da primeira ressonância magnética dentro de 1 ano antes do início das terapias e antes da 5ª, 7ª, 14ª e 26ª infusão, ou se ocorrer algum sintoma de ARIA. No ensaio clínico TRAILBLAZER-ALZ 2, usando donanemabe, 36,8% dos indivíduos participantes apresentaram ARIA-E ou H, *versus* 14,9% que usavam placebo. A maioria dos ARIA-E foram leves a moderados e sintomáticos em 6,1% no grupo do donanemabe.[35] Os investigadores recomendaram aguardar a resolução da ARIA-E e a estabilização da ARIA-H antes de retomar as infusões. A descontinuação permanente foi aconselhada em caso de macro-hemorragias (Figura 107.14).

Imagem molecular e medicina nuclear nos transtornos cognitivos

Artur Martins Novaes Coutinho

INTRODUÇÃO

As imagens cerebrais em medicina nuclear envolviam, no passado, aquisições dinâmicas e planas, principalmente para avaliação de morte cerebral, de fluxo do líquido cefalorraquidiano e de quebra de barreira hematoencefálica. Atualmente, praticamente apenas aquisições tomográficas (SPECT e PET) são realizadas na prática clínica.

As aquisições *single photon emission computed tomography* (SPECT) fornecem imagens tridimensionais (tomográficas) da distribuição de moléculas radiotraçadoras administradas ao paciente. As imagens 3D são geradas por computador a partir de um grande número de aquisições de projeção do corpo registradas em diferentes ângulos. Os equipamentos SPECT (gamacâmara ou câmera de/à cintilação) têm detectores que capturam as emissões de raios gama simples (por isso o *single photon* da sigla em inglês), provenientes do átomo radioativo. As câmaras são montadas em um pórtico giratório que permite que os detectores sejam movidos em um círculo ao redor de um paciente que está deitado na maca. Após a reconstrução tomográfica das projeções planas, as imagens 3D são geradas.

Os exames de tomografia por emissão de pósitrons (PET, do inglês *positron emission tomography*) também usam radiofármacos para criar imagens tridimensionais. A principal diferença entre SPECT e PET é o tipo de radiotraçador injetado. A PET caracteriza-se por empregar isótopos de meia-vida ultracurta. Enquanto a técnica SPECT mede os raios gama simples, o decaimento dos radiotraçadores usados nos exames PET produz pequenas partículas chamadas "pósitrons", que geram dois fótons gama. Um pósitron é uma partícula com aproximadamente a mesma massa de um elétron, mas com carga oposta. Eles reagem com os elétrons no corpo e, quando essas duas partículas se combinam, elas se aniquilam. Essa aniquilação produz uma pequena quantidade de energia na forma de dois fótons que disparam em direções opostas (ângulo de 180º). Os detectores do equipamento PET medem esses fótons e usam essas informações para criar imagens de órgãos internos por um sistema chamado "coincidência".

A PET fornece imagens de melhor resolução temporal e anatômica (a resolução espacial ideal dos estudos de SPECT é em torno de 6 a 7 mm e nos estudos de PET é em torno de 4 mm), importante nos estudos de ativação e na avaliação de pequenas estruturas cerebrais, ao mesmo tempo que permite, com o uso de alguns tipos de radiofármacos, uma avaliação quantitativa em mg/100 mℓ de tecido/min. Em neuropsiquiatria, assim como no restante da medicina nuclear, em geral exames com traçadores PET apresentam melhor reprodutividade e acurácia diagnóstica que seus exames equivalentes SPECT. A Figura 107.15 exemplifica as diferenças entre uma SPECT de perfusão cerebral com ^{99m}Tc- etilcisteinato dímero (^{99m}Tc-ECD) e um exame de metabolismo cerebral de PET com fluordesoxiglicose marcada com flúor-18 ([^{18}F]FDG) – denominado daqui em diante "PET-FDG".

IMAGENS HÍBRIDAS OU MULTIMODALIDADES

A partir da década de 2000, foram introduzidos na prática clínica equipamentos de chamada imagem "híbrida", permitindo a fusão de imagens funcionais de SPECT e PET com imagens anatômicas da tomografia computadorizada (CT), os achados SPECT/CT e PET/CT. As máquinas PET/CT, comercialmente viáveis, hoje são a regra no mercado médico, não havendo mais comercialização de máquinas PET sem tomografia computadorizada. Além das informações morfológicas, a tomografia também fornece dados que são usados para correção de atenuação do PET ou SPECT. Os aparelhos SPECT/CT, contudo, encontraram menos viabilidade comercial, e a maioria dos equipamentos mundiais ainda consiste em máquinas não híbridas.

A PET/RM foi estabelecida posteriormente, após resolução dos problemas físicos de acoplar os métodos de PET e RM. É a técnica diagnóstica híbrida ideal para a avaliação de doenças neurológicas do ponto de vista de acurácia diagnóstica, por combinar maiores sensibilidade e resolução dos traçadores PET com superioridade de contraste da RM com relação à tomografia disponível nos aparelhos de PET/CT. Além disso, por meio de diferentes protocolos de exame, a RM pode auxiliar a PET ao revelar padrões regionais de atrofia em técnicas estruturais ou, ainda, acrescentar

técnicas avançadas e funcionais de RM, como a imagem por tensor de difusão (DTI, do inglês *diffusion tensor imaging*), a espectroscopia de prótons, a RM funcional (RMf) pela avaliação de sequências BOLD e na avaliação de fluxo sanguíneo, por exemplo, por *arterial spin labelling* (ASL).Outra vantagem do método PET/RM é a conveniência clínica da realização dos dois exames em uma única visita, visto que o componente de tomografia computadorizada da PET/CT não omite a necessidade de realizar um exame de RM. O método, contudo, não encontrou grande penetração na prática clínica generalizada, principalmente no Brasil, pelo seu altíssimo custo de compra e manutenção.

O método PET/CT persiste, então, como o mais usado nacional e internacionalmente, pela superioridade da PET com relação à SPECT e pela maior conveniência e menor preço da junção PET/CT com relação à PET/RM.

Vale ressaltar que TC e a RM fornecem informações essenciais para a interpretação clínica adequada dos estudos de PET/CT e PET/RM cerebrais, não servindo apenas para processamento das imagens de PET. Essas modalidades de imagem são cruciais na identificação de alterações estruturais que podem ser indicativas de diversas condições neurodegenerativas e não neurodegenerativas, algumas das quais podem exigir atenção médica imediata ou afetar a interpretação de dados metabólicos ou moleculares.

Traçadores disponíveis na prática clínica brasileira

Fluxo sanguíneo cerebral

Um fluxo sanguíneo cerebral regional é avaliado idealmente pela água marcada com ^{15}O (H$_2$O-^{15}O), um traçador PET. Esse traçador, contudo, não é disponível na prática clínica, na qual o fluxo sanguíneo é tradicionalmente investigado por traçadores SPECT como o ^{99m}Tc-HMPAO e o ^{99m}Tc-ECD; esse último o traçador, disponível na prática clínica

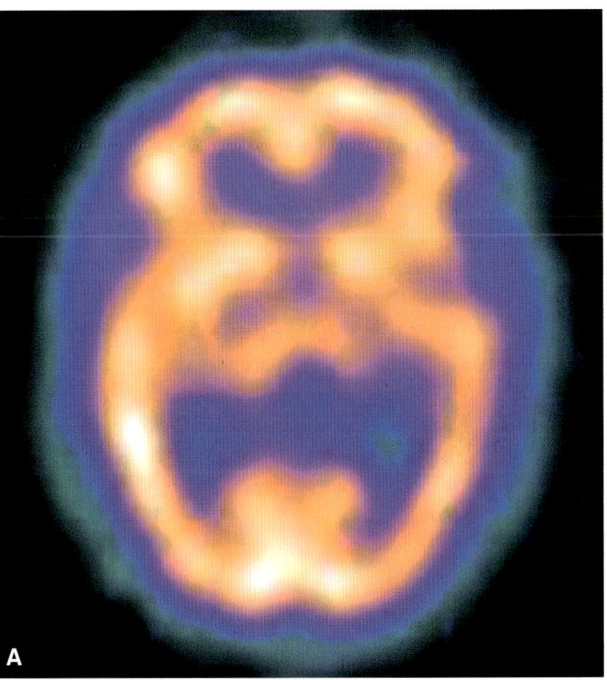
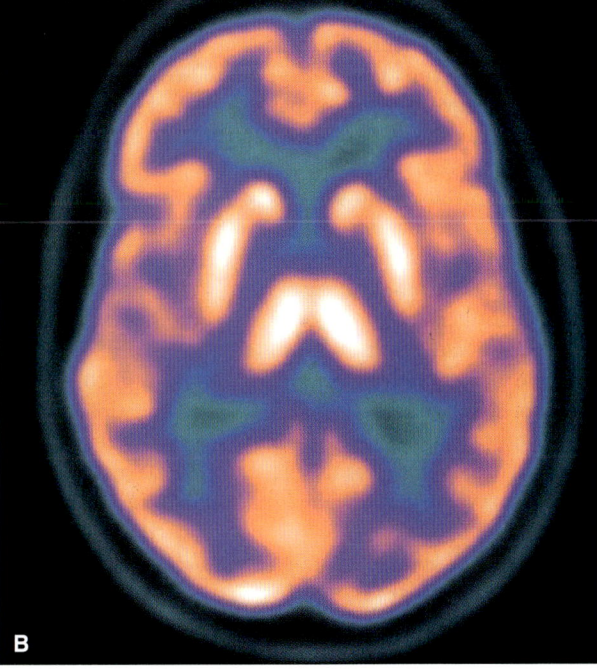

Figura 107.15 Imagens axiais demonstrando as diferenças entre uma SPECT de perfusão cerebral com ^{99m}Tc-ECD (**A**) e um exame de metabolismo cerebral de PET com [^{18}F]FDG (**B**). Observa-se melhor resolução espacial, com distinção de pequenas estruturas cerebrais como giros, núcleos da base e tálamos na imagem de PET-FDG.

nacional. O fluxo sanguíneo está relacionado diretamente com a atividade sináptica neuronal e é dependente da integridade vascular, da anatomia cerebral e da função cerebral. Esses traçadores, por serem lipofílicos, após administração intravenosa atravessam a barreira hematoencefálica rapidamente e distribuem-se em toda a massa cinzenta do cérebro.

Os radiofármacos de perfusão SPECT (^{99m}Tc-ECD/^{99m}Tc-HMPAO) registram a perfusão cerebral regional durante o período imediatamente após a sua administração, o que garante vantagem no seu uso com relação à PET com [^{18}F]FDG em situações em que a velocidade de extração é mais importante que resolução espacial, como nos estudos de epilepsia na fase crítica, que estão fora do escopo do presente capítulo. O ECD é um agente lipofílico que se concentra rapidamente no cérebro após a sua administração intravenosa (cerca de 6% da dose administrada). A retenção no cérebro ocorre em virtude da éster-hidrólise *in vivo*, alterando o componente em uma espécie que não se difunde para fora do cérebro. A via primária de excreção é a urinária e secundariamente pelo trato gastrointestinal.

Na SPECT de perfusão cerebral há uma captação cortical do encéfalo de 3:1 com relação à concentração em região subcortical/substância branca, com padrão simétrico de concentração entre os hemisférios cerebrais e cerebelares e maior concentração na região cortical dos lobos occipitais, seguida da região frontal e um padrão praticamente constante de concentração nos lobos parietais, núcleos da base, tálamos e regiões médio/posteriores dos lobos temporais. A região polar anterior e mesial dos lobos temporais são as regiões que apresentam menor concentração relativa.

As imagens são realizadas com um intervalo mínimo de 30 minutos entre a administração do radiofármaco e o início da aquisição das imagens em um ambiente tranquilo com pouco estímulo visual e auditivo.

Metabolismo glicolítico

A glicose é geralmente transportada para dentro da célula por difusão facilitada pelos transportadores de glicose específicos na membrana celular. Dentro da célula, a glicose é fosforilada pela enzima hexoquinase em glicose-6-fosfato, que subsequentemente é metabolizada. No cérebro, o metabolismo da glicose é o principal responsável pela produção de energia necessária para a função cerebral. Sob condições fisiológicas, assim como em várias doenças que afetam o cérebro, o metabolismo da glicose está ligado à atividade cerebral. Consequentemente, as alterações na atividade neuronal induzida por doenças refletem-se em uma alteração no metabolismo da glicose.

O radiotraçador para PET mais comumente usado na prática clínica no Brasil e no mundo é a [^{18}F]FDG, sendo aplicado para avaliação do metabolismo da glicose (referido no texto como PET-FDG). O radiotraçador é administrado por via intravenosa e absorvido pelas células com ajuda de transportadores de glicose, após internalização no sistema nervoso central. No entanto, após ser fosforilado pela hexoquinase, o FDG 6-fosfato não continua na via metabólica da glicose, ficando "retido" por algum tempo no meio intracelular.

Os pacientes devem fazer jejum de 4 a 6 horas antes do exame para que a captação cerebral da FDG não seja influenciada pelo aumento dos níveis séricos de glicose. Boa hidratação oral também deve ser estimulada. A glicemia deve ser verificada antes da administração de [^{18}F]FDG e

deve estar menor do que 200 mg/dℓ (limite máximo para realização do método, porém idealmente abaixo de 140 mg/dℓ). Quando hiperglicemia está presente, há um aumento na competição entre a glicose plasmática elevada e a FDG, resultando em captação reduzida no cérebro e maior captação muscular. Há, porém, a necessidade de se aguardarem pelo menos 30 minutos após administração da glicose marcada para que a atividade intracerebral entre em equilíbrio, tempo que limita de forma substancial estudos de ativação cerebral. Dessa forma, o traçador não é ideal para exames que necessitam de alta extração de primeira passagem (como exames críticos em epilepsia), porém torna o método excepcional para avaliação de doenças neurodegenerativas, uma vez que a lenta concentração da [^{18}F]FDG permite obter informações das redes cerebrais em repouso, que se desintegram justamente ao longo dos quadros degenerativos.

Assim como no exame de perfusão, o paciente deve ser colocado uma sala silenciosa e com baixa iluminação cerca de 30 minutos antes e 30 minutos após a injeção da FDG. Um acesso intravenoso deve ser obtido pelo menos 10 minutos antes da injeção. O paciente deve ser instruído a relaxar, não dormir, não falar ou ler, evitar grandes movimentos e manter os olhos abertos. A aquisição das imagens começa entre 30 e 60 minutos (idealmente 30) após a administração da FDG e a duração do exame é de cerca de 5 a 30 minutos, a depender da máquina utilizada.

A distribuição da [^{18}F]FDG é também, como nos estudos de SPECT, relativamente simétrica entre as estruturas dos dois hemisférios cerebrais, sendo relativamente maior em núcleos da base, lobos occipitais, cíngulos posteriores e précúneos, seguidos pelos tálamos e posteriormente pelos córtices frontal, parietal e neocórtex/porção média/posterior dos lobos temporais. O cerebelo também apresenta menor metabolismo glicolítico com relação ao córtex cerebral, o que não é identificado nos estudos perfusionais cerebrais convencionais com SPECT.

Na maioria das doenças neurológicas, assim como nos estudos perfusionais convencionais, nota-se déficit metabólico glicolítico regional de acordo com a região comprometida pela doença. Em algumas ocasiões podem-se identificar áreas de aumento anômalo do metabolismo, em geral injeções que ocorram durante um episódio de crise epiléptica (ou em paciente com crises contínuas), em caso de lesões oncológicas primárias ou secundárias de alto grau, ou em alguns casos de encefalites autoimunes/infecciosas ou processos inflamatórios agudos, como fontes de desmielinização (Figura 107.16).

Avaliação de deposição cortical de placas beta-amiloides

O composto de Pittsburgh B marcado com ^{11}C ([^{11}C]PIB) pode ser considerado o padrão-ouro atual para a PET amiloide para avaliação de doenças degenerativas como a doença de Alzheimer (DA). Atualmente, há dois traçadores disponíveis no Brasil para esse intuito: o [^{11}C]PIB, disponível em instituições com cíclotron próprio; e o [^{18}F]flobetaben, batizado no país de "florbetabeno (FBB)", disponível em caráter comercial e aprovado para uso clínico tanto por instituições de regulação internacionais quanto nacionais. Esses agentes apresentam comportamentos cinéticos diferentes e níveis variáveis de ligação beta-amiloide, com leve superioridade do [^{11}C]PIB com relação ao FBB em termos de afinidade pelas placas beta-amiloides e com relação à captação fisiológica na substância branca (melhor relação

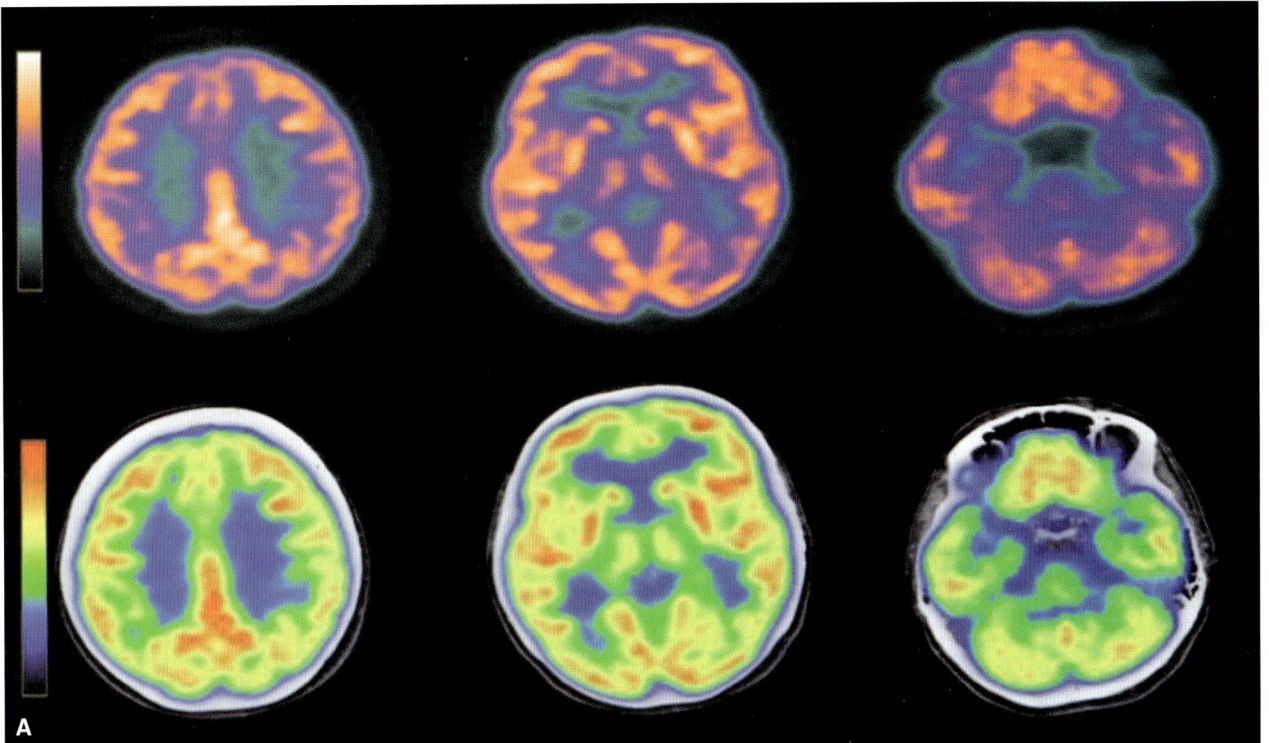

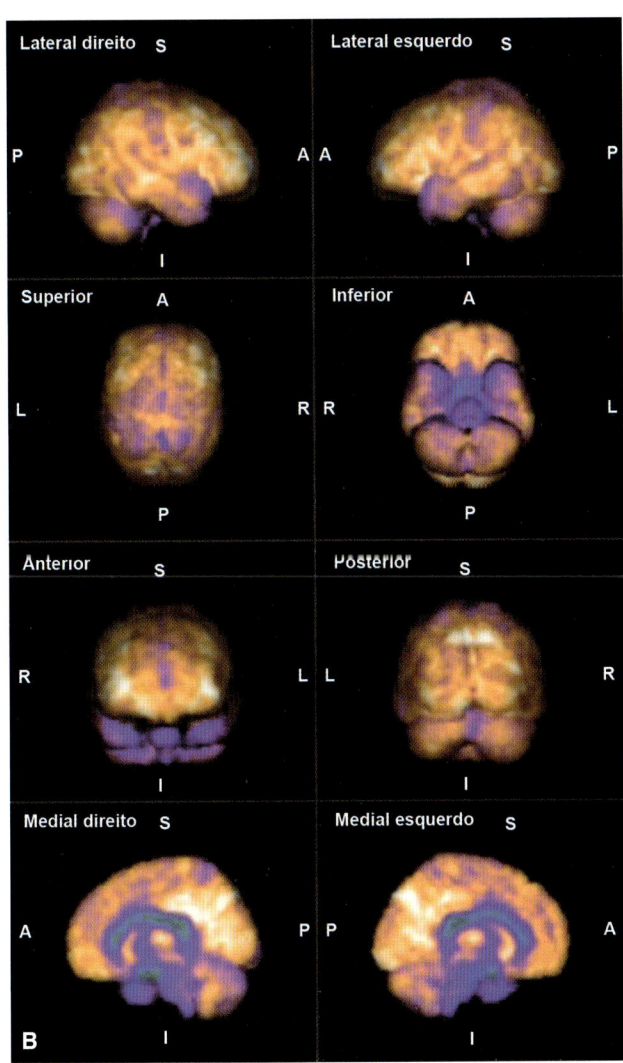

Figura 107.16 A. Cortes axiais de PET com [¹⁸F]FDG mostrando distribuição normal do traçador. As imagens são demonstradas em duas escalas de cor para facilitar a compreensão da relação fisiológica entre as estruturas: a superior apenas com imagens PET; e a inferior com sobreposição da tomografia computadorizada (PET/CT). **B.** Análise semiquantitativa da concentração de FDG pela projeção de superfície estatística tridimensional (3D-SSP).

sinal/ruído). Em termos práticos, o FBB fornece informações qualitativas de acurácia diagnóstica semelhante à do [¹¹C]PIB para a avaliação clínica da deposição de beta-amiloide no cérebro.

Um exame negativo ("normal") para deposição amiloide demonstra concentração dos traçadores nos tratos de substância branca, por sua afinidade fisiológica pelas bainhas de mielina. Um exame positivo para deposição beta-amiloide cortical demonstra concentração difusa do traçador no córtex cerebral (com exceção dos lobos occipitais), que apresenta atividade do traçador semelhante ou maior que a atividade nos tratos de substância branca. Os fabricantes dos traçadores comerciais (entre eles o FBB) fornecem treinamentos formais que devem ser realizados pelos médicos dispostos a laudar o exame. Esses treinamentos são pré-requisitos para sua interpretação nos países desenvolvidos (Figura 107.17).

Imagem do sistema dopaminérgico nigroestriatal

A dopamina é sintetizada nos neurônios dopaminérgicos na *pars compacta* da substância nigra (SNc), na área tegmental ventral e na área retrorrubral do mesencéfalo. Esta é então transmitida pelos axônios das vias nigroestriatais até os estriados, onde é recaptada nos terminais pré-sinápticos pelos transportadores dopaminérgicos (DAT). Múltiplos radiofármacos foram desenvolvidos para imagem da neurotransmissão dopaminérgica. Os radiotraçadores pré-sinápticos incluem marcadores de síntese e armazenamento vesicular, como a 6-fluoro-L-dopa-¹⁸F ([¹⁸F]dopa), adquirida em equipamentos PET, e os traçadores dos DAT, que podem ser avaliados por traçadores PET ou SPECT.

No Brasil, até o presente momento, está disponível comercialmente apenas o traçador SPECT ⁹⁹ᵐTc-TRODAT-1, havendo notícias de desenvolvimento de traçadores DAT para PET. O padrão normal de imagem é captação intensa nos núcleos da base (referidos como "padrão ponto e vírgula"), de forma simétrica e em intensidade marcadamente maior que a atividade inespecífica de fundo (cerca de duas vezes). Uma degeneração da SNc levará a menor captação desse radiofármaco nos núcleos estriados; porém, nesse caso, graças a uma menor disponibilidade de terminais sinápticos e, consequentemente, dos transportadores DAT. Os exames de medicina nuclear com traçadores do sistema dopaminérgico são úteis para diferenciar transtornos parkinsonianos de tremor essencial e outras condições (parkinsonismos medicamentoso, psicogênico etc.) e servem também para graduar o estágio de neurodegeneração das doenças, porém não diferenciam os parkinsonianos degenerativos

entre si. A atividade dos traçadores está normal em doenças degenerativas não parkinsonianas, como a DA ou degeneração lobar frontotemporal (DLFT) sem parkinsonismo, sendo útil, por exemplo, para diferenciar DA de doença com corpos de Lewy (critério diagnóstico indicativo dessa condição).

As imagens devem ser avaliadas por inspeção visual por um observador treinado e complementadas por análises semiquantitativas que considerem a relação do traçador com a atividade de fundo, em geral nos lobos occipitais (Figura 107.18).

Cintilografia cardíaca com metabenzilguanidina marcada com ¹²³I

A metabenzilguanidina (mIBG) é uma molécula que se assemelha estruturalmente à molécula de guanidina, que é análoga à noradrenalina, porém sem atividade farmacológica. Sua concentração no coração demonstra, indiretamente, a saúde da inervação simpática cardíaca. Em algumas condições neurológicas (particularmente casos de denervação e disautonomia de origem degenerativa), sua concentração encontra-se reduzida, por exemplo na doença de Parkinson (DP) e na demência com corpos de Lewy (DCL). É importante ressaltar que apenas a molécula marcada com iodo-123 é validada para esse tipo de avaliação, o que limita a sua disponibilidade pela disponibilidade inconsistente em território nacional.

Imagem da proteína tau

O papel importante na proteína tau em diversas doenças degenerativas, em particular a DA, tem impulsionado esforços para desenvolver a PET para imagem da proteína tau. Os emaranhados neurofibrilares corticais com deposição de proteína tau estão mais estreitamente correlacionados com a progressão de DA do que as placas de beta-amiloide. Também têm papel semelhante em outras doenças chamadas "taupatias primárias", entre elas variantes da demência frontotemporal (DFT) e paralisia supranuclear progressiva. Diversos traçadores demonstram-se promissores para avaliação dessa proteína, porém estão ainda indisponíveis no país.

Ferramentas de semiquantificação na avaliação dos métodos de medicina nuclear

Ferramentas de semiquantificação e análise automatizada podem ser usadas no cenário clínico para melhorar o desempenho diagnóstico dos exames de perfusão por SPECT e principalmente PET, especialmente de médicos com menos experiência. Estudos mostraram que as sensibilidades da análise visual e semiquantitativa são relativamente semelhantes,

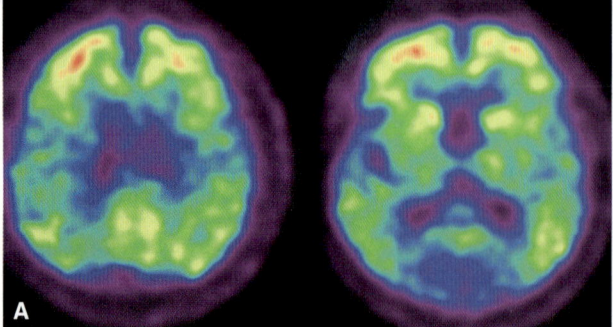
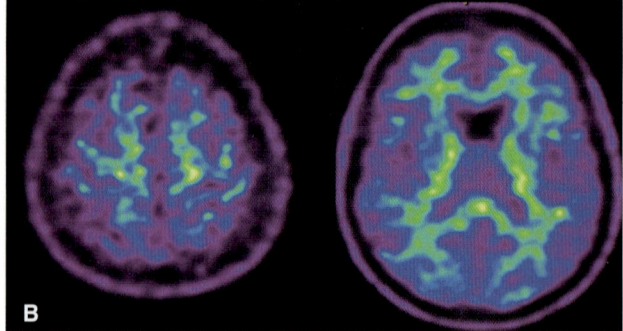

Figura 107.17 Exemplos de imagens axiais demonstrando um exame de PET amiloide com [¹¹C]PIB positivo, com captação do traçador no córtex e na substância branca (**A**), e outro negativo, com concentração restrita aos tratos de substância branca (afinidade por mielina) e ausência de deposição cortical (**B**).

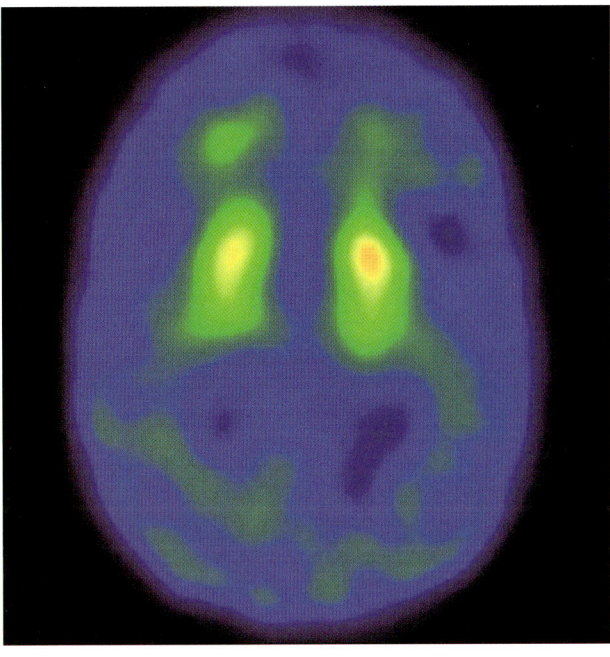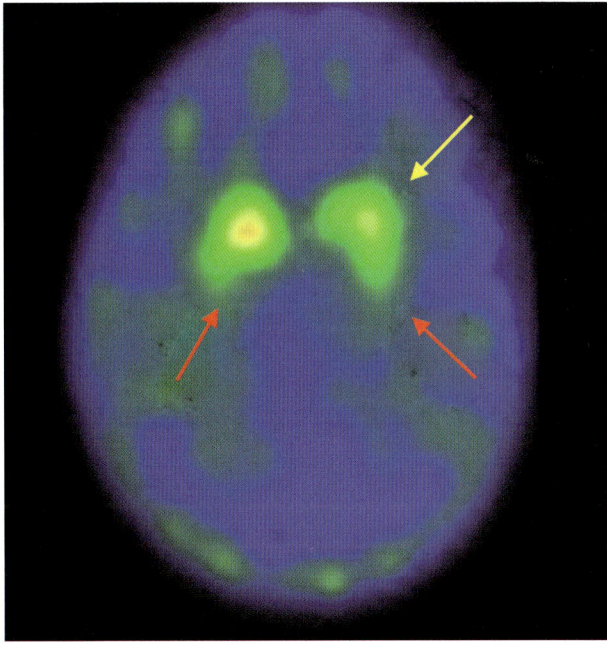

Figura 107.18 SPECT/CT com ^{99m}Tc-TRODAT revelando biodistribuição normal à esquerda e exame alterado à direita, com hipoconcentração do radiotraçador nos putamens bilaterais, mais evidente no aspecto posterior do direito e no caudado à esquerda (*setas vermelhas* e *seta amarela*). Imagens axiais da fusão SPECT/CT (6B e 6D) para melhor localização anatômica.

considerando leitores mais experientes. Entretanto, as análises semiquantitativas apresentam maior especificidade, especialmente para a identificação de padrões relacionados com doenças neurodegenerativas, principalmente em estágios iniciais, além de reduzir a variabilidade entre os leitores com diferentes graus de experiência.

Deve-se ressaltar que as abordagens semiquantitativas devem sempre ser usadas em conjunto com a análise visual, considerando a inspeção visual como o primeiro passo para a avaliação das imagens e uma etapa obrigatória para o controle de qualidade. Os sistemas automatizados podem introduzir artefatos e, dessa forma, gerar resultados que não refletem a realidade. Atualmente existem vários sistemas de análise semiquantitativa totalmente automáticos ou semiautomáticos e esses sistemas geralmente realizam a comparação entre a imagem do indivíduo de interesse e um banco de dados de indivíduos saudáveis pareados por idade.

A ferramenta 3D-SSP, bem estabelecida no meio clínico, define um número de pontos em um modelo de superfície cerebral definido em um espaço estereotáxico padrão. Cada ponto está associado a um vetor perpendicular à superfície cerebral. O método determina a captação cortical máxima para cada um desses pontos de superfície, destaca áreas corticais com déficits estatisticamente significativos e calcula o número de desvios padrões do paciente com relação à média da população saudável (os chamados "Z escores"). Esses valores são então processados, de forma que a imagem que eles criam correspondem a mapas tridimensionais da concentração do radiofármaco e dos Z escores. Esses mapas otimizam o reconhecimento de padrões de hipoconcentração do radiofármaco pelo leitor e facilitam o diagnóstico diferencial.

Aplicações clínicas

Doenças cerebrovasculares

Os radiofármacos utilizados nos estudos perfusional ou de metabolismo glicolítico são indicadores sensíveis na alteração de fluxo sanguíneo cerebral regional e podem detectar uma redução imediata do fluxo sanguíneo após um evento agudo. Aplicações antigas incluíam avaliação de ataque isquêmico transitório e no evento agudo de acidente vascular encefálico, porém esses exames foram gradualmente substituídos pela RM e TC. Atualmente, os exames, principalmente de PET-FDG, são utilizados na avaliação tardia das sequelas isquêmicas e na avaliação de sua contribuição para casos de comprometimento cognitivo, na tentativa de descartar/confirmar processo neurodegenerativo associado.

Os achados mais consistentes na doença cerebrovascular são áreas de hipoperfusão focal ou difusa, que são diretamente consequência do quadro isquêmico local. Quando as áreas são extensas, principalmente envolvendo o lobo frontal ou núcleos da base e tálamos, é comum observar déficit perfusional no hemisfério cerebelar contralateral, fenômeno denominado "diásquise cerebelar cruzada" (em virtude da conectividade cortical cerebral, ponte e região cortical cerebelar contralateral).

O estudo perfusional apresenta sensibilidade em torno de 86% e especificidade de 98% na localização do acidente vascular encefálico. Apresenta-se como estudo falso-negativo nos casos de infartos lacunares ou infartos corticais de pequena extensão em razão da resolução espacial do método (Figura 107.19).

Doenças neurodegenerativas

Doença de Alzheimer

Consensos recentes definiram o diagnóstico da DA com base em marcadores relacionados com sua fisiopatologia e achados patológicos. Assim, passa a ser pré-requisito para seu diagnóstico a identificação de placas beta-amiloides por PET ou a medida indireta de deposição de peptídios beta-amiloides pelo líquido cefalorraquidiano ou no sangue periférico. Dessa forma, um indivíduo com sinais de deposição amiloide (A+) passa a ser considerado como

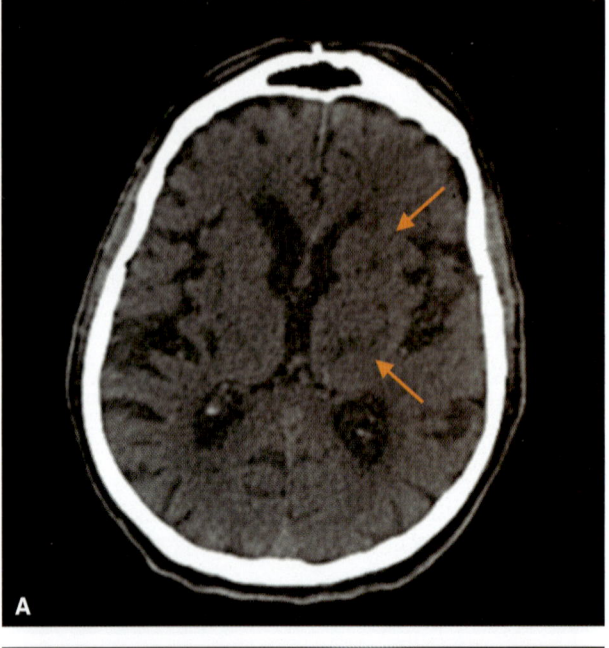

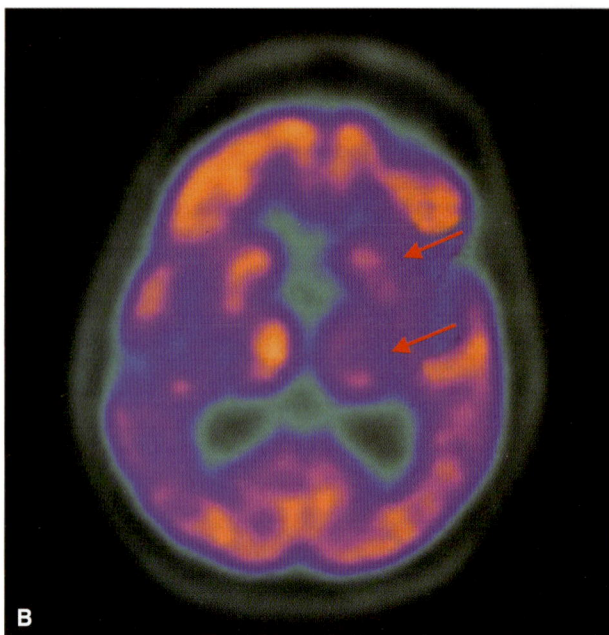

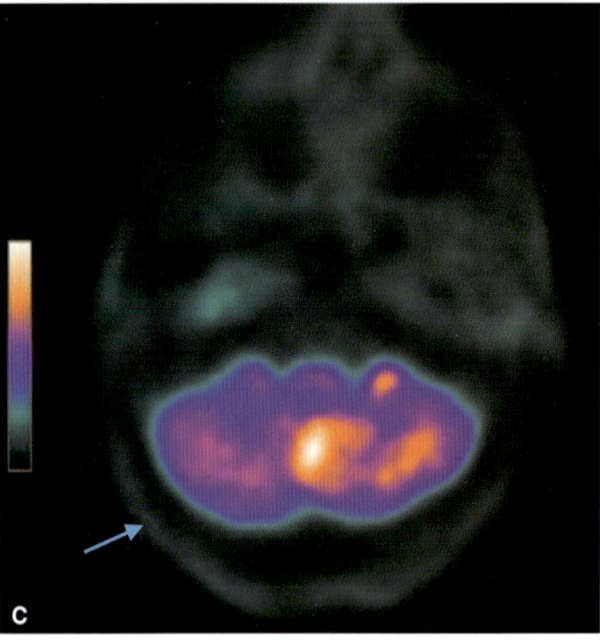

Figura 107.19 Cortes axiais de tomografia computadorizada (**A**) e de PET-FDG (**B** e **C**) de declínio cognitivo por causa vascular. Hipometabolismo moderado nos núcleos da base e tálamo à esquerda (*setas vermelhas*), em adição às áreas de lacuna nucleocapsular (*setas laranjas*), estas sem metabolismo (sequelas). Adicionalmente, há hipometabolismo no hemisfério cerebelar direito por provável diásquise (*seta azul*), contralateralmente às lesões vasculares nucleocapsulares.

dentro do *continuum* da DA, ao passo que um indivíduo com exames negativos (A–) tem o diagnóstico de DA imediatamente excluído. Nota-se, então, que um exame de PET amiloide tem a capacidade de excluir a doença se for considerado negativo, ao passo que sua positividade torna a doença possível.

A PET-FDG, segundo os conceitos mais recentes, é capaz de detectar neurodegeneração relacionada com DA, independentemente da fase da doença (comprometimento cognitivo leve ou demência). O padrão de hipometabolismo típico da DA, contudo, apresenta alta especificidade para detecção de patologia amiloide e pode ser utilizado para predizer a doença, além de realizar seu estadiamento. A PET-FDG tem também excelente valor prognóstico na doença, com um exame negativo indicando baixa possibilidade de progressão da fase de comprometimento cognitivo leve para demência em cerca de 3 anos. Exames altamente positivos e com extensa degeneração, por outro lado, indicam pior prognóstico. Em geral, o grau de hipometabolismo espelha a

fase de neurodegeneração em avaliações neuropatológicas e pode ser utilizado para o seu estadiamento. Essa premissa, inclusive, pode ser replicada nas demais doenças neurodegenerativas.

Nos quadros de DA geralmente identifica-se déficit de concentração do radiofármaco (tanto traçadores perfusionais como o de metabolismo glicolítico) nos cíngulos posteriores, pré-cúneos, córtex de associação temporoparietal (região temporoparietal posterior) e neocórtex temporal, habitualmente bilateral, mas não necessariamente de forma simétrica. O córtex sensório-motor tem sua perfusão/metabolismo preservados, assim como os núcleos da base, os tálamos e o córtex occipital. No progredir do quadro demencial, nota-se extensão do déficit perfusional/metabólico glicolítico para a região cortical dos lobos frontais. A doença de apresentação pré-senil (abaixo de 65 anos) tende a ter alterações mais extensas, ao passo que a doença esporádica de início mais tardio tende a ter alterações menos discretas e maior associação de comorbidades.

A DA apresenta pelo menos quatro variantes bem determinadas, em geral mais comumente de apresentação pré-senil, nas quais o hipometabolismo temporoparietal é acompanhado de outras características: atrofia cortical posterior (hipometabolismo occipital), variantes fontal/disexecutiva (hipometabolismo frontal destacado, de difícil diferenciação entre DA e DLFT), afasia logopênica (hipometabolismo temporoparietal esquerdo destacado) e síndrome corticobasal (achados típicos de DA bastante extensos com marcado acometimento parietal).

Em geral, a DA apresenta exames DAT-SPECT e cintilografia com ^{123}I-mIBG normais (Figuras 107.20 e 107.21).

Alfassinucleinopatias – demência com corpos de Lewy e demência da doença de Parkinson

Essas condições fazem parte do grupo de doenças das chamadas "alfassinucleinopatias", apresentando em comum a presença de corpos de Lewy nos neurônios na análise patológica, que representam inclusões citoplasmáticas da proteína alfassinucleína. Ambas as doenças apresentam como pré-requisito um exame de SPECT ou PET do sistema dopaminérgico nigroestriatal alterado. Na DP, um exame normal praticamente exclui o diagnóstico da doença, enquanto na DCL, um exame alterado é um critério indicativo da doença. O DAT-SPECT está indicado para diferenciação entre tremor essencial e parkinsonismos em geral, ou entre um quadro não parkinsoniano (especialmente DA) e DCL, especialmente quando não há parkinsonismo na DCL.

Outro exame com alta especificidade para a doença é a cintilografia cardíaca com ^{123}I-mIBG, em que a redução de captação do traçador no coração detecta denervação cardíaca típica da disautonomia periférica observada na DP e na DCL. Na atrofia de múltiplos sistemas (AMS), outra doença do espectro das sinucleinopatias, há, em geral, preservação da atividade cardíaca nesse exame, visto que a disautonomia da AMS tem origem central e não periférica.

Ambas as doenças apresentam alterações na PET-FDG. Na DCL em geral há hipometabolismo, desde a sua apresentação inicial, e na DP ocorrendo concomitantemente com as alterações cognitivas. O padrão de déficit perfusional/metabólico glicolítico é semelhante ao encontrado na DA (hipometabolismo temporoparietal posterior e nos pré-cúneos); porém, na DP, em geral, ocorre preservação dos giros do cíngulo posterior. Na DCL pode ocorrer esse mesmo padrão temporoparietal da DP, porém o padrão que apresenta maior acurácia diagnóstica, e que é útil para o diagnóstico diferencial com a DA, é o hipometabolismo temporoparietal com extensão ao córtex occipital, em geral acometendo o córtex visual (Figura 107.22).

A PET amiloide não é capaz de excluir essas doenças, sendo muito comum positividade amiloide como copatologia tanto na DP quanto na DCL. Um exame amiloide positivo, contudo, confere pior prognóstico a essas doenças, ao passo que um exame negativo não as exclui.

Degeneração lobar frontotemporal

Nos quadros de demência frontal/frontotemporal o déficit perfusional/metabolismo glicolítico observado apresenta predomínio nos lobos frontais e/ou temporais (principalmente em suas porções anteriores e mediais) e nas ínsulas, podendo haver acometimento de núcleos da base, particularmente dos caudados, e mesmo do cerebelo, quando há acentuado hipometabolismo frontal. A DFT com predomínio de degeneração frontal manifesta-se como variante comportamental.

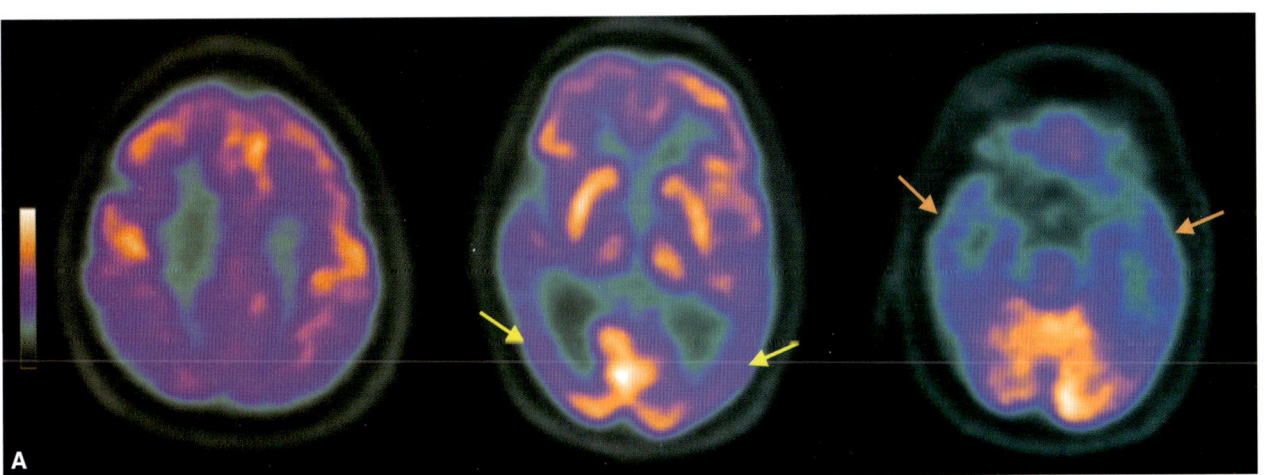

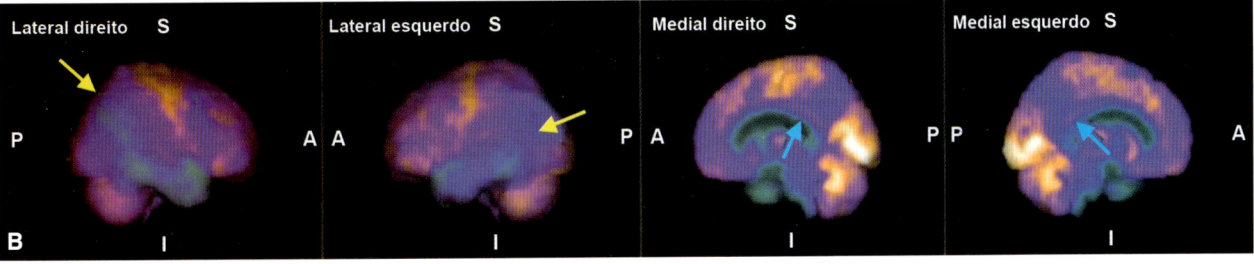

Figura 107.20 A. Cortes axiais de PET-FDG de doença de Alzheimer pré-senil, com hipometabolismo moderado a acentuado em toda a extensão das regiões temporoparietais, parietais posteriores e inferiores bilaterais (*setas amarelas*), com acometimento também significativo dos pré-cúneos, córtex temporoparietal de associação e lobo temporal até os polos e região mesial (*setas laranja*), relativamente simétrico. **B.** Análise semiquantitativa da concentração do FDG pela projeção de superfície estatística tridimensional (3D-SSP). Nas projeções mediais é possível ver o acometimento dos cíngulos posteriores (*setas azuis*).

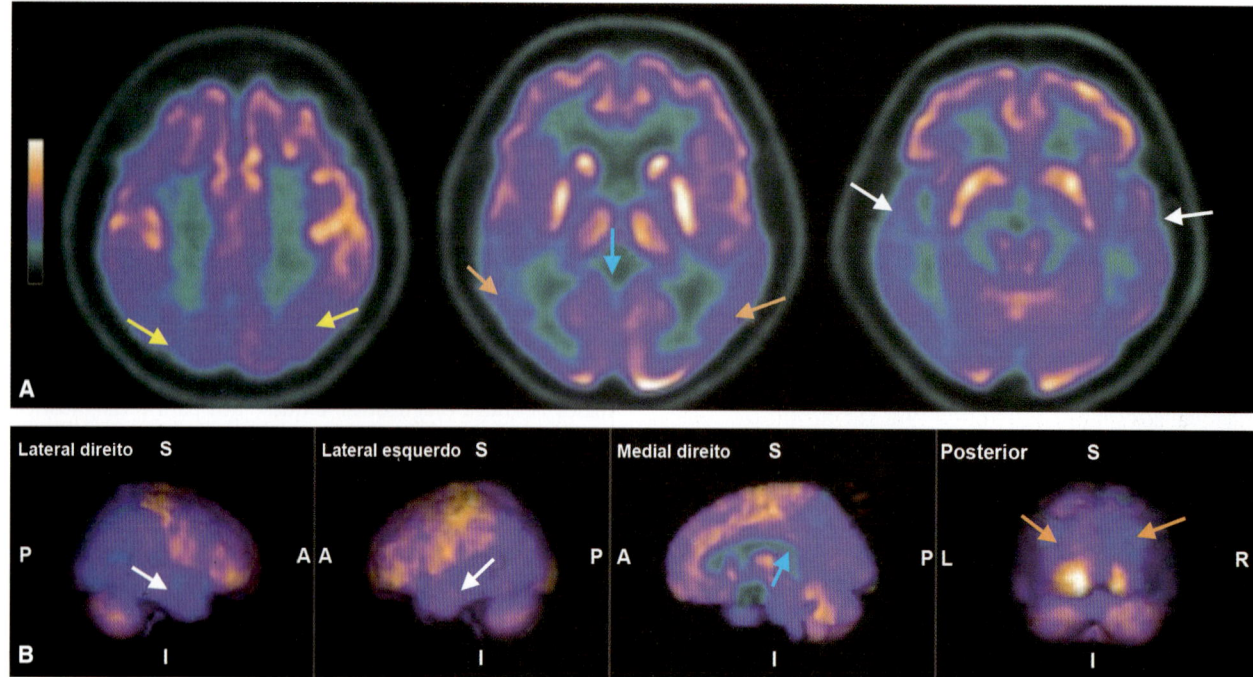

Figura 107.21 A. Caso de atrofia cortical posterior, variante de doença de Alzheimer. Cortes axiais de PET-FDG com hipometabolismo moderado a acentuado em toda a extensão das regiões temporoparietais, parietais posteriores e inferiores bilaterais (*setas amarelas*), com acometimento também significativo dos pré-cúneos e lobos temporais, incluindo os polos e região mesial (*setas brancas*), assimétrico, mais evidente à direita. Nota-se ainda extensão para os lobos occipitais (*setas laranja*), também mais intenso à direita, e mais evidente nas transições temporoparieto-occipitais e nos cúneos, com acometimento do córtex visual primário (*seta azul*). **B.** Análise semiquantitativa da concentração do FDG pela projeção de superfície estatística tridimensional (3D-SSP). Na projeção medial é possível ver o acometimento do cíngulo posterior (*seta azul*).

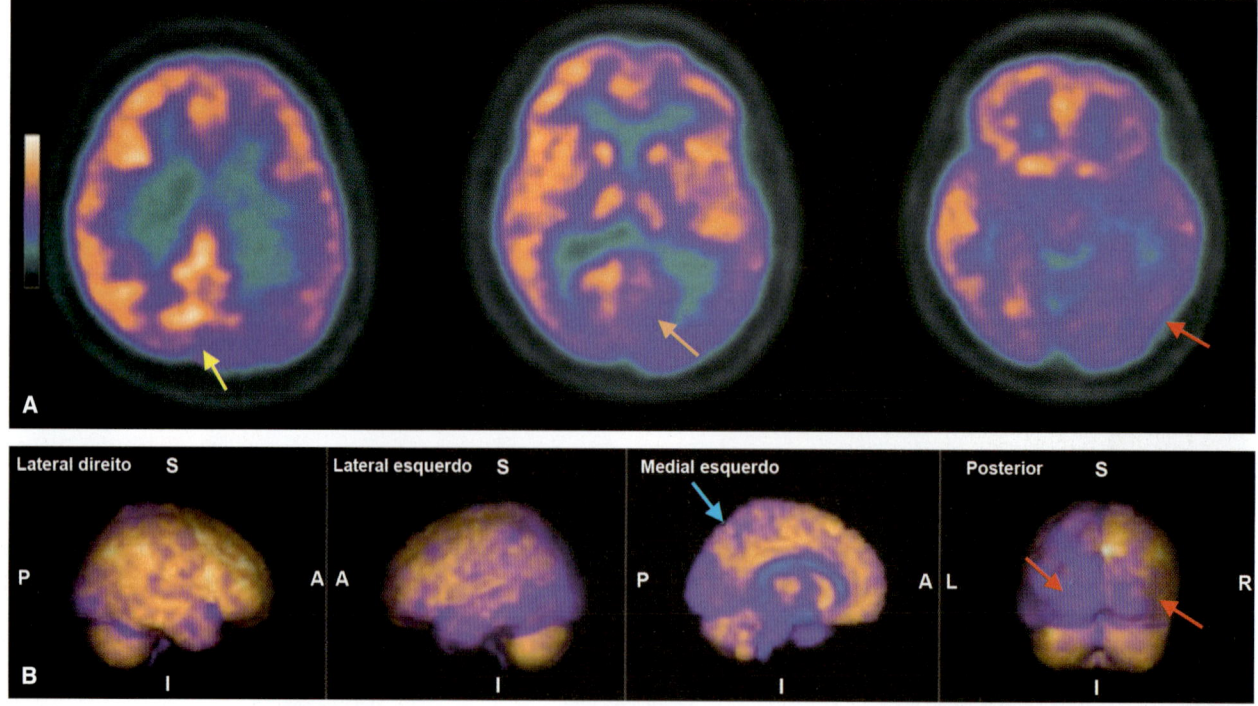

Figura 107.22 A. Cortes axiais de PET com [¹⁸F]FDG de caso de doença/demência com corpos de Lewy – hipocaptação da glicose marcada em grau moderado a acentuado de predomínio temporoparieto-occipital à esquerda, acometendo todo o lobo occipital esquerdo e parte do direito (*setas vermelhas*), incluindo córtex visual (*seta laranja*), com acometimento bastante discreto do pré-cúneo (*seta azul*) e relativa preservação cíngulo posterior (*seta amarela*). **B.** Análise semiquantitativa da concentração do FDG pela projeção de superfície estatística tridimensional (3D-SSP).

Esse espetro de doenças apresenta-se negativo nos testes de deposição de placas beta-amiloide, inclusive PET. Casos A+ de DLFT são raros e indicam associação de patologias (DLFT e DA). Em geral, também são negativas na cintilografia cardíaca com ¹²³I-mIBG, mas podem apresentar DAT-SPECT alterado em casos de parkinsonismo (degeneração corticobasal – DCB – e paralisia supranuclear progressiva –PSP) (Figuras 107.23 e 107.24).

Outros parkinsonismos atípicos

Degeneração corticobasal

Na DCB, os achados típicos incluem hipometabolismo e atrofia cortical frontoparietal assimétrica (pior do lado contralateral aos sintomas motores) acometendo o lóbulo parietal superior, a região perirrolândica (giros pré e pós-centrais) e giros frontais superiores. Pode-se observar também hipometabolismo/atrofia assimétrica dos núcleos da base e atrofia do corpo caloso. Diferentemente da PSP, a anatomia do tronco cerebral é relativamente preservada.

Paralisia supranuclear progressiva

Os casos clássicos de PSP apresentam-se na RM com atrofia do mesencéfalo (achado que pode também ser visto como hipometabolismo na PET-FDG) e hipersinal em T2/FLAIR no tegmento pontino, teto mesencefálico e núcleos olivares inferiores. A atrofia mesencefálica pode ser avaliada visualmente pelo sinal do "beija-flor" no plano sagital (aplainamento ou concavidade da linha superior do mesencéfalo) ou de maneira semiquantitativa pela razão entre as áreas do mesencéfalo e da ponte no corte sagital mediano. O hipometabolismo à PET-FDG tem predomínio frontal medial e pré-frontal dorsomedial, por vezes com acometimento dos cíngulos médios e anteriores, regiões paracentrais e dos núcleos caudados e tálamos, com extensão frontoparietal em fases tardias.

Outros quadros relacionados com doenças degenerativas

Na demência multi-infarto, o déficit cognitivo é causado pelos múltiplos infartos, sendo observadas múltiplas áreas de hipoperfusão/metabolismo, em geral acompanhando os territórios de irrigação sanguínea, com diferentes graus e extensão com déficits de perfusão/metabolismo glicolítico. Nesses casos é imprescindível a análise em conjunto com os exames estruturais de TC e RM. Portanto, o padrão de déficit perfusional/metabolismo glicolítico pode ser uni ou bilateral, geralmente de padrão assimétrico, envolvendo qualquer parte do córtex cerebral ou de regiões subcorticais.

Na doença de Creutzfeldt-Jakob há uma rápida deterioração do quadro cognitivo, possivelmente associado a um agente priônico. Os estudos perfusionais/metabolismo glicolítico mostram vários graus de hipoperfusão/hipometabolismo glicolítico focal ou difuso, em geral acompanhando as áreas de acometimento cortical e de núcleos da base (restrição à difusão) vistas na RM, de acordo com a gravidade da doença.

Na doença de Huntington, uma doença autossômica dominante, degenerativa com distúrbios dos movimentos, caracterizada por quadro de coreia, demência e sintomas psiquiátricos, os pacientes que se apresentam com sintomas demenciais têm nos estudos de perfusão cerebral/metabolismo glicolítico déficit de concentração do radiofármaco em núcleos da base.

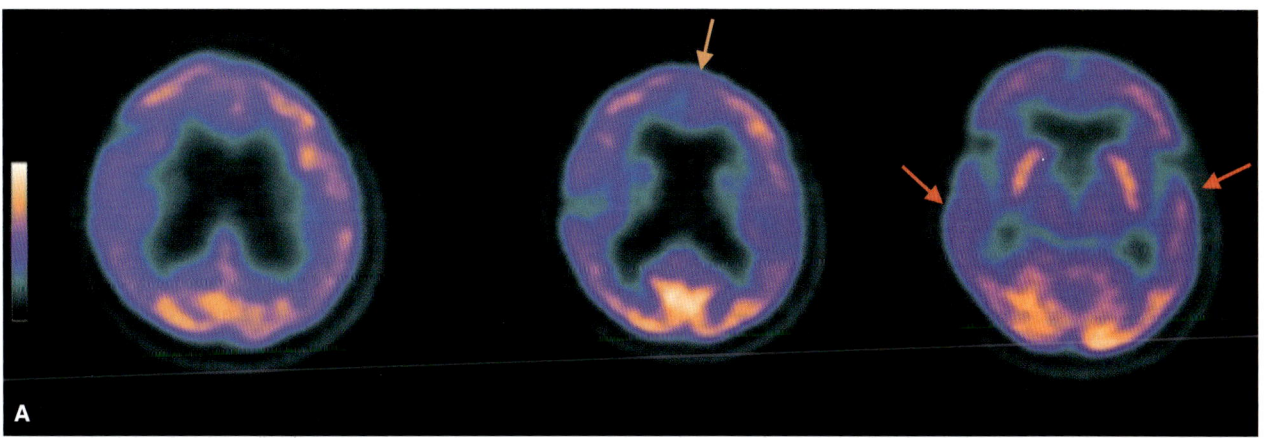

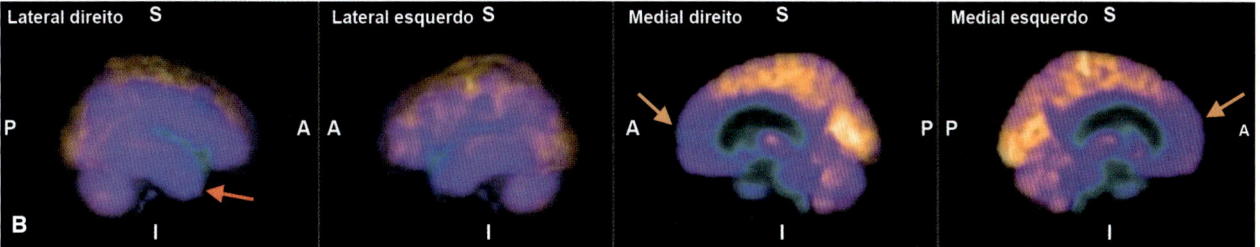

Figura 107.23 A. Cortes axiais de PET com [¹⁸F]FDG de caso de DLFT – hipometabolismo moderado a acentuado, de predomínio temporal neocortical e anterior bilateral, pouco mais evidente à direita (*setas vermelhas*), com extensão para o córtex frontal polar, medial e mediobasal bilateral, incluindo os cíngulos anteriores (*setas laranja*). Há moderada extensão para as regiões temporoparietal posterior e inferior, e minimamente para cíngulos posteriores, porém significativamente menor do que o acometimento frontotemporal anterior, com preservação dos pré-cúneos, achados também mais evidentes à direita, onde também se estende para a região frontoparietal. **B.** Análise semiquantitativa da concentração do FDG pela projeção de superfície estatística tridimensional (3D-SSP).

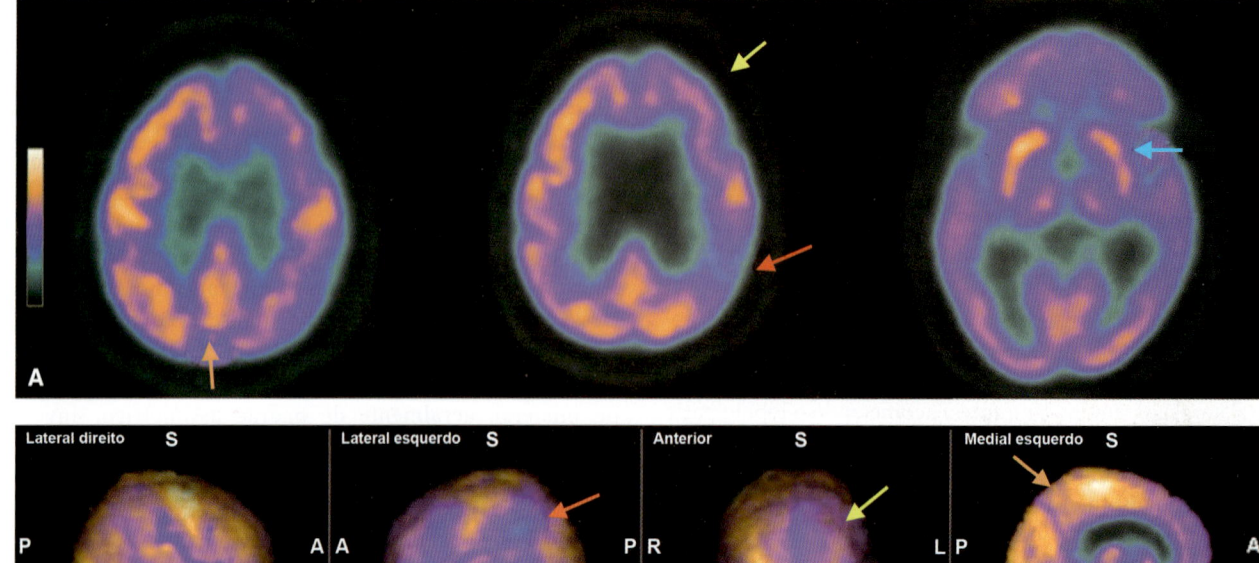

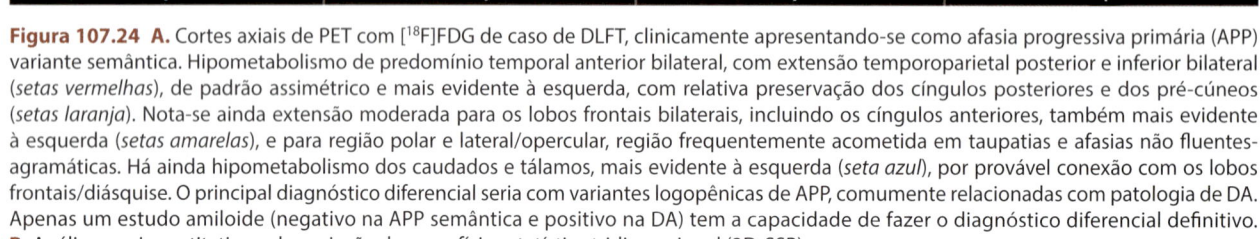

Figura 107.24 **A.** Cortes axiais de PET com [¹⁸F]FDG de caso de DLFT, clinicamente apresentando-se como afasia progressiva primária (APP) variante semântica. Hipometabolismo de predomínio temporal anterior bilateral, com extensão temporoparietal posterior e inferior bilateral (*setas vermelhas*), de padrão assimétrico e mais evidente à esquerda, com relativa preservação dos cíngulos posteriores e dos pré-cúneos (*setas laranja*). Nota-se ainda extensão moderada para os lobos frontais bilaterais, incluindo os cíngulos anteriores, também mais evidente à esquerda (*setas amarelas*), e para região polar e lateral/opercular, região frequentemente acometida em taupatias e afasias não fluentes-agramáticas. Há ainda hipometabolismo dos caudados e tálamos, mais evidente à esquerda (*seta azul*), por provável conexão com os lobos frontais/diásquise. O principal diagnóstico diferencial seria com variantes logopênicas de APP, comumente relacionadas com patologia de DA. Apenas um estudo amiloide (negativo na APP semântica e positivo na DA) tem a capacidade de fazer o diagnóstico diferencial definitivo. **B.** Análise semiquantitativa pela projeção de superfície estatística tridimensional (3D-SSP).

Encefalite autoimune

A encefalite autoimune límbica manifesta-se tipicamente por espessamento cortical e aumento da intensidade do sinal em T2/FLAIR nas estruturas mediais dos lobos temporais e demais estruturas do sistema límbico. Nessas regiões pode haver aumento do metabolismo (hipermetabolismo) à PET-FDG nas fases agudas e hipometabolismo sequelar nas fases crônicas. O lobo temporal lateral e a ínsula são menos frequentemente afetados, enquanto os núcleos da base, ao contrário, são frequentemente envolvidos em casos de autoanticorpos como LGI-1, o que ajuda a distinguir a encefalite autoimune da encefalite causada pelo vírus herpes simples, que caracteristicamente poupa os núcleos da base. A PET-FDG pode detectar anormalidades em casos sem alterações à RM, particularmente na encefalite anti-NMDAr, que apresenta sinais típicos, evidenciados nas Figuras 107.25 e 107.26.

Trauma

Os estudos perfusional e metabólico apresentam boa sensibilidade de detecção de alterações decorrentes de injúrias cerebrais, mesmo que precocemente na fase aguda (< 24 horas). Independentemente do tipo de injúria (hematoma subdural, contusão cerebral ou hemorragia subaracnoide), as imagens funcionais demonstram áreas focais ou multifocais de hipoperfusão que se correlacionam bem com o *status* clínico do paciente. Um exame de perfusão cerebral normal pode ser uma ferramenta útil na exclusão de sequela decorrente do trauma leve. Há relatos, inclusive nacionais, de achados de hipometabolismo na PET-FDG e de deposição à PET-tau em indivíduos com traumas repetitivos decorrentes de práticas esportivas, como lutas (p. ex., boxe) ou de esportes coletivos (classicamente no futebol americano, porém também no futebol tradicional). Em geral, as áreas de hipometabolismo diferem daquelas vistas em doenças degenerativas como a DA e se restringem a regiões límbicas frontais e temporais ou temporais basais/inferiores, acompanhando os movimentos de golpe e contragolpe vistos nos microtraumas repetitivos envolvidos nessas atividades.

Doenças psiquiátricas

A aplicação dos exames de medicina nuclear em doenças psiquiátricas está em contínua investigação, porém não houve, ainda, identificação de padrões específicos para as várias doenças psiquiátricas. Os achados nas mais diferentes condições são em gerais tênues, relacionados com hipoperfusão/hipometabolismo em áreas límbicas ou nos giros do cíngulo anterior, raramente em núcleos da base (especialmente os caudados) e, em geral, próximo dos níveis inferiores da normalidade. Assim, considera-se que em casos de diferenciação entre quadro degenerativo ou psiquiátrico, exames nos limites normais favorecem a interpretação de quadro psiquiátrico.

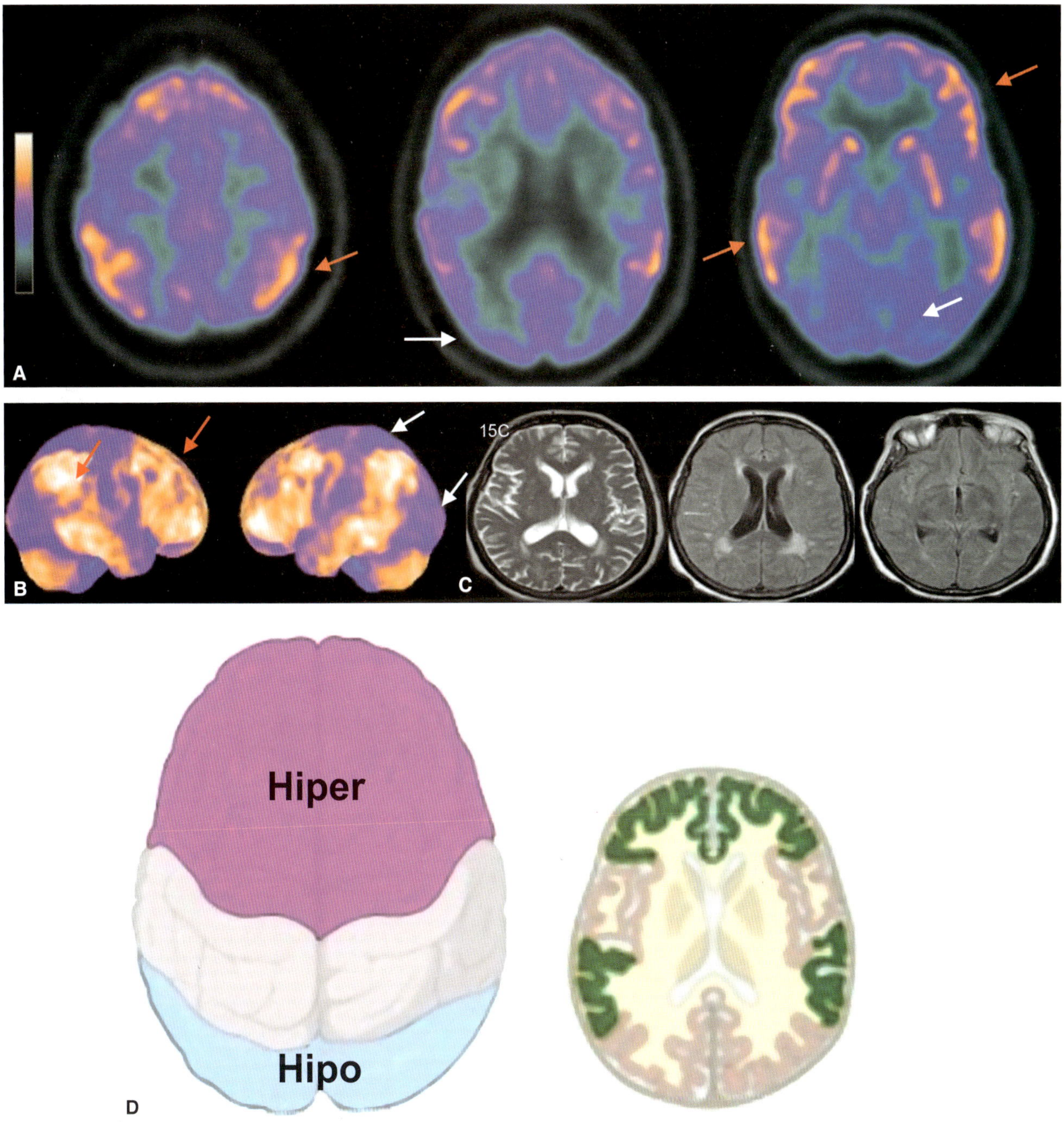

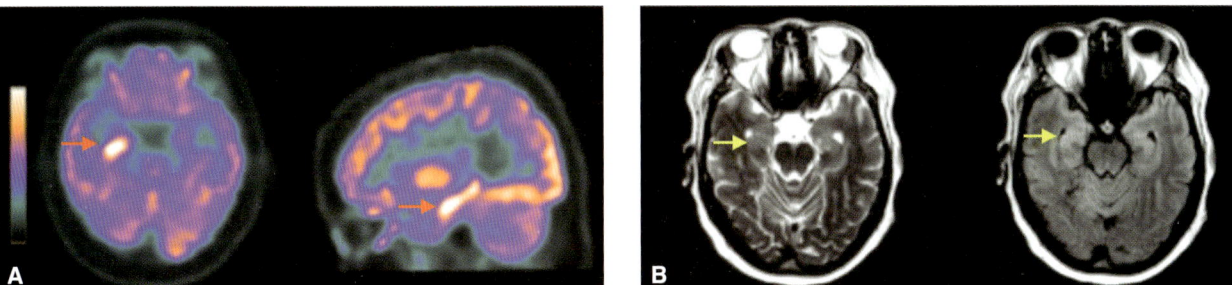

Figura 107.25 A. Cortes axiais de PET com [¹⁸F]FDG de caso de encefalite anti-NMDA: hipometabolismo glicolítico nos lobos parietais em seu aspecto posterior e occipitais bilaterais (*setas brancas*) associado a relativo hipermetabolismo nos lobos frontais e temporais neocorticais (*setas vermelhas*). **B.** Análise semiquantitativa da concentração do FDG pela projeção de superfície estatística tridimensional (3D-SSP). **C.** Ressonância magnética sem alterações significativas. **D.** Representação esquemática do padrão típico (gradiente anteroposterior de hiper/hipometabolismo).

Figura 107.26 Caso de encefalite límbica com anticorpos anti-GABA B presentes no líquido cefalorraquidiano. **A.** PET com [¹⁸F]FDG de hipermetabolismo no giro para-hipocampal e hipocampo direitos (*setas vermelhas*). **B.** Ressonância magnética com hipersinal em T2/FLAIR na formação no hipocampo direito (*setas amarelas*).

PARTE **11**

Doenças do Sistema Nervoso Periférico

Coordenadores: Wilson Marques Junior e Edmar Zanoteli

Seção A • Doenças do Neurônio Motor

108 Esclerose Lateral Amiotrófica
Paulo Sgobbi • Wladimir Bocca Vieira de Rezende Pinto • Marco Chieia • Acary Souza Bulle Oliveira

109 Atrofia Muscular Espinhal Ligada ao 5q
Rodrigo Holanda Mendonça • Edmar Zanoteli

Seção B • Doenças da Transmissão Neuromuscular

110 Miastenia Grave Adquirida
Elza Dias-Tosta • Rubens N. Morato Fernandez

111 Síndrome Miastênica de Lambert-Eaton e Síndromes Miastênicas Congênitas
Eduardo Estephan

Seção C • Neuropatias Periféricas

112 Abordagem Clínica das Neuropatias Periféricas
Acary Souza Bulle Oliveira • Marcondes Cavalcante Franca Junior • Osvaldo J. M. Nascimento

113 Métodos Diagnósticos em Neuropatias Periféricas: Eletrofisiologia, Ultrassom de Nervo e Biópsia
Wilson Marques Junior • Ana Lucila Moreira • Angelina M. M. Lino

114 Radiculopatias e Plexopatias
Raquel Campos Pereira • Carlos Otto Heise • Carlo Domênico Marrone

115 Ganglionopatias Sensitivas e Autonômicas
Alberto R. M. Martinez • Rafaella Tacla • Marcondes Cavalcante Franca Junior

116 Polineuropatias Hereditárias e Doença de Charcot-Marie-Tooth
Wilson Marques Junior • Eduardo Boiteux Uchôa Cavalcanti • Pedro Henrique Marte de Arruda Sampaio

117 Neuropatia Amiloidótica Familiar e Outras Amiloidoses
Márcia Waddington • Anna Paula Paranhos Miranda Covaleski • Marcela Câmara Machado Costa • Carolina Lavigne Moreira

118 Neuropatias de Fibras Finas
Osvaldo J. M. Nascimento • Camila Pupe

119 Síndrome de Guillain-Barré
Wilson Marques Junior

120 Polirradiculoneuropatia Inflamatória Desmielinizante Crônica e Variantes
Francisco de Assis Aquino Gondim • Marcus Vinícius Magno Gonçalves • Francisco Telechea Rotta

121 Neuropatias Infecciosas
Marcia Jardim • Diogo Fernandes dos Santos • Pedro José Tomaselli

122 Neuropatias Periféricas em Doenças Sistêmicas, Carenciais e Tóxico-Metabólicas
Marcos de Freitas • Cleonisio Leite Rodrigues • Marcelo Maroco Cruzeiro

Seção D • Doenças Musculares

123 Classificação e Avaliação Clínica nas Miopatias
Cláudia Ferreira da Rosa Sobreira • Rosana Herminia Scola • Osório Lopes Abath Neto • Andre Clériston José dos Santos

124 Biópsia Muscular
André Macedo Serafim Silva • Eliene Dutra Campos • Edmar Zanoteli

125 Distrofinopatias
Alexandra Prufer de Queiroz Campos Araujo • Juliana Gurgel Giannetti

126 Distrofias Musculares de Cinturas
Ana Cotta • André Macedo Serafim Silva • Elmano Carvalho

127 Distrofias Musculares do Adulto | Facioescapuloumeral e Distrofias Miotônicas
Cristiane de Araujo Martins Moreno • Marcela Câmara Machado Costa • Ana Cotta

128 Doenças Musculares Congênitas
Clara Gontijo Camelo • Juliana Gurgel Giannetti • Umbertina Conti Reed • Edmar Zanoteli

129 Miopatias Mitocondriais
Claudia Ferreira da Rosa Sobreira • Cristiane de Araujo Martins Moreno

130 Canalopatias
Antonio Edvan Camelo Filho • Carlos Otto Heise

131 Hipertermia Maligna e Outros Eventos Adversos Anestésicos em Doenças Neuromusculares
Helga C. A. Silva

132 Miopatias Metabólicas Hereditárias
Elmano Carvalho • Margleice Marinho Vieira Rocha • Carlo Domênico Marrone

133 Miopatias Inflamatórias
André Macedo Serafim Silva • Eliene Dutra Campos • Edmar Zanoteli

134 Miopatias Relacionadas a Doenças Sistêmicas
Filipe Di Pace • Rodrigo de Holanda Mendonça • Edmar Zanoteli

As referências bibliográficas desta Parte estão disponíveis *online*, no Ambiente Virtual de Aprendizagem do GEN.

CAPÍTULO

108

Esclerose Lateral Amiotrófica

Paulo Sgobbi • Wladimir Bocca Vieira de Rezende Pinto •
Marco Chieia • Acary Souza Bulle Oliveira

INTRODUÇÃO

O termo "doença do neurônio motor" (DNM) designa um grupo amplo e em expansão de doenças neurológicas que resultam do envolvimento primário ou secundário dos neurônios motores inferior (segundo neurônio motor, localizado no corno anterior da medula espinal), superior (primeiro neurônio motor ou neurônio piramidal gigante de Betz, localizado na camada V do córtex motor primário na área 4 de Brodmann) ou de ambos. A forma clínica de DNM mais encontrada em termos globais é a esclerose lateral amiotrófica (ELA) ou doença de Lou Gehrig.[1]

Apesar de representar condição clínica com sinais e sintomas descritos e identificados na literatura médica há quase 200 anos, a primeira descrição bem estabelecida da ELA como uma doença específica e a proposição da terminologia "esclerose lateral amiotrófica" foram realizadas por Jean-Martin Charcot. Por mais de 100 anos, a classificação da ELA como uma doença puramente motora ou com comprometimento motor isolado foi considerada quase unânime na literatura médica, ocorrendo fundamentalmente nas últimas três décadas a ampliação do contexto neurodegenerativo relacionado à doença e incluindo múltiplas topografias neurológicas, como no caso da demência frontotemporal (DFT), de distúrbios do movimento, de disautonomia e de diferentes disfunções sistêmicas.[1,2] A complexa base fisiopatológica foi adequadamente reconhecida nas duas últimas décadas, com o advento tanto dos métodos de investigação de genética-molecular quanto de neuroimagem estrutural e funcional. Biomarcadores diagnósticos, terapêuticos e prognósticos começaram a ser reconhecidos e utilizados na prática clínica e em pesquisas clínicas. A base de conhecimentos adquiridos por meio das pesquisas com a ELA vem permitindo a adequada compreensão da fisiopatogenia e da etiopatogenia de diferentes doenças neurodegenerativas, destacando-se a DFT, a doença de Huntington, os parkinsonismos típicos e atípicos, a doença de Charcot-Marie-Tooth (CMT) e as paraparesias espásticas hereditárias (SPG).[1,3]

Frente à complexidade e à franca expansão de conhecimentos relacionados à ELA, este capítulo visa abordar detalhadamente os aspectos mais atuais relacionados às características clínicas, laboratoriais, genéticas, neurofisiológicas e terapêuticas associadas à ELA esporádica.

EPIDEMIOLOGIA

A estimativa de prevalência global da ELA fica em torno de 6 (4,1 a 8,4) casos para cada 100 mil pessoas, representando valor superior a 200 mil pacientes e acontecendo a maioria dos casos no adulto com início entre os 45 e 65 anos. A sobrevida média em pacientes sintomáticos com ELA a partir do início dos sintomas se situa entre 3 e 5 anos, apesar das importantes mudanças ocorridas na última década desde a melhora ao acesso oportuno a diferentes modalidades de terapias tanto multidisciplinares quanto medicamentosas específicas. Alguns estudos recentes sugerem que a prevalência da doença é menor em populações de origem multiétnica em comparação a populações europeias onde não ocorreu o processo importante de miscigenação, como a maior prevalência na população americana de origem europeia em relação à afrodescendente, por exemplo.[4-6]

Há uma estimativa de incidência da ELA de 2 casos (0,6 a 3,8 casos) a cada 100 mil pessoas por ano, com tendência à maior incidência na população europeia, em especial na população sueca e escocesa, enquanto menores taxas são vistas em algumas populações do leste asiático. Tanto nos casos familiares quanto nos esporádicos (que serão mais detalhadamente abordados adiante), há a participação de fatores de riscos de exposição, ambientais e ocupacionais, além de marcadores de suscetibilidade genética na maior ou na menor incidência da doença. A prevalência e a incidência maiores da doença foram observadas em algumas regiões, como na área K. (Koza/Kozagawa/Kushimoto), na península do Kii, no Japão (5,47 casos a cada 100 mil pessoas para a doença de Muro, complexo ELA com parkinsonismo e demência); nas Ilhas Faroe (> 4,9 casos a cada 100 mil pessoas); na população dos Chamorros, na Ilha de Guam, no Oceano Pacífico (nas décadas de 1950 e 1960, com 50 a 100 vezes maior incidência da ELA); e em populações com associação da doença a efeitos fundadores. O aparente crescimento de número de casos de pacientes diagnosticados com ELA globalmente se deve fundamentalmente ao maior acesso ao atendimento médico especializado; ao aumento da longevidade e expectativa de vida da população globalmente; à ampliação do acesso aos exames diagnósticos necessários à investigação de tais pacientes; e à divulgação a respeito da doença junto à população geral e médica.[4-6]

FISIOPATOLOGIA E ETIOPATOGENIA

A base fisiopatológica relacionada à DNM/ELA é bastante complexa e ainda pouco entendida, diante do envolvimento e da interação de múltiplos fatores genéticos individuais (de suscetibilidade – adquiridos e hereditários/familiares), ambientais e epigenéticos, ocasionando tanto neurodegeneração com disfunção quanto perda neuronal e glial relacionada aos sistemas dos neurônios motores superior e inferior. A perda da população neuronal ocorre de forma lenta, progressiva, ocasionando denervação crônica seguida por reinervação crônica. Ao ocorrer preponderância de denervação sobre potencial de reinervação, surgem sintomas e sinais relacionados à disfunção dos neurônios motores inferiores (NMI), como fasciculação, amiotrofia e fraqueza muscular. A perda de tais unidades motoras tende a ser assimétrica, progressiva e predominante em neurônios motores do corno anterior da medula espinal, dominando grupamentos musculares distais apendiculares (nas formas espinais) e musculares da língua e da orofaringe (nas formas bulbares). Participam dentro do mecanismo de degeneração neuronal diferentes disfunções, destacando-se como principais: (i) excitotoxicidade mediada pelo glutamato; (ii) disfunção energética mitocondrial; (iii) hiperativação inflamatória associada a componentes gliais (fundamentalmente microgliais); (iv) disfunções de transportes axonal retrógrado e anterógrado (mais comumente vistas em formas monogênicas e com sobreposição fisiopatológica com as paraparesias espásticas hereditárias); (v) desbalanço nos mecanismos regulatórios do estresse oxidativo neuronal e glial; (vi) formação de focos tóxicos de RNA disfuncional ou de intermediários e alterações do mecanismo de processamento de *splicing* do RNA; (vii) disfunção direta ou indireta de componentes do sistema ubiquitina-proteassomo e de mecanismos de autofagia; (viii) alteração das vias de transporte endossomal e de transferência de vesículas entre o complexo de Golgi e os retículos endoplasmáticos; (ix) defeitos dos mecanismos diretos de reparo do DNA; e (x) formação de diferentes agregados proteicos neurotóxicos ou sistêmicos (em diversos cenários dentro do contexto das proteinopatias multissistêmicas), sendo proteínas reconhecidas p62, ubiquilina, Tau, VCP e TDP-43.[1,7]

O conjunto dos mecanismos fisiopatológicos observados na ELA se reflete de modo marcante nos aspectos neuropatológicos tanto em modelos experimentais animais quanto em estudos de autópsia, por exemplo: rarefação da população neuronal do corno anterior da medula espinal, dos núcleos motores bulbares e pontinos e do córtex do giro pré-central na área motora primária; degeneração secundária dos tratos corticoespinais laterais e anteriores na medula espinal; estruturação de inclusões citoplasmáticas intraneuronais; focos de hiperativação microglial e áreas de gliose; e a ocorrência dos corpos citoplasmásticos de Bunina, com evidência de positividade para um ou mais componentes proteicos de neurodegeneração. Determinadas formas familiares monogênicas podem apresentar aspectos neuropatológicos específicos, como inclusões hialinas Lewy-*like* com positividade para proteínas SOD1, ubiquitina e neurofilamaneto nas formas de longa evolução associadas a variantes patogênicas no gene *SOD1*.[1,7]

Fatores de risco individuais, familiares, ocupacionais e ambientais

O modelo fisiopatológico da neurodegeneração na ELA é bem representado pela hipótese *multi-step* (modelo de Amitage-Doll), em que participam fatores genéticos, ambientais e temporais na ocorrência da doença. O somatório de eventos patogênicos gradativamente agrega novas disfunções e, então, há perda de população neuronal. Diante da complexidade de mecanismos fisiopatológicos relacionados à ELA tanto da perspectiva individual quanto populacional, o papel de fatores de risco mais específicos passou a ser analisado, considerando-se aspectos ambientais, ocupacionais e de exposição. Há evidente relação de fatores genéticos individuais ou familiares com mecanismos epigenéticos e associação com fatores ambientais na etiopatogenia da ELA. Os genéticos participam com relevância na fisiopatologia tanto de maneiras esporádicas quanto familiares, valendo destacar a ocorrência em alguns estudos de dupla base genética identificável em até mais de 10% dos casos. A neurotoxicidade relacionada a toxinas alimentares, produtos inseticidas e herbicidas, neurotoxinas derivadas da metabolização de cianobactérias (como a conhecida beta-metilamino-L-alanina/BMAA relacionada aos complexos neurodegenerativos da ELA-demência-parkinsonismo de Guam) e as infecções crônicas sistêmicas constituem agentes ambientais de maior significância dentro da teoria da etiopatogênese por diferentes gatilhos, especialmente nas formas aparentemente esporádicas da doença. Dentre as diferentes profissões, por causa ainda não completamente elucidada, os trabalhadores rurais, em diversos estudos, passaram a ser observados como indivíduos com maior potencial para desenvolvimento da ELA. Atletas de alta *performance* ou desempenho com atividade física intensa (como maratonistas, jogadores profissionais de futebol de campo e de futebol americano) foram identificados como aqueles de maior risco para desenvolvimento da doença, fundamentalmente em casos com concussões de repetição, trauma cervical recorrente e com maior número de anos de carreira.[7-9]

CLASSIFICAÇÃO

Classificar os diferentes tipos de apresentação da DNM/ELA passou a representar um grande desafio, podendo ser considerados: o cenário esporádico ou familiar, os padrões de herança das formas familiares, os espectros clínicos de introdução da ELA a outras manifestações neurológicas e sistêmicas, além das diferentes variantes atípicas da DNM/ELA. Do conjunto de síndromes relacionadas ao comprometimento dos neurônios motores superiores e inferiores, devem ser destacadas a ELA (esporádica ou familiar, que será abordada de forma mais detalhada adiante), a esclerose lateral primária (ELP), a paralisia bulbar progressiva (PBP) e a atrofia muscular progressiva (AMP). Dessas apresentações clássicas de DNM, é fundamental uma criteriosa investigação clínica, complementar laboratorial e de neuroimagem para a avaliação de lesões estruturais, assim como de alterações funcionais dos neurônios motores superior e inferior. Nas diferentes apresentações, é possível ocorrer o predomínio dos sinais de um neurônio motor em relação ao outro, podendo se relacionar à progressão clínica diferenciada especialmente quanto à gravidade e à velocidade do comprometimento motor.[3,7,10]

Contudo, entre as maneiras de demonstração do adulto, apresentações variantes e atípicas foram progressivamente reconhecidas e descritas, representando quase 20% do total de casos. Desse modo, foram reconhecidas como variantes primárias de DNM, pelo menos, sete formas atípicas: síndrome de *flail arm* (síndrome de Vulpian-Bernhardt), síndrome de O'Sullivan-McLeod, síndrome de

Mills (variante hemiplégica progressiva), síndrome de *flail leg* (pseudopolineurítica de Patrikios), ELA juvenil (relacionada ao início dos sintomas motores antes dos 25 anos), ELA de longa evolução ou lentamente progressiva (*slowly progressive* ou *long-standing ALS*), e síndrome de *finger extension weakness and downbeat nystagmus – motor neurone disease* (FEWDON-MND). A interface entre algumas das variantes atípicas da ELA com outras DNM no adulto, como a atrofia muscular espinhal (AME) não 5q proximal e distal, é muito ampla, existindo grande sobreposição de aspectos fisiopatológicos, neurofisiológicos e clínicos.[3,10,11]

Esclerose lateral amiotrófica esporádica

Atualmente, cerca de 85 a 90% dos casos de ELA se relacionam a maneiras de exibição esporádica da doença, sem a existência evidente de outros casos familiares da ELA – acontecendo, na maioria, entre os 45 e 65 anos, junto à evolução típica, seja espinal ou bulbar, apesar de as variantes atípicas também serem mais comumente esporádicas. As formas esporádicas da ELA podem se associar aos tipos tanto isolados quanto complexos de DNM, relacionados com: DFT, parkinsonismo, complicações sistêmicas, inclusive os de início precoce e juvenil da doença, assim como os de longa progressão. O contexto esporádico desse modelo de ELA não afasta a possibilidade de existência de base genética específica monogênica ou oligogênica relacionada à doença, assim como não restringe o potencial de hereditariedade relacionada à transmissão de uma variante genética em gerações subsequentes.[7]

Esclerose lateral amiotrófica familiar

Em contexto global, entre 10 e 15% dos casos de ELA são classificados como ELA familiar. Para definição de um caso como situação de ELA familiar, há critérios específicos que passaram a ser empregados em pesquisa e na prática clínica. Para fins de prática clínica, a existência de um ou mais familiares de primeiro ou segundo graus com o quadro da ELA determina a possibilidade da ELA familiar.[7]

Utilizando a base dos critérios de Byrne para definição da ELA familiar, há três categorias principais de ELA familiar: definida, provável e possível. A possível é considerada em indivíduos com: forma esporádica com variante genética estabelecida; um familiar de primeiro grau com diagnóstico de DFT; ou um familiar de segundo grau com ELA. A provável é categorizada por todo caso de ELA associada a um ou mais familiares de primeiro ou segundo graus com a ELA. A definida é configurada com pelo menos três familiares acometidos pela ELA ou pelo menos dois familiares com ELA ligada a uma variante genética específica em segregação.[12]

Quanto às características clínicas gerais comuns para a maioria das formas de ELA familiar, há: tendência à ocorrência mais precoce dos sintomas motores do que nas formas esporádicas, maior frequência de sintomas bulbares iniciais na apresentação da doença, maior tendência à associação com DFT, parkinsonismo, assim como outros complexos neurodegenerativos e sistêmicos (como a miopatia com corpos de inclusão e a doença de Paget óssea). Desse modo, o maior contingente de casos de ELA familiar com múltiplas associações sistêmicas ou neurológicas deve alertar o clínico na priorização de investigação de proteinopatias multissistêmicas, em especial, variantes nos genes *VCP*, *HNRNPA2B1*, *HNRNPA1*, *OPTN*, *MATR3* e *SQSTM1*. A base monogênica relacionada à ELA familiar se encontra em franca expansão com o advento dos estudos de sequenciamento de nova geração e do sequenciamento completo do exoma na prática clínica. Além disso, no adulto, a maioria dos casos familiares no adulto apresenta herança autossômica dominante, enquanto, nas formas juvenis, a maioria dos cenários familiares ocorre em cenário autossômico recessivo.[1,7,9]

APRESENTAÇÃO CLÍNICA E FORMAS
Variantes típicas e atípicas

São denominadas "variantes típicas": as formas clínicas da DNM/ELA com início espinal ou bulbar, bem como com contexto clínico de progressão e história natural dentro do observado habitualmente para a maioria dos indivíduos adultos. São chamadas "variantes atípicas" (as quais serão discutidas mais detalhadamente adiante): as apresentações clínicas da DNM/ELA que compartilhem, com a apresentação típica, exclusivamente os elementos clínicos de comprometimento dos neurônios motores superiores e inferiores, mas com associação a elementos de atipia (variação) clínica, laboratorial ou neurofisiológica. É essencial, assim, que sejam adequadamente reconhecidos do ponto de vista clínico os sinais indicativos de comprometimento dos neurônios motores superiores e inferiores para a adequada suspeição diagnóstica. Os sinais clínicos relacionados à disfunção do neurônio motor superior (NMS) incluem: hiper-reflexia, com reflexos vivos ou exaltados, com marcado aumento de áreas reflexógenas; associação a sinais de liberação piramidal clássicos, sinal de Babinski e sucedâneos, sinais de Hoffmann e de Trömner, clônus aquileu, patelar ou de punho; hipertonia espástica (espasticidade). É frequente a associação a elementos do afeto pseudobulbar na maioria dos indivíduos com comprometimento significativo do NMS na apresentação clínica. A disfunção do NMI é evidenciada pela observação do somatório de um ou mais sinais clínicos dentre: fasciculações em segmentos espinais ou bulbares; hiporreflexia ou arreflexia; amiotrofia progressiva tanto da musculatura bulbar e axial quanto espinal, destacadamente de territórios de região tenar, língua e distal de membros inferiores; fraqueza muscular em musculatura inervada dos miótomos bulbar, cervical, torácico e lombossacral, podendo originar comprometimentos típicos, como atrofia de primeiro interósseo dorsal da mão com aspecto do *split hand sign* (Figura 108.1), síndrome de *foot drop* (pé caído assimétrico), *dropped head syndrome* (fraqueza cervical destacadamente dos grupamentos cervicais extensores posteriores), e insuficiência respiratória em decorrência de comprometimento diafragmático, intercostal e de musculatura acessória da ventilação. Pelo envolvimento de núcleos de nervos cranianos bulbares, podem ser observados adicionalmente disfagia orofaríngea, disartrofonia progressiva e amiotrofia e fasciculação de língua (simétrica ou assimétrica).[4,7]

Do mesmo modo, sinais de disfunção cognitiva e comportamental também devem ser oportunamente avaliados, buscando-se notar sinais e sintomas de alteração comportamental (apatia, abulia, anedonia, sinais de desinibição frontal, perda de empatia, prejuízo no pragmatismo, comportamento social inadequado, heteroagressividade, compulsão alimentar com predileção por doces ou hipersexualização, comportamentos ritualísticos e perseverantes), bem como disfunção cognitiva relacionada a síndrome disexecutiva, alterações de linguagem, e mais raramente da práxis, dos

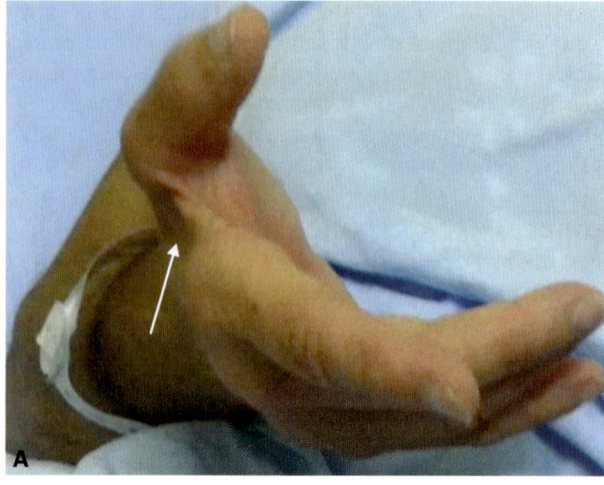
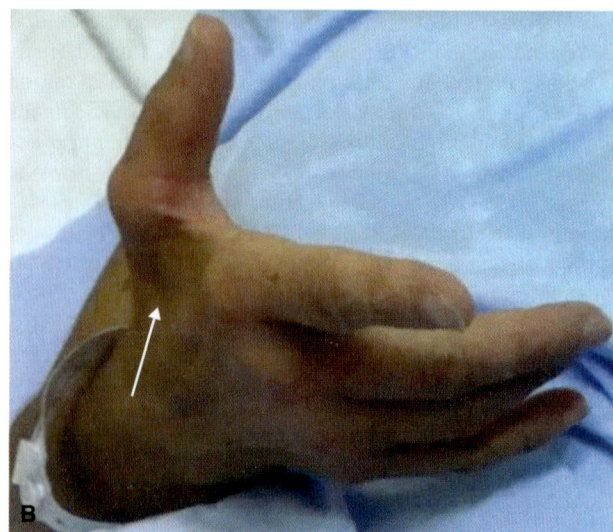
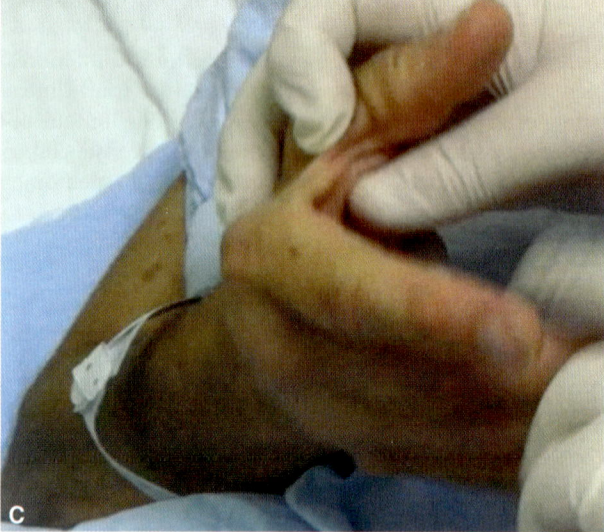
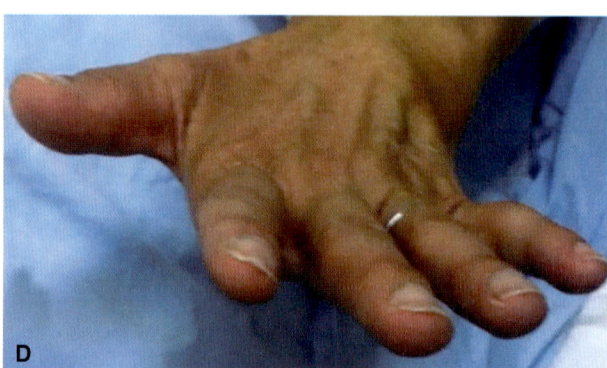

Figura 108.1 Clássico sinal semiológico: *Split hand sign*. Amiotrofia distal e assimétrica do primeiro interósseo dorsal da mão direita (*seta branca*) comparado ao restante da mão direita (**A** a **C**) e ao perfil de trofismo de normalidade da mão esquerda (**D**).

domínios visuoespaciais e das memórias. Disfunções de distintos domínios cognitivos podem ser detectadas em quase 50% dos indivíduos com DNM/ELA ao longo de diferentes estágios da evolução da doença, sendo até 20 a 25% dos indivíduos preenchendo formalmente critérios diagnósticos para demência frontotemporal (DFT), seja na forma de variante comportamental (bvFTD) ou nas formas de disfunções de linguagem, denominadas "afasia primária progressiva (APP) não fluente", "semântica" ou "mais raramente logopênica".[2,13,14]

Nas formas de apresentações atípicas de DNM/ELA, há importante variedade de elementos de distinção da base fisiopatológica, dos achados neuropatológicos e seus biomarcadores correspondentes, assim como das correlações genético-clínicas. A maioria das apresentações esporádicas ocorre em cenários esporádicos da DNM. As formas atípicas são verdadeiros desafios diagnósticos em fases iniciais do envolvimento motor e cognitivo relacionado à ELA, mesmo para especialistas em doenças neuromusculares, fazendo necessária a investigação etiológica ampla para causas secundárias tóxicas, infecciosas, inflamatórias e metabólicas.[15]

Apresentações atípicas de DNM/ELA assim são identificadas por possuírem como elementos de distinção em relação à ELA típica: (i) história natural da doença e sobrevida

com os sinais motores distinta das formas típicas da ELA, levando à diferenciação de aspectos prognósticos; (ii) idade de início dos sintomas motores de forma precoce, juvenis ou mais raramente em formas muito tardias do idoso; (iii) comprometimento isolado de um dos neurônios motores ao longo de períodos prolongados ou durante toda a progressão clínica; (iv) neuronopatia motora focal com comprometimento restrito a um miótomo bulbar ou espinal; (v) sinais de envolvimento com disfunção vestibulocerebelar e neurooftalmológica, como em forma extremamente rara de DNM associada a nistagmo tipo *downbeat*; (vi) achados de neuroimagem atípicos (p. ex., padrão de neuroimagem visto em formas variantes focais e na doença de Hirayama); e (vii) aspectos neurofisiológicos atípicos, como sobreposição com neuronopatia sensitiva.[11] A seguir, são discutidos importantes aspectos relacionados às formas atípicas da DNM/ELA.

Esclerose lateral primária

A ELP constitui a principal forma de DNM primária, com acometimento isolado do NMS (ou primeiro neurônio motor da via piramidal). Sua caracterização inicial como condição específica se deu, em 1875, por meio de estudos de Charcot e de Erb, descrevendo a denominada "esclerose primária dos funículos laterais". Inclusões TDP-43 positivas em padrão semelhante ao observado na ELA foram reconhecidas em estudos neuropatológicos em material de autópsia. A ELP compreende 3% de todas as variantes atípicas de apresentações de DNM, sendo mais frequentemente aventada em fases iniciais da investigação de DNM e em casos posteriormente confirmados como ELA com predomínio de NMS.[16]

Vem ocorrendo a expansão contínua do espectro de apresentação clínica da ELP por meio do reconhecimento de suas características clínicas, laboratoriais e neurorradiológicas. Além disso, há envolvimento progressivo com disfunção do NMS sem evidência neurofisiológica de acometimento do NMI e com sinais e sintomas exclusivos de acometimento do NMS ao longo de, pelo menos, 4 anos iniciais. É típica a apresentação de tetraparesia espástica assimétrica, predominante nos membros inferiores, seguida por progressão com disartria e afeto pseudobulbar nos primeiros 3 anos de evolução da doença. Até 10% dos indivíduos podem cursar inicialmente com paraparesia braquial hiperreflexa. Fenótipos complexos do ponto de vista neurológico com associação com parkinsonismo atípico, destacando padrão sobreposto à paralisia supranuclear progressiva (PSP), não são incomuns e se relacionam a pior prognóstico. A paralisia do olhar conjugado vertical e a distonia axial e pendicular já foram também relatadas nas formas ELP juvenil, apesar de esta ser muito rara. Na evolução da ELP, tanto a disfunção executiva frontal quanto a demência frontotemporal podem ser percebidas de forma mais evidente em fases moderadas a tardias, sendo mais comum, em fases precoces, a possibilidade de afeto pseudobulbar. Exposições atípicas com ataxia cerebelar no adulto e distúrbios de linguagem, como afasia não fluente progressiva, podem ser identificadas na ELP. A maioria dos indivíduos com ELP é diagnosticada com apresentações esporádicas, sem uma base monogênica específica estabelecida. As expansões de repetições de hexanucleotídios CCCCGG no gene *C9orf72*, tipicamente observadas na ELA esporádica e familiar, são raramente notadas na ELP. Variantes patogênicas no gene *FIG4* e variantes com ganho de função no gene *ALS2* foram correlacionadas previamente na literatura médica à ELP, enquanto os contextos familiares monogênicos de ELP foram previamente relacionados à variante c.1717C>G (p.Arg573 Gly) no gene *TBK1* e a outras variantes patogênicas nos genes *SPG7*, *PARK2*, *KIF5A*, *DCTN1* e *UBQLN2*.[11,16]

Na ELP, ocorre o curso clínico mais prolongado em comparação ao da ELA típica, com duração superior a 10 anos de progressão e idade de início dos sintomas mais jovem do que na ELA. Cerca de 64% dos indivíduos com ELP mantêm o comprometimento isolado do NMS, enquanto, em cerca de 77%, há o envolvimento do corno anterior da medula espinal dentro dos primeiros 4 anos. Entre os achados mais sugestivos, podem ser lembrados a atrofia do giro pré-central com ou sem depósito de ferro cortical local (*motor cortical band sign*), o hipersinal dos tratos corticoespinais nas sequências T2 e FLAIR, assim como a redução da atividade metabólica no giro pré-central na espectroscopia por ressonância magnética (RM) e na tomografia por emissão de pósitrons (PET)/RM. Os principais diagnósticos diferenciais incluem as paraparesias espásticas hereditárias (PEHs), puras e complicadas, a síndrome de Mills e as formas de ELA de predomínio de NMS com longa evolução. Entre os diferentes critérios diagnósticos considerados para diagnóstico da ELP, os mais utilizados resultam do consenso de

Turner para ELP, em 2020, complementando os antigos critérios de Pringle. Pelos atuais critérios, são considerados para definição diagnóstica: idade igual ou superior a 25 anos; pelo menos 2 anos ou mais de sinais e sintomas do NMS de forma progressiva; e sinais de acometimento do NMI em métodos de neuroimagem ou biomarcadores químicos ou neurofisiológicos em dois ou mais segmentos acometidos. São fatores excludentes para fins diagnósticos: a presença de sinais de denervação ativa e sintomas sensitivos. O diagnóstico de ELP é considerado "definitivo" em casos com 4 ou mais anos de início dos sintomas motores e "provável", nos casos entre 2 e 4 anos do início motor. A maior parte dos estudos de neuroimagem encefálica revela alterações pouco específicas.[11,16]

A síndrome de Mills ou variante hemiplégica progressiva é classificada como variante de DNM com parte do espectro de fenótipo da ELP ou da ELA de predomínio de NMS, tendo sido relatada originalmente por Charles K. Mills em 1900, decorrendo de comprometimento da via piramidal contralateral. Trata-se de uma forma rara de DNM atípica com lenta progressão do envolvimento piramidal, podendo se associar tanto à disfunção bulbar e facial quanto ao afeto pseudobulbar.[11]

Atrofia muscular progressiva

A AMP ou síndrome de Duchenne-Aran (descrita originalmente em 1850) se caracteriza clinicamente por síndrome do NMI, contando, na maioria dos contextos, com assimetria e envolvimento distal e apenas muito tardiamente o bulbar e ventilatório. A participação do NMS é tipicamente subclínica, podendo ser evidenciada eventualmente por meio de estudos de neuroimagem ou métodos neurofisiológicos avançados, e a maioria dos casos ocorre em contexto esporádico. Associações com formas monogênicas foram observadas na AMP, especialmente em tipos lentamente progressivos relacionados aos genes *SOD1*, *VAPB*, *FUS* e *DCTN1*. Foram descritas raras formas familiares da AMP, bem como foram identificadas duplicações dos éxons 7 e 8 e dos íntrons 6 e 7 do gene *SMN1* em pacientes com AMP, acontecendo síndrome do DNM inferior de predomínio espinal, maior duração do curso clínico e início mais precoce dos sintomas e sinais.[11,17]

Paralisia bulbar progressiva

Em 1860, Duchenne descreveu a síndrome clínica caracterizada por envolvimento bulbar com disfagia e disartria progressivos, denominada "paralisia bulbar progressiva" (PBP). A PBP representa a forma clínica de DNM diferente da ELA de início bulbar, somando até 4% de todos os casos de ELA em contextos tanto esporádicos quanto familiares. A PBP possui predomínio feminino e se inicia geralmente em faixa etária mais tardia, entre os 60 e 70 anos. São pouco reconhecidas a base fisiopatológica relacionada à PBP esporádica e familiar e a compreensão da participação ou não de outros fatores ambientais e ocupacionais na doença.[17] Há, contudo, casos da literatura em que elas já foram raramente associadas variantes no gene *SOD1*.

Os principais sintomas e sinais derivam da disfunção progressiva e insidiosa da região bulbar devido à denervação dos núcleos motores de nervos cranianos pontinos e bulbares, ocorrendo disfagia e disartrofonia (flácida, espástica ou mista). Deve ser valorizada a hipótese diagnóstica da PBP esporádica ou familiar em indivíduos com disfunções dos neurônios motores superior e inferior isoladas à região bulbar por 6 meses ou mais dos sintomas bulbares, sem a correspondência de progressão motora do ponto de vista clínico para outros segmentos. É característica a progressão com grave comprometimento bulbar (anartria) e associação com amiotrofia da língua e fasciculações, sem o envolvimento motor de outros segmentos espinais e sensitivos. A proeminência de reflexos axiais da face e afeto pseudobulbar é vista a partir de estágios moderados da PBP. A PBP esporádica apresenta progressão mais lenta em relação à ELA de início bulbar e que a ELA típica. Além disso, há grave comprometimento funcional de aspectos da PBP, como a disfunção bulbar grave com uso de gastrostomia percutânea e de suporte ventilatório não invasivo com necessidade de uso de BiPAP. A investigação com métodos de neuroimagem não evidencia achados específicos ou definidores do diagnóstico, sendo mais significativos para a exclusão de diagnósticos diferenciais.[11,18]

Síndrome de flail leg e forma variante pseudopolineurítica (de Patrikios)

A síndrome de *flail leg* (forma pseudopolineurítica da ELA ou variante de Marie-Patrikios) representa uma das variantes atípicas mais conhecidas, tendo sido descrita por Patrikios em 1918. Em termos epidemiológicos, ela corresponde a menos de 6% de todas as formas de DNM, sendo preponderante no sexo masculino. O fenótipo característico da variante inclui neuronopatia motora com paraparesia flácida crural arreflexa, de início assimétrico e predomínio distal, cursando na evolução clínica com comprometimento de regiões proximais. É esperado que até 25% dos pacientes apresentem comprometimento de um segundo segmento de miótomos em até 2 anos do início dos primeiros sintomas motores. A questão de diagnósticos diferenciais é muito complexa e, muitas vezes, o diagnóstico depende de parâmetros prospectivos do acompanhamento clínico e neurofisiológico, sendo comumente avaliada no diferencial de: neuropatias axonais motoras, AME não 5q distais, mononeuropatias múltiplas, radiculopatias lombossacrais e mielorradiculopatias, neuropatia motora multifocal com bloqueio da condução motora e miopatias distais. A forma de Patrikios se relaciona a uma taxa de sobrevida muito superior à vista em outras formas típicas da ELA, sendo a sobrevida superior a 63% em até 5 anos e de cerca de 23% em até 10 anos do início. A eletroneuromiografia de quatro membros com pesquisa de bloqueio de condução motora possibilita, com relativa facilidade, a diferenciação dessa variante com outros diagnósticos, não sendo observados bloqueios de condução. Além disso, no estudo da eletromiografia de agulha, é tipicamente notada a presença de denervação crônica e aguda, mas com marcada variação de intensidade do processo de denervação entre miótomos de uma mesma região ou segmento. Raros casos juvenis da síndrome já foram relacionados a variantes nos genes *FUS* e *PFN1*, enquanto formas esporádicas forma associadas a variantes nos genes *SOD1* e *SPG7*.[11,17-20]

Síndrome de flail arm (síndrome de Vulpian-Bernhardt)

A síndrome de *flail arm* ou síndrome de Vulpian-Bernhardt representa uma forma rara de variante atípica – descrita originalmente em 1886 e relacionada ao fenótipo característico como forma de diplegia braquial amiotrófica (com paraparesia braquial flácida de início assimétrico e predomínio proximal) – lentamente progressiva, dentro do padrão neurogênico observado da clássica *man-in-the-barrel syndrome* (síndrome do "homem no barril"). Na evolução, o comprometimento motor tende a se tornar mais simétrico e a manter o padrão marcante proximal, sendo comum a associação com hiper-reflexia ou outros sinais de liberação piramidal nos membros inferiores; já nos membros superiores, prevalece a arreflexia. Há um marcado predomínio de casos no sexo masculino e relacionado a maior sobrevida e menor taxa de progressão do comprometimento motor, se comparada à ELA típica. A maioria das apresentações da síndrome *flail arm* acontece em contexto esporádico e sem a definição de uma base monogênica específica, apesar de variantes nos genes *SPG7* e *SOD1* terem sido observadas em casos esporádicos. Raras formas familiares e monogênicas foram previamente relatadas em ocorrência nos genes *SOD1* e *PFN1*, incluindo raros cenários juvenis desta variante.[11,18-21]

Síndrome FOSMN (neuronopatia sensitivo-motora de início na face)

A síndrome FOSMN se destaca como forma primária de DNM/ELA, na qual a ocorrência de neuronopatia sensitiva de início na face somada à neuronopatia motora bulbar e espinal é muito sugestiva para suspeição diagnóstica. Inicialmente, foi aventada suspeita quanto ao possível componente imunomediado relacionado a essa neuronopatia motora e sensitiva, dada a rara presença de indivíduos com positividade para autoanticorpos. Contudo, demonstraram a marcante característica neurodegenerativa primária da síndrome: a falta de resposta clínica e neurofisiológicas às abordagens de imunoterapia; o curso clínico progressivo mais tipicamente relacionado à base neurodegenerativa de DNM; e a observação tanto de marcadores neuropatológicos típicos da DNM/ELA (incluindo achados de inclusões TDP-43 positivas) quanto variantes genéticas relacionadas à base primária da DNM/ELA. Origina quadro clínico lentamente progressivo, mais comumente iniciado entre a quarta e sexta décadas de vida, com parestesias e disestesias na face uni ou bilateralmente ou na língua e mucosa jugal associada ou não fraqueza uni ou bilateral na face com padrão periférico com progressão craniocaudal. O envolvimento das musculaturas cervical e bulbar com amiotrofia e fasciculação de língua é muito característico na evolução do quadro, assim como a redução ou ausência dos reflexos córneo-palpebrais ao exame clínico é altamente sugestiva da disfunção trigeminal vista na síndrome. Seu curso clínico habitualmente se dá ao longo de décadas (apesar de casos associados à evolução mais rápida), mas tipicamente origina neuronopatia motora com disfunção sensitiva com padrão clínico semelhante ao da siringomielia (siringomielia-*like*) com acometimento dos membros superiores.[11,22]

Associações com variantes nos genes *SOD1*, *TARDBP*, *SQSTM1*, *SYNE1*, *VCP*, CYP2 U1 e *CHCHD10* foram posteriormente relacionadas à síndrome FOSMN, além de descrição isolada relativa à expansão patológica de repetições de trinucleotídios CAG no gene *HTT*. Em raras descrições na literatura médica, foram identificadas positividade para autoanticorpos habitualmente sem correlação com a base fisiopatológica da doença por possível epifenômeno clínico, incluindo antissulfatídeo, anti-GD1b, anti-MAG (*myelin-associated glycoprotein*) e antissulfoglucuronil-paraglobosídeo IgG. Contextos autoimunes paraneoplásicos nunca foram associados diretamente à síndrome.[11,22]

Síndrome FEWDON-MND

A síndrome FEWDON-MND, também conhecida como *finger extensor weakness with downbeat nystagmus – motor neuron disease*, é uma variante esporádica ultrarrara de DNM/ELA e possui curso clínico muito lentamente progressivo, se comparado às demais formas típicas de ELA. Além disso, ela se caracteriza por quadro de paraparesia braquial de predomínio distal de início entre a terceira e quinta décadas de vida, podendo ter apresentação inicial assimétrica e se tornando simétrica na evolução da doença. Há franco envolvimento predominante e desproporcionado de grupos musculares extensores das mãos e antebraços com posterior progressão após muitos anos para grupos musculares proximais e mais tardiamente para membros inferiores. Ademais, assemelha-se, do ponto de vista de comprometimento motor distal nas mãos, de modo muito semelhante em seus estágios iniciais à neuropatia motora multifocal com bloqueio de condução motora. A ocorrência de nistagmo bilateral tipo *downbeat* (com "batida vertical para baixo") é altamente sugestiva e característica da síndrome quando associada à neuronopatia motora, bem como representa manifestação paroxística presente na maioria dos indivíduos desde as manifestações motoras apendiculares iniciais. Não há base fisiopatogênica ainda completamente estabelecida para a síndrome, assim como não foram identificados casos familiares ou com base monogênica reconhecida. Denervações crônica e eventualmente aguda por comprometimento pré-ganglionar são observadas nos miótomos cervicais, podendo ocorrer progressão no acompanhamento clínico mais raramente para os segmentos torácico e lombossacral.[11]

Síndrome de O'Sullivan-McLeod

A síndrome de O'Sullivan-McLeod representa uma forma variante rara de DNM/ELA que se caracteriza pela ocorrência de amiotrofia distal lentamente progressiva das mãos e dos antebraços – inicialmente assimétrica e se tornando mais simétrica na evolução tardia e relacionada a achados predominantes de denervação crônica ao longo de décadas em segmentos distais de miótomos cervicais (predominantemente C7-C8). Há ampla discussão histórica quanto à forma mais adequada de classificação dessa variante, por poder representar fenótipo benigno de amiotrofia distal bilateral dos membros superiores que poderia se correlacionar desde o espectro das neuropatias hereditárias puramente motoras até variantes da ELA com predomínio de envolvimento do NMI de forma focal ou segmentar. Os casos reconhecidos são, em sua maioria, esporádicos, sem a existência de base genética específica definida, mesmo nos casos em que foi realizada a testagem genética ampla na investigação etiológica. Trata-se de um importante diagnóstico diferencial com: as neuronopatias motoras hereditárias distais, as neuropatias axonais de predomínio motor e evolução crônica, a neuropatia motora multifocal com bloqueio de condução e outras formas variantes de DNM, como a doença de Hirayama e a síndrome FEWDON-MND.[11,23] Raramente, a denervação aguda ocorre nessa forma sindrômica, assim como os achados neurofisiológicos crônicos tendem a estar presentes desde as fases de progressão clínica inicial quando

os achados semiológicos tendem a ser mais unilaterais. Os estudos neurorradiológicos geralmente não evidenciam alterações específicas ou sugestivas, podendo haver, em casos mais restritos, a presença de atrofia do segmento cervical correspondente aos miótomos denervados na medula cervical e mais raramente a alteração de sinal acometendo o corno anterior da medula com padrão patológico típico do *snake-eyes sign* ou *owl-eyes sign*.[11,23]

Esclerose lateral amiotrófica de longa evolução

A ELA de longa evolução (*long-standing ALS* ou *long-term ALS survivors*) engloba episódios pouco habituais de DNM/ELA em que ocorre sobrevida prolongada em cenário de doença típica ou uma de suas variantes atípicas, totalizando, na maioria das populações, menos de 10% dos casos. As formas de longa progressão motora geralmente se associam a melhor aspecto prognóstico e a maior sobrevida em vigência dos sintomas motores da doença (superior a 10 anos), ainda que as capacidades ventilatórias, a função bulbar e os comprometimentos de funcionalidade também sejam frequentes e mais lentos na progressão. Já foram identificadas demonstrações de longa evolução monogênicas em associação a variantes patogênicas nos genes *SOD1*, *VAPB*, *TARDBP*, *CHMP2B*, *FIG4*, *SETX*, *SQSTM1*, *TAF15*, *FUS*, *UNC13A* e *HNRNPA2B1*, apesar de a maioria não mostrar base genética determinada ou ser esporádicas e com base poligênica. Formas monogênicas de ELA juvenil e de ELA de início precoce podem surgir na forma de DNM de longa evolução, fazendo importante diagnóstico diferencial com outras neuronopatias motoras adquiridas e hereditárias.[9,11,24]

Esclerose lateral amiotrófica juvenil

Todo caso de ELA esporádica ou familiar com início dos sintomas motores antes dos 25 anos é definidor da ELA juvenil, independentemente do contexto esporádico ou potencialmente hereditário relacionado à condição. Além disso, trata-se de um subgrupo raro dentro da ELA de início precoce (*young-onset ALS*), que engloba todas as formas com origem dos sintomas motores antes dos 45 anos. Menos de 5% dos casos familiares e esporádicos de ELA são relacionados a formas juvenis. A minoria dos casos (< 3% dos casos) de ELA juvenil se relaciona a formas familiares, sendo, contudo, possível a associação com outros casos familiares de ELA, DFT ou outras manifestações neurodegenerativas, como parkinsonismos, distonia e ataxia cerebelar. Mais de 20 *loci* gênicos distintos – incluindo os genes *ALS2*, *SETX*, *SPG11*, *FUS* e *SIGMAR1*– já foram relacionados à ELA juvenil em diferentes populações. A base monogênica associada à ELA juvenil se distingue de modo significativo no conjunto de genes envolvidos e variantes relacionadas em comparação às formas típicas de ELA. A maioria das formas autossômicas recessivas (como nas formas de ELA juvenil tipo 2 ligada ao gene *ALS2*, ELA juvenil tipo 5 ligada ao gene *SPG11* e ELA juvenil tipo 16 ligada ao gene *SIGMAR1*) se relaciona a contextos esporádicos e sem recorrência de outros casos familiares, excetuando-se cenários de consanguinidade familiar. Formas autossômicas dominantes de ELA juvenil são fundamentalmente esporádicas e ligadas a variantes genéticas *de novo*, sendo a forma de ELA juvenil tipo 6 ligada ao gene *FUS* a mais comum globalmente. Formas ligadas ao X na ELA juvenil são muito raras e reconhecidas basicamente: em pacientes do sexo masculino na ELA juvenil tipo 15 ligada ao gene *UBQLN2* e associada a fenótipos neurodegenerativos tardios femininos não restritos ao envolvimento isolado com neuronopatia motora, todavia incluindo transtornos do movimento e declínio cognitivo de forma proeminente.[25]

As manifestações clínicas associadas às lesões do NMS e NMI na ELA juvenil são idênticas àquelas observadas nas formas esporádicas e familiares típicas da ELA. Do ponto de vista clínico, são reconhecidas três formas principais (grupos) de fenótipos na histórica classificação de Ben Hamida: (i) grupo 1: síndrome piramidal bilateral com amiotrofia de membros superiores e segmento bulbar, sendo iniciada na criança e no adolescente por amiotrofia nas mãos, progredindo para segmentos proximais e acompanhada por espasticidade da marcha e envolvimento bulbar; (ii) grupo 2: forma de paraparesia espástica crural com amiotrofia peroneal associada de início na criança e no adolescente, com relativa preservação bulbar até estágios mais tardios de evolução; e (iii) grupo 3: forma pseudobulbar espástica com paraparesia espástica crural, espasticidade facial, disartrofonia espástica e afeto pseudobulbar iniciados habitualmente na primeira década de vida e seguidos por amiotrofia distal em segmentos apendiculares e progressão da espasticidade. O contexto clínico-genético relacionado aos diferentes subtipos de ELA juvenil, dada a correlação genético-clínica, associa-se a apresentações com curso clínico mais lento (long-standing ALS) e predominantemente motores puros, enquanto outras formas podem se relacionar a contextos rapidamente progressivos e eventualmente relativos a outros comprometimentos neurológicos, incluindo distonia, parkinsonismo, mioclonia, ataxia cerebelar, epilepsia e síndrome demencial. Do ponto de vista clínico e neurofisiológico, os principais diagnósticos diferenciais das formas precoces e juvenis incluem os vários tipos de neuronopatia motora hereditária distal (dHMN) ou AME distal, SPG puras e complicadas (complexas), AME não 5q, além de contextos neurogênicos de doenças neurometabólicas hereditárias.[15,25]

Os principais aspectos clínicos, radiológicos e genéticos associados às diferentes variantes de DNM/ELA estão representados resumidamente na Tabela 108.1.

ABORDAGEM DIAGNÓSTICA E CRITÉRIOS DIAGNÓSTICOS

Clínica

A identificação apropriada por meio da anamnese detalhada e do exame neurológico – evidenciando a presença de sinais e sintomas relativos ao comprometimento dos neurônios motores superiores e inferiores – é etapa inicial fundamental para a suspeita diagnóstica e investigação adequada de casos suspeitos de DNM/ELA, seja em formas típicas ou variantes atípicas. Desse modo, os dados clínicos descritos na seção "Variantes típicas e atípicas", relativos às características tipicamente observadas nos comprometimentos dos neurônios motores superiores e inferiores, são elemento crucial em toda suspeita clínica. Apesar de não existirem elementos clínicos que isoladamente configurem uma base diagnóstica 100% específica e sensível para o diagnóstico da ELA, a suspeita é essencial para a adequada interpretação de exames subsidiários voltados à busca de confirmação laboratorial a respeito da existência do comprometimento clínico observado (como nos estudos neurofisiológicos voltados à avaliação do NMI no corno anterior da medula espinal) e à exclusão de diagnósticos diferenciais e etiologias secundárias de DNM (como nos estudos de neuroimagem do encéfalo e das medulas cervical e torácica). Biomarcadores séricos ou liquóricos – como o neurofilamento de cadeia leve – se correlacionam ao grau de comprometimento dos neurônios motores por lesão axonal, sendo, na atualidade, potenciais exames subsidiários auxiliares na suspeição clínica de indivíduos sintomáticos ou na identificação de indivíduos pré-sintomáticos sem comprometimento motor ou neurofisiológico.[26,27]

Estudos de neuroimagem

Os estudos de neuroimagem representam importante elemento na investigação diagnóstica de casos suspeitos de DNM/ELA, especialmente em apresentações clínicas atípicas ou nos quais exista a imperativa necessidade de avaliação para identificação ou exclusão de etiologias secundárias de DNM. Nos estudos de neuroimagem, há a possibilidade de identificação de atrofia dos lobos frontais e temporais, simétrica ou assimétrica, marcadamente presente nos casos relacionados à disfunção frontal grave ou à DFT. Os métodos de neuroimagem revelam habitualmente, na RM do encéfalo, achados indiretos de disfunção dos neurônios motores superiores, como hipersinal do trato corticoespinal em T2 e FLAIR, deposição de ferro no córtex do giro pré-central nas sequências específicas SWI e GRE (cortical motor band sign), alteração de sinal do trato corticoespinal na sequência T1-MTC e hipersinal da musculatura da língua na sequência T1 (bright tongue sign) (Figura 108.2), além de variável alteração detectável ao exame de RM de tratografia com DTI (diffusion tensor Imaging: tensor de difusão).[7] Do mesmo modo, estudos de neuroimagem são essenciais na avaliação de diagnósticos diferenciais estruturais, incluindo lesões neoplásicas primárias, mielopatia espondilótica cervical, lesões vasculares isquêmicas medulares do corno anterior, hidrossiringomielia e anomalias da transição crânio-cervical (Figura 108.3). Outros métodos de diagnóstico por imagem funcionais – como a cintilografia de perfusão cerebral SPECT-Tc99m e a PET-CT com 18-fluorodesoxiglicose – podem ser significativos na avaliação de disfunção frontal ou temporal vistas na DFT (Figura 108.4).

Testagem genética na esclerose lateral amiotrófica

A testagem genética não representa primariamente um método voltado à definição primária do diagnóstico da doença em indivíduos sintomáticos, sendo os elementos clínicos e neurofisiológicos de maior importância. Por outro lado, em indivíduos sintomáticos ou pré-sintomáticos no contexto ELA esporádica ou familiar, ela permite caracterizar a existência ou não de uma base monogênica reconhecida relacionada à doença. Atualmente, já correlacionadas, há mais de 30 formas monogênicas da ELA ou da DFT/ELA (Tabela 108.2).[8,24] Mesmo com a classificação frequentemente atualizada nas bases do Online Mendelian Inheritance In Man (OMIM) e da Gene Muscle Table da World Muscle Society (anualmente), há muitos genes já correlacionados a fenótipos da ELA, da DFT ou da DFT/ELA que ainda não se encontram categorizados em uma das formas monogênicas reconhecidas da Tabela 108.2. Algumas bases de pesquisa de dados genéticos disponíveis na atualidade – como a Amyotrophic Lateral Sclerosis online Database (ALSod) e a Gene4 MND – são constantemente atualizadas e resultam do

Tabela 108.1 Resumo dos principais achados clínicos, radiológicos e genéticos associados às formas variantes atípicas de doença de neurônio motor.

Formas atípicas	Características clínicas	Achados atípicos adicionais	Características genéticas
AMP (síndrome de Duchenne-Aran)	Síndrome do neurônio motor inferior pura, assimétrica, de início espinal; tardiamente com envolvimento bulbar e ventilatório.	Há formas tanto de lenta progressão quanto de curso rápido e grande perda ponderal; evolução habitualmente lenta. Importante diferencial com neuropatia motora multifocal, síndrome pós-poliomielite e polineuropatias inflamatórias crônicas.	Raras variantes nos genes *SOD1*, *FUS* e *DCTN1* em formas esporádicas e eventualmente familiares.
ELP	Síndrome do neurônio motor superior clássica, de início assimétrico, lentamente progressiva; paresia predominante sobre espasticidade; pouco envolvimento esfincteriano; disartrofonia espástica e afeto pseudobulbar.	Possibilidade de progressão, com achados de denervação crônica e/ou aguda no estudo neurofisiológico, após anos; possível associação com declínio cognitivo, parkinsonismos e distonia (especialmente em juvenis).	Raras variantes nos genes *ALS2*, *C9ORF72*, *TBK1*, *SPG7*, *DCTN1*, *UBQLN2*, *KIF5A*, *PARK2* e 4p16 (D4S2963).
PBP	Disfonia e disfagia em contexto clínico inicial (síndrome bulbar); ocorrência após meses ou anos de comprometimento espinal (predominante em miótomos cervicais).	Afeto pseudobulbar frequente; raramente síndrome demencial; necessidade precoce de ventilação não invasiva e gastrostomia percutânea; fenótipo de predomínio feminino.	Condição essencialmente esporádica (distinta da ELA de início bulbar); base genética predominante ligada ao gene *SOD1*; diferencial com AME não 5q com envolvimento bulbar, lesões da transição bulbocervical e amiloidose finlandesa associada à gelsolina.
Síndrome de *flail-arm* (síndrome de Vulpian-Bernhardt)	Paraparesia braquial flácida de início assimétrico e predomínio proximal, depois tendendo a ficar mais simétrica; hiper-reflexia e liberação piramidal em membros inferiores.	Piora prognóstica quando envolvimento bulbar e/ou diafragmático ocorre ou com progressão de perda ventilatória e *dropped head*.	Raros casos familiares com variantes no gene *HNRNPA1* e *FUS*; formas esporádicas descritas em variantes do gene *SPG7* e duplicações do gene *SMN1*; maiores incidência e prevalência no México.
Síndrome de *flail leg* (síndrome de Marie-Patrikios/variante pseudopolineurítica)	Forma clínica de progressão lenta; inicialmente assimétrica, progressão mais de distal para proximal; sem envolvimento ventilatório ou bulbar significativo (bem mais tardio).	Diagnóstico diferencial inicial complexo (radiculopatias, mononeuropatia múltipla); envolvimento de membros superiores possível, entretanto, tardio.	Raros casos juvenis com variantes nos genes *FUS* e *PFN1* e esporádicos nos genes *SPG7* e *SOD1*.
Síndrome FOSMN	Parestesias ou paresia em hemiface ou bilateral; seguida por disfagia ou disfonia lentamente progressiva e fraqueza cervical; posteriormente, fraqueza em membros superiores; lenta progressão clínica; disgeusia inicial eventual.	Raras apresentações com progressão mais rápida; possível associação com comprometimento cognitivo, DFT e tardiamente dependente de ventilação não invasiva; maioria dos casos esporádicos.	Raras variantes nos genes *SOD1*, *TARDBP*, *CHCHD10*, *VCP*, *SYNE1*, *SQSTM1* e *CYP2U1*. Rara positividade para antissulfatídeo, antissulfoglucuronil-paraglobosídeo, anti-GD1b, anti-MAG, anti-Ro (epifenômenos).
Síndrome de O'Sullivan-McLeod	Paraparesia flácida braquial hiporreflexa de predomínio distal, com início assimétrico; envolvimento proximal bem mais tardio; eventual presença de tremores distais nas mãos.	Diagnóstico diferencial complexo com dHMN/AME distal; neuroimagem com achados inespecíficos, importante para avaliar outras etiologias secundárias.	Condição clínica essencialmente esporádica (possivelmente poligênica e multifatorial).
Síndrome de Mills (variante hemiplégica)	Síndrome do neurônio motor superior com marcada apresentação dimidiada; maioria com apresentação crural progredindo para proximal e braquial (ascendente/descendente).	Sinais de liberação piramidal podem ser bilaterais; componente parético é fundamentalmente unilateral; eventual envolvimento cognitivo associado; diagnóstico fundamentalmente prospectivo.	Maioria em contexto esporádico.
Síndrome FEWDON-MND	Fraqueza inicial em músculos extensores dos dedos das mãos e depois do antebraço; progressão de distal para proximal; presença de nistagmo tipo *downbeat*; lenta evolução clínica.	Estudos de neuroimagem sem achados significativos; diagnóstico diferencial inicial complexo com neuropatia motora multifocal.	Perfil genético desconhecido; casos em contexto esporádico.
ELA de longa evolução (*long-standing amyotrophic lateral sclerosis; long-term survivors*)	Contextos clínicos de ELA com lenta progressão motora; maioria predomínio de envolvimento do neurônio motor inferior; raro comprometimento cognitivo; envolvimento bulbar e autonômico mais tardio; mais frequente em cenários de início precoce ou juvenil e em formas atípicas.	Histórico clínico frequente de amplas investigações etiológicas para diagnósticos diferenciais (incluindo neuropatias axonais, neuropatias autoimunes, doenças metabólicas hereditárias, etiologias infecciosas).	Raras variantes nos genes *SOD1*, *VAPB*, *CHMP2B*, *FIG4*, *SETX*, *SQSTM1*, *TAF15*, *HNRNPA2B1*, *UNC13A*, *FUS* e *TARDBP*. Possibilidade de potencial sobreposição genética com SPG e dHMN/AME distal.
ELA juvenil	ELA de início precoce com início dos sintomas motores antes dos 25 anos; início bulbar ou espinal; maioria com lenta progressão e envolvimento predominante motor, sem distúrbio do movimento; casos recessivos mais isolados (maioria em cenário de consanguinidade).	Diagnóstico diferencial complexo e feito com outras doenças metabólicas hereditárias potencialmente tratáveis; ausência de marcadores radiológicos específicos.	Variantes nos genes *ALS2*, *SETX*, *SPG11*, *FUS*, *UBQLN2*, *SIGMAR1*, *GNE*, *SORD*, *SPTLC1*, *TARDBP*, *SOD1*, *SYNE1*, *C19orf12*, *CLEC4C*, *VRK1*, *BICD2*, *ERLIN1*, *ATP13A2*, *COQ7* e *DDHD1*.

AME: atrofia muscular espinal; AMP: atrofia muscular progressiva; DFT: demência frontotemporal; dHMN: neuronopatias motoras hereditárias distais; DNM: doença do neurônio motor; ELA: esclerose lateral amiotrófica; ELP: esclerose lateral primária; FEWDON-MND: *finger extension weakness with downbeat nystagmus-motor neuron disease*; FOSMN: *facial-onset sensory and motor neuronopathy*; MAG: *myelin-associated glycoprotein*; PBP: paralisia bulbar progressiva; SPG: paraparesias espásticas hereditárias.

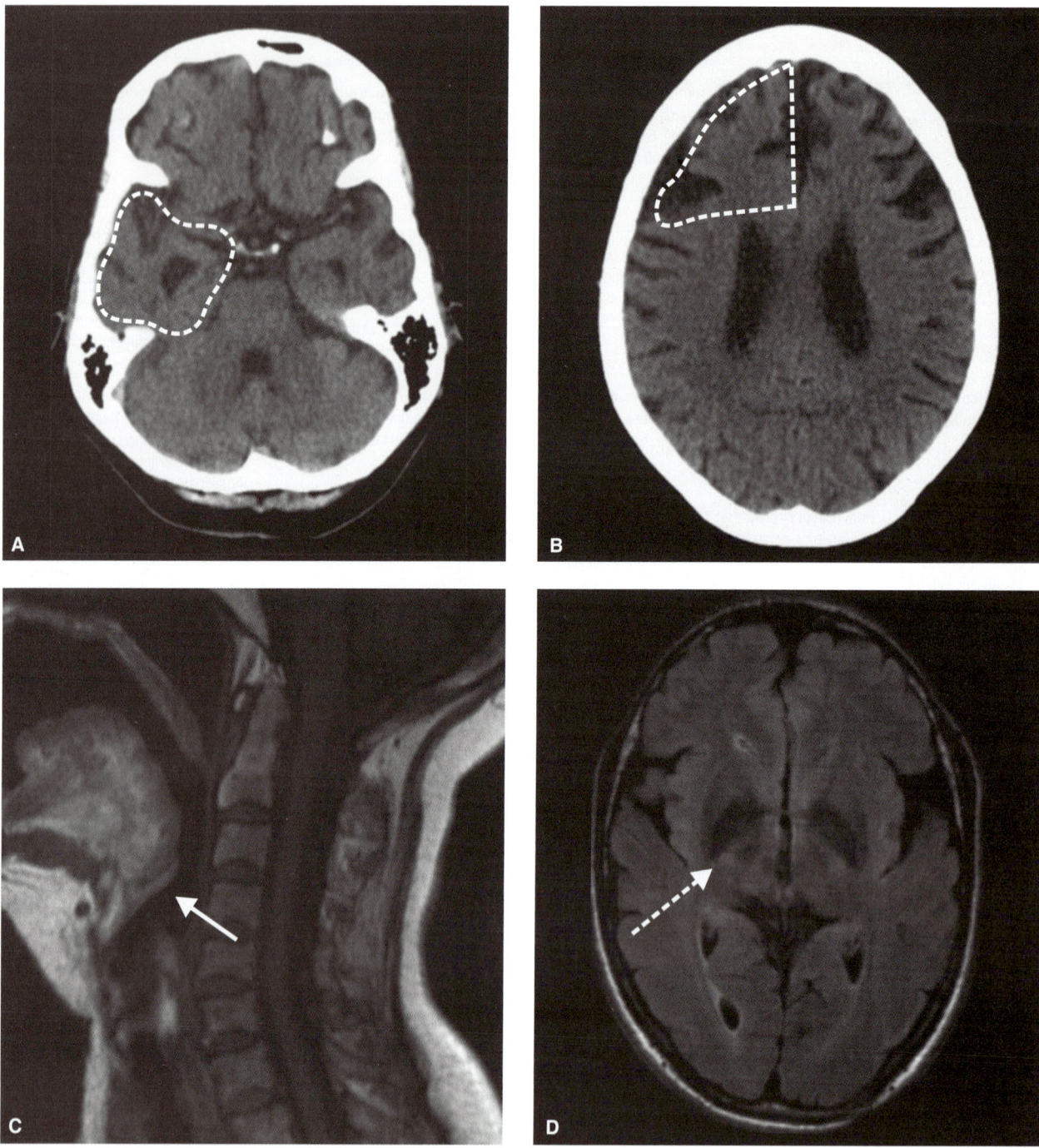

Figura 108.2 Estudos de neuroimagem em paciente com DFT-ELA associada ao gene *C9orf72*. **A** e **B.** Cortes axiais de tomografia computadorizada de crânio evidenciando presença de acentuada atrofia dos lobos temporais e frontais. **C.** Corte sagital na ressonância magnética evidenciando presença de evidente hipersinal na língua (*bright tongue sign*) na sequência T1 (*seta branca*). **D** a **F.** Corte axial mostrando hipersinal do trato corticoespinal bilateralmente (*seta branca tracejada*) na sequência FLAIR. (*continua*)

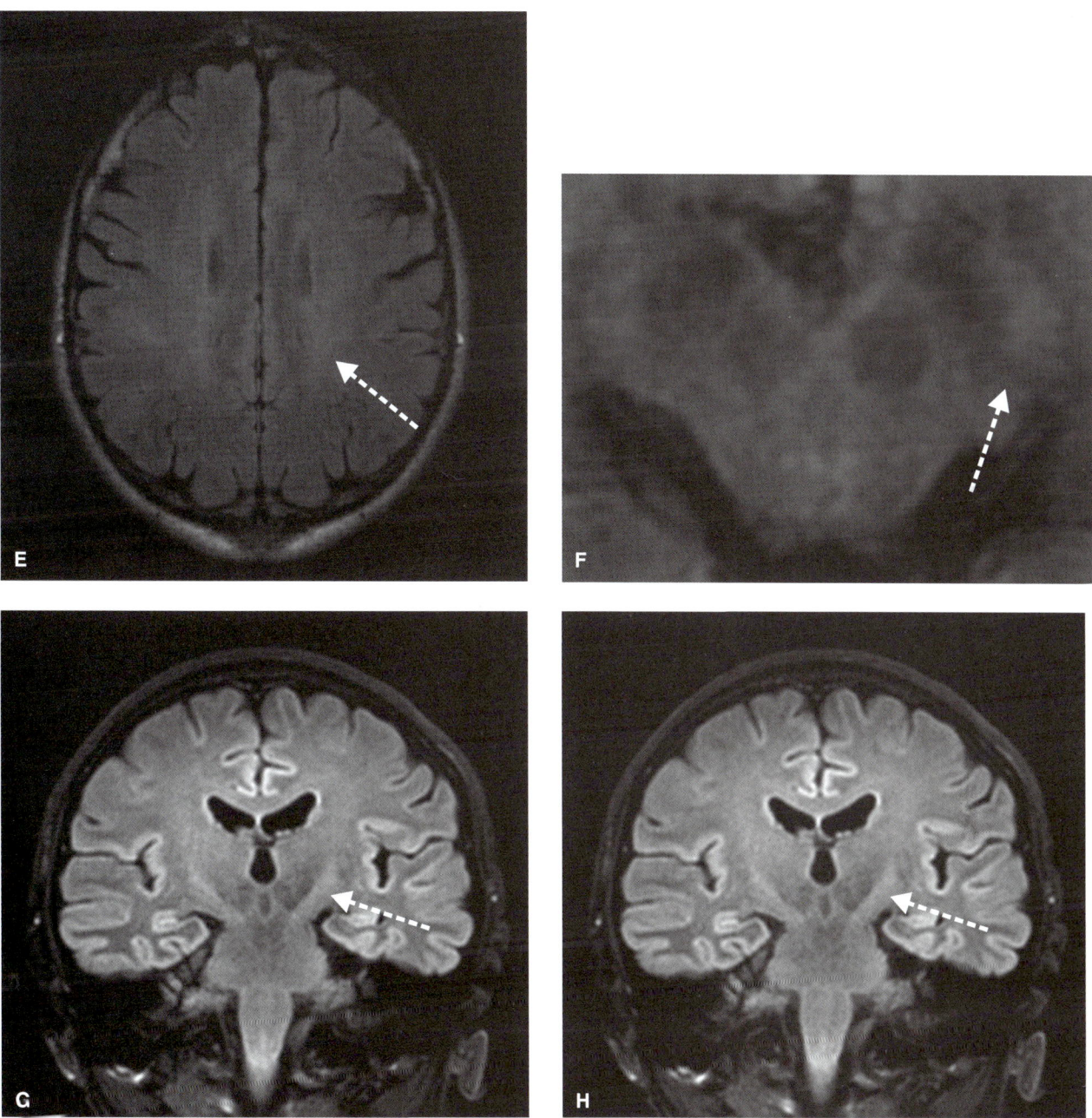

Figura 108.2 (*Continuação*) **D** a **F.** Corte axial mostrando hipersinal do trato corticoespinal bilateralmente (*seta branca tracejada*) na sequência FLAIR. Corte coronal mostrando hipersinal do trato corticoespinal bilateral (*wine-glass sign; seta branca tracejada*) nas sequências T2 (**G**) e FLAIR (**H**). (*continua*)

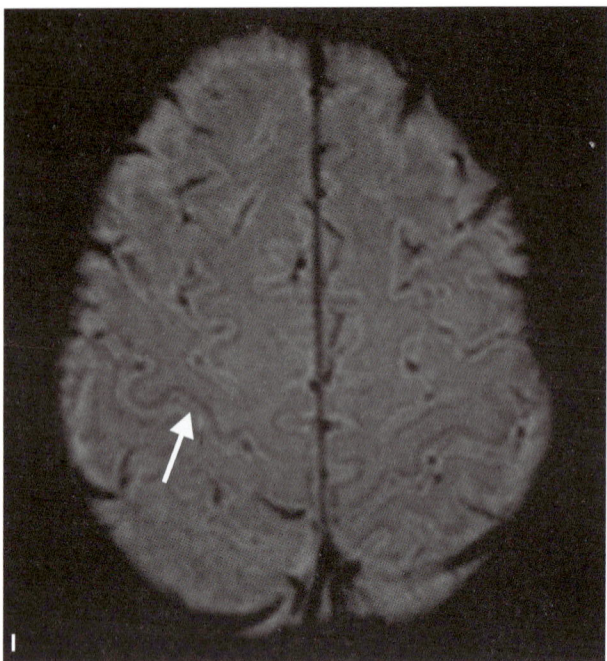
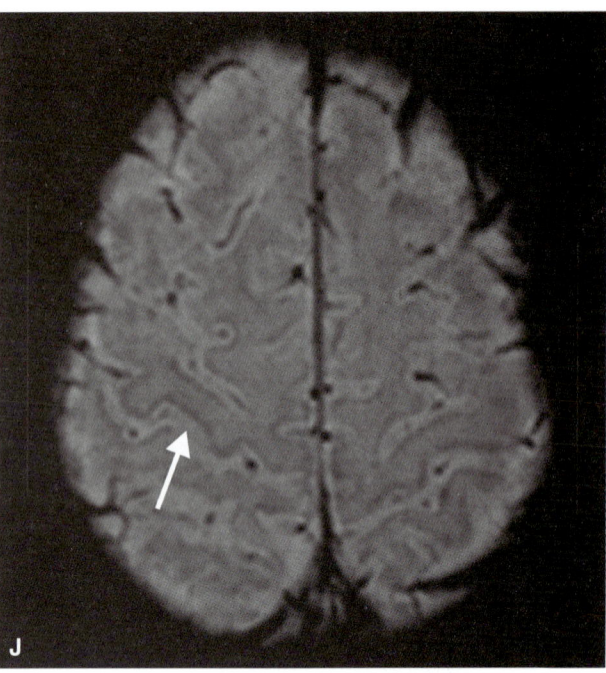

Figura 108.2 (*Continuação*) **I** e **J.** Cortes axiais evidenciando hipossinal no giro pré-central bilateral (*motor cortical band sign; setas brancas*) na sequência SWI.

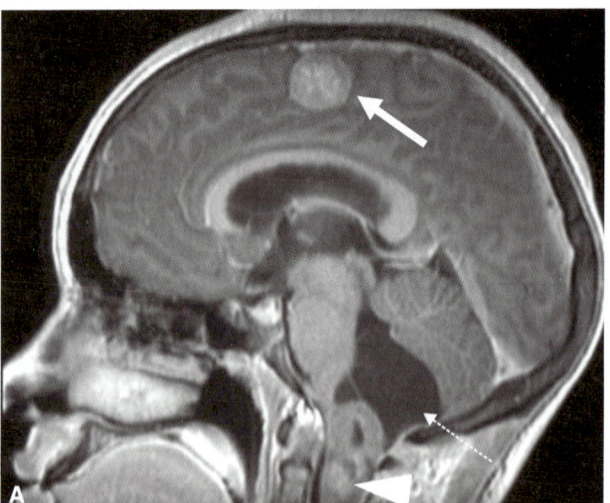
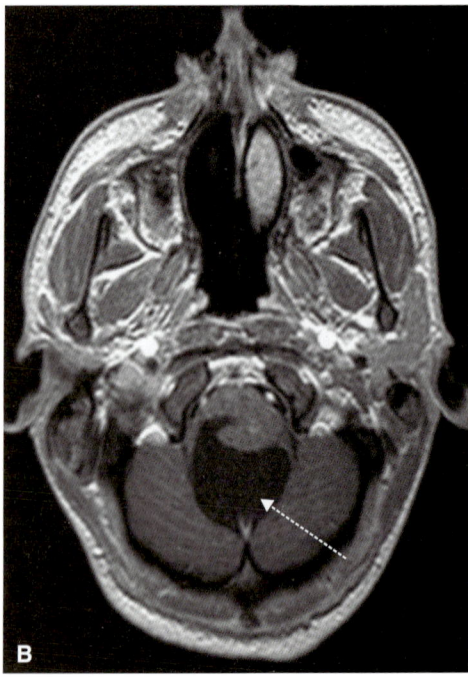

Figura 108.3 Estudos de ressonância magnética realizados em paciente do sexo masculino de 15 anos, com suspeita clínica inicial de ELA juvenil, no qual, após avaliação neurorradiológica detalhada e avaliação clínica pormenorizada (fundoscopia óptica com edema de papila bilateral), se identificou como diagnóstico neurogenético neurofibromatose do tipo 2 (NF2), originando lesões neoplásicas compressivas com ocorrência de DNM secundária. **A.** Corte sagital do encéfalo na sequência T1 evidenciando lesão cística no IV ventrículo (*setas brancas tracejadas*), lesão da transição crânio-cervical com captação heterogênea e irregular do gadolínio (*pontas de seta brancas*) e lesão nodular junto à foice cerebral com captação homogênea do gadolínio (*setas brancas grossas*). **B** e **C.** Cortes axiais em T1 evidenciando as lesões cística e nodular descritas previamente, destacando aspecto do sinal da "cauda dural", tipicamente observado em meningioma meningotelial (**C**). (*continua*)

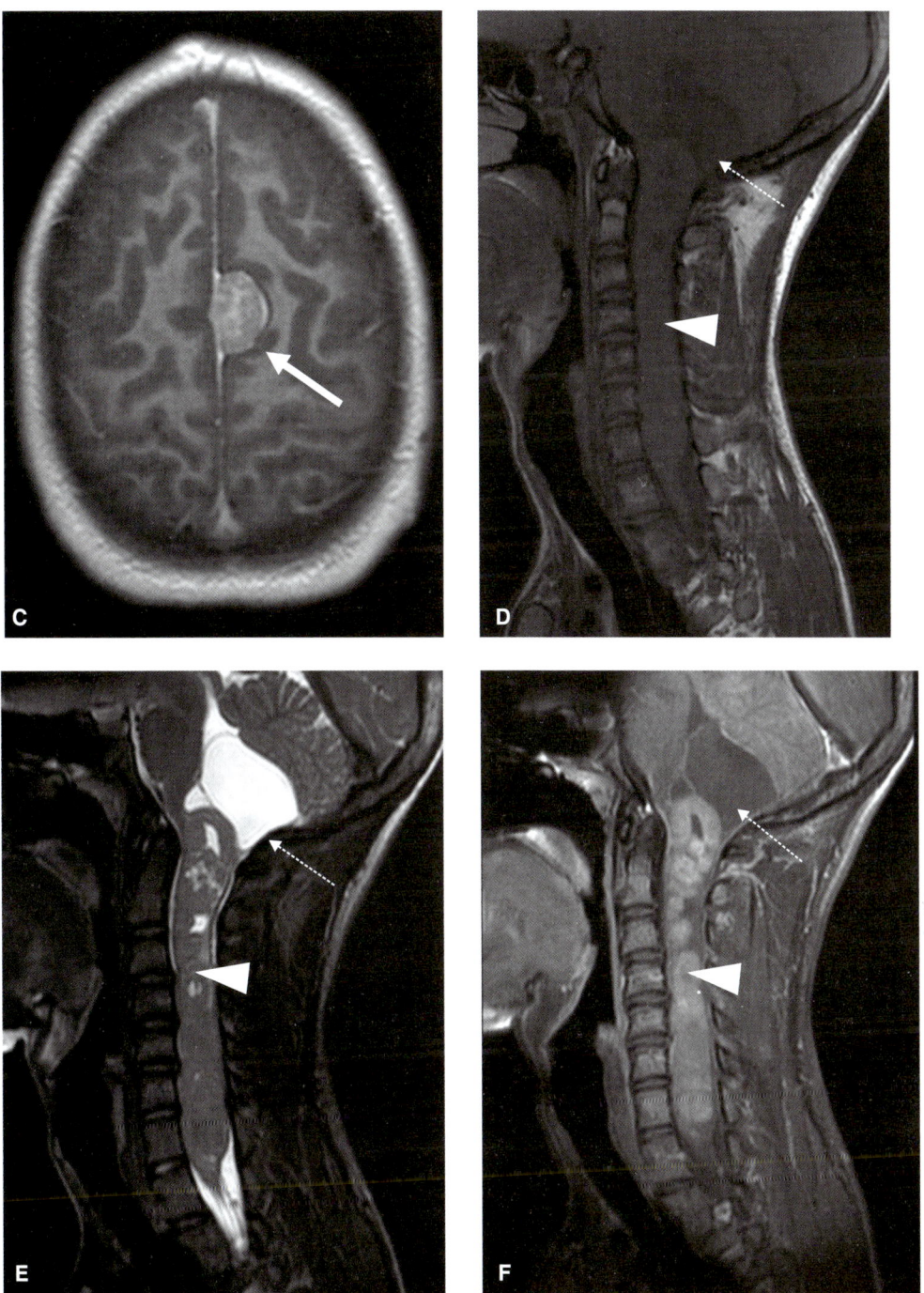

Figura 108.3 *(Continuação)* **B** e **C.** Cortes axiais em T1 evidenciando as lesões cística e nodular descritas previamente, destacando aspecto do sinal da "cauda dural", tipicamente observado em meningioma meningotelial (**C**). Cortes sagitais da medula cervical em T1 (**D**), T2 (**E**) e T1 com contraste (**F**) evidenciando a presença de várias lesões nodulares ao longo da coluna cervical, coalescentes, com captação periférica de contraste e determinando componente obstrutivo ao fluxo liquórico espinal e do IV ventrículo (posteriormente comprovadas como schwannomas).

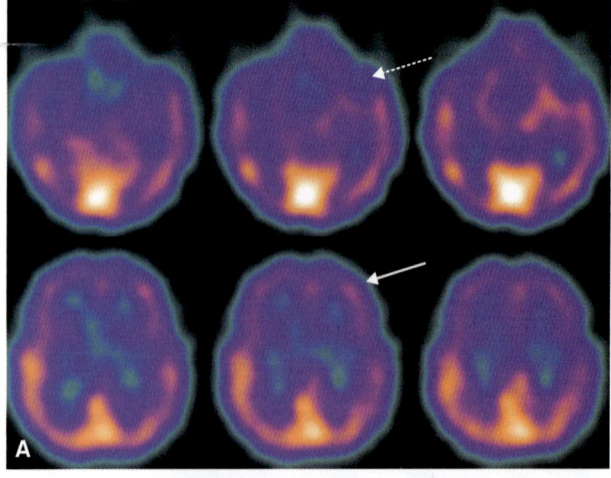

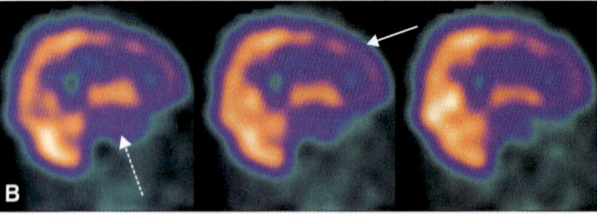

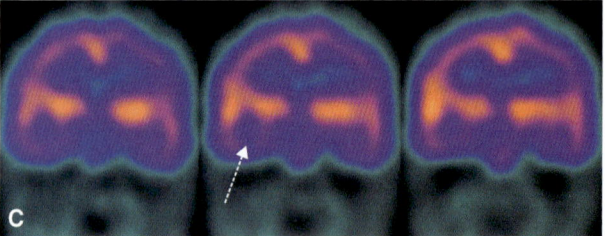

Figura 108.4 Cintilografia de perfusão cerebral (SPECT) com Tc99m em paciente com DFT/ELA associada ao gene *C9orf72*. Presença de hipoperfusão marcada em lobos temporais (*setas brancas tracejadas*) e frontais (*setas brancas finas*) em cortes axiais (**A**), sagitais (**B**) e coronais (**C**).

trabalho de pesquisadores, centros de pesquisa, especialistas e do apoio de importantes associações internacionais da temática. Dentro dessas bases, são avaliadas em conjunto as referências e as evidências científicas associadas aos diferentes genes em relação à ELA, sendo eles categorizados como genes causadores (definitivos) da doença, modificadores de fenótipo, fatores de risco e grau de correlação existente para as variantes relatadas. Em contextos de pacientes com ELA familiar, há recomendação formal para a realização de testagem genética ampla por meio do uso de painéis genéticos baseados em: sequenciamento de próxima geração; sequenciamento completo do exoma; ou, no caso de base genética já estabelecida e conhecida, sequenciamento de genes específicos.[15] Os *guidelines* europeus do ALS Genetic Testing and Counseling Guidelines Expert Panel de 2023[28] recomendam formalmente a testagem genética para todos os indivíduos com diagnóstico de ELA, independentemente de serem formas esporádicas ou familiares, desde que englobe a análise de expansão de hexanucleotídios no gene *C9orf72* e o sequenciamento dos genes *SOD1*, *FUS* e *TARDBP*.

Estudos neurofisiológicos na doença do neurônio motor/esclerose lateral amiotrófica

A realização de estudo de eletroneuromiografia de quatro membros e segmento bulbar representa um elemento-chave na investigação de casos suspeitos da ELA típica ou de suas variantes, sendo fundamental na caracterização de denervação crônica e aguda de forma focal (regional) ou multissegmentar. Além disso, trata-se de um elemento fundamental na caracterização de achados de importância para diagnósticos diferenciais pertinentes como alterações de amplitude dos potenciais de ação de nervo sensitivo (SNAPs) frequentemente vistos em AME não 5q e em outras neuronopatias sensitivas e motoras, além da pesquisa de bloqueio de condução motora potencialmente identificáveis em casos de neuropatias motoras multifocais.[29] O estudo do reflexo de piscamento também pode ser importante na avaliação de casos suspeitos da síndrome FOSMN.

Critérios diagnósticos de El Escorial revisados, de Awaji-Shima e de Gold Coast

O estudo neurofisiológico por meio da eletroneuromiografia de quatro membros e da região bulbar aliado ao exame neurológico minucioso representa elementos fundamentais na investigação diagnóstica de qualquer caso suspeito de ELA esporádica ou familiar. Diante da ausência de métodos diagnósticos completamente específicos e sensíveis para o diagnóstico da ELA (especialmente em fases iniciais da evolução da doença ou em formas atípicas da doença), surgiu a necessidade de desenvolvimento de critérios diagnósticos que permitissem a categorização diagnóstica de casos suspeitos. Ademais, houve importante modificação e evolução dos critérios diagnósticos no decorrer das duas últimas décadas, procurando facilitar a inclusão de indivíduos em ensaios clínicos e encurtando a desnecessária odisseia diagnóstica e os longos intervalos diagnósticos vistos em alguns casos.

Os critérios de El Escorial (World Federation of Neurology, Mosteiro de San Lorenzo de El Escorial) representam a abordagem de critério diagnóstico inicial para a ELA, caracterizando quatro categorias: definitiva, provável, possível e suspeita (Tabela 108.3). Existiu a necessidade de aperfeiçoamento dos critérios de El Escorial (versão revisada e modificada) – denominados "critérios de Airlie House" (World Federation of Neurology, Warrenton, Virgínia, EUA) – com a inserção de aspectos neurofisiológicos e patológicos, categorizando-se as formas em: ELA clinicamente definitiva, ELA clinicamente provável, ELA clinicamente provável com suporte laboratorial e ELA possível (Tabela 108.3).[7,30]

Em novo consenso, houve tentativa de uniformização maior do critério diagnóstico, ocorrendo maior valorização dos achados neurofisiológicos por meio dos critérios modificados de Awaji-Shima (ver Tabela 108.3).[29] Posteriormente, outros marcadores neurofisiológicos passaram a ser empregados como adjuvantes na avaliação neurofisiológica em casos com maior suspeição diagnóstica da ELA, como o cálculo do *split-hand index*, o uso do *ALS diagnostic index* e o emprego das técnicas de MUNE e de MUNIX. Em 2019, em Gold Coast, na Austrália, aconteceu uma nova reunião entre especialistas em DNM/ELA, sendo propostas a nova reformulação e a atualização dos critérios diagnósticos para a ELA e objetivando-se o processo diagnóstico mais simples e objetivo, o mais precoce possível dentro da história natural da doença, em estágio com menor taxa de complicações e menor necessidade possível de recursos de métodos subsidiários complementares (ver Tabela 108.3).[31]

Tabela 108.2 Formas monogênicas da ELA e da DFT/ELA.*

Forma clínica (# MIM)	Padrão de herança/gene	Epidemiologia e características clínicas e laboratoriais	Outras associações clínicas
ELA tipo 1 (#105400)	AD/AR; *SOD1* (21q22.11)	Curso clínico variável; formas de evolução típica, rápida e lenta; eventualmente juvenil; geralmente predomínio de NMI; segunda forma esporádica e familiar mais comum.	Alélica à tetraplegia espástica progressiva e hipotonia axial (STAHP).
ELA tipo 2 (#205100)	AR; *ALS2* (2q33.1)	Forma juvenil; ELA com predomínio de NMS, disfunção bulbar, amiotrofia distal, afeto pseudobulbar, eventual espasticidade facial e distonia.	Alélica à ELP juvenil e à paralisia espástica ascendente de início na infância (IAHSP).
ELA tipo 4 (#602433)	AD; *SETX* (9q34.13)	Formas juvenis e no adulto; amiotrofia de predomínio distal, sinais de liberação piramidal; eventual *pes cavus*; sem envolvimento bulbar ou DFT.	Sinonímia: AME distal com envolvimento piramidal. Alélica à ataxia com apraxia oculomotora tipo 2.
ELA tipo 5 (#602099)	AR; *SPG11* (15q21.1)	Forma juvenil; tetraparesia espástica hiper-reflexa com amiotrofia distal, progressão com disfunção bulbar e facial; disfunção cognitiva na evolução; neuroimagem com atrofia cortical, atrofia variável de corpo caloso e leucoencefalopatia leve.	Alélica à paraparesia espástica hereditária (SPG) tipo 11 e à doença de Charcot-Marie-Tooth (CMT) tipo 2X.
ELA tipo 6 (#608030)	AD; *FUS* (16p11.2)	Adulto e juvenil; formas típicas, precoces e juvenis; curso clínico progressivo; forma juvenil de rápida evolução com predomínio de NMI (forma mais comum globalmente de ELA juvenil); formas típicas com ELA clássica, DFT-ELA e eventuais formas de longa evolução e como variantes atípicas.	Alélica ao tremor essencial hereditário tipo 4 e a casos de DFT.
ELA tipo 8 (#608627)	AD; *VAPB* (20q13.32) Efeito fundador no Brasil (variante c.166C>T; p. Pro56Ser).	Adulto, raramente forma juvenil; curso clínico variável, maioria lenta, ELA predomínio de NMI, tremor postural; disfunção bulbar tardia; sem DFT.	Alélica à AME tipo Finkel.
ELA tipo 9 (#611895)	AD; *ANG* (14q11.2)	Adulto; curso progressivo; desenvolvimento tardio de parkinsonismo e de DFT. Penetrância incompleta.	Sem outras condições alélicas associadas.
ELA tipo 10 (#612069)	AD; *TARDBP* (1p36.22)	Tetraparesia espástica hiper-reflexa, amiotrofia apendicular; disfunção bulbar, insuficiência respiratória; DFT, parkinsonismo; eventual juvenil; rapidamente progressiva.	Alélica à DFT pelo gene *TARDBP*.
ELA tipo 11 (#612577)	AD; *FIG4* (6q21)	Forma de início típico; predomínio de NMS; afeto pseudobulbar, disfunção bulbar; formas familiares e esporádicas.	Alélica à CMT tipo 4J, à síndrome de Yunis-Varon, e à polimicrogiria têmporo-occipital bilateral.
ELA tipo 12 (#613435)	AD/AR; *OPTN* (10p13) Japão, Holanda, Itália, Alemanha.	Adulto; amiotrofia apendicular, disfunção bulbar, insuficiência respiratória; raramente com DFT; formas familiares e esporádicas.	Alélica ao glaucoma de ângulo aberto tipo 1, e glaucoma de pressão normal.
ELA tipo 13 (#183090)	AD; *ATXN2* (12q24.12) – correlação com expansões de repetição de trinucleotídeos CAG em faixa intermediária.	Adulto; ELA predomínio NMI e disfunção bulbar, eventual ataxia e lentificação de sácades, sem parkinsonismo e sem DFT; expressividade variável; antecipação genética; neuroimagem com atrofia cortical, cerebelar ou olivopontocerebelar; possível contexto de outros familiares com ataxia espinocerebelar tipo 2.	Alélica à ataxia espinocerebelar tipo 2.
ELA tipo 14 DFT-ELA tipo 6 (#613954)	AD; *VCP* (9p13.3)	Adulto; ELA com disfunção bulbar, DFT, DFT-ELA; eventual doença de Paget óssea, parkinsonismo e miopatia com corpos de inclusão; atrofia cortical; variabilidade intrafamiliar; expressividade variável.	Alélica à CMT tipo 2Y e à IBM hereditária com doença de Paget óssea e DFT tipo 1 (proteinopatia multissistêmica).
ELA tipo 15 (#300857)	XLD; *UBQLN2* (Xp11.21)	Formas juvenis (masculinas) e tardias (femininas); ELA, DFT, disfunção bulbar, distonia, coreoatetose; atrofia frontotemporal; penetrância incompleta feminina.	
ELA tipo 16 (#614373)	AD; *SIGMAR1* (9p13.3) Leste da Arábia Saudita.	Forma juvenil; lentamente progressiva; tetraparesia espástica hiper-reflexa com amiotrofia distal (início crural, progressão braquial); cognição preservada.	Alélica à AME distal tipo 2 (tipo Jerash) e raramente à DFT-ELA (australiana).
ELA tipo 17 DFT-ELA tipo 7 (#600795)	AD; *CHMP2B* (3p11.2)	Adulto; ELA com predomínio NMI, DFT, DFT-ELA, disfunção bulbar; eventual disfunção esfincteriana, distonia, mioclonia, discinesia orofacial; atrofia cortical frontoparietal, leucoencefalopatia; expressividade variável.	
ELA tipo 18 (#614808)	AD*; *PFN1* (17p13.2)	Adulto; ELA típica de início espinal. Sem disfunção cognitiva.	
ELA tipo 19 (#615515)	AD; *ERBB4* (2q34)	Adulto; ELA típica, eventual associação com parkinsonismo.	Associação com contextos de esquizofrenia e de melanoma.
ELA tipo 20 (#615426)	AD; *HNRNPA1* (12q13.13)	Adulto; ELA típica, predominante espinal; raras descrições.	Alélica à miopatia distal tipo 3 e à IBM hereditária com doença de Paget óssea tipo 3 (sem DFT) (contexto de proteinopatia multissistêmica).

(continua)

Tabela 108.2 Formas monogênicas da ELA e da DFT/ELA.* (*Continuação*)

Forma clínica (# MIM)	Padrão de herança/gene	Epidemiologia e características clínicas e laboratoriais	Outras associações clínicas
ELA tipo 21 (#606070)	AD; *MATR3* (5q31.2)	Adulto; ELA, fraqueza muscular apendicular predomínio distal; disfunção bulbar, paralisia de prega vocal; eventual envolvimento da musculatura ocular extrínseca e DFT; possível padrão neurofisiológico miopático e neurogênico; biópsia muscular com achados miopáticos inespecíficos, vacúolos marginados e amiotrofia neurogênica.	Alélica à forma de miopatia distal com paralisia de prega vocal e fraqueza faríngea. Associação com fenótipo de neurodegeneração de início na infância.
ELA tipo 22 (#616208)	AD; *TUBA4A* (2q35)	Adulto; ELA de início espinal, eventual DFT associada na evolução. Variabilidade fenotípica intrafamiliar.	
ELA tipo 23 (#617839)	AD; *ANXA11* (10q22.3)	Idoso; ELA; sem DFT; penetrância incompleta.	Alélica à IBM hereditária com leucoencefalopatia (contexto de proteinopatia multissistêmica).
ELA tipo 24 (#617892)	AD; *NEK1* (4q33)	Adulto, idoso; ELA com disfunção bulbar e predomínio NMI, sem espasticidade; atrofia cortical global, temporal e núcleos da base.	Alélica à displasia torácica com costelas curtas tipo 6 (com/sem polidactilia); síndrome de Majewski.
ELA tipo 25 (#617921)	AD; *KIF5A* (12q13.3)	Adulto; ELA típica de início espinal, possibilidade de longa evolução; penetrância incompleta.	Alélica à SPG tipo 10 e à mioclonia neonatal intratável.
ELA tipo 26 (#619133)	AD; *TIA1* (2p13.3)	Adulto; ELA espinal com disfunção bulbar grave e DFT, possibilidade de fenótipo tipo APP ou comportamental puro inicial; penetrância incompleta.	Alélica à miopatia distal de Welander.
ELA tipo 27 (#620285)	AD; *SPTLC1* (9q22.31)	Juvenil; ELA, disfunção executiva, disfunção bulbar, hiperlordose lombar, retração de artelhos.	Alélica à neuropatia hereditária sensitivo-autonômica tipo IA.
ELA tipo 28 (#620452)	AD; *LRP12* (8q22.3) – expansões de repetições de trinucleotídeos (CGG).	Adulto; ELA, lentamente progressiva, predomínio crural; penetrância incompleta; repetições (CGG): 60-100.	Alélica à miopatia óculo-faringo-distal tipo 1 (expansões de trinucleotídeos >100 repetições CGG).
DFT-ELA tipo 1 (#105550)	AD; *C9orf72* (9p21.2) – expansões de repetições de hexanucleotídeo (GGGGCC).	Adulto; ELA com disfunção executiva, DFT, DFT-ELA; eventualmente parkinsonismo, paralisia supranuclear do olhar; rápida progressão; atrofia cortical frontotemporal; expressividade variável; variabilidade intrafamiliar e interfamiliar.	Associação das expansões a fenótipos doença de Huntington-*like* (fenocópia), à DFT.
DFT-ELA tipo 2 (#615911)	AD; *CHCHD10* (22q11.23)	Adulto; ELA, disfunção bulbar; eventual DFT, perda auditiva neurossensorial, ptose palpebral, ataxia cerebelar e parkinsonismo; atrofia cortical; biópsia muscular com proliferação mitocondrial subsarcolemal, deficiência de COX, RRF, acúmulo lipídico e de glicogênio.	Alélica à AME tipo Jokela.
DFT-ELA tipo 3 (#616437)	AD; *SQSTM1* (5q35.3)	Adulto; ELA com disfunção bulbar, DFT, DFT-ELA; apraxia orofacial; eventual doença de Paget óssea; atrofia cortical; expressividade variável.	Alélica à doença de Paget óssea tipo 3, à miopatia distal com vacúolos marginados e à neurodegeneração com ataxia, distonia e paralisia do olhar de início da infância.
DFT-ELA tipo 4 (#616439)	AD; *TBK1* (12q14.2)	Adulto; ELA com disfunção bulbar, DFT, DFT-ELA; atrofia cortical; expressividade variável.	Alélica ao sítio de susceptibilidade à encefalopatia aguda induzida por infecção e a uma forma de AME não 5q.
DFT-ELA tipo 5 (#619141)	AD; *CCNF/FBXO1* (16p13.3)	Adulto; ELA clássica, DFT, alterações de personalidade; expressividade variável; penetrância idade-dependente.	–
DFT-ELA tipo 8 (#619132)	AD; *CYLD* (16q12.1)	Adulto; amiotrofia apendicular; disfunção executiva, DFT, ELA; atrofia frontotemporal.	Alélica à cilindromatose familiar, ao tricoepitelioma múltiplo familiar tipo 1 e à síndrome de Brooke-Spiegler

*Outras associações monogênicas já foram relacionadas à ELA, incluindo os genes *NEFH* (22q12.2), *PRPH* (12q13.12), *DCTN1* (2p13), *RNF13* (3q25.1), e *LRP10* (14q11.2). Formas sem base monogênica estabelecida não foram incluídas na tabela. AD: autossômico dominante; AME: atrofia muscular espinhal; APP: afasia primária progressiva; AR: autossômico recessivo; CMT: doença de Charcot-Marie-Tooth; DFT: demência frontotemporal; COX: ciclo-oxigenase; DNM: doença do neurônio motor; ELA: esclerose lateral amiotrófica; ELP: esclerose lateral primária; NMI: neurônio motor inferior; NMS: neurônio motor superior; RRF: fibras vermelhas rotas (do inglês *ragged-red fibers*); SPG: *spastic paraplegia*; XLD: ligado ao X dominante.

DIAGNÓSTICOS DIFERENCIAIS

Os diagnósticos diferenciais da ELA são bastante variados e incluem condições clínicas com base etiopatogênica distinta, como neuronopatias autoimunes (idiopáticas ou paraneoplásicas), causas neuroinfecciosas e neurotóxicas, além de doenças neurológicas hereditárias, como doenças metabólicas hereditárias (Tabela 108.4). A existência de um grande grupo numericamente de condições clínicas que podem cursar em sua evolução com neuronopatia motora não implica, contudo, a obrigatoriedade de avaliação completa para todas as etiologias adquiridas e hereditárias descritas. Há a recomendação formal de rastreio e avaliação diagnóstica específica para tais condições clínicas apenas quando houver a existência de sinais específicos sugestivos ou de sinais de alarme que revelem atipias para a ELA típica com necessidade de investigação de etiologias secundárias.

TRATAMENTO SINTOMÁTICO

O tratamento sintomático na DNM/ELA envolve medidas farmacológicas e não farmacológicas utilizadas para melhorar

Tabela 108.3 Principais critérios diagnósticos aplicados para ELA: El Escorial, El Escorial revisado (Airlie House), Awaji-Shima e Gold Coast.[7,30]

Critério diagnóstico	Categorias diagnósticas	Caracterização
El Escorial (1994)	ELA definitiva	Sinais de envolvimento do NMS + NMI em três regiões (segmentos).
	ELA provável	Sinais de NMS + NMI em duas regiões (com sinais NMS rostrais a NMI).
	ELA possível	Sinais de NMS e NMI em uma região; ou NMS em duas regiões; ou sinal NMI rostral ao NMI.
	ELA suspeita	Sinais de NMI em dois ou mais segmentos.
El Escorial revisado (critério de Airlie House) (1998)	ELA clinicamente definitiva	NMS + NMI em duas regiões; ou NMS em duas regiões + NMI em três regiões.
	ELA clinicamente provável	Sinais de NMS + NMI em duas regiões, sendo sinais de NMS rostrais a NMI.
	ELA clinicamente provável com suporte laboratorial	Sinais de NMS + NMI em uma região; ou NMS em uma região + NMI em dois grupamentos de origem distinta de duas regiões.
	ELA clinicamente possível	NMS + NMI em uma região; ou NMS em duas regiões; ou NMI rostral ao NMS.
Awaji-Shima (2008)	ELA definitiva	Sinais de disfunção de NMI + NMS em três regiões; ou NMI + NMS em bulbar em duas regiões.
	ELA provável	Disfunção de NMI + NMS em duas regiões, sendo NMS rostral ao NMI.
	ELA possível	Disfunção de NMI + NMS em uma região; ou sinais de NMS em duas ou mais regiões; ou disfunção de NMI rostral ao NMS.
Gold Coast (2019)	N/A	Envolvimento motor progressivo (evidência pela anamnese e/ou pelo exame clínico); sinais de disfunção do NMS e NMI em pelo menos uma região (segmento); ou disfunção do NMI em dois ou mais segmentos (podendo ser apresentação assimétrica ou simétrica).

ELA: esclerose lateral amiotrófica; N/A: não se aplica; NMI: neurônio motor inferior; NMS: neurônio motor superior.

Tabela 108.4 Diagnóstico diferencial da ELA e das formas primárias e secundárias de doença do neurônio motor.

DNM primária

Idiopática: ELA esporádica; ELA juvenil; PBP, ELP, AMP; variantes atípicas da DNM/ELA (síndrome de *flail arm*, síndrome de *flail leg*, síndrome de Mills, síndrome de O'Sullivan-McLeod, síndrome FEWDON-MND, síndrome FOSMN).

Hereditária: ELA familiar; ELA juvenil; AME 5q; AME não 5q (proximal e distal); neurometabólica hereditária; doença de Kennedy (atrofia muscular bulbo-espinhal ligada ao X); paraparesia espástica hereditária complicada (SPG11, SPG15).

DNM secundária

Autoimune (imunomediada): paraneoplásica (neuronopatia motora subaguda paraneoplásica), idiopática.

Neurometabólica hereditária: gangliosidose GM2 tardia, doença de Krabbe do adulto, doença com corpos de poliglucosan do adulto, defeitos do transportador da riboflavina e xantomatose cerebrotendínea.

Neurotóxico: neurolatirismo, konzo; intoxicação por metais pesados, chumbo, cádmio, tálio, arsênico, tolueno

Neuroinfecciosa: HTLV-I, HIV, poliomielite aguda, enterovírus pólio-*like*, doença de Lyme, vírus do Oeste do Nilo (*West Nile virus*).

Neurodegenerativa: síndrome pós-poliomielite; ataxias espinocerebelares (SCA2, SCA3, SCA36); doenças priônicas (*PRNP*).

Miscelânea: hiperparatireoidismo primário; paraproteinemia; carencial (deficiência de vitamina B12); mielopatia vascular isquêmica (síndrome da artéria espinal anterior); estrutural (hidrossirigomielia, mielopatia espondilótica cervical); síndrome de Hopkins

AME: atrofia muscular espinhal; DFT: demência frontotemporal; DNM: doença do neurônio motor; ELA: esclerose lateral amiotrófica; FEWDON-MND: *finger extension weakness with downbeat nystagmus-motor neuron disease*; FOSMN: *facial-onset sensory and motor neuronopathy*; HIV: vírus da imunodeficiência humana; HTLV-I: vírus linfotrópico de células T humanas tipo I; PBP: paralisia bulbar progressiva; SCA: ataxia espinocerebelar.

a qualidade de vida do paciente, oferecer conforto à sua família e aos seus cuidadores, melhorar a funcionalidade do paciente, bem como amenizar a dor e o sofrimento causado pela evolução da doença relativos aos sintomas inerentes às disfunções secundárias em cada sistema orgânico. Dentro do tratamento sintomático da DNM/ELA, como medidas auxiliares nos suportes nutricional e ventilatório, a gastrostomia percutânea e a ventilação não invasiva (VNI) são duas intervenções não farmacológicas que têm ganhado destaque por promover melhora na qualidade de vida do paciente. Em alguns estudos, tem se observado um aumento de sobrevida em pacientes submetidos a gastrostomia e VNI em momentos precoces e adequados.[32-34] A perda das capacidades ventilatórias de forma progressiva acarreta a necessidade do uso de suporte ventilatório não invasivo com aparelho de BiPAP em indivíduos com sintomas relativos à síndrome de hipoventilação crônica (incluindo a dessaturação no período noturno) e à queda da capacidade vital forçada abaixo de 50% do predito.[32-36] As demais medidas de tratamento sintomático estão resumidas na Tabela 108.5.

TRATAMENTO MEDICAMENTOSO ESPECÍFICO

Atualmente, há quatro medicamentos aprovados pela Food and Drug Administration (FDA) para o tratamento da DNM/ELA: riluzol, edaravona, a associação do ácido tauroursodeoxicólico (TUDCA) com o fenilbutirato de sódio (previamente denominada "AMX0035, Relyvrio®") e o oligonucleotídio *antisense* tofersena. É bastante marcante o fato de três das quatro terapêuticas terem sido aprovadas muito recentemente.

O **riluzol** em estudo inicial de fase III demonstrou aumento de sobrevida de 3 meses em relação ao placebo no grupo de pacientes com ELA de início bulbar. Não houve diferença significativa do ponto de vista estatístico quanto ao placebo em termos de impacto para formas de início espinal. Esse é um medicamento amplamente disponível para uso no Brasil, disponível há mais de duas décadas para tratamento dentro do SUS.[34] Além disso, é utilizado por via oral, na dose de 50 mg por comprimido revestido, 1 comprimido, 2 vezes/dia. São considerados os eventos adversos mais significativos náuseas, dispepsia, além de outros sintomas gastrointestinais e alterações laboratoriais em exames de função hepática de controle.[37,38] Diante da ocorrência comum, progressiva e grave de disfagia orofaríngea no grupo de pacientes com ELA, foi desenvolvida a apresentação do riluzol em suspensão oral (Tiglutik®, 50 mg/10 mℓ) até o momento sem registro pela Agência Nacional de Vigilância Sanitária (Anvisa).

A **edaravona** foi aprovada pela FDA para o tratamento da DNM/ELA em maio de 2017, após a realização de estudo de fase III, que evidenciou, depois de 6 meses, a redução de 33% na taxa de declínio da capacidade motora avaliada pela escala de ALSFRS-R em indivíduos tratados com edaravona quando comparados ao grupo que recebeu placebo. Esse fármaco atua de forma neuroprotetora contra espécies reativas de oxigênio e na proteção contra apoptose neuronal

Tabela 108.5 Abordagens de tratamento sintomático na doença do neurônio motor/esclerose lateral amiotrófica.

Disfunção – sinal/sintoma clínico	Tratamento proposto
Sialorreia	Sempre avaliar inicialmente a existência ou não de comprometimento anatômico ou funcional relacionado às vias de oclusão da boca ou por questões posicionais ou de fraqueza da musculatura cervical com extravasamento de conteúdo. Opções terapêuticas: colírio de atropina 1% (tópico oral/sublingual), uma-duas gotas, quatro vezes ao dia; amitriptilina (opção preferida em sobreposição com transtornos do humor e do sono); escopolamina (20 mg/mℓ ampola ou 10 mg/mℓ gotas), via inalatória, ou uso por *patch* transdérmico; propantelina gel, 10 mg/g sachê, uso tópico retroauricular/submandibular, três vezes ao dia. Método mecânico: aspirador portátil com sugador acoplado. Alternativas em casos refratários: aplicação de toxina botulínica nas glândulas parótidas e submandibulares; irradiação das glândulas salivares.
Constipação intestinal	Ajustar primariamente sempre aspectos de hidratação (via oral ou gastrostomia) e da dieta (seja laxativa via oral ou enteral). Opções terapêuticas: metilcelulose; lactulona; supositórios glicerinados. Obs.: não é recomendado o uso de óleo mineral para tratamento da constipação intestinal em pacientes com disfagia orofaríngea moderada ou grave ou em que se presuma maior risco de broncoaspiração (como em indivíduos com fraqueza cervical significativa).
Tosse	Sempre avaliar se o contexto de tosse existente se relaciona à disfunção orofaríngea ou laríngea associada a doença de base, contextos infecciosos agudos (de vias aéreas superiores ou inferiores), fatores alérgicos irritantes (incluindo o tabagismo ativo ou passivo), doença do refluxo gastroesofágico ou a componentes farmacológicos (inibidores da enzima conversora de angiotensina, betabloqueadores). Opções terapêuticas: máquina de tosse (aparelho de *cough-assist*); inalações programadas com SF 0,9%; carbocisteína; corticosteroides (uso sistêmico via oral ou tópico); opioides. Observação: sempre assegurar que pacientes em uso de ventilação não invasiva ou de *cough-assist* estejam sendo regularmente assistidos em seus cuidados por profissionais, respectivamente, de fisioterapia respiratória e de fonoterapia.
Depressão	Sempre buscar na prática clínica a diferenciação entre episódios depressivos, alterações comportamentais relacionadas à disfunção frontal da ELA ou à DFT/ELA e aspectos ligados ao afeto pseudobulbar. Opções terapêuticas: inibidores seletivos da recaptação de serotonina (sertralina, fluoxetina, paroxetina, citalopram, escitalopram); antidepressivos tricíclicos (amitriptilina, nortriptilina, imipramina); antidepressivos inibidores duais de recaptação de serotonina-norepinefrina (duloxetina, venlafaxina); neurolépticos atípicos (quetiapina, olanzapina); benzodiazepínicos (uso cauteloso e em caso de sintomas de síndrome do pânico).
Afeto pseudobulbar	Avaliar sempre se contexto clínico de transtorno de humor primário, se associação com DFT ou se contexto de afeto pseudobulbar. Opções terapêuticas: dextrometorfano + quinidina (associação indisponível para comercialização no Brasil); inibidores seletivos da recaptação da serotonina (sertralina, fluoxetina), fluvoxamina; antidepressivos tricíclicos (amitriptilina, nortriptilina).
Insônia	Primeira etapa de verificação sempre deve ser quanto a fatores relacionados à adequação da higiene do sono, à presença de dor e à avaliação de presença de ansiedade ou de disfunção ventilatória significativa com potencial necessidade de ventilação não invasiva (VNI/BiPAP). Nos pacientes em uso de VNI, considerar dificuldades relacionadas à interface máscara-paciente e necessidade de ajuste em parâmetros ventilatórios. Opções terapêuticas: benzodiazepínicos (uso cauteloso); zolpidem; trazodona; amitriptilina; olanzapina.
Fadiga muscular	Sempre caracterizar a existência ou não de contextos clínicos de agravo da fadiga (piora da condição ventilatória, infecções sistêmicas, anemia, tireoidopatia, disfunções glicêmicas, fase de adaptação após introdução do riluzol). Opções terapêuticas: L-carnitina; modafinila; amantadina.
Dor aguda e crônica	Caracterizar o contexto de dor (aguda, crônica) e o tipo (osteomuscular, miofascial, neuropática, componentes mistos). Opções terapêuticas: analgésicos simples (dipirona, paracetamol); anti-inflamatórios não esteroidais (ibuprofeno, diclofenaco); opioides (tramadol, codeína); amitriptilina, nortriptilina; fármacos antiepilépticos (gabapentina; pregabalina; duloxetina; carbamazepina).
Cãibras	Ocorrência de cãibras é marcadamente maior nos primeiros meses do início sintomático da doença. Opções terapêuticas: sulfato de quinino; carbamazepina; fenitoína; gabapentina (ou pregabalina); benzodiazepínicos (clonazepam, diazepam).

induzida por radicais livres. O protocolo de tratamento recomendado na apresentação por via endovenosa inclui a fase inicial com aplicações diárias consecutivas de 60 mg por 14 dias (seguidos por pausa de 14 dias) e a posterior fase de manutenção mensal com 60 mg/dia por 10 dias consecutivos (seguidos por pausa de 18 dias). Não há prazo estipulado de duração das aplicações desta terapêutica. Diferentes estudos clínicos posteriores e experiências de vida real demonstraram individualmente perfis de evidência muito variados.[39,40] Uma nova e promissora apresentação por via oral recentemente demonstrou bom perfil de segurança após 48 semanas de tratamento.[41]

Nos últimos anos, novas moléculas trouxeram importante contribuição como promissoras no tratamento medicamentoso da ELA. A associação do fenilbutirato de sódio com o tauroursodiol (TUDCA, ácido tauroursodeoxicólico) representou importante marco no tratamento de pacientes com formas esporádicas ou familiares da ELA,[42] além de diferentes mecanismos de ação que já eram reconhecidos há mais de duas décadas – por meio de estudos pré-clínicos e da análise prévia do modo que cada uma das moléculas

contribui para o impacto clínico observado de forma isolada: *trial* de 2009 para o fenilbutirato de sódio[43] e *trial* de 2016 para o tauroursodiol.[44] O fenilbutirato de sódio é um inibidor de histona deacetilase já empregado no tratamento de distúrbios do ciclo da ureia e que se associa a mecanismo de regulação positiva de *heat-shock protein* e diminui o impacto de neurotoxicidade mediada pelo estresse direto pelo retículo endoplasmático. O TUDCA, por sua vez, atua em múltiplas vias, incluindo a disfunção energética mitocondrial e a redução de mecanismos de estresse oxidativo e de apoptose celular.[42-44]

Por meio do estudo clínico randomizado multicêntrico de fase 2 denominado "CENTAUR", 89 indivíduos foram alocados em um grupo que recebeu tratamento com a associação dos dois princípios ativos, enquanto 48 indivíduos no grupo placebo poderiam utilizar concomitante o riluzol ou a edaravona. A formulação de princípios ativos utilizada foi de um sachê com 3 g de **fenilbutirato de sódio** para 1 g de **tauroursodiol** (AMX0035; registro FDA como Relyvrio®), administrado por via oral ou por via enteral (gastrostomia percutânea ou sonda nasoenteral), no período total de

24 semanas, sendo, nas três primeiras semanas, usado um sachê por dia – e após este período, 2 vezes/dia. O estudo evidenciou importante redução na taxa de declínio funcional em pacientes com diagnóstico de ELA por meio do seguimento pela escala ALSFRS-R.[42] No estudo de extensão com *crossover* de grupos, foi observado um impacto ainda mais significativo em relação à sobrevida média e à melhora de funcionalidade com o uso do AMX0035.[45,46] Futuros dados em relação ao impacto em um grupo maior de participantes ao longo de 3 anos serão alvo de análise no estudo PHOENIX de fase 3. Ao final de setembro de 2022, o AMX0035 foi aprovado pela FDA para tratamento tanto como monoterapia quanto em associação a outros medicamentos para a ELA.

Tofersena é um oligonucleotídio *antisense* administrado por via intratecal, desenvolvido para diminuir a produção da proteína SOD1, estimulando a degradação do RNA mensageiro da proteína SOD1 por meio da ação da enzima RNase H.[47] O oligonucleotídio *antisense* tofersena foi avaliado em um estudo clínico de fase 1 a 2, multicêntrico, randomizado, duplo-cego controlado por placebo, de dose ascendente em pacientes adultos com ELA relacionada ao gene SOD1. Em cada coorte de diferentes doses (20, 40, 60 ou 100 mg), os participantes foram divididos em proporção de 3:1 para receber cinco administrações de tofersena ou placebo, por via intratecal, ao longo de 12 semanas. Os principais desfechos primários foram a segurança e a farmacocinética. O desfecho secundário envolveu a variação na concentração de SOD1 no líquido cefalorraquidiano (LCR) no dia 85, além da avaliação da escala ALSFRS-R e da capacidade vital. Uma dose única de tofersena ou placebo foi administrada nos dias 1, 15, 29, 57 e 85.

Um total de 55 participantes passaram por triagem, dos quais 50 foram admitidos no estudo. Dentro das coortes de dose, 12 participantes foram alocados para receber placebo. Entre aqueles designados para o uso de tofersena, houve 10 indivíduos no grupo de dose de 20 mg; 9 no de 40 mg; 9 no de 60 mg; e 10 no de 100 mg. Ao longo do estudo, a proporção média das concentrações de proteína SOD1 nos grupos de tofersena decaiu desde o início até o dia 85, com reduções de 1% no grupo de 20 mg, 27% no grupo de 40 mg, 21% no grupo de 60 mg e 36% no grupo de 100 mg. Dentro do grupo placebo, a proporção baixou em 3%. A diferença na taxa média geométrica entre o valor no dia 85 e o valor inicial da concentração de SOD1 no LCR entre os grupos de tofersena e o grupo de placebo foi de: 2 pontos percentuais (intervalo de confiança de 95% [IC 95%] entre −18 e 27) para o grupo de 20 mg; −25 pontos percentuais (IC 95% entre −40 e −5) para o grupo de 40 mg; −19 pontos percentuais (IC 95% entre −35 e 2) para o grupo de 60 mg; e −33 pontos percentuais (IC 95% entre −47 e −16) para o grupo de 100 mg. Entre os 10 participantes que receberam tofersena no grupo de dose de 100 mg, a média dos mínimos quadrados da pontuação ALSFRS-R no dia 85 mudou em relação ao valor basal em −1,19 ponto (IC 95%, −4,67 a 2,29) em comparação a uma mudança de −5,63 pontos (IC 95%, −8,90 a −2,36) entre os 12 participantes do grupo placebo geral. No que diz respeito à porcentagem da capacidade vital lenta prevista no grupo de 100 mg de tofersena, a porcentagem média dos mínimos quadrados no dia 85 mudou em relação ao valor basal em −7,08 pontos percentuais (IC 95%, −14,69 a 0,54) em comparação a −14,46 pontos percentuais (IC 95%, −21,79 a −7,12) no grupo placebo geral.

A alteração média da linha de base no escore total da dinamometria portátil no dia 92 foi de −0,03 ± 0,18 no grupo da dose de 100 mg de tofersena em comparação a −0,26 ± 0,42 no grupo placebo. As concentrações de cadeias pesadas de neurofilamentos fosforilados e neurofilamento de cadeia leve no plasma e no LCR entre os 10 participantes que receberam 100 mg de tofersena diminuíram de linha de base até o dia 85.[48]

Posteriormente, a tofersena teve sua eficácia e segurança avaliada em um estudo clínico de fase 3, multicêntrico, randomizado, duplo-cego, controlado por placebo denominado "estudo VALOR".[49] Os participantes foram distribuídos em proporção de 2:1 para receber injeção intratecal em *bolus* por meio de punção lombar de solução de 15 mℓ de tofersena (100 mg) ou o volume equivalente de placebo (LCR artificial), administrado durante 24 semanas, três doses, uma vez a cada 2 semanas nas primeiras 4 semanas, seguidas de cinco doses uma vez a cada 4 semanas. Após o estudo VALOR, os participantes ingressaram em estudo de extensão aberta por até 236 semanas. A análise combinada na semana 52 do VALOR e sua extensão aberta foi planejada antecipadamente com o objetivo de possibilitar a comparação entre o uso precoce e tardio de tofersena na população completa. O desfecho primário de eficácia foi a mudança até a semana 28 na pontuação total do ALSFRS-R no subgrupo de progressão rápida. Entre os desfechos secundários, estavam a variação na concentração total de proteína SOD1 no LCR, a concentração de cadeias leves de neurofilamentos no plasma, a porcentagem da capacidade vital lenta, o escore total da dinamometria portátil, o tempo até o óbito e a necessidade de ventilação permanente. Participaram 108 participantes com 42 variantes patogênicas distintas no gene *SOD1*: 72 para receber tofersena e 36 para receber placebo. Entre os 60 participantes do subgrupo de progressão rápida, a mudança na pontuação total do ALSFRS-R até a semana 28 foi de −6,98 pontos no grupo tofersena e −8,14 pontos no grupo placebo. No subgrupo de progressão rápida, a concentração de proteína SOD1 no LCR foi reduzida em 29% nos participantes que receberam tofersena em comparação a um aumento de 16% naqueles que receberam placebo.

A concentração total de proteína SOD1 no LCR foi reduzida em 40% no subgrupo de progressão lenta tratado com tofersena, em comparação a uma redução de 19% nos que receberam placebo. A concentração média de neurofilamento de cadeia leve no plasma foi reduzida em 60% no subgrupo de progressão rápida tratado com tofersena e elevada em 20% com placebo. Nos participantes que iniciaram precocemente tratamento, as reduções na concentração total de SOD1 no LCR e na concentração de neurofilamentos no plasma foram numericamente sustentadas ao longo do tempo, enquanto participantes com início tardio de tratamento tiveram reduções semelhantes.

Após 52 semanas, a mudança na pontuação ALSFRS-R em relação à linha de base do VALOR foi de −6,0 pontos para participantes com início precoce de tratamento com tofersena e −9,5 pontos para participantes com início tardio de tratamento. A mudança na porcentagem da capacidade vital lenta prevista em relação à linha de base do VALOR foi de −9,4% para participantes com início precoce de tratamento com tofersena e −18,6% para participantes com início tardio de tratamento. A mudança no escore total da dinamometria portátil em relação à linha de base do VALOR foi de −0,17 para participantes com início precoce e −0,45 para participantes com início tardio de tratamento com tofersena.

Em pacientes com ELA relacionada ao gene SOD1, a tofersena reduziu as concentrações de SOD1 no LCR e de neurofilamento de cadeia leve no plasma durante 28 semanas, sem apresentar mudança estatisticamente significante nos desfechos clínicos durante 28 semanas. Contudo, na extensão aberta, foram observadas: diferença estatisticamente significante para os desfechos clínicos de ALSFRS-R, capacidade vital lenta e escore total de dinamometria entre os pacientes que receberam tratamento precoce com tofersena em comparação aos que receberam o tratamento tardiamente.[49] Após a condução e publicação dos estudos anteriormente referidos, o medicamento tofersena (Qalsody®) ganhou aprovação comercial da FDA para tratamento da ELA relacionada ao gene *SOD1* em 26 de abril de 2023.[47] De forma completamente revolucionária e original, está em andamento, na atualidade, o estudo ATLAS de Fase 3 voltado ao uso de tofersena em pacientes clinicamente pré-sintomáticos.[50] Atualmente, há novos oligonucleotídios *antisense* específicos em desenvolvimento, como o Jacifusen (ION363) no estudo FUSION de Fase 3 (NCT04768972) para tratamento de formas monogênicas associadas ao gene *FUS* (ELA tipo 6).[51]

SUPORTE MULTIDISCIPLINAR

Dentro das medidas de tratamento do paciente diagnosticado com ELA, destacam-se as terapias não medicamentosas por meio do suporte multidisciplinar, incluindo-se: realização de acompanhamento e seguimento regular com fisioterapeuta motor (cinesioterapia), fisioterapeuta respiratório, terapeuta ocupacional, nutricionista, fonoterapeuta, psicólogo; cuidados em enfermagem; e suporte de outras especialidades médicas (pneumologia, psiquiatria, otorrinolaringologia, cardiologia, ortopedia e fisiatria).[36] É a promoção dos cuidados relativos ao suporte multidisciplinar que possibilitam tanto a importante promoção de qualidade de vida quanto a adequação das diferentes terapias medicamentosas sintomáticas e específicas ao contexto clínico dos pacientes, incluindo os contextos de decisões clínicas relativas à indicação do uso de ventilação não invasiva e à introdução da gastrostomia percutânea por via endoscópica.[32-34,52]

Atrofia Muscular Espinhal Ligada ao 5q

Rodrigo de Holanda Mendonça • Edmar Zanoteli

RESUMO

A atrofia muscular espinhal (AME) é uma doença neurodegenerativa dos motoneurônios da medula espinhal e dos núcleos motores do tronco cerebral, de natureza genética com herança autossômica recessiva, ligada às mutações do gene *SMN* no lócus 5q11.2. Além disso, é a doença neuromuscular mais frequente no diagnóstico diferencial da síndrome da criança hipotônica e se manifesta clinicamente com cinco subtipos, de acordo com a idade de início: tipo 0 – pré-natal; tipo 1 – ao longo do primeiro semestre de vida; tipo 2 – no segundo semestre de vida, após um período de desenvolvimento motor normal; tipo 3 – a partir do terceiro semestre de vida, após ter adquirido a marcha independente; e tipo 4 – em adultos.

Nas formas de início precoce, a insuficiência ventilatória é rapidamente progressiva, sendo a sobrevida condicionada ao uso de suporte ventilatório e, mais recentemente, à instituição precoce de terapias medicamentosas. Nas formas de início mais tardio, o curso clínico é variável, podendo ocorrer uma fase de aparente estabilidade, seguida de progressão gradativa da fraqueza muscular com perda da funcionalidade motora e comprometimento da musculatura respiratória. O mecanismo molecular ligado ao gene *SMN1* foi descrito no final do século passado, o que não somente propiciou o diagnóstico molecular, inclusive no período pré-natal, como também abriu extenso campo de pesquisa sobre terapias medicamentosas já em amplo uso na prática clínica, que, ao lado do tratamento multidisciplinar de reabilitação, têm mudado o curso da história natural da moléstia.

INTRODUÇÃO

A atrofia muscular espinhal (AME) é uma doença hereditária, de herança autossômica recessiva, que leva a degeneração e apoptose dos motoneurônios da medula espinhal e dos núcleos motores de alguns nervos cranianos.[1-4]

É a segunda doença de herança autossômica recessiva mais frequente em crianças (após a fibrose cística), sendo também a segunda doença neuromuscular mais encontrada nesse grupo etário (depois da distrofia muscular de Duchenne). Apresenta incidência estimada de 1:6.000 a 1:11.000 nascidos vivos e alta frequência de portadores, da ordem de 1:40 a 1:67, sendo o risco maior em caucasianos do que em afro-americanos.[2,4]

MECANISMO MOLECULAR E FISIOPATOGENIA

O mecanismo genético da forma clássica AME 5q foi estabelecido em 1995,[5,6] sendo atribuído à mutação do gene *survival motor neuron* (*SMN*) no lócus 5q11.2-13.3. O gene *SMN* está presente nos seres humanos em duas cópias: um gene telomérico (*SMN1*) e um gene centromérico (*SMN2*), que são altamente homólogos e contêm apenas cinco diferenças de pares de bases. O gene *SMN1* produz uma proteína de sobrevida do neurônio motor (SMN) longa e funcional, necessária para a função normal do neurônio motor e para a maturação da unidade motora. Em indivíduos normais, a maior parte da proteína SMN é codificada pela cópia do gene *SMN1*, ao passo que essa cópia – conhecida como *SMN2*, por conta de uma mudança de um único nucleotídio no éxon 7 – causa o salto do éxon em cerca de 90% dos transcritos de *SMN2*, levando a uma proteína SMN truncada e não funcional.[7,8] Esse mecanismo, também conhecido como "*splicing* alternativo do *SMN2*", faz com que o total de proteína SMN produzida a partir dele não seja suficiente para evitar a degeneração progressiva dos neurônios motores inferiores na ausência do gene *SMN1*.

A AME é causada por deleções ou mutações intragênicas no *SMN1*, estando o éxon 7 do gene *SMN1* ausente em aproximadamente 96% dos pacientes com AME (deleção em homozigose), devido à exclusão de *SMN1* ou à conversão gênica do *SMN1* em *SMN*.[5] Cerca de 4% dos pacientes apresentam uma combinação da deleção em um alelo e uma mutação intragênica no segundo alelo (heterozigotos compostos), não detectada pelo método convencional de *Multiplex Ligation-dependent Probe Amplification* (MLPA), o qual discutiremos mais adiante referente ao diagnóstico.

O gene *SMN2* possui diversas cópias, cujo número, pelo mecanismo de dosagem gênica, associa-se a diferentes fenótipos.[3,4,9,10] O número de cópias do *SMN2* passa a ser um forte determinante do fenótipo do paciente, já que, em indivíduos com AME, o total da proteína SMN funcional advém unicamente desse gene, e quanto maior o seu número de cópias, maior a quantidade final de proteína SMN funcional produzida. Lefebvre et al. e McAndrew et al. demonstraram uma forte correlação inversa entre o número de cópias do gene *SMN2* e a gravidade da AME.[6,9,10] A maioria dos pacientes com AME tipo 1 carrega duas cópias de *SMN2*, os com AME tipo 2, três cópias e os com AME tipo 3, três ou quatro cópias de *SMN2*. Pacientes com AME tipo 0 (de início pré-natal, representando o extremo de gravidade da doença) geralmente têm apenas uma cópia do *SMN2*.[11]

O número de cópias do gene *SMN2* é o principal biomarcador prognóstico, e os ensaios clínicos estratificam os pacientes de acordo com esse número para obter uma coorte mais homogênea.[12] No entanto, para um único paciente, o número de cópias do gene *SMN2* não é preciso o suficiente para prever a gravidade da doença, indicando que outros fatores genéticos e ambientais também influenciam na gravidade clínica da doença. Um exemplo é a variante c.859G>C no éxon 7 do gene *SMN2*, que atua como um modificador positivo que resulta em um aumento aproximado de 20% no total de proteína SMN funcional e em um fenótipo de AME mais leve.[13] A análise dessa variante no gene *SMN2* não é realizada de rotina em nosso meio. Além disso, Yamamoto et al. sugerem que, em alguns pacientes com AME, mutações intragênicas no gene *SMN1* podem contribuir mais significativamente para a gravidade clínica do que o número de cópias do gene *SMN2*.[14]

O conhecimento do perfil molecular da nossa população é importante para entender tanto o quadro clínico quanto a história natural dos pacientes e auxiliar no planejamento terapêutico, considerando que parte das terapias específicas atualmente disponíveis modula a expressão do gene *SMN2*. A correlação entre o número de cópias do gene *SMN2* e o fenótipo é bem estabelecida nos pacientes com deleção em homozigose no éxon 7 do gene *SMN1*. Entretanto, nos pacientes heterozigotos, usualmente essa correlação não ocorre, e o fenótipo depende da mutação intragênica apresentada no alelo não deletado.[14]

A proteína codificada pelo gene *SMN1* forma um complexo macromolecular cuja função não está perfeitamente esclarecida. Esse complexo é essencial para a formação e o agrupamento de várias pequenas proteínas ribonucleicas do núcleo celular (**snRNP**), reguladoras de diferentes aspectos do metabolismo do RNA, desde o *splicing* do pré-mRNA até a transcrição.[15,16] O déficit da proteína SMN, decorrente da mutação em *SMN1*, altera o agrupamento das **snRNP**, mas não está claro qual é o mecanismo que causa a degeneração seletiva do motoneurônio. Além da biossíntese das **snRNP**, a proteína SMN influencia o brotamento e o crescimento axonal dos motoneurônios[16,17] e, com base em modelos animais, supõe-se que a proteína SMN interfere na função de todos os componentes da unidade motora, inclusive as fibras musculares.[7,17]

Em estudo recente com a colaboração de diversos centros brasileiros e submetido à publicação, houve o relato de uma grande coorte de pacientes com AME (n = 450) que mostrou frequência mais alta de heterozigotos compostos, de até 10,7%.[18] Parte significativa desses pacientes apresentava um fenótipo mais leve e, diferentemente do observado em pacientes com deleção em homozigose no gene *SMN1*, o número de cópias do gene *SMN2* não se correlacionou bem com a gravidade da doença. Por exemplo, uma das mutações de ponto mais frequentes na população brasileira de heterozigotos é a mutação c.460C>T (p.Gln154*). Ademais, pacientes com essa mutação tiveram, muitas vezes, um fenótipo de AME tipo 3 ou mesmo tipo 4 (início dos sintomas na idade adulta), na presença de apenas uma ou duas cópias do gene *SMN2*.

QUADRO CLÍNICO

O quadro clínico da AME é variável de acordo com os diferentes subtipos e dentro do mesmo subtipo.[1-4] A Tabela 109.1 resume as principais características dos 5 subtipos de AME relacionados às mutações no gene *SMN1*.

O quadro clínico de todos os subtipos de AME constitui uma síndrome neurológica da unidade motora que apresenta, em maior ou menor grau, fraqueza muscular, hipotonia muscular e arreflexia. Consequentemente, ocorrem graus variados de atrofia muscular, contraturas musculares e retrações fibrotendíneas, além de deformidades esqueléticas crônicas em extremidades, tórax e coluna, levando à escoliose, mais encontrada em pacientes com os subtipos II e III.

A AME de início pré-natal ou tipo 0 (muito rara) se manifesta já ao nascimento com necessidade de suporte respiratório imediato. Frequentemente, há a artrogripose multiplex congênita e malformação cardíaca, e a gestante pode referir diminuição dos movimentos fetais e polidrâmnio. Os pacientes apresentam apenas uma cópia do gene *SMN2*. Em geral, a sobrevida é de poucas semanas,[11] no entanto, recentemente Mendonça et al. relataram pacientes com sobrevida além de 1 ano, diplegia facial e oftalmoplegia.[18] Nesses casos, também foram descritas alterações de sistema nervoso central (SNC) não relacionadas à hipóxia, expandindo a fisiopatologia da deficiência grave de proteína SMN para além do comprometimento do neurônio motor.

A doença de Werdnig-Hoffmann ou AME tipo I se apresenta insidiosamente no decorrer do primeiro semestre de vida, após um período variável de normalidade. O lactente demonstra-se extremamente hipotônico, não adquire sustento cefálico e, geralmente, a fraqueza muscular se inicia nos membros inferiores e atinge toda a musculatura, com exceção dos músculos distais das extremidades e os músculos oculares. A fraqueza muscular mostra inicialmente predomínio proximal, mas, com a rápida progressão da doença, os movimentos distais também ficam prejudicados, bem como não há movimentos contra a gravidade; observa-se também rotação interna dos ombros. Os músculos faciais e bulbares também são comprometidos, ocorrendo dificuldade de sucção, deglutição, refluxo gastrosofágico, obstipação intestinal e desnutrição de rápida instalação. Os pacientes têm duas cópias do gene *SMN2*, e mais raramente três. Pistas clínicas que sugerem o diagnóstico são a presença de fasciculações de língua e de deformidades torácicas, por exemplo, tórax em sino. Antes do aperfeiçoamento dos cuidados multidisciplinares, o óbito acontecia ao longo dos primeiros 18 meses de vida, devido à fraqueza dos músculos intercostais e bulbares levando ao comprometimento da tosse e do *clearance* de secreções, à hipoventilação (inicialmente no sono) e ao hipodesenvolvimento dos pulmões e da caixa torácica. Além disso, sucedem-se infecções recorrentes que exacerbam a fraqueza.

Tabela 109.1 Formas clínicas de atrofia muscular espinhal (AME).

Tipo	Início dos sintomas	Cópias do *SMN2*	Sobrevida	Marcos do desenvolvimento	Pistas clínicas para diagnóstico	Proporção dos casos de AME (%)
0	Pré-natal	1	Semanas	Nenhum	Falência respiratória, diplegia facial e artrogripose	60
I	1 a 5 meses	2	< 2 anos	Não senta sem apoio	Fasciculações de língua, respiração paradoxal, sucção débil	
II	6 a 18 meses	3	> 2 anos	Senta-se sem apoio Não deambula	Escoliose, minipolimioclonias	27
III	> 18 m	3 ou 4	Normal	Deambula	Sinal de Gowers, minipolimioclonias	12
IV	> 18 anos	4 (ou mais)	Normal	Normal		1

O aperfeiçoamento dos métodos de suporte respiratório e nutricional – de controle das infecções e de maior acessibilidade aos sistemas de *home care* – vem aumentando a sobrevida dos pacientes, com alguns deles alcançando a adolescência. Na atualidade, o acesso a terapias modificadoras da doença, como a nusinersena, tem levado à mudança do fenótipo de apresentação clínica inicial de AME do tipo que inclui sobrevida com uso de ventilação intermitente e aquisição de marcos motores antes impossíveis, como a habilidade de se sentar, por exemplo.[19]

Na AME do tipo II ou em forma intermediária, a hipotonia e a fraqueza muscular têm início entre 6 e 18 meses de idade, quando a maioria das crianças já adquiriu a capacidade de se sentar. Esse intervalo de 6 meses ou mais de desenvolvimento normal até o início dos sintomas é altamente sugestivo dessa forma. A progressão da AME tipo II é variável, e os pacientes não adquirem a marcha. Atrofia muscular, contraturas musculares e deformidades esqueléticas se manifestam no decorrer da primeira década, sendo a escoliose altamente limitante. Entre 2 e 5 anos, percebe-se estabilidade ou até leve melhora, seguidas por um período de progressão, tornando a ocorrer estabilidade ou progressão mais até os 15 anos.[20] Os pacientes têm, em geral, três cópias do gene *SMN2*. São pistas clínicas para o diagnóstico da AME tipo II: a presença de fasciculações de língua, além de minipolimioclonias constituídas por tremor irregular, que é mais facilmente evidenciado na hiperextensão das mãos e dos dedos.

A forma clínica mais benigna em crianças, tipo III ou juvenil ou ainda doença de Wohlfart-Kugelberg-Welander, têm início a partir do segundo ano de vida quando elas já estão andando sem apoio. Lentamente e com diferentes graus de intensidade, há fraqueza da musculatura proximal da cintura pélvica e, posteriormente, da cintura escapular, ou seja, observa-se um padrão pseudomiopático de acometimento que lembra formas de distrofia muscular, embora com menor gravidade. O curso é variável, podendo acontecer rápida progressão durante a adolescência que leva à perda da marcha; outras vezes, nota-se leve fraqueza de predomínio proximal dos membros, com pouca limitação. Ocasionalmente, observa-se um padrão de atrofia difusa intensa, que inicialmente pode não ser acompanhada de fraqueza muscular. Em geral, quanto mais tardio o início do quadro, menor a extensão das paralisias. Em algumas classificações, a AME tipo III é subdividida em IIIa e IIIb: a primeira com início entre 18 meses e 3 anos e progressão mais rápida, em grande parte dos pacientes com três cópias do gene *SMN2*; e a segunda, mais benigna em pacientes com quatro cópias do gene *SMN2*.[3] É possível também considerar o tipo IIIc, com início a partir dos 12 anos.[21]

Na prática clínica, nota-se, às vezes, alguma sobreposição entre os subtipos I e II ou II e III, de modo que determinados pacientes não se enquadram perfeitamente em todos os critérios de um determinado subtipo. Por exemplo, há tanto pacientes com início do quadro clínico no primeiro ano de vida que desenvolvem a marcha independente quanto outros com início da fraqueza após terem adquirido a marcha que evoluem rapidamente para intensa atrofia e graves intercorrências respiratórias.

A AME do tipo IV tem início na segunda ou terceira década de vida e mostra o curso benigno com pouca limitação, além de progressão e manutenção da marcha independente. Os pacientes têm quatro ou mais cópias do gene *SMN2*.

DIAGNÓSTICOS DIFERENCIAIS

Em cerca de 5% dos casos, a degeneração dos motoneurônios medulares é encontrada em outras doenças hereditárias com intensa heterogeneidade clínica e genética.[4,22] Essas formas de AME não 5q mostram idade de início variável, variados tipos de herança e comprometem o motoneurônio medular de forma isolada ou associada ao comprometimento de outras vias do SNC. Algumas dessas formas têm predomínio distal e apresentam fenótipo clínico semelhante ao das polineuropatias hereditárias sensitivo-motoras.

O fenótipo mais semelhante à doença de Werdnig-Hoffmann é o da AME com comprometimento diafragmático ou disfunção respiratória tipo 1 (SMARD1) – achado não encontrado na AME.[23] O gene envolvido é *IGHMBP2* (imunoglobulina microligante proteína 2) no lócus em 11q13-q21. O quadro clínico se manifesta entre um e 6 meses de idade e, além da paralisia diafragmática, inclui retardo do crescimento intrauterino, choro fraco, deformidades dos pés, eventuais alterações sensitivas e comprometimento do sistema nervoso autônomo. Entretanto, diferentemente da AME tipo I, a fraqueza muscular predomina distalmente. Deve-se pensar nesse diagnóstico em pacientes graves, com insuficiência respiratória precoce e que não têm a mutação no gene *SMN*.

Outra gravíssima e rara forma de AME tem herança ligada ao X (sigla em inglês, SMAX2) e às mutações do gene *UBA1*, que medeia o sistema ubiquitina-proteassoma. A criança nasce hipotônica, arreflexica e com artrogripose. O óbito acontece precocemente decorrente de insuficiência respiratória. Além do motoneurônio medular, estão comprometidas as vias sensitivas e cerebelares.[24]

DIAGNÓSTICO

A AME 5q é de fácil diagnóstico pelo teste molecular, que deve ser sempre o primeiro exame solicitado diante de um quadro clínico sugestivo.

O diagnóstico molecular da AME é geralmente efetuado pelos métodos duplex-PCR e MLPA, os quais detectam a deleção em homozigose do gene *SMN1*, que acontece em 90 a 95% dos pacientes. O MLPA determina também o número de cópias do *SMN2* e a mutação do gene *SMN1* em um só alelo, identificando, assim, portadores.[1,25] Como já foi mencionado anteriormente, a análise do número de cópias do gene *SMN2* é normalmente um importante indicador do prognóstico. Em 5 a 10% dos pacientes, ocorre a deleção de apenas um alelo do gene *SMN1*, enquanto outro apresenta mutação intragênica (heterozigose composta). Raramente, há uma mutação intragênica em cada alelo *SMN1* ou a possibilidade de surgirem mutações *de novo*. Por isso, pacientes com quadro clínico sugestivo que não apresentam deleção em homozigose do gene *SMN1* ou que apresentam deleção somente em um dos alelos devem ser submetidos ao exame do exoma – a fim de identificar mutações de ponto por meio do sequenciamento de nova geração do gene *SMN1*. Em raros casos em que não há disponibilidade de testes moleculares, pode-se realizar a eletroneuromiografia (ENMG), que identifica os aspectos típicos de denervação/reinervação, fibrilações e fasciculações, estando normal a velocidade de condução motora, exceto em pacientes muito graves.[26]

A biópsia muscular era frequentemente realizada antes do surgimento dos testes moleculares. Na atualidade, ela pode ser solicitada na ausência de mutações no gene *SMN1* e frente a situações de difícil interpretação dos resultados da ENMG. As alterações são típicas do fenômeno de denervação, mostrando agrupamentos de fibras atróficas, tanto do tipo I quanto do tipo II, ao lado de agrupamentos de fibras normais e hipertrofiadas.

O nível de creatinoquinase (CK) pode estar discretamente elevado em parte dos pacientes, o que, na AME tipo III, dificulta o diagnóstico diferencial com formas de distrofia muscular progressiva e miopatias inflamatórias ou metabólicas.

O diagnóstico pré-natal em feto de famílias que já tenham um filho acometido é possível em amostra de vilosidade coriônica, líquido amniótico ou sangue do cordão,[27] mas o resultado é de difícil interpretação quando não se encontra deleção em homozigose. Atualmente, os métodos de fertilização *in vitro* permitem o diagnóstico pré-implantacional a fim de selecionar embriões sem mutação do gene *SMN1*.

Em países em que a triagem neonatal inclui as mutações do gene *SMN1*, é possível adotar tratamento precoce ou até em fase pré-sintomática,[28,29] o que é fundamental devido à existência da janela terapêutica, que descreveremos posteriormente. Até o momento, no Brasil, fatores econômicos têm impedido a inclusão do gene *SMN1* na triagem neonatal, todavia já existem estudos em andamento visando a tal possibilidade.

A identificação de portadores heterozigotos traz diversos desafios, inclusive a existência de indivíduos (2/0) que não podem ser diferenciados dos não portadores (1/1). Além disso, existe a possibilidade remota de que portadores possam apresentar mosaicismo germinal ou somático. Por esses motivos, estabelecer o risco final de recorrência da AME em algumas famílias é uma tarefa complexa que só pode ser realizada por geneticistas especializados.[30]

TRATAMENTO MULTIDISCIPLINAR

Independentemente do tratamento medicamentoso que exporemos a seguir, a abordagem imediata de um paciente com AME deve ser realizada por uma equipe multidisciplinar que enfoque, de forma proativa, o suporte nutricional e respiratório, bem como previna, na medida do possível, atrofia muscular, contraturas e complicações ortopédicas. A fim de obter a otimização dos resultados do tratamento medicamentoso, é ideal que, ao iniciá-lo, o tratamento multidisciplinar em acordo com as diretrizes estabelecidas na literatura[31-33] esteja propiciando ao paciente um estado basal o mais satisfatório possível. A aplicação periódica de escalas funcionais é indispensável para a avaliação dos resultados do tratamento medicamentoso. No entanto, ela deve nortear também os objetivos do tratamento multidisciplinar de reabilitação,[31] cuja uniformização é uma meta fundamental a ser alcançada em diferentes centros, em razão da necessidade de se estabelecerem parâmetros válidos de avaliação dos resultados das terapias medicamentosas em análise.

TERAPIAS MEDICAMENTOSAS

A partir do esclarecimento do defeito molecular e do entendimento da função da proteína SMN, surgiram numerosos estudos, tanto em modelos animais quanto em culturas de células *in vitro* e *in vivo*, que visaram obter um tratamento efetivo para a AME 5q. Há variadas referências na literatura a respeito,[1,12,21,34-43] e as principais estratégias medicamentosas podem ser resumidas da seguinte forma:

1. Aumentar o nível da proteína SMN2, prevenindo a exclusão do éxon 7 no gene *SMN2* por meio de terapia baseada em oligonucleotídios *antisense* (ONA) ou outros fármacos moduladores do *splicing* do pré-mRNA do gene *SMN2*.
2. Terapia gênica para introduzir o gene *SMN1*, via vetor viral.
3. Atuar na fibra muscular prevenindo a atrofia muscular.

TERAPIA BASEADA EM OLIGONUCLEOTÍDIOS *ANTISENSE*

Na atualidade, esta terapia medicamentosa da AME 5q é adotada mundialmente e está disponível inclusive no Brasil pelo SUS. O foco é prevenir a exclusão do éxon 7 a partir do gene *SMN2* e, portanto, aumentar os níveis de proteína SMN funcional. O oligonucleotídio sintético em uso na prática clínica para a AME, aprovado nos EUA desde 2016, é o ONA fosforotiato de 2'-O-metoxietil modificado, denominado "nusinersena". Além disso, esse medicamento é um ONA que se liga à proteína **hnRNP** do silenciador de *splicing* ISS-N1 no íntron 7 do pré-mRNA do gene *SMN2*, normalizando, assim, o *splicing*, impedindo a exclusão do éxon 7 e levando à codificação de proteína SMN2 funcional.[44] A fim de conduzir a molécula de nusinersena aos motoneurônios espinhais, a via de administração intratecal foi considerada a melhor opção.

Um primeiro estudo de fase 1[44] administrou esse fármaco a 28 pacientes com AME tipos II e III com quadro clínico estável em quatro diferentes doses por via intratecal, determinando que existia boa segurança e tolerabilidade, bem como obtido os níveis esperados do fármaco no plasma e no líquido cefalorraquidiano (LCR). Na fase de extensão do estudo, demonstrou-se que a administração por via intratecal ocorre sem intercorrências – outras que não as habitualmente referidas nos casos de punção liquórica (cefaleia, dor lombar e síndrome pós-punção).[45] Após 3 anos de seguimento, novos dados desse estudo foram publicados recentemente,[46] conforme será visto adiante. Em um estudo de fase 2, foi demonstrada, em tecidos provenientes de autópsia, a captação do fármaco em neurônios motores de diferentes níveis da medula espinhal e em neurônios, além de glia no tronco cerebral e em outras regiões do SNC. Ademais, foram comprovadas tanto a exposição a concentrações terapêuticas, quanto o aumento da inclusão do éxon 7 do mRNA do gene *SMN2* e da concentração da proteína SMN na medula espinhal.[47]

Os estudos clínicos humanos iniciais de fases 1 e 2 sobre nusinersena em crianças com AME tipos 1, 2 e 3 foram publicados em 2016. Esses estudos forneceram informações valiosas sobre a segurança e eficácia desse medicamento em diferentes tipos de AME. O ENDEAR, um ensaio clínico randomizado com placebo, demonstrou benefícios significativos do tratamento com desse fármaco em crianças com AME tipo 1 (< 7 meses), bem como que os pacientes tratados com ele tiveram uma sobrevida mais prolongada e melhorias mais significativas na função motora em comparação àqueles sem tratamento.

Estudos realizados após os ensaios clínicos, como pesquisas observacionais prospectivas e retrospectivas, continuaram a confirmar os benefícios da nusinersena no aprimoramento da função motora em pacientes de todas as faixas etárias com diferentes tipos de AME, incluindo crianças e adultos com AME tipos 1, 2 e 3. Esses estudos foram conduzidos em diversos centros e envolveram uma ampla gama de pacientes, fortalecendo, dessa forma, as evidências dos efeitos positivos do tratamento com esse medicamento.

Estudos de metanálise confirmaram a eficácia e segurança da nusinersena para crianças e pacientes adultos com AME, indicando que mais ensaios clínicos randomizados seriam ideais para aumentar o nível de evidência. Uma revisão sistemática e metanálise de eventos adversos no tratamento da AME com esse fármaco foi publicada recentemente, envolvendo dados de 969 crianças e adolescentes. A taxa global de eventos adversos atingiu 83,51%, enquanto a taxa de eventos adversos graves, de 33,04%. A febre se tornou o evento adverso específico mais comum, seguido por infecção do trato respiratório superior e pneumonia. Notavelmente, a incidência de eventos adversos graves e fatais foi significativamente menor do que no grupo placebo.

Uma dose mais elevada de nusinersena está sendo testada em pacientes com AME de inícios precoce e tardio no estudo DEVOTE. Na Parte A desse estudo, todos os seis participantes inscritos, com idades entre 6,1 e 12,6 anos, completaram o estudo. Eventos adversos comuns, como cefaleia, dor, calafrios, vômitos e parestesia, foram considerados relacionados ao procedimento de punção lombar; por outro lado, não houve preocupações de segurança em relação aos parâmetros clínicos ou laboratoriais. Um grande número dos participantes apresentou estabilização ou melhora da função motora. As Partes B e C do estudo DEVOTE estão atualmente em andamento.

O NURTURE (CS5) é um estudo multicêntrico de fase 2, aberto, de braço único, atualmente em andamento, que demonstrou o potencial da intervenção precoce com nusinersena em crianças pré-sintomáticas com duas ou três cópias de *SMN2*. Quase todos os participantes alcançaram a capacidade de se sentar sem apoio (92%) e a maioria conseguiu caminhar com auxílio ou de forma independente (88%). Um artigo recente demonstrou o benefício contínuo do medicamento em pacientes pré-sintomáticos acompanhados durante 5 anos de tratamento no estudo NURTURE. Todos os pacientes estavam vivos, e nenhum interrompeu o tratamento ou necessitou de intervenção respiratória. As crianças com três cópias de *SMN2* alcançaram todos os marcos motores da Organização Mundial da Saúde (OMS). Um grande número das crianças com duas cópias de *SMN2* conseguiu se sentar sem apoio, enquanto uma parte significativa conseguiu caminhar com assistência ou sozinhas.

MOLÉCULAS PEQUENAS MODULADORAS DO *SPLICING* DO GENE *SMN2*

Além da nusinersena, foram sintetizadas (e estão em uso na prática clínica) pequenas moléculas administradas por via oral (VO) – também dirigidas seletivamente ao *splicing* do gene *SMN2* (mas por outro mecanismo). Além disso, já foram testadas com bons resultados bioquímicos e funcionais em modelos animais e em um estudo fase I com voluntários sadios.[48] Atualmente aprovado para AME de todos os tipos, o risdiplam atravessa a barreira hematoencefálica (BHE) e tem ampla distribuição tecidual. Um estudo fase I (Roche) demonstrou segurança e tolerabilidade, evidenciou aumento da proteína SMN2 no sangue e determinou a dose para administração diária.[48,49]

O estudo FIREFISH está investigando a segurança e eficácia desse medicamento em crianças tratadas com AME tipo 1 em comparação a controles históricos. A dose atualmente em uso foi definida na Parte 1 do estudo. Na Parte 2, foram analisados 41 bebês com AME tipo 1 (idade entre 1 e 7 meses), os quais, após 12 meses de tratamento, conseguiram se sentar sem apoio por pelo menos 5 segundos. Após 24 meses, 38 bebês continuaram no estudo e 18 deles (44%) permaneceram sentados sem apoio por pelo menos 30 segundos. A sobrevida livre de eventos no mês 24 foi de 34 de 41 crianças (83%) *versus* 35 crianças (85%) no mês 12. Embora ainda não publicados, os dados mais recentes do estudo FIREFISH apresentados na Conferência Anual da AME de 2023 mostraram que, após 4 anos de tratamento, 91% dos bebês tratados ainda estavam vivos, e 64% deles conseguiram ficar sentados por pelo menos 5 segundos, mantendo também a capacidade de deglutição.

O estudo SUNFISH, uma pesquisa de fase 3 (randomizada, duplo-cega e controlada por placebo) investigou a eficácia e segurança do risdiplam na AME tipo 2 e tipo 3 não ambulatorial em pacientes com idades entre 2 e 25 anos. Na Parte 2, que incluiu 180 pacientes com AME tipo 2 ou tipo 3 não ambulatorial, o objetivo primário foi alcançado, evidenciando uma alteração significativamente maior na pontuação total da medida da função motora (MFM32) relacionada ao valor basal no mês 12 com risdiplam em comparação ao placebo. Após 4 anos de tratamento, a modificação relativa ao valor basal na pontuação total do MFM32 permaneceu estável, confirmando o benefício do tratamento a longo prazo. Ademais, pacientes e cuidadores relataram melhora contínua ou estabilização no nível de assistência necessária para atividades da vida diária com base na escala SMAIS-ULM. O perfil de segurança após meses foi consistente com o observado após 12 meses.

O estudo JEWELFISH é um estudo contínuo, multicêntrico e aberto, destinado a avaliar segurança, tolerabilidade, farmacocinética e farmacodinâmica do risdiplam em uma população ampla, incluindo pacientes com AME tipos 1 a 3, com idade de 1 a 60 anos, gravidade da doença variada e que já receberam outras terapias modificadoras da doença. A análise dos dados demonstrou um perfil de segurança semelhante e um aumento nos níveis de proteína *SMN* após 12 meses de tratamento com esse medicamento – comparado a pacientes sem tratamento prévio. Além disso, observou-se um aumento na distância total percorrida em pacientes ambulatoriais ao longo de 24 meses de tratamento. O estudo não revelou preocupações de segurança após 24 meses de tratamento.

A experiência do mundo real com risdiplam também foi documentada, apoiando seus efeitos benéficos na função motora em pacientes com AME. Estudos de revisão sistemática e metanálise relataram melhorias significativas tanto na pontuação CHOP-INTEND quanto nos marcos motores em pacientes com AME tipo 1 após 12 meses de tratamento com esse fármaco, bem como aumentos nas pontuações MFM32, RULM e HFMSE em pacientes com AME tipos 2 e 3.

O estudo RAINBOWFISH é uma investigação em andamento, multicêntrica, aberta e de braço único, destinada a avaliar eficácia e segurança do risdiplam em bebês pré-sintomáticos geneticamente diagnosticados com AME 5q. Dados preliminares indicam que grande parte dos bebês tratados com esse medicamento conseguiu atingir marcos motores significativos, como sentar-se de forma independente, e muitos alcançaram a posição em pé e começaram a andar, conforme avaliado pelo Hammersmith Infant Neurological Examination-2 (HINE-2) ao longo de 12 meses de tratamento. Após esse período, a maioria dos bebês atingiu pontuações quase máximas no CHOP-INTEND. Além disso, todos mantiveram a função bulbar e nenhuma necessitou de ventilação permanente. Não foram relatados efeitos adversos graves durante o período de tratamento de 12 meses.

TERAPIA DE REPOSIÇÃO GÊNICA

A terapia gênica, por meio da administração endovenosa do vetor viral AAV9 não replicante e recombinante contendo cDNA do gene humano *SMN1*, tem se mostrado uma opção para tratamento de crianças com AME até os 2 anos, inclusive no Brasil. No DNA viral, eliminam-se os genes que permitem replicação e patogenicidade do vírus e, no lugar, é inserido o transgene humano normal com o respectivo promotor. A cápside AAV9 utilizada atravessa a BHE, permitindo a administração EV. A terapia gênica para AME foi aprovada pela Food and Drug Administration (FDA) em 2019 e pela Agência Nacional de Vigilância Sanitária (Anvisa), em 2020.

O vetor viral AAV9 é usado para transportar o gene terapêutico em onasemnogeno abeparvoveque. No entanto, se um paciente tiver anticorpos preexistentes contra AAV9 no sangue, eles podem neutralizar o vetor viral, impedindo-o de entregar eficazmente o gene terapêutico às células-alvo. Para aumentar as chances de sucesso da terapia genética, é necessário que os pacientes tenham títulos de anticorpos AAV9 abaixo de um certo limite, geralmente não superior a 1:50. Além disso, foi demonstrado que 7,7% dos pacientes com AME 5q têm títulos preexistentes de anticorpos anti-AAV9 no sangue acima do limite de segurança. No entanto, é importante observar que alguns pacientes podem apresentar títulos de anticorpos transitórios ou em declínio ao longo do tempo, o que ainda pode torná-los elegíveis para o tratamento após reavaliação.

O estudo START foi um marco crucial que avaliou a segurança e eficácia do onasemnogeno abeparvoveque em pacientes com AME tipo 1 portadores de duas cópias do *SMN2*. O estudo envolveu duas coortes de pacientes: um grupo de dose baixa (com apenas três pacientes, idade média de 6,3 meses) e um grupo de dose alta (com 12 pacientes idade média de 3,4 meses). Após 20 meses da terapia genética, 11 das 12 crianças que receberam a dose alta conseguiram se sentar e se alimentar sem assistência. Os dados do estudo de extensão demonstraram a manutenção da eficácia por pelo menos 5 anos.

Os estudos de fase 3 STR1VE-EU (na Europa) e STR-1VE-US (nos EUA) corroboraram ainda mais a eficácia do onasemnogeno abeparvoveque no tratamento de pacientes com AME tipo 1, quando administrado antes dos 6 meses de idade na dose de $1,1 \times 10^{14}$ genomas virais [vg]/kg. Nessas fases 3, uma proporção significativa de pacientes tratados alcançou marcos motores importantes, raramente observados na evolução natural da doença. Entre 44 e 59% dos pacientes tratados conseguiram se sentar sem apoio aos 18 meses, em comparação a nenhum dos 23 pacientes com características semelhantes da coorte de estudo de história natural. Além disso, entre 91 e 97% dos lactentes tratados estavam vivos e livres de ventilação mecânica aos 14 meses de idade, em relação a apenas 26% dos pacientes na coorte

de estudo de história natural. É importante destacar que o peso máximo dos indivíduos incluídos nesses ensaios clínicos foi de 8,4 kg.

Uma análise *post hoc* de dados agregados do estudo de fase 1 (START) e dos estudos de fase 3 (STR1VE-US e STR1VE-EU) avaliou a função bulbar em bebês com AME tipo 1 após a terapia de reposição genética. Após 18 meses (STR1VE-US e STR1VE-EU) ou 24 meses (START) da infusão, 92% dos pacientes tiveram uma deglutição normal, 75% alcançaram nutrição oral completa e 95% atingiram o marco de comunicação.

O estudo de fase 3 SPR1NT (CL-304) forneceu evidências cruciais sobre a eficácia da terapia genética em crianças pré-sintomáticas com AME 5q que receberam tratamento em idade muito precoce, especificamente ≤ 6 semanas de idade. O estudo envolveu 29 crianças pré-sintomáticas com diagnóstico genético confirmado de AME 5q, com 2 ou 3 cópias do gene *SMN2*. Nas crianças com três cópias de *SMN2*, 14 das 15 crianças caminharam de forma independente dentro da janela de desenvolvimento esperada e 10 (67%) mantiveram o peso corporal (≥ 3º percentil da OMS) sem necessitar de auxílio para alimentação durante 24 meses. Para as 14 bebês com duas cópias de *SMN2*, todos alcançaram a capacidade de sentar-se independentemente por ≥ 30 segundos em qualquer consulta antes dos 18 meses de idade. Além disso, 13 dessas crianças mantiveram o peso corporal (≥ percentil 3 da OMS), indicando um estado nutricional adequado. É importante ressaltar que todos os pacientes com duas ou três cópias de *SMN2* sobreviveram sem ventilação permanente aos 14 meses, e nenhuma das crianças necessitou de suporte nutricional ou respiratório.

Após a aprovação do onasemnogeno abeparvoveque, vários estudos do mundo real foram conduzidos em diferentes países para avaliar sua eficácia e segurança em populações mais amplas, além dos ensaios clínicos iniciais. Esses estudos confirmaram a eficácia da terapia de reposição genética em uma ampla faixa etária de pacientes elegíveis para tratamento, incluindo aqueles com até 2 anos e também pacientes com três cópias de *SMN2*, independentemente do tipo de AME. Além disso, alguns estudos avaliaram o uso de onasemnogeno abeparvoveque em pacientes previamente tratados com outras terapias específicas, como nusinersena ou risdiplam.

Estudos do mundo real realizados em vários países – particularmente aqueles ligados a programas alargados de rastreio neonatal (NBS) – têm demonstrado consistentemente que o início precoce da terapia de substituição genética em bebês pré-sintomáticos com AME 5q resulta em notável progresso de desenvolvimento (com os indivíduos atingindo capacidades motoras) e marcos dentro do prazo de desenvolvimento esperado. Além disso, estudos de custo-eficácia, particularmente em países como a Austrália, demonstraram que a implementação do rastreio neonatal para AME 5q, juntamente ao tratamento precoce com terapia de substituição genética, conduz a custos reduzidos ou permanece dentro do limiar de custo-eficácia considerado por esses países a longo prazo.

A segurança da terapia de substituição genética com onasemnogeno abeparvoveque foi extensivamente estudada e monitorada em estudos pré-clínicos, ensaios clínicos, estudos do mundo real, registros e programas de acesso expandido envolvendo centenas de pacientes com AME 5q. Os eventos adversos relatados em estudos pré-clínicos incluíram efeitos cardíacos e hepáticos com administração sistêmica e efeitos nos neurônios do gânglio da raiz dorsal com administração intratecal. Em ensaios clínicos em humanos e em contextos reais, foram notificados acontecimentos adversos graves relacionados com o tratamento em pouco mais de 10% dos casos, sendo os mais comuns anomalias da função hepática e febre. Outro evento adverso importante inclui trombocitopenia. É essencial observar que, embora a maioria dos pacientes apresente eventos adversos controláveis, houve relatos de eventos adversos raros, mas graves. Ademais, houve casos fatais de microangiopatia trombótica e insuficiência hepática aguda, além de condições potencialmente fatais, como síndrome hemofagocítica e enterocolite necrosante.

TRATAMENTO DA AME 5Q: DESAFIOS

Diante dessas diversas possibilidades terapêuticas, abrem-se diversos desafios nas linhas de pesquisa em andamento e futuras, que resumiremos a seguir:

- Até o momento, não há como estimar o período crítico de perda neuronal irreversível. A criança com sintomas está além da janela terapêutica ideal para a sobrevida do motoneurônio, brotamento axonal (reinervação) e melhora significativa do fenótipo
- A otimização da resposta ao tratamento depende da idade de início e do estado basal (motor, respiratório e nutricional)
- Não há definição do tempo a ser esperado até a resposta, do tempo de duração do tratamento até a sua eventual interrupção e do tamanho do efeito
- Não há estudos de custo *versus* o grau de benefício funcional ou da melhora da qualidade de vida (QV) em pacientes com doença crônica de diferentes idades, bem como quanto à eficácia e à segurança a longo prazo
- Os resultados dos estudos com as três terapias salientam o sucesso do tratamento *versus* idade de início e sustentam fortemente tanto a necessidade de triagem neonatal quanto a disponibilidade imediata do teste molecular na primeira abordagem do paciente
- O alto custo das terapias limita a acessibilidade global e, consequentemente, levanta aspectos éticos.

Finalmente, é urgente a padronização do tratamento proativo basal e dos métodos de avaliação dos resultados, bem como o estabelecimento de marcadores precisos da função motora, biomarcadores e marcadores eletrofisiológicos a fim de avaliar melhora, progressão ou estabilidade da doença. Há necessidade de avaliação precisa e uniforme dos seguintes parâmetros: força muscular, função motora e função respiratória; imagem (ressonância magnética e ultrassom) da massa muscular; medidas eletrofisiológicas (CMAP, MUNE e MUNIX); escalas funcionais; questionários de qualidade de vida; sobrevida e tempo de dependência do ventilador.[50] Quanto aos marcadores funcionais, tem-se preconizado (como em nossos protocolos clínicos e diretrizes terapêuticas) que o comprometimento respiratório deve ser avaliado em pacientes com AME tipo I pelo tempo de sobrevida ou pela idade de início da ventilação permanente. As escalas motoras funcionais variam de acordo com a idade e o estado basal da função motora: para os pacientes com AME tipo I, é utilizada geralmente a escala CHOP-INTEND, ao passo que, para os pacientes deambulantes, a escala mais preconizada é a Hammersmith expandida (HFMSE), sendo também considerados o teste de andar 6 minutos, a escala MFM-20 e o teste *timed up and go*.

Entre os marcadores biológicos, pode-se considerar a mensuração da proteína SMN2 em diferentes amostras biológicas de pacientes e a dosagem dos neurofilamentos, formados por proteínas citoplasmáticas, abundantes nos axônios, cuja dosagem é considerada promissora para diagnóstico, prognóstico e monitoramento de diferentes doenças que causam perda axonal.[51]

CONSIDERAÇÕES FINAIS

A AME é uma grave doença do neurônio motor, de início na infância, genética e fenotipicamente heterogênea, tendo sua forma mais comum causada por mutação em homozigose do gene *SMN1* em 5q11.213.3. Além disso, é a segunda doença neuromuscular mais frequente em crianças e apresenta cinco fenótipos clínicos que, em geral, se correlacionam com a gravidade de maneira inversa ao número de cópias do gene *SMN2*.

Clinicamente, a AME é uma síndrome da unidade motora caracterizada por fraqueza muscular, hipotonia e arreflexia, sendo as fasciculações pistas altamente sugestivas do diagnóstico. A forma mais grave e frequente é a AME tipo I, com início no primeiro semestre de vida e grave comprometimento da musculatura tanto respiratória quanto bulbar que determina gravíssimo prognóstico e curta sobrevida, se não for precocemente tratada. Na forma intermediária, AME tipo II, o começo ocorre no segundo semestre de vida, a criança não adquire a marcha e o quadro progride, em poucos anos, para escoliose grave e insuficiência ventilatória restritiva. Na forma juvenil, AMR tipo III, ela se dá em diferentes idades a partir do segundo ano de vida. A criança desenvolve a marcha independente e o comprometimento é variável, podendo, ao longo dos anos, mostrar-se estável ou evoluir com gravidade, como no tipo II.

O diagnóstico é facilmente definido por meio de teste molecular, que detecta deleção em homozigose no gene *SMN1* na maioria dos casos ou, em uma minoria, mutações de ponto em um alelo *SMN1* e deleção no outro.

A introdução na prática clínica do tratamento com o ONA nusinersena – por via intratecal, a fim de prevenir o *skipping* do éxon 7 do gene *SMN2* – mudou drasticamente a história natural da doença, principalmente na AME tipo I. Na atualidade, esse é o tratamento padrão da AME mundialmente indicado para todos os tipos de AME, sendo o alto custo o maior desafio. Embora no Brasil, a nusinersena esteja disponível no SUS apenas para AME tipo I, é opinião dos autores deste capítulo que esse medicamento deva ser disponibilizado a todos os pacientes por um tempo variável a fim de que, mesmo na ausência de melhora, possa ser observada uma eventual estabilização do quadro ou melhora da qualidade de vida.

Outra terapia de reposição do gene *SMN1* via vetor viral e de administração EV (também de alto custo) já está disponível para crianças até 2 anos e mostra resultados altamente promissores, porém aguarda a aprovação na Anvisa.

Uma terceira perspectiva terapêutica, cujos estudos estão em fase adiantada, é o uso de moléculas pequenas VO, principalmente o risdiplam, que modulam o *splicing* do gene *SMN2*. Ademais, medidas que previnam a degeneração neuronal e muscular também estão sendo pesquisadas. Nos pacientes com AME tipo I, a terapia deve ser disponibilizada precocemente antes que se feche a curta janela terapêutica, o que torna urgente a decisão de incluir a AME 5q no sistema nacional de triagem neonatal.

CAPÍTULO

110

Miastenia Grave Adquirida

Elza Dias-Tosta • Rubens N. Morato Fernandez

INTRODUÇÃO

A primeira pergunta que se faz quando se está diante de uma apresentação de miastenia grave (MG) é: trata-se de uma única doença ou de uma síndrome?

Pode-se caracterizar como síndrome pelos aspectos maiores de fraqueza/fatigabilidade/flutuação – queixas básicas encontradas nos pacientes com miastenia grave.

Pode-se pensá-la também como síndrome pelas múltiplas causas passíveis de serem responsabilizadas pelo quadro clínico, como patologias autoimunes, hereditárias e paraneoplásicas. Reconhecem-se, assim, as miastenias adquiridas autoimunes, miastenias congênitas e a já classicamente reconhecida "síndrome miastênica de Eaton-Lambert".

Em cada item anterior, há desdobramentos, como, na etiologia autoimune, que alberga a MG devido a: autoanticorpo contra o receptor de acetilcolina (anti-AChR), autoanticorpo contra a tirosina quinase específica do músculo (MuSK) e outros alvos proteicos ainda não totalmente definidos se patogênicos ou se marcadores de gravidade. Neste item, hoje é considerado patogênico o anticorpo contra a proteína-4 relacionada ao receptor da lipoproteína de baixa densidade (LRP4). Ainda está para ser definido se o anticorpo anticortactina é patogênico ou biomarcador de gravidade, além da proteína intracitosólica que faz parte da via da agrina para a manutenção da aglomeração dos receptores da ACh. Em relação aos anticorpos biomarcadores da gravidade, destacam-se: antititina, antirreceptor de rianodina e anticorpo anticanal de potássio voltagem-dependente 1.4 (anti-Kv1.4). A síndrome de Eaton-Lambert – quando devida a anticorpos contra canais de cálcio voltagem-dependentes – será considerada autoimune com ou sem neoplasia associada.

Por isso, temos definidas: as miastenias soropositivas anti-AChR; anti-MuSK, anti-LRP4 (proteína 4 relacionada ao receptor de lipoproteína), anticortactina e miastenias graves soronegativas, em que pacientes se apresentam com quadro clínico compatível, estudo neurofisiológico positivo e resposta aos anticolinesterásicos, mas que, pelos métodos atuais, não é possível a detecção de anticorpos. Além disso, caracterizam-se, dessa modo, grupos e subgrupos de miastenia grave autoimune adquirida (MGAA) soropositiva e soronegativa, sendo importantes as triplamente soronegativas.

Os anticorpos têm alvos antigênicos diferentes e caracterização química diferente, como anti-AChR e LRP4 (predominantemente IgG1 atuando via complemento) e anti-MuSK (é IgG4 sem necessidade do complemento). Esses conceitos são definidores do tratamento a ser preconizado.

Há ainda a possibilidade de caracterizar as síndromes pela topografia da alteração encontrada: pré-sináptica, sináptica e pós-sináptica. Essa forma de conceituação é correta para diferenciar as miastenias adquiridas autoimunes que são pré-sinápticas (como Eaton-Lambert) e pós-sinápticas, as demais.

A miastenia grave neonatal é de origem imune, pós-sináptica, e sua duração de acordo com o metabolismo das imunoglobulinas, já que ocorre por transferência passiva de anticorpos maternos – que serão substituídos pelas imunoglobulinas próprias com o amadurecimento da criança.

As miastenias congênitas hereditárias podem ser devidas a defeito genético, atualmente descritas em, pelo menos, 20 sítios, que, quando alterados, determinarão o quadro miastênico pré-sináptico, sináptico ou pós-sináptico. Da mesma forma, deve-se ainda referir, neste capítulo, a outras síndromes da origem na transmissão neuromuscular que são determinadas por medicamentos e podem induzir autoimunidade, sendo o melhor exemplo a d-penicilamina e a cloroquina. Na mesma linha de raciocínio, colocam-se substâncias que atuam por toxicidade, por exemplo, como botulismo, venenos neurotóxicos de cobras e carrapatos, substâncias utilizadas, como os agrotóxicos organofosforados e carbamatos, e, por fim, o excesso de medicamentos anticolinesterásicos.

ANATOMIA E FISIOLOGIA

Para compreender os eventos da transmissão neuromuscular, é necessário ter conhecimento da anatomia e fisiologia da junção neuromuscular, sendo definida como "sinapse química" que transmite o potencial de ação dos ramos nervosos terminais para as fibras musculares.

A anatomia da junção neuromuscular apresenta:

- Uma região pré-sináptica composta pela terminação nervosa não mielinizada, de forma achatada, localizada dentro de uma depressão na superfície do sarcolema, com grande quantidade de mitocôndrias e de vesículas sinápticas que contém, em seu interior, moléculas de ACh

- Espaço sináptico onde se encontra a acetilcolinesterase
- Uma região pós-sináptica onde são observadas indentações na fibra muscular (fenda sináptica primária) altamente preguedada (fenda sináptica secundária), onde são encontrados receptores de ACh e maior número de mitocôndrias.

O processo fisiológico se inicia a partir de um evento pré-sináptico no qual o estímulo de um nervo motor gera um potencial de ação que se propaga até a terminação nervosa, determinando a abertura dos canais de cálcio voltagem-dependentes e permitindo o influxo de íons cálcio na terminação pré-sináptica. Após ocorrer a fusão das vesículas de ACh com a membrana pré-sináptica do nervo terminal, o influxo de cálcio leva à liberação exocitótica – nas regiões chamadas "zonas ativas" (onde há uma concentração maior dessas vesículas) – das moléculas de ACh contidas nas vesículas para dentro da fenda sináptica. Na fenda sináptica, há uma difusão das moléculas de ACh, na qual duas moléculas se ligam, então, aos seus receptores nicotínicos de ACh (uma glicoproteína ionotrópica) dispostos na membrana pós-sináptica. Eles incluem cinco subunidades (2 alfa, beta, delta e épsilon), sendo esse o início do último evento da transmissão neuromuscular. A ligação da molécula de ACh com a unidade alfa inicia a abertura do canal iônico do receptor de ACh permitindo, portanto, a passagem de cátions (íons Na^+) gerando despolarização de membrana sublimiar pela liberação de ACh a intervalos irregulares e produzindo potenciais espontâneos de muito menor amplitude em comparação aos potenciais de placa motora (Figura 110.1) – chamados "potenciais de placa terminal em miniatura". A amplitude dos potenciais de placa motora (terminal) para cada fibra muscular é resultante da ativação síncrona de múltiplos potenciais de placa em miniatura. A expressão placa motora descreve a membrana pós-sináptica do músculo estriado com sua terminação nervosa motora. Se esse potencial alcançar o limiar de disparo, que é o limiar de ativação dos canais de sódio voltagem-dependentes, será propagado um potencial de ação muscular ao longo da membrana muscular até os túbulos transversos, dando início ao acoplamento excitação-contração da contração muscular. Após o fechamento desse receptor, a ACh é liberada e hidrolisada pela acetilcolinesterase presente na membrana da placa motora em colina e acetato. A colina é, então, reabsorvida pela terminação pré-sináptica (em que, pela ação da ACh transferase, conduz a ressíntese de ACh, que será acondicionada em vesículas por um transportador vesicular específico de ACh), ficando armazenada nessa terminação e disponibilizada para nova liberação.

MIASTENIA GRAVE ADQUIRIDA AUTOIMUNE
Incidência e gravidade

Segundo dados globais de 2021, a prevalência estimada da miastenia grave é de 12,4/100.000. Não há pesquisas estatísticas recentes no Brasil. Apesar de rara, seu reconhecimento tem importância pela sua gravidade, já que é responsável por 0,26% de internação em unidades de terapia intensiva e 15,6% de óbitos nestas unidades. A remissão total, espontânea ou induzida pelo tratamento, ocorre em 1 de cada 10 casos. A incidência é maior em pacientes jovens do sexo feminino, entre 20 e 40 anos, quando associada com hiperplasia tímica, ocorrendo outro pico de incidência em torno dos 40 anos, em associação com a presença de **timoma** e predominantemente no sexo masculino. Em pacientes acima de 65 anos, encontra-se, com frequência, a atrofia tímica. Existem evidências que sugerem o aumento na prevalência da MG, e a explicação pode estar relacionada a expansão do conhecimento da doença elevando o número de diagnósticos, ampliação da incidência em população mais idosa em constante crescimento, melhoria das condições de tratamento dentro e fora das unidades de tratamento intensivo.

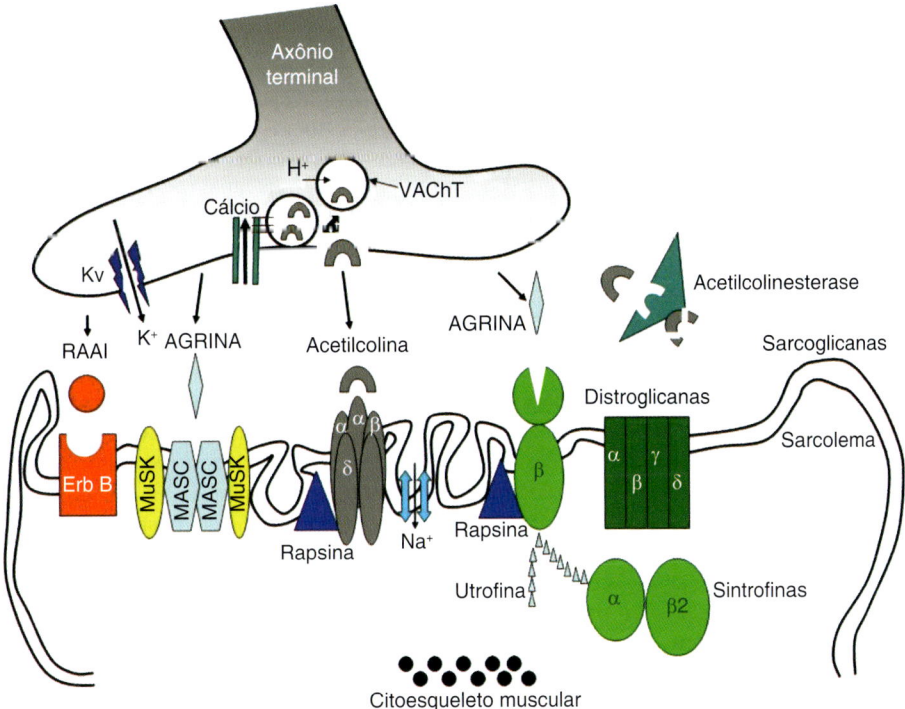

Figura 110.1 Gráfico representativo da placa motora. (Cedida por Dr. Fabio Duarte.)

Genética, imunologia e patologia tímica

A suscetibilidade genética é definida pela associação com antígeno leucocitário humano A1 (HLA-A1), B8, DR3, em mulheres jovens, de fenótipo caucasiano, com anticorpos anti-AChR e cujo timo demonstra hiperplasia no estudo histopatológico. Em pacientes mais idosos, a associação é com B7, DR2 e, em geral, existe apenas atrofia tímica. É forte evidência de suscetibilidade genética a caracterização de miastenia autoimune como descrita por Dias-Tosta et al., em meninas gemelares diagnosticadas pelo quadro clínico e com positividade para anticorpos anti-AChR aos 2 anos. A ocorrência da mesma síndrome autoimune e comorbidades autoimunes – como vitiligo e endocrinopatias, nas pacientes e em outros membros da família com o mesmo HLA – reforça essa teoria.

Descrita em 2001, a miastenia grave com anticorpos anti-MuSK tem diferente suscetibilidade genética e não tem correlação definida com hiperplasia tímica.

A síndrome miastênica autoimune de Eaton-Lambert está relacionada à presença de autoanticorpo contra canal de cálcio ligado à voltagem do tipo P/Q e, frequentemente, se associa a tumores de pequenas células no pulmão, responsável por iniciar a doença autoimune.

Timomas estão representados por miastenia grave com anticorpos anti-AChR, além de outros contra proteínas do músculo estriado, como titina e receptor de rianodina, os quais são demonstrados também em pacientes com miastenia sem timoma, que iniciam a doença mais tardiamente e estariam relacionados à gravidade do quadro clínico.

Baseado nesses dados, podemos diagnosticar, em cerca de 85% dos casos, as síndromes miastênicas adquiridas autoimunes com anticorpos anti-AChR. Dos 15% restantes, a metade é positiva para anticorpo anti-MuSK – proporção divergente em diferentes publicações, dependendo da sua origem geográfica. Os anti-LRP4 constituem um grupo com grande variabilidade na frequência de positividade, não estando ainda perfeitamente definida sua incidência como anticorpo patogênico.

Procura-se determinar subgrupos de pacientes de MGAA baseados na detecção desses anticorpos, além de outros ainda em investigação, como anti-LRP4, anti-Kv1.4 e anticortactina. Apesar do comportamento clinicamente autoimune, os demais não têm anticorpos detectáveis pelos métodos atuais e são considerados duplamente ou triplamente soronegativos. Além disso, muito raramente, é descrita a presença dos dois tipos de anticorpos no mesmo paciente.

Quadro clínico

A apresentação clínica é variável conforme o sítio inicial de acometimento, sendo mais comum a queixa de queda de pálpebra com ou sem paralisias oculares, cuja manifestação será diplopia horizontal ou vertical. O paciente pode relatar visão dupla, visão borrada ou simplesmente informar dificuldade visual, sendo necessário um questionamento mais aprofundado para se caracterizar essa queixa. Em outras localizações no segmento craniano, os sintomas são de dificuldade de mastigar, chegando a auxiliar o fechamento da mandíbula com as mãos, engasgos frequentes, retificação do sorriso e dificuldade de fala. Raramente, a reclamação inicial é a queda da cabeça como sintoma isolado.

Outra topografia de apresentação é a dificuldade na realização de esforços com os membros superiores, prejudicando as atividades da vida diária como abrir torneiras, carregar pesos antes suportáveis, levar alimentos à boca e até dificuldade na higiene pessoal, como lavar o rosto e pentear os cabelos. Há referências de dificuldade de passar da posição deitada para sentada, levantar-se de uma poltrona, subir e descer escadas e quedas imotivadas. É muito raro abrir o quadro clínico com dificuldade respiratória isoladamente.

Apesar dessas diversas formas de apresentação, é quase sempre possível classificar uma queixa de piora dos sintomas ao longo do dia ou com o uso da musculatura acometida, além da flutuação dos sintomas (seja no decorrer do dia, seja após exercícios inusitados) associados a eventos febris, emocionais – na mulher, relacionados à menstruação – ou sem causa aparente. É possível encontrar, na história pregressa, episódios que simplesmente surgiram e desapareceram sem que o indivíduo procurasse atenção médica.

Essa fraqueza com fatigabilidade e flutuação é a grande característica da miastenia grave. Na **miastenia neonatal** observam-se dificuldade na sucção, no choro, na respiração, e hipotonia logo nos primeiros dias de vida. O pronto reconhecimento e atendimento com sonda nasogástrica e uso de anticolinesterásicos definitivamente salvam a vida da criança, que se recupera quando os anticorpos maternos são substituídos pelos seus próprios.

Exame neurológico. Os sinais principais da miastenia grave são ptose assimétrica, diplopia em qualquer direção, disartrodisfonia, fraqueza dos músculos faciais com não oclusão dos olhos e sorriso retificado pela fraqueza dos músculos responsáveis por essas ações. A fatigabilidade é demonstrável pela manutenção do olhar vertical para cima levando à queda da pálpebra ou ao surgimento de visão dupla, que pode ser exibida também pela manutenção do olhar lateral e aparecimento da diplopia horizontal. Esse teste deve ser feito por pelo menos 2 minutos para ser considerado negativo. A disfonia aparece ou se acentua ao contar em voz alta até 50 e a disfagia, ao tomar um copo de água. A pesquisa dos sinais tem que ser dirigida mais em relação à fatigabilidade do que à fraqueza de grupamentos neuromusculares específicos, diferentemente do exame que se faz em neuropatias ou miopatias. Os testes devem ter o objetivo de mostrar a incapacidade tanto de manter posturas fixas (como os membros superiores a 90° e os membros inferiores a 30°) e a cabeça em flexão a 30° quando deitado como de se levantar da posição deitada para sentada sem ajuda dos braços. Uma excelente medida de fatigabilidade é colhida pela avaliação da função respiratória, mensurando a capacidade vital e a fraqueza das mãos (com auxílio de dinamômetro).

Sendo as queixas principais a fraqueza com fatigabilidade desproporcional aos esforços e a flutuação dos sintomas, que pioram com o decorrer do dia e melhoram com o repouso, é importante empregar técnicas de demonstrar objetivamente esses sintomas. Quando a apresentação clínica se faz por crise de insuficiência respiratória aguda, a associação de oftalmoplegia ou paralisia flácida com preservação de reflexos pode sugerir o diagnóstico de crise miastênica. Além disso, em outras vezes, inicia-se por disfagia ou disfonia que determina a classificação (por alguns utilizada) de miastenia predominantemente bulbar. Nesses casos, medidas repetidas da função respiratória podem predizer a crise miastênica.

O quadro clínico da miastenia com anticorpos anti-MuSK é diferente pela localização preferencial da fraqueza predominantemente bulbar, em flexores do pescoço e atrofia precoce de músculos faciais e da língua. A atrofia determinando a miopatia miastênica pode ocorrer tardiamente em outras formas de MG e, nas formas congênitas, inclusive, ela pode ser generalizada.

Em apenas poucos casos, foi descrita hiperplasia tímica em MG com anticorpos anti-MuSK, diferentemente, portanto, da associada ao anticorpo anti-AChR, na qual são descritos em 65% a hiperplasia e em 15%, os timomas.

Existem raros casos relatados de anisocoria e pseudo-oftalmoplegia internuclear na apresentação do quadro clínico – e como são exceções, é preciso um extenso exercício diagnóstico para diferenciá-los de outras patologias do sistema nervoso central. O mesmo ocorre quando existem queixas relativas ao sistema nervoso autônomo, como disfunção erétil e alteração de sudorese, que são descritas como parte da síndrome de Eaton-Lambert.

Comorbidades. Durante a avaliação clínica, deve-se procurar evidenciar não só sinais e sintomas de miastenia, mas também de outras doenças autoimunes frequentemente descritas como associações, disfunção tireoidiana, diabetes, doenças do colágeno e vitiligo. Recentemente, tem-se observado: concomitância de MGAA e neuromielite óptica, esclerose múltipla e outras doenças tanto desmielinizantes quanto inflamatórias do sistema nervoso central e periférico.

Classificação. Um grupo de especialistas da Myasthenia Gravis Foundation of America (MGFA), baseado na forma de apresentação e na gravidade do quadro, classificou as várias formas de miastenia em:

I – Ocular pura: que pode ter leve acometimento facial
II – Generalizada leve, podendo ser subdividida em IIa e IIb
III – Generalizada moderada, IIIa; IIIb
IV – Generalizada severa, IVa; IVb
V – Generalizada com insuficiência respiratória requerendo assistência, com ou sem ventilação mecânica.

Há essa divisão dos grupos de II, III e IV em subgrupos, em que "a" se refere ao acometimento predominantemente axial e/ou apendicular e "b", ao orofaríngeo e respiratório. O uso de sonda nasogástrica se classifica em IVb.

Diagnóstico diferencial

Dependerá da localização dos sinais encontrados e da forma de apresentação da doença, aguda, subaguda ou crônica. Registram-se, entre os principais diagnósticos a afastar, as doenças do neurônio motor, miopatias hereditárias ou inflamatórias, neuropatias periféricas, como a síndrome de Guillain-Barré. Desde que foram descritos quadros chamados "pseudo-oftalmoplegia internuclear" em miastênicos, tornou-se obrigatória a diferenciação de miastenia das oftalmoplegias devidas a lesões de tronco ou de nervos cranianos isolados, como em encefalites, tumores e aneurismas.

A oftalmopatia tireoidiana geralmente é associada à exoftalmia e é bilateral, sendo sua apresentação unilateral uma exceção, quando, então, entra no diagnóstico diferencial.

Nas miopatias inflamatórias, além da fraqueza, há mialgia e artralgia – que se acompanham de sintomas e sinais de doenças sistêmicas, como febre, alteração renal, oftálmica e de pele. Na suspeição, investiga-se por meio de dosagens de enzimas musculares, que se apresentam aumentadas; além disso, são positivas as provas de atividade inflamatória. Se não firmado o diagnóstico, faz-se a biópsia muscular, sendo a melhor indicação para confirmação de polimiosite e outras miosites de origem autoimune ou não.

Outras miopatias distróficas e as mitocondriais também necessitam ocasionalmente de biópsia muscular para a sua diferenciação. A miopatia mitocondrial tem frequentemente oftalmoplegia extrínseca crônica e progressiva, é bilateral e pode ter queixas tanto de fatigabilidade quanto de alguma flutuação dos sintomas, precisando, portanto, de investigação laboratorial, com biópsia muscular e análise de mutação genética. A ocorrência das duas patologias já foi registrada em um mesmo paciente. Entre as miopatias, lembrar, quando houver insuficiência respiratória, a deficiência de maltase ácida e rabdomiólise aguda. Outras miopatias, como as distrofias miotônicas e as miopatias metabólicas com hipoparatireoidismo e hipofosfatêmica, devem entrar no diagnóstico diferencial. Na forma oculofaríngea de distrofia muscular, existem, além do forte componente de hereditariedade, uma atrofia importante dos músculos orofaciais e cintura, não havendo evidência de fatigabilidade e nunca de flutuação.

A síndrome de Guillain-Barré e outras polineuropatias agudas predominantemente motoras se diferenciam pela ausência ou diminuição de reflexos profundos com dissociação proteíno-citológica no exame de líquido cefalorraquidiano na primeira. Ao quadro clínico, que com frequência é acompanhado de alteração sensitiva, acrescentamos o exame neurofisiológico e do líquido cefalorraquidiano para melhor diferenciação. Não se pode esquecer da possibilidade de coexistência dessas duas doenças MGAA e Guillain-Barré, na variante Miller-Fisher.

Todas as doenças de acometimento motor puro são importantes nessa diferenciação, ainda que ocasionalmente o paciente refira alguma queixa sensitiva como dor. A esclerose lateral amiotrófica (ELA) se difere pelo início assimétrico nos músculos apendiculares, pela ausência de ptose ou diplopia, pela atrofia precoce e pela progressão invariável. Na maioria, há associação de síndrome piramidal e fasciculações. Nas formas de início bulbar de neuronopatia, torna-se mais difícil a diferenciação puramente clínica, sendo obrigatória a realização de exames neurofisiológicos e testes imunológicos antes de confirmar o diagnóstico.

Se a oftalmoplegia se apresentar com alteração pupilar, entram no diferencial ainda o botulismo e a síndrome de Eaton-Lambert. Outras doenças da transmissão neuromuscular são as intoxicações exógenas com organofosforado e botulismo, que devem ser diagnosticadas com dados epidemiológicos. Por fim, devemos sempre lembrar de intoxicações exógenas em pacientes com insuficiência respiratória.

Exames complementares

É necessário demonstrar não só que se trata da síndrome miastênica, mas também o tipo de miastenia grave que o paciente está iniciando. A suspeita clínica diante do quadro de fraqueza com fatigabilidade e flutuação sugere a realização de testes complementares para firmar o diagnóstico, cujos resultados têm que ser convincentes, excluindo o efeito placebo:

1. *Teste do gelo*: com compressa de gelo sobre a pálpebra comprometida, por 1 a 2 minutos – em casos positivos, ocorre a melhora da ptose.
2. *Farmacológicos*. Com anticolinesterásicos neostigmina ou cloridrato de edrofônio. Para testar a sensibilidade, inicia-se com 0,5 mg por via intramuscular (IM), repetindo a dose após 10 minutos e depois de 20 minutos e, se não houver resposta inequívoca, mais 1 mg com o total de 2 mg. Em ambiente de emergência, faz-se o teste com neostigmina endovenosa. Efeitos colaterais graves, como

distúrbios circulatórios, bradicardia e hipotensão ou cólicas abdominais e vômitos, são minimizados com atropina endovenosa. Deve-se aguardar até 2 horas para afirmar como teste negativo em caso de não resposta. Outro teste utilizado é o cloridrato de edrofônio, com imediata melhora dos sintomas e efeito fugaz, mas é dificilmente encontrado no mercado brasileiro. Fazem-se 2 mg endovenoso, seguidos de 3 mg e mais 5 mg quando não se obtém resposta com as doses iniciais.

3. *Neurofisiológicos*. Após obtenção de informações da história e de exames clínico-laboratoriais pertinentes a essa patologia, podemos utilizar os estudos eletrofisiológicos como extensão do exame neurológico. Os estudos de condução nervosa exibem latências distais, velocidades de condução e amplitudes dos potenciais de ação sensitivos (PAS) e potenciais de ação musculares compostos (PAMC) normais. Nos pacientes em que a fraqueza é importante, as amplitudes motoras podem estar limítrofes ou discretamente diminuídas (sendo esse achado muito raro), devendo-se considerar, nessas circunstâncias, também a possibilidade de patologia em nível pré-sináptico – como a síndrome miastênica de Eaton-Lambert ou a intoxicação por toxina botulínica. O estudo eletromiográfico com agulha mostra, em geral, resultados normais, mas podem ser observados potenciais de ação de unidade motora (PAUM) de curta duração, baixa amplitude e polifásicos predominantemente em músculos proximais, como os notados em miopatias. Pode-se observar variação na amplitude e configuração do PAUM durante ativação de um único potencial no paciente miastênico e, muito mais raramente, potenciais de fibrilação e ondas agudas positivas ao repouso – mas que podem estar presentes em pacientes com significativo comprometimento da força muscular devido ao bloqueio importante na transmissão neuromuscular. A estimulação repetitiva é a técnica eletrodiagnóstica mais utilizada para avaliar a eficácia da transmissão neuromuscular, assim como pode ser útil na diferenciação de desordens pré e pós-sinápticas da junção neuromuscular, auxiliando, portanto, no diagnóstico da MG. O teste consiste em realizar estímulos repetitivos de um nervo motor de 6 a 10 vezes a frequências baixas, com captação geralmente em um músculo intrínseco da mão. Além disso, ele precisa ser de intensidade supramáxima (corresponde a 25 a 50% maior do que a intensidade máxima de estimulação necessária para ativar todas as fibras neurais), com registro por meio de um eletrodo de superfície sobre o ventre do músculo. Esse músculo deve ser selecionado baseado na avaliação clínica de onde se observa a fraqueza muscular. A estimulação nervosa repetitiva lenta (de 2 a 5 Hz) ou de baixa frequência resulta em decremento (declínio) da amplitude ou da área do PAMC entre a primeira e a quarta ou a quinta ondas, bem como será positivo se for maior que 10% (Figura 110.2).

A amplitude do pico negativo do PAMC representa o número de fibras musculares ativadas pelo estímulo nervoso, por isso é um marcador da eficiência sináptica. Em músculos normais, não há alteração na amplitude do PAMC com a estimulação repetitiva. A estimulação nervosa repetitiva rápida (de 10 a 50 Hz) ou de alta frequência não resulta em alteração do PAMC, sendo possível haver decréscimo nos quadros mais severos. Resultados falso-negativos ou falso-positivos podem ocorrer se não forem tomados alguns cuidados, como suspender o inibidor da acetilcolinesterase, pelo menos, 12 horas antes do exame; interromper o uso de outras substâncias que possam interferir na transmissão neuromuscular, por exemplo, a aplicação de toxina botulínica que pode interferir no resultado por até 6 meses; manter a temperatura do membro acima de 32 °C; e evitar o movimento dos eletrodos de estimulação ou registro (artefato técnico). O estudo pode ser sensibilizado fazendo-se registro em músculos proximais (como deltoide e trapézio) ou em músculos da face, além de teste de estimulação repetitiva pós-exercício induzido, que é realizado no músculo testado, por 30 a 60 segundos. O objetivo é avaliar tanto a presença de facilitação e exaustão (melhora da resposta decremental em comparação ao músculo que foi observado em repouso (facilitação pós-exercício) imediatamente após o exercício realizado quanto a piora acentuada do decremento 2, 3, 4 e 5 minutos após o exercício em relação ao repouso (exaustão pós-exercício). Apesar disso, pacientes com forma generalizada leve e forma ocular ou em remissão podem apresentar resultados normais. A estimulação repetitiva é anormal em 37 a 62% dos pacientes quando o estudo é realizado em um músculo intrínseco da mão e 62 a 77% nos músculos proximais de pacientes com forma generalizada. Em pacientes com a forma ocular da MG, esse percentual é de apenas 50%. A presença de onda repetida (segunda onda) com resposta decremental deve alertar para outras possíveis causas de déficit e fatigabilidade motores, por exemplo, em algumas formas de síndrome miastênica congênita ou intoxicação por organofosforados (Figura 110.3).

A eletromiografia de fibra única é uma técnica que identifica potenciais de ação de fibras musculares individuais, além de ser o teste mais sensível para o estudo das patologias da junção neuromuscular. Ademais, ele é realizado com eletrodo de agulha de fibra única que apresenta uma pequena área de registro para captação de potenciais de ação de somente duas fibras musculares da mesma unidade motora ou mais recentemente com eletrodo concêntrico específico com pequena área de captação. Pode ser estudado por ativação voluntária ou ativação por estimulação – nesse último caso (estimulada) em pacientes pouco cooperativos, como crianças muito jovens, pacientes inconscientes ou incapazes de manter ativação satisfatória. São registrados dois potenciais com leve variação no intervalo de tempo entre si (aproximadamente 20 ms) denominada *jitter* (Figura 110.4). Portanto, quando há defeito na transmissão neuromuscular, como na MG, o *jitter* está aumentado ou pode haver bloqueio em 60 a 99% dos pacientes a depender da forma de apresentação da miastenia. O estudo geralmente é realizado no músculo extensor comum dos dedos ou nos músculos da face, sendo mais sensível neste último. Embora a presença de *jitter* elevado seja altamente específica

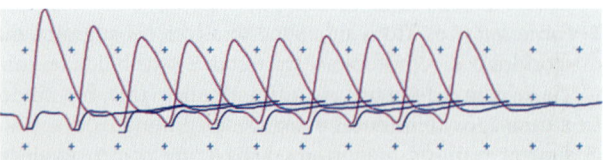

Figura 110.2 Estimulação repetitiva do nervo facial em paciente miastênico a 3 Hz – decremento de 32%.

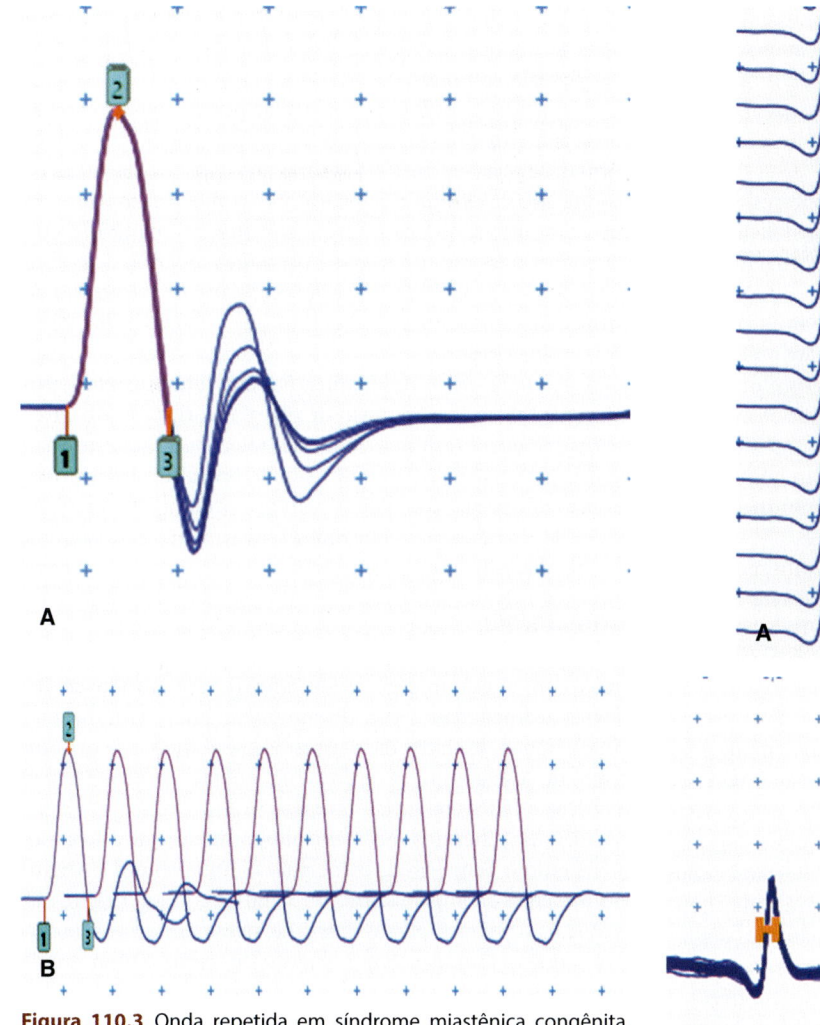

Figura 110.3 Onda repetida em síndrome miastênica congênita, decremento na segunda onda.

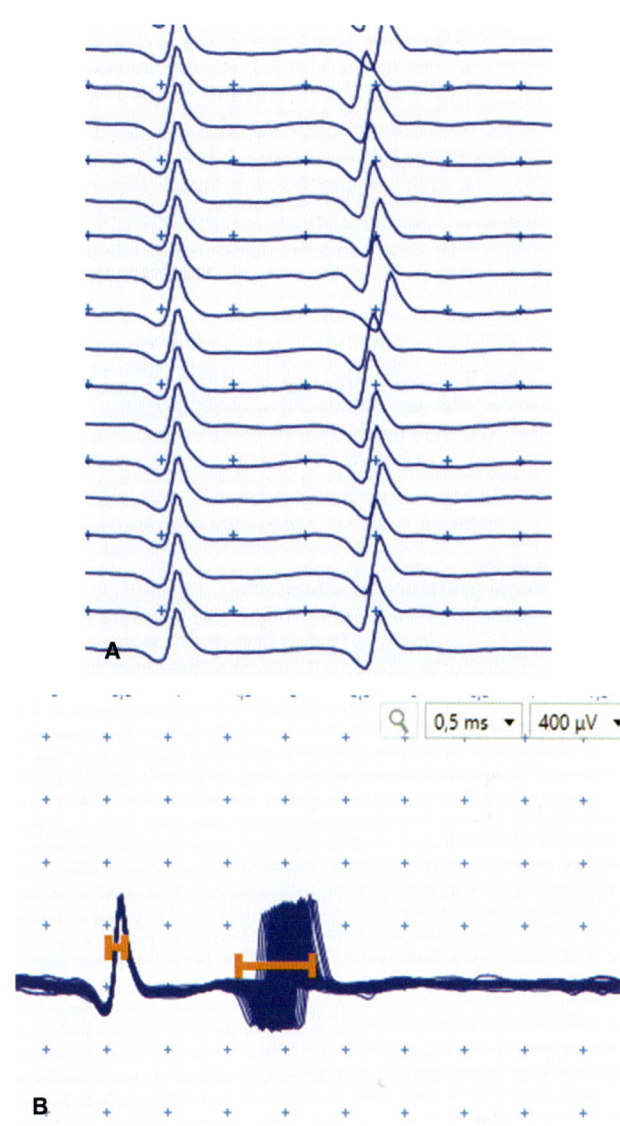

Figura 110.4 *Jitter* aumentado em paciente miastênico, músculo orbicular do olho.

para disfunção na transmissão neuromuscular, essa disfunção não é específica para qualquer condição, sendo uma característica de muitas condições neuropáticas e algumas miopáticas.

4. *Imagem.* Pela tomografia computorizada, a existência de massa, com ou sem calcificações, localizada no mediastino anterossuperior sugere timoma apenas em população adulta. O alargamento do mediastino na criança pode representar um timo normal antes de sua involução natural. Sugerimos cuidados na utilização do contraste, que pode desencadear piora do quadro miastênico, inclusive com crise miastênica. A ressonância magnética permite a avaliação da existência de massa e de sua vascularização, que sugere processo tumoral. Nem sempre há compatibilidade entre o diagnóstico radiológico e o da histopatologia, mas a presença de massa no mediastino será sempre um indicativo de cirurgia.

5. *Imunológicos.* A sensibilidade dos testes imunológicos está entre 70 e 95%, dependendo da técnica utilizada para diagnóstico de miastenia adquirida autoimune generalizada e de 50 a 75% na forma ocular pura. Usualmente, inicialmente nas miastenias com hiperplasia tímica, são detectados os anticorpos ligantes anti-AChR e, quando negativos, mas com quadro clínico característico, são investigados os anticorpos moduladores e bloqueadores que podem ser positivos. O mais importante é refazer o teste em alguns meses que, principalmente na forma juvenil, pode positivar-se. A presença de anticorpos contra componentes do músculo estriado sugere timoma em pacientes jovens e doença severa em miastenia de aparecimento tardio. São descritos, nesses casos, o anticorpo antititina, o antirreceptor de rianodina e a anticortactina como biomarcadores de gravidade. Se possível, investigar sempre outros anticorpos, como antitireoglobulina e antimicrossomal devido à frequente associação a outras doenças autoimunes.

Miastenia grave com anticorpos anti-MuSK e soronegativa

Em 2001, foi descrito o anticorpo contra o receptor da tirosina quinase específico do músculo (MuSK). Estudos posteriores determinaram que em torno de 38% dos pacientes soronegativos para anti-AChR fossem reclassificados como MG anti-MuSK. Sabe-se que essa enzima, sob a influência da agrina liberada pelo terminal nervoso, direciona a rapsina para aglomerar os receptores de ACh na membrana pós-sináptica. No entanto, o real papel fisiopatogênico desse anticorpo ainda precisa ser determinado.

Atualmente, está claro que as miastenias graves ditas soronegativas ainda assim podem ter origem autoimune e, conforme descrito pelo grupo de Oxford, podem tanto ser determinadas por anticorpos anti-AChR de baixa afinidade quanto ser novos tipos de anticorpos, bem como são de difícil detecção na prática diária.

É importante frisar que alterações nos receptores da ACh e MuSK podem ser descritas como de origem genética, determinando, desse modo, a chamada "miastenia congênita" – e não são relacionadas a anticorpos.

Outro ponto a ser discutido é que, além de múltiplas formas de miastenias graves, há raros pacientes que preenchem parcialmente critérios clínicos, eletrofisiológicos e imunológicos para MG, mas também apresentam critérios clínicos, histoquímicos e de biologia molecular para miopatia mitocondrial. Além disso, eles podem responder parcialmente ao tratamento habitual para MG adquirida autoimune, o que deve sempre ser tentado.

Miastenia grave juvenil e miastenia congênita são semelhantes na idade de apresentação, por isso se torna difícil a diferenciação com o teste imunológico negativo, que, em uma primeira abordagem, pode chegar a 44% dos casos.

Doenças associadas

Todas as doenças autoimunes precisam ser lembradas como passíveis de coexistir, sejam do sistema nervoso periférico ou central, sejam puramente neurológicas ou sistêmicas. Apenas para recordar algumas que podem ser suspeitadas pela história clínica e deverão ser afastadas com exames laboratoriais pertinentes: esclerose múltipla, neuromielite óptica, esclerodermia, artrite reumatoide, diabetes *mellitus* e vasculite do sistema nervoso central. A mais importante é o hipertireoidismo com oftalmopatia tireotóxica que terá anticorpos antitireoglobulina, antirreceptor de ACh e antimiosina. Quando ocorre a associação da miastenia com a muito frequente tireoidite de Hashimoto (ainda que não exista hipotireoidismo), é preciso acompanhar atentamente o quadro laboratorial, pois, na evolução, a fraqueza poderá se dar por causa das duas patologias e, portanto, será necessário o tratamento de ambas para a remissão da fraqueza.

TRATAMENTO
Anticolinesterásicos

Os anticolinesterásicos impedem a ação da acetilcolinesterase na placa mioneural, mantendo a interação da ACh com seus receptores por tempo prolongado e com a melhora na transmissão neuromuscular. A dose recomendada de neostigmina oral é de 60 mg a cada 6 horas, com possibilidade de ser aumentada a quantidade diária pela frequência da administração ou das doses, podendo, em casos extremos, chegar a 120 mg a cada 2 horas. Efeitos colaterais (como muscarínicos, sialorreia, broncorreia, cólicas abdominais, diarreia, miose, bradicardia e hipotensão) podem ser controlados com atropina por via oral (em casos leves) ou parenteral (em casos mais graves). Nas crises miastênicas ou na disfagia, é importante usar neostigmina endovenosa ou intramuscular inicialmente a cada 6 horas, o que deve ser revisto durante a evolução do paciente. A crise colinérgica é muito rara e surge pelo excesso de administração de anticolinesterásicos. Fraqueza persistente com efeitos muscarínicos graves sugere tanto esse

diagnóstico quanto a suspensão do fármaco associado a medidas de suporte ventilatório (se necessário); a atropina traz recuperação completa.

A miastenia, mesmo se for ocular pura – quando for incapacitante devido à ptose ou diplopia –, pode ser tratada com associação de anticolinesterásicos e corticosteroides ou até mesmo com imunossupressores do tipo azatioprina. Há casos em que se indica cirurgia corretora, tomando-se cuidado com a técnica de modo a permitir a oclusão dos olhos e, em caso de recuperação, a possibilidade de desfazer a cirurgia. Existem próteses em óculos que podem ajudar a corrigir a ptose grave.

A retirada de toda medicação anticolinesterásica por 48 horas (chamada "repouso de placa") é utilizada em casos de insuficiência respiratória desde que o paciente esteja em ventilação mecânica, supondo-se que possa ter ocorrido alteração das pregas juncionais pelo uso prolongado da medicação. O uso de corticosteroides será benéfico na restauração da anatomia da placa.

Timectomia

Evidências científicas para esta intervenção foram estabelecidas com o estudo cego, multicêntrico, aleatorizado de pacientes acompanhados por, no mínimo, 3 anos, com, no máximo, 5 anos de início da doença. Nesse estudo, em que um ramo do estudo utiliza apenas tratamento medicamentoso (corticosteroides com azatioprina, se necessário) e outro associa, além dos mesmos medicamentos, a timectomia, ficou demonstrado o benefício da associação da intervenção cirúrgica em pacientes acompanhados por 3 anos. Na nossa prática clínica, nós a indicamos em casos de miastenia adquirida autoimune generalizada, com o objetivo de retirar o timo, considerando a origem de autoantígenos determinantes da produção de autoanticorpos. Procura-se indicar a cirurgia na suposição da hiperplasia tímica ou quando se suspeita de timoma o mais precocemente possível. Nos casos de timoma, pode-se associar o tratamento radioterápico ou quimioterápico posterior, conforme a histopatologia tumoral e seu estadiamento.

Em crianças, a timectomia pode ser indicada quando há níveis elevados de anticorpos e boa resposta inicial aos corticosteroides com corticodependência ou quando não há resposta a esse medicamento.

Em idosos maiores de 65 anos, sabendo-se que, na maioria dos casos, há associação com atrofia tímica, só a recomendamos se houver suspeita de timoma pela presença de massa mediastinal ou títulos altos de anticorpos contra componentes do músculo estriado, que indicam a presença de timoma, além de evolução mais grave da doença.

Após a definição com evidência científica da timectomia como tratamento, é necessário estabelecer os marcadores biológicos que determinam a resposta ou não à cirurgia. Atualmente, é recomendada a determinação de anticorpos anti-AChR, contra componentes do músculo estriado (como titina) e receptor do canal de rianodina (como indicadores de timectomia). Pacientes com anticorpo anti-MuSK não devem ser encaminhados para a cirurgia, já que foi encontrada atrofia tímica nos casos em que ela foi realizada. Procura-se determinar subgrupos de pacientes de MGAA baseados na detecção desses anticorpos e de outros ainda em investigação, como anti-LRP4, anti-Kv1.4 e anticortactina.

O racional para a indicação da timectomia – além da possível presença de timoma, que pode ser apenas histológico e não ser detectado pela imagem – é a possibilidade de que infecções virais tenham papel no desencadeamento dessa patologia, com processo inflamatório no timo. Esse processo desencadeia um padrão aberrante de expressão de quimiocinas que deverão participar de recrutamento de células periféricas ao timo e fazem parte da sensibilização contra receptores de ACh. Esse aumento de citocinas tímicas é normalizado pelo uso de corticosteroides, sugerindo que o bloqueio da interação citocinas-receptor previna a hiperplasia tímica. Assim, a indicação da timectomia seria plenamente justificada, no entanto, não se determinou ainda o papel real da presença de vírus em timos operados de pacientes miastênicos.

Pela importância da timectomia em casos de tumores tímicos, esse item será tratado em separado, considerando as diversas apresentações anatomopatológicas que podem vir a individualizar as condutas médicas.

Corticosteroides

Os corticosteroides são compostos lipossolúveis que (ao se ligarem ao complexo receptor esteroide, encontrados no citoplasma) podem atravessar a membrana nuclear e atuar por meio de ligações a sequências gênicas reguladoras específicas, ativando a transcrição de genes. Essa regulação gênica é utilizada para diminuir a atividade inflamatória mediada por citocinas, prostaglandinas e óxido nítrico, bem como para impedir a migração de leucócitos inibindo a expressão de moléculas de adesão e estimular a apoptose dos leucócitos e, assim, proteger os receptores do ataque imunológico. Prednisona é prescrita em doses crescentes a partir de 30 mg/dia, no adulto, chegando ao máximo de 100 mg/dia, em média, 60 mg/dia. Em crianças, utiliza-se a dose de 1 mg/kg/dia. O tempo de medicação dependerá da resposta do paciente, mas sempre se tenta iniciar a retirada, no máximo, a partir de 3 meses de dose plena. Dificilmente se consegue retirar o corticosteroide totalmente, sendo aceitável a dose de manutenção de 30 mg em dias alternados. O esquema posológico é preferencialmente administrado pela manhã e feita a retirada em dias alternados, para evitar a inibição da suprarrenal. Há a opção de metilprednisolona endovenosa, em pulsos, de 500 a 1.000 mg/dia, durante 3 a 5 dias nos casos de crises miastênicas. Os cuidados são os habituais para essa terapêutica, acrescidos da possibilidade frequente de piora do quadro miastênico entre o terceiro e o décimo dias. Efeitos colaterais, como inibição do crescimento na criança, diabetes *mellitus*, obesidade com padrão centrípeto, catarata, distúrbios hidroeletrolíticos, hipertensão arterial, infecções, osteoporose, gastrite e úlcera, são conhecidos.

Azatioprina

É um fármaco citotóxico recomendado em casos refratários aos tratamentos anteriores e que tenham tido efeitos colaterais graves ou necessitem da manutenção de corticosteroides em altas doses. O esquema posológico é de 2 a 3 mg/kg/dia durante 2 anos, podendo ser reduzida a dose após 1 ano. Espera-se resposta ao tratamento após 2 a 3 meses em 90% dos casos, mas já foi observada em até 15 meses. O medicamento age interferindo com a proliferação dos linfócitos T (TL) e B (LB) e, em consequência, inibindo o processamento do antígeno. Na eventualidade de ausência de resposta ou em casos muito graves, pode-se inicialmente associar azatioprina 3 mg/kg/dia, aos corticosteroides, que será retirada entre 4 e 6 meses e a azatioprina reduzida a 2 mg/kg/dia. Sua ação sobre os tecidos em divisão celular contínua – incluindo o que é desejável sobre a função

imune – também define os efeitos colaterais, como anemia, leucopenia, trombocitopenia, lesão do epitélio intestinal, alopecia. Ademais, não há concordância sobre o aconselhamento de seu uso em mulheres grávidas ou com desejo de engravidar.

Micofenolato de mofetila

É também um fármaco citotóxico que atua por meio do seu metabólito ácido micofenólico, que tem uma atividade inibitória seletiva sobre a enzima inosina-monofosfato-desidrogenase e atua de modo semelhante à azatioprina, agindo sobre LT e LB ativados. Esses medicamentos imunossupressores são utilizados em doenças autoimunes em doses menores do que em câncer. Embora dois estudos bem conduzidos não tenham mostrado evidência de seu benefício, a experiência em vários centros norte-americanos continua a indicar seu uso. Além de ser um fármaco caro, tem possíveis efeitos adversos de ocorrência habitual em imunossupressores, o que precisa ser considerado no momento de sua prescrição. A dose recomendada é de 1 a 3 g/dia, esperando-se 73% de melhora utilizando critérios objetivos.

Metotrexato

É um inibidor seletivo da di-hidrofolato redutase e utilizado em várias doenças autoimunes, bem como tem preço adequado, formulação genérica (por via oral) e perfil de efeitos adversos moderado. A mialgia e o aumento de enzimas hepáticas indicam sua retirada. A dosagem utilizada em trabalho duplo-cego, aleatório, placebo-controlado foi inicialmente 10 mg/semana por via oral, progredindo para 20 mg/semana. Não logrou demonstrar ser um medicamento eficaz na redução de corticosteroides em pacientes acompanhados por 1 ano.

Ciclofosfamida

Da família das mostardas nitrogenadas, também é um fármaco citotóxico e atua interferindo com a produção de anticorpos, além de ser preconizada em doses orais ou endovenosas em pacientes não responsivos às outras composições. Doses tão altas como 50 mg/kg/dia por via endovenosa por 4 dias promoveu uma recuperação gradual em pacientes previamente incapacitados e não responsivos a outras substâncias. Esse esquema tem que ser seguido por outras medidas para repovoar a medula óssea, além dos cuidados mais intensivos em relação à profilaxia e ao tratamento de infecções. Os efeitos adversos são: depressão da medula óssea, tumores de bexiga, alopecia, azoospermia e anovulação. A cistite hemorrágica pode ser prevenida com medidas protetoras como hidratação e uso de mesna (inativa a acroleína, metabólito da ciclofosfamida – que é tóxico para a bexiga).

Outros imunossupressores

Podem ser utilizados, como a ciclosporina e o tacrolimo, que bloqueiam a expansão clonal de LT. Ambos os fármacos se ligam inicialmente a imunofilinas com efeito sobre calcineurina para inibir a resposta dos LT. A ciclosporina é prescrita em doses de 5 mg/dia em duas tomadas até nível sanguíneo de 100 a 150 mg/ℓ, observando a melhora clínica e o nível de creatinina.

O tacrolimo na dose de 6 a 10 mg/dia – com um nível plasmático de 7 a 8 ng/mℓ em pacientes dependentes tanto de prednisona quanto de ciclosporina e previamente timectomizados – mostrou boa tolerabilidade, tornou possíveis a redução e a retirada do corticosteroide após 1 ano e promoveu a diminuição do nível de anticorpos. Dois casos de câncer de pulmão e um adenocarcinoma renal foram observados no acompanhamento. Esses são medicamentos potencialmente nefrotóxicos e que causam hipertensão e tumores, o que limita sua indicação.

Rituximabe

É um anticorpo monoclonal contra marcadores de superfície dos LB CD20+, prescrito em doses de 375 e 276 mg/m^2 (semanalmente, por 4 semanas) ou 1 g endovenoso repetindo a dose após 15 dias. O fármaco depleta LB CD19+ e CD20+ e, consequentemente, os anticorpos por eles produzidos com melhora objetiva, inclusive em pacientes refratários, como o grupo anti-MuSK. Raros casos de leucoencefalopatia multifocal progressiva foram relatados com uso de rituximabe, indicando a necessidade de manter um seguimento continuado do paciente, com um nível alto de suspeita se surgem sinais não relacionados a MGAA.

Plasmaférese

Por retirar os anticorpos da circulação, é a melhor opção nas formas graves, no preparo para a timectomia quando está a função pulmonar comprometida ou na disfagia importante. Três a cinco sessões em 1 ou 2 semanas, com a troca de plasma por albumina e soro fisiológico, trarão uma redução de 90% de anticorpos por um período de até 5 semanas. Devemos associar o medicamento imunossupressor para a manutenção da melhora observada.

Complicações descritas durante a plasmaférese incluem a hipotensão e a reação ao citrato. De maior gravidade, estão: infecção, arritmia cardíaca, hemólise, trombose venosa e arterial, com descrição até de acidente vascular cerebral (AVC). Existem relatos de perfuração vascular, pneumotórax, coagulação intravascular disseminada, hepatite infecciosa e infecção por HIV.

A imunoadsorção para os grupos etários extremos pode ser uma opção em centros especializados.

Imunoglobulina endovenosa

Em doses de 0,4 g/kg/dia durante 5 dias, tem as mesmas indicações da plasmaférese e pode ser preferida nos pacientes idosos que comprovadamente tenham miastenia grave autoimune. Estudo recente sugere que a dose de 1 g/kg/curso pode ser igualmente eficaz. Pacientes que não respondem à plasmaférese podem reagir à imunoglobulina (Ig) e vice-versa, com o cuidado de aguardar o tempo necessário, para conhecer a resposta. Entre outras hipóteses, sugerem-se como mecanismo de ação: modulação negativa ou inibição de citocinas, competição com autoanticorpos, inibição da deposição de complemento, interferência com a ligação do receptor Fc nos macrófagos e receptor de Ig nos LB ativados e com o reconhecimento de antígeno pelo LT. Os resultados aparecem até o décimo dia após a administração e podem durar meses. É importante sempre avaliar se há: deficiência de IgA (que é contraindicação formal ao uso de Ig endovenosa), insuficiência renal e insuficiência cardíaca congestiva.

É comum febrícula ocorrer com dores musculares e cefaleia, erupção cutânea e flebite superficial, que podem ser minoradas pela administração mais lenta da Ig. Outras complicações mais raras incluem meningite asséptica, insuficiência renal, reação anafilactoide, hemólise, infarto do miocárdio e cerebral, excesso de líquido, hiponatremia e

hipotensão. Sendo um produto derivado de plasma humano, adverte-se para ter cuidado com a transmissão de doenças infecciosas, como hepatite e HIV.

Em casos individuais de dificuldade no manejo dos imunossupressores ou impossibilidade de retirá-los, pode-se optar pelo tratamento crônico com plasmaférese ou IgIV, devendo-se sempre analisar os custos *versus* os benefícios a serem atingidos.

Existem trabalhos ainda experimentais, com terapia antígeno-específica para eliminar ou bloquear os anticorpos anti-AChR, que exibem resultados promissores.

Novas terapias medicamentosas

Em termos históricos, pode-se afirmar que, na última década, os avanços em relação à pesquisa e ao desenvolvimento de novas terapias medicamentosas foram muito significativos. Ainda é cedo para avaliar os potenciais de cura e os possíveis efeitos colaterais dos mais de 20 medicamentos em diferentes fases de teste, mas vale aqui citar aqueles com resultados positivos e recentemente aprovados, tendo como base a revisão de 2022 de Sánchez-Tejerina et al., publicada no *Journal of Clinical Medicine*, além de contribuições de Almeida e Ferreira, publicadas em *Neuroimunologia e Neuroinfecção* em 2023.

Entre os fármacos recentemente aprovados ou em fase avançada de pesquisa que visam tratar miastenia grave, as categorias mais promissoras são as terapias relacionadas aos LB e às células plasmáticas, bem como àquelas caracterizadas como inibidoras do complemento.

Entre as terapias com bons resultados direcionadas ao LB, encontram-se o já citado rituximabe, que é um anticorpo quimérico que depleta LB CD20+ e CD19+; o inebilizumabe direcionado ao CD19+, um anticorpo humanizado; e o iscalimabe, anticorpo totalmente humano (direcionado ao CD145+ e ao CD40+).

Entre os medicamentos cuja linha de atuação tem como alvo o complemento, destaca-se o eculizumabe, um anticorpo monoclonal humanizado dirigido contra a fração de C5 do complemento, aprovado em 2019 para MG. Medicamento de ação semelhante, o ravulizumabe é um anticorpo da classe IgG que atua fazendo a inibição de ativação da cascata do complemento C5 para prevenir a destruição da junção neuromuscular em pacientes com anticorpo aChR+. É um medicamento de ação prolongada com resultados positivos licenciado para MG em 2022.

Uma terceira categoria de medicamentos que mostraram promessa é a dos inibidores FcRn, em particular, o efgartigimod, um produto humano já aprovado nos EUA e na Europa para o tratamento de miastenia grave generalizada anti-AChR+.

Terapias direcionadas às vias de quimiocinas e citocinas, como tocilizumabe e satralizumabe, inibidores indiretos do LB, já foram aprovadas para outras doenças autoimunes crônicas e estão em desenvolvimento também para MG.

Evitar o uso de medicamentos

É clássica a recomendação de evitar certos medicamentos, principalmente antibióticos, mas é também sabido que, frente a um processo infeccioso severo, tratamos de maneira agressiva a infecção e a crise miastênica. Alguns fármacos podem induzir uma miastenia grave autoimune, com bloqueio pós-sináptico induzido por anticorpos contra receptor de ACh. A retirada do medicamento deve levar à melhora gradual do quadro clínico, podendo necessitar de tratamento sintomático e até imunossupressor. Outros fármacos proscritos são os betabloqueadores e anestésicos locais que atuam por um mecanismo de ação pré-sináptico, bloqueando os canais de cálcio e interferindo na transmissão nervosa. Apenas as tetraciclinas o fazem por mecanismo pós-sináptico, sendo também a esse nível a atuação da prednisona (Tabela 110.1).

Crise miastênica

Ocorre em 15 a 20% de miastênicos de início precoce em contraposição a 50% naqueles de início tardio, com boa recuperação nos jovens e idosos, e tem como principal fator desencadeante quadros infecciosos. O uso inadequado de medicamentos e drogas não recomendados para miastênicos pode também ser responsabilizado pelo quadro extremamente grave de insuficiência respiratória em paciente miastênico. A conduta imediata é a entubação com ventilação mecânica e a verificação do fator desencadeante – que, então, será tratado, seja pela suspensão do medicamento, incluindo aqui os anticolinesterásicos. Em casos especiais, quando ela for devida ao uso de antibióticos inadequados, é necessário reavaliar a sua indicação. Não se esquecer de que a infecção é reconhecida como "fator desencadeante" da crise miastênica e não pode ser menosprezada. O manejo será como um paciente crítico em unidade de tratamento intensivo, com profilaxia de trombose venosa profunda, acrescido do tratamento específico da miastenia grave com doses altas de corticosteroides, plasmaférese ou Ig, cuja escolha dependerá das condições locais e do paciente (conforme já exposto no texto).

Existem pormenores de indicação de entubação e extubação específicos para os pacientes de patologias neuromusculares que devem ser observados para uma boa evolução da crise miastênica.

Tabela 110.1 Medicamentos que atuam na transmissão neuromuscular.

Antibióticos e antimicrobianos	Aminoglicosídeos (canamicina, neomicina, amicacina, gentamicina, estreptomicina)
	Macrolídeos (eritromicina, oxitetraciclina, doxiciclina, minociclina, tetraciclina, azitromicina, telitromicina)
	Quinolonas (ciprofloxacino, norfloxacino, levofloxacino)
	Antimaláricos (cloroquina, hidroxicloroquina, quinina)
	Antissépticos do trato urinário: ácido nalidíxico
Anticonvulsivantes	Fenitoína e carbamazepina
Antipsicóticos	Neurolépticos (fenotiazina, sulpirida, atípico como clozapina)
Cardiovasculares	Betabloqueadores (propranolol, timolol colírio)
	Bloqueador de canal de cálcio (verapamil, nifedipino)
	Medicamento antiarrítmico (quinidina, procainamida)
Miscelânea	Bloqueador neuromuscular
	Anestésico local (lidocaína)
	Relaxante muscular (benzodiazepinas, baclofeno)
	Contraste radiológico iodado
	Toxina botulínica
	Sais de magnésio (laxativos, antiácidos, dipirona magnésica)

111

Síndrome Miastênica de Lambert-Eaton e Síndromes Miastênicas Congênitas

Eduardo Estephan

SÍNDROME MIASTÊNICA DE LAMBERT-EATON

Síndrome miastênica de Lambert-Eaton (LEMS) é um distúrbio autoimune da junção neuromuscular, apresentando principalmente anticorpos IgG contra o canal de cálcio voltagem-dependente (VGCC) tipo P/Q- e N-, interferindo na liberação quântica pré-sináptica de acetilcolina (ACh) dependente de cálcio, resultando em um potencial de final de placa reduzido na membrana pós-sináptica e levando à consequente diminuição do fator de segurança. Na junção neuromuscular do músculo esquelético, isso pode acarretar falha na transmissão neuromuscular. O envolvimento do mesmo VGCC em sinapses autonômicas produz disfunção autonômica.[1] A LEMS pode ser paraneoplásica ou primariamente autoimune. Na paraneoplásica, o câncer de pulmão de pequenas células subjacente está quase sempre presente. Em crianças com LEMS, os distúrbios linfoproliferativos podem estar associados.

A LEMS é rara, com uma incidência estimada de 0,5 em 1 milhão e uma prevalência de 2,3 em 1 milhão. Em relação à miastenia *gravis* (MG) autoimune, a prevalência de LEMS é reduzida em comparação a sua incidência,[2] o que reflete a baixa sobrevida na LEMS paraneoplásica. Aproximadamente 40 a 50% dos pacientes com LEMS têm um distúrbio autoimune primário, enquanto, em 50 a 60%, a LEMS ocorre como um distúrbio paraneoplásico, geralmente com um câncer de pulmão de pequenas células subjacente. Na forma paraneoplásica, há maior prevalência em homens, já na forma primariamente autoimune, a maior prevalência é em mulheres. Quando primariamente autoimune, a LEMS está, em geral, associada a outra doença autoimune subjacente, como: doença autoimune da tireoide, diabetes *mellitus*, artrite reumatoide ou lúpus eritematoso sistêmico.

Quadro clínico

Embora muito menos comum que a MG autoimune, é importante que os neurologistas reconheçam as características clínicas da LEMS e estejam familiarizados com seu manejo. A tríade clínica característica da LEMS é melhor lembrada como os três "As": apraxia, arreflexia e envolvimento autonômico. Embora não se trate de uma apraxia verdadeira, essa é uma maneira útil de lembrar que a fraqueza de membros inferiores produzindo dificuldades na marcha é a característica clínica mais proeminente e que, frequentemente, os pacientes com LEMS têm mais dificuldades funcionais do que o previsto pela força dos músculos individuais. Essa é uma característica marcante na LEMS: o paradoxo entre comprometimento funcional significativo para a marcha, com apenas leve fraqueza ao exame físico.

Embora fraqueza dos membros superiores também seja comum, ela regularmente começa nos membros inferiores, proximal e causa dificuldades para andar. O início tende a ser subagudo e a flutuação é menos proeminente do que na MG.[3,4] A natureza insidiosa dos sintomas da LEMS significa que os pacientes podem esperar por meses ou anos antes de irem ao seu médico, gerando um provável atraso adicional desde a apresentação até o diagnóstico.

Fraqueza da musculatura ocular extrínseca, ptose palpebral e sintomas bulbares costumam ser ausentes ou, se presentes, ocorrem como manifestações tardias. A presença de envolvimento ocular e/ou bulbar no início é um sinal contra o diagnóstico de LEMS e sugere mais MG.[5] Assim, a LEMS começa nos membros inferiores e evolui de forma crescente, enquanto a MG normalmente começa com o envolvimento craniobulbar e, então, desce. Assim como sintomas bulbares, o envolvimento respiratório é incomum.[6]

Os reflexos tendinosos profundos estão quase sempre reduzidos ou ausentes, especialmente os patelares.[6] Portanto, a diminuição dos reflexos tendinosos profundos em um paciente com suspeita de MG sugere LEMS. Curiosamente, em até 40% dos pacientes com LEMS, um reflexo tendinoso profundo previamente ausente ou significativamente reduzido retorna ao normal após 10 segundos de contração voluntária máxima (fenômeno conhecido como "facilitação do reflexo").[6,7] A facilitação muscular é quando a segunda contração de um grupo muscular tem força aumentada em relação à primeira. Embora não seja um sinal muito confiável, por ser demasiadamente sujeito a viés do examinador, é um fenômeno classicamente descrito na doença.[6]

O envolvimento do sistema simpático é mais comum do que o parassimpático, ocorre em 80 a 90% dos pacientes com LEMS e pode produzir quase qualquer manifestação autonômica. Boca seca, constipação e disfunção erétil em homens são particularmente comuns, mas perda de sudorese, hipotensão ortostática e anormalidades pupilares também são observadas. O envolvimento autonômico é, muitas vezes, constatado por uma história cuidadosa – embora muitos pacientes não revelem sintomas sugestivos de envolvimento autonômico (a menos que solicitado). Já perda sensorial ou alterações cerebelares não são características da LEMS, todavia podem sugerir uma desordem paraneoplásica sobreposta associada a um câncer de pulmão de pequenas células subjacente.

DIAGNÓSTICO

Uma vez suspeitado, o diagnóstico da LEMS pode ser feito com base em anormalidades eletrofisiológicas características, que o distinguem de MG. A confirmação sorológica do diagnóstico também é importante.

Na eletroneuromiografia, a tríade de anormalidades eletrofisiológicas da LEMS consiste no seguinte:

1. Amplitudes motoras difusamente reduzidas em estudos de condução nervosa motora, constantemente com menos de 50% dos limites inferiores.
2. Decremento com estimulação de baixa frequência (2 ou 3 Hz), ao contrário da MG, em que o decréscimo é habitualmente máximo na quarta ou quinta estimulação – na LEMS, o decréscimo máximo pode ocorrer em ondas mais tardias e sem a característica recuperação em U.
3. Incremento com estimulação de alta frequência ou facilitação após 10 segundos de contração voluntária máxima.[8] No entanto, as anormalidades eletrofisiológicas podem ser sutis no início do curso da doença.

O potencial de ação muscular composto obtido após qualquer estimulação nervosa apresenta pequena amplitude devido à redução da liberação quântica de ACh e da amplitude do potencial final de placa. Além disso, é facilmente observado nos nervos mediano ou ulnar como uma baixa amplitude do potencial de ação muscular composto no estudo de condução de rotina.[9-11] Ainda que a fraqueza nos membros inferiores seja o que predomina na LEMS, os estudos eletrodiagnósticos dos nervos ulnar ou mediano têm as maiores sensibilidades.[12]

Uma resposta de decremento semelhante à MG é encontrada após estimulação repetitiva de baixa frequência, às vezes sem o típico "formato em U", pois, em uma taxa de disparo lenta, a liberação de cálcio é menor do que sua remoção. Por isso, alguns pacientes são diagnosticados erroneamente com miastenia após um exame não direcionado. A estimulação em alta frequência (10 a 20 Hz) produz um acentuado incremento de amplitude do potencial de ação muscular composto, devido ao acúmulo de cálcio na terminação nervosa pré-sináptica e um aumento na liberação quântica de ACh. A entrada de cálcio é maior que a saída de cálcio em uma taxa de disparo mais alta, o que ocorre tanto na estimulação repetitiva de alta frequência quanto na contração muscular máxima voluntária.[8]

Após uma contração máxima de 10 segundos, outro estímulo causa um incremento de amplitude do potencial de ação muscular composto usualmente superior a 100%. Incrementos de mais de 100% são muito sugestivos de LEMS, mas não são exclusivos dessa síndrome e ocorrem em alguns casos de botulismo e MG. Estudos com contração voluntária máxima são mais sensíveis e melhor tolerados do que a estimulação de alta frequência.[13]

Anormalidades na eletromiografia de fibra única, em geral, não distinguem a LEMS de outros distúrbios de junção.[8]

Quanto aos estudos sorológicos, os anticorpos anti-VGCC são mais de 90% sensíveis para LEMS autoimune primária e se aproximam de 100% para LEMS paraneoplásica.[6] Os anticorpos anti-VGCC não são exclusivos de câncer de pulmão associado a LEMS. Podem ser encontrados também em câncer de pulmão sem a presença da LEMS e em outras síndromes paraneoplásicas.[14] Dada essa associação, os pacientes devem sempre ser investigados para câncer de pulmão de pequenas células subjacente, especialmente em idosos fumantes com perda de peso. Se a tomografia de tórax inicial for negativa, a broncoscopia ou tomografia por emissão de pósitrons (PET) pode ser indicada em pacientes de alto risco. Com as investigações iniciais, é recomendável repeti-las a cada 3 a 6 meses por pelo menos os primeiros 2 anos, após o qual é menor a chance de um câncer de pulmão de pequenas células aparecer.[15]

Como diagnóstico diferencial, a MG é o distúrbio mais comum. Miopatias (especialmente dermatomiosite) podem simular LEMS no contexto de um câncer de pulmão de pequenas células subjacente. Síndrome de Guillain-Barré, polirradiculoneuropatia desmielinizante inflamatória crônica e outras neuropatias subagudas motoras predominantes ocasionalmente mimetizam a LEMS (Tabela 111.1).

Rastreio para malignidade

Estudos sugerem que a LEMS ocorre em 2 a 3% dos casos de câncer de pulmão de pequenas células, de forma que o rastreio de rotina de anticorpos VGCC em pacientes sem alteração clínica de LEMS contribua para o tratamento ou a avaliação do prognóstico.[16]

O câncer de pulmão de pequenas células (CPPC) é o tumor associado mais comum em pacientes com LEMS, e a suspeita de câncer de pulmão é particularmente alta entre pacientes com histórico de tabagismo e idade ≥ 50 anos.[17] Outras malignidades associadas de forma mais consistente a LEMS são distúrbios linfoproliferativos, incluindo o linfoma de Hodgkin[18] e, mais raramente, carcinoide atípico,[19] carcinoma de células de Merkel,[20] timoma e carcinomas tímicos[21-23] e neuroblastoma.[18]

Para todos os pacientes com LEMS recentemente diagnosticada e sem câncer conhecido, é recomendada a avaliação inicial de malignidade com tomografia computadorizada de tórax, abdômen e pelve. A ressonância magnética do cérebro e/ou da medula espinhal também deve ser obtida se houver sintomas ou sinais neurológicos focais que sugiram o envolvimento do sistema nervoso central. Rastreio com PET-FDG de corpo todo também pode ser realizado, assim como é fortemente recomendado em casos de pacientes com mais de 50 anos, fumantes e com anticorpos anti-SOX positivo.[24] Recomenda-se o rastreio a cada 3 a 6 meses, pelo menos por 2 anos.

Tratamento

O tratamento sintomático mais eficaz na LEMS é a 3,4-diaminopiridina (3,4-DAP). Por meio do bloqueio do canal de potássio voltagem-dependente, o 3,4-DAP prolonga a despolarização terminal dos nervos e aumenta a liberação de ACh. A melhora após cada dose é geralmente observada em 30 minutos e é máxima em 90 minutos. As doses iniciais costumam ser de 5 a 10 mg, 3 a 4 vezes/dia, com aumentos graduais de até 80 mg/dia, divididos em quatro a seis doses. Muitos pacientes respondem com doses entre 40 e 60 mg/dia. Efeitos adversos comuns incluem parestesia perioral (máximo cerca de 1 hora após cada dose), náusea, dor abdominal, taquicardia e palpitações. A insônia pode ser minimizada evitando a última dose na hora de dormir. Doses de mais de 100 mg/dia podem aumentar o risco de convulsões, embora seja provavelmente um efeito adverso raro.[25]

Tabela 111.1 Diagnósticos diferenciais de síndrome miastênica de Lambert-Eaton.

Localização clínica da lesão	Doenças/síndromes a considerar
Sistema nervoso central	Lesão de tronco cerebral (por exemplo, esclerose múltipla, isquemia, lesão com efeito de massa, encefalopatia de Wernicke)
Alterações de nervo	Síndrome de Miller Fisher, Guillain-Barré
Outras alterações de junção neuromuscular	Miastenia *gravis*, síndromes miastênicas congênitas, toxicidade por organofosforado
Miopatias	Miopatias mitocondriais, distrofia oculofaríngea, distrofia miotônica

Em teoria, a piridostigmina é potencialmente sinérgica a 3,4-DAP, mas muitos pacientes com LEMS não se beneficiam desse medicamento isoladamente ou mesmo em combinação com a 3,4-DAP.[26]

Dada sua imunopatogênese, a imunossupressão também pode ser útil no tratamento do LEMS, além de ser recomendada em casos sem boa resposta com tratamento sintomático isolado e/ou em casos mais graves.[27] A escolha de fármacos imunossupressores na LEMS é semelhante à MG, devendo-se iniciar com prednisona e usar imunossupressores como poupadores de corticosteroide, sendo a azatioprina a primeira escolha. No entanto, evitar a imunossupressão na LEMS paraneoplásica pode ser aconselhável devido a preocupações com a redução da imunovigilância e a progressão do tumor. Imunoglobulina endovenosa, plasmaférese e rituximabe também podem ser úteis, embora a evidência de sua eficácia no tratamento da LEMS seja mais fraca em casos graves.[27] O tratamento do câncer de pulmão de pequenas células subjacente pode melhorar a LEMS paraneoplásica, ainda que seja difícil distinguir um efeito dessa intervenção da imunossupressão.[28] A LEMS autoimune primária tem bom prognóstico, e a maioria dos pacientes responde bem ao tratamento (embora o tratamento seja frequentemente necessário por toda vida). Por outro lado, o prognóstico na LEMS paraneoplásica é pobre e determinado pelo câncer de pulmão de pequenas células subjacente.[27]

SÍNDROMES MIASTÊNICAS

Conceitos

Definimos síndromes miastênicas congênitas (SMC) como o conjunto de síndromes causadas por alterações monogenéticas que levam ao comprometimento do fator de segurança da junção neuromuscular, devido à disfunção de proteínas relacionadas à junção neuromuscular. O fator de segurança (ou margem de segurança) se refere ao "potencial de ação extra" na placa motora, considerando um estímulo comum do nervo motor. Esse potencial seria "extra" porque é acima do limiar necessário para induzir a despolarização da fibra muscular. Isso garante uma segurança da transmissão neuromuscular, de forma que, caso esse potencial diminua um pouco, ainda ficará acima do limiar, e a transmissão acontecerá, ou seja, a membrana da fibra muscular (sarcolema) será despolarizada.[29]

Em algumas condições fisiológicas, é esperada uma pequena queda do potencial de ação da sinapse. O principal exemplo é após um estímulo repetitivo, ou, clinicamente, após um esforço físico. Nesses casos, regularmente a transmissão é garantida, pois o declínio do potencial de ação é menor do que o fator de segurança. Em outras palavras, ainda se atinge o limiar para transmissão, mesmo que o potencial da placa seja menor que o usual. No entanto, nas SMC, como há comprometimento do fator de segurança, após um estímulo repetitivo, o potencial pode cair para abaixo do limiar, e não ser eficaz para despolarizar a membrana muscular (Figura 111.1). Dessa forma, a doença se expressará clinicamente por fraqueza após o uso repetido de um grupo muscular (ou que costumamos chamar "fatigabilidade"). Esse fenômeno é comum a todas as síndromes miastênicas; entretanto, quando presente como consequência de um defeito monogenético, caracteriza-se como uma SMC. Existem mais de 30 genes associados a SMC,[30] e ainda

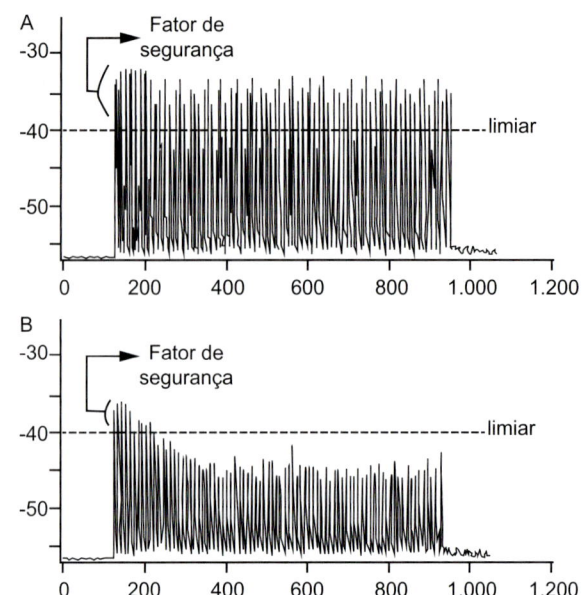

Figura 111.1 Limiar de placa motora ante um estímulo repetitivo, valores hipotéticos. **A.** Estímulo repetitivo em placa motora normal, mostrando pequena queda do potencial após alguns estímulos, porém mantendo o potencial sempre acima do limiar. **B.** Estímulo repetitivo em placa motora na síndrome miastênica congênita, mostrando um potencial menor já nos primeiros estímulos, com uma distância menor do limiar (fator de segurança). Após alguns estímulos, há uma queda do potencial da placa, levando o estímulo para valores menores do que o limiar.

novos genes têm sido propostos como causadores de síndromes multissistêmicas associadas a distúrbios de junção neuromuscular.[31]

A idade de início dos sintomas (em geral, antes dos 2 anos) é o principal fator clínico apresentado pelas SMCs que as leva a serem suspeitadas em pacientes com sintomas miastênicos (fraqueza flutuante).[30] A ausência de anticorpos circulantes e de resposta à imunoterapia também ajuda as diferenciar da MG adquirida autoimune, quando anticorpos contra proteínas da junção (antirreceptor de ACh, anti-MuSK, anti-LRP4) e/ou resposta a corticosteroides e imunossupressores estão presentes.[32] A história familiar também pode ser uma pista de etiologia genética, embora a maioria dos tipos de SMC sejam causados por variantes bialélicas, com herança autossômica recessiva.[33] Tanto a ausência de resolução completa em semanas ou meses quanto a de autoanticorpos são características que diferenciam a SMC da MG neonatal transitória (causada pela passagem de anticorpos pela placenta da mãe com MG autoimune para o seu feto).

Junção neuromuscular

A junção neuromuscular (placa motora, no jargão eletrofisiológico) é uma sinapse especializada entre um neurônio motor e uma fibra muscular. Didaticamente, nós a dividimos em três: a membrana pré-sináptica (parte terminal da membrana do neurônio motor), o espaço sináptico e a membrana pós-sináptica (membrana plasmática da fibra muscular, ou sarcolema). Há uma série de proteínas e complexos proteicos envolvidos na maturação e manutenção da junção neuromuscular, sendo a distribuição dos receptores e canais específicos fundamental para o perfeito funcionamento da junção.

Na membra pré-sináptica, a enzima *choline acetil transferase* (ChAT) adiciona um grupo acetil à colina, produzindo a ACh. Moléculas de ACh são agrupadas em vesículas e armazenadas próximo à membrana. Na presença de estímulo elétrico, os VGCC da membrana do nervo motor terminal se abrem, permitindo a entrada de cálcio. O cálcio induz a fusão das vesículas de ACh na membrana, com consequente liberação de ACh na fenda sináptica.

No espaço sináptico, as moléculas de ACh se difundem para a membrana pós-sináptica, onde se ligam ao seu receptor – receptor de ACh (AChR). É nesse espaço que se encontra a acetilcolinesterase: enzima responsável por degradar rapidamente a ACh. Sua função é muito importante principalmente por dois motivos: 1) evita a ligação prolongada da ACh com o AChR, o que alteraria significativamente o potencial da membrana pós-sináptica, atrapalhando as despolarizações subsequentes e induzindo à lesão da membrana; 2) permite a rápida reabsorção dos grupos colina pelo nervo motor terminal, mantendo abundante essa matéria-prima para produção de nova ACh. Logo, a acetilcolinesterase rapidamente "limpa" os AChR, deixando-os prontos para o próximo estímulo. Para se manter estável e localizada em prontos estratégicos, a acetilcolinesterase é ancorada na lâmina basal da membrana pós-sináptica por uma cauda de colágeno (codificada pelo gene *COLQ*).[34]

Na membrana pós-sináptica, encontram-se os AChR e os canais de sódio voltagem-dependentes. A membrana apresenta diversas invaginações, o que forma vales e cristas. Para um perfeito funcionamento da transmissão, os AChR devem se localizar nas cristas, preferencialmente agrupados, de forma que fiquem mais próximos dos locais de liberação de ACh. Já os canais de sódio voltagem-dependentes são alocados preferencialmente nos vales, o que é conveniente para melhor dispersão da despolarização. Para manutenção da membrana pós-sináptica, inclusive com o adequado agrupamento de AChR, é necessária a interação de diversas proteínas, tendo o nervo terminal um papel importante para isso. O principal mecanismo de manutenção é o mediado pela secreção de agrina pelo nervo terminal. A agrina interage com um complexo proteico formado por MuSK (tirosinoquinase músculo-específica) e a LRP4 (proteína 4 relacionada ao receptor de LDL), ativando esse complexo. MuSK-LRP4 ativados fazem a fosforilação da DOK-7 (*docking protein* 7), a qual, fosforilada, interage com a rapsina, geralmente ligada ao AChR. A interação entre a DOK-7 e a rapsina ligada ao AChR garante a adequada distribuição dos AChR (agrupados nas cristas das membranas). Essas interações, principalmente entre MuSK, DOK-7, RAPSN e LRP4 são também fundamentais para diferenciação do aparato pós-sináptico.[35]

O AChR é um canal de sódio transmembrana. Quando duas moléculas de ACh se ligam a ele, sua comporta se abre e permite a entrada de sódio, alterando o potencial da membrana pós-sináptica (também chamado "potencial da placa motora"). Se isso ocorre em número suficiente de receptores, o potencial da membrana atinge o limiar necessário para induzir a abertura dos canais de sódio voltagem-dependentes (o limiar do qual falamos ao explicar o fator de segurança). Com a abertura dos canais de sódio, o potencial se propaga pela fibra, induzindo o abrimento de canais de cálcio, o que, no final, estimula a contração da fibra muscular.[29]

Defeito em genes de qualquer das proteínas aqui citadas pode levar à modificação do funcionamento da junção neuromuscular, causando alteração do fator de segurança e, portanto, SMC.[36] Na verdade, expusemos aqui apenas as principais proteínas envolvidas.

Exames complementares

Quanto a exames complementares, os anticorpos anti-AChR e anti-MuSK devem ser testados idealmente em todos os pacientes, principalmente quando a instalação da doença é após os 2 anos. Os níveis de creatinofosfoquinase (CPK) costumam ser normais, sendo a exceção mais notável a SMC relacionada a *GMPPB*. A biopsia muscular pode ser útil para descartar outras afecções, como miopatias, já que, em SMC, as alterações histológicas do músculo são normalmente leves e inespecíficas.[37] Mutações nos genes *DPAGT1* e *GFPT1* podem levar à presença de agregados tubulares na biopsia muscular, que pode ser observada na marcação histoquímica de dinucleotídio de nicotinamida e adenina (NADH).[38,39]

Eletrofisiologia

Na eletrofisiologia, os estudos mais utilizados para distúrbios de junção neuromuscular são o estímulo repetitivo e o estudo de fibra única.[8]

Em pacientes com alterações na junção neuromuscular, o estímulo repetitivo resulta em potenciais de ação variáveis, quase sempre diminuindo após alguns estímulos. Quando essa diminuição, ou decremento, é maior do que 10% entre o primeiro e o quarto estímulo, consideramos o exame positivo para distúrbios de placa.[40]

Os achados eletrofisiológicos das miastenias congênitas, assim como o quadro clínico, são heterogêneos, e grande parte deles apresenta disfunção pós-sináptica. Consequentemente, o decremento patológico é encontrado na estimulação nervosa repetitiva de baixa frequência. Caldas et al. encontraram um decréscimo anormal em 90,5% dos pacientes com SMC pós-sináptica, estudando os músculos *deltoideus*, trapézio, *orbicularis oculi* e *nasalis*, assim como um *jitter* anormal em 95,2% estudando o músculo *orbicularis oculi*.[41]

Em alguns subtipos de SMC em que o defeito primário resulta em comprometimento da liberação de ACh (genes *SYT2*, *MUNC18-1* ou *SNAP25B*), o estímulo repetitivo realizado em alta frequência por um período prolongado (p. ex., 10 Hz por 5 minutos) gerou um efeito oposto e observa-se um incremento na amplitude dos potenciais de ação, semelhante ao que acontece na síndrome de Lambert-Eaton. Já em outros subtipos de SMC pré-sinápticos em que o defeito não está prejudicando a liberação de ACh, mas sim sua síntese no terminal do nervo pré-sináptico (p. ex., *CHAT*), muitas vezes não é detectada nenhuma alteração até que o *pool* de vesículas sinápticas seja esgotado. Em tais casos, o estímulo repetitivo de alta frequência prolongada (p. ex., 10 Hz por 5 minutos) é preciso para garantir que o diagnóstico não seja negligenciado.[42] O teste de estímulo repetitivo, no entanto, é considerado, no geral, de baixa sensibilidade, já que é necessária uma falha completa da placa motora para que vejamos a alteração.

Um achado mais específico, embora muito pouco sensível, é o duplo potencial, causado pela geração de um segundo potencial de ação dentro de uma fibra muscular, seguindo apenas uma estimulação do nervo monomotor (Figura 111.2).

Essa alteração é característica da SMC de canal lento e de defeitos no gene *COLQ*, ambos levando à inativação retardada dos AChRs, após sua ligação da ACh.

O estudo de fibra única é um teste mais sensível e pode detectar defeitos mais leves de transmissão neuromuscular, pois mede a variabilidade (ou *jitter*) do tempo necessário para excitar a fibra muscular.[8] Quando normal em um músculo fraco, esse estudo pode praticamente excluir o diagnóstico de um defeito de junção com alguma certeza. No entanto, não é um teste específico para a disfunção da junção neuromuscular, pois o aumento do *jitter* pode ser encontrado nos estágios iniciais de reinervação em miopatias e aumenta de acordo com a idade.[40,41]

Características clínicas e moleculares

Comparada a MG autoimune e síndrome de Lambert-Eaton, a SMC é dos mais raros distúrbios miastênicos (com prevalência estimada de 1 a 9 por milhão), bem como apresenta grande diversidade clínica e molecular.[43] As primeiras mutações reconhecidas como "causadoras de SMC" foram mutações nas subunidades do AChR. O AChR é composto de cinco subunidades: duas subunidades alfa, 1 beta, 1 delta, e 1 épsilon (no adulto) ou 1 gama (no feto). Cada subunidade

é codificada por um gene diferente. O gene da subunidade épsilon do AChR (*CHRNE*) é o mais frequentemente acometido entre as SMCs. Apesar de já terem sido descritos mais de 30 genes causadores de SMC (Tabela 111.2), o *CHRNE* é responsável por aproximadamente 50% dos casos. Na Tabela 111.3, há a prevalência estimada dos genes causadores de SMC. Entretanto, dependendo da região considerada, há algumas mutações específicas que são muito frequentes. Então, esses valores podem ser um pouco diferentes dependendo da região. No Brasil, por exemplo, um estudo da Universidade de São Paulo (USP) mostrou que há uma mutação no gene *CHRNE* que, sozinha, é responsável por mais de 30% dos casos de SMC, o que aumenta a proporção relativa desse gene.[44]

Apesar da grande variabilidade fenotípica, há um cenário clínico que é mais característico de SMC: fraqueza fatigável de início precoce (antes dos 2 anos), principalmente afetando a musculatura extraocular e/ou bulbar, além de alterações na eletroneuromiografia sugestivas de distúrbio de junção (decremento ao estímulo repetitivo, aumento de *jitter* no estudo de fibra única).[33] É importante salientar, porém, que, com frequência, a fatigabilidade na SMC se dá ao longo de dias, às vezes por semanas ou até mesmo meses, apresentando flutuações por períodos mais prolongados do que geralmente se observa em pacientes com MG autoimune. Na MG, o que se costuma acontecer é uma flutuação entre algumas horas ou minutos. Ademais, a história familiar positiva para SMC é um bom indicativo de suspeição da doença, todavia, na maioria das vezes, não haverá esse dado, visto que grande parte das entidades genéticas que levam à SMC é de padrão autossômico recessivo (com exceção apenas para *CHD8, SNAP25* e síndrome de canal lento, que são de padrão autossômico dominante, sendo *SYT2* relacionado à herança dominante e recessiva).[45]

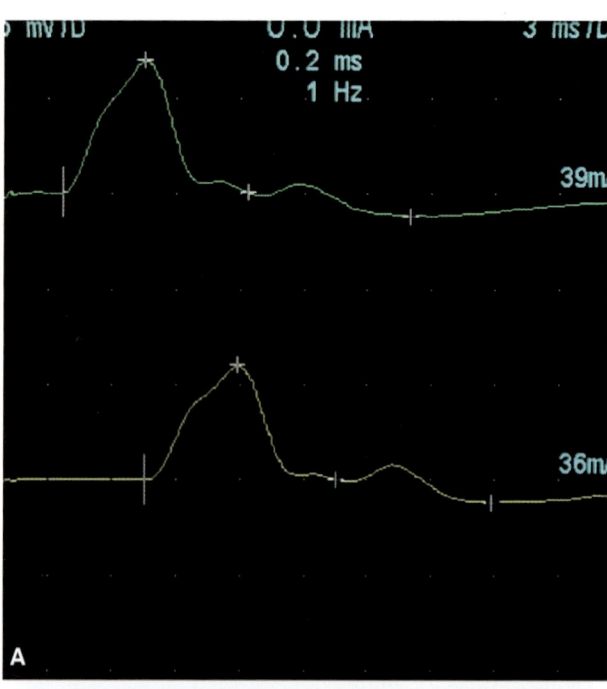

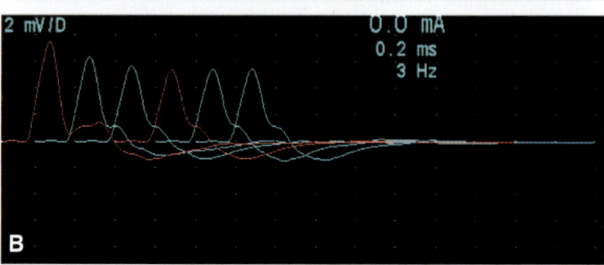

Figura 111.2 A. Estudo de condução nervosa de nervo ulnar em paciente, mostrando duplo potencial após um único estímulo. **B.** Teste de estímulo repetitivo a 3 Hz no mesmo paciente, mostrando decremento > 10%, o qual é visto no potencial principal e no potencial duplicado.

Tabela 111.2 Genes responsáveis por síndrome miastênica congênita e a respectiva localização do defeito.[45]

Localização da proteína	Genes
Pré-sináptica	*CHAT, SLC5A7, SLC18A3, SYT2, VAMP1, MUNC18-1, SNAP25, PREPL, MYO9A, SLC25A1*
Sináptica	*COLQ, LAMB2, COL13A1, AGRN*
Pós-sináptica	*CHRNA1, CHRNB1, CHRND, CHRNE, CHRNG, DOK-7, MUSK, LRP4, PLEC1, RAPSN, SCN4A*
Miastenia de cinturas com deficiência de glicosilação – defeito pré e pós-sináptico	*GFPT1, GMPPB, DAGPT1, ALG2, ALG14, SLC25A1, PREPL, MYO9A*

Tabela 111.3 Proporção estimada dos genes causadores de síndromes miastênicas congênitas (SMC).[45]

Gene	% de SMC atribuída a alterações no gene
CHRNE	50%
RAPSN	15 a 20%
DOK7	10 a 15%
COLQ	10 a 15%
CHAT	4 a 5%
GFPT1	2%
AGRN, ALG2, ALG14, CHRNA1, CHRNB1, CHRND, CHRNG, COL13A1, DPAGT1, GMPPB, LAMB2, LRP4, MUNC18-1, MUSK, MYO9A, PLEC, PREPL, SCN4A, SLC25A1, SLC5A7, SNAP25, SYT2	< 1%

Abordagem para diagnóstico genético

O diagnóstico genético permite o tratamento personalizado na SMC, além de fornecer informações prognósticas e facilitar o aconselhamento genético. Embora vários subtipos SMC se sobreponham clinicamente, um gene candidato pode ser indicado por certos achados clínicos e laboratoriais, por meio dos quais o teste de um único gene pode ser realizado se indicarem, portanto, um subtipo específico. No entanto, dada a crescente diversidade genética, o teste de painel multigenes está se tornando constantemente usado como uma investigação de primeira linha, principalmente quando não há nenhuma pista clínica sobre um gene ou mutação mais provável. Quando o teste de um único gene ou painel não consegue identificar o defeito genético, o sequenciamento de exoma ou genoma completo pode ser considerado (se disponível). Mesmo com o uso dessas novas tecnologias, a porcentagem de casos de SMC sem diagnóstico genético definido é estimado em, no mínimo, 10%.[33-43]

Os sintomas da SMC habitualmente estão presentes logo após o nascimento ou na primeira infância. A variedade de fenótipos é ampla, variando desde fraqueza e artrogripose grave ao nascimento até fraqueza leve tardia.[30] As principais características clínicas compartilhadas pela maioria das SMCs são caracterizadas por fraqueza muscular fatigável e hipotrofia muscular. Os músculos proximais, extraoculares e bulbares são, com frequência, afetados, mas não é esperada uma síndrome ocular pura como apresentação de SMC.[33] Alguns fenótipos exibem fraqueza fixa, não flutuante e levemente progressiva.[46] Acrescentando complexidade à correlação gene-fenótipo, alguns genes apresentam grande variabilidade fenotípica.[47] Terapias eficazes podem levar à melhoria da funcionalidade de vários tipos de SMC. Ao mesmo tempo, essa terapia pode ser ineficaz ou até contraindicada em outras.[30] Variantes patogênicas foram observadas com mais recorrência em *CHRNE, RAPSN, DOK7, COLQ* e *GFPT1*.[30] Dito isso, pode haver algumas particularidades na frequência de genes relacionados à SMC em diferentes regiões, especialmente onde uma variante específica exerce um efeito fundador. Na população brasileira, assim como em outras populações, as SMCs com deficiência do AChR devido a defeitos *CHRNE* são o tipo mais comum de SMC. Além disso, uma variante específica do *CHRNE* (c.130dupG) está presente em até 70% dos casos suspeitos com esta origem.[44]

A seguir, vamos elencar as características clínicas relacionadas ao genes mais importantes na SMC. Quando o quadro clínico exibir essas características, sugerimos iniciar o teste genético por painel multigene que englobe o respectivo gene e os genes mais comuns relacionados à SMC. Em casos mais duvidosos, já iniciar com sequenciamento de todo exoma parece ser uma alternativa melhor, uma vez que, quanto melhor for a caracterização fenotípica, melhor o rendimento do exame.[48]

CHAT

Pacientes com mutação no gene *CHAT* normalmente apresentam quadro clínico desde o período perinatal, com sintomas fatigáveis presentes em musculaturas oculares, bulbares e apendiculares, bem como há frequentemente comprometimento respiratório. O achado marcante dessa entidade são as apneias, que podem aparecer em qualquer momento, usualmente várias vezes por dia, e predominam (mas não são exclusivas) nas fases noturnas, durante o sono. Entre as crises de exacerbação, os sintomas costumam melhorar bastante, podendo haver inclusive casos que sejam oligossintomáticos nesses períodos. Tanto apneias quanto episódios de insuficiência respiratória tendem a melhorar com a idade. De modo geral, há pelo menos um pequeno efeito benéfico de inibidores de acetilcolinesterase, com a possibilidade de haver efeito adicional de simpatomiméticos também. Vale lembrar que, como muitos subtipos de SMC, os casos de mutação no *CHAT* podem exibir uma marcante variabilidade clínica entre as famílias e até entre indivíduos da mesma família.[49]

COLQ

SMCs causadas por mutações no gene *COLQ* têm um fenótipo amplo que varia de miastenia de cinturas de início no adulto (pode ser difícil de se diferenciar da distrofia muscular de cinturas) até miastenia de início precoce de formas severas e progressivas. Uma manifestação clínica única dessa entidade é a lentificação do reflexo pupilar – uma característica muito específica, no entanto, que ocorre em apenas 25% dos casos. As mutações no *COLQ* resultam em deficiência de acetilcolinesterase e, portanto, clinicamente, existe a possibilidade de esses pacientes não responderem ou até piorarem caso recebam inibidores de acetilcolinesterase. No entanto, eles habitualmente reagem bem aos simpaticomiméticos efedrina ou salbutamol. Além de uma resposta decrescente sobre o estímulo nervoso repetitivo e o aumento do *jitter* no estudo de fibra única, até 50% dos pacientes com SMC relacionada ao *COLQ* também podem demonstrar o potencial motor duplo característico (ver Figura 111.2).[50]

CHRNE

Mutações no *CHRNE* que acarretam a perda de função são a causa mais comum de SMC em todo o mundo. Esse gene codifica a subunidade ɛ do AChR pentamérico, e tais mutações levam à deficiência de AChR na placa motora. Regularmente, os pacientes apresentam oftalmoplegia, ptose, disfagia e fraqueza muscular proximal com início antes dos 2 anos. Embora os pacientes relatem flutuação na fraqueza, o curso clínico geral é quase sempre estável, sem crises graves. Os pacientes costumam responder bem a inibidores de acetilcolinesterase, ainda que sua oftalmoparesia seja, em geral, resistente ao tratamento. A mutação c. 1327delG é frequente em pacientes europeus de origem étnica cigana (*gipsy*) e de origem do sudeste europeu.[43] Já no Brasil, a c.130dupG é responsável por cerca de 1/3 de todos os casos de SMC, devendo ser a primeira a ser pesquisada principalmente se houver: oftalmoplegia, fraqueza de membros e boa resposta a inibidores de acetilcolinesterase – brometo de piridostigmina.[44]

RAPSN

Embora esse subtipo de SMC seja fenotipicamente distinto da deficiência de AChR por conta de modificações da subunidade, as mutações no gene *RAPSN* levam à deficiência de AChR. Devido a essas alterações do *RAPSN*, dois fenótipos de SMC foram descritos: o fenótipo de início tardio (costuma se apresentar no final da infância ou mesmo na idade adulta com fraqueza fatigável dos membros)[51] e o fenótipo de início precoce (é mais comum e se caracteriza por crises apneicas que ameaçam a vida desde o nascimento, com hipotonia e possíveis complicações congênitas como artrogripose). As características adicionais incluem palato alto e fraqueza facial, cervical e bulbar. A ptose pode estar presente, mas a oftalmoparesia não é típica. Apneias frequentes – semelhantes às que ocorrem em pacientes com SMC por defeito no *CHAT* – também podem ocorrer e tendem a melhorar após os 5 anos.[47] Uma mutação *missense* comum no *RAPSN* (p.N88K) é geralmente detectada em pacientes de origem europeia e norte-americana. Em uma coorte brasileira do Hospital das Clínicas de São Paulo, essa mutação foi encontrada em 5% dos casos de SMC,[37] em que parte dos pacientes tem ao menos alguma resposta a inibidores de ACh.[51]

DOK7

A proteína DOK-7 é um fator essencial para maturação e manutenção da placa motora.[52] SMC por mutações no gene *DOK7* é o segundo subtipo mais comum no Brasil e no mundo. Pacientes com mutações em *DOK7* usualmente iniciam o quadro clínico no final da infância, mas as apresentações na idade adulta ou no começo da infância são bem reconhecidas. Esse subtipo de SMC tipicamente exibe um padrão de fraqueza de cinturas e uma lordose lombar exagerada que se manifesta com um andar característico (com intensa báscula de quadril). Com frequência, a presença de ptose palpebral é identificada, mas a oftalmoparesia é rara. Além disso, atrofia de músculos da língua pode servir como uma pista diagnóstica. Os pacientes são normalmente diagnosticados erroneamente como distrofia muscular de cinturas e muitos carregam esse diagnóstico por anos.[30] No geral, não há resposta ou piora ao tratamento com inibidores de acetilcolinesterase, todavia a maioria dos pacientes apresenta uma reação dramática à terapia simpatomimética com efedrina ou salbutamol. A duplicação c.1124_1127dupTGCC (localizada no éxon 7) é comumente encontrada em pelo menos um alelo nesses pacientes.[43]

GFPT1

Mutações no gene *GFPT1* resultam no distúrbio da glicosilação, que é uma modificação essencial para mais da metade de todas as proteínas do organismo e ocorre logo após a tradução proteica. Muitas proteínas da junção neuromuscular são glicosiladas, mas não é clara a razão pela qual os defeitos em tais processos biológicos fundamentais levariam a síndromes clínicas restritas a uma disfunção da junção ainda.

Pacientes com SMC por defeitos nesse gene exibem fraqueza predominante nas extremidades e ptose palpebral sem oftalmoparesia, bem como vários aspectos que se superpõem com miopatias, incluindo características miopáticas na eletromiografia (além do decremento ao estímulo repetitivo), infiltração gordurosa em ressonância magnética e CPK ligeiramente elevada em alguns casos. Em grande número desses pacientes, as biopsias musculares demonstram agregados tubulares, que são melhor vistos na coloração com NADH, cuja presença pode permitir que esses pacientes sejam distinguidos de outras causas de SMC com fraqueza de cinturas (p. ex., *DOK7*).[30]

Síndromes de canal lento e de canal rápido

Embora um número significativo das SMC causadas por mutações em subunidades do AChR resulte na redução da expressão de AChRs (deficiência de AChR), algumas dessas modificações alteram as propriedades cinéticas do receptor, que não deixa de ser um canal iônico. Além disso, elas causam as chamadas "síndromes de canal rápido" e "síndromes de canal lento", que muitas vezes possuem características clínicas distintas.

Nas síndromes de canal rápido, as propriedades do canal (ou seja, o AChR) são alteradas para causar um fechamento inapropriadamente rápido do canal após a ligação de ACh. Portanto, enquanto as quantidades normais de ACh são liberadas, a abertura de AChR abreviada leva a um potencial de membrana anormalmente pequeno, que falha para alcançar o limiar de potencial de ação muscular.[53] Clinicamente, a SMC de canal rápido se caracteriza por fraqueza fatigável grave com crises respiratórias. Constantemente, respondem a inibidores de acetilcolinesterase, o que pode ser melhorado ainda mais com a adição de 3,4-diaminopiridina (3,4-DAP), efedrina ou salbutamol.[54]

A síndrome do canal lento é uma das duas formas autossômicas dominantes das SMCs. As mutações que a causam acarretam a abertura prolongada da AChR após a ligação da ACh. A idade de início e a gravidade desse subtipo mostram grande variabilidade, embora o início dos sintomas seja tipicamente no final da infância. O envolvimento seletivo dos flexores dos dedos e extensores do pescoço é característico, e o envolvimento dos músculos cranianos costuma ser mínimo. Uma importante piora dos sintomas clínicos é inevitável quando são utilizados inibidores de acetilcolinesterase (dado o defeito subjacente), por isso devem ser evitados. Os pacientes tendem a responder aos bloqueadores de canais de ação prolongada, como fluoxetina e quinidina.

Tratamento

A maioria dos indivíduos com SMC apresenta melhora com piridostigmina. No entanto, alguns tipos de SMC são refratários ou pioram com ele, principalmente SMC de canal lento, deficiência de acetilcolinesterase na placa terminal relacionada ao *COLQ* e SMC relacionada ao *DOK7* – e também a outros genes da via de agrupamento de AChR, como *MUSK* e *LRP4*. Alternativamente ou em adição aos inibidores da acetilcolinesterase, também pode ser utilizada a 3,4-DAP. Esse medicamento deve ser evitado em SMC de canal rápido e também naqueles que não respondem à piridostigmina. Os agonistas adrenérgicos – efedrina e salbutamol – são eficazes em vários tipos de SMC, em particular na deficiência de acetilcolinesterase da placa terminal e em pacientes com variantes patogênicas do *DOK7*. Pacientes com síndrome de canal lento se beneficiam de tratamento com fluoxetina ou quinidina, que encurtam o tempo de abertura do receptor. O quadro clínico também pode ser melhorado com agonistas adrenérgicos.[30]

CAPÍTULO

112

Abordagem Clínica das Neuropatias Periféricas

Acary Souza Bulle Oliveira • Marcondes Cavalcante Franca Junior • Osvaldo J. M. Nascimento

INTRODUÇÃO

O sistema nervoso periférico (SNP) abrange elementos neurais de natureza motora, sensitiva e autônoma que se estendem para fora do sistema nervoso central (SNC),[1] incluindo nervos cranianos e espinhais, em suas porções proximais e distais. Diferentemente do que ocorre no SNC, no SNP há sinapses que conectam estruturas nervosas a glândulas e aos músculos liso e esquelético. O processo de mielinização no SNP também difere do SNC, sendo produzida pelas células de Schwann (origem ectodérmica), e não pelos oligodendrócitos (origem mesodérmica).

Embora o conceito de SNP separado do SNC seja artificial, uma vez que os corpos celulares de muitos neurônios motores periféricos se encontram dentro do neuroeixo (SNC), e alguns neurônios sensitivos periféricos têm projeções centrais extensas, essa distinção tem apelo prático, visto que há predileção de certas doenças, conhecidas como "neuropatias periféricas" (NP), em afetar primariamente estruturas periféricas,[2]

Focaremos neste capítulo na abordagem clínica das NP, revisando conceitos fundamentais da anatomia do SNP, principais sinais e sintomas, padrões clínicos e, por fim, propondo um fluxograma diagnóstico para uso prático.

COMPONENTES DO SISTEMA NERVOSO PERIFÉRICO

O SNP é composto pelas raízes espinhais dorsais e ventrais, nervos espinhais e cranianos (com exceção do primeiro e do segundo nervo), gânglios sensitivos, terminais sensitivos e motores e sistema nervoso autônomo (SNA).[1] O tecido conjuntivo e a vasculatura do nervo periférico – cujos principais componentes estão descritos nas Figuras 112.1 e 112.2 – são fundamentais para a integridade da barreira hematonervosa e estão relacionados a algumas doenças do SNP.

As células de Schwann envolvem os axônios para formar as fibras mielínicas, de modo que a espessura da mielina nas fibras mielínicas é, em geral, proporcional ao diâmetro do axônio.[3] Dessa forma, as fibras podem ser classificadas em mielínicas de grande, moderado e pequeno diâmetro, e amielínicas. As fibras mielínicas de maior diâmetro podem ser avaliadas em cortes histológicos semifinos, enquanto as de pequeno diâmetro e as amielínicas requerem cortes histológicos analisados por microscopia eletrônica. O número de fibras amielínicas dentro de um tronco nervoso, normalmente, é quatro vezes maior do que o dos axônios mielinizados. Das fibras mielinizadas, 32 a 45% são de pequeno diâmetro (menor que 7 µm). O nervo sural, o mais estudado em biópsias, tem de 9 a 21 fascículos nervosos, contendo entre 4.600 e 9.600 fibras mielinizadas e entre 19.000 e 45.000 axônios amielínicos.[1]

Quanto maior o diâmetro da fibra nervosa, maior a velocidade de condução dos impulsos nervosos (Tabela 112.1). As fibras mielinizadas de maior calibre estão associadas à sensibilidade profunda e à motricidade, enquanto as fibras amielínicas estão relacionadas ao SNA. Já as fibras aferentes apresentam diâmetros variados conforme suas funções.

O SNP organiza-se em divisões autônoma e somática, cada uma contendo fibras aferentes e eferentes.[1] As fibras aferentes são responsáveis por levar as informações que o corpo obtém – seja do meio externo ou de seu interior – até o SNC. As fibras eferentes, por sua vez, garantem que os impulsos do SNC cheguem aos órgãos efetores (ver Figura 112.2). Os nervos que apresentam apenas fibras aferentes recebem o nome de "nervos sensitivos", enquanto os que contêm apenas fibras eferentes são denominados "nervos motores". Existem ainda nervos mistos, que apresentam os dois tipos de fibras.

O SNA é uma divisão importante do SNP, responsável por manter a homeostase do organismo por meio do gerenciamento das funções das vísceras. Ele tem duas divisões – simpática e parassimpática – cujas funções podem ser antagônicas ou complementares em órgãos-alvo específicos.

MANIFESTAÇÕES DAS NEUROPATIAS PERIFÉRICAS

Do ponto de vista clínico, as NP podem se manifestar de diversas formas, a depender de duas características fundamentais: o tipo de fibra envolvida e o padrão de distribuição dos sinais e sintomas na superfície corporal.[5] Outro elemento importante no processo de investigação das NP é a definição da natureza estrutural da lesão – se axonal ou desmielinizante. No entanto, esse dado é geralmente obtido apenas por meio

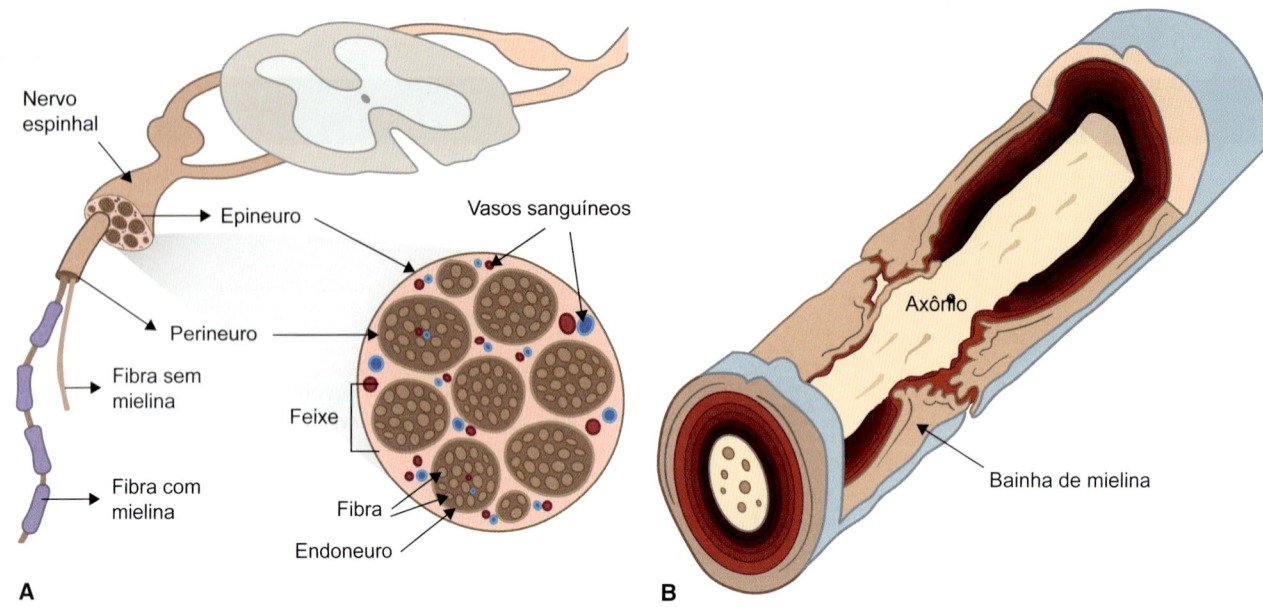

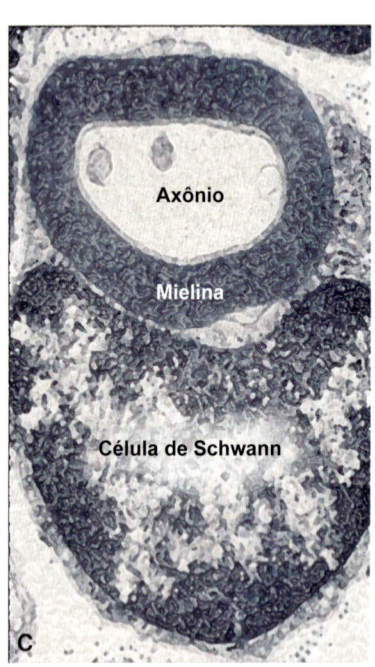

Figura 112.1 Representação esquemática do nervo. **A.** Nervo espinhal, composto por fascículos nervosos, com demonstração em secção sagital de fibras nervosas com mielina e sem mielina. No *detalhe*, corte transversal do nervo, destacando as camadas de tecido conjuntivo que envolvem os fascículos nervosos (epineuro e perineuro) e as unidades nervosas (endoneuro). **B.** Fibra nervosa mielinizada em detalhe, com lamelas de mielina ao redor do axônio. **C.** Micrografia eletrônica de um axônio mielinizado, circundado por uma célula de Schwann.

de estudos neurofisiológicos que serão abordados no Capítulo 113, *Métodos Diagnósticos em Neuropatias Periféricas: Eletrofisiologia, Ultrassom de Nervo e Biópsia.*

Tipo de fibras envolvidas

O SNP contém essencialmente três tipos de fibras, de modo que as manifestações clínicas das NP podem ser classificadas como de natureza motora, sensitiva e/ou autonômica.[5] Para cada um desses grupos, podemos nos deparar tanto com sinais e sintomas "positivos" (quando há excesso e/ou distorção de uma função normal) quanto "negativos" (quando há diminuição ou perda completa de uma função normal). Em muitos pacientes com NP há o acometimento combinado de mais de um tipo de fibra (p. ex., sensitivo e motor).

As NP com envolvimento de fibras motoras habitualmente se apresentam com fraqueza e atrofia muscular (que aparece nas formas crônicas). Como consequência, podem ocorrer alterações na marcha e surgir deformidades como

pes cavus e o aspecto de mão simiesca. Cãibras e fasciculações são exemplos de fenômenos motores "positivos" ocasionalmente encontrados em NP motoras.

As NP com envolvimento de fibras sensitivas se dividem em dois grupos: de fibras finas e de fibras grossas (Tabela 112.2). Essa distinção tem relevância prática, pois as etiologias frequentemente diferem em cada grupo. No entanto, sintomas como dormência e formigamento (parestesias) são observados em ambos.[6]

As fibras sensitivas finas (pouco ou não mielinizadas) são responsáveis pela condução de estímulos superficiais, como dor, temperatura e tato epicrítico. Por isso, as NP sensitivas de fibras finas normalmente se apresentam com perda dessas modalidades sensitivas, o que pode ocasionar lesões por trauma e/ou queimadura sem que o paciente perceba. Isso ocorre porque as sensibilidades térmica e dolorosa têm funções protetoras. Além disso, a dor neuropática (com alodinia) é uma manifestação "positiva" comum

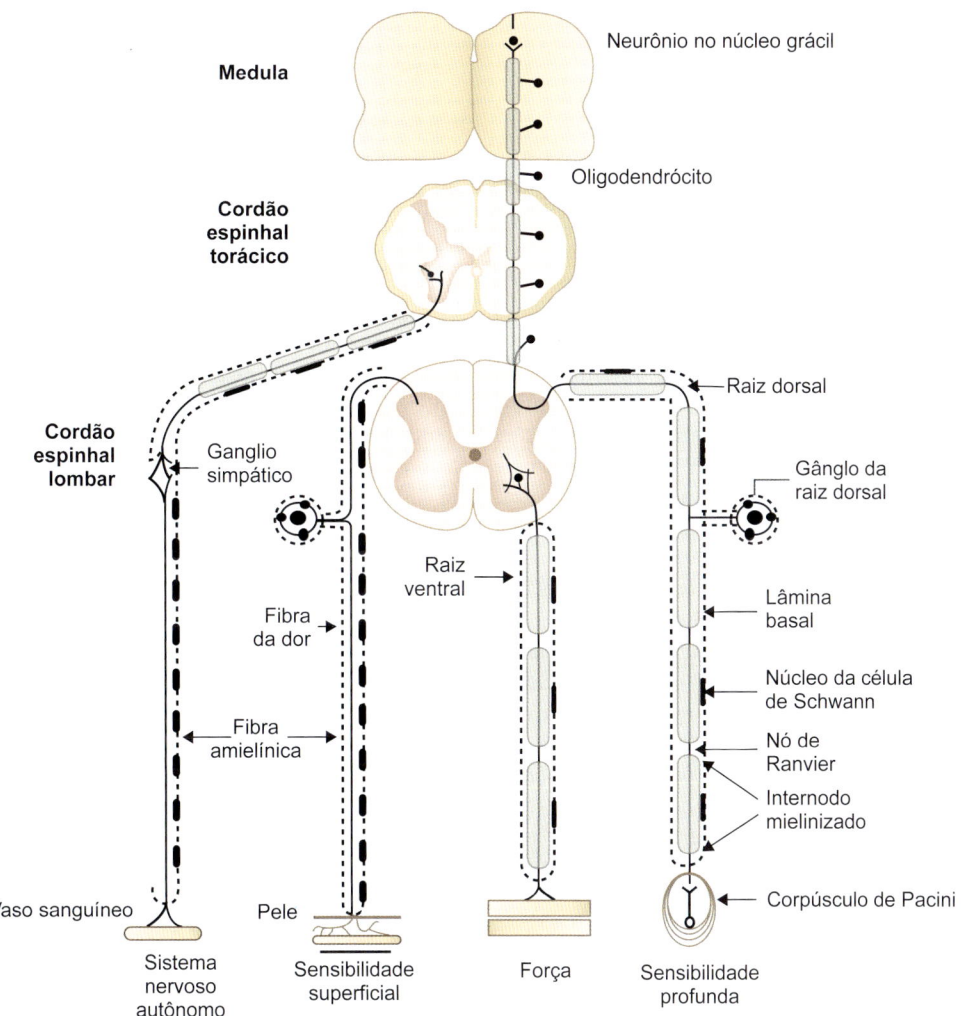

Figura 112.2 Representação esquemática do nervo espinhal, com componentes relacionados ao sistema nervoso autônomo, sensitivo superficial, sensitivo profundo e motor.[4]

Tabela 112.1 Classificação das fibras nervosas periféricas.

		Nervo cutâneo	Diâmetro da fibra (μm)	Velocidade de condução (m/s)
Mielinizadas				
	Grande	Aα	13 a 20	80 a 120
	Média	Aβ	6 a 12	35 a 75
	Fina	Aδ	1 a 5	3 a 30
Amielínicas		C	0,5 a 1,5	0,5 a 2,5

Tabela 112.2 Diferenças entre as neuropatias sensitivas de fibras finas e de fibras grossas.

	Neuropatias de fibras finas	Neuropatias de fibras grossas
Modalidades afetadas	Dor e temperatura	Propriocepção, vibração e tato
Dor neuropática	+++	+/–
Abolição/redução de reflexos profundos	–	++
Ataxia sensitiva	–	++
Disautonomia	++	–
Fraqueza muscular	–	+/–

nesse tipo de NP. Por outro lado, esses pacientes não apresentam alterações de força muscular, reflexos profundos ou prejuízo de equilíbrio, visto que são funções mediadas por fibras grossas.

As NP sensitivas de fibras grossas têm um perfil clínico diametralmente oposto às de fibras finas. Aqui há, em especial, prejuízo da propriocepção, levando a hipo/arreflexia e ataxia sensitiva. Dor, todavia, não é uma queixa comum.

O envolvimento de fibras autonômicas pode causar uma ampla variedade de sinais e sintomas, a maioria relacionada à perda de função (sinais "negativos"). Observam-se com frequência hipotensão postural, hipo/anidrose (sobretudo nas extremidades), diarreia/constipação, urge-incontinência urinária e disfunção erétil em homens. Manifestações autonômicas tendem a ocorrer combinadas a manifestações sensitivas de fibras finas.

Padrão de distribuição

Os sinais e sintomas das NP podem ter distribuições variadas na superfície corporal.[5,6] Reconhecer os diferentes padrões é crucial, pois etiologias específicas costumam apresentar distribuições peculiares. Do ponto de vista prático, podemos reconhecer dois grupos principais de NP: focais e difusas.

Neuropatias periféricas focais

Esse grupo abrange os pacientes com sinais e sintomas localizados, que podem ser explicados por lesões em estruturas específicas do SNP, como as radiculopatias, plexopatias e mononeuropatias.[6] O diagnóstico de NP focal requer um exame neurológico detalhado, que inclua a avaliação da força e sensibilidade no segmento afetado. A pesquisa de sinais radiculares também é importante.

O padrão de músculos afetados, associado à região hipoestésica na superfície corporal, permite um diagnóstico topográfico correto na maioria dos casos. De modo geral, a compressão é a causa mais comum de NP focais: nas radiculopatias, pode ser causada por herniações discais e/ou espondilose; nas plexopatias, por infiltrações neoplásicas ou alterações anatômicas (p. ex., costela cervical com síndrome do desfiladeiro torácico); e no caso das neuropatias focais, por alterações estruturais em canais anatômicos (p. ex., nervo mediano no canal do carpo, nervo ulnar no canal cubital etc.). Em relação às mononeuropatias, cabe lembrar que outras causas mais raras, como hanseníase e vasculites sistêmicas, podem se apresentar inicialmente com alterações focais respeitando o território de um nervo.[7]

Neuropatias periféricas difusas

As NP difusas constituem um grupo importante, com diversas causas subjacentes. Na prática clínica, a abordagem diagnóstica baseada no reconhecimento de padrões é fundamental. Os déficits sensitivos devem ser caracterizados sob dois aspectos: (1) se são simétricos ou assimétricos; (2) se são, ou não, comprimento-dependentes.[6]

Neuropatias periféricas difusas assimétricas

Quando há comprometimento de fibras sensitivas e motoras, estamos diante de uma multineuropatia. Em nosso meio, as causas mais comuns incluem hanseníase, vasculites sistêmicas e algumas formas de NP autoimune, como a síndrome de Lewis-Sumner.

Nos casos em que há comprometimento apenas de fibras motoras, deve-se considerar a possibilidade de neuropatia motora focal, especialmente se houver predomínio dos membros superiores e dissociação entre os graus de fraqueza (intenso) e de atrofia (discreto).[8] Um diagnóstico diferencial relevante é a doença do neurônio motor. A apresentação é semelhante nas formas *flail leg* ou *flail arm*, mas tanto a atrofia quanto a fraqueza são intensas.

Por fim, nas formas assimétricas com envolvimento puramente sensitivo, deve-se pensar nas neuronopatias sensitivas, isto é, enfermidades primárias dos gânglios sensitivos.[9] A etiologia subjacente mais comum é paraneoplásica ou imunomediada, ligada à síndrome de Sjögren, por exemplo. Um diagnóstico alternativo é a hanseníase,

cuja apresentação pode ser exclusivamente sensitiva, com comprometimento de ramos cutâneos, no começo da enfermidade.

Neuropatias periféricas difusas simétricas

Nesse subgrupo há duas categorias principais: as polirradiculoneuropatias e as polineuropatias.

As polirradiculoneuropatias se caracterizam por déficits sensitivos e, sobretudo, motores, com distribuição tanto proximal quanto distal. Os reflexos de estiramento muscular estão, em geral, abolidos ou reduzidos difusamente – e não apenas nos segmentos distais. Portanto, não há um padrão comprimento-dependente. Esse é um fenótipo bastante específico em termos de etiologia. Existem essencialmente duas formas de NP com essa apresentação: a síndrome de Guillain-Barré (SGB) e a polirradiculoneuropatia inflamatória desmielinizante crônica (PIDC). Essas neuropatias se diferenciam pelo tempo de progressão: curto na SGB (menos de 4 semanas) e longo na PIDC (mais de 8 semanas).[6]

As polineuropatias apresentam-se de forma simétrica e comprimento-dependente, com déficits predominantemente – ou exclusivamente – distais. Além disso, é habitual que os membros inferiores sejam mais comprometidos que os superiores. Esse é o subgrupo mais prevalente entre as NP difusas simétricas, com um grande número de possíveis etiologias: tóxicas (álcool, quimioterápicos, organofosforados), metabólicas (diabetes), hereditárias (doença de Charcot-Marie-Tooth) e autoimunes (neuropatia desmielinizante distal sensitiva). No entanto, esse é um padrão inespecífico em relação às causas subjacentes, de modo que o diagnóstico etiológico depende, fundamentalmente, de dados do histórico médico e da investigação laboratorial complementar.

ANAMNESE E EXAME FÍSICO EM PACIENTES COM SUSPEITA DE NEUROPATIAS PERIFÉRICAS

As NP representam um grupo amplo e desafiador de doenças neurológicas. Há um número elevado de possíveis causas, muitas das quais com apresentações clínicas semelhantes. Cabe destacar que doenças sistêmicas, como diabetes, doenças autoimunes do colágeno e neoplasias, podem se apresentar com, ou desenvolver, NP ao longo de sua evolução. Por esse motivo, cabe ao neurologista realizar uma abordagem abrangente diante de um caso suspeito de NP.

Na anamnese, deve-se explorar os padrões de instalação e evolução dos sintomas, as repercussões sobre o equilíbrio e a marcha e possíveis complicações, como deformidades. Quanto ao histórico médico do paciente, cabe perguntar sobre comorbidades existentes, histórico familiar, hábitos de vida, exposições ocupacionais e uso de medicamentos. Muitas vezes, essas informações são a chave para o diagnóstico etiológico das NP.

O exame físico deve contemplar tanto o aspecto neurológico quanto o sistêmico. O neurologista deve estar atento a alterações cutâneas, articulares e cardiovasculares, visto que doenças hematológicas, reumatológicas e endócrinas podem estar associadas à NP. O exame neurológico deve incluir uma avaliação detalhada da motricidade (observando tônus, trofismo, força e reflexos), da sensibilidade (observando modalidades superficiais e profundas) e da função autonômica. Alterações no equilíbrio e/ou coordenação motora, mais evidentes com os olhos fechados, são um sinal comum às NP sensitivas de fibras grossas e devem ser pesquisados. Do mesmo modo, a pesquisa de sinais radiculares ou de posições antálgicas deve ser feita em casos selecionados, quando houver suspeita de radiculopatias ou plexopatias. Por fim, reforçamos a importância da palpação dos nervos periféricos, tanto dos grandes troncos (em canais anatômicos) quanto dos ramos cutâneos.

Em nosso meio, a neuropatia hansênica é a principal causa de hipertrofia neural, embora esse achado também possa ser visto em outras neuropatias desmielinizantes crônicas, como na PIDC e na doença de Charcot-Marie-Tooth.

FLUXOGRAMA DIAGNÓSTICO

Diante dos aspectos discutidos anteriormente, propomos o fluxograma diagnóstico a seguir (Figura 112.3), a fim de guiar neurologistas durante a abordagem de pacientes com suspeita de afecções do SNP.

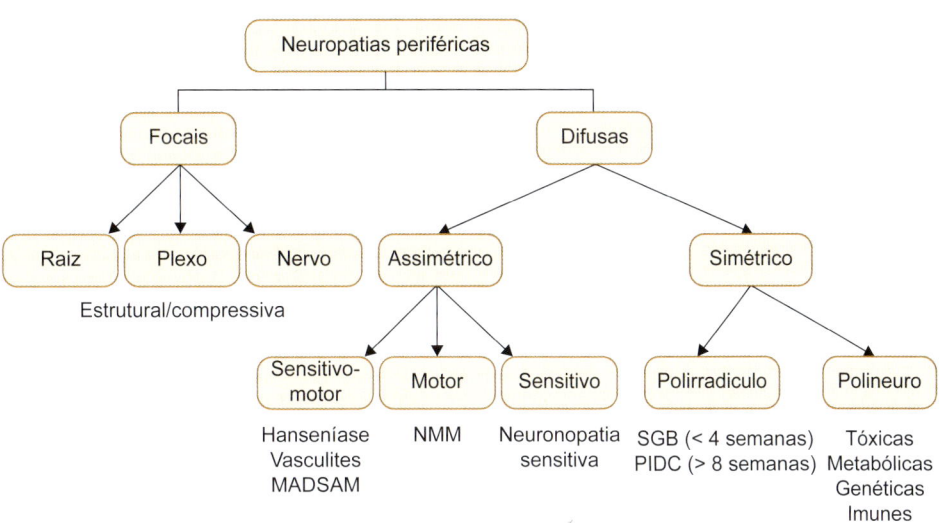

Figura 112.3 Fluxograma diagnóstico das neuropatias periféricas baseado nos padrões de acometimento. MADSAM: neuropatia multifocal adquirida sensitiva e motora (síndrome de Lewis-Sumner); NMM: neuropatia motora multifocal; PIDC: polirradiculoneuropatia inflamatória desmielinizante crônica; SGB: síndrome de Guillain-Barré.

113

Métodos Diagnósticos em Neuropatias Periféricas: Eletrofisiologia, Ultrassom de Nervo e Biópsia

Wilson Marques Junior • Ana Lucila Moreira • Angelina M. M. Lino

Eletrofisiologia
Wilson Marques Junior

AVALIAÇÃO ELETRONEUROMIOGRÁFICA NAS NEUROPATIAS PERIFÉRICAS

A avaliação das neuropatias periféricas é muito mais efetiva quando realizada de maneira organizada e racional, definindo-se, sucessivamente, as síndromes, a topografia e a etiologia, a fim de delimitar, progressivamente, as possibilidades etiológicas a serem investigadas. A eletroneuromiografia (ENMG), uma extensão do exame neurológico, é um passo fundamental dentro desse processo, pois refina a topografia e sugere o mecanismo básico da lesão (axonal ou mielínico). No entanto, raramente confirma a etiologia, embora possa ser altamente sugestiva, como na síndrome de Lewis-Sumner, na neuropatia motora multifocal com bloqueio persistente da condução e na neuropatia hansênica.

Idealmente, ao término da ENMG, um padrão de neuropatia deve estar definido, incluindo distribuição (neuropatia, polineuropatia, mononeuropatia múltipla), fibras envolvidas (sensitivas, motoras e/ou autonômicas; acometimento predominante de fibras grossas ou finas), patologia de base (mielínica ou axonal) e atividade da doença. Esse conjunto de informações é de grande utilidade não só na procura da etiologia, como também na conduta terapêutica, pois uma doença em fase ativa, por exemplo, tem implicações muito diferentes de uma doença estável.

Atualmente, nenhum outro método de investigação possibilita fazer inferências sobre a função e a fisiopatologia das doenças do sistema nervoso periférico como as obtidas por investigação neurofisiológica.

Estudo da condução sensitiva

O potencial de ação sensitivo (PAS) (Figura 113.1) representa a flutuação, no tempo e espaço, dos potenciais de ação de cada fibra sensitiva do nervo após uma estimulação supramáxima – cuja intensidade excede o limiar de excitabilidade de todas as fibras daquele nervo. Existem, no entanto, particularidades neurofisiológicas importantes nas fibras sensitivas, determinadas principalmente pela grande variabilidade no diâmetro e na mielinização, indo de fibras muito finas, com cerca de 1 μm de diâmetro e sem mielina, até fibras de 20 μm muito mielinizadas, com velocidades de condução (VC) variando de 0,5 a 2 m/s a aproximadamente 50 a 70 m/s, respectivamente. A amplitude dos PAS é da ordem de μV, e seu registro é facilitado por equipamentos modernos com baixo nível de ruído interno e capacidade de promediar. No entanto, a amplitude dos potenciais das fibras amielínicas e das muito pouco mielinizadas é muito baixa, tornando inviável o registro com as técnicas rotineiras. Assim, o PAS registrado fornece informações apenas das fibras com diâmetros acima de 7 μm, não sendo estudado um grande contingente de fibras, o que constitui uma limitação importante. Técnicas especiais, como o registro justaneural ou o potencial evocado pela dor, no entanto, podem ser utilizados.

O estudo isolado das fibras sensitivas, sem contaminação das fibras motoras – de grandeza muito maior – pode ser realizado de três formas: estimulando o tronco do nervo e registrando em um ramo puramente sensitivo; estimulando um ramo puramente sensitivo e registrando no tronco do nervo; ou estimulando e registrando um ramo puramente sensitivo. Quando o estímulo é distal e o registro proximal, fala-se em "registro ortodrômico", pois segue o sentido natural dos impulsos nervosos. Quando o registro é distal e a estimulação é proximal, é chamado "registro antidrômico".

De maneira simplificada, a amplitude e a área do PAS refletem o número de axônios viáveis, enquanto a latência e a velocidade de condução indicam a função da mielina. A morfologia reflete a sincronia de transmissão dos impulsos nervosos. Na presença de assincronia, o PAS torna-se disperso.

A seleção dos nervos a serem examinados depende da impressão diagnóstica inicial. Sempre que possível, utilizamos nervos de fácil acesso para evitar erros técnicos que possam comprometer a qualidade do exame. Nos

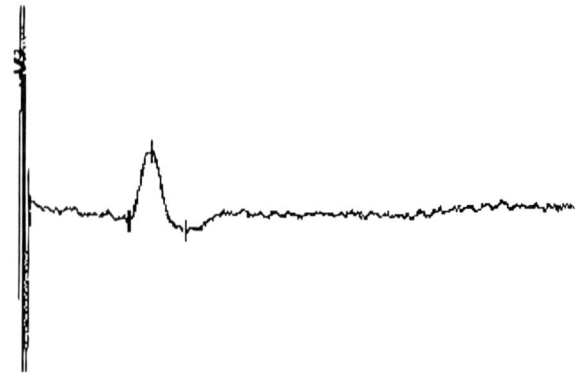

Figura 113.1 Potencial de ação sensitivo normal do nervo mediano (ganho 20 μV/divisão, varredura de 2 ms/divisão).

membros superiores, estudam-se rotineiramente os nervos mediano, ulnar e radial superficial, podendo incluir os nervos cutâneo lateral e medial do antebraço. Nos membros inferiores, são frequentemente estudados os nervos sural e fibular superficial, além dos plantares e do safeno. Em situações específicas, outros nervos, como o calcâneo, podem ser avaliados.

Estudo da condução motora

O estudo da condução motora avalia a função da unidade motora, incluindo o corpo celular, a fibra nervosa e todas as fibras musculares por elas inervadas. A somatória dos potenciais de ação das fibras musculares constitui o potencial de ação muscular composto (PAMC). O eletrodo de registro é posicionado no ponto motor e o de referência de 3 a 4 cm distalmente, preferentemente em uma superfície óssea. Devido à presença da junção neuromuscular, que diminui a velocidade de condução, estimula-se o nervo em pelo menos dois pontos, calculando-se a velocidade de condução entre esses pontos e eliminando o retardo que ocorre na junção neuromuscular. Da mesma forma que nos PAS, são estudadas a amplitude, a duração e a morfologia.

Rotineiramente, são estudados os nervos peroneiro, tibial posterior, mediano e ulnar, mas outros podem ser avaliados em situações específicas, como os nervos femoral, radial, musculocutâneo, axilar, frênico e facial.

Respostas tardias

Os segmentos proximais, inacessíveis ao estudo da condição motora e/ou sensitiva de rotina, podem ser avaliados pelo estudo da onda F e do reflexo H. Na onda F, a via ascendente (ou aferente) e a via eferente são motoras, mas no reflexo a via ascendente é sensitiva e a eferente, motora.

Exame de agulha

Nessa etapa, um eletrodo de agulha é inserido no músculo, que será avaliado em quatro etapas distintas: a resposta muscular durante a inserção da agulha, as atividades presentes durante o repouso, as características dos potenciais de ação de unidade motora (PAUM) e o recrutamento, em que se avalia o número de unidades motoras existentes.

A atividade de inserção reflete a resposta das fibras musculares à lesão causada pela passagem do eletrodo. Na presença de denervação, essa resposta é abundante e prolongada, muitas vezes manifestando-se como surtos de ondas agudas e/ou fibrilações. Na fase seguinte, avalia-se o músculo em repouso. Nessa situação, um músculo normal é silente, exceto na placa motora, onde são registrados o ruído e as pontas da placa motora. Em um músculo desnervado, contudo, são registrados potenciais de fibrilação e ondas agudas positivas, indicando haver fibras musculares que perderam contato com sua inervação. Ainda no repouso, podem ser registrados potenciais anormais, como potenciais de fasciculação, descargas rápidas repetitivas, descargas miotônicas e neuromiotônicas, mioquimias, entre outros. Na fase final são avaliadas a morfologia, a estabilidade, o recrutamento dos potenciais de ação das unidades motoras e o seu número. No caso específico das neuropatias, procura-se detectar a presença de atividade caracterizada pelos potenciais de fibrilação, pelo grau de perda de unidades motoras e pelos sinais neurofisiológicos de reinervação. Na presença de reinervação, as unidades motoras sobreviventes reinervam as fibras musculares desnervadas, aumentando o seu território e a densidade. Como resultado, os PAM

resultantes apresentam duração prolongada e amplitude aumentada, descarregando em alta frequências, na tentativa de superar a perda de unidades motoras.

PADRÕES NEUROFISIOLÓGICOS DE NEUROPATIA PERIFÉRICA

O sistema nervoso periférico tem padrões limitados de respostas às mais diversas formas de agressão. As lesões podem ser mielínicas ou axonais, sendo as canalopatias um tipo particular de comprometimento axonal cuja caracterização é ainda imprecisa.

O comprometimento da mielina reduz a velocidade de condução das fibras nervosas, que se traduz no prolongamento das latências distais e das ondas F, assim como na redução da velocidade de condução dos segmentos intermediários estudados. Nas neuropatias com comprometimento uniforme da mielina, como ocorre na doença de Charcot-Marie-Tooth tipo 1A (CMT1A), resultante da duplicação do gene *PMP22*, a redução da velocidade é uniforme. Já em situações de comprometimento focal ou multifocal da mielina, como na síndrome de Guillain-Barré e na polirradiculoneuropatia desmielinizante crônica (PIDC), ocorre uma redução assimétrica da velocidade de condução, com os PAMC frequentemente dispersos.

Na eventualidade de interrupção do impulso nervoso na presença de neurônios intactos, ocorre um bloqueio de condução. Nessa situação, a condução distal ao ponto estimulado permanece normal, enquanto a condução através da região lesionada não ocorre ou é parcial, fazendo com que a amplitude do PAMC proximal seja reduzida em relação ao PAMC distal.

As lesões axonais se traduzem, neurofisiologicamente, pela redução da amplitude, com preservação da velocidade de condução, ou pela redução proporcional à perda das fibras mais mielinizadas.

PADRÕES DE NEUROPATIA PERIFÉRICA

A avaliação clínica de um paciente com neuropatia periférica nos possibilita fazer uma primeira especulação sobre as possíveis fibras envolvidas: sensitivas (fibras finas e/ou fibras grossas), autonômicas e/ou motoras, o que deve ser confirmado e detalhado pela eletromiografia. Por meio desse exame, é possível identificar alterações silentes, fornecer maior detalhamento topográfico e até mesmo inferir aspectos patológicos.

Nas **neuropatias sensitivo-motoras**, tanto os PAS quanto os PAMC são comprometidos. Na avaliação das fibras motoras, o exame de agulha é muito importante, uma vez que, devido ao processo de reinervação, a amplitude pode estar dentro dos limites da normalidade. Não é incomum que a neurofisiologia mostre comprometimento de fibras que clinicamente pareciam preservadas. Já nas **neuropatias/neuronopatias motoras**, o estudo dos PAMC é anormal, enquanto os PAS são completamente normais. Nas **neuropatias/neuronopatias sensitivas**, contudo, ocorre o oposto. O comprometimento assimétrico dos PAS e/ou PAMC indica um quadro de mononeuropatia múltipla, padrão no qual os nervos são acometidos de maneira não uniforme, tanto no tempo quanto na topografia.

Nas mononeuropatias, há comprometimento isolado de um nervo, sendo o exemplo clássico a síndrome do túnel do carpo (lesão do nervo mediano). Outros exemplos incluem a lesão do nervo ulnar no cotovelo, do peroneiro na cabeça da fíbula e a paralisia facial periférica. Nas polineuropatias, o comprometimento das fibras é organizado e simétrico, em um padrão comprimento-dependente. Nas mononeuropatias múltiplas, o comprometimento é assimétrico, sem um padrão predeterminado, exceto na hanseníase, em que há um padrão temperatura-dependente, uma vez que as lesões ocorrem preferencialmente nas áreas corporais mais frias.

CONCLUSÃO

A avaliação eletrofisiológica das neuropatias periféricas, quando realizada de forma racional e detalhada, permite caracterizar o padrão de neuropatia, inferir o mecanismo fisiopatológico de base e avaliar a atividade da doença.

Métodos de imagem
Ana Lucila Moreira

Por muitos anos, a eletrofisiologia teve a tarefa de localizar e sugerir a fisiopatologia das neuropatias periféricas conforme os padrões de acometimento. Contudo, o algoritmo eletrofisiológico por si só encontra dificuldades em diversos momentos; o treinamento neurofisiológico era orientado para a tentativa de extrapolar os achados elétricos para conclusões anatômicas, com complicações devido às alterações fasciculares proximais, que podem mimetizar facilmente lesões mais distais nos nervos periféricos.

A chegada do diagnóstico de imagem trouxe novos direcionamentos no diagnóstico das neuropatias periféricas, possibilitando a avaliação da anatomia e morfologia dos nervos sob visualização direta. O ultrassom de nervos periféricos tem sido utilizado em todo o mundo há mais de 20 anos, mas somente nos últimos anos passou a ser realidade no Brasil. Ele é realizado com uso de transdutores lineares de média e alta frequência, proporcionando resolução adequada para a avaliação da estrutura fascicular dos nervos, utilizando o modo B (B de *brightness*, em inglês), que produz imagens em escala de cinza. É fundamental ter conhecimento sobre as técnicas de Doppler para avaliar o aumento do fluxo intraneural, um sinal importante de processo inflamatório intraneural em atividade.

Quanto maior a frequência do transdutor, maior a resolução axial e lateral da imagem, embora diminua a capacidade de avaliar estruturas profundas. Por exemplo, o nervo mediano no pulso pode ser avaliado com excelente resolução – fornecendo detalhes da estrutura fascicular – com um transdutor de 18 MHz, enquanto o nervo ciático na coxa e no glúteo, em função da profundidade, requer uma frequência em torno de 8 MHz para melhor visualização.

É possível avaliar o epineuro, o perineuro e os fascículos dos nervos periféricos com transdutores disponíveis na maioria dos equipamentos de ultrassom, com frequências entre 7 e 24 MHz. As imagens são sempre obtidas em dois planos: transversal e longitudinal. Idealmente, o nervo deve ser avaliado ao longo de todo o seu trajeto nos membros superiores e inferiores, desde a porção distal até a proximal. Áreas como pescoço, tronco e face, contudo, nem sempre possibilitam a avaliação de todo o trajeto, mas a identificação da maioria desses nervos é possível em pontos anatômicos específicos, e para alguns deles a avaliação é possível em segmentos curtos. Na avaliação transversal, o conhecimento da anatomia seccional e das variações anatômicas é muito importante para a identificação da correta posição do nervo e análise das estruturas adjacentes.

A aparência na imagem é descrita como "hipoecogênica" quando é mais escura (cinza-escuro ou preto), ou "hiperecogênica" quando tende ao branco (Figura 113.2). A aparência típica do nervo periférico em localizações mais distais dos membros lembra uma colmeia, com fascículos hipoecogênicos, entremeados pelo perineuro hiperecogênico e circundados perifericamente pelo epineuro, também hiperecogênico. Quanto mais proximal a localização, maior a tendência de que o nervo se apresente com menos fascículos, tornando-se mais hipoecogênico, enquanto nos nervos das raízes cervicais a aparência é tipicamente monofascicular (Figura 113.3).

A alteração mais frequentemente vista nos nervos em decorrência de patologias é o aumento da área seccional do nervo, que pode ser acompanhado de modificações como o aumento fascicular homogêneo ou heterogêneo, além do aumento da ecogenicidade dos fascículos. Outras alterações intraneurais incluem fibrose, formação de septos ou abscessos intraneurais e aumento de vascularização intraneural. A redução de área seccional dos nervos periféricos, por outro lado, é uma alteração de difícil caracterização, pois são áreas normalmente pequenas, e poucos estudos avaliaram a área mínima normal para a maioria dos nervos. Alguns estudos sugerem que a redução de área seccional esteja associada à doença do neurônio motor, enquanto outros defendem que essa redução deve ser um marcador de neuronopatias sensitivas, com base na afirmação de que o nervo periférico é constituído predominantemente por fibras sensitivas.

NEUROPATIAS COMPRESSIVAS

As neuropatias compressivas são caracterizadas pelo aumento da área seccional do nervo em localização proximal à área de compressão, causado pelo bloqueio do fluxo axoplasmático, com hipoecogenicidade em função do edema intra e interfascicular. A compressão deve ser avaliada por imagens transversais e longitudinais, detalhando a estrutura anatômica ou patológica responsável pela compressão. A porção distal do nervo também deve ser avaliada, dado ser

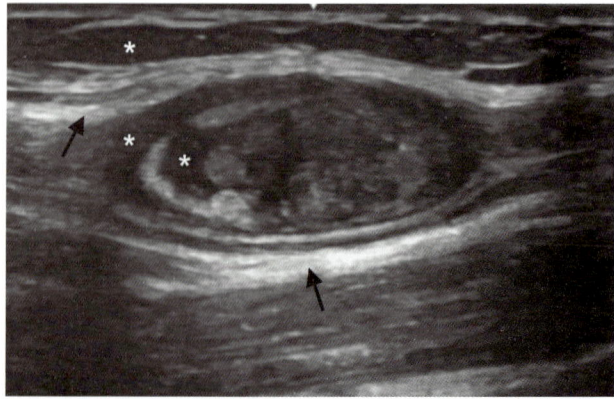

Figura 113.2 Aparência das imagens de ultrassom. As imagens podem ser descritas como hipoecogênicas (*asteriscos*) quando tendem ao cinza-escuro ou preto, e hiperecogênicas (*setas*) quando tendem ao branco.

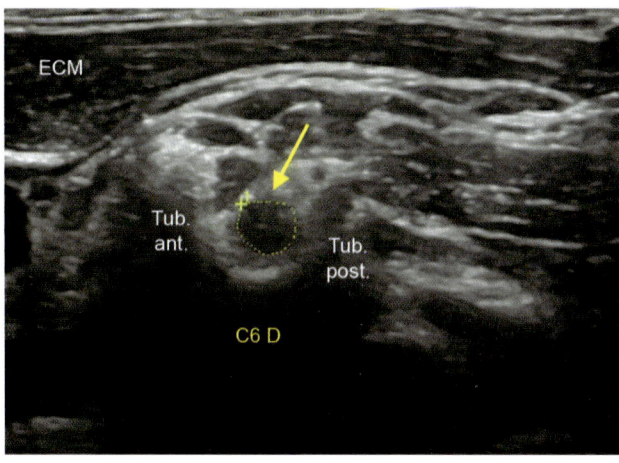

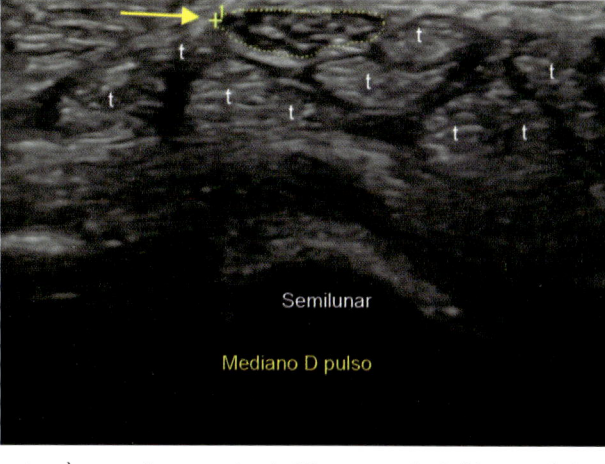

Figura 113.3 Padrão fascicular típico dos nervos em localizações diferentes. *À esquerda*, nervo da raiz C6, com aparência hipoecogênica e monofascicular. *À direita*, nervo mediano no pulso, com aspecto fascicular em favo de mel (fascículos hipoecogênicos entremeados por perineuro hiperecogênico).

comum a presença de edema intraneural distal à compressão, com efeito descrito como em "ampulheta" (Figura 113.4). Pode haver redução da mobilidade do nervo em função de fibrose local, e em casos de compressões de longa duração, pode haver perda axonal com progressiva redução de área seccional, podendo os estágios avançados de lesão axonal cursar com área seccional normal.

NEUROPATIAS INFLAMATÓRIAS

As neuropatias inflamatórias também são caracterizadas pelo aumento da área seccional, principalmente em regiões que não são áreas de compressão natural, como os túneis osteofibrosos. Esses aumentos podem ser focais, segmentares ou difusos (Figuras 113.5 e 113.6). Alterações fasciculares, como o aumento homogêneo ou heterogêneo dos fascículos, assim como da ecogenicidade deles, são comuns dependendo do estágio de evolução, e não é raro observar aumento de vascularização intraneural ao Doppler (Figura 113.7). O uso do Power Doppler é preferencial para avaliação do fluxo intraneural, por levar menos em consideração a direção de fluxo e ser mais sensível ao fluxo capilar discreto. Nesses casos, é importante realizar uma avaliação extensa de vários nervos sensitivos, motores e mistos, ao longo de todo o trajeto possível, e, se possível, incluir a avaliação das raízes cervicais e do plexo braquial.

Como exemplo, o aumento de nervos das raízes cervicais, do nervo vago e do plexo braquial (Figura 113.8) pode sugerir polirradiculoneuropatia aguda se não houver aumento dos nervos nos membros superiores e inferiores, auxiliando no diagnóstico precoce da síndrome de Guillain-Barré quando outros testes diagnósticos ainda são negativos. O aumento do nervo vago também sugere a possibilidade de complicações autonômicas, indicando a necessidade de internação imediata.

Na polineuropatia desmielinizante inflamatória crônica (PDIC), é comum o achado de espessamento significativo dos nervos apendiculares, com áreas seccionais que podem ser mais de três vezes maiores que os valores normais. Um diagnóstico muito importante é o da neuropatia motora multifocal, em função do diagnóstico diferencial com doença do neurônio motor. Na neuropatia motora multifocal, é imperativo avaliar as porções proximais dos nervos, que podem ter bloqueios difíceis de caracterizar por eletroneuromiografia.

O aumento de área seccional do nervo é acompanhado de fasciculações nos músculos do território afetado, embora sem atrofia nos casos de início recente. Esse aumento pode ser focal ou segmentar, e nem sempre corresponde às áreas de bloqueio encontradas nos estudos de condução nervosa.

NEUROPATIAS INFECCIOSAS

O Brasil é o segundo país no mundo em número de casos de hanseníase, diagnóstico muitas vezes desafiador, considerando os testes diagnósticos disponíveis. A forma neural pura com frequência representa um desafio diagnóstico para os testes laboratoriais, sendo suspeitada apenas por meio de estudo eletroneuromiográfico extenso e detalhado, além do ultrassom de nervos. Na forma com neuropatia silente, as alterações são encontradas somente no ultrassom de nervos.

As alterações que sugerem hanseníase incluem o aumento de área seccional dos nervos em áreas específicas (ulnar no braço distal, mediano no antebraço distal, fibular e tibial no tornozelo), com aumento de fluxo intraneural na

Figura 113.4 Nervo mediano no túnel do carpo em imagem longitudinal de paciente com diagnóstico de síndrome do túnel do carpo, neuropatia compressiva pelo retináculo dos flexores (*asteriscos brancos*), com aspecto típico em ampulheta com edema intraneural, causando espessamento proximal e distal à compressão.

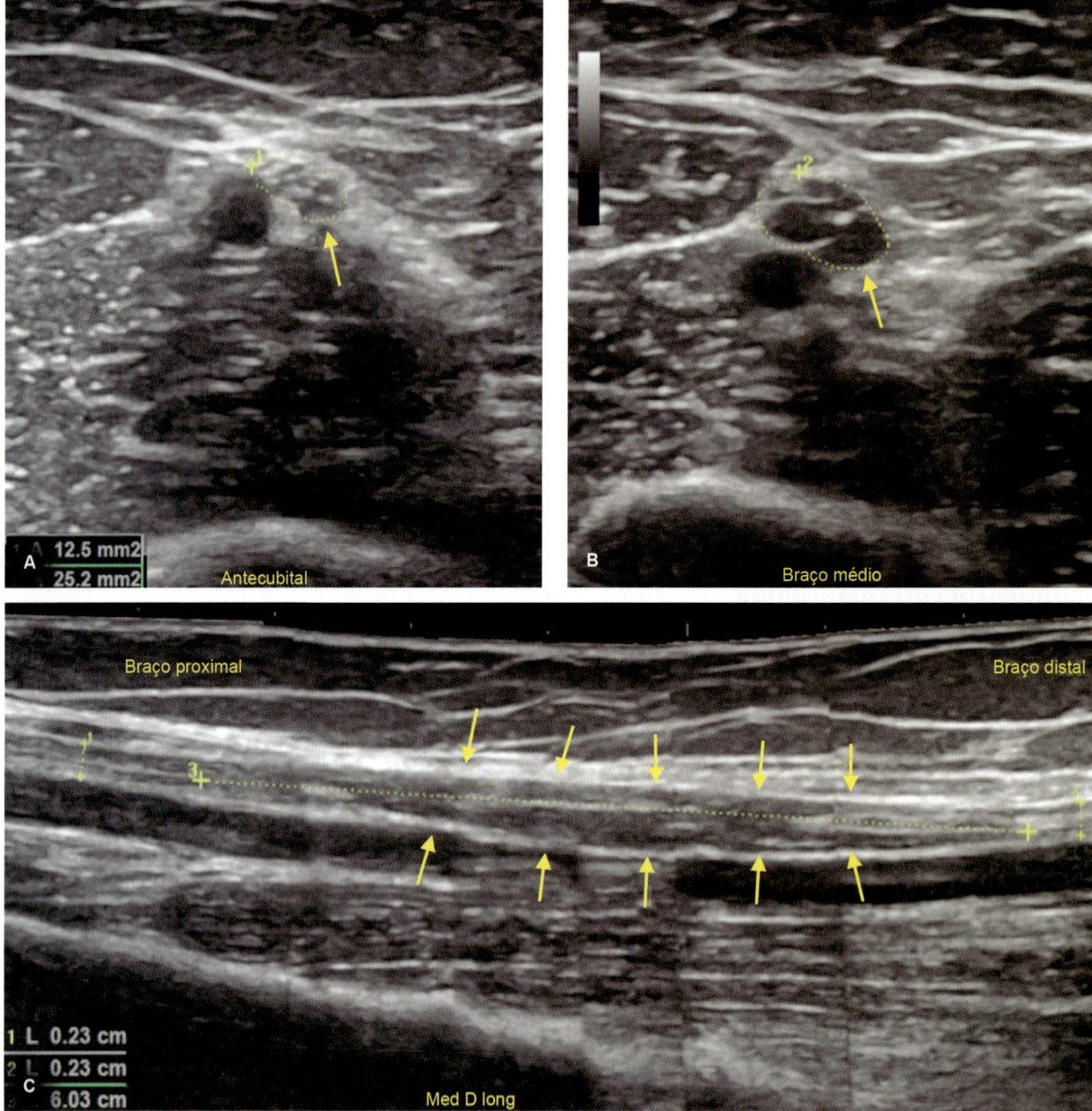

Figura 113.5 Neuropatia inflamatória com aumento segmentar do nervo mediano no braço. Em (**A**) e (**B**) as imagens são em corte transversal. É possível comparar a área seccional e o padrão fascicular do nervo mediano na região antecubital (**A**) (com área seccional próxima do normal e padrão fascicular normal) e no braço médio (**B**) (com área seccional aumentada e com alteração do padrão fascicular, com aumento heterogêneo de alguns fascículos). Nota-se ainda em (**B**) imagem puntiforme hiperecogênica entre os fascículos, correspondente a fibrose intraneural, sugerindo cronicidade do processo patológico. Em (**C**), observa-se o aumento segmentar do nervo mediano na imagem longitudinal (*área apontada pelas setas*).

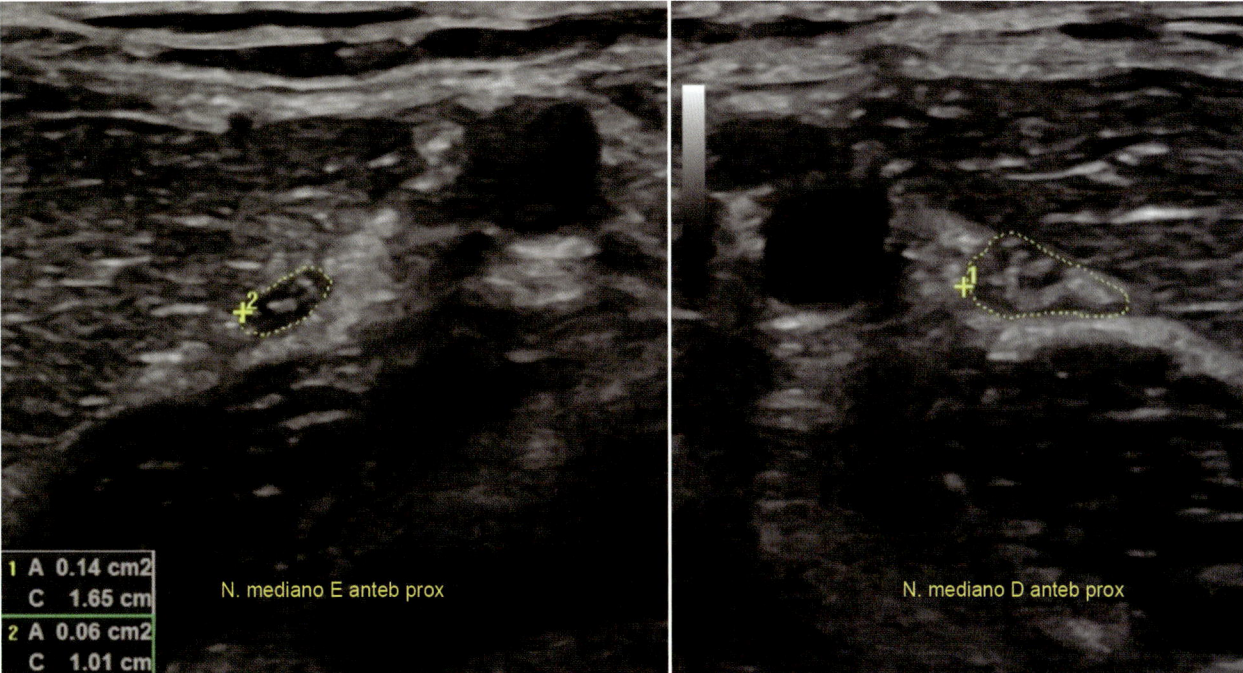

1 A 0.14 cm2
C 1.65 cm
2 A 0.06 cm2
C 1.01 cm

N. mediano E anteb prox

N. mediano D anteb prox

Figura 113.6 Neuropatia inflamatória com aumento focal do nervo mediano direito no antebraço proximal, próximo à prega antecubital, localizado fora das áreas de compressão natural. O *lado direito da imagem* mostra o nervo com área seccional aumentada e padrão mais hiperecogênico quando comparado ao nervo normal contralateral (mesma localização na *imagem à esquerda*).

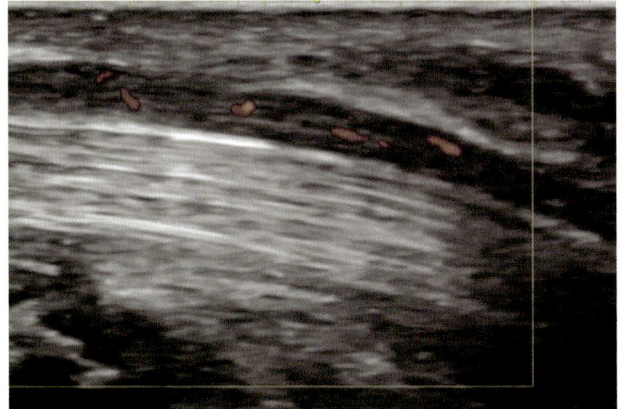

Figura 113.7 Neuropatia inflamatória com aumento do fluxo intraneural no Power Doppler – transdutor de 12 MHz, imagem longitudinal. O padrão normal esperado para essa frequência de transdutor seria de não detecção de fluxo no Power Doppler.

doença em atividade, e, nos estágios avançados, destruição da arquitetura fascicular (Figura 113.9), que se dá pela formação de septos intraneurais, com encarceramento de fascículos e formação de abscessos intraneurais.

NEUROPATIAS HEREDITÁRIAS

As neuropatias hereditárias podem apresentar aumento difuso de toda a estrutura do nervo periférico, sendo o exemplo mais clássico a CMT1A, em que são observadas as maiores alterações das áreas seccionais dos nervos (Figura 113.10). A chave nesses diagnósticos está na alteração difusa em todos os nervos periféricos, incluindo os ramos cutâneos. Entretanto, essa alteração não é exclusiva das neuropatias hereditárias hipertróficas – na PDIC, por exemplo, esse é um achado possível.

NEUROPATIAS TRAUMÁTICAS

As lesões de nervo causadas por trauma podem representar um desafio diagnóstico clínico, e muitas vezes só são diagnosticadas tardiamente; o paciente chega ao neurologista – ou ao neurocirurgião – após já ter sido tratado do politrauma, fraturas e lesões de pele e partes moles. Na fase inicial, a eletroneuromiografia tem limitações ao diferenciar axonotmese de neurotmese, mas o ultrassom é capaz de fazer essa diferenciação. Ele pode definir a distância entre os cotos, a extensão dos segmentos do nervo com estrutura fascicular íntegra (para decidir o tamanho do enxerto) e ainda avaliar as condições do nervo e das estruturas adjacentes.

Embora não haja limitação de tempo para a realização do ultrassom, o edema local pode ser desafiante nos primeiros dias após o trauma. Além dos traumas com descontinuidade de nervo, o ultrassom também pode ajudar nos traumas fechados, determinando a extensão da lesão e a magnitude do desarranjo fascicular. Nos casos de fratura com fixação cirúrgica, o ultrassom também ajuda na avaliação de conflitos entre o nervo e o material de síntese (Figura 113.11).

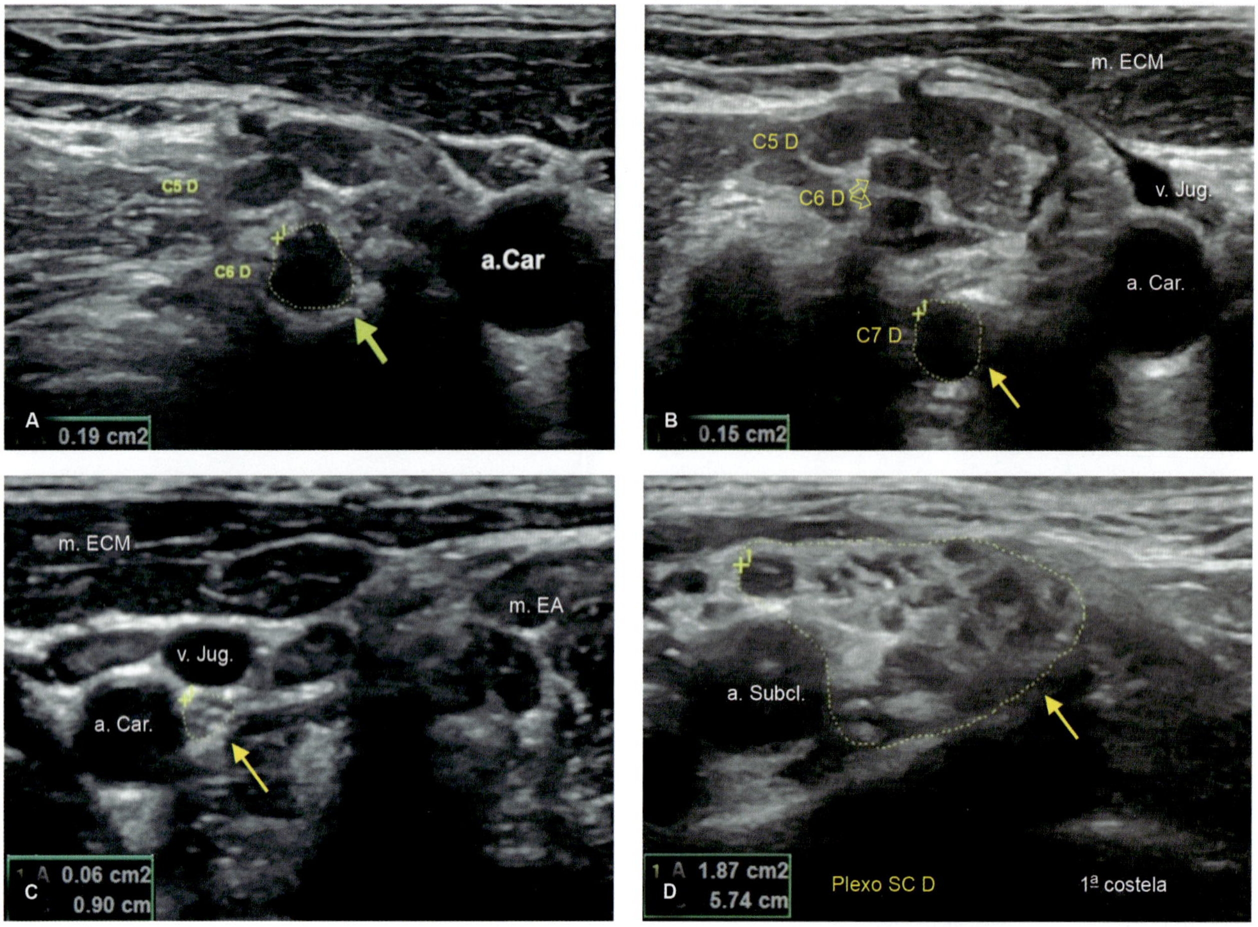

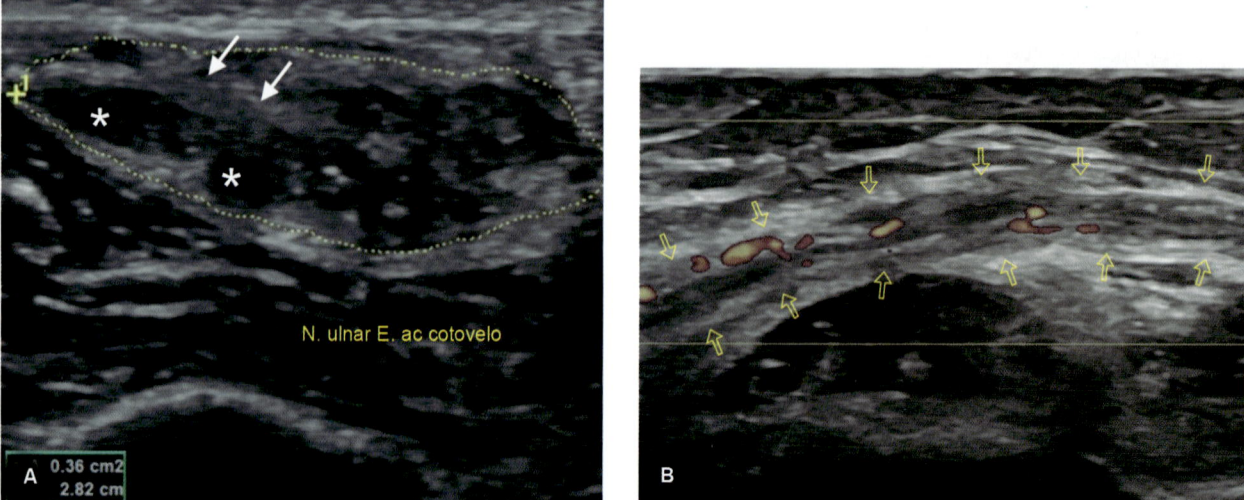

Figura 113.8 Imagens em corte transversal dos nervos das raízes cervicais, do nervo vago e do plexo braquial em nível supraclavicular. Aumento de área seccional dos nervos das raízes cervicais e do nervo vago (**A**, **B** e **C**), e aumento de área seccional com padrão fascicular heterogêneo e hiperecogenicidade do plexo braquial (**D**).

Figura 113.9 Neuropatia hansênica. **A.** Imagem em corte transversal do nervo ulnar no braço distal, imediatamente proximal ao cotovelo, com aumento de área seccional, aumento fascicular heterogêneo (*asteriscos*) e fibrose com septação intraneural (*setas*). **B.** Imagem longitudinal no Power Doppler; nota-se aumento importante do fluxo intraneural nessa localização.

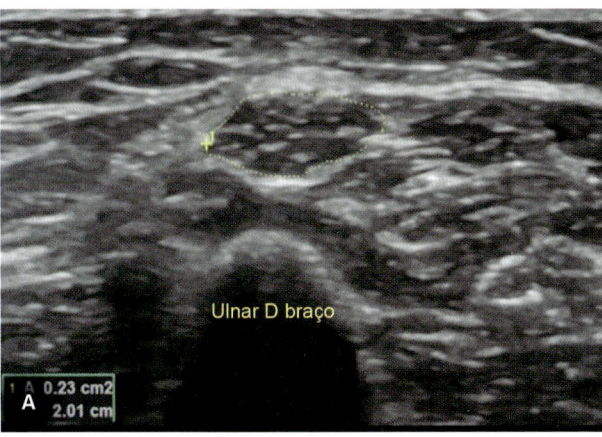
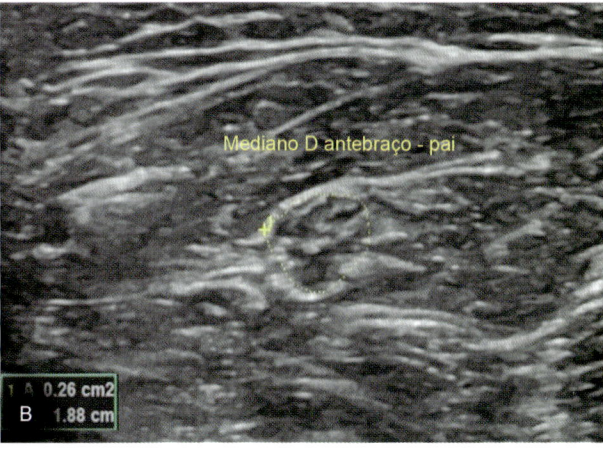

Figura 113.10 Ultrassom de paciente de 15 anos com dificuldade progressiva para atividades físicas, mostrando nervo ulnar do braço com aumento da área seccional (**A**). Diagnóstico de neuropatia hereditária sugerido após ultrassom do pai também mostrar aumento de área seccional do nervo mediano no antebraço (**B**).

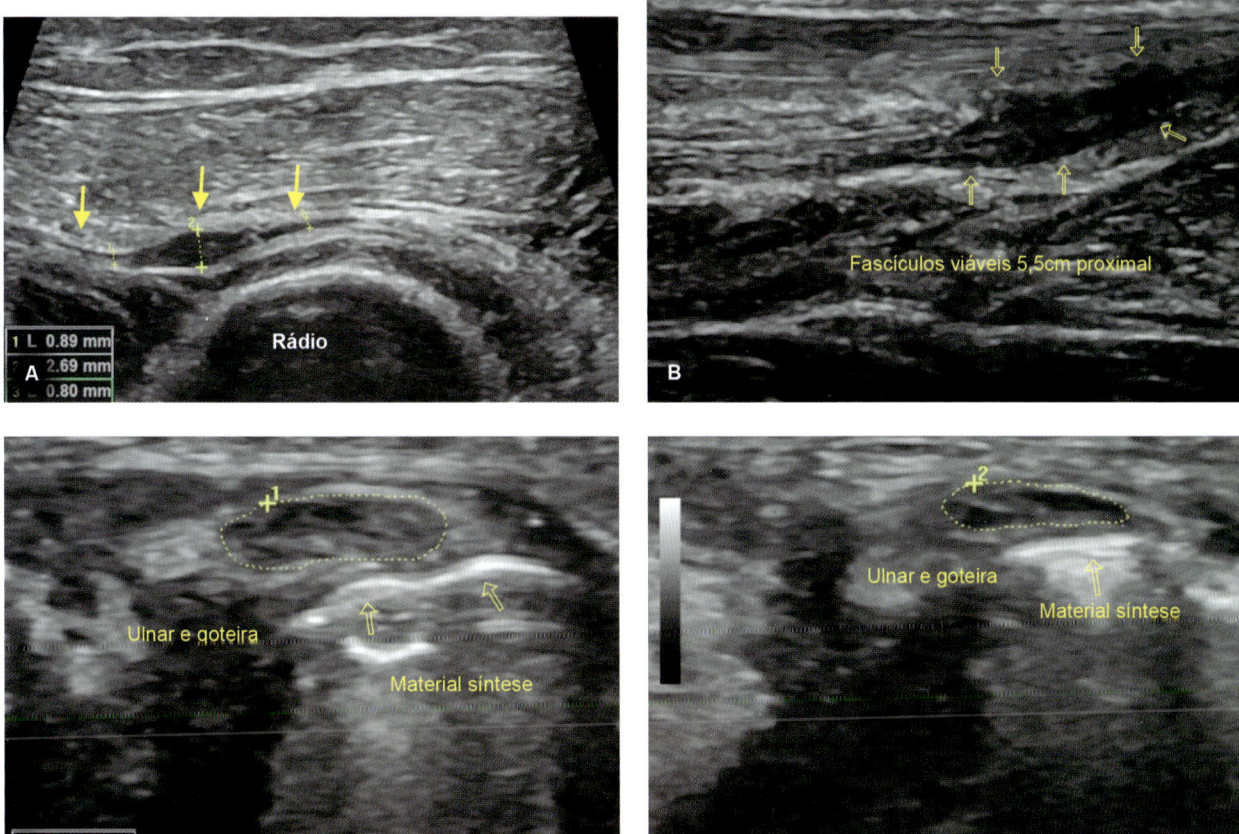

Figura 113.11 Neuropatias traumáticas. Em (**A**) imagem longitudinal de lesão em continuidade do ramo interósseo posterior, com aumento de diâmetro focal proximal à entrada entre os supinadores, sugerindo lesão por estiramento com axonotmese. Em (**B**) imagem longitudinal de neuroma em coto proximal de neurotmese, documentando padrão fascicular viável distando 5 cm proximal à cicatriz cirúrgica. Em (**C**) imagem em corte transversal, mostrando conflito do nervo ulnar com material de síntese, com redução importante da área seccional na manobra dinâmica com flexão do cotovelo (**D**).

Biópsia de nervo periférico

Angelina M. M. Lino

Devido à maior acessibilidade aos testes genéticos, à identificação de anticorpos contra estruturas do nervo periférico, às novas técnicas eletrofisiológicas e ao surgimento de métodos de imagem em neuropatias periféricas, houve um decréscimo significativo nas solicitações de biópsia de nervo para esclarecimento etiológico. No Hospital das Clínicas da Faculdade de Medicina da Universidade de São Paulo (HC-FMUSP), por exemplo, houve redução de 75% no número de biópsias realizadas em 2020 em comparação com 1995. Apesar disso, o estudo histológico do nervo mantém-se como um método diagnóstico útil em um campo mais restrito de indicações.

NERVOS PERIFÉRICOS E TÉCNICA PARA BIÓPSIA

Com um procedimento cirúrgico bem estabelecido, o nervo sural é o mais utilizado nas indicações de biópsia por ser puramente sensitivo e, portanto, as sequelas advindas da sua exérese são consideradas de pouca morbidade. Entretanto, outros nervos também podem ser utilizados.[1,2]

Alguns aspectos devem ser considerados antes de se indicar a biópsia de estruturas do sistema nervoso periférico (SNP):

- A biópsia deve ser o último exame solicitado, após ampla investigação não esclarecedora
- Não deve haver outro tecido mais facilmente acessível e com menor morbidade para o procedimento
- O nervo periférico deve estar afetado pela doença (clínica, eletrofisiologicamente ou por imagem) e ser de fácil acesso cirúrgico
- O benefício das informações geradas pela biópsia deve suplantar a morbidade gerada pela exérese da estrutura nervosa escolhida
- O centro deve dispor de técnicas histológicas adequadas e ter *expertise* no processamento e análise da amostra.

A escolha do nervo a ser biopsiado pode ser norteada pelo padrão de acometimento detectado:[1]

- **Acometimento focal**: o alvo da biópsia é determinado pelo local de aumento de volume na estrutura detectado por imagem, com ou sem impregnação pelo meio de contraste. Pode variar desde radículas nervosas até ramos distais do nervo periférico propriamente dito. Em certas situações clínicas, o acometimento focal pode ocorrer sem anormalidades detectáveis por imagem. Nesse caso, nervos como sural, fibular superficial, safeno, ramo cutâneo do radial, auricular magno, entre outros, podem ser biopsiados
- **Acometimento difuso**: polineuropatia é a expressão clínica desse padrão de envolvimento nervoso. Embora o nervo sural seja o mais escolhido, outros nervos sensitivos também podem ser biopsiados.

Quanto ao processamento histológico da amostra, o centro deve dispor, no mínimo, das técnicas de fixação em formol a 10% para impregnação em parafina (para colorações rotineiras e reações imuno-histoquímicas, quando pertinentes) e em glutaraldeído a 2,5 a 3% para impregnação em resina plástica (para cortes semifinos, microdissecção de fibra única e, raramente, cortes ultrafinos para microscopia eletrônica).[3,4] As utilidades e limitações de cada uma dessas técnicas histológicas podem ser consultadas na literatura.[4]

INDICAÇÕES PARA BIÓPSIA DE NERVO

No panorama atual dos métodos de investigação das doenças do SNP, a importância da biópsia de nervo depende do tipo de hipótese clínica, conforme apresentado na Tabela 113.1,[3] ressaltando que os achados histológicos da biópsia devem ser interpretados juntamente com o contexto clínico.

A utilidade da biópsia de nervo em identificar a etiologia é maior quando a suspeita clínica recai sobre doenças que acometem os tecidos de sustentação do nervo periférico, especialmente o sistema vascular, algumas doenças de depósito, processos neoplásicos e infecções com tropismo pelo nervo.

No HC-FMUSP, a principal indicação para biópsia de nervo recai sobre apresentações clínicas de mononeuropatia múltipla, confluente ou não, nas quais a hipótese clínica é vasculite, com o objetivo de não só confirmá-la, mas também diferenciá-la de hanseníase. Nas vasculites (Figuras 113.12 a 113.17), as alterações histológicas variam desde achados cicatriciais até franca atividade com necrose fibrinoide. Entretanto, na maioria das vezes os achados histológicos não estabelecem o tipo específico da vasculite, exigindo correlação com outros dados clínico-laboratoriais. A obtenção de cortes histológicos aprofundados pode revelar achados mais contundentes de processo vasculítico, quando a primeira série de cortes não é esclarecedora.

A hanseníase (Figuras 113.18 e 113.19) permanece como um importante problema de saúde pública, sendo endêmica nas regiões Norte e Nordeste do Brasil. A biópsia de nervo é indicada quando a investigação no sistema cutâneo não é esclarecedora, quando há suspeita da forma neural primária, e eventualmente como controle de cura devido a frequentes recidivas clínicas, mesmo após tratamento farmacológico adequado.

O aumento focal do volume do nervo comumente levanta a suspeita de um processo neoplásico, sendo a biópsia indicada para caracterização histológica da neoplasia, das quais as mais comuns são schwannoma e neurofibroma. Embora raro, o perineurioma, caracterizado por falsas formações em "bulbo de cebola" (Figura 113.20), pode ser confundido histologicamente com os bulbos de cebola característicos em algumas mutações da doença de Charcot-Marie-Tooth. Além disso, a biópsia do epineuro pode ser útil em casos considerados atípicos para neoplasias (Figuras 113.21 e 113.22).

Amiloidose é uma doença de depósito, comum em nosso meio e principalmente associada à transtirretina variante. Na polineuropatia amiloidótica familiar (PAF) associada à transtirretina (TTR), o sequenciamento genético tem substituído a biópsia tecidual como método diagnóstico. No entanto, a biópsia ainda pode ser útil para demonstrar a presença de amiloide em pacientes que receberam transplante hepático de doadores portadores de PAF-TTR (Figura 113.23), especialmente quando surgem queixas compatíveis com polineuropatia, predominantemente de fibras finas, pois essa documentação é necessária para a indicação de novo transplante.

Tabela 113.1 Importância da biópsia de nervo periférico *versus* suspeita diagnóstica.[3]

Nível de importância	Suspeita clínica de neuropatia por	Quando biopsiar
Alta	Vasculite	• Sem evidência de vasculite definida em outros tecidos • Neuropatia progressiva apesar do tratamento
	Neurolinfomatose	• Neurolinfomatose primária • Persistência da incerteza diagnóstica na neurolinfomatose secundária
	Tumor/ pseudotumor	• Exclusão de malignidade • Achados atípicos em suspeita de tumores benignos • Cirurgia indicada para melhora sintomática
	Hanseníase	• Na ausência de confirmação por biópsia de pele ou linfa • Hanseníase neural pura
Moderada	Amiloidose	• Resultado negativo em biópsia de outros tecidos
	Sarcoidose	• Resultado negativo em biópsia de outros tecidos • Acometimento neural exclusivo
	IgG4	• Achados atípicos • Resultado negativo em biópsia de outros tecidos
Baixa	Paraproteinemia	• Quando há suspeita diagnóstica de vasculite, amiloide ou infiltração maligna
	PIDC	• Fenótipo atípico • Não resposta ao tratamento
	Neuropatia hereditária	• Não está indicada
	Doença do corpo de poliglicosan do adulto (APDB)	• Alto índice de suspeita com teste genético e/ou teste da atividade enzimática do gene *GBE1* inconclusivos
	Doenças de depósito	• Apresentações atípicas • Alto índice de suspeita apesar dos testes diagnósticos inconclusivos
	Neuropatia motora × doença do neurônio motor	• Incapacidade de fazer a diferenciação com os testes auxiliares
	Neuropatia criptogênica/ outras etiologias	• Quando outra etiologia ainda é suspeitada e extensa avaliação foi inconclusiva • Certas toxinas • Infecção por citomegalovírus • SLID restrita ao nervo

IgG: imunoglobulina G; PIDC: polirradiculoneuropatia desmielinizante crônica; SLID: síndrome linfocítica infiltrativa difusa.

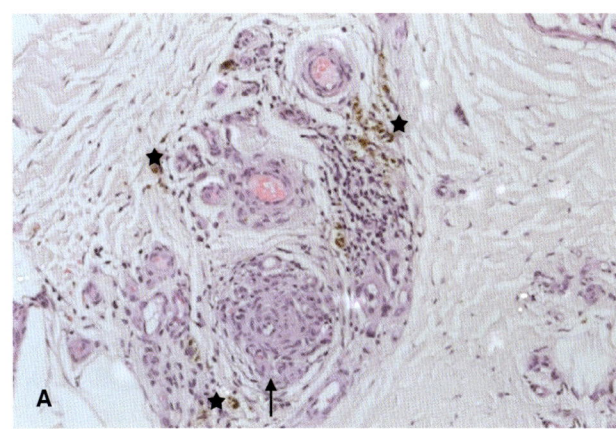

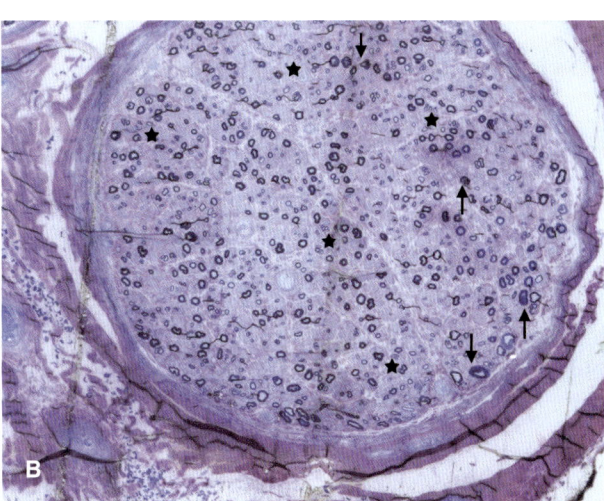

Figura 113.13 Microscopia óptica de nervo sural de paciente de 65 anos, com polineuropatia sensitivo-motora discretamente assimétrica e suspeita clínica de vasculite isolada de nervo periférico. **A.** Artéria epineural com sinais de recanalização parcial (*seta*), infiltrado inflamatório linfomononuclear em camada adventícia e presença de hemossiderina (*asteriscos*), indicando sangramento pregresso (H&E, 40×). **B.** Corte semifino de fascículo nervoso, com moderada redução da densidade de fibras mielinizadas, fibras em degeneração walleriano-símile (*setas*) e agrupamentos axonais regenerativos (*asteriscos*) (azul de toluidina, 40×).

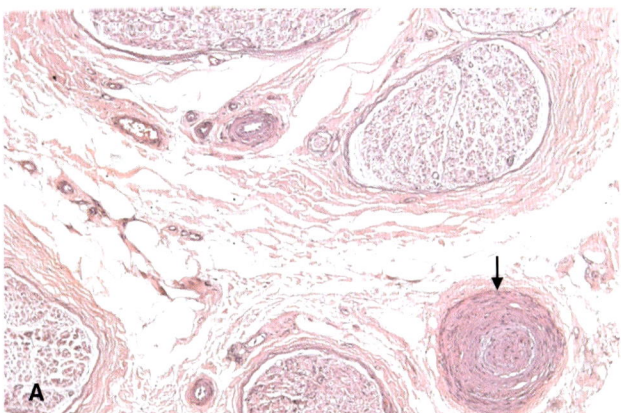

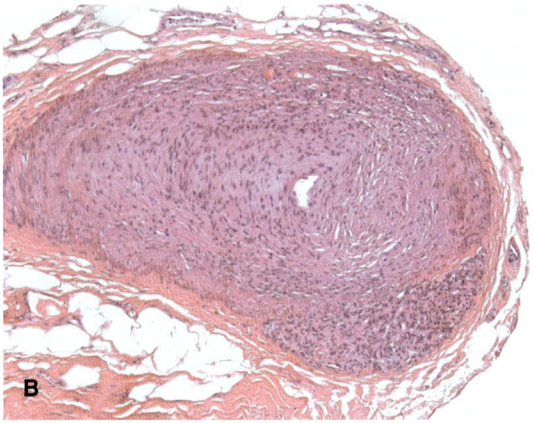

Figura 113.12 Microscopia óptica de nervo sural de paciente de 64 anos, com histórico de artrite reumatoide com piora neurológica apesar do tratamento imunossupressor. **A.** Nota-se a presença de artéria epineural com sua luz ocluída por tecido fibrótico (*seta*) (H&E, 10×). **B.** Artéria epineural parcialmente recanalizada, com desorganização arquitetural de sua parede e infiltrado inflamatório linfomononuclear residual (H&E, 20×).

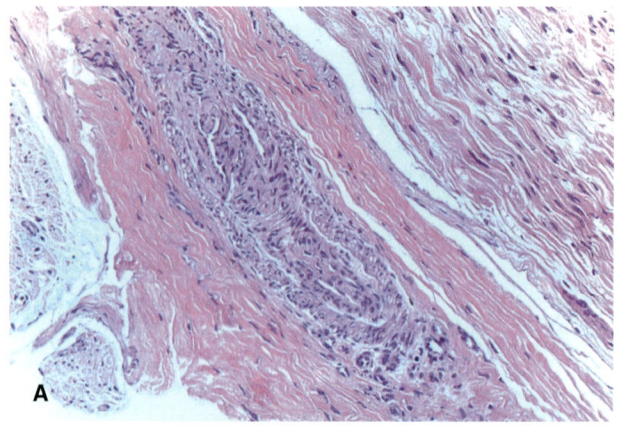

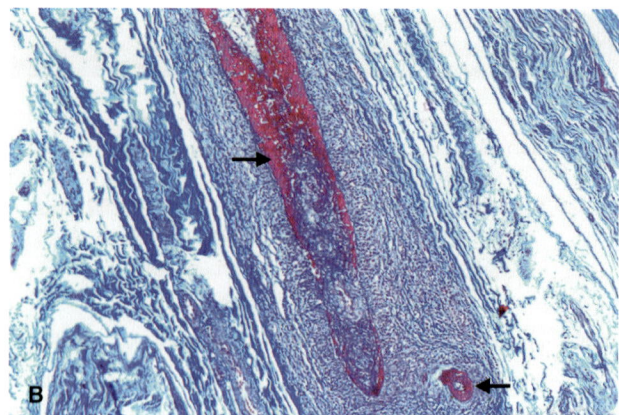

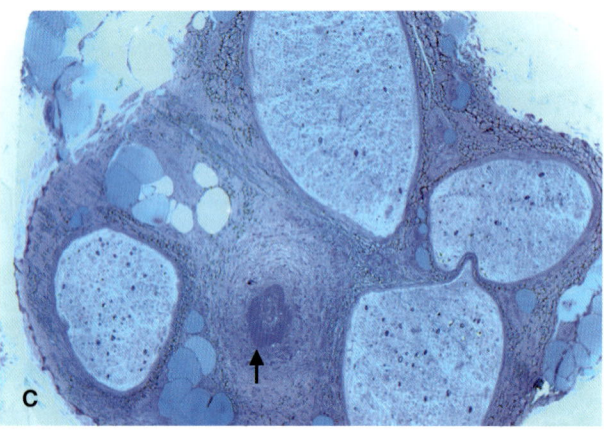

Figura 113.14 Microscopia óptica de nervo sural de paciente de 33 anos, com mononeuropatia múltipla e suspeita de poliarterite nodosa. **A.** Artéria epineural com importante alteração arquitetural e recanalização discreta da luz vascular (H&E, 20×). **B.** Necrose fibrinoide constatada tanto na artéria epineural quanto em um *vasa vasorum* (*setas*) (Masson, 10×). **C.** Corte semifino demonstrando perda acentuada das fibras mielinizadas de calibres grosso e fino, com fascículos nervosos simetricamente afetados, além de necrose fibrinoide (*seta*) em artéria epineural (azul de toluidina, 10×).

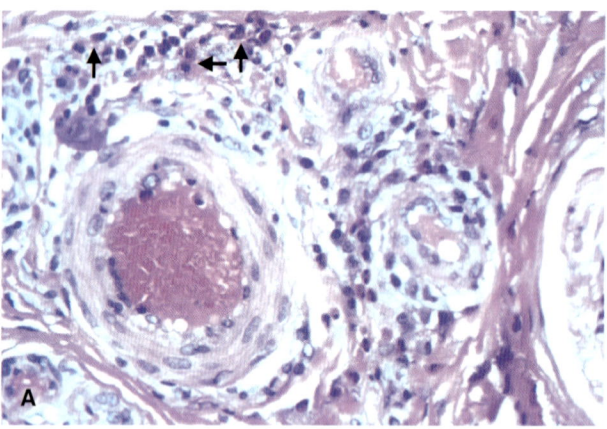

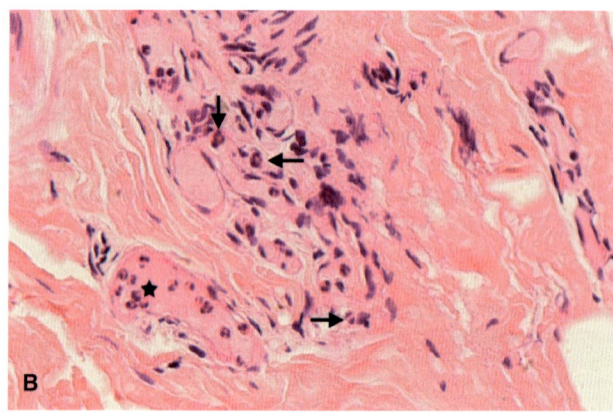

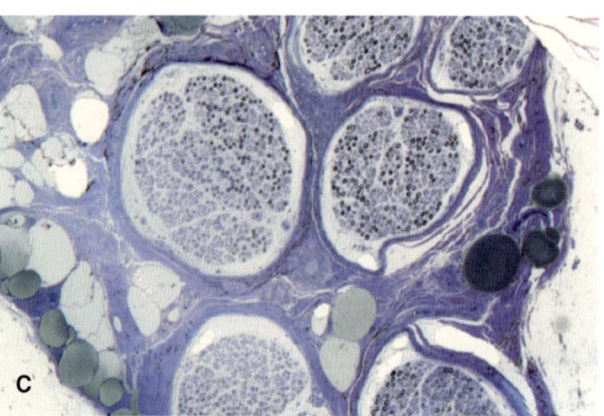

Figura 113.15 Microscopia óptica de nervo sural de paciente com mononeuropatia múltipla e suspeita de granulomatose eosinofílica com poliangeíte. **A.** Infiltrado inflamatório na camada adventícia, no qual, além de linfócitos, nota-se a presença de eosinófilos dispersos no tecido (*setas*). **B.** Inúmeros eosinófilos observados tanto na luz vascular (*asterisco*) quanto no tecido adjacente (*setas*) (H&E, 40×). **C.** Corte semifino revelando perda assimétrica interfascicular das fibras nervosas mielinizadas (azul de toluidina, 10×).

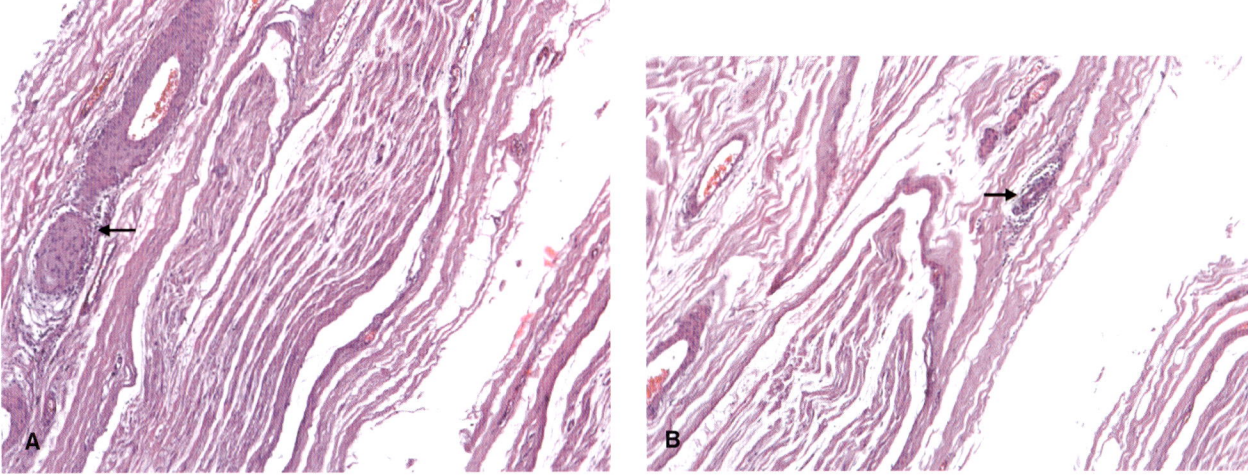

Figura 113.16 Microscopia óptica de nervo sural de paciente de 58 anos, com polineuropatia sensitivo-motora, sintomas sensitivos positivos exuberantes, ampla investigação sistêmica negativa e diagnóstico de vasculite isolada de nervo periférico (vasculite não sistêmica). **A.** Artéria epineural seccionada longitudinalmente, com infiltrado inflamatório linfocitário perivascular (*seta*) e oclusão segmentar de sua luz devido ao processo fibrótico. **B.** Pequena artéria epineural com infiltrado inflamatório linfocitário perivascular e intramural (*seta*) (H&E, 10×).

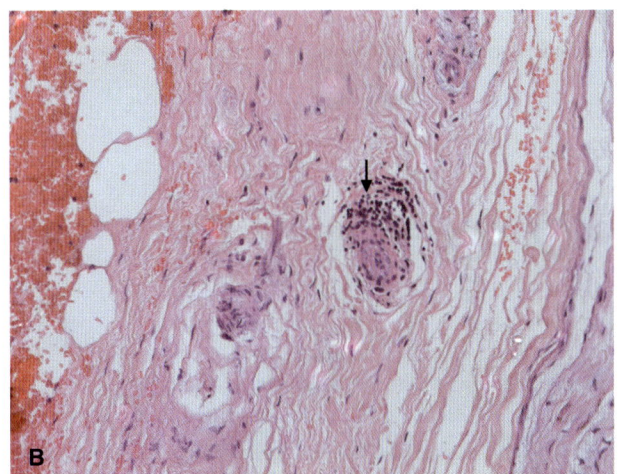

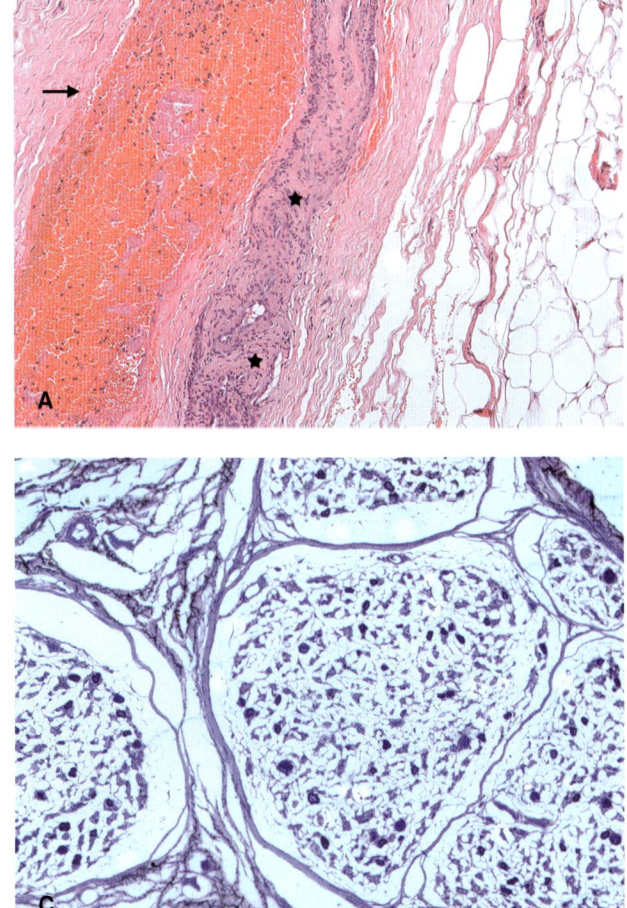

Figura 113.17 Vasculite sistêmica possivelmente associada a poliarterite nodosa. Microscopia óptica de nervo sural de paciente de 72 anos, internado por polineuropatia sensitivo-motora grave, com progressão ao longo de 4 meses, manifestações álgicas intensas, acometimento de pares cranianos e bexiga atônica, evoluindo para sepse e óbito em 5 dias. **A.** Extensa hemorragia no epineuro (*seta*) na proximidade de artéria epineural com luz vascular gravemente comprometida (*asteriscos*) (H&E, 10×). **B.** Pequena artéria epineural com infiltrado linfomononuclear perivascular e intramural (*seta*) (H&E, 20×). **C.** Corte semifino mostrando grave perda das fibras nervosas em todos os fascículos, com raras fibras mielinizadas ainda presentes, mas em degeneração (azul de toluidina, 20×).

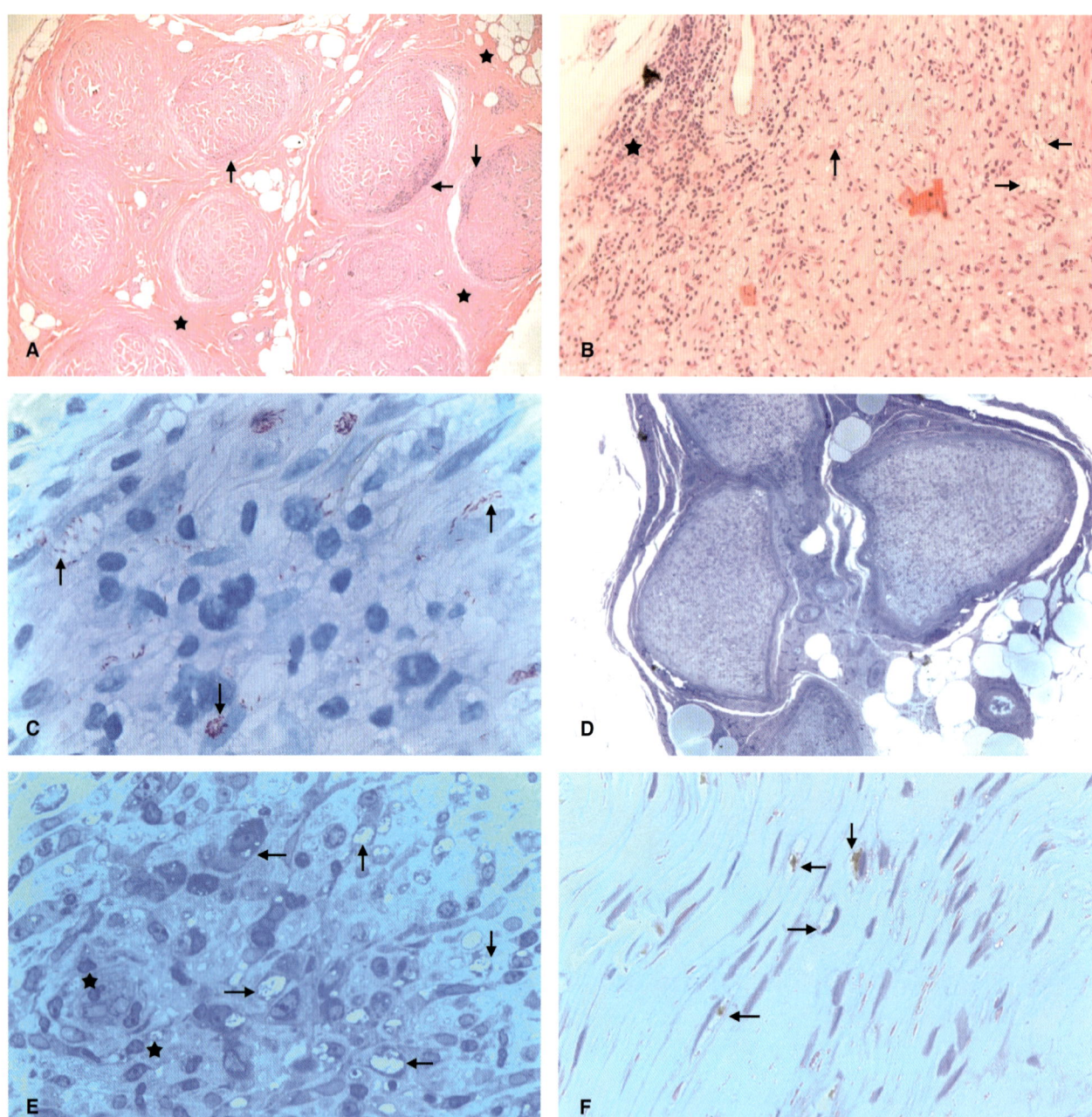

Figura 113.18 Hanseníase multibacilar em microscopia óptica de nervo sural. **A.** Perineurite, característica por adentrar o endoneuro (*setas*), acompanhada de espessamento importante do epineuro por tecido fibrótico (*asteriscos*) (H&E, 10×). **B.** Grande número de células espumosas no endoneuro (*setas*), com infiltrado perineural adentrando o endoneuro (*asterisco*) (H&E, 20×). **C.** Alta carga bacilar, com bacilos aparentemente íntegros e em diversos estágios de degeneração (*setas*) (Ziehl-Neelsen, 100×). **D.** Corte semifino revelando perda total de fibras mielinizadas (azul de toluidina, 10×). **E.** Corte semifino mostrando um grande número de células espumosas dispersas no endoneuro, contendo material particulado no citoplasma (*setas*) e também na camada adventícia dos vasos endoneurais (*asteriscos*) (azul de toluidina, 100×). **F.** Embora desnecessária nesse caso, a reação imuno-histoquímica com anti-BCG revelou sítios reagentes na coloração marrom (*setas*) (imunoperoxidase, 100×).

Convém ressaltar que, na suspeita clínica de amiloidose sistêmica, qualquer tecido afetado pode ser utilizado para a biópsia. Entretanto, a escolha inicial deve recair sobre aquele tecido cujo procedimento seja menos invasivo e apresente menor morbidade.[5] O diagnóstico definitivo requer a identificação da birrefringência verde à luz polarizada nos cortes corados com vermelho Congo, entretanto, isso não determina o tipo de proteína amiloidogênica.

A tipificação da proteína amiloidogênica pode ser feita com reações imuno-histoquímicas específicas, com maior chance de resultados falso-positivos ou negativos no caso da amiloidose por cadeias leves de imunoglobulina.[6] Com disponibilidade restrita a poucos serviços, a dissecção a *laser* seguida por espectrometria de massa possibilita tipificar de forma mais contundente a proteína amiloidogênica.[5,6]

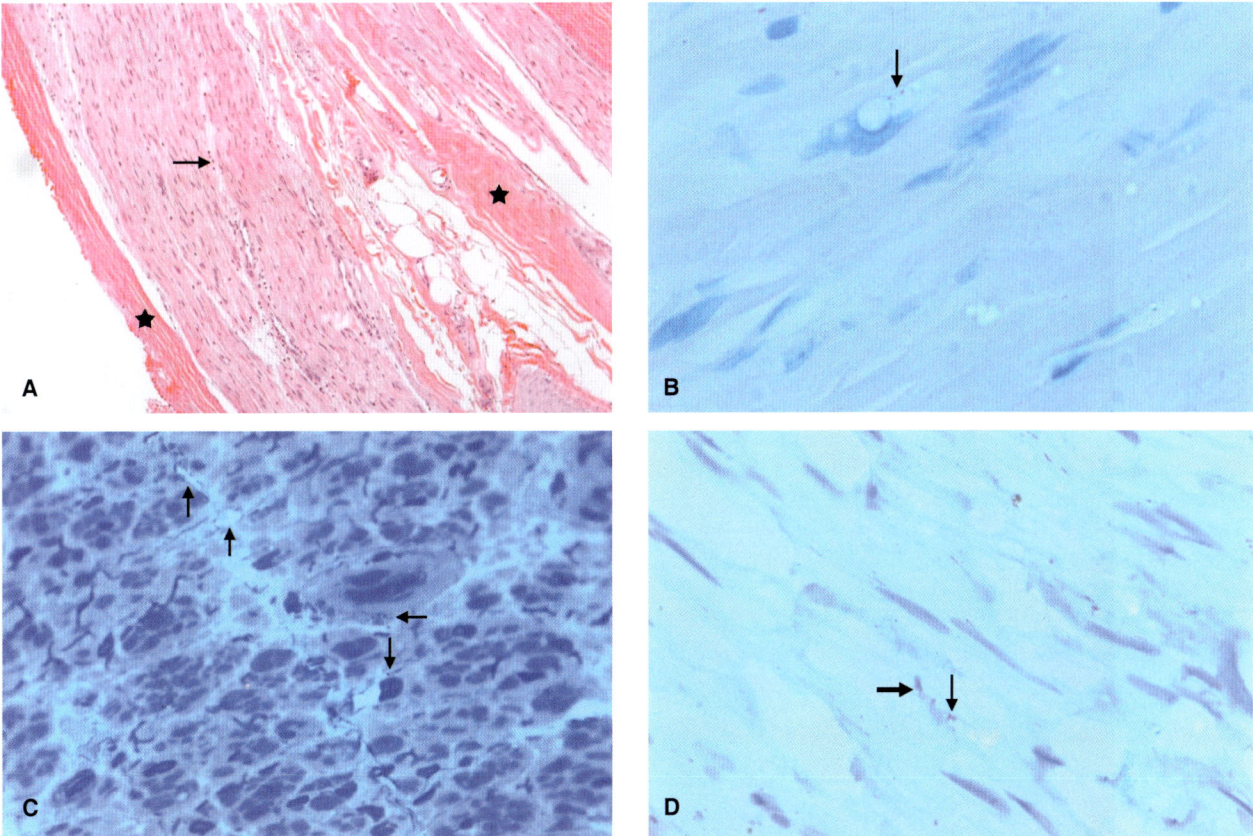

Figura 113.19 Microscopia óptica de nervo sural de hanseníase, possivelmente neural primária, paucibacilar, em paciente de 72 anos com mononeuropatia múltipla. **A.** Fascículo nervoso com raras células inflamatórias dispersas no endoneuro (*seta*) e espessamento do epineuro por tecido fibrótico (*asteriscos*) (H&E, 20×). **B.** Célula espumosa com material particulado, em coloração magenta, no citoplasma (*seta*) (Ziehl-Neelsen, 100×). **C.** Corte semifino mostrando células de citoplasma bem claro, possivelmente células espumosas, contendo material particulado na periferia do citoplasma (*setas*), além de importante redução na densidade de fibras mielinizadas (azul de toluidina, 100×). **D.** Sítios reagentes (*setas*) com coloração marrom em célula espumosa, detectados na reação imuno-histoquímica com anti-BCG (imunoperoxidase, 100×).

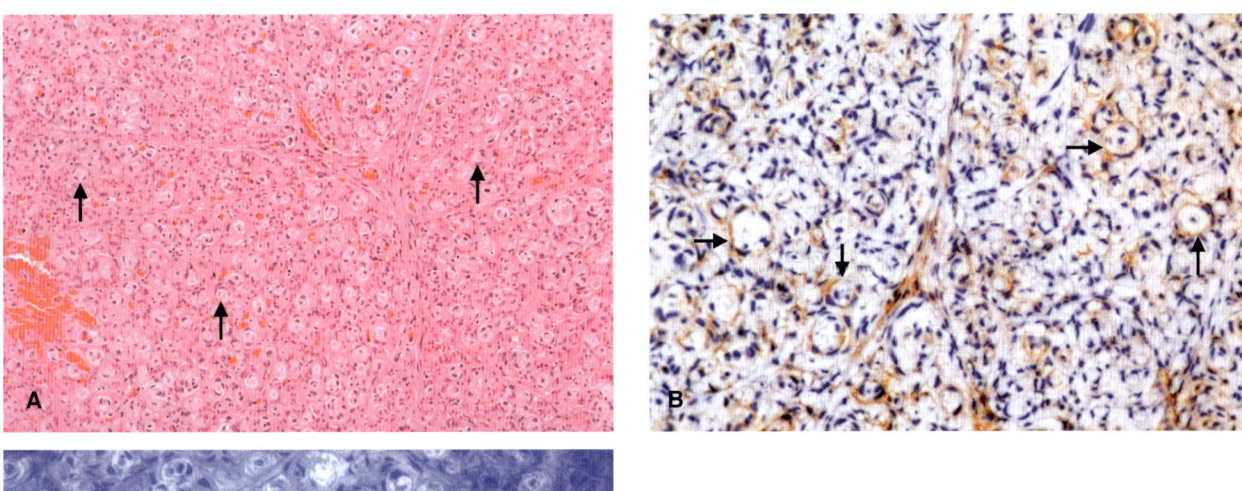

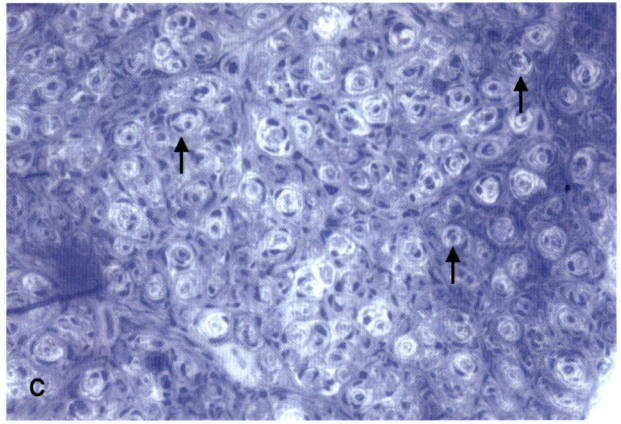

Figura 113.20 Microscopia óptica de fragmento do nervo ciático de paciente de 3 anos, com aumento focal de volume nesse nervo. **A.** Células organizadas em arranjo concêntrico ao longo de toda a extensão do fragmento (*setas*) (H&E, 20×). **B.** Sítios reagentes em coloração marrom apenas na periferia do arranjo concêntrico de células perineurais na reação imuno-histoquímica com anti-EMA, identificados como "pseudobulbos de cebola" (*setas*) (imunoperoxidase, 40×). **C.** Corte semifino totalmente ocupado pelos falsos bulbos de cebola (*setas*) (azul de toluidina, 40×). Também foram realizadas reações imuno-histoquímicas com anti-S100 e anti-NF, que mostraram sítios reagentes com distribuição multipontuada, em sua maioria no interior dessas formações. A reação com anti-Ki67 revelou baixo índice proliferativo.

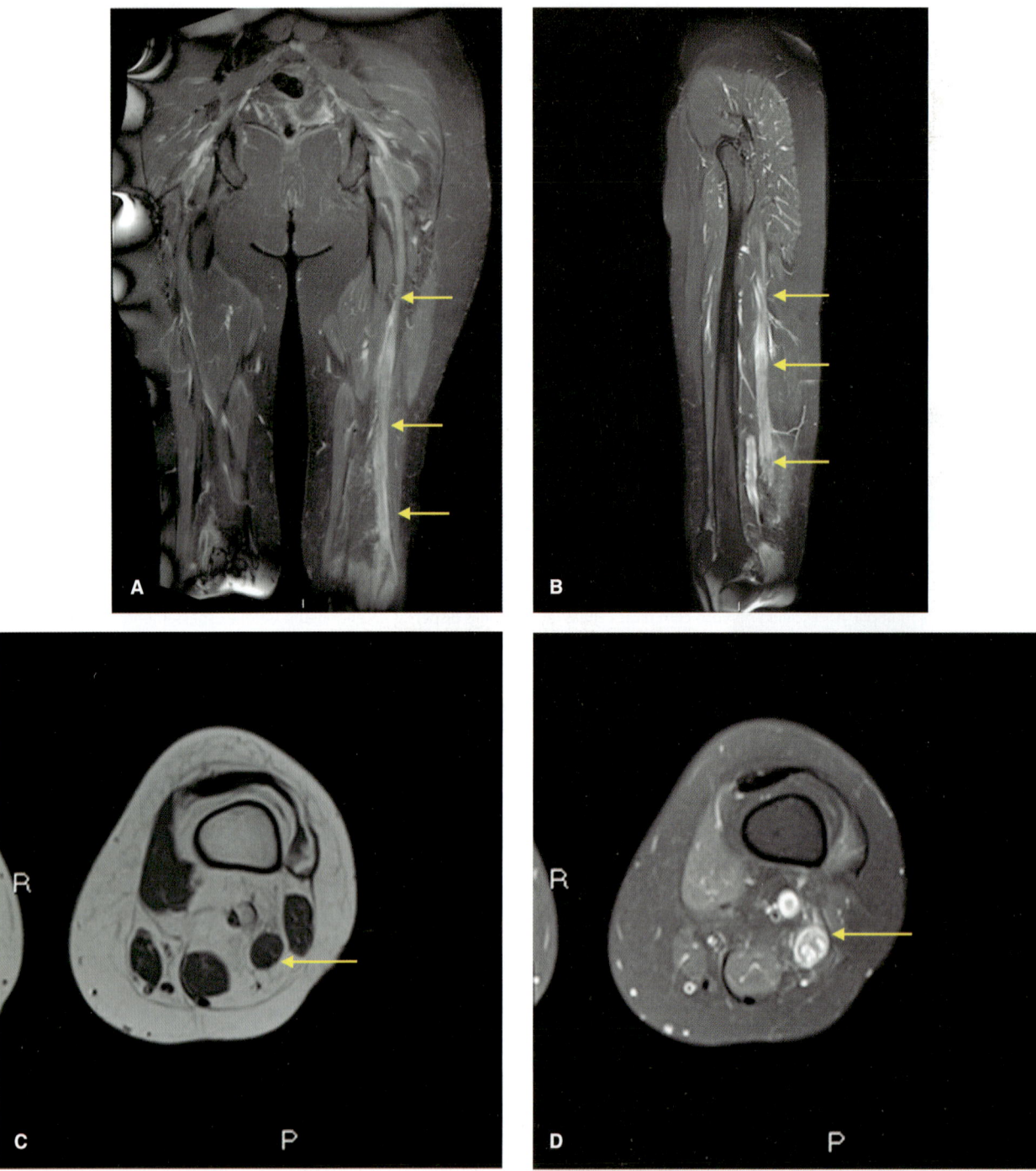

Figura 113.21 Neurografia por ressonância magnética do nervo ciático de paciente de 53 anos, encaminhada ao HC-FMUSP com hipótese de neoplasia de nervo periférico. O exame revelou espessamento, alteração de sinal e realce pelo meio de contraste do nervo ciático, desde seu terço proximal até as emergências dos nervos tibial e fibular comum (*setas*), e consequentes alterações por denervação aguda/subaguda nas porções proximais dos músculos gastrocnêmio e plantar. T2 com saturação de gordura em cortes coronal (**A**), sagital (**B**) e axial (**D**); T1 axial (**C**). (Imagens cedidas pelo Dr. Alberto Bambirra.)

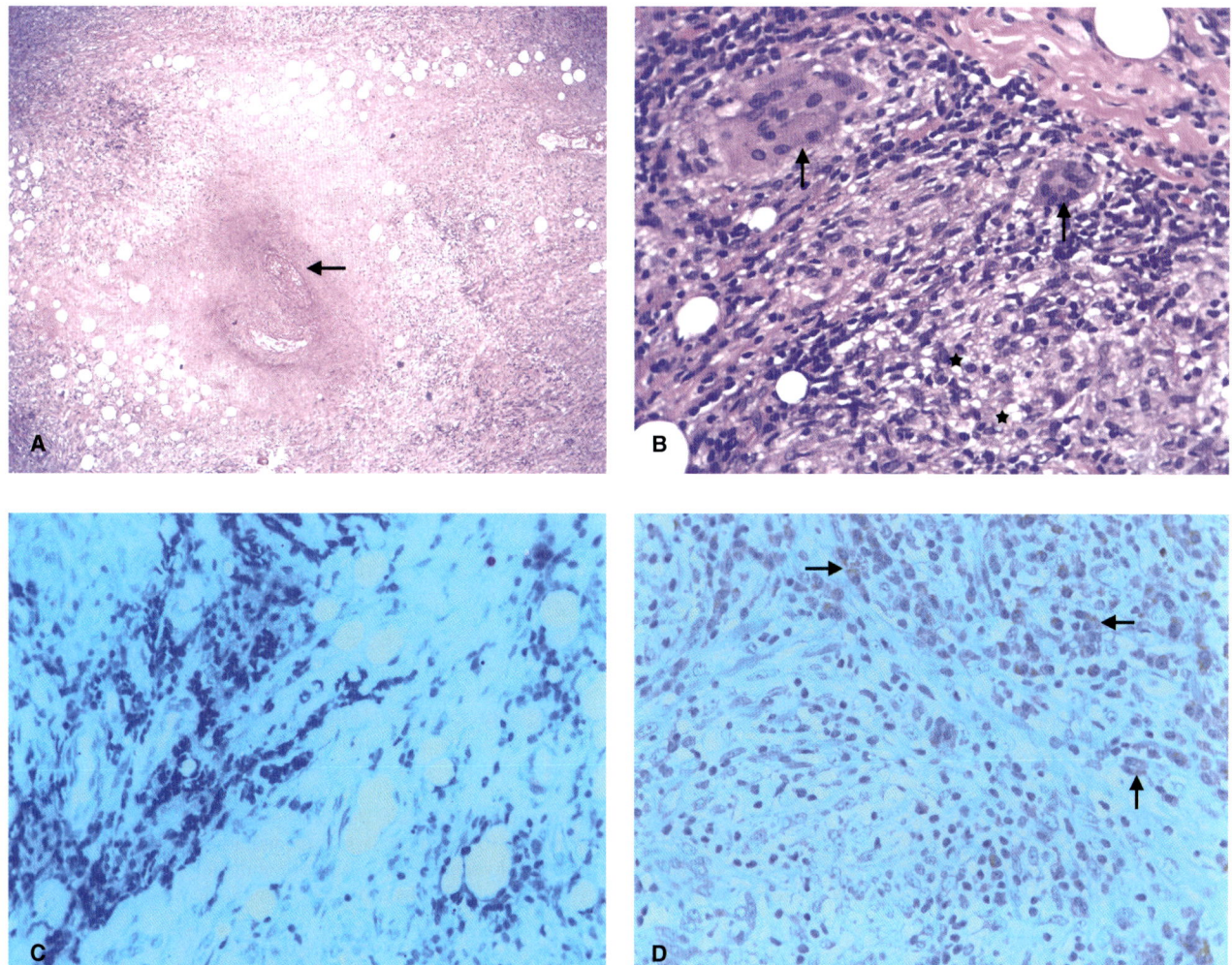

Figura 113.22 Microscopia óptica de fragmento epineural do nervo ciático apresentado na Figura 113.21. **A.** Tecido epineural com granuloma e necrose caseosa (*seta*) (H&E, 5×). **B.** Granuloma com infiltrado inflamatório linfomononuclear com células gigantes multinucleadas (*setas*) (H&E, 40×). **C.** Pesquisa negativa para bacilos álcool-ácido-resistentes (Ziehl-Neelsen, 40×). **D.** Reação imuno-histoquímica com anti-BCG, evidenciando material particulado em coloração marrom no citoplasma de várias células (*setas*) (imunoperoxidase, 40×). O tratamento inicial foi direcionado para hanseníase, resultando em discreta redução do processo inflamatório. Posteriormente, foi iniciado o tratamento para tuberculose, com melhora acentuada do processo inflamatório, conforme acompanhamento por imagem.

Ainda sobre as neuropatias hereditárias, a biópsia de nervo pode ser útil para estabelecer a correlação fenótipo-genótipo quando o estudo genético molecular for inconclusivo. Nesses casos, a análise por microscopia eletrônica é quase sempre necessária.[7] A Figura 113.24 exemplifica uma situação clínica em que a biópsia de nervo foi utilizada com essa finalidade.

VALOR DIAGNÓSTICO E COMPLICAÇÕES

Com poder limitado para isoladamente esclarecer a etiologia, alguns estudos apontam que a biópsia de nervo se mostrou diagnóstica em 14 a 16% dos casos. Em 33 a 37% das situações, a biópsia apenas confirmou o diagnóstico clínico. No entanto, quando analisada em conjunto com dados clínicos e outros exames subsidiários, ela auxiliou na decisão terapêutica em 27 a 60% dos casos.[3,8,9]

Como método diagnóstico, a biópsia de nervo pode apresentar complicações que devem ser sempre consideradas frente à utilidade esperada e às potenciais sequelas. Essas complicações incluem: parestesias descritas em 11 a 100% dos pacientes, dor neuropática crônica em até 58% dos casos, infecção na ferida cirúrgica em 5 a 20% e dificuldade de cicatrização, observada em até 12% dos pacientes.[3]

CONSIDERAÇÕES FINAIS

No contexto atual, marcado por avanços eletrofisiológicos, imunológicos e de imagem, a realização de biópsia de nervo periférico ainda tem lugar no esclarecimento etiológico em situações clínicas específicas. Sua indicação deve ser discutida individualmente, ponderando-se riscos, benefícios e limitações do processamento histológico da amostra.

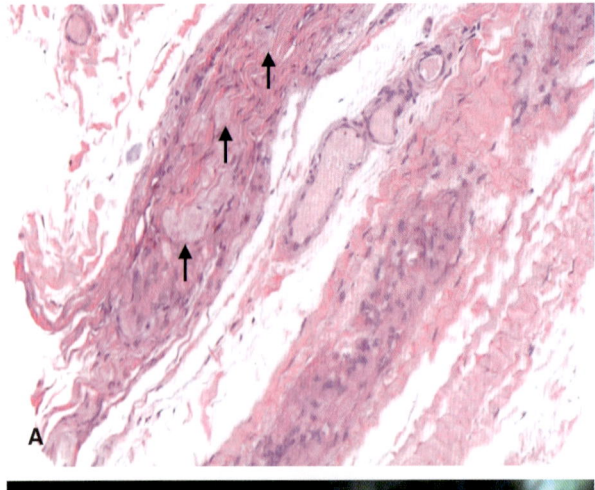

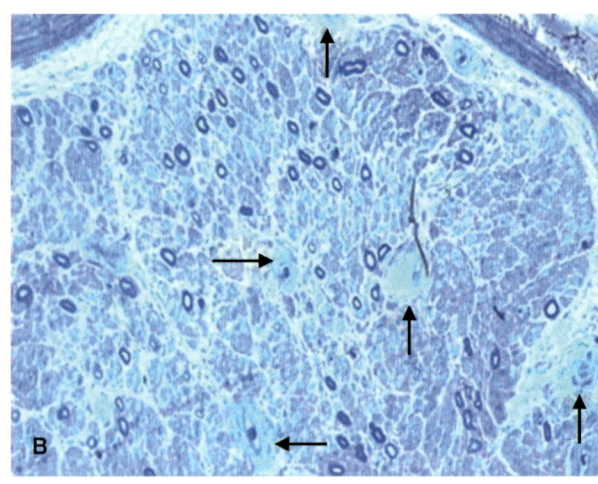

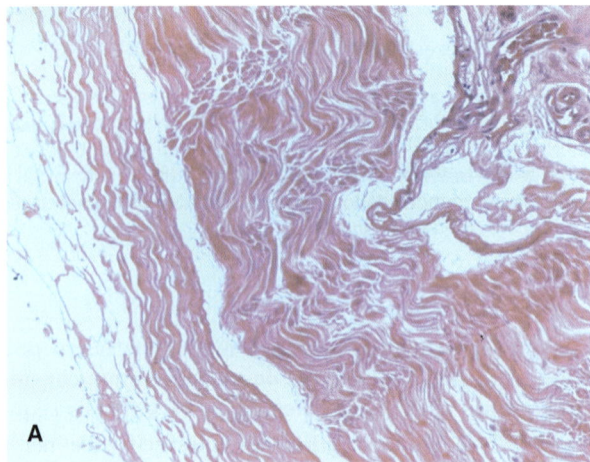

Figura 113.23 Microscopia óptica de nervo sural de paciente de 60 anos, com polineuropatia sensitivo-motora e autonômica, iniciada 13 anos após transplante hepático, cujo doador era portador de polineuropatia amiloidótica familiar associada à transtirretina. **A.** Depósitos de material amorfo e extracelular disperso no endoneuro (*setas*) (H&E, 10×). **B.** Corte semifino, mostrando redução importante da densidade de fibras mielinizadas, além de depósitos hialinos ao redor de capilares endoneurais e subperineurais (*setas*) (azul de toluidina, 20×). **C.** Depósito endoneural exibindo birrefringência verde à luz polarizada (vermelho Congo, 40×).

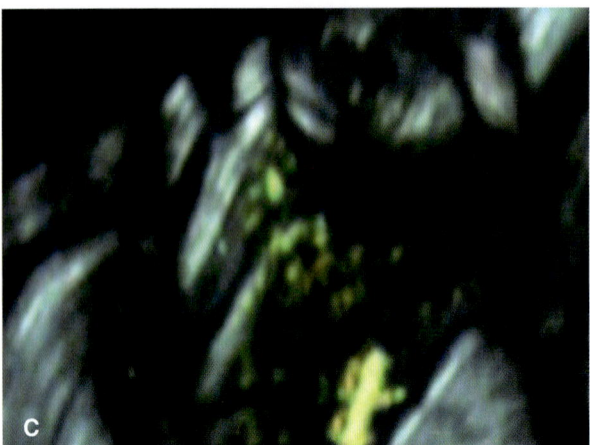

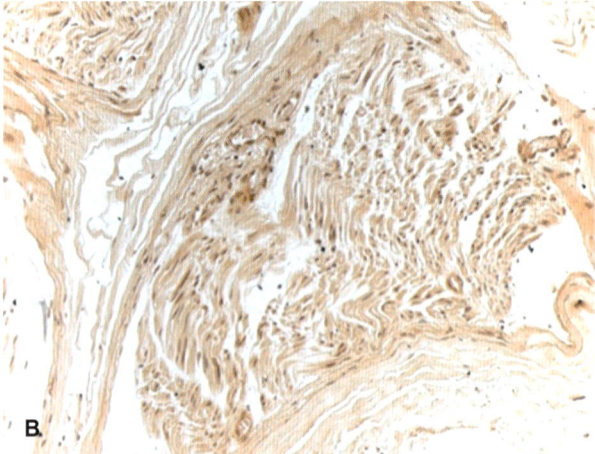

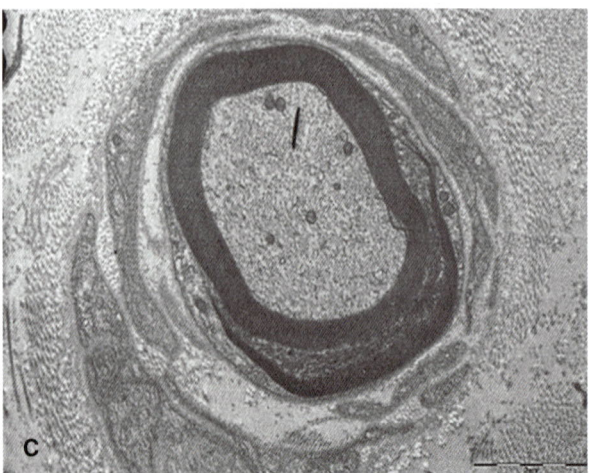

Figura 113.24 Microscopia de nervo sural de paciente de 57 anos, encaminhado com diagnóstico de amiloidose associada à gelsolina e sequenciamento genético que revelou mutação no gene da gelsolina de significado clínico indeterminado. Apresentava déficit sensitivo e motor de progressão lenta, que se iniciou aos 18 anos, com pé cavo bilateral, sem acometimento dos nervos cranianos ou autonômico, e história familiar negativa sugerindo doença de Charcot-Marie-Tooth (CMT). O estudo eletrofisiológico indicou um processo desmielinizante, e um novo estudo genético constatou mutação patogênica no gene *DRP2*, firmando o diagnóstico de doença de Charcot-Marie-Tooth ligada ao X (CMTX) como justificativa mais provável para as manifestações clínicas. **A.** Fascículo nervoso exibindo apenas discreto espessamento perineural por tecido conjuntivo (H&E, 20×). **B.** Reação histoquímica com vermelho Congo negativa para acúmulos vermelhos extracelulares; a visualização à luz polarizada não revelou focos de birrefringência verde (dado não mostrado). **C.** A microscopia eletrônica revelou redução na densidade de fibras mielinizadas, com algumas delas exibindo formações em bulbo de cebola, compostas por camadas concêntricas das membranas da célula de Schwann (acetato de uranila).

Radiculopatias e Plexopatias

Raquel Campos Pereira • Carlos Otto Heise • Carlo Domênico Marrone

INTRODUÇÃO

As radiculopatias e plexopatias são condições neurológicas comuns que afetam os nervos espinhais e os plexos nervosos, respectivamente. Essas enfermidades podem causar uma variedade de sintomas que se instalam subitamente ou de forma lenta e progressiva. Entre os principais sintomas estão dor, fraqueza que afeta os músculos do território da raiz/nervo lesado, distúrbios sensitivos positivos e/ou negativos e atrofia.[1] Neste capítulo revisaremos as características clínicas, o exame neurológico, o diagnóstico diferencial e a propedêutica para investigar a etiologia que direcionará, de maneira assertiva, o tratamento das doenças que afetam as raízes nervosas e os plexos braquial e lombossacral.

O tema deste capítulo é importante não apenas para neurologistas e ortopedistas, mas também para médicos generalistas, especialistas em medicina do trabalho e da família, pois a frequência de queixas relacionadas às doenças da coluna vertebral é de grande impacto na saúde pública. A dor na coluna é um sintoma comum na população geral e que vem aumentando ao longo das décadas. A Pesquisa Nacional por Amostra de Domicílios (PNAD) mostrou em 2008 que 13,5% da população adulta relatou "dor na coluna". Outro levantamento, dessa vez da Pesquisa Nacional de Saúde (PNS 2013), estimou a prevalência da dor crônica na coluna em 18,6% da população e, mais recentemente, um estudo realizado durante a pandemia de covid-19 apontou que a prevalência de dores na coluna aumentou para 45,2%. Esse aumento significativo não apenas foi atribuído às mudanças ocupacionais e adaptativas durante a pandemia, como a rápida adoção do trabalho remoto por milhares de trabalhadores, mas também reflete a piora do estilo de vida e a elevação do sedentarismo, da ansiedade e do estresse.[2] Além disso, a crescente expectativa de vida da população global e sua manutenção como classe economicamente ativa trouxe um novo desafio no tratamento de problemas de coluna em indivíduos idosos. Esse grupo apresenta peculiaridades, que incluem maior frequência de comorbidades, redução de massa óssea, degeneração espinhal mais acentuada e maior propensão a quedas, impactando os sistemas de saúde, tanto público quanto suplementar.[2,3]

RADICULOPATIAS

As radiculopatias são caracterizadas pelo comprometimento dos nervos espinhais, seja em sua origem na medula espinhal, seja em suas ramificações proximais. A causa mais comum é a compressão mecânica das raízes nervosas, ocasionada por hérnias de disco, estenose do canal vertebral ou a presença de osteófitos na coluna vertebral.[1,4] Os sintomas habituais incluem dor irradiada ao longo do trajeto nervoso afetado, fraqueza muscular e alterações sensoriais que correspondem à distribuição do dermátomo comprometido.

Fisiopatologia

A formação da hérnia de disco está associada ao comprometimento da arquitetura normal dos discos intervertebrais. O processo natural de envelhecimento afeta todos os elementos da coluna, incluindo discos intervertebrais, articulações facetárias, corpos vertebrais e sustentação de músculos e ligamentos. Esse processo, contudo, costuma ter seu início com o comprometimento da homeostase e da estrutura do disco intervertebral.[4,5] O anel fibroso se rompe, desencadeando a protrusão do núcleo pulposo.

Na região cervical, os discos estão alinhados às respectivas raízes. Cada raiz emerge acima do corpo vertebral correspondente, de modo que uma discopatia C6-C7 pode resultar em radiculopatia C7. Na região lombar, as raízes apresentam um longo trajeto descendente na chamada "cauda equina", o que as torna vulneráveis à compressão por lesões discais em diferentes níveis. Diferentemente da região cervical, na região lombar a raiz sai pelo forame intervertebral abaixo do corpo vertebral correspondente, situado um pouco acima do disco. Por exemplo, uma radiculopatia L5, a mais comum, pode ser causada por uma hérnia foraminal L5-S1 que subiu, ou, mais frequentemente, por uma discopatia L4-L5 com compressão da raiz L5 no recesso lateral do canal vertebral.[1,4,5]

Em quase todos os casos de radiculopatia cervical, a principal característica fisiopatológica é a inflamação, que pode resultar de herniação aguda de um disco cervical adjacente e subsequentemente estreitamento do trajeto da raiz nervosa. Essa inflamação contribui para o agravamento de alterações degenerativas, osteófitos ou alterações associadas à desidratação do disco, resultando na compressão direta da raiz nervosa que desencadeia a sintomatologia.[5]

Os sintomas da compressão radicular incluem dor irradiada para o membro correspondente, associada a sintomas sensitivos no respectivo dermátomo (Figura 114.1) e possível fraqueza no miótomo acometido. A inflamação também pode acelerar e agravar alterações e deformidades degenerativas. Cada raiz nervosa tem uma área específica de inervação motora e sensitiva, e os sintomas álgicos e motores seguem a distribuição, conforme descrito na Tabela 114.1, com variações individuais. Manobras que aumentam a pressão intrarraquiana, como tossir, espirrar, defecar ou soprar, podem piorar os sintomas.[3]

Incidência

As radiculopatias cervicais ocorrem em uma taxa de incidência de aproximadamente 85 casos por 100 mil pessoas, nos quais mais da metade são de comprometimento da raiz nervosa C7. A raiz nervosa de C6 responde por até 1/4 dos casos cervicais, enquanto os demais níveis cervicais são afetados em menor frequência (Figura 114.2). Em relação às radiculopatias da região lombar, sabe-se que em torno de 90% das hérnias de disco ocorrem no espaço discal L4-L5 ou L5-S1, podendo acometer as raízes de L4, L5 ou S1, com destaque para L5.[6] A dor lombar com radiculopatia foi a

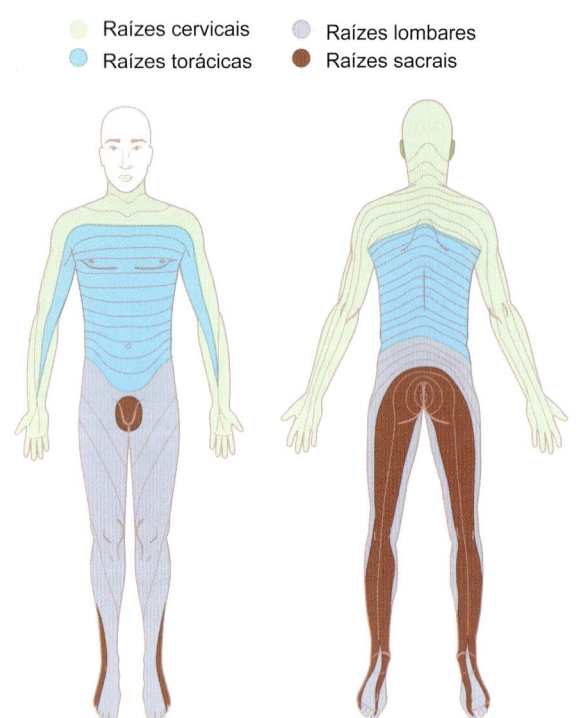

Raízes cervicais · Raízes lombares
Raízes torácicas · Raízes sacrais

Figura 114.1 Dermátomos sensitivos da raízes nervosas cervicais, torácica e lombossacrais.

principal causa de afastamento laboral e solicitação de benefício previdenciário no Brasil em 2020.[7]

A prevalência de sintomas de dor lombar irradiada para os membros inferiores (lombociatalgia) varia consideravelmente entre os estudos, afetando 1,6% da população geral. No entanto, em grupos de pessoas que exercem trabalho remunerado, essa taxa pode chegar a 43%. Embora haja uma estimativa de bom prognóstico para a maioria dos pacientes, uma proporção substancial (até 30%) continua a relatar sintomas álgicos por 1 ano ou mais.[4,8] Estenose do canal lombar ou foraminal, assim como tumores ou cistos (com menor frequência) são outras causas possíveis de radiculopatias e de lombociatalgia (Tabela 114.2).

História clínica

A anamnese frequentemente descreve um paciente jovem, entre 20 e 40 anos, muitas vezes com histórico de episódios anteriores de dor lombar leve que se resolveram rapidamente. Após esforço físico moderado a intenso, como

levantamento de peso, queda ou movimentos de torção/flexão do tronco, o paciente subitamente desenvolve dor intensa e incapacitante, caracterizada como lombociatalgia.[4]

Exame físico

O exame neurológico é direcionado para avaliação do diagnóstico topográfico da lesão radicular e inclui necessariamente: 1) avaliação da força, selecionando músculos de raízes e nervos distintos para identificar coincidências de déficit motor que apontem para uma ou mais raízes em sofrimento; 2) avaliação dos reflexos miotáticos/osteotendíneos; 3) avaliação da sensibilidade tátil dolorosa; e 4) realização de manobras específicas que induzam ou aliviem temporariamente a dor devido ao estiramento ou relaxamento de nervos, respectivamente.[1,3]

Os testes mais conhecidos para corroborar o diagnóstico clínico de **hérnia discal lombar** são os listados a seguir.[1]

Teste de Lasègue ou sinal de Lazarević. Realizado com o paciente em decúbito dorsal, consiste na extensão lenta e gradual da perna com o quadril a 90º, o que ocasiona dor pelo estiramento do nervo ciático ou de uma de suas raízes. Pode-se aumentar a sensibilidade do teste com a dorsiflexão do tornozelo. Variações do teste de Lasègue podem ser executadas, como o **teste de Lasègue sentado** e o **teste de Lasègue contralateral**.

Manobra de *slump*. É realizada com o paciente sentado, as pernas pendentes e as mãos sobre as coxas. O examinador faz a flexão do tronco sobre as coxas, seguida de flexão cervical, aproximando o queixo ao esterno. Na sequência, com a outra mão, segura a face plantar de um dos pés e realiza a extensão do joelho e dorsiflexão do pé, mantendo a outra perna pendente.

Sinal de Bragard. Tem sido descrito de várias maneiras. Classicamente, consiste no desencadeamento da lombociatalgia durante a dorsiflexão do tornozelo juntamente com flexão do pescoço.

Teste de estiramento do nervo femoral. Com o paciente em decúbito lateral, realiza-se uma extensão de 15° no quadril e flexão do joelho, tensionando o nervo femoral. O teste é considerado positivo se o paciente apresentar dor irradiada para o membro inferior.

Sinal do "arco de corda". Levanta-se a perna do paciente, como na manobra de Lasègue, até que ele sinta dor; em seguida, faz-se uma flexão do joelho. Havendo redução ou

Tabela 114.1 Avaliação clínica das radiculopatias.

Raiz afetada	Dor	Sintomas sensitivos	Fraqueza	Reflexos alterados
C5	Cervical, escápula, ombro	Lateral do braço	Abdução e rotação externa do braço	–
C6*	Cervical, escápula, lateral do braço e antebraço	Polegar, lateral do antebraço	Flexão do cotovelo, abdução do braço	Bicipital
C7*	Cervical, escápula, posterior do braço e antebraço	2º e 3º dedos, posterior do antebraço	Extensão do cotovelo e punho	Tricipital
C8	Cervical, escápula, medial do braço e antebraço	5º dedo, medial do antebraço	Flexão e extensão dos dedos, flexão do polegar	Flexor dos dedos
L2-L3	Lombar, região inguinal, anterior e medial da coxa	Inguinal, região anterior da coxa	Flexão do quadril, extensão da perna	Adutor, femoral/patelar
L4	Lombar, coxa anterior, joelho, medial da perna	Face medial da perna	Extensão da perna, dorsiflexão do pé	Femoral/patelar
L5*	Lombar, lateral e posterior da coxa, lateral da perna	Face lateral da perna, dorso do pé, hálux	Extensão do hálux, dorsiflexão do pé, inversão do pé	Poplíteo interno
S1*	Lombar, posterior da coxa, posterior da perna	Panturrilha, planta do pé, 4º e 5º pododáctilos	Flexão plantar	Aquileu

*Raízes mais comumente afetadas.

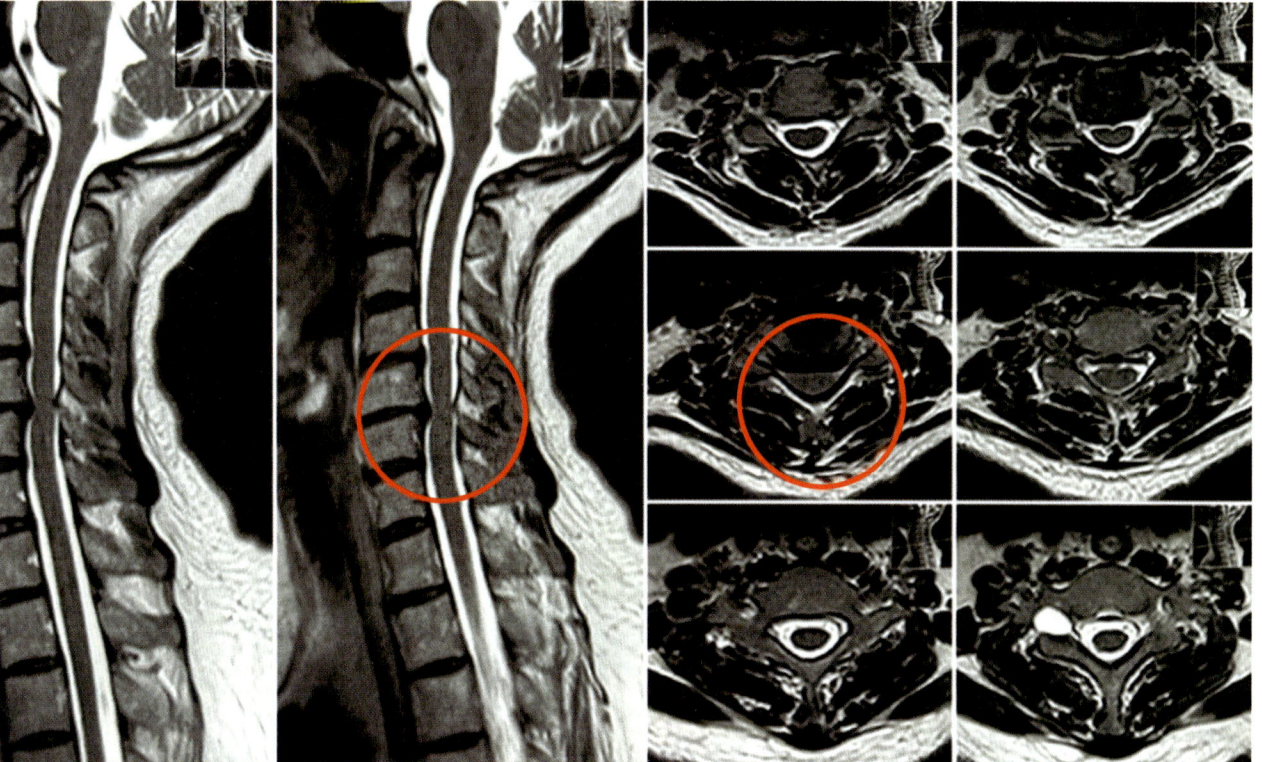

Figura 114.2 Hérnia discal C4-C5 e C5-C6, mais proeminente, mostrando estenose de canal cervical.

Tabela 114.2 Patologias não traumáticas de coluna como causa de radiculopatia.

- Hérnia de disco
- Osteoartrite
- Hipertrofia do ligamento amarelo ou do ligamento longitudinal posterior
- Espondilolistese
- Lesões expansivas (cistos, tumores, abscessos)
- Infecções (herpes-zóster, espondilodiscite, osteomielite espinhal)

desaparecimento da dor, considera-se um sinal positivo para o diagnóstico de hérnia discal.

Manobra de Valsalva. Aumenta-se a pressão intra-abdominal, protraindo a hérnia e causando dor ou aumento da sua intensidade.

Na avaliação das radiculopatias cervicais, a abordagem é semelhante à das radiculopatias lombares, com testes provocativos específicos, listados a seguir.

Teste de Spurling. Com o paciente sentado, inclina-se a cabeça dele para o lado que se quer avaliar. Em seguida, o examinador exerce pressão vertical para baixo sobre a cabeça para testar se os sintomas são provocados. A presença de dor irradiada pelo membro superior do lado testado sugere compressão da raiz do nervo.

Teste de abdução do ombro. O paciente leva a mão do lado sintomático sobre a cabeça. A diminuição ou o desaparecimento do sintoma radicular indica resultado positivo.

Teste de tração cervical. Com o paciente em posição supina, o examinador aplica tração no pescoço, segurando o queixo e a região occipital. O teste é positivo quando ocorre diminuição ou desaparecimento da dor radicular.

As compressões de desenvolvimento lento nos segmentos cervical e torácico podem comprometer as vias piramidais, sendo possível encontrar sinais de espasticidade – simétrica ou assimétrica – por meio do exame físico. É importante avaliar a presença de tônus muscular aumentado, reflexos tendíneos vivos e sinais de Hoffmann nos membros superiores e Babinski nos membros inferiores.[1,3,6]

O diagnóstico de radiculopatia é baseado na história clínica e exame físico. A eletroneuromiografia (ENMG) pode ser útil para confirmar o diagnóstico, avaliar a gravidade da lesão e excluir outras condições que possam mimetizar radiculopatia, como neuropatias periféricas. Contudo, a ENMG normal não exclui o diagnóstico de radiculopatia. Também se deve ter cuidado ao avaliar deformidades estruturais na ressonância magnética de coluna, dada a alta prevalência de alterações assintomáticas. De modo geral, a ENMG alterada apresenta neurocondução sensitiva normal, especialmente ao avaliar o nervo do dermátomo acometido (o comprometimento pré-gânglio sensitivo não mostra anormalidade neurofisiológica à neurocondução). Pode haver comprometimento da neurocondução motora no nervo do miótomo anormal, geralmente com amplitude reduzida (demonstrando comprometimento axonal). As ondas tardias, como a onda F e o reflexo H, podem estar alteradas, dependendo do comprometimento de determinados miótomos (p. ex., reflexo H alterado no nervo tibial mostra comprometimento proximal de S1). Já o exame de agulha (eletromiografia) pode facilitar o mapeamento, quando músculos de determinado miótomo, pertencentes a nervos distintos, apresentarem alterações. Além de mapear, o exame de agulha também pode avaliar a presença de anormalidades ativas, como a denervação aguda (caracterizada por potenciais de fibrilação, onda positiva), ou crônica (marcada por potenciais de ação de unidade motora com polifasia e aumento de amplitude e duração, denotando reinervação).

É importante lembrar que o paciente com radiculopatia também pode padecer de outras doenças, e, pelo exame de

ENMG, é possível evidenciar sobreposição de condições que acometem o sistema nervoso periférico. Um exemplo é a neuropatia periférica (NP), que mostra anormalidades na condução nervosa, como a ausência de potenciais sensitivos à neurocondução. Nesse contexto, a ENMG precisa identificar também o acometimento de músculos proximais para justificar tanto o diagnóstico de radiculopatia quanto o de NP no exame de ENMG.

Radiculopatia torácica

A radiculopatia torácica sintomática por hérnia de disco é menos comum do que as apresentações lombar e cervical, com baixa incidência, ainda que entre 10 e 20% das imagens de ressonância magnética da região torácica mostrem esse achado de forma incidental.[9] Estima-se que apenas um a cada um milhão de pacientes apresente sintomas neurológicos decorrentes de hérnia de disco torácica, sendo o segmento T11-T12 o mais frequentemente afetado. A incidência de hérnia discal torácica assintomática é estimada em até 37% e, desde que se mantenha assim, apenas orientações são necessárias, sem necessidade de tratamento específico. A mielopatia torácica (compressão medular com comprometimento inflamatório, isquêmico ou estrutural) pode ser uma consequência da hérnia de disco (Figura 114.3), embora existam outras etiologias descritas (Figura 114.4) (Tabela 114.3).

Algumas condições hereditárias sugerem predisposição aumentada para radiculopatias nessa região, como a **cifose de Scheuermann** (doença de Scheuermann, cifose juvenil ou doença discogênica juvenil). Nessa condição, o encunhamento anterior de corpos vertebrais e discos intervertebrais promove o desenvolvimento de hipercifose, comprometendo mais comumente a coluna torácica e o segmento toracolombar.[9]

Radiculopatia do paciente idoso

O aumento da longevidade da população mundial é acompanhado pela redução da densidade mineral e da massa óssea, o que contribui para o aumento de problemas na coluna vertebral, nas raízes nervosas e na medula espinhal. Homens idosos podem perder até 30% da densidade óssea, enquanto mulheres idosas podem perder até 50%.[5]

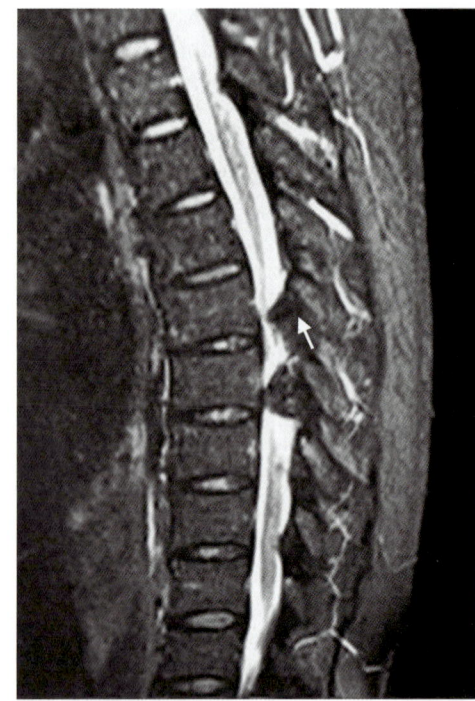

Figura 114.4 Outras causas de mielopatia torácica. Hipertrofia com calcificação de ligamento amarelo, homem 46 anos, com raquitismo congênito.

Tabela 114.3 Radiculopatia torácica: etiologia.

- Hérnia de disco torácica
- Fratura por compressão do corpo vertebral
- Hipertrofia e calcificação do ligamento amarelo ou do ligamento longitudinal posterior
- Infecção (osteomielite e abscesso epidural)
- Lesões expansivas (cistos, tumores, metástases)
- Doenças desmielinizantes (esclerose múltipla, neuromielite óptica)
- Complicações cirúrgicas, iatrogenia, deslocamento de eletrodos de estimulação medular elétrica (EME)
- Microembolia e agravos vasculares por injeção direta ou toxicidade de medicações utilizadas em bloqueios e tratamentos intrarraquidianos
- Predisposição genética (p. ex., doença de Scheuermann)

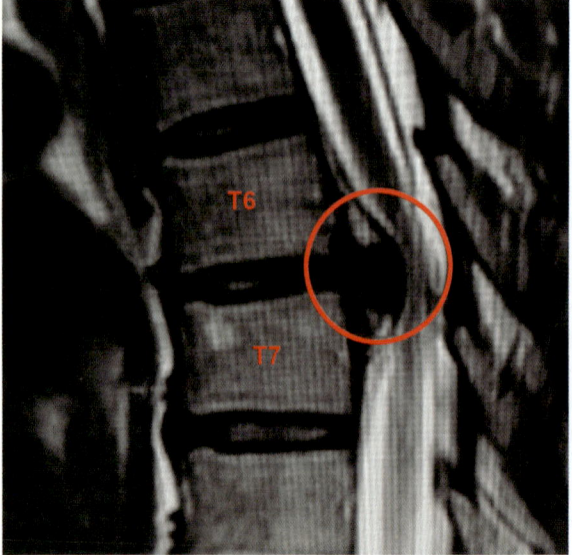
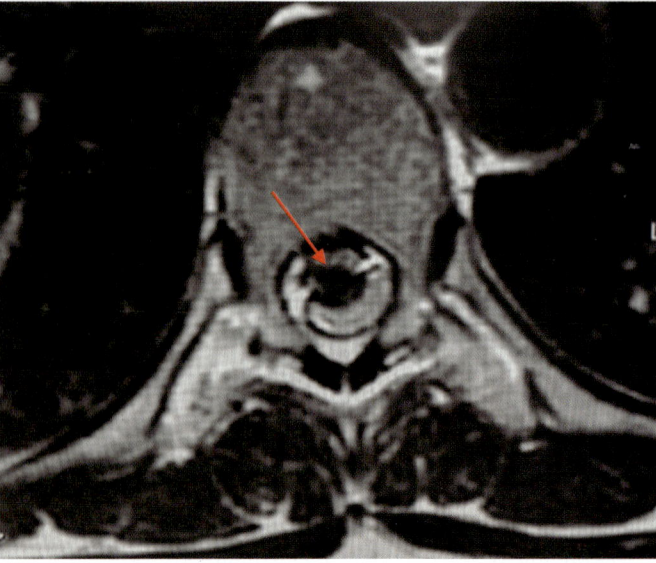

Figura 114.3 Hérnia torácica T6-T7 com importante compreensão medular.

A osteoporose é resultado de uma combinação de fatores genéticos e ambientais, com o último relacionado a mudanças hormonais, sedentarismo e sobrecargas mecânicas (ocupacionais ou não). Estima-se que até 39% das fraturas vertebrais osteoporóticas ocorrem em pacientes com mais de 65 anos. Aspectos fisiopatológicos que corroboram essas observações nesse grupo etário incluem:

- Redução na absorção de nutrientes, com destaque para a vitamina D e o cálcio; apetite reduzido, com menor ingestão proteica
- Diminuição na produção de hormônios relacionados à formação óssea, como o paratormônio e o estrogênio
- Aumento circulante de quimiocinas com atividade osteoclástica
- Diminuição da atividade física geral, incluindo exercício físico e atividades recreacionais
- Alterações degenerativas nos músculos (sarcopenia do idoso) e nos ligamentos da coluna, como o ligamento amarelo e o ligamento longitudinal posterior.

As alterações degenerativas nos discos intervertebrais, nas articulações facetárias e nos ligamentos de suporte estreitam o canal espinhal, diminuindo o fluxo do líquido cefalorraquidiano e aumentando a pressão venosa. Esses elementos, combinados, podem comprometer as estruturas neurais e vasculares da medula espinhal e/ou das raízes nervosas. A estenose espinhal pode levar a sinais e sintomas de mielopatia na coluna cervical, além de radiculopatia e claudicação neurogênica no segmento lombar. Embora a maioria dos idosos apresente alguma deformidade ou alteração degenerativa na estrutura da coluna vertebral aos exames radiológicos, muitas dessas alterações são assintomáticas.[5]

A síndrome do piriforme, por sua vez, está relacionada à compressão proximal do nervo ciático pelo músculo piriforme na região da pelve e faz parte do diagnóstico diferencial das radiculopatias. Nesses casos, os pacientes apresentam ciatalgia não discogênica, que tipicamente piora na posição sentada. Com frequência a compressão é dinâmica e não há lesão nervosa demonstrável.[10]

Pacientes do sexo feminino podem apresentar ciatalgia recorrente durante o período menstrual, sem lesões identificáveis na coluna lombar, quadro conhecido como "ciatalgia catamenial", e que pode estar relacionado à presença de implantes de endometriose, mesmo fora da pelve.

PLEXOPATIAS

As plexopatias são lesões que afetam os plexos nervosos, estruturas responsáveis pela convergência e distribuição pós-ganglionar (abaixo do gânglio da raiz dorsal) das fibras nervosas motoras e sensitivas provenientes da divisão anterior dos nervos espinhais. O plexo braquial é formado pelas raízes de C5 a T1, com as raízes de C5 e C6 formando o tronco superior, C7 formando o troco médio, e C8 e T1 se unindo para formar o tronco inferior. Na região abaixo da clavícula, esses troncos se dividem em divisões anteriores, destinadas à musculatura flexora, e divisões posteriores, geralmente destinadas aos músculos extensores. As divisões anteriores dos troncos superior e médio formam o cordão lateral, as divisões posteriores dos três troncos formam o cordão posterior, e a divisão anterior do tronco inferior forma o cordão medial. Entre a porção abaixo do músculo peitoral menor e a axila, formam-se os nervos do plexo braquial, com destaque aos cinco ramos terminais

principais: nervos axilar e radial (do cordão posterior); nervo ulnar (do cordão medial); nervo musculocutâneo (do cordão lateral); e nervo mediano (formado pela fusão dos cordões lateral e medial).[1,11]

O plexo lombossacral é formado pelos plexos lombar (raízes de L1 a L4) e sacral (raízes de S1 a S4), e pelo tronco lombossacral, que contém fibras de L4 e L5. Assim como no plexo braquial, formam-se divisões anteriores, para músculos flexores, e posteriores, para músculos extensores. Os principais nervos derivados do plexo lombar são o femoral e o obturatório, enquanto os principais nervos do plexo sacral são o ciático (dividido em suas porções fibular e tibial), os nervos glúteos e o nervo pudendo.[1]

As causas mais comuns das lesões do plexo braquial são traumáticas, com destaque para acidentes com motocicletas. Essas lesões podem ser classificadas como supraclaviculares (afetando raízes e troncos) ou infraclaviculares (afetando cordões e nervos terminais). Enquanto a maioria das lesões supraclaviculares ocorre por trauma fechado, tipicamente quedas, nas lesões infraclaviculares predominam os traumas penetrantes, como ferimentos por arma de fogo. As lesões supraclaviculares podem ser subdivididas de acordo com as estruturas anatômicas acometidas. As lesões de nível superior (C5-C6) são as mais comuns, nas quais observamos paralisia da abdução e rotação externa do braço, bem como da flexão do cotovelo. Nas lesões do nível médio (C7), há paralisia da musculatura extensora, enquanto lesões do nível inferior resultam em paralisia da mão, frequentemente associada à síndrome de Horner. Lesões totais são frequentes, particularmente em quedas de moto, com paralisia completa do membro. Outras causas de plexopatia braquial incluem causas inflamatórias (amiotrofia neurálgica), infiltração neoplásica (carcinoma de pulmão ou mama e linfomas), radiação (plexopatia actínica) e causas compressivas (síndrome do desfiladeiro torácico).

A paralisia neonatal do plexo braquial, ou plexopatia braquial obstétrica, ocorre em aproximadamente um para cada 500 nascimentos e está fortemente associada à distocia de ombro e à macrossomia fetal. Partos pélvicos podem resultar em comprometimento bilateral. Em cerca de 50% dos casos, a lesão é restrita ao tronco superior (paralisia de Erb), sendo o prognóstico geralmente favorável. No entanto, nas lesões completas, especialmente quando acompanhadas de síndrome de Horner, o prognóstico é mais reservado. Pacientes que não se recuperam até o terceiro mês de vida devem ser encaminhados para avaliação cirúrgica.[12]

A síndrome do desfiladeiro torácico está relacionada à compressão crônica do tronco inferior e/ou cordão medial do plexo braquial. Existem três sítios possíveis de compressão: o espaço interescalênico (entre os músculos escalenos anterior e médio), o espaço costoclavicular (entre a clavícula e a primeira costela) e o espaço subcoracoide (abaixo do músculo peitoral menor). O espaço interescalênico é o local mais comumente afetado, e pode estar associado à presença de costela cervical ou a um processo transverso alongado da vértebra C7. Pacientes longilíneos do sexo feminino são mais suscetíveis. Os sintomas típicos incluem dor escapular irradiada para a face medial do antebraço, parestesias nos 4º e 5º dedos e atrofia da musculatura intrínseca da mão, especialmente na região tenar. Na presença de lesão nervosa demonstrável, o tratamento é cirúrgico, mas dificilmente há recuperação da amiotrofia distal.[13] Muitos pacientes sintomáticos (com dor e parestesias), mas sem lesão nervosa demonstrável, são rotulados com a chamada "síndrome do desfiladeiro torácico questionável" (*disputed thoracic outlet*).

As plexopatias lombossacrais são bem mais raras do que as lesões do plexo braquial, pois as estruturas nervosas estão localizadas profundamente em segmentos não móveis, o que as protege de lesões traumáticas. No entanto, podemos observar lesões neoplásicas (linfoma, carcinoma ginecológico, de cólon ou vias urinárias), lesões compressivas agudas por hematomas ou abscessos retroperitoneais, plexopatia actínica e lesões inflamatórias, como na amiotrofia diabética.[14]

Algumas doenças acometem simultaneamente raízes e plexos nervosos, representando um desafio para o neurologista tanto no atendimento de urgência, devido à dor aguda e incapacitante, quanto em situações de evolução crônica, que necessitam de avaliação ambulatorial do especialista. Entre essas condições, destacam-se as neuropatias com apresentações atípicas e assimétricas, como a neuropatia diabética, a amiotrofia neurálgica ou síndrome de Parsonage-Turner, fraqueza aguda em ambiente de terapia intensiva ou após procedimentos cirúrgicos prolongados, e a multirradiculopatia em idosos.

Radiculoplexoneuropatia diabética

A radiculoplexoneuropatia – cervicobraquial ou lombossacral – é o comprometimento conjunto, multifocal e não uniforme de estruturas pré e pós-ganglionares, como raízes, plexos e nervos. Essa apresentação pode acometer tanto paciente com diabetes *mellitus* (DM) quanto aqueles sem a doença. Os sintomas sensitivo-motores são de início agudo e assimétrico, envolvendo tanto segmentos proximais quanto distais. A principal queixa é dor incapacitante desde o começo, que progride até que o déficit motor seja percebido. Geralmente está associada à perda significativa de peso. A fraqueza é, na maioria das vezes, mais grave nos segmentos proximais, como quadril e coxa, mas também pode acometer segmentos distais, como perna e pé. Sintomas autonômicos são descritos em até 50% dos casos.

A radiculoplexoneuropatia pode se manifestar nos segmentos cervicobraquiais, torácicos, abdominais ou lombossacrais, isoladamente ou de forma concomitante. Alterações em exames de neuroimagem, como a ressonância magnética (RM), ocorrem em aproximadamente 35% dos pacientes, revelando reforço de sinal com hiperintensidade difusa no plexo lombossacral em T2. A fisiopatologia parece estar relacionada a mecanismos imunopáticos, tendo sido demonstrados sinais de microvasculite e consequente dano isquêmico em biópsias de nervos periféricos dos membros inferiores.[14]

Apesar da gravidade do acometimento das fibras nervosas, observou-se que após 2 a 3 meses dos primeiros sintomas há uma tendência de recuperação, e o prognóstico costuma ser favorável mesmo sem intervenção terapêutica, com mais da metade dos casos recuperando a marcha independente. O tratamento com corticoesteroide, imunoglobulina humana intravenosa (IgIV) ou plasmaférese já foi utilizado e ainda pode ser uma opção nos casos de evolução sombria, apesar de não estar completamente esclarecido na literatura se essas medidas apresentam papel definitivamente eficaz na história natural da enfermidade. Fisioterapia, terapia ocupacional e tratamento intensivo de sintomas álgicos complementam a abordagem multidisciplinar.[11,14]

Amiotrofia neurálgica – síndrome de Parsonage-Turner

As primeiras descrições clínicas de amiotrofia neurálgica (AN) datam do final do século XIX, caracterizando-a como o aparecimento súbito de ataques de dor neuropática intensa, contínua e incapacitante, seguida por instalação de fraqueza e queixas sensitivas de padrão multifocal, que na maioria das vezes é unilateral e com predomínio proximal nos membros superiores. A dor costuma ser implacável à noite, atrapalhando definitivamente o sono nas primeiras semanas. A AN é notadamente reconhecida como um distúrbio esporádico com gatilhos imunopáticos, que podem incluir antecedentes infecciosos (em 10% dos casos pode ter relação com o vírus da hepatite E), cirurgias, parto ou – em metade dos casos – sobrecarga física.[15,16] Curiosamente, relatos de casos familiares motivaram pesquisas que resultaram, entre 1996 e 1997, no mapeamento do gene *SEPT9* no cromossomo 17q25.3, em famílias europeias com herança autossômica dominante, o que descreve o padrão da doença conhecida como "amiotrofia neurálgica hereditária" (ANH). Famílias com ANH apresentam recorrência mais frequente dos ataques de dor e paresia de nervos periféricos. Atualmente, o mais aceitável é que AN seja uma síndrome com apresentações clínicas variáveis com diferentes gatilhos, fenótipos e prognósticos.[15-17]

Publicações realizadas em 2000, 2004 e 2016 pelo grupo coordenado por Nens van Alfen[16,17] procuraram definir o padrão dos sintomas e a evolução da doença. Na maior parte dos casos (71,1%), a distribuição da fraqueza e dos sintomas motores foi mais comum nos membros superiores e na região proximal do plexo braquial – 50,2% também apresentaram paresia concomitante do nervo torácico longo (músculo serrátil anterior). Um achado relevante foi a presença de dispneia associada à disfunção do nervo frênico em 10% dos casos.

Os achados publicados revelaram que:

- A taxa de recorrência de AN após o primeiro ataque foi de 26,1% – antes era estimada em 5% – e no grupo com ANH, como esperado, a recorrência foi ainda maior, chegando até 74,5%
- O aspecto benigno do prognóstico previamente sugerido, de 80 a 90% de pacientes recuperados em 2 a 3 anos, não foi totalmente comprovado em um seguimento a longo prazo. Um terço dos pacientes desenvolveu dor crônica e fadiga
- O tratamento com corticoesteroides na fase aguda antecipou o início da recuperação da fraqueza, com 28,2% dos pacientes tratados apresentando melhora clínica no primeiro mês, em comparação com o grupo não tratado. Entretanto, os pacientes tratados sofreram, em média, mais recorrências (mediana 2 *versus* 1 no grupo não tratado; P < 0,001)
- O exame de eletroneuromiografia deve ser realizado, mas é fundamental que, no exame de agulha muscular (eletromiografia), sejam analisados os músculos fracos, como o serrátil anterior e outros músculos da cintura escapular. Será possível que o exame pareça normal se a escolha de músculos for insuficiente, não registrando o comprometimento na atividade de inserção e recrutamento muscular dos músculos fracos
- Poucos pacientes fizeram RM do plexo braquial, e como achado anormal se verificaram hiperintensidade focal em T2 e/ou espessamento focal do plexo

- Em pacientes com dispneia, o exame de ultrassonografia do diafragma pode indicar envolvimento do nervo frênico na AN
- A reabilitação deve procurar o tratamento da dor e restabelecer a força e o equilíbrio dinâmico do ombro, pois acredita-se que a dor persistente esteja relacionada a movimentos compensatórios de estabilização da escápula, com consequente sobrecarga de músculos não acometidos.[17]

Plexopatia braquial e déficits focais em ambiente de terapia intensiva e centro cirúrgico

Durante a pandemia de SARS-CoV-2, que teve início no começo de 2020, houve urgência por novos leitos de centro de terapia intensiva (CTI). A gravidade dos casos, a incidência de complicações e o tempo prolongado de internação e ventilação mecânica mostraram um perfil de pacientes que, após melhorar do quadro sistêmico, recebia alta do CTI com fraqueza neuromuscular generalizada e déficits sensitivo-motores, na maioria das vezes assimétricos.[18] Esses pacientes vivenciaram meses de internação e ventilação mecânica, submetidos a uma rotina que incluía a administração de corticoesteroides, bloqueadores neuromusculares e sedação em altas doses. Além disso, a nutrição parenteral (muitas vezes com déficit nutricional), o posicionamento em pronação (decúbito ventral), as complicações vasculares, infecções e septicemia, que tratados em um ambiente de terapia intensiva garantem a sobrevida, acarretavam uma alta incidência de fraqueza muscular nas fases iniciais de recuperação.[18-20] Esse cenário revelou um número crescente de publicações relatando casos de acometimento variado e múltiplo de nervos periféricos, incluindo plexopatias.[18]

Casos de plexopatia braquial após procedimentos cirúrgicos prolongados também foram relatados. Verificou-se que o posicionamento durante a cirurgia que mantinha a rotação externa e abdução do braço acima de 90°, juntamente com a rotação e flexão lateral do pescoço para o lado oposto, são os fatores de risco mais frequentemente associados.[19] A manutenção desse posicionamento por um período prolongado, seja por tração ou compressão nervosa entre a clavícula e a primeira costela, são responsáveis pelo desenvolvimento da plexopatia braquial. Antecedentes de DM, estresse cirúrgico e neurotoxicidade da anestesia também aumentam a incidência de lesões nesses casos (Figura 114.5).

Os fatores de risco dos casos de internação no CTI e de posicionamento em pronação parecem compartilhar mecanismos semelhantes aos dos casos cirúrgicos. Outras possíveis causas de lesão neuromuscular no ambiente de cuidados intensivos incluem: comprometimento da microcirculação, inativação dos canais de sódio (principalmente devido a medicações neuromiotóxicas), aumento do catabolismo e resistência anabólica, disfunção mitocondrial, estresse oxidativo, sarcopenia e desuso.[18-20]

Tratamento

O tratamento de radiculopatias e plexopatias depende da causa subjacente e da gravidade dos sintomas. Em muitos casos, a abordagem inicial é conservadora e envolve o uso de medicamentos para alívio da dor, fisioterapia e modificação das atividades diárias para evitar o agravamento dos sintomas. No entanto, casos mais graves frequentemente requerem indicação cirúrgica. Outras abordagens incluem bloqueios

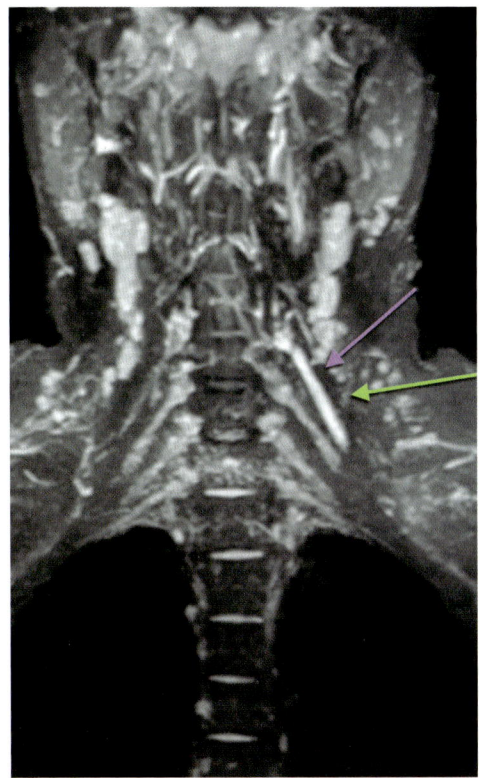

Figura 114.5 Homem, 55 anos, internado em CTI em ventilação assistida por 2 semanas, desenvolveu fraqueza e hipoestesia no membro superior esquerdo. A ressonância magnética (RM) mostrou reforço após injeção de contraste de segmento pós-ganglionar de raízes C6-C7 à esquerda.

nervosos, infiltração peridural e técnicas mais recentemente utilizadas, como a estimulação medular elétrica (EME). As melhores respostas clínicas no controle da dor crônica são associadas ao atendimento multidisciplinar.[21]

Tratamento não farmacológico

Repouso, fisioterapia, terapia ocupacional e outras técnicas de tratamento de dor e relaxamento muscular, como acupuntura e eletroestimulação.

Tratamento farmacológico

A escolha terapêutica é individual e deve ser discutida com o paciente sobre a presença de alergias medicamentosas, drogas previamente utilizadas, efeitos colaterais frequentes e comorbidades, principalmente em idosos. O custo das medicações é outro fator limitante, especialmente quando há perspectiva de uso prolongado. As drogas de escolha para pacientes com dor aguda incluem analgésicos simples, miorrelaxantes, anti-inflamatórios não esteroidais e corticoesteroides. Para os pacientes com dor crônica, o tratamento inclui antidepressivos e anticonvulsivantes (com destaque para os tricíclicos, inibidores da receptação da serotonina e gabapentinoides), pois são considerados fármacos de primeira linha terapêutica. Associar drogas com mecanismos e ações diferentes pode auxiliar a potencializar o efeito analgésico, contudo, essas combinações podem provocar o aumento de efeitos colaterais e comprometer a adesão do paciente.[22]

Bloqueios epidurais de esteroides

Injeções e bloqueios epidurais de esteroides (BEE) por técnica transforaminal ou interlaminar são os procedimentos mais comumente realizados nos EUA para o controle da dor radicular.[21] Esse procedimento se mostrou eficaz na redução da dor, restaurando a funcionalidade e a independência, evitando a necessidade de outras abordagens terapêuticas a curto prazo e afastando a indicação de cirurgia por tempo prolongado. Os riscos do BEE foram considerados inferiores a outras abordagens farmacológicas, como o uso de doses elevadas de opioides. Quando tecnicamente bem realizado, as taxas de complicações do procedimento são consideradas baixas, sendo as mais comuns: reações vasovagais, aumento da dor radicular e dor no local da injeção. Entre os efeitos colaterais sistêmicos, destaca-se a hiperglicemia. A escolha do tipo de corticoesteroide também influencia o aparecimento de complicações neurológicas, embora sejam raras.[22]

Os corticoesteroides mais usados nos EUA para os BEE são dexametasona, triancinolona e betametasona. O mecanismo de alívio da dor induzido por injeção espinhal de esteroides é provavelmente multifatorial. Inicialmente, os corticoesteroides inibem a fosfolipase A2, bloqueando uma cascata pró-inflamatória – que inclui prostaglandinas, prostaciclinas, tromboxanos e leucotrienos. Evitam também a sensibilização dos nociceptores periféricos. A utilização concomitante de anestésicos com corticoesteroides tem a vantagem de bloquear rapidamente a transmissão das fibras nociceptivas. Além dos efeitos mediados por medicamentos, acredita-se que o próprio procedimento de injeção contribua para a sua eficácia.[21,22]

Estimulação da medula espinhal (EME)

Surgiu nos anos 1970 como uma promessa para o tratamento da dor intratável, em especial casos de dor pós-procedimentos de coluna, como a síndrome dolorosa pós-laminectomia, e na síndrome de dor complexa regional. No entanto, as publicações de séries de casos e revisões sistemáticas nos últimos anos não mostraram resultados tão promissores.[23,24]

Na EME, o mecanismo proposto envolve estimular com corrente elétrica o espaço epidural, ativando estruturas da medula espinhal, como a coluna dorsal e fibras aferentes A-beta, o que promoveria a inibição das fibras A-delta e subsequente propagação do estímulo doloroso para os centros corticais e subcorticais. Outro mecanismo proposto para que o alívio da dor aconteça nesse procedimento – a plasticidade neural da neuromodulação – é uma teoria importante que alimenta a insistência no procedimento, mas que ainda não está definitivamente quantificada nem totalmente esclarecida.

Hoje a maioria das revisões sustenta que a EME deve ser uma opção apenas para casos seletos. A revisão da Cochrane revela que, embora o grupo que utilize EME consiga reduzir a quantidade diária de opioide, isso não se reflete em benefícios sustentados a longo prazo; as evidências de sua eficácia e custo-efetividade no tratamento de dor lombar são limitadas.[21,23]

As complicações relatadas à implantação do dispositivo incluem infecção, falhas e migração do eletrodo, além de revisões cirúrgicas. Um estudo relatou que após 2 anos de uso do dispositivo, 13 das 42 pessoas do grupo (31%) precisaram revisar o procedimento.

Tratamento cirúrgico

As opções de tratamento cirúrgico das lesões radiculares e do plexo braquial estão além do escopo desta revisão. De forma simplificada, as cirurgias do plexo braquial têm como objetivo reconstruir estruturas a fim de melhorar o comprometimento motor do paciente, podendo envolver o uso de enxertos ou transferências nervosas. As cirurgias para descompressão radicular, por sua vez, são indicadas nos pacientes com síndrome da cauda equina (com sintomas esfincterianos), nos pacientes com déficit motor progressivo ou com dor refratária.[8,9]

Existem evidências de que a cirurgia precoce em pacientes com lombociatalgia e compressão radicular pode proporcionar alívio mais rápido em relação ao tratamento conservador, mas essa evidência é de baixa qualidade, e quando avaliado por um tempo prolongado revela que, após 1 a 2 anos de acompanhamento, não há diferenças em termos de dor ou incapacidade funcional. A escassez de estudos e a qualidade limitada deles indicam que pesquisas futuras devem avaliar quem se beneficia mais da cirurgia em comparação com os cuidados conservadores. Também devem considerar o custo econômico, analisando o ganho econômico do potencial de recuperação mais rápida sobre o custo das complicações do tratamento cirúrgico.[8]

A incidência de complicações em algumas séries é considerada baixa para pacientes tratados cirurgicamente para mielopatia cervical degenerativa. As complicações específicas incluem dor axial, lesão do nervo laríngeo/disfagia, radiculopatia ou paralisia C5, pseudoartrose, infecção, comprometimento de disco intervertebral/segmento adjacente, lesão dural/fístula cerebrospinal e hematoma local.[8]

CONSIDERAÇÕES FINAIS

Radiculopatias e plexopatias são condições neurológicas comuns, mas podem causar sintomas debilitantes nos pacientes. De acordo com o relatório do Instituto Nacional de Seguro Nacional (INSS), o transtorno do disco lombar com radiculopatia ocupou o primeiro lugar entre as 20 causas de afastamento e concessão de auxílio-doença registrados em 2020 pelo governo brasileiro. Na mesma lista, também constam problemas de saúde relacionados à dor lombar baixa, lumbago com ciatalgia e cervicalgia.[3]

A avaliação do especialista é muitas vezes necessária para um diagnóstico rápido e preciso da doença, além da identificação de fatores de risco, para que não apenas o tratamento da fase aguda seja adequado, como também a evolução da doença não progrida em direção à incapacidade permanente. Os avanços em neurofisiologia, técnicas de imagem e procedimentos cirúrgicos têm contribuído para melhores compreensão e manejo dessas condições. Por se tratar de enfermidades que cursam com dor – em maior ou menor escala –, o tratamento da dor aguda, junto a medidas terapêuticas para evitar o desgaste emocional, físico e social que acompanha o paciente com dor neuropática crônica, é essencial para alcançar bons resultados na melhora motora e funcional.[22] No entanto, sabemos que há dificuldade de acesso da população em geral a especialistas, métodos diagnósticos, opções terapêuticas e à reabilitação, favorecendo a cronificação dos sintomas e o aumento dos custos a longo prazo associados a esse importante problema de saúde.

115

Ganglionopatias Sensitivas e Autonômicas

Alberto R. M. Martinez • Rafaella Tacla • Marcondes Cavalcante Franca Junior

A variabilidade de fenótipos que emergem no contexto de lesões do sistema nervoso periférico (SNP) torna desafiador o reconhecimento de padrões específicos e das suas respectivas topografias. Dentro da divisão morfoestrutural do SNP, encontram-se estruturas de características peculiares tanto por sua função quanto pela forma com a qual o dano se expressa clinicamente. Tais estruturas são os gânglios das raízes dorsais (GRD). O entendimento de que os GRD poderiam ser primariamente acometidos e, portanto, responsáveis por um conjunto de sinais e sintomas que podem ser categorizados como uma entidade à parte, remonta a meados do século XX. Àquela altura, por meio de estudos necroscópicos realizados em dois pacientes que desenvolveram um quadro de ataxia sensitiva com curso letal, o professor Derek Denny-Brown identificou que a topografia neurológica responsável pelo quadro clínico apresentado era uma destruição massiva dos neurônios sensitivos que constituem o GRD.[1,2] O presente capítulo se desenvolve justamente considerando as causas, as manifestações e o diagnóstico dos danos ao GRD e aos gânglios autonômicos.

INTRODUÇÃO

As ganglionopatias sensitivas, ou neuronopatias sensitivas (NS), e as ganglionopatias autonômicas dividem entre si, além das manifestações autonômicas, o fato de que a etiologia imunomediada deve ser considerada na sua investigação. No entanto, por tratar-se de condições primariamente distintas, serão abordadas em separado ao longo deste capítulo.

As NS possuem o traço comum de lesão aos GRD como topografia lesional responsável por seu quadro clínico. Como será descrito adiante, por várias razões concomitantes os GRD se tornam alvos comuns a diferentes grupos de doenças. Todavia, a importância de fazer um diagnóstico precoce de NS está no fato de que algumas causas possuem condutas imediatas a serem adotadas quando há o dano ao GRD. Essas condutas variam desde medidas cuja precocidade guarda relação direta com o prognóstico, a outras em que o tratamento dirigido para a doença de base está disponível.[3]

ETIOLOGIA

O entendimento acerca das vantagens sobre o reconhecimento das NS, conforme mencionado anteriormente, encontra outro aspecto relevante no direcionamento de sua investigação complementar.[4,5] As etiologias possivelmente envolvidas com o quadro clínico das NS são mais restritas quando comparadas às de outro fenótipo clínico, como das polineuropatias, por exemplo. Dessa maneira, as doenças ou condições potencialmente envolvidas na origem das NS podem ser agrupadas em diferentes categorias.[3-5] A Tabela 115.1 resume as principais categorias com seus respectivos exemplos.

Paraneoplásicas

No contexto das síndromes paraneoplásicas, as NS remontam às próprias descrições originais da doença.[2] Nesse sentido, um levantamento europeu aponta que as NS representam a paraneoplasia neurológica mais frequente.[6] Entre 70 e 80% dos pacientes com NS relacionadas a essa etiologia apresentam neoplasia de pulmão do tipo pequenas células. No entanto, outras neoplasias também podem estar presentes, como a doença de Hodgkin e tumores de mama, especialmente em pacientes cujos anticorpos onconeurais são negativos.[7]

Autoimunes

As causas autoimunes encontram na síndrome de Sjögren (SS) o seu principal expoente. Mori et al. avaliaram 92 pacientes com SS e envolvimento do SNP. Para a grande maioria dos pacientes (93%) o diagnóstico de SS sucedeu as manifestações neuropáticas e a NS foi a principal manifestação relacionada ao envolvimento do SNP.[8]

De forma menos frequente, outras condições autoimunes também estão associadas às NS. Uma série de casos apontou a hepatite autoimune (HAI) como associada à NS em 7% dos 70 pacientes com HAI avaliados clínica e neurofisiologicamente.[9] Ainda dentro das causas autoimunes, existem relatos na literatura que citam pacientes com NS em concomitância com o lúpus eritematoso sistêmico, as gamopatias monoclonais e também com a doença celíaca – esta, ao que tudo indica, com proporções menores do que as citadas previamente.[3-5]

A etiologia autoimune é particularmente relevante para as **ganglionopatias autonômicas**, conhecidas previamente como "pandisautonomia aguda", na qual o acometimento primário dos receptores presentes nos gânglios autonômicos está relacionado à presença do anticorpo antirreceptor nicotínico ganglionar de acetilcolina (anti-AChR).[10]

Tabela 115.1 Etiologia das neuronopatias sensitivas.

Etiologia	Exemplos
Idiopáticas	–
Autoimunes	Síndrome de Sjögren, hepatite autoimune, doença celíaca, gamopatias monoclonais, lúpus eritematoso sistêmico, associadas aos anticorpos anti-FGFR3 e argonauta
Infecciosas	HIV, HTLV, arboviroses
Tóxicas	Hipervitaminose B6, deficiência de vitaminas B12 e E, quimioterápicos (derivados de platina)
Genéticas	Ataxia de Friedreich, ataxias espinocerebelares (tipos 1,2,3,4 e 7), ataxia por deficiência de vitamina E, espectro de mutações do gene *RFC1* (CANVAS) (*RFN170*), HSAN
Paraneoplásicas	Anti-Hu, anti-CRMP5/CV2, antifisina, soronegativas, doença de Hodgkin

Anti-FGFR3: antirreceptor 3 do fator de crescimento de fibroblastos; CANVAS: síndrome de ataxia cerebelar, neuropatia e arreflexia vestibular (do inglês *cerebellar ataxia, neuropathy and vestibular areflexia syndrome*) HIV: vírus da imunodeficiência humana; HSAN: neuropatias hereditárias sensitivas e autonômicas; HTLV: vírus linfotrópico de células T humanas.

Tóxicas

Entre as etiologias tóxicas, dois agentes merecem destaque: os quimioterápicos, em especial os derivados de platina, e a hipervitaminose B6. Estudos avaliando pacientes com neoplasia testicular submetidos a tratamento quimioterápico com derivados de platina determinaram que doses a partir de 201 mg/m^2 estão associadas, de maneira significativa, ao acometimento do SNP, em especial dos GRD manifestados por ataxia sensitiva e déficits sensitivos proeminentes.[11] Outro agente capaz de induzir dano aos GRD de maneira irreversível é a vitamina B6, ou piridoxina, em altas doses (superiores a 50 mg/dia) e durante longos períodos – o que torna importante a vigilância/avaliação do uso de suplementos alimentares.[12]

Infecciosas

As causas infecciosas são outro fator a ser avaliado ante um caso de NS. Pacientes com infecção pelo vírus da imunodeficiência humana (HIV, do inglês *human immunodeficiency virus*) que desenvolvem quadros de NS apresentam envolvimento do cordão medular posterior, especialmente do fascículo grácil, no nível da medula cervical.[13] Além do HIV, outros agentes virais também foram descritos como causa subjacente à NS, notadamente o vírus linfotrópico de células T humanas (HTLV, do inglês *human T-lymphotropic virus*),[14] o zika,[15] o Epstein-Barr, a varicela-zóster e o *Morbillivirus* (sarampo).[16]

Genéticas

Os GRD estão especialmente envolvidos em uma série de doenças geneticamente determinadas. A ataxia de Friedreich, a ataxia relacionada à deficiência de vitamina E (AVED), alguns subtipos de ataxias espinocerebelares, as mutações do gene *POLG1*, as doenças relacionadas ao gene *RFC1* e o grupo das neuropatias hereditárias sensitivas e autonômicas (HSAN) são alguns exemplos.[16]

Idiopáticas

Aproximadamente 50% dos casos de NS permanecem sendo classificados como idiopáticos, a despeito de uma extensa investigação complementar.[3-5,16] Essa proporção tende a ser um pouco menor diante das mais recentes descrições de autoanticorpos relacionados às NS (ver seção "Diagnóstico", neste capítulo).

As ganglionopatias autonômicas também apresentam uma proporção semelhante de 50% dos pacientes cuja presença do anticorpo anti-AChR não pôde ser verificada.[17]

FISIOPATOLOGIA

Os GRD são formados majoritariamente (60 a 70%) por neurônios que compõem as fibras finas do tipo C amielínicas, e cerca de 30% são neurônios relacionados à veiculação da sensibilidade de propriocepção e sensibilidade vibratória por meio de fibras A beta e A delta.[16] Outro fator relevante é que a morfologia desses neurônios é do tipo pseudounipolar, com um dos prolongamentos vindo da periferia e o outro ascendendo ao sistema nervoso central via cordão posterior.[18]

Tendo em vista os diferentes grupos de doenças relacionadas às NS, é fundamental elencar as razões pelas quais os GRD são preferencialmente afetados nessas conjunturas, entre elas:[16]

- Os capilares que nutrem os GRDs são fenestrados, o que acaba por gerar uma barreira hematoneural menos coesa e, assim, mais permissiva à entrada de possíveis agentes tóxicos/agressores
- O longo comprimento dos prolongamentos neuronais torna a demanda metabólica mais intensa e, assim, a estrutura neuronal torna-se suscetível a insultos exógenos aos GRD.

Ligado à avaliação etiológica, porém já no contexto das manifestações clínicas das NS (descritas em detalhe na seção a seguir), o curso clínico também pode fornecer indícios de um grupo ou outro de condições associadas. As manifestações tipo surto-remissão são extremamente infrequentes, ao contrário do que é observado em outras afecções do SNP de caráter imunomediado. O início precoce com evolução lenta e progressiva do quadro clínico é mais frequentemente observado nas etiologias geneticamente determinadas e, em contrapartida, os quadros de evolução rápida e geralmente incapacitante estão mais ligados às etiologias paraneoplásicas, autoimunes e infecciosas/pós-infecciosas.[5,16]

QUADRO CLÍNICO

As características mencionadas anteriormente e que levam ao dano dos GRD fazem emergir um conjunto bastante emblemático de sinais e sintomas. Cumpre frisar que esse dano é anárquico, resultando em quadros fundamentalmente multifocais, assimétricos e sem padrão de comprimento-dependência. Sobre o padrão comprimento-dependente, é importante destacar que os déficits sensitivos se instalam conforme o comprimento dos nervos: há inicialmente o acometimento dos pés, que ascende, e quando esses déficits atingem as regiões próximas no nível dos joelhos, iniciam-se as queixas envolvendo as mãos.[3-5,16]

A ataxia sensitiva com ataxia apendicular e de marcha, além de déficits proprioceptivos proeminentes, é o que caracteriza as NS. A marcada piora das provas de coordenação motora sem o apoio da função visual, aliada à positividade da manobra de Romberg, é o grande marco da doença. A ataxia de marcha muitas vezes é grave o suficiente para impossibilitar a marcha independente, e os déficits sensitivos se iniciam, e são mais evidentes, nos membros superiores. Esses déficits aferentes também levam à arreflexia/hiporreflexia generalizada.[5,15]

O fato de que tanto fibras mielinizadas quanto amielínicas estejam abrigadas no GRD faz com que todas as modalidades sensitivas sejam potencialmente impactadas. Da mesma forma, tanto sintomas positivos (disestesia, alodinia, dor em queimação e formigamento) quanto negativos (anestesia e parestesia) podem se manifestar. Com a progressão dos déficits, por vezes o quadro clínico pode ser difuso, de forma que o aspecto pivotal de assimetria desaparece, tornando desafiador o diagnóstico diferencial com as polineuropatias axonais sensitivas. Para esses casos, é fundamental uma história clínica detalhada, na qual se tenta recobrar os aspectos de assimetria na instalação e progressão dos déficits.[4,5]

Em algumas situações, o déficit proprioceptivo é tão grave que faz surgir o fenômeno de pseudoatetose, ou "mão inútil de Oppenheim" descrita pelo médico alemão homônimo em pacientes com déficit proprioceptivo grave, porém no contexto de esclerose múltipla.[19] Nesse sinal, de maneira involuntária o paciente promove movimentos distais de baixa amplitude e frequência, tipicamente exacerbados, quando são solicitados a fechar os olhos.

Caracteristicamente, o envolvimento motor nas NS está ausente, no entanto, alguns pacientes trazem consigo queixas de paresia. Nesses casos, a avaliação clínica da força dos pacientes deve ser realizada com o suporte visual e, quando a paresia é suplantada com o apoio visual do grupamento muscular avaliado, dá-se o nome de "pseudoparesia".

A dor também representa um importante sintoma para os pacientes com NS. Comumente apresenta caráter neuropático, assimétrico, não comprimento-dependente e, por vezes, refratário às opções usuais de tratamento sintomático. Histologicamente, Oki et al. avaliaram pacientes com quadro paraneoplásico que se dividiam em dois grupos, conforme o quadro clínico: um predominantemente com ataxia sensitiva e outro em que a dor era a queixa principal.[20] Eles observaram que os casos do segundo grupo apresentavam, de forma significativa, um dano mais proeminente das fibras finas pouco mielinizadas ou amielínicas à biópsia do nervo sural, reforçando o caráter neuropático desses casos.

Outro aspecto relacionado às NS são os sintomas autonômicos. Nesse sentido, as NS dividem com as **ganglionopatias autonômicas** uma boa parte de suas manifestações. Em uma série nacional de casos em que pacientes com NS não paraneoplásica foram avaliados clínica e neurofisiologicamente, Martinez et al. identificaram uma dupla neuronopatia (sensitiva e autonômica) nesses pacientes, que apresentavam significativamente mais sintomas relativos à disfunção autonômica (notadamente envolvendo os sistemas gastrointestinal e cardiovascular, o aparelho geniturinário e as funções termorreguladora e pupilar) quando comparados ao grupo controle pareado por sexo e idade.[9] Paralelamente, a avaliação complementar por estudo de variabilidade da frequência cardíaca e testes cardiovagais revelou que 70% dos pacientes apresentavam critérios de disautonomia cardíaca e 92% deles apresentavam pelo menos um sítio de avaliação quantitativa do reflexo axonal sudomotor alterado. Esse último achado, considerando todo o grupo de pacientes avaliados, era fundamentalmente assimétrico e não comprimento-dependente, corroborando a hipótese de uma dupla neuronopatia.[21]

Ainda no campo das disautonomias, as ganglionopatias autonômicas comportam-se como uma disfunção de múltiplos domínios autonômicos. Os sinais e sintomas manifestam-se tipicamente entre a quinta e a sétima década de vida, e são descritos por um início agudo/subagudo, com marcante hipotensão ortostática, e sintomas do trato gastrointestinal baixo com sintomas colinérgicos (xeroftalmia, xerostomia e retenção urinária).[10]

DIAGNÓSTICO

O racional envolvido com o diagnóstico das NS encontra-se amparado na dualidade entre o reconhecimento e o diagnóstico das NS em si, e a investigação de possíveis causas associadas. Nesse sentido, exames neurofisiológicos, de imagem e laboratoriais são fundamentais para a abordagem adequada desses casos. Iniciaremos pela neurofisiologia, uma vez que tal avaliação, em conjunto com o exame físico, representa ponto fundamental para o diagnóstico.

Neurofisiologia

A eletroneuromiografia (ENMG) ainda figura como o principal método diagnóstico das NS.[22] Por meio dela podemos observar a desproporção do acometimento sensitivo em relação ao motor: em geral, encontramos redução das amplitudes, ou até mesmo abolição dos potenciais de ação sensitivos (PAS), enquanto os potenciais de ação motores (PAMC) permanecem preservados.[23]

No entanto, há algumas exceções que merecem destaque. Em casos muito precoces, até cerca de 60 dias após o início dos sintomas, é possível que não sejam encontradas anormalidades na ENMG.[24] Já em relação ao acometimento motor, na condução nervosa pode haver discreta redução das amplitudes dos PAMC em casos mais graves (muitas vezes relacionado à atrofia por desuso). Além disso, na eletromiografia por agulha, os achados de atividade denervativa aguda e redução neuropática do recrutamento estão presentes com mais frequência nos casos de etiologia paraneoplásica, apesar de não estarem restritos a eles.[24] No entanto, é importante ressaltar que, mesmo na presença de tais exceções, o envolvimento sensitivo será sempre muito mais proeminente do que o motor, chamando a atenção para uma desproporção nos achados, que em conjunto com as manifestações clínicas auxiliarão no correto diagnóstico.[22]

Além dos parâmetros tradicionais utilizados na ENMG, em 2013 Garcia et al. descreveram um índice com o intuito de auxiliar na diferenciação entre NS e polineuropatias sensitivas.[25] Tal diferenciação pode ser desafiadora na prática clínica, principalmente quando há acometimento motor leve, confluência que se assemelha a um padrão comprimento-dependente, simetria dos achados ou a presença de comorbidades clínicas comumente associadas à polineuropatia. Esse índice, denominado "razão de amplitude sensitivo-motora ulnar", consiste na razão das amplitudes dos potenciais de ação sensitivo e motor do nervo ulnar. Com o valor de corte abaixo de 0,71 foi possível diagnosticar casos de NS com sensibilidade de 94,4% e especificidade de 90,9% (Figura 115.1).[25]

É fundamental também lembrar que as NS são caracterizadas por uma dupla neuronopatia, com lesão do GRD e também das fibras autonômicas.[21] Assim, podemos dispor de exames neurofisiológicos que são menos comuns na prática clínica, mas que podem ser úteis para estreitar o diagnóstico diferencial, como testes sudomotores e protocolos de avaliação autonômica. Os principais exames utilizados para essa finalidade são a variabilidade da frequência cardíaca (VFC), o reflexo axonal sudomotor (QSART, do inglês *quantitative sudomotor axon reflex test*) e a resposta cutânea simpática (RCS) (Figura 115.2). Como dito parcialmente no tópico "Quadro clínico", a avaliação de uma coorte de casos de NS não paraneoplásica demonstrou que 92% dos pacientes apresentavam redução do volume de suor em pelo menos uma das regiões examinadas no QSART, 60% possuíam alteração da RCS e 70% demonstraram sinais de neuropatia autonômica cardiovascular ao teste de VFC.[21] Outro sinal relevante na avaliação dos pacientes com NS, e de simples execução, é a verificação da presença de hipotensão ortostática (HO). Caso após o teste seja verificada a presença de HO, se a razão entre a variação da frequência cardíaca pela variação da pressão arterial sistólica for menor que 0,5 batimento/mmHg, a HO possivelmente tem origem neuropática, enquanto valores maiores que 0,5 batimento/mmHg sugerem origem cardiogênica.[26]

Com o objetivo de tornar o diagnóstico das NS mais sistemático, Camdessanché et al. publicaram em 2009 uma proposta de critérios diagnósticos envolvendo aspectos clínicos e de exame físico neurológico, além de exames complementares (Tabela 115.2). O diagnóstico é considerado

Neurocondução motora

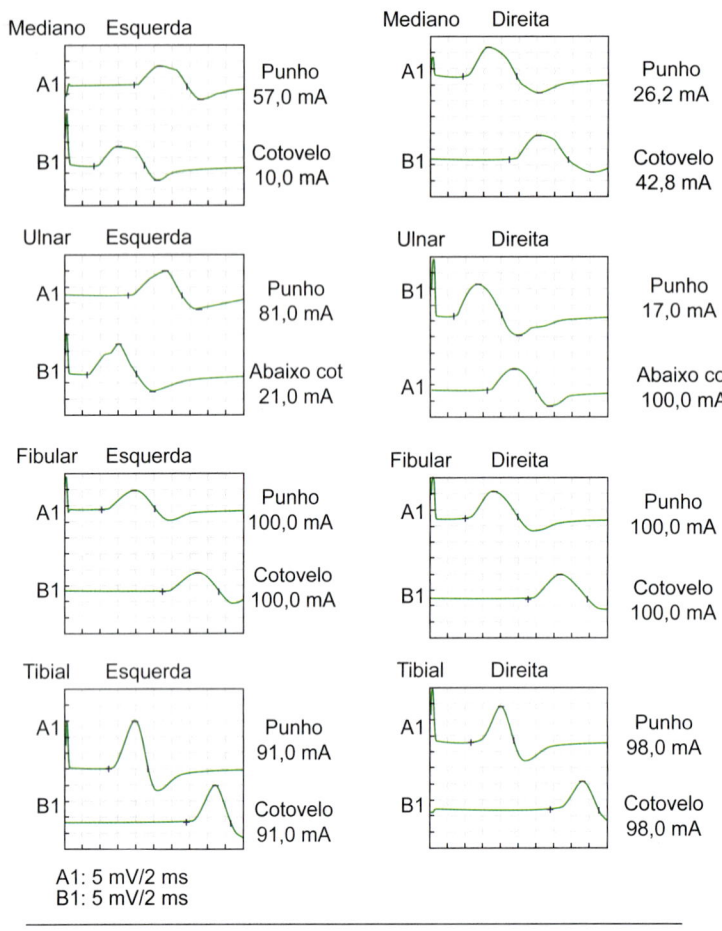

A1: 5 mV/2 ms
B1: 5 mV/2 ms

Neurocondução sensitiva

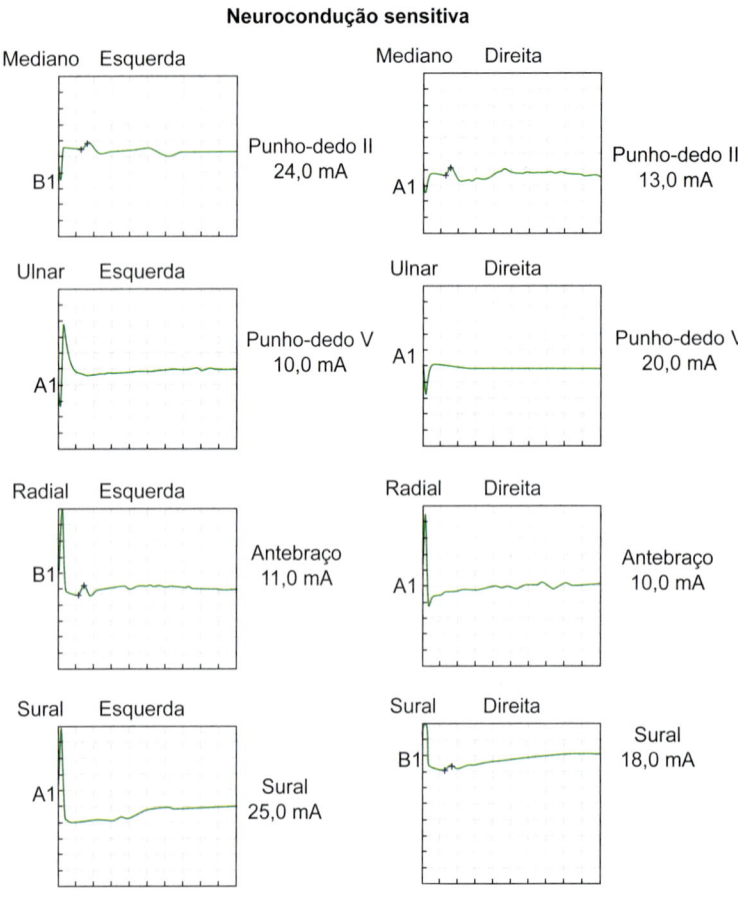

A1: 20 uV/2 ms
B1: 20 uV/2 ms

Figura 115.1 Exame de eletroneuromiografia demonstrando a preservação da neurocondução motora (*em cima*), em contraposição ao acometimento sensitivo difuso, não comprimento-dependente e assimétrico (*embaixo*).

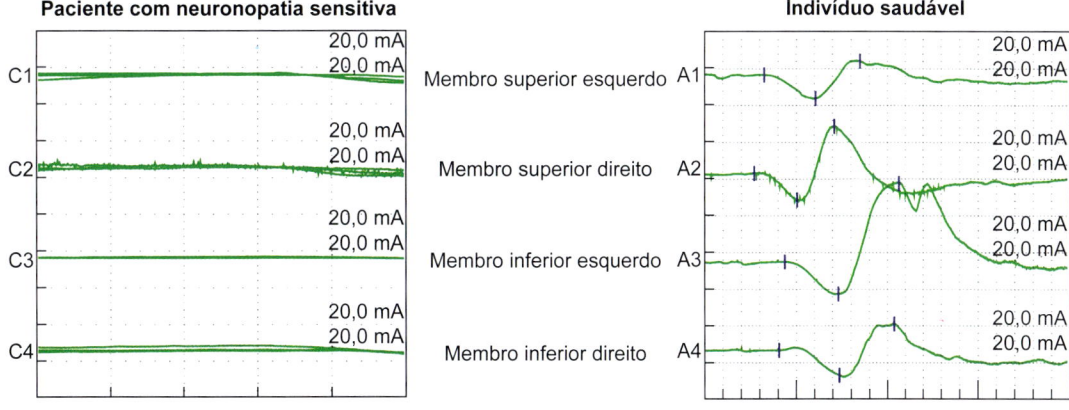

Figura 115.2 Avaliação de resposta cutânea simpática, demonstrando ausência de resposta nos quatro membros de um paciente com neuronopatia sensitiva idiopática (*esquerda*), em contraposição às respostas presentes em um indivíduo saudável (*direita*).

"possível" quando a pontuação está acima de 6,5 no item A; "provável" quando a pontuação no item A é maior que 6,5 e os critérios do item B também são preenchidos; e "definitivo" apenas quando há biópsia do GRD demonstrando degeneração, apesar de a biópsia não ser recomendada na prática clínica.[27]

Exames laboratoriais

A investigação laboratorial deve idealmente incluir os exames adequados à avaliação de causas associadas, bem como os de diagnósticos diferenciais. Não há, até o momento, abordagens que sejam validadas e uniformizadas, devendo a conduta final ser adaptada conforme o quadro clínico e a disponibilidade de exames. De uma maneira geral, a conduta no Hospital de Clínicas da Universidade Estadual de Campinas é pautada na seguinte rotina, conforme as etiologias mencionadas:[3-5]

- Gerais: hemograma, marcadores de lesão e disfunção hepática, fosfatase alcalina, eletroforese de proteínas (preferencialmente pelo método de imunofixação), ceruloplasmina
- Infecciosas: sorologias para HIV, hepatites virais, HTLV, VDRL, FTA-AB, arboviroses (conforme epidemiologia), crioglobulinas
- Autoimunes: VHS, FAN, anti-DNA, anti-Ro, anti-La, antiendomísio, antimúsculo liso
- Paraneoplásicas: anti-Hu, antififisina, anti-CV2/CRMP5
- Tóxicas/metabólicas: vitaminas B12, B9, B6, E, cobre
- Genética: o racional que envolve a eventual testagem por genética molecular deve levar em consideração a filtragem fenotípica detalhada, uma vez que determinados casos, como a mutação do gene *RFC1*, manifestam-se com início tardio, o que traz especial desafio diagnóstico.[28]

De maneira mais recente, dois anticorpos foram descritos no contexto das NS. Seus eventuais papéis na fisiopatologia das NS permanecem por ser descritos. No entanto, representam tentativas de promover a melhor caracterização dos mecanismos envolvidos nas NS, especialmente nos casos idiopáticos. Tais anticorpos são o antirreceptor 3 do fator de crescimento de fibroblastos (anti-FGFR3) e o antiargonauta. O anti-FGFR3, descrito inicialmente em pacientes franceses, também foi avaliado em um trabalho franco-brasileiro que descreveu sua presença em uma frequência de aproximadamente 37% dos pacientes brasileiros com NS.[29] De maneira semelhante, o mesmo grupo francês descreveu no ano seguinte a presença do anticorpo antiargonauta em 30% dos pacientes com o diagnóstico de NS.[30]

Para as ganglionopatias autonômicas, o exame mais importante a ser solicitado é a dosagem sérica do anticorpo anti-AChR, o qual guarda relação com a gravidade da doença: níveis maiores que 1 nmol/ℓ são altamente específicos para as ganglionopatias autonômicas com quadros mais graves de hipotensão ortostática e com anormalidades da dinâmica pupilar.[10] A soropositividade está presente em 10% dos pacientes com dismotilidade gastrointestinal idiopática e

Tabela 115.2 Critérios diagnósticos para as neuronopatias sensitivas.

Critério	Sim	Pontos
A. Em um paciente com neuronopatia puramente sensitiva clinicamente, o diagnóstico de NS é considerado possível se o escore for > 6,5		
a. Ataxia nos membros superiores ou inferiores no início do quadro ou no nadir da doença		3,1
b. Distribuição assimétrica da perda sensitiva no início do quadro ou no nadir da doença		1,7
c. Perda sensitiva não restrita a membros inferiores no nadir da doença		2
d. Pelo menos um PAS ausente ou três PAS com amplitude < 30% do limite inferior da normalidade nos membros superiores e que não sejam explicadas por neuropatias compressivas		2,8
e. Menos de dois nervos com estudo de condução motora anormal em membros inferiores		3,1
B. O diagnóstico de NS é provável se o escore anterior for > 6,5 e se:		
• A investigação inicial não mostrar perturbações biológicas e achados de eletroneuromiografia que excluam NS • O paciente tiver uma das seguintes condições: anticorpos onconeurais ou câncer nos últimos 5 anos, tratamento com cisplatina, síndrome de Sjögren • A ressonância magnética mostrar alteração de sinal nos cordões posteriores da medula espinhal.		
C. O diagnóstico de NS é definitivo se a degeneração dos gânglios da raiz dorsal for demonstrada por exame de anatomia patológica, embora não se recomende a biópsia dos referidos gânglios.		

NS: neuronopatia sensitiva; PAS: potencial de ação sensitivo. (Adaptada de: Camdessanché, 2009.[27])

em 50% daqueles pacientes com pseudo-obstrução intestinal crônica.[31] Cabe lembrar que, diante da suspeita diagnóstica de uma ganglionopatia autonômica, é fundamental afastar doenças associadas, como amiloidose, diabetes *mellitus*, neoplasias, anemia perniciosa, tireoidopatia imunomediada, miastenia *gravis*, entre outras.[17]

Exames de imagem

A avaliação por neuroimagem possui, até o momento, um papel coadjuvante na avaliação das NS. A ressonância magnética representa o principal instrumento de avaliação, uma vez que tenta evidenciar alterações cordonais posteriores secundárias ao acometimento do prolongamento dos neurônios que compõem os GRD. Nesse sentido, a identificação do hipersinal T2 na região posterior da medula espinhal (Figura 115.3) pode tanto sugerir etiologias específicas, como no caso das NS associadas ao HIV em que há o envolvimento do fascículo grácil, quanto auxiliar no diagnóstico diferencial entre NS e polineuropatias.

Casseb et al. identificaram a presença de hipersinal nas imagens ponderadas em T2 em 54% dos pacientes em uma coorte nacional de NS por análise visual.[32] Com o objetivo de tornar mais sensível a identificação de alterações no cordão medular posterior por meio de técnicas de neuroimagem avançada, o mesmo grupo utilizou sequências de imagem por tensor de difusão (DTI), observando um desempenho mais sensível quando comparado às técnicas de avaliação visual (0,86 *versus* 0,54).[32] Ainda em âmbito experimental, a avaliação direta do GRD por sequências específicas de ressonância magnética tem se mostrado como uma técnica promissora para a investigação desses pacientes (Figura 115.4).

Ainda considerando a avaliação por imagem, o uso de técnicas de medicina nuclear por PET-CT mostra-se particularmente importante para os casos nos quais uma etiologia neoplásica está em questão.[4,5,16]

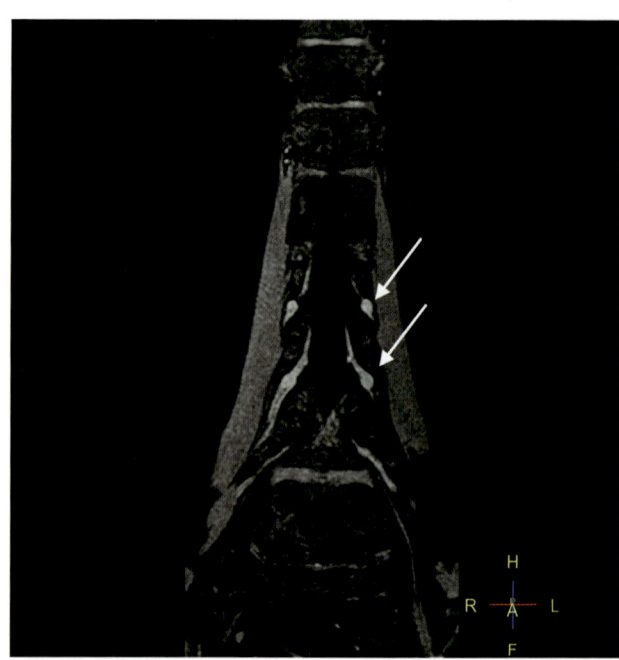

Figura 115.4 Imagem de ressonância magnética ponderada em T2 de um paciente saudável, evidenciando os gânglios das raízes dorsais (*setas*).

TRATAMENTO

Ao falarmos de tratamento em NS, é importante ressaltar dois aspectos relacionados à doença: por se tratar de uma doença rara, não existem grandes estudos randomizados comparando tratamentos e, em razão da multiplicidade de etiologias, o tratamento necessariamente dependerá da causa.

Nas causas imunomediadas, o sucesso do tratamento depende do tempo de início dos sintomas. Antoine et al. demonstraram que há uma janela terapêutica para o tratamento das NS, com aumento da chance de melhora, se ele for iniciado dentro de 2 meses desde o início dos sintomas, e com maior probabilidade de estabilização do quadro se for iniciado em até 8 meses, uma vez que com 10 meses a doença tende a atingir um platô muitas vezes irreversível.[33] Infelizmente, a detecção precoce ainda é muito rara na população brasileira, levando uma média de 5,3 a 5,4 anos para se chegar ao diagnóstico correto[34] e, por consequência, privando os pacientes de uma terapêutica eficaz.

O melhor agente imunossupressor para esses casos ainda não é conhecido. Existem relatos na literatura do uso de imunoglobulina humana intravenosa (IgIV), rituximabe, plasmaférese, corticosteroides, azatioprina, ciclofosfamida e terapias combinando mais de uma droga.[35-39] Na síndrome de Sjögren, uma das principais causas das NS imunomediadas, um pequeno estudo retrospectivo sugeriu como opção terapêutica mais eficaz a combinação de corticosteroides com micofenolato de mofetila.[38] Outra série de casos, envolvendo pacientes com etiologias inflamatórias, autoimunes, paraneoplásicas e idiopáticas, demonstrou que os corticosteroides foram a terapia mais utilizada, mas a ciclofosfamida foi a mais eficaz.[39] Observou-se ainda que os pacientes tratados após mais de 1 ano desde o início dos sintomas não apresentaram resposta significativa, e que a arreflexia generalizada, a pseudoatetose, o envolvimento motor e a hiperproteinorraquia no líquido cefalorraquidiano são fatores relacionados ao pior prognóstico.[39]

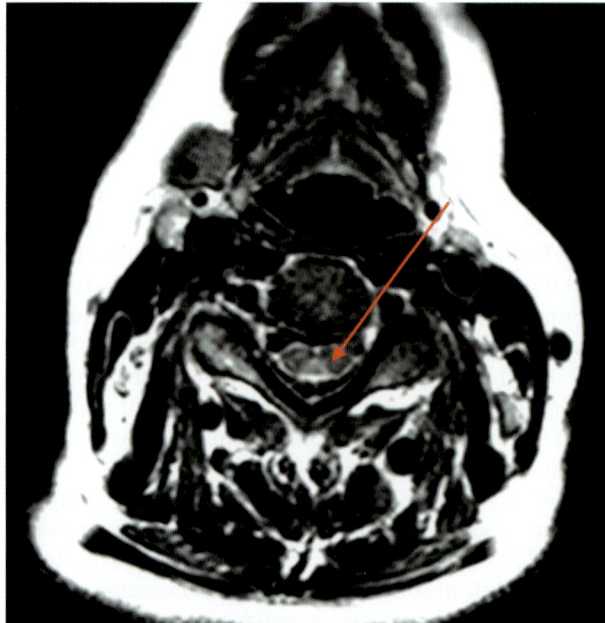

Figura 115.3 Imagem de ressonância magnética ponderada em T2, revelando o hipersinal presente no cordão posterior (*seta*) em paciente com neuronopatia sensitiva associada à síndrome de Sjögren.

Quando se trata de NS paraneoplásica, o pilar do tratamento é baseado no manejo da neoplasia de base. No entanto, nem sempre tal abordagem é suficiente, principalmente quando há presença de anticorpos onconeurais. Muitas vezes, é necessário associar corticosteroides, plasmaférese, IgIV ou terapia imunossupressora, como rituximabe e ciclofosfamida.[40]

As NS por deficiência nutricional merecem atenção especial, pois se identificadas precocemente e tratadas de forma adequada, podem até ser revertidas.[41] Nos casos de deficiência de vitamina B12, preconiza-se a reposição por via intramuscular de 1 mg/dia durante 1 semana, seguido por 1 mg/semana por 1 mês, e finalmente 1 mg/mês. Alternativamente, para casos selecionados, pode ser usado o esquema oral de 1 a 2 mg/dia.[41] Em casos de deficiência de cobre, menos comuns, mas presentes principalmente em pacientes submetidos à cirurgia bariátrica, geralmente é recomendada a reposição por via oral de 2 a 4 mg/dia de cobre elementar.

Na outra ponta do espectro – casos de hipervitaminose B6 ou toxicidade por quimioterápicos, sendo a cisplatina a mais comumente implicada – geralmente são resolvidos apenas com a suspensão do agente tóxico causador e manejo sintomático.

As causas genéticas, com destaque para a ataxia de Friedreich e doenças relacionadas ao gene *RFC1* (CANVAS), ainda carecem de tratamentos eficazes e modificadores de doença. Aprovada em 2023 pela Food and Drug Administration (FDA), órgão governamental dos EUA, como a primeira terapia para ataxia de Friedreich, a molécula chamada "omaveloxolone" demonstrou efeito modesto na história natural da doença.[42] Uma exceção importante está na ataxia por deficiência de vitamina E, de herança autossômica recessiva, mas que também pode ser causada por fatores adquiridos, como a gastrectomia. Nesse caso, geralmente com a reposição de vitamina E em doses que variam de 300 mg/dia a 100 mg/kg/dia, há uma melhora importante dos sintomas.[41,43]

Por fim, comum a todas as etiologias é a necessidade de reabilitação e manejo sintomático da dor neuropática. Deve-se indicar sempre a fisioterapia motora com enfoque em propriocepção, treino de coordenação e equilíbrio. Além disso, o uso de órteses pode ser indicado de forma individualizada para facilitar a deambulação.

O racional por trás das formas de tratamento integrado a um corpo de evidências bastante limitado também é a tônica para as recomendações de tratamento das ganglionopatias autonômicas. Os casos soropositivos, apesar de haver a descrição de remissões espontâneas, podem se beneficiar de uma forma mais sustentada com opções imunoterápicas. Algumas séries de casos mostraram que a imunoglobulina humana ou a plasmaférese trazem benefício rapidamente, benefício esse que pode alcançar efeitos a longo prazo quando associados a imunossupressores orais.[44,45] Outra opção, também descrita em casos anedóticos, é o rituximabe.[46] Além disso, cumpre lembrar que os pacientes se beneficiam do tratamento sintomático nas queixas de disautonomia (p. ex., intolerância ortostática, retenção urinária, constipação, intolerância ao calor e síndrome *sicca*).[9,47]

116

Polineuropatias Hereditárias e Doença de Charcot-Marie-Tooth

Wilson Marques Junior • Eduardo Boiteux Uchôa Cavalcanti • Pedro Henrique Marte de Arruda Sampaio

INTRODUÇÃO

As neuropatias hereditárias são um grupo grande e heterogêneo de doenças que comprometem as fibras sensitivas e/ou fibras motoras e/ou fibras autonômicas, e são causadas pela presença de variantes cuja função está, de alguma forma, relacionada ao desenvolvimento, manutenção ou reparo do sistema nervoso periférico.

Em alguns casos, a neuropatia pode ser a única manifestação da doença, ou uma das manifestações dentro de um complexo que pode comprometer outras estruturas do sistema nervoso, ou mesmo outros órgãos ou sistemas. Exemplos incluem a neuropatia associada a mutações na transtirretina, a neuropatia da doença de Friederich e a neuropatia presente nas ataxias espinocerebelares e paraparesias espásticas hereditárias.

O primeiro grupo citado corresponde à doença de Charcot-Marie-Tooth (CMT) e neuropatias correlatas: neuropatias hereditárias motoras distais (NHMd) e neuropatia hereditária sensitiva (NHS), também denominada "neuropatia hereditária sensitiva autonômica". As NHMd devem ser distinguidas das NHM proximais, também conhecidas como "amiotrofias espinhais proximais (AME)", nas quais podemos encontrar dois grandes grupos: as ligadas à deleção do gene *SMN1* no cromossomo 5q (AME 5q), que são a grande maioria; e as não 5q (AME não 5q), que, embora sejam numericamente muito inferiores, englobam um grande número de doenças distintas. A CMT, por sua vez, corresponde ao grupo em que há envolvimento tanto das fibras sensitivas como das fibras motoras.

Estima-se que o grupo da CMT e doenças correlatas esteja entre as condições hereditárias mais comuns, embora algumas doenças individuais possam ter sido encontradas em apenas uma ou em poucas famílias.

A neurofisiologia caracteriza as NHS e as NHMd como doenças axonais. Nas NHS, o potencial de ação sensitivo (PAS) tem amplitude diminuída ou é ausente, com preservação das respectivas velocidades de condução, enquanto os potenciais de ação muscular compostos (PAMC) são normais. O inverso é observado nas NHM. A situação é muito mais complexa na CMT, na qual são observados: pacientes com redução significativa da velocidade de condução sensitiva e motora (< 35 m/s nos membros superiores), denominados "CMT1"; pacientes com amplitudes sensitivas e motoras reduzidas e velocidades de condução normais ou proporcionalmente reduzidas (> 45 m/s), caracterizando as formas axonais; e pacientes com velocidade de condução intermediária, na faixa de 35 a 45 m/s. Essa classificação ajuda não só na elaboração do plano diagnóstico, como acrescenta na correlação genotípica/fenotípica e, consequentemente, na interpretação da investigação molecular, seja por painéis ou por exoma.

Todas as formas de herança são encontradas nesse grupo de doenças. De modo geral, as autossômicas dominantes são as predominantes, embora as autossômicas recessivas sejam comuns em regiões onde a consanguinidade é frequente. Em qualquer região, a CMT ligada ao cromossomo X costuma ser muito frequente, principalmente devido às mutações no gene *GJB1*, que expressa a conexina 32, cuja disfunção causa a CMTX1. As outras CMT ligadas ao X costumam ser muito raras. Formas de herança mitocondrial são ainda mais raras, mas foram recentemente descritas.

Ao avaliar um paciente com neuropatia periférica, é obrigatório para o médico estabelecer a história familiar, buscando por indivíduos com sintomas semelhantes ou com diagnóstico de doenças neurológicas, e pela presença de consanguinidade entre os genitores. Em casos isolados, contudo, o processo pode ser desafiador, mas alguns dados clínicos podem ajudar a suspeitar de uma neuropatia hereditária:

- Longa duração dos sintomas e progressão insidiosa do quadro
- Início dos sintomas na infância ou adolescência (atraso na aquisição dos marcos do desenvolvimento, dificuldade para praticar esportes, entorses frequentes etc.)
- Alterações ortopédicas (pé cavo, pé plano, escoliose, contraturas localizadas ou múltiplas, artrogripose ao nascimento, luxação congênita do quadril, pé torto congênito).

Nos casos em que, além da neuropatia, coexistam sinais e sintomas oriundos de outras topografias do sistema nervoso, ou mesmo de outros órgãos ou sistemas, deve-se considerar a possibilidade de uma síndrome neurológica complexa, observando fatores como:

- Alterações oftalmológicas (atrofia óptica, catarata congênita, retinite pigmentosa, oftalmoparesia e ptose bilateral)
- Ataxia, espasticidade e sinais extrapiramidais
- Dificuldade de aprendizagem e deficiência intelectual
- Envolvimento de nervos cranianos (oftalmoparesia externa progressiva, diparesia facial)
- Envolvimento de outros órgãos, como sinais e sintomas de envolvimento cardíaco, gastrointestinal, hepático, renal, endócrino, hematológico ou cutâneo
- Perda auditiva neurossensorial
- Sintomas recorrentes e remitentes ou neuropatia de rápida progressão são características dos erros inatos do metabolismo (IEM) ou das porfirias.

É importante ressaltar que a determinação da manifestação fenotípica predominante auxilia no raciocínio clínico e direciona para a solicitação racional dos exames complementares.

CLASSIFICAÇÃO

Embora existam muitas divergências quanto à melhor forma de classificar e nomear esse grupo de doenças, praticamente todos levam em consideração os achados neurofisiológicos e a hcrança. Apresentamos a seguir uma forma de classificação que pensamos ser lógica e útil na prática clínica (Tabela 116.1). Nesse sistema, CMT1 indica os casos desmielinizantes e de herança autossômica dominante, CMT2 os casos axonais de herança autossômica dominante, CMT4 os casos desmielinizantes de herança autossômica recessiva, AR-CMT2 os casos axonais de herança autossômica recessiva, CMTX os casos de herança ligada ao X e CMTI os casos de velocidade de condução intermediária. A seguir, acrescenta-se uma letra que corresponde ao gene. Por exemplo, CMT1A indica os casos de CMT1 causados pela duplicação do gene *PMP22*. No caso das NHMd e NHS, simplesmente acrescenta-se um número que identificará o gene acometido (Tabela 116.2).

QUADRO CLÍNICO

A maioria das neuropatias hereditárias se inicia nos primeiros 20 anos de vida, embora existam formas que se iniciam na idade adulta ou até mesmo em idade avançada, como acontece com o gene *MME*.

Muitas vezes a primeira alteração é a presença de pé cavo, que podem estar presentes já nos primeiros 2 anos de vida e que justificam a ida ao ortopedista. Na maioria dos casos, no entanto, a queixa inicial é a dificuldade progressiva para correr e andar, bem como a ocorrência de quedas frequentes. Essas alterações costumam ser sucessivas. Um pouco mais tarde, surge a dificuldade para a realização de movimentos finos com as mãos, seguindo-se da instalação

Tabela 116.1 Neuropatias hereditárias sensitivo-motoras.

CMT1		CMT2	
CMT1A	Duplicação *PMP22*	CMT2A2	*MFN2*
CMT1B	*P0*	CMT2B	RAB7
CMT1C	*Litaf*	CMT2C	TRPV4
CMT1D	*EGR2*	CMT2D	GARS
CMT1E	Surdez	CMT2E	NEFL
	PMP22 mutação ponto	CMT2F	HSPB1
	P0	CMT2G	Ver CMT2P
CMT1F	*NEFL*	CMT2I	P0
CMT1G	*PMP2*	CMT2J	P0
CMT1H	*FBLN5*	CMT2K	GDAP1
CMT1I	*POLR3B*	CMT2L	HSPB8
CMT1J	*ITPR3*	CMT2M	DNM2
CMT1?	*C1orf194*	CMT2N	AARS
CMT1?	*ATP1A1*	CMT2O	DYNC1H1
HNPP		CMT2P	LARSAM
HNPP	*PMP22* deleção		
HNPP	*PMP22* mutação ponto	CMT2Q	DHTKD1
HNPP	*KARS*	CMT2U	MARS
HMSN			
HMSN?	*HARS*	CMT2V	NAGLU
HMSN?	*BAG3*	CMT2W	HARS
CMT4		CMT2Y	VCP
CMT4A	*GDAP1*	CMT2CC	NEFH
CMT4B1	*MTMR2*	CMT2DD	ATP1A1
CMT4B2	*SBF2*	CMT2FF	CADM3
CMT4B3	*SBF1*	CMT2GG	GBF1
CMT4C	*SH3TC2*	CMT2HH	JAG1
CMT4D	*NDRG1*	CMT2II	SLC12A6
CMT4E	EGR2	CMT2?	TFG
CMT4F	PERIAXIN	CMT2?	DGAT2
CMT4G (RUSSE)	HK1	CMT2?	MME
CMT4H	FGD4	CMT2?	DHX9
CMT4J	FIG4	CMT2?	4p deleção
CMT4K	SURF1	CMT2like	BSCL2

(continua)

Tabela 116.1 Neuropatias hereditárias sensitivo-motoras. (*Continuação*)

CMTI		CFDEOM3	TUBB3
Dominante		Giant ax 2	*DCAF8*
CMT-DIA	*GBF1*	HMSN?	BAG3
CMT-DIB	DNM2	HMSN?	SLC12A6
CMT-DIC	YARS	HMSN?	SPTLC3
CMT-DID	P0	HMSN?	POLR3B
CMT-DIE	INF2		
CMT-DIF	GNB4		
CMT-DIG	NEFL		
CMT-DI?	CLOR194	**AR-CMT2**	
CMT-DI?	EBP50	AR-CMT2A(B1)	Lamin A/C
CMT-DI?	SARS1	AR-CMT2A2B	MFN2
CMT-1C	LITAF	AR-CMT2B2	PNPK
CMT-2E	NEFL	AR-CMT2EE	MPV17
CMT?	RAB40B	AR-CMT2F	HSPB1
CMT	ARHGEF10	AR-CMT2H	8q21
PN?	NOTCH2NLC	AR-CMT2K	GDAP1
Recessivo		AR-CMT2P	LRSAM1
CMTRIA	GDAP1	AR-CMT2R	TRIM2
CMTRIB	KARS	AR-CMT2S	IGHMBP2
CMTRIC	PLEKHG5	AR-CMT2T	MME
CMTRID	COX6A1	AR-CMT2X	SPG11
Ligado ao X		AR-CMT2?	AHNAK2
CMTX1	GJB1	AR-CMT2?	EGR2
CMTX2	Xp221.2	AR-CMT2?	HSJ1/DNAJB2
CMTX3	Xq27	AR-CMT2?	MCM3AP
CMTX4	AIFM1	AR-CMT2?	MYO9B
CMTX5	PRPS1	AR-CMT2?	NRG1
CMTX6	PDK3	AR-CMT2?	SORD
PN + Deaf	Xq26	AR-CMT2?	PRPH
		AR-CMT2?	SACS

da fraqueza e atrofia da musculatura intrínseca. Embora os pacientes não se queixem enfaticamente, alterações sensitivas costumam ser detectadas no exame neurológico e no estudo da condução. Em alguns casos, a ataxia sensitiva pode ser um fator limitante. Os reflexos profundos estão diminuídos ou ausentes, e na maioria dos casos não há evidência de comprometimento do sistema nervoso central. Alterações ósseas são comuns, incluindo pés cavos, dedo em martelo, mão em garra, escoliose (*MFN2*, *TRPV4*, *GDAP1* etc.) e anormalidades da caixa torácica.

A síndrome de Déjerine-Sottas é caracterizada por um quadro grave, de início precoce, com atraso na aquisição da marcha e arreflexia generalizada. A maioria dos pacientes perde a marcha alguns anos após a sua aquisição. Devido à sua gravidade e à normalidade dos pais, era entendida como uma doença de herança autossômica recessiva. No entanto, sabe-se hoje que a maioria dos pacientes tem mutação *de novo*, com herança autossômica dominante. Todavia, devido à gravidade do quadro, esses pacientes não conseguem passar a doença para as próximas gerações. Nas descrições originais, o termo "Déjerine-Sottas" era restrito aos casos com disfunção da mielina e velocidades de condução inferiores a 10 ou 15 m/s. Atualmente, alguns autores expandiram o uso, baseando-se apenas no quadro clínico, incluindo tanto casos clínicos como axonais.

O mesmo aconteceu com a chamada "neuropatia hipomielinizante congênita", termo usado para casos cuja manifestação estava presente já ao nascimento ou se iniciava logo após o nascimento, sendo o principal diagnóstico diferencial a amiotrofia espinhal do tipo 1. Hoje em dia, a maioria dos autores considera a existência de um grupo de neuropatias congênitas, tanto de origem axonal como mielínica, quadros em geral muito graves.

A neuropatia hereditária com susceptibilidade à paralisia por pressão (HNPP) caracteriza-se pelo aparecimento de mononeuropatias desencadeadas por traumas leves, como cruzar as pernas ou apoiar os cotovelos. Estas manifestações costumam ser passageiras e decorrem do bloqueio transitório da condução. No entanto, com o tempo, pode ocorrer degeneração axonal, levando à perda funcional definitiva.

Tabela 116.2 Neuropatias hereditárias sensitivas (NHS) e neuropatias hereditárias motoras (NHM).

NHS		NHM	
HSN IA	SPTLC1 (AD)	CMT2A2	MFN2
HSN IC	SPTLC2 (AD)	CMT2B	RAB7
HSN IB	3q25 (AD)	CMT2C	TRPV4
HSN ID	ATL1 (AD)	CMT2D	GARS
HSN IE	DNMT1 (AD)	CMT2E	NEFL
HSN IF	ATL3 (AD)	CMT2F	HSPB1
HSN IIA	WNK1/HSN2 (AR)	CMT2G	Ver CMT2P
HSN IIB	FAM134B (AR)	CMT2I	P0
HSN IIC	ATSV (KIF1A) (AR)	CMT2J	P0
HSN IID	SCN9A (AR)	CMT2K	GDAP1
HSN III	IKBKAP (ELP1) (AR)	CMT2L	HSPB8
HSN IV	NTRK2 (AR)	CMT2M	DNM2
HSN V	NGF-β (AR)	CMT2N	AARS
HSN VI	Dystonin (AR)	CMT2O	DYNC1H1
HSN VII	SCN11A (AD)	CMT2P	LARSAM
HSN VIII	PRDM12 (AR)	CMT2Q	DHTKD1
HSN IX	TECPR2 (AD)	CMT2U	MARS
Insensibilidade à dor	ZFHX2 (AD)	CMT2V	NAGLU
Ausência congênita de dor	CLTCL1 (AR)		
Eritromelalgia	SCN9A (AD)		
Eritromelalgia	NMNAT2 (AR)		
Neuropatia atáxica	PLD3 (AD)		

No grupo das neuropatias complexas, um quadro semelhante à CMT se associa a múltiplas outras manifestações, como síndrome cerebelar, paraparesia espástica, outras manifestações do SNC (como a síndrome de Anderman), comprometimento renal (*INF2*) e neuromiotonia (*HINT1*).

No grupo das NHMd, a principal manifestação é a fraqueza distal sem alteração sensitiva. Clinicamente, são muito parecidos com a CMT clássica. No entanto, três subgrupos apresentam fenótipo distinto: pelo menos dois genes podem comprometer inicialmente os membros superiores (*BSCL2* e *GARS*), dois outros genes podem estar associados à paralisia de corda vocal (*TRPV4* e *DCTN1*), e em pelo menos quatro situações pode haver comprometimento do trato corticoespinhal (*BSCL2*, *HSPB1*, *SETX*, *DCTN1*).

As NHS apresentam variabilidade clínica mais complexa. Em algumas predomina o comprometimento das fibras finas (*SPTLC1* e *SPTLC2*), em outras há comprometimento tanto das fibras finas como das fibras grossas (*ATL1*, *DNMT1*, *WNK1*), enquanto em outras ainda predomina o comprometimento das fibras grossas (*FLVCR1*, *RNF170*, *PLD3*). Em algumas delas, há disautonomia acentuada (*PRDM12*, *NGF-β*, *TECPR2*). Dor pode ser a manifestação predominante de outras mutações (*SCN9A*, *NMNAT2*).

ASPECTOS GENÉTICOS E DIAGNÓSTICO MOLECULAR

Mais de 100 genes foram, até o momento, implicados com a CMT, mas quatro deles respondem pela maioria dos casos: *PMP22/CMT1A*, *MPZ/CMT1B*, *GJB1/CMTX1* e *MFN2/CMT2A*.

A CMT1A resulta da duplicação do gene *PMP22*, sendo responsável por 50 a 70% das neuropatias mielínicas e por 40 a 50% de todas as neuropatias hereditárias. A proteína PMP22 é um importante componente da mielina do sistema nervoso periférico. A neuropatia em geral se inicia na primeira década de vida e, muito raramente, depois da terceira década. Costuma ser lentamente progressiva, podendo piorar na gravidez e na presença de diabetes. A velocidade de condução motora nos membros superiores varia de 5 a 34 m/s, embora exceções possam ocorrer.

Mutações no gene *GJB1* causam CMTX1, doença que é em geral mais grave nos homens, apresentando um padrão desmielinizante/intermediário e não uniforme (entre 25 e 35 m/s), enquanto nas mulheres o padrão é sugestivo de lesão axonal. Outra característica clínica importante desses pacientes é o comprometimento preferencial da região tênar em relação à região hipotênar. Alguns pacientes podem apresentar episódios semelhantes a acidente vascular cerebral (AVC) e encefalopatia transitória a altitudes elevadas. De modo geral, o quadro é de progressão lenta, mas o comprometimento pode ser intenso em idades mais avançadas.

As alterações no gene *P0* estão associadas a vários tipos de neuropatias. A CMT1B é uma neuropatia desmielinizante que pode se manifestar como a síndrome de Déjerine-Sottas, caracterizada por um quadro grave e de início precoce. Tremores podem ser uma manifestação importante (síndrome Roussy-Lévy). Há também uma forma mielínica de início na fase adulta que se associa à perda auditiva e à pupila de Adie, e outra forma com velocidade de condução intermediária. Pelo menos duas formas axonais são reconhecidas: a CMT2I, de início tardio, e a CMT2J, com perda auditiva e anormalidades pupilares, com tosse ocasionalmente presente. Por fim, há a descrição de uma forma desmielinizante responsiva ao tratamento com corticosteroides.

Dentre as formas puramente axonais, a CMT2A2 representa de 8 a 32% dos probandos. A maioria desses pacientes tem herança dominante, embora cerca de 10% tenham herança recessiva. Há também uma grande variabilidade fenotípica, podendo ocorrer síndrome piramidal (HMSN V), atrofia óptica (HMSN VI), neuropatia axonal precoce e grave (SEOAN), alteração cognitiva, neuropatia sensitiva com anidrose e uma síndrome lipodistrófica.

Entre as formas recentemente descritas, a AR-CMT2 merece atenção devido às mutações no gene *SORD*. A grande maioria dos pacientes é homozigota ou heterozigota composta para a mutação c.757delG. A prevalência estimada dessa forma de CMT é de 1 para cada 100 mil, talvez a mais frequente das CMT recessivas. A doença resulta em disfunção na via do sorbitol e já existem tentativas de tratamento em andamento.

A investigação molecular desse grupo tão heterogêneo de doenças é hoje simplificada pela disponibilidade das técnicas de sequenciamento de nova geração (NGS). Dado que a CMT1A é responsável por uma grande parcela dos casos desmielinizantes, ainda é válido investigar a presença dessa mutação nos casos desmielinizantes com herança autossômica dominante ou esporádica. Pacientes com neuropatia desmielinizante com duplicação negativa e as formas axonais devem ser investigados por NGS, quer pelo exoma quer por painéis direcionados. A efetividade diagnóstica das formas mielínicas já se aproxima dos 100%, enquanto para as formas axonais a taxa de positividade está em torno de 50%.

DOENÇA DE CHARCOT-MARIE-TOOTH

Não há ainda nenhum tratamento efetivo para esse grupo de neuropatias. No entanto, existem estudos avaliando diferentes formas de terapia gênica, utilizando vetores virais e não virais, para diversos grupos de CMT, tanto para doenças específicas como para substratos comuns a diversas neuropatias/vias. Alternativamente, pequenas moléculas ou substratos metabólicos poderão ser úteis em situações específicas. A expectativa é grande, embora nenhuma solução definitiva tenha ainda sido relatada.

117

Neuropatia Amiloidótica Familiar e Outras Amiloidoses

Márcia Waddington • Anna Paula Paranhos Miranda Covaleski •
Marcela Câmara Machado Costa • Carolina Lavigne Moreira

INTRODUÇÃO

As amiloidoses sistêmicas constituem um grupo de doenças caracterizadas pelo depósito extracelular de fibrilas amiloides em diversos tecidos e órgãos, como vasos sanguíneos, coração, rins, olhos, meninges, nervos periféricos, entre outros, resultando em dano estrutural e perda progressiva de função. As fibrilas amiloides, formadas pela agregação de proteínas com estrutura predominantemente em folhas beta, podem se originar de diversas proteínas, o que determinará a natureza adquirida ou hereditária da amiloidose.[1]

Desde 2018, foi proposta uma nomenclatura para a uniformização das diferentes formas de proteínas amiloides. As proteínas estruturais contidas ou derivadas de fibrilas amiloides recebem uma abreviação iniciada com a letra "A", de amiloide. Assim, a proteína amiloide de cadeia leve da imunoglobulina é denominada "AL" e a proteína amiloide transtirretina, "ATTR". A proteína pode ser especificada adicionalmente, por exemplo, ATTRv para "variante", ATTRV30M para uma mutação específica ou ATTRwt para a forma selvagem. Para mutações, é recomendado o uso da numeração baseada na sequência da proteína madura. A numeração do precursor completo pode ser incluída entre parênteses após a proteína madura, como em TTRV30M (p. TTRV50M) no caso de TTR. As abreviações se referem às proteínas, enquanto para a doença, deve-se utilizar o nome da proteína após o termo "amiloidose". As designações corretas são, por exemplo, "amiloidose ATTR" ou "amiloidose AL". Especificações clinicamente úteis podem ser permitidas, como "cardiomiopatia ATTR" ou "neuropatia AL".[2]

A neuropatia periférica (NP) pode ocorrer tanto na amiloidose hereditária quanto na adquirida. A forma mais comum de amiloidose adquirida é a amiloidose AL, enquanto a amiloidose ATTRv é a forma hereditária mais comum.[3] A amiloidose ATTRv é uma doença causada, na grande maioria das vezes, por mutações no gene da transtirretina, o que resulta na formação de uma proteína instável que se acumula em diversos tecidos sob a forma de depósitos amiloides.[4]

Na amiloidose ATTRv, os principais tecidos afetados são o sistema nervoso periférico (SNP) e o coração, apresentando-se como uma neuropatia sensitivo-motora e autonômica, previamente conhecida como "polineuropatia amiloidótica familiar" (PAF-TTR), cuja mutação mais frequentemente relacionada é a TTRV30M, e como cardiomiopatia infiltrativa, conhecida previamente como "cardiomiopatia amiloidótica familiar" (CAF-TTR), representada pela mutação TTRV122I. Outros tecidos que podem ser afetados são os rins, os olhos e as leptomeninges.[3]

ASPECTOS GENÉTICOS

A proteína precursora amiloide da amiloidose ATTRv é codificada pelo gene *TTR*, localizado no cromossomo 18q12.1. Esse gene é formado por quatro éxons, dos quais o éxon 1 decodifica o peptídeo de sinal e os três primeiros aminoácidos da transtirretina, enquanto os éxons 2 a 4 são os responsáveis pelos demais aminoácidos (resíduos 4 a 127).[5]

A amiloidose ATTR é uma doença autossômica dominante, causada principalmente por uma mutação de ponto em um alelo do gene *TTR*, no qual há a substituição de um nucleotídio, resultando na troca de um aminoácido na estrutura da transtirretina. Essas mutações ocorrem nos éxons 2 a 4 e, até o momento, nenhuma variante patogênica foi descrita envolvendo os três aminoácidos do éxon 1. A primeira variante patogênica descrita foi a TTRV30M, e atualmente mais de 130 variantes patogênicas da TTR já foram descritas na literatura.[3,5]

Existem também mutações de ponto no gene *TTR* cujas variantes da transtirretina não formam depósitos amiloides, não resultando, portanto, em amiloidose ATTRv. Algumas dessas variantes não patogênicas podem até aumentar a estabilidade do tetrâmero, sendo conhecidas como "mutações supressoras".[1,6]

Os estudos envolvendo a mutação TTRV30M mostram que, aos 50 anos, a penetrância é de 60% em Portugal, enquanto na Suécia é de apenas 11% e na França, 18%. Aos 80 anos, essa diferença diminui, com penetrância próxima a 85% em Portugal, França e Brasil; na Suécia, a penetrância é de 65% aos 80 anos. Existem evidências sugerindo que as mulheres acometidas pela amiloidose ATTRv transmitem a doença aos seus filhos com maior penetrância do que os homens.[4,7] A penetrância incompleta da doença pode ser a responsável pelos casos esporádicos, sem familiares reconhecidamente acometidos.[8]

O fenômeno de antecipação gênica, no qual sucessivas gerações manifestam a doença de forma mais grave e em idades mais precoces, é geralmente descrito apenas em regiões endêmicas, e ocorre com maior probabilidade na prole que herdou do pai o alelo TTR com mutação, em comparação com a herança materna.[4,9]

FISIOPATOLOGIA

A transtirretina é uma proteína de estrutura tetramérica, composta por 4 monômeros. Aproximadamente 98% da TTR são produzidos no fígado, enquanto os 2% restantes são produzidos no epitélio pigmentar da retina e no plexo coroide no SNC. As funções conhecidas da TTR são transportar a tiroxina (T_4) e auxiliar no transporte do retinol (vitamina A).[6] As mutações e o processo de envelhecimento, contudo, podem levar à perda de estabilidade da estrutura tetramérica da TTR.

Na amiloidose ATTRv, o alelo com a mutação no gene *TTR* produz uma transtirretina variante, que sofre mudanças conformacionais, originando um tetrâmero instável. Esse passo é decisivo para o início da formação dos depósitos amiloides. Os tetrâmeros de transtirretina se dissociam em monômeros pró-amiloidogênicos, que, por sua vez, se polimerizam em oligômeros e, com o acúmulo gradual de proteína, formam as fibrilas amiloides, que se depositam em inúmeros tecidos e órgãos.[3]

O grau de instabilidade termodinâmica e cinética do tetrâmero de transtirretina varia de acordo com a mutação do gene *TTR* e determina a eficácia de sua secreção pelas células hepáticas. Existem mutações mais amiloidogênicas, que originam variantes mais instáveis e conseguem sobrepor o sistema de controle de qualidade celular, o que leva a uma maior concentração plasmática e gerando fenótipos mais graves da doença.[3] As mutações não patogênicas e as supressoras, por outro lado, produzem variantes com grau de estabilidade termodinâmica e cinética igual ou maior que a transtirretina selvagem, respectivamente.[6]

Diversos mecanismos têm sido propostos para explicar como o depósito amiloide tecidual causaria doença e neuropatia periférica. Entre elas estão: compressão, isquemia devido à lesão perivascular por amiloide e ruptura da barreira hematoencefálica (mais comum nos casos de início tardio), toxicidade, lesão das células de Schwann com desmielinização (mais frequente nos casos de início precoce), neurodegeneração no gânglio da raiz dorsal, além do papel do componente pró-inflamatório. Nos estágios mais tardios, vários ou todos os mecanismos estão envolvidos na lesão tecidual, enquanto em estágios iniciais não se sabe qual mecanismo prevalece.[1]

Embora o SNP e o coração sejam os principais órgãos afetados, a amiloidose é uma doença sistêmica, que afeta diversos órgãos em diferentes intensidades e combinações, como olhos, trato gastrointestinal, rins e SNC.[7] Já se sabe atualmente que existem dois tipos de fibras amiloides que se depositam: a fibra tipo A, que se deposita como um agregado truncado, e a fibra tipo B, que se deposita como um agregado dito *full-length*. A presença de fibras tipo A é mais comum no coração, em pacientes com início tardio da doença.[10]

Existem ainda diferenças nos mecanismos fisiopatológicos das neuropatias de início precoce e tardio. Para os casos de início precoce, é comum observar lesão nas células de Schwann e perda de fibras de menor calibre em locais de depósito amiloide. Nos casos de início tardio, a vasculopatia amiloide está presente de forma mais marcante.[11]

EPIDEMIOLOGIA

A amiloidose ATTRv com polineuropatia (ATTRv-PN) foi inicialmente descrita em 1952 por Andrade, em Portugal, seguida pela descrição, quase duas décadas depois, no Japão e na Suécia.[4] Inicialmente, acreditava-se que a ocorrência dessa doença era restrita a áreas endêmicas, como os países onde foi inicialmente descrita. Entretanto, com o avanço no diagnóstico proporcionado pela imuno-histoquímica e biologia molecular, observou-se que a amiloidose ATTRv está presente em todo o mundo, incluindo casos esporádicos.[12]

Estima-se que a prevalência média global da amiloidose ATTRv seja de 10.186 pessoas, com o limite superior da estimativa chegando a 38.468 pessoas, sugerindo uma prevalência ainda maior.[13] A mutação V30M – que resulta da substituição de valina por metionina na posição 30 da cadeia de aminoácidos da transtirretina – é a mais comum no mundo, descrita de forma endêmica em regiões como Portugal, Japão, Suécia, Chipre, Maiorca (uma ilha da Espanha) e Brasil. Em Portugal, essa mutação é responsável por 99% dos casos, e estudos epidemiológicos descreveram uma incidência de 0,87 por 100 mil habitantes.[14,15]

Nas regiões não endêmicas, predominam mutações TTR não V30M, com grande heterogeneidade genética.[16] Nos EUA, por exemplo, as variantes patogênicas mais comuns são a V122I, que é detectada em cerca de 3 a 4% da população afro-americana, e a TTRT60A, ambas com fenótipo predominante de cardiomiopatia.[17,18]

Os estudos com populações brasileiras demonstraram que a mutação mais frequentemente encontrada é a TTRV30M – que pode ser explicada pela colonização portuguesa –, seguido pela mutação V122I.[12] Saporta et al. avaliaram 13 famílias brasileiras com a variante V30M e, por meio de análise de haplótipo, compararam-nas com pacientes portugueses e suecos também portadores da mesma mutação, demonstrando a existência de um haplótipo comum entre os pacientes brasileiros e sugerindo a presença de um ancestral comum – fenômeno conhecido como "efeito fundador" – de provável origem portuguesa.[19,20]

MANIFESTAÇÕES CLÍNICAS

A amiloidose ATTRv pode se apresentar como cardiopatia ou como neuropatia, cuja predominância varia de acordo com o tipo de mutação, a idade de início dos sintomas (seja inferior ou superior aos 50 anos) e a localização geográfica. A apresentação como polineuropatia é frequentemente associada à mutação V30M, enquanto a cardiomiopatia está mais relacionada à mutação V122I. Nos casos de início tardio da mutação V30M, observa-se uma lesão mista, caracterizada pela presença tanto de neuropatia quanto cardiopatia.[21-24]

Em relação à neuropatia, primeiramente são afetadas as fibras de menor calibre, não mielinizadas, progredindo para fibras mielinizadas de maior calibre. Inicialmente, os sintomas de disautonomia são proeminentes: vômitos, saciedade precoce, diarreia, alternância entre diarreia e constipação, perda do controle esfincteriano com a possibilidade de retenção ou incontinência urinária, bexiga neurogênica, disfunção erétil, hipotensão ortostática e perda de peso significativa. A condução nervosa intracardíaca costuma estar afetada.[22,23] Com a progressão da doença, há perda das sensações térmica, dolorosa e tátil, seguida por comprometimento motor e resultando em fraqueza e atrofia.[22,23] Essa progressão se dá dos segmentos mais distais para os mais proximais dos nervos periféricos, caracterizando uma degeneração axonal do tipo *dying back*.[25] Esses casos ocorrem em pacientes com mutação V30M e início antes dos 50 anos.[12]

Início tardio (após os 50 anos) é descrito em 26% dos casos em algumas séries. Esses casos apresentam acometimento simultâneo de fibras de menor e de maior calibre, ou preponderantemente as de maior calibre, com ataxia e alteração da coordenação motora já em fases mais precoces, menor disautonomia e maior incidência de cardiopatia.[10]

A cardiomiopatia infiltrativa, causada por depósitos extracelulares de fibrilas amiloides insolúveis no miocárdio, causando insuficiência cardíaca com fração de ejeção preservada, é progressiva e potencialmente fatal.[26]

Os rins também são frequentemente atingidos, tendo a proteinúria como uma das primeiras apresentações da amiloidose ATTRv. Depósitos precoces de amiloides em estruturas renais (medula renal, glomérulo, vascular, tubulointersticial) também já foram evidenciados. Algumas mutações do gene *TTR* levam à perda proteica na urina, causando microalbuminúria e progredindo para insuficiência renal crônica. Em nosso meio, a mutação V30M, a mais comum, é frequentemente associada à presença de proteinúria – que deve ser investigada de forma rotineira e tratada precocemente – e, em casos mais raros, à insuficiência renal. Muitas vezes não há relação entre a gravidade da nefropatia e da neuropatia, sendo possível que a primeira preceda a última em alguns anos.[27]

Além da produção hepática, cerca de 2% da produção da transtirretina ocorre fora do fígado, principalmente no epitélio pigmentar da retina e no plexo coroide no SNC. As manifestações oculares e neurológicas tendem a surgir com o progredir da doença em casos de mutação V30M, sobretudo em pacientes tratados cuja sobrevida foi aumentada, dando tempo para que os depósitos locais causem lesões nos respectivos órgãos.

No que se refere ao acometimento ocular, as possíveis complicações incluem: olho seco por depósito de amiloide na glândula lacrimal, com possibilidade de ceratite secundária; opacificação do vítreo; obstrução trabecular e aumento da pressão ocular, resultando em glaucoma; além de obstrução de capilares retinianos por depósitos, levando à angiopatia.[28]

Já o acometimento do SNC ocorre por angiopatia amiloide, inicialmente de vasos meníngeos e progredindo para vasos parenquimatosos. Os déficits neurológicos podem ser do tipo negativo *stroke-like* ou do tipo positivo, como crises epilépticas.[29] Algumas mutações têm manifestações predominantemente oculomeníngeas como expressão principal, como a T69H. São mutações que levam à produção de TTR significativamente mais instável, que é degradada por um complexo sistema intracelular no fígado, mas que escapa desse processo no SNC.[30]

ESTADIAMENTO E AVALIAÇÃO DE PROGRESSÃO DA NEUROPATIA

Devemos iniciar o acompanhamento dos casos portadores da mutação do gene *TTR* desde a testagem e principalmente 10 anos antes da previsão de início dos sintomas relativos à respectiva mutação. Esse acompanhamento deve ser multidisciplinar e contar com diversos testes, com frequência, no mínimo, anual. Para estabelecer o diagnóstico de início de doença e começar o tratamento, considera-se suficiente a presença de um sintoma ou sinal objetivo e definitivamente relacionado à doença, ou a combinação de um sintoma ou sinal provavelmente relacionado e um teste anormal, ou ainda dois testes anormais de forma subclínica.[31]

Dentre os testes mais usados para o estadiamento e controle de progressão da ATTR-PN estão: anamnese sistemática para os diversos aspectos da polineuropatia (sensitivo, motor e autonômico); exame neurológico completo e quantificável do SNP; uso do *Polyneuropathy Disability Score* (PND) e da escala *Neuropathy Impairment Score* (NIS), que quantifica os aspectos motores, sensitivos e de reflexos profundos do exame neurológico; estudo da condução nervosa com ênfase na medição da amplitude dos potenciais de ação nervosos; *sudoscan* (que exige um instrumento próprio e mede a inervação simpática das glândulas sudoríparas por meio da condutância elétrica da pele); biópsia de nervo e

testes sensitivos quantitativos (que também exigem máquina dedicada).[32] Para o estadiamento da ATTR-PN são usados os estágios de Coutinho (Tabela 117.1).[33]

Os estágios do PND são definidos da seguinte maneira: PND I corresponde a uma alteração sensitiva que não afeta a marcha; PND II indica alteração sensitiva e motora que afeta a marcha, mas sem necessidade de apoio; PND IIIa refere-se à necessidade de um apoio para caminhar; PND IIIb implica a necessidade de dois apoios para a marcha; e PND IV refere-se ao paciente restrito à cadeira de rodas ou ao leito.[32]

Diversos outros testes também são propostos e variam de acordo com a experiência do centro especializado. Entre eles, destacam-se o índice de massa corporal, o índice funcional *Karnofsky Performance Status* (KPS), além de questionários de qualidade de vida, como Norfolk, FAP-RODS e COMPASS 31.[12]

DIAGNÓSTICO

O diagnóstico de pacientes com amiloidose está baseado em dados clínicos, teste genético e, em algumas situações, biópsia de tecidos para confirmação do depósito de amiloide.[3] Os tecidos com maior sensibilidade para detecção de depósitos de amiloide são, entre os pacientes com amiloidose ATTRv, pele (sensibilidade em torno de 70%), glândula salivar labial (com 91% de sensibilidade nos pacientes com mutação V30M) e nervos periféricos (com sensibilidade variando entre 79 e 80% no nervo sural), sendo os dois últimos os mais utilizados no Brasil.[12,34]

Outros tecidos que podem ser biopsiados incluem gordura abdominal (com sensibilidade entre 14 e 83%), reto, músculo esquelético e miocárdio. Os depósitos amiloides são identificados pela coloração do vermelho Congo, que revela um material amorfo de coloração laranja, mostrando birrefringência verde-maçã sob microscopia de luz polarizada. Nos nervos periféricos, esses depósitos se encontram dispersos no endoneuro e em torno dos vasos sanguíneos. É importante ressaltar que biópsias negativas não excluem o diagnóstico e podem ser repetidas.

Os depósitos amiloides são semelhantes histologicamente em todos os tipos de amiloidose. No entanto, a imuno-histoquímica, que utiliza anticorpos específicos para cada proteína amiloide, não consegue diferenciar se a proteína amiloide TTR é mutante ou selvagem.[35] A espectrometria de massa é considerada o padrão-ouro para a diferenciação do tipo de proteína amiloide, com sensibilidade e especificidade próximas a 100%. Vale ressaltar, contudo, que esse é um método com custo elevado e que não se encontra amplamente disponível.[36]

Tabela 117.1 Estágios de Coutinho para amiloidose ATTRv-PN.

Estágio I	Paciente tem dificuldades com a marcha, mas não necessita de apoio. Neuropatia sensitiva e motora restrita aos membros inferiores. Limitação motora leve.
Estágio II	Paciente necessita de um ou dois apoios para a marcha. Progressão da neuropatia para tronco e membros superiores. Amiotrofia em membros superiores e inferiores. Limitação motora moderada.
Estágio III	Paciente está restrito à cadeira de rodas ou ao leito. Neuropatia sensitiva, motora e autonômica grave.

Adaptada de: Coutinho et al., 1980.[33]

Para o diagnóstico molecular da amiloidose ATTRv, deve-se realizar o sequenciamento de todos os 4 éxons do gene *TTR*, utilizando a técnica de Sanger ou sequenciamento de nova geração (NGS, do inglês *next-generation sequencing*), mesmo em pacientes com polineuropatia sensitivo-motora sem história familiar. Nos casos de mutação familiar conhecida, pode-se proceder à pesquisa direta da variante identificada.[12,37]

O teste genético deve ser realizado em pessoas acima de 18 anos que receberam aconselhamento genético e dado consentimento favorável. O objetivo é a identificação precoce de início de doença para estabelecimento de uma terapia específica.[38]

DIAGNÓSTICO DIFERENCIAL

O atraso diagnóstico nas formas de amiloidose hereditária é comum, sobretudo em áreas não endêmicas e em indivíduos sem história familiar.[34] Estudos relatam que diagnósticos alternativos são feitos antes do diagnóstico correto de neuropatia amiloide em 20 a 40% dos casos. As doenças que mais comumente apresentam manifestações clínicas similares são as polineuropatias sensitivo-motoras de causas tóxicas, metabólicas (diabetes), inflamatórias como a polineuropatia desmielinizante inflamatória crônica (PDIC), infecciosas (hanseníase) e outras polineuropatias hereditárias.[12,39]

A PDIC tem sido descrita como o principal diagnóstico diferencial da neuropatia amiloide e deve ter seu diagnóstico revisto, especialmente em casos com manifestações autonômicas e/ou com ausência de resposta às terapias.[39] Outras condições, como estenose do canal vertebral, esclerose lateral amiotrófica e polineuropatia secundária à amiloidose de cadeias leves, são descritas como diagnósticos diferenciais da amiloidose ATTRv-PN.[34]

TRATAMENTO

Na década de 1990, o transplante ortotópico de fígado (TOF) era a única terapia disponível e que se mostrou eficaz no tratamento da amiloidose ATTRv-PN. Contudo, nos últimos anos foram desenvolvidos novos fármacos modificadores da doença, com mudança significativa na progressão da amiloidose ATTRv. As terapias atualmente disponíveis incluem os estabilizadores dos tetrâmeros, que reduzem o potencial amiloidogênico da TTR variante, por meio da ligação de uma pequena molécula estabilizadora do tetrâmero de TTR, e as terapias de silenciamento gênico, que diminuem a produção tanto da TTR variante quanto da selvagem, utilizando *small interfering RNA* (siRNA) e oligonucleotídeos *antisense*.[40]

O tratamento modificador da doença deve ser iniciado o mais precocemente possível nos pacientes sintomáticos. Não há estudos clínicos que comparem a eficácia de forma direta entre os fármacos disponíveis. Atualmente, quatro deles foram aprovados pela Agência Nacional de Vigilância Sanitária (Anvisa): tafamidis, inotersena, patisirana e vutrisirana. Não há evidências científicas que mostrem benefício na associação das terapias disponíveis, embora novos estudos possam alterar essa recomendação.[12]

A estratégia terapêutica deve levar em consideração o estágio da neuropatia, se há envolvimento cardíaco (se isolado ou associado à neuropatia), o perfil de segurança, a forma de administração e os custos do fármaco.[12]

Transplante de fígado

O primeiro tratamento modificador da doença para a amiloidose ATTRv foi o transplante ortotópico hepático, realizado em 1990 na Suécia e no Brasil em 1993. Devido ao fígado ser responsável pela produção da quase totalidade da TTR do corpo, o transplante de fígado demonstrou redução da taxa de depósitos amiloides e melhora da neuropatia em alguns pacientes. Os fatores independentes de sobrevida foram: início precoce da doença (antes dos 50 anos), presença da mutação V30M, menor duração da doença e maior índice de massa corporal modificado (IMCm).[12]

No entanto, a cardiomiopatia continuou a progredir em muitos pacientes, provavelmente devido ao depósito de amiloide do tipo selvagem. Visto que o transplante de fígado interfere apenas na produção hepática da TTR, ele não evita o comprometimento ocular e do sistema nervoso central pela doença (Figura 117.1).[12]

Estabilizadores da transtirretina

Tafamidis. O tafamidis é um fármaco estabilizador da transtirretina, responsável por ligar-se tanto à forma mutada

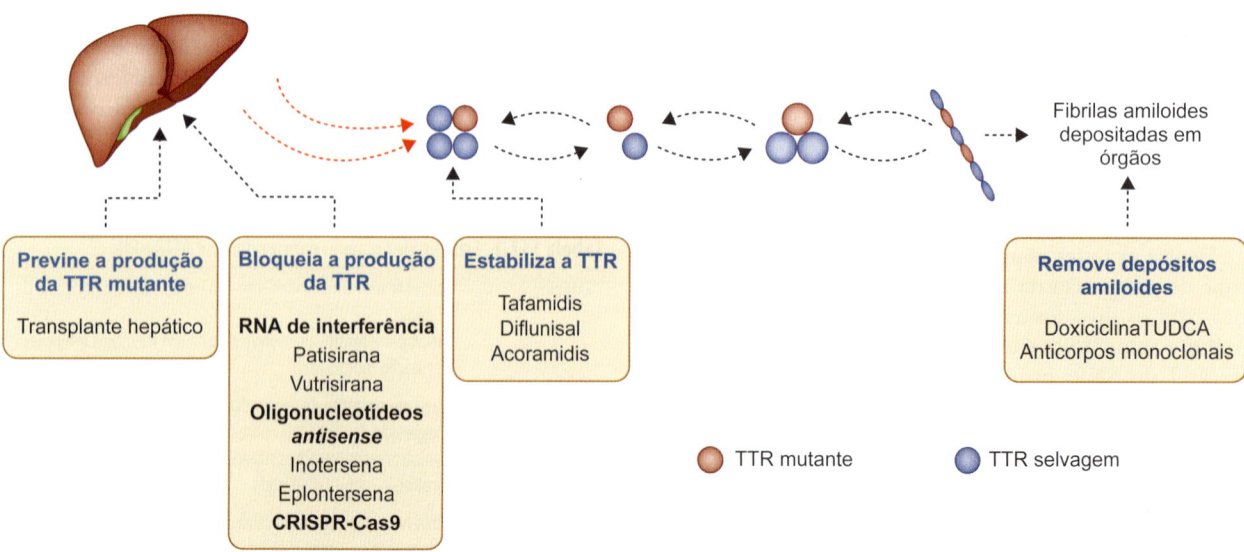

Figura 117.1 Terapias modificadoras de doença na amiloidose ATTR.[12]

quanto à selvagem. Ele se liga aos sítios de ligação da tiroxina na transtirretina, estabilizando o tetrâmero e impedindo sua dissociação e subsequente depósito nos tecidos. A dose de tafamidis meglumina de 20 mg por dia por via oral mostrou redução na deterioração neurológica, melhora nas escala de qualidade de vida e no índice de massa corporal dos pacientes, além de redução na mortalidade.[41] Em um estudo conduzido por Monteiro et al., observou-se que há estabilização da neuropatia em quase um terço dos pacientes, enquanto outro terço foi considerado parcialmente respondedor, e o restante não respondeu à terapia.[42]

Um estudo mais recente sobre o uso de tafamidis meglumina na dose de 80 mg por dia (ou sua bioequivalência tafamidis 61 mg) para tratamento de cardiomiopatia amiloide mostrou redução na mortalidade e no declínio funcional, além de preservação da qualidade de vida.[43] O tafamidis é um fármaco seguro, com boa tolerância e poucos efeitos colaterais, e foi aprovada pela Anvisa e incorporado ao SUS para o tratamento de pacientes com amiloidose ATTRv-PN em estágio 1.

Diflunisal. O diflunisal, um anti-inflamatório não esteroide, também estabiliza a transtirretina. Seu uso mostrou melhora na taxa de progressão da doença, mas é necessário cautela, visto que o uso crônico de anti-inflamatórios pode causar comprometimento renal, cardíaco e gastrointestinal. Estudos indicam baixa adesão a longo prazo devido aos efeitos colaterais, e o diflunisal não foi aprovado para o tratamento da amiloidose hereditária por nenhuma agência de saúde mundial.[12,37]

Acoramidis. O acoramidis é um estabilizador da TTR com alta afinidade. Um estudo de fase 3 avaliou o efeito de acoramidis em doses de 800 mg duas vezes ao dia *versus* placebo em pacientes com amiloidose ATTR-CA e avaliou a eficácia em pacientes com taxa de filtração glomerular ≥ 30 mℓ/min/1,73 m^2 de área de superfície corporal. O estudo mostrou benefício do acoramidis em termos de mortalidade, morbidade e função em comparação com o placebo. Os eventos adversos foram semelhantes entre os grupos.[44]

Silenciadores do gene *TTR*

Inotersena. A inotersena é um oligonucleotídeo *antisense* que se liga ao ácido ribonucleico (RNA) mensageiro da TTR, impedindo sua transcrição por meio de clivagem. No estudo NEURO TTR observou-se uma supressão de 79% dos níveis séricos de transtirretina, melhora no curso da doença neurológica e na qualidade de vida em pacientes com amiloidose ATTRv-PN, em comparação ao grupo placebo. No entanto, houve cinco óbitos no grupo inotersena e nenhum no grupo placebo. Como efeitos colaterais, foram relatados glomerulonefrite em 3% dos pacientes e trombocitopenia em 3%, com um óbito associado à trombocitopenia grave.[45] O estudo de extensão mostrou a manutenção do benefício em relação à neuropatia, sem novos óbitos associados à trombocitopenia. A inotersena é aprovada pela Anvisa para utilização nos estágios 1 e 2 da amiloidose ATTRv-PN e é administrada por via subcutânea uma vez por semana, necessitando de exames para controle laboratorial da função renal e das plaquetas.

Eplontersena. A eplontersena é outro oligonucleotídeo *antisense*, conjugado a um ligante. Ele compartilha a mesma sequência de nucleotídios da inotersena, porém as modificações no ligante aumentam a potência do medicamento,

possibilitando uma dosagem mais baixa e menos frequente. A eplontersena é administrada por via subcutânea a cada 4 semanas. O estudo Neuro-TTRansform, que comparou o uso de eplontersena com o grupo placebo histórico do estudo Neuro-TTR em pacientes com amiloidose ATTRv-PN, demonstrou benefícios da eplontersena na redução da concentração de TTR, menor incapacidade motora e melhora na qualidade de vida quando comparada ao grupo placebo histórico.[46] Um ensaio clínico de fase 3 está em andamento, comparando a eficácia e a segurança da eplontersena *versus* inotersena.

Patisirana. A patisirana é um RNA de interferência que se liga ao RNA mensageiro da TTR, resultando na supressão da produção da TTR em mais de 80%. Administrado por via endovenosa na dose 0,3 mg/kg a cada 3 semanas, a patisirana demonstrou, no estudo APOLLO, melhora dos escores de neuropatia, qualidade de vida e nutrição no grupo em uso do fármaco.[47] Em 2023, o estudo de fase 3 APOLLO-B, que comparou o uso de patisirana *versus* placebo em pacientes com amiloidose ATTRv-CA, mostrou preservação da capacidade funcional nos pacientes em uso de patisirana.[48] A patisirana foi aprovada pela Anvisa para uso nos estágios 1 e 2 de amiloidose ATTRv-PN.

Vutrisirana. A vutrisirana, também um RNA de interferência, é administrada por via subcutânea na dose de 25 mg a cada 3 meses. O estudo de fase 3 HELIOS-A comparou a eficácia da vutrisirana *versus* grupo placebo histórico do estudo APOLLO. A redução da TTR, o controle da neuropatia e a melhora da qualidade de vida e nutricional foram similares aos encontrados com a patisirana.[49] A vutrisirana também foi aprovada pela Anvisa para uso nos estágios 1 e 2 de amiloidose ATTRv-PN.

Doxiciclina e ácido tauroursodeoxicólico (TUDCA)

A combinação desses dois fármacos tem um efeito sinérgico na diminuição os depósitos amiloides ATTR. A doxiciclina causa ruptura da fibrila amiloide, enquanto o TUDCA reduz os agregados tóxicos da TTR. Um ensaio clínico de fase 2 mostrou que essa combinação estabiliza a progressão da doença em pacientes com amiloidose ATTRv, com boa tolerabilidade e poucos efeitos colaterais.[12]

DESAFIOS E PERSPECTIVAS FUTURAS

Os fármacos modificadores de doença abordados anteriormente apresentam eficácia no controle da neuropatia amiloide, e algumas também no controle da cardiomiopatia. No entanto, por esses fármacos não atravessarem a barreira hematoencefálica ou ocular, ou o fazerem de forma insuficiente, elas não são capazes de controlar o comprometimento do sistema nervoso central e ocular.

Um estudo envolvendo edição gênica utilizando o sistema CRISPR-Cas9 avaliou, após 28 dias da infusão em dose única, a segurança e a eficácia do tratamento em seis pacientes com amiloidose ATTRv-PN. Observou-se uma redução de quase 90% nos níveis de TTR, com apenas efeitos colaterais leves. No entanto, estudos maiores e de mais longo acompanhamento são necessários, a fim de confirmar esses achados.[50]

Anticorpos monoclonais direcionados à proteína TTR visam à ligação específica à TTR, promovendo a ruptura e a remoção dos depósitos amiloides. Contudo, mais estudos são necessários antes que sejam integrados à prática clínica.[12]

118

Neuropatias de Fibras Finas

Osvaldo J. M. Nascimento • Camila Pupe

INTRODUÇÃO

Neuropatia de fibras finas (NFF) é o termo utilizado para um tipo de neuropatia periférica que acomete primariamente, ou exclusivamente, fibras de pequeno calibre, como as fibras C amielínicas e as fibras A delta, pouco mielinizadas.[1-3] Em 2018, um consenso da Academia Brasileira de Neurologia, com a nossa participação e de outros colegas, revisou a definição e o diagnóstico das NFF.[4] As fibras finas são responsáveis pela transmissão da sensibilidade termoalgésica e das funções autonômicas ao sistema nervoso central por meio do corno dorsal da medula espinhal. Clinicamente, os pacientes com NFF apresentam sintomas sensitivos positivos, traduzidos por dor em queimação e disestesias nas extremidades, principalmente nos pés, sendo por vezes incapacitantes. No entanto, a força muscular, bem como a sensibilidade tátil e vibratória, permanecem inalteradas, já que essas modalidades sensitivas são carreadas por fibras de grosso calibre.[3] Esse tipo de neuropatia representa um desafio diagnóstico mesmo para especialistas, já que sua identificação ao exame neurológico e aos métodos diagnósticos disponíveis, na maioria das vezes, é difícil.

Ao longo de três décadas, técnicas e métodos diagnósticos foram desenvolvidos para identificar com mais precisão tal neuropatia. Entre elas, destacam-se a biópsia de pele, a microscopia confocal de córnea *in vivo*, o potencial evocado ao calor (CHEPS, do inglês *contact heat-evoked potential stimulator*), o potencial evocado por estímulo doloroso (PREP, do inglês *pain-related evoked potential*), a resposta simpática reflexa e testes autonômicos.[3]

Cabe ressaltar que, além da busca pela identificação da neuropatia, deve-se pesquisar e perseguir sua etiologia, uma vez que seu tratamento envolve, além do controle da dor neuropática, o tratamento da doença de base.

EPIDEMIOLOGIA

Estudos sobre a incidência de NFF são raros, sendo o mais bem estruturado realizado na Holanda em 2013. Esse estudo relatou a incidência mínima de 11,73 casos (15,6 homens/8,2 mulheres) por 100 mil habitantes por ano, com taxas mais altas naqueles com mais de 65 anos. A prevalência mínima foi de 52,95 casos (60,9 homens/45,4 mulheres) por 100 mil habitantes por ano. O estudo foi realizado em um centro de referência terciária para NFF e sarcoidose, viés que é sempre encontrado nesses estudos de prevalência.[5] Nos EUA, mais de 20 milhões de pessoas acima dos 40 anos apresentam NFF. Estima-se que a dor neuropática (DN),

principal sintoma da NFF, afete pelo menos 2% da população dos EUA, sendo a causa de neuropatia desconhecida na maioria dos pacientes.[6]

ETIOLOGIA

Diversas causas de NFF já foram identificadas (Tabela 118.1). Entre elas, as principais são a intolerância à glicose e o diabetes *mellitus*.[3] Nesse grupo, outras doenças metabólicas, como o hipotireoidismo e a hipovitaminose B12, também são encontradas. No entanto, em cerca de 50% dos casos a etiologia permanece desconhecida.[3,4] Em um estudo epidemiológico cooperativo realizado pelo nosso serviço, em comparação com centros norte-americanos de referência em neuropatias periféricas, as principais causas de NFF foram o diabetes e a criptogênica (de origem desconhecida ou obscura), compreendendo, respectivamente, cerca de 20% das causas e, em ambas as condições, dominam os sintomas de NFF.[7]

Outro grupo importante é constituído por neuropatias hereditárias raras, incluindo a polineuropatia amiloidótica familiar associada à transtirretina (ATTRv-PN), a neuropatia sensitivo-autonômica hereditária, a doença de Fabry e a doença de Tangier, entre outras.[3]

QUADRO CLÍNICO
Sintomas sensitivos

Os sintomas sensitivos decorrentes da disfunção ou lesão de fibras nervosas finas podem ser classificados em sintomas positivos (principalmente dor e disestesias, referidos na maioria das vezes como sensações de queimação, ardência ou choques), e sintomas negativos (como diminuição ou abolição da percepção da dor e temperatura, caracterizando hipoestesia ou anestesia termoalgésica).[2,3] A distribuição desses sintomas depende do segmento do sistema nervoso periférico afetado. Desse modo, encontramos radiculopatias, plexopatias, mononeuropatias, mononeuropatias múltiplas e polineuropatias. Na maioria dos casos, a distribuição é distal nos membros, predominando nos inferiores, com o padrão típico de lesão axonal comprimento-dependente, conhecido como "distribuição em meias e luvas".[2-4] Essa distribuição fenotípica de polineuropatia sensitiva acontece, por

Tabela 118.1 Causas de neuropatias de fibras finas (NFF): adquiridas e hereditárias.

NFF adquiridas	NFF hereditárias
Diabetes *mellitus*	Doença de Fabry
Intolerância à glicose	Doença de Tangier
Deficiência de vitamina B12	Neuropatia sensitivo-autonômica
Neuropatia hansênica	hereditária
Neuralgia pós-herpética	Polineuropatia amiloidótica familiar
NFF associadas a viroses (HIV, HTLV, HCV,	(ATTRv-PN)
HBV, ZIKV, CHIKV, SARS-CoV-2)	Doença de Charcot-Marie-Tooth
Sarcoidose	(especialmente o tipo 2, com mutação
Vasculites, colagenoses	do gene da mitofusina 2)
Síndromes paraneoplásicas	
Doenças inflamatórias intestinais	
Neuropatias tóxicas	

ATTRv-PN: polineuropatia amiloidótica familiar associada à transtirretina; CHIKV: *chikungunya* vírus; HBV: vírus da hepatite B; HCV: vírus da hepatite C; HIV: vírus da imunodeficiência humana; HTLV: vírus linfotrópico de células T humanas; SARS-CoV-2: vírus causador da covid-19; ZIKV: zika vírus.

exemplo, cm condições metabólicas, como diabetes ou pré-diabetes, e nas intoxicações em geral, incluindo aquelas causadas pelo uso de drogas. Contudo, em alguns casos, como colagenoses e vasculites, essa distribuição pode ser multifocal e assimétrica, podendo acometer também a face e o tronco.[3]

Inicialmente, os sintomas dolorosos podem ser leves a moderados, mas, dependendo da progressão da doença de base, podem se tornar intensos e debilitantes se não forem adequadamente tratados. Geralmente, os sintomas são piores durante o decúbito, e principalmente à noite, frequentemente interferindo na qualidade do sono. Outro sintoma muitas vezes negligenciado é a síndrome das pernas inquietas, considerada uma síndrome que tem na NFF uma de suas principais causas.[3]

EXAME NEUROLÓGICO

Pode-se observar leve hipoestesia termoalgésica distal, por vezes levemente assimétrica. Em algumas situações, encontramos hiperalgesia (aumento da percepção dolorosa ao estímulo álgico) e/ou alodinia (percepção dolorosa a um estímulo não doloroso), devido a lesão ou disfunção das fibras finas, que leva ao aumento de sinapses no corno posterior da medula, fenômeno conhecido como "sensibilização periférica e central".[3]

Para o exame das fibras finas à beira do leito, basta ter a mão um estilete de ponta romba (como um palito de dentes) e um instrumento resfriado (como um diapasão de 128 ciclos/s, que também será utilizado no exame da palestesia, conduzida por fibras grossas).[3] O monofilamento, muito utilizado por dermatologistas no estudo da hanseníase e por endocrinologistas no estudo da neuropatia diabética, serve para avaliar apenas fibras grossas, sendo, portanto, indicador do acometimento gradual de fibras grossas, identificado por seus pesos e respectivas cores.[3]

Os reflexos profundos estão, habitualmente, normais nas NFF. Deve-se atentar à redução dos reflexos aquileus nos pacientes idosos, que pode ser considerada normal. A força muscular encontra-se normal, bem como a sensibilidade proprioceptiva, incluindo a palestesia (vibratória), a barestesia (pressão) e a batiestesia (noção de posição segmentar).[3]

Sintomas e sinais autonômicos

Os sinais autonômicos merecem especial atenção, pois são frequentemente negligenciados. As alterações clínicas indicativas de comprometimento do sistema refletem a disfunção ou até lesão das fibras amielínicas no contexto geral das NFF.

A hipotensão postural é frequente, e quase sempre não referida pelo paciente, cabendo ao examinador obter essa informação por meio da anamnese dirigida. Verificar a pressão arterial nas posições deitado, sentado e de pé, aguardando de 1 a 2 minutos para cada posição, é o recomendável. De modo geral, quedas na pressão arterial iguais ou superiores a 20 mmHg devem ser consideradas. Além da hipotensão postural, deve-se arguir quanto a outros sintomas, tais como: impotência *coeundi* (dificuldade parcial ou total de ereção peniana), disfunção vesical (bexiga atônica, com grandes volumes urinários), mudanças do ritmo intestinal (constipação, com formação de fecalomas, ou diarreias, isoladas ou alternadas com períodos de constipação), sensação de plenitude gástrica (gastroparesia, como acontece na neuropatia autonômica diabética), sensação de secura nos olhos, na boca ou na vagina, sudorese ausente ou excessiva, alteração na coloração da pele (plantas dos pés com coloração violácea, consequência de vasodilatação periférica devido à alteração vasomotora), mal perfurante (na maioria dos casos, plantar, mas raramente palmar), perda de pelos, unhas quebradiças, formações bolhosas nos pés e/ou mãos, entre outros sinais e sintomas menos frequentes.

A fotorreação pupilar também deve ser considerada, pois pode estar comprometida nas NFF, especialmente quando também há envolvimento das fibras amielínicas.[3]

CAUSAS DE NEUROPATIAS DE FIBRAS FINAS

Adquiridas

As causas conhecidas das NFF podem ser subdivididas em hereditárias e adquiridas. No grupo das adquiridas, as causas metabólicas são as mais prevalentes, tendo como principais etiologias o diabetes *mellitus* e a intolerância à glicose, seguidos de hipotireoidismo e deficiência de vitamina B12. Entre as causas infecciosas, predominam as infecções pelos vírus HIV, HTLV e hepatites B e C, além da neuropatia hansênica, da neuralgia pós-herpética e, mais recentemente, da síndrome pós-covid-19. As causas inflamatórias incluem sarcoidose, vasculites sistêmicas e isoladas do sistema nervoso periférico, e as secundárias a doenças do colágeno, como a síndrome de Sjögren, o lúpus eritematoso sistêmico e a artrite reumatoide. Há ainda as NFF associadas a síndromes paraneoplásicas e doenças inflamatórias intestinais. Entre as causas tóxicas, destacam-se as neuropatias decorrentes da ação neurotóxica de vários fármacos, como os quimioterápicos (vincristina, taxol), estatinas, zidovudina.[3]

Hereditárias

As causas hereditárias são raras, e incluem a doença de Fabry, a doença de Tangier, a neuropatia sensitivo-autonômica hereditária, a ATTRv-PN, particularmente na modalidade de aparecimento tardio, além de algumas formas de neuropatia de Charcot-Marie-Tooth (CMT), especialmente o CMT-tipo 2 com mutação do gene da mitofusina 2.[3]

INVESTIGAÇÃO CLÍNICO-LABORATORIAL

A investigação clínica de NFF requer a obtenção de uma cuidadosa história clínica, que inclua modo de início, tempo de evolução, fatores de risco, história familiar, exposição a substâncias ou drogas neurotóxicas e história fisiológica, incluindo hábitos, tentativas de tratamentos prévios, entre outros fatores. O exame neurológico detalhado deve ser realizado para identificar sinais de comprometimento de fibras finas, conforme descrito anteriormente. Vale ressaltar que, mesmo na ausência de alterações ao exame físico, a NFF pode estar presente.[2-4] O teste de enrugamento cutâneo (TEC), que avalia a função de vasoconstrição da pele, controlada por fibras simpáticas pós-ganglionares, é um recurso não dispendioso que também pode ser utilizado. Assim como outras técnicas mais recentes para avaliação de NFF, o TEC apresenta boa correlação com a biópsia de pele, utilizada para analisar a densidade das fibras nervosas intraepidérmicas (IENFD, do inglês *intraepidermal nerve fiber density*). Quando disponível e com a devida normatização, a biópsia deve ser considerada em conjunto com outras ferramentas para o diagnóstico de NFF. Para realizar o TEC, o paciente deve permanecer com a mão em um reservatório com 0,5 mMol de NaCl a 40,5°C por 30 minutos.

A quantidade total de rugas da pele em quatro dedos permite quantificar a neuropatia: sem rugas ou um escore inferior a 2 indica comprometimento das fibras finas.[8]

Novas técnicas complementares têm sido desenvolvidas para identificar com mais precisão o acometimento de fibras mielinizadas de pequeno calibre e amielínicas. Entre elas, destacam-se os métodos neurofisiológicos, morfológicos e testes autonômicos.

O estudo da neurocondução e a eletromiografia devem ser solicitados apenas com o objetivo de descartar o possível acometimento subclínico de fibras grossas, pois carecem de sensibilidade para indicar ou aferir lesão ou disfunção de fibras finas. Uma exceção é a técnica *near-nerve,* na qual uma agulha é justaposta ao nervo sensitivo. A micrografia é outra técnica que avalia a condução de fibras sensitivas de pequeno calibre, utilizada para fins de pesquisa. Ambas são técnicas de difícil realização, exigindo neurofisiologistas altamente especializados.[2-4]

Os testes quantitativos de sensibilidade (QST) têm sido aplicados há algum tempo, sendo os aparelhos computadorizados, como o TSA, os mais utilizados no momento. O TSA oferece boa reprodutibilidade e é de fácil realização, embora demande tempo. A desvantagem desse instrumento é que a análise, embora computadorizada, depende de informações do paciente, contaminando-se, portanto, pela subjetividade.[3]

Novos testes neurofisiológicos têm sido desenvolvidos para identificar o acometimento de fibras finas, principalmente utilizando respostas tardias, como os potenciais evocados. Fazem parte desse grupo o potencial evocado por *laser* (LEPS, do inglês *laser evoked potentials*) e o potencial evocado composto ao calor (CHEPS, do inglês *compound heat evoked potentials*).[9] O LEPS tem como desvantagem o fato de causar queimaduras nos pontos de aplicação do *laser,* especialmente em áreas sensíveis como, por exemplo, a face do paciente quando estudamos o trigêmeo.[2,3] Por outro lado, o CHEPS, recentemente introduzido em nosso meio, não acarreta nenhum tipo de lesão.[9]

Ambos os aparelhos são capazes de indicar, sem a interferência da subjetividade do paciente, o comprometimento de fibras finas no ponto em que o estímulo é aplicado. Assim, esse método pode ser usado no estudo do comprometimento sensitivo de fibras finas, incluindo a dor neuropática.[3]

Na prática clínica, no entanto, uma alternativa com maior facilidade de realização e menor custo, pois utiliza o próprio eletromiógrafo, é a utilização dos potenciais evocados relacionados à dor (PREP), que são obtidos com eletrodos de superfície concêntricos especiais (Figura 118.1).

Os métodos morfológicos de diagnóstico de NFF incluem o estudo da densidade de fibras nervosas intraepidérmicas (IENFD, do inglês *intraepidermal nerve fiber density*), realizado por meio de biópsias de pele nos segmentos envolvidos. Habitualmente, são obtidos dois fragmentos relativos aos segmentos distal e proximal, para se ter comparação da densidade. Nessa técnica histológica, utiliza-se com frequência um marcador histoquímico, o PGP 9,5, e a leitura da lâmina é feita por microscopia confocal. Entretanto, trata-se de uma técnica dispendiosa e que pode deixar pequenas cicatrizes, não sendo, portanto, indicada em estudos no território do nervo trigêmeo, por exemplo.[3] A correlação entre achados clínicos e alterações na densidade das IENFD é evidente em casos de neuropatia diabética.[10] Além disso, eventuais depósitos, como os de filamentos amiloides, podem ser observados por meio dessa técnica.

Em contrapartida, uma técnica de fácil realização que tivemos a oportunidade de introduzir em nosso meio, para estudos de NFF e dor neuropática, é a microscopia confocal de córnea (MCC).[11] Trata-se de um método promissor, não invasivo e de fácil realização (dura cerca de 4 minutos para cada córnea), com boa reprodutibilidade. Utiliza-se uma lente especial que toca a córnea do paciente, permitindo a visualização direta da inervação por meio de um sistema computadorizado (Figura 118.2). É possível observar o plexo sub-basal da córnea, a densidade das fibras nervosas, seus diâmetros, tortuosidades, bem como processos reacionais envolvendo as células de Langerhans.[11]

Um estudo detalhado sobre fatores de risco, tomando como referência a inervação da córnea observada pela MCC para estabelecer a preservação da função de fibras nervosas finas entre sul-asiáticos (n = 77) e europeus (n = 78), concluiu que os sul-asiáticos apresentavam melhor integridade

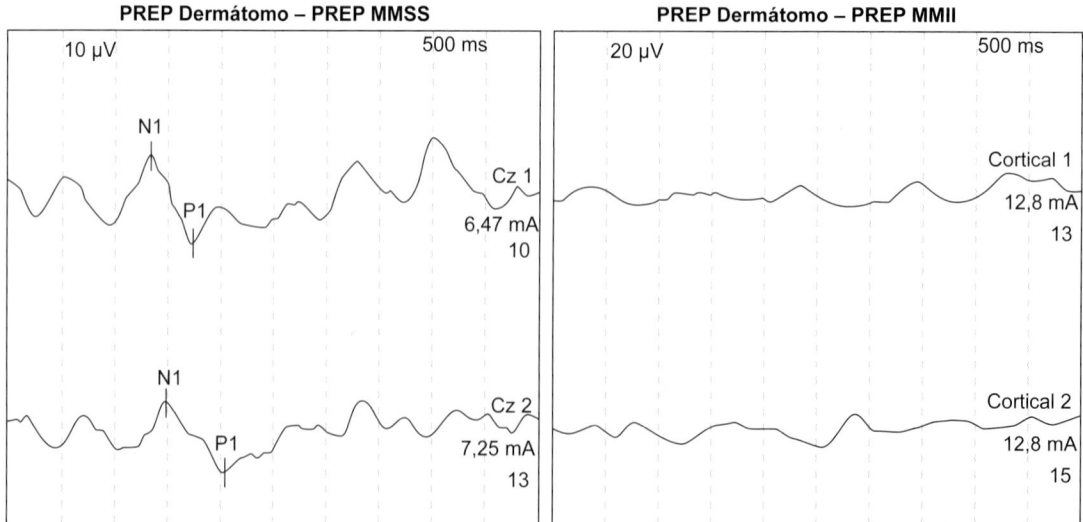

Figura 118.1 Estudo dos potenciais evocados relacionados à dor (PREP), com respostas não obtidas nos membros inferiores (MMII) e respostas normais nos membros superiores (MMSS).

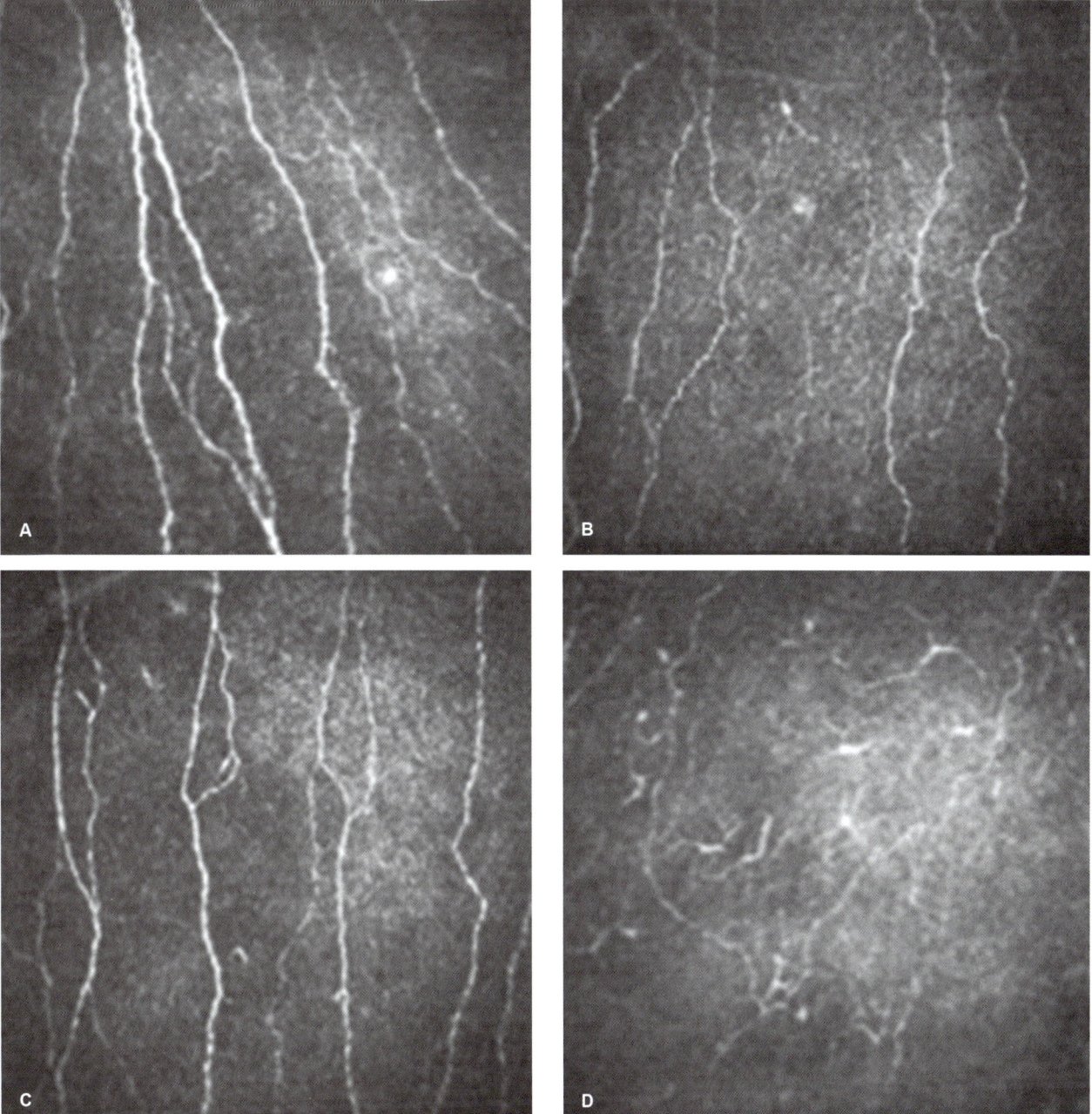

Figura 118.2 Microscopia confocal de córnea **A.** Densidade normal de fibras (12 μm). **B.** Densidade de fibras reduzida a moderada (14 μm). **C.** Densidade de fibras normal com presença de células Langerhans (13 μm). **D.** Densidade de fibras reduzida com maior número de células de Langerhans.

dessas fibras em comparação aos europeus.[12] Isso demonstra a variabilidade das fibras finas entre diferentes grupos populacionais, evidenciando a necessidade de estudos específicos para normatizar todos os métodos mencionados neste capítulo. Além disso, os achados da MCC e do CHEPS são relacionados aos obtidos por meio da biópsia de pele.[3,4]

A biópsia de nervos sensitivos superficiais (como sural, radial, ramo dorsal do nervo ulnar e fibular superficial), particularmente quando são retirados apenas alguns fascículos (biópsia fascicular) e processada por técnicas especiais, como cortes semifinos, pode também ser útil no diagnóstico de NFF. Com esse método, é possível diagnosticar condições como vasculites, microvasculites, amiloidoses e processos inflamatórios, incluindo a hanseníase, particularmente na modalidade neural pura, entre outras condições.[3]

Análises por microscopia óptica com técnicas histológicas de rotina, cortes semifinos e imuno-histoquímica podem ser valiosas em casos pontuais, e a microscopia eletrônica também pode contribuir. Depósitos, como filamentos de amiloide, podem ser identificados e melhor estudados em microscopia a *laser* com espectroscopia de massa.

A avaliação autonômica é obtida por meio de vários testes, como o da inclinação passiva (*tilt-test*), entre outros mencionados no capítulo sobre sistema nervoso autonômico. Temos utilizado técnicas que permitem a análise do sistema autonômico, como a cintilografia do miocárdio com meta-iodo-benzil-guanidina (MIBG) para estudo da inervação simpática cardíaca (quando há radioisótopo disponível) e a dopplerometria de fluxo a *laser*, utilizada para avaliar o tônus vascular em estudos voltados para pesquisa.

A cintilografia do miocárdio tem se mostrado uma ferramenta de interesse para a análise de certas condições clínicas. Em estudos de diferentes enfermidades associadas à NFF, tivemos a oportunidade de aplicar esse método em casos de amiloidose, pré-diabetes e diabetes, entre outros. Na doença de Parkinson, demonstramos, por meio da cintilografia do miocárdio com MIBG, o comprometimento pós-ganglionar da inervação simpática cardíaca.[13,14] Esse método nos parece útil e auxiliar no diagnóstico do envolvimento do sistema nervoso simpático em pacientes com NFF, sempre que disponível.

Ainda no contexto da contribuição da imagem no auxílio diagnóstico das NFF, além da cintilografia, cabe considerar a ultrassonografia de alta resolução nos estudos de neuropatias periféricas, bem como a imagem por ressonância magnética (RM). A RM de 3 T, por exemplo, quando associada à neurografia, pode auxiliar revelando aumento de sinal no gânglio da raiz sensitiva dorsal em casos de ganglionopatias ou gangliononeuropatias dolorosas (Figura 118.3).

Apesar das técnicas relacionadas, o padrão-ouro para o diagnóstico de NFF continua a ser uma boa anamnese e um cuidadoso exame de beira do leito. Na investigação etiológica laboratorial, deve-se incluir exames como hemograma completo, velocidade de hemossedimentação, glicose de jejum, hemoglobina glicada, TSH, T_4 livre, dosagem de vitamina B12, FAN, enzima conversora de angiotensina, imunoeletroforese de proteínas, imunofixação, sorologias para HIV, HTLV, hepatites B e C, SARS-CoV-2 (síndrome pós-covid), entre outros. Em nosso contexto, deve-se também realizar testes sorológicos para hanseníase (anticorpos contra o glicolipídio fenólico 1 [PGL-1]) e testes para arboviroses.

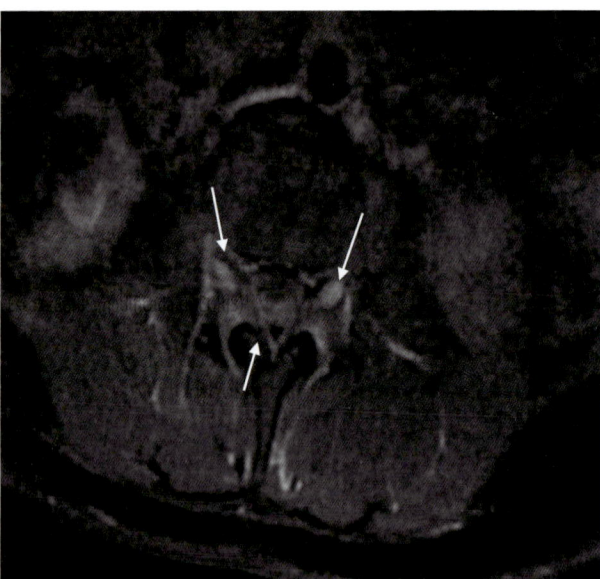

Figura 118.3 Ressonância magnética da coluna lombar, com aumento de sinal das raízes nervosas da cauda equina (*seta menor*) e dos gânglios espinhais (*setas longas*).

Considerar a ocorrência familiar na história do paciente é de fundamental importância diante das crescentes possibilidades de identificação de mutações genéticas obtidas em estudos de DNA, incluindo painéis específicos, estudo do exoma ou até mesmo do genoma, conforme o caso.[3]

TRATAMENTO

O tratamento das NFF deve ser direcionado à doença de base, além de focar no controle da dor neuropática. O manejo da dor neuropática é ponto crucial no tratamento de NFF, pois pode ser debilitante e, em algumas ocasiões, dominar o quadro clínico. Em geral, para controle da dor crônica e neuropática, faz-se necessária uma equipe multidisciplinar, constituída por médicos (neurologistas e outros especialistas), psicólogos, enfermeiros, fisioterapeutas e outros profissionais.

O tratamento medicamentoso da dor neuropática inclui a indicação isolada ou em associação de antidepressivos tricíclicos ou duais, anticonvulsivantes e opioides, além de métodos invasivos, como bloqueios anestésicos e neuroestimulação.

A estimulação magnética transcraniana (EMT) superficial não invasiva, por sua vez, não tem sustentação em ensaios clínicos bem estruturados, o que levou o Conselho Federal de Medicina (CFM) a não recomendar as modalidades de EMT superficial e profunda para aplicação clínica no tratamento da dor.[15]

Em uma perspectiva futura, temos o conhecimento da participação do fator de crescimento do nervo (NGF, do inglês *nerve growth factor*) e a descoberta e desenvolvimento do tanezumabe, um anticorpo monoclonal anti-NGF para o tratamento da dor.[16] Embora os resultados pareçam promissores, eles são comprometidos diante dos efeitos colaterais. O desenvolvimento de medicamentos que atuem bloqueando determinados mediadores no processamento da dor, como os monoclonais, ilustra bem um novo mundo na terapêutica, particularmente da dor neuropática. O prognóstico e a progressão da neuropatia de fibras finas dependem da identificação e do pronto tratamento de sua causa específica.

CONSIDERAÇÕES FINAIS

As NFF correspondem à modalidade mais comum entre as neuropatias periféricas, destacando-se pela presença de sintomas sensitivos, muitas vezes positivos. Geralmente, apresentam poucos sinais clínicos, o que dificulta seu diagnóstico. A propedêutica armada é sofisticada e, habitualmente, não está disponível. A ENMG convencional, utilizada no estudo da condução nervosa, não é eficaz para detectar NFF, uma vez que se concentra na análise de alterações da condução de fibras grossas. O instrumento de maior importância para o diagnóstico é a boa anamnese e um exame neurológico minucioso.

119

Síndrome de Guillain-Barré

Wilson Marques Junior

INTRODUÇÃO

A síndrome de Guillain-Barré (SGB) está incluída na família das neuropatias inflamatórias caracterizadas por lesão direta da mielina, da região nodal/paranodal, do axônio ou da combinação dessas estruturas.

O epônimo deriva da descrição, em 1916, por Guillain, Barré e Strohl, de dois soldados franceses que apresentaram uma paralisia flácida aguda e arreflexia, com altos níveis de proteínas no líquido cefalorraquidiano e contagem normal de células. Os três neurologistas do Centro Médico Militar da Sexta Armada Francesa utilizaram pela primeira vez o método de Quincke para determinar o nível de proteína e a contagem de células no líquido cefalorraquidiano, e observaram a dissociação albumino-citológica, que diferenciava a paralisia flácida aguda das outras causas comuns à época, como sífilis ou poliomielite. Apesar de Strohl ter contribuído nos estudos eletrofisiológicos e na descrição da arreflexia, seu nome saiu do epônimo por volta de 1927. Outro nome importante nas descrições iniciais da SGB é o de Landry, que em 1859 relatou casos de paralisia aguda ascendente, caracterizados por fraqueza muscular subaguda, que iniciava nos membros inferiores e ascendia para os membros superiores – marco clínico importante, junto com a dissociação albumino-citológica, no diagnóstico da SGB.[1,2]

Grandes avanços no entendimento da SGB ocorreram desde a descrição inicial. Trata-se de uma neuropatia imunomediada, aguda, rara e potencialmente fatal, que geralmente é desencadeada por infecções. Portanto, a incidência da SGB pode aumentar durante surtos de doenças infecciosas. Os estudos clínicos, eletrofisiológicos e imunopatológicos evidenciaram a heterogeneidade da SGB, com a forma clássica e as variantes atípicas, os subtipos eletrofisiológicos desmielinizante e axonal, além de formas sobrepostas.

O subtipo desmielinizante, chamado "polineuropatia desmielinizante inflamatória aguda" (PDIA), era descrito como sinônimo da SGB. Entretanto, os dois subtipos axonais estão bem estabelecidos, com envolvimento puramente motor (neuropatia axonal motora aguda – NAMA) e com envolvimento sensitivo e motor (neuropatia axonal motora e sensitiva aguda – NAMSA), associados ao *Campylobacter jejuni* e anticorpos antigangliosídeos. Ademais, distintas formas clínicas são consideradas variantes da SGB, como a síndrome de Miller Fisher (SMF).

Essa heterogeneidade está associada a diferentes mecanismos imunopatogênicos.[3] Dessa forma, o rápido diagnóstico da SGB e o manejo adequado são fundamentais para um bom resultado clínico. Apresentaremos neste capítulo o entendimento atual da SGB, seu diagnóstico e tratamento.

EPIDEMIOLOGIA

A SGB tem sido descrita em quase todos os países, com uma incidência anual de 0,16 a 3 casos por 100 mil pessoas.[4,5] Entretanto, há uma variabilidade entre países – no Brasil, a incidência é de 0,3 a 0,5 caso; na Europa e América do Norte, é de 0,84 a 1,91 caso; enquanto no Irã, Curaçao e Bangladesh é de 2,1 a 3,0 casos.[4-9]

A síndrome pode ocorrer em todas as faixas etárias, com média de 51 anos e picos de incidência entre 50 e 69 anos, com predomínio no sexo masculino (razão de 1,5).[3] Todavia, em algumas cidades ou países a frequência da SGB na população pediátrica é muito alta, como no Rio Grande do Norte, em Brasília, no Chile, em Bangladesh, na China, na Etiópia e na Tanzânia.[6-8,10-13] É possível que fatores socioambientais contribuam para expor as crianças às infecções, muitas vezes endêmicas nessas localidades.

A apresentação clínica também apresenta variabilidade geográfica. A alta prevalência da PDIA (90 a 95%) ocorre na Europa e nos EUA. No Brasil, onde os estudos são escassos, a proporção de casos de PDIA varia de 57%, no Distrito Federal, a 81,8% no Rio Grande do Norte.[6,7] Já a maior proporção da NAMA e NAMSA (30 a 65%) ocorre em alguns países da América Latina (como Peru, Argentina e México), do Caribe (Curaçao), na China e em Bangladesh.[14,15] A SMF está descrita com maior proporção (20 a 26%) em Taiwan, Singapura e Japão, quando comparada à proporção em outros países (5 a 10%).[15]

Os casos acontecem durante todo o ano, com eventuais predomínios sazonais em algumas áreas geográficas. Foi descrito aumento da incidência durante o inverno em alguns países ocidentais e do Oriente Médio, atribuído a surtos de infecções do trato respiratório causados por *Mycoplasma pneumoniae* ou *Haemophilus influenzae*.[16] Já no verão, foram relatados picos de casos em locais como norte da China, Índia, Bangladesh, México e Peru.[8,11,14,17] Nesses países, o subtipo axonal da SGB e a infecção por *C. jejuni* estão relacionados aos surtos. A incidência de campilobacteriose, importante causa de gastroenterite bacteriana, tem aumentado nos últimos anos tanto em países desenvolvidos como em desenvolvimento.[18] Em países de baixa e média renda, as infecções por *Campylobacter* são endêmicas e predominam em crianças, tornando-as vulneráveis a patógenos que são capazes de desencadear a SGB.[18] Existem poucos estudos sobre a incidência de SGB desencadeada por *C. jejuni* no Brasil.[19,20] No entanto, um estudo recente, multicêntrico, caso-controle e incluindo casos brasileiros mostrou que o *C. jejuni* era o desencadeante mais frequente, especialmente no Brasil.[21]

Portanto, existe uma variação na distribuição geográfica global da SGB quanto à epidemiologia e aos subtipos. Essas diferenças são atribuídas a fatores ambientais e econômicos, além do grau de conscientização do problema.[15]

Entre os anos de 2013 e 2016, a incidência da SGB aumentou transitoriamente durante a epidemia do vírus zika na Polinésia Francesa, América Latina e Caribe.[22-25] No Brasil, no dia 23 de maio de 2015, o neurologista Mario Emilio Dourado alertou sobre o aumento da incidência de SGB no estado do Rio Grande do Norte, relatando sete casos precedidos de sintomas sugestivos da infecção pelo vírus zika.[26,27] Logo em seguida, o surto de SGB foi confirmado em outros estados do Brasil.[28-31] A maioria dos pacientes que desenvolveram a SGB associada ao vírus zika eram homens, tinham entre 34 e 61 anos e manifestaram o subtipo desmielinizante.[32,33]

Durante a pandemia da covid-19, vários relatos de casos ou séries indicaram uma possível associação entre a SGB e o coronavírus da síndrome respiratória aguda grave 2 (SARS-CoV-2).[34] Entretanto, a força dessa associação é desconhecida e até questionável, sobretudo quando comparada com epidemias/pandemias anteriores, diante da baixa incidência dos casos.[35] Estudos epidemiológicos rigorosos do tipo caso-controle são necessários para determinar com precisão o nexo causal entre a SGB e o SARS-CoV-2.

DIAGNÓSTICO
Eventos desencadeantes

Considerando uma doença mediada pelo sistema imune, autoanticorpos podem se formar em resposta a uma variedade de estímulos antigênicos, como vírus ou bactérias. Aproximadamente dois terços dos pacientes relatam alguma forma de doença infecciosa, comumente respiratória ou gastrointestinal, nas 6 semanas anteriores ao surgimento da doença.[3]

Essa associação entre infecção e neuropatia já havia sido observada antes mesmo da descrição por Guillain, Barré e Strohl.[2] Posteriormente, em 1958, após avaliar seus casos e a revisão da literatura, Campbell descreveu que em cerca de 60% dos casos havia uma infecção respiratória, e em outros 10 a 20% dos casos o início foi precedido de diarreia.[36]

Estudos contemporâneos confirmam essa associação, com relatos de uma grande diversidade de agentes infecciosos em pacientes com a doença. No entanto, seis patógenos foram temporalmente associados à SGB em estudos de caso-controle, a saber: C. jejuni, citomegalovírus (CMV), vírus da hepatite E, Mycoplasma pneumoniae, vírus Epstein-Barr (VEB) e vírus zika.[37-39] O C. jejuni é o agente infeccioso mais frequentemente descrito (30%), enquanto o Mycoplasma pneumoniae tem alta proporção nos indivíduos com menos de 18 anos.[40] Para o diagnóstico, a ausência de uma doença infecciosa anterior não é suficiente para excluir a SGB, já que as infecções podem ser oligossintomáticas.[39]

Outros agentes infecciosos foram associados à SGB, incluindo Haemophilus influenzae, varicela-zóster, herpes simplex, influenza e HIV, mas as evidências do papel desses agentes na patogênese são incertas. Outras arboviroses, como dengue e chikungunya, foram relatadas em regiões endêmicas ou epidêmicas, incluindo o Brasil.[21]

A pandemia de covid-19 também fez emergirem relatos de SGB e SMF. Os pacientes desenvolveram a variante clássica, com a maioria exibindo dissociação albumino-citológica no líquido cefalorraquidiano e padrão desmielinizante, embora uma relação causal não tenha sido demonstrada.[35]

No Brasil, fora do período das epidemias dos vírus zika e chikungunya, o C. jejuni continua sendo o mais frequente agente infeccioso desencadeador da SGB.[19-21] Estudos em uma coorte no estado do Rio Grande do Norte identificaram o CMV e o VEB em 15,3% e 10% dos casos, respectivamente.[27,41]

Determinados agentes infecciosos estão associados a fenótipos específicos (Tabela 119.1). O CVM e o VEB estão frequentemente relacionados com as variantes clínicas sensitivo-motoras e o subtipo desmielinizante,[40-42] enquanto o vírus zika está relacionado com o subtipo desmielinizante.[32,33] Já o C. jejuni está associado à variante puramente motora, à SMF e ao subtipo axonal.[19,43-45] Classicamente, a presença de pleocitose leve no líquido cefalorraquidiano de um paciente com SGB sugere a infecção pelo HIV, embora esse achado seja raro.[46,47]

Outros eventos precedentes não infecciosos, como vacinas, cirurgias e neoplasias também já foram vinculados à SGB em série de casos não controlados.

A SGB se tornou um evento adverso de interesse especial relacionado à vacinação na década de 1970, após a detecção de um grande número de casos nos EUA, dentro de 6 semanas após a vacinação contra a chamada "gripe suína" de 1976/1977, com taxa de 4,9 a 5,9 casos para cada milhão de vacinados, 14 a 28 dias após a vacinação.[48] Entretanto, esse excesso de casos não tem sido observado nas campanhas posteriores de vacinação contra a influenza (incidência de 1 caso por 1 milhão de vacinados). De fato, o risco de desenvolver a SGB é maior nos indivíduos com a influenza do que naqueles vacinados contra a influenza.[49-52]

Além disso, não foi observada recorrência da SGB em indivíduos que foram vacinados contra influenza, pneumonia ou hepatite A e B após 6 semanas do início da doença.[53,54] Da mesma forma, não foram encontrados riscos aumentados de desenvolver a SGB após vacinações contra meningococo, hepatite e papilomavírus humano (HPV).[55-57]

Vários relatos de SGB foram publicados com associação temporal após a vacinação contra a covid-19.[58-60] A descrição de casos de SGB, tanto nos grupos placebo quanto no grupo de intervenção em ensaio clínico de vacinas, ilustra que uma associação temporal não é necessariamente indicativa de uma associação causal.[61] Um estudo realizado no Reino Unido relatou casos de SGB dentro das 6 semanas após a primeira dose da vacinação contra covid-19.

Tabela 119.1 Frequência e fenótipos associados com os principais agentes infecciosos.

	Frequência (%)	Fenótipos	Mecanismo patogênico
C. jejuni	20-67	NAMA, NAMSA, SMF	Mimetismo molecular com GM1 da capa lipossacarídica do C. jejuni
Citomegalovírus	4-10	PDIA	Mimetismo molecular com GM2, com a moesina (proteína citoesquelética, importante na mielinização) e com fosfoproteína do CMV
Vírus Epstein-Barr	1-10	PDIA, SMF	Mimetismo molecular com GQ1b. Vasculite e neurite por lesão direta do nervo
Mycoplasma pneumoniae	10	PDIA	Mimetismo molecular com gangliosídeos GM1 do M. pneumoniae
Hepatite E	3-5	PDIA	Mimetismo molecular. Vasculite e neurite por acúmulo de imunocomplexo
Vírus zika	83	PDIA	Mimetismo molecular. Lesão direta do nervo

CMV: citomegalovírus; GM1: gangliosídeo da classe GM1; GM2: gangliosídeo da classe GM2; GQ1b: gangliosídeo da classe GQ1b; NAMA: neuropatia axonal motora aguda; NAMSA: neuropatia axonal motora e sensitiva aguda; PDIA: polineuropatia desmielinizante inflamatória aguda; SMF: síndrome de Miller Fisher.

O excesso de casos foi observado na vacina da AstraZeneca, na ordem de 5,8 casos por 1 milhão. Curiosamente, não foi identificado aumento de casos após a segunda dose.[62] Esse pequeno excesso de casos é similar aos descritos com a vacina da gripe e significantemente inferior ao número de casos associados à infecção por *C. jejuni* e zika. Também não foi observado aumento no risco de recorrência da SGB após a vacinação contra o SARS-CoV-2.[63]

Portanto, o risco associado à vacinação é muito baixo em comparação aos benefícios de prevenir uma doença infecciosa potencialmente grave. Além disso, não foi demonstrado risco de recorrência da SGB após a vacinação.

Manifestações clínicas e variantes

O sintoma cardinal de SGB é a fraqueza progressiva, que alcança o nadir em até 4 semanas após o início dos sintomas e é classicamente descrita como ascendente e simétrica. Embora alguns pacientes possam inicialmente apresentar padrões variados de fraqueza, a grande maioria tende a progredir para uma tetraparesia simétrica ao longo da doença.[39,64] Uma minoria dos pacientes pode iniciar o quadro com acometimento de pares cranianos exclusivos, e alguns pacientes podem apresentar um fenótipo paraparético, sem acometimento dos membros superiores. Entre os pares cranianos, o acometimento mais comum é paralisia facial bilateral, acompanhada de disfagia, disartria e acometimento dos movimentos oculares. Um quarto dos pacientes evolui para insuficiência respiratória, necessitando de ventilação mecânica.

Os reflexos na SGB são classicamente abolidos, porém, em algumas variantes e no início da doença, podem estar presentes ou mesmo exaltados, embora a tendência geral seja progredir para arreflexia.[65,66]

A maioria dos pacientes apresenta sintomas sensitivos associados, como parestesias e dormências. Contudo, um sintoma por vezes subvalorizado na SGB é a dor, que pode preceder outras manifestações em até um terço dos pacientes. A dor pode apresentar diferentes características, desde dor radicular até meningismo,[39,65,67] sendo geralmente de intensidade moderada a severa, e acometendo mais pacientes com SGB do que pacientes com SMF.

A disautonomia representa outro grupo de manifestações importantes da SGB, acometendo boa parte dos pacientes e sendo fator relevante para mortalidade e morbidade. Os sintomas disautonômicos incluem variações na pressão arterial, arritmias, síndrome de Ogilvie e bexigoma, entre outras manifestações potencialmente graves.[65,68]

Os óbitos nos pacientes com SGB tendem a ocorrer já na fase de recuperação da doença, em sua maioria mais de 30 dias após o início dos sintomas. As causas de morte na fase aguda normalmente estão associadas a complicações cardiovasculares e disautonomia, enquanto a maioria das mortes no período mais tardio da doença decorrem de complicações da internação prolongada, como pneumonia e tromboembolismo pulmonar.

A despeito dessa história natural mais clássica, a SGB é notória por sua variedade de subtipos, que vão de subtipos eletrofisiológicos até variantes clínicas.[39,65,69] Entre os mais conhecidos estão a forma sensitivo-motora clássica e a forma motora pura, conhecida inicialmente como "síndrome paralítica chinesa" devido à sua descrição inicial no norte da China. A forma motora pura é mais comumente encontrada na Ásia e pode se apresentar com hiper-reflexia.[40,66]

Outra variante conhecida é a SMF, caracterizada pela tríade clássica de oftalmoplegia, arreflexia e ataxia, podendo apresentar outros sinais conhecidos da SGB como tetraparesia, disautonomia e insuficiência ventilatória. Em alguns casos, surgem sinais de encefalite, sinais de tronco cerebral e de liberação piramidal, configurando a encefalite de Bickerstaff (EB). Tanto a SMF quanto a EB compartilham um biomarcador comum: o anticorpo antigangliosídeo GQ1b, sendo hoje consideradas parte do espectro clínico relacionado a esse anticorpo.[70] No espectro das síndromes relacionadas ao GQ1b, a oftalmoplegia é um sintoma comum em boa parte delas. Essas condições tendem a ter um melhor prognóstico em relação à SGB.

A variante faringo-cérvico-braquial é caracterizada pelo acometimento da musculatura faríngea, facial e dos membros superiores, comumente relacionada ao anticorpo GT1a e com considerável *overlap* entre FBF, a SGB clássica e a SMF.[71] Além disso, existem variantes da SGB com acometimento dos membros superiores, comumente ocasionando atraso diagnóstico, como também uma forma sensitiva pura que não preenche os critérios clínicos tradicionais para SGB, mas compartilha um substrato fisiopatológico semelhante.[65,72] Existe ainda um subtipo caracterizado pela pandisautonomia,[73] cursando com severa disautonomia como principal sintoma.

Critérios diagnósticos

Existem diversos critérios diagnósticos para a SGB, sendo mais classicamente consagrados os critérios do National Institute of Neurological Disorders and Stroke (NINDS) revistos por Asbury e Cornblath em 1990.[74] Nos últimos anos, outros três critérios mais recentes ganharam destaque: os critérios de Brighton, os desenvolvidos pelo GBS Classification Group em 2014, e os desenvolvidos por Leonhard et al. (2019).[39] O *guideline* mais recente da Peripheral Nerve Society (PNS) utiliza uma versão atualizada dos critérios de 2019.[75]

O ponto comum entre todos os critérios diagnósticos de SGB é o foco na fraqueza progressiva que acomete mais de um membro e na arreflexia como critérios necessários para o diagnóstico. Os critérios do *guideline* do PNS (Guide PNS 2023) também enfatizam a questão temporal (duração não maior que 4 semanas de doença), pondo-a como um critério requerido para o diagnóstico (Tabela 119.2).[75]

Classificação eletrofisiológica: subtipos

O estudo eletrofisiológico, que inclui o estudo da condução nervosa e a eletromiografia de agulha, é útil para auxiliar no diagnóstico da SGB, especialmente em casos atípicos, e para fornecer informações sobre a extensão e a gravidade da lesão neurológica.[76] Para a definição de caso nos critérios de Brighton, as alterações eletrofisiológicas típicas da SGB são necessárias para alcançar o nível 1 de certeza diagnóstica.[77] Além disso, esse estudo eletrofisiológico permite classificar a SGB em subtipos desmielinizante e axonal. Três subtipos eletrofisiológicos são descritos: PDIA, NAMA e NAMSA. Esses subtipos refletem a heterogeneidade da síndrome e sua relação com agentes infecciosos desencadeantes, mecanismos fisiopatológicos, presença de anticorpos antigangliosídeos, prognóstico e resposta ao tratamento.[78]

Diferentes critérios foram propostos para o diagnóstico e a classificação dos subtipos com base na presença de características eletrofisiológicas específicas da condução motora.[79-81] Entretanto, aproximadamente um terço

Tabela 119.2 Critérios diagnósticos.

Critérios de SGB segundo o último *guideline* da Peripheral Nerve Society 2023
Critérios necessários para o diagnóstico
Fraqueza progressiva de braços e pernas
Hiporreflexia ou arreflexia dos membros afetados
Piora progressiva por não mais do que 4 semanas
Características clínicas de suporte
Simetria de acometimento relativa
Acometimento de pares cranianos (especialmente paralisia facial bilateral)
Disautonomia
Insuficiência respiratória
Dor (radicular, nas costas ou muscular)
História recente de infecção
Achados laboratoriais e complementares de suporte
Dissociação albumino-citológica (baixa celularidade normalmente menos que cinco células)
Anti-GQ1b usualmente na SMF
Achados neurofisiológicos consistentes com polineuropatia
Achados que tornam o diagnóstico de SGB menos provável
Assimetria na perda de força
Insuficiência respiratória no início com pouca fraqueza de membros
Predomínio de sintomas sensitivos
Febre no início
Nível sensitivo ou cutâneo plantar em extensão
Hiper-reflexia
Acometimento intestinal e de bexiga (não exclui SGB)
Dor abdominal e vômitos
Nistagmo
Alteração do nível de consciência (exceção encefalite de Bickestaff)
Alterações em exames de sangue gerais
Celularidade muito aumentada no líquido cefalorraquidiano, especialmente mais de 50 células
Sem piora em 24h
Piora lenta (2 a 4 semanas) com pouca fraqueza
Piora contínua por mais de 4 semanas

GQ1b: gangliosídeo da classe GQ1b; SGB: síndrome de Guillain-Barré; SMF: síndrome de Miller Fisher. (Adaptada de: Van Doorn et al., 2023.)[75]

dos pacientes com SGB não atendem a nenhum desses critérios e são classificados como "inconclusivos" ou "indeterminados". Além disso, o exame pode ser normal quando realizado na primeira semana da doença, em casos leves ou em algumas variantes clínicas. A repetição dos estudos, de 3 a 8 semanas após o surgimento da doença, pode auxiliar na definição eletrofisiológica, permitindo a classificação de casos que inicialmente eram "inconclusivos" ou a reclassificação de casos inicialmente tidos como PDIA, NAMA ou NAMSA.[82]

Algumas anormalidades eletrofisiológicas, quando presentes no contexto clínico adequado, são específicas para o diagnóstico da SGB: padrão de preservação do nervo sural (potencial de ação sensitiva anormal no nervo mediano ou ulnar, com preservação do potencial de ação no nervo sural, após exclusão de síndrome do túnel do carpo); presença de ondas A e aumento da duração do potencial de

ação composto muscular distal para mais de 8,5 ms (medido desde o início do primeiro pico da onda negativa até o retorno à base do último pico negativo). A presença do reflexo H, no entanto, torna o diagnóstico pouco provável.

No subtipo PDIA, o exame eletroneuromiográfico revela uma polineuropatia ou polineurorradiculopatia sensitivo-motora do tipo desmielinizante, com ou sem degeneração axonal secundária.[11,79-81,83,84] Os achados clássicos incluem redução da velocidade de condução, aumento da latência distal, dispersão temporal, bloqueio de condução e aumento da latência da onda F. Tipicamente, observa-se um "padrão de preservação sural", no qual o potencial de ação sensitiva do nervo sural está normal, enquanto os potenciais de ação dos nervos ulnar e mediano estão anormais ou mesmo ausentes.[85]

Na NAMA, o achado clássico é a redução da amplitude dos potenciais de ação muscular composto (PAMC), ausência de onda F, preservação dos potenciais sensitivos e ausência de alterações típicas de desmielinização.[11,79-81] A NAMA se diferencia da PDIA pela alta frequência de infecção por *Campylobacter jejuni* e pela presença de anticorpos anti-GM1.[86] Os anticorpos anti-GM1 ou anti-GD1a se ligam ao axolema nos nódulos de Ranvier e ativam o complemento, induzindo a ruptura dos canais de sódio dependentes de voltagem e da junção axono-glial nessa região, causando falha reversível na condução ou degeneração axonal.[87]

Na NAMSA, observa-se redução da amplitude, ou até mesmo ausência (inexcitabilidade), dos PAMC, além de redução ou ausência dos potenciais de ação sensitiva, sem evidências de desmielinização.[80,88] A imunopatologia da NAMSA é similar à da NAMA, mas com envolvimento tanto das fibras motoras quanto das sensitivas.

Na SMF, os resultados dos estudos eletroneuromiográficos realizados nas extremidades são habitualmente normais, ou mostram apenas redução da amplitude dos potenciais de ação dos nervos sensitivos e/ou ausência do reflexo H solear, com condução motora normal.[89]

Recentemente, um novo padrão eletrofisiológico foi reconhecido na SGB: o bloqueio de condução nodal (ou falha de condução reversível, bloqueio de condução axonal, bloqueio axonal, falha de condução longitude-dependente, nodopatia, ou paranodopatia).[90,91] Esse bloqueio foi observado em indivíduos com NAMA e presença de anti-GM1.[92] Trata-se de um bloqueio da condução motora e/ou redução da velocidade de condução, que se resolve rapidamente, sem o desenvolvimento de dispersão temporal do potencial de ação composto muscular típica da desmielinização/remielinização. Em outras palavras, é uma falha da condução reversível que ocorre por disfunção dos canais de sódio nos nódulos de Ranvier. Na fase precoce da SGB, é possível que alguns casos de NAMA sejam confundidos com PDIA, sendo necessária a repetição dos estudos para determinar o subtipo da SGB.[93] Alguns pacientes com o bloqueio da condução nodal podem progredir para degeneração axonal, enquanto outros pacientes podem apresentar tanto bloqueio da condução nodal como degeneração axonal em diferentes nervos. Além da NAMA, o bloqueio da condução nodal pode ser observado em outras neuropatias agudas, como a NAMSA, a SMF e a variante faringo-cérvico-braquial.[80,90,93,94]

A frequência dos subtipos desmielinizante e axonal varia de acordo com a região geográfica. A PDIA predomina na Europa e América do Norte, enquanto os subtipos axonais

(NAMA e NAMSA) são mais frequentes em parte da Ásia.[78] No Brasil, os estudos são escassos, com predomínio da PDIA,[6,7] embora os casos axonais desencadeados por *C. jejuni* possam estar subnotificados.[21] Até o momento, não há consenso sobre os melhores critérios, tampouco uma padronização internacional quanto à realização dos estudos eletrofisiológicos na SGB.[78]

Anticorpos antigangliosídeos

Em um subgrupo de pacientes com SGB, são encontrados anticorpos séricos antigangliosídeos, glicolipídios presentes em altas densidades no axolema e em outros componentes dos nervos periféricos. A acurácia do teste depende do subtipo de SGB, do antígeno utilizado e do grupo de controle.[95]

No subtipo axonal puramente motor, é frequente a presença do anticorpo IgG anti-GM1.[11] Tal resposta imune é desencadeada pelo mimetismo molecular entre os glicolipídeos GM1 e GD1a nos nódulos de Ranvier dos nervos motores e a capa lipossacarídica *do C jejuni*.[96] As infecções por *C. jejuni* estão particularmente associadas à NAMA. O anti-GM1 apresenta alta especificidade (94 a 95%) para SGB, em comparação com indivíduos saudáveis e outras doenças neurológicas. Já a sensibilidade varia entre 32 e 64%.[75]

Os anticorpos anti-GQ1b são encontrados em até 90% dos pacientes com SMF ou suas variantes, conferindo maior valor diagnóstico em pacientes com suspeita de SMF do que em pacientes com SGB clássica ou outras variantes.[97,98]

Na prática diária, especialmente em indivíduos com SGB sensitivo-motora clássica, o teste para anticorpos antigangliosídeos não é recomendado, pois a sensibilidade diagnóstica é baixa e sua realização é demorada, implicando atrasos nos resultados. Em outras palavras, não se espera pelo resultado do exame de anticorpos antes de iniciar o tratamento. Além disso, o teste para anticorpos antigangliosídeos não deve ser utilizado para diferenciar os subtipos de SGB (axonal *versus* desmielinizante), pois, no momento atual, essa informação não implica mudanças no tratamento.[75]

Estudo de líquido cefalorraquidiano

O estudo do líquido cefalorraquidiano tem papel de suporte no manejo da SGB, não sendo essencial para o diagnóstico, mas relevante em casos de dúvida diagnóstica.[75] A alteração clássica observada no exame de líquido cefalorraquidiano nos pacientes com SGB é a dissociação albumino-citológica, caracterizada por baixa celularidade (usualmente menos que 5 células) associada a um aumento de proteínas. Cabe frisar que celularidades entre 5 e 50 são raras, e que celularidade acima de 50 deve ser considerada um sinal de alerta para diagnósticos que não sejam SGB.[75] Outra consideração importante é a presença de proteinorraquia muito elevada em alguns casos de SGB, o que deve suscitar o diagnóstico de nodopatia/paranodopatia, especialmente quando relacionada à anti-NF155.[99] Vale destacar que a proteinorraquia tende a se elevar mais precocemente e atingir níveis mais altos em pacientes com formas graves da doença.[100]

Neuroimagem

O uso de neuroimagem é contraindicado em pacientes com SGB e apresentação típica, uma vez que os estudos com neuroimagem são limitados e, na maioria deles, não sistematizados, dando margem a vieses importantes. A neuroimagem pode ser incluída no grupo de pacientes com manifestações atípicas, nos quais seja necessário afastar outros diagnósticos. O achado clássico em ressonância magnética (RM) de SGB é o realce das raízes com gadolínio.[39,75] Em contrapartida, polineuropatia desmielinizante inflamatória crônica (PDIC) aguda e as nodopatias podem apresentar um padrão diferente, como o espessamento mais acentuado das raízes nervosas.

FISIOPATOLOGIA

A fisiopatologia clássica da SGB era entendida como um processo autoimune contra a bainha de mielina, lesionando-a e causando as manifestações clínicas. Pensava-se que a variação na gravidade do quadro e na recuperação era decorrente desse acometimento.[65]

No entanto, sabe-se hoje que, além da mielina, antígenos axonais podem ser o alvo primário do processo autoimune, e não apenas danos axonais secundários à desmielinização. No esforço para compreender melhor a fisiopatologia, foram encontrados anticorpos antigangliosídeos, muitos dos quais glicolipídeos presentes no axolema do nervo periférico.[95] Essa investigação elucidou que o grande causador da inflamação na SGB é o sistema imunológico humoral – e não o dependente de células T – em grande parte dos casos através da ativação de complemento (o que explica a boa resposta à imunoglobulina e à plasmaférese) e não tanto mediado pelas células T (o que ajuda a elucidar a baixa resposta à corticoterapia).[65]

Essa mudança de paradigma influenciou inclusive os modelos experimentais, que, até a primeira década dos anos 2000, eram predominantemente baseados em um modelo mediado por células T. Agora, a pesquisa pré-clínica se concentra mais na fisiopatologia mediada por anticorpos. Como resultado, a grande atenção se voltou para os anticorpos antigangliosídeos e seu papel na SGB, demonstrando uma importante correlação entre anticorpos específicos e as manifestações clínicas da doença relacionada, conforme a distribuição dos diferentes gangliosídeos no sistema nervoso periférico, associando a isso os peculiares mimetismos moleculares de cada possível infecção relacionada ao início da doença.[65]

Ainda no contexto das neuropatias imunomediadas agudas, surgiu o conceito de nodopatias/paranodopatias, doenças específicas mediadas por anticorpos (como contractina-1 e neurofascinas), normalmente da classe IgG4, que não ativam o complemento, mas desencadeiam uma alteração na função da proteína-alvo e são associadas a má resposta à imunoglobulina.[101] Esse subgrupo de doenças pode se manifestar de maneira subaguda a crônica, semelhante à PDIC, ou de forma aguda, como na SGB.

DIAGNÓSTICO DIFERENCIAL

A "síndrome de Guillain-Barré" pode ser considerada um termo guarda-chuva que abrange um grupo heterogêneo de variantes clínicas, típicas ou atípicas, e subtipos eletrofisiológicos, que têm em comum um processo imunomediado, agudo, pós-infeccioso, monofásico e que atinge componentes da mielina e/ou axônio dos nervos periféricos. Embora a forma clássica, sensitivo-motora, caracterizada por paralisia flácida aguda, relativamente simétrica, ascendente, associada a paralisia bilateral da musculatura facial e arreflexia, seja a mais frequente, formas atípicas, incompletas ou discretas são observadas, tornando a SGB um distúrbio camaleônico. Essa heterogeneidade pode surpreender médicos não especialistas, como, por exemplo, a presença de reflexos profundos vivos em alguns pacientes com SGB. Nos primeiros dias da doença, a apresentação clínica pode não ser óbvia, exigindo do médico um processo cognitivo cuidadoso para evitar o erro (devido ao "mimetismo") ou atraso no diagnóstico.[39,75,102]

O diagnóstico diferencial da SGB é abrangente e altamente dependente das características clínicas de cada paciente. Pacientes com paralisia e hiper-reflexia devem ser investigados para causas centrais. Em casos de mielopatias agudas, a paralisia é abrupta, acompanhada por um nível sensitivo e retenção urinária precoce. Pacientes com paralisia sem alteração sensitiva devem ser investigados para condições como paralisia periódica, miastenia, botulismo, poliomielite e miopatias agudas. As neuropatias motoras puras no contexto de dor abdominal e distúrbios psiquiátricos, além de disautonomias e urina "escura", obrigam ao médico afastar a porfiria. Já na paralisia funcional, o início é súbito e habitualmente assimétrico, com sinais sensitivos e motores, incongruentes com qualquer subtipo de SGB. Na Tabela 119.3, estão descritos os sinais de alerta (*red flags*) que sugerem diagnósticos alternativos à SGB. Diversas condições podem mimetizar a SGB e a SFM (Tabela 119.4).[75]

MONITORAMENTO DA PROGRESSÃO DA DOENÇA

A SGB é uma doença dinâmica, com curso bem estabelecido. Inicialmente, há uma fase de piora clínica, que pode durar até 4 semanas, seguida por um platô, que se estende por semanas e meses, seguido por uma fase de recuperação. Na fase aguda, o indivíduo pode desenvolver fraqueza rapidamente progressiva, culminando em insuficiência respiratória. A dificuldade para reconhecer essa progressão pode resultar em morte ou sequelas devido à anóxia cerebral. Nem todos os pacientes com SGB necessitam de internação em unidade de terapia intensiva (UTI); aqueles que atingem um nadir clínico de 3 pontos na escala de Hughes,[103] ou seja, que não perderam a capacidade de deambulação, podem ser tratados em enfermaria com monitoramento contínuo. Alguns fatores na fase inicial da doença estão associados a uma maior gravidade e requerem maior vigilância, incluindo a possibilidade de internamento em unidades intensivas (Tabelas 119.5 e 119.6).[39,75,104]

Portanto, é necessário estabelecer uma rotina de monitoramento da progressão da doença e da ocorrência de complicações. Deve-se priorizar as avaliações da força muscular, incluindo os músculos respiratórios e bulbares (disfagia), bem como a escala de funcionalidade. Além disso, deve-se avaliar a disfunção autonômica, usando eletrocardiograma, monitoramento da pressão arterial e avaliação da função vesical e intestinal (Tabela 119.7).

Tabela 119.3 Sinais de alerta (*red flags*) no diagnóstico.

- Progressão lenta dos sintomas acima de 4 semanas
- Sintomas e sinais assimétricos e persistentes
- Disfunção respiratória grave com pouco déficit motor nas extremidades
- Nível sensitivo
- Disfunção vesical ou fecal no início dos sintomas
- Febre no início
- Mais de 50 células no líquido cefalorraquidiano, especialmente se houver predomínio de neutrófilos.

Tabela 119.4 Diagnóstico diferencial da síndrome de Guillain-Barré.

Sistema nervoso central	• Inflamação ou infecção no tronco encefálico
	  ◦ Sarcoidose
	  ◦ Síndrome de Sjögren
	  ◦ Espectro de neuromielite óptica associada ao anti-NMO
	  ◦ Espectro de neuromielite óptica associada ao anti-MOG
	• Inflamação ou infecção da medula espinhal
	  ◦ Sarcoidose
	  ◦ Síndrome de Sjögren
	  ◦ Mielite transversa aguda
	• Doenças malignas
	  ◦ Metástases leptomeníngeas ou neurolinfomatose
	• Compressão do tronco encefálico ou da medula espinhal
	• AVC do tronco encefálico
	• Deficiência de vitaminas
	  ◦ Encefalopatia de Wernicke
	  ◦ Déficit de vitamina B1
	  ◦ Degeneração combinada subaguda da medula espinhal causada pela deficiência de vitamina B12

Células do corno anterior da medula	• Mielite flácida aguda
	  ◦ Vírus da pólio
	  ◦ Enterovírus D68 ou A71
	  ◦ Vírus do Nilo Ocidental
	  ◦ Vírus da encefalite japonesa
	  ◦ Vírus da raiva
	  ◦ Dengue
	  ◦ Chikungunya

Raízes nervosas	• Infecção
	  ◦ Doença de Lyme
	  ◦ Citomegalovírus
	  ◦ HIV
	  ◦ Vírus Epstein-Barr
	  ◦ Vírus varicela-zóster
	• Compressão
	• Doença maligna leptomeníngea

Nervos periféricos	• PDIC
	• Distúrbios metabólicos e eletrolíticos
	  ◦ Hipoglicemia
	  ◦ Hipotireoidismo
	  ◦ Porfiria
	  ◦ Deficiência de cobre
	• Deficiência de vitaminas
	  ◦ Deficiência de vitamina B1 (beribéri)
	  ◦ Deficiência de vitamina B12
	  ◦ Deficiência de vitamina E
	• Toxinas
	  ◦ Drogas
	  ◦ Álcool
	  ◦ Vitamina B6
	  ◦ Metais pesados (chumbo, tálio, arsênio) organofosforados, etilenoglicol, dietilenoglicol, metanol ou n-hexano
	• Polineuropatia de doença grave
	• Amiotrofia nevrálgica
	• Vasculite
	• Infecção
	  ◦ Difteria ou HIV

Junção neuromuscular	• Miastenia *gravis*
	• Síndrome miastênica de Lambert-Eaton
	• Neurotoxinas
	  ◦ Botulismo
	  ◦ Tétano
	  ◦ Paralisia por carrapato ou envenenamento por picada de cobra
	  ◦ Intoxicação por organofosforado

(continua)

Tabela 119.4 Diagnóstico diferencial da síndrome de Guillain-Barré. (*Continuação*)

Músculo	• Distúrbios metabólicos e eletrolíticos
	◦ Hipocalemia
	◦ Paralisia periódica hipocalêmica tireotóxica
	◦ Hipomagnesemia
	◦ Hipofosfatemia
	• Miosite inflamatória
	• Rabdomiólise aguda
	• Miopatia tóxica induzida por drogas
	◦ Colchicina
	◦ Cloroquina
	◦ Emetina
	◦ Estatinas
	• Doença mitocondrial
Outros	• Transtorno conversivo ou funcional

AVC: acidente vascular cerebral; HIV: vírus da imunodeficiência humana; MOG: glicoproteína de oligodendrócito de mielina; glicoproteína de oligodendrócito de mielina; NMO: neuromielite óptica; PDIC: polirradiculoneuropatia desmielinizante inflamatória crônica. (Adaptada de: Van Doorn et al., 2023.)[75]

Recentemente, um grupo de profissionais de diferentes países, incluindo brasileiros, desenvolveu uma diretriz globalmente aplicável para o diagnóstico e manejo da SGB. Essa diretriz se baseia no consenso de especialistas e na literatura atual, apresentando uma estrutura de dez etapas para facilitar seu uso na prática clínica. Foi publicado originalmente na revista *Nature Reviews Neurology* em 2019,[39] e teve a reprodução autorizada em uma revista brasileira, a *Revista Neurociências*.[104]

A natureza e a frequência do monitoramento dependem da taxa de deterioração, da presença ou ausência de disfunção autonômica, da fase da doença e das condições da unidade de assistência à saúde, devendo ser cuidadosamente avaliadas em cada caso individual. O óbito pode ocorrer em muitos pacientes com SGB durante a fase de recuperação, geralmente devido a complicações respiratórias e disautonomia. Portanto, os médicos devem permanecer atentos durante essa fase, monitorando o paciente para detectar possíveis alterações no ritmo cardíaco, oscilações na pressão arterial ou desconforto respiratório causado por tampões mucosos. [39]

A escala EGRIS modificada é uma ferramenta simples e precisa para prever o risco de insuficiência respiratória, sendo aplicável em pacientes com quadros menos graves e

Tabela 119.5 Fatores associados à maior gravidade.

- Tempo curto (< 7 dias) do início dos sintomas ao internamento
- Incapacidade de tossir
- Grau de incapacidade na escala de Hugues ≥ 4
- Incapacidade de levantar o braço acima da horizontal
- Fraqueza na flexão do pescoço
- Função hepática anormal na internação

Adaptada de: Yuki, 2001;[37] Van Doorn et al., 2023;[75] Leonhard et al., 2021.[104]

Tabela 119.6 Quando internar na UTI.

- Rápida progressão da fraqueza
- Disfunção grave autonômica
- Disfunção grave da deglutição
- Sinais de insuficiência respiratória (fraqueza do diafragma)
  - Não consegue contar até 20 em uma única respiração
  - Tosse fraca
  - Diminuição da capacidade vital (< 20 mℓ/Kg)
- Septicemia

Adaptada de: Yuki, 2001;[37] Van Doorn et al., 2023;[75] Leonhard et al., 2021.[104]

nas distintas variantes.[106] Entretanto, essa escala não foi validada na América do Sul.

Diversos preditores de insuficiência respiratória foram apontados em estudos observacionais de alta evidência, incluindo curto intervalo entre o início dos sintomas e a internação, envolvimento bulbar e MRC total inferior a 20/60. Outros fatores com moderada evidência incluem: fraqueza cervical, alto escore na escala de Hughes, capacidade vital baixa e hipoalbuminemia.

São fatores preditores de risco prolongado de uso de ventilação mecânica a incapacidade de levantar os braços, o subtipo axonal ou a inexcitabilidade dos nervos motores periféricos. Nesses casos, deve-se considerar a traqueostomia precoce em pacientes que apresentarem esses fatores de risco.[75]

TRATAMENTO

Tratamento de suporte

Os pacientes com SGB necessitam de cuidados qualificados por uma equipe multidisciplinar para prevenir e tratar complicações potencialmente fatais. Fisioterapia, terapia ocupacional, fonoaudiologia, suporte nutricional, serviços sociais e, ocasionalmente, apoio psicológico ou psiquiátrico devem ser introduzidos desde o início do manejo.[39,75,104]

É importante estar atento ao aparecimento de complicações comuns em pacientes tetraplégicos e sob ventilação mecânica, como infecções, atelectasias, trombose venosa profunda, disfagia, úlceras de córnea, dores, neuropatias compressivas, contraturas, constipação, hiponatremia, deficiência nutricional e alterações psicológicas. A presença de dor, ansiedade e depressão deve ser pesquisada ativamente, principalmente se os pacientes tiverem limitações na comunicação. É importante comunicar à família que os pacientes com SGB, mesmo aqueles com paralisia total, normalmente têm a consciência, a visão e a audição preservadas. Medidas preventivas e tratamento padrão são recomendados, pois o prognóstico depende muito da qualidade do tratamento instituído.[39,75,104]

Relatos indicam um pequeno aumento do risco de SGB após algumas vacinas específicas, como gripe, herpes-zóster e vacinas de vetor viral contra a covid-19, mas os benefícios da vacinação superam esses riscos. Para a vacinação padrão contra a gripe, o risco de desenvolver a SGB é de 1 para um milhão de pessoas vacinadas, o que é inferior ao risco de a SGB ser desencadeada por infecções. Além disso, não há evidências de aumento na recidiva da SGB após a vacinação contra a gripe. Contudo, a imunização de rotina é evitada na fase aguda da SGB e pode ser adiada por alguns meses devido à possibilidade de a imunoterapia para SGB prejudicar a resposta imunológica à vacinação.[75]

A vacina que utiliza tecnologia de vetor viral contra covid-19, como as vacinas da Janssen e da AstraZeneca, tem sido associada a um risco aumentado, apesar de pequeno, de desenvolver a SGB após a vacinação.[107,108] Um estudo de coorte multicêntrico, envolvendo diferentes países, analisou 99.068.901 indivíduos vacinados. Entre as 23.093.399 doses de vacinas de vetores virais, a razão entre casos observados e esperados para a SGB foi de 2,49 (intervalo de confiança de 95% [IC95%]: 2,15, 2,87), com 76 casos esperados e 190 casos observados até 42 dias após a primeira dose. Em contrapartida, não houve aumento da frequência da SGB após o uso de vacinas que empregam outras tecnologias.[109]

Tabela 119.7 Monitoramento da progressão da doença.

Avaliações/escalas	Metodologia	Comentários
Nadir	Tempo para alcançar o déficit máximo	Utilizado para determinar gravidade. Os indivíduos que alcançam o nadir em poucos dias têm maior gravidade
Tempo do início dos sintomas ao internamento	Tempo, em dias, para internamento	Utilizado para determinar gravidade. Os indivíduos que internam com < 7 dias de doença são mais graves
Escala de incapacidade (Escala de Hugues)[103]	0 Saudável 1 Sintomas pouco intensos e capacidade de correr 2 Capacidade de andar 10 metros ou mais sem assistência, mas incapacidade para correr 3 Capacidade para andar 10 metros em espaço sem obstáculos com auxílio 4 Restrito ao leito ou na cadeira de rodas 5 Necessidade de ventilação mecânica por, pelo menos, parte do dia 6 Óbito	A escala de incapacidade na SGB tem sete medidas de incapacidade, que vão da condição saudável ao óbito. Os indivíduos que no internamento estão com escore de ≥ 4, ou seja, que não andam, são considerados de maior gravidade
Avaliação da força muscular (somatória do MRC de seis músculos)	• Abdutores do ombro • Flexores do cotovelo • Extensores do punho • Flexores do quadril • Extensores do joelho • Dorsiflexores dos pés	Escore variando de 60 (normal) até 0 (tetraplégico). Recomenda-se fazer diariamente na fase aguda, até alcançar o nadir. Depois, pode ser realizada a cada semana, durante o internamento. Escore < 20/60 na fase aguda é um fator de risco para ventilação mecânica
Avaliação da força muscular dos flexores do pescoço	Flexores do pescoço	A fraqueza dos flexores do pescoço se associa com a presença de insuficiência respiratória[105]
Avaliação da força respiratória	Medição da CV	• Na fase aguda, avaliação a cada 3 a 4 horas • Uma queda da CV > 30% da linha de base prevista deve deixar a equipe em alerta • Uma queda de >30% em 24 horas provavelmente indica transferência para a UTI • Um declínio de 50% em menos de 24 horas provavelmente indica a necessidade de ventilação • A ventilação eletiva deve ser considerada quando CV ≤ 20 mℓ/kg, e quando a CV for ≤ 10 mℓ/kg
	Medição da PI	PI < 30 cmH$_2$O preditor de ventilação eletiva
	Medição da PE	PE < 40 cmH$_2$O preditor de ventilação eletiva
	Contar até 20 em uma única respiração	Um teste simples, à beira do leito (solicitar para o paciente contar de 1 a 20 em uma única respiração). A incapacidade de contar até 20 é utilizada para indicar a necessidade de internamento na UTI
	Regra 20/30/40	Medida à beira do leito Risco de insuficiência respiratória se: CV < 20; PI < 30 e PE < 40

Escala EGRIS modificada (mEGRIS)[106]	A escala é composta pelas variáveis:
	• Tempo para o internamento
	• Força de três grupos musculares
	  ○ Bulbar/facial
	  ○ Flexor do pescoço
	  ○ Flexor do quadril
		• Preditor de risco para ventilação mecânica
		• O escore varia de 0 a 32 e corresponde a um risco previsto de insuficiência respiratória entre 0 e 100%
		• O cálculo é feito inicialmente obtendo o escore e depois consultando os gráficos de probabilidade correspondentes fornecidos pelo autor
		• É uma ferramenta simples; auxilia na triagem de pacientes que precisam de monitoramento mais rigoroso
		• Para mEGRIS de 25 a 32 a probabilidade de necessitar de ventilação mecânica é de mais de 70%. Por outro lado, o risco é considerado baixo em indivíduos com mEGRIS 0 a 17, ausência de fatores de risco de gravidade, CV > 60% e ausência de disautonomia

Sistema nervoso autônomo	• Cardíaca (frequência cardíaca, pressão arterial)
	• ECG contínuo
	• Gastrointestinal
	  ○ Íleo
	  ○ Constipação
	• Urinária
		A presença de instabilidade hemodinâmica é um fator de risco de gravidade

CV: capacidade vital; ECG: eletrocardiograma; mEGRIS: *Erasmus GBS Respiratory Insufficiency Score* modificada; MRC: Medical Research Council; PE: pressão expiratória; PI: pressão inspiratória; UTI: unidade de terapia intensiva.

A Organização Mundial da Saúde reconheceu a possibilidade de risco, apesar de raro, de SGB após vacinas de vetores virais, considerando isso um efeito colateral raro. Entretanto, a OMS concluiu que os benefícios potenciais das vacinas da Janssen e da AstraZeneca continuam a superar qualquer risco potencial de SGB.[110]

Tratamento específico

O tratamento para a SGB consiste em imunoterapia, especialmente a plasmaférese e a imunoglobulina endovenosa.[39,65,75] A maioria dos ensaios clínicos na SGB foi conduzida em pacientes incapazes de andar sem apoio, ou seja, com uma classificação de severidade de Guillain-Barré (escala de Hughes) de 3 ou mais (sendo 6 a morte e 3 caminhar com apoio).

O mais recente *guideline* da PNS recomenda iniciar o tratamento imunoterápico em todo paciente com SGB que seja capaz de caminhar, mas incapaz de correr (escala de Hughes de 2).[75]

Tradicionalmente, a SGB não apresenta boa resposta a corticosteroides, conforme evidenciado em um ensaio clínico de 1993, que demonstrou a ineficácia de 500 mg de metilprednisolona contra placebo na SGB.[111]

Por outro lado, a plasmaférese terapêutica é consagradamente efetiva na fase aguda da doença, com uma metanálise da Cochrane demonstrando seu benefício.[112] Recomenda-se a realização de quatro a cinco sessões de plasmaférese ao longo de 1 a 2 semanas em pacientes moderadamente afetados (Hughes maior ou igual a 2), sendo o tratamento contraindicado em pacientes com doença leve.[75]

A imunoglobulina endovenosa, por sua vez, nunca foi testada exclusivamente contra placebo ou apenas medidas de suporte como a plasmaférese. No entanto, ensaios clínicos demonstraram sua não inferioridade em relação à plasmaférese em adultos, apresentando um perfil de segurança semelhante e maior probabilidade de o paciente realizar o curso completo de tratamento.[75,113] A dose de imunoglobulina mais estudada é 0,4 mg/kg/dia durante 5 dias. Não existe evidência de que a mudança da imunoglobulina para plasmaférese ou vice-versa seja benéfica, nem que a utilização de um segundo ciclo de imunoglobulina resulte em melhora.[75]

SÍNDROME DE GUILLAIN-BARRÉ NA INFÂNCIA

O quadro clínico da SGB em crianças pouco difere do observado em adultos. Crianças tendem a ter uma doença de menor duração com melhores resultados, raramente desenvolvendo insuficiência respiratória ou óbito.[114,115] É importante destacar a presença de dor, incluindo irritação meníngea, na fase aguda, o que pode retardar o diagnóstico.[116]

Existe fraca correlação entre SGB em crianças e a vacinação, especialmente estudada na época da vacinação contra o H1N1.[114] As crianças também podem ser acometidas por formas atípicas de SGB, com especial atenção para a SMF e as variantes GQ1b.[70,114]

Os achados no líquido cefalorraquidiano e exames complementares também são semelhantes aos de adultos, com a maioria das crianças apresentando proteinorraquia e dissociação albumino-citológica. Devido à dificuldade de acesso vascular, a preferência é pela administração de imunoglobulina endovenosa em detrimento da plasmaférese em crianças.[75]

SÍNDROME DE GUILLAIN-BARRÉ NA GESTAÇÃO

A SGB na gestante apresenta e prognóstico semelhante ao das não gestantes. As alterações acontecem principalmente no que tange ao tratamento; assim como nas crianças, existe a tendência em preferir o uso de imunoglobulina em detrimento da plasmaférese, devido às mudanças hemodinâmicas decorrentes da gestação.[117] A imunoglobulina já demonstrou ser segura em pacientes gestantes.

Outro fato importante é que não há indicação de via de parto específica em pacientes gestantes com SGB, nem indicação de abreviar a gestação devido à doença, devendo-se manter as indicações obstétricas padrão em ambos os casos.[117]

PROGNÓSTICO

O prognóstico da SGB é altamente variável. Embora a doença seja tipicamente entendida como de evolução benigna, é importante ressaltar que até 20% dos pacientes podem desenvolver insuficiência respiratória, necessitando de internação em UTI e ventilação mecânica. Além disso, alguns indivíduos desenvolvem arritmias e instabilidade hemodinâmica, o que requer cuidados intensivos. O risco de mortalidade associado à SGB varia entre 3 e 10%, e a chance de recidiva está entre 2 e 5%. Mesmo com tratamento, sequelas residuais podem permanecer até 1 ano após o início da doença, incluindo dor neuropática, tremor, fraqueza, parestesia, fadiga, ansiedade e depressão. Essas sequelas têm o potencial de prejudicar significativamente a funcionalidade do sujeito e impactar sua qualidade de vida. Portanto, a previsão do prognóstico a curto prazo, como a probabilidade de necessidade de ventilação mecânica, e a longo prazo, como a chance de voltar a andar sem apoio, é relevante para fins de tratamento e orientação.[39]

Os fatores associados a um pior prognóstico a curto prazo foram abordados na seção "Monitoramento da progressão da doença". Para a probabilidade de recuperar a capacidade de andar sem apoio em 6 meses, os preditores negativos incluem: idade avançada, histórico de diarreia, pontuação elevada da escala de Hughes na admissão, pontuações muito baixas na escala de somatória do MRC na admissão e redução da amplitude do PAMC.[75] Foi criado um modelo prognóstico, conhecido como "escala Erasmus de prognóstico da SGB modificada" (em inglês *Modified Erasmus GBS Outcome Score* – mEGOS), com validação na Europa e EUA, para calcular em pacientes individuais a probabilidade de andar sem ajuda em 6 meses.[118] Como dito anteriormente, essa escala não foi validada na América do Sul. Recentemente, a escala EGOS,[119] versão anterior da mEGOS, que também prevê o prognóstico aos 6 meses do início da SGB, não mostrou o mesmo desempenho no Brasil.[120]

120

Polirradiculoneuropatia Inflamatória Desmielinizante Crônica e Variantes

Francisco de Assis Aquino Gondim • Marcus Vinícius Magno Gonçalves • Francisco Telechea Rotta

INTRODUÇÃO

Com delineamentos históricos mais obscuros (em comparação com a síndrome de Guillain-Barré, descrita em 1916), Dyck et al. descreveram, em 1975, a chamada "Polirradiculoneuropatia inflamatória crônica" em 53 pacientes, acompanhados em média por 7,5 anos. A condição foi caracterizada como uma forma de neuropatia somática e cranial com envolvimento de nervos e raízes (distais e proximais), lentificação da condução nervosa, recuperação incompleta e possibilidade de envolvimento combinado do sistema nervoso central.[1]

Vários relatos anteriores aos de Dyck, com possíveis quadros do que hoje conhecemos como "polineuropatia inflamatória desmielinizante crônica", receberam múltiplas denominações desde o século XIX, destacando-se a "neurite recorrente de Eichhorst",[2] a chamada *polyneuritis idiopathica subacuta*, descrita em 1911 em capítulo de livro por Wertheim Salomoson[3] e a descrição de resposta a hormônio adrenocorticotrófico (ACTH)/corticoterapia feita por Austin em 1958 e Thomas em 1969.[4]

Nos dias de hoje, desde a produção do novo consenso sobre a polineuropatia inflamatória desmielinizante crônica da Peripheral Nerve Society (PNS), publicado em 2021 em conjunto com a European Academy of Neurology (EAN), vivemos uma profunda reformulação na classificação desse grupo de doenças.[5]

Como veremos neste capítulo, tal documento excluiu o grupo das nodopatias/paranodopatias (além de outras entidades detalhadas a seguir), listando-as como entidades separadas do grupo da polineuropatia inflamatória desmielinizante crônica. Assim, vários dados epidemiológicos anteriores ao referido consenso se tornaram obsoletos, e parece claro que importantes mudanças conceituais e terapêuticas se avizinham no horizonte do espectro das neuropatias imunomediadas crônicas.

DEFINIÇÕES

As neuropatias imunomediadas representam um grupo bastante heterogêneo de afecções neurológicas causadas pela resposta imunológica restrita (ou pelo menos predominante) contra autoantígenos do sistema nervoso periférico. A forma mais comum desses transtornos é representada pela polirradiculoneuropatia inflamatória desmielinizante crônica (PIDC) e suas variantes, atualizada em 2021, na segunda edição do consenso da EAN/PNS sobre o tema.[5]

PIDC é um termo que engloba esse espectro de neuropatias adquiridas, imunomediadas, com sintomas motores e sensitivos potencialmente incapacitantes que se desenvolvem cronicamente de forma progressiva ou recorrente.[5-8] Essas neuropatias apresentam, como denominador comum: progressão por um período maior que 8 semanas; evidência de desmielinização focal nos estudos neurofisiológicos e/ou patológicos; e resposta ao tratamento com imunoglobulina intravenosa, plasmaférese (PF) ou corticoterapia. Não possuem uma causa única ou um marcador biológico universal, mas vários estudos já demonstraram o envolvimento imunológico celular e humoral.[6]

Conforme destacamos anteriormente, e como pode ser visto na Figura 120.1, o novo consenso separou do grupo da PIDC todas as formas de neuropatia crônica imunomediadas nas quais anticorpos contra antígenos das regiões nodais/paranodais são identificados, bem como entidades como a *chronic immune sensory polyradiculopathy* (CISP) e as formas de neuropatia associadas a anticorpos contra a glicoproteína associada à mielina (anti-MAG). Em um futuro próximo, é possível que a descoberta de mais anticorpos possa tornar esses limites ainda mais nebulosos (ou mais distintos) e que um novo esquema de classificação seja necessário para substituir o esquema atual, englobando todas as mudanças/novos conceitos.

QUADRO CLÍNICO E SUBTIPOS DE POLIRRADICULONEUROPATIA INFLAMATÓRIA DESMIELINIZANTE CRÔNICA

Mesmo após as mudanças recentes, com a exclusão das nodopatias/paranodopatias, o grupo das PIDC permanece bastante heterogêneo. Na classificação atual, a PIDC pode ser dividida em "típica" e cinco "variantes": distal, multifocal, focal, motora e sensitiva. No consenso de 2021, o termo "PIDC atípica" foi substituído por "variante". O termo "PIDC definida" foi excluído, pela ausência de exames com valência de padrão-ouro, bem como "PIDC provável", pelo fato de a neurofisiologia não aumentar a precisão diagnóstica da forma provável para a "possível". Quanto ao grau de certeza, a PIDC passou então a ser classificada somente como "PIDC" e "PIDC possível".[5,8]

Polirradiculoneuropatia inflamatória desmielinizante crônica típica

Na forma típica, o quadro clínico consiste em envolvimento motor e sensitivo progressivo, com duração acima de 8 semanas, monofásico ou recorrente, proximal e distal, bilateral e relativamente simétrico dos membros superiores e inferiores, com frequente envolvimento autonômico subclínico/disautonomia leve (melhor documentado por exames neurofisiológicos).[9]

O envolvimento do sistema nervoso central, descrito desde o artigo seminal de Dyck,[1] pode ser determinado por testes neuropsicológicos ou por exames de neuroimagem,[10,11]

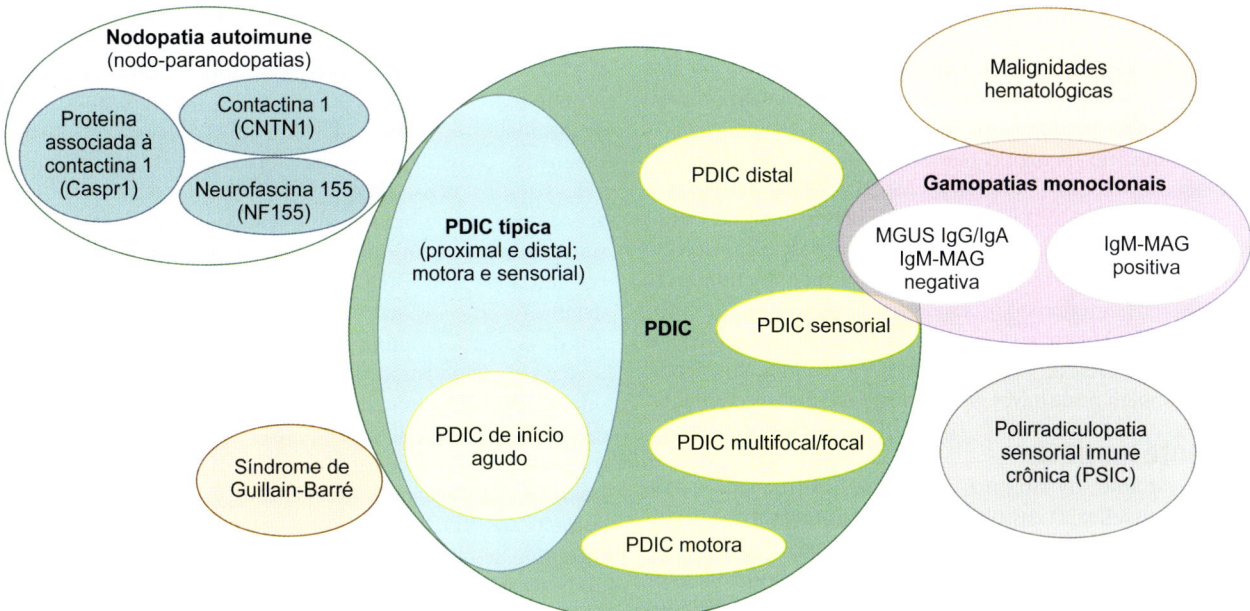

Figura 120.1 Novo consenso, que separa do grupo da PIDC todas as formas de neuropatia crônica imunomediadas. MGUS: gamopatia monoclonal de significado indeterminado; PIDC: polirradiculoneuropatia inflamatória desmielinizante crônica.

bem como do nervo óptico por potenciais evocados visuais.[12] Antes considerado como predominantemente subclínico, também pode envolver déficits nas funções executivas.[13] Tremor nos membros superiores pode afetar 66% dos pacientes.[14] No exame neurológico, pode haver envolvimento dos nervos cranianos em cerca de 15% dos pacientes (principalmente III e VII), com destaque para fraqueza distal e proximal simétrica, associada à arreflexia ou hiporreflexia difusa e maior comprometimento da vibração e propriocepção, em detrimento da dor/temperatura e tato.

Queixas dolorosas em geral são mais raras, e sintomas como parestesia, queimação e pontadas dolorosas estão presentes em 5 a 8% dos pacientes. O espectro dos sintomas varia de leve, com total manutenção da independência do paciente, a grave, a ponto de haver necessidade de bengalas, cadeiras de rodas ou até mesmo restrição ao leito, e mais raramente falência respiratória ou morte pela doença. Na ausência de tratamento, os sintomas tendem a piorar com o tempo. A doença também pode ter apresentação aguda (variante aguda) com fraqueza proeminente dentro de 4 semanas, sendo inicialmente confundida com síndrome de Guillain-Barré – apesar de haver evolução posterior superior a 8 semanas ou três ou mais recidivas após a melhora inicial.

As variantes da PIDC diferem da PIDC típica no padrão da polineuropatia (comprimento-dependente *versus* não comprimento-dependente na forma típica), nos tipos de fibras acometidas (somente/predominantemente motor ou sensitivo *versus* sensitivo-motor) e no número de nervos afetados.[5-8]

Variante distal

Na variante chamada "distal" (predomínio distal), há perda sensitiva simétrica distal (principalmente vibração e propriocepção), bem como fraqueza distal simétrica. Os sintomas sensitivos mais frequentes são hipoestesia, ataxia sensitiva e dor distal nos pés e tornozelos. O envolvimento dos membros inferiores tende a ser predominante, com frequência associado à instabilidade da marcha, ocasionalmente com tremor e, após anos de evolução da doença, podendo acometer as mãos.[15]

Pode estar associada a tremor e evoluir para a forma típica, mas comumente permanece distal. A presença de anticorpos anti-MAG ou proteína M exclui o diagnóstico de PIDC, e se há presença de cadeia lambda leve IgA ou IgG, a testagem para fator de crescimento endotelial vascular (VEGF, do inglês *vascular endothelial growth factor*) pode ajudar na diferenciação de mieloma osteosclerótico (POEMS, do inglês *polyneuropathy, organomegaly, endocrinopathy, M-protein, skin changes*).

Antes da separação das nodopatias/paranodopatias e anti-MAG, a variante distal representava de 2 a 10% dos pacientes com PIDC. Em inglês, ela era mais conhecida como *distal acquired demyelinating symmetric polyneuropathy* (DADS).

Variante multifocal

A variante multifocal é caracterizada por sintomas sensitivos e motores, com predomínio nos membros superiores – geralmente afetados no início. Representa de 8 a 15% dos casos de PIDC. Os membros inferiores podem ser afetados no início, sendo mais comum posteriormente. O envolvimento dos nervos cranianos (III, V, VII, IX, X e XII) é mais comum do que nas demais variantes de PIDC. Historicamente, também é conhecida como "síndrome de Lewis-Sumner (SLS)", ou "neuropatia sensitiva e motora desmielinizante adquirida multifocal (MADSAM)". Sua assimetria/multifocalidade determina a necessidade de ser diferenciada da mononeuropatia múltipla. Essa multifocalidade, entretanto, é associada a evidências de bloqueios de condução. Os sintomas iniciais frequentemente são dormência e dor, com o desenvolvimento paulatino de fraqueza e atrofia.[16]

Variante focal

Pode ocorrer precocemente no curso inicial da doença (progredindo para a forma multifocal ou típica) ou permanecer estacionária, com envolvimento de nervos individuais ou dos plexos braquial ou lombossacral.

Variante motora

Os pacientes com PIDC motora representam entre 4 e 10% dos casos, e apresentam somente sintomas motores (fraqueza proximal e distal) com sensação normal. O envolvimento isolado dos membros inferiores é o mais frequente, seguido pelo acometimento dos quatro membros ou dos membros superiores isoladamente. Envolvimento motor estrito também está presente nos estudos neurofisiológicos. Ocasionalmente há algum envolvimento sensitivo nos estudos neurofisiológicos, levando à chamada "variante com predominância motora" (tal fato é decorrente de diferentes valores de normalidades nos vários laboratórios de neurofisiologia). Da mesma forma que a neuropatia motora multifocal, pode haver piora dos sintomas após a administração de corticoterapia. Esse fato leva muitos indivíduos a considerá-la como uma forma de neuropatia motora multifocal generalizada. Também pode haver envolvimento de nervos cranianos.

Variante sensitiva

Nessa variante, os sintomas sensitivos (dormência, ataxia sensitiva, arreflexia) costumam iniciar nos membros inferiores. Embora apresentem somente sintomas sensitivos, a maioria dos pacientes também demonstra anormalidade motora na eletroneumiografia (ENMG), com até 75% dos pacientes preenchendo os critérios eletrofisiológicos para PIDC.[5,15] Esses casos são conhecidos como "variante predominantemente sensitiva". Tanto os sintomas quanto os resultados de exames e estudos neurológicos tendem a indicar déficits simétricos. Na verdade, a variante sensitiva é frequentemente um estágio evolutivo de PIDC, pois 70% dos casos progridem para a forma típica. De acordo com estudos de prevalência anteriores ao consenso de 2021, a variante sensitiva pura está presente em 4 a 35% dos pacientes.

PREVALÊNCIA

Não existem novos estudos de prevalência da PIDC após o novo consenso de 2021. Sabe-se, entretanto, que a PIDC é uma doença rara e com diferenças dependendo da etnia/região, além dos critérios de inclusão dos estudos (se incluem ou não as variantes). A prevalência descrita na metanálise de Broers foi de 0,33 por 100 mil pessoas por ano, e prevalência combinada de 2,81 casos por 100 mil habitantes por ano.[17] Homens de meia-idade ainda são os mais acometidos.

A baixa incidência e prevalência da PIDC em geral e das suas variantes reforça a importância da exclusão criteriosa dos diagnósticos diferenciais e da observância aos critérios diagnósticos. Allen e Lewis relataram que 47% dos pacientes recebidos com o diagnóstico de PIDC em um centro terciário tinham, na realidade, outros diagnósticos.[18]

DIAGNÓSTICO CLÍNICO E NEUROFISIOLÓGICO (EUROPEAN ACADEMY OF NEUROLOGY/ PERIPHERAL NERVE SOCIETY)

O diagnóstico de PIDC se baseia em uma combinação da avaliação dos achados clínicos, neurofisiológicos e laboratoriais, além da exclusão de outras doenças que possam mimetizar a PIDC. Para a normatização do diagnóstico, em 2021 foram propostos novos critérios pela EAN/PNS, com sensibilidade de 77% e especificidade de 98%.[5] Esses critérios admitem a ocorrência de formas típicas e variantes da PIDC, sendo possível apenas a dialética "PIDC" e "PIDC possível", conforme descrito anteriormente.

A ENMG assume importante papel na demonstração de achados compatíveis com doença desmielinizante do sistema nervoso periférico. Além disso, funcionam como critérios de suporte ao diagnóstico nos casos de PIDC possível: o exame do líquido cefalorraquidiano com dissociação proteíno-citológica, a biópsia de nervo demonstrando sinais de desmielinização e/ou infiltrado inflamatório, a ressonância magnética (RM) e o ultrassom com critérios (bem definidos pela segunda revisão), e a terapêutica objetiva. Assim, de acordo com a combinação dos achados, os pacientes podem ser enquadrados em uma das categorias diagnósticas descritas anteriormente: PIDC e PIDC possível.[5,6] A Tabela 120.1 detalha os critérios neurofisiológicos de suporte para os estudos de condução motora e sensitiva da EAN/PNS de 2021.

Para o diagnóstico de PIDC típica, além da história e quadro clínico, pelo menos dois nervos devem preencher os critérios diagnósticos da condução motora. Se há preenchimento em pelo menos um nervo, o diagnóstico é de PIDC possível. Se o paciente preenche os critérios clínicos e há suspeita de PIDC, mas não há preenchimento dos critérios mínimos neurofisiológicos, o diagnóstico de PIDC possível pode ser feito se a resposta terapêutica ao uso de imunoterapia for positiva e pelo menos um critério de suporte adicional for preenchido.

Para o diagnóstico de PIDC distal, os critérios motores devem ser preenchidos em pelo menos dois nervos nos membros superiores e as amplitudes evocadas motoras devem ser de pelo menos 1 mV. Anormalidades sensitivas devem estar presentes em pelo menos dois nervos. Quando os critérios são preenchidos em dois nervos dos membros inferiores, mas não nos membros superiores, ou se somente em um nervo no membro superior, o paciente preenche critérios apenas de PIDC possível.

Para o diagnóstico de PIDC multifocal, devem ser identificadas anormalidades nos critérios motores em dois nervos de mais de um membro e, para a PIDC focal, dois nervos no mesmo membro. Quando os critérios motores só estão presentes em um nervo, o paciente se enquadra em possível PIDC focal ou multifocal (de acordo com a clínica e exame neurológico).

Para o diagnóstico de PIDC motora, os critérios motores devem ser preenchidos em pelo menos dois nervos e os estudos de condução nervosa devem estar normais em pelo menos quatro nervos: surais, radiais, medianos e ulnares. Se somente um nervo é afetado, o paciente preenche os critérios de PIDC possível. Se anormalidades sensitivas são detectadas em dois nervos, são preenchidos os critérios de PIDC com predomínio motor.

Para o diagnóstico de PIDC sensitiva, os critérios de anormalidade da condução sensitiva devem ser preenchidos e a condução motora deve ser normal em pelo menos quatro nervos: tibial, fibular, mediano e ulnar. Se critérios de anormalidade motora são preenchidos em um nervo, o diagnóstico é de possível PIDC com predomínio sensitivo, e se os critérios de anormalidade motora são preenchidos em dois nervos, atinge-se o diagnóstico de PIDC com predomínio sensitivo.

LÍQUIDO CEFALORRAQUIDIANO, BIÓPSIA DE NERVO, NEUROIMAGEM E NOVAS METODOLOGIAS PARA O DIAGNÓSTICO

Pelas diretrizes do último consenso de 2021, o exame do líquido cefalorraquidiano não é recomendado se os critérios

Tabela 120.1 Critérios de condução do nervo motor e do nervo sensorial.

Nervo motor

(1) Fortemente favorável à desmielinização

Pelo menos um dos seguintes itens

(a) Prolongamento da latência motora distal ≥ 50% acima do ULN em dois nervos (excluindo neuropatia mediana no pulso devida à síndrome do túnel do carpo, ou

(b) Redução da velocidade de condução motora ≥ 30% abaixo do LLN em dois nervos, ou

(c) Prolongamento da latência da onda F ≥ 20% acima do ULN em dois nervos (≥ 50% se a amplitude do pico negativo distal do CMAP for < 80% do LLN), ou

(d) Ausência de ondas F em dois nervos (se esses nervos tiverem amplitudes de CMAP de pico negativo distal ≥ 20% do LLN) + ≥ 1 outro parâmetro desmielinizante[a] em ≥ 1 outro nervo, ou

(e) Bloqueio da condução motora: ≥ 30% de redução da amplitude do pico negativo do CMAP proximal em relação ao distal, excluindo o nervo tibial e a amplitude do pico negativo do CMAP distal ≥ 20% do LLN em dois nervos, ou em um nervo + ≥ 1 outro parâmetro desmielinizante,[a] exceto ausência de ondas F em ≥ 1 outro nervo, ou

(f) Dispersão temporal anormal: aumento de duração > 30% entre os picos negativos proximal e distal do CMAP (pelo menos 100% no nervo tibial) em ≥ 2 nervos, ou

(g) Duração do CMAP distal (intervalo entre o início do primeiro pico negativo e o retorno à linha de base do último pico negativo) prolongamento em ≥ 1 nervo + ≥ 1 outro parâmetro desmielinizante[a] em ≥ 1 outro nervo
- (LLF 2 Hz) mediano > 8,4 ms, ulnar > 9,6 ms, peroneal > 8,8 ms, tibial > 9,2 ms
- (LLF 5 Hz) mediano > 8,0 ms, ulnar > 8,6 ms, peroneal > 8,5 ms, tibial > 8,3 ms
- (LLF 10 Hz) mediano > 7,8 ms, ulnar > 8,5 ms, peroneal > 8,3 ms, tibial > 8,2 ms
- (LLF 20 Hz) mediano > 7,4 ms, ulnar > 7,8 ms, peroneal > 8,1 ms, tibial > 8,0 ms

Como em (1), mas em apenas um nervo.

Nervo sensorial

(1) PIDC
- Anormalidades de condução sensorial (latência distal prolongada, ou amplitude reduzida do SNAP, ou velocidade de condução lenta fora dos limites normais) em dois nervos.

(2) Possível PIDC
- Como em (1)
- A PIDC sensorial com estudos normais de condução nervosa motora precisa preencher a ou b:
  a. Velocidade de condução nervosa sensorial < 80% de LLN (para amplitude de SNAP > 80% de LLN) ou < 70% de LLN (para amplitude de SNAP < 80% de LLN) em pelo menos dois nervos (mediano, ulnar, radial, sural) ou
  b. Padrão de preservação do nervo sural (amplitude anormal do potencial de ação do nervo sensorial mediano ou radial [SNAP] com amplitude normal do SNAP do nervo sural) (excluindo a síndrome do túnel do carpo).

Nota 1. Esses critérios foram estabelecidos usando-se um filtro de frequência de 2 Hz a 10 Hz para todos os parâmetros, exceto para o prolongamento da duração do CMAP distal, em que critérios separados foram definidos para quatro LFFs diferentes de 2, 5, 10 e 20 Hz. A temperatura da pele deve ser mantida em pelo menos 33ºC na palma da mão e 30ºC no maléolo externo.

Nota 2. Extensão dos estudos de condução do nervo motor (número de nervos a serem estudados e estudos proximais):
- Para aplicar os critérios de condução nervosa motora, são testados os nervos mediano, ulnar (estimulado abaixo do cotovelo), peroneal (estimulado abaixo da cabeça da fíbula) e tibial em um lado
- Se os critérios forem atendidos, os mesmos nervos são testados no outro lado e/ou os nervos ulnar e mediano são estimulados na axila e no ponto de Erb
- O bloqueio ou a lentidão da condução motora não é considerado no nervo ulnar através do cotovelo ou no nervo fibular através do joelho
- Entre o ponto de Erb e o pulso, é necessária a redução de pelo menos 50% da amplitude do CMAP para o bloqueio de condução nos nervos medianos ulnares. Os estudos proximais do nervo mediano podem exigir técnicas de colisão para evitar componentes do nervo ulnar no CMAP do nervo mediano quando registrados no músculo abdutor *pollicis brevis* (mas não quando registrados no músculo flexor *carpi radialis*)
- Para o bloqueio da condução motora ulnar no antebraço, uma anastomose de Martin-Gruber deve ser excluída com a estimulação do nervo mediano no registro do cotovelo sobre o músculo abdutor do dedo mínimo
- Para o bloqueio da condução motora mediana no antebraço, a coestimulação do nervo ulnar no pulso deve ser excluída. A estimulação do nervo mediano no punho durante o registro simultâneo sobre o músculo abdutor curto do polegar e o músculo abdutor do dedo mínimo pode detectar a coestimulação do nervo ulnar, que deve ser adaptada de modo que nenhum CMAP seja registrado no músculo abdutor mínimo do polegar inervado pelo nervo ulnar
- Se as amplitudes distais do CMAP estiverem gravemente reduzidas (< 1 mV), pode-se tentar registrar os músculos mais proximais inervados pelos nervos fibular, mediano, ulnar ou radial para demonstrar anormalidades na condução nervosa motora que atendam aos critérios eletrodiagnósticos.

[a]Qualquer nervo que atenda a qualquer um dos critérios (a-g).

Nota 3. A temperatura da pele deve ser mantida em pelo menos 33ºC na palma da mão e 30ºC no maléolo externo. 1. Como esses critérios não possibilitam identificar valores de referência normais compatíveis com a desmielinização do nervo sensorial, a PIDC sensorial não pode ser mais do que um possível diagnóstico baseado em critérios clínicos e eletrofisiológicos.

Nota 4. O declínio na amplitude do potencial de ação do nervo sural ocorre com a idade; portanto, recomenda-se o uso de valores de referência dependentes da idade após os 60 anos.

CMAP: potencial de ação muscular composto; LFF: filtro de baixa frequência; LLN: limite inferior da normalidade; PIDC: polirradiculoneuropatia desmielinizante inflamatória crônica; SNAP: potencial de ação do nervo sensorial; ULN: limite superior da normalidade.

diagnósticos são preenchidos. Entretanto, é recomendado para pacientes com PIDC possível (apesar de não haver especificidade para diferenciar dos imitadores), com início agudo ou subagudo, ou se há suspeita de etiologia infecciosa ou neoplásica. A elevação de proteína deve ser interpretada com cautela em diabéticos e em indivíduos com mais de 50 anos, pois não existem limiares claros para diagnóstico.

Biópsia de nervo não é um exame de rotina, mas recomendado em situações específicas:

- Casos de suspeita de PIDC, mas com confirmação por critérios clínicos, laboratoriais, neurofisiológicos e de imagem
- Casos de suspeita de PIDC sem resposta clara, ou com ausência de resposta ao tratamento com imunoterapia.

No Brasil, uma razão adicional é a diferenciação de casos de hanseníase, dada a persistência da doença.

As biópsias são recomendadas somente quando há disponibilidade de neuropatologistas e cirurgiões com experiência em sua realização e análise, quando os sintomas são importantes o suficiente para justificar a realização do procedimento e o paciente for capaz de entender a baixa acurácia do teste. Há critérios mínimos de qualidade da análise das biópsias, que são comumente realizadas em nervos surais ou fibulares superficiais (biópsia de nervo clinicamente afetado em geral tem maior utilidade).

Os achados mais indicativos de PIDC na biópsia são: axônios levemente mielinizados, pequenos "bulbos de cebola" (*onion bulbs*), regiões internodais finamente mielinizadas ou desmielinizadas (nos estudos com a técnica de análise de *teased fibers*), grupamentos de macrófagos perivasculares e alterações desmielinizantes na microscopia eletrônica.

O uso de ultrassom é recomendado em adultos com PIDC possível (não para PIDC), mas não há evidência para uso pediátrico. O diagnóstico é mais provável se há espessamento em pelo menos dois sítios proximais do nervo mediano ou no plexo braquial. O uso de RM não é recomendado em pacientes com diagnóstico firmado de PIDC, sendo recomendado em PIDC possível. O diagnóstico de PIDC é mais provável quando há espessamento, captação de contraste ou hipersinal nas imagens sequenciais em T2 (DIXON/STIR, planos coronal e sagital), não havendo, também, evidência para uso pediátrico. As alterações no espessamento ao longo dos vários nervos se correlacionam com os subtipos de PIDC e permitem a diferenciação de doenças como neuropatia motora multifocal.[19]

A neurografia quantitativa por RM pode ser uma nova ferramenta viável para o acompanhamento longitudinal de pacientes com PIDC. Hipertrofia inicial pode prever um curso mais benigno e parâmetros como a área de secção cruzada neural estão aumentados em pacientes com PIDC em comparação com controles.

Alterações no escore do INCAT ao longo de 6 anos se correlacionaram inversamente com a área inicial.

DIAGNÓSTICO DIFERENCIAL

No diagnóstico diferencial de PIDC, destacam-se como principais etiologias a serem excluídas: as neuropatias periféricas infecciosas (incluindo hanseníase), síndrome de Guillain-Barré, neuropatias por toxicidade a drogas/toxinas e metais pesados, neuropatias desmielinizantes hereditárias, neuropatia motora multifocal, neuropatias em pacientes com gamopatia monoclonal de significância incerta (incluindo IgM com altos títulos de anti-MAG), síndrome de POEMS, radiculopatia/plexopatia diabética e não diabética, neuropatias vasculíticas sistêmicas e não sistêmicas, linfoma do sistema nervoso periférico e amiloidose hereditária e imunoproliferativa (incluindo polineuropatia amiloidótica familiar por transtirretina – PAF-TTR).

Na PIDC típica, os principais diagnósticos diferenciais são: amiloidose sistêmica, CANOMAD (do inglês *Chronic Ataxic Neuropathy, Ophthalmoplegia, Monoclonal IgM protein, cold Agglutinins and Disialosyl antibodies*), síndrome de Guillain-Barré, neuropatia nas hepatopatias, neuropatia pelo HIV, mieloma múltiplo, mieloma osteosclerótico, síndrome de POEMS, neuropatia urêmica e deficiência de vitamina B12.

Na PIDC distal, os principais diagnósticos diferenciais são: neuropatia anti-MAG, neuropatia diabética, neuropatias hereditárias (incluindo PAF-TTR), síndrome de POEMS e neuropatia vasculítica.

Na PIDC focal e multifocal, os principais diagnósticos diferenciais são: radiculopatia/plexopatia diabética, neuropatias compressivas, neuropatia hereditária por predisposição à paralisia por compressão (HNPP), neuropatia motora multifocal, amiotrofia neurálgica, tumores dos nervos periféricos e neuropatia vasculítica.

Em nosso meio, o principal diagnóstico diferencial é a neuropatia hansênica, que pode estar presente nos casos com manifestações cutâneas típicas da hanseníase, ou em casos em que essas não estão presentes, chamados de "hanseníase neural primária". A principal manifestação clínica da neuropatia hansênica é uma mononeuropatia múltipla sensitivo-motora com achados desmielinizantes focais. Esses achados são exatamente os esperados na SLS.

Na PIDC motora, os principais diagnósticos diferenciais são: neuropatias hereditárias, miopatias inflamatórias, doença do neurônio motor e doença da junção neuromuscular. Outro diagnóstico diferencial é a neuropatia motora multifocal (NMM), doença que também possui um substrato imunológico.

Na PIDC sensitiva, os principais diagnósticos diferenciais são: CANVAS, polirradiculopatia sensitiva crônica (CISP), CISP-*plus*, lesões da coluna dorsal, neuropatias hereditárias sensitivas, neuropatia idiopática sensitiva, neuronopatia sensitiva e neuropatias tóxicas (quimioterapia e toxicidade por vitamina B6).

É importante ressaltar que no diagnóstico de PIDC (típica e variantes), a neurofisiologia e a investigação laboratorial (incluindo imunoeletroforese sérica e urinária) são mandatórias, mas não aumentam a precisão diagnóstica. Já os critérios de suporte (imagem, biópsia, líquido cefalorraquidiano e resposta terapêutica objetiva) não são obrigatórios, diferentemente de PIDC possível (típica e variantes) em que são necessários, mas não devem ser utilizados como critérios primários pela dificuldade de validação.

TRATAMENTO

As diferentes manifestações clínicas, decorrentes da heterogeneidade de mecanismos fisiopatológicos envolvidos, tornam a identificação e o tratamento da PIDC desafiadores até mesmo para neurologistas experientes. Nesse sentido, uma abordagem multidisciplinar aliada à terapia medicamentosa é fundamental para o êxito no tratamento, que tem como foco a remissão do quadro de déficits motores e a prevenção de novas debilidades.[20]

As terapias medicamentosas ditas "primeira linha" para a PIDC incluem os corticosteroides (CE), a imunoglobulina humana intravenosa (IgIV) ou subcutânea (IgSC) e a PF.[20,21] A escolha de uma opção geralmente está mais atrelada à realidade de onde o paciente está sendo tratado (levando-se em consideração o custo, a disponibilidade e a *expertise* da equipe assistente com uma determinada opção terapêutica) do que à superioridade de um tratamento em relação a outro. Isso se deve ao fato de que estudos capazes de fornecer evidência de nível I são exíguos. Um outro ponto relevante é o de que a eficácia de uma terapia que tem como alvo um determinado braço do sistema imunológico pode variar conforme o paciente e o subtipo da doença.

Os corticosteroides, pela ampla disponibilidade e familiaridade com a sua utilização, tornam-se a primeira opção em muitas situações. Quanto à via de administração e o tipo de corticosteroide utilizado, um estudo multicêntrico europeu retrospectivo, realizado com 125 pacientes com PIDC virgens de tratamento, mostrou taxas de melhora/remissão em torno de 60% sem diferenças entre os regimes utilizados (prednisona/prednisolona diariamente por via oral, usualmente iniciando em 60 mg/dia, pulsos orais de dexametasona, usualmente de 40 mg por 4 dias a cada 4 semanas, ou pulsos intravenosos de metilprednisolona, usualmente de 1 g/dia por 5 dias).[22]

Outra opção de primeira linha para os pacientes com PIDC é a IgIV, que na dose de 0,4 mg/kg/dia por 2-5 dias é capaz de induzir a remissão dos sintomas para alguns pacientes após um ou dois ciclos.[23] Mais recentemente, outra imunoglobulina humana, porém com via de administração subcutânea, foi colocada à disposição com resultados de eficácia para *endpoints* relacionados à função motora semelhantes à IgIV.[24] Por fim, a terceira opção de primeira linha para o tratamento da PIDC é a PF, utilizada em 5 a 10 sessões dentro de 2 a 4 semanas. No entanto, por sua complexidade técnica e material, acaba geralmente sendo disponível apenas em centros terciários, reservada para pacientes que não responderam aos CE ou à IgIV.[25]

A comparação entre as opções de primeira linha para a PIDC falhou em demonstrar superioridade terapêutica em termos de eficácia.[26-28] Todavia, alguns passos devem ser seguidos quando o paciente não responde à primeira opção de tratamento. A primeira e mais importante conduta é reavaliar o diagnóstico, pela possibilidade de erro, e as doses/intervalos utilizados.[29] Caso persista o diagnóstico de PIDC e o tratamento tenha sido empregado corretamente, diz-se então que houve falha na primeira linha de tratamento. Para casos assim, um estudo multicêntrico retrospectivo, evolvendo 281 pacientes com PIDC, mostrou que os pacientes que não responderam inicialmente à IgIV, mas que foram assinalados para uso de CE ou PF, tiveram taxas de resposta por volta de 60%. E para aqueles que ainda assim foram considerados como não respondedores, 75% responderam quando uma terceira opção foi utilizada.[30] Concluindo, assim, que é fundamental que os pacientes que falharam com determinada opção de primeira linha sejam submetidos a outras opções de tratamento com boa perspectiva de resposta.

A falha na resposta terapêutica às três modalidades sugere a possibilidade de diagnósticos errôneos, que incluem neuropatias hereditárias e toda a lista de entidades detalhada na seção "Diagnóstico diferencial". Importante enfatizar que várias das nodopatias/paranodopatias são refratárias ao tratamento com IgIV ou corticoterapia, e responsivas a tratamentos com rituximabe, ciclofosfamida e outros.

Nas nodopatias/paranodopatias ligadas aos anticorpos anti-NF155 e anti-CTN1, a IgG4 é a principal subclasse de imunoglobulina envolvida na fisiopatologia da doença. Esse subgrupo de imunoglobulina possui baixa capacidade de ligação aos receptores FcγIIb e incapacidade de ativação do complemento, tornando-se, por essa razão, refratário à IgIV.[21,29] Nesse sentido, por sua incapacidade de filtragem da IgG4, a PF por imunoadsorção também não deve ser indicada para esses pacientes.

Aproximadamente 85% dos pacientes com PIDC que apresentam resposta à terapia inicial necessitam de terapia de manutenção.[23] O momento ideal para iniciar a terapia de manutenção baseia-se em parâmetros clínicos, nos quais se observa a deterioração após uma resposta inicial. Dentre as estratégias possivelmente empregadas estão a IgIV com doses que variam entre 0,4 e 1,2 g/kg a cada 2 a 6 semanas com titulação a ser realizada conforme a resposta observada.[30] A mesma estratégia pode ser aplicada com efeitos semelhantes para o uso da IgSC.[5,24] Pulsos mensais ou doses orais diárias de CE também se mostraram eficazes, no entanto, os efeitos colaterais do uso a longo prazo devem ser considerados. A PF, por outro lado, é pouco utilizada como terapia de manutenção devido à sua invasividade e às complicações relacionadas ao acesso de longa permanência.

Terapias imunossupressoras de uso crônico também podem ser utilizadas, sendo particularmente relevantes em estratégias que envolvam a tentativa de poupar o uso crônico de CE e/ou o tratamento das formas atípicas. Estudos que avaliaram a capacidade de manutenção da resposta clínica com metotrexato e fingolimode falharam nos pacientes previamente tratados com CE ou IgIV.[29] Uma revisão da Cochrane se dedicou a avaliar os trabalhos publicados que envolviam o tratamento de manutenção da PIDC com agentes que incluíam azatioprina, micofenolato de mofetila, ciclofosfamida, ciclosporina, etanercepte, eculizumabe, alentuzumabe, natalizumabe e transplante de células-tronco hematopoiéticas. Embora algum grau de eficácia possa ser extraído de relatos de casos, ou ainda pequenas séries de casos, essa própria eficácia, bem como a sua indicação mais precisa, ainda carecem de estudos controlados aleatorizados.

Efgartigimod, um anticorpo monoclonal IgG1 contra fragmento de FC humano capaz de bloquear o receptor neonatal Fc (FcRn), está sendo avaliado no tratamento de PIDC.[31] Um estudo de fase II (ADHERE trial) está avaliando a eficácia desse tratamento.

PROGNÓSTICO

Em geral, o prognóstico dos pacientes com PIDC é bom, atingindo índices de deambulação acima dos 70% após um seguimento de 5 a 10 anos.[6,7] Todavia, apenas 26% dos pacientes avaliados em um seguimento de 5 anos apresentaram bom controle da doença por mais de 2 anos após a interrupção do tratamento, sendo identificados como preditores para essa remissão completa: início subagudo, sintomas simétricos, ausência de atrofia muscular, boa resposta ao tratamento inicial com CE e um padrão distal de desmielinização.[7]

121
Neuropatias Infecciosas

Marcia Jardim • Diogo Fernandes dos Santos • Pedro José Tomaselli

INTRODUÇÃO

Diversos agentes infecciosos podem comprometer os nervos periféricos, resultando em diversas síndromes clínicas, como mononeuropatia ou mononeuropatia múltipla, polineuropatia simétrica distal, radiculopatia, polirradiculoneuropatia e, até mesmo, neuronopatia sensitiva ou motora. O dano neural presente nas neuropatias infecciosas pode ser resultante tanto do efeito direito do microrganismo quanto pelo efeito de toxinas, dano inflamatório ou resposta imune contra o mesmo. A forma de instalação das neuropatias infecciosas (NI) pode ser variável não apenas quanto ao aspecto topográfico, mas também em relação ao tempo de evolução, já que pode cursar com evolução aguda, subaguda ou crônica.[1]

O diagnóstico das NI é sempre um desafio na prática clínica, tanto pela caracterização fenotípica quanto pela comprovação da presença do agente infeccioso. Entretanto, sobretudo em países subdesenvolvidos, é mandatório aventar essa possibilidade etiológica, já que muitas condições dispõem de tratamentos curativos e estratégias de prevenção.[1]

HIV

A cada ano, ocorrem aproximadamente 1,3 milhão de novas infecções pelo vírus da imunodeficiência humana (HIV) em todo o mundo. Em 2022, a prevalência global estimada foi de cerca de 39 milhões de pessoas vivendo com o vírus, das quais 5,5 milhões (14%) ainda desconheciam seu *status* sorológico. No Brasil, nesse mesmo ano, a prevalência estimada foi de aproximadamente 1 milhão de pessoas, com 16.703 novos diagnósticos reportados.[2]

A prevalência de neuropatia em pacientes que nunca receberam tratamento específico é de 29%, passando para mais de 38% em pacientes já em tratamento. Aproximadamente metade dos pacientes com neuropatia é sintomática. Assim, a neuropatia associada à infecção pelo HIV configura-se como a principal causa de neuropatia infecciosa tratável em todo o mundo.[3]

O HIV ataca o sistema imunológico, especialmente as células T auxiliares. Embora não haja consenso entre os níveis de células T CD4+ e risco de desenvolvimento de neuropatia, alguns estudos suportam essa relação considerando as diferenças na resposta imunológica observada nos diferentes estágios da doença.[3] Nas fases iniciais, as células T CD4+ e CD8+ estão em números normais, porém com atividade aumentada, ao passo que as células B CD20+ apresentam ativação policlonal, com produção anormal de imunoglobulinas. Nas fases mais tardias, observa-se uma queda importante no número de células T CD4+, momento em que as infecções oportunistas passam a ocorrer. Adicionalmente, além dos efeitos indiretos secundários à ativação imunológica, contribuem para o dano neural: os efeitos tóxicos diretos, em resposta às proteínas do vírus que se replicam ativamente dentro dos neurônios; os efeitos tóxicos da terapia antirretroviral (TARV) e a presença de comorbidades.[4]

Existem diversas manifestações clínicas possíveis envolvendo o sistema nervoso periférico (SNP), dentre elas, destacam-se a polineuropatia sensitivo-motora axonal, predominantemente sensitiva (≈ 50% dos casos), a mononeuropatia múltipla (≈ 20% dos casos), a neuropatia desmielinizante inflamatória aguda (≈ 10% dos casos), a polineuropatia desmielinizante inflamatória crônica (PDIC; ≈ 5% dos casos), além das formas menos comuns, incluindo mononeuropatias, polirradiculopatia progressiva, polineuropatia autonômica, plexopatia braquial e doença do neurônio motor.[5,6] A seguir, abordaremos aquelas de maior relevância e frequência.

Polineuropatia simétrica distal do HIV

A polineuropatia simétrica distal do HIV (PSD-HIV) é a apresentação clínica mais frequente e se caracteriza por ser uma polineuropatia sensitivo-motora, de franco predomínio sensitivo e padrão de distribuição comprimento-dependente. A PSD-HIV é causada, em parte, pelos efeitos tóxicos gerados pela proteína gp120, um componente do envelope viral. A presença dessa proteína induz neurólise mediada por complemento, além de ativar as células de Schwann na liberação de substâncias inflamatórias, como o fator de necrose tumoral alfa (TNF-α), que ativam a apoptose.[7] A PSD-HIV pode ser influenciada por fatores ambientais, como etilismo e desnutrição, ou ainda coexistência de comorbidades como diabetes *mellitus*, coinfecção pelo vírus da hepatite C ou citomegalovírus (CMV). Outro fator modificador da doença é a presença de polimorfismos no mtDNA, que estão associados à menor prevalência de neuropatia (m.12810A>G e m. 489T>C), funcionando nesses casos como um fator protetor ao desenvolvimento de neuropatia periférica.[7]

Nas fases iniciais, caracteriza-se clinicamente por hipoestesia, associada à presença de sintomas positivos (parestesias e disestesias) ocorrendo distalmente. Frequentemente os pacientes referem alterações autonômicas localizadas, como sudorese reduzida, dor e perversão na discriminação térmica. Em alguns casos a dor é intensa, levando a uma marcha antálgica. O quadro costuma ser lentamente progressivo, sendo raro o envolvimento motor nas fases iniciais e podendo ocorrer nas fases mais tardias, afetando geralmente a musculatura intrínseca dos pés e evoluindo com muitas cãibras.[8] A maioria dos pacientes (> 50%) apresenta um quadro leve, com sintomas sensitivos restritos aos pés. O exame neurológico se caracteriza por alteração da sensibilidade vibratória, cinético-postural e hipo/arreflexia, com padrão de distribuição comprimento-dependente. Como nas fases iniciais da doença os pacientes podem apresentar um quadro subclínico assintomático, é necessária a realização de uma avaliação cuidadosa e, eventualmente, complementação com estudo eletroneuromiográfico.

Síndrome de Guillain-Barré-símile

Manifestações agudas, decorrentes de um processo de desmielinização acometendo difusamente o SNP (nervos e raízes), são bem documentadas em pacientes com infecção pelo HIV e são decorrentes de uma resposta inflamatória imunomediada anormal. Esse processo, em sua grande maioria, mimetiza os achados clínicos e eletrofisiológicos observados na síndrome de Guillain-Barré (SGB), sendo assim nomeado como "SGB relacionada ao HIV", ou "SGB-símile". É classicamente descrita como parte da síndrome retroviral aguda ou infecção inicial, em que os pacientes ainda podem ainda ser soronegativos.[9] No entanto, também tem sido reportada em alguns pacientes em uso de TARV que desenvolvem a síndrome inflamatória de reconstituição imunológica (SIRI).[10]

Os sintomas e os achados eletroneuromiográficos da SGB associada ao HIV e à SIRI são semelhantes e indistinguíveis dos observados na SGB que ocorre no imunocompetente. No entanto, há diferenças claras na análise liquórica. Pacientes com SGB relacionada à SIRI apresentam dissociação albuminocitológica semelhante ao observado em pacientes imunocompetentes, diferente do observado em pacientes com SGB relacionado ao HIV, nos quais se observa uma pleocitose linfocítica. A ausência de pleocitose na SGB relacionada à SIRI provavelmente reflete o controle da replicação viral no contexto do uso de TARV.[11] O tratamento recomendado para SGB relacionada ao HIV e SGB relacionada à SIRI é imunoglobulina humana intravenosa (IgIV) ou plasmaférese, similar ao usado em pacientes não infectados pelo HIV, e os resultados parecem ser semelhantes em ambos os grupos.[10,11]

Polineuropatia desmielinizante inflamatória crônica

Como observado nas formas agudas, a infecção pelo vírus do HIV pode desencadear um processo de desmielinização imunomediado do SNP, porém, com evolução crônica. A apresentação clínica, os resultados primários ao tratamento, bem como os achados eletrofisiológicos e histológicos da PIDC em pacientes com HIV são limitados a séries de casos e relatos esporádicos.[12] Acredita-se que os pacientes apresentam um curso monofásico lentamente progressivo, enquanto os pacientes não infectados pelo HIV apresentam com maior frequência formas remitentes-recorrentes. Novamente, como nas formas agudas, observamos pleocitose linfocítica significativa, com 10 a 50 células no líquido cefalorraquidiano (LCR). O tratamento de escolha inclui IgIV ou plasmaférese, visando reduzir o risco de infecções oportunistas com o uso de corticosteroides. No entanto, nos casos em que coexista lesão renal associada ao HIV, o uso de IgIV e plasmaférese se torna limitado, e a terapia com corticosteroides deve ser ponderada com ótimos resultados.[12]

Mononeuropatia

Caracteriza-se pela paresia do VII nervo, geralmente antes ou durante a fase de soroconversão, em 4,1 a 7,2% dos pacientes, atribuindo um risco aumentado de 100× quando comparado à população soronegativa. Curiosamente, o envolvimento do nervo facial é mais comum em homens, e há significativa variabilidade em diferentes populações, podendo acontecer em até 100% das pessoas de populações específicas do continente africano. A análise do LCR revela celularidade aumentada e hiperproteinorraquia. Outro nervo craniano frequentemente afetado é o nervo óptico, o que torna mandatória a exclusão de doenças oportunistas, como tuberculose e herpes-zóster, bem como linfoma.[13]

Doença do neurônio motor

Embora seja extremamente rara (há apenas 42 casos relatados na literatura), essa condição foi reportada exclusivamente em pacientes soropositivos do sexo masculino, apresentando alta carga viral e baixa contagem de células CD4+. Nesses casos, ocorre uma combinação de envolvimento do neurônio motor inferior e superior, com distribuição irregular que imita os sintomas da esclerose lateral amiotrófica (ELA). Esse fenômeno está associado à ativação endógena do retrovírus humano K (HERV-K e ENK24). A apresentação clínica é altamente variável, podendo ser generalizada ou focal. Um traço distintivo é a presença de assimetria, observada na maioria dos casos, e uma progressão geralmente rápida ao longo de algumas semanas. Enquanto o envolvimento dos neurônios motores superiores é comum em quase todos os casos, alguns pacientes podem apresentar comprometimento apenas dos neurônios motores inferiores. Portanto, assim como é observado na ELA, há uma ampla variação fenotípica, incluindo formas monoméricas distais, semelhantes à doença de Hirayama, formas com predomínio proximal, comparáveis à atrofia muscular progressiva, formas distais semelhantes à apresentação pseudopolineurítica e até formas bulbares.[14]

HEPATITE C

A infecção pelo vírus da hepatite C (VHC) é autolimitada em cerca de 20% dos casos, progredindo para um quadro crônico no restante. A infecção crônica está associada a mais de 30 manifestações extra-hepáticas, ocorrendo em até 50% dos pacientes, incluindo os nervos periféricos.[15] A neuropatia constitui a complicação neurológica mais prevalente em pacientes com VHC, afetando entre 8 e 15% dos casos. Diferentemente do sistema nervoso central (SNC), os nervos periféricos não são permissivos à replicação viral. Assim, o mecanismo fisiopatológico subjacente inclui a ativação e a proliferação anormal de células B, com consequente produção de autoanticorpos monoclonais e policlonais, que exibem atividade de fator reumatoide ou propriedades de crioglobulina.[16]

As crioglobulinas são imunoglobulinas que se precipitam a frio (temperaturas inferiores a 37 °C) e se depositam nos vasos, desencadeando um processo inflamatório local e consequente oclusão de vasos sanguíneos de pequeno e médio calibre. Existem três tipos de crioglobulinas: tipo I (10 a 15%), composta por uma imunoglobulina monoclonal isolada (IgM, IgG, IgA e Bence Jones); tipo II (50 a 60%), imunocomplexos formados por imunoglobulina monoclonal IgM ou IgA somada a uma IgG policlonal, frequentemente encontrado em pacientes com infecção crônica por VHC ou síndrome de Sjögren primária; e tipo III (25 a 30%), imunocomplexos formados por IgM ou IgG policlonal, observado em distúrbios linfoproliferativos, infecções crônicas e doenças autoimunes. A presença de crioglobulina mista (tipos II e III) está associada à infecção crônica pelo VHC em 90% dos casos.[16]

O dano neural ocorre devido a microvasculite linfocítica e/ou arterite necrosante, com necrose fibrinoide transmural, oclusão trombótica do lúmen e infiltração de células polimorfonucleares. A neuropatia periférica ocorre em 17 a 60% dos pacientes com crioglobulinemia mista devido à infecção crônica pelo VHC. O padrão clínico e a frequência de neuropatia dependerá do tipo de crioglobulina presente. A detecção de crioglobulina do tipo I em pacientes com VHC é rara, bem como a presença de neuropatia, que se manifesta na forma sensitivo-motora axonal. Altos níveis de crioglobulina se correlacionam com quadros mais agressivos.[16,17]

Em pacientes com VHC nos quais não se identifica qualquer tipo de crioglobulina, o mecanismo fisiopatológico proposto inclui uma ativação anormal do sistema imunológico, levando à inflamação vascular e perivascular com fagocitose. Por meio da biopsia de nervo é possível identificar RNA do VHC e infiltrado mononuclear. Clinicamente, se apresenta como uma polineuropatia sensitiva ou sensitivo-motora de predomínio sensitivo, com sintomas sensitivos positivos exuberantes nos membros inferiores, como parestesia tipo formigamento e queimação. Quadros assimétricos, como mononeuropatias e mononeuropatia múltipla, também são descritos. Existem relatos anedóticos de neuropatia exclusivamente motora e de neuropatia autonômica.[16,17]

Os quadros tendem a maior gravidade em pacientes com crioglobulina e com vasculite semelhante à poliarterite nodosa (PAN). Os pacientes podem apresentar quadro doloroso de polineuropatia de fibras finas, decorrente de vasculite leucocitoclástica. Em pacientes com quadros similares à PAN, o envolvimento preferencial acontece nos vasos de médio calibre com infiltrado polimorfonuclear e necrose, apresentando-se com mononeuropatia múltipla. A presença de vasculite de nervos cranianos também pode ser encontrada, inclusive de forma subclínica, em 5% dos casos.[16,17]

HEPATITE B

Cerca de 20% dos indivíduos acometidos pela infecção pelo vírus da hepatite B (VHB) apresentam manifestações extra-hepáticas, dentre as quais 5% envolvem o SNP. A vasculite se apresenta como o principal mecanismo fisiopatológico subjacente às neuropatias relacionadas a infecções virais, incluindo os vírus das hepatites B e C, HIV, CMV e parvovírus B19.[18] Especificamente na vasculite associada ao VHB, ocorre um depósito de imunocomplexos, contendo antígenos relacionados ao vírus, nos nervos e nas paredes dos vasos, concomitantemente a um infiltrado perivascular linfocitário. Nesses casos, os pacientes apresentam sintomas sensitivos e motores com distribuição assimétrica (mononeuropatia múltipla).[19]

Um segundo mecanismo possível é observado na vasculite associada à crioglobulinemia, como observado em associação à infecção pelo VHC. Historicamente, a crioglobulinemia está associada à infecção por VHC, embora, baseado em estudos de prevalência, possa estar associada à infecção pelo VHB, principalmente em pacientes com hepatopatia crônica. Nesses casos, há um envolvimento multissistêmico devido a um processo de vasculite disseminada. O envolvimento do SNP foi relatado em 17 a 72% dos pacientes com VHB e crioglobulinemia, incluindo uma apresentação exclusivamente sensitiva caracterizada por dor e parestesias nos pés, ou mais tardiamente uma apresentação sensitivo-motora. A eletroneuromiografia geralmente revela um padrão axonal.[20,21]

HEPATITE E

A infecção aguda pelo vírus da hepatite E tem sido reportada como um potencial desencadeador para neuropatias disimunes, como SGB. No entanto, em um estudo multicêntrico recente, que incluiu pacientes com quadro de SGB, amiotrofia neurálgica e paralisia de Bell, foi identificada uma associação moderada apenas com a amiotrofia neurálgica, não sendo identificadas associações significativas com SGB e/ou paralisia de Bell.[22]

BORRELIA BURGDORFERI

O envolvimento do SNP associado à *Borrelia burgdorferi* está bem estabelecido nas populações norte-americanas, nas quais é conhecida como "doença de Lyme". No Brasil, os pacientes exibem uma resposta inflamatória menos robusta à *B. burgdorferi* em todos os estágios da doença, possivelmente devido a uma propriedade menos imunogênica do espiroqueta circulante no país, quando comparado ao que circula no Hemisfério Norte. Aparentemente houve uma adaptação à biodiversidade brasileira e supressão de diversos genes do espiroqueta, justificando essa imunogenicidade reduzida e menor produção de anticorpos. Essa modificação gênica pode justificar a presença de formas atípicas desse agente infeccioso no Brasil, incluindo formas não móveis e sem parede celular, que podem sobreviver dentro de células (endoteliais, mononucleares e fibroblastos), resultando em infecções crônicas e recorrentes. Essa capacidade as torna resistentes a antibióticos e à resposta imunológica do hospedeiro.[23,24]

Assim, no Brasil, devido às diferenças observadas nas características epidemiológicas, clínicas e laboratoriais, quando comparada à doença de Lyme observada no Hemisfério Norte, a doença se distingue e é conhecida como "síndrome de Baggio-Yoshinari (SBY)", a saber: é transmitida por carrapato não pertencente ao gênero *Ixodes* (*Amblyomma, Rhipicephalus sanguineus* e *bovis, Dermacentor*); o agente etiológico é identificado apenas por PCR; apresenta morfologia atípica; a resposta imunológica é baixa, com títulos de anticorpos igualmente baixos e desaparecendo rapidamente; pacientes com SBY frequentemente experimentam recorrências clínicas, demandando antibioticoterapia prolongada durante diferentes estágios da doença, o que aumenta o risco de desenvolvimento de sintomas de fadiga crônica. De acordo com as manifestações clínicas e sua evolução, ela pode ser dividida em dois estágios: precoce e latente.[23,24]

O estágio inicial se inicia após a picada do carrapato e a inoculação do patógeno na pele (doença localizada), antes de sua disseminação por meio do sistema linfático e da corrente sanguínea, podendo desencadear uma reação inflamatória capaz de lesionar diversos órgãos (estágio secundário), incluindo o SNP, ou ainda permanecer latente por meses ou anos até sua reativação (estágio terciário). O comprometimento do SNP na SBY pode ocorrer em cerca de um terço dos indivíduos infectados, manifestando-se de forma semelhante às observadas na doença de Lyme, com neuropatia craniana e periférica. Os sintomas clínicos frequentemente incluem dor intensa e sintomas sensitivos positivos. A avaliação eletroneuromiográfica frequentemente revela um padrão sensitivo-motor axonal assimétrico.[23-25]

Exceto pelo nervo olfatório, todos os outros nervos cranianos podem ser afetados pela SBY, com envolvimento de múltiplos nervos observado em 15 a 20% dos casos. Os nervos III, V e VI também são frequentemente afetados. O envolvimento bilateral do nervo facial sugere fortemente uma neuropatia causada por essa infecção. O comprometimento do SNP pode se manifestar como uma radiculoneuropatia multifocal durante a fase aguda disseminada da doença. Os sintomas podem surgir de forma subaguda e incluir dor radicular, seguindo padrões de distribuição típicos de dermátomos, podendo envolver até mesmo a região toracolombar. Casos de polineuropatia subaguda semelhante à polirradiculoneuropatia inflamatória desmielinizante aguda (PIDA), plexopatia braquial, plexopatia lombossacral e mononeurite múltipla também foram relatados. A avaliação do LCR frequentemente evidencia a presença de pleocitose.[25,26]

ARBOVIROSES

Entre os arbovírus, as principais famílias que causam doenças em humanos são Flaviviridae, Togaviridae e Bunyaviridae. Dengue, zika e chikungunya são as arboviroses de maior impacto epidemiológico no Brasil e em todo o mundo. As epidemias relacionadas a esses agentes infecciosos transmitidos por mosquitos ainda constituem um grave problema de saúde pública, pois o fenômeno da urbanização e as mudanças climáticas contribuem para a ampla distribuição dos vetores. Esses vírus são transmitidos por mosquitos fêmeas do gênero *Aedes* (*A. aegypti* e *A. albopictus*) após uma picada em um paciente infectado.[27]

Os arbovírus representam uma verdadeira ameaça à saúde pública no Brasil em função do seu perfil endêmico-epidêmico, com epidemias de elevada magnitude, caracterizadas por altas incidência e letalidade, intercaladas por anos não epidêmicos. A dengue é a arbovirose com o maior número de casos na região das Américas, com epidemias ocorrendo a cada 3 a 5 anos.[27]

O diagnóstico laboratorial da infecção por arbovírus geralmente é baseado em três métodos: detecção direta do vírus (RT-PCR), detecção de produtos virais ou por métodos sorológicos (detecção de IgM e IgG específicas para vírus). De modo geral, a confirmação laboratorial da infecção nem sempre é prática e disponível no Brasil, reforçando a importância da suspeita clínica, sobretudo em momentos de epidemia e diante de complicações neurológicas.[27]

As manifestações neurológicas causadas por esses agentes representam um elevado grau de morbidade, já que as complicações neurológicas podem estar relacionadas ao SNC e ao SNP, incluindo quadros de encefalite, mielite, encefalomielite, polirradiculoneurite, polineuropatia e mononeuropatia.[27,28]

Dengue

A dengue é a segunda doença mais comum transmitida por mosquitos afetando seres humanos (a primeira é a malária), e está relacionada a diferentes sorotipos de vírus. As manifestações clínicas são diversas e variam desde um quadro assintomático a um estado de acentuada febre hemorrágica. Essa arbovirose é endêmica em mais de 100 países, sendo Filipinas, Vietnã, Índia, Colômbia e Brasil as nações com o maior número de casos. Em 2023, foram registrados no Brasil 1.658.816 casos de dengue, configurando o segundo pior ano em número de casos, e o com a maior letalidade.

De modo geral, a doença se manifesta após 4 a 10 dias da picada do mosquito, e é caracterizada nos casos mais leves por febre, cefaleia, náuseas, vômitos, mialgia e artralgia. Os casos mais graves apresentam-se com alguns sinais de alarme, tais como: dor abdominal, vômitos persistentes, sangramentos de mucosa, letargia, inquietação, hepatomegalia, ascite,

além de anormalidades laboratoriais (hemoconcentração e plaquetopenia). Em situações dramáticas, a doença pode evoluir com instabilidade hemodinâmica, choque hipovolêmico, comprometimento respiratório, hepatite, rebaixamento do nível de consciência e sangramentos importantes, configurando a forma hemorrágica da doença. Os sorotipos 2 e 3 são os mais associados às manifestações neurológicas, que podem ocorrer em até 21% dos casos.[29,30]

As manifestações neurológicas estão relacionadas a diferentes mecanismos fisiopatológicos, tais como distúrbios metabólicos decorrentes da infecção, invasão viral e reações imunomediadas. Além disso, essas manifestações podem levar ao comprometimento tanto do SNC (encefalite, meningite, mielite) quanto do SNP, por vezes de forma combinada. O comprometimento periférico é responsável por aproximadamente 5% das manifestações relacionadas à infecção por dengue e costumam ocorrem tardiamente em comparação ao comprometimento central.[29-31]

Síndrome de Guillain-Barré

A SGB é a manifestação periférica mais comum secundária à infecção por dengue. Os sintomas são semelhantes às outras infecções relacionadas a essa forma de apresentação e geralmente ocorrem entre 4 e 19 dias após o início da infecção. É importante reforçar que a infecção é oligo ou assintomática em aproximadamente 40% dos casos de SGB.[28-31]

O quadro clínico da dengue associado à SGB geralmente é definido por fraqueza muscular aguda e progressiva (tetraparesia flácida), com padrão ascendente. O comprometimento de nervos cranianos é comum, inclusive com casos da síndrome de Miller Fisher já descritos na literatura. Além disso, observam-se com frequência disautonomia e hipo/arreflexia. O padrão neurofisiológico pode refletir comprometimento tanto axonal quanto desmielinizante.[28-31]

Mononeuropatias

Apesar de raro, o padrão de acometimento pode ser de uma mononeuropatia, sobretudo com o comprometimento de nervos cranianos, com relatos de neurite óptica, paralisia dos nervos oculomotor e abducente, e paralisia facial periférica. Há relatos isolados na literatura de comprometimento dos nervos torácico longo e frênico, sugerindo um mecanismo imunomediado. Nesses casos, o diagnóstico é sempre de exclusão, sendo mandatória a correlação entre o início dos sintomas com o quadro infeccioso, idealmente com confirmação laboratorial de uma infecção recente por dengue.[28]

Síndrome de Parsonage-Turner

Casos de neurite braquial associada à dengue também já foram descritos, caracterizando início agudo de fraqueza e atrofia muscular, precedida por dor neuropática, geralmente 2 semanas após o quadro de infecção viral.[27,28]

Vírus zika

Desde o surto nas Américas e a subsequente declaração da Organização Mundial da Saúde sobre a infecção pelo vírus zika como um estado de emergência de saúde pública de interesse internacional, em 2016, inúmeras publicações descreveram dados relevantes relacionados a fisiopatologia, vias de transmissão e complicações neurológicas decorrentes dessa arbovirose. A primeira detecção no Brasil ocorreu em março de 2015 e, desde então, a transmissão local do vírus foi confirmada em praticamente todos os países das Américas, com destaque para Brasil, Colômbia e Venezuela.

A infecção pelo vírus zika é considerada uma doença transmitida por vetores, embora outras formas de transmissão sejam descritas na literatura (como transmissão fetal, nosocomial, transfusão sanguínea, transplante de medula óssea ou de órgãos, via sexual, amamentação, saliva e urina). É importante destacar a transmissão vertical, que pode ocorrer durante toda a gestação, com maior risco de complicações neurológicas fetais no primeiro trimestre.[27]

Os sintomas iniciais são inespecíficos e podem estar ausentes em até 80% dos casos. Destaca-se a presença de erupção cutânea, febre, conjuntivite, mialgia, artralgia, mal-estar e cefaleia, com duração entre 2 e 7 dias. A infecção pelo zika está associada a diversas manifestações neurológicas, com destaque para a síndrome congênita do zika, responsável por uma epidemia de microcefalia e diversas anormalidades neurológicas congênitas. Além disso, destaca-se o comprometimento tanto central – meningite, encefalite, mielite, encefalomielite aguda disseminada (ADEM, do inglês *acute disseminated encephalomyelitis*) – quanto periférico, com destaque para as neuropatias inflamatórias agudas.[27,32-34]

Síndrome de Guillain-Barré

A SGB corresponde à complicação neurológica mais comum em adolescentes e adultos, com aumento significativo da incidência durante os surtos descritos anteriormente. O início dos sintomas é usualmente precoce em relação ao início da infecção viral (6 a 10 dias). A apresentação clínica também é característica, com quadro de tetraparesia flácida arreflexa, com padrão ascendente, embora a presença de grave acometimento facial e a presença de acometimento do SNC de forma concomitante também tenha sido descrito, incluindo casos de encefalite e/ou mielite de forma sobreposta à SGB. Os estudos neurofisiológicos podem demonstrar a presença de uma neuropatia aguda axonal ou desmielinizante.[27,35-38]

Polineurite transitória aguda

A infecção aguda pelo vírus zika pode ser acompanhada por achados clínicos consistentes com neuropatia sensitivo-motora leve, de predomínio sensitivo, autolimitada e distal. Há predomínio de sintomas sensitivos positivos, tais como parestesias, disestesias, ocasionalmente com fraqueza muscular discreta, também com predomínio distal. A avaliação neurofisiológica pode ser normal, embora o estudo morfológico por ultrassonografia de nervo periférico possa demonstrar espessamento neural relacionado a um edema do nervo, seguido por melhora dos sintomas e dessas alterações estruturais.[39]

Chikungunya

Chikungunya é um arbovírus identificado inicialmente na África, mas que se espalhou nos trópicos nos últimos anos. Foi descrito pela primeira vez na América Latina em 2013 e causou grandes surtos no Brasil desde então. Assim como os vírus zika e dengue, também é transmitido por mosquitos *Aedes* e ocasionalmente pode apresentar manifestações neurológicas diversas.[34,40]

A doença geralmente cursa com manifestações semelhantes a outras doenças relacionadas à infecção por arbovírus, como erupção cutânea, febre e mialgia. No entanto, uma das principais características distintivas da doença é a presença de artralgia grave, que por vezes persiste como uma condição crônica.[34]

As manifestações neurológicas da doença são significativamente menos comuns em comparação às outras arboviroses, e também podem levar ao acometimento tanto do SNC (meningite, encefalite, mielite), quanto do SNP.[41]

Síndrome de Guillain-Barré

Um aumento no número de casos de SGB também foi observado durante a epidemia por chikungunya, sugerindo uma associação com o vírus. A apresentação clínica e laboratorial é semelhante à apresentação clássica da doença, embora os pacientes com SGB que apresentaram infecção combinada por zika e chikungunya possam cursar com uma forma mais agressiva da doença, inclusive com maior necessidade de suporte intensivo e internação mais prolongada.[41-43]

Mononeuropatias

Existem na literatura relatos de casos isolados de neuropatia craniana associada à infecção recente por chikungunya, como neurite óptica e paralisia isolada do terceiro nervo craniano. Alguns trabalhos também descreveram casos de síndrome do túnel do carpo, por vezes de forma associada ao quadro de artralgia crônica.[41-43]

SARS-COV-2 E COVID-19

O efeito da covid-19 no SNP é pouco compreendido devido à relativa raridade das condições. Entretanto, em alguns casos, o comprometimento dos nervos periféricos no contexto da covid-19 pode ser o sintoma de apresentação ou, mais frequentemente, uma complicação tardia. Aproximadamente 30% das pessoas infectadas com SARS-CoV2 relatam sintomas consistentes com uma neuropatia periférica.[44] De modo geral, baseado em uma extensa revisão da literatura, qualquer conclusão sobre a correlação fisiopatológica entre a covid-19 e os distúrbios do SNP permanece prematura e apenas apoiada por sua associação temporal, enquanto os dados epidemiológicos e patológicos ainda são insuficientes. Da mesma forma a ocorrência de complicações do SNP após a vacinação contra a covid-19 parecem limitadas.[45]

Dois padrões de comprometimento foram descritos na associação causal entre covid-19 e as neuropatias periféricas:

- Complicações neurológicas ocorrendo junto com os sintomas da covid-19 e sugerindo um mecanismo viral (hipótese "parainfecciosa"), a "neuroinvasão". Acredita-se que o SARS-CoV-2 possa entrar no sistema nervoso a partir dos terminais do nervo olfativo no epitélio olfatório, um provável local de maior ligação de SARS-CoV-2 (neurotropismo). Além disso, uma alternativa proposta é a propagação retrógrada, via transferência transináptica usando um mecanismo de endocitose ou exocitose e um mecanismo de transporte axonal, movendo o vírus ao longo dos microtúbulos em direção aos corpos celulares neuronais[46]
- Complicações neurológicas que se desenvolvem após a infecção inicial, sintomas e mecanismos indiretos ("pós-infecciosos"), provavelmente imunomediadas. Essa hipótese é apoiada por evidências de que a covid-19 causa um estado pró-inflamatório devido à liberação de múltiplas citocinas (como interleucinas-1 [IL-1] e 6 [IL-6] e TNF), bem como a hiperativação de células imunológicas.

Ocorrem tipicamente após o estado agudo de infecção.[3] O termo genérico "tempestade de citocinas" tem sido usado para descrever esse fenômeno, embora sua adequação para a covid-19 ainda seja debatida.[45]

Além disso, foi descrito que as proteínas de superfície e os autoantígenos do SARS-CoV-2 podem levar à produção de autoanticorpos direcionados a antígenos neuronais ou proteínas nodais/paranodais no SNP (mimetismo molecular).[45]

Síndrome de Guillain-Barré

A SGB está tipicamente associada a infecções gastrointestinais e do trato respiratório superior. Entretanto, há poucos estudos epidemiológicos que permitam estabelecer se a incidência de SGB foi maior durante a pandemia SARS-CoV-2 ou até mesmo se houve uma relação causal. Por isso, são necessários mais estudos observacionais em grande escala para compreender a patogênese da SGB associada ao SARS-CoV-2 e demonstrar uma relação causal definida entre a infecção por esse agente infeccioso e a SGB.[47]

Andalib et al. demonstraram que a incidência anual de SGB em hospitais do Reino Unido foi de 1,66 a 1,88 por 100 mil pessoas nos anos de 2016 a 2019. Significativamente menos casos de SGB foram notificados em março, abril e maio de 2020, em comparação ao número médio de casos dos mesmos meses no período 2016-2019. Sugere-se que as medidas de afastamento podem ter reduzido a transmissão de outros patógenos desencadeadores da SGB, explicando o declínio nos casos observados em 2020.[46]

Em relação à vacinação mundial contra a covid-19, estudos relataram uma possível associação entre a vacinação e a ocorrência da SGB. No âmbito geral, houve um pequeno aumento na incidência de SGB após várias vacinas contra a covid-19.[48] A maior taxa de envolvimento do nervo facial (diplegia facial) e uma menor taxa positiva de anticorpos antigangliosídeos foram descritas como uma característica da SGB pós-vacinal. Mais uma vez a relação causal entre SGB e a vacinação para a covid-19 permanece especulativa, sendo necessárias mais pesquisas para estabelecer uma associação entre ambas.[49,50]

Neuropatia do paciente crítico

A polineuropatia do paciente crítico se desenvolve em pacientes sépticos ou com falência de múltiplos órgãos que geralmente necessitam de ventilação mecânica em unidade de tratamento intensivo. Esses fatores tendem a estar presentes nos casos graves da covid-19. A maioria dos indivíduos que desenvolveram a síndrome de desconforto respiratório aguda relacionada à infecção por covid-19 exigiu ventilação mecânica prolongada. Entretanto, é difícil identificar a incidência real dessa complicação nesses pacientes. Dados da literatura de antes da pandemia da covid-19 indicam números que chegam a 50% daqueles que estão gravemente enfermos e submetidos à ventilação mecânica por mais de 7 dias. Geralmente, a neuropatia caracteriza-se por polineuropatia sensitivo-motora axonal.[44]

Neuropatias cranianas

Os nervos cranianos foram os nervos periféricos mais comumente afetados na pandemia de covid-19, sendo a disfunção olfativa observada em até 80% dos pacientes. Além disso, durante a pandemia a incidência de paralisia facial também aumentou.[44] Os nervos cranianos mais frequentemente envolvidos foram os nervos I, III, VI e VII, manifestando-se como hipogeusia/ageusia, paralisia facial ou oftalmoparesia.[51] Relato de mononeuropatia com a paralisia unilateral do nervo laríngeo recorrente (X) foi feito em um paciente que apresentou covid-19 grave com hospitalização prolongada, mas sem intubação endotraqueal, assim como a paralisia do nervo frênico.[44]

Síndrome de Parsonage-Turner

A incidência da síndrome de Parsonage-Turner (SPT) aumentou consideravelmente durante a implementação das vacinas contra a covid-19, mas também está associada à infecção pelo SARS-CoV-2. A forma pós-vacinal é caracterizada por uma apresentação mais precoce envolvendo os troncos superior ou inferior do plexo braquial, em contraste com a forma pós-infecciosa, que apresenta acometimento mais tardio e envolve principalmente o tronco superior do plexo braquial. A forma de apresentação é de dor, seguida de fraqueza proximal e déficits sensitivo assimétrico nos membros superiores após a infecção ou vacinação. A recuperação total ou parcial foi relatada na maioria dos pacientes. A maioria (78,3%) dos pacientes com complicação após a vacina contra a covid-19 apresentou sintomas de Síndrome de Parsonage-Turner ipsilateral à injeção local, o que sugere que a patogênese pode envolver a propagação local do inóculo.[52]

Neuropatia compressiva posicional

Nos pacientes com covid-19 que desenvolvem insuficiência respiratória e necessitam de suporte ventilatório, cerca de 5% podem apresentar complicações como úlceras de pressão e neuropatias compressivas após a imobilização prolongada, independentemente de outros fatores de risco (como obesidade e diabetes *mellitus*). O posicionamento em pronação é comumente usado em casos graves e foi amplamente adotado como padrão de tratamento para pacientes com covid-19, aumentando o risco de lesões compressivas. Morgan et al. relataram que pacientes tratados em posição prona por um período de 7 a 19 dias desenvolveram neuropatias periféricas que variaram de neuropraxia a danos axonais, envolvendo múltiplos nervos, como plexopatias braquial e lombossacral. As plexopatias braquiais que ocorrem em indivíduos com covid-19 por lesão traumática após posicionamento prono tendem a evoluir sem dor, diferente do observado nas neuropatias inflamatórias.[44]

Covid longa e o envolvimento do sistema nervoso periférico

Descrições de pacientes com covid-19 que desenvolvem queixas neurológicas durante vários meses após a resolução dos sintomas respiratórios são cada vez mais frequentes. Os termos "covid longa" ou "sequelas pós-agudas do SARS-CoV-2" têm sido usados para descrever esse quadro, embora não haja consenso sobre o cronograma potencial de progressão da doença, que pode variar desde aguda (p. ex., menos de 4 semanas), a subaguda (p. ex., 4 a 12 semanas) e crônica (p. ex., mais de 12 semanas), uma vez que a história natural da própria entidade é desconhecida. A atrofia muscular parece ser uma característica precoce da covid-19 grave, em possível relação com a liberação de citocinas pró-inflamatórias (TNF-α, IL-1 e IL-6). Mecanismos adicionais, específicos para covid-19 podem ser: imobilização prolongada com atrofia muscular tipo 2, uso de esteroides em altas doses e bloqueio neuromuscular, além de deficiências nutricionais relacionadas à assistência alimentar prolongada. Ainda é preciso determinar se essas manifestações são reversíveis e seu impacto a longo prazo nos pacientes com covid-19; estudos prospectivos ainda estão em andamento.[51] Além disso, o SARS-CoV2 pode causar dor neuropática direta ou indiretamente. Evidências recentes sugerem que a enzima conversora de angiotensina 2 (ECA2) serve como porta de entrada para o SARS-CoV-2 nas células e a liberação do TNF-α. A longo prazo, os pacientes que sofreram comprometimento de nervos periféricos por múltiplos mecanismos, conforme descrito anteriormente, podem desencadear dor neuropática por período indeterminado.[53]

CONSIDERAÇÕES FINAIS

As neuropatias infecciosas representam um importante grupo etiológico na investigação das neuropatias periféricas adquiridas no Brasil. Conforme descrito, a apresentação fenotípica é ampla e nem sempre é possível a identificação do agente infeccioso durante as inúmeras manifestações neurológicas desencadeadas por esses quadros. Por isso, a história clínica detalhada, o exame físico e a construção de uma relação temporal são mandatórios. Os mecanismos de agressão ao nervo periférico também são extremamente variáveis, exigindo uma correta caracterização semiológica e de gravidade do comprometimento do SNP para uma melhor abordagem terapêutica.

122

Neuropatias Periféricas em Doenças Sistêmicas, Carenciais e Tóxico-Metabólicas

Marcos de Freitas • Cleonisio Leite Rodrigues • Marcelo Maroco Cruzeiro

INTRODUÇÃO

Neuropatias por etilismo e carenciais

A neuropatia periférica (NP) associada ao etilismo crônico é uma das causas mais comuns de NP na prática diária, afetando até 48% dos etilistas crônicos. Há uma clara associação entre NP alcoólica e deficiência nutricional, sendo essa praticamente indistinguível da neuropatia por deficiência de tiamina (vitamina B1).

Clinicamente, trata-se de uma NP axonal comprimento-dependente, insidiosa, com perda sensitiva de fibras finas e grossas, dor neuropática, hiporreflexia de aquileu, fraqueza muscular distal e ataxia sensitiva na evolução. Eventualmente, pode ocorrer "pé caído", muitas vezes associado à perda mielínica do nervo fibular na cabeça da fíbula. A disfunção autonômica (cardiovagal e simpática), quando acontece, está associada ao aumento de mortalidade. A NP alcoólica pode, em casos de libação alcoólica, ter sua evolução acentuada, o que pode confundi-la com formas axonais da síndrome de Guillain-Barré, porém, com apresentação predominantemente distal, sem dissociação proteinocitológica no líquido cefalorraquidiano e achados sensitivos nos estudos eletrofisiológicos.

A reposição de tiamina (e de demais vitaminas do complexo B) é essencial nesses casos, tanto pela falha na absorção como pelo aumento da demanda, causada pelo efeito catalítico no metabolismo do álcool. O efeito tóxico do álcool diretamente no nervo pode ser minimizado por uma abstinência de 2 a 3 anos, o que pode auxiliar no prognóstico em casos leves a moderados. As demais NP relacionadas à carência de vitaminas do complexo B e outras vitaminas, bem como suas principais características, estão resumidas na Tabela 122.1. Vale lembrar que a piridoxina, quando administrada em excesso (dose maior a 500 mg/dia), pode causar neurotoxicidade, levando a uma poliganglioneuropartia dolorosa.

NEUROPATIAS ASSOCIADAS A DISTÚRBIOS DA TIREOIDE

Além dos sintomas no sistema nervoso central (SNC), os distúrbios da tireoide podem levar à NP em cerca de 25 a 40% dos pacientes acometidos, incluindo a síndrome do túnel do carpo (STC) em aproximadamente um terço dos casos. A redução nos hormônios tireoidianos causa degeneração axonal primária, desintegração de neurofilamentos e neurotúbulos, além de alterações no transporte axonal dependente da bomba de ATPase e Na-K.

Os sintomas mais comuns são a perda de sensibilidade distal ascendente simétrica nos pés e os relacionados à STC, usualmente concomitantes ao diagnóstico de hipotireoidismo. A gravidade dos sintomas depende da intensidade da disfunção tireoidiana, podendo estar associada à neuropatia motora e à miopatia. Alguns fatores de risco, quando presentes, devem ser investigados, como histórico de irradiação cervical, fadiga, ressecção da tireoide, demência, dismenorreia e uso de amiodarona ou lítio. A polineuropatia sensitiva axonal distal e simétrica e a neuropatia desmielinizante focal de nervo mediano no punho são os padrões eletrofisiológicos mais típicos. Eventualmente, pode ocorrer neuropatia de fibras amielínicas, notadamente em pacientes com hipotireoidismo subclínico. Contudo, após o tratamento adequado de reposição hormonal, cerca de 80% dos indivíduos com STC e 60% com polineuropatia tendem a melhorar clínica e eletrofisiologicamente. Casos subagudos de tireoidite de Hashimoto podem ter eventual correlação com polineuropatia desmielinizante inflamatória aguda ou crônica.

Em contrapartida, o hipertireoidismo grave pode causar a paraplegia de Basedow – paraplegia flácida aguda axonal com arreflexia. A polineuropatia sensitiva simétrica distal e a STC ocorrem em uma incidência menor (menor que 5%) em relação ao hipotireoidismo.

NEUROPATIA NA DOENÇA RENAL CRÔNICA

A presença de manifestações neurológicas periféricas pode ocorrer em mais de 80% dos pacientes com insuficiência renal crônica em fases avançadas da doença. A NP urêmica contribui bastante para a morbimortalidade, é mais comum em homens e se apresenta de diversas formas: polineuropatia sensitivo-motora axonal, neuropatia autonômica, STC, neuropatia monomélica isquêmica, síndrome do roubo vascular subagudo e até neuromiopatia. Acredita-se que o mecanismo fisiopatológico envolva a toxicidade direta ao nervo, causada por acúmulo de substratos urêmicos e substâncias pró-inflamatórias, disfunção hidroeletrolítica, alterações microvasculares e estresse oxidativo, independentemente de outros fatores como diabetes *mellitus* e distúrbios carenciais.

A neuropatia é axonal distal sensitivo-motora, de predomínio sensitivo, podendo se associar com acometimento desmielinizante focal em áreas sujeitas a traumas/compressão, mas, eventualmente, desmielinizante difuso quando há causas imunomediadas associadas. As manifestações agudas são de predomínio axonal motor e podem ocorrer no início do tratamento dialítico, podendo melhorar com a diálise de alto fluxo. A avaliação eletrofisiológica é importante para verificar precocemente alterações subclínicas, extensão e gravidade do comprometimento periférico, além de ser útil para monitorar, após o início da diálise, essas e outras alterações no decorrer da doença.

A NP costuma melhorar após o controle da uremia, com a correção da anemia, o uso de suplementos de tiamina, piridoxina e metilcobalamina, e a restrição de potássio.

Tabela 122.1 Neuropatias carenciais por déficits de vitaminas.

NP relacionada à deficiência de	Função	Aspectos gerais	Padrão clínico
Vitamina B3 (niacina)	Participa do metabolismo do triptofano e da incorporação de coenzimas NAD e NADPH	– Comum em populações com base alimentar de carboidratos à base de amido – Pelagra: dermatite, demência e diarreia – Reposição: 50 a 250 mg/dia	– PNP sensitivo-motora axonal com predomínio sensitivo – Indistinguível da PNP relacionada à tiamina na ausência dos demais achados
Vitamina B6 (piridoxina)	– A carnitina necessita de piridoxina no seu metabolismo – Fonte alimentar	– Fatores de risco: idade, lactação, gestação, diálise, doença celíaca, etilismo crônico e uso de isoniazida – Reposição: 100 mg/dia	PNP sensitivo-motora axonal predomínio sensitiva
Vitamina B12 (cobalamina)	– Participa da síntese efetiva de DNA – Níveis de cobalamina podem ser falseados por insuficiência renal, desordens mieloproliferativas e insuficiência hepática	– Fatores de risco: doenças do trato GI (gástrica e íleo terminal), veganismo, infecção por HIV, gestação, uso de antiepilépticos e metformina, mieloma múltiplo – Anemia perniciosa (70% têm Ac antifator intrínseco e 90% anticélulas parietais) – 40% dos pacientes podem ter valores *borderline* – Aumento dos níveis de ácido metilmalônico e homocisteína – Reposição: 1.000 µg/dia IM, seguindo-se de aplicações semanais e mensais	– PNP sensitiva axonal de fibras mielinizadas e amielinizadas – Neuropatia autonômica – Degeneração combinada da medula – Neurite óptica – Síndrome demencial
Folato	– Participa do metabolismo dos aminoácidos e ácidos nucleicos – Usualmente associada a outras deficiências, como a da vitamina B12	– Fatores de risco: doenças disabsortivas GI, gastrite atrófica, terapias antiácidas, gestação, amamentação e uso de metotrexato – Reposição: 5 a 10 mg/dia	PNP sensitivo-axonal de fibras mielinizadas e amielinizadas (semelhante à B12, porém menos intensa)
Vitamina E	– Antioxidante e *scavenger* de radicais livres – Estoques duram em torno de 2 anos com demora entre 3 e 5 anos para sintomas neurológicos aparecerem – Deficiência: valor abaixo de 5 µg/mℓ – Dosar vitaminas D, A, apolipoproteína B, acantócitos, amilase e função hepática – Axonopatia periférica (fibras grossas) e central (coluna posterior)	– Fatores de risco: patologias GI associadas à má-absorção de gordura (fibrose cística, doença celíaca, ressecção, doença colestática hepática, abetalipoproteinemia), deficiência familiar isolada de vitamina E (AR) – Reposição: 400-6.000 UI/dia	– Síndrome espinocerebelar com neuropatia sensitiva de fibras grossas, ataxia, perda de propriocepção, arreflexia, oftalmoplegia e retinopatia pigmentar – Miopatia com neuropatia

Ac: anticorpo; AR: autossômica recessiva; DNA: ácido desoxirribonucleico; GI: gastrintestinais; HIV: vírus da imunodeficiência humana; IM: intramuscular; NAD: dinucleotídeo de nicotinamida adenina; NADPH: fosfato de dinucleotídeo nicotinamida adenina; NP: neuropatia periférica; PNP: polineuropatia periférica.

Entretanto, quando presentes, as disfunções autonômicas podem ser mais refratárias. Em pacientes transplantados renais, a recuperação clínica ocorre durante um período de 3 a 12 meses, podendo melhorar por até 2 anos. Em casos de polineuropatia desmielinizante inflamatória aguda ou crônica, o tratamento é semelhante ao dos pacientes não urêmicos. Havendo dor neuropática, as medicações habituais devem ser utilizadas, à exceção dos gabapentinoides, que, por terem excreção renal, devem ter suas doses ajustadas e ser usados com cautela.

NEUROPATIA EM DOENÇAS GASTROINTESTINAIS

Neuropatia na doença celíaca

A doença celíaca (DC) afeta entre 0,3 e 1,5% da população. Trata-se de uma doença crônica autoimune relacionada aos anticorpos antigliadina e antitransglutaminase tecidual, que por sua vez levam a uma série de reações inflamatórias intestinais (objetivamente identificadas por biópsia) e extraintestinais após exposição à proteína do glúten (presente em alimentos como o trigo e a cevada).

Inicialmente, os pacientes descritos podem apresentar NP carenciais (vitaminas do complexo B, cobre e vitamina E). A relação causal se deve ao aumento do risco 2,5 vezes maior de ocorrer NP nos pacientes com DC. Portanto, na vigência de uma NP "idiopática" e ausência de outra etiologia, a DC deve ser investigada. Sua confirmação sorológica se deve à presença de anticorpos antigliadina e antitransglutaminase, mesmo sem envolvimento intestinal.

As várias formas de apresentação da NP relacionada à DC incluem: neuropatia de fibras finas, neuropatia sensitiva, neuropatias sensitivo-motoras axonais, neuropatia autonômica e ganglionopatia sensitiva. A modificação da dieta pode melhorar os sintomas ou mesmo levar à reversão completa; no entanto, alguns casos refratários podem necessitar de imunoterapia, incluindo imunoglobulina intravenosa (IgIV).

Neuropatia na doença inflamatória intestinal

A doença inflamatória intestinal (DII) se divide em duas formas principais: doença de Crohn (DCr) e retocolite ulcerativa (RCU). A NP, embora pouco comum, está entre as manifestações neurológicas mais frequentemente associadas às DII. As DII representam risco sete vezes maior de desenvolver NP. Embora possam ter uma base autoimune, na maioria dos casos as NP associam-se, frequentemente com distúrbios carenciais e metabólicos, como deficiência de vitamina B12 ou uso de medicamentos potencialmente neurotóxicos, como metronidazol e inibidores de fator de necrose tumoral (TNF).

Diferentes mecanismos podem estar presentes na gênese das manifestações, como má-absorção e desnutrição (particularmente vitamínicas e de microelementos), iatrogenias (medicamentos com neurotoxicidade central ou periférica e mancjo cirúrgico), infecções como complicação do tratamento imunossupressivo, alterações tóxico-metabólicas, tromboembolismo e anormalidades imunológicas.

Em uma das maiores e mais completas séries publicadas de indivíduos com DII e NP, Gondim et al. relataram que as formas mais comuns encontradas foram as sensitivas, como neuropatias de fibras finas (NFF) ou neuropatia de fibras mielinizadas distais. No entanto, formas sensitivo-motoras, agudas ou crônicas, axonais (2/3 dos casos) ou desmielinizantes (1/3 dos casos) também foram registradas. As neuropatias de nervo mediano no punho também foram encontradas nesses pacientes e estão mais relacionadas à RCU. Na mesma série de casos, foi demonstrado que os sintomas de NFF tendem a ser mais proeminentes em pacientes com DCr em comparação àqueles com diagnóstico de RCU.

No entanto, enquanto 42% daqueles com DCr apresentaram outra possibilidade etiológica para a NFF (como intolerância à glicose ou deficiência de vitamina B12), cerca de 75% dos acometidos por RCU não apresentaram outra causa. Outra característica relevante é que a NFF, nos casos de DII, não costuma se associar com anormalidades autonômicas significativas (p. ex., hipotensão ortostática).

Uma parcela considerável dos pacientes pode melhorar com o controle da DII ou das comorbidades; porém, alguns podem necessitar de imunoterapia, principalmente nas formas primariamente desmielinizantes. Formas mais leves compõem a grande maioria dos casos, mas casos graves também foram relatados, notadamente naqueles relacionados à doença de Crohn.

NEUROPATIA RELACIONADA À SARCOIDOSE

A sarcoidose é uma doença multissistêmica granulomatosa que acomete classicamente pulmão, pele, olhos e linfonodos. Porém, em 5% dos casos pode haver manifestações neurológicas, dos quais cerca de 15% se apresentam nas mais variadas formas de NP. A paralisia facial periférica é a forma mais comum (70%), embora mononeuropatia múltipla, paralisia bilateral de nervo frênico, formas símiles de síndrome de Guillain-Barré, mononeuropatias isoladas e NFF possam ocorrer.

Os granulomas e a angeíte de *vasa nervorum* são os principais mecanismos responsáveis pela NP primariamente axonal, mais frequentemente encontrada nesses pacientes. Na biópsia muscular e do nervo sural podem ser identificados os granulomas não caseosos típicos da doença. A vigência de alterações inflamatórias no líquido cefalorraquidiano indica a granulomatose leptomeníngea. A dosagem elevada de enzima conversora de angiotensina sugere a presença de sarcoidose sistêmica e a confirmação histopatológica deve ser feita a partir de sítios potencialmente afetados. Usualmente, a NP relacionada à sarcoidose responde à corticoterapia, sendo eventualmente necessário uso de agentes imunossupressores poupadores de corticosteroide ou inibidores de TNF em casos refratários.

MANIFESTAÇÕES NEUROPÁTICAS NAS DOENÇAS REUMÁTICAS

As doenças reumatológicas dispõem de uma prevalência expressiva (2,4 a 8%) na população em geral, e as dores articulares levam os indivíduos a consultar o reumatologista, que muitas vezes se depara com queixas como dormência, formigamento, dor em queimação e perda de força muscular. Tendo em vista o exposto, pode-se justificar o estudo do acometimento das neuropatias associadas a doenças reumáticas.

As manifestações neuropáticas das doenças reumáticas se apresentam como mononeuropatia múltipla (MM) puramente sensitiva (25 a 60%), na maioria dos casos, podendo ainda se apresentar na forma de poliganglionopatia ou ainda como polirradiculoneuropatia inflamatória desmielinizante crônica (PIDC). A MM deve ser suspeitada diante da tríade clínica caracterizada por dor, assimetria e achados sensitivo-motores multifocais. Vale lembrar que a progressão do quadro clínico pode levar à falsa impressão de neuropatia comprimento-dependente (NP confluente). Esse tipo de apresentação é muito frequentemente associado a vasculites primárias, como poliangeíte microscópica, granulomatose eosinofílica com poliangeíte (síndrome de Churg-Strauss) ou granulomatose com poliangeíte (granulomatose de Wegener), decorrente da infiltração direta por células imunes, gerando inflamação nos fascículos nervosos.

O envolvimento de nervos cranianos deve suscitar a suspeita da síndrome de Sjögren, sendo importante considerar que as neuropatias por encarceramento (*entrapment*) também podem ocorrer, como na síndrome do túnel do carpo. Na Tabela 122.2 encontram-se algumas doenças reumáticas, suas possíveis manifestações neuropáticas e os testes sorológicos que podem auxiliar no diagnóstico.

Como visto, as manifestações neuropáticas nas doenças reumatológicas são variadas, devendo a expressão clínica, em conjunto com testes sorológicos, direcionar o estabelecimento do diagnóstico. Por exemplo, a dosagem de p-ANCA (*perinuclear antineutrophil-cytoplasmic antibody-associated*) pode auxiliar no diagnóstico por estar associada à poliangeíte microscópica e à síndrome de Churg-Strauss. Do mesmo modo, a dosagem de c-ANCA (*anti-neutrophil-cytoplasmic antibody-associated*) auxilia na suspeita diagnóstica por estar associada à granulomatose de Wegener. Apesar de proporcionalmente menor, existem casos de mononeuropatia associada a doenças do tecido conjuntivo tais como artrite reumatoide, lúpus eritematoso sistêmico e esclerose sistêmica.

NEUROPATIAS PARANEOPLÁSICAS

As neoplasias podem ter como efeito indireto o envolvimento do sistema nervoso, tanto sua porção central quanto periférica, sendo o envolvimento do sistema nervoso periférico a razão deste texto. As neuropatias paraneoplásicas devem ser entendidas como decorrentes do ataque de anticorpos que apresentam reação cruzada com antígenos no sistema nervoso – os anticorpos "onconeurais".

Os mecanismos envolvidos nas manifestações paraneoplásicas do sistema nervoso periférico podem incluir a presença de anticorpos onconeurais, outros mecanismos imunomediados, depósito amiloide (em especial nas doenças hematológicas) e anticorpos contra a superfície neural. Curiosamente, esses mecanismos ocasionam uma série de manifestações clínicas tais como neuropatia sensitiva subaguda ou poliganglionopatia (mais prevalente), neuropatia sensitivo-motora e neuropatias desmielinizantes imunomediadas. A imunomediação inicialmente descrita mostrou a associação dos anticorpos anti-Hu (neuropatia sensitiva

Tabela 122.2 Doenças reumatológicas com possíveis manifestações neuropáticas e testes sorológicos.

Doença	Manifestação clínica	Testes sorológicos
Vasculite sistêmica	Polineuropatia Mononeuropatia múltipla	C3 e C4 reduzidos c-ANCA p-ANCA
Granulomatose eosinofílica com poliangeíte	Polineuropatia	c-ANCA
Artrite reumatoide	Polineuropatia Mononeuropatia múltipla	Fator reumatoide Anti-CCP
Lúpus eritematoso sistêmico	Polineuropatia Plexopatia Neuropatia craniana Síndrome de Guillain-Barré Disautonomia	Anti-dsDNA Anti-RNP Anti-SM (alta especificidade) Anti-SS-B (La) Anticentrômero C3 e C4 reduzidos Fator reumatoide
Granulomatose com poliangeíte (granulomatose de Wegener) e poliarterite nodosa	Neuropatia craniana Polineuropatia Mononeuropatia múltipla	c-ANCA
Esclerodermia (esclerose sistêmica progressiva)	Plexopatia	Anti-Scl-70 (topoisomerase 1)
Síndrome de Sjögren	Polineuropatia	Fator reumatoide Anti-RNP Anti-SS-B (La) Anti-SSA (Ro)

Anti-CCP: anticorpo antiproteína citrulinada; anti-dsDNA: autoanticorpo anti-DNA de dupla-hélice; anti-RNP: anticorpo contra a fração nuclear das ribonucleoproteínas; anti-Scl-70: contra a enzima DNA topoisomerase I; anti-SM: anti-Smith; anti-SS-B (La): proteína celular ligada a RNAs pequenos; anti-SSA (Ro): ribonucleoproteína constituída por pequenos ácidos nucleicos ricos em uridina; c-ANCA: anticorpo citoplasmático antineutrófilo citoplasmático; p-ANCA: anticorpo citoplasmático antineutrófilo perinuclear.

subaguda e neuropatia autonômica), anti-CV2 (neuropatia sensitivo-motora), antianfifisina (neuropatia sensitiva subaguda e polirradiculoneuropatia), anti-ANNA3 (neuropatia sensitivo-motora) e anti-PCA2/MAP1B (neuropatia sensitivo-motora e neuropatia autonômica). Entretanto, novos anticorpos intracelulares, como AGNA/SOX1, ITPR1, KLHL 11, LZUP4 (*leucine zipper 4*) e NfL (*neurofilament light chain*), e de superfície, como CASPR2, LGI1 e receptores de netrina-1, têm sido descritos e relacionados a condições como neuropatias motoras, neuromiotonia, síndrome de Morvan, mieloneuropatia e neuropatias cranianas, além dos quadros clínicos já descritos.

As discrasias plasmocitárias e as paraproteinemias não são classificadas entre as neuropatias paraneoplásicas; no entanto, ao menos a neuropatia anti-MAG, a síndrome POEMS e a amiloidose de cadeia leve têm características de doenças paraneoplásicas; seus mecanismos englobam deposição de imunoglobulina (IgG) para neuropatias axonais e desmielinizantes, problemas de hiperviscosidade e deposição de amiloide de cadeia leve.

NEUROPATIAS PERIFÉRICAS ASSOCIADAS A DOENÇAS HEMATOLÓGICAS

Em relação às doenças hematológicas como possíveis causas de NP, destacamos a gamopatia monoclonal, mais comum para IgG, seguida por IgM e IgA. Ela resulta da produção de anticorpos por um clone populacional de linfócito B e sua incidência está em torno de 3,2% em indivíduos com mais de 50 anos e 5% acima dos 70 anos.

A apresentação clínica pode ocorrer de diversas maneiras, como: neuropatia desmielinizante simétrica distal adquirida com proteína M (DADS-M); neuropatia sensitivo-motora com importante manifestação autonômica; neuropatia sensitiva simétrica distal, semelhante à polirradiculoneuropatia inflamatória desmielinizante crônica (PIDC-símile); e neuropatia atáxica (envolvimento mielínico e/ou axonal).

Em relação à gamopatia monoclonal IgM, pode haver associação com um quadro do tipo polineuropatia sensitivo-motora desmielinizante crônica e se associar à gamopatia monoclonal de significado indeterminado (MGUS, do inglês *monoclonal gammopathy of undetermined significance*) em 80% dos casos, e o restante com a macroglobulinemia de Waldeström. A fisiopatologia é ligada à presença de anticorpos anti-MAG (do inglês *mielin-associated glycoprotein*), descrita por Latov em 1980 e conhecida como "neuropatia do anticorpo anti-MAG". Já se observou em biópsia de nervo a presença de anticorpos IgM e complemento depositados na bainha de mielina. O tratamento é feito com agentes imunomoduladores, em especial os anticorpos monoclonais (p. ex., obinutuzumabe e rituximabe), levando à redução do título de anticorpos anti-MAG.

Outro tema que relaciona a neuropatia a doenças hematológicas é a neuropatia crioglobulinêmica, havendo a crioglobulinemia tipo I (IgM ou IgG, mas raramente IgM), tipo II (formas mistas associadas principalmente à infecção pelo vírus da hepatite C, neoplasias de linfócitos B e doenças do tecido conjuntivo) e tipo III (policlonal IgM e IgG; associada principalmente à infecção pelo vírus da hepatite C, mas também às doenças do tecido conjuntivo – principalmente a síndrome de Sjögren). A neuropatia pode ser dolorosa e intensa, com distribuição multifocal envolvendo também os nervos cranianos. Notavelmente, o quadro clínico pode englobar artralgia, glomerulonefrite e achados cutâneos (p. ex., úlceras ou púrpuras). O tratamento pode ser realizado com rituximabe, bem como corticoterapia na forma de pulsos mensais ou plasmaférese, esses últimos em casos de risco de vida.

A amiloidose de cadeia leve também é causa de neuropatia (neuropatia amiloide), não devendo ser confundida com a neuropatia associada à transtirretina (abordada no Capítulo 116, *Polineuropatias Hereditárias e Doença de Charcot-Marie-Tooth*). A amiloidose de cadeia leve pode ser IgM kappa ou lambda, e causa neuropatia assimétrica de fibras amielínicas e fibras finas mielinizadas.

A neurolinfomatose está associada a neoplasias hematológicas, mas é rara, podendo envolver nervos espinhais e cranianos, plexos ou raízes. Há situações em que é a primeira manifestação da recaída do linfoma, em especial o linfoma não Hodgkin. O estudo neurofisiológico e o PET-*scan* são bons recursos diagnósticos, mas a biópsia de nervo é o padrão-ouro com infiltrado de linfócitos "malignos" no epineuro, perineuro e endoneuro, além da perda axonal secundária.

Por fim, devemos lembrar da neurotoxicidade induzida pela quimioterapia, presente em 60% dos pacientes, cuja característica clínica é a polineuropatia axonal simétrica distal de fibras grossas (A-beta) ou poliganglionopatia. Os fármacos com maior potencial neurotóxico são os alcaloides da vinca (vincristina, vimblastina, vinorelbina, vindesina), a talidomida, a lenalidomida (análogo da talidomida), os inibidores de proteassomas (bortezomibe e carfilzomibe) e o brentuximabe vedotina. A apresentação clínica pode variar da neuropatia sensitivo-motora comprimento-dependente isolada ou com dor neuropática associada até como polirradiculoneuropatia desmielinizante imunomediada.

NEUROPATIAS PERIFÉRICAS MEDICAMENTO-INDUZIDAS

O uso de algum tipo de medicação, seja de modo eventual ou diário, é algo que qualquer pessoa faz. Assim, as possibilidades de algum tipo de manifestação na forma de NP podem ser tão extensas que nos fazem abordar, neste tópico, um resumo, devendo o leitor considerar que muitas outras possibilidades existem e merecem leituras na medida em que se depara com uma possibilidade de efeito adverso causada por algum medicamento como causa de NP.

Um grupo de medicamentos com possibilidade de causar NP são as estatinas, compostos inibidores da 3-hidroxi-3-metilglutaril coenzima A-redutase (HMG-CoA redutase), promovendo um quadro reversível, na maioria das vezes, mas cujo mecanismo fisiopatológico é pouco claro até o momento. A sinvastatina, a pravastatina e a fluvastatina parecem apresentar risco significativo.

Outra substância de uso frequente é amiodarona, antiarrítmico com maior risco de causar disfunções tireoidianas e hepáticas do que neuropáticas, mas cujas manifestações podem ser reversíveis e se apresentam como neuropatia atáxicas, em especial em dosagens próximas a 600 mg/dia.

Os antibióticos, medicamentos amplamente utilizados no tratamento das infecções, constituem outro grupo de fármacos potencialmente envolvidos na gênese de quadros de NP. Em relação à nitrofurantoína, muito utilizada no tratamento da infecção urinária e na bacteriúria persistente, há relatos de neuropatia de fibras finas, mas também pode causar neuropatia sensitivo-motora, de caráter primariamente axonal.

O metronidazol, imidazólico utilizado no tratamento de bactérias anaeróbicas e infestações por protozoários (p. ex., giardíase e tricomoníase), pode causar neuropatia sensitiva, cuja reversibilidade se dá em meses após a descontinuação, e suas manifestações podem incluir formigamento e dormência.

O tratamento da tuberculose ainda é muito utilizado pela elevada prevalência no Brasil, tornando imprescindível que se conheçam os possíveis efeitos adversos associados ao tratamento da tuberculose. A terapia se baseia na utilização de rifampicina, pirazinamida, isoniazida e etambutol, dos quais os dois últimos podem causar NP. A isoniazida pode causar NP com reversibilidade em semanas após a sua interrupção, e pode ser prevenida pelo uso de piridoxina de modo concomitante devido à ação do ácido nicotínico na síntese de vitamina B6. Cabe ressaltar que o uso da piridoxina não deve ultrapassar 2 g/dia pelo risco de NP dolorosa. Sua dose diária recomendada é de 25 a 50 mg. Com relação ao etambutol, o risco é de neuropatia óptica, não havendo relato de NP.

O avanço no tratamento das doenças que envolvem o sistema imune tem trazido vários fármacos ao arsenal terapêutico, como os biológicos e os interferons. Entre os biológicos, destacam-se os inibidores do TNF-α. Seu uso pode ser adequado para a artrite reumatoide, espondilite anquilosante e doenças inflamatórias intestinais, por exemplo. O etanercepte, o infliximabe e o adalimumabe são alguns desses medicamentos que têm sido associados ao envolvimento da mielina por anticorpos ou células T, processos isquêmicos ou à inibição do fluxo axonal como possíveis mecanismos fisiopatogênicos nas neuropatias associadas. As manifestações clínicas podem incluir polineuropatia sensitiva simétrica distal, mononeuropatia múltipla ou mononeuropatia simples.

O interferon α, utilizado no tratamento das hepatites B e C, tem sido implicado como possível causa de NP por meio da indução de anticorpos antigangliosídeos, como o anti-GM1.

A leflunomida é outra substância imunomoduladora, que inibe a proliferação de linfócitos T ativados, sendo utilizada no tratamento da artrite reumatoide. Pode causar neuropatia motora axonal em até metade dos pacientes que a utilizam, havendo remissão em poucos meses após a interrupção do uso.

A ascensão da infecção pelo vírus HIV levou ao desenvolvimento de medicamentos capazes de controlar a doença, resultando na criação do esquema HAART (*highly active antiretroviral therapy*). A neuropatia do HIV tem origem provavelmente multifatorial, com importante contribuição da terapia antirretroviral. Acredita-se que o fator de crescimento neuronal e a acetil-L-carnitina tenham efeito protetor.

Um dos pilares do tratamento da doença de Parkinson se encontra no uso da levodopa (L-dopa), cuja utilização crônica tem sido associada ao declínio sérico da vitamina B12, com elevação da homocisteína e do ácido metilmalônico. Assim, pode ocorrer neuropatia por deficiência de vitamina B12 em indivíduos com Parkinson.

Além disso, é relevante mencionar a neuropatia da mandioca (ou cassava), observada em países africanos e referida recentemente em uma cidade do Maranhão.

Doenças Musculares

CAPÍTULO 123

Classificação e Avaliação Clínica nas Miopatias

Cláudia Ferreira da Rosa Sobreira • Rosana Hermínia Scola •
Osório Lopes Abath Neto • Andre Clériston José dos Santos

DEFINIÇÃO E CLASSIFICAÇÃO

O termo "miopatia" define um grupo de doenças decorrentes de disfunção do músculo estriado esquelético, que podem ocorrer de forma isolada ou associada ao comprometimento de outros tecidos ou órgãos, sendo bem estabelecida a presença tanto de cardiopatia em várias miopatias de origem genética (em especial nas distrofias musculares) quanto de lesões cutâneas na dermatomiosite. Além disso, é possível até mesmo o envolvimento multissistêmico como observado nas distrofias miotônicas e nas doenças mitocondriais.

As miopatias podem ser classificadas de acordo com sua origem adquirida ou hereditária, conforme apresentado na Tabela 123.1.

Além de sua definição e classificação, abordaremos, neste capítulo, os principais aspectos a serem considerados durante a anamnese e o exame clínico de pacientes que apresentam queixas sugestivas de uma miopatia, indicando os principais achados que auxiliam o estabelecimento do diagnóstico e devem ser também levados em conta na avaliação clínica evolutiva desses pacientes.

Avaliação clínica

Assim como em qualquer área da medicina, a avaliação clínica é de grande importância no contexto do atendimento de indivíduos com miopatia. Apesar da evolução tecnológica testemunhada nas últimas décadas (que possibilita, por exemplo, a obtenção de imagens detalhadas do corpo humano ou mesmo a determinação da constituição genética do indivíduo), observamos que essa é ferramenta essencial para nortear o processo de investigação diagnóstica das miopatias. Ademais, ela permite também o acompanhamento das modificações ocorridas na apresentação clínica com o passar do tempo.

Ainda nos dias de hoje, a avaliação clínica é de capital importância para o estabelecimento do diagnóstico das miopatias, e a ausência de uma avaliação clínica adequada leva ao estabelecimento de diagnósticos equivocados, com grande prejuízo ao paciente. Portanto, a anamnese e o exame físico devem ser detalhados para permitir tanto a decisão de uma hipótese diagnóstica quanto o direcionamento das investigações complementares. A avaliação clínica é essencial também no acompanhamento da evolução da doença e da resposta aos tratamentos instituídos.

Anamnese

A história deve conter dados detalhados acerca dos sintomas da doença e do envolvimento concomitante de outros órgãos e sistemas, assim como informações sobre a repercussão da doença na capacidade funcional para as atividades da vida diária, a capacidade laborativa e o convívio social.

Os sinais e sintomas de uma miopatia podem estar presentes desde o nascimento ou surgir mais tardiamente, em qualquer fase da vida. A idade de início dos sintomas pode auxiliar o diagnóstico, pois algumas miopatias se manifestam predominantemente no período neonatal ou nos primeiros anos de vida, enquanto outras ocorrem caracteristicamente em idade mais avançada (Tabela 123.2).

Sinais e sintomas associados às miopatias estão apresentados na Tabela 123.3. Um dos principais sintomas é a fraqueza muscular, que, quando muito precoce, pode aparecer como atraso no desenvolvimento motor, usualmente acompanhado de hipotonia. Hipotonia neonatal é uma alteração normalmente observada nas miopatias que são identificadas na infância.

A fraqueza muscular pode se apresentar de diferentes formas nas miopatias (Tabela 123.4), sendo sua caracterização de grande auxílio diagnóstico, conforme exemplificado na Tabela 123.5, devendo, portanto, ser explorada com detalhes durante a anamnese, o que inclui a identificação de queixas que indiquem sua distribuição. De uma forma geral, podemos dizer que ela é principalmente proximal nas doenças musculares, embora haja miopatias com fraqueza com predominância distal, generalizada ou combinações de envolvimento de grupos musculares específicos, englobando a musculatura da face, do pescoço e outros grupos musculares axiais.

O acometimento do segmento cefálico pode envolver a musculatura da mímica facial ou apresentar distribuição mais restrita, por exemplo, da musculatura ocular ou da deglutição. Quando há comprometimento da musculatura ocular, as queixas resultantes da ptose palpebral são mais frequentes em comparação às decorrentes da anormalidade do movimento do globo ocular, bem como se relacionam à aparência e à obstrução da visão pela queda da pálpebra.

Tabela 123.1 Classificação das miopatias adquiridas e hereditárias.

Miopatias adquiridas	Doenças representativas
Miopatias inflamatórias	Primárias (idiopáticas): dermatomiosite, miopatia necrotizante imunomediada (miosite necrotizante), síndrome antissintetase, miosite com corpos de inclusão Secundárias: sarcoidose, vasculites e outras doenças reumatológicas, neoplásicas, medicamentosas, infecciosas
Miopatias infecciosas	Infecções bacterianas: *Staphylococcus aureus, Clostridium perfringens, Streptococcus pyogenes, Legionella pneumophila, Borrelia burgdorferi* Infecções virais: ortomixovírus (influenza A e B), Coxsackie, HIV, herpes-vírus (citomegalovírus, Epstein-Barr), vírus da dengue, zika vírus, SARS-CoV2 Parasitoses: *Trichinella* spp., *Taenia solium, Toxoplasma gondii* Infecções fúngicas: *Candida* spp., *Cryptococcus neoformans, Histoplasma capsulatum, Aspergillus* spp.
Miopatias metabólicas adquiridas	Hipercortisolismo (doença de Cushing, síndrome de Cushing, uso exógeno) Hipertireoidismo Hipotireoidismo Hiperparatireoidismo Outras endocrinopatias
Miopatias tóxicas	**Corticosteroides, estatinas, fibratos, colchicina, zidovudina (AZT), álcool (abuso ou uso crônico)**
Outras	Miopatia do paciente crítico
Miopatias hereditárias	**Doenças representativas**
Distrofias musculares progressivas	Distrofinopatias (distrofia muscular de Duchenne/Becker) Distrofias musculares de cinturas Distrofia facioescapuloumeral Distrofia muscular de Emery-Dreifuss Distrofia oculofaríngea
Distrofias musculares congênitas	Deficiência de laminina α2 (merosina) Deficiência do colágeno tipo VI Defeito na glicosilação da α-distroglicana Defeito na selenoproteína N Defeito na lamina A/C Deficiência de teletonina
Miopatias congênitas	Miopatia com *central core* Miopatia com multiminicores Miopatia nemalínica Miopatia centronuclear/miotubular Desproporção congênita de tipos de fibra
Miopatias miofibrilares	Desminopatia αB-cristalinopatia Miotilinopatia ZASPopatia Filaminopatia Miopatia por BAG3 Miopatia por FHL1 Titinopatia
Miopatias distais	Miopatia de Welander Miopatia de Udd Titinopatia distal recessiva Miopatia de Markesbery-Griggs ou ZASPopatia Miopatia de Laing Miopatia de Nonaka Miopatia de Miyoshi Miopatia distal por deficiência de nexulina
Distrofias miotônicas	Distrofia miotônica tipo 1 Distrofia miotônica tipo 2 (incluindo a miopatia miotônica proximal [PROMM])
Canalopatias	Miotonia congênita dominante (Thomsen) Miotonia congênita recessiva (Becker) Paramiotonia congênita Miotonias congênitas agravadas pelo potássio Paralisia periódica hipocalêmica familiar Paralisia periódica hipercalêmica familiar Síndrome de Andersen-Tawil
Canalopatia farmacogenética	Hipertermia maligna
Miopatias metabólicas	Glicogenoses: tipo II – doença de Pompe, tipo III – doença de Cori, tipo IV – doença de Andersen, tipo V – doença de McArdle, tipo VII – doença de Tarui Lipidoses: deficiência de carnitina, deficiência de CPT2, defeitos da betaoxidação dos ácidos graxos Doenças mitocondriais por deficiência da fosforilação oxidativa: oftalmoplegia externa progressiva crônica e síndrome de Kearns-Sayre, encefalomiopatia mitocondrial, acidose lática e episódios *stroke-like* (MELAS), epilepsia mioclônica com fibras vermelhas rasgadas (MERRF), encefalomiopatia mitocondrial neurogastrointestinal (MNGIE), neuropatia, ataxia e retinose pigmentar (NARP)

Tabela 123.2 Distribuição das miopatias de acordo com a idade em que predominantemente os sintomas se iniciam.

Primeiros meses de vida	Miopatias congênitas
	Distrofias musculares congênitas
	Distrofia miotônica congênita
	Deficiência de carnitina
	Doença de Pompe
Infância, adolescência ou início da idade adulta	Distrofia muscular de Duchenne
	Distrofia muscular de Becker
	Distrofias musculares de cinturas
	Distrofias miotônicas
	Distrofia facioescapuloumeral
	Miopatias mitocondriais
	Glicogenoses
	Lipidoses
	Canalopatias
	Miopatias distais de Nonaka, Miyoshi e Laing
	Dermatomiosite
	Polimiosite
	Miopatias endócrinas
Idade adulta avançada ou idoso	Miosite com corpos de inclusão
	Distrofia oculofaríngea
	Miopatia distal de Welander
	ZASPopatia e miotilinopatia distais

Tabela 123.3 Sinais e sintomas decorrentes das miopatias.

Negativos	Fraqueza muscular
	Fadiga precoce
	Hipotonia muscular
	Atrofia muscular
Positivos	Mialgia
	Hipertrofia muscular
	Retração tendínea (contratura crônica)
	Contratura aguda
	Cãibra
	Miotonia
	Paramiotonia
	Movimentos ondulantes (rippling)
	Pigmentúria (mioglobinúria)

Anormalidade do movimento ocular, em geral, é percebida quando há um posicionamento assimétrico dos globos oculares, que leva à perda do olhar conjugado e à diplopia. Diplopia é uma queixa rara nas miopatias, sendo mais recorrente nas doenças da junção neuromuscular. Fraqueza no andar inferior da face pode ser relatada como impossibilidade de assobiar ou sugar com canudinho, entretanto, regularmente passa despercebida pelo paciente. Fraqueza na língua não é comumente relatada, mas pode contribuir para a dificuldade de deglutir. A disfagia pode ser evidenciada pelas queixas de engasgos constantes, tosse ou pigarro durante a alimentação e até pelo refluxo nasal do alimento.

Tabela 123.4 Formas de apresentação da fraqueza muscular nas miopatias.

Fraqueza muscular	Descrição
Fixa ou permanente	Fraqueza que não flutua, podendo ser progressiva ou não progressiva.
Episódica ou intermitente	Fraqueza muscular que reverte e recorre, curso flutuante.
Relacionada à atividade física	Fadiga muscular não fisiológica.

Tabela 123.5 Exemplos de miopatias que cursam com fraqueza muscular.

Formas de fraqueza muscular	Miopatias
Fixa ou permanente	Distrofias musculares
	Distrofias miotônicas
	Miopatias inflamatórias
	Miopatias congênitas
	Miopatias miofibrilares
	Miopatia mitocondrial
	Doença de Pompe
	Deficiência da enzima desramificadora
	Deficiência de carnitina
Episódica ou intermitente	Paralisias periódicas
Relacionada à atividade física (fadiga)	Miopatias endócrinas
	Miopatias metabólicas genéticas

Ademais, fraqueza envolvendo a orofaringe pode também resultar em voz anasalada.

Fraqueza muscular proximal na cintura escapular e nos membros superiores pode ser referida como dificuldade para lavar e pentear os cabelos, assim como levantar objetos para guardar em armário e pendurar roupas no varal; já a fraqueza muscular distal nesse segmento afeta negativamente atividades como manusear objetos, abrir tampas, abotoar roupas, digitar em teclados, entre outras, por exemplo.

Na cintura pélvica e nos membros inferiores, a fraqueza proximal dificulta ações como subir escadas, levantar-se de cadeiras ou do chão, associada à dificuldade para caminhar e correr, com quedas frequentes. Por sua vez, a fraqueza distal gera o comprometimento do caminhar e correr devido a tropeços ou incapacidade de ficar na ponta dos pés.

Fraqueza envolvendo a musculatura axial também é comum nas miopatias. A fraqueza para flexão do pescoço ocorre em várias doenças desse grupo, porém é dificilmente relatada na anamnese; por outro lado, a fraqueza para extensão cervical é mais rara, mas, quando intensa, resulta em impossibilidade em manter a cabeça ereta. Fraqueza marcante da musculatura paravertebral como um todo leva não só à queda da cabeça para a frente, mas também à impossibilidade de sustentação do tronco quando em pé (camptocormia), o que se traduz em queixa relevante.

Fraqueza da musculatura respiratória deve ser avaliada com cautela, pois fraqueza discreta geralmente não gera sintomas, já a insuficiência ventilatória que se desenvolve insidiosamente acarreta sintomas indiretos, como alterações do sono com despertar frequente e pesadelos, cefaleia matinal, sonolência diurna, anorexia. Queixas mais evidentemente relacionadas à insuficiência ventilatória, como ortopneia e dispneia, são dificilmente relatadas, exceto em situações de descompensação aguda.

Da mesma forma que a fraqueza muscular, as demais queixas devem ser bem exploradas durante a anamnese. Devem ser detalhadas as características clínicas da mialgia, incluindo: distribuição, frequência, duração, fatores desencadeantes e de melhora. Em relação à distribuição, a mialgia pode ser focal, multifocal ou generalizada (Tabela 123.6). Se focal, é necessário verificar se acontece sempre na mesma área, situação em que a possibilidade de haver um fator local para a dor deve ser investigada. Nas miopatias, a dor é mais frequentemente multifocal ou generalizada, embora possa ter localização mais restrita em algumas miopatias. Em relação à duração, a mialgia pode ser constante ou intermitente/episódica. Além disso, a mialgia relativamente contínua se dá, por exemplo, em algumas distrofias musculares, miopatias inflamatórias e miopatias tóxicas. Exemplos de fármacos que causam miopatia tóxica estão apresentados na Tabela 123.7. A mialgia intermitente ou episódica, que mantém relação com a atividade física, ocorre predominantemente nas miopatias metabólicas. Quando a mialgia está relacionada à atividade física, em geral, é acompanhada de fadiga. Nesse caso, é importante determinar se acontece precocemente durante o exercício, mais tardiamente durante o esforço prolongado ou mesmo no repouso após a atividade. Tais características podem auxiliar a identificação da disfunção metabólica, pois os sintomas tendem a ser mais tardios nas doenças do metabolismo dos lipídios. Tanto fatores desencadeantes ou agravantes quanto os que contribuem para a melhora da dor ou da fadiga também devem ser registrados. Ademais, história de escurecimento da urina (pigmentúria) relativa à atividade física pode representar mioglobinúria decorrente de rabdomiólise, notadas constantemente nas miopatias metabólicas.

Queixas que se relacionem a outros fenômenos positivos, como um enrijecimento muscular transitório ou contrações musculares involuntárias, devem ser bem descritas, de modo a permitir a distinção entre cãibras, contraturas agudas, miotonia, paramiotonia e demais fenômenos, como os movimentos musculares em ondulação (*rippling*) (Tabela 123.8). As cãibras podem estar presentes em situações diversas, inclusive em indivíduos normais. Em situações patológicas, são identificadas nos distúrbios hidroeletrolíticos, nas disfunções metabólicas adquiridas (como o hipotireoidismo e a uremia), nas miopatias metabólicas de origem genética, assim como nas doenças neurogênicas. As contraturas agudas são encontradas classicamente nas glicogenoses, especialmente na deficiência de miofosforilase (ou doença de McArdle) e na deficiência de fosfofrutoquinase (ou doença de Tarui). Os movimentos ondulantes da musculatura (*rippling*) podem ser parte da queixa, mas serão melhor caracterizados durante o exame físico e o eletrofisiológico, bem como podem ser observados nas deficiências de caveolina de causa hereditária ou de natureza autoimune.

As contraturas crônicas (ou retrações tendíneas) podem ocasionalmente constituir a principal queixa em determinado momento da doença, especialmente quando: ocorrem de forma abrangente como na artrogripose múltipla, resultam em deformidades importantes da coluna vertebral ou restrições que nitidamente comprometem determinada função – como as contraturas do cotovelo (que impedem a extensão) ou as dos tornozelos (que levam à marcha na ponta dos pés). São várias as doenças musculares capazes de cursar com retrações tendíneas, em particular, nos grupos das

Tabela 123.6 Exemplos de doenças que podem cursar com mialgia.

Distribuição da mialgia	Doença
Focal	Miosite focal
	Miosite ossificante
	Miosite proliferativa
	Miosite nodular
	Isquemia muscular
	Trauma muscular
	Miosite infecciosa (bacteriana ou parasítica)
	Caveolinopatia (panturrilhas)
Multifocal ou generalizada	Miosites virais
	Miopatias tóxicas
	Miopatias endócrinas
	Miopatias metabólicas hereditárias
	Síndrome eosinofilia-mialgia
	Miosite com corpos de inclusão
	Polimiosite
	Dermatomiosite
	Distrofia miotônica
	Distrofia facioescapuloumeral
	Distrofinopatias
	Canalopatias (canal de sódio)
	Miopatias com agregados tubulares

Tabela 123.7 Exemplos de fármacos que causam miopatia e/ou mialgia.

Estatinas (sinvastatina > atorvastatina > lovastatina > pravastatina > fluvastatina)
Corticosteroides
Cimetidina
D-penicilamina
Colchicina
Cloroquina
Alfainterferon
Ciclosporina
Tacrolimo
Procainamida
L-triptofanos
L-dopa
Ácido isorretinoico
Vincristina
Labetalol
Ácido c-aminocaproico
Bloqueadores neuromusculares não despolarizantes
Emetina
Análogos antinucleosídeos (zidovudina, fialuridina)
Álcool
Anfetamina
Cocaína
Heroína
Tolueno

Tabela 123.8 Definições de sinais/sintomas musculares positivos.

Sinais/sintomas	Definição
Cãibras	Contrações involuntárias geralmente dolorosas de um músculo ou grupo muscular, com duração de segundos a minutos. A EMG caracteriza-se por disparos rápidos das unidades motoras.
Contraturas agudas	Normalmente provocadas por exercícios, apresentam duração mais prolongada que as cãibras e silêncio elétrico à EMG. Devem ser diferenciadas das contraturas crônicas (retrações tendíneas).
Miotonia	Dificuldade do relaxamento muscular após contração vigorosa e voluntária, causada pela despolarização repetitiva da membrana muscular. Envolve mais frequentemente as mãos e as pálpebras. Caracteristicamente melhora com repetições do mesmo movimento.
Paramiotonia	Também conhecida por "miotonia paradoxal", é caracterizada por dificuldade de relaxamento após contração voluntária; diferencia-se da miotonia por ser em geral mais prolongada e apresentar piora com o movimento repetitivo.
Movimentos ondulantes (*rippling*)	Movimentos ondulantes e rítmicos que ocorrem ao longo de um músculo, espontaneamente ou após uma rápida percussão ou estiramento. São secundários a alterações na proteína caveolina, por mutações genéticas (*CAV3*) ou autoimunidade.

EMG: eletromiografia.

distrofias musculares, distrofias musculares congênitas e miopatias congênitas. A Tabela 123.9 traz exemplos de algumas doenças em que as retrações tendíneas são observadas precocemente no curso da doença.

A caracterização dos sintomas envolve ainda informações sobre a forma de instalação e evolução da doença, assim como a reposta a eventuais tratamentos instituídos. Tais informações podem ser decisivas no estabelecimento do diagnóstico diferencial.

Vale lembrar que, principalmente nos casos de manifestação neonatal, como a hipotonia congênita, são indispensáveis a história do período gestacional e as informações sobre a movimentação fetal, o parto, além das dificuldades ao nascimento, como respirar, sugar e deglutir. Na história do desenvolvimento, pode ser marcante o atraso da aquisição dos marcos motores, como a dificuldade de sustentação cervical, de sentar-se sozinho e deambular. Ainda em relação aos antecedentes pessoais, obter informações sobre doenças prévias e medicações em uso, já que o músculo esquelético, por ser altamente vascularizado, está suscetível a danos relacionados a diferentes classes de fármacos.

História detalhada dos antecedentes familiares é essencial, sobretudo, porque várias miopatias são hereditárias, com padrões de herança variados, havendo exemplos de heranças, como a ligada ao cromossomo X, a autossômica dominante ou recessiva, além da materna nos defeitos herdados do DNA mitocondrial, por exemplo.

Em suma, a anamnese detalhada é imprescindível para adequados diagnóstico e manejo do paciente, e abreviar o tempo disponível para a anamnese poderá gerar um caminho tortuoso para o diagnóstico.

Tabela 123.9 Exemplos de miopatias que cursam com retrações tendíneas precoces (contraturas crônicas).

Distrofia muscular de Emery-Dreifuss
Distrofia muscular de Duchenne/Becker
Distrofia muscular de cinturas 2A/R1
Distrofia muscular de cinturas 2G/R7
Miopatia de Bethlem
Distrofia muscular congênita de Ullrich
Distrofia muscular com espinha rígida
Miopatia com multiminicores
Dermatomiosite

Exame físico

Os exames físico geral e neurológico são essenciais na avaliação de pacientes com doenças neurológicas, incluindo as miopatias. Como enfatizado previamente, em algumas situações, o acometimento da musculatura esquelética não ocorre de forma isolada, bem como é acompanhado de disfunções de outros tecidos ou órgãos. O comprometimento concomitante da musculatura cardíaca é visto em algumas miopatias, sendo clássico o envolvimento cardíaco em certas formas de distrofia muscular, como as distrofinopatias e a distrofia muscular de Emery-Dreifuss. É clássico também o acometimento multissistêmico em doenças como as distrofias miotônicas e as encefalomiopatias mitocondriais. Lesões cutâneas e ungueais características auxiliam o diagnóstico da dermatomiosite. Ademais, o exame físico abrangente e minucioso certamente contribuirá tanto para a caracterização do quadro clínico quanto para o estabelecimento do diagnóstico.

No presente capítulo, no entanto, destacaremos a avaliação dos parâmetros mais ligados à disfunção da musculatura esquelética propriamente dita. Durante o exame físico, é importante a busca ativa de alterações do trofismo e do tônus muscular, da excursão dos movimentos articulares, da força muscular e dos reflexos profundos, além da presença de fenômenos como miotonia e paramiotonia ou mesmo movimentos ondulantes (*rippling*).

Nas miopatias, as alterações do trofismo podem ocorrer nas formas de hipertrofia e atrofia muscular. Hipertrofia muscular com aparência de musculatura saudável (hipertrofia vera) pode ser identificada em pacientes com canalopatias que cursam com miotonia (Figura 123.1). Já a hipertrofia presente na musculatura de pacientes com distrofia muscular – por exemplo, a hipertrofia das panturrilhas classicamente notada nos pacientes com distrofia muscular de Duchenne ou distrofia muscular de Becker – vem acompanhada de alteração na palpação muscular (músculo endurecido, com perda da consistência elástica) e de retração tendínea (Figura 123.2). Alguns autores consideram o termo pseudo-hipertrofia para caracterizar a hipertrofia muscular presente nas distrofias musculares, já que, nesses músculos, frequentemente é observada a substituição gradativa das fibras musculares por tecido conjuntivo e adiposo. Na Tabela 123.10, estão exemplos de miopatias que cursam com hipertrofia muscular. A atrofia da porção proximal dos membros é comum em miopatias crônicas e de longa duração. Atrofia na face (envolvendo especialmente os músculos temporais e masseteres) e dos esternocleidomastóideos é comumente encontrada na distrofia miotônica tipo 1 (Figura 123.3). Nas miopatias distais, pode haver atrofia significativa no compartimento anterior ou posterior das pernas, sendo clássica a atrofia das panturrilhas em pacientes com mutação no gene da disferlina (Figura 123.4). Assim, a observação de padrões peculiares de alteração do trofismo muscular pode contribuir para o diagnóstico.

As modificações do tônus muscular e dos reflexos profundos, quando presentes, acompanham os padrões observados nas disfunções do sistema nervoso periférico: hipotonia e hipo ou arreflexia. A hipotonia tende a ser mais evidente nas miopatias que se manifestam precocemente, no período neonatal ou na infância (Figuras 123.5 e 123.6). A hipotonia pode levar à hiperextensibilidade articular

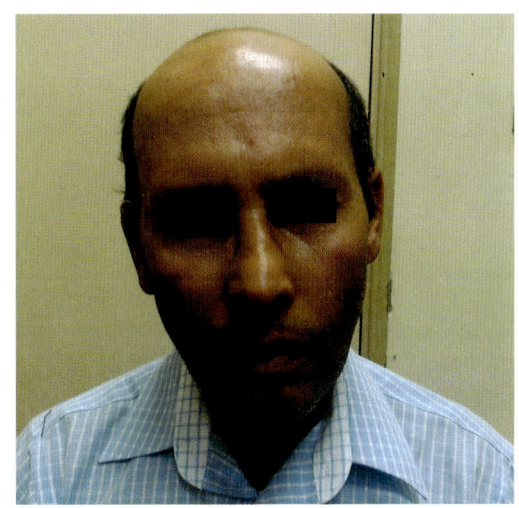

Figura 123.3 Atrofia da musculatura da face, envolvendo predominantemente os músculos temporais e masseteres.

Figura 123.1 Hipertrofia muscular em paciente com miotonia congênita.

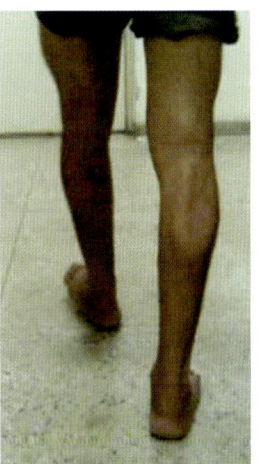 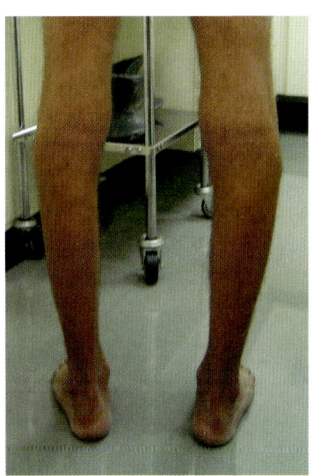

Figura 123.4 Atrofia da musculatura das panturrilhas.

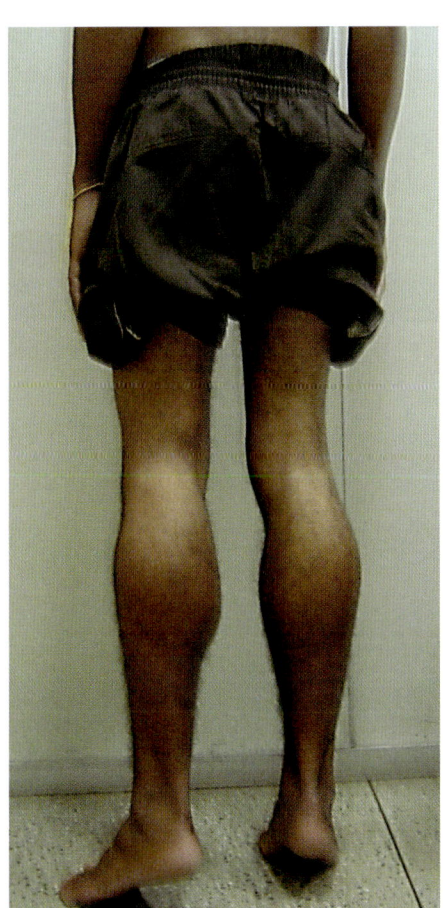

Figura 123.2 Hipertrofia muscular em paciente com distrofia muscular de Becker.

Tabela 123.10 Exemplos de miopatias que cursam com hipertrofia ou pseudo-hipertrofia muscular.

Distrofias musculares

Distrofia muscular de Duchenne/Becker

Distrofias musculares de cinturas 2C-F/R3-6 (sarcoglicanopatias)

Distrofia muscular de cinturas 2I/R9 (proteína relacionada à fukutina)

Distrofia muscular de cinturas 2G/R7 (teletoninopatia)

Distrofia muscular de cinturas 2L/R12 (anoctamina-5)

Canalopatias

Miotonia congênita

Paramiotonia congênita

Endocrinopatias

Hipotireoidismo

(Figuras 123.7 e 123.8). Nas doenças relacionadas a alterações do colágeno VI, principalmente na distrofia muscular congênita de Ulrich, há hiperextensibilidade articular distal e retrações tendíneas proximais (Figura 123.9).

Retrações tendíneas ou contraturas crônicas podem ser observadas em diversas miopatias, tanto hereditárias (como as distrofias musculares e miopatias congênitas) quanto adquiridas (como a dermatomiosite) (Figuras 123.10 a 123.12). Quando ocorrem na musculatura paravertebral, conferem o fenótipo de espinha rígida (Figura 123.13). Tal fenótipo é classicamente observado na distrofia muscular congênita com espinha rígida, decorrente de mutação no gene da selenoproteína N. Entretanto, também pode se dar em outras miopatias, como na doença de Pompe. As retrações tendíneas, quando moderadas ou acentuadas, geram deformidades que podem agravar a incapacidade física causada pela fraqueza muscular.

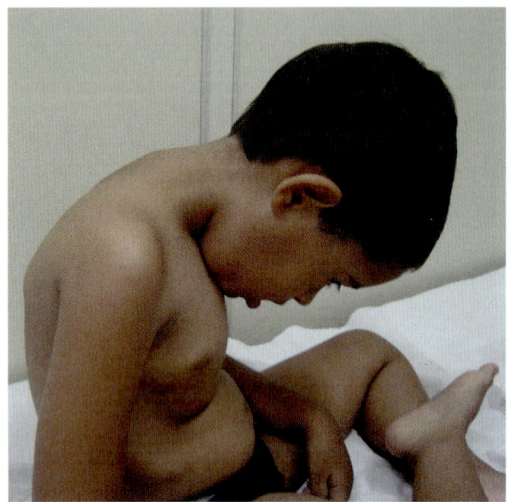

Figura 123.5 Hipotonia muscular.

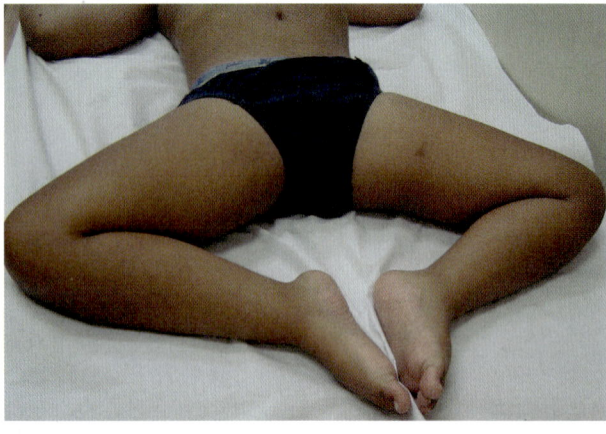

Figura 123.6 Postura em batráquio por hipotonia muscular.

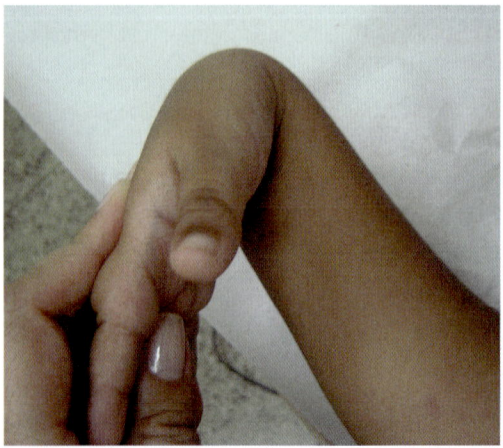

Figura 123.7 Hiperextensibilidade muscular em paciente com hipotonia.

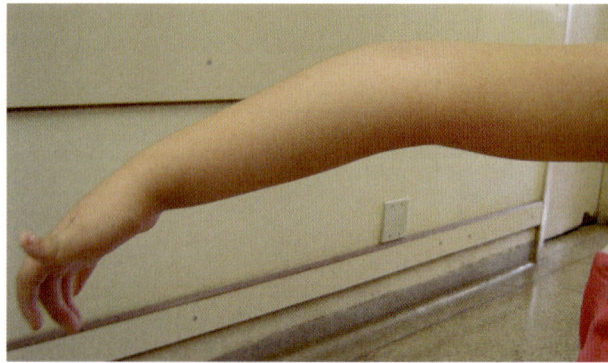

Figura 123.8 Hiperextensibilidade muscular em paciente com hipotonia.

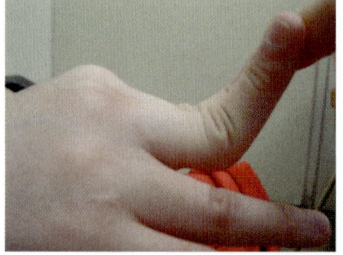

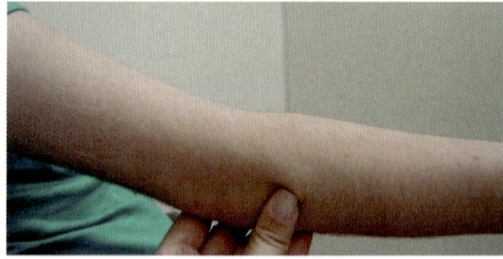

Figura 123.9 Hiperextensibilidade em articulação distal e retração tendínea em articulação proximal.

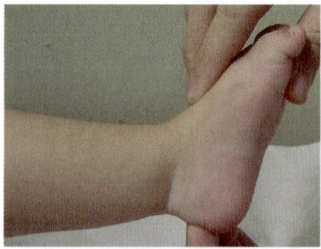

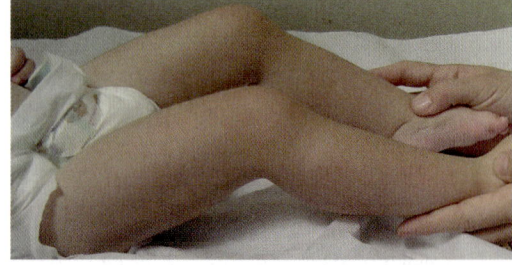

Figura 123.10 Retrações tendíneas nos membros inferiores.

A fraqueza muscular é achado frequente nas miopatias e deve ser avaliada de forma minuciosa, já que muito contribui para o delineamento das suspeitas diagnósticas e para a caracterização da incapacidade física. Além disso, ela pode ser evidenciada, à primeira vista, por meio de alguns sinais clínicos, como: ptose palpebral; alteração da motilidade ocular; incapacidade de fechar adequadamente os olhos; sorriso transversal e dificuldade em manter a bochecha cheia de ar; fácies alongada com a boca entreaberta, evidenciando diparesia facial; escápula alada, demonstrando fraqueza na cintura escapular; manobras compensatórias para o levantar, como o sinal de Gowers e alterações na marcha (Figuras 123.14 a 123.18). A marcha anserina ou com báscula de bacia evidencia fraqueza da cintura pélvica, a impossibilidade de caminhar na ponta dos pés indica fraqueza distal da musculatura do compartimento posterior da perna, e a impossibilidade de andar nos calcanhares sinaliza fraqueza distal do compartimento anterior da perna ou retração tendínea dos músculos da panturrilha.

Portanto, antes do exame minucioso da força muscular, são avaliadas a marcha e a capacidade de levantar-se da cadeira, da posição de cócoras e do chão, assim como o

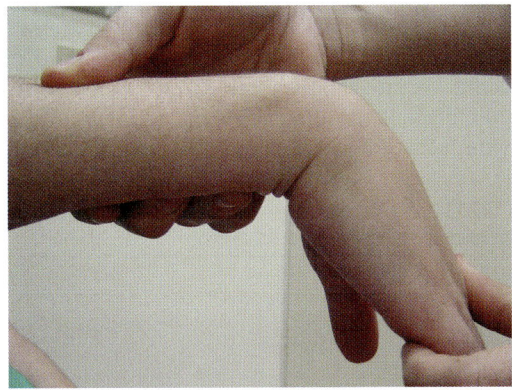

Figura 123.11 Retração tendínea impedindo flexão completa do punho.

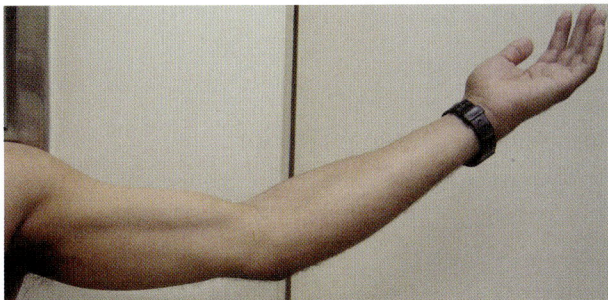

Figura 123.12 Retração tendínea impedindo extensão completa do cotovelo.

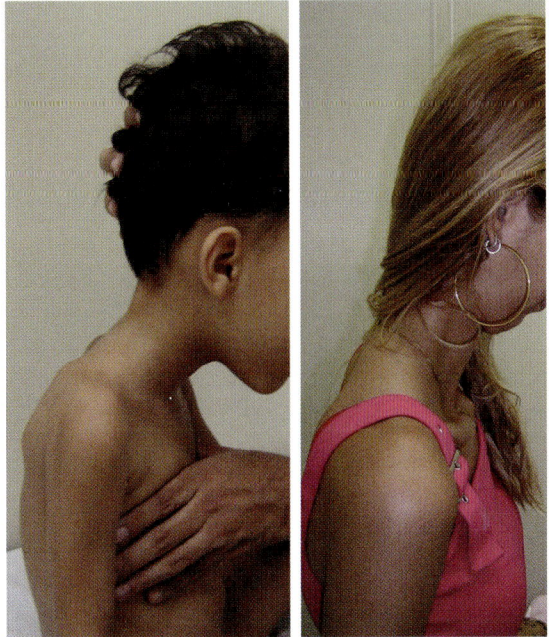

Figura 123.13 Retração tendínea da musculatura paravertebral restringindo a flexão cervical.

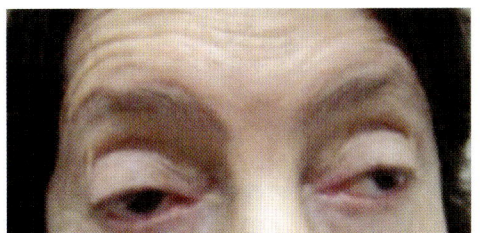

Figura 123.14 Ptose palpebral.

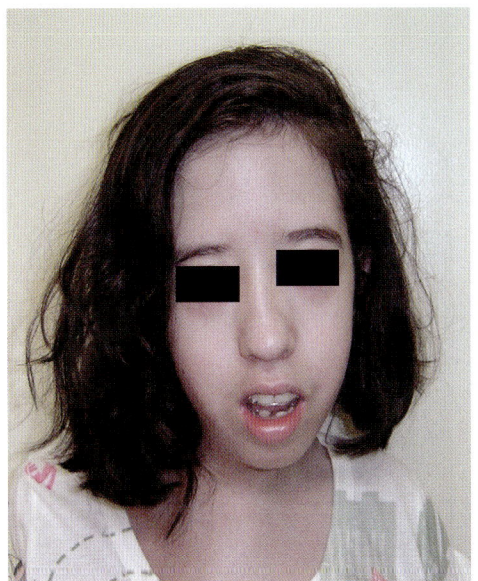

Figura 123.15 Diparesia facial.

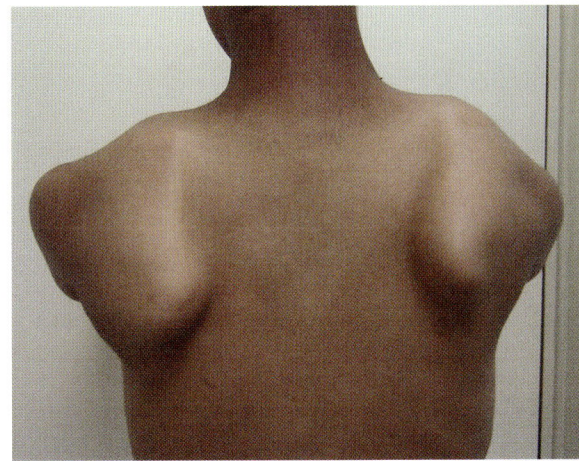

Figura 123.16 Escápulas aladas.

movimento de tocar as mãos acima da cabeça, observando-se a capacidade de completar os movimentos e a presença de manobras compensatórias. A fraqueza da musculatura axial deve ser investigada observando o levantar a partir do decúbito dorsal. Pode-se notar, nessa manobra, fraqueza para flexão cervical (comum em várias miopatias) e da musculatura abdominal. A fraqueza axial da musculatura paravertebral é avaliada pela força para extensão do pescoço e do tronco. Por outro lado, a fraqueza para extensão do pescoço como achado precoce não é tão frequente nas miopatias quanto a fraqueza para flexão do pescoço. Todavia, em raros casos, pode ser a alteração clínica predominante ou acontecer com a evolução da doença (Tabela 123.11). A camptocormia (impossibilidade de sustentação do tronco quando em pé, com queda do tronco para frente) é manifestação de envolvimento da musculatura extensora da coluna vertebral, que, embora de ocorrência rara, pode ser notada em diferentes doenças do sistema nervoso central ou periférico. A Tabela 123.12 cita algumas miopatias que podem cursar com camptocormia. A presença de fraqueza axial

deve levantar suspeitas quanto à possibilidade de fraqueza da musculatura respiratória, que pode ocorrer precocemente em algumas miopatias (Tabela 123.13).

Mesmo na ausência desses achados clássicos, são essenciais a busca por fraqueza muscular e a caracterização do padrão de sua distribuição (quando presente).

Os exames da motilidade ocular e palpebral e da mímica facial devem ser cuidadosos, já que frequentemente fraqueza leve ou moderada nesse segmento passa despercebida pelo paciente. A Tabela 123.14 lista algumas miopatias que cursam com fraqueza facial e a Tabela 123.15 aquelas em que se observam ptose palpebral e oftalmoparesia. Caso ocorra piora notável da ptose palpebral durante o exame, constatando-se fatigabilidade evidente, é necessário se atentar para o diagnóstico diferencial com as doenças da junção neuromuscular. Fraquezas do palato e da língua também

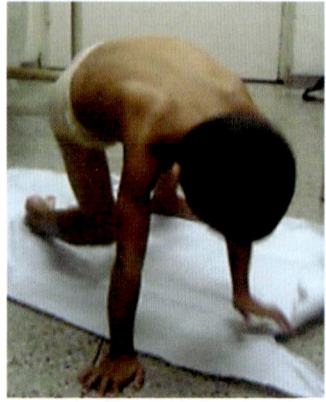

Figura 123.17 Levantar com apoio em decorrência de fraqueza muscular proximal.

Tabela 123.11 Exemplos de miopatias que cursam com fraqueza dos extensores cervicais (queda da cabeça para frente).

Miopatia isolada dos extensores do pescoço
Polimiosite
Dermatomiosite
Miosite com corpos de inclusão
Hiperparatireoidismo
Hipertireoidismo
Distrofia miotônica
Distrofia facioescapuloumeral
Miopatias congênitas
Doença de acúmulo de lipídios neutros com miopatia
Distúrbios do metabolismo dos ácidos graxos
Doença de Pompe

Tabela 123.12 Exemplos de miopatias que cursam com camptocormia (queda do tronco para frente quando em pé).

Miopatia axial
Miosite com corpos de inclusão
Distrofia miotônica
Distrofia facioescapuloumeral
Deficiência de disferlina
Miopatia nemalínica
Miopatia mitocondrial

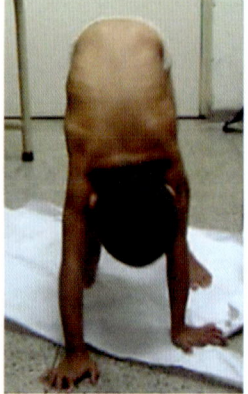
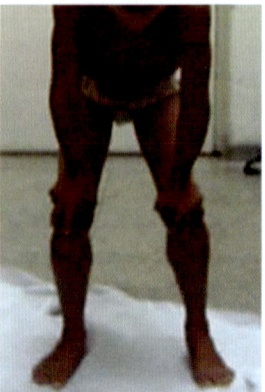
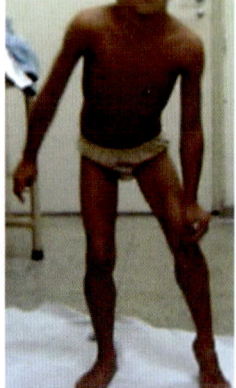

Figura 123.18 Manobra de Gowers para se levantar, em decorrência de fraqueza muscular proximal.

devem ser pesquisadas. O exame da motricidade da língua tem se mostrado relevante em algumas miopatias, sendo evidente a fraqueza da língua na distrofia miotônica tipo 1 e na doença de Pompe.

A avaliação da força muscular do segmento cervical, das cinturas e dos membros deve ser realizada movimento a movimento para melhor caracterização das alterações. É importante utilizar uma escala que permita alguma quantificação, como a escala do Medical Research Council, que gradua a força muscular de 0 a 5 (Tabela 123.16). Como enfatizado, o padrão de distribuição da fraqueza muscular pode auxiliar o diagnóstico.

Por fim, não deixar de buscar fenômenos positivos como dor à palpação muscular, miotonia e paramiotonia ou mesmo movimentos ondulantes (*rippling*) durante o exame físico. A miotonia, caracterizada pela dificuldade no relaxamento muscular, pode ser notada pela percussão da musculatura (por exemplo, na eminência tênar e na língua) ou pela avaliação do relaxamento muscular após contração voluntária (por exemplo, observando a abertura da mão após o paciente ter realizado o movimento de preensão palmar) (Figura 123.19). Além disso, ela é observada especialmente nas distrofias miotônicas e nas miotonias congênitas. Ao contrário da miotonia, que desaparece com a repetição do movimento, a paramiotonia se acentua com a atividade muscular. Portanto, esses fenômenos podem ser diferenciados durante o exame físico. Os movimentos ondulantes (*rippling*) são usualmente desencadeados com o alongamento ou a ativação do músculo, por isso são mais frequentemente identificados nas miopatias decorrentes de deficiência da caveolina. Eventualmente, eles se confundem com fasciculações, devendo ser diferenciados durante o exame eletrofisiológico (eletroneuromiografia). As fasciculações ocorrem em doenças neurogênicas e se relacionam à denervação muscular.

Com a conclusão do exame, alguns achados característicos podem sugerir diagnósticos específicos, como exemplificado no decorrer do texto, tornando a investigação etiológica mais direcionada.

O exame físico não é relevante apenas no processo de investigação diagnóstica, mas também no acompanhamento clínico dos pacientes com miopatia, para a determinação da evolução clínica ou da resposta aos tratamentos instituídos.

Tabela 123.13 Exemplos de miopatias que cursam com fraqueza muscular respiratória precoce.

Doença de Pompe
Distrofia miotônica congênita
Distrofia miotônica tipo 1
Distrofia muscular congênita com espinha rígida
Miopatia com multiminicore
Miopatia centronuclear
Miopatia nemalínica
Miopatia miofibrilar (especialmente mutação no gene da titina)
Miopatia mitocondrial
Miopatias associadas ao colágeno VI
Miopatia necrotizante

Tabela 123.14 Exemplos de miopatias que cursam com fraqueza facial.

Distrofia facioescapuloumeral
Miopatia nemalínica
Miopatia miotubular
Miopatia centronuclear
Doença com *central core*
Distrofia miotônica congênita
Distrofias miotônicas
Distrofia muscular de cinturas 2L/R12 (anoctamina-5)
Miopatia mitocondrial
Distrofia oculofaríngea
Miosite com corpos de inclusão
Miopatia necrotizante

Tabela 123.15 Exemplos de miopatias que cursam com ptose palpebral e/ou oftalmoparesia.

Distrofia miotônica
Miopatia centronuclear
Miopatia nemalínica
Doença com *central core*
Miopatia multiminicore
Oftalmoplegia externa progressiva crônica (mitocondriopatia)
Distrofia oculofaríngea
Miopatia oculofaringodistal

Tabela 123.16 Escala de graduação da força muscular do Medical Research Council.

0	Nenhuma contração muscular
1	Alguma contração muscular, sem movimento articular
2	Movimento ativo de um segmento, eliminada a gravidade
3	Movimento ativo, vence a gravidade
4+	Movimento ativo, vence a gravidade e resistência mínima
4	Movimento ativo, vence a gravidade e alguma resistência
4–	Movimento ativo, vence a resistência, mas apresenta fraqueza discreta
5	Força normal

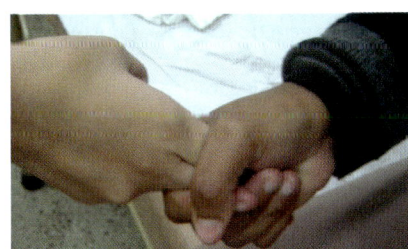
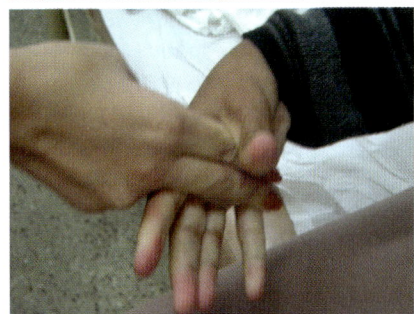

Figura 123.19 Miotonia observada ao abrir a mão após preensão palmar voluntária.

124

Biópsia Muscular

André Macedo Serafim Silva • Eliene Dutra Campos • Edmar Zanoteli

INTRODUÇÃO

O diagnóstico de pacientes com fraqueza muscular e suspeita de miopatia requer vários exames e procedimentos complementares. A mensuração da creatinofosfoquinase (CK), a eletroneuromiografia (ENMG), a ressonância magnética (RM), a ultrassonografia (US), os exames genéticos e a biópsia muscular são ferramentas que podem ser usadas, dependendo de cada caso.[1]

A biópsia muscular é um procedimento relativamente simples e seguro, sendo fundamental para o diagnóstico de diferentes tipos de miopatias.[2] Nem todos os pacientes com doença muscular precisarão de biópsia, principalmente com os avanços do diagnóstico genético. No entanto, em alguns indivíduos, só com esse procedimento conseguiremos o diagnóstico definitivo, como na miosite por corpos de inclusão,[3] por exemplo.

A maior limitação da biópsia muscular é a necessidade de laboratório especializado, além de profissionais com experiência para o processamento das amostras e a correta interpretação dos achados histológicos, que não são frequentes em laboratórios de patologia geral.[4] O princípio básico de uma biópsia bem realizada está na preservação das atividades enzimáticas musculares por meio de congelação em nitrogênio líquido, que deve ser feita imediatamente após a retirada do fragmento, não devendo ser fixado em formalina, para não perder suas características histoquímicas.

A taxa de diagnósticos específicos obtidos pelo procedimento varia em torno de 30 a 50%, mesmo nos locais de referência. A porcentagem de resultados normais varia de 14 a 27% e de achados inespecíficos, de 22 a 28%.[5-8] Assim, mais da metade dos pacientes submetidos à biópsia muscular pode ficar sem um diagnóstico definitivo, sendo esses dados importantes para ajustar as expectativas do médico e do paciente, ao se considerar uma biópsia muscular.[9]

Dessa forma, para obter um melhor rendimento diagnóstico, alguns aspectos devem ser levados em conta ao se solicitar uma biópsia muscular, como a seleção adequada do paciente, a seleção adequada do músculo a ser biopsiado, a escolha de laboratórios que possam realizar adequadamente tanto a coleta do material quanto o processamento das amostras e, finalmente, saber alguns conceitos básicos de interpretação do exame.[10]

INDICAÇÃO DE BIÓPSIA MUSCULAR E SELEÇÃO DO PACIENTE

A biópsia muscular não deve ser requisitada sem uma hipótese diagnóstica clara. A solicitação do exame baseado em sintomas inespecíficos, como mialgia e fadiga subjetiva (especialmente se outros exames, como CK, ENMG, US e RM forem normais) tem provado ser de baixo rendimento.[8-11]

Além disso, ela deve ser realizada apenas na suspeita de miopatia, após avaliação clínica detalhada, exame neuromuscular bem realizado e obtenção de outros exames complementares. As principais indicações para solicitar o procedimento incluem investigação de miopatias inflamatórias, doença mitocondrial, miopatia induzida por medicações ou suspeita de outras miopatias hereditárias quando o teste genético foi inconclusivo ou inacessível (Tabela 124.1).[12-15] Talvez, o motivo mais comum para a biópsia muscular atualmente seja a suspeita de miopatia inflamatória. Nesses casos, ela tem papel essencial, pois revela a existência de células inflamadas, com padrões que possibilitam, inclusive, diferenciar o subtipo entre miopatias autoimunes sistêmicas.

A biópsia muscular não é indicada para outras condições neuromusculares, como polineuropatias, doença do neurônio motor (p. ex., esclerose lateral amiotrófica) e miastenia *gravis*, pois, nessas situações, o exame neurológico e a ENMG são mais precisos e menos invasivos do que a biópsia muscular.[10] Ademais, deve-se evitá-la em pacientes que tenham doenças musculares com fenótipo clínico bem caracterizado, para as quais existem testes genéticos específicos, como nas suspeitas de distrofia muscular de Duchenne, distrofia miotônica (distrofia miotônica de Steinert), atrofia muscular espinhal e paralisias periódicas.

SELEÇÃO DO MÚSCULO

Alguns músculos são preferencialmente escolhidos para a biópsia muscular por apresentarem o padrão de normalidade estabelecido, além de serem tecnicamente mais fáceis e seguros para o procedimento. Assim, os músculos deltoide, bíceps braquial e quadríceps são os mais selecionados.[4,10] No entanto, é necessário selecionar um músculo que tenha uma fraqueza moderada entre esses músculos. Portanto, é aconselhável escolher um músculo com força grau 4. Músculos sem fraqueza (força grau 5) ou muito fracos (força grau 3 ou pior) podem ter achados sutis e inespecíficos ou com muita lipossubstituição, respectivamente, dificultando o diagnóstico.[2,4,10] A US e a RM de músculo têm se mostrado úteis na escolha do local, principalmente quando o exame de força é duvidoso ou deseja-se localizar áreas de maior inflamação – por meio dos achados de edema muscular que podem ser vistos em exames de imagem.[16]

COLETA E PROCESSAMENTO DA AMOSTRA

Duas técnicas são usadas para a obtenção de amostras musculares: biópsia por punção de agulha e biópsia aberta. Ambas são amplamente presentes, normalmente sob a forma de procedimento cirúrgico ambulatorial; cada uma com suas características, vantagens e desvantagens.[2,4,6]

A técnica a céu aberto tem como principal vantagem a obtenção de uma amostra maior, sob visualização direta, podendo-se coletar múltiplos fragmentos, de diferentes fascículos e aumentando o rendimento diagnóstico, especialmente em processos multifocais. Entretanto, ela é mais invasiva, necessitando de uma incisão de 2 a 5 cm. A técnica por agulha viabiliza uma coleta mais fácil e rápida, necessita de

Tabela 124.1 Principais indicações de biópsia muscular na prática clínica e suas justificativas.

Indicação	Justificativa
Miopatias inflamatórias	Confirma o diagnóstico por visualização direta do processo inflamatório e permite a classificação nos principais subtipos (polimiosite, dermatomiosite, miosite necrosante e miosite por corpos de inclusão), baseado no uso de anticorpos contra linfócitos (CD4, CD8), macrófagos (CD68), marcadores do complemento (C5b-9) e antígenos de MHC I e II.
Distrofias musculares	Diferencial importante das miopatias inflamatórias, utilizado como instrumento na distinção das duas condições. Adicionalmente, pode-se detectar defeitos proteicos específicos, permitindo o diagnóstico do subtipo da distrofia muscular e validando testes genéticos inconclusivos.
Miopatia mitocondrial	Condições clínicas com manifestações heterogêneas e que se confundem com outros diagnósticos. Na biópsia, é possível encontrar achados compatíveis com disfunção e acúmulo anormal das mitocôndrias. A maioria dos pacientes com miopatia mitocondrial tem testes genéticos inconclusivos.
Miopatias metabólicas	Em alguns casos, podem ser encontrados vacúolos e acúmulo anormal de glicogênio ou lipídios. A atividade de enzimas, como a miofosforilase, anormal na doença de McArdle, pode ser detectada. A biópsia muscular, nesse grupo de doenças, tem sido substituída por testes bioquímicos e moleculares (menos invasivos).
Miopatias congênitas	Embora o diagnóstico de doenças musculares congênitas seja melhor realizado com testes moleculares, em alguns casos de dúvida diagnóstica ou necessidade de validação de resultados moleculares, pode-se recorrer à histologia, que pode indicar o diagnóstico por meio de achados característicos, como bastões nemalínicos, desproporção de tipos de fibras, cores e centralização nuclear.
Miopatias induzidas por medicações	Alguns padrões são relacionados com determinadas medicações, colaborando na determinação de causa-efeito, como a presença de vacúolos nas miopatias por cloroquina, hidroxicloroquina, colchicina e amiodarona, bem como necrose macrofágica na miopatia associada a estatina, por exemplo.

MHC: *major histocompatibility complex.*

uma incisão de menos de 1 cm e pode ser usada no seguimento dos pacientes, repetindo-se o procedimento ao longo do acompanhamento, para avaliação de progressão e resposta ao tratamento. Todavia, ele apresenta como principal desvantagem a pequena quantidade da amostra, com maior risco de falsos-negativos por material insuficiente. Na experiência dos autores, a biópsia aberta é preferida, com melhor rendimento diagnóstico.

Ademais, ela é realizada em um centro cirúrgico ambulatorial. A pele e o tecido subcutâneo são infiltrados com um anestésico local (evitando o músculo), e a incisão é de 2 a 5 cm ao longo do eixo longitudinal do membro. A pele, a gordura subcutânea e a fáscia que recobrem o músculo são dissecadas, e a biópsia é realizada com os fascículos de fibras musculares dispostos longitudinalmente. Após a retirada do músculo, é feito o fechamento do tecido dos planos com fio absorvível até alcançar a epiderme suturando-a com fio de náilon. As complicações são raras, mas incluem infecção, formação tardia de hematoma, herniação muscular por meio do defeito fascial e deiscência da ferida.

A anestesia local com lidocaína é suficiente. Em crianças pequenas, em geral, menores de 12 anos, o procedimento é feito sob sedação. A infiltração de lidocaína é realizada apenas na derme e no subcutâneo, e não no músculo, para não gerar artefatos nas fibras musculares. Por isso, a retirada das amostras pode ser incômoda para alguns pacientes.

O fragmento muscular retirado, usualmente com tamanho de 10×8 mm, é colocado sobre uma gaze seca (que pode ser levemente umedecida com solução salina) e encaminhado para o laboratório especializado, em um prazo ideal de até 2 horas. O princípio é congelar rapidamente o músculo em isopentano resfriado por nitrogênio líquido (a aproximadamente −180 °C). Isso preserva a amostra em um estado o mais próximo possível do natural, sem o uso de fixador químico. O processo de congelamento de fragmentos musculares (com nitrogênio) é fundamental para a realização da maioria das reações histoquímicas e imuno-histoquímicas. Caso o músculo seja fixado em formol e parafina, não será possível obter tais reações, comprometendo a interpretação do exame. Alguns laboratórios fazem a biópsia muscular com amostras processadas com formol e parafina, o que reduz a utilidade do exame na investigação das miopatias.

Após a congelação, o músculo é cortado em finas secções (em um aparelho chamado "criostato") e, então, processado com colorações de histologia básica (hematoxilina e eosina [H&E] e tricrômio de Gomori), reações enzimáticas (nicotinamida adenina dinucleotídio [NADH], SDH, COX, ATPase, PAS, miofosforilase e fosfatase ácida) e reações imuno-histoquímicas (anticorpos direcionados para pesquisa de proteínas e anticorpos para pesquisa de células inflamatórias, por meio de marcadores para linfócitos como CD4, CD8 e macrófagos, como CD68).

AVALIAÇÃO HISTOLÓGICA

Colorações básicas

As colorações histológicas geralmente utilizadas para a análise básica da biópsia de músculo são a H&E, o tricrômio de Gomori modificado, o PAS e o *red oil* O (ORO) (Figura 124.1).

A coloração com **H&E** é a técnica mais recorrente na coloração dos tecidos, devido à sua simplicidade e à sua capacidade de permitir visualizar uma grande quantidade de estruturas celulares, como: tamanho e forma das fibras musculares, características dos núcleos celulares, citoplasma e tecido conjuntivo. A hematoxilina cora os núcleos de azul; a eosina cora as fibras musculares (citoplasma) de rosa intenso e o tecido conjuntivo, em diferentes tonalidades de vermelho, rosa-claro ou laranja.[17,18]

O tricrômio de Gomori modificado possibilita a visualização de vários componentes celulares, como: núcleo, miofibrilas musculares, tecido conjuntivo, mitocôndrias e acúmulo de proteína.[17,18] A reação cora os núcleos (*roxo*), as fibras musculares (em *azul*), o tecido conjuntivo (em *verde*), as mitocôndrias (em *vermelho*) e os acúmulos de proteínas (em *roxo-escuro*).

O PAS é a reação usada na rotina para identificação de substâncias formadas por carboidratos, particularmente o glicogênio, podendo corar também: frutose, glicose, galactose

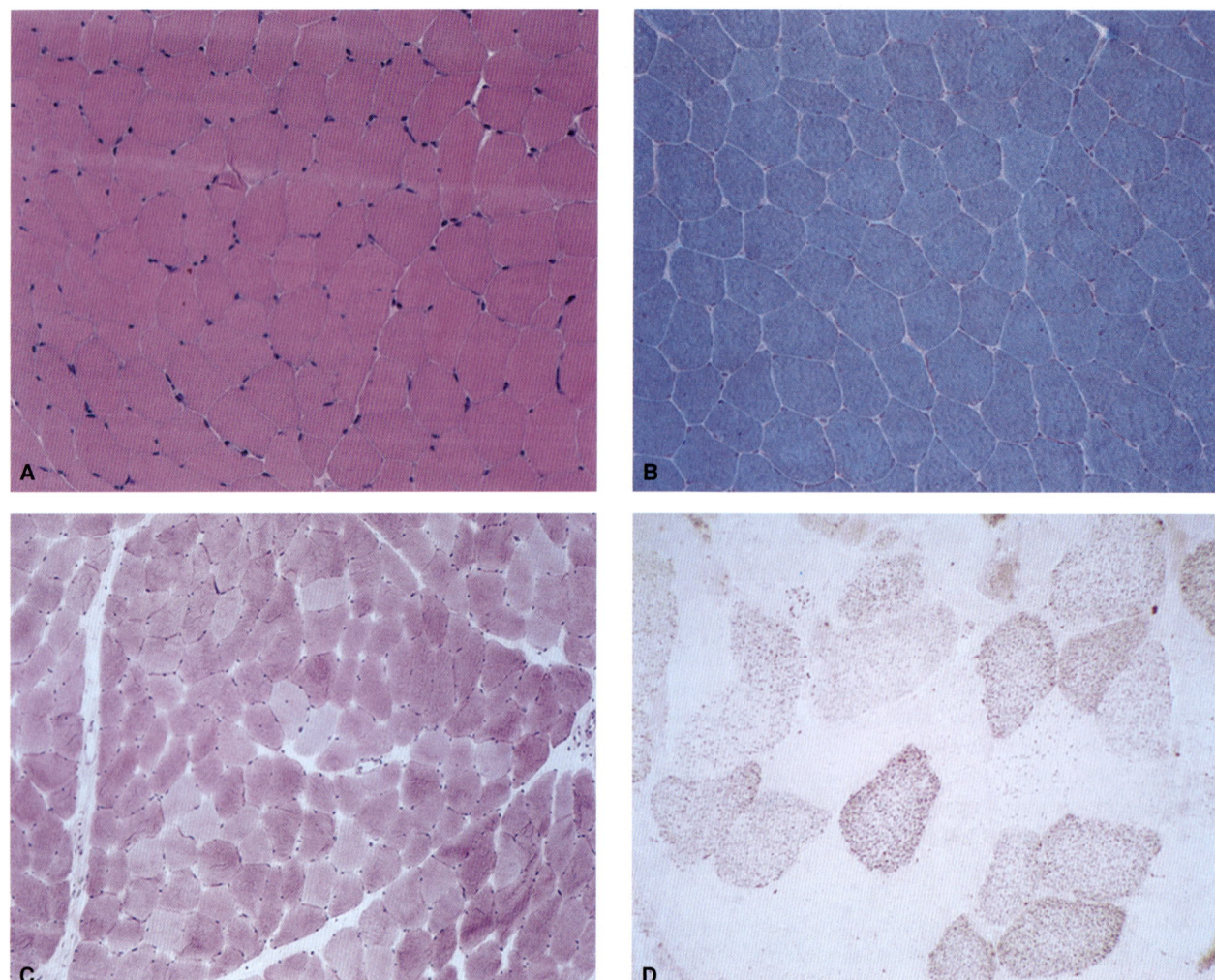

Figura 124.1 Colorações básicas de uma biópsia de músculo normal. Cortes de biópsia muscular transversais de músculo esquelético conge-lado. **A** e **B.** Biópsia com morfologia normal do músculo fibras de diâmetro regular, com núcleos periféricos subsarcolemais na coloração pelo H&E (**A**) e Gomori (**B**). **C** e **D.** Distribuição habitual da marcação para glicogênio por meio do PAS (**C**) e de gotículas lipídicas intracelulares nas fibras tipo I, na marcação pelo ORO (**D**).

em púrpura-magenta.[4] Já o ORO é a coloração mais utilizada para a identificação de lipídios, corando as gotículas de vermelho.[4]

Reações enzimáticas para avaliar tipos de fibras

O músculo esquelético é composto por enzimas que permitem diferenciar as fibras em tipos fisiológicos, trazendo informações de grande importância para o diagnóstico, e sua distribuição varia de indivíduo para indivíduo. O principal fator que influencia nessa variação entre cada indivíduo é a genética, entretanto, o treinamento físico é capaz de modificar até certo ponto a predominância de cada tipo de fibra muscular, cuja classificação se dá pelas suas características contráteis e metabólicas, em duas categorias principais: fibras musculares de contração lenta, de metabolismo aeróbico (fibras tipo I) e fibras de contração rápida, de metabolismo glicolítico e anaeróbio (fibras tipo IIa e IIb).[17] A visualização dos tipos de fibras pode ser feita por meio de duas reações enzimáticas com ATPase, em meio ácido e meio básico: ATPase 4.3 e ATPase 9.4. Na ATPase 4.3, as fibras tipo I marcam na cor preta, enquanto, na ATPase 9.4, as fibras tipo II, coram na cor escura (Figura 124.2). Essa avaliação é essencial para o diagnóstico

de miopatias congênitas (em que se pode encontrar desproporção de tipos de fibras), em quadros neurogênicos (em que se perde o padrão habitual de distribuição dos tipos de fibras) e sistêmicos (em que a atrofia das fibras tipo II é marcante).[4,19]

Reações enzimáticas oxidativas

Usualmente, são realizadas cinco reações oxidativas nas amostras de biópsia muscular: COX, SDH, a reação combinada SDH-COX, a NADH e a fosfatase ácida (Figura 124.3).[4,19,20]

O COX (ou complexo IV) é o quarto e último complexo da cadeia respiratória, muito importante na produção de energia da célula, bem como é essencial na atividade da função mitocondrial. Alterações na função dessa enzima nas células acarretam doenças mitocondriais, levando à presença de fibras musculares com atividade COX baixa ou ausente.[15,17]

A SDH (ou complexo II) é uma enzima oxidativa de grande importância do tecido muscular, a qual cumpre uma função importante nas mitocôndrias, pois participa do ciclo de Krebs (na degradação da acetilcoenzima A [acetil-CoA]) e da cadeia respiratória (essencial para a produção de energia

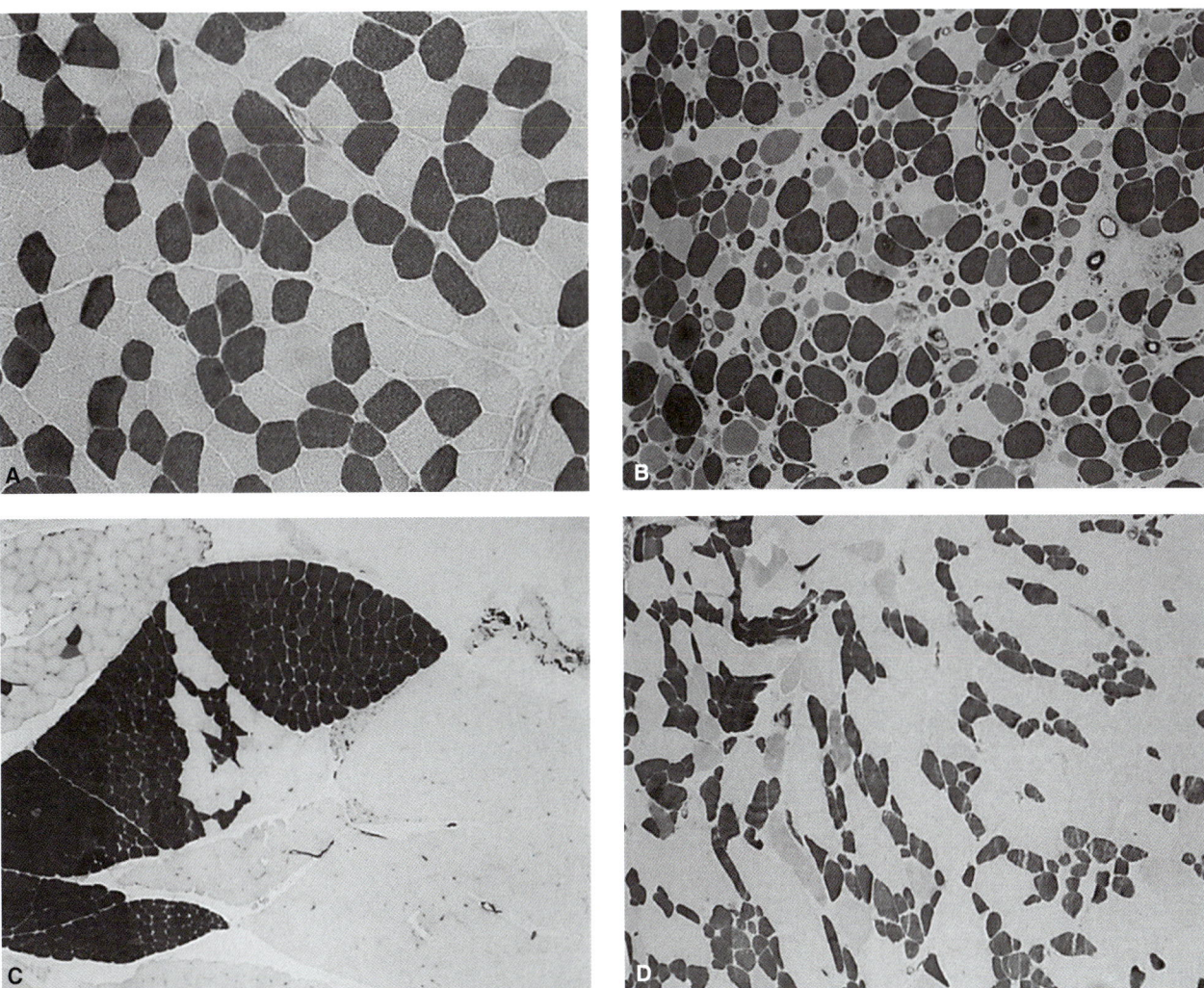

Figura 124.2 Distribuição dos tipos de fibras em uma biópsia muscular normal e em quadros patológicos. Cortes de biópsia muscular transversais de músculo esquelético congelado corados pela ATPase 4.3. **A.** Fibras tipo I escuras e fibras tipo II. **B.** Variação no calibre das fibras (sendo as maiores hipertróficas do tipo I e as menores atróficas do tipo II). **C.** Agrupamento de tipo de fibras característico da reinervação (*type grouping*). **D.** Atrofia de fibras do tipo I.

nas células). A SDH é a única enzima do ciclo de Krebs que não se encontra na matriz mitocondrial, mas sim intimamente ligada à membrana da mitocôndria, catalisando a oxidação do succinato a fumarato. Na reação para identificação da enzima, os pontos azul-escuros marcam mitocôndrias, mais numerosas nas fibras tipo I, que aparecem fortemente reativas devido à deposição do produto da reação histoquímica: o azul de nitrotetrazólio reduzido. As fibras tipo I coram em azul-escuro, já as fibras tipo II coram em azul-claro.[4,15,17,20]

A reação combinada COX-SDH é considerada o "padrão-ouro" para identificar doenças mitocondriais. É um método que permite a visualização direta de deficiências enzimáticas mitocondriais respiratórias, corando, em marrom, as fibras COX-positivas e, em azul, as fibras COX-negativa.[4,19,20]

O NADH é uma reação oxidativa que indica a presença e a intensidade da atividade oxidativa, permitindo diferenciar a atividade metabólica das fibras em oxidativa e/ou glicolítica, que mostra a presença do desarranjo da citoarquitetura intermiofibrilar. Além disso, o produto da reação mostra o reticulado entre as miofibrilas, que é essencial para a manutenção e o funcionamento da fibra.[4,19,20]

A fosfatase ácida é uma enzima lisossomal que tem atividade elevada nos processos degenerativos particularmente inflamatórios, sendo caracterizada por crescimento focal nas fibras, presença de fibras positivas, aumento no interstício em células, incremento em fagócitos nas áreas de necrose e nos nervos. A reação cora, em vermelho, tanto a fosfatase ácida nos núcleos quanto a atividade de lisossomos e, em verde-claro, as fibras musculares.[4,19,20]

Imuno-histoquímica

Imuno-histoquímica é o método de visualização direta e localização de componentes específicos de proteínas de um tecido, por meio da identificação de antígenos com anticorpos.[4,18]

É uma reação em duas etapas que consiste em: incubação dos cortes do tecido muscular com um anticorpo específico, não marcado (anticorpo primário), contra as imunoglobulinas do animal a partir do qual os anticorpos primários foram obtidos; além disso, vários são usados contra proteínas de células individuais, dependendo do diagnóstico de interesse (Figura 124.4).[15,18]

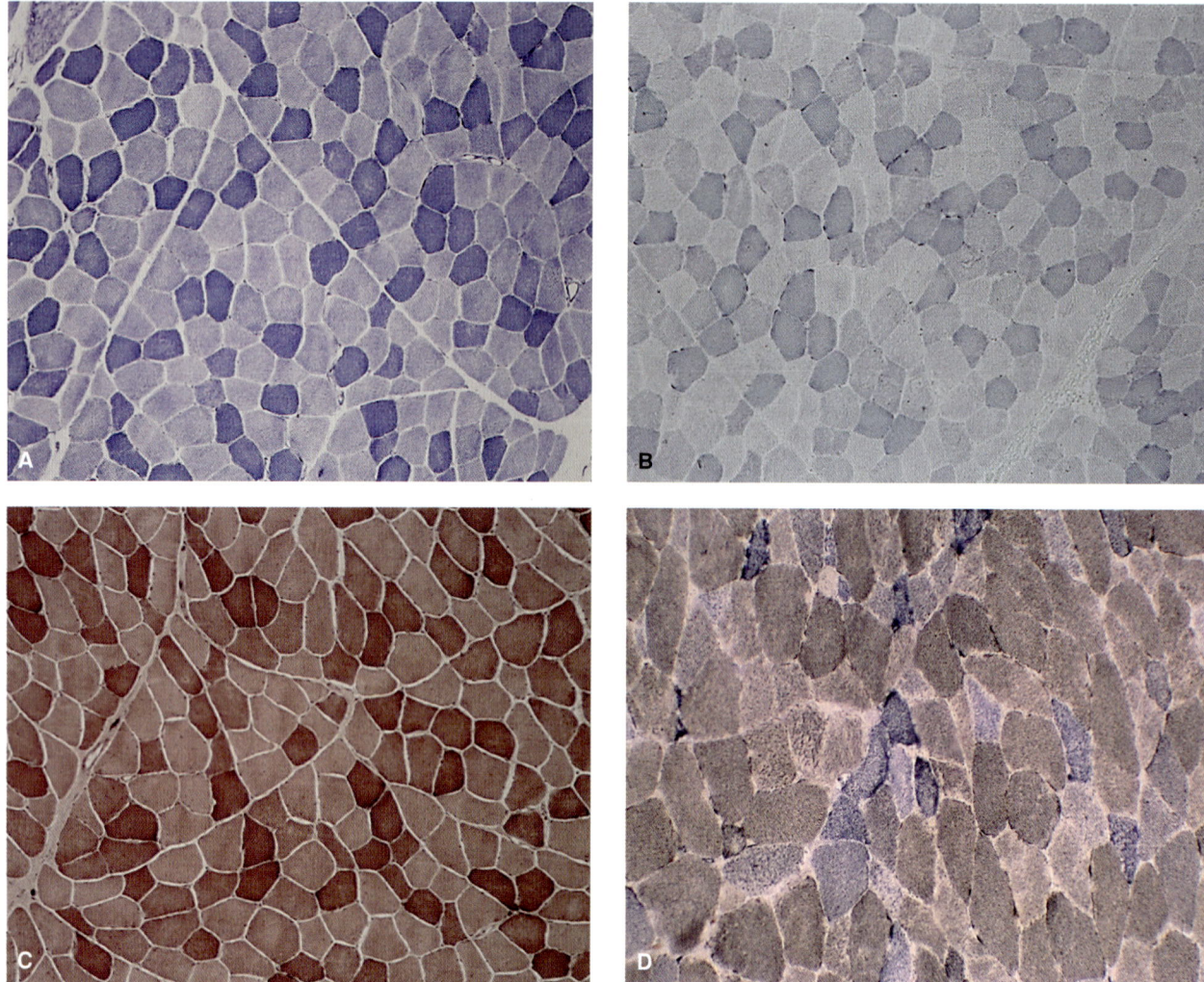

Figura 124.3 Reações oxidativas realizadas em biópsia muscular. **A** a **C.** Corte de biópsia muscular mostrando as reações NADH (**A**), SDH (**B**) e COX (**C**) com atividade mitocondrial normal nas fibras tipo I (escuras) com maior quantidade de enzima e as fibras do tipo II mais fracas. **D.** Corte de biópsia muscular mostrando fibras com atividade COX coradas em marrom e fibras COX-negativas coradas em azul pela atividade do SDH, indicando disfunção mitocondrial.

PRINCIPAIS PADRÕES NA BIÓPSIA MUSCULAR

Como uma forma de ajudar o leitor na interpretação do laudo de uma biópsia muscular, detalhamos e ilustramos os aspectos fundamentais e os significados dos principais padrões encontrados.

Padrão normal

Uma seção transversal do músculo normal revela as fibras poligonais (aproximadamente do mesmo tamanho), os núcleos na periferia e o mínimo tecido conjuntivo entre as fibras, sem células inflamatórias (ver Figuras 124.1 A a D, 124.2 A e 124.3 A a C).

Padrão miopático

Algumas características gerais são observadas de forma comum em diferentes patologias musculares: as chamadas "alterações miopáticas". As fibras musculares passam a apresentar uma variabilidade de seu tamanho. Alguns núcleos assumem posição central (saindo da periferia), e a disposição das miofibrilas pode ficar desorganizada dentro da fibra (Figura 124.5 A e B). Podem ser observadas também fibras em degeneração e regeneração, as quais podem ser identificadas pela presença de fibras basofílicas com núcleos centrais, indicando atividade mitótica e reparação tecidual.

Em alguns pacientes, alterações estruturais podem ser observadas, sem, no entanto, permitir um diagnóstico histológico preciso, por conta de achados isolados, alterações de leve intensidade (como discretas variações do tamanho das fibras), algum grau de centralização nuclear ou alterações na arquitetura interna das fibras. Nesses casos, o laudo pode ter como conclusão um padrão de alterações leves e inespecíficas.

Padrão miopático distrófico

É um padrão miopático, porém com alterações mais intensas – com grande variabilidade no tamanho, presença de necrose ou regeneração de fibras, presença mais significativa de tecido conjuntivo e, inclusive, substituição gordurosa – vistas nas colorações histológicas básicas (Figura 124.5 C). Além disso, ele é um padrão genérico, encontrado nas diferentes distrofias musculares, que costuma sugerir comprometimento miopático de longa data. Para detectar defeitos proteicos específicos e definir o tipo de distrofia, são necessárias as técnicas de imuno-histoquímica, com uso de anticorpos contra determinadas proteínas, como a distrofina, as sarcoglicanas e a disferlina.

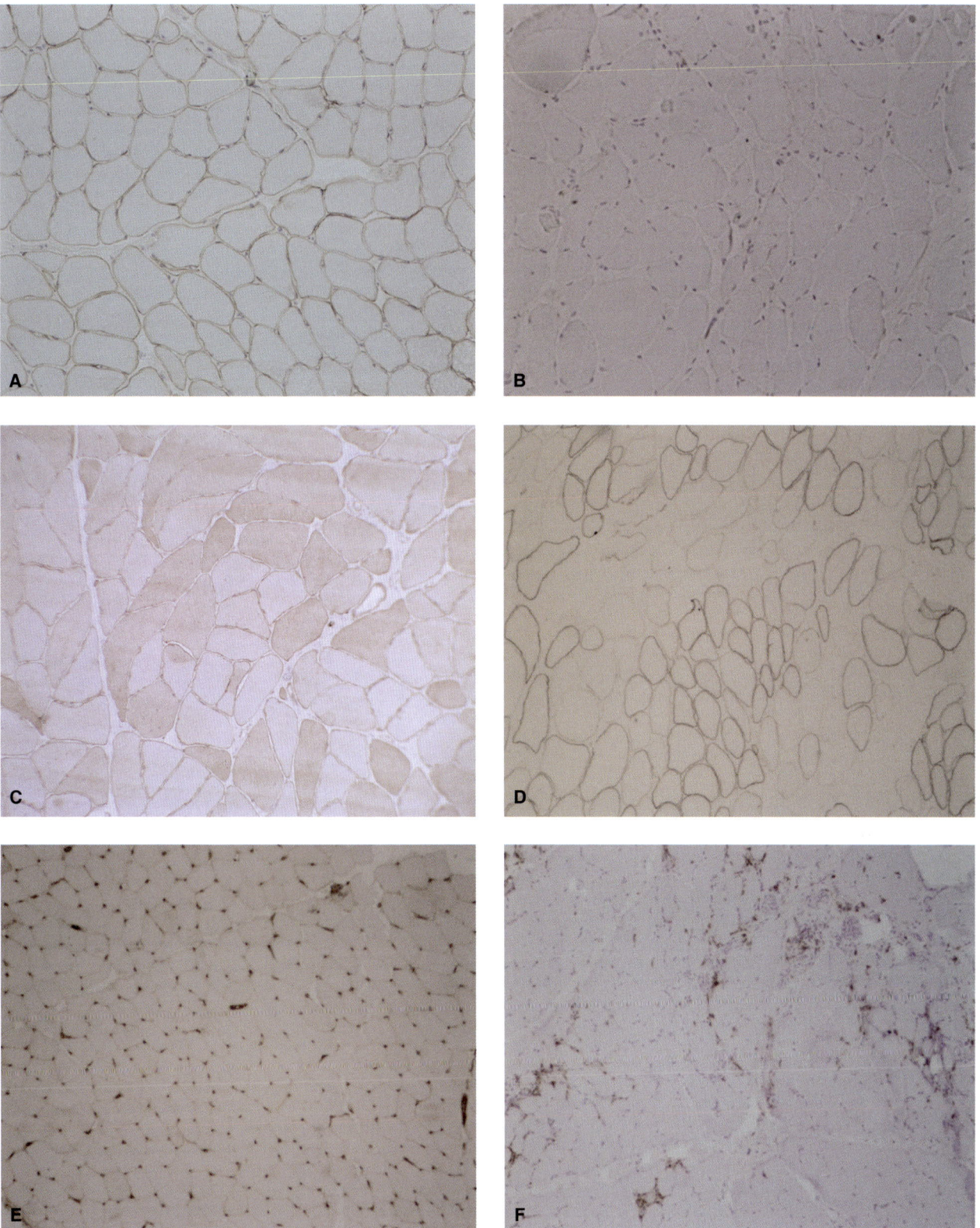

Figura 124.4 Exemplos de imuno-histoquímica em biópsia muscular. **A.** Corte de biópsia muscular com marcação normal das fibras pelo anticorpo usando marcador da peroxidase em músculo controle; apresenta marcação subsarcolemal normal. **B.** Corte de biópsia muscular exibindo a ausência da marcação das fibras pelo anticorpo usando marcador da peroxidase; não apresenta marcação subsarcolemal. **C.** Corte de biópsia muscular usando marcador da peroxidase demonstrando a marcação do citoplasma pelo anticorpo. **D.** Biópsia muscular com marcação reduzida e irregular das fibras pelo anticorpo usando marcador da peroxidase; apresenta marcação subsarcolemal reduzida e desigual de várias fibras. **E.** Corte de biópsia muscular usando marcador da peroxidase mostrando a marcação de capilares pelo anticorpo. **F.** Corte de biópsia muscular usando marcador da peroxidase mostrando a marcação de células inflamatórias pelo anticorpo.

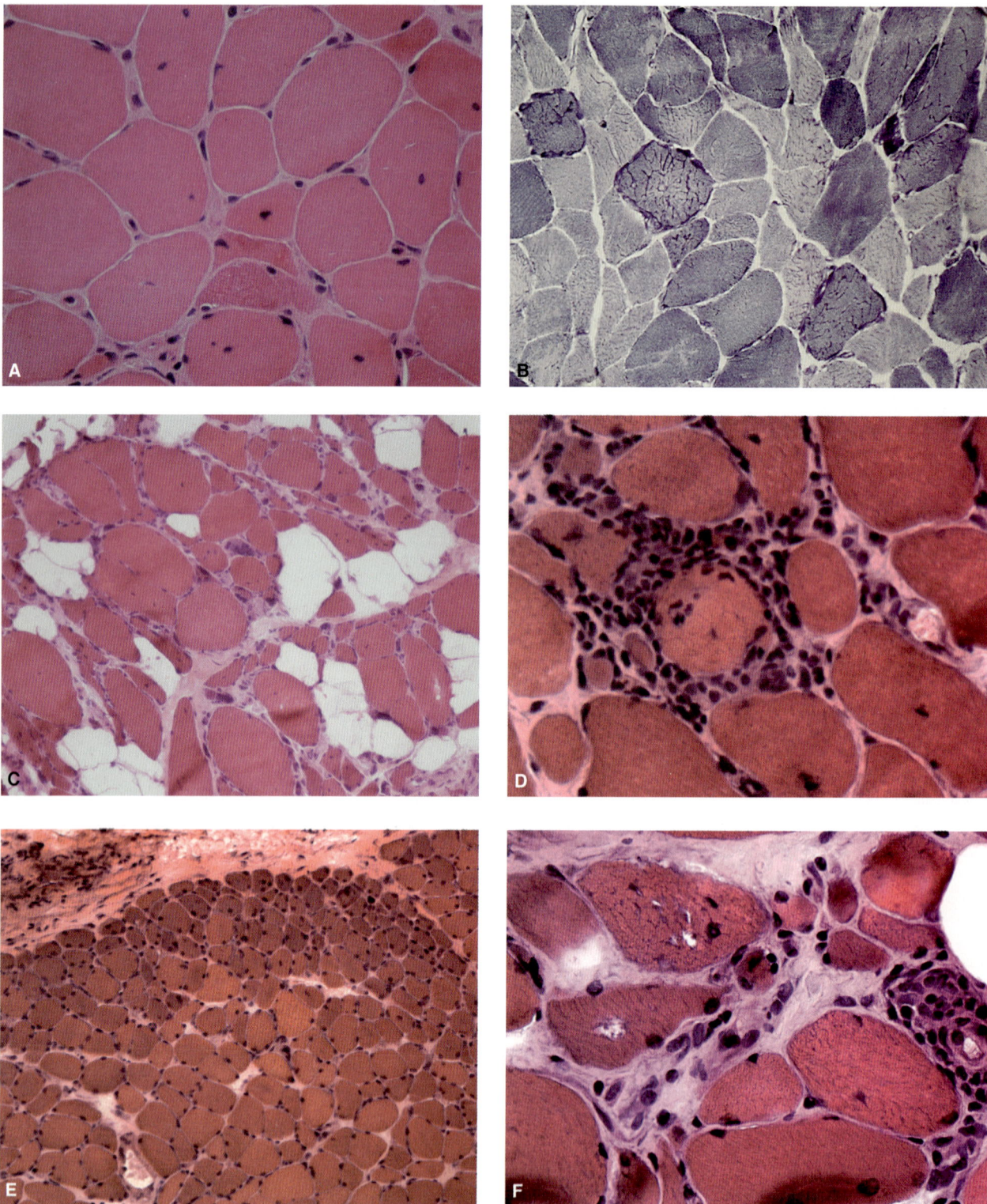

Figura 124.5 Achados nos principais padrões da biópsia muscular. **A.** Achados miopáticos, com aumento da variabilidade do tamanho das fibras, aumento do tecido conjuntivo e da internalização dos núcleos (H&E). **B.** Desorganização da arquitetura interna de algumas fibras com acúmulo anormal de mitocôndrias abaixo das membranas (subsarcolemal) em algumas fibras (NADH). **C.** Acentuada variabilidade no tamanho das fibras e presença de tecido conjuntivo denso entre elas, além de espaços em branco que são de depósitos de gordura (lipossubstituição gordurosa), exibindo um padrão distrófico (H&E). **D.** Infiltrado linfocitário endomisial e invasão de uma fibra muscular não necrótica por linfócitos (H&E). **E.** Atrofia perifascicular (H&E). **F.** Infiltrado linfocitário e duas fibras com vacúolo marginado (H&E). (*continua*)

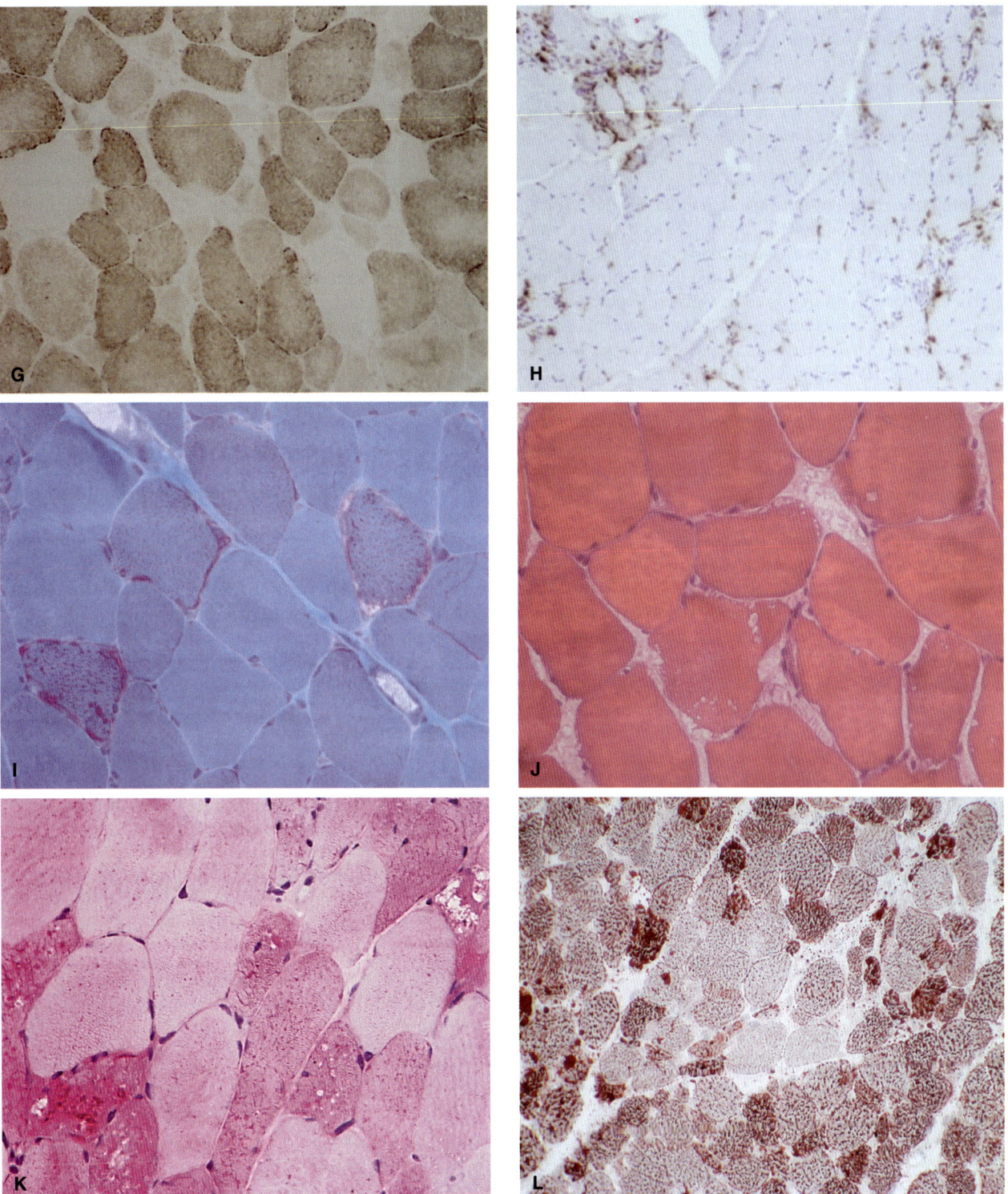

Figura 124.5 (*Continuação*) **G.** Reação pelo COX destacando algumas fibras sem corar (fibras COX-negativas) indicando disfunção mitocondrial. **H.** Presença de macrófagos (*em marrom*) ao redor das fibras musculares (marcação imuno-histoquímica para CD68). **I.** Acúmulo anormal de mitocôndrias em região subsarcolemal com aspecto rasgado (*fibra rasgada vermelha*) em paciente com miopatia mitocondrial (tricrômio de Gomori). **J.** Padrão miopático com vacúolos dentro das fibras musculares, abaixo da membrana (subsarcolemal) em uma glicogenose (H&E). **K.** Coloração pelo PAS mostrando acúmulo de glicogênio (*em rosa*) em algumas fibras musculares, de aspecto irregular. **L.** Aumento de gotículas de gordura, predominando em fibras tipo I, na coloração pelo ORO, em um paciente com distúrbio de oxidação lipídica.

Padrão miopático inflamatório

É um padrão miopático, no qual células inflamatórias são encontradas entre as fibras musculares (endomísio), entre os fascículos musculares ou ao redor dos vasos sanguíneos. Nas polimiosites, os linfócitos CD8 predominam, invadindo o endomísio e as fibras íntegras (Figura 124.5 D).

Na dermatomiosite, o infiltrado é predominantemente de linfócitos CD4, com localização perivascular e interfascicular; e há atrofia das fibras perifasciculares (Figura 124.5 E). Na miosite por corpos de inclusão, o infiltrado se assemelha ao da polimiosite, porém há também vacúolos marginados (Figura 124.5 F) dentro das fibras musculares, além de um aspecto similar ao distrófico e alterações mitocondriais associadas, como fibras COX-negativas (Figura 124.5 G). Na miopatia necrosante, há abundantes fibras em necrose, e a célula inflamatória que predomina é o macrófago, que pode ser encontrado em marcação para CD68 (Figura 124.5 H).

Padrão miopático mitocondrial

As miopatias mitocondriais apresentam alterações características nas fibras musculares, incluindo acúmulo de mitocôndrias, sobretudo, na região subsarcolemal, que, quando intensas, podem ser visualizadas como fibras vermelhas rasgadas na coloração do tricrômio de Gomori (Figura 124.5 I). Nas reações oxidativas, como a SDH (uma enzima codificada pelo DNA nuclear), observa-se de forma mais evidente esse acúmulo nas bordas das fibras. Já na reação ao COX, comumente são observadas fibras que ficam pálidas, chamadas "fibras COX-negativas" (ver Figura 124.3 D). Isso acontece pois o COX é uma enzima codificada pelo DNA mitocondrial e que frequentemente é encontrado com redução na miopatia mitocondrial.

Padrão miopático vacuolar

Diversas miopatias são associadas ao acúmulo de substâncias específicas dentro das fibras musculares. Por exemplo, nas doenças de Pompe e de McArdle (glicogenoses tipos II e V, respectivamente), nota-se acúmulo de glicogênio nas fibras musculares, sendo observadas na coloração de PAS (Figura 124.5 J e K). Na doença de Pompe, os vacúolos também coram na reação para fosfatase ácida, indicando atividade lisossomal aumentada. Em miopatias lipídicas, há acúmulo de lipídios, vistos por meio de colorações como o ORO (ver Figura 124.5 L). Além dessas reações, o uso da imuno-histoquímica permite verificar a atividade da enzima miofosforilase, que, quando deficiente, é diagnóstico de doença de McArdle, a glicogenose mais comum.

Padrão neurogênico

As fibras musculares que perderam inervação ficam atrofiadas, com forma angular, comprimidas entre outras fibras inervadas de tamanho normal. No processo de reinervação, a fibra reinervada adquire a mesma identidade (fibra tipo I ou II) da sua vizinha, uma vez que o neurônio reinervante do corno anterior é quem define o tipo de fibra. As fibras musculares próximas reinervadas, então, ficam com as mesmas características, e o padrão em mosaico dos tipos de fibras se perde, dando origem ao aspecto de agrupamento de tipos de fibras (ver Figura 124.2 C).

CONSIDERAÇÕES FINAIS

Apesar dos grandes avanços na área da genética, a biópsia muscular continua um exame que fornece enorme contribuição, para diagnóstico e/ou direção para um diagnóstico diferencial das doenças musculares.

A biópsia deve ser solicitada quando se suspeitar que o paciente é portador de algum tipo de miopatia, bem como deve ocorrer após uma avaliação clínica detalhada, com a realização de outros exames não invasivos, em conjunto da história familiar.

Para se obter o resultado correto e confiável, é necessário realizar o procedimento em centros especializados, por profissionais com experiência, para que os achados sejam interpretados adequadamente, garantindo que que a biópsia muscular forneça o máximo de informações, orientando caminhos adicionais de investigação e permitindo a correta interpretação de outros exames, como os testes genéticos inconclusivos.

125

Distrofinopatias

Alexandra Prufer de Queiroz Campos Araujo • Juliana Gurgel Giannetti

HISTÓRIA

Em meados do século XIX, Edward Meryon relata a paralisia muscular progressiva de oito meninos pertencentes a três famílias em um comunicado para a Royal Medical and Chirurgical Society, demonstrando que se tratava de um processo degenerativo do músculo. De forma mais detalhada, Guillaume-Benjamin-Amand Duchenne descreve, em 1868, a clínica e a neurofisiologia dessa condição. O termo "distrofia muscular" foi cunhado por Wilhelm Erb, que descreveu casos com envolvimento de outras localizações de fraqueza muscular, mas todos decorrentes de processo degenerativo do tecido muscular.[1] Em 1953, a distrofia muscular de Becker foi descrita pela primeira vez por Emile Becker, como uma forma benigna da distrofia muscular de Duchenne (DMD).[2,3]

Mais de um século se passou desde a primeira descrição da DMD até a identificação do gene relacionado a essa condição.[4,5] Um dos maiores genes humanos, o gene *DMD*, localizado no braço curto do cromossomo X, é responsável pela produção da proteína distrofina. Com a grande evolução nos estudos genéticos, especialmente com uso de *multiplex ligation-dependent probe amplification* (MLPA) e *next generation sequencing* (NGS), houve uma melhor compreensão sobre os fenótipos associados ao gene *DMD*, hoje reconhecidos como "distrofinopatias", entre os quais citamos: distrofia muscular de Duchenne, distrofia muscular de Becker (DMB), miocardiopatia dilatada (MD) e formas atípicas: cãibras com mioglobinúria e aumento isolado de creatinoquinase (CK). Ademais, disso, ressalta-se que as portadoras, apesar de não apresentarem o quadro clínico clássico, podem ter alterações cardiológicas, fadiga muscular e incremento de CK.[2,3]

No século XXI, além de estabelecidos consensos para diagnóstico e cuidados terapêuticos, são iniciados os primeiros ensaios clínicos de terapias voltadas para correção genética da DMD.[6,7] Terapias específicas estão sendo objeto de pesquisa, algumas com resultados de estudos randomizados de fase 3 já publicados,[8-10] enquanto outras já estão aprovadas para uso em diferentes países.

EPIDEMIOLOGIA

A mais comum das distrofias musculares, a DMD, acomete um a cada 3.500 meninos nascidos vivos,[1] enquanto a DMB tem prevalência menor e afeta em torno de 1:18.000 meninos nascidos vivos.[1,2] As mulheres carreadoras de mutações no gene da distrofina costumam ser oligo ou assintomáticas, sendo raros os casos com quadro clínico típico.[11]

Mais recentemente, um interesse nos estudos epidemiológicos e de registro aponta um padrão de mutação mais frequente de deleções (pelo menos 2/3 dos casos) e com mais de 10% de mutações do tipo *nonsense*.[12,13]

ETIOLOGIA (PADRÃO DE HERANÇA)

As distrofias musculares são miopatias progressivas, de envolvimento primário da musculatura esquelética. Existem distrofias musculares com diferentes tipos de herança, mas, em DMD e DMB, o padrão é de herança recessiva ligada ao X.

O gene *DMD* é um dos genes maiores do nosso DNA, localizado em Xp21-3-p21.2, tem aproximadamente 2,2 megabases e conta com 79 éxons que codificam a proteína distrofina; essa proteína conta com quatro diferentes domínios:[3]

- Domínio aminoterminal: se liga à proteína actina (éxons 1-8)
- *Rod domain*: contém 24 regiões repetidas espectrina-*like* que formam uma estrutura elíptica, que são interrompidas por duas regiões não elípticas e conferem fexibilidade para o *rod domain* durante a contração muscular (éxons 9-63)
- Domínio rico em cisteína: é próximo ao domínio C-terminal e tem ligação com a distroglicana (éxons 64-69)
- Domínio carboxiterminal (C-terminal): faz a ligação da distrofina com as proteínas da membrana da fibra muscular (éxons 70-79).

É importante ressaltar que a distrofina tem diferentes isoformas com diferentes pesos moleculares e regiões promotoras, bem como se expressam em tecidos diferentes.

Devido à expressão da distrofina em diferentes tecidos, ressalta-se que manifestações clínicas além do tecido muscular esquelético podem acontecer e devem ser devidamente abordadas (Tabela 125.1). Assim, pacientes com mutações no gene *DMD* podem apresentar manifestações cardíacas, neurocomportamentais (incluindo deficiência intelectual em aproximadamente 30% dos casos, transtorno do espectro autista, transtorno do déficit de atenção e hiperatividade (TDAH), alterações retinianas e disfunção de musculatura lisa).[3]

De acordo com dados da literatura mundial, os principais tipos mutações do gene *DMD* são: grandes deleções 50 a 65% em pacientes com DMD e 65 a 70%, em casos de DMB. As duplicações consideráveis ocorrem em porcentagem menor de casos tanto em DMD como em DMB, sendo aproximadamente 5 a 10%. Pequenos rearranjos e mutações de ponto correspondem a 25 a 35%, sendo as

Tabela 125.1[3] Outras manifestações de mutações no gene *DMD*.

Nome	Região promotora	Expressão tecidual
Cérebro, B/Dp427	−90 kb éxon 1	Córtex cerebral, córtex hipocampal e amígdala
Músculo, M/Dp427	−140 bases éxon 1	Músculo esquelético, músculo liso, músculo cardíaco e retina
Células de Purkinje, P/Dp427	Íntron 1	Células de Purkinje
Retina, R/Dp260	Íntron 29	Retina
Cérebro e Rim, B-K/Dp140	Íntron 44	Cérebro e rim
Células de Schwann, S/Dp 116	Íntron 55	Células de Schwann
Glia/geral, G/Dp71	Íntron 62	Células gliais, vísceras, fetal

mutações de ponto sem sentido (*stop codon*) mais frequentes em pacientes com DMD (15%) em comparação àqueles com DMB (5%).[3]

Mutações *out of frame* no gene *DMD* (que levam à produção de uma proteína distrofina truncada ou não funcional) determinam o quadro clínico da DMD, enquanto mutações *in frame* (que levam à formação de uma incompleta, mas funcional) causam a forma mais leve da doença: a de distrofia muscular de Becker (DMB).[3]

Em cerca de 2/3 dos pacientes com DMD, a mutação é herdada, ou seja, a mãe é portadora do defeito genético. Em 1/3 dos casos, a mutação é *de novo*, isto é, a mãe não é portadora da mutação.[3]

FISIOPATOGENIA

Em todas as distrofias musculares, a análise histológica do músculo revela: variabilidade de tamanho de fibras musculares, proliferação gradual do tecido conjuntivo endo e perimisial, presença de necrose, macrofagia, degeneração e regeneração em grau variável.[1] A Figura 125.1 mostra o aspecto de um músculo normal, um com processo moderado de degeneração e outro com degeneração maior. Na DMD, é a ausência da distrofina, que, ao tornar a membrana da fibra muscular instável, propicia a sua ruptura ao longo dos ciclos repetidos de contração e relaxamento. A Figura 125.2 mostra o padrão normal de distrofina na imuno-histoquímica, comparado ao de diminuição e de ausência total dessa proteína.

O processo patogênico decorrente da inexistência de distrofina envolve múltiplos fatores que determinam a lesão celular (como os radicais livres, os fatores nucleares e a ativação da calpaína, mas a fragilidade da membrana celular e o influxo maior de cálcio na célula são os primordiais.[14] Adicionalmente, os mioblastos de indivíduos com DMD mostram alterações na capacidade proliferativa, e a regeneração recorrente existente reduz ainda mais o potencial de proliferação das células satélites.[15] Os efeitos sobre os mioblastos parecem estar relacionados à inflamação crônica.[16]

Embora a carência da distrofina esteja bem estabelecida como causa principal de instabilidade da membrana e consequente patogenia, há um acúmulo de dados que sugerem que a resposta imunológica possa desempenhar papel na fisiopatologia dessa doença. É sugerido que interações de VLA-4 e/ou VLA-5 com fibronectina são capazes de dirigir

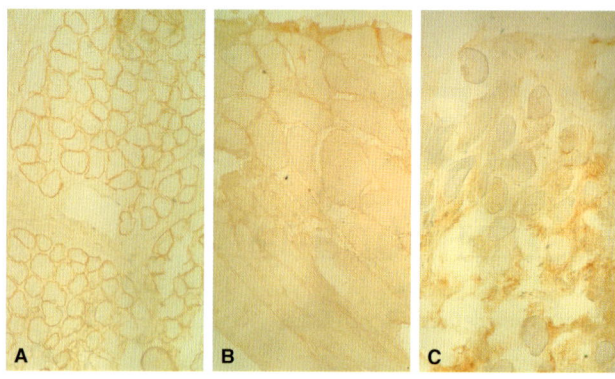

Figura 125.2. Biópsia muscular, imuno-histoquímica. **A.** Músculo normal. **B.** Marcação parcial para distrofina em distrofia muscular de Becker. **C.** Ausência de marcação para distrofina em distrofia muscular de Duchenne. Essas são lâminas de pacientes vistas na Universidade Federal do Rio de Janeiro (UFRJ), processadas no serviço de patologia da UFRJ, sob a responsabilidade de Nathalie Henriques Silva Canedo, MD, PhD, neuropatologista, professora do Departamento de Patologia da UFRJ.

os linfócitos T para nichos específicos dentro do músculo, contribuindo, assim, para danos nos tecidos e fibrose em pacientes com DMD.[17]

Finalmente, cabe lembrar que a proteína distrofina não é importante apenas para a musculatura esquelética. Além disso, sua ausência no músculo cardíaco e a falta de sua expressão em neurônios se associam às manifestações cardíacas e de funções superiores também observadas no quadro clínico dos indivíduos com DMD.[18]

QUADRO CLÍNICO

Distrofia muscular de Duchenne

Os meninos que nascem com alterações no gene da distrofina (e a proteína distrofina, por consequência, não é adequadamente produzida) não apresentam característica clínica ao nascer. No entanto, as mutações bioquímicas já estão presentes desde o nascimento, com elevação de enzimas musculares e, às vezes, também de transaminases precocemente.[6]

Ademais, para os que têm o fenótipo de Duchenne, a partir do fim do primeiro ano de vida, podem apresentar o atraso do desenvolvimento psicomotor, com retardo do início da marcha. Como um terço com DMD exibem, além das manifestações motoras, envolvimento de funções superiores, nesses casos, o atraso da linguagem pode ser uma manifestação inicial associada. Os achados iniciais de desvios do desenvolvimento psicomotor se relacionam com as dificuldades evolutivas desses meninos. Alguns terão dificuldade na alfabetização, uns, deficiência intelectual que pode variar de leve a grave e outros, sintomas do espectro autista.[19,20]

Depois que adquirem a marcha independente, eles costumam ter quedas frequentes. A marcha com a progressão se torna diferente da dos demais: apresenta a marcha digitígrada (andar na ponta dos pés) e um componente tipicamente miopático (anserina ou gingada). Desde cedo, é possível observar o levantar miopático (sinal de Gowers), com a utilização das mãos para se levantar do solo.[1,6]

O envolvimento mais pronunciado dos músculos tibiais anteriores, em comparação aos gastrocnêmicos, é o responsável pela marcha digitígrada e pelo gradual aparecimento de limitação da dorsiflexão plantar. A evolução é

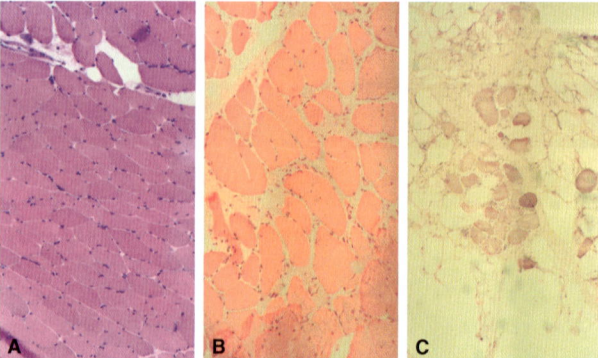

Figura 125.1 Biópsia muscular, hematoxilina-eosina. **A.** Músculo normal. **B.** Diferença de tamanho de fibras; músculo de paciente com distrofia muscular de Becker. **C.** Diferença de tamanho de fibras, com intensa substituição por tecido fibroso; músculo de paciente com distrofia muscular de Duchenne.

progressiva, com maior fraqueza da musculatura da cintura pélvica, culminando com a perda da marcha a partir dos 8 anos.[1,6]

As deformidades osteoarticulares (consequência da mobilidade articular anormal e da falta de sustentabilidade muscular) fazem parte do quadro clínico. A princípio, elas ocorrem nas articulações de membros inferiores e, depois, na coluna e nas articulações dos membros superiores.[1,6]

O comprometimento dos músculos intercostais e diafragmático é a causa da hipoventilação, inicialmente noturna e eventualmente no decorrer do dia, que se instala com a progressão da doença. A capacidade vital é o parâmetro mais importante, caracteristicamente com padrão restritivo de piora gradual ao longo do tempo. Torna-se imperativo o suporte ventilatório na evolução da enfermidade. A ventilação noturna assistida (utilizando pressão positiva intermitente não invasiva), é um fator determinante para ampliação da sobrevida e da qualidade de vida desses pacientes, diminuindo o número de internações e de procedimentos invasivos e subindo a expectativa de vida dos indivíduos com DMD nas últimas décadas.[21]

Adicionalmente, existem fortes evidências de frequente e progressivo envolvimento cardíaco caracterizado por quadro de miocardiopatia dilatada, podendo ocorrer, ainda, distúrbios de condução, taquicardia sinusal, insuficiência cardíaca e até morte súbita.[22] O início do quadro cardiológico é variável, havendo acometimento em quase todos os pacientes (96%) na adolescência.[23]

A cardiomiopatia da DMD tem início silencioso, subclínico e (como primeiras manifestações) a taquicardia sinusal, amplificação da onda R em V1, onda Q proeminente e crescimento do intervalo QT, além de disfunção autonômica.[24] Com o aumento da fibrose no músculo cardíaco, aparecem disfunção ventricular e arritmias ventriculares. Os achados anatomopatológicos consistem em substituição do miocárdio por tecido conjuntivo e gordura. O ventrículo esquerdo é o mais afetado, principalmente nas paredes posterobasal e lateral. Há evidência do papel da inflamação miocárdica na progressão da doença, comprovada por ressonância magnética cardíaca e biópsia.[25]

Vale lembrar ainda das mulheres portadoras, que podem ser assintomáticas ou exibir uma gama de sintomas em intensidade variável, como apenas pseudo-hipertrofia de panturrilhas, cardiomiopatia ou miopatia predominante mais ou menos grave.

História natural da distrofia muscular de Duchenne

Embora seja uma doença progressiva, a DMD não apresenta progressão constante desde o nascimento ou mesmo progressão igual em todos os meninos. No entanto, essa evolução pode ser dividida em cinco fases da doença, que serão detalhadas a seguir: estágio 1 (pré-sintomática), estágio 2 (estágio de deambulador precoce), estágio 3 (estágio de deambulador tardio), estágio 4 (estágio de não deambulador precoce) e estágio 5 (estágio de não deambulador tardio).

Durante um período, após o nascimento, existe uma fase denominada "pré-sintomática", na qual existem apenas alterações bioquímicas, elevação marcante da creatinofosfoquinase (CPK) e possível ampliação de enzimas hepáticas. Essa é a chamada "fase ou estágio 1 da doença".[6]

Seja pelo início de atraso de desenvolvimento psicomotor, pela dificuldade de se levantar do solo sem apoio das mãos (levantar miopático ou sinal de Gowers), pela marcha gingada (anserina ou miopática) ou, ainda, pela marcha digitígrada, inicia-se a fase ou estágio 2 da doença: a fase sintomática inicial.[6]

À medida que a idade avança, surgem mais rapidamente dificuldades motoras maiores, que culminam com a perda de capacidades relacionadas aos membros inferiores. Com menos de 7 anos, existe a possibilidade de estabilidade de medidas de funções motoras. Após essa idade, a progressão é inexorável, podendo ser de velocidade diferente, de acordo com fatores ainda não totalmente esclarecidos.[26] Tanto a medida do tempo de se levantar do solo quanto a da capacidade de caminhar são preditivas da evolução para esse momento da perda da marcha.[27]

Inicia-se, então, a fase ou o estágio 4, em que começam a declinar as funções do tronco e dos membros superiores, chegando à fase ou ao estágio 5, quando essas funções comprometem a independência para atos que envolvem os membros superiores.[23]

No passado, a expectativa de vida era bastante reduzida, com provável óbito ao redor do fim da segunda década de vida. No entanto, os cuidados de suporte, a corticoterapia e as intervenções fisioterapêuticas vêm modificando a história natural da DMD.[28]

Distrofia muscular de Becker

A distrofia muscular de Becker é considerada menos grave do que a distrofia muscular de Duchenne, de acordo com a primeira descrição da doença, quando foi considerada a "forma benigna da DMD". Os pacientes podem apresentar já na infância um quadro mais discreto de acometimento da cintura pélvica associado a pseudo-hipertrofia de panturrilhas. Aproximadamente 50% dos casos de DMB mostram fraqueza muscular por volta de 10 anos, enquanto, aos 20 anos, 90% dos pacientes já apresentam sinais clínicos da doença. Ademais, ressalta-se que a evolução desses indivíduos é distinta dos com DMD, e a perda da capacidade de deambulação ocorre após os 15 a 16 anos. Alguns autores descrevem uma forma intermediária DMD/DMB, que seriam aqueles pacientes que têm início dos sintomas na infância, mas mantêm a capacidade de deambular após 12 anos com perda dessa função antes de 15 a 16 anos, não configurando nem DMD ou DMB.[29] Estudos com avaliação quantitativa (*Western blot*) do nível de expressão da distrofina em tecido muscular mostram que se encontra em 0 a 5% em pacientes com DMD, 5 a 20% na forma intermediária DMD/DMB ou na forma mais grave de DMB e 20 a 50% nas formas leves a moderadas de DMB.[2,3]

Na evolução do quadro ou, mais raramente como primeira manifestação, o comprometimento cardiológico se dá geralmente na forma de miocardiopatia dilatada e arritmias cardíacas. Na DMB, em pacientes com insuficiência cardíaca grave, mas com boa função motora e respiratória, o transplante cardíaco deve ser considerado.[2,30]

Na DMB, assim como na DMD, são descritas alterações neuropsicológicas que englobam: transtorno do espectro autista, transtornos de déficit de atenção e hiperatividade (TDAH), transtorno obsessivo-compulsivo e deficiência intelectual.[2]

Diante do grande espectro de manifestações clínicas da distrofia muscular de Becker, não há muitos estudos de história natural.[31]

Outras formas clínicas

Além da forma clássica de DMB, ressalta-se que existem outras apresentações clínicas, caracterizando um amplo espectro de manifestações das distrofinopatias, incluindo tanto variantes muito leves da doença com fraqueza predominantemente em músculo quadríceps e início na vida adulta, pacientes com quadro de cãibras e mialgia quanto outras com presença de mioglobinúria induzida por exercício físico, simulando uma miopatia metabólica e pacientes assintomáticos com aumento de CPK.[3,29]

Mulheres portadoras

De uma forma geral, as mulheres portadoras do defeito genético podem ser assintomáticas ou apresentar sinais leves, como fraqueza e fadiga muscular discretas, pseudo-hipertrofia de panturrilhas e alterações cardíacas. Alguns estudos mostram que em torno de 8 a 22% das portadoras têm manifestações clínicas. Os níveis de CK podem ser normais ou aumentados (valores variáveis até 1.000 U/ℓ), não sendo o exame adequado para definir se a mulher é portadora. O diagnóstico deve ser feito por meio de teste molecular direcionado, pesquisando-se na mãe a mutação encontrada no filho com distrofinopatia.[3]

Em algumas situações mais raras, podemos observar mulheres portadoras apresentando quadro grave de fraqueza muscular progressiva, entre as quais citam-se: mulheres com síndrome de Turner, translocações cromossômicas envolvendo tanto o cromossomo X quanto sua dissomia uniparental e sua inativação.[3]

Destaca-se que, uma vez feito o diagnóstico de distrofinopatia de um paciente do sexo masculino, sua mãe deve ser avaliada clinicamente e investigada por meio de teste genético que permitirá o estabelecimento do diagnóstico e dos cuidados, assim como os acompanhamentos necessários às portadoras.

Em 2/3 dos casos de DMD, a mãe é portadora e, em 1/3%, trata-se de uma mutação *de novo*. No entanto, nessa última situação, há relatos de mosaicismo (populações de gametas contendo ou não a mutação), o que levaria a uma elevação no risco de novos filhos com a distrofinopatia. Esse dado é relevante para o aconselhamento genético.[3]

DIAGNÓSTICO

Para que se possa diagnosticar um caso de DMD, é preciso suspeitar dessa possibilidade.[32] Em um menino, as principais situações que devem ser consideradas são:

- Atraso do desenvolvimento psicomotor, seja motor isolado ou na apresentação de atraso de linguagem (que, geralmente, sugere deficiência intelectual ou transtorno do espectro autista associado)
- Sintoma ou sinal de fraqueza muscular proximal, de início entre 1 e 5 anos (iniciar a marcha sem apoio após 15 meses deve ser considerado atraso do desenvolvimento motor e, em geral, deve-se à fraqueza muscular da cintura pélvica)
- Hipertrofia de panturrilhas
- Crescimento marcante de CPK (definida com > 2.000 U/ℓ)
- Aumento de transaminases em exames de rotina (sem elevação de gama GT e com elevação de CPK).

A suspeita clínica deve ser seguida de solicitação de exame de CPK. Esse mesmo teste de triagem deve ser realizado em filhos do sexo masculino subsequentes de mãe que tenha história familiar de caso em sua família (filho, irmão ou sobrinho). Em indivíduos com DMD, essa avaliação se mostra alterada desde o período neonatal.[33] Além disso, ela pode ser realizada como triagem de mulheres portadoras.

Com a suspeita clínica acompanhada de níveis marcadamente elevados de CPK, há de se proceder com o diagnóstico definitivo. A confirmação da mutação genética determinante no defeito de transcrição da distrofina é fundamental. Como as mutações mais frequentes são as grandes deleções ou duplicações, o primeiro teste pode ser o que utiliza a técnica de *multiplex ligation-dependent probe amplification* (MLPA) ou o *comparative genomic hybridization microarray* (CGHA).[6]

Caso esses testes não detectem alterações, a técnica de sequenciamento – Sanger ou *next generation sequencing* (NGS), capaz de identificar alterações menores, além das mutações de pequenas deleções ou inserções – deve ser solicitada. Na hipótese de todos esses testes serem negativos, uma biópsia muscular com imuno-histoquímica se faz necessária tanto para confirmar a possibilidade de DMD quanto para direcionar a um diagnóstico diferencial.[6,34,35]

Na distrofia muscular de Becker, deve-se investigar pacientes do sexo masculino, podendo ser crianças, adolescentes e adultos, que apresentem fraqueza muscular predominante em cintura pélvica com pseudo-hipertrofia de panturrilhas associada ao aumento significativo de CK. Deve-se lembrar também das formas clínicas menos frequentes que já foram citadas, como cãibras, mioglobinúria induzida por esforço físico, miocardiopatia dilatada etc. Ademais, a investigação segue o mesmo fluxo proposto para o diagnóstico da DMD.[3]

Diagnóstico diferencial

Todas as condições neuromusculares que se apresentam sob a forma de paresia de cinturas em meninos fazem parte do diagnóstico diferencial. O exame de CPK marcadamente elevado (acima de $10 \times$ o valor máximo) apontará para distrofias musculares, em geral, sendo outras condições, como atrofia muscular espinhal (AME), doenças de placa motora e miopatias congênitas inicialmente afastadas.[1] Deve-se ressaltar que a forma de AME tipo III pode surgir como um quadro pseudomiopático, com pseudo-hipertrofia de panturrilhas e aumento de CPK em trono de 2 a 3 vezes o valor de referência. Nesses casos, a presença de fasciculados ou minipolimioclônus pode auxiliar no diagnóstico.[3]

Outras distrofias musculares – particularmente as que acometem as cinturas pélvica e escapular – são o principal diagnóstico diferencial. Destacam-se aqui as sarcoglicanopatias (deficiência de alfa, delta, beta ou gamassarcoglicana), que exibem um quadro Duchenne-*like*, porém com herança autossômica recessiva. Além disso, elas terão elevação marcada de CPK, aspecto de distrofia na biópsia vista pela técnica de hematoxilina-eosina, mas não terão ausência da distrofina na imuno-histoquímica. Para algumas distrofias, existem outros marcadores na imuno-histoquímica, entretanto, para outras, o diagnóstico depende de pesquisa de alteração de outros genes.

Nas miopatias inflamatórias, que também elevam de forma marcante a CPK, elas são uma condição de curso agudo ou subagudo, bem como normalmente apresentam o envolvimento de outros grupamentos musculares, além dos das cinturas.

Considerando as formas de apresentação menos comuns da DMB (especialmente em pacientes com cãibras, intolerância atividade física e mioglobinúria), o diagnóstico diferencial deve ser feito com as miopatias metabólicas.[3]

CONDUTA TERAPÊUTICA

A condução de meninos com diagnóstico confirmado de DMD envolve um conjunto de medidas medicamentosas e de reabilitação, além de acompanhamento preventivo e/ou curativo das potenciais complicações evolutivas.[4]

As primeiras publicações que demonstraram o benefício da corticoterapia na DMD datam da década de 1970.[31] O corticosteroide determina maior independência da marcha, melhor estabilidade da musculatura axial e da atividade motora dos membros inferiores, preservando, ainda, a função respiratória e a miocárdica.[32] A fim de permitir a imunização completa e o crescimento, o início dessa medicação deve aguardar o menino alcançar a idade de 2 anos. A partir dessa idade, na dependência da instalação definitiva de sinais motores e de uma evolução com parada no desenvolvimento motor, justifica-se o início.

Certamente, a partir de 5 anos, todos os meninos com DMD devem começar a corticoterapia. Em pacientes com DMB, o uso de corticosteroides não é bem definido devido à evidência de eficácia ser limitada nos estudos realizados. De forma individualizada, o uso desse medicamento pode ser considerado.[2] Tanto a prednisona/prednisolona na dose de 0,75 mg/kg/dia quanto o deflazacorte na dose de 0,9 mg/kg/dia podem ser administrados. Diferentes esquemas são utilizados: o diário (com maior potencial de benefícios) e os intermitentes (com menor potencial de efeitos colaterais). A avaliação periódica semestral e contínua é fundamental, em decorrência da utilização dessa medicação, cuja manutenção é recomendada mesmo após a perda da deambulação.[4,32]

A reabilitação e a atenção psicossocial são iniciadas no momento da suspeita diagnóstica e mantidas após sua confirmação, e o suporte nos momentos iniciais é direcionado à família – a fim de facilitar a fase de aceitação de uma condição genética, crônica e progressiva, além de definir as necessidades de intervenção no ensino ou em questões comportamentais.

Se o menino estiver na fase 2 (sintomática inicial), a reabilitação deve focar a prevenção de deformidades e favorecer a atividade física aeróbica de baixo impacto supervisionada. Quando estiver na fase 3, o próprio paciente, a família e a escola devem ser envolvidos no repensar de seus deslocamentos e definir adaptações necessárias à manutenção de sua independência nas atividades de vida diária, sua funcionalidade e sua participação nas atividades. Desse modo, facilitar o uso da sua musculatura favorece a prevenção da fraqueza e atrofia por desuso.[4,33,34]

A antecipação focada no acompanhamento das complicações cardiorrespiratórias e osteoesqueléticas favorece, desde o início e ao longo de todas as fases da doença, a instituição das intervenções preventivas ou terapêuticas que se façam necessárias.[6] Além disso, a extensão e os custos associados aos cuidados dessa doença aumentam consideravelmente com seu estágio de progressão, sendo mais voltados para as consequências cardiorrespiratórias da DMD.

Nos últimos anos, novos artigos de recomendações de orientação de conduta para DMD foram publicados, bem como são importantes guias para os médicos profissionais de saúde que vierem a diagnosticar e acompanhar esses pacientes. O detalhamento desses cuidados foge ao escopo de um capítulo de livro de neurologia geral.[30-45]

O acompanhamento e os cuidados multidisciplinares também devem ser realizados em pacientes com DMB, com grande atenção às complicações cardiológicas. Não existe um consenso internacional de tratamento de pacientes com DMB, devido à sua grande variabilidade clínica. Todavia, deve-se estabelecer as necessidades, de forma individualizada, para todo paciente em cada fase da doença e promover medidas preventivas de reabilitação e acompanhamento clínico.[2,31]

126

Distrofias Musculares de Cinturas

Ana Cotta • André Macedo Serafim Silva • Elmano Carvalho

INTRODUÇÃO

As distrofias musculares de cinturas formam um grupo heterogêneo de doenças neuromusculares hereditárias. Recebem esse nome por causarem fraqueza preferencialmente dos músculos das cinturas pélvica e escapular, frequentemente poupando os músculos distais e da face.[1-4] Além disso, elas são caracterizadas por curso progressivo, início na infância ou idade adulta e acometimento de ambos os sexos, apresentando herança autossômica dominante ou recessiva. O substrato morfológico comum às biópsias musculares nessas distrofias é o "padrão distrófico" (Figura 126.1).[5,6]

As distrofias musculares de cinturas são internacionalmente conhecidas pela sigla "LGMD" (do inglês *limb girdle muscular dystrophy*). Conforme o padrão de herança genética, são classificadas em "LGMD D" para herança autossômica dominante ou "LGMD R" para herança autossômica recessiva. São posteriormente subclassificadas com números, seguindo a ordem cronológica de descoberta dos sítios gênicos que contêm o gene mutado associado à doença (Tabela 126.1).[2,7]

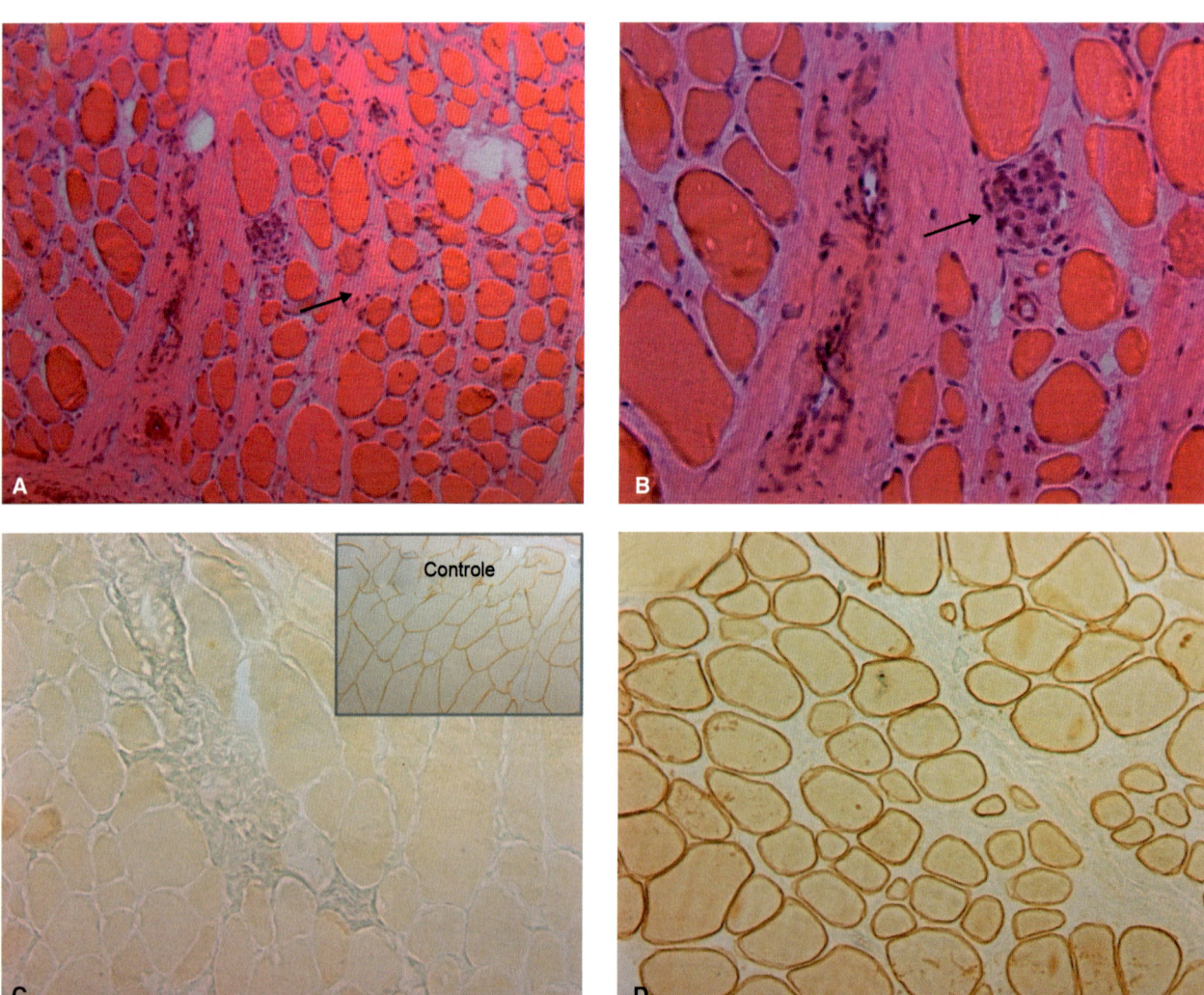

Figura 126.1 Biópsia muscular confirmatória do fenótipo de sarcoglicanopatia em paciente feminina de 21 anos, com exame molecular apresentando duas variantes de significado incerto em heterozigose, primeira c.622-2A>G intrônica 2 pb que altera sítio de *splicing* e segunda c.299T>A (p.Met100Lys). **A.** Biópsia muscular com padrão distrófico com fibrose endomisial (*seta*). **B.** Focos de necrose (*seta*). **C.** Deficiência da marcação imuno-histoquímica para gamassarcoglicano, observando-se a imagem negativa das fibras musculares; o controle normal apresentou marcação positiva na membrana sarcolemal. **D.** Marcador de integridade da membrana sarcolemal espectrina positivo. **A.** Hematoxilina-eosina (HE) 10×, **B.** HE 20×, **C.** Imuno-histoquímica antigamassarcoglicano (35-DAG) 20× com controle normal positivo (*quadro menor*). **D.** Imuno-histoquímica espectrina 20×.

Tabela 126.1 Classificação das distrofias musculares de cinturas autossômicas dominantes e autossômicas recessivas.[a]

Classificação do Centro Europeu de Doenças Neuromusculares (ENMC)	Gene	Antiga classificação
LGMD R1 relacionada-calpaína 3	CAPN3	LGMD2A
LGMD R2 relacionada-disferlina	DYSF	LGMD2B
LGMD R3 relacionada-alfassarcoglicano	SGCA	LGMD2D
LGMD R4 relacionada-betassarcoglicano	SGCB	LGMD2E
LGMD R5 relacionada-gamassarcoglicano	SGCG	LGMD2C
LGMD R6 relacionada-deltassarcoglicano	SGCD	LGMD2F
LGMD R7 relacionada-teletonina	TCAP	LGMD2G
LGMD R8 relacionada-TRIM 32	TRIM32	LGMD2H
LGMD R9 relacionada-FKRP	FKRP	LGMD2I
LGMD R10 relacionada-titina	TTN	LGMD2J
LGMD R11 relacionada-POMT1	POMT1	LGMD2K
LGMD R12 relacionada-anoctamina 5	ANO5	LGMD2L
LGMD R13 relacionada-fukutina	FKTN	LGMD2M
LGMD R14 relacionada-POMT2	POMT2	LGMD2N
LGMD R15 relacionada-POMGNT1	POMGNT1	LGMD2O
LGMD R16 relacionada-alfadistroglicano	DAG1	LGMD2P
LGMD R17 relacionada-plectina	PLEC	LGMD2Q
LGMD R18 relacionada-TRAPPC11	TRAPPC11	LGDM2S
LGMD R19 relacionada-GMPPB	GMPPB	LGMD2T
LGMD R20 relacionada-ISPD	CRPPA (antes ISPD)	LGMD2U
LGMD R21 relacionada-POGLUT1	POGLUT1	LGMD2Z
LGMD R22 relacionada-colágeno 6	COL6A1,COL6A2,COL6A3	Bethlem
LGMD R23 relacionada-laminina alfa-2	LAMA2	LAMA2 MD
LGMD R24 relacionada-POMGNT2	POMGNT2	POMGNT2 MD
LGMD R25 relacionada-BVES	BVES	LGMD2X
LGMD R26 relacionada-POPDC3	POPDC3	POPDC3 MD
LGMD R27 relacionada-JAG2	JAG2	JAG2 MD
LGMD D1 relacionada-DNAJB6	DNAJB6	LGMD1D
LGMD D2 relacionada-TNPO3	TNPO3	LGMD1F
LGMD D3 relacionada-HNRNPDL	HNRNPDL	LGMD1G
LGMD D4 relacionada-calpaína 3	CAPN3	LGMD1I
LGMD D5 relacionada-colágeno 6	COL6A1,COL6A2,COL6A3	Bethlem

[a]Esta tabela é atualizada anualmente e está disponível gratuitamente em www.musclegenetable.fr.
LAMA2 MD: distrofia muscular relacionada à laminina alfa-2 ou merosina (laminin alpha 2 related muscular dystrophy); POMGNT2 MD: distrofia muscular relacionada ao POMGNT2 (POMGNT2-related muscular dystrophy).

DIAGNÓSTICO DIFERENCIAL ENTRE DISTROFIA MUSCULAR DE CINTURAS E OUTRAS AFECÇÕES NEUROMUSCULARES

O diagnóstico diferencial das distrofias musculares de cinturas é realizado por meio de uma abordagem integrada de profissionais de várias áreas, incluindo dados da anamnese, história familiar, exame físico, exames laboratoriais, neurofisiológicos e de imagem.[1]

A avaliação do paciente com fraqueza muscular se inicia com a determinação do padrão de fraqueza, sendo a história familiar muito importante para determinar o padrão de

herança. A anamnese detalhada e o exame físico podem fornecer dados importantes, como ascendência étnica, aumento das panturrilhas, escápulas aladas, miotonias e cardiopatia associada, entre outras características.[1]

Inicialmente, é necessário excluir as doenças neuromusculares mais comuns, como distrofinopatias,[8] distrofia facioescapuloumeral,[9,10] distrofia miotônica tipos 1 e 2[11,12] e atrofia muscular espinhal.[13]

Além das doenças mais comuns, é necessário excluir as potencialmente tratáveis, como miastenia grave,[14] síndromes miastênicas congênitas, glicogenose tipo 2 (doença de Pompe de início tardio),[15,16] miopatias inflamatórias, associadas ou não a doenças reumatológicas, endocrinológicas, miopatias tóxicas e mitocondriais, entre outras.

O diagnóstico diferencial entre distrofia muscular de cinturas e miopatias inflamatórias pode, por vezes, ser muito difícil.[17] O início subagudo e a ausência de história familiar de fraqueza muscular podem favorecer miopatia inflamatória.[1,17,18] Entretanto, o hipersinal em sequências ponderadas em T2 ou *STIR* pode ocorrer em distrofinopatias, disferlinopatias, distrofia miotônica tipo 1 e distrofia facioescapuloumeral (DFEU).[1,18]

A pesquisa sorológica para agentes infecciosos (como infecções virais por HTLV-1, HIV, HBV e HCV) e a pesquisa de marcadores reumatológicos oferecem grande auxílio nessa etapa da investigação diagnóstica.

Miopatias tóxicas, associadas ao uso de medicamentos, devem ser investigadas em qualquer paciente sem história prévia de doença neuromuscular que desenvolva mialgia, fadiga, fraqueza ou mioglobinúria.[1] Entre os medicamentos mais comumente associados às miopatias tóxicas, estão os hipocolesterolemiantes da classe das estatinas, medicamentos antirreumáticos, anti-inflamatórios, imunossupressores, análogos de antinucleosídeos, como zidovudina, produtos contaminados, como L-triptofano, entre outros.[1] Em nosso meio, as causas mais comuns de miopatias tóxicas estão relacionadas ao uso de corticosteroides, propoxifeno, neurolépticos, zidovudina, diuréticos associados a hipocalemia, cloroquina e hidroxicloroquina.[19,20]

Entre os exames complementares que auxiliam no diagnóstico da distrofia muscular de cinturas, destacam-se as dosagens de enzimas musculares, especialmente creatinoquinase e aldolase, que estão frequentemente aumentadas.[1] É importante lembrar que alguns pacientes com distrofia muscular de cinturas e aumento de transaminases hepáticas não devem ser erroneamente diagnosticados como hepatopatas. Os exames neurofisiológicos demonstram potenciais miopáticos em praticamente todos os casos.

Quando os dados da anamnese, incluindo história familiar, exame clínico e neurológico, dosagem de enzimas musculares e exames neurofisiológicos, sugerem distrofia muscular de cinturas, é recomendável que o paciente seja submetido a exame de imagem para definir uma assinatura genética específica ou um radiofenótipo. O padrão radiológico pode ser muito útil na interpretação de resultados genéticos de variantes de significado incerto.

IMPORTÂNCIA DO DIAGNÓSTICO DIFERENCIAL DOS SUBTIPOS DE DISTROFIAS MUSCULARES DE CINTURAS

Existem quatro principais motivos para se realizar o diagnóstico diferencial entre os diversos subtipos de distrofias musculares de cinturas: aconselhamento genético, avaliação de risco cardiorrespiratório, prognóstico e possibilidades terapêuticas. O aconselhamento genético adequado considera o padrão de herança (autossômica dominante ou recessiva). Essa informação tem grande impacto no planejamento familiar.

Subtipos de distrofias musculares de cinturas

A prevalência dos nove subtipos mais comuns das distrofias musculares de cinturas foi estimada em 4,24/100 mil habitantes, com testes moleculares em bancos de dados (gnomAD).[21]

Em um estudo recente com pacientes brasileiros, o diagnóstico molecular do subtipo específico de distrofia muscular de cinturas foi elucidado por meio de testes genéticos moleculares, direcionados pela investigação clínica em cerca de metade (48%) dos casos.[22] Esse estudo constituiu um marco na neurologia brasileira, pois demonstrou uma significativa redução na "odisseia" dos pacientes pelo diagnóstico.[22] Desse modo, as diretrizes para investigação de pacientes brasileiros com distrofia muscular de cinturas foram atualizadas para a realização de estudos moleculares logo após a caracterização fenotípica clínica (Figura 126.2).[1,22] Ademais, observações de relevância diagnóstica dos subtipos de distrofias musculares de cinturas foram selecionadas

em destaque na Tabela 126.2.[23-148] A biópsia muscular na distrofia muscular de cinturas passa a ser utilizada para caracterização fenotípica de casos com diagnóstico molecular inconclusivo.

As distrofias musculares de cinturas apresentam padrão de herança autossômica recessiva em cerca de 85% dos casos (84,4% ou 27 dos 32 subtipos descritos na classificação mais recente).[2,7] Um estudo multicêntrico brasileiro recente estimou a frequência relativa dos subtipos mais comuns das distrofias musculares de cinturas.[3] As distrofias musculares de cinturas mais frequentes no Brasil no grupo de 305 pacientes incluídos no estudo foram, em ordem decrescente: calpainopatia (LGMD R1), 32,1%; disferlinopatia (LGMD R2), 30,5%; sarcoglicanopatia (LGMD R3, LGMD R4, LGMD R5 e LGMD R6), 22,2%; proteinopatia relacionada à fukutina ou *FKRP-patia* (LGMD R9), 6,7%; teletoninopatia (LGMD R7), 5,3%; e anoctaminopatia (LGMD R12), 4,2%.[3]

As distrofias musculares de cinturas mais comuns no Brasil serão descritas em detalhe, em ordem decrescente.

Calpainopatia (LGMD R1)

A calpainopatia autossômica recessiva está associada a variantes patogênicas em homozigose ou em heterozigose composta no gene da calpaína (*CAPN3*), localizado em

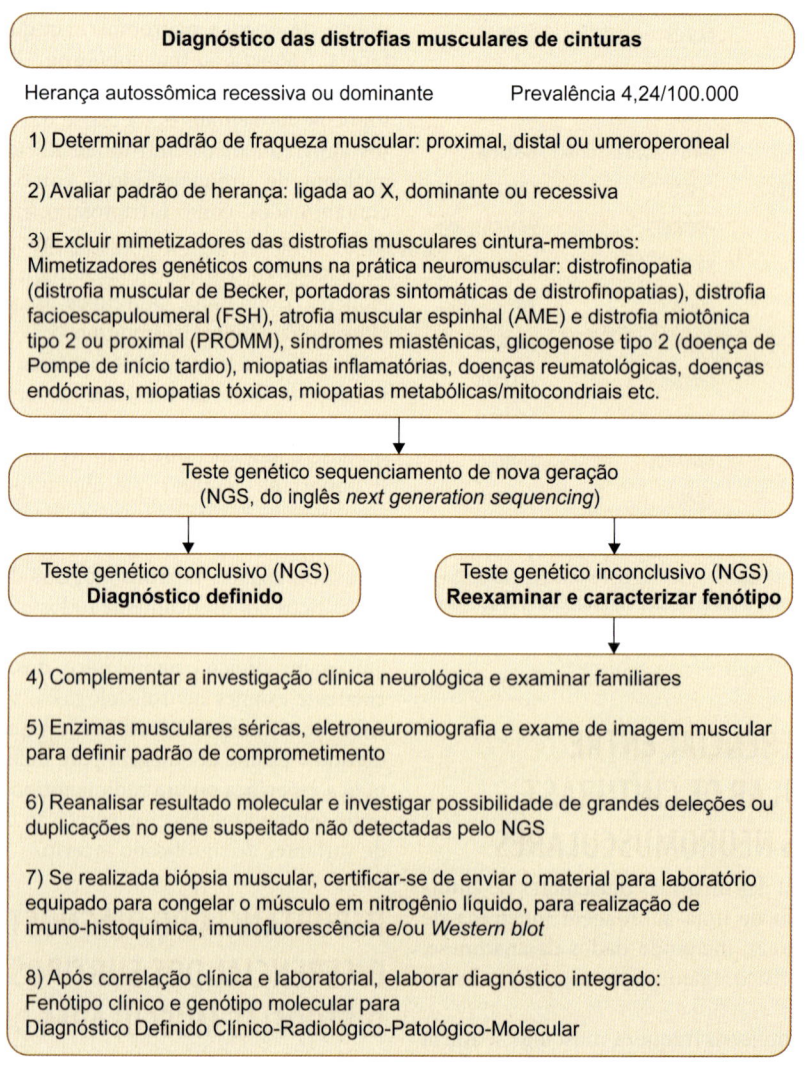

Diagnóstico das distrofias musculares de cinturas

Herança autossômica recessiva ou dominante   Prevalência 4,24/100.000

1) Determinar padrão de fraqueza muscular: proximal, distal ou umeroperoneal

2) Avaliar padrão de herança: ligada ao X, dominante ou recessiva

3) Excluir mimetizadores das distrofias musculares cintura-membros:
Mimetizadores genéticos comuns na prática neuromuscular: distrofinopatia (distrofia muscular de Becker, portadoras sintomáticas de distrofinopatias), distrofia facioescapuloumeral (FSH), atrofia muscular espinhal (AME) e distrofia miotônica tipo 2 ou proximal (PROMM), síndromes miastênicas, glicogenose tipo 2 (doença de Pompe de início tardio), miopatias inflamatórias, doenças reumatológicas, doenças endócrinas, miopatias tóxicas, miopatias metabólicas/mitocondriais etc.

Teste genético sequenciamento de nova geração
(NGS, do inglês *next generation sequencing*)

| Teste genético conclusivo (NGS) **Diagnóstico definido** | Teste genético inconclusivo (NGS) **Reexaminar e caracterizar fenótipo** |

4) Complementar a investigação clínica neurológica e examinar familiares

5) Enzimas musculares séricas, eletroneuromiografia e exame de imagem muscular para definir padrão de comprometimento

6) Reanalisar resultado molecular e investigar possibilidade de grandes deleções ou duplicações no gene suspeitado não detectadas pelo NGS

7) Se realizada biópsia muscular, certificar-se de enviar o material para laboratório equipado para congelar o músculo em nitrogênio líquido, para realização de imuno-histoquímica, imunofluorescência e/ou *Western blot*

8) Após correlação clínica e laboratorial, elaborar diagnóstico integrado:
Fenótipo clínico e genótipo molecular para
Diagnóstico Definido Clínico-Radiológico-Patológico-Molecular

Figura 126.2 Diagnóstico das distrofias musculares de cinturas: fluxograma esquemático da investigação clínica e complementar.

Tabela 126.2 Características peculiares dos subtipos das distrofias musculares de cinturas.

Distrofia	Gene	Início	CK(×)	Achados peculiares
LGMD R1	CAPN3	16 (1-67)	3-20×	Início quase simultâneo nos membros inferiores e superiores; escápulas aladas[23-25]
LGMD R2	DYSF	19 (1-58)	10-70×	Início nos membros inferiores, intervalo médio de 6 anos para membros superiores, frequente início subagudo simulando miosite autoimune[26-31]
LGMD R3	SGCA	13 (6-30)	5-40×	
LGMD R4	SGCB	6 (1-30)	5-40×	Semelhante à distrofia muscular de Duchenne (DMD) com aumento de volume das panturrilhas e evolução rápida para perda da capacidade de marcha, porém sem déficit cognitivo; escápulas aladas são frequentes[32-37]
LGMD R5	SGCG	6 (1-30)	5-40×	
LGMD R6	SGCD	6 (1-30)	5-40×	
LGMD R7	TCAP	12 (9-15)	2-8×	Fraqueza proximal e distal com pés caídos; escápulas aladas[46-49]
LGMD R8	TRIM32	22 (10-34)	1-34×	Progressão lenta, fraqueza facial, flexores do pescoço, escápulas aladas, aumento das panturrilhas; cãibras, mialgia, artralgia[113-118]
LGMD R9	FKRP	19 (2-40)	10-70×	Semelhante à distrofia muscular de Becker, mas pode ter hiper-CK-emia paucissintomática e exacerbações da fraqueza com infecções[38-45]
LGMD R10	TTN	11 (3-20)	14-30×	Escápulas aladas, contraturas dos tornozelos, cotovelos e espinha rígida; cardiomiopatia dilatada; fibrilação atrial; insuficiência respiratória[106-108]
LGMD R11	POMT1	2 (1-3)	10-55×	Aumento das panturrilhas, tronco, língua, braços. Contraturas dos tornozelos, coluna, pescoço e cotovelos. Microcefalia, déficit cognitivo e fraqueza orofacial[56-61]
LGMD R12	ANO5	41 (15-47)	2-250×	Fraqueza proximal ou proximal-distal ou hiper-CK-emia ou miopatia pseudometabólica ou miopatia necrotizante[50-55]
LGMD R13	FKTN	2 (1-14)	2-58×	Escápulas aladas, aumento das panturrilhas, contraturas dos tornozelos. Síndrome de Wolff-Parkinson-White e cardiomiopatia dilatada[62-64]
LGMD R14	POMT2	7 (1-55)	2-50×	Atraso do desenvolvimento, déficit cognitivo. Leucoencefalopatia. Bloqueio de ramo direito, insuficiência mitral e tricúspide, aumento de volume do ventrículo esquerdo[65-68]
LGMD R15	POMGNT1	6 (1-12)	22-53×	Hiperlordose lombar, contraturas dos tornozelos, atrofia de deltoide, alterações visuais com ou sem déficit cognitivo[69]
LGMD R16	DAG1	12 (3-22)	5-23×	Hiperlordose lombar, contratura dos cotovelos, déficit cognitivo, microcefalia[70-73]
LGMD R17	PLEC	14 (3-26)	10-29×	Pode haver associação (não obrigatória) com epidermólise bolhosa. Progressão rápida e estabilização. Hiperlordose lombar, aumento das panturrilhas. Disfunção da junção neuromuscular com decremento no trapézio à estimulação repetitiva de baixa frequência, responsiva a tratamento farmacológico para miastenia congênita com piridostigmina e salbutamol[110-112]
LGMD R18	TRAPPC11	20 (1-41)	2-53×	Microcefalia, atraso do desenvolvimento, crises convulsivas, catarata precoce, cardiomiopatia dilatada[74-79]
LGMD R19	GMPPB	20 (6-34)	3-13×	Fadiga com disfunção da junção neuromuscular responsiva a tratamento farmacológico para miastenia congênita com piridostigmina, 3,4-diaminopiridina, salbutamol e corticosteroides; fraqueza axial, aumento de volume das panturrilhas; apresentação clínica pseudometabólica[80-89]
LGMD R20	CRPPA (antes ISPD)	6 (1-12)	2-80×	Escápulas aladas, atrofia dos trapézios, aumento de volume da língua e das panturrilhas; cardiopatia com redução da função do ventrículo esquerdo[90-93]
LGMD R21	POGLUT1	23 (10-40)	1-10×	Escápulas aladas; contraturas dos cotovelos, face miopática e palato em ogiva[94-96]
LGMD R22	COL6A1, COL6A2, COL6A3	10 (1-20)	< 5×	Contraturas articulares nos dedos, cotovelos e tornozelos, cicatrizes hipertróficas e hiperceratose folicular na pele[145-148]
LGMD R23	LAMA2	9 (1-19)	3-19×	Predomínio nos membros inferiores, contraturas de tornozelos e joelhos; neuropatia periférica sensitivo-motora desmielinizante; descargas epileptogênicas; leucoencefalopatia[97-102]
LGMD R24	POMGNT2	6 (1-13)	1-18×	Atraso do desenvolvimento neuropsicomotor, déficit cognitivo, hiper-CK-emia em episódios febris, atrofia dos membros com aumento de volume das panturrilhas[103-105]
LGMD R25	BVES	21 (3-40)	4-9×	Arritmias cardíacas dos tipos bradicardia sinusal, taquicardia sinusal ou bloqueio atrioventricular. Perda progressiva da massa muscular[119-122]
LGMD R26	POPDC3	26 (12-40)	6-48×	Atrofia peitoral e bíceps braquial, aumento das panturrilhas; apresentação clínica pseudometabólica[123-125]
LGMD R27	JAG2	9 (1-18)	1-4×	Proximal e distal, escoliose, contraturas dos cotovelos, tornozelos, punhos, dedos e joelhos; fraqueza facial ou ptose palpebral[126,127]
LGMD D1	DNAJB6	45 (30-60)	1-4×	Predomínio nos membros inferiores; disfagia, disartria, insuficiência respiratória precoce; contraturas articulares[128-130]
LGMD D2	TNPO3	Bimodal (< 15 e > 20)	2-11×	Início precoce: atraso do desenvolvimento, atrofia distal, tenar, marcha nas pontas dos pés, ptose palpebral, disfagia, episódios de ataxia, mialgia. Início tardio: escápulas aladas[131-139]
LGMD D3	HNRNPDL	38 (15-53)	1-9×	Atrofia e fraqueza proximal, limitação da flexão dos dedos e dos artelhos; catarata; diabetes *mellitus*[140-142]
LGMD D4	CAPN3	29 (10-48)	2-40×	Fraqueza axial e de extensores dos dedos[143,144]
LGMD D5	COL6A1, COL6A2, COL6A3	10 (1-20)	< 5×	Contraturas articulares nos dedos, cotovelos e tornozelos, cicatrizes hipertróficas e hiperceratose folicular na pele[145-148]

15q15.1, que codifica a enzima calpaína.[7] Pacientes com calpainopatia apresentam, geralmente, início dos sintomas por volta dos 16 anos, podendo a idade de início variar de 1 a 67 anos.[1,2,4] Os primeiros sintomas podem ocorrer tanto nos membros inferiores quanto nos superiores. O quadro clínico mais comum é o começo de fraqueza muscular nos membros inferiores e, em seguida, nos membros superiores, quase simultaneamente ou em um intervalo, geralmente, inferior a 2 anos.[1,4]

O ritmo de progressão da doença é considerado intermediário entre as distrofias musculares, e a perda da marcha ocorre, usualmente, por volta dos 35 anos ou nos primeiros 25 anos de evolução da doença.[1,4] A progressão para perda da marcha pode ser mais rápida nos pacientes com início mais precoce.[149] Não são esperadas complicações cardíacas ou respiratórias, e os pacientes apresentam, geralmente, sobrevida semelhante à população geral.[1,4]

Existe grande variabilidade fenotípica entre os pacientes com calpainopatia, mesmo entre membros da mesma família, portadores da mesma variante patogênica.[1]

O exame físico pode revelar escápulas aladas, e alguns pacientes podem apresentar comprometimento muscular assimétrico, simulando distrofia facioescapuloumeral.[1,4] Além disso, pode haver contraturas articulares precoces dos tornozelos e fraqueza axial em até metade dos pacientes.[4,23,24]

As enzimas musculares estão geralmente aumentadas em cerca de 3 a 20 vezes os valores de referência, exceto nas fases tardias da doença, quando há avançada substituição adiposa do tecido muscular e as enzimas musculares podem se normalizar.[1,4,5,23,24]

Os exames de imagem podem apresentar substituição adiposa dos glúteos e compartimento posterior das coxas. Há substituição adiposa dos semimembranosos, adutor magno, sóleos e cabeça medial dos gastrocnêmios. Em alguns casos, o padrão de imagem pode simular o aspecto característico das colagenopatias tipo VI (miopatia Bethlem)[29] (Figura 126.3). Quando os quadríceps estão comprometidos, os retos femorais não diferem dos demais componentes, e os vastos laterais têm aspecto mais bem preservado em relação aos vastos mediais e aos vastos intermédios.[1]

O diagnóstico é confirmado por exames moleculares com a identificação de variantes patogênicas já descritas – em homozigose ou em heterozigose composta no gene da calpaína (*CAPN3*) –, que podem ser detectadas por sequenciamento de nova geração (NGS, do inglês *next generation sequencing*). Nos casos em que os exames moleculares demonstram variantes de significado incerto (VUS, do inglês *variants of uncertain/unknown significance*), a biópsia muscular pode ser de grande auxílio na elucidação diagnóstica, porque existem anticorpos anticalpaína disponíveis comercialmente para uso em *Western blot*.[4,23] Técnicas convencionais de imuno-histoquímica no material congelado geralmente não conseguem detectar a proteína em decorrência de sua rápida degradação. Deve haver cautela na interpretação dos resultados de *Western blot*, pois pode haver falsos-positivos e falsos-negativos. Cerca de 20 a 30% dos pacientes com calpainopatia podem apresentar bandas da calpaína semelhantes aos controles normais.[23] Pode haver também redução secundária da banda da calpaína no contexto de outras distrofias musculares, como titinopatia (LGMD R10), disferlinopatia (LGMD R2), proteinopatia relacionada à fukutina ou FKRP-patia (LGMD R9) e anoctaminopatia (LGMD R12).[6,23]

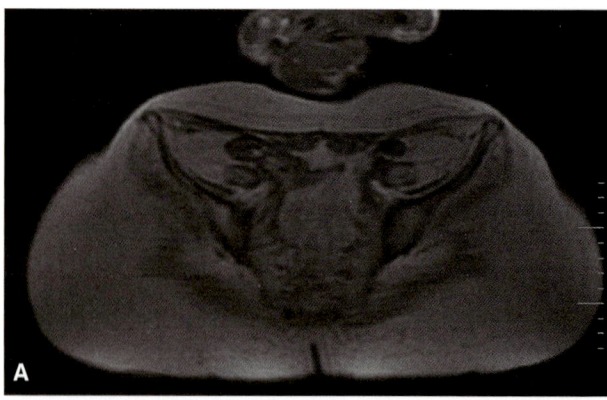

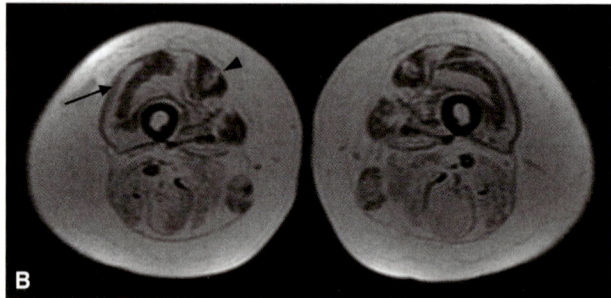

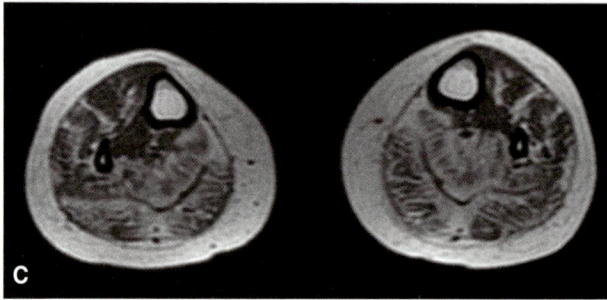

Figura 126.3 Radiofenótipo nas distrofias musculares de cinturas. Exame de imagem muscular protocolo de miopatias pelve (**A**), coxas (**B**) e pernas (**C**) em paciente feminina de 32 anos, com calpainopatia autossômica recessiva LGMD R1 relacionada à variante patogênica c.2306G>A, p.(Arg769Gln) no éxon 22 do gene da calpaína (*CAPN3*), com padrão de imagem semelhante a colagenopatias tipo VI (LGMD R22 e LGMD D5), com substituição adiposa simétrica periférica de vasto lateral (*seta*) e central de reto femoral (*ponta de seta*). Substituição adiposa acentuada simétrica dos (**A**) glúteos, (**B**) adutor magno, adutor longo, bíceps femoral, semitendíneo, semimembranoso, (**C**) gastrocnêmio medial, gastrocnêmio lateral e sóleo.

A calpaína é uma enzima proteolítica ativada pelo cálcio que, em sua forma inativa, fica ancorada nos filamentos de titina (proteína gigante que contribui para a estabilidade do sarcômero durante a contração dos filamentos de actina e miosina). O nome "calpaína" deriva da contração das palavras "cálcio" e "paína", denotando a ativação enzimática pelo cálcio e sua homologia com o grupo de proteases ao qual pertence a papaína.[25] Ademais, acredita-se que a calpaína seja importante para o mecanismo de reparo e manutenção do sarcômero e para o controle do efluxo de cálcio do retículo sarcoplasmático.[1,4]

Calpainopatia dominante (LGMD D4)

A calpainopatia autossômica dominante pode apresentar início dos sintomas entre 10 e 48 anos, com fraqueza muscular de predomínio proximal nos membros inferiores, fraqueza axial e extensores dos dedos.[143] Os níveis séricos de creatinoquinase total podem variar de 2 a 40 vezes os valores de referência.[143] Os exames de imagem de músculo podem demonstrar substituição adiposa paravertebral, dos glúteo mínimo, glúteo médio e isquiotibiais.[143]

O encontro de variantes em heterozigose de significado incerto no gene da calpaína não é achado incomum na rotina diagnóstica de serviços especializados. Dessa forma, atualmente, o diagnóstico da calpainopatia dominante é realizado somente quando há variantes já descritas como patogênicas em heterozigose na LGMD D4: c.643_663del21 [p.(Ser215_Gly221del)]; c.598_612del15 [p.(Phe200_Leu204-del)]; c.700G>A [p.(Gly234Arg)], c.1327T>C [p.(Ser443Pro)], c.1333G>A [p.(Gly445Arg)], c.1661A>C [p.(Tyr554Ser)], c.1706T>C [p.(Phe569Ser)] e c.1715G>C [p.(Arg572Pro)].[143,144]

Disferlinopatia (LGMD R2)

A disferlinopatia é causada por variantes patogênicas em homozigose ou heterozigose composta no gene da disferlina (*DYSF*), localizado em 2p12-14, que codifica a proteína disferlina.[7] Os primeiros sintomas ocorrem na maior parte dos indivíduos por volta dos 19 anos, havendo exceções, que podem variar desde o início congênito até 58 anos.[1,2,4,26,27] O início dos sintomas pode ocorrer de forma subaguda e, em cerca de 25 a 57,7% dos pacientes, simular uma miopatia inflamatória/miosite autoimune (classificadas antigamente como polimiosite).[1,4,17,26,27] Os indivíduos podem apresentar fraqueza muscular de predomínio proximal nos membros inferiores, fraqueza muscular de predomínio distal (miopatia distal *Miyoshi*) ou de proximal-distal, além de formas oligossintomáticas com aumento de creatinoquinase total, que convergem nas fases avançadas para comprometimento proximal e distal.[4]

A fraqueza geralmente começa nos membros inferiores e, após um intervalo (em média, 6 anos, mas que pode variar de 1 a 16 anos), iniciam-se as queixas nos membros superiores.[1,4,26,27] Embora a diminuição do diâmetro das panturrilhas seja a apresentação clínica mais comum, as panturrilhas podem estar aumentadas em aproximadamente 28% dos pacientes.[1,28]

Um achado frequente ao exame físico é a preservação do volume do músculo deltoide em comparação ao terço distal do bíceps braquial. Nessa etapa da investigação, é importante lembrar que a distrofia facioescapuloumeral também pode apresentar preservação do volume dos deltoides (previamente excluída no diagnóstico diferencial de acordo com o fluxograma diagnóstico da Figura 126.2). Raros indivíduos podem apresentar fraqueza distal, predominantemente no compartimento anterior dos membros inferiores.

As enzimas musculares geralmente são excessivamente elevadas, de 10 a 70 vezes os valores de referência, nas fases iniciais da doença.[1,4,5,26] Os exames de imagem dos membros inferiores demonstram a combinação do comprometimento proximal com envolvimento distal dos gastrocnêmios. Além disso, há substituição adiposa de todos os compartimentos das coxas, principalmente dos músculos vastos lateral e medial do quadríceps no compartimento anterior, músculo adutor magno no compartimento medial e dos isquiotibiais no compartimento posterior, sendo o bíceps femoral o músculo mais comprometido. Os músculos sartório e grácil estão preservados e podem evidenciar aumento de volume, sugerindo uma hipertrofia compensatória. Nas pernas, o compartimento posterior é o mais envolvido, sendo simétricos os gastrocnêmios, medial e lateral.[29,150]

O diagnóstico é confirmado pelo encontro de variantes patogênicas em homozigose ou heterozigose composta em um dos 55 éxons do gene da disferlina (*DYSF*). Nos casos em que são encontradas variantes de significados incerto (VUS) a biópsia muscular pode ser de grande auxílio porque existem anticorpos antidisferlina disponíveis comercialmente para utilização das técnicas de imuno-histoquímica e *Western blot* no tecido muscular congelado em nitrogênio líquido. Em alguns casos selecionados, as técnicas de *Western blot* em monócitos e imuno-histoquímica em sangue periférico podem ser úteis na deficiência completa da disferlina.[30]

A interpretação da deficiência da disferlina por imuno-histoquímica deve ser correlacionada aos dados clínicos e demais exames complementares. Pacientes com disferlinopatia podem apresentar deficiência completa ou parcial da expressão imuno-histoquímica da disferlina. A deficiência parcial da expressão da disferlina pode ocorrer de forma secundária em outras distrofias musculares, como: calpainopatia (LGMD R1), caveolinopatia, distrofinopatia (distrofia muscular de Duchenne/Becker), sarcoglicanopatia (LGMD R3, LGMD R4, LGMD R5, LGMD R6), anoctaminopatia (LGMD R12), miopatia GNE (miopatia distal Nonaka) e miotilinopatia (miopatia miofibrilar relacionada ao gene *MYOT*).[6]

A disferlina é uma proteína que se encontra ancorada na membrana sarcoplasmática e participa do mecanismo de formação de vesículas para reparo de lesões da membrana sarcoplasmática, sinalização das vias de transporte do cálcio, adesão celular e formação de túbulos T.[1,4,26,31] O nome disferlina é a fusão de "*dis*" de "distrofia" com "*ferlin*", devido à homologia com o fator de espermatogênese "*fer-1*" (de "fertilidade"), envolvida na fusão de membranas durante a espermatogênese.[31] Exames de microscopia eletrônica nos pacientes com disferlinopatia demonstram microlesões na membrana e acúmulo de vesículas subsarcolemais.

Sarcoglicanopatias (LGMD R3, LGMD R4, LGMD R5 e LGMD R6)

Pacientes com sarcoglicanopatias apresentam variantes patogênicas em homozigose ou em heterozigose composta em qualquer um dos quatro genes SGCA (LGMD R3), SGCB (LGMD R4), SGCG (LGMD R5) e SGCD (LGMD R6), localizados, respectivamente, em 17q21, 4q12, 13q12 e 5q33-34, e codificam as proteínas alfa, beta, gama e deltassarcoglicanos, respectivamente.[1,2,4,7,32,33] As sarcoglicanopatias representam 22,2% das distrofias musculares de cinturas no Brasil,[3] com uma prevalência estimada pelo Arquivo Brasileiro *Online* de Mutações (ABraOM, do inglês *Online Archive of Brazilian Mutations*) de 2,5/100 mil habitantes.[32]

O início dos sintomas ocorre, geralmente, por volta dos 6 anos, podendo variar de 1 ano e meio a 30 anos, em todas as formas, exceto na LGMD R3 (gene SGCA), em que a idade média de início ocorre por volta dos 13 anos. Na LGMD R6 (gene SGCD), o quadro é mais grave e com progressão mais rápida.[1,4,32,35] A apresentação clínica é muito semelhante à distrofinopatia do tipo distrofia muscular progressiva forma Duchenne, com fraqueza muscular de predomínio proximal de início precoce, quedas frequentes, manobra de Gowers, rápida evolução para perda da marcha, assim como complicações cardíacas e respiratórias nas fases avançadas.[1,4,32,33]

As enzimas musculares são geralmente muito elevadas no início do quadro, cerca de 5 a 40 vezes os valores de referência, com declínio dos níveis séricos acompanhando a redução da massa muscular com substituição por tecido adiposo.[1,4,5,32] Os exames de imagem demonstram maior grau de substituição adiposa dos músculos glúteos na pelve, dos quadríceps no compartimento anterior das coxas e dos adutores magno e longo no compartimento medial proximal. No diagnóstico diferencial com as distrofinopatias, as sarcoglicanopatias apresentam maior comprometimento do bíceps femoral e a preservação do compartimento posterior nas pernas.[29]

Ao contrário da distrofia muscular de Duchenne (DMD), pacientes com sarcoglicanopatia geralmente apresentam acometimento em igual frequência de meninos e meninas devido ao padrão de herança autossômica recessiva (ao contrário da DMD, de herança ligada ao X, que acomete mais meninos), escápulas aladas, funções cognitivas normais e preservação da musculatura das panturrilhas, sendo mais comum a hipertrofia verdadeira. Por outro lado, na distrofinopatia, o quadro mais comum é pseudo-hipertrofia das panturrilhas, com substituição adiposa dos músculos sóleo e gastrocnêmio.

A confirmação da hipótese diagnóstica clínica de sarcoglicanopatia é feita pela identificação de variantes patogênicas em homozigose ou em heterozigose composta em qualquer um dos quatro genes SGCA (LGMD R3), SGCB (LGMD R4), SGCG (LGMD R5) e SGCD (LGMD R6), que pode ser realizada em painéis de sequenciamento de nova geração (NGS). Nos casos em que os exames moleculares demonstram resultados inconclusivos, a biópsia muscular pode ser de grande auxílio, como no exemplo da Figura 126.1. O exame molecular demonstrou variante de significado incerto e o exame de imuno-histoquímica confirmou a deficiência dos sarcoglicanos no tecido muscular congelado em nitrogênio líquido.[36,37]

Existem anticorpos disponíveis comercialmente para as proteínas alfa, beta, gama e deltassarcoglicano para uso em Western blot, imuno-histoquímica ou imunofluorescência no tecido muscular congelado em nitrogênio líquido.[32,33] A deficiência de uma dessas proteínas geralmente causa a deficiência secundária das demais proteínas do complexo, não sendo, por isso, possível realizar o diagnóstico diferencial imuno-histoquímico entre os subtipos de sarcoglicanopatias por meio da deficiência de uma proteína específica do complexo.[32]

As sarcoglicanas são glicoproteínas transmembrana (presentes parte no meio intracelular e parte no meio extracelular) que fazem parte do complexo das glicoproteínas associadas à distrofina. Elas fazem a ligação entre o citoesqueleto da fibra muscular com a matriz extracelular, suportando e estabilizando a membrana durante a contração muscular.[32]

FKRP-patia ou proteinopatia relacionada à fukutina (LGMD R9)

A FKRP-patia está relacionada a variantes patogênicas em homozigose ou heterozigose composta no gene FKRP, localizado em 19q13.32, que codifica a proteína relacionada com a fukutina.[7] O mesmo gene está relacionado com os fenótipos clínicos de distrofia muscular congênita relacionada com o gene FKRP. O início dos sintomas ocorre, em média, por volta dos 19 anos, podendo variar de 2 a 40 anos nos pacientes com a variante patogênica mais frequente, chamada "mutação comum" em homozigose c.826C>A; p.(Leu276Ile), muito frequente nos pacientes de ascendência europeia.[1,2,4,38-40] Pacientes com a variante patogênica c.826C>A em heterozigose composta apresentam início dos sintomas por volta dos 15 anos, variando dos 3 aos 27 anos.[38]

Os pacientes com LGMD R9 apresentam um fenótipo clínico semelhante às formas intermediárias de distrofinopatia ou distrofia muscular de Becker. Aproximadamente 46,6 a 69,2% dos pacientes podem apresentar escápulas aladas.[40] Fraqueza muscular de predomínio proximal e aumento de volume das panturrilhas podem ocorrer em cerca de 76% dos casos. Além disso, pode haver aumento de volume de outros músculos, como braquiorradial e da língua, com macroglossia em cerca de 10,2% dos indivíduos.[4,39-42] Em torno de 6,8 a 20% dos pacientes podem apresentar fraqueza facial.[40-42] Além disso, a disfagia foi relatada em 10,2 a 38,5% dos pacientes.[40] Ao contrário da calpainopatia (LGMD R1), as contraturas articulares e retrações não são frequentes, embora possam ser observadas nos membros inferiores de pacientes com quadros mais graves.[39]

Alguns pacientes são oligossintomáticos, com aumento dos níveis séricos de creatinoquinase total (hiper-CK-emia), e o diagnóstico pode ser realizado após uma crise de rabdomiólise ou de mioglobinúria após esforços físicos, cãibras e mialgia.[4,38,39] Pode haver acentuada fraqueza, acompanhada por elevação dos níveis séricos de creatinoquinase em episódios febris que podem demorar alguns dias ou meses para resolução.[39]

Cerca de 30% dos pacientes apresentam complicações cardíacas, podendo variar de 15 a 46%, tendo sido relatadas mais frequentemente em homens.[40-43] Pacientes com a mutação comum em homozigose c.826C>A costumam apresentar alterações cardíacas detectáveis ao ecocardiograma por volta dos 54 anos, enquanto indivíduos com outras variantes patogênicas no gene FKRP podem apresentar alterações mais precoces, por volta dos 18 anos.[43] Na população brasileira, distúrbios de condução cardíaca foram relatados em 30% dos pacientes e alterações cardíacas estruturais em 40% das pessoas com LGMD R9.[3]

As complicações respiratórias são frequentes e precoces no início da doença, geralmente associadas a distúrbios do sono, como apneia obstrutiva, tendo sido relatadas em 44,2 a 65% dos pacientes. Ademais, são mais frequentes em mulheres e em pacientes deambuladores, com redução de mais de 10% da capacidade vital em decúbito.[4,39-42] Diante do achado de insuficiência respiratória, é importante lembrar que a doença de Pompe também pode apresentar-se como fraqueza muscular com insuficiência respiratória (previamente excluída no diagnóstico diferencial, como descrito na Figura 126.2). Cerca de 42% das gestantes podem apresentar piora da fraqueza muscular durante a gravidez.[44] As enzimas musculares estão geralmente elevadas em cerca de 10 a 70 vezes os valores de referência.[4,5]

Os exames de imagem podem mostrar maior grau de substituição adiposa nos músculos do compartimento posterior das coxas (sobretudo dos bíceps femorais) e, no compartimento medial, dos adutores. No compartimento anterior das coxas, a substituição adiposa do quadríceps femoral ocorre em menor grau, com preservação relativa do músculo reto femoral. Nas pernas, há envolvimento do compartimento posterior, sendo as cabeças medial e lateral do músculo gastrocnêmio praticamente simétricas.[29]

A confirmação diagnóstica é feita por meio de exames moleculares, com a detecção de variantes patogênicas em homozigose ou em heterozigose composta no gene FKRP. Em alguns casos selecionados, quando a investigação molecular é inconclusiva, pode-se realizar biópsia muscular (como uma tentativa de melhor caracterização fenotípica), visto que esta pode confirmar as alterações distróficas e demonstrar deficiência secundária focal do alfadistroglicano ou da laminina alfa-2 (merosina).[5,39,41,45]

O nome "proteína relacionada à fukutina" se deve à localização dessa glicosiltransferase no complexo de Golgi, em proximidade à proteína fukutina. Esse nome foi dado em homenagem ao pesquisador *Yukio Fukuyama*, quem descreveu os primeiros casos de distrofia muscular congênita do tipo *Fukuyama*, com variantes patogênicas no gene da fukutina (*"FKTN"*), associado à fukutinopatia (LGMD R13), conforme descrito nas Tabelas 126.1 e 126.2.

A proteína relacionada com a fukutina se encontra no complexo de Golgi e está envolvida na glicosilação de proteínas, como o alfadistroglicano,[39] que faz a conexão entre as proteínas da matriz extracelular, como a merosina e o betadistroglicano. Além disso, ele está embebido na membrana sarcoplasmática e faz parte do complexo de glicoproteínas associadas à distrofina. Dessa forma, acredita-se que, promovendo a glicosilação correta de proteínas como alfadistroglicano, a proteína relacionada à fukutina contribua para a estabilidade da membrana durante a contração muscular.[1]

Teletoninopatia (LGMD R7)

A teletoninopatia está relacionada a variantes patogênicas no gene *TCAP*, localizado em 17q12, que codifica a proteína teletonina.[7] Esse subtipo de distrofia muscular de cinturas foi descrito inicialmente no Brasil.[46] Os primeiros sintomas podem ocorrer por volta dos 9 aos 15 anos, com média de 12,3 anos e, excepcionalmente, início congênito ou aos 20 anos.

A perda da marcha pode ocorrer por volta da quarta década de vida. Os pacientes podem apresentar fraqueza muscular proximal e distal e, ao contrário das demais distrofias musculares de cinturas mais comuns no Brasil, a ocorrência de pés caídos por fraqueza nos músculos tibiais anteriores é muito comum. Além disso, o comprometimento da função cardíaca não é um achado esperado.[3,47,48]

As enzimas musculares podem estar aumentadas 2 a 20 vezes em relação aos valores de referência.[3,47,48] Os exames de imagem podem demonstrar substituição adiposa no compartimento posterior das coxas, comprometendo os músculos isquiotibiais, que incluem os bíceps femorais, semitendíneos e semimembranosos. Pode haver envolvimento dos músculos quadríceps no compartimento anterior das coxas e do grácil no compartimento medial. Nas pernas, o tibial anterior costuma ser o músculo com maior comprometimento, mas há relatos de preservação do tibial anterior, com comprometimento do sóleo e gastrocnêmio medial, no compartimento posterior.[47,48]

A confirmação diagnóstica é realizada por meio da detecção de variantes patogênicas em homozigose ou heterozigose composta no gene *TCAP*. Todos os casos relatados no Brasil, até o momento, apresentaram a "mutação comum" c.157C>T (p.Q53X) no gene *TCAP*, a qual contém um código de parada que resulta na produção de uma proteína truncada coincidente com a variante relatada em Portugal.[3,47-49]

Caso a investigação molecular seja inconclusiva, a biópsia muscular pode ser de grande auxílio para confirmação do diagnóstico fenotípico, porque existem anticorpos antiteletonina comercialmente disponíveis para demonstração por *Western blot*, imuno-histoquímica ou imunofluorescência para utilização no tecido muscular congelado em nitrogênio líquido. Além da deficiência completa da expressão sarcomérica da teletonina, a biópsia muscular pode demonstrar alterações distróficas, com ou sem vacúolos marginados e fibras lobuladas.

A teletonina recebeu esse nome após sua identificação em um trabalho cooperativo entre cientistas brasileiros e italianos, cujo financiamento foi obtido, entre outras fontes, de verbas de doações em programas televisionados da *Telethon* da Itália – derivado de *tele* (televisão) e *thon* (maratona) ou "maratona televisiva".[46]

A teletonina está ligada à titina (recebe o nome em inglês de *titin-cap*). Titina é uma proteína elástica de grandes dimensões, que se estende de um disco "Z" à linha "M" no sarcômero, proporcionando estabilidade do sarcômero durante o deslizamento dos filamentos de actina e miosina. A teletonina está, provavelmente, associada aos mecanismos de regulação e desenvolvimento do sarcômero.[1]

Anoctaminopatia (LGMD R12)

A anoctaminopatia está relacionada a variantes patogênicas no gene *ANO5*, localizado em 11p14.3, que codifica a anoctamina-5.[1,2,4,7,50] Acredita-se que seja o terceiro subtipo de distrofia muscular de cinturas mais comum nas partes centrais e norte da Europa, bem como na América do Norte. No Brasil, correspondeu a 4,2% dos casos diagnosticados de distrofia muscular de cinturas, sendo a sexta forma mais comum, após calpainopatia (LGMD R1), disferlinopatia (LGMD R2), sarcoglicanopatias (LGMD R3, LGMD R4, LGMD R5, LGMD R6), FKRP-patia (LGMD R9) e teletoninopatia (LGMD R7).[3,50]

As apresentações clínicas são variadas, podendo incluir distrofia muscular de cinturas (67,5% dos pacientes), miopatia pseudometabólica (18,9%), aumento dos níveis séricos da creatinoquinase total (hiper-CK-emia assintomática) (10,8%) e miopatia distal (3%).[50] Outros pacientes apresentam miopatia necrotizante.[4] Cerca de 24% dos pacientes podem apresentar fraqueza da musculatura axial, com a possibilidade de fraqueza axial isolada.[50]

O início dos sintomas pode ocorrer por volta dos 15 aos 47 anos. Nos pacientes brasileiros relatados até o momento, a média de idade de início dos sintomas foi de 41 anos para aqueles com fenótipo clínico de distrofia muscular de cinturas e de 28 anos para os outros fenótipos clínicos.[4,50] Ademais, podem ocorrer contraturas dos punhos, tendão de Aquiles e dedos.[51]

Os níveis séricos da creatinoquinase são extremamente variados, mas costumam ser bem elevados, variando de aproximadamente 2 até 250 vezes os valores de referência nos casos associados a rabdomiólise.[4,50] A evolução pode ser lenta, havendo relato de preservação da capacidade de marcha com apoio até a oitava década de vida.[4,50] As funções cardíaca e respiratória costumam estar preservadas, embora haja raros relatos de cardiomiopatia hipertrófica.

Os exames de imagem podem evidenciar substituição adiposa assimétrica dos músculos, com alteração do volume. Nas coxas, pode haver comprometimento preferencial dos isquiotibiais no compartimento posterior, principalmente semimembranoso, com preservação da cabeça curta do bíceps femoral.[29,50] No compartimento anterior das coxas, pode existir comprometimento do quadríceps femoral, com preservação relativa do reto femoral.[29] No compartimento medial proximal, pode haver maior grau de substituição adiposa dos adutores, com preservação do sartório e do grácil. Nas pernas, pode haver envolvimento predominante do compartimento posterior, em grau acentuado do gastrocnêmio medial, moderado do sóleo e leve do gastrocnêmio lateral, com relativa preservação dos compartimentos anterior e lateral.[29,50,51]

O diagnóstico é confirmado pelo encontro de variantes patogênicas em homozigose ou heterozigose composta no gene *ANO5*. Em casos selecionados com exames moleculares inconclusivos, a biópsia muscular pode ser de auxílio. Alguns pesquisadores relataram sucesso com a utilização da técnica de *Western blot* em material congelado em nitrogênio líquido com anticorpos antianoctamina-5.[52,53] Além da marcação por *Western blot*, a biópsia muscular pode demonstrar alterações tanto distróficas quanto miopáticas inespecíficas, além de lesões sarcolemais multifocais e acúmulos de vesículas subsarcolemais.[52,53]

A anoctamina-5, também conhecida como "proteína transmembrana 16E (TMEM16)", está localizada em vesículas intracelulares dos retículos sarcoplasmático e endoplasmático. Ela está relacionada ao funcionamento do canal de cloreto ativado pelo cálcio e ao embaralhamento dos fosfolípides para exposição dos ânions para transporte de anexinas necessárias para o reparo da membrana celular, o desenvolvimento e a manutenção da musculatura esquelética.[52,55]

Merosinopatia ou laminina alfa-2-patia (LGMD R23)

A distrofia muscular de cinturas relacionada com laminina alfa-2 ou com a merosinopatia é causada por variantes patogênicas em homozigose ou em heterozigose composta no gene *LAMA2* (do inglês *laminin alpha2 chain of merosin*), que codifica a cadeia pesada laminina alfa-2 da proteína merosina, localizada em 6q22.33.[7,97-102] Acredita-se que as mutações no gene *LAMA2* estejam relacionadas com aproximadamente 28% dos casos de distrofia muscular congênita e 2,3% dos casos de distrofia muscular de cinturas.[101]

O quadro clínico pode se manifestar com: início dos sintomas de 1 a 19 anos, alteração do padrão de marcha e fraqueza muscular de predomínio proximal nos membros inferiores, além de comprometimento das cinturas pélvica e escapular.[97] Em cerca de 15% dos pacientes, podem ocorrer contraturas articulares nos tornozelos e joelhos, 5% podem apresentar escoliose e 5%, hiperlordose lombar.[97] Alguns indivíduos podem apresentar alterações do sistema nervoso central, com ou sem epilepsia. Cerca de 60% dos pacientes podem apresentar descargas epileptogênicas ao eletroencefalograma.[97]

Os níveis séricos da creatinoquinase total podem estar aumentados de 3 a 19 vezes os valores de referência.[97-102] Alterações à ressonância magnética de encéfalo, com hipersinal da substância branca, podem ser observadas em mais de 94% dos pacientes.[97] Além do padrão miopático, pode haver neuropatia periférica sensitivo-motora desmielinizante.[97,99,102]

Os exames de imagem dos músculos podem demonstrar substituição adiposa simétrica acentuada de glúteo mínimo, glúteo médio, adutor magno, adutor longo, parte periférica de vasto lateral, vasto intermédio, vasto medial e reto femoral, bíceps femoral, semitendinoso, fibulares e interface entre gastrocnêmio e sóleo, com hipertrofia de sartório e grácil.[98,102]

O diagnóstico da merosinopatia (LGMD R23) é confirmado pelo encontro de variantes patogênicas em homozigose ou em heterozigose composta no gene *LAMA2*. A biópsia muscular pode auxiliar a interpretação de variantes de significado incerto aos exames moleculares.[98] Existem anticorpos antimerosina comercialmente disponíveis, que podem ser usados para imuno-histoquímica, imunofluorescência ou *Western blot* no tecido muscular congelado em nitrogênio líquido.

A laminina alfa-2, também conhecida como "laminina-211", é um complexo em forma de cruz, que estabelece a ligação estável entre o sarcolema (membrana citoplasmática das fibras musculares) e a matriz extracelular. Ela é expressa, também, no sistema nervoso central e no sistema nervoso periférico.

Colagenopatia tipo VI (LGMD D5 e LGMD R22)

A colagenopatia tipo VI é causada por variantes patogênicas nos genes *COL6A1*, *COL6A2* e *COL6A3*, localizados nos cromossomos: 21q22.3 (*COL6A1*), 21q22.3 (*COL6A2*) e 2q37 (*COL6A3*), que codificam, respectivamente, a síntese das três subunidades: alfa-1, alfa-2 e alfa-3.

Os pacientes com LGMD D5 e LGMD R22 apresentam fraqueza muscular de predomínio proximal, nos membros superiores e inferiores, geralmente com história de atraso do desenvolvimento motor, sem comprometimento cognitivo. Pode haver fraqueza muscular proximal nos membros, contraturas articulares nos dedos, cotovelos e tornozelos, cicatrizes hipertróficas e hiperceratose folicular na pele.[145-148]

Os exames de imagem dos músculos podem mostrar um padrão característico de substituição adiposa, que inclui a substituição adiposa simétrica das regiões periféricas dos músculos vastos laterais, partes centrais dos músculos retos femorais e da interface entre os músculos gastrocnêmios e sóleos.[29]

Acredita-se que as principais funções das microfibrilas de colágeno VI sejam: ancoragem da membrana basal no tecido conjuntivo subjacente, interação com outras proteínas da matriz extracelular para manutenção da homeostase, processos de reparo, desenvolvimento e arquitetura da fibra muscular.[145]

TRATAMENTO DAS DISTROFIAS MUSCULARES DE CINTURAS

O tratamento das distrofias musculares de cinturas consiste em orientações fisiátricas e monitorização de complicações cardíacas. Pacientes portadores de sarcoglicanopatias (LGMD R3, LGMD R4, LGMD R5 e LGMD R6), teletoninopatia (LGMD R7) e proteinopatia relacionada à fukutina ou à FKRP-patia (LGMD R9) apresentam risco aumentado de alterações cardíacas.[1] Além disso, indivíduos com R9 podem apresentar insuficiência respiratória precoce, mesmo quando ainda estão deambulando. Pacientes com calpainopatia (LGMD R1) e disferlinopatia (LGMD R2) caracteristicamente não apresentam risco aumentado de alterações cardíacas em relação à população geral. Na maior casuística brasileira de pacientes com distrofias musculares de cinturas, o envolvimento respiratório foi observado em todos os subtipos mais comuns no Brasil.[3]

Existem estudos em andamento considerando possibilidades terapêuticas individualizadas de acordo com o subtipo de distrofia muscular. Alguns exemplos publicados incluem o uso de tratamentos genéticos direcionados à correção dos defeitos específicos em cada gene alterado utilizando vetores virais ou tecnologias de edição de DNA, como a técnica de repetições palindrômicas curtas espaçadas agrupadas regularmente (CRISPR, do inglês *clustered regularly interspaced short palindromic repeats*).[151] Estudos duplos-cegos, randomizados com vetor viral (rAAV1) contendo o gene *SGCA* demonstraram potencial para reversão do quadro de alfassarcoglicanopatia.[151]

CONSIDERAÇÕES FINAIS

O diagnóstico diferencial dos subtipos mais comuns de distrofias musculares de cinturas no Brasil exige a análise conjunta de dados da anamnese, exame clínico e resultados das investigações laboratoriais, neurofisiológicas e de imagem.

O diagnóstico das distrofias musculares de cinturas é realizado pela correlação entre dados clínicos e exames moleculares. Após a suspeita clínica, com caracterização fenotípica e levantamento de hipóteses diagnósticas ou genes mais prováveis, a segunda etapa da investigação consiste na realização de testes moleculares que, caso sejam conclusivos, confirmam o diagnóstico.

Os exames de imagem auxiliam na caracterização do radiofenótipo, que pode ajudar na confirmação de diagnósticos moleculares inconclusivos. Além disso, a biópsia muscular pode contribuir para a confirmação da patogenicidade de variantes de significado incerto.

127

Distrofias Musculares do Adulto | Facioescapuloumeral e Distrofias Miotônicas

Cristiane de Araujo Martins Moreno • Marcela Câmara Machado Costa • Ana Cotta

INTRODUÇÃO

As distrofias musculares são um grupo heterogêneo de doenças genéticas, caracterizadas, clinicamente, por fraqueza muscular progressiva. São resultantes de diversos mecanismos fisiopatológicos que resultam em necrose e, nas fases avançadas, substituição do tecido muscular por tecido conjuntivo fibroso e tecido adiposo. Podem apresentar herança ligada ao X, autossômica dominante ou autossômica recessiva. Há, atualmente, 67 subtipos de distrofias musculares listadas na Tabela Genética das Desordens Musculares Monogênicas do Genoma Nuclear.[1] Dentre as distrofias musculares autossômicas dominantes, destacam-se, pela alta prevalência no Brasil e em diversas partes do mundo, a distrofia facioescapuloumeral e as distrofias miotônicas.

DISTROFIA FACIOESCAPULOUMERAL

A distrofia facioescapuloumeral (DFEU) foi descrita como entidade nosológica distinta em 1885, passando a ser conhecida pelo epônimo "Landouzy e Dejerine".[2] O nome atual corresponde a alterações clínicas ao exame físico: fraqueza dos músculos da face, escápulas e braços (úmeros).[3]

A prevalência é estimada em cerca de 3,95 por 100 mil habitantes,[2-4] variando de 5 a 12 por 100 mil nos diversos estudos.[2,4,5] A expectativa de vida é semelhante à população geral, mas a DFEU é uma doença de caráter progressivo que traz grande perda de funcionalidade para o paciente, até 20% dos casos de início da idade adulta perdem a capacidade de deambulação.[2] Complicações respiratórias, bulbares e cardíacas são raras, mas 3% dos pacientes necessitam de suporte ventilatório em decorrência de distúrbio ventilatório restritivo.[6]

Mecanismo fisiopatológico

DFEU é uma doença complexa do ponto de vista fisiopatológico e molecular.[7] Está associada à expressão inadequada (ganho de função tóxico) do fator de transcrição *DUX4* com consequente dano direto às fibras musculares[7] e, mais raramente, extramuscular[2,8,9] (Figura 127.1)[2,3,8,10,11]

O gene *DUX4*, ou gene *Double homeobox 4*, é normalmente ativo nas células germinativas (células capazes de produzir gametas) e suprimido nas células somáticas.[9] Nas células somáticas, a expressão do *DUX4* é tóxica, leva à apoptose (morte celular programada), inibe a miogênese (formação do tecido muscular), ativa genes relacionados com a atrofia, degradação de proteínas e imunidade inata (relativa ao processo inflamatório observado na época em que pacientes com DFEU eram submetidos a biópsias musculares).[9]

DUX4 está localizado na extremidade (região telomérica) do braço longo do cromossomo 4, banda 3, sub-banda 5 (4q35), dentro de um macrossatélite, que é uma região não codificante de DNA que contém várias sequências repetidas de DNA, chamadas "D4Z4". As sequências D4Z4 são unidades repetidas de 3.300 bases de DNA (3,3 kb), ricas em radicais metil (um carbono ligado a três hidrogênios), capazes de inativar o *DUX4*.[12] Indivíduos da população geral têm de 11 a 100 repetições nessa região, que, somadas à hipermetilação, são necessárias para evitar o afrouxamento da cromatina na região e, assim, suprimir a atividade desse gene.[9,13] Além desse mecanismo, duas sequências distintas podem ser encontradas distalmente à última repetição (A ou B). Quando a terminação A está presente, chamamos "alelo permissivo", condição obrigatória para que se manifeste o fenótipo.[14]

A DFEU tipo 1 (95% dos pacientes) ocorre quando encontramos uma retração da região D4Z4 (diminuição do número de repetições) para 1 a 10 sequências repetidas (D4Z4) na presença do alelo permissivo.[9,12,14,15]

Em 5% dos pacientes (DFEU tipo 2), o número de repetições D4Z4 está próximo ao limite inferior faixa do indivíduos normais (11 a 30 repetições), mas há relaxamento da cromatina dos cromossomos devido a uma redução da metilação da região ocasionada secundariamente a variantes em outros genes (*SMCHD1*, *LRIF1* ou *DNMT3B*) sendo, portanto, considerada uma herança digênica.[1,2,9,13,16]

Manifestações clínicas e investigação

DFEU é uma doença heterogênea com grande variabilidade clínica. Idade de início pode variar desde a infância até a sexta década de vida; no entanto, mais comumente, ela se inicia na segunda década. Apresenta um padrão de evolução e acometimento típicos (Figura 127.2).[2,3,8] A doença é assimétrica, acometendo musculatura da face, cintura escapular, musculatura umeral e dos membros inferiores, sendo esta mais tardia na maior parte dos casos. Na face, os músculos orbiculares dos olhos e da boca são frequentemente acometidos, seguidos dos extensores do pescoço. Os ombros apresentam um padrão de acometimento típico, com escápula alada assimétrica, envolvimento da porção inferior do trapézio, retificação clavicular e ombros rodados anteriormente. Os bíceps braquiais são geralmente comprometidos precocemente, e o músculo deltoide tende a ser poupado até fases mais avançadas da doença.[9] Observa-se envolvimento de musculatura peitoral e mais tardiamente axial levando a hiperlordose e abdome protruso. O envolvimento preferencial da musculatura inferior do abdome leva ao sinal de Beevor, com migração superior da cicatriz umbilical, ao se tentar fletir e elevar o pescoço na posição supina. Nos membros inferiores, o músculo tibial anterior é seletivamente acometido na perna seguido de acometimento posteriormente da musculatura das coxas e cintura pélvica.

Biópsia muscular
- A histologia muscular não é típica
- Pode evidenciar:
  - Padrão distrófico com aumento do tecido conjuntivo, presença de necrose e regeneração, aumento do número de centralização nuclear e/ou
  - Padrão inflamatório à custa de linfócitos e/ou
  - Achados leves e inespecíficos
- Não é usada rotineiramente para a confirmação diagnóstica, mas pode auxiliar no diagnóstico diferencial

A

Exames de imagem
- Diagnóstico: RM ou USG de músculo podem encontrar lipossubstituição e fibrose obedecendo ao padrão de seletividade muscular já descrito para a doença
- Controle de evolução da doença

B

Mecanismos fisiopatológicos

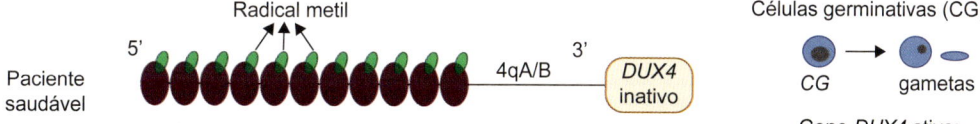

Radical metil

Células germinativas (CG)

Paciente saudável   5'   4qA/B   3'   *DUX4* inativo

> 10 repetições + hipermetilação

CG → gametas

Gene *DUX4* ativo: regula transcrição

DNA para RNA mensageiro

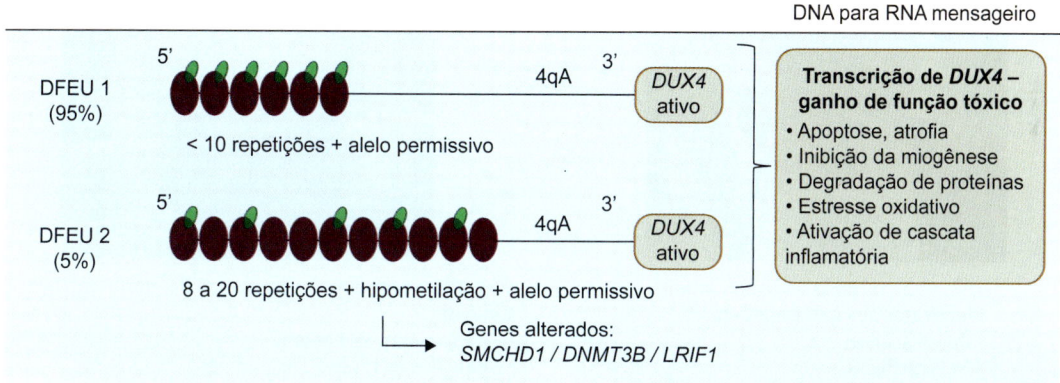

DFEU 1 (95%)   5'   4qA   3'   *DUX4* ativo

< 10 repetições + alelo permissivo

DFEU 2 (5%)   5'   4qA   3'   *DUX4* ativo

8 a 20 repetições + hipometilação + alelo permissivo

Transcrição de *DUX4* – ganho de função tóxico
- Apoptose, atrofia
- Inibição da miogênese
- Degradação de proteínas
- Estresse oxidativo
- Ativação de cascata inflamatória

Genes alterados: *SMCHD1 / DNMT3B / LRIF1*

C

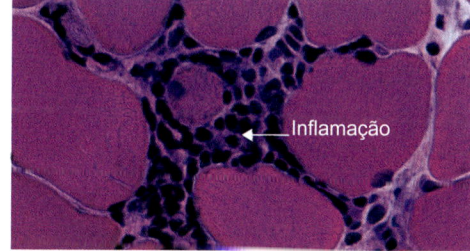

Inflamação

D

Investigação genética
- *Southern blot* e hibridização *locus*-específica
- Estudo de metilação
(Observação: sequenciamentos de segunda geração, como exoma ou genoma, não conseguem confirmar o diagnóstico)

F

E

Figura 127.1 Mecanismo fisiopatológico da distrofia facioescapuloumeral (DFEU). **A** e **D.** Biópsia muscular na DFEU com infiltrado inflamatório linfocitário endomisial (**D**). **B** e **E.** Exames de imagem na DFEU: ressonância magnética (**E**): cortes axiais sem sequência ponderada em T1 de coxas e pernas de indivíduo masculino de 30 anos, acometido pela distrofia facioescapuloumeral, com substituição adiposa avançada de quadríceps femoral (VL: vasto lateral, VM: vasto medial e VI: vasto intermédio), isquiotibiais (BF: bíceps femoral; ST: semitendíneo; SM: semimembranoso) e tibial anterior (TA); com preservação de sóleo esquerdo (S) e gastrocnêmio medial direito (GM). **C.** Diagrama esquemático para comparação entre indivíduo saudável e paciente acometido com ganho de função tóxico do gene *DUX4*. **F.** Investigação genética na DFEU (Fonte: arquivo pessoal das autoras).[2,3,8]

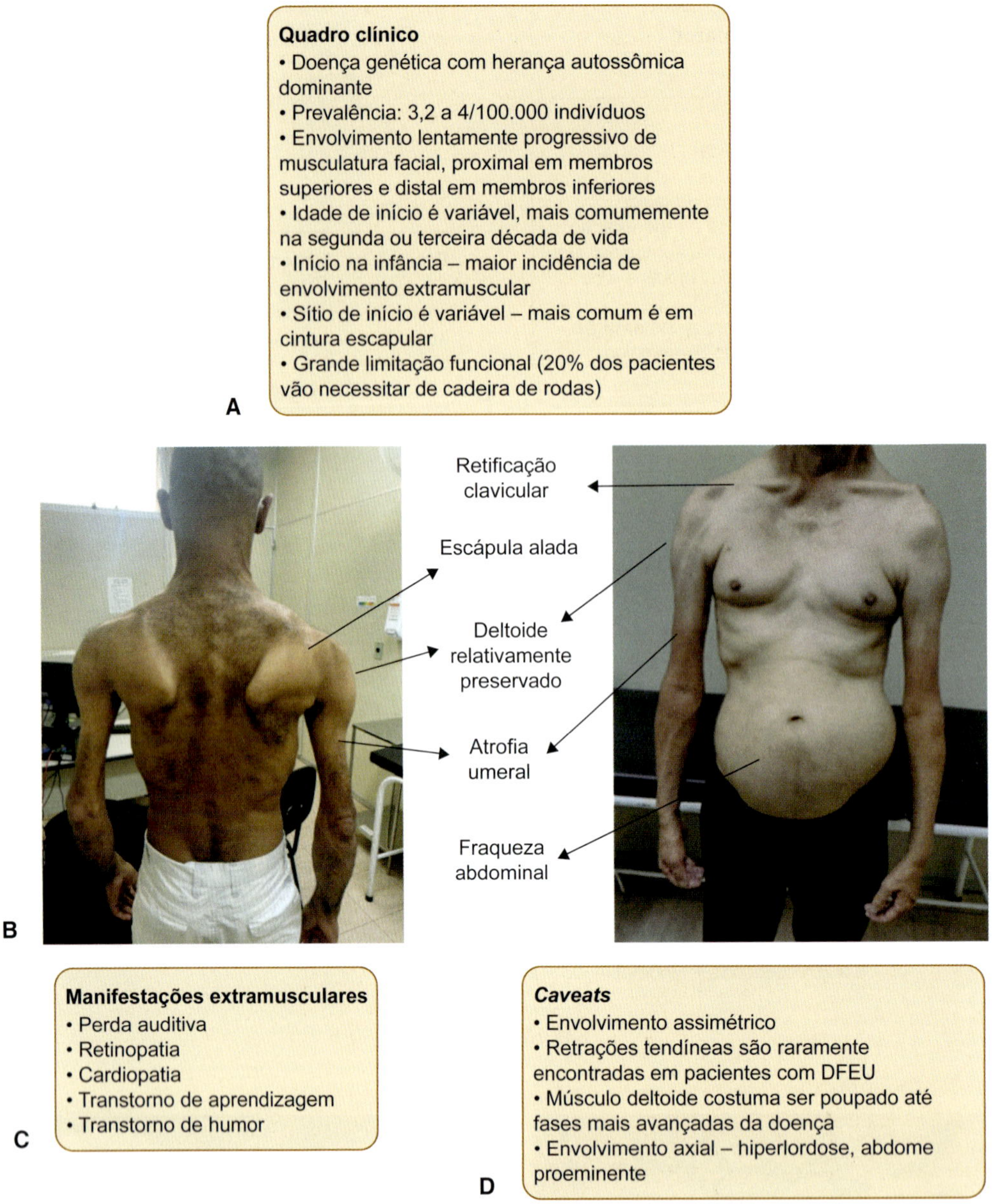

Quadro clínico
• Doença genética com herança autossômica dominante
• Prevalência: 3,2 a 4/100.000 indivíduos
• Envolvimento lentamente progressivo de musculatura facial, proximal em membros superiores e distal em membros inferiores
• Idade de início é variável, mais comumente na segunda ou terceira década de vida
• Início na infância – maior incidência de envolvimento extramuscular
• Sítio de início é variável – mais comum é em cintura escapular
• Grande limitação funcional (20% dos pacientes vão necessitar de cadeira de rodas)

A

B

Retificação clavicular

Escápula alada

Deltoide relativamente preservado

Atrofia umeral

Fraqueza abdominal

Manifestações extramusculares
• Perda auditiva
• Retinopatia
• Cardiopatia
• Transtorno de aprendizagem
• Transtorno de humor

C

Caveats
• Envolvimento assimétrico
• Retrações tendíneas são raramente encontradas em pacientes com DFEU
• Músculo deltoide costuma ser poupado até fases mais avançadas da doença
• Envolvimento axial – hiperlordose, abdome proeminente

D

Figura 127.2 Manifestações clínicas da distrofia facioescapuloumeral (DFEU). **A.** Quadro clínico. **B.** Exame físico na DFEU. **C.** Manifestações extramusculares. **D.** Detalhes e precauções (*caveats*) para diagnóstico diferencial com outras miopatias.[2,3,9-11]

DFEU não acomete apenas a musculatura esquelética. O envolvimento respiratório por distúrbio ventilatório restritivo ocorre em apenas 10% dos pacientes, mais evidente em indivíduos com acometimento da musculatura axial e naqueles que já não conseguem deambular. Cardiopatia é rara e a sua associação com a doença ainda é controversa. Doença vascular retiniana (doença de Coats) e perda auditiva neurossensorial são as manifestações extramusculares mais comuns e devem ser avaliadas rotineiramente, sobretudo nas formas com início na infância, visto que podem resultar em grandes prejuízos do aprendizado.[8,9]

Na maior parte dos casos de DFEU tipo 1, a história familiar revela um padrão de herança autossômica dominante.[2] Em cerca de 10 a 30% dos casos, o paciente pode ser o primeiro indivíduo acometido da família, devido a mutações *de novo*.[2] A herança genética de DFEU tipo 2 é complexa, visto se tratar de uma doença digênica.

Após a suspeita clínica, pode-se solicitar o exame molecular específico para a confirmação diagnóstica, como demonstrado na Figura 127.1. Os painéis genéticos para miopatias e exoma atualmente disponíveis que utilizam sequenciamento de segunda geração (leituras curtas) não conseguem realizar a confirmação do diagnóstico.

Atualmente, a maior parte dos laboratórios que realizam o exame molecular confirmatório para DFEU utilizam a metodologia de *Southern blot*.[14] Tal metodologia é seguida pela digestão dupla por duas enzimas de restrição *Eco*RI (que detecta repetições D4Z4 no cromossomo 4q) e *Bln*I (que detecta essas repetições no cromossomo 10q), pois apenas a região 4q35 contém o sinal inibitório (sinal de poliadenilação) para o gene *DUX4*.[14]

A técnica de *Southern blot* não é automatizada e exige procedimentos manuais caros e trabalhosos, assim como DNA de alta qualidade (extraído de sangue periférico; além disso, ainda não é capaz de detectar DFEU tipo 2. Ademais, técnicas complementares são necessárias para detectar a presença do alelo permissivo, a fim de possibilitar o aconselhamento adequado ao paciente. A presença da retração do domínio na ausência do alelo permissivo não é suficiente para manifestar a doença. Atualmente, existem testes que se baseiam na metilação. Esses testes, apesar de ainda estarem em estudo, parecem promissores, visto que são capazes de detectar DFEU tanto tipo 1 quanto tipo 2.[17]

Diagnósticos diferenciais

O fenótipo clínico da DFEU é muito característico, mas não é patognomônico.[13] Quadros clínicos semelhantes podem ser observados em todas as distrofias musculares de cinturas, sendo que alguns genes podem também ser assimétricos, como *CAPN3*, *VCP* e *FHL1*, entre outras possibilidades diagnósticas.[13]

Tratamento

Não há tratamento curativo até o momento. Os pilares do tratamento da DFEU estão centralizados em tratamento de suporte e reabilitação, monitoramento de complicações extramusculares, aconselhamento genético e manejo da dor.[2,9] A avaliação de base da função pulmonar é aconselhável para propiciar o diagnóstico precoce de insuficiência respiratória devido à fraqueza da musculatura respiratória descrita entre 1,25 e 13% dos pacientes.[9] A função cardíaca costuma estar preservada até em fases mais avançadas da doença,[2,9] mas é recomendado que seja monitorada regularmente, assim como a audição e a parte oftalmológica.

Os pacientes devem ser orientados com relação aos benefícios dos exercícios aeróbicos de baixa intensidade, como natação, caminhada e ciclismo para retardar o ritmo de progressão da doença nos membros inferiores.[2] Dor é uma queixa frequente que pode ser tratada com anti-inflamatórios não esteroides nas fases agudas; a dor crônica, por sua vez, pode ser tratada com antidepressivos e anticonvulsivantes,[2] a depender da sua causa.

Procedimentos cirúrgicos para fixação da escápula devem ser reservados para casos selecionados.[2] Alguns pacientes com função preservada do músculo deltoide e ganho de amplitude do ombro aos testes clínicos de fixação manual da escápula podem apresentar benefícios com o tratamento cirúrgico.[2,9]

DISTROFIAS MIOTÔNICAS

As distrofias miotônicas tipos 1 e 2 são duas entidades nosológicas genética e clinicamente distintas que compartilham mecanismos fisiopatológicos semelhantes[18] (Figura 127.3).

Mecanismo fisiopatológico das distrofias miotônicas

As distrofias miotônicas são doenças genéticas caracterizadas por expansões de regiões não codificantes do DNA.[18] Na distrofia miotônica tipo 1, ocorre a expansão da trinca CTG em uma região não codificante próxima à extremidade 3 do gene *DMPK* (*dystrophia myotonica protein kinase*), localizado no braço longo do cromossomo 19, região 1, banda 3, sub-banda 3, sub-sub-banda 2, em 19q13.32.[1,18] Na distrofia miotônica tipo 2, ocorre a expansão do tetrâmero CCTG na região não codificante do primeiro íntron do gene *CNBP* (*CCHC-type zinc finger nucleic acid-binding protein*, antigamente conhecido como *zinc finger protein 9, ZNF9*) localizado no braço longo do cromossomo 3, região 2, banda 1, sub-banda 3, em 3q21.3.[1,18]

As expansões CTG e CCTG, embora localizadas em regiões não codificantes de proteínas, são traduzidas em sequências CUG e CCUG de RNA que são tóxicas e sequestram proteínas de ligação de RNA.[18-22] As proteínas de ligação do RNA, especialmente a MBNL (*muscleblind-like*), são responsáveis pelo entrelaçamento (*splicing*) correto de várias proteínas no processo de tradução do DNA para RNA.[18] Dentre as proteínas que sofrem prejuízo do mecanismo de tradução devido ao defeito da MBNL, estão proteínas que podem ser associadas ao quadro multissistêmico: dos receptores de insulina (diabetes *mellitus*), dos canais de cálcio (miopatia), sódio (arritmia cardíaca) e cloreto (miotonia) etc.[18]

As expansões CTG aumentam ao longo do tempo, devido à instabilidade somática. Dessa forma, o número de expansões aumenta muito em vários tecidos e, principalmente, nos músculos.[18]

Distrofia miotônica tipo 1 (distrofia miotônica de Steinert)

As primeiras descrições da distrofia miotônica tipo 1 foram realizadas no final do século XIX, mas foi apenas em 1909 que Hans Steinert realizou a caracterização clinicopatológica da doença. Desde então, passou a ser conhecida pelo epônimo "distrofia miotônica de Steinert".[18,23,24]

A prevalência da distrofia miotônica tipo 1 foi estimada em torno de 10,4/100 mil habitantes, variando entre 2,1 e 14,3/100 mil habitantes em diferentes regiões.[5,18,24] Um recente estudo de rastreamento neonatal de nascidos vivos no estado de Nova Iorque, nos EUA, detectou prevalências muito mais altas dos que as previamente relatadas, em torno de 47,6/100 mil nascidos vivos,[25] sugerindo que essa é uma doença multissistêmica subdiagnosticada. Isso coloca a distrofia miotônica tipo 1 no limiar de prevalência das doenças consideradas raras (com prevalência abaixo de 50/100 mil habitantes). No Brasil, a distrofia miotônica tipo 1 também é uma das quatro doenças neuromusculares mais comuns diagnosticadas em um serviço de referência em reabilitação (as outras três mais frequentes foram: distrofia muscular de Duchenne/Becker, distrofia facioescapuloumeral e distrofias musculares de cinturas.[26]

A distrofia miotônica tipo 1 é uma doença com padrão de envolvimento multissistêmico variável, bem como diferentes idades de início, com formas congênitas e infantis responsáveis por 25% dos casos e formas de início entre a segunda e quarta décadas de vida, em aproximadamente 75% dos pacientes[18,27] (Figura 127.4).

Como suspeitar clinicamente se o paciente tem distrofia miotônica tipo 1?

A distrofia miotônica tipo 1 apresenta padrão de envolvimento muscular característico dos músculos da face, orofaringe, tronco e extremidades distais.[18] Frequentemente, os pacientes apresentam face miopática característica com ptose palpebral, em geral bilateral, contorno facial estreito e redução da expressão facial devido a fraqueza e atrofia dos músculos da região temporal e da mandíbula (Figura 127.4). Há fraqueza de musculatura orofaríngea, com disartria e disfagia.[18] Alguns pacientes podem apresentar fraqueza dos músculos extensores do pescoço, com cabeça caída, e fraqueza do tronco.[18]

O fenômeno miotônico, bem característico na distrofia miotônica tipo 1, em geral é o primeiro sintoma referido, sendo observado nas mãos, na língua e na mandíbula.[18,27] A miotonia se caracteriza por uma dificuldade de relaxamento

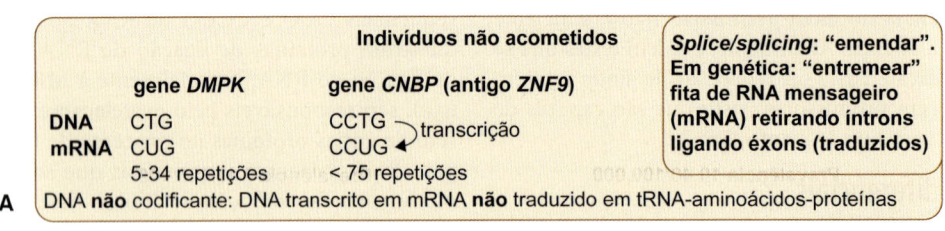

Indivíduos não acometidos

	gene *DMPK*	gene *CNBP* (antigo *ZNF9*)
DNA	CTG	CCTG ⎞ transcrição
mRNA	CUG	CCUG ⎠
	5-34 repetições	< 75 repetições

Splice/splicing: "emendar". Em genética: "entremear" fita de RNA mensageiro (mRNA) retirando íntrons ligando éxons (traduzidos)

A DNA **não** codificante: DNA transcrito em mRNA **não** traduzido em tRNA-aminoácidos-proteínas

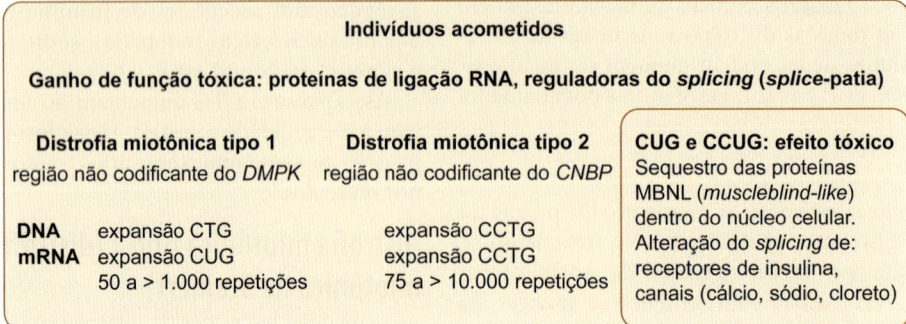

Indivíduos acometidos

Ganho de função tóxica: proteínas de ligação RNA, reguladoras do *splicing* (*splice*-patia)

	Distrofia miotônica tipo 1	Distrofia miotônica tipo 2
	região não codificante do *DMPK*	região não codificante do *CNBP*
DNA	expansão CTG	expansão CCTG
mRNA	expansão CUG	expansão CCTG
	50 a > 1.000 repetições	75 a > 10.000 repetições

CUG e CCUG: efeito tóxico Sequestro das proteínas MBNL (*muscleblind-like*) dentro do núcleo celular. Alteração do *splicing* de: receptores de insulina, canais (cálcio, sódio, cloreto)

B

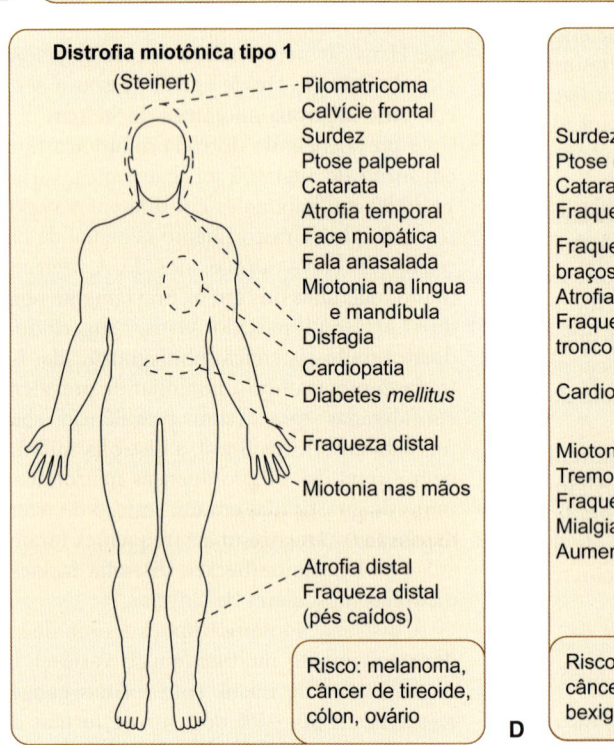

Distrofia miotônica tipo 1
(Steinert)

- Pilomatricoma
- Calvície frontal
- Surdez
- Ptose palpebral
- Catarata
- Atrofia temporal
- Face miopática
- Fala anasalada
- Miotonia na língua e mandíbula
- Disfagia
- Cardiopatia
- Diabetes *mellitus*
- Fraqueza distal
- Miotonia nas mãos
- Atrofia distal
- Fraqueza distal (pés caídos)

Risco: melanoma, câncer de tireoide, cólon, ovário

C

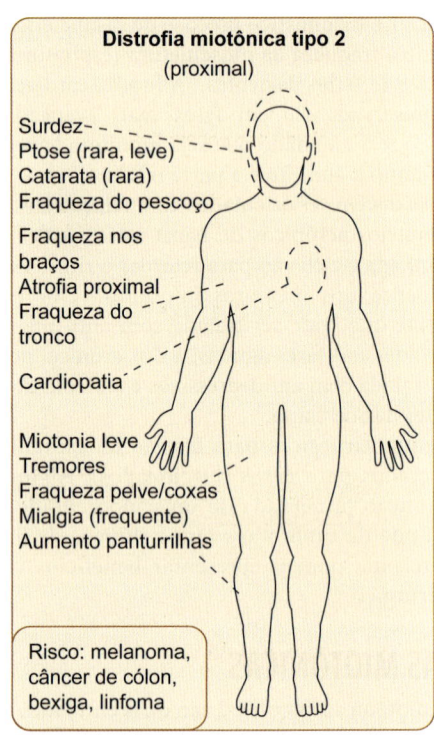

Distrofia miotônica tipo 2
(proximal)

- Surdez
- Ptose (rara, leve)
- Catarata (rara)
- Fraqueza do pescoço
- Fraqueza nos braços
- Atrofia proximal
- Fraqueza do tronco
- Cardiopatia
- Miotonia leve
- Tremores
- Fraqueza pelve/coxás
- Mialgia (frequente)
- Aumento panturrilhas

Risco: melanoma, câncer de cólon, bexiga, linfoma

D

Figura 127.3 Mecanismo fisiopatológico das distrofias miotônicas. **A.** Diagrama esquemático das funções dos tamanhos dos segmentos não codificados dos genes *DMPK* e *CNBP* em indivíduos não acometidos. **B.** Diagrama esquemático das expansões em indivíduos acometidos pela distrofia miotônica tipo 1: expansão CTG no gene *DMPK* e distrofia miotônica tipo 2: expansão CCTG no gene *CNBP*; manifestações multissistêmicas da (**C**) distrofia miotônica tipo 1 e na (**D**) distrofia miotônica tipo 2. [19-22]

muscular, como soltar um aperto de mãos, afetando, também, língua e mandíbula. Caracteristicamente piora com o frio e melhora com movimentos repetidos.[18]

Quedas são comuns na distrofia miotônica tipo 1, relacionadas com a fraqueza nos músculos distais nos membros inferiores, sendo uma importante causa de morbidade.[18] Nas fases mais tardias da doença, ocorre uma fraqueza muscular também proximal, com dificuldade para se levantar de locais baixos e elevar os membros superiores acima da cabeça.[18,27]

Distrofia miotônica tipo 2
Previamente denominada "distrofia miotônica proximal" (PROMM, do inglês *proximal myotonic dystrophy*), a

distrofia miotônica tipo 2 foi descrita como entidade nosológica em 1998, após a identificação molecular da expansão CCTG em um grupo de pacientes denominados "distrofia miotônica proximal" ou "distrofia miotônica sem expansão CTG", como descrito nas Figuras 127.3 e 127.4.[28]

A prevalência da distrofia miotônica tipo 2 é desconhecida, entretanto, acredita-se que seja mais comum em alguns países da Europa, como Finlândia, onde a prevalência é semelhante à da distrofia miotônica tipo 1 e algumas comunidades da região de Quebec, no Canadá.[18,28] Em um estudo de prevalência de base populacional no Reino Unido, a prevalência da distrofia miotônica tipo 2 foi de 0,17/100 mil habitantes, em comparação a 10,4/100 mil habitantes, na mesma população.[5]

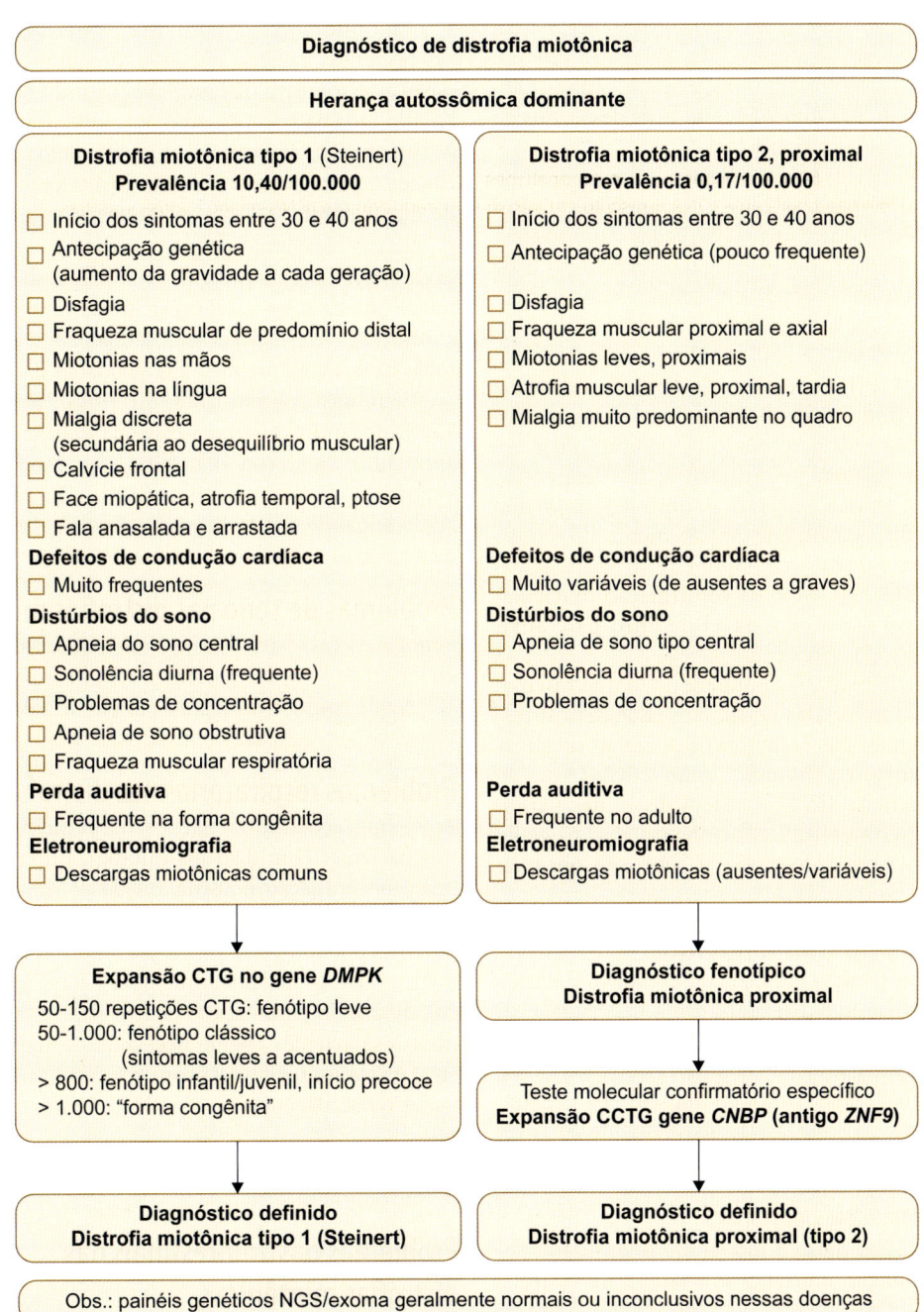

Figura 127.4 Investigação das distrofias miotônicas. Diagrama esquemático do fluxograma para diagnóstico das distrofias miotônicas tipo 1 e tipo 2 e apresentação clínica para auxílio diagnóstico.[19,20]

Quadro clínico na distrofia miotônica tipo 2

A distrofia miotônica tipo 2 se inicia, geralmente, na idade adulta, entre 20 e 50 anos, com manifestações musculares e extramusculares variadas, que incluem catarata de início precoce, antes dos 50 anos (variável fenômeno miotônico clínico), rigidez muscular nas coxas, fadiga e fraqueza (em geral em flexores e extensores de quadril e flexores longo dos dedos), descrita em cerca de 82% dos pacientes.[28-30]

A mialgia costuma ser um sintoma muito proeminente nesses pacientes, comprometendo a realização das atividades profissionais,[19,20,28] como descrito na Figura 127.4. A dor experimentada pelos pacientes costuma ser nos braços e coxas (indistinguível da fibromialgia) e não responsiva a analgésicos convencionais. Os pacientes costumam receber diagnósticos como "pinçamento do nervo ciático" ou artrite, antes da confirmação diagnóstica.[19,28] Tem como característica piora com o frio e exercício.[31]

Eletroneuromiografia nas distrofias miotônicas tipo 1 e tipo 2

O fenômeno miotônico elétrico na distrofia miotônica tipo 2 é menos frequente em comparação à distrofia miotônica tipo 1, tendo sido descrito em cerca de 83% dos pacientes.[29,31]

Na distrofia miotônica tipo 1, o exame neurofisiológico apresenta caracteristicamente descargas miotônicas que aumentam e diminuem com padrão semelhante a "barulho de motocicleta", em inglês, *wax and wane* (Figura 127.5).

Na distrofia miotônica tipo 2, ao contrário, os indivíduos costumam apresentar descargas miotônicas atípicas, caracterizadas apenas pela diminuição (*waning-only discharges*), ausentes em muitos músculos e com profundidades diferentes em um mesmo músculo.[31] Dessa forma, o diagnóstico neurofisiológico da distrofia miotônica tipo 2 é muito mais desafiador do que o da distrofia miotônica tipo 1.[31]

Existe grande dificuldade no diagnóstico neurofisiológico da distrofia miotônica tipo 2, pois descargas miotônicas atípicas semelhantes podem ser observadas em diversas doenças neuromusculares, como na glicogenose tipo 2 de início tardio (doença de Pompe), em canalopatias, miopatias metabólicas, tóxicas, inflamatórias e endócrinas.[31]

É importante considerar a grande sobreposição de sintomas entre a doença de Pompe de início tardio e a distrofia miotônica tipo 2. Ambas podem apresentar descargas miotônicas atípicas, descritas nos músculos paraespinhais em cerca de 76% dos pacientes com doença de Pompe, fraqueza muscular proximal e axial e hiper-CKemia discreta.[31] Devido à disponibilidade de tratamento de reposição enzimática para doença de Pompe, é primordial excluir esse diagnóstico por meio da confirmação molecular e/ou do teste da gota seca com papel de filtro para atividade da enzima alfa-glicosidade.

Outras doenças hereditárias também podem apresentar miotonias, como as miotonias congênitas (não distróficas) relacionadas aos genes dos receptores dos canais de cloro: autossômica dominante (Thomsen, gene *CLCN1*) ou recessiva (Becker, gene *CLCN1*).[1,31] Além disso, nas paralisias periódicas hipercalêmicas, relacionadas com os genes dos receptores dos canais de sódio *SCN4A*, são observadas miotonias.[1,31]

Tratamento das distrofias miotônicas

As manifestações sistêmicas variadas observadas sobretudo na distrofia miotônica tipo 1 levam a uma necessidade de manejo por uma equipe multidisciplinar.[32]

O tratamento das distrofias miotônicas consiste, atualmente, em tratamento dos sintomas musculares e extramusculares, suporte, reabilitação, aconselhamento genético e manejo da dor.[18]

Tratamento das complicações musculares

Exercícios aeróbicos de baixa a moderada intensidade podem melhorar a função muscular e a fadiga na distrofia miotônica tipo 1.[18] Os pacientes que apresentam fraqueza devem ter acompanhamento com fisioterapeuta e terapeuta ocupacional para orientação quanto ao uso de dispositivos auxiliares para marcha.[31] Além disso, em um estudo randomizado controlado, houve certo benefício no desempenho de marcha com o uso de metformina em pacientes com distrofia miotônica tipo 1 em comparação a um grupo controle.[33]

Tratamento das complicações extramusculares nas distrofias miotônicas

Complicações cardíacas nas distrofias miotônicas

O acompanhamento cardiológico é fundamental nos pacientes com distrofias miotônicas. As complicações cardíacas são a segunda causa de óbito nos pacientes com distrofia miotônica tipo 1, sobretudo as taquiarritmias e os defeitos de condução cardíaca, relatadas em cerca de 30% dos casos.[29] Os pacientes devem ser submetidos a eletrocardiograma pelo menos uma vez ao ano.[18]

O monitoramento da função cardíaca é primordial nesses pacientes, mesmo nos assintomáticos, sendo recomendável a busca ativa de familiares de indivíduos acometidos, devido ao padrão de herança autossômica dominante. Muitos pacientes podem ser beneficiados com a implantação de marca-passos e de desfibriladores para prevenção de morte súbita.[31,32]

Apenas após uma adequada avaliação cardiológica (com a exclusão de bloqueios cardíacos de segundo e terceiro graus, *flutter* ou fibrilação atrial ou arritmias ventriculares), pode-se considerar a utilização de mexiletina para tratamento de miotonia clínica com prejuízo nas atividades diárias.[18,34]

Além das complicações do ritmo cardíaco, cerca de 13,8% dos indivíduos com distrofia miotônica tipo 1 podem apresentar disfunção diastólica com fração de ejeção do ventrículo esquerdo inferior a 55%.[35] Dessa forma, a realização anual de ecocardiograma é recomendável como parte da avaliação cardiológica desses pacientes.[35]

Problemas de sono nas distrofias miotônicas

Sonolência excessiva diurna é um sintoma comum, relatado em cerca de 93% dos pacientes com distrofia miotônica tipo 1.[18] A adequada investigação para apneia central ou obstrutiva deve ser realizada com polissonografia.[18]

Problemas respiratórios nas distrofias miotônicas

As complicações pulmonares são a principal causa de óbito nos pacientes com distrofia miotônica tipo 1. São observados hipoventilação noturna, queda de capacidade vital forçada e redução de pico de fluxo de tosse, com aumento de risco de pneumonias.[18,32] Os pacientes devem ser submetidos a avaliação por pneumologista e ter seu calendário vacinal atualizado para vacinas contra gripe e pneumonia. Além disso, os pacientes podem necessitar de ventilação não invasiva, e deve-se ter cautela com o uso de oxigênio suplementar pelo risco de hipercapnia. Os pacientes que serão submetidos a procedimentos cirúrgicos devem ter uma avaliação respiratória completa e avaliados por pneumologista, antes do procedimento.[18,32]

Problemas gastrointestinais nas distrofias miotônicas

Nos casos de disfagia, recomenda-se o encaminhamento para fonoaudiólogo.[18] Avaliação por gastroenterologista pode ser necessária em casos de constipação intestinal, diarreia ou refluxo gastroesofágico.[18]

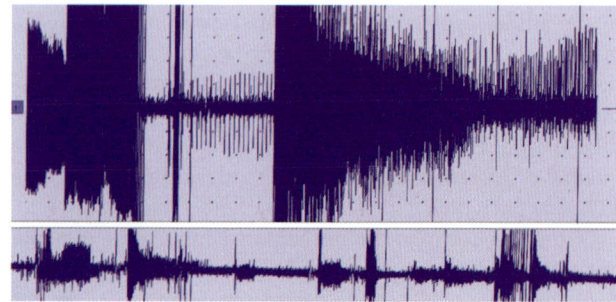

Figura 127.5 Eletromiografia na distrofia miotônica tipo 1 (Steinert). Descargas miotônicas observadas no músculo oponente do polegar.

Problemas oftalmológicos nas distrofias miotônicas

Avaliação anual por oftalmologista é recomendável devido à alta incidência de: catarata em "árvore de natal" (CTC, do inglês *christmas tree cataract*, de início precoce antes dos 50 anos, com aumento da concentração de cálcio no cristalino, que provoca quebra de proteínas; distrofia corneana endotelial de Fuchs; destacamento do corpo ciliar; problemas retinianos, como maculopatia reticular ou em borboleta e melanoma da úvea.[18,36]

Problemas endócrinos nas distrofias miotônicas

Pacientes com distrofias miotônicas apresentam incidência maior do que a população geral de desordens metabólicas como diabetes *mellitus* e disfunção tireoidiana, além de dislipidemia. Dessa forma, recomenda-se a realização anual de investigação para diabetes *mellitus* e, pelo menos, a cada 3 anos, lipidograma e testes de função tireoidiana.[18,32]

São ainda comuns sintomas como irregularidade menstrual em mulheres, disfunção erétil e infertilidade, que devem ser acompanhados regularmente.[32]

Tumores e distrofias miotônicas

Devido à maior incidência de neoplasias nos pacientes com distrofia miotônica do que na população em geral, recomenda-se avaliação dermatológica anual, ultrassonografia de tireoide e rastreamento de neoplasias, como mama, testículo, colo do útero e cólon.[18,21,22,32]

Perspectivas futuras de tratamentos genéticos nas distrofias miotônicas

Existem pesquisas clínicas em andamento, na tentativa de desenvolvimento de tratamentos genéticos para distrofia miotônica tipo 1.[37,38] Esses tratamentos estão em fase de testes (ainda indisponíveis na rotina), mas apresentam perspectivas de implantação.

As distrofias miotônicas são causadas pela expansão de partes do RNA transcrito que se acumula nos núcleos das células, como descrito na Figura 127.3. As técnicas a serem utilizadas incluem o uso de oligonucleotídios *antisense* (ASO, do inglês *antisense* oligonucleotide) para a eliminação das expansões transcritas.[37] Outra técnica em estudo envolve a utilização de silenciadores do gene *DMPK* por meio da tecnologia CRISPRi.[38]

128

Doenças Musculares Congênitas

Clara Gontijo Camelo • Juliana Gurgel Giannetti • Umbertina Conti Reed • Edmar Zanoteli

INTRODUÇÃO

Distrofias musculares congênitas (DMC) e miopatias congênitas estruturais (MCE) são um grupo heterogêneo de distúrbios que resultam em hipotonia, fraqueza muscular progressiva e achados distróficos ou miopáticos característicos na biópsia muscular.[1] Na maioria dos casos de DMC, ocorre ruptura de componentes da matriz extracelular (MEC) das fibras musculares e suas interações com o sarcolema.[2] Em contraste, as MCE são causadas por anormalidades do sistema contrátil ou de estruturas que suportam o acoplamento eficiente de excitação-contração, incluindo os túbulos T e retículo sarcoplasmático.[3]

Historicamente, DMC e MCE têm sido diagnosticadas com base nas características clínicas e histopatologias; no entanto, com a crescente acessibilidade ao diagnóstico genético, ampliou-se o conhecimento quanto à variabilidade fenotípica e à sobreposição entre subtipos bem estabelecidos de DMC e MCE. Paralelamente, o uso de novas ferramentas genéticas levou à identificação de um número crescente de novos genes associados tanto à DMC quanto à MCE.[4]

Por definição, a fraqueza em pacientes com DMC e MCE está presente desde o nascimento ou é notada no primeiro ano de vida, mas essa distinção tem dado lugar ao crescente respeito dado à variabilidade fenotípica e à gravidade dessas condições, que pode variar. A progressão e outras características são variáveis, dependendo do subtipo e da gravidade da mutação genética específica.[5]

DISTROFIA MUSCULAR CONGÊNITA

As DMCs são distúrbios que variam amplamente do ponto de vista clínico, mas compartilham características distróficas na biópsia muscular. De forma resumida, podemos afirmar que boa parte das DMCs provêm de defeitos de diferentes proteínas relacionadas com a manutenção da estabilidade mecânica da membrana da fibra muscular (sarcolema), a qual é determinada por uma série de ligações em cadeia que vão desde a unidade contrátil da fibra muscular até a lâmina basal e matriz extracelular.[6] O primeiro elo dessa cadeia é a proteína distrofina, próxima ao lado interno do sarcolema, que, através de um terminal, se liga à F-actina e através do outro, à β-distroglicana (DG), que é uma proteína transmembrana. Esta, por sua vez, liga-se à α-DG, que se encontra justaposta ao lado externo do sarcolema e que, para efetivar as suas ligações com os componentes da MEC, precisa

ser glicosilada (ou seja, receber açúcares), o que ocorre por meio da ação de enzimas denominadas "glicosiltransferases". Depois de glicosilada, a α-DG liga-se com diferentes proteínas da matriz extracelular, dentre as quais a mais abundante é a laminina α-2 (merosina), a qual estabelece ligações indiretas com a rede de miofibrilas formada pelas três unidades do colágeno VI. A laminina α-2 também se ancora à membrana da fibra muscular por meio da ligação com a integrina α7-β1, que é uma proteína transmembrana.[7,8] Mutações nos genes que codificam parte dessas proteínas originam diferentes subtipos de DMC, levando a defeitos na estabilidade mecânica da fibra e, secundariamente, por meio de uma série de mecanismos fisiopatogênicos complexos, à degeneração da fibra muscular.[9,10] A Figura 128.1 mostra a representação esquemática do complexo distrofina-glicoproteínas associadas do sarcolema-matriz extracelular, cujas alterações são a base da maior parte das distrofias musculares congênitas.

Distrofia muscular congênita-*LAMA2* (merosina)

A laminina α-2 (merosina) é codificada pelo gene *LAMA2* (6q22-23), cujas mutações podem originar sua ausência total ou deficiência parcial. A merosina é o principal componente da matriz extracelular, e sua deficiência acarreta alteração da ligação entre o citoesqueleto da fibra muscular e a matriz extracelular, causando a degeneração da fibra muscular. É a forma mais encontrada de DMC na maioria das casuísticas do ocidente, inclusive no Brasil.[12] Os pacientes com ausência total da proteína apresentam fenótipo muito grave, caracterizado por: intensa hipotonia neonatal (ocasionalmente acompanhada de dificuldade de sucção), atraso das aquisições motoras (atingindo como habilidade máxima a de sentar-se sem apoio), fraqueza muscular, atrofia muscular, retrações fibrotendíneas e deformidades esqueléticas, principalmente cifoescoliose de rápido aparecimento e insuficiência respiratória restritiva. São muito frequentes paresia facial bilateral e palato ogival, além de aspecto facial dismórfico (fácies alongada). O nível de creatinoquinase (CK) se encontra moderadamente ou acentuadamente aumentado.[13]

Caracteristicamente, a neuroimagem evidencia alteração difusa da substância branca cerebral, que é atribuída à deficiência da α2-laminina na membrana basal dos vasos cerebrais. A espectroscopia associada à ressonância magnética (RM) detecta concentração hídrica anormalmente alta de água na substância branca cerebral. Displasia cortical associada, acompanhada de epilepsia, pode ser encontrada em aproximadamente 25% das crianças. Apesar da neuroimagem alterada, a inteligência pode ser normal ou limítrofe, assim como a função visual.[14]

O quadro clínico dos pacientes com déficit parcial de merosina é mais leve em comparação aos que têm déficit total, permitindo a aquisição de marcha independente. Apesar disso, a anormalidade da substância branca é também observada.[15]

Algumas crianças com deficiência de merosina apresentam polineuropatia desmielinizante, provavelmente por conta da expressão alterada de laminina no endoneuro dos nervos periféricos. Também é possível o encontro de miocardiopatia ventricular esquerda[12] (Figura 128.2).

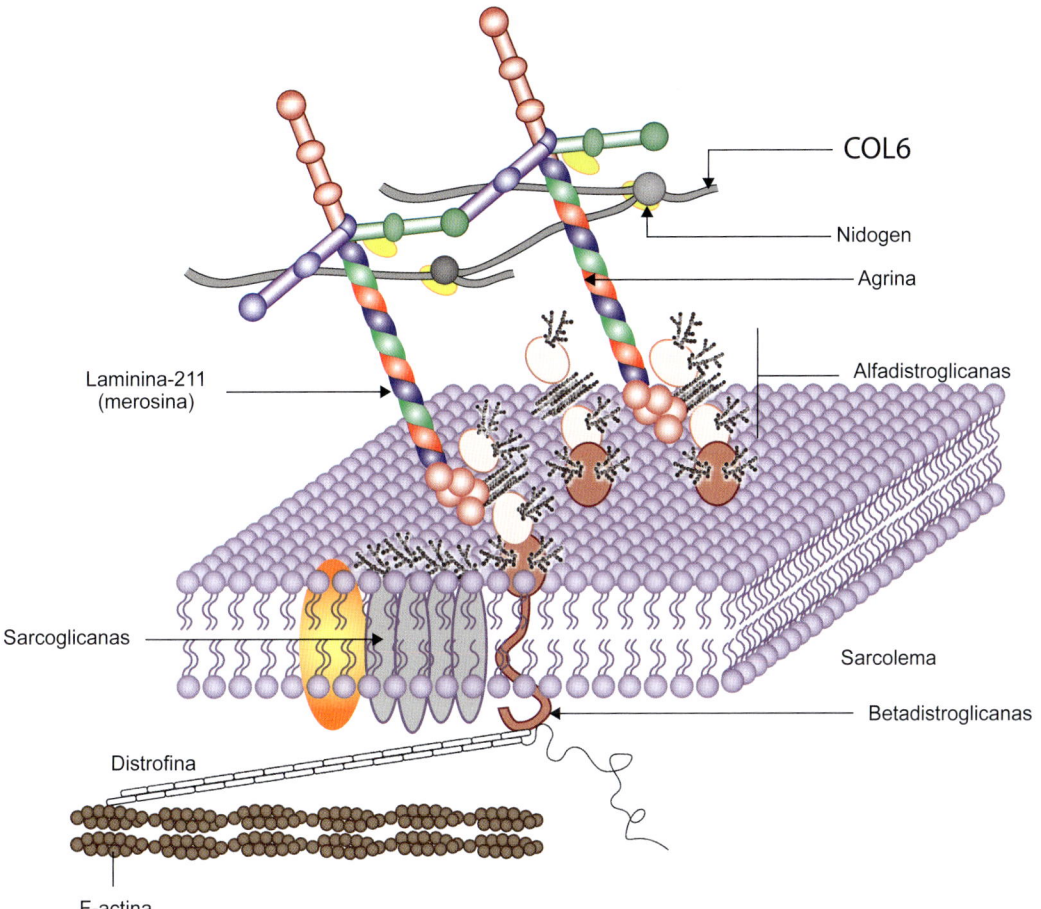

Figura 128.1 Representação esquemática do complexo distrofina-glicoproteínas associados do sarcolema–matriz extracelular, cujas alterações são a base da maior parte das distrofias musculares congênitas.[11]

Distrofia muscular congênita relacionada ao colágeno VI

A DMC relacionada ao colágeno VI inclui um espectro de doenças de gravidade variável, incluindo fenótipos musculares congênitos de distrofia de Ullrich (mais grave) e de miopatia de Bethlem (mais leve). Está entre as formas de DMC mais comuns, representando cerca de 30% dos casos.[1,2]

São miopatias caracterizadas por fraqueza muscular de evolução lentamente progressiva e combinação de frouxidão articular distal e contraturas articulares proximais. As manifestações da DMC forma de Ullrich ocorrem, em geral, no período neonatal ou na primeira infância, resultando frequentemente em ausência da capacidade para marcha ou perda de deambulação precoce, associada ao comprometimento respiratório.[16]

Na miopatia de Bethlem, a fraqueza e as retrações articulares ocorrem, em geral, no fim da primeira infância ou no início da adolescência. O curso tende a ser estável ou lentamente progressivo e raramente evolui para perda da marcha. As formas de Ullrich e de Bethlem são, na verdade, os extremos de um espectro clínico; no entanto, a maior parte dos pacientes apresentam formas intermediárias entre esses dois extremos. Um pequeno grupo de pacientes pode apresentar um fenótipo que lembra as formas de distrofias musculares de cinturas.[17]

Retrações articulares são comuns e podem progredir rapidamente com impacto funcional significativo, mesmo em indivíduos com força muscular preservada. Complicações cardíacas não têm sido relatadas em indivíduos com DMC relacionada ao colágeno VI.[18]

O colágeno VI é uma proteína extracelular composta de três cadeias, α1 (VI), α2 (VI) e α3 (VI). É codificado pelos genes *COL6A1*, *COL6A2* e *COL6A3*. O colágeno VI é um componente importante da matriz extracelular de muitos tecidos, incluindo músculos, pele, tendões, cartilagens e tecidos adiposos, e tem um papel importante na manutenção da estabilidade estrutural, ancorando a membrana basal na matriz extracelular.[19-21] Mutações em qualquer um dos três genes que codificam o colágeno VI podem resultar em DMC relacionada ao colágeno VI. A região de tripla hélice contém um Gly-X-Y repetido comum a todos os colágenos que permite o enrolamento das três cadeias e é particularmente sensível à mutação.[22]

A herança pode ser dominante ou recessiva, dependendo do tipo de mutação. Mutações dominantes permitem a incorporação de cadeias anormais em proteínas secretadas; tetrâmeros são as mutações mais comumente identificadas nesses pacientes. Mutações *missense* resultando em substituição do resíduo de glicina conservado no domínio de tripla hélice ou mutações de *splicing* envolvendo salto de éxon no domínio de tripla hélice são as mutações dominantes mais comuns e representam mais da metade dos alelos patogênicos conhecidos. Alelos nulos (*nonsense*, *frameshift* e grandes deleções) não permitem a incorporação de cadeias anormais e agem recessivamente. Patogenicidade de variantes fora do domínio tripla hélice tem sido difícil de avaliar em razão da frequência de variantes benignas nesses domínios. Ruptura da matriz de colágeno VI em cultura

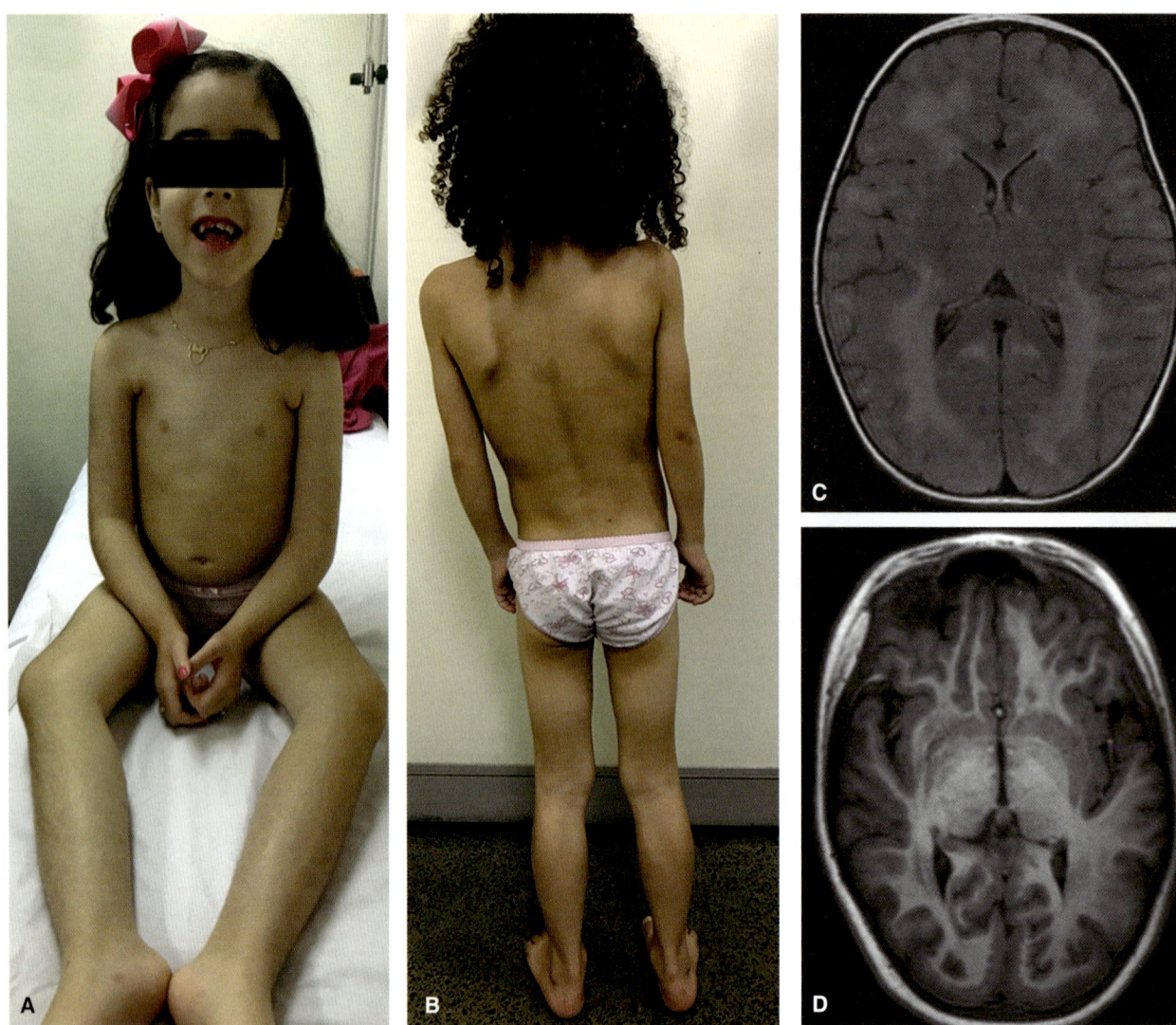

Figura 128.2 Características da DMC-LAMA2. **A.** Paciente com a forma clássica da doença e a capacidade máxima de sentar-se sem apoio. **B.** Paciente com a forma de distrofia muscular de cinturas (LGMD) e deficiência parcial de merosina na biopsia. **C.** RMM de encéfalo corte axial FLAIR, com hipersinal em substância branca. **D.** RM de encéfalo corte axial, com polimicrogiria occipital bilateral.

de fibroblastos pode ser realizada em alguns laboratórios de pesquisa para ajudar a esclarecer a patogenicidade dessas variantes.[8]

É difícil determinar uma correlação entre fenótipo e genótipo na DMC pelo fato de o colágeno VI apresentar grande heterogeneidade fenotípica, incluindo apresentações de formas congênitas de Ullrich, miopatia de Bethlem e fenótipos intermediários em pacientes com mutações semelhantes[22] (Figura 128.3).

Distrofias musculares congênitas causadas por defeitos da glicosilação da α-DG (α-distroglicanopatias)

O reconhecimento de que defeitos da O-glicosilação da α-DG são a causa das formas mais graves de DMC, como Fukuyama (FDMC), *muscle-eye-brain* (MEB) e síndrome de Walker-Warburg (WW), ocorreu a partir de 2001, em modelos animais e em pacientes. Nestes, demonstrou-se que a α-DG (proteína imediatamente justaposta ao sarcolema no meio externo celular) deve receber açúcares (ou seja, ser glicosilada) para poder se ligar à laminina α-2 e a outros

componentes da matriz extracelular. Diferentes enzimas são responsáveis pela O-glicosilação que ocorre não somente no tecido muscular, mas também em outros tecidos, inclusive no sistema nervoso central (SNC), onde a α-DG se localiza nas lâminas basais de interfaces formadas pelos astrócitos, tais como glia limitante pial e processos vasculares, bem como em alguns neurônios (hipocampais e córtex cerebelar).[23] Por esse motivo, as distrofias musculares dependentes dos distúrbios de glicosilação da α-DG podem apresentar diferentes graus e combinações, desde o comprometimento muscular puro de diferentes intensidades até o comprometimento grave do SNC, representado por distúrbios da migração neuronal, alterações pontocerebelares, alterações da substância branca cerebral, além de defeitos oculares. O comprometimento muscular pode se manifestar precocemente (representando, portanto, uma DMC) ou ocorrer mais tardiamente (configurando tipo de distrofia muscular de cinturas).[1,24]

O número de glicosiltransferases envolvidas na glicosilação da α-DG e suas diferentes possibilidades de expressão regional e temporal ao longo do desenvolvimento explicam o espectro de variabilidade das malformações e a gravidade

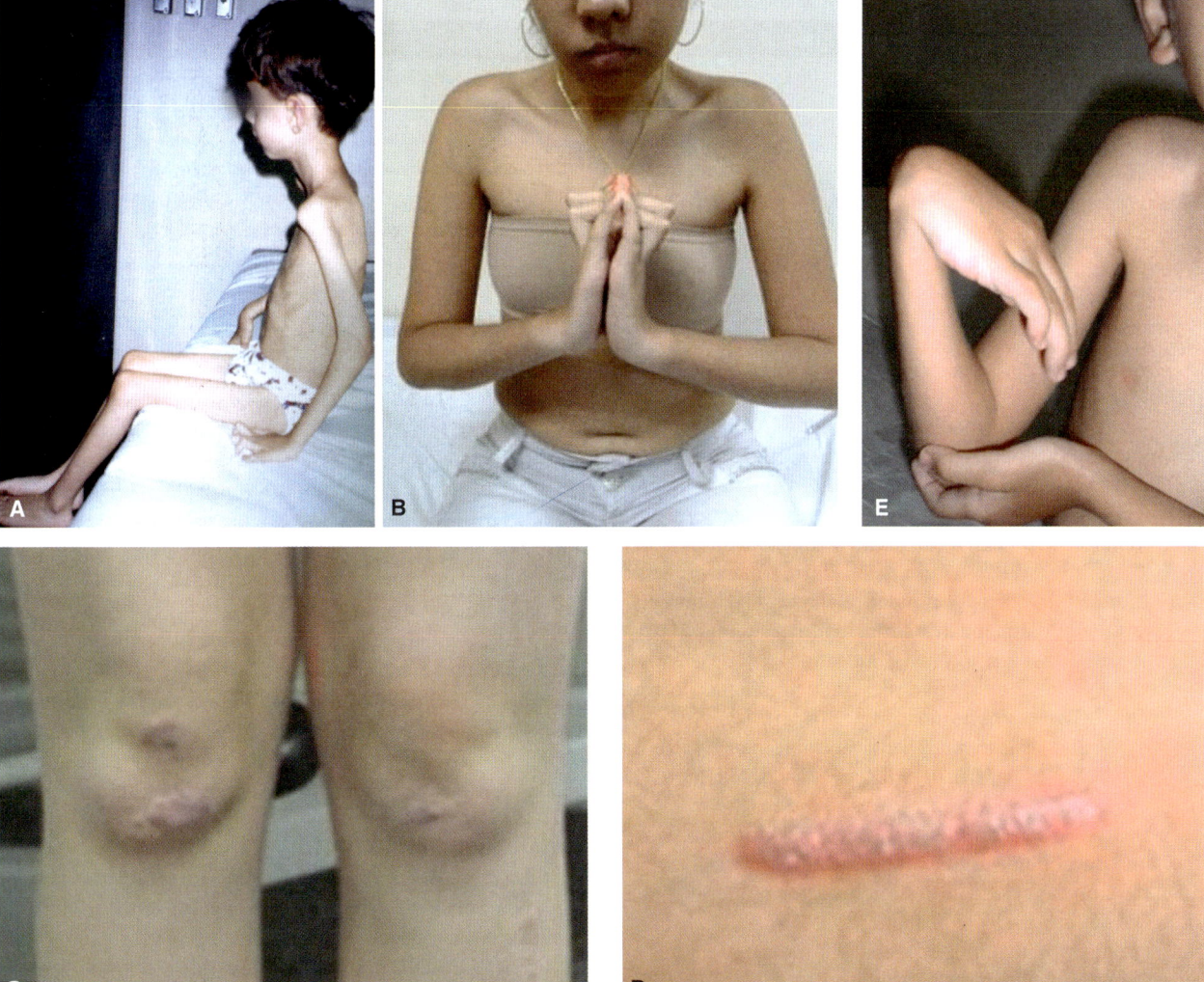

Figura 128.3 Características da DMC-COL6. **A.** Paciente com a forma grave da doença (Ullrich) e capacidade máxima de sentar-se sem apoio. **B.** Paciente com a forma mais leve (Bethlem) e contraturas articulares distais. **C.** Queloide. **D.** Cicatriz hipertrófica. **E.** Hiperelasticidade distal.

clínica observada nas diferentes distrofias musculares que são consideradas α-distroglicanopatias. A caracterização precisa das alterações de neuroimagem, principalmente do grau de gravidade da displasia cortical e do tipo de comprometimento cerebelar, quando existe, pode ser um bom indicador de qual gene apresenta a mutação, entre os muitos que codificam glicosiltransferases.[10] Na última década, a heterogeneidade genética das distrofias musculares causadas por mutações de glicosiltransferases aumentou acentuadamente, assim como os estudos sobre a etiopatogenia e as vias bioquímicas implicadas nessa forma de distrofia muscular que se manifesta tanto de forma congênita como sob o fenótipo de distrofia muscular de cinturas. As mutações do gene de cada glicosiltransferase podem originar fenótipos variados, embora em casos de distrofia muscular congênita frequentemente ocorra um fenótipo específico, por exemplo, *muscle-eye-brain* ou síndrome de Walker-Warburg. Discute-se se a heterogeneidade clínica pode depender de outras proteínas hipoglicosiladas, além da α-DG.[4,24]

Entre as alfadistroglicanopatias, a maior heterogeneidade clínica é observada em associação às mutações do gene *FKRP* (proteína fukutina-relacionada). Mutações no gene *FKRP* originam fenótipos com amplo espectro de gravidade, que inclui: WW ou MEB; DMC com deficiência mental e cistos cerebelares; DMC com variadas displasias corticais, cerebelares e pontinas, sem comprometimento ocular; DMC-1C com fraqueza grave e SNC normal; e síndrome de cinturas tipo 2I variando de Duchenne-*like* a fraqueza leve.[1,2]

A forma de Fukuyama é a forma mais frequente de DMC no Japão, sendo rara em outros países a não ser que descendentes de imigrantes japoneses herdem em homozigose a mutação ancestral fundadora por inserção no gene da fukutina em 9q31-33. No quadro clínico constam, além da DMC de malformações cerebrais e cerebelares (micropoligiria e paquigiria), alterações de substância branca cerebral, graus variáveis de deficiência mental, epilepsia e alterações oftálmicas. Outros tipos de mutações do gene da fukutina, que não a mutação ancestral japonesa, podem ocorrer e estão associados a quadro clínico heterogêneo: gravíssimo fenótipo WW, fenótipo semelhante à DMC Fukuyama clássica, DMC leve com inteligência normal e hipoglicosilação da α-DG na biópsia muscular e síndrome de cinturas tipo 2M.[25]

A DMC-MEB é causada por mutações da POMGnT1 e foi inicialmente descrita na Finlândia, onde ainda ocorre a maioria dos casos; porém, na atualidade (embora rara), é de distribuição universal. Caracteriza-se pela associação da

Tabela 128.1 Resumo das principais formas de distrofia muscular congênita.

Tipo	Gene	Herança	Clínica
Merosina negativa	*LAMA2*	AR	Maioria tem como marco motor máximo de sentar-se sem apoio, retrações precoces de grandes articulações, hipersinal de substância branca em T2 e FLAIR na RM de SNC
Colagenopatia	*COL6A1, COL6A2, COL6A3*	AD, AR	Formas grave (Ullrich), intermediária e leve (Bethlem). Alterações de tecido conjuntivo: cicatriz hipertrófica ou queloide, retrações articulares precoces, hiperqueratose folicular, hiperelasticidade distal
Alfadistroglicanopatia	*POMT1, POMT2, POMGNT1, FKTN, FKRP, LARGE* etc.	AR	Alterações musculares, oculares e de SNC, como cistos, alteração de substância branca e malformação cortical, epilepsia e deficiência intelectual associada são possíveis. Fenótipo bem variável
Laminopatia	*LMNA A/C*	AD	Fraqueza axial marcada, com pescoço caído, dificuldade de ganho de peso com hipotrofia importante. Cardiopatia de ritmo precoce
Selenopoteínopatia	*SELENON*	AR	Fraqueza axial marcada com distúrbio ventilatório precoce e espinha rígida

AD: autossômica dominante; AR: autossômica recessiva; FLAIR: *fluid-attenuated inversion recovery*; RM: ressonância magnética; SNC: sistema nervoso central.

DMC com anomalias oculares congênitas (miopia grave, glaucoma, palidez de papila, hipoplasia retiniana) e malformações corticais variadas (paquigiria, hidrocefalia, hipoplasia tronco-cerebelar). O grau de deficiência mental é variável, porém a epilepsia é frequentemente de controle difícil.[26]

A DMC tipo Walker-Warburg é a forma mais grave de DMC, que se caracteriza por: lissencefalia tipo II, hidrocefalia, displasia retiniana, microftalmia e outras alterações oculares de câmara anterior, gravíssimo atraso do desenvolvimento neuropsicomotor, epilepsia, frequentemente do tipo síndrome de West e óbito nos primeiros anos de vida. Somente 30% dos casos têm confirmação molecular nos genes *POMT1, POMT2, POMGnT1, FKRP, FKTN, LARGE* e *COL IVα1*.[27]

A DMC-FKRP é causada por mutações do gene *FKRP* que também podem originar uma forma de distrofia muscular de cinturas. O quadro clínico da forma congênita é muito grave, em parte semelhante à DMC-LAMA2, sendo que as crianças não adquirem a marcha independente, evoluem para insuficiência respiratória na segunda década da vida e apresentam níveis elevados de creatinofosfoquinase (CPK). Uma particularidade dessa forma de DMC é a frequente ocorrência de hipertrofia de panturrilhas, coxas e língua. A inteligência e a neuroimagem são, na maioria dos casos, normais, embora leve deficiência mental, alterações cerebelares e da substância branca cerebral tenham sido observadas em alguns casos. A análise imuno-histoquímica mostra deficiência secundária de merosina e não se evidencia ausência total da glicosilação, e sim uma marcação irregular em mosaico da α-DG. O quadro de distrofia muscular de cinturas acontece depois do primeiro ano de vida, cursando com fraqueza proximal de gravidade variável, hipertrofia de panturrilhas, CPK aumentada, cardiopatia frequente, possível resposta à corticoterapia e possível mialgia e mioglobinúria. Aqui, também constituem aspectos chamativos a frequente deficiência secundária de merosina e a hipertrofia muscular.[28] A Tabela 128.1 resume as principais formas de distrofia muscular congênita.

MIOPATIAS CONGÊNITAS ESTRUTURAIS

Miopatias congênitas estruturais são doenças raras e, portanto, de incidência indefinida, em parte também devido à alta heterogeneidade genética e clínica. A fraqueza muscular predomina nos músculos proximais na maioria das vezes e, mais raramente, é axial ou de predomínio distal. Acometimento facial e ptose palpebral (essa última pode aparecer ao longo do tempo) são aspectos sugestivos do diagnóstico e, embora exista atraso do desenvolvimento motor, a maioria dos pacientes alcança a marcha independente e mostra pouca progressão, motivo pelo qual esse grupo de miopatias foi anteriormente denominado "miopatias congênitas benignas".[3] No entanto, há formas graves que acometem os músculos bulbares e respiratórios, o que leva à necessidade de suporte ventilatório, tais como a forma neonatal de algumas miopatias congênitas estruturais.[4]

A heterogeneidade genética das miopatias congênitas aumenta continuamente, já tendo sido identificadas mutações em mais de 40 genes com herança autossômica dominante, autossômica recessiva e ligada ao X. Classicamente, essas miopatias têm sido classificadas de acordo com as anormalidades estruturais encontradas na biopsia muscular.[29]

Classificação histológica

1. Miopatias caracterizadas pela presença de *cores* (focos) são diagnosticadas na microscopia óptica por ocorrência de falhas (ou focos) e ausência de atividade oxidativa nas reações de SDH e NADH. Os *cores* únicos ocorrem na miopatia do *central core* e as falhas focais múltiplas ocorrem na miopatia *multiminicore*.[30]
2. Miopatias caracterizadas pela presença de núcleos dispostos centralmente, tal como ocorre nos miotubos fetais, em vez da localização subsarcolemal (característica da fibra muscular madura). Nessa categoria, enquadram-se a miopatia centronuclear e a miopatia miotubular.[31]
3. Miopatias caracterizadas pela presença de corpos nemalínicos (miopatia nemalínica), que são inclusões em forma ovoide ou de bastonete. Os corpos nemalínicos surgem devido a anormalidades estruturais da linha Z do sarcômero, e são mais bem visualizados na coloração de tricrômico de Gomori.[32]
4. Desproporção congênita do tipo de fibras é outra miopatia congênita considerada nas classificações. Embora não se trate de uma anormalidade estrutural, esse diagnóstico é considerado quando há desproporção congênita entre o tamanho das fibras do tipo 1 e do tipo 2; com atrofia das fibras do tipo 1, em geral, com área de 30 a 50% menor que as do tipo 2.[33]

A Figura 128.4 mostra as alterações histológicas mais comuns das miopatias congênitas e a representação esquemática no nível celular da fibra muscular dos mecanismos fisiopatológicos envolvidos nas miopatias.

Miopatia com *cores*

As miopatias com *cores* são as miopatias congênitas mais comuns, mesmo considerando que as alterações

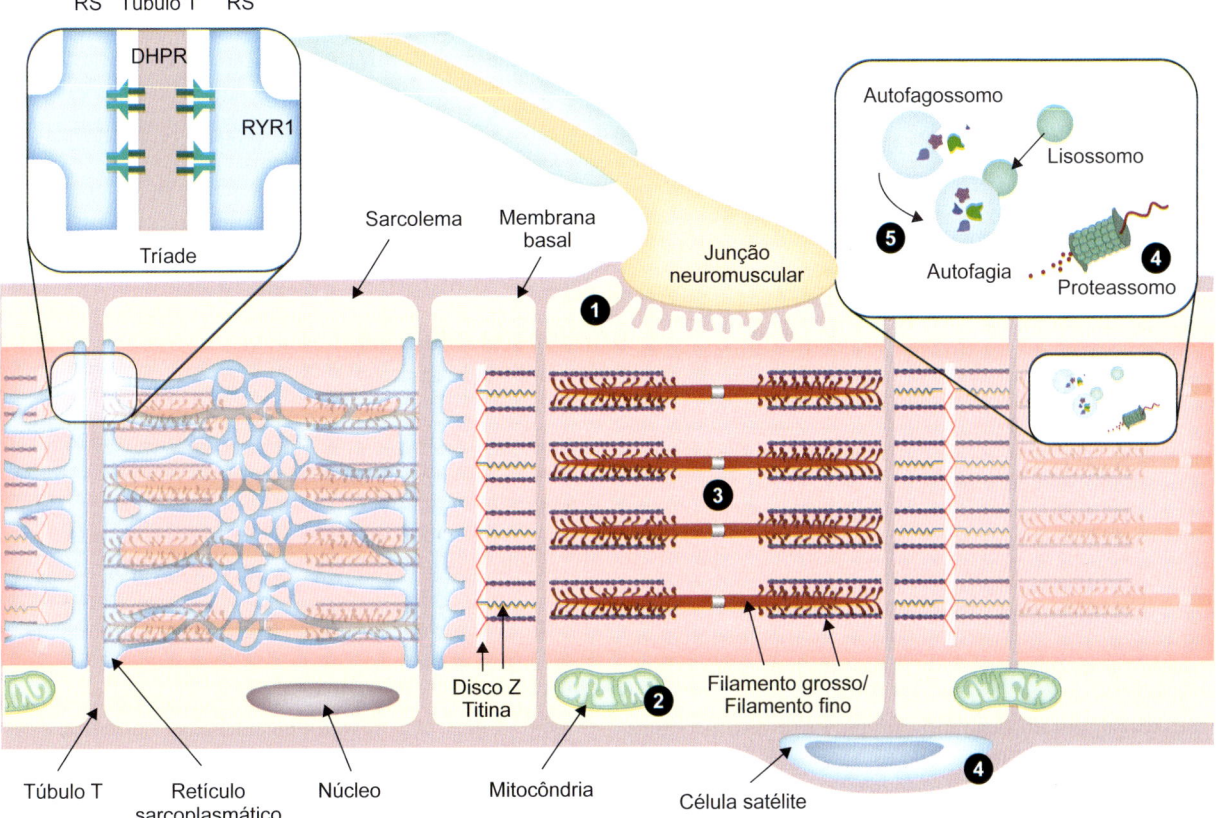

Figura 128.4 Representação esquemática no nível celular da fibra muscular dos mecanismos fisiopatológicos envolvidos nas miopatias congênitas. 1. Remodelamento, sarcolemal e de membranas intracelulares, e acoplamento excitação/contração. 2. Distribuição e função mitocondrial. 3. Geração de força miofibrilar. 4. Atrofia. 5. Autofagia.[34]

histopatológicas características podem não estar presentes na primeira infância.[3]

A miopatia do *central core* (MCC) é de herança autossômica dominante, mais raramente recessiva. A doença tem um curso relativamente estável e costuma afetar predominantemente a cintura pélvica. Frequentemente ocorre comprometimento axial e, ao longo do crescimento, pode ocorrer cifoescoliose. Existe risco de hipertermia maligna, já que as mutações ocorrem no gene *RYR1*, tipicamente associado ao desenvolvimento de hipertermia maligna. Historicamente, considera-se que mutações de efeito dominante no gene *RYR1*, de localização mais próxima ao C-terminal, se associam à miopatia, ao passo que as próximas ao N-terminal ou de localização central se associam à hipertermia maligna. No entanto, mais recentemente, tem-se observado que, nos casos de miopatia, as mutações podem atingir toda a extensão do gene. Mutações *de novo*, de efeito dominante, têm sido descritas em casos de miopatias com falha central (*core*) e bastonetes.[30]

Miopatia *multiminicore* (MMC) é de herança autossômica recessiva e pode estar associada a mutações do gene *RYR1*. Clinicamente, cursa com oftalmoplegia e predomínio da fraqueza em cintura escapular ou em mãos. Mutações do gene *SELENON* também podem se associar à MMC. Nesses casos, o fenótipo é de comprometimento axial, com fraqueza cervical, escoliose e insuficiência respiratória, com ou sem espinha rígida. O comprometimento da musculatura axial é desproporcional ao da musculatura apendicular, de modo que a maioria dos pacientes mantém a marcha independente.[29,30]

Nos exames de imagem, os pacientes com mutações do gene *RYR1*, independentemente do modo de herança ou do tipo de alteração histopatológica, apresentam um padrão de ausência de comprometimento do músculo reto femoral, que pode representar um indicador clínico precoce.[29,30]

Outro achado clínico possível de pacientes com variantes patogênicas no gene *RYR1* é a presença de miopatia com fraqueza permanente associada a episódios de hipertermia maligna ou surtos de rabdomiólise e hiperCKemia desencadeados por outros fatores que não indução anestésica.[3]

Finalmente, uma rara manifestação associada a certas mutações do gene *RYR1* é à susceptibilidade à hipertermia maligna é a síndrome de King-Denborough, caracterizada por: atraso do desenvolvimento motor, baixa estatura, criptorquidia, alterações esqueléticas (cifose, lordose, *pectus carinatum/excavatum*) e aspectos dismórficos. Frequentemente ocorre ptose palpebral. A biópsia costuma ser inespecífica nesses casos.[3,4]

Miopatia nemalínica

A miopatia nemalínica (MN) apresenta grande heterogeneidade genética e clínica, e diversos genes são relacionados à doença, em especial aqueles ligados ao complexo da unidade contrátil sarcomérica e aos genes *NEB*, *ACTA1*, *TPM3*, *TPM2*, *KBTD13*; *CFL-2*, *KLHL40*, *KLHL41*, *TNNT1*, *TNNT3*, *LMOD3*. As mutações dos genes da alfa-actina e da nebulina são as mais encontradas. A herança pode ser autossômica dominante (mutações mais comuns no gene da α-actina, proteína primária que se polimeriza para formar os filamentos finos já no miotubo), ou autossômicas recessivas (mutações mais comuns no gene da nebulina).[19]

Existem diferentes formas clínicas de MN: neonatal ou congênita grave, congênita intermediária, congênita típica, forma leve e forma do adulto. As duas primeiras formas são muito graves, e o paciente depende de suporte respiratório para sobreviver. A forma congênita típica cursa com fraqueza generalizada, porém de predomínio proximal e com comprometimento cervical frequente. Embora os pacientes consigam deambular com atraso e tenham déficit motor pouco progressivo, ocorrem hipoventilação noturna e insuficiência respiratória precocemente. Dismorfismos facial e esquelético são aspectos marcantes. A musculatura da coxa é difusamente afetada em pacientes com mutações da alfa-actina, ao passo que pacientes com mutações do gene da nebulina podem mostrar predomínio distal da fraqueza muscular. A artrogripose pode estar associada a mutações dos genes *TPM2*, *NEB*, *TPM3* e *ACTA1*, e aos raríssimos casos de mutações do gene *KLHL41*.[32]

As mutações do gene da actina que causam miopatia nemalínica são dispersas ao longo de todo o gene, e a correlação com o fenótipo é difícil. O nível de CK se encontra normal ou pouco alterado. O diagnóstico é por meio de testes moleculares, e a biópsia muscular mostra as características inclusões subsarcolemais em formato de bastonetes que se coram em vermelho na coloração de Gomori. Quando são de localização intranuclear, indicam um quadro clínico mais grave. Deve-se ter em mente que os bastonetes também podem aparecer como aspectos degenerativos da fibra muscular em diferentes situações, inclusive adquiridas.[20]

Miopatia centronuclear

A miopatia centronuclear (MCN) ocorre em associação a mutações em principalmente três genes diferentes: dinamina-2 (*DNM2*), anfifisina-2 (*BIN1*), titina (*TTN*) e receptor do canal da rianodina (*RYR1*). Mutações no *RYR1* são a causa mais frequente da MCN. A dinamina-2 é uma grande GTPase envolvida com tráfego de membranas e endocitose, interagindo com actina e os túbulos T. O gene *BIN1* codifica a proteína anfifisina-2, que se liga à dinamina-2 durante a endocitose mediada pela clatrina, sendo essencial à biogênese T-tubular. A ligação da anfifisina-2 com a dinamina-2 e com a tríade representada pela justaposição dos túbulos T com o retículo sarcoplasmático medeia o mecanismo do acoplamento excitação/contração muscular e caracteriza a base etiopatogênica que associa a MCN às miopatias com formação de *cores*, sendo todas elas integrantes de um grupo emergente de miopatia denominadas "triadopatias".[21,31]

Além dos núcleos internalizados, a MCN pode apresentar padrões de coloração no método NADH-TR, que ajuda a identificar seus diferentes subtipos. Em casos de mutações no *DNM2*, há um aspecto histopatológico chamado "roda de carroça", em que, nas colorações oxidativas, nota-se um aspecto radiado a partir do núcleo centralizado. Outros achados incluem predomínio e hipotrofia de fibras tipo I.[31]

Quanto à idade de início e à gravidade, ocorre variação inter e intrafamilial, existindo desde formas neonatais graves até formas com acometimento lentamente progressivo das cinturas, face e flexores cervicais em adultos. O acometimento muscular é difuso, embora exames de imagem mostrem importante acometimento distal. São comuns ptose palpebral e oftalmoparesia. Retrações dos músculos mandibulares podem levar à restrição da abertura da boca. A avaliação cardiológica deve ser realizada periodicamente, embora manifestações cardíacas sejam incomuns.[21]

Pacientes com mutações do gene *DNM2* têm, em geral, início mais tardio e curso mais leve, ao passo que aqueles com mutações do *BIN1* mostram início congênito (ou posteriormente mais tardio) e, em geral, quadro clínico mais limitante. As mutações do *RYR1* também originam fenótipo heterogêneo.[21]

Pacientes com quadro clínico e histológico podem também apresentar mutações no gene da titina, usualmente com miocardiopatia associada, e no SPEG (*striated preferentially expressed gene*).[21]

Miopatia miotubular

A miopatia miotubular (MMT) apresenta herança recessiva ligada ao X por mutações do gene *MTM1* (miotubularina), membro da família das fosfatases de fosfoinositídeo, que são enzimas reguladoras do tráfego de membranas e vesículas entre organelas subcelulares. O quadro clínico é muito grave, e a grande maioria dos meninos acometidos desenvolve dificuldade de sucção, deglutição e insuficiência respiratória desde o nascimento. Comprometimento facial e oftalmoplegia são também muito frequentes. A sobrevida depende de suporte respiratório. Em uma minoria de casos, o quadro é menos grave e a criança pode desenvolver a marcha. A biópsia muscular mostra tipicamente os núcleos das fibras em posição centralizada e usualmente com um halo ao redor. Um achado muito característico são as fibras "em anel".[31]

O diagnóstico é genético, e as mutações mostram pouca correlação fenotípica, estando dispersas ao longo do gene. Devido a um defeito de inativação do X, raramente ocorre acometimento grave em meninas ou as portadoras têm acometimento leve de início tardio.[31]

Desproporção congênita dos tipos de fibras musculares

A desproporção congênita dos tipos de fibras musculares (DCTF) corresponde a uma miopatia congênita de herança autossômica dominante ou recessiva, associada a diferentes genes, tais como tropomiosina 3 (*TPM3*), alfa-actina (*ACTA1*), receptor de rianodina (*RYR1*), selenoproteína 1 (*SELENOM*), miosina de cadeia pesada 7 (*MYH7*) e, mais raramente, tropomiosina 2 (*TPM2*).[33]

A caracterização é histológica e se baseia no achado de fibras do tipo I desproporcionalmente menores do que as do tipo II, sendo essa diferença variável entre 15 e 40%; também ocorre predomínio de fibras tipo I. Nessa forma de miopatia, não são observadas alterações estruturais internas das fibras. O quadro clínico corresponde ao das miopatias congênitas em geral, podendo apresentar curso não progressivo ou lentamente progressivo. É comum predomínio da fraqueza em músculos axiais, escoliose e evolução para insuficiência respiratória desproporcional ao quadro de fraqueza muscular. Fraqueza facial e oftalmoparesia também são achados comuns. O nível sérico de CK é normal ou discretamente aumentado. Quando a biópsia muscular sugere esse tipo de miopatia, somente o teste molecular com técnicas de sequenciamento de nova geração pode identificar o gene mutado.[33]

A Figura 128.5 mostra as alterações histológicas clássicas das miopatias congênitas e as alterações fenotípicas comuns à maioria das miopatias congênitas.

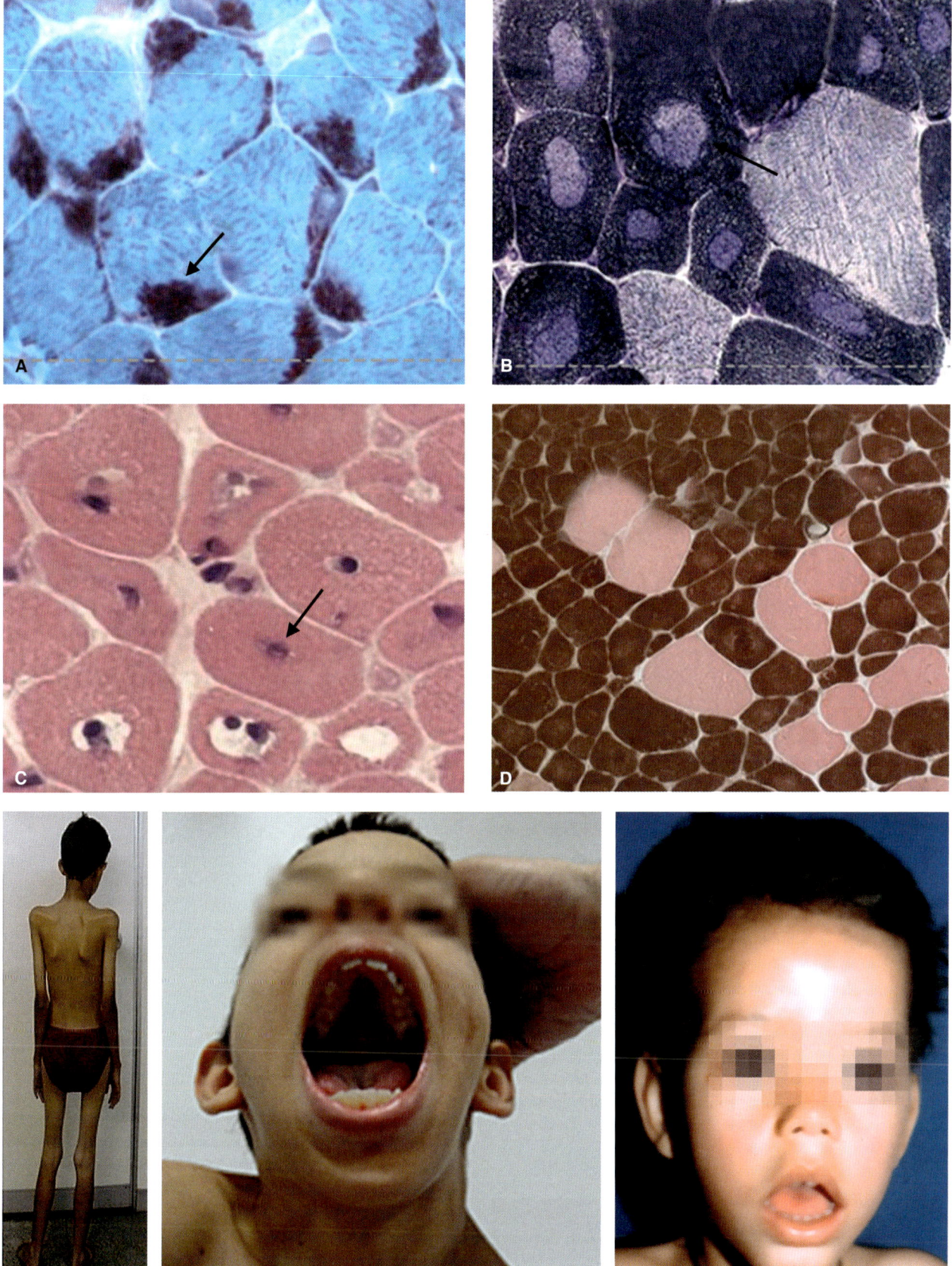

Figura 128.5 Alterações histológicas clássicas das miopatias congênitas. **A.** Miopatia nemalínica com bastões nemalínicos na coloração Gomori. **B.** Miopatia *central core* com *cores* centrais na reação oxidativa. **C.** Miopatia miotubular com núcleos centralizados e fibras que assemelham a miotúbulos na coloração hematoxilia-eosina (HE). **D.** Miopatia com desproporção congênita de fibras na coloração ATPase. Alterações fenotípicas comuns a maioria das miopatias congênitas: **E.** Atrofia muscular, retrações precoces, escápula alada e escoliose. **F.** Palato ogival. **G.** Fácies alongadas e boca em carpa.

129
Miopatias Mitocondriais

Claudia Ferreira da Rosa Sobreira • Cristiane de Araujo Martins Moreno

INTRODUÇÃO

As miopatias mitocondriais são doenças do metabolismo energético decorrentes de deficiência na produção de energia celular (ATP) por meio da fosforilação oxidativa (OXPHOS), nas quais há acometimento isolado ou predominante da musculatura esquelética. Constituem, portanto, um grupo dentro do complexo e heterogêneo grupo das doenças mitocondriais ou mitocondriopatias, abordadas no Capítulo 198, *Doenças Mitocondriais*.

ETIOPATOGENIA

Para compreensão da etiopatogenia das doenças mitocondriais, é necessário conhecer a estrutura e a função da mitocôndria, assim como o processo de OXPHOS, pelo qual a cadeia respiratória e ATP sintase promovem a produção de energia celular na forma de ATP.

A mitocôndria tem seu DNA próprio, o DNA mitocondrial (DNAmt), responsável pela codificação de 13 subunidades dos complexos enzimáticos que realizam a OXPHOS: 7 subunidades do complexo I, 1 subunidade do complexo III, 3 subunidades do complexo IV e 2 subunidades do complexo V (ATP sintase), além dos RNAs transportadores e ribossômicos necessários para a tradução proteica intramitocondrial. Apenas o complexo II, ou succinato desidrogenase, não tem nenhuma subunidade codificada no DNAmt. Desse modo, variantes patogênicas no DNAmt causam doença mitocondrial por disfunção de um ou mais complexos enzimáticos do processo de OXPHOS, com exceção do complexo II (Tabela 129.1).

Quando nos referimos ao genoma mitocondrial, é importante compreender o conceito de poliplasmia e heteroplasmia. Poliplasmia significa que, em cada mitocôndria, existem múltiplas cópias do DNAmt. Heteroplasmia, por sua vez, diz respeito ao fato de que cópias de DNAmt distintas coexistem em cada mitocôndria, célula ou tecido.

Dessa forma, consideramos a taxa de heteroplasmia para dada variante como sendo a relação entre quantidade de DNAmt mutante sobre o DNAmt selvagem. A taxa de heteroplasmia se correlaciona com o quadro clínico que o paciente pode vir a apresentar: quanto menor a quantidade de DNAmt mutante, menor a chance de o paciente desenvolver o fenótipo. Por outro lado, DNAmt pode existir em homoplasmia. Variantes patogênicas homoplásmicas podem causar sintomas mais leves, acometendo um determinado órgão ou tecido ou, mais raramente, podem causar sintomas graves, como na neuropatia óptica hereditária de Leber.

Embora o genoma mitocondrial codifique 13 subunidades dos complexos enzimáticos que realizam a OXPHOS, todas as demais subunidades desses complexos enzimáticos, além de várias outras proteínas necessárias para a função mitocondrial, são codificadas pelo DNA nuclear. Portanto, miopatias mitocondriais podem resultar de alterações no DNAmt ou no DNA nuclear, transmitidas por diferentes padrões de herança (Tabela 129.2).

Há também situações em que ambos os genomas estão acometidos, como é o caso de variantes patogênicas em genes do DNA nuclear responsáveis pela replicação e manutenção do DNAmt, gerando redução do número de cópias (depleção) e/ou deleções múltiplas do DNAmt. Tais doenças são transmitidas por herança autossômica dominante ou recessiva, a depender do gene e da variante envolvidos.

A revisão mais detalhada da etiopatogenia das doenças mitocondriais é apresentada no Capítulo 198, *Doenças Mitocondriais*.

EPIDEMIOLOGIA

Estudos epidemiológicos sugerem que as doenças mitocondriais, como um grupo, afetam aproximadamente entre 1 em cada 5 mil e 1 em cada 10 mil indivíduos. Deve-se, no entanto, levar em conta que a prevalência real pode estar subestimada devido à dificuldade no diagnóstico, mesmo atualmente. O acesso ao diagnóstico, assim como características populacionais, das quais ressaltamos o nível de consanguinidade e o efeito fundador, podem explicar a variabilidade observada em diferentes estudos populacionais. A inclusão de pessoas assintomáticas em que se observaram variantes patogênicas também pode influenciar os números,

Tabela 129.1 Efeito de variantes patogênicas do DNAmt no sistema de OXPHOS.

Genes do DNAmt	Disfunção da OXPHOS	
	Um único complexo	Múltiplos complexos*
Que codificam proteínas	X	
Que codificam tRNAs		X
Que codificam rRNAs		X
Grandes deleções envolvendo múltiplos genes		X

OXPHOS: fosforilação oxidativa; tRNA: RNA transportador; rRNA: RNA ribossômico.
*Exceto o complexo II.

Tabela 129.2 Características relevantes das disfunções relacionadas ao DNA nuclear e ao DNA mitocondrial.

Características	DNA nuclear	DNA mitocondrial
Herança	Autossômica recessiva	Materna
	Autossômica dominante	
	Ligada ao X	
Alelos mutantes	Homozigose (ambos alelos mutantes)	Homoplasmia (100% dos genomas são idênticos, sejam selvagens ou mutantes)
	Heterozigose (um dos alelos mutantes)	Heteroplasmia (mistura de genomas selvagens e mutantes)
Limiar de manifestação	Penetrância completa na maior parte dos casos	% de mutantes necessária para manifestação da disfunção mitocondrial

especialmente considerando-se as doenças mitocondriais relacionadas ao DNAmt, nas quais a heteroplasmia é frequente, com variações na proporção de genomas mutantes.

Considerando-se as miopatias mitocondriais primárias propriamente ditas, ou seja, aquelas em que a musculatura estriada esquelética é acometida de forma isolada ou predominante, a carência de dados epidemiológicos é ainda maior. Entretanto, podemos dizer que, na população pediátrica, a ocorrência de miopatia isolada é rara, sendo frequente a presença de miopatia no contexto de um quadro multissistêmico. Nesse grupo etário, a prevalência de doença mitocondrial como um todo tem sido estimada em 5 a 15 casos por 100 mil. Já na população adulta, miopatia isolada ou como sintoma predominante é mais frequente, especialmente os quadros associados ao envolvimento da musculatura ocular extrínseca, resultando em ptose palpebral e oftalmoparesia. Nos adultos, a prevalência de doença mitocondrial tem sido estimada em 12,5 casos por 100 mil.

QUADRO CLÍNICO

As mitocondriopatias que se apresentam com acometimento isolado ou predominante da musculatura estriada esquelética, as miopatias mitocondriais, manifestam-se, mais frequentemente, por meio de três formas de apresentação clínica:

- Síndromes clínicas com oftalmoplegia externa progressiva (PEO, do inglês *progressive external ophthalmoplegia*)
- Miopatia com fraqueza muscular sem comprometimento da motilidade ocular extrínseca (ou com envolvimento mais discreto dessa musculatura)
- Intolerância ao exercício como manifestação predominante.

Síndromes clínicas com oftalmoplegia externa progressiva

Oftalmoplegia externa progressiva crônica

A oftalmoplegia externa progressiva crônica (CPEO, do inglês *chronic progressive external ophthalmoplegia*) tem como características:

- Idade de início variável, predominando o início na adolescência ou na idade adulta
- Padrão de herança variável, a depender do genoma acometido. A maioria dos casos é de ocorrência esporádica, não havendo familiares acometidos ou transmissão para a prole (quando decorrente de grandes rearranjos do DNAmt). Entretanto, quando decorrente de mutação em genes nucleares, a herança é autossômica, podendo ser dominante ou recessiva. Em raros casos em que a CPEO é causada por mutações de ponto no DNAmt, o padrão observado é o de herança materna
- Quadro clínico caracterizado pelo desenvolvimento de ptose palpebral bilateral e paresia ou plegia dos movimentos oculares, com evolução progressiva
- Outro achado frequente é fraqueza muscular apendicular, predominando na porção proximal dos membros; quando a fraqueza muscular é mais acentuada, pode envolver a musculatura da face e axial, assim como grupamentos musculares distais.

Oftalmoplegia externa progressiva crônica plus

Convencionou-se chamar "CPEO *plus*" o quadro de CPEO descrito anteriormente que se manifesta adicionalmente com envolvimento multissistêmico de abrangência variável, podendo haver acometimento adicional de um ou mais sistemas, como sistema nervoso central e/ou periférico, cardiopatia, endocrinopatia, disfunção gastrointestinal, entre outros.

Síndrome de Kearns-Sayre

A síndrome de Kearns-Sayre (KSS, do inglês *Kearns-Sayre syndrome*) tem como características:

- Idade de início antes dos 20 anos
- Padrão de herança variável, conforme descrito para a CPEO
- Definida originalmente pela tríade: 1) PEO, 2) início antes dos 20 anos e 3) retinopatia pigmentar, associadas a, pelo menos, uma das seguintes alterações: bloqueio de condução cardíaca, ataxia, hiperproteinorraquia (acima de 100 mg/dℓ)
- Revisão recente realizada pelo North American Mitochondrial Disease Consortium sugere modificação dos critérios diagnósticos da síndrome, passando a utilizar a tétrade: 1) ptose e/ou oftalmoplegia externa progressiva, 2) retinopatia pigmentar, 3) bloqueio de condução cardíaca e 4) envolvimento do músculo esquelético
- Outros achados frequentes na KSS são intolerância ao exercício, fraqueza muscular e disfagia no contexto do quadro de miopatia, que apresenta evolução progressiva e frequentemente resulta em disfunção ventilatória; disfunção cognitiva, disfunção endócrina (representada predominantemente por diabetes e hipoparatireoidismo) e dismotilidade gastrointestinal também são observadas.

Miopatia com fraqueza muscular sem oftalmoplegia externa progressiva

Deficiência da cadeia respiratória reversível da infância

Anteriormente denominada "miopatia da infância por deficiência reversível da citocromo *c* oxidase", tem como características:

- Idade de início antes dos 3 meses de vida
- Padrão de herança: digênica (envolvimento concomitante do DNAmt e nuclear)
- Manifesta-se com hipotonia neonatal ou nos primeiros meses de vida, associada à fraqueza muscular acentuada, com comprometimento frequente da musculatura respiratória e da deglutição, que melhoram substancialmente ou se resolvem, em geral, a partir dos 4 a 6 meses; melhora clínica se desenvolve no decorrer de meses, sendo que a maioria dos pacientes estará assintomática ou oligossintomática entre os 2 e 3 anos de vida
- Usualmente não há envolvimento de outros tecidos ou órgãos, mas, em raros casos, são descritos hepatomegalia, cardiopatia, hipotireoidismo e alteração de sinal nos núcleos da base; o desenvolvimento cognitivo é preservado.

Miopatia isolada

As características da miopatia isolada são:

- Idade de início predominante: infância
- Padrão de herança variável, conforme o genoma acometido
- Miopatia como manifestação predominante, sem envolvimento substancial da motilidade ocular extrínseca; em geral, apresenta início precoce e evolução progressiva
- Observam-se hipotonia e fraqueza muscular que frequentemente vêm acompanhadas de fraqueza facial e bulbar, com comprometimento da deglutição

- Envolvimento da musculatura respiratória também é frequente, assim como fraqueza axial
- Quando o início ocorre no período neonatal ou nos primeiros meses de vida, observa-se atraso na aquisição dos marcos motores, que não são necessariamente atingidos em sua plenitude. Já nos casos de início mais tardio na infância, o desenvolvimento inicial é normal e a fraqueza, de predomínio proximal, resulta em regressão dos marcos motores
- Fadiga e intolerância ao exercício são sintomas frequentes; mialgia pode fazer parte do quadro
- É importante ressaltar, no entanto, que a miopatia isolada, sem PEO, é uma forma rara de apresentação clínica de doença mitocondrial, uma vez que as mitocondriopatias de início precoce mais frequentemente se manifestam com quadro multissistêmico, mesmo que com frequente envolvimento muscular; nos adultos, a miopatia como quadro isolado se apresenta mais frequentemente com PEO
- Fenótipo semelhante à atrofia muscular espinhal é de ocorrência rara no contexto das doenças mitocondriais, mas representa importante diagnóstico diferencial das miopatias mitocondriais de início precoce que se apresentam como quadro isolado.

Intolerância ao exercício como manifestação predominante

- Idade de início variável, desde a infância até a idade adulta
- Padrão de herança variável, a depender do genoma acometido
- Quadro clínico caracterizado pela ocorrência de mialgia e fadiga em virtude de atividade física que usualmente não causaria sintomas, configurando o quadro de intolerância ao exercício, que compromete as atividades de vida diária e a qualidade de vida. A evolução é estável na maioria dos casos em que a intolerância ao exercício é o sintoma predominante, embora eventualmente possa haver progressão do quadro
- Câibras são relatadas com certa frequência; episódios de vômito relacionados à atividade física ocorrem especialmente nos pacientes mais jovens, assim como piora com o frio, relatada raramente. Eventos de rabdomiólise também podem ocorrer.

É importante manter em mente, no entanto, que a musculatura estriada esquelética é um tecido de elevada demanda energética e pode estar acometida, de forma mais ou menos evidente, em diversas outras síndromes clínicas. Deve-se, portanto, considerar a possibilidade de envolvimento muscular ao delinear o processo de investigação diagnóstica das doenças mitocondriais. Isso vale não apenas para aquelas relacionadas a disfunções do sistema nervoso central, caracterizadas como encefalomiopatias mitocondriais, mas também para fenótipos variados. O Capítulo 198, *Doenças Mitocondriais*, lista as manifestações multissistêmicas mais frequentes e as síndromes clínicas clássicas relacionadas a esse grupo de doenças.

INVESTIGAÇÃO LABORATORIAL

A investigação laboratorial de pacientes com miopatia mitocondrial se baseia em dois pontos principais: exames de suporte e exames de confirmação diagnóstica. Os exames de suporte são aqueles que fornecem pistas quanto a uma provável etiologia mitocondrial, sendo eles: dosagem de lactato no plasma e/ou líquido cefalorraquidiano, corpos cetônicos, acilcarnitinas plasmáticas e ácidos orgânicos urinários; e aqueles utilizados para o rastreio multissistêmico, como avaliação cardíaca, renal, hepática, auditiva e endocrinológica.

A dosagem de lactato no plasma e/ou líquido cefalorraquidiano é indicada em indivíduos com suspeita de doença mitocondrial. Lactato medido em jejum em valores superiores a 3 mmol/ℓ (sérico) suporta o diagnóstico de doença mitocondrial. No entanto, valores normais não excluem o diagnóstico.

Estudos eletrofisiológicos e de neuroimagem podem contribuir para o diagnóstico em caso de suspeita de envolvimento em nervo periférico e sistema nervoso central, principalmente porque muitas miopatias mitocondriais cursam com envolvimento extramuscular.

Biópsia muscular nas mitocondriopatias

O diagnóstico confirmatório é obtido por meio do quadro clínico compatível somado a achados sugestivos de mitocondriopatia na biópsia muscular e/ou variantes patogênicas em genes que causam doença mitocondrial.

As miopatias mitocondriais são um grupo heterogêneo e complexo de doenças neuromusculares nas quais a função mitocondrial pode não se correlacionar com as alterações estruturais observadas na análise histológica muscular. Além disso, é importante ressaltarmos que outras doenças podem cursar com alterações mitocondriais secundárias.

A biópsia muscular identifica achados sugestivos de disfunção mitocondrial em sua análise histológica e histoquímica e, portanto, é utilizada para confirmar uma suspeita clínica de mitocondriopatia. Os algoritmos atuais de investigação colocam o teste genético à frente da biópsia muscular, deixando a histologia apenas para os casos nos quais a genética foi inconclusiva. Entretanto, é necessário considerar a disponibilidade tanto dos testes genéticos quanto da biópsia em cada serviço a fim de evitar atraso no diagnóstico.

O objetivo principal da biópsia muscular no contexto de doença mitocondrial é a realização da histoquímica, buscando alterações sugestivas de disfunção mitocondrial. Todavia, o fragmento de músculo também pode ser utilizado para a extração de DNA e subsequente estudo genético, bem como testes funcionais, como os ensaios enzimáticos quantitativos dos complexos da cadeia respiratória, e a dosagem da coenzima Q10.

Apesar de se tratar de uma doença muito heterogênea, os principais achados morfológicos são comuns às mitocondriopatias. O aumento da proliferação mitocondrial leva ao achado conhecido como "fibras vermelhas rasgadas" na coloração tricrômico de Gomori modificado. Esse aumento proliferativo se dá comumente na região subsarcolemal da fibra muscular, mas pode abranger toda sua área transversal (Figura 129.1 A e B).

As miopatias mitocondriais apresentam-se com deficiência em um ou mais dos cinco complexos enzimáticos constituintes do sistema de OXPHOS. Os métodos enzimáticos histoquímicos são disponíveis para o complexo II (succinato desidrogenase – SDH) e complexo IV (citocromo *c* oxidase – COX). O padrão típico de doença mitocondrial é a presença de um mosaico de fibras com atividade da COX ausente ou COX-negativas (Figura 129.2 A) e com atividade da COX preservada (marrom) e fibras com aumento de atividade para SDH (azul) (Figura 129.2 B). Para facilitar o reconhecimento desse padrão, uma reação combinada COX/SDH mostrará fibras COX-negativas coradas em azul (Figura 129.2 C).

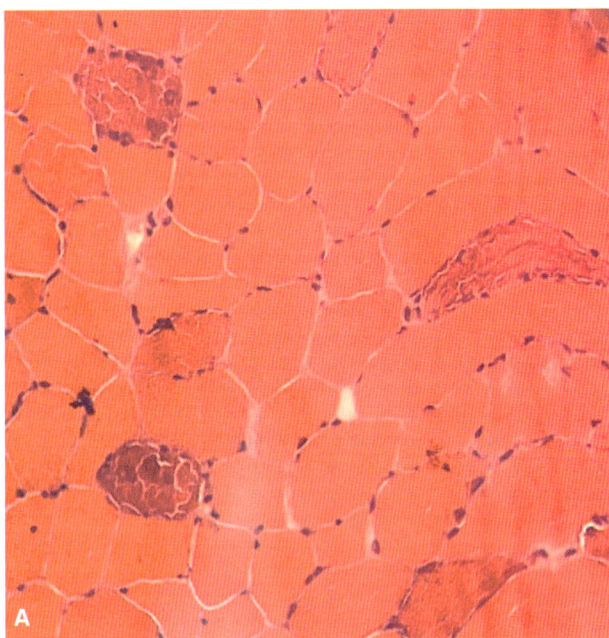
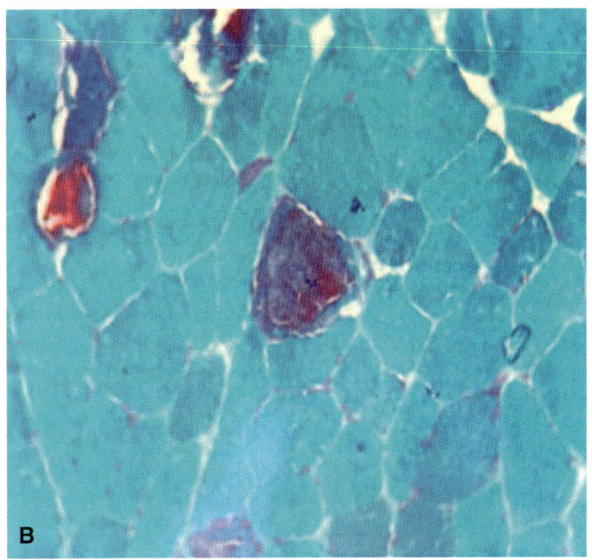

Figura 129.1 Aspectos morfológicos de uma disfunção mitocondrial: notar a proliferação mitocondrial observada por acúmulo subsarcolemal e difuso na fibra muscular, conferindo o aspecto da fibra vermelha rasgada. Pode ser vista na coloração hematoxilina-eosina (**A**) e tricrômico de Gomori modificado (**B**).

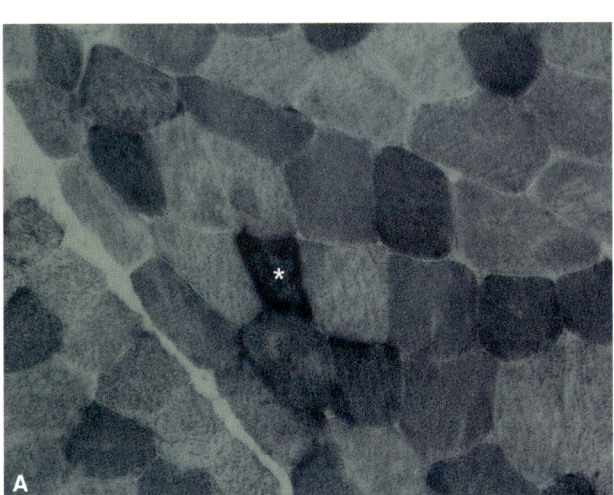
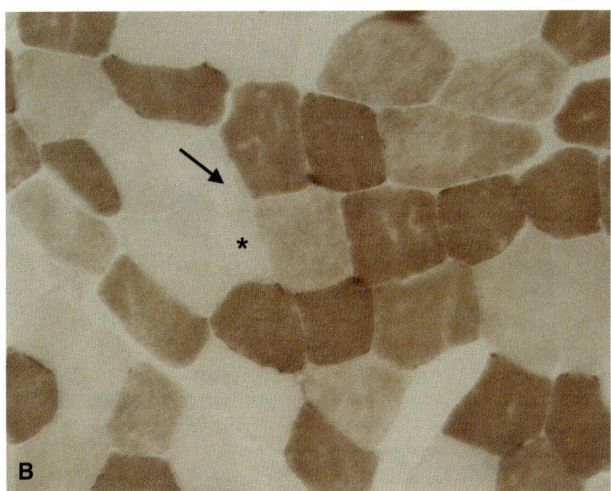

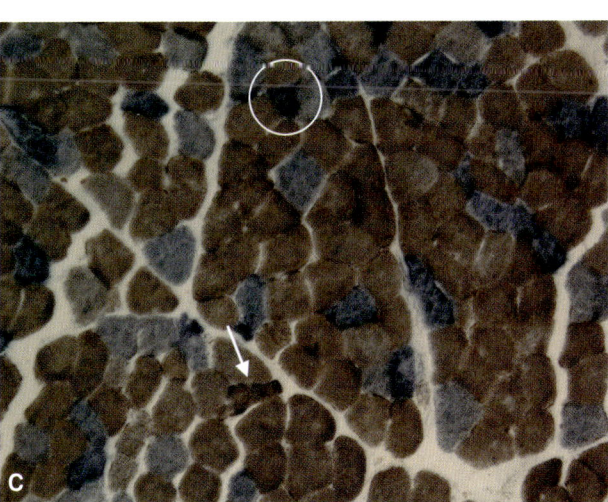

Figura 129.2 Reação histoquímica para SDH (**A**) e COX (**B**) à biópsia muscular na CPEO, evidenciando fibras com proliferação mitocondrial anormal à SDH, com atividade da COX ausente (* fibras vermelhas rasgadas COX-negativas), além de outras fibras COX-negativas (*seta*). A reação combinada COX/SDH (**C**) evidencia facilmente as fibras COX-negativas, que aparecem em azul. Além das várias fibras com proliferação mitocondrial anormal (coradas em azul), que representam fibras vermelhas rasgadas COX-negativas (exemplificadas no *círculo branco*), observa-se uma fibra com proliferação mitocondrial anormal e preservação da atividade da COX, representando a fibra vermelha rasgada COX positiva (*seta branca*).

Estudo genético nas mitocondriopatias

Conforme mencionado anteriormente, a mitocôndria é controlada tanto pelo genoma mitocondrial quanto pelo genoma celular, e o estudo genético das mitocondriopatias deve abranger ambos. Na investigação genética dessas doenças, dois aspectos principais devem ser levados em consideração: 1) o tipo de teste a ser selecionado e 2) o tecido a ser usado para a análise.

A investigação genética das miopatias mitocondriais utiliza, essencialmente, técnicas de sequenciamento de nova geração (NGS), podendo incluir: apenas uma quantidade predeterminada da porção codificante de uma seleção de genes (painel genético); a porção codificante de todos os genes (exoma); ou todo o genoma (sequenciamento completo do genoma). A escolha do teste é determinada pela sua disponibilidade, pelo seu custo e pelo grau de suspeição clínica para determinado fenótipo. Na Tabela 129.3, exemplificamos os genes envolvidos na gênese das síndromes clínicas em que predomina a miopatia mitocondrial.

Em decorrência da queda de custo do NGS e do fato de ser um teste pouco invasivo, os testes genéticos utilizando essa tecnologia, quando disponíveis, têm se tornado a primeira escolha na investigação dos pacientes, deixando a realização da biópsia muscular para os casos em que NGS é negativo ou inconclusivo.

Para a realização do teste genético, normalmente o DNA é extraído a partir do sangue periférico ou da saliva. Pela maior concentração de mitocôndrias na saliva do que no sangue periférico, recomenda-se que a saliva seja preferida quando existe a suspeita de uma mitocondriopatia.

No entanto, principalmente diante de um quadro muscular isolado, as maiores taxas de heteroplasmia são encontradas no tecido afetado, no caso, o músculo. Assim, diante de um primeiro teste genético negativo ou inconclusivo, recomenda-se considerar o sequenciamento do genoma mitocondrial utilizando DNA extraído do músculo.

MANEJO CLÍNICO

Na Figura 129.3, apresenta-se um algoritmo para o diagnóstico diante de um caso suspeito de miopatia mitocondrial.

Atualmente, não existem opções de tratamento modificador de doença aprovado para a maior parte das miopatias mitocondriais. As terapias existentes têm como foco: o manejo sintomático do paciente; tentar evitar a progressão da doença com monitoramento e intervenção precoce nas possíveis complicações clínicas; e melhorar a qualidade de vida do paciente.

Preconiza-se orientação nutricional para manter adequado aporte calórico e de nutrientes, com cuidado especial nos momentos críticos, de maior demanda energética.

É importante evitar situações que possam agravar a disfunção metabólica, como jejum prolongado, excesso de atividades para a condição e capacidade individual, assim como o uso de medicamentos com potencial de agravar a disfunção metabólica.

O manejo clínico do paciente é também voltado para as suas necessidades dentro do contexto de uma doença multissistêmica. Logo, faz-se necessária a realização de exames de rotina para a investigação de cardiopatia, perda auditiva, neuropatia, doença renal, doença hepática e/ou endocrinológica.

Tabela 129.3 Síndromes clínicas e exemplos de genes envolvidos.

Síndrome clínica	DNA mitocondrial	DNA nuclear
CPEO, CPEO *plus* e síndrome de Kearns-Sayre	Grandes rearranjos (deleções/duplicações) MT-TL1 (m.3243A>G)	*DNA2, MGME1, POLG, POLG2, RNASEH1, TWNK*
Miopatia na deficiência da cadeia respiratória reversível da infância	MT-TE (m.14674T>C)	*EARS2, TRMU*
Miopatia isolada sem PEO	MT-ND1, MT-ND2, MT-ND4	*TK2, COX6A2, DGUOK*
Intolerância ao exercício como manifestação predominante	MT-ND1, MT-ND2, MT-ND4	*TMEM126B, ACAD9*

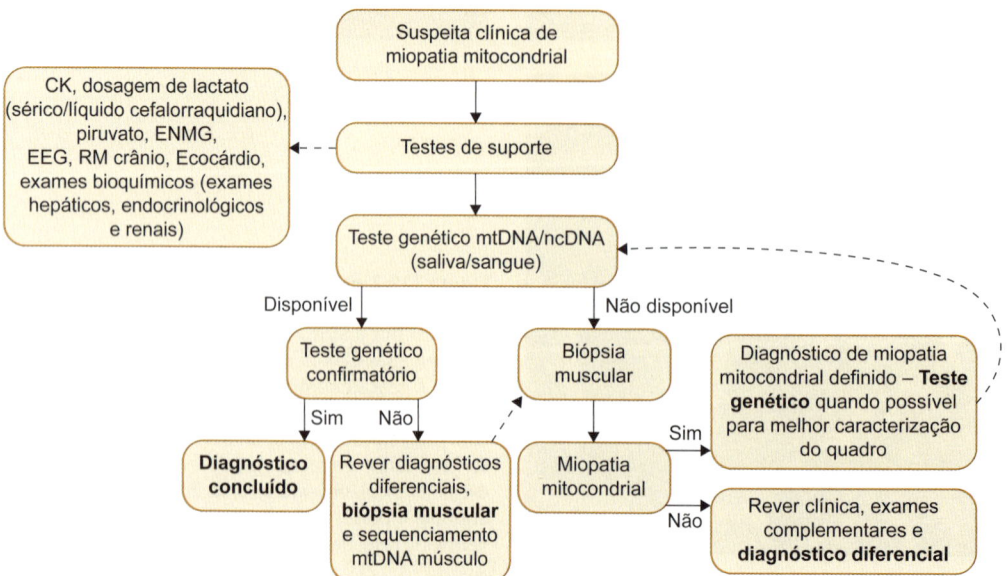

Figura 129.3 Algoritmo de diagnóstico nas miopatias mitocondriais. CK: creatinoquinase; EEG: eletroencefalograma; ENMG: eletroneuromiografia; mtDNA: DNA mitocondrial; ncDNA: DNA nuclear; RM: ressonância magnética.

Considerando mais especificamente as manifestações clínicas relacionadas à miopatia e as complicações clínicas que podem advir desse quadro (Tabela 129.4), é importante estabelecer equipe multidisciplinar e multiprofissional de acordo com a necessidade (neurologista, neuropediatra, oftalmologista, pneumologista, endocrinologista, ortopedista, nutricionista, fonoaudióloga(o), fisioterapeuta, psicóloga(o) e terapeuta ocupacional).

Sobre o manejo da intolerância ao exercício nos pacientes com miopatia mitocondrial, é importante ressaltar que se inicia com a compreensão aprofundada da condição clínica do indivíduo, o que inclui não apenas fatores relacionados com a musculatura esquelética, mas também com aspectos nutricionais e com envolvimento de outros sistemas. No que diz respeito à reabilitação física, que deve ser criteriosa e adequada às condições individuais, estudos realizados em pequenos grupos de pacientes sugerem haver benefício com o treinamento aeróbico. Considera-se, portanto, que atividade física regular, com exercícios aeróbicos adequados à condição do paciente, pode resultar em melhora da capacidade funcional, da fadiga e da intolerância ao exercício.

O efeito terapêutico de cofatores e vitaminas é controverso e demonstrado apenas em pequenos estudos abertos ou relatos de casos. Esses compostos são comumente utilizados na forma de "coquetéis", ou seja, formulações contendo mais de um composto, que visam, empiricamente, otimizar

a função mitocondrial do paciente e, assim, obter melhora no quadro clínico e/ou retardo na progressão da doença. Várias combinações podem ser encontradas na literatura, sendo que as mais comuns contêm vitaminas B, cofatores de enzimas mitocondriais (coenzima Q10 ou ubiquinol), antioxidantes e suplementos nutricionais.

Um cenário um pouco diferente está se delineando para a miopatia mitocondrial causada pela deficiência de timidina quinase 2 (TK2). A TK2 é a enzima responsável pela fosforilação dos desoxirribonucleosídeos desoxitimidina e desoxicitidina em monofosfatos de desoxitimidina e desoxicitidina, respectivamente. Ambos são fosforilados para gerar os desoxinucleosídeos trifosfatos necessários para a replicação do DNAmt. Variantes patogênicas bialélicas no gene *TK2* resultam em deficiência de TK2 (TK2d) e levam a defeitos de manutenção do DNA e depleção do DNAmt. Essa doença se apresenta com miopatia pura, embora possa ocorrer também com envolvimento extramuscular em até 30% dos casos.

Do ponto de vista clínico, três formas clínicas são reconhecidas com base na idade de início dos sintomas: início infantil (< 1 ano), início na infância (1 a 12 anos) e início tardio (> 12 anos). Em todas as apresentações, os pacientes comumente manifestam-se com fraqueza proximal e axial progressiva e insuficiência respiratória com envolvimento precoce do diafragma. Oftalmoparesia está frequentemente presente na apresentação de início tardio, e encefalopatia foi descrita em pacientes de início infantil grave. Apesar de todas as semelhanças, o grupo de início infantil apresenta uma taxa de mortalidade muito elevada, com uma sobrevida após o início dos sintomas de apenas 1 ano, como demonstrado em estudos de história natural da doença. Com base em dados de modelos de camundongos, foi desenvolvida uma terapia de suplementação com nucleosídeos monofosfatos (desoxitimidina e desoxicitidina) para contornar o defeito bioquímico. Essa terapia mostrou benefícios clínicos pronunciados em ensaios abertos, aumentando a importância de diagnóstico e tratamento precoces para alterar a história natural letal da doença, mas ainda não foi aprovada em nenhuma agência regulatória.

Existe ainda um grupo limitado de doenças mitocondriais que podem ser amenizadas por certos cofatores, denominadas "miopatias mitocondriais tratáveis". A maioria dessas síndromes manifestam-se como complexas, embora algumas possam cursar também com miopatia (Tabela 129.5).

Por fim, o aconselhamento genético deve ser indicado para o paciente e seus familiares.

Tabela 129.4 Manejo das manifestações clínicas relacionadas ao acometimento muscular e possíveis complicações relacionadas à fraqueza muscular.

Manifestação clínica	Tratamento
Ptose palpebral	Correção cirúrgica
Disfagia	Manejo da dieta Reabilitação fonoaudiológica Gastrostomia
Fraqueza respiratória	Fisioterapia respiratória Ventilação mecânica (não invasiva/invasiva)
Fraqueza muscular	Reabilitação física
Intolerância ao exercício	Manejo clínico Reabilitação física
Deformidades na coluna vertebral e nos membros	Manejo clínico Correção cirúrgica
Osteoporose	Tratamento medicamentoso Reabilitação física

Tabela 129.5 Doenças mitocondriais potencialmente tratáveis que cursam com miopatia mitocondrial.

Doença	Gene(s) envolvido(s)	Fenótipo	Tratamento modificador
Deficiência de ACAD9	*ACAD9*	Encefalopatia, miopatia, cardiomiopatia hipertrófica	Riboflavina (oral 10-20 mg/kg/dia)
Deficiência múltipla de acil-CoA desidrogenase (MADD)	*ETFA, ETFB, ETFDH, SLC25A32, FLAD1,*	Forma infantil multissistêmica/Forma adulto com miopatia, hepatopatia e ganglionopatia	Riboflavina (oral 10-20 mg/kg/dia)
Deficiência primária de coenzima Q10	*PDSS1, PDSS2, COQ2, COQ4, COQ6, COQ7, COQ9, ADCK3, ADCK4*	Forma infantil: encefalopatia/Formas adulto: variáveis – miopatia, neuropatia	Coenzima Q10 (10-30 mg/kg/dia)

CAPÍTULO 130

Canalopatias

Antonio Edvan Camelo Filho • Carlos Otto Heise

INTRODUÇÃO

As canalopatias musculares são desordens causadas pelo comprometimento de canais iônicos voltagem-dependentes gerando miopatias de grande heterogeneidade fenotípica e genotípica.[1] Elas também são causadas por mutações em diversos genes, sendo os mais comuns: canais de sódio (*SCN4A*), canais de cloreto (*CLCN1*), canais de cálcio (*CACNA1S*) e canais de potássio (*KCNJ2*).[2]

As canalopatias são desordens genéticas com variantes frequentemente herdadas de forma autossômica dominante. Os sintomas geralmente surgem nos primeiros anos de vida e perduram ao longo da vida, afetando a funcionalidade e a qualidade de vida dos indivíduos com episódios de fraqueza muscular, com ou sem miotonia clínica flutuante ou episódica.[3]

Classicamente, as canalopatias são divididas em miotonias não distróficas (MNDs) e paralisias periódicas (PPs)[4] (Figura 130.1). A distrofia miotônica de Steinert é uma miotonia distrófica com acometimento multissistêmico extramuscular (p. ex., calvície, catarata, endocrinopatia etc.) e não estará inclusa na abordagem deste capítulo.

As canalopatias do músculo esquelético podem ter impacto significativo na qualidade de vida. Além da miotonia e da fraqueza, a dor e a fadiga são aspectos importantes a serem considerados no tratamento. O diagnóstico precoce preciso é essencial para as opções de tratamento eficazes disponíveis para canalopatias do músculo esquelético.[5]

MIOTONIAS NÃO DISTRÓFICAS

As miotonias não distróficas (MNDs) apresentam como principal sinal clínico ou sintoma referido pelo paciente **rigidez muscular** na ausência de fraqueza fixa grave e perda de massa muscular.[6] Essa rigidez corresponde à miotonia, que, do ponto de vista da fisiologia muscular, representa o comprometimento do relaxamento muscular após sua ativação/contração. A miotonia geralmente começa na primeira ou segunda década de vida, com homens afetados mais severamente do que mulheres. As miotonias não distróficas são causadas por mutações em canais de cloreto e sódio (ver Figura 130.1). São doenças raras e têm uma prevalência mundial estimada de 1:100.000.[7] Pacientes ainda podem relatar dor, fadiga e fraqueza muscular (embora leve).

Miotonia congênita

A miotonia congênita (MC) é a forma de miotonia não distrófica mais comum. É uma doença genética causada por mutações no gene *CLCN1*, no cromossomo 7q35, que codifica o canal de cloreto dependente de voltagem (CLC-1) responsável pela manutenção do potencial de repouso da membrana do músculo esquelético.[8] Ao exame físico, encontramos miotonia de predileção por membros inferiores seguidos dos membros superiores, enquanto o rosto é menos comumente afetado (ao contrário da paramiotonia congênita que tem predileção pela face).

A miotonia pode ser provocada por uma contração sustentada em mãos ou ao se levantar rápido da cadeira, orientada pelo examinador ou com o uso da percussão do martelo neurológico sobre a eminência tenar ou extensores do antebraço. São descritos como gatilhos para a miotonia: frio, exercício e estresse.[9] A rigidez (miotonia) pode melhorar com atividade muscular repetida, sendo esse fenômeno descrito como *warm-up*.[10]

O espectro fenotípico da miotonia congênita varia desde uma miotonia leve revelada apenas pelo exame clínico ou eventualmente eletroneuromiografia à miotonia grave e incapacitante com fraqueza transitória e miopatia.[11]

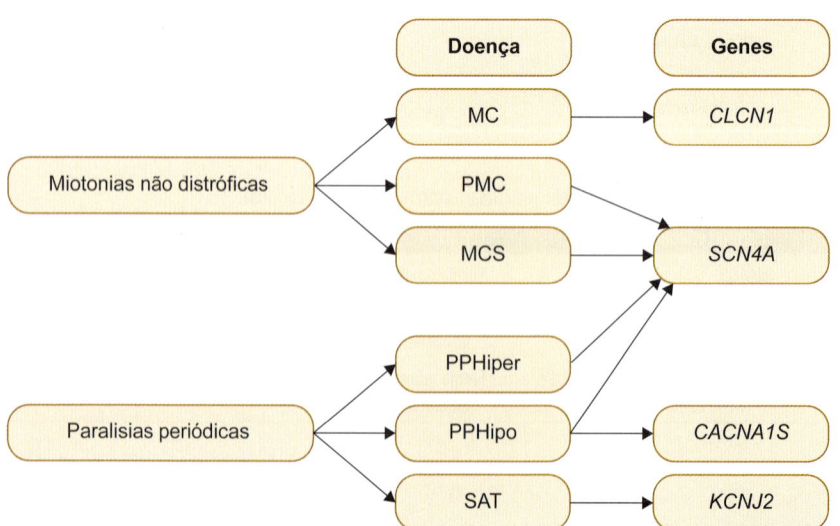

Figura 130.1 Canalopatias musculares e genes associados. MC: miotonia congênita; PMC: paramiotonia congênita; MCS: miotonia de canal de sódio; PPHiper: paralisia periódica hipercalêmica; PPHipo: paralisia periódica hipocalêmica; SAT: síndrome de Andersen-Tawil.

Classicamente, a doença pode ser subdividida em forma autossômica dominante de Thomsen (MCT) e forma autossômica recessiva de Becker (MCB) por achados clínicos e mutações/padrões de herança, apesar de haver intensa variedade de penetrância e padrões de *overlap* entre esses extremos em uma mesma família.[11,12] A MCT é geralmente causada por uma variante em heterozigose em um alelo apenas, apresentando-se com idade mais precoce e sintomas leves de rigidez, miotonia e pouca ou nenhuma hipertrofia muscular. Por outro lado, a MCB é descrita pela presença de 2 variantes (herança recessiva) com quadro clínico de início mais tardio (final da primeira década de vida), rigidez e miotonia mais severa, queixas de fraqueza muscular e fenótipo hercúleo (Figura 130.2).[3,5,12-14]

Paramiotonia congênita

A paramiotonia congênita (PMC) é uma doença genética rara causada por mutações no gene *SCN4A*, responsável pelo canal de sódio voltagem-dependente expresso no músculo estriado esquelético. É uma doença alélica a outras patologias que acometem o mesmo gene, incluindo paralisia periódica hipercalêmica e hipocalêmica, assim como as miotonias de canal de sódio[15] (ver Figura 130.1).

Ao contrário da miotonia congênita, a rigidez muscular (miotonia) piora com o exercício na paramiotonia congênita, sendo esse fenômeno conhecido como "miotonia paradoxal" (daí o nome "paramiotonia"). Os sintomas também podem piorar com repouso após exercício, jejum e exposição ao frio. A miotonia afeta preferencialmente face/musculatura ocular e mãos com distribuição inversa à miotonia congênita. Episódios transitórios de fraqueza ou até mesmo paralisia durante horas podem ocorrer na PMC.[3,5,16,17]

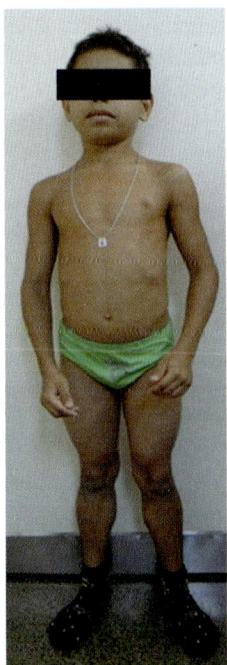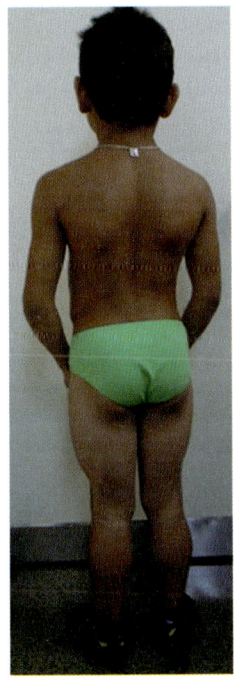

Figura 130.2 Paciente com miotonia congênita forma de Becker apresentando fenótipo hercúleo[13] (hipertrofia generalizada de musculatura esquelética). Embora essa hipertrofia seja mais evidente nesses pacientes, qualquer paciente com miotonia clínica pode apresentar graus variáveis de hipertrofia muscular. (Fonte: Arquivo do Ambulatório de Miopatias do Hospital das Clínicas da Faculdade de Medicina da Universidade de São Paulo.)

Miotonia de canal de sódio

As miotonias de canal de sódio (MCS) são um terceiro grupo heterogêneo raro de miotonias que, assim como a PMC, também ocorrem devido a mutações no gene *SCN4A*.[18] Esse grupo engloba a miotonia responsiva à acetazolamida, miotonia *fluctuans* e *permanens*, que eram descritas de maneira separada. Entretanto, posteriormente, foram demonstradas como devidas a mutações no gene *SCN4A* e, agora, são chamadas coletivamente "miotonia do canal de sódio".[6,19] Elas têm uma distribuição de envolvimento muscular semelhante à PMC, porém, podendo apresentar tanto o fenômeno do *warm-up* quanto a miotonia paradoxal (piora) no mesmo fenótipo clínico. As miotonias dos canais de sódio são lembradas por serem fenótipos puramente miotônicos sem qualquer fraqueza, sensíveis a sobrecarga/alimentos ricos em potássio e falta de sensibilidade ao frio. A presença do fenômeno do *warm-up* nesses pacientes muitas vezes dificulta a diferenciação clínica da miotonia congênita.[3,5,6]

PARALISIAS PERIÓDICAS

As paralisias periódicas são um grupo de canalopatias do músculo esquelético caracterizadas por episódios recorrentes de fraqueza muscular podendo ou não estar associados a níveis séricos de potássio alterados. Os pacientes geralmente preservam força muscular entre as crises, embora parte deles possa desenvolver fraqueza fixa permanente ao longo do curso da doença.[3,20]

As paralisias periódicas podem ter etiologia hereditária (primária),[21] que ocorrem por mutações nos genes relacionados com os canais iônicos (ver Figura 130.1). Todavia, elas também podem ser secundárias a condições que comprometam a homeostase do potássio (p. ex., medicamentos e substâncias tóxicas ou distúrbios eletrolíticos secundários a distúrbios renais, gástricos ou hormonais) ou por uma combinação destes, como na paralisia periódica tireotóxica (PPT).[20]

Paralisia periódica primária hipercalêmica

A paralisia periódica hipercalêmica faz parte do espectro de distúrbios associado a mutações no gene *SCN4A* no cromossomo 17.[20,21] Essa é uma condição autossômica dominante[21] na qual os pacientes se tornam sintomáticos precocemente na primeira década de vida e apresentam crises de paralisia de curta duração de minutos a horas,[22,23] em uma frequência média de cerca de 16 por mês (variando de 1 a 42 por mês), conforme reportado em uma das maiores série de casos da literatura.[24] Durante os ataques, os pacientes ficam com fraqueza apendicular (membros) e arreflexia com preservação de sensibilidade e sem acometimento da musculatura respiratória e craniana.[22-24]

Os ataques são precipitados por situações de "sensibilidade ao potássio"[24]: jejum prolongado, repouso após o exercício, estresse ou ingestão de alimentos ou compostos ricos em potássio.[22-24] Os níveis séricos de potássio estão classicamente aumentados, geralmente superiores a 5 mEq/ℓ (média de 5,3 mEq/ℓ)[24] durante os ataques. Todavia, muitos indivíduos podem apresentar valores de potássio normais durante as crises (há um provável aumento relativo/sensibilidade ao potássio nesses pacientes).[24-27]

Paralisia periódica primária hipocalêmica

A paralisia periódica hipocalêmica é a paralisia periódica primária mais comum. Apresenta herança autossômica dominante.[23] A maior parte cuja base genética foi identificada é causada por mutações no canal de cálcio *CACNA1S* (60%), porém o gene do canal de sódio *SCN4A* também é responsável por 20% dos casos.[24,28]

Essa condição se caracteriza por ataques reversíveis de fraqueza muscular concomitantes à diminuição da concentração de potássio. Os sintomas começam na primeira ou segunda década (mais tardiamente do que na forma hipercalêmica) com ataques que duram horas a dias, ao acordar ou no meio da noite/madrugada. Os ataques ocorrem espontaneamente ou são provocados por repouso prolongado após exercícios vigorosos ou uma refeição rica em carboidratos.[23,24,28]

A fraqueza pode ser focal ou generalizada e poupa os músculos faciais e respiratórios com resolução gradativa. A frequência de ataques pode variar de diariamente a alguns episódios ao longo da vida com diminuição da frequência, em geral, após os 40 anos.[24,28]

Os ataques de fraqueza estão invariavelmente associados a um baixo nível sérico de potássio. Esses pacientes podem evoluir com a presença de fraqueza proximal fixa ao passar dos anos de evolução da doença.[29]

Síndrome de Andersen-Tawil

A síndrome de Andersen-Tawil (SAT) é caracterizada pela tríade clínica de (1) fraqueza muscular flácida episódica, (2) características dismórficas e (3) distúrbios de condução cardíacas.[30,31] Os pacientes com SAT têm mutações no gene *KCNJ2*,[32] que codifica o canal de potássio retificador interno dependente de voltagem expresso em células cardíacas e músculo estriado esquelético. O padrão de herança é autossômico dominante com alta variabilidade fenotípica.[32] O diagnóstico de SAT pode ser feito quando um indivíduo exibe duas dessas três características cardinais. Apenas cerca de 60% das pessoas afetadas manifestam a tríade completa.

Os dismorfismos descritos incluem baixa estatura, hipertelorismo ocular, orelhas de implantação baixa, micrognatia, clinodactilia e sindactilia[30,31] (Figura 130.3). As manifestações cardíacas incluem arritmias ventriculares, síndrome do QT longo (50% dos pacientes), onda U anormal e, eventualmente, parada cardíaca súbita (em até 10% dos pacientes).[32,33]

As manifestações neuromusculares da SAT consistem em fraqueza episódica que pode surgir espontaneamente ou ser desencadeada pelo repouso após o esforço. Os ataques de paralisia geralmente começam na primeira ou segunda década de vida e podem estar associados a níveis elevados, normais ou, mais comumente, à diminuição dos níveis séricos de potássio. Pacientes com SAT não apresentam evidências de miotonia ou paramiotonia (Tabela 130.1).[32,33]

Outras paralisias periódicas

A paralisia periódica hipocalêmica tireotóxica (PPT) é caracterizada por ataques de fraqueza muscular associados à hipocalemia em um contexto de hipertireoidismo (tireotoxicose).[34] Comumente acomete homens entre 20 e 40 anos e de ascendência asiática. Entretanto, pode ser encontrada em outras etnias, com menor frequência, e inclusive é descrita em diversos casos no Brasil.[35,36] Descobertas recentes indicam que alterações nos canais retificadores internos de K^+ (Kir) estão associadas a alguns pacientes com PPT, que podem apresentar variantes patogênicas no gene *KCNJ18* em até um terço dos casos.[34,35]

DIAGNÓSTICO

O diagnóstico das canalopatias musculares é baseado na anamnese com caracterização de sintomas e sinais dos achados do exame físico descritos anteriormente, incluindo a presença de miotonia ou paramiotonia, por vezes hipertrofia muscular e história familiar, seguidos de eletroneuromiografia e testes genéticos.[1,2]

A eletroneuromiografia tem um papel crucial na avaliação desses pacientes. A avaliação eletroneuromiográfica convencional pode demonstrar descargas miotônicas durante a agulha no repouso e alterações inespecíficas durante a contração voluntária, como o achado de unidades motoras polifásicas observadas em processos miopáticos crônicos.[3,4,6] As descargas miotônicas consistem em potenciais de ação de fibras musculares com frequência de 20 a 80 Hz, que aumentam e diminuem (*wax and wane*) em amplitude e frequência e são encontradas na miotonia congênita, na paramiotonia congênita, na miotonia do canal de sódio e na paralisia periódica hipercalêmica (ver Figura 130.4). As descargas miotônicas ainda podem ser encontradas na distrofia miotônica tipos 1 e 2, nas miopatias inflamatórias, nas miopatia tóxicas e na doença de Pompe. Diante do exposto, seu achado isolado deve ser avaliado incluindo exame físico (fraqueza muscular, atrofia), valor de creatinofosfoquinase (CPK) e presença ou não de unidades motoras miopáticas na eletromiografia.[1,4,6,8]

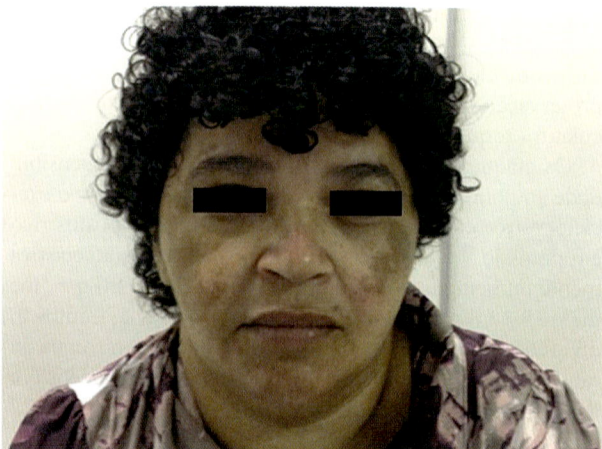

Figura 130.3 Paciente com síndrome de Andersen-Tawil. (Fonte: Arquivo do Ambulatório de Miopatias do Hospital das Clínicas da Faculdade de Medicina da Universidade de São Paulo.)

Tabela 130.1 Caracterização das paralisias periódicas primárias.

	PPHipo	PPHiper	Andersen-Tawil
Idade de início	1ª ou 2ª década	1ª década	1ª ou 2ª década
Duração do ataque	Horas a dias	Minutos a horas	Horas a dias
Miotonia na ENMG	Não	Sim	Não
Gatilho	Carboidratos, descanso após exercício	Comidas ricas em potássio, descanso após exercício	Repouso prolongado após exercício
Nível de potássio na crise	Reduzido	Alto	Normal, alto ou reduzido
Arritmia cardíaca	Não	Não	Sim
Mutação	*CACNA1S* (60%) *SCN4A* (20%)	*SCN4A*	*KCNJ2*

ENMG: eletroneuromiografia; PPHiper: paralisia periódica hipercalêmica; PPHipo: paralisia periódica hipocalêmica.

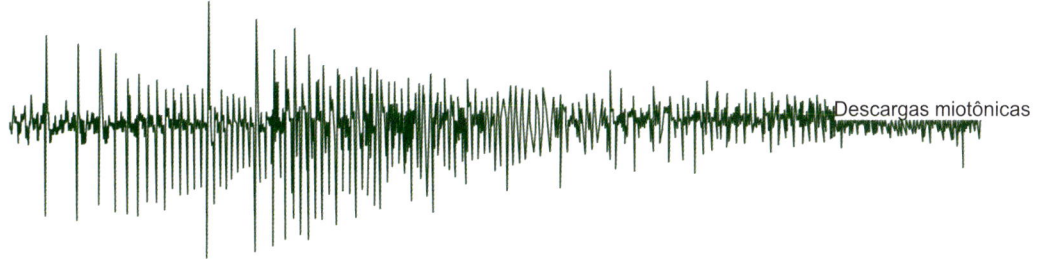

Figura 130.4 Descargas miotônicas.

Durante as crises de paralisia periódica, podem ser observados aspectos miopáticos na eletroneuromiografia, com potenciais de unidade motora pequenos e padrão de recrutamento precoce. Nas formas hipocalêmicas, é comum observarmos atividade insercional reduzida, o que reflete a hipoexcitabilidade das fibras musculares. Fora das crises, notamos descargas miotônicas nas formas hipercalêmicas, conforme exposto anteriormente. Nas formas hipocalêmicas, no entanto, a eletroneuromiografia convencional intercrítica é geralmente normal.

Contudo, dois outros testes provocativos têm sido usados classicamente para ajudar a guiar achados clínicos e de genética: teste do esforço curto e longo (testes de Fournier).[37,38] O teste do esforço curto é útil para a avaliação de miotonias não distróficas, já o teste do esforço longo, para a avaliação das paralisias periódicas. Os três primeiros padrões (I a III) estão relacionados com a discriminação de síndromes miotônicas, enquanto os padrões IV e V tratam do diagnóstico de paralisias periódicas.[38]

Para o teste de esforço curto, o potencial de ação muscular composto (CMAP) é registrado por meio da estimulação motora supramáxima do nervo ulnar no punho; isso é feito inicialmente antes do exercício (valor basal). O paciente, então, faz a contração voluntária máxima do abdutor do dedo mínimo contra resistência por 10 segundos. Logo após, é obtido um CMAP imediato pós-contração isométrica e após realizados novos estímulos com obtenção de CMAPs a cada 10 segundos até 1 minuto pós-exercício. O protocolo é repetido três vezes em intervalos de 60 segundos. O teste do esforço curto pode ter 3 resultados:

- Fournier I: queda de amplitude motora maior do que 10%, com lento retorno ao valor basal, piora com frio e com repetições subsequentes – sugestivo de PMC[38]
- Fournier II: queda de amplitude motora maior do que 10%, com rápido retorno ao valor basal. Geralmente há

melhora do decremento em séries subsequentes (fenômeno do *warm up*) – sugestivo de MC[38] (Figura 130.5)
- Fournier III: normal, não há decremento de CMAP – achado em pessoas sadias, miotonias de canal de sódio, distrofia miotônica de Steinert.[38]

Para o teste de esforço longo, é obtido um CMAP basal em repouso do músculo abdutor do dedo mínimo e, logo após, os pacientes realizam contração voluntária máxima isométrica por 5 minutos. São então obtidas respostas motoras imediatamente e a cada 2 minutos, por cerca de 45 a 60 minutos. Esse procedimento requer imobilização do antebraço e atenção ao correto posicionamento de eletrodos de estimulação e captação para não haver falso-positivos por artefatos ocasionados pela movimentação do punho durante um teste de longa duração. O teste do esforço longo compreende:

- Fournier IV: incremento inicial seguido de queda de amplitude motora (CMAP) superior a 40% precoce e progressiva ao longo do teste. Sugestivo de paralisia periódica hipercalêmica[38-40] (Figura 130.6)
- Fournier V: decréscimo máximo tardio após 20 a 40 minutos. Não precedido por um incremento inicial no CMAP – sugestivo de paralisia periódica hipocalêmica.[38-40]

O teste de esforço longo pode ser negativo, apesar do diagnóstico de paralisia periódica, muitas vezes no contexto de ataques infrequentes e/ou tratamento bem-sucedido.[40,41]

Após a avaliação eletrofisiológica, o teste genético confirmatório é o próximo passo. Atualmente, há a possibilidade de realização de painéis de sequenciamento de nova geração disponíveis comercialmente direcionados às doenças neuromusculares contendo os genes mais relevantes para as canalopatias do músculo esquelético (ver Figura 130.1).[6,9,11]

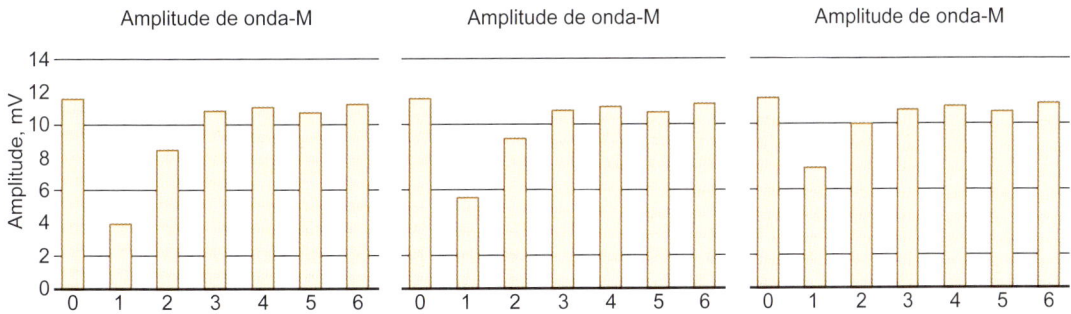

Figura 130.5 Teste do esforço curto. Padrão Fournier II sugestivo de miotonia congênita. (Fonte: Laboratório de Eletroneuromiografia Hospital das Clínicas da Faculdade de Medicina da Universidade de São Paulo.)

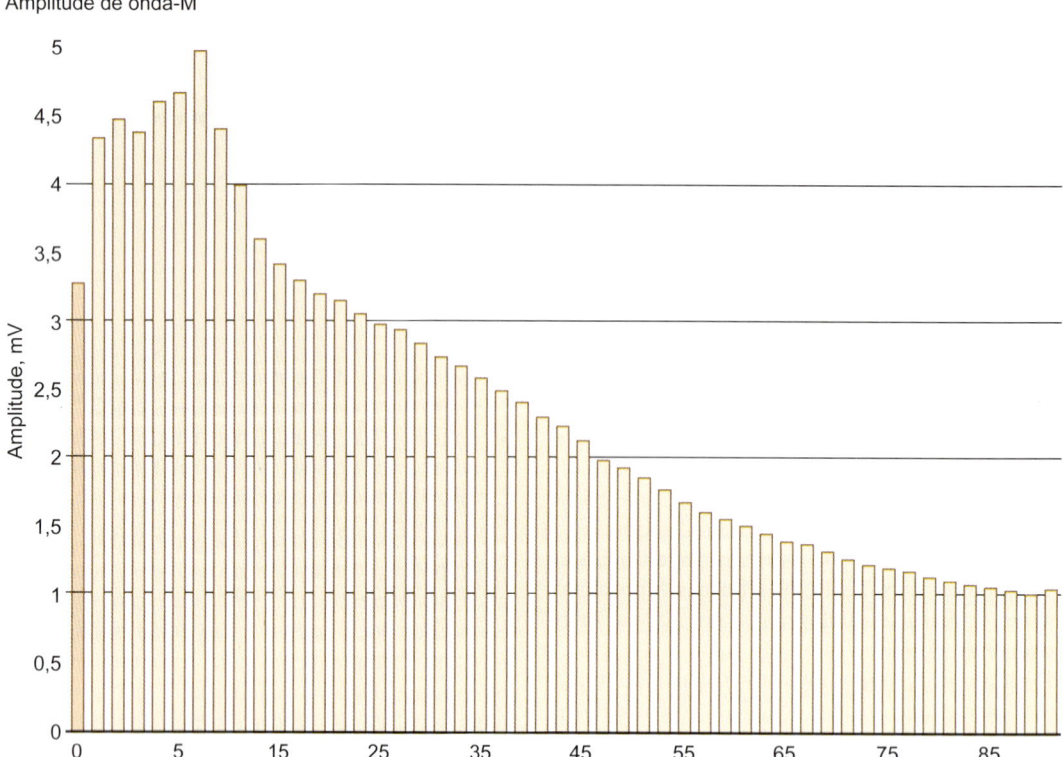

Figura 130.6 Teste do esforço longo. Padrão Fournier IV sugestivo de paralisia periódica hipercalêmica. (Fonte: Laboratório de Eletroneuro-miografia Hospital das Clínicas da Faculdade de Medicina da Universidade de São Paulo.)

TRATAMENTO

As canalopatias primárias do músculo esquelético são doenças genéticas que, atualmente, não têm cura específica, mas possibilitam diversos tratamentos sintomáticos e abordagens de gerenciamento de estilo de vida com impacto significativo na redução da morbidade. Pacientes relatam alguns desencadeadores de sintomas, como frio, álcool, alimentos ricos em carboidratos ou potássio e/ou atividades físicas específicas. Criar um diário para a notificação desses alimentos e hábitos pode ajudar a identificá-los, auxiliando as pessoas a evitá-los ou fazer escolhas alimentares alternativas.[2,3,6,20]

Síndromes miotônicas não distróficas

O tratamento farmacológico das miotonias não distróficas de qualquer subtipo tem como objetivo comum reduzir a excitabilidade da membrana do músculo esquelético de forma inespecífica com bloqueadores dos canais de sódio.[6,40]

Nem todos os pacientes requerem tratamento; entretanto, para indivíduos com miotonia ou paramiotonia sintomática, medicamentos como fenitoína ou carbamazepina são úteis, mas limitados por causa de seus perfis de efeitos colaterais.[9,40] A mexiletina, um antiarrítmico cardíaco tipo 1B com alta afinidade pelos canais de sódio musculares, é amplamente utilizada fora do Brasil e tem a maior evidência disponível de eficácia e segurança,[42] porém seu alto custo e sua disponibilidade dificultam o uso contínuo. O uso da lamotrigina[43] já é bem estabelecido e se mostra como ótima opção com bom perfil de tolerabilidade e eficácia. Algumas miotonias de canal de sódio podem ainda responder ao uso da acetazolamida. O uso do inibidor da anidrase carbônica poderia aumentar a probabilidade da abertura de canais de cloreto durante o repouso, estabilizando o potencial da membrana muscular esquelética.[44]

Paralisias periódicas

O tratamento farmacológico para as paralisias periódicas inclui tratamento da crise e tratamento profilático. O primeiro visa à correção do valor sérico do potássio e geralmente é realizado na forma hipocalêmica, que apresenta crises mais prolongadas. Já na forma hipercalêmica, as crises são mais rápidas e seu tratamento agudo muitas vezes não é necessário. O uso de monitoramento cardíaco é recomendado, pois podem ocorrer arritmias durante uma crise aguda, bem como durante o tratamento de hipocalemia. Para todas as paralisias periódicas, leve exercício no início de um episódio de fraqueza pode ajudar a prevenir um ataque de paralisia.[6,20,45,46]

Para o tratamento profilático, sempre deve-se orientar o paciente a evitar fatores desencadeantes conforme descrito anteriormente. Os inibidores da anidrase carbônica (acetazolamida) têm sido usados há décadas no tratamento com desfechos variáveis.[20,45,46] É importante observar que algumas variantes patogênicas no gene *SCN4A* podem apresentar piora dos sintomas com o uso da acetazolamida. Tratamentos adicionais incluem diuréticos poupadores de potássio (espironolactona) em pessoas com paralisia periódica hipocalêmica e hidroclorotiazida na paralisia periódica hipercalêmica.[45,46]

Os pacientes com SAT devem ter seguimento contínuo com equipe de cardiologia. Se os pacientes com SAT apresentarem hipocalemia durante os episódios de paralisia, a suplementação de potássio pode ser utilizada. É importante evitar o uso de medicamentos que prolongam o intervalo QT. Assim como nas formas de paralisia periódica, os inibidores da anidrase carbônica podem reduzir a

Tabela 130.2 Medicações para tratamento das canalopatias.

Fármacos	Dose	Monitoramento	Efeitos colaterais
Mexiletina	Iniciar 150 mg 2 vezes/dia, máximo 300 mg 3 vezes/dia	Atenção para função hepática, eletrocardiograma basal e pós-tratamento	Tumores, ataxia e náuseas
Carbamazepina	Iniciar 200 mg 1 vez/dia, máximo 20 mg/kg 3 vezes/dia	Atenção para reações cutâneas, função hepática	Tontura, reações cutâneas
Lamotrigina	Iniciar 25 mg 1 vez/dia, máximo 300-450 mg 2 vezes/dia	Atenção para reações cutâneas, funções hepática e renal	Tontura, reações cutâneas
Acetazolamida	Iniciar 125 mg 1 vez/dia, otimizar dose 3 vezes/dia, máximo 750 mg-1 g/dia	Atenção para acidose, seguir pH, eletrólitos e, se necessário, usar correção com bicarbonato oral	Parestesias, nefrolitíase, náuseas

frequência ou gravidade das crises.[20,45,46] Devido ao risco de arritmias e morte súbita, esses indivíduos necessitam de avaliação quanto ao uso de cardioversor/desfibrilador implantável (CDI).[47]

CONSIDERAÇÕES FINAIS

As canalopatias do músculo esquelético são doenças raras englobando as síndromes miotônicas não distróficas e paralisias periódicas. A sintomatologia de miotonias não distróficas pode ser discreta, e muitas vezes o diagnóstico é feito por eletroneuromiografia realizada por motivos diversos. Pela presença de atividade de repouso difusa, deve ser desconsiderada a eletroneuromiografia para pesquisa de radiculopatias nesse contexto.

Pacientes com paralisia periódica são um desafio diagnóstico, particularmente as formas hipocalêmicas, pois os exames fora da crise são geralmente normais. Esses indivíduos são frequentemente rotulados como portadores de distúrbios funcionais ou psicogênicos. A disponibilidade do teste de esforço longo é restrita, apesar de tecnicamente simples. É importante orientar o paciente a comparecer ao serviço de emergência para dosagem do potássio no momento da crise.

A genética molecular ajudou muito o diagnóstico dessas condições, mas é preciso estar atento à presença de variantes de significado incerto (VUS), as quais podem não ser patogênicas. A adequada caracterização fenotípica é essencial para correlação com o genótipo.

O tratamento sintomático nem sempre é necessário. Orientações sobre fatores desencadeantes são muito importantes para a prevenção de crises de paralisia periódica. Pacientes com SAT precisam de seguimento com o cardiologista.

131

Hipertermia Maligna e Outros Eventos Adversos Anestésicos em Doenças Neuromusculares

Helga C. A. Silva

INTRODUÇÃO

O procedimento anestésico tem como objetivos a analgesia, a sedação, o bloqueio neuromuscular e a diminuição da resposta metabólica ao trauma por meio da regulação da atividade do sistema neurovegetativo. Para alcançá-los, está disponível uma variedade de técnicas, medicações e equipamentos que permitem anestesias seguras. Entretanto, os pacientes com doenças neurológicas, em particular as neuromusculares, possuem risco aumentado de eventos adversos na anestesia, com aumento agudo da morbimortalidade e mesmo piora de sua condição clínica a longo prazo. A hipertermia maligna (HM) é a face mais conhecida, mas não a única, dessa área em que a neurologia e a anestesiologia se conectam.

Ante as crescentes variedade e complexidade das doenças neurológicas e neuromusculares, muitas vezes o neurologista é o profissional a quem o paciente e o anestesiologista se dirigem para auxiliar a definir os riscos do procedimento anestésico e como eles podem ser minimizados. Nesse sentido, o neurologista ajuda a determinar os agravos que o indivíduo apresenta no momento pré-operatório, contribui com dados sobre características e os efeitos dos medicamentos anestésicos sobre a doença neurológica específica, auxilia o anestesiologista na explicação à família dos riscos e benefícios do procedimento anestésico, bem como garante o acompanhamento para possíveis complicações no pós-operatório – momento em que o paciente deve dispor de vaga reservada na UTI para qualquer eventualidade.

Pacientes com doenças neurológicas (em geral) e doenças neuromusculares (em particular) podem apresentar, no intra e pós-operatório, vários efeitos deletérios sobre a sua musculatura. A lesão do músculo esquelético pode acarretar desde alteração hipermetabólica tipo HM até rabdomiólise generalizada ou focal, com instalação de problemas tão variados como síndrome compartimental em membros inferiores, insuficiência respiratória restritiva ou disfagia com risco de aspiração. Muitas vezes a lesão da musculatura esquelética está associada ao comprometimento da

musculatura cardíaca, com o aparecimento de arritmias e insuficiência cardíaca. Finalmente, o dano ao músculo liso pode levar ao surgimento de sintomas e sinais sugestivos de disautonomia.

Frente à complexidade do tema, o European Neuromuscular Centre recentemente patrocinou seu *259th International Workshop* com o tema *Anaesthesia and Neuromuscular Disorders*, reunindo anestesiologistas e neurologistas das Américas do Norte e do Sul, da Europa e da Oceania. Esse trabalho conjunto permitiu a publicação de consensos sobre o tema, de forma a divulgar a prevenção, o diagnóstico e o tratamento de eventos adversos na anestesia em doenças neuromusculares.

HIPERTERMIA MALIGNA

Definição

A hipertermia maligna (HM) é uma síndrome farmacogenética caracterizada por reação hipermetabólica que ocorre em pacientes geneticamente suscetíveis, após a administração de anestésicos inalatórios halogenados e/ou relaxantes musculares despolarizantes tipo succinilcolina. Clinicamente, a HM se caracteriza por taquicardia, aumento do gás carbônico expirado (hipercarbia ou hipercapnia), hipertermia, rigidez muscular, rabdomiólise, acidose respiratória e/ou metabólica e possibilidade de evolução rápida para o óbito, além da instalação de insuficiência de múltiplos órgãos e sistemas (sistemas nervoso central, cardiovascular, renal, hepático e da coagulação). Apesar de a expressão "hipertermia maligna anestésica" reunir as três características básicas da síndrome, algumas vezes é inadequada, pois já foram descritas formas atípicas em que a hipertermia não ocorre, casos oligossintomáticos e de resolução espontânea, além de pacientes que desenvolveram hipertermia sem que tivesse havido exposição a agentes anestésicos desencadeantes (hipertermia por esforço e/ou calor).

Histórico

Desde 1900, descrevem-se hipertermias pós-operatórias, mas foi apenas em 1960 que Denborough e Lovell descreveram o caráter hereditário da síndrome e a associação com o uso de anestésicos inalatórios halogenados, em uma família australiana. Em 1966, foram descritos porcos que apresentavam síndrome bastante semelhante à HM, chamada "síndrome do estresse porcino". No modelo experimental suíno, a HM é desencadeada por situações estressantes para o animal, tais como confinamento, abate e cópula. A transmissão no suíno é autossômica recessiva e provoca grandes perdas econômicas pela má qualidade da carne.

Em 1970, observou-se, em sobreviventes de uma crise de HM, resposta contrátil anormal do músculo estriado esquelético à cafeína, fármaco utilizado experimentalmente para liberar cálcio do retículo sarcoplasmático e induzir a contração muscular. Após 1 ano, essa mesma alteração foi descrita em resposta ao halotano. Esses relatos foram a base para a investigação de pacientes com antecedente de HM e seus familiares pelo teste de contratura muscular *in vitro* (TCIV) no grupo europeu ou teste de contratura muscular em resposta à cafeína e halotano no grupo norte-americano.

Em 1973, Denborough et al. descreveram pela primeira vez a ocorrência de miopatia tipo CCD (do inglês *central core disease*) associada à HM; tratava-se da tia do paciente descrito no primeiro relato de HM em 1960. Em 1975, foi iniciado com sucesso o uso clínico do dantroleno para o tratamento da crise de HM, diminuindo a mortalidade de quase 80% para cerca de 10%. Essa medicação é um relaxante muscular que bloqueia a liberação de cálcio dentro da fibra muscular.

Em 1979, o Canadá criou a primeira associação, reunindo pesquisadores e famílias, a Malignant Hyperthermia Association (MHA). Em 1981, foi criada a associação norte-americana, a Malignant Hyperthermia Association of the United States (MHAUS). Em 1983, os laboratórios europeus uniformizaram o protocolo para o TCIV e criaram o European Malignant Hyperthermia Group (EMHG). O protocolo norte-americano foi uniformizado em 1989.

Pesquisas sobre o defeito básico na HM mostraram liberação anormal de cálcio a partir do receptor rianodina, ou canal de cálcio do retículo sarcoplasmático da fibra muscular esquelética. Em 1991, foi descrita a primeira mutação associada à suscetibilidade à HM em seres humanos, no gene do receptor rianodina (*RYR1*), no cromossomo 19. No início do século XXI, foi desenvolvido o camundongo transgênico para HM, um modelo mais compatível com a doença de seres humanos (por ter transmissão autossômica dominante), o que permitiu acelerar os estudos sobre a síndrome.

No Brasil, desde a década de 1990, há um sistema de atendimento telefônico disponível 24 horas por dia para orientar o atendimento à HM (11-55759873), conhecido como "Hotline para HM", vinculado ao Centro de Estudo, Diagnóstico e Investigação de Hipertermia Maligna (CEDHIMA) da Universidade Federal de São Paulo, onde são acompanhadas as famílias com suspeita de HM por meio do estudo da suscetibilidade pelo TCIV (protocolo europeu) e da investigação das doenças neuromusculares associadas. Especificamente em São Paulo, a partir de 2004, a HM passa a ser doença de notificação compulsória e cria-se o Programa Estadual de Prevenção, Diagnóstico e Tratamento da Hipertermia Maligna.

Epidemiologia
A frequência da HM é estimada como sendo de 1 em 10 mil anestesias pediátricas e de 1 em 50 mil a 100 mil procedimentos anestésicos em adultos. Essa incidência possivelmente é subestimada, visto que expressividade clínica da HM se situa entre 34 e 54%, de forma que há relatos de pacientes que chegaram a ser submetidos sem intercorrências a vários procedimentos anestésicos, com halogenados ou despolarizantes, antes de apresentar uma crise de HM. Acredita-se que a variabilidade de ocorrência seja consequência da participação de outros fatores no desencadeamento da crise, tais como associação de anestésicos, dose, duração da administração e, principalmente, liberação excessiva de adrenérgicos, resultante do estresse associado ao ato anestésico e cirúrgico. Recentemente, Riazi et al. demonstraram que exercício físico ou febre nas 72 horas antes da cirurgia, bem como trauma e cirurgia de urgência, são fatores associados ao desenvolvimento da crise em pacientes suscetíveis.

A HM afeta mais frequentemente crianças, adolescentes e adultos jovens, predominando no sexo masculino. Apesar de a maior parte dos pacientes ser de origem racial caucasiana, a síndrome ocorre também nas etnias negra e asiática. No Brasil, a impressão inicial de que o traço genético de HM estaria concentrado em descendentes de europeus no sul do país também vem sendo desmentida por estudos genéticos, como a descrição de paciente proveniente do Sudeste e que era heterozigoto composto – ou seja, indivíduo com duas mutações diferentes no receptor rianodina, cada uma herdada de um dos pais não consanguíneos. Tal achado do trabalho de Kossugue et al. vai ao encontro das estimativas da frequência de portadores de mutação no gene rianodina, que poderia chegar até 1:400 pessoas. Essa prevalência seria bem maior do que a frequência estimada para a crise de HM, o que também pode ser explicado pelo fato de que muitos portadores de mutação nunca são anestesiados com medicamentos desencadeantes; além disso, mesmo quando expostos, podem não desenvolver crises.

Genética
A HM é de transmissão autossômica dominante, com expressividade variável e penetrância reduzida. Em 50 a 70% das famílias, encontram-se mutações no gene *RYR1*, considerado o principal gene associado à HM. Entretanto, a HM apresenta grande variabilidade genotípica, com mutações/variantes descritas em mais seis genes: *CACNA1S* – di-hidropiridina (canal de cálcio voltagem-dependente da membrana muscular), *STAC3* (proteína envolvida na interação entre o receptor rianodina e di-hidropiridina), *ASPH* (junctina, proteína reguladora do processo excitação-contração muscular), *TRPV1* (canal muscular permeável ao cálcio) *CASQ1* (calsequestrina – proteína tamponadora do cálcio, localizada no interior do retículo sarcoplasmático) e *ATP2A1* (cálcio ATPase do retículo sarcoplasmático – SERCA, responsável pelo bombeamento ativo de cálcio do citoplasma para as cisternas do retículo sarcoplasmático). Além disso, há outros *locis* envolvidos (Tabela 131.1), inviabilizando o diagnóstico da HM baseando-se somente no estudo molecular, pois um teste genético negativo **não** descarta a suscetibilidade à HM. Outro fator que aumenta a complexidade é o grande tamanho do gene *RYR1*, fazendo com que alguns laboratórios estudassem apenas os pontos de maior concentração de mutações (*hot spots*). Finalmente, há grande variabilidade no gene *RYR1*, com mais de 2 mil variantes descritas. Dessa forma, há critérios rígidos para considerar uma variante como mutação patogênica, de forma que atualmente são reconhecidas apenas seis dezenas de mutações como realmente causadoras de HM. Essa precaução é justificada, pois muitas dessas variantes foram encontradas em indivíduos normais e são consideradas polimorfismos, ou seja, alterações que não demonstraram ser ligadas a doenças; essa particularidade pode acarretar o risco de resultados falso-positivos no estudo genético isolado.

O estudo genético das famílias afetadas deve sempre ser realizado, para permitir o melhor entendimento da fisiopatologia

Tabela 131.1 Genética da hipertermia maligna.

Subtipos	Cromossomos	Genes/candidatos
MHS 1	19q13.2	Gene receptor rianodina tipo 1 (*RYR1*)
MHS 2	17q11.2-q24	Canal de sódio do músculo esquelético adulto
MHS 3	7q21-q22	Subunidade $\alpha2/\delta$ do receptor di-hidropiridina
MHS 4	3q13.1	(Ainda não identificado)
MHS 5	1q32.1	Subunidade $\alpha1$ do receptor di-hidropiridina
MHS 6	5p	(Ainda não identificado)

MHS: *malignant hyperthermia susceptible* (suscetível à HM).

e das correlações fenotípico-genotípicas na HM. Entretanto, para usar o estudo molecular no diagnóstico da HM em uma família, é preciso que tenha sido encontrada mutação provavelmente patogênica ou patogênica; os membros da família que possuem a mesma mutação podem ser considerados suscetíveis à HM sem outros exames, mas aqueles sem mutação não podem ser rotulados como negativos antes de realizar o TCIV.

As mutações no gene *RYR1* ocorrem também na miopatia CCD, mas há tendência de as mutações primariamente responsáveis pela CCD se concentrarem na região C-terminal do gene (*hot spot* 3), enquanto as ligadas à suscetibilidade à HM ocorrem nas regiões central e N-terminal (*hot spot* 1 e 2). Além disso, mutações no gene *RYR1* foram relatadas em associação com hiper-CK-emia idiopática, doença do multiminicore, miopatia centronuclear, desproporção congênita de tipo de fibras, miopatia nemalínica, miopatia nativa americana e miopatia *core-rod*.

Fisiopatologia

Febre versus hipertermia

O centro de controle da temperatura corporal é o núcleo pré-óptico, situado no hipotálamo anterior; esse centro controla o equilíbrio entre produção e dissipação de calor. Na febre, as respostas homeostáticas ligadas ao controle da temperatura estão intactas, mas o ponto de equilíbrio hipotalâmico é deslocado para cima pela ação de pirógenos circulantes, e o organismo lança mão de mecanismos para aumentar a produção de calor e diminuir sua dissipação. Dessa forma, o tratamento da febre baseia-se no emprego de antitérmicos, que normalizam o ponto de equilíbrio hipotalâmico. Já na hipertermia *senso latum*, ocorre o aumento de temperatura corporal decorrente da falência dos mecanismos regulatórios centrais ou periféricos, seja por disfunção hipotalâmica, seja por produção excessiva de calor e/ou diminuição da dissipação de calor. Consequentemente, o tratamento baseia-se no resfriamento corporal. Na HM, a hipertermia decorre da produção excessiva de calor a partir da musculatura esquelética.

Acoplamento excitação-contração no músculo esquelético

A junção neuromuscular é uma zona especializada para a transmissão de informação eletroquímica entre o axônio terminal motor e a membrana da fibra muscular. Quando ocorre o potencial de ação no nervo motor, a acetilcolina é liberada na fenda sináptica e se liga aos receptores de acetilcolina na membrana muscular, localizados na região da junção neuromuscular. A ativação desses receptores permite o influxo de sódio perijuncional com subsequente despolarização da membrana apenas na região perijuncional – só então ocorre a ativação de canais de sódio da fibra muscular, o que permite a propagação do potencial de ação para toda a superfície da membrana da fibra muscular.

Quando ocorre finalmente a despolarização da membrana da fibra muscular, a inversão da voltagem ativa os sensores de voltagem da membrana ou receptores di-hidropiridina, que estão ligados a receptores rianodina do retículo sarcoplasmático (ou retículo endoplasmático liso da fibra muscular – onde essa organela é especializada em armazenamento de cálcio). Ao ser ativado, o receptor rianodina libera cálcio para o citoplasma da fibra muscular, o que permite a interação da actina e miosina e início da contração.

A contração termina quando, ao terminar o estímulo do nervo motor: a acetilcolina da fenda sináptica é inativada pela enzima acetilcolinesterase; o potencial de ação da membrana volta ao normal; a ativação do receptor rianodina cessa; o cálcio é bombeado de volta para o retículo sarcoplasmático pelas bombas SERCA (*sarcoendoplasmic reticulum calcium ATPase*); e a interação entre actina e miosina é interrompida.

Na HM, o receptor rianodina apresenta aumento da sensibilidade aos agentes que estimulam sua abertura, além de diminuição da resposta aos agentes que inibem seu funcionamento. A função alterada do receptor rianodina, exacerbada pela exposição aos halogenados e relaxantes musculares despolarizantes, leva à liberação excessiva e contínua de cálcio do retículo sarcoplasmático da fibra muscular para o citoplasma.

A liberação excessiva e contínua de cálcio para o citoplasma dá início à cascata de eventos metabólicos que incluem desacoplamento da fosforilação oxidativa, com produção excessiva de calor e falência dos estoques de ATP; glicólise anaeróbia, com acidose láctica; interação actina-miosina, com contração muscular; dano à membrana celular e consequente morte da fibra muscular (Figura 131.1).

Core

A explicação mais aceita para a relação entre a suscetibilidade à hipertermia maligna e a alteração estrutural tipo *core* se baseia no aumento crônico dos níveis de cálcio intracelular, que acarreta modificações das proteínas contráteis e estruturais, além de provocar exaustão energética. O cálcio pode atuar com segundo mensageiro e ativar ou inibir diretamente enzimas, e, por meio da sua ação sobre a síntese proteica, ocorrem a desorganização das miofibrilas e a lesão das organelas na região central do músculo. O excesso de cálcio também ativa mecanismos de reabsorção, por meio dos canais de cálcio do retículo sarcoplasmático, canais de cálcio das mitocôndrias e canais Na^+/K^+ iônicos da membrana celular. Nesse processo, há consumo de substratos energéticos, desacoplamento da fosforilação oxidativa devido à utilização de intermediários oxidativos de alta energia e diminuição da produção de ATP. Com o tempo, esse processo leva à sobrecarga mitocondrial por cálcio e lesão irreversível dessa organela. Essa seria a base para a falha central da fosforilação oxidativa conhecida como *core*. Com o tempo, o aumento da concentração de cálcio na região do *core* leva a hipercontração e lesão miofibrilar (o que explica a ocorrência de desorganização de linha Z e desorganização miofibrilar focal), além de provocar proliferação das membranas do retículo sarcoplasmático e até mesmo morte celular.

Quadro clínico

Crise de hipertermia maligna

O quadro clínico da crise de HM é muito variável e, por esse motivo, pode haver grande dificuldade em fazer o diagnóstico precoce em alguns casos. Os sinais e sintomas podem começar desde o momento da administração da medicação pré-anestésica até horas após a intervenção.

O primeiro sinal geralmente é o aumento da concentração de gás carbônico expirado, associado ao aumento do consumo de oxigênio, devido ao hipermetabolismo. Em seguida, aparecem taquicardia, taquipneia, rigidez muscular generalizada (não há relaxamento muscular após

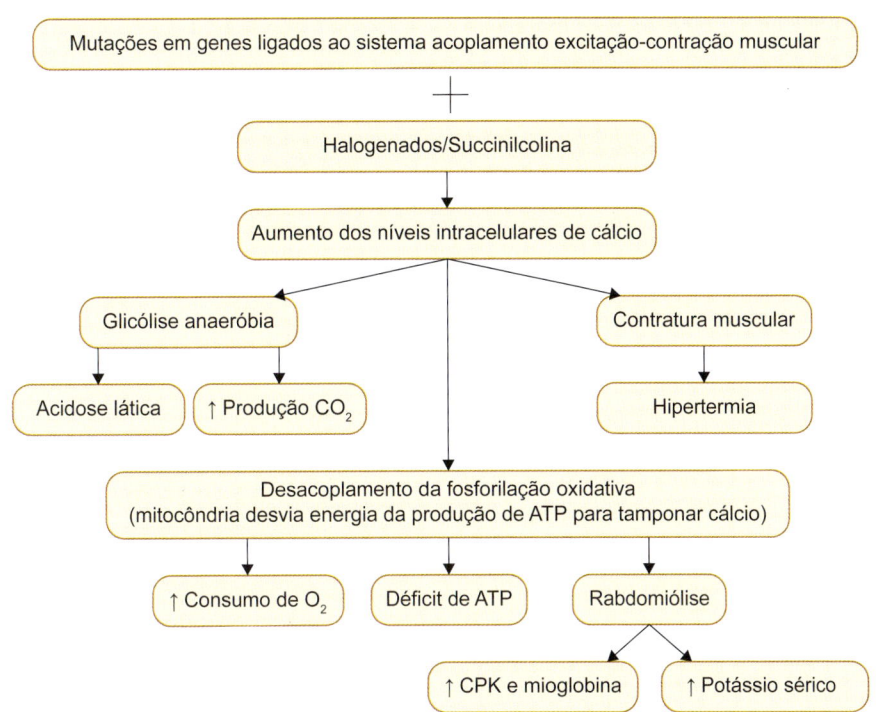

Figura 131.1 Mutações em genes ligados ao sistema acoplamento excitação-contração muscular.

succinilcolina) e elevação de temperatura (valores tão altos como 45 °C), seguindo-se acidose respiratória e metabólica. O quadro pode se acompanhar de hipertensão arterial inicial, seguida de hipotensão e arritmias, podendo levar rapidamente à morte durante a anestesia. Em função da necrose muscular generalizada, ocorre elevação dos níveis séricos de enzimas musculares, com consequentes mioglobinúria e insuficiência renal aguda, além de hiperpotassemia associada às arritmias. Outras complicações decorrentes da hipertermia e das alterações hemodinâmicas e metabólicas são edema pulmonar, coagulação intravascular disseminada, edema cerebral e convulsões. Há descrições de formas clínicas incompletas e mais leves; um exemplo é a hipertonia de masseter durante o ato anestésico, que está associada (em 50 a 60% dos pacientes) à suscetibilidade à HM comprovada por meio do TCIV positivo.

Paciente suscetível à hipertermia maligna

As respostas fenotípicas que ocorrem em relação às mutações da HM/CCD ocupam um espectro que vai de resposta alterada aos anestésicos até atrofia muscular, passando por um estágio intermediário de hipertrofia muscular. Alguns indivíduos apresentam aumento da liberação de cálcio apenas quando expostos a anestésicos desencadeadores. Outros pacientes apresentam aumento espontâneo da liberação de cálcio – quando o sistema regulatório consegue compensar o excesso de cálcio no citoplasma, mesmo que parcialmente, ocorre hipertrofia muscular; caso contrário, há atrofia e morte da fibra muscular, até mesmo miopatia clinicamente manifesta do tipo CCD.

Câimbras, espontâneas ou desencadeadas pelo exercício, além de intolerância ao esforço, são referidas por alguns pacientes suscetíveis à HM. Entretanto, pacientes suscetíveis à HM, mesmo assintomáticos, geralmente apresentam algum grau de doença neuromuscular, detectável por meio do exame clínico, do nível sérico de enzimas musculares,

dos estudos eletrofisiológicos, do estudo anatomopatológico, da espectroscopia muscular ou de testes metabólicos musculares.

Anormalidades musculoesqueléticas são encontradas em até dois terços dos pacientes suscetíveis à HM e em um terço dos seus familiares, tais como estrabismo, ptose palpebral, malformações dentárias, anormalidades maxilofaciais (como fenda palatina), cifose, escoliose, camptocormia, *pectus excavatum* ou *carinatum,* criptorquidia, hérnias inguinais ou umbilicais, luxação crônica de patela, pé torto congênito, artrogripose e síndrome letal do *pterigium* múltiplo. Além disso, pacientes com essas alterações ocasionalmente apresentam crises de HM.

Os níveis de creatinofosfoquinase sérica de pacientes com HM podem estar elevados em até 50% dos casos, entretanto, níveis normais não excluem HM. Cinquenta por cento dos pacientes suscetíveis à HM apresentam variadas alterações morfológicas do músculo estriado esquelético, tais como aumento da centralização nuclear, fibras tipo I com aspecto "roído por traça" (*moth-eaten*) ou até mesmo falhas centrais esparsas nas reações oxidativas (alvos ou *cores*). Todavia, não foi possível individualizar uma doença muscular própria da hipertermia maligna anestésica.

Por outro lado, pacientes com a miopatia congênita estrutural tipo CCD e com a síndrome de King-Denborough, bem como seus familiares, são considerados de alto risco para hipertermia maligna anestésica, devido à presença de mutações no gene do receptor rianodina e à grande percentagem de positividade no teste de contratura muscular; esses pacientes devem ser tratados como suscetíveis até o momento em que possam realizar o teste de contratura muscular.

A miopatia tipo CCD é uma miopatia congênita geralmente não progressiva, expressa clinicamente por hipotonia congênita, hérnias e anormalidades osteoarticulares, como pé torto, cifoescoliose, luxação congênita de quadril e contraturas. A expressividade clínica é muito variável; desde pacientes com quadro clínico progressivo de início tardio até pacientes totalmente assintomáticos, descobertos durante investigação de suscetibilidade à hipertermia maligna anestésica. O diagnóstico é feito pelo estudo anatomopatológico do músculo estriado esquelético, que mostra predomínio de fibras tipo I e *cores*, regiões centrais sem atividade oxidativa e parcial ou totalmente desprovidas de glicogênio e fosforilases. A miopatia CCD é hereditária com transmissão geralmente autossômica dominante, mas formas mais graves de transmissão recessiva foram descritas, inclusive no Brasil. A miopatia CCD e a HM compartilham mutações no mesmo gene rianodina, mas a correlação entre as duas doenças não é completa, pois indivíduos com essas mutações podem ser suscetíveis à HM sem apresentar miopatia CCD, bem como podem apresentar *minicores*, *multicores* ou lesões isoladas tipo *cores*. O encontro de *cores* em biópsias musculares realizadas para investigar suscetibilidade à HM varia, segundo o grupo, de 0 a 18%. Por outro lado, a realização sistemática do TCIV nos portadores de miopatia CCD mostra positividade variável de 70 a 100%.

A síndrome de King-Denborough é, em geral, autossômica dominante e se caracteriza por baixa estatura, *pectus carinatum*, cifose dorsal, lordose lombar, criptorquidismo, frouxidão ligamentar, aumento da frequência de entorses, escápula alada, hérnias congênitas e atrofia muscular; alguns pacientes apresentam atraso mental. As fácies são típicas: orelhas de implantação baixa, micrognatismo, ptose, estrabismo, obliquidade antimongoloide das fendas palpebrais e implantação anárquica dos dentes.

Pacientes suscetíveis à HM podem apresentar outras complicações, como hipertermia desencadeada por esforço físico, morte súbita infantil e rabdomiólise associada a quadros infecciosos graves, estresse ou ingestão de álcool, porém nem sempre esses problemas significam suscetibilidade à HM. O aumento idiopático dos níveis séricos de creatinofosfoquinase ou hipercreatinofosfoquinasemia idiopática é outro fator de suspeição para HM; o TCIV é positivo em 60% dos casos e está associado a alterações morfológicas inespecíficas, como variação de calibre, necrose, fibras angulares e aumento dos núcleos centrais.

Diagnóstico

O principal objetivo da avaliação laboratorial nos pacientes suspeitos de HM é o de investigar a suscetibilidade dos que sobrevivem à crise, assim como de seus familiares. A HM, por acometer frequentemente indivíduos jovens e por apresentar alto índice de mortalidade, representa uma catástrofe que pode ser evitada com o rastreamento da população suscetível. O conhecimento da suscetibilidade permite a utilização de procedimentos anestésicos seguros para a população afetada, além de proporcionar tranquilidade para os membros não suscetíveis das famílias com HM.

O teste-padrão patognomônico para determinar a presença de suscetibilidade à HM é o teste de contratura muscular em resposta ao halotano e à cafeína. A importância e a confiabilidade desse teste já foram comprovadas em estudos cooperativos norte-americanos e europeus.

Dentro da investigação laboratorial dos pacientes suspeitos de suscetibilidade à HM com o TCIV, impõe-se a realização de biópsia muscular, devendo-se observar um intervalo mínimo de 6 meses entre a crise sugestiva de HM e a biópsia muscular. Além disso, no protocolo europeu, o TCIV é realizado a partir dos 10 anos, devido à grande

quantidade de músculo necessária e à possibilidade de reações falso-negativas quando o músculo é ainda imaturo. Quando o paciente tem menos de 10 anos, a investigação é realizada nos pais. Os pacientes são submetidos à biópsia no centro cirúrgico, e a anestesia é feita com medicamentos seguros para eles, evitando os halogenados e a succinilcolina e realizando a limpeza prévia da máquina de anestesia. Como a biópsia é feita no músculo quadríceps femoral, geralmente a anestesia escolhida é o bloqueio do nervo femoral. Os indivíduos permanecem em observação durante 4 horas na unidade de recuperação anestésica.

No TCIV, o estudo da contratura do músculo *in vitro* é realizado com exposição ao halotano e à cafeína, havendo positividade a pelo menos uma das duas substâncias em praticamente 100% dos sobreviventes de um episódio de hipertermia maligna anestésica. Nesse teste, um fragmento de biópsia muscular é conectado a um transdutor que afere o grau de contração muscular; o músculo é, então, exposto a dose única ou crescente de cafeína e/ou halotano. A diferença entre a resposta do músculo de indivíduos normais e dos pacientes suscetíveis está no grau de contração alcançado e na sua sensibilidade à cafeína e ao halotano (Figura 131.2). Atualmente, o TCIV e o estudo molecular podem ser empregados em conjunto para investigação familiar, conforme o algoritmo da Figura 131.3.

Tratamento

A introdução precoce da terapêutica à base de dantroleno sódico inibe a liberação de cálcio do retículo sarcoplasmático, interrompendo a crise de HM. Estudos experimentais confirmaram a capacidade do dantroleno de inibir a liberação de cálcio do retículo sarcoplasmático induzida por halotano.

Imediatamente após a suspeita de crise de HM, deve-se interromper a administração de todos os anestésicos inalatórios e succinilcolina, devendo o paciente ser ventilado com oxigênio a 100%. Ao lado da administração de dantroleno, deve-se proceder ao resfriamento, à correção dos distúrbios hidroeletrolíticos e ácido-básicos, ao tratamento das arritmias e à indução da diurese. A acidose e a hipercalemia devem ser tratadas, respectivamente, com administração de bicarbonato de sódio e solução de insulina e glicose/gluconato de cálcio/beta-adrenérgicos/furosemida. O indivíduo deve receber o medicamento por mais 24 a 48 horas e permanecer em UTI.

Prevenção

A prevenção se baseia na monitorização cuidadosa de todo paciente submetido à cirurgia (com especial atenção à capnografia, que detecta o aumento do gás carbônico expirado) e na disponibilidade de dantroleno em todos os centros cirúrgicos.

Na visita pré-anestésica, é imperioso investigar antecedentes familiares de HM, bem como de hipertermia de esforço, de rabdomiólise inexplicada e de doenças neuromusculares. Todo indivíduo sob suspeita e seus familiares devem ser encaminhados para a realização do TCIV e considerados suscetíveis até o resultado da investigação. Existem protocolos de anestesia seguros para esses pacientes, evitando-se o uso de medicamentos anestésicos desencadeadores. A profilaxia rotineira com dantroleno não é mais recomendada.

Todo indivíduo já diagnosticado como suscetível deve portar um cartão ou colar de identificação com as informações sobre HM. Os pacientes suscetíveis devem ser

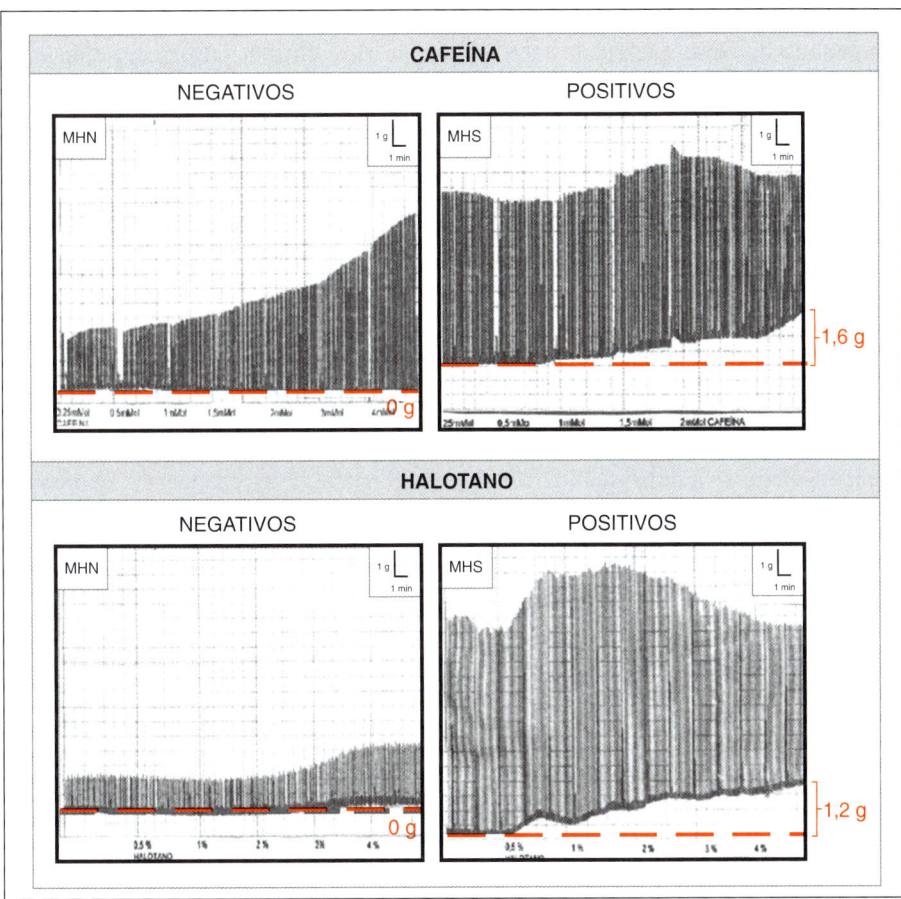

Figura 131.2 Testes de contratura muscular *in vitro*.

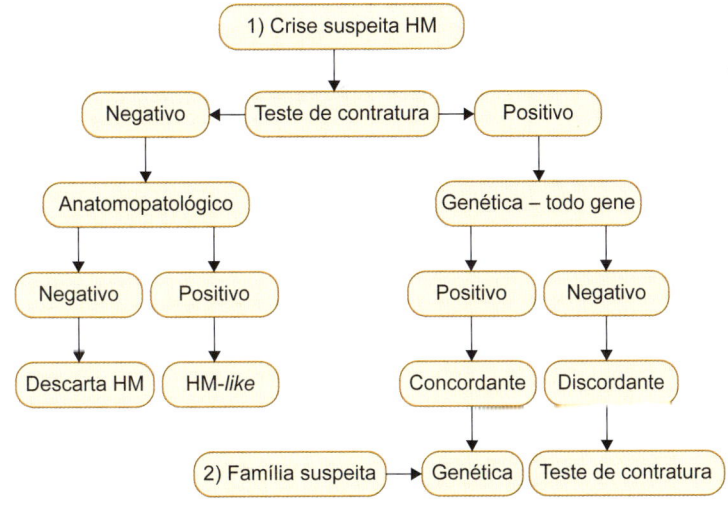

Figura 131.3 Hipertermia maligna (HM).

dispensados do serviço militar e evitar os esforços físicos extenuantes (como maratonas), bem como as profissões exercidas em altas temperaturas ambientes (como siderurgia).

EVENTOS ADVERSOS ANESTÉSICOS EM DOENÇAS NEUROMUSCULARES

Pacientes com doenças neuromusculares estão propensos a eventos adversos anestésicos gerais e específicos. Os eventos gerais são comuns a todos os indivíduos com doenças neuromusculares e incluem: dificuldade de intubação por deformidades craniofaciais/cervicais/macroglossia; eventos cardiovasculares por cardiomiopatia ou defeitos de condução cardíacos subjacentes; hipersensibilidade aos anestésicos por farmacodinâmica alterada devido à atrofia e à fraqueza muscular (necessidade de menores doses, bloqueio neuromuscular prolongado e dificuldade de extubação); insuficiência respiratória restritiva associada a fraqueza muscular e deformidades torácicas e espinais; risco de hipotermia e hipoglicemia por diminuição da massa muscular; risco de hipertermia por cãibras e miotonia; *cor pulmonale* por hipoxia crônica/hipertensão pulmonar; e risco de aspiração por dismotilidade gastrointestinal/disfagia. Consequentemente, há consenso de que pacientes com doenças neuromusculares só devem ser sedados ou anestesiados em serviços com disponibilidade de atendimento intensivo contínuo.

Avaliações pré-operatórias cardíaca (eletrocardiograma, ecocardiograma, raios X de tórax e Holter), respiratória (espirometria, polissonografia e gasometria arterial) e sistêmica (hemoglobina, glicemia, eletrólitos, lactato, creatinofosfoquinase sérica, além de funções hepática e renal) são recomendadas, a depender da cirurgia. Avaliação pré-operatória inclui aconselhamento multidisciplinar especialmente nas doenças com comprometimento multissistêmico, como distrofia miotônica, miopatia mitocondrial e metabólica. Medicações usadas pelos pacientes devem ser pesquisadas, pois podem interagir com anestésicos. Em particular, pacientes que usaram corticosteroides no último ano devem ser avaliados quanto à necessidade de reposição com hidrocortisona venosa pré-operatória. Deve-se dar preferência à anestesia local ou ao bloqueio regional ou espinal. Na opção por anestesia geral, devem ser usados anestésicos de ação/reversão rápida, nas menores doses e pelo menor tempo possível. Além disso, a medicação pré-anestésica não é recomendada, devendo o uso de opioides na indução anestésica ser cauteloso, pelo risco de depressão respiratória. Bloqueador neuromuscular succinilcolina nunca deve ser usado em pacientes com doenças neuromusculares pelo risco de hipercalemia e rabdomiólise; da mesma forma, reversão do bloqueio neuromuscular com anticolinesterásicos é contraindicada, sendo preferido o sugamadex.

A monitorização deve incluir pelo menos capnografia, oximetria, pressão arterial não invasiva e cardioscopia; temperatura central deve ser idealmente controlada. Pressão arterial invasiva é usada conforme indicação cirúrgica e em pacientes com necessidade de monitorização de gasometria por risco de acidose, como nas miopatias mitocondriais, por exemplo. Em doenças neuromusculares com miotonia, esta pode ser desencadeada por agitação, calafrios, dor, frio, hipotermia e uso de estimulação elétrica (bisturi elétrico, monitor de nervo periférico) durante a anestesia. Alternativamente, paralisia no pós-operatório pode ser induzida em doenças neuromusculares com paralisia periódica por hiper/hipoventilação, hiperglicemia e hipercalemia. Em pacientes com miopatias metabólicas, rabdomiólise pode ser desencadeada pelo uso de torniquetes, posicionamento prolongado na mesma posição e até mesmo compressão repetida pelo manguito de pressão arterial.

Os eventos adversos anestésicos específicos em doenças neuromusculares são caracterizados por alterações que lembram a HM, daí terem sido chamados "reações semelhantes à HM" (*malignant hyperthermia-like reactions*). Todavia, não existe o hipermetabolismo típico da HM, com aumento do consumo de oxigênio e da produção de gás carbônico. No período perioperatório, essas reações semelhantes à HM se caracterizam por alterações clínicas geralmente isoladas, tais como hipertermia, insuficiência respiratória, espasmos musculares, rabdomiólise; nos casos mais graves, parada cardíaca súbita por hiperpotassemia.

Reações anestésicas atípicas foram descritas em várias miopatias, como: distrofia muscular progressiva tipo Becker

e tipo Duchenne; distrofia muscular congênita; distrofia miotônica; distrofia facioescapuloumeral; distrofia tipo cinturas; miotonia congênita; paralisia periódica familiar; síndrome de Schwartz-Jampel; polimiosite; miopatia mitocondrial; miopatia por deficiência de mioadenilato desaminase; miopatia por deficiência de miofosforilase B (doença de McArdle); e deficiência de glicose-6-fosfatase (glicogenose tipo 1b). Essas reações também ocorreram em associação com neuromiotonia, amiotrofia espinal progressiva, neuropatias e síndrome de Marinesco-Sjögren.

O significado dessas associações era incerto, e, no passado, chegou-se a sugerir que esses pacientes eram suscetíveis à HM. Hoje, essas reações anestésicas são atribuídas principalmente a três tipos de eventos: rabdomiólise associada à anestesia, reações miotônicas e síndrome de infusão de propofol. Adicionalmente, há riscos e recomendações adicionais para cada grupo de doenças neuromusculares (Tabela 131.2).

Rabdomiólise associada à anestesia

Esse evento adverso resulta de vários fatores, tais como a suprarregulação dos receptores de acetilcolina (AChRs) na membrana da fibra muscular, associada à fragilidade da fibra muscular no músculo distrófico e até a hipernitrosilação do receptor rianodina. Enquanto o tratamento da crise de HM se baseia no dantroleno, na rabdomiólise associada à anestesia, o foco é a redução imediata dos níveis séricos de potássio.

O fenômeno da suprarregulação dos AChRs se caracteriza por aparecimento de formas imaturas e neuronais desse receptor, em localização extrajuncional (fora da junção neuromuscular) e em maior número do que o normal. Essas formas atípicas do AChR não dessensibilizam e apresentam hipersensibilidade ao estímulo de despolarização da membrana, provocando saída excessiva de potássio da fibra muscular. Na anestesia, quando essa fibra muscular sofre a ação do relaxante muscular despolarizante succinilcolina, há hiperestimulação dos AChRs atípicos, o que pode acarretar hipercalemia com resultante arritmia, associada à rabdomiólise.

A suprarregulação do AChR foi descrita em situações de aumento do catabolismo muscular, como nas doenças neuromusculares em geral, na lesão do neurônio motor inferior ou superior (AVC), quando há imobilidade física (pacientes em UTI) ou química (uso de toxina botulínica), em pacientes queimados, na sepse e no uso prolongado de relaxantes musculares. Quando o bloqueio neuromuscular na anestesia desses pacientes é realizado com medicamentos adespolarizantes, não há risco de hipercalemia, mas deve-se evitar o uso de anticolinesterásicos para reverter o bloqueio, pelo risco de também ativar os AChRs atípicos.

Reações miotônicas

Em pacientes com canalopatias, o uso do relaxante muscular despolarizante succinilcolina tem sido associado ao desenvolvimento de crises miotônicas, em que não há relaxamento muscular, e o paciente apresenta rigidez muscular isolada, sem o hipermetabolismo da HM. Nesses casos, o tratamento se baseia no bloqueio dos canais de sódio da fibra muscular, usando mexiletina ou lidocaína. Quando o bloqueio neuromuscular na anestesia é realizado com fármacos adespolarizantes, não há risco de hipercalemia, mas deve-se evitar o uso de anticolinesterásicos para reverter o bloqueio, pelo risco de também desencadear reações miotônicas.

Doença neuromuscular	Evento adverso	Tratamento	Medicações a evitar	Anestesia geral segura
Canalopatias (miotonias não distróficas e paralisias periódicas)	Reação miotônica Paralisia prolongada (hipo ou hipercalêmica)	Lidocaína, mexiletina –	Succinilcolina Anticolinesterásicos	TIVA Halogenados
Distrofia miotônica	Reação miotônica Rabdomiólise com hipercalemia	Lidocaína, mexiletina Tratar hipercalemia	Halogenados Succinilcolina Anticolinesterásicos	TIVA
Distrofias musculares	Rabdomiólise com hipercalemia (principalmente Duchenne/Becker)	Tratar hipercalemia	Halogenados Succinilcolina Anticolinesterásicos	TIVA
Miopatias congênitas#	Hipertermia maligna	Dantroleno	Halogenados Succinilcolina Anticolinesterásicos	TIVA
Miopatia mitocondrial	Rabdomiólise com hipercalemia Síndrome de infusão de propofol Descompensação	Tratar hipercalemia – –	Propofol Ringer lactato Succinilcolina Anticolinesterásicos	Evitar acidose e hipoglicemia Usar mínimas dose e duração de anestésicos
Miopatia metabólica (glicogenoses/lipidoses)	Rabdomiólise com hipercalemia Descompensação	Tratar hipercalemia –	Propofol em glicogenose tipo II Succinilcolina Anticolinesterásicos	TIVA (propofol com curta duração) Halogenados
Doenças da junção neuromuscular	Síndrome miastênica Síndrome colinérgica	Piridostigmina/imunossupressão Antimuscarínico	–	TIVA Halogenados

*Pacientes com canalopatias ligadas aos genes *RYR1* e *CACNA1S* devem ser encaminhados para investigação em centro de hipertermia maligna e anestesiados como suscetíveis até definição. #Ligadas aos genes *RYR1, CACNA1S, STAC3, TRPV1* e *ASPH*, tais como *central core disease, multiminicore disease*, desproporção congênita de tipo de fibra, miopatia centronuclear, miopatia *rod-core*, uniformidade de fibras tipo 1. TIVA: *total intravenous anesthesia* (anestesia venosa total).

Síndrome de infusão de propofol

O uso de propofol, principalmente de forma prolongada, pode levar à síndrome de infusão de propofol mesmo em indivíduos normais, pois esse agente bloqueia o metabolismo mitocondrial. Nessa síndrome, são observados: acidose metabólica, bradicardia com assistolia, hipotensão, rabdomiólise, insuficiência renal aguda, hipercalemia, hiperlipidemia, hepatomegalia e aumento de transaminases.

Em pacientes com miopatia mitocondrial, há relatos de deterioração clínica, acidose e envolvimento multissistêmico agudo pelo estresse cirúrgico ou durante o uso de propofol como agente anestésico. Portanto, na anestesia de pacientes com miopatia mitocondrial, deve-se diminuir ao máximo o estresse cirúrgico, usar mínimas dose e duração dos anestésicos, evitar o uso de propofol e Ringer lactato, bem como evitar acidose e hipoglicemia.

132

Miopatias Metabólicas Hereditárias

Elmano Carvalho • Margleice Marinho Vieira Rocha • Carlo Domênico Marrone

INTRODUÇÃO

As miopatias metabólicas são doenças musculares decorrentes de disfunção do metabolismo energético e podem ser adquiridas (endócrinas ou tóxicas) ou hereditárias.[1-3]

Entre as doenças hereditárias do metabolismo energético, estão as deficiências das enzimas glicolíticas ou glicogenolíticas e as do metabolismo mitocondrial (tanto defeitos do metabolismo dos lipídios quanto disfunções da cadeia respiratória e fosforilação oxidativa).[4]

As doenças mitocondriais decorrentes de disfunção da cadeia respiratória e fosforilação oxidativa foram abordadas nos Capítulos 129, *Miopatias Mitocondriais*, e 198, *Doenças Mitocondriais*. O presente capítulo, portanto, versará sobre as miopatias metabólicas relacionadas aos defeitos no metabolismo dos carboidratos (glicogenoses) e dos lipídios (lipidoses ou doenças da oxidação dos ácidos graxos [FAOD, do inglês *fatty acid oxidation disorders*]).

FISIOLOGIA DA RESPOSTA MUSCULAR AO EXERCÍCIO

As miofibrilas constituem a estrutura contrátil da fibra muscular, bem como são compostas por uma cadeia de sarcômeros, em que se organizam as proteínas contráteis, isto é, os elementos geradores de força na fibra muscular. A contração ocorre com a associação cíclica entre os filamentos de miosina e de actina. O complexo actina-miosina apresenta uma potente atividade de adenosinatrifosfatase, portanto cada ciclo reversível da interação actina-miosina é associado à hidrólise de uma molécula de adenosina trifosfato (ATP). A primeira fonte de energia para a contração muscular provém da hidrólise do ATP presente no músculo, formando adenosina difosfato (ADP) e fosfato inorgânico – que fornece um imediato aporte de potência para a contração muscular, o qual é suficiente apenas para prover força por alguns segundos. A seguir, a fosfocreatina (PCr) sustenta a concentração de ATP por meio da reação da creatinoquinase (CK), sendo PCr+ADP+H$^+$= ATP+Cr. Durante uma atividade física mais intensa, a hidrólise da PCr mantém o aporte de ATP por menos de 30 segundos. Subsequentemente, o ATP pode ser produzido a partir da glicogenólise anaeróbica, chegando à falência em até 7 minutos de atividade isométrica máxima. Com a continuidade da atividade física, a produção de ATP passa a ocorrer a partir da glicogenólise aeróbica, com falência após cerca de 1 hora e 30 minutos de exercício, seguida da oxidação dos ácidos graxos, com início após cerca de 30 minutos da atividade e com capacidade para conservar o aporte de energia por horas.[4]

Em condições normais, os principais substratos para produção de ATP no músculo são o glicogênio e os lipídios, enquanto a oxidação dos aminoácidos contribui com uma pequena proporção dos substratos utilizados. O glicogênio é metabolizado no citoplasma até piruvato, o qual (juntamente aos ácidos graxos de cadeias curta e média) é transportado para a mitocôndria. Os ácidos graxos de cadeia longa penetram na mitocôndria ligados à carnitina, por meio do sistema de transporte da carnitina, mediado pela acilcarnitina translocase e carnitina palmitoiltransferase I e II (CPT I e CPT II). Na mitocôndria, são metabolizados a um substrato comum, a acetilcoenzima A (acetil-CoA), que será utilizada para produção de força.[5]

Por isso, os dois principais substratos para a produção de energia no músculo são o glicogênio e os ácidos graxos. A forma de utilização desses substratos pelo músculo depende de vários fatores, sobretudo, do tipo, duração e intensidade do exercício, mas também da dieta e do condicionamento físico.

Os carboidratos são os substratos mais utilizados durante a atividade física intensa, participando do processo de produção de energia aeróbica e anaeróbica. A potência para um exercício extremo e súbito, próximo ao consumo máximo de oxigênio (V_{O_2} max), é obtida a partir da glicólise anaeróbica. Durante o exercício submáximo, o combustível utilizado pelo músculo dependerá da intensidade da atividade. Em baixa intensidade (abaixo de 50% do V_{O_2} max), a força deriva principalmente da glicose sanguínea e dos ácidos graxos livres. Com o aumento da intensidade, a proporção de energia obtida pela oxidação dos carboidratos vai aumentando, e o glicogênio se torna o combustível mais importante. Na intensidade de 70 a 80% do V_{O_2} max, o metabolismo aeróbico a partir do glicogênio se torna a principal fonte de força. O tipo de substrato utilizado durante a atividade física leve varia com o decorrer do tempo, com um aumento gradual da utilização dos ácidos graxos livres em relação à glicose, até que depois de algumas horas de exercício, a oxidação dos lipídios se torna a principal fonte de energia.[6]

Os carboidratos usados ao longo do exercício incluem a glicose plasmática (deriva, no período pós-absortivo, do estoque hepático de glicogênio ou da gliconeogênese hepática e renal) e o glicogênio muscular (representa a maior fonte durante o exercício, sendo consumida em cerca de 1 a 2 horas). Já no período absortivo, há a contribuição da ingestão na dieta. A contribuição da glicose plasmática e do glicogênio muscular como substratos energéticos no decorrer da atividade física é influenciada por tipo, intensidade e duração do exercício, condicionamento físico e dieta.[5]

Com o início de uma atividade física intensa, a captação de glicose plasmática pelo músculo esquelético aumenta. Durante o exercício, a maior parte da glicose que entra no músculo é utilizada na glicólise, que resulta na produção de piruvato (Figura 132.1). Em condições aeróbicas, o piruvato é metabolizado pela enzima piruvato desidrogenase (PDH) para entrada no ciclo de Krebs ou é direcionado para a formação de lactato pela lactato desidrogenase. Isso se dá quando a quantidade de piruvato

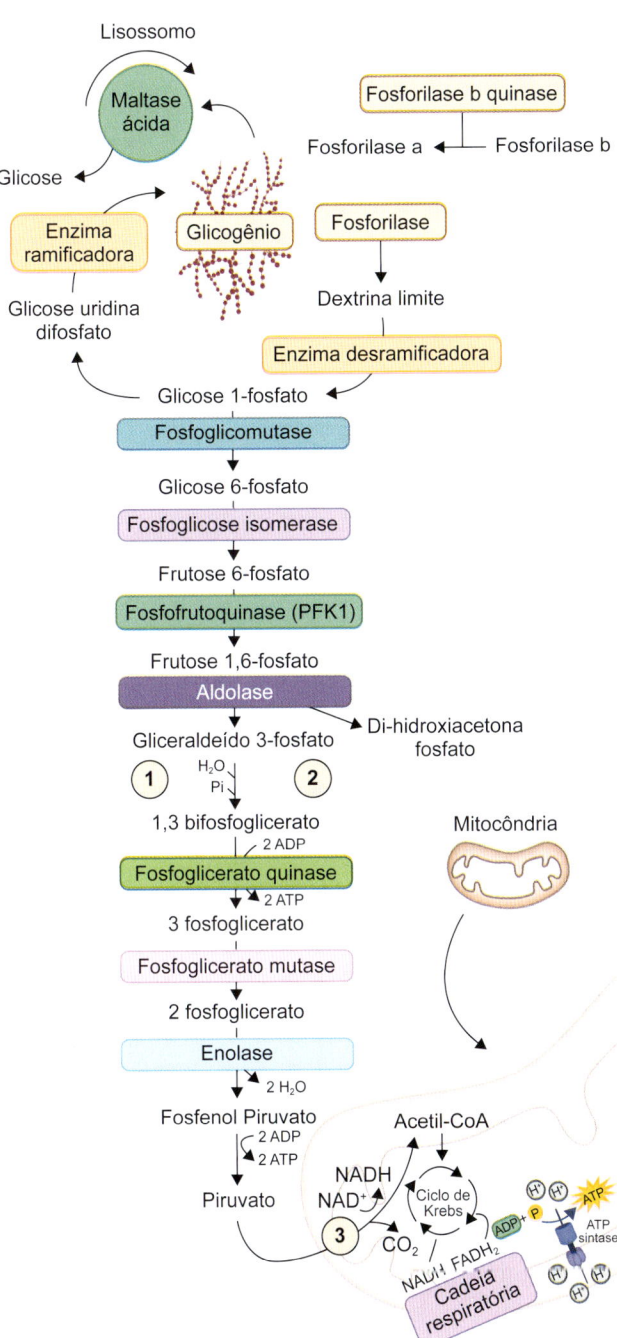

Figura 132.1 Metabolismo do glicogênio. 1: Gliceraldeído 3-fosfato desidrogenase. 2: Triose fosfato isomerase. 3: Piruvato desidrogenase.

Os ácidos graxos (AGs) são derivados de lipoproteínas de baixa densidade (VLDL e LDL) circulantes no sangue, de triglicerídeos armazenados em adipócitos ou armazenados nas células em formas de gotículas de lipídio. Por meio da lipólise essas moléculas são convertidas em glicerol e ácidos graxos livres.[9] O processo se inicia com a fosforilação da LIPIN1 (função de mediar a síntese de triglicerídeo no citosol), que se dissocia da CGI-58, a qual coativa a lipase de triglicerídeo adiposo (LTGA). A LTGA catalisa o passo inicial da lipólise intracelular que envolve um processo em cascata de quebra de uma molécula de triglicerídeo em diglicerídeo (DG) e sequencialmente em monoglicerídeo (MG), liberando finalmente um AG. Uma vez no citoplasma, os AGs de cadeias pequenas e de cadeias médias (AGCP e AGCM), com menos de 10 átomos de carbono, são livremente permeáveis nas membranas mitocondriais. Ao chegarem à matriz mitocondrial, são ativadas pelas acil-coenzima A (acil-CoA) sintetases para se ligarem a uma CoA-SH e formar um grupo acil-CoA e, então, entram no processo da betaoxidação para serem metabolizados.

Já os AGCLs e ácidos graxos de cadeia muito longa (AGCML) não conseguem ultrapassar livremente as membranas; por isso, eles são transportados para o interior das células pela translocase e, ao serem ligados à carnitina, passam a ser permeáveis às membranas mitocondriais.[10] A carnitina do plasma entra no citoplasma por meio de uma proteína chamada "OCTN2". Aqui, utilizaremos o AGCL com cadeia de 14 carbonos, palmitato, para ilustrar os próximos passos envolvidos na metabolização dos AGCLs e AGCMLs. Ainda no citoplasma dos miócitos, o palmitato é ativado pela acil-CoA sintetase de cadeia longa para formar seu grupo acil-CoA: o palmitoil-CoA. Subsequentemente, o palmitoil-CoA é ligado a uma carnitina pela enzima carnitina palmitoiltransferase (CPT) I, localizada na membrana externa da mitocôndria, sendo, então, transportado para o espaço intermembranoso. Em seguida, por meio da carnitina-acilcarnitina translocase (CACT) e da CPT II, que ficam na membrana interna da mitocôndria, ele é transportado para a matriz mitocondrial. Uma vez dentro dela, a carnitina é devolvida para a CPT I, e o grupo palmitoil-CoA entra finalmente no processo de metabolização na mitocôndria.

A betaoxidação, de forma simplificada, é um processo sequencial de quebra da cadeia de ácido graxo na forma de acil-CoA, separando os carbonos de dois em dois, formando um grupo acetil-CoA a cada ciclo. Esse processo de oxidação das acil-CoAs envolve quatro passos enzimáticos: (1) as desidrogenases específicas para cada tamanho de cadeia de ácido graxo: acil-desidrogenase de cadeia pequena (ADCP), acil-desidrogenase de cadeia média (ADCM), acil-desidrogenase de cadeia longa (ADCL) e acil-desidrogenase de cadeia muito longa (ADCML); (2) a enoil-CoA hidratase de cadeia longa (LCEH, do inglês *long chain 2-enoyl-CoA hydratase*); (3) a L-ß-hidroacil-CoA desidrogenase (LCHAD, do inglês *long chain ß-hydroxyacyl-CoA dehydrogenase*); (4) a acil-CoA acetiltransferase (tiolase) (LCKT, do inglês *long chain ß-ketoacyl-CoA thiolase*). Essas três últimas enzimas são englobadas na função da enzima TFP (do inglês *trifunctional protein*). Todas as desidrogenases utilizam a flavoproteína transferidora de elétrons (FTE) como aceptor final de elétrons. A acetil-CoA é oxidada no ciclo de Krebs com produção de FADH2 e NADH, os quais são conduzidos para a cadeia respiratória para produção de energia final via fosforilação oxidativa (Figuras 132.2 e 132.3).

formada excede a proporção que pode ser utilizada no ciclo de Krebs, como no início de exercícios intensos ou em condições isquêmicas.[5]

A oxidação dos lipídios contribui para a produção de força principalmente durante o exercício de intensidade moderada (40 a 65% do V_{O_2} max), representando cerca de 40 a 60% da energia produzida.[7]

Além de serem a maior fonte de energia durante exercícios prolongados (acima de 50 minutos a horas) e de baixa intensidade, durante jejum prolongado e no estado de repouso dos músculos esqueléticos, os ácidos graxos de cadeia longa (AGCLs) também são o principal substrato energético para o músculo cardíaco.[8]

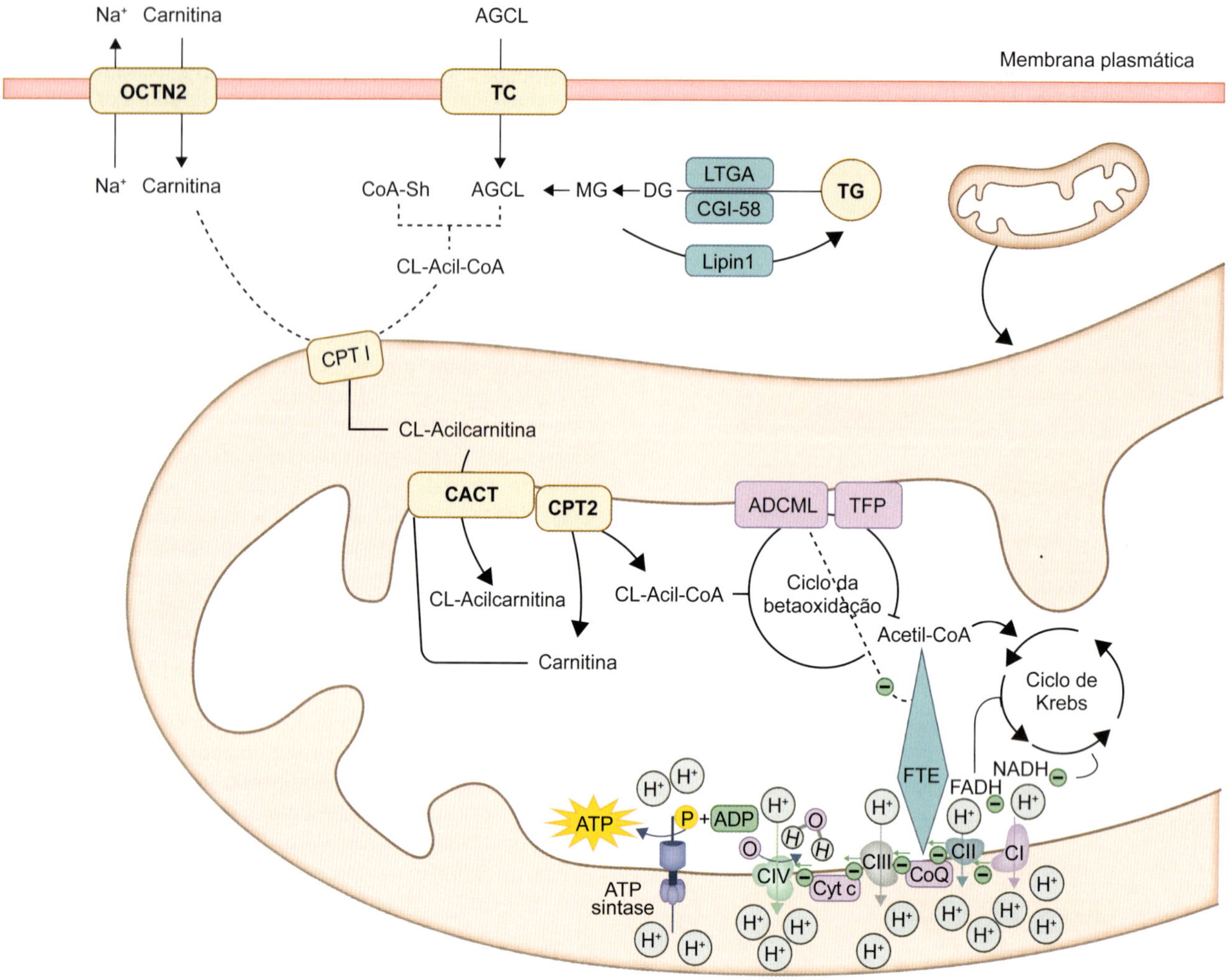

Na⁺   Carnitina   AGCL

OCTN2   TC   Membrana plasmática

Na⁺   Carnitina   CoA-Sh   AGCL ← MG ← DG

LTGA
CGI-58   TG

Lipin1

CL-Acil-CoA

CPT I

CL-Acilcarnitina

CACT   CPT2   ADCML   TFP

CL-Acilcarnitina   CL-Acil-CoA   Ciclo da
                                       betaoxidação
                                                        Acetil-CoA
Carnitina
                                                                    Ciclo de
                                                                    Krebs

                                                                NADH
                                               FTE   FADH

H⁺ H⁺
ATP   P + ADP   H⁺   O   H⁺   H⁺
                  O   H H   CII   CI
ATP   CIV   CIII   CoQ
sintase   Cyt c
H⁺   H⁺   H⁺   H⁺   H⁺ H⁺ H⁺ H⁺
              H⁺   H⁺   H⁺ H⁺

Figura 132.2 Metabolismo dos lipídios.

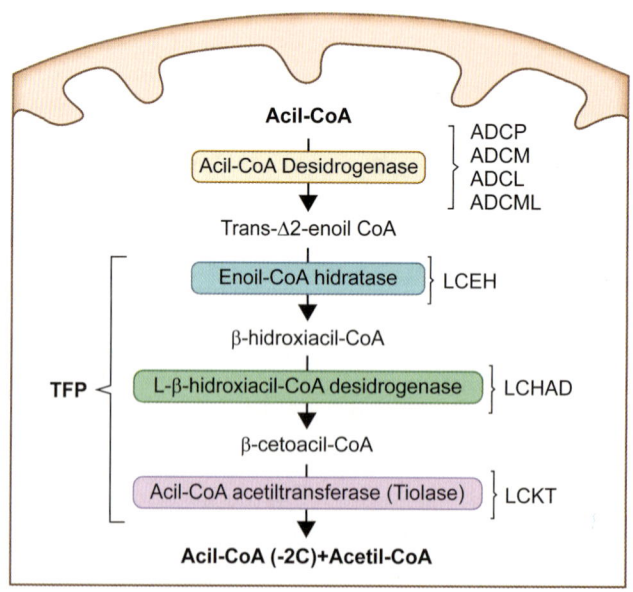

Acil-CoA
                                              ⎫ ADCP
Acil-CoA Desidrogenase   ⎬ ADCM
                                              ⎬ ADCL
                                              ⎭ ADCML

Trans-Δ2-enoil CoA

Enoil-CoA hidratase   ⎬ LCEH

β-hidroxiacil-CoA

TFP   L-β-hidroxiacil-CoA desidrogenase   ⎬ LCHAD

β-cetoacil-CoA

Acil-CoA acetiltransferase (Tiolase)   ⎬ LCKT

Acil-CoA (-2C)+Acetil-CoA

Figura 132.3 Passos da betaoxidação mitocondrial.

ESPECTRO CLÍNICO

O espectro clínico das miopatias metabólicas pode variar muito, abrangendo desde quadros multissistêmicos graves até miopatia isolada, com intolerância ao exercício como único ou principal sintoma ou mesmo com fraqueza muscular progressiva.

A atividade física intensa produz dor muscular mesmo em pessoas normais, que é pior quanto mais prolongado for o exercício e menos condicionado estiver o indivíduo. Após exercício extenuante, dor muscular, cãibras e fadiga são comuns, com início nas primeiras 24 horas e duração de até vários dias após o término da atividade. O trauma mecânico e o rompimento de fibras musculares durante a contração excêntrica, com acúmulo sanguíneo de substâncias capazes de provocar dor, são fatores importantes no desenvolvimento de dor muscular relacionada à atividade física em indivíduos normais.[5]

A falta de tolerância ao exercício em pacientes com miopatias metabólicas – originalmente descrita nos erros do metabolismo dos lipídios e do glicogênio (defeitos na utilização de substratos) – está relacionada à incapacidade de produzir energia. A falta de força causa uma série de distúrbios celulares, que culminam na fragmentação da membrana e na liberação do conteúdo interno da fibra (incluindo a CK) para o interstício e a circulação sanguínea. Essas situações estão associadas geralmente a quadros agudos, reversíveis e recorrentes de intolerância ao exercício, com dor e fadiga, que podem resultar em rabdomiólise e mioglobinúria.[11] Tanto a natureza e a gravidade da dor muscular quanto os sintomas associados dependem do tipo de defeito metabólico e de sua intensidade, assim como da demanda metabólica do tecido muscular no momento da atividade.

Como várias características clínicas são coincidentes entre as miopatias metabólicas, tais como rabdomiólise recorrente e intolerância ao exercício, o diagnóstico diferencial constantemente representa um grande desafio. Algumas diferenças no padrão da não tolerância ao exercício podem direcionar a investigação laboratorial. Por exemplo, se o paciente relata incapacidade ao exercício de forma muito precoce, logo no início de uma atividade física de grande intensidade, isso nos sugere deficiências no metabolismo do glicogênio. Além disso, se o indivíduo nos relata intolerância ao exercício com fadiga precoce e mialgia no início ou no decorrer da atividade física, mesmo que leve, isso nos indica defeito da cadeia respiratória. No caso de as queixas iniciarem durante exercício físico prolongado ou após o seu término, com mialgia, acompanhada ao não de rabdomiólise, frequentemente relacionada a períodos de jejum, isso nos sugere doenças do metabolismo dos lipídios[12] (Figura 132.4).

Deficiência de mioadenilato deaminase

A mioadenilato deaminase é uma isoforma específica da adenosina monofosfato deaminase no músculo, bem como é uma enzima do ciclo das purinas, que catalisa a deaminação da adenosina monofosfato (AMP) em inosina monofosfato,

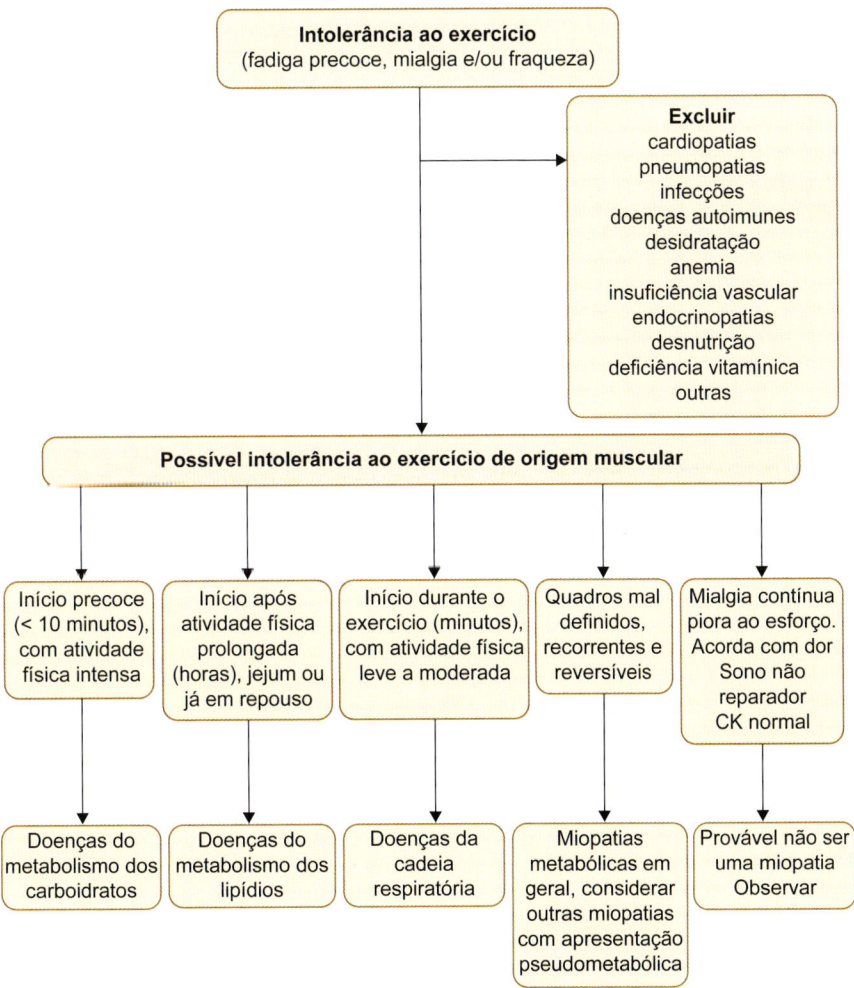

Figura 132.4 Dados semiológicos que auxiliam no diagnóstico diferencial da intolerância ao exercício.

resultando na liberação de um íon de amônia. O ciclo das purinas também produz fumarato, que é um elemento intermediário no ciclo de Krebs. Logo, a deficiência de mioadenilato deaminase afeta a produção de um elemento essencial no metabolismo energético muscular. Sua deficiência é o transtorno metabólico muscular mais frequente na população geral (1% na caucasiana). A forma hereditária é caracterizada clinicamente por intolerância ao exercício, com fadiga precoce, mialgia e cãibras e ausência da atividade histoquímica e bioquímica da mioadenilato deaminase. A mutação mais comum é a C34T no códon 12 do éxon 2 do gene *AMPD1*, localizado no cromossomo 1, sendo o padrão de herança autossômico recessivo (AR). Existe uma grande variedade de intensidade dos sintomas e idade de início, sendo frequente a ocorrência de indivíduos assintomáticos. Tem sido relatada a associação da deficiência de mioadenilato deaminase com polineuropatia, atrofia muscular espinal, miopatia congênita com atrofia de fibras do tipo 2, distrofia facioescapuloumeral, polimiosite, dermatomiosite, distrofia miotônica, distrofinopatias, esclerose sistêmica, doença de McArdle e doença de Tarui. Considera-se que ela pode estar associada à intensidade dos sintomas em algumas miopatias metabólicas, entretanto poderia representar apenas uma coincidência, devido à alta prevalência da mutação C34T na população geral.[13]

Doenças do metabolismo do glicogênio

As glicogenoses são caracterizadas por disfunção no metabolismo do glicogênio. A forma de apresentação clínica pode variar desde uma miopatia isolada com intolerância ao exercício a quadros multissistêmicos graves na infância. Além disso, elas são causadas por mutações em genes que codificam enzimas responsáveis pela síntese de glicogênio (gliconeogênese), degradação do glicogênio (glicogenólise) ou degradação da glicose (glicólise). São conhecidos 14 tipos de glicogenoses (Tabela 132.1).[14]

A doença do metabolismo dos carboidratos mais frequente é a doença de McArdle ou a deficiência de miofosforilase. Em 1951, o autor descreveu os sintomas dessa enfermidade e, baseado em alguns testes laboratoriais, reconheceu o defeito metabólico. Ele observou a ocorrência de contraturas dolorosas relacionadas ao exercício isquêmico do antebraço, bem como percebeu que tanto a ventilação quanto o consumo de O_2 eram normais em repouso e aumentavam muito com o exercício, sem aumento sérico de lactato e piruvato após atividade física, concluindo, então, que se tratava de um defeito no metabolismo do glicogênio.[15] A miofosforilase inicia a quebra do glicogênio muscular em glicose-1-fosfato, que é convertida em glicose-6-fosfato (G6P) e continua na glicólise até a formação do piruvato. Dessa forma, os pacientes com McArdle são capazes de captar a glicose plasmática, convertê-la em G6P, que entrará na glicólise, com consequente produção de piruvato, mas não conseguem utilizar adequadamente o glicogênio armazenado no músculo esquelético.[16]

Os indivíduos apresentam intolerância ao exercício, caracterizada por crises de fadiga muscular, muito precoces, associadas a contraturas musculares dolorosas, que melhoram com repouso, ocasionalmente acompanhadas de rabdomiólise.[17,18] O tipo e a intensidade do exercício capaz de provocar as crises são muito variáveis, porém a atividade súbita isométrica de alta intensidade ou atividade dinâmica, moderada e contínua representam os tipos de exercício mais relacionados às crises. As contraturas referidas pelos pacientes com McArdle ainda não têm uma explicação fisiopatológica definitiva, porém acredita-se que a dificuldade de utilizar a reserva de glicogênio provoca uma disfunção da bomba de sódio-potássio dependente do ATP proveniente do glicogênio, acarretando uma alta concentração de potássio extracelular induzida por exercício, que leva a uma rápida perda da excitabilidade da membrana muscular.[19] Um sinal clínico frequente, considerado patognomônico, é o *second wind*, caracterizado por uma marcante melhora da tolerância à atividade física ocorrendo após cerca de 10 minutos de exercício, depois de ter experimentado uma intolerância intensa ao exercício muito precoce, com mialgia e contraturas. Os pacientes apresentam melhora da fadiga e da hiperreatividade cardiovascular ao exercício presentes no McArdle, com diminuição da taquicardia intensa, que ocorre nos primeiros minutos do exercício. Essa característica não se dá em outras doenças metabólicas relacionadas à intolerância ao exercício. A maioria dos indivíduos descreve esse

Tabela 132.1 Doenças do metabolismo dos carboidratos.

Tipo	Defeito enzimático	Intolerância ao exercício	Padrão de herança
I	Glicose-6-fosfatase	Não	AR
II	Maltase ácida (doença de Pompe)	Não	AR
III	Enzima desramificadora	Não	AR
IV	Enzima ramificadora	Não	AR
V	Miofosforilase (doença de McArdle)	Sim	AR
VI	Fosforilase hepática	Não	AR
VII	Fosfofrutoquinase (doença de Tarui)	Sim	AR
VIII	Fosforilase b quinase	Sim	AR ou XR
IX	Fosfoglicerato quinase	Sim	XR
X	Fosfoglicerato mutase	Sim	AR
XI	Desidrogenase lática	Sim	AR
XII	Aldolase A	Sim	AR
XIII	β-enolase	Sim	AR
0	Glicogênio sintase 1	Sim	AR

fenômeno como a capacidade de retomar um exercício (que não tiveram condições de realizar) após um período de breve descanso. O *second wind* pode ser explicado pelo fato de que os primeiros minutos de exercício são o tempo necessário para elevar o aporte sanguíneo no músculo esquelético, com consequente aumento da disponibilidade da glicose plasmática livre para ser utilizada pelo tecido muscular.[6,12,16,20]

Os achados eletroneuromiográficos podem variar dependendo do tempo de evolução e da gravidade da doença, podendo ser normais nos estágios iniciais ou apresentar padrão miopático – com potenciais de unidades motoras com amplitudes e durações reduzidas, recrutamento precoce e potenciais polifásicos de curta duração – associado ao silêncio elétrico durante a contratura muscular. O estudo da condução nervosa motora pode se mostrar alterado, com potenciais de ação muscular compostos de amplitude reduzida após curto período de contração muscular voluntária máxima ou estímulos repetitivos de alta frequência.[21]

A biópsia muscular revela tanto o acúmulo de glicogênio subsarcolemal e intermiofibrilar quanto a ausência da reação histoquímica da miofosforilase. A análise molecular pode identificar uma das cerca de 100 mutações patogênicas descritas no gene *PYGM*, localizado no cromossomo 11. A mutação mais frequente é a Arg49Ter, seguida pela p.Gly204Ser.[22]

Nenhum tratamento definitivo está disponível para a doença de McArdle até o momento, tendo sido realizadas várias tentativas de tratamento farmacológico com pacientes com essa enfermidade. O dantroleno sódico é utilizado na prevenção da rabdomiólise induzida por anestesia. Várias intervenções nutricionais têm sido tentadas, e a reposição de baixas doses de creatina parece melhorar a *performance* dos indivíduos no exercício, porém altas doses (150 mg/kg/dia) podem piorar a mialgia. Os pacientes se beneficiam de dietas ricas em carboidratos complexos ou ingestão de carboidratos simples antes de atividades físicas extremas. Outra medida que pode trazer benefícios é a realização de atividade física aeróbica moderada, regular, cuidadosamente monitorada, devendo-se evitar contrações musculares contínuas prolongadas ou qualquer atividade que provoque dor muscular.[16]

A glicogenose tipo VII ou doença de Tarui é caracterizada pelo acúmulo de glicogênio no músculo esquelético, devido à perda da atividade da isoforma muscular da fosfofrutoquinase que fosforiza frutose-6-fosfato em frutose-1,6-difosfato.[22]

O gene da isoforma muscular da fosfofrutoquinase está localizado no cromossomo 12, e suas mutações estão associadas a fenótipos heterogêneos. Os indivíduos exibem quatro possíveis formas de apresentação clínica: clássica, com início tardio, infantil e hemolítica. A forma clássica se caracteriza por intolerância ao exercício, com cãibras e mialgias, algumas vezes associadas a náuseas e vômitos, bem como cursa normalmente com aumento da dosagem sérica de CK e bilirrubina, hiperuricemia e reticulocitose. As biópsias musculares demonstram o acúmulo de glicogênio subsarcolemal e intermiofibrilar.[23]

A deficiência de fosforilase b quinase é classificada em quatro formas de apresentação clínica, dependendo do tecido acometido (fígado, músculo, coração ou fígado e músculo) e do padrão de herança (AR ou XR). A heterogeneidade clínica e genética é explicada pela complexidade da enzima, que é formada por quatro subunidades (α, β, γ e δ), sendo a subunidade α codificada por genes do cromossomo X. A forma com miopatia pura é clinicamente semelhante a um quadro mais leve de McArdle, com intolerância ao exercício, cãibras e, ocasionalmente, rabdomiólise. Alguns pacientes apresentam miopatia progressiva, com mioglobinúria e deficiência intelectual.[6,23]

Uma prova clínica que pode ajudar na diferenciação das glicogenoses é a prova da sobrecarga de glicose antes da atividade física. Nessa prova, há piora dos sintomas musculares no caso da deficiência de fosfofrutoquinase, visto que o defeito metabólico acontece abaixo da entrada da glicose na glicólise. No caso da deficiência de miofosforilase, há melhora dos sintomas, uma vez que o defeito metabólico ocorre na glicogenólise e, portanto, as fibras musculares dos pacientes com McArdle ainda são capazes de captar a glicose plasmática, convertê-la em G6P, que entrará na glicólise, com consequente produção de piruvato.[16]

Entre as glicogenoses que cursam com fraqueza muscular progressiva, a doença de Pompe (DP) é a mais prevalente. Descrita por Joannes Pompe em 1932,[24] ela é uma patologia metabólica, predominantemente muscular, de origem genética, rara, decorrente da mutação do gene da alfaglicosidase ácida (GAA), levando à parcial ou total ausência da enzima lisossomal com o mesmo nome.[25] Essa enfermidade teve grande impulso nas últimas décadas em decorrência da possibilidade de utilização de medicamento que pode controlar e até mesmo melhorar a sintomatologia. Assim, seu estudo e sua divulgação podem trazer grandes benefícios aos seus pacientes.

A deficiência de GAA, deficiência de maltase ácida e glicogenose tipo II são sinônimos da doença de Pompe – *Online Mendelian Inheritance in Man* [OMIM], *number* 232300. Além disso, há patologia com herança autossômica recessiva, tendo como alteração a enzima GAA, que, por sua vez, é codificada pelo gene homônimo no braço curto do cromossomo 17 (17q25.2-q25.3), contendo 19 éxons; e esse *locus* é muito heterogêneo.[26]

A enzima GAA é responsável pela degradação do glicogênio dentro dos lisossomas, sendo que a ausência total ou quase total (< 1% atividade em fibroblastos da pele) produz um doença de fenótipo mais grave, afetando lactentes com menos de 1 ano, além de cardiomiopatia (Pompe de início precoce). A atividade residual menor do que 30 a 40% proporcionará um fenótipo mais brando, principalmente fraqueza muscular proximal após 1 ano, sem miocardiopatia, e atividade maior do que 40% não denotará doença.[27]

O defeito enzimático condiciona o excessivo acúmulo de glicogênio em vacúolos lisossomo-derivados em quase todos os tipos de células, especialmente o tecido muscular, acarretando a quantidade anormalmente grande de glicogênio livre extralisossomal devido à ruptura das membranas lisossomais.[28] Além disso, os autofagossomas que normalmente transportariam o glicogênio para dentro dos lisossomos não o fazem, havendo, assim, vacúolos autofágicos, sobretudo, em fibras musculares do tipo II. Ademais, há também inclusões de glicogênio dentro de mitocôndrias, afetando, muito provavelmente, a sua função.[29]

Estima-se que uma em cada 40 mil pessoas pode ser afetada, baseado na frequência calculada de portadores, dividida em uma a cada 138 mil na forma de início precoce e uma a cada 57 mil na forma início tardio.[30]

Quanto ao quadro clínico, a DP pode, clinicamente, ser classificada de acordo com o início dos sintomas e a presença ou ausência de cardiomiopatia.[31] De modo geral, há duas categorias: DP de início precoce e DP de início tardio.

A DP de início precoce (mais grave, com atividade enzimática da GAA de menos do que 1%) é caracterizada por início antes de 1 ano com cardiomiopatia, também chamada "forma clássica". Entretanto, nessa faixa etária, também existe, mais raramente ainda, a forma atípica ou variante muscular, em que a época de início não difere, mas não há comprometimento cardíaco.

A DP início tardio tem o início dos sintomas em qualquer tempo após o primeiro ano de idade, sem miocardiopatia, incluindo as formas de início na infância, na adolescência e na idade adulta.

Em relação aos sinais e sintomas, como praticamente todas as células podem ser afetadas, poderá haver alterações em qualquer órgão, porém os músculos, principalmente esqueléticos, são os mais afetados.

Os sinais e sintomas nos lactentes (DP de início precoce) podem estar presentes no nascimento ou nos primeiros meses de vida, geralmente ao redor dos 4 meses, caracterizados por hipotonia generalizada, cardiomiopatia (dilatada ou hipertrófica), fraqueza muscular rapidamente progressiva com retardo no desenvolvimento motor. Também podem ser verificados macroglossia, hepatomegalia, déficit auditivo e dificuldade respiratória seguida de morte por falha cardiorrespiratória ao redor de 1 ano.[27]

A cardiomiopatia mostra intervalo PR curto e complexo QRS grande,[32] assim como o índice cardiotorácico muito aumentado, podendo o coração atingir mais do que 3/4 do total do volume torácico. Na ecocardiografia, verifica-se o engrossamento das paredes ventriculares e do septo, o que pode resultar em obstrução do fluxo sanguíneo e falha cardíaca.[33]

Os pacientes com início tardio apresentam uma grande heterogeneidade de sinais e sintomas, como visto previamente, em relação ao início do quadro clínico, que pode iniciar a qualquer momento após o primeiro ano de vida até sexta década, tendo lenta progressão, sem cardiomiopatia. Ademais, há predominantemente fraqueza muscular proximal progressiva, regularmente nos músculos paraespinhais e abdominais, além de musculatura proximal dos membros, sobretudo, dos membros inferiores, por vezes, da língua e mesmo ptose palpebral. Devido às modificações musculares paraespinhais e abdominais, podem se desenvolver escoliose, cifose ou lordose. A piora da musculatura do diafragma (acessória da respiração) pode estar presente como alteração inicial ou em concomitância com fraqueza muscular, mesmo que essa última seja de pouca monta (pouca importância) sendo sinal de alerta para a possibilidade de DP. O distúrbio respiratório crônico pode proporcionar fadiga, retenção de CO_2, insuficiência respiratória e apneia do sono e pneumonias de repetição, assim como necessidade de uso de ventilação não invasiva ou até mesmo invasiva precocemente. Além disso, poderá haver déficit auditivo, e há indícios de maior frequência de aneurisma cerebral em relação à população em geral.[27,34] A probabilidade de uso de cadeira de rodas aumenta, em média, 13% ao ano e uso de respirador, em média, 8% ao ano.[34] Há pessoas com a doença de Pompe que apresentam poucos ou nenhum sinal ou sintoma, assim como somente dores generalizadas e fadiga discreta quando realizado diagnóstico.[35,36]

Com relação às anormalidades laboratoriais, as ferramentas que o médico tem para realizar o diagnóstico são divididas em gerais e específicas. A seguir, estão listados exames gerais (na sua maioria, amplamente conhecidos pelos especialistas) que serão analisados em relação à DP.

Geralmente, a CK está elevada na DP de início precoce e entre normal e usualmente aumentada na DP de início tardio,[27] não atingindo, na maioria da vezes, os níveis de distrofias musculares, por exemplo, menor do que 10 vezes o máximo do valor de referência.

O eletrocardiograma (ECG) apresenta, na DP de início precoce, complexo QRS de alta voltagem e duração do intervalo PR curta. Já na DP de início tardio, pode haver síndrome de Wolff Parkinson-White (PR curto)-like.[31,33]

O raio X do tórax apresenta índice cardiotorácico (na de início precoce) aumentado, coisa não observável na DP de início tardio.[27,31]

A espirometria realizada na DP de início tardio mostra cerca de 30% pacientes com capacidade vital forçada (CVF) reduzida, igual ou menor a 80%, mesmo sem grandes sintomas clínicos de fraqueza muscular ou de sintomatologia respiratória. Nesse caso, em especial, com ou sem sintomatologia respiratória, deve ser realizada espirometria sentada e deitada, pois, havendo queda da CVF maior do que 10 a 20% da primeira em relação à segunda, há evidência de disfunção diafragmática.[37]

A eletroneuromiografia (ENMG), assim como em outras miopatias, mostra neurocondução geralmente normal e exame de agulha com atividade espontânea com denervação (fibrilação e onda positiva), assim como, de grande suspeita para DP, descargas miotônicas que aparecem especialmente em musculatura paravertebral, geralmente torácica, sem, contudo, ser encontrada miotonia clínica. Já a atividade voluntária poderá mostrar potenciais de curta duração e amplitude, polifásicos com recrutamento aumentado (padrão miopático). Ademais, essa continua sendo uma importante ferramenta na investigação da DP, devendo ser realizada, na forma de início precoce, a avaliação paravertebral, porém não serve para monitorar a resposta à terapia de reposição enzimática.[38]

A biópsia muscular, apesar de não estar presente como rotina em muitos centros, é importante na avaliação de doença muscular como um todo. Em relação à DP, principalmente de início tardio, não há um quadro clínico patognomônico; assim, a biópsia muscular pode ser de ajuda. Normalmente, as alterações patológicas mostram uma miopatia vacuolar com acúmulo de glicogênio e presença de elevação de fosfatase ácida, pois esta última confere a anormalidade lisossomal à biópsia. Na DP de início precoce, há geralmente grande vacuolização das fibras e aumento importante de glicogênio. Por vezes, em casos bem avançados, a fibra muscular é praticamente "um vacúolo só". Esses vacúolos estão presentes na grande maioria desses pacientes (entre 95 e 100%). Já na DP de início tardio, do ponto de vista clínico, há grande heterogeneidade, pois biópsias normais podem ser encontradas, assim como há menos frequência de vacúolos e acúmulo de glicogênio em relação à DP de início precoce. No entanto, normalmente, há incremento da fosfatase ácida, mesmo sem outras anormalidades.[39,40]

Em relação às anormalidades laboratoriais específicas, podem ser utilizadas a análise enzimática da GAA por meio de gota seca em papel-filtro, a genotipagem e a análise da atividade enzimática da alfaglicosidase ácida em cultura de fibroblastos, entre outras.

A análise enzimática da GAA por meio de gota seca em papel-filtro é um teste de *screening*, relativamente rápido, que avalia atividade da enzima. Como existem alfaglicosidases ácida e neutra, é importante a adição de acarbose para avaliarmos somente a enzima em foco. Esse teste tem uma grande sensibilidade e especificidade, mas cerca 3,3 a 3,9% deles podem exibir redução da atividade e ser pseudodeficiências, assim como as condições da amostra ao chegar ao laboratório podem alterar os resultados.[41] Também foram descritos falso-negativos (testes normais doença de Pompe diagnosticada por meio de outros estudos (observação pessoal).

Em relação à análise das mutações do gene da GAA, é realizada a genotipagem, verificando-se os éxons de 2 a 20 (codificadores) e a junção éxon/íntron. Há uma grande quantidade de mutações descritas (> 300) que não necessariamente expressam um fenótipo específico. As alterações mais descritas na literatura são as seguintes:[42,43]

- IVS 1-13 t>g (*splice*): > 1/2 caucasianos adultos
- Asp645Glu: início precoce em Taiwan
- Arg854X (mutação *nonsense*): início precoce em africanos e afro-americanos
- del525T e del éxon 18: início precoce em holandeses.

Em relação ao Brasil, um estudo colaborativo[44] mostra que, em 41 pacientes, 21 DP de início precoce e 20 de início tardio, foram descobertas nove novas mutações. A mutação mais prevalente foi a c.1905C-A e a mais deletéria foi a c.2560C-T.

Ainda nos dias de hoje, a análise da atividade enzimática da GAA em cultura de fibroblastos é considerada o padrão-ouro. Esse tipo de análise tem o inconveniente de ser altamente dependente da boa coleta e conservação do material (pele), assim como do tempo de espera para crescimento da cultura (cerca de 4 semanas), além de poucos locais habilitados no país para realizar tal estudo. Mesmo assim, é um grande método de diagnóstico, devendo ser usado sempre que possível.

Existe um teste para avaliar se o paciente tem uma reação cruzada com material imunorreativo, GAA *Western blot* – CRIM [do inglês *cross-reactive immunologic material status*] *test*, conhecido como "CRIM-positivo", que avalia se o indivíduo apresenta atividade residual da enzima. Ele é importante para DP de início tardio, pois, se a criança for CRIM-negativa (sem atividade residual), a possibilidade de o tratamento com reposição enzimática não funcionar ou de exibir grande alergia é maior. Cerca de 54,5% de pacientes CRIM-negativos e 4,8% de pacientes CRIM-positivos morrem ou vão para ventilação mecânica, mesmo com tratamento (p < 0,0001).[45] Nos pacientes CRIM-negativos, utiliza-se indução da modulação imune com anticorpo monoclonal anti-DC20 (rituximabe) aliado a methotrexate e gamaglobulina intravenosa (IV).[45]

Diagnóstico

O mais importante em relação à investigação e ao diagnóstico é termos o quadro clínico em mente.

Como na DP de início precoce a hipotonia/fraqueza muscular e a cardiomegalia são preponderantes (e, em relação ao tratamento, quando mais cedo iniciarmos, mais probabilidade de auxiliarmos o paciente), sugere-se:

- Se houver suspeita de início precoce:
  - Gota seca em papel-filtro
  - Análise molecular.

Como o quadro clínico da DP início tardio é muito semelhante a outras miopatias, por exemplo, a de cinturas escapular e pélvica, sugere-se fazer o que normalmente se faz para tal, ou seja:

- Se houver suspeita de início tardio:
  - Creatinofosfoquinase (CPK)
  - ENMG
  - Biópsia muscular/gota seca em papel-filtro
  - Análise molecular.

Tratamento das doenças do metabolismo do glicogênio

A DP, especialmente a forma infantil, como descrito anteriormente, era altamente letal ao redor dos 12 meses, todavia os lactentes tinham grande hipotonia/fraqueza, além de insuficiência respiratória e cardiomegalia (que piora a qualidade de vida significativamente).

Por meio da técnica de DNA recombinante, a enzima GAA humana pode ser produzida usando células de ovários de *hamsters* chineses. Assim, foram feitos testes em DP de início precoce[46] que mostraram eficácia da medicação em relação à história natural desses pacientes. Houve redução do risco de morte em 79% (p < 0,001) e do risco de ventilação invasiva, em 58% (p < 0,02); 86% dos pacientes ganharam independência funcional. Ademais, houve também 52% de reações adversas relacionadas ao uso da infusão de terapia enzimática. Quanto à resposta cardíaca, a redução da massa do ventrículo esquerdo mostrou diminuição de 81%.

Já no que diz respeito ao tratamento da DP de início tardio, assim como descrito previamente, há uma grande heterogeneidade da sintomatologia e começo do quadro clínico, fazendo com que haja dificuldade de pareamento, além de ser uma doença rara (presente em poucos pacientes). Mesmo assim, em 2010,[47] houve a demonstração de que a terapia de reposição enzimática com GAA manufaturada (por meio da técnica de DNA recombinante) melhorou o teste da caminhada de 6 minutos em comparação aos pacientes sem uso da medicação (p < 0,03) e à porcentagem da capacidade vital forçada prevista (p < 0,006) após 78 semanas de tratamento.

A administração da infusão se faz por via IV na dose de 20 mg/kg de peso, de forma lenta, com bomba de infusão. Nos pacientes com a forma de início precoce, como visto previamente, há possibilidade de reações adversas, por vezes graves, desde urticária até choque anafilático, sendo indicadas medidas terapêuticas para tal (redução da velocidade de infusão, administração de corticosteroides e/ou anti-histamínicos, epinetrina etc.).

Classicamente, a terapia de reposição enzimática (TRE) com GAA, como descrito anteriormente, tem sido o tratamento medicamentoso padrão, mas novos medicamentos têm sido utilizados. A introdução da avalglicosidase alfa tem como base o direcionamento aprimorado do receptor de manose-6-fosfato e a captação enzimática visando a uma maior depuração de glicogênio.

Além disso, a comparação entre ambos os medicamentos após 49 semanas de uso TRE em pacientes com Pompe de início tardio foi avaliada.[48] A avalglicosidase alfa foi superior à GAA quando relacionada ao desfecho primário. Esse resultado, caracterizado por mudança da linha de base para a porcentagem de capacidade vital forçada (CVF%) prevista na posição vertical, foi alcançado. A medida da CVF resultou em ganho de 2,43% na média percentual da CVF prevista. Já em relação ao desfecho secundário, efeito na resistência funcional medida pelo teste de caminhada de 6 minutos (TC6), a avalglicosidase alfa mostrou maior aumento da distância percorrida em 30 metros, proporcionando ao paciente mais autonomia em seu cuidado diário. Para o tratamento da DP de início tardio, o uso da avalglicosidase proporciona um acréscimo de 15 vezes mais manose-6-fosfato (M6P), promovendo o crescimento da ligação aos receptores M6P e da captação nas células musculares.[48]

Em 2024, o European Pompe Consortium de início tardio publicou novas recomendações para iniciar, alternar e interromper a TRE (em inglês *start, switch and stop* [triple-S]).[49]

A princípio, o começo de algum dos tratamentos previamente relatados deverá estar relacionado ao paciente sintomático, ou seja, deve ter fraqueza muscular esquelética ou envolvimento muscular respiratório. Os achados de ressonância magnética muscular mostrando substituição substancial de gordura (20% ou mais em, no mínimo, 2 músculos) podem apoiar a decisão de iniciá-los.

Já a troca do tipo de TRE poderá ser considerada em duas situações:

1. Se não houver a indicação de estabilização ou melhora das funções motoras esqueléticas ou respiratória por no mínimo 12 meses.
2. Se houver reações adversas severas durante a infusão que não conseguem ser manejadas.

Caso não ocorram as situações mencionadas, o consórcio refere que há evidências limitadas para a troca de medicamento, a qual deve ser discutida com base em decisão compartilhada paciente a paciente. Caso seja feita a mudança para uma nova terapia medicamentosa, se ocorrerem reações adversas graves e incontroláveis ou não houver estabilização em relação às funções respiratórias ou motoras nos primeiros 2 anos, deve-se considerar a interrupção do tratamento. Revisões semestrais devem ser realizadas, e nada impede que, após a parada do tratamento, nova introdução de TRE seja tentada. Também é discutida a TRE domiciliar.

Em relação à DP de início infantil clássica (início da doença e diagnóstico comprovados antes dos 12 meses de idade e uma cardiomiopatia hipertrófica),[50] é recomendado o tratamento com alta dosagem de TRE de 40 mg/kg por semana, que demonstrou sobrevida significativamente melhorada quando comparada a pacientes tratados com a dosagem padrão recomendada de TRE de 20 mg/kg a cada 2 semanas.

Somente o uso de terapia de reposição enzimática não é o suficiente, sendo necessária a concorrência de mais profissionais médicos e de outras áreas da saúde, ou seja, da equipe multidisciplinar como em todo o cuidado dos doentes neuromusculares: fisiatras, fisioterapeutas, fonoaudiólogos, terapeutas ocupacionais, nutricionistas, psicólogos, internistas, pneumologistas, geneticistas e, quando indicado, cardiologistas.

DISTÚRBIOS DO METABOLISMO DOS LIPÍDIOS

Os distúrbios do metabolismo dos lipídios são doenças metabólicas raras e com herança de padrão AR, que representam um importante grupo de erros inatos do metabolismo. Cerca de 25 enzimas e proteínas de transporte são envolvidas no metabolismo de ácidos graxos e, até o momento, foram reportadas doenças relacionadas à deficiência de 18 delas.[8,51]

Os primeiros casos de FAOD foram relatados por Engel et al. em 1970, que descreveram o caso de duas irmãs gêmeas de 18 anos com miopatia.[52] Aparentemente, o quadro estava associado a um defeito no metabolismo dos ácidos graxos de cadeia longa, entretanto, eles não foram capazes de determinar, à época, a causa do erro metabólico. Por meio da análise posterior desses casos, Bressler teorizou três possíveis alterações no sistema de carnitina transferase: defeito da carnitina; defeito na CPT I; e defeito na CPT II.[53] O primeiro caso de FAOD com causa definida foi relatado em 1973 por DiMauro e DiMauro,[54] que descreveram um caso de um rapaz de 29 anos que apresentava episódios recorrentes de cãibras e mioglobinúria desde os 16 anos, sempre relacionados a exercícios prolongados por horas. Fora desses episódios, o paciente não apresentava alterações do exame físico e a biópsia muscular era normal. Após a investigação laboratorial extensa, foi evidenciado que não havia atividade da carnitina palmitoiltransferase nos espécimes de músculo do paciente, não sendo possível definir se o defeito estava na CPT I, na CPT II ou em ambas. Observou-se também que, pelo padrão de acometimento familiar, a doença exibia padrão de herança AR, uma vez que os pais eram sadios, mas seu irmão era afetado.

Fisiopatologia

Até o momento, foram identificadas 15 doenças envolvendo quase todos os passos enzimáticos do processo da betaoxidação dos AG, além da miopatia de acúmulo de lipídios neutros e a deficiência do gene da *LPIN1*. Os defeitos do metabolismo dos lipídios afetam diversos órgãos, incluindo músculos, coração, fígado e cérebro. A fisiopatologia completa das FAODs ainda não é bem compreendida, mas a redução da produção de ATP é proposta como uma das principais alterações resultantes dessas desordens, além do aumento de estresse oxidativo, acúmulo de AG e/ou seus metabólitos intermediários, os quais alteram a homeostase celular e causam lipotoxicidade.[55] A falha na betaoxidação causa redução significativa de ATP (necessária para manter a integridade da membrana dos miócitos) e aumento da liberação de Ca^{2+} pelo retículo sarcoplasmático devido ao efeito detergente do acúmulo de subprodutos dos AGCL (acilcarnitinas e ácidos graxos esterificados).[10,51] Os grupos acil-CoA não oxidados são mobilizados de volta para a síntese de triglicerídeos, causando acúmulo de vacúolos lipídicos nos tecidos. Clinicamente, o indivíduo apresentará fraqueza muscular, elevação de CPK sérica e mioglobinúria, que indicam a ocorrência de rabdomiólise, geralmente precipitada por exercícios prolongados ou por longos períodos de jejum.

Epidemiologia e classificação

As FAODs são doenças ultrarraras e suas frequências ainda não são bem estabelecidas na literatura. Estima-se que, de forma combinada, as FAODs tenham uma incidência de 1:9.000 indivíduos.[56] Entre as miopatias relacionadas a defeitos da betaoxidação, excetuando-se a deficiência de múltiplas acil-CoA desidrogenases (MADD), a deficiência primária de carnitina, a deficiência de CPT II, a deficiência da ADCML e a deficiência da FTE, todas as outras têm entre 30 e 60 casos relatados na literatura.[51] Elas são classificadas em três grupos: defeitos no transporte dos AGCL e AGCML para dentro da mitocôndria (deficiência da carnitina ou de suas proteínas de transporte); defeitos da oxidação dos AG de acordo com o tamanho da cadeia de ácidos graxos (deficiência das desidrogenases específicas para as cadeias de AG e da TFP); defeitos na transferência de elétrons da betaoxidação para a cadeia respiratória (deficiência da FTE).

Clínica

Ao contrário das FAODs presentes em neonatos, as quais se manifestam com quadro de cardiopatia grave, hepatopatia e episódios de hipoglicemia hipocetótica (devido à rápida metabolização de glicose), as FAODs associadas à miopatia tendem a incidir em indivíduos mais velhos, desde crianças pequenas até adultos mais velhos, tipicamente se iniciando na adolescência e no início da vida adulta. Os distúrbios da betaoxidação que se manifestam com quadros miopáticos mais comuns são os relacionadas às seguintes deficiências: LCHAD, TFP, ADCM e CPT II de início tardio.

Os sintomas podem surgir de maneira imprevisível em qualquer fase da vida, bem como acometem diversos sistemas e órgãos com alta demanda energética dependente dos ácidos graxos (coração, fígado e músculo esquelético) (Figura 132.5). Os distúrbios do metabolismo dos lipídios podem se manifestar inicialmente na fase adulta (como quadros miopáticos isolados) ou também em crianças pequenas (envolvendo eventos muito precoces no período neonatal), apresentando-se como crises metabólicas multissistêmicas catastróficas associadas a encefalopatia, hipoglicemia hipocetótica e cardiomiopatia grave com alto risco de letalidade. Tanto a grande heterogeneidade clínica quanto a natureza intermitente dos sintomas tornam o diagnóstico e o manejo clínico das FAODs desafiadores (Tabela 132.2). Devido à imprevisibilidade dos sintomas, desfechos graves inesperados podem ocorrer, resultando em óbito de cerca de 50% dos pacientes diagnosticados durante a primeira crise. Por isso, estratégias de triagem neonatal são as melhores formas de superar esse desafio. Em 2021, foi instituída uma lei de aperfeiçoamento do Programa Nacional de Triagem Neonatal, incluindo os distúrbios da betaoxidação dos ácidos graxos no rol mínimo de doenças a serem rastreadas no teste do pezinho, oferecido pelo Sistema Único de Saúde (SUS) do Brasil.[57]

Em situações em que não há rastreio prévio, o diagnóstico só é possível após a manifestação da primeira crise metabólica. As miopatias associadas às FAODs podem se apresentar com dois padrões bem demarcados: 1. miopatia crônica com fraqueza muscular associada a acúmulo de lipídios nas fibras musculares (aproximadamente 35% dos casos); e 2. miopatia com sintomas flutuantes caracterizada por episódios recorrentes de intolerância ao exercício, aumentos inexplicados de transaminases hepáticas, rabdomiólise, aumento de CPK e mioglobinúria (aproximadamente 65% dos casos), eventualmente associados à atrofia muscular e ao envolvimento de outros órgãos, como fígado, coração, sistema nervoso central e periférico.

Diagnóstico

Diante de um quadro que sugira uma miopatia metabólica, a investigação laboratorial deve englobar amostras de sangue e urina, as quais trarão resultados relevantes na condução do diagnóstico clínico quando coletadas durante crises metabólicas, períodos de jejum ou após exercícios prolongados, já que frequentemente os achados são normais nos períodos intercrise. Inicialmente, os exames devem incluir eletrólitos, creatinina, ureia, CPK, glicemia, mioglobina, amônia, cetonas e transaminases hepáticas, perfil de carnitinas e de acilcarnitinas no sangue. Já na amostra de urina, deve-se

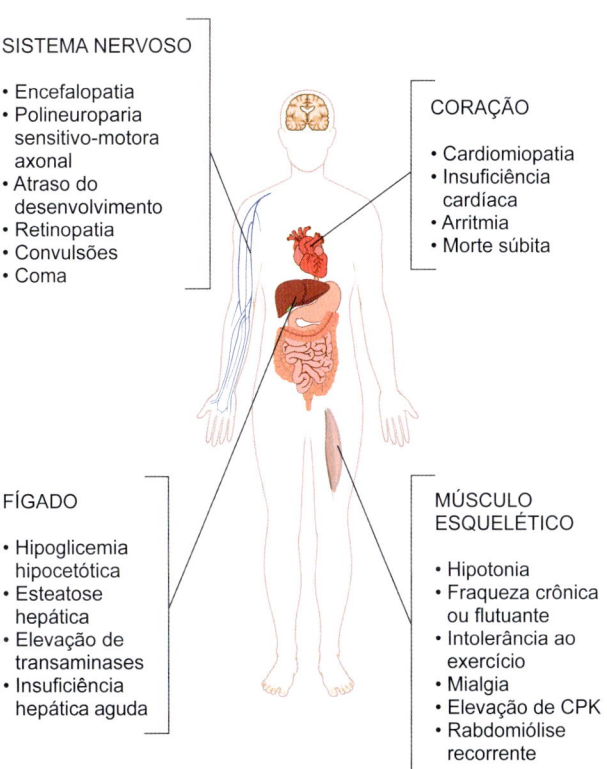

SISTEMA NERVOSO

- Encefalopatia
- Polineuroparia sensitivo-motora axonal
- Atraso do desenvolvimento
- Retinopatia
- Convulsões
- Coma

CORAÇÃO

- Cardiomiopatia
- Insuficiência cardíaca
- Arritmia
- Morte súbita

FÍGADO

- Hipoglicemia hipocetótica
- Esteatose hepática
- Elevação de transaminases
- Insuficiência hepática aguda

MÚSCULO ESQUELÉTICO

- Hipotonia
- Fraqueza crônica ou flutuante
- Intolerância ao exercício
- Mialgia
- Elevação de CPK
- Rabdomiólise recorrente

Figura 132.5 Sintomas comuns nas doenças do metabolismo dos lipídios (FAOD).

analisar nível de cetonas, mioglobina, ácidos orgânicos e acilglicinas. Esses exames não indicam o defeito específico do metabolismo dos AG, mas sinalizam o nível do defeito enzimático/proteico dentro do processo metabólico.[10,58] Nas FAODs com miopatia de padrão crônico, a CPK pode estar levemente aumentada na ordem de 2 a 5 vezes o valor normal. Por outro lado, nas formas agudas recorrentes, durante os incidentes, a CPK apresenta elevação intensa na ordem de alguns milhares de unidades, podendo provocar insuficiência renal aguda.[59]

Historicamente, a análise de biópsia muscular era a base para o diagnóstico das miopatias metabólicas; entretanto, o algoritmo de investigação mudou com o advento das técnicas de análise moleculares. Assim que uma miopatia metabólica se torna hipótese diagnóstica, o sequenciamento de nova geração (SNG) pode confirmar o diagnóstico molecular específico.[60] Atualmente, a biópsia de músculo é considerada relevante em casos de detecção de variantes de significado incerto (VUS), quando evidenciam depósitos de lipídios; todavia, frequentemente, essas espécimes são normais entre as crises metabólicas.[58] Eletromiografia também pode ser normal e não evidenciar padrão de miopatia entre os episódios. Grandes deleções e duplicações no gene *SLC22A5* já foram relatadas em, ao menos, um indivíduo com deficiência primária de carnitina. Portanto, quando o SNG for negativo, recomenda-se complementar a avaliação molecular com *array comparative genomic hybridization* (aCGH).[60,61]

Aconselhamento genético

O planejamento familiar é um ponto relevante no cuidado de pacientes com FAOD. As FAODs são autossômicas recessivas e, por isso, têm uma chance de acometer 25% da prole

Tabela 132.2 Principais doenças da oxidação dos ácidos graxos (FAOD).

Doença	Gene	Frequência	Clínica	Laboratorial	Biópsia muscular	Tratamento
Deficiência primária de carnitina	*SLC22A5* (codifica o *OCTN2*)	Aprox. 1:750.000 a 1:2.000.000	**Crianças pequenas:** encefalopatia, hipoglicemia hipocetótica, síndrome Reye-*like*, cardiomiopatia hipertrófica ou dilatada, morte súbita **Adultos:** miopatia episódica, IE, miopatia crônica, arritmia cardíaca, risco de morte súbita	Redução das carnitinas séricas (< 5% do normal), perda urinária de carnitina massiva, CPK 15×VN, transaminases elevadas Hiperamonemia Acidose metabólica	Acúmulo de lipídios (+++/4+) em fibras tipo 1	Carnitina oral em alta dose (100 a 600 mg/kg/dia)
CPT II	*CPT2* c.338C>T (p.*S113L*)	1:250.000	**Neonatal:** disfunção multissistêmica grave e fatal **Infantil:** disfunção hepatocardiomuscular grave e hipoglicemia hipocetótica com óbito comum no 1º ano de vida **Adolescentes/adultos (fenótipo mais comum):** miopatia episódica aguda com mioglobinúria e rabdomiólise recorrente	Aumento da CPK (50.000 a 200.000 UI) durante as crises, mioglobinúria, elevação de acilcarnitinas de cadeia longa (C16 e C18, C18:1 e C18:2) Carnitina livre normal	Alterações miopáticas inespecíficas com possível leve acúmulo de lipídios (+/4+) apenas durante episódios de crise	Dieta com alto teor de carboidratos, dieta com triglicerídeos de cadeia média (DTCM) pode ser instituída, carnitina apenas se deficiência, glicose IV durante as crises + cuidados específicos para rabdomiólise
CACT	*SLC25A20*	Aprox. 1:750.000 a 1:2.000.000	**Neonatal:** multissistêmica grave e fatal, *floppy baby*, cardiomiopatia, convulsões, hepatopatia, hipoglicemia hipocetótica, hiperamonemia. Óbito antes do 1º ano de vida é comum	Carnitina sérica baixa, elevação de acilcarnitinas de cadeia longa (C16, C18, C18:1), acidúria dicarboxílica		DTCM, carnitina apenas se houver deficiência Tri-heptanoína Glicose IV nas crises
ADCML	*ACADVL*	1:85.000	**Infantil:** cardiomiopatia e hepatopatia graves, arritmias, hipoglicemia hipocetótica, hiperamonemia, acidose lática **Adultos:** IE e rabdomiólise recorrente	Perfil de acilcarnitinas cadeias C14, C14:1, C14:2 e C12:1 predominante Urina: ácidos dicarboxílico e carboxílico de cadeia longa, redução extrema ou ausência de cetonas	Acúmulo de lipídios (+/4+)	DTCM + Tri-heptanoína Glicose IV nas crises
ACAD9	*ACAD9*		**Infantil:** hipoglicemia hipocetótica, hepatopatia (Reye-*like*), cardiomiopatia, encefalopatia leve e atraso do desenvolvimento **Adultos:** miopatia fixa + IE, acidose lática	Carnitina livre levemente baixa Acilcarnitinas de cadeia longa (C18:1, C18:2) aumentadas Urina: ácidos dicarboxílicos, adípico, subérico e sebáceo	Deficiência do CI da cadeia respiratória	Riboflavina
ADCM	*ACADM*	Aprox. 1:4.000 a 1:200.000	**Neonatal:** síndrome hepática Reye-*like*, hipoglicemia e morte súbita **Infantil:** encefalopatia, convulsões, hipoglicemia hipocetótica e morte súbita **Adultos:** muito raro com miopatia, IE, mialgia e crises graves em episódios de intoxicação alcoólica ou jejum prolongado com possível morte súbita	Aumento de acilcarnitinas C8 e C10:1, acidúria dicarboxílica		Glicose IV nas crises (10 a 12 mg/kg/min), dieta com baixo teor de gorduras

(continua)

Tabela 132.2 Principais doenças da oxidação dos ácidos graxos (FAOD). (*Continuação*)

Doença	Gene	Frequência	Clínica	Laboratorial	Biópsia muscular	Tratamento
ADCP	*ACADS*	1:35.000 a 1:50.000	**Neonatal:** *floppy baby* e insuficiência respiratória **Adultos:** miopatia progressiva com oftalmoplegia	Perfil de acilcarnitinas com aumento de espécies de C4 Aumento de ácidos etilmalônico, metil succínico, adípico, subérico e sebáceo na urina	Miopatia multiminicore	
TFP	*HADHA* e *HADHB*	1:250.000 a 1:750.000 Deficiência da LCHAD é mais comum	**Neonatal:** encefalopatia e hepatopatia (Reye-*like*) graves, hipoglicemia hipocetótica, cardiomiopatia, morte súbita **Adultos:** rabdomiólise e mioglobinúria recorrentes, retinopatia pigmentosa, PNP SM axonal, cardiomiopatia	Carnitina total pode estar reduzida Perfil de acilcarnitinas 3OH-C16, 3OH-C18, C18:1 e C18:2 aumentadas durante as crises Urina: ácidos dicarboxilínico e cetonas reduzidas	Fibras angulares, acúmulo de lipídios ocasionalmente reportado	DTCM, ácido docosa-hexanoico (60 a 120 mg/dia), tri-heptanoína e agonistas de PPAR
MADD	*ETFA*, *ETFB*, *ETFDH*,	1:15.000 a 1:2.000.000	**Neonatal:** anomalias congênitas, crise metabólica grave (hiperamonemia e hipoglicemia profunda) com morte neonatal a despeito do tratamento **Adultos:** miopatia recorrente com IE e rabdomiólise episódicas. Responsivo à riboflavina	Acilcarnitinas de todos os comprimentos aumentadas (C4-C18), na urina: acidúria glutárica além dos ácidos etilmalônico, butírico, isobutírico, 2-metilbutírico e isovalérico e derivados da acilglicina	Leve acúmulo de lipídios (+/4+), RRF, COX negativa, deficiência dos complexos da cadeia respiratória e redução de CoQ10	Dieta com baixo teor de gorduras (DTCM deve ser evitada), riboflavina (150 mg/dia), CoQ10 (60 a 240 mg/dia), carnitina se deficiência Glicose IV nas crises
Doença de acúmulo de lipídios neutros com miopatia[3]	*PNPLA2* (codifica *LTGA*) *CGI-58*	< 60 casos	Miopatia crônica fixa com mialgia e fadiga em MMSS, 50% com cardiomiopatia DM2, esteatose hepática, surdez neurossensorial, hipertrigliceridemia	Anomalia de Jordan (vacúolos lipídicos em leucócitos) Perfil de carnitinas e acilcarnitinas normais	Vacúolos lipídicos e leve atrofia	DTCM CDI e transplante cardíaco
Lipin	*LPIN1*		Rabdomiólise recorrente desencadeada por febre e resfriados Óbito de 33% por PCR decorrente de hipercalemia	CPK > 10.000 IU/ℓ, acilcarnitinas no plasma e ácidos orgânicos na urina normais	RRF podem ser observadas	Glicose IV nas crises, alguma evidência de corticosteroide durante as crises pode ser benéfico

ACAD9: membro 9 da família de acil-CoA desidrogenase; ADCM: acil-desidrogenase de cadeia média; ADCML: acil-desidrogenase de cadeia muito longa; ADCP: acil-desidrogenase de cadeia pequena; CACT: carnitina-acilcarnitina translocase; CDI: cardioversor-desfibrilador implantável; CI: complexo I; CoQ10: coenzima Q10; COX: citocromo-c oxidase; CPK: creatinofosfoquinase; CPT: carnitina palmitoiltransferase; DM2: diabetes melito tipo 2; IE: intolerância ao exercício; IV: intravenosa; LCHAD: beta-hidroxiacil CoA desidrogenase de cadeia longa; MADD: deficiência de múltiplas acil-CoA desidrogenases; MMSS: membros superiores; PCR: parada cardiorrespiratória; PNP SM: polineuropatia periférica sensório-motora; PPAR: receptor ativado pelo proliferador de peroxissomo; RRF: fibras vermelhas rotas; TFP: proteína trifuncional; VN: valor normal.

de pais portadores heterozigóticos da variante patogênica. O diagnóstico pré-natal é possível com a realização de testes enzimáticos ou com a pesquisa direta da alteração molecular pré-natal.

Sabe-se que a placenta humana expressa seis enzimas da betaoxidação a níveis semelhantes aos dos músculos. Desse modo, as mulheres com FAOD estão sob o risco de desenvolver potenciais alterações durante a gestação, tais quais: esteatose hepática aguda da gravidez, hemólise materna, aumento das transaminases hepáticas, síndrome da redução das plaquetas, pré-eclâmpsia, parto prematuro e restrição do desenvolvimento intrauterino do feto.[8,60,62,63]

Princípios do tratamento das doenças da oxidação dos ácidos graxos

Para todos os subtipos de FAOD, a recomendação fundamental é evitar eventos estressores, como jejum, exercícios prolongados, febre, infecções e exposição ao frio. Durante episódios de doenças intercorrentes, como gripes e resfriados, é necessário garantir o suprimento de carboidratos para evitar a lipólise e o acúmulo de metabólitos intermediários tóxicos da betaoxidação. Durante episódios de crise metabólica, deve-se administrar 8 a 12 mg/kg/min de glicose IV. As intervenções específicas para evitar insuficiência renal aguda durante os episódios de mioglobinúria e rabdomiólise também devem ser instituídas, como hidratação IV, alcalinização da urina, monitoramento da CPK, função renal e eletrólitos, podendo a hemodiálise ser necessária.[61]

Os pacientes não devem ser desencorajados a realizarem exercícios físicos. As atividades físicas podem ser realizadas com segurança se forem supervisionadas por profissional da educação física, sendo introduzidas de forma gradual, de baixa intensidade e duração reduzida (< 30 minutos). Ademais, carboidratos podem ser usados antes do treino para melhorar o aporte energético durante a atividade física.

A dieta deve ser feita com refeições ofertadas em curtos intervalos (3/3 horas) e priorizar carboidratos e proteínas. No máximo, 20% das calorias devem advir de gorduras, em especial triglicerídeos de cadeia médica (TCMs), com o cuidado de manter suplementação de ácidos graxos essenciais. Os TCMs devem ser evitados tanto em pacientes com desordens da betaoxidação de ácidos graxos de cadeias pequenas e de cadeias médias quanto em indivíduos com MADD. Para evitar a hipoglicemia e a lipólise durante o sono, é indicado utilizar um carboidrato de metabolização lenta antes de dormir, como amido ou aveia crua.[51]

Reposição de carnitina na dose de até 900 mg dividido em 3 tomadas ao dia também é indicada para repor deficiências, evitando-se o excesso de carnitina circulante. Indivíduos com MADD apresentam boa resposta à suplementação com riboflavina 100 a 300 mg/dia e, alguns casos, podem se beneficiar do uso de CoQ10 300 a 900 mg/dia.[8,58,59]

A tri-heptanoína, um triglicerídeo com cadeia de 7 carbonos, vem apresentando bons resultados com redução de hospitalizações, pois se apresenta como uma fonte energética alternativa. Alguns estudos clínicos têm apontado algum benefício no uso de PPAR (do inglês *peroxisome proliferator-activated receptor*) e benzofibrato em pacientes com deficiência da CPT II e MLCAD.[10,51,61]

133

Miopatias Inflamatórias

André Macedo Serafim Silva • Eliene Dutra Campos • Edmar Zanoteli

INTRODUÇÃO

As miopatias são um grupo heterogêneo de doenças que afetam o tecido muscular esquelético, classificadas em formas hereditárias e adquiridas.[1] Na prática clínica, as causas adquiridas são prioridade na investigação, pois são potencialmente tratáveis. Esse grupo inclui miopatia por exposição a medicamentos, quadros infecciosos, endocrinopatias e, principalmente, miopatias inflamatórias idiopáticas (MII), também conhecidas como "miosites", ou miopatias autoimunes sistêmicas.[2]

As MII são caracterizadas por fraqueza muscular, como sintoma principal, e inflamação muscular, como fisiopatologia central.[3] Podem ocorrer manifestações extramusculares, incluindo envolvimento dos pulmões, pele e articulações.[4] As MII são classificadas em dermatomiosite (DM), polimiosite (PM), miopatia necrosante imunomediada (IMNM), miosite por corpúsculos de inclusão (IBM) e miosite de sobreposição, em que alguns autores incluem a síndrome antissintetase, embora outros autores a considerem como uma síndrome separada.[3,5]

DIAGNÓSTICO

Pacientes com MII costumam apresentar início agudo ou subagudo de fraqueza proximal, geralmente durante várias semanas ou alguns meses, com pouca ou nenhuma atrofia, reflexos tendinosos normais (a menos que o indivíduo tenha fraqueza muscular acentuada) e testes sensoriais normais. Os pacientes apresentam dificuldades para caminhar, levantar-se da cadeira e subir escadas, bem como levantar os braços. Disfagia e fraqueza cervical podem ocorrer em cerca de um terço dos pacientes; por isso, as MII são diagnósticos diferenciais de cabeça caída (dropped head).[3,6,7] Embora frequentemente considerada um sintoma de MII, dor muscular não é tão comum, mas pode estar presente em algumas formas de MII com envolvimento perifascial, como DM.[8] Em pacientes com IBM, doença de curso progressivo, atrofia do quadríceps e flexores dos dedos (com fraqueza nas mãos) são as características clínicas, o que difere de outras formas de MII.[9]

Na história clínica, devem ser pesquisados sinais e sintomas de outros órgãos e sistemas, principalmente lesões cutâneas, como: erupção cutânea azul-púrpura periorbital; erupção cutânea avermelhada na face, na região anterior do tórax (sinal do V), nos ombros (sinal do xale) e na lateral do quadril (sinal do coldre); e erupção violácea nos nós dos dedos (pápulas de Gottron), características da DM (Figura 133.1).[3] Complicações pulmonares decorrentes de doença pulmonar intersticial podem ocorrer em 10 a 40% dos pacientes, além de febre, artralgia, esclerodermia e fenômeno de Raynaud, principalmente na síndrome de sobreposição e antissintetase. A síndrome antissintetase é definida como presença de miopatia, febre, doença intersticial pulmonar, fenômeno de Raynaud, artrite e "mãos de mecânico".[10]

A imagem muscular, principalmente a ressonância magnética, é hoje amplamente utilizada como biomarcador para diagnóstico e acompanhamento do tratamento. A ressonância magnética dos músculos demonstra aumento do sinal heterogêneo, nas sequências ponderadas em T2 e STIR, além de realce anômalo pelo gadolínio, indicando presença de edema (Figura 133.2 A).[11] Pacientes com DM apresentam frequentemente hiperintensidades T2/STIR na região perifascial dos músculos individuais, característica vista com menor frequência em outros subtipos de MII (Figura 133.2 B).[12] Embora útil para o diagnóstico diferencial entre miopatias hereditárias e inflamatórias, a ressonância magnética não foi incluída nos recentes critérios de classificação para MII.

A biópsia muscular ainda é o padrão ouro para o diagnóstico e está indicada na maioria dos pacientes, embora possa ser dispensada naqueles com manifestação cutânea típica ou síndromes com autoanticorpos conhecidos e identificados. A biópsia muscular continua essencial para o diagnóstico de IBM, como parte mandatória do critério diagnóstico. O ideal é que a análise da amostra muscular inclua imuno-histoquímica com anticorpos contra células inflamatórias, como linfócitos T e B (CD4, CD8 e CD20), macrófagos (CD68), complexo maior de histocompatibilidade (MHC), antígeno classe I e complexo de ataque à membrana (MAC).[3,7] Duas técnicas são usadas para obter amostras musculares: biópsia por agulha e biópsia aberta, geralmente na forma de procedimento ambulatorial, embora prefiramos a técnica aberta, pois tem a vantagem de obter uma amostra maior, sob visualização direta, permitindo a coleta de múltiplos fragmentos de diferentes fascículos, o que aumenta o rendimento diagnóstico, sobretudo nas MII, embora seja mais invasiva.[13]

Classificação

Durante muitos anos, as MIIs foram classificadas em três subgrupos: PM e DM, com base nos critérios de Bohan e Peter,[14,15] e IBM usando os critérios de Griggs.[16] No entanto, ao longo da última década, foram propostas classificações revisadas[5,17] com avanços dos métodos de imagem, melhores descrições patológicas e descoberta de autoanticorpos específicos para miosite (MSA).[18] Autoanticorpos recentemente identificados estão reclassificando como outras formas de MIIS alguns casos anteriormente diagnosticados como dermatomiosite ou polimiosite.[5]

As MIIs são atualmente classificadas em alguns subgrupos: DM, PM, IBM, IMNM, síndrome antissintetase (SAS) e miosite de sobreposição.[5,7,17-19] Alguns autores classificam a SAS como miosite de sobreposição, enquanto outros a categorizam como uma sexta forma distinta de miosite;[7,17,20] todavia, preferimos apresentar a SAS como uma entidade distinta.

Dermatomiosite e dermatomiosite amiopática

A DM é uma condição observada em adultos e crianças, principalmente no sexo feminino, caracterizada por manifestações cutâneas e fraqueza muscular proximal. A apresentação inclui eritema generalizado, principalmente na

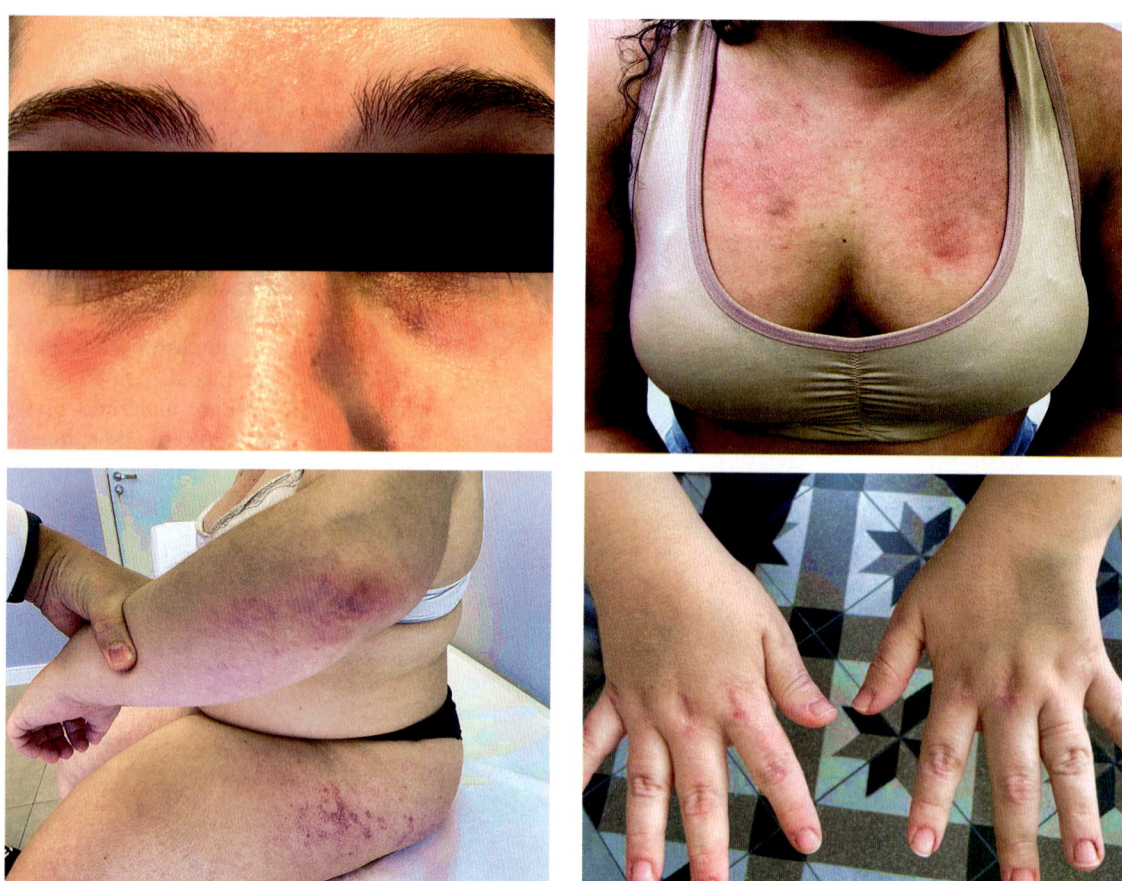

Figura 133.1 Manifestações de pele da dermatomiosite.

região superior do tronco ou lateral da pelve, lesão arroxeada ao redor dos olhos (heliotrópio) e erupções violáceas nas articulações dos dedos (sinal de Gottron), todas fotossensíveis (ver Figura 133.1).[21] Algumas pessoas desenvolvem doença pulmonar intersticial, fenômeno de Raynaud e calcificações musculares ou cutâneas, porém a tendência é categorizá-las separadamente se um autoanticorpo específico para SAS for encontrado, deixando de ser considerada como DM.[5]

Aumento nos níveis de CK costuma ocorrer em algum estágio da doença na maioria dos pacientes. Contudo, a CK pode ser normal no início da doença (se houver grandes atrofias musculares) ou em um subgrupo, representando cerca de 5 a 10%, conhecido como "hipomiopática" ou "amiopática", em que a fraqueza muscular é leve ou ausente.[7] Nestes pacientes, é mais provável que autoanticorpos anti-MDA5 ou anti-SAE estejam presentes.[5]

O quadro clínico de fraqueza, lesões cutâneas típicas e elevação da CK permite o diagnóstico e autoriza o início do tratamento antes da realização da biópsia muscular. Em casos de dúvida diagnóstica, pode ser realizada a biópsia, que evidencia, no tecido muscular, infiltração inflamatória predominantemente de células T CD4 e macrófagos, circundando os vasos sanguíneos (infiltrados perivasculares) e invadindo o perimísio (infiltrados perimisiais).[22] No entanto, alguns pacientes não apresentam infiltrados, mas sim necroses proeminentes, especialmente nas regiões perifasciculares, o que pode ser indistinguível da IMNM.[7] A atrofia perifascicular e o aumento perifascicular da marcação do MHC classe 1 são característicos, mas não são mais considerados patognomônicos.[5] Recentemente, a assinatura do interferon tipo 1 (IFN1) e a positividade perifascicular

para proteína A de resistência ao mixovírus (MxA) por imuno-histoquímica foram especificamente associadas à DM, sendo potenciais marcadores na histologia muscular, para um diagnóstico específico.[23]

Recomenda-se a investigação neoplásica, tanto em adultos como na forma juvenil, pois a incidência de neoplasias na DM aumenta 5 a 7 vezes quando comparada à população em geral, sendo relatada uma frequência de 9 a 32%.[24,25]

Polimiosite

A PM se manifesta com fraqueza proximal, CK elevada (em 10 a 50 vezes o valor de referência), geralmente sem mialgia.[17] A doença progride ao longo de semanas a meses, portanto, diferente da rabdomiólise, que tem instalação aguda e dolorosa. A PM, como entidade distinta, é considerada incomum e sua existência tem sido questionada, já que a maioria dos pacientes anteriormente classificados nesse grupo (com os novos conhecimentos de autoanticorpos e histopatologia) são categorizados em outros grupos de MII.[20]

Não há lesões cutâneas e, por isso, o diagnóstico apenas com critérios clínicos não é possível. Diferentemente da DM, a biópsia muscular na PM é obrigatória, fazendo diagnóstico diferencial com IBM, DM com lesões cutâneas atípicas, distrofias musculares e IMNM. No músculo, há infiltrado inflamatório entre as fibras musculares e aumento de linfócitos T CD8, com invasão de fibras não necróticas.

Miosite por corpos de inclusão

A IBM é uma forma de miopatia de início tardio e, embora classificada no grupo das MIIs, tem fisiopatologia degenerativa. É considerada a forma mais comum de miopatia em

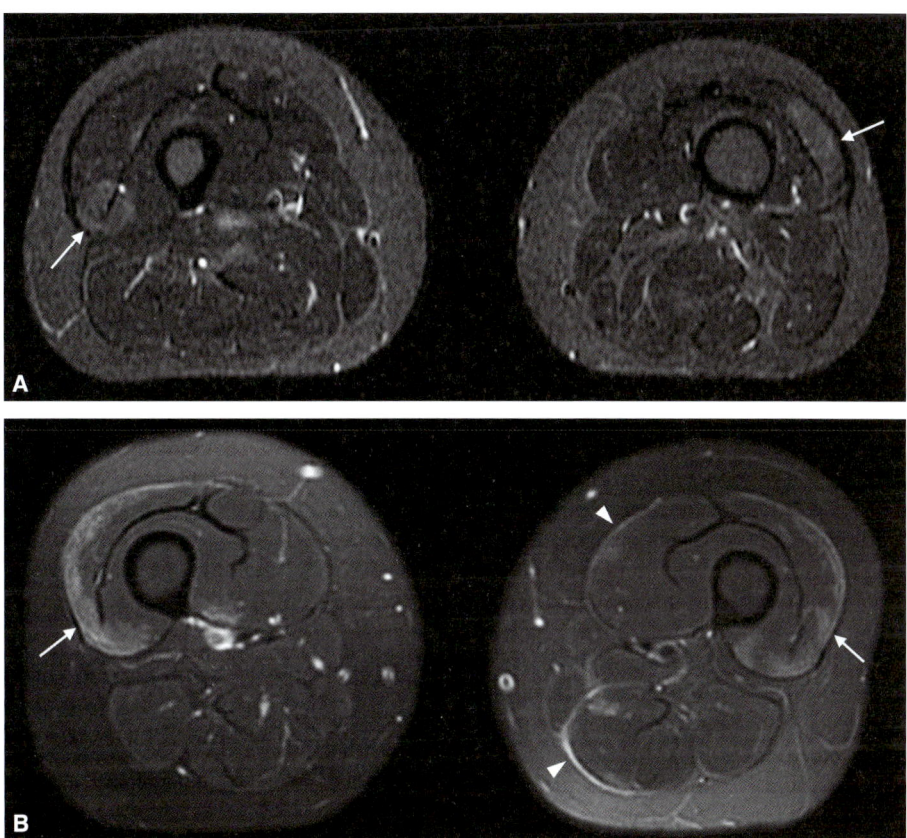

Figura 133.2 Cortes axiais de ressonância magnética de coxas na sequência STIR de pacientes com miopatia inflamatória. **A.** Presença de hipersinal em quadríceps (*setas*) de paciente com miosite de sobreposição, indicando edema muscular. **B.** Hipersinal em região periférica muscular (*setas*) e na fáscia (*pontas de seta*) em paciente com dermatomiosite, indicando presença de edema em regiões perifasciais.

pacientes com mais de 50 anos, sendo mais comum em homens, na proporção de 2:1.[26] Clinicamente, a doença afeta predominantemente os músculos quadríceps e gastrocnêmio nos membros inferiores, bem como os flexores dos dedos nos membros superiores.[9] O início é lentamente progressivo e o envolvimento muscular é geralmente assimétrico.[3]

A ressonância magnética mostra alteração de sinal nas sequências ponderadas em T1, principalmente na porção distal do quadríceps, significando infiltração de gordura nesse músculo; além disso, achados correspondentes também podem ser detectados pela ultrassonografia.[27]

As anormalidades do músculo esquelético incluem uma reação inflamatória endomisial mediada por células T em associação a alterações degenerativas caracterizadas pela presença de vacúolos com bordas, inclusões intracitoplasmáticas formadas pelo acúmulo de proteínas anormais, depósitos de β-amiloide e alterações mitocondriais.[9,28]

Autoanticorpos contra a 5′-nucleotidase 1A citosólica (NT5C1a) foram estudados, mas sua sensibilidade (em torno de 30%) e especificidade questionável (até 20 a 30% dos pacientes com outras condições reumatológicas podem ter esse autoanticorpo) não permitem recomendá-los na prática clínica.[28] Na ausência de marcador sorológico, a biópsia muscular ainda é obrigatória nos indivíduos suspeitos de IBM. Por outro lado, sorologias para vírus crônicos, como HIV, HTLV e hepatite C e B, devem ser realizadas, porque a IBM pode se desenvolver a partir dessas infecções virais, resultando em um curso típico da doença, exceto em uma idade de início mais jovem.[28]

Recentemente, foi demonstrado que a maioria dos pacientes IBM apresenta células T que expressam CD57, um marcador de superfície de leucemia linfocítica granular de grandes células T. Além disso, até um terço dos pacientes IBM podem preencher os critérios para esse tipo de leucemia, com citopenias.[29] Embora não haja consenso sobre esse ponto, pensamos que a avaliação hematológica pode ser justificada, considerando-se a contagem de células sanguíneas e a citometria de fluxo sanguíneo.[22]

Miopatia necrosante imunomediada

A IMNM é uma miopatia com características clinicopatológicas peculiares que ocorre com muito mais frequência do que a PM, apresentando-se em uma ampla faixa etária.[18] O início pode ser agudo ou subagudo, com níveis elevados de CK que podem ser desencadeados por infecção viral, câncer e uso de estatinas.[30] No entanto, pode se desenvolver sem a presença de nenhum desses fatores. Em crianças, a doença pode ter um curso crônico lentamente progressivo, e os pacientes podem ser inicialmente diagnosticados com distrofia muscular.[31] Patologicamente, são observadas necrose muscular, presença de macrófagos CD68 e pouca ou nenhuma inflamação linfocítica.[30]

A IMNM é classificada em três subgrupos de acordo com autoanticorpos: IMNM por antipartícula de reconhecimento de sinal (anti-SRP), IMNM por anti-3-hidroxi-3-metilglutaril-coenzima A redutase (anti-HMGCR) e IMNM soronegativa.[30] Essa classificação é importante não só para o diagnóstico, mas também para o prognóstico e o planejamento do tratamento. Pacientes anti-SRP, em geral, apresentam comprometimento muscular mais grave e resposta mais resistente aos imunossupressores. O anti-HM-GCR foi inicialmente encontrado em pacientes com IMNM que tomavam estatinas, mas agora sabemos que há muitas pessoas com esse autoanticorpo sem exposição às estatinas. A associação com malignidade não é consistente nos subgrupos anti-SRP e anti-HMGCR, porém o risco é aumentado em pacientes soronegativos.[32]

Síndrome antissintetase

A síndrome antissintetase (SAS) é classicamente caracterizada pela presença de miopatia inflamatória, doença pulmonar intersticial e envolvimento articular, embora outros achados possam estar presentes, como febre, "mãos de mecânico" e fenômeno de Raynaud.[33,34] Sorologicamente, é caracterizada pela presença de anticorpos contra sintetases de RNA de transferência (tRNA). A lista de autoanticorpos antissintetase evoluiu nas últimas décadas, e os três mais estudados e reconhecidos são: anti-Jo-1 (anti-histidil), anti-PL-7 (antitreonil) e anti-PL-12 (antialanil) (Tabela 133.1). Atualmente, a presença de um dos autoanticorpos específicos é considerada condição necessária para classificar o paciente como portador de SAS.[5,31,35]

Alguns autores consideram a SAS dentro de um grupo mais amplo, conhecido como "miosite de sobreposição". Na verdade, os pacientes com SAS geralmente apresentam sinais e sintomas que se sobrepõem a outras doenças do tecido conjuntivo (DTC), como fenômeno de Raynaud, doença pulmonar intersticial, artrite, doença do refluxo gastroesofágico e sintomas sistêmicos gerais.[36] Além disso, pacientes com SAS podem apresentar erupções cutâneas e, histologicamente, o envolvimento inflamatório se assemelha ao da DM. A biópsia muscular demonstra infiltrações de células T e macrófagos, além de atrofia perifascicular ou necrose perifascicular.[7] Sem avaliação sorológica, os indivíduos com SAS podem ser diagnosticados erroneamente como PM, IMNM ou, se houver lesão cutânea ou atrofia perifascicular na histologia, como DM.

É importante ressaltar que nem todos os pacientes com SAS apresentam fraqueza muscular. O envolvimento muscular, por exemplo, é mais comum em pacientes anti-Jo-1, ao passo que o pulmonar é mais comum na presença de anti-PL-12 e anti-PL-7, com alguns indivíduos não apresentando fraqueza clínica.[5] A morbimortalidade está associada ao envolvimento pulmonar rapidamente progressivo.[34,35]

Miosite de sobreposição

A miosite de sobreposição é a associação de miopatia inflamatória a pelo menos uma característica de sobreposição clínica de uma doença do tecido conjuntivo, como lúpus eritematoso sistêmico (LES), esclerose sistêmica (SS), artrite reumatoide, síndrome de Sjögren.[18] Nesses casos, a miosite

Tabela 133.1 Principais autoanticorpos específicos para miosite.

Autoanticorpos associados à dermatomiosite		
	Frequência[†]	Características principais
Anti-Mi2 (anticomplex nucleosome remodeling histone deacetylase)	~10%	Dermatomiosite, associada a lesões cutâneas típicas, menor associação com câncer
Anti-TIF1-γ (antitranscription intermediary factor 1 γ)	~20%	Dermatomiosite, doença cutânea grave, forte associação com câncer
Anti-NXP-2 (antinuclear matrix protein 2)	~15%	Dermatomiosite, calcinose subcutânea, associação com câncer
Anti-MDA-5 (antimelanoma differentiation-associated gene 5)	~15%	Dermatomiosite, a maioria dos pacientes é hipomiopática ou amiopática, lesões cutâneas atípicas, úlceras cutâneas, artrite, mãos mecânicas, doença pulmonar intersticial
Anti-SAE (antismall ubiquitin-like modifier-activating enzyme)	~5%	Dermatomiosite amiopática/hipomiopática
Autoanticorpos associados à síndrome antissintetase		
	Frequência[‡]	Características principais
Anti-Jo-1 (anti-histidyl–transfer RNA synthetase)	~15%	Síndrome antissintetase, envolvimento pulmonar progressivo e possível erupção cutânea leve com dermatomiosite
Anti-PL-7 (anti-analyl–transfer RNA synthetase)	~3%	Síndrome antissintetase, envolvimento pulmonar mais grave
Anti-PL-12 (anti-threonyl–transfer RNA synthetase)	~3%	Síndrome antissintetase, doença pulmonar grave com leve fraqueza muscular
Outros (Anti-EJ, Anti-OJ, Anti-KS, Anti-Zo, Anti-Ha)	~5%	Síndrome antissintetase
Autoanticorpos associados à miopatia necrosante imunomediada		
	Frequência*	Características principais
Anti-HMGCR (anti-3-hydroxy-3-methylglutaryl coenzyme A reductase)	~60%	Associação com exposição a estatinas (mas em um terço não há uso de estatinas), boa resposta à imunossupressão, mas recidiva após suspensões, também associada à apresentação crônica
Anti-SRP (anti-signal recognition particle)	~10%	Gravidade, disfagia, refratária à imunossupressão, menor associação com exposição a estatinas, possível envolvimento cardíaco
Miosite com corpos de inclusão		
	Frequência[#]	Características principais
AnticN1A (anticytosolic-5'nucleotidase 1A)	~30%	Associado a um curso mais grave da doença e à disfagia. Outras condições, como a síndrome de Sjögren e o lúpus eritematoso sistêmico, também apresentam esse anticorpo em ~20-30%

[†]Frequência estimada entre pacientes com dermatomiosite; [‡]Frequência estimada entre pacientes com miosite geral; *Frequência estimada entre pacientes com miopatia necrosante imunomediada; [#]Frequência estimada entre pacientes com miosite com corpos de inclusão.

representa uma manifestação adicional de uma doença reumatológica mais complexa. Como mencionado, a SAS pode ser considerada uma miosite de sobreposição, uma vez que cruzam características de miosite, lesões cutâneas, envolvimento pulmonar e fenômeno de Raynaud.[36]

Existem também alguns autoanticorpos associados a esse tipo de apresentação. Os autoanticorpos mais comuns são anti-PM (polimiosite)/Scl (esclerodermia) e anti-U1-RNP (ribonucleoproteína). Eles são observados em até 20% de todos os pacientes com miosite em geral.[4] O anti-PM/Scl está associado à predominância de fraqueza nos membros superiores e o anti-U1-RNP, à doença pulmonar intersticial.[5] A biópsia muscular pode apresentar inflamação perivascular, necrose perifascicular e aumento do MHC-I, características que podem se assemelhar àquelas encontradas em SAS e DM.

Curiosamente, se considerarmos a SAS como parte de um grupo mais amplo de miosite de sobreposição, eles representarão aproximadamente 50% de todos os pacientes com miosite, seguidos por DM e IMNM, enquanto a PM é a forma mais rara de MII.[20]

DIAGNÓSTICO DIFERENCIAL COM DISTROFIA MUSCULAR

Algumas situações clínicas podem causar alguns erros na diferenciação entre MII e distrofia muscular. Existem várias formas de distrofia muscular que podem apresentar infiltrado inflamatório, como a distrofia facioescapuloumeral ou a distrofia de cintura por deficiência de disferlina ou anoctamina.[37,38] Nesses casos, o início pode mimetizar uma miopatia adquirida, com fraqueza proximal de instalação subaguda e CK muito elevada. Em coortes de pacientes com disferlinopatias, até 25% deles são inicialmente definidos como tendo miopatia inflamatória.[39] Para diferenciar essas condições, além de reavaliar o fenótipo clínico e a resposta ou não aos imunossupressores, alguns achados de biópsia podem ajudar. Os infiltrados de linfócitos CD8 e o aumento difuso da marcação do MHC classe I são mais frequentes nas miopatias inflamatórias, enquanto nas distrofias os infiltrados linfocíticos são focais e raramente com marcação aumentada para CD8 ou MHC classe I. Além disso, nas distrofias, o achado de fibrose entre as fibras é mais frequente, e a imuno-histoquímica pode ser diagnóstica ao revelar ausência de proteínas musculares (como disferlina, sarcoglicanas e distrofina).

Por outro lado, a IMNM causada por anticorpos anti-SRP e anti-HMGCR pode apresentar evolução insidiosa, confundindo-se clinicamente com distrofia muscular, mesmo com biópsia muscular mostrando algum grau de aumento de tecido conjuntivo e pouca resposta aos corticosteroides.[37] Nesses casos, a presença de autoanticorpos séricos e o achado de necroses, como principal característica histológica, associado ao aumento da coloração imuno-histoquímica para macrófagos (CD68) e MHC classe I, são os elementos que favorecem o diagnóstico de IMNM.

TRATAMENTO

Em razão da raridade e da heterogeneidade das MII, as evidências que orientam como planejar o tratamento dos pacientes são limitadas, essencialmente baseadas em relatos de casos, séries, opiniões de especialistas e alguns ensaios randomizados de baixa qualidade.[40] O tratamento na prática clínica consiste em corticoterapia, sendo prednisona 0,5 a 1 mg/kg geralmente prescrita em casos leves, durante um período de 4 a 8 semanas, com monitorização dos níveis séricos de CK e avaliação da força muscular, antes da redução gradual ou adição de outro imunossupressor.[7,41] Pulsos intravenosos de metilprednisolona (MP) 1.000 mg/dia, durante 3 a 5 dias, são recomendados para casos mais graves associados a incapacidade funcional, disfagia, doença pulmonar intersticial, lesões cutâneas ulceradas ou curso rapidamente progressivo.[41] Em casos ainda mais dramáticos, com fraqueza significativa (p. ex., pacientes incapazes de andar sem ajuda), envolvimento respiratório, disfagia grave ou refratários ao tratamento inicial com corticosteroides, a imunoglobulina humana intravenosa (IVIg), na dose de 2 g/kg, dividida em 2 a 5 dias, pode ser utilizada.[41] Ambas as pulsoterapias (MP e IVIg) podem ser repetidas mensalmente até obter uma boa resposta clínica e, em alguns casos, manter a remissão.[3]

Os imunossupressores são indicados em praticamente todos os casos para poupar a dose dos corticosteroides e evitar recaídas durante a redução gradual.[3,42] Os medicamentos mais utilizados são a azatioprina (2 a 3 mg/kg/dia), o metotrexato (10 a 25 mg semanais), o micofenolato de mofetila (2 a 3 g/dia) e a ciclosporina (3 a 5 mg/kg/dia).[7,43] A escolha se baseia principalmente na experiência do prescritor e no perfil de efeitos adversos potenciais para cada paciente.

Agentes imunobiológicos aprovados para o tratamento de outras doenças imunológicas podem ser considerados em casos refratários. O mais utilizado é o rituximabe (anticorpo anti-CD20) na dose de 2 g.[41] Parece eficaz em alguns pacientes com DM, PM ou IMNM.[3] Um estudo multicêntrico controlado por placebo envolvendo 200 pessoas não demonstrou resposta na oitava semana (desfecho primário). Todavia, na semana 44, quando todos receberam rituximabe, 83% apresentaram a definição de melhora ao tratamento.[44] Outra opção proposta ao paciente refratário é manter imunoglobulina subcutânea cronicamente.[45]

Para pacientes com IBM não existe tratamento definido. Os estudos disponíveis não conseguiram demonstrar o benefício real do uso de imunossupressores.[28] Atualmente, a IVIg pode ser utilizada para o tratamento da disfagia.[3]

Programas de exercícios físicos sob supervisão são seguros em todos os tipos de MIIs, incluindo a IBM.[46] O paciente deve ser incentivado a iniciar uma rotina de exercícios para aumentar a força e diminuir a incapacidade, auxiliando uma melhora mais rápida.[47]

CONSIDERAÇÕES FINAIS

Grandes avanços foram observados em miopatias inflamatórias na última década. Existem novos conceitos para classificação, especialmente baseados no desenvolvimento do sorodiagnóstico com muitos autoanticorpos atualmente conhecidos. Provavelmente, dois terços das pessoas com MII possuem algum autoanticorpo, o que pode tornar os subgrupos mais homogêneos, melhorando não apenas o diagnóstico, mas o prognóstico e o planejamento do tratamento. O conhecimento nessa área é contínuo e evolui rapidamente, por isso os neurologistas devem estar atualizados para melhor assistirem seus pacientes com essas miopatias tratáveis.

134

Miopatias Relacionadas a Doenças Sistêmicas

Filipe Di Pace • Rodrigo de Holanda Mendonça • Edmar Zanoteli

INTRODUÇÃO

O músculo esquelético é um tecido complexo que possui diversas proteínas relacionadas ao seu funcionamento normal, incluindo proteínas estruturais, canais iônicos, além de diversas vias de produção de energia, podendo sofrer secundariamente várias desordens sistêmicas, chamadas "miopatias relacionadas a doenças sistêmicas". Apesar desse nome, o grupo também contempla afecções musculares por exposição a medicamentos, vacinas e fármacos de uso recreativo. É possível dividir as principais causas em: endócrinas, metabólicas adquiridas, associadas ao uso de substâncias, inflamatórias, infecciosas e relacionada ao doente crítico (Tabela 134.1).

Este capítulo tem como objetivo construir o raciocínio diagnóstico diante de um paciente com queixa muscular considerando as causas sistêmicas, mas não abordará, de forma aprofundada, nenhuma doença clínica específica.

CONSTRUÇÃO DO RACIOCÍNIO

Existem inúmeras causas de miopatia, sejam elas primárias ou secundárias, sendo necessário começar a investigação com uma boa anamnese, que será o principal guia. Nela, buscam-se sintomas diretamente relacionados com o músculo, podendo ser: sintomas negativos (como fraqueza, perda de massa muscular, intolerância ao exercício e fadiga) ou positivos (como mialgia, cãibra, mioglobinúria e rigidez). Além disso, deve-se considerar: o tempo de evolução (agudo, subagudo ou crônico), se os sintomas são fixos ou dinâmicos, assim como as queixas sistêmicas associadas, por exemplo, tristeza, anedonia, sonolência, confusão mental, ganho ou perda de peso, edema, febre, vômitos, diarreia, lesões na pele, dispneia, taquicardia, entre outras.

É importante atentar-se ao histórico pessoal do paciente, verificando se: ele esteve internado em UTI por doença crítica, passou por cirurgia bariátrica ou apresenta alguma doença associada (como neoplasia, imunodeficiência, doença endocrinológica ou autoimune/inflamatória conhecida). Deve-se também questionar ativamente sobre a utilização de substâncias ilícitas, bem como o uso contínuo ou recente de medicações, como corticosteroides, cloroquina e hidroxicloroquina, por exemplo.

O exame neurológico pode trazer pistas etiológicas, por isso precisa ser completo. Ademais, é necessário realizar: avalição da força para determinar o padrão de acometimento, análise dos reflexos osteotendíneos e do tônus e trofismo muscular, pesquisa tanto de fenômeno miotônico quanto dos sinais de Chvostek e de Trousseau, além da observação dos movimentos involuntários. Na avaliação sistêmica, destaca-se o reconhecimento de padrões como fácies típicas (p. ex., cushingoide e acromegálica). Além disso, é fundamental englobar a avaliação da pele e anexos (p. ex., acantose *nigricans, rash* malar, lesões eritematosas e presença de edema).

A investigação complementar depende da suspeita clínica, entretanto, de uma forma geral, são solicitados exames laboratoriais endocrinológicos para avaliação de diabetes, afecções da tireoide, da paratireoide, adrenal e do eixo hipotalâmico-hipofisário; dosagem de creatinofosfoquinase (CPK) sérica; hipovitaminose D e eletrólitos para analisar distúrbios do potássio, cálcio, magnésio e fósforo; função renal; anticorpos e pesquisa de atividade inflamatória sistêmica para investigar doenças autoimunes como lúpus, Sjögren, dermatomiosite, síndrome antissintetase, miosite necrotizante imunomediada, entre outras; pesquisas virais, bacterianas e de fungos (quando houver suspeita), sendo a pesquisa para o vírus HIV de grande relevância. Os exames de imagem possuem papel voltado não só para a investigação de tumores produtores de hormônio e neoplasias ativas, mas também para a avaliação do próprio músculo, podendo ser feitos por meio de ressonância magnética (RM) ou ultrassonografia, ocasionalmente demonstrando padrões de acometimento que direcionam para uma etiologia. A eletroneuromiografia (ENMG) pode ajudar a topografar a origem da fraqueza (nesse caso, no músculo) e eventualmente trazer informações como a presença de neuropatia associada, o que ajuda a direcionar o diagnóstico. No entanto, é importante ressaltar que boa parte das doenças sistêmicas afetam principalmente as fibras musculares do tipo II, ou seja, as que não são bem avaliadas em ENMG, podendo inclusive ter um exame dentro da normalidade. Por fim, a biópsia muscular pode ser determinante para o diagnóstico, sendo principalmente indicada quando há suspeita de miopatias inflamatórias.

Em geral, a fraqueza muscular decorrente de doenças sistêmicas não costuma ser grave e raramente ocorre elevação de CPK (se ocorrer, geralmente é uma elevação pequena, sendo exceções as miopatias inflamatórias e a rabdomiólise).

DIRECIONAMENTO DA INVESTIGAÇÃO

Diversas doenças apresentam pistas clínico-laboratoriais que colaboram para a elaboração do diagnóstico. Algumas vezes, essas pistas tornam o diagnóstico mais fácil, como a internação em UTI por doença crítica; contudo, na maioria das vezes, isso não é tão simples. Portanto, sistematizar o

Tabela 134.1 Miopatias secundárias (ou adquiridas).

Miopatias endócrinas
Miopatias metabólicas adquiridas
Miopatias relacionadas ao uso de substâncias
Miopatias inflamatórias
Miopatias infecciosas
Miopatia do doente crítico

raciocínio ajuda a direcionar o caminho. Ademais, as doenças podem ser divididas em grupos relacionados ao fenótipo clínico para guiar o raciocínio (Figura 134.1).

FRAQUEZA PROXIMAL FIXA DE MEMBROS (FRAQUEZA DE CINTURAS) COM CPK ELEVADA, SEM ASSOCIAÇÃO COM MEDICAÇÕES

Miopatias endócrinas

Hipotireoidismo

Normalmente, cursa com fraqueza muscular leve de evolução crônica e cãibras. Além dos sintomas sistêmicos relacionados, pode apresentar alterações no exame neurológico muito sugestivas, como miodema na percussão do ventre muscular, dificuldade de relaxamento após a obtenção de reflexo osteotendíneo, hiporreflexia e aumento do volume muscular (síndrome de Werdnig-Hoffman). O diagnóstico de hipotireoidismo é realizado por meio do exame laboratorial com dosagem de TSH e T4 livre, e a fraqueza tende a melhorar nas semanas após o início do tratamento.

Miopatias inflamatórias

Miopatia necrotizante imunomediada

Caracteriza-se por uma evolução subaguda, com fraqueza muscular importante, podendo levar à perda de deambulação, por vezes cursando com disfagia e fraqueza proeminente de extensores do pescoço (síndrome da cabeça caída). É possível haver algum fator desencadeante associado, como infecção viral, neoplasia ou uso de estatinas. A CPK muito elevada é um marco nos exames laboratoriais, e a dosagem dos anticorpos relacionados faz parte da investigação, podendo o paciente ser classificado como positivo para anti-HMGCR, anti-SRP ou soronegativo. Vale destacar que essa é uma informação relevante, visto que os soronegativos apresentam maior chance de ter uma doença paraneoplásica. A biópsia muscular determina o diagnóstico pelos achados histológicos típicos, como presença de fibras necrosadas com infiltrado macrofágico e leve ou ausente infiltrado inflamatório linfocitário.

Dermatomiosite

Além do quadro de fraqueza, há lesões de pele características, como heliótropo nos olhos e pápulas de Gottron na superfície extensora das metacarpofalangianas. Em geral, a CPK é alta, mas pode ser normal, sendo a dosagem da aldose sérica um marcador mais sensível, por ser uma doença que se inicia mais na periferia do músculo. Existem diversos anticorpos associados que podem ser dosados, cada um com o quadro clínico mais sugestivo e com associação ou não à neoplasia. O diagnóstico pode ser dado pelo quadro clínico típico relativo ao anticorpo positivo, mas também pode-se fazer uso da biópsia muscular na investigação, demonstrando achados típicos, como infiltrado inflamatório de linfócitos em níveis perivascular e perimisial e atrofia de fibras musculares perifasciculares.

Miosite de sobreposição

Quadro de miopatia em contexto de doenças autoimunes do tecido conjuntivo, sendo mais relacionado a lúpus eritematoso sistêmico (LES), esclerose sistêmica, artrite reumatoide e síndrome de Sjögren. Além disso, os anticorpos comumente positivos nesses quadros são o anti-PM/Scl e o anti-RNP, e a biópsia muscular mostra achados inflamatórios linfocitários inespecíficos de localização endomisial e perivascular. Habitualmente, pacientes com doenças desse tipo fazem uso de corticosteroides, o que pode ser um fator de confusão, visto que o uso crônico dessa medicação pode levar a uma miopatia de predomínio proximal.

Todas as miopatias inflamatórias apresentam tratamento e acompanhamento direcionado específicos que fogem ao objetivo deste capítulo.

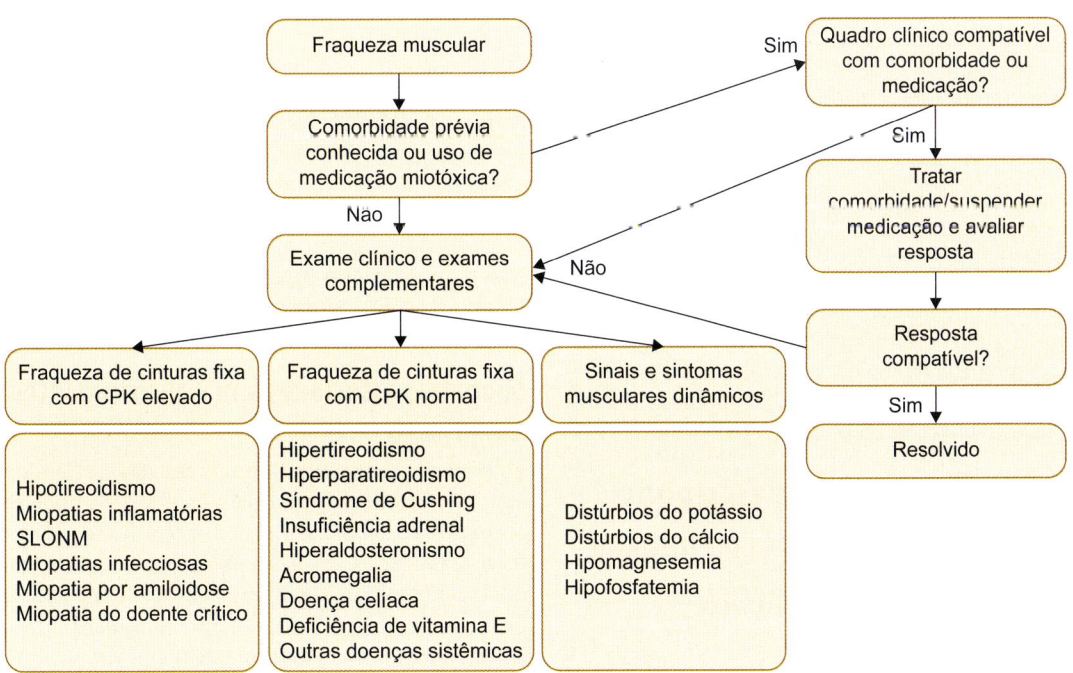

Figura 134.1 Algoritmo do diagnóstico de miopatia. CPK: creatinofosfoquinase; SLONM: *sporadic late-onset nemaline myopathy*.

Miopatias infecciosas

HIV

A miopatia nemalínica esporádica de início tardio (SLONM) é uma doença rara que pode estar associada ao HIV ou à gamopatia monoclonal, de evolução subaguda, com fraqueza de predomínio proximal, mas que também pode apresentar disfagia, fraqueza de extensores do pescoço e fraqueza facial. A CPK pode ser levemente aumentada ou normal. Na suspeita diagnóstica, é necessária a realização de biópsia muscular, demonstrando agregados proteicos (muitas vezes, com aspecto de bastões) e afastando outras causas mais comuns como miopatias inflamatórias.

Outras infecções

O músculo pode ser alvo de qualquer etiologia infecciosa, como bactérias, sendo exemplo a miosite tropical causada pelo *Staphylococcus aureus*; vírus como na influenza; parasitas como na toxoplasmose, na cisticercose e na triquinelose, entre outros; e até fungos. A pista para esses diagnósticos está na epidemiologia: presença de mialgia e, por vezes, febre.

Miopatia por amiloidose

Há acometimento raro relacionado à amiloidose adquirida, sendo mais frequentemente associada à amiloidose AL. Ademais, a fraqueza pode variar de leve a grave, mas as pistas para o diagnóstico são os acometimentos sistêmicos da doença, como cardiopatia, nefropatia e neuropatias (túnel do carpo, neuropatia de fibras finas, polineuropatia sensitivo-motora comprimento-dependente) e macroglossia. O diagnóstico é dado pela demonstração do depósito de amiloide no músculo pela biópsia muscular com marcação para vermelho Congo.

Miopatia do doente crítico

É uma importante causa de falha de extubação em ambiente de UTI, além de estar relacionada a maior incapacidade a longo prazo e aumento de mortalidade intra-hospitalar. Os principais fatores de risco são: síndrome da resposta inflamatória sistêmica (SIRS), sepse, falência múltipla de órgãos, hiperglicemia persistente e uso de corticosteroide ou bloqueador neuromuscular. O padrão de fraqueza é de predomínio proximal, com prejuízo dos flexores do pescoço e da musculatura respiratória, com CPK aumentada. Existe uma grande sobreposição com a neuropatia do doente crítico, por isso, o termo "neuromiopatia" é registrado em literatura. Apesar disso, a miopatia é descrita como mais frequente, possuindo critérios diagnósticos que, para o diagnóstico definitivo, necessitam da realização de biópsia muscular, cuja propedêutica (muitas vezes, dispensável) é necessária em situações de dúvida diagnóstica. Devido à condição potencialmente grave, é importante estar atento aos quadros clínicos diferenciais, como a síndrome de Guillain-Barré, a miastenia gravis, a miopatia inflamatória e a rabdomiólise. O tratamento se baseia na prevenção de hiperglicemia, tratar a causa de base e reabilitação precoce.

FRAQUEZA PROXIMAL FIXA DE MEMBROS (FRAQUEZA DE CINTURAS) COM CPK NORMAL, SEM ASSOCIAÇÃO COM MEDICAÇÕES

Miopatias endócrinas

Todas as condições desse grupo podem ter elevação de CPK, mas habitualmente apresentam CPK normal.

Hipertireoidismo

Fraqueza geralmente leve, iniciada em nível proximal de membros inferiores, mas pode progredir para superiores e até musculatura bulbar. Não tem relação com gravidade, mas sim com tempo de doença, e as pistas clínicas incluem: presença de taquiarritmias, exoftalmia por oftalmopatia de Graves e hiper-reflexia. O diagnóstico deve ser feito por meio de testes laboratoriais para dosagem de hormônios tireoidianos. Usualmente, há boa resposta após o tratamento.

Hiperparatireoidismo

A origem do hiperparatireoidismo pode ser primária ou secundária, ambas apresentando, por vezes, fraqueza de predomínio proximal (principalmente em membros inferiores) associada a mialgia e hiper-reflexia. Tanto a neuropatia periférica quanto a osteomalacia estão presentes apenas na forma secundária, e a investigação laboratorial revela hipercalcemia, elevação da fosfatase alcalina e do PTH, com CPK normal. Ademais, o quadro motor responde ao tratamento da doença de base, usualmente com melhora em semanas.

Síndrome de Cushing

É uma doença associada a níveis elevados de hormônios corticosteroides por produção endógena, bem como cursa com fraqueza leve de início insidioso, generalizada, mas com predomínio proximal. As pistas diagnósticas incluem a presença de fácies em lua cheia e o diagnóstico recente de diabetes. Por isso, é necessário o teste específico para dosagem do cortisol; a ENMG pode ser normal. A biópsia muscular demonstra atrofia seletiva de fibras do tipo II, e o quadro miopático tende a melhorar em semanas a meses após tratamento da doença de base.

Insuficiência adrenal

Há fraqueza generalizada (subjetiva) sendo observada em quase todos os pacientes com doença de Addison, bem como pode estar associada a fadiga, cãibras e mialgia. A melhora do quadro ocorre com o tratamento de reposição de corticosteroides.

Hiperaldosteronismo

A fraqueza subjetiva é comum, regularmente associada à hipocalemia, mas a fraqueza objetiva é rara. O quadro de fraqueza responde ao tratamento específico da endocrinopatia.

Acromegalia

Não costuma causar problemas musculares, mas pode apresentar fraqueza muscular proximal leve e hipertrofia muscular, com CPK normal.

Miopatias associadas à má-absorção intestinal

Doença celíaca

Embora as neuropatias com ou sem ataxia sejam os achados mais comuns da doença celíaca, a miopatia pode ser a apresentação neuromuscular primária, conhecida como "miopatia osteomalácica". Pacientes com osteomalacia exibem fraqueza de predomínio proximal em até 30% dos casos, acompanhada de dor por componente muscular ou osteogênico. As características histopatológicas podem incluir inflamação muscular (sugerindo um componente autoimune), além de atrofia de fibras musculares do tipo II.

Deficiência de vitamina E

Estados de má-absorção, assim como ocorre no pós-operatório de gastroplastia e doença celíaca, podem cursar com deficiência de vitamina E. As complicações neurológicas da deficiência incluem: ataxia e neuropatia periférica, assim como mioclonia, demência, epilepsia e miopatia. Em particular, uma miopatia vacuolar com componente inflamatório pode ser uma consequência (embora seja incomum). A CPK geralmente está normal. A suplementação de vitamina E e uma dieta sem glúten beneficiam os pacientes com doença celíaca, evoluindo com melhora do quadro neurológico/miopático.

Outras doenças sistêmicas

As doenças sistêmicas, como insuficiência respiratória crônica, insuficiência cardíaca ou insuficiência hepática, estão frequentemente associadas a perda de massa muscular e queixas de fraqueza por diversos mecanismos.

Sinais e sintomas musculares dinâmicos

Esse grupo engloba as miopatias metabólicas adquiridas, sendo sintomas dinâmicos à pista diagnóstica, por exemplo: sintomas negativos (como intolerância ao esforço ou episódios de fraqueza periódica) ou sintomas positivos (como mialgia induzida por esforço, câibras e até mioglobinúria/ rabdomiólise).

Hipocalemia

Situações episódicas de hipocalemia podem ter uma origem genética ou adquirida. Quando adquiridas, têm correlação com doenças sistêmicas, como o hipertireoidismo (paralisia periódica hipocalêmica tireotóxica), diarreia crônica, acidose tubular renal, hiperaldosteronismo primário, uso de medicações, entre outros. O quadro clínico típico é o de tetraparesia flácida, de predomínio proximal, arreflexia, com duração de horas a dias, podendo estar associado a arritmias cardíacas, conhecido como "paralisia periódica hipocalêmica". Em geral, há melhora em algumas horas após a reposição do eletrólito. Outras formas de apresentação são: fraqueza muscular fixa, proximal, com a presença de vacúolos na biópsia, secundário a eventos recorrentes de paralisia periódica, além de rabdomiólise relativa à hipocalemia grave.

Hipercalemia

É um fenótipo de apresentação semelhante à hipocalemia, cursando com paralisia periódica hipercalêmica, com risco de arritmias cardíacas, que pode também ter causa genética ou adquirida secundária à doença sistêmica. O tratamento é com a normalização do eletrólito, havendo melhora do quadro clínico em algumas horas.

Hipomagnesemia

É um quadro associado a hipocalemia refratária, por isso pode dar sintomas semelhantes, além de ser causa descrita de rabdomiólise. O tratamento é pela reposição do eletrólito, muitas vezes em conjunto ao potássio.

Hipofosfatemia

A apresentação clínica é a de rabdomiólise, em contexto de hipofosfatemia grave.

Distúrbios do cálcio

A hipocalcemia causa parestesias e disfunção motora (mais por tetania do que por fraqueza muscular, de fato) associada à presença de sinais de Chvostek e Trousseau. Assim, seus sinais e sintomas são melhor explicados pela atividade espontânea anormal do nervo periférico do que pela própria miopatia. A hipercalcemia causa fraqueza com hiper-reflexia; portanto, isso pode estar mais relacionado aos efeitos no sistema nervoso central do que nos músculos.

Acometimento muscular associado a uso de substâncias

Grupo muito heterogêneo, que pode mimetizar diversos tipos de miopatia (sintomas tanto positivos quanto negativos) e até alteração de biópsia muscular. É importante sempre ter a lista de medicações de uso contínuo ou recente do paciente para direcionar a investigação. O resumo das principais substâncias miotóxicas está apresentado na Tabela 134.2.

Hipolipemiantes orais

Estatinas

Quase todos os hipolipemiantes (fibratos e ezetimiba) causam alteração muscular, sendo mais comum o grupo das estatinas. Além disso, apresentam um amplo espectro de acometimento muscular: fraqueza, mialgia, câibras, fadiga, hiperCKemia assintomática, miopatia necrotizante imunomediada e rabdomiólise. O risco de desenvolver a miopatia depende tanto de questões relacionadas ao paciente, como demografia (sendo mais comum em asiáticos), predisposição genética, idade superior a 65 anos e comorbidades clínicas (sendo as com maior associação a doença renal crônica, diabetes, e doenças cardiovasculares) quanto da interação com outros medicamentos, como fibratos, ciclosporina e colchicina. O manejo das complicações musculares envolve a redução da medicação, sendo possível até o uso em dias alternados, mas há preferência por troca, sendo os inibidores de PCSK9 mais seguros nesse contexto.

Corticosteroide

É o tipo mais comum de miopatia induzida por fármacos. A dose segura varia na literatura, sendo o acometimento muscular descrito em doses diárias maiores do que 10 a 30 mg de equivalente à prednisona, sendo que os glicocorticoides fluorados (triancinolona, betametasona, dexametasona) parecem oferecer maior risco. O quadro clínico é de fraqueza proximal e

Tabela 134.2 Substâncias miotóxicas e efeitos.

Rabdomiólise e mioglobinúria
- Hipolipemiantes orais
- Álcool
- Anfetamina
- Heroína
- Cocaína
- Tolueno

Inflamatória
- D-penicilamina
- Procainamida
- Cimetidina

Não inflamatória
- Hipolipemiantes orais
- Corticosteroides
- Cloroquina/Hidroxicloroquina
- Colchicina
- Ciclosporina
- Vincristina

face com aspecto cushingoide, com CPK normal. A ENMG é normal e a biópsia muscular demonstra atrofia seletiva de fibras do tipo II. Ademais, o quadro muscular costuma melhorar com a redução e ou suspensão da medicação.

Colchicina

A miopatia induzida pela colchicina é um efeito colateral incomum que se manifesta como fraqueza muscular proximal indolor, e a biópsia muscular demonstra uma miopatia vacuolar autofágica. Além disso, ela pode cursar também com rabdomiólise, mas geralmente em associação a estatinas.

Cloroquina e hidroxicloroquina

Esses medicamentos interferem na atividade lisossomal e no processo de autofagia, entre outras atividades celulares. O quadro clínico exibe fraqueza proximal com cardiopatia, podendo apresentar disfagia e falência respiratória. A biópsia muscular demonstra miopatia vacuolar autofágica.

Álcool e substâncias de uso recreativo

O uso excessivo de álcool acarreta distúrbios metabólicos que causam acometimento muscular já descritos, como hipocalemia, hipomagnesemia, hipofosfatemia e deficiência de vitamina D.

As miopatias focais decorrentes da autoadministração de meperidina, heroína e pentazocina podem causar dor, inchaço, necrose muscular e hemorragia, incluindo trauma por agulha, toxicidade direta do medicamento ou veículo, além de infecção. O tratamento é conservador, em geral, com melhora. Cocaína, heroína e anfetaminas podem causar rabdomiólise.

Outras medicações

Fármacos como D-penicilamina, fenitoína, procainamida, propiltiouracila podem gerar um quadro de miopatia inflamatória. A zidovudina (AZT), antes muito usada no tratamento do HIV, tem efeito colateral tóxico dependente da dose e está relacionada à sua capacidade de interferir na função das polimerases mitocondriais, podendo causar miopatia inflamatória em até 1/5 dos casos. Além disso, ela tende a melhorar com a suspensão do medicamento e,

clinicamente, apresenta fraqueza proximal, atrofia e pode ter mialgia, com CPK elevada. A biópsia muscular demonstrando disfunção mitocondrial.

Apresentações clínicas distintas

Diabetes

O músculo é raramente acometido primariamente no diabetes, sendo o infarto muscular isquêmico a forma de apresentação. As manifestações clínicas incluem início agudo ou subagudo de dor muscular, inchaço e hipersensibilidade, em geral, de forma unilateral. Os músculos da coxa e panturrilha são mais comumente afetados, os principais são: vasto lateral, adutores e bíceps femoral. Normalmente, as manifestações são decorrentes de alterações microvasculares em pacientes com doença de longa data. Os achados laboratoriais frequentes, mas inespecíficos, incluem: elevação da CPK, leucocitose e taxa (velocidade) de hemossedimentação (VHS) elevada. O diagnóstico por imagem é a melhor opção, seja por ressonância magnética, seja por tomografia computadorizada do músculo, podendo o tratamento necessitar de procedimento cirúrgico, como fasciotomia devido à evolução com síndrome compartimental.

CONSIDERAÇÕES FINAIS

O músculo pode ser acometido por inúmeras doenças sistêmicas ou uso de substâncias. A sistematização da investigação – com uma anamnese satisfatória englobando sinais e sintomas musculares positivos e negativos, medicações de uso contínuo ou uso recente, assim como hábitos de vida, realização de exame neurológico e clínico geral estreitando o raciocínio nas principais causas – é o principal guia para direcionar os exames complementares e chegar ao diagnóstico.

O que não se pode esquecer é que, apesar de o sofrimento muscular ser muito associado a enfermidades sistêmicas, existem também diversas doenças primárias do músculo que causam quadros semelhantes. Então, mesmo que a primeira impressão tenha sido uma etiologia sistêmica para a queixa do paciente, é importante rever o diagnóstico e abrir o leque de diferenciais, incluindo causas musculares primárias, sempre que houver uma evolução atípica para o quadro.

PARTE 12

Distúrbios Vestibulares e do Equilíbrio

Coordenadora: Cristiana B. Pereira

135 Síndrome Vestibular Aguda
Emanuelle Roberta da Silva Aquino • Cristiana B. Pereira

136 Vertigem Recorrente
William Luciano de Carvalho • Aline M. Kozoroski Kanashiro • Cristiana B. Pereira

137 Vertigem Posicional
Aline M. Kozoroski Kanashiro • William Luciano de Carvalho • Cristiana Borges Pereira

138 Síndrome Vestibular Crônica
Saulo Nardy Nader

139 Desequilíbrio
Matheus Felipe Belo Silva • Aline M. Kozoroski Kanashiro • Cristiana B. Pereira

As referências bibliográficas desta Parte estão disponíveis *online*, no Ambiente Virtual de Aprendizagem do GEN.

135

Síndrome Vestibular Aguda

Emanuelle Roberta da Silva Aquino • Cristiana Borges Pereira

INTRODUÇÃO

Pacientes com tontura ou vertigem correspondem aproximadamente a 3,5% das visitas em um serviço de emergência. Nesse grupo, as doenças otológicas e/ou vestibulares correspondem a 33% dos casos, e em quase metade (49%) dos casos há um diagnóstico clínico, como doenças cardiovasculares, doenças respiratórias, digestivas, infecciosas, distúrbios metabólicos, intoxicações. Em 22% não é encontrada uma causa específica. Pacientes com tontura têm uma permanência mais longa no pronto-socorro, são submetidos a mais exames de imagem (na maioria das vezes tomografia) e admitidos para internação com maior frequência.

Se considerarmos a queixa mais abrangente de tontura, 4% dos pacientes são diagnosticados com acidente vascular cerebral (AVC), mas, no grupo de pacientes com síndrome vestibular aguda, a frequência de AVC pode chegar a 25%. Definimos como "síndromes vestibulares agudas" um quadro clínico de vertigem de início agudo, prolongado, não precedido por episódios prévios semelhantes, o que corresponde a 10 a 20% dos pacientes com queixas de tontura no pronto-socorro. Do ponto de vista das doenças cerebrovasculares, aproximadamente 20% das isquemias cerebrais ocorrem no território vertebrobasilar, e tontura e vertigem são os sintomas mais comuns da isquemia vertebrobasilar.

Os AVCs de cerebelo merecem atenção especial, pois com alguma frequência não são diagnosticados. Um estudo avaliou pacientes com AVC de cerebelo e observou que aproximadamente 30% não haviam sido diagnosticados na primeira visita ao pronto-socorro. Desse grupo não diagnosticado, 94% dos pacientes foram avaliados por neurologista e 75% haviam realizado tomografia computadorizada (TC) de crânio, que foi considerada normal. Ou seja, o exame normal ainda forneceu uma falsa segurança para o médico que o solicitou. Além disso, estudos recentes mostram que até a ressonância magnética (RM) de crânio com difusão nas primeiras 6 a 48 horas pode mostrar resultados falso-negativos nos pacientes com vertigem aguda e AVC < 10 mm em 50% dos casos.

Pode-se concluir que, ao exame neurológico habitual, devem ser acrescentados dados que aumentem a sensibilidade para identificação de vertigem de origem central. Assim, diferentes grupos sugerem sequências simples de avaliação neurológica que aumentam a sensibilidade e a especificidade na identificação de vertigem de origem central, que serão abordadas neste capítulo.

AVALIAÇÃO CLÍNICA

Como descrito no Capítulo 20, *Tonturas e Vertigem*, após a anamnese e a avaliação do tipo de queixa, duração da vertigem, desencadeantes e sintomas associados, deve ser possível identificar se o paciente tem uma tontura de causa clínica/cardiológica ou se tem um comprometimento vestibular, que pode ser um episódio único e prolongado, episódios curtos recorrentes ou não, ou vertigem posicional. Síndrome vestibular aguda, por sua vez, é definida como uma crise vestibular prolongada, com vertigem ou tontura constantes, desequilíbrio, oscilopsia, náusea e vômito, e intolerância aos movimentos da cabeça por mais de 24 horas. Diante de um paciente com síndrome vestibular aguda em um pronto-socorro, é fundamental diferenciar o comprometimento periférico de central, pois, nesse serviço, a principal causa de vertigem de etiologia central é AVC.

O comprometimento vestibular central decorre de um mecanismo de lesão que inclui toda a via vestibular central, desde o núcleo vestibular até o córtex. A principal etiologia nos casos de instalação aguda é a isquemia por infarto da artéria vertebral, da artéria cerebelar posteroinferior (PICA), da artéria cerebelar anteroinferior (AICA) ou, mais raramente, da artéria basilar. Outras etiologias são os hematomas de ponte ou cerebelo, as lesões desmielinizantes (esclerose múltipla) e os tumores. Uma vez que a isquemia é a principal causa desse tipo de comprometimento, a vertigem central é mais comum em pacientes acima de 50 anos com um ou mais fatores de risco para doenças cardiovasculares. Um estudo de 24 pacientes com idade entre 50 e 75 anos, fatores de risco para doença cerebrovascular e com quadro clínico de síndrome vestibular aguda, sem outras alterações neurológicas além de nistagmo, mostrou que 25% desses pacientes tinham lesões isquêmicas de cerebelo. Por outro lado, pacientes com vertigem aguda e sem fatores de risco para doença vascular constituem um grupo com maior chance de erro diagnóstico no pronto-socorro. Deve-se ter em mente que pacientes jovens podem se apresentar com vertigem aguda decorrente de dissecções de artéria vertebral.

O escore ABCD2 foi criado para estabelecer o risco de um paciente com ataque isquêmico transitório (AIT) apresentar um acidente vascular cerebral isquêmico (AVCI) nas primeiras horas a dias após o evento inicial, e foi adaptado para avaliar o risco de lesão central em pacientes com síndrome vestibular aguda. Nesse escore são avaliados os seguintes parâmetros e pontuações:

A. Idade (*Age*), acima de 60 anos – 1.
B. Pressão arterial (*blood pressure*), 140×90 – 1.
C. Aspectos clínicos (fraqueza unilateral – 2; alteração da fala sem déficit motor – 1; outro sintoma – 0).
D. Duração dos sintomas (< 10 minutos – 0; 10 a 59 minutos – 1; > 60 minutos – 2).
E. Diabetes – 1.

Um escore de 3 tem uma sensibilidade de 92% para identificar pacientes com AVC e uma especificidade em torno de 20%. Se aumentarmos o escore para 4, a sensibilidade cai para 61% e a especificidade aumenta para 62%. E um escore de 5 tem sensibilidade e especificidade de 12% e 97%, respectivamente. Nota-se portanto, que a sensibilidade e a especificidade não são altas, e, além disso, o escore ABCD2 não considera o sintoma vertigem, nem outros sintomas de circulação posterior. A literatura recente sugere que pacientes com síndrome vestibular aguda e escore igual ou maior que 4 devam ser investigados como vertigem central. Por outro lado, escore igual ou menor que 3 não deve ser usado como dado isolado para decidir não investigar pacientes com vertigem aguda.

EXAME NEUROLÓGICO – HINTS

No exame neurológico, deve-se investigar presença ou não de sinais de lesão de tronco encefálico. Se esses estiverem presentes, o diagnóstico de vertigem central é estabelecido sem dificuldade. Mas o inverso não é verdadeiro, uma vez que o paciente pode não apresentar sinais inequívocos de comprometimento de tronco ou cerebelo, como ataxia cerebelar, sinais piramidais ou sensitivos, ou de outros nervos cranianos além do VIII, e ainda assim terem vertigem de origem central.

Então como diferenciar clinicamente um paciente com vertigem periférica e vertigem central no pronto-socorro?

Nos últimos anos, tem-se dado atenção especial a uma bateria de avaliação de aspectos da motricidade ocular de pacientes com vertigem que formam o acrônimo HINTS (*Head-Impulse – Nystagmus – Test-of-Skew*), ou seja, avaliação do reflexo vestíbulo-ocular (VOR), nistagmo e presença de desvio *skew*. É importante notar que a identificação de apenas um desses três sinais tem sensibilidade entre 96 e 100% para detecção de lesão central, isto é, o exame neurológico é mais sensível que qualquer exame de neuroimagem disponível no pronto-socorro. Se o paciente apresentar VOR normal e/ou nistagmo que modifica de direção e/ou desvio *skew*, deve-se considerar o diagnóstico de vertigem de origem central e tomar todas as condutas indicadas para AVC na emergência. É importante destacar que a interpretação do HINTS é válida para todos os pacientes que estão com vertigem e nistagmo durante a avaliação. A seguir, vamos detalhar esses três itens essenciais do exame neurológico.

Head-impulse test (teste do impulso cefálico ou avaliação do reflexo vestíbulo-ocular)

O VOR é o movimento dos olhos na direção oposta e na mesma velocidade que o movimento da cabeça. Para examinar o VOR de um paciente consciente e colaborativo, segura-se a cabeça do paciente e solicita-se que ele mantenha os olhos fixos na ponta do nariz do examinador. Em seguida, a cabeça do paciente é rapidamente rodada para um dos lados e se observa o movimento dos olhos para o lado oposto. Por exemplo, se houver uma lesão periférica à direita, ao rodar a cabeça do paciente para a direita os olhos não farão o movimento de correção para a esquerda e se diz que o VOR está alterado à direita (Figura 135.1).

A presença de VOR normal é indicativo de lesão central. Esse aspecto merece muita atenção, pois é contraintuitivo considerar a presença de um sinal alterado sugestivo da lesão menos grave (lesão vestibular periférica) e a resposta normal, sinal da lesão mais grave (lesão vestibular central). Deve-se ter em mente também que o VOR normal só deve ser considerado sinal de lesão central em pacientes com vertigem aguda e presença de nistagmo.

Nystagmus (avaliação da direção do nistagmo)

Conforme discutido no Capítulo 21, *Transtornos da Deglutição e Disartrias*, nistagmo é um movimento ocular involuntário, oscilatório, rápido, com pelo menos uma fase lenta. O nistagmo vestibular é bifásico com uma fase lenta e uma fase rápida, que bate para o lado de maior tônus. Nas lesões vestibulares agudas, o lado comprometido tem um tônus diminuído, portanto, o nistagmo bate para o lado oposto, "o lado bom". Uma vez que a direção do nistagmo é determinada pelo desbalanço do tônus vestibular, e que o tônus vestibular não se modifica se a cabeça permanecer na mesma posição e apenas os olhos se movimentarem, o nistagmo decorrente da lesão vestibular periférica não modifica a direção, independente da direção do olhar.

Por outro lado, lesões vestibulares centrais comprometem também as vias envolvidas no controle supranuclear da motricidade ocular extrínseca, envolvidas com seguimento e fixação do olhar. Portanto, pacientes com lesões vestibulares centrais podem apresentar nistagmo horizonto-rotatório que inverte de direção conforme a direção do olhar, ou seja, o nistagmo bate para direita quando o paciente olha para direita e bate para esquerda quando o paciente olha para esquerda. Por esse motivo, a identificação de nistagmo que muda de direção conforme a direção do olhar horizontal é indicativa de lesão central.

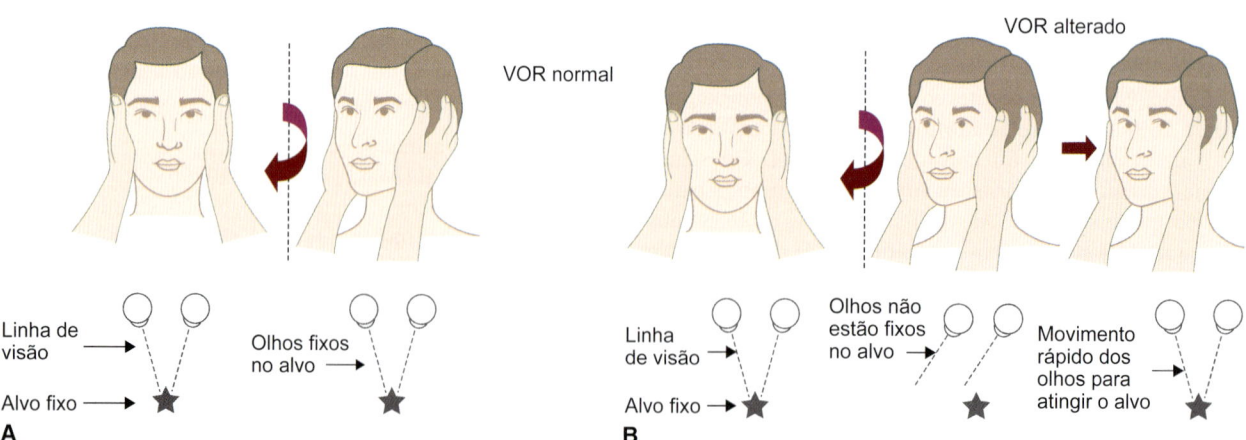

Figura 135.1 Esquema da pesquisa do reflexo vestíbulo-ocular (VOR). **A.** Em um indivíduo normal, a rotação da cabeça para um lado leva ao movimento dos olhos na mesma velocidade e na direção oposta. **B.** Em um paciente com lesão vestibular periférica, por comprometimento do VOR, ao se fazer a rotação para o lado lesado, o movimento dos olhos gerado é lento e curto, sendo necessária uma sacada de correção para se manter o alvo visual fixo na retina.

Test-of-skew (pesquisa do desalinhamento vertical do olhar)

Desvio *skew* é o desalinhamento vertical dos olhos que se mantém em todas as posições do olhar. Pode ser evidente, notado já na inspeção dos olhos na posição primária, ou mais sutil, detectado por meio da cobertura alternada dos olhos (*cover test*). Denomina-se "hipertrópico" o olho mais elevado, e "hipotrópico" o olho mais deprimido. No *cover test*, ao cobrir o olho direito, o olho esquerdo se fixa no examinador e, se houver desvio latente, o olho direito se desvia. Ao descobrir o olho direito, ele se movimenta para baixo se estiver elevado (hipertrópico) ou para cima se estiver deprimido (hipotrópico). Deve-se cobrir e descobrir os dois olhos alternadamente. Assim, é possível saber a posição inicial do olho avaliando o movimento realizado ao se retirar a cobertura daquele lado (Figura 135.2). Na vertigem de origem periférica, não há desalinhamento vertical do olhar; já na vertigem de origem central, por lesão de tronco encefálico, pode ocorrer o desvio vertical dos olhos (desvio *skew*).

A ordem em que se faz a pesquisa desses sinais não interfere no resultado, mas pode-se usar uma sequência lógica para essa avaliação. Em primeiro lugar, avalia-se a presença de nistagmo, por ser menos desagradável e pelo fato de, se não estiver presente, provavelmente o paciente não tem uma síndrome vestibular aguda. Em segundo lugar, faz-se a avaliação do VOR. A avaliação do VOR perde o valor se o paciente não tem nistagmo, pois deve-se valorizar o reflexo normal como indicativo de lesão central apenas se o paciente tiver nistagmo. Um paciente sem vertigem e sem nistagmo terá o reflexo normal como qualquer indivíduo saudável. Mas um paciente com vertigem e nistagmo que tem o reflexo normal provavelmente tem uma lesão cerebelar que é responsável pelo nistagmo, mas não participa da via do VOR. E, por fim, se avalia a presença de desvio *skew*.

Embora a bateria HINTS tenha se mostrado bastante sensível e específica para identificar pacientes com vertigem aguda decorrente de lesões centrais isquêmicas, dois outros aspectos do exame neurológico têm recebido atenção na literatura: audição e capacidade de permanecer em pé.

O conceito clássico é que a associação de sintomas auditivos e vertiginosos aponta para uma lesão do labirinto ou nervo vestibulococlear e, portanto, uma lesão periférica de menor gravidade. No entanto, atualmente se admite que esse conceito está incorreto nos casos de vertigem aguda, pois se observou que pacientes com perda auditiva súbita e vertigem aguda têm maior probabilidade de lesão vascular, quando comparados com aqueles com vertigem isolada ou surdez isolada. Nesses casos ocorre um comprometimento da artéria labiríntica, que, na maioria dos indivíduos, é ramo da AICA. Vale a pena recordar que a AICA irriga a porção lateral do cerebelo, a porção dorsolateral da ponte e o labirinto, neste caso através da artéria labiríntica. A síndrome de infarto de AICA pode então ser muito semelhante à síndrome vestibular periférica, se o principal ou único ramo acometido for a artéria labiríntica. A bateria HINTS, ao ser acrescida da avaliação da audição, tem recebido a denominação "HINTS *plus*", e aumenta a sensibilidade na identificação de lesões centrais nos casos de síndrome vestibular aguda, podendo chegar a 100%.

Outra bateria para avaliação de pacientes com vertigem aguda, cujo acrônimo é STANDING (*spontaneous nystagmus, direction, head impulse test, standing*), também foi recentemente descrita. Embora essa bateria não tenha tido muito destaque na literatura, alguns autores sugerem que, além da bateria HINTS *plus*, seja avaliada a capacidade de o paciente permanecer em pé sem apoio. Aqueles que não são capazes de permanecer em ortostase sem apoio também devem ser investigados para uma lesão isquêmica. E é importante notar que isso é válido também para os pacientes que não apresentam nistagmo.

Em resumo, deve haver uma forte suspeita de AVC e o paciente deve ser investigado se apresentar um primeiro episódio de vertigem aguda e prolongada e tiver um escore ABCD2 maior ou igual a 4. E o exame neurológico deve ser dirigido para responder as perguntas:

- Há algum padrão central de nistagmo, como mudança de direção?
- Há desvio *skew*?
- O VOR é normal na presença de nistagmo espontâneo?
- Há outros sinais neurológicos?
- O paciente (com ou sem nistagmo) é incapaz de permanecer em pé sem apoio?

Se a resposta for "não" a **todas** essas perguntas, o paciente pode ser abordado como uma síndrome vestibular periférica. Se a resposta for "sim" a pelo menos uma dessas perguntas, o paciente deve ser manejado como um paciente com AVC agudo na emergência e deve ser internado, tratado e investigado cuidadosamente

O exame de escolha é a RM de encéfalo, e mesmo em relação à RM com difusão, deve-se ter cautela ao interpretar os resultados. A bateria HINTS é mais sensível que a ressonância realizada nas primeiras 48 horas para identificar pacientes com vertigem aguda e lesões isquêmicas (100% *versus* 88%, respectivamente). Se considerarmos pacientes com lesões isquêmicas menores que 10 mm, a sensibilidade da RM com difusão é ainda menor (47,7%), principalmente se comparada à sensibilidade da bateria HINTS *plus* (sensibilidade de 100%). Ou seja, deve-se confiar no exame neurológico dirigido e a RM de encéfalo deve ser repetida em 48 a 72 horas antes que se possa descartar uma lesão isquêmica nos pacientes com vertigem aguda suspeita. Lesões isquêmicas no território da PICA, como no território da AICA, podem cursar com síndrome vestibular aguda isolada.

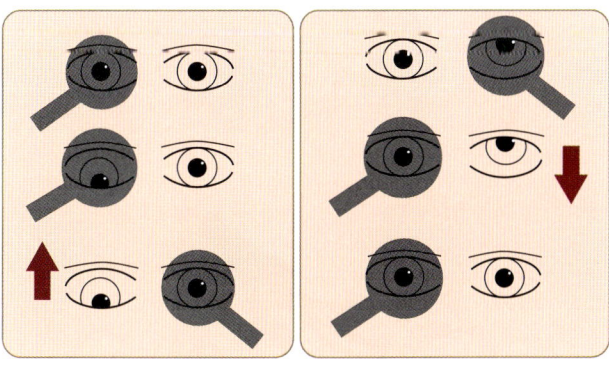

Figura 135.2 Pesquisa do desalinhamento vertical pelo método de cobertura alternada do olhar. Devemos ocluir alternadamente os dois olhos. Quando, ao retirar a oclusão de um dos olhos, esse se eleva, é porque estava deprimido (como o olho direito na figura); quando ao retirar a oclusão o olho se deprime, é porque estava elevado (como o olho esquerdo nesse caso). Nesta figura, o olho direito é hipotrópico e o esquerdo, hipertrópico.

VESTIBULOPATIA PERIFÉRICA UNILATERAL AGUDA – NEURITE VESTIBULAR

Comprometimento vestibular agudo periférico refere-se a um mecanismo de lesão estrutural ou funcional do labirinto ou do nervo vestibular com consequente desbalanço do tônus vestibular.

O sistema vestibular tem as funções de equilíbrio, estabilização da imagem na retina e percepção do movimento e orientação espacial. O labirinto e o núcleo vestibular mantêm um tônus constante, isto é, mesmo em repouso suas células têm uma atividade contínua. Na lesão do labirinto ou do nervo vestibular unilateral, ocorre um desbalanço desse tônus, uma vez que o lado lesado adquire uma atividade alterada. Esse desbalanço do tônus vestibular leva à alteração de todas as suas funções, ocasionando desequilíbrio (com tendência à queda para o lado lesado), nistagmo (alteração na estabilização da imagem na retina) e vertigem (alteração na percepção do espaço e do movimento). Como na lesão periférica, há uma perda da informação para todas as funções, todos os sintomas e sinais da síndrome vestibular estão presentes em intensidades semelhantes. Trata-se de uma síndrome harmônica, isto é, todos os sintomas e sinais estão presentes e em intensidades proporcionais.

Neurite vestibular é o principal diagnóstico para um quadro de vertigem de origem periférica, unilateral, de início agudo ou subagudo e duração prolongada. Caracteriza-se pela sensação de vertigem, desequilíbrio, alteração no VOR e nistagmo típico. Tem uma incidência anual de 3,5 por 100.000 habitantes, é o sexto distúrbio mais comum em ambulatório especializado, correspondendo a 3,2 a 9% dos diagnósticos, e o segundo distúrbio periférico mais comum, perdendo apenas para a vertigem posicional paroxística benigna (VPPB). Acomete igualmente homens e mulheres com pico de 30 a 60 anos, mas pode atingir também crianças e idosos.

Fisiopatologia

O nervo vestibulococlear é dividido em parte coclear, que leva ao sistema nervoso central informações provenientes da cóclea, e parte vestibular, dividida em superior e inferior. A parte superior é responsável por carregar as informações vindas dos canais semicirculares superior (anterior) e lateral (horizontal) e do utrículo, enquanto a inferior leva as informações do canal semicircular inferior (posterior) e do sáculo.

A neurite vestibular é habitualmente o acometimento da parte superior (55 a 100%), sendo raro o acometimento inferior (1,3 a 15%) ou total (15 a 30%) do nervo vestibular.

Uma possível justificativa para o predomínio da neurite superior é que essa parte do nervo tem um trajeto mais longo e mais estreito pelo osso temporal junto à sua arteríola.

Embora não tenha sido comprovado, dados da literatura sugerem que a neurite vestibular tenha etiologia viral, ocorrendo por reativação do herpes simples tipo 1. Um dos dados que suporta essa hipótese é o encontro de DNA desse vírus no gânglio vestibular. Outras possíveis fisiopatologias são o acometimento autoimune ou microvascular do nervo vestibular.

Quadro clínico

A instalação do quadro é aguda, e o paciente refere vertigem rotatória constante, que piora com qualquer tipo de movimento e tem uma melhora parcial com repouso. Nos primeiros dias, náuseas e vômitos são sintomas frequentes. Não há queixas auditivas, como zumbido, hipoacusia ou surdez. Devido à presença de nistagmo, o paciente pode se queixar de oscilopsia. Há desequilíbrio, com dificuldade tanto à marcha como para se manter em pé. Os sintomas são mais intensos logo após a instalação do quadro e há uma melhora progressiva ao longo de dias.

Na neurite vestibular, o nistagmo rotatório e a sensação de rotação do corpo ocorrem para o lado oposto ao da lesão,

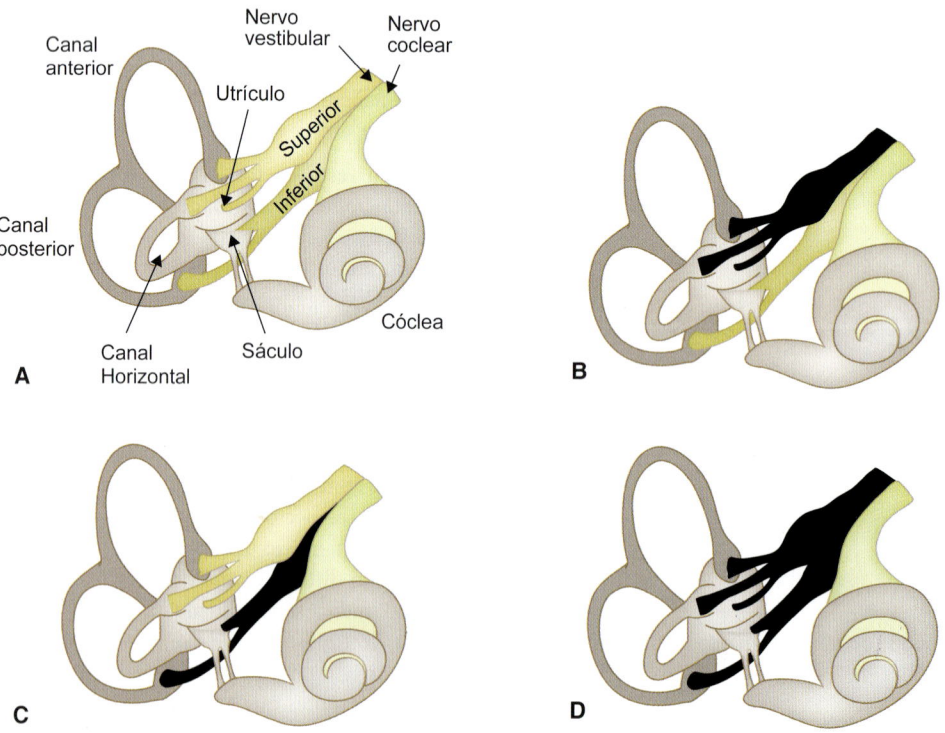

Figura 135.3 Labirinto e os tipos de neurite vestibular. **A.** Labirinto, cóclea e o nervo vestibulococlear com suas subdivisões. **B.** Neurite vestibular superior. **C.** Neurite vestibular inferior. **D.** Neurite vestibular total.

enquanto o ajuste do reflexo vestibuloespinhal e as quedas são para o lado lesado. Isso leva o paciente a apresentar dois tipos de sensação em direções opostas, podendo estar se referindo a uma ou a outra. A primeira sensação é a impressão de estar se movendo na direção da fase rápida do nistagmo, o que é absolutamente subjetivo. A segunda sensação é a de estar caindo para o lado da lesão, o que, por sua vez, é acompanhado de um sinal objetivo: a queda para o lado lesado ao fechar os olhos quando em ortostase, o que é chamado "Romberg vestibular".

O comprometimento vestibular periférico e agudo leva a um desbalanço do tônus vestibular, e esse desbalanço é responsável pela **assimetria no ajuste postural**, levando ao sinal de Romberg vestibular, desvio no teste de Unterberger ou Fukuda, desvio na manobra de Bárány e marcha em estrela ou marcha de Babinski-Weil. Esses testes apresentam, no entanto, algumas limitações. Pode haver uma baixa sensibilidade nos testes de equilíbrio estático; o teste de Bárány pode apresentar grande variabilidade, ocasionalmente com desvios para o "lado errado"; e quanto à marcha em estrela de Babinski-Weill, não há uma clara explicação fisiopatológica. Por outro lado, pacientes com lesão vestibular aguda periférica são capazes de correr ou andar rápido melhor do que andar devagar. Desses dados, pode-se concluir que a aferência vestibular no equilíbrio é regulada de maneira diferente, dependendo da velocidade de locomoção e do padrão utilizado. Resumindo, deve-se ter em mente que os reflexos vestibuloespinhais não desencadeiam padrões rígidos de ativação muscular. A resposta muscular a determinado estímulo depende de variações das posturas, estratégia de equilíbrio e condições de visão.

O **nistagmo** na neurite vestibular é horizonto-rotatório, batendo para o lado são. É tipicamente reduzido ou inibido pela fixação visual, aumentado quando os olhos são fechados ou com o uso de óculos de Frenzel. Obedece à lei de Alexander, que diz que a velocidade de fase lenta e a amplitude do nistagmo aumentam com o desvio dos olhos na direção da fase rápida e diminuem quando os olhos estão na posição ou direção da fase lenta. O nistagmo espontâneo, evidente nos primeiros dias, após 3 a 5 dias é suprimido pela fixação visual, mas ainda pode ser observado com óculos de Frenzel por 2 a 3 semanas. Na fase seguinte, com uma compensação central estabelecida, pode ser observado um nistagmo que bate na mesma direção que o nistagmo espontâneo dos primeiros dias, porém obtido somente às manobras de provocação, como head-shaking e vibração na mastoide.

O VOR é alterado do lado da lesão. Em um paciente com neurite vestibular, ao se virar a cabeça para o lado da lesão, o movimento ocular desencadeado pelo VOR é lento e de pequena amplitude, sendo necessária uma sacada de correção para completar o movimento. Chamamos esse teste de avaliação do VOR head impulse test. O VOR pode permanecer alterado na evolução da doença, e mesmo na ausência de nistagmo espontâneo ou nistagmo de provocação o VOR pode permanecer patológico ao virar a cabeça para o lado lesado, o que explica algumas queixas frequentes, como instabilidade ou "alteração visual" com instabilidade da imagem na retina com movimentos bruscos.

Neurite vestibular inferior

O paciente com neurite vestibular inferior tem as queixas clássicas de lesão vestibular periférica: vertigem, náuseas e vômitos e desequilíbrio. Os sinais clínicos, entretanto, diferem da neurite clássica (superior), e, por isso, o quadro pode ser confundido principalmente com vertigem de origem central.

O nistagmo é gerado pela disfunção unilateral do canal semicircular inferior e, por isso, tem direção para baixo (downbeat), com componente rotacional. Quanto à avaliação complementar, esses pacientes têm o teste calórico normal, pela função normal do canal semicircular lateral, e podem ter o potencial evocado miogênico vestibular (VEMP) cervical alterado (medido no musculo esternocleidomastóideo), assim como o video head impulse test (vHIT).

Esse diagnóstico é raro e deve ser encarado como diagnóstico de exclusão. A evolução do quadro é a mesma que da neurite superior.

Diagnósticos diferenciais

O principal diagnóstico diferencial para um quadro de vertigem de início agudo e prolongado é a vertigem de origem central por AVC, o que será abordado ainda neste capítulo.

Excluindo-se vertigem central, as outras condições que levam à vertigem duradoura de início agudo, de origem periférica, são muito mais incomuns que a neurite vestibular, e estão resumidas na Tabela 135.1.

Avaliação complementar

A neurite vestibular é um diagnóstico clínico, e, quando todos os aspectos discutidos estão presentes, os exames complementares não são obrigatórios. A investigação com exame de imagem é indicada nos casos em que há suspeita de quadro vestibular central.

Clinicamente avaliamos o VOR pelo head impulse test, que se encontra alterado na neurite vestibular superior e normal na inferior. A função do VOR pode também ser avaliada por meio de propedêutica complementar. A prova calórica é realizada com irrigação do canal auditivo externo com água quente e fria e avalia a função somente do canal semicircular horizontal, através de um estímulo em uma frequência não fisiológica (0,002 a 0,004 Hz). Já o vHIT avalia os três pares de canais semicirculares, medindo os movimentos oculares em frequência e magnitude próximas àquelas geradas pelos movimentos cefálicos realizados em atividades habituais. Na neurite vestibular superior, há diminuição de ganho nos canais semicirculares anterior e horizontal, enquanto na neurite inferior o canal posterior está acometido. Na suspeita de neurite inferior, o vHIT pode ter grande importância diagnóstica.

Um teste clínico que pode ser realizado à beira do leito é a avaliação da vertical visual subjetiva (VVS), a qual estará desviada para o lado lesado no caso de lesão vestibular periférica.

O VEMP cervical avalia a função sacular, enquanto o VEMP ocular avalia a função utricular. Assim, na neurite vestibular superior, o VEMP cervical será normal, enquanto o VEMP ocular estará alterado. Já na neurite inferior, muito mais rara, o resultado será contrário. Se a lesão do nervo vestibular for total, os dois potenciais estarão anormais.

A audiometria pode ser útil para excluir comprometimento auditivo.

Tratamento

O tratamento de pacientes com neurite vestibular é estabelecido com dois objetivos: tratamento sintomático, ou seja, tratamento da crise em si, e tratamento específico.

Tabela 135.1 Diagnóstico diferencial de vertigem duradoura de início agudo, de origem periférica.

Diagnóstico	Outros detalhes na história	Exame neurológico	Exames complementares
Labirintite	Associa-se a infecções no ouvido, meníngeas ou sistêmicas	Achados de vestibulopatia periférica + hipoacusia	Audiometria com perda neurossensorial
Infarto labiríntico	Início súbito, pode haver sinais de acometimento de tronco. Fatores de risco cardiovasculares	Achados de vestibulopatia periférica + hipoacusia ± sinais neurológicos focais (se lesão de artéria cerebelar anteroinferior)	RM de encéfalo pode mostrar alterações vasculares prévias ou isquemia recente de fossa posterior
Síndrome de Ramsay Hunt (*herpes zoster oticus*)	Associa-se a paralisia facial. Pode haver dor e vesículas no conduto auditivo	Achados de vestibulopatia periférica + hipoacusia + paralisia facial periférica	RM de encéfalo com contraste pode mostrar realce nos nervos afetados
Fístula perilinfática	Início súbito com TCE, barotrauma ou Valsalva	Achados de vestibulopatia periférica + hipoacusia ± indução de vertigem e nistagmo com pressão no conduto auditivo externo	TC de ossos temporais pode evidenciar a erosão óssea
Doença de Ménière	Doença crônica, porém esta pode ser a primeira crise de vertigem. Associação com zumbido, hipoacusia, sensação de plenitude aural	Pode ser normal no começo da doença, pois os déficits são flutuantes e ao longo da evolução surgirão alteração no VOR e hipoacusia	Audiometria com perda neurossensorial
Migrânea vestibular (origem central)	Doença crônica, porém esta pode ser a primeira crise. Associação com cefaleia migranosa	Exame neurológico normal ou nistagmo de características variáveis na crise	Exames de imagens normais

O infarto labiríntico isolado é muito raro. Habitualmente o acometimento da artéria cerebelar anteroinferior (AICA) leva à isquemia coclear, mas também à isquemia de tronco e cerebelo, e o paciente apresentará sinais clínicos de vertigem central. RM: ressonância magnética; TC: tomografia computadorizada; TCE: traumatismo cranioencefálico; VOR: reflexo vestíbulo-ocular.

O controle da crise vertiginosa pode ser obtido com as seguintes medicações:

- Dimenidrinato 50 mg por via endovenosa (EV) ou oral (VO) 8/8 ou 6/6 horas
- Meclizina 25 mg VO 8/8 ou 6/6 horas
- Benzodiazepínicos (diazepam, lorazepam, clonazepam) podem ser utilizados como alternativa, mas seu uso deve ser restrito devido à sua possível ação prejudicial na recuperação dos pacientes.

O tratamento específico da neurite vestibular, por sua vez, também tem dois objetivos: restauração da função do nervo vestibular e estabelecimento da compensação central.

Traçando um paralelo com a paralisia de Bell, estudos avaliaram a prescrição de antivirais na neurite vestibular, não havendo benefício no prognóstico.

Uma metanálise publicada em 2011 envolvendo quatro estudos com um total de 149 pacientes comparou a eficácia do uso de corticosteroide oral *versus* placebo na recuperação pós-neurite vestibular. Todos os trabalhos eram pequenos e com baixa qualidade metodológica e, apesar de ter havido diferença significativa a favor do uso de corticosteroide na melhora da resposta calórica em 1 mês, não houve diferença estatística em 12 meses ou na melhora dos sintomas em 24 horas.

Já uma metanálise mais recente, publicada em 2022, envolveu 15 estudos com um total de 363 participantes no grupo de tratamento e 489 no grupo controle. Diferentemente da metanálise anterior, esse estudo encontrou benefício no uso de corticosteroide tanto nos sintomas na fase aguda da neurite vestibular, quanto no que diz respeito à recuperação da função vestibular ao longo do seguimento dos pacientes. Destacaram-se também a heterogeneidade entre os estudos e o alto risco de viés.

Assim, atualmente acredita-se que devemos considerar o uso de corticosteroide na neurite vestibular nos pacientes sem contraindicações.

A compensação central de uma lesão vestibular periférica é promovida por meio de movimentos que desencadeiam aferências inadequadas e incongruentes. Isso é atingido instruindo o paciente a retomar o quanto antes as atividades diárias e encaminhando-o à fisioterapia para realização de exercícios de reabilitação vestibular.

Mais recentemente, um estudo com dois grupos de 20 pacientes comparou o uso de corticosteroide (dexametasona) e exercícios de reabilitação vestibular e não encontrou diferença estatística entre as duas intervenções no prognóstico a longo prazo. Novamente, ressalta-se a necessidade de novos estudos, multicêntricos e com maiores amostras, para a compreensão dessas intervenções na evolução da neurite vestibular.

Prognóstico

O prognóstico da neurite vestibular é bom, a sensação de vertigem melhora em alguns dias e o equilíbrio ao longo de poucas semanas. De 40 a 70% dos pacientes têm recuperação total em 2 anos, o restante permanece com déficits unilaterais leves. Mesmo nesses casos de persistência de algum déficit, há desaparecimento do nistagmo espontâneo, vertigem rotatória e tendência à queda.

As alterações vestibulares dinâmicas, como o VOR, a alteração à prova calórica e o nistagmo de provocação, podem persistir alterados em mais de 30% dos pacientes após 1 ano dos sintomas. Assim, pode persistir uma queixa relacionada ao VOR alterado, ou seja, dificuldade em manter a imagem nítida com movimentos rápidos da cabeça.

A doença é tipicamente monofásica, mas de 1,9 a 11% dos pacientes têm recorrência da neurite (não necessariamente do mesmo lado).

Complicações

Em 10 a 15% das vezes, os pacientes com neurite vestibular evoluem com VPPB do canal posterior no mesmo lado acometido, que pode ser tratada com as manobras de reposicionamento. A segunda principal complicação é o desenvolvimento de tontura postural perceptual persistente (TPPP), que deve ser abordada de maneira específica, conforme discutido no Capítulo 136, *Vertigem Crônica*.

136

Vertigem Recorrente

William Luciano de Carvalho • Aline M. Kozoroski Kanashiro •
Cristiana B. Pereira

INTRODUÇÃO

A vertigem recorrente é uma queixa frequente nos ambulatórios especializados em Vertigem e Desequilíbrio, ambulatórios de Neurologia e de Clínica Geral, e também nas emergências. As principais características desse grupo de doenças são os episódios recorrentes de vertigem e períodos intercríticos assintomáticos ou oligossintomáticos, podendo ser distribuídos diferentes subgrupos: 1) vertigem recorrente com duração de minutos a horas; 2) vertigem recorrente de curta duração de segundos a poucos minutos; e 3) vertigem posicional. Este capítulo aborda os episódios de vertigem de duração de minutos a horas (migrânea vestibular e doença de Ménière) e vertigem recorrente de curta duração (fístula perilinfática, deiscência de canal semicircular e paroxismia vestibular). O tema vertigem posicional será abordado no Capítulo 137.

MIGRÂNEA VESTIBULAR

Apesar de a relação entre vertigem e migrânea ter sido descrita desde o tempo da Grécia Antiga, os estudos iniciais sobre essa relação ocorreram apenas no século XIX, e os estudos sistemáticos da vertigem causada pela migrânea foram realizados somente a partir das últimas décadas. O termo migrânea vestibular (MV) foi usado pela primeira vez apenas em 1999, a partir da observação clínica da alta frequência de pacientes migranosos com vertigem que não preenchiam os critérios diagnósticos para enxaqueca basilar, ou seja, apresentavam episódios monossintomáticos de vertigem, com duração mais curta ou mais longa que uma aura definida pela Classificação Internacional das Cefaleias (ICHD-3 beta). No entanto, o reconhecimento universal desse termo e a padronização dos critérios diagnósticos para MV foram estabelecidos apenas em 2012 pela Sociedade de Bárány e posteriormente foram incluídos na ICHD-3.

Epidemiologia

A prevalência de migrânea na população mundial é de 14,4%, dos quais 18,9% abarcam o sexo feminino e 9,8% o sexo masculino, enquanto a prevalência de vertigem é de 7,4%. Adicionalmente, cerca de 20 a 61% dos pacientes migranosos referem sintomas de tontura e vertigem associados ou não às crises de enxaqueca, e 3 a 10% apresentam episódios de vertigem e migrânea concomitantemente ao longo da vida.

Estudos epidemiológicos mais recentes mostraram que a MV é uma das causas mais comuns de vertigem espontânea entre os adultos, com prevalência de 1 a 2,7% na população geral. Porém, apesar dos critérios diagnósticos bem estabelecidos, a MV ainda é subdiagnosticada e apenas 1,8% dos pacientes encaminhados para centros terciários foram diagnosticados corretamente com MV. A MV representa 11% das síndromes vestibulares nos ambulatórios especializados em neuro-otologia e 13% dos casos nos ambulatórios de cefaleia.

Ainda, vários estudos demonstraram que os pacientes enxaquecosos têm maior prevalência de sintomas vestibulares quando comparados com pacientes com outros tipos de cefaleias. Há uma prevalência no sexo feminino, entre 65 e 85% dos casos, e a MV familiar foi relatada em várias famílias com padrão de herança autossômica dominante.

Fisiopatologia

A despeito do estudo extenuante ao longo de várias décadas, a fisiopatologia da migrânea, e, assim, da migrânea vestibular, ainda não está esclarecida, e as teorias mais atuais sugerem fortemente uma causa multifatorial.

Muitos fatores ambientais podem estar envolvidos no desencadeamento das crises de migrânea, na piora da frequência e intensidade da dor e da vertigem e até mesmo na cronificação dos sintomas, entre eles, alimentação, odores, características ambientais, influências hormonais, ansiedade, síndrome do pânico, depressão, estresse crônico e outros.

É amplamente aceito que os pacientes migranosos possuem uma disfunção dos sistemas centrais de controle da dor, resultando em ativação e sensibilização do sistema trigeminovascular, sendo responsável pela cefaleia nesses pacientes. A desinibição das vias trigeminovasculares levaria à liberação de neuropeptídeos (substância P, neurocinina A, peptídeo relacionado ao gene da calcitonina [CGRP]) na circulação dural por neurônios sensoriais através das aferências trigeminais. Estudos por imuno-histoquímica demonstraram que o epitélio sensorial da crista ampular dos canais semicirculares é CGRP-positivo, assim como o gânglio trigeminal. A liberação desses neuropeptídeos resultaria em um processo inflamatório estéril dos vasos sanguíneos durais e no aumento da excitabilidade dos receptores vestibulares durante as crises migranosas. A hipótese é que esses neuropeptídeos sejam liberados de maneira assimétrica, resultando no aumento assimétrico do tônus vestibular e, assim, na vertigem.

Segundo a teoria vascular, mecanismos vasomotores levariam a uma vasoconstricção e hipoperfusão do ouvido interno, com decremento do aporte sanguíneo ao labirinto e hipóxia local, resultando em alteração do equilíbrio entre a secreção e a absorção da endolinfa e/ou da perilinfa e alterações transitórias da função vestibular, manifestando-se com o sintoma de vertigem.

A história familiar de enxaqueca positiva em 40 a 90% dos pacientes chama atenção para os aspectos genéticos da migrânea. Estudos familiares sugeriram uma ligação com os cromossomos 5q35, 11q e 22q12, no entanto, não foi identificado nenhum gene responsável até o momento. Acredita-se que os aspectos genéticos da MV sejam os mesmos, já que estudos mostram a mesma agregação familiar observada na migrânea.

Na teoria da canalopatia, a disfunção dos canais de cálcio explicaria a saída do potássio intracelular para o meio extracelular, o que iniciaria a depressão alastrante na migrânea. No labirinto, a alteração da concentração endolinfática de potássio levaria à despolarização das células ciliadas do labirinto. Esse mecanismo ocorreria predominantemente de um lado do sistema vestibular, uma vez que a assimetria funcional é necessária para o aparecimento da vertigem.

Critérios diagnósticos

Os critérios diagnósticos da MV são baseados nos sintomas, na história de enxaqueca, associação temporal com sintomas vestibulares e exclusão de outras cefaleias e doenças vestibulares (Tabela 136.1).

Quadro clínico

Entre os sintomas vestibulares presentes na MV estão incluídos: vertigem espontânea, vertigem posicional (desencadeada por mudanças na posição da cabeça), vertigem induzida visualmente (desencadeada por um estímulo visual complexo ou amplo, em movimento), vertigem induzida pela movimentação da cabeça (que ocorre durante o movimento da cabeça), tontura com náusea induzida pela movimentação da cabeça (a tontura é caracterizada por uma sensação de orientação espacial perturbada).

Os sintomas vestibulares podem ocorrer antes, durante e após a cefaleia. Além disso, a associação dos episódios de vertigem com a cefaleia não é constante em um mesmo paciente, podendo ocorrer vertigem sem cefaleia. Apesar de a vertigem ser um sintoma de tronco encefálico, menos de 10% dos pacientes com MV preenchem os critérios para aura de tronco. Mesmo que alguns indivíduos preencham os critérios para MV e aura de tronco encefálico, elas não são sinônimas e a sobreposição dessas duas condições ainda não está esclarecida.

A cefaleia geralmente tem maior intensidade nos indivíduos mais jovens (< 43 anos), enquanto os sintomas vestibulares são mais graves após os 40 anos. A vertigem rotatória espontânea é o sintoma mais prevalente na migrânea com aura, enquanto a vertigem provocada tem maior frequência na migrânea sem aura, demonstrando o amplo espectro clínico dessa doença.

O exame neurológico entre os episódios de vertigem é normal, e, durante os sintomas vestibulares, é possível observar uma ampla variedade de alterações neuro-otológicas inespecíficas, podendo se apresentar tanto na forma de uma alteração vestibular central, quanto periférica. Durante as crises de MV, pode ser observado nistagmo com características centrais, periféricas ou mistas (horizonto-torsional, vertical para baixo ou para cima, torsional puro). O nistagmo pode ser espontâneo, evocado pelo olhar, nistagmo de provocação, nistagmo posicional, nistagmo induzido pela hiperventilação ou pela vibração.

Uma vez que o diagnóstico é clínico, os exames de neuroimagem são necessários apenas nos casos em que se torna importante descartar uma causa secundária. Outros exames complementares, como a audiometria, o potencial evocado miogênico vestibular (VEMP) e o *video head impulse test* (VHIT), podem ser úteis para documentar e acompanhar um possível déficit de função vestibular.

É importante lembrar a frequente e íntima relação entre MV e doença de Ménière (DM), observada por vários estudos. O diagnóstico diferencial entre essas duas condições pode ser desafiador, tanto por partilharem de sintomatologia semelhante em muitos aspectos, quanto pela possibilidade de associação dessas duas entidades nosológicas.

Tratamento

Devido à escassez de ensaios clínicos randomizados e à heterogeneidade dos trabalhos já realizados, os estudos de revisão sistemática e metanálise não conseguiram demonstrar boas evidências para o tratamento abortivo e profilático da MV. Portanto, na ausência atual de um tratamento "padrão-ouro", a decisão terapêutica mais adequada é realizar uma abordagem individualizada, considerando as características demográficas, psicológicas e comorbidades de cada paciente, além de seguir as evidências de tratamentos farmacológicos disponíveis, sempre levando em consideração os possíveis efeitos colaterais das medicações. As recomendações terapêuticas abortivas e profiláticas para a MV estão sintetizadas na Tabela 136.2.

A neuromodulação com estimulação do nervo vago (nVNS) está sendo utilizada para o tratamento agudo e profilático da migrânea com melhora da vertigem. Porém sua eficácia ainda não pode ser comprovada devido à falta de estudos randomizados, e esse tratamento é de acesso limitado devido ao alto custo.

Entre os tratamentos profiláticos que mostraram algum benefício nos estudos de MV estão: betabloqueadores (propranolol), antidepressivos tricíclicos, anticonvulsivantes (valproato de sódio, doses baixas de topiramato), venlafaxina e flunarizina. No entanto, há uma ampla variedade de efeitos colaterais que devem ser considerados antes do início do tratamento.

DOENÇA DE MÉNIÈRE

A DM é uma síndrome vestibular periférica caracterizada por episódios recorrentes de vertigem rotatória espontânea, associada a sintomas de desequilíbrio, náuseas e vômitos e sintomas cocleares que incluem hipoacusia, zumbido e sensação de pressão no ouvido (plenitude auricular). Com a persistência das crises, os pacientes podem evoluir com hipoacusia e déficit vestibular permanente, no entanto, a temporalidade das crises e a evolução da doença têm um curso imprevisível.

Epidemiologia

Estudos epidemiológicos mostram uma prevalência da DM variável ao redor do mundo, de 3 a 513 casos/100.000 habitantes. Nos ambulatórios de Neuro-otologia, a DM

Tabela 136.1 Critérios diagnósticos de migrânea vestibular.

1. Migrânea vestibular

A. Pelo menos 5 episódios com sintomas vestibulares de intensidade moderada ou grave, durando entre 5 minutos e 72 horas

B. História atual ou prévia de migrânea com ou sem aura de acordo com a ICHD-3

C. Pelo menos 50% dos episódios vestibulares associam-se a uma ou mais características de migrânea:
- Cefaleia com, pelo menos, duas das características seguintes: unilateralidade, pulsatilidade, intensidade de moderada ou grave, agravamento por atividade física de rotina
- Fotofobia e fonofobia
- Aura visual

D. Não é melhor explicada por outro diagnóstico da ICHD-3 ou por outro transtorno vestibular

2. Migrânea vestibular provável

A. Pelo menos 5 episódios de sintomas vestibulares de intensidade moderada ou grave, durando entre 5 minutos e 72 horas

B. Somente um dos critérios B e C para migrânea vestibular é preenchido (história de migrânea ou características de migrânea durante o episódio)

C. Não é melhor explicada por outro diagnóstico da ICHD-3 ou por outro transtorno vestibular

Fonte: Bárány Society e The International Classification of Headache Disorders, 3rd edition (ICHD-3), 2013.

Tabela 136.2 Tratamento da migrânea vestibular (MV).

1. Mudanças no estilo de vida: melhora da qualidade do sono, prática regular de atividade física, evitar o estresse, evitar o jejum, álcool, cafeína e outros gatilhos alimentares

2. Tratamento da crise aguda (por menos de 10 dias):
a. Cefaleia: analgésicos simples, anti-inflamatórios não esteroides (AINEs) e triptanos
b. Vertigem e náuseas: dimenidrinato, meclizina, domperidona (cuidado com efeito sedativo)

3. Tratamento preventivo com melhor evidência de eficácia e menos efeitos colaterais:
a. Antidepressivos tricíclicos (amitriptilina, nortriptilina): entre 10 e 150 mg à noite. Boa opção para pacientes que têm como comorbidades dor crônica, insônia, depressão ou ansiedade (nestes, a dose geralmente é maior que 75 mg/dia)
b. Propranolol: entre 20 e 80 mg 12/12 h. Evitar nos pacientes asmáticos, bradicardia, hipotensão e diabetes *mellitus* tipo 1

4. Tratamento preventivo com evidência de eficácia, mas com risco de efeitos colaterais graves:
c. Flunarizina: apesar de alguns estudos mostrarem algum benefício, os efeitos colaterais comuns como sonolência, ganho de peso, parkinsonismo medicamentoso e tremores devem ser levados em consideração
d. Topiramato: entre 25 e 100 mg 12/12 h. Considerar o uso dessa medicação em pacientes obesos. Evitar nos pacientes com baixo peso, mulheres em idade fértil sem uso de métodos contraceptivos, pacientes com distúrbios do humor (risco de sintomas depressivos ou ideação suicida)
e. Valproato de sódio: entre 200 e 1.000 mg 12/12 h. Evitar em pacientes obesos. Contraindicado em mulheres em idade fértil sem uso de método contraceptivo
f. Venlafaxina: entre 37,5 e 225 mg/dia. Considerar o uso em pacientes com distúrbios de humor. Cuidado com aumentos de pressão arterial e síndrome de abstinência (evitar a interrupção repentina)

5. Tratamento preventivo com pouca evidência de eficácia, pode ser utilizado quando há falha terapêutica:
g. Lamotrigina: dose inicial 12,5 mg/dia, aumento lento e gradual (no máximo 25 mg a cada 2 semanas) até a dose usual entre 50 e 100 mg 12/12 h. Risco de interação com valproato de sódio e síndrome de Stevens-Johnson
h. Candesartana: entre 2 e 16 mg. Considerar o uso em pacientes hipertensos. Ainda não há resultados de estudos em pacientes com MV
i. Toxina botulínica tipo A: mais eficaz na cefaleia que nos sintomas vestibulares. Deve ser considerada nos pacientes refratários aos outros tratamentos

representa entre 3 e 11% dos diagnósticos. A incidência também é bastante variável, entre 8,2 e 46 casos/100.000 habitantes por ano.

O pico da idade de início dos sintomas é em torno de 40 anos (30 a 50 anos), podendo ocorrer nos extremos de idade, desde crianças até indivíduos com mais de 65 anos (15% dos casos). Por se tratar de uma doença crônica, a prevalência aumenta com o aumento da faixa etária estudada – ou seja, dos 18 aos 34 anos, a prevalência é de 34 por 100.000 e, acima dos 65 anos, é de 440 por 100.000. Há uma discreta predominância feminina, em torno de 1,3 a 1,9:1.

Fisiopatologia

Estudos anatomopatológicos de ossos temporais mostraram que pacientes com DM apresentavam hidropisia endolinfática, resultante do aumento do espaço endolinfático no ouvido interno. Foi então sugerido que a hidropisia causaria rupturas da membrana de Reissner distendida, com consequente extravasamento de potássio para a perilinfa, levando à despolarização anormal das células ciliadas e vertigem até que houvesse restauração das concentrações iônicas. A partir de estudos anatomopatológicos duplos-cegos que demostraram que alguns pacientes com hidropisia eram assintomáticos, foi considerado que a hidropisia endolinfática não consegue explicar todos os sintomas e não indica necessariamente a ocorrência da doença.

Uma teoria alternativa é que um aumento repentino do volume da endolinfa pode causar uma mudança do fluido da parte inferior (cóclea) para a parte superior (utrículo e canais semicirculares), distendendo as células ciliadas vestibulares dentro das ampolas dos canais semicirculares. A razão para essa mudança repentina do fluido ainda é desconhecida, mas nos últimos anos uma causa autoimune vem sendo considerada.

Os estudos mais recentes sobre a fisiopatologia da DM sugerem que ela não possa ser explicada por um único mecanismo. Diferentes subtipos da doença foram propostos a partir dos processos fisiopatológicos provavelmente envolvidos: fatores genéticos, autoimunes, alérgicos, hormonais e infecciosos.

Esses estudos reforçam que a DM é multifatorial e a associação entre os fatores genéticos e ambientais é determinante para o início da doença. Um estudo mostrou que 38% de 50 pacientes com DM apresentavam anticorpos antitireoide. Embora tal achado indique uma associação entre autoimunidade tireoidiana e Ménière, o significado dessa associação ainda é incerto. A alergia, por sua vez, é mais frequente em pacientes com DM que na população geral, e ainda mais frequente se esses pacientes tiverem também enxaqueca. As aquaporinas são canais de água que desempenham a função de regular o transporte de água através das membranas, controlando o volume e a pressão osmótica das células. Atualmente são conhecidos 13 tipos de aquaporinas (AQP0-AQP12). Foi demostrada uma redução da expressão da aquaporina 4 no ouvido interno de pacientes com DM, o que significa uma alteração primária ou secundária no transporte de água. Além de um aumento da expressão da aquaporina 6, que está envolvida ao controle ácido-base.

Quadro clínico

O quadro clínico típico da DM é caracterizado por crises recorrentes de vertigem rotatória espontânea, com duração de minutos a várias horas, associadas a sintomas do ouvido interno: zumbido, perda auditiva neurossensorial e plenitude aural (sensação de pressão no ouvido). Esses sintomas podem ser variáveis, com predomínio dos sintomas auditivos ou vestibulares, ou ambos os sintomas podem estar presentes de maneira equivalente. Os episódios de vertigem são mais comuns nos primeiros anos da doença. Podem ocorrer episódios isolados ou períodos de maior frequência, intercalados com longos períodos sem crises. Deve-se evitar os termos "Ménière coclear" ou "vestibular", para sintomas cocleares ou vestibulares isolados, respectivamente, pois não há evidência de que sintomas exclusivos de uma das funções possam ter a mesma fisiopatologia.

Os sintomas costumam ser unilaterais, com frequência média de 6 a 11 episódios por ano. A evolução da doença também é variável, alguns pacientes possuem alta frequência dos episódios de vertigem durante os primeiros anos, com diminuição até a remissão das crises nos anos seguintes. Em outros, a doença se manifesta com crises de vertigem graves mesmo após muitos anos de evolução (até 20 anos após o diagnóstico da doença).

Alguns pacientes relatam fatores desencadeantes das crises, tais como a ingestão excessiva de sódio ou cafeína e por mudanças na pressão. Outros pacientes podem apresentar o fenômeno de Tullio, que consiste em vertigem de rápida duração, segundos a minutos, desencadeada por sons de alta intensidade e baixa frequência.

A vertigem pode anteceder o aparecimento da perda auditiva por semanas a meses, mas o zumbido e a plenitude auditiva estão presentes desde o primeiro episódio de vertigem na maioria dos casos. A hipoacusia neurossensorial do lado afetado pode ser flutuante no início dos sintomas, e o exame neuro-otológico costuma ser normal entre as crises. O nistagmo é frequentemente visto durante as crises (mas sua direção não tem uma lateralidade confiável), associado a desequilíbrio, náuseas e piora da hipoacusia do lado afetado. O risco de acometimento bilateral aumenta com a evolução temporal da doença.

A perda auditiva na faixa dos 50 a 60 dB costuma ser maior nos primeiros anos de evolução, tendendo a uma estabilização, tanto para sons graves (nas fases iniciais) como agudos, nas fases mais avançadas.

Durante o curso da DM, podem ocorrer episódios de queda súbita, com uma perda do tônus de membros inferiores, ou com a sensação de ser empurrado para um dos lados, para frente ou para trás. Esses episódios são denominados "crises otolíticas" (antigamente denominadas "crises de Tumarkin" ou *drop attacks*) e provavelmente são devidos à deformação mecânica súbita da membrana otolítica, causada por gradientes pressóricos no ouvido interno. As crises otolíticas ocorrem em 5 a 15% dos pacientes, de forma independente de outras manifestações.

Diagnóstico

Os critérios diagnósticos para a DM incluem duas categorias: doença de Ménière definida e doença de Ménière provável (Tabela 136.3).

Exames complementares

O diagnóstico da DM é baseado nos critérios diagnósticos, e, portanto, a audiometria é importante para documentar a perda auditiva e sua flutuação. A realização de outros exames tem como objetivos identificar a hidropisia endolinfática, avaliar a função vestibular e excluir outras lesões.

A eletrococleografia (ECoG) não é positiva em todos os casos. Se os critérios diagnósticos forem preenchidos e a ECoG não for sugestiva de hidropisia, mesmo assim o paciente será tratado como DM. Quando positiva, é apenas um fator adicional para a indicação e manutenção do tratamento.

Na prova calórica, pode haver diminuição da resposta do lado afetado desde o início da doença, mas a magnitude dessa redução está relacionada com o tempo de evolução. Esse exame não auxilia no diagnóstico da doença, mas pode ser útil na avaliação da função vestibular de uma maneira geral e em especial na avaliação da função contralateral em procedimentos ablativos.

Tabela 136.3 Critérios diagnósticos de doença de Ménière.

1. Doença de Ménière definida

A. Dois ou mais episódios de vertigem, cada um durando 20 minutos a 12 horas
B. Hipoacusia neurossensorial de baixa a média frequência documentada pela audiometria
C. Sintomas auditivos flutuantes (plenitude auditiva ou zumbido) no ouvido comprometido
D. Não pode ser melhor explicado por outro diagnóstico vestibular

2. Doença de Ménière provável

A. Dois ou mais episódios de vertigem ou tontura, cada um durando 20 minutos a 24 horas
B. Sintomas auditivos flutuantes (plenitude auditiva ou zumbido) no ouvido comprometido
C. Não pode ser melhor explicado por outro diagnóstico vestibular

A ressonância magnética (RM) tem um papel importante na exclusão de outras patologias que podem mimetizar a DM. Apenas 11,5% dos pacientes com DM apresentam alterações na visualização do aqueduto vestibular e do saco endolinfático no lado afetado.

Em relação à investigação etiológica (labirintite viral, bacteriana ou por sífilis, trauma ou autoimune), essa deve ser realizada de acordo com o contexto de cada paciente.

Tratamento

Infelizmente as evidências para o tratamento da DM ainda são fracas devido à escassez de estudos clínicos randomizados.

Na fase aguda, pode-se usar sintomáticos como meclizina e dimenidrinato. Deve-se ter em mente que as crises, embora intensas e estressantes para o paciente, são autolimitadas.

O tratamento profilático pode ser medicamentoso e não medicamentoso, tendo como objetivo diminuir a frequência e a intensidade das crises da DM, assim como reduzir o risco de comprometimento da função auditiva.

O tratamento não medicamentoso inclui modificações no estilo de vida, como melhora do sono, diminuição do estresse, adotar uma dieta hipossódica, evitar ingestão de cafeína e álcool, assim como parar o tabagismo. Outras opções são a psicoterapia e a reabilitação vestibular; esta deve ser evitada durante as crises.

O tratamento farmacológico profilático da DM é feito com betaistina na dose inicial de 48 mg/dia a doses máximas de 288 a 480 mg/dia. Estudos recentes estão investigando se a associação da betaistina com inibidores da monoamina oxidase (MAO), como a selegilina, pode reduzir a dose da betaistina, mantendo a eficácia da medicação.

Diuréticos podem ser utilizados, como hidroclorotiazida, acetazolamida e clortalidona. Corticoesteroides são outra opção, prednisona 1 mg/kg/dia durante 15 dias com retirada gradual. Ambos tratamentos não possuem evidência de eficácia.

O tratamento de segunda linha é a injeção intratimpânica de corticoesteroides, dexametasona e metilprednisolona, para os casos que não responderam ao tratamento conservador. Nos casos refratários, está indicado o tratamento ablativo com a injeção intratimpânica de gentamicina.

Tratamentos cirúrgicos destrutivos como a labirintectomia e a neurectomia vestibular têm pouca evidência encontrada na literatura e devem ser indicados para casos refratários aos outros tratamentos, cujas crises da doença tenham grande repercussão na qualidade de vida do paciente.

Complicações e prognóstico

Pacientes com DM podem evoluir com comprometimento bilateral. A hipoacusia, que no início do quadro é flutuante, pode se tornar permanente, assim como o déficit da função vestibular. Associado à DM alguns pacientes podem apresentar crises de vertigem posicional paroxística benigna (VPPB) e, devido à recorrência das crises, sua intensidade e imprevisibilidade, muitos pacientes desenvolvem o transtorno postural perceptual persistente.

PAROXISMIA VESTIBULAR

Quadro clínico e anamnese

Denominada inicialmente "vertigem posicional incapacitante" (*disabling positional vertigo*), a paroxismia vestibular acomete cerca de 2% dos pacientes atendidos em ambulatório especializado.

Nessa condição, na qual crises paroxísticas e recorrentes de vertigens são sua marca registrada, a definição do diagnóstico é muitas vezes um grande desafio. Isso porque as crises, por serem muito breves – com duração de poucos segundos na maioria das vezes – e, apesar de recorrerem várias vezes ao dia, em geral não podem ser avaliadas no momento da consulta. Assim, raramente esses pacientes são avaliados durante uma crise, ficando normais no intervalo entre elas. Desse modo, o que resta é a suspeita clínica baseada na história e apoiada de modo ocasional em alterações de exames complementares, visto que tais alterações nem sempre são identificadas nesses exames.

Assim, a história de vertigem recorrente de curta duração, paroxística, frequentemente provocadas por posições específicas da cabeça ou hiperventilação, associada à perda auditiva progressiva ou episódica (apenas durante a crise), podendo estar associada a espasmo hemifacial ipsilateral, são importantes pistas para a suspeita dessa entidade. As crises de vertigem tipicamente duram segundos, raramente minutos, podendo ou não ser acompanhadas de sintomas cocleares. Quando presentes, os sintomas cocleares podem persistir mesmo no intervalo entre as crises vertiginosas. O diagnóstico é, assim, sugerido pelo quadro clínico e pela presença de nistagmo de provocação.

É importante diferenciar a paroxismia vestibular de outras síndromes que cursam com vertigem episódica de curta duração, como VPPB, DM e neurite vestibular. Na paroxismia vestibular os pacientes não têm a perda auditiva flutuante característica da DM; sua vertigem, desencadeada por movimentos da cabeça, não é fatigável como nos pacientes com VPPB; e seus sintomas não são aliviados com uso de supressores vestibulares.

Fisiopatologia

Essa síndrome, já bem definida de vertigem episódica recorrente de curta duração, associada à hipersensibilidade ao movimento e à perda auditiva atribuída ao contato/compressão do VIII nervo craniano, em grande parte por uma alça vascular arterial, apresenta mecanismo similar a outras entidades de contato/compressão neurovascular, tais como neuralgia do trigêmeo, espasmo hemifacial (comprometimento do nervo facial) e neuralgia glossofaríngea. O ponto crítico, de maior vulnerabilidade do nervo, está na zona de transição entre as suas porções central e periférica, ou seja, na origem aparente do nervo (porção intracisternal). No caso de VIII nervo craniano, essa zona de transição é bastante longa (cerca de 14 a 19 mm), sendo na altura do canal auditivo interno a principal porção suscetível a esse contato/compressão. Uma artéria (com frequência a artéria cerebelar posteroinferior) anormalmente alongada e/ou dilatada no ângulo pontocerebelar tem sido assumida como a provável fisiopatologia, gerando pressão local. Importante salientar que, apesar de ser a principal causa de paroxismia vestibular, esse contato neurovascular não é a única causa desse distúrbio, o qual pode ser resultante de qualquer lesão que ocupe o espaço ao redor da raiz do VIII nervo craniano. Frequentemente uma alça vascular da artéria cerebelar posteroinferior é o achado mais encontrado, conforme já mencionado (Figura 136.1). Inicialmente, esse contato pode gerar uma hiperatividade do VIII nervo envolvido e, depois, hipoatividade ou até mesmo a completa lesão do nervo. No caso de contato neurovascular, este levaria a uma compressão pulsátil e consequente desmielinização do nervo no ponto do contato e deflagração e transmissão anormal do

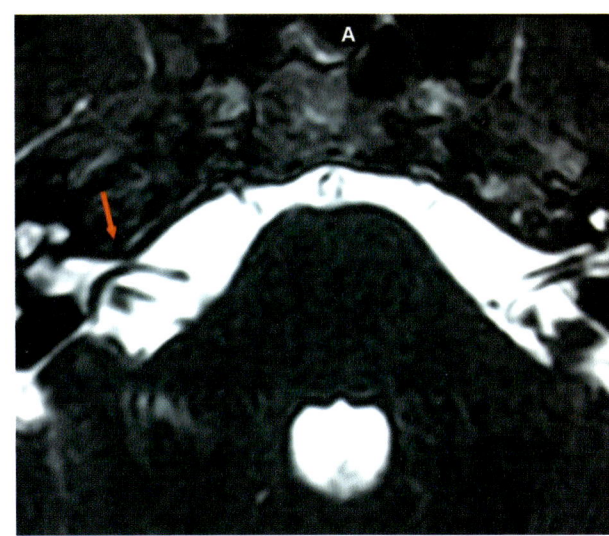

Figura 136.1 Imagem de ressonância magnética ponderada em T2 evidenciando contato neurovascular (artéria cerebelar posteroinferior sobre a origem aparente do VIII nervo craniano à direita).

potencial de ação, resultando em assimetria episódica e paroxística da função vestibular, que produz um nistagmo fugaz que é percebido assim como uma ilusão de movimento transitória, ou seja, vertigem episódica. Nistagmo posicional do tipo *downbeat* (nistagmo com batida para baixo) pode ser visto nesses pacientes.

Diagnóstico

Em 2016, foram propostos pela International Bárány Society os critérios diagnósticos da paroxismia vestibular:

- Paroxismia vestibular definida:
  - Pelo menos 10 ataques de vertigem espontânea rotatória ou não rotatória
  - Duração menor que 1 minuto
  - Fenomenologia estereotipada para um determinado paciente (sintomas vestibulares incluindo nistagmo e/ou sintomas auditivos
  - Resposta ao tratamento com carbamazepina ou oxcarbazepina
  - Os sintomas não podem ser melhor explicados por outro diagnóstico
- Paroxismia vestibular provável:
  - Pelo menos 5 ataques de vertigem espontânea rotatória ou não rotatória
  - Duração menor que 5 minutos
  - Ocorrência espontânea ou provocada por certos movimentos cefálicos
  - Fenomenologia estereotipada para um determinado paciente (sintomas vestibulares incluindo nistagmo e/ou sintomas auditivos
  - Os sintomas não podem ser melhor explicados por outro diagnóstico.

Esse contato neurovascular produzido por uma alça vascular que toca a raiz do VIII nervo craniano ao nível do canal auditivo interno (nervo vestibulococlear) pode ser evidenciado nos portadores dessa condição por exames de neuroimagem, como a ressonância magnética de crânio, melhor visualizada por uma sequência chamada *3D constructive interference steady state* (3D-CISS). Porém, é importante salientar que os estudos demonstram que esse achado é encontrado também em 30% dos sujeitos que compõem os grupos-controle, sendo importante o conhecimento de que nem todo contato neurovascular evidenciado pelos estudos de neuroimagem pode ser responsabilizado por uma síndrome vestibular apresentada por um paciente, reforçando a importância da estreita correlação clínica com exames complementares. Outras formas de compressão que não vascular também já foram descritas, tais como cistos aracnoides, schwannomas (neuroma) do VIII nervo craniano, meningiomas e outras lesões expansivas nesta topografia.

Tratamento

O tratamento farmacológico preconizado é o uso de drogas antiepilépticas, tais como carbamazepina e oxcabazepina – e grande parte dos pacientes apresenta resposta eficaz a baixas doses destas medicações (200 a 600 mg de carbamazepina por dia). A boa resposta a esses fármacos é útil na confirmação do diagnóstico, sendo até mesmo recomendados como prova terapêutica em casos duvidosos. Em casos de intolerância à carbamazepina e/ou oxcarbazepina, lacosamida, gabapentina, valproato ou fenitoína são alternativas possíveis.

O tratamento cirúrgico de descompressão microvascular apresenta algumas dificuldades, tais como: risco de perda auditiva em 5 a 10% dos casos; eficácia de 50 a 60%; dificuldade na escolha do lado a ser abordado quando não há perda auditiva documentada; ocorrência de isquemia por lesão de pequenos vasos perfurantes do tronco encefálico em aproximadamente 1% dos casos. Quando a causa da paroxismia for devida a lesão expansiva, tais como cisto aracnoide ou outra lesão expansiva do ângulo pontocerebelar, a abordagem cirúrgica se impõe, uma vez que o tratamento farmacológico costuma se mostrar ineficaz.

FÍSTULA PERILINFÁTICA
Fisiopatologia e quadro clínico

A fístula perilinfática consiste em uma conexão anormal entre o ouvido interno (através do espaço perilinfático que contém a perilinfa) e o ouvido médio (preenchido de ar) através de microfissuras da membrana da janela oval e/ou da membrana da janela redonda, com consequente extravasamento da perilinfa para o ouvido médio (Figura 136.2). Essa ruptura ocorre por um processo de "explosão" (mudanças da pressão de dentro para fora, como hipertensão intracraniana) ou de "implosão" (mudanças de pressão de fora para dentro, como ocorre no trauma acústico, pela onda de pressão sonora, ou no barotrauma em mergulhos aquáticos).

Do ponto de vista etiológico, são definidas quatro categorias:

- Categoria 1: associada a trauma, doenças dos ouvidos médio e interno e cirurgias dos ouvidos médio e interno
- Categoria 2: associada a barotrauma causado por eventos prévios de origem externa (tais como voos e mergulho)
- Categoria 3: associada a barotrauma causado por eventos prévios de origem interna (tais como tosse, espirros, esforço físico/Valsalva)
- Categoria 4: ausência de evento prévio aparente.

O espaço perilinfático conecta-se com o espaço liquórico através do ducto coclear, de modo que a perilinfa, rica em sódio, apresenta uma composição similar ao líquido cefalorraquidiano. Quando uma conexão anormal entre as membranas que separam ouvido interno e ouvido médio acontece, a perilinfa então extravasa para o ouvido médio devido à pressão hidrostática exercida pelo líquido cefalorraquidiano e é, então, reposta por este. Isso resulta em redução dos níveis habituais da pressão liquórica, podendo ocasionalmente produzir sintomas de uma síndrome de hipotensão liquórica, como cefaleia ortostática. No entanto, os sintomas mais comuns da fístula perilinfática são: sensação de plenitude do ouvido (tampado, cheio), hipoacusia flutuante ou fixa, desequilíbrio, oscilopsia, intolerância a movimentos, vertigem, náusea. Esses sintomas podem ter como fatores desencadeantes ou agravantes mudanças de altitude (percebida em voos, elevadores, viagens de carro passando por montanhas), ou aumento da pressão liquórica (Valsalva). E podem ocorrer de forma isolada ou agrupada. As crises são habitualmente de curta duração (segundos a minutos) e recorrentes, desencadeadas pelos fatores anteriormente descritos, mas, em alguns casos, podem ser prolongadas por dias. O prognóstico é favorável, uma vez que os sintomas têm resolução espontânea na maioria dos casos.

Embora a real incidência seja desconhecida, a fístula perilinfática é um comprometimento raro do labirinto e acomete aproximadamente 2% dos pacientes em ambulatórios especializados.

Anamnese

Em geral, a fístula perilinfática causa um início agudo de sintomas vestibulares, audiológicos ou, ainda, uma associação destes. Esses sintomas, que podem iniciar dias após o evento causador, incluem crises de vertigem, desequilíbrio, vertigem posicional, hipoacusia/anacusia súbitos e sensação de plenitude de ouvido. Por ter um curso geralmente subagudo ou crônico, todo paciente com quadros recorrentes de vertigens e/ou sintomas audiológicos desencadeados por situações que estão relacionadas à realização de manobra de Valsalva – tais como pegar peso, tossir, espirrar, prensa abdominal (ato da defecação), ruídos intensos (fenômeno de Tullio), voos, passeios de carro atravessando regiões com montanhas, mergulhos, entre outros – deve ser investigado para a possibilidade de fístula perilinfática.

Esses pacientes podem ainda simular quadros de outras desordens vestibulares e audiológicas mais frequentes, tais como hidropisia endolinfática, DM, deiscência de canal, enxaqueca vestibular, mal do desembarque, tontura postural perceptual persistente e disfunção da tuba de Eustáquio, tornando seu diagnóstico ainda mais desafiador.

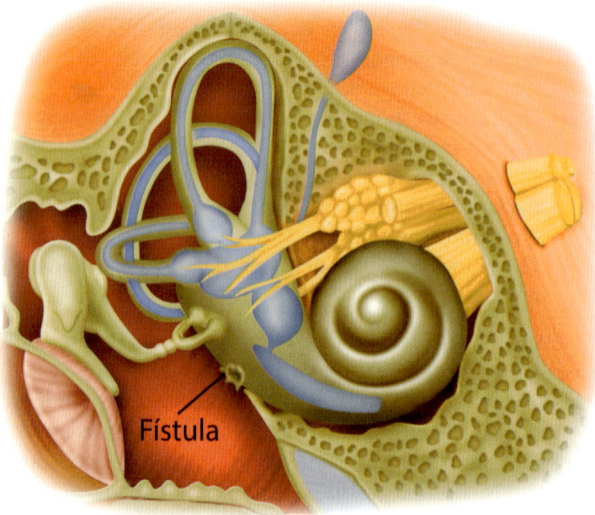

Figura 136.2 Ruptura da janela redonda, com extravasamento da perilinfa para o ouvido médio.

Pacientes com histórico de otite média crônica são especialmente vulneráveis a desenvolver fístula perilinfática, uma vez que, formado o colesteatoma, este gera uma erosão da porção petrosa do osso temporal, onde encontra-se alojado o labirinto, o que facilita o surgimento da fístula.

Diagnóstico

O diagnóstico tem sido uma tarefa difícil desde sua descoberta há quase 1 século. Inespecificidade dos sintomas, falta de um biomarcador da doença, ou seja, a suspeita clínica diante de um quadro clínico sugestivo relacionado temporalmente a um evento que seja reconhecidamente um fator de risco para a ocorrência de fístula perilinfática. Alguns exames complementares podem corroborar a hipótese diagnóstica tais como: audiometria, vectoeletronistagmografia (VENG), potencial evocado miogênico vestibular (VEMP). A ocorrência do fenômeno de Tullio (vertigem induzida por ruído intenso) durante a audiometria pode corroborar a hipótese de fístula perilinfática, mas não é exclusiva dessa patologia, podendo também ocorrer na deiscência de canal semicircular.

A audiometria e a VENG são importantes ferramentas para se estabelecer o lado da fístula. A primeira poderá detectar perda auditiva neurossensorial ipsilateral, e a VENG poderá evidenciar o nistagmo durante a aplicação de ruído intenso ou pressão no conduto auditivo externo.

Por décadas, a metodologia considerada "padrão-ouro" para o diagnóstico de fístula era a visualização intraoperatória do extravasamento de perilinfa com a subsequente resolução clínica após sua correção cirúrgica. No entanto, trata-se de uma metodologia subjetiva, pois não existem critérios objetivos sobre o que seria essa visualização de extravasamento de perilinfa durante o intraoperatório. Atualmente, com a melhora significativa da resolução dos métodos de imagem (tomografia computadorizada e ressonância magnética), a necessidade de se lançar mão de procedimentos invasivos cirúrgicos para a avaliação da existência ou não de fístulas vem decrescendo. Os tomógrafos de alta resolução facilitaram a detecção de sinais radiológicos, tais como pneumolabirinto (presença de ar na cóclea, janela redonda e canais semicirculares), ou a presença de fluidos na janela redonda ou na janela oval. Essas técnicas também são importantes para excluir outras causas de síndrome de terceira janela, tais como deiscência de canal semicircular superior e posterior.

Tratamento

As modalidades terapêuticas da fístula perilinfática são duas: tratamento conservador ou cirúrgico. A escolha da modalidade terapêutica vai depender da etiologia da fístula e da severidade dos sintomas. Quando a causa da fístula é conhecida, o tratamento preferencialmente é cirúrgico. Do contrário, pode-se manejar de forma conservadora. O tratamento conservador consiste em orientar o paciente a adotar uma rigorosa restrição de sua atividade física, em especial aqueles movimentos ou aquelas atividades que desencadeiam os sintomas, até a resolução destes. Se esses sintomas não se resolverem ou nem mesmo atingirem um platô, a intervenção cirúrgica deve ser considerada, não devendo-se protelá-la sob risco de perda auditiva e lesão vestibular irreversíveis.

DEISCÊNCIA DE CANAL

Quadro clínico e anamnese

A deiscência de canal semicircular é uma síndrome clínica (síndrome de deiscência de canal [SDC]) descrita por Minor et al. em 1998 e caracterizada por crises recorrentes e de curta duração de sintomas vestibulares, tais como vertigem e/ou oscilopsia, associados ou não a sintomas auditivos (hipoacusia, zumbido etc.), induzidas por sons intensos (fenômeno de Tullio), mudanças na pressão do canal auditivo externo (sinal de Hennebert) ou ainda por manobra de Valsalva. O canal semicircular predominantemente acometido é o superior, havendo ainda relatos de comprometimento do canal semicircular posterior. É, portanto, um subtipo de fístula perilinfática. Para muitos autores, é a mais frequente forma de fístula, apesar de subdiagnosticada.

A denominação "síndrome" advém das múltiplas manifestações clínicas possíveis em pacientes com tal patologia, mimetizando síndromes otológicas variadas, com uma combinação de sintomas auditivos e/ou vestibulares, tais como autofonia (escutar a própria voz desproporcionalmente alta), amplificação de sons internos (p. ex., sons da mastigação), zumbido pulsátil, vertigem e/ou oscilopsia desencadeados por sons de elevada intensidade (p. ex., sons metálicos), hipoacusia, hiperacusia, sensação de plenitude em conduto auditivo, nistagmo evocado com estímulo auditivo intenso (fenômeno de Tullio).

Pode haver ainda a percepção de desequilíbrio crônico em decorrência dos deslocamentos dos fluidos do labirinto em resposta às alterações da pressão intracraniana que ocorrem em função das pulsações cerebrais, dos movimentos ventilatórios ou ainda das mudanças de posição da cabeça.

O achado de pacientes com tomografia sugestiva de deiscência de canal, porém completamente assintomáticos, também é descrito.

Epidemiologicamente, a deiscência de canal acomete pacientes em quaisquer faixas etárias, porém com predominância entre a quarta e quinta décadas de vida, com acometimento uni ou bilateral com predominância à esquerda (2:1). Tal característica epidemiológica intriga pesquisadores quanto à sua patogênese.

Fisiopatologia

A teoria vigente até o momento é de patologia congênita com provável caráter genético, caracterizando uma descontinuidade no depósito ou na maturação óssea das paredes dos canais semicirculares, em especial o superior, mas também do anterior.

Essa teórica fragilidade do arcabouço ósseo dos canais semicirculares seria o fator predisponente para uma eventual ruptura do canal, secundária à rotura da dura-máter ou ao trauma mínimo do osso temporal. Tal patogênese, *per se*, não justificaria o acometimento em faixas etárias mais avançadas inerentes a essa síndrome. A justificativa para tal prevalência seria um balanço negativo progressivo no metabolismo ósseo do labirinto, promovendo a deiscência em locais com alteração congênita prévia dessas estruturas.

Essa condição, assim como a fístula perilinfática, compõem a chamada "síndrome da terceira janela móvel" (sendo as duas outras as janelas oval e redonda). Normalmente, o aumento da pressão no interior do ouvido interno via janela oval é aliviado pela janela redonda. Entretanto, quando ocorre uma abertura adicional de uma nova "janela" na região apical do canal semicircular superior, a biomecânica do ouvido interno fica alterado. A energia da onda sonora entrando pela janela oval a partir do estribo (ouvido médio) é parcialmente desviada da cóclea e é encaminhada em direção à deiscência no ápice do canal semicircular superior.

Essa alteração gera uma falha na condução óssea da onda sonora, gerando perda auditiva condutiva para sons de baixas frequências vista nas audiometrias tonais, além de baixos limiares no exame de VEMP cervical e altos limiares no VEMP ocular. Podemos ainda observar movimentos oculares típicos do plano do canal semicircular superior induzidos por som ou pressão aplicados no conduto auditivo da orelha afetada ou por manobra de Valsalva.

Diagnóstico

O diagnóstico nosológico dessa síndrome é um desafio, tanto pelas múltiplas manifestações possíveis, mimetizando síndromes otológicas bem definidas, quanto por demandar propedêutica de pouca disponibilidade em grande parte dos serviços, visto que o padrão-ouro para a confirmação diagnóstica é a tomografia computadorizada de alta resolução.

A propedêutica neurológica preconizada para o diagnóstico baseia-se no pressuposto de que todos os pacientes com sintomas vestibulares e perda auditiva de condução devam ser investigados clinicamente para deiscência de canal.

Inicialmente, é necessária uma avaliação clínica detalhada, atentando-se para: o fenômeno de Tullio (nistagmo evocado por sons altos ipsilateralmente à lesão), autofonia, vertigem induzida por sons altos ou mudanças de pressão no labirinto ósseo, hipoacusia, zumbidos, dentre outros. Além disso, quando realizado o teste de Weber, ocorre lateralização do teste para o lado afetado pela SDC. O teste de Rine é negativo bilateralmente. O nistagmo vertical-torção induzido por um teste de fístula (aplicação de pressão no conduto auditivo externo) é bem evidenciado pelos óculos de Frenzel. Tais avaliações clínicas são complementadas por um exame audiológico detalhado com: audiometria tonal limiar, timpanometria e teste do reflexo acústico, que se encontra normal nesses pacientes.

A audiometria apresentou perda condutiva óssea em 86% dos pacientes com SDC. O teste do reflexo acústico estava presente em pacientes com SDC e ausente após correção cirúrgica da deiscência. O VEMP apresenta elevadas sensibilidade (91,4%) e especificidade (95,8%), e o que se encontra são valores abaixo dos de referência em grande parte dos pacientes com SDC. Tais valores abaixo dos valores de referência são justificados pela teoria da terceira janela de energia acústica gerando um *shunt* de energia para o lado da deiscência. Demonstrou-se que uma avaliação audiológica detalhada tem o poder de rastrear e selecionar os pacientes com maior suspeição para SDC, os quais deverão seguir a investigação por meio da realização do exame considerado "padrão-ouro" no diagnóstico da SDC, que é a tomografia de osso temporal de alta resolução e reconstrução multiplanar (Figura 136.3).

A tomografia de osso temporal de alta resolução isolada, sem associação com a avaliação clínica e audiológica completa, além de ser um exame de custo elevado, detectou de forma hiperestimada a SDC, principalmente em pacientes com a alteração congênita constituindo paredes finas na formação do canal semicircular superior. Os cortes devem ser finos, menores que 1 mm (idealmente 0,625 mm ou menos).

A ressonância magnética também pode ser utilizada para avaliação dos canais semicirculares, principalmente as sequências pesadas em T2, sendo a perda do habitual sinal de água do fluido do canal semicircular indicativo de deiscência.

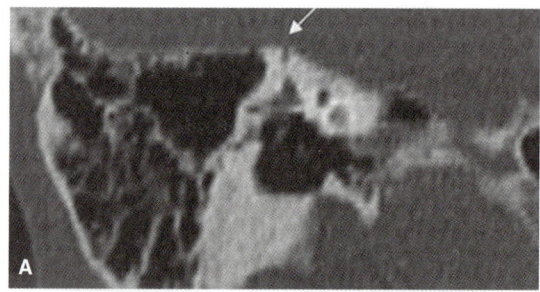

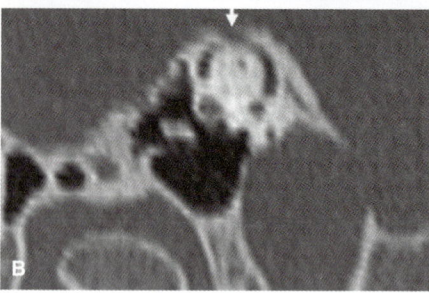

Figura 136.3 Imagens de tomografia de alta resolução de osso temporal direito mostrando deiscência do canal semicircular posterior (indicadas pelas *setas*).

Atualmente, os critérios diagnósticos para a deiscência de canal semicircular são os propostos pelo consenso para a classificação internacional dos distúrbios vestibulares da Bárány Society, publicado em 2021. Pelos critérios diagnósticos propostos, todos os seguintes requisitos devem ser preenchidos:

1. Pelo menos um dos seguintes sintomas consistentes com a presença de uma "terceira janela móvel" no ouvido interno:
   - Hiperacusia de condução óssea
   - Vertigem induzida por som e/ou oscilopsia temporalmente relacionada ao estímulo
   - Vertigem induzida por pressão e/ou oscilopsia temporalmente relacionada ao estímulo
   - Zumbido pulsátil.
2. Pelo menos um dos seguintes sinais ou testes diagnósticos consistentes com a presença de uma "terceira janela móvel" no ouvido interno:
   - Nistagmo característico de excitação ou inibição do canal semicircular superior afetado, evocado por som ou alterações da pressão do ouvido médio ou da pressão intracraniana
   - Perda auditiva na condução óssea para sons de baixas frequências na audiometria tonal limiar
   - Intensificação nas respostas do VEMP (limiares do VEMP cervical baixo ou aumento nas amplitudes do VEMP ocular).
3. Tomografia de alta resolução de osso temporal com reconstrução multiplanar demonstrando deiscência de canal semicircular superior.
4. Não melhor explicado por outro distúrbio ou desordem vestibular.

A SDC é uma entidade nosológica complexa, caracterizada por múltiplas manifestações clínicas possíveis, sendo encontrada com frequência em pacientes com diagnóstico de vertigem idiopática avaliados no *post mortem*. Tal achado nos mostra a necessidade de se pensar e rastrear essa síndrome como possível diagnóstico diferencial em casos de sintomas auditivos e vestibulares associados.

137

Vertigem Posicional

Aline M. Kozoroski Kanashiro • William Luciano de Carvalho • Cristiana B. Pereira

INTRODUÇÃO

As síndromes vestibulares que se manifestam com episódios recorrentes de vertigem são as mais frequentes nos ambulatórios de Distúrbios Vestibulares. Diante desse sintoma, é de fundamental importância diferenciar se os episódios são espontâneos ou posicionais, pois trata-se de doenças totalmente distintas. As vertigens recorrentes já foram abordadas no Capítulo 136, *Vertigem Recorrente*. Entre as vertigens posicionais, a vertigem posicional paroxística benigna (VPPB) é a causa mais frequente e, embora não seja uma doença grave, seu diagnóstico e tratamento assumem grande importância devido à redução da qualidade de vida dos pacientes que convivem com as crises de vertigem. Além disso, seus sintomas podem estar associados a quadros de depressão, ansiedade, isolamento pelo medo da vertigem, quedas, além de afastamento do trabalho dependendo da atividade exercida pelo paciente. Aqui veremos também que é fundamental realizar o diagnóstico diferencial com a vertigem posicional central (VPC), que é decorrente de comprometimento de estruturas de fossa posterior, ou seja, de potencial gravidade.

VERTIGEM POSICIONAL PAROXÍSTICA BENIGNA

A VPPB é uma síndrome vestibular posicional periférica caracterizada por crises de vertigem de curta duração, de segundos a poucos minutos, desencadeadas por mudanças na posição da cabeça. Foi primeiramente descrita por Bárány em 1921, e o termo VPPB foi instituído por Dix e Hallpike em 1952. É uma síndrome vestibular periférica de fácil diagnóstico e com tratamento geralmente bem sucedido com as manobras terapêuticas, porém sua verdadeira frequência ainda é subestimada devido à falta de reconhecimento pelos profissionais de saúde nas unidades de atendimento primário.

Epidemiologia

A VPPB é uma das causas mais comuns de vertigem em todo o mundo, com uma prevalência ao longo da vida de 2,4% da população geral e 1,6% em 1 ano. A incidência anual é em torno de 0,6%. Nos ambulatórios especializados, representa 25% de todos os atendimentos e 90% das vertigens recorrentes de curta duração. Estima-se que apenas 30% dos pacientes recebem o diagnóstico correto e apenas 20% desses recebem tratamento adequado. Seu tratamento é o mais efetivo entre todas as outras causas de vertigem, com índice de resolução superior a 90%, mas com taxa de recorrência de aproximadamente 50% em 10 anos de seguimento.

As mulheres são duas vezes mais afetadas que os homens, e sua incidência e prevalência aumentam com a idade, de modo que pacientes com mais de 60 anos são sete vezes mais acometidos quando comparados com indivíduos com menos de 40 anos. Portanto, deve ser considerada como uma das causas de quedas em idosos, levando à redução da qualidade de vida, a um maior grau de dependência, atitude de insegurança durante a marcha e até mesmo traumas e fraturas.

Fisiopatologia

A VPPB é causada pelo deslocamento de cristais de carbonato de cálcio, denominados "otólitos" ou "otocônias", que, em situações normais, estão aderidos à mácula do utrículo. Devido a situações diversas, os otólitos se destacam da mácula do utrículo e entram para o lúmen de um dos canais semicirculares (CSCs). Dentro do CSC, os otólitos podem permanecer flutuando livremente na endolinfa (canalolitíase) ou aderir à cúpula que está dentro da ampola do CSC (cupulolitíase).

Na canalolitíase, durante os movimentos da cabeça, os otólitos causam um movimento anômalo da endolinfa com consequente inclinação anormal da cúpula dentro da ampola do CSC. Dependendo da deflexão da cúpula (ampulípeta ou ampulífuga) e do CSC acometido, resultará em despolarização ou hiperpolarização das células ciliadas, com aumento ou diminuição do tônus vestibular e aparecimento do nistagmo e dos sintomas da VPPB.

A outra fisiopatologia aceita para explicar a VPPB é a cupulolitíase, na qual os otólitos permanecem aderidos à cúpula da ampola. Quando o paciente movimenta a cabeça, a cúpula do lado acometido se inclina para baixo devido à ação da força da gravidade, causando despolarização ou hiperpolarização das células ciliadas desse canal.

Esse estímulo anormal exercido pelos otólitos no CSC afetado resulta na indução do reflexo vestíbulo-ocular e ativação de pares específicos de músculos extrínsecos oculares, a depender do canal afetado, gerando um nistagmo característico, compatível, assim, com o canal comprometido.

A teoria da canalolitíase explica as características do nistagmo observado durante um ataque da VPPB da seguinte maneira:

1. Latência: tempo necessário para as partículas iniciarem o movimento desencadeado pela força da gravidade.
2. Curta duração do nistagmo e da vertigem: as partículas atingem o ponto mais inferior do CSC e cessa o estímulo.
3. Fatigabilidade: ocorre fragmentação das partículas, com menor efeito no movimento anormal da endolinfa.
4. Reativação da vertigem após períodos de repouso: com o tempo, ocorre formação de novas partículas ou há reagregação daquelas fragmentadas.
5. Inversão do nistagmo: ao se fazer o movimento da cabeça no sentido contrário, as partículas também fazem um movimento na direção contrária e a deflexão da cúpula é oposta à inicial, invertendo a direção do nistagmo.

Etiologia

O mecanismo que leva ao desprendimento e deslocamento dos otólitos da mácula do utrículo não é ainda totalmente compreendido, porém existem indícios de que ocorram mudanças degenerativas maculares, as quais levariam à alteração da consistência da camada gelatinosa da membrana otolítica, favorecendo a saída dos otólitos do utrículo e entrada no CSC. Entre as prováveis etiologias da VPPB estão: trauma craniano, exercícios de alto impacto, procedimentos cirúrgicos (p. ex., com uso de brocas), decúbito por períodos prolongados, alteração anatômica da orelha interna (VPPB secundária) e neurite vestibular prévia. Outros fatores de risco para a ocorrência de VPPB são doença de Ménière, migrânea vestibular, mas, em até 50% dos pacientes, a causa da VPPB permanece obscura (VPPB idiopática). Nos últimos anos, estudos mostraram outras condições que podem predispor ao desprendimento dos otólitos da mácula do utrículo, tais como osteopenia, osteoporose, deficiência de vitamina D, alterações degenerativas relacionadas à idade, causas isquêmicas e surdez súbita.

Quadro clínico

A VPPB é notadamente uma doença autolimitada, com resolução espontânea em muitos casos. Essas remissões espontâneas são atribuídas tanto ao autorreposicionamento dos otólitos, conseguido naturalmente por movimentos cefálicos corriqueiros sem, portanto, ter-se realizado qualquer manobra de reposicionamento, quanto pela dissolução dos otólitos pela endolinfa.

O quadro clínico típico é caracterizado por episódios recorrentes de vertigem torcional súbita e de curta duração (segundos a poucos minutos) desencadeados por movimentos cefálicos bruscos, tais como deitar-se ou levantar-se da cama, olhar para cima ou para baixo (flexão e extensão da cabeça), rodar de um lado para o outro na cama.

A observação durante a anamnese de que os episódios ocorrem comumente ao se deitar, com movimentos da cabeça para os lados quando já deitado ou aos primeiros movimentos após o despertar é uma pista importantíssima e valiosa para o diagnóstico. Em geral há uma consciência de que o quadro é desencadeado por movimentos cefálicos bruscos, levando o paciente a uma série de limitações e adaptações de suas atividades diárias a fim de evitar ou diminuir a intensidade dos sintomas. Pacientes relatam, por exemplo, dormir com muitos travesseiros ou sentado em uma cadeira, evitando assim uma alavanca de movimento muito ampla capaz de promover o deslocamento dos otólitos no interior do CSC, o que acarretaria a geração do nistagmo e a sensação de vertigem decorrente desse.

A vertigem comumente é acompanhada de náuseas, vômitos e sudorese profusa. Após a ocorrência de vários episódios, o paciente pode apresentar uma sensação de desequilíbrio prolongado ou constante, associado ao quadro de disautonomia secundário à vertigem ou a uma grande insegurança em relação ao movimento (medo de desencadear a vertigem). Isso resulta em uma interpretação errônea de que a vertigem é prolongada, sendo esse um fator confundidor comum na anamnese e que pode conduzir a um diagnóstico equivocado de episódio de vertigem prolongado ou até mesmo de vertigem contínua. Desse modo, é muito importante que a anamnese seja cuidadosa, tentando ajudar o paciente a diferenciar a crise vertigem de curta duração da sensação de mal-estar desencadeada pelo reflexo vagal associado à náusea e aos vômitos, e também da insegurança que pode advir após episódios sucessivos de vertigem.

O diagnóstico de VPPB torna-se menos provável quando a história não é típica, por exemplo, quando há a ocorrência de vertigem ou tontura na ausência de mudança de posição da cabeça (p. ex., quando já está deitado), ou apenas durante a posição supina ou durante a marcha, ou ao se levantar rapidamente, sugerindo hipotensão ortostática, ou com um movimento cefálico brusco (p. ex., rotação cefálica ao atravessar uma rua), o que sugere compensação insuficiente de lesão vestibular unilateral.

Por se tratar de uma doença que acomete exclusivamente o labirinto vestibular, a ausência de sintomas cocleares relacionados aos episódios de vertigem é muito importante para o diagnóstico diferencial da VPPB. Lembrando, é claro, de não descartar a possibilidade de VPPB caso o paciente tenha zumbido crônico de início anterior ao quadro clínico de vertigem, uma vez que os idosos são os mais acometidos pela VPPB e a ocorrência de presbiacusia (uma condição geradora de zumbido) na população idosa também é comum. Nesse caso, os sintomas cocleares, tais como zumbido e hipoacusia, não são relacionados aos episódios de vertigem, tratando-se, assim, de uma comorbidade.

Diagnóstico

O diagnóstico da VPPB baseia-se nos dados clínicos típicos extraídos por uma anamnese cuidadosa e nos achados do exame neuro-otológico (presença do nistagmo típico), sendo desnecessário o uso de exames complementares nos casos típicos.

A VPPB pode envolver qualquer um dos CSCs, geralmente de forma isolada, e raramente comprometer dois ou mais canais. O canal semicircular posterior (CP) é o mais acometido (80 a 90%) de todos por conta da anatomia do labirinto, que favorece a migração dos otólitos para seu interior, sendo seguido em frequência pelo canal horizontal (CH) (10 a 20%) e pelo canal anterior (CA) (1 a 2%). O acometimento bilateral pode ocorrer em até 10% dos casos. Pacientes que desenvolvem VPPB secundária a trauma craniano são mais propensos a apresentarem envolvimento bilateral.

O diagnóstico é firmado pela observação do nistagmo típico, desencadeado pela realização das manobras diagnósticas.

Vertigem posicional paroxística benigna de canal posterior (VPPB-CP)

O diagnóstico da VPPB-CP é feito por meio da observação das características típicas do nistagmo desencadeado pelas manobras diagnósticas, entre elas, a manobra de Dix-Hallpike (Figura 137.1), descrita em 1952, e a manobra de manobra posicional lateral (Figura 137.2). Ambas as manobras são eficazes para diagnóstico, devendo ser realizadas rapidamente, uma vez que movimentos lentos não desencadeiam a crise de vertigem da VPPB, e se possível deve-se usar óculos de Frenzel, que facilitam a observação do nistagmo.

O objetivo de cada uma das manobras diagnósticas é realizar um movimento com a cabeça no plano do CP, aumentando, assim, a eficácia da manobra em deslocar o cálculo dentro do canal e provocar a vertigem e nistagmo típicos. Para o diagnóstico da VPPB-CP por canalolitíase, é importante observar a ocorrência das seguintes características típicas do nistagmo:

- Latência: o nistagmo e a vertigem iniciam-se poucos segundos após deitar o paciente
- Duração curta: o nistagmo dura menos de 1 minuto
- Direção do nistagmo com dois componentes: (1) vertical para cima e (2) torcional para a lado comprometido ("orelha de baixo"), isto é, torcional no sentido horário na VPPB-CP esquerda e torcional anti-horário na VPPB-CP direita (do ponto de vista do examinador)

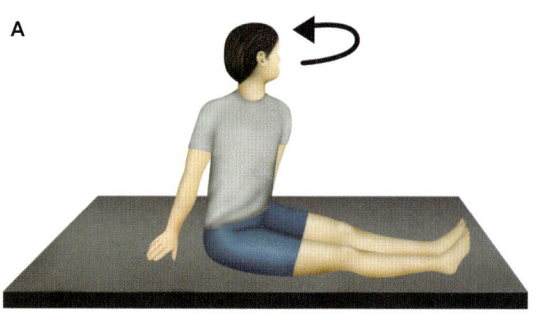

Figura 137.1 Manobra de Dix-Hallpike. **A.** A cabeça é rodada 45° para o lado que será examinado. **B.** O paciente é rapidamente colocado em decúbito dorsal até que a cabeça fique abaixo do nível da maca, com leve hiperextensão do pescoço, e mantendo a posição da cabeça rodada 45° em relação ao tronco.

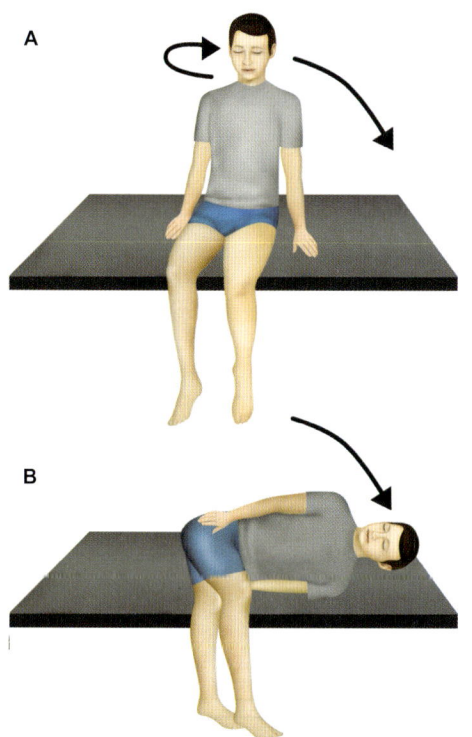

Figura 137.2 Manobra posicional lateral. **A.** A cabeça do paciente é rodada 45° para o lado oposto ao que se pretende examinar. **B.** O paciente é rapidamente colocado em decúbito lateral para o lado que está sendo examinado, mantendo a posição da cabeça rodada em relação ao tronco.

- Inversão do nistagmo: após o paciente retomar a posição inicial sentada poderá ser observada a ocorrência de um nistagmo batendo na direção oposta (devido ao movimento dos otólitos na direção oposta em relação àquele realizado ao deitar)
- Fatigabilidade: após manobras sucessivas o nistagmo e a vertigem diminuem de intensidade, podendo inclusive desaparecer.

Em 2015, o Comitê para a classificação das desordens vestibulares da Sociedade de Bárány publicou os critérios diagnósticos para a VPPB, sendo os critérios diagnósticos para a VPPB-CP por canalolitíase os seguintes:

- Ataques recorrentes de vertigem posicional ou tontura posicional provocada por mudança de posição ao deitar ou ao se levantar
- Duração dos ataques < 1 minuto
- Nistagmo posicional elicitado após uma latência de 1 ou poucos segundos pela manobra de Dix-Hallpike ou manobra posicional lateral (manobra diagnóstica de Semont). O nistagmo é uma combinação de nistagmo torcional com o polo superior dos olhos batendo na direção da orelha inferior combinado com nistagmo vertical batendo para cima (na direção da testa), tipicamente durando menos que 1 minuto
- Não é atribuído a outra desordem.

Não há necessidade de exames subsidiários, e o registro com eletronistagmografia, além de desnecessário quando realizado de maneira isolada sem o exame clínico, não é suficiente para o diagnóstico, pois, por meio desse exame, não é possível verificar o componente torcional do nistagmo, conforme os critérios descritos anteriormente.

Na prática clínica, no entanto, de modo ocasional podemos nos deparar com a seguinte situação: um paciente com história típica de VPPB sem a presença de nistagmo às manobras diagnósticas no momento da avaliação. Como a presença do nistagmo típico de cada canal é essencial para o diagnóstico dessa condição, sua ausência impede que se confirme de maneira definitiva esse diagnóstico. Vários estudos analisaram pacientes com quadro clínico típico, porém sem o nistagmo confirmatório durante a avaliação clínica. Existem várias hipóteses que podem justificar tal fato: a) a fatigabilidade do nistagmo após provocações repetidas do mesmo; b) uso de drogas depressoras do sistema vestibular; c) redução ou supressão do nistagmo pela fixação ocular (tornando-se aparente apenas com o uso dos óculos de Frenzel); d) vertigem posicional de etiologia distinta da VPPB; e) otólitos com densidade, volume e número insuficientes para desencadear o nistagmo; e f) autorresolução (por reposicionamento espontâneo dos otólitos ou dissolução dos mesmos pela endolinfa).

Os principais diagnósticos diferenciais são VPPB de outro canal que não o posterior (Tabela 137.1), paroxismia vestibular, deiscência de CSC e VPC causada por lesão dos núcleos vestibulares ou do cerebelo caudal (ver capítulos e itens específicos). A distinção baseia-se principalmente nas características do nistagmo.

Tratamento da VPPB-CP

Em 1980, Brandt e Daroff propuseram a primeira sequência de exercícios para tratamento da VPPB, a manobra terapêutica de Brandt-Daroff. Inicialmente sentado, o paciente deve virar a cabeça para um dos lados e se deitar rapidamente para o outro lado, aguardar até cessar a vertigem, sentar-se de novo. Em seguida, o paciente deve realizar a manobra para o outro (Figura 137.3). Os exercícios devem ser realizados em várias sessões diárias, e, em cada uma delas, a sequência de movimentos deve ser repetida até que o paciente não apresente mais vertigem.

Após a descrição dessa primeira manobra, foram descritas outras para o tratamento da VPPB, sendo as mais utilizadas a de Semont (Figura 137.4) e a de Epley (Figura 137.5).

Tabela 137.1 Características do nistagmo na vertigem posicional paroxística benigna (VPPB) de canais posterior, horizontal e anterior (canalolitíase).

Parâmetro	VPPB-CP	VPPB-CH	VPPB-CA
Latência	Presente	Ausente	Pode estar presente
Duração	5 a 30 s	10 a 60 s	Até 60 s
Direção	Rotatório no sentido do canal estimulado (em direção à orelha inferior) associado a movimento vertical para cima	Horizontal geotrópico (bate em direção ao solo) em qualquer posição lateral da cabeça	Rotatório em direção ao lado afetado associado a componente vertical para baixo

CA: canal semicircular anterior; CH: canal semicircular horizontal; CP: canal semicircular posterior.

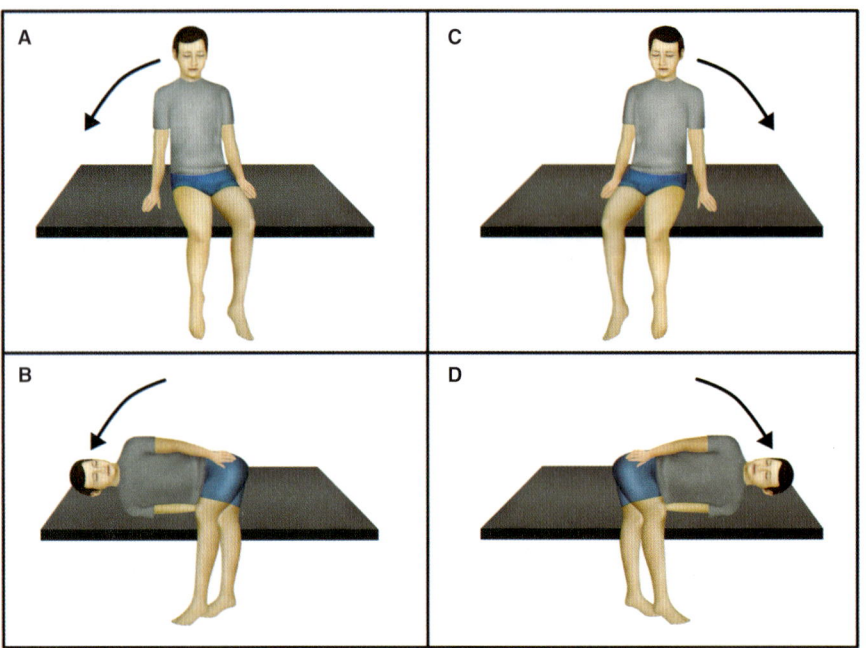

Figura 137.3 Manobra de Brandt-Daroff. **A** e **B.** O paciente vira a cabeça 45º para o lado esquerdo e deita para o direito. Permanece nessa posição por 30 segundos, ou até melhorar a vertigem, antes de se levantar. **C** e **D.** O paciente, dessa vez, vira a cabeça para o lado direito e deita para o esquerdo.

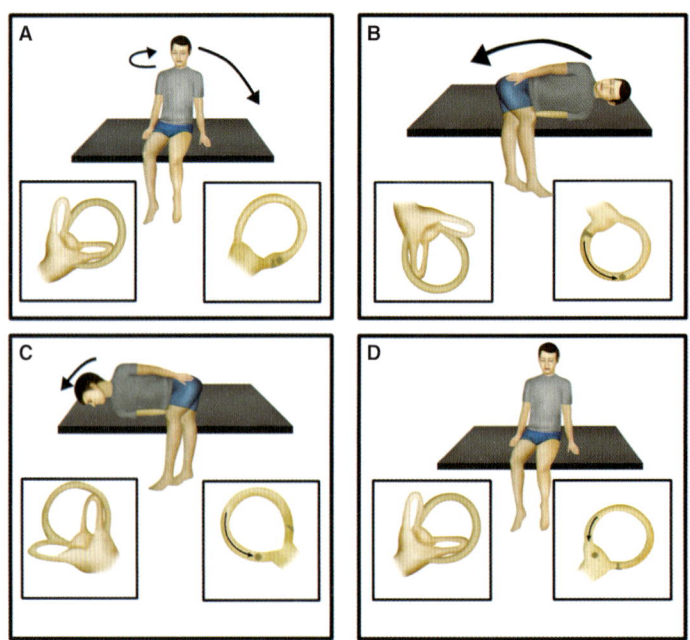

Figura 137.4 Manobra de Semont. Em cada uma das posições é demonstrado o labirinto comprometido (esquerdo), na perspectiva do examinador, assim como o movimento dos fragmentos dentro do canal semicircular. **A.** A cabeça do paciente é rodada 45º para o lado bom. **B** e **C.** Em seguida, o doente é deitado para o lado comprometido. Depois, rapidamente ele é colocado em decúbito no outro lado, mantendo a posição da cabeça em relação ao tronco, isto é, ele olha para baixo, com o nariz encostado na maca. **D.** Lentamente o paciente é colocado sentado.

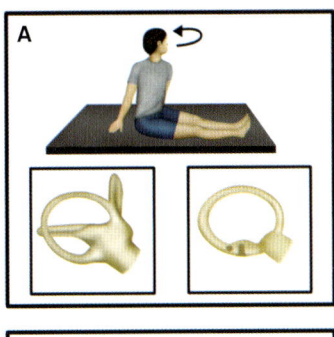
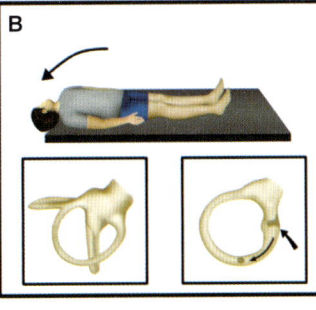
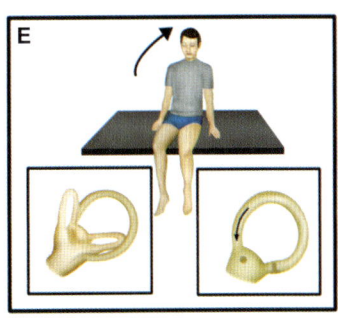
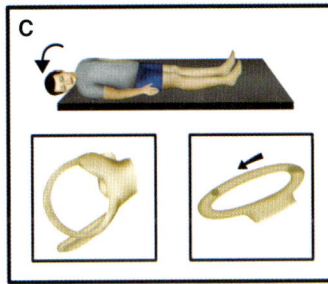
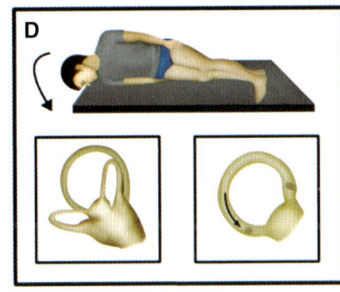

Figura 137.5 Manobra de Epley. Estão representados o labirinto comprometido (esquerdo), na perspectiva do examinador, assim como o movimento do cálculo através do canal semicircular. **A** e **B.** A cabeça do paciente é rodada 45º para o lado comprometido, e, em seguida, ele é rapidamente deitado para trás, mantendo a posição da cabeça em relação ao tronco. **C** e **D.** A cabeça e o tronco são rodados lentamente em direção ao lado bom, até o nariz estar virado para o chão. **E.** Lentamente o paciente é colocado sentado.

Na manobra de Semont, a cabeça do paciente é rodada 45º para o lado bom, e, em seguida, o paciente é deitado para o lado comprometido. Permanece nessa posição por 1 minuto (ou até melhorar a vertigem). Depois, o paciente deve fazer um movimento rápido da cabeça e do corpo para o lado oposto, de 180º, até o nariz encostar na maca, permanecendo nessa nova posição por mais 1 minuto, ou até melhorar a vertigem. Por fim, é colocado lentamente na posição sentada. A manobra pode ser realizada uma, duas ou mais vezes em uma mesma consulta, dependendo da tolerância do paciente (alguns pacientes apresentam náuseas e vômitos durante o tratamento). Quando a manobra é eficaz, ao ser repetida, o paciente não terá vertigem nem nistagmo. Caso a manobra não tenha sido eficaz, poderá ser repetida após 1 semana. O paciente deve evitar permanecer deitado e, ao dormir, manter a cabeceira elevada nos primeiros dias após a manobra. No trabalho original, obtiveram-se 84% de resolução com uma manobra e 93% com duas manobras.

A manobra de Epley, por sua vez, é realizada da seguinte maneira: a cabeça do paciente é rodada para o lado comprometido, e, em seguida, ele é rapidamente deitado para trás, em decúbito dorsal, com a cabeça estendida abaixo do nível do leito, apoiada pelo examinador. Nessa posição, aguardar 1 minuto ou até melhorar a vertigem. A seguir, a cabeça e o tronco do paciente são rodados lentamente para o lado bom, até a cabeça e o nariz do paciente estarem direcionados para o chão. Novamente aguardar 1 minuto ou até melhorar a vertigem. Por fim, o doente é colocado de novo na posição sentada, bem devagar. Toda a sequência pode ser repetida na mesma sessão até que não se observe mais nistagmo (e enquanto o paciente tolerar a manobra). O paciente deve ser reavaliado após 1 a 2 semanas e, caso permaneça sintomático, o tratamento deverá ser repetido. O autor relata 80% de resolução após uma sessão e 97% após duas sessões.

Logo após as descrições iniciais dessas manobras, havia também a orientação de que o paciente deveria manter a cabeça na posição vertical por 48 horas após o tratamento, mas trabalhos subsequentes não confirmaram essa necessidade.

Vertigem posicional paroxística benigna de canal semicircular horizontal (VPPB-CH)

São descritas duas variantes para o canal horizontal, a canalolitíase (VPPB-CanH), mais comum, e a cupulolitíase (VPPB-CupH), mais rara, sendo as crises desencadeadas principalmente por rotação da cabeça na posição supina. Entre as manobras diagnósticas para a VPPB-CH estão o teste de rotação supina (*supine roll test*), sendo o paciente colocado em decúbito dorsal (posição supina), com a cabeça elevada a 30° do nível da maca, e se faz uma rotação rápida da cabeça dele para o lado direito, para, então, observar o nistagmo até ele desaparecer. Em seguida, deve-se posicionar novamente a cabeça do paciente para a posição supina, bem devagar para não elicitar o nistagmo, e a partir dessa posição, realizar o teste para o outro lado (Figura 137.6). Outra manobra diagnóstica da VPPB-CH é a pesquisa do nistagmo induzido ao deitar em decúbito dorsal (*lying down nystagmus test*), na qual o paciente, a partir da posição sentada, é colocado em decúbito dorsal com a cabeça virada para frente (sem rotação). Quando a manobra é positiva, há o aparecimento de nistagmo que pode ser sugestivo de canalolitíase ou cupulolitíase do CH.

As manobras de Dix-Hallpike e posicional lateral também podem desencadear o nistagmo e a vertigem do canal horizontal.

Na VPPB-CanH, as crises de vertigem podem durar de 10 até 60 segundos. No teste de rotação supina, o nistagmo é horizontal, transitório e bate na direção do solo (geotrópico) independente do lado para o qual a cabeça é virada durante a manobra posicional, sendo mais intenso do lado sintomático. O nistagmo inicia sem latência ou com uma latência mínima e não mostra fatigabilidade com manobras provocadoras repetitivas. No entanto, algumas vezes pode ser difícil determinar em qual lado o nistagmo foi mais intenso. Ao deitar o paciente para trás (*lying down test*), os otólitos que flutuam livremente na endolinfa do CH se afastam da ampola, resultando em um estímulo inibitório no canal afetado e um nistagmo batendo para o lado bom. Essa manobra contribui para a o diagnóstico do lado da VPPB-CanH.

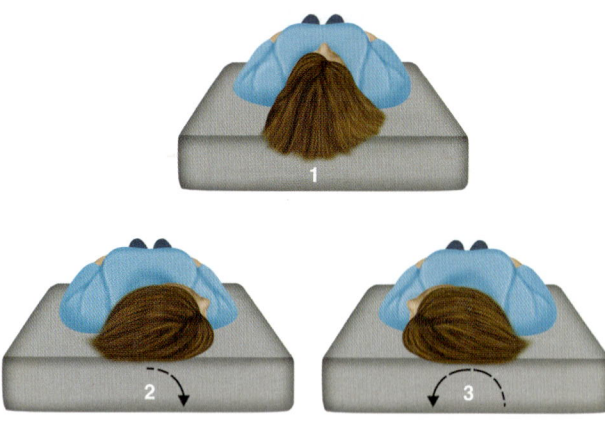

Figura 137.6 Teste da rotação supina (*supine roll test*) para diagnóstico da VPPB-CH. O paciente, em posição supina (decúbito dorsal), tem a cabeça virada para os dois lados.

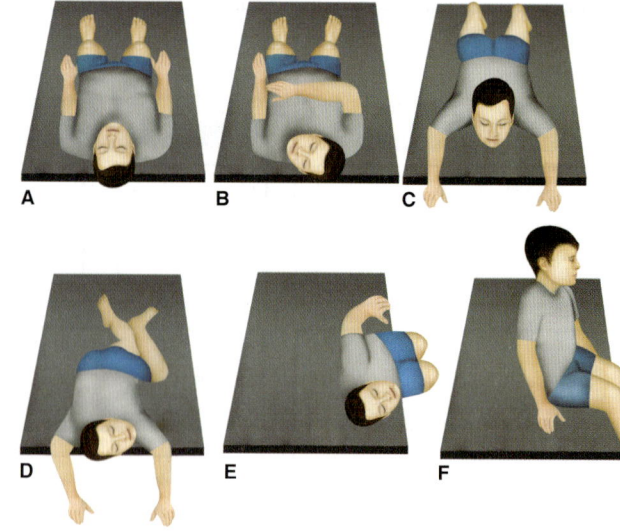

Figura 137.7 Manobra de *barbecue*: a partir da posição supina, a cabeça é rodada 90° na direção do lado bom por 3 vezes, permanecendo em cada posição por 30 segundos, até completar uma rotação de 270°.

Na VPPB-CupH, o nistagmo é também horizontal, inicia-se sem latência ou com uma latência mínima e não mostra fatigabilidade com manobras provocadoras repetitivas, porém é mais prolongado (mais de 60 segundos) que na canalolitíase, batendo na direção oposta ao solo (apogeotrópico) independente do lado para o qual a cabeça é virada durante a manobra de posicionamento, sendo mais intenso quando a cabeça é rodada para o lado bom. Ao deitar o paciente para trás (*lying down test*), o nistagmo horizontal bate para o lado afetado.

Os critérios diagnósticos da Sociedade de Bárány para a VPPB-CanH, publicados em 2015, são os seguintes:

- Ataques recorrentes de vertigem posicional ou tontura posicional provocados ao se deitar ou ao se virar em posições supinas
- Duração dos ataques: < 1 minuto
- Nistagmo posicional após uma breve latência ou sem latência elicitado pela manobra de rotação supina (*supine roll test*), batendo horizontalmente na direção da orelha inferior com a cabeça virada para qualquer um dos lados (nistagmo geotrópico) e durando < 1 minuto
- Não é atribuível a outra desordem.

Critérios diagnósticos para a VPPB-CupH:

- Ataques recorrentes de vertigem posicional ou tontura posicional provocados ao se deitar para trás ou ao se virar em posições supinas
- Nistagmo posicional elicitado após uma breve latência ou sem latência pela manobra de rotação supina (*supine roll test*), batendo horizontalmente na direção da orelha superior com a cabeça virada para qualquer um dos lados (nistagmo apogeotrópico) e durando > 1 minuto
- Não é atribuível a outra desordem.

Tratamento da VPPB-CH

Para tratamento da VPPB-CanH, podemos usar a manobra de rolamento de *barbecue* (Figura 137.7) (churrasco, do inglês em uma analogia ao espeto que é rodado da churrasqueira) ou a manobra de Gufoni (Figura 137.8). Na manobra de *barbecue*, o paciente deitado é rodado 270° em três etapas de 90° no plano horizontal em direção ao lado saudável.

Na manobra de Gufoni, há duas variações, a depender do tipo de nistagmo. Para o nistagmo geotrópico (canalolitíase), o paciente é deitado rapidamente para o lado não afetado e

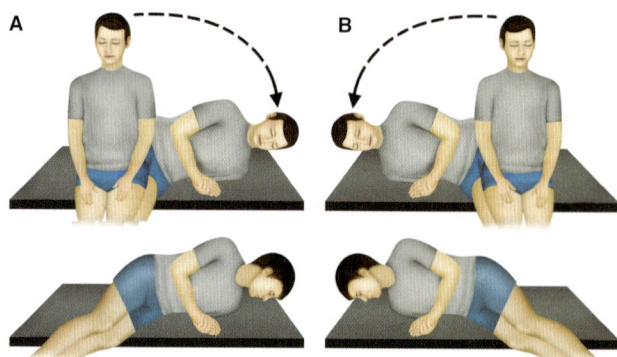

Figura 137.8 Manobra de Gufoni para tratamento da VPPB-CH direita. **A.** Manobra para nistagmo geotrópico (canalolitíase), em que o paciente é deitado para o lado não afetado. **B.** Manobra para nistagmo apogeotrópico (cupulolitíase), em que o paciente é deitado para o lado afetado.

permanece nessa posição por 2 minutos até o nistagmo posicional cessar. Então, a cabeça é rapidamente rodada 45° em direção ao solo e mantida nessa nova posição por mais 2 minutos, e depois o paciente é colocado de novo sentado. No caso de nistagmo apogeotrópico (cupulolitíase), o paciente é deitado rapidamente para o lado afetado, diferentemente do que é indicado na VPPB-CanH, e permanece nessa posição por 2 minutos após o nistagmo posicional cessar ou reduzir drasticamente. Então, a cabeça é rapidamente rodada 45° em direção ao solo e mantida nessa nova posição por mais 2 minutos, e em seguida o paciente é colocado sentado.

Vertigem posicional paroxística benigna do canal semicircular anterior (VPPB-CA)

É um distúrbio raro devido à orientação anatômica do canal anterior, que é superior ao utrículo, dificultando a entrada dos otólitos no canal. A vertigem e o nistagmo podem ser provocados pela manobra de Epley ou pela manobra de Dix-Hallpike, uma vez que, em ambas as situações, o paciente deitado permanece com a cabeça pendendo abaixo do plano horizontal.

O lado sintomático será reconhecido devido à direção do nistagmo, que terá sempre batimento para baixo (nistagmo *downbeat*) com um componente torcional que é direcionado para o lado afetado, independente do lado para o qual se realiza a manobra posicional. O nistagmo não apresenta latência ou mudança de intensidade durante seu curso. É importante ter em mente que o nistagmo *downbeat* é muito comum em disfunções vestibulares centrais, e em um paciente sem VPPB de canal posterior prévia, deve ser a primeira hipótese.

A VPPB-CA é tão rara que seu tratamento não tem sido minuciosamente avaliado. Teoricamente, a opção é realizar a manobra de Semont ou a manobra de Epley "reversa", isto é, para o lado oposto. Em uma VPPB-CA à esquerda se realiza a manobra de Semont ou de Epley que trataria a VPPB posterior à direita. Outra opção é a realização da manobra de Brandt-Daroff. Yacovino et al. sugerem uma manobra específica para a VPPB-CA, na qual não é necessário identificar o lado comprometido. Nessa manobra, o paciente é colocado em uma sequência de posições durante 30 segundos cada: (1) transferido de sentado deitado com a cabeça estendida 30°, (2) a cabeça é fletida até que o queixo encoste no peito, (3) em seguida é colocado novamente sentado.

A principal complicação da VPPB está relacionada ao risco de queda, com as consequências das quedas. Alguns pacientes podem evoluir com um quadro de vertigem postural fóbica (ver adiante). Quanto ao tratamento, a realização das manobras, em especial a manobra de Epley, pode transformar uma VPPB do canal posterior em uma VPPB do canal anterior, uma vez que os otólitos podem migrar para o CSC anterior em vez de retornar ao utrículo.

Prognóstico

A VPPB é uma doença benigna, com remissão espontânea em dias a semanas mesmo sem tratamento adequado. Essas remissões espontâneas são atribuídas tanto ao autorreposicionamento dos otólitos, conseguido naturalmente por movimentos cefálicos corriqueiros e sem realização de manobras, quanto pela dissolução dos otólitos na endolinfa. Por outro lado, apresenta uma taxa alta de recorrência, em média de 50% ao longo da vida, sendo maior no primeiro ano. Vários estudos têm demonstrado que as taxas de recorrência para os casos de VPPB secundária são maiores do que as verificadas no grupo de VPPB idiopática.

Mesmo após sucesso nas manobras de reposicionamento, alguns pacientes podem relatar desequilíbrio residual por alguns dias a semanas. Parece ter correlação direta com o nível de ansiedade do paciente e tempo prolongado para o correto diagnóstico. Outra complicação possível durante ou mesmo após a realização das manobras de reposicionamento é a migração dos otólitos para outro CSC (p. ex., migração do otólito do canal posterior direito para o canal horizontal direito) em vez de voltar para o utrículo, levando a novas crises de vertigem com um novo padrão de nistagmo, situação chamada "mudança de canal" ou "conversão para outro canal". A conduta nesses casos é a realização de nova manobra, dessa vez indicada para o novo canal acometido após a migração.

Nos casos considerados refratários, ou seja, com nistagmo e/ou vertigem persistente mesmo após várias tentativas de reposicionamento, devemos continuar a investigação para possíveis causas associadas à VPPB, sendo o diagnóstico preciso do canal ou dos canais acometidos (VPPB de múltiplos canais) fundamental para a programação de uma adequada estratégia terapêutica, visando à resolução do quadro. Importante salientar que a revisão do diagnóstico das várias causas de vertigem posicional deve ser sempre lembrada, principalmente nos casos refratários.

VERTIGEM POSICIONAL CENTRAL

Como dito anteriormente, a VPPB é a principal causa de vertigem posicional. Existem outras causas periféricas de vertigem posicional como a paroxismia vestibular e a deiscência de CSC (abordadas no Capítulo 136, *Vertigem Recorrente*), mas o principal diagnóstico diferencial é a VPC, uma vez que esta é causada por comprometimento de estruturas e vias do tronco e/ou do cerebelo. Esse diagnóstico diferencial, entre VPPB e VPC, inicia-se pela avaliação do nistagmo posicional, cujas características em ambas as situações estão descritas na Tabela 137.2.

Nas situações em que o paciente apresenta outros sinais de lesão de tronco ou cerebelo, levantar a hipótese de vertigem central não é difícil; o desafio maior é naqueles casos sem outros sinais ou sintomas associados. Como descrito na Tabela 137.2, se o nistagmo posicional não apresentar as características observadas na VPPB, deve-se suspeitar de VPC. Entre todas essas características, a mais importante é a direção do nistagmo. É possível encontrar na literatura vários relatos de pacientes que apresentavam nistagmo posicional central que se assemelhava à VPPB, em relação a duração, fatigabilidade e latência, mas é extremamente improvável

Tabela 137.2 Características do nistagmo na vertigem posicional paroxística benigna (VPPB) e na vertigem posicional central (VPC).

Parâmetro	VPPB	VPC
Latência	1-15 s (mais curta na VPPB-CH)	Ausente ou até 5 s
Duração	Até 60 s (maior duração na cupulolitíase)	> 60 s
Fatigabilidade	Presente (pode não ocorrer na VPPB-CH)	Possível
Direção	Durante a estimulação no plano do canal afetado; torcional/vertical na VPPV-CP e VPPB-CA; horizontal na VPPB-CH	Vertical puro; torcional puro; não compatível com o plano do canal estimulado
Evolução do nistagmo	Tipicamente crescendo-decrescendo	Geralmente não apresenta o padrão crescendo-decrescendo
Associação com sinais e sintomas neurológicos	Não	Frequentemente (especialmente sinais cerebelares e oculomotores do tronco cerebral)
Neuroimagem	Normal (ou não relacionada com os sinais observados)	Frequentemente lesões floculonodulares, vermianas, oliva inferior, úvula, pedúnculos cerebelares médio e inferior e região dorsolateral do quarto ventrículo

CA: canal anterior; CH: canal horizontal; CP: canal posterior.

que a lesão central mimetize a direção do nistagmo da VPPB. Devemos lembrar que, para cada CSC estimulado, há ativação de um par de músculos oculares. Tomando como exemplo a ativação do CP, teremos como resultado a ativação dos músculos oblíquo superior ipsilateral e reto inferior contralateral, desencadeando o nistagmo com direção típica, com componente vertical para cima e torcional na direção do labirinto comprometido. Lesões centrais, por sua vez, comprometem a via de uma maneira mais extensa, desencadeando nistagmo vertical puro ou torcional puro, ou que muda de direção, mas é improvável que comprometa apenas as vias que carregam a informação proveniente do CP.

Ainda em relação à apresentação clínica, pacientes com VPC podem se apresentar de diferentes maneiras: (1) nistagmo *downbeat* (com batida para baixo) posicional (o nistagmo é presente apenas na manobra posicional, mas deve ser investigado como nistagmo *downbeat*); (2) VPC com outras formas de nistagmo diferentes do nistagmo *downbeat*; (3) nistagmo posicional central, sem vertigem associada; e (4) excepcionalmente podem apresentar apenas o quadro de vômito, caracterizando o vômito paroxístico central.

Fisiopatologia, etiologias e investigação

Quando a cabeça é mantida em posições diferentes da posição vertical (lateralizada ou em flexão/extensão), essas posturas provocam uma modificação no *input* ou aferências graviceptivas (vias otolíticas). E é essa mudança ou alteração da aferência graviceptiva o fator desencadeante na VPC. O nistagmo posicional central é, portanto, ativado por ou ocorrendo após a mudança da posição da cabeça em relação ao plano gravitacional.

As lesões orgânicas que causam VPC se localizam em torno das estruturas do quarto ventrículo ao nível da transição bulbopontina (núcleos vestibulares, nódulo cerebelar e vias vertibulocerebelares), sendo as principais causas as doenças cerebrovasculares, tumores do sistema nervoso central, malformações craniocervicais, doenças desmielinizantes, infecções locais e dilatação do IV ventrículo (Figura 137.9).

A avaliação clínica desses pacientes deve assim incluir as seguintes manobras posicionais: manobra de Dix-Hallpike, manobra de Pagnini-McClure e a manobra *Straight Head-Hanging*. Tais manobras devem ser executadas de forma rápida, uma vez que movimentos lentos podem não ser suficientes para desencadear o nistagmo posicional central. Um detalhado exame da motricidade ocular extrínseca deve ser aplicado para que todas as possíveis alterações motoras oculares sejam compiladas, ampliando assim a possibilidade de serem observadas alterações valiosas para o diagnóstico da topografia central (tronco e/ou cerebelo) desse quadro de vertigem posicional.

Adicionalmente, é imprescindível que pacientes com diagnóstico clínico de VPC devam ser investigados do ponto de vista anatômico, com ressonância magnética (RM) de encéfalo, já que as imagens por tomografia computadorizada não avaliam bem essas regiões da fossa posterior anteriormente mencionadas, sendo de pouquíssimo ou nenhum valor a realização de tal exame. Nos casos de VPC e exames de imagem sem alterações, devemos considerar o diagnóstico de condições que envolvam mais difusamente as vias cerebelares e do tronco cerebral, tais como (1) vertigem posicional associada à migrânea; (2) vertigem posicional secundária a medicamentos (p. ex., amiodarona, fenitoína), doenças autoimunes/paraneoplásicas envolvendo o tronco e o cerebelo, doenças neurodegenerativas, doenças genéticas (ataxias espinocerebelares). Se o paciente apresentar nistagmo *downbeat* (com batida para baixo) posicional, devem ser consideradas as mesmas etiologias da síndrome do nistagmo *downbeat* e, portanto, a RM de encéfalo também pode ser normal. Isso porque determinada quantidade de condições relacionadas a essa apresentação clínica não compromete a anatomia, mas sim a função dessas estruturas. Nesses casos, é essencial que a investigação seja conduzida levando-se em conta a epidemiologia, a intensidade do quadro clínico e o custo-benefício de cada exame, a fim de fazer um uso racional dos meios diagnósticos.

Tratamento

As intervenções terapêuticas são direcionadas para as etiologias de base. Para o controle dos sintomas, podemos utilizar supressores vestibulares e antieméticos. Algumas medicações como gabapentina, baclofeno e clonazepam podem ser utilizadas com o intuito de diminuir os sintomas, com resultados parciais, uma vez que os pacientes não ficam completamente assintomáticos, mas podem se beneficiar para as atividades do dia a dia. Sempre é preciso levar em conta, porém, que quanto maiores a dose e o tempo de uso, mais comprometidos estarão os mecanismos compensatórios centrais que tanto contribuem para o reequilíbrio sináptico entre essas estruturas e a melhora clínica resultante deste. Dados de literatura sugerem que, nos casos de nistagmo *downbeat* posicional, o uso de 3-aminopiridina e 3,4-diaminopiridina pode ser benéfico. Devemos lembrar que exercícios posicionais de qualquer tipo (fisioterapia) não são úteis e podem agravar os sintomas.

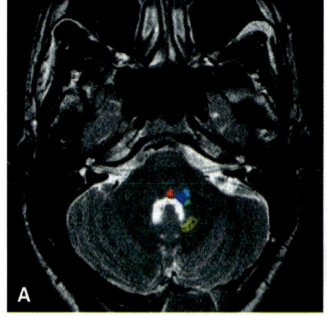 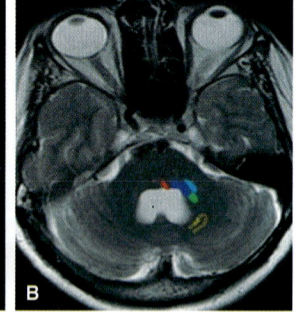

Figura 137.9 Corte axial da ponte, cerebelo e IV ventrículo, com as seguintes estruturas assinaladas: fascículo longitudinal medial (*vermelho*), núcleo vestibular medial (*azul-escuro*), núcleo vestibular lateral (*azul-claro*) e pedúnculo cerebelar superior (*amarelo*). **A.** Estruturas normais. **B.** Dilatação do IV ventrículo.

138

Síndrome Vestibular Crônica

Saulo Nardy Nader

Muitas doenças vestibulares se manifestam com uma sensação de tontura percebida todos os dias, muitas vezes até de maneira contínua (24 horas por dia) ou, ao menos, em alguns momentos do dia, todos os dias. As principais doenças neurovestibulares causadoras de tontura crônica são as listadas a seguir.

VESTIBULOPATIA BILATERAL

É sabido que a perda da aferência vestibular de somente um lado é bem compensada na maioria dos casos. Entretanto, a perda da aferência vestibular dos dois lados está associada a instabilidade pronunciada e distúrbios da marcha. De início, a sintomatologia é insidiosa e progressiva, ou até mesmo súbita, a depender da causa. Quer seja de início abrupto ou paulatino, a queixa é de uma sensação crônica de tontura e desequilíbrio. O desequilíbrio ocorre em quase todos os pacientes, oscilopsia ocorre em aproximadamente metade dos casos e vertigem episódica, em 25% dos casos.

As causas mais frequentes da vestibulopatia bilateral são ototoxicidade medicamentosa após o uso de antibióticos, em especial aminoglicosídeos (no caso da gentamicina, podendo inclusive algumas vezes não ter perda auditiva associada) e complicação de meningite ou encefalite (aqui, normalmente associada à perda de acuidade auditiva). Porém, em mais da metade dos casos, a etiologia da perda vestibular permanece idiopática.

A instabilidade é comumente percebida mais em situações em que haja uma exigência maior do sistema vestibular para o controle do equilíbrio, por exemplo, no escuro ou em terrenos muito macios ou irregulares. Não raro, vemos pacientes com vestibulopatia bilateral reclamar de que o equilíbrio piora muito à noite, com as luzes da casa apagadas ou em ruas mal iluminadas, ou quando caminham em areia fofa da praia ou calçadas esburacadas. Inclusive, quedas podem ocorrer.

A alteração do reflexo vestíbulo-ocular (VOR) dos dois lados é o achado usual no exame neurológico da maior parte dos casos, se realizado por examinador experiente. Para casos de dúvida, um teste de impulso cefálico em vídeo (vHIT) ou a prova calórica podem ser necessários.

A investigação etiológica deve ser ampla naqueles casos em que não sejam óbvias a lesão por droga ototóxica ou a complicação de uma meningite. Causas autoimunes/vasculíticas, infecciosas, genéticas e carenciais devem ser procuradas. O leque etiológico é amplo, e os exames complementares devem ser feitos de maneira extensiva para descartar todas as possibilidades. Somente na ausência de uma explicação, o caso é considerado idiopático. Vale a lembrança de que existe casos bilaterais e graves de doença de Ménière (DM) que podem chegar a se transformar em uma vestibulopatia bilateral. Nesses casos, a história e a progressão de uma DM ao longo de décadas não deixam dúvidas.

Em uma minoria de casos, a vestibulopatia bilateral pode estar associada à ataxia cerebelar e à neuropatia periférica, síndrome denominada "CANVAS" (*cerebellar ataxia, neuropathy, vestibular arreflexia syndrome*), de etiologia genética e multifatorial.

A reabilitação vestibular é fundamental na vestibulopatia bilateral para proporcionar segurança para a pessoa realizar suas atividades cotidianas. Também, é válido reforçar medidas de segurança ao paciente, orientando-o a evitar andar pela casa com luzes apagadas, evitar caminhos escuros pela cidade, evitar chegar muito perto de abismos, plataformas de metrô/trem, correr na praia, evitar tapetes muito fofos em casa, subir e descer escadas muito rápido, entre outros. Infelizmente, em grande parte dos casos, a perda é progressiva e irreversível. Prótese vestibular (ou implante vestibular) vem sendo estudada com algum grau de sucesso, porém mais estudos são necessários para o aprimoramento e a indicação dessa tecnologia.

TONTURA POSTURAL-PERCEPTUAL PERSISTENTE

"Tontura postural-perceptual persistente (TPPP)" é a denominação atual de entidade clínica que já ganhou diversos nomes e facetas na literatura: vertigem postural fóbica, vertigem visual, desconforto espaço-movimento e tontura subjetiva crônica. Argumentos da diferenciação clínica desses predecessores nosológicos são válidos, todavia a TPPP emerge como uma entidade unificadora dessas diversas condições, sendo hoje reconhecida e introduzida na 11ª edição da Classificação Internacional de Doenças (CID-11). Estima-se ser uma causa frequente de tontura, sendo o diagnóstico principal em torno de 15 a 20% dos casos em centros especializados de distúrbios vestibulares. Infelizmente é uma doença ainda pouco reconhecida por profissionais de saúde, sendo muito subdiagnosticada.

Em parte dos casos, o fator desencadeante pode ocorrer como consequência de outra doença vestibular (como uma vertigem posicional paroxística benigna [VPPB], uma neurite vestibular ou uma migrânea vestibular). Estudos prospectivos sugerem que um a cada quatro pacientes que sofreram de VPPB ou neurite vestibular desenvolveram TPPP dentro de 3 a 12 meses, por exemplo. Outros fatores desencadeantes sabidos são doenças clínicas graves, uso de drogas de abuso, uso abusivo de anabolizantes, termogênicos ou psicoestimulantes, crise de pânico, ansiedade ou síncopes/lipotimias. É válida a ressalva de que a TPPP não deve funcionar como um diagnóstico para qualquer tontura enigmática. Para o diagnóstico, as características clínicas devem estar nítidas e presentes no paciente.

O quadro clínico consiste em uma sensação de tontura e instabilidade, que, não raro, os pacientes têm dificuldade em expressar em palavras. Comparações com sensação de estar balançando ou se movendo, de estar flutuando, de estar prestes a cair ou de estar com cabeça estranha ou oca são frequentes. Os sintomas nitidamente pioram com a posição de pé (alivia deitado ou sentado), com a movimentação (deambulação, por exemplo) e em ambientes visuais complexos, conflitantes e poluídos (como supermercados, *shoppings*, calçadas e ruas lotadas ou estações de metrô, por exemplo). Os sintomas podem flutuar, mas possuem uma característica persistente, podendo piorar em algumas situações corriqueiras, com privação de sono e com estresse. Uma característica proeminente da TPPP é uma sensação de insegurança e receio postural, podendo até vir acompanhada ocasionalmente de um distúrbio funcional da marcha. Em geral, o paciente não apresenta quedas. O receio de cair gera estresse e incômodo, prejudicando muito a qualidade de vida, pois leva o paciente a, muitas vezes, deixar de sair de casa ou de exercer atividades usuais. A TPPP é uma causa potencial de impossibilidade laboral.

As três condições mais associadas à TPPP são enxaqueca, transtorno de pânico e transtorno de ansiedade generalizada.

ATENÇÃO: Embora comorbidades psiquiátricas sejam comuns em pacientes com TPPP, elas não são obrigatórias para o diagnóstico. Também seria equivocado imaginar que uma doença psiquiátrica isolada justificaria todos os sintomas de uma TPPP.

O exame neurológico costuma ser normal (ou acusar outra doença vestibular que pode ser o deflagrador da TPPP). Alterações funcionais da marcha e do equilíbrio podem ser percebidas durante o exame, reforçando o diagnóstico.

O tratamento inicia-se com a psicoeducação dos pacientes: apontar o diagnóstico, detalhando sobre a entidade, seus fenômenos e o tratamento, que consiste na tríade: remédio, terapia cognitivo-comportamental (TCC) e reabilitação vestibular específica. Os tratamentos medicamentosos de escolha são antidepressivos inibidores seletivos da recaptação da serotonina ou duais. TCC deve ser considerada para todos os pacientes como auxílio terapêutico. Fisioterapia vestibular é útil, recomendando-se um programa de reabilitação progressivo, iniciando com tarefas mais fáceis e leves para evitar a irritação inadequada do sistema com piora dos sintomas e abandono da reabilitação por parte do paciente. A resposta clínica é percebida após 4 a 8 semanas em geral. Se efetiva, a medicação deve ser continuada por pelo menos 1 ano; já a reabilitação vestibular e a TCC, pelo tempo que houver necessidade.

MAL DE DÉBARQUEMENT

É uma tontura caracterizada como uma sensação persistente de estar balançando, descrita por algumas pessoas após o desembarque de algum veículo em movimento (p. ex., viagem aérea ou de carro prolongada, cruzeiro marítimo, entre outras). Essa sensação pode iniciar imediatamente após o desembarque ou até 1 a 2 dias depois. Pode ocorrer na forma persistente, aqui se tornando uma causa de tontura sentida de maneira crônica e contínua. A etiologia é indeterminada e parece estar relacionada a uma má adaptação do sistema vestibular após hiperexposição a um estado de movimento contínuo.

As percepções relatadas por quem sofre desse mal são diversas: sensação de balançar ou oscilar constantemente, sensação de estar sendo puxado e empurrado continuamente ou, até mesmo, sensação de caminhar em um terremoto. Curiosamente, os sintomas aliviam quando a pessoa se coloca em movimento (p. ex., ao dirigir ou caminhar) e pioram muito quando em repouso, em especial em pé, parada.

Ocorre também piora dos sintomas em ambientes com muita informação visual, como mercado ou ao assistir a um filme. Dores de cabeça, fadiga e perda de concentração podem também estar associadas à síndrome.

ATENÇÃO: O quadro clínico pode ser confundido com TPPP, em especial quando o evento cinético deflagrador não é tão nítido na história. A principal diferença entre as duas entidades é que na TPPP os sintomas aliviam em repouso e pioram com o movimento, enquanto no mal de Débarquement pioram em repouso e aliviam quando em movimento.

Pode haver remissão espontânea em alguns casos. Como tratamento, é sugerido na literatura o uso de benzodiazepínicos ou antidepressivos (inibidores seletivos da recaptação de serotonina ou duais). Respostas melhores são observadas com os antidepressivos. A reabilitação vestibular específica é indicada para todos os pacientes, e existem protocolos de estimulação magnética transcraniana já validados com resultados terapêuticos muito favoráveis.

NISTAGMO *DOWNBEAT*

Nistagmo *downbeat* pode ocorrer dentro do contexto das possibilidades de vertigem central, que correspondem a 13% dos casos de tontura em centros de referência. As queixas são crônicas e diversas, predominando sensação de instabilidade e oscilopsia. Já a sensação de vertigem raramente é referida. Percepções cefálicas inespecíficas como cabeça oca, estranha ou lentificada podem ocorrer, tornando a TPPP um diagnóstico diferencial.

O exame neurológico, além do nistagmo vertical para baixo (*downbeat*), pode apresentar outros achados vestibulares centrais, a depender da etiologia. Curiosamente, 30 a 50% dos casos de nistagmos *downbeat* são considerados idiopáticos, após extensiva investigação. Das causas identificadas, as estruturais são as principais, como malformação de Arnold-Chiari e acidente vascular cerebral (AVC). Etiologias metabólicas, infecciosas, autoimunes, carenciais, genéticas, desmielinizantes e neoplásicas também podem ser a causa. A quantidade de possibilidades infecciosas é abrangente e exames complementares devem ser realizados de modo extensivo para investigação de todas as possibilidades. Investigação inicial inclui ressonância magnética de encéfalo, exames laboratoriais completos e líquido cefalorraquidiano. Outros exames deverão ser acrescentados quando os iniciais não acusam a etiologia e, assim, individualizar a investigação de acordo com a epidemiologia e os dados clínicos de cada pessoa.

O tratamento sintomático medicamentoso pode ser realizado com baclofeno, clonazepam, gabapentina, pregabalina ou fampridina. Se identificada, a causa etiológica deve ser tratada.

O nistagmo *upbeat* é mais raro e dificilmente se torna um problema crônico, uma vez que sua reversibilidade é proeminente na maior parte dos casos. Ampla investigação etiológica deve ser realizada em todos os casos, e tratamento medicamentoso com os remédios citados anteriormente para o nistagmo *downbeat* pode ser necessário nos casos cronificados. Vale a lembrança aqui da síndrome de Wernicke como uma causa eminente de nistagmo *downbeat*.

OSCILOPSIA

Não é uma doença, mas sim um sintoma vestibular; ainda assim, cabe neste capítulo, uma vez que é causa de tontura crônica e pode estar presente nos casos de vestibulopatia bilateral e de nistagmo *downbeat*. Trata-se de uma ilusão visual, na qual a pessoa percebe o mundo movendo ou tremendo. Pode ocorrer por duas situações: perda do VOR bilateralmente (vestibulopatia bilateral ou mais raramente no contexto de algumas lesões centrais) ou pela presença de nistagmo de forma continuada. É útil questionar ativamente sobre osciliopsia aos pacientes, em especial aqueles que trazem relatos de tonturas esdrúxulas e de difícil caracterização.

No contexto de uma vestibulopatia bilateral, pela alteração do VOR bilateralmente, a pessoa pode vivenciar osciliopsia ao caminhar, uma vez que a estabilização dos olhos (e logo, da imagem) está comprometida. A sensação pode ser percebida ao caminhar, correr ou subir escadas, por exemplo: os olhos não se movimentam o suficiente para compensar o movimento da cabeça. A sensação visual descrita muitas vezes é a do mundo movimentando em *tilt*, como a imagem gravada, instável e tremeluzente, proveniente de uma câmera de mão com a pessoa correndo.

Em alguns nistagmos – quer seja posicional, quer seja contínuo –, a pessoa pode vivenciar osciliopsia, nessa situação pela instabilidade da imagem da retina, pois os olhos se movimentam de maneira exagerada. Tipicamente a sensação relatada é de "imagem tremida". Exemplo de um paciente com nistagmo periódico alternante que não conseguia ler as linhas da lousa que o professor escrevia, pois a imagem embaralhava muito.

O tratamento da osciliopsia consiste na tentativa de reverter sua causa (vestibulopatia bilateral ou nistagmo), o que algumas vezes é possível e, em outras, infelizmente não. A reabilitação vestibular é fundamental para estimular a habituação neurológica, fazendo com que a osciliopsia não impacte tão negativamente na qualidade de vida. Remédios moduladores de nistagmo já citados neste capítulo podem ser tentados naquelas osciliopsias causadas por nistagmos.

TONTURA CAUSADA POR MEDICAÇÃO

Em alguns casos, a causa da tontura crônica é alguma medicação em uso pelo paciente. É uma tontura que pode ser percebida de diversas maneiras, por exemplo, como um mal-estar, uma moleza, uma sensação de sedação, de cansaço, de atordoamento, cabeça estranha, entre outras. Lembrar que praticamente qualquer remédio pode gerar tontura, sendo um clássico das bulas. A grande dica para o diagnóstico é a correlação temporal do início da tontura com a introdução ou o ajuste de algum remédio. Polifarmácia, perda abrupta de peso corporal ou mudanças radicais em grau de hidratação ou *status* nutricional também devem ser lembrados. Mas vale a ressalva de que, em alguns casos, pode ocorrer uma reação idiossincrática, na qual a tontura começa a ocorrer em determinado momento por um remédio que já estava em uso pelo paciente.

Vale destacar como agentes possíveis de serem causadores os psicotrópicos (hipnóticos, benzodiazepínicos, fármacos antiepilépticos, antidepressivos, psicoestimulantes, antipsicóticos), e remédios sabidamente sedativos (como clonidina e alguns relaxantes musculares). Mas é importante lembrar mais uma vez que qualquer medicamento teria o potencial de provocar tontura, e, portanto, essa possibilidade deve ser lembrada pelo médico. A descontinuação do medicamento causador é o tratamento dessa causa de tontura.

139

Desequilíbrio

Matheus Felipe Belo Silva • Aline M. Kozoroski Kanashiro • Cristiana B. Pereira

INTRODUÇÃO

Ao contrário de grande parte das síndromes neurológicas, em que a relação entre a apresentação clínica e a lesão de uma via é mais direta (p. ex., afasia relacionada com lesão da região perissilviana do hemisfério dominante), o desequilíbrio pode envolver disfunção de vários sistemas e da integração entre eles.

Para a manutenção do equilíbrio em resposta ao ambiente, estão envolvidas múltiplas aferências para o sistema nervoso central (SNC), a integração dessas informações e uma complexa resposta motora postural que depende de um planejamento motor e adequado suporte biomecânico (Figura 139.1).

A avaliação clínica do paciente com desequilíbrio é desafiadora pois existem vários elementos envolvidos na sua fisiopatologia e, em grande parte dos casos, há um conjunto de causas que explica essa síndrome. Além disso, esses fatores não são estáticos e podem interagir entre si, aumentando a magnitude do seu impacto funcional.

O propósito deste capítulo é detalhar os elementos que devem ser explorados na história e no exame físico para identificar os fatores de risco relacionados ao desequilíbrio, em especial na população idosa. Assim, será possível selecionar racionalmente a investigação complementar e, por fim, planejar a conduta terapêutica mais adequada para cada paciente, evitando complicações como quedas e evitando desfechos indesejados relacionados à morbimortalidade.

A avaliação semiológica mais detalhada de cada sistema funcional que pode estar relacionado ao desequilíbrio também está especificada em outros capítulos.

ANAMNESE

Características sociodemográficas

A disfunção dos elementos envolvidos no desequilíbrio é mais prevalente com o aumento da idade. Polifarmácia, disfunção sensitiva e motora, por exemplo, são mais comuns em pessoas idosas, fazendo com que essa população seja mais suscetível a quedas. Na prática clínica e na literatura, isso leva essa população a ser mais abordada, e por isso é o foco maior deste capítulo.

Mulheres têm maior propensão a quedas, mas homens idosos têm uma taxa de mortalidade relacionada a quedas mais alta. Isso pode ser devido a diferenças biológicas, como a sarcopenia muscular mais rápida nas mulheres, e comportamentais, já que os homens tendem a buscar assistência médica apenas em casos graves e estão mais envolvidos em atividades perigosas.

Quedas entre idosos estão ligadas a viver sozinho. O isolamento social pode contribuir para a depressão, que, por sua vez, aumenta o medo de cair e vice-versa. O medo de cair pode levar a menos interação social, perda de contato interpessoal e redução da atividade diária. Isso resulta em menor mobilidade, aumento do isolamento e depressão, e, consequentemente, maior risco de quedas.

Doenças neurológicas

A pesquisa ativa de comorbidades neurológicas, em especial alterações cognitivas, sensitivas, vestibulares e visuais, é uma etapa imprescindível da anamnese.

Problemas visuais como acuidade visual reduzida, sensibilidade ao contraste, estereoscopia e percepção visual de movimento estão relacionadas a um maior risco de queda. Causas comuns desses problemas incluem presbiopia, catarata, glaucoma e degeneração macular. Além disso, o uso de lentes bifocais e multifocais piora a

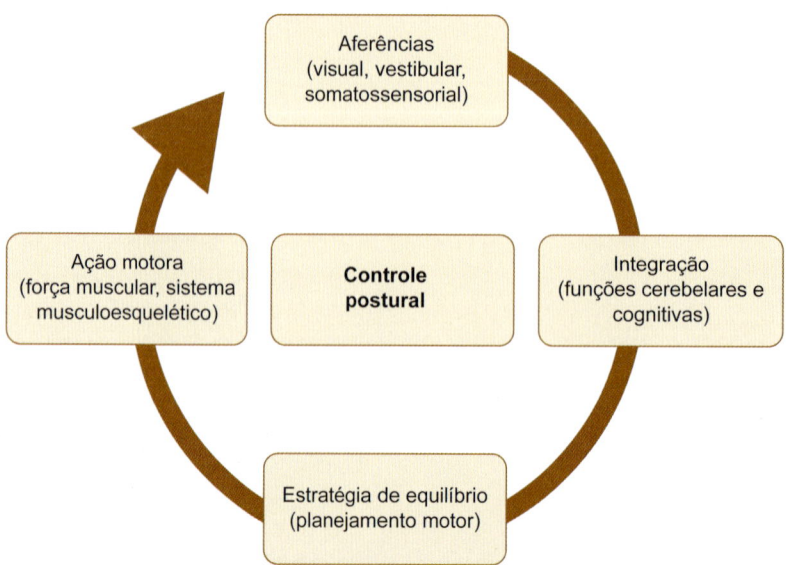

Figura 139.1 Esquema de controle postural.

percepção de profundidade e a sensibilidade ao contraste, aumentando o risco de queda, especialmente ao subir e descer escadas ao ar livre.

O desequilíbrio também pode estar relacionado a uma diminuição das aferências sensoriais. A mudança proprioceptiva ocorre por degeneração axonal, diminuição na densidade de fibras sensoriais e degeneração de condrócitos na superfície cartilaginosa devido à doença degenerativa articular. Com a perda da sensação proprioceptiva, o indivíduo tem maior dificuldade para caminhar, principalmente em ambientes com iluminação inadequada.

A maioria dos autores concorda que doenças neurológicas como acidente vascular cerebral (AVC), demência, doença de Parkinson e neuropatia periférica podem estar relacionadas com desequilíbrio. Isso provavelmente se deve a disfunções motoras ou cognitivas que afetam o controle postural. Existe uma relação próxima entre a marcha e a cognição, e ambas podem ser prejudicadas nos estágios iniciais de distúrbios neurodegenerativos. O comprometimento cognitivo está associado a disfunções de marcha, quedas são mais frequentes em pacientes com demência e o número de quedas aumenta com a gravidade do distúrbio cognitivo. Outras condições, como doenças cardiovasculares, também podem aumentar o risco de queda, embora não esteja claro se esse aumento é devido à própria doença ou à associação com outras condições que cursam com declínio cognitivo.

Doença vestibular e tontura também são consideradas associadas a um aumento do risco de queda, embora isso não esteja comprovado em literatura.

Outras comorbidades

Pessoas idosas perdem de 1 a 2% da massa muscular e força a cada ano. Esse processo, chamado "sarcopenia", é mais pronunciado em mulheres após os 60 anos e provavelmente é uma das razões para uma maior incidência de quedas em mulheres.

Problemas nos pés e artrite também devem ser avaliados, mas há falta de evidências que comprovem a associação desses problemas com aumento do risco de queda. No entanto, idosos com dor em múltiplos locais tiveram 51% mais chances de cair. A dor pode causar baixa confiança no equilíbrio, limitações de mobilidade e dificuldades nas atividades de vida diária, aumentando, assim, o risco de queda.

Em relação à associação entre quedas e hipotensão ortostática, pode ser difícil confirmar, pois essa é uma condição intermitente e pode não estar presente na consulta e, ainda assim, ocorrer relacionada a uma queda

Medicações

A polifarmácia, em especial o uso de quatro ou mais medicamentos, ou o uso de classes específicas de medicamentos são fatores de risco importantes para quedas. Deve-se ter atenção especial com os medicamentos psicoativos (antidepressivos, sedativos, opioides), anti-hipertensivos (diuréticos, betabloqueadores, vasodilatadores), relaxantes musculares esqueléticos e medicamentos anti-histamínicos.

A situação especial de um paciente propenso a quedas e com depressão pode ser desafiadora, pois a depressão e o uso de antidepressivos são ambos riscos de queda. Nesse caso, se a condição clínica permitir, o antidepressivo deve ser retirado.

Ambiente

Um fator de risco comportamental é a falta de atividade física. Isso é fácil de entender, já que a atividade física é importante para manter uma boa saúde. Ela contribui para uma boa potência muscular e previne a deterioração funcional.

Quanto aos fatores ambientais, embora geralmente estejam incluídos na lista, há algum consenso de que eles não causam as quedas por si sós; há, sim, uma interação entre características externas perigosas e fatores de risco intrínsecos. Nesse contexto, os fatores ambientais mais comumente citados são superfícies escorregadias, tapetes soltos, iluminação insuficiente e calçados inadequados.

EXAME FÍSICO

Os objetivos do exame físico e neurológico e o uso de ferramentas de avaliação são diferentes, e o médico deve ter isso em mente. Por meio do exame físico e neurológico, é possível identificar os fatores de risco e avaliar o estado funcional de todos os sistemas envolvidos no equilíbrio (musculoesquelético, força muscular, coordenação, sensibilidade, função visual e vestibular, cognição). Por outro lado, ao usar uma ou mais ferramentas de avaliação, o objetivo é avaliar o estado funcional da mobilidade ou do equilíbrio e identificar o risco de queda. Portanto, uma avaliação completa deve contemplar ambos os aspectos.

Exame neurológico

Conforme mencionado anteriormente, o exame físico e neurológico deve se concentrar em uma abordagem fisiológica, em vez de uma abordagem orientada para a doença. Como exemplo, o examinador deve avaliar e identificar possíveis problemas visuais, como baixa acuidade visual ou diminuição da sensibilidade ao contraste visual, em vez de fazer o diagnóstico de catarata ou glaucoma. Com isso em mente, todos os sistemas necessários para um bom equilíbrio e mobilidade devem ser examinados: força e tônus muscular, coordenação, propriocepção, função visual, função vestibular e cognição, especialmente a função executiva. Uma avaliação simples da marcha também pode ser útil, observando velocidade, comprimento da passada, movimentos antálgicos e equilíbrio.

O examinador também deve observar que um déficit marcado em um desses sistemas pode sozinho explicar uma queda ou desequilíbrio. No entanto, a maioria dos idosos tem apenas déficits leves a moderados, e a combinação de múltiplos prejuízos é, na maioria dos casos, a razão para as quedas.

Avaliação funcional

Uma vez que o paciente tenha sido examinado e os déficits físicos e neurológicos tenham sido identificados, o médico pode usar testes ou escalas de avaliação para verificar a mobilidade, o equilíbrio e o risco de queda.

Existem algumas ferramentas de avaliação documentadas na literatura médica, cada uma com sua vantagem e desvantagem para aplicação. Elas podem ser divididas em testes de desempenho único, como velocidade da marcha e teste de alcance funcional, e testes de desempenho multidimensional, como *timed up and go* (TUG), teste de equilíbrio de Berg, *mini balance evaluation systems test* (*miniBESTest*) (Tabela 139.1).

O objetivo do teste de alcance funcional (FRT) é avaliar até que ponto a pessoa pode se inclinar para a frente sem dar um passo ou perder o equilíbrio. Os valores normais

Tabela 139.1 Testes e escalas de avaliação funcional de equilíbrio.

Ferramentas de desempenho único				
Teste/escala	Objetivo	Instrução	Interpretação	*Cut-off* para quedas
Teste de alcance funcional	Mede a distância máxima que uma pessoa pode alcançar enquanto está em uma posição fixa, em pé	O paciente é instruído a ficar próximo a uma parede e posicionar o braço que está mais próximo da parede (mas sem tocá-la) em 90 graus de flexão do ombro e com o punho fechado. O avaliador instrui o paciente a "alcançar o máximo que puder sem dar um passo". A localização do 3º metacarpo é registrada na posição inicial e final, e as pontuações são a diferença entre esses valores. São realizadas três tentativas, a pontuação final é o valor médio dos dois melhores resultados	Distâncias menores = pior desempenho	< 18,5 cm
Velocidade de marcha	Mede a velocidade de marcha em uma velocidade confortável e natural para o paciente	Deve-se utilizar uma distância de 3 a 10 metros. Se for utilizada uma distância extra para aceleração e desaceleração, o indivíduo é cronometrado quando o pé toca o ponto inicial e para quando o pé toca a linha final. Deve-se realizar duas medidas e considerada a média	Maior velocidade de marcha + melhor mobilidade funcional. Mobilidade funcional normal = velocidade de marcha > 1,0 m/s	0,7 a 1,0 m/s (varia conforme a idade)
Testes e escalas de desempenho multidimensional				
Teste	Objetivo	Instrução	Interpretação	*Cut-off* para quedas
Escala de equilíbrio de Berg (*Berg balance scale*)	Avalia equilíbrio	Quatorze itens, que incluem tarefas de equilíbrio estático e dinâmico. Cada item pontua de 0-4. Pontuação total da escala 0-56	Escores maiores = melhor desempenho	45-49 pontos
Timed up and go	Avalia equilíbrio, mobilidade e marcha	O paciente sentado em uma cadeira com braços é instruído a se levantar, caminhar em velocidade confortável ao longo de uma linha de 3 metros, e voltar para a cadeira e sentar-se novamente. É cronometrado o tempo desde o momento em que o paciente se levanta até sentar novamente	Menor tempo = melhor desempenho	11-13 s
Mini balance evaluation systems test	Avalia equilíbrio, mobilidade e marcha	Quatorze itens, que incluem tarefas de equilíbrio dinâmico, tarefas de caminhada e TUG. Cada item pontua 0, 1 ou 2. Pontuação total 0-28	Escores mais altos = melhor desempenho	17-25 pontos (varia com a idade)

estão acima de 18,5 cm, e valores abaixo desse ponto estão associados a maior risco de queda.

Embora a caminhada possa ser vista como uma tarefa fácil, é bastante complexa e considerada um sinal útil de mobilidade funcional, pois quanto mais lenta a marcha, maior a chance de eventos adversos. Medir a velocidade da marcha é muito simples, mas algumas armadilhas devem ser mencionadas: (1) a distância deve ser de 3 a 10 metros, e distâncias maiores fornecem medidas mais confiáveis; (2) uma pequena distância para aceleração e desaceleração pode ser usada, mas a velocidade deve ser medida apenas na linha predeterminada; (3) o paciente deve ser especificamente instruído a caminhar em velocidade normal e confortável. A velocidade normal da marcha é diferente para diferentes idades, e os idosos têm uma velocidade mais lenta, portanto, os valores de corte para risco de queda variam de 0,7 m/s a 1,0 m/s.

Existe alguma controvérsia quanto à utilidade da escala de equilíbrio de Berg para avaliar o risco de quedas em idosos, pelo fato de ter sido observado efeito teto, mas essa ainda é uma das ferramentas mais citadas. Uma recente revisão e metanálise observou que o ponto de corte para risco de queda entre 45 e 49 pontos teve boa validade preditiva na sensibilidade.

O teste TUG é bastante utilizado e, ao longo do tempo, algumas variações foram descritas como caminhar o mais rápido possível, percorrer distâncias superiores a 3 metros e associar tarefas cognitivas ou motoras. Os valores normais aumentam com a idade e variam de 8 segundos em pessoas de 60 a 69 anos a 12 segundos em pessoas de 80 a 89 anos.

Assim, o ponto de corte para risco de queda também apresenta variações de 11 a 13 segundos.

Por fim, por meio da escala *miniBESTest* é possível avaliar o desempenho em 14 tarefas relacionadas a quatro aspectos do equilíbrio dinâmico: ajuste antecipatório, resposta compensatória, organização sensorial e marcha. Cada um dos itens pode ser pontuado 0, 1 ou 2, sendo que a maior pontuação está relacionada a um melhor estado funcional. Como os idosos apresentam pior desempenho e menor pontuação, os valores de corte para risco de queda em adultos de 60 a mais de 90 anos variam de 17 a 25 pontos.

Exames complementares

Na avaliação de um paciente com desequilíbrio, a escolha dos exames complementares é determinada principalmente pela avaliação clínica inicial anteriormente pormenorizada, que inclui anamnese detalhada e exame físico minucioso. Essa abordagem clínica ajuda a orientar os exames para documentar um diagnóstico que já pode ser conjecturado com base nas manifestações clínicas.

Por exemplo, consideremos um paciente hipertenso descontrolado apresentando queixa de desequilíbrio, apraxia de marcha e demência de predomínio disexecutivo, sugerindo um possível comprometimento de tratos da substância branca subcortical. Nesse cenário, a ressonância magnética cerebral seria uma escolha apropriada de exame complementar. Os achados de neuroimagem associados poderiam incluir hiperintensidades na substância branca subcortical em T2 e FLAIR, sugerindo degeneração ou desmielinização nesses tratos, corroborando a suspeita clínica de uma doença de substância branca subcortical secundária à lesão de pequenos vasos.

Portanto, a correlação entre os achados clínicos e os resultados dos exames complementares é crucial para uma avaliação precisa e um diagnóstico eficaz em pacientes com desequilíbrio, permitindo a intervenção terapêutica apropriada e melhorando a qualidade de vida do paciente.

TRATAMENTO

Nessa altura, o leitor deve ter notado que não há uma solução universal para todos os pacientes que vão procurar os serviços de saúde por queixa de desequilíbrio. O tratamento, portanto, deve ser norteado para o controle de fatores de risco modificáveis e reabilitação multidisciplinar.

Com base no conhecimento dos fatores de risco para quedas discutidos anteriormente, vários estudos têm analisado a eficácia de intervenções simples e múltiplas. Teoricamente, para cada fator de risco de queda, haveria uma intervenção preventiva. No entanto, muitos fatores de risco são não modificáveis e a prevenção é limitada. Nessa situação, promover a compreensão desses fatores não modificáveis que resultam em quedas pode ajudar a conscientizar os pacientes e eventuais cuidadores a serem mais cautelosos em situações de risco. Em relação aos fatores de risco modificáveis, embora os estudos tenham mostrado resultados promissores, as intervenções têm variado entre estratégias isoladas ou combinadas, resultando em heterogeneidade de dados e dificuldade na generalização de resultados positivos (Tabela 139.2).

Para os fatores de risco que não têm margem para correção, como idade avançada e gênero feminino, estratégias de intervenção devem ser implementadas, com o objetivo de conscientizar tanto o indivíduo quanto os cuidadores sobre a condição e aumento do risco de desfechos desfavoráveis, como quedas.

Muitas condições clínicas e neurológicas podem contribuir para o aumento do risco de desequilíbrio. Por exemplo, melhorar o manejo de doenças crônicas, depressão e dor potencialmente pode ter um efeito muito maior na qualidade de vida do que na redução de quedas, e isso não foi testado.

O treinamento cognitivo pode melhorar o desempenho físico de adultos mais velhos durante a caminhada simples e a caminhada com tarefas duplas (p. ex., caminhar enquanto fala). Isso pode ser realizado usando uma versão computadorizada do treinamento cognitivo com duração de sessão sugerida de 45 minutos ou menos. Um período mais curto de treinamento cognitivo ajuda a melhorar a aceitabilidade dessa intervenção.

A avaliação da visão e o tratamento com lentes corretivas ou cirurgia, combinados com exercícios, estão fortemente associados à redução de quedas com lesões. Isso também é observado quando múltiplas intervenções são combinadas, incluindo exercícios, avaliação e tratamento da visão e modificação ambiental.

As intervenções com exercícios são as mais estudadas na prevenção de quedas e mostraram uma redução tanto no número de quedas em cada indivíduo quanto no número de pessoas que caem. Em todos os tipos de exercícios, os resultados foram melhores na redução de quedas quando as intervenções foram realizadas por profissionais de saúde em comparação com intervenções com instrutores treinados que não eram profissionais de saúde. As principais categorias de programas de exercícios associados a evidências de maior magnitude para a redução de quedas são exercícios de equilíbrio e funcionais. Intervenções com várias categorias de exercícios, principalmente programas que incluem exercícios de equilíbrio e funcionais mais exercícios de resistência, provavelmente reduzem as quedas (evidência moderada), e foi incerto se os exercícios classificados como *tai chi chuan* ou similares reduziram a taxa de quedas (evidência muito baixa).

Tabela 139.2 Fatores de risco de quedas modificáveis e não modificáveis e possíveis intervenções para prevenção de quedas.

Fator de risco		Intervenção
Condições não modificáveis	Idade	Conscientização para o aumento do risco de quedas
	Sexo feminino	
Condições médicas	Doenças crônicas	Melhorar o manejo individualizado de doenças crônicas
	Depressão	Melhorar o manejo individualizado da depressão; exercícios
	Dor	Melhorar o tratamento individualizado da dor
	Cognição prejudicada	Melhorar o manejo individualizado da cognição; treino cognitivo; exercícios
	Deficiência visual	Tratamento com lentes corretivas ou cirurgia Exercícios
	Comprometimento do equilíbrio	Treino de marcha; equilíbrio e treinamento funcional; exercícios de força/resistência; exercícios de flexibilidade; atividade física geral; treino de resistência ou outros
Medicação	Polifarmácia	Revisão de medicamentos (retirada, redução ou aumento da dose, substituição, fornecimento): anti-hipertensivos, efeitos cardíacos, medicamentos hipoglicemiantes, relaxantes musculares, medicamentos anti-histamínicos e principalmente psicofármacos
	Suplementação	Vitamina D associada a cálcio
Comportamental	Morar sozinho e limitações das atividades da vida diária	Conscientização para o aumento do risco de quedas; considerar uso de apoio: bengalas, andadores, cadeiras de rodas
	Inatividade	Exercício, educação
Ambiental	Calçados inadequados (p. ex., chinelos)	Aconselhar o uso de calçado adequado
	Superfícies escorregadias de escadas	Instalação de dispositivos de segurança, correção ou remoção de perigos
	Tapetes soltos	Correção ou remoção
	Iluminação insuficiente	Correção da iluminação ambiente

Apesar de as últimas intervenções terem menos evidências, a grande heterogeneidade observada nos estudos de revisão sistemática não permite uma avaliação precisa desses dados.

Intervenções de prevenção de quedas com exercícios com duração inferior a 6 meses não foram eficazes na redução do risco de quedas. Quando esses programas têm uma duração maior, variando de 6 a 12 meses, o risco de queda é reduzido em 33 e 36%, respectivamente. Da mesma forma, os efeitos benéficos de diferentes programas de exercícios no risco de queda em idosos estão relacionados com a frequência da intervenção. Esses efeitos foram demonstrados com uma frequência de 3 a 5 vezes por semana.

A revisão de medicamentos é uma intervenção necessária que inclui diferentes ações (retirada, redução ou aumento da dose, substituição, fornecimento) direcionadas a classes específicas de medicamentos, principalmente aqueles que causam hipotensão, efeitos cardíacos, medicamentos hipoglicêmicos, relaxantes musculares esqueléticos, medicamentos antialérgicos e principalmente medicamentos que atuam no SNC.

Quanto à suplementação de vitamina D, ensaios clínicos randomizados mostraram achados inconsistentes, positivos ou negativos, de acordo com a dose de vitamina D. No entanto, a eficácia da suplementação de vitamina D para a prevenção de quedas está relacionada aos níveis séricos basais de 25(OH)D nos idosos. Ensaios com suplementação de vitamina D em idosos com concentrações abaixo de 20 ng/mℓ demonstraram efeito benéfico na prevenção de quedas. Ao contrário da suplementação isolada de vitamina D na prevenção de quedas, a combinação de vitamina D e cálcio mostrou uma redução de 12% no risco de quedas e benefícios para a função musculoesquelética e o metabolismo ósseo.

A educação para prevenção de quedas promove a conscientização e o conhecimento do risco de quedas, facilitando o engajamento em mudanças de comportamento e estilo de vida, como a prática de atividade física. Embora o público-alvo dessa intervenção sejam os idosos, para que possa obter resultados positivos, ela deve ser aplicada tanto aos idosos quanto aos cuidadores, profissionais de saúde e às comunidades mais amplas onde os idosos vivem.

As intervenções ambientais estão relacionadas às adaptações das residências, auxílios para caminhada e auxílios para proteção pessoal, além de mudanças na mobilidade do ambiente social. As adaptações nas residências incluem, por exemplo, iluminação de ambiente, adequação de camas, cadeiras, atenção a tapetes e superfícies escorregadias, entre outros. Bengala, andadores, cadeiras de rodas e calçados ortopédicos são alguns auxílios para assistência à caminhada e proteção pessoal.

Neuroinfecção

Coordenador: Osvaldo Massaiti Takayanagui

140 Meningite Bacteriana Aguda
Marcus Tulius T. Silva • Abelardo Q. C. Araújo

141 Meningites Crônicas
Marco Antonio Sales Dantas de Lima • Abelardo Q. C. Araújo

142 AIDS e Sistema Nervoso
Paulo Pereira Christo • Barbara Arduini Fernandes Correa

143 Encefalite Viral
Marzia Puccioni • Carolina Rosadas • Mauro Jorge Cabral Castro

144 Complicações Neurológicas das Arboviroses
Cristiane Nascimento Soares

145 Neurocisticercose
Ronaldo Abraham • Osvaldo Massaiti Takayanagui • Tissiana Marques de Haes

146 Neuroesquistossomose
Otávio Augusto Moreno de Carvalho

147 Raiva Humana
Hideraldo Cabeça

148 Neuropatia na Hanseníase
Marcia Jardim • Marcos Orsini • Marcos de Freitas

149 Complicações Neurológicas da Infecção pelo SARS-CoV-2
Bruno Fukelmann Guedes • Sandro Matas

150 Neurossífilis
Ricardo Nitrini

151 Neurotuberculose
Sérgio Monteiro de Almeida

152 Doenças Fúngicas do Sistema Nervoso Central:
Paracoccidioidomicose e Criptococose
Sérgio Monteiro de Almeida • José Ernesto Vidal

153 Mielopatia Associada ao HTLV-1
Marzia Puccioni • Augusto César Penalva de Oliveira • Jorge Casseb • Tatiane Assone • Amanda Lopes Abbas

154 Novos Métodos de Identificação e Diagnóstico
nas Doenças Neuroinfecciosas
Gustavo Bruniera Peres Fernandes • Denison Alves Pedrosa • Hélio Rodrigues Gomes

As referências bibliográficas desta Parte estão disponíveis *online*, no Ambiente Virtual de Aprendizagem do GEN.

Meningite Bacteriana Aguda

Marcus Tulius T. Silva • Abelardo Q. C. Araújo

Tabela 140.1 Agentes bacterianos mais frequentes em casos de meningite bacteriana aguda segundo faixa etária e condições associadas.

Fator associado	Bactérias mais comuns
Idade	
< 1 mês	*S. agalactiae, E. coli, L. monocytogenes*
1 a 3 meses	Pneumococos, meningococos, *S. agalactiae, H. influenzae, E. coli, L. monocytogenes*
3 a 23 meses	Pneumococos, meningococos, *S. agalactiae, H. influenzae, E. coli*
2 a 50 anos	Pneumococos, meningococos
> 50 anos	Meningococos, pneumococos, *L. monocytogenes*, bacilos aeróbios gram-negativos
Condição do indivíduo	
Etilistas, imunodeprimidos	Pneumococos, *L. monocytogenes, H. influenzae*
Traumatismo craniano	Pneumococos, *H. influenzae*
Procedimento neurocirúrgico	Estafilococos coagulase-negativos, estafilococos *aureus*, bacilos gram-negativos aeróbios (incluindo *Pseudomonas aeruginosa*), *Propionibacterium acnes*

INTRODUÇÃO

O termo "meningite bacteriana aguda" (MBA) designa um processo inflamatório agudo das meninges, tanto do cérebro quanto da medula espinhal, causado por qualquer agente bacteriano que invada o compartimento liquórico, estéril por natureza. Em alguns casos, esse processo inflamatório estende-se ao córtex cerebral ou estruturas subcorticais e à medula espinhal, quando então recebe a denominação "meningoencefalite" e "meningomielite", respectivamente.[1] A MBA caracteriza-se clinicamente por uma constelação de sinais e sintomas (síndrome meníngea) e laboratorialmente pelo aumento do número de leucócitos (pleocitose) no líquido cefalorraquidiano (LCR).

A despeito da existência de antibioticoterapia eficaz e de vacinação específica contra alguns agentes causadores, as MBA continuam a ocasionar significativas morbidade e mortalidade, não só em países subdesenvolvidos como também em regiões desenvolvidas. O diagnóstico e tratamento precoces são elementos fundamentais para a redução de sua morbidade e mortalidade.

A MBA pode ser causada por uma plêiade de agentes bacterianos, e os mais comuns em nosso meio estão elencados na Tabela 140.1. A incidência de cada bactéria guarda relação com diversos fatores, como idade do paciente, porta de entrada ou foco infeccioso inicial, estado imunológico do indivíduo e situação epidemiológica local.

Este capítulo vai rever os aspectos epidemiológicos, clínicos e laboratoriais das MBA, com ênfase na MBA causada pela *Neisseria meningitidis*, dada sua relevância clínica e epidemiológica.

EPIDEMIOLOGIA

A incidência das MBA adquiridas na comunidade tem diminuído em países desenvolvidos com larga cobertura vacinal contra *Haemophilus influenzae, Neisseria meningitidis* e *Streptococcus pneumoniae*.[2] Essa redução de incidência não se observa, no entanto, no caso de MBA nosocomiais ou associadas a traumas ou a procedimentos médicos, que continuam com incidências estáveis.

A incidência das MBA na comunidade varia de 5 a 10/100.000 pessoas/ano em países desenvolvidos, resultando em 15 mil a 25 mil novos casos anuais apenas nos EUA.[3] A África é o continente com maior concentração de casos de MBA no mundo ("cinturão das meningites"). Segundo dados do Ministério da Saúde,[4] no Brasil, entre os anos de 2007 e 2020, foram notificados 393.941 casos suspeitos de meningite, dos quais 265.644 foram confirmados: 121.955 casos de meningite viral (45,9%) e 87.993 casos de MBA (33,12%). Entre as MBA, as mais frequentes foram: meningites por outras bactérias (40.801 casos, 46,3%); doença meningocócica (26.436 casos, 30%); meningite pneumocócica (14.132 casos, 16%); meningite tuberculosa (4.916 casos, 5,5%) e meningite por *H. influenzae* (1.708 casos, 1,9%). Além disso, observaram-se 43.061 casos de meningite não especificada, 10.464 casos de meningite por outras etiologias e 2.171 com etiologia ignorada/em branco.

Nas últimas duas décadas, programas rotineiros de vacinação mudaram substancialmente a epidemiologia das MBA adquiridas na comunidade, reduzindo não somente a prevalência das meningites por agentes mais comuns como também o estado de carreador assintomático dessas bactérias.[5] A vacinação rotineira de crianças contra *H. influenzae* tipo B, por exemplo, praticamente erradicou as meningites por esse agente no mundo desenvolvido.

O meningococo é a principal causa de MBA em nosso país, acometendo indivíduos de todas as faixas etárias, mas com uma predominância em crianças abaixo dos 5 anos. A doença meningocócica é endêmica, com ocorrência em surtos esporádicos; durante os surtos e as epidemias, observa-se um aumento no número de casos entre adolescentes e adultos jovens. O coeficiente de incidência da meningite meningocócica tem sido reduzido nos últimos anos graças à vacinação. Após a introdução da vacina meningocócica C (conjugada), verificou-se uma redução do coeficiente de incidência médio de 1,5 caso no período anterior à vacinação (2007-2010) para 0,4 caso/100 mil habitantes nos últimos 4 anos (2017-2020).[4] Importa comentar que, a partir de 2010, o sorogrupo C do meningococo passou a ser o predominante em nosso meio, razão pela qual a vacina meningocócica C foi introduzida no calendário de vacinação nacional.

Hoje em dia, o pneumococo é a segunda maior causa de meningite bacteriana no Brasil, perdendo apenas para a *N. meningitidis*. Também é responsável por outras doenças invasivas, como pneumonia, bacteriemia, sepse e doenças não invasivas, como otite média e sinusite. No Brasil, as crianças de até 2 anos são as mais acometidas pela meningite pneumocócica. A partir de 2010, a vacina conjugada decavalente, que protege contra dez sorotipos do pneumococo, foi disponibilizada no calendário de vacinação para crianças menores de 1 ano.

Em 1999, foi introduzida no país a vacina contra o *H. influenzae*, responsável por várias doenças invasivas, como meningites e pneumonias, sobretudo em crianças. O *H. influenzae* era a segunda causa mais comum de meningite bacteriana no Brasil, sendo responsável por uma incidência média anual em menores de 1 ano de 23,4 casos/100 mil habitantes até 1999. Observou-se, após a introdução da vacina, redução de mais de 90% no número de casos, na incidência e no número de óbitos por meningite por *H. influenzae*.[4]

Outros patógenos associados em menos de 10% das MBA em adultos são, por exemplo, a *L. monocytogenes* e o *Staphylococcus aureus*. A meningite por *Listeria* ocorre tipicamente em idosos e imunocomprometidos, enquanto a meningite por estafilococos em geral vem acompanhando quadros de endocardites bacterianas.[6]

Em séries hospitalares, 40% das MBA podem ocorrer em pacientes hospitalizados (meningites nosocomiais).[3] A maioria desses casos ocorre em pacientes que se submeteram a implantes neurocirúrgicos, em pacientes com infecções focais ou em indivíduos com derivações ventriculoperitoneais ou ventriculoatriais.

Os índices de mortalidade por MBA mudam de acordo com o agente etiológico, variando, no caso da etiologia pneumocócica, entre 20 e 37% em países desenvolvidos, mas podendo chegar a 51% em países subdesenvolvidos.[5]

Em indivíduos imunocomprometidos, os dois agentes mais frequentes de MBA são o *S. pneumoniae* e a *L. monocytogenes*. Indivíduos com imunodeficiências de células T, como os pacientes convivendo com o HIV, têm um risco até oito vezes maior de MBA, independentemente de estarem ou não em uso de terapia antirretroviral adequada.[5]

O *S. pneumoniae* é responsável por quase todos os casos de MBA não epidêmicas em todo o mundo. Tem mais de 90 sorotipos capsulares, imunologicamente distintos, que causam doença pneumocócica invasiva (meningite, pneumonia, sepse e artrite) e não invasiva (sinusite, otite média aguda, conjuntivite, bronquite e pneumonia). Em relação à meningite pneumocócica, existe um risco maior de adoecimento entre os idosos e os indivíduos portadores de quadros crônicos ou doenças imunossupressoras (síndrome nefrótica, asplenia, insuficiência renal crônica, diabetes *mellitus* e infecção pelo HIV).

A vacina pneumocócica diminuiu a incidência de pneumonia e otite média, mas não deve ser considerada uma "vacina" contra meningite. No entanto, alguns estudos de metanálise sugerem que a incidência de MBA causada por sorotipos de *S. pneumoniae* presentes nas vacinas sofreu uma leve queda, porém bem menos expressiva do que observada em relação à redução da incidência de pneumonia e doença invasiva.

Todos os principais agentes de MBA em adultos são disseminados por contato humano a humano, com exceção da *L. monocytogenes*, sabidamente associada ao contato com alimentos contaminados.

Meningites não comunitárias associadas a procedimentos hospitalares ou em pacientes com histórico de neurocirurgias ou de traumatismos cranioencefálicos (TCE) são categorizados à parte como tendo "meningites nosocomiais ou associadas a cuidados hospitalares".[6] Esses casos geralmente estão associados a complicações de craniectomias, TCE, fístulas liquóricas e cateteres intracranianos infectados, ou então resultam da disseminação, por contiguidade ou a distância, de processos infecciosos bacterianos, como otites médias, sinusites e pneumonias.

ASPECTOS GERAIS

A síndrome clínica associada à MBA resulta em pelo menos dois dos seguintes sinais e sintomas: cefaleia, febre, rigidez de nuca e náuseas e/ou vômitos. Reconhece-se hoje que tanto a rigidez de nuca quantos os clássicos sinais de Kernig e Brudzinski podem não estar presentes em pacientes com MBA, sobretudo em crianças muito pequenas, pacientes imunodeprimidos ou em indivíduos em coma (uma vez que se trata de sinais antálgicos).[7] Nos casos de MBA, a maioria dos pacientes apresenta febre elevada (> 38,5ºC) e um ou mais dos seguintes sinais/sintomas: cefaleia, vômito, rigidez de nuca e alteração da consciência, o que denota acometimento encefálico (meningoencefalite).

Como dito anteriormente, a rigidez de nuca nem sempre está presente nos casos de MBA, sobretudo em lactentes. Nesses casos, deve-se realizar o exame cuidadoso da fontanela anterior. Abaulamento e/ou aumento de tensão da fontanela, aliados à febre, à irritabilidade, à inapetência e aos vômitos, sugerem o diagnóstico.[8] Em recém-nascidos, o diagnóstico é ainda mais difícil, pois os sinais e sintomas são dos mais diversos. A febre nem sempre está presente, observando-se por vezes hipotermia. Podem ser observadas também recusa alimentar, cianose, convulsões, alternância entre apatia e irritabilidade, respiração irregular e icterícia.

Independentemente de ter-se realizado o exame do LCR diante de uma suspeita clínica de MBA, os pacientes devem ser submetidos a hemoculturas e ter a terapia antimicrobiana empírica, em conjunto à dexametasona, iniciada o quanto antes. Importante comentar que a demora em iniciar a antibioticoterapia pode associar-se a um pior prognóstico.

As situações em que a punção lombar estaria contraindicada sem um exame de neuroimagem prévio seriam alteração do nível de consciência, sinais neurológicos focais (excetuando-se paralisia de algum nervo craniano), papiledema, pacientes imunodeprimidos, crise convulsiva, infecção cutânea no sítio da punção, choque séptico, compressão medular, terapia anticoagulante ou grave coagulopatia. Mesmo nesses casos em que um exame de imagem se torna necessário, em hipótese alguma a terapia antimicrobiana e a dexametasona devem ser postergadas. Nesses casos, os pacientes devem ter amostra de sangue colhida para hemoculturas, devem receber dexametasona e a primeira dose do antibiótico escolhido, de acordo com as condições coexistentes, e posteriormente devem ser encaminhados para o exame de neuroimagem. Um algoritmo de abordagem a pacientes com suspeita de MBA encontra-se na Figura 140.1.

MENINGITE BACTERIANA AGUDA POR *NEISSERIA MENINGITIDIS*

A *N. meningitidis* é um diplococo gram-negativo aeróbio. A composição antigênica da cápsula polissacarídica permite a classificação do meningococo em 12 diferentes sorogrupos, sendo os sorotipos A, B, C, Y, W e X os principais

Tabela 140.2 Valores de referência para o líquido cefalorraquidiano e principais diferenças entre meningite bacteriana aguda e meningite viral.

Parâmetro	Crianças e adultos	< 1 ano	MBA	Meningite viral
Pressão de abertura (mmH$_2$O)	50 a 180	100	> 180	< 180
Celularidade (mm^3)	≤ 5	≤ 8	1.000 a 5.000	100 a 1.000
% polimorfonucleares	0	60	≥ 80%	Incomum
Proteína (mg/dℓ)	≤ 45	20 a 170	100 a 500	50 a 100
Glicose (mg/dℓ)	45 a 80	34 a 119	≤ 40	Normal
Relação glicose LCR:soro	0,6	0,81	< 0,4	< 0,6
Gram	–	–	60 a 90%	–
Cultura	–	–	70 a 85%	–

LCR: líquido cefalorraquidiano; MBA: meningite bacteriana aguda.

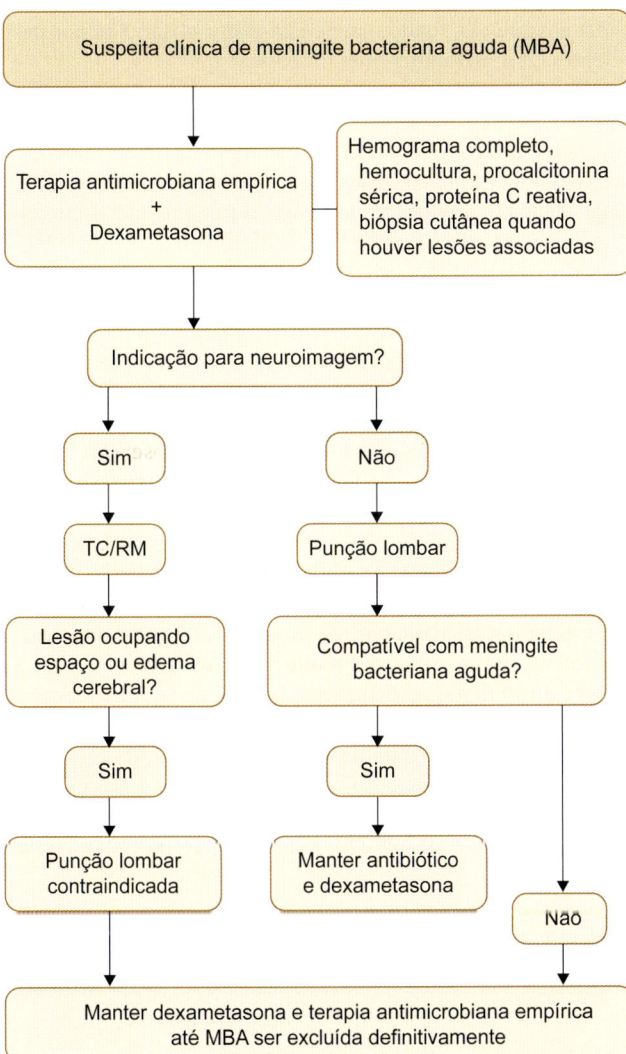

Figura 140.1 Algoritmo para manejo das meningites bacterianas agudas (MBA).

responsáveis pela ocorrência da doença invasiva em seres humanos.[9] No Brasil, os sorotipos que mais circulam são o B e o C.

O ser humano é o reservatório natural do meningococo, sendo a prevalência de portadores assintomáticos maior entre adolescentes e adultos jovens oriundos de estratos econômicos menos favorecidos. A transmissão se dá por via aérea, sendo o período de incubação variável de 2 a 10 dias.

É importante comentar que o meningococo é eliminado da nasofaringe dos pacientes com MBA 24 horas após o início de terapia antimicrobiana adequada.

No Brasil, o meningococo é a principal causa de meningite bacteriana, sendo esta endêmica, mas com possibilidade da ocorrência de surtos esporádicos. A taxa de incidência tem se mantido estável nos últimos anos, com média de 1,5 a 2 casos a cada 100 mil habitantes.[4] A doença meningocócica endêmica (meningococemia e meningite bacteriana) acomete indivíduos de todas as faixas etárias, mas aproximadamente 50% dos casos notificados ocorrem em crianças menores de 5 anos, sobretudo em lactentes no primeiro ano de vida. Nos surtos e nas epidemias, observam-se mudanças nas faixas etárias afetadas, com aumento de casos entre adolescentes e adultos jovens.

A infecção invasiva pela *N. meningitidis* pode apresentar amplo espectro clínico, que varia desde febre transitória e bacteriemia oculta até formas fulminantes, com a morte do paciente em poucas horas após o início dos sintomas.[10] A meningite e a meningococemia são as formas clínicas mais frequentemente observadas, podendo ocorrer isoladamente ou associadas (doença meningocócica). A meningite, resultante da disseminação hematogênica da bactéria para o sistema nervoso central, ocorre em cerca de 50% dos pacientes diagnosticados e é semelhante a outras formas de MBA.

As pessoas com maior risco de desenvolver MBA por *N. meningitidis* são as crianças menores de 5 anos, os asplênicos, as pessoas com história de infecção respiratória recente, as pessoas que vivem em aglomerados (domicílio, quartéis, alojamentos), aquelas com histórico de tabagismo e as oriundas de camadas socioeconômicas menos favorecidas.

Em cerca de 60% dos casos de MBA por meningococo é possível observar a presença de lesões cutâneas petequiais. Em 15 a 20% dos pacientes com doença meningocócica, identificam-se formas de evolução muito rápidas, geralmente fulminantes, devidas somente à septicemia meningocócica, sem meningite muitas vezes, e que se manifestam por sinais clínicos de choque e coagulação intravascular disseminada, caracterizando a síndrome de Waterhouse-Friderichsen.[11] Em até 20% das crianças com MBA por meningococo podem ocorrer crise convulsiva ou sinais neurológicos focais.

AVALIAÇÃO DIAGNÓSTICA

Devem fazer parte da avaliação inicial de pacientes com MBA hemograma completo, hemoculturas, dosagem da proteína C reativa e da procalcitonina sérica (quando disponível) e uma tomografia computadorizada do crânio.[7] A proteína C reativa tem alto valor preditivo negativo para o diagnóstico de MBA e a procalcitonina sérica é útil na diferenciação entre MBA e meningite viral quando a coloração do Gram no LCR é negativa; níveis elevados de procalcitonina sérica ocorrem em infecções bacterianas graves.

A análise do LCR deve ser a mais ampla possível. As anormalidades clássicas encontradas em casos de MBA são aumento da pressão de abertura, pleocitose com predomínio de polimorfonucleares, hipoglicorraquia (sempre obter glicose sérica simultaneamente) e hiperproteinorraquia. A coloração pelo Gram pode ser positiva em 60 a 90% dos casos, na dependência do número de bactérias presentes e da habilidade do profissional. Uma relação normal entre a glicose liquórica e a glicose sérica é de 0,6. Uma relação < 0,4 é sugestiva de MBA, mas não exclusiva; outras condições que podem cursar com hipoglicorraquia incluem meningite fúngica, meningite tuberculosa e meningite carcinomatosa. A cultura do LCR é crítica para a identificação do agente e para o teste de sensibilidade antimicrobiana.

Em casos nos quais um diagnóstico alternativo pode ser uma realidade, deve-se proceder à reação em cadeia da polimerase (PCR) para enterovírus (principais agentes das meningites virais) e PCR para HSV-1 e HSV-2 (principais agentes virais para encefalites virais; alguns pacientes com MBA grave podem se apresentar sonolentos e em algumas situações, como imunodepressão, a interpretação liquórica pode ser difícil).[11] A dosagem do lactato liquórico é inespecífica e recomendada apenas nos casos de meningite pós-operatória. Um lactato > 4 mmol/ℓ é indicativo de MBA.

COMPLICAÇÕES NEUROLÓGICAS E SISTÊMICAS

As complicações neurológicas mais comuns das MBA são edema cerebral, hidrocefalia, crise convulsiva, doença cerebrovascular arterial e venosa, mielite, paralisia de nervos cranianos e surdez. Complicações cerebrovasculares podem se apresentar como déficit focal, crise convulsiva ou diminuição do nível de consciência.

A presença de choque séptico é um sinal de mau prognóstico e pode se manifestar por hipotensão, taquicardia, taquipneia, temperatura > 38 ou < 36, sonolência e oligúria.[12]

Hiponatremia pode ser encontrada em até 1/3 dos pacientes no momento do diagnóstico de MBA, provavelmente no contexto de uma síndrome de secreção inapropriada do hormônio antidiurético. Em outro extremo, alguns pacientes podem se apresentar com hipernatremia, geralmente em associação à crise convulsiva, e um sinal de mau prognóstico, segundo alguns autores.

TRATAMENTO

Junto à primeira dose do antibiótico ou até mesmo antes, deve-se iniciar dexametasona (0,15 mg/kg de 6/6 horas por 2 a 4 dias) em pacientes com suspeita de MBA por *S. pneumoniae*, *N. meningitidis* e *H. influenzae*.[13] O uso do corticosteroide precoce está associado a uma redução significativa de sequelas e morte por MBA não só em crianças, mas também em adultos, sendo o benefício maior observado nos pacientes com meningite pneumocócica.

O tratamento com antibiótico deve ser instituído assim que possível e não impede a coleta de material para o diagnóstico etiológico, seja LCR, seja sangue, sejam outros espécimes clínicos, mas recomenda-se que a coleta das amostras seja feita, preferencialmente, antes de iniciar o tratamento ou o mais próximo possível desse momento.

O tratamento precoce e adequado dos casos reduz significativamente a letalidade da doença e é importante para o prognóstico satisfatório. De maneira geral, o tratamento antibacteriano é feito de maneira empírica, pois o agente etiológico é desconhecido; toma-se como base o conhecimento dos agentes bacterianos prevalentes na comunidade e nas diversas condições associadas, assim como seu perfil de suscetibilidade antimicrobiana, nas diversas faixas etárias (ver Tabela 140.3). A duração do tratamento antibiótico em pacientes com meningite bacteriana varia de acordo com o agente isolado e deve ser individualizada de acordo com a resposta clínica.

Nos casos de MBA por meningococo, o tratamento antibiótico é feito geralmente com ceftriaxona (em crianças, na dose de 100 mg/kg/dia intravenosa [IV] de 12/12 horas por 5 a 7 dias; em adultos, 2 g IV de 12/12 horas por 7 dias junto à dexametasona, na dose de 0,15 mg/kg de 6/6 horas por 2 a 4 dias). Deve-se indicar quimioprofilaxia para todos os contactantes próximos do paciente com MBA por *N. meningitidis* o mais precocemente possível. Definem-se como contactantes

Tabela 140.3 Terapia antimicrobiana empírica baseada nas condições clínicas associadas e prováveis agentes etiológicos envolvidos.

Situação clínica	Agente etiológico	Antibiótico de escolha
Crianças e adultos, MBA adquirida na comunidade	*S. pneumoniae, N. meningitidis*	Cefalosporina de 3ª ou 4ª geração + vancomicina
Otite, mastoidite, sinusite	*Streptococcus* sp., *Staphylococcus aureus, Haemophilus* sp., enterobactéria, anaeróbio gram-negativo	Cefalosporina de 3ª ou 4ª geração + vancomicina + metronidazol
Adultos > 50 anos e pessoas com doenças crônicas, gestantes	*S. pneumoniae*, bacilo gram-negativo, *N. meningitidis, Listeria monocytogenes, H. influenzae*	Cefalosporina de 3ª ou 4ª geração + vancomicina + ampicilina
Endocardite	*Streptococcus bovis, S. aureus, Streptococcus viridans*, enterococos, bactérias do grupo HACEK	Cefalosporina de 3ª ou 4ª geração + vancomicina
Imunodeprimidos	*S. pneumoniae, L. monocytogenes, H. influenzae*	Cefalosporina de 3ª ou 4ª geração + vancomicina + ampicilina
Pós-neurocirurgia	Estafilococos, bacilo gram-negativo	Vancomicina + meropeném, ou vancomicina + ceftazidima
Dispositivos intraventriculares	Estafilococos, bacilo gram-negativo, anaeróbios	Vancomicina + meropeném + metronidazol ou vancomicina + ceftazidima + metronidazol

Grupo HACEK: bacilos gram-negativos de crescimento lento que estão presentes normalmente na flora oral e da nasofaringe, podendo infectar o coração. Fazem parte deste grupo: *Haemophilus* sp., *Aggregatibacter* sp., *Cardiobacterium hominis, Eikenella corrodens* e *Kingella kingae*; MBA: meningite bacteriana aguda.

próximos os moradores do mesmo domicílio, indivíduos que compartilham o mesmo dormitório (p. ex., em alojamentos, quartéis, entre outros), comunicantes de creches e escolas, pessoas diretamente expostas às secreções do paciente e profissionais da área de saúde que atenderam o paciente e que realizaram procedimentos invasivos (intubação orotraqueal, passagem de cateter nasogástrico) sem a utilização de equipamento de proteção individual adequado.

A quimioprofilaxia também está indicada para o paciente no momento da alta ou na internação, no mesmo esquema preconizado para os contatos próximos, exceto se o tratamento da doença foi realizado com ceftriaxona. O antibiótico de escolha para a quimioprofilaxia é a rifampicina (idade < 1 mês: 5 mg/kg/dose de 12/12 horas por 2 dias; crianças ≥ 1 mês e adultos: 10 mg/kg/dose – máximo de 600 mg – de 12/12 horas por 2 dias). A rifampicina deve ser administrada simultaneamente a todos os contactantes próximos, preferencialmente até 48 horas da exposição à fonte de infecção (doente). Outros esquemas alternativos incluem a ceftriaxona (< 12 anos: 125 mg intramuscular [IM] dose única; ≥ 12 anos: 250 mg IM dose única) e o ciprofloxacino (> 18 anos: 500 mg uso oral dose única). Gestantes podem fazer uso da rifampicina, pois não há evidências de que ela possa apresentar efeitos teratogênicos.

A vacinação é a forma mais eficaz na prevenção da doença, e as vacinas contra o meningococo são específicas para os sorotipos. São utilizadas tanto na rotina para imunização quanto no controle de surtos. A vacina conjugada contra o meningococo do sorogrupo C está disponível no Calendário Básico de Vacinação da Criança do Programa Nacional de Imunização (PNI/MS). A imunização primária consiste em duas doses, aos 3 e 5 meses de vida, e o reforço entre 12 e 15 meses de vida. Também é oferecida nos Centros de Referência para Imunobiológicos Especiais (CRIE), sendo recomendada nas seguintes situações: asplenia anatômica ou funcional e doenças relacionadas, imunodeficiências congênitas da imunidade humoral, pessoas menores de 13 anos com HIV/AIDS, implante de cóclea e doenças de depósito (doença de Tay-Sachs, doença de Gaucher e doença de Fabry).

A vacinação de bloqueio está indicada nas situações em que haja a caracterização de um surto de doença meningocócica, para o qual seja conhecido o sorogrupo responsável por meio de confirmação laboratorial específica (cultura e/ou PCR) e haja vacina eficaz disponível. A vacinação somente será utilizada a partir de decisão conjunta das três esferas de gestão. A estratégia de vacinação (campanha indiscriminada ou discriminada) será definida considerando a análise epidemiológica, as características da população e a área geográfica de ocorrência dos casos. Após a vacinação, são necessários de 7 a 10 dias para a obtenção de títulos protetores de anticorpos. Portanto, casos ocorridos em pessoas vacinadas no período de até 10 dias após a vacinação não devem ser considerados falhas da vacinação.

Aproximadamente 30% dos isolados de *H. influenzae* sorotipo b (Hib) produzem betalactamases e, portanto, são resistentes à ampicilina. Essas cepas produtoras de betalactamase permanecem, no entanto, sensíveis às cefalosporinas de terceira geração.[9]

Apesar de existirem diferenças geográficas marcantes na frequência de resistência do pneumococo às penicilinas, as taxas vêm aumentando progressivamente.[14] Estudos realizados em nosso meio demonstram que a incidência de isolados em amostras de LCR não suscetíveis à penicilina atingiu valores acima de 30%. Esses mesmos estudos demonstram que a resistência do pneumococo às cefalosporinas de terceira geração ainda é baixa. Nos casos de meningite por pneumococos resistentes à penicilina e cefalosporinas, deve-se utilizar a associação de vancomicina com uma cefalosporina de terceira geração (cefotaxima ou ceftriaxona). A rifampicina deverá ser associada ao esquema quando houver piora clínica após 24 a 48 horas de terapia com vancomicina e cefalosporina de terceira geração, falha na esterilização liquórica ou identificação de pneumococo com concentração inibitória mínima ≥ 4 µg/mℓ para cefotaxima ou ceftriaxona. A vancomicina, em função de sua baixa penetração liquórica, não deve ser utilizada como agente isolado no tratamento de meningite bacteriana.

PROGNÓSTICO

As características associadas a um pior prognóstico incluem idade avançada, rebaixamento do nível de consciência logo na apresentação da doença, taquicardia, pleocitose menor que 1.000 células/mm³ e plaquetopenia.[9,12] As sequelas são mais prováveis entre os casos de meningite pneumocócica, sobretudo auditivas. Outras sequelas incluem empiema subdural, hidrocefalia, distúrbios cognitivos e crise convulsiva.

CONSIDERAÇÕES FINAIS

As MBA ainda são causas importantes de morbimortalidade em nosso meio. Embora a imunização em massa tenha reduzido a incidência da MBA por *H. influenzae*, um número expressivo de casos de MBA por *N. meningitidis* e *S. pneumoniae* ainda ocorre em nosso meio. O rápido reconhecimento desses casos aliado ao tratamento precoce com antimicrobiano empírico e o uso de corticosteroide estão associados à redução da mortalidade e da morbidade dessa grave enfermidade.

CAPÍTULO

141
Meningites Crônicas

Marco Antonio Sales Dantas de Lima • Abelardo Q. C. Araújo

INTRODUÇÃO

Meningite crônica é arbitrariamente definida como aquela cuja duração dos sintomas é maior do que 4 semanas.[1] Geralmente, manifestações clínicas como cefaleia, vômitos e febre ocorrem de forma insidiosa e mais branda, dificultando o seu reconhecimento precoce. O diagnóstico diferencial é bastante extenso e inclui causas infecciosas e não infecciosas, como doenças autoimunes e neoplásicas. A abordagem das meningites crônicas é difícil na prática clínica devido a vários fatores, a saber: demora em seu reconhecimento clínico, baixa prevalência, dificuldade em seu diagnóstico etiológico, principalmente pela baixa sensibilidade de diversos métodos laboratoriais quando aplicados ao líquido cefalorraquidiano (LCR), bem como os obstáculos à realização de técnicas mais modernas, mais onerosas em nosso meio.

Neste capítulo, abordaremos os principais aspectos relevantes à epidemiologia, às manifestações clínicas, à abordagem e ao tratamento das meningites crônicas.

ETIOLOGIA

Vírus (principalmente enterovírus) seguido por bactérias são as causas mais comuns de meningites agudas em todo o mundo.[2] Entretanto, o diagnóstico diferencial das meningites crônicas é bem mais amplo. Além dos agentes já descritos, micobactérias, fungos e parasitas podem invadir, proliferar e permanecer no espaço subaracnóideo. Diversas outras enfermidades não infecciosas, como doenças autoimunes, neoplasias e agentes químicos, também podem causar meningite crônicas[3-5] (Tabela 141.1).

Mycobacterium tuberculosis e bactérias de crescimento lento, como *Listeria monocytogenes*, *Brucella* spp., *Treponema pallidum* e *Borrelia burgdoferi*, podem ocasionar quadros mais insidiosos do que bactérias como *Neisseria meningitidis* e *Streptococcus pneumoniae*, comumente implicadas em casos de meningites agudas.[5] Meningites crônicas por enterovírus são observadas em pacientes com agamaglobulinemia. Pacientes infectados por vírus como HIV, HTLV-1 e vírus da família Herpesviridae (varicela-zóster, herpes simples 1 e 2 e citomegalovírus) ocasionalmente desenvolvem quadros prolongados de meningites.

Diversos fungos podem invadir o sistema nervoso central (SNC), mas muitos destes acometem predominantemente o parênquima cerebral. Entre os que têm predileção pelo espaço subaracnóideo destaca-se o *Cryptococcus neoformans*, causa mais prevalente de meningite fúngica em todo o mundo. Enquanto cerca de 50% dos casos de criptococose ocorrem em pacientes imunossuprimidos, *Cryptococcus gattii* pode acometer indivíduos imunocompetentes. Pacientes com histoplasmose, esporotricose, blastomicose e coccidioidomicose eventualmente podem apresentar meningites crônicas no curso da enfermidade sistêmica.[6]

Acanthamoeba spp. e *Angiostrongylus cantonensis* causam quadros de meningite aguda, mas que eventualmente pode ter um curso mais demorado, enquanto *Toxoplasma gondii* e *Taenia solium* classicamente levam a lesões parenquimatosas e, mais raramente, provocam quadros meníngeos.[3]

Existem diversas causas de meningite crônica não infecciosa. Neoplasias de pulmão e mama, melanoma, linfomas e leucemias, bem como tumores primários do SNC, podem se disseminar por meio das meninges e provocar quadros indistinguíveis de meningite infecciosa. Em cerca de 5% dos pacientes, essa é a primeira manifestação da neoplasia. Doenças inflamatórias sistêmicas como sarcoidose, lúpus eritematoso sistêmico, doença de Behçet e granulomatose com poliangeíte acometem ocasionalmente o SNC, e meningite pode ser uma das formas de se apresentarem clinicamente.[4]

Meningite química ocorre com o uso sistêmico de alguns medicamentos, como anti-inflamatórios, antibióticos, imunoglobulina intravenosa,[7] com a introdução de agentes diretamente no espaço subaracnóideo, como quimioterápicos ou contrastes, ou, ainda, com o rompimento de um craniofaringeoma ou de um cisto epidermoide.

EPIDEMIOLOGIA

Existem poucos estudos acerca da epidemiologia das meningites crônicas[8-11] (Tabela 141.2), porém tuberculose e

Tabela 141.1 Etiologias de meningite crônica.

Infecciosas	Bacterianas	Tuberculose, sífilis, brucelose, leptospirose, doença de Lyme, listeriose
	Virais	HIV, HTLV-I, citomegalovírus, enterovírus, caxumba, vírus da coriomeningite linfocítica humana
	Fúngicas	Criptococose, esporotricose, histoplasmose, blastomicose, coccidioidomicose
	Parasitárias	Cisticercose, toxoplasmose, *Angiostrongylus cantonensis*, *Acanthamoeba* spp.
Não infecciosas	Neoplásicas	Tumores sólidos (pulmão, mama, melanoma), leucemias, linfomas, tumores primários do SNC, histiocitose
	Autoimunes	Lúpus eritematoso sistêmico, artrite reumatoide, doença de Sjögren, granulomatose com poliangeíte
	Doenças sistêmicas	Sarcoidose, síndrome de Vogt-Koyanagi-Harada, doença de Behçet, doença relacionada ao IgG4
	Químicas	Metotrexato, citarabina, anti-inflamatórios, imunoglobulina, trimetoprima-sulfametoxazol, cisto dermoide, cisto epidermoide, craniofaringeoma, teratoma

IgG: imunoglobulina G; HIV: vírus da imunodeficiência humana; HTLV: vírus linfotrópico de células T humanas; SNC: sistema nervoso central. (Adaptada de: Zunt e Baldwin, 2012;[3] Cho e Venna, 2010;[4] Ginsberg e Kidd, 2008.)[5]

Tabela 141.2 Epidemiologia das meningites crônicas.

	Nova Zelândia 1967-1983[8] (55 pacientes)	Tailândia 1993-1999[9] (114 pacientes)	Multinacional 2012-2014[10] (80 pacientes)	Irã 2011-2021[11] (79 pacientes)
Infecciosas				
Tuberculose	33 (60%)	43 (37,7%)	37 (46,2%)	15 (18,7%)
Criptococose	6 (11%)	61 (53,5%)	3 (3,8%)	
Sífilis	2 (3,6%)		24 (30%)	
Leptospirose	1 (1,8%)			
Eosinofílica	4 (7,2%)	1 (0,8%)		
Borrelia sp.			10 (12,5%)	
Brucella sp.			6 (7,5)	3 (3,8%)
Infecção mista		1 (0,8%)		
Streptococcus suis		2 (1,6%)		
Streptococcus pneumoniae				(2,5%)
Neisseria meningitidis				2 (2,5%)
Listeria monocytogenes				2 (2,5%)
Acinetobacter baumannii				1 (1,3%)
Viral		2 (0,8%)		1 (1,3%)
Herpes	1 (1,8%)			
Não infecciosas				
Neoplasias	7 (12,8%)	3 (2,4%)	–	8 (10,1%)
Sarcoidose	(1,8%)		–	
Autoimune				1 (1,3%)
Sem diagnóstico		1 (0,8%)		44 (55,6%)

Adaptada de: Anderson e Willoughby, 1987;[8] Helbok et al., 2006;[9] Erdem et al., 2017;[10] Bineshfar et al., 2022.[11]

criptococose são as enfermidades mais frequentes na maior parte das séries de casos. O primeiro trabalho, realizado na Nova Zelândia, entre 1967 e 1983, antes do advento da síndrome de imunodeficiência adquirida (AIDS/SIDA), observou, no período, 83 pacientes com meningite crônica. As causas mais comuns foram tuberculose (60%), criptococose (13%) e neoplasias (11%). No mesmo período de acompanhamento, houve 1 mil casos de meningite aguda, ressaltando a menor incidência de formas crônicas de meningite.[8]

Imunossupressão é provavelmente o maior fator de risco para o desenvolvimento de meningites crônicas.[4] A ocorrência de AIDS nas três últimas décadas levou à mudança na epidemiologia das meningites crônicas. Houve o aumento da frequência de casos de Cryptococcus neoformans, bem como uma maior diversidade das infecções oportunistas potencialmente causadoras de inflamação meníngea crônica (varicela-zóster, citomegalovírus, toxoplasmose). Entre 114 pacientes com meningite crônica avaliados na Tailândia entre 1993 e 1999, as duas causas mais comuns foram criptococose (54%) e tuberculose (37%), e, destes, 49% apresentavam coinfecção pelo HIV.[9] O risco de um paciente com infecção pelo HIV e tuberculose desenvolver meningite tuberculosa é cerca de cinco vezes maior do que um paciente imunocompetente.[12] Outras formas de imunossupressão adquirida (p. ex., transplantes, uso de imunossupressores) ou hereditária devem ser consideradas e questionadas em todos os casos. Além dos imunossupressores clássicos, anticorpos monoclonais com atuação específica em pontos específicos na resposta imune têm sido cada vez mais utilizados e podem tornar o indivíduo mais suscetível a patógenos causadores de meningite crônica. Por exemplo, agentes antifator de necrose tumoral alfa (anti-TNF-alfa), frequentemente utilizados em pacientes com artrite reumatoide e doença de Crohn, podem levar a infecções por micobactérias.[13]

Comportamento de risco e uso de drogas intravenosas ilícitas são fatores de risco para doenças como sífilis, infecção pelo HTLV-I e HIV.

Existem algumas diferenças regionais que devem ser consideradas na avaliação de casos suspeitos. O histórico de viagens e exposições ambientais deve ser obtido sempre que possível. Enquanto na Europa e na América do Norte a doença de Lyme é uma causa frequente, brucelose é mais comum em países do Oriente Médio.[5] Não há um estudo brasileiro sobre o tema, porém, além da tuberculose e da criptococose, outras condições como cisticercose, histoplasmose e esporotricose devem ser incluídas no diagnóstico diferencial.[14-16]

MANIFESTAÇÕES CLÍNICAS

As manifestações clínicas em pacientes com meningite crônica são insidiosas e menos evidentes do que em pacientes com quadros meníngeos agudos. A cefaleia é holocraniana, contínua, porém de intensidade leve a moderada inicialmente, aumentando em intensidade com a progressão do quadro ou com o aparecimento de complicações como trombose de seios venosos ou hidrocefalia. A febre é intermitente e inferior a 39ºC na maior parte dos casos.[3]

Os sinais de irritação meníngea (rigidez de nuca, sinal de Kernig e Brudzinski) são sutis ou ausentes inicialmente, sendo somente detectados em fases avançadas. O processo inflamatório mais intenso nas meninges da base do crânio pode levar ao acometimento de um ou mais nervos cranianos.[5] Alterações cognitivas ou sinais de acometimento de vias longas são encontrados em fases tardias. Crises epilépticas podem ocorrer em casos em que há extensão do processo para o parênquima cerebral ou serem secundárias ao aumento da pressão intracraniana.

A presença de sinais e sintomas sistêmicos pode auxiliar no diagnóstico.[17] A presença de emagrecimento e sudorese noturna pode indicar a presença de uma neoplasia ou de tuberculose. Sintomas respiratórios ocorrem em cerca de 50% dos pacientes com meningite tuberculosa, mas também podem ser observados em doenças fúngicas, neoplasias e doenças autoimunes. Úlceras orais e lesões genitais são típicas da doença de Behçet. Lesões cutâneas são observadas em diversas doenças, como sífilis, lúpus eritematoso sistêmico e esporotricose. Alterações oculares podem auxiliar o diagnóstico nos casos de sífilis, sarcoidose ou síndrome de Vogt-Koyanagi-Harada (uveíte), doença de Sjögren (xeroftalmia) ou doença de Behçet (iridociclite).

DIAGNÓSTICO

A análise do LCR é essencial para o diagnóstico das meningites crônicas. Contudo, antes da realização de uma punção lombar, é necessário um exame de imagem do SNC (tomografia computadorizada ou ressonância magnética) para exclusão de lesões com importante efeito de massa ou hidrocefalia não comunicante (Figura 141.1) que podem levar à herniação cerebral durante a punção. Pode haver captação de contraste nas meninges (Figura 141.2), mas sua ausência não afasta o diagnóstico, particularmente em pacientes imunossuprimidos. Adicionalmente, esses exames podem revelar lesões associadas (tuberculomas, cistos, abscessos), bem como complicações (infartos, hemorragias, trombose de seios venosos) (Figura 141.3).

Enquanto o LCR normalmente apresenta aspecto incolor e límpido, nas meningites crônicas, ele pode estar turvo, xantocrômico, purulento ou até mesmo hemorrágico. Devido ao

processo inflamatório no espaço subaracnóideo e à potencial presença de lesões com efeito de massa, a pressão de abertura frequentemente excede 200 mmH$_2$O. A celularidade é superior a 5 células/mℓ,[18] embora em casos de grave imunossupressão, este valor pode estar levemente alterado ou até mesmo normal. Pleocitose linfocítica é o achado mais comum e pode ocorrer em meningites de qualquer etiologia. A predominância de neutrófilos sugere a presença de bactérias de crescimento lento (*Nocardia* sp., *Brucella* sp.), enquanto meningite eosinofílica (> 10% de eosinófilos no LCR) ocorre nas infecções parasitárias, mas pode ser observada, embora raramente, na tuberculose e nos linfomas.[19] A presença de células tumorais indica uma meningite neoplásica, o que deve levar à procura de um sítio primário em pacientes sem diagnóstico prévio. Em casos de alta suspeição, múltiplas punções podem ser necessárias até a identificação das células neoplásicas.[20] A quantidade de proteínas no LCR normalmente é inferior a 45 mg/dℓ e valores superiores indicam alteração da barreira hematencefálica decorrente do processo inflamatório. Hipoglicorraquia é frequente nas meningites causadas por bactérias, micobactérias e fungos, mas incomum nas doenças virais. É importante ressaltar que

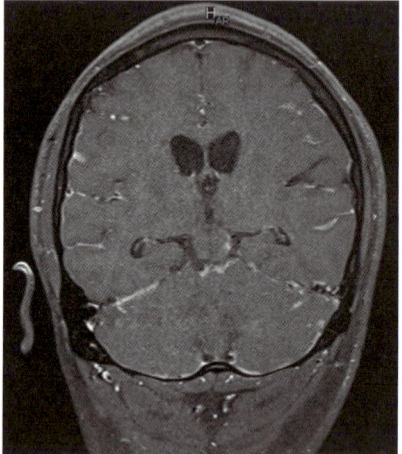

Figura 141.2 Sequência T1 com contrate de RM de crânio de um paciente com meningite por criptococose. Observa-se captação de contraste nas meninges da convexidade e na base do crânio.

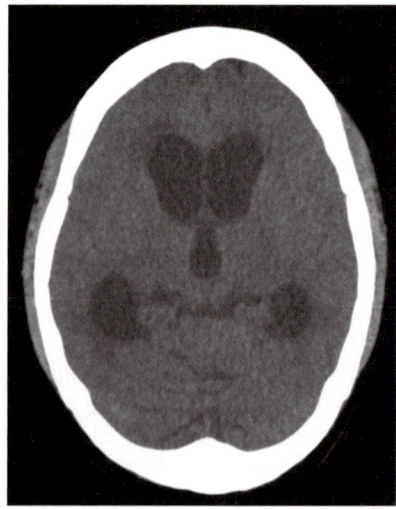

Figura 141.1 Tomografia computadorizada de crânio demonstrando hidrocefalia em uma paciente com meningite por esporotricose.

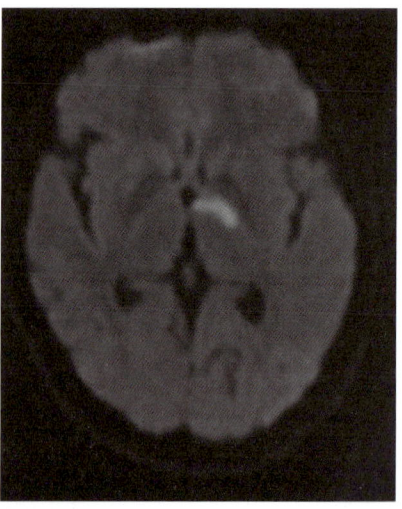

Figura 141.3 Sequência de difusão (DWI) de RM de crânio de um paciente com meningite tuberculosa mostrando infarto recente no hemisfério cerebral esquerdo.

condições não infecciosas como sarcoidose e meningites neoplásicas também podem eventualmente causar redução da glicorraquia a níveis semelhantes aos encontrados em pacientes com meningite tuberculosa.[1]

O LCR obtido deve ser enviado para culturas para bactérias, micobactérias e fungos. Além da identificação, a cultura permite a determinação do perfil de suscetibilidade do agente em questão aos diferentes fármacos. Um ponto negativo é o tempo relativamente longo para resultados, especialmente nos casos de tuberculose e fungos. Agentes infecciosos também podem ser identificados por meio de colorações como Ziehl-Neelsen, Gram e tinta da China de forma rápida e com baixo custo, embora a sensibilidade seja variável.

O teste VDRL (do inglês *Venereal Disease Research Laboratory*), quando realizado no LCR, apresenta sensibilidade de cerca de 60% para o diagnóstico de sífilis do SNC. Reação de látex é útil para o diagnóstico de bactérias e *Cryptococcus neoformans* (sensibilidade 93 a 100% e especificidade 93 a 98%).[3] Além dessa reação, o fungo pode ser detectado por meio do ensaio de fluxo lateral para detecção do antígeno criptocócico (LFA CrAg), que tem sensibilidade e especificidade semelhantes à reação de látex, porém com menor custo.[21]

O uso de técnicas de biologia molecular revolucionou o diagnóstico das neuroinfecções. A reação em cadeia de polimerase (PCR, do inglês *polymerase chain reaction*) tornou-se o referencial para as infecções virais devido às suas altas sensibilidade e especificidade, assim como a maior agilidade para o resultado. Seu uso também tem sido explorado em infecções bacterianas, especialmente na tuberculose. O ensaio Xpert® MTB/RIF Ultra permite esse diagnóstico em poucas horas, com sensibilidade em torno de 60% e especificidade de 100%, possibilitando também a verificação de resistência à rifampicina e à isoniazida na mesma amostra.[22]

A biópsia das meninges é um procedimento invasivo, mas que deve ser considerado em pacientes com rápida evolução do quadro clínico, sem diagnóstico confirmado pelos métodos anteriores ou que precisem de derivação ventricular. A biópsia deve ser realizada sempre que possível em áreas de meninge com captação de contraste nos exames de imagem devido à maior chance de diagnóstico.[23]

Recentemente, o uso da metagenômica tem auxiliado na investigação de casos em que métodos tradicionais não foram capazes de revelar a etiologia infecciosa.[24,25] Essa técnica permite a análise do material genético de quaisquer microrganismos presentes em uma amostra, sem a necessidade de cultura ou métodos de crescimento. Sua vantagem é permitir a detecção de patógenos raros ou que infrequentemente causam meningite. Entretanto, a técnica ainda é complexa, cara e de difícil interpretação devido à sua pouca especificidade.

Diversas meningites crônicas ocorrem a partir de quadros sistêmicos e é importante sempre buscar outras evidências de acometimento em outros órgãos. Tomografia computadorizada do tórax pode revelar lesões pulmonares assintomáticas. A pesquisa de anticorpos para doenças autoimunes, culturas e colorações para agentes infecciosos no sangue, outros fluidos, assim como biópsia de outros sítios (linfonodo, pele) podem ser cruciais para o diagnóstico.

A abordagem diagnóstica das meningites crônicas está descrita na Figura 141.4.

TRATAMENTO

Detalhes sobre o tratamento de todas as causas de meningite crônica ultrapassam o escopo deste capítulo. O tratamento da meningite tuberculosa no Brasil é realizado por 12 meses – rifampicina, isoniazida, etambutol e pirazinamida são utilizados nos dois primeiros meses seguidos por rifampicina e isoniazida por mais 10 meses. Dexametasona, ou prednisona, dependendo da gravidade do quadro, é associado nas primeiras 4 semanas de tratamento.[26]

Anfotericina B em associação à flucitosina nas primeiras 2 semanas (fase de indução) seguida de fluconazol por via oral por mais 8 semanas (fase de consolidação) é o tratamento de escolha para meningite criptocócica.[21] Quimioterápicos por via intratecal (metotrexato, citarabina, tiotepa) em associação ou não à radioterapia são utilizados para tratar meningite neoplásica.[20] Nos casos de doença sistêmica autoimune com comprometimento meníngeo, frequentemente imunossupressores como corticosteroides, ciclofosfamida ou rituximabe são empregados.[3] Nos casos de doença sistêmica autoimune com comprometimento meníngeo,

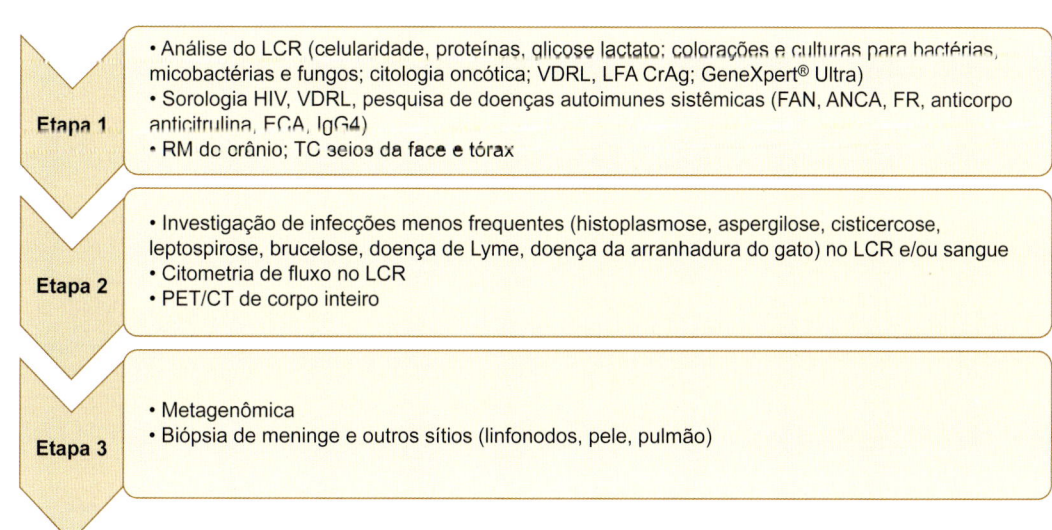

Etapa 1
- Análise do LCR (celularidade, proteínas, glicose lactato; colorações e culturas para bactérias, micobactérias e fungos; citologia oncótica; VDRL, LFA CrAg; GeneXpert® Ultra)
- Sorologia HIV, VDRL, pesquisa de doenças autoimunes sistêmicas (FAN, ANCA, FR, anticorpo anticitrulina, ECA, IgG4)
- RM do crânio; TC seios da face e tórax

Etapa 2
- Investigação de infecções menos frequentes (histoplasmose, aspergilose, cisticercose, leptospirose, brucelose, doença de Lyme, doença da arranhadura do gato) no LCR e/ou sangue
- Citometria de fluxo no LCR
- PET/CT de corpo inteiro

Etapa 3
- Metagenômica
- Biópsia de meninge e outros sítios (linfonodos, pele, pulmão)

Figura 141.4 Abordagem diagnóstica das meningites crônicas. ANCA: anticorpo anticitoplasma de neutrófilos; ECA: enzima conversora da angiotensina; FAN: fator antinuclear; FR: fator reumatoide; HIV: vírus da imunodeficiência humana; IgG4: imunoglobulina G4; LCR: líquido cefalorraquidiano; LFA CrAg: ensaio de fluxo lateral para antígeno criptocócico; PET/CT: tomografia por emissão de pósitrons; RM: ressonância magnética; TC: tomografia computadorizada; VDRL: *Venereal Disease Research Laboratory*.

frequentemente imunossupressores como corticosteroides, ciclofosfamida ou rituximabe são empregados.[3]

Independentemente da etiologia, o controle da pressão intracraniana é importante de modo a evitar lesões secundárias. Punções liquóricas de alívio podem ser realizadas de forma repetida, caso necessário. O objetivo é que, ao final do procedimento, a pressão esteja abaixo de 200 mmH$_2$O ou em valores iguais ou menores a 50% da pressão inicial.[21] Em casos de evolução prolongada ou com hidrocefalia não comunicante, é possível realizar a derivação ventricular (externa ou peritoneal).

Em cerca de um terço dos casos, apesar de uma extensa investigação, não há definição do diagnóstico. Nos pacientes com deterioração clínica ou que aguardam resultado de culturas, considera-se o início de tratamento empírico. Os agentes mais frequentemente usados são tuberculostáticos, antifúngicos e corticosteroides. Como tuberculose é a causa mais prevalente em todo o mundo, especialmente no Brasil, frequentemente é a primeira a ser considerada. O uso concomitante de corticosteroide associado aos tuberculostáticos pode ser considerado.[17] Entretanto, pode haver uma melhora inicial pela redução do processo inflamatório mesmo diante de outras etiologias (p. ex., linfoma) com posterior deterioração do quadro neurológico. Antifúngicos podem ser utilizados com cuidado devido ao perfil de efeitos adversos. Corticosteroides isoladamente podem ser utilizados quando se suspeita de causas não infecciosas.

PROGNÓSTICO

A etiologia, bem como o tempo de duração do quadro até o diagnóstico, podem determinar o prognóstico das meningites crônicas. A ruptura de um cisto epidermoide ou meningite química por analgésicos são condições de bom prognóstico, em que complicações são infrequentes. Por outro lado, meningite neoplásica é um quadro grave com desfecho fatal na quase totalidade dos casos.

A demora na realização do diagnóstico pode resultar em hipertensão intracraniana prolongada com alteração do nível de consciência e até herniação cerebral. Complicações vasculares podem ocasionar comprometimento motor ou cognitivo. Surdez e déficit visual são sequelas conhecidas e decorrentes do acometimento de nervos cranianos.

No caso da meningite tuberculosa, a mortalidade atualmente é inferior a 20%, mas cerca de um terço dos pacientes apresentam algum grau de morbidade.[27]

142

AIDS e Sistema Nervoso

Paulo Pereira Christo • Barbara Arduini Fernandes Correa

INTRODUÇÃO

Desde seu reconhecimento, no início dos anos 1980, a síndrome da imunodeficiência adquirida (AIDS) se disseminou pelo mundo, tornando-se um dos maiores desafios da saúde pública das últimas décadas. A Organização Mundial da Saúde (OMS) estima que até 2021, aproximadamente 38,4 milhões de pessoas no mundo apresentavam a doença ou estavam infectadas pelo vírus da imunodeficiência humana (HIV), dois terços (25,6 milhões) delas localizadas na região africana. Em 2021, 650 mil pessoas morreram de causas relacionadas ao HIV e 1,5 milhão adquiriram o HIV.

Quando não tratado, o grave e progressivo comprometimento imunológico dos pacientes infectados pelo HIV, particularmente de sua imunidade celular, determina a predisposição a neoplasias e infecções, a maioria de caráter oportunista, e estas causam importante morbimortalidade para os pacientes com AIDS, sendo elementos marcadores da síndrome. Ao lado do sistema linfoide, o sistema nervoso central (SNC) é um importante alvo para o HIV, e o vírus é frequentemente detectado no líquido cefalorraquidiano (LCR) e no tecido cerebral desde o início da infecção e em toda a sua evolução, independentemente da presença de sintomas neurológicos.

O SNC é o segundo local mais comum de manifestações clínicas. Isso pode ser explicado pelo fato de ser o vírus neurotrópico e o SNC um "santuário" para ele, além da baixa penetração de algumas drogas antirretrovirais (ARV) na presença de uma barreira hematoencefálica (BHE) intacta. As manifestações neurológicas acometem 40 a 70% dos pacientes portadores do HIV no curso da sua infecção, e em estudos de necropsia a frequência de comprometimento pode chegar a mais de 90%. Cerca de 46% dos pacientes internados com AIDS podem apresentar alguma doença neurológica, seja como motivo principal da admissão hospitalar, seja como intercorrência durante a internação.

Apesar de atualmente ainda não termos a cura, avanços no tratamento da infecção pelo HIV aumentaram a expectativa de vida dos pacientes, aumentando o número de pessoas vivendo com o HIV, tornando mais provável que neurologistas encontrem na prática clínica diária pacientes com manifestações neuropsiquiátricas da doença. A terapia antirretroviral (TARV) transformou a evolução natural da AIDS de uma doença fatal para uma condição crônica de saúde, gerenciável, permitindo que as pessoas vivendo com HIV tenham uma vida longa e saudável.

EPIDEMIOLOGIA

No Brasil, no período de 2007 a junho de 2022, foram notificados 434.803 casos de infecção pelo HIV, dos quais 42,3% ocorreram na região Sudeste. Na série histórica, 70,2% dos casos foram notificados em homens e 29,8% em mulheres. No que se refere às faixas etárias, observou-se, no período analisado, que 102.869 (23,7%) casos são de jovens entre 15 e 24 anos. Também merece destaque o aumento no percentual de casos entre mulheres com 50 anos ou mais, que passou de 12,2%, em 2011, para 17,9%, em 2021.

No período de 2007 a junho de 2022, nos indivíduos com 13 anos ou mais, a principal categoria de exposição no sexo masculino foi de homens que fazem sexo com homens (52,6%), e no feminino, a prática heterossexual (86,6%). A categoria "transmissão vertical" representou 2,2% do total de casos com exposição conhecida.

De 1981 a junho de 2022, foram identificados 1.088.536 casos de AIDS no Brasil. O país tem registrado, anualmente, uma média de 36,4 mil novos casos de AIDS nos últimos 5 anos. Desde o início da epidemia da AIDS (1981) até 31 de dezembro de 2021, foram notificados 371.744 óbitos.

A OMS, visando controlar a doença, estabeleceu a "Meta 90-90-90", uma estratégia que consistia em ter 90% da população mundial testada e diagnosticada, sendo 90% dessas pessoas em tratamento e 90% em tratamento em supressão viral. O único país que atingiu a meta foi a Inglaterra. O Brasil obteve 89% de pessoas diagnosticadas, 77% em tratamento e 94% em supressão viral, de acordo com dados do Ministério da Saúde em 2020. Devido ao insucesso, a OMS estabeleceu uma nova meta para 2030: 95-95-95 e reduzir o número de novas infecções em adultos, passando de 500 mil para 200 mil casos.

FISIOPATOLOGIA DA INFECÇÃO PELO HIV E DO ACOMETIMENTO DO SISTEMA NERVOSO CENTRAL

O HIV é transmitido por meio do contato com sangue, sêmen, líquido pré-seminal, fluidos retais, fluidos vaginais ou leite materno de uma pessoa com HIV. O HIV infecta linfócitos T CD4+ por meio da fixação ao receptor CD4 da superfície celular, causando morte celular. Linfócitos T CD4+ são fenotipicamente definidos pela presença em sua superfície de moléculas CD4, que servem como receptor celular primário para o HIV. Um correceptor (CCR5 ou CXCR4) também deve estar presente junto ao CD4 para fusão eficiente e entrada do HIV nas células-alvo. Os linfócitos T CD4+ são os ativadores naturais iniciais e cruciais nos mecanismos de defesa imunológica. Na infecção aguda ocorre viremia, elevada replicação viral, facilidade de isolamento do vírus em linfócitos e níveis séricos elevados de um antígeno do cerne viral (p24). A carga viral pode chegar a até 1 milhão de moléculas de RNA por mililitro. A latência clínica que ocorre depois da infecção aguda e da soroconversão pode durar vários anos antes do início da queda dos linfócitos T CD4+ para níveis abaixo de 200 células/mm³ e aparecimento de doenças oportunistas.

A destruição celular do tecido linfoide é mediada por efeitos citopáticos diretos do vírus, autoimunidade e outros mecanismos. O sistema linfoide acaba por ser sobrepujado pela carga viral, que aumenta com o avanço da doença e culmina no desenvolvimento da AIDS.

Vários fatores podem acelerar a replicação viral e o aparecimento de sintomas, como a variabilidade biológica do HIV e o aparecimento de cepas mais virulentas.

O HIV penetra no SNC por ocasião da infecção primária e pode não provocar uma doença evidente, mas pode também causar síndromes agudas autolimitadas, ou mesmo resultar em transtornos crônicos. O vírus pode ser isolado no LCR ou tecidos neurais (cérebro, medula espinhal e nervos periféricos), e os mecanismos possíveis de invasão do SNC incluem o transporte intracelular através da BHE em macrófagos infectados, como vírus livres, após replicação no plexo coroide ou no epitélio vascular. No cérebro, a infecção virótica é detectada somente em células microgliais ou em macrófagos e não é encontrada em neurônios ou em células gliais ainda que essas células tenham receptores de CD4 e de quimiocinas. Apesar de o vírus ser designado como neurotrópico devido à elevada frequência de manifestações neurológicas durante a infecção pelo HIV, ele não infecta diretamente os neurônios, levando-se a crer que o mecanismo de lesão neurológica seja indireto. Foi verificada discordância da carga viral entre os compartimentos LCR e o plasma em vários estudos, levando ao conceito de compartimentalização do vírus no SNC, o que pode explicar a ocorrência de síndromes neurológicas quando a replicação virótica periférica está bem controlada.

CURSO CLÍNICO DA INFECÇÃO PELO HIV

A infecção pelo HIV pode ser dividida em quatro fases clínicas: infecção aguda, fase assintomática (latência clínica), fase sintomática inicial ou precoce e AIDS.

Infecção aguda

A infecção aguda, também chamada "síndrome da infecção retroviral aguda" ou "infecção primária", ocorre em cerca de 50 a 90% dos pacientes. Seu diagnóstico é pouco realizado devido ao baixo índice de suspeição, sendo, em sua maioria, realizado retrospectivamente. O tempo entre a exposição e os sintomas é de 5 a 30 dias. O histórico natural da infecção aguda caracteriza-se tanto por viremia elevada quanto por resposta imune intensa. Durante o pico de viremia, ocorre diminuição rápida dos linfócitos T CD4+, que, posteriormente, aumentam, geralmente sem retornar aos níveis prévios à infecção. Observa-se, também, aumento do número absoluto de linfócitos T CD8+ circulantes, com a inversão da relação CD4+/CD8+, que se torna menor que 1. Esse aumento de células T CD8+ reflete, provavelmente, uma resposta T citotóxica potente, que é detectada antes do aparecimento de anticorpos neutralizantes. Existem evidências de que a imunidade celular desempenha papel fundamental no controle da viremia na infecção primária.

Os sintomas aparecem durante o pico da viremia e da atividade imunológica. As manifestações clínicas podem variar desde quadro gripal até uma síndrome que se assemelha à mononucleose. Sintomas de infecção viral são comuns, tais como: febre, adenopatia, faringite, mialgia, artralgia, *rash* cutâneo maculopapular eritematoso, ulcerações mucocutâneas envolvendo mucosa oral, esôfago e genitália, hiporexia, adinamia, cefaleia, fotofobia, hepatoesplenomegalia, perda de peso, náuseas e vômitos. Além disso, os pacientes podem apresentar candidíase oral, neuropatia periférica, meningoencefalite asséptica e síndrome de Guillain-Barré. Os achados laboratoriais inespecíficos são transitórios e incluem linfopenia seguida de linfocitose, presença de linfócitos atípicos, plaquetopenia e elevação sérica das enzimas hepáticas. Os sintomas duram, em média, 14 dias, sendo o quadro clínico autolimitado. A ocorrência da síndrome de infecção retroviral aguda clinicamente importante ou a persistência dos sintomas por mais de 14 dias parecem estar relacionadas a uma evolução mais rápida para a AIDS. Após a resolução da fase aguda, ocorre a estabilização da viremia em níveis variáveis (*set points*), definidos pela velocidade da replicação e pelo clareamento viral. O *set point* é fator prognóstico de evolução da doença. A queda da contagem de linfócitos T CD4+, de 30 a 90 células por ano, está diretamente relacionada à velocidade da replicação viral e à progressão para a AIDS.

Fase assintomática (latência clínica)

Na infecção precoce pelo HIV, também conhecida como "fase assintomática", os sintomas clínicos são mínimos ou inexistentes. Alguns pacientes podem apresentar linfoadenopatia generalizada persistente, flutuante e indolor. Portanto, a abordagem clínica nesses indivíduos, no início de seu seguimento, baseia-se em um histórico clínico prévio, investigando condições de base como hipertensão arterial sistêmica, diabetes, doença pulmonar obstrutiva crônica, doenças hepáticas, renais, pulmonares, intestinais, psiquiátricas, doenças sexualmente transmissíveis, tuberculose (TBC) e outras doenças endêmicas, além de uso prévio ou atual de medicamentos.

Fase sintomática inicial ou precoce

Nessa fase, o portador da infecção pelo HIV pode apresentar sinais e sintomas inespecíficos e de intensidade variável, além de processos oportunistas de menor gravidade, principalmente em pele e mucosas. Sinais e sintomas inespecíficos mais comuns são sudorese noturna, fadiga, emagrecimento e trombocitopenia. Processos oportunistas mais comuns na fase sintomática inicial são candidíase oral e vaginal, leucoplasia pilosa oral, gengivite, úlceras aftosas, diarreia, sinusopatias, herpes simples recorrente e herpes-zóster.

AIDS

É a fase do espectro da infecção pelo HIV em que se instalam as doenças oportunistas, que são as doenças que se desenvolvem em decorrência de uma alteração imunitária do hospedeiro. Essas são geralmente de origem infecciosa, porém várias neoplasias também podem ser consideradas oportunistas. Infecções oportunistas podem ser causadas por microrganismos que, em geral, não são considerados patogênicos. Entretanto, microrganismos normalmente patogênicos também podem, eventualmente, ser causadores de infecções oportunistas. Nessa situação, as infecções necessariamente assumem um caráter de maior gravidade ou agressividade para serem consideradas oportunistas. As doenças oportunistas associadas à AIDS são diversas, podendo ser causadas por vírus, bactérias, protozoários, fungos e certas neoplasias. Em pessoas com AIDS, essas infecções muitas vezes são graves e, às vezes, fatais, pois o sistema imunológico do indivíduo está comprometido pelo HIV.

MANIFESTAÇÕES NEUROLÓGICAS NO CURSO DA INFECÇÃO PELO HIV

A natureza das alterações neurológicas é muito variada e qualquer parte do neuroeixo pode ser acometida (Tabela 142.1).

Tabela 142.1 Principais distúrbios do sistema nervoso central associados ao vírus da imunodeficiência humana, classificados por localização neuroanatômica.

Meninges
- Meningite asséptica por HIV

Outros vírus: CMV, HSV, VZV, EBV, hepatite B
- Meningite criptocócica
- Meningite tuberculosa
- Meningite sifilítica
- Meningite por *Listeria monocytogenes*
- Meningite linfomatosa (metastática)

Encéfalo
Comprometimento predominantemente não focal (difuso)
- Distúrbios neurocognitivos associados ao HIV (HANDs):
  - Demência associada ao HIV (HAD)
  - Transtorno neurocognitivo leve (DNM)
  - Comprometimento neurocognitivo assintomático (ANI)
- Encefalite toxoplásmica
- Encefalite por citomegalovírus (CMV)
- Encefalite por *Aspergillus*
- Encefalite herpética
- Encefalopatia metabólica (isolada ou concomitantemente)

Encéfalo
Comprometimento predominantemente focal
- Toxoplasmose cerebral
- Linfoma primário do sistema nervoso central (PCNSL)
- Leucoencefalopatia multifocal progressiva (LEMP)
- Criptococoma
- Tuberculoma
- Encefalite por vírus varicela-zóster (VZV)
- AVC

Viral: VZV, HSV, LEMP
Fúngico: *Cryptococcus*, *Aspergillus*
Bacteriano: *T. pallidum*, *Mycobacterium tuberculosis*

Medula espinhal
- Mielopatia vacuolar (VM)
- Mielorradiculopatia por CMV
- Mielite por VZV
- Linfoma espinhal epidural ou intradural (metastático)
- Mielopatia associada ao vírus linfocitotrópico de células T humanas-1 (HTLV-1)

Nervos periféricos e raízes nervosas
Estágios iniciais (desregulação imunológica)
- Polirradiculoneuropatia desmielinizante inflamatória aguda (PDIA)
- Polirradiculoneuropatia desmielinizante inflamatória crônica (PDIC)
- Neuropatia vasculítica
- Plexopatia braquial
- Plexopatia lombossacra
- Mononeuropatia craniana
- Múltiplas mononeuropatias

Nervos periféricos e raízes nervosas
Estágios intermediário e tardio (impulsionado pela replicação do HIV)
- Polineuropatia sensorial distal
- Neuropatia autonômica

Nervos periféricos e raízes nervosas
Estágios tardios (infecção oportunista, malignidade)
- Polirradiculomielite por CMV
- Polirradiculomielite sifilítica
- Polirradiculomielite tuberculosa
- Polirradiculopatia linfomatosa
- Ganglionite de zóster
- Mononeurite multiplex por CMV
- Neuropatia nutricional (vitaminas B12, B6)
- Neuropatia AIDS-caquexia
- Neuronopatia motora semelhante à ELA

Nervos periféricos e raízes nervosas
Todos os estágios (neuropatia tóxica)
- Inibidores nucleosídeos da transcriptase reversa (ddI, ddC, d4T)
- Outros medicamentos (vincristina, isoniazida, etambutol, talidomida)

Músculo
- Polimiosite
- Piomiosite
- Miosite de corpos de inclusão
- Miopatia tóxica (zidovudina)
- Miopatia AIDS-caquexia

Síndrome inflamatória de recuperação imune (SIRI) relacionada ao tratamento
- SIRI de doença criptocócica do SNC
- Forma SIRI de retinite por CMV
- Formulários SIRI de LEMP
- Outros eventos SIRI

AIDS: síndrome da imunodeficiência adquirida; AVC: acidente vascular cerebral; d4T: estavudina; ddC: zalcitabina; DDI: didanosina; EBV: vírus Epstein-Barr; ELA: esclerose lateral amiotrófica; HIV: vírus da imunodeficiência humana; HSV: herpes-vírus simples; VZV: vírus varicela-zóster.

O determinante mais importante da susceptibilidade é o grau de imunossupressão. O diagnóstico diferencial é amplo e envolve etiologias infecciosas, neoplásicas, cerebrovasculares, tóxico-metabólicas, nutricionais, autoimunes e relacionadas ao próprio vírus, como neuropatias, mielopatias e alterações cognitivas. Também podem ocorrer associações de etiologias no mesmo paciente, o que é uma particularidade do imunodeprimido. Doenças neurológicas são a primeira manifestação da AIDS em 7 a 20% dos pacientes, podendo ser a doença definidora da AIDS.

Pacientes com infecção pelo HIV e, principalmente, com algum grau de transtorno cognitivo podem ter hipersensibilidade a muitos medicamentos, como os neurolépticos, que podem causar parkinsonismo secundário ou síndrome neuroléptica maligna. As deficiências nutricionais podem incluir tiamina, vitamina B12, ácido fólico e glutationa, cuja falta podem ocasionar encefalopatia, demência, neuropatia ou transtornos da medula espinhal. Alterações metabólicas são comuns nos estágios avançados da infecção e podem causar encefalopatia.

As síndromes clínicas relacionadas primariamente ao HIV podem ocorrer nas fases iniciais da infecção, por ocasião da soroconversão e/ou primoinfecção, sendo estas indistinguíveis de outras infecções virais. Essas manifestações podem ocorrer em até 10% dos indivíduos. Pode ocorrer meningite, meningoencefalite de gravidade variável, crises epilépticas, mielopatia e neuropatias cranianas e periféricas. O LCR pode mostrar pleocitose mononuclear leve e aumento moderado de proteína. A imagem do cérebro geralmente é normal, enquanto o eletroencefalograma (EEG) pode apresentar lentidão difusa ou focal em pacientes com sintomas cerebrais. Geralmente a evolução é autolimitada e os pacientes apresentam recuperação total. Os testes de anticorpos contra o HIV (ELISA) podem ser negativos, uma vez que essas síndromes podem preceder ou acompanhar a soroconversão. Nesses casos, o ideal é repetir o teste em algumas semanas ou realizar a carga viral plasmática ou pesquisar o antígeno p24 do HIV. Quanto ao tratamento, pode ser administrada TARV para diminuir a carga viral que geralmente está aumentada na infecção aguda. Nos casos de síndrome de Guillain-Barré, deve ser empregado plasmaférese ou imunoglobulina, e, nas polimiosites, o uso de corticosteroides.

Na maioria dos casos, após a infecção primária com ou sem síndrome do HIV aguda há um período prolongado de latência clínica. Em pacientes não tratados ou tratados inadequadamente, após um período variável, geralmente de anos, a contagem de linfócitos T CD4+ cai abaixo de um nível crítico ($< 200/\mu\ell$) e os pacientes tornam-se suscetíveis a doenças oportunistas. Na infecção crônica, podem ocorrer também diversas síndromes neurológicas primárias relacionadas ao HIV (Tabela 142.2). As mais prevalentes são os distúrbios cognitivos, a neuropatia distal periférica e a mielopatia vacuolar.

As complicações neurológicas têm um amplo espectro e podem ser classificadas de diversas maneiras: uma baseada na fisiopatologia subjacente e nos estágios da doença pelo HIV, e outra baseada na localização neuroanatômica, seguindo os métodos clássicos do neurologista. No entanto, mais de um local do eixo neural pode estar envolvido, no mesmo paciente infectado pelo HIV, ao mesmo tempo.

Déficit neurocognitivo associado ao HIV

Vários avanços melhoraram drasticamente o cuidado e o prognóstico dos indivíduos portadores do HIV nos últimos anos, levando as infecções oportunistas a tornarem-se mais raras. A introdução da TARV em 1996 foi um marco na história do HIV, pois esse tratamento diminuiu a gravidade dos comprometimentos neurológicos, possibilitou o declínio na taxa de morte por AIDS, diminuiu as taxas de transmissão materno-infantil e reduziu a incidência de infecções oportunistas. Embora a frequência de déficit neurocognitivo associado ao HIV (HAND, do inglês *HIV-associated neurocognitive disorder*) não tenha diminuído, a sua forma mais grave, a demência associada ao HIV, tornou-se mais rara, enquanto as formas mais leves de transtornos cognitivos são responsáveis pela maioria dos casos atualmente.

Tabela 142.2 Manifestações neurológicas primariamente ligadas ao HIV.

Manifestações neurológicas precoces (níveis de linfócitos T CD4+ > 500 células/mm³)

Meningite asséptica aguda
Encefalopatia aguda
Leucoencefalite
Crises epilépticas, generalizadas ou parciais
Mielite transversa
Polineuropatia inflamatória desmielinizante (síndrome de Guillain-Barré)
Neuropatia craniana (p. ex., paralisia de Bell)
Polimiosite
Mioglobinúria

Manifestações neurológicas da imunodeficiência moderada (CD4 > 200 e < 500 células/mm³)

Transtorno cognitivo
Polineuropatia sensitiva distal
Mielopatia
Miopatia

Manifestações neurológicas tardias (CD4 < 200 células/mm³): infecção crônica

Pleocitose meníngea persistente ou recorrente, com ou sem sintomas meníngeos
Síndromes orgânicas cerebrais
Demência pelo HIV
Transtorno cognitivo leve
Transtorno psiquiátrico orgânico
Síndromes vasculares cerebrais
Epilepsia
Degeneração de múltiplos sistemas
Mielopatia progressiva crônica
Doenças do neurônio motor
Neuropatias cranianas (paralisia de Bell, perda auditiva, paralisia do nervo frênico)
Neuropatias periféricas (mononeuropatia do cutâneo lateral da coxa, polineuropatia desmielinizante inflamatória crônica, polineuropatia sensitiva simétrica distal, mononeurite múltipla)
Neuropatia autonômica
Miopatia

HIV: vírus da imunodeficiência humana.

A terminologia atual, "HAND", baseia-se em uma revisão de 2007 da classificação mais antiga de 1991 e foi necessária pelo fato de que o curso da doença foi consideravelmente alterado pela TARV. Trata-se de um espectro de comprometimento cognitivo que inclui comprometimento neurocognitivo assintomático (ANI), transtorno neurocognitivo leve (MND) e demência associada ao HIV (HAD), e é diagnosticada usando testes neuropsicológicos e avaliações funcionais.

A demência associada ao HIV refere-se a uma constelação de sintomas e sinais cognitivos, motores e comportamentais, sendo anteriormente classificada como uma demência subcortical, conforme estudos de neuroimagem e anatomopatológicos, e geralmente aparecia nos estágios avançados da infecção, mas podia ser manifestação inicial da AIDS em até 5% dos casos. No entanto, após a introdução da TARV, um padrão predominantemente cortical, mais do que o subcortical, vem sendo constantemente documentado, sendo caracterizado por disfunção de memória mais grave e com dificuldade adicional em linguagem, cálculo, abstração e outras funções corticais.

A incidência anual da demência, antes da introdução da TARV, era de 7 a 14% após o diagnóstico de AIDS, passando para 2 a 5% na era pós-TARV. No entanto, cerca de 43% dos indivíduos HIV-positivos têm alguma forma de HAND. Atualmente, observamos um aumento da prevalência das formas mais leves de HAND, sendo a ANI responsável por aproximadamente 60 a 70% de todas as suas formas.

A diminuição da morbidade e da mortalidade com a TARV leva a um aumento do número de pessoas vivendo com AIDS, podendo estas representar um grupo "neurologicamente vulnerável" para doença neurológica, com o SNC servindo como um santuário para replicação do HIV parcialmente suprimido por tratamento ARV inadequado.

Nos estágios precoces, os pacientes com HAND queixam de dificuldades de concentração e memória e de prejuízo das funções executivas. Quando a doença progride, os sinais de lentificação psicomotora com depressão e outros sintomas afetivos, como a irritabilidade, bem como sinais motores leves e, por vezes, subclínicos, são evidentes. A demência avançada pode deixar o paciente acamado e com mutismo. O desenvolvimento da demência, em pacientes não tratados, ocorre tipicamente em semanas e meses, e a ocorrência de sintomatologia aguda aponta para outra etiologia. Alguns pacientes podem mostrar estabilidade do quadro por vários meses ou anos com progressão muito lenta. O quadro pode permanecer estático ou flutuar, pode melhorar com a TARV e piorar na presença de graves distúrbios metabólicos.

Os fatores de risco para HAND na era da TARV são idade avançada, baixo nadir de linfócitos T CD4+, utilização de drogas ilícitas, coinfecção pelo vírus da hepatite C e sífilis, distúrbios do sono (insônia, apneia obstrutiva do sono, fragmentação do sono) e comorbidades psiquiátricas, tais como depressão maior, ansiedade e doença bipolar. Em um estudo internacional com 245 indivíduos HIV-positivos, diabetes, espessura da íntima-média carotídea e fatores de risco cardiovasculares, incluindo dislipidemia e uso de tabaco, estavam fortemente associados ao menor desempenho cognitivo. Indivíduos com o alelo E4 para apolipoproteína E pode ter risco aumentado de encefalite pelo HIV.

O exame do paciente pode revelar bradicinesia e bradifrenia (ou seja, processamento lento de informações), sendo a lentidão motora uma característica necessária para o diagnóstico de HAD. Podem ser encontrados também alterações da motilidade ocular, diminuição da expressão facial, hipofonia, dano na coordenação e no equilíbrio, tremor e sinais de liberação frontal. Sintomas psiquiátricos, como agitação, mania, alucinações e paranoia, podem também ocorrer nos estágios tardios. A mielopatia vacuolar e a neuropatia periférica coexistem em 25% dos pacientes com demência pelo HIV.

Os critérios diagnósticos baseiam-se em um déficit adquirido combinado de habilidades cognitivas incluindo funções motoras (p. ex., bradicinesia, movimentos oculares sacádicos, alteração da marcha e hipertonia), comportamentais (p. ex., apatia, irritabilidade e labilidade emocional) e cognitivas (p. ex., atenção, concentração, memória, função executiva). A característica essencial da demência é a perda das funções intelectuais em gravidade suficiente para interferir no funcionamento social e ocupacional. Nos estágios menos avançados é necessário detalhar a avaliação neuropsicológica para determinar o grau e a natureza do transtorno cognitivo e identificar morbidades, como depressão e ansiedade.

Os testes neuropsicológicos são sensíveis para detectar distúrbios cognitivos na infecção pelo HIV-1 e devem incluir os seguintes domínios:

1. Atenção/concentração.
2. Rapidez do processamento da informação.
3. Função executiva.
4. Raciocínio/abstração; memória/aprendizado.
5. Habilidade visuoespacial.
6. Funcionamento motor.
7. Linguagem.

Na análise desses testes devem ser considerados possíveis fatores de confusão ou associados que podem alterá-los, como uso de álcool, drogas ilícitas e certas drogas terapêuticas, antecedentes de doenças neurológicas (p. ex., trauma craniano) ou psiquiátricas (p. ex., depressão maior ou distúrbios de aprendizagem). Os testes neuropsicológicos são bastante úteis, mas sozinhos não são capazes de determinar a presença de HAND. Testes rápidos de avaliação cognitiva, como o miniexame do estado mental, que é útil para demências "corticais" como na doença de Alzheimer, não mostrou ser útil para demências "subcorticais", como a associada ao HIV.

Vários testes computadorizados, como o CogState e o Neuroscreen, foram desenvolvidos, com resultados promissores. Por exemplo, CogState apresentou sensibilidade de 100% e especificidade de 98% na detecção de MND e HAD. No entanto, para formas leves de HAND, a sensibilidade e a especificidade diminuíram para 76 e 71%, respectivamente. Embora as ferramentas de triagem baseadas em computador ou celular tenham certos benefícios, elas são mais caras. Mais pesquisas são necessárias sobre sua precisão diagnóstica e a viabilidade de incorporá-los em ambientes clínicos.

A *International HIV Dementia Scale* (IHDS) foi validada para triagem em uma população com baixa escolaridade (África-Uganda). O escore menor que 10 pontos mostrou sensibilidade de 80% e especificidade de 55% para indivíduos com demência pelo HIV. A IHDS foi validada no Brasil por uma equipe de pesquisadores do Rio de Janeiro, sendo proposto um escore ≤ 11, apresentando sensibilidade de 75,7% e especificidade de 52,8% para detectar formas sutis de HAND, além da demência do HIV.

O diagnóstico diferencial de HAND inclui infecções oportunistas do SNC e coinfecções (p. ex., neurossífilis e citomegalovírus). Assim como nos distúrbios cognitivos em pacientes não infectados pelo HIV, também é importante avaliar causas tóxicas, infecciosas, metabólicas e vasculares (a aterosclerose acelerada é comum no HIV), bem como distúrbios do sono e psiquiátricos comórbidos, que também

Tabela 142.3 Classificação do déficit neurocognitivo associado ao HIV.

Tipos de déficit neurocognitivo associado ao HIV (HAND)	Prevalência em indivíduos HIV+ em tratamento com terapia antirretroviral (TARV)	Critério diagnóstico
Comprometimento neurocognitivo assintomático (ANI)	60-70%	Prejuízo em ≥ 2 domínios cognitivos (≥ 1 DP) Não interfere na funcionalidade
Transtorno neurocognitivo leve (MND)	20-30%	Prejuízo em ≥ 2 domínios cognitivos (≥ 1 DP) Interferência leve a moderada na funcionalidade
Demência associada ao HIV (HAD)	2-5%	Prejuízo marcado (≥ 2 DP) em ≥ 2 domínios cognitivos Marcada interferência na funcionalidade

DP: desvio padrão; HIV: vírus da imunodeficiência humana. (Adaptada de Antinori et al., 2007.)

são frequentemente encontrados nessa população. Como os pacientes com HIV envelhecem, a demência degenerativa também pode ser considerada.

Para realizar o diagnóstico, além do histórico clínico, do exame neurológico e do neurocognitivo, é necessária a exclusão de outras causas por meio de métodos de imagem e LCR. A ressonância magnética (RM) de encéfalo é superior à tomografia computadorizada de crânio (TCC), e pode demonstrar lesões hiperintensas e relativamente simétricas na substância branca. Também pode ocorrer hipotrofia cortical e hidrocefalia, mas nenhum desses sinais é específico de demência pelo HIV, e a doença pode estar presente mesmo com um exame normal. Pacientes com transtorno neurocognitivo leve associado ao HIV-1 têm geralmente exames de imagens normais.

Outras modalidades de imagem cerebral, como estudos de ressonância magnética funcional, espectroscopia de ressonância magnética (MRS), taxa de transferência de magnetização (MTR), imagem por tensor de difusão (DTI), além de PET e SPECT, estão sendo estudadas, no entanto, esses métodos de imagem são mais valiosos para pesquisa do que como ferramentas de diagnóstico padrão.

O LCR é geralmente normal ou apresenta pleocitose discreta, elevação de proteínas e bandas oligoclonais. O conteúdo de gamaglobulina do LCR está aumentado devido à síntese intratecal de anticorpos contra antígenos do HIV. Pode haver também discordância fenotípica entre LCR e plasma causando, por vezes, padrões diferentes de resistências aos antirretrovirais. Marcadores no LCR de ativação imune, como o antígeno p24, betamicroglobulina, fator de necrose tumoral, entre outros, podem correlacionar-se com a gravidade da demência, mas não são específicos da demência ou a predizem. Não há um consenso de que os níveis do RNA do HIV no LCR possam ser usados como fator de predição de demência em um indivíduo, mas podem ser úteis em pacientes sintomáticos. A determinação do genótipo do vírus e teste de resistência a drogas no plasma e LCR podem ser necessários, e uma terapia com medicamentos que tenham boa penetração no SNC pode beneficiar pacientes sintomáticos que apresentem uma carga viral no LCR não controlada e maior que a carga viral do plasma (escape).

Na era pré-TARV, baixas contagens de linfócitos T CD4+ e altas cargas virais no plasma e LCR foram associadas com HAD, mas esses biomarcadores de infecção viral não estão associados consistentemente ao comprometimento cognitivo em pacientes tratados com TARV. Em pacientes com HAD, os níveis de Ab42 no LCR (um produto de clivagem da proteína precursora amiloide) foram relatados como diminuídos, e a proteína tau foi encontrada aumentada. Além disso, o neurofilamento de cadeia leve (NFL) e a neopterina são frequentemente elevados, correlacionando-se com o comprometimento cognitivo.

A instituição da TARV, para alcançar a supressão virológica no plasma e no LCR, é o tratamento primário para HAND. Devido aos déficits cognitivos, uma estratégia para gerenciar medicamentos é crucial, garantindo a adesão à TARV. Estudos que demonstram uma associação de comprometimento neurocognitivo com nadir CD4+ sugerem que a prevenção para estados com imunossupressão mais graves pode desempenhar um papel na prevenção de HAND. Embora o uso de regimes de ARV com melhor penetração no SNC tenha sido associado à diminuição da replicação do HIV no SNC, isso não se traduziu consistentemente em melhor desempenho dos testes neuropsicológicos.

Algumas disfunções neuropsicológicas podem ser causadas por efeitos a jusante de respostas inflamatórias crônicas ao vírus que persistem apesar da supressão virológica adequada no SNC (p. ex., liberação de produtos virais associados ao HIV conduzindo vias pró-inflamatórias que levam à lesão neuronal). O papel da inflamação na HAND é apoiado por pesquisas que demonstram o aumento dos marcadores de ativação de linfócitos T CD4+ e CD8+ no LCR.

Os neuroprotetores estudados não se mostraram úteis nos ensaios clínicos realizados, ainda que vários já tenham sido testados, como valproato, lítio, pentoxifilina, minociclina, nimodipino, peptídeo T, memantina, rivastigmina, selegilina e psicoestimulantes.

Portanto, as principais estratégias terapêuticas envolvem o gerenciamento ativo do RNA do HIV no LCR, modificando a TARV com base em testes históricos e atuais de resistência ao HIV no plasma e no LCR, e avaliando e revisando toxicidades medicamentosas e dos ARV (Figura 142.1).

Além do tratamento antirretroviral, o manejo ideal de outras comorbidades não infecciosas e quadros depressivos é essencial no tratamento de pessoas com comprometimento cognitivo. Fatores de risco modificáveis para disfunção cognitiva, como tabagismo, uso abusivo de substâncias, distúrbios do sono e fatores de risco cerebrovasculares, devem ser reconhecidos e tratados a fim de minimizar maiores danos às funções cognitivas.

Encefalite por CD8+

A encefalite por CD8+ é uma doença cerebral inflamatória grave, rara e recentemente descrita, responsiva a esteroides e caracterizada pela infiltração do cérebro por linfócitos T CD8+. A maioria dos casos relatados ocorreu em pacientes com HIV de longa data, com HIV bem controlado e supressão viral sistêmica. A fisiopatologia exata ainda não foi determinada, mas é caracterizada histopatologicamente por infiltração parenquimatosa difusa da substância branca por linfócitos T CD8+, mas com pouco ou nenhum envolvimento de linfócitos T CD4+ ou células B e com ativação microglial.

A apresentação clínica geralmente é com sintomas e sinais de edema cerebral difuso, encefalopatia aguda a subaguda que pode ser acompanhada por crises epilépticas, cefaleia e confusão mental. Na maior série de casos de encefalite por CD8+ associada ao HIV até agora, os fatores de risco sugeridos foram etnia negra africana, interrupção da TARV, síndrome inflamatória de recuperação imune (SIRI) após o início da TARV, infecção intercorrente e resistência aos medicamentos, sendo o escape viral do SNC provavelmente o fenômeno imunológico responsável.

A RM do encéfalo demonstra hiperintensidades difusas em T2 na substância branca, embora possa ser observado envolvimento da substância cinzenta, com realce perivascular do contraste e correspondente restrição à difusão. A sequência T1 pós-contraste *spin-echo* pode auxiliar no diagnóstico e deveria ser realizada em todo paciente com HIV com encefalopatia, mostrando infiltração perivascular. Embora tanto a encefalite por CD8+ quanto a SIRI sejam caracterizadas patologicamente por infiltrados de linfócitos T CD8+ e macrófagos CD68+, suas características clínicas e radiológicas diferem. A SIRI normalmente ocorre logo após o início da TARV e está associada ao aumento do contraste em estudos de neuroimagem, enquanto a encefalite por CD8+ geralmente ocorre em pacientes que permaneceram estáveis com TARV por um período e normalmente não demonstram aumento do contraste.

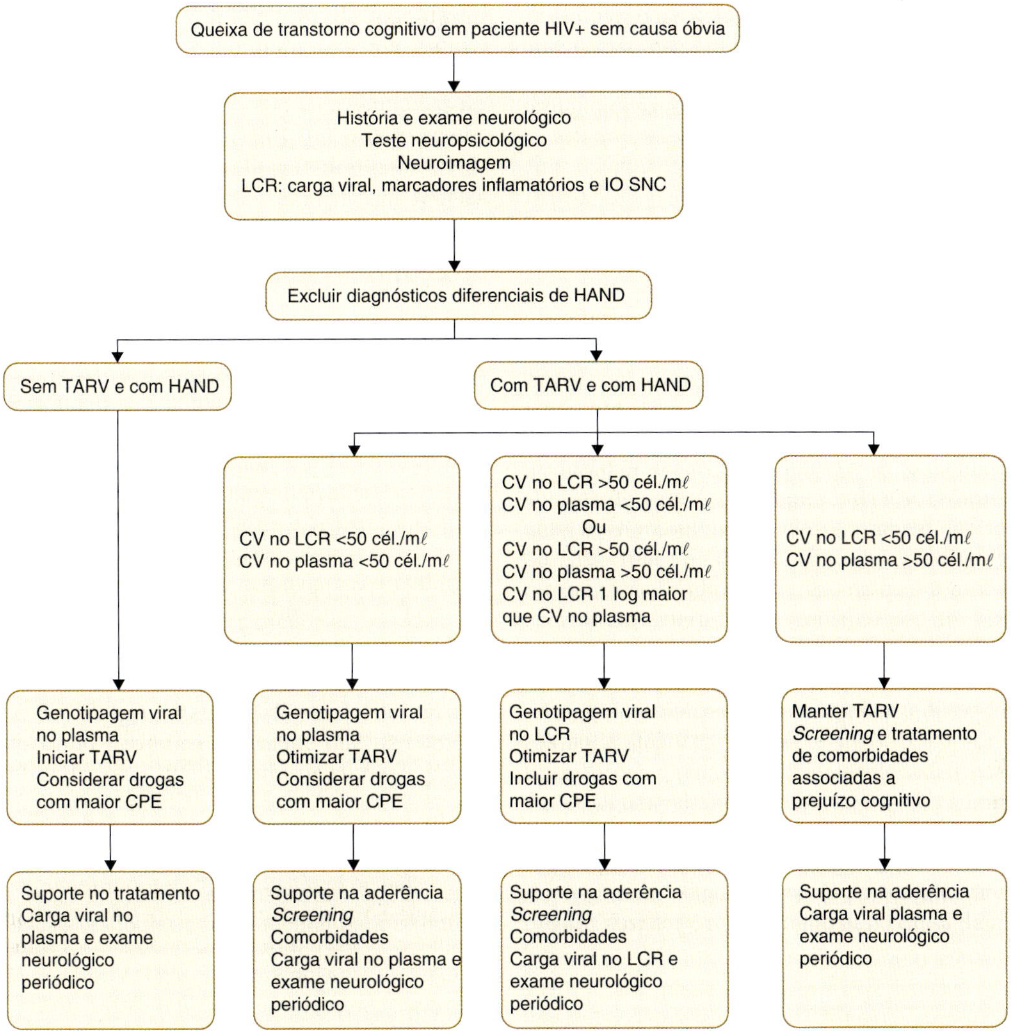

```
┌─────────────────────────────────────────────────────────────┐
│  Queixa de transtorno cognitivo em paciente HIV+ sem causa óbvia │
└─────────────────────────────────────────────────────────────┘
                              │
                              ▼
┌─────────────────────────────────────────────────────────────┐
│                História e exame neurológico                    │
│                  Teste neuropsicológico                        │
│                      Neuroimagem                               │
│   LCR: carga viral, marcadores inflamatórios e IO SNC         │
└─────────────────────────────────────────────────────────────┘
                              │
                              ▼
┌─────────────────────────────────────────────────────────────┐
│            Excluir diagnósticos diferenciais de HAND           │
└─────────────────────────────────────────────────────────────┘
                              │
```

Sem TARV e com HAND	Com TARV e com HAND

Com TARV e com HAND (ramificações):

	CV no LCR <50 cél./mℓ CV no plasma <50 cél./mℓ	CV no LCR >50 cél./mℓ CV no plasma <50 cél./mℓ Ou CV no LCR >50 cél./mℓ CV no plasma >50 cél./mℓ CV no LCR 1 log maior que CV no plasma	CV no LCR <50 cél./mℓ CV no plasma >50 cél./mℓ

Sem TARV e com HAND:

Genotipagem viral no plasma
Iniciar TARV
Considerar drogas com maior CPE

→ Suporte no tratamento
Carga viral no plasma e exame neurológico periódico

Coluna 2:

Genotipagem viral no plasma
Otimizar TARV
Considerar drogas com maior CPE

→ Suporte na aderência
Screening
Comorbidades
Carga viral no plasma e exame neurológico periódico

Coluna 3:

Genotipagem viral no LCR
Otimizar TARV
Incluir drogas com maior CPE

→ Suporte na aderência
Screening
Comorbidades
Carga viral no LCR e exame neurológico periódico

Coluna 4:

Manter TARV
Screening e tratamento de comorbidades associadas a prejuízo cognitivo

→ Suporte na aderência
Carga viral plasma e exame neurológico periódico

Figura 142.1 *Screening* e manejo de déficit neurocognitivo associado ao HIV (HAND). CPE: eficácia de penetração no SNC; CV: carga viral; HIV: vírus da imunodeficiência humana; IO: infecções oportunistas; LCR: líquido cefalorraquidiano; SNC: sistema nervoso central; RV: terapia antirretroviral. (Adaptada de Le e Spudich, 2016.)

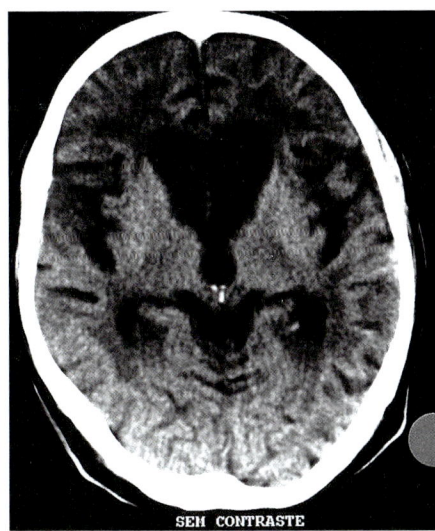

Figura 142.2 Tomografia computadorizada cranioencefálica este paciente com demência-HIV, evidenciando alargamento dos sulcos corticais, dilatação ventricular e hipodensidade periventricular.

Embora as cargas virais do LCR não sejam tão elevadas quanto seria de se esperar com a compartimentalização do SNC e o infiltrado CD8+ proeminente esteja presente, o escape transitório do LCR pode servir para desencadear uma resposta inflamatória do SNC. A ausência de carga viral elevada do HIV no plasma ajuda a distinguir a encefalite por CD8+ das alterações cerebrais relacionadas à própria infecção primária pelo HIV. O tratamento precoce com altas doses de corticosteroide, quando há suspeita desse diagnóstico, é fundamental para um bom desfecho.

SÍNDROME INFLAMATÓRIA DE RECUPERAÇÃO IMUNE

Descrita após o grande avanço no tratamento da infecção pelo HIV, a SIRI resulta da restauração imune para antígenos infecciosos e não infecciosos específicos. Geralmente ocorre nas semanas após o início da TARV, pois a contagem de linfócitos T CD4+ do paciente está aumentando. Contagem mais baixa de linfócitos T CD4+ (especialmente < 50 células/mm³) no momento do início da TARV e recuperação imunológica mais rápida, definida como um rápido declínio do RNA do HIV no plasma, são fatores de risco para SIRI. Essa síndrome pode se manifestar como piora "paradoxal" de doenças preexistentes, geralmente autolimitadas, mas que podem assumir formas graves ou como aparecimento de uma nova condição, ambas após o início da TARV.

Pode estar associada com alto grau de morbidade e mortalidade, especialmente em indivíduos sem tratamento prévio e com algum acometimento do SNC. São descritas reações inflamatórias relacionadas a infecções fúngicas, virais e bacterianas, além de neoplasias e fenômenos autoimunes.

É importante diferenciar as infecções subclínicas que aparecem pela primeira vez em pacientes em TARV ("SIRI desmascarada") e infecções clinicamente evidentes já existentes no início da terapia, que, muitas vezes, paradoxalmente, pioram durante a terapia ("SIRI paradoxal").

O diagnóstico da SIRI é clínico e deve ser considerado quando sinais ou sintomas inflamatórios ocorrem entre 4 e 8 semanas após o início da TARV, na reintrodução de um esquema interrompido ou na modificação para um esquema mais eficaz após a falha virológica. Observam-se, em geral, aumento na contagem de linfócitos T CD4+ e redução na carga viral plasmática do HIV, o que demonstra a efetividade do tratamento. No diagnóstico diferencial, deve ser excluída falha da TARV por má adesão ou resistência viral, falha ao tratamento da coinfecção ou infecção oportunista, interações medicamentosas e eventos adversos associados à TARV.

Ocasionalmente, a SIRI do SNC pode se apresentar como uma encefalite fulminante com leucoencefalopatia na RM, mas na qual nenhum patógeno infeccioso é identificado. Nesses casos, acredita-se que o próprio HIV seja o gatilho infeccioso.

É importante ressaltar que a prevenção da SIRI pode ser possível em alguns casos. O início da TARV em contagens de linfócitos T CD4+ mais altas pode resultar em uma incidência drasticamente reduzida de SIRI. Além disso, em pacientes com coinfecções, retardar o início da TARV até várias semanas após o início do tratamento da coinfecção pode reduzir as taxas de SIRI e melhorar a sobrevida, provavelmente reduzindo a carga total do antígeno no cérebro antes de reconstituir o sistema imunológico. Para meningite criptocócica, retardar o início da TARV por 5 semanas resultou em mortalidade 15% menor em comparação com pessoas nas quais a TARV foi iniciada durante as primeiras 2 semanas de tratamento para meningite criptocócica. Atrasar o início da TARV por até 2 meses também é indicado em indivíduos infectados pelo HIV e que têm meningite tuberculosa, pois o início precoce foi associado a uma taxa aumentada de eventos adversos com risco de vida, embora não haja diferença na sobrevida geral.

O manejo da SIRI varia de acordo com a infecção subjacente, a magnitude da deterioração clínica e o grau de inflamação. A TARV deve ser continuada para prevenir o desenvolvimento de resistência viral e a progressão da infecção subjacente. Quando disponível, o tratamento da infecção oportunista subjacente deve ser instituído o mais rápido possível. Em pessoas com deterioração clínica significativa e evidência de edema cerebral, corticosteroides em altas doses são indicados. Os esteroides intravenosos (IV) (metilprednisolona 1 g/dia ou corticosteroide equivalente por 5 dias) devem ser usados em indivíduos com herniação iminente, enquanto regimes orais (VO) (prednisona 60 mg/dia por 2 semanas) podem ser usados em pessoas nas quais o edema está causando comprometimento neurológico sem risco de herniação. A maioria das pessoas precisará então de uma redução gradual nas próximas 4 a 6 semanas. No entanto, nem todos os indivíduos com SIRI precisam de corticosteroides. Particularmente, na leucoencefalopatia multifocal progressiva (LEMP), a resposta imune é necessária para controlar a infecção subjacente, uma vez que não foram estabelecidas terapias antivirais específicas para a infecção pelo vírus JC. Portanto, em pessoas com infecções oportunistas e evidência radiográfica de SIRI (ou seja, realce de gadolínio ou leve edema cerebral visualizado em ressonância magnética) sem correlação clínica significativa, o uso de esteroides deve ser avaliado.

MIELOPATIA ASSOCIADA AO HIV

A mielopatia progressiva crônica é uma doença definidora da AIDS e caracteriza-se por paraparesia espástica com hiper-reflexia, sinal de Babinski e ataxia sensitiva (alteração na propriocepção e na sensibilidade vibratória) progressiva com distúrbios de esfíncteres, podendo estar associada à disfunção erétil nos homens. Pode levar meses ou anos até haver necessidade de cadeira de rodas. Geralmente está associada à demência associada ao HIV e a fases avançadas da doença, mas pode ocorrer sem a presença do transtorno cognitivo e em qualquer fase da doença. Na era pré-TARV era vista clinicamente em 5 a 20% dos pacientes e histologicamente em 25 a 55% dos pacientes estudados. Desde a introdução da TARV, é estimado que menos de 10% dos pacientes com AIDS desenvolvam a mielopatia pelo HIV. A mielopatia subclínica pode ser detectada em exame neurológico de pacientes assintomáticos ou com queixas tênues, e os achados podem ser semelhantes aos da degeneração combinada subaguda secundária à deficiência de vitamina B12. Achados de necropsia mostram alterações vacuolares na substância branca com edema intramielínico ou periaxonais, que é mais grave nas colunas laterais e posteriores da medula cervical e torácica. Devido a esses achados, também é chamada "mielopatia vacuolar". A RM ajuda na exclusão de causas compressivas e pode mostrar atrofia e hiperintensidade T2 nas colunas posterior e lateral difusamente, embora seja mais grave na medula espinhal torácica média inferior. O LCR é inespecífico, mas ajuda no diagnóstico diferencial com neurossífilis, neurotuberculose, mielopatia pelo citomegalovírus (CMV), mielite pelo vírus varicela-zóster (VSV), herpes-vírus simples (HSV), vírus linfocitotrópico de células T humanas (HTLV) e infiltração de raízes espinhais, meninges e medular por linfoma sistêmico. Não há tratamento específico até o momento, apenas sintomáticos para espasticidade, como baclofeno e aplicação de toxina botulínica.

NEUROPATIA PERIFÉRICA

O espectro do envolvimento periférico da infecção pelo HIV inclui a polineuropatia sensitiva simétrica distal, a neuropatia tóxica secundária à TARV, a síndrome linfocítica infiltrativa difusa, a polineuropatia desmielinizante inflamatória, a mononeuropatia multifocal e a polirradiculopatia lombar progressiva (Tabela 142.4).

A polineuropatia sensitiva distal (PSD) é a forma mais frequente de neuropatia no curso da infecção pelo HIV. Pode ser detectada pelo exame clínico em cerca de 30% dos pacientes infectados. A sua incidência e prevalência na população HIV é variável nos diferentes estudos, que também não distinguem a PSD associada ao HIV da neuropatia associada ao uso de ARV. Na era pré-TARV, estudos mostravam incidências de até 89%. A maioria dos estudos prospectivos após a TARV estima uma incidência de 30% para a neuropatia e uma prevalência de 53%, mas evidências histológicas indicam

Tabela 142.4 Tipos de neuropatia no curso da infecção pelo HIV.

Tipo	Infecção pelo HIV	Características clínicas	Achados
Polineuropatias primariamente associadas ao HIV			
Polineuropatia desmielinizante inflamatória aguda (SGB)	Soroconversão, assintomática, nenhuma ou início da imunossupressão	Fraqueza simétrica > perda sensitiva, arreflexia	ENMG com características desmielinizantes, LCR-pleocitose moderada (< 50) e proteínas elevadas
Polineuropatia desmielinizante inflamatória crônica (CIDP)	Assintomática, início da imunossupressão, raramente AIDS	Fraqueza proximal e distal > perda sensitiva, progressiva, arreflexia	ENMG com características de desmielinização. LCR-pleocitose moderada (< 50) e proteínas elevadas
Neuropatia vasculítica	Assintomática, início da imunossupressão, raramente AIDS	Mais frequentemente assimétrica, perda da função de nervos únicos e isolados, raramente distúrbio motor e sensitivo simétrico distal	FAN positivo, crioglobulinemia, coinfecção hepatite C, vasculite em biópsia de nervo, mas também em músculo e outros órgãos
Síndrome leucocitose infiltrativa difusa	Moderada imunossupressão	Frequentemente fraqueza e perda sensitiva assimétrica, raramente distúrbio simétrico e distal	Relembra síndrome de Sjögren; CD8 > 1.200/mm^3
Polineuropatia sensitiva simétrica distal	AIDS ou imunossupressão avançada	Perda sensitiva simétrica distal, parestesias e dor nos pés, queimação distal, hipo/arreflexia aquilea	ENMG mostra comprometimento predominantemente axonal de nervos sensitivos dos MMII
Polineuropatias secundárias			
Neuropatia tóxica relacionada à medicação	Início ou imunossupressão avançada	Perda sensitiva distal simétrica, parestesias e dor nas pernas e nos pés	Uso de DDI, ddC, d4T, vincristina, dapsona
Síndrome da fraqueza neuromuscular aguda	Início ou imunossupressão avançada	Tetraparesia progressiva aguda	Acidose lática durante o tratamento com INTR, ENMG/biópsia mostra dano axonal e miopatia adicional
Mononeuropatia múltipla no curso da infecção pelo CMV ou linfoma não Hodgkin	AIDS	Perda aguda da função de nervos únicos, paralisia facial, dores localizadas, assimétrica	Infecção por CMV em outros órgãos, detecção de DNA em plasma e LCR, linfoma não Hodgkin
Polirradiculopatia secundária ao CMV, tuberculose ou linfoma meníngeo	AIDS	Paraparesia flácida, perda sensitiva, distúrbio de esfíncteres, parestesias	Infecção por CMV ou BAAR em outros sítios, detecção de CMV, micobactéria ou células oncóticas em LCR

AIDS: síndrome da imunodeficiência adquirida; BAAR: bacilo álcool-ácido-resistente; CIDP: *chronic inflammatory demyelinating polyneuropathy* (polineuropatia desmielinizante inflamatória crônica); CMV: citomegalovírus; d4T: estavudina; ddC: zalcitabina; DDI: didanosina; DNA: ácido desoxirribonucleico; ENMG: eletroneuromiografia; FAN: fator antinuclear; HIV: vírus da imunodeficiência humana; INTR: inibidores nucleosídios da transcriptase reversa; LCR: líquido cefalorraquidiano; MMII: membros inferiores; SGB: síndrome de Guillain-Barré.

que a neuropatia esteja presente em quase 100% dos casos de pacientes com AIDS submetidos à autópsia.

A apresentação clínica da PSD é caracterizada por pés dolorosos; a maioria dos pacientes se queixa de hiperpatia e desconforto localizado nos pés. Disestesias, alodinia, dor em queimação, sensação de agulhadas, dormências, fincadas e formigamentos são os sintomas principais. Os sintomas iniciam nos pés, principalmente nas plantas, e progridem para as pernas. Em casos mais graves, os sintomas chegam aos joelhos e mãos, assumindo o padrão clássico de "luvas e meias". Os sintomas são geralmente bilaterais, mas o paciente pode ser assintomático no início do acometimento neuronal. Neuropatia subclínica é comum nos pacientes, e sinais clínicos de PSD podem ser frequentemente achados em pacientes assintomáticos. Fraqueza muscular é geralmente leve ou ausente. O exame neurológico revela diminuição ou ausência do reflexo aquileu em 96 a 100% dos casos. Sensações de dor e de temperatura estão alteradas na porção distal dos pés em 85% dos casos. Ocorre também diminuição da sensibilidade vibratória.

Os fatores de risco modificáveis para PSD são alta carga de HIV-RNA, baixa contagem de CD4 e exposição à TARV, e o fator de risco não modificável é a sobrevida prolongada dos pacientes que vivem com HIV. A hemoglobina baixa também foi proposta como um fator de risco para agravar a dor neuropática em pacientes com HIV.

A neuropatia sensitiva associada ao uso de TARV não pode ser diferenciada clinicamente da PSD-HIV, e o diagnóstico é feito evolutivamente com ajuda temporal do início dos sintomas e do uso da TARV, bem como a melhora clínica após a sua retirada. Não há diferenças quanto a gravidade, achados clínicos, eletrofisiológicos e características morfológicas entre pacientes tratados com TARV e pacientes não tratados.

A patogênese da neuropatia secundária ao HIV não é bem conhecida, mas provavelmente é multifatorial; apesar do bom controle imunovirológico com a TARV, a manutenção da alta prevalência da PSD também pode refletir níveis baixos e persistentes de replicação viral ou inflamação crônica subsequente que estão abaixo do nível de detecção, porém ainda suficientes para causar neurotoxicidade. Outra teoria para a persistência da neuropatia é um mecanismo de reconstituição imune causando danos aos nervos periféricos. Embora o HIV tenha um papel importante, a presença do vírus no nervo periférico ou gânglio da raiz dorsal é limitada a poucos casos descritos. O HIV não infecta o axônio ou células de Schwann; a toxicidade pode ser devida a efeitos mediados por citocinas que levariam a um processo inflamatório e consequente neuropatia. A alteração patológica final é a degeneração axonal afetando predominantemente fibras não mielinizadas. Perda axonal em fibras mielinizadas é menos comum, e a remielinização também pode ser vista.

Outra causa possível seria a exposição aos inibidores nucleosídios da transcriptase reversa (INTR) ou outras drogas menos comumente usadas durante a infecção pelo HIV, como isoniazida, etambutol e dapsona. Pacientes recebendo TARV podem apresentar interferências na síntese de DNA mitocondrial e consequentes anormalidades mitocondriais.

A incidência de neuropatia aumentou largamente com o uso de certos ARV, como didanosina, zalcitabina e estavudina. O efeito tóxico é dose-dependente, e estima-se que ocorra em 15 a 30% dos pacientes que recebem esses fármacos. Há relatos de aumento do risco de neuropatia em pacientes tratados com os inibidores de protease (IP) indinavir, saquinavir e ritonavir. Isso pode ocorrer devido à toxicidade resultante da inibição da polimerase do DNA mitocondrial e ao fato de esses IP terem uma penetração mais eficiente no compartimento neural. Nos últimos anos, os medicamentos causadores de neuropatia têm sido menos usados nos esquemas de TARV dos pacientes com AIDS.

Não há nenhum teste diagnóstico confirmatório estabelecido para neuropatia sensitiva. O diagnóstico é clínico e pode ser apoiado por testes eletrodiagnósticos, como estudos de condução nervosa (NCS) e por biópsia do nervo. Avaliação laboratorial deve ser feita para exclusão de outras causas, como deficiência de B12, diabetes melito, uremia, insuficiência hepática, distúrbios da tireoide, sífilis e etilismo. Embora altos níveis de lactato e diminuição dos níveis de acetil-L-carnitina tenham sido demonstrados em alguns estudos, esses achados não são consistentes e não podem ser usados na prática clínica. Estudos de eletroneuromiografia não são rotineiramente pedidos para o seu diagnóstico, mas, quando realizados, mostram uma polineuropatia predominantemente sensitiva e axonal. Sinais clínicos e eletrofisiológicos podem estar presentes em 25% de pacientes assintomáticos.

O tratamento da polineuropatia simétrica distal consiste em atingir a supressão virológica. A descontinuação da TARV neurotóxica pode ser necessária para pacientes com sinais progressivamente crescentes. Os medicamentos para o manejo sintomático da dor neuropática incluem antidepressivos e antiepilépticos, bem como analgésicos tópicos baseados na extrapolação de dados para uso na neuropatia diabética e pós-herpética. Os dados são limitados e conflitantes para uso especificamente na dor neuropática associada ao HIV para agentes como lamotrigina, gabapentina, pregabalina, amitriptilina e creme tópico de capsaicina. Atenção específica deve ser dada para evitar interações desses medicamentos com a TARV.

As mononeuropatias são comuns na população com HIV. Neuropatias cranianas focais, como paralisias faciais unilaterais e bilaterais, também podem ocorrer. As causas incluem TBC, sífilis, VZV e linfomatose meníngea. Os sintomas de neuropatia autonômica são uma comorbidade comum na neuropatia pelo HIV. Estudo recente investigando a relação entre a disfunção autonômica em pacientes HIV-positivos descobriu que a disfunção autonômica estava presente em até 90% dos pacientes com PSD grave.

A polineuropatia desmielinizante inflamatória (PID) pode ocorrer na população HIV-positiva, sendo a polineuropatia desmielinizante crônica (CIDP) a forma mais frequente de apresentação, e, embora incomum, está aumentada na infecção pelo HIV e, sempre que possível, deve ser especificamente excluída em qualquer paciente com características atípicas, incluindo achados motores inesperados, como fraqueza ou perda de massa muscular.

A polirradiculopatia pode ser rapidamente progressiva e se apresentar com fraqueza e dormência das extremidades inferiores, frequentemente com disfunção esfincteriana. O CMV pode infectar a cauda equina, levando a uma polirradiculopatia lombar. A avaliação inclui RM com gadolínio, que pode mostrar realce meníngeo da coluna lombar, e punção lombar (PL) com realização de PCR para avaliar CMV.

Uma rara síndrome de fraqueza neuromuscular aguda, frequentemente associada à acidose láctica, foi descrita em 2001 em associação a análogos nucleosídeos inibidores da transcriptase reversa, incluindo a zidovudina (AZT), a estavudina (d4T), a didanosina (ddI) e a lamivudina (3TC), isoladamente ou em combinação. Embora a fisiopatologia dessa síndrome ainda não seja compreendida, a presença de acidose láctica sugere uma toxicidade mitocondrial, ou "mitocondriopatia", possivelmente causada pela inibição da síntese do DNA mitocondrial de análogos de nucleosídeos. Qualquer paciente em TARV que apresente uma "síndrome de Guillain-Barré-*like*" e fraqueza neuromuscular ascendente deve ser testado para acidose láctica e avaliado com eletromiografia e estudos de condução nervosa.

MIOPATIAS

Miopatia ocorre em 1 a 2% dos pacientes portadores do HIV e pode aparecer em qualquer estágio da infecção. Caracteriza-se por fraqueza proximal lentamente progressiva com ou sem mialgia. Pode ser associada primariamente ao HIV como a polimiosite, miopatia vacuolar ou miosite por corpos de inclusão, ou secundariamente, como em pacientes tratados com TARV (especialmente zidovudina – AZT), com vasculite e infecção. Atualmente, os relatos de miopatia por uso de AZT diminuíram devido ao uso de doses mais baixas que as anteriormente preconizadas. Para diagnóstico são indicadas sorologias para outras etiologias infecciosas e biópsia muscular. A creatinoquinase pode estar leve ou marcadamente aumentada. Tratamento inclui suspensão de AZT (troca por medicação alternativa) ou medicações imunomodulatórias (esteroides, imunoglobulina e plasmaférese) em subtipos inflamatórios.

VASCULOPATIA NO HIV

As síndromes vasculares cerebrais são frequentes achados de autópsia. Em estudos clínicos podem ser encontradas em 0,5 a 8% dos pacientes.

Os mecanismos pelos quais a infecção pelo HIV confere um risco aumentado de acidente vascular cerebral (AVC) isquêmico na era TARV não são claros e provavelmente multifatoriais. Com o advento da TARV aumenta a expectativa de vida e as pessoas com infecção pelo HIV vivem tempo suficiente para desenvolver fatores tradicionais de risco para o AVC. Podem ocorrer também efeitos nocivos do uso de polissubstâncias e toxicidades associadas à TARV. Embora os fatores de risco tradicionais sejam importantes para a patogênese do AVC (especialmente a hipertensão), a infecção pelo HIV, especialmente quando menos controlada (ou seja, CD4 menor que 200 células/mm^3 ou carga viral plasmática com 500 ou mais cópias/mℓ), contribui para o risco aumentado de ocorrência de AVC. Outros fatores são o abuso ou dependência de substâncias ilícitas e as características sociodemográficas.

Infecções oportunistas comórbidas, como vasculite associada ao VZV, sífilis meningovascular e meningite tuberculosa e criptocócica, são fatores de risco específicos adicionais para AVC no HIV. Outras possíveis causas incluem vasculite/vasculopatia, disfunção endotelial relacionada ao HIV, vasculopatia devido ao uso de anfetaminas ou cocaína, embolias cardiogênicas e condições trombogênicas como hiperviscosidade e coagulopatia intravascular disseminada. As anormalidades lipídicas causadas pelo HIV, por estados inflamatórios prolongados ou pelo tratamento antirretroviral (IP e INTR), podem aumentar o risco de doença vascular cerebral, principalmente em portadores de longa data da infecção. Hemorragia cerebral pode seguir para trombocitopenia, vasculopatia, aneurisma micótico ou toxoplasmose associada ao HIV.

INFECÇÕES OPORTUNISTAS

As infecções oportunistas relacionadas à AIDS raramente ocorrem com níveis de linfócitos T CD4+ maiores que 200 células/mm^3. Pode ocorrer associação de infecções oportunistas, e a profilaxia medicamentosa está sempre indicada quando os níveis de CD4 estiverem menores que 200 células/mm^3. A incidência e a gravidade das infecções oportunistas diminuíram devido ao uso de TARV e à terapia profilática primária. Vários patógenos podem causar infecções oportunistas nos estágios avançados da infecção pelo HIV. Os mais comuns serão descritos a seguir.

Toxoplasmose cerebral

As síndromes focais podem ser causadas por diversos agentes, mas os principais são a toxoplasmose, a LEMP, os tuberculomas e os linfomas. A toxoplasmose cerebral é a mais comum delas e causa sinais focais progressivos. É uma doença provocada pelo protozoário *Toxoplasma gondii*, que é um parasita intracelular muito disseminado no Brasil e que pode causar infecções congênitas ou adquiridas. A infecção pode ser adquirida por ingestão de carne crua ou malcozida, ou por contaminação por meio das fezes de gatos. Outras formas de transmissão descritas são as transfusões e o transplante de tecidos. Neurotoxoplasmose é rara em imunocompetentes, mas é a infecção oportunista mais prevalente em pacientes HIV-positivos, sendo causada por reativação de uma infecção latente.

A forma congênita da doença é responsável por lesões cerebrais em recém-nascidos. As crianças podem apresentar febre, *rash* cutâneo, hepatoesplenomegalia e convulsões logo após o nascimento. Semanas ou meses mais tarde podem aparecer coriorretinite, hidrocefalia ou microcefalia, calcificações cerebrais e retardo no desenvolvimento neuropsicomotor. A forma adquirida da toxoplasmose era mais rara antes da AIDS e, em condições de imunidade preservada, costuma ser assintomática ou subclínica, podendo ser caracterizada como uma doença semelhante à mononucleose. Em pacientes imunodeprimidos, os focos parasitários, mantidos quiescentes por longos períodos, podem entrar em atividade. A doença se apresenta muitas vezes na forma disseminada, frequentemente envolvendo o SNC. Os sinais neurológicos podem caracterizar quadro de encefalopatia metabólica (mioclonias e tremores), encefalopatia subaguda ou de meningoencefalite, manifestando-se por sinais meníngeos, crises epilépticas, sinais focais, ataxia, alteração do nível de consciência, confusão mental e coma.

O diagnóstico específico é dado pela presença do parasita no sedimento do LCR, o que é bastante raro, ou em material de biópsia. No entanto, o diagnóstico é geralmente feito por presunção pela clínica, estudo de imagem e resposta ao tratamento. Exames de imagem podem evidenciar múltiplas lesões com padrão de "alvo" característico de realce de contraste com bordas serpiginosas (reação inflamatória perilesional) e com edema acentuado, na região corticossubcortical ou em núcleos da base que, apesar de sugestivas, não são patognomônicas de toxoplasmose. A RM é mais sensível que a TCC, mas a TCC com dupla dose de contraste pode ser uma boa alternativa para avaliar pacientes com sinais e sintomas focais (Figura 142.3). O LCR não é diagnóstico e pode mostrar pleocitose, geralmente abaixo de 200 leucócitos/mm^3 com baixo valor percentual de neutrófilo. Há aumento do teor de proteína e a glicose geralmente é normal. Uma reação em cadeia de polimerase é específica para detectar o DNA do toxoplasma, mas é pouco sensível (aproximadamente 50%). Anticorpos contra toxoplasmose são encontrados em mais de 95% dos pacientes e a ausência de anticorpos não afasta totalmente o diagnóstico, mas isso é bem menos comum. O diagnóstico diferencial se faz com linfoma, abscesso bacteriano e outras lesões granulomatosas. A biópsia é reservada para os casos que não apresentem melhora clínica nem radiológica após pelo menos 14 dias de tratamento. A profilaxia secundária pode ser suspensa nos pacientes usando TARV e com recuperação imune mantendo a contagem de linfócitos T CD4+ acima de 200 células/mm^3 por mais de 6 meses.

O tratamento é realizado com a associação de sulfadiazina 1.000 mg (peso < 60 kg) a 1.500 mg (peso ≥ 60 kg) VO, a cada 6 horas; pirimetamina 200 mg VO, no primeiro dia, seguida de 50 mg/dia (peso < 60 kg) a 75 mg/dia (peso ≥ 60 kg) VO e ácido folínico 10 mg/dia VO; ou, alternativamente, sulfametoxazol-trimetoprima (SMX/TMP) 25 mg/kg de SMX, duas vezes por dia, VO ou IV. O ácido folínico é dado para neutralizar toxicidade da medula óssea por pirimetamina. Em casos de alergia ou intolerância à sulfa, recomenda-se o uso de clindamicina 600 mg VO ou IV, a cada 6 horas, sendo mantidas as doses de pirimetamina e ácido folínico.

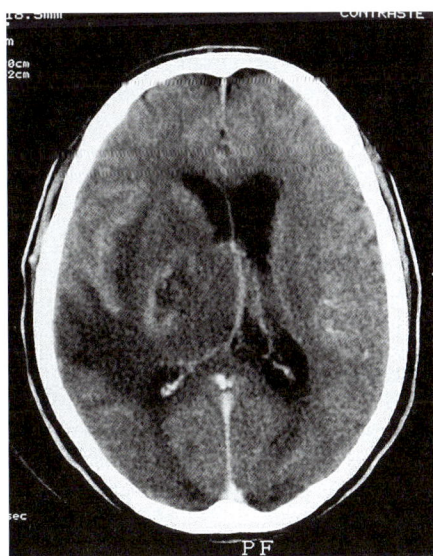

Figura 142.3 TC cranioencefálica pós-contraste, mostrando grande lesão captante em topografia de núcleos da base à direita, com importante efeito de massa, sugestivo de granuloma da toxoplasmose.

O tempo de tratamento deve ser de 6 semanas ou mais, até que não existam mais sinais de atividade como a captação de contraste pela TCC. Após essa fase de indução deve-se passar para a fase de manutenção com pirimetamina 25 a 50 mg/dia, sulfadiazina 0,5 a 1 g ou clindamicina 300 a 600 mg, 4 vezes por dia, e ácido folínico até a melhora da imunidade (CD4 > 200 células/mm^3 sustentado por mais de 6 meses). Indica-se o uso de corticosteroides nos casos de edema cerebral difuso e/ou intenso efeito de massa. Não se indica o uso profilático de anticonvulsivantes. A TARV pode ser iniciada nas duas primeiras semanas de tratamento com antiparasitário. Recomenda-se neuroimagem TCC ou RM de controle com a mesma técnica inicial em 2 semanas, e se não houver melhora radiológica, avaliar biopsia cerebral. Exame pode ser antecipado se houver piora clínica. A melhora clínica sempre precede a melhora radiológica.

A SIRI é rara no indivíduo com toxoplasmose-HIV, manifesta-se como encefalite ou progressão atípica da lesão clássica de toxoplasmose, com realce leptomeníngeo, edema perilesional e captação de contraste pela lesão, sendo um desafio diagnóstico na ausência de neuroimagem.

Neurocriptococose

Entre as diversas etiologias das meningites, a meningite criptocócica é a mais comum. Cerca de 5 a 7% dos pacientes com AIDS podem desenvolver meningite pelo fungo *Cryptococcus neoformans* e está relacionada com 15 a 20% das mortes por doenças oportunistas associadas ao HIV. Meningite criptocócica é uma doença inicial definidora de AIDS, atualmente, em aproximadamente 2% dos pacientes, e geralmente ocorre em pacientes com contagem de linfócitos T CD4+ inferior a 100 células/mm^3. Os sinais e os sintomas de apresentação podem ser uma síndrome de hipertensão intracraniana (HIC) com cefaleia de forte intensidade, náuseas e vômitos, geralmente de início insidioso, e, menos frequentemente, uma síndrome meníngea com febre, sinais de irritação meníngea e fotofobia. Crises epilépticas e sinais focais podem ocorrer, mas também são menos frequentes. Em muitos casos, os sinais clássicos da síndrome meníngea são tênues ou ausentes, sendo a cefaleia o único sintoma. Elevação da pressão intracraniana (PIC) e hidrocefalia são comuns na meningite criptocócica.

O diagnóstico é feito pelo exame de LCR. A cultura continua sendo padrão-ouro, mas a incubação requer semanas antes de um resultado positivo ser obtido, o que limita sua utilidade clínica. O antígeno criptocócico pode ser detectado rapidamente por aglutinação em látex com sensibilidade de 91% e especificidade de 95%. O encontro de leveduras no exame micológico direto do LCR por método de tinta nanquim (da China) pode ocorrer em até 80% dos casos. Em 2011, a Food and Drug Administration (FDA) aprovou o ensaio imunocromatográfico de fluxo lateral (LFA), teste rápido com detecção de antígeno criptocócico no soro e no LCR, com especificidade e sensibilidade maiores que 99%, realizado em cerca de 10 minutos, com baixo custo e na beira do leito. Os exames de neuroimagem podem evidenciar, em alguns casos, lesões expansivas (criptococoma), infartos corticais e lacunares, hidrocefalia, cerebrite e/ou meningite, edema difuso e pseudocistos gelatinosos (dilatação dos espaços de Virchow-Robin – Figura 142.4). Fatores de pior prognóstico são o aumento da PIC, associado a títulos de antígenos no teste de aglutinação em látex maior que 1:1.024, e a diminuição do número de células no LCR.

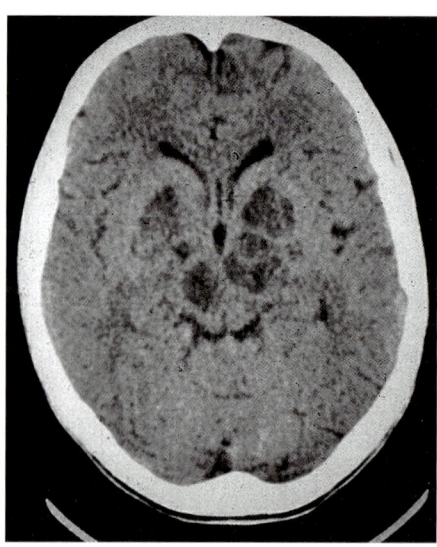

Figura 142.4 TC cranioencefálica mostrando múltiplas áreas de hipodensidade em topografia de núcleos da base e tálamo bilaterais, sem efeito de massa, sugestivas de pseudocistos gelatinosos da neurocriptococose.

O tratamento é realizado em três fases. Na primeira fase (indução), dever ser dada, por pelo menos 2 semanas, a anfotericina B desoxicolato (0,7 a 1 mg/kg/dia – IV) associada à flucitosina (100 mg/kg/dia – VO), dividida em quatro tomadas, durante 2 semanas, ou, em caso de indisponibilidade de flucitosina, utiliza-se fluconazol 800 mg/dia em duas tomadas. Insuficiência renal, hipocalemia e hipomagnesemia podem complicar a terapia com anfotericina B e o quadro hematológico devido à toxicidade da flucitosina, o que às vezes impede o seu uso em pacientes com AIDS, em quem a pancitopenia é comum. As formulações lipídicas de anfotericina (anfotericina B lipossomal, 3 mg/kg/dia, e complexo lipídico de anfotericina B, 4 a 5 mg/kg/dia), por serem menos nefrotóxicas, constituem uma alternativa ao tratamento com anfotericina B desoxicolato para pacientes com insuficiência renal. Considerar prolongar tratamento em pacientes comatosos ou com deterioração clínica, HIC persistente e cultura no LCR positiva com 2 semanas de tratamento ou com achados de neuroimagem de pseudocistos.

A fase de consolidação é realizada com fluconazol (400 a 800 mg/dia – VO) durante 8 semanas. O tratamento de manutenção é feito com fluconazol 200 mg/dia, durante pelo menos 12 meses e duas contagens de linfócitos T CD4+ superiores a 200 células/mm^3 com intervalo de 6 meses, e só deve ser iniciado após a esterilização do LCR, o que ocorre aproximadamente após 10 semanas do início do tratamento. Sem terapia supressiva crônica, as taxas de recaída excedem 50%. A TARV deve ser iniciada de 4 a 6 semanas após o início do tratamento da neurocriptococose devido ao risco de SIRI.

O controle da HIC é feito com PL, sendo repetida caso a pressão de abertura liquórica for superior a 25 cmH$_2$O e estiverem presentes sinais de HIC. Retiram-se 20 a 30 ml de LCR, podendo ser necessária mais de uma PL diária. A PL de alívio deve ser repetida diariamente até a estabilização da PIC. Na presença de PIC normal em duas aferições consecutivas, recomenda-se a PL semanal para monitoramento micológico da resposta terapêutica. Se a PIC se mantiver persistentemente elevada após 7 a 10 dias de PL diária, considerar a abordagem neurocirúrgica para derivação liquórica (em geral, derivação lombar externa ou lombo-peritoneal). Manitol, acetazolamida e corticosteroides não devem ser utilizados no manejo de HIC secundária à cripto-cocose. Estudo duplo-cego controlado tem mostrado aumento da mortalidade em pacientes com meningite cripto-cócica submetidos à dexametasona que não estejam no contexto de SIRI.

A SIRI no SNC causada pelo criptococo manifesta-se, na maioria das vezes, como recorrência asséptica de meningite prévia e mais raramente como criptococoma intracraniano. Geralmente ocorre de 3 a 20 meses após o início da TARV. As manifestações clínicas agudas de meningite asséptica podem ser confundidas com hidrocefalia pós-infecciosa, ambas caracterizadas por cefaleia, náuseas e vômitos. Além disso, os testes para o antígeno criptocócico permanecem positivos por vários meses após um tratamento adequado, portanto, a possibilidade de SIRI-SNC por criptococose deve ser considerada se a inflamação estéril do LCR estiver presente e nenhuma levedura viável for encontrada em cultura. Neuroimagem pode mostrar captação meníngea ou do plexo coroide ou aumento perivascular nos sulcos, mas geralmente os criptococomas não captam contraste, o que os distingue da toxoplasmose e do linfoma primário do SNC. O LCR cursa com maior pressão de abertura, pleocitose e glicose normal.

Neurotuberculose

A TBC é uma doença bacteriana causada pelo *Mycobacterium tuberculosis* e transmitida de pessoa para pessoa por inalação de perdigotos. No mundo é a mais comum infecção oportunista associada ao HIV. Pode ocorrer como coinfecção e em qualquer nível de linfócito T CD4+. Pode se manifestar como forma meníngea, encefálica ou ambas. Nos EUA, o risco de neurotuberculose é 235 vezes maior para pacientes portadores do vírus HIV. O quadro clínico é caracterizado por febre, cefaleia, alteração progressiva do nível de consciência e comprometimento de pares cranianos (especialmente, III, IV, VI e VII nervos cranianos). Convulsões também podem acontecer. As manifestações são similares às dos pacientes sem a infecção pelo vírus HIV, exceto pelos achados de lesão com efeito de massa, mais comuns nos imunocomprometidos. A hidrocefalia é uma complicação frequente da meningite tuberculosa, muitas vezes sendo necessária a realização de derivação ventriculoperitoneal. A mortalidade por meningite tuberculosa associada ao HIV geralmente ultrapassa 50%, o que equivale aproximadamente ao dobro da taxa em pacientes sem HIV.

O diagnóstico é realizado pelo LCR e pode mostrar celularidade aumentada (100 a 500 células/mℓ), geralmente de predomínio linfocítico, proteína elevada (em até 40% dos casos pode chegar a 500 mg/dℓ), embora raramente possa ser normal, e glicose diminuída (4 a 40 mg/dℓ). A pesquisa de bacilo álcool-ácido-resistente (BAAR) raramente é positiva (sensibilidade de 5 a 30%), podendo aumentar a sensibilidade com a centrifugação de volumes maiores de LCR e coleta de amostras seriadas. A cultura permite o diagnóstico definitivo, entretanto demora de 30 a 120 dias, com sensibilidade de 25 a 86% (Brasil, cerca de 50%). A pesquisa de PCR para *M. tuberculosis* pode ser bastante útil, e embora a especificidade seja elevada (acima de 90%), a sensibilidade do método varia de 60 a 80% nas diversas séries publicadas. Em 2009 foi introduzido no Brasil o teste rápido molecular (GeneXpert® MTB/Rif – PCR em tempo real), com grau de

sensibilidade (79,5%) e especificidade (96 a 99%) no LCR comparáveis aos métodos previamente disponíveis, mas com a vantagem de fornecer resultados em 90 minutos de pesquisa de DNA de *M. tuberculosis* com informação adicional de resistência à rifampicina. A RM pode mostrar hidrocefalia comunicante e não comunicante, espessamento meníngeo mais proeminente na fossa posterior e cisternas basais, massas (abscessos ou tuberculomas) e lesões isquêmicas (Figura 142.5). Tratamento para TBC menigoencefálica é feito, na fase de indução, com rifampicina, isoniazida, pirazinamida e etambutol nos primeiros 2 meses e, na fase de manutenção, com rifampicina e isoniazida por mais 10 meses. Para pacientes com HIV virgens de tratamento, a TARV pode ser iniciada 2 semanas após terapia anti-TB se CD4+ < 50; caso CD4+ > 50, o início deve ser postergado para a oitava semana.

A SIRI pode ocorrer em 8 a 43% de coinfectados TBC-HIV, tipicamente entre 5 e 10 meses após introdução da TARV, geralmente na forma de meningite tuberculosa. O diagnóstico de SIRI pressupõe a exclusão de fatores como resistência aos medicamentos para TBC, baixa adesão ao tratamento e outros diagnósticos. O tratamento da SIRI é feito nos casos moderados a graves com prednisona de 1 a 2 mg/kg dia, por 2 semanas, seguida por sua redução gradativa.

Leucoencefalopatia multifocal progressiva

A LEMP, antes da AIDS, era uma infecção rara encontrada em pacientes imunossuprimidos. É uma doença desmielinizante, subaguda e progressiva, causada pelo vírus JC, nomeado pelas iniciais do primeiro paciente descrito (John Cunningham). O indivíduo costuma contrair esse poliomavírus na infância, permanecendo latente no cérebro e nos rins em cerca de 70 a 90% da população. Esse vírus reativa quando ocorre imunossupressão, causando desmielinização. A incidência relatada na AIDS é de 1 a 5,3%. A localização é hemisférica em 85 a 90% dos casos. A fossa posterior é menos afetada. Os sintomas neurológicos têm início insidioso e se caracterizam por distúrbios cognitivos e de marcha, déficit de linguagem e da força muscular, alterações visuais e da coordenação motora.

Crises focais ou generalizadas ocorrem em até 20% dos pacientes. O prognóstico é ruim, e geralmente o paciente evolui para óbito em 4 a 6 semanas. Pode haver estabilização espontânea da LEMP e, em alguns casos, resposta à TARV. Alguns autores recomendam o emprego de um esquema antirretroviral que tenha boa penetração na BHE. O prognóstico é melhor quando a LEMP aparece como doença definidora de AIDS, em pacientes com contagem de linfócitos T

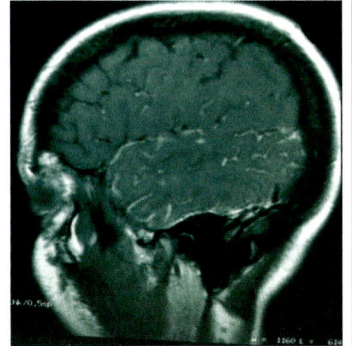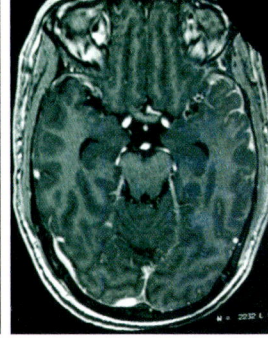

Figura 142.5 RM do encéfalo com contraste mostrando reforço leptomeníngeo predominantemente nas cisternas basais.

CD4+ maior que 300 células/mm³ e baixa carga de vírus JC no LCR. A neuroimagem da LEMP clássica exibe lesões de substância branca multifocal e assimétricas, apresentando características de desmielinização envolvendo fibras em U e poupando córtex. Na RM apresentam hipersinal em T2 e hipointensidade em T1, sem edema ou efeito de massa e rara captação com gadolínio. O LCR pode ajudar com a pesquisa de PCR para vírus JC (sensibilidade de 70 a 80% e especificidade de 95 a 100%), mas um achado negativo não afasta a possibilidade da doença e pode ser necessária a biópsia cerebral. A biópsia cerebral revela astrócitos gigantes bizarros com núcleos hipercromáticos pleomórficos, oligodendrócitos alterados com núcleos aumentados que contêm inclusões virais e desmielinização.

O diagnóstico diferencial se faz com outras lesões focais como linfoma primário do SNC e encefalite por VZV. Ocasionalmente a clínica e a neuroimagem da LEMP podem ser bastante semelhantes às da demência pelo HIV, mas o achado de sinais focais e a progressão mais rápida dos sintomas são mais sugestivos de LEMP. A evolução para óbito ocorre em aproximadamente 6 meses, mas há casos de sobrevida de até 2 anos ou mais.

Além da clássica apresentação da LEMP, outras entidades foram recentemente descritas e incluem a neuronopatia de células granulares causada por infecção lítica da camada de células granulares do cerebelo, a encefalite e a meningite pelo JC.

Não existe terapia específica para LEMP, apesar de relatos anedóticos sobre citosina arabinosídeo, cidofovir, mirtazapina, mefloquina e outros medicamentos.

Nos últimos anos, surgiram vários relatos de SIRI em pacientes com HIV-LEMP, ocorrendo tipicamente dentro de poucas semanas após o início da TARV (aproximadamente 23% dos pacientes), caracterizada por piora clínica e progressão de lesões previamente definidas por RM ou desenvolvimento de novas lesões, com edema perilesional e muitas vezes com realce pelo contraste. O melhor tratamento de SIRI na LEMP ainda não foi identificado. Alguns especialistas sugerem tratamento com corticosteroides, mas essa abordagem é controversa.

Encefalite por citomegalovírus

A encefalite clinicamente evidente por CMV representou cerca de 2% de todas as complicações neurológicas em pacientes com HIV na era pré-TARV. A incidência da doença por CMV, incluindo infecção do SNC, diminuiu substancialmente na era TARV. O CMV pode reativar-se na vigência de imunossupressão, sendo mais frequente quando o CD4 está menor que 100 células/mm³ ou CV > 100.000 cópias/mℓ. São descritas duas formas principais: a forma radiculomedular e a forma encefalítica.

Pacientes gravemente imunossuprimidos apresentam uma forma fulminante de radiculomielite ascendente que leva à morte em poucos dias ou semanas, por estar associada a disfunção medular maciça e insuficiência respiratória. Nesses pacientes, o LCR pode mostrar predomínio de neutrófilos polimorfonucleares, aumento do teor de proteínas e, eventualmente, diminuição dos níveis de glicose. O acometimento radicular (principalmente de raízes lombossacrais) pode ser também mais benigno, com evolução mais protraída, e nessas formas o exame de LCR mostra características virais clássicas.

Na forma encefalítica, o acometimento cerebral é difuso, podendo ocorrer confusão mental, desorientação, apatia,

lentificação psicomotora e paresias de nervos cranianos. Pode ocorrer ainda a forma ventriculoencefalítica, que se inicia por alterações cognitivas e apatia, progredindo em poucos dias ou semanas para mutismo e acometimento de tronco cerebral com paresias de nervos cranianos, nistagmo e ataxia. A forma encefalítica costuma se associar a outras manifestações, fora do sistema nervoso, como retinite (a mais comum), acometimento de suprarrenal e trato gastrointestinal (esofagite e colite).

A RM pode mostrar lesões periventriculares, principalmente em T2, nas formas ventriculoencefalíticas, e imagens semelhantes a outras encefalites com edema e sinais de quebra de BHE nas formas encefalíticas. Os exames imunológicos devem ser interpretados com cuidado porque a maioria da população adulta é soropositiva para CMV. Até 90% dos homens homossexuais apresentam resultados positivos no soro, para IgM e para IgG. Se houver alterações na BHE, esses anticorpos podem passar passivamente para o LCR. A PCR para CMV é sensível (95%) e específica (85%), podendo ser positiva tanto nas formas quase assintomáticas quanto nas formas mais graves.

O tratamento deve ser feito, na fase de indução, com ganciclovir IV 5 mg/kg a cada 12 horas; alternativamente, recomenda-se foscarnete 60 mg/kg a cada 8 horas ou 90 mg/kg a cada 12 horas, ambos por 14 a 21 dias. Na fase de manutenção, usa-se ganciclovir 5 mg/kg/dia ou, alternativamente, foscarnete 90 mg/kg/dia. A interrupção da profilaxia secundária é considerada se houver elevação sustentada de CD4+ acima de 100 células/mm³ durante pelo menos 3 a 6 meses, em uso regular de TARV.

A SIRI em portadores de CMV-HIV manifesta tipicamente como retinite e raramente com alterações no SNC, que se apresentam como ventriculite e polirradiculopatia, e respondem ao tratamento com ganciclovir ou foscarnete.

Neurossífilis

Sífilis é a infecção causada pelo *Treponema pallidum* e adquirida, de forma semelhante ao HIV, mediante transmissão sexual ou vertical. Pode ocorrer no paciente HIV-positivo com qualquer grau de imunodepressão, sendo considerada mais uma coinfecção do que propriamente uma infecção oportunista. O curso clínico da doença é caracterizado por episódios de exacerbação e períodos variáveis de latência, sendo o acometimento neurológico presente nas fases secundária (4 a 6 semanas após o cancro) e terciária (meses ou décadas). Na fase secundária, podem ocorrer sintomas constitucionais como febre, queda do estado geral, astenia, linfadenomegalia generalizada e *rash*. Manifestações neurológicas nessa fase são meningite, neuropatias cranianas, incluindo perda auditiva neurossensorial e sintomas oculares. Na fase terciária, podem ocorrer alterações granulomatosas (goma sifilítica), cardiovasculares e neurológicas como a forma meningovascular, mielopatia (*tabes dorsalis*) e demência (paralisia geral). Todas as complicações neurológicas relacionadas à sífilis podem se desenvolver em pacientes com HIV, com a particularidade de haver a aceleração do início e da progressão da doença. Os indivíduos infectados pelo HIV são mais propensos a desenvolver manifestações da neurossífilis precoce (semanas a poucos anos) do que da sífilis tardia (anos a décadas), e mais frequentemente têm doença ocular associada, como uveíte. A experiência clínica indica que a coinfecção de HIV e sífilis acelera o desenvolvimento de complicações meningovasculares desse último, muitas vezes com AVCs precoces.

As síndromes de neurossífilis inicial (meningite, síndromes meningovasculares, uveíte com meningite) são mais comuns que as síndromes tardias (paresia geral e *tabes dorsalis*).

O diagnóstico da neurossífilis é baseado nos testes imunológicos treponêmicos e não treponêmicos no soro e no LCR. No LCR, os testes não treponêmicos (VDRL) são específicos, mas de baixa sensibilidade (30 a 70%). Eles tornam-se positivos após 5 a 6 semanas da exposição e negativam após tratamento adequado. Os testes treponêmicos (FTA-Abs, hemaglutinação passiva e ELISA) têm maior sensibilidade, sendo positivos após 3 a 4 semanas e podem manter a positividade por toda a vida (cicatriz sorológica). A negatividade do FTA-Abs no LCR praticamente exclui o diagnóstico de neurossífilis, mas a sua positividade não indica a doença. O LCR costuma evidenciar pleocitose mononuclear, aumento de proteínas, além de maior fração gama das imunoglobulinas. Na avaliação de pacientes infectados pelo HIV com um teste treponêmico (FTA-Abs ou MHATP) positivo e possível diagnóstico de sífilis latente tardia ou sífilis de duração desconhecida, deve ser cogitada uma PL para avaliação de neurossífilis. As recomendações atuais do CDC também sugerem PL na definição de sífilis primária ou secundária, quando os sinais ou sintomas que acompanham sugerirem comprometimento oftalmológico (p. ex., uveíte) ou envolvimento neurológico (p. ex., cefaleia, alteração do estado mental, sinais meníngeos). Na ausência de sinais neurológicos ou sintomas, o VDRL positivo no LCR no cenário de LCR anormal estabelece o diagnóstico de neurossífilis latente.

O tratamento é feito com penicilina cristalina 18 a 24 milhões UI/dia, IV, em doses de 3 a 4 milhões UI, a cada 4 horas ou por infusão contínua, por 14 a 21 dias. Porque agentes alternativos, como a doxiciclina e a tetraciclina, são de eficácia incerta na neurossífilis, a dessensibilização deve ser considerada em pacientes alérgicos à penicilina. Ceftriaxona 2 g IV 24/24 horas pode ser avaliada em casos selecionados como tratamento alternativo. A recidiva é mais comum em pessoas infectadas pelo HIV e há necessidade de acompanhamento após o término do tratamento. A sorologia é feita a cada 3 meses no primeiro ano e a cada 6 meses no segundo ano. A PL de controle deve ser feita após 3 meses do término do tratamento. Se a contagem celular não tiver diminuído após 6 meses, se os títulos sorológicos se elevarem ou não caírem (elevação de dois títulos em 12 meses ou não negativação se título inicial ≤ 1/2), ou sintomas reaparecerem ou persistirem, o retratamento deve ser considerado. Dados limitados sugerem que mudanças em parâmetros do LCR podem ocorrer mais lentamente em pacientes infectados pelo HIV, especialmente aqueles com imunossupressão mais avançada.

Linfoma primário do sistema nervoso central

Muito raro antes da AIDS, o linfoma ocorre em até 4% dos pacientes infectados pelo HIV e está quase sempre associado à infecção pelo vírus Epstein-Barr. Sua ocorrência deve ser sempre considerada se a contagem de linfócitos T CD4+ for menor que 50/mm^3. Com a TARV houve diminuição importante de sua incidência. Os sinais clínicos são inespecíficos e incluem sinais focais, crises epilépticas, neuropatia craniana, confusão mental e cefaleia. Meningite linfomatosa ou envolvimento ocular ocorre em cerca de 15% dos casos. Disseminação sistêmica do linfoma ocorre em cerca de 5% dos pacientes, principalmente nos estágios finais da doença. Febre e sintomas constitucionais estão ausentes, exceto em pacientes com infecção sistêmica associada.

O diagnóstico de certeza é dado por meio de biópsia da lesão. Estudos de autópsia revelaram que o linfoma primário do SNC é praticamente sempre multifocal, mesmo quando lesões solitárias são observadas em estudos de neuroimagem. No LCR, geralmente é encontrado o PCR do vírus Epstein-Barr (sensibilidade = 80% e especificidade = 94%), mas a biópsia cerebral é necessária para o diagnóstico. A neuroimagem mostra lesão captante de contraste, frequentemente periventricular ou frontal, que pode cruzar a linha média. A RM geralmente mostra uma lesão única, irregular, que capta contraste com padrão homogêneo ou anelar, mas pode haver múltiplas lesões em até 50% dos casos, associadas a efeito de massa importante. Área periventricular, periependimária ou o corpo caloso geralmente estão envolvidos. SPECT pode ser útil no diagnóstico diferencial em relação às outras doenças oportunistas, principalmente em relação à neurotoxoplasmose, diante de lesões múltiplas, já que no linfoma existe aumento da captação de tálio. Com a TARV, a resposta à radioterapia e à quimioterapia é melhor, e a sobrevida pode ser mais prolongada que na era pré-TARV, com relatos inclusive de regressão total do tumor.

PRECAUÇÕES PARA O MÉDICO ASSISTENTE

Um paciente hospitalar com infecção pelo HIV ou com suspeita não necessita de isolamento, a menos que exista uma infecção respiratória como a TBC, a neutropenia grave ou a doença exantemática. Deve haver precaução com o manejo de todas as excretas, líquidos corporais e espécime cirúrgico. Não é necessário máscara, a não ser que o paciente esteja em isolamento respiratório. Devem ser usadas luvas para impedir contato da pele com regiões mucocutâneas com presença de sangue, excreções, secreções e tecidos de pacientes infectados. Para a PL devemos usar luvas, óculos de proteção e máscara. Não se deve tampar as agulhas para evitar lesões por picada, e as agulhas e instrumentos pontiagudos devem ser descartados em recipiente de segurança apropriado. Os riscos para o profissional de saúde são pequenos, mas devem ser respeitadas as normas de segurança. O risco para pacientes atendidos por profissionais soropositivos também é pequeno, mas esses profissionais não devem participar de procedimentos invasivos, como PL. Recomenda-se a profilaxia quando ocorrer exposição ao HIV por vias percutânea, mucosa ou com agulhada profunda durante procedimento como PL. Esse tratamento reduz em 80% o risco de transmissão do HIV. O HIV pode ser inativado por calor e soluções como álcool a 70%.

143
Encefalite Viral

Marzia Puccioni • Carolina Rosadas • Mauro Jorge Cabral Castro

CONCEITO

A encefalite viral é a inflamação que ocorre no encéfalo associada à infecção viral. O diagnóstico etiológico pode representar um desafio, considerando a variedade de etiologias virais e a limitação da sua identificação laboratorial. Na ausência da demonstração do agente etiológico e da inflamação, o diagnóstico torna-se presuntivo. Em geral, o paciente apresenta início agudo de febre, alteração do nível de consciência, convulsões e/ou sinais neurológicos focais. O exame do líquido cefalorraquidiano (LCR) contribui como apoio ao diagnóstico, podendo revelar a etiologia e a presença de reação inflamatória local, além de permitir a diferenciação com outras enfermidades infecciosas do sistema nervoso central (SNC). A encefalite viral é condição neurológica grave pelo risco de sequelas neurológicas e elevada taxa de mortalidade. Em muitas situações, mesmo após a detecção do agente etiológico, não existe tratamento.

ETIOLOGIA

Os principais agentes causadores de encefalite viral em indivíduos imunocompetentes são os vírus do grupo herpes, arbovírus e enterovírus (EV) (Tabela 143.1). A etiologia permanece desconhecida em 30 a 60% dos casos. Da família dos herpes-vírus que infectam seres humanos, o vírus herpes simples (HSV) é o agente etiológico mais comum de encefalite tratável. O citomegalovírus (CMV) e o vírus varicela-zóster (VZV) são causas frequentes de encefalite em pacientes imunossuprimidos, podendo também ocorrer em imunocompetentes. Em relação às encefalites associadas aos arbovírus, o vírus do Oeste do Nilo (WNV) é causa emergente de epidemias nos EUA, assim como o vírus da dengue na América do Sul. Esse último é o arbovírus mais frequente ocasionando doença em seres humanos no mundo. Os arbovírus dengue (DENV), sorotipos 1, 2, 3 e 4, assim como os vírus Zika (ZIKV) e chikungunya (CHIKV), representam importante causa de encefalite. O vírus Zika foi inicialmente isolado na Floresta Zika de Uganda em 1947, enquanto CHIKV, na Tanzânia, em 1953.

Em dezembro de 2019, na cidade de Wuhan (China), foi isolado um novo vírus com genoma de RNA de fita simples, pertencente à família Coronaviridae, SARS-CoV-2 (coronavírus da síndrome respiratória aguda grave 2, do inglês *severe acute respiratory syndrome coronavirus* 2), causador da doença denominada "coronavírus 2019" (covid-19). A covid-19 é uma doença infecciosa multissistêmica que afeta principalmente o sistema respiratório, com alto potencial de transmissibilidade e letalidade e distribuição global. A encefalite representa umas das complicações neurológicas mais importantes associadas à infecção pelo SARS-CoV-2.

Tabela 143.1 Etiologia das encefalites virais.

1. Herpes-vírus	
Herpes simples tipo 1	Comum
Herpes simples tipo 2	Raro
Citomegalovírus	Comum
Vírus varicela-zóster	Raro
Vírus Epstein-Barr	Comum
2. Arbovírus	
Vírus da dengue	Comum
Vírus do Oeste do Nilo	Comum
Vírus Zika	?
Vírus chikungunya	?
Vírus da encefalite St. Louis	Comum
Vírus da encefalite da Califórnia	Comum
Vírus da encefalite oriental	Comum
Vírus da encefalite ocidental	Comum
3. Enterovírus	
Coxsackievírus A e B	Raro
Echovírus	Raro
Poliovírus	Raro
4. Outros vírus	
Vírus da imunodeficiência humana	Comum
Vírus da raiva	Comum
Vírus da coriomeningite linfocítica	Raro
Vírus influenza	Comum
Vírus da caxumba	Raro
Vírus do sarampo	Raro
SARS-CoV-2	Comum
Vírus *monkeypox*	?

EPIDEMIOLOGIA

É extremamente variável, sendo influenciada pela emergência de novos vírus e pelo controle por meio da vacinação. A incidência mundial de encefalite viral é desconhecida, depende da localização geográfica e apresenta, em geral, caráter sazonal. No verão, observa-se um aumento da incidência de encefalites associadas aos arbovírus e aos enterovírus. Existem cerca de 20 mil casos relatados por ano nos EUA, dos quais 5 a 20% evoluem para o óbito e 20% permanecem com sequelas. Predomina em idosos, crianças e pacientes imunossuprimidos. Estima-se que ocorram cerca de 59 mil casos de raiva por ano no mundo. No Brasil, de 1990 a 2021 foram notificados 613 casos de raiva humana, totalizando uma média de 20 casos por ano.

Em relação aos arbovírus, o vírus do Oeste do Nilo foi identificado em 2014 circulando no Brasil, tanto em animais como em seres humanos, e resultou em encefalite aguda. Até o ano de 2023, casos de infecção humana no Brasil foram observados nos estados do Piauí, Minas Gerais e Tocantins. Em 2022, foram registrados cerca de 1,4 milhão casos de dengue, com mais de 1 mil mortes no Brasil, – cerca de 1 a 20% evoluem com complicações neurológicas.

Após o isolamento inicial, os vírus Zika e chikungunya permaneceram por décadas na África e na Ásia como causa de surtos esporádicos. Em 2007, o vírus Zika se propagou para o Oceano Pacífico, atingindo as Américas entre 2013 e 2015. O Brasil foi o país mais afetado, com 440 mil a 1,3 milhão de casos. Em 1º de fevereiro de 2016, a Organização Mundial da Saúde (OMS) declarou emergência de saúde pública de importância internacional. O vírus chikungunya foi introduzido nas Américas em 2013, causando importantes surtos em diversos países da América Central e das ilhas do Caribe. Em 2014, o Brasil confirmou o primeiro caso de infecção por CHIKV, com complicações neurológicas atingindo 16% dos casos.

A infecção pelo vírus emergente SARS-CoV-2 e a doença resultante, covid-19, progrediram para uma pandemia, com 693.650.349 casos e 6.908.289 mortes no mundo – 37.750.389 casos e 705.054 mortes foram registrados no Brasil entre janeiro de 2020 e agosto de 2023. Desses, cerca de 50 a 82% apresentam manifestações neurológicas.

O vírus *monkeypox* foi identificado pela primeira vez em macacos em pesquisas realizadas na Dinamarca em 1958. Os primeiros casos humanos ocorreram em crianças na África em 1970, e fora desse continente, nos EUA em 2003. Desde então, vários casos importados de varíola símia em seres humanos foram relatados em alguns países, porém com história de viagens a países africanos. Desde maio de 2022, vários casos de varíola símia foram relatados nas Américas, no Mediterrâneo Oriental, na Europa e em regiões do Pacífico Ocidental, sem vínculo epidemiológico com países da África.

PATOGÊNESE

A entrada do vírus no organismo ocorre por meio das membranas mucosas do sistema respiratório, gastrointestinal, geniturinário, pele, conjuntiva ocular e sangue. Alguns permanecem confinados ao local de entrada, e outros apresentam potencial tropismo pelo sistema nervoso, destacando-se os vírus da raiva, da caxumba, o HIV e o SARS-CoV-2. A disseminação viral para o SNC acontece por via hematogênica (arboviroses) ou neural (herpes-vírus, vírus da raiva). Em relação à via hematogênica, o vírus alcança o SNC atravessando as junções da barreira hematoencefálica ou via plexo coroide. A doença surge a partir da propagação viral no SNC, com agressão, penetração e lesão da célula suscetível. O neurotropismo viral se manifesta pela infecção de neurônios (p. ex., herpes simples e raiva), neuróglia (herpes simples, vírus JC – vírus da leucoencefalopatia multifocal progressiva), micróglia (p. ex., herpes simples, HIV) e pia-aracnoide/epêndima (p. ex., caxumba, herpes simples). O vírus atinge o espaço subaracnóideo por meio do plexo coroide, dispersando-se no LCR e entrando em contato com as células meníngeas e ependimárias. Os vírus herpes simples, da raiva e o HIV apresentam elevada neurovirulência.

A lesão encefálica pode ainda ser decorrente de lesão vascular cerebral induzida pela infecção viral. Na infecção pelo VZV, a lesão encefálica pode ocorrer por vasculite, não sendo necessariamente por ação direta do vírus nas células do parênquima cerebral. Já foi observada a presença de antígeno e DNA de VZV na parede endotelial de pequenas e grandes artérias cerebrais. A resposta imune do hospedeiro também pode ser responsável por quadros de recidivas de sintomas neurológicos, por meio de reações imunomediadas, sendo as infecções virais como gatilho para reações autoimunes que atingem o SNC.

PATOLOGIA

Aspectos característicos consistem na presença de áreas de inflamação multifocal ou difusa no encéfalo, associadas à degeneração neuronal, à neuronofagia e à formação de nódulos microgliais. Corpos de inclusão são descritos nas encefalites causadas por herpes-vírus, vírus da raiva (corpúsculos de Negri) e vírus do sarampo. A infecção por ZIKV foi associada a complicações neonatais desde 2015, sendo denominadas "síndrome congênita do Zika". Essas se caracterizam por alterações encefálicas estruturais, tais como microcefalia grave, calcificações subcorticais, diminuição da mielinização, ventriculomegalia, hipoplasia cerebelar e distúrbio de migração neuronal. Cicatrizes maculares, glaucoma, atrofia do nervo óptico, calcificações intraoculares, catarata, atrofia coriorretiniana e manchas pigmentadas da retina também são descritos.

QUADRO CLÍNICO

As manifestações clínicas das encefalites virais dependem do tipo de células infectadas e de sua suscetibilidade à infecção. Em geral, além do quadro febril agudo, surge alteração do nível de consciência, podendo evoluir de confusão mental para torpor e coma. Sinais comuns incluem paresia, hiper-reflexia profunda e sinal de Babinski. Cefaleia, sinais neurológicos focais (hemiparesia, paralisia flácida ou parestesias) e convulsões ocorrem com frequência. Distúrbios do comportamento, da personalidade, disfunção cognitiva, movimentos involuntários, ataxia, mioclonia são ocasionalmente relatados. A encefalite associada à infecção pelo vírus rábico causa sintomas característicos, como hidrofobia, aerofagia, espasmo de faringe e hiperatividade. No entanto, quando a transmissão ocorre por morcego hematófago o quadro paralítico tende a ser o mais frequente, o que pode dificultar o diagnóstico.

A Tabela 143.2 apresenta as características gerais das principais encefalites virais. Sequelas neurológicas permanentes podem ocorrer.

DIAGNÓSTICO LABORATORIAL

Os achados do exame do LCR são semelhantes nas várias formas de infecções virais no SNC. O padrão predominante é inflamatório (Figura 143.1). O exame pode ser normal em 3 a 5% dos casos de encefalite. As características principais do LCR consistem em:

- Pressão: normal ou aumentada nas meningoencefalites. O HSV pode induzir um quadro de hipertensão intracraniana decorrente de cerebrite focal e edema nos lobos temporais
- Citologia: a contagem de leucócitos está geralmente entre 10 e 500 células/mm^3, com predomínio de mononucleares (Figura 143.1 A). Nos casos em que ocorrem sinais predominantes de irritação meníngea, a resposta celular pode ser mais elevada. Pleocitose leve (5 a 10 células/mm^3) ou celularidade normal predomina nos pacientes com evidência de doença do parênquima sem sinais de envolvimento meníngeo, particularmente na fase inicial da doença
- Bioquímica: a proteinorraquia encontra-se levemente aumentada (< 300 mg/dℓ), enquanto a concentração de lactato e/ou glicose está normal. A glicorraquia pode

Tabela 143.2 Características gerais das encefalites virais mais frequentes.

Agente viral da encefalite	Epidemiologia	Quadro clínico	Diagnóstico laboratorial	Exames de imagem	Tratamento
Vírus herpes simples (HSV)	Encefalite HSV-1: 90% dos casos Encefalite HSV-2: geralmente em imunossuprimidos 2,3 casos/1 milhão indivíduos/ano	Febre, convulsões, distúrbio da consciência e de comportamento Predominam sinais focais, por vezes acompanhados de sinais meníngeos Casos incomuns (20%): manifestações leves e atípicas (encefalite multifocal sem envolvimento de lobo temporal, apresentação subaguda, sintomas psiquiátricos, encefalite de tronco cerebral e mielite)	Detecção do DNA do HSV no LCR (PCR) Demonstração de antígenos virais no tecido cerebral Isolamento viral Quantificação viral (qPCR) no LCR pode ser utilizada para o prognóstico Síntese intratecal de anticorpo anti-HSV (teste retrospectivo) LCR inflamatório, presença de hemácias e aumento da pressão	TC é, em geral, normal na fase inicial RM: edema (sinal hiperintenso) nos lobos frontais e temporais em T2 e FLAIR, captação de contraste sugestivo da quebra da barreira hematoencefálica, efeito de massa e hemorragia	Aciclovir: 10 mg/kg, q8 h, IV, durante 14 a 21 dias
Vírus varicela-zóster (VZV)	Infecções primárias (geralmente em crianças e associadas à varicela) Reativação de infecção latente (geralmente em adultos e associada a herpes-zóster) Incidência de VZV em crianças 0,2/100.000 Estima-se 1,8 caso/10.000 casos de infecção por VZV	Alteração do estado mental e sinais neurológicos focais Exantema cutâneo prévio ou concomitante, e lesão vesicular de localização em dermátomos podem ocorrer	Detecção do DNA do VZV no LCR (PCR) Demonstração de antígenos virais no tecido cerebral Isolamento viral (baixa sensibilidade apenas na fase precoce) LCR inflamatório (predomínio de linfócitos) Síntese intratecal de anticorpos para VZV (ocorre após 5 dias do início dos sintomas neurológicos)	Lesões corticais e profundas em substâncias branca e cinzenta A maioria das lesões é isquêmica Lesões hemorrágicas podem ocorrer	Aciclovir: 10 mg/kg, q8 h, IV, durante 14 a 21 dias Prevenção: vacina herpes-zóster
Citomegalovírus (CMV)	Prevalência de infecção na população adulta > 60% O acometimento do sistema nervoso ocorre em < 1% dos casos (encefalite, mielite, neuropatia e síndrome de Guillain-Barré) Raramente ocorre em indivíduos imunocompetentes	Instalação subaguda (durante semanas) com desorientação, confusão mental, sonolência, déficits focais e convulsões Ocorre principalmente em pacientes com AIDS ou outras formas de imunossupressão	Antigenemia representa o primeiro indício de infecção ativa por CMV Detecção de DNA do CMV no LCR (PCR): maior acurácia na fase aguda Síntese intratecal de anticorpo anti-CMV (maior acurácia na fase de recuperação) Pesquisa de antígeno em granulócitos no LCR LCR inflamatório, podendo ter predomínio de neutrófilo, e hipoglicorraquia	RM: diminuição de sinal nas imagens pesadas em T1 e aumento de sinal em T2, características das lesões da substância branca, esparsas ou confluentes Captação de contraste em superfície ependimal quando há envolvimento das regiões subependimárias	Ganciclovir 5 mg/kg, q12 h, IV Foscarnete, 90 mg/kg, q12 h, IV ou 60 mg/kg, q8 h, IV
Arbovírus (DENV-1, 2, 3, 4, ZIKV, CHIKV)	Distribuição global	Encefalite: principal manifestação neurológica (DENV, ZIKV, CHIKV) Síndrome congênita do Zika Infecção sistêmica pode ser assintomática (80% DENV e ZIKV, 25% CHIKV) Sintomas: febre alta e imediata (DENV e CHIKV); febre baixa (ZIKV); exantema maculopapular comum (DENV, ZIKV, CHIKV) surge após 24 horas na CHIKV e nas primeiras 24 h na ZIKV; artralgias (DENV, ZIKV, CHIKV), moderada na DENV, intensa na CHIKV, leve na ZIKV; prurido (DENV, ZIKV, CHIKV), podendo ser intenso na ZIKV; hiperemia ocular (CHIKV e ZIKV)	Detecção de IgM específica, antígeno viral (NS1-DENV) ou RNA viral no soro (até o 5º dia) e/ou LCR (DENV, ZIKV, CHIKV até o 30º dia), urina (ZIKV até o 15º dia) em paciente com sintomas neurológicos LCR normal ou inflamatório	TC/RM normal ou sinais de edema cerebral hemorragia (dengue), anormalidades da substância branca	Ausência de tratamento antiviral específico Prevenção: vacina para dengue

(continua)

Tabela 143.2 Características gerais das encefalites virais mais frequentes. (*Continuação*)

Agente viral da encefalite	Epidemiologia	Quadro clínico	Diagnóstico laboratorial	Exames de imagem	Tratamento
Vírus do Oeste do Nilo (WNV)	Infecção em seres humanos foi diagnosticada no Brasil a partir de 2014 no Piauí, em Minas Gerais e no Tocantins. O vírus circula entre animais no país Pessoas em áreas rurais e silvestres que contenham o vetor (*Culex*) infectado apresentam risco de infecção Formas mais graves ocorrem em pessoas com mais de 50 anos ou com sistema imunológico comprometido	A maioria apresenta infecção assintomática 20% apresentam sintomas leves como febre aguda de início abrupto, frequentemente acompanhada de mal-estar, anorexia, náusea, vômito, dor nos olhos, cefaleia, mialgia, exantema maculopapular e linfoadenopatia 0,5% apresenta sintomas neurológicos, sendo a encefalite o mais comum. Sintomas mais frequentes incluem ataxia e sinais extrapiramidais, anormalidades dos nervos cranianos, neurite óptica e convulsão Mielite e polirradiculite também podem ocorrer	Detecção de anticorpos IgM em soro (a partir do 5º dia após o início dos sintomas) por ELISA. Pacientes recentemente vacinados ou infectados com outro flavivírus podem apresentar resultado falso-positivo para IgM pelo ELISA Inibição da hemaglutinação, detecção do genoma viral (PCR), isolamento viral e PRNT também podem ser utilizados LCR apresenta pleocitose linfocítica, hiperproteinorraquia e glicose normal Detecção de IgM em LCR (após o 8º dia a partir do início dos sintomas) por ELISA	TC geralmente sem alteração RM pode apresentar aumento das leptomeninges e/ou da área periventricular e alteração do sinal do parênquima	Ausência de tratamento antiviral específico
Enterovírus (EV)	Predomina no verão, em crianças Pode apresentar caráter epidêmico Transmissão por via fecal-oral ou respiratória	Semelhante ao de outras infecções virais do SNC, podendo ter edema e hemorragia pulmonar fatal, faringite, tosse, conjuntivite, vômitos, dor abdominal e diarreia Infecção por EV: herpangina (vesículas orofaríngeas dolorosas), síndrome mão-pé-boca, pleurodinia, sepse neonatal, miocardite, paralisia flácida e meningite e encefalite	Detecção de material genético viral (PCR) (sensibilidade de 70% e especificidade de 100%) no LCR Isolamento viral (35 a 70% dos sorotipos) LCR inflamatório. Pode ocorrer predomínio de neutrófilos (fase inicial)	Sem alterações características	Ausência de tratamento antiviral específico
Vírus da raiva	No Brasil, média de 2 casos/ano nos últimos 10 anos, predomínio nas regiões Nordeste e Norte do país 100% letal	Sinais prodrômicos inespecíficos Sinais neurológicos iniciais: parestesias, dor e/ou prurido no local da mordedura Forma encefálica (furiosa): hidrofobia, hiperexcitabilidade, disfunção autonômica (hipersalivação, piloereção, sudorese), aerofagia. Evolui para perda de consciência e quadriparesia Forma paralítica (20%): fraqueza do membro com a lesão de inoculação, quadriparesia com fraqueza em face e disfunção esfincteriana	Imunofluorescência direta (IFD): impressão de córnea, raspado de mucosa lingual (*swab*) ou tecido bulbar de folículos pilosos RT-PCR Diagnóstico *post mortem* (IFD e inoculação em camundongo) Detecção de anticorpo em indivíduos não imunizados previamente LCR inflamatório com predomínio de linfócitos	Sem alterações características Lesão em substâncias branca e cinzenta de cérebro e medula espinhal Lesões semelhantes para ambas as formas de apresentação clínica	Protocolo de Recife (MS Brasil)

(*continua*)

Tabela 143.2 Características gerais das encefalites virais mais frequentes. (*Continuação*)

Agente viral da encefalite	Epidemiologia	Quadro clínico	Diagnóstico laboratorial	Exames de imagem	Tratamento
SARS-CoV-2	Distribuição global A transmissão entre seres humanos ocorre por gotículas respiratórias, por contato direto entre indivíduos infectados, objetos e superfícies O período de incubação é de 1 a 14 dias	Covid-19 Febre, tosse seca, fadiga, tosse produtiva, dispneia, artralgia, mialgia, ageusia, cefaleia, anosmia, alteração do nível de consciência, sinais neurológicos focais	RNA viral pela RT-PCR em amostra de *swab* de nasofaringe (entre o 3º e o 6º dia após o início dos sintomas) Antígeno viral (proteína S *Spike*) por método imunocromatográfico em amostra de *swab* de nasofaringe (entre o 2º e o 10º dia após o início dos sintomas) Anticorpo IgM (a partir do 5º dia) e IgG anti-SARS-CoV-2 (a partir do 10º dia) em soro LCR (IgM específica e/ou RT-PCR)	RM mostra edema difuso, ventriculite, lesão no lobo temporal e hipocampo, infarto, anormalidades da substância branca e micro-hemorragias cerebrais	Prevenção: vacina anti-SARS-CoV-2
Vírus *monkeypox* (vírus da varíola dos macacos)	Distribuição global Transmissão para seres humanos por meio do contato com animal ou humano infectado ou material corporal humano infectado	Erupções cutâneas, adenomegalia, febre, cefaleia, calafrio, agitação, convulsão, alteração do nível de consciência.	LCR: pleocitose predominantemente mononuclear (10-200 células/$\mu\ell$) ou normal (< 5 células/$\mu\ell$), ocasionalmente predominância de neutrófilos em estágios iniciais, proteína elevada (< 100 mg/dℓ), glicose e lactato são geralmente normais PCR lesão cutânea/LCR precoce Detecção de IgM específica no soro/LCR	RM mostra lesões com realce por contraste, multifocais subcorticais, gânglios da base, talâmicas, cerebelares e/ou do tronco cerebral	Imunoterapia Prevenção: vacina

CHIKV: vírus chikungunya; CMV: citomegalovírus; covid-19: doença por coronavírus 2019; DENV: vírus dengue; DNA: ácido desoxirribonucleico; ELISA: ensaio imunoabsorvente ligado à enzima; EV: enterovírus; FLAIR: recuperação de inversão atenuada por fluido ponderada em T2 (do inglês *fluid attenuated inversion recovery*); HSV: vírus herpes simples; IgG: imunoglobulina do tipo G; IgM: imunoglobulina do tipo M; IV: intravenoso; LCR: líquido cefalorraquidiano; LCR inflamatório: pleocitose, hiperproteinorraquia, disfunção da barreira hemato-LCR e/ou síntese intratecal de IgG total; PCR: reação em cadeia da polimerase; PRNT: teste de neutralização por redução de placas (do inglês *plaque reduction neutralization test*); RM: ressonância magnética; RT-PCR: transcrição reversa seguida de reação em cadeia da polimerase; SARS-CoV-2: coronavírus da síndrome respiratória aguda grave 2; SNC: sistema nervoso central; TC: tomografia computadorizada; VZV: vírus varicela-zóster; ZIKV: vírus Zika.

eventualmente estar diminuída nos casos de infecção pelo vírus da caxumba, pelo CMV e pelo HSV

- Métodos imunológicos: nos primeiros 7 a 10 dias após a infecção do SNC, observa-se ausência de resposta imune intratecal. Em seguida, surge síntese intratecal de anticorpos totais e específicos, com ou sem disfunção de barreira hemato-LCR. Cerca de 50% dos casos apresentam índice de imunoglobulina do tipo G (IgG) elevado e/ou banda oligoclonal IgG restrita ao LCR, indicando síntese intratecal de IgG total. Esta pode persistir durante anos. A demonstração da síntese intratecal de anticorpo específico apresenta relevância diagnóstica nos casos de infecções virais do SNC, tais como sarampo, rubéola, HSV, VZV, CMV, HTLV-1, DENV, CHIKV e vírus JC
- Isolamento viral: a técnica é realizada por meio da cultura de células, da inoculação em animais e do uso de ovos embrionados. Seu valor diagnóstico é limitado, considerando a demora no resultado (7 a 15 dias). Com as técnicas de isolamento viral e imunológicas, a etiologia específica tem sido verificada em apenas cerca de 50% dos pacientes com encefalite aguda
- Detecção direta de antígenos ou partículas virais: a técnica de reação em cadeia da polimerase (PCR) apresenta resultado rápido, sensível e específico para o diagnóstico precoce das infecções virais do SNC, sendo o método de

escolha nas encefalites por HSV, VZV, EV, entre outros. A PCR tem limitado o uso da biópsia cerebral e a identificação viral por meio de cultura. A dificuldade na determinação da acurácia da PCR no LCR está relacionada à falta de um padrão ouro comparativo. A quantificação viral representa método promissor para acompanhamento terapêutico e prognóstico das infecções virais do SNC. Atualmente existem painéis disponíveis para a detecção simultânea de material genético de diferentes patógenos associados à encefalite e à meningite, por meio de PCR multiplex (Figura 143.1 B).

O período decorrido entre o aparecimento dos sintomas e a coleta de material, assim como o tipo de infecção viral (aguda ou persistente) e o estado imunológico do paciente, são fatores que devem ser considerados na interpretação dos resultados laboratoriais.

OUTROS MÉTODOS DE DIAGNÓSTICO

A encefalite pode ser causada por vírus, bactérias, parasitas e leveduras. E entre as encefalites virais são conhecidos centenas de vírus capazes de causar essa patologia. As infecções virais no SNC podem acometer, além do encéfalo, a medula espinhal e as meninges, causando quadros de meningoencefalomielite.

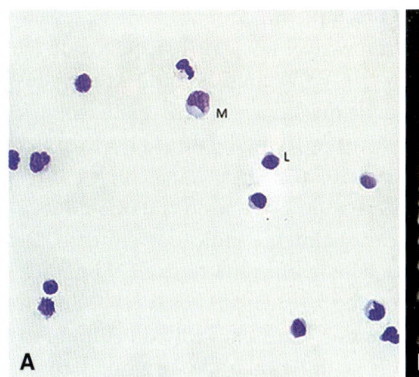
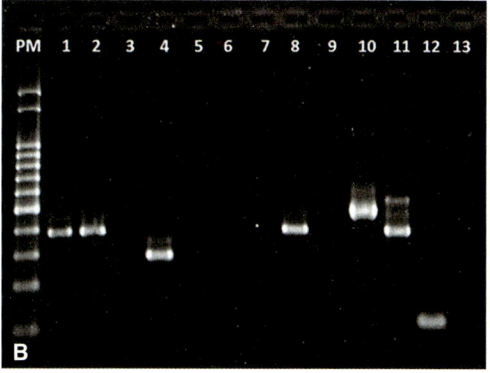

Ordem	Identificação	Resultado
PM	Padrão Molecular 100 pb	OK
1	Amostra 1	DENV-4
2	Amostra 2	DENV-4
3	Amostra 3	Não amplificou
4	Controle DENV-3	DENV-3
5	Amostra 4	Não amplificou
6	Amostra 5	Não amplificou
7	Amostra 6	Não amplificou
8	Amostra 7	DENV-4
9	Amostra 8	Não amplificou
10	Controle DENV-1	DENV-1
11	Controle DENV-4	DENV-4
12	Controle DENV-2	DENV-2
13	Controle Negativo	Não amplificou

Figura 143.1 Diagnóstico laboratorial na encefalite viral. **A.** Citologia do LCR em amostra corada pelo pan-óptico rápido: linfócitos (L) e monócitos (M) (600×). **B.** Gel Multiplex Semi-Nested RT-PCR: detecção dos quatro sorotipos do vírus da dengue. Imagem cedida pelo Dr. Mauro Jorge Cabral-Castro (Instituto de Microbiologia da Universidade Federal do Rio de Janeiro).

A avaliação do LCR das encefalites virais demonstra pleocitose com predominância de linfócitos, leve aumento da proteinorraquia, com lactato e glicorraquia em concentrações normais. Entretanto, em alguns casos, como meningoencefalite por WNV ou por CMV, pode ser observada uma predominância de neutrófilos podendo contribuir para um direcionamento no diagnóstico.

Com o surgimento de novas metodologias diagnósticas, como os métodos moleculares para detecção de material genético do patógeno em amostras de LCR, como a PCR, o diagnóstico das infecções virais do SNC vem sendo aperfeiçoado. Entretanto, mesmo com essas novas metodologias, casos de encefalite ainda permanecem sem que o agente etiológico seja identificado. Logo, métodos moleculares capazes de pesquisar mais de um agente etiológico em um só ensaio de PCR em uma única amostra de LCR são uma ótima escolha para a pesquisa na qual existem diferentes suspeitas sobre o patógeno. Esses métodos, chamados "multiplex", utilizam diferentes pares de *primers* e sondas de patógenos específicas e devem ser padronizados para melhor otimizar a detecção, considerando a melhor região a ser detectada e amplificada.

Entre os testes multiplex atualmente utilizados encontram-se os testes conhecidos como "sindrômicos", em que são pesquisados, em uma só reação, diferentes agentes etiológicos causadores de determinada enfermidade. Entre os testes sindrômicos, encontram-se:

- Painel FilmArray de meningite/encefalite (BioFire Diagnostics, EUA), que é capaz de pesquisar 14 agentes etiológicos, como *Escherichia coli* K1, *Haemophilus influenzae, Listeria monocytogenes, Neisseria meningitidis, Streptococcus agalactiae, Streptococcus pneumoniae*, CMV, enterovírus, HSV-1, HSV-2, HHV-6, *Parechovirus* humano, VZV e *Cryptococcus neoformans/gattii*

- Painel para meningite/encefalite (QIAstat-Dx, Qiagen, Alemanha), com capacidade de detectar até 15 patógenos (*Escherichia coli* K1, *Haemophilus influenzae, Listeria monocytogenes, Mycoplasma pneumonie, Neisseria meningitidis, Streptococcus agalactiae, Streptococcus pneumoniae, Streptococcus pyogenes*, enterovírus, HSV-1, HSV-2, HHV-6, *Parechovirus* humano, VZV e *Cryptococcus neoformans/gattii*.

Em ambos os painéis são necessários 200 µℓ para serem realizados, sendo esse volume importante atrativo, principalmente em casos nos quais a obtenção de volume de LCR é pequena.

Com o avanço da biologia molecular e dos métodos de sequenciamento de DNA, o uso da metagenômica, também conhecida como "metagenômica de sequenciamento de nova geração" (mNGS, do inglês *metagenomic next-generation sequencing*), vem se tornando uma realidade em laboratórios clínicos como uma técnica que vem sendo aplicada na identificação de agentes etiológicos, em um só ensaio, permitindo a detecção de vários patógenos com um único teste sem selecionar a prioridade de patógenos-alvo, auxiliando no diagnóstico das doenças infecciosas do SNC, contribuindo para o tratamento específico do agente etiológico. Wilson et al. (2019) publicaram um estudo multicêntrico no qual foi avaliado o uso de mNGS em amostra de LCR de 204 pacientes com meningite idiopática, encefalite ou mielite. Nesse estudo, os autores encontraram 58 infecções em 57 pacientes, das quais 13 (22%) foram identificadas apenas por mNGS e 19 (33%), tanto por mNGS quanto por métodos convencionais diretos, como cultura, PCR ou teste de antígeno no LCR. Entre as infecções não identificadas por mNGS, 11 foram diagnosticadas apenas por métodos imunológicos com a detecção de anticorpos específicos, sete em amostras clínicas diferentes do LCR e oito não reagiram na mNGS com amostra de LCR devido a uma possível baixa concentração de patógenos na amostra. Oito dos 13 casos identificados apenas por mNGS tiveram a tomada de decisão clínica reavaliada.

A identificação de anticorpo específico, antígeno e/ou material genético viral no sangue, em geral, tem valor limitado no diagnóstico das encefalites virais. A identificação de anticorpo sérico específico pode estar relacionada à exposição prévia (infecção natural ou vacinação). De fato, a presença de anticorpo sérico (IgG) para diversos agentes de encefalite viral é comum na população, como é o caso de HSV, CMV, VZV e DENV. A identificação de imunoglobulina do tipo M (IgM) indica infecção recente ou reativação de infecção persistente, apresentando valor diagnóstico nos casos de encefalite por DENV, CHIKV, ZIKV, covid-19 e CMV ou por infecção primária de HSV, assim como a determinação da produção intratecal de anticorpo específico.

As alterações no eletroencefalograma (EEG) são focais ou difusas, dependendo da localização das lesões. A ressonância magnética (RM) apresenta melhor sensibilidade e representa método de imagem de escolha para o diagnóstico das encefalites (Figuras 143.2 e 143.3). Entretanto, quando esse método não está disponível, a tomografia computadorizada de crânio (TCC) auxilia no diagnóstico. A TCC e/ou a RM do encéfalo podem revelar edema difuso, captação de contraste cortical e subcortical e lesão focal e hemorragia. O exame de imagem deve ser realizado antes da coleta de LCR para exclusão de hipertensão intracraniana ou lesões expansivas que podem contraindicar a punção lombar. A biópsia cerebral pode ainda ser recomendada nos casos de piora clínica em que o agente etiológico não tenha sido definido.

TRATAMENTO

Medidas de suporte para controle da pressão arterial e da temperatura, desobstrução de vias aéreas, monitoração cardíaca, controle da pressão intracraniana e de sintomas que ocasionalmente possam colocar o paciente em risco de vida, tais como crises convulsivas, devem ser instituídas.

O tratamento com aciclovir necessita ser iniciado o mais breve possível nos casos suspeitos de encefalite por HSV-1, HSV-2 e VZV, considerando as elevadas morbidade e mortalidade que ocorrem nessas situações. A dose recomendada consiste em 10 mg/kg de 8/8 horas, por via intravenosa (IV), durante 14 a 21 dias. Ganciclovir e foscarnete IV são medicamentos de escolha no tratamento da encefalite por CMV, e ocasionalmente indicados em caso de resistência do HSV ao aciclovir, em uma dose de 90 mg/kg IV a cada 12 horas ou 60 mg/kg a cada 8 horas (IV). Embora ocorra em menos de 1% dos casos em indivíduos imunocompetentes, a resistência ao antiviral pode surgir com maior frequência em pacientes imunocomprometidos. De fato, cerca de 30% de indivíduos transplantados de medula óssea apresentando encefalite por HSV têm cepa viral resistente ao aciclovir.

O uso de corticosteroides para o tratamento de encefalite viral não é rotineiramente recomendado. Enquanto alguns estudos indicam que esse teria um papel benéfico, controlando a resposta inflamatória prejudicial ao paciente, outros estudos indicam que a terapia amplificaria a replicação viral. Assim, novas pesquisas randomizadas são necessárias para comprovar os efeitos benéficos dos corticosteroides na terapia das encefalites virais, assim como do uso com eficácia e segurança da imunoglobulina intravenosa (IVIG).

Nos casos de suposta exposição ao vírus rábico, a implementação do tratamento pós-exposição adequado objetiva controlar a replicação viral no sítio de inoculação, impedindo que ele consiga atingir o SNC, evitando, assim, o desenvolvimento de doença. A conduta pós-exposição pode incluir a aplicação de vacina e/ou imunoglobulina antirrábica. Para os casos de raiva humana, o Ministério da Saúde do Brasil recomenda a implementação do protocolo de Recife, o qual foi desenvolvido após o primeiro e único caso de cura de raiva humana no Brasil ocorrido no ano de 2008. A encefalite pelo vírus da raiva ainda é considerada 100% letal e o início precoce do tratamento é de suma importância.

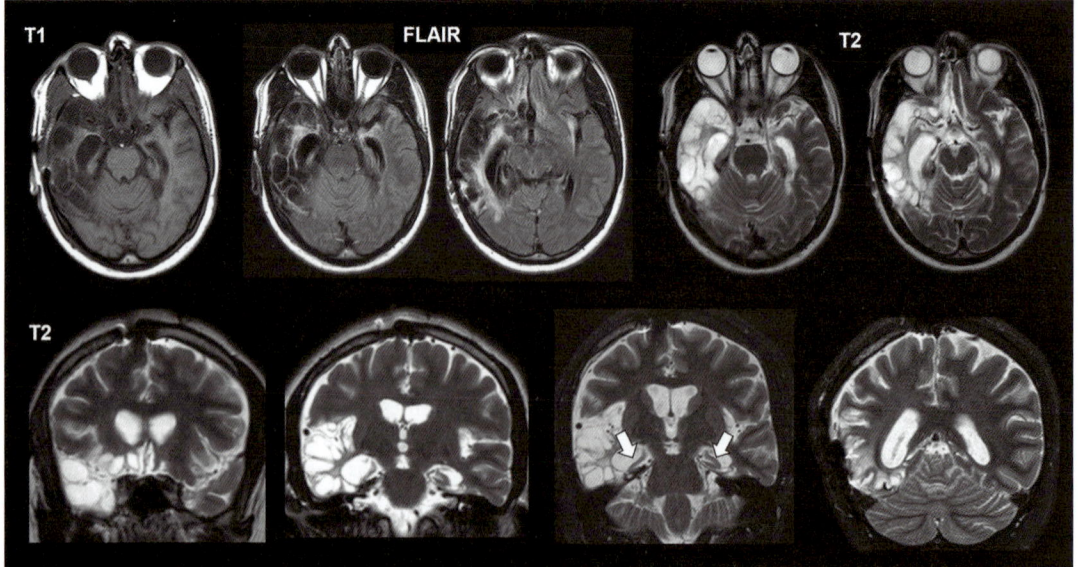

Figura 143.2 Quadro sequelar de encefalopatia herpética em paciente masculino de 20 anos. O estudo de RM do crânio demonstra extensas áreas de encefalomalacia com gliose marginal acometendo de forma assimétrica os lobos frontais e temporais (mais marcado à direita) e parieto-occipital à direita, com ectasia ex-vácuo do sistema ventricular contíguo. Há significativa atrofia dos hipocampos, também mais evidente à direita (*setas*). Imagens cedidas pela Dra. Andrea Silveira de Souza (Labs A+).

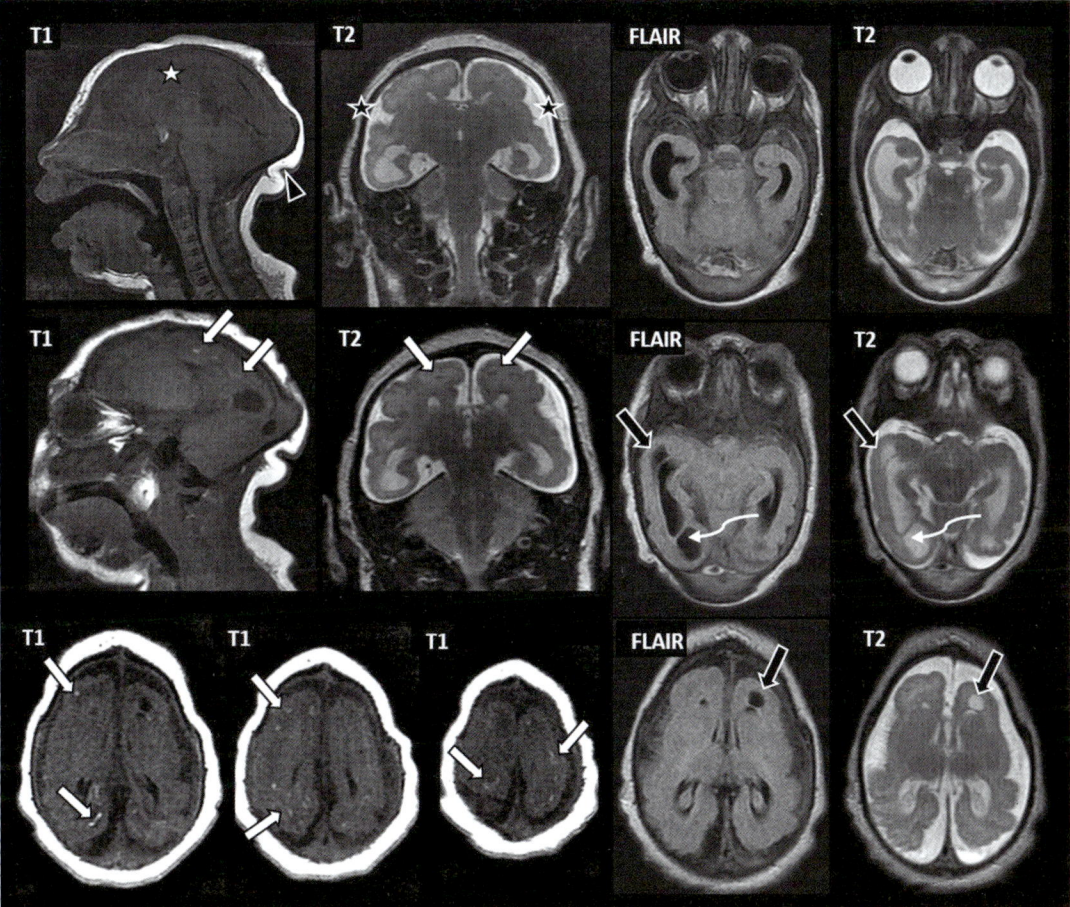

Figura 143.3 RM de crânio em recém-nascido de 7 dias de vida com infecção intrauterina por vírus Zika. Os seguintes achados são identificados: microcefalia com região occipital proeminente (*ponta de seta*); hipoplasia do corpo caloso (*estrela branca*); ventriculomegalia assimétrica; cistos periventriculares (*seta preta*); calcificações parenquimatosas subcorticais (*seta branca*); simplificação do padrão dos giros corticais cerebrais com hipodesenvolvimento opercular (*estrela preta*); sulcos e fissuras laterais rasos. Imagens cedidas pela Dra. Andrea Silveira de Souza e pela Dra. Fernanda Tovar-Moll (Rede D'Or/IDOR).

144

Complicações Neurológicas das Arboviroses

Cristiane Nascimento Soares

Os arbovírus (*arthropod-borne virus*) são agentes transmissíveis por artrópodes vetores e responsáveis por várias infecções, como dengue, chikungunya (CHIK), febre amarela, febre do Nilo Ocidental, encefalite japonesa e o Zika vírus (ZIKV) (Tabela 144.1). Entre elas, abordaremos, neste capítulo, especificamente as infecções por dengue, CHIK e ZIKV. Os mosquitos de gênero *Aedes* são transmissores eficientes desses vírus, sendo o principal deles o *Aedes aegypti*. As três infecções apresentam quadro clínico semelhante, com cefaleia, mialgia, dor retro-orbital, febre, *rash* cutâneo, náuseas e artralgias (esta mais proeminente na infecção por CHIK).

DENGUE

O vírus da dengue, entre as arboviroses, é o mais largamente encontrado geograficamente, em áreas tropicais e subtropicais, onde 2,5 a 3 bilhões de pessoas estão expostas ao risco de infecção. A cada ano, ocorrem cerca de 100 a 400 milhões de casos de infecção por dengue, dos quais 10 mil a 25 mil casos são fatais. A incidência aumentada tem íntima relação com o crescimento populacional em centros urbanos de países em desenvolvimento, o incremento dos meios de comunicação e o controle inefetivo dos mosquitos vetores. É um arbovírus completamente adaptado ao hospedeiro humano e seu ambiente, eliminando a sua manutenção primitiva no ciclo florestal. Em 2009, a Organização Mundial da Saúde (OMS) modificou a classificação da infecção por dengue para três categorias: Dengue, Dengue com Sinais de Alarme e Dengue Grave.

O vírus da dengue (família Flaviviridae, gênero *Flavivírus*) é um vírus RNA de cerca de 11 mil nucleotídios, sendo agrupado em quatro sorotipos antigenicamente e geneticamente diferentes (1, 2, 3 e 4). Os sorotipos 2 e 3 são os mais associados à neurovirulência, embora os sorotipos 1 e 4 também tenham sido associados a casos de encefalite. A prevalência de alterações neurológicas em vigência de infecção pelo vírus da dengue varia de 1 a 21%. O comprometimento do sistema nervoso central (SNC) devido à infecção pode variar de 5%, como no caso do Vietnã, até 20%, na Índia. Em um estudo realizado no Rio de Janeiro, o vírus da dengue foi a principal causa de encefalite viral (47%) e foi responsável por 10% dos casos de meningites virais avaliados.

Neuropatogênese

Sabemos que o vírus da dengue é neurotrópico e neurovirulento. As alterações neurológicas provocadas pela dengue podem ocorrer basicamente devido a quatro mecanismos, descritos a seguir.

Distúrbios metabólicos e hemorrágicos

Distúrbios eletrolíticos, anoxia, edema e falência hepática podem provocar alteração do nível de consciência, levando a um quadro de encefalopatia, o que geralmente ocorre na dengue severa. A encefalopatia por dengue geralmente apresenta exame de líquido cefalorraquidiano (LCR) e de neuroimagem normais.

Como consequência da trombocitopenia e de distúrbios de coagulação podem ocorrer isquemias e/ou hemorragia no SNC. Essa última na forma de hemorragia nos núcleos da base, hemorragias lobares, pontina e cerebelares, além de hematomas subdurais e hemorragia subaracnóidea.

Paralisia periódica hipocalêmica também tem sido descrita em decorrência do desequilíbrio eletrolítico, de volume e/ou anormalidade tubular renal. Os pacientes apresentam quadriplegia flácida aguda, sem alterações de nervos cranianos, em média entre o segundo e o quinto dia de febre. Nível sérico de potássio de 3 mmol/litro ou abaixo disso sugere o diagnóstico. A recuperação é rápida com a suplementação de potássio.

Tabela 144.1 Principais arboviroses neurotrópicas das famílias Flaviviridae (gênero *Flavivirus*) e Togaviridae (gênero *Alphavirus*).

Vírus	Síndrome clínica	Localização
Flavivirus		
Vírus da encefalite japonesa	Encefalite	Ásia
Vírus da encefalite de Saint Louis	Encefalite	Américas
Vírus do Oeste do Nilo	Encefalite, paralisia flácida	América do Norte, África, Europa, Austrália
Vírus Murray Valley	Encefalite	Austrália, Papua Nova Guiné
Dengue	Encefalite, SGB, mielite, ADEM	Trópicos, subtrópicos
Zika vírus	Encefalite, SGB, mielite, ADEM	Trópicos, subtrópicos
Vírus da encefalite do carrapato	Encefalite	Europa, Rússia, China, Japão
Vírus Powassan	Encefalite	EUA, Canadá, Rússia
Alphavirus		
Vírus da encefalite equina do leste	Encefalite em equinos	América do Norte, América Central, América do Sul, Caribe
Vírus da encefalite equina do oeste	Encefalite em equinos	América do Norte, América do Sul, Rússia, África, Europa, Austrália
Encefalite equina venezuelana	Encefalite em equinos	América do Norte, América Central e América do Sul
Chikungunya	Encefalite, SGB, mielite, ADEM	Trópicos, subtrópicos

ADEM: encefalomielite disseminada aguda; SGB: síndrome de Guillain-Barré.

Ataque direto do vírus ao sistema nervoso central

Em estudo realizado em ratos, constatou-se que o vírus da dengue é capaz de ultrapassar a barreira hematoencefálica, gerando uma hiperexpressão de citocinas, o que alteraria a permeabilidade do endotélio que compõe a barreira. Além disso, altos níveis de metaloproteinase, nove encontrados na infecção por dengue, acarretariam um prejuízo na manutenção da barreira hematoencefálica, facilitando a entrada das partículas virais livres e de leucócitos infectados no tecido cerebral. Outra possibilidade de ataque viral direto seria a infecção das células endoteliais, com consequente replicação viral e facilitação à entrada do vírus no parênquima cerebral.

Encefalite, mielite e meningite são os principais diagnósticos neurológicos envolvidos nesse mecanismo.

Encefalite e meningite

Encefalite é a complicação neurológica mais comum da dengue. Na prática clínica, utilizamos o seguinte critério para seu diagnóstico:

1) Presença de febre.
2) Sinais agudos de envolvimento cerebral, como alteração do nível de consciência e/ou convulsões e/ou sinais focais neurológicos.
3) Sorologia IgM positiva para dengue, presença do antígeno não estrutural 1 (NS1) ou reação de polimerase em cadeia (PCR) positiva no soro e/ou no LCR.
4) Exclusão de outras causas de encefalites virais.

Em 5% dos casos de encefalites virais, a celularidade no LCR tem sido descrita como normal. No entanto, no que se refere à encefalite por dengue, em estudo realizado por Soares et al., 75% dos casos de encefalite não mostravam pleocitose no LCR. Além disso, 50% dos pacientes não apresentavam características clínicas sugestivas de infecção pelo vírus da dengue, sugerindo que, em áreas endêmicas, a possibilidade desse diagnóstico deva ser sempre aventada. Os exames de imagem podem ser normais ou demonstrar edema difuso, sinais hiperintensos bilaterais e simétricos em FLAIR e na sequência T2 nos tálamos, núcleos da base, lobos temporais, ponte e bulbo, podendo haver captação heterogênea ou periférica de contraste. Os achados são inespecíficos, podendo ser encontrados também em outras arboviroses.

Em relação à meningite, a mesma tem sido raramente descrita relacionada à dengue. O quadro clínico é similar ao de outras meningites virais.

Mielite

Sua frequência relacionada à dengue varia de 9,5 a 15%. Os sintomas neurológicos podem surgir de 7 a 30 dias após os sintomas infecciosos, tendo sua neuropatogênese compartilhada entre ação direta do vírus e ação imunomediada. Paraparesia com alteração esfincteriana são os principais achados, podendo haver recuperação total ou persistência dos sintomas. A presença de síntese intratecal de anticorpos antidengue IgG encontrada em casos de mielite por essa infecção reforça a hipótese de infecção viral na medula, o que desencadearia uma resposta imune específica, principalmente nos primeiros dias de doença neurológica. A ressonância magnética (RM) pode ser normal ou mostrar áreas de aumento de sinal em T2 (Figura 144.1).

Miosite

Em estudo realizado na Índia, 50% dos casos de miosite aguda benigna em crianças foram determinados pelo vírus da dengue. A miosite pode ser consequência tanto da invasão viral direta quanto por dano imunomediado ao músculo. O quadro clínico pode cursar com mialgia transitória, fraqueza muscular e aumento de enzimas musculares até casos severos de rabdomiólise. A fraqueza muscular pode variar desde uma hipotonia leve, com fraqueza proximal nos membros, a uma fraqueza assimétrica nos membros inferiores ou até tetraparesia severa.

A miopatia por dengue se diferencia das miopatias inflamatórias pela escassez de achados na eletroneuromiografia e pela ausência de atividade espontânea. No histopatológico, podemos encontrar infiltrado perivascular mononuclear, hemorragia intersticial com mionecrose ocasional e acúmulo de lipídios. Na maioria dos casos, o curso é benigno, com resolução dos sintomas entre 1 e 2 semanas.

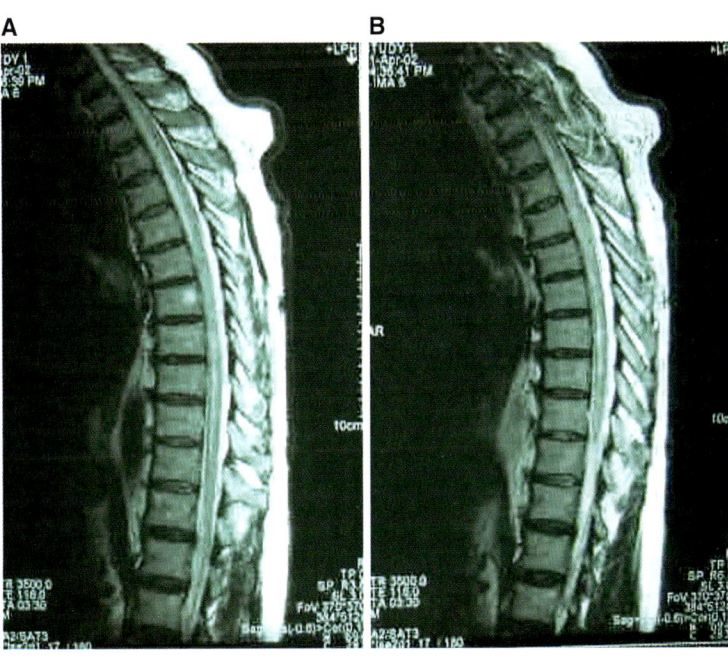

Figura 144.1 Ressonância magnética da coluna de paciente com mielite por dengue. **A** e **B.** Aumento de sinal na coluna dorsal em plano sagital, sequência T2.

Reações autoimunes pós-infecciosas

Essa forma de complicação normalmente aparece de 1 a 3 semanas após o quadro viral e envolve desde o sistema nervoso periférico, na forma da síndrome de Guillain-Barré (SGB), até inúmeros quadros de envolvimento do SNC, como encefalomielite disseminada aguda (ADEM), mielites, neurite óptica e neuromielite óptica. Após a infecção aguda determinada pelo vírus, ocorre a formação de imunocomplexos no SNC ou no sistema nervoso periférico do hospedeiro, em decorrência da infecção.

Encefalomielite disseminada aguda

Embora a ADEM seja descrita como rara em associação à dengue, em metanálise realizada por Kamel et al., a ADEM foi encontrada em 2,6% dos casos de infecção por dengue. Nesse estudo, dos 26 casos analisados com ADEM, as manifestações neurológicas mais comuns foram: 58% apresentavam alterações do nível de consciência; 35%, convulsões; e 31%, problemas visuais. Os sintomas neurológicos iniciaram-se entre 3 e 19 dias após os sintomas infecciosos.

A neuropatogênese envolve uma resposta autoimune transitória dirigida contra a mielina ou outros "self-antígenos", possivelmente por mimetismo molecular. A histopatologia das lesões demonstra desmielinização perivenosa, macrófagos e hemorragias, e é possível encontrar lesões em substância branca no centro semioval, na coroa radiada, no tálamo e na medula.

Em relação ao prognóstico, foi observado que casos com recuperação incompleta ou ruim estavam associados à febre mais alta (> 38°C) e ao início mais precoce dos sintomas neurológicos (< 9,5 dias).

Síndrome de Guillain-Barré

A SGB tem sido descrita como responsável por 30% das complicações neurológicas pelo vírus da dengue. No entanto, esse número provavelmente está sendo subestimado, uma vez que até 46,6% dos pacientes estudados não apresentavam características clínicas da infecção por dengue. Outro agravante é o longo período de tempo entre o início da infecção e os sintomas neurológicos, tornando a associação dengue-SGB ainda menos lembrada. Logo, em áreas endêmicas, a dengue deverá sempre ser investigada diante de um caso de SGB. O quadro clínico da SGB é similar ao provocado por outras infecções, assim como as características básicas do exame de LCR (dissociação albumino-citológica). A variante axonal motora-sensitiva e a variante de Miller Fisher têm sido relatadas.

Mononeuropatias

Comprometimentos de nervos cranianos após infecção por dengue podem ocorrer e incluem: neurite óptica, paralisias isoladas do sexto nervo craniano, do oculomotor, do nervo frênico, paralisia de Bell e neuropatia do nervo torácico longo. Em alguns casos, o uso de corticosteroide pode ajudar, se usado precocemente.

Complicações neuro-oftalmológicas

Em estudo realizado na Índia, de 134 admissões, 40% apresentavam envolvimento ocular. A vasculopatia retiniana talvez seja o achado oftalmológico mais comum relacionado à infecção por dengue. As complicações incluem: edema e hemorragia retinianos, maculopatia, edema e neuropatia de nervo óptico, além de vitrite. As complicações neuro-oftalmológicas em geral desenvolvem-se no período de convalescença após a infecção viral.

Diagnóstico laboratorial

O diagnóstico das arboviroses se baseia na detecção do vírus e/ou dos anticorpos gerados contra esse vírus. Na prática clínica, utilizamos a PCR, que permite a detecção viral, principalmente durante a fase aguda da infecção. Essa técnica permite a amplificação enzimática in vitro de diminuta quantidade de material genético de diferentes origens, e embora exija manuseio meticuloso por causa do risco de falso-positivos devido à contaminação, é um método rápido e sensível.

Na infecção pelo vírus da dengue, a detecção pela PCR no LCR pode ser difícil devido a uma carga viral menor. No soro, sua sensibilidade varia de 93 a 100% durante o período de viremia.

Outro dado interessante é a ausência de pleocitose no LCR, que pode ocorrer em alguns casos de encefalite. Em estudo realizado por Soares et al., quatro dos sete (75%) pacientes com encefalite não apresentavam pleocitose liquórica e, portanto, a ausência desse achado não pode ser usada para afastar o diagnóstico.

Já os métodos imunológicos consistem na verificação de anticorpos específicos contra o vírus, sendo duas as técnicas mais frequentemente utilizadas: a inibição da hemaglutinação (IH) e ELISA (enzyme-linked immunosorbent assay). Ambas, porém, não identificam o sorotipo viral envolvido, devem ser coletadas após o quinto dia do início da doença e podem ter reação cruzada com outros vírus. No caso dos flavivírus, por exemplo, pode haver reação cruzada com o vírus da encefalite japonesa, o Zika vírus e o vírus do Oeste do Nilo.

No caso da infecção pelo vírus da dengue, a IgM (ELISA) pode ser testada do quinto a 30 a 60 dias após o início dos sintomas, com 92% de sensibilidade e 99% de especificidade no soro. No LCR, a IgM antidengue pode ser detectada com sensibilidade que varia de 0 a 73% e com especificidade de 97 a 100%. A infecção por dengue também pode ser identificada quando ocorre aumento de quatro vezes do título de IgG em amostras de soro pareadas. O antígeno NS1 está presente no início dos sintomas infecciosos e persiste até o 14º dia em média. Sua sensibilidade é descrita em torno de 50% e especificidade de 100%, no exame de LCR. Quando associamos o NS1 e a IgM antidengue, a sensibilidade para detecção da dengue no LCR aumenta para 92%.

CHIKUNGUNYA

O vírus chikungunya é um RNA-vírus do gênero Alphavirus e pertencente à família Togaviridae. O nome "chikungunya" é derivado do idioma Kimaconde e significa "aqueles que se dobram", devido às intensas artralgias que causa.

Acredita-se que tenha se originado na África, sendo descoberto em 1952 na Tanzânia. Subsequentemente, espalhou-se para a Ásia, sendo a primeira confirmação nas Filipinas em 1954. Análise genética do vírus identificou três linhagens: a do Oeste Africano, a do Leste/Centro/Sul Africano (ECSA) e a linhagem asiática, derivada da segunda.

Antes do ano 2000, epidemias por CHIK eram esporádicas. Acredita-se que após epidemias ocorridas em ilhas do Oceano Índico, o vírus tenha sofrido mutação na glicoproteína E1 do envelope e se adaptado não só ao mosquito Aedes aegypti, como também ao mosquito Aedes albopictus. A partir daí, o vírus foi detectado a primeira vez na América Central, na ilha de Saint Martin, em 2013, espalhando-se rapidamente para outros países da América, já tendo sido registrada transmissão autóctone em 48 países em toda a América. No Brasil, o vírus foi detectado a primeira vez em 2014, no Amapá. Embora a linhagem asiática tenha sido responsável pelos surtos de CHIK nas Américas, a linhagem ECSA já foi reportada na Bahia.

Em relação aos casos neurológicos, em estudo realizado na Índia em 2006, foi verificado que 9 a 16% dos casos confirmados de CHIK apresentavam sintomas neurológicos. A neurovirulência por esse vírus foi observada de forma intensa em pacientes graves, nos idosos (> 60 a 65 anos) e nos neonatos. Em casos atípicos de CHIK, as complicações neurológicas existiam em 25% e em até 60% nos casos atípicos severos. Entende-se por características atípicas a associação de CHIK a complicações cardiovasculares, renais, respiratórias, hepáticas, gastrointestinais e adrenais.

Neuropatogênese

Os mecanismos pelos quais o vírus CHIK determina lesão no SNC e no sistema nervoso periférico ainda não estão claramente estabelecidos. Complicações neurológicas têm sido descritas em áreas nas quais linhagens asiáticas e ECSA circulam. Embora ambas as linhagens possam se disseminar no SNC por astrócitos e neurônios, estudos em ratos mostraram que a linhagem asiática causava maior mortalidade, com aumento na expressão de genes pró-apoptose.

Estudos recentes têm demonstrado que astrócitos e oligodendrócitos *in vitro* são muito suscetíveis ao vírus. Células gliais podem ser induzidas a produzirem citocinas em resposta à infecção pelo CHIK, e astrócitos responderiam alterando o número e a distribuição de sinapses que seriam capazes de formar. *In vivo*, após inoculação subcutânea do vírus em macacos, observaram-se alterações estruturais nos astrócitos, com aumento no TLR2 na substância cinzenta, um gene associado à resposta imune inata. Já em ratos, após inoculação viral detectou-se um aumento no TLR3 no cérebro, também associado à resposta imune inata. Quando se utilizavam ratos *knockout* TLRC3 infectados por CHIK, observava-se um aumento na disseminação viral nas vísceras, incluindo o cérebro.

Outra questão a ser esclarecida seria o mecanismo pelo qual o vírus atacaria o sistema nervoso, se por lesão direta ou por mecanismo autoimune. Talvez ambos os mecanismos tenham seu papel, como no caso da infecção por dengue. A detecção do vírus por meio da PCR no LCR de pacientes com encefalite, por exemplo, confirma a hipótese de neuroinvasão. Já nos casos de encefalomielite e SGB, por exemplo, é provável que um mimetismo molecular ocorra, como ocorre com outros patógenos. Nesse caso, após a infecção, autoanticorpos seriam criados e atacariam tanto a mielina, causando desmielinização, quanto gangliosídeos localizados nos nodos de Ranvier, determinando bloqueios de condução e, com o tempo, dano axonal persistente. O fato de ter ocorrido aumento de casos de SGB na Polinésia Francesa e em La Réunion durante a epidemia de CHIK é um argumento a favor dessa teoria. Além disso, foram encontrados anticorpos antigangliosídeos em pacientes com SGB associada à infecção por CHIK.

Outro dado interessante descrito em relatos de casos é a coexistência de comprometimento central e periférico no mesmo paciente (encefalomieloneuropatia). Ainda será necessário elucidar se o mecanismo neuropatogênico que causa lesões periférica e central simultâneas é o mesmo ou se há dano viral direto e autoimune concomitante.

Complicações neurológicas

Encefalite e encefalopatia

Encefalite é uma das manifestações neurológicas mais frequentemente descritas. Pode se desenvolver na fase aguda da infecção ou na fase pós-infecciosa. Encefalite de tronco e meningoencefalite com mioclônus e ataxia cerebelar também já foram descritas. Lesão reversível do esplênio do corpo caloso foi descrita em um caso (MERS). De acordo com estudos realizados no Caribe, a incidência de encefalite relacionada a epidemias por CHIK parece ser menor (3/65) do que as reportadas em países como a Índia e em La Réunion.

Os sintomas são comuns a outras encefalites virais, ocorrendo, na maioria das vezes, em até 7 dias após os sintomas infecciosos. O LCR pode conter pleocitose ou mesmo ser normal.

Diferentemente do que acontece com a encefalopatia, em casos de encefalite há inflamação encefálica por invasão viral, pleocitose no LCR, alterações na RM, podendo haver alterações focais no eletroencefalograma (EEG). No entanto, por ser mais inespecífica, a encefalopatia pode estar presente em até 41% dos casos.

A recuperação completa ou quase completa do quadro é obtida em média em 48% dos casos, déficit neurológico residual pode ocorrer em aproximadamente 19,8% e morte em 31,8%.

Complicações neurológicas perinatais

Embora consideradas raras, alterações neurológicas perinatais pelo CHIK são causas frequentes de hospitalização. A transmissão materno-fetal do CHIK foi reportada durante epidemia em 2005-2006 em La Réunion, e diferentemente do que ocorre com o ZIKV, ela ocorre preferencialmente durante o trabalho de parto. Uma explicação para esse fato é que, sendo a placenta uma barreira efetiva a infecções diversas, durante o trabalho de parto e as consequentes contrações uterinas, seriam formadas "fendas" na placenta e a transmissão vertical aconteceria, diante de uma viremia materna elevada. A realização de parto por via cesariana não preveniu a transmissão vertical, e, portanto, não deve ser recomendada visando reduzir a infecção fetal. Em estudo realizado por Gérardin et al., embora 10% (749/7.629) dos neonatos tenham sido expostos durante a gestação, apenas 2,5% (19/749) dos expostos se tornaram infectados. Sintomas como febre, dificuldade em se alimentar, petéquias, *rash* maculopapular, edema generalizado, síndrome de hiperalgesia, encefalopatia ou meningoencefalite foram descritos nesses casos. Geralmente, os neonatos nasciam assintomáticos, porém tornavam-se doentes antes do sétimo dia após o nascimento. As lesões da encefalopatia neonatal por CHIK encontravam-se exclusivamente localizadas na substância branca, com lesão no corpo caloso, e consistiam em áreas de restrição à difusão reversíveis. Possivelmente edema intramielínico e infiltrado inflamatório relacionados a edema citotóxico estariam envolvidos. O acompanhamento neuropediátrico nesses casos se faz fundamental e, além destes, deve ser realizado também em pacientes infectados no nascimento e aparentemente assintomáticos. Já foi verificado um desenvolvimento neurocognitivo pior nesses pacientes quando comparados a crianças não infectadas.

Infecções pelo CHIK anteriores à 16ª semana resultaram em morte fetal sem malformações, tendo sido detectado o genoma viral no líquido amniótico, na placenta e/ou no cérebro fetal.

Mielopatia

Em um estudo na Índia com 300 casos suspeitos de CHIK, 14 casos apresentaram mielopatia ou mieloneuropatia. O quadro clínico da mielopatia pode se desenvolver nos primeiros dias após o início dos sintomas infecciosos ou em média até 3 semanas após. O LCR pode ser normal em 50% dos casos e a RM de coluna pode demonstrar hipersinal medular em T2/FLAIR (Figura 144.2). No entanto, a RM de medula normal não afasta o diagnóstico. Casos de mielopatia e mieloneuropatia associadas à infecção por CHIK têm sido relacionados a casos mais graves.

Síndrome de Guillain-Barré

A SGB associada à infecção por CHIK foi descrita em 2007. Desde então, com a epidemia ocorrida em 2006 na ilha de La Réunion, a incidência de SGB teve um crescimento de 22%, quando comparado ao ano anterior. Em 2014-2015, na Polinésia Francesa, o aumento do número de casos de SGB relacionada ao CHIK foi de 4 a 9 vezes.

O quadro clínico da SGB associada ao CHIK se assemelha ao das outras infecções, por exemplo, ao provocado pelo *Campylobacter jejuni*. Comprometimentos mielínico e axonal têm sido descritos em relatos de casos. Na maioria dos casos, o prognóstico foi bom, com recuperação da deambulação.

Complicações oculares

Embora complicações oculares sejam descritas mais comumente dias ou semanas após os sintomas infecciosos, alguns casos (5/14) de neurite óptica foram relatados durante o quadro infeccioso, implicando uma possível ação direta do vírus. Outras alterações oculares são a uveíte, a oclusão da artéria retiniana e o descolamento de retina.

Diagnóstico laboratorial

A melhor evidência da infecção por CHIK é o achado do próprio RNA viral por técnica de PCR, principalmente no LCR, o que correlacionaria o vírus diretamente à alteração neurológica. O vírus também pode ser detectado na urina, na saliva, no sêmen e no leite, mas a detecção no sangue continua sendo a primeira escolha. Embora seja comum a descrição de que o vírus não é encontrado após a primeira semana de infecção, PCR positiva para CHIK já foi reportado na urina e no sêmen de paciente com mais de 30 dias dos sintomas iniciais. Apesar dessa descrição e diferentemente do que acontece com o ZIKV, na infecção por CHIK a janela para identificação viral na urina não é maior do que no sangue.

Técnicas imunológicas como a imunofluorescência indireta e ELISA são testes rápidos e sensíveis para detecção do anticorpo anti-CHIK. A IgM em geral é detectada nos primeiros 2 a 3 dias do início dos sintomas, permanecendo positiva por semanas até 3 meses. Em alguns casos, já foi descrita a presença de IgM anti-CHIK até 24 meses depois do início dos sintomas. A IgG anti-CHIK aparece alguns dias após a IgM e pode persistir por anos.

Prognóstico

Estudos sugerem que o prognóstico das alterações neurológicas por CHIK é benigno e a mortalidade está mais relacionada a complicações sistêmicas.

ZIKA VÍRUS

O ZIKV é um RNA vírus pertencente à família Flaviviridae e ao gênero *Flavivirus*, tendo sido isolado pela primeira vez em um macaco na floresta Zika, em Uganda, em 1947. O ZIKV foi posteriormente encontrado no Oeste da África, disseminando-se para Indonésia, Micronésia, Tailândia, Filipinas e Polinésia Francesa. Eram descritos casos esporádicos em seres humanos até 2007, quando ocorreu uma epidemia na ilha Yap, Micronésia, e em 2013, com uma grande epidemia na Polinésia Francesa. No Brasil, o primeiro caso autóctone confirmado de ZIKV ocorreu em Camaçari, na Bahia, e, posteriormente, outros casos foram confirmados em Natal, Rio Grande do Norte. Descobriu-se então que houvera um aumento significativo da incidência da SGB no estado de Pernambuco ao longo de 2015, com 24 casos notificados em 2014 *versus* 127 casos no ano seguinte. Esse aumento de cinco vezes na incidência da síndrome foi atribuído à infecção pelo ZIKV, reproduzindo o ocorrido na Polinésia Francesa no ano de 2013. No segundo semestre de 2015, observou-se um aumento acentuado no número de recém-nascidos com microcefalia no estado de Pernambuco, tendo sido reportados pelo Ministério da Saúde até o início de 2016 cerca de 4.300 casos.

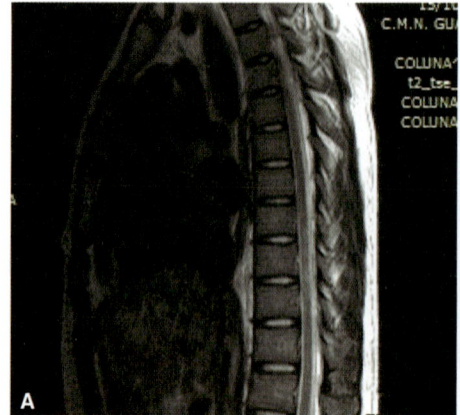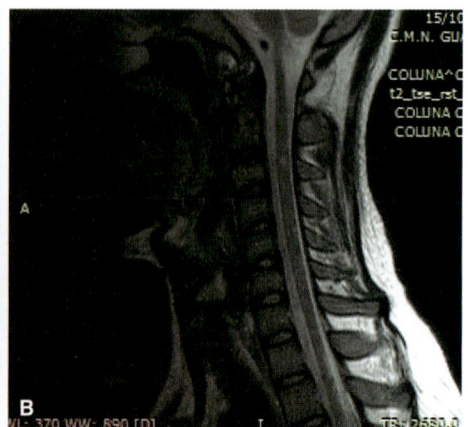

Figura 144.2 RM de coluna torácica (**A**) e coluna cervical (**B**) evidenciando áreas de hipersinal em medula determinadas por infecção pelo vírus chikungunya.

Análises filogenéticas indicaram a existência de três linhagens: Oeste africano, Leste africano e Asiático. Essa última linhagem foi responsável pelos casos de transmissão autóctone ocorridos no Brasil.

Além da transmissão pela picada do mosquito, a transmissão do ZIKV por via sexual e por hemotransfusão já foi descrita, embora menos frequente. A hipótese de transmissão vertical do ZIKV com infecção cerebral congênita foi fortalecida por meio da identificação do DNA viral no líquido amniótico obtido por amniocentese e da presença do RNA viral na placenta e no tecido cerebral de bebês com microcefalia.

Neuropatogênese

Uma primeira pista no que se refere à neuropatogênese provocada pelo ZIKV é descrita nos casos de microcefalia determinada por esse vírus. Células humanas neurais progenitoras, constituintes do cérebro do embrião em desenvolvimento, seriam alvos do ZIKV e teriam expressão aumentada de apoptose. Durante o primeiro trimestre de gestação, no qual o desenvolvimento cerebral fetal é crítico, a infecção pelo ZIKV determinaria dano encefálico importante. Estudos recentes em células-tronco de ratos sugerem o ataque do ZIKV a múltiplos tipos celulares neurais, reduzindo a expressão genética de marcadores associados a oligodendrócitos e neurônios, enquanto aumentaria a expressão de marcadores associados a progenitores dos astrócitos. Haveria indução da diferenciação dos astrócitos e do TLR3 (*toll-like receptor 3*). Os astrócitos desempenham um importante papel na resposta inflamatória e imunológica durante a infecção viral e expressam TLRs, cruciais para a indução da resposta imunológica no SNC. Uma hipótese estudada seria de que a diferenciação de astrócitos e TRL3 atuaria como uma resposta neuroprotetora.

Outro modelo de estudo demonstrou que ratos deficientes em interferon tipo I ou uma combinação entre o tipo I e II eram altamente suscetíveis ao ZIKV. Estudos histopatológicos em ratos evidenciaram astrogliose, microgliose, necrose celular e infiltrados inflamatórios.

Outro dado interessante a ser questionado é o porquê da ocorrência de vários casos de microcefalia na América Latina em detrimento de epidemias anteriores. A linhagem encontrada nesse território foi a linhagem asiática. Em estudo comparando-se a virulência desse ancestral viral asiático ao seu contemporâneo, encontrou-se uma forte neurovirulência desse segundo. A mutação da proteína PrM do ZIKV (S139N) surgiu na epidemia de 2013, na Polinésia Francesa, e se manteve estável durante a epidemia nas Américas. Essa adaptação do vírus o tornaria mais virulento às células progenitoras neurais, contribuindo para a incidência aumentada de microcefalia.

Complicações neurológicas

Encefalite

Diferentemente do que ocorre com as outras arboviroses aqui descritas, a encefalite não é uma complicação comum em adultos infectados pelo ZIKV. Relatos de casos isolados reportam déficits focais, associados aos sintomas infecciosos. Exames de imagem podem mostrar focos isquêmicos, sinais de meningite e alterações inespecíficas em substância branca. Em raros casos, a encefalite por Zika pode evoluir para morte. Em relato de caso publicado em 2016, Soares et al. descrevem a evolução de uma paciente que, após 4 dias do início do quadro clínico típico de Zika, desenvolveu tetraparesia, coma e após 11 dias do início do quadro evoluiu para morte encefálica (Figura 144.3). Apesar de complicações encefálicas pelo ZIKV serem proeminentes em recémnascidos, esse caso realça a possibilidade de ocorrência de complicações encefálicas graves em adultos.

Mielite

Informações relacionando mielite ao ZIKV são limitadas na literatura. Em alguns relatos de casos, sintomas como parestesias, déficit de força, alterações esfincterianas e nível sensitivo são descritos após alguns dias do início dos sintomas infecciosos. O exame de LCR pode não conter pleocitose, porém mesmo nesse caso a PCR pode ser positiva na amostra, como descrevem Mécharles et al. Com o uso de pulsoterapia com metilprednisolona a melhora dos sintomas pode ser obtida, assim como ocorre em outras mielites por arbovírus. Casos de encefalomielite também podem ocorrer (Figura 144.4).

Microcefalia

Considera-se microcefalia como uma redução do perímetro cefálico de dois desvios padrões abaixo da média para o padrão da idade e do sexo. O aumento dos casos de microcefalia neonatal em 2015 evidenciou a transmissibilidade vertical do ZIKV. Naquele ano, foram registrados 141 casos de microcefalia em Pernambuco, em comparação aos 10 casos/ano descritos em 2010-2014. No mesmo ano, o Ministério

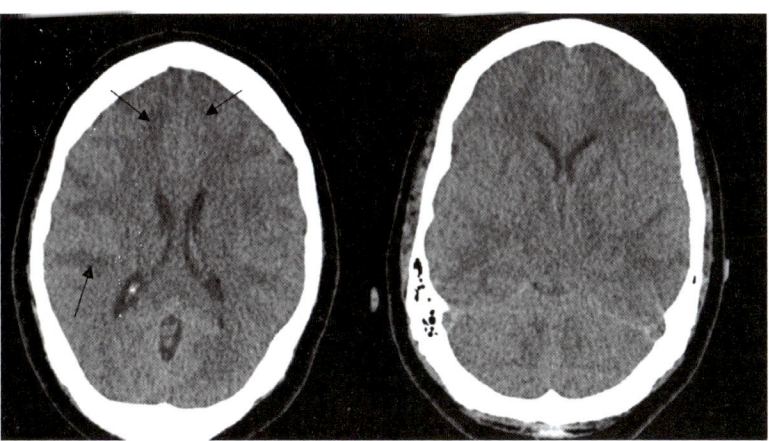

Figura 144.3 Tomografia de crânio de um caso de encefalite por ZIKV. Há edema cerebral difuso, com apagamento dos sulcos e hipodensidade em substância branca, principalmente em região frontal.

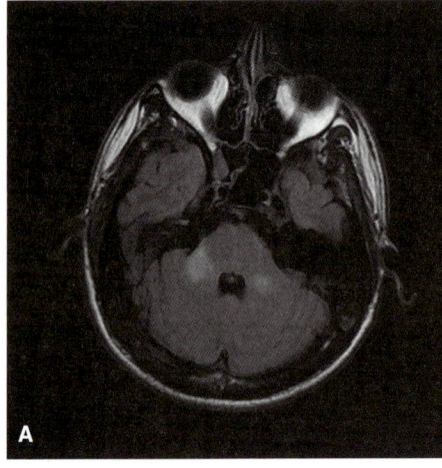
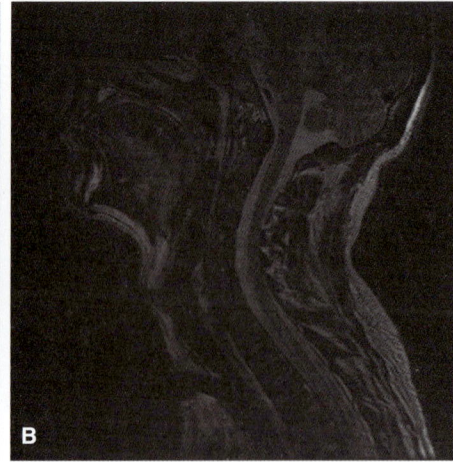

Figura 144.4 Ressonância magnética de crânio e coluna de paciente com encefalomielite por Zika. Áreas hiperintensas em FLAIR em ambos os pedúnculos cerebelares médios (**A**) e extensa área de hipersinal envolvendo a coluna cervical e torácica (**B**).

da Saúde reportou a presença do RNA do ZIKV detectado por RT-PCR no líquido amniótico, coletado de duas pacientes grávidas. Existiam sintomas compatíveis com infecção por Zika nessas mulheres e seus bebês apresentavam microcefalia.

Em estudo retrospectivo na Polinésia Francesa entre 2013 e 2014, o risco de malformação era de 1% quando as grávidas eram infectadas pelo ZIKV, durante o primeiro trimestre da gestação. No entanto, estima-se que esse risco varie de 2 a 3%, dependendo da estratificação utilizada, e que o risco de fatalidade seja de 5,7%.

Várias malformações podem ser encontradas nesses bebês, e incluem: desproporção craniofacial, protuberância occipital exuberante, simplificação do padrão dos giros, pele do couro cabeludo redundante. Os principais achados na TC/RM de crânio em geral são calcificações cerebrais, predominando principalmente na junção corticossubcortical e geralmente puntiformes. Ventriculomegalia e aumento da cisterna magna, anormalidades do corpo caloso (hipopalsia ou hipogenesia), hipopalsia de cerebelo/tronco cerebral e aumento do espaço subaracnóideo supratentorial são outros achados encontrados.

Síndrome de Guillain-Barré/polineuropatia

Após a epidemia por ZIKV ocorrida na Polinésia Francesa em 2013, um aumento do número de casos de SGB foi descrito. Em um estudo caso-controle com 42 pacientes com SGB foi verificada, pela primeira vez, evidência de associação com o ZIKV. De forma interessante, todos os pacientes envolvidos apresentaram AMAN (neuropatia aguda motora axonal) e se recuperaram rapidamente. Em contrapartida, no estudo de Parra et al., na Colômbia, 78% dos pacientes com SGB e ZIKV apresentavam polineuropatia inflamatória desmielinizante aguda (AIDP). Nessa casuística, 82% apresentavam fraqueza ascendente; 76%, parestesias; e 32%, paralisia facial. Em ambos os estudos, a SGB seguia um padrão parainfeccioso (mediana entre o início dos sintomas infecciosos e sintomas neurológicos: 7 dias), ao contrário do padrão pós-infeccioso, em geral descrito. Algumas possíveis explicações para esse fato são:

• O ZIKV começaria um processo de mimetismo molecular autoimune contra o sistema nervoso precocemente, antes dos sintomas clínicos infecciosos

• O ZIKV produziria uma resposta imune hiperaguda sem relação com mimetismo molecular

• Existiria um mecanismo neuropatogênico direto pelo vírus.

Nesse estudo colombiano, verificou-se que 82% dos casos tinham evidência de dengue no passado, sendo a infecção por ZIKV uma flavivirose secundária.

Casos de polineuropatia sensitiva pura ocorrendo durante o curso dos sintomas infecciosos têm sido descritos. Há parestesias em mãos e pés com hipoestesia dolorosa em luvas e botas condizentes com os sintomas. Nesses casos, os sintomas normalmente remitem semanas após o início do quadro (Tabela 144.2).

Diagnóstico laboratorial

O diagnóstico laboratorial da infecção pelo ZIKV inclui a detecção viral por PCR, sendo essa técnica mais específica do que testes imunológicos. Apesar disso, é importante ter em mente que o teste pode ser limitado pelo tempo de início dos sintomas infecciosos e devido a quase 80% dos pacientes serem assintomáticos. Em geral, o vírus pode ser detectado no soro até alguns dias após o início dos sintomas, enquanto em amostras de urina ele já foi detectado em até 14 dias pós-infecção. O vírus também pode ser encontrado no LCR, no leite materno, no sêmen e na saliva, embora testes nesse último tipo de amostra não tenham demonstrado benefícios superiores aos testes no soro. Em mulheres grávidas há relatos de viremia prolongada por meses às vezes, o que pode estender o prazo para a utilização da PCR nessas pacientes.

Tabela 144.2 Complicações neurológicas – dengue, chikungunya e Zika.

Dengue	Chikungunya	Zika
Encefalite/encefalopatia	Encefalite/encefalopatia	Encefalite/encefalopatia
Meningoencefalite	Meningoencefalite	Meningoencefalite
Meningite	Mielite	Mielite
Mielite	ADEM	ADEM
ADEM	Neuropatia óptica	Neuropatia óptica
Neuropatia óptica	Síndrome de Guillain-Barré	Síndrome de Guillain-Barré
Síndrome de Guillain-Barré	Encefalite com lesão reversível do esplênio do corpo caloso (MERS)	Neuropatia sensorial
Miosite		Síndrome congênita
AVC	AVC	
Neuromielite óptica	Hipotonia neonatal	

ADEM: encefalomielite disseminada aguda; AVC: acidente vascular cerebral.

Em casos de síndromes pós-infecciosas como na ADEM, é provável que não exista mais viremia a ser detectada por PCR. Nesses casos, a imunologia (IgM) por técnica MAC-ELISA pode ter melhores resultados. A IgM anti-Zika é, em geral, detectada no soro a partir do quarto dia do início dos sintomas, persistindo por 12 semanas ou mais após a infecção. Caso a amostra tenha sido coletada muito precocemente no curso da infecção, a PCR deverá ser solicitada, e, se negativa, amostra convalescente também deverá ser testada.

Em países nos quais outras infecções por flavivírus coexistem, como no caso da infecção por dengue e ZIKV, um cuidado redobrado quanto ao diagnóstico deve ser observado devido ao risco de reações cruzadas. O PRNT (teste de neutralização por redução de placas) pode ser útil para diferenciação das infecções entre flavivírus, no entanto, é um teste caro, de difícil realização e não facilmente disponível nos laboratórios.

O grande desafio referente às arboviroses, e especificamente no que concerne às flaviviroses, será o desenvolvimento de um método imunológico sensível e específico. Estudos urgentes são necessários visando à identificação de epítopos específicos ao ZIKV, que não tenham reação cruzada com outros antígenos de flavivírus.

TRATAMENTO – DENGUE, CHIKUNGUNYA E ZIKA

Ainda não existem medicamentos antivirais específicos para as arboviroses discutidas neste capítulo, embora estudos estejam em andamento, principalmente no caso do ZIKV. O tratamento basicamente envolve medidas clínicas como hidratação, correção de distúrbios eletrolíticos, controle da febre e da dor com analgésicos, devendo-se evitar o uso de ácido acetilsalicílico e anti-inflamatórios não esteroidais, principalmente no caso da dengue e CHIK. Anti-histamínicos podem ser utilizados para combater *rashes* pruriginosos. Novas pesquisas têm sido elaboradas no sentido de utilizar o ZIKV como terapia oncolítica no glioblastoma cerebral. Em estudo fase 1 em ratos, os pesquisadores verificaram a ação do vírus modificado contra células-tronco do tumor, que normalmente são resistentes à terapia convencional. Novas pesquisas ainda serão necessárias para confirmar esse possível uso do vírus em seres humanos.

O tratamento das complicações neurológicas dependerá do tipo de manifestação. No caso da SGB poderemos utilizar imunoglobulina venosa e plasmaférese, assim como nas mielites. Nessa última, além desses tratamentos, podemos também prescrever pulsoterapia com solumedrol.

Tanto para a infecção por CHIK quanto para o ZIKV, estudos para aquisição de uma vacina eficaz estão em andamento, em diferentes fases, no momento. Para a infecção por dengue, a vacina Dengvaxia® encontrava-se disponibilizada apenas para quem já teve dengue, sendo capaz de reduzir em 95% a ocorrência de dengue hemorrágica.

Recentemente, a Agência Nacional de Vigilância Sanitária (Anvisa) liberou o registro da vacina Qdenga®, com eficácia global de 80,2% e podendo ser utilizada para quem já teve ou não dengue. O esquema vacinal contempla duas doses, que são aplicadas com um intervalo de 3 meses entre elas.

CAPÍTULO 145

Neurocisticercose

Ronaldo Abraham • Osvaldo Massaiti Takayanagui • Tissiana Marques de Haes

A neurocisticercose (NC) continua sendo a parasitose do sistema nervoso mais importante em todo o mundo. É causada pela forma larvar da *Taenia solium*, afetando os seres humanos quando estes ocupam a posição de hospedeiro intermediário no ciclo evolutivo desse parasita. Apesar de conhecida há séculos, e de ser considerada doença potencialmente erradicável, o complexo teníase-cisticercose ainda aflige milhões de indivíduos no mundo inteiro. Apesar de avanços recentes no diagnóstico e no tratamento da doença, e do conhecimento crescente sobre sua etiopatogenia, ela continua endêmica em muitos países de baixa renda, além de se tornar uma preocupação emergente em países mais desenvolvidos.

ASPECTOS BIOLÓGICOS DO PARASITA

O cestódio *Taenia solium* tem na espécie humana seu único hospedeiro definitivo. O parasita adulto se reproduz exclusivamente no intestino humano, lançando, junto a cada proglote eliminada nas fezes, milhares de ovos que podem se transformar em sua forma larvar. O fato de porcos terem fácil acesso às fezes humanas, quando criados livres, tornou esse animal o hospedeiro intermediário habitual da parasitose. Nesses animais, os cisticercos tendem a se localizar nos músculos, e a ingestão de sua carne por seres humanos possibilita que o parasita complete seu ciclo em seu intestino, transformando-se então na tênia adulta. A cisticercose humana ocorre quando se ingerem alimentos ou bebidas contaminados com fezes humanas provenientes de portadores de teníase, sendo, portanto, considerada uma doença parasitária de transmissão fecal-oral, principalmente relacionada a precários hábitos de higiene. A contaminação desse alimento pode acontecer em qualquer ponto de sua cadeia de produção; uma hortaliça pode ser irrigada com água contaminada por fezes humanas ou ser contaminada posteriormente pela mão humana antes do seu aproveitamento final. A fonte da infecção é sempre um indivíduo portador de teníase, que pode infectar a outros (mecanismo chamado "heteroinfecção") ou a si próprio (autoinfecção). A tênia adulta mede em média 2 a 3 metros, e poucos meses depois da ingestão da larva já começa a ocorrer a postura de ovos. Como a longevidade estimada do verme adulto é de duas décadas, um único indivíduo é capaz de permanecer infectante por longo tempo. Os ovos eliminados, liberados depois do rompimento das proglotes, podem permanecer viáveis por meses no meio ambiente. Depois de ingeridos, os ovos sofrerão a ação do suco gástrico, quando então se rompem, liberando a oncosfera. Essa forma primitiva do parasita ganha a circulação, podendo atingir diversos órgãos, em que atingirá a forma larvar plena em alguns meses. Os tecidos preferencialmente atingidos por essas larvas são o subcutâneo, o músculo, os olhos e o sistema nervoso central, com especial tropismo para esse último, no qual a cisticercose terá sua mais grave repercussão clínica. A forma larvar da *Taenia solium* (*Cysticercus cellulosae*) é representada por uma vesícula semitransparente que contém líquido em seu interior, além do escólex invaginado. Essa forma vesicular pode permanecer íntegra por vários anos, quando, por processo natural ou induzido por medicação parasiticida, entra em degeneração. Sobrevêm então as fases coloidal e granulonodular, denominadas em conjunto como "fases transicionais", até atingir a fase calcificada. A vesícula pode se manter viável por um tempo prolongado, graças a mecanismos de evasão imunológica que permitem uma convivência pacífica prolongada entre parasita e hospedeiro. Vários mecanismos são propostos, entre eles a interferência na síntese proteica do hospedeiro e a produção de substâncias que induzem imunossupressão celular. As reações de imunidade celular na NC podem variar bastante, estando intimamente relacionadas à gravidade da expressão clínica da doença. Embora ainda não totalmente conhecidos, acredita-se que diversos fatores possam interferir no perfil imunoinflamatório e, consequentemente, na heterogeneidade clínica da doença. Na forma racemosa (*Cysticercus racemosus*), o escólex é geralmente ausente ou residual, e este se apresenta com múltiplas vesículas interligadas. Essa forma de cisticerco tem localização distinta da outra forma, com predileção para cisuras, cisternas e ventrículos, e se agrupam em cachos (Figura 145.1), consequentemente interferindo na circulação liquórica, ao passo que o *Cysticercus cellulosae* tem localização notadamente parenquimatosa. Uma curiosa característica da cisticercose racemosa, ainda em investigação, é a possibilidade de germinação que apresenta quando localizada no espaço ventricular.

EPIDEMIOLOGIA

A NC é a doença parasitária que mais comumente acomete o sistema nervoso em nosso meio. Suas prevalência e

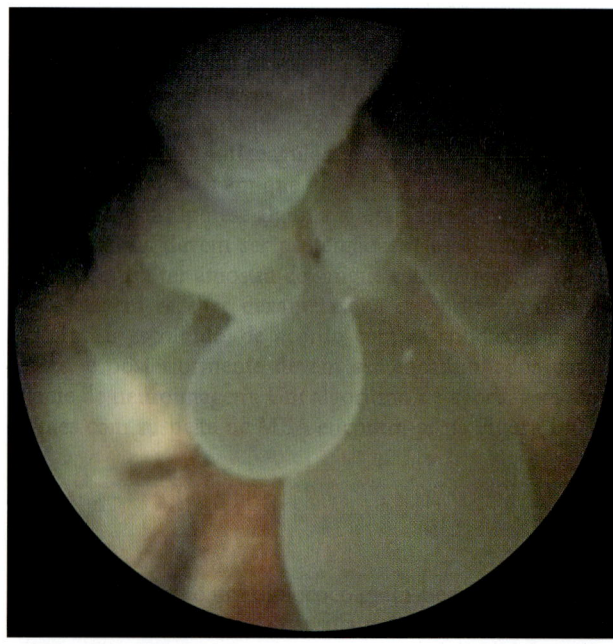

Figura 145.1 Visão neuroendoscópica de forma racemosa no interior do ventrículo lateral.

ocorrência nem sempre se podem descrever de forma confiável, já que em grande parte das cidades brasileiras sua notificação não é obrigatória. Outro fator que contribui para que esse conhecimento não seja mais preciso é o grande número de pacientes que desenvolvem diferentes estágios da doença sem manifestar sintomas (forma assintomática), número que alguns estudiosos estimam que possa representar até 50% dos casos. Embora mais frequentemente relatada em estados das regiões Sul, Sudeste e Centro-Oeste do Brasil, é cada vez mais comum o relato de casos diagnosticados em outros estados da União. Apesar de apresentar uma prevalência desigual nas várias regiões do nosso país, o Brasil, como um todo, é considerado endêmico para a doença. As dificuldades já expostas tornam qualquer afirmativa arriscada, mas acredita-se estar havendo redução de novos casos da doença em nosso país nessa última década. Essa impressão é reforçada por recentes dados que demonstram queda da taxa de mortalidade associada a essa doença.

Além de ser endêmica em grande parte do continente asiático, incluindo Índia, China, Coreia e Indonésia, na África Subsaariana e em outros países da América Latina, como México, Equador, Peru, Colômbia, Bolívia e toda a América Central, a NC tem sido considerada uma doença emergente em regiões que há algum tempo se julgavam livres dela. Algumas regiões da América do Norte são hoje pontos de endemia da NC, especialmente áreas de grande população de imigrantes latinos. Em áreas endêmicas, a NC é causa importante de internações hospitalares e a mais importante causa de epilepsia adquirida, embora essa última afirmação pareça ser um pouco superestimada. Também por atrair um grande número de imigrantes de regiões endêmicas, alguns países da Europa voltam a se preocupar com a doença. A NC é uma doença que acomete indivíduos de qualquer idade, com predomínio em adultos jovens, entre 21 e 40 anos, sendo um pouco mais prevalente no gênero masculino. No gênero feminino, o comprometimento ocorre em uma faixa etária um pouco mais baixa do que no masculino, além de exibir quadros habitualmente mais graves. Tal fato parece ocorrer em virtude de características distintas da resposta inflamatória nos dois gêneros. Indivíduos mais idosos têm maior probabilidade de apresentar múltiplas infestações e cisticercos em fase vesicular, provavelmente por modificações imunológicas relacionadas à senescência. De forma inversa, adultos jovens parecem apresentar mais frequentemente cistos únicos em fase transicional, com intenso edema local. Outro aspecto importante do ponto de vista epidemiológico é a tendência à urbanização da doença, antes praticamente restrita a áreas rurais, agora registrando altos índices em áreas urbanas.

MANIFESTAÇÕES CLÍNICAS

A NC pode apresentar uma expressão clínica bastante variada, em virtude de inúmeros fatores: idade e gênero do hospedeiro, frequência e intensidade da exposição ao parasita, características biológicas do parasita (forma larvar, número, localização, estágio evolutivo) e interação hospedeiro-parasita. Pode ter um curso agudo, crônico ou recorrente, com manifestações leves a graves. Frequentemente a doença é assintomática, mas pode se manifestar de forma bastante variável, desde sintomas inespecíficos até grandes síndromes clínicas. É importante que se reconheçam duas formas clínicas da doença, bastante distintas dos pontos de vista de imunopatologia, clínica e prognóstico: a NC parenquimatosa (considerada a forma benigna da doença) e a NC extraparenquimatosa (relacionada ao maior número de fatalidades e sequelas).

A apresentação clínica mais comum é a crise convulsiva. Crises convulsivas sintomáticas são mais frequentes na fase de degeneração de cistos viáveis, mas nem todos os pacientes que apresentam esse sintoma desenvolverão posteriormente epilepsia. Admite-se que a NC seja a causa mais comum de epilepsia de início na idade adulta na América Latina, com prevalência duas vezes maior que a referida em países desenvolvidos, embora outros fatores certamente contribuam para essa diferença. Crises epilépticas chegam a acontecer em mais de 90% dos pacientes em algumas séries, e podem ocorrer em qualquer fase de evolução do parasita. São mais comuns nas fases transicionais, mas também ocorrem nas fases de vesícula íntegra e de cisto calcificado, provavelmente pela formação de gliose perilesional nessa última. As crises são mais frequentemente do tipo parcial simples. Nem sempre a localização dos cistos guardará relação com a localização das crises, especialmente nas lesões calcificadas e na fase de cistos íntegros. Também de forma intrigante, o número de lesões nem sempre indica a gravidade do quadro convulsivo. Por vezes, lesões únicas já calcificadas podem produzir quadros de difícil controle, enquanto outros indivíduos com múltiplas lesões podem não apresentar convulsões. Crises parciais complexas podem também ocorrer, algumas vezes relacionadas à esclerose mesial temporal ou atrofia hipocampal. Crises generalizadas primárias são menos comuns que as secundariamente generalizadas. As manifestações epilépticas na NC são em geral de fácil controle medicamentoso e baixo risco de recorrência, raramente estando associadas a crises refratárias; discute-se ainda se o tratamento parasiticida possa interferir no índice de recorrência dessas manifestações. Algumas séries de pacientes acompanhados por pelo menos 1 ano revelam que a possibilidade de recorrência de crises é variável, com números variando entre um terço e metade dos pacientes, sendo maior naqueles com cistos múltiplos e possivelmente menor naqueles tratados com albendazol.

Cefaleia é queixa comum nesses pacientes, podendo sinalizar a síndrome de hipertensão intracraniana (SHIC). Essa síndrome não é tão comum quanto a síndrome epiléptica na NC, porém mais preocupante em virtude da gravidade do quadro clínico. A SHIC na NC pode envolver mais de um mecanismo fisiopatológico. No mais conhecido deles, existe bloqueio, permanente ou transitório, do fluxo liquórico, pela presença de cisticercos nas cavidades dos ventrículos. Quando o cisticerco está livre em um dos ventrículos, podemos observar SHIC de caráter intermitente, muitas vezes precipitada por movimentos bruscos da cabeça, conhecida como "síndrome de Bruns". Com frequência, a presença de cisticercos nos ventrículos determina reação inflamatória do epêndima, podendo provocar aderências dos cistos às paredes ventriculares, e, consequentemente, a SHIC será mantida. O quadro clínico é de cefaleia grave e sustentada, vômitos, papiledema e alterações da consciência. Hidrocefalia como sequela de processo meningítico, sem que haja necessariamente a presença de cisticerco intraventricular, também pode ocorrer. Outro mecanismo de desenvolvimento de SHIC se faz pela presença de cistos gigantes, que vão atuar como lesões tumorais; o cisticerco, que habitualmente mede cerca de 10 mm, pode atingir volumes bem maiores, constituindo o que chamamos "forma pseudotumoral da NC". Por último, a SHIC pode se instalar pela ocorrência simultânea de edema em múltiplos cistos, chamada, por alguns autores, "forma edematosa". Essa última pode ocorrer espontaneamente ou após tratamento com medicação parasiticida, o que justifica a preocupação com seu uso nas formas de infestação maciça.

O comprometimento cognitivo na NC é listado entre os sintomas mais frequentes da doença, mas ainda provavelmente subestimado. Estudo recente aponta para uma grande correlação entre o declínio cognitivo e a forma ativa da doença, podendo chegar à demência, além de apontar a depressão como comorbidade relevante, que pode comprometer ainda mais a função cognitiva. Esse quadro demencial pode, eventualmente, ser revertido após tratamento. O comprometimento vascular encefálico ocorre entre 2 e 12% dos casos de NC, geralmente resultante de arterite obstrutiva adjacente a cisticercos no espaço meníngeo, podendo comprometer pequenos vasos perfurantes ou grandes vasos. Mais raramente tem sido relacionada ao aparecimento de aneurismas inflamatórios. Como esperado, essas formas de comprometimento vascular cursam com déficits de aparecimento agudo, e os sintomas obedecem à topografia da lesão, predominando as síndromes motoras. Apesar de os cistos frequentemente se localizarem em estruturas do sistema extrapiramidal, são raras as ocasiões em que surgem movimentos anormais nessa doença, e muitas vezes estão relacionados com pacientes já submetidos à derivação ventriculoperitoneal com problemas no funcionamento do sistema. A NC pode envolver também o canal raquidiano, em geral se situando no espaço extramedular; embora pouco frequente, suas manifestações clínicas são quase sempre significativas. As mais comuns são déficit motor ou sensitivo, distúrbios esfincterianos e dores radiculares. O comprometimento de nervos cranianos pode ocorrer tanto como consequência de aracnoidite quanto por compressão direta por cistos, especialmente por formas racemosas em cisternas da base.

DIAGNÓSTICO POR IMAGEM

Há algumas décadas os exames de imagem têm sido empregados de forma bastante efetiva no diagnóstico de NC. No final dos anos 1970, a introdução da tomografia computadorizada (TC) passou a demonstrar com maior sensibilidade as calcificações, que já se verificavam à radiografia convencional, além de mostrar o parasita em suas fases mais precoces, evidenciando vesículas íntegras ou em degeneração, edema perilesional e/ou realce após a infusão endovenosa de contraste iodado. Algumas vezes a TC permite o reconhecimento do escólex no interior da vesícula, achado que é considerado patognomônico da doença. No estágio de calcificação, a TC oferece grande sensibilidade para sua detecção, embora algumas novas sequências na ressonância magnética (RM) já a demonstrem com absoluta nitidez (Figura 145.2 A e B). A RM demonstra as calcificações como imagens de baixo sinal, principalmente nas sequências ponderadas em gradiente-eco T2. As calcificações podem exibir realce persistente ao contraste paramagnético ou edema perilesional intermitente (Figura 145.3 A, B e C). Por causa desses achados, a denominação "lesão inativa para calcificação" parece questionável.

A superioridade da imagem da RM é mais pronunciada nas demais formas do parasita. A vesícula íntegra aparece com sinal semelhante ao líquido cefalorraquidiano (LCR) em todas as sequências, podendo demonstrar com maior nitidez o escólex, que se apresenta como nódulo mural excêntrico isointenso ou levemente hiperintenso em relação ao córtex cerebral (Figura 145.4). A sequência FLAIR (do

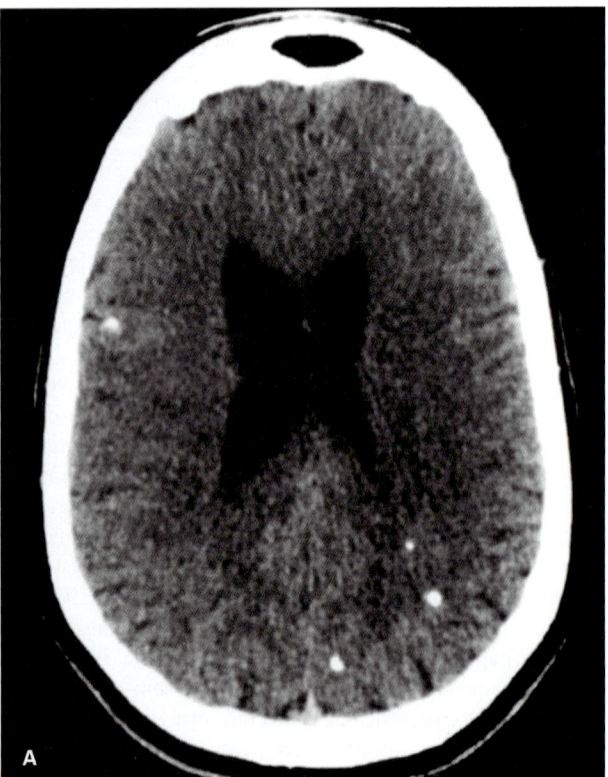

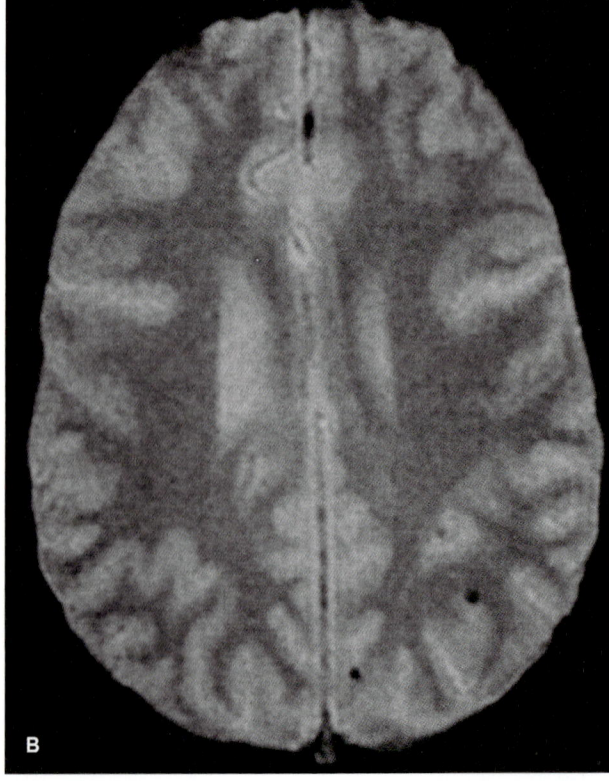

Figura 145.2 TC cranioencefálica sem contraste: múltiplas calcificações parenquimatosas evidenciadas pela TC sem contraste (**A**) e pela RM sequência gradiente-eco T2 (**B**). RM: ressonância magnética; TC: tomografia computadorizada.

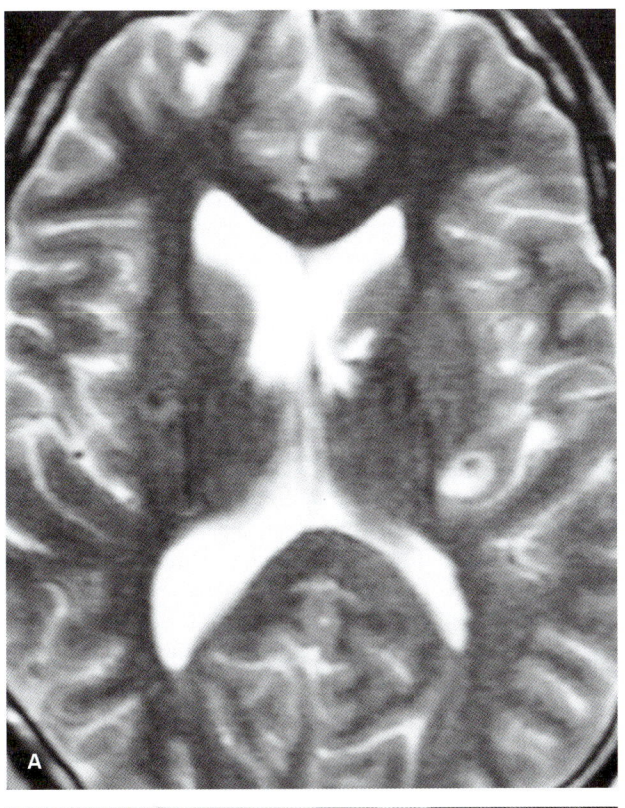

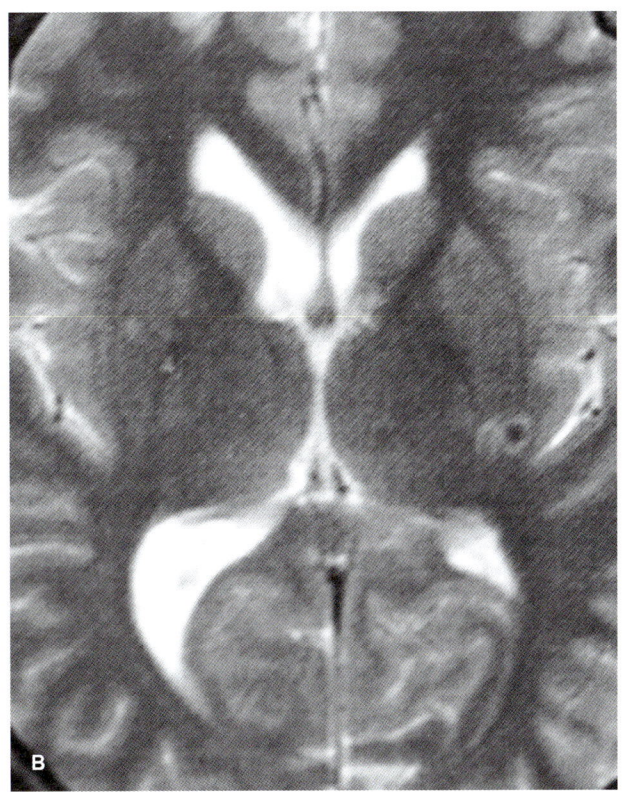

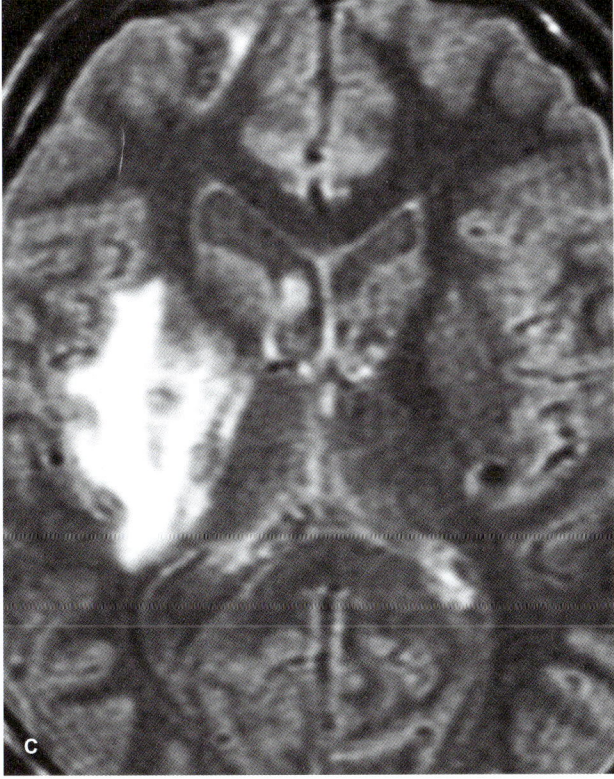

Figura 145.3 Ressonância magnética encefálica em cortes axiais, sequência gradiente-eco T2: área de hipossinal (calcificação) em núcleo lenticular direito e área de hipersinal (vesícula) em cápsula externa esquerda (**A**); 1 ano depois, ambas as lesões parecem apresentar aspecto residual (**B**), mas 3 anos mais tarde aquela calcificação à direita aparece circundada por grande área de hipersinal, sugerindo atividade inflamatória (**C**).

inglês *fluid-attenuated inversion recovery*) propicia a detecção mais apurada do escólex no interior das vesículas. As paredes do cisto nessa fase não apresentam realce ao contraste ou edema circunjacente. Quando se inicia a degeneração do cisto, o conteúdo da vesícula se torna turvo (fase coloidal), podendo haver espessamento da cápsula e alterações inflamatórias na periferia da lesão; essas alterações são mais acentuadas no estágio seguinte (fase granulonodular). A RM documenta bem essas alterações: na fase

coloidal, o conteúdo da vesícula apresenta sinal mais intenso que o LCR nas sequências T1 e FLAIR e menos intenso na sequência em T2 (Figura 145.5 A e B); o edema perilesional é melhor demonstrado por hipersinal nas sequências T2 e FLAIR (Figura 145.6 A e B). Na fase granulonodular, o escólex habitualmente não é demonstrável, o que torna mais difícil o diagnóstico de NC, especialmente se se tratar de lesão única. Nessa situação, o diagnóstico diferencial incluirá neoplasias primárias ou secundárias do sistema

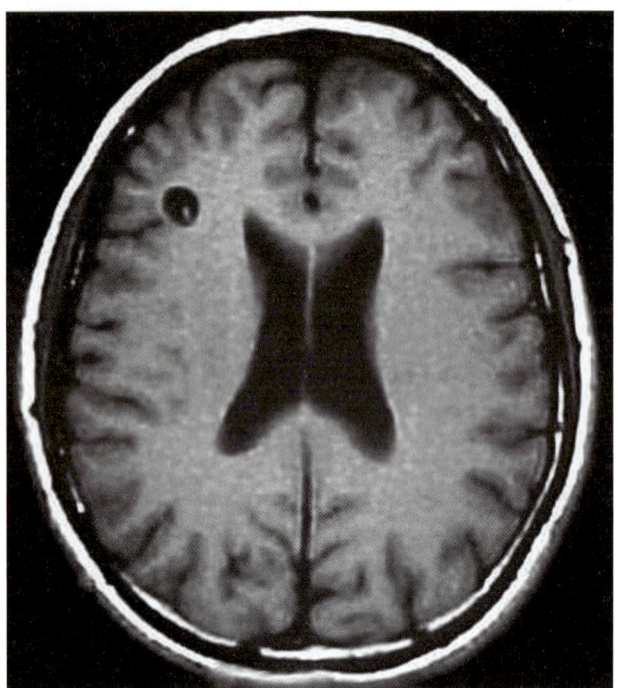

Figura 145.4 Ressonância magnética encefálica, corte axial, sequência pesada em T1: cisto único com escólex.

nervoso central, abscessos e granulomas de outras origens. A utilização de imagens ponderadas em difusão e a espectroscopia podem trazer informações adicionais para o diagnóstico. Em alguns casos, o parasita é destruído em etapa precoce de seu desenvolvimento, e a evolução para nódulo calcificado se faria sem passagem pelas fases transicionais, o que parece ocorrer de forma frequente. As alterações anteriormente descritas são muito bem evidenciadas quando as lesões têm localização parenquimatosa. Quando o cisto se localiza em uma das cavidades ventriculares, sua fina cápsula e o conteúdo de sinal igual ao do LCR podem dificultar sua identificação, e sua presença poderá ser inferida pelo padrão de obstrução do fluxo liquórico. A localização dos cistos no espaço subaracnóideo também pode impor

dificuldades diagnósticas, localizando-se preferencialmente nas cisternas suprasselar, perimesencefálica e magna, e na cisura silviana. Nesses locais, a forma racemosa é mais comum. A utilização de ventilação de O_2 a 100% por 5 minutos precedendo a aquisição de imagens na sequência FLAIR provoca uma hiperintensidade de sinal no LCR, permitindo melhor detecção dessas lesões, funcionando como uma cisternografia não invasiva. Para a detecção de cistos intraventriculares pode ser utilizada uma sequência tridimensional ponderada em T2, ultrarrápida (Figura 145.7). Essa sequência permite a detecção do escólex e da parede do cisto de localização intraventricular com maior sensibilidade do que as sequências convencionais.

Além da demonstração do parasita em suas diversas fases evolutivas, os exames de imagem também podem evidenciar complicações relacionadas à NC, como hidrocefalia e comprometimento vascular encefálico. Os exames de imagem descritos, além de fornecerem dados para o diagnóstico da doença no conteúdo craniano, podem também ser utilizados para obtenção de imagens para o diagnóstico da NC no segmento raquidiano, podendo evidenciar cistos ou consequências de sua presença, como a aracnoidite.

DIAGNÓSTICO PELO EXAME DO LÍQUIDO CEFALORRAQUIDIANO

O exame do LCR tem sido importante ferramenta utilizada há décadas no diagnóstico da NC, desde a descrição da síndrome liquórica nessa doença por Lange. Esta era, então, caracterizada por pleocitose, eosinofilorraquia, hiperproteinorraquia e reação de fixação do complemento positiva. O desenvolvimento de novos testes imunodiagnósticos, como as reações de imunofluorescência indireta, hemaglutinação passiva, *immunoblot* e o teste de ELISA (do inglês *enzyme linked immunosorbent assay*), com destaque para esse último, tem permitido ampliar a sensibilidade do método. A reatividade dessas provas é baseada na detecção de anticorpos, sendo altamente sensíveis e específicas, mas com valor exclusivamente diagnóstico. A informação que fornecem quanto à atividade imunológica da doença é

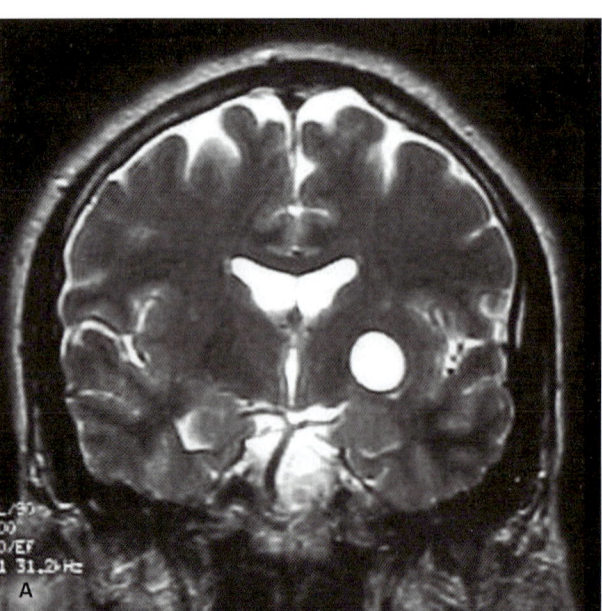
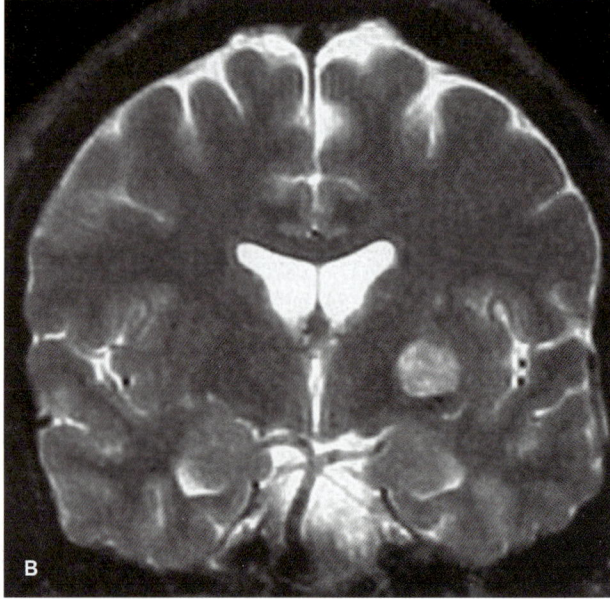

Figura 145.5 Ressonância magnética encefálica, cortes coronais, sequência em T2: exames de um mesmo paciente, com intervalo de 4 anos entre eles, demonstrando a modificação de sinal do cisto, de fase vesicular (**A**) para fase coloidal (**B**).

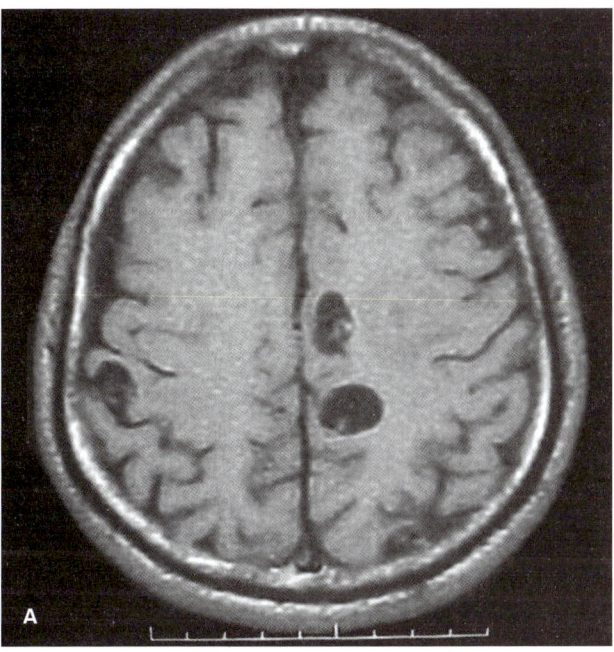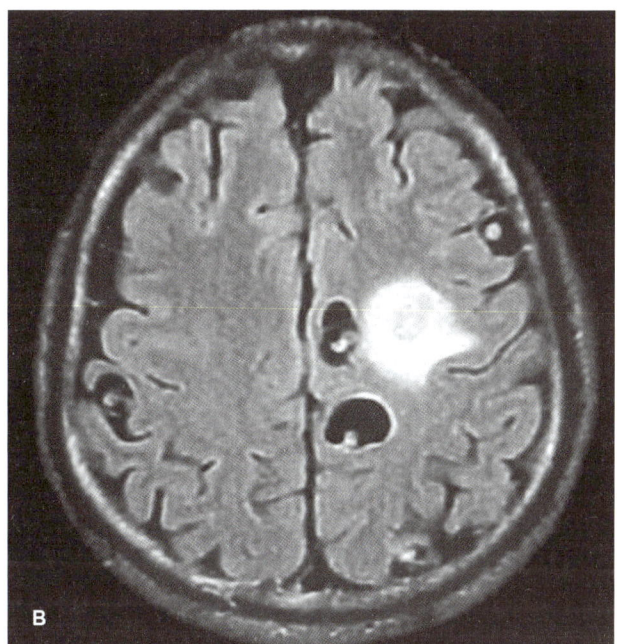

Figura 145.6 Ressonância magnética encefálica, cortes axiais, sequência pesada em T1 (**A**) e FLAIR (**B**): múltiplos cistos com escólex; a sequência FLAIR permite melhor visualização do escólex e do cisto em fase degenerativa.

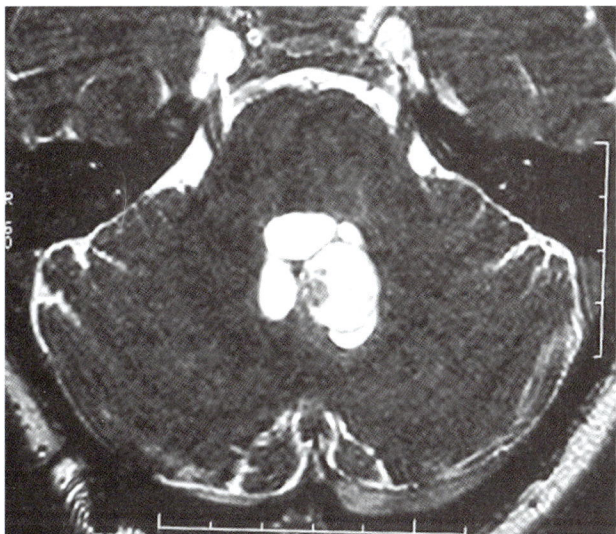

Figura 145.7 Ressonância magnética encefálica (fossa posterior), corte axial, sequência tridimensional ultrarrápida em T2, permitindo a distinção de um cisto no interior do quarto ventrículo.

pouco significativa, já que essas provas podem se manter positivas por muito tempo, mesmo depois que a doença já não mostre mais sinais de atividade clínica. Métodos de pesquisa de alterações funcionais das barreiras hematoencefálica e hematoliquórica também foram desenvolvidos, capazes de determinar fenômenos quantitativos (presença de bandas oligoclonais) e quantitativos (elevação do índice de anticorpos específicos), permitindo excluir os resultados falso-positivos decorrentes da passagem passiva de anticorpos do soro para o sistema nervoso. O teste do EITB (do inglês *enzyme-linked immunoelectrotransfer blot*), realizado no soro sanguíneo e considerado reação de grande especificidade e sensibilidade, apresenta menor acurácia diagnóstica quando aplicado no LCR. Esse teste sorológico apresenta reconhecidas limitações tanto à especificidade, já que teníase intestinal ou cisticercose em outros sistemas resultam em positividade do teste, quanto à sensibilidade,

pois frequentemente se encontra negativo em pacientes com lesões únicas no sistema nervoso, forma que representa um número significativo de casos da doença.

Pardini et al. padronizaram metodologia capaz de detectar, por meio de teste de ELISA, a presença de antígenos da *Taenia* no LCR de pacientes com NC, mediante a utilização de anticorpos altamente purificados, obtendo altas sensibilidade e especificidade. A detecção de antígenos liberados pelo parasita pode ser um método útil para o diagnóstico, especialmente nas fases extremas da evolução biológica do parasita. Mais recentemente, a detecção de antígeno de *Taenia* foi relacionada como marcador sensível de formas clinicamente ativas da doença. Ao contrário da detecção de anticorpos, que reflete exposição prévia ao parasita, a detecção de antígenos pode definir a persistência de reação inflamatória. A pesquisa de antígenos de *Taenia* amplia o poder diagnóstico do exame do LCR para a doença, especialmente quando os exames de imagem são pouco característicos.

A demonstração do DNA do parasita pode fornecer evidências adicionais para o diagnóstico da NC. Testes moleculares realizados pela técnica de PCR (do inglês *polymerase chain reaction*) mostraram altas sensibilidade (96,7%) e especificidade (100%), mesmo para cistos únicos, representando um teste rápido e fácil, com custo que permite seu uso rotineiro. Esse exame tem sido cada vez mais largamente empregado nos últimos anos.

Apesar de revelar imagens consideradas patognomônicas de NC, outras formas de granulomas ou abscessos, tumores císticos com conteúdo não homogêneo ou cistos de aracnoide podem trazer alguma dúvida diagnóstica, especialmente quando forem lesões únicas. Além disso, pode haver um período após sua degeneração em que o parasita pode não ser identificado pelos exames de imagem ou se apresentar como lesão inespecífica. Esses são motivos que devem nos fazer lembrar do suporte diagnóstico que o exame do LCR pode fornecer, respeitando suas contraindicações em casos de hipertensão intracraniana.

CRITÉRIOS DIAGNÓSTICOS

Os critérios diagnósticos da NC são fundamentados em dados clínicos, epidemiológicos, reações sorológicas específicas no sangue e no LCR, e achados de neuroimagem. Por muitos anos utilizamos os critérios propostos por Del Brutto et al. (2001); mais recentemente, temos aplicado os critérios desenvolvidos por Carpio et al. (2016), que desenvolveram cuidadoso trabalho em colaboração com diversos países latino-americanos nos quais a doença é endêmica. Uma grande contribuição dessa nova proposta é a divisão da NC em duas grandes formas: a NC parenquimatosa e a NC extraparenquimatosa. Esse trabalho é o único que teve a preocupação de validar seus dados antes de publicá-los, e suas principais conclusões são aqui resumidas (Tabela 145.1).

TRATAMENTO

Por se tratar de doença com múltiplas formas de apresentação e de grande complexidade, o tratamento da NC deverá ser individualizado para cada caso. Medicamentos parasiticidas, como o albendazol e o praziquantel, estão disponíveis; sua eficácia é comprovada em pacientes com cistos parenquimatosos viáveis, com desaparecimento de grande número de lesões após seu uso. Em algumas situações, como na presença apenas de cistos calcificados ou lesões únicas já em fase degenerativa (granulomas solitários), seu uso é dispensável. Nas formas situadas no espaço continente do LCR e nas formas racemosas, justamente aquelas com grande potencial de gravidade clínica, sua eficácia é questionável, embora cursos mais longos ou repetidos da medicação possam ser utilizados com algum benefício. A melhor indicação de tratamento com medicamentos parasiticidas ocorreria em cistos pouco numerosos e íntegros de localização parenquimatosa. Sua utilização em casos com grande número de parasitas viáveis pode, ao provocar fenômenos inflamatórios intensos pela degeneração maciça dos parasitas, levar a graves repercussões neurológicas e tornar desaconselhável o seu uso. Por seu custo significativamente mais baixo, há uma tendência a se preferir usar albendazol em detrimento ao praziquantel. Além disso, o albendazol tem demonstrado ser mais eficaz e com menor incidência de efeitos colaterais, na dose de 15 mg/kg/dia durante 8 dias. O uso combinado de ambos os parasiticidas também tem sido adotado, obtendo-se desaparecimento mais rápido das lesões.

Como os cistos apresentam uma evolução autolimitada, com degeneração natural após um tempo variável de viabilidade, e como a utilização de parasiticidas em algumas formas da doença pode oferecer riscos ao doente, acredita-se não ser imperativa a sua utilização. Um aspecto interessante do ponto de vista terapêutico é saber se o tratamento com parasiticida, além de poder eliminar os cistos de forma mais rápida que a evolução natural o faria, poderia interferir em manifestações neurológicas futuras, como a ocorrência de epilepsia, o que não parece inteiramente comprovado.

A utilização de medicação anti-inflamatória parece racional no tratamento da NC, já que a liberação de antígenos geradora de atividade inflamatória parece ser mais danosa do que a própria presença do parasita. Os medicamentos anti-inflamatórios mais utilizados são os corticosteroides, especialmente a dexametasona. Em virtude dos secundarismos provocados por essa categoria de medicamento, e pela necessidade de utilização por longos períodos destes em alguns casos, temos utilizado, em nosso meio, como medicamento alternativo, a dexclorfeniramina. Trata-se de medicação anti-histamínica de baixo custo e poucos efeitos colaterais que pode ser utilizada por muito tempo com excelente tolerabilidade, permitindo a retirada mais precoce dos corticosteroides. Os esteroides devem ser reintroduzidos em casos de agravamento ou reagudização dos sintomas, e são particularmente úteis nas formas meningoencefalíticas e vasculares da doença. Devem também ser sempre administrados quando se decide por tratamento parasiticida, acompanhando o período de tratamento com aquele medicamento. De forma controversa, alguns autores consideram a reação inflamatória de certa forma benigna, por aumentar a permeabilidade da barreira hematoencefálica, possibilitando assim maior influxo de medicamentos parasiticidas e, consequentemente, melhor efeito terapêutico daqueles fármacos. O metotrexato tem sido utilizado como medicamento poupador de esteroides, assim como mais recentemente o etanercepte em formas complicadas da NC, na tentativa de reduzir o tempo de uso dos esteroides e suas complicações.

Além dos medicamentos citados, frequentemente há necessidade de introdução de medicação sintomática, especialmente de fármacos antiepilépticos e antidepressivos. A administração de fármacos antiepilépticos de primeira linha em monoterapia resulta em controle das crises de grande

---

Tabela 145.1 Novos critérios diagnósticos para neurocisticercose sintomática.

1. NC parenquimatosa

1.1 NC parenquimatosa definitiva (um dos seguintes)

1.1.a Cisto parenquimatoso com diagnóstico patológico

1.1.b Cisto parenquimatoso ativo, único ou múltiplos, com pelo menos um exibindo escólex à TC ou à RM

1.1.c Múltiplas vesículas parenquimatosas sem escólex, com pelo menos um dos seguintes: crises convulsivas ou reação sorológica (ELISA ou EITB) positiva no LCR ou sangue

1.1.d Qualquer combinação de NC parenquimatosa em diferentes estágios (vesicular, nodular ou granulomatosa e calcificada)

1.2 NC parenquimatosa provável (um dos seguintes)

1.2.a Calcificação única, vesícula sem escólex ou cisto degenerativo parenquimatoso, já excluídas outras possibilidades diagnósticas, associados a pelo menos dois dos seguintes: crises focais ou generalizadas, cistos subcutâneos ou musculares confirmados por biópsia, reação sorológica (ELISA ou EITB) positiva no LCR ou sangue, calcificações alongadas em partes moles, indivíduo que vive, viveu ou viajou frequentemente para região endêmica

1.2.b Calcificações parenquimatosas múltiplas em indivíduo que vive, viveu ou viajou frequentemente para região endêmica

2. NC extraparenquimatosa (intraventricular ou cisternas da base)

2.1 NC extraparenquimatosa definitiva (um dos seguintes)

2.1.a Cisto extraparenquimatoso com diagnóstico patológico

2.1.b Um ou mais cistos extraparenquimatosos com pelo menos um escólex demonstrado por sequências especiais de RM

2.1.c Um ou mais cistos extraparenquimatosos sem escólex mesmo em sequências especiais de RM, associado a pelo menos dois dos seguintes: hidrocefalia, LCR inflamatório, reação sorológica positiva no LCR (ELISA ou EITB), presença de vesícula ou cisto degenerativo ou calcificações isoladas ou múltiplas

3. NC parenquimatosa e extraparenquimatosa definitiva

Combinação dos critérios anteriores, para ambas as formas

EITB: *enzyme-linked immunoelectrotransfer blot*; ELISA: *enzyme linked immunosorbent assay*; LCR: líquido cefalorraquidiano; NC: neurocisticercose; RM: ressonância magnética; TC: tomografia computadorizada.

parte desses doentes. Aproximadamente um terço dos pacientes com NC correrá risco de recorrência de crises.

A necessidade de tratamento cirúrgico se impõe em um número considerável de casos. As principais formas passíveis de tratamento cirúrgico são aquelas que evoluem com hipertensão intracraniana. Em sua maioria, a derivação ventriculoperitoneal é o procedimento indicado, mas a retirada de cistos por via neuroendoscópica tem sido cada vez mais utilizada. Tratamento cirúrgico também pode ser necessário para exérese de cistos gigantes (forma pseudotumoral) e nas formas raquidianas que evoluem com compressão da medula espinal ou da cauda equina.

CONSIDERAÇÕES FINAIS

A real solução para o controle da NC repousa em programas confiáveis de erradicação do complexo teníase/cisticercose a longo prazo. A NC é considerada uma doença negligenciada, e sua ocorrência nos dias atuais é inaceitável e desafiadora. São requisitos básicos a implantação da notificação compulsória do complexo teníase/cisticercose em todo o território nacional, além de melhorias tanto nas condições de saneamento básico (tratamento de esgotos, sistema confinado de criação de suínos) quanto na fiscalização dos alimentos e de seus manipuladores. Tornar mais acessível aos criadores o uso de vacinas porcinas eficazes e com custo mais baixo é tarefa importante. A busca por portadores de teníase, especialmente nos manipuladores de alimentos, parece ser também estratégia fundamental. Em regiões de grande endemicidade, justifica-se o tratamento em massa daquela população, mas, além de custosa, essa medida não parece trazer bons resultados a longo prazo. Os movimentos migratórios, sempre no sentido de regiões de baixa renda para regiões de alta renda, e as viagens de turismo internacionais no sentido inverso, propiciam maior disseminação da doença, o que torna a NC uma doença de permanente preocupação.

146

Neuroesquistossomose

Otávio Augusto Moreno de Carvalho

*As repetições existentes neste texto são propositais e par-
tem do princípio de que "a repetição é a alma do ensino
por promover a retenção da informação". (Confúcio)*

ESQUISTOSSOMOSE

Introdução

A esquistossomose é uma doença parasitária causada por vermes do gênero *Schistosoma*, trematódeos digenéticos e únicos a habitar a corrente sanguínea do ser humano. Cinco espécies de *Schistosoma* infectam o ser humano: *Schistosoma mansoni, Schistosoma haematobium, Schistosoma japonicum, Schistosoma intercalatum* e *Schistosoma mekongi*. De acordo com a Organização Mundial da Saúde (OMS), aproximadamente 240 milhões de pessoas são afetadas pela esquistossomose e mais de 700 milhões vivem em áreas endêmicas. No Brasil, onde a única espécie existente é o *S. mansoni*, cerca de 6 milhões de pessoas são infectadas, sendo os estados de Minas Gerais e Bahia os que apresentam maior prevalência.

Devido aos programas de saneamento básico, as formas mais graves da doença, que são a esquistossomose hepatoesplênica e a esquistossomose cardiopulmonar, têm sido diagnosticadas com frequência cada vez menor em nosso meio. Globalmente, existe uma tendência não só ao aumento da prevalência, em que a doença já é endêmica, mas também à sua expansão, em novas áreas, em decorrência do crescimento populacional, da expansão das áreas irrigadas e de novas fontes de água (oferecendo novos hábitats ao hospedeiro intermediário), do aumento das viagens internacionais e da migração populacional.

Etiologia

O hospedeiro definitivo, entre os quais está o ser humano, é infectado por meio do contato com água contaminada com cercárias, o estágio de vida livre infectante do parasita. Na presença da luz solar e com temperatura ótima da água, as cercárias emergem dos caramujos, que são os hospedeiros intermediários do *Schistosoma* e nadam ativamente. A penetração na pele humana intacta se faz por atividade mecânica e secreção de enzimas proteolíticas. Ao penetrar na pele do hospedeiro definitivo, a cercária perde sua cauda bifurcada e se transforma em esquistossômulo, que invade o sistema linfático e é transportado pela corrente sanguínea aos pulmões, de onde, após curto período, finalmente vai à circulação portal para se transformar em verme adulto. Quando atingem maturidade sexual, os vermes adultos migram para sítios anatômicos específicos característicos para cada espécie de *Schistosoma*, dando origem às síndromes específicas associadas a cada uma delas. *S. mansoni* é encontrado no plexo venoso mesentérico inferior; *S. japonicum*, nas veias mesentéricas superiores; *S. haematobium*, no plexo venoso perivesical e periuretral; *S. intercalatum* e *S. mekongi*, nos vasos mesentéricos. Ao contrário dos outros vermes, o *Schistosoma* é digenético, sendo o macho diferente da fêmea. Os vermes adultos medem cerca de 1 a 2 cm de comprimento e o macho alberga a fêmea no canal ginecóforo. Quando fertilizadas, as fêmeas iniciam a oviposição nas pequenas veias tributárias. Os ovos das três espécies mais importantes de *Schistosoma* têm características morfológicas distintas, e essa distinção concorre para diferenças na fisiopatogenia da neuroesquistossomose: o ovo do *S. mansoni* mede 155 × 66 micrômetros e tem espinho proeminente e lateral; o do *S. haematobium* mede 143 × 60 micrômetros e tem espinho terminal; e o do *S. japonicum* é de tamanho menor, medindo 74 × 66 micrômetros, arredondado, com pequeno espinho curvo (Figura 146.1). Os ovos chegam ao lúmen do trato urinário (*S. haematobium*) ou digestivo (demais espécies) e são levados ao meio ambiente pela urina ou fezes do hospedeiro, eclodindo quando depositados em água doce, liberando miracídios móveis, que infectam caramujos específicos. Nos caramujos, os miracídios se dividem assexuadamente e, em 4 a 6 semanas, cercárias infectantes são liberadas na água.

Epidemiologia

O ser humano é hospedeiro definitivo, mas não único, para as cinco espécies de *Schistosoma* com importância clínica. O *S. mansoni* pode, também, infectar roedores, marsupiais e gado; o *S. haematobium* é o menos adaptável a hospedeiros não humanos, mas outros primatas e mesmo alguns roedores podem ser por ele infectados; o *S. japonicum* é o menos hospedeiro-específico e infecta uma grande variedade de mamíferos. A Tabela 146.1 mostra a distribuição geográfica das diferentes espécies do *Schistosoma* no mundo.

Formas clínicas

Esquistossomose aguda, forma toxêmica, febre de Katayama ou síndrome de Katayama

Ocorre, principalmente, em pessoas provenientes de áreas não endêmicas, 4 a 6 semanas após infecção em águas contaminadas. É uma síndrome "doença do soro-*like*" com aumento das globulinas séricas, formação e deposição de imunocomplexos, que são suscitados como resposta a antígenos do ovo e do verme adulto, após intensa disseminação visceral do ovo e formação de granulomas. Início agudo com febre, calafrios, sudorese, perda do apetite, dor abdominal, náuseas, vômitos, diarreia, urticária, cefaleia, tosse seca, mialgia, *rash* maculopapular, linfadenopatia, hepatoesplenomegalia e eosinofilia é comum. Essas manifestações clínicas, em geral, são transitórias, persistindo por alguns dias ou semanas, e são, em geral, revertidas, completamente, com tratamento. Acomete, mais amiúde, adolescentes e adultos jovens, e qualquer das cinco espécies de *Schistosoma* pode ser responsável, porém é mais comum nas infecções pelo *S. japonicum*, provavelmente porque essa espécie produz maior número de ovos.

Forma intestinal ou hepatointestinal

Consideradas formas leves, ou formas crônicas leves, nos indivíduos infectados pelo *S. mansoni, S. japonicum,*

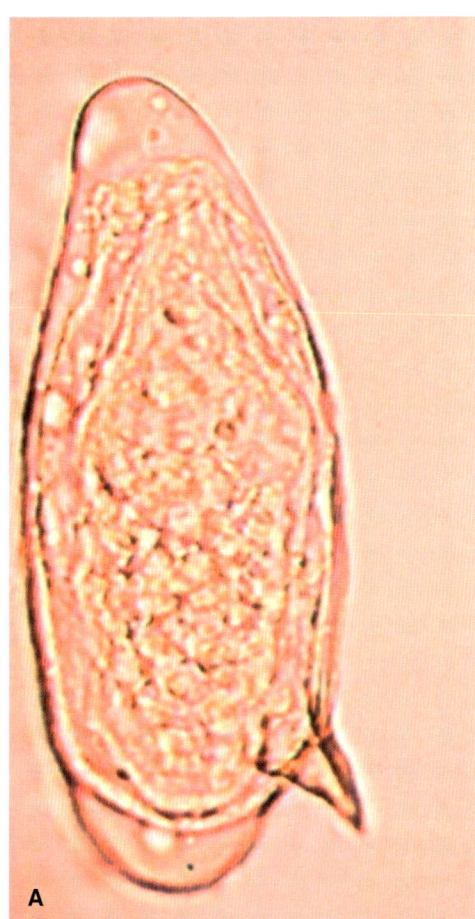

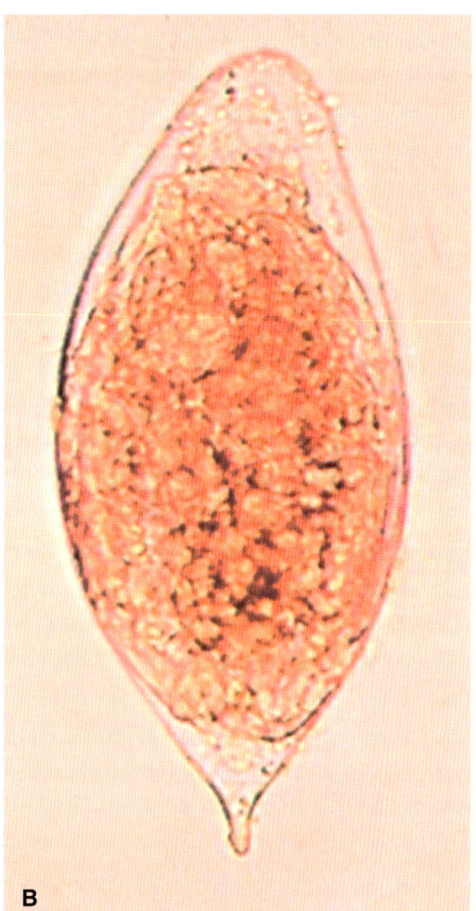

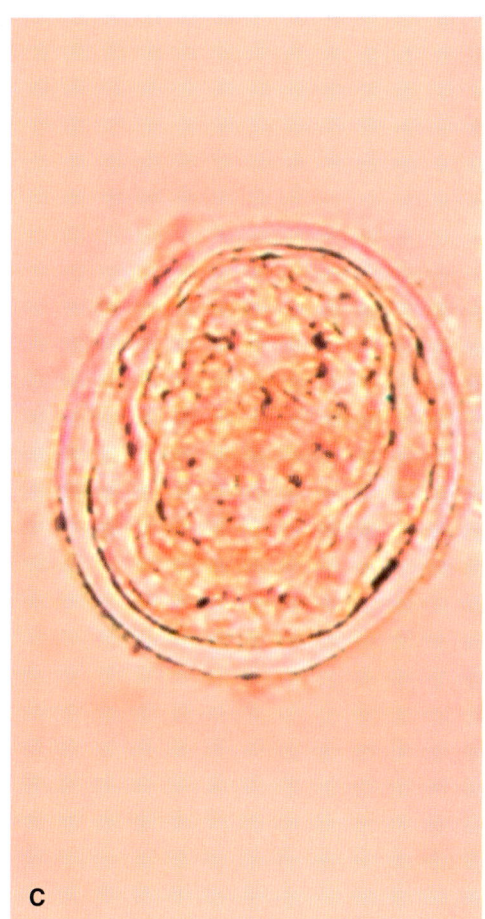

Figura 146.1 **A.** Ovo de *S. mansoni*. **B.** Ovo de *S. haematobium*. **C.** Ovo de *S. japonicum*.

Tabela 146.1 Distribuição geográfica das diferentes espécies de *Schistosoma* no mundo.

	Espécie	Distribuição geográfica
Esquistossomose intestinal	*Schistosoma mansoni*	África, Oriente Médio, Caribe, Brasil, Venezuela e Suriname
	Schistosoma japonicum	China, Indonésia, Filipinas
	Schistosoma mekongi	Vários distritos do Camboja e República Democrática do Laos
	Schistosoma guineensis e *S. intercalatum*	Áreas de floresta tropical da África Central
Esquistossomose urogenital	*Schistosoma haematobium*	África, Oriente Médio, Córsega (França)

S. intercalatum e/ou *S. mekongi*, cerca de 90 a 95% das pessoas infectadas pelo *S. mansoni* evoluem para essa forma da doença. Clinicamente, "não" apresentam sintomas da parasitose.

Formas crônicas hepatoesplênica e cardiopulmonar

Cerca de 5% dos pacientes infectados pelo *S. mansoni* evoluem para as formas mais graves da doença, que são a esquistossomose hepatoesplênica e a cardiopulmonar. Na forma hepatoesplênica, a obliteração dos espaços portais por fibrose decorrente dos granulomas promove hepatomegalia e hipertensão portal com consequente formação de *shunts* portossistêmicos venosos e esplenomegalia congestiva. Nesta forma, os ovos podem escapar para os pulmões, causando hipertensão pulmonar e *cor pulmonale* (forma cardiopulmonar). Cerca de 11 a 33% dos pacientes com a forma hepatoesplênica desenvolvem *cor pulmonale* (forma cardiopulmonar). Havendo formação de *shunts* arteriovenosos, ovos podem passar para a circulação arterial e ser embolizados para outros órgãos, particularmente para o cérebro.

Esquistossomose do trato urinário

A esquistossomose devido ao *S. haematobium* acomete o trato urinário. A maioria dos vermes adultos migra das veias mesentéricas para as veias pélvicas. Seus ovos são depositados nas paredes vesical e uretral, embora alguns possam ser depositados na mucosa retal. Disúria e hematúria são comuns. Obstrução vesical pode ocorrer nos casos mais graves. Nos estágios finais, estão associados insuficiência renal crônica, infecções secundárias e câncer vesical.

NEUROESQUISTOSSOMOSE

O envolvimento do sistema nervoso central (SNC) pode ocorrer em qualquer tempo, após o início da oviposição, e pode ser sintomático ou assintomático. Em se tratando da neuroesquistossomose mansônica, única existente no Brasil, a maioria das formas sintomáticas ocorre nos estágios iniciais da infecção, durante sua lenta evolução para as formas crônicas e graves, ou concomitantemente às formas leves, ou seja, forma intestinal ou hepatointestinal. A neuroesquistossomose é a forma ectópica mais comum e mais grave da esquistossomose. Entre suas diferentes apresentações, a forma mielorradicular é a mais frequente. Estudos demonstram que 5 a 6% das mielopatias não traumáticas e não neoplásicas, em áreas endêmicas para *S. mansoni*, são de origem esquistossomótica. Estudos *post mortem* demonstraram que 20 a 30% dos pacientes com esquistossomose mansônica têm comprometimento do SNC e que a prevalência da forma

assintomática é 3 a 4 vezes maior que a da forma sintomática. O tamanho e o formato do ovo das diferentes espécies de *Schistosoma* desempenham papel importante na determinação da forma de apresentação da neuroesquistossomose (ver Figura 146.1).

Envolvimento neurológico na fase aguda ou toxêmica: encefalite, encefalomielite, vasculite cerebral

Na vigência ou logo após a forma aguda ou toxêmica da esquistossomose (síndrome de Katayama), embora pouco frequente, pode ocorrer quadro de encefalite ou encefalomielite, como parte constituinte da própria manifestação aguda ou toxêmica e, provavelmente, tendo a mesma fisiopatogenia. Sintomas e sinais como delírio, confusão mental, perda da consciência, cefaleia, convulsões, disfasia, perturbações visuais, déficits motores focais, desvio conjugado do olhar, síndrome cerebelar e incontinência vesical e fecal podem ocorrer. Estudos de imagem podem evidenciar edema cerebral e múltiplas lesões focais encefálicas, notadamente, em território das artérias comunicantes. O exame do LCR pode revelar citometria normal ou pleocitose discreta e conteúdo proteico discreta ou moderadamente elevado. Tratamento de suporte, uso de corticosteroides e tratamento específico resultam, via de regra, em completo restabelecimento.

Vasculite do SNC também pode ocorrer na fase aguda da esquistossomose, podendo, inclusive, ser desencadeada pelo uso de praziquantel (sem uso associado de corticosteroides) para tratamento específico da infecção nessa fase. A vasculite é de provável origem imunotóxica, mediada por eosinófilos (liberação de substâncias existentes em seus grânulos, como a proteína básica maior e a peroxidase), e ocorre mais frequentemente em pacientes com eosinofilia acentuada. A ressonância magnética (RM) evidencia múltiplas lesões corticais e subcorticais localizadas em territórios das artérias comunicantes, como acontece na encefalite previamente descrita, no entanto com a presença de infartos *border zone*, sugestivos de vasculite cerebral. Tratamento com corticosteroides reverte o quadro, após se tratar especificamente a infecção.

Neuroesquistossomose cerebral

A neuroesquistossomose cerebral é mais frequentemente causada pelo *S. japonicum*, seguida do *S. mansoni* e, depois, do *S. haematobium*.

A neuroesquistossomose cerebral, devido à presença do ovo do parasita *in situ*, pode ser sintomática ou assintomática. A presença de sintomas depende: da quantidade de ovos em uma região circunscrita do cérebro; da intensidade da reação inflamatória em torno dos ovos (podendo chegar a formar um pseudotumor); da existência de efeito de massa com compressão e deslocamento de estruturas cerebrais; e da localização da lesão.

Neuroesquistossomose cerebral sintomática

Devido às características do ovo (ver Figura 146.1), menor, arredondado e com espinho pequeno e curvo (o que facilita seu embolismo para o cérebro), e por ser a espécie que põe maior número de ovos, e independentemente de sua forma clínica, a esquistossomose pelo *S. japonicum* é a que apresenta forma cerebral sintomática com maior frequência (2 a 4% dos pacientes infectados).

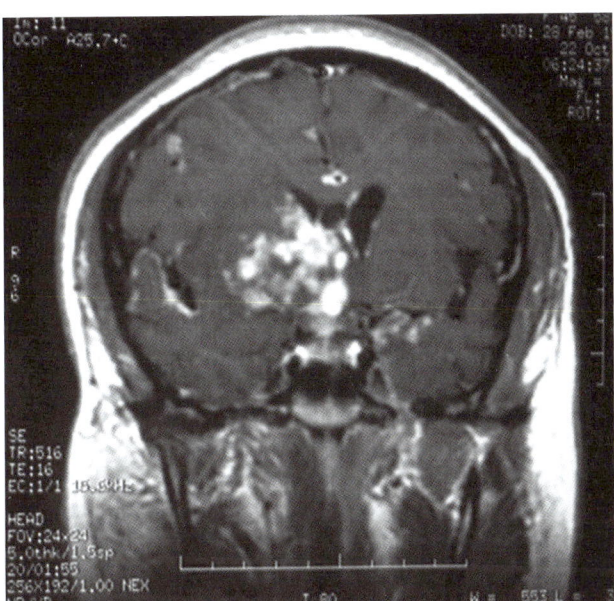

Figura 146.2 Neuroesquistossomose mansônica cerebral.

Nas formas não graves da esquistossomose mansônica, a migração anômala de vermes em acasalamento para locais próximos ao SNC, promovendo a deposição de vários ovos em uma área restrita do SNC ou seguida de oviposição *in situ*, ou a embolização massiva de ovos, a partir do sistema venoso mesentérico portal para o SNC, compreendem os principais mecanismos para o estabelecimento da neuroesquistossomose mansônica sintomática. Em ambos os casos, o trajeto é feito através do fluxo venoso retrógrado no plexo venoso vertebral avalvular de Batson, o qual liga o sistema venoso portal e a veia cava inferior às veias da medula espinhal e do cérebro.

Qualquer uma das cinco espécies em apreço pode causar neuroesquistossomose cerebral sintomática. Crises convulsivas (parciais ou generalizadas), sinais e sintomas de hipertensão intracraniana e sinais focais (nas formas pseudotumorais), cefaleia aguda, alterações visuais, hemorragias cerebrais e meníngeas com suas manifestações podem ocorrer. Cefaleia, ataxia, nistagmo, náusea e vômitos estão presentes nas formas pseudotumorais cerebelares.

Neuroesquistossomose cerebral assintomática

A forma cerebral assintomática da neuroesquistossomose mansônica é mais frequente nas formas mais graves da esquistossomose, isto é, forma hepatoesplênica e, principalmente, forma cardiopulmonar. O ovo tem acesso ao cérebro pelo sistema arterial, por meio de *shunts* arteriovenosos pulmonares previamente estabelecidos ou por anastomoses portopulmonares via veia ázigos ou por meio do plexo venoso de Batson, como previamente descrito, com a ressalva de que a presença de hipertensão portal facilita a abertura das anastomoses, que conectam as veias da medula espinhal e cerebrais ao sistema venoso portal. Anastomoses porto-pulmonares, por meio das veias ázigos, permitem que ovos e vermes adultos cheguem aos pulmões de onde podem, por meio das veias pulmonares, se transformar em êmbolos arteriais. A distribuição esparsa dos ovos no cérebro desses pacientes indica que a **embolização de ovos isolados** é a forma principal de invasão do SNC pelo *S. mansoni* nas formas graves da esquistossomose.

A esparsa distribuição dos ovos e a reação inflamatória discreta ao seu redor explicam a ausência de sintomas, embora possam ser causa de crises convulsivas.

Neuroesquistossomose cerebral: diagnóstico e tratamento

A história epidemiológica e a demonstração da parasitose são dados importantes para a orientação diagnóstica.

As alterações à RM na neuroesquistossomose podem ser inespecíficas ou sugestivas dessa patologia. As imagens com contraste em T1, que mostram lesão com realce linear central arrodeada por múltiplos nódulos punctiformes realçados, formando uma imagem de aparência arborizada, são consideradas características dessa patologia (porém não patognomônicas).

Dependendo da localização da lesão, o líquido cefalorraquidiano (LCR) pode ser normal ou alterado. A descrição do LCR na neuroesquistossomose será apresentada adiante.

Alguns pacientes têm sido tratados cirurgicamente, sobretudo, aqueles com a forma pseudotumoral, nos quais o diagnóstico não é estabelecido antes da cirurgia. Não havendo indicação cirúrgica imediata, os pacientes podem ser tratados, clinicamente, com corticosteroides (para diminuir a reação inflamatória em torno dos granulomas e a hipertensão intracraniana) e medicamentos específicos para o *S. mansoni*. O detalhamento do tratamento será apresentado adiante.

Neuroesquistossomose da medula espinhal[a]

Ao contrário da neuroesquistossomose cerebral, a neuroesquistossomose da medula espinhal é sintomática na maioria dos casos. Exceto pelo *S. japonicum*, que causa mais frequentemente neuroesquistossomose cerebral, as outras espécies estão mais relacionadas à neuroesquistossomose da medula espinhal (NEME), sendo o *S. mansoni* o mais frequentemente associado a essa patologia. Considerada inicialmente entidade rara, a NEME tem sido cada vez mais diagnosticada em pacientes provenientes de áreas endêmicas. Sua real importância epidemiológica não é conhecida, mas sabe-se que, devido às dificuldades diagnósticas, à falta de difusão do seu conhecimento, de atenção, de treinamento e de experiência para o seu reconhecimento, sua identificação é dificultada, levando à falsa impressão de que é menos comum do que é na realidade, subestimando sua prevalência. Acomete mais frequentemente adultos jovens, do sexo masculino, portadores da forma intestinal ou hepatointestinal, em plena fase produtiva da vida. Quando não diagnosticada e tratada precocemente, com frequência deixa sequelas irreversíveis com consequentes prejuízos pessoais, familiares, sociais e para a força de trabalho. Os próximos grupos mais afetados são os adolescentes e as crianças, ambos do sexo masculino. Isso provavelmente se deve ao fato de uma maior exposição do sexo masculino, tanto às atividades aquáticas na infância quanto às atividades profissionais em área rural.

A intensidade, a gravidade e as características clínicas dos sintomas e dos sinais dependem da quantidade de ovos na região acometida, da intensidade da reação inflamatória em torno desses ovos e do local da medula espinhal atingido. Desde formas leves às gravíssimas e, provavelmente, formas subclínicas ou mesmo assintomáticas podem acontecer. A intensidade e a gravidade dos sintomas podem, também, variar no mesmo paciente, durante a evolução da doença.

---

[a] Nesse contexto, o termo "medula espinhal" designa o conjunto formado pela medula, pelas raízes nervosas, pelo cone medular e pela cauda equina.

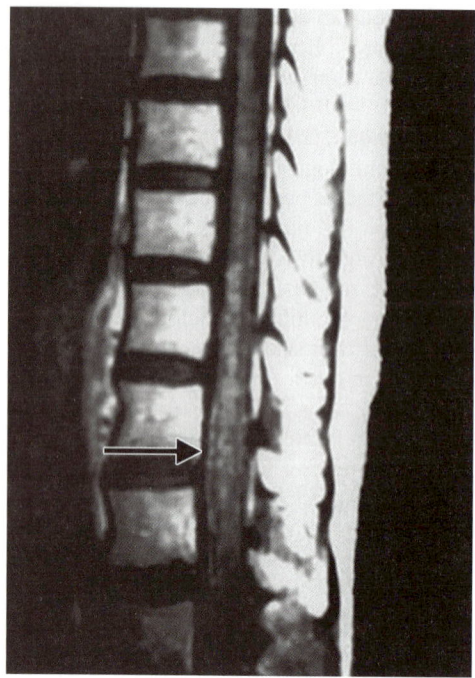

Figura 146.3 Neuroesquistossomose da medula espinhal.

De acordo com os sinais e os sintomas (que dependem da localização da lesão), pode-se dividir a NEME em três formas clínicas: forma medular com predomínio do envolvimento medular (a que apresenta pior prognóstico), forma mielorradicular, quando se associam manifestações medulares e de raízes nervosas, e a forma da síndrome do cone-cauda equina (de prognóstico mais favorável). A forma mielorradicular é a mais frequente, seguida da forma medular e da forma síndrome do cone-cauda equina. A forma mielorradicular pode evoluir com piora e predomínio dos sintomas medulares, havendo passagem de uma forma clínica para outra (de mielorradicular para medular). Os pacientes com NEME raramente apresentam evidência da esquistossomose sistêmica. Visitantes às áreas endêmicas, considerados *naive*, geralmente, quando expostos à infecção maciça, podem desenvolver NEME associada à fase aguda da esquistossomose.

Fisiopatogenia

Fisiopatogenia I – Mecanismos de acesso
Ambos, a migração anômala de vermes adultos em acasalamento para veias próximas à medula espinhal seguida de oviposição com consequente direcionamento desses ovos para uma área restrita do tecido nervoso ou a embolização direta de ovos, a partir das veias mesentéricas, podem ocorrer e, nas duas hipóteses, a via de acesso é o fluxo retrógrado, por meio do plexo venoso epidural vertebral avascular de Batson, que liga o sistema venoso portal e a veia cava inferior às veias da medula espinhal e cerebrais.

Manobras que promovem o aumento da pressão intra-abdominal, como tosse ou defecação, podem facilitar a migração dos vermes ou a embolização dos ovos para a medula espinhal. Alguns pacientes referem realização de esforço físico importante ou de carregamento de peso, imediatamente, ou alguns dias antes do surgimento dos sintomas. Esse é um dado importante na anamnese e não deve ser esquecido. O tamanho pequeno e a forma arredondada dos ovos do *S. japonicum* lhes permitem a ascensão direta para

o cérebro. O tamanho grande e a presença de espinho (terminal no ovo do *S. haematobium* e lateral e proeminente no ovo do *S. mansoni*) dificultam a progressão desses ovos, por meio do plexo venoso vertebral, para níveis mais altos do SNC, ficando eles aprisionados nas partes mais baixas da medula espinhal. O exame clínico revela, na maioria dos casos, comprometimento igual ou abaixo de T6, particularmente em T11–L1. Isso é atribuído à presença mais frequente de anastomoses entre o plexo venoso de Batson e o sistema venoso portal nessa região.

Fisiopatogenia II – O ovo
A doença é deflagrada pela reação inflamatória que se forma em torno do ovo no tecido nervoso, e a gravidade e a intensidade dos sintomas, bem como suas características clínicas, dependem da quantidade de ovos, da magnitude da reação inflamatória ao seu redor e de sua localização. A reação inflamatória granulomatosa, que se forma em torno do ovo, é suscitada por substâncias imunogênicas secretadas e excretadas pelo embrião maduro em seu interior e por substâncias liberadas após sua morte. A reação inflamatória periovular é mais intensa nas fases iniciais da esquistossomose com tendência à formação de granulomas maiores, mais exsudativos e com maior formação de necrose, na qual há predomínio de uma resposta inflamatória de tipo Th1. Com o passar do tempo, essa resposta Th1 é regulada negativamente, dando lugar a uma resposta predominantemente Th2. O tempo total de vida do embrião é, no máximo, de 18 a 20 dias. A resposta imune, inicialmente discreta aos ovos imaturos, intensifica-se à medida que o embrião amadurece, atingindo seu máximo (traduzido pelo maior volume que o granuloma atinge) em 4 a 8 dias. Após a morte e a desintegração do embrião, a reação inflamatória gradualmente involui. A resolução total do processo requer pelo menos 3 meses.

Fisiopatogenia III – Imunopatogênese
A chegada do ovo ao tecido nervoso com consequente secreção e excreção de substâncias imunogênicas pelo miracídio maduro, entre elas o antígeno ovular solúvel, deflagra uma resposta inflamatória mediada por células T-*helper* CD 4+, predominantemente de tipo Th2. Nesse caso, os T-*helpers*, bem como outras células engajadas na resposta imunológica, produzem citoquinas anti-inflamatórias, como a interleucina 10 (IL-10), que é um potente inibidor da resposta Th1; a IL-5 que promove a diferenciação, proliferação, maturação e ativação dos eosinófilos; a IL-4 e a IL-13, que promovem a maturação e a ativação de células B, produção de Imunoglobulinas (Ig) IgE, IgG1, IgG3, IgA e inibição da produção de fator de necrose tumoral alfa (TNF-alfa) e IL-1 por parte dos macrófagos e dos monócitos. A resposta Th1 se caracteriza no engajamento das células T-*helper* CD4+ e das outras células envolvidas na resposta imunológica em produzir citoquinas pró-inflamatórias, IL-2, interferon gama (IFN-gama) e TNF-alfa, que têm, como um de seus resultados finais, a ativação de macrófagos e a síntese de IgG2, partes de uma reação de hipersensibilidade do tipo retardada (DTH) (Figura 146.4).

Fisiopatogenia IV – Mecanismos de lesão neurológica
Os mecanismos de lesão ao tecido nervoso na neuroesquistossomose são complexos e não estão totalmente esclarecidos. É provável que o tecido nervoso seja agredido, tanto por mecanismos diretos (agressão direta à mielina e aos

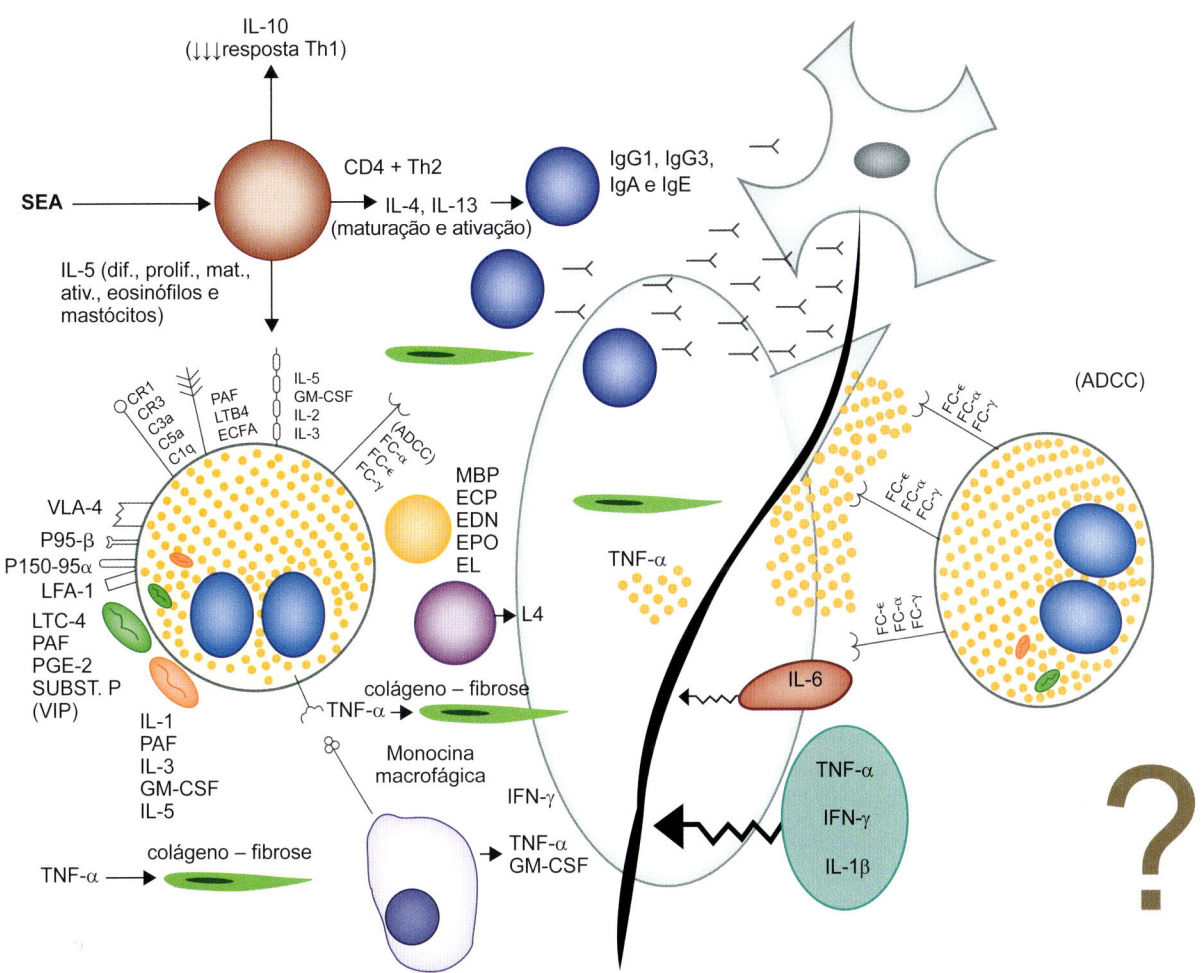

Figura 146.4 Ilustração da fisiopatogenia III – Imunopatogenia da neuroesquistossomose.

axônios) ligados à resposta inflamatória, quanto por mecanismos indiretos decorrentes das alterações surgidas com o aparecimento da lesão e por ela mantidas. Agressão direta ao tecido nervoso, em decorrência da resposta inflamatória, como citotoxicidade celular anticorpo-dependente, reação cruzada de anticorpos contra o tecido nervoso, toxicidade pela presença de IFN-gama, TNF-alfa e IL-6 são passíveis de acontecer. Substâncias existentes nos grânulos dos eosinófilos, como a proteína básica maior e a peroxidase (ambas envolvidas na imunidade contra a invasão por cercárias, em pacientes previamente infectados, e no combate ao esquistossômulo e ao miracídio), podem ser tóxicas ao tecido nervoso e estão implicadas na gênese da vasculite do SNC, que pode ocorrer na fase aguda da esquistossomose, e, provavelmente, participam da gênese da vasculite de etiologia imunológica, que ocorre na lesão da NEME. Essa vasculite, que produz neoformação angiomatoide, flebite, arterite necrotizante, trombose e infiltrado inflamatório perivascular, causa alterações circulatórias isquêmicas e metabólicas danosas ao tecido nervoso. Ocorre também sofrimento por ocupação de espaço.

O conjunto desses fatores, atuando de forma prolongada e persistente, pode causar dano mielínico e axonal irreversível com consequentes sequelas permanentes.

Diagnóstico
O principal ingrediente para desencadear o diagnóstico da NEME é a consciência de sua possibilidade.

Embora o padrão ouro para o diagnóstico da NEME seja a demonstração histopatológica de reação inflamatória em torno dos ovos no tecido nervoso raquimedular, ele não é utilizado, porque a obtenção de tecido medular para estudo histopatológico depende de procedimento invasivo e obviamente arriscado, potencialmente lesivo para as funções neurológicas do paciente. Sendo assim, esse procedimento é reservado a casos graves que não respondem ao tratamento e nos quais persiste dúvida diagnóstica. Na prática, o diagnóstico da NEME é presuntivo e se baseia em dados clínicos, epidemiológicos, na confirmação da infecção pelo *S. mansoni* por meio de exame de fezes e/ou biópsia retal e na exclusão de outras possíveis causas de acometimento medular. O exame do LCR e a RM são de valia para a corroboração diagnóstica. O afastamento de "outras possíveis causas de acometimento medular" é tarefa difícil, dispendiosa, requer a realização de exames específicos, sofisticados e caros, nem sempre disponíveis em pequenas cidades e na área rural. Por outro lado, o acometimento idiopático da medula espinhal não é condição infrequente e nada impede que um paciente portador de esquistossomose sistêmica tenha uma mielopatia de outra causa qualquer, especialmente em áreas endêmicas. A tríade clínica clássica da NEME é composta de dor lombar ou de membros inferiores (MMII), disfunção vesical e fraqueza de MMII. Qualquer paciente, apresentando esses sintomas, deve ser investigado para NEME. A instalação do quadro pode ser aguda ou subaguda, geralmente iniciada com dor lombar seguida de disfunção vesical e fraqueza de MMII de forma aguda ou com evolução em alguns dias. Frequentemente, esses pacientes, a maioria vinda de área rural, chegam para exame ambulatorial em cadeira de rodas e em uso de sonda vesical. A anamnese é importante para orientação diagnóstica. Nela, dados epidemiológicos, informação sobre diagnóstico prévio de esquistossomose, história de levantamento de peso ou de atividade com grande esforço físico, que possa ter levado a episódio de aumento da pressão intra-abdominal precedendo os sintomas, evolução e duração dos sinais e sintomas são de muita valia. Outros sintomas e sinais que podem ocorrer são parestesias, paraplegia flácida, disfunção fecal, disfunção sexual, diminuição ou exacerbação de reflexos tendinosos profundos.

Líquido cefalorraquidiano

O exame do LCR é importante para o diagnóstico da NEME porque:

1. As alterações inespecíficas, porém sugestivas, associadas à presença de anticorpos (no LCR) contra o *S. mansoni* estão presentes na maioria desses pacientes.
2. Pode identificar condições clínicas capazes de mimetizar a NEME.
3. Pode servir como um dos parâmetros para avaliação da resposta terapêutica e de duração do tratamento.

Patologias, como infiltração por leucemias, linfomas ou metástases de tumores sólidos; mielorradiculite devido ao *C. neoformans*; sífilis; tuberculose; infecção pelo vírus linfotrópico de células T humanas (HTLV) I/II e mielites bacterianas podem ser identificadas, por meio do exame do LCR. Pleocitose linfomononuclear (de ligeira a moderada) com presença de eosinófilos, hiperproteinorraquia moderada (podendo chegar à intensa) e anticorpos da classe IgG anti-*S. mansoni* (facilmente identificados por meio de reações de ELISA, de imunofluorescência indireta e de inibição da hemaglutinação) estão presentes na maioria desses pacientes. Os eosinófilos podem estar presentes no LCR de mais de 80% dos pacientes sem uso prévio de corticosteroides. No entanto, independentemente de seu percentual, essas células sugerem infecção parasitária e, quando associadas aos dados clínicos característicos da NEME, reforçam esse diagnóstico. Um exame de LCR normal ou a ausência de eosinófilos não afasta a possibilidade de NEME. Citoquinas e outros fatores envolvidos na resposta inflamatória podem ser identificados e quantificados no LCR e no soro desses pacientes. A dosagem dessas citoquinas e de substâncias correlatas tem demonstrado que a resposta inflamatória na NEME é, predominantemente, do tipo Th2. Índice de IgG elevado pode ser demonstrado no LCR desses pacientes.

Ressonância magnética

A RM evidencia alterações na maioria dos casos de NEME. Aumento do diâmetro da medula e/ou de raízes, do cone medular e/ou de raízes da cauda equina pode ser observado em T1; hiperintensidade em T2 na região acometida, refletindo edema; e captação heterogênea de contraste com pequenas áreas focais de acentuação mais intensa, formando um padrão granular, podem ser observados e sugerem o diagnóstico. A imagem considerada característica (porém não patognomônica) da NEME é composta de lesão linear central arrodeada por múltiplos nódulos punctiformes realçados (em T1 com contraste), formando uma imagem de aparência arborizada. No entanto, imagens menos específicas também podem ocorrer.

Eletroneuromiografia

Embora não específicas para NEME, alterações na eletroneuromiografia (ENMG) são encontradas praticamente em todos os casos. Esse exame evidencia, em mais de 90% dos casos, quadro de mielorradiculopatia bilateral, acometendo as raízes L2, L3, L4, L5, S1, S2, de intensidade variável entre elas e de maneira assimétrica em, aproximadamente, 40% dos casos. Reflexo H ausente ou anormal e onda F normal estão presentes em cerca de 80% dos casos. A ENMG pode ser útil no diagnóstico diferencial entre a forma mielítica da NEME e mielites transversas puras de outras etiologias, sem comprometimento radicular, por evidenciar, mesmo nesses casos de NEME, uma multirradiculopatia.

Tratamento e prognóstico

O tratamento da NEME é feito primariamente com corticosteroides (CRT) e medicamentos específicos contra o *S. mansoni*, particularmente o praziquantel (PZQ) – Figura 146.5. Como têm sido descritos alguns casos de morte, devido à disseminação sistêmica pelo *S. stercoralis*, por causa da imunossupressão decorrente da corticoterapia, a ivermectina deve ser usada antes do início da corticoterapia para evitar uma disseminação hematogênica por *Strongyloides stercoralis*.

Tão logo uma razoável suspeita de NEME seja feita, baseada em dados clínicos e epidemiológicos, o uso de CRT deve ser imediatamente iniciado, mesmo antes do resultado do LCR, da RM e da confirmação da infecção pelo *S. mansoni*. O prognóstico pode depender grandemente da precocidade da atuação anti-inflamatória e imunossupressora desses medicamentos sobre a reação inflamatória, existente em torno dos ovos, no tecido nervoso. O esquema mais indicado é iniciar pulsoterapia com metilprednisolona (15 mg/kg/dia durante 5 dias com dose máxima de 1 g/dia), dividida em duas doses, seguindo-se prednisona (1,5 a 2,0 mg/kg/dia) dividida em três doses, por 3 a 4 semanas, seguida de redução gradativa, com apenas uma dose diária, até completar sua parada total, em 3 a 4 meses. O uso isolado da prednisona, como descrito, também pode ser feito e é mais adequado a pacientes sem possibilidade de internamento hospitalar. O racional, para a escolha desse esquema, baseia-se no conhecimento de que o tempo máximo de vida do embrião dentro do ovo é de 18 a 20 dias, que a reação inflamatória atinge seu máximo (caracterizado pelo maior volume do granuloma) em 4 a 8 dias, com o embrião maduro, a partir do que passa a involuir gradativamente, e que a resolução total do processo requer pelo menos 3 meses, não perdendo de vista a noção de que, não necessariamente, os ovos que chegaram ao SNC o fizeram no mesmo dia e/ou foram postos no mesmo dia. A maioria dos pacientes apresenta melhora clínica rapidamente após a introdução dos CRT e em 2 a 3 meses estão curados ou estabilizados. No entanto, a necessidade da manutenção do CRT pode ser muito variável de um paciente para outro. Não é rara a piora dos sintomas em um paciente que vinha melhorando ou mesmo uma "recaída" após a redução do medicamento, obrigando um novo aumento das doses. A retirada do medicamento, em pacientes cujo LCR ainda apresenta alterações inflamatórias importantes, deve ser avaliada com cautela. A intensidade e a rapidez da melhora clínica

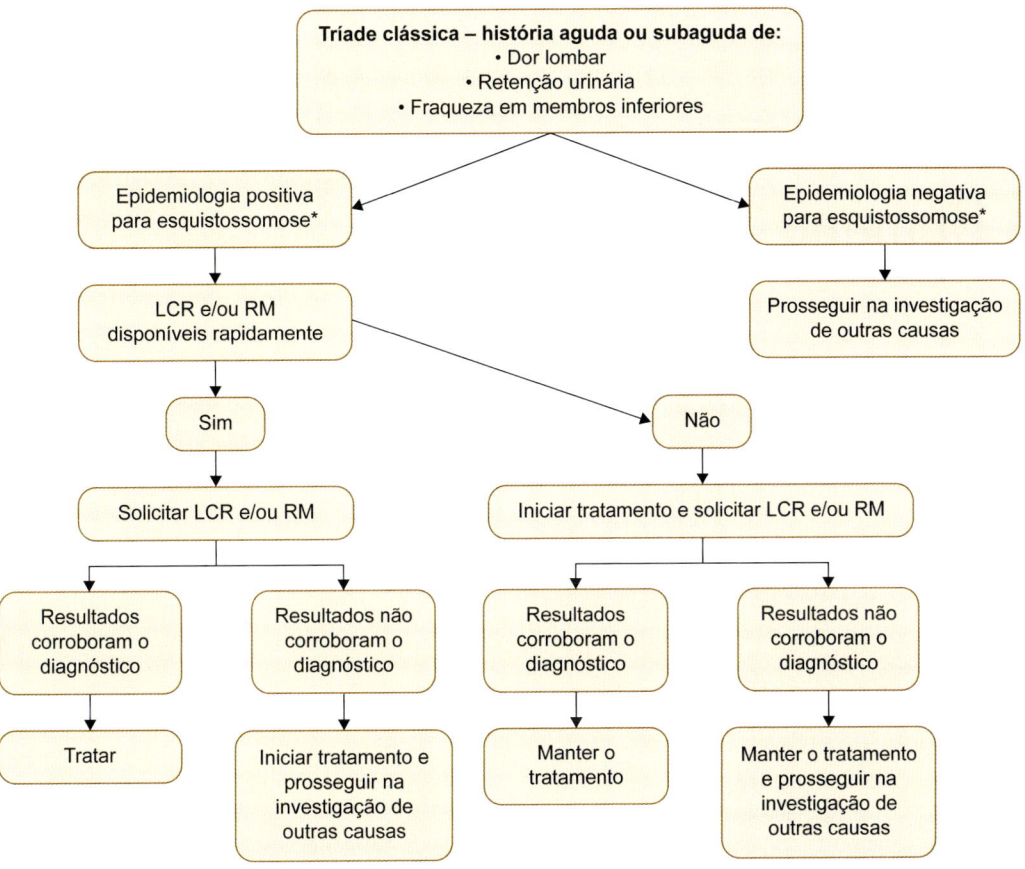

Figura 146.5 Orientação para início do tratamento da neuroesquistossomose.

dependem da forma clínica da NEME (sendo mais favorável e rápida na forma da síndrome do cone-cauda equina e menos favorável e mais lenta nas formas medulares), da extensão do dano neurológico e do tempo de regeneração do tecido nervoso lesado (mielina e axônios).

O uso do PZQ (60 mg/kg/dia durante 3 dias, em duas doses diárias, com intervalo de 4 horas entre as doses, com dose máxima diária de 5 g e dose total máxima de 15 g), deve ser iniciado tão logo a infecção pelo *S. mansoni* seja demonstrada pelo achado de ovos nas fezes e/ou na biopsia retal. A busca

por essa confirmação deve ser rápida e intensiva. A biópsia retal é exame simples e causa pouco ou nenhum incômodo ao paciente. Alguns pacientes em uso de CRT, mesmo em altas doses, só apresentam melhora clínica após o uso do PZQ, e esse medicamento tem sido utilizado isoladamente no tratamento da NEME, com bons resultados.

Para aqueles pacientes com sequelas graves e incapacitantes são necessários tratamento e apoio multidisciplinar que envolvem a presença de psicólogos, fisioterapeutas, enfermeiros, clínicos, neurologistas e terapeutas ocupacionais.

147

Raiva Humana

Hideraldo Cabeça

A raiva é causada por um vírus que se multiplica e se propaga até o sistema nervoso central. O vírus determina uma encefalite viral aguda, transmitida por mamíferos; dessa forma, todos os mamíferos são considerados fonte de infecção para o vírus da raiva. Podem, portanto, transmiti-lo ao ser humano, destacando-se: cães, gatos, morcegos, cachorro-do-mato, raposas, bovinos, equinos, suínos, caprinos, entre outros. No Brasil, o morcego é o principal responsável pela manutenção da cadeia silvestre. Os cães são considerados, em algumas localidades, os principais agentes de transmissão do vírus da raiva ao ser humano.[1,2]

No Brasil, a doença é endêmica. No período de 1990 a 2009, as regiões Norte e Nordeste contribuíram com 82% dos casos de raiva humana no Brasil, com destaque para os estados do Pará e de Rondônia, na região Norte; Bahia, Pernambuco, Ceará, Maranhão e Alagoas, na região Nordeste; e Minas Gerais, na região Sudeste.[1,3]

No período de 2010 a maio de 2023, foram registrados 47 casos de raiva humana. Desses casos, nove tiveram agressões provocadas por cães; 24, por morcegos; cinco, por primatas não humanos; dois, por raposas; quatro, por felinos; um por bovino; e em dois deles não foi possível identificar a espécie de animal agressora. Na série histórica de casos de raiva humana no Brasil, apenas dois casos evoluíram para cura; os demais evoluíram para óbito.[4-6]

Em 2022 foram confirmados cinco casos de raiva humana no Brasil, em todos eles foi identificada a variante 3. Quatro casos foram notificados em uma aldeia indígena no município de Bertópolis, Minas Gerais (sendo dois adolescentes de 12 anos e duas crianças de 4 e 5 anos), e um caso foi notificado no Distrito Federal (um adolescente entre 15 e 19 anos).[6]

A doença expõe grande número de pessoas e animais ao risco de infecção e os custos necessários para o seu controle ou erradicação são elevados. O prognóstico da doença é fatal em quase todos os casos e representa um sério problema de saúde pública.

O vírus da raiva é um vírus RNA pertencente à família Rhabdoviridae, gênero *Lyssavirus*. O vírus tem envelope bilipídico, cerca de 100 nanômetros e tem forma de um projétil. O vírus rábico é inativado por diversos agentes físicos e químicos, tais como: radiação ultravioleta, detergentes, agentes oxidantes, álcool, compostos iodados, enzimas proteolíticas e raios X.[2]

TRANSMISSÃO DO VÍRUS

O vírus está presente na **saliva** do animal doente. Após a mordida, o vírus é introduzido nos tecidos em virtude do comprometimento da integridade da pele. A progressão do vírus nos animais é semelhante à dos seres humanos. As arranhaduras também têm potencial de contaminação.

Na raiva pode ocorrer o envolvimento fora do sistema nervoso, com infecção de vários órgãos. Há casos comprovados, mas raros, de transmissão por aerossóis por meio dos dejetos de morcegos que se depositam em mucosas intactas. Alguns raros casos foram transmitidos após transplantes de órgãos infectados, seja de pâncreas, seja de adrenal, de coração, de rim. Outras formas de infecção, embora raras, são: transplante de córnea, via transplacentária e aleitamento materno.[2-4]

Os morcegos são mamíferos da ordem Chiroptera e representam 25% de todas as espécies de mamíferos conhecidos. Distribuem-se de forma global no mundo, com exceção das regiões polares. Das cerca de 150 espécies brasileiras de morcegos, o vírus rábico foi isolado em 27. A partir de 2004, o morcego passou a ser o principal transmissor no Brasil, e em observações epidemiológicas recentes, os morcegos foram responsáveis por 63,8% dos casos de raiva humana no Brasil.[5]

No ano de 2018, foram registrados 11 casos de raiva humana no Brasil. Destes, 10 casos foram relacionados a um surto em área ribeirinha em Melgaço/Pará, todos eles com histórico de espoliação por morcegos e sem realização de profilaxia antirrábica pós-exposição. Todos os casos evoluíram para óbito, sendo nove menores de 18 anos. O 11º caso registrado foi um homem residente no estado do Paraná, mas que foi espoliado por morcego em Ubatuba, no estado de São Paulo.[5,6]

PERÍODO DE INCUBAÇÃO

No ser humano, o período de incubação varia de dias a semanas. Na literatura há relato mencionando um período de incubação de até 8 anos. Esse período depende da quantidade de vírus inoculado, da proximidade do sistema nervoso central e da gravidade da lesão. Em animais silvestres, esse período é bastante variável, não havendo definição clara para a maioria deles.[2]

Ocorre transmissão antes do aparecimento dos sintomas e durante o período da doença. No cão e no gato, esse período se inicia de 3 a 5 dias antes dos sintomas.

MANIFESTAÇÃO CLÍNICA

Pacientes que sobrevivem à infecção pelo vírus da raiva têm sido relatados no mundo e, com isso, despertado o interesse no melhor conhecimento do quadro clínico.[6] Os sintomas são causados pela infecção viral levando pacientes ao óbito antes mesmo de qualquer resposta imunológica mensurável, na maioria dos casos.

A primeira fase, assintomática, é o período de incubação do vírus, que geralmente dura de 10 a 90 dias, podendo variar de 4 dias a 8 anos. O longo período de incubação é uma dificuldade na obtenção de um histórico de exposição animal anterior. Caberá ao médico verificar, durante a anamnese, eventuais possibilidades de infecção, com foco em viagens, imigração, ocupações e exposições a animais.

O segundo período, ou prodrômico, dura de 2 a 10 dias e segue-se à replicação do vírus no sistema nervoso central.

Os sintomas iniciais são inespecíficos e incluem febre, náuseas, dor de garganta, disfagia, podendo ocorrer até mudanças no comportamento, no sono e nas emoções. Prurido local, dor, parestesia, fraqueza ou espasmos mioclônicos ocorrem no local da inoculação em aproximadamente 50% dos casos.[7-9]

O terceiro estágio é o desenvolvimento de sinais de doença no sistema nervoso central. Há duas apresentações clássicas da doença: forma furiosa (relacionada principalmente com vírus transmitidos por canídeos) e forma paralítica (associada, na maioria dos casos, a vírus transmitidos por morcegos).[9]

A forma furiosa da raiva compreende disautonomia, agressividade e alucinações que duram breves períodos e se alternam com o comportamento normal, progredindo para confusão mental ou delírio. A febre pode ser intermitente, mas está invariavelmente presente. Mais de 50% dos pacientes apresentam hidrofobia ou aerofobia. Essas reações resultam de violentas contrações diafragmáticas e são suficientes para causar pneumotórax. A hipersalivação e a disfagia aumentam o risco de aspiração. Estado de mal epiléptico, distonia acentuada, sinais de parkinsonismo ou opistótono são incomuns e devem sugerir outros diagnósticos. A apresentação clínica nessa fase pode mimetizar a de intoxicação, meningite, encefalite, malária cerebral, epilepsia mioclônica, tétano, poliomielite ou síndrome de Guillain-Barré (SGB).

Já a forma paralítica da raiva tem evolução mais lenta. A paralisia flácida progride para tetraparesia, sinais bulbares e insuficiência respiratória. Podem ocorrer hipersalivação e espasmos hidrofóbicos. A SGB é frequentemente considerada, mas achados de febre, dor, distúrbios sensoriais ou esfincterianos e envolvimento mais proeminente da musculatura proximal são mais sugestivos de raiva. A encefalite autoimune antirreceptor de glutamato (NMDA) tem sido frequentemente confundida com raiva, especialmente após possíveis exposições de animais.[8]

Outras possibilidades diagnósticas incluem histeria e botulismo. As mortes precoces podem resultar de parada respiratória ou arritmias cardíacas, incluindo assistolia.

O quarto estágio da raiva é o coma, geralmente se desenvolvendo 6 a 8 dias após a hospitalização. O coma tem correlação com o espasmo severo das artérias basilares. A resposta imunológica à raiva geralmente é detectada 16 dias após a hospitalização. As complicações estão associadas à resposta imunológica; ambos variam de acordo com a filogenia dos vírus da raiva. Após 12 a 15 dias, a atividade do eletroencefalograma (EEG) encontra-se acentuada, seguindo-se o diabetes insípido. A morte geralmente ocorre 7 dias após o início dos sintomas na raiva furiosa e 21 dias na raiva paralítica.[7-10]

DIAGNÓSTICO LABORATORIAL

Os achados do líquido cefalorraquidiano (LCR) são compatíveis com alterações discretas, semelhante ao que se observa na meningoencefalite viral. O LCR é normal em aproximadamente um terço dos casos durante a primeira semana de doença.[10]

EEG, tomografia computadorizada e ressonância magnética do cérebro também pode ser normais.[8-10]

Testes laboratoriais específicos que não estão amplamente disponíveis são necessários para diagnóstico. Detecção do antígeno do vírus da raiva por teste de imunofluorescência ou cultura de amostras obtidas por biópsias cutâneas dos folículos capilares na nuca tem sensibilidade de 50 a 94% e quase 100% de especificidade, mas esses testes foram substituídos pela transcriptase reversa seguida de reação em cadeia da polimerase (RT-PCR) para ácido nucleico da raiva realizado na saliva ou na pele do paciente, com sensibilidade e especificidade > 90%.[9,11]

Ensaios recentes de RT-PCR detectam raiva causada por muitas espécies de *Lyssavirus*. Ocasionalmente, o vírus pode ser isolado do LCR ou seu genoma pode ser amplificado a partir de amostras de LCR ou urina.[8] Os anticorpos específicos da raiva no soro ou no LCR podem ser medidos indiretamente por imunofluorescência (IFA) ou imunoensaio enzimático. A neutralização do anticorpo pode ser medida pelo teste rápido de inibição de foco fluorescente (RFFIT) ou neutralização de vírus com anticorpo fluorescente (FAVN). Anticorpos podem ser detectados já em 5 dias e geralmente dentro de 16 dias após o início de sinais clínicos. Somente a raiva clínica, e não a imunização contra a raiva, produz anticorpos antirrábicos detectáveis no LCR.[9,11-13]

MEDIDAS GERAIS E ESPECÍFICAS[14]

Conduta perante a mordedura

1. Limpeza do local com água e sabão e desinfecção com álcool ou soluções iodadas, imediatamente após a agressão.
2. Quando o animal agressor for cão ou gato deve-se observá-lo durante 10 dias.
3. Procurar orientação médica, nos postos de atendimento.

Medidas de controle[15-18]

1. Tratamento preventivo.
2. Vacinação de cães e gatos anualmente.
3. Captura dos cães abandonados, responsáveis pela transmissão da raiva ao cão doméstico e ao ser humano.
4. Diagnóstico laboratorial dos casos suspeitos.
5. Vigilância epidemiológica.
6. Orientação educacional para a população em geral, a fim de esclarecer sobre o perigo da doença e seu modo de transmissão. Evitar aproximação de animais estranhos, evitar tocar em animais feridos e não perturbá-los quando estiverem comendo, bebendo ou dormindo.

Vacina na raiva

A vacina contra a raiva deve-se ao célebre microbiologista francês Louis Pasteur, que a desenvolveu em 1886.[18,19]

No Brasil, até 2001 a vacina utilizada era produzida em tecido nervosos de camundongos lactentes (Fuenzalida & Palácios modificada). A partir do ano de 2002 passa-se a produzir vacinas em cultura de células.

A vacina deve ser administrada pela via intramuscular (IM), no deltoide. Em crianças menores de 2 anos, pode ser administrada no vasto lateral da coxa. A região glútea não deve ser utilizada porque pode ocorrer falha no tratamento. A via intradérmica deve ser aplicada geralmente nos braços, na inserção do músculo deltoide, com uso de agulhas hipodérmicas curtas.

RAIVA NO MUNDO

Aproximadamente 60 mil pessoas são acometidas de raiva humana e morrem anualmente.

No Brasil, até 2003 ocorreu redução no número de casos de raiva humana. Nos anos de 2004 e 2005, houve o surgimento de surtos da doença, sendo o morcego hematófago o principal agressor. Foram observados casos nos municípios de Portel, Augusto Correa e Viseu, no Pará, e nos municípios de Godofredo Viana, Carutapera e Candido Mendes, no Maranhão, além de um caso em Sergipe.

Em 2004, uma americana infectada pela raiva foi curada com um tratamento desenvolvido por médicos de Milwaukee (EUA).[6,8,20,21] O tratamento é baseado em coma induzido eficaz e utilização de um antiviral. Desde então, o mesmo tratamento foi repetido em outras pessoas no mundo. Na literatura existe uma série de relatos comentando sobre o insucesso do protocolo em outros países, o que tem levado à discussão a melhor condução desses casos, em ambiente neurocrítico.[13]

Em 2008, no Brasil, médicos da Unidade de Terapia Intensiva (UTI) do Serviço de Doenças Infecciosas do Hospital Universitário Oswaldo Cruz da Universidade de Pernambuco (UPE), em Recife, aplicaram um tratamento semelhante ao utilizado na paciente norte-americana, em um jovem de 15 anos, mordido por um morcego hematófago, que evoluiu com eliminação viral e estabilidade clínica.

Em 2009, artigos publicados revelam a existência de sete casos que sobreviveram à infecção do vírus rábico.[8]

Com o sucesso no tratamento desenvolvido pelos médicos em Recife, o Ministério da Saúde decidiu reunir especialistas brasileiros em raiva no intuito de elaborar um protocolo com o objetivo de orientar a condução dos casos suspeitos de raiva humana na tentativa de reduzir a mortalidade dessa doença.[14]

PROTOCOLO PARA TRATAMENTO DE RAIVA HUMANA NO BRASIL[14]

Esse protocolo de tratamento está recomendado para todo paciente com suspeita clínica de raiva que tenha vínculo epidemiológico e profilaxia de raiva humana inadequada. É necessária a assinatura do Termo de Consentimento Livre e Esclarecido pelo paciente ou responsável, antes da utilização do protocolo.

Suspeita clínica de raiva humana

Período de incubação: variável, podendo ser de 1 mês a 1 ano, podendo atingir um período maior como comentado anteriormente. A maioria dos casos ocorre entre 2 semanas e 3 meses.

Pródromos: com manifestações inespecíficas.

Fase neurológica: há duas apresentações: forma furiosa e forma paralítica.

A **disautonomia** (bradicardia, bradiarritmia, taquicardia, taquiarritmia, hipo ou hipertensão arterial) e a insuficiência respiratória são as principais causas de morte, podendo ocorrer nas duas formas. Sem suporte cardiorrespiratório, o paciente evolui a óbito entre 5 e 7 dias na forma furiosa e em até 14 dias na forma paralítica.

Vínculo epidemiológico[14-16]

Paciente com manifestação clínica sugestiva de raiva, **COM** antecedentes de exposição de até 1 ano a uma provável fonte de infecção **OU** procedentes de regiões com comprovada circulação de vírus rábico.

Profilaxia de raiva humana inadequada

- Paciente que não recebeu o esquema profilático de pós-exposição de raiva humana

- Paciente que recebeu o esquema de pós-exposição incompleto, conforme as normas técnicas de profilaxia da raiva humana
- Paciente que não recebeu o esquema de pós-exposição em tempo oportuno.

Critérios de exclusão ao protocolo

- Paciente sem história de febre
- Paciente com história de doença superior a 14 dias
- Paciente com doença que não tenha vínculo epidemiológico com a raiva
- Paciente com profilaxia antirrábica pós-exposição completa e em tempo oportuno
- Confirmada outra doença
- Pacientes com doença associada grave ou incurável, ou com sequela neurológica prévia limitante, ou que o investimento terapêutico seja contraindicado.

DIAGNÓSTICO

O diagnóstico da raiva humana apresenta uma série de dificuldades no que tange ao diagnóstico diferencial, principalmente no início dos sintomas, sendo os dados epidemiológicos de fundamental importância para estabelecer o diagnóstico precoce da doença.

Diagnóstico diferencial

Doenças infecciosas. Outras encefalites virais, especialmente as causadas por outros rabdovírus e arbovírus; enteroviroses; tétano; pasteureloses por mordedura de gato e de cão; infecção por vírus B (*Herpesvirus simiae*) por mordedura de macaco; botulismo; febre por mordida de rato (*sodoku*); febre por arranhadura de gato (linforreticulose benigna de inoculação); e tularemia.

Doenças não infecciosas. SGB; encefalomielite difusa aguda (ADEM); intoxicações; quadros psiquiátricos; encefalite pós-vacinal. Merece especial atenção a SGB, por sua variabilidade de apresentação clínica; vale destacar que a forma paralítica da raiva tem progressão mais rápida que a SGB.

Diagnóstico específico da raiva[14]

O diagnóstico laboratorial da raiva humana *ante mortem* pode ser realizado por meio da identificação do antígeno rábico pela técnica de imunofluorescência direta (IFD) na biópsia da pele da região da nuca (folículo piloso) ou da saliva.

As técnicas de biologia molecular, como o RT-PCR e a semi-*nested* RT-PCR, representam, na atualidade, importantes instrumentos para o diagnóstico *ante mortem* a partir da saliva, do folículo piloso e do LCR. Nenhuma das técnicas, isoladamente, apresenta 100% de sensibilidade, mas o conjunto delas aumenta consideravelmente a probabilidade da confirmação laboratorial. Ressalta-se que o diagnóstico positivo é conclusivo, porém o diagnóstico negativo não exclui a possibilidade de raiva.

Em casos nos quais não há histórico de vacinação do paciente, a pesquisa de anticorpos no soro, por meio da soroneutralização (RIFFT), oferece uma importante contribuição para o diagnóstico *in vivo*. A presença de anticorpos no LCR, mesmo após vacinação, também sinaliza infecção pelo vírus da raiva.

Conduta antes de ter o diagnóstico confirmado laboratorialmente[14-17]

- Conduzir todo paciente com suspeita clinicoepidemiológica de raiva humana no serviço de referência do Estado para tratamento de raiva e em ambiente de UTI

- Manter o paciente em isolamento de contato, usando equipamento de proteção individual adequado
- Providenciar precocemente acesso venoso central, sondagem vesical de demora e sondagem nasoenteral
- Dieta: hipercalórica e hiperproteica
- Manter paciente normovolêmico, usando soluções isotônicas
- Intubação traqueal: seguir as indicações clássicas; ressaltar a necessidade de vigilância quanto à possível hipersalivação
- Suporte ventilatório: prevenção de lesão neurológica secundária
- Sedação para adaptação ventilatória: deverá seguir a rotina do serviço
  - Sugere-se o uso de midazolam (0,03 a 0,6 mg/kg/h) associado a fentanila (1 a 2 mcg/kg/h)
  - Caso disponível, trocar fentanila por cetamina (0,5 a 1,0 mg/kg/h). Caso não tenha cetamina, providenciar para uso obrigatório quando o diagnóstico for confirmado
  - Evitar o uso de barbitúricos e propofol
  - Monitorar com escala de sedação (Ramsey IV), ou com índice biespectral (BIS) ou EEG
- Nimodipino: 60 mg via enteral de 4 em 4 horas
- Vitamina C: 1 g IV ao dia
- Profilaxia para trombose venosa profunda (TVP): em pacientes de alto risco, deve-se preferir heparina de baixo peso molecular
- Profilaxia de hemorragia digestiva alta
- Profilaxia de úlcera de pressão
- Objetivos terapêuticos a serem seguidos para reduzir o risco de lesão neurológica secundária:
  - Cabeceira elevada a 30º com cabeça centralizada em relação ao tronco; NÃO deixar de fazer a mudança de decúbito a cada 3 horas
  - Pressão arterial média (PAM) ≥ 80 mmHg
  - Pressão venosa central (PVC) = 8 a 12 mmHg (10 a 14 mmHg quando em ventilação mecânica)
  - Saturação periférica de oxigênio (oximetria) ≥ 94%
  - Pa_{CO_2} = 35 a 40 mmHg; NÃO fazer hiperventilação
  - Hemoglobina ≥ 10 g
  - Natremia (Na^+) = 140 a 150 mEq/ℓ
  - Glicemia = 70 a 110 mg; em adultos, iniciar infusão venosa contínua de insulina quando glicemia > 180 mg, conforme protocolo próprio
  - Manter diurese > 0,5 mℓ/kg/h com adequada hidratação; evitar uso de diuréticos
  - Aferir temperatura central e manter entre 35 e 37ºC com controle da temperatura ambiental, medicamentos e resfriamento superficial.

CONDUTA APÓS CONFIRMAÇÃO LABORATORIAL DA RAIVA

- Manter todas as condutas descritas anteriormente e mais as relacionadas a seguir:
  - Amantadina: 100 mg por via enteral de 12/12 horas; NÃO usar ribavirina
  - Biopterina: 2 mg/kg por via enteral de 8/8 horas (disponível no Ministério da Saúde)
  - Sedação profunda: usar midazolam (1 a 2 mg/kg/h) associado a cetamina (2 mg/kg/h); deverá ser suspensa fentanila se estiver em uso. Deve-se monitorar a sedação.

Os consultores do protocolo sugerem que, na vigência de deficiência de biopterina, deverá haver reposição com as seguintes doses: 5 mg/kg/dia divididos em duas tomadas por 2 dias, seguidos de 10 mg/kg/dia divididos em duas tomadas por 2 dias, seguidos de 20 mg/kg/dia divididos em duas tomadas, e manter essa dosagem por 4 a 6 meses. Caso haja aparecimento ou piora de movimentos anormais, discutir com os consultores as doses de manutenção da tetra-hidrobiopterina (BH4).[18,19]

Em trabalho importante publicado em 2008, Willoughby et al. fazem uma revisão sobre o comportamento dos vasos intracranianos na raiva humana. É afirmado que a raiva leva a um espasmo das artérias do cérebro de forma severa e que há uma deficiência de BH4 nesses pacientes. A BH4 tem papel importante na síntese de óxido nítrico.[8,11,20,21] Dessa forma, a raiva predispõe à constrição das artérias cerebrais. Sendo assim, explica-se o uso de biopterina no tratamento da raiva humana e a necessidade de sedação importante para adequado manejo do paciente crítico.[14,18-20]

EXAMES COMPLEMENTARES

1. Doppler transcraniano (DTC): deverá ser realizado diariamente a partir do internamento na UTI, quando possível, para diagnóstico precoce de vasoespasmo cerebral. Esse exame tem importante papel no acompanhamento do paciente com raiva dentro da UTI, podendo ser determinante no estabelecimento pontual na correção e no diagnóstico de disfunção vascular intracraniana. O exame poderá ser suspenso após 15 dias se não houver alterações.[13]
2. Ressonância magnética (RM) de encéfalo: deve-se fazer RM com difusão (sem contraste) sempre avaliando risco-benefício do transporte. Não há quase nenhum relato de monitorização de pacientes com raiva humana por meio da RM de encéfalo, sobretudo em sobreviventes. Rao et al. observaram alteração de sinal em T1 (hipointensa) e T2 (hiperintensa) em região de gânglios da base, tálamo, tronco cerebral, e restrição à difusão frontoparietal e ao hipocampo; no controle, após 2 a 5 meses, foram observadas atrofia cerebral progressiva e gliose.[21]
3. Tomografia computadorizada (TC): na vigência de complicações.

COMPLICAÇÕES

- Hipernatremia (Na^+ > 155 mEq/ℓ)
- Hiponatremia (Na^+ < 140 mEq/ℓ)
- Disautonomia: recomenda-se otimizar sedação, avaliação cardíaca e necessidade do uso de vasopressor ou marca-passo provisório
- Hipertensão intracraniana (HIC)
  - Caso apresente sinais inespecíficos sugestivos de HIC:
    - Fazer TC sem contraste de urgência
    - Solicitar avaliação neurocirúrgica
    - Considerar monitorização da pressão intracraniana (PIC) com objetivos de manter PIC < 20 mmHg e pressão de perfusão cerebral (PPC) (PAM – PIC) > 60 mmHg
    - Se PIC > 20 mmHg, fazer osmoterapia com:
      - Manitol a 20% = ataque de 0,5 a 1 g/kg IV em bólus; repetir a cada 15 a 30 minutos 0,25 a 0,75 g/kg IV mantendo osmolaridade sérica ≤ 320 mOsm/ℓ OU

- Solução salina hipertônica a 7,5% = 2 a 3 mℓ/kg IV em 1 hora
  - NÃO hiperventilar (manter Pa_{CO_2} = 35 a 40 mmHg)
  - Manter Na^+ sérico entre 150 e 155 mEq/ℓ
- Sinais de herniação
  - Osmoterapia (com manitol ou solução salina hipertônica – ver doses anteriores) e hiperventilar (Pa_{CO_2} = 28 a 30 mmHg) até reverter a anisocoria
  - Realizar TC sem contraste de emergência quando estabilizado
  - Solicitar avaliação neurocirúrgica de emergência para monitoração da PIC e tratamento definitivo
- Controle do vasospasmo cerebral: quando existir vasospasmo deverá haver controle da PIC e uso do Doppler transcraniano para monitorar o vasospasmo. Deve-se objetivar: PVC > 10 mmHg; PAM > 120 mmHg; e hemoglobina em torno de 10 g
- Infecção: tratar de forma pontual as infecções secundárias
- Crise convulsiva: faz-se necessário investigar HIC. Se convulsão, tratar com diazepínico e hidantalização (fenitoína 20 mg/kg).

QUADRO CLÍNICO COMPATÍVEL COM MORTE ENCEFÁLICA

A raiva pode mimetizar morte encefálica (ME), com arreflexia global e supressão de EEG ou BIS. Nesse caso, NÃO está indicada a suspensão do protocolo.

Deve-se conduzir da seguinte forma, segundo o protocolo:

Suspender sedação; fazer nova avaliação clínica e neurológica após 48 horas; em persistindo os sinais de ME, abrir protocolo conforme legislação vigente; deve ser feito exame de avaliação de fluxo sanguíneo cerebral ou de atividade metabólica – NÃO USAR EEG; se confirmar ME: suspender o protocolo e seguir as orientações legais; se não confirmar ME: manter o protocolo; não reiniciar sedação; reavaliar fluxo e ou metabolismo cerebral periodicamente.

A raiva ainda representa uma grande ameaça pública; particularmente em países em desenvolvimento, é essencial uma vigilância adequada com base no diagnóstico rápido e confiável da raiva tanto para seres humanos quanto para animais.[17,18,22,23]

NOTA TÉCNICA Nº 8/2022 – MINISTÉRIO DA SAÚDE[24]

Em 2022, o Ministério da Saúde emitiu a Nota Técnica nº 8/2022, que atualizou o protocolo de profilaxia pré e pós-exposição da raiva humana no Brasil, e que merece alguns destaques:

1. Quanto ao uso das terminologias "soro" e "imunoglobulina".

No Brasil, para garantir a rastreabilidade dos imunobiológicos antirrábicos, deve-se continuar utilizando e registrando na Caderneta de Vacinação os nomes dos imunobiológicos: Soro Antirrábico (SAR) ou Imunoglobulina Humana Antirrábica (IGHAR).

A dose da IGHAR é de 20 UI/kg e a do SAR é de 40 UI/kg. Conforme indicação, tanto a IGHAR quanto o SAR devem ser administrados o mais rápido possível. Caso não tenha disponível, administrar no máximo em até 7 dias após a primeira dose de vacina raiva (inativada). Após esse prazo, a administração da IGHAR ou do SAR é contraindicada.

Havendo possibilidade de identificação da localização da(s) lesão(ões), recente(s) ou cicatrizada(s), deve-se infiltrar o volume total indicado, ou o máximo possível, dentro ou ao redor da(s) lesão(ões). Se a infiltração não for possível, aplicar o restante por via intramuscular (IM), respeitando o volume máximo de cada grupo muscular mais próximo da lesão. Não é recomendada a administração da IGHAR ou do SAR no mesmo grupo muscular de aplicação da vacina.

2. Quanto à definição de profilaxia antirrábica humana em casos de agressões por animais silvestres.

Nos casos de agressões por morcegos e outros mamíferos silvestres (inclusive os domiciliados), o acidente é sempre classificado como grave.

A conduta adequada é lavar o local com água e sabão, abundantemente, e iniciar imediatamente o esquema profilático com SAR ou IGHAR e a administração de quatro doses de vacina antirrábica nos dias 0, 3, 7 e 14, pela via IM, ou de quatro doses nos dias 0, 3, 7 e 14, pela via intradérmica (ID).

3. Quanto à definição de profilaxia antirrábica humana em acidentes por animais de produção.

Animais domésticos de interesse econômico ou de produção (bovinos, bubalinos, equídeos, caprinos, ovinos, suínos) também são considerados animais de risco para a transmissão da raiva. Para avaliar a indicação da profilaxia de pré ou pós-exposição, é importante conhecer o tipo, a frequência e o grau do contato ou exposição que os tratadores e outros profissionais têm com esses animais, e deve-se levar em consideração o risco epidemiológico da doença na localidade.

Deve-se verificar a forma de contato, se direto ou indireto. Avaliar de forma criteriosa a necessidade de administração do esquema profilático para raiva humana envolvendo animais de produção. Será indicado principalmente aos trabalhadores rurais em contato com animais positivos, especialmente aqueles que tiveram contato com a mucosa da boca do animal, isto é, tentaram desengasgar o animal. Considerar que os trabalhadores rurais comumente são portadores de lesões de pele.

4. Quanto à profilaxia antirrábica humana em casos de agressões graves por cães ou gatos.

Caso o cão ou gato agressor tenha sinais sugestivos de raiva no momento da agressão, indicar a profilaxia. Se o cão ou gato agressor não apresenta sinais sugestivos de raiva, indicar a observação do animal por 10 dias e não iniciar a profilaxia pós-exposição. Não sendo possível a observação do animal, administrar o esquema especificado na nota técnica em destaque.

Nos cães e nos gatos, o período de incubação da doença pode variar de alguns dias a anos, mas, em geral, é de cerca de 60 dias. No entanto, a excreção de vírus pela saliva, ou seja, o período em que o animal pode transmitir a doença, só ocorre a partir do final do período de incubação, variando entre 2 e 5 ou mais dias antes do aparecimento dos sinais clínicos, persistindo até sua morte, que normalmente é rápida e ocorre até o quinto dia após o início dos sintomas. Portanto, o animal deve ser observado por 10 dias; se em todo esse período permanecer vivo e saudável, a raiva é descartada e, consequentemente, não há risco de transmissão do vírus. Se porventura o animal desaparecer, apresentar sinais de raiva ou morrer e o diagnóstico de raiva não puder ser afastado, a profilaxia deve ser iniciada imediatamente.

CONSIDERAÇÕES FINAIS

Deve-se enfatizar que o melhor conhecimento da patogênese, incluindo as interações complexas entre o vírus da raiva e o sistema imunológico, poderia contribuir para a identificação de novos alvos para o desenvolvimento de terapias efetivas para a raiva.[25-29]

O *site* do Ministério da Saúde fornece informações importantes sobre o fluxograma de atendimento, o atendimento de Enfermagem, as doses pediátricas, a ficha de notificação e o modelo do termo de consentimento na abordagem ao paciente com raiva, sendo o protocolo de tratamento. Houve avanços com ações de vacinação pré-exposição antirrábica humana[29-31] de populações que vivem em áreas remotas com risco de transmissão de raiva por morcegos hematófagos (populações ribeirinhas e indígenas).

O Brasil assumiu o compromisso de validação da eliminação de raiva humana mediada por cães junto à Organização Pan-Americana da Saúde (OPAS)/Organização Mundial da Saúde (OMS) até 2026, mediante o fortalecimento das ações de vigilância nos estados e nos municípios. Outra estratégia que se pretende implementar nos próximos anos é a vacinação pré-exposição antirrábica humana no calendário vacinal das populações que vivem em áreas remotas da região amazônica com risco de transmissão de raiva por morcegos hematófagos.

Os avanços conquistados nos últimos anos têm levado a comunidade científica a enaltecer a tecnologia moderna empregada na abordagem do paciente crítico,[31-33] entretanto, na raiva humana, a vacinação é o método mais eficaz de prevenção, além de medidas de vigilância epidemiológica para atuar de forma precoce nos agravos à saúde.[34-37] Nesse contexto, merece, por parte do Ministério da Saúde, um debate ampliado junto ao grupo de especialistas envolvidos nas estratégias estabelecidas no protocolo de tratamento do paciente com raiva no Brasil, que necessita ser reavaliado, além do apoio da Academia Brasileira de Neurologia (ABN) e de departamentos científicos envolvendo o paciente crítico e as situações de medidas paliativas.

É imperativo o reconhecimento precoce por parte dos médicos que atuam frente à população de risco, devendo sempre ter atenção à história clínica e aos dados epidemiológicos de suspeição da doença.

CAPÍTULO 148

Neuropatia na Hanseníase

Marcia Jardim • Marcos Orsini • Marcos de Freitas

INTRODUÇÃO

A hanseníase é uma doença infecciosa de evolução crônica que, embora curável, ainda permanece endêmica em várias regiões do mundo, principalmente na Índia, no Brasil e na Indonésia.[1] É causada por um bacilo gram-positivo, *Mycobacterium leprae* (*M. leprae*), descoberto no final do século XIX por Gerhard Armauer Hansen. Uma importante característica dessa espécie é que mais da metade dos genes funcionais foi substituída por genes inativos ou pseudogenes, resultando em alterações de vias metabólicas, especialmente catabólicas, embora o mecanismo de formação da parede celular tenha sido preservado. Devido a esse processo evolutivo redutivo do *M. leprae* ao longo de milhares de anos, cerca de metade dos seus genes não codifica proteínas para serem transcritas na célula.[2] Dessa forma, esse bacilo depende de uma célula hospedeira para sobreviver. Tem um tropismo pela célula de Schwann (CS) por meio de um processo de ligação do *M. leprae* a diferentes proteínas estruturais na membrana basal dessa célula, que funcionam como receptores para a sua entrada na CS.[3] Assim, o estabelecimento da infecção nas CS é a chave para a sobrevivência bacteriana no sistema nervoso periférico (SNP). A natureza não tóxica do *M. leprae* é uma vantagem adicional que garante a sobrevivência das CS durante a incubação a longo prazo sem induzir apoptose ou toxicidade.[4] Essas peculiares características são responsáveis pelo crescimento lento e pela incapacidade de proliferação em meios de cultura. Em 2008, o *Mycobacterium lepromatosis* foi identificado como uma nova espécie e segundo agente causal da hanseníase, 150 anos depois que a doença foi atribuída pela primeira vez ao *M. leprae*. O *M. lepromatosis* foi implicado em um pequeno número de casos e os aspectos clínicos da hanseníase causada por *M. lepromatosis* são pouco caracterizados, manifestando-se como uma doença multibacilar. Entretanto, os estudos ainda são escassos com relação à possível variabilidade clínica e à distribuição geográfica desse patógeno, sendo necessárias investigações adicionais, que tragam informações sobre a sua real proporção entre os casos de hanseníase no Brasil.[5] Desse modo, este capítulo designará apenas o *M. leprae* sempre que se referir ao agente causador da hanseníase.

FISIOPATOGENIA

A principal consequência da hanseníase é a disfunção neurológica resultante do envolvimento do SNP devido à destruição pela infecção crônica e pela inflamação do nervo pelo *M. leprae*.[6] No SNP, as CS servem não apenas como hospedeiro natural, mas também um refúgio seguro para a multiplicação de *M. leprae*, já que a barreira hematoneural protege o bacilo da resposta imune do hospedeiro. Portanto, o *M. leprae*, residente nas CS, serve não só como fonte primária de infecção, resultando na lesão nervosa, mas também é responsável pela liberação contínua desse microrganismo, facilitando a disseminação da infecção para outros tecidos.[7]

Embora o *M. leprae* se ligue tanto às CS mielínicas como às não mielínicas, são as CS não mielínicas que preferencialmente são suscetíveis à invasão e abrigam **esse bacilo** no SNP.[6] Provavelmente, devido ao fato de as CS mielinizadas terem seu citoplasma ocupado fisicamente pela mielina compacta, o *M. leprae* altera a glicose mitocondrial e o metabolismo na CS. Evolutivamente, ocorre um desequilíbrio na relação entre axônio e as CS, resultando em uma redução do metabolismo axonal e na perda de axônios.[8] Esse mecanismo está provavelmente relacionado à neurite silenciosa.

Quando o *M. leprae* e seus antígenos são liberados a partir de CS não mielinizadas, essas células, assim como as CS mielinizadas, são sujeitas a ataque imunológico por infiltração de macrófagos, linfócitos T e citocinas pró-inflamatórias liberadas a partir dessas células inflamatórias, podendo eventualmente causar agravamento da lesão neurológica durante o curso de uma infecção por esse bacilo. Deve-se enfatizar que, embora os mecanismos não imunes possam desempenhar um papel na fase inicial da lesão neurológica e no início do processo da doença, é o dano nervoso imunomediado que geralmente se manifesta de forma mais evidente sob o ponto de vista clínico, denominado "neurite aguda". Portanto, danos ao SNP, a marca registrada da infecção por *M. leprae*, parecem ocorrer durante todos os estágios da infecção, e anormalidades neurológicas precoces também ocorrem de forma indolente e lentamente progressiva.[7]

A principal fonte de infecção pelo bacilo são indivíduos acometidos pela hanseníase não tratados e com alta carga bacilar, que eliminam o *M. leprae* pelas vias aéreas superiores. Acredita-se que essa também seja a porta de entrada do bacilo no organismo, e que a via hematogênica seja o seu principal mecanismo de disseminação para a pele, as mucosas, os nervos e outros tecidos. A transmissão ocorre pelo contato direto pessoa a pessoa, e é facilitada pelo convívio de doentes não tratados com indivíduos suscetíveis. Não se conhece precisamente o período de incubação da doença, mas estima-se que dure, em média, 5 anos, havendo relatos de casos em que os sintomas apareceram após 1 ano do contato suspeito e outros em que a incubação demorou até 20 anos ou mais.[9,10]

IMUNOLOGIA E CLASSIFICAÇÃO

A hanseníase é uma doença peculiar, considerando que, apesar da sua alta infectividade, revelada pela elevada positividade aos testes sorológicos nas populações de áreas endêmicas, cerca de 90% dos indivíduos infectados pelo *M. leprae* não desenvolvem a doença, fato atribuído à resistência natural contra o bacilo, que, por sua vez, é conferida por uma resposta imune eficaz e influenciada geneticamente.[11] Os indivíduos que desenvolvem a hanseníase apresentam manifestações clínicas muito variáveis, que dependem da interação entre a micobactéria e o sistema imune. Portanto, embora a hanseníase seja uma doença infecciosa crônica, em sua maior extensão ela pode ser considerada uma doença imunológica (Figura 148.1). As reações imunes são de fundamental importância na defesa contra qualquer infecção. Se uma resposta imune adequada ocorre após uma infecção, a multiplicação do microrganismo é inibida precocemente para prevenir o desenvolvimento de qualquer sinal de infecção. A carga bacilar nas CS é um determinante crítico para imunopatologia subsequente que se manifesta em vários tecidos após disseminação do *M. leprae*.[12] Depois do contágio e da colonização da CS, os bacilos de Hansen precisam de uma via de saída para infectar com sucesso outros tecidos e transmitir a infecção.

A resposta imune após a infecção pelo *M. leprae* é complexa, sendo de natureza parcialmente humoral e parcialmente celular. As reações imunes celulares resultantes na ativação de macrófagos são consideradas responsáveis pelo aumento na capacidade para limitar a multiplicação bacteriana ou por eliminar diretamente o microrganismo invasor e, portanto, essencial para imunidade protetora e resistência contra a infecção. Entretanto, a resposta imune celular também é altamente complexa, envolvendo agregação de várias subpopulações de linfócitos T com diferentes funções. Algumas delas induzem a resistência nas formas paucibacilares (PB) ou nos casos de cura espontânea, enquanto um recrutamento muito intenso de linfócitos T supressores pode inibir o desenvolvimento da imunidade, podendo assim assumir um importante elemento no desenvolvimento das formas multibacilares (MB) da doença. O curso após a infecção com *M. leprae* é altamente variável.

Como descrito anteriormente, o *M. leprae* é um parasita intracelular obrigatório residindo principalmente nas CS e nos macrófagos. Por algum tempo após a infecção eles não serão visíveis como um sinal de infecção. Esta é a infecção subclínica, a qual pode evoluir com expressão clínica ou evoluir para a cura espontânea. Estudos epidemiológicos indicam que a melhora das condições socioeconômicas, da higiene e da nutrição contribuirá para o aumento do número de indivíduos que não desenvolverão a doença clínica.

O controle efetivo da infecção nesse estágio provavelmente depende tanto de fatores de resistência do sistema imune quanto de outras reações imunes específicas.

Os indivíduos que evoluem com a expressão clínica da doença podem apresentar diferentes formas clínicas. Na chamada "hanseníase indeterminada" (HI), as lesões são pouco evidentes devido à ausência de resposta mediada por células para os antígenos do *M. leprae*. O curso subsequente é variável. Essas lesões indeterminadas podem regredir espontaneamente com cura completa (90% dos casos), permanecer indeterminadas por período prolongado, assim como podem progredir para doença persistente, evoluindo para qualquer polo do espectro.[13]

Os indivíduos que evoluem para a doença persistente podem apresentar diferentes sinais e sintomas e distintas formas de evolução. Entretanto, a maioria dos autores concorda sobre a descrição da hanseníase como um espectro entre dois grupos polares indicados como hanseníase tuberculoide e lepromatosa. Na designação de Ridley e Jopling, no clássico artigo *A classificação da hanseníase de acordo com a imunidade* (1966),[14] foi descrito um sistema de cinco grupos. A intenção dessa classificação foi desenvolver uma ordenação do espectro clínico, histológico e bacteriológico da doença de tal maneira que expressasse a imunidade dos pacientes, uma vez que é a resposta imune que determina tanto o espectro quanto o prognóstico do paciente.

Na forma tuberculoide (TT) existem poucas lesões dermatológicas com bordos bem delimitados, os quais contêm poucos bacilos como evidência da marcada resistência imunológica. Existe uma densa, organizada inflamação granulomatosa consistindo principalmente em células epitelioides cercadas por linfócitos. Células gigantes de Langhans estão geralmente presentes, e a zona subepidermal está invariavelmente afetada.

A hanseníase lepromatosa (LL) é caracterizada pela ocorrência de múltiplas lesões nas quais o bacilo cresce aparentemente sem inibição, devido a uma imunidade mediada por células defeituosas. A zona subepidermal não é afetada e o infiltrado celular está totalmente dominado por macrófagos carregados de bacilos, os quais

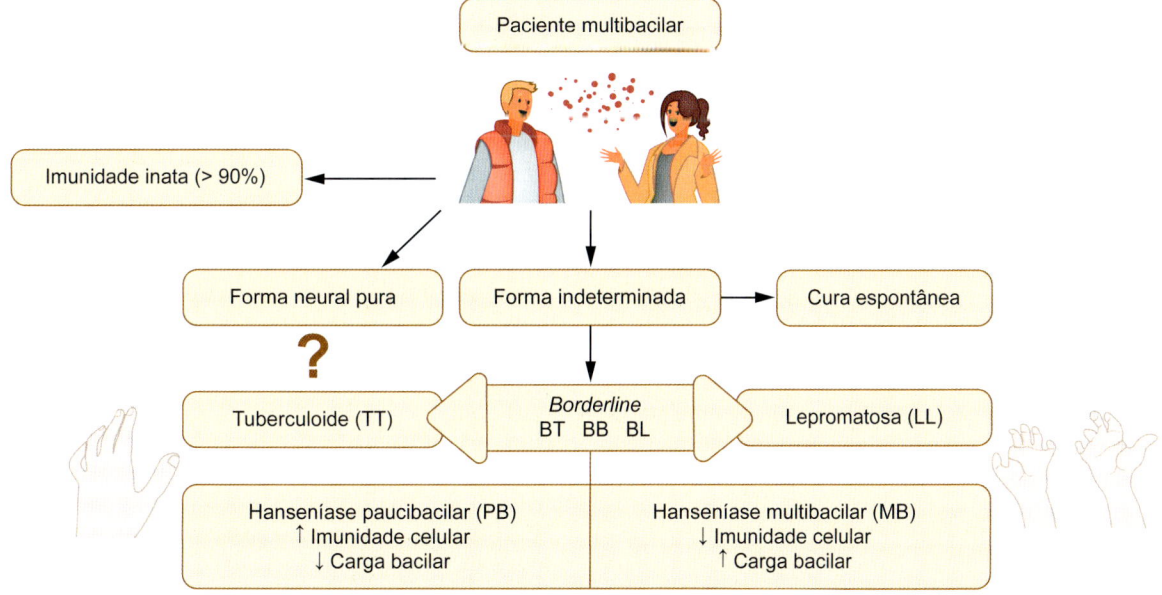

Figura 148.1 Formas clínicas e classificação de hanseníase relacionadas à resposta imunológica do paciente.

contêm frequentemente grande quantidade de lipídeos, aparecendo assim como células espumosas em cortes corados pela hematoxilina-eosina (HE).

O grande grupo *borderline* é altamente complexo. Basicamente é instável, e a classificação individual do paciente pode variar ao longo do tempo. Se não tratados, muitos pacientes tendem a se mover em direção ao polo lepromatoso. Imunologicamente, pacientes *borderline* são caracterizados por diferentes graus de imunidade celular para o *M. leprae*. Esses grupos contêm pacientes com diferenças acentuadas, particularmente relacionados à imunidade protetora e à resistência à infecção. Os pacientes com hanseníase *borderline* tuberculoide (BT) têm alta resistência à infecção, frequentemente com baixo conteúdo bacilar nas lesões. Pacientes com hanseníase *borderline* lepromatosa (BL) têm baixa resistência, com muitas lesões e muitos bacilos. Os pacientes do grupo *borderline-borderline* (BB) são instáveis e tendem a se mover em direção ao polo lepromatoso ou tuberculoide do espectro ao longo do tempo. Para fins de tratamento, a Organização Mundial da Saúde (OMS) classificou os pacientes em: paucibacilares (PB, TT, BT, indeterminada) e multibacilares (MB, LL, BL, BB).[13]

As manifestações clínicas e a patogenicidade da hanseníase estão relacionadas a dois aspectos determinantes das condutas terapêuticas a serem seguidas: a infecção pelo *M. leprae* e as reações hansênicas. Enquanto a infecção é combatida com antibióticos, as reações hansênicas são tratadas com medicamentos anti-inflamatórios e/ou imunomoduladores. Destaca-se que a principal consequência da hanseníase, a neuropatia periférica, instala-se por ambos os mecanismos patogênicos, merecendo atenção especial e monitoramento constante.[1]

APRESENTAÇÃO CLÍNICA DA NEUROPATIA

A hanseníase tem características únicas. Não há doença infecciosa que acomete o ser humano que tenha apresentações clínicas tão diversas quanto ela, tornando o diagnóstico clínico muitas vezes difícil. Sob o ponto de vista das alterações cutâneas, essa doença pode variar desde a presença de uma mancha pálida pouco definida que pode curar espontaneamente nas formas indeterminadas até o comprometimento dermatológico difuso com infiltrações e o acometimento de outros órgãos, como olhos e testículos nas formas lepromatosas.[13] Sob o ponto de vista neurológico, a apresentação clínica também é bastante variada, podendo ser bastante restrito, acometendo um ramo digital do nervo mediano (característica do polo tuberculoide) (Figura 148.2 A) até o acometimento difuso, com sinais de desmielinização (características do polo lepromatoso).[13] Por esse motivo, o diagnóstico da hanseníase é muitas vezes retardado, levando a um atraso no tratamento e, consequentemente, ao aumento das deformidades e ao estigma da doença.[14] A extensão e a gravidade do acometimento neurológico dependem da forma clínica, com suas particularidades imunológicas que definirão a progressão da doença, e das alterações dos nervos periféricos. A invasão dos nervos, especificamente as CS, pelo *M. leprae* e o seu comprometimento funcional são a marca registrada da hanseníase e está presente em todos os estágios de todas as formas clínicas, sob a forma de neurite aguda ou de neurite silenciosa. A neurite aguda se caracteriza pelo quadro clínico clássico da hanseníase com espessamento e dor à palpação do nervo. Há disfunção sensitiva e posteriormente sensitivo-motora se a doença evoluir

sem diagnóstico e tratamento. Entretanto, o comprometimento do nervo pelo bacilo ocorre mesmo sem o processo inflamatório, levando precocemente ou durante a evolução da doença ao parasitismo da CS e à alteração da função do nervo por mecanismos ainda a serem esclarecidos. Esse quadro de disfunção sensitiva ou sensitivo-motora que ocorre sem dor e tem evolução indolente, muitas vezes não percebida pelo paciente, é denominado "neurite" ou "neuropatia silenciosa".[15]

Qualquer nervo periférico pode ser comprometido na hanseníase. O dano neurológico poderá ficar limitado a apenas um tronco nervoso, nas chamadas "mononeuropatias", comprometer mais de um tronco nervoso de forma assimétrica, caracterizando a mononeuropatia múltipla, ou, em raros casos, comprometer os troncos nervosos distais de forma simétrica, sob a forma de mononeuropatia múltipla confluente. Esses casos podem ser decorrentes de uma evolução lentamente progressiva, ou seja, o resultado de um somatório de lesões dos nervos ao longo do tempo (polineuropatias assimétricas ou confluentes). Os sítios de predileção de envolvimento são o nervo ulnar no epicôndilo medial, o nervo mediano no túnel do carpo, o nervo fibular na cabeça da fíbula e no tornozelo, o nervo radial superficial no punho, o nervo sural, o nervo grande auricular na região posterior ao esternocleidomastóideo e o ramo supraorbital do nervo facial. No entanto, cabe assinalar que qualquer nervo periférico pode ser comprometido.[16]

Seja qual for a forma clínica, o comprometimento é inicialmente sensitivo, acometendo as fibras de pequeno calibre (hipo/anestesia térmica e dolorosa), e se o processo da lesão neural não for interrompido, haverá comprometimento das fibras de médio e grosso calibres com alteração da sensibilidade tátil e fraqueza muscular que pode resultar nas temíveis deformidades. Nos pacientes que evoluem de forma mais lentamente progressiva, o comprometimento sensitivo pode não ser percebido pelo paciente, dessa forma o déficit motor pode ser identificado tardiamente (Figura 148.2 B). Entretanto, o exame neurológico cuidadoso revelará o acometimento sensitivo precocemente nesses pacientes. Geralmente esses pacientes evoluem sem dor neural, sendo admitidos já com atrofia em algum território neural ou mesmo com incapacidade física, como pé caído, garra ulnar (Figura 148.2 C), garra de mediano, mão caída e, em alguns casos, garra mista. Nesses pacientes é comum a ocorrência de alterações tróficas, com reabsorção óssea (Figura 148.2 D) ou úlceras plantares (Figura 148.2 E). Um sinal característico dessa neuropatia é a preservação dos reflexos profundos na maioria dos pacientes, até estágios mais tardios do comprometimento neurológico. Geralmente há envolvimento precoce do sistema nervoso autonômico (SNA), que pode ocorrer em graus variados, mas de uma forma geral restrito nas alterações tróficas com perda de fâneros, eritrocianose/eritrodermia e ressecamento nos dermátomos acometidos.[17] Eventualmente, principalmente durante episódios reacionais, são identificados edema e dor intensa semelhantes ao quadro identificado na síndrome dolorosa regional complexa. Esses casos são denominados classicamente "mão reacional".[18] O espessamento do nervo com característica fusiforme é a anormalidade clínica mais frequente da neuropatia na hanseníase (Figura 148.2 F).

Essa evolução é comum a todas as formas clínicas, no entanto, o que muda é a extensão de comprometimento. Geralmente, os pacientes PB apresentam um envolvimento neurológico mais restrito, porém com destruição mais

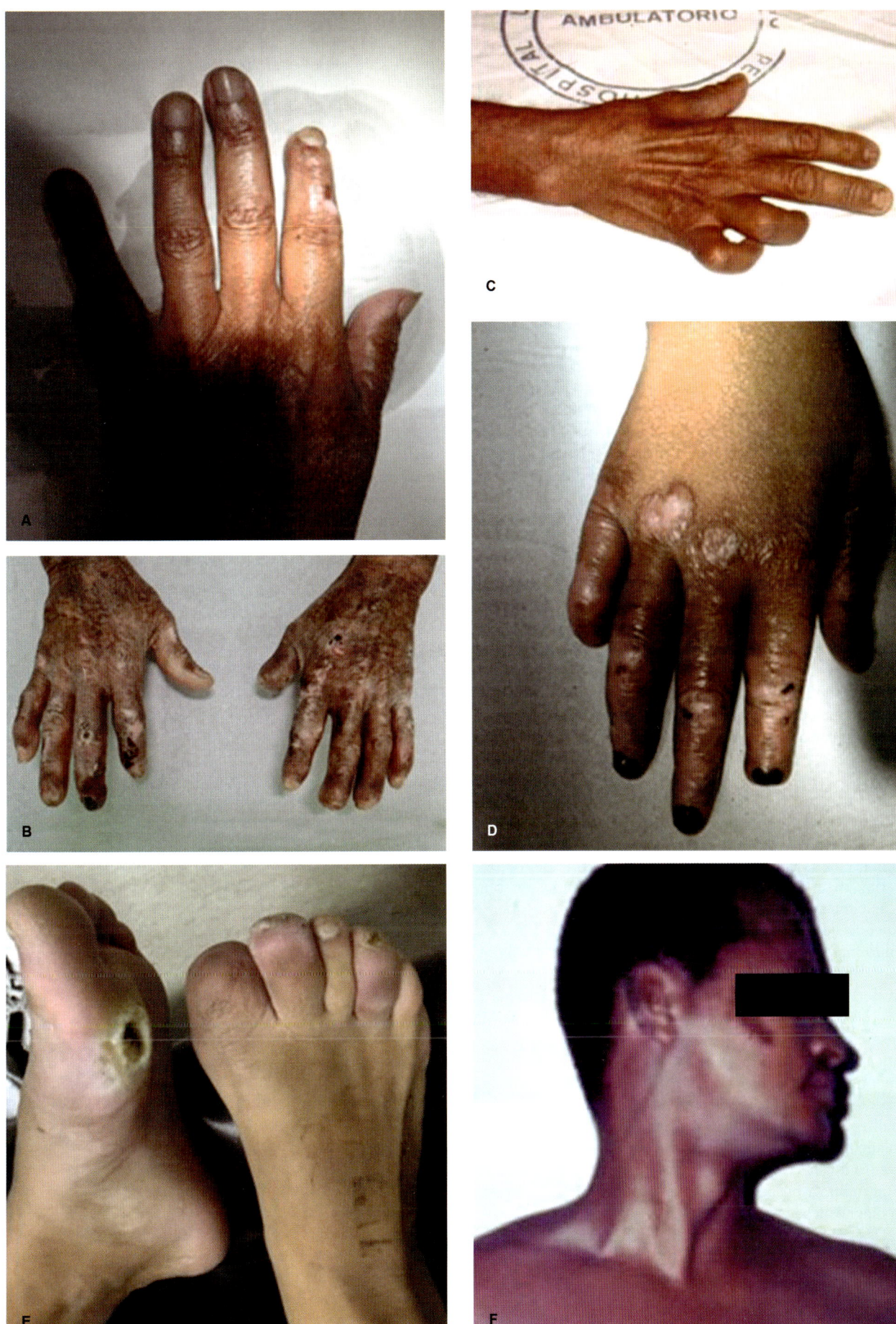

Figura 148.2 **A.** Acometimento localizado do nervo mediano, reabsorção da falange distal do segundo quirodáctilo. **B.** Acometimento extenso com deformidades. **C.** Garra ulnar. **D.** Reabsorção óssea. **E.** Mal perfurante plantar. **F.** Espessamento do nervo auricular.

intensa dos nervos acometidos pela resposta imunome-diada, muitas vezes sob a forma de neurite aguda. Os pacientes MB evoluem com acometimento neurológico mais extenso, mas sem dor e com evolução mais lentamente progressiva, em que predominam a neurodegeneração ou a neurite silenciosa. Os episódios de neurite aguda muitas vezes ocorrem associados aos episódios reacionais, em que há uma agudização do comprometimento neurológico mesmo anos após o final do tratamento.

DOR NEURAL NA HANSENÍASE

Os episódios de neurite aguda, que ocorrem devido à reação inflamatória dos nervos, costumam ser acompanhados por dor nociceptiva decorrente da ativação fisiológica de receptores da via dolorosa e que está relacionada à lesão tecidual. Porém, a dor neural na hanseníase pode ser decorrente de lesão ou disfunção do sistema somatossensitivo, chamada "dor neuropática". Geralmente ocorre em pacientes com comprometimento crônico do nervo pela hanseníase. As duas formas de dor neural podem ocorrer em qualquer momento da evolução da hanseníase (antes, durante ou após a poliquimioterapia – PQT). Nas neuropatias hansênicas de evolução crônica muitas vezes o diagnóstico diferencial entre os dois tipos de dor neural é difícil. Alguns estudos demonstraram que a neurite pode ser um fator predisponente para a dor neuropática.[19] Portanto, a dor neural é um sintoma frequente no curso da hanseníase, apresentando-se de forma aguda, como na dor nociceptiva que acompanha as neurites, ou de forma crônica, como em casos de dor neuropática. O diagnóstico diferencial entre dor neural nociceptiva e neuropática é fundamental, pois permite a correta estratégia terapêutica. Além disso, é possível que existam em alguns pacientes a sobreposição de componentes de dor nociceptiva e neuropática.

FORMA NEURAL PURA DA HANSENÍASE

Pode haver o comprometimento neurológico na hanseníase sem lesões cutâneas, a chamada "forma neural pura" (FNP) da hanseníase, também conhecida como "forma neural primária", "neurítica pura", "neurítica primária". É uma apresentação clínica mais rara; a prevalência dessa forma da doença depende da população estudada, variando entre 1 e 17%, sendo maior em países endêmicos e em centros de referência.[20,21] No Brasil, Jardim et al.[22] registraram uma prevalência de 17,1% em um centro de referência para hanseníase. São classificados geralmente como PB, pois geralmente são lepromina-positivos, além de apresentarem baciloscopia negativa. Clinicamente podem se apresentar sob a forma de mononeuropatia múltipla, com evolução mais lentamente progressiva, geralmente sem neurite aguda. Entretanto, o quadro clínico varia desde o acometimento de um nervo isolado (mononeuropatia) ou por um comprometimento extenso dos nervos periféricos, com padrão de mononeuropatia múltipla ou polineuropatia (confluente) no momento do diagnóstico.

Os critérios diagnósticos dessa forma clínica são mais específicos e muitas vezes difíceis.

BACILOSCOPIA

A baciloscopia é o exame por meio do qual é observado o *M. leprae* diretamente nos esfregaços de raspados intradérmicos realizados em lesões hansênicas ou locais como lóbulo da orelha e cotovelos. A baciloscopia negativa não afasta o diagnóstico da hanseníase, uma vez que nem sempre o bacilo pode ser evidenciado.[23] Já o índice baciloscópico (IB) expressa o número de bacilos em uma escala logarítmica entre 0 e 6+. A baciloscopia é negativa na maioria dos pacientes com a FNP da hanseníase.[24]

NEUROFISIOLOGIA

O estudo da condução nervosa (ECN) faz parte da avaliação dos pacientes com neuropatia periférica e pode ser considerado uma extensão do exame neurológico assim como um indicador da fisiopatologia da lesão. O exame clínico, especialmente da função sensitiva, é muito subjetivo e depende da colaboração do paciente, o que o torna pouco sensível para detecção de comprometimento precoce da função neural. O ECN pode ainda ajudar na definição da extensão do comprometimento neurológico do paciente, evidenciando a presença de mononeuropatia, mononeuropatia múltipla ou polineuropatia possivelmente relacionadas a uma mononeuropatia múltipla que se tornou confluente.[24] Dessa forma, o estudo neurofisiológico por meio do ECN se torna essencial para avaliação dos casos suspeitos de neuropatia hansênica.

A neuropatia muitas vezes está presente antes que o paciente note qualquer sintoma. Algumas vezes, quando há apenas comprometimento sensitivo puro, a avaliação neurofisiológica por meio do ECN é mais sensível que o exame clínico para a detecção de anormalidades.

Os achados dos estudos neurofisiológicos na hanseníase dependem da evolução da doença, da forma clínica e do tipo de tratamento ao qual o paciente foi submetido. Jardim et al.[25] descreveram que, nos estágios iniciais da infecção, geralmente são vistas alterações nos ECN compatíveis com desmielinização, como redução das velocidades de condução, dispersão temporal e bloqueio de condução. Com a evolução do processo há a instalação de uma neuropatia crônica, com lesão axonal, identificada nos ECN por redução das amplitudes dos potenciais de ação musculares compostos (CMAPs) e sensoriais compostos (SNAPs). Esses processos não são uniformes e podem estar presentes em diferentes estágios nos diversos nervos afetados em cada paciente.[25] Em um paciente em investigação da FNP, o ECN auxilia na identificação do melhor nervo para ser submetido à biópsia de nervo, geralmente o nervo sensitivo que apresenta acometimento intermediário, com achados de desmielinização.

ULTRASSONOGRAFIA DOS NERVOS PERIFÉRICOS

Nos últimos anos, a ultrassonografia de alta resolução (USAR) tem sido inserida como método complementar para avaliação das neuropatias periféricas. É um exame de alta resolução, portabilidade e baixo custo, com captação rápida de imagens dinâmicas e em tempo real. A USAR tem sido usada para documentar anormalidades anatômicas do nervo em pacientes com hanseníase. É útil na avaliação objetiva do espessamento e assimetria e pode identificar um envolvimento mais extenso do que o exame neurológico.[25] Além disso, a USAR é capaz de detectar assimetrias e identificar danos mais extensos do que o exame clínico, além de avaliar sua arquitetura interna. Possivelmente o sinal de fluxo sanguíneo aumentado possa ser o primeiro sinal de lesão neural. Nos casos de neurite geralmente há aumento da vascularização nervosa endo e perineural devido à resposta inflamatória local. A vascularização é avaliada pelo *power doppler*[26] (Figura 148.3).

Sendo assim, o ultrassom (US) pode ser um instrumento adicional à clínica e ao estudo neurofisiológico no diagnóstico da neurite, permitindo sua correta identificação e, consequentemente, o tratamento precoce, resultando na redução das temíveis deformidades. Ademais, tal método pode, além de auxiliar no diagnóstico diferencial entre neurite e dor neuropática nos pacientes crônicos, identificar uma possível sobreposição entre esses dois processos de dor neural nos pacientes com hanseníase, o que não seria possível baseado apenas nos critérios clínico e neurofisiológico utilizados atualmente.

HISTOPATOLOGIA

A biópsia de nervo tem sido cada vez menos utilizada na avaliação diagnóstica de pacientes com neuropatia periférica. Entretanto, na FNP da hanseníase, a biópsia de nervo permanece como procedimento fundamental para a sua definição diagnóstica, uma vez que determinados achados no estudo histopatológico são considerados como padrão ouro para o seu diagnóstico. Diversos autores, como Jardim et al.[22] e Antunes et al.,[27] já descreveram o valor da biópsia de nervo para o diagnóstico da FNP da hanseníase. Entretanto, os nervos analisados nem sempre contêm os bacilos álcool-ácido-resistentes (BAAR) ou granuloma epitelioide típico, podendo mostrar apenas alterações morfológicas relacionadas à progressão da doença. A biópsia de nervo deve ser realizada exclusivamente em nervos sensitivos ou ramos nervosos sensitivos (p. ex., ramo cutâneo dorsal do nervo ulnar ou ramos sensitivos do nervo radial). Os nervos que têm sido biopsiados são: sural, ramo cutâneo dorsal do ulnar, fibular superficial, ramo(s) cutâneo(s) do nervo radial e ramo digital do nervo mediano.[27]

Na forma lepromatosa é frequente encontrarmos infiltrado inflamatório intenso em todo os fascículos[16] (Figura 148.4 A). Antunes et al.[27] descreveram que são alterações

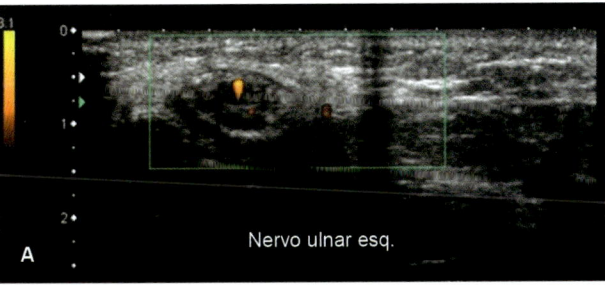

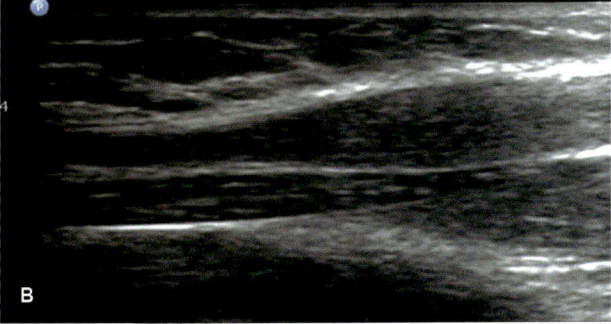

Figura 148.3 A. Ultrassonografia de alta resolução (USAR) do nervo ulnar com fluxo ao *power doppler* em paciente com neurite. **B.** USAR transversal do nervo ulnar espessado.

histopatológicas compatíveis com o diagnóstico de hanseníase infiltrado inflamatório linfocítico e macrofágico sem diferenciação para células epitelioides ou células de Virchow (Figura 148.4 D). Além disso, a fibrose epi, peri e endoneural e o edema subperineural (Figura 148.4 B) são achados histopatológicos que, embora inespecíficos, ocorrem frequentemente na hanseníase. Esses autores elaboraram critérios para o diagnóstico histopatológico da neuropatia da hanseníase. O diagnóstico de certeza ocorre quando é encontrado BAAR no interior de macrófagos ou CS (Figura 148.4 C), acompanhado de linfócitos esparsos. O diagnóstico é muito provável com a presença de infiltrado inflamatório granulomatoso com células epitelioides no endoneuro (Figura 148.4 D). A presença concomitante de granuloma epitelioide e macrófagos vacuolados contendo BAAR indica a presença de extremos da resposta imunoinflamatória no mesmo fragmento de biópsia, o que pode indicar um episódio de neurite histopatológica. É dito que o diagnóstico é provável quando há infiltrado inflamatório linfocítico e macrofágico sem diferenciação para células epitelioides ou células de Virchow ocupando o endoneuro em torno dos vasos e permeando as fibras nervosas. Já o diagnóstico de possibilidade ocorre com achados histopatológicos que, embora inespecíficos, ocorrem frequentemente na hanseníase, como a fibrose epi, peri e endoneural e o edema do espaço subperineural com aumento de células mononucleares, podendo ser acompanhados de perda de fibras mielinizadas grandes e pequenas.[27]

É importante ressaltar que o valor da biópsia de nervo aumenta quando seus resultados são interpretados levando-se em consideração os contextos epidemiológico, clínico e eletrofisiológico. Assim, a decisão final a respeito do diagnóstico é do neurologista assistente. Além disso, nem todos os nervos contêm BAAR, algumas amostras podem mostrar alterações surgidas ao longo da progressão da doença, o que constitui um maior desafio diagnóstico.[27]

Para alguns autores a histopatologia da FNP da hanseníase também apresenta um espectro desde o polo tuberculoide até o lepromatoso. A neuropatia no polo tuberculoide geralmente se diferencia por ser mais localizada, acometendo alguns fascículos enquanto poupa outros. O granuloma epitelioide é a principal alteração patológica do polo tuberculoide da hanseníase, tanto na pele quanto no nervo. O número e a distribuição dos linfócitos no granuloma são um bom indício da resistência do paciente à infecção. Nervos com um infiltrado linfocítico denso sugerem uma boa resposta imune celular. Já no polo lepromatoso há multiplicação de BAAR nas CS. Não há granuloma epitelioide, mas podem ser vistas células vacuoladas que também são típicas. Geralmente a arquitetura do nervo está preservada no polo lepromatoso. Entretanto, os pacientes que apresentam esses achados histopatológicos não se apresentam clinicamente pertencentes aos polos, o que torna essa classificação, desenvolvida por meio de critérios dermatológicos, pouco útil nos pacientes com a FNP da hanseníase.[28]

REAÇÃO EM CADEIA DA POLIMERASE

A reação em cadeia da polimerase (PCR, do inglês *polymerase chain reaction*) é uma técnica laboratorial que permite amplificar fragmentos específicos do DNA, possibilitando sua identificação em amostras biológicas.[1] O diagnóstico da FNP da hanseníase por meio da detecção da presença do bacilo nas amostras de biópsia de nervo é limitado, e o uso de técnicas de biologia molecular como PCR pode aumentar

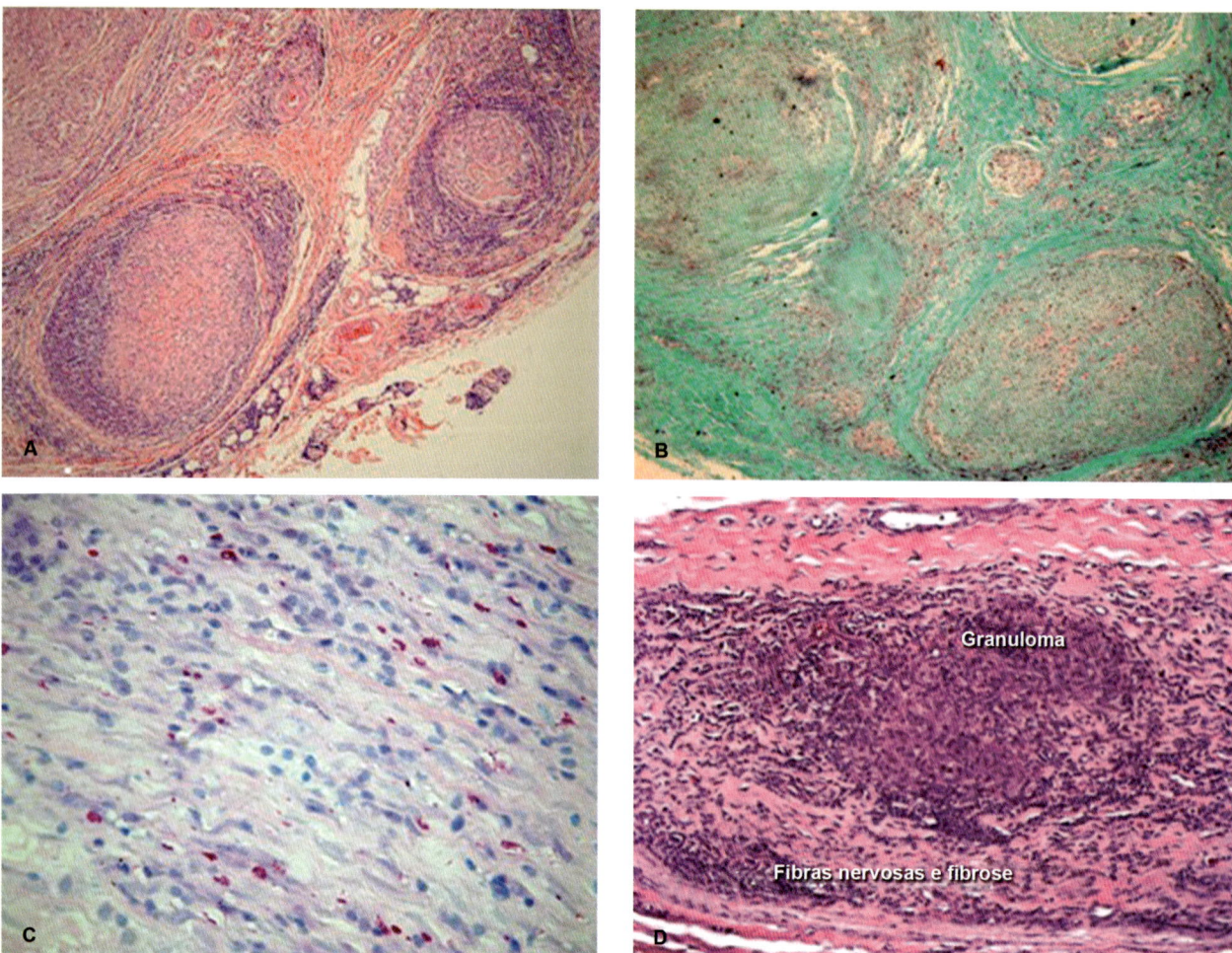

Figura 148.4 **A.** Infiltrado inflamatório inespecífico (coloração hematoxilina & eosina, 50×). **B.** Perda extensa de fibras e fibrose endo, peri e epineural (coloração tricômico de Gomori, 50×). **C.** Presença de bacilos (coloração Wade, 400×). **D.** Presença de granuloma epitelioide (coloração hematoxilina & eosina, 400×).

a sensibilidade e a especificidade da detecção do *M. leprae*.[22] Segundo Cunha et al.,[29] a análise por PCR é capaz de detectar o DNA do *M. leprae* em 73% dos pacientes com IB zero.

Em alguns casos há uma relação inversa entre a densidade do infiltrado inflamatório celular (granuloma epitelioide e infiltrado linfomononuclear) e a positividade da PCR. Isso sugere que uma maior resposta imune pode levar à morte do *M. leprae*, reduzindo assim os níveis do seu DNA. Já foi sugerido que a presença de uma amplificação positiva implica a presença de *M. leprae* viável.[29]

Ainda assim, a identificação do DNA do *M. leprae* é apenas uma evidência adicional para a hanseníase como causa da neuropatia, mas não confirma que o quadro clínico é causado pela infecção. Entretanto, na maioria dos serviços, um quadro clínico e um quadro eletrofisiológico compatíveis associados à positividade da PCR contribuem para o diagnóstico da FNP da hanseníase.[30]

TESTE RÁPIDO IMUNOCROMATOGRÁFICO PARA DETECÇÃO DE ANTICORPOS IgM CONTRA O *M. LEPRAE* (ANTICORPO ANTIGLICOLIPÍDEO-FENÓLICO 1)

Os primeiros testes sorológicos para hanseníase foram descritos na década de 1980 após a descoberta do antígeno glicolipídeo-fenólico 1 (PGL-1), um antígeno imunogênico específico do *M. leprae*. Desde então, diversas técnicas vêm sendo utilizadas para a detecção de anticorpos anti-PGL-1. O PGL-1 induz à formação de anticorpos das classes IgG e IgM, cuja pesquisa é o parâmetro sorológico mais padronizado e avaliado na hanseníase. Tem-se demonstrado que a detecção desses anticorpos pode indicar a presença de infecção subclínica pelo *M. leprae* ou doença ativa. Em indivíduos acometidos pela hanseníase, a titulação de anticorpos séricos se correlaciona com a carga bacilar. Desenvolvido em 2003 e utilizado em diversas pesquisas, o ML Flow é um teste imunocromatográfico que detecta anticorpos IgM contra o antígeno PGL-1 do *M. leprae*, tanto em amostras de soro quanto em sangue humano. É um teste rápido, de uso individual e de fácil execução. Ressalta-se que a detecção de anticorpos anti-PGL-1 não pode ser utilizada isoladamente como um teste diagnóstico para hanseníase, tendo em vista que indivíduos saudáveis podem apresentar sorologia positiva, ao passo que casos confirmados, especialmente os PB, podem ter sorologia negativa. Por outro lado, o teste apresenta alta sensibilidade para casos MB. Em estudos epidemiológicos, demonstrou-se que a soropositividade em indivíduos saudáveis varia significativamente de acordo com o nível de endemicidade da doença, com maior percentual de testes positivos na população residente em áreas endêmicas do que em regiões de baixa endemia. Esse fato deve ser levado em consideração na interpretação de testes positivos em indivíduos sem sinais ou sintomas da hanseníase, inclusive em contatos de casos confirmados, já que essa população é mais exposta à infecção pelo *M. leprae*.[1]

CLASSIFICAÇÃO OPERACIONAL

A OMS sugere um sistema simples de classificação dos pacientes, baseado em observação clínica e baciloscopia, para que possa ser estabelecido o esquema de tratamento ideal, a chamada "classificação operacional". Os pacientes PB apresentam alguma resistência ao bacilo, abrigando assim um número reduzido de bacilos no organismo, insuficiente para infectar outras pessoas. Já os casos MB são de pessoas que não apresentam resistência ao bacilo, podendo este multiplicar-se e ser eliminado no meio, constituindo assim a fonte de infecção e a manutenção da cadeia epidemiológica da doença.[23]

REAÇÕES HANSÊNICAS

Reações são episódios inflamatórios que ocorrem em 30 a 50% dos pacientes com hanseníase. Podem ocorrer antes, durante ou mesmo após a PQT, mas são mais comuns após o início do tratamento. São episódios agudos causados por mudanças na resposta imune do paciente a antígenos do *M. leprae*, sendo uma das principais causas de dano neural.[10] As reações podem levar ao comprometimento da função neural, levando a perda de sensibilidade, fraqueza e deformidades durante os episódios de neurite aguda.

As reações hansênicas são classicamente divididas em reações tipo 1, ou reação reversa, e reação tipo 2, ou eritema nodoso hansênico. A neurite pode ocorrer tanto em reações tipo 1 quanto em reações tipo 2, e pode ocorrer de forma isolada.

As reações tipo 1 são geralmente vistas em pacientes com a forma tuberculoide e ocorrem quando há um aumento súbito da reatividade dos linfócitos T aos antígenos micobacterianos. Essa reatividade muitas vezes ocorre em um contexto de melhora da resposta imune associada ao tratamento. Reações tipo 2 resultam de uma deposição difusa de imunocomplexos e grande produção de fator de necrose tumoral (TNF) alfa.[31]

O termo "neurite" é usado na literatura de diferentes formas, podendo se referir tanto ao processo agudo que ocorre durante os episódios reacionais quanto ao processo crônico de lesão neural na doença.[19]

A neurite aguda é frequente na reação tipo 1, sendo descrita em 43 a 73% dos casos. O envolvimento neural pode ocorrer em três níveis: nas terminações cutâneas, nos nervos subcutâneos ou nos troncos nervosos. A lesão de nervos cutâneos e subcutâneos pode gerar alterações sensitivas e autonômicas nas áreas afetadas, mas é a lesão dos troncos nervosos a mais importante consequência da reação tipo 1.[1]

GRAU DE INCAPACIDADE

A hanseníase ainda é uma causa importante de incapacidade e deformidades físicas em países nos quais sua prevalência é alta, como o Brasil e a Índia. Assim, a estratificação do grau de incapacidade dos pacientes é essencial para o seu acompanhamento. A avaliação do grau de incapacidade, segundo o Ministério da Saúde, divide os pacientes em: grau 0, quando não há incapacidade relacionada à hanseníase; grau 1, quando há diminuição ou perda da sensibilidade nas extremidades; e grau 2, quando há lesões tróficas ou traumáticas, garras ou reabsorção.[23]

TRATAMENTO

Apesar de ser uma doença milenar, com o surgimento de antibióticos no século XX houve uma grande mudança na história natural da hanseníase. Na década de 1940, a terapia com sulfa foi a primeira a se mostrar eficaz, entretanto, pela eficácia limitada e pela toxicidade, foi logo substituída pela terapia com dapsona, com melhores resultados. Entretanto, foi logo observada a presença de resistência microbiana à dapsona. Assim, na década de 1980, a OMS passou a recomendar o tratamento com PQT.

A PQT atualmente recomendada induz uma rápida redução da infectividade, reduz a taxa de recidiva e evita o surgimento da resistência à dapsona. A PQT torna o bacilo inviável, evita a evolução da doença, o que acaba por prevenir as incapacidades e as deformidades. Ela também é fundamental para interromper a transmissão da doença, rompendo a cadeia epidemiológica, já que o bacilo inviável não é capaz de infectar pessoas. Após 72 horas de início da PQT, o paciente já não é capaz de transmitir a doença.[23]

A PQT é realizada atualmente com rifampicina, dapsona e clofazimina. A recomendação da OMS até 2018 era de que fossem utilizadas apenas rifampicina e dapsona para o esquema PB, e rifampicina, dapsona e clofazimina para o esquema MB. A recomendação atual da OMS é que sejam utilizadas as três drogas em ambos os regimes, sendo utilizadas por 6 meses para pacientes PB e por 12 meses para pacientes MB. Em casos particulares, podem ser usados esquemas alternativos que podem incluir minociclina substituindo a dapsona, ofloxacino substituindo a clofazimina, ou claritromicina substituindo qualquer uma das medicações.[32]

Apesar de os pacientes serem considerados curados após o fim da PQT de forma completa, muitos deles ainda apresentam complicações após esse período, relacionadas ao estigma da doença, à incapacidade residual e aos episódios reacionais.

149

Complicações Neurológicas da Infecção pelo SARS-CoV-2

Bruno Fukelmann Guedes • Sandro Matas

INTRODUÇÃO

Inicialmente descrita como infeção predominantemente respiratória, a infecção pelo vírus SARS-CoV-2 logo demonstrou ser uma doença com implicações em diversos sistemas, incluindo complicações neurológicas.

A pandemia de covid-19 teve início em 2019, na China. O vírus responsável, o SARS-CoV-2, disseminou-se rapidamente, levando a uma crise de saúde pública global de proporções inéditas. O impacto da covid-19 foi devastador, causando milhões de mortes em todo o mundo.[1] À medida que a pandemia progrediu, tornou-se cada vez mais evidente que não era apenas uma infecção respiratória comum, como inicialmente se pensava. Complicações neurológicas diversas foram descritas inicialmente como complicações da infecção aguda, e mais tarde como sequelas a longo prazo, como parte do que foi então definido como "covid longa" (Tabela 149.1).[2]

MANIFESTAÇÕES NEUROLÓGICAS NA FASE AGUDA DA COVID

Encefalopatia

Alterações agudas da consciência são a principal complicação neurológica durante a fase aguda da covid-19, ocorrendo em 7,5 a 28% dos pacientes hospitalizados[3,4] e em até 14,8 a 69% dos pacientes admitidos na Unidade de Terapia Intensiva (UTI).[3,5] Encefalopatia é também um dos principais motivadores de solicitação de avaliação de neurologista em pacientes internados, respondendo por mais de 40% dos pedidos no Hospital das Clínicas da Faculdade de Medicina da Universidade de São Paulo (HC-FMUSP) durante os primeiros meses da pandemia.[6] Está associada a maior mortalidade.

Encefalopatia e *delirium* são comuns em UTI e serviços de emergência, e a covid-19 partilha de muitas características já reconhecidas em outras infecções respiratórias agudas, como pneumonia bacteriana aguda e infeção pelo vírus H1N1.[7] No entanto, a encefalopatia associada à covid-19 pode ser desproporcionalmente grave e associada a anormalidades prolongadas da consciência após retirada de sedação, o que motivou diversos estudos que buscaram demonstrar mecanismos fisiopatológicos específicos.[8]

Embora alguns relatos de casos tenham sugerido que o SARS-CoV-2 pode causar encefalite, as evidências para mecanismos de encefalite clássica são limitadas. A maior parte das pesquisas a respeito de indicadores laboratoriais da encefalopatia associada à covid-19 indica que o líquido cefalorraquidiano (LCR) geralmente não apresenta pleocitose (em menos de 10% das amostras de LCR), nem bandas oligoclonais confinadas ao sistema nervoso central (0 a 2%). Da mesma forma, o RNA do SARS-CoV-2 é raramente detectado em amostras de LCR.[8,9]

Exames de neuroimagem costumam mostrar lesões inespecíficas da substância branca. As imagens de ressonância magnética geralmente mostram alterações não específicas na substância branca cerebral, embora sinais de acidente vascular cerebral isquêmico também possam ocorrer.

Doença cerebrovascular

Eventos cerebrovasculares, como acidentes vasculares cerebrais (AVCs), são frequentemente observados durante a fase aguda da infecção por SARS-CoV-2, com uma incidência superior a 1,5% entre pacientes hospitalizados.[10] Essa incidência é mais alta do que a geralmente vista em outras infecções respiratórias agudas graves, como as causadas pelo vírus influenza.[10] AVCs ligados à covid-19 tendem a estar mais associados a oclusões de grandes vasos e podem ocorrer em indivíduos mais jovens, o que indica mecanismos patogênicos específicos da doença.[11] O tratamento desses pacientes geralmente segue protocolos similares aos de casos de AVC em pacientes sem covid-19, envolvendo a investigação das causas, intervenções de emergência e medidas de prevenção secundária.

Doenças do sistema nervoso periférico

Alterações envolvendo o sistema nervoso periférico são comuns em pacientes hospitalizados com covid-19. Enquanto alterações de consciência e doença cerebrovascular, por exemplo, são prontamente identificadas por intensivistas e exames de neuroimagem simples, doenças neuromusculares dependem de exame neurológico pormenorizado ou exames de eletroneuromiografia, ambos de difícil realização durante a epidemia de covid-19, motivo pelo qual a caracterização de doenças neuromusculares agudas é limitada.

Alguns fenótipos distintos foram descritos: síndrome de Guillain-Barré (GBS); polineuropatia axonal; e neuropatias focais (mononeuropatias únicas ou múltiplas, plexopatias). A associação entre GBS e covid-19 foi extensamente debatida. Muitos relatos de casos de GBS foram publicados nos estágios iniciais da pandemia, sugerindo uma possível

Tabela 149.1 Manifestações agudas da covid.

- Encefalopatia
  - ° Despertar lento da sedação
  - ° Alterações de consciência
- Acidente vascular cerebral
  - ° Pacientes jovens
  - ° Oclusão de grandes vasos
  - ° Maior gravidade
- Alterações do sistema nervoso periférico
  - ° Guillain-Barré: incerto
  - ° Mononeuropatias ou mononeuropatias múltiplas em pacientes críticos

associação causal entre infecção por SARS-CoV-2 e GBS, como frequentemente visto com outras infecções. Estudos posteriores chegaram a conclusões conflitantes: um estudo epidemiológico posterior do Reino Unido não encontrou associação entre o surto de SARS-CoV-2 e a incidência de GBS,[12] embora um estudo israelense de caso-controle tenha associado a SGB à infecção por SARS-CoV-2.

A covid-19 também pode causar fraqueza difusa e anormalidades sensoriais, sugerindo uma sobreposição entre miopatia e polineuropatia. Neuropatias focais envolvendo quase todos os principais nervos periféricos dos membros inferiores e dos superiores já foram descritas como complicações da covid-19.[13,14] Neuropatias focais são geralmente compressivas e estão fortemente associadas à gravidade da doença aguda.

SEQUELAS NEUROLÓGICAS – MANIFESTAÇÕES TARDIAS

Covid longa

Durante os primeiros meses da pandemia da covid-19, a atenção da comunidade acadêmica estava direcionada ao entendimento das complicações agudas dessa grave doença. A maioria dos estudos em neurologia descreveu a incidência de doenças cerebrovasculares, encefalopatia, crises epilépticas e outras complicações comuns em pacientes críticos.

Entre abril e junho de 2020, os primeiros relatos de pacientes com sequelas graves surgiram, inicialmente, em comunidades de pacientes *online* e mídias sociais. Foi somente após ampla mobilização de pacientes em redes sociais, em grupos de ativistas e na mídia tradicional que o tema ganhou atenção dos meios médicos tradicionais.[2] A crescente gama de sintomas atribuídos ao período de convalescença, associada ao modo atípico com que o conhecimento sobre o tema foi gerado (com curadoria de comunidades leigas, associações acadêmicas e mesmo coletivos de médicos doentes propondo caminhos diferentes),[2] diversas definições foram cunhadas, gerando grande confusão até hoje. Termos como "neurocovid", "sequelas pós-agudas de covid" (PASC, do inglês *post-acute sequelae of covid*), "síndrome pós-covid" e "covid longa" foram usados de forma intercambiável.[15] A expressão "covid longa" traz, implicitamente, o conceito de que é difícil caracterizar quando a infecção aguda acaba e quando começa a fase "pós-infecciosa". Isso permite o acolhimento e o estudo de diversos pacientes que se identificam dentro da síndrome, mas para os quais não foi possível demonstrar infecção aguda. O termo é amplamente aceito por médicos e pacientes, e é utilizado aqui neste texto como expressão guarda-chuva para todas as sequelas tardias e crônicas associadas à covid-19. Dito isso, é importante reconhecer critérios mais claros, definidos já em 2022, por um painel de especialistas.[16]

Queixas cognitivas

Introdução

Alterações cognitivas configuram o sintoma neurológico mais importante da covid longa, acometendo mais de 2% dos sobreviventes de covid-19 1 ano após recuperação,[17] um número muito relevante considerando o enorme número de casos que tivemos em 2020-2022. Coortes de pacientes internados mostram números ainda mais dramáticos – em uma coorte de pacientes previamente internados

no HC-FMUSP, avaliados 6 a 11 meses após a internação, 15% deles avaliavam a própria cognição como gravemente afetada. Uma coorte britânica de mais de 1 mil pacientes identificou déficit cognitivo (pontuação no teste MoCA [*Montreal Cognitive Assessment Test*] < 23) em 17% dos pacientes 6 meses após alta hospitalar.[18]

Fenótipo das alterações cognitivas

Disfunção cognitiva subjetiva é o principal sintoma neurológico reportado por pacientes após a fase aguda da covid-19. Pode se apresentar com diversas queixas, entre as quais predominam sintomas atribuídos à atenção e à memória. O termo em inglês *brain fog* ("neblina cognitiva") foi originalmente usado para descrever a sensação de confusão/mente nublada em pacientes com entidades controversas como o eventual déficit cognitivo atribuído à suposta doença de Lyme crônica, ou à "encefalomielite miálgica". A expressão *brain fog* foi incorporada e é amplamente utilizada por pacientes com covid longa.[19]

Estudos baseados em avaliação neuropsicológica têm achados bastante heterogêneos – a prevalência de disfunção cognitiva global varia de 20[20] a 80%.[21] Pacientes que foram hospitalizados por covid-19 têm desempenho inferior a controles saudáveis no teste MoCA, embora a correlação entre gravidade e *status* cognitivo seja incerta.[22-24]

Enquanto as queixas relatadas pelo paciente sugerem acometimento de atenção e memória,[25,26] testes neuropsicológicos revelam comprometimento predominante de funções executivas.[22]

Fisiopatologia

Diversos mecanismos podem contribuir para as queixas/disfunções cognitivas em pacientes com covid longa, incluindo fatores biológicos e psicossociais.

A covid-19 está associada a altas taxas de tromboembolismo na fase aguda, e estudos demonstraram altos níveis de d-dímero em sobreviventes de covid-19, sugerindo um possível estado pró-coagulante.[27,28]

Muitos pacientes com covid-19, especialmente os pacientes graves, desenvolvem níveis significativos de hipóxia durante a internação. Hipóxia intermitente causa alterações nas vias de sinalização sináptica.[29] Isso poderia explicar, ao menos em parte, o déficit cognitivo em pacientes graves. Estudos pré-clínicos demonstraram que, em oposição ao que ocorre com o vírus influenza, a infecção pelo SARS-Cov-2 está associada à ativação persistente de células imunes,[30] sugerindo um papel para neuroinflamação persistente, associado ou não à invasão viral do sistema nervoso central. Possíveis mecanismos de invasão do sistema nervoso central incluem: disseminação transináptica por meio do bulbo olfatório e entre vias aéreas inferiores e o centro respiratório bulbar; disseminação hematogênica e penetração através de receptores da angiotensina-2 no endotélio cerebral; e quebra de barreira hematoencefálica associada à síndrome de resposta inflamatória sistêmica.

Estudos clínicos sobre associação entre marcadores de inflamação sistêmica e cerebral têm resultados inconsistentes. Damiano et al. não observaram correlação entre níveis de citocinas circulantes e alterações neuropsiquiátricas 6 a 11 meses após hospitalização.[31] Morfologicamente, covid-19 está associada à atrofia cerebral. Estudos longitudinais comparando a espessura cortical na era pré e pós-2020 demonstraram maior grau de atrofia em regiões límbicas e orbitofrontais em pessoas com história de infecção pelo SARS-CoV-2, mesmo em casos leves, manejados ambulatorialmente.[32]

Fatores psicossociais

Manifestações psiquiátricas, incluindo depressão, ansiedade e transtorno do estresse pós-traumático, são muito comuns em sobreviventes de covid-19.

O estudo de Almeria et al. demonstrou que pacientes com covid longa podem apresentar queixa cognitiva desde imediatamente após a alta hospitalar, embora avaliação objetiva não tenha evidenciado déficit cognitivo.[33] Whiteside et al. demonstraram que, 6 meses após a covid-19, estresse psicológico, especialmente preocupações somáticas e depressão, são achados comuns. Esses distúrbios psicológicos foram associados à *performance* cognitiva, mas disfunção cognitiva objetiva não tinha associação com as queixas subjetivas.[34,35] No estudo de Radmanesh et al. não houve correlação entre queixas cognitivas subjetivas e déficits mensurados objetivamente por ferramenta estruturada de avaliação cognitiva por telefone. Por outro lado, queixas cognitivas estavam muito associadas a sintomas como dor, alterações do sono, alterações do humor e fadiga. Usando técnicas de análise de mediação, os autores demonstraram que as queixas cognitivas são potencialmente causadas por fadiga, e têm sua expressão mediada pelos outros sintomas psiquiátricos.[36] Esses achados sugerem que queixas cognitivas na covid longa podem ter componentes psicossociais muito relevantes. Diversos fatores psicológicos podem estar envolvidos, incluindo o estresse provocado pelas medidas de isolamento social, o acesso limitado a serviços de saúde geral e mental, e a crise econômica que ocorreu durante boa parte dos anos de 2020 a 2022. Mas alguns fatores individuais pré-mórbidos, como características de personalidade e sugestionabilidade, devem ser considerados. Um estudo israelense comparou queixas cognitivas de pacientes com antecedente de infecção por covid e controles saudáveis. Ambos os grupos foram expostos a notícias de jornal com conteúdo neutro (controle) ou informativos sobre complicações neurológicas de covid. Como era esperado, pacientes pós-covid tinham mais queixas cognitivas que controles. No entanto, as queixas eram muito mais frequentes no grupo de pacientes pós-covid exposto a notícias alarmantes. O impacto da exposição a conteúdos sobre complicações de covid também era maior em pacientes com personalidade mais sugestionável, indicando um potencial mecanismo psíquico de doença.[37]

Fadiga

Fadiga é um sintoma-chave de covid longa. É um sintoma comum, verificado em até 20% das consultas ambulatoriais em serviços de atenção primária. A fadiga é geralmente descrita como um cansaço intenso e continuado associado à falta de energia que dificulta a realização das tarefas cotidianas. Em alguns casos, pode estar associada à intolerância ao exercício, com pioras duradouras após atividade física. É o sintoma mais reportado por pacientes em fóruns e redes sociais,[38] e acomete mais de 3% da população global de sobreviventes de covid-19.[17]

Transtornos funcionais associados à covid

Transtornos neurológicos funcionais são a segunda maior causa de busca de atendimento neurológico, atrás apenas de cefaleia, podendo corresponder a até 10% das primeiras consultas em Neurologia.[39]

Uma série de casos consecutivos foi avaliada em um ambulatório de transtornos de movimento no Canadá ao longo de cerca de 2 anos, incluindo pacientes com sintomas motores após infecção por SARS-CoV-2 ou vacinação. De um total de 21 casos, o diagnóstico mais comum foi de transtorno funcional (nove casos), seguido de mioclonia e tremor, nestes casos associados a neuropatias periféricas ou tremores com componente genético importante, como tremor essencial e distonia. Transtornos funcionais foram especialmente importantes nos casos associados à vacinação.[40]

Em 2020, durante a pandemia, o número de pacientes diagnosticados com transtornos funcionais em um ambulatório de referência em transtornos do movimento nos EUA aumentou 60% na comparação com o ano anterior, pré-covid, com destaque para tremores e distonias funcionais.[41] Esse estudo foi realizado na era pré-vacinação para covid, o que pode significar números ainda maiores após a introdução das vacinas. Outros estudos mostraram alto número de jovens com transtornos funcionais com semiologia semelhante a TICs (ou tiques), sugerindo como mecanismos de doença a exposição excessiva de jovens a vídeos de pacientes com supostos TICs na plataforma TikTok, o que pode ter sido potencializado pelo isolamento social.[42]

Apesar da importância epidemiológica dos transtornos funcionais em geral e das evidências sugestivas de seu envolvimento em casos de covid longa,[40] apenas 1/6 dos artigos que discutem fisiopatologia de covid longa incluem fatores psicossociais como mecanismos fisiopatológicos, e raríssimos trabalhos declaram expressamente a ocorrência de transtornos funcionais.[40] Em meio a extensas discussões sobre covid longa e investigações sobre seus mecanismos imunológicos, virológicos e metabólicos, é importante reconhecer que transtornos funcionais podem ainda ser bastante relevantes.

Prognóstico e tratamento

Sintomas neurológicos associados à infecção aguda por SARS-CoV-2 tipicamente melhoram rapidamente em até 2 meses, motivo pelo qual o consenso de 2022 sugeriu o corte de 2 meses de persistência para definição de covid longa,[16] embora uma parcela significativa dos pacientes siga com sintomas limitantes por mais de 2 anos.[43]

Ainda não há terapia específica para os sintomas de covid longa, e o tratamento deve ser centrado principalmente em medidas sintomáticas. O tratamento precisa levar em consideração os limites mal definidos entre agravantes psicossociais e a organicidade já reconhecida de uma doença com poucos marcadores biológicos. Validação dos sintomas e acolhimento são fundamentais, desde a primeira consulta. É comum pacientes com covid longa se sentirem descreditados e abandonados.

Transtornos psiquiátricos comórbidos devem ser prontamente identificados e tratados.

Sintomas cognitivos podem se beneficiar eventualmente de terapia cognitivo-comportamental, mas o benefício é incerto.

Fadiga é um sintoma desafiador, e a maioria das recomendações é adaptada de tratamentos já propostos para síndrome de fadiga crônica. Medidas baseadas no senso comum, como introdução gradual de exercícios, podem ser ineficazes ou mesmo piorar os sintomas em alguns casos.

Alguns autores propõe uma abordagem focada em *pacing*, uma estratégia de manejo da energia e equilíbrio atividade/repouso já utilizada em fadiga crônica.[44]

Na ausência de terapias específicas, a importância de medidas preventivas é enorme, e há uma medida potencialmente muito eficaz para prevenção de covid longa: vacinação.

Vacinas podem reduzir a incidência ou gravidade de covid longa por mecanismos diversos. Obviamente, vacinas diminuem as chances de infecção, prevenindo manifestações tardias. Mas mecanismos imunológicos ainda pouco compreendidos também podem estar associados à menor incidência de covid longa em pacientes SARS-CoV-2 positivos previamente vacinados, quando comparados a indivíduos não vacinados.[45] Há evidências controversas de que vacinação mesmo após infecção pelo SARS-Cov-2 pode diminuir a prevalência/gravidade de covid longa.[46]

CONSIDERAÇÕES FINAIS

A emergência da infeção pelo SARS-Cov-2 trouxe diversos desafios, desde um grande aumento de complicações típicas de doentes críticos na fase aguda até a introdução da covid longa como um novo modelo de doença biopsicossocial. A emergência desse fenômeno desafia as fronteiras tradicionais da Medicina, destacando a importância de abordagens interdisciplinares para compreender e tratar uma população adoecida e traumatizada pela pandemia.

CAPÍTULO 150
Neurossífilis

Ricardo Nitrini

CONCEITO

Neurossífilis (NS) é a denominação para manifestações neurológicas da sífilis em qualquer fase da infecção pelo *Treponema pallidum* (Tp).

A incidência da sífilis vinha declinando progressivamente, mas, desde o início do século XXI, a incidência tem aumentado em praticamente todo o mundo, de modo que existe o risco de que a NS também volte a se tornar mais frequente. No Brasil, a taxa de prevalência de sífilis por 100 mil habitantes aumentou de 12,3 em 2011 para 81,4 em 2017.[1]

Antes de prosseguir é conveniente lembrar que a sífilis é uma infecção que se apresenta em três fases.[2]

Sífilis primária (SI)

A fase primária da infeção, que ocorre 2 a 6 semanas depois da infecção, é caracterizada principalmente por feridas indolores nos órgãos genitais acompanhadas de linfadenopatia regional que desaparece espontaneamente. Se tratada adequadamente com penicilina G benzatina intramuscular na dose única de 2,4 milhões de unidades internacionais (UI), a doença pode ser curada. Na fase primária da infecção raramente podem ocorrer sinais clínicos de acometimento do sistema nervoso (SN), como cefaleia, meningismo e discreta pleocitose no exame do líquido cefalorraquidiano (LCR). Tanto os sintomas quanto as alterações do LCR são incomuns nessa fase e quase sempre desaparecem espontaneamente. Há a necessidade de acompanhar com testes sorológicos que mostram títulos declinantes quando o tratamento é bem-sucedido.

Sífilis secundária (SII)

Se a SI não tiver sido tratada, pode sobrevir a SII, que ocorre depois de um intervalo de 1 a 2 meses, com bacteriemia, manchas vermelhas na pele e nas mucosas, febre, cefaleia, sintomas sistêmicos de mal-estar, inapetência, linfadenopatia, podendo estar associadas alopecia, nefrite e hepatite. Nessa fase já são mais comuns cefaleia, discretos sinais meníngeos, enquanto ainda são raros os sinais de envolvimento de nervos cranianos. Quando o LCR é solicitado nessa fase, há pleocitose mais evidente e as reações de floculação, como o *Venereal Disease Research Laboratory* (VDRL), ou de fixação de complemento, como a de Wassermann, podem ser positivas.[3,4]

Não é usual que se solicite exame do LCR nas SI e SII porque o esquema terapêutico não será modificado. Se tratada com mesma dose descrita anteriormente, a doença é curada, embora seja necessário acompanhar com testes sorológicos para certeza do sucesso terapêutico, particularmente em casos de infecção concomitante pelo HIV ou em estados de imunodeficiência. Mas, mesmo sem tratamento, os sinais e os sintomas da SII também regridem espontaneamente. Não há evidência de que o tratamento da SI ou da SII deva ser diferente em casos de HIV e, por isso, não há indicação de colher LCR de pacientes com sífilis e HIV, mesmo que tenham CD4 reduzido.[5]

Com relação ao comprometimento do SN, mais frequentemente, esses sintomas e sinais neurológicos passam relativamente despercebidos e desaparecem espontaneamente ou mesmo têm recidivas durante o primeiro ano (e até o segundo ano depois da infeção), período chamado "sífilis latente recente".

Durante o primeiro ano (e, menos frequentemente, também no segundo ano), ainda podem ocorrer surtos de bacteriemia com recidivas das manifestações semelhantes às da SII e pode haver transmissão para outras pessoas. Este é o denominado "período latente recente".

Sífilis terciária

Se não tratada adequadamente, 1 ano depois da infecção inicia-se o período latente tardio, caracterizado principalmente pela persistência de reações não treponêmicas positivas no soro, com títulos ainda elevados. O tratamento nessa fase deve ser realizado com penicilina G benzatina intramuscular na dose de 2,4 milhões de UI uma vez por semana durante 3 semanas. Se não adequadamente tratada, a sífilis latente pode ser interrompida pelas manifestações denominadas "terciárias". Ocorrem lesões da pele e dos ossos, alterações inflamatórias cardiovasculares, principalmente da aorta, dos globos oculares, otológicas, pelos gomas (tumorações que podem ocorrer em muitos locais) e pelo comprometimento do SN, que pode ser sintomático ou assintomático, como veremos. Classicamente, a NS foi considerada uma forma terciária da sífilis, mas, como já mencionado, pode ocorrer em qualquer fase dessa doença.

No período latente, mesmo que não tenha havido tratamento, o LCR pode normalizar-se espontaneamente, indicando que não evoluirá para NS. Ou o LCR pode continuar a demonstrar pleocitose, aumento de proteínas e reações positivas para sífilis, caracterizando a NS assintomática recente ou tardia (esta, depois do segundo ano da infecção).[3,4]

Se a NS assintomática não for diagnosticada e tratada, há a tendência de manifestar-se clinicamente depois de tempo variável. A maioria dos casos de NS ocorre na fase tardia da sífilis e pode ser dividida em formas meningovasculares, relativamente mais precoces em relação à primoinfecção, ou como formas parenquimatosas, ainda mais tardias. Antes de passarmos a apresentar os quadros clínicos das formas de NS, é conveniente discutir os métodos diagnósticos, que são comuns a todas as formas. Também deixaremos para o fim o tratamento, que também é praticamente o mesmo para todas as formas.

DIAGNÓSTICO LABORATORIAL

A NS foi sempre considerada uma grande imitadora porque pode se manifestar com diferentes sinais e síndromes clínicas de acometimento do SN. Portanto, há uma dificuldade no diagnóstico clínico.

Por outro lado, sendo uma doença infecciosa, seria natural esperar que o diagnóstico fosse baseado na cultura do Tp (ou na demonstração da presença de material genético) no LCR, como é possível em muitas outras doenças infecciosas. No entanto, ainda não é possível conseguir cultura dessa espécie de bactéria para fins diagnósticos e mesmo os testes de identificação de material genético do Tp ainda não tiveram o sucesso desejado, pois são pouco sensíveis, de modo que o diagnóstico precisa ser obtido usando pesquisa indireta, com a demonstração da presença de anticorpos contra o Tp (anticorpos treponêmicos) ou mediante a demonstração de anticorpos contra suspensão antigênica composta de cardiolipina, lecitina e colesterol, que são positivos na sífilis devido provavelmente à reação cruzada contra antígenos liberados pela ação dos espiroquetas sobre as células do hospedeiro. Estes são denominados "anticorpos não treponêmicos". Como nem os treponêmicos nem os não treponêmicos têm, isoladamente, sensibilidade e especificidade elevadas, há a necessidade de utilizar ambos, no soro e no LCR, para se obter a melhor acurácia possível. Diante desses fatos, o diagnóstico de NS será sempre probabilístico. De qualquer maneira, o diagnóstico de sífilis é sempre necessário para o diagnóstico de NS.

Diagnóstico de sífilis

Até recentemente, o diagnóstico laboratorial de sífilis iniciava-se com os testes não treponêmicos, sendo mais usual o emprego, em nosso país, do VDRL. Se positivo, poderia ser realizado o teste treponêmico. Contudo, essa estratégia era inadequada, pois o VDRL (ou outros testes similares) não tem especificidade suficiente no soro para o diagnóstico de sífilis. Por exemplo, o VDRL pode ser positivo na presença de outras condições em que há destruição celular, tais como lúpus eritematoso sistêmico, hepatite crônica, malária, hanseníase, entre outras. Então, o Ministério da Saúde seguiu as recomendações de outros centros importantes e passou a recomendar o diagnóstico laboratorial reverso da sífilis, pelo qual o primeiro teste deve ser um teste treponêmico.[6] Podem ser utilizados os testes de hemaglutinação do Tp (TPHA), a imunofluorescência (FTA-Abs) e, mais recentemente, o imunoensaio por quimioluminescência (CMIA). Este último foi considerado o mais adequado quando o laboratório estiver preparado para realizá-lo. Se esse ou outro teste treponêmico for positivo, é realizado o teste não treponêmico (na mesma amostra), e, se positivo, confirma-se o diagnóstico de sífilis. Se o teste não treponêmico for negativo, repete-se o teste treponêmico com outra técnica (p. ex., FTA-Abs ou TPHA). Se for positivo, confirma-se o diagnóstico de sífilis. É importante ter em conta que o teste treponêmico positivo associado a teste não treponêmico negativo pode indicar que o paciente teve sífilis no passado e que foi curado, pois os testes treponêmicos podem manter-se positivos muitos anos depois de tratamento bem-sucedido da sífilis.

Se o novo teste treponêmico for negativo e persistir a suspeita de sífilis, o fluxograma deverá ser repetido após 30 dias com a coleta de uma nova amostra.

A Tabela 150.1 resume essas possibilidades.

Nas hipóteses C e D, o exame de LCR é obrigatório e deve incluir a pesquisa de testes treponêmicos e não treponêmicos.

Diagnóstico de neurossífilis

Para o diagnóstico de NS, além do diagnóstico de sífilis, deve haver a comprovação do diagnóstico mediante o exame do LCR. No entanto, na NS há uma questão que depende da barreira hematoencefálica (BHE) ou hematoliquórica. Os anticorpos antitreponêmicos atravessam com facilidade a BHE, o que faz com que, se presentes no LCR, possam causar teste treponêmico positivo no LCR sem indicar imunoprodução local e, portanto, não significar NS. Por outro lado, os anticorpos não treponêmicos não atravessam com facilidade a BHE, e, quando positivos no LCR, sugerem fortemente imunoprodução local, indicando NS. Há, porém, outra dificuldade: a sensibilidade dos testes não treponêmicos no LCR é baixa (49 a 88%). Ou seja, são altamente específicos para NS no LCR, mas têm baixa sensibilidade.[7]

Então, se apenas os testes treponêmicos forem positivos pode ser devido à passagem dos anticorpos para o LCR e não será possível fazer o diagnóstico de NS, se não houver outros dados clínicos e laboratoriais. E se o teste não treponêmico, o VDRL, por exemplo, for positivo, será possível fazer o diagnóstico de NS (se não houver grande transtorno da BHE). Entretanto, se o VDRL for negativo, não será possível excluir o diagnóstico de NS, pois a sensibilidade do VDRL no LCR não é alta, como afirmado anteriormente. Nesse caso, se o VDRL e o teste treponêmico forem ambos negativos no LCR, o diagnóstico de NS será muito improvável. Porém, se o VDRL for negativo e o teste treponêmico for positivo, pode ser NS, se outros dados clínicos e laboratoriais forem sugestivos. A Tabela 150.2 resume essas possibilidades.

Tabela 150.1 Exames sorológicos no diagnóstico de sífilis.

	Teste treponêmico	Teste não treponêmico	Diagnóstico
A	Não reagente	Não reagente	Sífilis muito improvável
B	Não reagente	Reagente	Falso-positivo para sífilis (confirmar com outro teste treponêmico, se necessário)
C	Reagente	Reagente	Sífilis (pode ser neurossífilis)
D	Reagente	Não reagente	"Cicatriz" sorológica ou sífilis em atividade (pode ser neurossífilis)

Tabela 150.2 Testes treponêmico e não treponêmico no líquido cefalorraquidiano na suspeita de neurossífilis (NS).

	Teste treponêmico	Teste não treponêmico	Diagnóstico
A	Não reagente	Não reagente	NS improvável. Se a suspeita de NS se mantiver, repetir o teste treponêmico com outro método
B	Reagente	Não reagente	Possível NS
C	Não reagente	Reagente	Repetir o teste treponêmico com outro método
D	Reagente	Reagente	NS (sintomática ou assintomática)

Os dados clínicos serão discutidos mais à frente, mas os laboratoriais devem ser discutidos agora, pois são comuns a todas as formas clínicas. São basicamente aqueles dos exames de LCR que apontam para a atividade da NS. O mais importante é a pleocitose (entre 5 e 100 leucócitos/mm³). (Quando há infecção pelo HIV associadamente, a pleocitose pode depender dessa infecção, perdendo parcialmente o seu valor diagnóstico.) Em seguida, temos a hiperproteinorraquia, superior a 40 mg/mℓ, e imunoprodução local com teores elevados de gamaglobulinas à eletroforese ou de IgG ou a presença de bandas oligoclonais.

Tomando esses dados em conjunto, é possível encontrar, no LCR, os testes treponêmicos e VDRL positivos, com pleocitose, aumento de proteínas e de gamaglobulinas, sendo a pleocitose o marcador mais importante de atividade – **NS definida em atividade**; ou teste treponêmico positivo, VDRL negativo, com pleocitose e aumento de proteínas e de gamaglobulinas – **NS provável em atividade**; ou teste treponêmico positivo (VDRL negativo) sem pleocitose, mas com aumento de proteínas e/ou de gamaglobulinas – **NS possível**; apenas teste treponêmico positivo, sem outras anormalidades – **NS improvável (repetir com outro método se a suspeita se mantiver)**; apenas teste não treponêmico positivo, sem outras anormalidades: repetir teste treponêmico com outro método e, se negativo, NS estará excluída. A Tabela 150.3 resume essas possibilidades.

No caso de suspeita de NS possível, o tratamento para NS deve ser indicado se não houver melhor hipótese diagnóstica para a síndrome clínica, mas o acompanhamento clínico e laboratorial deverá ser ainda mais rigoroso. Existe a possibilidade de que o tratamento cause mudanças no LCR que reforçariam o diagnóstico (p. ex., o aparecimento de pleocitose na primeira semana do início do tratamento).

Recentemente, tem sido discutido o valor de um teste de reação em cadeia da polimerase (PCR) para sífilis no LCR. A especificidade de testes de PCR tem sido demonstrada como muito elevada, mas a sensibilidade é baixa. Dessa forma, um teste que utilize PCR demonstra que há materiais do Tp no LCR, confirmando de modo irrefutável que é NS, mas um teste negativo não exclui a possibilidade e, portanto, será necessário analisar diversos dados laboratoriais para o diagnóstico da NS.[8]

FORMAS CLÍNICAS DE NEUROSSÍFILIS

Não há certeza sobre a história natural da sífilis não tratada. Em um estudo, 6,5% dos indivíduos não tratados evoluíram para NS sintomática (Tabela 150.4).[9]

A forma tumoral, caracterizada pela presença dos denominados "gomas", é bastante rara e em geral incluída entre as formas meningovasculares.

Neurossífilis assintomática

Em primeiro lugar, devemos considerar a NS assintomática, a mais importante, porque seu diagnóstico e consequente tratamento impedem a evolução para as formas graves dessa doença.

NS assintomática pode se manifestar desde a SI, mas, como já comentamos, não modifica a forma de tratamento e, portanto, não há necessidade de investigar a presença de alterações do LCR na SI ou SII quando não houver manifestações clínicas de envolvimento do SN ou quando essas forem leves.

A sua identificação começa a ser importante nas formas latentes mesmo recentes, pois podem identificar que o tratamento não deve ter sido bem-sucedido. No entanto, é nas formas latentes tardias, especialmente quando a doença sequer foi tratada nas fases iniciais, que o diagnóstico é essencial.

O diagnóstico da NS assintomática geralmente inicia-se quando um indivíduo se submete a um exame sorológico que revela a presença de sífilis em atividade ou não. Se não houver informações claras de tratamento correto e acompanhamento no passado, está indicada a pesquisa de NS, mediante o exame de LCR. Frente à gravidade das formas sintomáticas da NS, se não houver certeza de tratamento adequado da sífilis no passado, o LCR deve ser solicitado.

Neurossífilis meningovascular

A NS meningovascular manifesta-se mais frequentemente nos primeiros 2 a 10 anos depois da infecção como quadros meningíticos que podem lembrar uma meningite viral, associada ou não a alterações de nervos cranianos, como uma meningite de base. Outras vezes, manifesta-se como crises epilépticas ou como episódio isquêmico que pode ter gravidade variável, desde episódio rapidamente reversível até grande e grave infarto cerebral. Recentemente, têm sido descritos infartos cerebrais em casos de sífilis recentes, antes de 2 anos depois da infecção. Ressonância magnética (RM)

Tabela 150.4 Formas de apresentação da neurossífilis.

Precoce
Meningite sifilítica assintomática precoce
Meningite sifilítica sintomática precoce
Tardia
Neurossífilis assintomática tardia
Neurossífilis meningovascular encefálica
Neurossífilis meningovascular espinhal
Paralisia geral (demência sifilítica)
Atrofia óptica
Tabes dorsalis

Tabela 150.3 Exames do líquido cefalorraquidiano na suspeita de neurossífilis (NS).

Teste treponêmico	VDRL (ou similar)	Leucócitos/mm³	Proteínas (mg/mℓ)	IgG (ou gamaglobulinas)	Diagnóstico
Reagente	Reagente	> 5	> 40	Aumentada	NS definida em atividade
Reagente	Não reagente	> 5	> 40	Aumentada	NS provável em atividade
Reagente	Não reagente	0–5	> 40	Aumentada	NS possível
Reagente	Não reagente	0–5	< 40	Normal	NS improvável
Não reagente	Reagente	–	–		Repetir teste treponêmico com outro método

cerebral com técnicas mais recentes que permitem analisar melhor as camadas da parede dos vasos podem revelar aspecto de vasculite. Tanto grandes artérias quanto pequenos vasos podem ser afetados pela vasculite da NS.

Estudo recente realizado no Brasil constatou que em 1.119 casos de acidente vascular cerebral (AVC) agudo, NS foi a doença responsável em 1 a 4,7% dos casos, conforme os critérios utilizados para o diagnóstico de NS.[10]

O acometimento isolado ou associado da medula espinhal, na forma de meningomielites agudas ou crônicas, também pode ocorrer. Tivemos recentemente, na Divisão de Clínica Neurológica do Hospital das Clínicas da Faculdade de Medicina da Universidade de São Paulo (DCN-HC-FMUSP), um caso de mielite longitudinal extensa que simulou o acometimento da neuromielite óptica.

O diagnóstico da NS meningovascular tem sido dificultado porque muitos laboratórios deixaram de incluir nos exames habituais de LCR a pesquisa tanto das reações não treponêmicas quanto das treponêmicas, quando não claramente solicitadas. É uma medida sensata incluir testes para sífilis no soro na avaliação de qualquer caso neurológico, principalmente quando atípico.

As formas meningovasculares oligossintomáticas, como uma crise epiléptica ou um episódio isquêmico reversível, podem entrar em remissão clínica, tornando-se novamente assintomáticas e voltar a eclodir mais tarde como formas meningovasculares mais graves, ou como formas parenquimatosas.

Neurossífilis parenquimatosa

Este nome deriva da hipótese antiga de que o parênquima do SN central era o principal sítio de acometimento, e não o sistema vascular. Entretanto, é possível que todas as formas de NS tenham mediação vascular.

Alguns classificam como NS parenquimatosa apenas a paralisia geral progressiva (PGP) e a *tabes dorsalis*, enquanto outros incluem, entre elas, a atrofia óptica. A associação da *tabes* com a paralisia geral (taboparalisia) ou com formas meningovasculares tardias não era infrequente.

Paralisia geral progressiva

A PGP ocorre, em geral, 10 a 25 anos depois da infecção em 1 a 2% dos pacientes que não foram adequadamente tratados nas fases iniciais.[9] No período anterior à introdução da penicilinoterapia, o diagnóstico de PGP era realizado quando os doentes tinham de 35 a 50 anos, na maioria dos casos.[11,12]

PGP deve ter sido a forma mais comum de demência até o início do século XX, quando começaram a surgir as formas de tratamento com razoável sucesso, como a malarioterapia.[13] O sucesso da malarioterapia foi tão grande que seu introdutor, Wagner von Jauregg, recebeu o prêmio Nobel de Medicina por essa descoberta 10 anos mais tarde, em 1927. Entretanto, foi com a penicilina que todas a formas de NS se tornaram mais raras.

No período de 1961 a 1980, foram internados 92 casos com NS nas enfermarias da DCN-HC-FMUSP, e, destes, 25 (27,2%) tinham PGP.[14] A epidemia de infecção pelo HIV-1 provavelmente causou um aumento na incidência de meningite sifilítica, mas aparentemente não alterou a incidência de PGP.[4,15]

Patologia da paralisia geral progressiva

Nessa forma de NS há uma meningoencefalite crônica causada pela invasão do parênquima cerebral pelo Tp.

Os achados mais visíveis são a atrofia cortical, mais marcadamente nas porções anteriores do cérebro, o espessamento das meninges e o aumento dos ventrículos. Pode haver infiltrados linfoplasmocitários mais evidentes nas meninges e em seus vasos, que se acumulam formando um manguito nos espaços perivasculares do cérebro. Graus variáveis de proliferação da camada íntima com estreitamento e oclusão da luz do vaso são observados em pequenos capilares e vênulas, que provavelmente são responsáveis pela perda acentuada de neurônios. Há ainda proliferação de astrócitos e de células microgliais que contêm ferro e que são encontradas no córtex cerebral, no cerebelo e nos gânglios da base. Em outros casos, o infiltrado linfoplasmocitário é menor e as alterações degenerativas predominam com atrofia cortical mais grave.[4] Exemplares do Tp são difíceis de encontrar, mas com avaliação cuidadosa, podem ser detectados no córtex cerebral em 25 a 40% dos casos.

Quadro clínico da paralisia geral progressiva

A PGP inicia-se de modo insidioso, geralmente com alterações do humor ou da personalidade sutis que precedem por meses ou anos o declínio cognitivo. Por vezes, o início é marcado por crises convulsivas ou por episódios sugestivos de episódios isquêmicos transitórios. Nos 25 casos de PGP atendidos no período de 1961 a 1980 na DCN-HC-FMUSP, mencionados anteriormente, o início foi insidioso em 19 doentes, enquanto em três casos foi marcado por crises convulsivas; em dois, por episódios sugestivos de AVC; e em um caso manifestou-se depois de um traumatismo cranioencefálico.[3] São clássicas as descrições de delírios de grandeza, delírios paranoides e manifestações maníaco-depressivas que podem ocorrer tanto nas fases em que o declínio cognitivo ainda não é manifesto quanto na fase de demência. No imaginário popular, encontram-se os dementes que dizem ser muito poderosos, com Napoleão como o arquétipo, que quase certamente foram descritos no século XIX, quando a PGP era muito frequente. Muitas vezes, ocorre um quadro menos exuberante no qual se destaca apenas o empobrecimento intelectual progressivo, que era denominado "forma demencial simples da PGP". Na casuística descrita anteriormente, predominou a forma demencial simples e apenas três casos apresentaram delírios de grandeza ou ideação paranoide. É importante ressaltar que em grandes casuísticas do passado, as formas expansivas, consideradas clássicas, ocorreram em apenas 10 a 20% dos casos. Crise convulsiva ou acidente vascular transitório também pode se manifestar ao longo da evolução, deixando claro para o médico que acompanha o paciente que os sintomas comportamentais decorrem de uma afecção neurológica que simula um transtorno psiquiátrico. O exame neurológico frequentemente revela anormalidade pupilar (anisocoria, perda do reflexo fotomotor com preservação da miose ao olhar para perto), tremores nos lábios e na língua, disartria e reflexos hiperativos. Na ausência de tratamento, o paciente evolui para demência progressiva, convulsões, incapacidade de caminhar e morte depois de 3 a 4 anos do início.[11]

No Brasil, a Academia Brasileira de Neurologia (ABN) recomenda o emprego de testes diagnósticos para o diagnóstico de demência de etiologia desconhecida.[16]

A frequência de NS em um serviço especializado em declínio cognitivo foi de 3,3% em 2003.[17] Estudo ainda não publicado revelou que, mais recentemente, essa frequência no mesmo serviço não atingiu 1% dos casos. Como há um intervalo grande entre a infecção pelo Tp e a manifestação da PGP, temos que considerar que esses dados refletem a redução da incidência de sífilis nos últimos anos do século passado, mas a incidência está aumentando no século atual.

Em estudo que realizamos na DCN-HC-FMUSP, verificamos que em nove casos de PGP atendidos mais recentemente e tratados, apenas um voltou a trabalhar no mesmo nível de atividade profissional que exercia antes.[18] A mediana do intervalo de tempo entre o início dos sintomas e o diagnóstico foi de 24 meses. Todos estavam em tratamento médico com diagnósticos errados que iam de encefalite herpética a esquizofrenia, com a maioria em acompanhamento com diagnósticos presumidos de demências neurodegenerativas. Em todos os casos, o teste treponêmico no soro, realizado em nosso serviço, foi positivo e VDRL foi positivo no soro em seis dos nove casos. Se um simples exame de sangue tivesse sido solicitado pelos médicos que os atenderam, muitos teriam sido curados e obtido grande melhora cognitivo-comportamental.

Diagnóstico

Alguns pontos são importantes para um médico que suspeita de NS em um caso de demência ou que esteja ainda com alterações comportamentais.

Em primeiro lugar, tomografia computadorizada ou RM que revelem atrofia não descartam (até podem sugerir) PGP, quando a suspeita clínica for grande. A atrofia tende a predominar nas regiões frontotemporais, mas pode afetar as regiões temporais mesiais, quando pode sugerir o diagnóstico de doença de Alzheimer.[19] RM com técnicas que detectam depósitos de ferro, como a SWI, pode revelar sinal hipointenso no córtex cerebral (Figura 150.1) que pode estar relacionado com depósitos de ferro localizados na micróglia.[20]

Tomografia por emissão de pósitrons (FDG-PET) pode ser compatível com o diagnóstico de doença de Alzheimer.[21]

O primeiro exame a ser solicitado na suspeita de que demência é de origem sifilítica é o teste treponêmico no soro, como já discutido. E se o resultado do exame sorológico for positivo, proceder ao exame completo do LCR. Na PGP, os níveis de gamaglobulina são os mais elevados entre todas as formas de NS, podendo atingir mais de 40% do total (normal até 14%).

Tabes dorsalis

Essa é a forma mais tardia de NS, ocorrendo em geral mais de 20 anos depois da infecção, embora possa originar-se mais precocemente. A característica mais marcante é a ataxia sensitiva caracterizada pelo sinal de Romberg positivo, marcha talonante com intensa piora ao fechar os olhos, sensibilidade profunda acometida principalmente nos membros inferiores e abolição dos reflexos profundos.

Essa síndrome decorre do acometimento das fibras grossas nas raízes dorsais, o que leva à degeneração dos cordões posteriores.

Também muito frequente na *tabes dorsalis* são as crises de dor lancinantes nos membros inferiores, nas costas, na face e em outros locais do corpo que podiam ser rápidas ou mais longas, além de crises de dor epigástrica com vômitos.

Muitas vezes o exame de LCR, nos casos de *tabes dorsalis*, revelava anormalidades mais discretas, com VDRL negativo, por exemplo, talvez porque já tenham recebido outros tratamentos ao longo da evolução.

Além da ataxia e das dores, observam-se anormalidades pupilares, e na *tabes dorsalis* pode ocorrer também perda visual progressiva causada pela atrofia óptica sifilítica, que pode fazer parte da *tabes* ou, mais raramente, da PGP, ou manifestar-se quase isoladamente como uma neuropatia óptica progressiva, mas que se acompanha de alterações discretas da NS no LCR. Além da atrofia óptica, que é uma manifestação tardia da NS, são descritas anormalidades oculares de diversos tipos na NS, desde queratites, uveítes anterior e posterior e vasculite retiniana, que podem estar acompanhadas ou não de meningite sifilítica, mais frequentes nas fases relativamente recentes da infecção.[4]

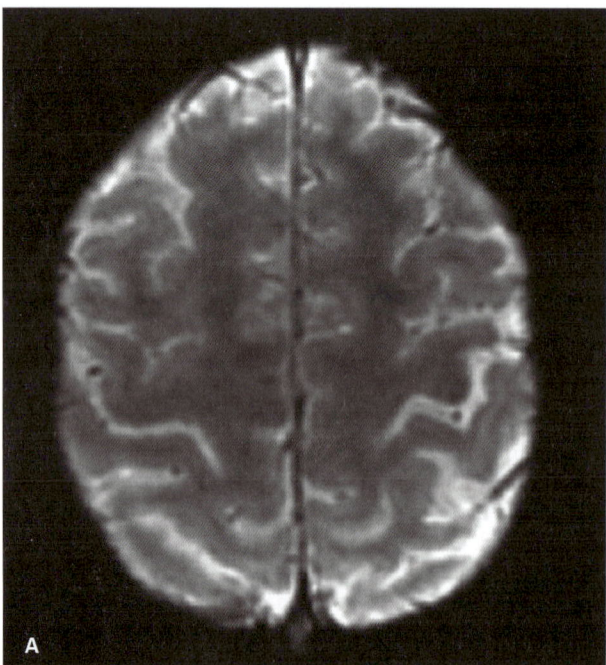
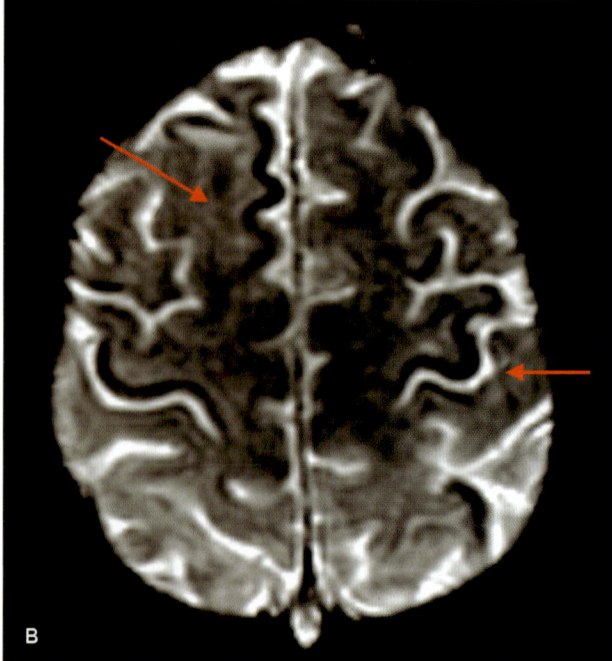

Figura 150.1 Ressonância magnética na paralisia geral progressiva. **A.** FLAIR. **B.** SWI. Depósitos de substância ferromagnética no córtex cerebral identificados com aquisição pelo método SWI. (Cortesia da Dra. Paula Pinho, Instituto de Radiologia do Hospital das Clínicas da Faculdade de Medicina da Universidade de São Paulo.)

FORMAS ATÍPICAS

Nas últimas duas décadas têm sido descritos alguns casos de demência rapidamente progressiva,[22] ou que simulam encefalite herpética ou encefalite límbica devido ao acometimento da porção mesial do lobo temporal na NS.[23] Esses casos são de difícil classificação e, embora raros, tornam obrigatório incluir a NS no diagnóstico diferencial dessas doenças. Ainda, assim como ocorre na encefalite herpética, que pode desencadear encefalopatia imunomediada, casos de encefalite anti-NMDAR e de neuromielite óptica com anticorpos antiaquaporina têm sido descritos como secundários à NS, acarretando piora inesperada da evolução depois do tratamento com penicilina.[24]

QUANDO PENSAR EM NEUROSSÍFILIS

Como a NS pode manifestar-se com diferentes sintomas e sinais, há que se dar atenção redobrada aos seguintes: sintomas neuropsiquiátricos atípicos; AVC, especialmente em jovens; crise epiléptica; alterações pupilares; alterações da visão (II nervo, uveíte); síndrome de nervos cranianos (III, VII, VIII); alteração auditiva; mielopatia aguda ou progressiva; arreflexia profunda; dores lancinantes em membros inferiores, especialmente se acompanhadas de epigastralgia e vômitos.

Ter sempre em mente que se os testes treponêmico e não treponêmico forem negativos no soro, a possibilidade de NS será muito remota. Portanto, esses exames devem ser solicitados na maioria dos pacientes com diagnósticos neurológicos a esclarecer.

TRATAMENTO

O tratamento mais eficaz para a NS ainda é a penicilina G cristalina aquosa, utilizada em doses altas de 18 a 24 milhões de unidades por dia, administrada como 3 a 4 milhões de unidades por via intravenosa a cada 4 horas ou infusão contínua por 10 a 14 dias.[25] Os Centers for Disease Control (CDCs) incluem, para pacientes que certamente seguirão a orientação médica, a alternativa de utilizar penicilina procaína 2,4 milhões de unidades por via intramuscular por dia durante 10 a 14 dias associada com probenecida 500 mg, 4 vezes ao dia, por via oral. Os CDCs sugerem que, ao término desses tratamentos, seja utilizada uma dose por semana de penicilina benzatina 2,4 milhões de unidades por via intramuscular por 1 a 3 semanas.

A experiência da DCN-HC-FMUSP foi sempre a de estender a terapia com penicilina intravenosa por 20 dias. Para as formas mais graves de NS, entre elas a PGP e a neurite óptica, recomendamos a utilização de 60 mg de prednisona ou dose equivalente de dexametasona 24 horas antes da primeira dose de penicilina para evitar a reação de Jarisch-Herxheimer. Essa reação, descrita principalmente na SII, caracteriza-se pela piora aguda dos sintomas provavelmente causada pela liberação aguda de antígenos treponêmicos pela ação da penicilina.

Melhora clínica significativa ocorre quando o tratamento é administrado no início dos sintomas ou, melhor ainda, na NS assintomática. A avaliação clínica ao longo e depois do tratamento é importante, mas o exame do LCR é fundamental para avaliar se a NS foi tratada com sucesso. Imediatamente depois do tratamento pode haver redução considerável da pleocitose, mas o teor de gamaglobulinas pode estar mais elevado do que antes do tratamento.[8] Deve-se repetir a punção lombar com intervalo de 6 meses a 2 anos. Quando o tratamento tiver sido eficaz, a pleocitose deve ter se normalizado (< 5 células/mm^3) em 6 meses. Nos casos de infecção concomitante pelo HIV-1, têm sido recomendados intervalos de 3 meses no primeiro ano. Os níveis de proteína no LCR e os títulos de VDRL no LCR e no soro têm valor bem menor para o acompanhamento do tratamento, pois reduzem-se bem mais lentamente. Quando a pleocitose se mantém, deve-se retratar com penicilina.[4,26]

Em doentes com alergia à penicilina ou na ausência de penicilina, pode ser utilizada ceftriaxona 2 g por dia, por via muscular ou intravenosa, durante 10 dias, mas como há poucos dados que tenham comprovado a eficácia da ceftriaxona, recomenda-se um acompanhamento cuidadoso. Doxiciclina 100 mg de 12 em 12 horas, por via oral, durante 14 dias é uma alternativa na sífilis precoce quando há alergia à penicilina. A facilidade de uso e a boa penetração no sistema nervoso central (SNC) tornam a doxiciclina na dose de 200 mg, de 12 em 12 horas por 28 dias, uma alternativa atraente, mas é necessário acompanhar cuidadosamente a evolução do LCR.[27] Nesses casos, assim como já indicado para quando há infecção concomitante pelo HIV-1, recomendam-se exames de LCR com intervalos de 3 meses no primeiro ano.

Sífilis ocular ou otológica deve ser tratada com os mesmos esquemas terapêuticos indicados para a NS, mesmo se não houver NS associada.[4]

CONSIDERAÇÕES FINAIS

Diante dos dados mais recentes, podemos concluir que:

- A incidência de sífilis está aumentando e iremos ver mais casos de NS
- É importante incluir sempre NS entre os diagnósticos diferenciais
- VDRL negativo no soro não exclui sífilis (o Ministério da Saúde recomenda iniciar a pesquisa com um teste treponêmico, seguido por um teste não treponêmico)
- Teste treponêmico negativo no soro, em caso de forte suspeita de NS, deve ser repetido com outro método. Se negativo, sífilis e NS serão diagnósticos muito improváveis
- Há casos de NS erroneamente diagnosticados como encefalite imunomediada, AVC ou crises epilépticas de origem indeterminada, demência frontotemporal, outras demências degenerativas, encefalite herpética, além de doenças psiquiátricas.

151

Neurotuberculose

Sérgio Monteiro de Almeida

A doença era uma forma de vida perversa e dissoluta.
(Thomas Mann, *A Montanha Mágica*)

INTRODUÇÃO

A tuberculose (TB) é uma infecção predominantemente pulmonar, mas também pode acometer outros órgãos (TB extrapulmonar). É causada pelo bacilo *Mycobacterium tuberculosis*. A TB ressurgiu como um importante problema de saúde pública mundial com a pandemia do vírus da imunodeficiência humana (HIV) e o desenvolvimento de resistência ao *M. tuberculosis*.[1] O envolvimento do sistema nervoso (neuro-TB) é a sua forma mais grave.[2] O *M. tuberculosis* chega no sistema nervoso central (SNC) por disseminação hematogênica durante a infecção primária, ou na forma pós-primária, quando há reinfecção pelo bacilo ou reativação de um foco previamente estabelecido que se mantinha controlado pelo sistema imunológico. No SNC, o *M. tuberculosis* forma um foco no espaço subependimário ou subaracnoide, que pode expandir e romper, dessa forma liberando os bacilos.[3] Em países em que a taxa de prevalência do *M. tuberculosis* é alta, é comum a infecção primária em crianças e adultos jovens, sendo frequente a disseminação hematogênica inicial. Isso possibilita o estabelecimento de qualquer um dos padrões de acometimento do SNC. Em países com baixa incidência de TB, o acometimento por reativação é mais comum, sendo a TB meningoencefálica (TBM) a forma extrapulmonar mais grave, e a forma mais frequente no SNC.[2]

EPIDEMIOLOGIA

De acordo com a Organização Mundial da Saúde (OMS), quase 10 milhões de pessoas foram diagnosticadas com TB em 2019, sendo esta uma das dez principais causas de óbito no mundo e a principal entre as causas infecciosas.[4]

A TB extrapulmonar representa 15% dos casos. TBM ocorre tanto em países em desenvolvimento quanto em desenvolvidos. As taxas de ocorrência de TBM e outras formas extrapulmonares são 5 e 11%, respectivamente. A meningite basal exsudativa é a apresentação clínica mais comum de TBM, sendo mais frequente em crianças abaixo dos 6 anos.[5]

FORMAS CLÍNICAS

A neuro-TB acomete o encéfalo, a medula e o sistema nervoso periférico. Suas formas clínicas são: meníngea, na forma de leptomeningite ou paquimeningite; hidrocefalia; intraparenquimatosa, nas formas de tuberculoma, TB miliar, cerebrite, abscesso, rombencefalite, vasculite e **acidente vascular cerebral isquêmico** (AVCI). Na medula espinhal, pode causar tuberculomas ou AVCI; no sistema nervoso periférico, pode ocasionar tanto neuropatia periférica como de pares cranianos. A localização, a extensão e a natureza do processo inflamatório têm importante impacto em suas manifestações clínicas.[3]

Tuberculose meningoencefálica

A TBM é responsável por cerca de 1% de todos os casos de TB e aproximadamente 5% dos casos extrapulmonares,[5,6] causa óbito ou sequelas graves em 50% dos pacientes. É mais prevalente em crianças e adultos imunossuprimidos, especialmente pessoas vivendo com HIV (PVH). A TB pulmonar pode ocorrer concomitantemente à TBM em 59% dos casos.[7] É causada principalmente pela ruptura tardia de lesões granulomatosas subependimárias, meníngeas ou parameníngeas no espaço subaracnóideo e menos frequentemente por disseminação hematogênica do *M. tuberculosis*.[3]

A TBM comumente envolve as cisternas perimesencefálicas, interpedunculares, pré-pontinas e suprasselares. Em relação à paquimeningite, esta parece não obedecer a um padrão de envolvimento meníngeo, sendo, portanto, mais difícil diferenciar de outras etiologias, como metástase ou neurossarcoidose.[5]

A meningite basal exsudativa, clinicamente, pode ser subaguda ou crônica. As características clínicas iniciais em adultos e crianças estão indicadas na Tabela 151.1.[8] A forma subaguda cursa com sinais ou sintomas por tempo superior a 2 semanas. Esses são, em geral, cefaleia holocraniana, febre, vômito, fotofobia, anorexia, sinais meningorradiculares como rigidez de nuca, irritabilidade, alterações de comportamento, sonolência, dor abdominal e sinais de hipertensão intracraniana. Eventualmente, apresenta sinais focais relacionados a síndromes isquêmicas locais ou envolvimento de pares cranianos. Na forma crônica, os sinais e os sintomas têm duração superior a 4 semanas; em geral, o paciente

Tabela 151.1 Características clínicas iniciais em adultos e crianças.[8]

Sintomas	Frequência
Cefaleia	50 a 80%
Febre	60 a 95%
Vômito	30 a 60%
Fotofobia	5 a 10%
Anorexia/perda de peso	60 a 80%
Sintomas	**Frequência**
Rigidez de nuca	40 a 80%
Confusão	10 a 30%
Coma	30 a 60%
Envolvimento de pares cranianos	30 a 50%
VI	30 a 40%
III	5 a 15%
VII	10 a 20%
Hemiparesia	10 a 20%
Paraparesia	5 a 10%
Crises convulsivas	5% (adultos); 50% (crianças)

evolui várias semanas com cefaleia – nestes casos, o acometimento de pares cranianos pode indicar o diagnóstico de meningite crônica.[8]

O envolvimento de pares cranianos ocorre em 40% dos casos de neuro-TB – em muitos pacientes, esse acometimento é múltiplo.[7] A fisiopatologia pode variar desde infarto em seus núcleos até meningite adjacente aos seus trajetos. Os pares cranianos II, III, IV e VII são mais comumente associados com neuro-TB, principalmente devido à meningite basal. O envolvimento de pares cranianos em pacientes com meningite crônica é mais típico de neuro-TB do que de outras causas.[8]

A gravidade da TBM é estratificada pelos critérios modificados propostos pelo British Medical Research Council (BMRC): grau I indica uma pontuação na escala de coma de Glasgow (ECG) de 15 sem sinais neurológicos; grau II, ECG de 11 a 14 ou ECG 15 com sinais neurológicos focais; e grau III, pontuação na ECG igual ou inferior a 10.[9]

Tuberculoma

Tuberculoma é uma apresentação de neuro-TB localizada. O quadro clínico é de um processo expansivo intracraniano de crescimento lento, com sinais e sintomas associados a lesões ocupando espaço que variam de acordo com a sua localização. Geralmente apresentam sinais de hipertensão intracraniana, febre pode não estar presente.[10] Embora os tuberculomas também possam ocorrer nas meninges, sua localização clássica é nas estruturas intra-axiais. Distúrbios do movimento, principalmente tremor, mas também coreia, balismo e mioclonia, estão associados ao envolvimento dos gânglios da base.[8] Dois terços dos tuberculomas localizam-se no cerebelo e um terço nos hemisférios cerebrais, principalmente nos lobos frontal e parietais.[11] Tuberculomas são originalmente formados a partir do crescimento coalescente dos granulomas causados pelo M. tuberculosis. Patologicamente são caracterizados como um granuloma contendo macrófagos (células epitelioides) e células gigantes multinucleadas tipo Langhans, circundados por linfócitos e necrose caseosa central.[12]

Hidrocefalia

A hidrocefalia é a manifestação mais comum e precoce da neuro-TB, pode ser comunicante ou não comunicante. Ocorre pela obstrução do fluxo de líquido cefalorraquidiano (LCR) nas cisternas basais, devido ao processo inflamatório crônico, ou por tuberculomas.[13] Em todo paciente com história de TB pulmonar ou extrapulmonar com hidrocefalia de início recente deve ser considerada a hipótese diagnóstica de neuro-TB.[6]

Vasculite e acidente vascular cerebral isquêmico

Vasculite e AVCI causados por neuro-TB são frequentes. AVCI está presente em cerca de dois terços dos pacientes. AVCI envolvendo múltiplos territórios vasculares e infartos bilaterais são achados característicos nos exames de neuroimagem na TBM.[14] Oclusões vasculares são detectadas em cerca de 41% das imagens de pacientes com neuro-TB; acometem principalmente vasos de pequeno e médio calibres, envolvendo predominantemente as artérias lentículo-estriadas e talamoperfurantes, em suas origens adjacentes às meninges basais.[12]

Tuberculose miliar

A TB miliar é, sobretudo, observada em pacientes imunocomprometidos ou com disseminação hematogênica. Caracteriza-se por múltiplos pequenos pontos dispersos no parênquima encefálico, alguns deles com realce, conferindo um aspecto pontilhado. Não há componente caseoso e, em geral, medem cerca de 2 a 3 mm em diâmetro.[13]

Cerebrite

A cerebrite tuberculosa é uma condição rara, formada principalmente pela infiltração localizada de granulomas micronodulares, que podem ou não ter componente caseoso, sem o desenvolvimento de tuberculomas. Pode ocorrer com ou sem meningite associada.[13]

Abscessos por tuberculose

Os abscessos por M. tuberculosis são pouco frequentes e têm maior gravidade do que os tuberculomas. Geralmente são grandes, multiloculados e com edema. Estes são melhor visualizados na sequência T2/recuperação de inversão atenuada por fluido (FLAIR) da ressonância magnética (RM). Têm forma irregular com realce de contraste periférico. Um abscesso por TB pode ser diferenciado de um tuberculoma por mostrar um sinal T2/FLAIR alto e restrição na sequência em difusão (DWI, do inglês diffusion-weighted imaging). Na espectroscopia por ressonância magnética (ERM), pode mostrar picos de lactato (LA) e lipídios sem picos de aminoácidos.[15]

Rombencefalite

A rombencefalite é considerada a apresentação mais rara de neuro-TB, ocorre em menos de 5% dos casos, principalmente em PVH. Os pacientes podem apresentar sintomas cerebelares ou déficits neurológicos focais, como paralisia de pares cranianos. Também podem ocorrer hipertensão intracraniana, hidrocefalia e sintomas ou sinais de irritação meníngea. O prognóstico é ruim, comparado com outras formas de neuro-TB, com grande frequência de sequelas permanentes e óbito.[16]

Tuberculose medular

O M. tuberculosis pode afetar qualquer compartimento da coluna vertebral incluindo medula, meninges, vértebras e discos intervertebrais. A TB intramedular é incomum, as lesões apresentam as mesmas características das lesões intracranianas.[3] Pode ser consequência de tuberculoma intramedular, TB extradural com compressão medular, leptomeningite ou mielite transversa longitudinal extensa.[17,18] Em uma revisão de dez casos notificados de mielite transversa longitudinal extensa, a faixa etária variou de 17 a 53 anos e a duração dos sintomas antes da avaliação clínica de dias a meses.[17]

A aracnoidite espinhal é uma inflamação desencadeada pela presença do M. tuberculosis que atinge a medula e as raízes nervosas. O acometimento se dá por ruptura de um foco subependimário, com liberação de M. tuberculosis para a região subaracnoide. Culmina com a formação de exsudato que envolve a base do crânio, a medula e as raízes nervosas, principalmente no segmento lombar. A preferência por esses locais ocorre pela ação da gravidade. Quando originada por ruptura de um granuloma, a aracnoidite pode ocorrer em qualquer nível da medula. Porém, quando originada por contiguidade se limita às regiões próximas da espondilite. A clínica inclui dor lombar, com padrão de radiculopatia com irradiação para o trajeto nervoso, associada a parestesias, além de sinais de mielite com nível medular, níveis variados de perda de força e sensibilidade, bem como incontinência fecal e urinária.[3]

Coinfecção *M. tuberculosis* e HIV

M. tuberculosis é a coinfecção mais frequente em PVH. A coinfecção com o HIV não altera a apresentação clínica da neuro-TB, mas aumenta a frequência de complicações. A mortalidade e as sequelas são mais frequentes em PVH.[19]

A apresentação clínica da neuro-TB em PVH pode ser influenciada por vários fatores, como: grau de imunodeficiência; manifestações neurológicas causadas pelo próprio HIV; outras infecções oportunistas ou coinfecções no SNC; evolução simultânea de várias formas diferentes de neuro-TB; presença de infecções em outros órgãos, ou neoplasias relacionadas ao HIV. Todos esses fatores explicam a variedade de apresentações clínicas, alterações de LCR e aspectos de neuroimagem em PVH.[19]

Síndrome inflamatória de reconstituição imunológica

A síndrome inflamatória de reconstituição imunológica (SIRI) é uma resposta inflamatória excessiva que se desenvolve nos casos de imunossupressão grave em que a administração do tratamento específico restaura abruptamente a resposta imune.[20]

A SIRI associada à TB (TB-SIRI) é uma resposta contra o *M. tuberculosis* viável ou não. Pode ocorrer em PVH, sendo rara em pacientes não infectados pelo HIV sem nenhum fator de imunossupressão[20] ou após a retirada de imunossupressores, como bloqueadores de fator de necrose tumoral (TNF)[21] ou natalizumabe,[22] e em transplantados.[23]

O agravamento paradoxal da TB após a introdução do tratamento antituberculose em pacientes HIV-negativos foi descrito pela primeira vez em 1954. O tempo médio para o início da SIRI após o início dos medicamentos antituberculose é geralmente de 3 meses. Os sintomas de apresentação mais frequentes da TB-SIRI são febre recorrente, linfonodos aumentados e piora da dispneia.[20] Diferentes estudos estimaram a frequência de TB-SIRI entre 2 e 23%[24] em pacientes não infectados pelo HIV. Em PVH, a incidência de TB-SIRI em pacientes em tratamento antirretroviral foi de 16%, com mortalidade de 3%.[25]

A infecção pelo HIV é a causa mais frequente de imunodeficiência predisponente à SIRI. Nesse grupo, ocorre após o início da terapia antirretroviral (TARV), independentemente da supressão efetiva da viremia. Além disso, a TB é a infecção oportunista mais comum relacionada à SIRI em PVH. Os tratamentos antirretrovirais e a antituberculose restauram rapidamente a resposta imune, podendo levar a uma reação linfoproliferativa agressiva e à liberação maciça de citocinas pró-inflamatórias.[24]

Existem duas apresentações clínicas distintas de SIRI: paradoxal e desmascarada. A neuro-TB-SIRI paradoxal surge após o início da TARV, em pacientes com neuro-TB diagnosticados e tratados adequadamente, nos quais a infecção pelo HIV é detectada. Isso leva à piora paradoxal dos sintomas em pacientes em tratamento. Como critério diagnóstico, a piora ou o aparecimento de novas manifestações clínicas e/ou radiológicas consistentes com processo inflamatório ocorrido durante terapia antituberculose adequada. A reação de neuro-TB-SIRI desmascarada aparece em PVH e neuro-TB latente desconhecida que não era aparente no momento do início da TARV em que o tratamento antirretroviral bem-sucedido induz manifestações neurológicas de TB.[24]

A SIRI ocorre preferencialmente nos casos com contagens dos linfócitos T CD4 inferiores a 50 células/mm³ e carga viral de HIV alta, bem como na presença não detectada de antígenos de microrganismos cujas manifestações clínicas seriam inesperadas.[26] São fatores de risco para o desenvolvimento da SIRI: pacientes virgens de tratamento com antirretrovirais, independentemente da idade ou da contagem de CD4; duração e gravidade da imunodeficiência; suscetibilidade genética e velocidade da reconstituição imune.[26] As manifestações neurológicas de TB-SIRI são raras, ocorrem entre 10 e 19% do total de casos, mas com risco de mortalidade três vezes maior do que a SIRI em outros órgãos.[27]

DIAGNÓSTICO

O diagnóstico precoce da TBM é essencial, pois aumenta significativamente a sobrevida e reduz a mortalidade. Porém, esse não pode ser feito ou excluído apenas com base nas características clínicas. Os primeiros sintomas da TBM são inespecíficos e a confirmação do diagnóstico é difícil devido à baixa acurácia dos testes convencionais. A neuro-TB é diagnosticada pela combinação de manifestações clínicas e resultados laboratoriais.[28]

Características do líquido cefalorraquidiano

A análise das características citológicas e bioquímicas do LCR é fundamental para o diagnóstico de TBM.[29] As alterações do LCR típicas de TBM são: pressão de abertura maior que 250 mm H_2O, presente em 50% dos casos; pleocitose com predomínio de linfócitos em 30 a 90% dos casos, porém nas fases iniciais da TBM pode haver predomínio de neutrófilos em 10 a 70% dos casos; aumento dos níveis de proteína total e redução da relação glicose LCR/sangue inferior a 0,5 em 95% dos casos.[8,29] Uma película fina de fibrina (retículo de Mya) pode se formar quando o LCR é deixado em repouso. Resulta da alta concentração de fibrinogênio e da presença de células inflamatórias. A presença desse retículo é sugestiva, mas não patognomônica de TBM. Sua importância está no fato de o *M. tuberculosis* ficar retido nessa película, teoricamente facilitando sua identificação no esfregaço ou cultura.[29]

As características bioquímicas e citológicas do LCR em pacientes com TBM coinfectados com HIV são iguais às descritas nos pacientes HIV-negativos. Porém, em pacientes com imunodeficiência grave, a contagem de células do LCR geralmente é pouco aumentada ou normal. O baixo número de linfócitos no sangue periférico de PVH pode modificar a contagem diferencial no LCR para predomínio de neutrófilos, sendo diagnóstico diferencial com meningite bacteriana. Proteína total elevada no LCR é um achado típico na TBM em pacientes não HIV, no entanto, 43% dos casos de HIV relatados apresentaram valores proteicos baixos ou mesmo normais. O LCR pode ser normal, principalmente em pacientes com imunodeficiência grave. Na ausência de uma forte resposta inflamatória, a pesquisa de *M. tuberculosis* no LCR pode ser positiva em até 67% dos casos, e as culturas positivas, em 40 a 88% dos casos.[8] Estudos mostram maior frequência de culturas positivas para *M. tuberculosis* em amostras de LCR de PVH do que naquelas de HIV-negativos.[30,31]

Na mielopatia com lesão longitudinal extensa por *M. tuberculosis*, as alterações do LCR são proteína elevada, variando entre 40 e 440 mg/dℓ; pleocitose linfocítica em 70% dos casos e glicose normal ou reduzida. A mielopatia tuberculosa associada à lesão longitudinal extensa é muito rara, sem prevalência documentada.[17]

Biomarcadores bioquímicos no LCR podem ser valiosas ferramentas diagnósticas, auxiliares no diagnóstico de TBM, particularmente em regiões endêmicas.[31]

O LA no LCR é um marcador diagnóstico útil para descartar TBM quando associado aos testes microbiológicos convencionais, testes de amplificação de ácidos nucleicos (NAAT) e algoritmos clínicos, particularmente em áreas endêmicas.[31] O LA no LCR foi superior a 3,5 mmol/ℓ em 100% dos casos com TBM definitiva confirmada microbiologicamente, em 50% dos casos de TBM definitiva confirmada por reação em cadeia da polimerase em tempo real (do inglês qPCR) (p = 0,001) e nos casos com TBM provável em 26% dos casos.[31] A quantificação do LA no LCR apresentou os melhores parâmetros de acurácia diagnóstica no grupo com TBM definitiva microbiologicamente comprovado do que o grupo confirmado por qPCR, provavelmente devido ao maior número de bacilos *M. tuberculosis* no primeiro grupo. Comparado com um padrão de referência de TBM definitiva,[7] o valor de corte para LA no LCR foi de 4,0 mmol/ℓ; a área sob a curva característica de operação do receptor (ROC), 0,88 (intervalo de confiança de 95% 0,82 a 0,94; p = 0,0001); a sensibilidade, 69%; a especificidade, 90%; e o valor preditivo negativo, 98%. Os parâmetros de acurácia diagnóstica diminuem quando calculados em relação às categorias de TBM provável ou possível.[31] As concentrações de LA no LCR e sangue são independentes, uma vez que no LCR a concentração de LA é diretamente dependente de sua taxa de produção no encéfalo. Isso é importante na prática clínica, pois elimina a necessidade de coleta de sangue em paralelo. Sendo uma vantagem sobre a quantificação da glicose do LCR, que depende de suas concentrações no sangue.[31]

Aproximadamente 40% das PVH apresentam meningite crônica devido ao HIV, em vários estágios da infecção – destes, 59% são assintomáticos. Esse é um diagnóstico de exclusão e um importante fator de confusão na análise do LCR nessa população. Outras causas de meningite crônica por infecções oportunistas ou coinfecções como TB, *Cryptococcus* spp. ou sífilis devem ser descartadas. O LA no LCR ajuda a discriminar entre TBM, *Cryptococcus* spp. e meningite crônica pelo HIV. Na meningite crônica pelo HIV, o LA no LCR encontra-se entre os valores de referência, isto é, abaixo de 3,5 mmol/ℓ, e elevado na meningite por *Cryptococcus* spp. ou TBM.[31]

A adenosina desaminase (ADA) é uma enzima liberada por linfócitos T. Uma metanálise mostrou sensibilidade de 79% e especificidade 91% comparada com a cultura como padrão ouro.[32] Porém, a probabilidade de um paciente ter TBM com um resultado de ADA negativo é alta para afastar o diagnóstico. Além disso, em PVH, o teste de ADA no LCR não é eficaz.[32]

A quantificação de cloreto no LCR não é útil para discriminar entre TBM e meningites bacterianas e virais, pois reflete as alterações na cloremia. No passado, a diminuição de cloreto no LCR foi associada à TBM, porém atualmente esse teste deve ser descartado como ferramenta diagnóstica.[33]

Várias citocinas e quimiocinas estão elevadas no LCR de pacientes adultos e pediátricos com TBM, incluindo TNF-α, interferon (IFN)-γ, interleucina (IL)-1β, -10, -6, -8, -2, proteína quimiotáxica de monócitos (MCP)-1 e proteína inflamatória de macrófagos (MIP)-1α, entre outros.[34,35] Os níveis de citocinas variam entre os estudos, mesmo quando a mesma plataforma de teste foi utilizada, possivelmente devido a variações na fase da doença em que a amostra foi coletada, à interação sinérgica entre citocinas pró e anti-inflamatórias e à variabilidade na cepa de *M. tuberculosis*.[35]

O rápido desenvolvimento das técnicas de proteômica e transcriptoma expandiu a pesquisa de identificação de biomarcadores. A identificação de proteínas no LCR específicas para TBM usando proteômica é uma abordagem eficaz e útil para o seu diagnóstico. A validação desses potenciais biomarcadores é de grande importância. Diferenças significativas na expressão de proteínas no LCR foram detectadas entre os grupos TBM e não TBM (incluindo meningite viral, bacteriana e *Cryptococcus* spp.), fornecendo um possível painel de biomarcadores para o diagnóstico de TBM formado por: antiquimiotripsina; antitrombina III; apolipoproteína A-I; apolipoproteína B; apolipoproteína E; S100A8; haptoglobina; transtirretina, com uma precisão de 82,5%.[36]

O ácido tuberculosteárico (TBSA) é um componente da parede celular do *M. tuberculosis*. Tem sido estudado há décadas como um abundante lipídio característico de *Mycobacterium*. TBSA é produzido pela maioria das espécies de micobactérias, nas quais representa 10 a 20% dos ácidos graxos. Como o TBSA não é produzido por seres humanos, foi proposto como um teste diagnóstico para TB.[37] A quantificação de TBSA apresenta sensibilidade de 95% e especificidade de 99% para diagnosticar TBM.[38] A complexidade das técnicas de quantificação limitou a sua aplicabilidade clínica. Usando técnicas de lipidômica, foi mostrado que fosfatidilinositóis contendo TBSA são marcadores moleculares clinicamente relevantes para infecção com cepas do complexo *M. tuberculosis*. A concentração de fosfatidilinositóis contendo TBSA pode ser usada como um correlato para a carga bacteriana em modelos experimentais e sistemas *in vitro* e pode fornecer prospectivamente uma ferramenta clinicamente relevante para monitorar a gravidade da TB.[37]

Diagnóstico etiológico

Testes microbiológicos tradicionais

A demonstração de bacilos álcool-ácido-resistentes (BAAR) no LCR continua sendo o melhor e mais amplamente disponível método diagnóstico, mas a sensibilidade varia significativamente. Embora limitados, os testes microbiológicos tradicionais para *M. tuberculosis* em amostras de LCR são recomendados pela Infectious Disease Society of America e pela American Society of Microbiology.[39]

Para a pesquisa direta do *M. tuberculosis* no LCR, após concentração por centrifugação, o sedimento é utilizado para preparar esfregaços para a pesquisa direta de BAAR, corados pela coloração de Ziehl-Neelsen ou pela modificação a frio de Ziehl-Gabbett. Esses métodos de coloração utilizam a característica dessas bactérias de terem paredes celulares com alto teor de lipídios (cerca de 60%, principalmente de ácido micólico), que, quando tratadas pelo corante fucsina fenicada, coram-se de vermelho e resistem ao descoramento subsequente por uma solução de álcool-ácido forte (diferenciador), por isso são conhecidas como "BAAR".[29,39] Apesar de fornecer resultados rápidos, sua sensibilidade é baixa, variando de 10 a 60%.[29,39] Algumas medidas práticas foram propostas para aumentar a positividade da pesquisa direta de *M. tuberculosis* no LCR:

- Utilização de volume maior de LCR (no mínimo 6 mℓ)
- Concentração da amostra de LCR por centrifugação a 3.000 × g por 15 minutos; após a centrifugação, duas gotas do depósito são utilizadas para o esfregaço

- Aumento do tempo despendido para microscopia óptica na pesquisa de BAAR (no mínimo 30 minutos)
- Iniciar a avaliação do esfregaço pelas áreas com maior densidade celular, examinadas com aumento de 1.000×. Se BAAR não for visualizado, a avaliação deve ser estendida para o restante da lâmina
- Realização de coletas seriadas de LCR.[30]

No entanto, essa abordagem pode consumir muito tempo para a maioria dos laboratórios de análises clínicas. Em vista disso, algumas medidas são sugeridas para otimizar o tempo de pesquisa de BAAR; o LCR de pacientes com maior probabilidade de conter *M. tuberculosis* pode ser identificado, seja por algoritmo de diagnóstico, seja pelas características de LCR.[30] Essas amostras específicas são examinadas com maior atenção. Além disso, a microscopia inicial direcionada a áreas de alta densidade celular, que comumente contêm os bacilos, pode reduzir o tempo de pesquisa de BAAR.[30]

A cultura de *M. tuberculosis* no LCR é o método de referência. O LCR é inoculado em placas contendo meio sólido de Löwenstein-Jensen, incubado a 37ºC e observado duas vezes por semana durante 2 meses. A taxa de positividade da cultura do LCR para *M. tuberculosis* varia de 25 a 36%, nos grupos com TBM definitiva e provável.[40,41] A especificidade da cultura de *M. tuberculosis* no LCR varia de 99 a 100%. No entanto, as suas desvantagens incluem sensibilidade baixa e período de incubação de 6 a 8 semanas para obter os resultados.[42] Dos casos com TBM, apenas 1,25% são comprovados por cultura (*i. e.*, TBM definitiva).[2] Portanto, a cultura do LCR é ineficaz na tomada de decisões clínicas rápidas.[42] Algumas medidas podem aumentar a taxa de isolamento do *M. tuberculosis* na cultura de LCR como:

- Aumento do volume de LCR
- Concentração por centrifugação e semeadura do depósito (*pellet*)
- Não resfriamento da amostra de LCR
- Semeadura o mais rápido possível.[30]

A concentração por centrifugação e enriquecimento imunomagnético, seguida de inoculação de meios especialmente projetados e incubação dos tubos de cultura em sistemas automatizados (p. ex., BACTEC™-460 e MGIT™-960), são utilizadas em alguns laboratórios e aumentam a taxa de isolamento do *M. tuberculosis*.[41] A filtração prévia do LCR melhora o isolamento de *M. tuberculosis*.[41] Todo o volume de LCR (em geral 0,5 a 2 mℓ de LCR) é filtrado em filtro estéril de 0,45 μm (Millipore Corp., Bedford, MA); o resíduo presente na membrana é inoculado no meio de cultura.[41]

O *M. tuberculosis* foi isolado de volumes menores de LCR de PVH, o que sugere carga bacteriana no LCR maior nesse grupo.[30]

Testes de amplificação de ácido nucleico

O diagnóstico molecular de *M. tuberculosis* é uma ferramenta importante. No entanto, atualmente, nenhum teste comercial de qPCR para *M. tuberculosis* foi validado para amostras não respiratórias ou paucibacilares, incluindo LCR.[43]

Uma revisão sistemática sobre NAAT para TBM resumiu o desempenho como tendo potencial para confirmar o diagnóstico (especificidade de 98%), mas baixa sensibilidade (56%). Esses resultados impedem o uso de NAAT para excluir o diagnóstico de TBM. Atualmente, estes devem ser usados associados à microscopia convencional, à cultura e a algoritmos clínicos.[43] Especificamente MTb qPCR, Xpert® MTb/RIF, e mais recentemente Xpert® MTb/RIF Ultra (os dois últimos Cepheid, Sunnyvale, CA), são ferramentas valiosas para o diagnóstico de TBM. Porém, apesar de rápidos, a acurácia diagnóstica é limitada quando aplicados em amostras de LCR.[43-45] A filtração prévia do LCR é uma medida utilizada em alguns laboratórios para aumentar a positividade do qPCR para *M. tuberculosis*.[41]

O teste de qPCR no LCR para *M. tuberculosis* teve maior sensibilidade em coinfectados pelo HIV do que em HIV-negativos, apesar de ainda continuar baixa.[46] Isso foi corroborado pela maior frequência de culturas de *M. tuberculosis* positivas no LCR de pacientes coinfectados pelo HIV, sugerindo maior carga bacteriana de *M. tuberculosis* nos pacientes coinfectados pelo HIV. Isso pode estar relacionado a uma maior capacidade de controlar a carga de *M. tuberculosis* em pacientes HIV-negativos, devido à resposta imune mais eficaz nesse grupo.[30]

Punções liquóricas traumáticas são frequentes na prática clínica, porém a presença de hemácias no LCR não inibiu o qPCR para *M. tuberculosis*.[43]

O sequenciamento metagenômico de nova geração (mNGS) em amostras de LCR é potencialmente um teste diagnóstico para TBM, apresentou sensibilidade, especificidade e valor preditivo positivo altos. Amostras de LCR com aumento de células e proteínas totais têm maior probabilidade de resultado positivo de mNGS.[47]

Testes imunológicos

Ensaio de liberação de interferon-γ (IGRA) é um método de imunodiagnóstico que mede a liberação de IFN após estimulação por antígenos de *M. tuberculosis*. É um método alternativo para o diagnóstico de TBM, porém seu custo pode ser até dez vezes maior do que os métodos convencionais, com a vantagem de curto tempo de resposta e acessibilidade. O uso de IGRA para diagnosticar TBM ainda é controverso. Em amostras de LCR teve sensibilidade de 50 a 70% e especificidade de 70 a 90%. O desempenho varia de acordo com os valores de corte e requer um volume substancial de LCR e número de células para ser efetivo.[48] Uma metanálise concluiu que, uma vez que os IGRAs no sangue ou LCR apresentam como desvantagens alto custo, requisitos técnicos rigorosos, existência de resultados indeterminados e valor diagnóstico abaixo do ideal, esses ensaios são inadequados para uso como biomarcadores para diagnóstico de TBM.[49]

Neurorradiologia

A neuroimagem desempenha um papel importante na detecção das alterações no SNC relacionadas à TB. Estudos em TBM com RM descrevem a tríade de achados neurorradiológicos mais frequentes, que são: realce meníngeo de base (o mais consistente), hidrocefalia e isquemia supratentorial. Porém, esses achados são pouco específicos.[13]

Ocasionalmente, pacientes com TB miliar pulmonar e a presença de sintomas neurológicos apresentam achados sutis de neuroimagem, como realce meníngeo supratentorial ou áreas de infarto. Nesses casos, o diagnóstico de neuro-TB deve sempre ser considerado.[13]

Pacientes com TBM podem apresentar realce meníngeo basal, nas convexidades cerebrais, e realce dos pares cranianos.[5] A frequência do realce meníngeo é relatada entre 38 e 87%.[5]

É mais comum nas áreas basais, como cisterna pré-pontina, fossa interpeduncular, cisternas quadrigêmea e *ambiens* e nos sulcos laterais (fissuras sylvianas), principalmente bilateralmente.[50] O realce leptomeníngeo basal ocorre devido aos exsudatos inflamatórios que se estabelecem por gravidade na base do cérebro e progridem para os sulcos laterais.[51]

Estudos têm reforçado o papel das sequências FLAIR realçadas com gadolínio no diagnóstico de infecções no SNC.[15] As meningites bacterianas e virais aparecem principalmente como áreas lisas de realce leptomeníngeo; de outra forma, a TB e certas infecções fúngicas tendem a ocorrer com realce nodular. As sequências FLAIR aprimoradas tendem a mostrar realce mais precocemente do que as sequências usuais.[15]

O segundo achado de neuroimagem mais frequente é hidrocefalia, presente em 70% dos casos, dos quais 46% apresentam hidrocefalia moderada e grave.[50]

O AVCI é a terceira alteração mais comum de neuroimagem na TBM, relatado em 13 a 35% dos pacientes na tomografia computadorizada (TC), 57% na RM e 22 a 56% em autópsia.[51] Vasculite, definida como identificação de um estreitamento de um segmento vascular curto na TC ou na RM, foi observada em 37% dos pacientes com TBM. Vasospasmo, definido como estreitamento de um segmento longo reversível, foi observado em 11% dos pacientes.[50]

Na TBM, as características clássicas de imagem: realce basal, hidrocefalia, infarto nos gânglios da base/tálamo, tuberculoma clássico e vasculite são sensíveis e específicas para o diagnóstico de TBM. A sensibilidade das imagens foi de 89% e a especificidade de 96%. A maioria dos pacientes com TBM apresenta múltiplas anormalidades na RM, 89% dos pacientes têm mais de uma característica clássica, e 78%, mais de duas. No grupo com outros tipos de meningite/encefalite, apenas 4% tiveram mais de uma característica, e 1% tinha duas ou mais características clássicas de TBM.[50]

Tuberculoma clássico é definido como pequenas lesões realçadas nas superfícies corticais ou junção entre substâncias branca e cinzenta. Os tuberculomas são classificados em quatro estágios de desenvolvimento, com características específicas na RM: não caseoso, caseoso, caseoso com centro de liquefação e calcificado. Quanto ao número de tuberculomas, podem ser únicos ou múltiplos e disseminados.[50] Tuberculomas na forma caseosa apresentam centro hipointenso em T1W e T2W, embora áreas liquefeitas possam ter sinal hiperintenso em T2W. O padrão de realce do tuberculoma também é variável, de pequenas manchas a lesões múltiplas de diversos tamanhos, apresentando realce anelar. Lesões médias com realce anelar circundadas por alto sinal irregular em T2/FLAIR são a apresentação mais comum.[6]

Tuberculoma é encontrado em 46 a 70% dos casos. Metade dos pacientes apresenta tuberculoma clássico, e na maioria (62%) múltiplos, em geral mais de cinco.[52] As sequências neurorradiológicas sem contraste podem não mostrar a maior parte dos granulomas.[13]

Na cerebrite tuberculosa, a RM pode mostrar edema, bem como alteração de sinal dos giros cerebrais (sinal T2 alto e sinal T1 baixo em comparação com o parênquima normal e realce irregular pelo contraste). Porém, esses achados não são específicos.[53]

No envolvimento primário do tronco encefálico e cerebelo, as principais apresentações de neuroimagem são a presença de tuberculomas e edema inflamatório, melhor visualizados na sequência T2/FLAIR.[16]

Os achados de RM na TB espinhal são mais evidentes nas sequências de contraste com realce meníngeo, borramento dos espaços durais e raízes (no caso de aracnoidite), bem como delineamento dos tuberculomas. Mesmo após o tratamento, o realce meníngeo adjacente pode permanecer por meses ou anos.[18] Nos casos de mielite por TB, a medula espinhal cervical e torácica foi afetada simultaneamente em 52% dos casos, seguida pelas regiões cervical (21%), torácica (16%) e cervicotoracolombar (11%). Na maioria dos casos, as lesões estão presentes em mais de três segmentos da medula espinhal. A mielite por TB por si só é rara, em geral é acompanhada de outras lesões medulares, como aracnoidite em 21% dos casos, realce meníngeo em 53%, tuberculomas em 32%, alargamentos do canal central da medula espinhal em 37%, atrofia medular em 11% e edema em 16%.[54]

A resposta paradoxal radiológica é o desenvolvimento de novas lesões ou agravamento de lesões preexistentes. A maioria das reações paradoxais radiológicas é assintomática ou não acompanhada de novos achados clínicos. Ocorrem principalmente dentro de 2 a 3 meses após o início do tratamento antituberculose, apesar do uso de corticosteroides. O diagnóstico incorreto, a resistência aos medicamentos antituberculose e o AVCI podem ser causas alternativas da piora, apesar do tratamento. A correlação com exames anteriores e a revisão cuidadosa do histórico do paciente são obrigatórias nesses casos.[52]

Os achados neurorradiológicos mais comuns de TB-SIRI incluem piora do padrão de meningite basal, massas e infarto, mas sem a presença de tuberculomas.[20]

Escalas diagnósticas

Diferentes algoritmos utilizando características clínicas e laboratoriais foram desenvolvidos para auxiliar o diagnóstico de TBM. Os de maior aplicabilidade são baseados em critérios clínicos e laboratoriais simples e podem ser usados em locais com recursos limitados.[55]

De acordo com a definição de casos de TBM pelo consenso internacional, considerando as características clínicas, LCR, critérios de neuroimagem e evidências de TB em outros locais, os casos de TBM são categorizados em definitiva, provável, possível e não TBM (Tabela 151.2).[7]

TRATAMENTO

Os princípios utilizados no tratamento da TB pulmonar em geral também se aplicam às formas extrapulmonares da doença. O tratamento de TBM segue quatro princípios: terapia antituberculose específica, terapia imunomoduladora associada, terapia anticoagulante e manejo da pressão intracraniana. Na terapia antituberculose específica, a dose e a duração do tratamento recomendado para TBM são derivadas dos esquemas pulmonares e não são baseadas em princípios neurofarmacocinéticos. Estes deveriam ser considerados para o estabelecimento de esquemas terapêuticos mais efetivos. A habilidade dos medicamentos antituberculose de primeira linha para penetrar no LCR é variável e poucos de segunda linha penetram adequadamente no SNC. Além disso, pouco se conhece sobre o nível de medicamentos antituberculose no parênquima encefálico. A atividade farmacocinética e a penetração no LCR dos medicamentos antituberculose estão indicadas na Tabela 151.3.[56,57] A isoniazida, a pirazinamida, a linezolida e as fluoroquinolonas atingem uma proporção entre LCR e sangue próximo a 1,0, portanto são extremamente valiosas para o tratamento da TBM.[56]

Tabela 151.2 Definição de caso de tuberculose meningoencefálica pelo consenso internacional.[7]

Critério clínico	Pontuação máxima da categoria = 6
Duração dos sintomas superior a 5 dias	4
Sintomas sistêmicos sugestivos de TB (um ou mais dos seguintes): perda de peso (ou pouco ganho de peso em crianças), sudorese noturna ou tosse persistente por mais de 2 semanas	2
História de contato próximo recente (no último ano) com um indivíduo com TB pulmonar ou teste positivo de PT ou IGRA (somente em crianças < 10 anos)	2
Déficit neurológico focal (excluindo paralisias cranianas)	1
Paralisia de nervo craniano	1
Consciência alterada	1

Critério de LCR	Pontuação máxima da categoria = 4
Aparência clara	1
Células: 10-500/$\mu\ell$	1
Predomínio de linfócitos (> 50%)	1
Proteína > 1 g/ℓ	1
Glicose razão LCR/plasma < 50% ou concentração absoluta glucose no LCR > 2,2 mmol/ℓ	1

Critério de neuroimagem	Pontuação máxima da categoria = 6
Hidrocefalia	1
Realce meníngeo basal	2
Tuberculoma	2
Infarto	1
Hiperdensidade basal pré-contraste	2

Evidência de TB em outro lugar	Pontuação máxima da categoria = 4
Radiografia de tórax sugestiva de TB ativa, sinais de TB = 2; TB miliar = 4	2/4
Evidência de TC/RM/ultrassom para TB fora do SNC	2
BAAR identificado ou *M. tuberculosis* cultivado de outra fonte, ou seja, escarro, linfonodo, lavagem gástrica, urina, hemocultura	4
NAAT comercial positivo para *M. tuberculosis* de amostra extraneural	4

Exclusão de diagnósticos alternativos

BAAR: bacilos álcool-ácido-resistentes; IGRA: ensaio de liberação de interferon-γ; LCR: líquido cefalorraquidiano; NAAT: testes de amplificação de ácidos nucleicos; RM: ressonância magnética; SNC: sistema nervoso central; TB: tuberculose; TC: tomografia computadorizada.

Critério clínico de entrada: os sintomas e os sinais de meningite incluem um ou mais dos seguintes: cefaleia, irritabilidade, vômito, febre, rigidez de nuca, convulsões, alterações neurológico focais, consciência alterada, letargia. Os casos de TBM são categorizados em:

TBM definitiva:
- Critério clínico de entrada associado a um ou mais dos seguintes: visualização de BAAR no LCR por esfregaço, *M. tuberculosis* identificado na cultura ou NAAT comercial positivo no LCR
- BAAR visto no contexto de alterações histopatológicas consistentes com TB no encéfalo ou medula, com sintomas ou sinais sugestivos e alterações de LCR ou meningite evidenciada por autópsia.

TBM provável: critério clínico de entrada mais um total de 10 ou mais pontos (quando neuroimagem não está disponível) ou 12 ou mais pontos (quando neuroimagem está disponível), na ausência de diagnóstico de exclusão ou alternativo. Ao menos dois pontos devem vir do LCR ou critério de neuroimagem.

TBM possível: critério clínico de entrada mais 6 a 9 pontos (quando neuroimagem não está disponível) ou 6 a 11 pontos (quando neuroimagem está disponível), na ausência de diagnóstico de exclusão ou alternativo. TBM possível não pode ser diagnosticada ou excluída sem a realização de punção lombar ou neuroimagem.

Meningite não tuberculosa: com diagnóstico alternativo estabelecido, sem um diagnóstico definitivo de TBM ou outros sinais convincentes de mais de uma doença.[7]

Para otimizar a terapia antimicrobiana, há necessidade urgente de experimentar os novos fármacos disponíveis. Os três medicamentos mais próximos do uso clínico mais amplo, bedaquilina (TMC207), delamanida (OPC-67683) e pretomanida (PA-824), ligam-se altamente a proteínas, portanto são improváveis de terem penetração livre no LCR, e isso provavelmente limitará o seu uso na TBM.[56,57]

A apresentação farmacológica dos medicamentos, atualmente em uso, para o esquema básico é de comprimidos em doses fixas combinadas com a apresentação tipo 4 em 1 (rifampicina – R, isoniazida – H, pirazinamina – Z, etambutol – E) ou 2 em 1 (R e H).[10] No Brasil, o esquema básico para tratamento da TB em adultos e adolescentes ($\geq$ 10 anos) é composto de quatro fármacos na fase intensiva e dois na fase de manutenção. Esse esquema é composto de RHZE durante 2 meses seguido de RH durante 10 meses. Está indicado em casos novos e retratamento (*i. e.*, casos de recidiva ou reinício do tratamento após abandono) que apresentem doença ativa meningoencefálica (Tabela 151.4).[10] O tratamento associado com corticosteroides reduz a mortalidade nos casos com TBM em quase 25%.[58] Prednisona deve ser associada (1 a 2 mg/kg/dia) por 4 semanas ou, nos casos graves de TBM, dexametasona injetável (0,3 a 0,4 mg/kg/dia), por 4 a 8 semanas, com redução gradual da dose nas 4 semanas subsequentes.[10]

Para crianças com idade inferior a 10 anos, o esquema básico para tratamento da TBM é composto de RHZ durante 2 meses (fase intensiva) seguido da fase de manutenção, com RH por 10 meses.[10] Corticosteroide deve ser associado; preconiza-se prednisona (1 a 2 mg/kg/dia) por 4 semanas ou, nos casos graves de TBM, dexametasona injetável

Tabela 151.3 Atividade farmacocinética e penetração no líquido cefalorraquidiano dos medicamentos antituberculose.[56,57]

	Medicamento antituberculose	Atividade	Penetração no LCR
Primeira linha	Isoniazida	Bactericida	90 a 95%
	Rifampina	Bactericida	5 a 25%*
	Pirazinamida	Bactericida	95 a 100%
	Estreptomicina	Bacteriostático	20 a 25%*
	Etambutol	Bacteriostático	10 a 50%
Segunda linha	Ciprofloxacino	Bactericida	15 a 35%
	Levofloxacino	Bactericida	60 a 80%
	Moxifloxacino	Bactericida	70 a 80%
	Etionamida	Bactericida	80 a 95%
	Ciclosserina	Bacteriostático	40 a 70%
	Amicacina	Bactericida	10 a 25%
	Capreomicina	Bacteriostático	Desconhecida
	Ácido para-aminossalicílico	Bacteriostático	Desconhecida
	Tioacetazona	Bacteriostático	Desconhecida
	Linezolida	Bactericida	80 a 100%
Novos agentes	Bedaquilina (TMC207)	Bactericida	Desconhecida
	Delamanida (OPC-67683)	Bactericida	Desconhecida
	Pretomanida (PA-824)	Bactericida, bacteriostático	Desconhecida

*Na ausência de inflamação das meninges, a penetração no SNC praticamente não ocorre. LCR: líquido cefalorraquidiano.

(0,3 a 0,4 mg/kg/dia) por 4 a 8 semanas, com redução gradual da dose nas 4 semanas subsequentes (Tabela 151.5).[10]

Há necessidade da realização de ensaios clínicos para avaliar a eficácia dos esquemas contendo medicamentos como isoniazida, pirazinamida, levofloxacina, linezolida, etionamida, rifampicina e aminoglicosídeo injetável no tratamento de TBM e para avaliar a duração ideal do tratamento.[56]

Na TB intramedular, o tratamento geralmente consiste na combinação de terapia antituberculose e corticosteroides.[17]

Tratamento da tuberculose em pessoas vivendo com HIV

O tratamento da TB em PVH segue as mesmas recomendações para os pacientes não coinfectados pelo HIV, tanto na utilização dos fármacos quanto na duração total do tratamento.[10]

A escolha do esquema antirretroviral ideal durante o tratamento da TB deve considerar as interações medicamentosas que os dois grupos de medicamentos apresentam. Há poucas interações medicamentosas entre os fármacos antituberculose e os nucleosídeos inibidores de transcriptase reversa (ITRN), no entanto as duas rifamicinas (rifampicina e rifabutina), essenciais para compor o esquema de tratamento da TB em PVH, estão associadas a interações significativas com os inibidores de protease (IP), os ITRNN, os antagonistas de CCR5+ (maraviroque) e os inibidores de integrase (raltegravir, dolutegravir).[4] Além disso, interações medicamentosas entre os fármacos antituberculose, antirretrovirais e esquemas de tratamento das infecções oportunistas são frequentes e devem ser prevenidas ou monitoradas.[4]

A medicação antirretroviral deve ser iniciada em todas as PVH, principalmente nos casos com coinfecção por TB. A OMS recomenda iniciar a TARV, independentemente da contagem de linfócitos T CD4, dentro de 2 semanas após o início da terapia antituberculose para prevenir SIRI.[4]

O tratamento da SIRI baseia-se na adaptação dos medicamentos antituberculose com agentes anti-inflamatórios, como os corticosteroides e o esquema antirretroviral.[25]

A toxicidade e interações medicamentosas, a alta carga de comprimidos e o risco de SIRI são fatores a serem considerados para não iniciar a TARV precocemente durante o tratamento da TB, pois todos os fatores mencionados podem prejudicar a adesão à TARV.[25]

Neurotoxicidade

A toxicidade do sistema nervoso pelas medicações antituberculose atuais é relativamente incomum. Essas podem apresentar efeitos colaterais tanto no SNC quanto no sistema nervoso periférico, o que pode comprometer a adesão do paciente. Entre as formas tradicionais de terapia antituberculose de primeira linha, a isoniazida é a mais frequentemente associada com efeitos no sistema nervoso, principalmente neuropatia periférica, psicose e convulsões; etambutol pode desenvolver neurite óptica e os aminoglicosídeos ototoxicidade e bloqueio neuromuscular. Entre os agentes de segunda linha, o que mais apresenta efeitos adversos no SNC é a ciclosserina, podendo desenvolver psicose e convulsões. As fluoroquinolonas raramente causam convulsões e delírio.[59]

Resistência

A OMS estima que 20% das infecções por *M. tuberculosis* em todo o mundo são resistentes a pelo menos um medicamento

Tabela 151.4 Esquema básico para o tratamento da tuberculose meningoencefálica e osteoarticular em adultos e adolescentes (≥ 10 anos).

Fase	Esquema* (mg)	Peso (kg)	Unidade/dose (comprimidos)	Duração (meses)
Intensiva	RHZE 150/75/400/275	20 a 35	2	2
		36 a 50	3	
		51 a 70	4	
		> 70	5	
Manutenção	RH 300/150 ou 150/75	20 a 35	1 de 300/150 mg ou 2 de 150/75 mg	
		36 a 50	1 de 300/150 mg + 1 de 150/75 mg ou 3 de 150/75 mg	
		51 a 70	2 de 300/150 mg ou 4 de 150/75 mg	
		> 70	2 de 300/150 mg + 1 de 150/75 mg ou 5 de 150/75 mg	10

*Comprimidos em doses fixas combinadas. E: etambutol; H: isoniazida; R: rifampicina; Z: pirazinamina. (Adaptada de: Brasil, 2019.)[10]

Tabela 151.5 Esquema básico para o tratamento da tuberculose meningoencefálica em crianças (< 10 anos).[10]

Fase		Peso (kg)						
		≤ 20	21-25	26-30	31-35	36-39	40-44	≥ 45
Duração (meses)	Fármacos	mg/kg/dia	mg/dia	mg/dia	mg/dia	mg/dia	mg/dia	mg/dia
2RHZ	Rifampicina	15 (10 a 20)	300	450	500	600	600	600
	Isoniazida	10 (7 a 15)	200	300	300	300	300	300
	Pirazinamida	35 (30 a 40)	750	1.000	1.000	1.500	1.500	2.000
10RH	Rifampicina	15 (10 a 20)	300	450	500	600	600	600
	Isoniazida	10 (7 a 15)	200	300	300	300	300	300

H: isoniazida; R: rifampicina; Z: pirazinamina.

de primeira linha.[60] A prevalência de cepas de *M. tuberculosis* resistentes aos medicamentos antituberculose continua a aumentar, incluindo as multidroga-resistentes (MDR) e as extensivamente resistentes a drogas (XDR). TBM MDR é causada por cepas resistentes a pelo menos rifampicina e isoniazida, os dois agentes de primeira linha mais eficazes. A resistência aos medicamentos na TBM raramente é diagnosticada a tempo de fazer os ajustes apropriados no tratamento. As dificuldades de acesso a testes rápidos de suscetibilidade aos medicamentos para TB em grande parte do mundo são agravadas pela raridade de isolamento positivo de *M. tuberculosis* no LCR. A prevalência da resistência aos medicamentos antituberculose nos casos de TBM segue geralmente padrões similares aos observados regionalmente para TB pulmonar.[60]

PROGNÓSTICO

Mau prognóstico foi observado em 61% dos pacientes com TBM, e mortalidade em 33% dos casos. A maioria dos óbitos por TBM ocorre nos primeiros 2 meses de tratamento. Vários estudos indicam como fatores de risco para desfecho desfavorável em adultos: a presença de hidrocefalia; o estágio avançado da doença neurológica na admissão; a presença de cultura ou qPCR positivas para *M. tuberculosis*.[50,61] Mielite é um indicativo de mau prognóstico.[54] Em PVH, a porcentagem de neutrófilos, o aumento de LA no LCR e a diminuição da relação de glicose no LCR/sangue podem refletir alta concentração bacilar, e foram associados à maior frequência de óbito por TBM.[30] Até o momento, há poucos estudos quantificando biomarcadores de lesão neuronal no sangue com as novas tecnologias ultrassensíveis, especialmente neurofilamento leve (NfL); estudos realizados com TBM sugerem que esses marcadores podem ter valor prognóstico.[34]

O diagnóstico e o tratamento precoce, incluindo o uso associado de corticosteroides a curto prazo, são obrigatórios em pacientes adultos com TBM para melhora do prognóstico.[58]

Em crianças, são fatores de mau prognóstico: pouca idade; nível socioeconômico baixo; estágios de TBM II e III, de acordo com o BMRC; coma; postura anormal; proteína no LCR elevada; presença de hidrocefalia e de exsudatos basais na neuroimagem.[62,63] A maioria das crianças que sobrevive à TBM apresenta algum comprometimento residual neurológico, cognitivo, comportamental ou de desenvolvimento.[62]

152

Doenças Fúngicas do Sistema Nervoso Central: Paracoccidioidomicose e Criptococose

Sérgio Monteiro de Almeida • José Ernesto Vidal

PARACOCCIDIOIDOMICOSE

A paracoccidioidomicose (PCM) é uma micose profunda sistêmica causada por agentes fúngicos humanos do gênero *Paracoccidioides*, com destaque para duas espécies patogênicas: *Paracoccidioides brasiliensis* (*P. brasiliensis*) e *Paracoccidioides lutzii* (*P. lutzii*).[1]

Epidemiologia

Carga da doença e distribuição

A PCM é a micose sistêmica mais prevalente em muitos países da América Latina. Sua prevalência varia de 1 a 3/100.000 casos por habitante, com maior prevalência em adultos do sexo masculino, trabalhadores rurais, acima dos 30 anos (com média de idade de 44 anos).[1,2]

Em um estudo retrospectivo avaliando laudos de autópsia e biópsia de PCM e neuroparacoccidioidomicose (NPCM) da Unidade de Patologia Médica do Hospital das Clínicas da Universidade Federal do Paraná (HC-UFPR), no período de 1951 a 2015, em 378.323 laudos, a PCM foi diagnosticada em 0,10%, e a NPCM, em 14 casos (5,7%).[3]

A PCM predomina em pacientes do sexo masculino a uma taxa de 9 a 15/1.[4] A NPCM parece ser ainda mais rara em mulheres, com uma proporção homem/mulher de 23/1.[2,5] A diferença entre os sexos é explicada pela ação inibitória dos estrogênios na transformação de conídios ou micélio na forma de levedura. Quando a doença ocorre em pacientes pré-púberes, não há diferença entre os sexos; o mesmo se aplica a pacientes na pós-menopausa. Além disso, o teste cutâneo da PCM em áreas endêmicas é igualmente positivo para ambos os sexos, não mostrando diferença na exposição ou infecção.[4] O solo é a principal fonte natural de conídios infecciosos transmitidos pelo ar e as pessoas que vivem em áreas rurais são a principal população em risco. As características demográficas e clínicas dos grupos com NPCM e PCM e dos grupos HIV e não HIV estão resumidas na Tabela 152.1.[3]

Sua distribuição limita-se às regiões subtropicais da América Central e do Sul, onde é endêmico. *Paracoccidioides* spp. distribuem-se do sul do México (paralelo 20°N) ao norte da Argentina (paralelo 35°S), incluindo todo o território brasileiro. As características climáticas das regiões endêmicas são temperatura amena com umidade relativamente alta e constante durante todo o ano. Nessas regiões, *Paracoccidioides* spp. existem como saprófitas tanto em plantas quanto no solo.[6] No Brasil, a sua frequência é moderada no Centro-Oeste e no Nordeste, e alta nas regiões Sudeste e Sul.[4] A infecção animal adquirida naturalmente foi demonstrada apenas em tatus (*Dasiypus novemcinctus*).[6] Casos não autóctones foram relatados fora da área endêmica; todos esses pacientes viveram ou visitaram as regiões endêmicas. Portanto, a PCM pode ser considerada uma doença do viajante.[7] A PCM apresenta longos períodos de latência; algumas infecções não autóctones se desenvolvem mais de 30 anos após o paciente deixar as regiões endêmicas.[4] A constante movimentação de pessoas das áreas rurais para as urbanas e o aumento da expectativa de vida contribuem para uma maior frequência de pacientes com doenças imunossupressoras ou condições de reinfecção endógena de um foco quiescente de PCM.[4] A associação de PCM sistêmica com tuberculose pulmonar é frequente, mas não há relatos de associação de meningite por tuberculose com NPCM.

Tabela 152.1 Características demográficas e clínicas dos grupos com neuroparacoccidioidomicose e paracoccidioidomicose e dos grupos HIV e não HIV.[3]

	NPCM	PCM	P	HIV	Não HIV	P
n	14	233		4 (1,6%)	243	
Masculino/feminino	13/1	7,3/1	1,00	4/0	7,4/1	1,00
Idade (anos)	42,5 (31; 51)	46,3 (38,6; 54,0)	0,27	37 (30; 54)	46,2 (38,9; 53,0)	0,37
Tempo de doença (dias)	471	548 (48; 730)	0,93	2	471 (48; 730)	–
Diagnóstico antes da autópsia	2/4 (50%)	4/8 (50%)	1,46	–	6/12 (50%)	–
AIDS	1 (6,7%)	3 (1,3%)	0,22			
SNC				1 (25%)	13 (5,4%)	0,21
Doença aguda	1 (7,1%)	1 (0,4%)	0,11	2 (50%)	0	–
Doença crônica	13 (92,9%)	232 (99,6%)		2 (50%)	243 (100%)	0,0002
Unifocal	1 (7,1%)	107 (46%)		0	108 (46%)	0,134
Multifocal	13 (92,9%)	126 (54%)	0,004	4 (100%)	135 (56%)	–
Óbito	3/8 (37,5)	10/127 (7,9)	0,03	1/3 (33)	12/132 (9,1)	0,26

AIDS: síndrome da imunodeficiência adquirida; HIV: vírus da imunodeficiência humana; NPCM: neuroparacoccidioidomicose; PCM: paracoccidioidomicose; SNC: sistema nervoso central.

Houve um aumento nos casos de PCM na década de 1980, com um leve aumento concomitante dos casos de NPCM, o que poderia refletir a melhoria dos métodos de diagnóstico e da qualidade dos sistemas de saúde (Figura 152.1). A diminuição da frequência na década subsequente, de 1990, pode estar relacionada a diversos fatores, como o uso disseminado de trimetoprima-sulfametoxazol (TMP-SMX) e azóis; portanto, esses medicamentos suprimiram a infecção por PCM a um nível subclínico; o uso indiscriminado de pesticidas com atividade antifúngica que poderia ter impactado o meio ambiente; a mecanização da agricultura, que também é considerada uma causa da migração rural para a cidade; e as mudanças nas práticas agrícolas tradicionais.[5]

Agente etiológico e espécies filogenéticas

Os agentes etiológicos são os fungos termicamente dimórficos *Paracoccidioides* spp.[4] Em temperatura ambiente ou culturas entre 19 e 28°C, esse fungo desenvolve-se como bolor e produz colônias de crescimento lento; as estruturas microscópicas são micélios constituídos de finas hifas septadas com clamidósporos. Essa é a forma encontrada na natureza. Os clamidósporos são a forma infectante do fungo. Em culturas a 37°C, bem como em tecidos e exsudados humanos, o fungo apresenta-se como células de levedura de forma oval a redonda que se reproduz por brotamentos múltiplos, formando células em formato de "roda de leme" ou "de navio", consideradas características (Figura 152.2).[4]

Vários estudos de biologia molecular associados com as características morfológicas distintas corroboram a divisão de *Paracoccidioides* spp. em duas espécies: *P. brasiliensis* e *P. lutzii*. O *P. lutzii* é composto de uma única população monofilética e recombinante, até agora encontrada nas regiões central, sudoeste e norte do Brasil e no Equador. Por outro lado, *P. brasiliensis* contém um complexo de pelo menos quatro espécies crípticas diferentes (S1, PS2, PS3 e PS4). O *P. brasiliensis* S1 representa uma população monofilética e recombinante amplamente distribuída na América do Sul e tem sido associada à maioria dos casos de PCM detectados até o momento.[1,4] Atualmente não há estudos descrevendo as espécies envolvidas nos casos de NPCM.

Patogênese

Atualmente, a inalação é considerada a via de infecção mais importante. Após a inalação, os clamidósporos, que são as partículas infectantes, transformam-se no corpo do paciente na forma de levedura. O principal local de infecção são os pulmões, porém, muitas vezes, este não é aparente. Após serem inalados, *Paracoccidioides* spp. causam infecção pulmonar ou oral benigna e transitória em indivíduos sem imunossupressão. A infecção primária é quase sempre subclínica em indivíduos com sistema imunológico hígido. Se o hospedeiro ficar imunodeprimido, uma reativação subsequente pode resultar em infecção crônica dos pulmões ou de outros órgãos, especialmente tecido mucoso e cutâneo, gânglios linfáticos, suprarrenais e sistema nervoso central (SNC). A PCM não é contagiosa de pessoa para pessoa, pois à temperatura corporal o fungo está em sua forma não infectante, a forma de levedura.[4]

O mecanismo pelo qual *Paracoccidioides* spp. invadem o SNC é desconhecido. Possivelmente ocorre no interior de

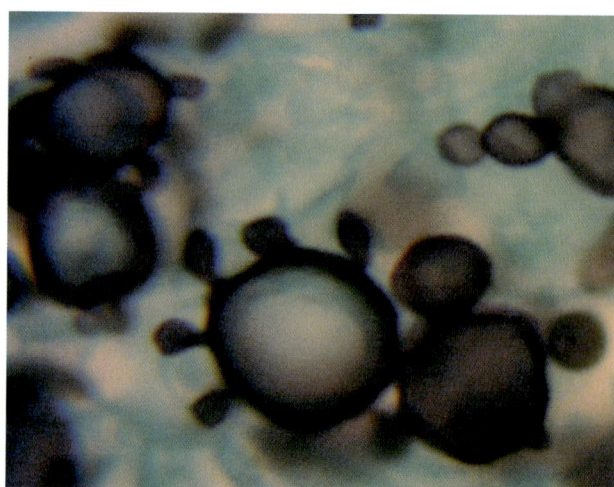

Figura 152.2 Microscopia óptica de *Paracoccidioides* spp., em autópsia de cérebro, com coloração de Grocott-Gomori, célula leveduriforme arredondada, esférica ou oval, com parede celular birrefringente e múltiplos brotamentos ligados à célula-mãe por um pedúnculo, descrito como "roda de timão".[4]

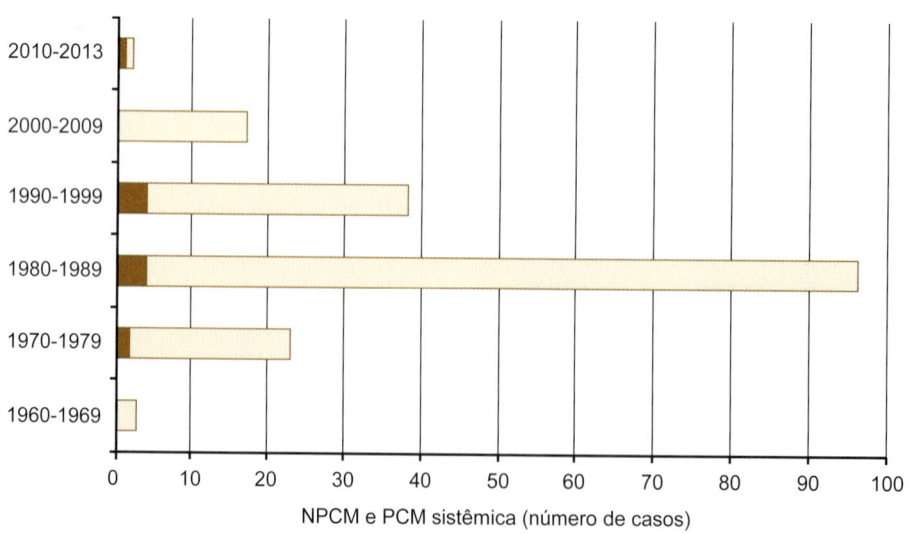

Figura 152.1 Número de casos de PCM sistêmica (n = 171) e NPCM (n = 11) distribuídos por décadas de 1951 a 2014, do Serviço de Patologia Médica do HC-UFPR.[5] NPCM está na cor escura, enquanto PCM está na cor clara.

macrófagos (cavalo de Troia), uma vez que *Paracoccidioides* spp. foram identificadas dentro de macrófagos[8] e/ou por via paracelular, principalmente devido à alteração da expressão de claudinas (CLDN), que pode ser reforçada pela coinfecção com HIV.[9] A expressão de CLDN-5 nos capilares dos tecidos coinfectados pelo HIV/NPCM (forma clínica mista de PCM) foi menor do que nos capilares dos tecidos monoinfectados pelo HIV ou NPCM (forma clínica crônica da PCM). A diminuição acentuada na expressão de CLDN-5 e um aumento compensatório na expressão de CLDN-1 foram observados em amostras de tecido coinfectado de NPCM/HIV, mas não nos monoinfectados pelo HIV. CLDN-1 raramente é expressa na barreira hematoencefálica (BHE) normal, embora seja expressada em condições patológicas. A redistribuição de proteínas de junção transmembrana, particularmente CLDN-5 e ocludina, bem como caderina, está intimamente associada ao afrouxamento da adesão no complexo TJ (do inglês *tight junction*), o que acaba levando à formação de lacunas paracelulares.[9]

Envolvimento do sistema nervoso central

A frequência de NPCM é variável, de 9,65 a 25,45%.[2,3] A NPCM deve sempre ser considerada no diagnóstico diferencial de processos expansivos no SNC, especialmente em áreas endêmicas ou entre indivíduos que visitaram ou residiram nessas regiões, independentemente do estado imunológico do paciente.[4]

A NPCM é secundária em relação a um foco primário. O fungo se dissemina a partir de um foco primário, por via hematológica e/ou linfática, e possivelmente por contiguidade. O comprometimento simultâneo de outros órgãos ou sistemas não ocorre necessariamente. O envolvimento do SNC não é necessariamente acompanhado pela disseminação da doença e, em alguns casos, é a localização preferencial ou única da doença. Nos casos de NPCM, a maioria dos pacientes apresenta uma doença amplamente disseminada e facilmente identificada. Os pulmões e as suprarrenais são mais frequentemente acometidos nos casos com NPCM. Os órgãos acometidos na NPCM e na PCM identificados em autópsia estão indicados na Tabela 152.2.

A NPCM pode ocorrer isoladamente sem qualquer outra manifestação da doença; além disso, em alguns casos pode haver evidência histopatológica de NPCM em pacientes sem sintomas clínicos.[2,3,10] De acordo com o início dos sintomas neurológicos em relação aos sintomas sistêmicos, em pacientes ambulatoriais e autópsia (n = 35), em 23% dos casos o início dos sintomas neurológicos ocorre antes do início dos sintomas sistêmicos; em 6% dos casos há apenas sintomas neurológicos[2,3] (Figura 152.3). Em 28% dos casos de NPCM, a suspeita diagnóstica inicial foi tumor.[3]

Diagnóstico

Manifestações clínicas

As manifestações clínicas da PCM são geralmente separadas em duas formas. A forma crônica é responsável por cerca de 90% dos casos, é observada principalmente em adultos e apresenta progressão lenta ao longo dos anos, envolvendo principalmente os pulmões, a pele e as membranas mucosas da cabeça e do pescoço. A forma aguda/subaguda ou juvenil está presente em cerca de 10% dos casos, ocorre principalmente em crianças e adultos jovens, e manifesta disseminação generalizada para fígado, baço, gânglios linfáticos e pele. Pode haver sobreposição das duas formas; principalmente

Tabela 152.2 Órgãos acometidos na neuroparacoccidioidomicose e na paracoccidioidomicose identificados em autópsia.[3]

	NPCM	PCM	P
n (%)	14	233	
Pulmão	**13 (93)**	152 (65)	**0,039**
Pele	5 (36)	58 (25)	0,72
Suprarrenais	**5 (36)**	12 (5,2)	**0,009**
Mucosa oral	2 (14)	101 (43)	0,20
Orofaringe	2 (14)	40 (17)	1,00
Laringe	1 (07)	34 (15)	0,49
Tireoide	2 (14)	33 (14)	1,00
Linfonodos	2 (14)	2 (0,9)	0,55
Baço	2 (14)	1 (0,4)	0,24
Fígado	2 (14)	1 (0,4)	0,24
Coração	1 (07)	1 (0,4)	1,00
Intestinos	1 (07)	1 (0,4)	1,00
Rins	2 (14)		–
Medula óssea	1 (07)		–
Próstata		1 (0,4)	–
Vesícula seminal		1 (0,4)	–
Epidídimo		1 (0,4)	–
Olhos (câmara anterior)	1 (07)		–

Alguns casos envolvem múltiplos órgãos. Os destaques **em negrito** se referem a p-valores < 0,05, portanto aqueles nos quais se demonstrou uma diferença significativa entre os grupos. NPCM: neuroparacoccidioidomicose; PCM: paracoccidioidomicose.

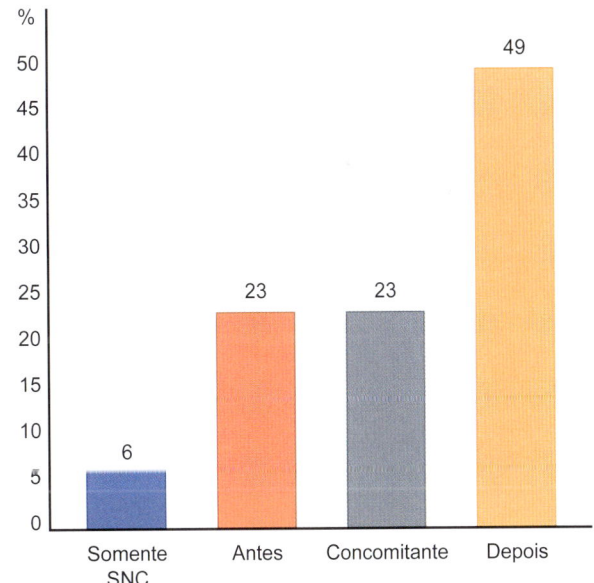

Figura 152.3 Início dos sintomas neurológicos em relação aos sintomas sistêmicos (n = 35).[2,3] SNC: sistema nervoso central.

em imunossuprimidos, os pacientes geralmente manifestam doença rapidamente progressiva envolvendo pulmões, fígado, baço e pele.[4,11]

Na NPCM forma crônica, a forma granulomatosa predomina em 96% dos casos, principalmente nos hemisférios cerebrais, embora possa ocorrer em qualquer localização do SNC.[2] As manifestações clínicas da NPCM são principalmente aquelas associadas a lesões que ocupam espaço, em vez de meningite. Não são específicas e dependem da localização da lesão no SNC.[2,12] Sinais de aumento da pressão intracraniana podem ser encontrados; poucos pacientes apresentam sinais evidentes de envolvimento meníngeo. A manifestação clínica mais frequente é crise convulsiva parcial simples ou complexa com ou sem generalização secundária (Tabela 152.3).[2]

Meningite associada ao granuloma pode ocorrer em 17% dos casos.[2] Porém, a presença de meningite crônica isolada é rara, geralmente ocorre como uma manifestação de infecção disseminada na forma aguda ou subaguda. O paciente pode apresentar sinais meníngeos. Em geral, é meningite da base do crânio, caracterizada por aumento leve a moderado na contagem de células do líquido cefalorraquidiano (LCR), predominado por monócitos e linfócitos; em alguns casos incomuns, a contagem de células no LCR é superior a 700 células/mm³.[13]

NPCM acometendo a medula espinhal é rara; é responsável por 0,6% de todos os casos de PCM sistêmica e 4% dos casos de NPCM.[2] Os níveis da medula espinhal mais frequentemente envolvidos são: torácico (58%), cervical (25%) e ambos (8%). As características clínicas são de compressão medular, mielite transversa e sinais de compressão de raiz espinhal ou envolvimento do cone medular com aracnoidite.[2,10]

Diagnóstico laboratorial

O diagnóstico da PCM sistêmica é estabelecido pela visualização de *Paracoccidioides* spp. ao exame micológico direto por microscopia óptica, isolamento do fungo por cultura de amostras biológicas (amostras de escarro ou biópsia) e por testes imunológicos no soro, como imunodifusão dupla (IDD) ou ELISA com antígenos específicos.[4] Por outro lado, o diagnóstico da NPCM é muitas vezes difícil, sendo necessária uma forte suspeita clínica. Isso ocorre frequentemente quando um paciente é proveniente de uma área endêmica ou com histórico de viagem ou ter residido em região endêmica, ou quando um paciente com PCM sistêmica apresenta sinais ou sintomas neurológicos.[2] O diagnóstico definitivo é feito pela visualização ou isolamento do fungo *Paracoccidioides* spp. em biópsia do SNC ou material de necrópsia. No entanto, encontrar o fungo no LCR raramente ocorre.[2] A biópsia de lesões cerebrais é um procedimento definitivo, porém invasivo, e não raro as lesões estão localizadas em regiões nas quais a biópsia não pode ser realizada com segurança.

Os critérios diagnósticos de PCM sistêmica e NPCM estão resumidos na Tabela 152.4.[3,4]

A imagem típica por microscopia óptica de *Paracoccidioides* spp., com coloração de Grocott-Gomori, é uma **célula** leveduriforme arredondada, esférica ou oval, com uma parede celular birrefringente e múltiplos brotamentos, ligados à célula-mãe por um pedúnculo, conhecida como "roda de timão" (ver Figura 152.2).[4]

O LCR tem pouco valor diagnóstico de NPCM, as alterações bioquímicas ou citológicas são inespecíficas e os exames microbiológicos tradicionais no LCR (exame microscópico e culturas) são geralmente negativos, mesmo nos casos com meningite associada a lesões granulomatosas.[2] As principais alterações do LCR são o aumento das proteínas totais (PT) e da gamaglobulina. Em 18 casos avaliados, foi encontrado aumento das PT no LCR em 61%; o nível médio das proteínas totais no LCR foi de 62,7 + 42,6 mg/dℓ (variando de 21 a 181 mg/dℓ). Esse aumento pode estar relacionado à disfunção da BHE ou à produção intratecal de anticorpos. A gamaglobulina foi determinada por eletroforese em 11 pacientes, sendo a média ± DP de 15,5 ± 6,1% (variação de 7,8 a 26,5%), em sete casos (63%) elevada. Considerando a relação entre PT no LCR e gamaglobulina, a maioria dos casos teve uma relação normal; 25% dos casos tiveram disfunção de BHE; e 25%, disfunção da BHE e síntese intratecal.[2,14] Aumento de células no LCR foi encontrado em 17% dos casos. O número médio de células foi de 2,6 ± 4,2 células/mm³ (variando de 0,3 a 14). A glicorraquia estava normal em todos os casos.[2] A IDD realizada no LCR em geral é negativa.[2,14] Como o diagnóstico da NPCM é difícil e não há características de LCR ou radiológicas específicas, é necessário o desenvolvimento de exames específicos no LCR, utilizando reações imunológicas ou de biologia molecular.[15]

A glicoproteína gp-43 é o antígeno mais imunogênico de *Paracoccidioides* spp.[16] A pesquisa de anticorpos anti-gp43 no LCR, por ELISA, apresentou altas sensibilidade e especificidade (89 e 100%, respectivamente) e valores preditivos igualmente elevados (positivo 100% e negativo 94%). A detecção de anticorpos específicos no LCR pode ser útil no diagnóstico, bem como no monitoramento da evolução da

Tabela 152.3 Características clínicas de neuroparacoccidioidomicose em pacientes acompanhados ambulatorialmente (n = 24).

Manifestações clínicas	n (%)
Crises convulsivas	8 (33,3)
Hemiparesia	6 (25,0)
Sinais cerebelares	6 (25,0)
Cefaleia	5 (20,8)
Hidrocefalia	5 (20,8)
Parestesias	3 (12,5)
Confusão	3 (12,5)
Sinais bulbares	2 (8,3)
Compressão medular	1 (4,2)
Tremor de Holmes	1 (4,2)

Alguns pacientes apresentaram mais de um sinal ou sintoma. (Adaptada de: Almeida et al., 2004;[2] Teive et al., 2002.)[12]

Tabela 152.4 Critérios diagnósticos de paracoccidioidomicose sistêmica e neuroparacoccidioidomicose.[3,4]

PCM sistêmica[4]
Definitiva
– Visualização da imagem típica de *Paracoccidioides* spp. em microscopia óptica, amostras clínicas, autópsia ou biópsia
– Isolamento do fungo na cultura de amostras biológicas (amostras de escarro ou biópsia).
Provável
– Positividade da IDD sérica com o antígeno do sobrenadante do ultrafiltrado da cultura de *Paracoccidioides* spp.
NPCM[3]
Definitiva
– Microscopia óptica de autópsia do SNC, biópsia ou LCR com imagem típica de *Paracoccidioides* spp.
Provável
– Teste imunológico positivo no LCR (raro).
Possível
– Presença de sintomas neurológicos associados à neuroimagem sugestiva de NPCM
– Diagnóstico de PCM sistêmica
– Ter morado ou viajado para região endêmica.

IDD: imunodifusão dupla; LCR: líquido cefalorraquidiano; NPCM: neuroparacoccidioidomicose; PCM: paracoccidioidomicose; SNC: sistema nervoso central.

doença e sua resposta ao tratamento. A detecção do antígeno gp43 circulante no LCR tem sensibilidade de 100%.[15]

Métodos de biologia molecular e *matrix-assisted laser desorption ionization-time of flight mass spectrometry* (MALDI-TOF MS) são atualmente investigados para o diagnóstico de PCM e NPCM. Porém, ainda são tecnologias de alto custo especialmente nas áreas endêmicas, usadas apenas em pesquisa.[17,18]

Neuroimagens

Os métodos neurorradiológicos (tomografia computadorizada – TC ou ressonância magnética – RM) são úteis para o diagnóstico, mas não são específicos; as características dessa doença são semelhantes às de outras doenças granulomatosas do SNC.[19,20] Neuroimagem típica de NPCM é descrita como lesão cerebral expansiva irregular, valores de atenuação ligeiramente elevados em relação à área central com impregnação periférica pelo contraste, circundando área hipodensa de edema ao redor com baixos valores de atenuação (Figura 152.4).

Associando os resultados de dois estudos, um ambulatorial e outro de autópsias, em 48% dos pacientes pode haver múltiplas lesões e 46% podem apresentar lesão única.[2,3] A distribuição das lesões granulomatosas no SNC nos casos de NPCM está indicada na Figura 152.5.

Tratamento e evolução

Paracoccidioides spp. são sensíveis à maioria dos antifúngicos. Consequentemente, vários antifúngicos podem ser utilizados no seu tratamento, tais como anfotericina B, sulfamídicos (sulfadiazina, TMP-SMX), azólicos (cetoconazol, fluconazol, itraconazol).[4]

O medicamento de escolha recomendado nas diretrizes brasileiras para o manejo clínico da PCM sistêmica é o itraconazol.[4] Não há estudos controlados sobre tratamento da NPCM. Para pacientes com PCM grave é recomendada terapia inicial com anfotericina B, preferencialmente a **formulação** lipídica, com manutenção com TMP-SMX, itraconazol ou voriconazol oral.[21] Para o tratamento da NPCM, TMP-SMX pode ser utilizado como primeira opção terapêutica.[2,4] As sulfas são consideradas os medicamentos de escolha para o tratamento da NPCM, sendo a anfotericina B utilizada apenas nos casos com resistência ou intolerância às sulfonamidas. TMP-SMX é utilizado pela facilidade de administração e pela baixa toxicidade.[2] Cetoconazol, itraconazol e fluconazol são utilizados no tratamento da PCM sistêmica. Os dois primeiros, principalmente o cetoconazol, penetram mal na BHE e, portanto, não são indicados para o tratamento da NPCM. Existem alguns relatos de casos de NPCM que foram tratados com sucesso com itraconazol.[22] O fluconazol pode ser uma alternativa de tratamento por apresentar excelente penetração no SNC. Voriconazol atinge concentrações maiores no SNC do que o itraconazol, sendo uma opção para o tratamento de NPCM. O tratamento antifúngico na NPCM está indicado na Tabela 152.5.

Apesar da melhora clínica, alguns pacientes apresentam lesões residuais nos exames de neuroimagem, independentemente do medicamento utilizado no tratamento. Após o tratamento, 22 casos foram submetidos à TC de crânio para controle do tratamento, dos quais 14 (64%) apresentaram lesões residuais após o tratamento, caracterizadas na TC como lesões hiperdensas, com realce irregular pelo contraste. Alguns casos apresentaram lesões residuais calcificadas (ver Figura 152.4 A). TC encefálica normal após o tratamento foi encontrada em 8 (36%) casos.[2]

Usualmente, o tratamento é de longa duração, para permitir o controle das manifestações clínicas da micose e evitar as recaídas. O paciente deve permanecer em tratamento e acompanhamento até a obtenção dos critérios de cura, com base nos parâmetros clínicos, radiológicos e sorológicos.[4] A duração do tratamento de NPCM não é estabelecida, relaciona-se à gravidade da doença e ao tipo de medicamento utilizado. O uso prolongado de azóis ou TMP-SMX pode ser necessário.[4] A supressão a longo prazo com TMP-SMX parece razoável, especialmente em pacientes imunossuprimidos. O resultado depende da extensão da disseminação e da resposta imunológica do hospedeiro contra o organismo.[21]

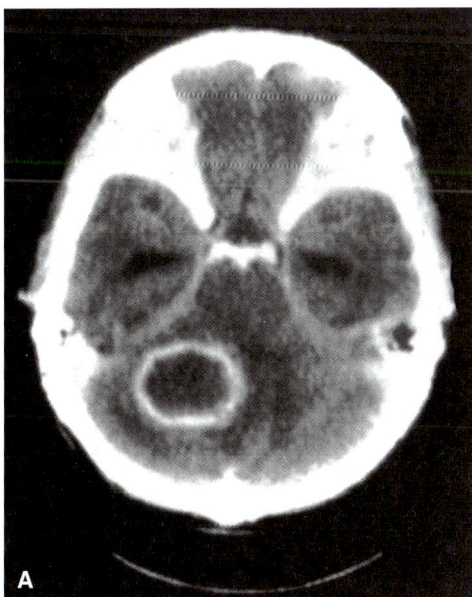
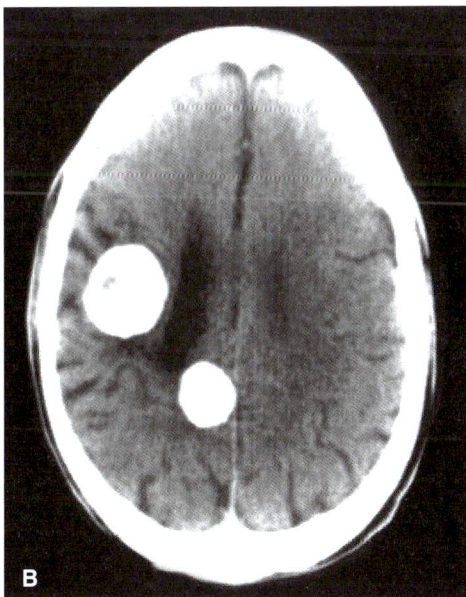

Figura 152.4 A. Tomografia computadorizada (TC) com contraste do encéfalo. Lesão no hemisfério cerebelar direito com realce em anel espesso e regular na periferia, área central isodensa sem realce, circundada por edema. **B.** TC do encéfalo, lesões hiperdensas do lobo parietal direito, compatíveis com calcificação. Lesões residuais pós-tratamento.[2]

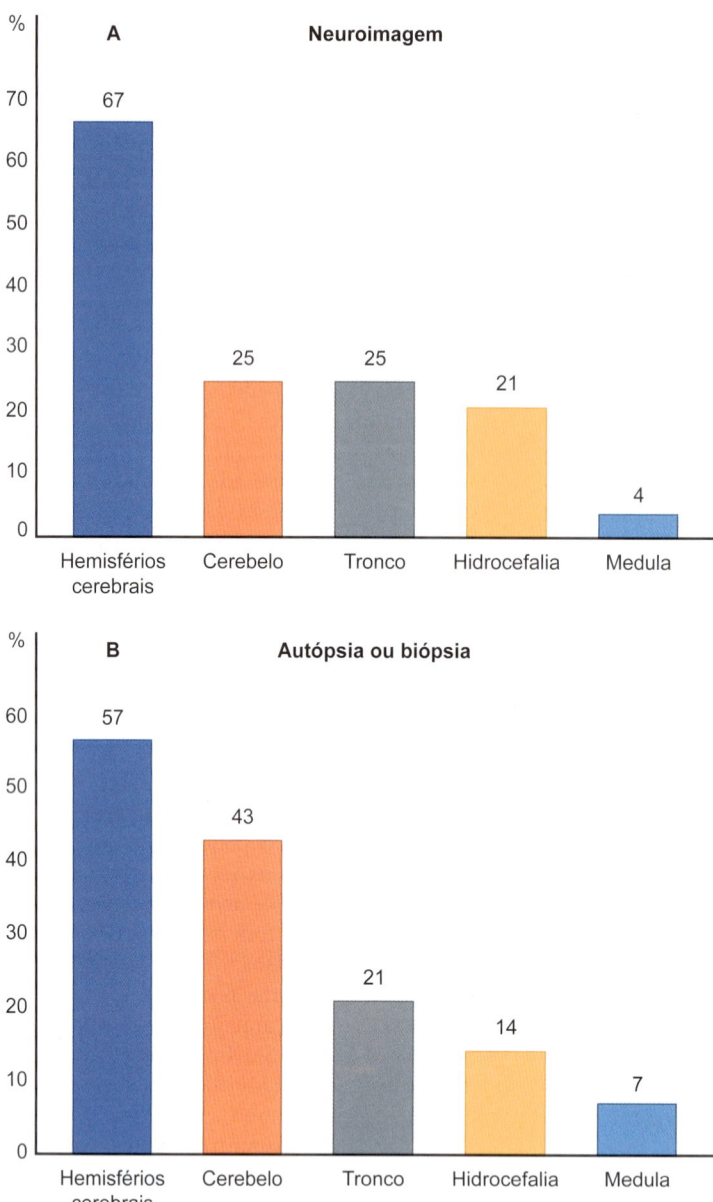

Figura 152.5 Distribuição dos granulomas no sistema nervoso central nos casos de neuroparacoccidioidomicose na (**A**) neuroimagem em pacientes ambulatoriais e nos (**B**) achados de autópsia ou biópsia.[2,3]

O tratamento da coinfecção pelo HIV e por *Paracoccidioides* spp. é igual ao dos casos monoinfectados por *Paracoccidioides* spp. (ver Tabela 152.5). NPCM associada à síndrome inflamatória de reconstituição imunológica (SIRI) foi descrita.[23] Interações entre a terapia antirretroviral (TARV) e os antifúngicos em geral utilizados no tratamento de NPCM são descritas.[24]

Os procedimentos neurocirúrgicos são indicados em circunstâncias específicas: pacientes com granulomas que não respondem ao tratamento clínico, hipertensão intracraniana relacionada à hidrocefalia ou granuloma induzindo sinais e sintomas de compressão. Devido ao pequeno número de casos relatados, não está claro se os granulomas intramedulares da PCM devem ser tratados cirurgicamente ou se são mais bem tratados com terapia específica. Alguns médicos consideram a ressecção cirúrgica da lesão quando há compressão progressiva da medula espinhal.[10]

O tempo de sobrevida, mediana (interquartil), entre todos os pacientes foi 471 (48 a 730) dias, sem diferença significante entre pacientes com PCM sistêmica sem envolvimento do SNC e NPCM (*log-rank*, p = 0,714) (Figura 152.6).[3]

Paracoccidioidomicose e HIV

A coinfecção pelo HIV e por *Paracoccidioides* spp. não é frequente, tendo sido estimada em 0,09% no Brasil.[25] A frequência estimada do envolvimento do SNC pela PCM em pessoas vivendo com HIV (PVHIV) é de 2,5%.[3] A baixa prevalência da coinfecção por HIV/*Paracoccidioides* spp. pode ser devido ao uso de TMP-SMX e azóis para o controle ou profilaxia contra infecções oportunistas, incluindo PCM, diagnóstico errado, epidemiologia, fatores e o impacto ambiental do uso indiscriminado de pesticidas antifúngicos.[5,26]

Em áreas endêmicas, a PCM e a NPCM podem ocorrer em qualquer estágio da infecção pelo HIV, não estando necessariamente associadas à imunossupressão.

Não está claro se a infecção por *Paracoccidioides* spp. em pacientes imunossuprimidos representa uma nova infecção ou reativação de uma infecção crônica e latente.[26]

Tabela 152.5 Tratamento antifúngico de neuroparacoccidioidomicose.

Terapia inicial
– Anfotericina B desoxicolato, na dose de 0,5 a 0,7 mg/kg/dia (máximo 50 mg/dia), dissolvida em soro glicosado a 5%, IV, administrada diariamente ou em dias alternados
– **Optar pela utilização de formulação lipídica, tendo em vista os graves efeitos colaterais da anfotericina desoxicolato**
– **Anfotericina B formulação lipídica**, 3 a 5 mg/kg/dia até estabilização clínica do paciente (4 a 6 semanas)
– **Sulfametoxazol + trimetoprima, solução IV**, dose 800/160 mg 3 vezes/dia (dose total diária 2.400/480 mg)
– Assim que houver estabilização do quadro, passar para medicação oral.

Terapia de manutenção
– **Sulfametoxazol + trimetoprima, via oral**, dose 1.200/240 mg (ou superior), por pelo menos 12 meses
– Itraconazol, 200 mg 2 vezes/dia durante pelo menos 12 meses
– Voriconazol, 200 a 400 mg 2 vezes/dia, há pouca experiência
– A duração do tratamento de NPCM não é estabelecida. Pode ser necessária terapia de manutenção prolongada.

Coinfecção HIV/*Paracoccidioides* spp.
– O tratamento antifúngico em PVHIV é igual ao dos casos monoinfectados por *Paracoccidioides* spp.
– Interações entre os antirretrovirais e os antifúngicos em geral utilizados no tratamento de NPCM são descritas
– Síndrome inflamatória de reconstituição imunológica foi descrita, inclusive no SNC.

HIV: vírus da imunodeficiência humana; IV: intravenosa; NPCM: neuroparacoccidioidomicose; PVHIV: pessoas vivendo com HIV; SNC: sistema nervoso central.

Pacientes com PCM e AIDS geralmente apresentam uma forma semelhante à forma aguda mais grave da PCM.[4,26]

As manifestações neurológicas dos casos publicados de coinfecção HIV/NPCM estão resumidas na Tabela 152.6. *Paracoccidioides* spp. foram isoladas por cultura de LCR em dois dos quatro casos com HIV e NPCM.[27,28]

PCM deve sempre ser diferenciada de outras infecções oportunistas em pacientes com AIDS que vivem ou viajaram para áreas endêmicas de PCM.

CRIPTOCOCOSE

A criptococose é uma micose sistêmica causada por agentes fúngicos humanos do gênero *Cryptococcus*.

Epidemiologia

Carga da doença e distribuição

A criptococose é a principal micose sistêmica e causa aproximadamente 20% dos óbitos em PVHIV.

No Brasil, verificam-se dois padrões predominantes:

1. Criptococose oportunística por *C. neoformans* em todo o território nacional associada à AIDS
2. Criptococose endêmica, doença primária, causada por *C. gattii*, principalmente nas regiões Norte e Nordeste do Brasil.[31]

A criptococose não é, ainda, doença de notificação obrigatória no Brasil e, portanto, não há dados oficiais de incidência e prevalência. Entretanto, sabe-se que a criptococose é a primeira causa da mortalidade entre as micoses sistêmicas associada à AIDS[32] e a segunda causa de mortalidade entre as micoses sistêmicas em geral.[33]

Os complexos de espécies *C. neoformans* e *C. gattii* apresentam algumas diferenças em relação à taxonomia, à epidemiologia, à ecologia, à caracterização molecular e à patogênese.[34,35] Do ponto de vista clínico, há três aspectos a considerar:

1. O complexo de espécies *C. neoformans*, tipicamente, causa doença em hospedeiros imunodeprimidos, sendo responsável por mais de 95% das infecções nos indivíduos com AIDS no Brasil, enquanto o complexo de espécies *C. gattii* causa doença, predominantemente, em indivíduos imunocompetentes.
2. O complexo de espécies *C. gattii*, diferentemente do complexo de espécies *C. neoformans*, causa com maior frequência criptococomas (pulmonares e/ou cerebrais) e hidrocefalia.
3. O complexo de espécies *C. gattii*, em comparação do complexo de espécies *C. neoformans*, tende a apresentar maiores valores de concentrações inibitórias mínimas (MICs) para os antifúngicos azólicos. Não existe, contudo, evidência da correlação entre sensibilidade antifúngica *in vitro* e os desfechos clínicos, motivo pelo qual a identificação do complexo de espécies não modifica, isoladamente, o manejo da doença.[36]

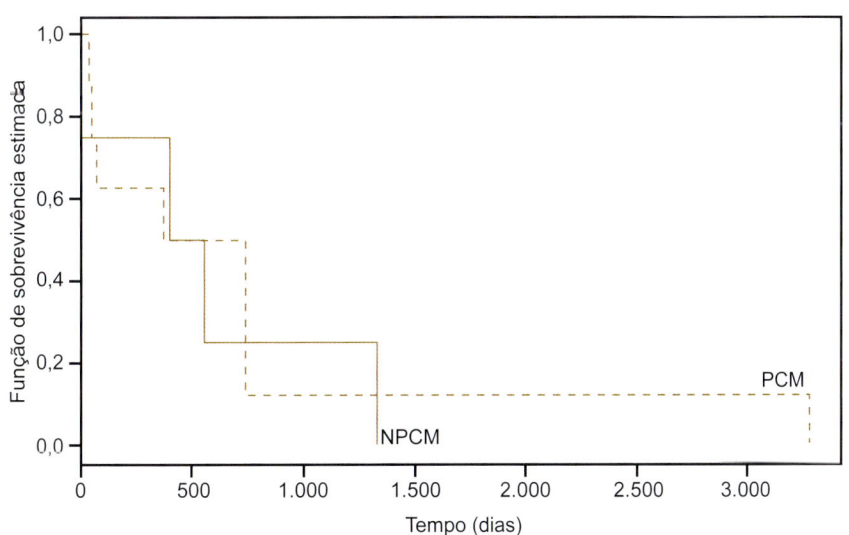

Figura 152.6 Curva de sobrevida (Kaplan-Meier), em dias do diagnóstico ao óbito, de pacientes com NPCM (*linha contínua*) e sem envolvimento do sistema nervoso central (*linha tracejada*), *log-rank*, p = 0,714 (s).[3] NPCM: neuroparacoccidioidomicose; PCM: paracoccidioidomicose.

Tabela 152.6 Características clínicas e laboratoriais da neuroparacoccidioidomicose nos casos publicados da coinfecção HIV/NPCM.[27,28]

Autor	Idade (anos)/ sexo	Órgãos envolvidos	Forma clínica	Coinfecção	Lesão com efeito massa no SNC	LCR	Isolamento de *Paracoccidioides* spp. no LCR	Diagnóstico	Tratamento	Evolução	Tempo de sobrevida após o diagnóstico (meses)
Colombo et al.[29]	32/Masculino	SNC; P; A; LN	Crônica	–	–	–	–	–	Não	Óbito	–
Guimarães et al.[27]	24/Feminino	SNC	Aguda	Tb	Não	Leucócitos - 128 células/ mm³ (neutrófilos 64%); glicose - 48 mg/ dℓ; PT - 116 mg/dℓ	Não é especificado se foi realizada cultura ou micológico direto	*Paracoccidioides* spp. no LCR	AMB; SMX-TMP	Óbito	1
Finamor et al.[30]	25/Feminino	SNC; O	Crônica	*T. gondii*	Sim	Normal	Não	Biopsia ocular (globo ocular e nucleado) e oral	SMX-TMP	Sobreviveu	–
Silva-Vergara et al.[28]	35/Masculino	SNC; P	Crônica	*C. neoformans*	Sim	Leucócitos - 12 células/ mm³ (linfócitos 93%, eosinófilos 2%); glicose - 94 mg/dℓ; PT - 109 mg/dℓ	Cultura e micológico direto positivos	*Paracoccidioides* spp. no LCR	AMB; SMX-TMP	Sobreviveu	–
Almeida et al.[11]	30/Masculino	SNC; P; A; LN; T; C; MO; F; B; R; S; I	Aguda	*T. gondii; H. capsulatum; Candida* spp., CMV	Não	Leucócitos - 0,3 célula/ mm³; glicose - 41 mg/ dℓ; PT - 41 mg/dℓ; lactato - 2,3 mmol/ℓ	Não	Autopsia	Não	Óbito	0

A: suprarrenal; AMB: anfotericina B; B: baço; C: coração; CMV: citomegalovírus; F: fígado; I: intestino; LCR: líquido cefalorraquidiano; LN: linfonodos; MO: medula óssea; O: olhos; P: pulmão; PT: proteínas totais (mg/dℓ); R: rim; S: pele; SMX-TMP: sulfametoxazol-trimetoprima; SNC: sistema nervoso central; T: tiroide; Tb: tuberculose.

Agente etiológico e complexo de espécies

A criptococose humana é, em geral, causada por dois complexos de espécies: *Cryptococcus neoformans* e *Cryptococcus gattii*. Trata-se de fungos saprófitos que vivem no solo, em frutas secas, cereais e em árvores (complexo de espécies *C. gattii*). É isolado de excrementos de aves, principalmente de pombos (complexo de espécies *C. neoformans*). Os agentes são leveduras formadas por células arredondadas a ovais, medindo entre 3 e 10 μm de diâmetro, que se dividem por gemulação múltipla e circundadas por cápsula de natureza polissacarídica (Figura 152.7).[34]

Patogênese

A infecção criptocócica é adquirida por meio da inalação de propágulos de variadas fontes ambientais, animais e vegetais. Os pulmões são a porta de entrada do fungo no hospedeiro. O período de incubação é desconhecido. A criptococose não se transmite de ser humano a ser humano, nem de animais ao ser humano. A repercussão clínica de infecção criptocócica baseia-se no princípio do dano-resposta da patogênese fúngica. O aspecto central para esse racional é a noção de que a criptococose ocorre quando o dano ao hospedeiro afeta a homeostase e que esse dano pode vir do hospedeiro e do sistema imunológico. Assim, as respostas imunes podem ser protetoras ou patogênicas, dependendo do contexto de interação hospedeiro-fungo.[37,38] A infecção pulmonar é, em geral, assintomática ou apresenta sintomas leves em imunocompetentes, os quais tendem a apresentar formas pulmonares localizadas, por exemplo, quadros pneumônicos ou lesões nodulares. A infecção pode ser resolvida espontaneamente no indivíduo imunocompetente. Contudo, é frequente que se instale infecção latente sem repercussão clínica.[39] Algumas pessoas aparentemente imunocompetentes podem apresentar quadros extensos e/ou graves de criptococose. Em pessoas imunossuprimidas, a criptococose costuma ser secundária à reativação de infecção pregressa, podendo causar doença pulmonar (p. ex., infiltrados intersticiais ou alveolares difusos) e apresentar doença disseminada, principalmente meningite ou meningoencefalite.[40] Criptococomas pulmonares e/ou cerebrais são infrequentes em hospedeiros imunossuprimidos, em contraste ao observado em indivíduos aparentemente imunocompetentes.[41] Dilatações de espaços perivasculares e pseudocistos mucinosos cerebrais podem ser observados em diversos hospedeiros.[41]

Diagnóstico

Manifestações clínicas

As manifestações clínicas da criptococose podem ser classificadas em:

- **Manifestações neurológicas:** a meningite e a meningoencefalite constituem as formas de apresentação mais frequentes e graves da criptococose. Em indivíduos com meningite ou meningoencefalite, as manifestações neurológicas apresentam-se nas primeiras 2 semanas, em decorrência da hipertensão intracraniana. Os sinais e os sintomas mais frequentes são: cefaleia, febre, náuseas e vômitos, mal-estar, letargia, papiledema e/ou rigidez de nuca. Nos casos mais graves, observam-se hipertensão intracraniana refratária, confusão mental, convulsão e cegueira.[36,42] Criptococomas cerebrais e hidrocefalia são mais comuns em hospedeiros aparentemente imunocompetentes. Fungemia pode ser observada, principalmente em indivíduos imunossuprimidos[41]
- **Manifestações pulmonares:** a infecção pulmonar primária em geral é assintomática ou apresenta sintomas inespecíficos como tosse, febre, dor no peito e/ou dispneia. Contudo, também pode ser extensa e causar insuficiência respiratória.[43,44] As manifestações dependem, principalmente, da condição do hospedeiro e sua interação com o fungo. Envolvimento pulmonar isolado, localizado, e criptococomas pulmonares são mais comuns em hospedeiros aparentemente imunocompetentes.[41] Doença pulmonar extensa também pode ser observada em indivíduos imunossuprimidos, particularmente sem infecção pelo HIV. Derrame pleural, abscessos e/ou cavitação são incomuns na criptococose pulmonar
- **Manifestações dermatológicas:** as lesões cutâneas são classificadas em primárias e secundárias.[45] A doença cutânea primária é incomum e acontece, classicamente, em pessoas aparentemente imunocompetentes, decorrente de inoculação externa. A lesão costuma ser localizada e restrita ao local de inoculação sem disseminação da doença ou comprometimento de outros órgãos internos. A doença cutânea secundária é frequente em indivíduos imunossuprimidos, decorrente de disseminação hematogênica.[46] Essas lesões costumam ser disseminadas em pessoas vivendo com HIV (p. ex., pápulas umbilicadas imitando molusco contagioso) e localizadas em pacientes transplantados de órgãos sólidos (p. ex., celulite, imitando aquelas causadas por bactérias). O espectro das lesões é amplo e inclui pápulas, pústulas, abscessos, úlceras, nódulos subcutâneos, tumores, granulomas superficiais ou placas infiltradas
- **Outras:** criptococose pode afetar qualquer órgão mediante disseminação hematogênica.[47,48] A ausência de fungemia documentada não exclui disseminação. Esses órgãos (p. ex., gânglios, ossos, próstata, rins, suprarrenais, olhos) podem ser afetados, raramente, de forma isolada, sem comprometer o SNC, nem os pulmões.

Os principais diagnósticos diferenciais da criptococose neurológica e pulmonar, incluindo os criptococomas, são: tuberculose, outras micoses sistêmicas e tumores.

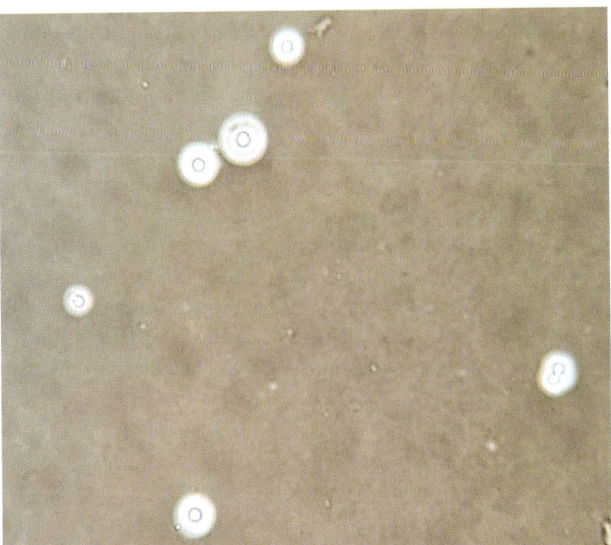

Figura 152.7 Células arredondadas em gemulação única e múltipla, circundadas por cápsula polissacarídica, revelada por adição de tinta nanquim à porção de cultura, característica dos complexos *Cryptococcus neoformans* e *Cryptococcus gattii*. Aumento de 200×.[34]

Em países onde a criptococose é endêmica, como no Brasil, apresentações localizadas (p. ex., osteomielite) ou disseminadas atípicas (p. ex., adenomegalias periféricas e/ou intracavitárias) podem ser observadas, particularmente em indivíduos aparentemente imunocompetentes.

Diagnóstico laboratorial

- **Criptococose neurológica:** o diagnóstico requer:
  1. Cultura com crescimento de *Cryptococcus* spp. no LCR.
  2. Tinta da China positiva no LCR.
  3. Pesquisa positiva do antígeno criptocócico no LCR – preferencialmente o teste de fluxo lateral (LFA, do inglês *lateral flow assay*); alternativamente, o teste de aglutinação de látex.[49,50]

O rendimento dessas ferramentas diagnósticas costuma ser maior em indivíduos imunossuprimidos, já que apresentam maior carga fúngica. Merece destaque o LFA, teste imunocromatográfico, o qual utiliza simplesmente uma fita,[51] similar ao teste rápido para diagnóstico de gravidez. Estudos recentes mostram elevada concordância entre resultados em amostras de LCR e soro, e entre LCR e sangue periférico (exame que pode ser realizado mediante punção capilar) em pacientes com meningite ou meningoencefalite criptococócica, tanto em PVHIV quanto em indivíduos aparentemente imunocompetentes.[52,53] Se o paciente apresentar a pesquisa do antígeno criptocócico positivo no plasma, no soro ou no sangue periférico, independentemente da presença ou da gravidade dos sintomas neurológicos, estão indicadas punção liquórica e culturas de sangue. Lembrar que a criptococose neurológica em PVHIV se apresenta, em geral, com contagem de CD4 < 100 células/mm³.[42]

- **Criptococose pulmonar:** o diagnóstico requer cultura com crescimento de *Cryptococcus* spp. ou tinta da China positiva, de secreção respiratória ou tecido pulmonar.[43,47,48] A positividade da pesquisa do antígeno criptocócico sérico é variável, sendo maior em casos de doença disseminada ou extensa pulmonar. Portanto, pode ser mais útil no diagnóstico de criptococose pulmonar em indivíduos imunossuprimidos, mas existe pouca informação avaliando o LFA.[53] Diante do achado de antígeno criptocócico sérico positivo em indivíduo com criptococose pulmonar, está indicada a realização de punção lombar com pesquisa de antígeno criptocócico[42]

- **Criptococose em outras topografias (p. ex., pele, gânglios, medula, osso):** depende basicamente da identificação do fungo no exame direto e/ou nas culturas.[47,48,50]

Imagens

- **Criptococose neurológica:** a TC de crânio sempre deve anteceder a punção liquórica em pacientes que apresentam suspeita de meningite ou meningoencefalite criptocócica. A TC de crânio pode mostrar alterações como realces leptomeníngeos, áreas isquêmicas e/ou hidrocefalia. Infrequentemente, a TC de crânio consegue demonstrar dilatações dos espaços perivasculares de Virchow-Robin, mas, dependendo das dimensões, pode mostrar pseudocistos mucinosos (imagens hipodensas bilaterais sem efeito expansivo, nem captação do contraste, especialmente nos núcleos da base). A RM de crânio é a técnica de escolha, por ser mais sensível para visualizar a extensão do comprometimento leptomeníngeo e do parênquima cerebral pela criptococose.[47,54]

Os criptococomas são melhor visualizados na sequência T1-Gd e as dilatações dos espaços perivasculares de Virchow-Robin, assim como os pseudocistos mucinosos, são melhor caracterizados nas sequências T2. Idealmente, todo paciente com meningite ou meningoencefalite criptocócica deve ter uma RM na admissão. Os achados das imagens cerebrais, sugerindo a presença do fungo no parênquima cerebral (p. ex., pseudocistos mucinosos e criptococomas), são importantes porque têm implicações na duração do tratamento antifúngico, como será comentado posteriormente. Achados compatíveis com leptomeningite, imagens focais que realçam após contraste e têm efeito de massa, compatíveis com criptococomas, e hidrocefalia, são mais frequentes em indivíduos aparentemente imunocompetentes.[47] Dilatações dos espaços perivasculares e pseudocistos mucinosos podem ser observados em indivíduos aparentemente imunocompetentes e em hospedeiros imunossuprimidos (Figuras 152.8 e 152.9).

Os criptococomas podem mostrar focos hipermetabólicos na tomografia por emissão de prótons (*PET scan*), imitando o padrão de lesões neoplásicas

- **Criptococose pulmonar:** os achados radiológicos da criptococose são inespecíficos e se confundem com os de outras infecções, doenças inflamatórias e tumorais. Recomenda-se a realização de TC devido à maior sensibilidade em comparação à radiografia de tórax.[43,44] A criptococose pulmonar é mais comum em pacientes aparentemente imunocompetentes e o achado mais frequente é a presença de nódulo(s) ou massa(s) pulmonar(es), especialmente bem definido(s) e periférico(s) (Figura 152.10).[47]

Nódulo pulmonar criptocócico pode ser, inclusive, achado incidental de lesão inicialmente suspeita de neoplasia pulmonar. O criptococoma pulmonar pode mostrar foco hipermetabólico na *PET scan*, imitando o padrão de lesões neoplásicas. Por vezes, massas podem ser visualizadas nos exames de imagens. Achados menos frequentes de criptococose pulmonar incluem calcificações, "árvore em brotamento", adenomegalias e derrame pleural. A criptococose pulmonar é variável em pacientes imunossuprimidos, sendo mais frequente no transplante de órgão sólido e incomumente relatada em PVHIV.[43,46,55] A criptococose pulmonar demonstra um amplo espectro de alterações radiológicas: nódulo(s), massa(s), consolidações segmentares, cavitações, broncopneumonia bilateral e/ou padrão "miliar". Diversos padrões podem ser observados concomitantemente

- **Em outras manifestações da criptococose:** exames radiológicos específicos podem contribuir na suspeita de diagnóstico ou planejamento de procedimentos invasivos[48,50] (p. ex., TC óssea na suspeita de osteomielite ou TC mediastinal ou abdominal para visualização de adenomegalias intracavitárias).

Tratamento

Criptococose neurológica

A meningite e a meningoencefalite constituem as formas de apresentação mais frequentes e graves da criptococose com envolvimento do SNC. O manejo dessas apresentações tem três pilares fundamentais, os quais precisam ser implementados oportuna e concomitantemente:

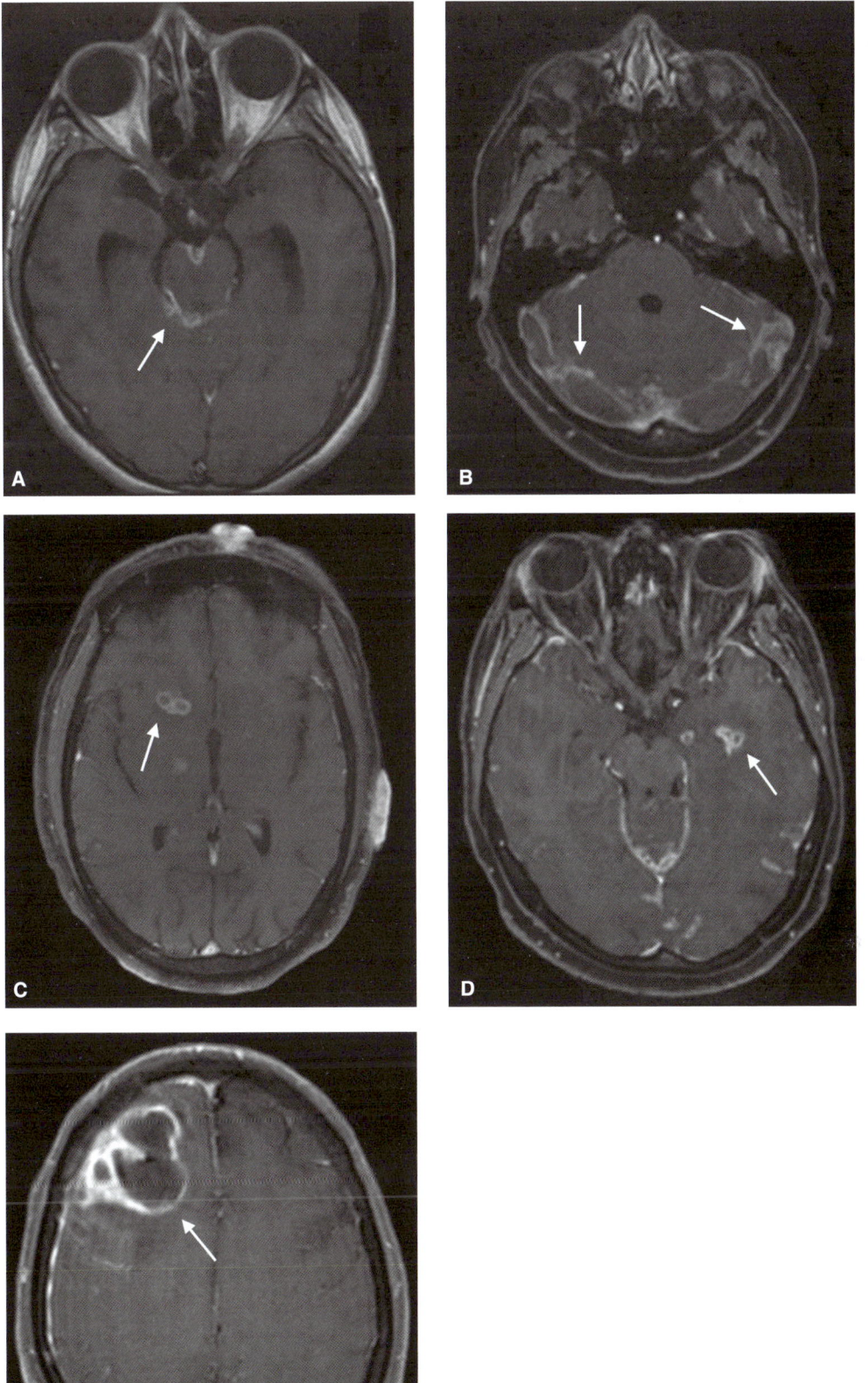

Figura 152.8 Ressonância magnética (RM) de encéfalo de pacientes aparentemente imunocompetentes. Na RM em T1 com gadolínio, as *setas* mostram áreas de realce leptomeníngeo (**A**, **B**), realces focais no parênquima cerebral, compatíveis com criptococomas pequenos (**C**, **D**) ou grande (**E**). (*continua*)

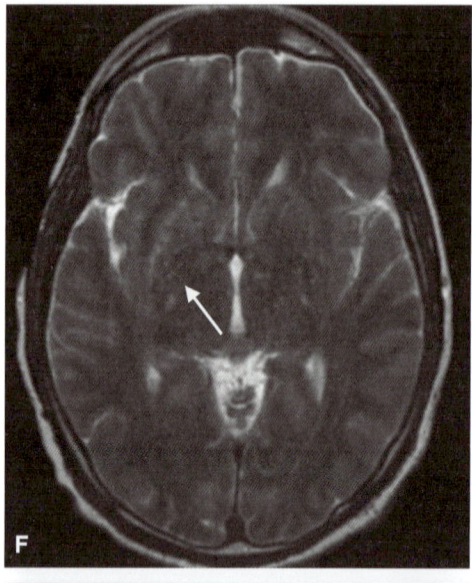

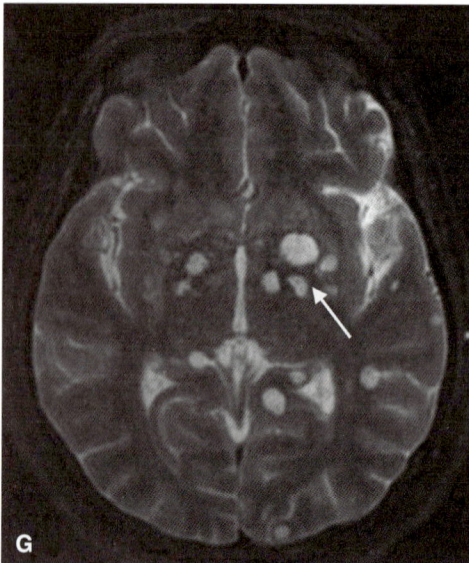

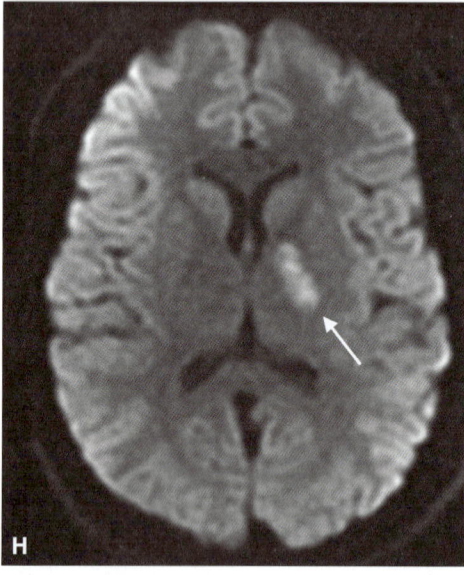

Figura 152.8 (*Continuação*) Na RM em T2, as *setas* mostram áreas hiperintensas simétricas e bem delimitadas, sugerindo dilatações dos espaços perivasculares (**F**) e pseudocistos mucinosos (**G**). **H.** Na RM, a *seta* mostra área focal de restrição à difusão compatível com lesão isquêmica.

1. Tratamento antifúngico combinado
2. Controle da hipertensão intracraniana
3. Prevenção e manejo das toxicidades medicamentosas.[56,57]

Importante lembrar que a maioria das mortes de pacientes com meningite ou meningoencefalite ocorre nas primeiras 2 semanas, em consequência, principalmente, da hipertensão intracraniana. A maior parte do conhecimento adquirido no manejo das formas neurológicas da criptococose tem sido resultado da experiência em PVHIV.[50] Portanto, esses princípios são extrapolados, com cautela, para outros hospedeiros.

Tratamento antifúngico combinado

O tratamento da meningite ou meningoencefalite criptocócica tem sido, historicamente, dividido em três fases: indução, consolidação e manutenção.[50] O tratamento preferencial do Ministério da Saúde do Brasil é mostrado na Tabela 152.7.

- Fase de indução
  A fase de indução do tratamento antifúngico combinado visa ao controle da carga fúngica na criptococose grave.
  - PVHIV
    Diversos ensaios clínicos randomizados avaliaram o tratamento da meningite ou meningoencefalite criptocócica em PVHIV, oferecendo variadas opções terapêuticas que podem ser resumidas da seguinte forma:

  ○ O esquema preferencial na fase da indução consiste em anfotericina B lipossomal 3 mg/kg/dia, por via intravenosa (IV), associada à flucitosina 100 mg/kg/dia, por pelo menos 2 semanas.[50]

  Em caso de indisponibilidade ou de contraindicação dos medicamentos preferenciais, considerar as seguintes alternativas:[50]

  ○ Se anfotericina B lipossomal não estiver disponível, utilizar o complexo lipídico de anfotericina B 5 mg/kg/dia, IV, associada à flucitosina 100 mg/kg/dia, por pelo menos 2 semanas

  ○ Se anfotericina B lipossomal e complexo lipídico de anfotericina B não estiverem disponíveis, utilizar anfotericina B desoxicolato 1 mg/kg/dia, associada à flucitosina 100 mg/kg/dia, por pelo menos 2 semanas

  ○ Se anfotericina B lipossomal e complexo lipídico de anfotericina B não estiverem disponíveis, utilizar anfotericina B desoxicolato 1 mg/kg/dia, associada à flucitosina 100 mg/kg/dia, por 1 semana, seguida de fluconazol 1200 mg, por 1 semana

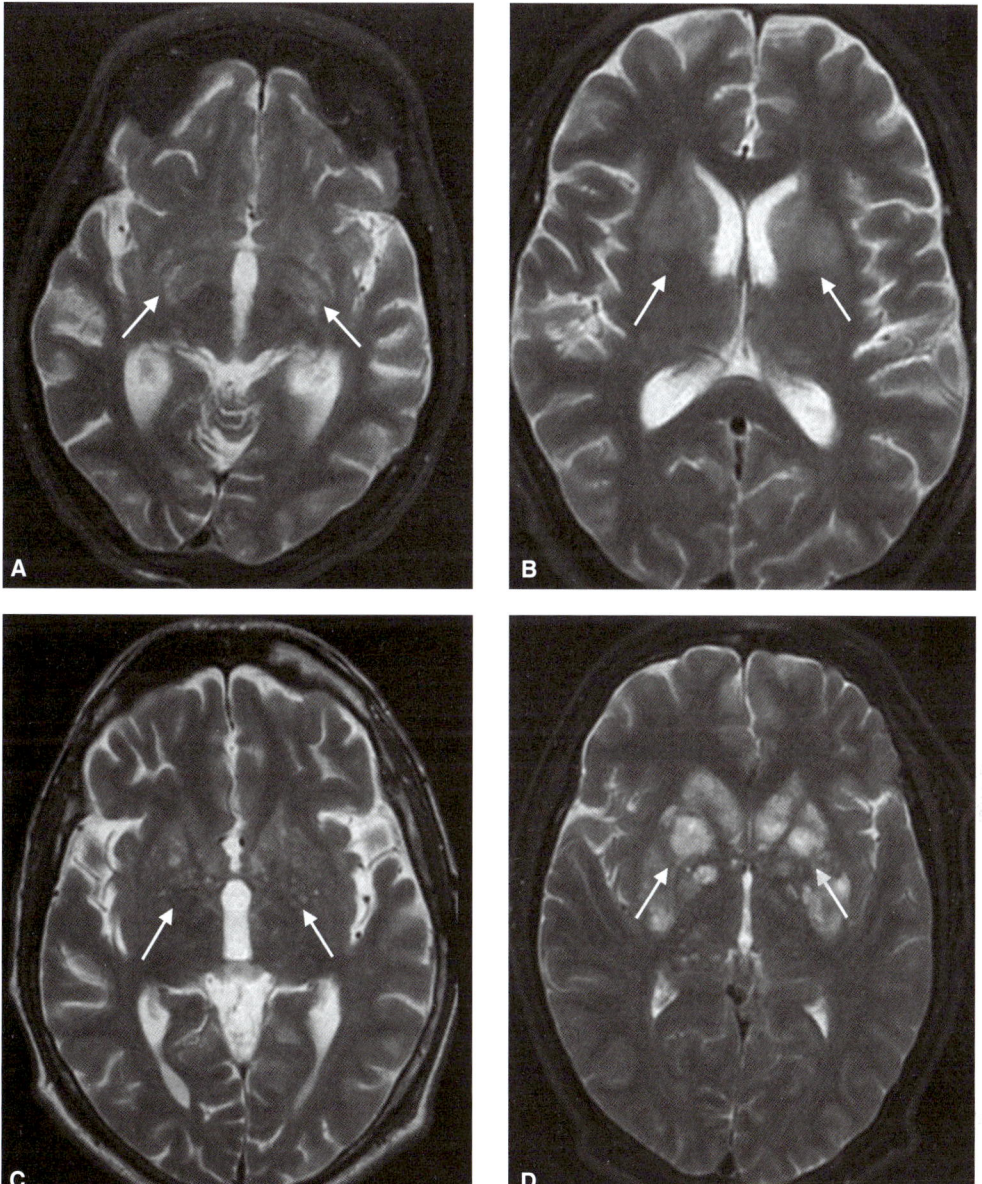

Figura 152.9 Ressonância magnética (RM) de encéfalo de pessoas vivendo com HIV. Na RM em T2, as *setas* mostram áreas de hiperintensidades mais ou menos simétricas e de limites parcialmente definidos, sugerindo edema cerebral local (sinal denominado *hazy brain*) (**A**, **B**), assim como hiperintensidades simétricas e melhor definidas, representando dilatações dos espaços perivasculares de Virchow-Robin (**C**) e pseudocistos mucinosos (**D**).

○ Se houver indisponibilidade de anfotericina B lipossomal e complexo lipídico de anfotericina B, e dificuldade para monitoramento laboratorial de toxicidade medicamentosa, utilizar anfotericina B desoxicolato 1 mg/kg/dia associada à flucitosina 100 mg/kg/dia, por pelo menos 2 semanas

○ Se flucitosina não estiver disponível, utilizar um preparado de anfotericina B (na ordem de preferência: anfotericina B lipossomal 3 mg/kg/dia, IV; complexo lipídico de anfotericina B 5 mg/kg/dia, IV; ou anfotericina B desoxicolato 1 mg/kg/dia, IV), associada a fluconazol 800 a 1.200 mg, por pelo menos 2 semanas

○ Se houver contraindicação ou indisponibilidade de anfotericina B desoxicolato, anfotericina B lipossomal e complexo lipídico de anfotericina B, utilizar flucitosina 100 mg/kg/dia, associada a fluconazol 1.200 mg/dia, por pelo menos 2 semanas

■ Pessoas com transplante de órgão sólido e pessoas sem infecção pelo HIV ou transplante de órgão sólido

Existe apenas um ensaio clínico randomizado que avaliou o tratamento da meningite ou meningoencefalite criptocócica em pacientes transplantados de órgão sólido, e não existem ensaios clínicos randomizados em outras populações de hospedeiros com criptococose, motivo pelo qual as condutas, nesses casos, também são adequadas da experiência em PVHIV. O esquema preferencial na fase de indução é o seguinte:[50]

○ Anfotericina B lipossomal 3 mg/kg/dia, IV, associada à flucitosina 100 mg/kg/dia, por pelo menos 2 semanas.

Em caso de indisponibilidade ou de contraindicação dos medicamentos preferenciais, considerar as seguintes alternativas:[50]

○ Se anfotericina B lipossomal não estiver disponível, utilizar o complexo lipídico de anfotericina B

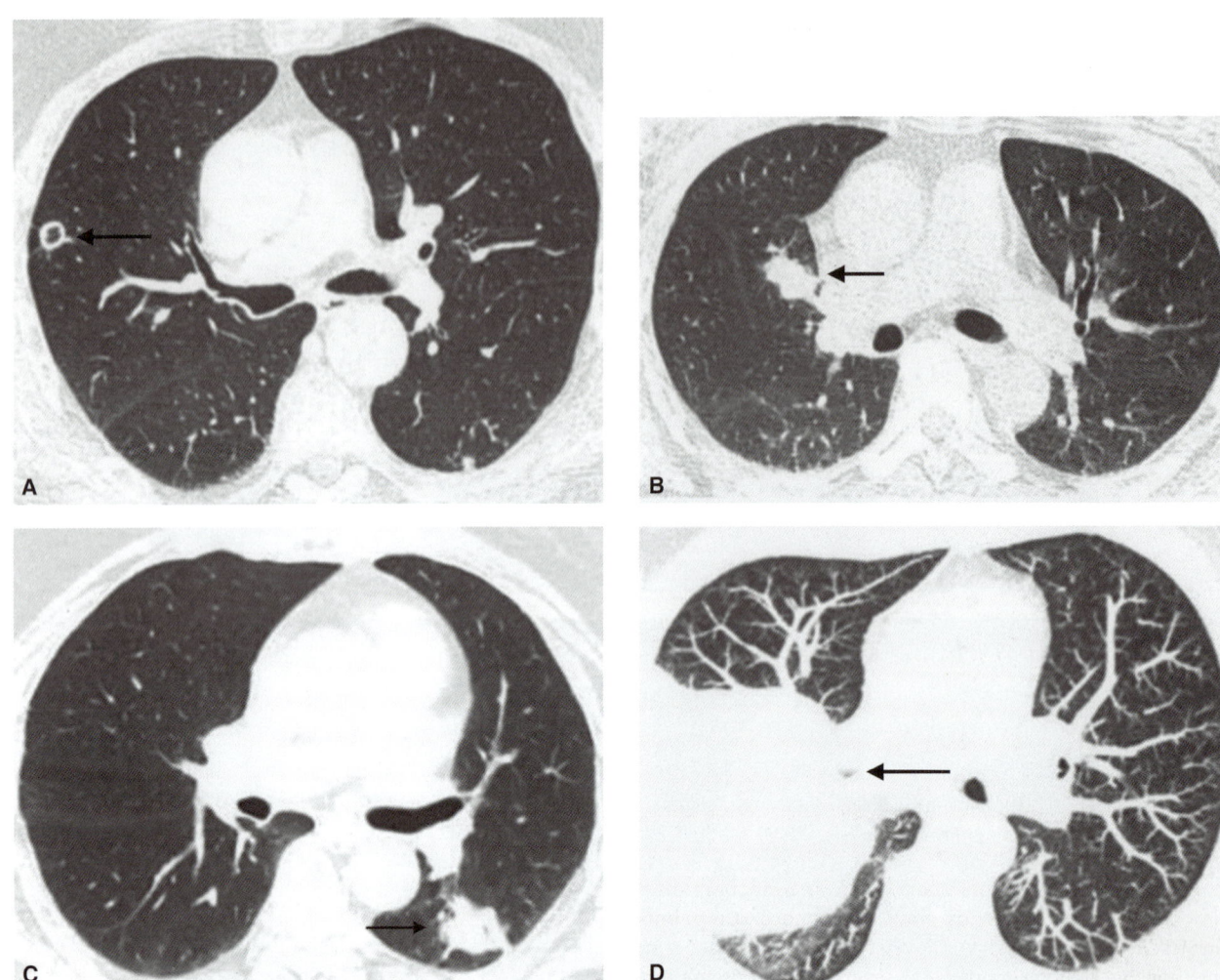

Figura 152.10 Tomografias computadorizadas de tórax de pacientes aparentemente imunocompetentes. As *setas* mostram nódulos de diferentes tamanhos e massa volumosa.[47]

Tabela 152.7 Esquema terapêutico preferencial para a criptococose do sistema nervoso central.

Fase de tratamento	Esquema antifúngico	Duração
Indução	Anfotericina B lipossomal 3 mg/kg/dia IV + flucitosina 100 mg/kg/dia VO, 6/6 h	Pelo menos 2 semanas
Consolidação	Fluconazol 400-800 mg/dia VO	8 semanas
Manutenção	Fluconazol 400-800 mg/dia VO	12 meses

IV: via intravenosa; VO: via oral.

5 mg/kg/dia, IV, associada à flucitosina 100 mg/kg/dia, por pelo menos 2 semanas

○ Se anfotericina B lipossomal e complexo lipídico de anfotericina B não estiverem disponíveis, utilizar anfotericina B desoxicolato 1 mg/kg/dia, associada à flucitosina 100 mg/kg/dia, por pelo menos 2 semanas

○ Se flucitosina não estiver disponível, utilizar um preparado de anfotericina B (na ordem de preferência: anfotericina B lipossomal 3 mg/kg/dia, IV; complexo lipídico de anfotericina B 5 mg/kg/dia, IV; ou anfotericina B desoxicolato 1 mg/kg/dia, IV), associada a fluconazol 800 a 1.200 mg, por pelo menos 2 semanas

○ Se houver contraindicação ou indisponibilidade de anfotericina B desoxicolato, anfotericina B lipossomal e complexo lipídico de anfotericina B, utilizar flucitosina 100 mg/kg/dia, associada a fluconazol 800 a 1.200 mg/dia, por pelo menos 2 semanas.

Protocolarmente, recomendam-se 2 semanas de tratamento da fase de indução da meningite ou meningoencefalite.[50] Contudo, desde uma perspectiva assistencial, a duração da indução deve ser ajustada caso a caso, em função da avaliação clínica, liquórica e radiológica no final da segunda semana. Esquemas superiores a 2 semanas podem ser considerados em pacientes:

○ Que persistem com rebaixamento do nível da consciência, apresentam deterioração clínica e/ou persistem com hipertensão intracraniana, preferencialmente sintomática

○ Que apresentam cultura positiva

○ Que apresentam lesões focais cerebrais ou pulmonares atribuídas à criptococose (p. ex., criptococomas ou pseudocistos mucinosos).

A identificação do complexo de espécies do *C. gattii* não determina, isoladamente, a prolongação da fase de indução.[36] Essa decisão deve ser avaliada no conjunto dos critérios citados anteriormente. Contudo, é frequente que pacientes aparentemente imunocompetentes precisem de períodos prolongados de indução em decorrência da presença concomitante das variáveis que indicam a prolongação do tratamento farmacológico.

Classicamente, na rotina assistencial, utilizam-se as culturas qualitativas no LCR, para o monitoramento da resposta terapêutica e a decisão de finalizar a fase de indução do tratamento da meningite ou meningoencefalite criptocócica.[57] Do ponto de vista laboratorial, as culturas quantitativas constituem método ideal para avaliar a resposta terapêutica, visto que identificam a carga fúngica e a velocidade do *clearance* fúngico. Essa metodologia apenas está disponível em alguns centros de referência do Brasil, mas não costuma ser utilizada na prática clínica. Alternativamente, existe uma forma simples e útil para identificar amostras com elevada probabilidade de apresentar culturas fúngicas positivas. Utilizando a contagem microscópica e sistemática de leveduras no LCR, a presença de mais de 10 leveduras/mℓ, na segunda semana de tratamento, identifica 98% dos casos que apresentam culturas positivas.[58]

Se o paciente apresentar hidrocefalia hipertensiva, a neurocirurgia deverá ser acionada, visando à derivação ventricular. Se o paciente apresentar lesões focais atribuídas à criptococose (p. ex., criptococomas ou pseudocistos mucinosos), a duração da fase de indução deverá ser prolongada,[36,50] em geral, por pelo menos 4 a 6 semanas, sendo necessário monitoramento clínico, liquórico e radiológico.

A imunossupressão dos transplantados de órgão sólido com criptococose deve ser reduzida ou suspensa, após avaliação individualizada, e essa redução deve ser gradual para evitar a SIRI e a rejeição aguda do enxerto.[46,48] Recomenda-se a redução da imunossupressão mediante a descontinuação de um imunossupressor ou a redução das doses de todas as medicações do esquema nos indivíduos com comprometimento neurológico menos grave ou criptococose pulmonar leve a moderada. Ainda, deve-se evitar modificações no inibidor da calcineurina por esse ser um fator protetor contra a SIRI. Nos indivíduos com formas mais leves e localizadas de criptococose, como celulite ou pneumonia focal, o esquema imunossupressor pode ser mantido. Recomenda-se a suspensão do imunossupressor nos primeiros dias do tratamento antifúngico nos indivíduos com grave acometimento do sistema nervoso central, com diminuição do nível da consciência ou com hipertensão intracraniana, ou infecção disseminada ou comprometimento pulmonar com insuficiência respiratória, conservando, portanto, o corticosteroide de manutenção.

- Fase de consolidação

A fase de consolidação tem por objetivo manter controladas a multiplicação fúngica e a normalização dos parâmetros clínicos e laboratoriais, devendo durar pelo menos 8 semanas. Se na fase de indução foi utilizado esquema incluindo flucitosina, na fase de consolidação pode ser utilizada fluconazol 400 mg/dia. Se na fase de indução foi utilizado esquema incluindo fluconazol, na fase de consolidação deve ser utilizado fluconazol 800 mg/dia. Se após 2 semanas da fase de tratamento de indução o *status* da cultura é desconhecido, recomenda-se utilizar fluconazol 800 mg/dia até conhecer o resultado ou completar o tempo mínimo proposto para a consolidação.[57] Existe pouca evidência sobre o uso de outros azólicos na fase de consolidação,[50] os quais requerem (voriconazol, posaconazol e itraconazol) ou não (posaconazol) monitoramento dos níveis séricos

- Fase de manutenção

A meningite ou meningoencefalite criptocócica em indivíduos aparentemente imunocompetentes é monofásica.

Portanto, a necessidade de terapia de manutenção nesse grupo é menos clara. Em contraste, pacientes imunossuprimidos podem ter recidiva da criptococose se não alcançarem um adequado nível de reconstituição imunológica ou persistirem com a condição que determina a imunossupressão. Esses fatos justificam a indicação da terapia de manutenção nessas populações. O uso de fluconazol 200 mg/dia tem demonstrado eficácia em prevenir a recorrência da doença criptocócica.[50] O período recomendado da fase de manutenção é de 12 meses. PVHIV que apresentem estabilidade clínica, uso regular da TARV, contagem de linfócitos T CD4+ igual ou maior a 100 células/mm^3 e carga viral indetectável, por pelo menos 3 meses, poderão descontinuar a medicação. O tratamento de manutenção pode ser reintroduzido caso a contagem de linfócitos T CD4+ fique abaixo de 100 células/mm^3. Existe pouca evidência sobre o uso de outros azólicos na fase de manutenção,[50] os quais requerem (voriconazol, posaconazol e itraconazol) ou não (posaconazol) monitoramento dos níveis séricos.

Controle da hipertensão intracraniana

Os valores elevados da pressão intracraniana (≥ 25 cmH$_2$O) se associam à má resposta terapêutica e à menor sobrevida, principalmente quando é persistente. Por esses motivos, o controle da hipertensão intracraniana deve ser sistematizado e agressivo.

Em algumas situações clínicas (p. ex., pacientes em coma ou diminuição da acuidade visual atribuídas à hipertensão intracraniana), deve ser discutida abordagem neurocirúrgica precoce (preferencialmente, derivação lomboperitoneal).

Alternativamente, avaliar derivação ventricular externa.

Drenar 20 a 30 mℓ por punção, pela manhã. Segundo evolução dos sintomas e sinais neurológicos, repetir a drenagem no final do dia.

Terapia antifúngica combinada e monitoramento de potenciais toxicidades.

Preferencialmente, avaliar derivação lomboperitoneal. Outras alternativas: derivação lombar externa ou novo ciclo de punções de alívio.

Essas recomendações foram elaboradas para PVHIV, mas podem ser extrapoladas com precaução para outras populações de pacientes.

Prevenção e manejo das toxicidades medicamentosas

Os diversos preparados de anfotericina B (em ordem decrescente de frequência: anfotericina B desoxicolato, complexo lipídico de anfotericina B, anfotericina B lipossomal) apresentam potencial de nefrotoxicidade, alterações hidroeletrolíticas e anemia. Flucitosina apresenta potencial mielotóxico e hepatotóxico. Fluconazol apresenta potencial hepatotóxico. PVHIV em programação de uso de terapia de indução devem receber um pacote mínimo de medidas para a prevenção, monitoramento e manejo da toxicidade causada pelos antifúngicos, principalmente pela anfotericina B desoxicolato. As recomendações incluem:

- Pré-hidratação com 1 ℓ de soro salino normal associada à suplementação eletrolítica de potássio e magnésio
- Manter hidratação e suplementação durante o tratamento antifúngico
- Monitoramento laboratorial com hemograma, transaminases, creatinina, ureia e eletrólitos (potássio e magnésio), pelo menos duas vezes por semana.[59] Essas recomendações devem ser cautelosamente consideradas e

monitoradas em pacientes com outras condições de base e uso de outras medicações, visando evitar complicações devido à hidratação ou reposição de eletrólitos.

Correção da dose de fluconazol: recomenda-se utilização de metade da dose diária de fluconazol em pacientes com *clearance* de creatinina < 50 mℓ/min e em pacientes submetidos à hemodiálise (dose depois da hemodiálise).

Correção da flucitosina: recomenda-se utilização de metade da dose diária em pacientes com *clearance* de creatinina entre 10 e 50 mℓ/min e de um quarto da dose diária em pacientes com *clearance* de creatinina < 10 mℓ/min ou submetidos à hemodiálise (dose depois da hemodiálise).

Interação medicamentosa: o fluconazol aumenta os níveis séricos dos inibidores da calcineurina (ciclosporina e tacrolimo) e sirolimo por meio da inibição do sistema citocromo P450 3A4. Portanto, recomenda-se a monitorização dos níveis séricos desses imunossupressores quando fluconazol é usado.[40] Durante o uso concomitante de anfotericina B desoxicolato e ciclosporina deve ser realizado monitorização rigoroso da creatinina sérica e nível da ciclosporina, devido ao potencial sinérgico de nefrotoxicidade.

Criptococose pulmonar

Não existem ensaios clínicos randomizados que tenham avaliado o melhor tratamento da criptococose pulmonar. Considerando que o espectro das apresentações das formas pulmonares da criptococose é amplo, o tratamento dependerá principalmente da extensão do comprometimento respiratório. Embora existam controvérsias, recomenda-se o tratamento de indivíduos aparentemente imunocompetentes com criptococose pulmonar subclínica e evidência radiológica. Por outro lado, o tratamento das formas pulmonares deve ser sempre recomendado nos pacientes que apresentam:

- Sintomas respiratórios
- Doença disseminada
- Imunossupressão.

Pessoas aparentemente imunocompetentes, assintomáticas, sem alterações radiológicas, mas com achado incidental de cultura do escarro com *Cryptococcus* spp., podem ser consideradas colonizadas e apenas acompanhadas. A presença de antigenemia criptocócica sérica sem hemocultura positiva ou evidência de outra região comprometida pela criptococose não define disseminação.

A Tabela 152.8 mostra os esquemas terapêuticos indicados para as formas pulmonares leves a moderadas.[36] As formas graves seguem as orientações para o tratamento da meningite ou meningoencefalite criptocócica.[50]

Pacientes imunossuprimidos tendem a apresentar formas pulmonares mais difusas e disseminadas, frequentemente acompanhadas de meningite ou meningoencefalite criptocócica. Portanto, diante da presença de criptococose pulmonar, hemocultura e pesquisa de antígeno criptocócico no LCR devem ser solicitadas nos pacientes imunossuprimidos. A necessidade desses exames deve ser considerada caso a caso em pacientes aparentemente imunocompetentes, caso exista suspeita clínica ou laboratorial que alerte sobre possível disseminação. Portanto, pacientes com criptococose pulmonar e sintomas neurológicos ou aqueles imunossuprimidos devem ser submetidos à punção lombar.[50] Pacientes imunossuprimidos sempre devem ser tratados, independentemente de apresentarem manifestações clínicas.

O diagnóstico de nódulo pulmonar criptocócico pode ser incidental, no contexto de excisão diagnóstica. Caso a ressecção do nódulo seja completa, essa abordagem deve ser considerada como medida terapêutica suficiente para a resolução da doença. Contudo, deve-se oferecer especial cuidado em relação à possibilidade de doença disseminada ou condição de imunossupressão do paciente.[43] O manejo cirúrgico da criptococose pulmonar dependerá das manifestações clínicas, sendo indicado em casos de obstrução das vias aéreas, hemorragia ativa ou derrame pleural importante em que há necessidade de drenagem torácica. Também deve ser discutida a abordagem cirúrgica no indivíduo com criptococoma pulmonar não responsivo ao tratamento antifúngico ou naqueles com lesões pulmonares volumosas, com vistas a melhorar a resposta ao tratamento antifúngico.[50] Salienta-se a importância da discussão multidisciplinar, particularmente com a equipe de cirurgia torácica, visando definir a indicação e melhor estratégia cirúrgica.

Criptococose não neurológica e não pulmonar

Não existem ensaios clínicos randomizados que tenham avaliado o tratamento da criptococose não neurológica e não pulmonar. Excluindo a doença cutânea primária, a doença extrapulmonar é, por definição, manifestação de doença disseminada e deve ser tratada segundo as orientações para meningite ou meningoencefalite criptocócica.[36,50] A osteomielite criptocócica isolada é incomum e, em geral, requer terapia antifúngica e abordagem cirúrgica. As queixas visuais em pacientes com criptococose costumam ser secundárias à hipertensão intracraniana e o comprometimento ocular causado diretamente pelo fungo é raro.

Síndrome de reconstituição imune

Pessoas que vivem com HIV

A rápida restauração do sistema imunológico depois de iniciar a TARV pode causar fenômeno inflamatório SIRI. Aproximadamente 20% das PVHIV e têm diagnóstico de criptococose apresentam SIRI "paradoxal"; por outro lado, desconhece-se a frequência de SIRI "desmascarada". A SIRI "mascarada" caracteriza-se pelo aparecimento da doença criptocócica após o início da TARV. Pode ser difícil de diferenciá-la da doença oportunista clássica. A SIRI "paradoxal" caracteriza-se pela piora ou aparecimento de novas manifestações clínicas e/ou achados laboratoriais e radiológicos, em pacientes que tiveram diagnóstico prévio da doença criptocócica.[42,49]

Os fatores de risco para a presença de SIRI associada à criptococose em PVHIV são: carga fúngica inicial elevada (fungemia, títulos elevados do antígeno criptocócico); baixo perfil inflamatório inicial, demonstrado pelos parâmetros do LCR; baixa resposta inicial, mediada por citocinas

Tabela 152.8 Esquemas terapêuticos de criptococose pulmonar leve a moderada.[36]

Esquemas (via oral)	Duração mínima
Primeira escolha: Fluconazol 400 mg/dia	6 a 12 meses
Alternativas (sem ordem de prioridade):* Itraconazol 200 mg, 2×/dia Voriconazol 200 mg, 2×/dia Posaconazol 300 mg, 2×/dia, durante 1 dia, depois 300 mg/dia	6 a 12 meses

*Alternativas aceitáveis no tratamento da forma pulmonar, caso o fluconazol não esteja disponível ou exista contraindicação para seu uso. Idealmente, o uso de itraconazol e voriconazol requer monitoramento dos níveis séricos.

pró-inflamatórias séricas; contagens muito baixas de linfócitos T CD4+ (< 50 células/μℓ); resposta imunológica e virológica rápida à TARV; e início precoce da TARV (menos de 2 semanas depois do diagnóstico da meningite criptocócica).

A SIRI, em geral, aparece 1 a 2 meses depois de iniciada a TARV, mas pode se apresentar até 6 a 12 meses após. Os pacientes apresentam mais frequentemente manifestações da meningite, como dor de cabeça e/ou hipertensão intracraniana. Menos frequentemente podem ser observados achados focais como paresias ou crise convulsiva e, inclusive, alteração do nível de consciência. As imagens podem mostrar realces leptomeníngeos e/ou girais, assim como criptococomas e isquemia.[49] O edema pode ser variável (Figura 152.11).

Adicionalmente, alterações radiológicas podem ser observadas em pacientes oligossintomáticos ou ser achados incidentais.

Os principais diagnósticos diferenciais da SIRI incluem a própria piora da criptococose, má adesão ao tratamento e o aparecimento de outra doença neurológica. O diagnóstico de SIRI "paradoxal" precisa excluir a recidiva da doença, na qual a cultura de LCR demonstra crescimento de *Cryptococcus* spp.

O tratamento sintomático da SIRI depende, fundamentalmente, da presença e da intensidade das manifestações neurológicas. Esse tratamento está melhor documentado na SIRI "paradoxal" em comparação à SIRI "desmascarada". Nessa última, parece ser somente vantajoso quando existem achados (clínicos, liquóricos e/ou radiológicos) compatíveis com perfil inflamatório. Nas formas mais leves de SIRI (p. ex., meningite asséptica sem hipertensão intracraniana), apenas observação e analgésicos podem ser suficientes. Nos casos moderados e graves (p. ex., cefaleia intensa com hipertensão intracraniana), está indicado o uso de corticosteroides.[39,50]

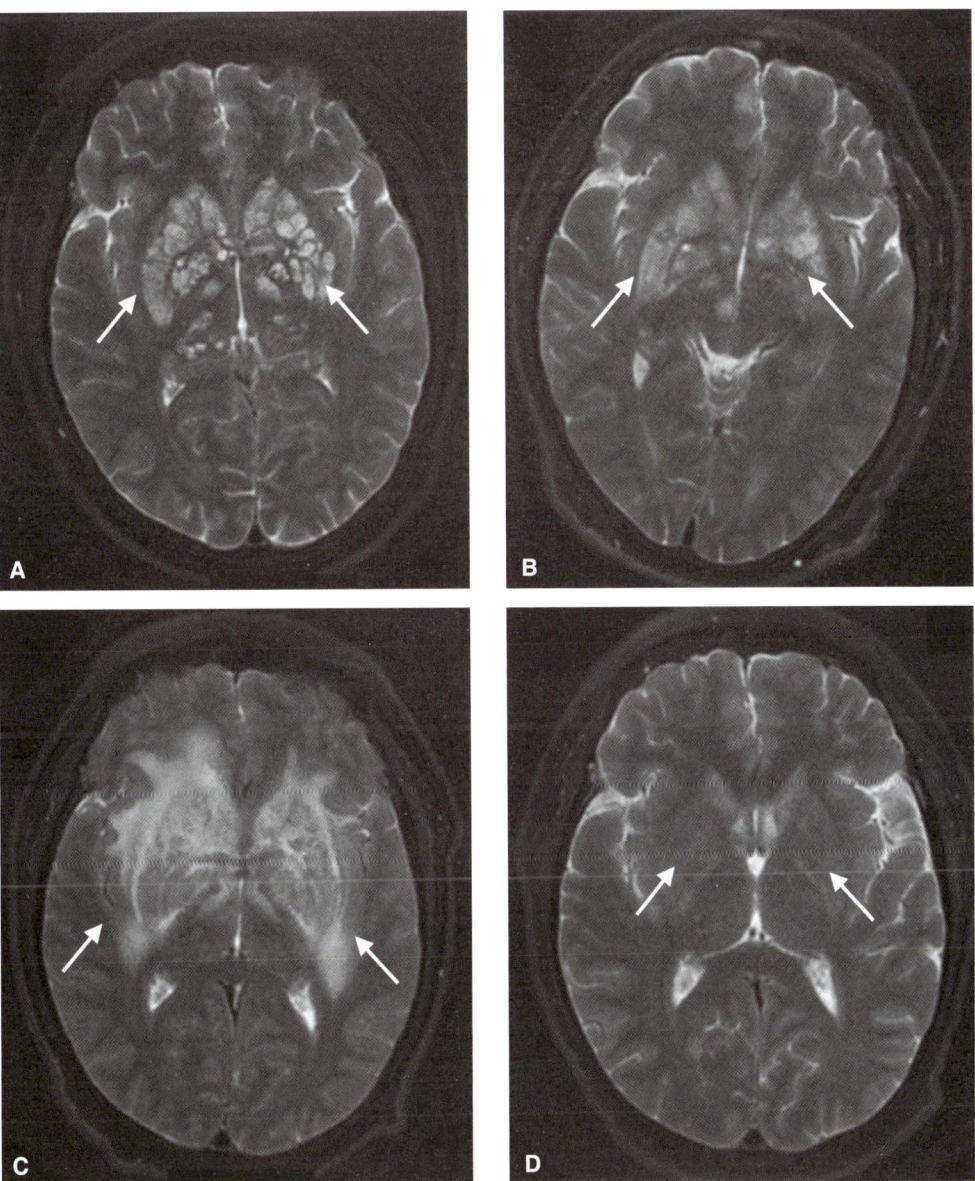

Figura 152.11 Ressonâncias magnéticas (RM) de encéfalo de indivíduo aparentemente imunocompetente com criptococose causada por *Cryptococcus gattii* e síndrome de resposta inflamatória pós-infecciosa (PIIRS, do inglês *post-infectious inflammatory response syndrome*). **A.** Na RM em T2, as *setas* mostram áreas de hiperintensidades simétricas e de limites bem definidos, compatíveis com dilatações dos espaços perivasculares Virchow-Robin confluentes e pseudocistos mucinosos. **B.** Após 5 meses da imagem inicial, na vigência de tratamento antifúngico, observa-se melhora expressiva das lesões, concomitante à melhora neurológica expressiva. **C.** Após 7 meses da imagem inicial, o paciente evolui com cefaleia, rebaixamento do nível de consciência e crises convulsivas, caracterizando a síndrome de resposta inflamatória pós-infecciosa. O paciente recebeu doses elevadas de corticosteroides. **D.** Após 12 meses da imagem inicial, observa-se melhora expressiva dos achados neurorradiológicos.

O manejo da hipertensão intracraniana seguirá os princípios usuais para essa complicação. A via de administração (oral ou parenteral), o tipo (prednisona ou dexametasona) a e duração do tratamento do corticosteroide serão definidos individualmente. Prednisona 1 mg/kg/dia ou doses equivalentes de dexametasona parenteral, durante 2 a 4 semanas, costumam ser suficientes na maioria dos casos. Após esse período, as doses dos corticosteroides devem ser reduzidas gradualmente até sua descontinuação. A TARV deve ser mantida.

Pacientes com transplante de órgão sólido

Diferentemente do descrito em PVHIV, a SIRI em transplantados de órgão sólido é exclusivamente "paradoxal". Assim, os pacientes apresentam deterioração clínica e/ou radiológica, atribuída à recuperação da resposta imune após a diminuição da imunossupressão e o início da terapia antifúngica.[55,60] Aproximadamente 10% dos pacientes transplantados de órgão sólido apresentarão SIRI "paradoxal", 4 e 6 semanas depois do início dos antifúngicos e da diminuição da imunossupressão.

Os fatores de risco para a presença de SIRI associada à criptococose em transplantados de órgão sólido são: meningite criptocócica, descontinuação do inibidor de calcineurina e presença de doença disseminada. Em contrapartida, a presença exclusiva de doença pulmonar é fator protetor.

As manifestações clínicas podem ser diferentes das descritas em PVHIV (p. ex., miosite, celulite, adenomegalias). A SIRI pode contribuir para a perda do enxerto, por exemplo, em transplantados renais.[48,55]

Os diagnósticos diferenciais e o tratamento sintomático da SIRI em transplantados de órgão sólido são similares aos apresentados em PVHIV.

Pacientes sem infecção pelo HIV ou transplante de órgão sólido

O manejo da SIRI em pacientes sem infecção pelo HIV ou transplante de órgão sólido segue, pelo geral, os princípios expostos nas PVHIV. Algumas particularidades merecem destaque em indivíduos aparentemente imunocompetentes. Neles, a deterioração neurológica observada na meningite ou meningoencefalite criptocócica, na vigência de cultura liquórica negativa secundária ao tratamento antifúngico, denomina-se "síndrome de resposta inflamatória pós-infecciosa" (PIIRS, do inglês *post-infectious inflammatory response syndrome*).[37,41,48] Cuidado especial deve ser oferecido aos diagnósticos diferenciais apontados anteriormente, nos casos da SIRI, com a particularidade da baixa probabilidade de doenças neurológicas concomitantes em indivíduos aparentemente imunocompetentes. Diferentemente da SIRI, ainda não existe um acrônimo em português para PIIRS. As manifestações clínicas mais frequentes da PIIRS são alteração do *status* mental, alteração visual, cefaleia e desequilíbrio. Caracteristicamente, observa-se piora do perfil quimiocitológico (pleocitose, hiperproteinorraquia e/ou hipoglicorraquia), assim como achados neurorradiológicos, preferencialmente visualizados na RM, compatíveis com processo inflamatório (p. ex., realce leptomeníngeo pós-contraste, coroidite, ependimite, criptococomas). Por vezes, as manifestações clínicas e radiológicas podem ser exuberantes (Figura 152.12).

Provavelmente a PIIRS deva-se à liberação de antígeno criptocócico durante o tratamento e a diminuição da imunomodulação. A PIIRS ocorre em aproximadamente 10% dos casos de meningite ou meningoencefalite criptocócica e se apresenta, em geral, depois de 2 meses do diagnóstico da criptococose. Os princípios do tratamento seguem o manejo da IRIS paradoxal. Contudo, nos casos mais graves, costuma-se observar respostas inflamatórias exuberantes, estando indicado o uso de pulsoterapia (metilprednisolona 1 g/dia IV, durante 5 a 7 dias), seguida de prednisona 1 mg/kg/dia durante 1 mês, para depois reduzir progressivamente até a descontinuação.[61] O monitoramento deve ser clínico, liquórico e neurorradiológico, preferencialmente, com RM.

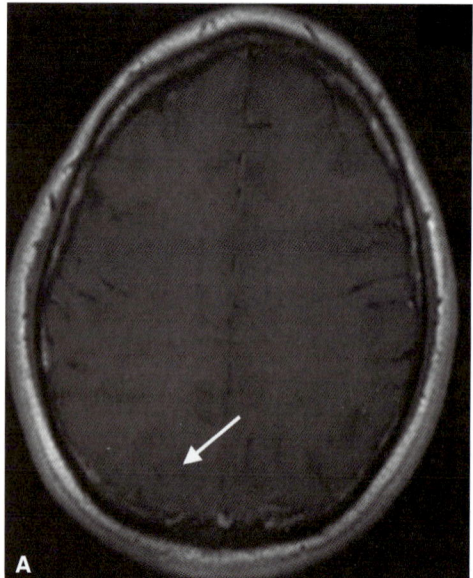
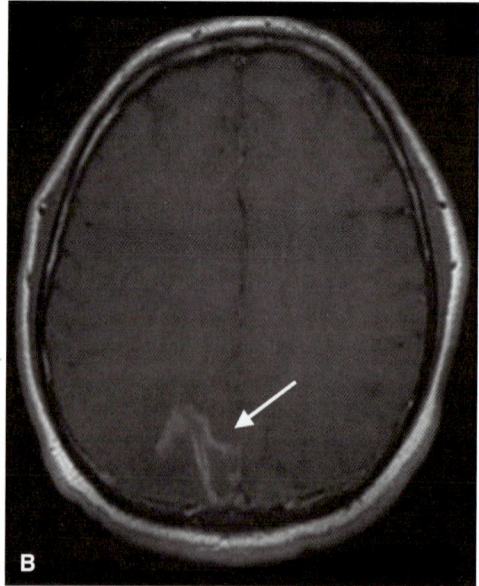

Figura 152.12 Ressonâncias magnéticas (RM) de encéfalo de pessoas vivendo com HIV com criptococose causada por *Cryptococcus neoformans* e síndrome de reconstituição imune (SIRI) paradoxal. Paciente com RM em T1 com gadolíneo, antes (**A**) e depois do início da terapia antirretroviral; as *setas* mostram área onde o realce giral ficou evidente (**B**). (*continua*)

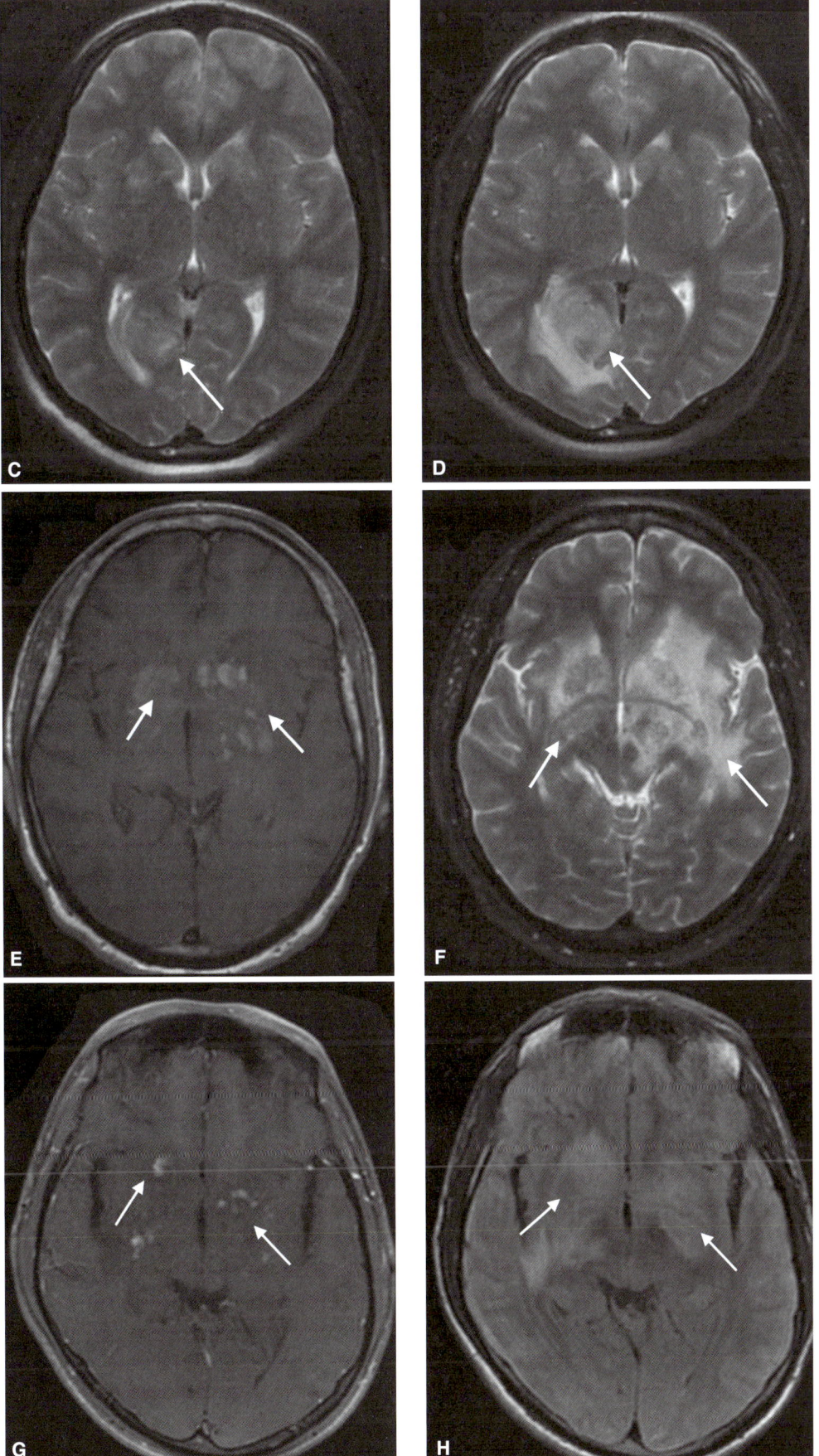

Figura 152.12 (*Continuação*) Paciente com RM em T2, antes (**C**) e depois do início da terapia antirretroviral; as *setas* mostram área onde observou-se exacerbação do edema local (**D**). Paciente com RM em T1 com gadolínio, as *setas* mostram áreas de realces bilaterais (**E**) e, em T2, áreas de hipersinal, compatíveis com edema (**F**); o paciente recebia terapia antirretroviral havia 2 meses e tinha controle micológico da meningite criptocócica. Paciente com RM em T1 com gadolínio, as *setas* mostram áreas de realces bilaterais (**G**) e, em FLAIR, áreas de hipersinal, compatíveis com edema (**H**); o paciente recebia terapia antirretroviral havia 6 semanas e tinha controle micológico da meningite criptocócica.

CAPÍTULO 153

Mielopatia Associada ao HTLV-1

Marzia Puccioni • Augusto César Penalva de Oliveira • Jorge Casseb • Tatiane Assone • Amanda Lopes Abbas

DEFINIÇÃO

A mielopatia associada (HAM) ao vírus linfotrópico de linfócitos T humano tipo 1 (HTLV-1, do inglês *human T-lymphotropic virus type 1*) é uma doença inflamatória crônica, desmielinizante, degenerativa da medula espinhal causada pelo vírus HTLV-1.[1,2]

Inicialmente foi descrita por Gessain et al. (1985), ao verificar anticorpos anti-HTLV-1 no soro de indivíduos com paraparesia espástica tropical (TSP) na Martinica.[3] Posteriormente, Osame et al. identificaram no Japão a presença de anticorpos anti-HTLV-1 no soro e no líquido cefalorraquidiano (LCR) em pacientes com mielopatia crônica, sendo denominada "mielopatia associada ao HTLV-1".[4] Ambas representavam a mesma enfermidade (HAM/TSP).[1]

A doença ocorre em cerca de 1 a 3% dos indivíduos infectados pelo HTLV-1.[2,5] O risco de desenvolver HAM varia entre 0,25 e 3%, geralmente na vida adulta.[1,5] Predomina em mulheres, na quarta e na quinta década de vida.[1] Os pacientes com HAM apresentam, além da paraparesia espástica progressiva, disfunções esfincterianas e sensitivas.[1,2] Evoluem com dor lombar, incontinência urinária e, ao longo dos anos, dificuldade de deambulação. Restrição à cadeira de rodas ocorre em 50% dos doentes em 20 anos desde o início dos sintomas.[6]

O diagnóstico e o tratamento precoce da HAM são importantes, uma vez que o uso de imunossupressores, quando instituído nos primeiros anos após o início dos sintomas, pode levar a uma resposta terapêutica mais eficaz e a um melhor prognóstico.[7] A gravidade da doença neurológica compromete a qualidade de vida dos pacientes, que é percebida por alguns como pior do que a morte.[8] Não existe tratamento específico para a infecção, e políticas de saúde pública são necessárias para reduzir a transmissão da infecção viral.[9]

ETIOLOGIA

O HTLV-1 pertence à família Retroviridae, à subfamília Orthoretrovirinae e ao gênero *Deltaretrovirus*[10] (Figura 153.1). Foi o primeiro retrovírus descrito em humano, sendo descoberto na década de 1980 em um paciente com linfoma cutâneo.[11] Posteriormente, outros subtipos de HTLV (HTLV-2, HTLV-3 e HTLV-4) foram descritos: HTLV-2 em indivíduo com leucemia de linfócitos T;[12] HTLV-3 e HTLV-4 relatados em indivíduos na África Subsaariana com provável associação com infecção zoonótica de primatas locais.[13,14]

O HTLV-1 é um vírus envelopado com duas cadeias simples de RNA. Seu genoma compreende três fases: gag, pol e env. Esses genes codificam proteínas estruturais e enzimáticas. Além disso, o genoma viral apresenta a região pX que codifica proteínas reguladoras (Tax, Rex, HBZ) e proteínas acessórias (p12, p13, p30), implicadas na patogênese da doença (Figura 153.2).[13]

O vírus infecta preferencialmente linfócitos T CD4+ de memória e linfócitos T CD8+, mas também linfócitos B, células dendríticas e células sinoviais. O HTLV-1 predomina na forma de provírus associado à célula. A transmissão ocorre por proliferação celular ou pela indução viral de

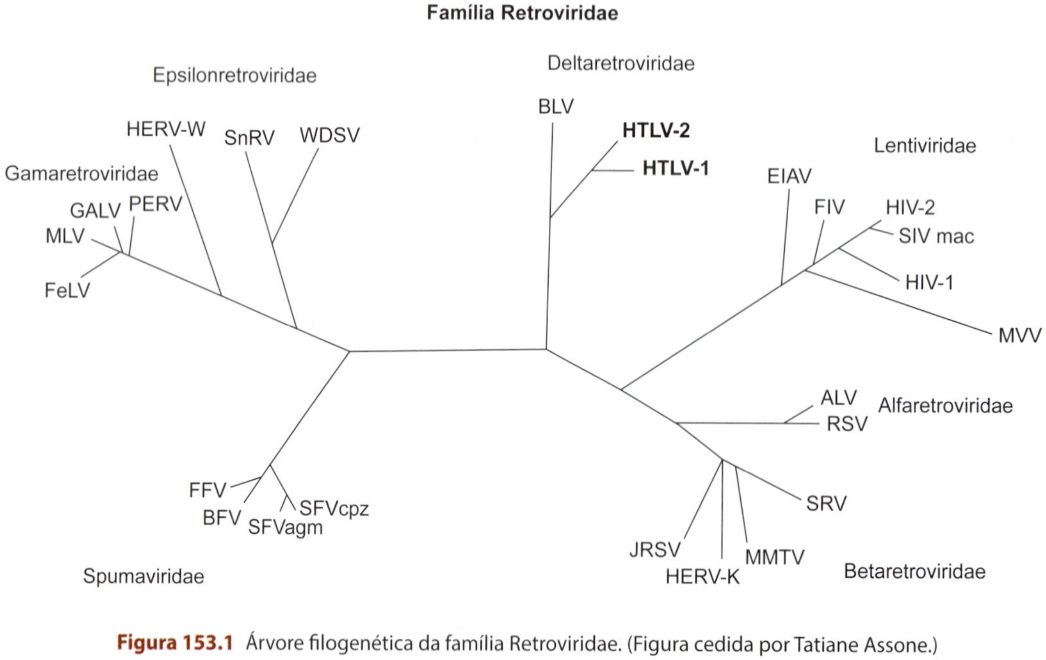

Figura 153.1 Árvore filogenética da família Retroviridae. (Figura cedida por Tatiane Assone.)

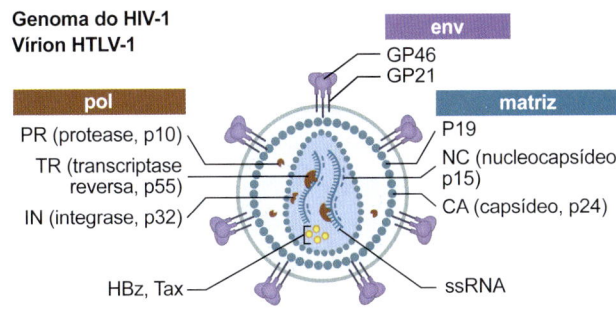

Genoma do HIV-1
Vírion HTLV-1

pol
PR (protease, p10)
TR (transcriptase reversa, p55)
IN (integrase, p32)
HBz, Tax

env
GP46
GP21

matriz
P19
NC (nucleocapsídeo, p15)
CA (capsídeo, p24)
ssRNA

Figura 153.2 Estrutura viral esquemática do HTLV-1, composta de proteínas virais e acessórias.[13] GP: glicoproteína; P: proteína. (Figura cedida por Tatiane Assone.)

polarização celular ou "sinapse viral", em que ocorre a facilitação da junção das células infectadas com as não infectadas.[15] Assim como os demais retrovírus, o HTLV-1 depende da enzima transcriptase reversa para sua inserção no genoma na forma de provírus (Figura 153.2). Estudos sugerem que o HTLV é um vírus pouco replicativo e que as replicações virais estão mais relacionadas à expansão clonal das células infectadas, via mitose, do que via transcrição reversa.[16]

EPIDEMIOLOGIA E TRANSMISSÃO

As estimativas é que existem cerca de 5 a 10 milhões de pessoas infectadas pelo HTLV-1 em todo o mundo (Figura 153.3).[6] Entretanto, o número pode ser maior, considerando que a maioria dos estudos é realizada em populações específicas, como gestantes, doadores de sangue ou pacientes hospitalizados. As regiões no mundo de elevada prevalência consistem no Japão (1 a 6%), na África Subsaariana (0,2 a 5%), na América Central (Caribe) (0,2 a 2%) e na América do Sul, com destaque para o Brasil (0 a 2%).[6] No Brasil, o número estimado de casos de infecção pelo HTLV-1 está entre 800 mil e 2,5 milhões.[6,17] Existem áreas no mundo de grande prevalência cercadas de áreas onde o vírus não é encontrado. A distribuição global depende de fatores étnicos e raciais ou da maior exposição, como ocorre com alguns

grupos populacionais no Japão (30 a 40% em pessoas com mais de 50 anos).[18] A maioria dos portadores permanece assintomática.[6]

A transmissão do HTLV-1 ocorre por:

1. Via vertical, principalmente pela amamentação, ou via transplacentária ou durante o parto.
2. Via horizontal parenteral (transfusão de hemoderivados, uso de drogas injetáveis, transplante de órgãos) e sexual (relações sexuais sem uso de preservativos).[18]

No Brasil, a testagem para HTLV-1/2 é feita em doadores de sangue (Portaria nº 1.376, de 19 de novembro de 1993 MS) e doadores de órgãos (Portaria nº 2.600, de 21 de outubro de 2009 MS). Existe também restrição à amamentação de mães infectadas pelo HTLV-1 e HTLV-2 (Portaria nº 371/2014). Recentemente, a Portaria GM/MS nº 3.148, de 06 de fevereiro de 2024, torna compulsória as notificações devido a infecções por HTLV em gestantes, parturientes ou puérperas e crianças expostas ao risco de transmissão vertical, sendo ainda aprovados pela Comissão Nacional de Tecnologias no Sistema Único de Saúde (Conitec) o rastreamento universal e testes confirmatórios nessas situações.

PATOGÊNESE

O mecanismo de dano da medula espinhal não tem sido totalmente esclarecido. Trata-se de doença inflamatória, desmielinizante, cuja lesão da mielina pode ser decorrente da ação direta do vírus ou da inflamação. A patogênese da HAM parece ser multifatorial. A interação entre vírus e hospedeiro torna-se fundamental no desenvolvimento da doença que é imunomediada com alterações da resposta imune celular e humoral. A reação inflamatória no sistema nervoso central (SNC) e a desmielinização podem ser decorrentes da imunoativação pelo HTLV-1. Linfócitos infectados produzem citoquinas e quimiocinas, especialmente fator de necrose tumoral alfa (TNF-α) e interferon gama (IFN-γ), que, por sua vez, apresentam propriedades de aumento da adesão de linfócitos às células endoteliais cerebrais, facilitando assim a migração de células infectadas por meio da barreira hematoencefálica. Esta parece representar a etapa inicial do processo inflamatório no SNC mediado pelo HTLV-1 (Figura 153.4).[19,20]

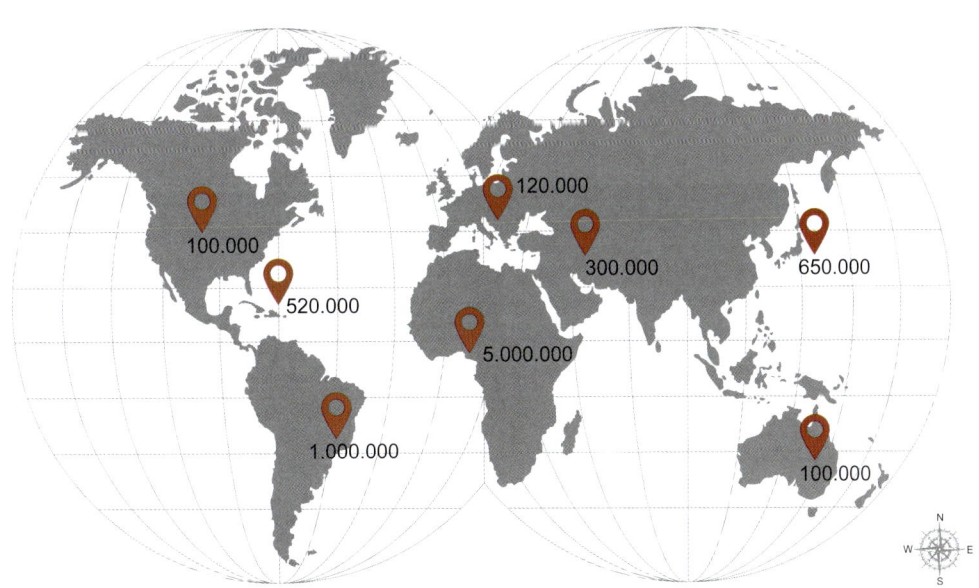

Figura 153.3 Distribuição da infecção pelo HTLV-1 no mundo.[6] (Figura cedida por Tatiane Assone.)

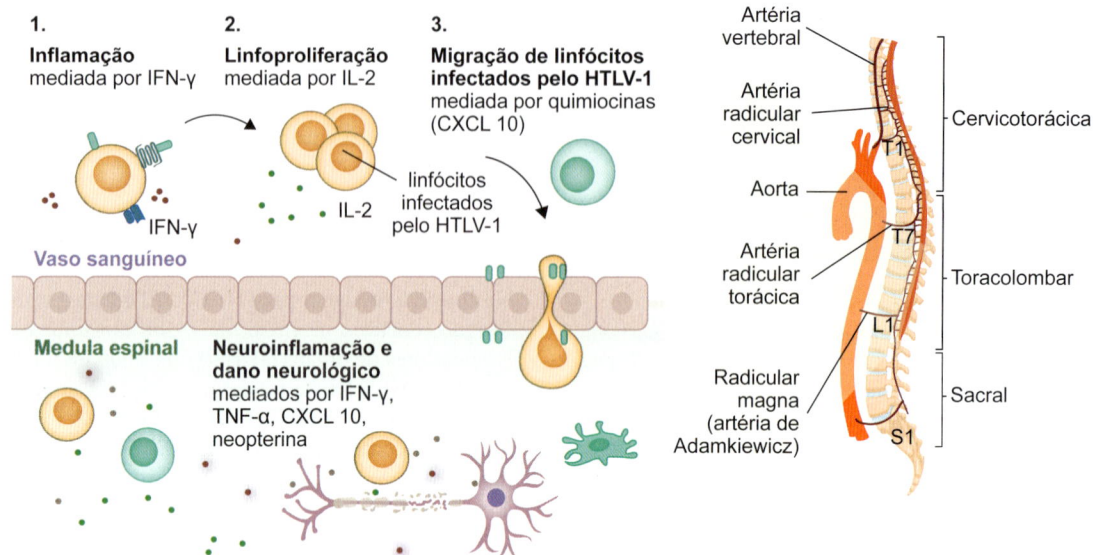

Figura 153.4 Mecanismo imunológico de progressão para mielopatia associada ao HTLV-1. CXCL 10: ligante 10 da quimiocina do motivo CXC; IFN-γ: interferon gama; IL-10: interleucina 10; TNF-α: fator de necrose tumoral alfa.[19,20]

Existem três mecanismos principais propostos:

1. Modelo citotóxico, em que as células gliais infectadas seriam destruídas pelos linfócitos T CD8+, cruciais para progressão da HAM.
2. Modelo *bystander*, relacionado à produção de citocinas mielotóxicas, tais como TNF-α, interleucina-1 (IL-1), IL-6 e IFN-γ, pelos linfócitos T CD4+, T CD8+, micróglia e astrócitos ativados pelo HTLV-1.
3. Resposta autoimune, em que a resposta humoral dirigida contra os antígenos do HTLV-1 apresenta reação cruzada com os antígenos da mielina.[19,20]

Outros fatores podem ser determinantes no surgimento da HAM, tais como perfil genético do portador de HTLV-1. Indivíduos com HLA (antígeno leucocitário humano) classe I apresentam maior suscetibilidade para a doença, assim como produção de citocinas inflamatórias como o IFN lambda, IL-15 e TNF-α.[21,22] Os polimorfismos nos genes da *IFN-λ4*, KIR e HLA-C parecem desencadear uma cascata antiviral por meio da via JAK-STAT.[22-24] Estudo prévio demonstrou associação entre polimorfismo da *IFN-λ4* (na posição rs8099917 do cromossomo 19), especificamente no alelo mutado em homozigose GG, e o aumento em sete vezes do risco em desenvolver HAM.[25,26]

Elevada carga proviral (CPV) e títulos de anticorpos anti-HTLV-1 no sangue periférico e no LCR, linfoproliferação espontânea *in vitro*, aumento dos linfócitos T CD8+ específicos e produção intratecal de anticorpo anti-HTLV-1 estão presentes na HAM.[19,27-31] Por outro lado, evidências do mecanismo sugestivo de proteção ao SNC foram observadas em pacientes com HAM, tais como correlação inversa entre CPV e produção intratecal de anticorpos específicos[32] e produção intratecal do receptor solúvel TNF (sTNR-R), o qual apresenta efeito inibitório na ação do TNF-α.[33]

DIAGNÓSTICO (CID 11: 8A45.00)

O início dos sintomas de HAM é, geralmente, subagudo e insidioso, sendo mais frequente nas mulheres. As principais manifestações neurológicas da HAM incluem a tríade de sinais e sintomas relacionados à medula espinal:

1. Disfunção motora (espasticidade, fraqueza nos membros inferiores, hiper-reflexia e sinal de Babinski).
2. Disfunção sensitiva (dor lombar, que é frequentemente a manifestação inicial).
3. Disfunção vesical (bexiga neurogênica com retenção urinária).[1,2]

O diagnóstico da HAM é realizado de acordo com critérios propostos por Osame[1] e Castro-Costa et al.[34] O critério de Osame considera o quadro clínico de paraparesia lentamente progressiva associada à presença de anticorpos anti-HTLV-1 no soro e no LCR. São considerados também os achados neurológicos menos frequentes (nistagmo, tremor de mãos, atrofia óptica, hiporreflexia ou arreflexia aquilea) e outras manifestações neurológicas que podem estar associadas à HAM (polimiosite, polirradiculopatia, meningite, encefalopatia, miofasciculações, atrofia muscular, neuropatias periférica e craniana).[1] Já os critérios propostos por Castro-Costa et al. estabelecem três classificações diagnósticas (definida, provável e possível), contemplando as formas oligossintomáticas da doença e diagnóstico precoce, além da exclusão dos diagnósticos diferenciais (Tabela 153.1).[34] De forma semelhante à classificação proposta por Osame,[1] HAM definida é caracterizada como a presença de paraparesia espástica progressiva (que pode se associar a sinais e sintomas esfincterianos e sensitivos) com detecção de anticorpos anti-HTLV-1 no soro e no LCR, confirmados por *Western Blot* (WB) ou reação em cadeia da polimerase (PCR) para HTLV-1.[34]

Progressão

Após o diagnóstico, a doença é classificada quanto a sua velocidade de progressão, de acordo com a escala de incapacidade motora de Osame (OMDS) (Tabela 153.2).[1] A forma de progressão dos sintomas motores pode ser rápida, lenta ou muito lenta.[35] A progressão rápida é caracterizada pela evolução para grau maior ou igual a cinco na OMDS em 2 anos desde o início dos sintomas motores; a forma muito lenta é definida como uma progressão para grau três ou menor na OMDS em 10 anos desde o início dos sintomas; e a forma lenta ocorre nos indivíduos que não preenchem

Tabela 153.1 Critérios para diagnóstico de HAM/TSP.[34]

Definido	1. Paraparesia espástica progressiva sem remissão com alteração na marcha perceptível pelo paciente. Sinais/sintomas sensitivos podem não ser presentes. Quando presentes, são sutis e não são claros. Alterações urinárias e esfincterianas anais podem ou não estar presentes.
	2. Presença de anticorpos para HTLV-1 no soro e no LCR confirmada por *Western blot* e/ou PCR positiva no sangue e/ou LCR.
	3. Exclusão de outras causas que possam parecer com a HAM/TSP.
Provável	1. Apresentação monossintomática: espasticidade ou hiper-reflexia em membros inferiores ou sinal de Babinski isolado com ou sem sinais/sintomas sensitivos sutis, ou bexiga neurogênica somente confirmada por testes urodinâmicos.
	2. Presença de anticorpos para HTLV-1 no soro e no LCR confirmada por *Western blot* e/ou PCR positiva no sangue e/ou LCR.
	3. Exclusão de outras causas que possam parecer com a HAM/TSP.
Possível	1. Apresentação clínica completa ou incompleta.
	2. Presença de anticorpos para HTLV-1 no soro e no LCR confirmada por *Western blot* e/ou PCR positiva no sangue e/ou LCR.
	3. Outras causas que possam parecer com a HAM/TSP não foram excluídas.

HAM: mielopatia associada ao HTLV-1; HTLV: vírus linfotrópico de linfócitos T humano tipo 1; LCR: líquido cefalorraquidiano; PCR: reação em cadeia da polimerase; TSP: paraparesia espástica tropical.

Tabela 153.2 Escala de incapacidade motora de Osame.

1. Marcha e corrida normais
2. Marcha normal, corre devagar
3. Marcha anormal
4. Marcha anormal, incapaz de correr
5. Necessita de apoio para subir escadas, marcha sem apoio
6. Necessita de apoio unilateral na marcha
7. Necessita de apoio bilateral na marcha
8. Não deambula, mas engatinha
9. Não engatinha, mas realiza mudança de decúbito
10. Não realiza mudança de decúbito, mas pode mover os pododáctilos, restrito ao leito.

Adaptada de: Osame, 1990.[1]

critérios para muito lenta ou rápida.[35] Esse critério de classificação permite avaliar a progressão da doença precocemente e apoiar no tratamento adequado.

Outras manifestações relacionadas com a mielopatia associada ao HTLV-1

Há manifestações sistêmicas que podem estar relacionadas com a HAM, tais como uveíte, artropatia, vasculite, crioglobulinemia, alveolite pulmonar, síndrome de Sjögren, ictiose, leucemia/linfoma de linfócitos T do adulto, gamopatia monoclonal, surdez, estrongiloidíase disseminada e depressão.[1,36]

Diagnóstico diferencial

O diagnóstico de exclusão da HAM deve incluir esclerose múltipla, meningite carcinomatosa, paraparesia espástica familiar, mielite transversa, síndromes paraneoplásicas, doença de Lyme, compressão medular (tumores e processos osteodegenerativos), neurossífilis, deficiência de vitamina B12 e folato, hipertireoidismo, doença de Behçet, neurotuberculose, sarcoidose, mielopatia autoimune, síndrome de Sjögren, toxicidade por álcool e outras drogas, esclerose lateral amiotrófica (ELA), neurocisticercose e neuroesquistossomose.[34]

EXAMES COMPLEMENTARES

Diagnóstico para a infecção pelo HTLV-1

Deve ser realizado em duas etapas por meio do exame de sangue. Uma vez o teste de triagem reativo, é necessária a confirmação.

1. Triagem: são utilizados testes sorológicos que detectam a presença de anticorpos IgG contra o vírus HTLV-1/2 (ELISA, quimioluminescência).
2. Testes confirmatórios: geralmente é utilizado o teste sorológico WB ou imunoensaio em linha (INNO-LIA® HTLVI/II), que permite a diferenciação entre HTLV-1 e HTLV-2, e/ou a PCR para amplificação do ácido desoxirribonucleico (DNA) viral por método qualitativo ou quantitativo.[37] A PCR quantitativa (qPCR) proporciona tanto diagnóstico quanto estimativa da carga proviral, a qual se encontra elevada em pacientes com HAM. Esse achado tem sido considerado como preditor para o desenvolvimento da doença.[38]

Exame do líquido cefalorraquidiano

Entre as alterações mais comuns da HAM estão: pleocitose ($\geq$ 4 células/mm^3) moderada com predomínio de linfócitos em 26% dos casos, leve hiperproteinorraquia ($\geq$ 40 mg/dℓ) em 42% dos casos, síntese intratecal de IgG total caracterizada pelo índice de IgG $\geq$ 0,7 e bandas oligoclonais restritas ao LCR em 51 e 95% dos casos, respectivamente.[39] O uso do teste WB[6] para análise no LCR deve ser previamente adaptado, uma vez que se trata de teste para soro.[40] Síntese intratecal de anticorpo anti-HTLV-1 (índice de HTLV-1 $\geq$ 1,5) ocorre em cerca de 85% dos pacientes com HAM,[38] com predominância da produção intratecal contra os antígenos env (gp21, gp46, gp68) e gag (p24, p19).[31,32,39,40] Evidência da síntese intratecal de anticorpos anti-HTLV-1 representa parâmetro específico de inflamação persistente no SNC.[41]

A determinação da CPV do HTLV-1 no LCR tem sido sugerida como parâmetro preditor e de diagnóstico da HAM. A CPV é maior no LCR do que no sangue periférico de pacientes com HAM. A detecção de CPV mais elevada no LCR também pode contribuir para o diagnóstico diferencial com outras doenças neurológicas com fenótipos semelhantes à HAM, tais como na esclerose múltipla em indivíduos soropositivos para HTLV-1.[42]

Ressonância magnética

Estudos de ressonância magnética (RM) da coluna de pacientes com HAM evidenciam atrofia medular, lesões hiperintensas focais (T2) e difusas na substância branca (Figura 153.5). Lesões na substância branca encefálica ocorrem em cerca de 50 a 80% dos pacientes com HAM, com predomínio no centro semioval, na coroa radiada, em áreas subcorticais e periventriculares (Figura 153.6).[43]

TRATAMENTO

Os recursos terapêuticos para a HAM ainda são relativamente restritos, e a maioria dos tratamentos propostos até o momento visa reduzir os efeitos do processo inflamatório sobre o SNC.[44] Dessa forma, estruturado sobre os dados disponíveis de estudos terapêuticos foi proposto um consenso sobre a terapia de primeira escolha, de acordo com o estágio evolutivo da doença.[45] O uso de corticosteroide, apontado como primeira escolha nesse consenso de tratamento da

HAM, tem sido proposto desde a descoberta da doença.[46] Sabe-se que essa medicação reduz a inflamação e a celularidade do LCR, o que diminui, consequentemente, a carga proviral do HTLV-1. Esse é o mecanismo que justifica seu uso na HAM, tendo em vista que a presença do vírus integrado aos linfócitos e no SNC é primordial para a patogênese da doença, como descrito no tópico "Patogênese". Há também redução de α-2 microglobulina no LCR, que age como marcador da resposta inflamatória.[19,45] Estudo conduzido no Japão, com diversas terapias em 200 pacientes com HAM, constatou melhora motora em 69% dos pacientes que utilizaram prednisolona oral (40 a 80 mg/dia diariamente por 1 a 2 meses em uma primeira fase, posteriormente reduzida para 5 a 10 mg/dia durante 6 a 12 meses), e em 30% dos que foram submetidos à pulsoterapia com metilprednisolona (500 a 1.000 mg por 3 dias consecutivos).[46] Em 2008, publicado pelo grupo do Instituto de Infectologia Emílio Ribas, em São Paulo, um artigo analisou o tratamento com pulsoterapia com metilprednisolona, 1 g por 3 dias consecutivos a cada 3 a 4 meses, com seguimento médio de 2,2 anos, e uma média de quatro pulsos por paciente. Foi notada melhora neurológica significativa, atingindo 24,5% de acordo com o escore da escala do Instituto de Pesquisa Clínica Evandro Chagas (IPEC).[44] Recentemente, Coler-Reilly et al. realizaram um estudo retrospectivo multicêntrico para avaliação de pacientes com HAM em sete hospitais, no Japão. A escala de incapacidade de Osame foi utilizada para avaliar 57 pacientes tratados com prednisolona em baixa dose (5 mg/dia), comparados a um grupo de 29 pacientes não tratados. O desfecho foi avaliado em dois momentos, curto prazo (menos de 3 anos de seguimento) e longo prazo (mais de 3 anos). Para a maioria dos pacientes não tratados a escala Osame de marcha não se modificou a curto prazo (87%) e piorou a longo prazo (79%), porém para a maioria dos pacientes tratados melhorou a curto prazo (52%) e permaneceu inalterada ou melhorou a longo prazo (68%).[47] Dessa forma, fundamentada também nos dados descritos anteriormente, a recomendação do consenso atual seria a indução com pulsoterapia com metilprednisolona por 3 a 5 dias, seguida de prednisolona oral, em baixa dose, para as formas em progressão, excetuando as formas com estabilização clínica ao longo do tempo. Não há evidência clínica para

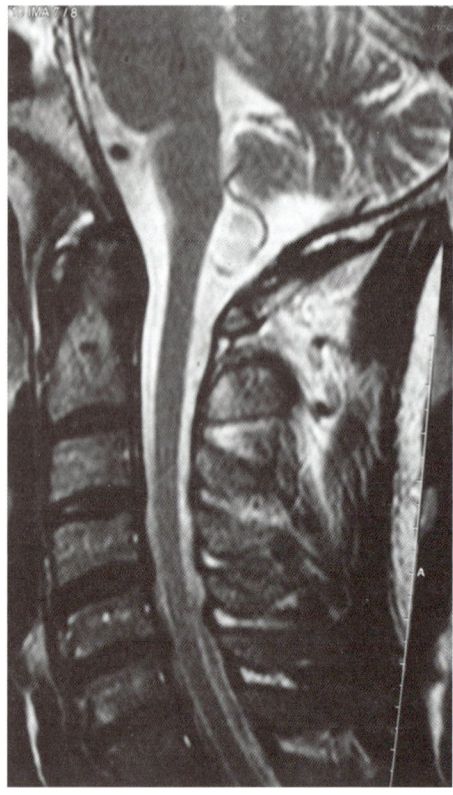

Figura 153.5 Ressonância magnética de coluna da HAM evidenciando atrofia medular, caracterizada por afilamento da medula cervical com discreto sinal hiperintenso de C4-C5 a C6-C7 (homem, 57 anos, 24 anos de duração dos sintomas, restrito à cadeira de rodas). (Fonte: Ambulatório do Hospital Universitário Gaffrée e Guinle.)

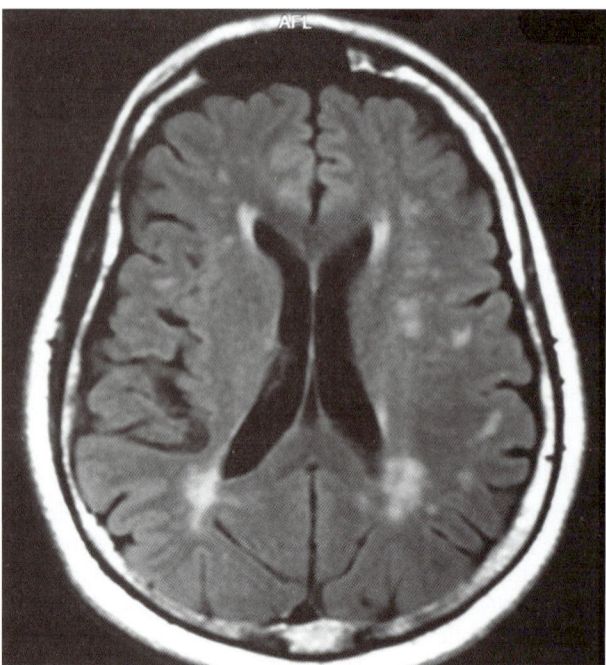
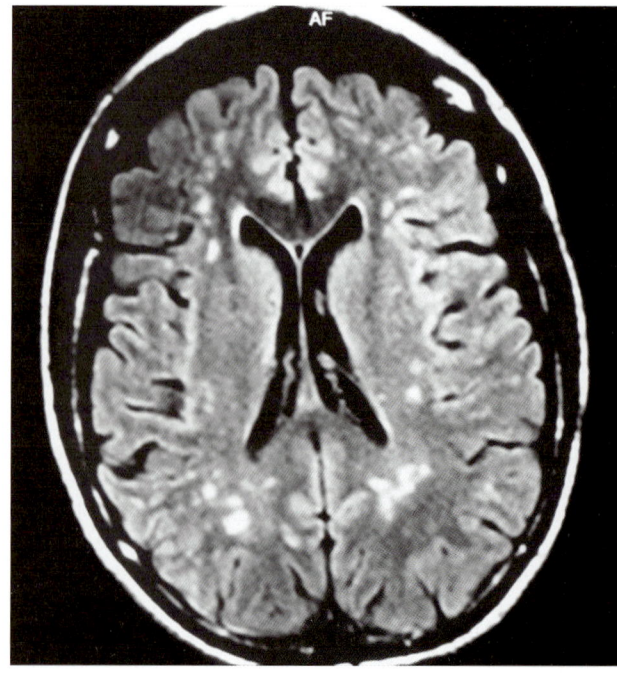

Figura 153.6 Ressonância magnética de encéfalo da HAM: focos e áreas de hipersinal, nas sequências FLAIR (mulher, 45 anos, 15 anos de duração dos sintomas, restrita à cadeira de rodas). (Fonte: Ambulatório do Hospital Universitário Gaffrée e Guinle.)

outras formas de abordagem terapêutica específica, como descrito a seguir, no momento.[45] Essas outras terapias foram propostas ao longo do tempo, com estudos pouco conclusivos, utilizando interferon-alfa, que tem ação antiviral e imunomoduladora,[48-50] plasmaférese,[51] vitamina C,[52] bem como alguns relatos de benefícios transitórios de imunoterapia, pentoxifilina, danazol e formulações contendo *Lactobacillus casei*.[53-56] Um estudo recente com uso de mogamulizumabe, um anticorpo monoclonal humanizado anti-CCR4, apresentou redução no número de células infectadas pelo HTLV-1 e dos níveis de marcadores inflamatórios, com redução de espasticidade e na incapacidade motora. Contudo, foi um estudo realizado com apenas 21 pacientes e um curto tempo de observação.[57] Segue em andamento, com ampliação da casuística e do tempo de seguimento, além de grande expectativa.

Fundamental no tratamento de pacientes com HAM/TSP, ressaltamos a abordagem sintomática da paraparesia espástica, progressiva, com bexiga neurogênica. Medicações e intervenções não medicamentosas para controle da espasticidade, dor e disfunção vesical são essenciais, momento em que a reabilitação entra em cena.

REABILITAÇÃO

Idealmente, os pacientes com HAM deveriam ser avaliados e acompanhados pelo fisioterapeuta e/ou terapeuta ocupacional. O uso das escalas neurológicas possibilita avaliar as alterações funcionais de cada paciente. Dessa forma, um plano terapêutico com metas a serem atingidas pode ser individualizado para cada paciente.[58-60]

Os pacientes com HAM cursam com encurtamento, espasticidade e fraqueza muscular dos membros inferiores, levando à adoção de uma postura típica à flexão de joelhos e tornozelos, associada a uma inclinação anterior ou posterior de tronco. A musculatura proximal de quadril é a mais afetada, com fraqueza de flexores, extensores, abdutores e rotadores externos, seguidos dos extensores de joelho e abdominais. O encurtamento e o aumento de tônus dos flexores e adutores de quadril, flexores de joelho e extensores de tornozelo provocam desalinhamento e instabilidade pélvica. Os desarranjos biomecânicos geram deformidades articulares que impactam significativamente na marcha, no equilíbrio e na postura. O comprometimento do sistema proprioceptivo também impede ajustes contínuos na base de apoio para garantir estabilidade e mobilidade, aumentando assim o risco de queda desses pacientes. Com isso, diversos pacientes necessitam de dispositivos auxiliares de marcha, como muletas, bengalas, andadores e cadeira de rodas, podendo gerar comprometimento na capacidade física e de trabalho e restrições à participação. A restrição de marcha pode levar a um ciclo vicioso de inatividade e, consequentemente, aumentar a fraqueza muscular.[61]

Programas de exercícios específicos que busquem adequação do tônus, melhora da flexibilidade e da amplitude de movimento, fortalecimento muscular e melhora do controle postural são úteis na recuperação motora desses indivíduos. As condutas cinesioterapêuticas para adequação do tônus estão intimamente ligadas ao ganho de arco de movimento. Elas podem ser realizadas por meio de exercícios de alongamentos ativos, passivos e/ou ativos assistidos. Os alongamentos são usados para aumentar a mobilidade dos tecidos moles, melhorando a amplitude de movimento das estruturas que tiveram um encurtamento adaptativo. Devem ser sustentados, mantendo as fáscias sob tensão por no mínimo cinco a seis ciclos respiratórios profundos.[61,62]

A melhora da força muscular por meio do exercício muscular repetido resulta em melhora da marcha, do equilíbrio e do controle neuromuscular. Vale salientar que, para obtenção de melhora no padrão de marcha e equilíbrio estático e dinâmico, o treino orientado à tarefa deverá ser realizado. Por ser uma doença crônica e progressiva com possível evolução para utilização de dispositivos de assistência para marcha, o fortalecimento dos membros superiores também é indicado, de modo a otimizar transferências e locomoção.[60-63]

154

Novos Métodos de Identificação e Diagnóstico nas Doenças Neuroinfecciosas

Gustavo Bruniera Peres Fernandes • Denison Alves Pedrosa •
Hélio Rodrigues Gomes

INTRODUÇÃO

As infecções do sistema nervoso central (SNC) apresentam-se como um grande desafio na prática médica e são uma causa crescente de preocupação no campo da saúde pública.[1,2] Apesar do desenvolvimento de vacinas seguras, técnicas diagnósticas sensíveis e agentes antimicrobianos eficazes nas últimas décadas, os agentes infecciosos continuam a ser causa importante de morbidade neurológica em todo o mundo.[2]

As estruturas anatômicas do SNC, compostas do cérebro, do cerebelo, da medula espinhal, dos nervos ópticos e de suas membranas meníngeas, desempenham um papel crucial na origem e na detecção de agentes infecciosos. Embora sejam eficientemente protegidas pela barreira hematoencefálica (BHE), tais estruturas ainda permanecem suscetíveis a invasões por bactérias, vírus, fungos, protozoários e parasitas por meio de focos contíguos, disseminação hematogênica ou, menos frequentemente, via intraneural.[3]

A depender da topografia da região envolvida, as neuroinfecções podem resultar em meningite, encefalite, abscesso cerebral ou mielite. A meningite apresenta-se com febre, cefaleia, rigidez de nuca e fotofobia, surgindo em poucas horas ou dias. A encefalite é caracterizada pela inflamação do parênquima cerebral, manifestando-se clinicamente como alteração do estado mental, que pode variar de letargia a coma. A mielite, por sua vez, envolve a inflamação da medula espinhal, com sintomas como febre, cefaleia e paraparesia ou paralisia.[4]

A meningite bacteriana aguda é a infecção do SNC mais rapidamente fatal. No Brasil, entre 2010 e 2019 foram identificados 182.126 indivíduos acometidos por essa condição, com prevalência de 0,84/100.000 habitantes e taxa de mortalidade de 9,2%. Os principais patógenos incluem *Streptococcus pneumoniae*, *Streptococcus* do grupo B, *Neisseria meningitidis*, *Haemophilus influenzae* e *Listeria monocytogenes*.[5]

As infecções virais do SNC mais comumente ocorrem em uma distribuição epidêmica e geralmente são autolimitadas. Elas podem se manifestar como meningite e/ou encefalite, com a incidência variando conforme a região e a estação do ano. Os enterovírus são responsáveis por cerca de 90% dos casos, apresentando picos de incidência no final da primavera ao outono. Infecções mais graves, como aquelas causadas pelo vírus herpes simplex (HSV), estão associadas a encefalite e meningite esporádicas (Tabela 154.1), podendo levar a graves sequelas se não tratadas adequadamente.[6]

A detecção rápida e precisa de patógenos microbianos é essencial para uma intervenção clínica eficaz. Métodos convencionais usados em laboratórios clínicos incluem exame microscópico direto, técnicas de cultura e métodos de detecção de antígenos e anticorpos.[7] No entanto, embora sejam amplamente conhecidas e utilizadas, tais ferramentas apresentam várias limitações (Tabela 154.2).

Para superar essas limitações, métodos moleculares, principalmente a amplificação por reação em cadeia da polimerase (PCR), tornaram-se ferramentas importantes na detecção de patógenos no líquido cefalorraquidiano (LCR) (Tabela 154.3). Comparados aos métodos convencionais, os métodos moleculares mostram maiores taxas de detecção, com estudos mostrando que ensaios de PCR de rRNA 16S (PAN bacteriano) detectaram com precisão os organismos causadores em 65% das amostras de LCR, em comparação com 35% usando cultura e microscopia.[8]

Apesar dos avanços, novos desafios têm surgido no mesmo ritmo de mudança do perfil das infecções. Estudos epidemiológicos mostram o surgimento de novas ou o reaparecimento de antigas enfermidades, e outras doenças continuam sem controle. Na última década, mais do que em qualquer outro período, vimos mudanças nos padrões das doenças que podem resultar de alterações nos sinais ambientais ou na evolução microbiana. Doenças infecciosas do sistema nervoso agora incluem síndrome respiratória aguda grave, vírus do Nilo Ocidental, Ebola e doença de Creutzfeldt-Jakob variante (vCJD). Além disso, estima-se que em cerca de 62% dos casos de encefalite o organismo causador não pôde ser identificado.[9]

Diante disso, o desenvolvimento de técnicas avançadas, além do aprimoramento de tecnologias de detecção baseada em ácidos nucleicos, está em foco. Como maior exemplo, a metagenômica por sequenciamento de nova geração (SNG) emergiu como uma nova e importante ferramenta na

Tabela 154.1 Agentes virais mais frequentes causando meningite e encefalite.

Tipo de paciente	Vírus
Imunocompetente	Enterovírus
	Herpes-vírus simples 1 e 2
	Herpes-vírus humano tipo 6
	Sarampo
	Caxumba
	Vírus da coriomeningite linfocítica
	Parechovirus humano
	Varicela-zóster
	Vírus Epstein-Barr
	Arbovírus
Imunocomprometido	HIV
	Vírus JC
	Citomegalovírus

Tabela 154.2 Vantagens e desvantagens dos métodos convencionais para diagnósticos de infecções.

Exame diagnóstico	Vantagens	Desvantagens
PCR direta	Simples Rápido Baixo custo Potencial para PCR quantitativa	Depende da hipótese Requer *primers* que nem sempre funcionam Limitado a uma porção muito pequena do genoma
PCR multíplex	Rápido Capaz de detectar múltiplos organismos	Baixa especificidade e falso-positivo para muitos organismos devido à dificuldade na quantificação Muitas vezes exige mais de uma amplificação Limitado a uma porção pequena do genoma Requer *primers* que nem sempre funcionam
PCR multíplex universal direcionada (p. ex., 16S, ITS) para sequenciamento de Sanger	É capaz de diferenciar várias espécies dentro de um tipo de patógeno	Requer *primers* que nem sempre funcionam Limitado a uma porção muito pequena do genoma
PCR multíplex universal direcionada (p. ex., 16S, ITS) para SNG	É capaz de diferenciar várias espécies dentro de um tipo de patógeno Capacidade de multiplexação Potencial para quantificação	Requer *primers* que nem sempre funcionam Alto custo e demorado Muitas vezes exige mais de uma amplificação Limitado a uma porção muito pequena do genoma
SNG direcionado	Detecção sensível para tipos de organismos selecionados Potencial para quantificação Potencial para ser combinado com 16S SNG (ver acima)	Sequenciamento de preparação da biblioteca mais complexo, em geral com mais de uma amplificação Limitado a uma porção pequena do genoma Alto custo e demorado Propenso à contaminação com espécies ambientais
SNG metagenômico	Livres de hipótese ou imparcial Descoberta de organismos novos ou inesperados Potencial para quantificação Capacidade de detectar qualquer porção do genoma	Deve também sequenciar os antecedentes do hospedeiro humano Alto custo Demorado Nem todos os genomas estão disponíveis Propenso à contaminação com espécies ambientais
Sorologia	Potencial de diagnóstico após infeção aguda Baixo custo	Pode resultar negativo no início da infeção Falso-negativos em imunodeficiências humorais Falso-positivos
Microscopia e coloração (p. ex., coloração de Gram, auramina-rodamina, calcoflúor-branco)	Rápido Baixo custo	Baixa sensibilidade, a menos que haja uma alta carga de doença Baixa especificidade
Cultura	Capaz de acomodar grandes volumes de amostra Baixo custo Bem estudado	Sensibilidade limitada pela utilização de antibióticos e antifúngicos Sensibilidade limitada para organismos fastidiosos Utilização limitada em testes virais Longo tempo para obter resultados, especialmente em culturas ácido-resistentes e fúngicas
Espectrometria de massa de dessorção/ionização a *laser* assistida por matriz	Alta especificidade Rápido após cultura	Requer um isolado com cultura positiva

ITS: espaçador transcrito interno; PCR: reação em cadeia da polimerase; SNG: sequenciamento de última geração.

Tabela 154.3 Métodos utilizados para o diagnóstico laboratorial das infecções do sistema nervoso central.

Exame	Facilidade de execução	Tempo de resposta	Interpretação do resultado	Vantagens	Desvantagens
Exame direto	Pode ser realizado em laboratorio clinico	1 a 3 horas	Direto se correlacionado com sintomas	Rápido	Baixas sensibilidade e especificidade; habilidades especiais sao necessárias para a interpretação
Cultura	Pode ser realizado em laboratórios clínicos sofisticados e em laboratórios de pesquisa	2 a 14 dias	Definitivo	Para testes de suscetibilidade fenotípica a medicamentos	Demorado; baixa sensibilidade; poucos microrganismos são cultiváveis
Sorologia	Pode ser realizado em laboratórios clínicos maiores e sofisticados	4 a 6 horas	Indireto	Automação	Os resultados são geralmente retrospectivos; hospedeiros imunossuprimidos podem ser incapazes de responder
Diagnóstico molecular	Pode ser realizado em apenas alguns laboratórios clínicos e de pesquisa muito sofisticados	1 a 2 dias	Direto sem conhecimento da viabilidade microbiana	Altas sensibilidade e especificidade	Necessidade de instalação; resultados falsos-positivos devido a contaminação por transferência e resultados falsos-negativos devido a inibidores na amostra

exploração e no estudo das comunidades microbianas em ambientes complexos, oferecendo extensão ao diagnóstico rotineiro de patógenos. Por ser uma ferramenta diagnóstica promissora e imparcial, ela demonstra grandes vantagens na análise de bancos de dados precisos e na detecção independente de cultivo.[10]

MÉTODOS CONVENCIONAIS DE MICROBIOLOGIA

Exame microscópico

Embora a coloração de gram-positiva do LCR se trate de um método básico, ela ainda é fundamental para o diagnóstico de meningites bacterianas. Técnica simples, rápida e econômica, que permite determinar a etiologia envolvida, principalmente em situações nas quais o paciente já foi exposto a alguma terapia prévia. A sensibilidade desse método varia consideravelmente, dependendo do microrganismo, da carga bacteriana e do momento no qual a amostra é coletada para análise. Por exemplo, a sensibilidade para diagnóstico varia entre 60 e 80% em pacientes não tratados com antimicrobianos, e entre 40 e 60% naqueles que já receberam tratamento antibacteriano.[11] Organismos como *M. tuberculosis* e *Cryptococcus neoformans* são frequentemente diagnosticados por coloração de bacilos ácido-álcool-resistentes (BAAR) e tinta da China, respectivamente. Embora esses métodos apresentem especificidades aceitáveis, suas sensibilidades são relativamente baixas, tornando a cultura um complemento comum.

Cultura

Métodos para cultura do LCR mudaram muito pouco nas últimas décadas, embora essa ferramenta ainda seja uma prática comum para determinar a etiologia em casos de suspeita de infecção do SNC. O rendimento das culturas de LCR é frequentemente baixo; por isso, a utilização de meios enriquecidos (ágar chocolate e ágar-sangue) pode permitir a detecção de microrganismos mais facilmente. Nos casos da cultura bacteriana, outra desvantagem trata-se do tempo necessário para identificação final do patógeno, o qual pode levar até 72 horas.[12] Além disso, mesmo com a utilização de meios enriquecidos, permanecem altas as chances de falso-negativos. Nos casos suspeitos de meningite por *M. tuberculosis*, por exemplo, a sensibilidade está em torno de 60%, com um tempo de 2 a 4 semanas para sua realização.[13]

Detecção rápida de antígenos

Entre os ensaios de antígenos para infecções do SNC, o antígeno criptocócico é o mais amplamente utilizado. O teste se baseia na detecção de antígenos polissacarídicos capsulares de *Cryptococcus* sp. no LCR por ensaio imunenzimático, apresentando sensibilidade e especificidade gerais de 99 e 97%, respectivamente.[13] Por ser um fungo neurotrópico, os títulos de antígenos criptocócicos no soro, junto ao estado imunológico do hospedeiro, são frequentemente usados como uma ajuda diagnóstica para determinar a necessidade de punção lombar para avaliar o envolvimento do SNC no paciente. A detecção do antígeno galactomanana (GM) e (1,3)-β-D-glucana (BDG) no LCR pode ajudar no diagnóstico de aspergilose ou outras infecções fúngicas invasivas, como fusariose.[14,15] Para meningite bacteriana aguda, um ensaio de antígeno rápido está disponível para detectar o antígeno capsular pneumocócico.[16]

Sorologia

Na prática clínica neurológica atual, o uso das sorologias é considerado o padrão ouro para o diagnóstico de sífilis com envolvimento do SNC. Os testes treponêmicos incluem a absorção de anticorpos treponêmicos fluorescentes (FTA-ABS), a aglutinação de partículas de *T. pallidum* (TP-PA) e o ensaio imunossorvente ligado a enzimas (EIA), sendo esses dois últimos mais sensíveis e específicos do que o teste FTA-ABS mais antigo. Já os testes não treponêmicos incluem o teste de lâmina do Laboratório de Pesquisa de Doenças Venéreas (VDRL) e o teste de reagina plasmática rápida (RPR).[17] Um diagnóstico definitivo de neurossífilis é baseado em um quadro clínico sugestivo, um TP-PA positivo no soro e um VDRL positivo no LCR. Contudo, como o VDRL no LCR tem uma sensibilidade de aproximadamente 70%, um resultado negativo não pode excluir tal condição.[18] Além disso, na ausência desse teste positivo no LCR, um diagnóstico provável pode ser feito por uma contagem de glóbulos brancos no LCR > 5/mm^3 ou uma proteína maior que 45 mg/dℓ.[19]

Uma segunda situação em que a sorologia tem relevância são nos casos suspeitos de infecção pelo vírus varicela-zóster (VZV), nos quais os níveis de IgG no LCR têm sensibilidade de 97% em comparação com os 30% do PCR.[20] Como a maioria dos adultos terá IgG positiva para VZV no soro, é importante avaliar a relação soro/LCR baixa para confirmar a produção intratecal. A IgM do LCR para VZV também é parâmetro de suporte para o diagnóstico, apesar de sua sensibilidade ser menor em comparação com a IgG.[21]

MÉTODOS MOLECULARES NO DIAGNÓSTICO DE INFECÇÕES DO SISTEMA NERVOSO CENTRAL

Devido às maiores sensibilidade e especificidade, as técnicas moleculares baseadas em amplificação *in vitro* de ácido nucleico têm sido amplamente implementadas nos laboratórios clínicos. Os métodos moleculares melhoraram drasticamente a capacidade de diagnosticar infecções do SNC de forma rápida e eficaz. Várias técnicas derivadas de PCR expandiram coletivamente a flexibilidade e o rigor dos métodos diagnósticos laboratoriais atualmente disponíveis.[22] A RT-PCR desenvolvida para amplificar alvos de RNA e sua aplicação tem desempenhado um papel importante no diagnóstico de infecções por vírus de RNA e, em alguns casos, no monitoramento da resposta à terapia.[23] O acesso oportuno aos resultados da RT-PCR para enterovírus tem facilitado estadias hospitalares mais curtas, reduzido o uso desnecessário de antibióticos e diminuído os testes laboratoriais auxiliares. Técnicas de PCR de amplo espectro de rRNA, que usam um único par de *primers* direcionados a regiões conservadas de genes, são usadas com sucesso para a detecção e identificação rápida de patógenos bacterianos e herpes-vírus no LCR.[24] Com as técnicas de amplificação isotérmica, foi possível a realização de diagnósticos no ponto de atendimento em minutos a horas.

Ensaios monoplex

O desenvolvimento e a realização dos ensaios buscando a detecção e a quantificação de um único analito revolucionou o diagnóstico e a rapidez de certas infecções do SNC. Dessa forma, eles têm sido usados cada vez mais na identificação de patógenos como *N. meningitis*,[25] *S. pneumoniae*,[26] *H. influenzae* tipo b[27] e *M. tuberculosis*.[28] O ensaio Xpert MTB/RIF mostrou-se um divisor de águas no cenário de controle global da tuberculose ao fornecer um modelo automatizado que permite um resultado em curto período quando comparado aos outros métodos convencionais, o que se alinhou adequadamente ao contexto das urgências neurológicas, que requerem o menor tempo possível para a tomada de decisões clínicas. Devido a isso, e embora ainda necessite de melhor padronização para processamento das amostras a serem analisadas, a Organização Mundial da Saúde (OMS) estabeleceu tal ensaio no LCR como o teste padrão ouro para pacientes com suspeita de meningite tuberculosa.[29]

Ensaios multiplex

A relativa simplicidade e a detecção de alto rendimento tornaram os ensaios moleculares multiplex uma opção atraente para triagem e detecção de um painel de alvos microbianos. Vários ensaios de PCR multiplex foram desenvolvidos para identificar patógenos bacterianos no LCR, direcionando as causas mais comuns de meningite e encefalite. Um PCR multiplex seguido por *array* de suspensão Luminex pode detectar simultaneamente oito patógenos bacterianos e virais no LCR.[30] Considerando a amplitude dos patógenos implicados na infecção do SNC, a aplicação de painéis moleculares abrangentes com múltiplos alvos bacterianos e virais melhorou a eficiência diagnóstica. O painel de Meningite/Encefalite BioFire FilmArray foi o primeiro ensaio multiplex registrado pela Agência Nacional de Vigilância Sanitária (Anvisa, 2017) para a detecção de seis alvos bacterianos (*Escherichia coli* K1, *H. influenzae*, *L. monocytogenes*, *N. meningitidis*, *S. agalactiae* e *S. pneumoniae*), sete virais (citomegalovírus, enterovírus, HSV-1, HSV-2, herpes-vírus humano, parechovírus humano e VZV) e um fúngico (*C. neoformans/gattii*).[31,32] Recentemente (2023), um segundo painel multiplex, "Painel de Meningite/Encefalite QIAstat-Dx", também recebeu tal registro. O mais interessante é que esse sistema tem um tempo de resposta de cerca de 1 hora, com apenas 2 minutos de tempo prático.[33]

Por outro lado, os painéis moleculares têm algumas limitações importantes. Em primeiro lugar, eles não conseguem detectar patógenos que não estão incluídos dentro de seu escopo, o que pode ser um problema em pacientes imunocomprometidos ou que recentemente passaram por neurocirurgias. Em segundo lugar, algumas infecções, como leptospirose e neurossífilis, comumente não podem ser identificadas usando-se os painéis moleculares atualmente disponíveis. Em terceiro lugar, há possibilidade de resultados falso-positivos e falso-negativos, que geralmente ocorrem por contaminação ou causados por uma baixa quantidade do patógeno presente, respectivamente. Em quarto lugar, a necessidade de uma estrutura laboratorial mais complexa apresenta-se como uma grande limitação, uma vez que a maioria dos laboratórios não dispõe de acesso para essa tecnologia.[34,35]

Novas plataformas moleculares

Sequenciamento metagenômico de nova geração

Pacientes com doenças neuroinfecciosas complexas representam um desafio considerável, mesmo com os métodos modernos de diagnóstico laboratorial, dada a grande possibilidade das etiologias. Recentemente, uma nova plataforma molecular tem sido integrada aos laboratórios clínicos, complementando os métodos tradicionais de diagnóstico microbiológico.

O termo "metagenômica" refere-se à análise abrangente de todo o material genético presente em uma amostra ambiental. Com a redução significativa nos custos e o aumento na velocidade das tecnologias de SNG, as técnicas para gerar dados estão evoluindo e têm se distanciado da amplificação de genes específicos de patógenos, utilizando milhões de *primers* aleatórios que amplificam virtualmente todo o ácido nucleico em uma amostra.[10]

O SNG foi crucial no diagnóstico clínico de neuroleptospirose em um menino de 14 anos gravemente enfermo com meningoencefalite,[36] sendo esse caso o primeiro a demonstrar a utilidade dessa tecnologia no ambiente clínico, resultando em um tratamento direcionado e na recuperação bem-sucedida do paciente. Desde então, essa ferramenta tem sido gradualmente adotada na prática médica, permitindo a detecção de microrganismos de difícil identificação por meio de uma abordagem metodológica independente.

Benefícios do sequenciamento metagenômico de nova geração

A identificação das causas de meningites infecciosas subagudas e crônicas muitas vezes permanece inconclusiva, o que pode resultar em tratamentos inadequados ou atrasados, prolongamento das internações hospitalares, readmissões e aumento das taxas de mortalidade e morbidade.[37] Esses pacientes, geralmente imunocomprometidos devido a condições como câncer, síndromes genéticas ou transplantes, são particularmente vulneráveis a infecções, especialmente em centros médicos de alta complexidade. Nesses casos, os patógenos responsáveis podem ser bastante variados, abrangendo vírus, bactérias, fungos e parasitas. A detecção de organismos por meio de culturas tradicionais é frequentemente limitada pelo uso prévio de antimicrobianos de amplo espectro ou profiláticos, além da presença de microrganismos que têm crescimento lento. Métodos moleculares, como a PCR, apesar de permitirem a realização de múltiplos testes específicos para diferentes patógenos, podem não identificar organismos raros ou enfrentar problemas de compatibilidade com os *primers*, o que reduz a sensibilidade diagnóstica.[7]

Comparado a outras tecnologias diagnósticas, o sequenciamento metagenômico (mSNG) apresenta diversas vantagens significativas. Uma das principais é a sua capacidade de realizar uma análise imparcial, permitindo a identificação abrangente tanto de patógenos conhecidos quanto inesperados, além da descoberta de novos organismos.[38] Além disso, o mSNG oferece a capacidade de gerar informações genômicas detalhadas, que são essenciais para o rastreamento evolutivo, a identificação de cepas específicas e a previsão de resistência a medicamentos. Outra vantagem significativa do mSNG é sua capacidade de fornecer dados quantitativos ou semiquantitativos sobre a concentração de organismos na amostra, com base na contagem de leituras sequenciadas. Essa característica é especialmente útil em amostras polimicrobianas ou quando múltiplos patógenos estão envolvidos na doença.[10]

Limitações do sequenciamento metagenômico de nova geração

Uma das principais limitações do mSNG, devido à sua abordagem abrangente de sequenciamento, é que os ácidos nucleicos microbianos em muitas amostras de pacientes são frequentemente ofuscados pelo fundo genético do hospedeiro humano. Em geral, mais de 99% das leituras provêm do material genético do hospedeiro, o que reduz a sensibilidade da técnica para a detecção de patógenos, dada a quantidade limitada de sequências microbianas não humanas. Essa limitação, inerente ao mSNG não direcionado, pode ser parcialmente mitigada por métodos de sequenciamento direcionado ou técnicas de depleção do DNA do hospedeiro.[39]

A detecção de contaminantes microbianos, que podem estar presentes na amostra, nos reagentes utilizados para o processamento ou no ambiente do laboratório, também é uma limitação. Esses contaminantes podem dificultar a análise e a interpretação dos resultados. Mesmo amostras de locais considerados estéreis no corpo podem ser contaminadas acidentalmente durante a coleta clínica, como no caso da flora da pele que pode ser introduzida durante uma punção lombar.[39] Para mitigar esses riscos, é essencial seguir rigorosamente os procedimentos de controle de qualidade dos reagentes e fluxos de trabalho, garantindo um ambiente de teste o mais estéril e livre de ácidos nucleicos possível. O uso de controles negativos, a avaliação cuidadosa dos reagentes e a realização de testes periódicos são fundamentais para evitar a contaminação cruzada e assegurar a precisão dos resultados. Além disso, o laboratório deve estar familiarizado com a flora microbiana comum em diferentes tipos de amostras clínicas, adaptando-se a cada espécime a ser analisado.[40]

Outro ponto de grande discussão é que o mSNG ainda se trata de uma tecnologia relativamente cara (embora com grande potencial de custo-efetividade), exigindo equipamentos e *expertise* especializados. Sendo assim, em locais com recursos limitados, a implementação do sequenciamento e da infraestrutura necessária para computação de alto desempenho pode ser inviável.[41] Além disso, obter resultados rápidos de mSNG em um ambiente clínico é fundamental para um diagnóstico ágil, mas essa tarefa é desafiadora, uma vez que é necessário aprimorar os *pipelines* de análise de dados e as tecnologias de sequenciamento para diminuir o tempo de processamento.[42]

Estratégias de sequenciamento metagenômico usadas para detecção de agentes infecciosos

Diversas abordagens de mSNG têm-se mostrado com potencial para o diagnóstico clínico de doenças infecciosas com base em metagenômica. Entre elas, incluímos o sequenciamento de RNA, o sequenciamento *Short-Read* e o sequenciamento *Long-Read*.

Sequenciamento de RNA

O sequenciamento de metagenômica por RNA é uma ferramenta valiosa para identificar os perfis de expressão gênica ativa de microrganismos, uma vez que essa técnica permite uma análise detalhada dos perfis de expressão gênica de comunidades microbianas complexas. Uma das principais vantagens do uso do sequenciamento de RNA é sua capacidade de monitorar em tempo real as dinâmicas funcionais das comunidades microbianas, possibilitando a observação das variações na expressão gênica em diferentes ambientes. Além disso, o sequenciamento de RNA pode ser usado para identificar novos vírus de RNA e fornecer informações sobre a diversidade e a evolução desses vírus em amostras analisada.[38] No entanto, essa técnica enfrenta desafios, como a instabilidade do RNA, que pode resultar em degradação dos transcritos e distorções em sua representação. Isso pode comprometer a precisão das quantificações de expressão gênica e gerar artefatos na análise dos dados.[43]

Além disso, a presença de RNA derivado do hospedeiro em amostras microbianas pode dificultar a análise e a interpretação dos dados metagenômicos, tornando necessária a utilização de *pipelines* de bioinformática robustos para assegurar uma análise taxonômica e funcional precisa.[44]

Sequenciamento Short-Read

O sequenciamento *Short-Read* de metagenômica é usado para gerar sequências de DNA que são relativamente curtas, frequentemente com cerca de 50 a 300 pares de bases. Tal característica pode incluir vantagens como maior rendimento, menor custo, *pipelines* de análise de dados bem estabelecidos e a capacidade de direcionar regiões específicas de interesse.[45] Utilizando-se um sequenciamento direcionado, patógenos de baixa prevalência dentro de comunidades microbianas podem ser detectados de forma mais sensível, melhorando as capacidades diagnósticas.[46] Contudo, uma limitação significativa é a dificuldade em montar metagenomas complexos devido ao comprimento curto das leituras, o que pode levar a montagens fragmentadas. É especialmente difícil reconstruir genomas individuais em comunidades microbianas mistas quando múltiplos genomas estão presentes, tornando a montagem do genoma menos precisa e completa. Dessa forma, um dos principais desafios é o risco de viés de amplificação durante a realização do exame, o que pode fazer com que os dados reflitam uma distorção de certos táxons microbianos ou regiões genômicas, o que pode impedir a detecção de organismos raros ou novos.[47]

Sequenciamento Long-Read

O sequenciamento de metagenômica com leitura *Long-Read* envolve o uso de ferramentas de sequenciamento que produzem leituras de DNA mais longas. Em comparação com as tecnologias de *Short-Read*, esse sequenciamento permite uma reconstrução mais precisa do genoma bacteriano, possibilitando a montagem de genomas bacterianos mais completos e com maior grau de contiguidade. Além disso, o sequenciamento de leitura longa permite capturar genes inteiros, grupos de genes (chamados "óperons") e elementos repetitivos antes de começar a montar o genoma completo, o que ajuda a recuperar o perfil das comunidades microbianas presentes com maior precisão antes da montagem.[48] Apesar de suas vantagens, o sequenciamento *Long-Read* também apresenta desafios. O custo mais elevado para gerar leituras longas em comparação com leituras curtas pode limitar a adoção dessas tecnologias.[49] Ademais, pelo sequenciamento longo, a análise pode necessitar de grande quantidade de amostras de DNA, o que pode ser um obstáculo quando a amostra disponível é pequena. Dessa forma, tais pontos podem dificultar a identificação correta dos genes e a montagem correta do genoma, o que pode afetar a previsão precisa dos resultados.[50]

Aplicação do sequenciamento metagenômico de nova geração na prática clínica

Deixando de lado as considerações de custo, a decisão sobre quando solicitar um teste de mSNG no LCR durante a investigação de um paciente deve ser tomada, em última análise, caso a caso. Os fatores incluem a suspeita de uma infecção incomum que não é facilmente identificada pelos testes convencionais disponíveis, a qualidade das amostras de LCR, avaliada pelo momento de sua coleta em relação ao início dos sintomas, e se a amostra foi adequadamente manuseada para preservar a esterilidade e o material genético.

Buscando definir o desempenho do teste mSNG em uma situação clínica de vida real em pacientes de difícil diagnóstico, um estudo observou que um maior rendimento diagnóstico resultou de uma combinação de mSNG do LCR e testes convencionais. Nessa população, esses achados mostraram que infecções neurológicas que permanecem não diagnosticadas, apesar dos testes convencionais, seriam beneficiadas pela utilidade potencial da metagenômica. Além disso, é possível considerar que os resultados provenientes do mSNG também podem ser valiosos mesmo quando concordantes com os resultados dos testes convencionais. Uma maior segurança de que o diagnóstico obtido convencionalmente é compatível com a clínica do paciente pode ser obtida, além de potencialmente detectar ou descartar coinfecções, especialmente em pacientes com histórico de imunossupressão.[42]

Outro estudo que analisou grupos positivos nos métodos convencionais de análise do LCR relatou oito casos em que o ensaio com mSNG falhou, incluindo casos de *M. tuberculosis*, *C. neoformans*, *Brucella* e vírus da encefalite japonesa. Possíveis explicações podem ser que, para bactérias intracelulares (*M. tuberculosis* e *Brucella*), a obtenção de DNA genômico circulante pode ser mais difícil. Fungos têm paredes celulares relativamente difíceis de romper, o que pode restringir a extração de segmentos de DNA do patógeno. Vírus de RNA, como o vírus da encefalite japonesa, requerem transcrição reversa antes do sequenciamento profundo, e, portanto, a quantidade de segmentos de DNA pode ser reduzida. Contudo, em pacientes clinicamente diagnosticados com meningite tuberculosa, mas com resultados negativos nos métodos convencionais (PCR ou Xpert MTB/RIF), o mSNG pode detectar casos adicionais. Dessa forma, esses dados sugerem que o mSNG combinado com o Xpert MTB/RIF pode ser uma opção para aumentar ainda mais a taxa de detecção desses pacientes.[51]

Nos casos de meningoencefalites subagudas e crônicas, com ou sem leptomeningite, o uso do SNG tem outra grande aplicabilidade clínica. Diagnósticos realizados ou confirmados utilizando-se essa tecnologia têm sido relatados para diversos patógenos com apresentações atípicas de neuroinfecção, como vasculite causada por *Aspergillus*

oryzae, meningites por *Candida dubliniensis* e *Histoplasma capsulatum* e encefalites por *Cryptococcus neoformans* e HIV-1.[52]

O uso de mSNG no LCR pode superar várias limitações dos métodos tradicionais para diagnosticar doenças infecciosas do SNC. Em primeiro lugar, a biópsia cerebral ou meníngea apresenta riscos significativos, tornando o mSNG no LCR uma opção diagnóstica menos invasiva para os pacientes. Além disso, a ampla gama de patógenos com tropismo para o SNC torna impraticável e caro realizar todos os testes diagnósticos possíveis diante de abordagem sindrômica. Por último, alguns testes têm baixa sensibilidade em pacientes com imunidade comprometida ou infecções agudas (p. ex., a sorologia para o vírus do Nilo Ocidental), podem demorar a fornecer resultados (p. ex., as culturas micobacterianas e fúngicas) ou não conseguem distinguir entre infecção ativa e exposição prévia (p. ex., o teste de anticorpos para cisticercose ou o ensaio de liberação de interferon-gama para tuberculose).[52]

No Brasil, os primeiros casos de meningite ou meningoencefalite, cujo diagnóstico foi realizado por meio do mSNG, utilizaram-se da tecnologia de sequenciamento por RNA. Tais relatos mostraram-se eficazes na identificação de bactérias, helmintos e vírus cujos testes convencionais de diagnóstico laboratorial não foram capazes de detectar. A figura ilustra casos clínicos de infecções do SNC causadas por *Brucella* sp.,[53] *Taenia solium*[54] e pelo vírus da dengue; todos não apresentaram um fenótipo clínico distinto ou padrão (Figura 154.1).

PERSPECTIVAS FUTURAS

Duas novas fronteiras estão surgindo no campo dos testes sem hipótese predefinida. Como discutido anteriormente, os dados transcriptômicos do hospedeiro constituem a maior parte dos dados de mSNG gerados a partir do sequenciamento de RNA do LCR. Nesse sentido, um conjunto de dados semelhante, proveniente de outras amostras biológicas de pacientes, pode usar as assinaturas de expressão gênica do hospedeiro para classificá-los corretamente como tendo síndromes infecciosas ou não infecciosas e até mesmo distinguir entre aqueles com classes específicas de infecções

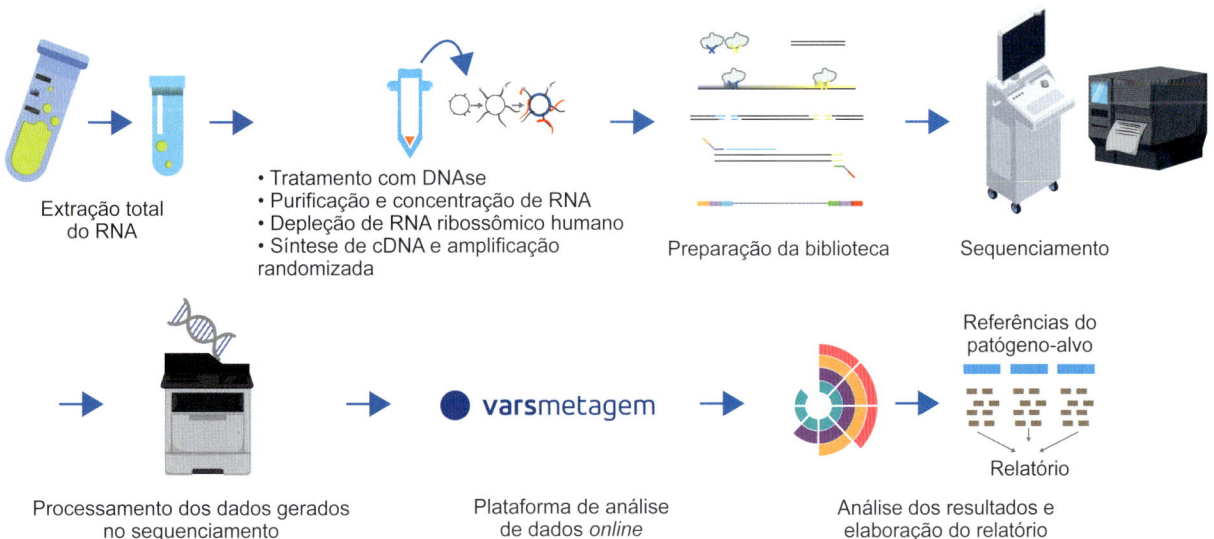

Figura 154.1 Etapas do sequenciamento metagenômico de nova geração.

(p. ex., bacterianas *versus* virais).[55] Esforços paralelos estão em andamento para desenvolver classificadores sindrômicos a partir de dados de sequenciamento de RNA do LCR (que já são gerados como parte dos ensaios mSNG existentes).[42] Esses classificadores podem ter implicações importantes para o manejo clínico. Por exemplo, além de não encontrar uma infecção no LCR de um paciente com suspeita de encefalite autoimune, isso pode aumentar a confiança da equipe médica em iniciar um curso de imunossupressão empírica se ele souber que a resposta do hospedeiro do paciente espelha a observada em outros pacientes com encefalite autoimune, em comparação com pacientes com encefalite viral.

Além disso, tecnologias estão surgindo para realizar uma pesquisa abrangente no LCR (e outros fluidos corporais) em busca de anticorpos contra um grande número de vírus e autoanticorpos. Talvez mais proeminentemente, os ensaios programáveis de exibição de fagos (como o VirScan), que exibem dezenas ou centenas de milhares de peptídeos virais na superfície de uma biblioteca de bacteriófagos T7, podem gerar evidências sorológicas para uma infecção viral neuroinvasiva, mesmo quando o ácido nucleico viral já não está presente.[56] Sistemas CRISPR–Cas também estão sendo desenvolvidos para a detecção direta de sequências patogênicas em amostras clínicas, sem a necessidade de extrair DNA ou RNA, muito menos realizar etapas de amplificação ou sequenciamento.[57] Embora essas técnicas sejam direcionadas e não permitam uma avaliação imparcial do ácido nucleico em uma amostra, elas podem ser cada vez mais multiplexadas, gerar um sinal fluorescente sem necessidade de análise computacional, fornecer uma resposta em menos de 2 horas e podem ser realizadas com reagentes liofilizados, o que é adequado para testes diagnósticos em ambientes com poucos recursos (Figura 154.2).

Sistemas automatizados e SNG requerem a disponibilidade de instalações adequadas, pessoal treinado e uma infraestrutura de informática apropriada para computação, análise, interpretação e armazenamento de dados. Na ausência desses fatores, hospitais menores são excluídos desses avanços tecnológicos. Portanto, uma reorganização das redes de laboratórios de diagnóstico é necessária, muito embora o modelo de instalação de um laboratório central com um ou mais laboratórios satélites ainda perdure por algum tempo. Enquanto isso, espera-se que a instalação central incorpore as tecnologias-chave atuais, incluindo sistemas automatizados e mSNG, enquanto os laboratórios satélites sejam equipados cada vez mais com ferramentas para testes de resposta rápida e cada vez mais precisas.

A natureza imparcial do mSNG ajudará a combater alguns dos atalhos cognitivos de que os neurologistas dependem ao avaliar um caso clínico complexo com informações incompletas. Além disso, expandirá nosso horizonte para as diversas maneiras como os patógenos podem se manifestar como doenças, especialmente quando interagem com a complexidade das estruturas do SNC. No entanto, uma compreensão profunda das forças e das fraquezas dessas tecnologias é importante para evitar cair em outro erro cognitivo: a obediência cega à tecnologia. Mesmo os resultados de testes diagnósticos avançados devem ser interpretados no contexto clínico de um paciente do qual o médico obteve uma história clínica e exame neurológico completos.

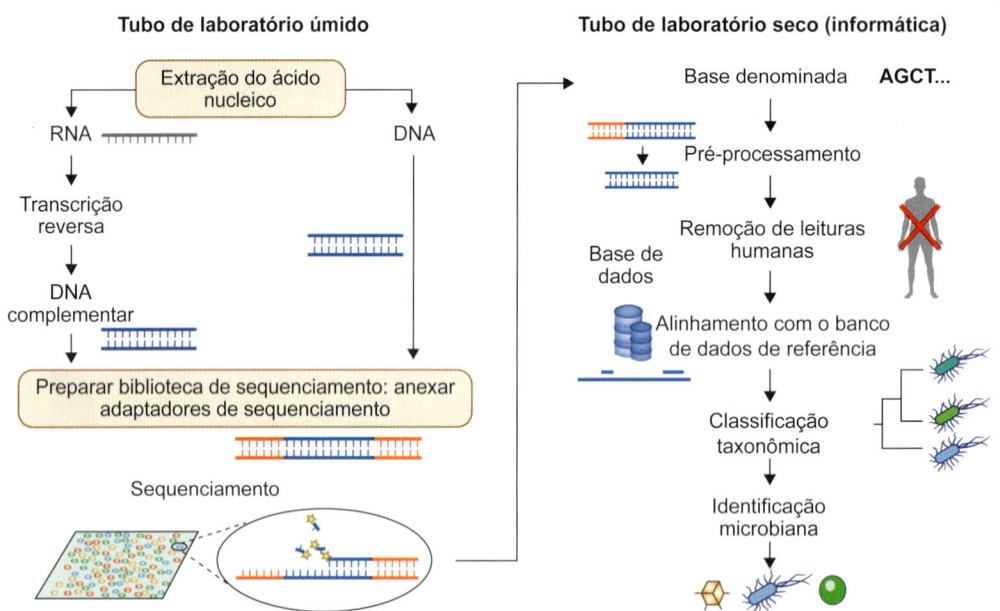

Figura 154.2 Esquema do fluxo de trabalho generalizado da sequenciação metagenômica de nova geração para utilização clínica em diagnóstico. O fluxo de trabalho tem dois componentes: um protocolo de laboratório úmido no qual as amostras são recolhidas, processadas, extraídas para ácidos nucleicos, preparadas em uma biblioteca de sequenciamento e sequenciadas; um tubo computacional de laboratório seco que inclui identificação microbiana, análise estatística e interpretação. A biblioteca de sequenciamento pode ser direcionada, submetida a amplificação de DNA, ou ambas.

PARTE 14

Neoplasias do Sistema Nervoso

Coordenador: Adrialdo José Santos

155 Neoplasias Primárias do Sistema Nervoso Central
*Bruna Gutierres Gambirasio • Leonardo de Sousa Bernardes •
Adrialdo José Santos*

156 Metástases para o Sistema Nervoso Central e Doença
Metastática Leptomeníngea
*Bruna Gutierres Gambirasio • Leonardo de Sousa Bernardes •
Gabriel Novaes de Rezende Batistella • Adrialdo José Santos*

157 Complicações Neurológicas do Tratamento Oncológico
Marcelo Houat de Brito • Gabriel Novaes de Rezende Batistella

As referências
bibliográficas desta
Parte estão
disponíveis *online*,
no Ambiente Virtual
de Aprendizagem
do GEN.

155

Neoplasias Primárias do Sistema Nervoso Central

Bruna Gutierres Gambirasio • Leonardo de Sousa Bernardes • Adrialdo José Santos

INTRODUÇÃO

No ano de 2021, a Organização Mundial da Saúde (OMS) desenvolveu a quinta edição da Classificação dos Tumores do Sistema Nervoso Central (SNC), trazendo grandes mudanças:

- Novos grupos e nomenclaturas
- Uso de numerais arábicos em vez dos numerais romanos para definição do grau histológico tumoral, de 1 a 4
- Inclusão à classificação de termos como NOS e NEC:
  - NOS – *not otherwise specified*
  - NEC – *not elsewhere classified*
- Acréscimo de parâmetros moleculares às classificações histológica e imuno-histoquímica, já estabelecidas previamente.

As classificações anteriores eram regidas forte, e quase exclusivamente, por características histológicas, o que muitas vezes não tornava possível um diagnóstico preciso. Um dos grandes exemplos de tal dificuldade é a entidade previamente denominada "oligoastrocitoma", em que critérios histológicos não eram capazes de realizar a diferenciação entre os atualmente denominados "Oligodendroglioma, *IDH*-mutado e 1p/19q codeletado" e "Astrocitoma, *IDH*-mutado". Contudo, a classificação prévia de 2016 já dava indícios da importância das características moleculares tumorais, especialmente no grupo dos gliomas difusos do adulto.

O novo sistema de classificação trazido no ano de 2021 pela OMS inclui o *status* de mutação da enzima *IDH* (isocitrato desidrogenase), mutações em genes relacionados às histonas, *status* de deleção dos cromossomos 1p/19q, entre diversos outros.

A seguir, a Tabela 155.1 resume a classificação dos tumores do SNC da OMS (2021), com destaque ao grupo dos gliomas, tumores glioneuronais e neuronais.

EPIDEMIOLOGIA

Uma das principais fontes de dados epidemiológicos confiáveis para incidência de tumores do SNC é o Central Brain Tumor Registry of the United States (CBTRUS), tendo seus dados mais recentes baseados naqueles coletados no período entre 2016 e 2020.

A média de incidência anual ajustada por idades foi de 24,83 a cada 100.000 pessoas, sendo uma média de 6,94 para os tumores malignos e 17,88 para os tumores não malignos. O grupo dos gliomas correspondeu a 26,3% de todos os tumores, sendo o tumor maligno mais comum o glioblastoma (14,2% de todos os tumores e 50,9% dentre os tumores malignos).

Os glioblastomas foram mais comuns no sexo masculino e os meningiomas mais comuns no sexo feminino. Em crianças e adolescentes, considerando-se um intervalo de idade de 0 a 19 anos, a incidência de tumores primários de SNC foi de 6,13 a cada 100.000 pessoas.

A taxa anual de mortalidade foi estimada em 4,42 por 100.000 pessoas. A taxa de sobrevida em 5 anos após o diagnóstico foi de 35,7% no grupo dos tumores malignos e 91,8% nos tumores não malignos.

As Figuras 155.1 a 155.4 apresentam alguns gráficos referentes às análises do CBTRUS 2016-2020.

PRINCIPAIS MARCADORES MOLECULARES

A análise molecular de tecidos tumorais teve importância crescente nos últimos anos, inclusive nas tomadas de condutas clínicas, sendo um recurso importante na classificação de tumores previamente indeterminados apenas com critérios histológicos.

Hoje existe uma vasta quantidade de marcadores tumorais em gliomas; os principais deles têm grande relevância na prognosticação dos pacientes portadores de doenças neuro-oncológicas.

Neste tópico, discutiremos os cinco principais e mais utilizados marcadores moleculares do grupo dos gliomas.

Isocitrato desidrogenase

O *status* de *IDH*, sendo ele selvagem ou mutado, tornou-se central em termos de importância na classificação de gliomas. Atualmente, sabe-se que tais mutações são um evento precoce no desenvolvimento desse grupo de tumores.

IDH é a abreviação para "isocitrato desidrogenase", ou seja, uma enzima do ciclo de Krebs que é responsável por catalisar a reação de descarboxilação oxidativa do isocitrato em alfacetoglutarato, em condições normais.

A ocorrência da mutação em *IDH* (*IDH* 1 ou 2), leva à produção de um oncometabólito denominado "D2-hidroxiglutarato (D-2HG)"; seus níveis aumentados são um dos primeiros eventos da gliomagênese dos tumores *IDH*-mutados.

Atualmente, tumores gliais *IDH*-selvagem são classificados como glioblastomas, enquanto os *IDH*-mutados como oligodendrogliomas e astrocitomas.

Um dos pontos de maior importância clínica do conhecimento desse *status* mutacional recai sobre o fato de que o D-2HG apresenta uma molécula estruturalmente semelhante ao glutamato, principal neurotransmissor excitatório do SNC. Sendo assim, tumores *IDH*-mutados apresentam maior risco de eventos epilépticos do que aqueles *IDH*-selvagem. Além disso, as mutações *IDH* são mais frequentes e conferem melhor prognóstico em pacientes jovens, em especial naqueles com idade inferior a 40 anos.

MGMT

O(6)-metilguanina-DNA metiltransferase é uma enzima de reparo do DNA, capaz de promover proteção à carcinogênese. O gene *MGMT* é localizado no cromossomo 10q26 e codifica a proteína de reparo do DNA que remove grupos alquil da posição O6 da guanina – sítio importante de alquilação do DNA. Dessa maneira, o *MGMT* tem uma função

Tabela 155.1 Classificação dos Tumores do Sistema Nervoso Central (SNC) da Organização Mundial da Saúde (OMS).

Gliomas, tumores glioneuronais e neuronais	**Gliomas difusos do adulto:**
	• Astrocitoma, *IDH*-mutado
	  ° Grau 2
	  ° Grau 3
	  ° Grau 4
	• Oligodendroglioma, *IDH*-mutado e 1p/19q codeletado:
	  ° Grau 2
	  ° Grau 3
	• Glioblastoma, *IDH*-selvagem (grau 4).
	
	Gliomas difusos pediátricos de baixo grau:
	• Astrocitoma difuso, MYB ou MYBL1 alterados
	• Glioma angiocêntrico
	• Tumor neuroepitelial polimorfo de baixo grau do jovem
	• Glioma difuso de baixo grau, com alteração da via MAPK.
	
	Gliomas difusos pediátricos de alto grau:
	• Glioma difuso da linha média, H3 K27 alterado
	• Glioma difuso hemisférico, H3 G34 mutado
	• Glioma difuso pediátrico de alto grau, H3 selvagem e *IDH*-selvagem
	• Glioma hemisférico tipo infantil.
	
	Gliomas astrocíticos circunscritos:
	• Astrocitoma pilocítico
	• Astrocitoma de alto grau com características piloides
	• Xantoastrocitoma pleomórfico
	• Astrocitoma com células gigantes subependimárias
	• Glioma cordoide
	• Astroblastoma, MN1 alterado.
	
	Tumores ependimários:
	• Ependimoma supratentorial, NOS
	• Ependimoma supratentorial, fusão ZFTA positiva
	• Ependimoma supratentorial, fusão YAP1 positiva
	• Ependimoma de fossa posterior, NOS
	• Ependimoma de fossa posterior, grupo A
	• Ependimoma de fossa posterior, grupo B
	• Ependimoma medular, NOS
	• Ependimoma medular, *MYCN* amplificado
	• Ependimoma mixopapilar
	• Subependimoma.

Tumores de plexo coroide	• Papiloma do plexo coroide • Papiloma de plexo coroide atípico • Carcinoma de plexo coroide.
Tumores embrionários	**Meduloblastomas moleculares:** • Meduloblastoma, WNT ativado • Meduloblastoma, SHH ativado e TP53 selvagem • Meduloblastoma, SHH ativado e TP53 mutado • Meduloblastoma, não WNT/não SHH ativados Meduloblastomas histológicos Outros tumores embrionários do SNC • Tumor teratoide/rabdoide atípico • Tumor neuroepitelial cribriforme • Tumor embrionário com rosetas em multicamadas • Neuroblastoma do SNC, FOXR2 ativado • Tumor de SNC com duplicação interna em *tandem* BCOR.
Tumores de pineal	• Pineocitoma • Tumores de parênquima pineal de diferenciação intermediária • Pineoblastoma • Tumores papilíferos da região pineal • Tumor mixoide desmoplásico da região pineal, SMARCB1 mutado.
Tumores dos nervos cranianos e paraespinais	• Schwannoma • Neurofibroma ° Neurofibroma plexiforme • Perineurinoma • Tumores híbridos da bainha do nervo • Tumores da bainha do nervo melanocíticos malignos • Tumores da bainha do nervo periférico malignos • Tumores neuroendócrinos da cauda equina (previamente denominados "paraganglioma").
Meningioma	• Meningioma.

NOS: *not otherwise specified*.

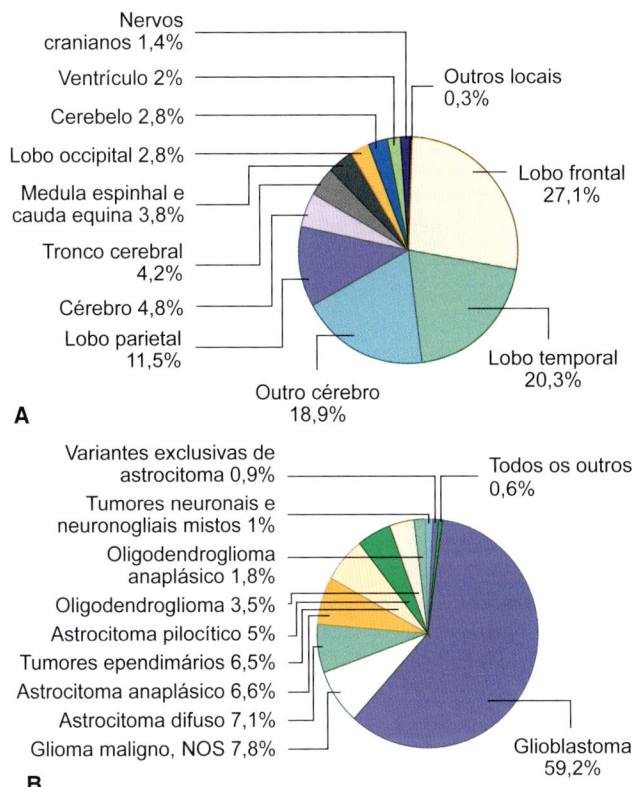

Figura 155.1 Gráfico com Distribuição de gliomas do cérebro primário e outros do sistema nervoso central – Histopatologia ICD-O-3. **A.** As localizações mais frequentes das neoplasias gliais no sistema nervoso central são nos lobos temporais e frontais. **B.** Entre os gliomas, o glioblastoma é o mais incidente, correspondendo a mais da metade dos casos na população adulta. As porcentagens podem não somar 100% devido ao arredondamento. NOS: não especificado de outra forma. (Adaptada de Ostrom et al., 2023.)

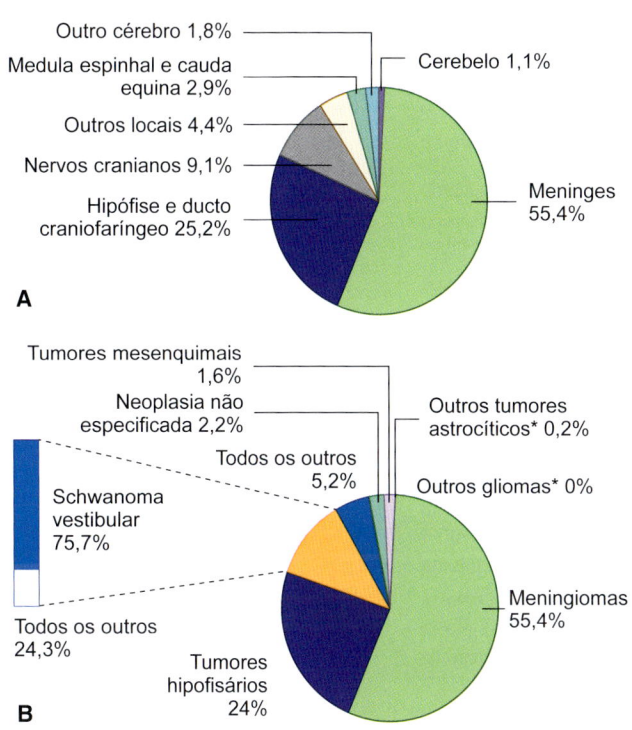

Figura 155.2 Gráfico com Distribuição de todos os tumores primários não malignos do cérebro e outros do sistema nervoso central. **A.** A localização mais frequente dos tumores não malignos no sistema nervoso central é em meninges. **B.** Entre os tumores não malignos, o meningioma é o mais incidente, correspondendo a mais da metade dos casos na população adulta. As porcentagens podem não somar 100% devido ao arredondamento. *Toda ou parte dessa histopatologia está incluída na definição de gliomas do Central Brain Tumor Registry of the United States (CBTRUS), incluindo os códigos histopatológicos 9380-9384 e 9391-9460 da CID-O-3. (Adaptada de Ostrom et al., 2023.)

antagonista aos efeitos tóxicos de agentes alquilantes, como o principal quimioterápico utilizado no tratamento de tumores malignos do SNC: temozolamida (TMZ).

Tumores que apresentam metilação do gene *MGMT* apresentam melhores respostas à TMZ e maior sobrevida global, visto terem maior dificuldade de reparar danos causados pelo agente alquilante.

Codeleção 1p/19q
A deleção combinada do braço curto do cromossomo 1 e do braço longo do cromossomo 19 gera os gliomas "codeletados". A presença de tal codeleção em tumores *IDH*-mutados corresponde à assinatura molecular dos tumores gliais atualmente classificados como oligodendrogliomas.

Transcriptase reversa da telomerase
A transcriptase reversa da telomerase (do inglês *telomerase reverse transcriptase* [TERT]) é uma subunidade catalítica da telomerase, que, por sua vez, é uma enzima que alonga os telômeros do DNA, prevenindo, assim, que as células senescentes sejam submetidas ao processo de apoptose.

A TERT está, em geral, suprimida em células somáticas normais, e a expressão da telomerase é considerada um dos pilares do processo da tumorigênese. Mutações no promotor TERT são associadas ao alongamento dos telômeros, levando à "imortalidade" celular. Essa mutação é encontrada com mais frequência em pacientes mais velhos com diagnóstico de glioblastoma.

Receptor do fator de crescimento epidérmico
O receptor do fator de crescimento epidérmico (EGFR) regula o desenvolvimento do tecido epitelial, bem como sua homeostase. A ativação do EGFR é causada por sua amplificação e mutações pontuais em seu *loci* gênico.

A amplificação do EGFR possui um papel importante na manutenção e no funcionamento de células-tronco tumorais, levando em geral ao desenvolvimento de gliomas de alto grau.

PRINCIPAIS NEOPLASIAS MALIGNAS DO SNC
Gliobastoma *IDH*-selvagem
Trata-se de tumores grau 4 da OMS, com o pior prognóstico dentre os gliomas difusos do adulto: sobrevida global de 23 meses nos tumores com metilação do promotor *MGMT*, e 12 meses naqueles não metilados. São os gliomas difusos do adulto mais comuns.

A maior parte dos glioblastomas expressa marcadores de diferenciação glial, com ATRX preservado, amplificação do EGFR, mutação do promotor TERT, ganho de função do cromossomo 7 e perda do 10, de modo concomitante. Outras alterações moleculares que podem ser encontradas são deleção CDKN2A/B, alterações do PTEN, mutações TP53 e amplificações MDM2 ou MDM4.

Por tratar-se de tumores de alto grau, a apresentação clínica dos pacientes costuma corresponder a sintomas e

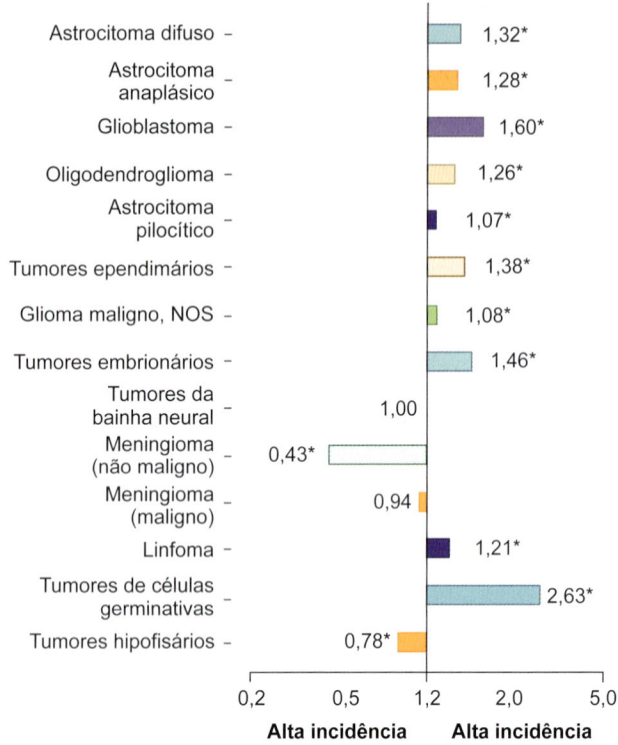

sinais neurológicos de início recente (dias, semanas a meses), não sendo infrequente o diagnóstico frente à urgência hipertensiva.

Os exames de imagem evidenciam lesão expansiva geralmente única, com efeito de massa, edema vasogênico, de conteúdo heterogêneo, com áreas centrais de necrose e captação de contraste. Sequências avançadas revelam aumento da perfusão e aumento da relação colina/N-acetil-aspartato (NAA) à espectroscopia.

É característica, porém não patognomônica, a imagem em "asa de borboleta", na qual o glioblastoma evolui com invasão contralateral através do corpo caloso, como apresentado na Figura 155.5.

O tratamento do glioblastoma é pautado no denominado *Stupp protocol*, no qual, após a ressecção máxima segura e diagnóstico confirmado, segue-se para duas fases: concomitância e adjuvância. Na primeira, o paciente será submetido tanto à rádio quanto à quimioterapia por 6 semanas. Já na fase de adjuvância, o paciente seguirá com mais seis ciclos de quimioterapia.

A quimioterapia utilizada como primeira linha é a TMZ, agente alquilante, de administração oral por 5 dias, com ciclos de 28 dias. Entre seus efeitos colaterais, destacam-se toxicidade hematológica (citopenias, como neutropenia, linfopenia e plaquetopenia) e gastrointestinais (náuseas, vômitos e constipação intestinal).

Os pacientes devem ser seguidos de maneira rigorosa com exames clínicos neurológicos seriados, além de avaliações laboratoriais (com destaque ao hemograma) e radiológicas. Na ocasião da recidiva da doença tumoral, os pacientes poderão ser submetidos à segunda linha de quimioterapia com agentes como a carmustina (droga endovenosa). Também deve ser avaliada a possibilidade de nova ressecção neurocirúrgica e reirradiação.

Figura 155.3 Gráfico com Razões de taxas de incidência por sexo (Homens:Mulheres) para cérebro primário selecionado e outros do sistema nervoso central. O sexo feminino apresenta maior incidência de meningiomas não malignos e tumores hipofisários, enquanto o sexo masculino, de tumores malignos, com destaque aos de linhagem glial, embrionária, germinativa e ependimária. Alta incidência em taxas por 100.000 e ajustadas por idade para a população padrão dos EUA de 2000. *A taxa de incidência é significativamente diferente entre os grupos em um nível de p < 0,05. NOS: não especificado de outra forma. (Adaptada de: Ostrom et al., 2023.)

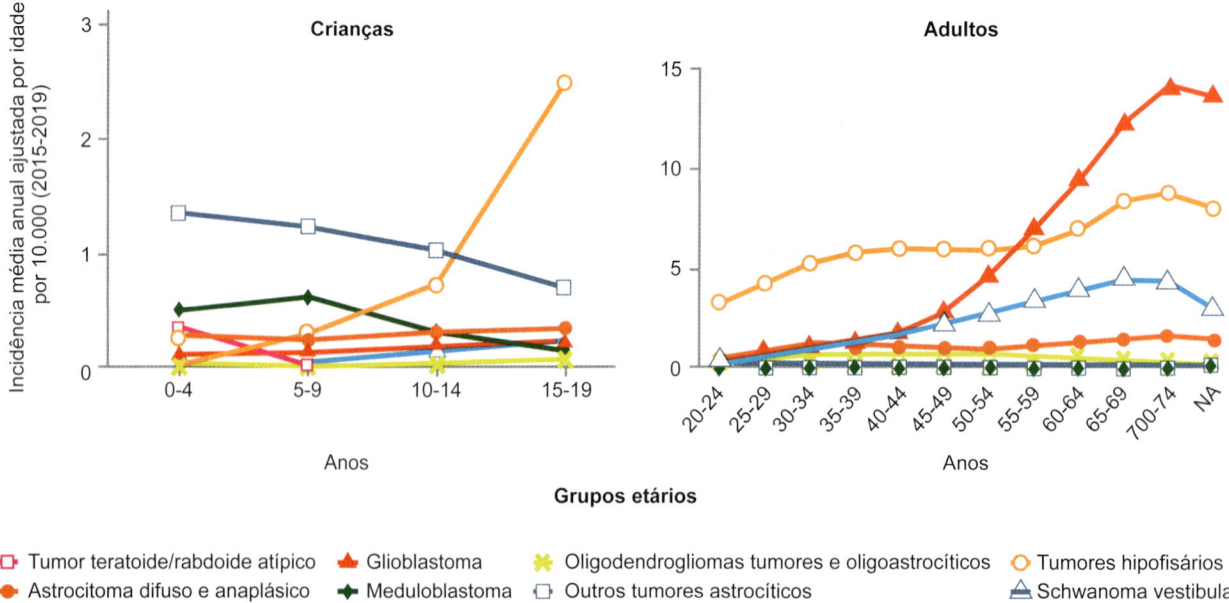

Figura 155.4 Gráfico sobre Taxas de incidência ajustadas por idade de tumores cerebrais e outros do sistema nervoso central. A população pediátrica apresenta, até cerca dos 14 anos, maior incidência de tumores de linhagem astrocítica, sobretudo os pilocíticos; após os 14 anos, destacam-se os tumores hipofisários. Já a população adulta apresenta predomínio de neoplasias hipofisárias e gliomas de baixo grau até os 50 anos; nessa idade, a curva para tumores gliais de alto grau se destaca, principalmente com relação ao glioblastoma. As taxas são por 100.000 e ajustadas por idade para a população padrão dos EUA de 2000. (Adaptada de: Ostrom et al., 2023.)

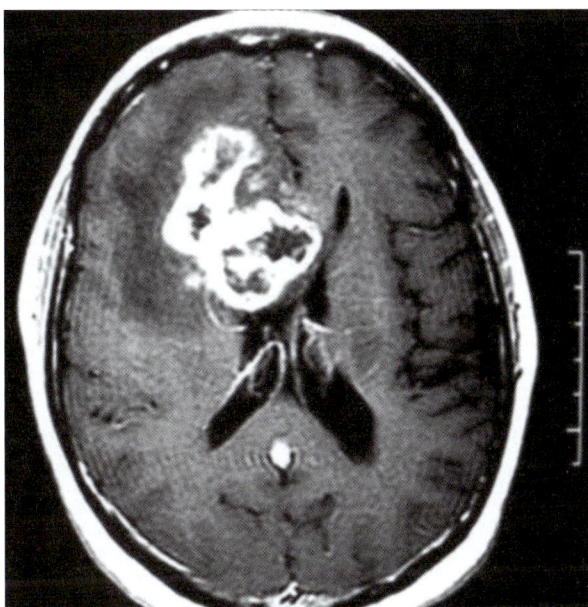

Figura 155.5 Ressonância magnética do encéfalo em imagem axial com gadolínio mostra lesão frontal heterogênea fortemente captante localizada em corpo caloso, compatível com glioblastoma *IDH*-selvagem.

Dentre as novas terapias, destacam-se os "campos de tratamento de tumor" (TTF, do inglês *tumor treating fields*), que podem ser utilizados na fase de adjuvância, com ganhos modestos em sobrevida global e sobrevida livre de progressão, porém ainda indisponíveis no Brasil.

Além disso, existem as diversas imunoterapias, que devem ser introduzidas de maneira individualizada para cada perfil de alteração molecular tumoral; por exemplo, pacientes com glioblastomas com amplificação do EGFR podem se beneficiar de drogas anti-EGFR, como o osimertinibe.

Estudos com vacinas e inibidores de *checkpoint* imune estão em andamento, com resultados variáveis, sem benefícios estatisticamente significativos até o momento.

Astrocitoma *IDH*-mutado

Os astrocitomas *IDH*-mutados são tumores classificados em graus histológicos de 2 a 4, de acordo com características exibidas nos estudos anatomopatológicos. Por exemplo, tumores astrocíticos com necrose e/ou proliferação microvascular serão considerados grau 4; ademais, com a confirmação da mutação do *IDH*, configurarão astrocitoma *IDH*-mutado. Tais tumores também são definidos pela ausência de codeleção cromossômica 1p/19q, característica dos oligodendrogliomas.

Pacientes com mais de 50 anos tendem a ter gliomas de maior grau que aqueles com idade inferior a 50 anos. Clinicamente, os astrocitomas de menor grau tendem a se apresentar com eventos epilépticos. Tal fato se dá pela semelhança da estrutura tridimensional entre o oncometabólito D-2-hidroxiglutarato (D2HG – resultado da ação da enzima *IDH*-mutada sob o isocitrato, no ciclo de Krebs) e o glutamato (neurotransmissor excitatório). Outros sintomas e sinais neurológicos, como déficits focais, irão ocorrer a depender da topografia da lesão.

Ao exame de imagem, observamos lesões de formato irregular, com captação de contraste mais exuberante quanto maior o grau histológico. Classicamente, os gliomas do adulto *IDH*-mutados, não codeletados (1p/19q) – ou seja, os astrocitomas –, apresentam o sinal radiológico denominado "*mismatch T2-FLAIR*", no qual a lesão apresentará hipersinal homogêneo em T2 e predomínio de hipossinal em FLAIR (do inglês *fluid attenuated inversion recovery*). Tal assinatura radiológica é exibida na Figura 155.6.

O tratamento dos astrocitomas varia de acordo com o grau histológico, após a máxima ressecção segura. Lesões de alto grau são tratadas seguindo o denominado "protocolo CATNON" (*Concurrent and Adjuvant Temozolomide for*

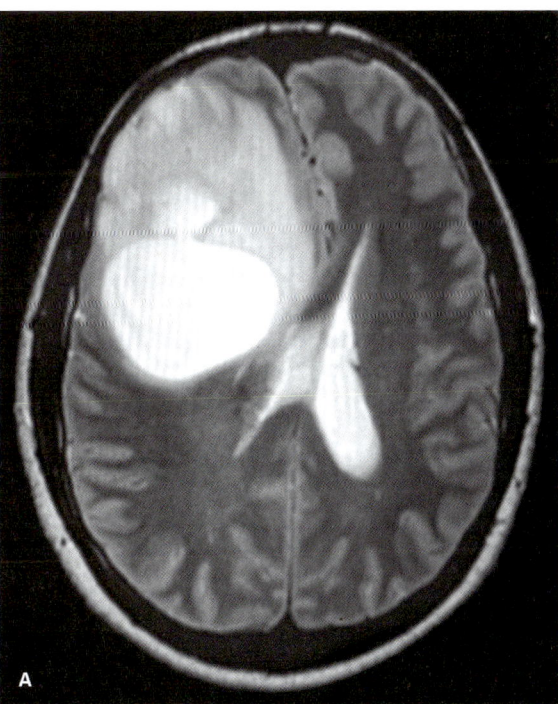
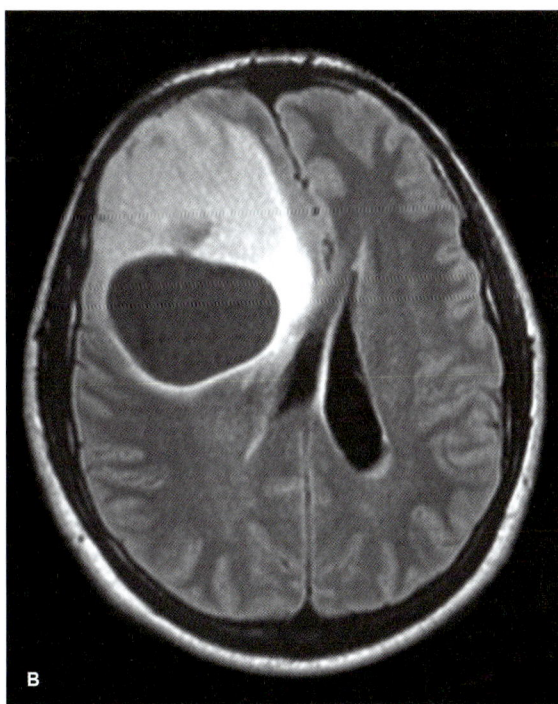

Figura 155.6 *Mismatch T2-FLAIR*, compatível com astrocitoma *IDH*-mutado – ressonância magnética do encéfalo em imagem axial. A imagem da esquerda (**A**) em sequência T2 evidencia hipersinal da lesão. A imagem da direita (**B**) em sequência FLAIR evidencia porção sólida com hipossinal. (Acervo pessoal.)

1p/19q Non-Co-Deleted Anaplastic Glioma), que consiste em radioterapia seguida de 12 ciclos de quimioterapia (TMZ). Já lesões de baixo grau deverão ser estratificadas de acordo com seu risco. Pacientes com idade abaixo dos 40 anos e ressecção completa da lesão poderão ser observados (*watch-and-wait strategies*), na tentativa de poupar efeitos colaterais dos tratamentos em geral propostos. Contudo, pacientes que não configuram baixo risco deverão ser submetidos à radioterapia seguida por seis ciclos da combinação procarbazina + lomustina + vincristina, seguindo o protocolo 9802 do Radiation Therapy Oncology Group (RTOG-9802). Devido à indisponibilidade do esquema no Brasil, optamos por seis ciclos de TMZ.

Recentes avanços nas terapias neuro-oncológicas trouxeram luz à droga anti-*IDH* denominada "vorasidenibe", testada em gliomas de baixo grau *IDH*-mutado, com promissores resultados com relação à sobrevida livre de progressão e ao maior tempo para a próxima intervenção em pacientes virgens de radioterapia ou quimioterapia.

Oligodendroglioma *IDH*-mutado e 1p/19q codeletado

Os oligodendrogliomas são tumores classificados histologicamente em graus 2 ou 3, com assinatura molecular característica: gliomas *IDH*-mutado com codeleção cromossômica 1p/19q. Entre o grupo dos gliomas difusos do adulto, esses são os tumores com melhor prognóstico.

Com relação à apresentação clínica, os oligodendrogliomas apresentam maiores taxas de eventos epilépticos, pelos mesmos motivos já expostos previamente na seção sobre astrocitomas (Figura 155.7).

No exame de imagem, chama a atenção a presença de calcificações nesse grupo de gliomas. Tendem a ter menor captação de contraste, embora mantenham perfusão quente devido à alta vascularização. O sinal *mismatch T2-FLAIR* não é encontrado.

Após a máxima ressecção segura cirúrgica, o tratamento seguirá o protocolo RTOG-9802 para pacientes com lesões grau 2, e o protocolo CATNON para pacientes com lesões grau 3. Tais tumores também são candidatos ao uso de vorasidenibe.

Ependimomas

Os ependimomas correspondem a um grupo heterogêneo de tumores gliais circunscritos com características ependimárias. Apresentam localização tanto cerebral quanto medular, podendo ocorrer em adultos e crianças. A idade média de diagnóstico em adultos é de 45 anos, enquanto, em crianças, os ependimomas de fossa posterior, supratentoriais e medulares têm idade média de diagnóstico de 5, 8 e 12 anos, respectivamente.

Atualmente os ependimomas devem ser classificados de forma combinada, ou seja, dados sobre localização e características histopatológicas e moleculares devem ser levadas em consideração. A Tabela 155.2 resume tais características.

Os subependimomas são tumores de linhagem ependimária, que podem acometer qualquer um dos três compartimentos. São classificados como grau 1, apresentam excelente prognóstico e podem ser manejados com conduta conservadora.

Os ependimomas em geral são tumores com excelentes respostas cirúrgicas, sendo essa a modalidade de tratamento considerada primeira linha, com possibilidade de *second-look surgery* frequentemente. Tratamentos por radioterapia são reservados a casos com dificuldade de acesso cirúrgico, alto volume de lesão tumoral residual ou baixa performance *status*.

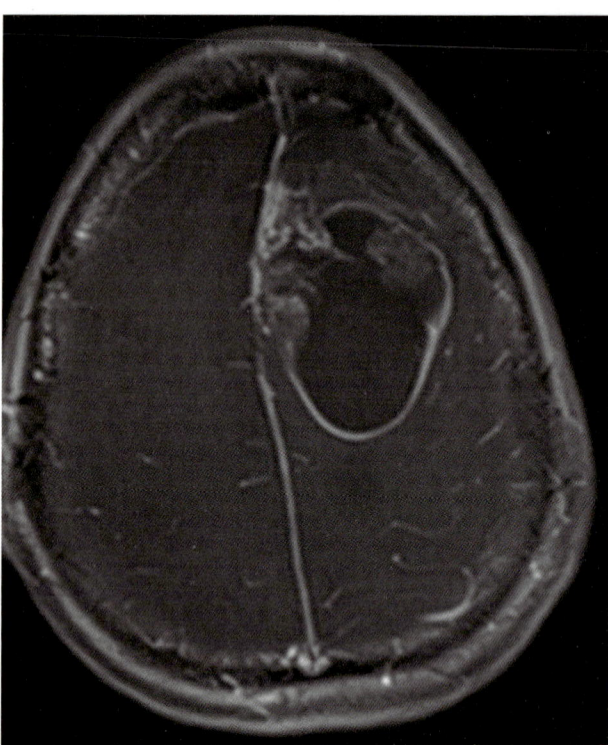

Figura 155.7 Ressonância magnética do encéfalo em imagem axial com gadolínio mostra lesão frontal esquerda, com grande área cística, captação de contraste periférica, com diagnóstico de oligodendroglioma *IDH*-mutado, codeleção 1p/19q presente, grau 3. (Acervo pessoal.)

Tabela 155.2 Características dos ependimomas.

Supratentoriais	• NOS • Fusão ZFTA positiva • Fusão YAP1 positiva.
Fossa posterior	• NOS • Grupo A • Grupo B.
Medulares	• NOS • *MYCN* amplificado • Mixopapilar.

NOS: *not otherwise specified.*

CONSIDERAÇÕES FINAIS

As neoplasias primárias do SNC, embora raras, trazem grandes desafios em seu tratamento, com estratégias que garantem ainda baixas taxas de sobrevida livre de doença e sobrevida global, principalmente ao serem comparadas com outras neoplasias como tumores hematológicos e de mama.

Sintomas progressivos neurológicos devem sempre aventar a possibilidade de hipóteses etiológicas de lesões neoplásicas (primárias ou secundárias), com investigação precoce por meio de exames de imagem. O diagnóstico definitivo das lesões é realizado pela análise anatomopatológica e molecular do material, seguindo-se, então, com tratamentos cirúrgicos, radioterapia, quimioterapia e/ou imunoterapia.

Complicações neurológicas dos tumores – epilepsia, espasticidade etc. – bem como aquelas relacionadas aos tratamentos – polirradiculopatias, déficit neurocognitivo etc. – devem ser prontamente reconhecidas e manejadas pelo neurologista, visando à melhora da qualidade de vida dos complexos pacientes neuro-oncológicos.

Metástases para o Sistema Nervoso Central e Doença Metastática Leptomeníngea

Bruna Gutierres Gambirasio • Leonardo de Sousa Bernardes • Gabriel Novaes de Rezende Batistella • Adrialdo José Santos

INTRODUÇÃO

As metástases para o sistema nervoso central (SNC) são o tipo de lesão neoplásica mais comum encontrada em adultos, com incidência expressivamente maior que tumores primários.

De modo geral, as metástases para SNC levam a morbidade neurológica importante, além de altas taxas de mortalidade. A incidência vem em crescente aumento nos últimos anos, o que provavelmente se deve à maior disponibilidade de técnicas de imagem diagnósticas, ao aumento de rastreio em pacientes de alto risco e a melhores tratamentos para doenças neoplásicas extracranianas, que, por consequência, acarretam maior sobrevida dos pacientes antes do diagnóstico do acometimento secundário do SNC.

Os locais de acometimento das metástases podem ser os mais diversos, como parênquima cerebral, leptomeninges, dura-máter e calvária. A primeira parte do capítulo abordará as metástases parenquimatosas, que são as mais frequentes; já a segunda parte, as metástases para leptomeninges, que são menos frequentes, porém causam quadros neurológicos exuberantes e de prognóstico ainda bastante reservado.

Além do local de acometimento, as metástases também podem ser classificadas de acordo com a cronologia de diagnóstico e apresentação, em três grupos:

- Diagnóstico metacrônico: as metástases são diagnosticadas após o diagnóstico do tumor primário. Tal situação ocorre em cerca de 80% dos casos
- Diagnóstico sincrônico: as metástases são diagnosticadas de modo concomitante ao tumor primário
- Apresentação precoce: as metástases são identificadas antes da lesão primária. Essa é a forma mais rara de apresentação, embora em países e regiões com maior precariedade de acesso e disponibilidade aos serviços de saúde, suas taxas sejam aumentadas.

Os tratamentos costumavam ser basicamente paliativos, baseados em ressecção cirúrgica e radioterapia. Contudo, na última década, o panorama vem sendo alterado de forma brutal diante do desenvolvimento e disponibilidade de terapias-alvo e imunoterapias, com aumento de taxas de sobrevida e melhora nos escores de qualidade de vida dos pacientes com acometimento neoplásico secundário em SNC.

METÁSTASES PARA SISTEMA NERVOSO CENTRAL
Epidemiologia

Os dados epidemiológicos referentes a metástases para SNC não possuem grande precisão, devido à precária vigilância de suas incidências. Por exemplo, nos EUA, os tumores primários do SNC são de notificação compulsória a órgãos locais e federais, enquanto as metástases cerebrais não exigem a mesma notificação. No Brasil, nem os tumores primários, tampouco os secundários, são de notificação compulsória.

Embora os valores de incidência não sejam precisos, estudos estimam incidências anuais para metástases cerebrais de 70.000 a 400.000 pacientes ao ano, em países como os EUA, segundo Singh et al. (2022).

A maior parte das metástases parenquimatosas encontra-se na junção corticossubcortical, devido ao fenômeno embólico de células tumorais que se espalham pela via hematogênica. Tais lesões tendem a se localizar nos hemisférios cerebrais, com apenas 10 a 15% dos casos no cerebelo e até 3% dos casos no tronco encefálico. Metástases múltiplas ao diagnóstico ocorrem em quase metade dos casos (41 a 47%).

Estima-se que cerca de um terço dos pacientes adultos com tumores sólidos desenvolverão metástases cerebrais, com destaque àqueles com os seguintes cânceres primários:

- Pulmão
- Mama
- Pele do tipo melanoma
- Carcinoma de células renais
- Câncer colorretal.

Os três primeiros são os mais frequentemente associados ao desenvolvimento de metástases para SNC, com destaque ao câncer de pele melanoma, que possuiu a maior afinidade por disseminação para o cérebro. Maiores detalhes sobre as metástases provenientes desses três sítios serão abordadas nos tópicos a seguir.

Câncer de pulmão

Estima-se que 39 a 72% das metástases cerebrais sejam provenientes de neoplasias pulmonares e que os pacientes com tais acometimentos tendam a ser mais velhos, em comparação a outros sítios primários.

O carcinoma pulmonar não pequenas células (CPNPC) é responsável por até 85% das metástases cerebrais provenientes de tumores pulmonares. O adenocarcinoma, carcinoma de pequenas células compreendem a minoria dos casos.

Apesar desses dados, é importante frisar que pacientes com histologia de pequenas células têm maior risco de desenvolvimento de metástases cerebrais (58% de chances), quando comparados com aqueles com carcinoma pulmonar não pequenas células (50% de chances). Devido aos riscos aumentados em tais histologias, é comum que tais pacientes sejam submetidos a rastreio com imagens cerebrais logo ao diagnóstico das lesões primárias.

Câncer de mama

Trata-se do câncer com maior desenvolvimento de metástases cerebrais em mulheres. Já na população geral, ocupa a segunda colocação.

Há maior risco de desenvolvimento de metástases para SNC provenientes do câncer de mama nas seguintes situações:

- Mulheres mais jovens (menos de 35 anos)
- Lesão primária com mais de 2 cm
- Mais de dois sítios de metástase
- Tumores de alto grau histológico.

Pacientes com tumores de mama positivos para o receptor 2 do fator de crescimento epidérmico humano (HER2-positivos) têm maior probabilidade de desenvolvimento de metástases cerebrais. Contudo, apresentam maiores taxas de sobrevida quando comparados com outros subtipos tumorais.

Melanoma

Trata-se do tumor sólido com maior propensão de disseminação para o SNC, embora existam subgrupos com risco ainda maior:

- Pacientes do sexo masculino
- Lesões primárias ulceradas
- Subtipos nodular e lentiginoso acral
- Topografia inicial em cabeça e/ou pescoço.

Diferente de outras metástases, as lesões secundárias originadas do melanoma geralmente localizam-se em região cortical, levando à maior incidência de eventos epilépticos. Ademais, trata-se da lesão com o maior risco de sangramento intratumoral, quando comparada a metástases oriundas de outros sítios.

Fisiopatologia

As metástases cerebrais apresentam mecanismos únicos de desenvolvimento. Um dos processos mais bem descritos é o *seed and soil* (semente e solo), em que a "semente" se refere à célula neoplásica e o "solo" ao microambiente tumoral cerebral, que exerce importante pressão seletiva sobre as células neoplásicas. Há dois microambientes de destaque: o parênquima densamente celular e as leptomeninges preenchidas por líquido cefalorraquidiano (LCR). Cada um deles expressará mecanismos diferentes no processo de desenvolvimento das metástases cerebrais.

Uma alteração importante, embora pouco compreendida até o momento, é a de migração celular através da barreira hematoencefálica (BHE), que, por sua vez, ao ser rompida, é chamada "barreira hematotumoral". Já a barreira hematoliquórica sofre ruptura pelo aumento da expressão de proteínas do complemento C3 pelas células do tumor primário.

As metástases podem chegar ao cérebro através da via hematogênica ou linfática. As células tumorais são imediatamente circundadas por astrócitos reativos, como primeira linha de proteção do SNC. Tais células de defesa produzem plasmina contra a invasão, enquanto as células tumorais produzirão serpinas, que garantem a sobrevivência das mesmas. Uma vez rompida a BHE, as células neoplásicas utilizam diversas vias para disseminação, incluindo superfície das leptomeninges e vasos sanguíneos parenquimatosos.

Após colonizarem o SNC, as células metastáticas precisam se desenvolver *in situ*, e esse processo envolve modificações epigenéticas, levando a reprogramação e aquisição de características de células neuronais. Dessa maneira, embora o tumor primário e as metástases cerebrais tenham primariamente relações clonais, as últimas podem passar a expressar padrões diferentes, envolvendo alterações cromossômicas e/ou de expressão gênica. Por exemplo, um tumor mamário HER2-negativo pode ter metástases cerebrais HER-2-positivas.

Quadro clínico

Seguindo as grandes noções topográficas da neurologia, as metástases levarão a sinais e sintomas específicos, a depender de suas localizações. É importante frisar que qualquer paciente com histórico de neoplasia atual ou prévia de qualquer sítio primário deverá ser rastreado para metástases cerebrais no caso de surgimento de qualquer alteração neurológica, sendo ela focal ou não. Além disso, ressalta-se que as manifestações clínicas não são suficientes para determinação da origem da lesão neoplásica (primária ou secundária), tampouco do sítio primário específico em casos de lesões metastáticas.

Os quadros de cefaleia habitualmente apresentam intensidade leve a moderada, sendo encontrados em cerca de 50% dos pacientes, com maior frequência naqueles com lesões múltiplas e/ou localizadas na fossa posterior. O padrão clássico descrito na literatura como cefaleia secundária à neoplasia cerebral apresenta sinais de alarme como despertar noturno por dor, presença de náuseas e vômitos, e intensidade moderada a forte. Contudo, estudos prospectivos demonstraram que, na verdade, isso ocorre na minoria dos casos, e a cefaleia costuma ser intermitente.

Pacientes com quadro de hipertensão intracraniana terão papiledema ao exame de fundo de olho em até 20% dos casos.

Até 40% dos pacientes apresentarão déficits neurológicos focais, relacionados à localização e ao tamanho da lesão metastática. Na Tabela 156.1, estão relacionados os principais sinais e sintomas causados por lesões expansivas (primárias ou secundárias), a depender de sua topografia.

Tabela 156.1 Principais sinais e sintomas causados por lesões expansivas (primárias ou secundárias).

Topografia	Sinais e sintomas característicos
Lobo frontal	• Déficits motores contralaterais • Alterações de personalidade • Declínio de funções executivas.
Lobo temporal	• Alterações da percepção auditiva • Prejuízo de memória • Crises epilépticas • Quadrantanopsia superior homônima contralateral.
Lobo parietal	• Déficits sensitivos contralaterais • Quadrantanopsia inferior homônima contralateral • Síndrome de Gerstmann (agnosia de dedos, disgrafia, discalculia e desorientação direita-esquerda).
Lobo occipital	• Hemianopsia homônima contralateral
Cerebelo	• Ataxia ipsilateral • Incoordenação • Náuseas e vômitos • Tontura • Nistagmo.
Tronco encefálico	• Diplopia • Disfagia • Paralisia facial • Fraqueza de membros • Alteração de marcha.

Adaptada de: Schaff e Mellinghoff, 2023.

Eventos epilépticos ocorrem em até 20% dos pacientes com lesões metastáticas cerebrais e são menos frequentes que nos pacientes com tumores primários de SNC.

Pacientes que apresentam metástases com maior risco de sangramento terão maior risco de desenvolver eventos ictais, como ocorre em lesões oriundas de tumores melanoma, mama, coriocarcinoma e carcinoma de células renais. Nesse mesmo grupo, encontram-se os pacientes com possibilidade de instalação súbita de sintomas neurológicos, devido a sangramentos intratumorais.

O prejuízo neurocognitivo pode ocorrer em pacientes com metástases cerebrais, porém geralmente tem seu desenvolvimento multifatorial por:

- Impacto de terapias prévias para o tumor primário
- Topografia, tamanho, velocidade de crescimento e edema da lesão metastática
- Impacto de terapias para o tumor secundário.

Lesões localizadas nos lobos frontal esquerdo e temporais costumam levar a maiores prejuízos neurocognitivos.

Diagnóstico

Após a suspeita clínica combinando aspectos de anamnese e exame neurológico, o paciente deverá ser submetido ao exame de imagem complementar. Preferencialmente, esse exame deverá ser a ressonância magnética (RM) de crânio; porém, por dificuldade de acesso, muitas vezes o primeiro exame a ser realizado é a tomografia computadorizada (TC) de crânio. O estudo com fases contrastadas em ambos os casos é fundamental para a análise de lesões tumorais.

A TC de crânio com contraste poderá revelar lesão única ou lesões múltiplas, com realce anelar ao contraste e com edema vasogênico hipoatenuante e de dimensões habitualmente muito maiores e desproporcionais ao tamanho da lesão.

Já a RM crânio revelará, nas imagens em T1 com gadolínio, lesões sólidas ou císticas com necrose em seu interior, e em T2, extensas áreas de edema ao seu redor. O estudo de espectroscopia evidencia lesões com alto teor de colina e N-acetil-aspartato (NAA), assim como nas lesões primárias de SNC. As sequências de perfusão poderão ser úteis na diferenciação entre lesões primárias e metastáticas.

A combinação entre aspectos clínicos e radiológicos habitualmente é suficiente para o diagnóstico de doença metastática. A depender do status clínico do paciente e da doença sistêmica, poderá ser considerada a realização de biópsia da lesão metastática, na busca por possíveis alvos moleculares que possam guiar imunoterapias ou terapias-alvo.

Tratamento

O tratamento das metástases cerebrais ainda é desafiador, e diversos fatores deverão ser considerados antes da tomada de decisão:

- *Performance status* do paciente (*Karnofsky performance status* – KPS)
- Número de lesões
- *Status* da doença sistêmica.

Embora nos últimos anos as terapias sistêmicas tenham mostrado resultados promissores no manejo desses pacientes, o tratamento ainda tem seus pilares bem estabelecidos na ressecção cirúrgica, radioterapia (encéfalo total ou estereotáxica) e no uso de medicações sintomáticas, como os corticosteroides.

Ressecção cirúrgica

Procedimentos neurocirúrgicos são peças importantes no manejo de pacientes com metástases cerebrais e classicamente são indicados para pacientes com apresentações precoces da doença secundária (previamente ao diagnóstico do sítio primário), metástases com efeito de massa importante, metástase única, ausência de atividade de doença metastática extracraniana.

Habitualmente está indicada radioterapia pós-operatória na cavidade cirúrgica e margens, como medida de prevenção à recorrência. No caso dos pacientes com ressecção de lesões únicas, poderá ser realizada a radiocirurgia estereotáxica.

Radiocirurgia estereotáxica

Trata-se de estratégia indicada isoladamente em casos de lesões inoperáveis, bem como consolidação de tratamento cirúrgico. De acordo com *guideline* publicado em 2022 pela American Society for Radiation Oncology (ASTRO), há recomendação forte para o procedimento em pacientes com *performance status* pelo ECOG de 0 a 2 e até 4 lesões metastáticas íntegras. Para pacientes com mais de 4 lesões, o tratamento poderá ser individualizado. Já para aqueles com lesões intactas de até 2 cm de diâmetro, uma fração única de radiação de 20 a 24 Gy também é sugerida.

Radioterapia de encéfalo total

Há décadas a radioterapia de encéfalo total (WBRT, do inglês *whole brain radiation therapy*) vem se mostrando uma opção de tratamento para pacientes com metástases cerebrais, com bons resultados com relação à remissão clínica, porém sem impactos positivos na sobrevida global.

Apesar de ter sido considerada um bom tratamento para as chamadas "micrometástases", principalmente em pacientes com diagnóstico de câncer de pulmão pequenas células, a terapia vem tendo seu uso cada vez mais reservado devido aos importantes efeitos colaterais. Entre eles, destaca-se o prejuízo cognitivo, que pode persistir por mais de 12 meses após a radiação, em domínios como funções executivas, velocidade de processamento e controle motor fino. A fisiopatologia de tais acometimentos envolve lesão endotelial de pequenos vasos, levando à aceleração de aterosclerose e possível isquemia crônica. O uso de memantina durante a WBRT, bem como a técnica de evitar que a radiação chegue ao hipocampo, são boas estratégias para preservação de funções cognitivas.

Atualmente, as últimas recomendações das sociedades europeias definem que a WBRT deve ser considerada nos casos de múltiplas lesões metastáticas não elegíveis para radioterapia estereotáxica. Além disso, esse tratamento poderá ser descartado no caso de pacientes com *performances* clínicas prejudicadas.

Imunoterapias

Terapias sistêmicas e inibidores de *checkpoint* imune (ICI) são terapias possíveis para pacientes com metástases cerebrais, a depender do sítio primário e da presença de mutações genéticas. Estudos de vida real já demonstram ganhos de sobrevida em terapias-alvo para pacientes com câncer de mama HER2-positivo, câncer pulmonar positivo para o receptor do fator de crescimento epidérmico (EGFR-positivo) e melanoma *BRAF*-positivo.

Em carcinoma pulmonar não pequenas células, as mutações EGFR ocorrem em até 30% dos casos. Atualmente, o inibidor de terceira geração do EGFR, osimertinibe, é o tratamento de escolha para metástases cerebrais EGFR-positivas.

Com relação aos tumores de mama HER2-positivos, o uso de lapatinibe (inibidor da tirosina-quinase) combinado com trastuzumabe, mostrou aumento na sobrevida livre de progressão e sobrevida global. Há outras opções a serem consideradas, embora com menor evidência, como afatinibe e neratinibe.

Cerca de metade dos casos de melanomas avançados exibem mutações *BRAF*, tornando esse um possível alvo para tratamento com fármacos como vemurafenibe e dabrafenibe. Além disso, os ICI de maneira isolada ou em combinação vêm mostrando resultados promissores no controle da doença metastática.

Corticosteroides

O uso de corticosteroides é recomendado para promover alívio sintomático a pacientes com quadros clínicos secundários ao aumento da pressão intracraniana e edema vasogênico. O medicamento de escolha é a dexametasona devido a seu menor efeito mineralocorticoide, quando comparado a outros fármacos da classe. Seu uso deverá ser na menor dose e durante o menor período possíveis. Uma dose inicial de 4 a 8 mg ao dia pode ser considerada em pacientes com sintomas leves a moderados. Em casos graves, as doses poderão chegar até 16 mg ao dia.

É importante destacar que, de acordo com a meia-vida do medicamento, não é indicada a frequência clássica de 6/6 horas. A medicação deverá ser administrada em uma ou duas tomadas ao dia, preferencialmente antes das 16 horas, buscando minimizar efeitos colaterais como insônia.

Prognóstico

O prognóstico em pacientes com metástases cerebrais é variável de acordo com os seguintes principais fatores:

- *Status* clínico do paciente: idade e KPS
- Localização do tumor primário
- Presença de metástases extracranianas
- Número de metástases cranianas
- *Status* de mutações, com destaque ao *BRAF*.

Atualmente, há uma ferramenta prognóstica de bastante utilidade denominada "GPA *index*". Trata-se de uma calculadora que estima a sobrevida média a partir da data de diagnóstico da metástase cerebral, levando em consideração diversos fatores, anteriormente mencionados.

Conclusão

Até 40% dos pacientes com cânceres desenvolverão metástases cerebrais; desses, até 75% tornar-se-ão sintomáticos. O manejo dos pacientes com tais condições é desafiador, complexo e exige cuidados de uma equipe multidisciplinar.

O prognóstico vem se tornando melhor para pacientes com metástases para SNC, em caso de possibilidade de inclusão, bem como disponibilidade de tratamentos imunoterápicos, em associação a terapias clássicas como ressecção cirúrgica e técnicas de radioterapia.

DOENÇA LEPTOMENÍNGEA METASTÁTICA

A carcinomatose meníngea é uma condição caracterizada pelo acometimento da pia-máter e da aracnoide, que juntas recebem o nome de "leptomeninges", e ao espaço subaracnoide, secundário à metástase de tumores, principalmente sólidos, sendo os sítios mais comuns: pulmão, mama, melanoma e neoplasias primárias do SNC. Em torno de 5 a 15% dos americanos evoluem com carcinomatose leptomeníngea anualmente.

O exame físico neurológico deve ser executado de maneira minuciosa. O quadro clínico mais comum é representado por cefaleia, náuseas, vômitos, alterações de marcha, neuropatias cranianas manifestadas como diplopia e/ou sintomas visuais (II, III, IV e VI nervos cranianos), paralisia facial e sintomas radiculares cervicais e dorsais. Outros sintomas incluem, ainda, disfagia, disartria e disfunção esfincteriana, como constipação intestinal e retenção urinária.

A RM de crânio e coluna cervical, torácica e lombar é o padrão-ouro para o diagnóstico e também para o acompanhamento desses pacientes. Recomenda-se o uso de contraste e, se possível, em um aparelho de 3 Tesla. Os achados esperados, embora possam estar presentes em outras doenças também, são: realce das folias e sulcos cerebelares, cisternas da base, nervos cranianos, superfície cerebral e dos ventrículos laterais, e raízes nervosas da coluna lombar, sobretudo no nível da cauda equina.

O LCR é fundamental para o diagnóstico, pois, ao demonstrar a presença de células neoplásicas, confirma a suspeita clínica. Recomenda-se a coleta de preferencialmente 10 mℓ para aumentar a sensibilidade do exame. Anormalidades quimiocitológicas incluem pleocitose (39 a 77,5%), hiperproteinorraquia (56 a 91%) e hipoglicorraquia (22 a 38%), além de aumento de pressão de abertura em até 42% dos pacientes. O aumento do número de coletas de LCR aumenta a sensibilidade para a detecção de células neoplásicas.

No que tange ao tratamento, o uso de quimioterapia intratecal, através de um cateter de Ommaya ou por punção lombar, é uma das técnicas mais difundidas, utilizando principalmente metotrexato, citarabina e tiotepa como fármacos. Ressalta-se, todavia, que a própria doença meníngea pode obstruir o fluxo liquórico e prejudicar a eficácia dessa modalidade terapêutica.

Radioterapia possui um benefício, embora paliativo (*i. e.*, não altera sobrevida global), na carcinomatose meníngea, e costuma ser utilizada antes da quimioterapia intratecal, para reduzir a neurotoxicidade dos medicamentos infundidos. Radioterapia de encéfalo total pode ser empregada em pacientes com doença nodular extensa ou quando há concomitância de metástases sólidas.

Os tratamentos sistêmicos até o momento, infelizmente, não possuem eficácia comprovada. A maioria dos estudos possuem vieses e limitações metodológicas importantes. Todavia, há alguns resultados animadores com o uso de osimertinibe em pacientes com câncer de pulmão EGFR-mutado.

A sobrevida de pacientes com carcinomatose meníngea é de 2 a 6 meses, a despeito das opções terapêuticas disponíveis.

Complicações Neurológicas do Tratamento Oncológico

Marcelo Houat de Brito • Gabriel Novaes de Rezende Batistella

INTRODUÇÃO

O câncer é hoje uma das principais causas de morte prematura no mundo e há uma tendência ao aumento do número de casos nos próximos 50 anos, que é suportada pelas marcantes alterações demográficas, como aumento e envelhecimento populacional.[1] Existe ampla concordância de que o câncer é uma doença genética, e com o tempo passamos a reconhecer diversas características primordiais entre os inúmeros tumores que acometem o homem, e, com isso, novas modalidades terapêuticas vieram ocupar espaço no arsenal contra o câncer.[2] Uma porcentagem significativa dos pacientes oncológicos desenvolverá alguma complicação neurológica relacionada ao tratamento, seja ela no sistema nervoso central (SNC), seja no periférico ou em ambos.

Pacientes que recebem quimioterapia convencional podem evoluir frequentemente com neuropatia periférica, mas neurotoxicidade central também costuma ser encontrada, apesar da barreira hematoencefálica íntegra; pacientes submetidos a radioterapia, mesmo quando respeitada a tolerabilidade das diversas porções do sistema nervoso, podem apresentar encefalopatia, mielopatia, plexopatias, tumores radioinduzidos e vasculopatias, entre outras potenciais complicações neurológicas.[3] Com o advento da imunoterapia no tratamento do câncer, eventos adversos no sistema nervoso passaram a ser também um novo desafio terapêutico e diagnóstico. Consensos hoje guiam a conduta nesses pacientes, evitando tanto a morbimortalidade relacionada ao tratamento, quanto uma necessidade de descontinuar uma linha de tratamento demonstrando eficácia clínica.[4] Terapias-alvo moleculares, representadas pelos anticorpos monoclonais e inibidores de pequenas moléculas, modificaram o tratamento do câncer nas últimas décadas, e seus mecanismos de ação e consequentes toxicidades diferem entre si e das quimioterapias tradicionais, em geral sendo mais bem toleradas por não comumente penetrarem a barreira hematoencefálica.[5]

Neste capítulo, abordaremos as complicações neurológicas do tratamento oncológico, com destaque às complicações da quimioterapia, terapia-alvo, imunoterapia e radioterapia.

QUIMIOTERAPIA

A neurotoxicidade proveniente da terapia com agentes quimioterápicos é comum, sendo uma potencial causadora de interrupção precoce do tratamento oncológico. Neurotoxicidade periférica é mais frequente, encontrada em pacientes que utilizam agentes como alcaloides da vinca, taxanos, compostos da platina (ou sais de platina) e inibidores de proteassoma. A Tabela 157.1 exemplifica os principais agentes quimioterápicos causadores de neurotoxicidade periférica.

Toxicidade no SNC pode ser causada por efeito direto desses agentes ou secundária a causas sistêmicas, como distúrbios hidroeletrolíticos e hepatotoxicidade. Apesar da barreira hematoencefálica potencialmente íntegra, agentes como metotrexato, ifosfamida e citarabina são comumente responsáveis por gerar eventos adversos no SNC, como cefaleia, déficits cognitivos, crises epilépticas, disfunções cerebelares e síndromes psiquiátricas. Sintomas centrais podem ser agudos, subagudos ou de apresentação tardia. A Tabela 157.2 exemplifica os principais agentes quimioterápicos causadores de neurotoxicidade central.

A administração de quimioterapia intratecal vence a proteção da barreira hematoencefálica e pode ser uma importante causadora de meningite asséptica, leucoencefalopatia, hidrocefalia e, até mesmo, óbito. Apesar de a realização de quimioterapia intratecal parecer intuitivamente efetiva, agentes quimioterápicos penetram apenas poucas camadas celulares e não tratam zonas mais nodulares ou espessas de doença, além de em geral precisarmos de um reservatório de Ommaya para entrega intraventricular. Agentes comumente utilizados por via intratecal são o metotrexato e a citarabina (na sua forma tradicional ou lipossomal), porém tiotepa pode também ser empregada como segunda linha em casos de refratariedade.[6]

Sais de platina

Sais de platina são agentes quimioterápicos pertencentes aos compostos de platina, que inibem a síntese de DNA por meio da formação de ligações cruzadas entre as cadeias de DNA, levando à formação de adutos que interferirão na replicação celular e gerar efeito antitumoral. Os agentes cisplatina, oxaliplatina e carboplatina são os mais frequentemente associados a neurotoxicidades das mais diversas maneiras.[7]

Cisplatina é associada a uma ampla variedade de neurotoxicidades, entre as quais a neuropatia periférica é muito frequente, caracterizada por uma polineuropatia axonal sensitiva simétrica, com acometimento de fibras grossas e mielinizadas, afetando principalmente o gânglio sensitivo dorsal.

Tabela 157.1 Agentes quimioterápicos que causam neurotoxicidade periférica.

Agentes	Neuropatia sensorial	Neuropatia motora	Neuropatia autonômica
Cisplatina	X		
Alcaloides da vinca	X	X	X
Lenalidomida	X	X	X
Oxaliplatina	X	X	
Bortezomibe	X	X	X
Carboplatina	X		
Taxanos	X	X	
Pomalidomida	X	X	X
Talidomida	X	X	X

Tabela 157.2 Agentes quimioterápicos que causam neurotoxicidade central.

Causa	Medicamentos
Encefalopatia aguda e subaguda	Metotrexato, *mechlorethamine* (clormetina), fludarabina, pentostatina, ifosfamida, etoposídeo, doxorrubicina, cisplatina, procarbazina, gencitabina, clorambucila, hexametilmelamina (altretamina), paclitaxel, mitotano, alcaloides de vinca, citosina arabinosídeo (ara-C; citarabina), hidroxiureia, tiotepa (alta dose) ciclofosfamida, docetaxel, L-asparaginase
Encefalopatia crônica	Metotrexato, carmustina, cisplatina, citosina arabinosídeo (citarabina), 5-fluoruracils, ifosfamida, fludarabina
Crise epiléptica	Metotrexato, *mechlorethamine* (clormetina), hexametilmelamina (altretamina), citosina arabinosídeo (ara-C; citarabina), pentostatina, ifosfamida, docetaxel, cisplatina, alcaloides de vinca, nitrosureias, clorambucila (somente em superdosagem), ciclofosfamida, fludarabina, dacarbazina, etoposídeo, L-asparaginase, 5-fluoruracila, gencitabina, temozolomida, paclitaxel
Cefaleia	Metotrexato (administração intratecal), cladribina, dacarbazina, *mechlorethamine* (clormetina), hexametilmelamina (altretamina), topotecana, talidomida, octreotida, 5-fluoruracila, gencitabina, temozolomida, procarbazina, retinoides, mitomicina C, lenalidomida, mitotano, citosina arabinosídeo (ara-C; citarabina) (administração intratecal), hidroxiureia, tiotepa (administração intratecal), etoposídeo, L-asparaginase, pomalidomida
Complicações cerebrovasculares	Cisplatina, L-asparaginase, doxorrubicina (administração intra-arterial), mitomicina C
Perda visual	Fludarabina, retinoides, paclitaxel, cisplatina (administração intra-arterial e alta dose intravenosa), clorambucila, mitotano, carmustina (administração intra-arterial e alta dose), alcaloides de vinca

Sintomas são em geral constituídos por parestesias, sensação de dormência e dor, e costumam se iniciar nas extremidades, com progressão proximal conforme o tratamento. A sensibilidade superficial e a força costumam estar preservadas (ou menos afetadas), quando comparadas a propriocepção consciente e reflexos tendinosos profundos, que em geral são alterados ao exame físico neurológico. Muitos pacientes têm melhora dos sintomas ao longo do tempo, porém uma recuperação completa é improvável, e casos de piora mesmo após interrupção do agente são relatados em até 30% dos pacientes. Redução da audição por ototoxicidade é a segunda toxicidade mais frequente da cisplatina. Consiste em um quadro dose-dependente, bilateral e irreversível, com frequência acompanhado de vertigem e *tinnitus* (acufeno). Apesar de mais frequentemente vermos acometimentos periféricos, cisplatina pode ter consequências no SNC – além de depender da via de administração (intravenosa ou intra-arterial) – e ter outras comorbidades associadas ao tratamento, como náuseas e vômitos, hipomagnesemia ou síndrome da secreção inapropriada de hormônio antidiurético (SIADH). Os sintomas mais frequentes são crises epilépticas e encefalopatia difusa. Diferente da neuropatia periférica, esses acometimentos podem se resolver de modo espontâneo e não necessariamente retornarão nos ciclos subsequentes.[8-10]

Não é comum a carboplatina gerar eventos adversos no sistema nervoso periférico ou central quando entregue na sua dose convencional, porém, em situações de transplante de células hematopoiéticas, é possível encontrar quadros de síndrome de encefalopatia posterior reversível (PRES), toxicidade retiniana, cegueira cortical e sintomas *stroke-like*.[8,11]

Oxaliplatina é um fármaco em geral usado em tumores do trato gastrointestinal e alguns tipos de linfomas, e a neuropatia periférica nesse medicamento é muito frequente e característica, podendo delimitar duas síndromes: neuropatia periférica aguda durante ou pouco tempo após as primeiras infusões; e neuropatia sensorial cumulativa, com hipoestesia sensitiva distal e disestesias. Neuropatias periféricas relacionadas à oxaliplatina são extremamente comuns, acometendo cerca de 85% ou mais de todos os pacientes em tratamento com o fármaco.[8,12] A neuropatia periférica aguda é muito característica e se manifesta por intolerância ao frio, desconforto ao ingerir bebidas geladas, desconforto na orofaringe, desconforto para tocar objetos gelados, cãibras musculares, parestesias e disestesias em mãos e pés. Prolongar a infusão de 2 horas para 6 horas reduz a incidência dessa síndrome, porém 2 a 3 dias costumam ser considerados suficientes para cessar esse quadro de modo espontâneo. O mecanismo responsável pela neuropatia sensorial se dá por uma neuropatia axonal sensorial simétrica sem envolvimento motor e raro envolvimento autonômico, em geral por mecanismos parecidos com a cisplatina.[13-15]

Agentes antimicrotúbulos

Os microtúbulos, componentes vitais do citoesqueleto celular, desempenham um papel ativo na divisão celular, na sinalização e no transporte. Essas funcionalidades tornam a classe quimioterápica antimicrotúbulo atrativa para o tratamento do câncer. Dentro dessa classe, os taxanos, representados pelos fármacos paclitaxel e docetaxel, foram os primeiros agentes a serem utilizados.[7]

Os taxanos estão predominantemente associados a uma neuropatia sensorial, e o paclitaxel apresenta uma maior incidência de neuropatia em relação ao docetaxel. A neuropatia associada a esses medicamentos, que pode ser confundida com a síndrome mão-pé (eritema acral), caracteriza-se por parestesia e sensação de queimação nas mãos e pés, além de redução dos reflexos tendinosos profundos. O principal fator desencadeante dessa neuropatia é a dose cumulativa de medicamento administrada ao longo do tratamento, que gera uma disfunção dos microtúbulos axonais. Isso interfere no transporte axoplasmático e leva à ativação macrofágica no gânglio dorsal, nervo periférico, e na medula, com a subsequente ativação da micróglia.[16] Uma análise retrospectiva do estudo SWOG0221, que investigou o uso precoce de paclitaxel em pacientes com câncer de mama em estágios iniciais, sugeriu que níveis baixos de vitamina D poderiam estar correlacionados com uma maior ocorrência de neuropatia sensorial relacionada ao paclitaxel. Outros estudos também vêm fortalecendo essa associação.[17] Embora seja mais raro, é possível ocorrer uma neuropatia motora com o uso de paclitaxel, caracterizada por um acometimento simétrico e mais proximal. Ademais, a toxicidade desses agentes pode ser amplificada pela utilização concomitante de outros agentes quimioterápicos sinérgicos, como os compostos de platina.[8,16]

Os alcaloides da vinca são agentes antimicrotúbulos derivados da planta *Catharanthus roseus*, também conhecida como *Vinca rosea*, e estão entre os quimioterápicos mais utilizados em oncologia. Seu mecanismo de ação, ao contrário dos taxanos, envolve a despolimerização de microtúbulos, impedindo o fuso mitótico, com forte bloqueio do processo de mitose. Temos como exemplos dessa classe a vincristina, a vimblastina e a vinorelbina, sendo que a vincristina é a associada à neurotoxicidade. Quase todo paciente usando vincristina apresenta algum grau de neuropatia, principalmente sensitiva. Com esse agente, porém, vemos com mais frequência quadros de acometimento motor distal, podendo, inclusive, manifestar-se por uma síndrome do "pé caído". Reflexos tendinosos profundos comumente estão reduzidos ou abolidos, quadros disautonômicos como constipação intestinal e hipotensão ortostática podem ser chamativos, e mononeuropatias focais podem ocorrer no nível dos nervos cranianos. A recuperação pode ocorrer após alguns meses do término ou da interrupção do fármaco, porém alguns pacientes apresentam piora da polineuropatia após meses do uso da medicação – fenômeno conhecido como *coasting*. Com os outros alcaloides da vinca, como vinorelbina e vimblastina, o quadro de neurotoxicidade é menos frequente. Vimblastina pode ter efeito neurotóxico semelhante à vincristina, porém menos intenso, e a vinorelbina costuma estar associada a uma polineuropatia sensitiva distal mais leve, comumente com parestesias em isolado.[18-20]

Agentes antimetabólitos

Entre os antimetabólitos, os antifolatos são os mais frequentemente causadores de neurotoxicidade. Metotrexato, um inibidor da di-hidrofolato redutase (DHFR), é o mais estudado dessa classe e pode causar neurotoxicidade aguda, subaguda e crônica, o que torna desafiador o manejo dos eventos adversos desse agente. A via de administração desse fármaco determina muitos dos eventos adversos, assim como a dosagem. Altas dosagens por via intravenosa (em geral empregadas em pacientes com linfoma primário do SNC) podem gerar significativa neurotoxicidade, sobretudo se houver disfunção renal e desidratação. Em geral, um resgate de leucovorina (ácido folínico) se faz necessário, ajudando a reduzir a neurotoxicidade desse fármaco. A toxicidade neurológica secundária ao uso de metotrexato sistêmico costuma se dar por meio de uma encefalopatia aguda ou subaguda, com sonolência, confusão mental, crises epilépticas (em especial nas primeiras 24 horas do tratamento).[21,22] Metotrexato também é com frequência utilizado por via intratecal, e seu uso pode vir associado a meningite asséptica, PRES, crise epiléptica, polirradiculopatia lombossacral, mielite transversa e déficits neurológicos subagudos diversos. A leucoencefalopatia é uma complicação tardia do tratamento intratecal, em geral ocorrendo após 6 meses de uso do agente, e pode ser mais acentuada quando utilizada em concomitância ou após radioterapia.[3,21]

Citarabina é um análogo da pirimidina com frequência usada em onco-hematologia por via venosa, mas também costuma ser empregada no tratamento de meningite neoplásica por via intratecal. Altas doses dessa medicação podem causar síndrome cerebelar em até 25% dos pacientes, em geral precedida por uma encefalopatia caracterizada por sonolência e confusão mental cerca de 2 a 5 dias antes de os sintomas cerebelares surgirem. Sua entrega por via intratecal pode causar mielite transversa similar ao metotrexato.[23,24]

As fluoropirimidinas 5-fluorruracila (5-FU) e capecitabina raramente geram síndrome cerebelar aguda, sintomas encefalopáticos difusos, cefaleia, crises epilépticas, síndrome parkinsoniana, neuropatia periférica e insônia. A deficiência de di-hidropirimidina desidrogenase (DPD) no paciente pode ser uma causa de neurotoxicidade grave pelo fármaco, principalmente uma neurotoxicidade cerebelar.[25-27]

Agentes alquilantes

Os agentes alquilantes são um grupo diverso de quimioterápicos que alquilam a molécula de DNA, após uma transferência de radical alquila, gerando ligações cruzadas covalentes entre cadeias de DNA, o que impede sua replicação de maneira não específica no ciclo celular. Entre as classes de agentes alquilantes, aquelas que costumam estar associadas a potencial neurotoxicidade são: sulfonados (bussulfano), etilenoiminas (tiotepa), nitrosureias (carmustina e lomustina) e triazinas (temozolomida).[7]

Bussulfano raramente é associado à neurotoxicidade, porém, quando utilizado em altas dosagens, como no transplante de células hematopoiéticas, pode ser um causador de crises epilépticas. Tiotepa, também quando utilizado em altas dosagens no transplante, pode gerar quadros de encefalopatias fatais.[28,29]

Temozolomida (TMZ), lomustina (CCNU) e carmustina (BCNU) são agentes muito empregados no tratamento primário ou como terapia de segunda linha nos gliomas difusos no adulto.[30,31] Desses, a nitrosureia carmustina pode vir associada a maior neurotoxicidade quando utilizada em altas doses, com uma encefalomielopatia e crises epilépticas, mas em geral quando empregada no contexto de transplante de medula óssea e não no tratamento dos tumores primários do SNC.[32] A temozolomida, triazina empregada no tratamento primário do glioblastoma (protocolo Stupp) e do astrocitoma *IDH*-mutado grau 3 (protocolo CATNON), pode gerar em até 40% dos pacientes um quadro de cefaleia, mas esse sintoma deve sempre ser diferenciado dos possíveis efeitos expansivos secundários aos tumores cerebrais.[33]

Efeitos da quimioterapia nas funções cognitivas

Já é bem documentado que pacientes submetidos à quimioterapia podem sofrer alterações cognitivas – subjetivas (quando há apenas a queixa do paciente sem disfunção comprovada aos testes) e/ou objetivas (com documentação de comprometimento por testes cognitivos) –, principalmente em memória a curto prazo, atenção, funções executivas e velocidade de processamento.[34,35] Essas alterações receberam na literatura a denominação "comprometimento cognitivo relacionado à quimioterapia", ou simplesmente *chemobrain*. Há estudos demonstrando esse comprometimento em neoplasias como o câncer colorretal, câncer ovariano e linfoma, porém esse fenômeno foi bem mais estudado em pacientes com câncer de mama.[36] As alterações cognitivas parecem ser mais importantes durante o período da quimioterapia, em geral com melhora ao longo do tempo. No entanto, essa melhora é apenas parcial em cerca de um terço dos casos.[37] Dados de estudos transversais indicam taxas de 16 até 75% de comprometimento cognitivo moderado ou severo durante o período da quimioterapia para câncer de mama, comparando com 4 a 11% em controles.[36] Apesar de a fisiopatologia que leva ao *chemobrain* ainda não estar totalmente elucidada, alguns estudos experimentais têm ajudado na proposição de mecanismos, sendo os principais a diminuição da neurogênese (em especial vista nas células do hipocampo), alterações em precursores de mielina e oligodendrócitos, disfunção mitocondrial e aumento de produção de citocinas de modo sistêmico e local no cérebro.[38]

Entre os quimioterápicos mais estudados como relacionados a alterações cognitivas estão as antraciclinas (p. ex., doxorrubicina), os taxanos, as platinas, a ciclofosfamida, a citarabina, a 5-fluorruracila e o metotrexato (principalmente quando administrado de maneira intratecal).[38] Os efeitos cognitivos parecem ser maiores quanto maiores forem as doses dessas medicações, quando há associação de efeitos possivelmente sinérgicos em esquemas multifármacos e quanto maior for o tempo de duração da quimioterapia.[34] Alguns fatores parecem indicar maiores riscos de pacientes evoluírem com disfunção cognitiva, como presença de fatores de risco cardiovascular (p. ex., diabetes *mellitus* e hipertensão arterial), alguns polimorfismos genéticos (APOE ε4, COMT, IL-1R1, BDNF), baixa escolaridade e baixo quociente de inteligência pré-mórbido. Idade avançada tem evidência conflituosa com relação ao aumento de risco.[38] Com relação ao manejo desses pacientes, há evidência de benefício sintomático e preventivo com algumas medidas não farmacológicas como reabilitação cognitiva, terapia cognitivo-comportamental, terapia ocupacional, técnicas de *mindfulness* e incentivo à atividade física. Do ponto de vista farmacológico, as evidências são escassas, podendo ser tentado uso de medidas sintomáticas como donepezila ou psicoestimulantes.[36]

TERAPIA-ALVO MOLECULAR

Conforme o conhecimento das alterações moleculares que levam ao câncer foi sendo aprimorado, maiores investimento e foco na elaboração de fármacos direcionados aos alvos moleculares específicos que levam ao crescimento tumoral ocorreram. Agentes chamados "terapia-alvo" incluem anticorpos monoclonais, anticorpo-droga conjugados e inibidores de pequenas moléculas. Esses agentes antineoplásicos são distintos das terapias citotóxicas convencionais e costumam gerar menos eventos adversos, apesar de terem suas particularidades. A maioria desses agentes são mais bem tolerados do ponto de vista neurológico, visto que boa parte deles não penetra bem a barreira hematoencefálica.[5,39]

O fragmento de ligação ao antígeno (Fab) de um anticorpo monoclonal, que reconhece e se liga a antígenos, é responsável pelo direcionamento altamente específico que é possível com tais terapias. Os anticorpos monoclonais exercem seus efeitos anticâncer por meio de uma variedade de mecanismos: recrutando funções imunes do hospedeiro (incluindo células *natural killer* e a cascata do complemento) para atacar a célula-alvo; ligando-se a ligantes ou receptores, interrompendo assim processos essenciais das células cancerígenas; ou carregando uma carga letal, como um radioisótopo ou toxina, para a célula-alvo (ou seja, anticorpos monoclonais conjugados). O tipo de anticorpo muitas vezes pode ser identificado pelo sufixo do nome do medicamento: -momabe (murino), -ximabe (quimérico), -zumabe (humanizado) ou -mumabe (humano).[5,39]

Os inibidores de pequenas moléculas geralmente interrompem processos celulares ao interferir na sinalização intracelular das tirosinas quinases. A sinalização das tirosinas quinases inicia uma cascata molecular que pode levar a

crescimento celular, proliferação, migração e angiogênese em tecidos normais e malignos. Receptor do fator de crescimento epidérmico (EGFR), receptor 2 do fator de crescimento epidérmico humano (HER2/neu) e os receptores do fator de crescimento do endotélio vascular (VEGF) são tirosinas quinases. Os inibidores de pequenas moléculas diferem dos anticorpos monoclonais de várias maneiras. Eles são em geral administrados por via oral em vez de intravenosa.[5,39]

As Tabelas 157.3, 157.4 e 157.5 resumem as principais complicações neurológicas das terapias-alvo moleculares.

IMUNOTERAPIA

A imunoterapia contra o câncer engloba uma gama de modalidades de tratamento que aumentam os efeitos antitumorais do próprio sistema imunológico do paciente e revolucionaram o tratamento oncológico nos últimos anos, com aprovação para seu uso em cada vez mais neoplasias. No entanto, não é sem efeitos colaterais. Vários eventos adversos neurológicos foram reconhecidos associados aos inibidores de *checkpoint* imunológico (ICI) e à terapia de células T com receptor de antígeno quimérico (*CAR-T cells*) – as duas principais classes de imunoterapia contra o câncer. Com o aumento da prevalência de doenças oncológicas e desse tipo de terapia, é improvável que neurologistas, oncologistas, hematologistas e demais profissionais de saúde que lidam com pacientes com câncer não encontrem esse tipo de complicação neurológica em sua prática nos próximos anos.[40]

Inibidores de *checkpoint* imunológico

Os ICI são uma classe de fármacos antineoplásicos que aumentam a resposta imune antitumoral por meio da regulação positiva da atividade das células T. Eles são anticorpos monoclonais específicos que bloqueiam os receptores que inibem a resposta das células T, os chamados "*checkpoints* imunológicos inibitórios".[41] Os principais alvos desses medicamentos são o receptor do antígeno 4 do linfócito T citotóxico (CTLA-4), o receptor da morte celular programada 1 (PD-1), o ligante da morte celular programada 1 (PD-L1) e o gene de ativação linfocitária 3 (*LAG-3*). O bloqueio desses alvos leva à ativação persistente e generalizada do sistema imune adaptativo humoral e celular, aumentando a imunidade antitumoral.[42] São exemplos de ICI: os anti-CTLA-4 ipilimumabe e tremelimumabe; os anti-PD-1 pembrolizumabe, nivolumabe, cemiplimabe e dostarlimabe; os anti-PD-L1 atezolizumabe, avelumabe e durvalumabe; e o anti-LAG-3 relatlimabe. Essa classe de antineoplásicos tem demonstrado uma resposta antitumoral clinicamente eficaz com melhora de sobrevida em pacientes com melanoma, câncer de pulmão de células não pequenas (CPCNP), carcinoma de células renais, assim como para um número crescente de outras indicações. No entanto, devido ao seu efeito na ativação do sistema imunológico, eles estão associados a eventos adversos imunorrelacionados (irAE, do inglês *immune-related adverse events*).

Os irAE mais comuns são reações que envolvem o trato gastrointestinal, as glândulas endócrinas, a pele e o fígado.[43] A maioria deles é leve e pode ser tratada com medicamentos sintomáticos, mas alguns requerem interrupção ou descontinuação do ICI e uso de esteroides ou outros agentes imunossupressores. Embora menos frequentes do que em outros sistemas, os irAE neurológicos (nirAE) podem ser graves e requerem reconhecimento e tratamento imediatos.[44,45] Um estudo de farmacovigilância de 2019 do banco de dados

Tabela 157.3 Complicações neurológicas dos agentes antiangiogênicos.

Agente	Alvo terapêutico/mecanismo de ação	Uso no tratamento de câncer	Toxicidades neurológicas comuns (em >10% dos pacientes)	Toxicidades neurológicas raras (<10%)
Bevacizumabe (anticorpo monoclonal)	VEGF-A	Câncer colorretal metastático, CPCNP não escamoso, câncer ovariano resistente à platina, câncer cervical avançado, carcinoma renal metastático, glioblastoma recorrente	–	AVC isquêmico, hemorragia intracraniana, PRES, neuropatia óptica
Lenvatinibe (inibidor da tirosina quinase)	VEGFR, FGFR, RET, KIT, PDGFRa	Progressão do câncer de tireoide diferenciado resistente a iodo radioativo	Cefaleia	AVC isquêmico, AIT, hemorragia intracraniana, convulsões, PRES
Sorafenibe (inibidor da tirosina quinase)	VEGFR, PDGFR, Raf quinase, KIT, FLT-3	Carcinoma de células renais	–	AVC isquêmico, disfunção cognitiva reversível com sintomas extrapiramidais, RPLS
Sunitinibe (inibidor da tirosina quinase)	VEGFR, PDGFR, FGFR, Itk, c-Fms	Carcinoma de células renais, tumores neuroendócrinos pancreáticos, GIST resistente a imatinibe	–	AVC, AIT, hemorragia intracraniana, PRES
Pazopanibe (inibidor da tirosina quinase)	VEGFR, PDGFR, FGFR, TIE2, KIT, RET, RAF1, BRAF, BRAF mutante	Carcinoma de células renais	–	Neuropatia sensorial, cefaleia, PRES, mielopatia transversa
Regorafenibe (inibidor da tirosina quinase)	VEGFR, PDGFR, KIT	Carcinoma de células renais	–	Neuropatia periférica, déficits reversíveis de cognição/memória e afasia
Axitinibe (inibidor da tirosina quinase)	VEGFR, PDGFR, KIT	Carcinoma de células renais	–	Neuropatia periférica, afasia reversível

AIT: ataque isquêmico transitório; AVC: acidente vascular cerebral; BRAF: B-Raf proteína; BRAF mutante: forma mutada da B-Raf proteína; c-Fms: receptor do fator estimulante de colônias de macrófagos; CPCNP: carcinoma pulmonar de células não pequenas; FGFR: receptor do fator de crescimento de fibroblastos; FLT-3: receptor da tirosina quinase 3 do tipo fms-*like*; GIST: tumor do estroma gastrointestinal; Itk: tirosina quinase induzível T; KIT: *tyrosine-protein kinase kit* ou CD117; PDGFR: receptor do fator de crescimento derivado de plaquetas; PDGFRa: receptor alfa do fator de crescimento derivado de plaquetas; PRES: síndrome de leucoencefalopatia posterior reversível; Raf quinase: proteína serina/treonina quinase; RAF1: RAF *proto-oncogene serine/threonine-protein kinase*; RET: *rearranged during transfection*; RPLS: síndrome de leucoencefalopatia posterior reversível; TIE2: receptor de angiopoietina-1; VEGF-A: fator de crescimento do endotélio vascular A; VEGFR: receptor do fator de crescimento do endotélio vascular.

Tabela 157.4 Complicações neurológicas das terapias-alvo.

Agente	Alvo(s) terapêutico(s)/mecanismo de ação	Uso(s) no tratamento do câncer	Toxicidades neurológicas comuns (> 10% dos pacientes)	Toxicidades neurológicas raras (< 10%)
Bortezomibe	Inibidor reversível do proteassoma 26S	Mieloma múltiplo; linfoma de células do manto	Neuropatia periférica (sensorial > autonômica > motora)	PRES
Carfilzomibe	Inibidor de proteassoma de segunda geração	Mieloma múltiplo progressivo	Neuropatia periférica	–
Erlotinibe	EGFR	CPCNP	–	AVC (em combinação com gencitabina)
Gefitinibe	EGFR	CPCNP	–	–
Afatinibe	EGFR, HER2, HER4	CPCNP	Cefaleia	–
Lapatinibe	EGFR1, HER2	Câncer de mama com superexpressão de HER2	Cefaleia	
Crizotinibe	ALK, MET, ROS1	CPCNP com rearranjo ALK	–	Espasmos musculares, disfonia, tremor, convulsão
Ceritinibe	ALK	CPCNP com rearranjo ALK	Cefaleia, tontura	PRES, hemorragia, trombose venosa e arterial
Cabozantinibe	MET, VEGFR2, RET	Câncer de tireoide medular	Disfonia, dor nas costas, cefaleia, tontura	Hemorragia intraparenquimatosa, hemorragia subdural
Imatinibe	BCR-ABL, PDGFR, c-Fms, c-Kit	LMC, LLA, leucemia eosinofílica crônica, dermatofibrossarcoma protuberante, GIST, SMD/MPD, mastocitose sistêmica	Cefaleia, espasmos musculares	–
Nilotinibe	BCR-ABL	LMC	Cefaleia	–
Dasatinibe	BCR-ABL, quinases da família Src (Lyn, Src)	LLA, LMC	Cefaleia	–
Ponatinibe	BCR-ABL, VEGFR, PDGFR, FGFR, receptor de efrina, quinases da família Src, c-Kit, RET, TIE2, FLT-3	LMC, LLA cromossomo Filadélfia positivo	Cefaleia, eventos trombóticos venosos e arteriais incluindo AVC, neuropatia periférica	–
Ibrutinibe	BTK	LLC, linfoma de células do manto, macroglobulinemia de Waldenström	Dor nas costas	Hematoma subdural, estado confusional

(continua)

Tabela 157.4 Complicações neurológicas das terapias-alvo. (*Continuação*)

Agente	Alvo(s) terapêutico(s)/mecanismo de ação	Uso(s) no tratamento do câncer	Toxicidades neurológicas comuns (> 10% dos pacientes)	Toxicidades neurológicas raras (< 10%)
Ruxolitinibe	JAK1 e 2	Policitemia vera, mielofibrose	Cefaleia, espasmos musculares, tontura	–
Vemurafenibe	BRAF	Melanoma	Cefaleia	Paralisia facial, PDIA
Dabrafenibe	BRAF	Melanoma	–	AVC isquêmico
Sorafenibe	VEGFR, PDGFR, Raf quinase, KIT, FLT-3	Carcinoma renal, carcinoma hepatocelular, câncer de tireoide resistente ao iodo radioativo	–	Toxicidade ocular (visão turva, coriorretinopatia)
Trametinibe	MEK	Melanoma	Cefaleia, tontura, neuropatia periférica	–
Palbociclibe	CDK4, CDK6	Câncer de mama metastático ER+	Cefaleia	–
Vorinostate	HDAC	Linfoma de células T cutâneo	Tontura, cefaleia	–
Panobinostate	HDAC	Mieloma múltiplo	Convulsões, cefaleia	Hemorragia cerebral
Everolimo	mTOR	Câncer de mama, câncer de pâncreas, carcinoma de células renais, SEGA em pacientes com esclerose tuberosa	–	AVC hemorrágico
Sirolimo	mTOR	Imunossupressão em transplante de órgão sólido, linfangioleiomiomatose	–	–
Tensirolimo	mTOR	Carcinoma de células renais avançado	Espasmos musculares	–
Vismodegibe	SMO	Carcinoma de células basais	Espasmos musculares, cefaleia	Hemorragia subdural
Olaparibe	PARP	Câncer de ovário	–	AVC hemorrágico

ALK: quinase do linfoma anaplásico; AVC: acidente vascular cerebral; BCR-ABL: região de quebra do *cluster* Abelson; BRAF: proteína B-Raf; BTK: quinase de tirosina de Bruton; CDK4: quinase dependente de ciclina 4; CDK6: quinase dependente de ciclina 6; c-Fms: receptor do fator estimulante de colônias de macrófagos; c-Kit: proteína quinase tirosina ou CD117; CPCNP: carcinoma pulmonar de células não pequenas; EGFR: receptor do fator de crescimento epidérmico; ER+: receptor de estrogênio positivo; FGFR: receptor do fator de crescimento de fibroblastos; FLT-3: receptor da tirosina quinase 3 do tipo fms-*like*; GIST: tumor do estroma gastrointestinal; HDAC: histona desacetilase; HER2: receptor 2 do fator de crescimento epidérmico humano; HER4: receptor 4 do fator de crescimento epidérmico humano; JAK1 e 2: Janus quinases 1 e 2; LLA: leucemia linfoblástica aguda; LLC: leucemia linfocítica crônica; LMC: leucemia mieloide crônica; MEK: quinase ativada por mitógeno; MET: proto-oncogene MET; mTOR: alvo mamífero da rapamicina; PARP: poli (ADP-ribose) polimerase; PDGFR: receptor do fator de crescimento derivado de plaquetas; PRES: síndrome da leucoencefalopatia posterior reversível; ROS1: proto-oncogene 1 ROS; SEGA: astrocitoma gigante subependimário; SMD/MPD: síndrome mielodisplásica/doença mieloproliferativa; SMO: *smoothened*; TIE2: receptor da angiopoietina-1; VEGFR: receptor do fator de crescimento do endotélio vascular.

Tabela 157.5 Complicações neurológicas dos anticorpos e anticorpo-droga conjugados.

Agente	Alvo(s) terapêutico(s)/mecanismo de ação	Uso(s) no tratamento do câncer	Toxicidades neurológicas comuns (> 10% dos pacientes)	Toxicidades neurológicas raras (< 10%)
Rituximabe	CD20	Linfoma de células B não Hodgkin, LLC	Dor de cabeça	Tontura, parestesias, LEMP
Ofatumumabe	CD20	LLC	–	LEMP
Obinutuzumabe	CD20	LLC	Dor de cabeça	Meningite asséptica, PRES
Cetuximabe	EGFR	Câncer colorretal, câncer de cabeça e pescoço	–	PRES, síndrome tipo miastenia *gravis*, síndrome de Guillain-Barré, arterite temporal, mielite transversa, PDIC crônica, meningite asséptica, miopatia inflamatória, meningorradiculo-neurite, encefalopatia
Panitumumabe	EGFR	Câncer colorretal	–	–
Ipilimumabe	CTLA-4	Melanoma	Dor de cabeça	Tontura, dor de cabeça, espasmo muscular, hipoestesia, letargia, neuropatia periférica, parestesias, encefalopatia/confusão, hipofisite
Pembrolizumabe	PD-1	Melanoma	–	Dor de cabeça, parestesias, vertigem, hipofisite
Nivolumabe	PD-1	Carcinoma de pulmão de células escamosas, melanoma	–	PRES
Trastuzumabe	HER2	Câncer de mama HER2-positivo, adenocarcinoma gástrico ou de junção gastroesofágica HER2-positivo	Neuropatia periférica	LEMP, encefalite por HHV-6, polineuropatia, mielite, sintomas extrapiramidais, síndrome de Guillain-Barré
Pertuzumabe	HER2	Câncer de mama HER2-positivo	Dor de cabeça	–
Alentuzumabe	CD52	LLC de células B, linfoma cutâneo de células T	–	Ataxia, psicose, convulsões, afasia, disartria, disestesia, bradifrenia, hemiparesia

(continua)

Tabela 157.5 Complicações neurológicas dos anticorpos e anticorpo-droga conjugados. (*Continuação*)

Agente	Alvo(s) terapêutico(s)/ mecanismo de ação	Uso(s) no tratamento do câncer	Toxicidades neurológicas comuns (> 10% dos pacientes)	Toxicidades neurológicas raras (< 10%)
Denosumabe	RANKL	Tumor ósseo de células gigantes, osteoporose, metástase óssea, pacientes com alto risco de fratura, p. ex., devido à terapia de privação hormonal	Dor de cabeça	–
Ado-trastuzumabe entansina	Anti-HER2 mAb + agente citotóxico	Câncer de mama HER2-positivo	Dor de cabeça, espasmos musculares	–
Brentuximabe vedotina	Anti-CD30 mAb + agente citotóxico	Linfoma de Hodgkin, linfoma anaplásico de grandes células	–	Dor neuropática

CTLA-4: *cytotoxic T-lymphocyte antigen 4*; EGFR: receptor do fator de crescimento epidérmico; HER2: receptor 2 do fator de crescimento epidérmico humano; HHV-6: vírus herpes humano 6; LEMP: leucoencefalopatia multifocal progressiva; LLC: leucemia linfocítica crônica; mAb: anticorpo monoclonal; PD-1: *programmed death 1*; PDIC: polineuropatia desmielinizante inflamatória crônica; PRES: síndrome da leucoencefalopatia posterior reversível; RANKL: ligante do receptor ativador do fator nuclear kappa B.

de eventos adversos a fármacos japonês encontrou uma incidência de 7,67% de qualquer nirAE em pacientes que usaram ICI.[46] Um outro estudo, com dados de mais de 1.800 pacientes submetidos à terapia com ICI, a frequência de nirAE grave (sintomas que limitam atividades básicas ou ameaçadores à vida) foi de 2,2% entre os pacientes tratados com inibidores de CTLA-4, 1,0% entre os pacientes recebendo inibidores de PD-1/PD-L1 e 2,8% entre os pacientes que receberam tratamento combinado com medicamentos direcionados às vias PD-1 e CTLA-4.[47]

De modo geral, o uso de anti-CTLA-4 foi mais associado a nirAE do que outros ICI, sendo esse risco maior quanto maior for a sua dose ou se usado em associação com outra classe, o que também aumenta a chance de sintomas mais graves.[48,49] Os nirAE parecem ser mais frequentes em pacientes com melanoma do que em outros tipos de câncer,[45] e parece não haver diferença entre sexo e idade ao comparar pacientes que usaram ICI e tiveram ou não complicações neurológicas.[50] O desenvolvimento de nirAE é mais frequente nos primeiros 3 a 4 meses após o início do ICI, embora possa ocorrer a qualquer momento durante o tratamento.[51] Parece haver casos tanto de pacientes que passam a desenvolver fenômenos autoimunes novos quanto casos de exacerbação de autoimunidade já manifestada clinicamente ou latente, uma vez que há documentação de piora de doenças neurológicas imunomediadas após o uso de ICI (p. ex., surto de esclerose múltipla), bem como a presença de autoanticorpos associados a doenças neurológicas imunomediadas em vários casos de nirAE (p. ex., presença de anticorpos relacionados a uma síndrome neurológica paraneoplásica).[45,51,52]

Uma revisão sistemática que reuniu casos de nirAE publicados verificou as formas de apresentação mais frequentes. Miosite (32%) foi a complicação neurológica mais frequente, seguida por neuropatias periféricas (22%), síndrome miastênica (14%), encefalite (13%), neuropatia craniana (7%), doença desmielinizante do SNC/mielopatia (4%) e meningite asséptica (3%).[45] A Tabela 157.6 resume as principais formas de nirAE, com sua epidemiologia, manifestações clínicas e investigação complementar.

Existe uma diretriz da European Society for Medical Oncology (ESMO) para o gerenciamento de toxicidades de imunoterapia que tenta fornecer orientações com base nas melhores evidências disponíveis para o tratamento de nirAE.[53] Infelizmente, a evidência para síndromes neurológicas é baixa, considerada nível V, baseada em estudos sem grupo controle, relatos de casos e opiniões de especialistas. A Tabela 157.7 resume as recomendações de tratamento dos nirAE. É importante salientar que uma investigação diagnóstica adequada deve ser realizada em todos os casos suspeitos de nirAE. Isso poderia evitar diagnósticos diferenciais potencialmente graves deixados sem tratamento (p. ex., encefalite herpética ou carcinomatose meníngea) e descontinuação desnecessária do ICI. Também é fundamental ter em mente que o tratamento não envolve apenas a parte imunomoduladora, podendo haver necessidade de tratamento de sintomas específicos de cada síndrome, como o uso de piridostigmina em síndromes miastênicas, fármacos anticrise epiléptica em encefalites ou suporte ventilatório em síndromes neuromusculares com insuficiência respiratória.

Terapia de células T com receptor de antígeno quimérico

Receptores de antígenos quiméricos (CAR, do inglês *chimeric antigen receptors*) são receptores projetados para adicionar uma especificidade definida em uma célula efetora imune, tipicamente uma célula T, aumentando sua função na resposta ao antígeno direcionado. Um dos principais problemas com a resposta imune do corpo contra o câncer é que antígenos tumorais são frequentemente compartilhados com tecidos saudáveis. Mecanismos para evitar a autoimunidade acabam mitigando a resposta antitumoral, tornando-a muitas vezes transitória ou ineficaz. A lógica da terapia com células CAR-T é superar essa tolerância imunológica.[54]

Essa terapia é feita coletando as próprias células T do paciente, modificando-as com um transgene CAR direcionado aos antígenos tumorais, expandindo as células e reinfundindo-as no paciente após uma quimioterapia de pré-condicionamento (em geral, com fludarabina e ciclofosfamida).[55] Após a infusão, as células CAR-T vão por via sanguínea até os sítios tumorais, onde identificam e destroem as células tumorais. Isso pode desencadear uma extensa proliferação de células CAR-T e a liberação de antígenos tumorais, o que ativa o sistema imunológico para recrutar células não CAR-T, provocando, assim, mais respostas antitumorais.[54] As terapias com células CAR-T disponíveis são para tratamento de neoplasias hematológicas, com dois antígenos-alvo: CD19 e antígeno de maturação de células B (BCMA). As terapias direcionadas contra CD19 são o tisagenleceucel, axicabtageno ciloleucel, brexucabtageno autoleucel e lisocabtageno maraleucel, sendo aprovadas para tratamento de

Tabela 157.6 Principais eventos adversos neurológicos relacionados com uso de inibidores de *checkpoint* imune.

Síndrome	% do nirAE[45]	Manifestações clínicas	Investigação complementar	Taxa de letalidade[45]
Miosite	32%	• Fraqueza muscular proximal com mialgia • Ptose, disfagia • Fraqueza facial e de pescoço • Disfunção ventilatória • Miocardite	• Aumento de CPK e aldolase séricas • ENMG: padrão miopático • Anticorpos: SM, AChr (infrequente) • Biopsia muscular: infiltração de linfócitos • MNM, ECG, ECO: avaliar miocardite concomitante	17%
Síndrome miastênica	14%	• Miastenia ocular • Miastenia generalizada • Sobreposição com miosite e/ou miocardite • Síndrome miastênica de Eaton-Lambert	• ENMG com estimulação nervosa repetitiva e avaliação de fibra única • Teste do gelo (quando ptose presente) • Anticorpos: AChr, VGCC	28%
Neuropatia periférica	22%	• Polirradiculoneurite aguda (Guillain-Barré-símile) • CIDP • Ganglionopatia sensitiva • Síndrome de Miller-Fisher • Outras: neuropatia frênica, neuropatia vasculítica, neuropatia de fibras finas, neuropatia entérica, amiotrofia neurálgica, neuropatia motora pura, mononeurite múltipla	• ENMG • LCR: dissociação albumino-citológica ou pleocitose leve com aumento de proteína • Anticorpos: raramente positivos, GM1 é o mais comum • RM: realce de contraste em raízes nervosas, plexos ou nervos cranianos em polirradiculoneurite	11%
Neuropatia craniana	7%	• Paralisia facial • Neurite vestibular • Acometimento do nervo trigêmeo • Paralisia do nervo oculomotor • Neuropatia craniana múltipla	• LCR: dissociação albumino-citológica ou pleocitose leve com aumento de proteína • RM: realce ao contraste nos nervos afetados • ENMG (paralisia facial)	0%
Encefalite	13%	• Alteração do estado mental, declínio cognitivo, crises epilépticas, alterações psiquiátricas e/ou distúrbios do movimento	• RM: hipersinal T2/FLAIR em lobos temporais mesiais, núcleos da base, córtico-subcortical e/ou em tronco encefálico • LCR: pleocitose leve, proteína elevada, BOC + • EEG: desorganização difusa da atividade de base, atividade epiléptica ou ondas lentas envolvendo regiões cerebrais focais • Anticorpos (LCR e soro): Ma2, Hu, CRMP5, outros	21%
Desmielinização em SNC/mielopatia	3,5%	• Surto de EM • NMOSD • Neurite óptica isolada • Mielite isolada • Desmielinização atípica	• RM: acometimento periventricular, justacortical, infratentorial, de medula espinhal e/ou nervo óptico sugestivo de EM ou NMOSD • LCR: pleocitose leve, proteína elevada, BOC + • Anticorpo: AQP4 (na suspeita de NMOSD)	12%
Meningite asséptica	3%	• Cefaleia, rigidez de nuca, febre e/ou náusea	• RM: realce ao contraste meníngeo • LCR: pleocitose leve, proteína elevada, pesquisas infecciosas negativas	0%

AChr: receptor de acetilcolina; AQP4: aquaporina 4; BOC: bandas oligoclonais; CIDP: polineuropatia inflamatória desmielinizante crônica; CPK: creatinofosfoquinase; ECG: eletrocardiograma; ECO: ecocardiograma; EEG: eletroencefalograma; EM: esclerose múltipla; ENMG: eletroneuromiografia; FLAIR: *fluid-attenuated inversion recovery*; GM1: gangliosídeo monossialo; LCR: líquido cefalorraquidiano; MNM: marcadores de necrose miocárdica; nirAE: evento adverso neurológico imunorrelacionado; NMOSD: doença do espectro neuromielite óptica; RM: ressonância magnética; SM: músculo estriado; SNC: sistema nervoso central; VGCC: canais de cálcio ativados por voltagem.

Tabela 157.7 Manejo dos eventos adversos neurológicos relacionados com uso de inibidores de *checkpoint* imune.

Grau da toxicidade (CTCAE)	Manejo
I – Sintomas leves	• Continuar com ICI • Vigilância neurológica
II – Sintomas moderados, limitação de AIVDs	• Atrasar próxima dose de ICI • Corticoesteroide em dose baixa[a] (p. ex., prednisona 0,5 mg/kg/dia)
III ou IV – Sintomas graves, limitação de ABVDs (III) ou ameaçadores à vida (IV)	• Suspender ICI • Corticoesteroide em altas doses (prednisona 1-2 mg/kg/dia ou dose intravenosa equivalente) • Considerar IVIG ou PLEX (Guillain-Barré, miastenia) • Casos refratários: considerar outras terapias imunomodulatórias[b] (p. ex., rituximabe, ciclofosfamida, infliximabe)

[a]Corticoesteroide oral deve ser desmamado dentro de 4 a 8 semanas, dependendo da gravidade dos sintomas. [b]Evidência limitada, baseada em relatos de caso para síndromes neurológicas específicas. ABVDs: atividades básicas de vida diária; AIVDs: atividades instrumentais de vida diária; CTCAE: *common terminology criteria for adverse events*; ICI: inibidor de *checkpoint* imune; IVIG: imunoglobulina intravenosa; PLEX: plasmaférese.

leucemia linfoblástica aguda (LLA) de células B e para linfoma não Hodgkin de células B. As terapias direcionadas contra BCMA são idecabtageno vileucel e ciltacabtageno autoleucel, aprovadas para o tratamento de mieloma múltiplo (MM). Ainda faltam mais estudos para verificar a eficácia dessa abordagem contra tumores sólidos.[51]

A terapia com células CAR-T tem demonstrado excelentes resultados, com taxas de remissão impressionantes e duradouras em pacientes com cânceres hematológicos recidivantes/refratários. Embora as respostas clínicas desses agentes nessas malignidades tenham sido muito encorajadoras, elas também produziram morbidade substancial e, ocasionalmente, mortalidade resultante de toxicidade.[56] A maneira mais comum de toxicidade é a síndrome de liberação de citocinas (CRS, do inglês *cytokine release syndrome*), uma resposta suprafisiológica após terapia imunológica que resulta na ativação ou envolvimento de células T endógenas ou infundidas.[57] Sua incidência varia de acordo com a neoplasia e a terapia utilizada; pode chegar até 100% com sintomas leves e até 46% nos casos com grau 3 ou maior.[58] A CRS geralmente começa com febre, mialgia, calafrios e fadiga dentro dos primeiros 14 dias da infusão, podendo evoluir com hipotensão, extravasamento vascular, hipóxia e/ou disfunção orgânica. Essas manifestações podem ser progressivas e durar de 2 a 3 semanas, embora muitas vezes se resolvam mais cedo com o manejo ideal.[55] O tratamento da CRS é feito com corticoesteroides e tocilizumabe, um anticorpo monoclonal que bloqueia o receptor de interleucina-6 (IL-6), uma das citocinas que está significativamente elevada em pacientes com essa síndrome. O siltuximabe, que também atua na via da IL-6, é outra opção que pode ser utilizada.[58] Embora não seja um evento adverso diretamente neurológico, é importante para o neurologista conhecer a CRS, pois pode haver sobreposição de parte de sua fisiopatologia com a da neurotoxicidade associada à terapia com células CAR-T (ICANS, do inglês *immune effector cell-associated neurotoxicity syndrome*).

ICANS ocorre em um grande percentual de pacientes, com a incidência em estudos com terapias de células CAR-T direcionadas a CD19 variando de 23 a 67% para pacientes com linfoma e 40 a 62% para aqueles com leucemia. Cerca de metade desses casos é grave, grau 3 ou mais.[56] Parece ser muito menos frequente no tratamento direcionado ao BCMA, com nenhuma morte devido à ICANS sendo relatada em ensaios em pacientes com MM, mas há relatos de casos graves.[59] Neurotoxicidade semelhante, geralmente de grau 1 ou 2, também foi relatada usando outro tipo de imunoterapia contra o câncer, o anticorpo biespecífico (CD19/CD3) ativador das células T blinatumomabe, usado para LLA recidivante/refratária; essa terapia também está relacionada à CRS.[51]

A CRS é mais comum que ICANS, e a maioria dos pacientes com ICANS também apresenta CRS.[60] Isso nos leva a pensar que as duas condições têm uma sobreposição fisiopatológica, incluindo estudos anteriores demonstrando uma relação entre a presença de ICANS e a gravidade da CRS. Porém, como existem casos descritos de ICANS sem CRS, não se pode dizer que a fisiopatologia de uma esteja necessariamente relacionada à outra. Os estudos sugeriram um papel da IL-1 na fisiopatologia de ambas toxicidades da terapia com células CAR-T, porém a IL-6 não parece estar diretamente relacionada à ICANS, pois seu bloqueio, uma das características do tratamento da CRS, não diminui a incidência de neurotoxicidade e pode estar relacionado inclusive a uma taxa de ICANS grave ligeiramente maior.[55] Os principais mecanismos propostos que levam à neurotoxicidade das células CAR-T são a ativação endotelial e a ruptura da integridade da barreira hematoencefálica.[51]

A neurotoxicidade costuma ocorrer nos primeiros 28 dias após a infusão de células CAR-T, com frequência durante a CRS ou, mais comumente, logo após seu término.[55] Os sintomas aparecem em média 3 dias após a infusão e duram cerca de 2 semanas.[51] Sua apresentação típica é semelhante a outras encefalopatias tóxico-metabólicas, com desatenção, confusão mental, mioclonias e dificuldade de encontrar palavras. A princípio, os sintomas podem ser leves, flutuantes. No entanto, podem evoluir em horas a poucos dias para formas mais graves, com afasia global, convulsões, fraqueza motora, edema cerebral difuso e/ou coma.[51,55] A afasia, que vai desde alteração leve da fluência até afasia global com mutismo, talvez seja o sintoma mais específico dessa síndrome, o que ajuda a diferenciá-la de outros tipos de encefalopatia tóxico-metabólica.[55]

A propedêutica diagnóstica é feita por exame neurológico, incluindo fundoscopia para excluir papiledema, eletroencefalograma (EEG), neuroimagem e punção lombar em alguns casos, na ausência de contraindicações. Embora a maioria dos achados do EEG sejam inespecíficos, como atividade lenta difusa, esse teste é importante para descartar estado de mal não convulsivo ou crises epilépticas subclínicas.[55] A neuroimagem, preferencialmente a ressonância magnética (RM), é útil para descartar outras anormalidades neurológicas agudas, como isquemias e hemorragias, assim como monitoramento de sinais de edema cerebral focal ou difuso, que podem ser vistos em ICANS. A análise do líquido cefalorraquidiano pode ser útil quando há suspeita de neuroinfecção ou progressão de doença leptomeníngea, bem como a realização de medida da pressão intracraniana. Ferritina e a proteína C reativa, marcadores de atividade inflamatória, também podem ser úteis na avaliação desses pacientes.

A ICANS costuma ser autolimitada e completamente reversível na maioria dos pacientes, embora ainda seja incerto se pode causar sequelas neurológicas a longo prazo. É manejada principalmente com cuidados de suporte para toxicidades de baixo grau e corticoesteroides para casos mais graves.[55] O cuidado deve ser baseado na avaliação multidisciplinar, pois podem ser necessárias medidas de controle do comportamento em estado confusional (farmacológicas e não farmacológicas), tratamento de crises epilépticas e hipertensão intracraniana, bem como compensação de qualquer outra disfunção orgânica associada. Para o melhor manejo da condição, é importante fazer uma graduação adequada da gravidade, existindo um consenso para tal pela American Society for Transplantation and Cellular Therapy (ASTCT).[57] Para essa graduação, é importante aplicar a escala de encefalopatia associada a células imunoefetoras (ICE, do inglês *imune effector cell encephalopathy*), descrita na Tabela 157.8. As orientações para graduação da ASTCT em conjunto com a conduta preconizada para manejo de cada grau estão resumidas na Tabela 157.9.

Tabela 157.8 Escala de encefalopatia associada a células imunoefetoras (ICE).

Teste	Pontuação
Orientação: orientação para ano, mês, cidade e hospital	4
Nomeação: nomear três objetos (p. ex., apontar para caneta, relógio e mesa)	3
Obedecer a comandos: habilidade de seguir comandos simples (p. ex., sorrir, mostrar dois dedos)	1
Escrita: habilidade de escrever uma frase	1
Atenção: habilidade de contagem regressiva de 100, de 10 em 10, até 0	1

Tabela 157.9 Sistema de graduação da American Society for Transplantation and Cellular Therapy (ASTCT) com a estratégia de manejo para cada grau de neurotoxicidade associada à terapia com células CAR-T (ICANS).[40,57,59]

	Grau 1	Grau 2	Grau 3	Grau 4
Pontuação da escala ICE	7 a 9	3 a 6	0 a 2	Não testável
Rebaixamento do nível de consciência	Vígil/acorda espontaneamente	Acorda ao chamado verbal	Acorda apenas ao estímulo tátil	Requer estímulos vigorosos para despertar ou não despertável Estupor ou coma
Crise epiléptica	Não	Não	Crises clínicas ou eletrográficas curtas	Estado de mal epiléptico (clínico ou eletrográfico)
Achados motores anormais	Não	Não	Não	Fraqueza motora adquirida (hemiparesia, paraparesia)
Hipertensão intracraniana/edema cerebral	Não	Não	Edema focal em neuroimagem	Edema cerebral difuso na neuroimagem OU Achados clínicos de HIC (papiledema, paralisia de VI nervo, posturas anormais no coma)
UTI	Reservar leito	Transferir para UTI	Transferir para UTI	Transferir para UTI
Manejo	Alertar neurologista, elevar cabeceira do leito para 30°, manejo de CRS se concomitante			
	Monitorar de perto	Dexametasona 10 mg IV 6/6h Considerar levetiracetam 750 mg 2 vezes/dia como profilaxia de crises	Dexametasona 20 mg IV 6/6h Se crise epiléptica → diazepam 10 mg IV para cessar e dose de ataque de fármaco anticrise, seguido de manutenção	Metilprednisolona IV 1 g/dia Se crise → diazepam 10 mg IV para cessar e dose de ataque de fármaco anticrise, seguido de manutenção Se HIC → acetazolamida 1.000 mg, seguido de 250 a 1.000 mg 2 vezes/dia; considerar terapia hiperosmolar e hiperventilação

CRS: síndrome de liberação de citocinas; HIC: hipertensão intracraniana; ICE: *immune effector cell associated encephalopathy*; IV: intravenoso; UTI: unidade de terapia intensiva.

RADIOTERAPIA

A radioterapia é uma modalidade terapêutica que utiliza radiações ionizantes no tratamento de neoplasias, sendo utilizada há mais de 100 anos com essa finalidade, já que sua origem remonta ao início do século XX. Seu objetivo é interromper o ciclo celular das células tumorais pela deposição de uma dose precisa de radiação no volume-alvo a ser tratado. Como consequência aos efeitos diretos ou indiretos da radiação, diferentes danos podem ser provocados no DNA celular.[61] Um efeito colateral disso é que as células saudáveis também podem ser impactadas pelos raios ionizantes. Então, qualquer tecido nervoso que esteja dentro do campo de irradiação da terapia pode sofrer toxicidade, seja no cérebro, medula espinhal ou nervo periférico.[62,63]

Toxicidade cerebral

Existe uma forte associação entre radioterapia cerebral e comprometimento cognitivo, o que parece ocorrer em até 80% dos casos.[64] A indicação desse tipo de tratamento costuma ser feita em pacientes portadores de neoplasia com comprometimento do SNC, seja de forma primária (p. ex., glioblastoma) ou secundária (p. ex., metástases parenquimatosas, carcinomatose meníngea), com exceção de alguns casos em que é feita de forma profilática em doenças com alto risco de invasão do SNC. Então, a maior parte dos indivíduos submetidos à irradiação cerebral já terá algum grau de alteração cognitiva por acometimento cerebral direto da doença oncológica, que se somará aos efeitos da radioterapia.[36]

Os principais fatores de risco para toxicidade cerebral associada à radioterapia são idade menor que 5 anos ou maior que 60 anos, doença cerebrovascular preexistente, presença de fatores de risco cardiovascular, maior área cerebral exposta à radiação, maior dose cumulativa de radiação, esquemas hiperfracionados ou com fracionamento com dose única maior que 2 Gy e presença de quimioterapia concomitante ou sequencial. Uma importante estratégia para mitigar os efeitos colaterais cognitivos da irradiação cerebral é tentar poupar áreas eloquentes quando possível, como os hipocampos.[65]

De modo geral, a neurotoxicidade da radioterapia pode ser dividida em aguda (< 1 mês), tardia precoce (1 a 6 meses) e tardia avançada (> 6 meses). A principal manifestação clínica da neurotoxicidade aguda cerebral é uma síndrome de encefalopatia, que pode se apresentar com alteração da atenção e nível de consciência, fadiga, cefaleia, náuseas e exacerbação de déficits prévios. A fisiopatologia potencialmente relacionada a esses achados são quebra de barreira hematoencefálica e edema cerebral, costumando haver melhora ao longo do tempo (em geral poucas semanas) e resposta ao uso de corticoesteroides.[36,63,65]

A neurotoxicidade tardia precoce pode se apresentar como uma síndrome de sonolência, caracterizada por sonolência, fadiga, irritabilidade e distúrbios cognitivos (principalmente atenção, velocidade de processamento e memória a curto prazo), que costumam ser transitórios. Desmielinização e edema parecem estar envolvidos na fisiopatologia dessa forma de neurotoxicidade, que também costuma ter resposta com uso de corticoesteroides e pode melhorar com o tempo, porém já com mais chances de sequela a longo prazo em comparação com a neurotoxicidade aguda. Exames de neuroimagem podem demonstrar edema cerebral e eventualmente um fenômeno chamado "pseudoprogressão", que é um aumento do edema e realce ao contraste no leito tumoral, potencialmente associado à piora de déficits neurológicos prévios (incluindo déficits cognitivos), simulando uma progressão da doença oncológica e sendo bastante difícil de diferenciar pelas sequências tradicionais de RM de crânio. Nesses casos, o uso de técnicas de perfusão e espectroscopia pela RM, assim como de FDG-PET cerebral, pode ajudar a diferenciar efeitos do tratamento com real progressão da doença. O uso de temozolomida concomitante à radioterapia para tratamento de glioblastoma multiforme aumenta de maneira significativa o risco de pseudoprogressão. Quando quadros de edema ou pseudoprogressão são sintomáticos, terapia com dexametasona 4 a 16 mg/dia costuma ser utilizada por poucas semanas, seguida por desmame lento. Pode ser aventado uso de bevacizumabe ou até mesmo ressecção cirúrgica para casos refratários.[36,62,63,66]

A neurotoxicidade cerebral tardia avançada costuma se apresentar por meio de radionecrose focal (gerando déficits neurológicos focais e/ou crises epilépticas) e leucoencefalopatia actínica, que se apresenta com quadro progressivo de comprometimento cognitivo com predomínio de disfunção executiva (afetando outros domínios ao longo do tempo), de maneira bem parecida com uma demência vascular subcortical, tanto clinicamente quanto na neuroimagem (Figura 157.1). Essas alterações tardias avançadas não costumam ter melhora ao longo do tempo (podendo até piorar), além de não responderem ao uso de corticoesteroides, já que têm na sua fisiopatologia proposta lesões vasculares (em especial microvasculares), desmielinização, necrose e perda celular.[36,63,65] A Tabela 157.10 traz um resumo sobre neurotoxicidade cerebral associada à radioterapia.

Com relação ao manejo dos pacientes com declínio cognitivo relacionado à radioterapia cerebral, além de medidas não farmacológicas como reabilitação cognitiva, terapia cognitivo-comportamental, terapia ocupacional e incentivo à atividade física, foram estudadas algumas medidas farmacológicas, como metilfenidato, modafinila, donepezila, memantina e ginkgo biloba, porém com resultados conflitantes ou não tão robustos, não havendo até o momento diretrizes para o uso dessas medicações.[67] Os dois principais estudos, tanto pelo tamanho de amostra quanto por serem ensaios clínicos randomizados placebo-controlados, são o que utilizou donepezila 10 mg/dia durante 24 semanas para tratamento de sintomas cognitivos em sobreviventes de tumores cerebrais após 6 meses de irradiação[68] e o que utilizou memantina 20 mg/dia em doses divididas durante o período de radioterapia cerebral total para prevenção de declínio cognitivo relacionado a esse procedimento.[69] Ambos não alcançaram significância estatística nos seus desfechos primários, porém a obtiveram em desfechos cognitivos secundários.

Existe ainda outra forma de toxicidade cerebral associada à radioterapia, a síndrome SMART (do inglês *stroke-like migraine attacks after radiation therapy*), que tem sua fisiopatologia pouco reconhecida e costuma acontecer vários anos após a irradiação cerebral (1 a 37 anos, média de 20 anos). A sua apresentação clínica costuma ser uma combinação de dores de cabeça com características de enxaqueca e sinais de disfunção cortical, com crises epilépticas e déficits neurológicos focais como afasia, hemianopsia, hemiparesia ou heminegligência. Os achados de imagem típicos em uma RM de crânio são hipersinal cortical T2/FLAIR e realce ao contraste cortical e leptomeníngeo dentro do campo de irradiação prévia (Figura 157.2). Não parece haver benefício do uso de corticoesteroides nessa síndrome, com o manejo envolvendo o controle de sintomas como crises epilépticas e cefaleia. A maior parte dos pacientes tem recuperação dentro de 1 a 2 meses, porém existem casos de déficits neurológicos persistentes.[70]

Toxicidade em medula espinhal

Complicações relacionadas à radioterapia ocorrem na medula espinhal de modo semelhante ao cérebro, podendo ocorrer em locais previamente pertencentes a campo de irradiação de acometimento neoplásico direto da medula ou estruturas adjacentes. Toxicidade tardia precoce (1 a 6 meses)

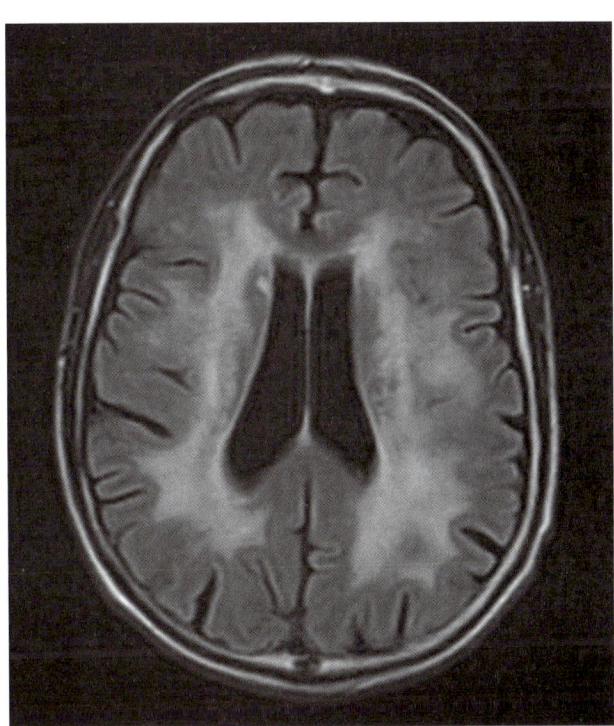

Figura 157.1 Ressonância magnética de crânio na sequência FLAIR axial demonstrando hipersinal difuso em substância branca compatível com leucoencefalopatia actínica em uma paciente de 44 anos com quadro demencial progressivo há 3 anos e histórico de radioterapia cerebral total 18 anos antes para tratamento de um meduloblastoma. (Fonte: Acervo dos autores.)

Tabela 157.10 Formas de neurotoxicidade cerebral pela radioterapia.

Forma	Temporalidade	Fisiopatologia	Apresentação	Prognóstico
Aguda	< 1 mês	• Quebra de barreira hematoencefálica • Edema	• Encefalopatia aguda • Fadiga isolada	Melhora
Tardia precoce	1 a 6 meses	• Edema • Desmielinização	• Síndrome de sonolência • Fadiga isolada • Pseudoprogressão	Melhora/melhora parcial
Tardia avançada	> 6 meses	• Lesão vascular • Necrose • Perda celular • Desmielinização	• Leucoencefalopatia • Radionecrose focal	Piora progressiva ou estabilidade sem melhora

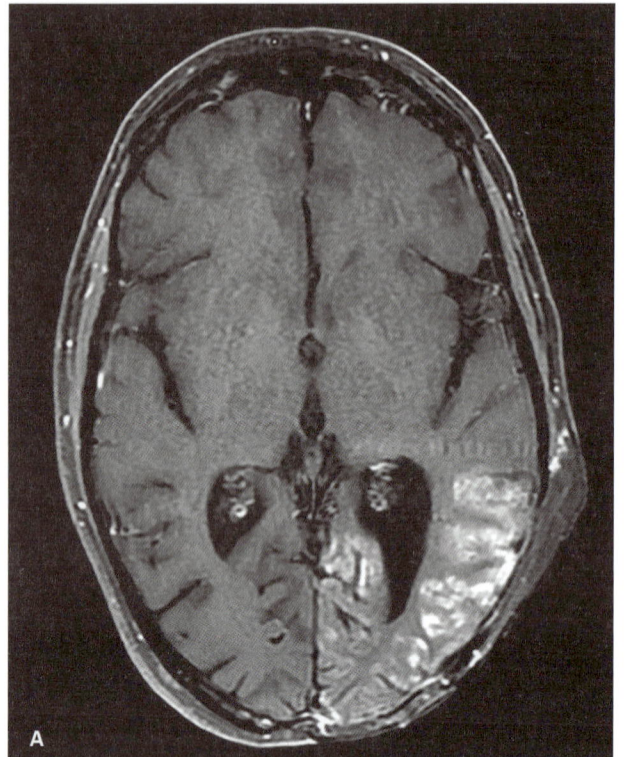

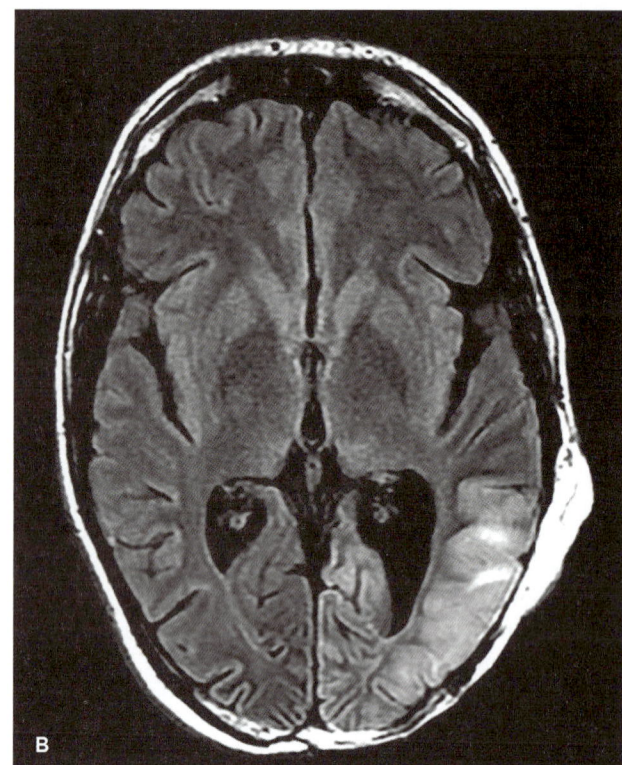

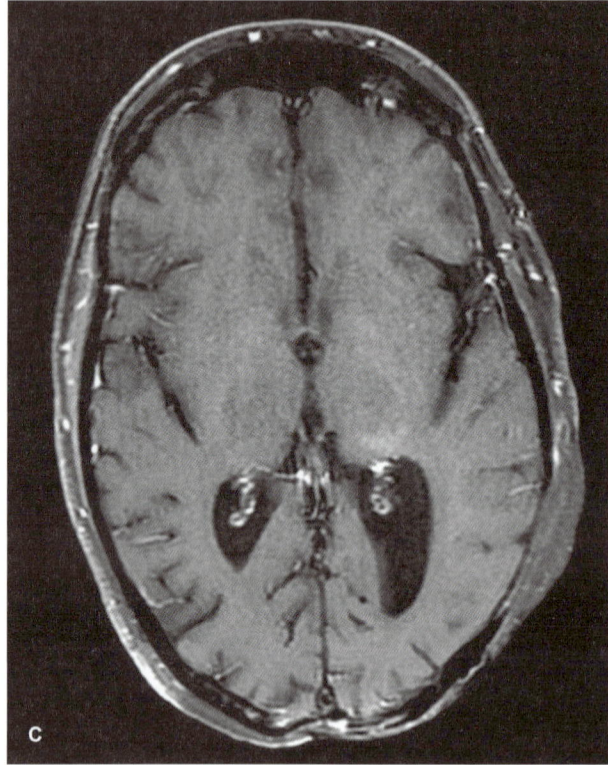

Figura 157.2 Paciente de 33 anos com história prévia de hemangiopericitoma occipital esquerdo tratado com ressecção cirúrgica e radioterapia (60 Gy), ficando com epilepsia sequelar, apresentou anos depois quadro de cefaleia intensa do lado esquerdo, afasia, hemianopsia homônima e déficits de sensibilidade do lado direito. Realizada ressonância magnética (RM) de crânio que demonstrou realce cortical giriforme difuso unilateral na sequência T1 axial (**A**) e espessamento da substância cinzenta com hipersinal na imagem FLAIR axial nos lobos parietal e occipital esquerdos (**B**), achados compatíveis com síndrome SMART. Uma RM de crânio de controle feita 16 dias depois demonstrou resolução completa do realce cortical (**C**).[71]

costuma se manifestar por meio do sinal de Lhermitte (sensação de choque que percorre a coluna cervical e dorsal), que tipicamente sofre resolução espontânea e não demonstra alterações em exames de imagem. Toxicidade tardia avançada com frequência se apresenta com déficits sensitivos e/ou motores, sejam por meio de uma síndrome hemimedular (Brown-Séquard) ou de uma mielopatia completa, podendo haver tetra ou paraparesia/plegia, nível sensitivo e alterações vesicais. Exame de RM de coluna costuma demonstrar alterações medulares com hipersinal T2 e realce ao contraste em áreas que estavam dentro do campo de irradiação prévio. Com relação ao seu curso clínico, a toxicidade tardia avançada pode estabilizar com o tempo ou ser lentamente progressiva para déficits mais graves de modo irreversível, não havendo nenhum tratamento comprovadamente eficaz para esta complicação, apesar de relatos de potencial melhora ou estabilização em alguns casos com uso de corticoesteroides e bevacizumabe.[62,63,72]

Toxicidade em sistema nervoso periférico

Quando dentro de campo de irradiação para tratamento de alguma neoplasia, estruturas do sistema nervoso periférico também podem sofrer toxicidade pela radioterapia, com destaque para neuropatias cranianas e plexopatias, que costumam ocorrer anos após a radioterapia e, como as outras complicações tardias avançadas, têm tendência a serem irreversíveis. Talvez a neuropatia craniana clinicamente mais relevante seja a neuropatia óptica, que costuma evoluir com perda de acuidade visual indolor e progressiva. Os nervos hipoglosso, vago e laríngeo recorrente também são vulneráveis à radiação, provavelmente por absorção de maior quantidade de energia em irradiação de estruturas cervicais. Os nervos oculomotor, troclear, trigêmeo, abducente e facial parecem ser menos vulneráveis aos efeitos da radiação, porém podem ser afetados, em especial no tratamento de tumores da base do crânio. Existem modalidades de tratamento para neuralgia do trigêmeo e schwannoma vestibular com radioterapia (radiocirurgia estereotáxica), que podem acabar cursando com lesão desses nervos.[62,63]

Pode ocorrer acometimento do plexo braquial no tratamento com irradiação linfonodal supraclavicular, infraclavicular e/ou axilar em neoplasias como mama, pulmão ou linfoma. Da mesma maneira, apesar de menos frequente, pode haver acometimento do plexo lombossacral no tratamento radioterápico de neoplasias pélvicas ou abdominais baixas. Essas plexopatias relacionadas à radioterapia costumam se apresentar com parestesias e hiperestesias, seguidas de fraqueza e redução de trofismo muscular. O principal diagnóstico diferencial é com o acometimento do plexo pela própria neoplasia. A presença de mioquimias na eletromiografia, espessamento e realce ao contraste do plexo sem a presença de massas nodulares na RM e a ausência de dor intensa falam bastante a favor de a plexopatia ser secundária à radioterapia.[62,63]

Risco aumentado do desenvolvimento de neoplasias no sistema nervoso

Pacientes que tiveram irradiação no sistema nervoso têm risco aumentado do desenvolvimento de neoplasias secundárias, em geral após um longo período (média de 12 anos). As neoplasias secundárias à radiação mais comuns são os meningiomas (cerca de 70%), seguidos de gliomas (cerca de 20%) e sarcomas (cerca de 10%).[62] Existem também relatos do desenvolvimento de tumores da bainha neural no sistema nervoso periférico relacionados à radiação, em especial em pacientes com neurofibromatose tipo 1 (NF1).[73] Esses tumores radioinduzidos costumam ser mais agressivos que suas formas não associadas à radiação.

Alterações vasculares associadas à radioterapia

Malformações vasculares, como telangiectasias e cavernomas, são cada vez mais reconhecidas como uma complicação a longo prazo da radioterapia cerebral, devido à inclusão rotineira de sequências de suscetibilidade magnética nos protocolos modernos de RM de crânio, tendo como principal risco, apesar de raro, o desenvolvimento de hemorragias cerebrais. Além disso, há possibilidade de uma aterosclerose acelerada em artérias intracranianas ou cervicais inclusas em campos de irradiação, em geral anos após a radioterapia, aumentando a chance de um evento cerebrovascular. Há também relatos mais raros do desenvolvimento de aneurismas intracranianos e padrão *moyamoya* de arteriopatia carotídea, este último mais relacionado com pacientes portadores de NF1.[62]

CONSIDERAÇÕES FINAIS

As complicações neurológicas do tratamento oncológico com quimioterapia, terapia-alvo, imunoterapia e/ou radioterapia representam um desafio significativo para os pacientes e profissionais de saúde. Embora essas modalidades de tratamento sejam essenciais para o combate de neoplasias, é crucial reconhecer e gerenciar adequadamente os efeitos colaterais neurológicos que podem surgir. Com uma abordagem multidisciplinar e vigilância constante, é possível minimizar os impactos dessas complicações e garantir um cuidado abrangente aos pacientes oncológicos.

PARTE 15

Neurointensivismo

Coordenadora: Gisele Sampaio Silva

158 Monitorização Multimodal em Terapia Intensiva Neurológica
Paula R. Sanches • Fabiano Moulin de Moraes

159 Manejo Crítico do Paciente com Acidente
Vascular Cerebral Isquêmico
Carolina Rouanet • João Brainer C. de Andrade

160 Manejo Pós-operatório em Neurocirurgia
Viviane Cordeiro Veiga • Feres Chaddad Neto

161 Manejo Crítico das Doenças Neuromusculares
Marilia Niedermayer Fagundes

162 Manejo do Traumatismo Cranioencefálico
Gustavo Cartaxo Patriota • Irapuá Ferreira Ricarte

163 Hipertensão Intracraniana em Terapia Intensiva Neurológica
Gisele Sampaio Silva

As referências
bibliográficas desta
Parte estão
disponíveis *online*,
no Ambiente Virtual
de Aprendizagem
do GEN.

158

Monitorização Multimodal em Terapia Intensiva Neurológica

Paula R. Sanches • Fabiano Moulin de Moraes

INTRODUÇÃO

A monitorização no ambiente intensivo é fundamental para o cuidado e o manejo do paciente neurocrítico, visando identificar, prevenir e tratar insultos cerebrais secundários, conhecidos por impactar negativamente o desfecho clínico.[1] Como nenhum monitor é suficiente de forma isolada, a monitorização multimodal (MMM) assimila múltiplas variáveis fisiológicas, extraídas de diferentes monitores, invasivos ou não, idealmente acoplados ao paciente de maneira contínua, gerando um panorama diagnóstico que deve ser interpretado de maneira individualizada, levando-se em consideração a fisiopatologia e a história natural do evento primário. São objetivos principais da multimodalidade:[2]

1. Detectar piora neurológica precocemente, antes que ocorra dano cerebral irreversível.
2. Individualizar intervenções diagnósticas e terapêuticas.
3. Monitorar resposta clínica e efeitos adversos dos tratamentos instituídos.
4. Permitir compreensão da fisiopatologia do processo neurológico em andamento.

5. Implementar protocolos de gerenciamento.
6. Melhorar o desfecho neurológico e a qualidade de vida dos sobreviventes de lesões cerebrais graves.
7. Aumentar a acurácia da avaliação prognóstica.
8. Desenvolver novas terapias orientadas onde não há terapias consagradas ou baseadas em evidência científica de qualidade.

Atualmente, os parâmetros fisiológicos passíveis de monitorização na unidade de terapia intensiva são (Tabela 158.1 e Figura 158.1):

1. Pressão intracraniana (PIC) e pressão de perfusão cerebral (PPC).
2. Fluxo sanguíneo cerebral (FSC).
3. Autorregulação do FSC.
4. Oferta de oxigênio cerebral.
5. Monitorização eletrofisiológica.
6. Metabolismo cerebral.

MONITORIZAÇÃO DE PRESSÃO INTRACRANIANA E PRESSÃO DE PERFUSÃO

A hipótese ou doutrina de Monro-Kellie descreve a relação entre o volume e a PIC, considerando a calota craniana como estrutura rígida e a porcentagem dos componentes intracranianos: sangue (10% do volume), líquido cefalorraquidiano (10% do volume) e parênquima (80% do volume). Inicialmente, o aumento do volume de um dos componentes intracranianos é seguido pela redução no volume dos demais em igual proporção, de maneira compensatória. Uma vez exauridos os mecanismos compensatórios (redução do volume sanguíneo intracraniano, desvio de líquido cefalorraquidiano para o espaço extracraniano), o efeito de massa é seguido pela elevação exponencial da PIC, podendo resultar em herniação encefálica, hipóxia e morte neuronal.

A detecção e a reversão da hipertensão intracraniana (HIC) são os alvos da terapia intensiva neurológica, porém

Tabela 158.1 Principais parâmetros e métodos utilizados na monitorização multimodal.

Parâmetros fisiológicos na monitorização multimodal			
Fisiologia	**Ferramentas**	**Vantagens**	**Desvantagens**
Pressão intracraniana	Sensores invasivos	Padrão-ouro	Complicações locais
	DBNO	Não invasivo	Acurácia e não continuidade
	DTC	Não invasivo	Acurácia e não continuidade
	B4C	Não invasivo e contínuo	Acurácia
	Pupilômetro	Não invasivo	Acurácia e não continuidade
Fluxo sanguíneo cerebral	DTC	Não invasivo	Examinador-dependente, janela acústica-dependente e não continuidade
Autorregulação do fluxo sanguíneo cerebral	Invasivo (PtiO$_2$ e PIC)	Padrão ouro	Complicações locais
	NIRS	Não invasivo	Acurácia
	DTC	Não invasivo	Acurácia
Oferta de oxigênio cerebral	Sensor invasivo (PtiO$_2$)	Avaliação regional	Complicações locais
	SjvO$_2$	Avaliação global	Complicações locais
	NIRS	Não invasivo	Avaliação regional
Monitorização eletrofisiológica	EEG	Avaliação de ritmo cerebral de base e descargas epilépticas	Equipe treinada para captação e leitura do traçado. Artefatos
Metabolismo cerebral	Microdiálise	Avalia marcadores de neurotoxicidade	Invasivo. Avaliação regional e pouca resolução temporal

B4C: Brain4 care; DBNO: diâmetro da bainha de nervo óptico; DTC: Doppler transcraniano; NIRS: espectroscopia próxima do infravermelho; PtiO$_2$: oxigenação tecidual cerebral; PIC: pressão intracraniana; SjvO$_2$: saturação de oxigênio de bulbo de jugular.

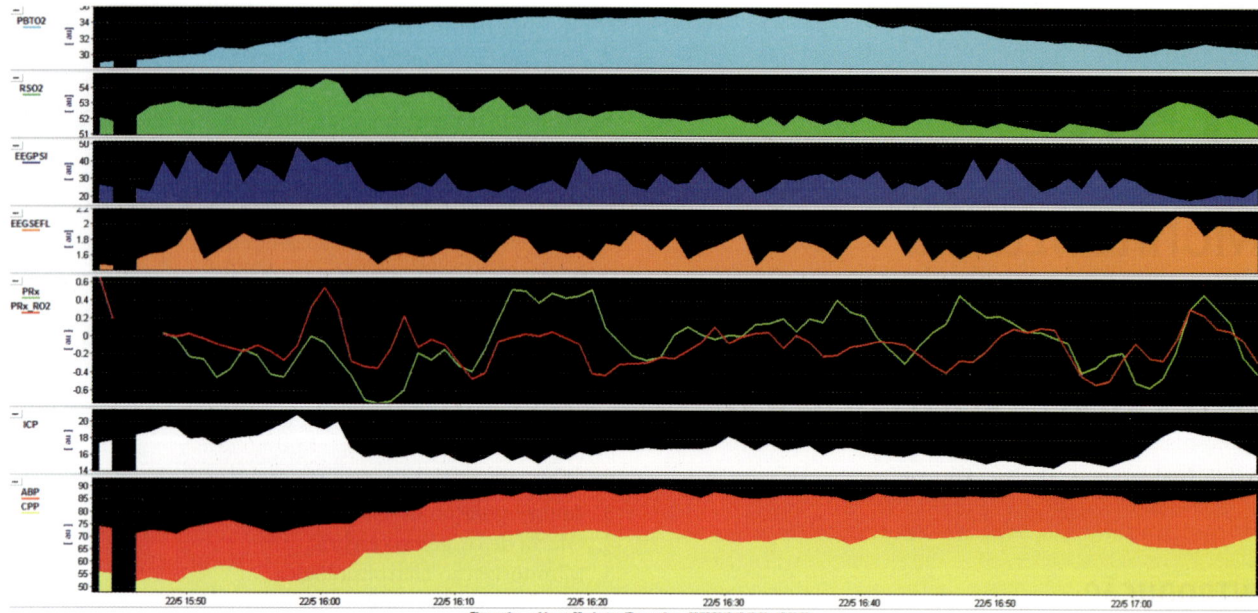

Figura 158.1 Monitorização neurológica multimodal em paciente neurocrítico, demonstrando medidas contínuas de oximetria cerebral tissular (PBTO2, do inglês *partial pressure of oxygen in brain tissue*), oximetria cerebral regional com NIRS (RSO2, do inglês *regional cerebral oximetry*), nível de sedação (EEG PSI, do inglês *patient status index* e EEG SEFL, do inglês *spectral edge frequency*), índice de reatividade pressórica (PRx, do inglês *pressure reactivity index*), pressão intracraniana (PIC; ICP, do inglês *intracranial pressure*), pressão de perfusão cerebral (PPC; CPP, do inglês *cerebral perfusion pressure*) e pressão arterial média (PAM; ABP, do inglês *arterial blood pressure*). No exemplo, às 16 h do dia 22/5, o aumento da sedação (redução do PSI e do SEFL), aliado a outras medidas clínicas, resultou em redução da PIC, com aumento da PPC e da oximetria tissular e regional, refletindo melhora da perfusão cerebral – que também é acompanhada de normalização do PRx, que retorna para valores próximos a zero, indicando ótima correlação PAM e PIC.

o foco deve estar na prevenção de seus mecanismos geradores e mantenedores.[3,4] O manejo intensivo visa manter a PIC < 22 mmHg, pois medidas acima desse valor foram correlacionadas a maior mortalidade e pior desfecho funcional em pacientes neurocríticos.[5-7] A manutenção da pressão de perfusão cerebral (PPC) (PPC = PAM – PIC) entre 60 e 70 mmHg, também é recomendada no manejo de pacientes com HIC, com objetivo de preservar o fluxo sanguíneo cerebral (FSC) e favorecer o desfecho clínico.[8,9] A PPC é comprometida durante os períodos de hipotensão ou elevação da PIC, particularmente em pacientes com perda da autorregulação encefálica. Recentemente, especialistas incorporaram a avaliação do estado da autorregulação do FSC (que será discutido adiante) para definir metas individuais de PPC em pacientes com traumatismo cranioencefálico (TCE) grave e hemorragia subaracnóidea (HSA).[7,10,11] A avaliação contínua de PIC e PPC demanda monitorização invasiva; entretanto, grande avanço tem sido feito no desenvolvimento de métodos não invasivos, com acurácias variáveis a depender do contexto clínico. Atualmente, os métodos para estimativa da PIC disponíveis são:

- **PIC invasiva**: o método padrão-ouro para monitorização contínua da PIC é invasivo, através da implantação cirúrgica de um transdutor de pressão que pode ser posicionado no parênquima cerebral, no ventrículo lateral, ou nos espaços epidural ou subdural. O cateter de PIC intraventricular é considerado ideal, pois permite drenagem terapêutica de líquido cefalorraquidiano quando necessário, contribuindo para controle da HIC. Todavia, a punção intraventricular pode ser impossibilitada nos casos de grande edema cerebral e compressões ventriculares

externas. Além disso, há risco de infecção (ventriculite em 0 a 22%), que aumenta com o tempo e a frequência da manipulação do cateter; e hemorragia relacionada com inserção do cateter.[12,13] As complicações da monitorização invasiva da PIC podem ser minimizadas com o uso de protocolos gerenciados, incluindo a retirada do dispositivo tão cedo quanto possível, assim que houver estabilização clínica. A monitorização invasiva da PIC pode estar associada a uma abordagem terapêutica mais agressiva e, por outro lado, a uma menor mortalidade em 6 meses nos casos mais graves de HIC.[14] Entretanto, um grande estudo randomizado não confirmou o impacto prognóstico do manejo clínico baseado exclusivamente no valor da PIC.[15] A interpretação desse dado sugere que a multimodalidade é importante na monitorização do paciente neurocrítico, devendo as intervenções terapêuticas se basear em parâmetros clínicos, fisiológicos e de imagem, além do valor da PIC

- **Ultrassonografia (USG) da bainha do nervo óptico (BNO)**: o aumento do diâmetro da BNO foi testado em diversos estudos clínicos como marcador não invasivo de elevação da PIC.[16,17] A medida é obtida pela USG da órbita com um transdutor linear (5 a 10 MHz) ou setorial (2 a 8 MHz), por meio do qual é possível a visualização do nervo e das estruturas que o envolvem, a cerca de 5 cm de profundidade. O nervo óptico (NO) é visualizado como uma estrutura cilíndrica hipoecogênica com cerca de 3 mm de diâmetro, envolvida por uma camada hiperecogência. No ponto em que penetra na órbita, o NO é envolvido por uma bainha de aproximadamente 1 mm de diâmetro, composta de dentro para fora de pia-máter, espaço subaracnóideo, membrana aracnoide e dura-máter. A dilatação é causada pelo aumento do volume de líquido cefalorraquidiano no espaço subaracnóideo da bainha, devido à transferência da PIC para as estruturas do espaço retro-orbitário. O diâmetro da BNO deve ser medido a uma profundidade de 3 mm da parede posterior do globo ocular (Figura 158.2). Medidas entre 4,8 e 5,6 mm foram indicativas de elevação da PIC em diferentes estudos, com sensibilidade e especificidade próximas de 0,95 e 0,92, respectivamente.[18] As principais críticas ao uso do método são: inconsistências metodológicas dos diferentes estudos clínicos, possíveis variações anatômicas de acordo com idade e peso, perda de acurácia em situações em que há flutuações da PIC, além de variação na acurácia entre diferentes patologias. Além disso, a BNO não fornece um valor de PIC, e o tempo de retorno do diâmetro (histerese) para valores normais após medidas efetivas para redução da PIC é desconhecido

- **Doppler transcraniano (DTC)**: por meio do estudo de padrões e velocidades de FSC, o DTC pode ser um recurso não invasivo para estimar a PIC, particularmente em pacientes com contraindicações ou alto risco para monitorização invasiva. A principal métrica utilizada é o índice de pulsatilidade (IP), calculado como a diferença entre as velocidades de fluxo sanguíneo durante a sístole e a diástole, dividido pela velocidade média de fluxo da artéria cerebral média (ACM), com valores normais considerados abaixo de 1,3. Fórmulas para estimar a PIC a partir do IP foram criadas com acurácias variadas.[19] Outras fórmulas que independem do IP também existem sendo que, atualmente, a mais validada é:

$$PIC_{dtc} = PAM - PPC_{dtc},$$

Sendo:

$$PPC_{dtc} = (PAM \times VFD)/VFM + 14$$

Em que: PIC_{dtc} = PIC estimada; PPC_{dtc} = pressão de perfusão cerebral estimada; PAM = pressão arterial média; VFD = velocidade de fluxo diastólico da ACM; VFM = velocidade de fluxo média da ACM.[20]

Em 2022, o estudo IMPRESSIT II selecionou 266 pacientes neurocríticos em 7 países para avaliar a acurácia do DTC em excluir HIC à beira-leito. Os resultados confirmaram que o método é acurado, com alto valor preditivo negativo em pacientes com uma variedade de condições neurológicas agudas[21]

- **Extensômetro craniano**: mais precoce do que a elevação da PIC, a perda da complacência intracraniana pode ser detectada por meio de mudanças na curva da PIC em pacientes monitorados de maneira invasiva. Característicamente, o componente P2 da curva de PIC progressivamente ultrapassa o componente P1, caracterizando uma relação P2 > P1. Recentemente, pesquisadores brasileiros desenvolveram um dispositivo não invasivo de monitorização da curva de PIC, a partir de mudanças mínimas no diâmetro craniano a cada batimento cardíaco, chamado "Brain4 care" (Figura 158.3).

  Um sensor posicionado na região temporal identifica, filtra e avalia a curva de PIC a cada batimento cardíaco, gerando análises da relação entre os componentes P2 e P1 da curva a intervalos de 1 minuto. Trabalhos recentes corroboraram a alta correlação entre a morfologia de onda invasiva com a não invasiva em pacientes neurocríticos, legitimando a monitorização da complacência intracraniana de forma contínua nesse ambiente[22,23]

- **Pupilometria**: a avaliação da resposta pupilar é vital no exame neurológico, sendo, tradicionalmente, realizada com uma lanterna à beira-leito e com a interpretação do tamanho e da reatividade da pupila, ficando a critério do examinador. Pupilômetros automáticos modernos eliminam a variabilidade interexaminador, provendo dados quantitativos acurados e confiáveis da resposta pupilar a partir das quatro fases da resposta pupilar: latência de resposta, constrição máxima, escape e recuperação.[24,25] Mais recentemente, foi introduzido o índice pupilar neurológico (IPN) como indicador precoce de elevação da PIC.[24] O IPN é um algoritmo patenteado que, ao analisar o tamanho, a latência e a velocidade de constrição e de

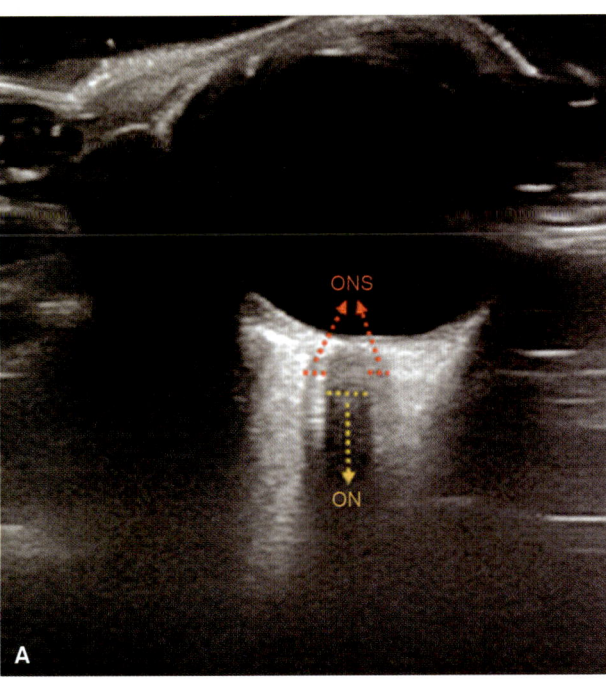
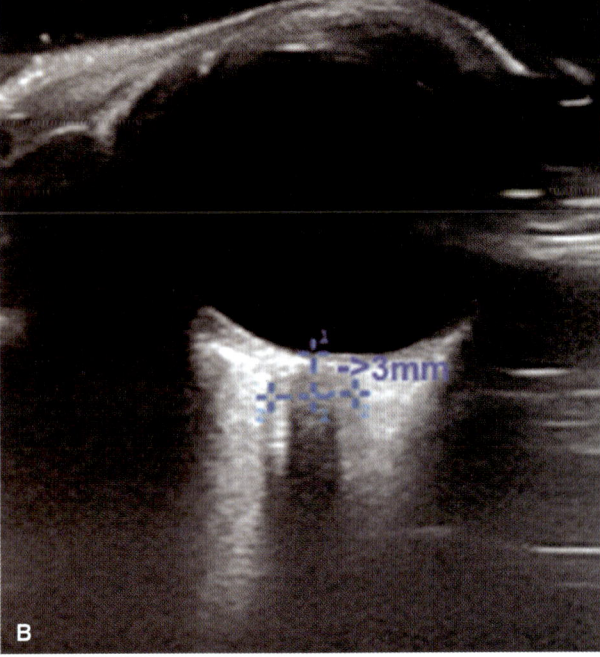

Figura 158.2 Medida do diâmetro da bainha do nervo óptico por ultrassonografia.[16] **A.** Estruturas identificadas ao ultrassom como nervo óptico (ON) e bainha do nervo óptico (ONS). **B.** Ponto de medida do diâmetro da bainha do nervo óptico, a 3 mm da parede posterior da órbita.

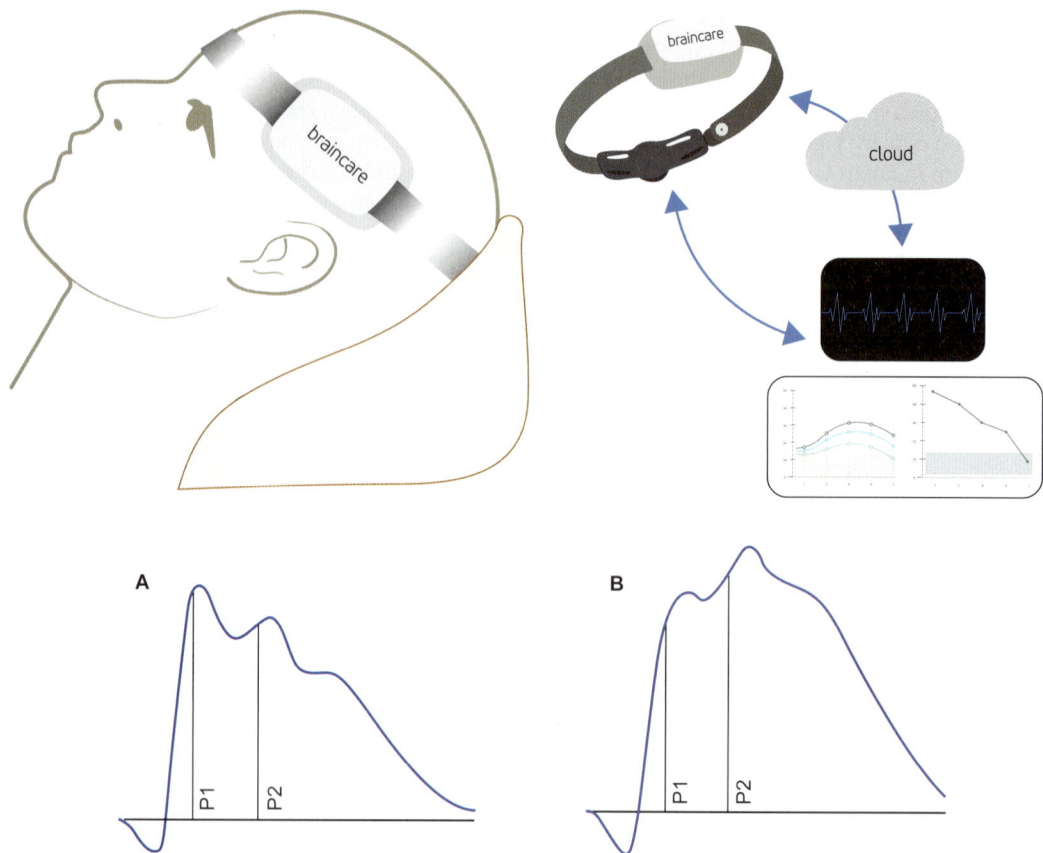

Figura 158.3 Extensômetro craniano. Sensor não invasivo posicionado na região temporal. Os dados coletados são processados em uma nuvem e fornecem: análise qualitativa, minuto a minuto, da curva de PIC e da relação entre os componentes P2 e P1, tempo ao pico (TTP, do inglês *time to peak*) e amplitude da onda em condições de complacência preservada (**A**) e alterada (**B**).

dilatação pupilares, é capaz de automaticamente graduar o índice do paciente em uma escala que vai de 0 a 5 (IPN > 3 é considerado normal; IPN < 3 é considerado lentificado), com excelente acurácia quando comparado ao monitor de PIC. Contudo, não há ainda correlação do IPN e dos valores reais da PIC, bem como não há a possibilidade do uso contínuo do aparelho na UTI.[25]

MONITORIZAÇÃO DO FLUXO SANGUÍNEO CEREBRAL

O cérebro recebe 15 a 20% do débito cardíaco em indivíduos saudáveis e em repouso. Essa proporção é modificada em condições de lesão cerebral aguda, difere entre os sexos feminino e masculino, diminui com a idade e está inversamente associada ao índice de massa corpórea. A avaliação do FSC à beira-leito é, portanto, uma monitorização essencial no paciente neurocrítico, porém enfrenta dificuldades relacionadas com a acurácia e a interpretação dos resultados no contexto da multimodalidade. O DTC não avalia o volume, mas as velocidades do FSC, cujas variações representarão padrões de fluxo normais ou anormais (Figura 158.4). A interpretação dos achados do DTC permite inferir presença ou ausência de FSC, aumento ou redução da resistência ao FSC, assim como aumento da PIC e vasospasmo.[26-28]

O DTC emite um sinal acústico de alta frequência (2 MHz) que penetra os tecidos e é refletido pelas hemácias presentes nos vasos sanguíneos intracranianos. Por meio da detecção de mudanças na frequência das ondas sonoras refletidas, o DTC indica a presença, a ausência, a velocidade e a direção do FSC. A principal aplicação clínica do DTC na UTI é a detecção de vasospasmo encefálico após HSA. A sensibilidade e a especificidade do DTC para detectar vasospasmo (velocidades > 120 cm/s) confirmado pela angiografia são de 80 e 84%, respectivamente, e o valor preditivo negativo para velocidades < 120 cm/s na artéria cerebral média é de 95%.[29] Nos pacientes com suspeita de HIC, o DTC contribui de maneira não invasiva para a monitorização multimodal, podendo corroborar o diagnóstico, auxiliar na decisão de monitorização invasiva da PIC, bem como avaliar a resposta vascular às mudanças pressóricas (estudo da autorregulação encefálica) e ao CO_2 (estudo da vasorreatividade encefálica).[17,21] Nos pacientes com acidente vascular cerebral (AVC) isquêmico, o DTC é especialmente útil para detectar oclusões vasculares pré e pós-tratamento trombolítico, além de potencializar a trombólise sistêmica, aumentando a taxa de recanalização.[30,31] O DTC tem altas sensibilidade (97%) e especificidade (100%) na detecção de parada circulatória encefálica; todavia, é recomendada uma PA sistólica mínima de 70 mmHg para evitar falso-positivos.[32] Quando a PIC aumenta e se iguala à pressão diastólica, o FSC diastólico se aproxima de zero. Com o aumento contínuo da PIC, o fluxo diastólico reaparece, mas em sentido contrário (fluxo reverso), visualizado como fluxo retrógrado no DTC. As formas de onda sistólica também se tornam espiculadas. O fluxo diastólico retrógrado ou oscilatório, juntamente a picos sistólicos, resulta na ausência de fluxo sanguíneo cerebral direto, o que é característico da parada circulatória encefálica detectada pelo DTC.[33] Outras aplicações do DTC são avaliação de fluxo colateral, etiologia

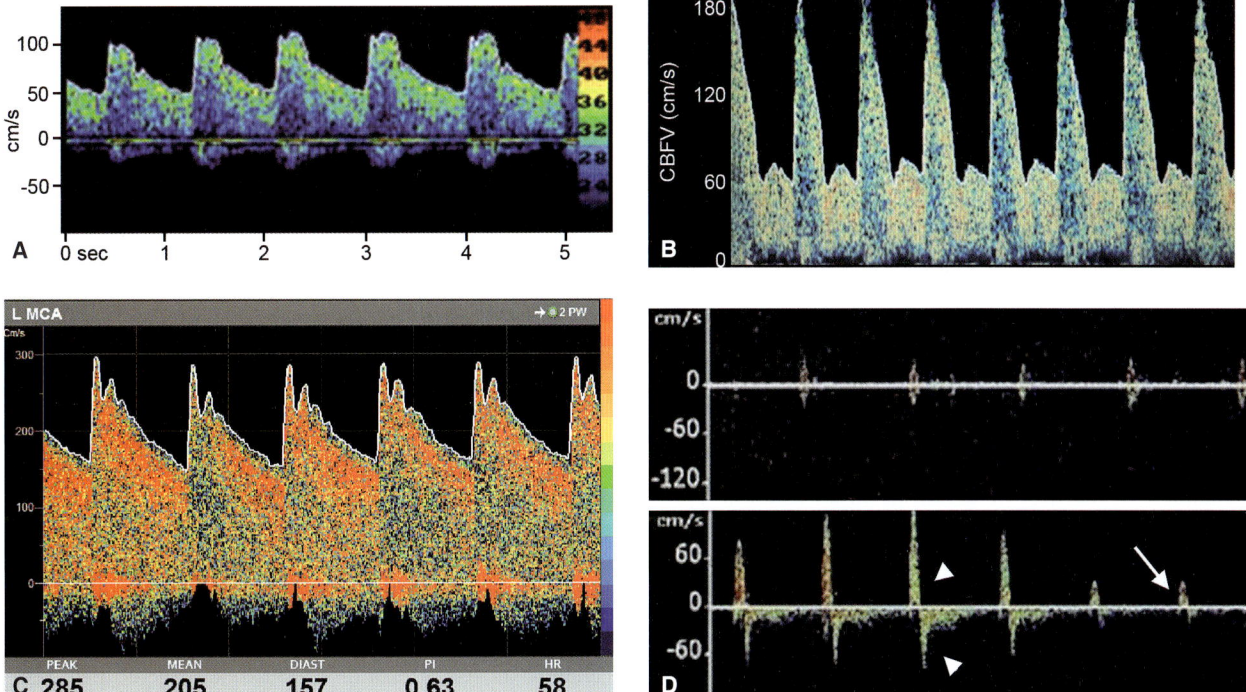

Figura 158.4 Diferentes padrões de fluxo sanguíneo encefálico no Doppler transcraniano. Mudanças nas velocidades de fluxo sanguíneo cerebral (FSC) em diferentes condições clínicas. **A.** Padrão de fluxo normal na artéria cerebral média (ACM; MCA, do inglês *middle cerebral artery*), caracterizado por fluxo de baixa resistência. **B.** Crescimento das velocidades médias acima de 150 cm/s, caracterizando vasospasmo. **C.** Aumento da pulsatilidade, com redução das velocidades diastólicas na hipertensão intracraniana. **D.** Padrões de espículas, caracterizando ausência de FSC na morte encefálica. CBFV: velocidade de fluxo sanguíneo cerebral (do inglês *cerebral blood flow velocity*).

(detecção de microembolia) e prognóstico em pacientes com AVC, assim como a monitorização intraoperatória do FSC, particularmente durante cirurgias de carótida. Mais recentemente, a avaliação *point-of-care* com DTC associado ao ultrassom transcraniano permite avaliar o fluxo na artéria cerebral média e a imagem de estruturas intracranianas, com foco em detecção de vasospasmo e parada circulatória encefálica, além de sinais de aumento da PIC, desvio de linha média e dilatação dos ventrículos laterais.[26]

A técnica do DTC mede velocidades de fluxo, e não volume ou fluxo em si. Conclusões sobre aumento da resistência cerebrovascular, hiperemia e vasospasmo são provenientes de comparações entre as velocidades de fluxo em diferentes territórios vasculares. Outras causas que contribuem para aumento das velocidades, como anemia e estados de aumento do débito cardíaco (hiperdinamia, sepse, febre, vasodilatação) podem confundir a interpretação dos resultados. Apesar de seguro e prático, o DTC depende da experiência do examinador, sendo observada alguma variabilidade entre exames, uma vez que velocidades diferentes podem ser observadas com pequenas mudanças no ângulo ou profundidade de insonação. Além disso, cerca de 10% dos pacientes têm janela óssea desfavorável para o exame.

MONITORIZAÇÃO DA AUTORREGULAÇÃO DO FLUXO SANGUÍNEO CEREBRAL

O mecanismo fisiológico de autorregulação do fluxo sanguíneo encefálico foi descrito por Lassen, em 1959, mas a avaliação à beira-leito desse parâmetro foi possível apenas recentemente. Em condições normais, as arteríolas pré-capilares são responsáveis pela manutenção do FSC constante quando submetidas a variações da pressão arterial ou, em última análise, da PPC. No caso de aumento da PPC, as arteríolas se contraem, reduzindo o raio e, consequentemente, o fluxo é mantido constante. Da mesma maneira, reduções da PPC cursam com vasodilatação arteriolar e manutenção do FSC em condições de autorregulação preservada. Tradicionalmente, acreditou-se que esse mecanismo funcionasse entre os limites de 50 a 150 mmHg de PPC e que, abaixo ou acima desses limites, o FSC passa a ser dependente da PPC (ou seja, da PAM). Entretanto, estudos observaram que a curva de autorregulação do FSC é modificada por diversos fatores em cada indivíduo, inclusive por doenças vasculares crônicas, como hipertensão e diabetes. Além disso, cada condição neurológica aguda (p. ex., trauma matismo craniano grave, HSA, encefalopatia anóxica ou AVC isquêmico) pode modificar a curva de autorregulação de uma maneira peculiar, sugerindo que a individualização do manejo pressórico na fase aguda das doenças neurocríticas seja mais adequada.

Quando a autorregulação está preservada, o FSC apresenta correlação linear com as variações na pressão arterial sistêmica. Como o FSC não pode ser facilmente medido à beira-leito, essa relação é expressa pelo coeficiente entre a PAM e a PIC, conhecido como "PRx" (*pressure reactivity index*) ou "índice de reatividade pressórica".[34] Um PRx negativo significa correlação negativa, ou seja, variações em um parâmetro (p. ex., elevação da PAM) causam variações no outro (redução da PIC), no sentido oposto, refletindo autorregulação preservada. Na prática, valores de PRx próximos de zero até 0,3 são considerados compatíveis com autorregulação intacta. Por outro lado, quando o PRx ultrapassa

0,3, é sinal de comprometimento da autorregulação encefálica. A monitorização do PRx pode ser feita continuamente, por meio de um *software* que integra valores de PIC, PPC e outros parâmetros multimodais de neuromonitorização (ver Figura 158.1).

A PPC ideal ou ótima (PPCopt) seria aquela correlacionada ao menor valor de PRx, coincidindo com a melhor capacidade de autorregulação do FSC. Estudos observacionais sugerem que a terapia guiada pela PPCopt em pacientes com TCE é segura e pode contribuir para melhor desfecho neurológico, embora essa estratégia ainda careça de evidência científica robusta para recomendação.[35] Nesse cenário, a PAM ideal é a que corresponde ao PRx negativo ou próximo de zero, sendo que essa estratégia foi relacionada a melhor desfecho clínico após TCE.[36] A desvantagem desse método está na necessidade de uma medida invasiva de PIC. Por esse motivo, parâmetros não invasivos que representem medidas indiretas da perfusão cerebral, como oximetria regional (espectroscopia próxima do infravermelho [NIRS]) ou tissular (PtiO$_2$), e a velocidade de FSC pelo DTC podem ser utilizados na forma de coeficiente de correlação com a PAM, oferecendo uma alternativa promissora ao PRx para o manejo da pressão arterial em pacientes neurocríticos. Os coeficientes são: o TOx (correlação entre PAM e oximetria pela NIRS), o ORx (correlação entre PAM e PtiO$_2$) e o Mx (correlação entre PAM e velocidade média de fluxo ao DTC). Muitos estudos têm confirmado a utilidade desses coeficientes no manejo pressórico após TCE, HSA e AVC isquêmico (AVCI) ou hemorrágico (AVCH).[9,37-39]

MONITORIZAÇÃO DA OXIGENAÇÃO CEREBRAL

A adequação da oferta de oxigênio às necessidades metabólicas cerebrais é objetivo primordial do manejo do paciente neurocrítico. A hipóxia tecidual resulta em déficit energético, culminando em falha dos mecanismos mantenedores da bomba sódio/potássio e perda do gradiente osmótico transmembrana. O resultado é influxo de cálcio, despolarização da membrana celular e liberação de glutamato para o espaço extracelular. Uma **cascata neurotóxica** pelo glutamato é observada nas células isquêmicas, o que resulta em despolarização sustentada, disfunção mitocondrial e morte celular. A oximetria cerebral representa, em última análise, uma estimativa do acoplamento entre demanda metabólica e FSC. Deve ser utilizada para monitorar isquemia no cérebro sob risco de baixo fluxo sanguíneo, devendo ser interpretada em conjunto com parâmetros metabólicos. Aferições da oxigenação cerebral são possíveis com dois métodos invasivos – oximetria tissular cerebral (PtiO$_2$) e saturação de oxigênio de bulbo de jugular (SjvO$_2$) – e um método não invasivo – oximetria cerebral regional (ScO$_2$).

Oximetria tissular cerebral

É acessada por meio da introdução de um cateter no parênquima cerebral e avalia a oferta de oxigênio local por meio da medida da tensão parcial de oxigênio no líquido intersticial.[40] O cateter deve ser implantado em regiões de alto risco de isquemia, idealmente identificadas previamente por exames de imagem com perfusão. A PtiO$_2$ é o produto do FSC pela diferença arteriovenosa de oxigênio na região monitorada. Valores de PtiO$_2$ entre 25 e 35 mmHg são considerados normais.[41] Na prática, valores de PtiO$_2$ de 15 a 25, < 15, < 10 e < 5 mmHg representam, respectivamente, isquemia

moderada, crítica, severa e morte celular.[42] A PtiO$_2$ < 20 mmHg é considerada o limite para intervenção terapêutica, objetivando o aumento da oferta de oxigênio sistêmico ou do FSC.[43] Dados observacionais e ensaios clínicos demonstraram que a monitorização e a terapia guiada pela PtiO$_2$ podem reduzir a mortalidade e melhorar o desfecho funcional de pacientes com TCE grave.[43,44] Baseado na observação de que episódios de hipoxia tecidual podem ocorrer em pacientes com PIC normal e impactar negativamente o prognóstico neurológico, o estudo em andamento, BOOST-3, compara os resultados da terapia guiada pela PIC *versus* PIC com oximetria tissular.[45] Entretanto, a PtiO$_2$ é uma monitorização invasiva, que fornece dados sobre a disponibilidade de oxigênio tecidual em um pequeno volume de substância branca subcortical. Portanto, seu valor depende de múltiplas variáveis, como o posicionamento do eletrodo.[46] Além disso, o método é caro e requer calibração, além de um período de estabilização antes da análise; e as evidências clínicas que suportam o uso rotineiro permanecem inconclusivas.[47]

Saturação de oxigênio de bulbo de jugular

Reflete a diferença entre a oferta e a demanda de oxigênio cerebral, ou seja, a taxa de extração de oxigênio pelo cérebro. Para essa monitorização, um cateter deve ser introduzido na veia jugular interna e ter a extremidade distal posicionada no nível da mastoide. A saturação de oxigênio na amostra de sangue coletada desse cateter pode ser monitorada de forma contínua ou intermitente. Valores considerados normais ou satisfatórios são SjvO$_2$ entre 55 e 75%. Episódios de dessaturação cerebral (SjvO$_2$ < 55%) estão associados ao aumento da demanda (p. ex., elevação da PIC, febre, crises não convulsivas, sepse) ou à queda na oferta de oxigênio (hipoxemia, assincronia ventilatória, choque, queda do FSC). Por outro lado, a elevação da SjvO$_2$ acima de 75% caracteriza queda na taxa de extração do oxigênio ou perfusão de luxo, como observados nos estados de sedação profunda, hipotermia ou progressão para morte encefálica (em que não há extração de oxigênio).[48] Ao contrário da PtiO$_2$, a SjvO$_2$ oferece uma avaliação global da oxigenação, ainda que assimetria > 15% entre as veias jugulares do mesmo paciente seja frequente.[49] Existe dúvida sobre qual lado monitorar; no entanto, recomenda-se a cateterização da veia jugular do hemisfério não dominante (geralmente o direito) – quando há lesão cerebral bilateral. Em pacientes com lesões agudas focais, existe controvérsia sobre a monitorização no hemisfério acometido ou no dominante.[50] A SjvO$_2$ não fornece informações sobre a fossa posterior, tampouco sugere a possível etiologia da disóxia cerebral. Desafios na interpretação dos valores medidos, além de complicações graves relacionadas à inserção do cateter, dificultam a ampla utilização da SjvO$_2$ na prática clínica.[47,51]

Oximetria cerebral regional

É aferida por um método óptico não invasivo, a espectroscopia infravermelha (NIRS, do inglês *near-infrared spectroscopy*). O oxímetro cerebral é um sensor posicionado na região frontal e um emissor de luz infravermelha, que atravessa os tecidos extracranianos (couro cabeludo e calota craniana) para atingir o tecido cerebral subjacente (Figura 158.5).

A hemoglobina é um cromóforo que absorve luz em diferentes comprimentos de onda e muda de cor quando se liga ao oxigênio. Assim, a medida da absorção da luz

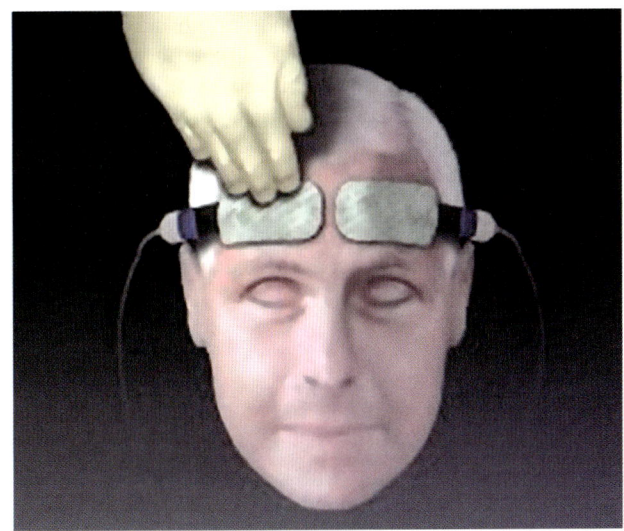

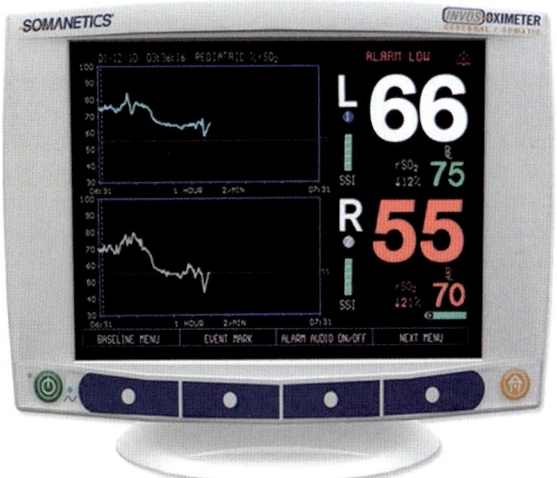

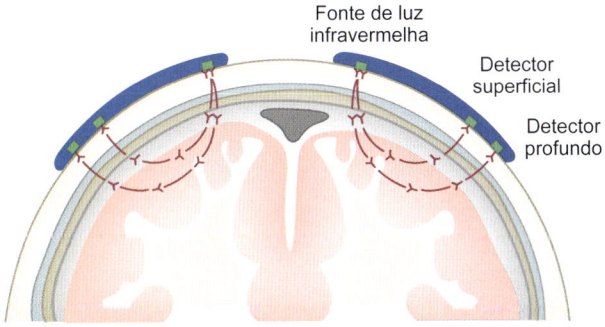

Fonte de luz
infravermelha

Detector
superficial

Detector
profundo

Figura 158.5 Oximetria regional (ScO_2) por espectroscopia próximo do infravermelho. Um sensor emite uma luz infravermelha, que penetra poucos centímetros na calota craniana e detecta a reflexão da luz por cromóforos, como a hemoglobina oxigenada. O monitor demonstra o resultado da aferição em ambos os hemisférios cerebrais.

infravermelha pela hemoglobina (oxigenada e desoxigenada) permite o cálculo da ScO_2. Os dados da NIRS informam sobre os níveis de oxigênio e fluxo sanguíneo cerebrais regionais (na região coberta pelo sensor), sendo a cinética das mudanças mais relevante do que seus valores absolutos.[52] Reduções acima de 20% de ScO_2 basal estão associadas a pior desfecho clínico. A NIRS foi comparada à tomografia de perfusão cerebral e validada como monitor de FSC em pacientes com lesão cerebral aguda.[53] Contudo, a

interferência de fatores como concentração de hemoglobina, espessura óssea craniana, densidade capilar e camada de líquido cefalorraquidiano subjacente ao monitor dificultam a interpretação da ScO_2 à beira-leito. Além disso, a contaminação do resultado pelo sangue extracraniano é um fator que não pode ser afastado e tem sido confirmado em alguns estudos, variando de 14 a 18%.[54] A NIRS também foi validada como monitor de autorregulação cerebral (AC), por meio de um índice derivado da correlação linear entre pressão arterial média e a ScO_2, o COx. Uma correlação moderada (r = 0,4) com o índice Mx, derivado do DTC, torna o COx um método aceitável para estimativa da AC à beira-leito, segundo alguns autores.[55] Até o momento, devido a problemas de acurácia, os resultados da NIRS individualmente não devem ser usados para guiar terapias à beira-leito.

MONITORIZAÇÃO ELETROFISIOLÓGICA CEREBRAL

Atualmente, o eletroencefalograma (EEG) tem múltiplas aplicações à beira-leito, além de detecção de crises convulsivas subclínicas. O consenso americano de monitorização multimodal recomenda o EEG nas situações: 1) pacientes com lesão cerebral aguda e alteração da consciência persistente, inexplicada pela lesão primária; 2) EEG urgente (em até 60 minutos) em pacientes com *status epilepticus* clínico, que não recuperam a consciência dentro de 60 minutos da administração de medicamento antiepiléptico ou que permanecem em *status epilepticus* refratário; 3) durante hipotermia terapêutica e durante as primeiras 24 horas de reaquecimento (para excluir *status epilepticus* não convulsivo em pacientes que permanecem comatosos após ressuscitação cardiopulmonar); e 4) pacientes críticos que permanecem com comprometimento inexplicado do nível de consciência, déficits neurológicos ou movimentos involuntários (para excluir crises não convulsivas, sendo a monitorização contínua preferível à intermitente nesse grupo de pacientes.[56,57] Além das recomendações clássicas, o EEG é útil para detectar precocemente a isquemia cerebral tardia em pacientes comatosos pós-HSA, nos quais o exame clínico é inacurado. Nesses pacientes, uma queda na relação entre os ritmos alfa/delta (*alpha-delta ratio*) pode ser notada até 3 dias antes do surgimento de lesões isquêmicas em exames de imagem.[58]

MONITORIZAÇÃO DO METABOLISMO CEREBRAL

A microdiálise cerebral é um recurso invasivo de monitorização metabólica, que demanda amostragem de fluido cerebral extracelular à beira-leito, a cada 1 hora. O líquido é analisado quanto às concentrações de lactato, piruvato, glutamato e glicose, e a interpretação dos resultados depende do posicionamento do eletrodo em área sadia ou em tecido cerebral lesado.

Uma elevação da relação lactato/piruvato (L/P) indica isquemia ou hipoxemia. O piruvato (produto do metabolismo da glicose) está reduzido durante episódios de isquemia e elevado durante eventos de disfunção celular (p. ex., disfunção mitocondrial ou despolarização alastrante). Um L/P > 25 indica metabolismo oxidativo anormal, e um L/P > 40 indica crise metabólica cerebral.

A elevação da concentração de glutamato (> 10 mmol/ℓ) em associação à redução de glicose (< 1 mmol/ℓ) é indicativa de isquemia ou crise energética.

Um estudo multicêntrico envolvendo 223 pacientes com TCE monitorados com microdiálise nos primeiros dias pós-trauma demonstrou que concentração de glutamato e piruvato, relação L/P, idade, PIC e PRx são os principais marcadores prognósticos pós TCE.[59] A recomendação atual para uso da microdiálise em *guidelines* internacionais sugere associação dos resultados a outras modalidades de neuromonitorização, particularmente em pacientes sob risco de isquemia, hipóxia, falência energética e de privação de glicose, com foco em melhoria do prognóstico neurológico.

COMBINAÇÃO DOS MÉTODOS

Além da combinação já citada do monitor invasivo da PIC e da oxigenação tecidual cerebral (PbtiO2), outras estão sendo estudas, como o cateter de triplo lúmen, por exemplo, que acrescenta temperatura cerebral aos dois parâmetros prévios.[60] A monitorização combinada do EEG e a NIRS estão disponíveis para comercialização fora do Brasil, com achados clínicos esparsos, porém estimulantes.[61]

Um único trabalho publicado até o momento tentou responder qual seria a melhor combinação de métodos não invasivos para o manejo da PIC para cada tipo de lesão cerebral aguda.[62] Avaliando 100 pacientes (TCE = 30; HSA = 47; AVCH = 23), ele comparou a USG BNO, o DTC (IP e fórmula de estimação da PIC [PICe])[20] e o índice neurológico pupilar (INP) por meio da pupilometria automatizada com monitorização invasiva. A melhor combinação de métodos para a população geral foi a USG BNO e a PICe, enquanto, para o subgrupo de pacientes com HSA, o melhor desempenho foi da pupilometria e da PICe, o que corrobora a ideia de que o uso de múltiplos métodos baseados em diferentes mecanismos fisiopatológicos deve ser personalizado tanto para o paciente quanto para a natureza da lesão cerebral.

CONSIDERAÇÕES FINAIS

Nenhum método é suficiente de forma isolada para a monitorização neurocrítica, sendo assim, a MMM é a tendência para o cuidado dos pacientes (ver Tabela 158.1).[2,63] A MMM considera as variações fisiopatológicas tanto do paciente quanto da doença primária, permitindo ao médico ajustar suas decisões de forma individualizada e dinâmica. Um limitador da MMM no momento é a capacidade de integrar os dados da MMM e a falta de parâmetros clínicos consolidados para que a interpretação adequada dos métodos seja possível e, assim, transposta para a prática clínica em busca de melhores desfechos para os pacientes neurocríticos. No entanto, a MMM oferece aos médicos a oportunidade de reunir medidas fisiológicas do funcionamento cerebral, permitindo tanto tratar reativamente lesões secundárias em progressão como também de forma proativa manter a saúde cerebral considerando os múltiplos parâmetros em análise.[62,64]

159

Manejo Crítico do Paciente com Acidente Vascular Cerebral Isquêmico

Carolina Rouanet • João Brainer C. de Andrade

Tabela 159.1 *Intensive care after thrombolysis score.*

Variável	Pontuação
Negros	1
Sexo masculino	1
Pressão arterial sistólica na admissão	
< 160 mmHg	0
160-200 mmHg	2
> 200 mmHg	4
Escala de acidente vascular cerebral do National Institutes of Health	
< 7	0
7-12	1
> 12	2

INTRODUÇÃO

A necessidade de suporte intensivo no acidente vascular cerebral (AVC) depende de diversas condições clínicas e neurológicas. A transferência para unidades de AVC representa um recurso importante que reduz a mortalidade e melhora os desfechos funcionais. No entanto, o conceito de unidade de AVC é diferente de uma unidade de terapia intensiva (UTI). Pacientes com isquemias complicadas – e assim podemos elencar como lesões mais extensas e potencialmente candidatas a craniectomia descompressiva, transformação hemorrágica sintomática, crise epiléptica recorrente ou *status* de hipertensão intracraniana – apresentam benefício com o tratamento em unidades intensivas. Outras condições, como hipertensão arterial de difícil controle, necessidade de suporte ventilatório, endocardite relacionada à isquemia cerebral e outros cenários clínicos de instabilidade hemodinâmica, por exemplo, são elegíveis para unidades intensivas.

A literatura traz o escore ICAT (do inglês *intensive care after thrombolysis*), uma ferramenta útil para triagem de pacientes pós-trombólise endovenosa que se beneficiariam de acompanhamento em UTI. O escore é composto por descendência, sexo masculino, pressão arterial sistólica e escala de AVC do National Institutes of Health (NIHSS), conforme pode ser visto na Tabela 159.1. Pontuação igual ou superior a 2 indica alta chance de necessidade de suporte intensivo. Apesar da baixa especificidade, o escore tem sensibilidade próxima a 98%.

SUPORTE VENTILATÓRIO

Além das condições clínicas subjacentes que podem demandar suporte ventilatório, a localização e a extensão da lesão isquêmica estão associadas à necessidade de suporte ventilatório. Primeiro, a saturação periférica de oxigênio deve ser mantida em, pelo menos, 93%, conforme as diretrizes atuais. Segundo, a avaliação neurológica deve ser combinada com parâmetros ventilatórios e de gasometria arterial para estimar o momento de uma intervenção ventilatória. A baixa saturação de oxigênio e valores elevados de $PaCO_2$ podem aumentar área de penumbra e comprometer a hemodinâmica cerebral – o que seria temerário para o controle do edema citotóxico.

Atenção deve ser dada para lesões cerebelares que podem evoluir para compressão do tronco encefálico, bem como para as corticais com ou sem transformação hemorrágica e que podem levar a *status* epiléptico e, portanto, comprometer a proteção de via aérea. Indivíduos com escala de coma de Glasgow < 10, lesões extensas que comprometem mais de 2/3 do território da artéria cerebral média (ACM) e histórico de hipertensão arterial estão sob maior risco de intubação ou ventilação mecânica.

A necessidade de traqueostomia depende de diversas condições clínicas e neurológicas. O SETScore tem sido aplicado na literatura, mas ainda sem definição exata de tempo de intervenção. O escore considera condições como: disfagia, observação de aspiração, escala de coma de Glasgow < 10, lesões em tronco encefálico, lesões cerebelares com efeito de massa, isquemias que comprometem mais de dois terços do território da ACM, hemorragia intracraniana com volume > 25 mℓ, lesões difusas, hidrocefalia, intervenção cirúrgica, doença respiratória, relação PaO_2/FiO_2 < 150, *acute physiology score* (APS) do *Acute physiology and chronic health evaluation* II (APACHE II) > 20, *lung injury score* (LIS) > 1 e critério para sepse.

Outro ponto de dúvida recorrente em terapia intensiva neurológica é o momento ideal de extubação. Falhas de extubação estão associadas a risco de pneumonia, necessidade de traqueostomia, aumento de tempo de internação e maior mortalidade. Em geral, devem ser considerados critérios antes de extubação, como: pacientes com adequada proteção de vias aéreas, escala de coma de Glasgow > 8, ausência de sinais ou sintomas de hipertensão intracraniana, temperatura corporal entre 36 e 38,5 °C, frequência cardíaca entre 60 e 120 bpm e pressão arterial sistólica entre 90 e 185 mmHg, além de parâmetros ventilatórios adequados.

CONTROLE DE PRESSÃO ARTERIAL PÓS-ISQUEMIA CEREBRAL

O controle de pressão arterial (PA) pós-AVC isquêmico é tópico de grande debate há anos, quanto a: alvo ideal de PA; medicamento a ser usado; momento de reintrodução de anti-hipertensivos; momento em que pode ser necessária elevação de PA.

Cerca de 70 a 75% dos pacientes se apresentam hipertensos após AVC isquêmico, sendo tal achado multifatorial.

Com frequência, são indivíduos com hipertensão arterial sistêmica (HAS) como fator de risco cardiovascular clássico, ou com hipertensão reacional ao AVC agudo (em contexto, por exemplo, de hipertensão intracraniana e falência de autorregulação cerebral ou de tentativa de recrutamento de circulação colateral). A etiologia do AVC também pode estar ligada à ocorrência de hipertensão arterial na admissão – sabe-se, por exemplo, que aqueles com doença de pequenos vasos têm maiores pressões à admissão do que aqueles com etiologia cardioembólica (devido à HAS crônica com consequente deslocamento de curva de autorregulação para direita). Já aqueles com AVCs maiores, como os com oclusão de grandes vasos, tendem a apresentar queda espontânea de PA após recanalização bem-sucedida, demonstrando o aumento de PA ser reacional.

A localização do evento isquêmico também pode colaborar para a ocorrência de aumento dos níveis tensionais. Sabe-se que o hemisfério esquerdo tem predomínio simpático, enquanto o direito, parassimpático. Ínsula, córtex pré-frontal, núcleo do trato solitário e bulbo ventrolateral desempenham papel notável na resposta pressórica.

Já foi demonstrado que tanto PAs altas como baixas estão associadas a piores desfechos a curto e longo prazos após o AVC. A hipotensão pós-AVC é rara, mas pode ocorrer no contexto de hipovolemia, choque séptico, cardiogênico, dissecção aórtica ou outros. As regiões mais acometidas são aquelas isquêmicas ou reperfundidas recentemente.

Pacientes submetidos à trombólise venosa

Diretrizes atuais recomendam PA < 185×110 mmHg para início de trombólise venosa e manutenção de PA < 180×105 mmHg nas primeiras 24 horas pós-trombolítico.

O racional de redução de PA levar a menor risco de transformação hemorrágica e menor injúria de reperfusão deve ser ponderado em relação ao risco de aumento de área isquêmica.

Tal fato foi avaliado pelo *Intensive Blood Pressure Reduction with Thrombolysis Therapy for Acute Ischemic Stroke: An International, Radomised, Open-label, Blinded End point, Phase 3 Trial* (ENCHANTED), estudo randomizado que visou comparar a estratégia convencional de alvo pressórico pós-trombólise (PA sistólica [PAS] < 180 mmHg) *versus* a estratégia intensiva de controle pressórico (PAS-alvo de 130 a 140 mmHg). Pacientes submetidos à trombólise venosa com PAS inicial ≥ 150 mmHg poderiam ser incluídos. Como resultados, em 1 hora, a PAS média no grupo convencional e intensivo foi de 153 e 146 mmHg, respectivamente; e de 144 e 139 mmHg, após 24 horas – ambos com diferença estatisticamente significativa. Entretanto, essa variação não se traduziu em melhores desfechos funcionais, apesar da redução de hemorragia intracraniana (sem redução em hemorragias sintomáticas). Vale ressaltar que esse estudo incluiu basicamente indivíduos com escala do NIH com níveis baixos a moderados, não podendo, portanto, ser generalizados para aqueles com AVC maiores.

Pacientes submetidos à trombectomia mecânica

Para os pacientes candidatos à trombectomia mecânica, as diretrizes recomendam (pré-procedimento) o mesmo alvo de PA que para aqueles candidatos à trombólise venosa (PA < 185×110 mmHg). Sabe-se que PA elevada pré-trombectomia pode estar associada a maiores volumes de infarto, piores desfechos funcionais, oclusões vasculares mais proximais e colaterais ruins.

O banco de registros Multicenter Randomized Controlled Trial of Endovascular Treatment for Acute Ischemic Stroke in the Netherlands (MR CLEAN) analisou a relação de PA pós-trombectomia em relação a desfecho funcional e hemorragia intracraniana sintomática.

A associação entre maior PAS e desfecho funcional em 90 dias foi linear, com pacientes com maiores PAS máximas nas 6 horas subsequentes à trombectomia tendo mais chances de desfechos ruins quando comparados aos com menores PAS máximas. O risco de transformação hemorrágica também se mostrou maior naqueles com pressões mais elevadas. Os achados em relação às menores PAS foram não lineares. O grau de recanalização vascular pós-procedimento não modificou os achados anteriormente citados.

Outro estudo analisou pacientes do Safe Implementation of Treatments in Stroke International Thrombectomy Registry (SITS-TBYR), visando avaliar o mesmo ponto-alvo de PA pós-trombectomia em pacientes com recanalização bem-sucedida ou não. Entre aqueles com recanalização satisfatória, os com PAS de 100 a 119 mmHg tiveram o maior grau de independência funcional; já entre os com recanalização não satisfatória, uma PAS de 120 a 139 mmHg levou a melhores desfechos.

Maiores valores de PAS foram independentemente associados a menor independência funcional, mais hemorragias intracranianas sintomáticas e maior mortalidade em indivíduos com recanalização satisfatória. Por outro lado, naqueles com recanalização não satisfatória, a PAS mais elevada levou a mais hemorragias, mas não a melhores desfechos. A análise multivariada também mostrou que, para pacientes com bom grau recanalização, menores valores de PAS são necessários para atingir bom desfechos.

Concluiu-se, em resumo, que a PAS ≥ 160 mmHg foi associada a piores desfechos em 3 meses em pessoas com boa recanalização pós-trombectomia, mas não foi possível identificar intervalo pressórico que tivesse associação com desfecho no grupo sem recanalização satisfatória. Da mesma forma, valores pressóricos mais elevados foram associados a maiores riscos de hemorragia sintomática, independentemente do *status* de recanalização.

Mais recentemente, foi publicado o *Intensive Blood Pressure Control after Mechanical Thrombectomy for Acute Ischemic Stroke: a Multicentre, open-label, blinded end-point, randomised controlled trial* (ENCHANTED2/MT). Tal estudo comparou o manejo mais intensivo de PA (PAS < 120 mmHg) *versus* o manejo convencional (PAS de 140 a 180 mmHg) nos pacientes após trombectomia bem-sucedida. O estudo foi parado precocemente por eficácia e segurança. Foram evidenciados piores desfechos, maior deterioração neurológica precoce e maior incapacidade em indivíduos com alvo pressórico mais baixo. Em relação à hemorragia intracraniana sintomática, observaram-se taxas semelhantes em ambos os grupos. Supõe-se que tais achados derivem da disfunção de microcirculação que permanece mesmo após a abertura do grande vaso.

Ainda não publicado, o *Outcome in Patients Treated with Intra-arterial Thrombectomy: The optiMAL Blood Pressure control Trial* (OPTIMAL BP) também comparou o controle mais rigoroso de PA pós-trombectomia com recanalização satisfatória (PAS < 140 mmHg) *versus* o manejo convencional (PAS 140 a 180 mmHg). Foi parado precocemente, visto que os pacientes do grupo intensivo tiveram piores desfechos funcionais, sem redução de mortes ou hemorragias intracranianas sintomáticas. Tais resultados estão em consonância com os do ENCHANTED-MT.

Sendo assim, percebe-se que o alvo ideal de PA pós-trombectomia ainda precisa ser definido, devendo ser individualizado. Deve-se lembrar não apenas do *status* da macrocirculação, mas também de seu papel no desfecho de tais pacientes, além de ponderar o risco de injúria de reperfusão *versus* o risco de piora de isquemia e deterioração neurológica.

Pacientes não submetidos a terapias de reperfusão

Na fase aguda, para os indivíduos não submetidos a terapias de reperfusão, admite-se hipertensão permissiva, tolerando-se alvos de PA até 220×120 mmHg (a não ser que o *status* cardiológico prévio do paciente não permita, ou que haja ocorrência de emergência hipertensiva) pelas primeiras 48 a 72 horas. Caso seja necessária a redução de PA, esta, se possível, deve ser limitada a 15% da PA inicial. O racional é realizar a manutenção de perfusão cerebral e evitar aumento da área de penumbra.

O início (ou reinício) de terapias anti-hipertensivas deve ser feito naqueles que permanecerem com PA > 140 × 90 mmHg e que estejam com estabilidade de sintomas, em geral após as primeiras 48 a 72 horas do íctus.

Escolha de medicamentos anti-hipertensivos

Não há evidências claras que indiquem superioridade de um agente anti-hipertensivo em relação ao outro. O medicamento deve ser escolhido de acordo com o perfil do paciente, considerando-se suas comorbidades e seu perfil de segurança. Recomendam-se, na fase aguda, fármacos tituláveis, de meia-vida curta. Labetalol, nicardipino, clevidipino, hidralazina. Nitroprussiato de sódio e nitroglicerina podem ser usados, desde que com cautela, em razão do risco potencial de aumento de pressão intracraniana (PIC).

Indução de hipertensão

Alguns pacientes podem claudicar do déficit na fase aguda por AVC por variabilidade hemodinâmica, especialmente nas etiologias não cardioembólicas. Além disso, há o conceito de AVC em evolução (*stroke in evolution*), em que o déficit pode se manter piorando por horas ou até dias.

Em tais pacientes, há um racional de que a indução de hipertensão poderia levar à melhora de sintomas por aumento/manutenção de fluxo sanguíneo cerebral e recrutamento de colaterais. Alguns estudos pequenos tentaram avaliar tal estratégia, alguns com resultados positivos, mas ainda não definitivos.

Sendo assim, reconhece-se a necessidade de mais estudos sobre o tema, uma vez que a indução de hipertensão no AVC isquêmico ainda não é bem estabelecida.

EDEMA CEREBRAL

O edema cerebral é frequente após o AVC, e estima-se que é o responsável pela morte em 5% dos casos. Do ponto de vista fisiopatológico, reconhecem-se três tipos de edema cerebral: o citotóxico, o iônico e o vasogênico.

Vale ressaltar o papel fundamental da barreira hematoencefálica (BHE) na geração do edema cerebral. A BHE é um complexo de células altamente seletivas que se localizam entre o lúmen do vaso e o interstício cerebral. É composta de células endoteliais capilares, *tight junctions*, membrana basal, pericitos, membrana glial e prolongamentos dos astrócitos. A partir do momento em que há quebra de tal barreira, perde-se a seletividade de entrada no SNC, com influxo de líquidos, citotoxinas, células sanguíneas e consequente destruição da homeostase natural cerebral, o que levará ao edema.

O primeiro edema que ocorre pós-AVC é o citotóxico, que é proeminente nos astrócitos. Decorre do processo isquêmico e acarreta falência da Na/K-ATPase, resultando na alteração do gradiente osmótico. O acúmulo de sódio intracelular ocasiona a entrada de água na célula via difusão simples, transporte passivo e cotransporte de água.

O edema iônico ocorre após o edema citotóxico; pode ocorrer precocemente após a disfunção endotelial. Devido ao gradiente de concentração iônico que ocorre no edema citotóxico, sódio, cloreto e água são transportados para células endoteliais pela membrana luminal e depois para a região extraluminal dos capilares endoteliais, chegando ao interstício.

O edema vasogênico é o último a ocorrer. Decorre da quebra da BHE – as *tight junctions* são quebradas, os cavéolos aumentam, o que faz com que os vasos se comportem como capilares fenestrados, levando ao extravasamento de proteínas plasmáticas. As células gliais também são ativadas, com liberação de mediadores inflamatórios. A isso, segue-se a geração de gradientes osmóticos e hidrostáticos, acarretando o edema extracelular.

O mecanismo de formação de edema é complexo e envolve diversos fatores: aquaporina 4, receptores de sulfonilureia tipo 1, metaloproteinases de matriz, micro-RNAs, resposta inflamatória, entre outros. Estudos visando a tais alvos fisiopatológicos foram e vêm sendo realizados como tentativas de terapias antiedema. Até o momento, não há evidência para sua utilização na prática clínica.

O pico costuma ser do segundo ao quinto dia, sendo mais alarmante após infartos hemisféricos extensos, quando, então, é chamado "edema cerebral maligno".

Alguns fatores reconhecidos como de risco para surgimento de edema cerebral significativo são: gravidade da isquemia (representada por maiores pontuações na escala do NIH – maior do que 15 ou 20 em infartos de hemisfério não dominante ou dominante, respectivamente); rebaixamento do nível de consciência; hiperglicemia; náusea/vômito nas primeiras 24 horas; e idade mais jovem. Achados de imagem também podem ajudar a predizer sua ocorrência, como tomografia computadorizada (TC) nas primeiras 6 horas evidenciando acometimento de mais de 50% do território da ACM; acometimento de vários territórios vasculares; desvio precoce de linha média; lesões vistas na ressonância magnética (RM) na sequência difusão com volume maior que 80 ml; oclusão proximal de grande vaso; polígono de Willis incompleto; e colaterais pobres.

O sinal clínico mais específico de edema cerebral maligno é o rebaixamento do nível de consciência, que ocorre por compressão e desvio de tálamo e mesencéfalo, onde se localizam os principais centro de vigília. A maior parte dos pacientes evolui com rebaixamento entre 72 e 96 horas pós-íctus.

Os sinais mais comumente descritos na deterioração de infartos supratentoriais hemisféricos são disfunção pupilar ipsilateral, midríase, paralisia de adução ocular, piora de força progredindo para postura extensora. Surgimento de

Babinski contralateral à hemiparesia representa já compressão de tronco contra o tentório. Alterações respiratórias são mais tardias. Sendo assim, vigilância neurológica estrita é fundamental, com enfoque especial a alterações pupilares, motoras e de nível de consciência.

HIPERTENSÃO INTRACRANIANA E TRATAMENTOS DO EDEMA/INFARTO CEREBRAL MALIGNO

O maior risco do edema cerebral, especialmente nos casos de edema maligno, é o aumento consequente de PIC com queda de pressão de perfusão cerebral, isquemia cerebral global e risco de óbito. Vale ressaltar que, no AVC isquêmico, a monitorização rotineira de PIC não é recomendada.

Medidas posicionais

O pescoço deve ser mantido em posição neutra e a cabeceira ao menos a 30° para, assim, evitar compressão das jugulares e maximizar o retorno venoso.

Terapia osmolar

Visto o papel já citado do sódio e da osmolaridade na geração de edema, nos pacientes neurocríticos deve-se, de forma rotineira, evitar uso de soluções hipotônicas e combater a hiponatremia, almejando ao menos a eunatremia.

Mediante edema cerebral maligno, a terapia hiperosmolar é razoável e pode ser empregada, seja com manitol ou solução salina hipertônica.

O manitol é um diurético osmótico potente, que pode ser administrado em acesso profundo ou periférico, com início de ação em 10 a 15 minutos e efeito máximo de ação em 20 a 60 minutos. Pode ser administrado na dose de 0,5 a 1 g/kg. Principais efeitos colaterais são insuficiência renal, depleção de volume intravascular, hipocalemia e alcalose hipoclorêmica.

Soluções salinas hipertônicas podem ser formuladas a diversas concentrações, sendo, no Brasil, a mais amplamente disponível a 20%. Agem via aumento direto do sódio, necessitam de acesso profundo para administração e têm rápido início de ação. Principais efeitos colaterais são sobrecarga volêmica, hipernatremia e acidose hiperclorêmica. Podem ser administradas na dose de 0,5 a 1 mℓ/kg.

Algumas evidências sugerem que as soluções salinas hipertônicas possam ser mais eficazes do que o manitol, embora faltem evidências robustas de tal fato, de forma que ambas as terapias podem ser utilizadas, devendo a escolha ser individualizada.

Hiperventilação

É bem estabelecido que a hipercapnia leva à vasodilatação de arteríola aferente, com consequente aumento de volume e fluxo sanguíneo cerebral e aumento potencial de PIC. Sendo assim, a hiperventilação levando à redução de pressão parcial de gás carbônico (pCO_2) gera o efeito contrário, podendo colaborar para redução de PIC. Vale ressaltar que tal efeito é transitório e que a hipocapnia grave ($pCO_2 <$ 20 mmHg) pode agravar o risco de isquemia. Dessa forma, admite-se hiperventilação moderada (pCO_2 30 a 34 mmHg) como estratégia temporária de medida ponte no tratamento da hipertensão intracraniana no AVC.

Outras medidas clínicas

Corticosteroides, barbitúricos e hipotermia não apresentam evidências para uso no edema do AVC isquêmico. Sendo assim, não são recomendados. No caso do corticosteroide (seja em doses convencionais ou altas doses), vale ressaltar que, por últimas diretrizes, seu uso é considerado prejudicial devido ao potencial aumento de complicações infecciosas.

Tratamento cirúrgico: craniectomia descompressiva

Tratamento de edema cerebral maligno pode ser feito de forma cirúrgica por meio de remoção da calota ou duroplastia, permitindo, assim, a expansão cerebral e o alívio da PIC causada pelo efeito de massa.

Três estudos randomizados e prospectivos avaliaram essa estratégia: o *Decompressive Surgery for the Treatment of Malignant Infarction of the Middle Cerebral Artery* (DESTINY), o *Decompressive Craniectomy in Malignant Middle Cerebral Artery Infarction* (DECIMAL) e o *Hemicraniectomy After Middle Cerebral Artery Infarction With Life-threatening Edema Trial* (HAMLET). Todos tiveram como desfecho comum a redução de mortalidade quando comparado o tratamento cirúrgico ao tratamento clínico em pacientes com idade inferior a 60 anos. Quando observados os três estudos combinados, a redução de mortalidade foi de 50%. Em relação à incapacidade, nenhum estudo separadamente demonstrou melhora de desfecho funcional (escala de Rankin modificada 0 a 3), embora em análises combinadas tenha-se obtido tal melhoria. Dessa forma, a craniectomia descompressiva com duroplastia passou a ser indicada como tratamento de edema cerebral maligno em pacientes com AVC isquêmico quando há falência de tratamento clínico dentro das primeiras 48 horas do íctus. O deflagrador ótimo para se indicar essa intervenção mais aceito parece ser o rebaixamento do nível de consciência que possa ser atribuído a edema cerebral.

Para indivíduos com idade superior a 60 anos, apenas um ensaio randomizado incluiu esses pacientes, o DESTINY 2 (*Hemicraniectomy in Older Patients with Extensive Middle-Cerebral-Artery Stroke*). Tal estudo demonstrou redução de mortalidade (33% em 1 ano), porém com altas taxas de pessoas sobrevivendo à custa de alto grau de incapacidade (apenas 6% com escala de Rankin modificada 3 em 1 ano). Sendo assim, admite-se a craniectomia nesse grupo de pacientes como uma possibilidade, devendo-se levar em conta as expectativas da família e, quando conhecidas, do próprio indivíduo.

Para aqueles com AVCs cerebelares malignos, há o risco de hidrocefalia aguda (por compressão de tronco e terceiro e quarto ventrículos). Nos casos de hidrocefalia obstrutiva, a ventriculostomia deve ser realizada, com ou sem craniectomia suboccipital associada, a depender do tamanho do infarto, do grau de compressão de tronco e do efeito de massa, bem como da resposta ou não às terapias clínicas. Há o risco teórico de herniação ascendente, que pode ser minimizada com drenagem liquórica intermitente e conservadora e associação com craniectomia, se indicada.

CONTROLE DE TEMPERATURA

A hipertermia é uma complicação frequente pós-AVC isquêmico, devendo ser ativamente buscada e manejada por piorar desfechos. Alguns fatores já foram ligados a aumento de risco de hipertermia: AVCs mais graves, sexo feminino, intubação, proteína C elevada na admissão, intubação orotraqueal, presença de disfagia.

O aumento de temperatura pode ser infeccioso ou não infeccioso. Em relação à primeira etiologia, AVCs aumentam risco de broncoaspiração, disfagia, incontinência urinária com necessidade de uso de sonda vesical, bem como podem levar à imunossupressão, propiciando, com isso, a ocorrência de infecções. Quanto às etiologias não infecciosas, os centros termorregulatórios podem ser afetados pela isquemia ou pelo estímulo de sistema imune causado por fenômenos necróticos.

Sugere-se que, nos AVCs de maior gravidade, preferencialmente a temperatura central seja aferida, no mínimo, a cada hora. Febre (temperaturas > 38 °C) deve ser ativamente combatida, seja por medicamentos, compressas geladas ou dispositivos de esfriamento de superfície ou intravasculares. O alvo deve ser a normotermia.

A hipotermia na fase aguda pós-AVC foi testada em alguns estudos, entretanto, sem benefícios comprovados até o momento e alarmando para o aumento de complicações, especialmente pneumonia. Sendo assim, o papel da hipotermia em tal contexto ainda é incerto e, por isso, ela não é recomendada.

CONTROLE GLICÊMICO

A hiperglicemia é frequente nos pacientes com AVC isquêmico (ocorrendo em até 40% dos casos) e está ligada a piores desfechos clínicos, aumento de área de infarto e de transformação hemorrágica. Os mecanismos pelos quais isso acontece não estão claros, mas podem decorrer de disfunção endotelial, aumento de estresse oxidativo e redução de fibrinólise endógena.

Estudo clínico randomizado e controlado, o *Stroke Hyperglycemia Insulin Network Effort* (SHINE), avaliou, de forma randomizada, o controle estrito glicêmico *versus* convencional por 72 horas em pessoas pós-AVC agudo que se encontravam hiperglicêmicas. O grupo teste tinha alvo glicêmico de 80 a 130 mg/dℓ, e o controle, 80 a 179 mg/dℓ. A média de glicemia foi, respectivamente, 118 e 179 mg/dℓ. O estudo foi interrompido precocemente por não haver diferença de desfecho funcional em 90 dias entre os indivíduos com controle glicêmico convencional × intensivo.

Metanálises confirmaram tais achados de que o controle rigoroso aumentou risco de hipoglicemia, sem traduzir-se em melhora de desfecho clínico.

Diretrizes recomendam manutenção de alvo glicêmico entre 140 e 180 mg/dℓ. A hipoglicemia também deve ser evitada, com valores menores que 60 mg/dℓ requerendo tratamento.

CRISE EPILÉPTICA E MONITORIZAÇÃO NEUROFISIOLÓGICA

Crise epiléptica pós-isquemia cerebral é uma complicação neurológica comum. Com dois picos de apresentação, sendo um nos primeiros dias após o evento e outro em 6 a 12 meses, a epilepsia pós-isquemia cerebral é responsável por até 45% dos casos de epilepsia em adultos com mais de 60 anos. Há divergências na literatura quanto ao tempo de instalação do evento para a classificação entre precoce e tardio; no entanto, em geral, crises iniciadas após 7 a 14 dias do evento cerebrovascular são consideradas tardias. São fatores de risco reportados na literatura: envolvimento cortical, gravidade neurológica inicial, idade inferior a 65 anos e histórico familiar de crise epiléptica.

TRANSFORMAÇÃO HEMORRÁGICA

A transformação hemorrágica (TH) representa uma complicação frequente associada tanto à progressão intrínseca do AVC isquêmico quanto aos riscos inerentes às modalidades terapêuticas contemporâneas, incluindo (mas não se limitando) administração de ácido acetilsalicílico e heparina, além de realização de trombectomia mecânica e trombólise endovenosa. A terapia trombolítica é reconhecida globalmente como o tratamento de eleição para o AVC isquêmico agudo, com sua eficácia e perfil de segurança corroborados por uma vasta gama de estudos clínicos, evidenciando melhorias significativas no prognóstico subsequente ao evento vascular. Contudo, a terapia trombolítica não está isenta de riscos, sendo a TH um dos mais significativos. A incidência de TH é frequentemente empregada como indicador de segurança em estudos clínicos voltados à avaliação de intervenções trombolíticas, com a terapia de reperfusão utilizando o ativador do plasminogênio tecidual recombinante (rtPA) elevando a probabilidade de ocorrência de TH em mais de quatro vezes. Mesmo na ausência de desfechos fatais, a TH pode resultar em deterioração funcional considerável; dada a sua gravidade como complicação do AVC isquêmico e principal desfecho adverso de tratamentos trombolíticos, uma compreensão detalhada de sua patogênese é imperativa para o manejo clínico eficaz. Embora diversos mecanismos patogênicos tenham sido postulados, permanecem lacunas significativas no entendimento dessa condição.

O manejo da TH depende da classificação do evento e suas consequências para o tecido subjacente. O passo inicial é identificar os eventos sintomáticos e as complicações clínicas decorrentes; a literatura sugere principalmente considerar como evento sintomático as variações de NIHSS em pelo menos quatro pontos nas 48 horas adjacentes à identificação da TH. Outras definições consideram mudanças de um ou dois pontos nos itens de consciência da NIHSS. Os eventos sintomáticos estão associados a crises epilépticas clínicas, deterioração neurológica, aumento de mortalidade e piora de funcionalidade a curto e longo prazos.

A vigilância neurológica meticulosa é fundamental para a detecção precoce de quaisquer sinais de deterioração. Isso inclui a monitorização contínua do estado de consciência, força motora, fala e outros déficits neurológicos, que podem indicar expansão hemorrágica ou aumento da PIC. A utilização de escalas neurológicas padronizadas, como a NIHSS, pode fornecer uma avaliação quantitativa da gravidade do AVC e ajudar a identificar mudanças sutis.

Em casos em que a transformação hemorrágica pode estar associada ao uso de anticoagulantes, é crucial considerar a reversão da anticoagulação ou a interrupção do tratamento trombolítico. A administração de antagonistas específicos de anticoagulantes (como a vitamina K e os complexos de protrombina para anticoagulantes da vitamina K ou agentes reversores diretos para anticoagulantes orais diretos) pode ser necessária para mitigar o risco de expansão hemorrágica. A decisão de reverter a anticoagulação deve levar em conta o risco de tromboembolismo, sobretudo em pacientes com fibrilação atrial ou próteses valvares cardíacas. A avaliação do risco-benefício de interromper a terapia trombolítica deve ser feita de forma individualizada, considerando a janela terapêutica, o tempo desde o início dos sintomas e a extensão do dano cerebral isquêmico.

A manutenção dos sinais vitais é crucial para minimizar o risco de agravamento da lesão cerebral. O controle da PA é especialmente importante, com um alvo de PAS inferior a 140 mmHg frequentemente recomendado para reduzir o risco de expansão hemorrágica sem comprometer a perfusão cerebral. A gestão da temperatura corporal também é vital, com esforços para mantê-la inferior a 37,5 °C para evitar os efeitos deletérios da febre na lesão cerebral.

Após a administração de alteplase, os pacientes devem ser rigorosamente monitorados para quaisquer sinais de deterioração neurológica, o que pode indicar uma transformação hemorrágica. Isso inclui vigilância contínua dos sinais vitais e do estado neurológico. Diante de qualquer sinal de deterioração, uma TC de crânio deve ser realizada imediatamente para confirmar a presença de sangramento cerebral. O primeiro passo após a detecção de uma transformação hemorrágica é interromper a administração de alteplase; e manter alvo de PAS abaixo de 140 mmHg, como já citado, parece ser a melhor estratégia. Ainda nesses casos, a terapia com alteplase pode diminuir significativamente os níveis de fibrinogênio, aumentando o risco de sangramento. Medir os níveis de fibrinogênio após a administração de alteplase é essencial para avaliar esse risco. Se os níveis de fibrinogênio estiverem significativamente baixos (geralmente < 150 mg/dℓ), a reposição de fibrinogênio pode ser considerada para ajudar a controlar o sangramento. Isso pode ser feito por meio da administração de crioprecipitado, preferencialmente.

A ocorrência de crise epiléptica se torna mais comum em pacientes pós-transformação hemorrágica. Assim, monitorizações prolongadas ou recorrentes nesses indivíduos podem ser úteis, em um contexto de diminuição de sensório ou oscilação de nível de consciência.

160

Manejo Pós-operatório em Neurocirurgia

Viviane Cordeiro Veiga • Feres Chaddad Neto

INTRODUÇÃO

Os pacientes neurocríticos representam uma população bastante heterogênea e complexa, abarcando desde jovens com malformações arteriovenosas ou tumores até idosos, com múltiplas comorbidades, aneurismas ou tumores cerebrais, por exemplo.

Diante disso, é fundamental estabelecermos um plano de cuidados na admissão da unidade de terapia intensiva (UTI), para garantia de uma sistematização da assistência que contemple as condições individuais de cada paciente, associada ao ponto-chave de um pós-operatório de neurocirurgia, que é a prevenção ou minimização dos riscos de uma lesão encefálica secundária.

Além disso, também é fundamental a garantia de profilaxias, como de tromboembolismo venoso (TEV) e úlcera de estresse, para redução de desfechos negativos.

ADMISSÃO EM UNIDADE DE TERAPIA INTENSIVA[1-4]

Na admissão de um paciente em um pós-operatório de neurocirurgia, é fundamental que sejam mapeados os fatores de risco e condições intraoperatórias, para minimizar os riscos.

Os fatores de risco para o desenvolvimento de complicações no pós-operatório incluem:

- Condições clínicas no pré operatório
- Falha de extubação no intraoperatório
- Tempo cirúrgico superior a 4 horas
- Decúbito durante ato cirúrgico
- *Status* funcional pré-operatório (escala de Karnofsky < 80)
- Sangramento intraoperatório superior a 350 mℓ
- Comorbidades presentes.

Além disso, é importante que o intensivista saiba:

- Se a doença neurológica responsável pela cirurgia foi tratada parcial ou completamente
- Qual procedimento realizado e as possíveis complicações esperadas
- Se houve intercorrências durante o ato anestésico e cirúrgico, como intubação orotraqueal difícil ou sangramento
- Qual a técnica anestésica adotada.

A partir dessas informações, serão estabelecidos os cuidados gerais-individualizados de acordo com os dados obtidos e os cuidados relacionados com a cirurgia.

CUIDADOS GERAIS

Cabeceira elevada e centrada

Todos os pacientes devem ser mantidos com cabeceira centralizada e elevada a 30 a 45º, para favorecer o retorno venoso e diminuir o risco de broncoaspiração.[1-5]

Antibioticoterapia profilática[6-8]

Nos casos de craniotomia sem implantação de corpo estranho, a indicação é utilizar cefuroxima 1,5 g no intraoperatório. Se houver implantação de corpo estranho (p. ex., válvulas), deve-se realizar a cefuroxima 1,5 g no intraoperatório e mantê-la a cada 8 horas por 24 a 48 horas (a depender do protocolo de cada instituição). Em alérgicos a betalactâmicos, indica-se vancomicina.

Em cirurgias com acesso por via transfenoidal, sugere-se a utilização de cefuroxima 1,5 g ou clindamicina 900 mg, dose única no intraoperatório.

Mesmo em pacientes com implante de derivação ventricular externa (DVE), não há indicação de continuar a antibioticoterapia durante a manutenção da DVE, devendo-se manter apenas o profilático.

Profilaxia de úlcera de estresse

Nas UTIs, estima-se a incidência de até 4% de sangramento digestivo clinicamente importante, secundário às úlceras de estresse. Em 1994, Cook caracterizou subgrupos de risco para profilaxia de úlceras de estresse e, a partir de então, foi estabelecida a profilaxia medicamentosa. A injúria neurológica é sabidamente um fator de risco para sangramento gastrintestinal, recomendando-se terapia farmacológica para pacientes não capazes de atender a comandos simples e pacientes com Glasgow ≤ 10.[5,9] Ventilação mecânica, hipotensão arterial e coagulopatia também são fatores de risco.[6]

A lesão neurológica combinada a fatores de estresse do paciente crítico está relacionada com o aumento da morbimortalidade relacionada a sangramento por úlceras de estresse.[10,11]

Poucos estudos descrevem a prevalência e os fatores de risco no perfil de pacientes neurocríticos. Chan et al. descreveram cinco fatores preditores de complicações gastrintestinais: 1. síndrome da secreção inapropriada do hormônio antidiurético; 2. escala de coma de Glasgow < 9; 3. complicações de pós-operatório (consideradas as que resultam em deterioração clínica na forma de déficit neurológica maior ou necessidade de intervenção cirúrgica); 4. maiores de 60 anos; 5. infecção de sistema nervoso central. A presença de duas dessas condições está associada a complicações gastrintestinais.[12]

Revisão sistemática e metanálise recém-publicada sugerem a utilização de terapia farmacológica para profilaxia de úlcera de estresse nos pacientes neurocríticos, com inibidores de bomba de prótons ou bloqueadores de receptores H2. No entanto, não houve superioridade de uma terapêutica sobre a outra.[13]

Introdução de dieta[2]

A terapia nutricional é imperativa para a recuperação de pacientes com lesão cerebral aguda. Embora frequentemente se trate de pacientes previamente hígidos, o traumatismo cranioencefálico (TCE) grave associa-se ao estado de prolongado hipermetabolismo, hipercatabolismo e perda nitrogenada, o que determina prejuízo da imunocompetência. A consequência é o risco aumentado de perda de peso, consumo muscular e desnutrição. Em condições ideais, esses indivíduos devem ter o gasto energético em repouso medido pela calorimetria indireta, o estado proteico usando o nitrogênio ureico urinário e a nutrição enteral instituída precocemente em até 72 horas, com objetivo de reduzir infecção e complicações gerais, acelerar a recuperação neurológica, além de preservar as condições nutricionais.

A dieta deve ser instituída o mais precocemente possível, levando-se em conta o nível de consciência e possíveis distúrbios de deglutição. Nas pessoas submetidas à ressecção de tumores de fossa posterior, sugere-se avaliar o comprometimento dos pares cranianos relacionados à deglutição, sempre se atentando ao risco de broncoaspiração.

Profilaxia de trombose venosa profunda

A trombose venosa profunda (TVP) é uma complicação encontrada em torno de 29 a 43% dos pacientes neurocirúrgicos, podendo apresentar tromboembolismo pulmonar em 15%. Procedimento neurocirúrgico, presença de tumor cerebral, idade, imobilização prolongada, déficits motores, varizes de membros inferiores, acidentes vasculares encefálicos prévios, uso de anticoncepcionais orais e estados de hipercoagulabilidade são fatores de risco relacionados à TVP. Vários são os métodos que podem ser utilizados na profilaxia desses indivíduos, como as heparinas (de baixo peso molecular – mais comumente utilizada – ou heparina não fracionada), dispositivos de compressão pneumática intermitente e meias elásticas de compressão gradual. Diversos estudos têm sido publicados, direcionados para profilaxia de TVP em pacientes neurocirúrgicos, havendo um consenso de que a terapia deve ser instituída o mais precocemente possível. O dispositivo de compressão pneumática intermitente tem indicação de ser utilizado desde o perioperatório.[14-18]

Segundo a 9ACCP, publicada em 2012, e as recomendações da Neurocritical Care Society, recomenda-se para profilaxia:[14,16]

- **Pacientes em pós-operatório de craniotomia**: profilaxia mecânica (preferencialmente com compressão pneumática intermitente) ou profilaxia farmacológica, a partir do primeiro dia de pós-operatório, se não houver contraindicação
- **Pacientes em pós-operatório de craniotomia, com risco alto de TEV (cirurgia para ressecção de tumores malignos)**: adicionar profilaxia farmacológica ao uso de profilaxia mecânica, de preferência com compressão pneumática intermitente aplicada de forma ideal, quando hemostasia adequada estiver estabelecida e o risco de sangramento diminuir, a partir do primeiro dia de pós-operatório.

Em pacientes com hemorragia subaracnóidea por ruptura de aneurisma, recomenda-se profilaxia com heparina não fracionada nas primeiras 24 horas após a abordagem do aneurisma (seja por via endovascular ou cirúrgica).

Pacientes com hemorragia intracraniana devem receber profilaxia mecânica com bota pneumática ou meias elásticas desde a admissão hospitalar. Sugere-se profilaxia farmacológica com heparina não fracionada ou de baixo peso molecular após 48 horas, se o sangramento estiver estável.

Há evidências de que o início precoce da profilaxia farmacológica é efetivo para reduzir o risco de TVP e pode ser seguro, sem aumentar risco de expansão de hematoma. Entretanto, ainda há dúvidas em relação ao tempo de início (24 a 72 horas) e ao agente farmacológico utilizado.[17-19] Um estudo recente avaliou a associação entre profilaxia farmacológica e complicações intracranianas após neurocirurgia em pacientes com trauma e mostrou que, em 4.951 pacientes estudados, o atraso no início da profilaxia farmacológica aumentou risco de TVP. Contudo, em pacientes submetidos à neurocirurgia de urgência (craniectomias descompressivas ou colocação de sistema de monitorização de pressão intracraniana [PIC]/DVE), houve maior risco de progressão do sangramento.

O programa de Quality Improvement, do Cólegio Americano de Cirurgiões, sugere que a profilaxia farmacológica pode ser iniciada se o hematoma estiver estável na tomografia de controle de 24 horas (para pacientes de baixo risco) ou em 72 horas (para os de moderado risco), pelos critérios de Berne-Norwood Modificados.[20]

Nos indivíduos com TVP instalada, deve-se introduzir anticoagulação plena. Todavia, há estudos mostrando que o sangramento após a introdução dessa terapêutica em pessoas submetidas à ressecção de tumores cerebrais é próximo de 30%. Na contraindicação da anticoagulação, o implante de filtro de veia cava é uma opção terapêutica.

Controle glicêmico

A hiperglicemia, causada por resistência à insulina no fígado e nos músculos, é um achado comum nos indivíduos com estresse orgânico (p. ex., pós-operatório, traumas, sepse) e, portanto, nos pacientes neurocirúrgicos.[21] Van den Berghe,[22] em 2001, demonstrou que taxas glicêmicas entre 80 e 110 mg/dℓ estavam relacionadas com melhor prognóstico. No entanto, o estudo VISEP, publicado em 2008, foi precocemente interrompido em decorrência da hipoglicemia nos pacientes com controle glicêmico estrito. Em 2009, o NICE-SUGAR mostrou menor mortalidade no grupo com metas glicêmicas inferiores a 180 mg/dℓ quando comparadas aos níveis de 81 a 108 mg/dℓ.

Atkins e Smith,[21] em 2009, avaliaram o controle glicêmico no perioperatório de neurocirurgia, demonstrando que valores superiores a 150 mg/dℓ estiveram relacionados com pior prognóstico.

Ainda não existe um consenso sobre a real meta terapêutica a ser atingida, porém sabemos que a hipoglicemia é mais deletéria do que a hiperglicemia. Recomendamos manter níveis glicêmicos entre 140 e 180 mg/dℓ, devendo a terapia insulínica intravenosa contínua ser reservada para os casos de difícil controle. Pacientes que necessitam de infusão contínua de glicemia devem ter os níveis glicêmicos avaliados a cada hora.[23,24]

Controle de temperatura

A hipertermia está relacionada com o aumento da injúria cerebral nos pacientes neurológicos, sendo um marcador de gravidade. A redução da temperatura abaixo de 37°C provoca redução de 6% no metabolismo cerebral. A febre aumenta a mortalidade precoce e tardia, a PIC e a quebra da barreira hematoencefálica, assim como estende as áreas isquêmicas.

Ainda não há consenso na literatura sobre a temperatura ideal, mas é sabido que se deve evitar a hipertermia. No entanto, não há recomendação de antitérmicos de rotina na prescrição dos pacientes. A manutenção da temperatura pode ser feita por meio de colchão térmico, manta térmica, soro aquecido ou gelado intravenoso ou por irrigação vesical.[25-27]

Analgesia

É fundamental garantir a monitorização sistemática e uma comunicação adequada entre a equipe multiprofissional para o adequado controle da dor. Importante garantir que a avaliação da dor seja feita nos pacientes com e sem interação suficiente com o examinador.

Nos indivíduos com interação suficiente com o examinador, podemos utilizar a escala numérica de dor (Figura 160.1); nos sem interação, deve-se utilizar a *Behavioral Pain Scale* (BPS) (Tabela 160.1) ou *Critical-Care Pain Observation Tool* (CPOT) (Tabela 160.2). No entanto, há limitações quanto à validação dessas escalas para pacientes neurológicos.

Pacientes que apresentam escala numérica superior a 3 pontos, BPS maior que 5 pontos ou CPOT maior que 2 pontos, devem receber intervenção farmacológica e/ou não farmacológica e reavaliação em menos de 30 minutos.[28]

A analgesia adequada está relacionada à diminuição do uso de sedativos. Os opioides são o medicamento de escolha nesse perfil de pacientes, devendo-se sempre optar por terapêuticas não farmacológicas associadas à estratégia multimodal.[29]

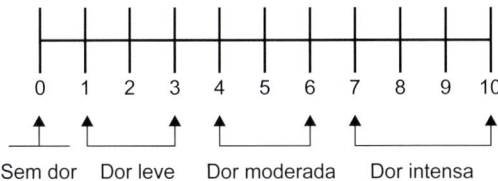

Figura 160.1 Escala numérica de dor.

Fluidos

Nos pacientes neurocríticos, a euvolemia tem sido o alvo no pós-operatório. O consenso europeu sugere o uso de cristaloides nesse perfil de pacientes e contraindica o uso de soluções hipotônicas e albumina.[30]

Um estudo brasileiro publicado no *JAMA*, em 2021,[31] comparando a solução fisiológica com a solução balanceada demonstrou tendência de malefício na população com TCE. Estudos adicionais são necessários para avaliar qual o melhor cristaloide nesse grupo.

CUIDADOS ESPECÍFICOS

Inicialmente, dividiremos as condutas pós-operatórias em: pós-operatório de ressecção de tumores cerebrais, malformações arteriovenosas, aneurismas cerebrais e derivações ventriculoperitoneais (DVP).

Tabela 160.1 Escala BPS (*Behavioral Pain Scale*)

Expressão facial	
Relaxada	1
Parcialmente tensa	2
Totalmente tensa	3
Fazendo careta	4
Movimentos dos membros superiores	
Relaxado	1
Parcialmente flexionado	2
Totalmente flexionado	3
Totalmente contraído	4
Ventilação mecânica	
Tolerando movimentos	1
Tossindo, mas tolerando a maior parte do tempo	2
Lutando contra o ventilador	3
Impossibilidade de controle do ventilador	4

Tabela 160.2 Escala CPOT (*Critical-Care Observation Tool*).

Componente	Descrição	Escore	Pontuação
Expressão facial	Nenhuma tensão muscular	Relaxado, neutro	0
	Franze sobrancelhas, contração periorbitária, rebaixa a fronte	Tenso	1
	Todos acima + olhos fechados e contraídos	Esgar, "careteamento"	2
Movimentos corporais	Sem movimentos	Ausência de movimentos	0
	Movimentos lentos, cautelosos, tocando levemente a área dolorosa, procurando atenção por meio dos movimentos	Proteção/defesa	1
	Arrancando o tubo, tenta sentar-se, move membros/agride, não segue comandos, agride equipe, tenta pular da cama	Inquietação	2
Tensão muscular	Sem resistência para movimentos passivos	Relaxado	0
	Resistência a movimentos passivos	Tenso	1
	Grande resistência a movimentos passivos/incapacidade de completar os movimentos	Muito tenso/rígido	2
Adaptação à ventilação ou Vocalização (pacientes não intubados)	Ventila sem dificuldade, alarmes não são acionados	Tolerando ventilação mecânica (VM)/movimentação	0
	Alarmes do respirador cessam automaticamente	Tosse mas tolera VM	1
	Assincronia, ventilações bloqueadas, alarmes frequentes	Briga com respirador	2
	Conversa normalmente ou não emite sons	Conversa normal ou silêncio	0
	Suspira, aflito	Suspira, aflito	1
	Chorando, soluçando	Chorando, soluçando	2
Somatório			**0-8**

Pós-operatório de ressecção de tumores cerebrais

No pós-operatório das ressecções de tumores cerebrais, devemos levar em consideração: o tipo de tumor, a localização, a via de abordagem cirúrgica e o edema cerebral prévio à manipulação.

O corticosteroide tem sido usado rotineiramente nesses pacientes, com o intuito de diminuir o edema cerebral, com consequente queda da mortalidade, sendo a dexametasona a escolha, na dose de 4 a 10 mg, a cada 6 horas. Entre os efeitos adversos dos corticosteroides, estão a hiperglicemia e a hipocalemia, podendo ter outros efeitos, até mesmo transtornos psiquiátricos.[2]

As craniotomias, em especial, supratentoriais, estão associadas a alto risco de convulsão. Estudos mostram que o risco de crise convulsiva na primeira semana de pós-operatório é de aproximadamente 40 a 50%. Embora não exista consenso para a profilaxia de crise convulsiva em pós-operatório de neurocirurgia, é recomendada fenitoína durante a primeira semana após a cirurgia, desde que não ocorra crise convulsiva no período, podendo a duração do tratamento se estender. A dose preconizada é de 100 mg a cada 8 horas. A lacosamida tem sido uma alternativa cada vez mais utilizada em substituição à fenitoína. Crises convulsivas em pós-operatório de cirurgias em fossa posterior são raras, sendo a profilaxia contraindicada nessas situações. Metanálises demonstram não haver diferença entre os grupos que receberam ou não anticonvulsivante profilático, na prevenção da primeira crise, no pós-operatório de tumores cerebrais, com maior número de eventos adversos no grupo que recebeu o anticonvulsivante.[32,33]

Em pacientes com tumores da hipófise, tem-se preferência pela via de acesso transfenoidal, por conta da menor morbimortalidade. No entanto, deve-se atentar para possíveis complicações nesse grupo de pacientes, como: lesão do nervo óptico, fístula liquórica, sangramento e meningites. Além disso, é fundamental o controle rigoroso da diurese, visto que a manipulação cirúrgica pode acarretar alterações na secreção do hormônio antidiurético (ADH), com aumento da diurese que pode desencadear distúrbios hidroeletrolíticos, em especial nas primeiras 24 horas de pós-operatório. Nos cuidados de fisioterapia desses pacientes, é contraindicado o uso de ventilação não invasiva.

Nos pós-operatórios de ressecção de tumores cerebrais, o distúrbio hidroeletrolítico mais frequente é a hiponatremia (sódio sérico inferior a 135 mEq/ℓ), que, na maioria dos casos, é uma disfunção transitória relacionada com a injúria do eixo hipotalâmico-hipofisário, clinicamente caracterizado por náuseas, vômitos, apatia e alterações do nível de consciência, o que pode variar desde letargia até coma, sendo esses sintomas mais exacerbados quando o sódio sérico for inferior a 120 mEq/ℓ. Nesses quadros, a reposição de sódio deve ser realizada por via intravenosa, muscular de forma lenta, com velocidade de 0,5 a 1 mEq/h, não devendo ultrapassar 12 mEq/24 horas. Pode-se utilizar a fórmula a seguir para correção:

$$Na^+ \text{ estimado } (mEq/\ell) = Na^+ \text{ infundido } - Na^+ \text{ sérico } / \text{ água corporal total} + 1$$

Cálculo da água corporal total:
- Homem jovem

$$peso (kg) \times 0,6$$

- Homem idoso

$$peso (kg) \times 0,5$$

- Mulher jovem

$$peso (kg) \times 0,5$$

- Mulher idosa

$$peso (kg) \times 0,45$$

As hipernatremias são caracterizadas por sódio sérico superior a 145 mEq/ℓ. O quadro clínico é consequente à desidratação celular, tendo como primeiras manifestações: letargia, irritação e agitação. Esses sintomas podem ser seguidos de espasmos musculares, hiper-reflexia, tremores e ataxia e dependem da velocidade da instalação do quadro.

Os distúrbios do sódio nos pacientes em pós-operatório de ressecção de tumores cerebrais podem estar associados a três condições: diabetes *insipidus* (DI), síndrome perdedora de sal (SPS) e síndrome da secreção inapropriada do hormônio antidiurético (SIADH), classificadas na Tabela 160.3.[34,35]

Na SPS, que é a condição mais comum, a correção de sódio se dará por meio da reposição volêmica com cristaloide e solução hipertônica (NaCl a 3%). Na SIADH, deve-se fazer a restrição hídrica e correção do sódio com solução hipertônica (NaCl a 3%). No DI, é preciso fazer reposição volêmica com soro glicosado ou soro fisiológico a 0,45% associado à desmopressina (DDAVP).[1,2]

Pós-operatório de correção de malformações arteriovenosas

O controle pressórico é primordial nos pacientes submetidos a tratamento de malformações arteriovenosas (MAV), seja por via cirúrgica, seja por via endovascular. O objetivo

Tabela 160.3 Condições associadas a distúrbios do sódio em pacientes pós-operatórios de ressecção de tumores.

	SPS	SIADH	DI
Balanço hídrico	Diminuído	Normal ou aumentado	Diminuído
Volume urinário	Aumentado	Normal ou diminuído	Aumentado
Sódio sérico	Diminuído	Diminuído	Aumentado
Sódio urinário	Aumentado	Aumentado	Normal
Osmolaridade sérica	Diminuída	Diminuída	Aumentada
Osmolaridade urinária	Aumentada	Aumentada	Normal ou diminuída
Vasopressina plasmática	Normal	Aumentada	Diminuída

DI: diabetes *insipidus*; SIADH: síndrome da secreção inapropriada do hormônio antidiurético; SPS: síndrome perdedora de sal.

no pós-operatório imediato é manter a normotensão, sendo, por isso, obrigatória a monitorização invasiva da pressão arterial. Caso haja necessidade de tratamento medicamentoso da pressão, deve-se optar por medicamentos intravenosos, de ação rápida e vida média curta, como o nitroprussiato de sódio ou betabloqueador intravenoso. Além disso, deve-se manter o paciente euvolêmico, com monitorização do débito urinário (diurese superior a 0,5 mℓ/kg/h). O uso de corticosteroides e anticonvulsivantes será indicado de forma individualizada, não tendo consenso para sua utilização.[2]

Pós-operatório de derivação ventriculoperitoneal

Nos pacientes com implante de DVP, é necessário se atentar a complicações relacionadas com o implante, como a formação de hematoma no sítio cirúrgico e no trajeto do cateter, e com alterações no nível de consciência, podendo ser necessária a reavaliação da válvula. A antibioticoterapia profilática está indicada em todos os indivíduos. Se houver necessidade de implante de cateter venoso central, é preciso ter cuidado com o local onde está passando o cateter da derivação, pelo risco de punção.

Pós-operatório de correção de aneurismas cerebrais

Os grandes temores no pós-operatório de aneurisma cerebral são isquemia cerebral tardia, vasospasmo, hidrocefalia e sangramento, principalmente quando a clipagem ou o tratamento endovascular foi realizado em aneurismas rotos ou de forma tardia. É fundamental um rigoroso controle pós-operatório desses pacientes, que deve incluir:

- Controle pressórico
- Manutenção volêmica
- Controle glicêmico
- Controle de temperatura.

No controle pressórico, os pacientes em pós-operatório de tratamento dos aneurismas cerebrais devem manter uma pressão arterial média de 100 mmHg. Caso seja necessário tratamento medicamentoso, opta-se pela noradrenalina. Deve-se evitar hipotensão no pós-operatório, bem como ter cautela no uso de anti-hipertensivos por via oral.

Na manutenção volêmica, deve-se manter a euvolemia no manejo pós operatório dos aneurismas cerebrais. Deve se evitar soluções hipotônicas nesses pacientes.

Quanto à reposição de sulfato de magnésio, atualmente, sabe-se que não há a necessidade de repor nesse grupo de pacientes; não obstante, os níveis séricos normais de magnésio devem ser mantidos.

Não há indicação para uso de corticosteroides e estatina nesse grupo de pacientes, bem como não há orientação formal de utilização de anticonvulsivantes.

COMPLICAÇÕES PÓS-OPERATÓRIAS[2,3]

Podemos classificar as complicações pós-operatórias em neurológicas e não neurológicas.

Complicações neurológicas

- Crise convulsiva: entre 15 e 20% dos pacientes submetidos à neurocirurgia podem apresentar, pelo menos, uma crise convulsiva no pós-operatório e sua ocorrência está relacionada com lesão neuronal. Em casos de crise convulsiva, deve-se buscar a causa e tratá-la o mais precocemente possível
- Infecção de ferida operatória: aproximadamente 4% dos pacientes submetidos à neurocirurgia apresentam quadros de infecção pós-operatória, sendo abordagens cirúrgicas necessárias em menos de 1%. Febre, saída de secreção pela ferida operatória, deiscência da ferida, hiperemia, edema, alterações do hemograma, aumento dos marcadores – proteína C-reativa e procalcitonina – estão frequentemente presentes nessas situações. Nesses casos, a antibioticoterapia deve ser introduzida de forma precoce, avaliando-se a necessidade de abordagem cirúrgica
- Pneumoencéfalo: condição frequente que pode estar presente até o 14º dia de pós-operatório; pode estar associado ao rebaixamento do nível de consciência no pós-operatório e se caracteriza pela presença de ar no espaço subdural ou extradural. Apresenta resolução espontânea
- Edema cerebral: associado à manipulação cirúrgica, ocorrendo isquemia tecidual relativa, diminuição do retorno venoso e diminuição da complacência cerebral. O uso de corticosteroide reduz a incidência dessa complicação. Tem início 4 a 6 horas após a cirurgia, com pico entre 48 e 72 horas. O tratamento consiste em manutenção da cabeceira elevada, pressão de perfusão cerebral acima de 60 mmHg, sedação, manutenção da PCO_2 em torno de 35 mmHg e descompressão cirúrgica nos casos de refratariedade às medidas clínicas
- Hemorragia: pode estar presente em 0,8 a 2,2% das neurocirurgias, podendo estar relacionada com alterações de coagulação prévias à cirurgia ou decorrente do uso de antiagregantes e/ou anticoagulantes ou hemostasia perioperatória inadequada. Pode se manifestar pela piora da pontuação da escala de Glasgow, presença de déficit neurológico, convulsão ou sinais de hipertensão intracraniana. Dependendo do volume do sangramento, podem ser absorvidos ou necessitar de abordagem cirúrgica ou transfusão de hemocomponentes. A presença de hemorragias intracranianas no pós-operatório de neurocirurgia está relacionada a pior prognóstico.

Complicações não neurológicas

- Pulmonares: são as complicações mais comuns no pós-operatório de neurocirurgia, com incidência que varia de 2,8 a 25%, em especial, os quadros de insuficiência respiratória, pneumonias, atelectasias, tromboembolismo pulmonar. Os principais fatores de risco para as complicações pulmonares são: idade > 60 anos, escala da American Society of Anesthesiologists (ASA) > 2, doença pulmonar obstrutiva crônica (DPOC), dependência funcional, apneia do sono, alteração aguda do nível de consciência e tabagismo. Como estratégias para redução dessas complicações, temos a analgesia adequada, a retirada precoce de sonda nasogástrica, as manobras de expansão pulmonar e a profilaxia do TEV
- Cardiológicas: as arritmias supraventriculares são as mais frequentes complicações cardiológicas relacionadas ao pós-operatório de neurocirurgia. Além disso, deve-se investigar o infarto do miocárdio e as descompensações da insuficiência cardíaca. Pacientes com antecedente de valvopatias devem receber profilaxia de endocardite.

161

Manejo Crítico das Doenças Neuromusculares

Marilia Niedermayer Fagundes

INTRODUÇÃO

As doenças neuromusculares (DNMs) são um grupo heterogêneo de doenças caracterizadas por fraqueza devido ao acometimento de qualquer parte da unidade do neurônio motor, da junção neuromuscular ou do músculo. Podem ser causadas por distúrbios genéticos, degenerativos, autoimunes, eletrolíticos, metabólicos, infecciosos, envenenamentos ou toxicidade por fármacos.

As DNMs também têm espectro de gravidade e evolução variada, e os pacientes podem necessitar de suporte intensivo por quadros neuromusculares de instalação aguda (como na síndrome de Guillain-Barré [SGB]) ou por complicação em paciente com uma condição neuromuscular crônica e de evolução insidiosa (como na esclerose lateral amiotrófica [ELA] e nas distrofias musculares [DMs]) ou ainda por exacerbação em portador de miastenia grave (MG), apresentando uma crise miastênica. Pacientes críticos também podem ser acometidos por condições neuromusculares agudas adquiridas durante o internamento na unidade de terapia intensiva (UTI); a polineuropatia do doente crítico (PNDC) e a miopatia do doente crítico (MDC) têm alta incidência em pacientes com sepse que evoluem com necessidade de ventilação mecânica e disfunção de múltiplos órgãos. A utilização de corticoterapia em altas doses e medicamentos bloqueadores neuromusculares (DBN) também aumentam o risco dessas complicações.

O principal motivo de internamento de indivíduos com DNM primária em UTI é a insuficiência respiratória decorrente da fraqueza dos músculos respiratórios e da incapacidade de eliminar secreções (Tabela 161.1). Entretanto, outras complicações também podem demandar suporte intensivo, como arritmias e quadros de disautonomias que podem levar ao colapso circulatório, além de quadros de broncoaspiração secundários a distúrbios da deglutição e rabdomiólise. O tempo de internamento costuma ser prolongado, por desmame ventilatório difícil e infecções nosocomiais decorrentes do uso de dispositivos invasivos ou como complicação do uso de imunossupressores em algumas doenças. Pessoas com insuficiência respiratória neuromuscular sem diagnóstico conhecido antes da admissão apresentam piores resultados; nesses casos, a avaliação e o diagnóstico oportuno de sua fraqueza neuromuscular são essenciais para o orientar o manejo. Um diagnóstico específico geralmente pode ser estabelecido após cuidadosas avaliações clínica, laboratorial, eletrodiagnóstica e histopatológica.

HISTÓRIA E EXAME FÍSICO

Nos pacientes admitidos com quadro neuromuscular sem diagnóstico prévio, deve ser colhida uma história detalhada, questionando sobre o início dos sintomas, a velocidade de progressão e o padrão da fraqueza muscular, além de sintomas novos ou em desenvolvimento (alteração da deglutição, diplopia, alterações na voz). Deve-se também detalhar infecções recentes, cirurgias, alterações nos medicamentos, assim como história prévia de sintomas evidenciando comprometimento bulbar, caracterizado por aspiração, babação, tosse pós-prandial, internação hospitalar prévia por pneumonia.

Os exames físico e neurológico devem ser minuciosos. No exame físico, pode-se perceber: alterações na musculatura facial, movimentação da língua, ptose, oftalmoparesia, fraqueza dos músculos flexores do pescoço e dos membros. Deve-se pesquisar se o acometimento muscular é simétrico e avaliar a força proximal e distal, além de avaliar alteração na sensibilidade e reflexos. As diretrizes da American Thoracic Society (ATS) enfatizam a importância do uso da escala do Medical Research Council (MRC) como padrão para avaliar a fraqueza muscular. Devem ser avaliados os grupos musculares bilaterais testando extensão de punho, flexão de cotovelo, abdução de ombro, dorsiflexão do pé, extensão de joelho e flexão de quadril. É preciso se atentar a alterações nos dados vitais, dispneia, taquipneia, taquicardia, fala (incapacidade de dizer uma sentença em uma respiração), tosse fraca, redução da amplitude torácica durante a inspiração, uso de musculatura acessória, respiração paradoxal.

Sinais de insuficiência respiratória iminente com taquipneia, redução da amplitude torácica durante a inspiração e movimentação paradoxal do diafragma ou a presença de disautonomias, com arritmias graves, devem ser observados com atenção, pois podem evoluir para parada cardiorrespiratória. Sendo assim, a monitorização e as medidas de suporte devem ser iniciadas precocemente.

Tabela 161.1 Exemplos de doenças neuromusculares que podem evoluir com falência respiratória.

Doenças do neurônio motor	Esclerose lateral amiotrófica
Neuropatias periféricas	Síndrome de Guillain-Barré
	Polineuropatia inflamatória desmielinizante crônica
	Polineuropatia do doente crítico
	Polineuropatia aguda associada à vasculite
	Porfiria intermitente aguda
	Linfoma
	Intoxicação por metais pesados
Doenças da junção neuromuscular	Miastenia grave
	Doença de Eaton Lambert
	Hipermagnesemia
	Botulismo
Doenças musculares	Polimiosite/dermatopolimiosite
	Miopatia do doente crítico
	Distrofias musculares
	Miopatias mitocondriais
	Hipocalemia
	Hipofosfatemia

INVESTIGAÇÃO CLÍNICA

Exames laboratoriais

Exames laboratoriais básicos podem apontar o diagnóstico em alguns casos de fraqueza muscular, como alterações eletrolíticas com hipocalemia e hipofosfatemia. Alguns quadros de miopatia estão associados à elevação sérica de enzimas musculares, como creatinoquinase (CPK), aldolase e mioglobinúria na análise de urina. Na suspeita de MG, devem ser pesquisados os autoanticorpos antirreceptor de acetilcolina (AChR-Ac) e tirosinoquinase músculo-específica (MuSK-Ac).

Deve-se pesquisar miopatias associadas a doenças do colágeno com FAN e anticorpos extraídos do núcleo como anti-Ro/SSA, anti-La/SSB, anti-Sm, anti-RNP e anti-histidil-t-RNA sintetase (anti-Jo-1).

Estudo do líquido cefalorraquidiano

O estudo pode ajudar no diagnóstico diferencial de algumas DNM. Quando o líquido cefalorraquidiano (LCR) apresentar níveis elevados de glóbulos brancos, devem ser consideradas doenças infecciosas (como HIV) ou inflamatórias (como sarcoidose). Na SGB, a análise do LCR geralmente mostra uma proteína elevada com uma contagem normal de glóbulos brancos, achado conhecido como "dissociação albuminocitológica". É importante lembrar que os pacientes podem ter um nível normal de proteína e contagem de glóbulos brancos se o estudo for feito em fase muito precoce, nos primeiros dias de evolução ou quando a fraqueza muscular for leve.

Neuroimagem

Tomografia computadorizada (TC) e ressonância magnética (RM) são úteis para afastar lesões focais em sistema nervoso central, como tumores e abscessos. Achados atípicos no exame neurológico em um paciente com suspeita de Guillain-Barré, como hiper-reflexia ou sinais piramidais, devem ter investigação complementar com RM de medula para avaliar diagnósticos alternativos, como mielite transversa. No diagnóstico diferencial das miopatias, a RM da musculatura esquelética pode apresentar achados e padrões de acometimento característicos e contribuir para o diagnóstico diferencial.

Imagem torácica

Os achados mais frequentes encontrados nos exames de imagem em pacientes com DNM são redução da expansão pulmonar, com a presença de atelectasias laminares, e elevação das cúpulas diafragmáticas.

A avaliação torácica por imagem é também importante para identificar complicações pulmonares associadas, como pneumonia, tromboembolismo pulmonar ou edema pulmonar, que podem desencadear insuficiência respiratória hipoxêmica e agravar o quadro, aumentando a demanda de suporte ventilatório. Nos pacientes com MG, a imagem do tórax, com TC ou RM, deve ser feita para a pesquisa de timoma. Nas miopatias associadas às doenças do colágeno, como na polimiosite, a avaliação da imagem torácica pode evidenciar acometimento sistêmico com achados de pneumonias intersticiais.

Testes eletrodiagnósticos

Estudos eletrofisiológicos, como a eletroneuromiografia (EMG), podem contribuir para o diagnóstico nos quadros de fraqueza periférica, ou seja, de nervos espinhais, junção neuromuscular ou músculo. A EMG envolve a inserção de uma agulha com um eletrodo de registro no músculo e a observação das ondas elétricas em repouso e com ativação. A análise das formas de onda permite avaliar a integridade e a função das unidades motoras que compreendem as células do corno anterior, o axônio nervoso, os ramos nervosos terminais e os músculos inervados por esses ramos, possibilitando a diferenciação das doenças neuropática e miopática, além de identificação de defeitos na transmissão pré ou pós-sináptica. O rendimento do exame é maior quando o estudo leva em consideração os diagnósticos diferenciais com base no exame clínico, podendo aplicar técnicas mais específicas, como estímulo nervoso repetitivo em desordens de transmissão neuromuscular.

A EMG também pode ajudar a guiar o local da biópsia muscular, quando indicada, detectando anormalidades subclínicas. Todavia, deve-se atentar que, se uma biópsia for planejada, é preciso estudar apenas um lado do paciente na realização da EMG, de modo que a biópsia pode ser feita no lado contralateral, pois a manipulação da agulha pode afetar a interpretação da biópsia muscular.

Biópsia muscular

Em indivíduos sem definição diagnóstica que apresentam EMG com padrão miopático, RM anormal do músculo esquelético e elevação de enzimas musculares, uma biópsia muscular deve ser fortemente considerada, pois tem um resultado diagnóstico altamente positivo. A biópsia muscular pode ser realizada com procedimento aberto ou percutâneo, e o local a ser biopsiado deve considerar o quadro clínico e o padrão da miopatia. A biópsia muscular é feita, preferencialmente, em músculos com fraqueza leve a moderada; músculos gravemente fracos são geralmente de baixo rendimento diagnóstico, visto que as alterações patológicas em estágio terminal não permitem a distinção entre várias miopatias ou mesmo a atrofia neurogênica.

MONITORIZAÇÃO E MANEJO VENTILATÓRIO

Medidas de função pulmonar

O comprometimento ventilatório nas DNM decorre da fraqueza da musculatura respiratória, do diafragma e dos músculos da parede torácica. Pode ocorrer disfunção muscular respiratória significativa com pouca sintomatologia. Desse modo, medidas objetivas da função muscular respiratória são necessárias e devem ser seriadas tanto para avaliar a deterioração ventilatória e determinar a necessidade de suporte quanto para avaliar o desmame ventilatório. Os parâmetros mais importantes da função muscular respiratória a serem observados são pressão inspiratória máxima (PImáx), pressão expiratória máxima (PEmáx), capacidade vital (CV), trocas gasosas e avaliação da função orofaríngea.

A medida da PImáx e da PEmáx devem ser seriadas e requerem que os pacientes ofereçam um esforço máximo no volume residual (PImáx) e na capacidade pulmonar total (PEmáx) usando um manômetro à beira do leito equipado com um bocal. Essas são as medidas mais sensíveis da força muscular respiratória e devem ser monitoradas de perto.

A redução da PImáx com perda da capacidade de inspirar profundamente resulta em respiração superficial com queda da capacidade vital forçada (CVF) e formação de microatelectasias e hipercapnia. Os valores de PImáx normais são: −70 e −100 cmH$_2$O (para mulheres) e −100 e −150 cmH$_2$O (para homens). A hipercapnia é comum quando não consegue negativar a pressão da PImáx abaixo de −20 cmH$_2$O.

A fraqueza dos músculos respiratórios abdominais determina redução da PEmáx com incapacidade de tossir efetivamente, o que acarreta hipoventilação e acúmulo de secreções. Uma tosse efetiva é improvável quando a PEmáx está abaixo de 40 cmH$_2$O.

Nos estágios iniciais de fraqueza muscular respiratória, as medidas gasométricas e de CV são comumente normais. Os adultos são normalmente capazes de gerar um CV de aproximadamente 50 mℓ/kg; a eliminação de secreções com tosse é prejudicada quando a CV diminui para menos de 30 mℓ/kg. Quando medidas seriadas da CV revelam declínio abaixo de 15 a 20 mℓ/kg, há maior probabilidade de que seja necessário suporte ventilatório mecânico.

A complicação respiratória menos reconhecida da fraqueza neuromuscular é a perda da proteção das vias aéreas no contexto de envolvimento da musculatura bulbar. O acometimento da musculatura das vias aéreas superiores, quando presente, provoca distúrbios da deglutição, incapacidade de expectorar e comprometimento da patência das vias aéreas superiores. A avaliação da função orofaríngea se baseia primariamente na observação clínica, recomendando-se avaliação com fonoaudiólogo.

Gasometria arterial

A gasometria arterial pode fornecer informações sobre oxigenação e ventilação por meio da mensuração da PaO$_2$ e da PaCO$_2$, respectivamente. O acometimento pulmonar nas doenças musculares é predominantemente ventilatório, e a oximetria de pulso pode não traduzir a gravidade do quadro, principalmente quando o paciente está em uso de suplementação de oxigênio por cateter nasal ou máscara. A gasometria é necessária para evidenciar a acidose respiratória.

Se o paciente apresenta, além do comprometimento ventilatório, hipoxemia associada e não corrigida com suporte ventilatório, deve-se suspeitar de condição pulmonar associada, como pneumonia, congestão ou embolia pulmonar.

Manejo de secreção

A tosse ineficaz agrava a insuficiência respiratória pelo acúmulo de secreções, causando pneumonia. O pico de fluxo expiratório da tosse é comumente usado para medir a eficácia da tosse. Um pico de fluxo expiratório da tosse superior a 160 ℓ/min é necessário para eliminar secreções. Dispositivos auxiliares são recomendados quando o pico de fluxo expiratório da tosse cai abaixo de 270 ℓ/min. A insuflação/exsuflação mecânica é muito eficaz no aumento desse pico. A oscilação da parede torácica de alta frequência também é uma abordagem alternativa na eliminação de secreções. É recomendada a associação de broncodilatadores inalatórios, β-agonistas e anticolinérgicos, N-acetilcisteína (200 a 400 mg 3 vezes/dia), na tentativa de redução das secreções brônquicas.

Manejo da insuficiência ventilatória

A monitorização adequada da função respiratória e as decisões para determinar o melhor manejo da falência respiratória requerem compreensão da mecânica respiratória. A insuficiência ventilatória e a incapacidade da caixa torácica em realizar adequadamente o mecanismo de fole determinam a redução do volume minuto, resultando em hipercapnia e acidose respiratória. Como consequência de áreas de atelectasia pulmonar que se desenvolvem, agravadas pela incapacidade de limpar secreções adequadamente, ocorre redução da complacência pulmonar e desenvolvimento de *shunts* intrapulmonares, acarretando distúrbio de ventilação/perfusão e determinando hipóxia. A hipóxia ocorre como resultado do distúrbio de ventilação/perfusão. A redução da complacência determina o aumento do trabalho respiratório com aumento da demanda sobre os músculos respiratórios resultando em fadiga muscular respiratória, o que pode acelerar o declínio da função respiratória e a falência respiratória.

Nas últimas décadas, acumulam-se evidências demonstrando que a ventilação não invasiva com pressão positiva (VNI) prolonga a sobrevida e melhora a qualidade de vida em patologias que evoluem de forma lenta e progressiva, como na ELA e distrofia muscular de Duchenne. Esses pacientes devem ser monitorados ambulatorialmente quanto a manifestações mais sutis de comprometimento ventilatório, principalmente durante o sono, com avaliação manométrica, espirométrica e polissonografia, e o suporte com VNI deve ser instituído ambulatorialmente.

Normalmente, é iniciada a VNI noturna e, à medida que a fraqueza neuromuscular progride, os indivíduos podem aumentar a quantidade de tempo em suporte ventilatório e, no final da doença, podem usar a máquina quase continuamente. Várias interfaces ventilador-paciente estão disponíveis, como máscara nasal, travesseiros nasais, máscara facial completa e máscara de cabeça, devendo a escolha ser guiada pela melhor aceitação do paciente. A falha em reconhecer precocemente a necessidade de suporte ventilatório pode resultar em internamento em situação crítica.

Nos indivíduos portadores de MG, a evolução da doença é marcada por períodos de exacerbação, e os pacientes podem precisar de suporte ventilatório temporário. Em pessoas com exacerbação ou crise miastênica, os parâmetros ventilatórios devem ser seriados precocemente e deve ser tentada a VNI sempre que indicada e bem tolerada. A intubação eletiva deve ser considerada em indivíduos com falência ventilatória e manifestações de acometimento bulbar significativo.

TRATAMENTOS ESPECÍFICOS

Síndrome de Guillain-Barré

A SGB é responsável por mais de 6 mil admissões hospitalares por anos nos EUA. Tem incidência de 1 a 4 por 100 mil por ano e até 30% dos pacientes necessitam de ventilação mecânica. É uma doença imunomediada. Acredita-se que sua patogênese seja devida ao mimetismo molecular, ou seja, uma resposta imune a uma infecção precedente que reage de forma cruzada com componentes nervosos periféricos, fazendo com que o sistema imunológico ataque os nervos periféricos e suas raízes espinhais. As três principais variantes são: uma forma puramente desmielinizante, conhecida como "polineuropatia desmielinizante aguda"; uma forma puramente axonal, conhecida como "neuropatia axonal motora aguda"; e "neuropatia axonal motora e sensorial aguda".

O tratamento na fase aguda deve ser instituído o mais precocemente possível e consiste em usar imunoglobulina ou plasmaférese, que são igualmente eficazes. Todavia, não há benefício extra a ser obtido pela adição de plasmaférese à imunoglobulina intravenosa, e a terapia com esteroides não traz benefícios. O tratamento padrão com plasmaférese é feito em dias alternados em um total de 5 sessões, e o plasma é substituído com albumina humana a 5% após cada sessão. O tratamento com imunoglobulina geralmente inclui um ciclo de 5 dias de forma intravenosa (dose 0,4 g/kg/dia), o que melhora o desfecho a curto prazo (duração da ventilação e permanência na UTI), mas não a longo prazo, dessa doença.

Na SGB com evolução rápida, pode ser utilizada a VNI, porém, para evitar complicações associadas à intubação emergencial, os indivíduos devem ser intubados sem demora se a via aérea estiver em risco ou se manifestações de disautonomia grave estiverem associadas a comprometimento hemodinâmico. A regra 20-30-40 é frequentemente seguida para decidir sobre a necessidade de intubação: incapacidade de alcançar uma PImáx de −30 cmH$_2$O, uma PEmáx de 40 cmH$_2$O e capacidade vital acima 20 mℓ/kg. A ventilação mecânica não deve ser adiada se os pacientes preencherem esses critérios. O desmame ventilatório só deve ser considerado à medida que a condição do indivíduo melhora e esses parâmetros apontam para recuperação de força. Nos casos que não evoluem de forma favorável, a confecção de traqueostomia se faz necessária na segunda semana pós-intubação orotraqueal (IOT), para evitar estenose traqueal.

A disfunção autonômica associada à síndrome pode incluir: hipotensão ortostática, sensibilidade a medicamentos, diabetes insípido e arritmias cardíacas que podem se manifestar com bradicardia ou assistolia, o que pode ocorrer em até 20%; em algumas situações, a estimulação cardíaca com colocação de marca-passo se faz necessária. Crises vagais com broncorreia, bradicardia e hipotensão podem ser desencadeadas por procedimentos invasivos e fármacos colinérgicos, e a síndrome da secreção inapropriada de hormônio antidiurético (SIADH) pode causar hiponatremia. Hipertensão arterial é frequente e pode ainda ser associada a disfunção autonômica, quadros de síndrome da encefalopatia posterior reversível (PRES) e cardiomiopatia neurogênica (*takotsubo*) na SGB.

A taxa de mortalidade foi estimada em 3 a 7% na América do Norte e na Europa. A recuperação da doença é variável, podendo persistir com sequelas. A maioria dos pacientes continua a sentir fadiga e dor, e cerca de 20% dos pacientes com SGB não serão capazes de andar sem assistência após 6 meses.

Miastenia grave

A MG é uma doença autoimune crônica causada por anticorpos que bloqueiam ou destroem os receptores nicotínicos de acetilcolina na fenda sináptica da junção neuromuscular, causando fraqueza muscular.

As opções de tratamento da MG podem ser divididas em tratamento sintomático, tratamento da crise miastênica com imunomodulação rápida e terapia imunossupressora crônica.

O tratamento sintomático consiste no uso de piridostigmina, que é um inibidor da acetilcolinesterase. Os efeitos colaterais colinérgicos desse medicamento são a principal razão para o abandono em pacientes, principalmente, aqueles com autoanticorpo MuSK que não respondem tão bem às doses usuais de piridostigmina e necessitam de doses mais elevadas, o que aumenta os efeitos colaterais sistêmicos, como a diarreia.

O tratamento da crise miastênica consiste no uso de pulsoterapia com metilprednisolona combinada à imunoglobulina venosa ou ao uso de plasmaférese, sendo ambas igualmente eficazes.

O tratamento padrão com plasmaférese tem objetivo de remover anticorpos AChR circulantes. É feito em dias alternados, em um total de 5 a 8 sessões, sendo o plasma substituído com albumina humana a 5% após cada sessão. Outra opção é o tratamento com imunoglobulina intravenosa, em um ciclo de 5 dias (dose: 0,4 g/kg/dia) ou em dois ciclos de 1 g/kg/dia.

A dose de metilprednisolona venosa pode variar de 500 mg a 2 g dia, por 3 a 5 dias, seguida da terapia de manutenção com prednisona oral.

Na terapia imunossupressora crônica, os dois agentes mais usados como terapia de primeira linha são corticosteroides combinados com azatioprina.

Prednisona na dose inicial de 1 mg/kg/dia até a estabilização clínica do paciente e depois redução de 5 mg a cada 4 semanas. A redução deve ser feita sempre de forma lenta e gradual.

Azatioprina (AZA) é considerada um agente de primeira linha no tratamento de manutenção da MG. A dose inicial é de 2 a 3 mg/kg/dia, que pode ser reduzida para 1 mg/kg/dia após melhora dos sintomas e estabilização do quadro clínico. Os agentes de segunda linha são reservados para pacientes com intolerância ou má resposta à AZA; esses incluem: ciclosporina A, metotrexato, micofenolato de mofetila e tacrolimo.

Timectomia: todos os pacientes com diagnóstico recente de miastenia devem ser avaliados com TC ou RM torácica. Timoma é responsável por 10% dos pacientes com anticorpos AChR positivos. A timectomia está associada a melhor controle da doença não apenas nos pacientes que apresentam timoma; a recomendação se estende para aqueles com menos de 45 anos e anticorpos AChR positivos. A timectomia pode resultar em remissão, redução da necessidade de corticoterapia e prevenção de generalização em casos de miastenia ocular.

No manejo do indivíduo portador de miastenia grave, deve-se ter cuidado com a prescrição e evitar o uso de medicações que possam piorar ou deflagrar uma crise miastênica. Por isso, vários antibióticos, analgésicos, anticonvulsivantes e antiarrítmicos devem ser evitados.

Polineuropatia do doente crítico e miopatia do doente crítico

A patogênese da PNDC não é completamente esclarecida, mas envolve degeneração axonal primária de nervos motores e sensitivos, acompanhada de degeneração da musculatura esquelética como resultado de denervação. A PNDC apresenta-se com falha no desmame da ventilação mecânica, fraqueza flácida e atrofia muscular. Ocorre com frequência em pacientes críticos, com relatos de incidência que varia de 30 a 80% dos pacientes internados em UTI.

Nos pacientes com PNDC e MDC, a falha no desmame do ventilador é geralmente o desafio. Não há terapia específica para a PNDC e a MDC, além dos cuidados de suporte. A mobilidade precoce, o controle glicêmico, a minimização da sedação e o desmame de DBN e dos corticosteroides, assim que a condição clínica permitir, continuam sendo o único esquema terapêutico disponível para fraqueza adquirida na UTI.

CONSIDERAÇÕES FINAIS

Os distúrbios neuromusculares são cada vez mais reconhecidos como complicação em pacientes internados em UTI e representam causa comum de dependência prolongada da ventilação mecânica. O manejo crítico desses indivíduos requer a cooperação de membros da UTI em abordagem multidisciplinar e das equipes consultivas para a obtenção dos melhores resultados possíveis. Além do desafio diagnóstico em determinadas situações e do tratamento particular da doença neurológica, é essencial o foco no manejo ventilatório, na prevenção, no reconhecimento precoce de infecções e distúrbios hidroeletrolíticos, assim como na adoção de medidas preventivas para complicações resultantes da síndrome de imobilidade.

162

Manejo do Traumatismo Cranioencefálico

Gustavo Cartaxo Patriota • Irapuá Ferreira Ricarte

INTRODUÇÃO

O centro de controle e prevenção de doenças (CDC) nos EUA define o traumatismo cranioencefálico (TCE) como interrupção do funcionamento normal do cérebro ocasionado por forças de impacto e/ou impulso no crânio. A mortalidade na população dos EUA em 2019 foi de 60.611, um aumento de 6,7% em relação 2014, que foi de 56.800. Em 2019, as taxas de mortalidade relacionadas com TCE por 100 mil foram mais elevadas em pacientes com maior idade: idade ≥ 75 anos (76,7%); entre 65 e 74 anos (24%); entre 55 e 64 anos (19%). Quando realizado ajuste por idade, a taxa de mortalidade por 100 mil habitantes foi três vezes maior em homens (26,6%) em relação às mulheres (8,1%). Os principais mecanismos foram os acidentes automobilísticos, quedas, suicídios e homicídios. Estes variaram nas diversas faixas etárias e classes sociais.[1]

A região do Caribe latino-americano tem a maior incidência de TCE em todo o mundo relacionado a lesões causadas pelo trânsito. A incidência de TCE na região foi estimada em 163 por 100 mil indivíduos em comparação à média mundial de 106 por 100 mil em 2008.[2]

Uma análise da incidência hospitalar do TCE no Brasil observa que, entre 2008 e 2019, ocorreram, em média, 131.014,83 internações ao ano, com incidência de 65,54 por 100 mil habitantes. Deve-se salientar a elevada incidência de TCE em adultos idosos (acima de 70 anos), acompanhada de altas taxas de mortalidade. Além disso, há também elevada incidência do TCE em adultos jovens (20 a 39 anos). Os dados aqui apresentados demonstram uma proporção de TCE de 3,6 entre homens/mulheres.[3]

Apesar das altas taxas de prevalência de TCE no Brasil e do seu significativo impacto econômico e social, o número de estudos com dados epidemiológicos consistentes permanece escasso. A maioria dos estudos é retrospectivo e reflete dados de admissão hospitalares do Departamento de Informática do Sistema Único de Saúde (Datasus).[4,5] Nesse contexto, estudos epidemiológicos prospectivos são recomendados para um melhor planejamento da saúde pública.

Mais de 50 milhões de casos de TCE ocorrem internacionalmente a cada ano. Em todas as idades, o TCE representa 30 a 40% das mortes relacionadas ao trauma. A lesão neurológica é projetada para permanecer a mais importante causa de incapacidade por doença neurológica até 2030 (2 a 3 vezes maior do que a contribuição da doença de Alzheimer ou doenças cerebrovasculares). O TCE custa à economia internacional aproximadamente US$ 400 bilhões anualmente, o que, dada uma estimativa do produto mundial bruto (padronizado de US$ 73,7 trilhões), representa aproximadamente 0,5% do global.[6]

Uma iniciativa da Sociedade Brasileira de Neurocirurgia (SBN), o Projeto Pense Bem, inspirado no programa *Think first* implementado nos EUA pela National Injury Prevention Foundation, desenvolve ações e campanhas com o objetivo de educar a população e prevenir o neurotrauma.

FISIOPATOLOGIA DO NEUROTRAUMA APLICADA À DOUTRINA MONRO-KELLIE

A biomecânica do TCE envolve mecanismos variados de impacto e impulso, implicando lesões heterogêneas. Alguns fatores inerentes à anatomia e à fisiologia do crânio e encéfalo, assim como do mecanismo do trauma, interferem no desenvolvimento das lesões (Figura 162.1):

- Propriedades elásticas do crânio: amortecimento do escalpo; planos interdeslizantes; resistência a deformação
- Características físicas do encéfalo: massa estimada 1.500 g, peso efetivo 50 g; baixa densidade (lesões cavitação); grande volume (lesões inerciais); baixa elasticidade (lesões por deformação)
- Duração do impacto: tempo médio de contato 5 a 20 milissegundos. Para produzir uma lesão, é necessário um contato superior a 3 milissegundos
- Posição da cabeça fixa ou livre: choque inelástico; choque elástico
- Massa relativa do objeto agressor: é um dos fatores fundamentais no mecanismo de impacto ("efeito destruidor"). Deformidade local *versus* deformidade global do crânio.

No neurotrauma, podemos ter fraturas cranianas, lesões focais e lesões difusas, além da associação de todas. A biomecânica sugere a principal lesão, mas, em geral, são congruentes (Figura 162.2).

As lesões primárias desencadeiam alterações na pressão intracraniana (PIC) por edema citotóxico/vasogênico e/ou ingurgitamento vascular. As alterações perfusionais ocorrem paralelamente, podendo acarretar lesões isquêmicas irreversíveis a partir do comprometimento do fluxo sanguíneo cerebral (FSC) abaixo do limiar crítico de 10 mℓ/100 g/min. Tais alterações pressóricas e/ou perfusionais ocorrem nos primeiros 10 dias, sendo as alterações do FSC determinantes no prognóstico desses pacientes. Cascata inflamatória, proteínas de estresse, proteínas estruturais, alterações

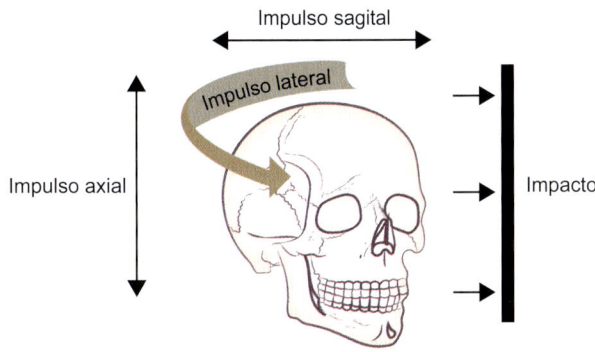

Figura 162.1 Características biomecânicas do traumatismo cranioencefálico. Representação das forças de impacto e impulso.[7]

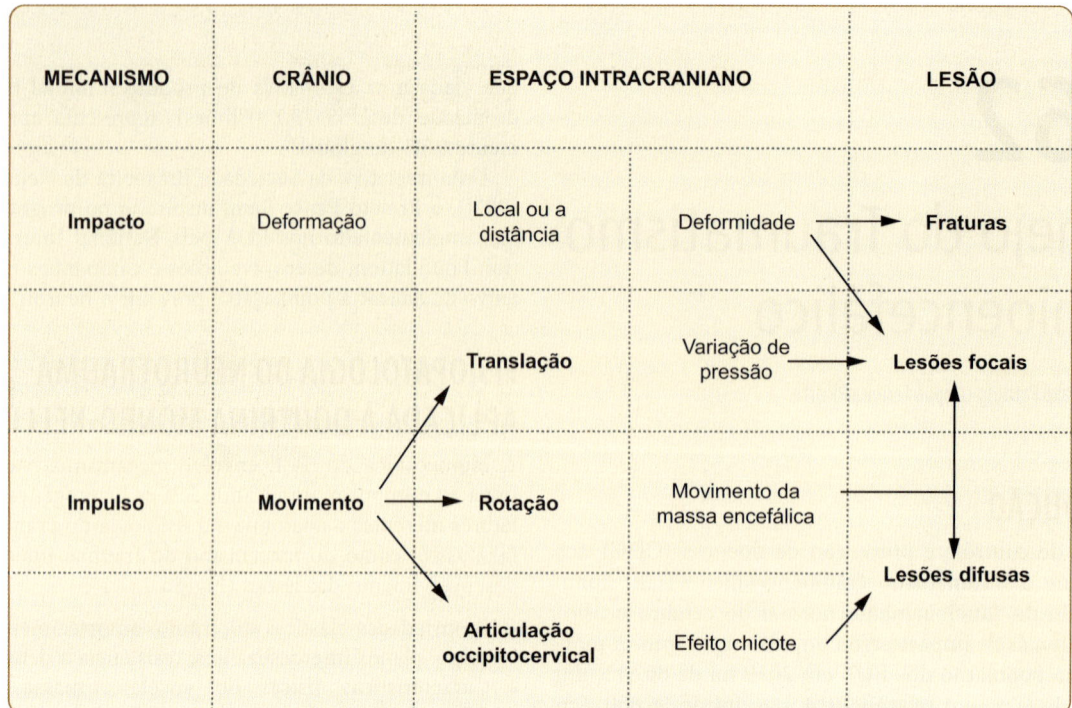

MECANISMO	CRÂNIO	ESPAÇO INTRACRANIANO		LESÃO
Impacto	Deformação	Local ou a distância	Deformidade →	Fraturas
		Translação	Variação de pressão →	Lesões focais
Impulso	Movimento	Rotação	Movimento da massa encefálica	
		Articulação occipitocervical	Efeito chicote	Lesões difusas

Figura 162.2 Relação entre a biomecânica do traumatismo cranioencefálico e as lesões intracranianas. Em geral, as forças de impacto ocasionam lesões focais e fraturas cranianas e as forças de impulso ocasionam as lesões difusas.[7]

gênicas precoces e apoptose gênica também são determinantes no prognóstico funcional. Essa ativação difusa de múltiplos processos bioquímicos e moleculares complexos iniciados após a lesão primária inicial provoca lesão cerebral secundária (Figura 162.7).[8]

O estudo da PIC se encontra associado ao desenvolvimento da doutrina Monro-Kellie. Apesar da importância dos pesquisadores preliminares, a aplicação prática por meio de uma fórmula simples se consolidou pelo neurocirurgião Harvey Cushing, quem estabeleceu que, em um crânio intacto, os volumes de líquido cefalorraquidiano, sangue e cérebro são constantes. Entretanto, o aumento de um componente poderá resultar na redução de um ou ambos os outros componentes (Figuras 162.8 e 162.9).

Podemos considerar a fórmula Harvey Cushing como doutrina Monro-Kellie 1.0, pois não explica a hipertensão intracraniana (HIC) secundária à obstrução do sistema venoso e/ou lesões extracranianas.[9-11]

Em 2016, Mark Howard Wilson desenvolve o conceito da doutrina Monro-Kellie 2.0 caracterizando as diferentes dinâmicas dos componentes intracranianos e ressaltando a importância do sistema venoso intra e extracraniano no fenômeno de HIC (Figura 162.10). O componente liquórico tem uma dinâmica mais lenta, com a produção de 20 mℓ/h, gerando um produto de aproximadamente 480 mℓ/dia (que é produzido e absorvido na circulação venosa através das granulações aracnóideas). O componente arterial tem uma dinâmica mais rápida, 750 mℓ/min (cerca de 1.500 g encéfalo; FSC 50 mℓ/100 g/min), que representa 15% do débito cardíaco. O componente sanguíneo representa 100 a 150 mℓ, distribuídos da seguinte forma: 15% arterial; 45% microcirculação e 40% venoso. Portanto, o manejo hemodinâmico com uma pressão arterial média (PAM) ótima que preserve a fisiologia da autorregulação cerebral e a reatividade cerebrovascular evita uma congestão vascular em leito arterial e

microcirculação que representa uma totalidade de 60%. Manter a patência do sistema venoso intracraniano e facilitar a drenagem venosa através veias jugulares, pressões torácicas e abdominais fisiológicas são responsáveis pelo manuseio dos 40% restantes do componente sanguíneo.[12,13]

Em 2019, Mangalore et al.[12] desenvolvem o conceito da doutrina Monro-Kellie 3.0 para explicar o estresse mecânico, as alterações anatômicas e as alterações na pulsatilidade decorrentes do processo crônico de aumento da pressão venosa que ocorre na HIC idiopática e do processo de acúmulo de líquido cefalorraquidiano na hidrocefalia de pressão normal. A hidrocefalia pós-traumática tardia pode apresentar parte desses componentes na sua fisiopatologia.[12]

CLASSIFICAÇÃO DO TRAUMATISMO CRANIOENCEFÁLICO

Existem várias formas diferentes de categorizar os pacientes com base em termos de gravidade clínica, alterações radiológicas ou mecanismo de lesão, cada um dos quais pode impactar o prognóstico e o tratamento (Figura 162.3). O sistema de classificação clínica é a ferramenta diagnóstica mais conhecida e comumente usada para a gravidade do TCE e é baseado na escala de coma de Glasgow (ECG), que consiste na soma da pontuação (intervalo de 3 a 15) dos três componentes (escalas ocular, motora e verbal [Tabela 162.1]). Para a avaliação da gravidade em pacientes individuais, os três componentes devem ser relatados separadamente (Figuras 162.4 a 162.6). A avaliação deve ser realizada na admissão do paciente no departamento de emergência após reanimação e na ausência de sedação.[14] Apesar de universalmente utilizada, essa escala apresenta limitações devido a fatores de confusão, como uso de medicações sedativas e paralisantes musculares, intubação endotraqueal e intoxicação.

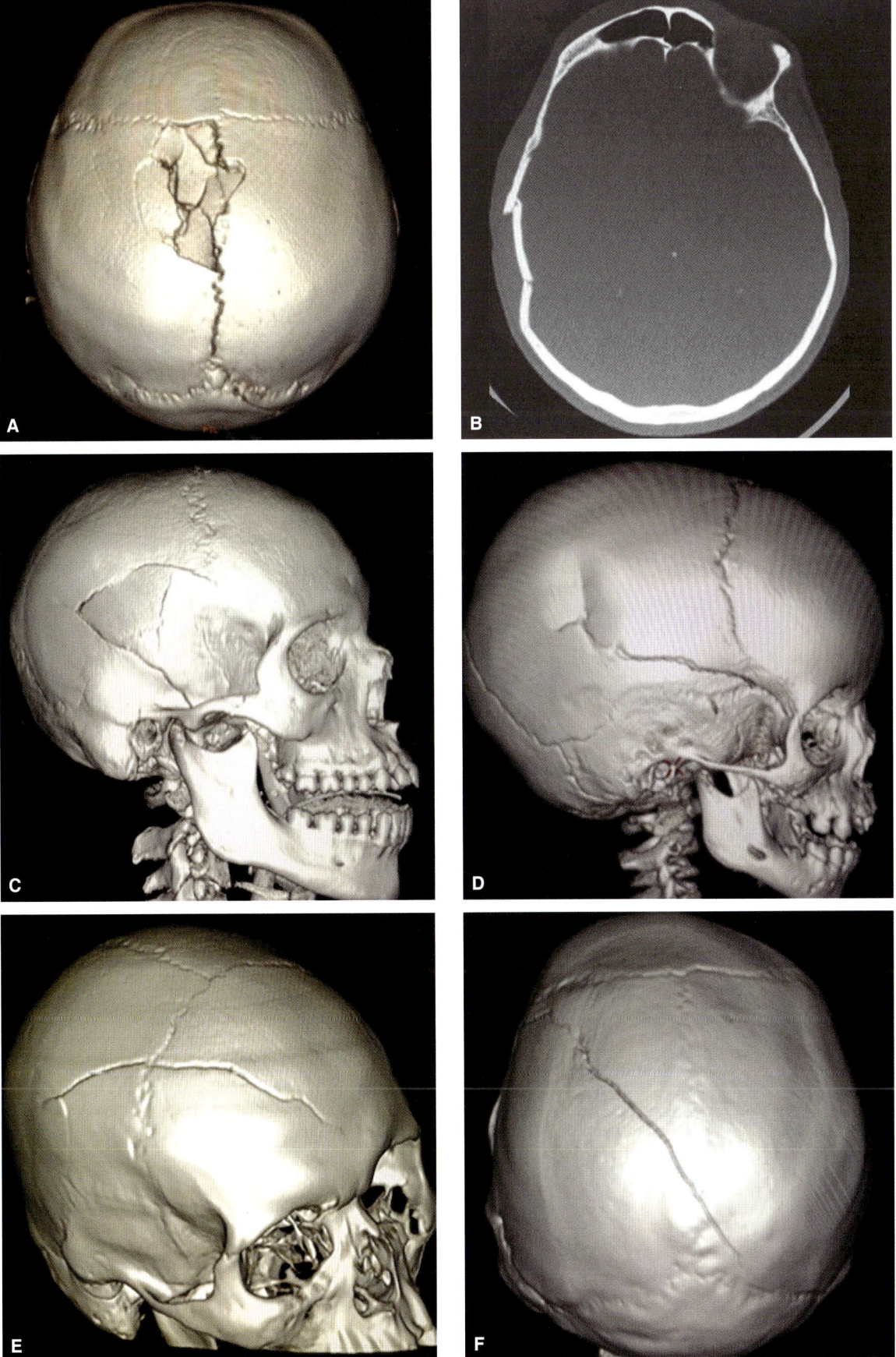

Figura 162.3 Fraturas cranianas por mecanismos de impacto. **A.** Fratura de afundamento em vértice craniano com comprometimento da sutura sagital. **B.** Fratura de afundamento parietal direita. **C.** Fratura de afundamento parietal com extensão linear para temporal direito. **D.** Fratura em galho verde parietal direita com componente linear. **E.** Fratura linear com extensão frontal e parietal direita. **F.** Fratura linear parietal esquerda com extensão para o parietal direito. (Fonte: acervo pessoal do prof. Gustavo Cartaxo Patriota.)

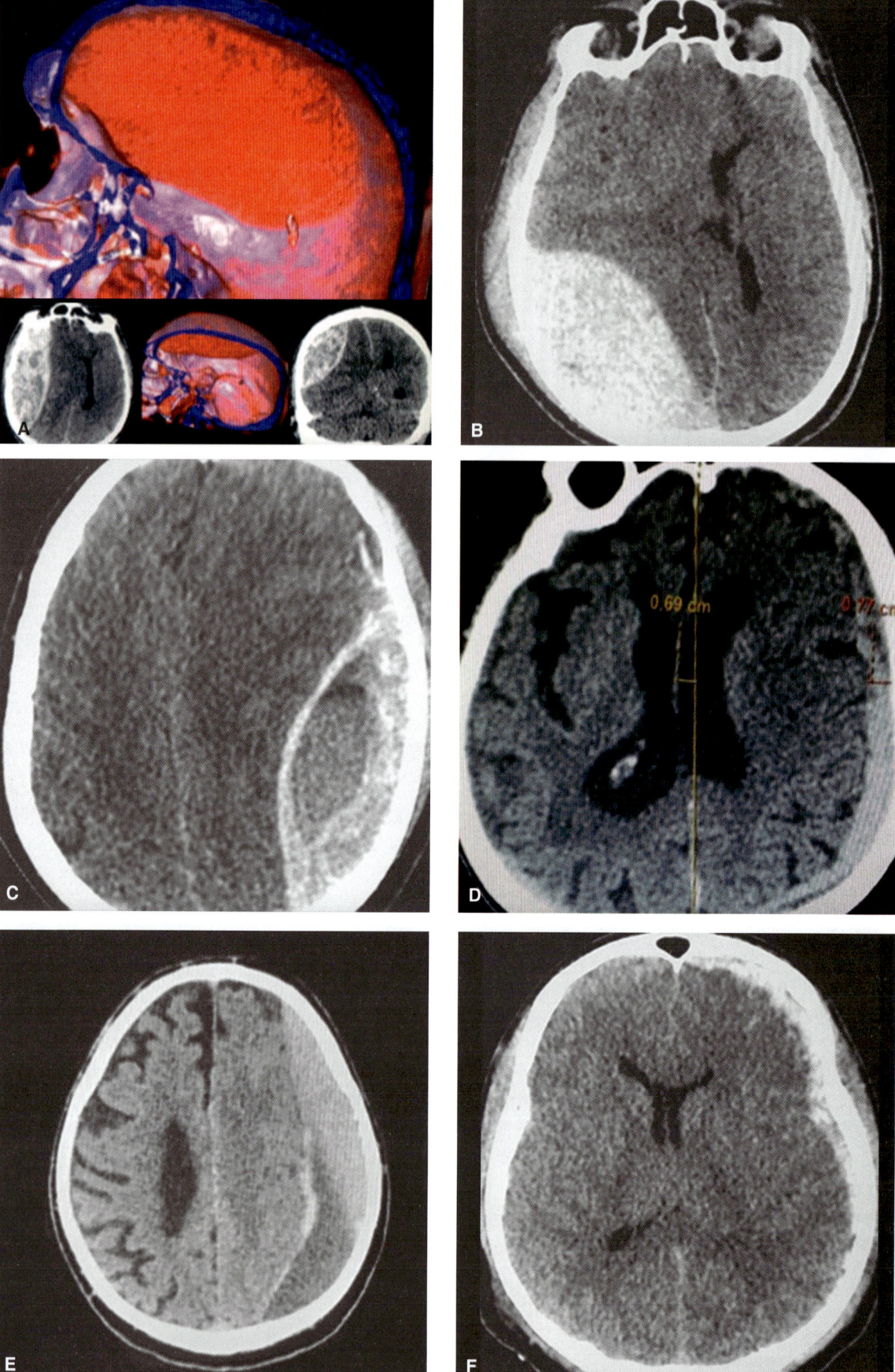

Figura 162.4 Lesões focais por mecanismos de impacto e impulso. **A.** Extenso hematoma epidural frontoparietal direito com desvio do septo pelúcido. **B.** Volumoso hematoma epidural parietal direito com compressão do átrio ventricular direito e desvio do septo pelúcido. **C.** Volumoso hematoma epidural parietal esquerdo com sinal do "redemoinho" (sangramento ativo). **D.** Hematoma subdural agudo frontoparietal esquerdo em um paciente idoso. **E.** Hematoma subdural crônico com componente de agudização frontoparietal esquerdo. **F.** Hematoma subdural agudo frontoparietal esquerdo com compressão do átrio ventricular e corno frontal esquerdo. (Fonte: acervo pessoal do prof. Gustavo Cartaxo Patriota.)

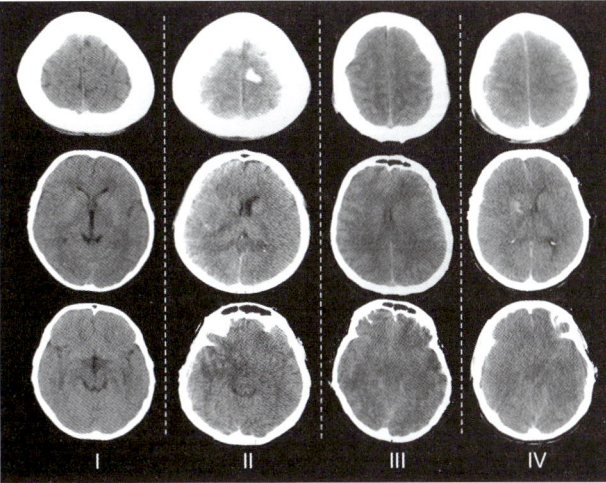

Figura 162.5 Lesões difusas por mecanismos de impulso representadas pela Classificação de Marshall. I. Tomografia do crânio normal. II. Cisterna basal presente, desvio septal 0 a 5 mm, ausência de lesões focais > 25 mℓ. III. Cisterna basal comprimida ou ausente, desvio septal 0 a 5 mm, ausência de lesões focais > 25 mℓ. IV. Desvio septal > 5 mm, ausência de lesões focais > 25 mℓ. (Fonte: acervo pessoal do prof. Gustavo Cartaxo Patriota.)

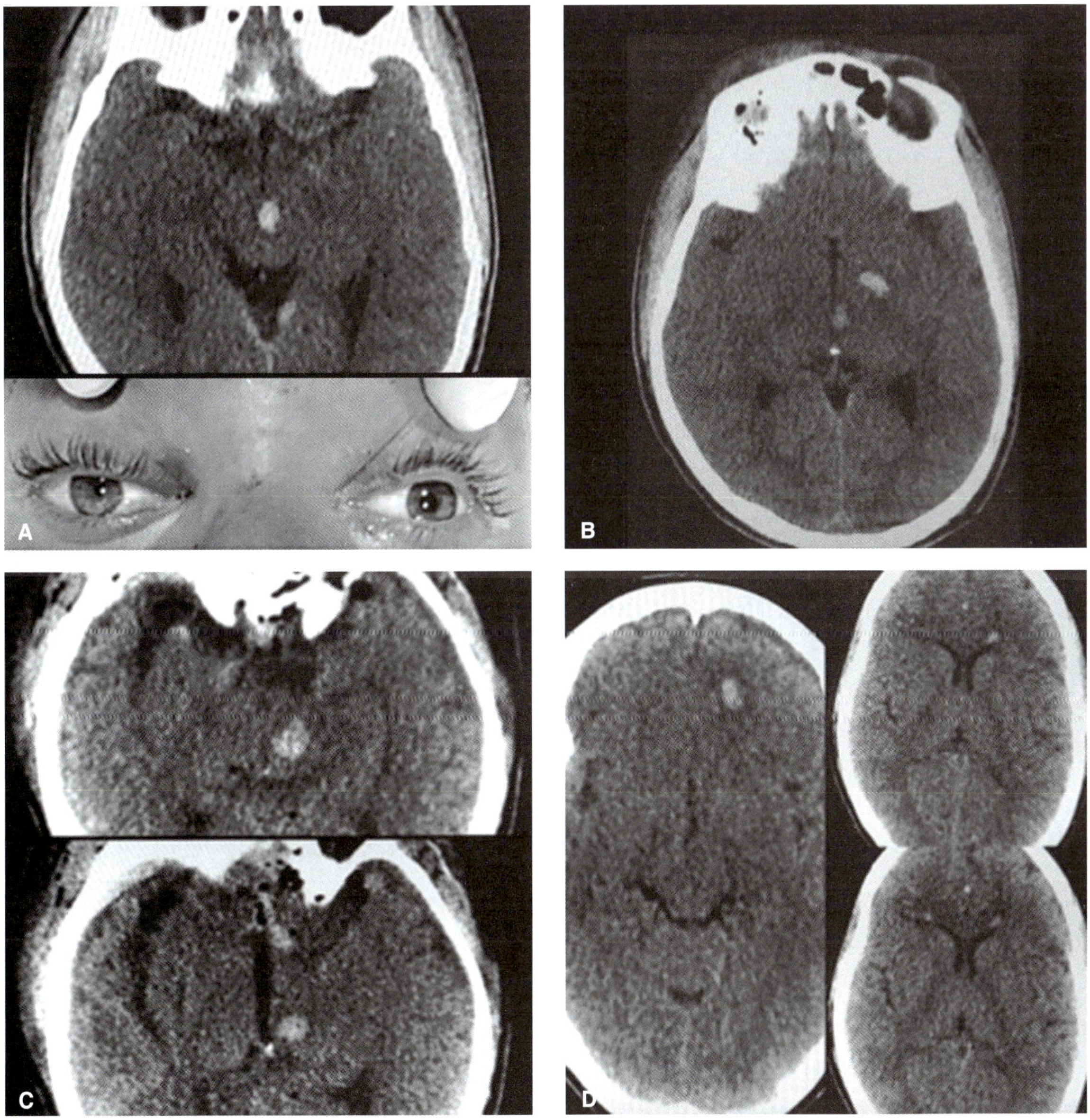

Figura 162.6 Lesões difusas por mecanismos de impulso. **A.** Lesão axonal difusa (LAD) de mesencéfalo com assimetria pupilar. **B.** LAD de putâmen esquerdo com hemorragia intraventricular associada. **C.** LAD de tálamo esquerdo e mesencéfalo. **D.** LAD com comprometimento de joelho do corpo caloso e região cortical/subcortical frontal esquerda. (*continua*)

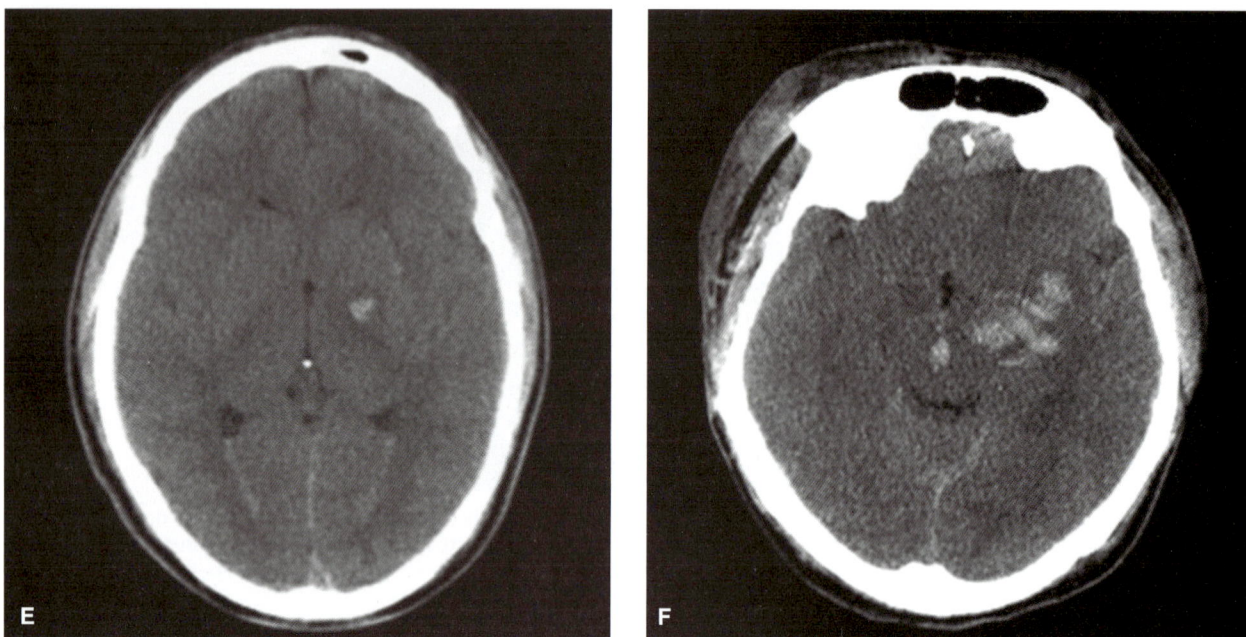

Figura 162.6 (*Continuação*) **E.** LAD do putâmen esquerdo. **F.** LAD de putâmen esquerdo e mesencéfalo. (Fonte: acervo pessoal do prof. Gustavo Cartaxo Patriota.)

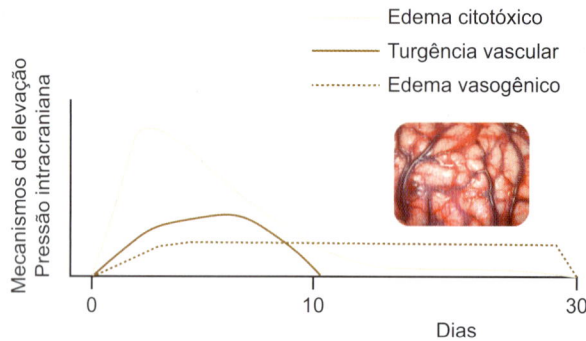

Figura 162.7 Determinantes fisiopatológicos do processo de hipertensão intracraniana no traumatismo cranioencefálico.[8]

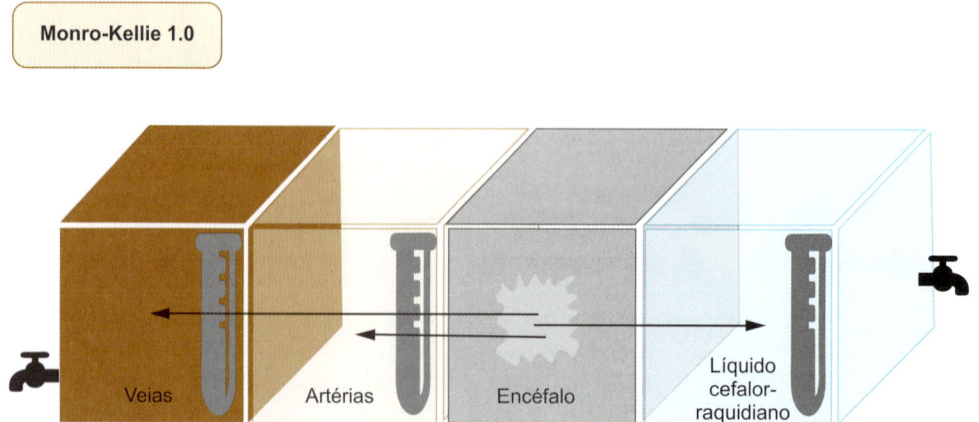

Figura 162.8 Doutrina Monro-Kellie 1.0. Visão preliminar e prática do processo de hipertensão intracraniana sem as ponderações da fisiologia dos componentes intracranianos.[12]

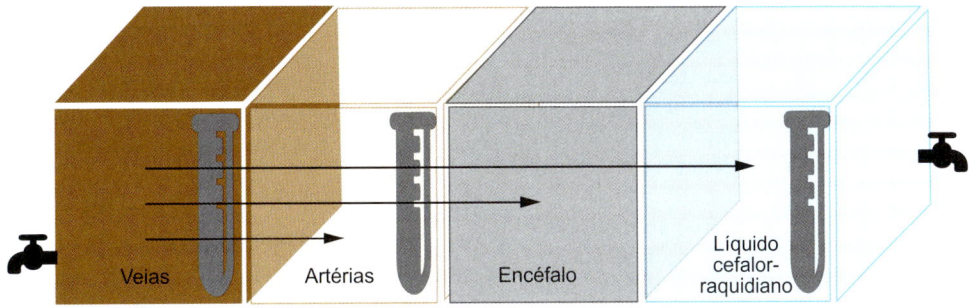

Figura 162.9 Doutrina Monro-Kellie 2.0. O componente venoso e a dinâmica do fluxo sanguíneo apresentam uma importância no processo de hipertensão intracraniana. Uma obstrução venosa intra e/ou extracraniana é capaz de ocasionar hipertensão intracraniana.[12]

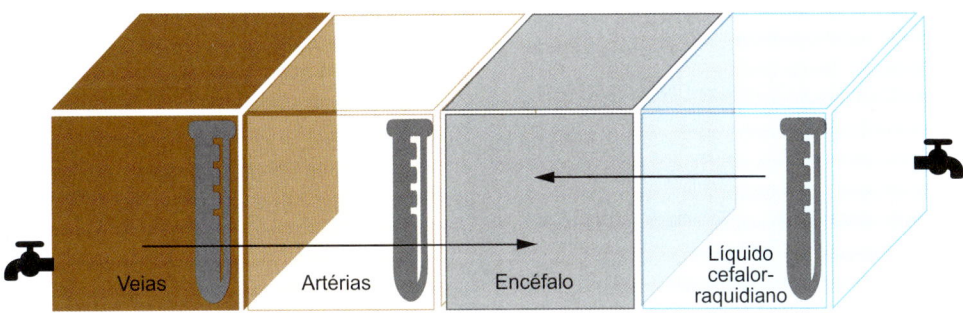

Figura 162.10 Doutrina Monro-Kellie 3.0. Influência do processo crônico de hipertensão venosa e de acúmulo de líquido cefalorraquidiano ocasionando estresse mecânico, alterações anatômicas e da pulsatilidade do encéfalo.[12]

De acordo com a ECG, TCE leve é caracterizado por uma pontuação de 13 a 15; TCE moderado, por uma pontuação de 9 a 12; TCE grave, por uma pontuação menor ou igual a 8. No entanto, o reconhecimento de que mais de um terço dos pacientes com TCE e uma pontuação na ECG de 13 tem lesões intracranianas potencialmente fatais levou a uma reavaliação dessa classificação, com pontuações ECG de 9 a 13 consideradas lesão moderada e de 14 a 15, leves.[15]

Tabela 162.1 Escala de coma de Glasgow.[16]

Parâmetro	Resposta	Pontuação
Resposta ocular	Abertura espontânea	4
	Abertura ao estímulo verbal	3
	Abertura ao estímulo doloroso	2
	Sem abertura (sem resposta)	1
Resposta verbal	Orientado	5
	Confuso	4
	Palavras inapropriadas	3
	Sons incompreensíveis	2
	Sem resposta	1
Resposta motora	Obedece a comandos	6
	Localiza estímulo doloroso	5
	Retirada ao estímulo doloroso	4
	Flexão anormal (decorticação)	3
	Extensão anormal (descerebração)	2
	Sem resposta	1

MONITORIZAÇÃO MULTIMODAL NO TRAUMATISMO CRANIOENCEFÁLICO

A monitorização multimodal de pacientes com TCE grave é realizada principalmente em unidades de cuidados neurocríticos para prevenir insultos cerebrais secundários prejudiciais e facilitar a recuperação do paciente. Com o objetivo de melhorar a detecção e o manejo dessas lesões cerebrais secundárias, utilizam-se diversas técnicas que permitem: medição de parâmetros fisiológicos e metabólicos cerebrais relacionados com PIC, entrega de oxigênio, FSC e metabolismo. Apesar da falta de níveis mais elevados de evidência de eficácia, várias modalidades de monitorização, tanto invasivas quanto não invasivas, muitas vezes em combinação, são usadas em centros específicos na atualidade.

Indicações de monitorização da pressão intracraniana

As indicações da Brain Trauma Foundation (BTF) se baseiam no *paper* do pesquisador Raj K. Narayan, publicado no *Journal of Neurosurgery* em 1982. Trata-se de uma série prospectiva de 207 pacientes com TCE grave. Nessa série, pacientes com tomografia normal apresentaram 13% de episódios de HIC; pacientes com tomografia alterada apresentaram 53 a 63% de episódios de HIC; pacientes com tomografia normal e duas das três variáveis clínicas (idade > 40 anos; pressão arterial sistólica [PAS] < 90 mmHg; postura patológica) apresentam 60% de episódios de HIC (Tabela 162.2).[15]

A quarta edição da BTF recomenda a monitorização da PIC como nível IIB. Essa monitorização é recomendada para reduzir a mortalidade intra-hospitalar e em 2 semanas após a lesão.[17]

Em 2021, Chiara Robba et al. publicaram o estudo SYNAPSE, o maior estudo prospectivo e multicêntrico a analisar a monitorização da PIC em termos de uso, indicações, intensidade de terapia e prognóstico na atualidade. Representa o cenário da monitorização da PIC com suas limitações. Os resultados do SYNAPSE sugerem um fenótipo de pacientes cuja monitorização da PIC pode estar associada a um melhor desfecho em 6 meses (Figura 162.11).[18]

Tabela 162.2 Principais recomendações da Brain Trauma Foundation (com nível de evidência) para o manejo clínico do traumatismo cranioencefálico grave.[28]

Hipotermia profilática

Nível IIB
- Hipotermia profilática precoce não é recomendada para melhorar os desfechos em pacientes com lesão difusa.

Terapias de ventilação

Nível IIB
- Hiperventilação profilática prolongada com $Pa_{CO_2} \leq 25$ mmHg não é recomendada.

Anestésicos, analgésicos e sedativos

Nível IIB
- Administração de barbitúricos como profilaxia contra o desenvolvimento de hipertensão intracraniana não é recomendada
- Administração de barbitúricos em alta dose é recomendada para controlar a PIC elevada refratária ao tratamento médico e cirúrgico padrão máximo.

Esteroides

Nível I
- O uso de esteroides não é recomendado para melhorar o desfecho ou reduzir a PIC.

Nutrição

Nível IIA
- Alimentar os pacientes para atingir a reposição calórica basal pelo menos até o 5º dia e, no máximo, até o 7º dia pós-trauma é recomendado para diminuir a mortalidade.

Profilaxia de infecção

Nível IIA
- A traqueostomia precoce é recomendada para reduzir os dias de ventilação mecânica.

Profilaxia de trombose venosa profunda

Nível III
- A heparina de baixo peso molecular (LMWH) ou heparina não fracionada em baixa dose pode ser usada em combinação com profilaxia mecânica
- Além das meias de compressão, a profilaxia farmacológica pode ser considerada se a lesão cerebral estiver estável e o benefício for considerado maior que o risco de aumento da hemorragia intracraniana.

Profilaxia de crises epilépticas

Nível IIA
- A fenitoína é recomendada para diminuir a incidência de crise epiléptica precoce (dentro de 7 dias após a lesão) quando se acredita que o benefício geral supera as complicações associadas a tal tratamento. No entanto, crises precoces não foram associadas a piores resultados
- O uso profilático de medicação antiepiléptica não é recomendado para prevenir crise epiléptica tardia.

A técnica padrão-ouro para medir a PIC é a derivação ventricular externa (DVE); contudo, hoje em dia, dispositivos de monitorização intraparenquimatosos são comumente usados. Ambas as técnicas têm prós e contras, sendo a DVE mais barata e com a possibilidade de drenar o líquido cefalorraquidiano para tratar a HIC elevada, apesar de apresentar um perfil de risco ligeiramente mais alto. Todavia, o dispositivo parenquimatoso é mais fácil de inserir do que uma DVE, o que é feito à beira-leito em alguns centros.[19]

Formas não invasivas de avaliação da pressão intracraniana

A medição do diâmetro da bainha do nervo óptico por meio da ultrassonografia é um método à beira-leito (não invasivo) para detectar PIC elevada. A bainha do nervo óptico é uma extensão direta da dura-máter e qualquer elevação da PIC é transmitida diretamente para a bainha. Uma metanálise mostrou que a medição do diâmetro da bainha do nervo óptico tinha uma precisão razoável no diagnóstico de HIC elevada em comparação à medição parenquimatosa – sensibilidade 0,90 (intervalo de confiança [IC] 95% 0,85 a 0,94) e especificidade 0,85 (IC 95% 0,80 a 0,89) –, embora os estudos incluídos tenham usado uma variedade de valores de limiar (4,8 a 6,4 mm).[20]

O Doppler transcraniano (DTC) avalia as velocidades de fluxo sanguíneo nas principais artérias cerebrais. Atualmente, as diretrizes mais recentes da BTF afirmam que não há evidência o suficiente para recomendar a monitorização por DTC. Alterações nos padrões da morfologia da onda das velocidade de fluxo sanguíneo dos vasos estudados podem refletir mudanças na PIC. Apesar de alguns parâmetros do DTC, como o índice de pulsatilidade apresentar correlação positiva com o aumento da PIC, isso não é um parâmetro confiável para detectar com precisão a HIC.[21]

A Braincare Inc. (Brasil) desenvolveu uma nova tecnologia de monitorização não invasiva que pode detectar pequenas mudanças na dimensão do crânio criadas pelas

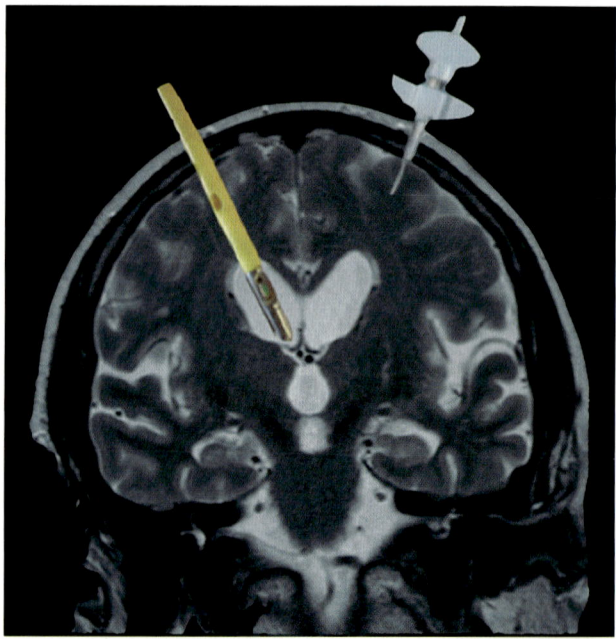

Figura 162.11 Principais tipos de monitorização da pressão intracraniana invasiva: intraventricular e intracerebral. (Fonte: acervo pessoal do prof. Gustavo Cartaxo Patriota.)

alterações na PIC. O monitor funciona conectando um pino a um sensor de tensão, que toca a superfície da pele na região temporoparietal lateral à sutura sagital, fornecendo informações contínuas em tempo real sobre a forma de onda da PIC.[22] Essa monitorização mostrou ter bom acordo e poder discriminatório aceitável para detectar HIC em diversas situações clínicas.[23] Entretanto, um estudo envolvendo pacientes com TCE grave demonstrou baixas especificidade e acurácia quando comparado à medida invasiva, apontando a necessidade de mais estudos para definir o papel dessa monitorização nessa condição.[24]

É importante ressaltar que o uso desses instrumentos para medição não invasiva da PIC carece de estudos robustos para avaliação de desfecho no contexto do TCE grave; no entanto, podem fazer parte do arsenal de monitorização, em cenários em que a monitorização invasiva da PIC não for possível.

Monitorização multimodal avançada

Para complementar a monitorização da PIC, várias tecnologias foram desenvolvidas para o tratamento de TCE grave. Essas técnicas permitem a medição de parâmetros fisiológicos e metabólicos cerebrais relacionados com entrega de oxigênio, FSC e metabolismo, com o objetivo de melhorar a detecção e o manejo de lesões cerebrais secundárias. Embora os dados observacionais sugiram que essas ferramentas de monitorização forneçam informações únicas que podem ajudar a individualizar o manejo de pacientes com lesões cerebrais graves, ainda são aguardados dados de ensaios clínicos que demonstrem melhores resultados com o uso dessas abordagens avançadas multimodais (Figura 162.13).

Pressão parcial de oxigênio no tecido cerebral

O uso da monitorização intracraniana para avaliação da oximetria tissular cerebral é um conceito em evolução no manejo do TCE. A monitorização da pressão parcial de oxigênio no tecido cerebral ($PbtO_2$) requer neuromonitorização invasiva, assim como a PIC. Um eletrodo intraparenquimatoso de oxigênio é colocado de maneira semelhante a uma sonda de PIC de fibra óptica para medir a $PbtO_2$ na substância branca. A $PbtO_2$ normal é > 20 mmHg; a duração e a profundidade da $PbtO_2$ abaixo de 15 mmHg estão associadas a pior prognóstico.[25] Atualmente, a literatura sugere que a monitorização da $PbtO_2$ é segura, e alguns estudos prospectivos pequenos mostraram que sua utilização esteve associada à melhora na mortalidade e ao desfecho funcional, independentemente da PIC;[26] sua utilidade como modalidade de tratamento adjuvante para melhorar os resultados está atualmente sendo investigada no ensaio multicêntrico BOOST3 (Otimização de Oxigênio Cerebral em TCE Grave, Fase 3).[27] O algoritmo da SIBICC (Seattle International Severe Traumatic Brain Injury Consensus Conference) sugere recomendações de tratamento adequadas com base em evidências disponíveis ao combinar PIC e $PbtO_2$, definindo fenótipos específicos de TCE com base na monitorização multimodal (Figura 162.12).[28]

Outras medidas intracranianas invasivas – incluindo microdiálise cerebral, diferença de conteúdo de oxigênio arteriovenoso do bulbo jugular e índice de reatividade à pressão (PRx) – excedem o escopo deste capítulo, mas são usadas em alguns centros no manejo do TCE moderado e grave e provavelmente se tornarão conceitos mais difundidos no futuro.

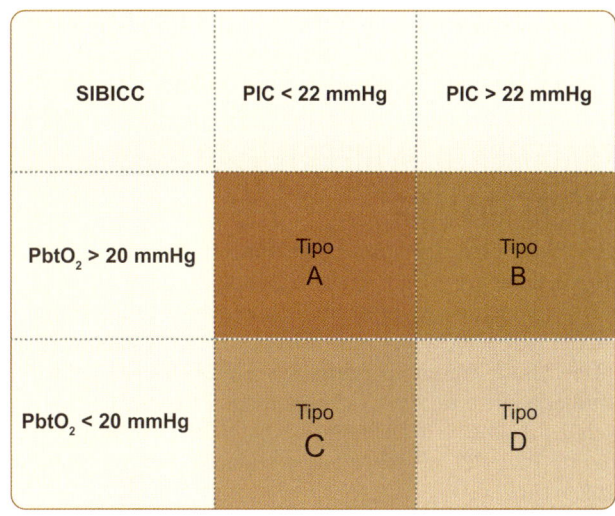

SIBICC	PIC < 22 mmHg	PIC > 22 mmHg
$PbtO_2$ > 20 mmHg	Tipo A	Tipo B
$PbtO_2$ < 20 mmHg	Tipo C	Tipo D

Figura 162.12 Essa matriz fornece o esquema para as 4 condições clínicas encontradas em pacientes com monitores de PIC e monitor de oxigenação cerebral tecidual. O tipo A reflete valores normais para ambos os monitores e não requer tratamento. O tipo B envolve elevação da PIC mas valores normais de oxigênio cerebral; propomos um algoritmo de tratamento distinto para esses pacientes do que naqueles com elevação da PIC e valores desconhecidos de $PbtO_2$. Pacientes do tipo C têm cérebros hipóxicos, mas PIC normal e os pacientes do tipo D têm tanto hipóxia cerebral quanto elevação da PIC. Uma PIC de 22 mmHg discrimina valores normais (menores) de valores anormais (maiores), enquanto os valores de $PbtO_2$ de 20 mmHg discriminam valores normais (maiores) de valores anormais (menores).[28]

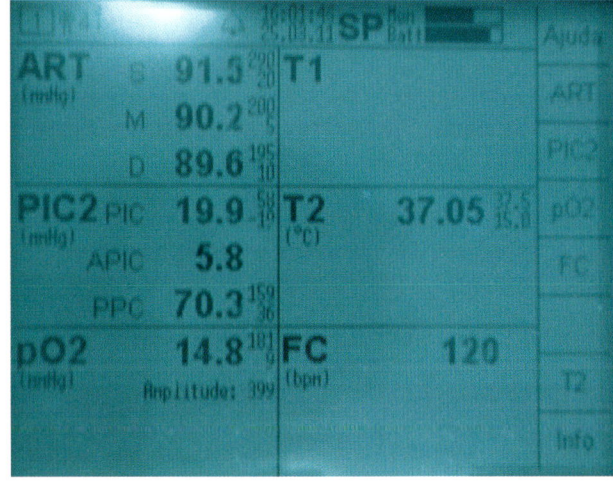

Figura 162.13 Monitorização multimodal em paciente com traumatismo cranioencefálico grave. (Fonte: acervo pessoal dos autores.)

CONSIDERAÇÕES SOBRE OS CUIDADOS INTENSIVOS NO PACIENTE COM TRAUMATISMO CRANIOENCEFÁLICO GRAVE

O paciente com TCE moderado a grave requer tratamento multidisciplinar especializado em unidade de terapia intensiva equipada para tratar doenças neurológicas. O foco principal do tratamento intensivo para TCE moderado ou grave é limitar a lesão cerebral secundária. Para facilitar isso, instituições como a BTF e a SIBICC desenvolveram diretrizes baseadas em evidências para o tratamento dessa condição.[17,28] Em geral, os esforços de tratamento são direcionados ao manejo da PIC e à manutenção da perfusão cerebral, bem como para otimizar a oxigenação e a pressão arterial (PA), além de gerenciar a temperatura, a glicose, as crises epilépticas e outros possíveis insultos cerebrais secundários.

TRATAMENTO DA HIPERTENSÃO INTRACRANIANA

Um abordagem algorítmica de vários níveis para o cuidado do paciente com TCE grave foi adotada para minimizar adequadamente a lesão secundária enquanto reduz complicações iatrogênicas (algoritmo SIBICC).[28] O nível 0 no algoritmo visa à prevenção primária e à profilaxia da lesão secundária, além de ser aplicado a todos os pacientes. Os níveis 1 a 3 objetivam intervenções baseadas em anormalidades de PIC, PPC, $PbtO_2$ e autorregulação cerebral (Tabelas 162.3 a 162.5).

Apesar de ser reconhecida como o tratamento padrão para pacientes com TCE grave, é razoável supor que a maior parte desses pacientes ao redor do mundo é conduzida em centros sem monitorização invasiva da PIC com limitações tanto em *expertise* em neurotraumatologia quanto em recursos. Mesmo em países de alta renda, uma parcela significativa dos pacientes não faz esse tipo monitorização.[29]

O ensaio BEST:TRIP, realizado na América do Sul e publicado no *New England Journal of Medicine*, avaliou um algoritmo de manejo de hipertensão intracraniana em pacientes com trauma grave utilizando critérios clínicos e de imagem (protocolo ICE, do inglês *imaging and clinical examination*). Como o estudo não encontrou diferenças de resultados entre o grupo que realizou o protocolo e uma coorte gerida com base na PIC monitorizada, o protocolo ICE pareceu ser eficaz, embora tenha sido menos eficiente do que o protocolo de monitorização da PIC. Possíveis contribuintes para essa ineficiência foram a duração mínima fixa do tratamento para HIC suspeita e a falta de suporte à decisão para escalonar ou reduzir a terapia.[30]

Como parte de um projeto apoiado pelo National Institute of Health (NIH), um consenso envolvendo 43 intensivistas e neurocirurgiões latino-americanos experientes que cuidam rotineiramente de pacientes com TCE grave sem monitorização da PIC refinou, revisou e ampliou o algoritmo BEST:TRIP original. O algoritmo CREVICE (*Consensus REVised ICE*) resultante fornece o primeiro protocolo de

Tabela 162.3 Algoritmo baseado em consenso para o manejo do traumatismo craniano grave – *tier* zero.[28]

TIER ZERO – Cuidados básicos não dependentes de monitorização (PIC e $PbtO_2$)	
Intervenções esperadas	**Intervenções recomendadas**
Admissão UTI	Acesso venoso central
Intubação endotraqueal + ventilação mecânica	Capnografia
Neurocheck	Profilaxia de convulsão durante 1 semana
Cabeceira 30-45º	PPC ≥ 60 mmHg
Analgesia para sinais de dor	Hemoglobina > 7 g/dℓ
Sedação para controle de agitação e assincronia de ventilação mecânica	Evitar hiponatremia
Controle da temperatura central para prevenir febre. Tratar temperatura > 38ºC	Cabeceira centralizada
	Monitorização da pressão arterial invasiva
	Sa_{O_2} > 94%

Esses são tratamentos básicos recomendados como fundamentais para o cuidado de pacientes com TCE grave. Eles devem ser iniciados ("intervenções esperadas") ou considerados ("intervenções recomendadas") após a admissão na UTI de um paciente, independentemente dos valores de PIC ou $PbtO_2$ medidos.

Tabela 162.4 Algoritmo baseado em consenso para o manejo do traumatismo craniano grave – tipo B.[28]

TIPO B – Pressão intracraniana (PIC) elevada; oxigenação cerebral normal		
Tier 1	*Tier* 2	*Tier* 3
Manter PPC entre 60 e 70 mmHg	Hipocapnia leve 32 a 35 mmHg	Coma barbitúrico (tiopental ou pentobarbital) para controle da PIC
Aumentar a analgesia para reduzir a PIC		
Aumentar a sedação para reduzir a PIC	Bloqueio neuromuscular em pacientes adequadamente sedados, se eficaz em reduzir a PIC	Craniectomia descompressiva secundária
Manter Pa_{CO_2} no limite inferior (35 a 38 mmHg)		
Manitol (0,25 a 1 g/kg) *Bolus* intermitente	Desafio pressórico para avaliar AR cerebral e individualizar PPC	Hipotermia leve (35 a 36ºC)
Solução salina *Bolus* intermitente		
Drenagem liquórica através DVE	Aumentar a PPC para reduzir a PIC se a AR estiver intacta	Hiperventilação Pa_{CO_2} 30 a 32 mmHg
Considerar implante de DVE		
Considerar profilaxia convulsão durante 1 semana		
Considerar monitorização por EEG		

AR: autorregulação cerebral; DVE: derivação ventricular externa; EEG: eletroencefalograma; Pa_{CO_2}: pressão parcial de dióxido de carbono no sangue arterial; PPC: pressão de perfusão cerebral.

Tabela 162.5 Algoritmo baseado em consenso para o manejo do traumatismo craniano grave – tipo C.[28]

TIPO C – Pressão intracraniana (PIC) normal; oxigenação cerebral reduzida		
Tier 1	*Tier* 2	*Tier* 3
Manter PPC entre 60 e 70 mmHg	Ajuste VM para Pa_{O_2} ≥ 150 mmHg	Aumento Pa_{CO_2} para 45 a 50 mmHg (evitar elevação da PIC)
Aumentar PPC até 70 mmHg	Redução PIC ≤ 22 mmHg	
Manter Pa_{CO_2} > 35 mmHg	Considerar drenagem liquórica	Considerar hiperóxia normobárica para Pa_{O_2} > 150 mmHg
Se Pa_{O_2} estiver adequada, considerar aumentar o Pa_{O_2} com aumento adicional FI_{O_2} até 60%	Aumentar sedação para melhorar VM e $PbtO_2$	Se $PbtO_2$ ≤ 20 mmHg apesar do aumento de Pa_{O_2}
Considerar monitorização por EEG	Bloqueio neuromuscular em pacientes adequadamente sedados, se eficaz em reduzir a PIC	Otimização PAM/PPC Considerar transfusão de 1 unidade de concentrado de hemácias se Hb < 9 g/dℓ
	Desafio PAM para acessar AR	
	Aumentar PPC para aumentar $PbtO_2$	
	Aumentar PPC > 70 mmHg	

AR: autorregulação cerebral; EEG: eletroencefalograma; FI_{O_2}: fração inspirada de oxigênio; Hb: hemoglobina; Pa_{CO_2}: pressão parcial de dióxido de carbono no sangue arterial; Pa_{O_2}: pressão parcial de oxigênio no sangue arterial; PAM: pressão arterial média; PPC: pressão de perfusão cerebral; VM: ventilação mecânica.

gestão abrangente para tratar pacientes com lesão craniana traumática grave quando a monitorização da PIC não está disponível, uma situação particularmente comum em um ambiente de recursos limitados, como é o caso do nosso país (Figuras 162.14 e 162.15).[29]

As evidências específicas para as intervenções realizadas para tratamento da PIC serão discutidas a seguir.

Manejo ventilatório

A ventilação, em particular, é um parâmetro fisiológico importante usado para aumentar o FSC por meio de mecanismos vasodilatadores e de constrição de forma direta. Como resultado, reduções na ventilação produzem hipercapnia e vasodilatação cerebral, com subsequentes aumentos na PIC. Na presença de lesões encefálicas graves, um controle rigoroso do Pa_{CO_2} dentro

Tabela 162.6 Algoritmo baseado em consenso para o manejo do traumatismo craniano grave – tipo D.[28]

TIPO D – Pressão intracraniana (PIC) elevada; oxigenação cerebral reduzida		
Tier 1	**Tier 2**	**Tier 3**
Manter PPC entre 60 e 70 mmHg	Ajuste VM para $Pa_{O_2} \geq 150$ mmHg	Coma barbitúrico (tiopental ou pentobarbital) para controlar PIC
Aumentar PPC no máximo até 70 mmHg		
Aumentar analgesia para reduzir a PIC/melhorar VM e $PbtO_2$	Aumentar a sedação para melhorar a PIC e a $PbtO_2$	Craniectomia descompressiva secundária
Aumentar a sedação para reduzir a PIC/melhorar VM e $PbtO_2$		
Manter $Pa_{CO_2} > 35$ mmHg		
Manitol (0,25 a 1 g/kg) _Bolus_ intermitente	Bloqueio neuromuscular em pacientes adequadamente sedados, se eficaz em reduzir a PIC	Considerar hiperóxia normobárica para $Pa_{O_2} \geq 150$ mmHg
Solução salina _Bolus_ intermitente		
Drenagem liquórica através de DVE	Desafio PAM para acessar AR	Se $PbtO_2 \leq 20$ mmHg apesar do aumento de Pa_{O_2} Otimização de PAM/PPC
Considerar implante de DVE	Aumentar a PPC para reduzir a PIC e aumentar $PbtO_2$ se a AR estiver intacta	Considerar transfusão de 1 unidade de concentrado de hemácias se Hb < 9 g/dℓ
Se Pa_{O_2} estiver adequada, considerar aumentar a Pa_{O_2}, com aumento adicional FI_{O_2} até 60%	Aumentar PPC > 70 mmHg	
Considerar profilaxia de convulsão por 1 semana		
Considerar monitorização por EEG		

AR: autorregulação cerebral; DVE: derivação ventricular externa; EEG: eletroencefalograma; FI_{O_2}: fração inspirada de oxigênio; Hb: hemoglobina; Pa_{CO_2}: pressão parcial de dióxido de carbono no sangue arterial; Pa_{O_2}: pressão parcial de oxigênio no sangue arterial; PAM: pressão arterial média; PPC: pressão de perfusão cerebral; VM: ventilação mecânica.

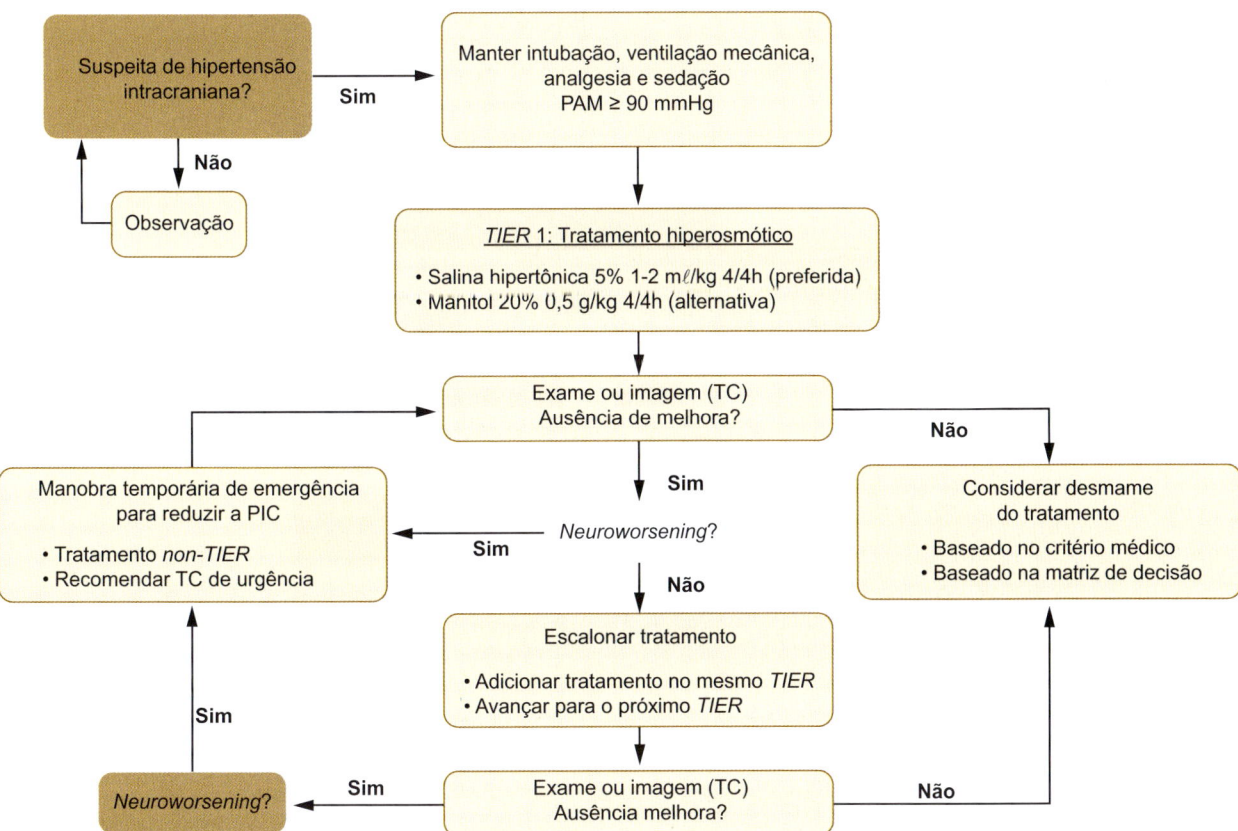

Figura 162.14 Protocolo CREVICE para o tratamento de hipertensão intracraniana suspeita.[29] PAM: pressão arterial média; PIC: pressão intracraniana; TC: tomografia computadorizada.

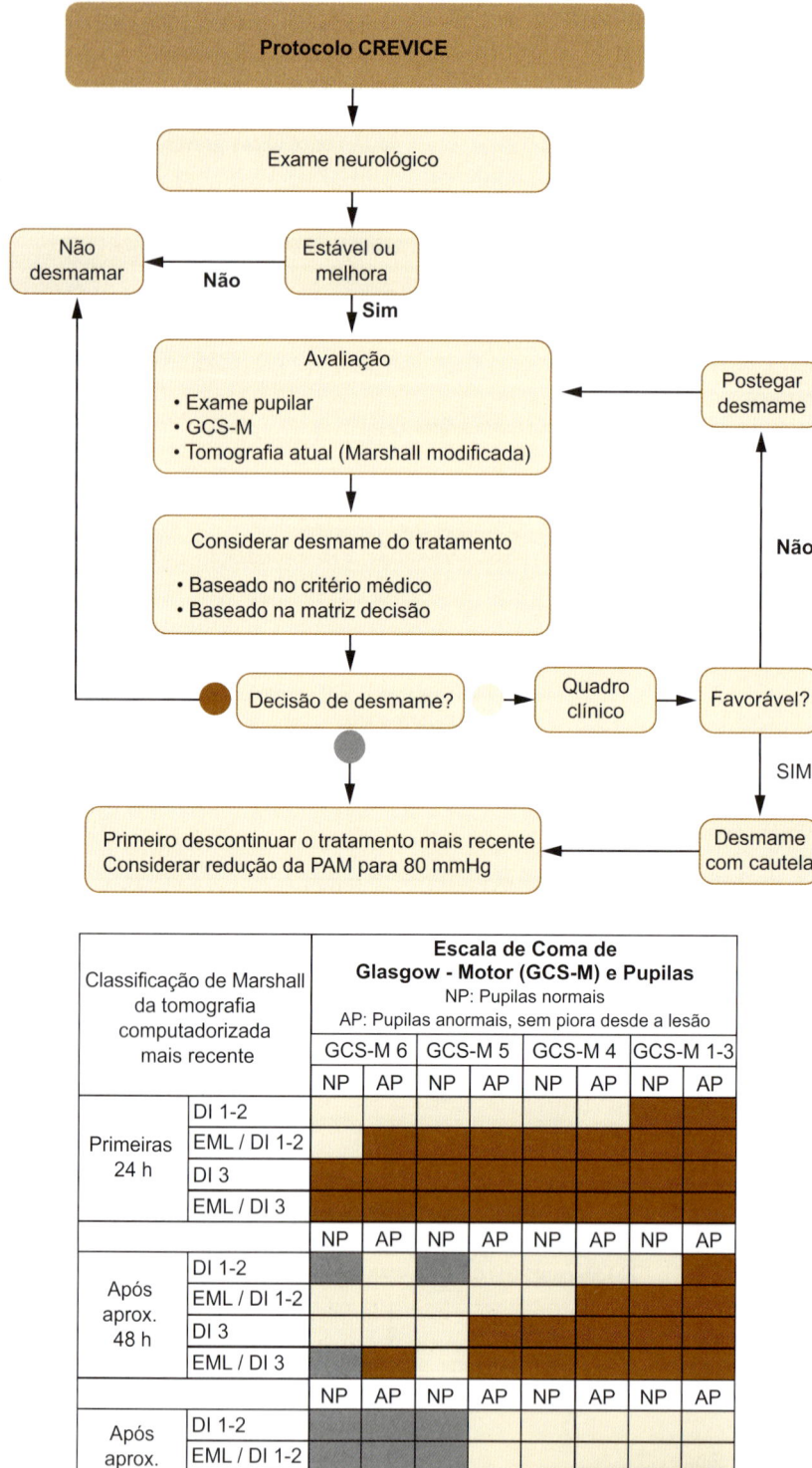

Figura 162.15 Protocolo CREVICE para o desmame de tratamento de hipertensão intracraniana suspeita.[29] DI: escore Marshall; EML: classificação de evacuação de lesão em massa (do inglês *evacuated mass lesion*); PAM: pressão arterial média.

das normas fisiológicas típicas (35 a 45 mmHg) é, portanto, necessário. O uso de hiperventilação para o tratamento de elevações agudas na PIC é, às vezes, apropriado em situações de emergência; no entanto, isso deve ocorrer de forma limitada no tempo, para não arriscar isquemia cerebral devido à vasoconstrição e à diminuição do FSC. Em contraste, a hiperventilação profilática em TCE com metas de Pa_{CO_2} inferiores a 25 mmHg não é recomendada devido ao risco isquêmico. As metas de oxigenação com ventilação mecânica devem permanecer dentro das metas fisiológicas normais (Pa_{O_2} > 60 mmHg) e, às vezes, podem ser aumentadas em pacientes específicos com monitorização intracraniana de $PbtO_2$.[17,25,28]

Manejo hemodinâmico

Por meio da autorregulação, a vasculatura cerebral normal mantém um FSC adequado em uma ampla gama de PAM. A autorregularão cerebral é interrompida em cerca de um terço dos pacientes com TCE grave. Nos pacientes com autorregulação cerebral prejudicada, um aumento na PAM pode elevar a PIC devido ao aumento do volume sanguíneo cerebral e hiperemia. Enquanto a otimização do FSC é fundamental no tratamento do TCE, a medição do FSC não é facilmente avaliada. A pressão de perfusão cerebral (PPC = PAM – PIC) é uma substituta útil para o FSC. Episódios de hipotensão (baixa PAM), PIC elevada e/ou PPC baixa estão associados a lesão cerebral secundária e piores desfechos clínicos. Uma PPC-alvo de 60 a 70 mmHg é recomendada. Esforços para otimizar a PPC devem focar primeiro no tratamento da elevação da PIC.[17,25,28]

A prevenção da hipotensão é uma prioridade na UTI. Diretrizes recomendam manter a PAS ≥ 100 mmHg para pacientes de 50 a 69 anos e ≥ 110 mmHg para pacientes de 15 a 49 ou > 70 anos.[17]

No TCE, deve-se usar preferencialmente fluidos isotônicos (soro fisiológico) para manter a euvolemia. O soro fisiológico pode ser preferível à albumina; essa última foi associada a uma maior mortalidade em uma análise *post hoc* de pacientes com TCE no ensaio clínico SAFE, que comparou soro fisiológico e albumina para a reanimação fluida na UTI. Soluções cristaloides balanceadas, como Ringer lactato, devem ser evitadas, pois são relativamente hipotônicas e podem piorar o edema cerebral.[31]

Terapia hiperosmolar

O efeito das terapias hiperosmolares sobre a mortalidade e os resultados funcionais em TCE tem sido um tópico controverso há muito tempo. O objetivo é reduzir efetivamente a PIC tentando manter a PPC e o FSC adequados, evitando complicações iatrogênicas. O objetivo final dessas intervenções é impulsionar a mudança osmolar aguda em vez de manter a hipertonicidade, permitindo reduções eficazes no edema durante situações emergenciais. Manitol e solução salina hipertônica são geralmente as primeiras intervenções no manejo da deterioração aguda; o uso de cada uma delas apresenta o risco de eventos adversos, especificamente: hipovolemia e nefropatia osmótica associadas ao uso de manitol; e lesão renal aguda, acidose metabólica e edema pulmonar associados ao uso de solução salina hipertônica. Atualmente, o uso de terapias hiperosmolares em TCE moderado ou grave deve ser reservado para situações emergenciais de elevação da PIC ou PPC reduzida devido à falta de evidências que apoiam a melhoria no desfecho e risco de efeitos adversos com seu uso.[17,25]

Anestésicos e sedativos

Embora o uso de medicações sedativas e anestésicas seja uma estratégia eficaz para a redução da PIC, nenhuma medicação foi considerada superior a outra, assim como nenhum benefício efetivo em termos de desfecho de mortalidade e melhora funcional foi observado até o momento.[32] O uso de barbitúricos também é um tema há muito debatido no tratamento da PIC e lesão cerebral aguda no TCE. Os ensaios que investigam seu uso em pacientes com TCE moderado ou grave mostraram a redução dos valores de PIC, mas nenhum efeito sobre a mortalidade ou recuperação funcional, e resulta em hipotensão sistêmica e aumento do tempo de internação na UTI. Complicações relacionadas ao aumento da permanência na UTI, como pneumonia e íleo, também foram associadas ao seu uso.[33] Com base nesses achados, os neurologistas devem reservar o uso de barbitúricos para pacientes cuja PIC permanece refratária às intervenções médicas máximas.[17,28] O uso de paralíticos neuromusculares no TCE é reservado para casos de hipertensão refratária e visa reduzir a $CMRO_2$ (taxa de consumo cerebral de oxigênio) efetiva.[25,28]

Drenagem do líquido cefalorraquidiano

O uso de derivação ventricular externa (DVE) como meio de desvio do líquido cefalorraquidiano para tratar a PIC elevada no TCE se baseia nos princípios fisiológicos da doutrina Monro-Kellie. Além disso, ainda com base nessa doutrina, a drenagem liquórica tenta reduzir a pressão relativa exercida pelo líquido cefalorraquidiano, efetivamente reduzindo a PIC. As evidências para apoiar o uso da drenagem do líquido cefalorraquidiano para melhorar a mortalidade e os resultados funcionais no TCE são limitadas e de baixa qualidade. Embora os efeitos sobre os resultados sejam limitados, há evidências suficientes para apoiar as melhorias do paciente na PIC, PPC, $PbtO_2$ e metabolismo cerebral. Embora potencialmente benéfica na mitigação de lesões cerebrais secundárias, a colocação e o uso de DVE não são isentos de riscos. Os neurologistas devem estar cientes dos riscos de hemorragia do trajeto associada à colocação do dreno, sendo vigilantes na avaliação da ventriculite com deterioração neurológica aguda. A ventriculite resultante de uma DVE pode ocorrer em mais de 20% dos pacientes. Devido à inflamação causada pelo próprio dreno e pelos produtos sanguíneos existentes no sistema ventricular, a avaliação objetiva da ventriculite pode ser difícil. Os achados clássicos de infecção bacteriana, incluindo contagem de células do líquido cefalorraquidiano, têm valor diagnóstico limitado.[34]

OUTROS ASPECTOS DO CUIDADO INTENSIVO
Cuidados gerais

Febre deve ser evitada por seu potencial de exacerbar lesões neurológicas secundárias. Manter a glicose sanguínea em níveis normais e evitar picos glicêmicos é crucial, assim como a monitorização do equilíbrio eletrolítico. O suporte nutricional para alcançar as metas calóricas deve ser obtido até o dia 5 após a lesão, usando nutrição enteral.[17]

Profilaxia de trombose venosa profunda

Pacientes com TCE têm maior chance de tromboembolismo venoso. A heparina de baixo peso molecular ou heparina não fracionada em baixa dose pode ser usada em combinação com a profilaxia mecânica. A profilaxia farmacológica pode ser considerada se a lesão cerebral estiver estável após realização de exame de imagem de controle.[17]

Manejo de crises epilépticas

Crises epilépticas sintomáticas são uma manifestação frequente e causa comum de lesão cerebral secundária em TCE moderado e grave. Essas crises sintomáticas são classificadas como pós-traumáticas precoces (< 7 dias) ou pós-traumáticas tardias (> 7 dias). Para reduzir o risco de crise epiléptica precoce, é recomendado um curso de 7 dias de um medicamento anticonvulsivante profilático em todos os pacientes com TCE grave.[17] As diretrizes da BTF recomendam uso de fenitoína como medicação de escolha,[17] no entanto, evidências têm se acumulado a favor do uso do levetiracetam como primeira opção.[35] Atualmente, na ausência de convulsão, não há dados que apoiem o uso de medicamentos anticonvulsivantes profiláticos após 7 dias, pois não foi observado benefício a longo prazo na redução de convulsões pós-traumáticas tardias.[17]

Monitorização com eletroencefalograma (EEG) contínuo por até 72 horas pode ser considerada para detecção de crises subclínicas; na evidência de aumento da PIC e hipóxia cerebral (PbtO$_2$ < 20 mmHg); e se houver um comprometimento persistente da consciência desproporcional à extensão da lesão visível na imagem.[17,25,28]

Hiperatividade paroxística simpática

A hiperatividade paroxística simpática, definida como atividade simpática excessiva após lesão cerebral aguda, inclui paroxismos de sintomas, como taquicardia, taquipneia, hipertermia, hipertensão, diaforese e alterações neurológicas. Após o TCE, a hiperatividade paroxística simpática é uma ocorrência comum, com incidência entre 8 e 10%. Embora não seja um preditor independente de morbidade ou mortalidade, a hiperatividade paroxística simpática está associada a hospitalizações prolongadas e complicações iatrogênicas. A apresentação clássica da hiperatividade paroxística simpática ocorre dentro de 1 a 2 semanas após a lesão cerebral traumática (TBI, do inglês *traumatic brain injury*) com paroxismos vistos mais comumente após estimulação neurológica ou dolorosa. Múltiplos agentes farmacológicos são comumente necessários para controlar paroxismos, incluindo gabapentina, bromocriptina, clonidina, propranolol e opiáceos.[36]

CONSIDERAÇÕES DO TRATAMENTO CIRÚRGICO BASEADAS NAS RECOMENDAÇÕES DA BRAIN TRAUMA FOUNDATION

As lesões intracranianas são geralmente heterogêneas e ocasionam hipertensão intracraniana. O volume de líquido cefalorraquidiano intraventricular em adultos jovens é de aproximadamente 30 mℓ e permite tamponar a elevação da PIC durante a expansão de hematomas traumáticos. Em pacientes idosos ou com redução da volumetria tecidual encefálica, os ventrículos são maiores.

O desvio do septo pelúcido ou desvio septal (*midline shift*) também é uma variável importante para indicação de intervenção cirúrgica. Pacientes com desvio septal acima de 10 mm, em geral, estão em coma. Em um desvio septal de 5,4 mm, o paciente está alerta; em um desvio septal de 6,8 mm,

sonolento (desperta ao estímulo verbal); em um desvio septal de 9,1 mm, em estupor (desperta ao estímulo doloroso); em um desvio septal de 12,2 mm, o paciente está em coma. Um desvio septal menor que 5 mm está associado a um bom prognóstico, enquanto um desvio septal acima de 15 mm está associado a um mau prognóstico funcional.[37]

A compressão da cisterna quadrigeminal também é uma variável associada a um prognóstico funcional e determinante na indicação de neurocirurgia. Uma cisterna quadrigeminal livre está associada a uma mortalidade de 22%; uma cisterna quadrigeminal comprimida, a uma mortalidade de 39%; uma cisterna quadrigeminal ausente, a uma mortalidade de 77% e uma PIC maior que 30 mmHg.[38]

De uma forma geral, deve ser considerada intervenção neurocirúrgica para pacientes com alteração da consciência, lesões intracranianas traumáticas com volumes superiores a 30 mℓ no compartimento supratentorial ou 15 mℓ no compartimento infratentorial, compressão ou ausência de cisternas quadrigeminais e desvio septal maior de 5 mm.

Tratamento cirúrgico dos hematomas epidurais agudos

Em geral, são tratados com craniotomia e exérese do hematoma, hemostasia do ramo meníngeo arterial, ancoramento da dura-máter ou tratamento da lesão do seio venoso. Volumes superiores a 30 mℓ são tratados cirurgicamente independentemente da escala de coma de Glasgow. Em pacientes com Glasgow < 9 e anisocoria, a cirurgia é uma emergência.

O tratamento conservador pode ser considerado em pacientes com Glasgow > 8, sem déficit focal e com hematomas menores de 30 mℓ, espessura de hematomas inferiores a 15 mm, desvio septal inferior a 5 mm.[39]

Tratamento cirúrgico dos hematomas subdurais agudos

Em geral, são tratados com uma craniotomia ampla a fim de identificar o foco do sangramento. Pode ser uma contusão com laceração cortical, uma lesão vascular arterial ou uma lesão vascular venosa. Após a identificação e o controle do foco do sangramento, o cirurgião deve avaliar o aspecto encefálico (inchaço, edema, perda da pulsatilidade) para decidir associar a realização de uma craniectomia descompressiva com expansão da dura-máter como tratamento primário.

Hematoma subdural agudo com espessura superior a 10 mm e desvio septal superior a 5 mm é tratado cirurgicamente, independentemente da escala de coma de Glasgow.

O tratamento conservador pode ser considerado mediante monitorização neurológica e da PIC em pacientes com Glasgow < 9, espessura de hematoma < 10 mm e desvio septal < 5 mm. A cirurgia será indicada caso haja piora neurológica (anisocoria) ou elevação da PIC.[40]

Tratamento cirúrgico das lesões traumáticas do parênquima

Em geral, são tratadas com craniotomia para exérese de uma lesão focal. Lesões com volumes maiores que 30 mℓ, desvio septal > 5 mm e com compressão da cisterna quadrigeminal são tratadas cirurgicamente. Pacientes com piora neurológica progressiva relacionada com lesão ou com HIC são tratados cirurgicamente.[41]

Lesões temporais com volumes superiores a 20 mℓ podem ocasionar herniação uncal e, portanto, devem ser abordadas cirurgicamente. No caso de contusões multifocais sem indicação de exérese focal, mas com tomografia exibindo sinais de HIC (desvio septal > 5 mm, compressão de cisterna quadrigeminal) e piora neurológica progressiva, deve ser considerada uma craniectomia descompressiva (Figuras 162.16 e 162.17).

Tratamento cirúrgico das lesões da fossa posterior

Em geral, lesões na fossa posterior com volume superior a 15 mℓ ocasionam hipertensão no compartimento infratentorial. Esta pode se manifestar por disfunção cerebelar e do tronco cerebral, bem como sinais de hidrocefalia aguda. O acesso recomendado é uma craniotomia suboccipital.

Na tomografia, a compressão parcial ou completa do quarto ventrículo, a compressão da cisterna quadrigeminal e

a hidrocefalia supratentorial são sinais de hipertensão no compartimento infratentorial. A disfunção neurológica pode ocorrer pelo efeito expansivo (comprometimento indireto) ou pela lesão (comprometimento direto). Esses sinais isolados ou associados são utilizados para indicar uma cirurgia na fossa posterior.[42]

Tratamento cirúrgico das fraturas de afundamentos cranianas

De modo geral, as fraturas de afundamentos são operadas quando apresentam desnivelamento superior à espessura óssea, são expostas, apresentam sinais clínicos ou de imagem de lesão dural, apresentam hematomas associados ou apresentam deformidade importantes e contaminação da ferida significante.

A redução e o desbridamento da fratura seguidos da reposição óssea primária são o tratamento de escolha. A utilização de antibióticos é orientada nas fraturas cranianas expostas.[43]

Craniectomia descompressiva no tratamento do traumatismo cranioencefálico

Craniectomia descompressiva não é o ato de deixar o paciente sem parte do crânio. A BTF recomenda uma craniectomia frontotemporoparietal com diâmetro anteroposterior de 15 cm para reduzir a mortalidade e melhorar o prognóstico funcional em pacientes com neurotrauma (Figura 162.21).

Craniectomia com diâmetro anteroposterior de 12 cm proporciona uma expansão craniana de aproximadamente 100 mℓ. Uma craniectomia com diâmetro anteroposterior de 15 cm, por sua vez, proporciona uma expansão craniana de aproximadamente 200 mℓ.[44] Por fim, craniotomia expansiva padrão com diâmetro anteroposterior acima de 15 cm proporciona uma expansão intracraniana acima de 84 mℓ.[45]

Na cirurgia do hematoma subdural agudo, a decisão de associar ou não uma craniectomia descompressiva está sempre presente. Avaliar a diferença entre o desvio septal e a

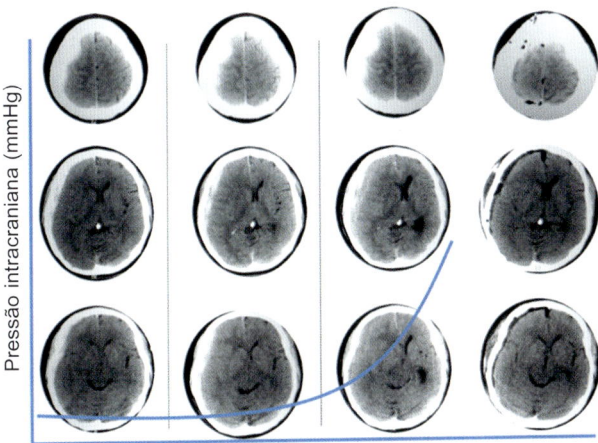

Figura 162.17 Exame de paciente portador de hematoma subdural agudo laminar evoluindo com piora de imagem progressiva evidenciada pelo desvio septal, compressão da cisterna quadrigeminal e apagamento dos sulcos corticais. À direita, melhora após intervenção cirúrgica. (Fonte: acervo pessoal do prof. Gustavo Cartaxo Patriota.)

Eixo vertical: Pressão intracraniana (mmHg)
Eixo horizontal: Volume (mℓ)

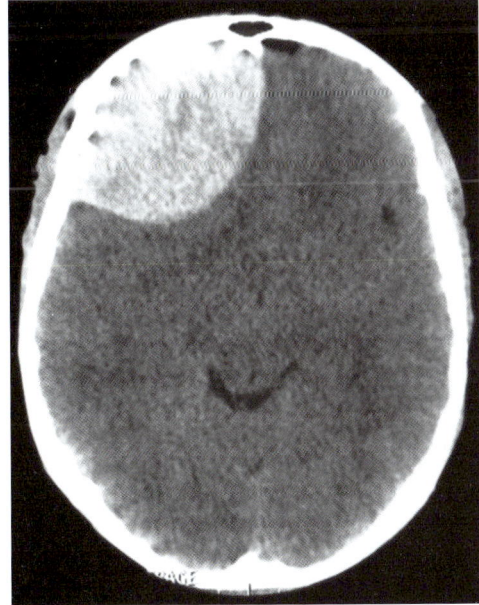
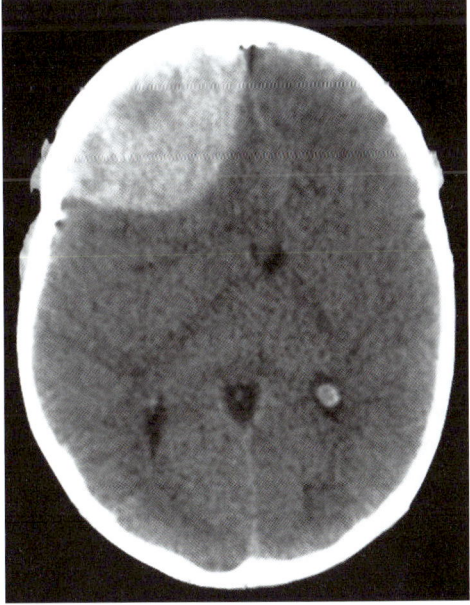

Figura 162.16 Hematoma epidural frontal basal direito com volume superior a 30 mℓ; desvio septal maior de 5 mm e compressão de cisterna quadrigeminal. (Fonte: acervo pessoal do prof. Gustavo Cartaxo Patriota.)

espessura do hematoma (índice de Zumkeller)[46] auxilia a tomar uma melhor decisão. Pacientes com desvio septal entre 5 e 10 mm deveriam ser avaliados separadamente do grupo com desvio septal acima de 10 mm. Pacientes com desvio septal ente 5 a 10 mm e com índice de Zumkeller acima de 3 mm podem se beneficiar de uma craniotomia expansiva padrão; já para aqueles com desvio septal acima de 10 mm e índice de Zumkeller acima de 3 mm, a craniectomia descompressiva primária padrão da BTF seria uma melhor opção por permitir um volume de expansão craniano maior (Figuras 162.18 a 162.20).

Em 2021, um estudo de coorte prospectivo realizado em hospital terciário demonstrou que pacientes com índice de Zumkeller maior que 3 mm apresentam maior mortalidade. Além disso, essa coorte põe em evidência o índice e sugere sua utilização em estudos futuros para definir a realização de uma craniectomia primária.[47]

Um estudo randomizado controlado sobre craniotomia ou craniectomia descompressiva no tratamento do hematoma subdural agudo estabelece que a realização de uma craniectomia **não padrão** (< 15 cm diâmetro anteroposterior) tem resultados semelhantes aos de uma craniotomia. O hematoma subdural agudo apresenta um grupo muito heterogêneo de pacientes cujo tratamento deve ser individualizado. Craniotomia, craniotomia expansiva "padrão" e craniectomia descompressiva "padrão" deverão

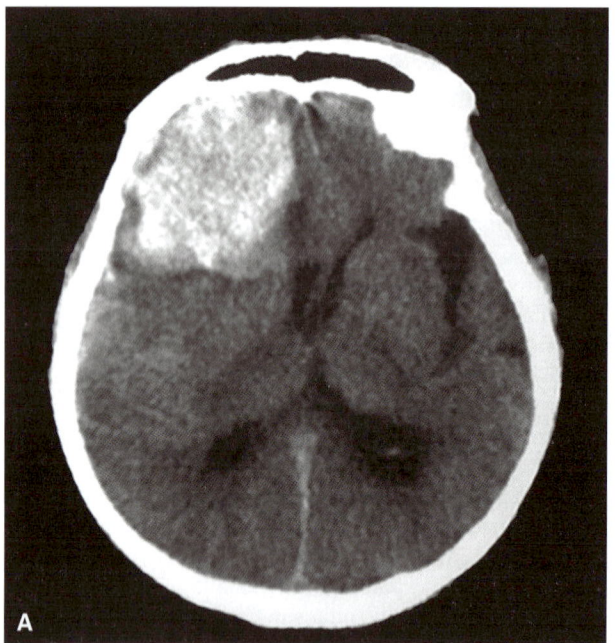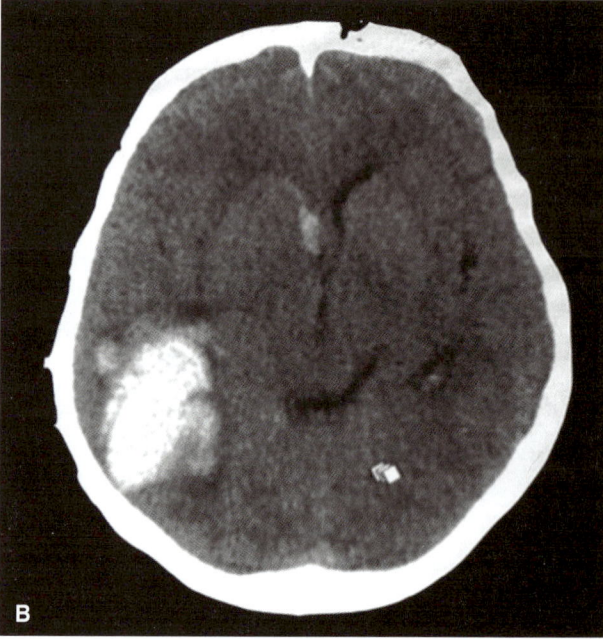

Figura 162.18 A. Hematoma contusional frontal com compressão do corno frontal direito, desvio septal > 5 mm. **B.** Hematoma contusional temporal posterior direito com compressão da cisterna quadrigeminal e desvio septal > 5 mm. (Fonte: acervo pessoal do prof. Gustavo Cartaxo Patriota.)

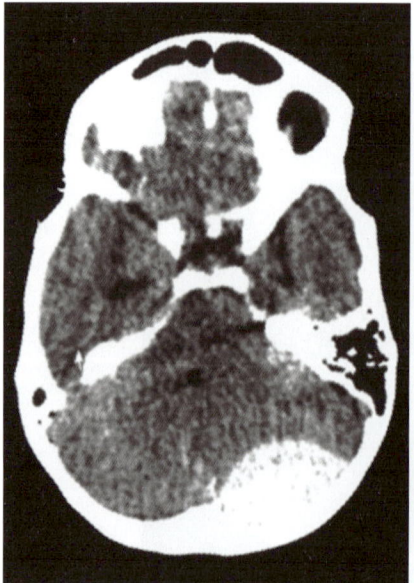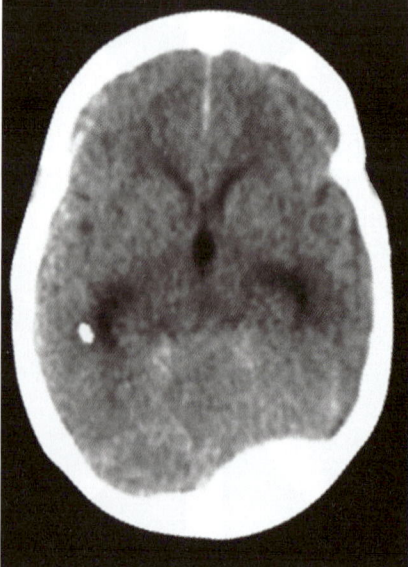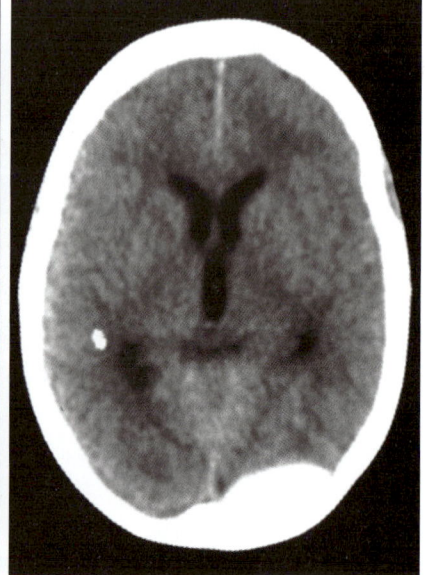

Figura 162.19 Hematoma epidural supra e infratentorial esquerdo com compressão parcial do quarto ventrículo, compressão da cisterna quadrigeminal e hidrocefalia supratentorial. (Fonte: acervo pessoal do prof. Gustavo Cartaxo Patriota.)

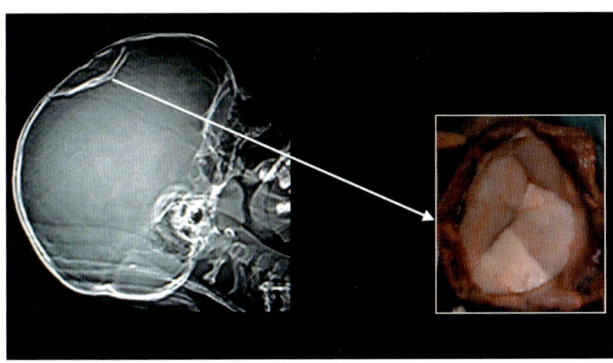

Figura 162.20 Fratura de afundamento exposta em vértice craniano demonstrada pelo raio X do crânio em perfil e pelo aspecto cirúrgico. (Fonte: acervo pessoal do prof. Gustavo Cartaxo Patriota.)

ser aplicadas mediante uma seleção clínico-radiológica rigorosa (Figura 162.22).[48]

Pacientes com contusões multifocais não cirúrgicas e sinais de hipertensão intracraniana na tomografia do crânio podem se beneficiar com uma craniectomia descompressiva primária, indicação realizada inicialmente por Harvey Cushing. Pacientes portadores de lesão difusa Marshall IV também se beneficiam de uma craniectomia descompressiva primária.[49]

A craniectomia descompressiva secundária pode seguir os critérios de indicação do estudo randomizado controlado RESCUE-ICP (dose de PIC > 25 mmHg entre 1 e 12 horas), o que reduz a mortalidade e apresenta um melhor prognóstico funcional em 12 meses para HIC leve a moderada não é superior ao tratamento médico para pacientes com lesões difusas.[50-53]

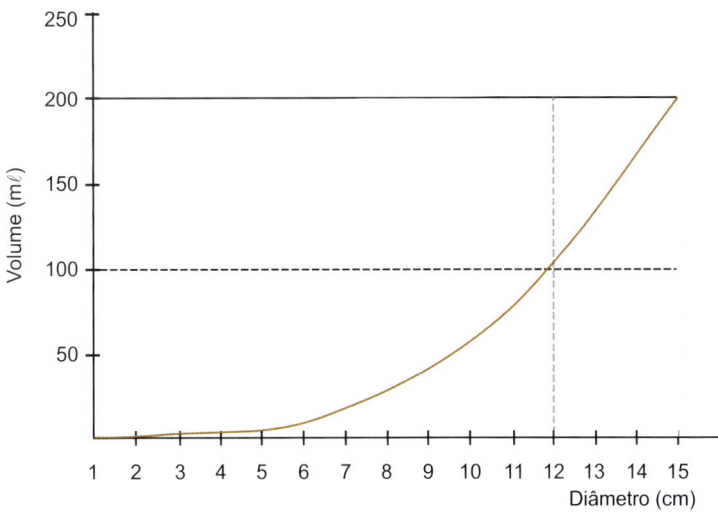

Figura 162.21 Diâmetro da craniectomia com estimativa da expansão craniana em volume.[44]

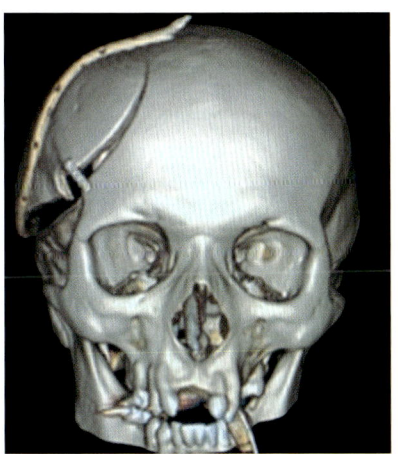 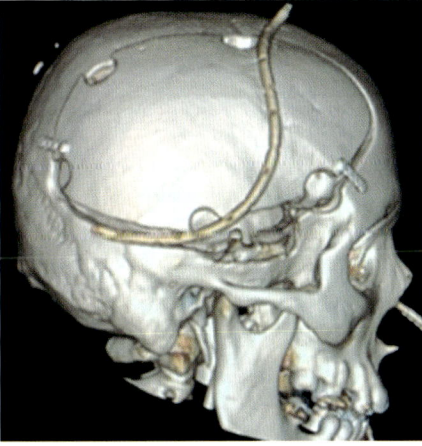 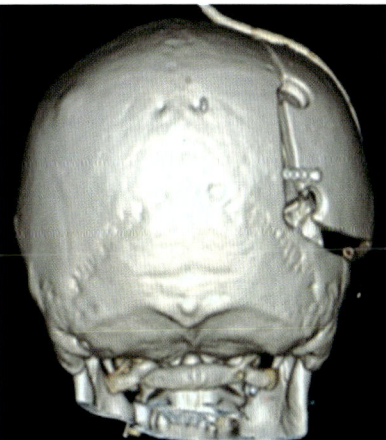

Figura 162.22 Craniotomia expansiva para tratamento de lesões com desvio septal 5 a 10 mm e índice de Zumkeller > 3 mm. (Fonte: acervo pessoal do prof. Gustavo Cartaxo Patriota.)

163

Hipertensão Intracraniana em Terapia Intensiva Neurológica

Gisele Sampaio Silva

INTRODUÇÃO

Hipertensão intracraniana (HIC) é o aumento patológico da pressão no interior do espaço intracraniano, resultado do desequilíbrio entre a produção e a absorção do líquido cefalorraquidiano ou do aumento de volume de um de seus componentes: cérebro, sangue ou líquido cefalorraquidiano. Essa condição médica é importante não apenas por sua complexidade, mas também por suas implicações potencialmente graves. A precisão no diagnóstico e a rapidez na implementação de intervenções terapêuticas são críticas para evitar sequelas neurológicas permanentes e morte.

FISIOPATOLOGIA

A HIC é tradicionalmente definida por uma pressão intracraniana (PIC) superior a 20 mmHg, sendo esse limiar historicamente aceito como gatilho para a intervenção terapêutica. Contudo, diretrizes recentes da Brain Trauma Foundation (BTF) reviram esse limiar para 22 mmHg, com base em um estudo retrospectivo realizado em um único centro. Tal mudança é considerada de menor relevância por alguns. A aplicabilidade de um valor limiar único para o tratamento em cuidados intensivos é um ponto de discussão. De fato, evidências recentes apontam que não é apenas o valor isolado da PIC que importa, mas também o período em que se mantém acima desse limiar e a intensidade dessa elevação, sendo esses fatores mais críticos para determinar a abordagem terapêutica.

O crânio humano é uma estrutura de volume relativamente fixo, com capacidade aproximada de 1.400 a 1.700 mℓ. Fisiologicamente, seus elementos são compostos por 80% de parênquima cerebral, 10% de líquido cefalorraquidiano e 10% de sangue. Considerando que o crânio tem um volume quase inalterável, qualquer incremento no volume dos componentes intracranianos ou adição de um elemento patológico (como tumores, abscessos ou hematomas intracranianos) resultará em um aumento da pressão dentro do crânio.

As lesões do sistema nervoso central (SNC) são classificadas em primárias e secundárias, refletindo momentos distintos do processo patológico. Lesões primárias do SNC são aquelas que ocorrem no momento do insulto inicial (sejam elas de origem traumática, isquêmica ou hemorrágica) e se caracterizam por serem imediatas e, muitas vezes, irreversíveis. Em contraste, as lesões secundárias se desenvolvem subsequentemente, resultantes de mecanismos fisiopatológicos complexos desencadeados pela lesão inicial, tais como edema cerebral, hipóxia, disfunção metabólica e alterações no fluxo sanguíneo cerebral (FSC).

HIC pode provocar lesões cerebrais secundárias e óbito, o que torna o tratamento agressivo das elevações da PIC uma medida de extrema importância.

Diante de um aumento da PIC, surge o risco de lesões subsequentes, seja por compressão direta do tronco cerebral, seja por redução do FSC. Clinicamente, o FSC é avaliado por meio da mensuração da pressão de perfusão cerebral, em que:

Pressão de perfusão cerebral (PPC) = pressão arterial média (PAM) – pressão intracraniana (PIC)

A PPC é a pressão do sangue que flui para o encéfalo, sendo a força motriz para a entrega de oxigênio necessário ao funcionamento neuronal. Normalmente, a PPC tem um valor constante de 50 a 100 mmHg, devido à autorregulação. Quando a PIC se eleva, a PPC diminui e a força motriz líquida do fluxo sanguíneo para o cérebro se reduz. A resposta autorregulatória fisiológica a uma diminuição na PPC é o aumento da PAM sistemicamente e a vasodilatação dos vasos sanguíneos cerebrais. Isso resulta em um aumento do volume sanguíneo cerebral, que, por sua vez, aumenta ainda mais a PIC. Paradoxalmente, isso reduz ainda mais a PPC. O resultado desse ciclo de retroalimentação é a isquemia cerebral e o infarto cerebral com morte neuronal. Se a PPC estiver criticamente baixa (< 50 mmHg), a PIC deixa de ser um preditor confiável para desfechos negativos e mesmo valores mais baixos de PIC não podem ser bem tolerados. Por outro lado, episódios de elevação da PIC na faixa de 18 a 23 mmHg podem ser suportados por um tempo mais prolongado se a PPC for mais alta.

MANIFESTAÇÕES CLÍNICAS

Os sintomas de HIC se originam da compressão ou do deslocamento do tecido encefálico. Cefaleia pode ocorrer mediada pelas fibras de dor trigeminais na dura-máter e nos vasos sanguíneos cerebrais. A dor é geralmente difusa e mais intensa pela manhã, piorando com a manobra de Valsalva. Náuseas e vômitos são manifestações comuns de HIC. Pacientes podem também apresentar diplopia horizontal associada à paralisia do sexto nervo craniano devido à compressão. Anormalidades visuais transitórias podem ocorrer descritas como escurecimento gradual da visão em um ou ambos os olhos.

Sintomas neurológicos focais, como paralisias de nervos cranianos ou déficits motores, podem indicar áreas de compressão ou herniação encefálica. Alterações na consciência, que variam de leve desorientação a coma, são indicativas de condições mais graves e podem ser acompanhadas de mudanças no padrão respiratório. Em casos avançados, posturas anormais, alterações pupilares e comprometimento de funções vitais podem acontecer.

As herniações encefálicas representam uma das complicações neurológicas mais graves associadas à elevação da pressão intracraniana, podendo resultar em danos cerebrais irreversíveis ou morte se não tratadas prontamente. Esse processo patológico ocorre quando o tecido cerebral é deslocado de um compartimento intracraniano para outro devido ao aumento da pressão, afetando a função cerebral e potencialmente comprimindo estruturas vitais. Existem várias formas de herniação, incluindo as transtentoriais uncal e central, a subfalcina, a tonsilar, a transtentorial ascendente e a transcalvariana, cada uma com características e implicações clínicas específicas.

Na herniação uncal, ocorre compressão do nervo oculomotor, levando a alterações pupilares e comprometimento da consciência. A herniação tonsilar envolve o deslocamento das amígdalas cerebelares através do forame magno, com risco iminente de comprometimento respiratório e circulatório. O reconhecimento precoce dos sinais clínicos de herniação, manejo imediato da PIC e suporte vital são cruciais para o prognóstico do paciente.

Pacientes em coma e com possível HIC devem ser avaliados clinicamente de maneira rotineira, utilizando-se a escala de coma de Glasgow (ECG), juntamente da avaliação pupilar, ou o escore *full outline of unresponsiveness* (FOUR).

MONITORIZAÇÃO INVASIVA DA PRESSÃO INTRACRANIANA

A monitorização invasiva da PIC é uma ferramenta essencial no manejo de pacientes com condições neurológicas graves. A mensuração invasiva da PIC é realizada por meio de cateteres específicos, inseridos no espaço intraventricular, intraparenquimatoso, epidural, subdural ou subaracnoide. O dispositivo ideal para monitorização da PIC deve ser confiável, preciso, custo-efetivo e associado a uma morbidade mínima. Atualmente, o cateter intraventricular permanece o método padrão-ouro para a monitorização da PIC, pois mede a PIC global, desde que não ocorra obstrução do fluxo de LCR.

Apesar de sua eficácia, a monitorização invasiva apresenta riscos, incluindo infecções, hemorragias e danos ao tecido cerebral.

A monitorização intraparenquimatosa, que implica colocação de um cateter dentro do tecido cerebral, fornece dados contínuos e confiáveis da PIC com menor risco de complicações infecciosas em comparação ao método intraventricular. No entanto, ela não permite a drenagem do líquido cefalorraquidiano.

A monitorização subdural, realizada a partir da inserção de um cateter entre a dura-máter e a aracnoide, é menos invasiva e oferece uma alternativa útil em situações em que o acesso intraventricular ou intraparenquimatoso não é possível ou aconselhável, como em pacientes com discrasias sanguíneas graves. Embora ofereça dados razoavelmente precisos, essa técnica pode ser menos sensível às mudanças rápidas na PIC.

A monitorização subaracnoide envolve a colocação de um cateter no espaço subaracnoide. É menos utilizada por causa de sua tendência à obstrução e à menor precisão nas medições quando comparada com a outras técnicas. Cada método de monitorização da PIC tem suas vantagens, limitações e riscos associados, devendo sua escolha ser guiada pelo quadro clínico do paciente, pela experiência da equipe médica e pela infraestrutura disponível, sempre com o objetivo de otimizar os resultados clínicos e minimizar potenciais complicações.

Recentemente, avanços tecnológicos têm permitido a integração de funcionalidades adicionais aos cateteres, como a medição da pressão parcial de oxigênio (PbtO$_2$) no tecido cerebral e do FSC, aumentando o potencial diagnóstico e terapêutico dessa abordagem. No entanto, a escolha do tipo de cateter e a decisão de utilização devem considerar o equilíbrio entre precisão, riscos potenciais e benefícios clínicos esperados.

MONITORIZAÇÃO NÃO INVASIVA DA PRESSÃO INTRACRANIANA

A monitorização não invasiva da PIC é uma área promissora e crucial na medicina intensiva neurológica. Conforme discutido, tradicionalmente, a monitorização da PIC é realizada de maneira invasiva, o que envolve riscos significativos, como infecção e sangramento. Métodos não invasivos são desenvolvidos para superar esses desafios, oferecendo uma alternativa mais segura e menos incômoda aos pacientes. Essas tecnologias utilizam diferentes princípios para estimar a PIC de forma indireta, sem a necessidade de penetrar o crânio. Esses métodos facilitam também a monitorização em ambientes menos equipados, como em regiões remotas ou durante o transporte de pacientes críticos.

A tomografia computadorizada (TC) e a ressonância magnética (RM) podem demonstrar achados específicos que ajudam no diagnóstico de HIC. Esses achados incluem efeitos de massa, desvio da linha média, edema cerebral, hidrocefalia, compressão das cisternas basais e alterações na diferenciação entre substâncias cinzenta e branca.

Embora a neuroimagem seja instrumental na avaliação de alterações cerebrais associadas à HIC, essas técnicas apresentam limitações significativas. Uma das principais restrições é que, apesar de fornecerem informações valiosas sobre a anatomia cerebral e possíveis anormalidades estruturais, elas não oferecem medidas diretas da pressão intracraniana. Além disso, alterações na neuroimagem podem se manifestar tardiamente no curso da doença, o que pode atrasar intervenções críticas. Outro desafio é que essas imagens podem não refletir variações dinâmicas na pressão intracraniana, o que é crucial para o manejo eficaz de pacientes com condições cerebrais agudas e crônicas. Portanto, embora úteis, as técnicas de neuroimagem precisam ser complementadas por outros métodos de avaliação para uma gestão mais precisa e efetiva da HIC.

Apesar dos avanços, a monitorização não invasiva da PIC ainda enfrenta desafios em termos de precisão e validação clínica. A correlação entre as medições não invasivas e os métodos invasivos padrão nem sempre é consistente, o que pode limitar a aplicabilidade dessas tecnologias em situações críticas. Sendo assim, pesquisas contínuas e desenvolvimento tecnológico são essenciais para melhorar a confiabilidade desses métodos, garantindo que eles possam eventualmente substituir ou complementar as técnicas invasivas, melhorando a segurança e o resultado do tratamento dos pacientes.

O Doppler transcraniano (DTC) é uma técnica útil, realizada à beira-leito e não invasiva para a mensuração das velocidades de FSC e avaliação da autorregulação cerebral. Essa técnica pode indicar a necessidade de monitorização cerebral invasiva. O DTC mede a velocidade do fluxo sanguíneo (VF) nos principais vasos intracranianos, principalmente na artéria cerebral média (ACM). Em situações de PIC elevada, a pressão externa nos vasos cerebrais aumenta, podendo refletir-se em alterações na VF. Além da VF média, o índice de pulsatilidade (IP), calculado pela fórmula VF sistólica – VF diastólica/VF média, tem boa correlação com a PIC. Observou-se que alterações no IP na ACM estão associadas a mudanças na PIC, especialmente quando esta está entre 5 e 40 mmHg. Contudo, a precisão dessa técnica depende da experiência do operador e, além disso, 10 a 15% dos indivíduos não apresentam uma janela óssea adequada.

Recentemente, uma nova tecnologia não invasiva (Brain4care®) foi desenvolvida para detectar variações muito pequenas no volume do crânio causadas por mudanças na PIC, sem a necessidade de cirurgia ou mesmo de raspagem da cabeça do paciente. Nesse dispositivo, um sensor de deformação é colocado em contato com a superfície da pele na transição temporoparietal, lateral à sutura sagital. O contato não invasivo com o crânio é alcançado aplicando-se pressão adequada diretamente no couro cabeludo usando um pino, o que requer treinamento mínimo. Na fase atual de desenvolvimento, o dispositivo não exibe valores de pressão calibrados em mmHg, mas pode fornecer informações contínuas e em tempo real sobre a onda de PIC e, consequentemente, sobre a complacência cerebral. As informações mostram grande semelhança com as curvas obtidas por métodos invasivos. A monitorização responde prontamente às variações da PIC, tanto em aumentos quanto em diminuições, sem atrasos. Medições das formas de onda da PIC usando esta tecnologia foram realizadas em modelos animais e em humanos adultos e crianças.

MANEJO CLÍNICO DA HIPERTENSÃO INTRACRANIANA

O tratamento deve se iniciar pela correção de causas reversíveis e alterações sistêmicas que possam afetar os volumes dos conteúdos cranianos e assim levar ao aumento da PIC. Dependendo da causa, uma avaliação neurocirúrgica é fundamental. Lesões com efeito de massa podem precisar ser evacuadas e hidrocefalia deve ser prontamente drenada. Uma abordagem escalonada deve ser utilizada no manejo dos pacientes, incluindo (Figura 163.1):

- Elevação da cabeceira (15 a 30°)
- Estabilidade hemodinâmica para manutenção de uma PPC apropriada (geralmente entre 50 e 70 mmHg). Uma tentativa indução de hipertensão pode ser considerada em pacientes com suspeita de perda da autorregulação cerebral
- Sedação e analgesia devem ser otimizadas
- Ajuste na ventilação mecânica para evitar hipercapnia (alvo de $PaCO_2$ de 35 mmHg)
- Manutenção da normotermia, se temperatura > 37,5° C, iniciar antitérmicos
- Preferência ao cristaloide como fluido de manutenção para manter euvolemia e prevenir queda de osmolaridade.

Caso a HIC persista apesar das medidas anteriores, agentes osmóticos podem ser iniciados incluindo manitol (até 0,5 a 1 g/kg a cada 4 a 6 horas) ou salina hipertônica. Ambos têm efeitos transitórios que duram cerca de 4 a 6 horas.

Normalmente, reservamos para pacientes com HIC refratária estratégias de redução da PIC associadas a efeitos colaterais significativos e possíveis complicações, como hiperventilação, supressão metabólica e craniectomia descompressiva. A hiperventilação produz uma redução da PIC induzindo vasoconstrição cerebral e reduzindo o volume de sangue cerebral. O efeito é de curta duração e cessa quando o pH intersticial (alcalótico durante a fase imediata de hiperventilação) retorna à normalidade. No entanto, devido ao risco teórico de hipoperfusão, buscamos alcançar uma hiperventilação leve, ou seja, uma $PaCO_2$ cerca de 30 a 32 mmHg, apenas em pacientes nos quais a PIC permanece anormalmente elevada.

Os barbitúricos têm sido historicamente utilizados para reduzir o metabolismo cerebral e, consequentemente, o fluxo/volume sanguíneo cerebral, e, assim, diminuir a HIC, embora com o custo de efeitos colaterais graves, incluindo hipotensão e infecções. A administração prolongada deve ser evitada. Pode ser utilizado tiopental (10 mg/kg em *bolus*, seguido de infusão de 3 a 8 mg/kg/h) como uma solução temporária até a craniectomia descompressiva (CD) em casos refratários. Como terapia de terceiro nível, a CD, que tem um efeito duradouro no controle da HIC refratária. A realização de CD sem HIC refratária grave aumenta a taxa de resultados neurológicos desfavoráveis e deve ser evitada. Por essas razões, a CD deve ser considerada cuidadosamente no contexto de HIC refratária e deve ser realizada em tempo hábil em sujeitos com um prognóstico potencialmente aceitável (ou seja, antes que danos irreversíveis ocorram), considerando as preferências individuais do paciente e as expectativas de qualidade de vida da família.

CONSIDERAÇÕES FINAIS

O manejo eficaz dessa condição complexa requer uma abordagem multidisciplinar e baseada em evidências. É crucial a monitorização contínua dos pacientes, utilizando tanto técnicas de imagem avançadas quanto métodos invasivos de monitorização da pressão intracraniana, para guiar as intervenções terapêuticas e prevenir consequências a longo prazo. A pesquisa continua a ser um pilar fundamental, promovendo novos avanços no tratamento e na compreensão dessa condição desafiadora. A colaboração contínua entre neurologistas, cirurgiões, intensivistas e outros profissionais de saúde é indispensável para melhorar os desfechos dos pacientes com hipertensão intracraniana.

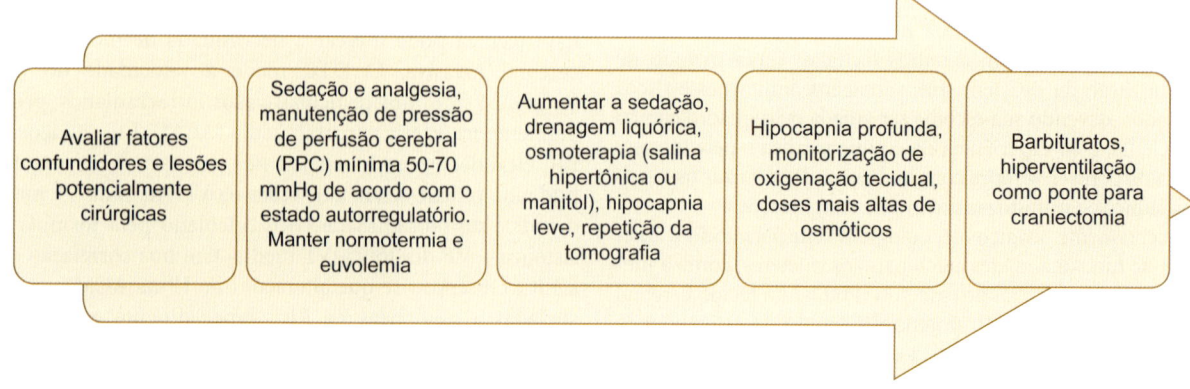

Figura 163.1 Resumo do escalonamento das terapias direcionadas à hipertensão intracraniana.

PARTE 16

Manifestações Neurológicas de Doenças Sistêmicas

Coordenador: Orlando Graziani Povoas Barsottini

164 Complicações Neurológicas em Imunossuprimidos
Francisco Tomaz Meneses de Oliveira • Sidney Gomes

165 Complicações Neurológicas das Doenças Sistêmicas
*Clécio de Oliveira Godeiro Júnior • Pedro Helder de Oliveira Junior •
Igor Vilela Brum • Ida Fortini • Fátima de Menezes Dantas •
Pedro Henrique Almeida Fraiman • Adalberto Studart-Neto • Pedro Braga Neto*

166 Aspectos Neurológicos das Doenças Reumatológicas
Fabiano Ferreira de Abrantes • Orlando Graziani Povoas Barsottini

167 Doenças Autoinflamatórias
Marianna P. M. de Moraes • Orlando Graziani Povoas Barsottini

168 Manifestações Neurológicas na Gravidez
Mariana Spitz • Fernanda Martins Maia Carvalho

169 Mielopatias Metabólicas e Tóxicas
Tarso Adoni • Eduardo Genaro Mutarelli • Sara Terrim

170 Achados Oftalmológicos Relacionados a
Doenças Neurológicas
Flávio Moura Rezende Filho • Juliana Maria Ferraz Sallum

171 Hipertensão Intracraniana Idiopática
Ida Fortini

As referências bibliográficas desta Parte estão disponíveis *online*, no Ambiente Virtual de Aprendizagem do GEN.

164

Complicações Neurológicas em Imunossuprimidos

Francisco Tomaz Meneses de Oliveira • Sidney Gomes

Tabela 164.1 Imunodeficiência adquirida: causas mais comuns de imunodeficiência secundária e mecanismos comprometidos nas respostas imunológicas.

Causa da imunodeficiência	Mecanismo imunológico comprometido
Infecção pelo HIV	Depleção de linfócitos T CD4+ auxiliares
Irradiação e quimioterapia no tratamento de neoplasias	Redução de precursores da medula óssea em todos os setores leucocitários
Uso de imunossupressores (por transplante ou doenças inflamatórias)	Depleção ou comprometimento funcional de linfócitos
Acometimento da medula óssea neoplásico (metástases, leucemias)	Sítios de produção leucocitária reduzidos
Desnutrição grave	Acometimento das vias metabólicas inibindo as corretas maturação e função linfocitárias
Esplenectomia	Redução da fagocitose de microrganismos

O sistema imunológico é responsável por diversas ações para a manutenção da homeostase no organismo humano, primordialmente agindo na defesa contra infecções e evitando o surgimento de algumas neoplasias. O acometimento desse sistema, provocando uma falha em seu funcionamento, pode decorrer de anormalidades genéticas em um ou mais dos seus componentes (imunodeficiências congênitas ou primárias), ou pode decorrer de infecções, distúrbios nutricionais, ou, ainda, de tratamentos que provoquem a perda ou função inadequada de vários componentes do sistema imunológico (imunodeficiências adquiridas ou secundárias).

As consequências diretas mais observadas nesses indivíduos são infecções recorrentes, devido à suscetibilidade aumentada a infecções recém-adquiridas, à reativação de infecções latentes e ao aumento na incidência de determinadas neoplasias.

As imunodeficiências primárias são causadas por alterações genéticas que provocam o bloqueio da maturação (como na imunodeficiência combinada grave, agamaglobulinemia ligada ao X, síndrome de DiGeorge) ou função dos diferentes componentes do sistema imune (principalmente funções de ativação e execução das células, como na síndrome da hiper-IgM ligada ao X e na imunodeficiência comum variável). É um grupo de doenças bastante heterogêneas, que podem se manifestar como infecções fatais logo após o nascimento ou como casos de infecções mais leves, sendo detectadas pela primeira vez na idade adulta.

Existem ainda aqueles pacientes que possuem deficiências congênitas em moléculas envolvidas na autotolerância, manifestando esses defeitos por meio da expressão clínica de doenças autoimunes.

As imunodeficiências secundárias são aquelas adquiridas durante a vida, sendo a mais importante e conhecida aquela decorrente da infecção pelo vírus da imunodeficiência humana (HIV, do inglês *human immunodeficiency virus*) – a ser retratada no Capítulo 142, *AIDS e Sistema Nervoso*. Além da infecção pelo HIV, as neoplasias da medula óssea, a desnutrição grave e o uso de fármacos imunossupressores (utilizados no tratamento de neoplasias, na prevenção da rejeição de enxertos em pacientes transplantados e no controle das doenças inflamatórias crônicas imunomediadas) são causas bastante conhecidas de imunodeficiência secundária (Tabela 164.1).

Pacientes imunossuprimidos com frequência apresentam complicações neurológicas. O grupo de pacientes imunossuprimidos ou imunocomprometidos não HIV é bastante heterogêneo e inclui desde pacientes diabéticos, portadores de insuficiência renal crônica, pacientes com doenças reumatológicas, hematológicas, oncológicas e/ou neurológicas que são usuários de imunossupressão crônica ou imunobiológicos, até portadores de malignidades e transplantados de medula e órgãos sólidos.

Neste capítulo, serão apresentadas as principais etiologias, abordagem diagnóstica e terapêutica de complicações neurológicas nesse grupo específico de pacientes. A abordagem geral inicial do paciente imunossuprimido ou imunocomprometido com sintomas neurológicos está sintetizada na Figura 164.1.

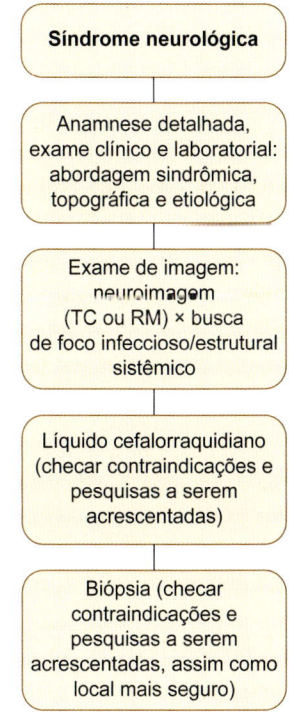

Figura 164.1 Fluxograma de abordagem geral nos pacientes imunossuprimidos com sintomas neurológicos. RM: ressonância magnética; TC: tomografia computadorizada.

HISTÓRIA CLÍNICA, EXAME CLÍNICO E LABORATORIAL

Inicialmente, a história clínica deve contemplar: alergias, histórico de etilismo e tabagismo, cirurgias prévias, comorbidades pessoais e familiares, tempo de doença, medicações utilizadas, mecanismo de ação.

Se o paciente é transplantado, é necessário verificar tempo e tipo de transplante, complicações ocorridas previamente e após o transplante, grau de imunossupressão, dados do doador se possível, exposição zoonótica, contato com plantas ou agricultura, viagens recentes, uso de medicações.

Deve-se realizar o exame físico completo e detalhado incluindo, além do exame neurológico, investigação de possíveis manifestações pulmonares e cutâneas concomitantes (se possível, biopsiar lesões suspeitas). *Screening* metabólico, coleta de exames séricos (p. ex., coagulograma, culturas, galactomanana) e radiografia de tórax devem ser realizados conforme a suspeita clínica.

IMAGEM

Exames de imagem são muito úteis no diagnóstico de infecções do sistema nervoso central (SNC), para evidenciar alterações focais intra ou extraparenquimatosas. A ressonância magnética (RM) apresenta maior sensibilidade e é preferível, no entanto, a tomografia computadorizada (TC) pode ser útil no rastreio de lesões mais evidentes e é imprescindível antes da coleta do líquido cefalorraquidiano.

LÍQUIDO CEFALORRAQUIDIANO

A punção lombar e a análise do líquido cefalorraquidiano devem ser realizadas em todos os pacientes com suspeita de infecção do SNC, exceto se houver contraindicação, como plaquetopenia, coagulopatia, infecção no sítio de punção e lesão intracraniana com importante efeito de massa. Devem ser realizados de rotina o estudo de celularidade, concentração de proteínas e glicose, tinta da China, bacterioscópico, Gram, látex e culturas (para fungos, bactérias e micobactérias), sempre correlacionando a necessidade dos exames conforme a hipótese clínica. Além disso, deve-se considerar a solicitação de reação em cadeia da polimerase (PCR) de patógenos específicos, conforme a suspeita clínica.

BIÓPSIA

Na maioria das vezes, o diagnóstico das alterações no SNC é realizado baseado na análise do sangue periférico, líquido cefalorraquidiano e de exames de imagem. No entanto, em pacientes com processos expansivos cerebrais, lesões meníngeas e em paquimeninges sem resposta aos tratamentos instituídos ou que gerem grande dúvida diagnóstica, a biópsia tem grande valor para o diagnóstico mais preciso e, assim, estabelecer a terapia direcionada ao agente identificado, se possível com estudo de culturas e antibiograma.

COMPLICAÇÕES NEUROLÓGICAS EM TRANSPLANTADOS

A terapia imunossupressora, com intuito de reduzir a rejeição de órgãos, causa uma depleção severa da imunidade em transplantados de medula óssea e de órgãos sólidos, deixando-os mais suscetíveis à ocorrência de manifestações neurológicas, tais como infecções do SNC, convulsões, encefalopatias e neuropatia periférica.

Essas complicações ocorrem em 30 a 60% dos transplantados de órgãos sólidos e em 12 a 70% dos transplantados de medula óssea.

As manifestações neurológicas em transplantados podem ser secundárias a infecções, neoplasias, eventos cardiovasculares, alterações metabólicas e toxicidade medicamentosa. Além disso, podem variar de acordo com o tempo do transplante e o tipo de transplante. A Tabela 164.2 mostra as principais manifestações neurológicas em pacientes transplantados de acordo com o tempo pós-transplante.

As infecções do SNC e complicações pós-infecciosas são frequentes nos pacientes transplantados e incluem meningites, encefalites, abscessos, empiemas e tromboflebite séptica. Dependendo da sua localização, virulência e infectividade do agente, a infecção do SNC pode ter uma apresentação aguda, subaguda ou crônica. Essas infecções são associadas com altas morbidade e mortalidade em pacientes imunodeprimidos. A imunossupressão modifica muitas vezes a apresentação clínica. Desse modo, a velocidade para uma boa suspeita diagnóstica pode ficar prejudicada, e frequentemente é recomendado o tratamento empírico até que o diagnóstico seja estabelecido de maneira fidedigna.

Pacientes transplantados de medula óssea (alogênicos ou de células-tronco) estão sob maior risco de infecções do SNC, cuja incidência pode chegar a 15%. Infecções fúngicas e parasitárias (toxoplasmose) são mais comuns em pacientes transplantados de medula e portadores de malignidades.

O diagnóstico das infecções do SNC é baseado na história, em exame físico, exames de imagem, análise de líquido cefalorraquidiano e biópsia se necessário. Algumas infecções podem ter manifestações sistêmicas que precedem ou ocorrem simultaneamente ao acometimento do SNC (p. ex., infecção pulmonar por *Aspergillus* spp., retinite causada por citomegalovírus – CMV). Nesses casos, o agente causador pode ser isolado de amostras fora do SNC, e o tratamento empírico deve ser iniciado imediatamente. Diante da suspeita de acometimento sistêmico, é importante ponderar a avaliação da oftalmologia, a investigação com imagem de focos cardíaco, pulmonar, abdominal e cutâneo, além de coletar sempre hemocultura e sorologias virais e para demais agentes conforme a suspeita clínica. A Tabela 164.3 resume as características, o diagnóstico e o tratamento das principais infecções neurológicas em pacientes transplantados.

COMPLICAÇÕES NEUROLÓGICAS EM PACIENTES COM DOENÇAS ONCOLÓGICAS E HEMATOLÓGICAS

Pacientes em tratamento devido ao diagnóstico de neoplasia podem sofrer complicações com déficits neurológicos consequentes ao efeito direto e/ou metastático do tumor, ou por complicações indiretas devido ao próprio tratamento ou associadas à imunossupressão e a repercussões sistêmicas (metabólicas, infecciosas):

- Complicações diretas e metastáticas: metástases cerebrais e medular (provocando edema perilesional e convulsões), compressão epidural medular, infiltração leptomeníngea, metástase para nervos e músculos

Tabela 164.2 Complicações neurológicas pós-transplante conforme o tipo de transplante e o tempo de realização.

	< 1 mês	1 a 6 meses	> 6 meses
TOS	Encefalopatia metabólica PRES DRESS Infecção do doador Infecção nosocomial Toxicidade dos inibidores da calcineurina Hiperamonemia Encefalopatia de Wernicke Coagulopatia Aumento da pressão intracraniana Desmielinização osmótica Convulsões Encefalopatia urêmica Neuropatia femoral AVC/baixo débito cardíaco Convulsões AVC perioperatório Miopatia de doença crítica Hipóxia Dano do nervo frênico	PRES PTLD Linfoma Rejeição ↔ SIRI Fibrose sistêmica nefrogênica Infecções: • Aspergillus sp. • VVZ • Cryptococcus neoformans • Toxoplasma gondii	Falência orgânica Síndrome metabólica Infecções: • LEMP • Aspergillus sp. • VVZ • Cryptococcus neoformans • Toxoplasma gondii • Fungos filamentosos (Mucor) • Vírus do oeste do Nilo • PTLD
TCTH	DMSO: AVC Encefalite límbica (HHV-6) DRESS PRES DVO Encefalopatia metabólica Bacteriemia Aspergilose Cândida Hemorragias (subdural, subaracnóidea) Toxicidade de fármacos	LEMP Aspergillus sp. VVZ Cryptococcus neoformans Toxoplasma gondii GVHD (aguda/crônica)	Neoplasias: • Linfoma • Meningioma • Câncer de mama (pós-TBI) • Astrocitoma • Melanoma • GVHD crônica: polimiosite, PDIC, miastenia gravis Infecções: • LEMP • Aspergillus sp., Mucor • VVZ • PTLD

AVC: acidente vascular cerebral; DMSO: dimetilsulfóxido; DRESS: reação a drogas com eosinofilia e sintomas sistêmicos; DVO: doença venoclusiva; GVHD: doença do enxerto *versus* o hospedeiro; LEMP: leucoencefalopatia multifocal progressiva; PDIC: polineuropatia inflamatória desmielinizante crônica; PRES: síndrome da encefalopatia posterior reversível; PTLD: doença linfoproliferativa pós-transplante; SIRI: síndrome da reconstituição imune; TBI: irradiação total do corpo; TCTH: transplantado de células-tronco hematopoéticas; TOS: transplantado de órgãos sólidos; VVZ: vírus varicela-zóster. (Adaptada de: Pruitt et al., 2013a e b.)

Tabela 164.3 Características, diagnóstico e tratamento de infecções do SNC associadas ao transplante de órgãos.

Etiologia	Período de maior risco	Características clínicas comuns	Achados na neuroimagem (RM ou TC)	Diagnóstico	Tratamento*
Infecções fúngicas					
Aspergillus fumigatus	< 1 mês	Normalmente acompanhada de doença pulmonar ou gastrintestinal	Múltiplas lesões não realçadas na junção da substância cinzenta e branca ou núcleos da base	Identificação de hifa septada ou cultura positiva para *A. fumigatus* em tecido cerebral ou de outro sítio (p.ex., pulmão) com imagens cerebrais características	Voriconazol (6 mg/kg de 12/12 h por 24 h, após: 4 mg/kg de 12/12 h) Alternativa: anfotericina B lipossomal (5 mg/kg/dia)
Candida spp.	1 a 6 meses	Normalmente acompanhada de doença disseminada ou fungemia	Normalmente sem alterações	Identificação de *Candida* sp. em tecido cerebral ou no líquido cefalorraquidiano	Anfotericina B lipossomal (5 mg/kg/dia) combinada com 5-flucitosina (25 mg/kg 6/6 h) Alternativa: voriconazol (6 mg/kg 12/12 h por 24 h, após: 4 mg/kg 12/12 h)
Cryptococcus neoformans	> 6 meses	Febre, cefaleia e alteração do nível de consciência	Normal; realce meníngeo ou lesões realçadas (criptococomas) podem estar presentes	Cultura positiva para *C. neoformans* ou pesquisa de antígeno para *Cryptococcus* positiva no líquido cefalorraquidiano	Anfotericina B deoxicolato (0,7-1 mg/kg/dia) e 5-flucitosina (25 mg/kg 6/6 h) Alternativa: anfotericina B lipossomal (3-4 mg/kg/dia) ou ABLC (5 mg/kg/dia)

(continua)

Tabela 164.3 Características, diagnóstico e tratamento de infecções do SNC associadas ao transplante de órgãos. (*Continuação*)

Etiologia	Período de maior risco	Características clínicas comuns	Achados na neuroimagem (RM ou TC)	Diagnóstico	Tratamento*
Infecções parasitárias					
Neurotoxoplasmose		Febre; cefaleia; alteração do nível de consciência; convulsões; sinais neurológicos focais; ataxia	Múltiplas ou solitárias lesões com realce anelar localizadas nos núcleos da base, substância branca profunda ou na junção da substância cinzenta e branca	IgG para toxoplasmose normalmente presente; diagnóstico definitivo por identificação do trofozoíto ou biópsia cerebral	Sulfadiazina (1.500 mg 6/6 h) + pirimetamina (50 mg/d) + ácido folínico 10-25 mg/dia ou clindamicina (600 mg 6/6 h) associada a pirimetamina (50 mg/dia) ou sulfametoxazol + trimetoprima (oral ou endovenoso; 50 mg/kg/dia e 10 mg/kg/dia)
Infecções virais					
CMV	1 a 6 meses	Alteração do nível de consciência; confusão mental; alentecimento psicomotor; paralisia de nervos cranianos, retinite	Nodular; ventriculite e encefalite com realce	PCR para CMV no líquido cefalorraquidiano; biópsia cerebral	Ganciclovir (5 mg/kg 12/12 h por 2 semanas, após: 5 mg/kg/dia) ou foscarnete (90 mg/kg 12/12 h por 2 semanas, após: 90 mg/kg/dia)
HHV-6	< 3 meses	Alteração do nível de consciência; paralisia de nervos cranianos	Encefalite difusa ou focal	Infecção primária é distinta de reativação pela ausência de IgG; diagnóstico da viremia por PCR do plasma ou líquido cefalorraquidiano	Ganciclovir (5 mg/kg 12/12 h por 2 semanas, após: 5 mg/kg/dia) ou foscarnete (90 mg/kg 12/12 h por 2 semanas, após: 90 mg/kg/dia)
VVZ	< 6 meses	Doença disseminada; encefalite: pode estar presente com ou sem envolvimento cutâneo; cefaleia, confusão mental e sonolência	Pode apresentar-se com achados de infartos isquêmicos e hemorrágicos e lesões desmielinizantes, com frequência na junção da substância cinzenta e branca	PCR para VVZ; biópsia cerebral	Aciclovir (10-15 mg/kg 8/8 h) ou ganciclovir (5 mg/kg 12/12 h)
PTLD (vírus Epstein-Barr)	> 6 meses	Alteração do nível de consciência, hemiparesia ou outros déficits focais	Lesão focal de realce variável; pode estar associada a hemorragias ou invasão leptomeníngea	PCR para EBV; biópsia cerebral; mais de 500 cópias de EBV por 10⁵ linfócitos se correlaciona com o diagnóstico	Radioterapia e/ou quimioterapia
Leucoencefalopatia multifocal progressiva (LEMP-JC)	> 6 meses	Alteração do nível de consciência, déficit de campo visual; déficit neurológico focal	Lesão única ou múltipla não realçada em substância branca, mais comuns na região parieto-occipital	PCR para JC no líquido cefalorraquidiano; biópsia cerebral	Redução da imunossupressão
Infecções bacterianas					
Neurotuberculose	< 1 mês ou > 6 meses	Cefaleia, febre e fraqueza; meningismo; paralisia de nervos cranianos e alteração do nível de consciência	Normal; lesões com ou sem realce anelar; realce meníngeo	BAAR positivo ou PCR para *M. tuberculosis* positiva no líquido cefalorraquidiano; alterações liquóricas sugestivas como: pleocitose linfocítica, hipoglicorraquia, aumento de proteína e ADA elevada	RHZE (rifampicina 150 mg + isoniazida 75 mg + pirazinamida 400 mg + etambutol 275 mg 4 comprimidos) por 2 meses, após: RH (rifampicina 150 mg + isoniazida 75 mg, 4 comprimidos) por pelo menos 10 meses
Listeria monocytogenes	< 1 mês	Alteração do nível de consciência, meningismo, cefaleia, febre	Normal; lesões com ou sem realce anelar; realce meníngeo	Bacilos gram-positivos na bacterioscopia; cultura positiva para listeria	Ampicilina 2 g de 4/4 h + gentamicina 5 mg/kg/dia

*Deve-se checar se há ajuste conforme função renal para os fármacos citados. ABLC: anfotericina B complexo lipídico; ADA: adenosina desaminase; BAAR: bacilo ácido-álcool-resistente; CMV: citomegalovírus; EBV: vírus Epstein-Barr; HHV-6: herpes-vírus humano 6; IgG: imunoglobulina G; JC: vírus John Cunningham; LEMP: leucoencefalopatia multifocal progressiva; PCR: reação em cadeia da polimerase; PTLD: doença linfoproliferativa pós-transplante; RM: ressonância magnética; TC: tomografia computadorizada; VVZ: vírus varicela-zóster. (Adaptada de: Zunt, 2002; Schmidt-Hieber et al., 2009.)

- Complicações indiretas e não metastáticas: infecções, lesões secundárias ao tratamento medicamentoso (neuropatias periféricas secundárias à quimioterapia), complicações metabólicas, vasculares e nutricionais. Síndromes paraneoplásicas, trombose venosa profunda, comprometimento cognitivo, fadiga. Mielopatias actínicas, paraneoplásicas e associadas à quimioterapia.

A Tabela 164.4 mostra as correlações entre as deficiências imunológicas, principalmente associadas aos pacientes com doenças hematológicas e/ou oncológicas, e os principais patógenos causadores de infecções nesses pacientes imunossuprimidos.

As síndromes neurológicas paraneoplásicas (SNPs) representam um grupo heterogêneo de doenças que podem

Tabela 164.4 Associação de alterações no sistema imune e patógenos comumente causadores de infecção.*

Tipo de deficiência imune	Neutropenia	Linfócito B/imunoglobulinas		Linfócito T/macrófagos	Quebra de barreira
Doenças associadas ou fatores de risco	Infiltração da medula óssea Induzida por fármacos Radioterapia	LLC Mieloma múltiplo Esplenectomia Deficiência de IgA Macroglobulinemia de Waldenström		Tumores linforreticulares TOS Terapias imunossupressoras HIV/AIDS	Derivações/dispositivos de monitorização Cirurgia intracraniana Cateteres centrais Cirurgia gastrintestinal Lesões cutâneas (radiação/cirurgia)
Patógenos do SNC (em ordem de importância)	**Bactérias** *S. aureus* *S. pneumoniae* *P. aeruginosa* *E. coli* **Fungos** *A. fumigatus* *C. albicans* Mucoraceae **Vírus** CMV, HSV, HHV-6 e 7 Adenovírus Oeste do Nilo	**Bactérias** *S. pneumoniae* *H. influenzae* *K. pneumoniae* *P. aeruginosa* **Vírus** Enterovírus	**Vírus** HIV, CMV, HSV, VVZ, JC (LEMP), EBV (PTDL) Adenovírus **Fungos** *C. neoformans* *A. fumigatus* *C. albicans* Mucoraceae *Scedosporium* **Parasitas** *T. gondii* *S. stercoralis* **Bactérias** *L. monocytogenes* *Nocardia* *M. tuberculosis*	**Bactérias** *S. aureus* *S. epidermidis* *Enterobacter* *E. coli* *Klebsiella* sp. *S. bovis* *P. acnes* *Acinetobacter* *Streptococci* **Fungos** *A. fumigatus* *C. albicans*	

*Muitos pacientes têm mais de um tipo de deficiência imune. CMV: citomegalovírus; EBV: vírus Epstein-Barr; HHV: herpes-vírus humano; HIV/AIDS: vírus da imunodeficiência humana/síndrome da imunodeficiência adquirida; HSV: herpes-vírus; JC: vírus John Cunningham; LLC: leucemia linfocítica crônica; LEMP: leucoencefalopatia multifocal progressiva; PTLD: doença linfoproliferativa pós-transplante; SNC: sistema nervoso central; TOS: transplantado de órgãos sólidos; VVZ: vírus varicela-zóster. (Adaptada de: Pruitt et al., 2013a e b.)

afetar qualquer parte do sistema nervoso, representando um efeito a distância da neoplasia de base com um mecanismo fisiopatológico imunomediado, após exclusão das manifestações diretas e indiretas pela própria neoplasia, de seu tratamento e da imunossupressão decorrente do quadro sistêmico. Após a exclusão dos diagnósticos diferenciais envolvidos no caso clínico em análise, três níveis de certeza diagnóstica são propostos de acordo com o escore de avaliação (*PNS-Care*) (Tabela 164.5).

Em 2021, foram publicadas as novas recomendações em relação ao diagnóstico das SNPs por Graus et al. De modificações importantes em relação ao diagnóstico das SNPs, o painel de especialistas propôs a substituição do termo "síndromes clássicas" pela descrição "fenótipos de alto risco" para câncer e a introdução do conceito de "fenótipos de risco intermediário". O termo "anticorpo onconeural" foi substituído por anticorpos de "alto risco" (> 70% associado a câncer) e "risco intermediário" (30 a 70%

Tabela 164.5 Fenótipos das síndromes clínicas de alto risco e risco intermediário para associação com quadros paraneoplásicos, e autoanticorpos.

Alto risco	Risco intermediário	Escore *PNS-Care*
Encefalomielite	Encefalite	**Fenótipo clínico:** Alto risco: 3 pontos Risco intermediário: 2 pontos Não associado: 0 ponto
Encefalite límbica	Síndrome de Morvan	**Anticorpo:** Alto risco: 3 pontos Risco intermediário: 2 pontos Não associado: 0 ponto
Síndrome cerebelar rapidamente progressiva	Mielopatia isolada	**Câncer:** Presente e consistente com fenótipo: 4 pontos Não encontrado ou não consistente com fenótipo e seguimento de até 2 anos: 1 ponto Não encontrado e seguimento > 2 anos: 0 ponto
Opsoclônus-mioclônus	Síndrome da pessoa rígida	**Nível de diagnóstico:** Maior que 7 pontos: definido 6 a 7: provável
Neuronopatia sensitiva Pseudo-obstrução gastrointestinal (neuropatia entérica)	Polirradiculoneuropatia	4 a 5: possível < 4: não paraneoplásico
Síndrome miastênica de Lambert-Eaton **Anticorpos de alto risco:** anti-HU, CRMP5, SOX1, PCA2, anfifisina, Ri, Yo, Ma2, Ma, Tr, KLHL11	**Anticorpos de risco intermediário:** anti-AMPAR, GABA-B, mGluR5, VGCC, NMDAR, CASPR2	**Anticorpos de baixo risco:** mGluR1, GABA-A, GFAP, GAD65, LGI1, DPPX, AQP4, MOG

PNS-Care: escore de avaliação para síndromes neurológicas paraneoplásicas; SNC: sistema nervoso central. (Adaptada de: Graus et al., 2021.)

associado ao câncer). Foram categorizado três níveis de evidência para SNP: definido, provável e possível. Cada nível pode ser estratificado utilizando-se o escore *PNS-Care*. Ele utiliza critérios que combinam fenótipo clínico, tipo de anticorpo, presença ou ausência de câncer e tempo de acompanhamento.

Os critérios de 2021 das SNPs buscam incluir novos fenótipos e mecanismos patogênicos imunomediados identificados desde 2004, enfatizar a importância do entendimento da associação causal (e não apenas cronológica) com o câncer, e reafirmar a importância da demonstração de anticorpos neuronais (utilizando as técnicas padrão-ouro, de preferência).

As neoplasias mais associadas às síndromes paraneoplásicas são: de pulmão (*oat-cells*), ovário, mama, tumores neuroendócrinos, timoma e linfoma. A resposta imune faz parte da fisiopatologia das síndromes, manifestando-se geralmente com anticorpos antineuronais que devem ser avaliados no sangue e líquido cefalorraquidiano, muitas vezes nos auxiliando por meio do direcionamento a tipos específicos de tumor associado.

Interessante notar que, de acordo com esses critérios, o diagnóstico de SNP definitiva (escore ≥ 8) inclui a presença de um fenótipo de risco alto ou intermediário associado a um anticorpo de risco alto ou intermediário, e a presença de câncer. A presença de câncer é obrigatória para SNP definida. Se o câncer for incomum para o tipo de anticorpo encontrado, o diagnóstico de SNP definitiva requer a demonstração da expressão do antígeno pelo tumor. Observe ainda que o nível de diagnóstico da SNP em provável ou possível pode mudar ao longo do tempo de acordo com o tempo de seguimento clínico (maior ou menor que 2 anos).

As limitações para a avaliação de anticorpos paraneoplásicos são que apenas 60 a 70% dos pacientes terão anticorpos detectáveis e que os mesmos anticorpos podem ser vistos em pacientes sem SNP. Em geral, quase sempre é preferível realizar um painel de autoanticorpos, dependendo da síndrome que se apresenta, em relação a fazer somente um ou dois anticorpos específicos. Isso ocorre porque a mesma síndrome clínica está associada a múltiplos anticorpos. A prática de pedir um único anticorpo pode resultar em atraso no início da imunoterapia em algumas situações. Além disso, pode haver vários anticorpos presentes que predizem o tipo de câncer melhor do que a presença de um único anticorpo.

Em relação à importância dos anticorpos, podemos citar o suporte em relação ao prosseguimento da busca de uma neoplasia associada a um fenótipo clínico ou a um determinado autoanticorpo. Por exemplo, em relação a um específico fenótipo clínico como a encefalite límbica (EL), se forem detectados anticorpos anti-LGI1 podemos dizer que raramente esses pacientes possuirão um tumor, enquanto pelo menos 50% dos pacientes com anticorpos antirreceptor GABA-B têm câncer de pulmão de pequenas células (CPPC), e que mais do que 50% dos pacientes com anticorpos antirreceptor AMPA têm uma neoplasia (timoma, câncer de pulmão ou de mama), e a maioria (> 85%) dos pacientes com anticorpos anti-Hu têm CPPC.

O grupo de autoanticorpos que possui como alvo as proteínas ou receptores que se localizam na superfície celular neuronal ou na sinapse (anticorpos antirreceptor NMDA, AMPA, GABA-B, anti-LGI1, Caspr2, GluR1, GluR5, AchR, VGCC) medeia a disfunção neuronal por interação direta com os antígenos-alvo. As características clínicas comuns dessas síndromes incluem a presença da mesma síndrome e dos anticorpos em pacientes com ou sem câncer, e os pacientes costumam se recuperar completamente ou têm uma melhora importante com a terapia imunomoduladora e retirada do tumor, se presente. As recidivas neurológicas ocorrem a uma taxa variável baseada na síndrome.

COMPLICAÇÕES NEUROLÓGICAS SECUNDÁRIAS À TERAPIA FARMACOLÓGICA

As complicações neurológicas da terapia oncológica podem resultar de efeitos tóxicos diretos ao SNC ou sistema nervoso periférico, ou indiretamente por meio de distúrbios metabólicos e imunomediados induzidos por fármacos ou mesmo pelo acometimento cerebrovascular. O seu reconhecimento é importante devido ao potencial fator confundidor na fase inicial com doença metastática, síndromes paraneoplásicas ou até mesmo com transtornos neurológicos pelas próprias comorbidades do paciente que não requerem uma redução da dose ou suspensão do medicamento. Se a doença neurológica é causada pela quimioterapia, a interrupção do agente agressor pode prevenir lesões irreversíveis.

Aqui nos aprofundaremos mais nas complicações neurológicas associadas a agentes biológicos, os anticorpos monoclonais. A Tabela 164.6 resume as principais complicações neurológicas relacionadas aos fármacos imunomoduladores e aos quimioterápicos.

Podemos também abordar as complicações neurológicas associadas ao tratamento para o câncer focando nas síndromes neurológicas apresentadas, como: encefalopatias agudas (cisplatina, corticoesteroides, 5-fluoruracila, etoposídeo), encefalopatias crônicas (citarabina, dacarbazina, fludarabina, metotrexato), síndrome de encefalopatia posterior reversível – PRES (cisplatina, bevacizumabe, ciclofosfamida, ciclosporina, tacrolimo), cegueira cortical (fludarabina e compostos platinados), neuropatia óptica (bevacizumabe, ácido retinoico), trombose venosa cerebral (L-asparaginase), retinopatia (tamoxifeno) e cerebelopatia (ciclosporina, citarabina, 5-fluoruracila, procarbazina, vincristina).

O uso de anticorpos monoclonais terapêuticos (AMT) continua a se expandir por meio de muitas especialidades médicas, inclusive na neurologia. Na última década, o número de medicamentos disponíveis aumentou bastante, principalmente no tratamento das doenças desmielinizantes/inflamatórias crônicas, assim como em todas as doenças com mecanismo imunomediado de uma maneira geral. Na maior parte dos casos, esses medicamentos são bem tolerados, contudo o uso de anticorpos monoclonais terapêuticos não está livre de riscos, e entre as possíveis complicações da terapia estão as manifestações neurológicas. Elas podem variar desde um acometimento leve e autolimitado, até complicações graves que necessitarão de cuidados intensivos.

O número de medicamentos nessa classe é vasto e o espectro de complicações neurológicas descritas é muito amplo, por isso nosso foco será nos fármacos cujas complicações são mais comumente encontradas. Desde o início do tratamento deve ser informado aos pacientes sobre o risco de infecções oportunistas. Essas infecções podem causar apresentações neurológicas, incluindo neurotuberculose, leucoencefalopatia multifocal progressiva, entre outras.

Também deve ser informado quais medicações que produzem uma menor vigilância imunológica predispõem esses pacientes a malignidades, e alguns fármacos podem predispor a

Tabela 164.6 Neurotoxicidade dos fármacos frequentemente utilizados em transplantes, oncologia, doenças imunomediadas.

Fármaco	Toxicidade neurológica e sistêmica	Uso/indicação
Regimes de preparação		
Alentuzumabe	Mielite, tireoidopatia, púrpura trombocitopênica idiopática, doença antimembrana basal glomerular	Transplante de células-tronco, esclerose múltipla
Bussulfano	Convulsões, fraqueza, mialgia	Transplante autólogo ou alogênico para leucemia aguda ou crônica
Carboplatina	PRES, neuropatia periférica, ototoxicidade, dor	Transplantes autólogos
Carmustina	Encefalopatia tardia (em média 1,5 mês após tratamento), alterações em microvasculatura do disco óptico e retina	Transplantes autólogos
Ciclofosfamida	Confusão mental transitória após altas doses, toxicidade ovariana, cistite hemorrágica grave	Transplantes autólogos e alogênicos, neuropatias, miastenia, doenças imunomediadas
Citarabina	Síndrome pancerebelar, convulsões e meningite linfocítica	Transplantes autólogos e alogênicos
Etoposídeo	Encefalopatia tardia (após 1-2 semanas), PRES, distonia aguda, neuropatia periférica	Regime de condicionamento
Fludarabina	Encefalopatia grave com alterações de substância branca na RM, risco de LEMP	Transplante de células-tronco de intensidade reduzida
Ifosfamida	Encefalopatia aguda grave, maior risco em crianças, com tratamento prévio com cisplatina, hipoalbuminemia, convulsões	Terapia de resgate com transplante autólogo
Melfalano	Convulsões, encefalopatia	Mieloma múltiplo, transplante de células-tronco de sangue periférico
Metotrexato	Microangiopatia necrotizante, toxicidade adicional à radiação craniana, episódios semelhantes a acidentes vasculares cerebrais, mielite transversa	Profilaxia pós-transplante para GVHD, PTLD, terapia combinada para linfoma primário de SNC, neuropatias, miastenia, doenças imunomediadas
Tiotepa	Meningite linfocítica	Câncer de bexiga, seios e ovário
Antibióticos (profilaxia ou tratamento)		
Aciclovir	Convulsões, encefalopatia, necrose tubular renal	HSV, VVZ
Anfotericina B	Parkinsonismo, confusão mental, lesão tubular renal	Infecções fúngicas
Cefepima	Convulsões, mioclonias, encefalopatia	Infecções bacterianas
Imipeném	Convulsões	Infecções bacterianas
Linezolida	Neuropatia óptica isquêmica, PRES, síndrome serotoninérgica, neuropatia	Infecções bacterianas (principalmente gram-positivas)
Metronidazol	Síndrome cerebelar: ataxia, disartria reversíveis	Infecções bacterianas (principalmente anaeróbios)
Posaconazol	Piora da neuropatia por vincristina	Profilaxia antifúngica
Voriconazol	Alucinações visuais	Profilaxia e tratamento antifúngico
Imunossupressores		
Ciclosporina	Cefaleia, tremores, PRES, convulsões, CIDP, mutismo, pseudotumor cerebral, lesão renal, piora de HAS	
Micofenolato	Risco de LEMP	
Tacrolimo	Tremores, PRES, desmielinização, CIDP, plexopatia braquial, neuropatia óptica, perda auditiva, convulsões	
Sirolimo	PRES	

CIDP: polineuropatia desmielinizante inflamatória crônica; GVHD: doença enxerto *versus* o hospedeiro; HAS: hipertensão arterial sistêmica; HSV: herpes vírus simples; LEMP: leucoencefalopatia multifocal progressiva; PRES: síndrome da encefalopatia posterior reversível; PTLD: doença linfoproliferativa pós-transplante; RM: ressonância magnética; SNC: sistema nervoso central; VVZ: vírus varicela-zóster. (Adaptada de: Pruitt et al., 2013, a e b; e Mathew e Rosenfeld, 2007.)

condições como linfomas, que também podem afetar o sistema nervoso. Essas possibilidades infecciosas e malignas devem sempre permanecer no diagnóstico diferencial das complicações neurológicas quando um anticorpo monoclonal for empregado.

NOVAS TERAPIAS NA ONCOLOGIA

Novas abordagens terapêuticas incluem novos agentes que são mais refinados do que os tratamentos anteriores disponíveis classicamente. Podemos incluir nesse grupo os bloqueadores de receptores de células tumorais, inibidores de transdução de sinal, inibidores de infiltração tumoral, inibidores de angiogênese e as terapias gênicas. Os bloqueadores de receptores de células tumorais são predominantemente dirigidos ao receptor da tirosina quinase.

Os inibidores do *immune-checkpoint* (ICI) são agentes terapêuticos utilizados para melhorar a resposta imune antitumoral ao bloquear a sinalização de receptores que exercem efeitos regulatórios negativos sobre a ativação de linfócitos T. Os ICIs clinicamente mais importantes são anticorpos monoclonais que visam atingir o antígeno 4 associado a linfócitos T citotóxicos (CTLA4), o receptor da morte celular programada tipo 1 (PD-1) ou o seu ligante (PD-L1), que se mostraram responsáveis pelo escape das células tumorais da vigilância imunológica.

A adoção desse tratamento na prática oncológica levou a um aumento na sobrevida e remissões a longo prazo, mesmo em pacientes com câncer metastático extenso. A principal desvantagem dos ICIs é a possibilidade do desenvolvimento de eventos adversos relacionados ao sistema imunológico (EAri), incluindo síndromes neurológicas graves que podem se manifestar como um agravamento de sintoma preexistente ou de sintomas novos por doenças neurológicas autoimunes.

O primeiro passo na abordagem desses distúrbios é determinar se a síndrome preenche os critérios anteriormente mencionados para SNP depois de ter excluído outras etiologias (p. ex., meningite carcinomatosa). Ambas as complicações em SNC e sistema nervoso periférico são descritas. Já existem evidências de que síndromes neurológicas específicas (p. ex., aquelas associadas a anticorpos Ma2 e Hu) podem ser desencadeadas no tratamento do câncer por imunoterapia. No entanto, uma proporção substancial de casos permanece soronegativos apesar da triagem abrangente, e a detecção de anticorpos não é necessária para o diagnóstico de EAri.

Embora as SNPs clássicas sejam conhecidas por preceder a descoberta do câncer, síndromes neurológicas desencadeadas por ICIs por definição se desenvolvem quando o câncer já está diagnosticado – em geral logo após o início dos ICIs. É recomendado que o teste de anticorpos neuronais seja realizado rotineiramente em todos os pacientes que desenvolvem EAri neurológicos semelhantes às SNPs de alto ou intermediário risco, pois os pacientes com SNP atual ou anterior correm maior risco de desenvolver piora neurológica se tratados com ICIs e, portanto, a relação risco/benefício do uso dos ICI deve ser ponderada com cuidado nesse contexto.

Ipilimumabe

O tratamento com ipilimumabe foi associado com várias síndromes neurológicas distintas, incluindo síndrome de Guillain-Barré (SGB), polineuropatia desmielinizante inflamatória crônica (PDIC), meningorradiculoneurite, paralisia de Bell, síndrome de Tolosa-Hunt, neuropatia entérica inflamatória, miastenia *gravis* (MG), miopatia inflamatória, mielite transversa, meningite asséptica, arterite temporal, PRES.

Nivolumabe

Esse é um anticorpo totalmente humano IgG4, que se liga a PD-1 em células imunes ativadas para interromper a interação do PD-1 com ligantes PD-L1 e PD-L2, atenuando, assim, os sinais inibitórios e provocando o aumento da resposta antitumoral do hospedeiro. Ele tem sido associado a neuropatias periféricas, disgeusia, síndrome das pernas inquietas, tremor, letargia, alterações de memória, vertigem, disartria, edema cerebral, lesão do nervo facial, neurite óptica bilateral, SGB e MG.

Pembrolizumabe

Possui perfil de complicações neurológicas semelhante ao do nivolumabe, porém as complicações neuromusculares parecem mais marcantes.

Bevacizumabe

É um anticorpo monoclonal dirigido contra o fator de crescimento endotelial vascular (VEGF), um inibidor potente da angiogênese. Foi estudado e tem uso estabelecido em carcinoma de células renais, câncer colorretal, câncer de mama e de pulmão. Possui complicações hemorrágicas e referentes à disfunção endotelial, como ocorre na PRES.

Terapia de linfócitos T do receptor de antígeno quimérico (terapia *CART-cell*)

É um tratamento emergente para neoplasias hematológicas, que se baseia no fato de os linfócitos T humanos poderem ser geneticamente modificados, expandidos e infundidos de volta ao paciente, com o objetivo de eliminar as células tumorais. Acredita-se que a toxicidade relacionada à terapia de células CART seja resultado da síndrome de liberação de citocinas, uma resposta inflamatória sistêmica que leva à disfunção orgânica causada por citocinas liberadas da infusão celular. A neurotoxicidade resultante da terapia é comum e é tipicamente reversível. É conhecida como "neurotoxicidade associada à síndrome das células efetoras imunes", cujo primeiro sinal de neurotoxicidade é, muitas vezes, uma alteração na caligrafia, mas pode incluir cefaleia, alterações no nível de consciência, afasia, apraxia, ataxia, alucinações, tremor, dismetria, mioclonias, paralisia do nervo facial e convulsões. Os efeitos adversos neurológicos podem exigir cuidados de suporte agressivos, além de tratamento com tocilizumabe, corticosteroides, dependendo da gravidade da toxicidade.

ANTICORPOS MONOCLONAIS E COMPLICAÇÕES NEUROLÓGICAS NA REUMATOLOGIA

O fator de necrose tumoral alfa (TNF-α) é uma citocina que modula reações inflamatórias em humanos, facilitando a migração de leucócitos, aumentando a atividade de neutrófilos, induzindo citocinas pró-inflamatórias e reagentes de fase aguda, e ativando a produção de enzimas que degradam tecidos. Pacientes com condições reumatológicas – tais como artrite reumatoide, espondilite anquilosante e artrite psoriásica – possuem concentrações de TNF-α aumentadas na lesão ou no órgão envolvido. Os anticorpos monoclonais contra o TNF-α mostraram reduzir a inflamação patológica ou induzir remissão em um número significativo de pacientes com condições inflamatórias (neurológicas, reumatológicas). Formulações terapêuticas de anticorpos monoclonais contra TNF-α incluem infliximabe, adalimumabe, golimumabe e certolizumabe. Desses, o infliximabe e o adalimumabe são mais amplamente utilizados e serão discutidos aqui.

Infliximabe

É um anticorpo monoclonal IgG1K quimérico que neutraliza a atividade biológica do TNF-α. O evento adverso neurológico mais comum é a cefaleia, ocorrendo em 12 a 18% dos pacientes estudados. Outros eventos neurológicos adversos graves incluem síndromes desmielinizantes centrais e neuropatias com desmielinização periférica. Deepak et al. revisaram um total de 772 eventos adversos neurológicos associados a inibidores de TNF-α dos dados pós-comercialização entre 2000 e 2009, dos quais 170 envolveram o uso de infliximabe para condições reumatológicas. Desses, a neuropatia periférica foi o achado mais comum (44,1%) seguido de eventos desmielinizantes do SNC (12,9%), paralisia facial (12,4%) e neurite óptica (11,8%). O tratamento consiste na suspensão do infliximabe, com ou sem a utilização de corticoesteroide intravenoso, conforme a gravidade do caso e evolução clínica após a descontinuação do medicamento. O infliximabe deve ser evitado em pacientes com história familiar de EM ou outras doenças desmielinizantes. Ele também tem sido associado ao desenvolvimento de desmielinização nas polineuropatias periféricas, apresentando vários padrões clínicos (SGB, PDIC, neuropatias puramente sensitivas, e neuropatia motora multifocal). Outras complicações estão relacionadas à imunossupressão, como infecções do SNC, incluindo meningite criptocócica, neuroborreliose, meningite por listéria, encefalite por herpes-zóster e abscesso epidural espinhal.

Adalimumabe

É um anticorpo monoclonal IgG1 recombinante que se liga diretamente ao TNF-α para evitar a interação com os receptores de superfície p55 e p75. Ao contrário do infliximabe, o adalimumabe é totalmente humanizado. Ele foi desenvolvido para o tratamento da artrite reumatoide moderada a grave e posteriormente liberado para o uso na artrite psoriásica, espondilite anquilosante, doença de Crohn, artrite idiopática juvenil e, mais recentemente, na uveíte em 2016. Assim como os outros bloqueadores do TNF-α, o adalimumabe tem sido vinculado à exacerbação ou ao aparecimento de doença desmielinizante, incluindo eventos de desmielinização monofásica em SNC, esclerose múltipla, neurite óptica, mielite transversa, SGB, PDIC e outras neuropatias desmielinizantes. Foram relatadas infecções graves ou atípicas do SNC por patógenos oportunistas, como listéria e toxoplasma, que devem ser lembradas em pacientes com adalimumabe que apresentam crises epilépticas, déficits neurológicos focais ou sinais de meningismo. Encefalite por varicela-zóster ou herpes simples é rara, mas pode ter um curso fulminante. A incidência de glioblastoma também pode ser aumentada, assim como no uso de infliximabe.

Quando falamos de complicações/síndromes neurológicas associadas às doenças reumáticas, é importante lembrar que nem sempre a associação é com a terapia, mas sim com a própria doença de base, como: meningoencefalites (na artrite reumatoide e policondrite recidivante), risco aumentado de síndromes neurovasculares (LES), síndromes desmielinizantes do SNC e ganglionopatia sensitiva (Sjögren), miopatias (sobreposição com esclerose sistêmica), neuropatia vasculítica (ANCA-mediada, poliarterite nodosa, crioglobulinemia e síndrome autoinflamatória na deficiência de adenosina deaminase (ADA) 2.

ASPECTOS DE NEUROIMAGEM

As complicações neurológicas ocorrem em 30 a 60% dos pacientes que recebem transplante de órgão sólido e em cerca de 12 a 70% daqueles que receberam transplante de medula óssea (TMO). As principais complicações incluem as infecções do SNC, encefalopatia, crises convulsivas, acidente vascular cerebral e neuropatia periférica.

As infecções do SNC ocorrem em 5 a 10% dos pacientes transplantados e, na maioria das vezes, manifestam-se como abscesso cerebral, encefalite ou meningite. *Aspergillus fumigatus, Listeria monocytogenes* e *Cryptococcus neoformans* são as causas mais comuns de infecção pelo SNC em pacientes pós-transplantes.

A terapia imunossupressora reduz a imunidade mediada por células para evitar a rejeição do transplante e a doença do enxerto *versus* o hospedeiro (GVHD), porém essa imunossupressão aumenta bastante o risco de infecção por fungos, vírus (em especial da família Herpesviridae), bactérias e parasitas. Além disso, alguns agentes imunossupressores, principalmente a ciclosporina e o tacrolimo, podem causar uma leucoencefalopatia que pode mimetizar a infecção do SNC.

Pacientes que recebem TMO autólogo (células-tronco da medula óssea do paciente ou sangue periférico) são muito menos propensos a desenvolver infecção do SNC do que os pacientes que recebem TMO alogênico (células-tronco de um doador compatível pelo HLA). Essa suscetibilidade às infecções do SNC após o transplante pode mudar ao longo do tempo. Por exemplo, durante o mês inicial pós-transplante, a infecção do SNC é mais frequentemente causada por patógenos bacterianos comuns ou por patógenos oportunistas presentes no ambiente de transplante (p. ex., *Aspergillus* ou *Mycobacterium tuberculosis*). Após 1 a 6 meses, a imunossupressão é maior, resultando em maior suscetibilidade à infecção do SNC pelos herpes-vírus, especialmente pelo CMV e vírus Epstein-Barr (EBV), fungos e bactérias atípicas. Por fim, após 6 meses, a redução da imunossupressão é acompanhada por diminuição da suscetibilidade às infecções, realizando uma análise comparativa com os primeiros meses. Se um paciente precisar de níveis elevados de imunossupressão por causa da rejeição de enxerto ou GVHD, o aumento da suscetibilidade às infecções oportunistas do SNC persistirá. A maioria dos casos de LEMP e meningite criptocócica ocorre em 6 meses pós-transplante.

A maioria das infecções oportunistas do SNC e neoplasias está associada a dor de cabeça, febre, meningismo, alteração do nível de consciência ou déficit neurológico focal. A presença de um ou mais desses sintomas deve alertar o médico para a possibilidade de infecção do SNC. Após o transplante, a terapia imunossupressora reduz a resposta inflamatória à infecção, mascarando os sintomas típicos de infecção do SNC. Ao contrário de pacientes imunocompetentes com abscesso piogênico do SNC, os pacientes pós-transplante em geral se manifestam apenas com cefaleia, leve alteração do nível neurológico a princípio, sem déficits neurológicos focais. Os déficits, quando presentes, são mais frequentemente vistos com toxoplasmose, aspergilose, LEMP ou outros abscessos, como os fúngicos. Diante de um quadro clínico com um paciente imunocomprometido, em que os achados clínicos nem sempre ajudam na diferenciação da etiologia do acometimento, as características radiológicas de uma lesão do SNC podem ajudar bastante a distinguir entre as várias infecções oportunistas e neoplasias possíveis nesses pacientes (Tabela 164.7).

Após a revisão do tema, é importante termos em mente que, na avaliação médica inicial sistematizada do paciente imunossuprimido ou imunocomprometido, o profissional deve apresentar já as principais hipóteses etiológicas. Isso possibilita direcionar a uma rápida propedêutica diagnóstica dentro das opções disponíveis no seu serviço médico e até avaliar o início de terapias empíricas ou não, conforme o risco *versus* o benefício diante da gravidade do caso. Essa abordagem é crucial, pois muitas vezes a piora clínica ocorre no aguardo da realização dos exames complementares. É importante também lembrar que, conforme o grau de acometimento da imunidade do paciente, nem sempre a apresentação clínica será semelhante àquela apresentada nos pacientes com a imunidade preservada. Esse fato constitui um desafio na avaliação desses casos. Por isso, é fundamental a revisão das complicações mais comuns nesse contexto, para que seja possível buscarmos ativamente os melhores e mais ágeis diagnóstico e tratamento.

Tabela 164.7 Achados de neuroimagem de pacientes imunossuprimidos não HIV e agentes etiológicos comumente associados.

Achados na neuroimagem	Etiologias mais comuns	Etiologias menos comuns
Massa	*Aspergillus* sp. *T. gondii* *Nocardia* sp. Abcesso bacteriano PTLD	Linfoma de SNC *Histoplasma capsulatum* *Mucor* sp. *M. tuberculosis*
Lesão não realçada em substância branca	*Aspergillus* sp. LEMP PRES (ciclosporina, tacrolimo) SIRI ADEM	Desmielinização pontina Lesão por radiação
Realce meníngeo	*L. monocytogenes* *C. neoformans* *M. tuberculosis*	
Realce periventricular	CMV	
Encefalite	HSH VVZ EBV	HHV-6 (encefalite límbica)
Infartos cerebrais	VVZ Embolia por endocardite CMV *Aspergillus* sp. *Mucor* sp. DMSO	
Aparentemente normal	*Candida* sp.	

ADEM: encefalomielite disseminada aguda; CMV: citomegalovírus; DMSO: dimetilsulfóxido; EBV: vírus Epstein-Barr; HHV-6: herpes-vírus 6; LEMP: leucoencefalopatia multifocal progressiva; PRES: síndrome da encefalopatia posterior reversível; PTLD: doença linfoproliferativa pós-transplante; SNC: sistema nervoso central; SIRI: síndrome inflamatória da reconstituição imunológica; VVZ: vírus varicela-zóster. (Adaptada de: Zunt, 2002; Server et al., 2017.)

165

Complicações Neurológicas das Doenças Sistêmicas

Clécio de Oliveira Godeiro Júnior • Pedro Helder de Oliveira Junior •
Igor Vilela Brum • Ida Fortini • Fátima de Menezes Dantas •
Pedro Henrique Almeida Fraiman • Adalberto Studart-Neto • Pedro Braga Neto

Várias patologias de outros sistemas orgânicos podem se manifestar com acometimento no sistema nervoso central ou periférico. Algumas dessas manifestações neurológicas podem inclusive anteceder os sinais e sintomas do acometimento em outros órgãos. Essas complicações neurológicas de doenças sistêmicas tornam estreita a relação entre a Neurologia e as diversas outras especialidades médicas. O objetivo deste capítulo é discutir manifestações neurológicas das principais doenças hematológicas, do trato gastrointestinal, endocrinológicas, renais e deficiências nutricionais. Também será discutida a doença relacionada à IgG4, uma enfermidade multissistêmica com frequente acometimento neurológico. No Capítulo 166, *Aspectos Neurológicos das Doenças Reumatológicas* serão discutidas as complicações neurológicas de doenças reumatológicas e autoinflamatórias sistêmicas.

MANIFESTAÇÕES NEUROLÓGICAS DA DOENÇA RELACIONADA À IgG4

A doença relacionada à IgG4 (DR-IgG4) foi reconhecida pela primeira vez no início dos anos 2000 em pacientes com "pancreatite esclerosante" e altos níveis séricos de IgG4. A DR-IgG4 pode envolver vários órgãos e sistemas: linfonodos, tireoide, aorta, retroperitônio, rins, pâncreas, ductos biliares, glândulas salivares e lacrimais. As manifestações neurológicas ocorrem em menos de 10% dos casos e podem ou não acompanhar os sintomas sistêmicos.[1] A prevalência exata da DR-IgG4 é desconhecida. Geralmente, as coortes de DR-IgG4 apresentam uma leve predominância de homens de meia-idade e idosos.

Fisiopatologia

Há uma crescente evidência da base autoimune na patogênese da DR-IgG4, com linfócitos B e T, especialmente células CD4+ e linfócitos T auxiliares foliculares (Tfh).[1,2] O infiltrado inflamatório ativa fibroblastos e induz a deposição de colágeno, levando à hipertrofia tecidual. Os anticorpos IgG4 aparentemente não têm um papel patogênico direto, indicando um epifenômeno desencadeado pela resposta imune. Vários autoantígenos foram relatados como prováveis desencadeadores da DR-IgG4. No entanto, os eventos desencadeantes para o início da doença ainda são desconhecidos.

A hipótese predominante sugere que os linfócitos T citotóxicos CD4+ orquestram a doença, sustentados pela apresentação contínua de antígenos por células da linhagem linfocítica B. Uma resposta mediada por Tfh provavelmente é responsável pela formação de centros germinativos nos linfonodos e órgãos afetados, produzindo citocinas como a interleucina-4 (IL-4), que direcionam a produção de IgG4. A depleção de linfócitos B muitas vezes não normaliza completamente as concentrações séricas de IgG4 após a remissão clínica. A persistência de concentrações elevadas, embora decrescentes, de IgG4 após o controle da doença reforça a ideia de que a IgG4 em si não é o principal fator causador da doença.

Quadro clínico

A DR-IgG4 pode envolver um ou múltiplos órgãos, e as manifestações desta doença foram demonstradas em praticamente todos os sistemas orgânicos. Os pacientes frequentemente apresentam um quadro subagudo de efeito de massa no órgão afetado ou um aumento difuso de um órgão.[3]

As principais manifestações neurológicas da DR-IgG4 são a paquimeningite hipertrófica, o comprometimento da glândula e da haste hipofisárias e a miosite orbitária.[4] Entretanto, também foram relatadas manifestações envolvendo o sistema nervoso periférico (SNP), leptomeninge e parênquima encefálico. É frequente pacientes com DR-IgG4 apresentarem manifestações exclusivamente neurológicas. Em uma revisão de 33 casos de paquimeningite por IgG4 com diagnóstico histopatológico, 57% não apresentavam evidência de manifestações fora do sistema nervoso.[1]

Paquimeningite hipertrófica

A paquimeningite hipertrófica é uma manifestação neurológica comum da DR-IgG4.[1,4] A DR-IgG4 meníngea frequentemente ocorre de forma isolada e na presença de concentrações séricas de IgG4 normais ou apenas levemente elevadas. Cefaleia é o sintoma mais comum da doença meníngea relacionada à IgG4. Múltiplas neuropatias cranianas, devido à compressão dos nervos, podem ocorrer. É comum acometimento dos nervos da motricidade ocular e do nervo óptico, levando à diplopia e à baixa acuidade visual, respectivamente. Pode acometer o seio cavernoso, levando a uma síndrome de oftalmoparesia dolorosa. Surdez neurossensorial por compressão do VIII nervo craniano é outro sintoma frequente. Nos casos em que a doença se estende à dura-máter subjacente aos hemisférios cerebrais, podem ocorrer crises epilépticas e déficits focais.

Acometimento oftalmológico/orbitário

A doença oftalmológica relacionada à IgG4 afeta cerca de 17 a 23% dos pacientes com DR-IgG4. Em geral, envolve as glândulas lacrimais e é comumente acompanhada de comprometimento das glândulas salivares. Sintomas extraoftalmológicos são observados na maioria dos casos. A DR-IgG4 representa entre 25 e 50% dos pseudotumores orbitais, incluindo boa parte daqueles previamente diagnosticados como "inflamação idiopática da órbita". A DR-IgG4 também é reconhecida como uma causa de miosite orbital (miosite orbital relacionada à IgG4), sendo tipicamente indolor.

Hipofisite

A DR-IgG4 frequentemente envolve a hipófise e o infundíbulo, sendo chamada "hipofisite relacionada à IgG4".

Semelhante à paquimeningite, a hipofisite relacionada à IgG4 ocorre comumente como uma manifestação única da doença. Pacientes com DR-IgG4 que afeta principalmente a hipófise anterior tendem a apresentar libido reduzida, hipogonadismo, hipotireoidismo e hipoadrenalismo. Pacientes com DR-IgG4 da hipófise posterior ou infundíbulo apresentam sintomas de diabetes *insipidus* (DI) central, como poliúria e polidipsia.

Exames complementares

É importante verificar os níveis séricos de IgG4 em todos os pacientes com suspeita de DR-IgG4. Níveis elevados são encontrados em 70 a 90% dos pacientes, embora possam se manter dentro da faixa de normalidade em casos de envolvimento exclusivo do sistema nervoso.[3,4] Cabe lembrar que elevações nas concentrações de IgG4 no soro e nos tecidos não são específicas para a DR-IgG4; também são encontradas em distúrbios como a doença de Castleman, distúrbios alérgicos, vasculites sistêmicas, sarcoidose etc.

A análise do líquido cefalorraquidiano é necessária para exclusão de causas infecciosas e neoplásicas. Os principais achados na paquimeningite hipertrófica relacionada à DR-IgG4 incluem pleocitose linfomonocitária variável (até 100 células/mm³), leve elevação na concentração de proteínas e glicorraquia normal ou discretamente reduzida. A presença de bandas oligoclonais é comum. Embora pouco disponível, os níveis de IgG4 no líquido cefalorraquidiano podem estar elevados em pacientes com paquimeningite.

A ressonância magnética (RM) de crânio é fundamental para o diagnóstico, revelando o espessamento linear ou a formação de imagens nodulares na dura-máter afetada. Após a injeção de gadolínio, as imagens podem mostrar realce nas áreas comprometidas. Nas sequências ponderadas em T2, o espessamento pode apresentar iso ou hipossinal, dependendo do grau de fibrose e inflamação (Figura 165.1). A tomografia computadorizada (TC) de crânio pode ajudar quando há acometimento ósseo.

A busca ativa por envolvimento fora do sistema nervoso é crucial para obter tecido de fácil acesso para ser biopsiado. O procedimento específico depende de qual órgão-alvo será biopsiado e se há uma massa presente. As características histopatológicas e de coloração imuno-histoquímica da DR-IgG4 são notavelmente semelhantes em diferentes tecidos, independentemente do órgão ou tecido envolvido, e são caracterizadas por uma tríade típica: fibrose estoriforme, infiltrado linfoplasmocitário e flebite obliterante. A presença de duas dessas três características define o diagnóstico. A imuno-histoquímica para IgG e IgG4 demonstra que um aumento desproporcional de plasmócitos dentro da lesão é IgG4+.[1,4]

Tratamento

A DR-IgG4 apresenta boa resposta terapêutica a glicocorticoides ou imunobiológicos, em especial aqueles que depletam linfócitos B.[1,4,5] O tratamento com glicocorticoides pode ser feito por meio da administração intravenosa de metilprednisolona na dose habitual de 1 g/dia durante 3 a 5 dias, seguida de prednisona via oral com redução gradual da dose. A necessidade de terapia crônica poupadora de corticosteroides é comum no manejo da DR-IgG4, sendo possível o uso de metotrexato (15 a 20 mg/semana), azatioprina (1 a 2 mg/kg/dia), micofenolato de mofetila (1.000 mg 2 vezes/dia) ou ciclofosfamida.

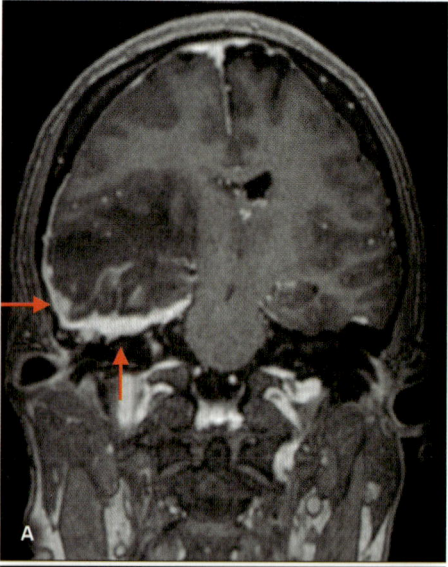
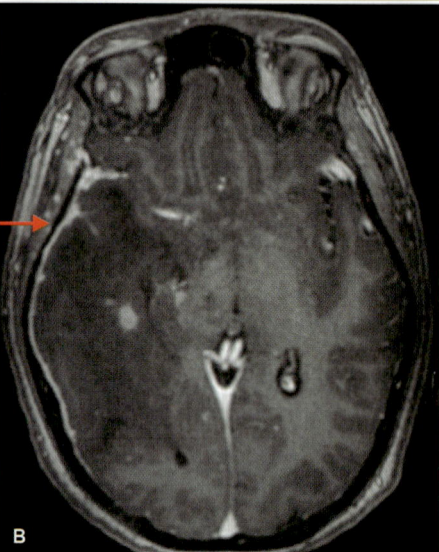
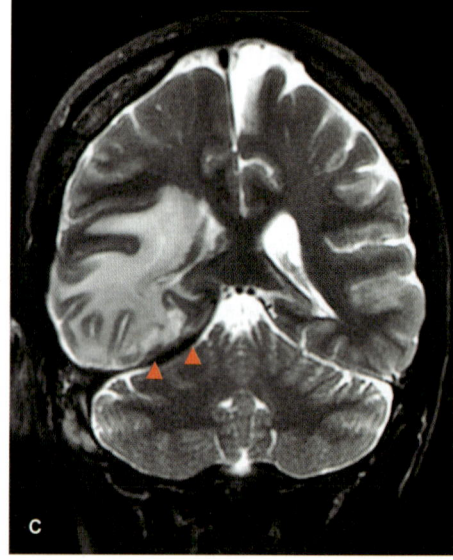

Figura 165.1 Ressonância magnética (RM) de crânio na sequência T1 pós-contraste coronal (**A**) e axial (**B**) evidenciando espessamento linear e nodular da dura-máter (*setas*) principalmente à direita com realce intenso após administração de gadolínio. Na RM coronal ponderada em T2 (**C**), observa-se que a área de espessamento meníngeo apresenta marcado hipossinal (*pontas de seta*). Há ainda intensa área de inflamação com efeito de massa no lobo temporal direito. (Imagem gentilmente cedida por Izaely Ramos Prates.)

O uso de rituximabe (um anti-CD20+ depletor de células B) tem mostrado grande promessa, e há relatos crescentes de remissão em pacientes que não responderam previamente a uma ou mais das medicações mencionadas.

MANIFESTAÇÕES NEUROLÓGICAS EM DEFICIÊNCIAS NUTRICIONAIS

Deficiência de tiamina (vitamina B1)

A tiamina é um cofator essencial no metabolismo de carboidratos e aminoácidos. O difosfato de tiamina, o metabólito ativo, é um cofator de várias enzimas envolvidas nas vias da glicólise e das pentoses. Em um estado de deficiência de tiamina, essas enzimas limitam o fornecimento e a ciclagem do ciclo de Krebs, resultando em diminuição da síntese de trifosfato de adenosina (ATP), dano oxidativo e morte celular. Os distúrbios metabólicos na deficiência de tiamina levam a uma acidose metabólica, e a avaliação laboratorial frequentemente revela aumento de lactato.[6]

A tiamina é encontrada em cereais, carnes, grãos integrais, ovos e em algumas frutas cítricas. A necessidade diária para adultos raramente excede 2 mg, porém a capacidade limitada de armazenamento pode produzir deficiência sintomática em algumas semanas ou meses. Normalmente a deficiência de tiamina é associada ao consumo abusivo de álcool, mas outras situações podem levar à carência de tiamina por deficiência na ingesta (anorexia nervosa, desnutrição, pacientes oncológicos, uso prolongado de dieta parenteral), por diminuição da absorção (portadores de doenças esofágicas ou gástricas, pós-operatório de cirurgia bariátrica) ou por perdas (vômitos incoercíveis, hiperêmese gravídica).[6,7]

A deficiência aguda e grave de tiamina pode causar rara acidose lática fatal. No entanto, o quadro mais relevante e que deve ser prontamente reconhecido são as síndromes de Wernicke e de Korsakoff. A deficiência crônica de tiamina pode produzir insuficiência cardíaca de alto débito e polineuropatia sensitivo-motora (beribéri úmido), embora possa ocorrer apenas como uma polineuropatia isolada (beribéri seco).[7]

As síndromes de Wernicke e de Korsakoff são clinicamente distintas, porém ambas são o resultado da deficiência de tiamina. A administração de glicose pode precipitar a síndrome de Wernicke aguda em indivíduos com baixas reservas de tiamina, razão pela qual a glicose nunca deverá ser reposta de modo isolado em tais contextos. A síndrome (ou encefalopatia) de Wernicke caracteriza-se clinicamente por um ou mais elementos da tríade: (1) movimentos oculares anormais e oftalmoparesia sem comprometimento da pupila; (2) ataxia cerebelar, de predomínio axial e de membros inferiores; e (3) confusão mental. Caso não tratada, evolui para rebaixamento progressivo do nível de consciência, coma e morte. Somente 16% dos pacientes têm a síndrome completa, enquanto 82% apresentam o estado confusional agudo, 29% as alterações na motricidade ocular e 16% ataxia.[8] Além dos sintomas clássicos, outros podem estar presentes: alucinações, papiledema, hemorragias retinianas, hipo ou hipertermia e crises epilépticas.

A RM de encéfalo de indivíduos com depleção grave de tiamina pode revelar lesões na área periaquedutal, tálamos, corpos mamilares, núcleos da base, tronco cerebral e região frontal (Figura 165.2). Pode haver um hipossinal nas sequências de suscetibilidade magnética indicando hemorragias petequiais. Hemorragia macroscópica é rara.

A encefalopatia de Wernicke é considerada uma emergência médica, e os pacientes requerem administração intravenosa imediata de tiamina para prevenir a progressão. Se não tratada, a encefalopatia de Wernicke pode progredir para morte (20%) ou para síndrome Korsakoff (68%). Apenas uma minoria (12%) fica com sequelas mínimas se não tratada adequadamente.[9]

De acordo com as recomendações do Royal College of Physicians, pacientes com encefalopatia de Wernicke podem ser tratados com infusão intravenosa de 500 mg de cloridrato de tiamina em 100 mℓ de solução salina normal 3 vezes/dia por 2 a 3 dias. Após, recomenda-se a administração de 250 mg de tiamina diariamente por 3 a 5 dias. Uma dose de manutenção por via oral é recomendada em pacientes com alto risco de recorrência.

A síndrome de Korsakoff manifesta-se por uma síndrome de amnésia diencefálica, com prejuízo da memória

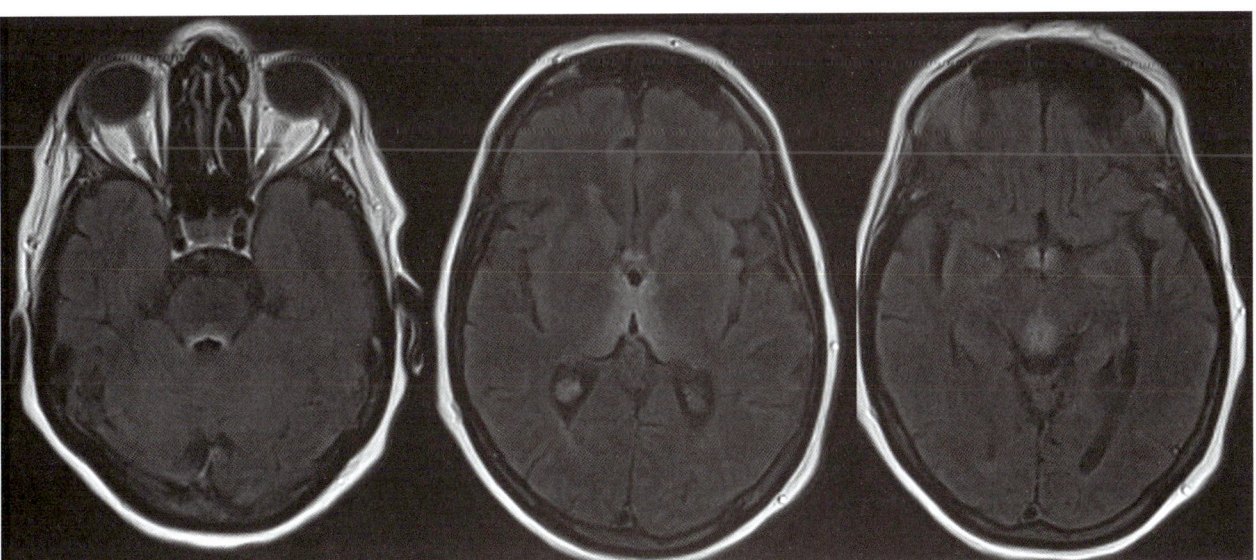

Figura 165.2 Ressonância magnética FLAIR evidenciando hipersinal na substância cinzenta periaquedutal, tálamo medial e corpos mamilares em paciente com encefalopatia de Wernicke por deficiência de tiamina. (Imagem gentilmente cedida por Pedro Henrique Gargioni de Andrade.)

anterógrada e retrógrada. Diferentemente da encefalopatia de Wernicke, a atenção está normal ou pouco alterada. Confabulação e desorientação temporal e espacial são muito frequentes. Os pacientes são incapazes de consolidar memórias a curto prazo em memórias a longo prazo devido a lesões nos corpos mamilares e nos núcleos anteriores dos tálamos.

Deficiência de niacina (ácido nicotínico ou vitamina B3)

A niacina, também chamada "ácido nicotínico", "vitamina B3" ou "vitamina PP", é convertida em nicotinamida adenina dinucleotídio (NAD) ou nicotinamida adenina dinucleotídio fosfato (NADP).[10] Esses cofatores estão implicados em todas as vias bioenergéticas essenciais. A niacina é absorvida quase que por completo no intestino delgado. A deficiência de niacina ou de seu precursor triptofano causa a pelagra. Desnutrição, alcoolismo crônico, síndrome de má-absorção, efeitos adversos de fármacos (como isoniazida) e anorexia nervosa são causas de pelagra.

A pelagra é caracterizada por uma tríade de alterações dermatológicas, gastrointestinais e neurológicas ("doença dos três Ds"): diarreia, dermatite e demência. Erupção cutânea eritematosa que evolui para a hiperpigmentação aparece nas áreas expostas à luz (colar de Casal); glossite e enterite costumam ser graves e provocar náusea, vômito e diarreia aquosa ou sanguinolenta. As anormalidades neurológicas incluem irritabilidade, insônia e fadiga, progredindo para depressão, alterações de memória, demência, psicose e coma. Polineuropatia sensitivo-motora, mielopatia, mioclonias, crises convulsivas, ataxia cerebelar, parkinsonismo, retinite e atrofia óptica podem ocorrer. O diagnóstico pode ser confirmado pela dosagem da N-metilnicotinamida urinária.[10]

O tratamento da pelagra é a administração de niacina ou nicotinamida, além de outras vitaminas que costumam se encontrar deficientes em virtude do contexto clínico nutricional. A resposta é em geral rápida, mas sequelas cognitivas podem persistir.

Deficiência de piridoxina (vitamina B6)

A piridoxina é convertida em piridoxal-5-fosfato, um cofator fundamental em diversas reações enzimáticas, tais como a transulfuração da homocisteína em cistationina. Por isso, a deficiência de piridoxina agrava hiper-homocisteinemia em pacientes com baixos níveis de ácido fólico ou cobalamina.[11]

A deficiência nutricional de vitamina B6 é muito rara hoje em dia. A dependência de vitamina B6 pode ser causada por erros inatos do metabolismo geneticamente determinado. Algumas epilepsias genéticas farmacorresistentes e dependentes de vitamina B6 com frequência se manifestam no período neonatal. Devem ser consideradas também em crianças com epilepsias farmacorresistentes de etiologia incerta.

O uso de isoniazida, penicilamina e de hidralazina pode produzir deficiência de piridoxina, o que obriga a suplementação dessa vitamina. A deficiência de piridoxina causa polineuropatia periférica axonal de predomínio sensitivo e crises epilépticas. É importante ressaltar que polineuropatia sensitiva grave pode afetar indivíduos em uso de piridoxina em altas doses (2 a 6 g/dia). A polineuropatia tóxica produzida por altas doses costuma melhorar após a retirada da piridoxina, embora muitas vezes demore de meses a anos.[11]

Deficiência de cobalamina (vitamina B12)

A vitamina B12 (cobalamina) é uma vitamina hidrossolúvel produzida na natureza por microrganismos. Os seres humanos não podem sintetizar a vitamina B12, sendo totalmente dependentes de fontes alimentares. A dose diária recomendada é de 2,4 μg para homens e mulheres não grávidas e 2,6 μg para mulheres grávidas. A principal fonte de vitamina B12 provém da ingestão de proteínas animais.

A vitamina B12 está envolvida em muitas vias metabólicas importantes e desempenha papel central na hematopoiese. Para a síntese de proteínas, a vitamina B12 ligada à metionina sintetase facilita a remoção de um grupo metil do metilfolato para formar a homocisteína, que é convertida em metionina. A vitamina B12 também é necessária para a isomerização de d-leucina em leucina, além de atuar na isomerização de metilmalonil CoA a succinil CoA, ponto crítico no ciclo de Krebs.[7]

A deficiência de cobalamina pode se manifestar por comprometimento de todo o neuroeixo, ocasionando mielopatia (degeneração combinada subaguda), encefalopatia, polineuropatia e, mais raramente, neuropatia óptica. Idosos e etilistas crônicos são os principais grupos em que a deficiência deve ser lembrada. Em virtude do complexo metabolismo da vitamina B12 em todo o seu trajeto pelo trato gastrointestinal, qualquer situação que afete o funcionamento secretor normal da mucosa gástrica, seja por gastrite atrófica ou por desvios cirúrgicos (como cirurgia bariátrica), bem como lesões (doença celíaca, doença intestinal inflamatória) ou disfunções ileais (síndrome da alça cega, por exemplo), pode ocasionar deficiência de cobalamina. Vegetarianos estritos estão em risco de deficiência. Anemia perniciosa é outra causa que pode ser diagnosticada pela pesquisa adequada de anticorpos contra células parietais (sensibilidade de 85%) e contra o fator intrínseco (menor sensibilidade, porém maior especificidade).[7]

As manifestações neurológicas costumam anteceder outros sinais e sintomas clínicos de deficiência de cobalamina. Os sintomas mais precoces são parestesias e adormecimentos que se iniciam nas mãos e depois acometem os pés (polineuropatia, mielopatia ou ambos), seguidos por ataxia sensitiva (acometimento do funículo dorsal da medula). Os reflexos profundos costumam estar hiperativos, embora possam estar diminuídos nos casos em que predomina a neuropatia periférica. Sinal de Babinski bilateral e hipertonia espástica podem ocorrer como comprometimento dos tratos corticoespinhais laterais. Deficiência de cobre também pode levar a uma mielopatia semelhante à degeneração combinada subaguda, sendo um diagnóstico diferencial importante. As alterações cognitivas e psiquiátricas raramente ocorrem de maneira isolada e incluem déficit de memória, demência e psicose paranoide com alucinações ("loucura ou mania megaloblástica").

O diagnóstico é confirmado laboratorialmente. O hemograma deve ser avaliado com reserva, pois mais de um quarto dos pacientes com deficiência de cobalamina e sintomas neurológicos têm níveis normais de hemoglobina ou de volume eritrocitário médio ou ambos. Alguns pacientes com deficiência clinicamente importante de cobalamina têm níveis séricos dentro dos valores de referência, porém baixos de cobalamina. O diagnóstico, nesses casos, pode ser confirmado pela presença de concentrações séricas aumentadas de ácido metilmalônico e homocisteína.

Um dos achados mais frequentes na RM é o aumento do sinal simétrico e bilateral nas colunas dorsais da medula espinhal. Raramente, a RM de crânio pode revelar áreas confluentes de aumento de sinal em T2 na substância branca cerebral. As alterações de imagem podem se resolver dentro de alguns meses após o início da terapia (Figura 165.3).

O tratamento da deficiência de cobalamina é feito por meio da administração intramuscular de vitamina B12. Reposição oral em altas doses pode ser prescrita quando não existe má-absorção ou história prévia de cirurgias gástricas. Todo paciente com degeneração combinada subaguda, independente da causa, deve ser tratado com reposição intramuscular de cobalamina. Há também uma formulação sublingual. Deve-se prescrever 1.000 mcg a 5.000 mcg de vitamina B12 durante 5 dias consecutivos. Após, 1 vez/semana, durante 4 semanas consecutivas. O tratamento de manutenção irá depender da causa. O principal fator prognóstico é o tempo de duração dos sintomas antes do início do tratamento.

Deficiência de ácido fólico (vitamina B9)

O folato é necessário para a divisão celular e manutenção celular, pois desempenha um papel importante na síntese de nucleotídios (timidina), essencial para a síntese ou reparo *de novo* de DNA. Além disso, é um fator-chave na metilação "específica do local" da base de citosina no DNA, que regula a expressão gênica epigenética. A terceira função do folato é a remetilação da homocisteína plasmática, convertendo-se em metionina.

A deficiência de folato produz manifestações hematológicas bem conhecidas.[12] No entanto, as manifestações neurológicas ainda são controversas.[12] Há, contudo, exemplos que favorecem o papel da deficiência de folato na gênese da polineuropatia, tal como descrito no uso de metotrexato, antagonista de absorção do ácido fólico. A reposição isolada de ácido fólico em indivíduos com deficiência ou baixos níveis de cobalamina pode precipitar uma deficiência de vitamina B12. Talvez, muitos dos casos neurológicos atribuídos à deficiência de folato devam-se à precipitação de deficiência de cobalamina durante reposição isolada de ácido fólico.

O papel do ácido fólico encontra-se bem determinado na prevenção de defeitos do tubo neural, tais como espinha bífida e anencefalia. Suplementação adicional de 0,4 mg/dia é obrigatória para mulheres em idade fértil que possam engravidar. Assim como a deficiência de cobalamina, níveis deficientes de folato resultam em elevação da homocisteína sérica.

Deficiência de vitamina E

Além de seu papel como um potente antioxidante, a vitamina E está envolvida em uma ampla gama de processos

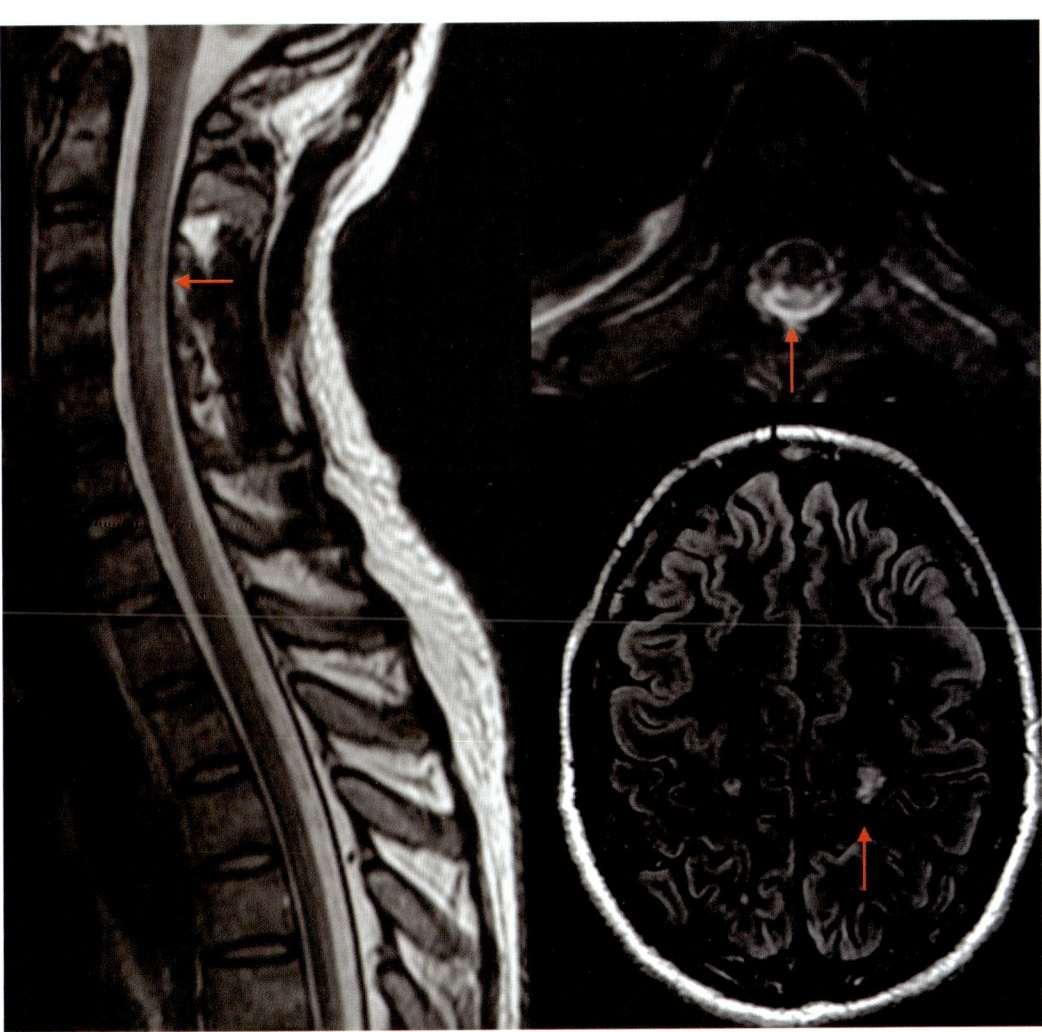

Figura 165.3 Ressonância magnética (RM) de coluna cervical e torácica T2 evidenciando hipersinal no cordão posterior da medula espinhal. RM de crânio FLAIR evidenciando hipersinal bilateral na substância branca no trajeto do trato corticoespinhal em paciente com deficiência de vitamina B12. (Imagem gentilmente cedida por Izaely Ramos Prates.)

fisiológicos, desde função imunológica e controle da inflamação até a regulação da expressão gênica e desempenho cognitivo.[13] Os resultados de vários estudos sugerem que o estado nutricional pobre e a maior prevalência de outros estressores oxidativos predispõe as populações dos países em desenvolvimento à deficiência de vitamina E. Crianças e idosos são grupos etários mais vulneráveis.

A deficiência de vitamina E pode ocorrer tanto por causas adquiridas (colestase, insuficiência pancreática e síndromes mal absortivas), como por causas genéticas (ataxia associada à deficiência isolada de vitamina E, hipobetalipoproteinemia em homozigose, abetalipoproteinemia de Bassen-Kornzweig).[13] O quadro clínico é similar àquele produzido pela ataxia de Friedreich: uma ataxia espinocerebelar com uma síndrome cordonal posterior (ataxia mista: cerebelar e sensitiva), em que se identifica, ao exame neurológico, associadamente, arreflexia com sinal de Babinski. O tratamento baseia-se na suplementação oral de vitamina E.

MANIFESTAÇÕES NEUROLÓGICAS DAS DOENÇAS DO TRATO GASTROINTESTINAL

Doença celíaca

A doença celíaca é uma enteropatia crônica do intestino delgado, associada à ingestão de glúten, o que desencadeia uma resposta autoimune em sujeitos geneticamente predispostos.[14] Em crianças, em geral se manifesta como diarreia e síndrome disabsortiva. Em adultos, achados extraintestinais, a exemplo de anemia, alterações cutâneas e osteoporose, podem ser os únicos encontrados.[15]

As complicações neurológicas são identificadas em até 12% dos portadores de doença celíaca.[4] Uma das alterações mais comuns é a ataxia cerebelar, de início insidioso e caráter progressivo, caracterizada por instabilidade de marcha, além de incoordenação de membros. Nistagmo, disartria, mioclonias e coreia podem ser observados. Além disso, é frequente a ocorrência de neuropatia periférica, a qual possui padrão simétrico e distal, com acometimento axonal sensoriomotor.[16-19]

Outras manifestações presentes são miopatia, mielopatia, migrânea, perda auditiva, neuropatia autonômica e neuromielite óptica. Também há casos de uma síndrome epiléptica associada a calcificações occipitais bilaterais.[16] Com relação à cognição, são descritos déficits temporários de memória e desatenção, assim como confusão e demência.[15] Ademais, quadros psiquiátricos, tais quais depressão e ansiedade, fazem parte do espectro de apresentações possíveis na doença celíaca.[15-18]

Doenças inflamatórias intestinais

As doenças inflamatórias intestinais (DIIs) são um conjunto de condições crônicas e inflamatórias do sistema gastrointestinal, tendo na retocolite ulcerativa (RCU) e na doença de Crohn (DC) os seus principais exemplos.[20] Apesar de a fisiopatologia dessas doenças ainda não ser devidamente esclarecida, acredita-se que envolva uma resposta imunomediada desencadeada por antígenos do lúmen intestinal.[21] A RCU costuma acometer apenas a mucosa dos cólons, ao passo que a DC ultrapassa a mucosa e tem o potencial de atingir qualquer segmento do trato gastrointestinal. Ambas as condições frequentemente cursam com diarreia e síndrome disabsortiva, além de manifestações sistêmicas.[19,20]

Tanto a RCU quanto a DC estão associadas a complicações neurológicas, sendo a mais prevalente a neuropatia periférica, que apresenta predomínio sensitivo e pode ser do subtipo axonal ou desmielinizante. Também são encontradas mononeuropatias e radiculoplexopatias. Miopatias inflamatórias e miastenia *gravis* são pouco usuais, contudo podem estar presentes.[14,17,19,22]

Em relação aos nervos cranianos, a RCU está relacionada com perda auditiva aguda, enquanto a DC possui relação com a síndrome de Melkersson-Rosenthal, caracterizada por paralisia facial periférica recorrente, edema orofacial e fissuras na língua.[20,22]

No que tange ao sistema nervoso central (SNC), indivíduos com DIIs têm risco aumentado para acidentes vasculares cerebrais (AVC), ataques isquêmicos transitórios (AIT) e trombose venosa cerebral (TVC). Além disso, é descrita uma mielopatia lentamente progressiva, a qual se manifesta na forma de paraparesia espástica.[16,19,20] Por fim, os imunossupressores usados no tratamento das DIIs podem precipitar a síndrome da encefalopatia posterior reversível (PRES).[17,22]

Cirurgia bariátrica

Com a emergência de uma pandemia de obesidade nas últimas décadas, a opção pela cirurgia bariátrica vem se tornando cada vez mais frequente.[23] Consequências indesejáveis da cirurgia são as deficiências de vitaminas – B1, B6, B12, D, E e folato – e minerais – principalmente o cobre –, o que pode resultar em sequelas neurológicas.[24,25]

A complicação neurológica mais prevalente é a neuropatia periférica, a qual se manifesta como polineuropatia de predomínio sensitivo, distal e simétrica, mas também como mononeuropatia, plexopatia ou radiculopatia. As radiculopatias estão associadas a dor, fraqueza muscular e arreflexia. As mononeuropatias e as plexopatias devem-se ao posicionamento na mesa cirúrgica ou a lesões durante a cirurgia. Nos casos de carência severa de tiamina, é possível o desenvolvimento da síndrome de Wernicke-Korsakoff. Outrossim, a deficiência de nutrientes está relacionada com mielopatias.[24-26]

ENCEFALOPATIA HEPÁTICA

O termo encefalopatia hepática (EH) refere-se a qualquer tipo de disfunção cerebral decorrente de insuficiência hepática e/ou desvio portossistêmico e detectável por meios clínicos e neurofisiológicos. Três tipos de EH são diferenciados com base na causa subjacente: o tipo A ocorre em pacientes com insuficiência hepática aguda (IHA), o tipo B em pacientes com *shunt* portossistêmico na ausência de disfunção hepática e o tipo C em pacientes com cirrose. Foram descritas formas episódicas, recorrentes e crônicas progressivas.[27]

Características clínicas

A EH é caracterizada por alterações da cognição, função motora e consciência em várias combinações.[28] O sistema de classificação mais comumente usado que distingue os graus de EH (I-IV) com base no grau de alteração na consciência é o West Haven. Sintomas motores podem ser detectados em todos os graus, mas com frequência e gravidade crescentes nos graus II e III. Os achados motores mais característicos são sintomas extrapiramidais e cerebelares, incluindo hipomimia, bradicinesia, rigidez, tremor, disartria, disdiadococinesia e ataxia. Sinais piramidais são observados de modo predominante em pacientes com encefalopatia graus III e IV. *Asterixis* (*flapping*), uma forma de mioclonia negativa, pode estar presente na ausência de qualquer alteração de consciência ou cognição, mas é observado com mais frequência em pacientes com doença grau II ou III. Mudanças de personalidade e alterações de humor podem ser os primeiros sintomas de EH.

Encefalopatia hepática progressiva crônica
A forma crônica progressiva (ou persistente) de EH tem sido observada predominantemente em pacientes com *shunt* portossistêmico extenso que se desenvolveu espontaneamente ou após *shunt* portossistêmico intra-hepático transjugular ou outros procedimentos de *shunt*. O parkinsonismo relacionado à cirrose e à mielopatia hepática são as manifestações mais bem caracterizadas dessa forma de EH. Em um estudo prospectivo de 214 pacientes com cirrose aguardando transplante de fígado, foi encontrado parkinsonismo relacionado à cirrose em 4% e mielopatia hepática em 2% dos pacientes.[29] A mielopatia é caracterizada por uma paraparesia espástica rapidamente progressiva, sem déficits sensoriais ou perturbações das funções da bexiga ou do intestino.[28,29]

Encefalopatia hepática mínima
A EH mínima é definida como uma disfunção cerebral detectável apenas por meios neuropsicológicos ou neurofisiológicos na ausência de sintomas clinicamente evidentes. Déficits significativos na atenção, percepção visual e velocidade e precisão motoras são os comprometimentos cognitivos mais observados em testes neuropsicométricos. Alguns apresentam apenas lentificação no eletroencefalograma (EEG).[28] A prevalência de EH mínima varia entre 30 e 60% dos doentes com cirrose hepática.

Encefalopatia na insuficiência hepática aguda
A presença de EH é um pré-requisito para o diagnóstico de IHA em doentes com icterícia, coagulopatia e sem doença hepática preexistente.[30] Diferentemente da EH em doentes com cirrose hepática, a EH com IHA pode ser complicada por edema cerebral significativo (25 a 35% no grau III; 65 a 75% no grau IV).

Neuroimagem
A neuroimagem na EH é utilizada para excluir outras causas possíveis de disfunção cerebral. Embora a RM do cérebro em doentes com cirrose mostre uma alteração de sinal simétrica caraterística com predominância no pálido em sequências ponderadas em T1, esses achados de RM não podem ser utilizados para diagnosticar a EH, uma vez que alguns doentes podem apresentar alterações de sinal sem sinais de encefalopatia.[27] Acredita-se que essas alterações na RM se devem à deposição de manganês no cérebro em doentes com cirrose. As alterações da RM desaparecem ao longo de 1 ano após um transplante hepático bem-sucedido, enquanto os sintomas clínicos da EH geralmente desaparecem imediatamente.

Estudos laboratoriais
Não existem parâmetros laboratoriais que possam ser utilizados para diagnosticar a EH. Os níveis de amônia plasmática acompanham a evolução clínica de cada doente, mas não existe uma correlação clara entre os níveis de amônia e o grau de EH.[27,28] No entanto, se a amônia plasmática for normal em um doente com cirrose hepática e alteração grave da consciência, o diagnóstico de EH deve ser questionado.

Fisiopatologia
A EH é uma complicação grave da cirrose hepática, e sua fisiopatologia ainda não foi completamente compreendida.[31] Acredita-se que a hiperamonemia e o aumento de citocinas inflamatórias desempenhem papéis importantes nesse processo. Embora haja correlação entre os níveis de amônia plasmática e o grau de EH, outros fatores além da hiperamonemia desempenham papéis no seu desenvolvimento.

O acúmulo de amônia no cérebro leva a um edema dos astrócitos. Esse inchaço desencadeia uma cascata de alterações na função celular e expressão genética, incluindo a formação de espécies reativas de oxigênio e óxido nítrico, que perpetuam o edema dos astrócitos. Isso afeta a função mitocondrial, a produção de ATP e gera mais espécies reativas de oxigênio.[32]

A EH pode ser precipitada por distúrbios eletrolíticos, benzodiazepinas ou infecções, e a vulnerabilidade do cérebro a esses fatores depende da depleção prévia de osmólitos astrocíticos. O manganês intracerebral, que se acumula devido à cirrose hepática, amplifica a toxicidade da amônia e afeta a neurotransmissão dopaminérgica.

A EH episódica não causa alterações neuronais significativas, mas leva a um aumento dos astrócitos do tipo II de Alzheimer. Em contraste, a degeneração hepatocerebral adquirida resulta em degeneração neuronal nas camadas profundas do córtex cerebral, nos núcleos da base e no cerebelo.

Em pacientes com IHA, os níveis de amônia no sangue estão elevados e correlacionam-se com a pressão intracraniana (PIC) elevada, gravidade clínica e risco de herniação cerebral. No entanto, as estratégias de redução da amônia eficazes na EH não funcionam na IHA.

Tratamento
A EH é uma complicação grave da cirrose hepática, frequentemente desencadeada por fatores como medicamentos, ingestão excessiva de proteínas, hemorragia gastrointestinal ou infeção. O tratamento inicial visa à correção desses fatores precipitantes. Além disso, é recomendado o uso de medicamentos que reduzem a produção e a absorção de amônia intestinal, com destaque para a lactulose, que demonstrou benefícios na mortalidade, tratamento e prevenção da EH, melhorando também a função cognitiva.[33,34]

Quando a lactulose não produz resultados satisfatórios e não há doenças concomitantes prejudicando a função cerebral, a combinação com antibióticos, como metronidazol e vancomicina, é recomendada para reduzir ainda mais a produção e absorção de amônia intestinal. L-ornitina L-aspartato (LOLA) é usada em alguns países como tratamento secundário, mas a evidência sobre sua eficácia é limitada.[35]

COMPLICAÇÕES NEUROLÓGICAS DE DOENÇAS ENDOCRINOLÓGICAS
Complicações neurológicas do diabetes *mellitus*
O diabetes *mellitus* (DM) é a doença endocrinológica com maior expressão global e possui significativo impacto financeiro associado ao sistema de saúde. Suas manifestações neurológicas são mais proeminentes no SNP, contudo, com reconhecido envolvimento do SNC.

A **neuropatia diabética** é uma das principais formas de neuropatia globalmente. Nota-se como uma condição neurodegenerativa do SNP com envolvimento inicial predominante dos axônios sensitivos. Porém, no curso evolutivo, haverá envolvimento das fibras autonômicas e, depois, menos significativo, das fibras motoras.[36,37]

A fisiopatologia está relacionada à disfunção microvascular dos *vasa nervorum*, gerando lesão nervosa. No entanto, há participação de outros mecanismos relacionados à hiperglicemia e à dislipidemia, culminando com a formação de compostos avançados de glicosilação e citocinas inflamatórias, provocando disfunção mitocondrial e dano oxidativo nos axônios dos neurônios e nas células da glia.[36]

O diagnóstico baseia-se na presença do DM – principalmente, associado a uma duração prolongada e descontrole glicêmico (níveis elevados de hemoglobina glicada) – e sinais ou sintomas que demonstrem disfunção do SNP após descartar outros diagnósticos. A avaliação complementar com estudos de condução nervosa e eletromiografia pode auxiliar no diagnóstico diferencial e avaliação da gravidade do comprometimento, porém pode resultar normal em caso de envolvimento exclusivo de fibras finas.[37] Os padrões de envolvimento da neuropatia diabética são descritos na Tabela 165.1.

O tratamento da neuropatia diabética tem como grande pilar o controle glicêmico para prevenção e retardo da progressão da doença. Os sintomas dolorosos, se presentes, devem ser manejados, sendo os gabapentinoides, os inibidores da recaptação de serotonina-norepinefrina e os antidepressivos tricíclicos recomendados como opções de primeira linha para dor neuropática. Ademais, os sintomas autonômicos devem ser constantemente avaliados e manejados de forma direcionada (p. ex., tratamento da disfunção erétil, manejo da gastroparesia, hipotensão ortostática).[40]

As manifestações do DM no SNC podem ser relacionadas à hiperglicemia e à hipoglicemia.

Os estados hiperglicêmicos de **estado hiperosmolar hiperglicêmico (EHH)** e **cetoacidose diabética (CAD)** podem se associar a manifestações neurológicas. A **estriatopatia diabética** é uma complicação rara, mais comumente associada ao EHH e ao DM tipo 2, que se manifesta com movimentos anormais hipercinéticos, em geral, unilaterais (até 10% dos pacientes podem ter manifestações bilaterais) e, comumente, com manifestação de hemibalismo-hemicoreia. A alteração característica na imagem é a presença de hipersinal na sequência ponderada em T1 da RM de crânio na topografia do *striatum*.[41] Os sintomas e alterações radiológicas

Tabela 165.1 Padrões de envolvimento da neuropatia diabética.[36-39]

Padrões de envolvimento	Pistas clínicas
Polineuropatia simétrica distal	Envolvimento simétrico em botas e luvas; a perda do reflexo aquileu é precoce
Neuropatia de fibras finas	Em geral, dolorosa com manifestações autonômicas
Neuropatia induzida pelo tratamento	Geralmente, possui padrão de distribuição semelhante à polineuropatia simétrica distal, resulta do tratamento agressivo; no entanto, pode se manifestar semelhante à neuropatia autônoma
Radiculoplexopatia ou radiculopatia	Pode, eventualmente, responder à imunoterapia e, com frequência, melhora com o tempo
Mononeuropatia	O envolvimento precoce da neuropatia em membros superiores deve levantar o diagnóstico diferencial
Neuropatia autonômica	Gastroparesia, disfunção vesical, disfunção erétil, alterações de motilidade intestinal (constipação)

são, em geral, transitórios e com resolução espontânea após controle glicêmico adequado a despeito de terapias para os movimentos anormais. Outras complicações relacionadas à hiperglicemia são manifestações epilépticas focais, encefalopatia e coma. É importante apontar que complicações cerebrovasculares, como o AVC isquêmico, são mais comuns em pacientes diabéticos, principalmente, com controle inadequado da glicemia.

A **hipoglicemia** (glicemia < 70 mg/dℓ) pode cursar com déficits focais simulando um AVC – *stroke mimic*, então sendo fundamental a avaliação da glicemia capilar nos pacientes com suspeita de AVC no contexto da emergência. Além disso, a hipoglicemia pode, de modo semelhante aos estados hiperglicêmicos, predispor a eventos epilépticos, bem como a encefalopatia e coma, principalmente quando ocorrem valores de glicemia mais graves, abaixo de 54 mg/dℓ.[41-43]

Complicações neurológicas de outras endocrinopatias

As demais endocrinopatias também possuem interações com o sistema nervoso. As suas manifestações podem se relacionar com a deficiência hormonal, o excesso de hormônios e a resposta anômala ao hormônio do tecido-alvo. O mecanismo fisiopatológico se deve, na maior parte dessas endocrinopatias, à desregulação do **eixo hipotálamo–hipófise–órgão-alvo**.

Tanto o hipertireoidismo como o hipotireoidismo apresentam manifestações neurológicas. No hipertireoidismo, as manifestações podem ser diretamente relacionadas ao aumento do metabolismo promovido pelos hormônios tireoidianos ou imunorrelacionadas/imunomediadas. Entre as manifestações do hipertireoidismo devemos considerar o tremor, a paralisia periódica, a oftalmopatia relacionada ao hipertireoidismo, a miopatia e as neuropatias periféricas. O hipotireoidismo ocupa o espectro oposto das manifestações com variedade de gravidade das manifestações. O coma mixedematoso ocupa lugar de destaque devido à gravidade das manifestações, sendo resultado de um hipotireoidismo grave.[43,44]

A glândula adrenal possui múltipla produção hormonal: glicocorticoides, mineralocorticoides e esteroides. O excesso de glicocorticoides pode ser clinicamente manifesto com miopatia induzida por glicocorticoides, caracterizando-se pelo envolvimento proximal e valores normais de creatinofosfoquinase (CPK); manifestações cognitivas envolvem alterações na atenção, memória de trabalho, velocidade de processamento.[45] As manifestações de deficiência de glicocorticoides normalmente são secundárias a disfunções cardíacas e complicações metabólicas; no entanto, manifestações neuropsiquiátricas são comuns. Na insuficiência adrenal, perda de consciência e crises epilépticas podem ocorrer.[46]

As manifestações neurológicas relacionadas aos hormônios sexuais (testosterona e estrógeno) são, em geral, inespecíficas. No entanto, a diminuição dos níveis de hormônios sexuais parece estar relacionada com complicações neuropsiquiátricas (piora cognitiva e transtornos do humor).[47,48]

A hipófise é responsável pela produção e/ou secreção de diversos hormônios com múltiplas funções. Além das complicações relacionadas às ações hormonais, em caso de neoplasias hipofisárias, há risco de déficit de campo visual, classicamente a hemianopsia bitemporal, relacionada à compressão do quiasma óptico pelo tumor. Em destaque, a porção posterior da hipófise, a neuro-hipófise, responsável pela secreção de vasopressina, pode estar relacionada à hiponatremia euvolêmica, associada, em geral, à excessiva secreção de vasopressina no contexto da síndrome de secreção inapropriada de hormônio antidiurético (SIADH). A deficiência de vasopressina pode cursar com DI central, manifestando-se com hipernatremia e suas complicações.[49,50] A disfunção da adeno-hipófise, porção anterior da hipófise, responsável pela produção de hormônios estimuladores do eixo hipotálamo-hipófise-órgão-alvo, virtualmente pode provocar qualquer uma das complicações dos hormônios nas glândulas citados anteriormente.[48]

A glândula paratireoide possui importante papel na regulação do metabolismo do cálcio, mediado pelo hormônio paratireoidiano (PTH), produzido nela.[51] As manifestações neurológicas relacionadas à hipercalcemia podem ser neuromusculares (fraqueza muscular predominantemente proximal e fadiga generalizada); raramente, parkinsonismo e encefalopatia posterior reversível (PRES);[51-53] casos graves podem se manifestar com coma. A hipocalcemia pode também estar manifesta em sintomas e sinais neuromusculares: o sinal de Chvostek (contração facial ipsilateral à percussão do nervo facial) e o sinal de Trousseau (espasmo doloroso carpopedal após inflar esfigmomanômetro acima da pressão arterial sistólica por 3 minutos no braço).[54] O espasmo doloroso carpopedal visto no sinal de Trousseau pode ser, inclusive, espontâneo. Complicações do SNC podem incluir crises epilépticas e encefalopatia.[51] O hipoparatireoidismo pode cursar com a calcificação simétrica dos núcleos da base, a síndrome de Fahr.[55]

DOENÇAS HEMATOLÓGICAS

Anemias

As anemias podem ocasionar uma ampla variedade de manifestações neurológicas. Citaremos aqui os principais sintomas neurológicos das anemias. A Tabela 165.2 descreve as principais manifestações neurológicas das anemias.

Anemia por deficiência de ferro

O ferro é necessário para várias funções celulares, incluindo, entre outras, processos enzimáticos, síntese de DNA, transporte de oxigênio e geração de energia mitocondrial. A hipóxia central pode causar cefaleia, vertigens e letargia, bem como comprometimento cognitivo, com vários estudos mostrando uma melhora nas funções cognitivas após a normalização da anemia.[56] Mas é raro existirem sintomas neurológicos mais específicos, como hipertensão intracraniana benigna, trombose venosa cerebral e síndrome das pernas inquietas.[57-59] Estudos recentes esclarecem a fisiopatologia

da hipercoagulabilidade resultante da eritropoiese com restrição de ferro. Especificamente, um modelo animal de deficiência de ferro induzida permitiu identificar múltiplos mecanismos, pelos quais a anemia por deficiência de ferro resulta no aumento da formação de trombos e na progressão do trombo, tanto na trombose arterial como venosa.[57]

Anemia por doença falciforme

A doença falciforme é o tipo mais comum de anemia hereditária em todo o mundo. A hemoglobina falciforme (HbS) é uma variante estrutural da hemoglobina (HbA) normal do adulto causada pela substituição de valina por glutamina no gene *HBB* no cromossomo 11. A forma mais comum da doença falciforme é devida à herança homozigótica da mutação βs e é denominada "anemia falciforme" (HbSS). Sob condições de baixa concentração de oxigênio, a HbS sofre uma mudança conformacional que resulta em glóbulos vermelhos adotando um formato de foice, o que está associado ao aumento da fragilidade, aumento hemólise e uma vida útil mais curta dos glóbulos vermelhos e leva à anemia crônica. Além disso, as células falciformes têm uma maior tendência de aderir ao endotélio, que leva a vaso-oclusão, isquemia e inflamação tecidual subsequente.

O AVC é uma das complicações mais devastadoras da doença falciforme. Pacientes com doença falciforme correm risco de todos os tipos de AVC (isquêmico, hemorrágico e a hemorragia subaracnoide). O manejo de pacientes com AVC isquêmico agudo inclui hidratação, manter a saturação de oxigênio superior a 95% e terapia transfusional de urgência, com o objetivo de reduzir a HbS para menos de 30%.[60]

Talassemia

As talassemias são consideradas o distúrbio de gene único mais comum no mundo e caracterizadas como desordens da hemoglobina associadas a mutações nas cadeias de globina alfa ou beta. O resultado é uma anemia hemolítica crônica associada a eritropoiese ineficaz e hiperestimulação da medula óssea. Complicações neurológicas associadas às β-talassemias estão sendo mais descritas na literatura. A hipóxia crônica, a expansão da medula óssea, a sobrecarga de ferro e a neurotoxicidade da desferroxamina estão entre os mecanismos associados às manifestações neurológicas das β-talassemias.[61] Na maioria dos casos, essas complicações permaneceram subclínicas e são apenas detectadas durante avaliação neuropsicológica, neurofisiológica ou de neuroimagem. Comprometimento cognitivo, complicações devido à hematopoiese extramedular, doença cerebrovascular e neuropatia periférica compreendem o amplo espectro de envolvimento neurológico.[62]

Hemoglobinúria paroxística noturna

A hemoglobinúria paroxística noturna (HPN) é uma doença rara de células-tronco que causa anemia hemolítica, insuficiência da medula óssea e trombose. A HPN é causada por uma mutação do gene de biossíntese de âncora de fosfatidilinositol glicano classe A (PIGA) em células-tronco da medula óssea. A mutação leva a uma deficiência de proteínas ancoradas em glicosilfosfatidilinositol, incluindo o complemento proteínas reguladoras do complemento CD55 e CD59.[60] Uma das complicações mais comuns da doença são os fenômenos trombóticos que podem afetar até 50% dos casos e que podem levar a manifestações neurológicas.

Tabela 165.2 Anemias e manifestações neurológicas.

Anemias	Manifestações neurológicas
Deficiência de ferro	Cefaleia, vertigem, declínio cognitivo, síndrome das pernas inquietas, hipertensão intracraniana benigna e trombose venosa cerebral
Anemia megaloblástica	Demência, neuropatia periférica, degeneração combinada subaguda, atrofia óptica
Anemia falciforme	Acidente vascular cerebral isquêmico (AVCi) e acidente vascular cerebral hemorrágico (AVCh)
Talassemias	Comprometimento cognitivo, doença cerebrovascular e neuropatia periférica

Os fenômenos trombóticos ocorrem mais comumente em territórios venosos, envolvendo em especial as veias hepáticas, cerebrais e veias profundas dos membros inferiores.[63]

Trombocitopenias

A diminuição da contagem de plaquetas ocorre em muitas situações clínicas e é causada por diminuição da produção ou aumento da destruição. São alguns exemplos: supressão da medula óssea causada por medicamentos, trombocitopenia imunomediada, trombocitopenia induzida por heparina (TIH) e processos mieloftísicos, aumento da destruição por hiperesplenismo, todos causas comuns de trombocitopenia adquirida. Seja qual for a causa específica, uma complicação grave da trombocitopenia é a hemorragia intracraniana espontânea, sendo mais provável quando a contagem de plaquetas cai abaixo $10.000/mm^3$.[64]

Trombocitopenia induzida por heparina

A TIH é considerada a reação adversa mais grave ao tratamento com heparina que não está associada a sangramento. O desenvolvimento de autoanticorpos contra o fator 4 plaquetário (PF4)–complexo heparina constitui a base das alterações fisiopatológicas em pacientes que sofrem de TIH, que se liga à superfície das plaquetas e monócitos, provocando assim a sua ativação e posterior agregação, levando à trombose. O risco de trombose persiste por vários dias, mesmo após a retirada da heparina. O uso de anticoagulantes alternativos, como inibidores diretos da trombina e inibidores do fator Xa, constitui a base do tratamento em casos de TIH.[65]

Púrpura trombocitopênica idiopática

A púrpura trombocitopênica idiopática (PTI) é uma doença hematológica adquirida, imunomediada, em geral de causa desconhecida. É definida como trombocitopenia quando a contagem de plaquetas é inferior a 100.000 plaquetas/mm^3. A PTI se desenvolve porque os autoanticorpos antiplaquetários causam a remoção prematura das plaquetas da circulação pelos macrófagos no sistema reticuloendotelial, principalmente no baço. Alguns estudos atuais indicam que existem outros mecanismos que também contribuem para a patogênese da PTI, como a redução na produção de plaquetas causada por anticorpos que reagem de maneira cruzada com megacariócitos.[60,66]

Com base em uma grande metanálise, a frequência de hemorragia intracraniana é aproximadamente 1% em pacientes com PTI, sendo mais comum em pacientes com PTI crônica.[67] Os preditores de sangramento incluem a presença de trombocitopenia (< 10.000 a 20.000 plaquetas/mm^3), antecedentes de sangramento e idade avançada. A decisão de tratar pacientes com PTI crônica baseia-se na evidência de sangramento ou contagem de plaquetas muito baixa. As diretrizes em geral recomendam o uso da medicação imunomoduladora com menor toxicidade.[60]

Púrpura trombocitopênica trombótica e síndrome hemolítico-urêmica

A púrpura trombocitopênica trombótica (PTT) é um tipo de anemia hemolítica microangiopática caracterizada por anemia hemolítica, trombocitopenia grave e isquemia microvascular. A PTT é ocasionada por uma deficiência grave da proteína ADAMTS13, que é uma metaloproteinase responsável pela clivagem de multímeros do fator de von Willebrand.

A falha nesse processo leva à formação de grandes multímeros do fator de von Willebrand, que consequentemente causam microtrombos.[60]

A maioria dos pacientes (> 60%) apresenta sintomas neurológicos, o que inclui cefaleia, AVC, crises epilépticas, PRES e coma nos casos mais graves. O principal diagnóstico diferencial da PTT é a síndrome hemolítico-urêmica (SHU), uma outra microangiopatia trombótica. A SHU é uma doença que afeta crianças e caracteriza-se por envolvimento renal, trombocitopenia e anemia hemolítica microangiopática. O envolvimento do sistema nervoso é encontrado em cerca de 30% das crianças com SHU. A maioria dos casos ocorre como complicação da infecção por organismos que produzem as *shigatoxinas* como *Escherichia coli* O157:H7 ou *Shigella* ou anormalidades da via do complemento.[60]

O diagnóstico definitivo da PTT requer a demonstração de uma deficiência grave na ADAMTS13, definido como atividade inferior a 10%. Um esfregaço de sangue deve ser avaliado para esquizócitos, uma característica da doença. A insuficiência renal está frequentemente presente, assim como a troponina elevada.[60,68]

O tratamento de primeira linha é a plasmaférese. Podem ser utilizadas também altas doses de corticosteroide, mas a eficácia dessa abordagem é incerta. Rituximabe deve ser considerado em formas refratárias, bem como ciclofosfamida e esplenectomia.[60,68]

Distúrbios da coagulação

Trombofilias

A trombofilia é definida como uma predisposição (suscetibilidade) à trombose. A trombofilia não é uma doença em si, mas pode estar associada a uma doença (p. ex., câncer), exposição a medicamentos (p. ex., contraceptivos orais) ou condição (p. ex., gravidez ou pós-parto), sendo denominadas "trombofilias secundárias". Quando a trombofilia é hereditária, chamamos "trombofilia primária".[69]

A causa mais comum de trombofilia hereditária (TH) é a mutação do fator V de Leiden, responsável por cerca de 40 a 50% dos casos. A mutação do gene da protrombina e as deficiências das proteínas S, C e antitrombina III respondem pela maioria dos casos restantes. As TH estão associadas a risco aumentado de eventos trombóticos arteriais e venosos centrais. No entanto, apesar de existir uma associação fraca entre as mutações pró-trombóticas e AVC isquêmico, particularmente em jovens, o assunto é controverso e questões maiores como mecanismo de risco, efeito da interação do gene-ambiente e estratégias para prevenção de AVC nesses casos permanecem sem resposta. No caso da TVC, a incidência de TH excede a incidência de trombose venosa, sugerindo também que fatores adicionais são necessários para que a trombose ocorra. O uso de contraceptivos orais, por exemplo, é forte e independentemente associado à TVC.[70]

Hemofilias

As hemofilias A e B são doenças congênitas recessivas raras ligadas ao cromossomo X, causadas pela falta ou deficiência do fator de coagulação VIII (FVIII) ou IX (FIX), respectivamente. A gravidade da doença depende da redução dos níveis de FVIII ou FIX, que são determinados pelo tipo de mutação causadora nos genes que codificam os fatores.[71]

As complicações neurológicas em pacientes com hemofilia podem apresentar-se como eventos agudos ou subagudos e incluem hemorragia intracraniana ou medular e síndrome compartimental. Podem ocorrer eventos tromboembólicos após a normalização do sistema hemostático.[72] O emicizumabe, um anticorpo monoclonal humanizado, foi aprovado em 2017. Ele atua substituindo o efeito de estrutura do fator VIII ativado na cascata de coagulação.[72]

Doenças proliferativas

Policitemia vera

A policitemia vera é uma doença mieloproliferativa que resulta em proliferação das linhas de células mieloides. Quase todos os pacientes com policitemia vera apresentam mutação no gene *JAK2*. Acredita-se que o risco de trombose seja principalmente devido ao aumento da viscosidade do sangue resultante do aumento dos glóbulos vermelhos. O AVC pode ser a manifestação inicial da policitemia vera, sendo responsável por 70% de todos os eventos trombóticos arteriais no momento do diagnóstico. Outras complicações neurológicas da policitemia vera incluem neuropatia periférica, coreia, cefaleia, tontura e distúrbios visuais. O tratamento consiste na redução da taxa de eventos trombóticos por meio da flebotomia para diminuir hematócrito para menos de 45% e ácido acetilsalicílico para redução da incidência do AVC. Hidroxiureia ou outros agentes, como interferon peguilado ou bussulfano, podem ser considerados.[60,73]

Trombocitemia essencial

A trombocitemia essencial é uma doença mieloproliferativa também associada a uma mutação em *JAK2*. A trombocitemia essencial leva ao aumento da contagem de plaquetas, normalmente superior a 600.000 plaquetas/mm³, e está associada à trombose, incluindo AVC. O tabagismo aumenta claramente o risco trombótico. O tratamento consiste em ácido acetilsalicílico em baixas doses e hidroxiureia.[60,73]

Leucemia mieloide crônica

A leucemia mieloide crônica (LMC) é caracterizada principalmente pelo aumento do número de células mieloides, normalmente 100.000 a 300.000/mm³. Ela é causada por uma translocação balanceada dos cromossomos (9;22) (q34;q11.2), denominado "cromossomo Filadélfia". Cerca de 30 a 50% dos pacientes são assintomáticos. Três fases da doença são reconhecidas: fase crônica, crise acelerada e crise blástica. As complicações neurológicas costumam decorrer de hiperviscosidade e leucostase intracerebral.[74,75]

Leucemias agudas

As leucemias agudas são distúrbios distintos caracterizados por rápida proliferação de células clonais imaturas dos glóbulos brancos.[74] A leucemia mieloide aguda (LMA) compreende um grupo heterogêneo de malignidades sanguíneas agressivas que surgem da expansão clonal de células precursoras hematopoiéticas malignas na medula óssea. As manifestações neurológicas dessas doenças malignas são múltiplas. A LMA é a forma mais comum de leucemia aguda em adultos. O envolvimento direto do sistema nervoso inclui invasão e disseminação parenquimatosa e leptomeníngea, sarcoma mieloide e neuroleucemiose. Eventos trombóticos e hemorrágicos são manifestações comuns de envolvimento indireto do sistema nervoso e resultam de hiperleucocitose, trombocitopenia e coagulopatias.[75]

A leucemia linfoblástica aguda (LLA), por outro lado, é uma doença tipicamente observada em crianças. O envolvimento do SNC pode ocorrer por via hematogênica com envolvimento das meninges. O envolvimento neurológico pode se manifestar com sinais de aumento da pressão intracraniana, cefaleia, náuseas e vômitos, alteração do estado mental, rebaixamento do nível de consciência ou papiledema. Neuropatia craniana também pode estar presente.[74]

Distúrbios das células plasmocitárias

Os distúrbios das células plasmocitárias constituem um amplo espectro de doenças caracterizadas pelo aparecimento de um clone anormal de células plasmocitárias que em geral se manifesta como uma produção de proteína imunoglobulina monoclonal (gamopatia monoclonal). A gamopatia monoclonal de significado indeterminado (MGUS) é um exemplo de processo benigno com potencial maligno. Mieloma múltiplo, macroglobulinemia de Waldenström, síndrome POEMS (polineuropatia, organomegalia, endocrinopatia, gamopatia monoclonal e alterações cutâneas) e amiloidose AL (amiloidose de cadeia leve de imunoglobulina) são exemplos de distúrbios malignos de células plasmocitárias que requerem tratamento.

O SNP é mais comumente afetado do que o SNC. A neuropatia periférica é uma manifestação frequente e está associada a todos os distúrbios de células plasmáticas (MGUS, mieloma múltiplo, síndrome POEMS, macroglobulinemia de Waldenström e amiloidose AL), com diferenças notáveis nos sinais e sintomas entre os diferentes grupos. Exemplos de manifestações do SNC incluem patologia da medula espinhal, como compressão da medula espinhal por colapso vertebral ou plasmocitoma. O envolvimento intracraniano é raro, mas pode ocorrer por infiltração do parênquima cerebral, envolvimento leptomeníngeo e lesões semelhantes a tumores, como amiloidoma na amiloidose AL e plasmocitoma no mieloma múltiplo. A encefalopatia pode ocorrer devido a distúrbios metabólicos relacionados, incluindo hipercalcemia e uremia no mieloma múltiplo e hiperviscosidade na macroglobulinemia de Waldenström.[76]

Síndromes mielodisplásicas

As síndromes mielodisplásicas (SMD) são distúrbios clonais da medula óssea caracterizados por hematopoiese ineficaz causando pancitopenias e progressão para leucemia mieloide aguda em cerca de um terço dos pacientes. O diagnóstico é confirmado por meio de mielograma e biópsia da medula óssea. Complicações neurológicas são raras e incluem infecções e sangramento do SNC.[77]

MANIFESTAÇÕES NEUROLÓGICAS EM DOENÇAS RENAIS

Doença renal aguda

A relação "cérebro-rim" vem sendo muito estudada como um eixo entre os dois sistemas, os quais compartilham características similares referentes à autorregulação vascular, em que a disfunção do endotélio vascular pode levar a doenças renais e neurológicas.[78] Nesse contexto, inúmeras alterações podem influenciar o eixo "cérebro-rim", uma vez que o sistema vascular dos dois tecidos funciona com baixa resistência, tornando-os suscetíveis a flutuações de pressão e, principalmente, mais expostos à lesão vascular hipertensiva.

Nas unidades de pacientes neurocríticos, a prevalência de lesão renal aguda chega a 10%.[79] As causas são diversas, como sepse, prescrição de agentes nefrotóxicos, excesso de fluidos, desde soluções hipotônicas até hipertônicas. A ocorrência de lesão renal aguda piora o prognóstico tanto no internamento como após a alta do paciente. Existem algumas condições neurológicas que podem aumentar a chance de ocorrer lesão renal aguda, como os pacientes em estado de mal convulsivo, que podem evoluir com rabdomiólise pelas crises sustentadas.[80] Pacientes com AVC isquêmico ou hemorrágico têm a mortalidade aumentada, quando se apresentam em conjunto com a lesão renal aguda.

Doença renal crônica

Encefalopatia urêmica

Pacientes com essa condição apresentam risco aumentado para crise epiléptica. O excesso de metabólitos não eliminados pela via renal podem exercer função inibitória sob os receptores do ácido gama-aminobutírico (GABA) ao mesmo tempo que podem exercer efeitos estimuladores sob os receptores N-metil-D-aspartato (NMDA), que somados ao aumento do influxo de cálcio, com a acidose metabólica muitas vezes presente nesses doentes, aumentam a excitabilidade neuronal.[81] Esses pacientes, quando em terapia dialítica, podem apresentar edema cortical pós-diálise, assim como depuração aumentada dos fármacos anticrise, aumentando ainda mais a chance de ocorrência de crises epilépticas.

Doença cerebrovascular

O AVC tem sua incidência aumentada nos pacientes com doença renal crônica (DRC).[82] Essa incidência aumentada ocorre por todos os principais mecanismos de AVC isquêmico, seja aterosclerose de pequenos vasos, aterosclerose de grandes vasos ou mesmo o mecanismo cardioembólico, uma vez que a fibrilação atrial é duas vezes mais prevalente em pacientes com DRC. Pacientes portadores de doença renal crônica dialítica são de maior risco para ocorrência de AVC durante a diálise, que em geral ocorre durante ou pouco tempo depois da sessão de terapia substitutiva renal.

O AVC hemorrágico também tem sua incidência aumentada nos pacientes com DRC,[83] tanto em sua apresentação de hemorragia lobar, quanto na presença de hemorragia não lobar. Inúmeros fatores podem influenciar essa relação, como a pressão arterial não controlada em pacientes com DRC na evolução da própria doença, a presença de disfunção plaquetária urêmica, o uso concomitante de antiagregantes e anticoagulantes, além de uma possível suscetibilidade genética que pode conferir um risco aumentado de hemorragia cerebral nesses pacientes.

Lesão neurovascular relacionada à diálise

Consiste em uma síndrome decorrente de alterações na fisiologia neuronal durante a diálise que leva à lesão tecidual secundária do SNC. Essas alterações envolvem a autorregulação do fluxo cerebral e o metabolismo liquórico.[84] O edema cerebral, referente à síndrome do desequilíbrio da diálise, é um componente da lesão neurovascular relacionada à diálise e pode ocorrer no contexto de desequilíbrios osmóticos durante a sessão de terapia substitutiva renal.

Declínio cognitivo

A DRC, mesmo em estágios iniciais, já pode se associar ao comprometimento cognitivo.[85] Nesse momento, faz-se necessário lembrar que esses pacientes podem variar desde um declínio cognitivo subjetivo até um comprometimento funcional relevante. Quando comparados a pacientes não dialíticos, aqueles com DRC dialítica são três vezes mais suscetíveis a um comprometimento cognitivo significativo. Alterações microvasculares, estado pró-inflamatório, predisposição genética e fatores socioeconômicos podem influenciar no aparecimento e progressão das queixas cognitivas.

Distúrbios do movimento

A coexistência de anemia, hiperparatireoidismo, doença microvascular, estado pró-inflamatório e aumento do estresse oxidativo torna mais comum o surgimento de distúrbios do movimento como síndrome das pernas inquietas, mioclonias corticais e subcorticais, coreia, distonia e tremor.[86] Esses três últimos distúrbios do movimento podem ocorrer no contexto de lesões vasculares ou tóxico-metabólicas nos núcleos da base, comumente vistas em pacientes com doença renal dialítica e encefalopatia urêmica.

Distúrbios do sono

Os distúrbios do sono são comuns em pacientes com DRC e, apesar de a compreensão sobre essas doenças ter aumentado nos últimos anos, faz-se necessário entender melhor a fisiopatologia dessa relação e o impacto na qualidade de vida dos pacientes.[87] O exame de polissonografia desses pacientes pode exibir sono curto e fragmentado, aumento dos estágios 1 e 2 de sono NREM, além de diminuição na quantidade de sono REM. A eficiência do sono e a latência do sono podem estar comprometidas. Além disso, a insônia chega a comprometer a qualidade de vida de até 75% desses pacientes.

Neuropatia e miopatia

O efeito da DRC no SNP pode ser dividido em polineuropatia urêmica e miopatia urêmica. A duração e a gravidade da DRC influenciam na presença dos sintomas.

A neuropatia se apresenta na forma de uma polineuropatia sensitivo-motora, predominantemente sensitiva, simétrica, distal, progressiva, com caráter comprimento-dependente caracterizada tanto por um componente desmielinizante, quanto axonal, exibindo assim um padrão misto ou intermediário no exame de eletroneuromiografia.[88] O transplante renal pode melhorar alguns aspectos da neuropatia, como a velocidade de condução, porém os inibidores de calcineurina e outros fármacos utilizados no pós-transplante também são causas independentes de neuropatia.

A miopatia se apresenta como uma fraqueza muscular proximal, predominante em cinturas escapular e pélvica, com possível etiologia multifatorial, que vai desde o hiperparatireoidismo e a hipercalcemia, até distúrbios do potássio e acúmulo de toxinas urêmicas. Esses pacientes podem ter outros fatores que contribuem para o catabolismo proteico e perda de massa muscular que podem se sobrepor ao quadro de miopatia.

Doenças genéticas e hereditárias com envolvimento renal e neurológico

Doença de Fabry

Doença ligada ao X, resultante de uma mutação na enzima alfagalactosidase A (GLA), que leva ao comprometimento sistêmico, envolvendo, rim, pele, coração, nervos periféricos e SNC. Caracteriza-se por uma endoteliopatia, com maior predisposição a AVC em jovem, neuropatia de fibras finas e cardiomiopatia. Um achado que pode estar presente nos exames angiográficos desses pacientes, embora não seja patognomônico, é a dolicoectasia de artéria basilar.[89]

Doença de von Hippel-Lindau

Doença de padrão autossômico dominante que predispõe à incidência aumentada de lesões tumorais, considerada assim uma condição neoplásica familiar, devido à mutação no gene supressor de tumor *VHL*, localizado no braço curto do cromossomo 3.[90] Os principais tumores são os hemangioblastomas do SNC, o carcinoma de células renais, o feocromocitoma e os tumores pancreáticos neuroendócrinos. O hemangioblastoma de retina também consiste em uma apresentação comum.

Doença policística renal

Pode exibir padrão de herança tanto autossômico dominante quanto recessivo, sendo mais associada à presença de aneurismas cerebrais.

Síndrome de Alport

A síndrome de Alport é uma doença ligada ao X que leva a anormalidades do colágeno tipo IV, que é principalmente encontrado na pele, nos rins, nos olhos e na cóclea.[91] A apresentação clássica envolve insuficiência renal, perda auditiva sensorioneural bilateral e anormalidades oculares.[92]

Síndrome de Gitelman

Também conhecida como "hipomagnesemia-hipocalemia familiar", é resultante da mutação nos transportadores de cloreto e magnésio. Caracteriza-se por uma tubulopatia perdedora de sal que pode cursar com parestesias, espasmos, paralisia hipocalêmica e hipotensão, sendo considerada a tubulopatia congênita mais comum. Pacientes com apresentação mais grave podem apresentar tetania, rabdomiólise e crise convulsiva.

MANIFESTAÇÕES NEUROLÓGICAS NOS DISTÚRBIOS ÁCIDO-BASE E HIDROELETROLÍTICOS

Distúrbios ácido-base

A acidose metabólica, que pode ocorrer por inúmeros mecanismos diferentes na lesão renal aguda, torna o ambiente neuronal mais ácido, alterando a concentração de neurotransmissores,[93] levando à excitotoxicidade por aumento no influxo celular de cálcio e sódio. A acidose metabólica também pode levar à vasodilatação arteriolar,[94] aumentando a chance de dano tecidual renal e cerebral por hiperfluxo.

Distúrbios hidroeletrolíticos

O tecido cerebral funciona em um ambiente com rígido controle da concentração de eletrólitos. A relação da concentração intracelular e extracelular desses íons é fundamental para integridade dos neurônios e para transmissão dos impulsos nervosos. Os eletrólitos de maior importância para o SNC são sódio, cálcio e magnésio, sendo os distúrbios hidroeletrolíticos envolvendo esses íons de extrema relevância para a homeostase do tecido cerebral. O nível sérico desses íons também influencia no funcionamento do SNP, podendo facilitar ou dificultar a transmissão do impulso nervoso via nervos periféricos para seus respectivos músculos na unidade motora. A velocidade de instalação desses distúrbios também é importante na apresentação clínica.[95] A Tabela 165.3 descreve as principais manifestações neurológicas dos distúrbios hidroeletrolíticos.

Distúrbios do sódio

Alterações na concentração de sódio podem levar a edema cerebral ou desmielinização osmótica. A hiponatremia leva a edema cerebral por aumento da passagem de água para dentro do neurônio, podendo acontecer no contexto de uma hiponatremia hipotônica hipervolêmica do paciente com insuficiência renal aguda (IRA). A sua rápida correção também pode levar à deterioração neurológica, devido à ocorrência da síndrome de desmielinização osmótica, que apesar de classicamente acometer a ponte, pode envolver inúmeras outras estruturas do SNC. A hipernatremia leva à desidratação neuronal e, em casos graves, pode predispor ao rebaixamento do nível de consciência e à ocorrência de crise convulsiva sintomática aguda. Sua correção também necessita de cautela, uma vez que pode ocorrer edema cerebral durante a correção da fase hipernatrêmica.

Distúrbios do cálcio e do magnésio

Distúrbios do magnésio e cálcio podem levar à alteração do nível de consciência, assim como também podem levar à fraqueza muscular, a espasmos e tetania, nos casos de hipomagnesemia e de hipocalcemia. A hipocalcemia pode ser um distúrbio primário ou secundário do metabolismo do cálcio, em que níveis de cálcio total abaixo de 8 mg/dℓ podem oferecer risco de dano tecidual tanto cardíaco quanto cerebral. O rebaixamento do nível de consciência e a predisposição à crise sintomática aguda pode ocorrer tanto na hipocalcemia quanto na hipercalcemia severas.

A hipomagnesemia, que pode ocorrer de modo isolado ou em conjunto com outros distúrbios hidroeletrolíticos, como a hipocalemia, oferece risco quando severa, normalmente abaixo de < 1,2 mg/dℓ, aumentando em especial a chance de ocorrência de crises convulsivas.

Tabela 165.3 Distúrbios hidroeletrolíticos e manifestações neurológicas.[*]

Distúrbio hidroeletrolítico	Manifestações neurológicas
Hiponatremia (grave < 120 mEq/ℓ)	Encefalopatia, edema cerebral, hipertensão intracraniana, convulsão, coma
Hipernatremia (grave > 160 mEq/ℓ)	Fraqueza muscular com hiper-reflexia, espasticidade, convulsão, coma
Hipocalemia (grave < 2,5 mEq/ℓ)	Cãibras, mialgia, fraqueza muscular, paralisia, parestesia
Hipercalemia (grave > 7,5 mEq/ℓ)	Parestesia, fraqueza muscular, hiporreflexia
Hipocalcemia (grave < 7 mg/dℓ)	Fraqueza muscular, confusão mental, parestesia, tetania, convulsão
Hipercalcemia (grave > 18 mg/dℓ)	Fraqueza muscular, confusão mental, náusea, encefalopatia
Hipomagnesemia (grave < 1,2 mg/dℓ)	Tremor, fraqueza muscular, tetania, nistagmo, psicose, convulsão
Hipermagnesemia (grave > 8-12 mg/dℓ)	Letargia, confusão mental, náusea, fraqueza muscular, bradipneia, coma
Hipofosfatemia (grave < 2,4 mg/dℓ)	Paralisia aguda hiporreflexa, rabdomiólise, convulsão, coma
Hiperfosfatemia (grave > 14 mg/dℓ)	Alteração do estado mental, fraqueza muscular, hiperexcitabilidade neuromuscular (tetania)

[*]Os níveis séricos sugeridos na tabela não devem ser analisados como único parâmetro na determinação da gravidade do distúrbio hidroeletrolítico.

166

Aspectos Neurológicos das Doenças Reumatológicas

Fabiano Ferreira de Abrantes • Orlando Graziani Povoas Barsottini

INTRODUÇÃO

As doenças reumatológicas são comumente caracterizadas pelo envolvimento osteoarticular e do tecido conjuntivo; entretanto, uma parcela significativa delas pode se estender a outros sistemas – entre eles, o sistema nervoso. O cenário clínico em que essas doenças se apresentam é desafiador por conta das numerosas possibilidades de acometimento; assim, o conhecimento de como essas doenças podem se manifestar tanto no sistema nervoso como fora dele é crucial para diagnóstico e tratamento corretos.

O envolvimento neurológico é muito variável, podendo ocorrer no sistema nervoso central (SNC) e periférico (SNP). A correta caracterização do sintoma neurológico pode ser fundamental para o diagnóstico definitivo da doença reumatológica, já que o acometimento neurológico em algumas delas é parte dos critérios diagnósticos. Outro fato relevante é que o acometimento neurológico pode ocorrer direta ou indiretamente pela doença, e essa diferenciação tem grande peso no cuidado do paciente.

Neste capítulo, serão abordados os aspectos clínicos, complementares e terapêuticos das manifestações neurológicas do lúpus eritematoso sistêmico (LES), síndrome de Sjögren (SSj), artrite reumatoide (AR), esclerose sistêmica e síndrome de Behçet.

LÚPUS ERITEMATOSO SISTÊMICO

Introdução

O LES é uma doença multissistêmica, caracterizada classicamente por lesões de pele, artrite, citopenias, nefrite e serosites. Do ponto de vista imunológico, a doença é marcada pela produção de autoanticorpos contra diferentes antígenos, em especial contra antígenos presentes no núcleo das células. O diagnóstico do LES é baseado em critérios clínicos, sorológicos e anatomopatológicos organizados de acordo com o critério da European League of Associations for Rheumatology/American College of Rheumatology (EULAR/ACR) de 2019. O sistema nervoso é um dos sistemas possivelmente acometidos pela doença, e seu envolvimento tem grande impacto na qualidade de vida dos pacientes com LES.

O acometimento neurológico nos pacientes com LES pode ser atribuído diretamente à doença ou a outras circunstâncias ocorridas no paciente, como complicações metabólicas e efeitos adversos de medicamentos. Considerando todas as manifestações neurológicas ocorridas no paciente com LES, sabe-se que aproximadamente 65% são atribuídas a outras causas e 35% diretamente ao LES.

As manifestações atribuídas diretamente ao LES no sistema nervoso são denominadas "LES neuropsiquiátrico" (LESNP), podendo ser centrais ou periféricas, sendo as centrais mais frequentes. O diagnóstico correto da natureza do sintoma neurológico no paciente com LES é desafiador, por conta da variabilidade de apresentações e ausência de marcador diagnóstico.

A prevalência do LESNP é controversa, haja vista a dificuldade na correta atribuição dos sintomas ao LES e a heterogeneidade entre os estudos epidemiológicos, mas é possível afirmar que é superior a 20%. A incidência do LESNP tende a ser maior nos 2 primeiros anos de doença, sendo um fator a ser considerado no processo diagnóstico, já que uma manifestação neurológica ocorrendo próxima ao início da doença tem maior probabilidade ser diretamente atribuída ao LES. Outro fator que sugere o LESNP é a ocorrência de atividade de doença em outros sítios de maneira concomitante ao sintoma neuropsiquiátrico.

Do ponto de vista fisiopatológico, o LESNP ocorre por dois mecanismos principais, sendo uma via isquêmica e outra inflamatória. A via isquêmica tem relação com processos de vasculopatia, trombose e ativação de complemento *in situ*, o grupo de anticorpos que estão relacionados com esse mecanismo são os anticorpos antifosfólipides. Na via inflamatória, há quebra da barreira hematoencefálica, ação direta dos anticorpos nos neurônios, deposição de imunocomplexos e ativação de células dendríticas presentes no sistema nervoso. Os anticorpos que podem estar relacionados com esse grupo são o anti-P-ribossomal e o anticorpo contra a subunidade NR2 do receptor N-metil-D-aspartato (anti-NR2). O reconhecimento do papel de cada braço na fisiopatologia do sintoma apresentado pode ter implicações na decisão terapêutica. O acometimento no sistema nervoso pode ocorrer de maneira difusa ou focal; isso se reflete no tipo de manifestação que o paciente se apresenta.

Quadro clínico

As manifestações neurológicas relacionadas ao LES são classicamente definidas em 19 síndromes neurológicas, sendo 12 centrais e sete periféricas (Tabela 166.1). No entanto, outros tipos de acometimento do sistema nervoso, não incluídos

Tabela 166.1 Manifestações neuropsiquiátricas do lúpus eritematoso sistêmico.

Sistema nervoso central	Sistema nervoso periférico
Meningite asséptica	Polineuropatia
Doença cerebrovascular	Mononeuropatia
Síndrome desmielinizante	Polirradiculopatia inflamatória
Cefaleia	desmielinizante aguda (síndrome de
Distúrbios do movimento	Guillain-Barré)
Mielopatia	Plexopatia
Crises epilépticas	Neuropatia craniana
Estado confusional agudo	Miastenia *gravis*
Transtorno de ansiedade	Neuropatia autonômica
Disfunção cognitiva	
Transtorno do humor	
Psicose	

nessa classificação, têm sido reconhecidos como possivelmente relacionados ao LES, como a síndrome de encefalopatia posterior reversível (PRES) e a neuropatia de fibras finas.

Cefaleia

A cefaleia é um sintoma comum e não específico para o LES, sendo controversa a sua atribuição ao LESNP. Entretanto, a ocorrência, em especial da enxaqueca, é associada a uma maior frequência de alterações na ressonância magnética (RM) de crânio, à atividade de doença e à presença de marcadores, como os anticorpos antifosfolípides. A cefaleia lúpica, a qual é considerada como parte da atividade de doença, é raramente observada.

Distúrbios de humor (ansiedade e depressão)

Os distúrbios de humor são frequentes nos pacientes com LES (ocorrendo em até 20% deles, em razão de fatores múltiplos que se dão no ciclo da doença) e impactam significativamente a qualidade de vida. Em casos graves, levam ao aumento do risco de ideação suicida. A ocorrência desses distúrbios pode estar associada ao próprio tratamento da doença, em especial ao uso de corticosteroide.

Comprometimento cognitivo

O comprometimento cognitivo no LES é caracterizado por prejuízos principalmente nos domínios da atenção, velocidade de processamento e memória. A avaliação cognitiva no LES é desafiadora, e a bateria de avaliação proposta tem duração estimada de 1 hora. Das ferramentas de rastreio, a *Montreal Cognitive Assessment* (MoCA) com *cutoff* de 26, tem melhores sensibilidade e especificidade para detecção de declínio cognitivo em comparação com outras ferramentas, em especial por avaliar de maneira mais detalhada os domínios relacionados à disfunção subcortical.

O comprometimento cognitivo no LES é relacionado à presença de anticorpos antifosfolípides, uso de corticosteroide, diabetes e baixa escolaridade. Do ponto de vista radiológico, atrofia cerebral, lesões de substância branca e infartos cerebrais são correlacionados com a gravidade do comprometimento cognitivo.

Crises epilépticas

A prevalência de crises epilépticas nos pacientes com LES chega a 20%, levando a um relevante impacto na mortalidade e morbidade da doença. Os principais fatores de risco para ocorrência de crises epilépticas são a presença de atividade de doença, sexo feminino, presença de anticorpos antifosfolípides e idade jovem. A fenomenologia mais comum é a crise tônico-clônica generalizada (ocorrendo em até 88% dos pacientes lúpicos com epilepsia), mas é possível a ocorrência de crises focais perceptivas e disperceptivas. A presença de padrões epileptiformes no eletroencefalograma (EEG) e alterações estruturais cerebrais na RM de crânio sugerem um risco maior de recorrência de crises. É observada uma redução do risco de ocorrência de crises nos pacientes em uso de hidroxicloroquina. O uso de fármacos antiepilépticos é recomendado em paciente com crises recorrentes ou com risco de recorrência.

Psicose

A psicose é um distúrbio da percepção da realidade caracterizado pela presença de delírios e/ou alucinações que causa impacto na vida do paciente, não ocorrendo na presença de *delirium*. A presença do anti-P-ribossomal é um fator de risco para a ocorrência do sintoma.

Estado confusional agudo

O estado confusional agudo é definido como um distúrbio do nível de consciência e alerta, com prejuízo da atenção, podendo vir acompanhado de alterações cognitivas e de humor. A presença de anti-Sm e antifosfolípides pode ocorrer nos pacientes com esse quadro.

Doença cerebrovascular

A doença cerebrovascular é responsável por até 15% das mortes em pacientes com LES. Os eventos vasculares podem ser de qualquer natureza, sendo os eventos isquêmicos os mais frequentes. Pacientes com LES e acidente vascular cerebral (AVC) devem ser avaliados quanto à presença de síndrome do anticorpo antifosfolípide. A presença de hipertensão, dislipidemia e maior gravidade de doença são preditores para a ocorrência de AVC. Outros fatores como a presença de anticorpos antifosfolípides, o uso crônico de corticosteroides e o estado inflamatório da própria doença são fatores associados à aterosclerose acelerada e precoce. A presença de vasculite (Figura 166.1) pode ser uma causa de insultos cerebrovasculares, entretanto, é responsável por apenas 7% dos AVCs em pacientes com LES.

Distúrbios de movimento

A ocorrência de distúrbios de movimento nos pacientes com LES é rara, mas existem descrições de coreia, distonia, parkinsonismo e mioclonias. A coreia é o principal movimento anormal encontrado nos pacientes com LES (ocorrendo em 2% dos pacientes adultos), podendo ser uni- ou bilateral, e o principal fator de risco é a presença de anticorpos antifosfolípides. O tratamento dos distúrbios de movimento envolve o tratamento sintomático para cada tipo de distúrbio somado à imunoterapia (em casos de sinais de atividade de doença concomitante).

Meningite asséptica

A incidência de meningite asséptica no LES é baixa (aproximadamente 1%), e em geral se apresenta com pleocitose

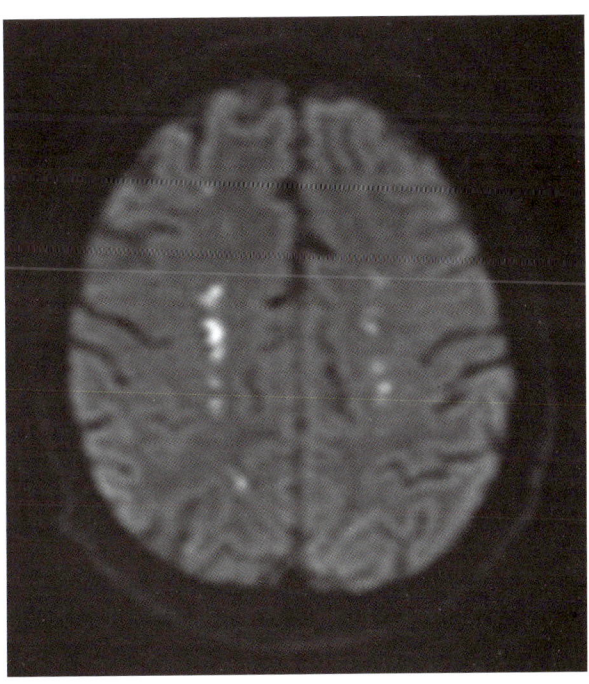

Figura 166.1 Ressonância magnética de crânio (sequência de difusão B1000) de um paciente com vasculite lúpica. A imagem sugere acometimento multifocal de artérias de pequeno calibre.

linfomonocitária e aumento de proteínas. O diagnóstico definitivo dessa apresentação deve passar obrigatoriamente por uma exclusão de causas infecciosas para o achado. A remissão tende a ocorrer com o tratamento imunossupressor.

Mielopatia

O acometimento medular no LES é variável, podendo se apresentar como mielite transversa com acometimento de segmentos com extensão de até um corpo vertebral, ou como mielite longitudinalmente extensa. Os mecanismos envolvidos são variados, podendo ocorrer alterações vasculares e inflamatórias. Os quadros vasculares costumam estar associados à presença de anticorpos antifosfolípides ou à vasculite. Os quadros inflamatórios podem ser relacionados diretamente ao LES ou à presença de outra doença de maneira concomitante, em especial neuromielite óptica (NMO). Por conta disso, a pesquisa de anticorpos anti-aquaporina-4 e antiglicoproteína do oligodendrócito da mielina (anti-MOG) é fundamental para a definição da causa. A RM de medula é essencial para avaliação do tipo de acometimento, definindo a presença ou não de isquemia (principalmente nas sequências de difusão) e caracterizando a distribuição de lesões inflamatórias.

Síndrome desmielinizante

Os quadros desmielinizantes são definidos como episódios de encefalomielite de instalação aguda, com recorrência, apresentando evidência de lesões neurológicas disseminadas no tempo e espaço. Para a atribuição ao LES é crucial a exclusão do diagnóstico de esclerose múltipla. A presença de bandas oligoclonais no líquido cefalorraquidiano é pouco frequente, ocorrendo 30 a 40% dos pacientes. Os achados de RM são caracterizados por lesões hiperintensas em T2, confluentes, acometendo a região periventricular e a substância branca profunda.

Neuropatia craniana

Os nervos cranianos mais acometidos no LES são o VIII e os nervos da motricidade ocular (III, IV e VI), e menos frequentemente o V e VII nervos. Os principais mecanismos considerados para a neuropatia craniana no LES são relacionados a alterações vasculares, como vasculite e trombose. No acometimento exclusivo dos nervos da motricidade ocular, é importante excluir o diagnóstico de miastenia *gravis*.

Neuropatia óptica é pouco frequente e pode se manifestar como neurite óptica ou neuropatia isquêmica, esta última em geral unilateral e associada a anticorpos antifosfolípides. Nos casos de neurite óptica, é importante avaliar a presença ou não de anti-MOG e antiaquaporina-4.

Neuropatia periférica

O acometimento do SNP ocorre em aproximadamente 8% dos pacientes com LES. O envolvimento pode ser axonal (polineuropatia sensitivo-motora axonal, polineuropatia sensitiva e mononeurite múltipla), desmielinizante, autonômico ou por plexopatia. A ocorrência de neuropatia tende a ser mais frequente em pacientes com início tardio da doença, com acometimento no SNC e com doença sistêmica ativa.

A eletroneuromiografia é uma etapa importante para o correto diagnóstico do quadro de neuropatia, auxiliando a diferenciação dos tipos de neuropatia. A avaliação do líquido cefalorraquidiano é útil para a investigação de neuropatias desmielinizantes.

Em pacientes com acometimento motor de início agudo, é necessário considerar o tratamento com imunossupressores de potência elevada.

Outras manifestações

Algumas manifestações que hoje são reconhecidas como ocasionadas pelo LES não foram incluídas nas definições iniciais do LESNP, entre elas a PRES e a neuropatia de fibras finas. A PRES costuma se apresentar em um cenário de atividade de doença, com hipertensão e disfunção renal. As imagens na RM auxiliam o diagnóstico.

A neuropatia de fibras finas é caracterizada pelos achados clínicos típicos, com o suporte de teste neurofisiológicos específicos e avaliação de densidade de fibras nervosas na biópsia de pele.

Diagnóstico

O diagnóstico do LESNP é desafiador, pois o cenário clínico é repleto de confundidores e outros possíveis diagnósticos para o quadro apresentado. Há necessidade de um rigoroso processo de exclusão de diagnósticos diferenciais que leva em consideração o próprio LES (em especial o grau de atividade no momento), distúrbios metabólicos presentes, comorbidades (entre elas, possíveis associações com outras doenças reumatológicas), medicamentos em uso e a vulnerabilidade para infecções.

Os exames para avaliação do sistema nervoso devem ser individualizados para cada apresentação, entretanto há exames obrigatórios para avaliação de atividade de doença e possíveis quadros concomitantes. Os exames para avaliar atividade de doença são: hemograma completo, pesquisa de proteinúria (relação proteinúria isolada/creatinúria isolada ou proteinúria de 24 horas), rotina de urina, anti-DNA, avaliação de proteínas do complemento (C3 e C4). Em situações específicas há necessidade de solicitar anticorpos específicos (Tabela 166.2).

Tratamento

O tratamento do LESNP deve se basear no controle sintomático e controle do processo deflagrador do quadro. É essencial levar em consideração a contribuição dos braços inflamatórios e isquêmicos para a ocorrência do sintoma. Considerando as manifestações inflamatórias, o uso de imunossupressores é crucial, na maioria das vezes realizando um tratamento inicial com corticosteroide em doses elevadas e imunossupressores de alta potência, seguidos do tratamento sequencial com doses decrescentes de corticosteroide e imunossupressores. É importante reforçar a obrigatoriedade, na ausência de contraindicações, da prescrição da hidroxicloroquina para os pacientes com LES.

Para manifestações isquêmicas há necessidade da consideração de antiagregação plaquetária e/ou anticoagulação a depender de cada caso, lembrando que, nos casos de eventos vasculares no LES associados à síndrome do anticorpo antifosfolípide, o anticoagulante de escolha é a varfarina.

Tabela 166.2 Anticorpos a serem considerados em situações específicas.

Eventos vasculares	Anticardiolipinas IgG e IgM, anticoagulante lúpico e anti-β2-glicoproteína-1 IgG e IgM
Mielite	Antiaquaporina-4 e anti-MOG
Alterações cognitivas	Anticardiolipinas IgG e IgM, anticoagulante lúpico e anti-β2-glicoproteína-1 IgG e IgM
Psicose e depressão grave	Anti-P-ribossomal
Distúrbios de movimento	Anticardiolipinas IgG e IgM, anticoagulante lúpico e anti-β2-glicoproteína-1 IgG e IgM

SÍNDROME DE SJÖGREN

Introdução

A SSj é uma doença autoimune caracterizada pelo acometimento de glândulas exócrinas, em especial as glândulas salivares e lacrimais. O acometimento extraglandular é variado, e um dos possíveis locais acometidos é o sistema nervoso. O diagnóstico definitivo da doença depende da demonstração objetiva do acometimento das glândulas salivares ou lacrimais somadas à presença de anticorpos específicos (anti-Ro/SSA e anti-La/SSB). A doença pode ser considerada "primária" (quando ocorre de maneira isolada) ou "secundária" (quando ocorre associada a outra doença autoimune).

O sistema nervoso é acometido em até 20% dos pacientes com SSj, algumas vezes antecedendo as manifestações glandulares.

Quadro clínico

As manifestações neurológicas na SSj podem ocorrer tanto no SNC quanto no SNP, sendo as mais frequentes referentes ao acometimento periférico.

Sistema nervoso periférico

Os acometimentos periféricos mais comuns associados à SSj são a neuronopatia sensitiva e a neuropatia de fibras finas, entretanto, outros padrões podem ser vistos, como polineuropatia sensitivo-motora, neuropatia autonômica, mononeurite múltipla (geralmente em cenários com vasculite de outros órgãos) e neuropatia craniana (em especial a neuropatia trigeminal).

A neuronopatia sensitiva é caracterizada por grave perda de sensibilidade profunda, levando à ataxia sensitiva, e alterações de sensibilidade de outras modalidades ocorrendo de maneira irregular e assimétrica, não respeitando padrões do tipo bota e luva ou territórios de nervos específicos e arreflexia. O início é em geral subagudo, podendo ter casos com evolução crônica. A eletroneuromiografia mostra potenciais musculares (CMAPs) preservados, com ausência ou baixa amplitude dos potenciais sensitivos (SNAPs). Em casos graves, a RM da medula pode mostrar hipersinal em T2 nos tratos posteriores. A neuropatia de fibras finas costuma ser dolorosa, tendo um acometimento distal e assimétrico, apresentando força e reflexos inalterados. Em casos de neuropatia de fibras finas, a eletroneuromiografia pode ser normal, e o diagnóstico definitivo acontece com ajuda da biópsia de pele com avaliação de densidade de fibras nervosas epidérmicas.

Sistema nervoso central

O acometimento do SNC na SSj é raro, mas podendo ser em qualquer região. As manifestações mais encontradas são as síndromes desmielinizantes, em especial de envolvimento medula, em alguns casos associadas à presença de antiaquaporina-4. Há casos raros de meningoencefalite recorrente, apresentando-se com quadro de encefalopatia e meningite asséptica. O envolvimento cerebelar pode ocorrer, sendo ainda indefinido o papel da própria doença e/ou da presença de outros anticorpos contra antígenos cerebelares.

Diagnóstico

O processo diagnóstico passa pelas mesmas etapas já expostas para LES, tendo que considerar o contexto do paciente como um todo, lembrando da possibilidade de sobreposição com outras doenças reumatológicas (p. ex., crioglobulinemia, LES e NMO) e hematológicas (p. ex., linfoma não Hodgkin).

Tratamento

O tratamento das manifestações neurológicas varia de acordo com o quadro apresentado. Nas neuropatias de fibras finas, o tratamento primário é sintomático, podendo-se considerar o uso de imunoglobulina intravenosa (IgIV) em casos graves. A neuronopatia sensitiva costuma ser refratária à imunossupressão, mas considera-se o uso de IgIV como primeira linha de tratamento. Nas formas vasculíticas (mononeurite múltipla ou polineuropatia axonal de início agudo), o tratamento de primeira linha é com corticosteroide, e deve-se considerar rituximabe em casos graves.

Na mielite relacionada à SSj, o tratamento necessariamente inclui a pulsoterapia com metilprednisolona, e há necessidade de considerar ciclofosfamida, rituximabe ou plasmaférese. A positividade do antiaquaporina-4 pode auxiliar a decisão terapêutica, indicando o tratamento, tal como os surtos de NMO.

ARTRITE REUMATOIDE

Introdução

A AR é uma doença inflamatória crônica caracterizada pelo importante envolvimento articular, com sinovite e artrite erosiva. O envolvimento extraarticular pode ocorrer na forma de nódulos reumatoides, acometimento pulmonar ou vasculite. O diagnóstico da doença é definido com os achados típicos da doença somados a alterações laboratoriais, em especial a presença de fator reumatoide e anticorpos antipeptídeo citrulinado cíclico (anti-CCP).

Quadro clínico

O acometimento neurológico na AR pode ocorrer por lesão direta dos tecidos nervosos pelo processo inflamatório ou indiretamente pela compressão gerada por alterações articulares.

Sistema nervoso central

A manifestação no SNC mais comum da AR é a compressão medular secundária ao acometimento da articulação atlantoaxial ou atlanto-occipital. O processo inflamatório local gera sinovite e a formação de *pannus*, levando à compressão da medula. Esse quadro costuma se apresentar com dor cervical, cefaleia (em geral occipital) e mielopatia progressiva. Raramente, pode-se observar compressão bulbar e insuficiência respiratória. O diagnóstico é feito idealmente por RM da transição craniocervical.

Outra manifestação no SNC da AR é o acometimento meníngeo; esse em geral se apresenta com cefaleia, déficits neurológicos paroxísticos e crise epiléptica. A neuroimagem é sugestiva, sendo observada na RM de crânio uma área focal de leptomeningite com paquimeningite adjacente. O líquido cefalorraquidiano mostra pleocitose discreta, geralmente de predomínio linfocítico, mas podendo ser neutrofílico. Em alguns casos, pode haver necessidade de biópsia para o diagnóstico definitivo (Figura 166.2).

Sistema nervoso periférico

O principal acometimento periférico da AR é a mononeuropatia compressiva, ocasionada por compressão dos nervos pelo processo inflamatório e deformante das articulações. A síndrome do túnel do carpo é o principal representante desse grupo. Os pacientes com AR também podem manifestar neuropatia vasculítica, apresentando-se mononeuropatia múltipla ou polineuropatia rapidamente progressiva e

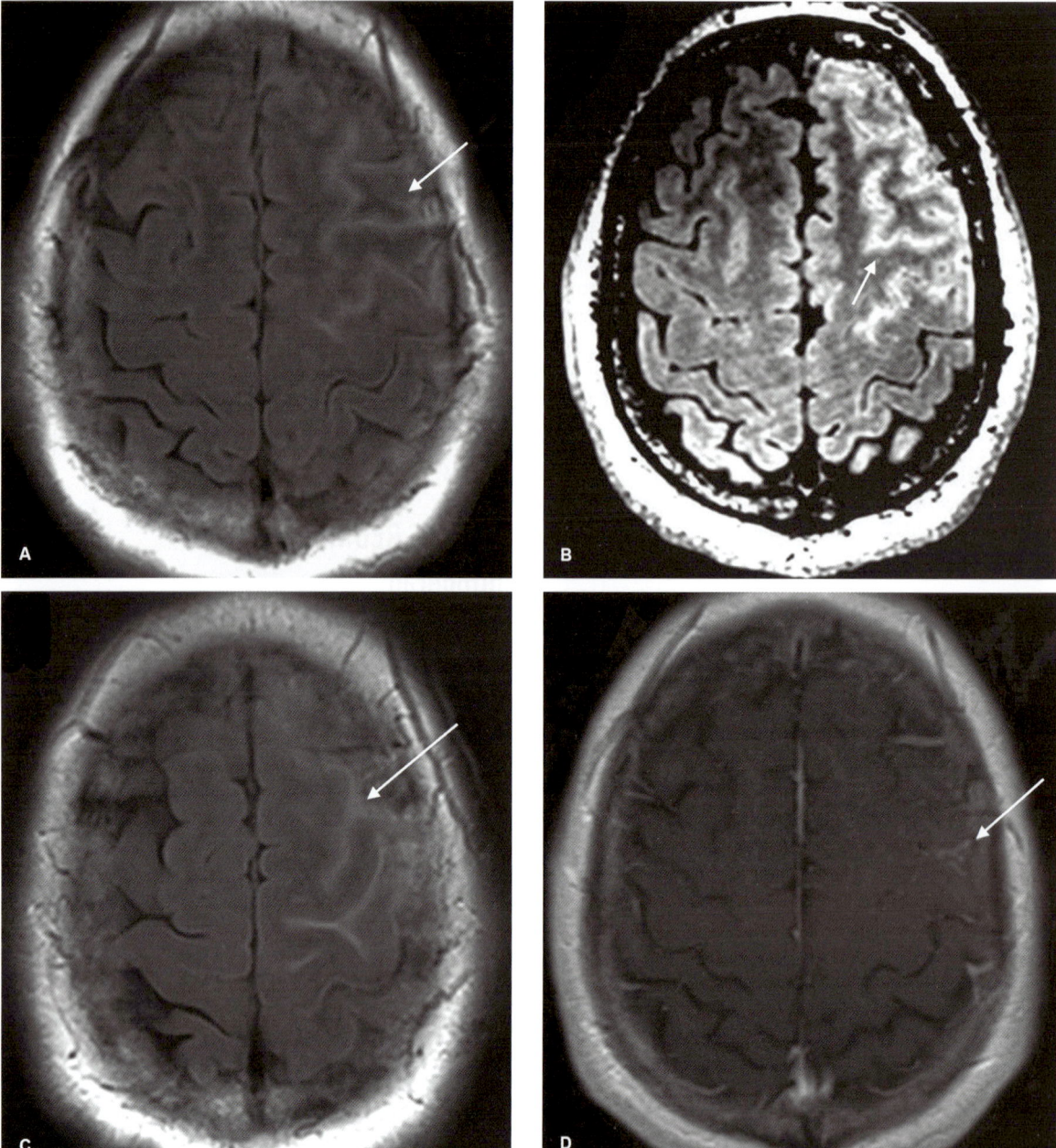

Figura 166.2 Ressonância magnética de crânio (**A**, **B** e **C** com sequência T2 FLAIR; **D** com sequência T1 pós-contraste) de um paciente com meningite reumatoide. As imagens mostram acometimento predominantemente leptomeníngeo. O paciente, na ocasião, apresentava quadro afásico intermitente.

dolorosa. A neuropatia vasculítica é uma manifestação que exige rápida identificação e adequação do tratamento imunossupressor, visto o elevado risco de incapacidade relacionada a ela.

ESCLEROSE SISTÊMICA

A esclerose sistêmica é uma doença autoimune sistêmica caracterizada por fibrose da pele e dos órgãos internos e vasculopatia. É uma doença de elevada mortalidade e morbidade. O diagnóstico precoce é crucial para um seguimento e tratamento visando ao melhor controle da doença. As manifestações típicas da doença são o espessamento cutâneo dos membros e dedos (esclerodactilia), úlceras cutâneas, telangiectasias, fenômeno de Raynaud, doença intersticial pulmonar e acometimento do trato gastrointestinal. Os principais anticorpos associados com a doença são o anticentrômero, antitopoisomerase I e anti-RNA polimerase III. Dos exames complementares, a capilaroscopia periungueal tem papel fundamental no diagnóstico.

A manifestação neurológica mais frequente relacionada à esclerose sistêmica é a miopatia. O acometimento muscular pode ocorrer na vigência de síndromes de sobreposição (*overlap*) e como envolvimento primária relacionado à doença. Outra manifestação possível é a neuropatia trigeminal, em geral se apresentando com alteração de sensibilidade no território de um ramo do nervo trigêmeo, podendo ou não apresentar sintomas dolorosos. Outras manifestações descritas são mononeuropatia múltipla e polineuropatia sensitivo-motora. As manifestações neurológicas geralmente estão relacionadas com atividade de doença, e há necessidade de ajuste na terapia imunossupressora.

SÍNDROME DE BEHÇET

A síndrome de Behçet é uma vasculite de acometimento de vasos de calibre variável, podendo ter acometimento venoso e arterial. O quadro clínico da doença é caracterizado pela presença de úlceras orais (dolorosas e com formação de cicatrizes) e genitais (em homens na região escrotal e inguinal, e nas mulheres na região vulvar e inguinal) recorrentes, uveíte, artrite e envolvimento cutâneo (pseudofoliculite e eritema nodoso).

As manifestações neurológicas podem ocorrer em aproximadamente 9% dos pacientes, em geral após o diagnóstico da doença, mas podendo anteceder as manifestações mucocutâneas e oculares.

Quadro clínico

O acometimento neurológico é mais frequente no SNC, sendo classificadas em manifestações parenquimatosas e não parenquimatosas de acordo com o tipo de envolvimento. O SNP raramente pode ser acometido, em especial como polineuropatia sensitivo-motora e mononeurite múltipla.

Manifestações parenquimatosas

As manifestações parenquimatosas ocorrem por envolvimento direto do encéfalo pelo processo inflamatório, sendo a manifestação mais típica o envolvimento de tronco cerebral. A rombencefalite relacionada à Behçet é ocasionada por um processo inflamatório perivenular no tronco cerebral e diencéfalo. Por conta do extenso envolvimento, o quadro clínico é variável, podendo se apresentar com ataxia, diplopia, déficits focais e alterações do nível de consciência. A imagem por RM é altamente sugestiva, mostrando um processo inflamatório que envolve uma grande extensão da região ponto-meso-diencefálica (Figura 166.3). O líquido cefalorraquidiano, nessas circunstâncias, apresenta pleocitose em geral linfocitária (até 200 células/mm³) com ausência de bandas oligoclonais no líquido. Nesses casos, a rápida instituição de tratamento é fundamental, em geral com pulsoterapia com corticosteroide e ciclofosfamida.

Outro tipo de envolvimento parenquimatoso é a epilepsia, que, por vezes, é relacionada a alterações estruturais. Pacientes com síndrome de Behçet podem apresentar déficits cognitivos e sintomas de tronco de instalação crônica e progressiva. Nesses casos, é possível observar atrofia progressiva do tronco e lesão de substância branca, caracterizando a forma crônica da síndrome de Behçet no sistema nervoso. Outra manifestação possível é a mielite, em geral com lesões multifocais não contíguas, que podem apresentar algum realce ao contraste. Há casos de mielite longitudinalmente extensa; quando isso ocorre, é necessária a diferenciação com NMO para instituição tratamento mais adequado. Também existem relatos de neurite óptica, podendo ser unilateral ou bilateral.

Manifestações não parenquimatosas

As manifestações não parenquimatosas são representadas pelo envolvimento meníngeo e vascular. A mais comum entre essas é a meningite asséptica, que costuma se apresentar com cefaleia e sinais de irritação meníngea, o líquido cefalorraquidiano mostra pleocitose de predomínio linfocitário, aumento discreto de proteínas e glicose normal.

O acometimento vascular mais comum é a trombose venosa cerebral. Nesses casos, no tratamento é obrigatório incluir o uso de imunossupressores ao esquema terapêutico, já que o uso de anticoagulante isoladamente está relacionado a piores desfechos. O acometimento arterial ocorre por vasculite dos *vasa vasorum*, levando à formação de aneurismas e podendo ocasionar dissecção arterial.

CONSIDERAÇÕES FINAIS

O cenário do paciente com doença reumatológica e manifestações neurológicas é repleto de fatores confundidores, e todos devem ser levados em consideração ao longo do raciocínio diagnóstico. Há necessidade de avaliar a possibilidade de complicações dos fármacos em uso, distúrbios secundários à lesão de outros órgãos, neuroinfecções, ocorrência de outras doenças simultaneamente e, por fim, a própria atividade da doença de base. É essencial ao neurologista uma visão completa do paciente neurorreumatológico, incluindo a avaliação sistêmica. Essa atitude aumenta as chances de um tratamento mais preciso e ágil, o que pode significar em menos repercussões a longo prazo.

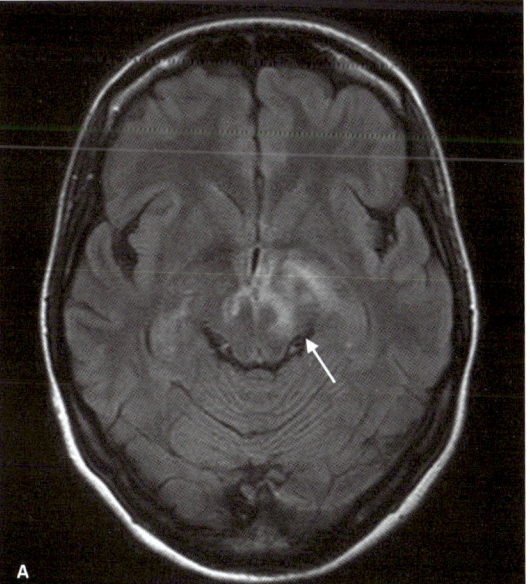
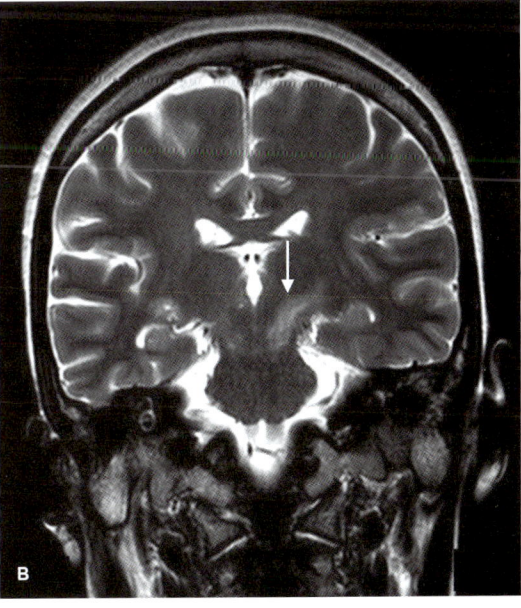

Figura 166.3 Ressonância magnética de crânio com sequência T2 FLAIR (**A**) e com sequência T2 (**B**) de uma paciente com rombencefalite por síndrome de Behçet. As imagens mostram acometimento mesencefálico (**A**) e o envolvimento mesodiencefálico (sinal da cachoeira).

CAPÍTULO 167

Doenças Autoinflamatórias

Marianna P. M. de Moraes • Orlando Graziani Povoas Barsottini

INTRODUÇÃO

O conceito de doença autoinflamatória (DAI) foi introduzido em 1999 como "distúrbio sistêmico caracterizado por inflamação aparentemente não provocada na ausência de autoanticorpos em alta concentração ou linfócitos T específicos de antígenos"[1] e, desde então, não sofreu grandes alterações.[2] O diagnóstico de DAI deve ser aventado em: (a) episódios recorrentes de inflamação sistêmica; (b) ausência de altos títulos de autoanticorpos e linfócitos T antígeno-específicas; e (c) anormalidades no sistema imune inato (Figura 167.1).[3]

As doenças autoimunes, por sua vez, envolvem o sistema adaptativo (ou adquirido).[4,5]

A diferenciação clínica entre doenças autoinflamatórias e autoimunes pode ser difícil já que envolve manifestações inflamatórias, muitas vezes em sítios comuns. Nas primeiras, os surtos têm características clínicas estereotipadas que se repetem, enquanto as autoimunes costumam apresentar maior variabilidade de sintomas. Esses dois grupos de doenças compartilham uma base genética, apresentações clínicas e respostas terapêuticas, podendo ser considerados um espectro imunopatológico e clínico mais amplo.[6]

As DAIs podem ser divididas em doenças monogênicas e poligênicas.[7] Os avanços e refinamentos das técnicas de sequenciamento de nova geração (NGS) têm possibilitado que essas condições, antes diagnosticadas quase exclusivamente na infância, também sejam detectadas em adultos. Nesses, o fenótipo clínico costuma ser mais leve e, em geral, associado a mutações de baixa penetrância ou mosaicismo somático (Figura 167.2).[3]

Febre é a principal característica da maioria das DAIs. Os principais sistemas acometidos pela inflamação são: mucocutâneo (*rash* e/ou úlceras orais); sistema musculoesquelético (artromialgia e/ou artrite); e sistema digestivo (dor abdominal e diarreia).[8] Outros sinais e sintomas envolvem o sistema nervoso (cefaleia, meningite asséptica, neuropatia periférica e surdez neurossensorial),[9] olhos (uveíte, papiledema, conjuntivite).[9,10] Hepatoesplenomegalia e linfadenopatia são frequentes, mas inespecíficas. A natureza inflamatória dessas condições, crônica ou intermitente, é demonstrada por exames laboratoriais, sobretudo durante os surtos, como: elevação de proteína C reativa (PCR), proteína amiloide A (AA), leucocitose neutrofílica, anemia de doença crônica.[11]

O reconhecimento de manifestações clínicas sugestivas de DAIs resulta em diagnóstico e tratamento precoces, o que influencia diretamente o prognóstico do paciente. O entendimento das vias patogênicas tem favorecido a terapia-alvo com fármacos biológicos como anti-interleucina 1 (IL-1), anti-interleucina 6 (IL-6).[12]

FISIOPATOLOGIA

O sistema imune inato é a primeira linha de defesa contra estímulos deletérios externos. A ativação de células da linhagem mieloide (macrófagos, neutrófilos e monócitos) por meio de PRR (receptores de reconhecimento de padrões) e seus ligantes ocasiona a secreção de diversas citocinas

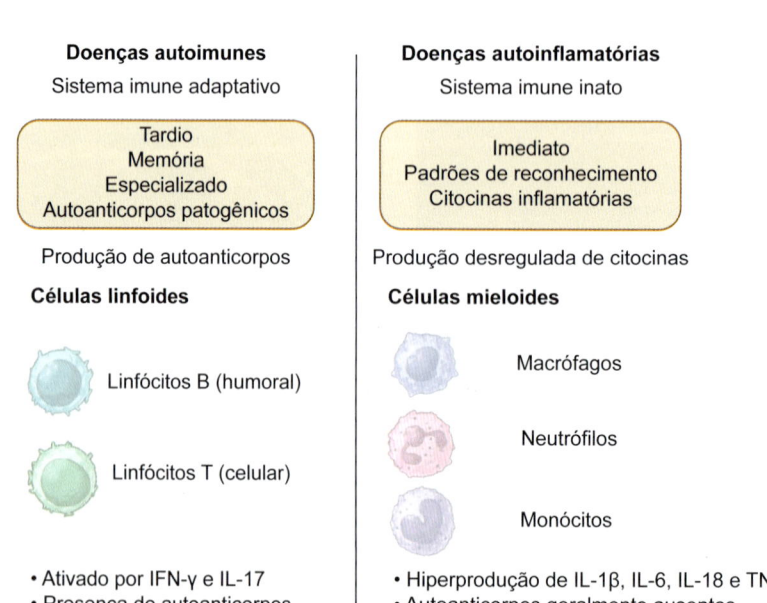

Figura 167.1 Principais diferenças imunológicas entre doenças autoimunes e autoinflamatórias. As doenças autoinflamatórias têm um fenótipo clínico caracterizado por inflamação clínica e biológica marcada associada a alteração do sistema imune inato, com participação importante de citocinas. Elas não devem ser confundidas com as doenças autoimunes, que estão relacionadas à disfunção da imunidade adaptativa e à resposta a antígenos próprios por quebra de autotolerância. IFN: interferon; IL: interleucina; TNF: fator de necrose tumoral.

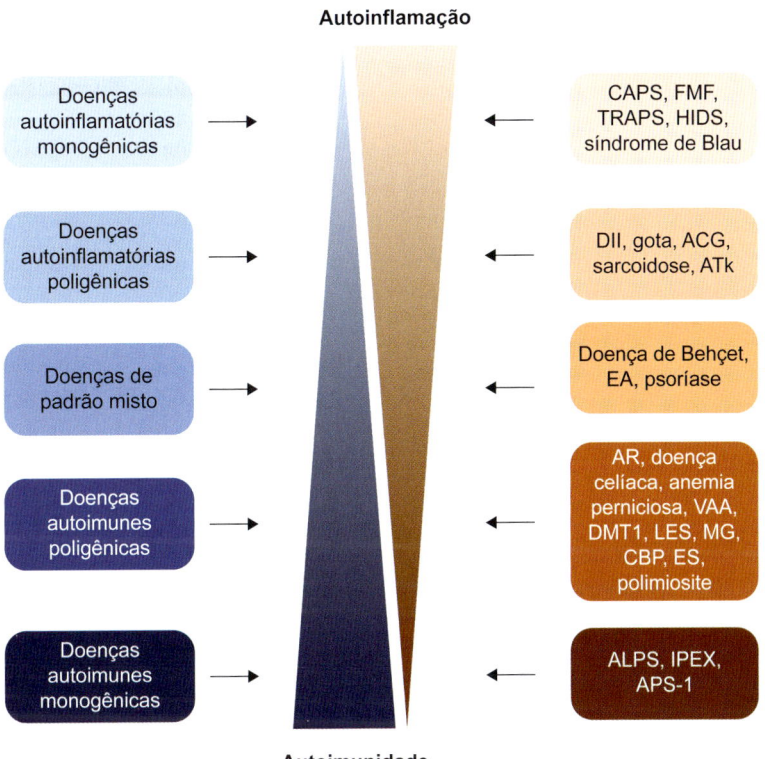

Figura 167.2 *Continuum* imunopatológico: as doenças autoinflamatórias e autoimunes pertencem a um grupo complexo, caracterizado por desregulação imune. Esses distúrbios podem ser monogênicos ou esporádicos. Algumas patologias apresentam características imunológicas que não possibilitam sua classificação estrita em um grupo ou em outro: são as doenças mistas. ACG: arterite de células gigantes; ALPS: síndrome linfoproliferativa autoimune; APS-1: síndrome poliglandular autoimune tipo 1; AR: artrite reumatoide; ATk: arterite de Takayasu; CAPS: síndrome periódica associada à criopirina; CBP: cirrose biliar primária; DII: doença inflamatória intestinal; DMT1: diabetes *mellitus* tipo 1; EA: espondilite anquilosante; ES: esclerose sistêmica; FMF: febre mediterrânea familiar; HIDS: síndrome de hiperimunoglobulinemia D com febre periódica; IPEX: síndrome de enteropatia poliendocrinopatia imunológica ligada ao cromossomo X; LES: lúpus eritematoso sistêmico; MG: miastenia *gravis*; TRAPS: síndrome periódica associada ao receptor de TNF; VAA: vasculites ANCA (anticorpo anticitoplasma de neutrófilo) associadas.

inflamatórias. A desregulação da ativação dessa via é crucial na fisiopatologia das DAIs, causando os surtos de inflamação sistêmica.[13]

Os principais componentes da imunidade inata são o inflamassoma, o fator de transcrição NFkB (fator nuclear kappa B ativado por cadeia leve) e as citocinas pró-inflamatórias IL-1 e IL-6. A via do interferon (IFN) e o sistema de ubiquitinação também são importantes na ativação da imunidade inata.[14]

Os inflamassomas, descritos em 2002, são complexos multimoleculares que, por meio da caspase-1, regulam a ativação proteolítica da IL-1β e IL-18 bem como a piroptose (morte celular inflamatória). A montagem do inflamassoma pode ser desencadeada por sinais endógenos (por meio dos DAMPs, padrões moleculares associados ao perigo) ou mediante ligação com partículas microbianas (por meio dos PAMPs, padrões moleculares associados a patógenos) e sua ligação aos PRR citosólicos. Vários inflamassomas já foram identificados, sendo o NLRP3 o mais bem caracterizado, e mutações em genes que codificam seus componentes são a causa de muitas DAIs.[15]

A IL-1β é produzida por células inflamatórias mieloides como precursor inativo (chamado "pró-IL-1β") que requer a clivagem proteolítica pela caspase-1 para adquirir atividade biológica. Os efeitos biológicos da IL-1 são mediados pela ligação ao receptor de IL-1 (IL-1R), que induz múltiplas vias de sinalização celular, resultando na ativação do NFkB e indução

de outras citocinas pró-inflamatórias, como IL-6, TNFα e IFN-γ. A inflamação mediada pela IL-1 é responsável pela maioria dos sintomas das DAIs e elevação de reagentes de fase aguda.[14,15] IL-1, IL-6 e TNFα atuam sobre hepatócitos induzindo a síntese da proteína AA, culminando em uma complicação frequente e grave: a amiloidose sistêmica.[16]

A IL-6 é uma citocina pró-inflamatória que atua por meio de diversos mecanismos tanto da imunidade humoral quanto adaptativa. A ubiquitinação é um processo dinâmico envolvido em vários processos intracelulares que levam a ativação do NFkB e regulação da atividade do inflamassoma.[17]

A família do IFN tipo 1 é formada por peptídeos inflamatórios expressos em células imunes e não imunes, associada a uma via imune simultânea à do inflamassoma. O IFN-1 é o principal mecanismo de defesa a vírus. A ativação do *STING* (gene estimulador de interferon) promove a transcrição dos genes de IFN-1 e de NFkB. O JAK-STAT (*janus kinase/signal transducers and activators of transcription*) atua como regulador negativo dessa via. A desregulação em qualquer desses níveis resulta no desenvolvimento das interferonopatias do tipo 1.[18]

DOENÇAS AUTOINFLAMATÓRIAS MONOGÊNICAS

As DAIs monogênicas são distúrbios hereditários causados por mutações em genes envolvidos na montagem do inflamassoma, ativação do NFkB, produção de citocinas,

Tabela 167.1 Características principais de DAIs monogênicas.

DAI	Gene	Herança	Imunopatologia	Idade de início	Apresentação clínica típica	Manifestações neurológicas	Tratamento
FMF	*MEFV*	AR/AD	Inflamassomopatia/pirinopatia (↑ IL-1β)	Infância (10% >20 anos)	Febre, peritonite, artralgia/artrite, *rash* erisipeloide, amiloidose	Cefaleia, meningite asséptica, crises epilépticas, vasculite do SNC, desmielinização, AVCI, neurite óptica, PRES	Colchicina/anti-IL-1
CAPS	*NLRP3*	AD	Inflamassomopatia/criopirinopatia (↑ IL-1β)	Infância (FCAS 1 e SMW) Neonatal (CINCA)	FCAS (leve) – febre induzida por frio, artralgia, *rash* cutâneo urticariforme, conjuntivite SMW (moderada) – +/– episclerites, surdez neurossensorial, meningite e oligoartrite CINCA (grave) – +/– declínio cognitivo progressivo, artropatia grave, dismorfismos faciais	Cefaleia, surdez neurossensorial, papiledema, meningite asséptica, lesões de SB, crises epilépticas, síndrome de Tolosa-Hunt	Anti-IL-1
TRAPS	*TNFRSF1A*	AD	Alteração da sinalização na via do receptor de TNF (↑ IL-1β, IL-6, TNF)	Infância (>10% >39 anos)	Febre, edema periorbital, astromialgia, fasciite, *rash* cutâneo migratório, conjuntivite e edema periorbital, esplenomegalia	Cefaleia, desmielinização, vertigem, miosite, lesões de SB, pleocitose do LCR, síndrome de Tolosa-Hunt	Corticoesteroides, anti-IL-1, anti-IL-6, etanercepte
HIDS/DMQ	*MVK*	AR	Inflamassomopatia (↑ IL-1β)	Infância	Febre, linfadenopatia, dor abdominal, artralgia, diarreia, *rash* cutâneo	Cefaleia, atrofia cerebelar/ataxia, encefalite, leucoencefalopatia, hipotonia, atraso neuropsicológico, distrofia retiniana (retinite pigmentosa), epilepsia, desordens de humor	AINEs, corticoesteroides, anti-IL-1, anti-TNF, anti-IL-6, TCTH
HA20	*TNFRSF1A*	AD	Relopatia: via do NFkB (↑ IL-1β)	Da infância à idade adulta	Febre, úlceras orais e genitais recorrentes, dor abdominal, *rash* cutâneo, artrite	LES, NP com cefaleia, crises epilépticas, declínio cognitivo, vasculite SNC, meningite asséptica, oftalmoparesia	Colchicina, corticoesteroides, anti-IL-1, anti-IL-6, anti-TNF, iJAK (baracitinibe)
Síndrome de Aicardi-Goutières (SAG)	*TREX1* (SAG1) *RNASEH2B* (SAG2) *RNASEH2C* (SAG3) *RNASEH2A* (SAG4) *SAMHD1* (SAG5) *ADAR* (SAG6) *IFIH1* (SAG7) *LSM11* (SAG8) *RNU7-1* (SAG9)	AD/AR AR AR AR AR AR AD AR AR	Interferonopatias (↑ IFN tipo 1)	Infância	Encefalopatia, trombocitopenia, hepatosplenomegalia, *rash* cutâneo tipo "chilblain"	Encefalopatia com calcificações, leucoencefalopatia, pleocitose do LCR, atrofia cerebral, encefalite, necrose estriatal bilateral	iJAK
DADA2	*CECR1*	AR	Diminuição da integridade vascular, macrófagos M1>>M2, inflamação perivascular mediada por TNF	Da infância à idade adulta	Livedo racemoso, vasculite PAN-*like*, pancitopenia, artralgia, imunodeficiência	AVCi, AVCh, polineuropatia, mononeuropatia, PRES, neurite óptica, papiledema, atrofia de nervo óptico	Anti-TNF, TCTH
Síndrome de Blau	*NOD2*	AD e mosaicismo somático	Via NFkB (↑ IL-1β)	Infância	Poliartrite com contraturas, *rash* micropapular, nódulos eritema nodoso-*like*, pan-uveíte *granulomas não caseosos	Neuropatia craniana (NC VII), epilepsia	MTX, anti-TNF, anti-IL-1, anti-IL-6, corticoesteroides

AD: autossômico dominante; AINEs: anti-inflamatórios não esteroides; AR: autossômico recessivo; AVC: acidente vascular cerebral; CAPS: síndrome periódica associada à criopirina; CINCA: síndrome crônica infantil neurológica, cutânea e articular; DADA2: deficiência de adenosina deaminase 2 (ADA2); DAI: doença autoinflamatória; DMQ: deficiência de mevalonato quinase; FCAS: *familial cold autoinflammatory syndrome*; FMF: febre mediterrânea familiar; HA20: haploinsuficiência de A20; HIDS: síndrome de hiperimunoglobulinemia D com febre periódica; iJAK: inibidores de *janus kinase*; IL: interleucina; LCR: líquido cefalorraquidiano; LES: lúpus eritematoso sistêmico; MTX: metotrexato; NC: nervo craniano; NFkB: *factor nuclear kappa* B; NP: neuropatia periférica; PAN: poliarterite nodosa; PRES: síndrome da encefalopatia reversível posterior; SB: substância branca; SMW: síndrome de Muckle-Wells; SNC: sistema nervoso central; TCTH: transplante de células-tronco hematopoiéticas; TNF: fator de necrose tumoral; TRAPS: síndrome periódica associada ao receptor de TNF.

sinalização do IFN tipo 1 e ubiquitinação. Nesta seção, abordaremos as patologias mais comuns, em especial sua apresentação neurológica em adultos (Tabela 167.1).

Inflamassomopatias

Esse grupo de DAIs é caracterizado por disfunções na montagem e regulação dos inflamassomas por mutações em genes que codificam seus componentes essenciais: as proteínas sensoras (da família do receptor de oligomerização de nucleotídeo contendo o domínio de pirina [NLRP], geralmente), proteínas adaptadoras (como a proteína associada à apoptose [ASC]) e caspases efetoras (sendo a caspase-1 a principal). Há uma produção exacerbada de IL-1β e IL-18 com inflamação sistêmica.[7]

Doenças autoinflamatórias associadas à pirina

Em 1997, a descoberta do gene *MEFV* (*Mediterranean Fever*), que codifica a proteína pirina, foi um marco importante na pesquisa das DAIs. A pirina é expressa em células do sistema imune inato (neutrófilos, monócitos e células dendríticas) e em fibroblastos sinoviais, pleurais, dérmicos e peritoneais, o que explica algumas das manifestações cardinais das "pirinopatias", como são chamadas as doenças desse grupo. O inflamossoma da pirina é ativado via GTPase RhoA, promovendo liberação de IL-1β.[7,19]

Febre mediterrânea familiar

A febre mediterrânea familiar (FMF) é a DAI monogênica mais comum. É causada por mutações do tipo ganho de função no gene *MEFV* com herança autossômica recessiva. As primeiras manifestações ocorrem na primeira década em 65% dos pacientes, e 90% apresentam sintomas iniciais até os 20 anos. A presença de mutações de baixa penetrância ou *de novo* pode justificar o início mais tardio da doença.[19]

Originalmente descrita na região da bacia do Mediterrâneo, afetando com maior frequência indivíduos de origem italiana, judaica, árabe, turca e armena, a FMF é descrita globalmente. Caracteriza-se por episódios recorrentes de febre, serosite e/ou erupção cutânea erisipeloide com duração de 12 a 72 horas e intervalos assintomáticos de semanas a anos.[19,20] Cefaleia (10%) e epilepsia (4%) são descritas, bem como meningite asséptica crônica ou recorrente.[21] Alguns gatilhos para as crises são relatados, como exposição ao frio, estresse cirúrgico, exercícios físicos vigorosos e menstruação.[19]

O estado inflamatório crônico pode ocasionar amiloidose sistêmica, com disfunção renal e neuropatia periférica. Um estudo turco com 2.000 casos de FMF confirmados geneticamente demonstrou que esses pacientes apresentam maior prevalência de outras condições inflamatórias como espondilite anquilosante, púrpura de Henoch-Schönlein, artrite idiopática juvenil (AIJ), poliarterite nodosa (PAN) e doença de Behçet.[19] A hipótese de associação entre FMF e esclerose múltipla (EM) baseia-se no fato de que ambas patologias cursam com níveis elevados de IL-1β. Uma revisão sistemática mostrou que a heterozigose no *MEFV* não está associada à EM, mas esta parece ser mais frequente entre portadores da FMF. Bandas oligoclonais não são encontradas nos casos de associação de FMF com EM.[22]

O diagnóstico da FMF é clínico baseado nos critérios propostos por Livneh et al. e confirmado por testagem genética. A primeira linha de tratamento da FMF é a colchicina, eficaz na prevenção da amiloidose. Pacientes intolerantes ou resistentes podem apresentar boa resposta com um análogo do antagonista do receptor de IL-1 (anacinra) ou anticorpo específico para IL-1β (canaquinumabe).[7,23]

Síndrome de hiperimunoglobulinemia D com febre periódica

A síndrome de hiperimunoglobulinemia D com febre periódica (HIDS) é caracterizada por febres periódicas e níveis persistentemente elevados de IgD e excreção urinária de ácido mevalênico nas crises. Herdada de forma autossômica recessiva, essa condição é secundária a mutações por perda de função no gene *MVK* (do inglês *mevalonate kinase*). A enzima MVK está envolvida na biossíntese de colesterol e de isoprenoides não esteroidais. A fisiopatologia da inflamação não está suficientemente clara, mas a redução desses últimos amplifica a produção de IL-1β.[24]

A maioria dos casos foi descrita na Europa Ocidental, com aproximadamente 60% ocorrendo em franceses e holandeses, predominando na infância. O grau de deficiência da MVK determina a gravidade da doença. A HIDS caracteriza-se por febre cíclica, linfadenopatia cervical dolorosa, dor abdominal com diarreia, esplenomegalia, erupção maculopapular, eritema periorbital, úlceras mucosas e artralgias. A manifestação neurológica mais comum é a cefaleia (10 a 40%). Há alguns relatos de epilepsia, mielite transversa, ataxia cerebelar e meningite asséptica descritos.[21] A acidúria mevalônica (AM), causada por ausência praticamente completa da MVK, além dessas manifestações inflamatórias, associa-se a dismorfismos faciais, atraso do desenvolvimento neuropsicomotor, ataxia, hipotonia, catarata, entre outras manifestações graves.[25]

O diagnóstico é confirmado geneticamente; caso sejam encontradas variantes de significado incerto, a atividade enzimática de MVK em leucócitos pode ser mensurada. O nível urinário de ácido mevalônico é elevado na AM, mas pode ser normal ou apenas discretamente aumentado durante surtos agudos de deficiência de mevalonato quinase (DMQ).[24]

O tratamento visa à prevenção e ao alívio sintomático das crises agudas, bem como à normalização de marcadores inflamatórios, a fim de evitar a amiloidose sistêmica, menos frequente que na FMF. A terapia de primeira linha para as crises de DMQ são os anti-inflamatórios não esteroides (AINEs). Biológicos anti-IL-1, como anacinra e canaquinumabe, costumam ser necessários para melhor controle da doença. Casos selecionados responderam a fármacos anti-TNF (adalimumabe, infliximabe) e a anti-IL-6 (tocilizumabe). E o transplante de células-tronco hematopoiéticas (TCTH) é reservado a casos graves.[24,23]

Doenças autoinflamatórias associadas a NLRP3/criopirinopatias

O gene *NLRP3* codifica a proteína NALP3 que, quando ativada, leva à formação do inflamassoma da criopirina, resultando na produção de IL-1β pela caspase-1. As síndromes periódicas associadas à criopirina (CAPS, do inglês *cryopyrin-associated periodic syndrome*), também denominadas "criopirinopatias", compõem um grupo de desordens autossômicas dominantes causadas por mutações do tipo ganho de função no *NLRP3*.[26]

Os fenótipos clínicos variam de leve (síndrome autoinflamatória familiar por frio [FCAS, do inglês *familial cold autoinflammatory syndrome*]), moderado (síndrome de Muckle-Wells) a grave (síndrome crônica infantil neurológica, cutânea e articular ou doença inflamatória multissistêmica de início neonatal [CINCA/NOMID, do inglês *chronic infantile neurological cutaneous and articular/neonatal onset multisystem inflammatory disease*]).[27]

Pacientes com FCAS apresentam episódios autolimitados (< 24 horas) de febre, lesões cutâneas urticariformes, artralgia e conjuntivite desencadeados pela exposição ao frio. A síndrome de Muckle-Wells é clinicamente semelhante, mas tem curso crônico e pode progredir para surdez neurossensorial e amiloidose AA (30% dos casos), caracterizada por síndrome nefrótica e insuficiência renal. A CINCA/NOMID tem início precoce (geralmente antes dos 6 meses de idade), com atraso do desenvolvimento, hiperostose, contraturas articulares, artropatia destrutiva, dismorfismos faciais, meningite asséptica, papiledema e epilepsia.[27,28]

A maior frequência de manifestações neurológicas em CAPS parece estar associada ao papel de NLRP3 na micróglia. Cefaleia (30 a 80%), surdez neurossensorial (40 a 70%) e papiledema (30%) são as mais comuns. Meningite asséptica, hidrocefalia, epilepsia, coreia e lesões de substância branca bem como realce leptomeníngeo são raramente relatadas.[21] Há descrição de um caso que se assemelhava à síndrome de Tolosa-Hunt, com dor periorbital, diplopia e inflamação granulomatosa.[29]

Os critérios diagnósticos das criopirinopatias têm sensibilidade de 81% e especificidade de 94%. O bloqueio de IL-1 ameniza a inflamação, previne sequelas neurológicas, pode reverter a perda auditiva, mas não tem repercussão sobre as anormalidades esqueléticas.[26,27]

Relopatias

As relopatias são condições que afetam a via do NFkB por mutações envolvidas em defeitos na ubiquitinação. Os fenótipos clínicos variam desde imunodeficiência até autoinflamação típica.

Haploinsuficiência de A20

A haploinsuficiência de A20 (HA20) é uma doença autoinflamatória rara causada por uma mutação autossômica dominante de perda de função do gene da proteína 3 induzida por TNFα (*TNFAIP3*), também conhecida como "A20". Esta atua como regulador negativo da ativação do NFkB por meio da sua atividade de desubiquitinação, promovendo a secreção das citocinas pró-inflamatórias IL-6, IL-17, IL-18, IFN-γ e IL-1β.[30]

A idade média de diagnóstico é 14 anos, mas pode ocorrer também na fase adulta. Os sintomas típicos incluem febre recorrente, úlceras orais e genitais, sintomas gastrointestinais e envolvimento cutâneo (foliculite, pústulas, erupção cutânea). Outras manifestações como artrite, uveíte anterior, vasculite retiniana, miopericardite, vasculite e infecções recorrentes também são descritas. A HA20 é um mimetizador da doença de Behçet, às vezes denominada "Behçet monogênico".[30]

O tratamento é baseado em corticoesteroides e colchicina; os casos graves ou refratários são tratados com fármacos modificadores da doença (DMARDs) sintéticos ou terapia-alvo anticitocinas (anti-IL-1, anti-IL-6 ou anti-TNF). Os inibidores de JAK parecem ser úteis em raros casos de neuroinflamação associada a HA20.[30]

Interferonopatias

As interferonopatias tipo I são causadas por diversos defeitos genéticos, com fenótipos clínicos semelhantes, pois estão associadas à sinalização aberrante do IFN-1, atuando sobre a modulação de respostas imunes inatas e adaptativas. Apesar de ser infrequente, por conta de seus mecanismos fisiopatogênicos, pacientes com interferonopatias podem apresentar autoanticorpos como fator antinuclear (FAN), fator reumatoide (FR), anticoagulante lúpico, anticardiolipina e anticorpos anticitoplasma de neutrófilos (ANCA).[31]

Algumas manifestações clínicas são frequentes como febre, vasculite cutânea acral de pequenos vasos precoce (denominada *chilblain*), paniculite, doença intersticial pulmonar e encefalopatia. A presença de calcificações em núcleos da base faz desse grupo um importante diferencial das infecções congênitas TORCH: toxoplasmose, outras (sífilis, varicela-zóster, parvovírus B19), citomegalovírus (CMV) e herpes simples.[32]

Síndrome de Aicardi-Goutières

Em 1984, Aicardi e Goutières descreveram uma rara desordem imunomediada que afetava predominantemente o cérebro cujos achados cardinais eram: encefalopatia subaguda com pleocitose linfocítica, elevação de IFN no líquido cefalorraquidiano (LCR), calcificações intracranianas, alteração de substância branca e atrofia cerebral. Essa condição mimetizava uma infecção congênita na ausência de causa infecciosa definida e tornou-se o protótipo das interferonopatias.[31,32]

A síndrome de Aicardi-Goutières (SAG) é um grupo heterogêneo associado às mutações em *TREX1* (SAG1), *RNASEH2B* (SAG2), *RNASEH2C* (SAG3), *RNASEH2A* (SAG4), *SAMHD1* (SAG5), *ADAR* (SAG6), *IFIH1* (SAG7), *LSM11* (SAG8) e *RNU7-1* (SAG9).[33,34] Os subtipos 1 a 5 têm herança autossômica recessiva, havendo relatos de mutações *de novo* dominantes no *TREX1*. A SAG6 é causada por mutação tipo perda de função no *ADAR* por herança autossômica recessiva. A SAG7 é autossômica dominante, enquanto os subtipos 8 e 9, descritos mais recentemente, têm herança recessiva.[33]

Na sua forma clássica, a SAG manifesta-se ainda no primeiro ano de vida como uma encefalopatia subaguda após um período de desenvolvimento aparentemente normal. Os pacientes apresentam grave irritabilidade, distonia, hipotonia axial e tetraplegia espástica. O período encefalopático dura alguns meses, podendo cursar com febre intermitente e crises epilépticas, resultando em atraso grave do desenvolvimento. Nessa fase inicial da doença, o LCR costuma apresentar pleocitose linfocítica e níveis aumentados de IFN-α, que tendem a cair com a progressão da doença. Em fases tardias, a doença costuma ser não progressiva, com grave comprometimento neurológico. Um grupo pequeno de pacientes tem restrição de crescimento intrauterino e, ao nascimento, apresentam hepatoesplenomegalia e trombocitopenia além dos achados neurológicos. As manifestações sistêmicas clássicas das interferonopatias também costumam ocorrer.[31-33]

Há uma correlação clara fenótipo-genótipo. A mutação do *TREX1* tem apresentação neonatal e mimetiza uma infecção transplacentária. Pacientes com mutação no gene *RNASEH2B*, correspondendo à maioria dos casos de SAG descritos, têm curso clínico mais brando e início mais tardio. Aqueles com mutação no *SAMHD1* e, menos frequentemente, no *TREX1*, podem apresentar doença intracerebral de grandes artérias (acidente vascular cerebral [AVC], vasculopatia tipo *moyamoya* e aneurismas). Necrose estriatal bilateral sem sinais de leucodistrofia é descrita em portadores de mutações no *ADAR*, em que a presença de lesões cutâneas tipo sardas pode ser uma dica clínica. Paraplegia espástica não sindrômica pode ser apresentação clínica de mutações em *ADAR*, *IFIH1* e *RNASEH2B*.[34]

O estudo de imagem pode trazer informações importantes. As calcificações intracerebrais ocorrem em mais de 90% dos casos, sendo em sua maioria puntiformes ou lineares, e mais grosseiras na SAG1. Em geral, são simétricas, em região de núcleos da base, substância branca profunda e núcleos denteados. O acometimento de substância branca (SB), difuso ou de predomínio frontotemporal, é descrito na maioria das interferonopatias, sobretudo naquelas de início tardio, em que as calcificações são menos comuns. As mutações no *TREX1* causam rarefação de SB em lobos frontais e temporais, com presença de cistos. A mutação no *RNASEH2B* pode ser associada a atraso da mielinização.[35]

A SAG deve ser aventada como diagnóstico diferencial em pacientes com clínica e neuroimagem compatíveis, após exclusão de infecções congênitas, doenças neurodegenerativas e metabólicas. O diagnóstico definitivo só pode ser estabelecido com análise genética.[31,32]

Os corticoesteroides foram por muito tempo a base terapêutica das interferonopatias, ainda se usando prednisona (na dose de 1 mg/kg) ou pulsoterapia com metilprednisolona como tratamento inicial em casos suspeitos. Com o conhecimento das vias imunológicas envolvidas, os inibidores de JAK (baracitinibe, ruxolitinibe e tofacitinibe) tornaram-se a terapêutica de escolha. Relatos de reativação de poliomavírus BK, associados a leucoencefalopatia multifocal progressiva (LEMP) e a nefropatia, tornaram recomendação formal a dosagem de carga viral em sangue e urina antes do início do tratamento.[34]

Outras doenças autoinflamatórias

Síndrome periódica associada ao receptor do fator de necrose tumoral (TRAPS)

A síndrome periódica associada ao receptor do TNF (TRAPS) é a segunda DAI monogênica mais comum, sendo causada por mutações autossômicas dominantes no gene *TNFRSF1A*, que codifica o receptor TNF tipo 1. Vários mecanismos moleculares contribuem para a patogênese da TRAPS, incluindo a redução da clivagem do TNFR1, ativação do NFkB e do inflamassoma NLRP3. Não há uma correlação fidedigna entre a variante genética e o fenótipo clínico, mas sabe-se que o risco de amiloidose AA é maior quando as variantes patogênicas afetam resíduos de cisteína (p. ex., C88Y, T50).[36,37]

Inicialmente foi denominada "febre familiar hiberniana", por sua descrição original em um grupo familiar irlandês. O início da doença em geral ocorre na primeira década de vida, mas o início na idade adulta foi relatado em até 45% dos casos. A febre alta com duração > 1 semana e recorrente é um sintoma praticamente universal. Serosite, edema periorbital e mialgia com erupção cutânea maculopapular centrífuga sobreposta são achados clínicos típicos.[37] Os sintomas neurológicos não são cardinais, mas cerca de 20% dos pacientes apresentam cefaleia, epilepsia (1%), vertigem (1%), AVC, entre outros ainda mais raros.[21]

A suspeita de TRAPS é clínica e não existem exames laboratoriais específicos. Em geral, não são detectados autoanticorpos e a amiloidose AA ocorre em 10 a 15% dos casos. Não raro, a história familiar é positiva, mas há portadores assintomáticos. A confirmação diagnóstica é feita por testes genéticos para variantes patogênicas associadas ao gene *TNFRSF1A*, disponíveis comercialmente.[36,37]

As exacerbações da doença costumam ser corticorresponsivas, mas a toxicidade associada a necessidade de doses crescentes e cursos repetidos de corticoesteroides fez com que atualmente os biológicos anti-IL-1 sejam primeira linha de tratamento. O etanercepte, um anti-TNF, é reservado aos casos que falharam ao bloqueio de IL-1. O infliximabe e adalimumabe estão associados a exacerbações da doença e devem ser evitados.[36]

Doença granulomatosa associada a NOD2

A *nucleotide-binding oligomerization domain-containing protein 2* (NOD2) é uma proteína envolvida na modulação da via do NFkB composta por dois *caspase activation and recruitment domains* (CARD), um domínio central NOD/NATCHT e um domínio LRR (*leucine-rich repeat*). Mutações no domínio NOD central resultam em uma doença autoinflamatória denominada "síndrome de Blau" (SB), enquanto mutações que afetam o domínio LRR são associadas à doença de Crohn.[38]

A SB é uma condição autossômica dominante por ganho de função da NOD2, resultando em ativação da via do NFkB. A tríade clássica associada à SB é: poliartrite inflamatória não erosiva de início precoce, pan-uveíte granulomatosa progressiva e dermatite (erupção micropapular em tronco, pescoço e porção proximal de membros). A biópsia (pele e articulações) pode revelar granulomas não caseosos, o que justifica a denominação prévia dessa doença: "sarcoidose de início precoce". Outras manifestações sistêmicas podem ocorrer: doença renal (nefrite granulomatosa ou intersticial), linfadenite (periférica e mediastinal), pericardite, vasculite de pequenos vasos e neuropatia do nervo facial.[38,39]

O tratamento dessa DAI não está bem estabelecido. A doença ocular pode responder a anti-TNF, ao bloqueio de IL-1 (anacinra e canaquinumabe) e ao tocilizumabe (anti-IL-6). O envolvimento articular e visceral mostra resposta ao metotrexato, micofenolato de mofetila e à terapia anti-TNF, incluindo adalimumabe e infliximabe.[39]

Deficiência de adenosina deaminase 2

A deficiência de adenosina deaminase 2 (DADA2), descrita pela primeira vez em 2014, é uma doença autossômica recessiva de penetrância incompleta causada por variantes patogênicas no gene da adenosina deaminase 2 (ADA2, antes chamado *CERC1*), uma enzima expressa em células mieloides e células da linhagem monócitos-macrófagos-células dendríticas, que atua como fator de crescimento vascular endotelial e promotor de diferenciação macrofágica para o fenótipo M2 (anti-inflamatório).[40]

A maioria dos pacientes manifesta a doença na infância (25% antes de 1 ano e 77% aos 10 anos). A descrição inicial era uma forma monogênica de uma vasculite sistêmica semelhante à PAN. Esse fenótipo vasculítico é o mais descrito em literatura, mas há também o que se associa à falência de medula óssea, com citopenias. A DADA2 tem associação com imunodeficiência, marcada por alteração de imunidade humoral e de linfócitos B.[40]

A vasculite costuma envolver o sistema nervoso central (SNC), manifestando-se como AVCs recorrentes e precoces, tanto isquêmicos quanto hemorrágicos, que acometem cerca de um terço dos pacientes e podem ser a primeira manifestação da doença. Outras manifestações neurológicas vasculíticas também são descritas: neuropatia de nervos cranianos e periféricos, surdez neurossensorial e atrofia de nervo óptico. Uveíte e oclusão da artéria central da retina também podem ocorrer.[21] O livedo racemoso e a presença de nódulos subcutâneos e ulcerações são mais graves em adultos. Infartos viscerais e hemorragia alveolar ou de trato gastrointestinal também foram descritos.[40]

A hipogamaglobulinemia (IgM, IgA e IgG) ocorre em cerca de 50% dos pacientes. Infecções respiratórias recorrentes são a manifestação mais frequente da imunodeficiência associada à DADA2, mas a infecção crônica pelo vírus Epstein-Barr (EBV) e o herpes cutâneo recorrente também são relatados. Imunodeficiência isolada pode ser uma apresentação de DADA2.[40]

O diagnóstico de DADA2 deve ser aventado em crianças e adultos jovens que apresentem quadro vasculítico PAN-like e AVC, especialmente na presença de livedo racemoso, inflamação sistêmica e imunodeficiência. A confirmação é genética ou por meio da mensuração da atividade sérica da ADA2. Dado padrão de herança (recessivo, com penetrância incompleta), irmãos e outros familiares sintomáticos devem ser triados se houver caso confirmado de DADA2.[40]

A escolha terapêutica deve ser guiada pela clínica do paciente. Inibição de TNF (etanercepte, adalimumabe, infliximabe e golimumabe) é uma estratégia eficaz no fenótipo vasculítico, reduzindo as manifestações inflamatórias e o risco de AVC, mas não é eficiente em pacientes com falência de medula óssea. A anticoagulação costuma ser evitada pelo risco de AVC hemorrágico nesses pacientes. Nos pacientes com falência medular, o TCTH é indicado e tem potencial curativo.[40]

DOENÇAS AUTOINFLAMATÓRIAS ADQUIRIDAS/POLIGÊNICAS

Esse é um grupo composto por condições associadas à desregulação da imunidade inata com autoinflamação não associadas a uma mutação específica em sua patogênese. São consideradas DAIs complexas, envolvendo fatores externos e suscetibilidade genética. São tipicamente diagnosticadas na idade adulta e devem entrar no diferencial de febre de origem indeterminada (FOI).

Doença de Still do adulto

Em 1987, George Still descreveu 22 crianças com artrite idiopática juvenil de início sistêmico (AIJS), ou doença de Still (DS); e em 1971, Eric Bywaters relatou 14 adultos com erupção cutânea, febre e poliartrite à semelhança do previamente descrito na infância, definindo a DS de início no adulto.[41]

A patogênese da doença de Still do adulto envolve fatores genéticos e ambientais. Estudos genéticos identificaram associações com vários genes de suscetibilidade, incluindo HLA. A sazonalidade e os possíveis gatilhos infecciosos, como vírus e bactérias, influenciam a patogênese, bem como cânceres sólidos e malignidades hematológicas podem ser desencadeantes, evidenciando a patogênese multifatorial dessa condição.[9,41]

Essa é doença muito rara, parece ter distribuição equitativa por sexo e afeta pacientes jovens, com pico bimodal: entre 15 e 25 anos e 36 e 46 anos. As principais manifestações clínicas da doença são febre alta, rash evanescente salmão,

artrite/artralgia. Mialgia, faringite, linfadenopatia, hepatoesplenomegalia e serosite também podem ocorrer.[41]

Os achados laboratoriais são inespecíficos, mas a hiperferritinemia costuma chamar atenção. O diagnóstico é de exclusão, após afastadas infecções, doenças linfoproliferativas, doenças reumáticas sistêmicas (LES e AR) e vasculites (PAN). Vários critérios de classificação foram elaborados e são úteis para pesquisa, mas carecem de acurácia para uso clínico; os mais utilizados atualmente são aqueles propostos por Yamaguchi.[9,41,42]

O tratamento ainda é empírico. Os corticoesteroides são primeira linha de tratamento para DS do adulto, induzindo resposta clínica em até 60% dos pacientes. Em virtude da toxicidade dessa terapia, indica-se precocemente o uso de poupadores, como o metotrexato. Em caso de falha terapêutica, se há predomínio de sintomas sistêmicos, opta-se por antagonistas de IL-1 ou IL-6; mas, se há maior acometimento articular, há melhor resposta a anti-TNF e anti-IL-6.[41]

Síndrome de Schnitzler

A síndrome de Schnitzler é uma condição autoinflamatória adquirida que se manifesta com urticária crônica não pruriginosa associada à gamopatia monoclonal IgM em pacientes acima de 50 anos. Sintomas como dor óssea, hiperostose, artralgia, linfadenopatia e febre intermitente podem ocorrer. O risco de malignidades hematológicas é de 15 a 45%. As manifestações neurológicas não são frequentes. A polineuropatia sensitiva simétrica ocorre em cerca de 7% dos pacientes, com anti-MAG (do inglês myelin-associated-glycoprotein) sérica em poucos casos. Alguns relatos de caso mencionam outros sintomas como neuralgia intercostal, cefaleia, vertigem.[43]

O laboratório é inespecífico, e a biópsia cutânea evidencia infiltrado neutrofílico sem vasculite. O diagnóstico pode ser feito com os critérios de Strausborg. A maioria dos pacientes tem boa resposta aos inibidores de IL-1 e ao inibidor BTK (do inglês Bruton's tyrosine kinase), ibrutinibe. Em casos refratários, há relatos anedóticos de resposta ao tocilizumabe.[9,43]

Síndrome VEXAS

A síndrome VEXAS (do inglês vacuoles, E1 enzyme, x-linked, autoinflammatory, somatic) é causada por mutação adquirida (somática) ligada ao X inativadora do gene UBA1 (ubiquitin like modifier activating enzyme 1). A penetrância associada às mutações patogênicas já conhecida é de cerca de 100%, independente da fração de alelo variante nas células mutadas. Essa condição foi descrita em 2020, como uma associação de citopenias e sintomas inflamatórios multissistêmicos em homens idosos, e ainda não tem uma fisiopatologia completamente elucidada.[44]

A presença de vacúolos citoplasmáticos em células precursoras mieloides e eritroides diante de sintomas inflamatórios ou síndrome mielodisplásica (SMD) sugere a síndrome VEXAS, mas esse achado também é observado em etilismo, toxicidade por zinco e deficiência de cobre. A medula óssea dos pacientes costuma apresentar hiperplasia granulocítica. Anemia macrocítica, citopenias com progressão para SMD e trombose, em alguns casos com anticoagulante lúpico persistentemente elevado são alguns marcos da doença.[9,44]

Febre, lesões cutâneas, perda ponderal, envolvimento pulmonar, artrite/artralgia, condrite recidivante e linfadenopatia estão entre os sintomas mais descritos. Uveíte e massa orbitária também já foram relatados. Neuropatia ocorre em até 15% dos pacientes, sendo 5% neuropatias sensitivas e 2,6% mononeuropatias múltiplas. A síndrome VEXAS também já foi associada a polineuropatia inflamatória desmielinizante crônica (PIDC) não responsiva a imunoglobulina e corticoesteroide. O espectro de manifestações neurológicas vem sendo continuamente ampliado, com relatos de meningite, AVC, oftalmoplegia, surdez neurossensorial e vestibulopatia bilateral.[9] A síndrome VEXAS pode mimetizar fenótipos inflamatórios mais comuns como síndrome de Sweet, arterite de células gigantes, policondrite recidivante e PAN.[44]

O tratamento é guiado pela clínica; havendo predomínio de manifestações inflamatórias/reumatológicas, as opções terapêuticas são anti-IL-1, anti-IL-6 e inibidores de JAK, como baricitinibe e tofacitinibe. Se o comprometimento hematológico é marcado, parece haver maior benefício desses últimos. O transplante alogênico de células-tronco hematopoiéticas é reservado para casos mais graves.[44]

Linfo-histiocitose hemofagocítica secundária (adquirida)

A linfo-histiocitose hemofagocítica (LHH) é uma histiocitose de células não Langerhans caracterizada por hiperinflamação (febre, hepatoesplenomegalia, pancitopenia, coagulopatia) e infiltração de órgãos por histiócitos fagocíticos. A forma genética da LHH costuma ocorrer na infância precoce e associa-se a diversas mutações genéticas que prejudicam a função de células *natural killer* (NK) e linfócitos T citotóxicos. A LHH secundária (ou adquirida), por sua vez, ocorre em adultos, sem mutação genética associada. Os gatilhos para um episódio agudo de LHH ocasionam ativação imune (infecções como EBV, CMV), uso de inibidores de *checkpoint* imunes (como nivolumabe e ipilimumabe) ou imunodeficiência (neoplasias, infecção pelo HIV ou doenças reumatológicas).[45]

A AIJS, também denominada "DS", é a doença reumatológica que mais se associa com a LHH – nesse caso, chamada "síndrome de ativação macrofágica (SAM)". Algumas doenças autoimunes estão associadas à LHH como dermatomiosite, esclerose sistêmica, doença de Sjögren e sarcoidose.[45]

Febre, hiperferritinemia, hipertrigliceridemia, hepatoesplenomegalia, citopenias, elevação de desidrogenase láctica (DHL) são achados típicos de LHH, e a presença de uma patologia de base associada deve suscitar o diagnóstico dessa condição. A maioria dos pacientes apresenta hemofagocitose na biópsia de medula óssea.[45]

As manifestações neurológicas ocorrem em 70% dos casos e envolvem encefalopatia, epilepsia, *status epilepticus*, ataxia, tetraparesia espástica, mioclonia generalizada, hemiparesia, nistagmo e AVC. O LCR apresenta, na maioria dos casos, pleocitose linfocítica e hiperproteinorraquia. A RM de crânio apresenta alterações inflamatórias como hiperintensidades em T2, realce ao gadolínio e restrição à difusão em várias topografias. Os pacientes com LHH podem evoluir com síndrome da encefalopatia reversível posterior (PRES). Três casos de LHH fatal foram associados ao uso de fingolimode em pacientes com esclerose múltipla.[46]

O tratamento de pacientes com LHH visa à supressão da inflamação. A terapia de indução é baseada no protocolo LHH-94, que consiste na administração de dexametasona e etoposídeo por 8 semanas. Em caso de acometimento do SNC, há indicação de terapia intratecal com metotrexato e hidrocortisona. Em caso de não resposta, há indicação do TCTH.[45]

CONSIDERAÇÕES FINAIS

As doenças autoinflamatórias decorrem de alterações do sistema imune inato e podem ser monogênicas ou poligênicas/adquiridas. O diagnóstico desse grupo de patologias pode ser bastante desafiador e deve ser aventado em inflamação sistêmica inexplicada associada a manifestações multissistêmicas (pele, sistema musculoesquelético, trato gastrointestinal, olhos e sistema nervoso), atentando-se para algumas dicas clínicas.

A suspeita clínica de doença autoinflamatória (DAI), sobretudo as monogênicas, deve se dar perante um quadro de inflamação sistêmica não associada à infecção, que não preenche critérios diagnósticos de doenças autoimunes clássicas, uma vez afastadas neoplasias. A história familiar, o padrão de herança genética, a consanguinidade e até a localização geográfica são dados importantes da anamnese. A febre é o sintoma característico da maioria das DAIs, e seu padrão (duração e recorrência) pode direcionar para etiologia específica. Os sistemas mais afetados são mucocutâneo, musculoesquelético e sistema digestivo, sendo alguns achados clínicos específicos. Surdez neurossensorial e meningite asséptica são as manifestações neurológicas mais frequentes.

As principais manifestações neurológicas das DAIs são meningite asséptica, surdez neurossensorial e neuropatia periférica. A exclusão de infecções, neoplasias e doenças autoimunes é obrigatória. O advento dos agentes biológicos (anti-IL-1, anti-IL-6 e anti-TNF) trouxe grande benefício ao tratamento dessas patologias, mas o corticoesteroide empírico ainda tem seu papel em casos suspeitos. Assim sendo, conhecer esse grupo de doenças, para que o diagnóstico seja precoce e a terapêutica direcionada, faz diferença no prognóstico dos pacientes, que devem ser acompanhados por uma equipe multidisciplinar.

168
Manifestações Neurológicas na Gravidez

Mariana Spitz • Fernanda Martins Maia Carvalho

A gravidez constitui um estado fisiológico em que há mudanças na homeostase, afetando diversos sistemas, como anatomia, imunidade e circulação materna, com o objetivo de tornar viável a vida do feto. Nesse cenário, observamos também uma maior suscetibilidade para eventos que repercutem no funcionamento do sistema nervoso, sendo importante, quando possível, o planejamento dos cuidados em saúde, a fim de evitar possíveis complicações, tanto para a mãe, quanto para o feto. Neste capítulo, foram selecionados alguns temas de maior relevância com os quais o neurologista geral pode vir a se deparar na abordagem da paciente que quer engravidar, durante a gravidez ou no período do puerpério.

CEFALEIA

Cefaleia é um sintoma neurológico muito prevalente, principalmente em mulheres em idade fértil. As cefaleias são classificadas em primárias e secundárias (nas quais existe uma causa subjacente). O grande desafio para o neurologista na abordagem de uma gestante com cefaleia é tentar diferenciar essas duas situações, considerando que gestantes estão suscetíveis a uma série de condições responsáveis pelo aparecimento de cefaleias secundárias.

Migrânea e cefaleia tensional são as causas mais comuns para cefaleia na gestação e no puerpério. Apesar de 50% das mulheres melhorarem das crises de migrânea no fim do primeiro trimestre e mais de 80% no fim do segundo,[1] mulheres com aura podem ter menor probabilidade de melhorar na gravidez. Além disso, a migrânea com aura deve ser diferenciada do infarto cerebral, sintomas visuais de pré-eclâmpsia e escurecimento visual transitório da hipertensão intracraniana.[2]

Migrânea é uma causa comum de cefaleia durante a gravidez e o puerpério, mas o neurologista deve estar atento a outras causas de cefaleia. O fato de uma mulher ter antecedente de migrânea não impede que ela desenvolva uma cefaleia secundária na gestação; inclusive migrânea, em especial a com aura, é fator de risco para pré-eclâmpsia, trombose venosa cerebral e acidente vascular cerebral (AVC) na gestação.[3] Os fatores de risco mais preditivos de cefaleia secundária na gravidez são: ausência de cefaleia prévia, presença de hipertensão, febre e alterações ao exame neurológico.[4] Ausência de antecedente de cefaleia, por exemplo, associa-se a risco quase 5 vezes maior de cefaleia secundária, e hipertensão a risco 17 vezes maior.[5] Sinais de alerta para

cefaleia secundária estão demonstrados na Tabela 168.1. Dessa maneira, o limiar de investigação de cefaleias secundárias em grávidas deve ser baixo, especialmente no contexto de mudança de padrão de cefaleia. A investigação envolve pedido de neuroimagem, idealmente ressonância magnética (RM) de crânio.

A maioria das cefaleias secundárias na gravidez tem etiologia vascular, principalmente associadas à doença hipertensiva da gravidez.

Na prática, gestantes sem história de cefaleia primária e gestantes com cefaleia primária, mas piora ou mudança de padrão de cefaleia prévia, devem ser consideradas como portadoras de cefaleia secundária, até que se descarte essa hipótese.[6] Entre as causas de cefaleia secundária em grávidas, destacam-se: doenças vasculares e hipertensivas e doenças de pressão do líquido cefalorraquidiano (LCR). Os clínicos devem estar particularmente alertas a cefaleias em trovoada, isto é, aquelas que alcançam a intensidade máxima em intervalo de segundos.

Trombose venosa cerebral. Ocorre mais no terceiro trimestre ou pós-parto, possivelmente por um estado de hipercoagulabilidade devido aos altos níveis de estrogênio. Cerca de 80 a 90% dos pacientes têm cefaleia associada, em geral de início agudo e piora progressiva, com frequência associada com sinais focais crises epilépticas e/ou sinais de hipertensão intracraniana, como papiledema.[7]

Pré-eclâmpsia. O diagnóstico deve ser considerado se ocorrer cefaleia aguda na gravidez, em especial se associada a hipertensão e proteinúria. Na ausência de proteinúria, o diagnóstico pode se basear em: trombocitopenia, aumento de transaminases, dor persistente em quadrante superior direito ou epigástrica sem outra explicação, insuficiência renal, edema pulmonar, cefaleia de início recente ou distúrbios visuais.[8] Sintomas visuais como escotomas e visão turva podem acompanhar a pré-eclâmpsia e serem confundidos com migrânea com aura. Ocorre após a segunda metade da gestação (após a semana 20).[7]

Síndrome de encefalopatia posterior reversível (PRES). É o correlato radiográfico da pré-eclâmpsia e os achados se devem a uma falha da autorregulação cerebral no contexto de aumento da pressão hidrostática e disfunção endotelial.

Tabela 168.1 Características sugestivas de cefaleia secundária.

- Febre
- Papiledema
- Alterações do exame neurológico
- Cefaleia em trovoada
- Hipertensão
- Imunossupressão
- Câncer
- Mudança no padrão de cefaleia
- Cefaleia que se altera com a postura
- Cefaleia precipitada por Valsalva
- Trombofilia
- Trauma
- Epilepsia

Síndrome da vasoconstrição cerebral reversível. Também chamada "angiopatia pós-parto" (por ser mais comum no puerpério), pode se apresentar com déficits focais e cefaleia em trovoada. Na síndrome da vasoconstrição cerebral reversível (RCVS, do inglês *reversible cerebral vasoconstriction syndrome*) ocorre vasoconstrição cerebral segmentar que se resolve espontaneamente na imagem em 3 meses. Pode ocorrer no contexto de eclâmpsia e pré-eclâmpsia ou ser isolada.

Acidente vascular cerebral. No AVC hemorrágico, cefaleia com frequência é um sintoma proeminente.

Apoplexia hipofisária. Causa rara de cefaleia, grávidas são mais suscetíveis pelo aumento fisiológico da hipófise na gravidez. Apresenta-se caracteristicamente com cefaleia aguda ou em trovoada e pode levar à hemianopsia bitemporal e à hipotensão.

Doenças de pressão do líquido cefalorraquidiano. Hipotensão intracraniana geralmente se apresenta com cefaleia pós-parto que piora progressivamente ao longo do dia e em ortostase. É importante que a hipertensão intracraniana idiopática seja identificada na gravidez, pois pode causar dano visual permanente. Deve-se evitar medicações com potencial teratogênico, como acetazolamida e topiramato. O ganho de peso na gravidez pode exacerbar a hipertensão intracraniana idiopática.[9]

As cefaleias secundárias devem ser identificadas e tratadas de maneira específica de acordo com sua causa. Já as cefaleias primárias devem ser abordadas com medidas não farmacológicas (preferencialmente) e farmacológicas (quando necessário). Nesse caso, é possível fazer ajustes nos esquemas que a paciente já utilizava, de modo a não haver prejuízo para o feto.

Medidas não farmacológicas para migrânea envolvem técnicas de relaxamento, sono adequado, refeições regulares, hidratação e exercícios.[2] Não tratar as crises nas gestantes é uma solução inadequada, uma vez que, além do desconforto, as crises estão associadas a desidratação, redução da ingesta calórica e desequilíbrio eletrolítico causado pelos vômitos.[10]

As informações acerca da segurança das medicações para migrânea na gravidez são limitadas. Tratamentos de fase aguda de primeira linha são paracetamol e metoclopramida e, de segunda linha, triptanos, ibuprofeno (evitar no primeiro trimestre por risco de aborto espontâneo e no terceiro por risco de fechamento prematuro do ducto arterioso), e prednisona em casos selecionados. As evidências disponíveis sugerem que os triptanos podem ser usados como segunda linha com segurança na gravidez, como mostrou uma metanálise de 2015.[11] Derivados do *ergot* são contraindicados na gravidez pela vasoconstricção que provocam, aumentando o risco de aborto. Não há informações suficientes até o momento sobre os antagonistas de receptores do peptídeo relacionado ao gene da calcitonina (CGRP) e o agonista serotoninérgico lasmiditana, não devendo ser utilizados. Bloqueios de nervo periférico intermitentes (em geral occipital) podem ser usados com segurança no tratamento de cefaleia grave durante a gravidez.[8]

Caso seja necessário instituir tratamento profilático, em gestantes com crises frequentes e moderadas a graves, sem resposta satisfatória ao tratamento agudo, propranolol é a opção de primeira linha, com melhor evidência de segurança na gravidez, e amitriptilina e verapamil de segunda

linha. Topiramato e valproato são contraindicados pelo risco de teratogênese, e toxina botulínica não é recomendada pela falta de estudos até o momento nessa população.[2]

Após o parto, ocorre aumento da taxa de recorrência de crises de migrânea, em especial no primeiro mês, mas a amamentação exerce um efeito protetor contra o reaparecimento das crises.[12] O tratamento da migrânea é menos restrito durante a amamentação do que na gestação, e a maioria dos tratamentos preventivos já é considerada de risco baixo a moderado.[8] No entanto, se a cefaleia melhora na gravidez, alguns pacientes permanecem bem durante a amamentação e não requerem o retorno imediato do seu esquema preventivo prévio.

EPILEPSIA

Epilepsia é uma das doenças neurológicas mais comuns que requer tratamento continuado durante a gravidez. Crises epilépticas na gravidez podem aparecer no contexto de mulheres com diagnóstico de epilepsia prévio à gestação ou as crises podem ter início na gestação.

A mortalidade materna é 10 vezes maior em mulheres com epilepsia do que na população geral, principalmente por morte súbita inexplicada na epilepsia (SUDEP).[13] Em geral, mais de 90% das gestações em mulheres com epilepsia resultam em parto sem complicações,[14] mas é considerada uma gestação de alto risco por aumento do risco obstétrico e fetal – prematuridade, baixo peso ao nascer, hipoglicemia neonatal, malformações congênitas – e aumento da mortalidade materna.[15]

O neurologista que acompanha uma mulher com epilepsia em idade fértil deve ter sempre em mente a possibilidade de essa paciente engravidar e orientar o uso preventivo de ácido fólico. Considerando-se o alto índice de gestações não programadas (cerca de 50% em diferentes estudos), esse assunto deve ser abordado de rotina com as mulheres em idade fértil[16] – no Brasil, esse número chega a 55%.[17] A gravidez planejada pode reduzir a chance de recorrência de crises na gravidez e no parto e evitar complicações como prematuridade e baixo peso ao nascer.[18] No Brasil são fornecidos pelo sistema público de saúde preservativos, diafragma, dispositivo intrauterino (DIU), contraceptivos combinados orais e injetáveis e injeções de medroxiprogesterona. Apesar disso, fatores como o baixo nível educacional fazem a taxa de uso de contracepção ser baixa.[19]

As peculiaridades no tratamento de epilepsia em mulheres já começam na escolha do anticoncepcional oral (ACO), uma vez que muitos são metabolizados pela enzima citocromo P450-3A4 (CYP3A4) e interagem com as drogas anticrise (DACs). O neurologista deve se preocupar com o risco de falha do ACO e sua eficácia reduzida devido a essas interações farmacocinéticas. Algumas DACs induzem a CYP3A4 e aceleram o metabolismo hepático do estrogênio e progesterona, diminuindo a eficácia dos ACO e podendo causar falha de contracepção; exemplos: fenitoína, fenobarbital e carbamazepina, que são indutores potentes, e em menor grau, oxcarbazepina e topiramato.[18] Desse modo, mulheres com epilepsia em uso de uma dessas DACs devem buscar estratégias alternativas de contracepção, como preservativo com espermicida e DIU. Opções de DAC que não reduzem a eficácia dos ACO são: lamotrigina, levetiracetam e lacosamida.

Por outro lado, o componente de estrogênio dos ACO também pode reduzir os níveis séricos de algumas DACs. Isso ocorre com a lamotrigina, que pode ter seus níveis reduzidos em 40 a 60% quando do uso concomitante com ACO. Portanto, deve ser considerado ajuste da dose da lamotrigina em pacientes usando ACO, baseando-se no nível sérico antes e após início de contraceptivos, ou então deve-se considerar um método alternativo nesses casos.[16] Os níveis de valproato também podem ser reduzidos em 20 a 40% na vigência de ACO.

Em geral, a frequência das crises epilépticas durante a gestação não muda em relação ao padrão pré-gravidez – cerca de 60% mantêm a frequência, e proporções iguais apresentam aumento ou diminuição do número de crises. Mulheres com controle adequado de crises antes da gestação têm chance de 84 a 92% de permanecerem sem crises na gestação com o mesmo esquema anticrise.[20] Deve-se atentar para a monitorização adequada das DACs durante a gravidez, visando otimizar o controle de crises devido à mudança do *clearance* das mesmas durante a gravidez (os níveis de levetiracetam, por exemplo, podem sofrer redução de concentração plasmática – 40 a 60% – no início da gravidez). O ideal é que se obtenha um valor preconcepção quando possível, e depois checar os níveis trimestralmente e no pós-parto. Sempre que possível, deve-se evitar politerapia na gravidez. Na maioria das vezes, é possível manter monoterapia durante toda a gestação, sendo necessário adicionar uma segunda DAC em apenas 2,6% dos casos. O tratamento da epilepsia durante a gravidez deve levar em consideração tanto os riscos para o bebê do uso de DAC como para a mãe de controle inadequado das crises.[21] Crises tônico-clônicas bilaterais frequentes durante a gravidez foram associadas a pior desenvolvimento cognitivo das crianças,[22] além do risco de queda e trauma da mãe e hipoxemia e asfixia para o feto.[18]

Malformações congênitas são um dos efeitos mais temidos das DACs, sendo valproato o mais associado a esse tipo de complicação e lamotrigina e levetiracetam os com risco menor.[23] Os riscos de malformações congênitas pelo valproato – espinha bífida, hipospadias, malformações cerebrais – estão associados à dose. Também foi descrita relação entre exposição ao valproato intraútero e risco aumentado de espectro autista,[24] além de comprometimento cognitivo. Outros efeitos colaterais de DAC no feto são defeitos cardíacos com fenobarbital e topiramato, e este também pode causar defeitos de fenda palatina e baixo peso ao nascer.

A reposição de folato é preconizada na gravidez, mas ela é particularmente necessária para mulheres com epilepsia em uso de DACs, uma vez que muitos desses fármacos reduzem os níveis de folato. A suplementação de folato no início da gravidez tem efeito preventivo para malformações congênitas.[18] As recomendações da Academia Americana de Neurologia são de repor 0,4 a 4 mg/dia de ácido fólico.[25]

Crises epilépticas durante o parto são raras, ocorrem mais em mulheres com níveis subterapêuticos de DAC, e podem resultar em contrações uterinas prolongadas com bradicardia fetal.

O diagnóstico de epilepsia por si só não deve ser indicação de parto cesáreo.

A amamentação deve ser estimulada em mulheres com epilepsia. Apesar de algumas DACs poderem ser transferidas pelo leite materno (valproato, fenobarbital, fenitoína e carbamazepina não penetram no leite materno em um nível clinicamente importante, mas lamotrigina, levetiracetam e topiramato, provavelmente, sim), as vantagens da amamentação superam os eventuais riscos.[18]

DOENÇA CEREBROVASCULAR

A ocorrência de doença cerebrovascular na gravidez é uma situação complexa e inesperada, apesar das alterações de homeostase já conhecidas nos sistemas fibrinolítico e de coagulação – como o aumento do fibrinogênio, da fibrina solúvel, dos fatores de coagulação VII, VIII e XII e a queda dos níveis de proteína C e S. Essas situações causam condições devastadoras quando acontecem em pacientes com trombofilias não diagnosticadas.[26] Decisões sobre a terapêutica a ser adotada também passam a considerar a sobrevida do feto × vida da mãe, o que é uma decisão agravada pela urgência com que determinadas condutas precisam ser tomadas, levando o neurologista responsável a um cenário de tomada de decisão difícil.

A doença cerebrovascular pode assumir diversas apresentações na gravidez, como AVC isquêmico, hemorragias parenquimatosas, hemorragia subaracnoide, síndrome de vasospasmo cerebral reversível (SVCR) e trombose venosa cerebral (TVC). Esse acometimento difuso do sistema vascular, seja arterial ou venoso, está em consonância com alterações hemodinâmicas e endoteliais que podem acontecer na gravidez. O ápice dessa alteração é expresso na ocorrência de pré-eclâmpsia ou eclâmpsia, condições que podem representar a via final de um processo de endoteliose, o qual reduz fatores vasodilatadores derivados do endotélio, como oxido nítrico e prostaglandinas e aumenta a endotelina-1 e o tromboxano A2, levando à vasoconstrição. Há discussão na literatura se SVCR, PRES, pré-eclâmpsia e síndrome HELLP (hemólise, aumento de enzimas hepáticas e plaquetas baixas) não representariam um espectro de uma mesma disfunção endotelial. No entanto, mais estudos são necessários para elucidar essas inter-relações.

Especificamente os transtornos hipertensivos da gravidez (THGs), que também podem estar relacionados de algum modo a essa disfunção, incluem hipertensão gestacional, hipertensão crônica, pré-eclâmpsia, eclâmpsia e síndrome HELLP. Essas condições aumentam o risco de AVC na gravidez em até 5 vezes. O reconhecimento da pré-eclâmpsia, portanto, torna-se uma condição de extrema importância. Mais recentemente, diversas entidades têm reconhecido o diagnóstico de pré-eclâmpsia mesmo na ausência de proteinúria, como início recente de hipertensão arterial após a 20ª semana, estendendo-se até o período pós-parto, associados a sintomas como cefaleia refratária de início recente.[27] O reconhecimento precoce e o tratamento da pré-eclâmpsia, seja medicamentoso com controle da pressão arterial e infusão de sulfato de magnésio em casos refratários, seja com a resolução da gravidez, possivelmente é uma medida eficiente na profilaxia do AVC em pacientes grávidas.[28]

O AVC isquêmico ocorre 3 vezes mais comumente em mulheres grávidas e no período de puerpério, impactando a morbidade e mortalidade dessa população. Além dos THGs descritos anteriormente, outras etiologias devem ser consideradas, como cardioembolia, embolia paradoxal por forame oval patente ou *shunt* pulmonar, miocardiopatia periparto e complicações de tecnologias de reprodução assistida. Doenças como *moyamoya*, anemia falciforme, síndrome de anticorpo antifosfolipídeo, trombofilias, fibrodisplasias musculares e doenças mitocondriais, apesar de mais raras, também devem ser consideradas e investigadas em casos específicos. Especial atenção deve ser dada à dissecção arterial cervical, a qual acontece com incidência 5 vezes maior durante a gravidez, sendo importante excluir causas traumáticas, como violência do parceiro, como causa da dissecção. Apesar de não ser uma causa direta de doença cerebrovascular, a ocorrência de enxaqueca aumenta em até 16 vezes a chance de ocorrência de AVC, sendo um fator de risco importante, em especial se associada a tabagismo e hipertensão.

Na suspeita de AVC isquêmico, a paciente deve ser submetida à neuroimagem. A realização de tomografia computadorizada (TC) e angiotomografia deve ser priorizada, levando-se em consideração o risco baixo de injúria ao feto × o possível benefício de terapias de reperfusão na fase aguda. Se confirmado AVC isquêmico, a paciente deve ser submetida a protocolo habitual de trombólise com ativador do plasminogênio tecidual recombinante (rtPA) e, se indicado, trombectomia mecânica, uma vez que os relatos de caso e séries de caso não mostraram efeitos colaterais inesperados após o procedimento, com melhora do desfecho nas pacientes tratadas. Não há relato de prejuízos significativos para o feto em ambas as estratégias, e os cuidados pós-procedimento não diferem em relação aos demais pacientes.

A hemorragia intraparenquimatosa pode acontecer com frequência maior em pacientes grávidas, tendo associação consistente com os THGs, chegando a corresponder a 50% dos eventos cerebrovasculares. Outros fatores de risco associados à sua ocorrência incluem coagulopatia, tabagismo, malformações arteriovenosas, aneurismas cerebrais, cavernomas e colaterais relacionados à doença de *moyamoya*. Em relação ao tratamento, o controle agressivo da pressão arterial para evitar a recorrência de hemorragia não foi estudado de modo específico nessa população, devendo ser feito com cautela. Há indicação de monitorização da paciente em unidade de terapia intensiva sempre que possível. A necessidade de cirurgia para condições específicas deve ser discutida com a equipe.

Em casos de hemorragia subaracnoide, as etiologias mais prováveis durante a gravidez são a ruptura de aneurismas e a SVCR, a qual tem prognóstico mais favorável. As pacientes devem ser submetidas a diagnóstico por neuroimagem para determinação do diagnóstico etiológico. O uso de labetalol, metildopa e nifedipino é permitido nesse grupo de pacientes. Também é aceitável o uso de nimodipino e nicardipino nesse contexto. Em caso de confirmação de etiologia aneurismática, é recomendada a abordagem invasiva para resolução sem atrasos.

Quanto à TVC, cefaleia costuma ser o sintoma inicial em gestantes, o que pode atrasar o diagnóstico, dadas as outras etiologias que causam cefaleia na gravidez. O diagnóstico pode ser confirmado por angiotomografia ou angiorressonância venosa, sendo eventualmente necessário realizar punção lombar, quando se pode detectar alterações como elevação da pressão intracraniana, aumento da celularidade e da proteinorraquia. O tratamento preconizado é a anticoagulação, mesmo em casos com hemorragia venosa, sendo a heparina de baixo peso molecular a estratégia mais recomendada.

Independentemente da etiologia, as pacientes com ocorrência de doença cerebrovascular na gravidez devem ser submetidas a programas de reabilitação. A prevenção secundária de novos eventos é também fundamental, sendo importante a investigação para a causa primária. O uso de ácido acetilsalicílico é seguro após as primeiras 12 semanas de gestação. O uso de clopidogrel pode ser considerado em casos específicos. Varfarina tem potencial teratogênico, em especial entre a 6ª e a 12ª semana de gestação, devendo ser usada em casos em que o benefício supera o risco, como em

pacientes com válvulas mecânicas. Os novos coagulantes orais, como dabigatrana, rivaroxabana e apixabana, ainda não têm evidências consistentes de segurança na gravidez, devendo ser utilizados com cautela. Devido à alta incidência de depressão pós-AVC, as pacientes devem ser rastreadas e posteriormente tratadas para essa condição. Não há contraindicação formal para parto por via vaginal, devendo ser preferidos partos com assistência cirúrgica caso haja risco de piora de hipertensão intracraniana ou risco de hemorragia cerebral.

DISTÚRBIOS DO MOVIMENTO

Síndrome das pernas inquietas

A síndrome das pernas inquietas (SPI) caracteriza-se por uma urgência irresistível em mexer as pernas, ocorrência em repouso, alívio parcial ou total com o movimento e predomínio noturno dos sintomas.[29] É o distúrbio do movimento mais comum na gestação, com frequência estimada em 13,5% em estudo brasileiro de 2010.[30] A prevalência aumentada de SPI na gravidez pode estar ligada à deficiência de ferro ou folato, e para pacientes com SPI prévia, os sintomas podem piorar na gravidez.[31] Ocorre principalmente no terceiro trimestre, e em geral os sintomas aparecem de forma temporária durante a gravidez e tendem a se resolver após o parto.[32] O tratamento ideal nessa população é com medidas não farmacológicas, incluindo redução de álcool e cafeína, exercício moderado e massagem nas pernas. Pode-se tentar reposição de ferro, caso se detecte deficiência, e de modo preferencial deve-se evitar o tratamento farmacológico. No entanto, se o quadro for moderado a grave e outras medidas falharem, gabapentina pode ser usada.

Coreia gravídica

Coreia é caracterizada por movimentos involuntários randômicos, que fluem de uma parte do corpo para outra de maneira imprevisível, remetendo a uma dança.[33] Coreia gravídica é uma condição rara hoje em dia, que ocorre em especial no primeiro trimestre. Provavelmente decorre do aumento da sensibilidade dos gânglios da base à dopamina em um contexto de elevação de estrogênio.[34] Um terço das pacientes melhora de modo espontâneo antes do parto e quase todas após o parto,[35] apesar de poder haver recidivas em gestações subsequentes. Além da coreia, a paciente pode ter sintomas psiquiátricos, como depressão e alteração de personalidade. A etiologia exata não é compreendida. Historicamente era associada na maioria dos casos à febre reumática,[32] sendo mais comum em mulheres com antecedente de coreia de Sydenham. Vale lembrar que existem outras causas de coreia na gravidez, como tireotoxicose, doença de Wilson, uso de fármacos, lúpus eritematoso sistêmico (LES) e síndrome do anticorpo antifosfolipídeo. Todas as pacientes devem ser investigadas para excluir outras causas para a coreia. A maioria dos casos não interfere na funcionalidade da paciente e não requer tratamento, cujo foco deve ser na correção da causa subjacente, se identificada, e terapia sintomática para a coreia.[32] Em geral, para casos graves, utiliza-se haloperidol como primeira opção a partir do segundo semestre.[36]

Outros distúrbios do movimento

São raros os relatos de casos de mulheres com doença de Parkinson que engravidam, devido à baixa incidência da doença em mulheres jovens. Na maioria deles houve piora dos sintomas motores na gravidez, com necessidade de aumento do aporte dopaminérgico. Os dados acerca de segurança da terapia dopaminérgica na gravidez são limitados.[32]

A principal causa para ataxia que surge na gravidez é encefalopatia de Wernicke, por hiperêmese gravídica causando deficiência de tiamina. A tríade clássica de confusão, ataxia e oftalmoparesia é rara; portanto, na presença de um desses três sintomas no contexto de hiperêmese gravídica, deve ser iniciada reposição de tiamina.

DOENÇAS DESMIELINIZANTES

A esclerose múltipla (EM) e as doenças do espectro da neuromielite óptica (NMOSDs) constituem condições que merecem especial atenção durante a gravidez, uma vez que muitas pacientes apresentarão os sintomas ao engravidarem ou terão o desejo de engravidar, apesar do diagnóstico. Outras condições desmielinizantes mais raras, como encefalomielite disseminada aguda, Susac e Behçet, também podem acontecer no curso da gravidez, porém sem recomendações específicas na abordagem delas.

Durante a gravidez, as pacientes com EM tendem a ter menor atividade de doença, porém parece haver um rebote, com aumento de atividade 3 a 6 meses após o parto, tanto clínica quanto radiológica. Pacientes com NMOSDs tendem a ter aumento da atividade também durante a gravidez, com sintomas que se confundem com complicações da própria gravidez, como hiperêmese gravídica, e apresentam aumento do risco de pré-eclâmpsia e de abortos.

Devido a esses aspectos, o planejamento familiar se torna um grande diferencial no manejo dessas condições, uma vez que a estabilidade da doença antes da gravidez parece ser um fator determinante na não ocorrência de complicações. Na fase de contracepção, qualquer das formas disponíveis é segura, devendo-se dar preferência para aquelas que são de fácil aderência e rápida reversibilidade. O uso de suplementação de vitamina D é recomendado em casos de deficiência, com dose de 1000-2000 UI/dia.[37] Uma vez optada pela concepção, caso a falha de sucesso persista por mais de 6 meses, deve ser indicado tratamento especializado em clínica de fertilidade.

O uso de terapia modificadora de doença (DMT) consiste em uma das principais estratégias nesse planejamento. O acetato de glatirâmer e interferons beta são medicações seguras, sem evidência de toxicidade para o feto e que podem ser mantidas durante a gravidez. A teriflunomida, a cladribina e os moduladores do receptor da esfingosina-1-fosfato (p. ex., fingolimode) precisam ser retirados ou substituídos seguindo protocolos específicos, como é o caso do fingolimode, necessitando de intervalo mínimo de 2 meses antes da concepção, e da teriflunomida, que pode ter sua eliminação acelerada por colestiramina.

Em pacientes com doença mais agressiva, que necessitam de controle mais rígido, o uso de anticorpos monoclonais de infusão, que têm efeito mais prolongado, como o rituximabe e ocrelizumabe, permitem um intervalo para concepção que minimiza os riscos para recidivas da paciente e possíveis danos ao feto. Pacientes em uso de natalizumabe podem apresentar altas taxas de recidiva, sendo aceitável um aumento no intervalo de infusões, de 6 a 8 semanas, na tentativa de manter o controle durante a gestação, uma vez que não há relatos de teratogenicidade com seu uso.

Pacientes com NMOSD, em uso de DMT, apresentam opções mais restritas para continuidade do tratamento.

A azatioprina pode ser uma opção para continuidade durante a gravidez, uma vez que nem o metotrexato, nem o micofenolato são opções seguras. Dos anticorpos monoclonais, o inebilizumabe e o rituximabe podem ser considerados opções de tratamento em nosso meio, porém deve ser considerado o risco × benefício de cada caso, já que não há estudos de segurança específicos para a gravidez.

O uso de corticosteroides como metilprednisolona e prednisona é aceitável, no contexto de novos déficits atribuíveis à doença desmielinizante que caracterizem surto de doença. Vale lembrar que o uso de dexametasona não é recomendado, uma vez que atravessa a barreira placentária. O uso de imunoglobulina intravenosa (IgIV) para casos de NMOSDs refratárias a corticosteroide deve ser considerado.

Em relação ao curso da gravidez, pacientes com doenças desmielinizantes podem apresentar maior ocorrência de complicações periparto, como infecções, alterações hipertensivas e cardiovasculares, necessidade de fórceps ou intervenções cirúrgicas. Alguns estudos mostram ainda que os recém-nascidos podem ter peso menor do que o esperado para idade gestacional em pacientes com EM, porém há uma falta de evidência mais recente com a progressão das opções terapêuticas para DMTs de alta potência.

A opção por amamentação deve ser incentivada em mulheres com EM, e há evidências mais recentes de que o uso de DMTs com anticorpos monoclonais possa ser uma estratégia segura. O uso do acetato de glatirâmer e dos interferons beta é uma opção segura para o recém-nascido. No caso de pacientes com NMOSD, infelizmente não há consistência nos dados de segurança até o momento, devendo ser considerado o reinício da terapia com DMTs apropriadas, uma vez resolvida a gravidez. O uso da azatioprina pode ser considerado, pois seu uso durante a lactação é permitido em condições imunomediadas relevantes.[38,39]

TUMORES DO SISTEMA NERVOSO CENTRAL

A maioria dos tumores intracranianos e espinhais – quase 60% – ocorre em mulheres, grande parte no período reprodutivo.[40] Tumores intracranianos primários são raros na gravidez, mas, quando presentes, podem se associar a complicações graves, como aumento da mortalidade materna, cesariana de emergência ou parto prematuro,[41] representando, desse modo, um desafio para os neurologistas e obstetras.

Em relação aos subtipos de tumores cerebrais, são semelhantes em mulheres grávidas e não grávidas, exceto os meningiomas, que tendem a aumentar gradualmente na gestação (principalmente no terceiro trimestre) e estão relacionados às alterações hormonais. Existe uma forte correlação entre os níveis de hormônios sexuais femininos circulantes e o crescimento dos meningiomas na gravidez.[42] O aumento de meningiomas que ocorre na gravidez pode melhorar ou se resolver com o parto.[43] Os meningiomas também podem se tornar mais agressivos em resposta a hormônios sexuais exógenos.[40]

Em relação aos tumores malignos do sistema nervoso central (SNC), não há aumento do risco de desenvolvimento de gliomas durante a gravidez.[41]

Em mulheres saudáveis, a hipófise aumenta de tamanho na gravidez. Adenomas hipofisários também podem aumentar nesse período, com risco de alteração visual, principalmente em casos de macroadenomas ou tumores próximos ao quiasma óptico,[44] portanto recomenda-se monitorização com campimetria visual para essas gestantes. Raramente ocorre apoplexia hipofisária, uma síndrome clínica de rápida expansão dos conteúdos da sela túrcica por eventos isquêmicos ou hemorrágicos. É uma emergência, com risco de vida para a mãe e o bebê e apresenta-se com cefaleia, alteração visual e hipopituitarismo.[45]

Metástases cerebrais também são raras na gestação, com apenas alguns relatos de casos com sítios primários de mama, melanoma e pulmão. Coriocarcinoma é um câncer raro de tecido placentário, podendo ocorrer após aborto, gravidez ectópica ou gestação a termo, e cerca de 20% podem resultar em metástases cerebrais.[43]

Dada a sua raridade, não existem diretrizes de abordagem diagnóstica e terapêutica dos tumores do SNC durante a gravidez.[46] Muitas vezes a conduta se baseia em relatos de casos. Na investigação por imagem, o exame de preferência é a RM de crânio, por ser mais sensível e sem radiação. Não há estudos mostrando prejuízo à gravidez com a realização de RM em qualquer trimestre.[47] Idealmente deve ser realizada sem contraste, pois o gadolínio atravessa a placenta e oferece um risco potencial para o feto – porém deve ser sempre avaliado se o benefício para a mãe supera um risco eventual para o feto.[40]

O tratamento dos tumores do SNC na gravidez deve ser avaliado a cada caso, a depender das condições clínicas da gestante. Se possível, posterga-se a abordagem cirúrgica para depois do parto – em especial em casos de glioma de baixo grau e meningiomas – e institui-se tratamento sintomático, principalmente com esteroides. O mesmo raciocínio se aplica à radioterapia e à quimioterapia, que, quando possível, devem ser iniciadas após o parto.[43] Entretanto, se for necessária quimioterapia antes, o ideal é esperar após o primeiro trimestre, quando grande parte da organogênese fetal já se concluiu.[19]

Nos casos graves, com deterioração neurológica durante a gravidez, tumores malignos ou risco de herniação, deve ser realizado tratamento cirúrgico de urgência.

Em relação à indicação do tipo de parto, deve ser obstétrica, porém para nulíparas, a cesárea com anestesia epidural pode ser mais segura, uma vez que um terço das mulheres tem aumento de pressão intracraniana durante o parto vaginal.[41]

DOENÇAS MUSCULARES

Mulheres grávidas podem apresentar o primeiro episódio de doença neuromuscular durante a gravidez ou ter o agravamento de uma condição preexistente. Entre essas condições, a miastenia *gravis* (MG) é a que tem maior potencial de descompensação, chegando a piora em 50% dos casos, seja relacionada a anticorpo antirreceptor de acetilcolina, MuSK, LRP4 ou soronegativa, com risco de necessidade de ventilação mecânica.

Nesse contexto, a abordagem de pacientes pode ser dividida em pacientes com diagnóstico na gravidez e pacientes com diagnóstico prévio. No primeiro caso, é recomendada a identificação do anticorpo associado, podendo ser adiada a tomografia de tórax. Se a suspeita de timoma for elevada, considerar RM de mediastino. O tratamento com piridostigmina é considerado seguro na gravidez, podendo ser adicionado corticosteroide quando necessário. Se preciso adicionar agente poupador de corticosteroide, a azatioprina tem se mostrado segura em séries de casos.

Na abordagem da paciente com diagnóstico prévio de MG, o planejamento da gravidez é a medida mais recomendada. Mulheres com MG não têm redução da fertilidade, e o curso da gravidez costuma ser tranquilo quando devidamente planejado. A azatioprina pode ser mantida durante toda a gravidez e, em casos de exacerbação, tanto a IgIV quanto a plasmaférese podem ser utilizadas. Pacientes em uso de metotrexato, micofenolato de mofetila e ciclofosfamida devem ter seus tratamentos readequados, uma vez que esses fármacos são teratogênicos, sendo recomendado a interrupção do metotrexato pelo menos 3 meses antes e do micofenolato pelo menos 6 semanas antes de se iniciarem tentativas para engravidar. O uso de rituximabe e eculizumabe tem sido mais bem documentado em séries de casos, com baixa probabilidade de efeitos colaterais para a mãe e para o feto. As recomendações para MG ainda são de evitar sua utilização, porém estudo em EM tem mostrado o uso seguro do rituximabe próximo à concepção fetal.

Em relação ao parto, a via vaginal deve ser encorajada, porém o parto por cesárea deva ser realizado em casos em que a fraqueza muscular seja significativa, uma vez que há envolvimento de musculatura estriada no 2º estágio do parto.[48] Bloqueadores musculares, anestesia geral e narcóticos devem ser evitados, assim como o uso de magnésio, betabloqueadores e bloqueadores de canal de cálcio em casos de eclâmpsia, devendo ser dada preferência para hidralazina e fenitoína ou levetiracetam para controle de hipertensão e de crises epilépticas, respectivamente. Importante monitorar o recém-nascido nas primeiras 48 a 72 horas pós-parto para sinais de dispneia, fadiga ou disfagia, uma vez que até 10% podem apresentar esses sintomas. Quanto à amamentação, esta deva ser incentivada, tomando-se os cuidados com a terapia de manutenção da paciente. A azatioprina e a ciclosporina podem ser continuadas e, se a mãe fazia uso de rituximabe, o recém-nascido deve ser monitorado quanto à contagem de linfócitos B. Uma síntese dessas recomendações pode ser encontrada na Tabela 168.2.

Tabela 168.2 Recomendações na abordagem de pacientes com mistenia *gravis* antes e durante a gravidez.

Miastenia e gravidez		
É recomendado:	O que pode ser feito:	O que deve ser evitado:
• Planejamento prévio à concepção	• Corticosteroide em doses baixas	• Uso de metotrexato, micofenolato e ciclofosfamida durante a gravidez e a lactação
• Manutenção de piridostigmina	• Azatioprina pode ser mantida	
• Parto vaginal preferencialmente	• IgIV e plasmaférese para casos de descompensação	• Bloqueadores musculares, narcóticos e anestesia geral durante o parto
• Monitorização do recém-nascido para sintomas de dispneia, disfagia e fadiga	• Hidralazina em casos de pré-eclâmpsia e eclâmpsia	• Sulfato de magnésio, betabloqueadores e bloqueadores de canal de cálcio
• Monitorização da dosagem de linfócitos B no recém-nascido, se a mãe estiver em uso de rituximabe	• Fenitoína ou levetiracetam para controle de crises	

IgIV: imunoglobulina intravenosa.

Em relação a miopatias inflamatórias, há relatos de melhora em até 50% dos casos, sendo possível administrar corticosteroide ou IgIV em casos de exacerbações. Pacientes com distrofia miotônica tipo 1 podem apresentar polidrâmnio, abortos espontâneos, partos pré-termo, hemorragias periparto, entre outras complicações, sendo extremamente recomendado o planejamento gestacional. Pacientes com distrofias de cintura, miopatias congênitas e distrofia facioescapulohumeral em geral não apresentam complicações na gravidez, podendo ter piora transitória da fraqueza, eventualmente necessitando de assistência durante o parto. Pacientes com miopatias mitocondriais tendem a ter maior incidência de pré-eclâmpsia, parto pré-termo e intoxicação por magnésio, sendo em alguns casos necessário anestesia por bloqueio para o parto. Quanto à doença de Pompe, observou-se piora dos sintomas com a gravidez, sendo recomendada a manutenção da terapia de reposição enzimática durante a gravidez.

Em relação a neuropatias, podemos caracterizar em quatro grandes grupos, conforme mostrado na Figura 168.1. Importante enfatizar que as neuropatias terão abordagens muito específicas em alguns casos, fugindo ao escopo deste capítulo. Em relação às imunomediadas, a síndrome de Guillain-Barré (SGB) pode ocorrer com mais frequência após 30 dias do parto, e seu tratamento não difere na gravidez, sendo indicada IgIV ou plasmaférese. Na polirradiculopatia desmielinizante inflamatória crônica (PDIC), dada sua raridade na gravidez, existem poucos estudos, com aumento de reagudizações no 3º trimestre da gravidez, sendo indicado o uso de corticosteroide, IgIV ou plasmaférese. A mononeuropatia multifocal motora mostrou melhora com uso de IgIV em série de casos.

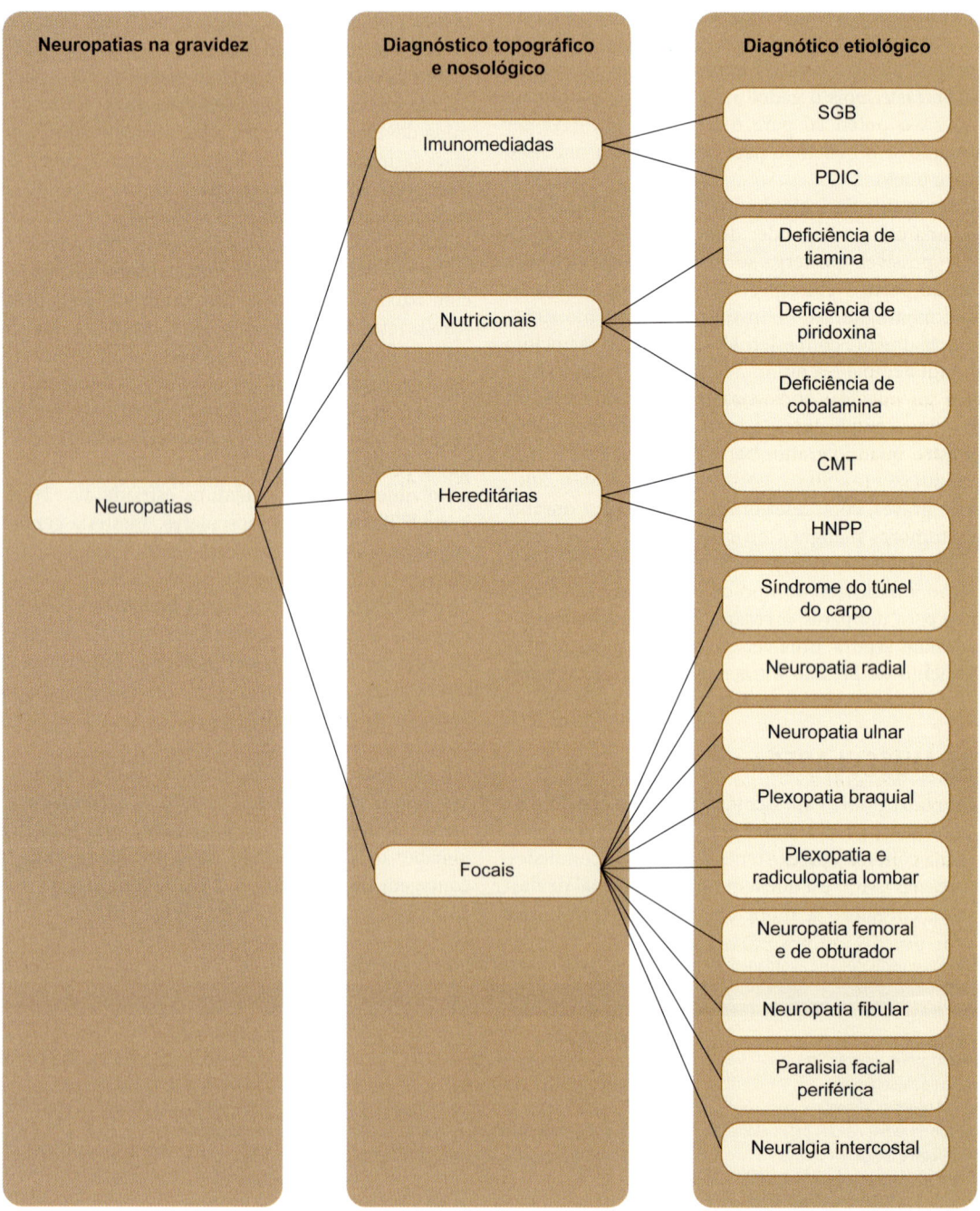

Figura 168.1 Fluxograma com neuropatias na gravidez por diagnóstico nosológico e etiológico. CMT: doença de Charcot-Marie-Tooth; HNPP: neuropatia hereditária com risco de paralisia por pressão; PDIC: polirradiculopatia desmielinizante inflamatória crônica; SGB: síndrome de Guillain-Barré.

As neuropatias nutricionais podem afetar até 50% de grávidas, podendo estar relacionadas a ocorrência de náuseas e vômitos ou falhas de ingesta. As deficiências de tiamina e cobalamina devem ser tratadas com reposição logo que possível. A piridoxina pode causar sintomas de neuropatia sensitivo-motora ou neuronopatia, tanto por sua deficiência, como por intoxicação, devendo ser dosada antes de estabelecer a melhor estratégia de tratamento.

Em relação às neuropatias hereditárias, na abordagem de pacientes com doença de Charcot-Marie-Tooth (CMT), o recém-nascido costuma ter bom prognóstico, apesar do relato de algumas complicações durante a gravidez, sem recomendações específicas. Já na neuropatia hereditária com risco de paralisia por pressão (HNPP), a recomendação é principalmente direcionada a variar o posicionamento da paciente se trabalho de parto mais prolongado.

Das neuropatias focais, a síndrome do túnel do carpo é a mais frequente e, apesar de ser esperada uma resolução dos sintomas após o parto, pacientes podem permanecer com sintomas até 1 ano após. O tratamento costuma ser conservador, apesar de a indicação de cirurgia ser necessária em casos refratários. As neuropatias ulnar, radicular, femoral, de obturador, fibular e intercostal costumam ser pouco frequentes, e o tratamento conservador também está indicado na maioria dos casos, com bom prognóstico. A paralisia de nervo facial costuma ser mais frequente em mulheres grávidas, e seu prognóstico, em casos mais graves, pode ser inferior ao esperado, possivelmente associado a atrasos no tratamento.[49] O tratamento com o uso de corticosteroide é indicado, semelhante ao recomendado habitualmente, devendo ser iniciado logo que possível.

Pacientes grávidas apresentando doenças do neurônio motor merecem especial atenção, devido ao risco de complicações. No caso da atrofia espinhal progressiva, pode ocorrer piora da função pulmonar no final da gestação, melhorando após o parto. O uso de anestesia por bloqueio é o mais recomendado para o parto e pode haver necessidade de parto cesáreo. O uso de nusinersena durante a gravidez está sob investigação, já havendo relatos de uso sem intercorrências, sendo recomendada cautela. É rara a ocorrência de gravidez em pacientes com esclerose lateral amiotrófica (ELA) clássica, sendo mais frequente em formas genéticas, com curso mais protraído. O uso de riluzol não parece ter impacto para o feto, já a edaravona não foi estudada de forma mais adequada, não sendo indicado seu uso. Recentemente, o uso de fenilbutirato de sódio em combinação com taurursodiol mostrou efetividade na redução da perda funcional em pacientes com ELA, porém não há relatos de seu uso na gravidez até o momento.[50]

Em relação às disautonomias, os achados são pouco consistentes, sendo os dados advindos de séries de casos. A síndrome de taquicardia em posição ortostática (POTS) pode ser uma condição vista em grávidas, uma vez que sua epidemiologia inclui a faixa etária mais suscetível à gravidez e, paradoxalmente, parece haver uma melhora dos sintomas. Isso costuma ocorrer no 2º trimestre da gestação e pode estar associado ao aumento da volemia e ganho de peso, mas há uma necessidade de estudos adicionais nessa população.[51]

ALTERAÇÕES COGNITIVAS

Mais recentemente, o termo *Mommy brain* tem sido citado para descrever o estado de falhas de memória ou sensação frequente de esquecimento que mulheres referem durante a gravidez. Os relatos vão desde dificuldade de evocar informações, até problemas para leitura e manutenção da concentração, dificuldade para fazer anotações e confusão mental. Em metanálise recente incluindo 20 estudos, observou-se que o desempenho cognitivo geral, em memória e em funções executivas, particularmente no 3º trimestre, foi significativamente menor quando comparado com mulheres não grávidas, apesar de se manterem dentro dos limites normais de referência. A memória parece ser o domínio mais afetado, sendo observada ainda uma queda do desempenho da memória entre o 1º e 2º trimestres da gravidez. Há relatos de maior acometimento da memória verbal e ainda diferenças relacionadas ao sexo do feto vistos em pequenas casuísticas.[52,53]

Uma série de fatores que acontecem na gravidez pode gerar esse prejuízo de desempenho, como a alteração na quantidade e qualidade do sono, o processo de plasticidade neuronal no cérebro materno para a adaptação a novas tarefas, o desvio da distribuição energética para o feto causando eventuais episódios de hipoglicemia, entre outros. Estudos com RM mostram reduções reversíveis na substância cinzenta após meses do parto, e estudos experimentais mostram redução de dendritos em áreas como o hipocampo, no final da gravidez, mas que são acompanhadas de aumento da densidade de espinhas dendríticas posteriormente – sendo essas modificações influenciadas por estradiol, progesterona e ocitocina.

É possível que a magnitude dessa queixa, na percepção da paciente, não seja devidamente mensurada pelos testes utilizados na prática clínica e, portanto, a queixa acaba não sendo valorizada pelo neurologista. Nesse contexto, há necessidade do aprimoramento da abordagem neurológica quanto aos aspectos cognitivos relacionados com a gravidez. Importante esclarecer para a paciente que essas queixas são muito provavelmente relacionadas à "reorganização cognitiva" pela qual passa o cérebro materno, com o objetivo de se adaptar às novas funções da maternidade, oferecendo um ambiente de segurança e de vinculação afetiva com o filho ou filha que está por nascer.

169

Mielopatias Metabólicas e Tóxicas

Tarso Adoni • Eduardo Genaro Mutarelli • Sara Terrim

As mielopatias metabólicas e tóxicas representam um grupo de doenças causadas por deficiências nutricionais e por exposição a agentes tóxicos (exógenos ou endógenos), respectivamente. Sua apresentação pode mimetizar outras causas mais comuns de mielopatia, e deve-se ter alto grau de suspeição clínica para considerar o diagnóstico a partir da anamnese e do exame físico.

O padrão mais comum das mielopatias metabólicas e tóxicas é o acometimento de funículos posteriores, cursando com sinais clássicos de ataxia sensitiva, além de eventualmente afetar o trato corticoespinhal. Também é comum associação com neuropatia periférica (mieloneuropatia). Mais comumente, o tempo de instalação é subagudo ou crônico, evoluindo ao longo de semanas a meses, porém algumas etiologias podem levar a apresentações mais agudas. Em alguns casos, os sintomas podem aparecer anos a décadas após a instalação da causa.

MIELOPATIAS METABÓLICAS

Deficiência de vitamina B12 (cobalamina)

A vitamina B12 tem um papel fundamental em reações enzimáticas para a síntese de aminoácidos, o metabolismo de ácidos graxos, a síntese de DNA e a formação de mielina. Dessa maneira, a falta de vitamina B12 no organismo é uma causa importante de sintomas neurológicos, incluindo a mielopatia. As principais fontes dietéticas de vitamina B12 são ovos, leite e laticínios, carne vermelha e alguns grãos. Ela passa pelo estômago, onde o pH ácido leva à sua separação das demais proteínas da dieta. É no estômago também que é produzido o fator intrínseco pelas células parietais. No jejuno, a vitamina B12 liga-se ao fator intrínseco, permanecendo estável até ser finalmente absorvida no íleo terminal.

Entre as principais causas de deficiência de vitamina B12, estão a ingesta insuficiente (como em dietas vegetarianas, veganas ou em alcoolismo crônico) e a má-absorção, seja por doenças autoimunes (como a anemia perniciosa e as doenças inflamatórias intestinais) ou por cirurgias intestinais (ressecção, *bypass* gástrico etc.). Insuficiência pancreática, doença celíaca, doenças genéticas e uso de algumas medicações (como metformina e inibidores da bomba de prótons) também são outras causas de deficiência da vitamina B12.

O quadro clínico é a degeneração combinada subaguda, que acomete a região posterolateral da medula espinhal (tratos grácil e cuneiforme e trato corticoespinhal). O tempo de apresentação dos sintomas varia de semanas a meses, sendo parestesia e ataxia sensitiva os principais achados. Fraqueza e sinais de liberação piramidal também podem estar presentes, principalmente em fases mais crônicas da doença. Outros sintomas neurológicos podem estar associados à mielopatia, como polineuropatia periférica, comprometimento cognitivo e, mais raramente, neuropatia autonômica ou óptica. Achados sistêmicos, como anemia macrocítica, neutrófilos hipersegmentados, glossite, hiperpigmentação cutânea, entre outros, podem auxiliar na suspeita clínica, porém nem sempre estão presentes.

O diagnóstico é feito com a dosagem sérica da vitamina B12. Valores abaixo de 200 pg/mℓ confirmam a deficiência da vitamina, enquanto valores acima de 300 pg/mℓ tornam o diagnóstico menos provável. Entretanto, em casos de alta suspeita clínica e com níveis séricos limítrofes de vitamina B12, é recomendada a dosagem de homocisteína e ácido metilmalônico, que dependem da vitamina B12 para sua metabolização, levando a níveis elevados no sangue no contexto de deficiência da vitamina.

A investigação com ressonância magnética de medula pode mostrar hipersinal nos funículos posteriores, sinal conhecido como "V invertido" ou "orelhas de coelho" no eixo axial. Entretanto, não há alteração nos exames de imagem na maioria dos casos (60 a 85%), principalmente quando há menor tempo de evolução da doença.

Também é importante que seja investigada a causa da deficiência de B12. Caso nenhum fator precipitante seja identificado pela anamnese, é importante complementar a investigação com dosagem de anticorpos antifator intrínseco. Uma vez identificada a etiologia da deficiência, deve-se iniciar o tratamento mais apropriado. Em pacientes com manifestação neurológica, é recomendado que a reposição de vitamina B12 seja feita inicialmente por via parenteral (intramuscular) até normalização dos níveis séricos. Após, o tratamento de manutenção pode ser feito por via oral diariamente (caso a causa não seja má-absorção), sublingual semanalmente ou intramuscular mensalmente.

A melhora clínica após reposição de vitamina B12 pode levar meses, e, em alguns casos, é possível que não haja recuperação completa, em especial quando os sintomas são mais intensos e crônicos. A resolução completa dos sintomas acontece entre 20 e 40% dos pacientes.

Deficiência de folato (vitamina B9)

O folato é uma vitamina importante para a síntese de DNA e metabolismo de proteínas. Ele é obtido por meio da dieta, pelo consumo de legumes, frutas cítricas, folhas verdes e farinha de trigo. A deficiência de folato pode ser causada por restrições dietéticas, uso de medicamentos (como metotrexato e trimetoprima), má-absorção (cirurgias ou doenças intestinais) ou por aumento de seu consumo no organismo (gestação, doenças linfoproliferativas, anemia falciforme). É comum estar associada a outras deficiências nutricionais.

Mielopatia por deficiência de folato é incomum. A manifestação clínica é semelhante à degeneração combinada subaguda, porém tende a ter apresentação mais crônica e progressiva. Pode estar associada a outras manifestações neurológicas (neuropatia periférica, neuropatia óptica, declínio cognitivo) ou sistêmicas (glossite, hiperpigmentação da pele, anemia macrocítica).

O diagnóstico é feito por meio da dosagem sérica de folato (menor do que 3 ng/mℓ) e exclusão de outras causas para mielopatia. Os níveis de homocisteína também estão aumentados na deficiência de folato, porém o ácido metilmalônico permanece dentro da normalidade (uma vez que sua metabolização não depende do folato). Alterações na ressonância magnética são incomuns e, quando presentes, assemelham-se às alterações causadas pela deficiência de B12.

O tratamento é feito com reposição de ácido fólico 5 mg/dia até normalização do nível sérico. Em caso de má-absorção, a dose de reposição pode ser aumentada até 15 a 30 mg/dia. É importante investigar associação com deficiência de vitamina B12 e realizar reposição concomitante quando presente, a fim de evitar a piora dos sintomas com a reposição isolada de ácido fólico.

Deficiência de vitamina E

Deficiência de vitamina E é uma causa rara de mielopatia metabólica, e é relacionada principalmente a doenças genéticas ou sistêmicas que levam à má-absorção dessa vitamina lipossolúvel. Algumas doenças que podem causar má-absorção de vitamina E são: fibrose cística, abetalipoproteinemia, ataxia com deficiência de vitamina E, doenças inflamatórias intestinais e hepatobiliares e ressecção cirúrgica do intestino delgado. Baixa ingesta raramente é a causa da doença.

A apresentação clínica é pelo acometimento do funículo posterior da medula, e pode estar associado ao acometimento de tratos espinocerebelares e nervo periférico. A ressonância magnética pode ser normal ou mostrar hipersinal em coluna posterior, assim como na deficiência de B12. O nível sérico de vitamina E é baixo (< 5 μg/mℓ), porém em situações de altos níveis séricos de lípides, o nível de vitamina E pode estar falsamente normal, e o diagnóstico pode ser feito pela razão entre vitamina E e lípides séricos abaixo de 0,8 mg/g. Na abetalipoproteinemia, os níveis séricos de vitamina A também serão concomitantemente baixos.

O tratamento é feito com reposição de vitamina E, e a dose diária e a via de administração dependem da gravidade do quadro e da doença de base. Pode ou não haver melhora clínica após a normalização dos níveis séricos. Estudos com doenças genéticas mostraram estabilização ou até melhora dos sintomas com a reposição da vitamina.

Deficiência de cobre

O cobre é essencial para a proteção de membranas celulares, síntese de neurotransmissores e metabolismo aeróbico. Ele é obtido pela ingesta de castanhas, sementes, grãos, carne vermelha e mariscos. Sua deficiência está relacionada a alterações do trato gastrointestinal (ressecção cirúrgica, cirurgia bariátrica, doença celíaca) e a doenças genéticas (como a doença de Menkes, causada por alteração em transportadores de cobre). Privação dietética é muito raramente a causa da deficiência, porém o consumo excessivo de zinco (como em suplementos orais) é uma possível causa, pela ação quelante do zinco sobre o cobre. O uso crônico da medicação penicilamina também é uma das causas.

A apresentação clínica da mielopatia por deficiência de cobre é semelhante à da deficiência de B12, ou seja, acometimento subagudo das colunas dorsais e do trato corticoespinhal. Assim como na deficiência de B12, a mielopatia por deficiência de cobre também pode estar associada a neuropatia periférica.

O diagnóstico é feito por baixos níveis séricos de cobre e ceruloplasmina. Baixa dosagem de cobre na urina de 24 horas também pode ser utilizada para o diagnóstico. A ressonância

magnética pode mostrar hipersinal em T2 nos funículos posteriores em aproximadamente metade dos casos.

O tratamento é feito com reposição oral de cobre na dose de 2 mg por dia. Em casos de má-absorção, doses diárias maiores de até 8 mg podem ser utilizadas. Administração endovenosa é uma possibilidade em casos de ressecções cirúrgicas. Após a normalização dos níveis séricos, é esperado que haja estabilização dos sintomas neurológicos ou até melhora após algumas semanas.

MIELOPATIAS TÓXICAS

Mielopatia hepática

É uma complicação rara de hepatopatia, que ocorre em pacientes com cirrose, hipertensão portal e *shunt* portossistêmico (espontâneo ou terapêutico). A fisiopatologia é incerta, mas as hipóteses incluem toxicidade por metabólitos, deficiência nutricional e hipoperfusão por alterações hemodinâmicas secundárias ao *shunt*.

A apresentação clínica é de paraparesia progressiva de instalação subaguda, que pode aparecer anos após a ocorrência do *shunt*. Sintomas sensitivos e esfincterianos podem estar presentes, mas são menos comuns. É comum que esses pacientes também apresentem episódios de encefalopatia hepática.

Exames laboratoriais evidenciam disfunção hepática e níveis elevados de amônia. A ressonância magnética em geral é normal, mas pode haver achados no exame do encéfalo de degeneração hepatocerebral (como hipersinal em T1 em globo pálido). O tratamento envolve compensação da hepatopatia, incluindo transplante hepático, que pode levar à melhora significativa dos sintomas. Quando possível, o fechamento do *shunt* também pode causar melhora clínica.

Óxido nitroso

O óxido nitroso é um anestésico inalatório utilizado em alguns procedimentos médicos ou odontológicos. Devido a seus efeitos alucinógenos, ele também é utilizado como droga de abuso ("gás hilariante"), consumido por via inalatória. O óxido nitroso pode causar inativação irreversível da vitamina B12, levando à mesma síndrome clínica da sua deficiência.

A mielopatia pode se desenvolver de forma subaguda pelo consumo crônico da substância, ou mesmo de modo agudo após uso único em pacientes com deficiência subclínica de B12. A apresentação clínica é a mesma da degeneração combinada subaguda, com parestesia, ataxia sensitiva e fraqueza. Os achados laboratoriais na maior parte dos casos evidenciam baixos níveis séricos de vitamina B12 e elevação de homocisteína e ácido metilmalônico. Entretanto, esses exames podem ser normais, principalmente em casos de instalação aguda. Os achados de ressonância magnética são semelhantes aos da deficiência de B12.

O tratamento é feito com cessamento do consumo de óxido nitroso e reposição de vitamina B12. Na maior parte dos casos, há melhora dos sintomas, embora a recuperação possa levar meses a anos.

Heroína

O consumo de heroína é uma das causas de mielopatia tóxica, seja por via endovenosa ou inalatória. Ela acontece mais comumente após consumo crônico da substância, principalmente ao retomar o uso após um período longo de abstinência (meses), porém pode ocorrer também logo após o primeiro uso. A fisiopatologia pode envolver toxicidade direta da heroína ou de contaminantes, hipotensão, vasculite ou reação de hipersensibilidade imunomediada.

A apresentação clínica é de mielopatia transversa, com paraplegia, sintomas sensitivos e disfunção esfincteriana, de instalação aguda após abuso da substância. A alteração mais comum na ressonância magnética é a mielopatia longitudinalmente extensa cervicotorácica. Pode envolver todo o corte axial, apenas a substância cinzenta ou apenas cordões posteriores, e pode haver realce pelo contraste, geralmente heterogêneo. O líquido cefalorraquidiano na maior parte dos casos é normal, mas pode ter achados inflamatórios, como pleocitose e hiperproteinorraquia.

Não há tratamento bem estabelecido, mas há relatos de resposta variável com corticosteroide em altas doses por um curto período de tempo. O prognóstico é variado, pode haver recuperação completa ou parcial, ou mesmo não haver recuperação.

Organofosforados

Organofosforados são encontrados em alguns tipos de pesticidas. Intoxicação por organofosforados causa a inibição da enzima acetilcolinesterase, levando ao acúmulo de acetilcolina na fenda sináptica e disfunção dos receptores muscarínicos e nicotínicos. Pode se apresentar com sintomas autonômicos (lacrimação, salivação, miose, bradicardia, alterações gastrointestinais) e musculares (cãibras, fasciculações). Outro sintoma possível é a neuropatia periférica sensitivo-motora de padrão comprimento-dependente, de evolução em dias a semanas. A mielopatia pode estar associada ao desenvolvimento da neuropatia, e sua principal manifestação é a liberação piramidal, cujos sintomas são mais tardios e aparecem após a fase de recuperação da neuropatia. A ressonância magnética evidencia atrofia medular na fase crônica. Os sinais agudos da intoxicação devem ser tratados com anticolinérgicos, porém não há tratamentos efetivos para as manifestações tardias, e o tratamento da mielopatia é sobretudo por meio de reabilitação.

Mielopatia relacionada ao tratamento do câncer

Diversos tipos de terapias oncológicas podem causar complicações neurológicas, entre elas a mielopatia. Quimioterapia intratecal, radioterapia e inibidores de *checkpoint* imunológico são as principais delas.

A mielopatia por quimioterapia intratecal está sobretudo relacionada ao uso de metotrexato e citarabina em pacientes com neoplasias hematológicas. É uma complicação rara, que pode se desenvolver semanas a meses após o início do tratamento, com quadro clínico de mielopatia transversa afetando principalmente membros inferiores, com sintomas motores, sensitivos e esfincterianos. Exames de imagem mostram mielopatia longitudinalmente extensa com hipersinal em funículos posteriores, raramente com realce pelo contraste. É comum encontrar aumento de proteínas no líquido cefalorraquidiano. No caso de toxicidade por metotrexato, outro achado laboratorial comum é o baixo nível de folato no sangue (a deficiência de folato parece ser o principal mecanismo que leva à mielopatia). Pode haver melhora dos sintomas após a descontinuação da terapia, porém o prognóstico é reservado e agravado pela neoplasia.

A radioterapia em regiões próximas à medula espinhal (tumores medulares, metástases espinhais, neoplasias de cabeça e pescoço, mediastino ou tórax) pode levar ao desenvolvimento de mielopatia aguda ou crônica. O risco de lesão neurológica é dependente da dose total de radiação, da dose por fração, do tempo entre as sessões e do uso concomitante de quimioterapia. A fisiopatologia envolve quebra da barreira hematoespinhal, aumento da expressão de fator de crescimento do endotélio vascular (VEGF) e inflamação com desmielinização. Atualmente, os protocolos de radioterapia e radiocirurgia foram aperfeiçoados para reduzir o risco de complicações. A mielopatia aguda ocorre em semanas até 6 meses após o tratamento, caracterizada sobretudo por sinal de Lhermitte, sem outros achados medulares, com líquido cefalorraquidiano e ressonância geralmente normais. A mielopatia crônica se desenvolve de maneira progressiva de 7 meses a 5 anos após o tratamento, com mielopatia transversa ou síndrome hemimedular. Pode haver aumento de proteína no líquido cefalorraquidiano, e a ressonância pode mostrar edema medular e hipersinal em T2 longitudinalmente extenso, eventualmente com realce pelo contraste, seguido de atrofia medular nos meses subsequentes ao aparecimentos dos sintomas. Enquanto a mielopatia aguda é transitória com resolução espontânea em semanas a meses, a mielopatia crônica tem pior prognóstico e poucos tratamentos disponíveis (relato de esteroides, câmera hiperbárica e bevacizumabe). A ocorrência da forma aguda não está relacionada ao desenvolvimento da mielopatia crônica progressiva.

Os inibidores de *checkpoint* imunológico estão sendo cada vez mais usados para o tratamento de neoplasias, como os inibidores de PD-1 (proteína da morte celular programada tipo 1), PDL-1 (ligante de PD-1) e CTLA-4 (antígeno 4 do linfócito T citotóxico). O mecanismo de ação dessas medicações é a ativação da resposta imunológica contra o tumor, o que pode causar efeitos colaterais imunomediados em outros órgãos, incluindo o sistema nervoso em 1 a 12% dos casos. A mielopatia é uma complicação neurológica incomum, tipicamente de apresentação aguda com mielopatia transversa nos segmentos torácicos, apesar de também, de modo eventual, envolver membros superiores. Pode vir acompanhada de outros sintomas neurológicos (meningite, encefalite, neuropatia periférica). A ressonância magnética evidencia mielopatia longitudinalmente extensa com hipersinal em T2 e realce irregular pelo contraste. Aumento de proteína e pleocitose são comuns no líquido cefalorraquidiano, e em alguns casos há presença de bandas oligoclonais. O tratamento depende da gravidade dos sintomas, podendo ser conservador em casos mais leves, com prednisona oral em casos moderados, e com imunoterapia em casos graves (pulsoterapia com metilprednisolona, imunoglobulina ou plasmaférese). Em casos moderados a graves, é recomendada a descontinuação do tratamento oncológico, e a decisão sobre retomada do tratamento após a resolução do quadro neurológico deve pesar riscos e benefícios em uma análise individualizada.

OUTRAS CAUSAS

Outras causas mais raras também podem levar a mielopatias tóxicas. O *konzo* é causado pela liberação de ácido cianídrico pelo consumo de substâncias encontradas no interior das raízes de mandioca, sobretudo em contexto de desnutrição crônica. É uma doença do neurônio motor superior, de instalação aguda e irreversível, causando paraparesia espástica, podendo ser acompanhada por cãibras, mialgia e outros sintomas neurológicos. O latirismo é causado pela exposição a tóxicos do chícharo (*Lathyrus sativus*), que leva à hiperestimulação de glutamato e excitotoxicidade. O quadro clínico é de paraparesia espástica, que pode ter instalação aguda, subaguda ou progressiva, em geral levando a déficits permanentes.

CAPÍTULO 170

Achados Oftalmológicos Relacionados a Doenças Neurológicas

Flávio Moura Rezende Filho • Juliana Maria Ferraz Sallum

INTRODUÇÃO

Os elementos que formam o sistema visual aferente, em particular a retina e o nervo óptico, compartilham muitas características histológicas e moleculares com o sistema nervoso. Como resultado, um grande número de condições ditas neurológicas se manifesta também na forma de anormalidades retinianas e neuropatias ópticas. Além disso, outros componentes do globo ocular, como o cristalino ou a córnea, podem ser alvos de doenças sistêmicas que afetam o encéfalo, a medula, os nervos periféricos ou o tecido muscular. Assim, traços fenotípicos específicos presentes no exame oftalmológico são de grande valor diagnóstico para o neurologista.

Por outro lado, o sistema visual eferente, responsável pela motricidade ocular, está representado em múltiplas regiões encefálicas. Por meio de nervos cranianos especializados, esse sistema envia os comandos que resultam na contração dos músculos oculares extrínsecos e intrínsecos, e no conjunto de movimentos necessários para obter visão adequada. Doenças neurológicas que afetem qualquer uma das estruturas que compõem o sistema visual eferente trarão como consequência manifestações oculomotoras. A complexidade do sistema e os diferentes padrões de acometimento muitas vezes produzem um fenótipo específico de movimentos oculares, capaz de guiar o raciocínio diagnóstico.

Neste capítulo, reunimos os achados oftalmológicos com maior valor diagnóstico ou prognóstico na prática clínica da neurologia e os agrupamos por diferentes subespecialidades. Também discorremos de maneira oportuna sobre métodos complementares de investigação de uso comum na oftalmologia, pois seu entendimento pode ser de grande utilidade para o neurologista.

OFTALMOSCOPIA E MÉTODOS COMPLEMENTARES

A maioria dos neurologistas dispõe apenas de um oftalmoscópio direto para avaliar seus pacientes. A oftalmoscopia direta requer muitas horas de dedicação e prática para ser executada de modo adequado e, embora traga a vantagem da portabilidade, vem sendo abandonada por outras especialidades médicas. Os neurologistas serão, provavelmente, os últimos a utilizá-la. É pertinente que, como alguns modelos de oftalmoscópio direto dispõem de recursos adicionais, deve-se conhecer suas aplicações.

Luz verde

A luz verde é obtida filtrando a faixa "vermelha" dos comprimentos de onda que emanam da lâmpada do oftalmoscópio. Sua principal característica é aumentar a visibilidade das estruturas não vasculares presentes no fundo do olho, em especial a camada de fibras nervosas em torno do nervo óptico, que se mostra em geral como um conjunto de linhas dispostas radialmente em relação ao nervo. Isso ocorre porque a hemoglobina (contida dentro dos vasos retinianos) tende a refletir muito mais a faixa vermelha, interferindo com a visualização de estruturas neurais. A ausência de fibras nervosas pode denunciar atrofia óptica, sendo a distribuição da perda com valor semiológico. Perda de fibras na região do feixe papilomacular sugere doença mitocondrial, deficiência nutricional ou intoxicação, enquanto a perda nos feixes arqueados superior e inferior indica mais frequentemente glaucoma.

Luz azul

A luz azul pode ser utilizada para identificar anormalidades na superfície corneana, sendo necessária para esse fim a aplicação prévia de colírio de fluoresceína. O método permite identificar lesões relacionadas à ceratite por vírus herpes 1 ou por zóster, bem como aquelas decorrentes de paralisia facial periférica.

Grade de fixação

A grade de fixação pode ser utilizada para determinar se o ponto de fixação do paciente é de fato a fóvea. Durante a oftalmoscopia, o examinador deve solicitar que o paciente olhe para o centro da grade. O esperado em indivíduos normais é que o reflexo foveal surja no centro da grade. Um reflexo foveal excêntrico pode indicar uma distrofia macular em fase inicial.

Lâmpada de fenda

A lâmpada de fenda ajuda a identificar a posição das lesões no globo ocular. Com esse recurso, é possível definir, por exemplo, se células inflamatórias estão na câmara anterior, caracterizando uma uveíte anterior, ou no vítreo, indicando vitreíte.

ANGIOFLUORESCEINOGRAFIA

A angiofluoresceinografia (AFG) está para os oftalmologistas assim como a angiografia cerebral está para os neurologistas. O exame consiste no registro fotográfico do polo posterior do olho antes e em diferentes momentos da infusão intravenosa de fluoresceína. Assim como a angiografia, a AGF delimita com precisão anormalidades vasculares, mas também detecta quebra de barreira hematorretiniana e acúmulo de fluido. O exame é de grande utilidade no diagnóstico das vasculites retinianas, vasculopatia diabética, síndrome de Susac e doença de Vogt-Koyanagi-Harada (DVKH).

TOMOGRAFIA DE COERÊNCIA ÓPTICA

A tomografia de coerência óptica (OCT) gera imagens através dos padrões de reflexão da luz. O método pode ser entendido como análogo à ultrassonografia (USG), mas emprega no lugar do som a luz, na forma de *laser* diagnóstico. A OCT revolucionou a oftalmologia por gerar imagens tridimensionais com altíssima resolução, que podem ser empregadas para medir a espessura das camadas da retina, o volume do nervo óptico e quantificar a camada de fibras nervosas peripapilar. Um grande número de condições neurológicas resulta em anormalidades na OCT, algumas tão características que podem ser suficientes para estabelecer um diagnóstico quando o contexto clínico é apropriado. As duas modalidades de OCT mais utilizadas são a OCT macular, com cortes transversais da mácula, e a OCT peripapilar, em que um corte circunferencial da retina centrado no nervo óptico é obtido. Os dados quantitativos de um exame de OCT são comparados com o banco normativo de cada aparelho para estabelecer uma comparação com a normalidade. Os valores são apresentados por setores ou quadrantes em um mapa de espessura, em que as cores amarela ou vermelha são comumente usadas para denotar atrofia.

CEFALEIAS

As cefaleias representam o motivo mais frequente de uma consulta com o neurologista. Sintomas visuais são frequentes em pessoas com cefaleias primárias e secundárias. Aproximadamente um quinto dos pacientes com enxaqueca apresenta aura, sendo a aura visual o subtipo mais comum. A aura visual enxaquecosa se caracteriza por ter início abrupto e progressão gradual, durante a qual é possível identificar fenômenos positivos e negativos. Os pacientes podem relatar como fenômenos positivos as fotopsias, teicopsias (padrão em zigue-zague), espectro de fortificação ou distorções no campo visual (ondas de calor). Na maioria das vezes, forma-se um escotoma, que pode ser central, paracentral ou hemianóptico. A duração dos sintomas costuma ser maior que 5 minutos e menor que 1 hora, com resolução gradual seguida de cefaleia de padrão migranoso. É interessante notar que, em alguns indivíduos, em especial nos mais idosos, pode ocorrer aura isolada (acefálica).

A fotofobia é outro sintoma ictal com elevada frequência nos enxaquecosos e ajuda a estabelecer o diagnóstico. A fotofobia pode estar presente também na ausência de cefaleia (período interictal) e resultar em redução da qualidade de vida visual. Manifestações autonômicas também ocorrem em uma parcela significativa dos pacientes com enxaqueca e incluem lacrimejamento, olho seco e dilatação pupilar, usualmente transitória e monocular. Naqueles com cefaleias trigêmino-autonômicas, a disautonomia é unilateral mais pronunciada, e se caracteriza por lacrimejamento, miose, edema palpebral e hiperemia conjuntival. Os indivíduos acometidos podem se queixar primariamente de intensa dor ocular de caráter recorrente.

Diplopia é um sintoma raro nas cefaleias primárias, e sua presença deve sempre suscitar a investigação de uma causa secundária. Pacientes com pseudotumor cerebral podem ter cefaleia com características migranosas e desenvolver diplopia, muitas vezes exibindo apenas alterações sutis na neuroimagem. Escurecimentos visuais transitórios também ocorrem no pseudotumor cerebral e podem ser diferenciados das auras por uma duração mais curta, em geral de poucos segundos, e por serem desencadeados por aumentos adicionais da pressão intracraniana (tosse, riso, Valsalva). Nesses casos, a fundoscopia costuma revelar papiledema. Raramente a diplopia pode resultar de uma aura do tronco cerebral ou de paresia de nervo craniano associada com um episódio de neuropatia craniana dolorosa recorrente.

A neve visual é uma síndrome relativamente rara de hiperexcitabilidade cortical que afeta o processamento visual. A maioria dos casos ocorre em pessoas com enxaqueca. A sintomatologia é caracterizada em especial por uma anormalidade constante no campo visual, com padrão pontilhado, que remete à neve em queda ou a uma tela de televisão defeituosa ("estática" ou "chiado"). Outros achados incluem palinopsia, excesso de moscas volantes, fenômeno do fundo azul, autoiluminação (percepção de formas luminosas com os olhos fechados), nictalopia e fotofobia.

Distúrbios visuoperceptuais menos comuns podem ocasionalmente ser relatados por pacientes com enxaqueca.

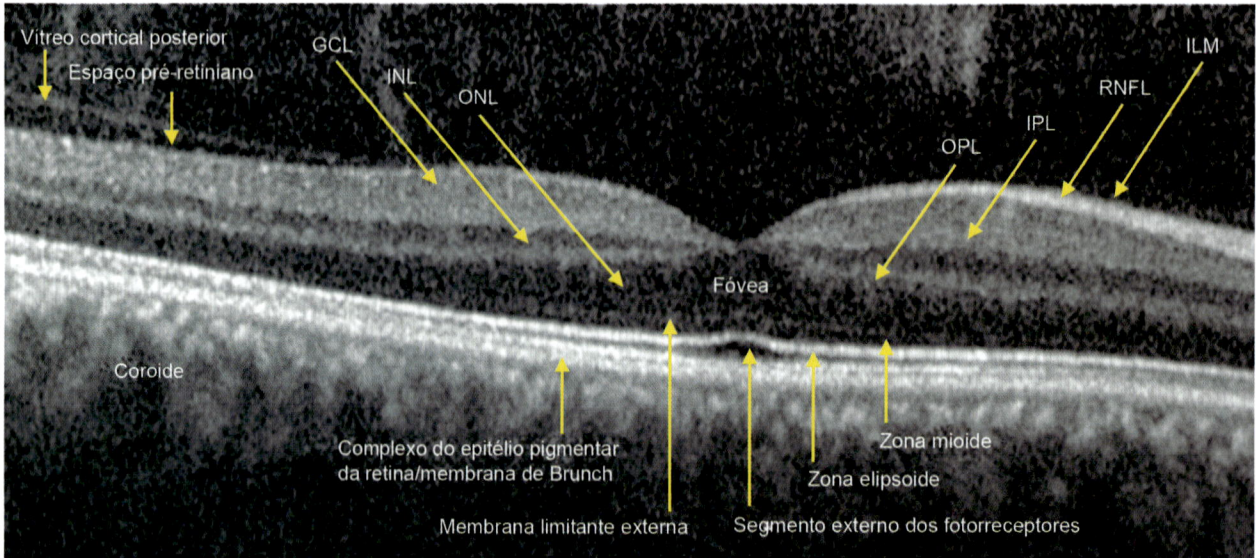

Figura 170.1 Camadas da retina em uma tomografia de coerência óptica macular centrada na fóvea. Exame obtido do olho direito de um dos autores deste capítulo. A arquitetura retiniana é normal. GCL: camada de células ganglionares; ILM: membrana limitante interna; INL: camada nuclear interna; IPL: camada plexiforme interna; ONL: camada nuclear externa; OPL: camada plexiforme externa; RNFL: camadas de fibras nervosas da retina.

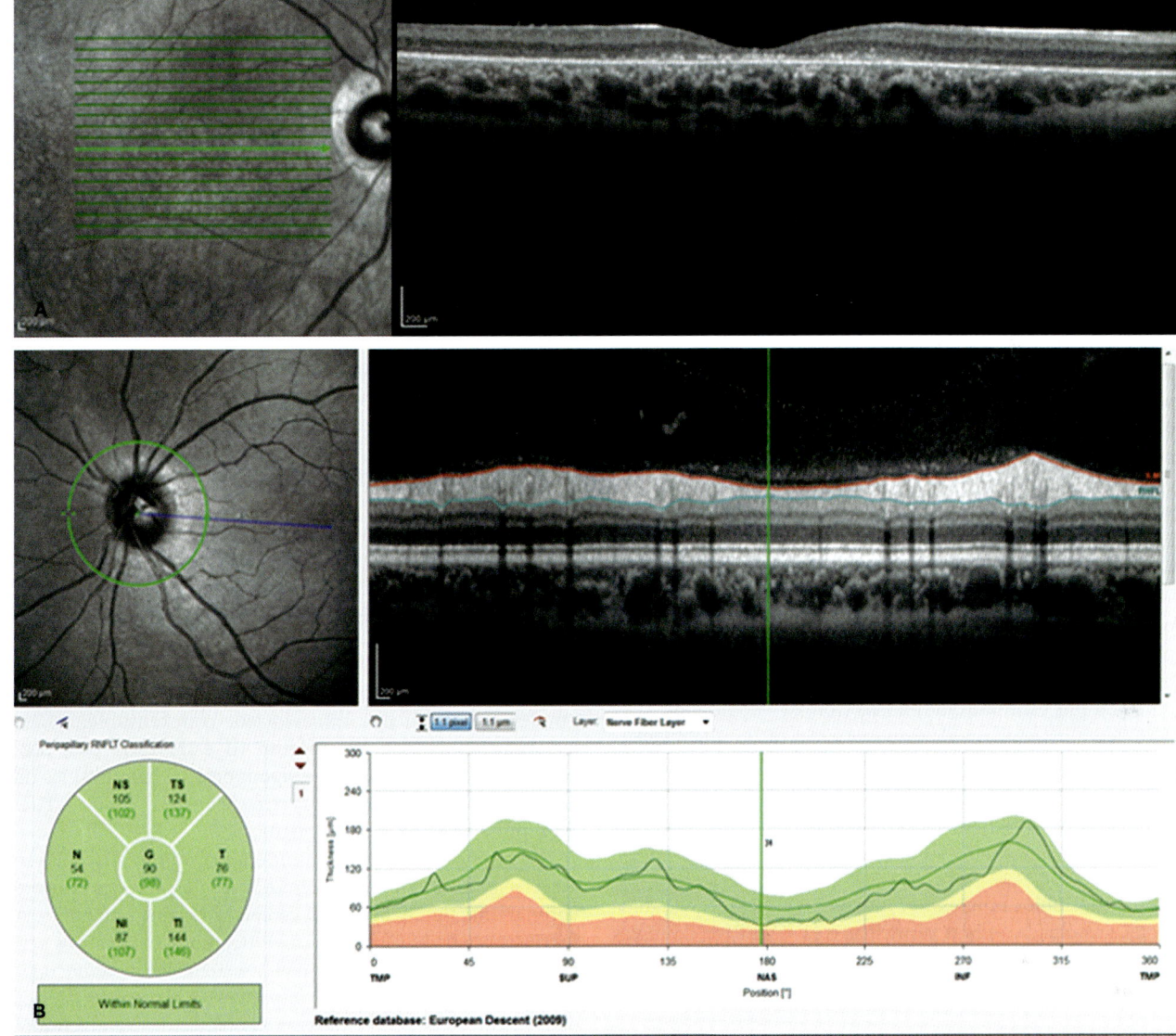

Figura 170.2 Formas de aquisição de imagem usando tomografia de coerência óptica (OCT). **A.** OCT macular centrada na fóvea direita de uma paciente com ataxia espinocerebelar do tipo 7 (SCA7). Linhas verdes horizontais em uma imagem de referência da retina indicam onde estão os cortes que correspondem aos *B-scans*; a linha verde destacada representa o *B-scan* exibido do lado direito, onde se nota marcante afilamento da fóvea, compatível com distrofia macular. **B.** OCT peripapilar do olho esquerdo de uma paciente com SCA3. A circunferência verde na imagem de referência da retina indica onde o *B-scan* circunferencial foi obtido. A espessura da camada de fibras nervosas da retina (RNFL) da paciente é comparada com valores de um banco de dados de pacientes com idade e sexo semelhantes, gerando um mapa de espessura organizado por quadrantes. A paciente tem 2 anos de doença, e a espessura de sua RNFL nesse exame é normal. (Fonte: Ambulatório de Neurologia Geral e Ataxias da Universidade Federal de São Paulo [Unifesp].)

Alguns referem a sensação paroxística de objetos, cômodos ou partes do corpo ficando grandes (macropsia), pequenos (micropsia), mais próximos (pelopsia) ou mais distantes (teleopsia). Essas alterações caracterizam a síndrome de Alice no País das Maravilhas, cuja causa mais frequente é a enxaqueca.

EPILEPSIAS

Uma ampla gama de manifestações visuais pode resultar da atividade epiléptica nos lobos occipitais, temporais e parietais. Pacientes epilépticos podem apresentar, de forma paroxística, alucinações, ilusões, perda de campo visual, desvios oculares, mioclonias palpebrais, ptose e nistagmo. As crises focais do lobo occipital tipicamente causam alucinações visuais positivas e elementares durante poucos segundos: *flashes*, formas geométricas ou padrões estereotipados (p. ex., listras, linhas em zigue-zague). Esses fenômenos são percebidos apenas em uma região do campo visual, se espalham de uma região para outra durante o *ictus* ou são afetam os campos visuais difusamente desde o início. Fenômenos visuais mais complexos também podem ocorrer e estão associadas à propagação da atividade epileptiforme para os lobos temporais. Indivíduos com alucinações visuais complexas de origem epiléptica descrevem cenas vívidas, pessoas e animais. De modo similar às alucinações mais simples, os fenômenos visuais complexos podem ser percebidos em apenas parte do campo visual. Ilusões visuais ocorrem com menos frequência que as alucinações e são relatadas como mudança no tamanho, cor, forma, velocidade de movimento ou distância dos objetos, fragmentação dos estímulos visuais, palinopsia e autoscopia (visualizar o próprio corpo sendo projetado no campo de visão). Descargas epilépticas no lobo occipital algumas vezes resultam em fenômenos negativos, em geral referidos como pequenos escotomas, quadrantopsias, hemianopsia ou perda difusa do campo visual. De modo distinto da aura migranosa e do ataque isquêmico transitório da circulação posterior, os fenômenos visuais de origem epiléptica têm duração muito curta. Nas crises do lobo occipital, as alucinações ocorrem muitas vezes durante o dia, têm padrões circulares, são mais frequentemente coloridas e mais estereotipadas que as auras visuais migranosas. As últimas não costumam acontecer mais de 1 vez/dia. É raro observar fenômenos visuais positivos no contexto de um infarto occipital, mas alucinações vívidas e bem formadas são um achado notório em alguns pacientes com isquemia mesencefálica (alucinose peduncular).

Fenômenos motores oculares têm utilidade diagnóstica nas epilepsias. O piscamento repetitivo pode indicar uma crise frontal, temporal ou occipital. Quando unilateral, sugere uma lesão cortical ipsilateral. O desvio tônico do olhar classicamente resulta de atividade epiléptica nos campos oculares frontais do lado oposto, e a presença de mioclonias palpebrais sugere a síndrome de Jeavons. Nessa condição, as crises epilépticas podem ser desencadeadas por fechar os olhos ou por estímulos luminosos (fotossensibilidade).

O fenótipo ocular pode fornecer pistas de grande relevância para o diagnóstico em alguns casos de epilepsias geneticamente determinadas. Na síndrome de Aicardi é possível detectar lacunas coriorretinianas, colobomas do nervo óptico e lesões pigmentadas da retina. Padrões distintos de envolvimento retiniano são observados nas diferentes formas de epilepsia mioclônica progressiva. Indivíduos com epilepsia mioclônica associada a fibras vermelhas rotas (MERRF, do inglês *myoclonic epilepsy with ragged red fibers*) muitas vezes apresentam atrofia óptica e retinose pigmentar e na sialidose

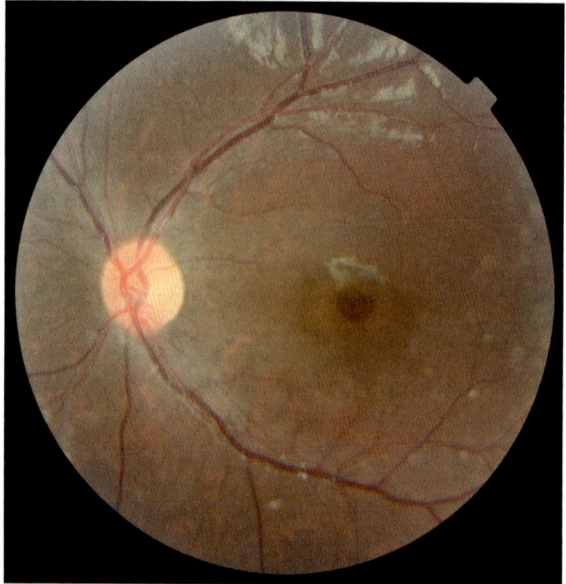

Figura 170.3 Retinografia do olho esquerdo de uma criança com lipofuscinose ceroide neuronal do tipo 3 (doença de Batten), que apresentava declínio cognitivo, mioclonias, crises epilépticas frequentes e perda visual progressiva. O aspecto da imagem é de uma maculopatia em alvo.

podem ocorrer opacificação da córnea e mácula vermelho-cereja. Na maioria dos pacientes com lipofuscinose ceroide neuronal (CLN, do inglês *ceroid lipofuscinosis, neuronal*) a perda visual é um achado proeminente e associado com distrofia da retina e atrofia óptica. As manifestações oculares costumam ser notórias na CLN tipo 3 (CLN-3; doença de Batten), em que se pode observar catarata precoce, glaucoma, maculopatia em alvo, atrofia óptica, respostas abolidas no eletrorretinograma e nistagmo puramente torsional.

NEUROLOGIA VASCULAR

Os vasos retinianos guardam muitas semelhanças com seus correspondentes encefálicos. A barreira hematorretiniana é o correspondente ocular da barreira hematoencefálica, e a expressão gênica das células endoteliais retinianas reflete o endotélio encefálico. Fatores de risco que alteram a arquitetura dos vasos encefálicos também atuam sobre os vasos da retina, e as anormalidades resultantes podem ser observadas na fundoscopia e na AFG.

RETINOPATIA HIPERTENSIVA

A retinopatia hipertensiva é um *continuum* de anormalidades encontradas em pacientes com hipertensão arterial sistêmica. Pode ser estadiada em quatro graus, sendo o grau I caracterizado por estreitamento arteriolar com relação entre o diâmetro de arteríolas e vênulas maior que 1:2; e o grau II por relação menor que 1:2, associada com cruzamentos arteriovenosos patológicos. O grau III é marcado pela presença de exsudatos, manchas algodonosas e hemorragias da camada de fibras nervosas da retina; e o grau IV é caracterizado por edema do nervo óptico.

A presença de retinopatia hipertensiva grau III ou IV se correlaciona com doença cerebrovascular, doença arterial coronariana, microangiopatia cerebral e declínio cognitivo. A fundoscopia pode ser útil na investigação etiológica dos acidentes vasculares cerebrais (AVC) isquêmicos e hemorrágicos. A ausência de retinopatia hipertensiva fala contra doença de pequenos vasos cerebrais como etiologia de eventos isquêmicos e praticamente afasta a doença vascular hipertensiva como causa de uma hemorragia intraparenquimatosa.

Pacientes com retinopatia hipertensiva podem apresentar perda visual aguda por diferentes mecanismos. Perda visual monocular em um indivíduo portador de retinopatia hipertensiva grave que apresenta edema do disco óptico costuma indicar neuropatia óptica isquêmica não arterítica (NOIA-NA). Um defeito pupilar aferente relativo ou atrofia óptica após meses de seguimento também sugerem NOIA-NA. A perda visual na ausência de alterações do nervo óptico não pode ser justificada pela retinopatia hipertensiva. Perda visual bilateral no contexto de hipertensão arterial descontrolada pode resultar de encefalopatia posterior reversível (PRES). Por outro lado, em pacientes com encefalopatia hipertensiva, é provável que o edema bilateral dos nervos ópticos decorra da hipertensão intracraniana. O edema dos discos ópticos também pode ser exclusivamente resultante da encefalopatia hipertensiva, mas nesse cenário não está associado com encefalopatia nem com perda visual.

RETINOPATIA DIABÉTICA

A retinopatia diabética é a manifestação retiniana da microangiopatia diabética, e reflete a duração do diabetes e os níveis glicêmicos no decorrer da doença. Pode ser classificada

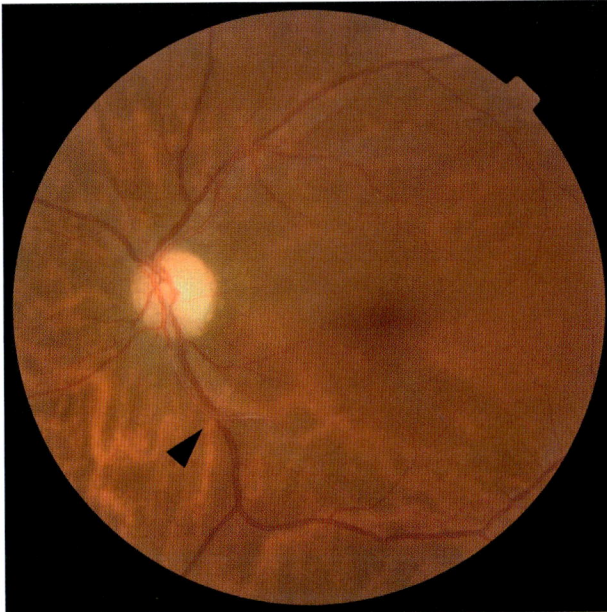

Figura 170.4 Retinografia do olho esquerdo de um paciente com retinopatia hipertensiva grau II. Note o estreitamento arteriolar e os cruzamentos arteriovenosos patológicos. O diâmetro das vênulas é mais de duas vezes o diâmetro das arteríolas.

como proliferativa ou não proliferativa. A retinopatia diabética se correlaciona com doença cerebrovascular, doença coronariana, microangiopatia cerebral, declínio cognitivo e neuropatia periférica. A presença de retinopatia diabética deve reforçar a hipótese de que existe doença cerebrovascular do tipo pequenos vasos. O diabetes também eleva o risco de NOIA-NA e provoca uma condição conhecida como "papilopatia diabética", em que pode ser observado edema assintomático do nervo óptico. A papilopatia diabética em geral não se associa a um mau prognóstico visual, mas alguns casos podem evoluir para NOIA-NA.

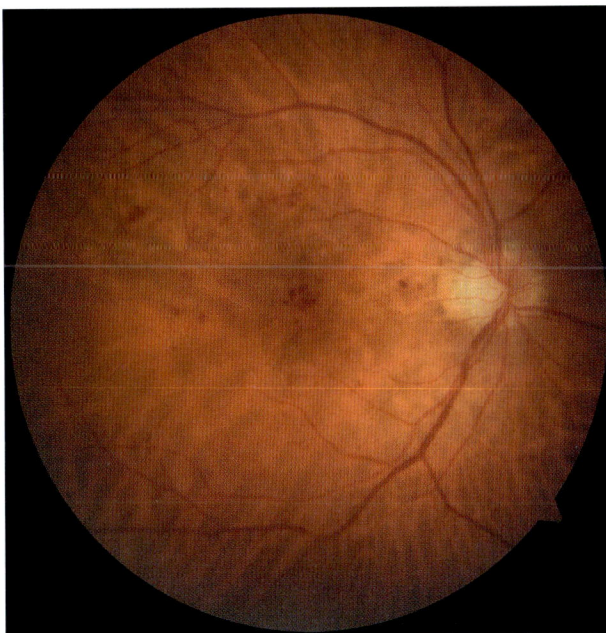

Figura 170.5 Retinografia do olho direito de um paciente com retinopatia diabética não proliferativa. Note a presença de hemorragias retinianas, principalmente na mácula e na área adjacente à arcada vascular superior.

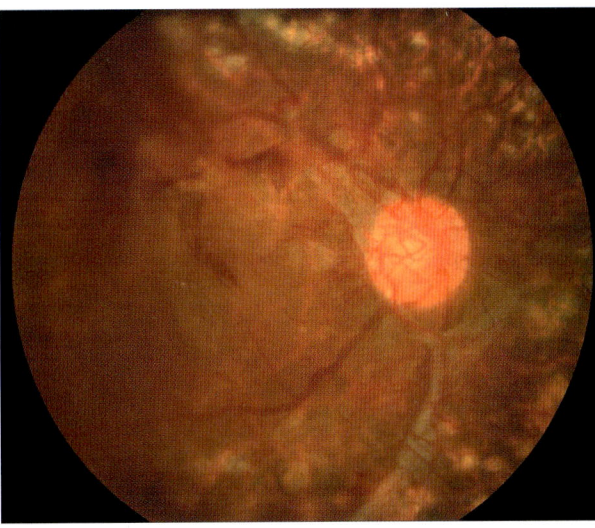

Figura 170.6 Retinografia do olho direito de um paciente com retinopatia diabética do tipo proliferativo. Pode ser observada extensa neovascularização por toda a retina e no disco óptico.

ISQUEMIA RETINIANA

A retina é um tecido com elevada atividade metabólica e, portanto, vulnerável à isquemia. O correspondente clínico da isquemia retiniana é uma perda visual súbita, indolor e monocular, cuja causa pode ser a oclusão da artéria oftálmica, da artéria central da retina ou de seus ramos. O termo amaurose fugaz é classicamente empregado para descrever a perda visual transitória associada com isquemia retiniana. Os pacientes apresentam na maioria das vezes múltiplos fatores de risco cardiovasculares (hipertensão arterial, diabetes, tabagismo, dislipidemia e idade avançada) e frequentemente descrevem os sintomas visuais como uma cortina descendo sobre o campo visual. A duração típica é de 2 a 30 minutos, com frequência variável. Na grande maioria dos casos, a sintomatologia decorre de êmbolos de colesterol provenientes de uma placa aterosclerótica na carótida do mesmo lado. Algumas vezes, na fundoscopia é possível detectar um êmbolo de colesterol no lúmen de uma artéria retiniana, que é amarelado e brilhante, e recebe o nome de "placa de Hollenhorst". Indivíduos com amaurose fugaz apresentam um risco de 2% de sofrer um evento cerebrovascular em 1 ano, que aumenta para 3% se o êmbolo de colesterol puder ser visto na retina.

Assim, a investigação dos vasos cervicais é mandatória no contexto da amaurose fugaz, e pode ser feita com USG-Doppler, angiotomografia (angio-TC) ou angiorressonância (angio-RM). Em maiores de 60 anos com múltiplos episódios de amaurose fugaz, é necessário considerar a possibilidade de arterite de células gigantes (ACG), em especial se o contexto clínico for compatível. Outros diagnósticos diferenciais incluem vasospasmo retiniano, hiperviscosidade plasmática (p. ex., leucemia aguda, macrogamaglobulinemia de Waldenström) ou êmbolos de origem cardíaca.

Quando os sintomas oculares são persistentes, o aspecto da retina e do nervo óptico ajudam a determinar a topografia do problema. Na oclusão da artéria oftálmica, toda a retina e o nervo óptico tornam-se pálidos, ao passo que obstrução apenas da artéria central da retina produz uma retina pálida, com preservação da cor avermelhada normal da mácula, que é mantida graças às artérias coroidais. Essa área de relativa preservação é chamada "ponto vermelho-cereja".

Nos pacientes com obstrução isolada de um dos ramos da artéria central da retina, apenas a área perfundida pelo ramo envolvido se torna pálida. É importante notar que a associação de palidez dos nervos ópticos com oclusão da artéria central da retina ou de seus ramos pode indicar ACG.

A síndrome ocular isquêmica é a forma crônica da isquemia retiniana, resultante de obstrução carotídea grave ipsilateral. Essa condição se caracteriza por perda visual já estabelecida, com piora progressiva, muitas vezes associada com amaurose fugaz. Os pacientes acometidos tipicamente apresentam amaurose desencadeada por exposição a luzes fortes, que provocam fototransdução e aumento da demanda metabólica dos fotorreceptores, aumentando o déficit de perfusão retiniana. No exame oftalmológico é possível detectar ingurgitamento dos vasos episclerais, redução da pressão intraocular (resultante da hipoperfusão do corpo ciliar) e palidez difusa da retina e do nervo óptico. As arteríolas retinianas são afiladas e ocorrem ingurgitamento e aumento da tortuosidade venosa. A hipoperfusão crônica também pode resultar em neovascularização da íris (*rubeosis iridis*), da câmara anterior, retina e nervo óptico. Dor retrorbitária que melhora ao deitar é uma manifestação importante da doença, e provavelmente decorre da isquemia dos ramos orbitários e oculares do nervo trigêmeo.

TRANSTORNOS DO MOVIMENTO

Os transtornos do movimento são um grande grupo de doenças altamente heterogêneas, com fenótipos muitas vezes complexos. As anormalidades do sistema visual encontradas em pacientes com transtornos do movimento são por vezes úteis para estabelecer um diagnóstico clínico. A avaliação cuidadosa da motricidade ocular é particularmente importante.

Pakinsonismos

As alterações da motricidade ocular ajudam a diferenciar a doença de Parkinson dos parkinsonismos atípicos e a identificar doenças específicas. Os movimentos oculares de pessoas

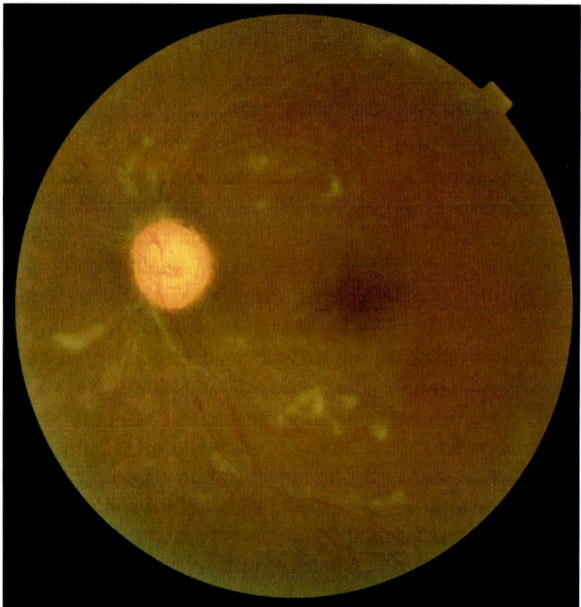

Figura 170.7 Retinografia do olho esquerdo de uma paciente com oclusão da artéria central da retina. A retina é difusamente pálida, e o enchimento dos vasos retinianos está muito reduzido.

com doença de Parkinson em estágios iniciais são tipicamente normais. Conforme a doença progride podem surgir sácades hipométricas, mais no plano vertical. Pode ser observada também bradicinesia das sácades durante a execução de movimentos alternados: sácades para cima e para baixo, com alvos de fixação estáticos, repetidas (sácades autorritmadas). Em uma parcela significativa dos pacientes, em especial aqueles com declínio cognitivo, pode ocorrer insuficiência de convergência, que gera dificuldades de visão para perto e prejudica a leitura. Oftalmoparesia vertical costuma ser um achado tardio na doença de Parkinson.

O diagnóstico de paralisia supranuclear progressiva (PSP) deve ser considerado em indivíduos maiores de 40 anos com formas esporádicas de parkinsonismo que apresentam precocemente redução da amplitude ou da velocidade das sácades. Alguma redução da amplitude do olhar conjugado vertical para cima pode ocorrer em pessoas idosas, mas a PSP afeta o olhar para baixo de forma mais proeminente. A perda do componente sacádico do reflexo optocinético vertical para cima (listras do tambor optocinético se movendo para cima) pode ser um dos sinais mais precoces de disfunção oculomotora na PSP, enquanto na doença de Parkinson é esperada uma alteração do reflexo optocinético vertical para baixo. As anormalidades oculares em pacientes com PSP costumam afetar inicialmente os movimentos verticais e em seguida os horizontais. A velocidade das sácades é prejudicada primeiro, e depois ocorrem perda da amplitude e oftalmoparesia. A desproporção na velocidade das sácades verticais em relação às horizontais é um sinal comum em pacientes com PSP em estágios iniciais. Em alguns casos, durante a execução de uma sácade vertical pode ser visto um componente horizontal anômalo, que gera uma trajetória sacádica curva. Esse sinal clínico pode decorrer do transbordamento do impulso gerado pelos centros do olhar vertical para as estruturas do tronco encefálico envolvidas com o olhar conjugado horizontal, e recebe o nome em inglês de *round of houses* (traduzido pelo dicionário de Cambridge como "tomar um caminho muito mais longo que o necessário"). As restrições no olhar voluntário observadas na PSP podem ser revertidas durante a manobra oculocefálica, que comprova a natureza supranuclear do problema. Intrusões sacádicas são mais comuns em indivíduos com PSP do que naqueles com doença de Parkinson. Podem ocorrer *squarewave jerks* (SWJ, "espasmos de onda quadrada"), cuja frequência e amplitude são maiores do que o esperado na doença de Parkinson em estágio inicial, ou oscilações macrossacádicas. A perseguição lenta pode assumir um caráter sacádico ou decomposto na PSP, mais precocemente do que seria esperado em pessoas com doença de Parkinson.

Um aumento no tempo para iniciar as sácades, ou latência sacádica, é um marcador da degeneração corticobasal (DCB). O aumento da latência sacádica é mais frequente nos pacientes com síndrome corticobasal em estágios iniciais quando a neuropatologia subjacente é degeneração corticobasal, em comparação com aqueles em que a neuropatologia é consistente com PSP. O aumento da latência sacádica nos primeiros anos do parkinsonismo também distingue a DCB da doença de Parkinson e da atrofia de múltiplos sistemas (AMS). Indivíduos com DCB podem exibir outros sinais de apraxia oculomotora além do aumento da latência sacádica. Ao tentar fixar um estímulo visual, os movimentos da cabeça e dos olhos podem estar dissociados, indicando dissociação oculocefálica: em um primeiro momento apenas a cabeça se move, e apenas após alguns segundos ocorre uma sácade dirigida ao objeto de interesse. Na DCB pode haver também dificuldade de retirar a fixação de um determinado alvo, até que ele seja removido do campo visual. Além disso, alguns pacientes com DCB voluntariamente se utilizam do piscamento ou de movimentos curtos e bruscos da cabeça para lançar sácades, o que é percebido com facilidade no exame físico.

As anormalidades da motricidade ocular com origem na disfunção cerebelar se associam com a AMS. Nessa condição podem ser observados nistagmo evocado pelo olhar, nistagmo do tipo *downbeat* (fase rápida para baixo), perseguição sacádica e dismetria sacádica. O nistagmo do tipo *downbeat* pode ser espontâneo ou induzido por balanço vigoroso da cabeça ou pela manobra de Dix-Hallpike. Nos indivíduos com AMS também pode ocorrer alentecimento ou redução da resposta pupilar à luz, devido à disautonomia.

Ataxia

Pacientes com ataxias cerebelares (SCA, do inglês *spinocerebellar ataxia*) quase invariavelmente exibem sinais oculomotores de disfunção cerebelar: nistagmo evocado pelo olhar, perseguição sacádica, nistagmo do tipo *downbeat* e dismetria sacádica. Esses sinais clínicos, portanto, têm menor especificidade e são menos úteis na obtenção de um diagnóstico. Por outro lado, alguns padrões de anormalidades oculomotoras podem ter maior valor para o neurologista clínico. Além disso, a avaliação do sistema visual aferente revela traços fenotípicos importantes em uma parcela significativa dos pacientes.

Um aumento da latência sacádica pode ser observado em pacientes com ataxia-telangiectasia, naqueles com ataxia com apraxia oculomotora dos tipos 1, 2, 3 e 4, e nos que apresentam distúrbio ataxia-telangiectasia-símile dos tipos 1 (por mutação no gene *MRE11*) e 2 (gene *PCNA*). O uso do termo "apraxia oculomotora" nessas condições provavelmente é inadequado, considerando que não há evidências de uma origem cortical. É importante notar que telangiectasias esclerais são frequentes em indivíduos com ataxia-telangiectasia e distúrbio ataxia-telangiectasia-símile tipo 2, e não estão associadas com outras formas de ataxia recessiva.

A hipótese de doença de Niemann-Pick do tipo C deve ser aventada em crianças, adolescentes e adultos jovens com paralisia supranuclear afetando o olhar vertical e SCA ou outras manifestações neurológicas, incluindo mioclonias, cataplexia gelástica, alterações comportamentais, distonia, coreia ou tremor. Trata-se de um sinal clínico de grande significância, por se tratar de uma doença para a qual um tratamento específico já está disponível.

Nas SCAs, alguns achados oculares podem direcionar a investigação molecular. Pacientes com sácades lentas e ausência de nistagmo na maioria das vezes têm como diagnóstico SCA2. Paralisia supranuclear vertical ou outras formas de oftalmoparesia podem ser encontradas de modo mais frequente na SCA3. Indivíduos com SCA6 apresentam nistagmo *downbeat* induzido pelo balanço da cabeça e aqueles com SCA7 exibem distrofia de cones e bastonetes, oftalmoparesia e ocasionalmente ptose palpebral bilateral. Na SCA1 também pode ocorrer maculopatia, mas com frequência muito menor que na SCA7 e com achados retinianos menos proeminentes, muitas vezes apenas detectáveis com a OCT macular.

O aumento da visibilidade da camada de fibras nervosas da retina na fundoscopia de um paciente com ataxia recessiva é indicativo de uma forma muito precoce de ataxia, relacionada ao gene *SACS* (ataxia espástica autossômica recessiva [ARSACS, do inglês *autosomal recessive spastic ataxia of Charlevoix-Saguenay*]). O achado correspondente na OCT é o aumento da espessura da camada de fibras nervosas da retina, e o método detecta hipoplasia foveal, microcistos maculares e aspecto denteado das camadas da retina interna, que também se associam com ARSACS. Até o momento não foi descrita nenhuma forma de doença neurológica hereditária com achados similares aos da ARSACS. Outra forma de ataxia hereditária de início precoce (possivelmente congênita) com um achado ocular característico é a síndrome de Gillespie, associada com aniridia ou hipoplasia da íris.

A atrofia dos nervos ópticos em um paciente com ataxia sugere doença resultante de mutações no DNA mitocondrial ou de defeitos em genes somáticos que produzem proteínas importantes para o funcionamento das mitocôndrias. As formas mais comuns de ataxia hereditária com a combinação de ataxia e atrofia óptica são provavelmente a ataxia de Friedreich e a paraparesia espástica familiar do tipo 7 (SPG7). Pacientes com SPG11 e SPG15 podem apresentar uma retinopatia descrita como *fundus flavimaculatus*, em que múltiplas lesões amareladas surgem na mácula e na periferia da retina. No exame de autofluorescência, essas lesões apresentam hiperfluorescência no centro, com um halo de hiperfluorescência.

Distonia

Em sua maioria, os pacientes com distonia focal não apresentam anormalidades oculomotoras clinicamente detectáveis. Fenômenos distônicos associados com o uso de medicamentos podem afetar o sistema oculomotor. A crise oculógira se caracteriza por desvios tônicos do olhar para cima, e na maior parte das vezes é decorrente do uso de neurolépticos. A presença de crises oculógiras não associadas ao uso

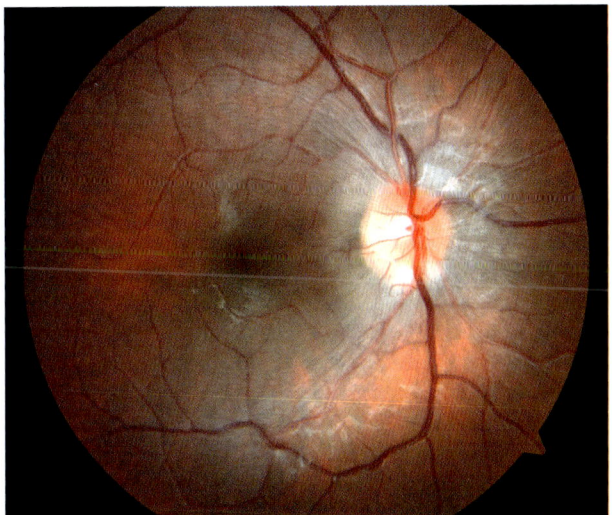

Figura 170.8 Retinografia do olho direito de uma paciente com *autosomal recessive spastic ataxia of Charlevoix-Saguenay* (ARSACS). A imagem mostra um aumento da visibilidade das fibras nervosas da retina, em especial no setor nasal do disco óptico. A camada de fibras nervosas é tão espessa que obscurece os contornos dos vasos retinianos. No contexto de uma ataxia lentamente progressiva, esses achados oftalmológicos confirmam o diagnóstico de ARSACS. (Fonte: Ambulatório de Neurologia Geral e Ataxias da Universidade Federal de São Paulo [Unifesp].)

de medicação pode constituir uma pista para o diagnóstico de distúrbios da síntese de dopamina e doenças associadas ao gene *CACNA1A*.

Alterações da motricidade ocular são ocasionalmente vistas em pacientes com a síndrome da pessoa rígida, e se caracterizam por desvios oculares sustentados, aumento da latência sacádica, restrição do olhar conjugado horizontal e nistagmo evocado pelo olhar. Essas anormalidades foram descritas como a "síndrome dos olhos rígidos" e sua fisiopatologia é incerta. O tratamento com imunoglobulina pode trazer melhora clínica.

Distonia é um dos sinais neurológicos mais frequentes na doença de Wilson, na qual também podem ocorrer tremor, parkinsonismo, ataxia e coreia. Uma grande diversidade de movimentos oculares anormais também pode ser observada nessa condição. A grande maioria dos pacientes apresenta uma perseguição lenta alterada, com maior frequência no plano vertical. O reflexo optocinético vertical também é anormal em uma parcela significativa dos indivíduos afetados, e podem ocorrer paralisia supranuclear vertical e redução da velocidade das sácades. Pessoas com doença de Wilson algumas vezes exibem impersistência do olhar, definida por uma dificuldade de manter a fixação em um determinado alvo, quando outros estímulos estão presentes no campo visual. Além disso, pode ser vista uma dificuldade na execução das antissácades. As anormalidades do sistema visual na doença de Wilson são marcantes e praticamente exclusivas dessa doença. Depósitos de cobre na membrana de Descemet formam um círculo dourado ou marrom em torno da íris, chamado "anel de Kayser-Fleischer", que pode ser identificado mesmo sem lâmpada de fenda. No cristalino forma-se uma catarata com forma da flor do girassol.

Alterações retinianas e do nervo óptico se fazem presentes em uma parcela significativa dos pacientes com neurodegeneração associada ao acúmulo cerebral de ferro (NBIA), que comumente exibem distonia. Indivíduos com deficiência de pantotenato-quinase (PKAN) podem apresentar distrofia de cones e bastonetes e deposição de pigmentos na retina com aspecto de espículas ósseas. A distrofia de retina também foi relatada como traço fenotípico da aceruloplasminemia, e se caracteriza por maculopatia semelhante à degeneração macular associada à idade. A atrofia óptica é um achado marcante da distrofia neuroaxonal, e indivíduos com a forma infantil desenvolvem perda visual grave e atrofia do quiasma óptico na ressonância magnética (RM) de crânio. A neurodegeneração associada à proteína de membrana mitocondrial (MPAN) e a neurodegeneração associada à hidroxilase de ácidos graxos (FAHN) também podem causar atrofia óptica.

Mioclonia

A avaliação da retina e dos movimentos oculares em pacientes com mioclonia pode revelar uma mácula vermelho-cereja, indicando deficiência de neuraminidase. Os pacientes afetados exibem sinais cerebelares na motricidade ocular, incluindo nistagmo, dismetria e perseguição sacádica. A presença de opsoclônus em um paciente com mioclonias e ataxia de início subagudo sugere fortemente a síndrome opsoclônus-mioclonia, muitas vezes associada com uma neoplasia. A mioarritmia oculomastigatória, caracterizada por movimentos oscilatórios de convergência-divergência sincronizados com contrações dos músculos mastigatórios, é dita patognomônica da doença de Whipple, que cursa com encefalopatia, mioclonias e coreia. Mioclonias são um componente importante da apresentação clínica em pacientes com doença priônica, que com frequência exibem alterações da motricidade ocular. Podem ser observados nistagmo centrípeto (em que a fase rápida é na direção oposta do olhar), paralisia supranuclear do olhar vertical, perseguição sacádica e desvios do olhar conjugado.

Coreia

A doença de Huntington é um dos transtornos do movimento mais frequentes na prática clínica. Nessa condição, o exame dos movimentos oculares pode revelar várias anormalidades, que reforçam a hipótese diagnóstica. Os pacientes acometidos apresentam precocemente alterações das sácades verticais, com aumento da latência e redução da velocidade. Há relativa preservação das sácades horizontais nos

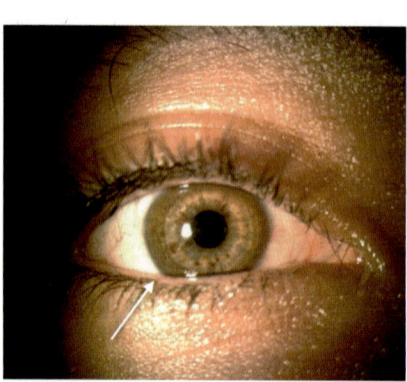
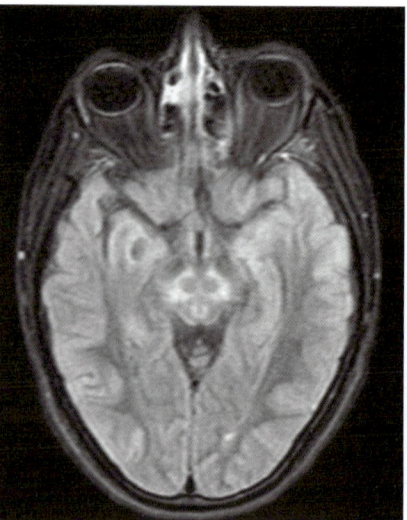
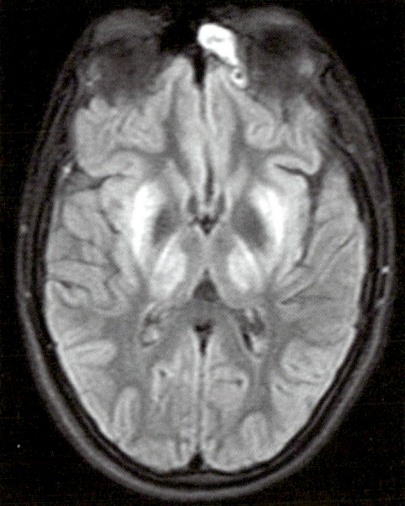

Figura 170.9 Depósitos de cobre na membrana de Descemet formando um anel de Kayser-Fleischer (*seta*) em um homem de 18 anos que apresentava distonia, tremor e ataxia com 3 anos de evolução. O nível sérico de ceruloplasmina era baixo, e o nível de cobre urinário estava elevado. A ressonância magnética do encéfalo revelou o sinal do panda gigante: um hipersinal do tegumento mesencefálico (FLAIR) envolvendo os núcleos rubros e a substância nigra. O sinal dos núcleos da base também estava aumentado bilateralmente e de forma simétrica. O diagnóstico final foi de doença de Wilson. (Fonte: Ambulatório de Neurologia Geral e Ataxias da Universidade Federal de São Paulo [Unifesp].)

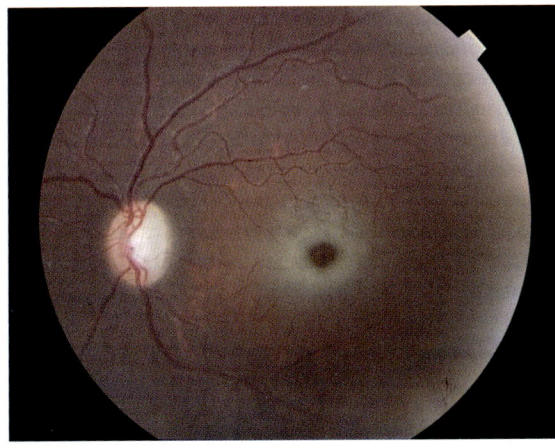

Figura 170.10 Mácula vermelho-cereja no olho esquerdo de uma criança de 3 anos que apresentou regressão dos marcos do desenvolvimento, crises epilépticas e cegueira. O diagnóstico final foi a doença de Tay-Sachs. Note o ponto vermelho-cereja no centro da mácula cercado por um halo esbranquiçado, que corresponde a depósitos lisossomais nas células ganglionares da retina. Um aspecto semelhante pode ser observado na doença de Sandhoff, na deficiência de neuraminidase (sialidose), na doença de Niemann-Pick dos tipos A e B, na gangliosidose GM1 e na leucodistrofia metacromática.

estágios iniciais da doença. Também podem ocorrer impersistência do olhar, hipometria e dificuldade de realizar as antissácades. A latência das sácades tem sido apontada como um biomarcador da doença de Huntington, assim como a espessura macular e da camada de fibras nervosas da retina na OCT.

Na coreia de Sydenham, pode ser observada hipometria das sácades, que é mais frequente na fase aguda da sintomatologia, mas pode persistir em alguns indivíduos mesmo depois que distúrbio hipercinético já se resolveu. Alterações de movimentação ocular similares às da doença de Huntington foram descritas em pacientes com neuroacantocitose, que apresentam hipometria e redução da velocidade das sácades verticais e horizontais. Nesse grupo de pacientes também pode ser detectada dificuldade de produzir as antissácades, blefarospasmo, apraxia oculomotora e insuficiência de convergência.

Demências

Uma grande parte do encéfalo é dedicada ao processamento visual e ao sistema oculomotor. Os seres humanos apresentam um lobo cerebral inteiro dedicado à visão, o lobo occipital, que não está protegido dos processos neurodegenerativos associados às demências. Alguns fenótipos de comprometimento cognitivo sinalizam especificamente para doenças que afetam os córtices visual, parietal e temporal e áreas de associação.

A atrofia cortical posterior é uma forma de demência caracterizada por marcante prejuízo das funções visuoespaciais e visuoperceptuais. Os pacientes afetados podem exibir alexia, sinais de síndrome de Balint (simultanagnosia, apraxia oculomotora e ataxia óptica) ou de síndrome de Gerstmann (discalculia, disgrafia, agnosia para dedos e desorientação direita-esquerda). O termo "ataxia óptica" se refere à redução da capacidade de alcançar um objeto com a mão guiando-se por informações visuais, e o termo "simultanagnosia" à incapacidade de identificar mais de um estímulo visual ao mesmo tempo. O processamento visual

básico também é acometido, o que se traduz em dificuldade de perceber e identificar formas, movimento, cores e localização de objetos.

Outras manifestações visuais observadas na atrofia cortical posterior incluem a desorientação visual durante a leitura, o fenômeno do tamanho reverso (maior facilidade de identificar letras com tamanho menor do que aquelas de tamanhos maiores), a aglomeração visual ou *visual crowding* (dificuldade de perceber elementos visuais na periferia da visão, quando estão próximos). Os indivíduos portadores de atrofia cortical posterior com frequência se queixam de dificuldade de ler texto distribuído em muitas linhas, de julgar distâncias (limitação da capacidade de estacionar e acidentes envolvendo a direção de automóveis) e de identificar objetos estáticos presentes no campo visual. É típico que as pessoas com essa condição tenham peregrinado por vários consultórios de oftalmologia antes de receber o diagnóstico correto, muitas vezes sendo submetidas a procedimentos desnecessários, como cirurgia para catarata.

Na maior parte dos casos de atrofia cortical posterior, a neuropatologia subjacente é compatível com doença de Alzheimer, mas os achados neuropatológicos também podem ser os da degeneração corticobasal, demência com corpúsculos de Lewy e doença priônica. Considerando a predominância de neuropatologia de doença de Alzheimer, pode-se prescrever anticolinesterásicos para os indivíduos com atrofia cortical posterior, mas o benefício dessa conduta não foi confirmado em ensaios clínicos. Garantir boa iluminação dos ambientes, terapia ocupacional e recursos baseados na percepção auditiva, como audiolivros, são recomendados.

De modo similar à atrofia cortical posterior, a variante de Heidenhain da doença de Creutzfeldt-Jakob afeta predominantemente o córtex visual, mas de maneira mais agressiva. Além dos déficits observados na atrofia cortical posterior, indivíduos com a variante de Heidenhain têm constrição do campo visual, perda da acuidade visual, alucinações visuais e anosognosia visual (cegueira cortical ou síndrome de Anton). A progressão dos sintomas costuma ser rápida, e, com poucos meses de evolução, surgem outros sinais neurológicos, incluindo apraxia, disfunção executiva, perda de memória, mioclonias e distúrbios extrapiramidais.

A disfunção visuoespacial é um traço fenotípico importante de doença de Parkinson e da demência com corpúsculos de Lewy. Alterações do domínio visuoespacial estão presentes precocemente no curso da doença de Parkinson, e se manifestam na forma de desorientação espacial, dificuldade de julgar distâncias e posicionamento de estímulos visuais, redução da habilidade de reconhecer faces e expressão facial de emoções e prejuízo da capacidade visuoconstrutiva e da memória de trabalho visual. As anormalidades do processamento visual são preditoras de progressão para demência nos indivíduos com doença de Parkinson, e a gravidade dos déficits visuais se correlaciona com o tempo de doença. Pessoas com demência com corpúsculos de Lewy exibem um padrão de envolvimento visuoespacial semelhante ao da doença de Parkinson, mas nesse grupo as anormalidades são muitas vezes mais profundas e progridem com mais rapidez.

Alucinações visuais são comuns na demência com corpúsculos de Lewy e na doença de Parkinson, em especial na demência da doença de Parkinson. São alucinações complexas e bem definidas, muitas vezes envolvendo animais, crianças, pessoas pequenas ou objetos. Costumam ocorrer em ambientes pouco iluminados e podem durar horas. Os pacientes acometidos estão na maior parte das vezes cientes de que as alucinações não são reais. A sensação de que alguém está presente em um ambiente ou a sensação de que algo se move na periferia do campo visual podem anteceder o surgimento de alucinações visuais complexas. As alucinações ocorrem tardiamente no curso da doença de Parkinson, mas representam um achado precoce na demência com corpúsculos de Lewy.

A visão de cores e a sensibilidade ao contraste estão reduzidas na maior parte dos pacientes com doença de Parkinson, que exibem atrofia na camada de fibras nervosas peripapilar e na camada de células ganglionares da mácula na OCT. As alterações da arquitetura da retina se correlacionam com a gravidade do fenótipo neurológico nesse grupo. Os indivíduos com doença de Alzheimer apresentam atrofia da camada de fibras nervosas da retina nos setores superior e inferior da retina peripapilar, e também na camada de células ganglionares da mácula na OCT, que se correlacionam com a gravidade da demência.

Doenças desmielinizantes

A inflamação do nervo óptico, na forma de neurite óptica, constitui um dos traços fenotípicos mais marcantes das doenças desmielinizantes, e ocorre na esclerose múltipla, na neuromielite óptica, na doença relacionada aos anticorpos dirigidos à glicoproteína da mielina do oligodendrócito (anti-MOG).

Neurorreumatologia

O sistema nervoso e o globo ocular têm em comum um grande número de antígenos e, como consequência, podem ser afetados pelas mesmas doenças autoimunes, sejam mediadas por anticorpos ou pela imunidade celular. É útil caracterizar detalhadamente o fenótipo da inflamação ocular (p. ex., uveíte anterior granulomatosa) para estabelecer o diagnóstico com maior segurança.

Sarcoidose

A lista das manifestações oculares da sarcoidose é extensa. O envolvimento do sistema visual aferente inclui nódulos conjuntivais, episclerite, aumento das glândulas lacrimais, uveíte anterior e/ou posterior, vasculite retiniana, nódulos retinianos, neurite óptica, perineurite e papiledema. Paralisias de nervos motores oculares também podem ser observadas.

O exame cuidadoso da conjuntiva e das glândulas lacrimais é importante quando uma das hipóteses diagnósticas é sarcoidose. Granulomas da conjuntiva se manifestam na forma de nódulos conjuntivais amarelados, que constituem um sítio propício para uma biópsia de baixo risco. De maneira análoga, tecido granulomatoso pode ser a causa de glândulas lacrimais hipertrofiadas.

A uveíte anterior vista na sarcoidose costuma ser granulomatosa, sendo possível observar precipitados ceráticos em gordura de carneiro, nódulos de Bussaca (granulomas na borda da pupila) e de Koeppe (granulomas da íris). A vasculite retiniana afeta de modo similar veias e artérias.

A neurite óptica de pacientes com sarcoidose se apresenta clinicamente de forma muito variada. A perda visual varia de leve a muito grave; um terço dos pacientes apresenta melhora com o tratamento, um terço permanece estável e um terço tende a progredir, a despeito do tratamento. Pode ou não haver dor à movimentação ocular em vigência

de uma neurite óptica decorrente de sarcoidose. Lesões longitudinalmente extensas do nervo óptico são possíveis. A perineurite é um diagnóstico diferencial importante e se distingue da neurite óptica por provocar edema expressivo da cabeça do nervo óptico, com pouca ou nenhuma perda visual e realce da bainha do nervo óptico na RM da órbita com contraste. Outro modo de envolvimento do nervo óptico no contexto de sarcoidose é a neuropatia óptica compressiva, resultante da leptomeningite associada a lesões nodulares, que muitas vezes acomete o quiasma e os nervos ópticos.

Doença de Vogt-Koyanagi-Harada

A DVKH integra o grupo das síndromes úveo-meníngeas. Nessa condição, a uveíte é quase invariavelmente bilateral. A uveíte anterior é do tipo granulomatoso, e na uveíte posterior pode ser observado descolamento seroso da retina. A presença de descolamento seroso bilateral fala fortemente a favor de DVKH, e a OCT pode auxiliar na detecção desse tipo de anormalidade, mesmo quando a quantidade de líquido sub-retiniano é mínima. Outros achados do polo posterior do globo ocular incluem vasculite retiniana, hiperemia e/ou edema dos nervos ópticos, neurite óptica e fundo de olho com matiz de pôr do sol. É importante inspecionar os cílios e as sobrancelhas à procura de poliose, pois o vitiligo pode se associar com a DVKH.

Arterite de células gigantes

A ACG é uma forma de vasculite sistêmica com tropismo pelos ramos da carótida externa e pelas artérias ciliares posteriores, mas ocasionalmente afeta também ramos diretos da aorta, como as artérias vertebrais. A doença é mais comum em idosos, sua frequência é proporcional à idade e incide duas vezes mais em mulheres do que em homens. A forma de envolvimento do sistema visual aferente mais comum é a neuropatia óptica isquêmica anterior (NOIA), cuja instalação é muitas vezes precedida por múltiplos episódios de amaurose fugaz. Outras manifestações sugestivas de ACG incluem cefaleia nova ou mudança de padrão de cefaleia prévia, claudicação mandibular, fadiga, perda ponderal, febrícula ou polimialgia reumática. Distinguir NOIA arterítica de não arterítica é de grande importância, porque na primeira a pulsoterapia com metilprednisolona pode preservar a visão do olho ainda não acometido. Nos pacientes com NOIA arterítica, o edema do disco óptico costuma vir acompanhado de palidez, que tipicamente é vista também no olho contralateral (mesmo que assintomático). Os discos ópticos de pacientes com NOIA arterítica têm em geral tamanho normal, o que contrasta com os discos pequenos e com escavação reduzida ou inexistente daqueles com NOIA não arterítica. A redução da acuidade visual costuma ser mais profunda na NOIA arterítica, mas as anormalidades do campo visual podem ser semelhantes às da NOIA não arterítica. Alguns indivíduos com ACG apresentam diplopia intermitente ou paralisias de nervos cranianos. Defeitos binoculares do campo visual podem resultar de AVC com envolvimento da via visual, em especial os lobos occipitais, que constituem uma complicação rara da doença.

Anemia de doença crônica e elevação da velocidade de hemossedimentação (VHS), da proteína C reativa ou da contagem de plaquetas costumam estar associadas com ACG. A USG da artéria temporal pode ter sensibilidade superior a 70% e especificidade superior a 90% nessa condição, sendo característico o sinal do halo. A biópsia da artéria temporal deve ser realizada precocemente nos casos duvidosos de ACG, e perde acurácia após a corticoterapia. O tratamento inicial é corticoterapia, e metotrexato e tocilizumabe podem ser usados como poupadores de corticosteroide.

Granulomatose com poliangeíte

A granulomatose com poliangeíte (GPA) é uma vasculite de pequenos vasos associada ao c-ANCA que acomete preferencialmente homens de meia-idade. Manifestações neurológicas são frequentes nessa condição, e pelo menos metade dos pacientes exibe alterações oftalmológicas, que incluem conjuntivite, esclerite, uveíte e vasculite retiniana. A GPA pode causar a formação de granulomas do tecido orbitário, que resultam em orbitopatia com proptose. A orbitopatia é uma pista importante para o diagnóstico, porque frequentemente ocorre em conjunto com a sinusopatia, a nefropatia e a doença pulmonar. A extensão do processo inflamatório orbitário para os nervos motores oculares pode resultar em oftalmoparesia dolorosa. O acometimento do nervo óptico pode ocorrer na forma de uma neuropatia óptica isquêmica anterior ou neuropatia óptica compressiva relacionada à orbitopatia.

Doença de Behçet

A doença de Behçet é uma vasculite sistêmica que afeta múltiplos órgãos. Os achados mais típicos dessa condição são as úlceras orais e genitais e a uveíte, que têm caráter recorrente. A uveíte é não granulomatosa. Até um quarto dos pacientes tem hipópio, sendo notável o fato de o pus se mover de acordo com a posição da cabeça e a gravidade. Podem ocorrer com menor frequência precipitados ceráticos, esclerite e úlceras de córnea. A uveíte posterior da doença de Behçet se caracteriza por vitreíte e vasculite necrotizante da retina, que acomete veias e artérias. Em alguns indivíduos o envolvimento venoso pode predominar, sendo observadas oclusões de ramos da veia central da retina e hemorragias. Um sinal patognomônico dessa forma de uveíte é a presença de precipitados inflamatórios de aparência perlácea no aspecto inferior do trato uveal, com padrão linear, que surgem 4 a 7 dias depois do início da uveíte e desaparecem rapidamente após poucas semanas. As repercussões neuro-oftalmológicas da doença de Behçet podem ser divididas em parenquimatosas e não parenquimatosas. As alterações parenquimatosas são representadas pela neurite óptica anterior, pela neurite óptica posterior e pelas neuropatias cranianas. As alterações não parenquimatosas compreendem o papiledema e as paresias do sexto nervo decorrentes de hipertensão intracraniana.

Síndrome de Susac

A síndrome de Susac é uma vasculopatia imunomediada que afeta primariamente a retina, a cóclea e o encéfalo. A doença predomina em mulheres de 20 a 40 anos. A tríade clássica que caracteriza a síndrome de Susac inclui encefalopatia, perda auditiva sensorioneural e oclusão de ramos da artéria central da retina. Cefaleia de caráter migranoso está presente na maioria dos indivíduos acometidos e, muitas vezes, antecede o surgimento de outros sintomas. Os pacientes podem apresentar declínio cognitivo, apatia, sinais piramidais, ataxia cerebelar e distúrbios da sensibilidade. O exame oftalmológico revela infartos retinianos e oclusão de ramos da artéria central da retina, na ausência de êmbolos de colesterol e de sinais de vasculite. A falha de enchimento

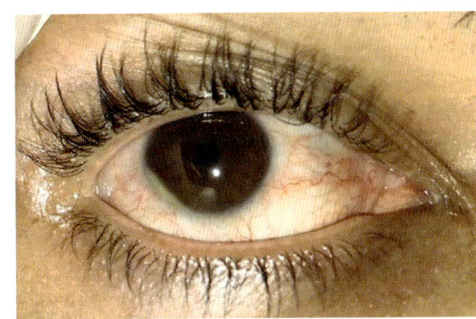

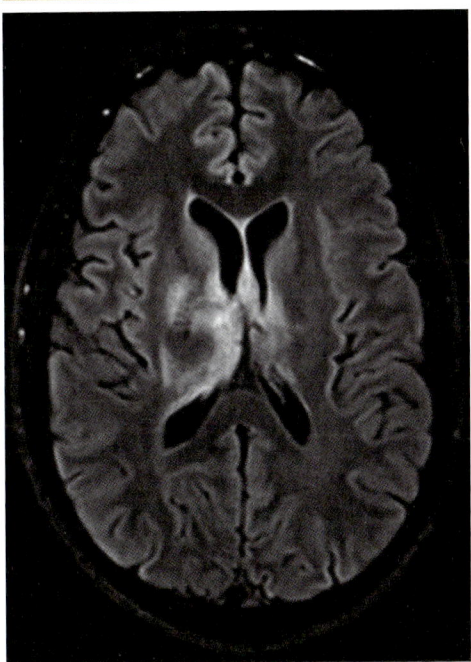

Figura 170.11 Uveíte anterior com hipópio em um homem jovem com confusão mental, cefaleia e alucinações visuais. O paciente tinha um passado de úlceras orais e genitais, e sua ressonância magnética de crânio revelou lesões bilaterais e confluentes nos núcleos da base e diencéfalo, que desapareceram após corticoterapia. Foi diagnosticada a doença de Behçet. A fotografia foi obtida logo após o paciente assumir decúbito lateral direito, sendo possível perceber que o hipópio começou a se deslocar para o aspecto temporal da câmara anterior. O hipópio móvel é uma pista para o diagnóstico de doença de Behçet. (Fonte: Ambulatório de Neurologia Geral e Ataxias da Universidade Federal de São Paulo [Unifesp].)

arterial fica mais evidente na AFG. A OCT revela atrofia da retina interna com relativa preservação da retina externa, que pode ser detectada mesmo tardiamente em relação ao início dos sintomas. A neuroimagem revela infartos do corpo caloso e das cápsulas internas, cujo aspecto foi descrito como "bolas de neve" e "colar de contas", respectivamente. O tratamento consiste em corticoterapia e ciclofosfamida na fase aguda, e manutenção com micofenolato, azatioprina ou metotrexato.

Lúpus

Ao contrário da sarcoidose e da doença de Behçet, no lúpus eritematoso sistêmico (LES) é raro ocorrer uveíte. Lesões discoides podem afetar as pálpebras, e podem ocorrer proptose e miosite orbitária. Sinais de envolvimento do segmento anterior incluem ceratoconjuntivite seca, ceratite ulcerativa e esclerite. A retinopatia lúpica se caracteriza por proeminente envolvimento vascular, com formação de exsudatos, manchas algodonosas e microaneurismas. Em estágios mais avançados, podem ser vistos sinais de isquemia, neovascularização e descolamento de retina. É interessante notar que a frequência de anticorpos associados com a síndrome antifosfolípide é superior a 80% nos indivíduos com retinopatia lúpica. A neurite óptica afeta cerca de 1% dos pacientes com LES, e na grande maioria dos casos se manifesta com perda visual pior que 20/200. A presença concomitante de neuromielite óptica deve ser pesquisada nos indivíduos com LES e neurite óptica.

Síndrome de Sjögren

O achado oftalmológico mais frequente na síndrome de Sjögren (SSj) é a ceratoconjuntivite seca, cuja presença pode ser confirmada utilizando o teste de Schirmer ou o corante de rosa bengala. Os indivíduos com SSj podem apresentar mononeuropatias cranianas com envolvimento dos nervos motores oculares. Além disso, pode ocorrer neurite óptica, que muitas vezes tem características atípicas, como bilateralidade e redução grave da acuidade visual. Nesses casos, deve ser levantada a hipótese de neuromielite óptica sobreposta.

Neuroinfecções

Como resultado de suas semelhanças estruturais e imunológicas, o globo ocular e o sistema nervoso podem ser acometidos pelos mesmos patógenos. A avaliação ocular pode indicar o diagnóstico sem a necessidade de realizar procedimentos invasivos, como uma biópsia cerebral. É importante destacar que, no contexto de uma neuroinfecção, a perda visual pode ser resultante também dos fármacos empregados no tratamento. Além disso, o diagnóstico diferencial com doenças desmielinizantes pode ser desafiador.

Neurorretinite

A neurorretinite é uma inflamação da cabeça do nervo óptico e da retina peripapilar com extensão para a mácula. A característica mais marcante dessa condição é a formação de uma estrela macular associada com edema do disco óptico. Na maioria das vezes a neurorretinite é de causa infecciosa, mas pode estar associada com doenças reumatológicas como sarcoidose, poliarterite nodosa, DVKH e doença de Behçet. Entre os agentes infecciosos causadores, o mais frequente é a bactéria *Bartonella henselae*, mas a neurorretinite já foi associada com a família herpes, arboviroses, hepatite B, influenza, borreliose, leptospirose, cisticercose, toxoplasmose, toxocaríase, tuberculose, aspergilose, histoplasmose e sífilis. A neurorretinite é quase sempre unilateral e indolor. Cerca de dois terços têm pródromos infecciosos. É importante questionar sobre o contato com gatos, em especial gatos filhotes, que mais frequentemente são portadores da *Bartonella henselae*. O exame físico pode revelar linfonodomegalias e sinais de arranhadura ou mordedura por gatos. A acuidade visual é 20/200 ou pior em pouco mais da metade dos casos, e evolui para 20/40 ou melhor na grande maioria. A maior parte dos indivíduos acometidos exibe um escotoma central e um defeito pupilar aferente relativo. Aproximadamente 90% dos olhos afetados apresentam células no vítreo. Nos estágios iniciais da doença, a avaliação oftalmológica pode detectar apenas edema do nervo óptico sem anormalidades retinianas, levando ao diagnóstico equivocado de neurite óptica anterior e à corticoterapia em altas doses. Esse cenário tem grande relevância, porque a corticoterapia pode resultar em piora da função visual nos pacientes com neurorretinite infecciosa. Dias a semanas após a detecção do edema de disco óptico, surge de modo gradual a clássica estrela macular na fundoscopia. Foi demonstrado que a OCT pode ter maior sensibilidade para o diagnóstico de neurorretinite nas fases iniciais. As imagens de OCT revelam fluido sub-retiniano, precipitados na superfície do nervo óptico, fluido intrarretiniano e/ou lesões hiper-reflexivas na camada plexiforme externa ou nuclear externa. Esses achados são detectados na OCT dias a semanas antes da formação de uma estrela macular visível na oftalmoscopia convencional. A investigação complementar inicial deve incluir sorologia para bartonelose, testes treponêmicos, VDRL e testes para tuberculose (derivado proteico purificado [PPD] ou ensaio de liberação de interferon gama [IGRA]). O tratamento é direcionado ao agente detectado na avaliação complementar. Em caso de neurorretinite associada a bartonelose, recomendam-se doxiciclina e rifampicina por 4 a 8 semanas, associadas com prednisona oral 1 mg/kg por 2 semanas, seguidas de desmame gradual.

Sífilis

A sífilis tem acompanhado a humanidade desde tempos ancestrais e merecidamente recebeu o título de "a grande imitadora". A bactéria espiroqueta causadora da doença, *Treponema pallidum*, tem notório tropismo pelo globo ocular e pelo sistema nervoso. De fato, quase todos os componentes do sistema visual podem ser afetados pela sífilis em qualquer estágio; primária, secundária ou latente tardia. São mais comumente observadas as uveítes, que podem ser anteriores, intermédias ou posteriores ou afetar de forma extensa o globo ocular (pan-uveíte). O caráter da uveíte sifilítica pode ser granulomatoso ou não granulomatoso. A uveíte sifilítica anterior consiste em episclerite, esclerite, ceratite ou iridociclite, e a uveíte posterior se caracteriza por vasculite retiniana e coriorretinite, com edema macular ou hemorragias em alguns casos. A coriorretinite placoide posterior foi descrita como um achado específico da sífilis ocular e se manifesta com placas amareladas ou esbranquiçadas próximas da região macular. Esse subtipo de coriorretinite é raro. A sífilis ocular afeta muitas vezes o nervo óptico na forma de uma neurite óptica, que pode ser anterior ou posterior. Na maior parte das vezes não há dor à movimentação ocular, e podem ser detectadas células no vítreo. A acuidade visual varia grandemente entre redução discreta e disfunção grave, com perda da percepção luminosa. O edema do disco óptico sem perda visual ou com perda mínima pode ser decorrente de perineurite, confirmada pelo realce da bainha do nervo óptico na RM de órbita ou de crânio. Edema bilateral dos nervos ópticos sem perda da acuidade visual pode indicar hipertensão intracraniana e sífilis meningovascular. Neuropatias cranianas envolvendo os nervos responsáveis pelos movimentos oculares também podem ser observadas em pacientes com sífilis, assim como defeitos de campo visual resultantes de goma sifilítica ou de infartos envolvendo o trato óptico, corpo geniculado lateral, radiações ópticas e córtex visual. Considerando a grande diversidade de manifestações clínicas, é altamente recomendável realizar testes de rastreio para sífilis em indivíduos com qualquer manifestação ocular de causa não imediatamente esclarecida pela anamnese e exame oftalmológico. Devem ser solicitadas provas treponêmicas e não treponêmicas na investigação, e pode ser necessária punção liquórica em alguns casos. A sífilis ocular deve ser tratada com penicilina cristalina ou ceftriaxona intravenosa por 14 dias. A corticoterapia oral pode acelerar a melhora da função visual nos pacientes com neurite ou coriorretinite.

Tuberculose

A tuberculose mantém uma elevada prevalência no Brasil e em outros países da América do Sul. As manifestações oftalmológicas e neurológicas dessa condição são muito diversificadas e os métodos diagnósticos apresentam limitações significativas. Assim, deve-se manter um alto índice de suspeição para tuberculose nos pacientes com alterações oculares ou do sistema nervoso em que uma etiologia infecciosa seja plausível.

O acometimento ocular pela tuberculose pode ser primário, quando a porta de entrada para o bacilo é o olho, ou secundário, por disseminação hematogênica a partir de outro órgão onde o bacilo já existe. Desse modo, a tuberculose ocular primária costuma afetar mais frequentemente as estruturas superficiais do olho, mais expostas ao contágio, representadas pelas pálpebras, conjuntiva, córnea e esclera. Na tuberculose ocular secundária, é mais comum o envolvimento de úvea, retina e nervo óptico, um padrão que está mais associado com neurotuberculose.

A tuberculose pode também acometer os tecidos extraoculares na forma de abscessos palpebrais e calázios, dacriocistite ou orbitopatia. Nesta última, o surgimento de granulomas na gordura orbitária e nos músculos extraoculares pode resultar em quemose, cefaleia, proptose, limitação dos movimentos oculares e perda visual.

Com relação às estruturas superficiais do olho, o bacilo da tuberculose pode provocar conjuntivite nodular, esclerite ou ceratite intersticial com infiltrados estromais.

Uveíte anterior constitui um achado relativamente frequente na tuberculose ocular, e se caracteriza por ser granulomatosa na maioria dos casos. Podem ser observados nódulos na íris, formados por granulomas tuberculosos. Aqueles encontrados na borda da pupila recebem o nome de "nódulos de Koeppe", e os da superfície da íris são chamados "nódulos de Busacca". O exame com lâmpada de fenda muitas vezes também revela precipitados ceráticos, lesões arredondadas de cor esbranquiçada, que correspondem a aglomerados de leucócitos no endotélio corneano.

A apresentação mais comum da tuberculose ocular é a uveíte posterior. Coroidite disseminada, lesões nodulares amareladas e tubérculos da coroide são achados característicos dessa condição. Pode haver vitreíte, vasculite retiniana, hemorragias e edema macular associados.

A neuropatia óptica tuberculosa pode ser anterior ou posterior. Nos pacientes com formas anteriores podem ser vistos edema e tubérculos do nervo óptico, algumas vezes associados com uveíte anterior ou posterior. As formas posteriores de neuropatia óptica tuberculosa podem ser decorrentes do envolvimento direto do nervo óptico ou da compressão por granulomas de estruturas contíguas. A perineurite pode ser vista no contexto da meningite tuberculosa, assim como paralisias dos nervos motores oculares. Em casos avançados pode haver papiledema e paralisia do sexto nervo decorrente de lesão indireta, relacionada à hipertensão intracraniana.

A investigação diagnóstica deve incluir a prova tuberculínica (PPD) e tomografia computadorizada do tórax. O IGRA tem maior acurácia em relação ao PPD. A detecção por reação em cadeia da polimerase (PCR) no líquido cerebrospinal pode auxiliar no diagnóstico de infecção ativa do sistema nervoso, mas tem baixa sensibilidade. As culturas do líquido cerebrospinal ou do humor aquoso têm sensibilidade ainda mais limitada. Dadas as dificuldades diagnósticas, muitas vezes é prudente iniciar tratamento empírico com fármacos antituberculose e avaliar a resposta.

É importante destacar que o etambutol, que consta no esquema de tratamento para tuberculose recomendado pelo Ministério da Saúde, pode causar perda visual. A neuropatia óptica por etambutol em geral se caracteriza por ser bilateral, simétrica e progressiva. Acompanhamento oftalmológico regular com OCT da camada de células ganglionares e campo visual pode ajudar a detectar o problema precocemente e evitar perda visual mais pronunciada. O etambutol é uma das poucas causas de hemianopsia bitemporal. Há relatos de neuropatia óptica associada ao uso de isoniazida, mas a frequência dessa complicação é menor se comparada ao uso do etambutol.

HIV

De modo similar às complicações neurológicas do HIV, a frequência das manifestações oftalmológicas se correlaciona com a contagem de células T CD4 no sangue periférico. Nos mais iniciais da doença (contagem de CD4 menor que 500 células/mm^3) podem ocorrer herpes-zóster oftálmico, candidíase, linfoma e sarcoma de Kaposi. Em estágios mais avançados (contagem de CD4 menor que 250 células/mm^3) a toxoplasmose e a coroidite associada a pneumocistose tornam-se mais comuns. Pacientes com menos de 100 células T CD4 por mm^3 podem adquirir outras infecções oportunistas, incluindo retinite por citomegalovírus, micobacteriose atípica, criptococose e microsporidiose.

A conjuntiva e as pálpebras podem ser acometidas por sarcomas de Kaposi, frequentemente múltiplos e bilaterais.

Mais da metade dos indivíduos com HIV apresenta manifestações do segmento anterior, que consistem em ceratoconjuntivite seca, ceratites bacterianas, fúngicas e por protozoários e iridociclite. A ocorrência de zóster oftálmico em indivíduos com menos de 50 anos deve suscitar a pesquisa de infecção pelo HIV.

Grande quantidade de patógenos pode afetar o segmento posterior do olho. Antes do advento da terapia antirretroviral, a retinite por citomegalovírus era a mais frequente. O aspecto do fundo de olho é de esbranquiçado, granular e com hemorragias sobrepostas, que acompanha o trajeto dos vasos, descrito como "ketchup com queijo". Deve ser mantido elevado índice de suspeição para essa condição em indivíduos com HIV e baixas contagens de CD4, pois o tratamento precoce da doença de base correlaciona-se com melhor desfecho visual. O tratamento deve ser iniciado assim que possível, mesmo antes da confirmação por PCR ou outro método.

A necrose retiniana aguda é outra causa de perda visual grave em indivíduos com HIV. Na maioria das vezes, está associada com o vírus varicela-zóster, e ocasionalmente com herpes simples e citomegalovírus. Nessa condição há intensa vitreíte e menos hemorragias que na retinite típica por citomegalovírus; as lesões retinianas são mais periféricas e a perda visual é mais abrupta.

Tuberculose, toxoplasmose, pneumocistose, criptococose e sífilis podem afetar o polo posterior, mais frequentemente na forma de coriorretinite. Acometimento binocular e lesões mais extensas são mais comuns do que em indivíduos sem imunodeficiência.

O HIV é o agente de uma forma específica de retinopatia, caracterizada por microangiopatia e presença de exsudatos algodonosos. Os pacientes podem apresentar déficits visuais sutis, incluindo redução da acuidade visual, perda de sensibilidade ao contraste e prejuízo da visão de cores. Grande parte dos indivíduos afetados exibe defeitos de campo visual e atrofia da camada de fibras nervosas na OCT. A gravidade da retinopatia do HIV se correlaciona com carga viral detectável e com baixas contagens de células T CD4.

O envolvimento do nervo óptico em indivíduos com HIV tem como causas as neurites ópticas infecciosas por sífilis, toxoplasmose, tuberculose e fungos. Papiledema pode resultar de lesões expansivas intracranianas, mas na maioria das vezes se associa com meningite criptocócica ou com meningite tuberculosa. As paralisias dos nervos oculomotores são frequentes na tuberculose meníngea, mas também podem ser vistas nas meningites fúngicas e na linfomatose meníngea.

NEURO-ONCOLOGIA

No contexto de uma doença oncológica, as manifestações oculares podem resultar de efeitos diretos ou indiretos do tumor e também constituir efeitos colaterais dos tratamentos utilizados.

Efeitos diretos de uma neoplasia

Os efeitos diretos de uma neoplasia incluem a compressão da via óptica ou dos nervos motores oculares por uma lesão sólida, a presença de um tumor primário do sistema nervoso central em uma das estruturas que compõem o sistema visual, a infiltração do parênquima (tipicamente por uma neoplasia hematológica) ou do revestimento meníngeo (carcinomatose ou linfomatose meníngea com extensão para as bainhas dos nervos ópticos ou revestimento dos nervos motores oculares) e também o papiledema. É importante destacar que o papiledema é uma forma de neuropatia óptica, e que sua presença por um longo período pode resultar em perda irreversível da função visual.

Efeitos indiretos de uma neoplasia

Os efeitos indiretos ou remotos de uma neoplasia sobre a via visual e o sistema oculomotor são representados principalmente pelas síndromes paraneoplásicas. Essas condições podem ocorrer anos antes do surgimento de uma lesão clínica ou radiologicamente detectável, ser concomitantes com o diagnóstico ou aparecer após o tratamento.

A neuropatia óptica paraneoplásica é tipicamente bilateral, indolor e anterior (pode ser observado edema dos discos ópticos). Uma pista importante, que pode distingui-la de outras formas de neuropatia óptica atípica, é a presença de sinais inflamatórios no vítreo e na retina. As neoplasias associadas são com mais frequência carcinomas de pequenas células do pulmão, carcinomas mamários, de células renais, tireoidianos ou linfomas. A maioria dos pacientes acometidos apresenta outras manifestações neurológicas, como ataxia cerebelar, crises epilépticas, encefalopatia, neuropatia periférica, mielopatia e disfunção autonômica. O anticorpo associado é usualmente a antiproteína 5 mediadora da resposta à colapsina (anti-CRMP5).

A retinopatia associada com carcinoma (CAR) e a retinopatia associada com melanoma (MAR) se caracterizam por sinais e sintomas associados com disfunção de cones e de bastonetes com rápida progressão, em semanas a poucos meses, algumas vezes em conjunto com sinais inflamatórios do vítreo e vasculite retiniana. Os pacientes acometidos podem apresentar fotopsias, nictalopia, perda da visão de cores, redução da acuidade visual e constrição do campo visual.

A fundoscopia revela palidez dos nervos ópticos, atenuação vascular, perda de pigmento e aspecto moteado. A presença mais marcante de fotopsias, de aspecto tremeluzente e início abrupto, é associada com a MAR. As neoplasias associadas com a CAR incluem carcinoma de pequenas células do pulmão, carcinomas ginecológicos, carcinomas da mama, próstata, do cólon, do pâncreas e linfoma. Os anticorpos detectados na CAR são direcionados aos fotorreceptores e representados por antirrecoverina, antienolase e antitransducina A. Na MAR, os anticorpos causadores têm como alvo as células bipolares da retina e incluem anticélula bipolar, antiendolase A e C, antimitofilina, antitransducina e antititina.

Edema do disco óptico pode ser um dos traços fenotípicos da síndrome POEMS (*polyneuropathy, organomegaly, endocrinopathy, M-protein and skin changes*). Os pacientes acometidos não costumam apresentar queixas visuais, redução da acuidade visual, dor ocular ou defeitos pupilares aferentes. Na maioria dos casos, a pressão intracraniana é normal, de modo que esse achado provavelmente é uma consequência dos altos níveis de VEGF circulante e da hiperpermeabilidade vascular. A presença de edema dos discos ópticos confere um pior prognóstico nos indivíduos com POEMS.

O sistema oculomotor também pode ser alvo das síndromes paraneoplásicas. O exemplo mais frequente disso é a miastenia *gravis*, associada na maioria das vezes aos timomas. Os anticorpos dirigidos aos componentes da junção neuromuscular, antirreceptor de acetilcolina (anti-AchR), antiquinase específica do músculo (anti-MUSK) e antiproteína 4 relacionada com o receptor da lipoproteína de baixa densidade (anti-LRP4), podem provocar ptose e diferentes padrões de oftalmoparesia, com preservação da contratilidade pupilar. As manifestações oculares podem se associar com qualquer um dos três anticorpos, mas a miastenia ocular pura é rara em indivíduos portadores de anticorpos anti-MUSK. Outro distúrbio paraneoplásico da junção neuromuscular é a síndrome de Eaton-Lambert, em geral associada ao carcinoma pequenas células do pulmão. Nessa condição a ptose e a diplopia costumam ser tardias e discretas, predominando as manifestações oculares de disfunção autonômica: hiporreatividade pupilar e olho seco. O anticorpo causador é direcionado aos canais de cálcio dependentes de voltagem do tipo P/Q.

Sinais oculares de disfunção cerebelar ou de disautonomia podem ocorrer em muitos tipos de síndromes paraneoplásicas. Opsoclônus pode ser mais específico. Uma neoplasia pode ser detectada em quase metade dos indivíduos que exibem a síndrome de opsoclônus-mioclonia. Em crianças, o tumor responsável é quase invariavelmente um neuroblastoma. Nos adultos, a neoplasia causadora é com mais frequência um carcinoma mamário, carcinoma de pequenas células do pulmão ou um teratoma ovariano. Os anticorpos com maior associação com opsoclônus-mioclonia são anticorpo antineuronal nuclear tipo II (anti-Ri), anti-N-metil-D-aspartato (anti-NMDA), antiácido gama-aminobutírico (anti-GABA) B e antirreceptor de glicina. Não foram identificados anticorpos causadores de síndrome opsoclônus-mioclonia em crianças até o momento.

Combinações variadas de paralisia supranuclear do olhar conjugado vertical ou horizontal, oftalmoparesia internuclear, paralisias de nervos cranianos e ptose foram descritas em pacientes com encefalite paraneoplásica do tronco cerebral. Os anticorpos envolvidos são anticorpo antineuronal nuclear tipo I (anti-Hu), anticorpo onconeural associado à encefalite (anti-Ma2), anti-CRMP5 e anti-NMDA, e as neoplasias associadas são o carcinoma de pequenas células do pulmão, os teratomas ovarianos e os tumores germinativos do testículo.

Efeitos adversos do tratamento

Muitos pacientes submetidos ao tratamento de neoplasias sólidas ou hematológicas podem apresentar efeitos adversos, algumas vezes com repercussão no sistema visual. A neuropatia óptica actínica é um efeito colateral da radioterapia dirigida a neoplasias da cabeça ou do pescoço. Trata-se de uma condição usualmente unilateral, indolor, com início agudo seguido de progressão gradual, que resulta em atrofia óptica. A neuropatia óptica actínica pode se instalar durante o período em que a radioterapia está sendo realizada ou após semanas, meses ou anos. Na maioria dos casos ocorre entre 8 e 16 meses após a radioterapia, sendo raro o diagnóstico após 3 anos. A RM das órbitas pode revelar hipersinal e realce dos nervos ópticos. Os benefícios da corticoterapia e da anticoagulação na neuropatia óptica actínica são incertos, e o efeito do oxigênio hiperbárico é limitado. A quimioterapia também pode resultar em anormalidades do segmento anterior, da retina e do nervo óptico. Agentes imunoterapêuticos como ipilimumabe e trastuzumabe podem causar uveíte ou retinopatia. A neuropatia óptica relacionada com quimioterapia pode ser detectada em pacientes que estão usando cisplatina, vincristina, taxanos e imatinibe.

DOENÇAS NEUROMUSCULARES

As manifestações oftalmológicas das doenças neuromusculares são representadas principalmente pelos distúrbios da junção neuromuscular, já abordados no tópico anterior. Contudo, é importante destacar que o fenótipo ocular é um aspecto relevante de diversas condições neuromusculares. A motricidade ocular está alterada tanto em miopatias adquiridas quanto nas hereditárias. A diplopia é um achado praticamente universal nas miopatias adquiridas que afetam os músculos oculares extrínsecos, como visto na triquinose, no pseudotumor inflamatório orbitário, na doença orbitária por IgG4 e na miosite orbitária. Nesse grupo, a assimetria é um achado frequente. Pode haver proptose e dor ocular, e muitas vezes não há ptose. As miopatias hereditárias que afetam os músculos oculares extrínsecos se caracterizam pela presença de ptose, por oftalmoparesia relativamente simétrica, por ausência de diplopia na maioria dos casos e pelo envolvimento frequente do reto superior. Esses achados são vistos nas oftalmoplegias externas progressivas, na doença de Pompe (ptose isolada), na distrofia muscular oculofaríngea, na distrofia miotônica e na miopatia centronuclear.

O envolvimento do sistema visual aferente é marcante na distrofia miotônica. Os pacientes afetados apresentam cataratas em "árvore de Natal", deposição de pigmento na mácula e membranas epirretinianas. O tratamento cirúrgico dessas membranas pode trazer melhora da acuidade visual. Até 70% dos indivíduos com distrofia muscular facioescapuloumeral (DMFEU) apresentam vasculopatia retiniana. Os indícios dessa condição são inicialmente sutis, e o rastreio está indicado em todos os casos, sendo a AFG o método de maior sensibilidade. A vasculopatia retiniana associada com DMFEU pode progredir para uma retinopatia Coats-*like*, e se associar com formação de neovasos, glaucoma e descolamento de retina. Essas anormalidades são tratáveis com fatores antiangiogênicos e fotocoagulação. A síndrome "músculo-olho-cérebro"

(distroglicanopatia) é outra forma de distrofia muscular com anormalidades proeminentes do sistema visual. Os indivíduos afetados exibem distrofia muscular congênita e múltiplas malformações cerebrais e oculares, incluindo hidrocefalia, paquigiria, lissencefalia, agiria, agenesia do corpo caloso, hipoplasia cerebelar, megalocórnea, glaucoma, microftalmia, catarata, disgenesia da retina, coloboma, hipoplasia do nervo óptico, potenciais gigantes no estudo eletrofisiológico do nervo óptico e ausência de resposta no eletrorretinograma.

A presença de neuropatia óptica e/ou distrofia de retina pode representar uma pista para o diagnóstico de miopatia mitocondrial. Nas doenças mitocondriais, o envolvimento do nervo óptico é tipicamente progressivo e simétrico, com perda predominante de axônios do feixe papilomacular, o que resulta em palidez bitemporal dos discos ópticos. Neuropatia óptica é o achado mais importante nos pacientes com neuropatia óptica de Leber e na atrofia óptica dominante (genes do complexo atrofia óptica [OPA]), e pode ser parte do fenótipo nas síndromes de miopatia mitocondrial, encefalopatia, acidose lática e episódios semelhantes a AVC (MELAS) e MERRF. A OCT pode detectar neuropatia óptica imperceptível na fundoscopia. As distrofias de retina relacionadas com

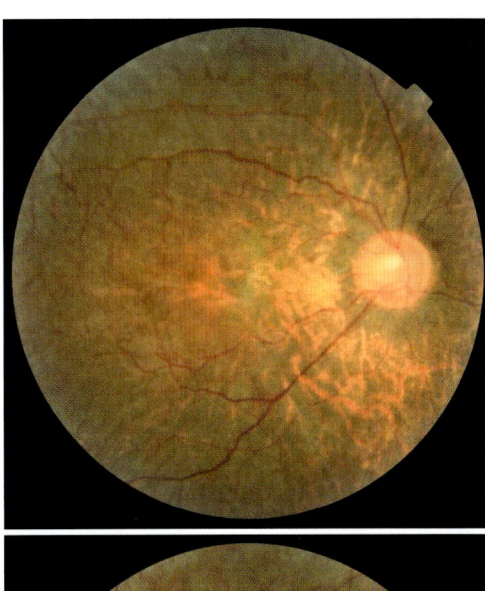
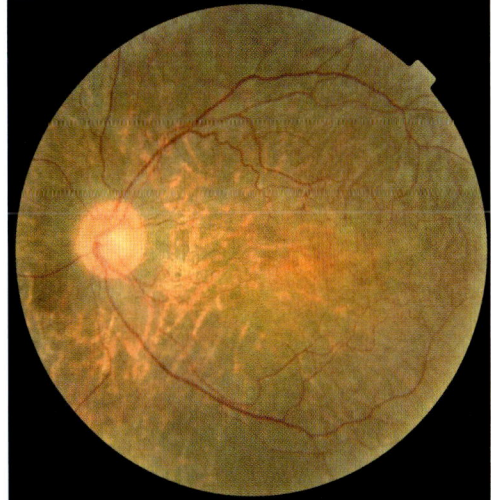

Figura 170.12 Retinografia de um paciente com o diagnóstico de síndrome de Kearns-Sayre. Note a atenuação vascular difusa, a distrofia macular e a rarefação do epitélio pigmentar da retina. O indivíduo em questão apresentava também ptose e oftalmoparesia bilaterais. (Fonte: Ambulatório de Neurologia Geral e Ataxias da Universidade Federal de São Paulo [Unifesp].)

disfunção mitocondrial se caracterizam por atenuação vascular, deposição de pigmento (padrão "sal e pimenta") e atrofia do epitélio pigmentar da retina. Essas alterações podem ser vistas nos pacientes com síndrome de Kearns-Sayres e nas síndromes MELAS e de neuropatia, ataxia e retinite pigmentosa (NARP).

Alterações oftalmológicas importantes também podem ser observadas nas doenças do nervo periférico. A neuropatia diabética é classicamente acompanhada de retinopatia diabética, e a ausência de alterações retinianas deve levantar a suspeita de um diagnóstico alternativo. Nos pacientes com amiloidose, as pupilas reagem mal à luz e adquirem um formato de estrela, resultante da denervação do esfíncter pupilar. A neuropatia óptica e a oftalmoparesia podem ocorrer nas neuropatias hereditárias com substrato mitocondrial. A oftalmoparesia é também um dos componentes da síndrome de Miller-Fisher.

DEFICIÊNCIAS NUTRICIONAIS E TOXICIDADE

O nervo óptico é particularmente suscetível aos efeitos das deficiências nutricionais. A razão disso é a marcante presença de mitocôndrias nas células ganglionares da retina, cuja grande demanda energética pode resultar em morte celular se o aporte adequado de nutrientes não for constante. Isso também se pode dizer das situações em que uma substância exógena interfere no metabolismo mitocondrial. As neuropatias ópticas resultantes de deficiências nutricionais ou de intoxicações exógenas apresentam em geral um fenótipo semelhante: são em geral bilaterais, indolores, progressivas e resultam em perda da visão central, prejuízo da visão de cores e atrofia óptica predominando no setor temporal dos nervos ópticos, sendo todas essas características clínicas de caráter simétrico. A palidez temporal ocorre porque essa região do nervo óptico contém o feixe papilomacular, formado pelos axônios das células ganglionares da retina com maior concentração de mitocôndrias.

As carências nutricionais mais associadas com neuropatia óptica são a deficiência de cianocobalamina, de tiamina, de folato, de cobre e de piridoxina. Os medicamentos potencialmente causadores de comprometimento do nervo óptico formam uma lista extensa, que inclui etambutol, amiodarona, cloranfenicol, linezolida e sulfonamidas. Metanol, arsênio, tálio, mercúrio e monóxido de carbono representam as principais toxinas associadas com neuropatia óptica.

A suspeita clínica de uma neuropatia óptica decorrente de carência nutricional ou toxicidade deve ser levantada sempre que houver atrofia óptica bilateral e simétrica de caráter progressivo. Nesse contexto, uma anamnese detalhada e com ênfase nos hábitos alimentares, passado de cirurgias

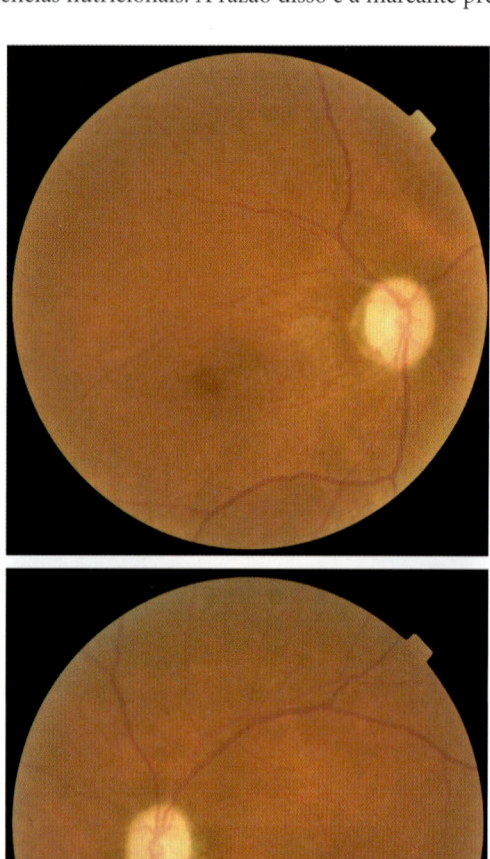

Figura 170.13 Retinografia de uma mulher diagnosticada com neuropatia óptica carencial. A paciente em questão foi submetida a uma cirurgia bariátrica, mas não realizava a reposição de vitaminas do complexo B. A perda visual havia sido progressiva e indolor, e seus níveis de cianocobalamina estavam baixos. Note a palidez difusa, mais marcante no setor temporal dos discos ópticos, e bastante simétrica.

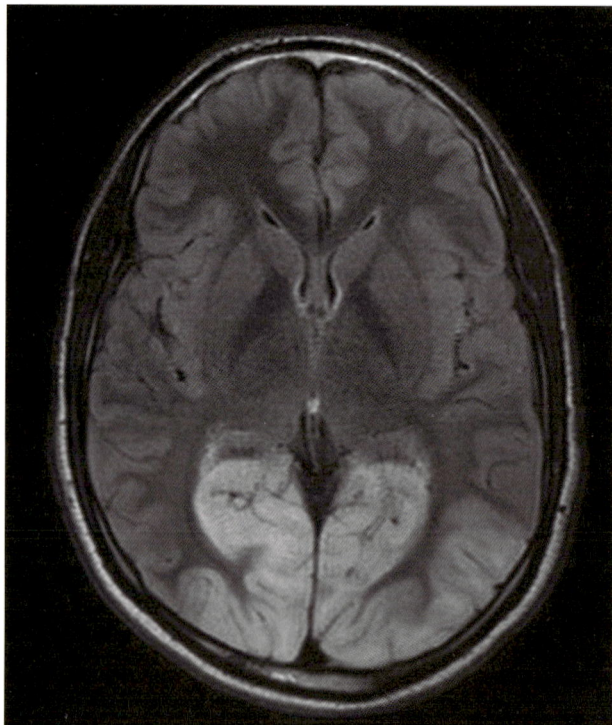

Figura 170.14 Ressonância magnética de crânio (FLAIR) de um paciente de 19 anos que apresentou perda visual súbita. Os reflexos pupilares e a fundoscopia eram normais, mas o paciente era incapaz de perceber qualquer estímulo visual. Poucos dias após a instalação da cegueira, ele apresentou crises epilépticas, insuficiência cardíaca e falência hepática. O estudo molecular do DNA mitocondrial possibilitou estabelecer o diagnóstico de MELAS. A imagem mostra hipersinal e edema envolvendo o córtex occipital bilateralmente, com preservação da substância branca. (Fonte: Ambulatório de Neurologia Geral e Ataxias da Universidade Federal de São Paulo [Unifesp].)

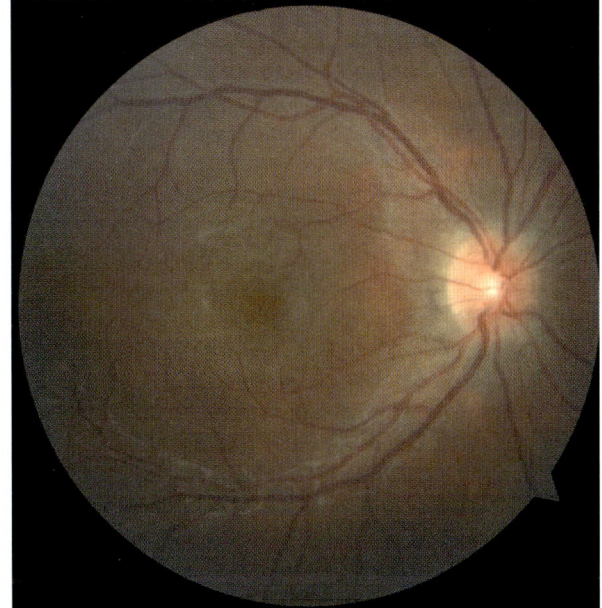

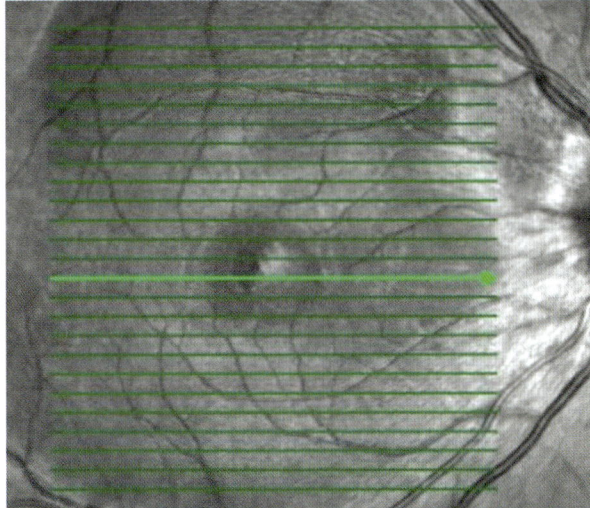

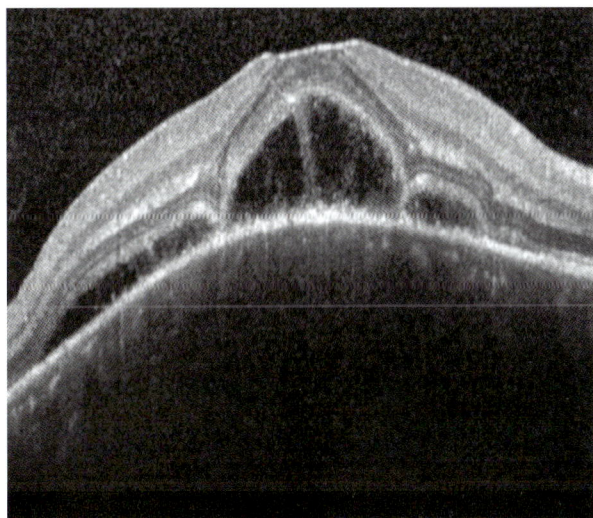

Figura 170.15 Retinografia e OCT macular do olho direito de uma mulher de origem asiática com queixa de metamorfopsia. Podem ser observados extenso descolamento de retina do tipo seroso envolvendo a mácula e hiperemia do disco óptico. Em um corte horizontal da OCT (que corresponde ao destacado em verde-claro na imagem *red-free* do meio) nota-se acúmulo de fluido sub-retiniano. O diagnóstico final foi síndrome de Vogt-Koyanagi-Harada. (Fonte: Ambulatório de Neurologia Geral e Ataxias da Universidade Federal de São Paulo [Unifesp].)

do aparelho digestivo, sintomas de síndrome disabsortiva e uso de medicamentos, suplementos e fármacos. Os inibidores de bomba de próton e a metformina são medicações de uso particularmente comum associadas com deficiência de cianocobalamina, e o consumo excessivo de zinco resulta em deficiência de cobre.

Distúrbios da motricidade ocular de instalação aguda podem ser resultado da deficiência de tiamina. A encefalopatia de Wernicke se caracteriza por anormalidades da movimentação ocular, ataxia e confusão mental. Os pacientes acometidos podem ter nistagmo do tipo *up-beat* ou evocado pelo olhar, paralisia do olhar conjugado ou dos nervos motores oculares (em especial o VI nervo). A melhora clínica dessas manifestações oculomotoras ocorre rapidamente com a reposição de tiamina.

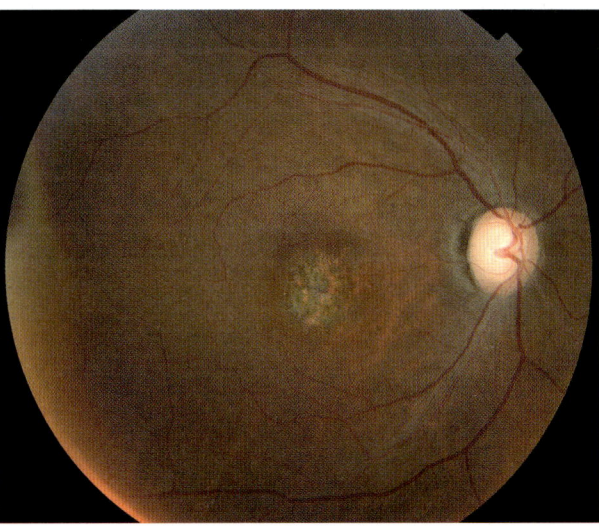

Figura 170.16 Retinografia do olho direito de um homem com 25 anos com história de desequilíbrio e dificuldade de enxergar. A acuidade visual era 20/80 em ambos os olhos, e a visão de cores era marcadamente prejudicada. O pai, três tios paternos e a avó paterna apresentam sintomas semelhantes. Podem ser notadas uma distrofia macular com aspecto granular e discreta atenuação dos vasos retinianos. O paciente apresentava um número anormalmente elevado de expansões CAG em um dos alelos do gene *ATXN-7*, indicando o diagnóstico de ataxia espinocerebelar do tipo 7 (SCA7). (Fonte: Ambulatório de Neurologia Geral e Ataxias da [Unifesp].)

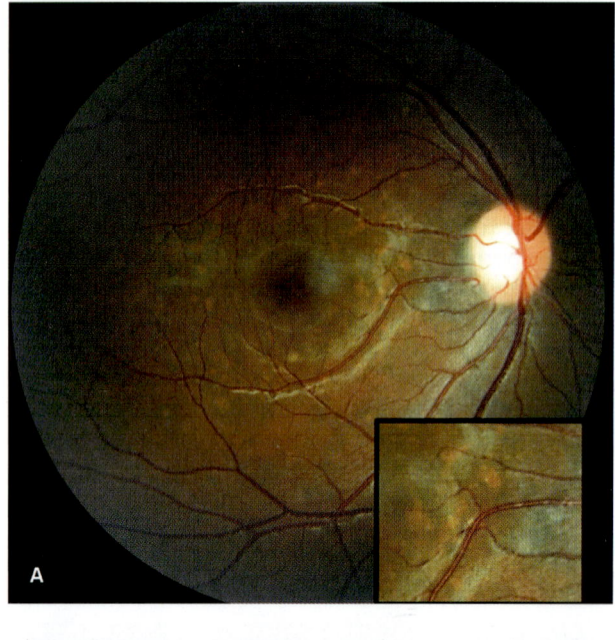

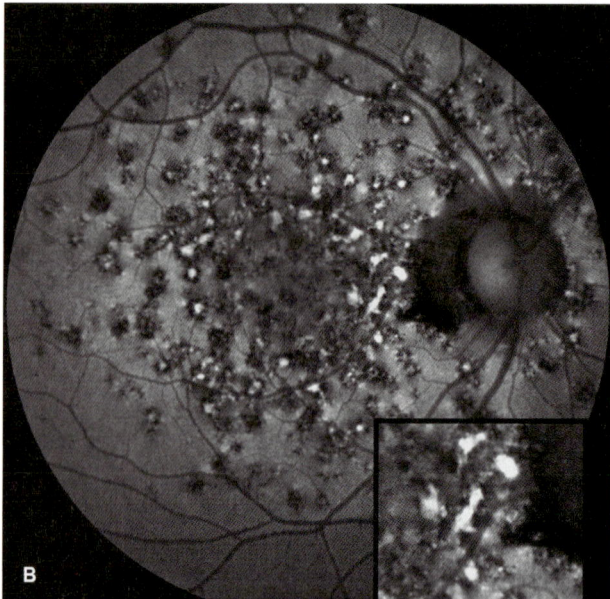

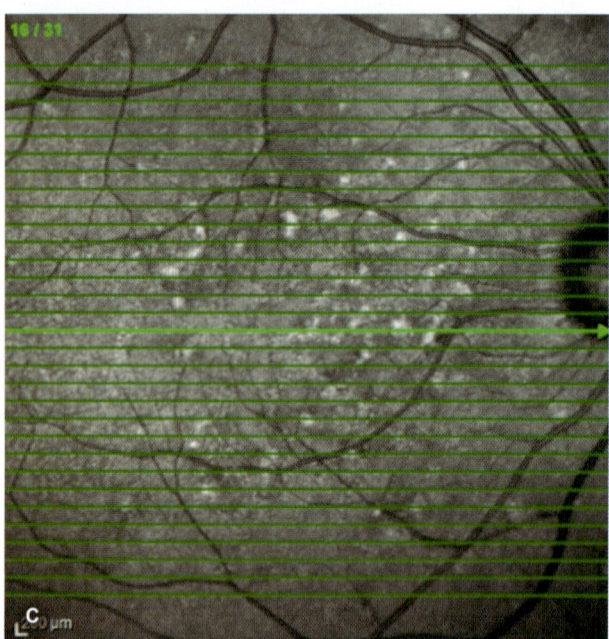

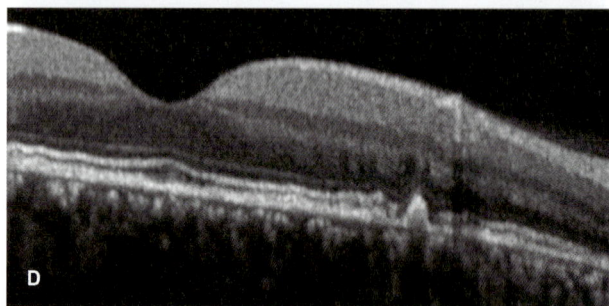

Figura 170.17 Retinografia com autofluorescência (**A** e **B**) e tomografia de coerência óptica (OCT) (**C** e **D**) de um paciente de 32 anos com ataxia e paraparesia espástica de caráter progressivo. Seus pais eram consanguíneos. Podem ser observadas múltiplas lesões retinianas arredondadas e de cor amarelada (*quadrado em destaque* em **A**), que apresentam hiperautofluorescência. Esse aspecto foi descrito como fundo *flavimaculatus*-símile. O corte destacado em verde-claro da OCT (**C**) mostra que as lesões têm origem no epitélio pigmentar da retina e se projetam em direção à retina interna (**D**). No contexto de uma paraparesia espástica hereditária, esse conjunto de achados indica o diagnóstico de SPG11 ou SPG15. O diagnóstico molecular do paciente foi de SPG15. (Fonte: Ambulatório de Neurologia Geral e Ataxias da Universidade Federal de São Paulo [Unifesp].)

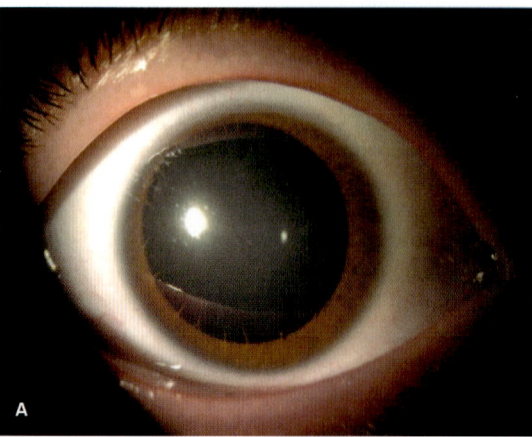

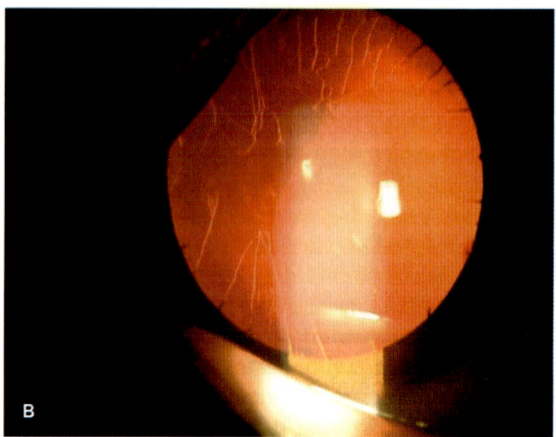

Figura 170.18 Uma paciente de 23 anos com história de atraso no desenvolvimento, hipotonia e ataxia congênita. **A.** A íris é formada por uma escassa quantidade de tecido, dando a impressão de uma pupila marcadamente dilatada. Na verdade, trata-se de uma hipoplasia da íris. O exame de lâmpada de fenda (**B**) revela filamentos iridolenticulares, que correspondem aos resquícios embrionários da membrana pupilar, indicando um distúrbio congênito de fato. A investigação molecular possibilitou estabelecer o diagnóstico de síndrome de Gillespia. (Fonte: Ambulatório de Neurologia Geral e Ataxias da Universidade Federal de São Paulo [Unifesp].)

CAPÍTULO 171

Hipertensão Intracraniana Idiopática

Ida Fortini

Tabela 171.1 Critérios de Dandy modificados para o diagnóstico de síndrome de pseudotumor cerebral.[5]

- Sinais e/sintomas de aumento da PIC
- PIC elevada documentada, medida com o paciente deitado ($\geq$ 25 cm H_2O)
- Composição normal do LCR
- Não existem evidências de hidrocefalia ou anormalidades parenquimatosas ou vasculares nos exames de neuroimagem
- Não existem sinais localizatórios, a não ser paralisia uni ou bilateral do nervo abducente.

LCR: líquido cefalorraquidiano; PIC: pressão intracraniana.

INTRODUÇÃO

A hipertensão intracraniana idiopática (HII) é uma condição em que há elevação da pressão intracraniana (PIC) sem qualquer evidência de infecção, inflamação, anormalidades vasculares, lesões expansivas ou hidrocefalia. Afeta principalmente mulheres jovens obesas em idade fértil mas pode também ocorrer em homens, crianças e adultos com mais idade. Antes da puberdade, a incidência de HII é igual em ambos os sexos e em crianças obesas e não obesas. Sua prevalência varia entre 0,5 e 2 por 100.000 da população em geral, e sua incidência está aumentando dado o aumento da prevalência da obesidade no mundo.[1]

Nas mulheres não obesas com idade entre 15 e 44 anos é de 6,8/100.000. Entretanto, em mulheres obesas na mesma faixa etária sua incidência é 22/100.000. Em um estudo prospectivo, 0,65% das mulheres obesas em avaliação para cirurgia bariátrica eram portadoras da HII.[2,3]

A maioria dos pacientes tem sobrepeso, e uma proporção significativa dos pacientes recentemente diagnosticados relata rápido ganho de peso nos meses precedentes.

Há várias doenças sistêmicas e medicamentos associados com o desenvolvimento da síndrome do pseudotumor cerebral secundário, porém não se sabe se são realmente fatores de risco ou condições associadas com obesidade.[4]

A pressão intracraniana é considerada elevada quando maior ou igual a 25 cm de H_2O em adultos ou 28 cm de H_2O em crianças não sedadas.

Os critérios de Dandy modificados para diagnóstico da síndrome do pseudotumor cerebral (que inclui tanto casos de HII quanto casos de HII secundários e outras etiologias, como trombose de seios venosos cerebrais, fármacos e alterações endócrinas) estão na Tabela 171.1.[5]

QUADRO CLÍNICO

A cefaleia é o sintoma mais comum da HII e está presente em até 92% dos pacientes no momento do diagnóstico. Pode ter características variadas, de localização tanto generalizada quanto focal e a intensidade varia de leve a forte. A maioria dos pacientes relata que a cefaleia pode ter agravamento por tosse, esforço e atividade física. Cefaleia postural que piora quando o paciente se deita e melhora na posição supina é raramente relatada.[6]

A cefaleia pode ter fenótipo migranoso ou de cefaleia de tensão e sua intensidade nem sempre se correlaciona com a pressão do líquido cefalorraquidiano (LCR). A cefaleia pode persistir após normalização da PIC, desaparecimento do papiledema e de outros sinais e sintomas de hipertensão intracraniana (HIC).

No estudo multicêntrico de tratamento da HII, a média de intensidade da cefaleia medida pela escala analógica visual era de 6,3. Para cerca de 51% dos pacientes que tinham cefaleia, essa era diária ou constante. O impacto da cefaleia nos portadores de HII era bastante elevado, e mais da metade dos pacientes tinha história anterior de enxaqueca.[7]

Sintomas e sinais de alteração visual são comuns nessa condição e ocorrem em mais de 70% dos pacientes, constituindo-se na maior complicação clínica da HII. Visão turva, visão em túnel, fotopsias, alteração de campo visual e obscurecimentos visuais transitórios podem ocorrer. Os obscurecimentos visuais transitórios são relatados por até 2/3 dos pacientes com papiledema. Em geral, têm duração de menos de 30 segundos, podem ser uni ou bilaterais, provocados por mudanças de posição e manobra de Valsalva. A frequência dos episódios é variável, desde episódios isolados até vários ao dia. Não estão associados com grau de papiledema, e não são aspectos preditivos de perda visual futura sustentada.[8] Talvez ocorram por isquemia transitória da cabeça do nervo óptico devido ao aumento da pressão tecidual local.

Quando o papiledema é recente geralmente não causa diminuição da acuidade visual e não interfere na visão de cores. Quando o papiledema está presente, ocorrem aumento da mancha cega e sinais de perda de campo visual periférico em arco. A acuidade visual não é medida sensível da função visual na HII. A perda de campo visual ocorre antes da diminuição da acuidade visual. As alterações visuais costumam ocorrer de modo gradual, porém podem ser súbitas, como ocorre na HII fulminante.[4]

O papiledema é com frequência assimétrico, quase sempre bilateral, mas pode ser francamente unilateral. Os pacientes com papiledema mais intenso têm maior risco de perda visual permanente. Embora a maioria dos pacientes com HII apresente papiledema, foi observada HII sem papiledema.

Na maioria dos casos, as alterações dos campos visuais são periféricas, com defeito predominante tipo feixe de fibras nervosas. Graus leves de perda visual central podem ocorrer. O exame da campimetria visual por confrontação pode anormal em até 32% dos pacientes na apresentação, porém a perimetria permite avaliação mais precisa e detalhada.

Outros nervos cranianos podem ser afetados, como o olfatório, oculomotor, troclear, trigêmeo, facial e vestibulococlear.

A tomografia de coerência óptica das fibras RNFL (camada de fibras nervosas da retina), ou seja, das fibras peripapilares, permite confirmar o papiledema em casos duvidosos, e também quantificar a espessura em cada quadrante. Permite alta reprodutibilidade e é útil para o monitoramento do paciente.

Os achados de neuroimagem consistentes com o diagnóstico de HII incluem sela túrcica vazia, distensão do espaço subaracnóideo perióptico, achatamento da esclera posterior, protrusão das papilas do nervo óptico no vítreo e estenose do seio venoso cerebral transverso.

PATOGÊNESE

A causa subjacente da doença, bem como a preferência de gênero e sua relação fisiopatológica à obesidade permanecem em grande parte desconhecidas. Acredita-se que a HII seja um transtorno multifatorial, porém, a disfunção no equilíbrio entre secreção e drenagem do LCR parece ser a causa subjacente. A dinâmica alterada do LCR é uma via final comum.[9]

Vários mecanismos foram propostos como a causa subjacente da HII, como uma produção aumentada de LCR e/ou ou aumento da resistência ao fluxo do LCR, pressão elevada nos seios venosos e microtrombos venosos, metabolismo anormal da vitamina A, alteração endócrina ou lipídica, retenção de sódio e água, apneia do sono e, mais recentemente, uma disfunção na via glinfática, bem como alterações hormonais. Uma proporção maior de pacientes acumula tecido adiposo na parte inferior do corpo em comparação com pacientes com adiposidade da parte superior do corpo, os quais têm mais diabetes e hipertensão arterial.

A alta prevalência de obesidade entre os pacientes com HII aponta para o papel das alterações metabólicas, mas essa associação é complexa, pois a obesidade é uma condição comum e a HII é uma doença rara. Além disso, a perda de peso leva à melhora clínica, e o ganho de peso está associado à recorrência de HII.[10,11]

O excesso de andrógenos parece ser uma característica da HII, distintamente do que ocorre na obesidade e na síndrome dos ovários policísticos. Um estudo controlado randomizado duplo-cego no Reino Unido foi capaz de demonstrar que o AZD4017, um inibidor de 11β-HSD1, reduziu a PIC em pacientes com HII, o que foi correlacionado a uma redução na razão cortisol sérico/cortisona.[12]

O peptídeo 1 semelhante ao glucagon (GLP-1) é um peptídeo intestinal secretado em resposta aos alimentos pelo intestino delgado distal e estimula a secreção de insulina dependente de glicose. Também é sintetizado por neurônios no núcleo do trato solitário, e está envolvido na saciedade e perda de peso. Ensaio fase 2 avaliando o efeito do agonista dos receptores GLP-1, exenatida, em pacientes com PIC elevada mostrou que a exenatida levou à diminuição da PIC e que o efeito parece ter sido independente de peso.[13,14]

Não se sabe qual a relevância dos níveis séricos mais elevados de leptina em mulheres com HII e também não está claro como a desregulação da leptina na HII influencia a PIC. A leptina exerce efeitos sobre os canais Na/K-ATPase no rim, sendo esse um canal importante para a secreção do LCR no plexo coroide.[15]

Na HII, a pesquisa tem se concentrado no papel da leptina, dado que os níveis de adiponectina e resistina no soro e no LCR de pacientes com HII não mostraram ser diferentes dos de pacientes controles pareados por sexo, idade e índice de massa corporal.[16]

Entretanto, nenhuma dessas teorias pode explicar todo o quadro clínico, e as abordagens terapêuticas dependem principalmente da redução de peso e da diminuição da produção do LCR com inibidores da anidrase carbônica. Como evidências crescentes sugerem que é improvável que uma superprodução de LCR seja o fator determinante por trás da HII, é provável que o tratamento com acetazolamida tenha como alvo uma consequência, e não a causa, desse distúrbio.

TRATAMENTO

É importante promover uma perda de peso controlada de, pelo menos, 5 a 10% do peso total. Um estudo prospectivo randomizado de Sinclair et al.[17] mostrou que uma dieta de baixas calorias (425 kcal/dia) por 3 meses levou a uma perda de peso média de 15,7 kg e foi associada a uma redução da PIC de 8 cm de H_2O. Conjuntamente, deve-se estimular a prática de atividades aeróbicas.

TRATAMENTO FARMACOLÓGICO

A acetazolamida (ACZ) é um inibidor da anidrase carbônica presente no plexo coroide que reduz a produção de LCR. São utilizadas doses de até 4 g/dia. O uso de ACZ controla sintomas em aproximadamente 50% dos pacientes e, se utilizada cronicamente, previne recaídas. É importante ressaltar que ACZ leva à acidose metabólica e que deve-se monitorar os níveis de bicarbonato sanguíneo que, se baixos, precisam ser repostos em doses de até 6 g/dia.[18]

O estudo cooperativo internacional multicêntrico randomizado de tratamento de HII com ACZ mostrou melhora maior no desvio perimétrico médio nos pacientes tratados com ACZ mais dieta em comparação com pacientes tratados somente com dieta. Além disso, a ACZ levou a maior redução de peso.[19]

Outros diuréticos podem ser utilizados em caso de intolerância à ACZ, como a furosemida, usada com sucesso em crianças em doses de 40 a 80 mg/dia. Pode ser usada em associação com acetazolamida.[18,20]

O topiramato é útil para pacientes com cefaleia proeminente. Estudo não cego mostrou eficácia similar do topiramato similar à da ACZ com relação à melhora dos sintomas. A zonisamida é um inibidor da anidrase carbônica mais lipofílico do que ACZ.[21] O tratamento da HII é sumarizado na Figura 171.1.

TRATAMENTO CIRÚRGICO DA HIPERTENSÃO INTRACRANIANA IDIOPÁTICA

Deve ser considerado para pacientes com deterioração rápida da visão ou com cefaleia refratária e consiste em derivações liquóricas, ventriculoperitoneais ou lomboperitoneais (DVP/DLP), fenestração da bainha do nervo óptico (FBNO) ou colocação de stent em seio transverso ou sigmoide.

A derivação liquórica é uma escolha cirúrgica de primeira linha em muitos centros, e tanto a DVP quanto a DLP são eficazes em pacientes com perda progressiva da visão com base em séries de casos.[22] O procedimento não reverte a perda visual estabelecida, mas é eficaz na estabilização da piora.

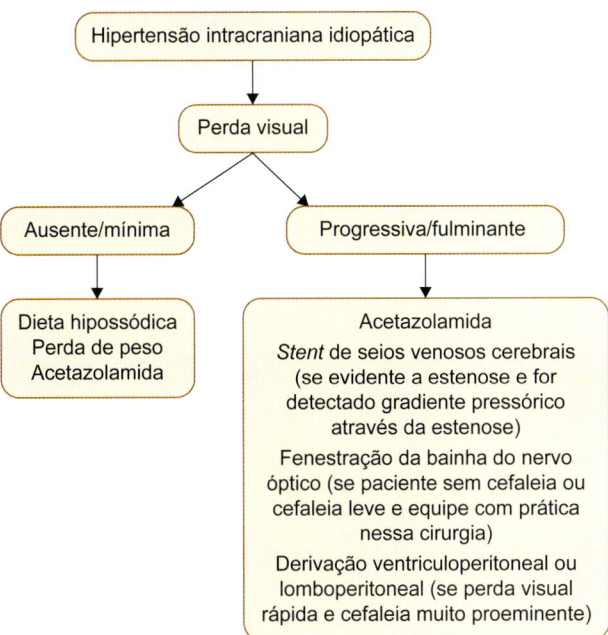

Figura 171.1 Algoritmo com tratamento da hipertensão intracraniana idiopática.

A FBNO é uma técnica com menor índice de complicações e sem mortalidade relatada. A FBNO é preferida por muitos especialistas ao considerar as reabordagens após a colocação de derivações liquóricas. A FBNO deve ser realizada por neuroftalmologistas experientes com a técnica, o que limita o acesso em muitos centros. Relatos e séries de casos mostraram resultados positivos com essa abordagem na melhora da acuidade visual e campo visual em pacientes que tiveram falha com o tratamento farmacológico.[23] A FBNO parece ser menos invasiva, além de tratar diretamente o papiledema, porém oferece menos alívio da cefaleia a curto prazo.

A colocação de *stents* em seios venosos pode ser razoável para pacientes com HII altamente selecionados que apresentam estenose do seio venoso e gradiente de pressão elevado na região da estenose (8 mmHg ou mais) nos quais as terapias padrão falharam.[22] A venografia encefálica e a manometria devem ser realizadas com o paciente acordado. O paciente deve receber antiagregantes plaquetários duplos ou únicos administrados antes e pelo menos 3 a 6 meses após o implante de *stent*.[24] A recorrência dos sintomas de HII após colocação de *stent* ocorreu em cerca de 10% dos pacientes.[25]

Como a obesidade é o principal fator de risco modificável para HII,[8] pesquisadores levantaram a hipótese de que o tratamento direcionado ao controle do peso corporal melhora o resultado clínico.[26]

Não se sabe se um procedimento é superior ao outro, dado não existirem estudos comparativos entre eles. O tipo de intervenção cirúrgica depende de preferências locais e da disponibilidade de profissionais capacitados a realizarem os procedimentos.

Uma revisão sistemática de Kalyvas incluiu 41 estudos e verificou que a FBNO tem eficácia considerável para melhora da função visual. A DLP parece ser melhor para o alívio da cefaleia e os *stents* venosos são satisfatórios, tanto na melhora da visão, quanto na cefaleia, além de ter um melhor perfil de complicações e baixa taxa de recidiva. Porém, nenhuma modalidade cirúrgica provou ser claramente superior às outras.[27]

Para muitos dos pacientes, deve ser considerada a possibilidade de realização de cirurgia bariátrica, que, embora com maior risco de complicações, parece oferecer melhora consistente do quadro. Na Figura 171.2 há sugestões para guiar o tratamento cirúrgico da HII.

CURSO E PROGNÓSTICO DA CEFALEIA POR HIPERTENSÃO INTRACRANIANA IDIOPÁTICA

Estudo de Yri et al.[28] demonstrou que 43% dos pacientes melhoram das cefaleia após tratamento da HII, mas 67% mantêm cefaleias frequentes.[23] Cerca de 28% das pacientes sofrem recaídas (evidência de papiledema e/ou hipertensão intracraniana), relacionadas a novo ganho de peso.

Portanto podemos concluir que:

- A cefaleia não tem características distintivas na HII (pode ser tipo enxaqueca, CTT)
- Suspeitar de HII quando um paciente com cefaleia tem obesidade e queixa-se de zumbidos acompanhando cefaleias frequentes
- A cefaleia pode persistir após tratamento da HIC e, portanto, não é bom marcador para seguimento
- O melhor parâmetro para seguimento dos pacientes é a campimetria visual, já que a acuidade visual se altera tardiamente
- Nenhuma das modalidades de tratamento intervencionista demonstrou clara superioridade, e a escolha deve levar em consideração a evolução e a disponibilidade, prática e *expertise* dos serviços.

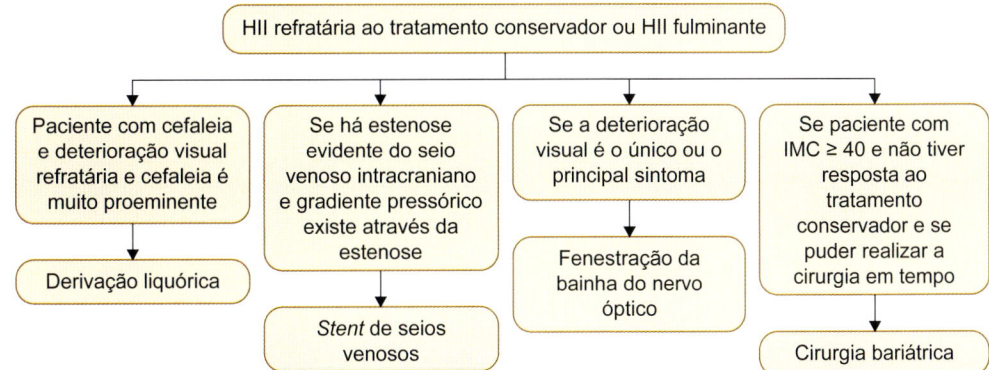

Figura 171.2 Algoritmo com sugestões para guiar o tratamento cirúrgico da hipertensão intracraniana idiopática (HII). IMC: índice de massa corporal.

PARTE 17

Neurologia Infantil

Coordenador: Marcelo Masruha Rodrigues

172 Particularidades do Exame Neurológico da Criança
Marcelo Masruha Rodrigues

173 Epilepsia na Infância
Ana Carolina Coan • Marilisa M. Guerreiro

174 Síndrome do Lactente Hipotônico
Juliana Gurgel Giannetti

175 Alterações do Volume e da Forma do Crânio
Igor de Assis Franco • Marcelo Masruha Rodrigues

176 Paralisia Cerebral
Simone Amorim • Bernardo Assumpção de Monaco • Pedro Henrique Martins da Cunha • Juliana Barbosa Goulardins • Juliana Bilhar

177 Neurodesenvolvimento e seus Transtornos
Renato Arruda • Maria Luiza Benevides • Marco Antônio Arruda

178 Erros Inatos do Metabolismo
Marcelo Masruha Rodrigues

179 Acidente Vascular Cerebral na Infância
Maria Valeriana Leme de Moura Ribeiro • Ana Carolina Coan • Ronan José Vieira Neto

180 Síndromes Neurocutâneas
Louise Scridelli Tavares • Mateus Torres • Marcelo de Melo Aragão • Marcelo Masruha Rodrigues

As referências bibliográficas desta Parte estão disponíveis *online*, no Ambiente Virtual de Aprendizagem do GEN.

172

Particularidades do Exame Neurológico da Criança

Marcelo Masruha Rodrigues

A avaliação da criança pode ser particularmente difícil. Nas de menor idade, as informações são prestadas por um cuidador, e há pouca ou nenhuma cooperação para realização do exame neurológico. Além disso, é importante ter em mente que se estará examinando um paciente com o sistema nervoso em desenvolvimento, o que implica reconhecer que determinadas respostas serão variáveis, na dependência de sua maturidade.

Evitaremos aqui repetir os aspectos que foram apresentados no exame neurológico do adulto, do qual o nosso é um complemento. Tal como a neurologia pediátrica é um ramo da neurologia, a semiologia neuropediátrica faz parte da semiologia neurológica. Dessa maneira, abordaremos particularidades do exame neurológico tradicional e descreveremos o exame neurológico evolutivo da criança até os 7 anos.

ANAMNESE

Deve-se proceder sempre a uma revisão cuidadosa da **história do desenvolvimento neurológico**, com o objetivo de determinar se a criança era normal até o início da doença atual ou se já apresentava algum tipo de comprometimento.

A **revisão dos eventos perinatais** é geralmente importante. Como regra, uma criança que teve um período neonatal sem complicações e que recebeu alta com a mãe, não apresentou asfixia perinatal relevante, mesmo que tenha apresentado uma nota de Apgar baixa ou tenha história de líquido amniótico meconial.

A **história familiar** é crucial para o diagnóstico de algumas doenças neurológicas. A maior parte das doenças neurodegenerativas é transmitida por herança autossômica recessiva, e questionar sobre a saúde dos irmãos e a presença de consanguinidade familiar é sempre importante.[1]

EXAME FÍSICO GERAL E DOS DEMAIS APARELHOS E SISTEMAS

Peso, estatura, pressão arterial e perímetro cefálico deverão ser sempre registrados. A criança pequena deverá ser despida por seus cuidadores, preferencialmente com o médico ausente ou enquanto a anamnese ainda é completada.

O examinador deverá notar o **aspecto geral da criança**, em particular a **configuração facial** e a presença de qualquer **característica dismórfica**. A presença de um **odor corporal** não usual pode ser uma pista para uma doença metabólica. Lesões cutâneas, tais como manchas café com leite, hemangiomas e áreas de despigmentação podem ser pistas para a caracterização de uma facomatose.

No exame do crânio deve-se apreciar as **dimensões**, a **forma**, a **consistência** e o **estado das suturas e fontanelas**.[2] A técnica para aferir o **perímetro cefálico** consiste em dispor a fita métrica, bem esticada, passando pelas partes mais salientes do frontal e do occipital, o que, em situações normais, corresponde à glabela e ao occipício, respectivamente (Figura 172.1).

A circunferência da cabeça ao nascer é, em média, de 34 cm em meninas e de 35 cm em meninos. No primeiro ano de vida, o crânio cresce 12 cm (2 cm por mês no primeiro trimestre; 1 cm por mês no segundo trimestre; 0,5 cm por mês no segundo semestre). Os resultados sucessivos das medidas do perímetro cefálico devem ser marcados em gráficos apropriados (Figura 172.2).

Considera-se alterada a medida que se encontra abaixo de 2 desvios padrões – DP (percentil 2,5) ou acima de 2 DP (percentil 97,5), ou quando há fuga significativa do canal de crescimento do crânio, para mais ou para menos. O aumento do volume do crânio (**macrocefalia**) e a diminuição acentuada do volume do crânio (**microcefalia**) podem ser observados em várias circunstâncias, daí a importância de acompanhar com atenção do crescimento da cabeça no primeiro triênio de vida, e em particular no primeiro ano.

A **época do fechamento da fontanela** varia muito no estado normal, oscilando entre 6 e 18 meses. **Fechamento prematuro**, antes dos 6 meses, verifica-se em algumas crianças normais. O fato não deve causar preocupação se o crescimento do crânio se realizar normalmente. **Atraso do fechamento**, após os 18 meses, observa-se no raquitismo, hipotireoidismo, sífilis congênita, síndromes genéticas (incluindo a síndrome de Down), hidrocefalia e certas osteopatias, como a osteogênese imperfeita.

Abaulamento acentuado da fontanela acompanha a hipertensão intracraniana. No recém-nascido levanta, antes de tudo, a hipótese de hemorragia intracraniana e nota-se mais raramente, nas meningites e situações que cursam com edema cerebral grave. Em qualquer idade observam-se durante crises epilépticas, meningites, coleções subdurais, encefalites, trombose de seios venosos, hemorragia

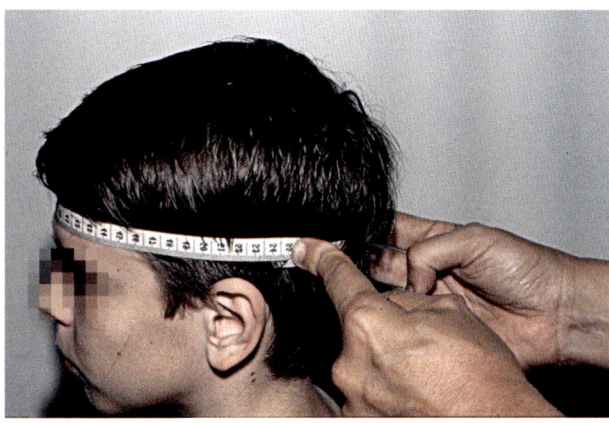

Figura 172.1 Técnica de aferição do perímetro cefálico.

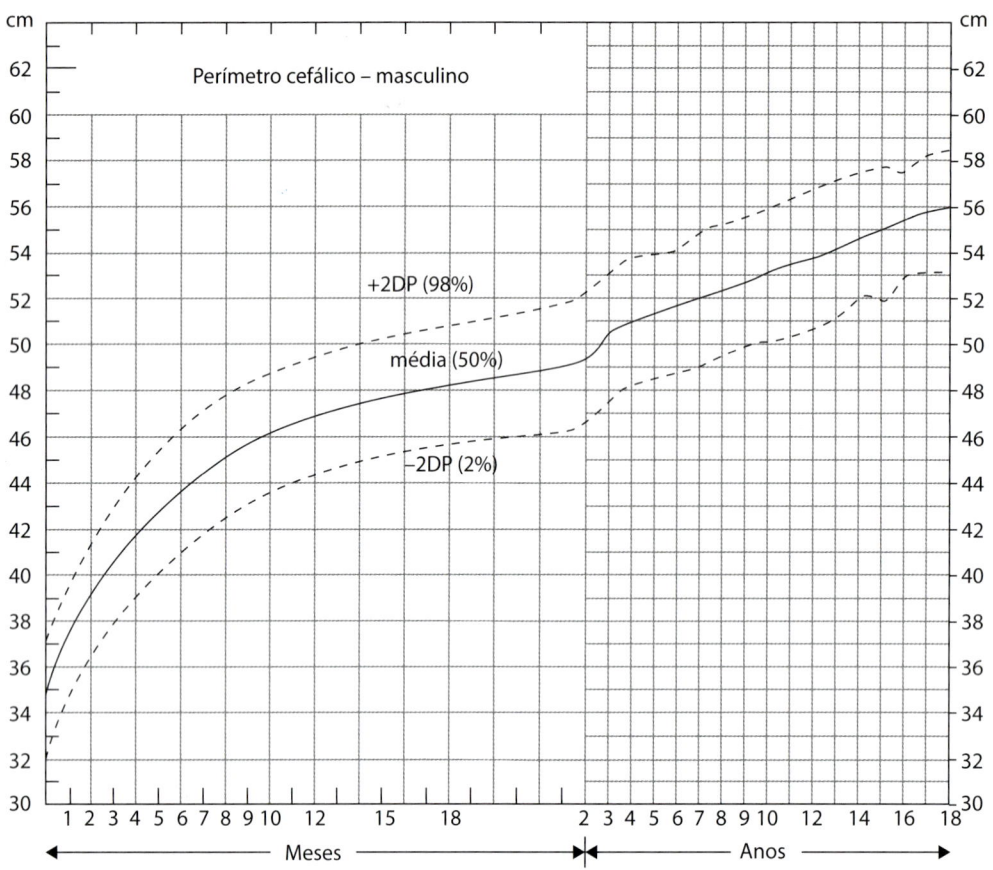

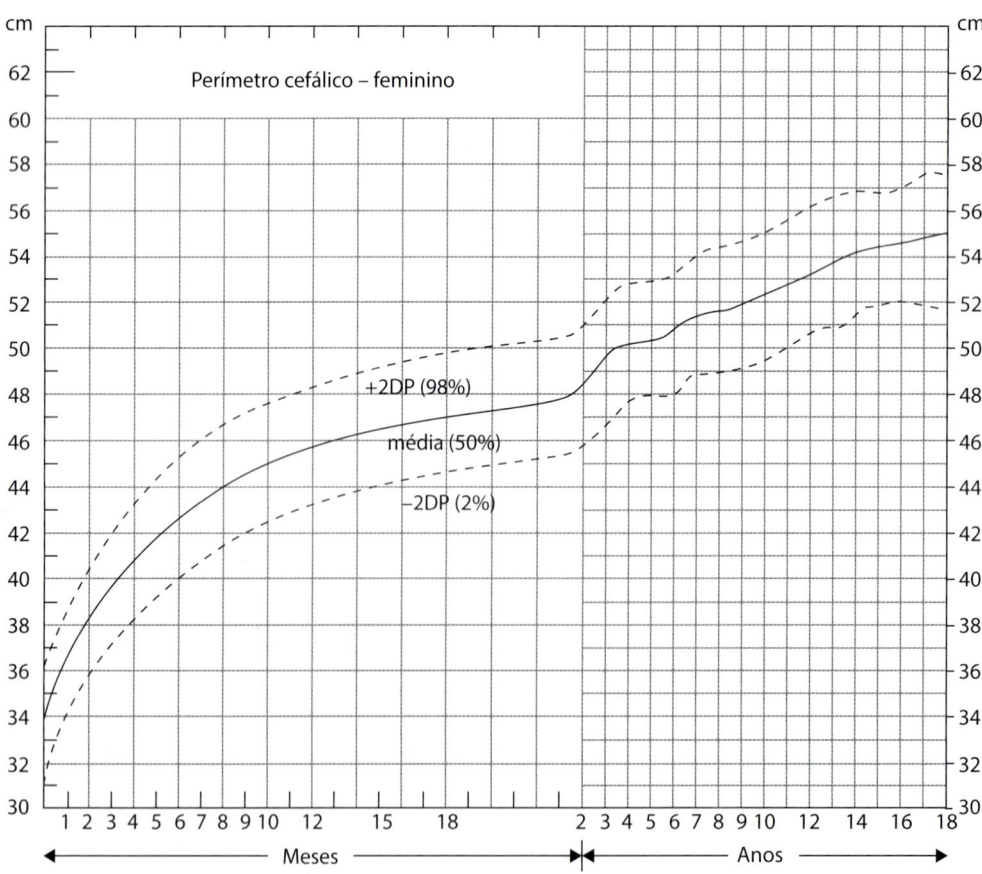

Figura 172.2 Gráficos de perímetro cefálico para ambos os sexos.[3]

intracraniana, hidrocefalia, neoplasias intracranianas e hipervitaminose A.

A percussão digital do crânio, no nível dos temporais e parietais, resulta, nos casos de hipertensão intracraniana com disjunção de suturas, em um som timpânico levemente metálico (**sinal de Macewen ou sinal do pote rachado**). Importante lembrar que esse fenômeno só ocorre nos casos em que já havia ocorrido a aposição das suturas.

Sempre que houver suspeita de malformação vascular intracraniana, há indicação de se proceder à ausculta do crânio. Com a criança em posição ereta, utiliza-se a campânula do estetoscópio, aplicada em seis pontos padronizados: globos oculares, fossas temporais, regiões mastóideas ou retroauriculares. Em todos os pontos, a condução de um sopro cardíaco pode ser auscultada. Além disso, sopros intracranianos espontâneos também são comuns em crianças. Entretanto, ao contrário desses sopros benignos, os sopros patológicos são de maior intensidade e tonalidade mais grave.

EXAME NEUROLÓGICO TRADICIONAL

O clínico que se dispuser a fazer o exame neurológico de uma criança deverá reconhecer a necessidade de certa flexibilidade, pois nem sempre será possível seguir item por item do roteiro tradicional. Deve-se, muitas vezes, aproveitar as oportunidades oferecidas para a pesquisa de um ou outro sinal, em face da disposição momentânea do paciente. Além disso, a observação minuciosa, sem qualquer intervenção do examinador, pode ser suficiente para mostrar a atitude condicionada pela doença, a existência de déficits motores localizados, de hipercinesias, de distúrbios espontâneos da linguagem e da fala, enfim, um grande número de informações.[4]

O pré-escolar é particularmente difícil de examinar. Sua avaliação é mais bem realizada no colo de um dos pais. De preferência, deve ser iniciada oferecendo-se um brinquedo à criança, o que, além de promover aproximação, pode ser utilizado para testar a coordenação.

Estado mental e funções corticais superiores

O exame deve começar pela observação da atividade espontânea da criança, sem qualquer intervenção do examinador. Essa é uma etapa fundamental e frequentemente negligenciada, cuja ênfase deve ser dada à observação de suas capacidades de comunicação (verbal e não verbal) e de atenção. Além disso, pode ser suficiente para mostrar se ela se mantém alerta, calma e bem-humorada ou se o sensório está mais ou menos alterado.

Itens que, a rigor, não fazem parte do exame do estado mental também podem ser apreciados nessa etapa, como a atitude condicionada pela doença, a existência de déficits motores localizados, de movimentos involuntários, enfim, um grande número de informações. Brincar e conversar com a criança é uma das melhores maneiras de avaliar as funções do sistema nervoso, além de frequentemente revelar alterações comportamentais.

Em crianças maiores e cooperativas, funções corticais elaboradas podem ser avaliadas, como julgamento, iniciativa, coordenação de ideias, capacidade de comunicação verbal, funções executivas, memória e inteligência. Quando há queixas de alterações mentais ou quando essas são evidenciadas durante a anamnese, torna-se necessário aprofundar a investigação.

Motricidade

Estática

Observa-se a **postura** do paciente em ortostase. Quando isso não for possível, fazê-lo com o paciente sentado ou em decúbito dorsal. Nota-se a presença de deformidades, posturas anômalas e desvios de coluna.

É nessa etapa do exame que se avalia o **equilíbrio estático**, pedindo que a criança, a partir dos 3 anos, permaneça com os olhos abertos e membros inferiores justapostos. Adicionalmente, pode-se solicitar à criança, a partir dos 4 anos, que fique na posição anteriormente descrita, porém com os olhos fechados – **prova de Romberg** (Figura 172.3).

Marcha

A avaliação da marcha deve ser feita, quando possível, assim que a criança entra no consultório, sem que ela perceba que está sendo examinada. Nas crianças pequenas normalmente essa avaliação é realizada por meio de brincadeira em que o médico e o cuidador jogam uma bola (em geral de tênis) e pedem à criança que ande ou corra atrás da bola e a arremesse de volta.

Força

Assim como no adulto, a avaliação da força pode ser realizada por meio dos seguintes métodos: observação dos movimentos, manobras de contraposição e provas deficitárias. Na avaliação de crianças pequenas são utilizadas provas deficitárias especiais (Figura 172.4).

Tônus

Sua pesquisa segue os mesmos princípios já descritos no exame neurológico do adulto.

Coordenação

A coordenação pode ser avaliada em crianças menores por meio da observação da manipulação de pequenos brinquedos. Se a criança for cooperativa, o examinador pode executar as provas específicas descritas no exame neurológico do adulto (Figura 172.5).

Posturas e movimentos involuntários

Descritas no exame neurológico do adulto.

Sensibilidade

A avaliação da sensibilidade é difícil nos primeiros anos, por falta de colaboração da criança. Pesquisa-se a sensibilidade superficial com algodão ou pincel fino; a profunda (propriocepção consciente), responsável pela noção da posição segmentar dos membros, por meio da mobilização de segmentos distais, como o polegar e o hálux. A sensibilidade à dor (com a ponta de uma agulha descartável) só se examina em casos especiais, com evidente anormalidade neurológica.

Reflexos

Profundos, miotáticos ou osteotendinosos

Quanto menor a criança, menos informativa será a pesquisa dos reflexos profundos. Os reflexos habitualmente pesquisados na criança são bicipital, tricipital, patelar e aquileu.

Em qualquer idade, a pesquisa do **clônus de pé** é fundamental. Assim como as demais manobras do exame neurológico, demanda treinamento e técnica apurada. Diferentemente

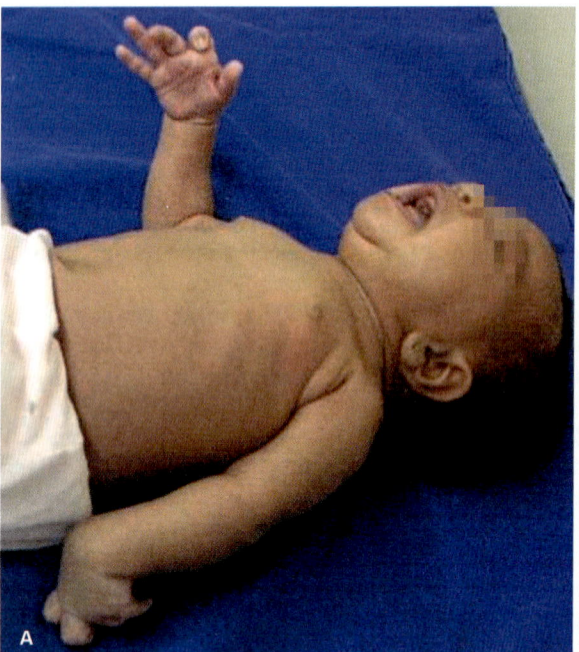
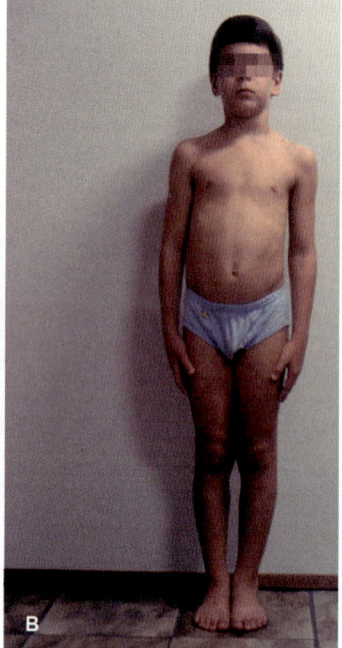
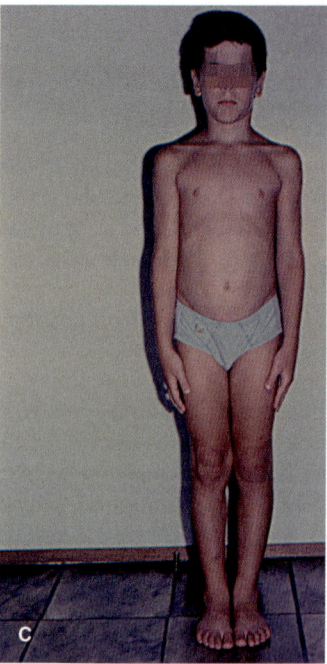

Figura 172.3 Avaliação da estática. **A.** Recém-nascido com paralisia braquial de Erb-Duchenne. Note a postura do membro superior esquerdo, que se encontra aduzido, estendido e pronado. **B.** Pesquisa do equilíbrio estático com os olhos abertos. **C.** Prova de Romberg.

Manobra do paraquedas
Projeta-se a criança, segura com ambas as mãos do examinador pelas faces laterais do tórax, contra o colchão da mesa de exame. O *reflexo de proteção*, cujo surgimento deve ocorrer a partir dos 8 meses de idade, faz com que o paciente leve ambos os membros superiores à frente do rosto. Ausência desse reflexo após a idade limite de aparecimento denota atraso do desenvolvimento neurológico. Assimetria na resposta deixa evidenciar o membro superior parético.

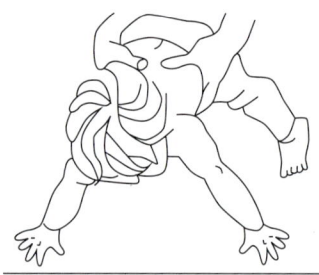

Manobra da beira do leito
Mantém-se a criança em decúbito dorsal no leito, com os membros inferiores pendendo para fora da cama e segura com ambas as mãos do examinador pelas faces laterais do quadril. A criança tenderá a elevar ambas as pernas, como reação antigravitacional normal. Assimetria na resposta deixa evidenciar o membro inferior parético.

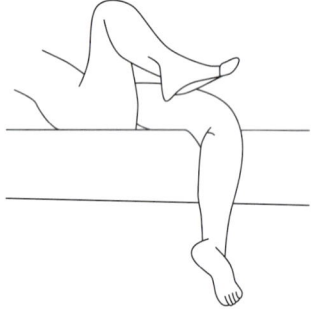

Figura 172.4 Principais provas deficitárias utilizadas na pesquisa da força em crianças pequenas.

do adulto, em crianças pequenas sua pesquisa não é feita por meio de um único e vigoroso movimento de dorsiflexão do pé. É necessário que o examinador se coloque ao lado do paciente, que pode estar deitado ou sentado no colo dos pais. É conveniente que, com a mão esquerda, o examinador segure o joelho da criança em posição de semiflexão, enquanto a outra mão executa movimentos breves e repetidos de dorsiflexão, à maneira de um "pedalar", interrompendo a pesquisa tão logo perceba que desencadeou o clônus. Esse sinal significa presença de lesão do neurônio motor superior. Importante lembrar que recém-nascidos e lactentes, sobretudo durante a sonolência, podem apresentar clônus de pé, entretanto este é rapidamente esgotável. Deve ser valorizado, sobretudo, quando a resposta for assimétrica ou extremamente evidente.

Superficiais ou exteroceptivos

O reflexo cutâneo-abdominal só aparece entre o segundo e o sexto mês de vida e até o final do primeiro ano tem aspecto rudimentar e difuso.

Com relação ao reflexo cutâneo-plantar, a resposta extensora é normalmente encontrada em lactentes normais, desaparecendo no segundo ano de vida, a partir do momento que a criança inicia a marcha. Varia muito, contudo, a época em que se opera essa mudança e, só depois de completado o segundo ano é que se pode considerar a resposta extensora um indicador de lesão do neurônio motor superior.

Reações transitórias

Em virtude da imaturidade do sistema nervoso, o recém-nascido normal apresenta uma série de reações transitórias.

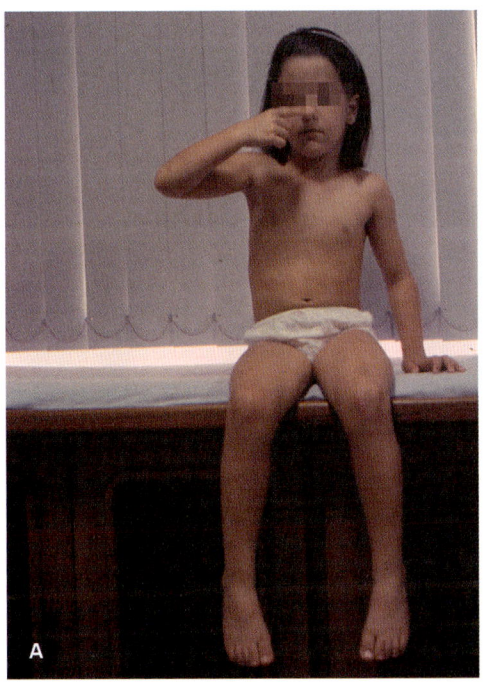 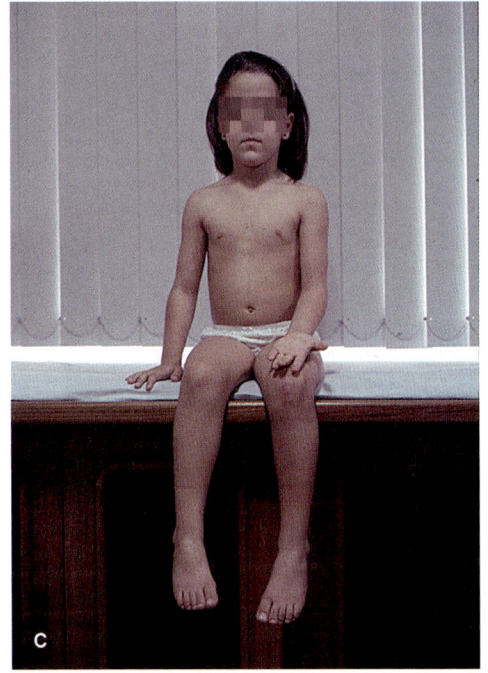

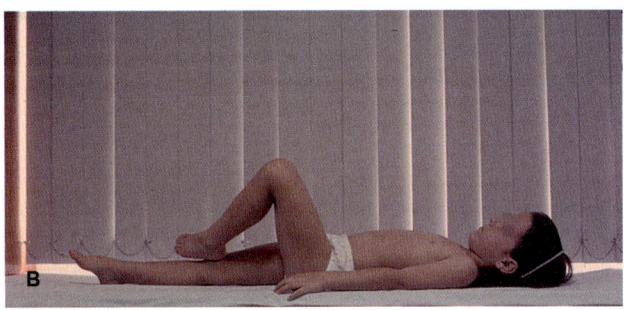

Figura 172.5 Avaliação da coordenação em crianças cooperativas. **A.** Prova índex-nariz – a maioria das crianças consegue realizar o teste, com os olhos abertos, a partir dos 3 anos e o realiza com os olhos fechados a partir dos 4 anos. **B.** Prova calcanhar-joelho. **C.** Prova das marionetes – a maioria das crianças consegue executá-la a partir dos 7 anos.

Na fase neonatal essas reações constituem um índice de normalidade, e sua falta reveste, em regra, significado patológico. Mas, se persistirem além de certa época, passam a exprimir atraso do desenvolvimento do sistema nervoso ou presença de lesões desse sistema. Seu estudo representa, pois, matéria de capital importância. Trataremos apenas daquelas cuja pesquisa, mais simples, faz parte do exame clínico habitual: de Moro, de sucção, preensão palmar e plantar e tônico-cervical assimétrico (Magnus-de Kleijn).

- **Reação de Moro** – a melhor e mais elegante maneira de pesquisá-la é colocar a mão esquerda sob a cabeça da criança e deixá-la, de súbito, cair discretamente em relação ao tronco sem, entretanto, tirar a mão de debaixo da criança ou permitir que haja choque com o leito. A resposta normal consiste na abdução e extensão de todos os segmentos dos membros superiores, seguindo-se de um movimento semelhante a um abraço. Essa reação aparece entre 28 e 32 semanas de gestação, estando presente em todos os recém-nascidos de termo. Deve desaparecer até o sexto mês de vida. Resposta assimétrica ou unilateral indica, geralmente, lesão periférica ou ortopédica (paralisia do plexo braquial, luxação da epífise proximal do úmero, fratura umeral ou clavicular) no lado que se move pouco ou não se move de todo. Reação ausente ou levemente esboçada anuncia, de comum, lesão intracraniana.

Sua extinção em lactente com hiperbilirrubinemia é sinal provável de *kernicterus*. Persistência da reação de Moro além dos 6 meses de idade acusa atraso do desenvolvimento neurológico

- **Reação de sucção** – quando se toca nos lábios do recém-nascido, produzem-se vigorosos movimentos de sucção. Essa reação desaparece por volta do sexto mês de vida. Sua ausência no recém-nascido indica lesão cerebral, salvo no pré-termo de baixo peso e muito deprimido (Figura 172.6 B)

- **Reação tônico-cervical assimétrica** – também conhecida como "reação de Magnus-De Kleijn", reação do esgrimista ou do espadachim, é obtida pela rotação da cabeça da criança para um dos lados, enquanto mantém-se a região dorsal do tronco apoiada completamente no leito (ver Figura 172.6 A). A resposta normal consiste na extensão dos membros superior e inferior no mesmo lado para o qual a face foi rodada, com a flexão dos membros contralaterais. Persistência dessa reação de maneira consistente além dos 3 meses de idade acusa atraso do desenvolvimento neurológico

- **Reação de preensão palmar e plantar** – as reações de preensão palmar e plantar são deflagradas pela pressão das palmas e plantas. Geralmente a reação de preensão plantar é mais fraca do que a palmar. A reação de preensão palmar surge por volta de 28 semanas de gestação e

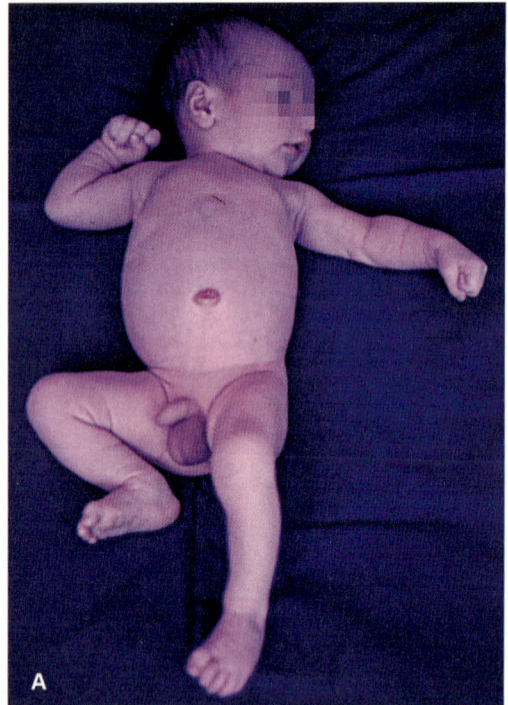
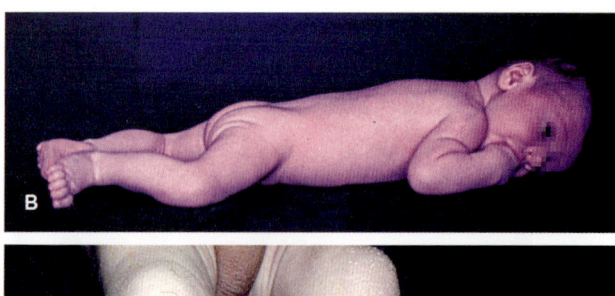
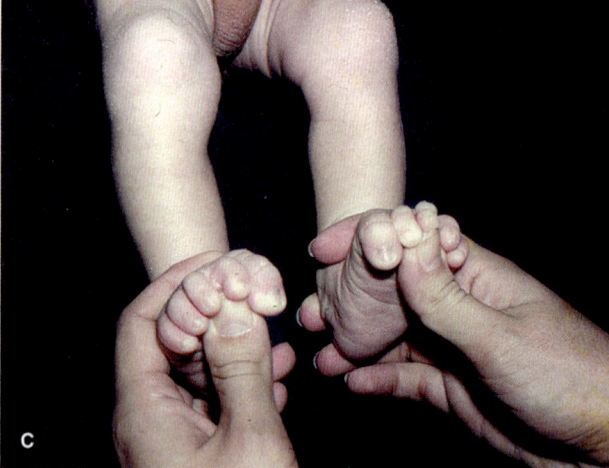

Figura 172.6 Reações transitórias ou primitivas. **A.** Reação de Magnus-De Kleijn. **B.** Reação de sucção. **C.** Reação de preensão plantar.

desaparece a partir do sexto mês de vida. Ausência da reação antes dos 3 meses de vida, assimetria ou persistência dela além dos 6 meses de idade são dados anormais. A reação de preensão plantar desaparece por volta dos 12 meses de idade (Figura 172.6 C).

Nervos cranianos

O exame dos nervos cranianos é de grande importância em muitas eventualidades, embora constitua tarefa difícil e só incompletamente realizável na fase neonatal e mesmo durante o resto do primeiro ano de vida. Nem todas as provas discriminadas no exame neurológico do adulto se realizam de modo sistemático. Algumas delas reservam-se para quando houver motivos para suspeitar de uma determinada anormalidade neurológica.

Trofismo e funções neurovegetativas

Conforme descrito no exame neurológico do adulto.

Sinais meningorradiculares

De enorme importância no exame clínico, sobretudo quando a criança tem febre ou sintomas neurológicos, é a pesquisa dos sinais de irritação meníngea, descrita no

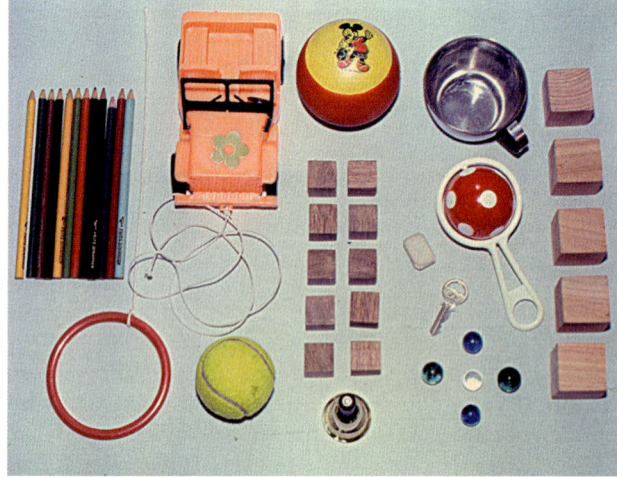

Figura 172.7 Material para o exame neurológico evolutivo.

exame neurológico do adulto. Vale ressaltar que, nos lactentes com infecção do sistema nervoso central, eles podem estar ausentes, e o abaulamento da fontanela pode ser mais preditivo.

EXAME NEUROLÓGICO EVOLUTIVO

Aspecto peculiar e importante do exame neurológico da criança e exame neurológico evolutivo (Tabela 172.1).[5,6]

Tabela 172.1 Exame neurológico evolutivo – padrões etários normais.

2 meses	4 meses	6 meses
Expressivo: expressão alerta **Em supino:** postura assimétrica. Hipertonia apendicular em flexão, porém menos intensa quando comparada com o primeiro mês. Mãos predominantemente fechadas, porém já passam boa parte do tempo abertas. Polegares apoiados (externamente) nos demais dedos **Argola pendente:** observa-a na linha de visão; quando lentamente deslocada, em direção à linha mediana, ele a acompanha até pouco após a linha mediana **Tilintar da sineta:** reduz a atividade motora e modifica expressão facial **Social:** sorriso social incipiente **Tração dos membros superiores até a posição sentada:** a cabeça pende moderadamente **Sentado:** a cabeça pende predominantemente para frente, porém tende a erguê-la repetidamente **Em pé:** reação positiva de suporte; a marcha reflexa ainda pode estar presente **Suspensão ventral:** busca alinhar a cabeça com o tronco, porém este ainda apresenta convexidade superior **Em prono:** faz rotação da cabeça, apoiando-se no tórax. Os membros superiores permanecem fletidos, com as mãos próximas da cabeça e as pernas ficam em uma posição de ajoelhar-se, com a pelve elevada. O bebê estica e encolhe as pernas em movimento de rastejar. Se o examinador girar a cabeça até a posição mediana, ele elevará a cabeça até a zona II (entre 45° e 90° em relação à superfície do leito) **Vocalizações:** vocalizações moduladas ("a", "e", "u").	**Expressivo:** expressão alerta, olhar direto e definido **Em supino:** postura simétrica. Excita-se e respira arfando. Mãos abertas, tocando-se perto do rosto ou sobre o tórax. Puxa roupa colocada sobre o rosto. Tateia, arranha e agarra. O olhar espontâneo para as mãos é frequente **Argola pendente:** olha imediatamente para a argola sustentada acima de seus pés, ou para a mão do examinador que a segura. Acompanha-a de maneira contínua, de um lado para outro, em um arco de 180°. Quando sustentada acima do tórax, os braços se agitam **Social:** toma a iniciativa de um sorriso social. Antecipa chegada do alimento ao vê-lo. Diante de um espelho, olha para sua imagem refletida **Chocalho:** olha-o na mão **Tração dos membros superiores até a posição sentada:** a cabeça pende apenas ligeiramente **Sentado:** cabeça firme (sustentação cefálica completa). Olha para o tampo da mesa ou para as mãos **Em pé:** suporta brevemente uma pequena fração de seu peso, esticando repetidamente as pernas e elevando-se nas pontas dos pés. Tende a flexionar os dedos e pode ainda levantar os pés **Suspensão ventral:** a cabeça é sustentada em posição alinhada com o tronco **Em prono:** mantém a cabeça continuamente elevada na zona III (90° em relação à superfície do leito). As pernas ficam estendidas ou semiestendidas. Exibe tendência a rolar para o lado **Vocalizações:** lalação; ri alto	**Social:** discrimina os estranhos. Diante de um espelho, olha para sua imagem refletida, sorri, vocaliza e bate no espelho **Sentado:** senta-se brevemente, inclinado para frente, escorado nas mãos (a superfície deve ser rígida) **Em pé:** suporta grande parte de seu peso, com as pernas estendidas e saltita ativamente **Em prono:** mantém a cabeça continuamente elevada, apoiando o próprio peso no abdome e nas mãos. Realiza mudança de decúbito **Em supino:** postura simétrica, levantando a cabeça (esforçando-se para sentar). Hipotonia fisiológica. Leva os pés à boca. Tolera pouco a posição supina durante o exame **Tração dos membros superiores até a posição sentada:** ergue a cabeça, ajudando no movimento de sentar-se **Vocalizações:** arrulhos, guinchos. Balbucio polissilábico controlado (ah-oh-oh-uh). Diz m-m-mã ao chorar

10 meses	1 ano e 1 mês	1 ano e 6 meses
Social: começa a acenar adeus, bater palmas, jogar beijo **Sentado:** senta-se sem apoio (bom controle postural). Consegue passar à pronação e vice-versa **Em pé:** põe-se de pé, com auxílio de uma barra **Marcha:** com apoio, instável **Em prono:** engatinha **Linguagem:** "mama", "papa" (com significado). Imita sons (tosse, estalidos, risinhos). Fala alguma outra palavra: perguntar se o bebê diz algo que signifique adeus, olá, não etc., que são comuns como primeiras palavras	**Cubos:** tenta erigir torre, porém falha **Xícara e cubo:** solta um cubo na xícara **Pelota e garrafa:** tenta inseri-la na garrafa, porém erra. Preensão em pinça superior (não apoia o antebraço) **Marcha:** anda, bastando segurá-lo por uma das mãos **Linguagem:** duas palavras, além de "mama", "papa". Com relação à compreensão, entrega brinquedo na mão do examinador. Caso recuse, deixa-se a mãe pedir o brinquedo à criança **Social:** oferece a bola à imagem no espelho	**Cubos:** erige torre com três ou quatro **Xícara e cubo:** coloca todos os cubos na xícara **Pelota e garrafa:** consegue despejá-la da garrafa. Consegue inseri-la na garrafa a partir dos 15 meses **Álbum de figuras:** vira duas ou três folhas de cada vez **Pranchas com desenhos:** nomeia ou aponta para uma (tende mais a identificar do que a nomear) **Desenho:** rabisca espontaneamente. Faz risco imitativo, sem considerar a direção **Marcha:** raramente cai. Anda depressa, correndo com rigidez. Sobe escadas, seguro por uma das mãos. Sobe em cadeira de adulto **Bolinha:** consegue arremessá-la, em vez de simplesmente deixá-la cair. Segue pelo menos duas ordens direcionais (jogar a bola na cadeira, para a mãe ou para o examinador são respostas aceitáveis) **Bola grande:** anda até ela. Após demonstração de chutar, pisa ou toca na bola, sem movimento pendular do pé **Linguagem:** dez palavras, incluindo nomes de pessoas **Social:** entrega prato vazio. Come parte sozinho e derrama. Os esfíncteres estão controlados durante o dia **Atividade lúdica:** puxa brinquedo, ao andar ou engatinhar. Carrega ou afaga boneca. Empenha-se na manipulação ativa de animal felpudo

(continua)

Tabela 172.1 Exame neurológico evolutivo – padrões etários normais. (*Continuação*)

2 anos	3 anos	4 anos
Cubos: erige torre com seis ou sete **Álbum de figuras:** vira folhas uma a uma **Pranchas com desenhos:** nomeia três ou mais. Identifica cinco ou mais **Objetos de teste:** nomeia dois (lápis, sapato, chave, moeda, bola) **Marcha:** corre bem, sem cair, mas ainda não muito depressa. Sobe e desce escadas com apoio, colocando ambos os pés no mesmo degrau **Bola:** segue pelo menos quatro ordens direcionais (jogar a bola na cadeira, para a mãe ou para o examinador são respostas aceitáveis) **Bola grande:** chuta **Linguagem:** frases com três palavras. Utiliza "eu, mim, você". Refere-se a si próprio pelo nome (a criança diz "Pedro quer..."). Compreende e pede "mais um". Vocabulário com mais de 50 palavras **Social:** entrega prato vazio. Come parte sozinho e derrama. Os esfíncteres estão regulados durante o dia **Vestir-se:** veste peça simples (meias, boné; puxa as calças para cima) **Atividade lúdica:** mímica doméstica (põe a boneca na cama, finge alimentá-la, bate e esfrega a roupa, varre, tira pó etc. Predomina o jogo paralelo (brinca ao lado de outra criança e não com ela; frequentemente pratica a mesma atividade, mas de modo bastante separado)	**Fala:** superadas as etapas de "palavra-frase", frase agramatical e dislalias por troca de fonemas. Podem apresentar dislalias por supressão de fonemas **Equilíbrio estático:** permanece em ortostase, com pés justapostos e membros superiores pendendo ao longo do corpo, com os olhos abertos, por 30 s **Equilíbrio dinâmico:** sobe e desce escada, sem apoio, colocando ambos os pés no mesmo degrau. Apanha objeto no chão, sem auxílio da outra mão **Coordenação apendicular:** constrói torre com 9 cubos ou mais. Copia um traço vertical de um modelo desenhado em um cartão. Realiza manobra índex-nariz com os olhos abertos **Controle esfincteriano:** vesical diurno consolidado; vesical noturno e anal em consolidação	**Fala:** superadas todas as etapas, inclusive a de dislalia por supressão de fonemas **Equilíbrio estático:** realiza a prova de Romberg por 30 s **Equilíbrio dinâmico:** anda nas pontas dos pés. Sobe e desce escada, sem apoio, alternando os pés **Coordenação apendicular:** vira páginas de um livro eumetricamente. Copia uma cruz de um modelo desenhado em um cartão. Realiza manobra índex-nariz com os olhos fechados **Persistência motora:** mantém os olhos fechados por 20 s. Mantém a boca aberta por 40 s. Mantém a língua protrusa com os olhos abertos por 40 s **Sensibilidade:** com os olhos fechados, reconhece as posições segmentares e objetos familiares (estereognosia) **Controle esfincteriano:** vesical noturno em consolidação. Anal consolidado
5 anos	**6 anos**	**7 anos**
Equilíbrio estático: permanece em ortostase, com a ponta de um pé encostada no calcanhar do outro, com os olhos abertos, por 10 s **Equilíbrio dinâmico:** executa marcha em *tandem*. Consegue pular girando sobre si mesmo, sem desviar-se do lugar **Coordenação apendicular:** copia um círculo e um quadrado de um modelo desenhado em um cartão. Sentado, consegue bater com os pés no chão, alternadamente e ritmicamente. Abre e fecha as mãos alternadamente (membros superiores horizontalmente para frente). Toca com a ponta do polegar em todos os dedos, nas duas mãos e nas duas direções **Persistência motora:** mantém a língua protrusa com os olhos fechados por 40 s **Controle esfincteriano:** consolidado	**Equilíbrio estático:** permanece em ortostase, com a ponta de um pé encostada no calcanhar do outro, com os olhos fechados, por 10 s **Equilíbrio dinâmico:** executa marcha em *tandem* para trás **Coordenação apendicular:** copia um triângulo. Descreve um círculo com os dedos indicadores, estando os braços estendidos horizontalmente para os lados **Coordenação tronco-membros:** estando de pé, o examinador força o tronco para trás e observa a flexão dos joelhos **Sensibilidade:** reconhecimento de dedos e noção de direita-esquerda	**Equilíbrio estático:** permanece em ortostase, com apoio plantar sobre um só pé (deixar escolher o pé), por pelo menos 10 s. Consegue agachar-se, apoiando-se nas pontas dos pés com os calcanhares unidos e braços abertos, por pelo menos 10 s **Equilíbrio dinâmico:** capaz de pular (o mais alto possível) e bater palmas duas vezes enquanto os pés estão sem contato com o solo **Coordenação apendicular:** copia um losango. Realiza prova das marionetes (eudiadococinesia) **Coordenação tronco-membros:** consegue sentar-se sem apoio estando deitado e deitar-se sem apoio estando sentado (braços cruzados diante do tronco)

173

Epilepsia na Infância

Ana Carolina Coan • Marilisa M. Guerreiro

INTRODUÇÃO

A incidência de epilepsia na infância é de aproximadamente 33,3 a 82 casos por 100.000 pessoas por ano, sendo maior no primeiro ano de vida, quando varia entre 81 e 130/100.000.[1] A prevalência de epilepsia em crianças em países desenvolvidos varia em torno de 3,2 a 6,3/1.000.[1,2]

Em relação à etiologia das epilepsias da infância, estudos mostram resultados variados, dependendo dos critérios de inclusão e da população estudada. Estudo populacional norueguês, utilizando a classificação das epilepsias da Liga Internacional contra as Epilepsias (International League Against Epilepsy – ILAE) de 2017, encontrou uma síndrome epiléptica definida em 41% e uma síndrome definida ou etiologia estrutural-metabólica em 63% das crianças com epilepsias. Mais detalhadamente, 34% das crianças apresentavam etiologia genética (24% presumida e 10% com alteração genética definida), 26% etiologia estrutural, 2% etiologia infecciosa, 1% etiologia metabólica e 43% etiologia desconhecida.[3] Com o avanço das técnicas de investigação genética e de neuroimagem, os números vêm mudando com rapidez decorrente dos inúmeros genes descritos quase que diariamente, além de lesões cada vez mais sutis que conseguem ser detectadas. Sendo assim, a proporção de epilepsias de causa desconhecida vem sendo reduzida de maneira progressiva.

Na infância, sobretudo na primeira década de vida, o reconhecimento de síndromes epilépticas distintas tem importância considerável para investigação, tratamento e definição do prognóstico. Entre as síndromes epilépticas da infância destacam-se as epilepsias idade-dependentes (autolimitadas), as encefalopatias epilépticas e do desenvolvimento e as síndromes genéticas. A seguir serão descritas as principais síndromes epilépticas da infância. A Tabela 173.1 apresenta a lista completa das síndromes epilépticas da infância atualmente reconhecidas pela ILAE.[4-6]

CLASSIFICAÇÃO

Síndromes epilépticas com início em recém-nascidos e lactentes[4]

As síndromes epilépticas com início em recém-nascidos e lactentes[4] foram divididas em dois grandes grupos: síndromes epilépticas autolimitadas, nas quais é provável haver remissão espontânea; e as síndromes com encefalopatias epilépticas e do desenvolvimento (EED), doenças nas quais há atraso do desenvolvimento relacionado à etiologia de base independente da atividade epileptiforme, além da encefalopatia epiléptica. A maioria das síndromes com etiologia específica que começam nos recém-nascidos e lactentes são EEDs.

Síndromes epilépticas autolimitadas

Epilepsia autolimitada do recém-nascido (familial)

A epilepsia autolimitada do recém-nascido (familial) (SeLNE, do inglês self-limited familial neonatal epilepsy) é uma síndrome genética, autossômica dominante, secundária à mutação em genes de subunidades de canal de potássio. É caracterizada por crises breves, com início nos primeiros dias de vida, em recém-nascido sem outras alterações neurológicas.

As crises, em geral, têm início na primeira semana de vida, mais comumente no segundo ou terceiro dia após o nascimento. Alguns pacientes podem ter início das crises até o terceiro mês de vida. Afeta ambos os sexos na mesma proporção e apresenta incidência estimada de 14,4 casos por 100.000 nascidos vivos.[4]

As crises são breves, com duração de 1 a 2 minutos, com elevada frequência diária, podendo chegar a 20 a 30 crises ao dia. Em geral, os eventos caracterizam-se por crise motora tônica, com apneia, seguida por vocalizações, manifestações oculares, sintomas autonômicos, automatismos e movimentos clônicos focais ou generalizados. O período pós-ictal é breve. Fora das crises, os neonatos são normais.[7] As crises apresentam remissão entre 1 e 6 meses após o início, sendo que em cerca de 70% isso ocorre em até 6 semanas. Dez a 14% dos pacientes podem desenvolver outras crises ao longo da vida.[7]

O eletroencefalograma (EEG) interictal pode ser normal ou demonstrar anormalidades como traçado descontínuo, anormalidades focais ou multifocais ou padrão teta pontiagudo alternante (theta pointu alternant). O traçado ictal demonstra atenuação difusa por alguns segundos, seguido de espículas bilaterais por 1 a 2 minutos.[8]

A síndrome está relacionada a mutações em genes de subunidades do canal de potássio voltagem-dependente, mais comumente KCNQ2, localizado no cromossomo 20q13.3. Em uma pequena proporção dos casos, a mutação encontra-se no gene KCNQ3 no cromossomo 8q24. A herança é autossômica dominante, com penetrância ao redor de 85%.[9-11]

As crises, em geral, respondem a fármacos antiepilépticos em monoterapia. Há relatos de boa resposta com fenobarbital, valproato e fenitoína.[11] Por outro lado, alguns neonatos não respondem ao tratamento com fármacos antiepilépticos e, nesses casos, devemos estar alertas para os riscos da politerapia, pois há remissão espontânea em poucas semanas ou no máximo em 6 meses, não havendo necessidade de se insistir no tratamento farmacológico.

Epilepsia autolimitada do lactente (familial)

A epilepsia autolimitada do lactente (familial) (SeLIE, do inglês self-limited familial infantile epilepsy) cursa com crises focais caracterizadas por parada comportamental, percepção comprometida, automatismos, versão ocular e da cabeça e movimentos clônicos, com frequência alternando os lados, e progredindo para crise hemiclônica ou focal para tônico-clônica bilateral. As crises geralmente são breves (< 3 minutos). As crises podem ser frequentes no início, mas costumam evoluir para remissão em 1 ano do início do quadro.[4]

A idade de início varia de 3 a 20 meses com pico aos 6 meses. O exame neurológico e o desenvolvimento neuromotor costumam ser normais. Ao EEG observa-se atividade de base normal e interictal normal. O registro ictal é

Tabela 173.1 Síndromes eletroclínicas reconhecidas pela International League Against Epilepsy (ILAE) de acordo com a idade de início.[4-6]

Artigo de posicionamento das síndromes epilépticas	Tipo de epilepsia			
	Focal	Focal e/ou generalizada	Generalizada	Síndromes com EED ou com deterioração neurológica progressiva
Síndromes epilépticas com início em recém-nascidos e lactentes[4]	Epilepsia autolimitada do recém-nascido (familial)* Epilepsia autolimitada do lactente (familial) Epilepsia autolimitada do recém-nascido e lactente (familial)	Epilepsia genética com crises febris *plus*	Epilepsia mioclônica do lactente*	EED precoce do lactente* Epilepsia do lactente com crises focais migratórias Síndrome dos espasmos epilépticos infantis* Síndrome de Dravet* EED etiologia específica EED-*KCNQ2* EED dependente de piridoxina/piridoxal fosfato EED-*CDKL5* Epilepsia em salvas *PCDH19* Síndrome da deficiência de GLUT1 Síndrome de Sturge-Weber Crises gelásticas com hamartoma hipotalâmico
Síndromes epilépticas com início na infância[5]	Epilepsias focais autolimitadas Epilepsia autolimitada com espículas centrotemporais* Epilepsia autolimitada com crises autonômicas* Epilepsia visual occipital da infância* Epilepsia do lobo occipital fotossensível*		Epilepsia com ausências mioclônicas Epilepsia com mioclonias palpebrais	Epilepsia com crises mioclônico-atônicas* Síndrome de Lennox-Gastaut* EED ou EE com ativação de espícula-onda no sono* Síndrome da epilepsia relacionada à infecção febril (FIRES) HHE
Epilepsias generalizadas idiopáticas[6]			Epilepsia ausência da infância* Epilepsia ausência juvenil Epilepsia mioclônica juvenil Epilepsia com crises tônico-clônicas generalizadas apenas	

*Síndromes abordadas neste capítulo. EE: encefalopatia epiléptica; EED: encefalopatia epiléptica e do desenvolvimento; GLUT1: transportador de glicose 1; HHE: hemiconvulsão-hemiplegia-epilepsia.

caracterizado por descargas focais, em geral temporais ou posteriores. *PRRT2* é um gene comumente implicado nessa condição.[4]

Epilepsia mioclônica do lactente

É considerada a forma mais precoce de epilepsia genética generalizada. Meninos são duas vezes mais afetados do que meninas. Apresenta prevalência ao redor de 2% das epilepsias até os 3 anos.[12,13]

Clinicamente é caracterizada por crises mioclônicas, espontâneas ou reflexas, com início, em geral, entre 6 meses e 3 anos. A distribuição de idade pode se estender entre 4 meses e 5 anos. As crianças não apresentam outras alterações neurológicas. As crises mioclônicas são o único tipo de crise, exceto pelo antecedente de crises febris em cerca de um quinto dos casos. As mioclonias afetam em especial cabeça, olhos, membros superiores e diafragma. Os abalos podem ser isolados ou em *clusters*. Mais comumente, as mioclonias são espontâneas e são exacerbadas durante a sonolência e o sono não REM. Os pacientes podem apresentar apenas mioclonias reflexas, apenas espontâneas ou ambas.[12,13]

O EEG interictal é normal ou pode demonstrar descargas epilépticas generalizadas raras. O EEG ictal demonstra complexos espícula ou poliespícula onda lenta generalizados concomitante ao abalo mioclônico.[13]

A etiologia é desconhecida, mas a epilepsia mioclônica do lactente é considerada uma forma de epilepsia genética generalizada. Cerca de 30% dos casos apresentam antecedentes familiares de epilepsia ou crises febris.[13]

A maioria dos pacientes tem suas crises controladas com o uso de valproato. Outras opções terapêuticas incluem clonazepam ou levetiracetam. A remissão, em geral, ocorre entre 6 meses e 5 anos após o início das crises. Até 20% dos pacientes podem apresentar outros tipos de crises epilépticas a partir do início da adolescência. O desenvolvimento neurológico da maioria das crianças é normal, mas 10 a 20% podem evoluir com déficits cognitivos ou motores leves, sobretudo quando as crises não são tratadas.[12,13]

Encefalopatias epilépticas e do desenvolvimento

Encefalopatias epilépticas e do desenvolvimento precoce do lactente

As encefalopatias epilépticas e do desenvolvimento precoce do lactente (EIDEE, do inglês *early-infantile developmental and epileptic encephalopathy*) são um grupo de epilepsias graves com início no período neonatal e compreendem o que era previamente conhecido como "encefalopatia mioclônica precoce" e "síndrome de Ohtahara". Na EIDEE, as crises epilépticas têm início dentro dos primeiros 3 meses de vida e costumam ser farmacorresistentes. Essas crianças podem apresentar precocemente anormalidades ao exame neurológico, como hiper ou hipotonia e movimentos involuntários. Evoluem com atraso do neurodesenvolvimento moderado a grave.[4] A incidência é semelhante em ambos os sexos.[14]

As crises podem ser mioclonias erráticas ou fragmentárias, crises focais, motoras tônicas ou clônicas, ou espasmos epilépticos (espasmos tônicos).[14-16] O desenvolvimento neuropsicomotor anormal pode anteceder ou ocorrer logo após o início das crises.[14]

A etiologia pode ser estrutural ou genética. Erros inatos do metabolismo, apesar de raros, devem ser considerados, incluindo hiperglicinemia não cetótica, acidúria propiônica, acidemia metilmalônica, deficiência de sulfito oxidase e deficiência de cofator de molibdênio, doença de Menkes, síndrome de Zellweger, entre outras.[16]

Exame de EEG revela anormalidades interictais, com padrão de surto-supressão ou atividade epileptiforme multifocal e lentificação difusa (Figura 173.1 A).[14]

Pode haver evolução para espasmos epilépticos e para síndrome de Lennox-Gastaut. A evolução é catastrófica, e as crianças irão apresentar déficit intelectual e alterações neurológicas graves.[14] Não há tratamento eficaz. Fármacos antiepilépticos, hormônio adrenocorticotrófico (ACTH) ou corticosteroides e dieta cetogênica podem ser utilizados, com pouco benefício. Para casos associados a lesões estruturais, cirurgia de epilepsia pode trazer algum benefício.[16] Em casos com etiologia desconhecida, é aconselhável teste terapêutico com piridoxina.[15]

Em alguns casos, o padrão clínico-eletroencefalográfico pode predizer uma anormalidade genética específica, como no caso de crises sequenciais (variantes patogênicas nos genes *KCNQ2* ou *SCN2A*) ou espasmos tônicos hipercinéticos (variantes patogênicas no gene *CDKL5*).[4]

Síndrome dos espasmos epilépticos infantis

A síndrome dos espasmos epilépticos infantis (IESS, do inglês *infantile epileptic spasm syndrome*), anteriormente conhecida como "síndrome de West", é uma encefalopatia epiléptica idade-dependente decorrente de causas distintas. Há predominância no sexo masculino e incidência de 3 a 5 para 10.000 nascidos vivos. É caracterizada pela tríade espasmos epilépticos, atraso ou involução do desenvolvimento neuropsicomotor e EEG demonstrando padrão de hipsarritmia.[17]

Clinicamente, caracteriza-se por crises epilépticas com início entre 3 e 12 meses de vida, com pico ao redor de 5 meses.[17] As crises, denominadas "espasmos epilépticos", são caracterizadas por contrações tônicas súbitas e breves, com duração de 0,2 a 2 segundos, envolvendo musculatura axial ou dos membros. Pode envolver vários grupos musculares ou ser fragmentada. Os espasmos podem ser em flexão (flexão da cabeça e tronco e elevação e flexão dos membros), em extensão (movimento súbito da cabeça para trás, com hiperextensão do tronco e extensão e abdução dos membros) ou em flexão-extensão (flexão do pescoço, tronco e braços e extensão das pernas). Cerca de 30% das crises podem ser assimétricas, o que, em geral, se associa a lesões estruturais cerebrais contralaterais ao lado de predomínio dos movimentos. Ocorrem em *clusters*, com até 150 crises em cada evento. Os *clusters* podem se repetir entre 1 e 30 vezes ao dia. É mais comum que as crises ocorram ao despertar, podendo ocorrer ainda logo antes de adormecer ou em vigília. Na IESS de etiologia estrutural pode também aparecer crise focal. O atraso do desenvolvimento neuropsicomotor antecede o início dos espasmos em cerca de 2/3 dos casos. No entanto, acentuação ou início do atraso psicomotor segue-se ao início dos espasmos.[18]

A IESS pode ter diferentes etiologias. Em cerca de 80% dos casos há uma etiologia definida, enquanto nos demais casos a etiologia permanece desconhecida. As principais etiologias associadas à IESS estão descritas na Tabela 173.2.

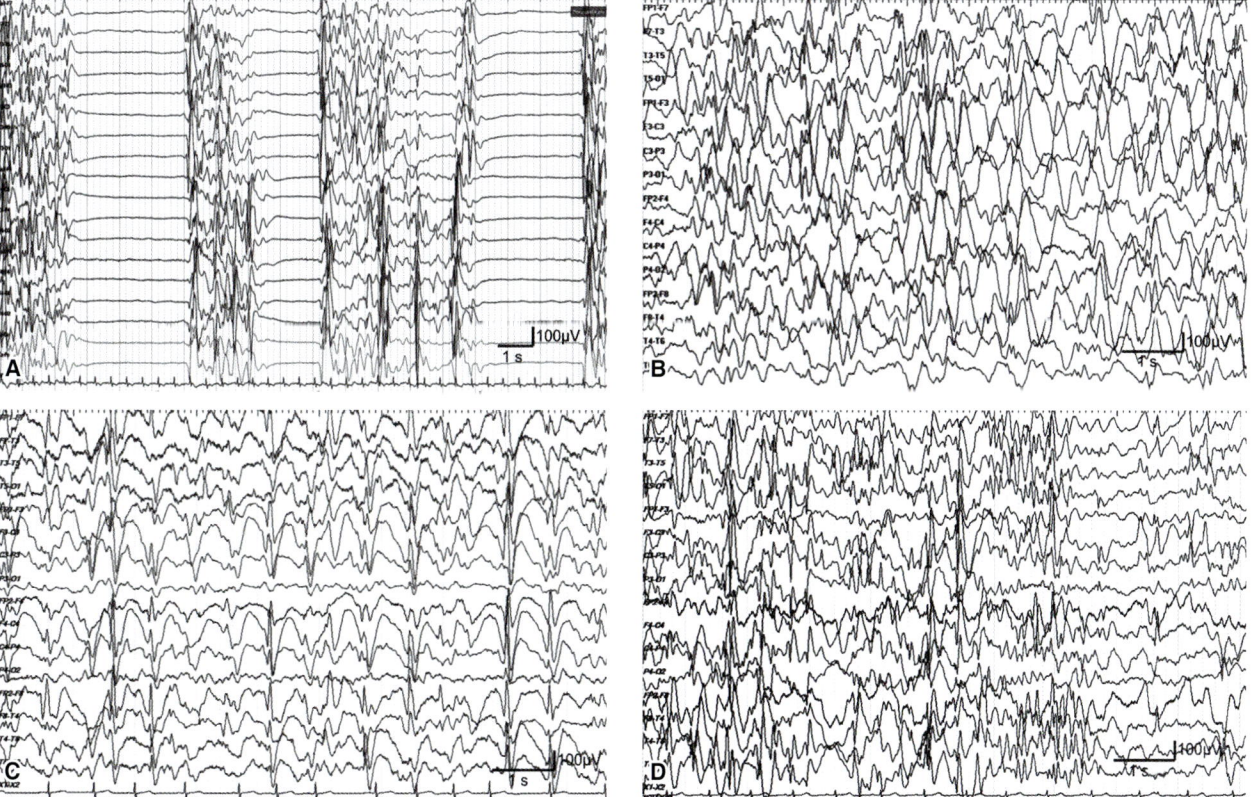

Figura 173.1 Padrões eletroencefalográficos característicos nas encefalopatias epilépticas idade-dependentes. **A.** Padrão surto-supressão na encefalopatia epiléptica e do desenvolvimento precoce do lactente. **B.** Hipsarritmia na síndrome dos espasmos epilépticos infantis. **C** e **D.** Complexos espícula onda lenta generalizados lentos (< 2,5 Hz) (**C**) e atividade paroxística rápida (**D**) na síndrome de Lennox-Gastaut.[14]

Tabela 173.2 Principais etiologias associadas à síndrome de West e à síndrome de Lennox-Gastaut.

- Anormalidades cromossômicas (síndrome de Down, XXY, 22q, microdeleção 17p13.3, del 1p36)
- Mutações de genes
- Malformações do desenvolvimento cortical (microcefalias, hemimegalencefalia, agiria/paquigiria, esquizencefalia, heterotopias, displasia cortical focal)
- Agenesia de corpo caloso, holoprosencefalia
- Esclerose tuberosa, neurofibromatose, ipomelanose de Ito, *incontinentia pigmenti*
- Acidentes vasculares cerebrais
- Encefalopatia hipóxico-isquêmica
- Infecções congênitas (citomegalovírus, herpes-vírus, toxoplasmose)
- Infecções cerebrais pós-natais (meningoencefalite, abscesso cerebral)
- Tumores cerebrais (raro)
- Erros inatos do metabolismo (fenilcetonúria, acidúrias orgânicas, aminoacidúrias, doenças mitocondriais, dependência de piridoxina)

O EEG interictal demonstra o padrão típico chamado "hipsarritmia". Em cerca de 1/3 dos casos esse padrão está ausente.[19] Hipsarritmia caracteriza-se por padrão de atividade elétrica cerebral desorganizada e ausência de ritmos cerebrais normais, com ondas lentas de muito elevada amplitude, ondas agudas, espículas e poliespículas multifocais (ver Figura 173.1 B). Durante o sono REM, há relativa normalização do traçado e no sono não REM a hipsarritmia se apresenta fragmentada e com as descargas epileptiformes descontínuas e repetitivas. Com o avançar da idade, o padrão de hipsarritmia se torna gradualmente mais organizado, fragmentado e desaparece entre os 2 e 4 anos de vida. O padrão ictal dos espasmos epilépticos é extremamente variável, podendo apresentar ondas lentas generalizadas de elevada voltagem, atividade rápida de baixa amplitude e atenuação difusa da atividade elétrica cerebral, com duração breve (entre 1 e 5 segundos).[19]

O diagnóstico da IESS inclui a história clínica, com avaliação detalhada do neurodesenvolvimento, a observação das crises epilépticas e o EEG. O diagnóstico das causas associadas à IESS deve incluir avaliação oftalmológica, exame da pele e exame de neuroimagem, de preferência ressonância magnética (RM). Exceto se houver uma etiologia bem definida, exame de líquido cefalorraquidiano e triagem de doenças neurometabólicas devem ser realizados. Análise genética pode demonstrar diferentes anormalidades cromossômicas ou mutações gênicas associadas à IESS.[18,20]

O tratamento de primeira linha para a IESS é o uso de ACTH, corticosteroides em altas doses e vigabatrina. ACTH e corticosteroides em altas doses são mais eficazes que vigabatrina, porém o tratamento pode cursar com sérias complicações sistêmicas. A comparação entre ACTH e corticosteroides em altas doses mostra que a eficácia de ambos os tratamentos é muito semelhante, mas a diferença de custo é significativa e deve ser levada em consideração. Vigabatrina, apesar de oferecer menores efeitos colaterais a curto prazo, é um pouco menos eficaz, e não deve ser mantida a longo prazo pelos riscos de retinopatia gabaérgica. Essas opções são responsáveis pelo controle dos espasmos em cerca de 2/3 dos casos em poucos dias após a introdução. O uso de infusão endovenosa de piridoxina pode ser tentado nos casos de etiologia indeterminada.[21] Tratamento neurocirúrgico pode ser indicado em casos de etiologia estrutural.[22]

Na evolução, pelo menos metade dos pacientes apresenta déficit motor permanente e 2/3 apresentam déficit cognitivo grave. Transtorno do espectro autista (TEA) e distúrbios psiquiátricos podem ocorrer em crianças com IESS, incluindo crianças com desenvolvimento normal previamente ao início dos espasmos. Cerca de 60% dos pacientes com IESS desenvolvem outros tipos de crises, as quais, em geral, são farmacorresistentes. Síndrome de Lennox-Gastaut e epilepsias focais são as evoluções mais comuns. O principal fator associado ao prognóstico é a causa subjacente. Os casos sem etiologia definida apresentam melhor prognóstico.[17,20,23]

Síndrome de Dravet

A síndrome de Dravet (SD), ou epilepsia mioclônica grave do lactente, é uma encefalopatia epiléptica rara de etiologia genética. Sua incidência varia de 1 para 20.000 a 1 para 40.000, afetando duas vezes mais meninos.[24,25]

As crises epilépticas têm início no primeiro ano de vida, com pico ao redor dos 5 meses, em crianças previamente normais. Em geral, a primeira manifestação clínica é constituída por crises febris, caracteristicamente crises motoras clônicas unilaterais ou, de maneira menos comum, generalizadas. Essas crises têm duração prolongada, evoluindo com frequência para estado de mal epiléptico convulsivo. As crises febris recorrem após curto intervalo de tempo (entre 6 e 8 semanas). Além de febre, essas crises podem ser desencadeadas por infecções, imunizações ou banhos quentes. Um quarto dos pacientes abre o quadro com crises afebris.[25]

A partir do segundo ano de vida, os pacientes evoluem com diferentes tipos de crises epilépticas afebris, incluindo crises mioclônicas, ausências atípicas e crises focais, o que se associa à deterioração neurológica. Nessa fase, as crises são diárias e estado de mal epiléptico com crises motoras clônicas, mioclônicas ou de ausência pode ocorrer. Cerca de 1/5 dos pacientes não apresenta mioclonias.[26] A deterioração neurológica, em geral, é acentuada. Além de déficit cognitivo, os pacientes podem apresentar ataxia e sinais piramidais. Por volta do início da segunda década de vida, o quadro clínico se estabiliza, há melhora do controle das crises e os pacientes persistem com as anormalidades neurológicas sequelares.[25]

Hipertermia é um importante fator precipitador das crises, sobretudo nos primeiros anos da doença, e essa sensibilidade pode persistir até a adolescência. Fotoestímulo, estímulo visual com padrões alternantes e fechamento ocular podem precipitar descargas generalizadas no EEG, crises mioclônicas e de ausência.[25]

O EEG é normal no primeiro ano de vida e, subsequentemente, apresenta alterações progressivas, com aparecimento de atividade epileptiforme generalizada, focal e multifocal. As descargas generalizadas costumam ser desencadeadas pelo fotoestímulo intermitente. A atividade de base é normal no primeiro ano, tornando-se progressivamente desorganizada, com aumento de ondas lentas.[24,25] Os exames de neuroimagem podem ser normais ou demonstrar atrofia cerebral e cerebelar.

A etiologia da SD é genética. Cerca de 70 a 80% dos pacientes com diagnóstico clínico apresentam mutações no gene *SCN1A*, responsável pela subunidade "α" dos canais de sódio dependentes de voltagem.[25] A maior parte das mutações do gene *SCN1A* ocorrem *de novo*.[25]

O tratamento das crises epilépticas é, com frequência, ineficaz nos primeiros anos da síndrome. Os fármacos mais utilizados são o valproato de sódio e benzodiazepínicos. Estiripentol pode ser utilizado em associação com valproato e clobazam.[26] O canabidiol também é uma opção terapêutica para a SD e, mais recentemente, a fenfluramina, diante de resultados favoráveis, vem sendo apontada por alguns autores como a segunda opção no arsenal terapêutico da SD. Carbamazepina, lamotrigina e fenitoína podem piorar as crises epilépticas. Isto se deve ao fato de que a alteração do gene *SCN1A* na SD cursa com perda de função, fazendo com que os bloqueadores de canais de sódio piorem ainda mais o desempenho deficitário dos canais iônicos.[27]

O prognóstico neurológico é reservado na maioria dos casos. Morte precoce ocorre em 15% dos pacientes. Ao redor de 10% ou menos dos pacientes mantêm capacidade de se comunicar. As crises mioclônicas e de ausência costumam remitir após a adolescência, assim como a fotossensibilidade. As crises tônico-clônicas bilaterais podem persistir.[25]

Síndromes epilépticas com início na infância[5]

Entende-se por infância o período que vai de 2 a 12 anos. As síndromes epilépticas desse período podem ser divididas em três grupos principais: (1) epilepsias focais autolimitadas; (2) síndromes epilépticas generalizadas, que se acredita terem uma base genética; e (3) encefalopatias epilépticas e/ou do desenvolvimento (EEDs), que em geral apresentam crises focais e generalizadas.[5]

Epilepsias focais autolimitadas

As epilepsias focais autolimitadas (SeLFEs, do inglês *self-limited focal epilepsies*) englobam quatro síndromes epilépticas e podem ser divididas em dois subgrupos. O primeiro subgrupo é composto por duas síndromes que são verdadeiramente autolimitadas: epilepsia autolimitada com espículas centrotemporais e epilepsia autolimitada com crises autonômicas. O segundo subgrupo é composto por duas síndromes que costumam ser autolimitadas, mas que de modo ocasional podem permanecer além da adolescência. São elas, a epilepsia visual occipital da infância (COVE, do inglês *childhood occipital visual epilepsy*) e a epilepsia de lobo occipital fotossensível (POLE, do inglês *photosensitive occipital lobe epilepsy*).[5]

Epilepsia autolimitada com espículas centrotemporais

A epilepsia autolimitada com espículas centrotemporais (SeLECTS, do inglês *epilepsy with centrotemporal spikes*) era anteriormente conhecida como "epilepsia rolândica".

As crises podem ter início entre 1 e 14 anos, mas, em 75% dos casos, o início ocorre entre 7 e 10 anos (com pico aos 8 ou 9 anos). Há predomínio do sexo masculino, na proporção de 1,5:1. Sua prevalência é ao redor de 15% das epilepsias entre 1 e 15 anos, com incidência de 10 a 20 por 100.000 crianças entre 0 e 15 anos.[28]

As crises são infrequentes e caracterizam-se por manifestações faciais sensorimotoras unilaterais, manifestações orofaringolaríngeas, dificuldade de fala e hipersalivação. As manifestações motoras hemifaciais são movimentos clônicos, rítmicos, que podem se espalhar para a mão ipsilateral, com duração de poucos segundos a 1 minuto. Pode ocorrer desvio tônico ipsilateral da boca. Alterações sensitivas hemifaciais e orofaringolaríngeas incluem parestesias em um dos lados da língua ou mais difusa em um dos lados da boca. Manifestações motoras faringolaríngeas levam a sons guturais. A dificuldade de fala é secundária à anartria e a criança pode conseguir se comunicar por gestos. A consciência se mantém preservada em mais da metade dos eventos. Crise tônico-clônica bilateral pode ocorrer em cerca da metade das crianças. Três quartos das crises ocorrem durante o sono não REM, sobretudo no início do sono ou logo antes do despertar.[29,30]

A SeLECTS tem etiologia provavelmente genética poligênica, apesar de a anormalidade específica e o padrão de herança serem desconhecidos.[29]

Exceto pelo EEG, todos os exames, incluindo RM, são normais. Nos casos típicos, exames de neuroimagem não são necessários.[29] O EEG interictal demonstra descargas epileptiformes típicas denominadas "descargas rolândicas". São descargas idade-dependentes, com pico de aparecimento entre 7 e 10 anos, que, em geral, persistem após a remissão das crises, desaparecendo até os 16 anos. Caracterizam-se por complexos onda aguda onda lenta nas regiões centrotemporais, em geral bilaterais, podendo também ser unilaterais, muito frequentes, com nítido incremento durante o sono não REM (Figura 173.2 A e B). Apesar da sua abundância nessa fase, o padrão normal do sono e seus grafoelementos não são alterados.[29]

Em relação ao tratamento, é possível não introduzir fármacos anticrises, sobretudo em crianças com crises infrequentes, de predomínio noturno e sem evolução para tônico-clônica bilateral. Oxcarbazepina, carbamazepina, levetiracetam e lamotrigina são fármacos de primeira linha. Raramente, algumas crianças podem apresentar piora das crises ou alteração cognitiva, associada ao aparecimento de estado de mal elétrico do sono, com o uso de carbamazepina ou lamotrigina.[29]

O prognóstico é excelente. Remissão das crises ocorre de 2 a 4 anos após o início clínico e antes dos 16 anos. A maioria dos pacientes apresentará menos de 10 crises durante a evolução. Poucas crianças (menos de 1% dos casos) apresentam pior prognóstico, evoluindo para encefalopatia epiléptica com ativação de espícula-onda no sono, com alterações de linguagem e déficits neuropsicológicos.[28]

Epilepsia autolimitada com crises autonômicas

A epilepsia autolimitada com crises autonômicas (SeLEAS, do inglês *self-limited epilepsy with autonomic seizures*) era anteriormente conhecida como "síndrome de Panayiotopoulos".

Caracteriza-se pela ocorrência de crises autonômicas, frequentemente muito prolongadas. Não se trata de epilepsia occipital, mas sim multifocal.[30-32] O início das crises ocorre entre 1 e 14 anos (76% entre 3 e 6 anos). Ambos os sexos são afetados de modo igual. A prevalência é em torno de 6% das epilepsias em crianças entre 1 e 15 anos.[32]

As crises, em geral, iniciam-se com manifestações autonômicas, sendo o mais comum o vômito ictal. O nível de consciência e a linguagem permanecem preservados no início da crise. Outras manifestações autonômicas podem ocorrer, como palidez (ou, com menos frequência, rubor ou cianose), midríase ou miose, alterações cardiorrespiratórias ou termorregulatórias, tosse, incontinência urinária ou fecal e hipersalivação. A crise pode evoluir com alteração ou flutuação do nível de consciência, desvio ocular, dificuldade de fala, espasmo hemifacial, alucinações visuais, crises clônicas motoras unilaterais ou crise tônico-clônica bilateral. Cerca de metade das crises persistem por mais de 30 minutos e podem ter duração de horas, caracterizando estado de mal epiléptico autonômico. Apesar do tempo prolongado das crises, não há evidência de dano neurológico associado. Dois terços das crises têm início durante o sono.[31,32]

É possível que essa síndrome epiléptica seja de etiologia genética, apesar da ausência de confirmação ou conhecimento da anormalidade genética específica.[32]

Exceto pelo EEG, todos os exames, incluindo RM, são normais. O EEG interictal mostra complexos onda aguda

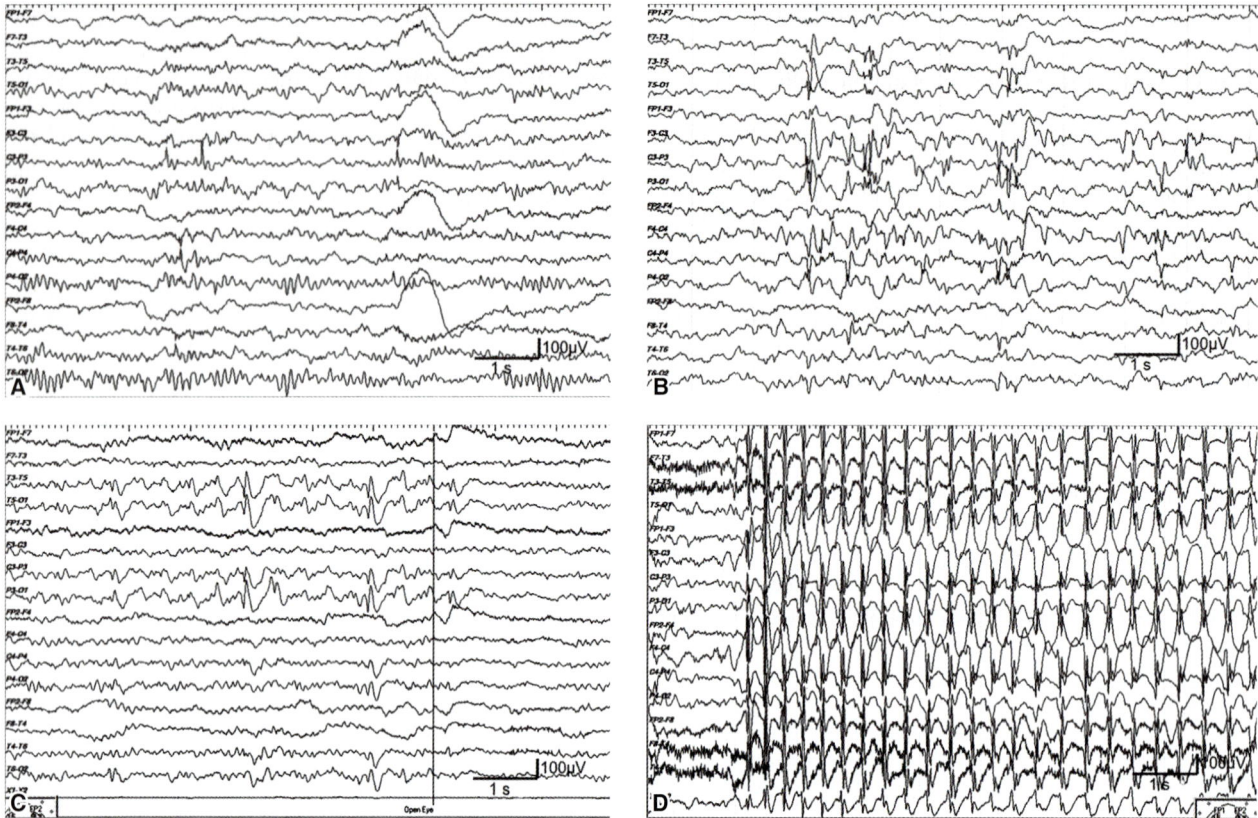

Figura 173.2 Padrões eletroencefalográficos característicos nas síndromes epilépticas com bom prognóstico de início na idade pré-escolar/escolar. **A** e **B.** Descargas rolândicas em paciente com epilepsia autolimitada com espículas centrotemporais durante a vigília (**A**) e o sono (**B**), apresentando nítido incremento das descargas neste último. (**C**) Paroxismos occipitais na epilepsia visual occipital da infância. (**D**) Descargas generalizadas regulares 3 Hz, na epilepsia ausência infantil.[29]

onda lenta multifocais, de elevada amplitude. Há predomínio das descargas occipitais, mas essas podem não ocorrer em 1/3 dos casos. A atividade epileptiforme é acentuada pelo sono. A atividade ictal é composta por ondas rítmicas teta ou delta, entremeadas por espículas, com início unilateral, mais comumente em quadrante posterior, podendo também ocorrer início em regiões cerebrais anteriores ou difusas.[31,32]

O aspecto mais importante do tratamento é o controle da crise na fase aguda. As crises prolongadas e o estado de mal epiléptico devem ser tratados de pronto com fármacos endovenosos. No entanto, por tratar-se de estado de mal focal sem evidência de dano neurológico, é preciso cautela no uso de fármacos que levem à depressão respiratória. Quando disponível, midazolam bucal no início da crise tem elevada eficácia.[31,32] Profilaxia com fármacos anticrises pode ser utilizada no contexto de múltiplas recorrências. Carbamazepina, oxcarbazepina, levetiracetam e lamotrigina podem ser utilizados como fármacos de escolha.[33]

O prognóstico é excelente. Um quarto dos casos apresentam uma única crise e 50% apresentarão de 2 a 5 crises na vida. A remissão ocorre em todos os pacientes de 1 a 2 anos após o início clínico.[32]

Epilepsia visual occipital da infância

Anteriormente conhecida como "epilepsia occipital da infância de início tardio (tipo Gastaut)".

As crises têm início entre 3 e 15 anos, com pico ao redor de 8 anos. Ambas os sexos são afetados de igual modo. Corresponde a cerca de 2 a 7% das epilepsias focais idiopáticas/genéticas da infância.[34,35]

As crises são de semiologia tipicamente occipital e manifestam-se por alucinações visuais simples ou, de modo mais raro, obscurecimento visual, com duração de segundos a minutos. As alucinações visuais podem ser o único sintoma e consistem em formas simples, circulares, multicoloridas, que mais costumam aparecer na periferia do campo visual e podem se mover horizontalmente. Na evolução do evento podem aparecer outros sintomas como dor ocular, desvio tônico dos olhos, fechamentos oculares repetitivos e alteração da consciência. Evolução para crise tônico-clônica bilateral pode ocorrer. As crises são frequentes e apresentam predomínio diurno.[34,35]

A etiologia é provavelmente genética, apesar da ausência de confirmação ou conhecimento da anormalidade genética específica.[35]

Exceto pelo EEG, todos os exames, incluindo RM, são normais. No entanto, exame de RM deve sempre ser solicitado para o diagnóstico diferencial com epilepsias occipitais de causa estrutural.[34] O EEG interictal demonstra paroxismos occipitais, os quais podem ser abundantes (ver Figura 173.2 C). Fenômeno *fixation-off* quase sempre está presente. O EEG ictal mostra atividade rítmica rápida nas regiões occipitais.[35]

Devido à elevada frequência das crises, tratamento com fármacos anticrises é necessário. Carbamazepina, oxcarbazepina, levetiracetam e lamotrigina podem ser utilizados como fármacos de escolha.[35]

Detalhes do prognóstico não são tão conhecidos como para outras epilepsias focais idiopáticas/genéticas da infância. As crises apresentam excelente controle com fármacos antiepilépticos. Há relato de raros casos de evolução com estado de mal elétrico do sono. Remissão das crises ocorre em 50 a 60% dos casos em 2 a 4 anos do início clínico.[34,35]

Epilepsia de lobo occipital fotossensível

É uma síndrome epiléptica rara que se inicia na infância e adolescência e se caracteriza pela presença de crises focais induzidas por estímulos fóticos envolvendo o lobo occipital em indivíduos com desenvolvimento, exame neurológico e intelecto normais. No início das crises, o paciente apresenta aura visual com versão cefálica involuntária sem alteração da consciência. O prognóstico é variável. O EEG mostra anormalidades epileptiformes occipitais facilitadas pelo fechamento palpebral e estimulação fótica intermitente. A lentidão focal sustentada não limitada à fase pós-ictal é um sinal de alerta para o diagnóstico e a regressão neurocognitiva é um fator de exclusão.[35]

Síndromes epilépticas generalizadas[6]

Todas as síndromes epilépticas generalizadas com início na infância têm uma etiologia genética. Acredita-se que tenham herança complexa, provavelmente uma base poligênica, com ou sem a contribuição de fatores ambientais. Entre as epilepsias generalizadas genéticas com início na infância, a mais comum e bem delimitada é a epilepsia ausência da infância que está entre as epilepsias generalizadas idiopáticas. Fazem parte desse último grupo ainda a epilepsia mioclônica juvenil, a epilepsia ausência juvenil e a epilepsia com crises tônico-clônicas generalizadas apenas que não serão abordadas neste capítulo.[6]

Epilepsia ausência da infância

É uma síndrome epiléptica com idade determinada, que ocorre em crianças com neurodesenvolvimento normal. A prevalência é de aproximadamente 10% das crises epilépticas em crianças menores de 16 anos. Acomete mais meninas, na proporção de 1,5:1.[36,37]

As crises têm início entre 4 e 10 anos e são caracterizadas por ausências típicas. Apresentam início e término abruptos, com alteração completa da consciência e duração de 4 a 20 segundos. Durante esse período, o paciente permanece arresponsivo e interrompe as atividades. Automatismos podem ocorrer em 2/3 dos casos. Ao término da crise, a consciência é recobrada imediatamente, e a criança é capaz de retomar suas atividades. As crises ocorrem dezenas a centenas de vezes ao dia e são desencadeadas pela hiperventilação. Crises tônico-clônicas bilaterais podem ocorrer a partir da adolescência, mas, para alguns autores, a ocorrência de outros tipos de crises diferentes de ausência típica exclui o diagnóstico de epilepsia ausência da infância.[37]

O EEG interictal apresenta atividade de base normal. Atividade focal pode ocorrer raramente na forma de espículas centrotemporais (descargas rolândicas) ou focalidades persistentes. Atividade delta rítmica occipital (OIRDA) pode ocorrer e indica bom prognóstico. O EEG ictal demonstra o clássico padrão de complexos espícula onda lenta generalizados regulares 3 Hz (ver Figura 173.2 D).[37,38] Exceto pelo EEG, todos os exames, incluindo RM, são normais. Exames de neuroimagem não são necessários.

O tratamento pode ser feito com etossuximida ou valproato, em monoterapia, com controle completo das crises em cerca de 80% dos casos. A eficácia dos dois fármacos é semelhante, entretanto, etossuximida apresenta melhor perfil de tolerabilidade e, por isso, é o fármaco anticrise de escolha. Lamotrigina pode ser utilizada como monoterapia, porém apresenta menor eficácia que os fármacos anteriores.[39] Devem ser evitados, pela ineficácia e risco de piora das crises, carbamazepina, oxcarbazepina, fenitoína, fenobarbital, gabapentina e vigabatrina.[37]

O prognóstico é muito bom, com a remissão das crises ocorrendo antes dos 12 anos na maioria das crianças. Alguns pacientes podem apresentar crises tônico-clônicas bilaterais isoladas na adolescência ou idade adulta e, raramente, persistir com crises de ausência após a segunda década de vida.[36] A medicação pode ser retirada de maneira gradual após 2 a 3 anos do controle completo das crises.[36]

Síndromes com encefalopatia epiléptica e do desenvolvimento

Síndrome de Lennox-Gastaut

É uma encefalopatia epiléptica caracterizada pela tríade: 1) crises epilépticas polimórficas, farmacorresistentes, incluindo tipicamente crises tônicas, atônicas e ausências atípicas; 2) anormalidades cognitivas e comportamentais; 3) EEG demonstrando complexos espícula onda lenta generalizados lentos (menor que 2,5 Hz) e atividade paroxística rápida (ritmo recrutante).[40]

As crises têm início entre 1 e 7 anos, com pico entre 3 e 5 anos. Há discreto predomínio no sexo masculino (60%). A incidência é ao redor de 2,8 por 10.000 nascidos vivos, com prevalência de 5 a 10% das epilepsias da infância.[41]

Clinicamente, caracteriza-se por crises multiformes e atraso ou involução do neurodesenvolvimento. As manifestações clínicas típicas da síndrome são em especial as crises motoras tônicas generalizadas, seguidas pelas crises de ausência atípica e crises atônicas. Podem ainda ocorrer crises mioclônicas e crises focais. As crises tônicas ocorrem em 80 a 100% dos casos e se caracterizam por contrações breves (entre 2 e 10 segundos), simétricas, podendo ter predomínio axial ou global. Podem ocorrer manifestações autonômicas concomitantes. As crises tônicas ocorrem na vigília e, mais comumente, durante o sono não REM e podem ocorrer inúmeras vezes ao dia. As crises de ausência atípica ocorrem em 2/3 dos casos. Há alteração parcial da consciência, com início e términos graduais. Alteração do tônus e abalos mioclônicos podem acompanhar as crises mioclônicas. As crises atônicas ocorrem em metade dos pacientes e consistem em perda do tônus postural de maneira súbita e breve (1 a 2 segundos). As mioclonias ocorrem em menos de 30% dos casos e, em geral, apresentam-se de forma bilateral e simétrica.[40]

Alteração neurológica pode estar presente antes do início das crises, o que se relaciona à etiologia. Cerca de 10 a 30% dos casos são evolução de síndrome de West prévia. Outros tipos de epilepsias com crises focais ou generalizadas podem também preceder o início da síndrome de Lennox-Gastaut.[41]

O EEG interictal apresenta atividade de base anormal, com ritmo alfa fragmentado ou ausente, excesso de ondas lentas e desorganização. Há presença de complexos espícula onda generalizados lentos (menor que 2,5 Hz) e atividade paroxística rápida, os quais ocorrem mais comumente durante o sono não REM. Descargas epileptiformes multifocais podem estar presentes. No EEG ictal, as crises de ausência associam-se com os complexos generalizados lentos e as crises tônicas com a atividade paroxística rápida, que em geral é bilateral e predomina nas regiões anteriores.[40]

A etiologia da síndrome de Lennox-Gastaut é diversa (ver Tabela 173.2). Os casos de etiologia estrutural estão, em geral, associados a lesões cerebrais extensas e perfazem ao redor de 70% dos casos. Cerca de 1/3 dos casos permanece com etiologia desconhecida.[41]

O diagnóstico da síndrome de Lennox-Gastaut inclui a história clínica e o EEG. A investigação das possíveis etiologias deve incluir avaliação oftalmológica, exame da pele e exame de neuroimagem, de preferência RM.[41]

As crises são tipicamente farmacorresistentes. O tratamento é baseado em politerapia. Há poucos ensaios clínicos controlados e a maior parte das evidências advêm de pequenas séries e experiência de especialistas. As crises tônicas são as mais refratárias ao tratamento. De modo geral, o tratamento visa à redução de crises debilitantes e à prevenção de estado de mal epiléptico. Valproato é a medicação de escolha, sendo eficaz para o controle de todos os tipos de crises. Benzodiazepínicos podem ser efetivos para o controle das crises mioclônicas e tônicas. Um ensaio clínico recente mostrou que clobazam pode ser efetivo como terapia adjunta para crises de queda, com as doses elevadas (1 mg/kg/dia) sendo mais eficazes.[42] Tratamento não farmacológico inclui o uso de dieta cetogênica, estimulador do nervo vago e calosotomia para as crises de queda. Cirurgia ressectiva pode ser uma alternativa para os casos com lesões epileptogênicas localizadas.[41]

O prognóstico da síndrome é reservado. Ao redor de 5% dos pacientes apresentam óbito precoce e até 90% permanecem com crises na idade adulta. A quase totalidade dos pacientes apresenta déficit grave de cognição e comportamento.[43]

Epilepsia com crises mioclônico-atônicas

Também conhecida como "síndrome de Doose". A epilepsia com crises mioclônico-atônicas (EMA) é uma encefalopatia epiléptica com início entre 7 meses e 6 anos (pico entre 2 e 4 anos), em crianças com neurodesenvolvimento normal antes do início das crises. Tem prevalência estimada de 1 a 2% das epilepsias da infância, com 2/3 dos pacientes do sexo masculino.[44-46]

Clinicamente, caracteriza-se por crises mioclônico-atônicas, que ocorrem em 100% dos pacientes, podendo ainda ocorrer crises mioclônicas, atônicas e ausências.[44,46]

À investigação, todos os exames, incluindo RM de crânio, são normais.

O EEG interictal pode ser normal na fase inicial ou já apresentar atividade teta rítmica (4 a 7 Hz) nas regiões parietais (ritmo de Doose). Com o aparecimento das crises mioclônico-atônicas, o EEG passa a apresentar complexos espícula e poliespícula onda lenta generalizados entre 2 e 4 Hz. De acordo com a descrição inicial de Doose, o EEG não apresenta atividade epileptiforme multifocal, mas pseudofocalidade pode ocorrer.[46] O EEG ictal das crises mioclônico-atônicas apresenta complexos espícula ou poliespícula onda lenta generalizados irregulares, na frequência de 2,5 a 4 Hz[45,46]

A etiologia é desconhecida, mas é considerada como uma síndrome de possível etiologia genética. Entre 14 e 32% dos pacientes apresentam história familiar de epilepsia.[44,46]

O tratamento deve ser direcionado aos tipos específicos de crise. Valproato é o fármaco mais eficaz para o tratamento das crises mioclônicas, atônicas e de ausência. Outras opções terapêuticas incluem topiramato, levetiracetam, etossuximida (para as crises de ausência) e benzodiazepínicos. Em casos de difícil controle, dieta cetogênica pode ser utilizada com bons resultados.[45]

O prognóstico é variável. Metade dos pacientes evoluem com controle completo das crises e desenvolvimento normal ou com alterações cognitivas mínimas. Os demais evoluem com crises de difícil controle, déficits cognitivos e comportamentais moderados a graves. Podem ainda apresentar ataxia, dificuldades motoras finas, disartria e atraso de linguagem.[46]

Encefalopatia epiléptica e do desenvolvimento com espícula-onda ativada pelo sono

Anteriormente conhecida como "encefalopatia epiléptica com espícula-onda contínua durante o sono ou ponta-onda contínua durante o sono (POCS)".

A encefalopatia epiléptica e do desenvolvimento com espícula-onda ativada pelo sono (EED-EOAS) é uma encefalopatia epiléptica da infância, idade-dependente, parcialmente reversível, caracterizada por EEG demonstrando atividade epileptiforme contínua ou quase contínua durante o sono de ondas lentas, crises epilépticas e alterações cognitivas.[47]

O início das crises ocorre entre 2 e 12 anos, com pico entre 4 e 5 anos. A anormalidade eletroencefalográfica tem início 1 a 2 anos após o início das crises. Há discreto predomínio no sexo masculino (62%). A prevalência é ao redor de 0,5% das epilepsias da infância.[47]

Metade das crianças apresentam desenvolvimento normal e nenhuma alteração neurológica antes do início das crises. O restante pode apresentar atraso do desenvolvimento neuropsicomotor, déficits motores, atraso de linguagem, ataxia ou antecedente de crises neonatais.[47]

A doença evolui em três estágios. Primeiro, iniciam-se as crises, que são infrequentes e têm predomínio noturno. Podem ocorrer crises motoras clônicas focais, crises focais com comprometimento da consciência ou crises tônico-clônicas bilaterais. Nesse momento, o EEG apresenta espículas multifocais e ondas agudas ou espículas ondas lentas com bissincronia secundária. Essas descargas com frequência se assemelham a descargas rolândicas. O segundo estágio ocorre 1 a 2 anos após o início das crises, quando se iniciam as alterações eletroencefalográficas de espícula onda contínua durante o sono (estado de mal elétrico do sono). Nesse estágio, o EEG de vigília é similar ao primeiro estágio, e, durante o sono não REM, o registro apresenta ondas agudas, ondas lentas, mais comumente difusas, contínuas ou quase contínuas (classicamente aceito com mais de 85% do registro em sono não REM), de elevada amplitude, máximas nas regiões centrais ou anteriores. Essa alteração, em geral, é descoberta devido à piora na frequência das crises e deterioração neuropsicológica. Nessa fase as crises se intensificam e podem ocorrer crises motoras focais, crises tônico-clônicas bilaterais, ausências típicas ou atípicas, mioclonias negativas e crises atônicas. As alterações neuropsicológicas aparecem de modo sutil e progridem de maneira insidiosa. Os déficits neuropsicológicos podem se associar com a localização máxima das descargas epileptiformes. No terceiro estágio, que pode ocorrer entre alguns meses até 7 anos após o início do quadro, as crises entram em remissão e o EEG apresenta melhora gradual. O padrão eletroencefalográfico de estado de mal elétrico do sono é, em geral, observado entre as idades de 4 a 14 anos. Os déficits neuropsicológicos também podem melhorar, mas é comum a sequela de alterações neurocognitivas.[47]

A etiologia da encefalopatia epiléptica com espícula-onda contínua durante o sono é desconhecida. Cerca de 1/3 dos pacientes com essa síndrome apresentam alterações estruturais como atrofia cortical difusa, porencefalia ou malformações do desenvolvimento cortical. Existem ainda os casos com evolução a partir de epilepsias focais autolimitadas da infância.[47] Na investigação, exame de neuroimagem deve ser realizado, prioritariamente RM.

O tratamento da síndrome visa eliminar o padrão de estado de mal elétrico do sono do traçado eletroencefalográfico e a melhora do quadro cognitivo. As crises são de fácil controle com fármacos anticrises. Diversos esquemas terapêuticos já foram propostos e incluem o uso de benzodiazepínicos em doses altas, ACTH ou doses elevadas de prednisolona, outros fármacos anticrises ou ressecção cirúrgica para casos selecionados associados a lesões estruturais. Fenitoína, fenobarbital e carbamazepina podem piorar o padrão de estado de mal elétrico do sono.[47] Estudo recente com análise agrupada de 575 casos descritos na literatura observou melhora cognitiva ou eletroencefalográfica em 49% dos pacientes em uso de fármacos anticrises (exceto benzodiazepínicos), 68% daqueles em uso de benzodiazepínicos, 81% daqueles em uso de esteroides e 90% dos casos com indicação de tratamento cirúrgico.[48] A eficácia do tratamento deve ser monitorada por meio de avaliação do quadro cognitivo e EEGs seriados.

Síndrome de Landau-Kleffner

É encefalopatia epiléptica da infância que se manifesta por agnosia auditiva adquirida e outras alterações de linguagem. Comumente se apresenta de modo concomitante a outros déficits cognitivos e neuropsicológicos. Crises epilépticas são infrequentes e não são necessárias para o diagnóstico da síndrome.[47]

A síndrome tem início entre 2 e 8 anos (com pico entre 5 e 7 anos), com predominância do sexo masculino na proporção de 2:1. O primeiro sintoma é a agnosia auditiva verbal em uma criança com neurodesenvolvimento normal e aquisição de linguagem adequada para a idade. A agnosia verbal auditiva pode depois progredir para dificuldades mais acentuadas de processamento da linguagem ou de sons simples. Todos os tipos de afasia podem ocorrer. O início pode ser subagudo e a progressão rápida ou em degraus. Pode apresentar, comumente, caráter flutuante, com remissões e exacerbações. Em fase avançada a criança pode apresentar mutismo. Mais de 3/4 dos pacientes apresentam alterações cognitivas e comportamentais.[47]

Crises epilépticas ocorrem em 3/4 dos pacientes, com início entre 4 e 6 anos, são infrequentes e de fácil controle. As crises têm predomínio noturno e podem ocorrer crises tônico-clônicas bilaterais, crises focais motoras, ausências atípicas, crises atônicas. Alguns pacientes podem apresentar crise única ou episódio isolado de estado de mal epiléptico.

O EEG apresenta descargas epilépticas máximas no lobo temporal posterior, podendo ser multifocais e com bissincronia secundária, com nítido incremento durante o sono não REM. Estado de mal elétrico do sono ocorre em algum estágio da evolução, mas sua ocorrência não é mandatória para o diagnóstico.[47]

A etiologia da síndrome de Landau-Kleffner é desconhecida. Exames de RM são normais.

Da mesma maneira que na encefalopatia epiléptica com espícula-onda contínua durante o sono, o tratamento tem por objetivo a melhora das alterações de linguagem e cognitivas e o controle do padrão eletroencefalográfico de estado de mal elétrico do sono. Classicamente, o tratamento é realizado com corticosteroides, mas há descrição do uso de ACTH, imunoglobulina endovenosa e dieta cetogênica. As crises epilépticas são, em geral, de fácil controle com fármacos antiepilépticos.

As crises e anormalidades eletroencefalográficas são idade-dependentes e, em geral, remitem ao redor dos 15 anos. As anormalidades de linguagem e cognitivas também apresentam melhora na mesma época. Há correlação direta entre a duração do estado de mal elétrico do sono e a persistência do déficit de linguagem.[47]

174

Síndrome do Lactente Hipotônico

Juliana Gurgel Giannetti

A síndrome do lactente hipotônico se refere à hipotonia generalizada presente já ao nascimento ou que se desenvolve nos primeiros meses de vida.[1] Sua apresentação clínica é variável no que diz respeito à idade de início das manifestações clínicas e à gravidade, bem como à doença de base. Portanto, o diagnóstico dessa síndrome é um grande desafio, uma vez que se associa a inúmeras doenças com diferentes etiologias, variando desde causas adquiridas a doenças metabólicas e genéticas. Ressalte-se ainda que o tônus muscular na infância apresenta variabilidade fisiológica inerente à faixa etária, que deve ser sempre considerada durante a avaliação desses pacientes.[2]

CONCEITOS

O tônus muscular é considerado o estado de tensão permanente dos músculos esqueléticos e pode ser avaliado como a resistência obtida pelo examinador durante a movimentação passiva dos membros no nível das articulações.[3]

A base do tônus muscular normal é o reflexo miotático, que consiste em um arco reflexo medular. Informações a respeito do grau de estiramento das fibras musculares são fornecidas pelos fusos neuromusculares e transmitidas pelos nervos sensitivos até o corno anterior da medula. Nesse local, é feita a sinapse com os motoneurônios inferiores que transmitirão, através de seus axônios, estímulos para correção e manutenção tônus muscular. Esse arco reflexo recebe influências de centros supraespinhais, que podem ter ação inibitória ou excitatória. O sistema inibidor é constituído pelas áreas supressoras corticais (área 4S, área 6), por alguns núcleos da base (paleoestriado, substância negra), cerebelo e formação bulborreticular inibidora. O sistema facilitador é formado pelo neoestriado, núcleo vestibular, neocerebelo, formação reticular do diencéfalo, mesencéfalo, ponte e formação bulborreticular facilitadora. Em situações normais, prevalecem as influências inibitórias sobre o arco reflexo medular. Havendo um desequilíbrio entre esses dois sistemas, surgem as alterações do tônus: hipotonia ou hipertonia.[3]

Quando houver lesões do sistema inibitório, predominarão os estímulos excitatórios sobre o arco reflexo medular, o que se traduzirá clinicamente por hipertonia e hiper-reflexia. Dessa maneira, define-se como hipertonia muscular o aumento do tônus muscular, cuja causa mais comum é a lesão do trato piramidal.

A hipotonia muscular consiste em uma diminuição do tônus muscular. Pode ser consequência de um predomínio do sistema inibitório sobre o arco reflexo medular (hipotonia central) ou decorrente de situações em que há uma interrupção do arco reflexo nos seus diferentes níveis: corno anterior, nervo periférico, junção neuromuscular ou no próprio tecido muscular (hipotonia periférica).[3]

VARIAÇÃO FISIOLÓGICA DO TÔNUS MUSCULAR NA INFÂNCIA

É importante ressaltar que existe uma variação do tônus muscular de acordo com a idade gestacional do recém-nascido. Com 28 semanas de gestação, o prematuro costuma ser hipotônico, apresentando mínima resistência à manipulação passiva. O tônus flexor se desenvolve de modo progressivo nas semanas seguintes da gestação. Aproximadamente na 32ª semana, um tônus flexor nos membros inferiores começa a ser notado. Por volta da 36ª semana, esse tônus se torna proeminente e passa a ser palpável nos membros superiores. O recém-nascido a termo apresenta tônus flexor significativo nos quatro membros.[1]

Além disso, no primeiro ano de vida, o lactente também apresenta uma variação fisiológica do tônus muscular que faz parte da sua maturação motora. Essa maturação segue um sequência cefalocaudal e próximo-distal.[2]

No primeiro trimestre de vida, observa-se uma hipertonia flexora dos membros associada à hipotonia axial. Em decúbito ventral, o lactente apresenta a cintura pélvica em nível superior à cintura escapular, uma vez que a coxa fica sob o abdome, elevando a cintura pélvica.

A hipertonia flexora apendicular diminui progressivamente, e, no segundo semestre de vida, o lactente vivencia uma fase de hipotonia apendicular fisiológica associada a uma eutonia axial. Essa diminuição do tônus muscular apendicular associada ao aumento da extensibilidade articular possibilita que o lactente do terceiro trimestre visualize os próprios pés, levando-os facilmente à boca quando em decúbito dorsal. Em decúbito ventral, nota-se a cintura escapular acima da cintura pélvica.

No quarto trimestre, o lactente é capaz de colocar-se na posição "de quatro", para depois ficar em pé com apoio. Por volta de 1 ano o lactente é capaz de iniciar a deambulação.[2]

ABORDAGEM DO LACTENTE HIPOTÔNICO

Na abordagem do lactente hipotônico, é fundamental uma avaliação clínica minuciosa, incluindo anamnese, exame físico geral e exame neurológico.

Anamnese

A anamnese é de grande valia e pode trazer informações essenciais para o estabelecimento do diagnóstico etiológico da síndrome do lactente hipotônico. Os pais devem ser questionados quanto à presença de consanguinidade e de antecedentes familiares de doenças neurológicas ou de atraso do desenvolvimento. A história gestacional deve ser pormenorizada quanto ao passado de abortamentos, natimortos e mortes perinatais. Na gestação atual, deve-se buscar possíveis fatores adversos, como exposição a drogas ou a agentes tóxicos e infecciosos. Dados relativos ao tipo de parto, tipo de apresentação, idade gestacional e índice de Apgar são úteis na avaliação desses pacientes.

Durante a gestação, a presença de retardo do crescimento intrauterino, movimentos fetais reduzidos e polidrâmnio (por comprometimento da deglutição do líquido amniótico decorrente de fraqueza bulbar) podem antecipar a suspeita de hipotonia ainda durante a gestação. No momento do parto, fetos hipotônicos podem se apresentar de maneira anômala, não sendo incomum a apresentação pélvica. Além disso, toleram menos situações de estresse, estando sob maior risco de sofrimento hipóxico-isquêmico. O encontro no recém-nascido de artrogripose (contraturas articulares, múltiplas ou localizadas, decorrentes de mobilidade reduzida na vida intrauterina) e de luxação congênita do quadril sugere hipotonia antenatal, mais comumente decorrente de doenças neuromusculares. Dependendo da gravidade do quadro, neonatos hipotônicos podem apresentar dificuldade na alimentação, além de dificuldade respiratória, até mesmo com necessidade de ventilação invasiva.

Um trabalho de parto prolongado e laborioso associado a baixas notas de Apgar, em especial a nota de 5 minutos, apontam para uma possível hipóxia perinatal, que pode levar à hipotonia neonatal nas primeiras 24 horas de vida. Posteriormente, no seguimento desses bebês, surgirão sinais de envolvimento do trato piramidal. Por outro lado, na investigação de recém-nascidos que não tiveram intercorrências perinatais e evoluem com hipotonia após 24 horas de vida, deve-se considerar a possibilidade de erros inatos do metabolismo.

Em geral, com o passar dos meses, a hipotonia, apesar de ainda presente, deixa de ser a principal queixa dos pais, e o atraso ou ausência na aquisição dos marcos motores passa a dominar o quadro clínico, principalmente quando há fraqueza associada.

Exame físico geral

O exame físico geral detalhado é de fundamental importância, a fim de se identificarem anormalidades em outros sistemas, tais como: cardiopatia, hepatomegalia, esplenomegalia, sinais de hipotireoidismo, bem como lesões de pele. Tais achados podem apontar para doenças sistêmicas que cursam com hipotonia ou erros inatos do metabolismo. Além dessas alterações, é importante a identificação de dismorfismos que podem ser exuberantes ou mais leves, o que pode direcionar o diagnóstico de algumas síndromes genéticas que precocemente se manifestam com hipotonia.

Exame neurológico

No exame neurológico, deve-se dar especial atenção à avaliação do tônus muscular, da força muscular e dos reflexos osteotendíneos.

Exame do tônus muscular

A avaliação do tônus muscular pode ser dividida nas seguintes etapas: inspeção, palpação, movimentação passiva e balanço passivo.[4]

Durante a inspeção, a observação da postura da criança no leito pode revelar sinais de hipotonia, tais como a postura em batráquio de membros inferiores. Nessas crianças, os membros inferiores abduzidos e rodados externamente tendem a encostar a face lateral das coxas sobre a maca de exame, e os membros superiores permanecem ao lado do corpo ou fletidos nos cotovelos com as mãos ao lado da cabeça (Figura 174.1 A). Na posição sentada pode-se avaliar: (i) o tônus cervical, observando a presença ou não do sustento cefálico; (ii) o tônus do tronco, notando-se o controle

axial e a presença de anormalidades da curvatura da coluna; (iii) pode-se, ainda, detectar fraqueza de grupamentos musculares, bem como fasciculações.

Na palpação dos músculos, observa-se uma variabilidade individual acentuada, em especial na infância. Portanto, valoriza-se mais o encontro de assimetrias.

Na avaliação da movimentação passiva, o examinador desloca passivamente alguns segmentos do corpo da criança, em algumas articulações, observando-se a resistência oferecida ao movimento. Por exemplo, pode-se realizar movimentos de flexão e extensão dos braços ou pernas, sobre as articulações do cotovelo e joelho. Na presença de hipertonia, a resistência oferecida ao movimento será maior, ao contrário do que se observa na presença de hipotonia.[4]

O balanço passivo é testado pelo examinador que faz movimentos rápidos e sucessivos em alguns segmentos do corpo do paciente, como mãos e pés. Para se testar o balanço passivo da mão, o examinador deve segurar a parte distal do antebraço da criança e realizar movimentos de balanceio da mão em todas as direções. Se o paciente apresentar hipotonia essa movimentação será mais fácil e ampla.

Pode-se ainda utilizar algumas manobras para avaliação do tônus muscular em lactentes, tais como suspensão ventral, tração, cachecol.

A manobra de tração, que avalia o tônus axial e apendicular proximal, é o exame mais sensível para a detecção de hipotonia no neonato.[5] Um lactente normal ergue a cabeça simultaneamente à tração do tronco pelas mãos para a posição sentada e é capaz de mantê-la na linha média por alguns segundos. Essa resposta deve estar presente em todos os neonatos nascidos com 33 semanas ou mais de gestação.[5] Uma queda excessiva da cabeça após essa idade aponta para a presença de hipotonia (Figura 174.1 B).

Bebês hipotônicos, quando segurados pelas axilas, permanecem com a cabeça e os membros inferiores pendentes, tendendo a escorregar pelas mãos do examinador. Da mesma maneira, quando suspensos na posição horizontal, não fazem esforço para manter o pescoço estendido, a coluna ereta e nem os membros fletidos contra a gravidade, mantendo-se na chamada "postura do 'U' invertido". Outro sinal que denota a presença de hipotonia em neonatos a termo é o sinal do cachecol, caracterizado como uma ausência de resistência à movimentação passiva do braço sobre o tórax em direção ao ombro oposto – o cotovelo passa com facilidade a linha média, sem a formação de ângulos articulares (Figura 174.1 C).

Na Tabela 174.1, estão descritas as principais alterações no exame físico que devem alertar o examinador para a presença de hipotonia.

Exame da força muscular e dos reflexos osteotendíneos

O exame da força muscular é feito de acordo com a descrição prévia no Capítulo 172, *Particularidades do Exame Neurológico na Criança*. Aqui é importante enfatizar que o lactente hipotônico pode apresentar-se com ou sem fraqueza muscular. Essa distinção é fundamental, pois permitirá a divisão do lactente hipotônico em dois grupos, segundo Dubowitz:

- Forma paralítica ou hipotonia periférica: a hipotonia acompanha-se de fraqueza muscular acentuada, frequentemente associada à hiporreflexia. Nessa situação, as principais doenças envolvidas são as neuromusculares
- Forma não paralítica ou hipotonia central: há predomínio de hipotonia e a força muscular encontra-se normal ou

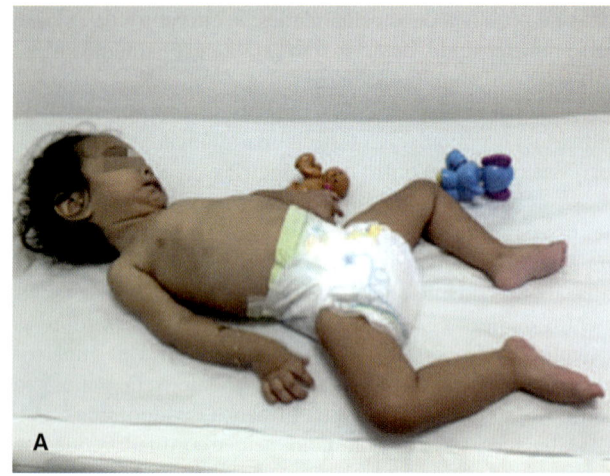

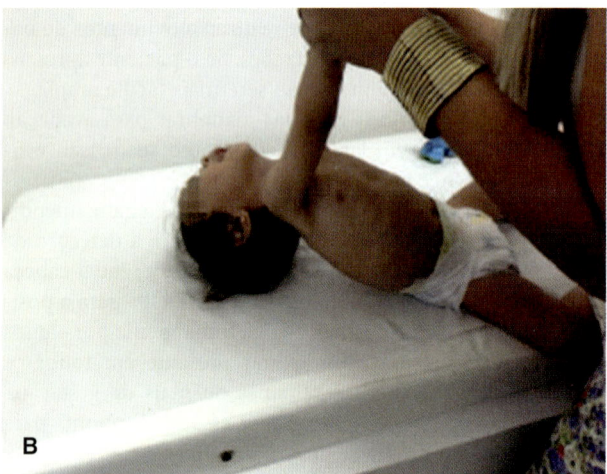

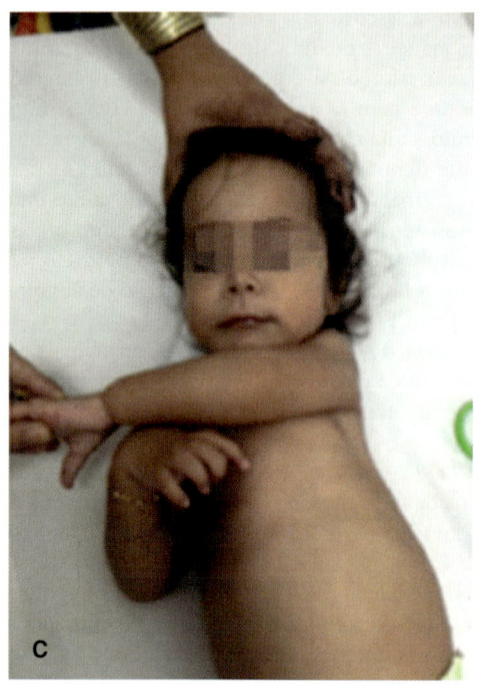

Figura 174.1 Avaliação do tônus muscular em criança com doença de Werdnig-Hoffmann. **A.** Postura de batráquio. **B.** Manobra de tração dos membros superiores, evidenciando queda cefálica acentuada. **C.** Manobra do cachecol, por meio da qual se percebe que o cotovelo ultrapassa facilmente a linha média, denotando hipotonia da cintura escapular.

Tabela 174.1 Alterações ao exame físico sugestivas de hipotonia.

Luxação congênita do quadril
Deformidades articulares (p. ex., pé torto)
Pectus excavatum
Sinais ao exame neurológico:
  Resistência diminuída aos movimentos passivos
  Aumento da mobilidade articular
  Postura de batráquio
  Cabeça pendendo excessivamente à manobra de tração
  Postura do "U" invertido à manobra de suspensão ventral
  Tendência a escorregar das mãos do examinador à manobra de suspensão vertical
  Achatamento da região occipital (braquicefalia)

levemente diminuída, associada a reflexos osteotendíneos normais ou aumentados, podendo-se observar sinal de Babinski. Nesses casos, com frequência estão envolvidas doenças sistêmicas, doenças do sistema nervoso central (SNC), erros inatos do metabolismo e síndromes genéticas.

DIAGNÓSTICO TOPOGRÁFICO

Para uma adequada investigação etiológica, é fundamental determinar se a hipotonia é de origem central ou periférica. A hipotonia central constitui a principal causa da síndrome do lactente hipotônico, correspondendo a 60 a 80% dos casos, de acordo com as principais coortes estudadas.[6-8] Já a hipotonia periférica, representada pelas doenças neuromusculares, é menos frequente e corresponde a 15 a 30% dos casos de hipotonia. Na Tabela 174.2, estão enumeradas as principais características de cada um desses grupos. Na Tabela 174.3, estão caracterizados os dados mais relevantes do exame neurológico que guiam o diagnóstico topográfico da hipotonia.

No entanto, esses dados não são exclusivos de um ou outro grupo. Por exemplo, algumas doenças provocam alterações do SNC (crises epilépticas, atraso do desenvolvimento cognitivo) e do sistema nervoso periférico (polineuropatias, miopatias) como a distrofia miotônica de Steinert, e outras doenças cursam com hipotonia de etiologia mista, como a doença de Pompe.

Segundo Bodensteiner,[9] a hipotonia central pode ser dividida em três grandes grupos:

- Hipotonia associada a doenças sistêmicas
- Hipotonia central sindrômica (associada a síndromes genéticas)
- Hipotonia central não sindrômica (associadas a um grupo heterogêneo de doenças).

A Tabela 174.4 exibe algumas causas mistas de hipotonia.

Hipotonia central associada a doenças sistêmicas

De todas as causas de hipotonia neonatal, com certeza, as mais importantes são as doenças sistêmicas que afetam de modo difuso o SNC. Nesse grupo, está incluída a encefalopatia hipóxico-isquêmica, isoladamente a principal responsável por hipotonia neonatal.[10] A identificação de fatores de risco pré e perinatais deve levantar essa hipótese como causa da hipotonia. Nesses casos, não é incomum que a hipotonia evolua nos primeiros meses de vida para espasticidade de predomínio apendicular.

A possibilidade de uma lesão medular como causa da hipotonia neonatal deve sempre ser lembrada, inclusive como parte do quadro de uma asfixia perinatal grave em que, muitas vezes, a hipotonia é atribuída apenas ao comprometimento cerebral.

Tabela 174.2 Características da hipotonia: grupos não paralítico e paralítico.

Grupo não paralítico (hipotonia central)	Grupo paralítico (hipotonia periférica)

• Presença de fatores de risco para encefalopatia hipóxico-isquêmica
• Redução do nível de consciência
• Crises epilépticas
• Sinais sugestivos ao exame físico:
  ° Hipotonia de predomínio axial
  ° Força preservada
  ° Punhos cerrados
  ° Reflexos osteotendíneos normais ou exaltados
  ° Resposta adutora cruzada na suspensão vertical pelas axilas
• Alterações dismórficas
• Presença de malformações em outros órgãos ou do próprio sistema nervoso (p. ex., disrafismo espinal)
• Atraso do desenvolvimento cognitivo associado
	• História familiar de doença neuromuscular
	• Sinais sugestivos ao exame físico:
	  ° Hipotonia generalizada
	  ° Movimentos antigravitacionais reduzidos ou ausentes
	  ° Reflexos osteotendíneos reduzidos ou ausentes
	  ° Atrofia muscular
	  ° Fasciculações musculares (raramente presentes, sendo com mais frequência visualizadas na língua)
	  ° Ptose palpebral, movimentos oculares restritos
	  ° Hipomimia facial
	  ° Palato em ogiva, boca em formato de "carpa"
	  ° Respiração diafragmática
	  ° Retrações e deformidades articulares
	  ° Luxação do quadril
	• Desenvolvimento cognitivo relativamente preservado

Tabela 174.3 Características do exame neurológico dos pacientes com hipotonia, de acordo com o diagnóstico topográfico.

	Hipotonia central	Corno anterior da medula	Nervo periférico	Junção neuromuscular	Músculo
Tônus	Reduzido, com o desenvolvimento posterior de hipertonia	Reduzido	Reduzido	Normal ou reduzido	Normal ou reduzido
Força	Normal ou discretamente reduzida	Reduzida	Reduzida	Reduzida	Reduzida
Reflexos osteotendíneos	Normais ou aumentados	Reduzidos	Reduzidos	Normais ou reduzidos	Normais ou reduzidos
Sinal de Babinski	Presente	Ausente	Ausente	Ausente	Ausente
Reações primitivas	Podem persistir	Ausentes	Ausentes	Ausentes	Ausentes
Fasciculações	Ausentes	Presentes	Ausentes	Ausentes	Ausentes
Trofismo	Normal ou atrofia tardia por desuso	Atrofia	Atrofia	Pode haver atrofia	Pode haver atrofia

Tabela 174.4 Causas mistas de hipotonia.

Encefalopatia hipóxico-isquêmica
Neuropatia hereditária sensitiva e autonômica tipo III (síndrome de Riley-Day)
Neuropatia axonal gigante
Degeneração neuroaxonal infantil
Distrofia miotônica congênita
Glicogenose tipo II (doença de Pompe)
Doenças do armazenamento lipídico
Doenças lisossomais
Doenças mitocondriais

Tabela 174.5 Causas sistêmicas de hipotonia.

Sepse
Hipoglicemia
Hiponatremia
Hipotireoidismo
Cardiopatias graves
Erros inatos do metabolismo (p.ex., mucopolissacaridoses, lipidoses, acidúrias orgânicas)

Tabela 174.6 Erros inatos do metabolismo que cursam com hipotonia.

• Distúrbios do metabolismo do glicogênio
  ° Deficiência da enzima ácido-maltase
  ■ Deficiência da enzima muscular fosfofrutoquinase
  ° Deficiência da enzima fosforilase
  ° Deficiência da enzima desramificadora
• Deficiência primária de carnitina
• Doenças peroxissomais
  ° Adrenoleucodistrofia neonatal
  ° Síndrome de Zellweger
• Doenças do metabolismo da creatina
• Miopatias mitocondriais
  ° Deficiência de citocromo C oxidase

Ainda, traumas medulares podem ocorrer durante o parto vaginal, em especial nas apresentações pélvicas,[11] mais comumente na medula cervical alta ou torácica baixa. O trauma pode variar de um simples edema local a quadros extensos de hemorragia intraespinal. De modo ocasional, disrafismos espinais também podem se apresentar como uma síndrome do lactente hipotônico. Nesses casos, alterações do controle vesical e intestinal e alterações cutâneas na linha média (hemangioma, *nevus*, tufo piloso) sugerem o diagnóstico.

Além da encefalopatia hipóxico-isquêmica, outras causas encontradas com frequência são os quadros sépticos, distúrbios metabólicos e eletrolíticos, as intoxicações e cardiopatias graves (Tabela 174.5).

Ainda dentro das causas sistêmicas, estão os erros inatos do metabolismo que devem ser investigados no contexto clínico apropriado: hipotonia que se desenvolve após 12 a 24 horas do nascimento, em geral acompanhada de alteração do estado mental e comprometimento de múltiplos órgãos.[12] Exemplos desse grupo de doenças estão listados na Tabela 174.6.

Hipotonia central sindrômica

Um número significativo de neonatos e lactentes apresentam como causa de sua hipotonia uma síndrome genética. São inúmeras as síndromes que cursam com hipotonia e muitas delas se caracterizam por dismorfismos relativamente específicos que auxiliam na suspeita diagnóstica. Segundo Bodensteiner,[9] a identificação de três ou mais características dismórficas está extremamente relacionada a malformações sistêmicas, sugerindo uma hipotonia de causa sindrômica. Algumas das principais síndromes estão listadas na Tabela 174.7. A reunião de todos os achados neurológicos e sistêmicos é capaz de direcionar o diagnóstico para uma dessas síndromes.

A síndrome de Down é uma das principais causas de hipotonia neonatal e tem uma incidência de 1 em 600 a 700 nascimentos. As principais características da síndrome são face arredondada, fenda palpebral oblíqua, epicanto, nariz pequeno, ponte nasal baixa e língua protrusa. O crânio é braquicefálico, e o pescoço, curto e largo. Nas mãos, observa-se prega simiesca, além de prega única de flexão do quinto dedo associada à clinodactilia desse dedo. A hipotonia muscular é acentuada e associa-se à frouxidão ligamentar, que pode levar à instabilidade articular e a luxações. O déficit cognitivo é uma constante, e a maioria dos pacientes apresenta um comprometimento leve a moderado do QI. Como complicações da síndrome, cita-se uma maior incidência de cardiopatias congênitas e de disfunção da medula óssea. A síndrome de Down pode ser decorrente de uma aberração cromossômica numérica (trissomia livre do cromossomo 21) em 95% dos casos, de uma translocação robertsoniana não balanceada (de uma porção ou de todo o cromossomo 21) em 3 a 4% dos casos, ou de mosaicismo. O diagnóstico pode ser confirmado por meio de cariótipo com bandas G.[13]

As síndromes de Prader-Willi (SPW) e de Angelman também podem cursar com hipotonia nos primeiros meses de vida e merecem destaque, em especial porque os dismorfismos podem ser discretos durante os primeiros anos de vida, o que dificulta o diagnóstico precoce dessas condições. As duas síndromes estão associadas a anormalidades da região 15q11-13 – na SPW, a anormalidade encontra-se no alelo de origem paterna e, na síndrome de Angelman, no alelo de origem materna.

A SPW caracteriza-se por dificuldade de deglutição e hipotonia acentuada nos primeiros meses de vida, que melhoram após o segundo semestre de vida. Em algumas casuísticas de lactente hipotônico, a SPW é responsável por 10% dos casos (Figura 174.2). A face tem um diâmetro bifrontal estreito, os olhos são amendoados e o nariz afilado. As mãos e os pés são pequenos e observam-se alterações na genitália, sendo comum o encontro de hipoplasia dos pequenos lábios nas meninas e criptorquidia nos meninos. Após 12 a 24 meses, os pacientes apresentam os achados característicos da síndrome, que são a hiperfagia, a obesidade e a deficiência intelectual. Cerca de 70 a 80% dos casos são causados por deleção da região 15q11.2-q12 do alelo paterno, enquanto o restante consiste em dissomia uniparental materna ou defeitos do centro de *imprinting*.

A síndrome de Angelman caracteriza-se por hipotonia nos primeiros meses de vida, microcefalia adquirida, afasia e deficiência intelectual grave. É comum no curso da doença

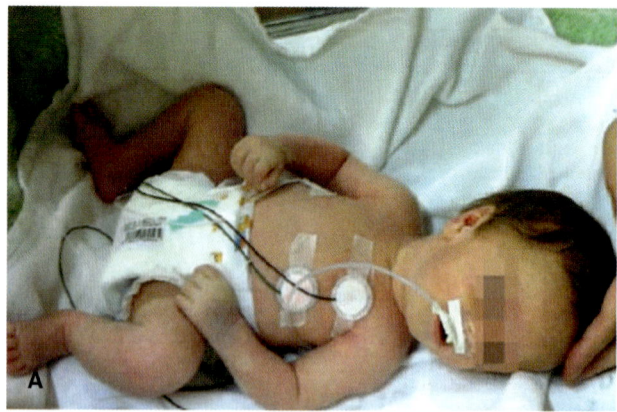

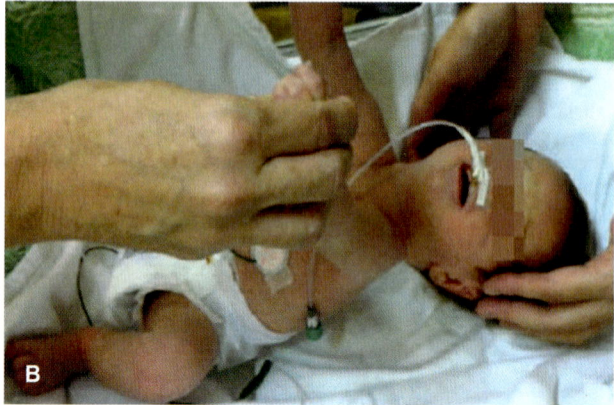

Figura 174.2 Hipotonia central em recém-nascido a termo, secundária à síndrome de Prader-Willi. **A.** Postura de batráquio e necessidade de sonda nasogástrica devido à dificuldade de sucção. **B.** Queda acentuada da cabeça durante a manobra de tração dos membros superiores.

o surgimento de crises epiléticas, por vezes de difícil controle. Esses pacientes apresentam marcha atáxica e episódios de riso imotivado. Alterações de pigmentação da pele, coroide e macrostomia são comuns. Em 80% dos casos há uma deleção da região 15q11.2-q12 do alelo materno, enquanto o restante é decorrente de dissomia uniparental paterna, mutações no centro de *imprinting* ou mutações no gene *UBE3A*.

Ressalta-se que o exame mais indicado para o diagnóstico das síndromes de Prader-Willi e Angelman é o estudo de DNA por metilação, que permitirá identificar os casos associados a deleção e dissomia uniparental. Caso seja normal, deve-se considerar a possibilidade de mutações no centro de *imprinting* ou no gene *UBE3A*, que serão identificadas mediante estudo molecular por sequenciamento.

Destaca-se uma outra categoria de anormalidade cromossômica, as deleções subteloméricas, que em geral se manifestam clinicamente por deficiência intelectual, hipotonia, atraso motor e dismorfismos. Estudos mostram que até 7% dos pacientes com deficiência intelectual de origem indeterminada podem ter esse tipo de anormalidade cromossômica. O diagnóstico pode ser confirmado por técnica de FISH (*fluorescence in situ hybridization*), utilizando-se sondas para as regiões teloméricas dos cromossomos.[14]

Mais recentemente, com o surgimento do exame de *array* genômico, foram identificadas várias síndromes associadas a microdeleções e microduplicações cromossômicas que não se encontram nas regiões subteloméricas. Esse exame foi inicialmente utilizado na avaliação de três grupos de pacientes: pacientes com deficiência intelectual, pacientes com

Tabela 174.7 Causas de hipotonia central sindrômica.

Síndrome de Down	Síndrome de Angelman
Síndrome de Prader-Willi	Síndrome de Sotos
Síndrome da duplicação do gene *MECP2*	Síndrome de Coffin-Lowry
Síndrome do X frágil	Síndrome de Edwards (trissomia do 18)
Síndrome de Smith-Lemli-Opitz	Síndrome de Kabuki
Síndrome de Joubert	Síndrome *cri du chat*
Síndrome de Shprintzen	Síndrome cérebro-oculofacial
Síndromes associadas a microdeleções e microduplicações	Síndrome de Marfan

transtorno do espectro autista e crianças com anomalias congênitas. Esses pacientes com frequência apresentam hipotonia nos primeiros anos de vida, atraso do desenvolvimento neurológico, epilepsia, distúrbios do comportamento e dismorfismos. Várias síndromes já são reconhecidas e destacam-se, entre elas: deleção e duplicação de 17q21.31, deleção 15q13.3, deleção de 16p11p12.1 e deleção de 1q21.1.[15]

Hipotonia central não sindrômica

Nessa categoria estão agrupadas condições em que estão ausentes os achados dismórficos característicos que permitem distinguir uma determinada síndrome. Algumas apresentarão alterações inespecíficas e pouco definidas à RM de crânio, as quais não são classificáveis entre as malformações clássicas (esquizencefalia, lissencefalia, holoprosencefalia). Segundo Bodensteiner,[9] esses pacientes costumam apresentar atraso do desenvolvimento neurológico.

Assim, muitos indivíduos exibem um exame de neuroimagem aparentemente normal, apesar de clinicamente apresentarem alterações neurológicas. Em uma parte desses pacientes, pode ser evidenciado um atraso na mielinização do SNC, o qual tende a se recuperar ao longo dos anos. Nesses casos, as alterações clínicas são melhores preditoras do desfecho final: aquelas crianças hipotônicas, apenas com atraso motor, tenderão a recuperar esse atraso e apresentarão funcionalidade adequada, enquanto aquelas com hipotonia associada a atraso global do desenvolvimento permanecerão com déficits em relação aos seus pares. Nessa última situação, de acordo com Bodensteiner,[9] cerca de 15% dos pacientes apresentarão anormalidades na análise cromossômica por *array* genômico.

Hipotonia periférica

A hipotonia periférica representa o grupo das doenças neuromusculares e corresponde a uma menor porcentagem dos casos de síndrome do lactente hipotônico. Em geral, está relacionada a um comprometimento mais grave do tônus e à fraqueza muscular. As doenças envolvidas são diversas e se localizam na unidade motora, conforme exemplificado na Tabela 174.8. Por vezes, a hipotonia e a fraqueza são tão significativas a ponto de comprometer a função ventilatória

(Tabela 174.9) e a alimentação adequada (Tabela 174.10), impondo grande morbimortalidade a essas crianças.

Neste capítulo, serão enfatizados os aspectos clínicos das doenças que apresentam maior relevância etiológica para a síndrome do lactente hipotônico.

Neuronopatias motoras

Na infância, a principal causa de comprometimento do corno anterior da medula é a atrofia muscular espinal (AME). Clinicamente, os pacientes apresentam um quadro de fraqueza muscular proximal, com maior comprometimento de membros inferiores que dos membros superiores, associado a arreflexia osteotendínea, polimioclonias em mãos e fasciculações, facilmente visualizadas em língua. O encontro desses sinais em um lactente hipotônico aponta para doença do corno anterior da medula, e a principal doença a ser investigada é a AME.[4]

Tabela 174.9 Causas de hipotonia que podem cursar com dificuldade respiratória neonatal.

Atrofia muscular espinal tipo I	Síndromes miastênicas congênitas
Artrogripose neurogênica	Miopatia miotubular forma grave
Neuropatia congênita hipomielinizante	Miopatia por desproporção de fibras
Distrofia miotônica congênita	Miopatia nemalínica neonatal
Distrofia muscular congênita merosina-negativa	Mitocondriopatias
	Glicogenose tipo II (doença de Pompe)
Distrofia facioescapuloumeral – forma infantil	

Tabela 174.10 Causas de hipotonia que podem cursar com dificuldade alimentar neonatal.

Atrofia muscular espinal tipo I	Síndromes miastênicas congênitas
Artrogripose neurogênica	Miastenia neonatal transitória
Degeneração neuronal infantil	Miopatia miotubular forma grave
Hipoplasia dos núcleos motores bulbares	Miopatia por desproporção de fibras
Neuropatia congênita hipomielinizante	Miopatia nemalínica neonatal
Disautonomia familiar (síndrome de Riley-Day)	Deficiência de miofosforilase
Distrofia miotônica congênita	Síndrome de Prader-Willi
Distrofia muscular congênita merosina-negativa	Síndrome da duplicação do gene *MECP2*
Distrofia facioescapuloumeral forma infantil	

Tabela 174.8 Causas neuromusculares da síndrome do lactente hipotônico, de acordo com o diagnóstico topográfico.

Corpo do neurônio motor inferior (corno anterior da medula espinal)	Nervo periférico	Junção neuromuscular	Músculo
Amiotrofia espinal infantil tipos I, II e III	Polineuropatia hereditária sensitivo-motora tipo III (síndrome de Dejerine-Sottas)	Miastenia neonatal transitória	Distrofia miotônica congênita
Mielopatias (traumática, hipóxico-isquêmica)	Neuropatia congênita hipomielinizante	Síndromes miastênicas congênitas	Distrofias musculares: Distrofinopatias
Artrogripose neurogênica	Polirradiculoneuropatia inflamatória desmielinizante crônica	Hipermagnesemia	Distrofia muscular congênita merosina-negativa
Degeneração neuroaxonal infantil	Polirradiculoneuropatia inflamatória desmielinizante aguda	Botulismo infantil	Distrofia muscular congênita merosina-positiva
Poliomielite infecciosa (enterovírus, coxsackievírus, echovírus, pós-vacina antipoliovírus)			Doença de Walker-Warburg
			Distrofia músculo-oculocerebral
			Distrofia de Fukuyama
			Distrofia muscular congênita com atrofia/hipoplasia cerebelar
			Distrofia muscular congênita com agiria occipital
			Forma infantil da distrofia facioescapuloumeral
			Miopatias congênitas estruturais: Miopatia nemalínica
			Miopatia do tipo *central core*
			Miopatia miotubular
			Miopatia por desproporção de fibras
			Miopatia do tipo *multicore*

Neuropatias periféricas

É raro as polineuropatias hereditárias sensitivo-motoras (doença de Charcot-Marie-Tooth) cursarem com hipotonia acentuada nos primeiros meses de vida, com exceção do tipo 3 (doença de Dejerine-Sottas). Nessa forma, ocorre uma hipomielinização generalizada, e os pacientes evoluem para óbito ou sobrevivem com muitas sequelas. Os tipos 1 e 2 da doença de Charcot-Marie-Tooth também podem se manifestar precocemente, porém a hipotonia e a fraqueza muscular em geral são discretas.

Doenças da junção neuromuscular

A primeira forma a ser citada é a miastenia neonatal transitória, que ocorre em 10 a 15% dos filhos de mães com a forma generalizada de miastenia *gravis*, em consequência da passagem de anticorpo antirreceptor de acetilcolina da gestante para o feto. Os sintomas surgem nas primeiras horas de vida, caracterizados por uma fraqueza generalizada, choro fraco e dificuldade respiratória, e raramente nota-se ptose palpebral.

Um outro grupo de doenças consiste nas síndromes miastênicas congênitas, causadas por uma disfunção da transmissão neuromuscular. O defeito genético leva a alterações pré-sinápticas, sinápticas ou pós-sinápticas. Os pacientes podem apresentar hipotonia e fraqueza muscular em diferentes grupos musculares, tais como musculatura bulbar, cervical e de membros, associados à ptose palpebral e à oftalmoparesia. A evolução é variável, com casos muito graves que apresentam quadros de apneia e risco de morte e outras formas mais benignas. No entanto, o diagnóstico dessas doenças é muito importante, pois algumas formas respondem ao uso de fenoterol ou salbutamol oral. Por outro lado, a resposta à piridostigmina é variável entre as diferentes formas, podendo-se observar pacientes que pioram com uso dessa medicação e outros que melhoram. O diagnóstico definitivo dessas condições deve ser feito por meio de estudo genético ampliado (sequenciamento de nova geração), devido ao crescente número de genes envolvidos.[4]

Miopatias

Miopatias congênitas

As miopatias congênitas são definidas como afecções musculares com início precoce na infância, em geral hereditárias, e com curso estável ou lentamente progressivo. A biópsia muscular com frequência revela predomínio e/ou atrofia de fibras tipo I associado a outras anormalidades estruturais. As miopatias congênitas mais frequentes são a miopatia nemalínica, *central core*, miotubular e centronuclear.

Clinicamente não existe sinal patognomônico que permita o diagnóstico dos subtipos de miopatias congênitas. Com frequência esses pacientes apresentam-se como lactentes hipotônicos ou crianças com desenvolvimento motor deficiente. A fraqueza muscular é em geral proximal nos membros e pode apresentar curso lentamente progressivo ou não progressivo. Os reflexos osteotendíneos podem ser normais, hipoativos ou abolidos (Figura 174.3).

Os níveis séricos de creatinoquinase (CK) mostram-se normais ou levemente aumentados, e a eletroneuromiografia (ENMG) revela padrão normal ou miopático. No entanto, alguns achados podem ser sugestivos de algumas formas de miopatia congênita:

- Fraqueza facial, com face alongada, associada a voz anasalada: miopatia nemalínica
- Ptose palpebral associada oftalmoparesia: miopatia centronuclear e miotubular. Na miopatia nemalínica, pode-se observar ptose sem oftalmoparesia.[16]

Distrofias musculares congênitas

As distrofias musculares congênitas (DMCo) podem ser definidas como afecções musculares com manifestações clínicas evidentes desde o nascimento ou nos primeiros meses de vida, associadas a um padrão distrófico à biópsia muscular. A herança é frequentemente autossômica recessiva.

Distrofia miotônica (doença de Steinert)

A distrofia miotônica é uma doença multissistêmica que acomete o músculo esquelético, o músculo liso, bem como os olhos, o sistema endócrino e o SNC. É a distrofia mais

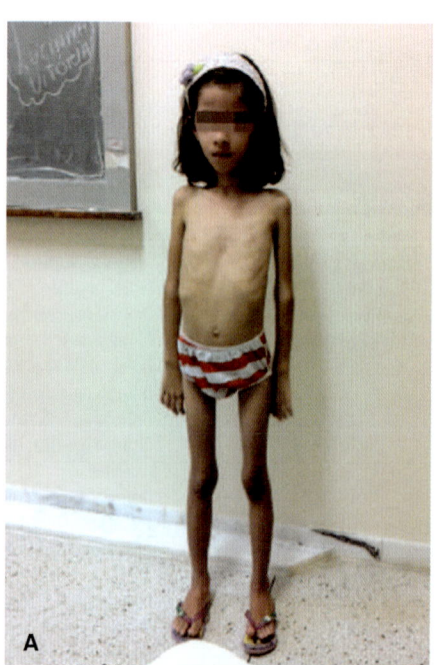
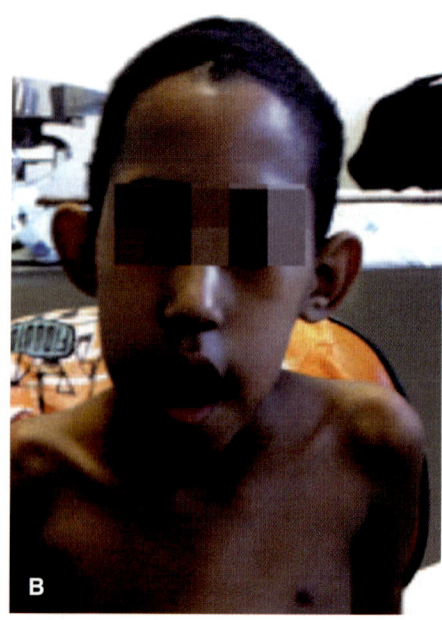

Figura 174.3 Pacientes com miopatias congênitas. **A.** Hipotrofia muscular global. **B.** Fraqueza da musculatura mímica e face alongada.

comum do adulto, com uma incidência estimada de 1 para 20.000 indivíduos na população geral.

As manifestações clínicas podem ter início desde o nascimento até os 60 anos ou mais. Baseando-se na idade de início dos sintomas, são reconhecidas quatro formas clínicas: congênita, infantil, clássica (juvenil/adulto) e leve. Dessas, apenas as formas congênita e infantil fazem parte do diagnóstico diferencial da síndrome do lactente hipotônico.

A distrofia miotônica congênita tem suas primeiras manifestações já evidentes no período pré-natal, revelando-se por polidrâmnio e diminuição da movimentação fetal. Ao nascimento, o recém-nascido apresenta hipotonia e fraqueza muscular acentuadas acometendo face (boca em carpa), tronco e membros, bem como dificuldade de sucção e deglutição, e insuficiência respiratória. A mortalidade é alta e está relacionada a complicações respiratórias. As crianças que sobrevivem apresentam melhora da função motora e tornam-se capazes de deambular. Não se observa fenômeno miotônico clínico durante os primeiros anos de vida, que se torna evidente por volta dos 11 anos. No entanto, a miotonia poder ser detectada precocemente por meio de estudos eletrofisiológicos. A deficiência intelectual está presente em 50 a 60% dos afetados.

A distrofia miotônica infantil caracteriza-se por hipotonia e fraqueza generalizada, com predomínio em musculatura da face e distal em membros, associada a deficiência intelectual. Os fenômenos miotônicos surgem entre 5 e 10 anos.[4]

Miopatias metabólicas

As miopatias metabólicas são aquelas que ocorrem em consequência de uma falha na produção de energia pelo tecido muscular. O tecido muscular utiliza como fonte de energia o glicogênio e os lipídeos, e a mitocôndria é a principal organela relacionada com a produção de energia. Portanto, podemos dividir as miopatias metabólicas em três grandes grupos: glicogenoses, doenças do metabolismo de lipídeos (defeitos do ciclo da carnitina e da betaoxidação mitocondrial) e as mitocondriopatias.[14]

As glicogenoses são doenças relacionadas a defeitos no metabolismo do glicogênio, causando um acúmulo desse polissacarídeo e/ou a disfunção dos órgãos onde o glicogênio costuma se depositar. De acordo com o defeito enzimático, que geralmente é órgão-específico, os sintomas podem ser em especial hepáticos (glicogenoses tipos I, IIIb, IV, VI, IX), miopáticos (glicogenoses V e VII) ou mistos (glicogenoses II e IIIa).

A doença de Pompe ou glicogenose tipo II decorre da deficiência da enzima alfaglicosidase, que se encontra dentro dos lisossomos. São reconhecidas duas formas clínicas da doença. Uma de início precoce, muito grave, que se caracteriza por hipotonia acentuada, miopatia, miocardiopatia hipertrófica, insuficiência respiratória e óbito com frequência no primeiro ano de vida. A outra forma, de início tardio, na qual prevalece o comprometimento da musculatura esquelética, com fraqueza muscular progressiva, com poucas ou sem alterações cardíacas. Classicamente o diagnóstico era feito por meio da biópsia muscular, que revela uma miopatia vacuolar com acúmulo de glicogênio. Atualmente pode se realizar uma triagem por meio da dosagem enzimática, em papel-filtro, que deve ser de preferência confirmada por meio de estudo genético. A terapia de reposição enzimática encontra-se disponível e tem mostrado melhora dos sintomas em pacientes com a forma de início precoce e tardio.[17]

O segundo grupo de doenças envolve a oxidação dos ácidos graxos de cadeias curta, média e longa, que ocorre no interior das mitocôndrias e tem importante papel na produção de energia. Os ácidos graxos são uma importante fonte de energia durante o jejum e exercícios físicos prolongados. A oxidação dos ácidos graxos leva à formação de corpos cetônicos, que podem ser utilizados como fonte de energia pelo cérebro e por outros órgãos.

Os defeitos da oxidação mitocondrial dos ácidos graxos (lipídeos) consistem em um grupo de doenças genéticas que interferem em alguma etapa do metabolismo mitocondrial dos ácidos graxos. Os principais órgãos acometidos são fígado, músculo esquelético e coração.

De maneira geral, essas doenças apresentam-se clinicamente na infância com quadro agudo de coma, associado à hipoglicemia hipocetótica, induzido por jejum prolongado ou outros fatores desencadeantes, como infecções. Podem também cursar com um quadro muscular caracterizado por fraqueza muscular progressiva ou rabdomiólise aguda, ou ainda, um quadro cardíaco com miocardiopatia aguda ou crônica.

O diagnóstico dessas condições baseia-se na dosagem de carnitina no sangue e músculo e na dosagem plasmática do perfil de acilcarnitinas. A confirmação pode ser feita por meio da dosagem das enzimas, em geral em fibroblastos, ou de testes genéticos.

O terceiro grupo de miopatias metabólicas correspondem às miopatias mitocondriais. As mitocôndrias são organelas citoplasmáticas responsáveis pela produção de energia celular, a partir da fosforilação oxidativa. Além desse importante papel, a mitocôndria tem uma particularidade fundamental: é a única organela que tem seu próprio DNA (DNA mitocondrial).

As doenças mitocondriais consistem em defeitos no funcionamento da cadeia respiratória (complexos I, II, III, IV e V), decorrentes de mutações ou deleções no DNA mitocondrial ou no DNA nuclear. Portanto, essas doenças podem ter diferentes padrões de herança: mitocondrial, autossômica recessiva, dominante ou ligada ao X.

O comprometimento muscular caracteriza-se por hipotonia e fraqueza muscular progressiva, intolerância a exercício físico, mialgia, mioglobinúria e atrofia muscular. No entanto, devido ao fato de as mitocôndrias estarem presentes em todos os tecidos do corpo humano, é comum o comprometimento simultâneo de outros órgãos, o que faz com que essas doenças apresentem caráter multissistêmico.[17]

Na propedêutica das miopatias metabólicas, a biópsia muscular é uma ferramenta útil e pode revelar acúmulo de lipídeos nos defeitos da betaoxidação mitocondrial, de glicogênio nas glicogenoses e proliferação mitocondrial nas miopatias mitocondriais. Mais recentemente, o estudo genético ampliado, por meio dos sequenciamentos de nova geração (painéis ou sequenciamento completo do exoma), também vem sendo utilizado para o diagnóstico dessas condições, devido à grande heterogeneidade genética que apresentam.

INVESTIGAÇÃO COMPLEMENTAR

Os exames complementares devem ser realizados de acordo com a avaliação clínica e a classificação do lactente nos subgrupos de lactente hipotônico.

Hipotonia central não sindrômica

Diante de um lactente hipotônico, o passo inicial na investigação etiológica é excluir causas sistêmicas ou não primariamente neurológicas, uma vez que representam a grande maioria dos casos. De maneira geral, sempre se considerando o contexto clínico, os principais exames iniciais a serem solicitados são:

- Hemograma, urina tipo I, glicemia, eletrólitos (sódio, cálcio, magnésio), avaliação das funções renal, hepática e tireoidiana, proteína C reativa, gasometria arterial com dosagem de lactato sérico
- Culturas de sangue, urina, aspirado traqueal
- Exame do líquido cefalorraquidiano, incluindo sua cultura
- Considerar no contexto clínico adequado:
  - Avaliação cardiológica: eletrocardiograma e ecocardiograma
  - Sorologias para as principais infecções congênitas: toxoplasmose, rubéola, sífilis, citomegalovirose, infecção pelo vírus da imunodeficiência humana e pela família dos herpes-vírus
  - Triagem para erros inatos do metabolismo: dosagem sérica de aminoácidos, ácidos orgânicos urinários, lactato, piruvato e amônia séricos; carnitina total, livre e perfil sérico de acilcarnitina, ácidos graxos de cadeia muito longa, entre outros.

Excluídas as causas sistêmicas mais imediatas e estando diante uma hipotonia de provável causa central, um exame de neuroimagem deve ser realizado. Muitas vezes quadros de hemorragia intracraniana, hidrocefalia, infecções congênitas e encefalopatia hipóxico-isquêmica podem se apresentar apenas com hipotonia e alteração do nível de consciência.

A ultrassonografia transfontanela é um exame simples e de fácil execução, podendo ser útil na avaliação inicial desses quadros. Posteriormente um estudo mais detalhado com tomografia computadorizada (TC) de crânio e, em geral, RM de crânio será necessário em grande parte dos casos. A RM pode identificar uma série de anormalidades, como malformações estruturais, defeitos de migração neuronal, alteração de sinal nos núcleos da base e distúrbios da mielinização.

Hipotonia central sindrômica

A presença ou a ausência de características dismórficas no exame físico pode ser um grande divisor, permitindo estudos genéticos específicos de acordo com as alterações encontradas. As técnicas desses estudos estão cada vez mais complexas e, entre outros, incluem o estudo do cariótipo, o *array* genômico, estudos citogenéticos (FISH) e estudos baseados na análise do DNA.[18] Ressalta-se aqui que o exame mais indicado para o diagnóstico da SPW e da síndrome de Angelman é o estudo de DNA por metilação, que permitirá identificar os casos associados a deleção e dissomia uniparental. De maneira geral, nas suspeitas de síndromes de microdeleção, sem uma definição mais específica, deve-se solicitar o exame de *array* genômico.

Hipotonia periférica

Por outro lado, diante de uma hipotonia de provável causa periférica, os exames complementares a princípio buscam refinar a topografia entre os componentes da unidade motora, restringindo os diagnósticos diferenciais. Entre os exames utilizados destacam-se tradicionalmente a dosagem sérica das enzimas musculares, ENMG e biópsia muscular.

De modo geral, a dosagem sérica da CK é o primeiro exame a ser obtido, idealmente antes da realização de uma ENMG ou de uma biópsia muscular, já que estes podem elevá-la de maneira transitória. Algumas peculiaridades devem ser lembradas, tais como: neonatos sadios que podem apresentar níveis de CK acima do normal nas primeiras 24 horas após o parto[11] ou recém-nascidos que sofreram asfixia grave, nos quais os valores de CK podem ser superiores a 1.000 U/ℓ. Esses níveis de CK vão decrescendo ao longo dos dias, de modo progressivo, até sua normalização.

Diante de um aumento significativo dos níveis de CK, deve-se considerar as doenças primariamente musculares, que cursam com degeneração e necrose das fibras musculares, como em algumas formas de distrofias musculares congênitas, em especial na forma merosina-negativa. Assim, nesses casos, não há necessidade de se realizar ENMG, podendo-se partir de pronto para a realização de biópsia muscular (ou estudos genéticos quando houver uma suspeita mais específica).

Por outro lado, o encontro de níveis normais ou moderadamente aumentados pode ser observado em doenças do corno anterior da medula, neuropatias ou miopatias. Nessa situação, a realização de ENMG está indicada, pois por meio dela pode-se identificar a topografia da lesão.[4]

A realização de uma ENMG por um profissional experiente traz informações essenciais na investigação da hipotonia:

- Permite a distinção entre processo miopático e neurogênico
- Permite localizar a lesão neuronal em corpo do neurônio motor, raízes nervosas ou nervo periférico
- Permite caracterizar a lesão neuronal como uma doença desmielinizante ou uma axonopatia
- Permite a avalição de doenças da junção neuromuscular por meio do estudo da estimulação repetitiva e da estimulação de fibra única
- Auxilia na escolha do melhor grupo muscular para eventual biópsia.

No entanto, cabe ressaltar que, nos neonatos, o estudo da condução nervosa pode não ser elucidativo para o diagnóstico de uma neuropatia desmielinizante. Isso ocorre porque até os 6 meses de idade a velocidade de condução é fisiologicamente reduzida, não sendo capaz de distinguir bebês sadios de bebês doentes.[19,20] Além disso, as miopatias podem não demonstrar alterações à eletromiografia, impondo a necessidade de biópsia muscular para confirmar ou descartar a suspeita diagnóstica. Além disso, nem sempre há concordância entre os achados da ENMG e da biópsia muscular, variando de apenas 40 a 70%,[21] dependendo da experiência do examinador e do patologista. Tais limitações devem ser claramente discutidas com os pais, pois, eventualmente, o diagnóstico etiológico não será obtido.

A biópsia muscular, quando indicada, deve ser realizada em um músculo intermediariamente afetado. Além do estudo histopatológico, a amostra deve ser avaliada por imuno-histoquímica, microscopia eletrônica e estudos da cadeia respiratória, para melhor caracterização patológica. No entanto, a biópsia pode ser inconclusiva, demonstrando apenas achados inespecíficos.

Ressalta-se aqui que, em algumas condições, o quadro clínico pode ser sugestivo de doenças que podem ser confirmadas por meio de testes genéticos, dispensando a realização da propedêutica tradicional mais invasiva como ENMG, biópsia muscular e biópsia de nervo. É o caso, por exemplo, das seguintes doenças:

- Distrofia miotônica congênita (expansão da repetição do trinucleotídio CTG no lócus 19q,13.32)
- Atrofia muscular espinal (deleção dos éxons 7 e 8 do gene *SMN* no lócus 5q13.2)
- Forma infantil da distrofia facioescapuloumeral (contração da repetição D4Z4 no lócus 4q35).

Nos últimos anos, vários trabalhos apontam para a utilização rotineira de estudo por imagem da musculatura esquelética por meio de diferentes técnicas. Entre elas, citam-se o uso do ultrassom, TC e RM. O ultrassom muscular tem algumas vantagens, tais como baixo custo, técnica bem estabelecida e fácil aplicação, em especial em crianças mais novas que não colaboram durante o exame. Por outro lado, é um exame cujos resultados dependem da experiência do profissional que o realiza.[22]

A RM da musculatura esquelética traz maiores informações e vem mostrando-se o método de escolha para o estudo de doenças musculares de origem genética. A utilização de diferentes protocolos vem permitindo a identificação de padrões de comprometimento de músculos específicos, de acordo com tipo de miopatia. Em determinados casos,

traz indícios para direcionar o estudo molecular para triagem de mutações em genes específicos. Entre as miopatias congênitas e distrofias musculares, alguns padrões já estão reconhecidos.[22]

Deve-se ressaltar ainda que nos últimos 10 anos houve um grande avanço das técnicas de biologia molecular, com o desenvolvimento do sequenciamento de nova geração. Por meio dessa técnica, é possível o estudo de vários genes simultaneamente, a partir da construção de painéis com número de genes específicos ou do sequenciamento completo do exoma.[23] Esses exames vêm sendo amplamente utilizados no diagnóstico das doenças neuromusculares, em especial no estudo das miopatias e distrofias congênitas, e das síndromes miastênicas congênitas, que apresentam grande heterogeneidade genética. A identificação de mutações em um gene específico permite estabelecer o aconselhamento genético (forma de herança) e facilita o acompanhamento do paciente, traçando medidas preventivas e terapêuticas de acordo com as complicações mais frequentes associadas a genes específicos.

A Figura 174.4 resume a abordagem diagnóstica da síndrome do lactente hipotônico de acordo com as considerações dos parágrafos anteriores.

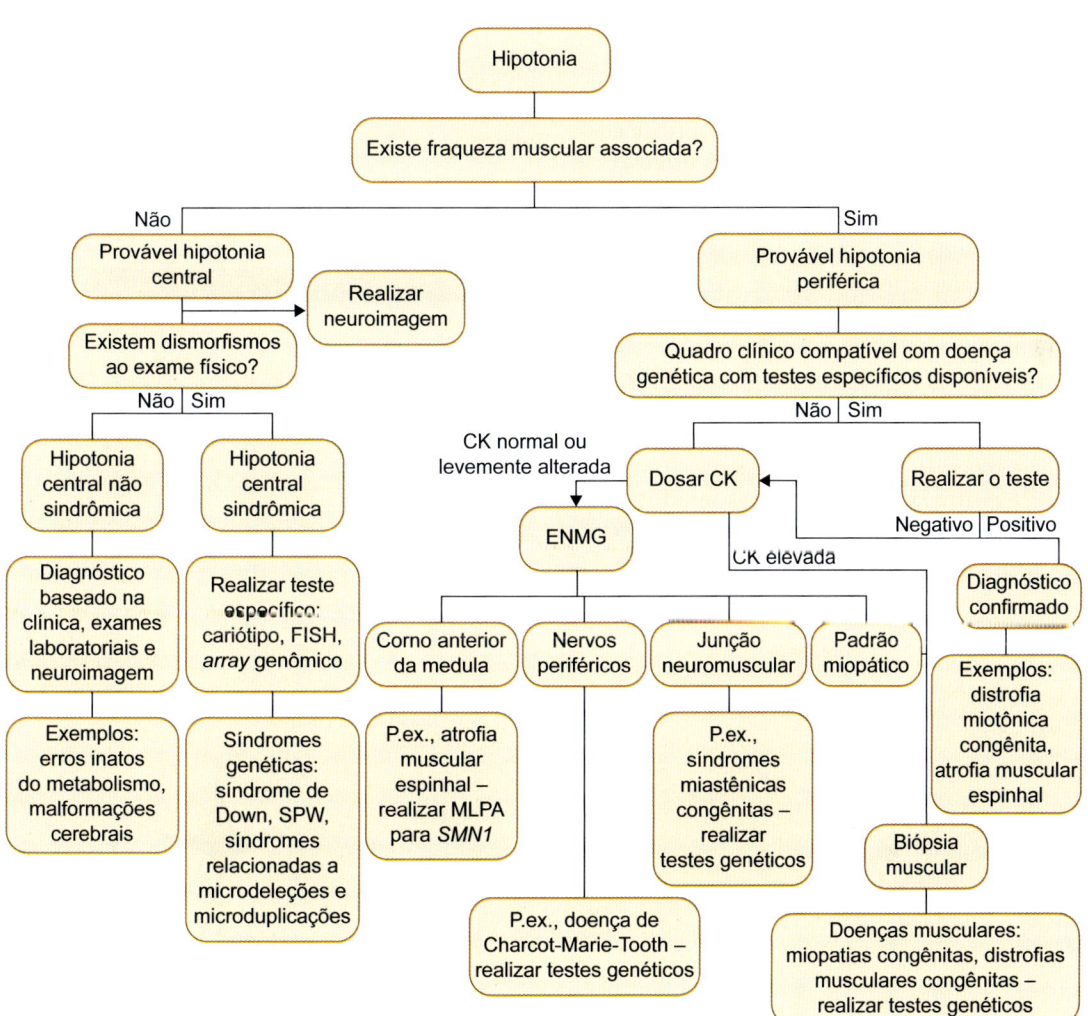

Figura 174.4 Algoritmo da abordagem diagnóstica da síndrome do lactente hipotônico. CK: creatinoquinase; FISH: hibridização por fluorescência *in situ*; MLPA: amplificação multiplex de sondas dependente de ligação; SMN1: gene de sobrevivência do neurônio motor 1.

175

Alterações do Volume e da Forma do Crânio

Igor de Assis Franco • Marcelo Masruha Rodrigues

As alterações do volume e da forma do crânio estão entre as queixas mais comuns nos consultórios de neurologia infantil. Podem tanto representar alterações constitucionais benignas quanto decorrer de deformidades posturais e condições patológicas. Para a sua adequada avaliação, é necessário o conhecimento de aspectos fundamentais da anatomia e fisiologia do crescimento do crânio e das características das doenças que o afetam.

ANATOMIA E FISIOLOGIA DO CRESCIMENTO DO CRÂNIO

O encéfalo humano cresce a partir de 400 g ao nascimento até aproximadamente 1.400 g na idade adulta. Aproximadamente 80% desse crescimento ocorre durante os primeiros 2 anos de vida. Nesse período, e durante a gestação, influências genéticas e fatores ambientais (exposição fetal ao álcool, drogas, toxinas, nicotina, infecções congênitas, complicações perinatais e prematuridade) podem afetar o crescimento e o desenvolvimento encefálico.[1]

A calota craniana é composta por placas ósseas separadas por suturas, que são articulações de baixa mobilidade do tipo sindesmoses.[2] Seis espaços membranosos denominados "fontanelas" estão presentes ao nascimento. Uma anterior e mediana denominada "bregma", uma posterior chamada "lambda" e quatro laterais, sendo duas anteriores denominadas "ptério" e duas posteriores chamadas "astério".

Além de fornecerem pistas sobre a integridade cerebral, sua palpação consiste em um marcador fidedigno dos transtornos do crescimento do cérebro (Figura 175.1).

O crescimento craniano ocorre por meio da adaptação passiva ao aumento volumétrico dos hemisférios cerebrais. A medida do perímetro cefálico (PC) é proporcional ao volume intracraniano: 80% cérebro, 10% sangue e 10% líquido cefalorraquidiano (LCR). Mudanças no volume de qualquer um de seus componentes, antes do fechamento das suturas, podem alterar a dimensão do PC.

As suturas funcionam como locais de formação e reabsorção óssea, permitindo o crescimento e, ao mesmo tempo, o ajuste do formato do crânio. O crescimento dos ossos da calota craniana ocorre no sentido perpendicular ao das suturas e sua ossificação precoce pode cursar com alterações da forma e do volume do crânio (Tabela 175.1).

A fontanela posterior está presente ao nascimento e, após 2 meses de vida, não é mais palpável. Sua persistência ou tamanho aumentado pode associar-se a doenças tais como hipotireoidismo e síndromes genéticas. A fontanela anterior apresenta aproximadamente 3 cm de largura e 3 cm de comprimento ao nascimento e, aos 6 meses de idade, tem aproximadamente 1 cm de largura e 1 cm de comprimento. O aumento do volume intracraniano pode resultar em abaulamento dessa fontanela e sua depressão pode estar relacionada com quadros de desnutrição e desidratação.[2]

O PC ao nascimento é em média 35 cm, sendo que diferentes fatores intrínsecos como o sexo e etnia podem influenciá-lo.[3] Os meninos tendem a apresentar 0,5 cm a

Tabela 175.1 Tempo de fechamento das suturas e fontanelas.

Estrutura	Fechamento
Sutura metópica	3 a 9 meses
Sutura coronal	20 a 29 anos
Sutura sagital	21 a 30 anos
Sutura lambdoide	21 a 30 anos
Fontanela anterior	4 a 24 meses
Fontanela posterior	2 meses

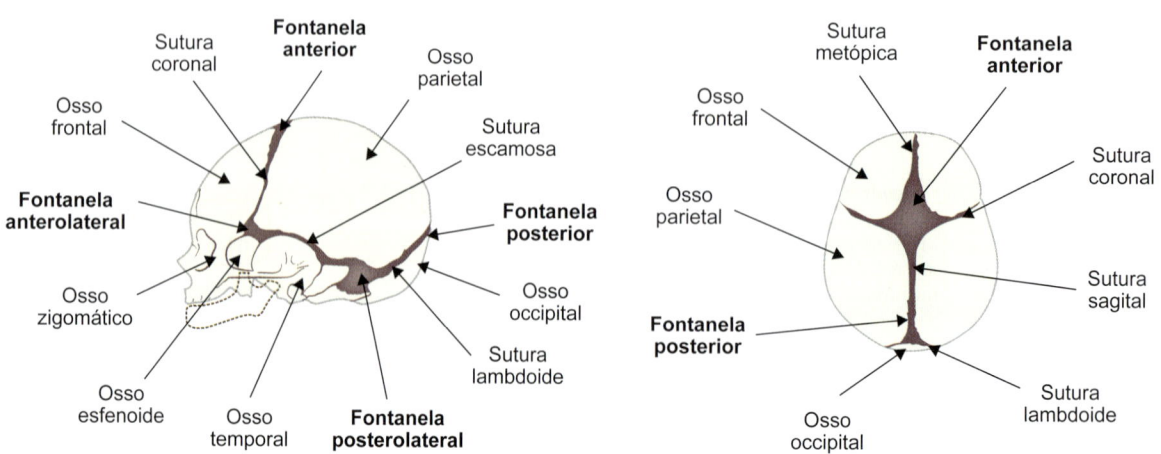

Figura 175.1 Nome e localização das suturas e fontanelas.

mais do que as meninas.[4] No primeiro ano de vida, o crânio cresce 12 cm (2 cm por mês no primeiro trimestre; 1 cm por mês no segundo trimestre; 0,5 cm por mês no segundo semestre). Se a cabeça apresenta tamanho adequado, porém disforme, deve-se pensar em uma deformidade posicional ou craniossinostose. Vários gráficos padronizados estão disponíveis para o acompanhamento do PC em crianças de termo e prematuros (Figuras 175.2 e 175.3).[2,5,6]

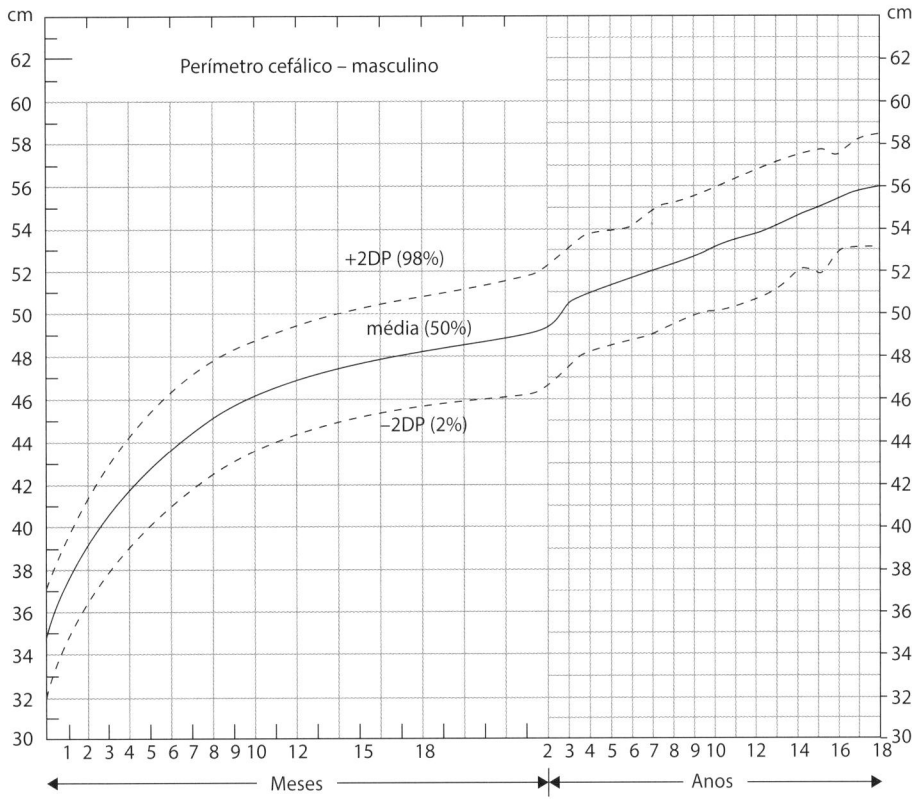

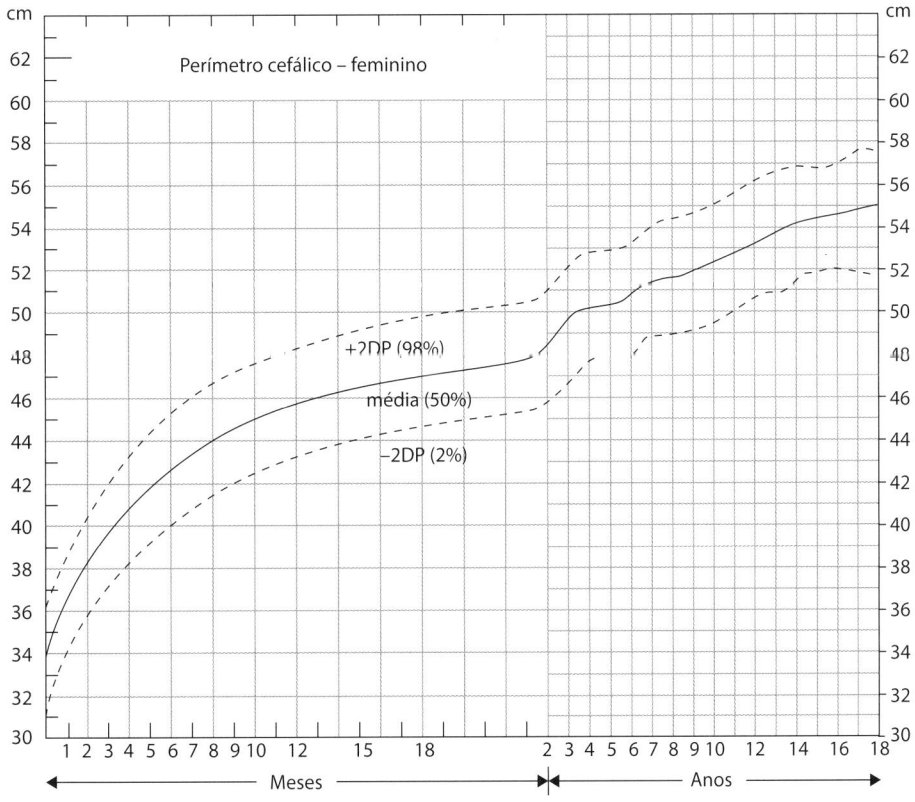

Figura 175.2 Gráficos de perímetro cefálico para ambos os sexos.[5]

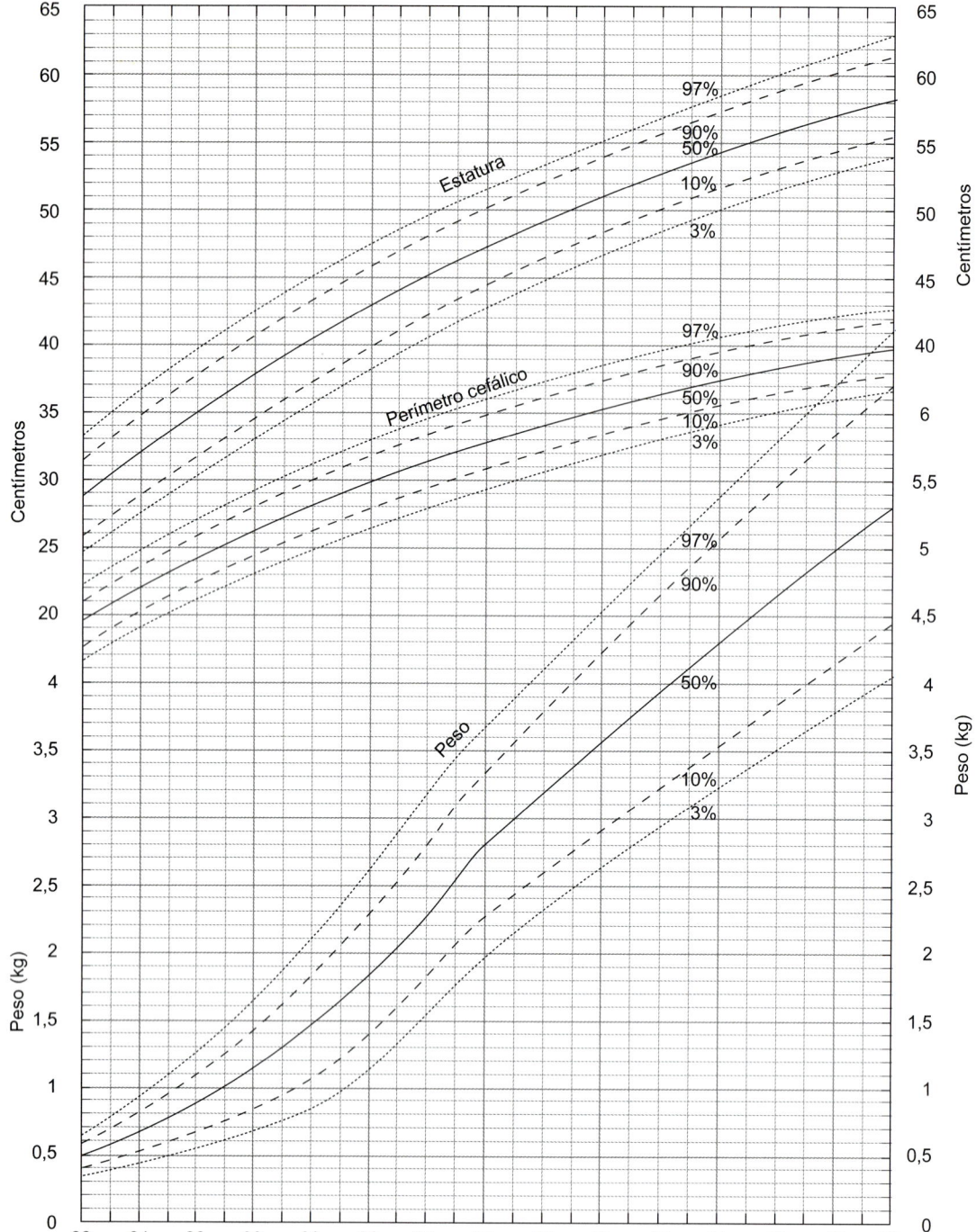

Figura 175.3 Gráfico de perímetro cefálico, peso e estatura para crianças pré-termo de ambos os sexos.[6]

Normocefalia é definida por um PC localizado entre dois desvios padrões (DP) acima e 2 DP abaixo da média para a idade e sexo (entre os percentis 2,5 e 97,5). O PC que cresce paralelamente às curvas dos percentis tem diferentes implicações quando comparado ao crescimento que cruza as linhas de percentis.[7]

A aceleração da curva do PC através das linhas de percentis indica um aumento excessivo do volume intracraniano, que pode ser visto, por exemplo, nos pacientes com hidrocefalia, hematoma subdural, megalencefalia de origem metabólica e macrocefalia familiar. A desaceleração indica uma doença que destruiu o tecido cerebral ou afetou gravemente a mielinização e o crescimento neuronal como lesões

hipóxico-isquêmicas ou causadas por infecções congênitas. Padrões com medida do PC consistentemente pequenos ou grandes desde o nascimento geralmente indicam um processo congênito.

MACROCEFALIA

Macrocefalia é uma condição na qual o PC é superior a 2 DP acima da média para idade e sexo, podendo ser causada pelo aumento no tamanho de qualquer um dos componentes do crânio.[8] Megalencefalia, ou macroencefalia, é definida como uma razão de peso/volume cerebral maior do que 2 DP acima da média, e pode resultar de um volume excessivo dos constituintes normais do cérebro, da proliferação celular, da inadequada apoptose e do acúmulo de metabólitos.

Megalencefalia é em geral acompanhada por macrocefalia. No entanto, macrocefalia pode ocorrer na ausência de megalencefalia, sugerindo outras causas como hidrocefalia, edema cerebral, neoplasia, coleções intracranianas e espessamento dos ossos do crânio (Tabela 175.2).[8]

A avaliação inicial do paciente macrocefálico inclui anamnese e exame físico completo da criança e dos pais, sempre considerando a variação familiar do PC. Os exames complementares para a avaliação adicional são direcionados pelos achados clínicos e incluem: neuroimagem, testes genéticos e metabólicos.[9]

Macrocefalia causada pelo aumento do volume do encéfalo (megalencefalia) ou de seus envoltórios

A megalencefalia é dividida em anatômica e metabólica.[8,10]

- Megalencefalia anatômica: é causada pelo aumento no tamanho ou no número de células cerebrais na ausência de doenças metabólicas ou encefalopatias agudas. Geralmente está presente desde o nascimento e o PC mantém-se aumentado no período pós-natal, com o crescimento paralelo aos percentis superiores[10]
- Megalencefalia metabólica: é causada pela deposição de produtos metabólicos nos tecidos cerebrais ou edema cerebral, secundários a um erro inato do metabolismo. O PC na criança com megalencefalia metabólica é geralmente normal ao nascimento. O aumento ocorre nos meses subsequentes, frequentemente acompanhado de regressão neurológica e sinais e sintomas de hipertensão intracraniana (HIC).[10,11]

De origem não megalencefálica

A macrocefalia de origem não megalencefálica engloba todas as causas de macrocefalia em que não há crescimento verdadeiro do parênquima cerebral. Fazem parte do grupo as macrocefalias devido ao aumento da espessura da calota craniana (anemias crônicas, raquitismo, osteopetrose etc.), do volume liquórico (hidrocefalia, cistos aracnoides, higromas) e sanguíneo (hematomas).

Macrocefalia associada a alargamento idiopático benigno do espaço subaracnóideo frontal (hidrocefalia externa idiopática, efusão benigna do lactente)

Lactentes apresentam o espaço subaracnóideo relativamente maior do que crianças mais velhas e adultos. Contudo, o achado em exames de neuroimagem do espaço subaracnóideo frontal anormalmente aumentado, em um lactente normal, é denominado "alargamento idiopático benigno do espaço subaracnóideo frontal" (Figura 175.4). Tal situação pode ser encontrada tanto em crianças normocefálicas, quanto naquelas com macrocefalia. Nessas últimas, há predomínio do sexo masculino (4:1), e cerca de 1/3 dos casos apresentam história familiar (o habitual é o pai apresentar macrocefalia) – nesses a condição passa a ser denominada "macrocefalia familiar benigna" (Figura 175.5).[8,12]

Trata-se de uma causa relativamente comum de macrocefalia em lactentes e, nos casos familiares, suspeita-se de uma causa genética, com provável herança autossômica

Tabela 175.2 Principais causas de macrocefalia.

Devido ao aumento do volume do encéfalo (megalencefalia) ou dos seus envoltórios
Megalencefalia de origem anatômica
Síndromes neurocutâneas
Neurofibromatose tipo 1
Síndrome do nevo epidérmico
Hipomelanose de Ito
Incontinência pigmentar
Síndrome de Proteus
Hemangiomatoses (síndromes de Klippel-Trénaunay-Weber, Sturge-Weber, Bannayan-Riley-Ruvalcaba)
Doença de Cowden
Síndrome de macrocefalia-malformação capilar
Síndrome de polidrâmnio, megalencefalia e epilepsia sintomática
Macrocefalia e deficiência mental ligada ao X
Síndrome do X frágil
Síndrome de macrocefalia-autismo
Síndromes dismórficas
Acondroplasia
Gigantismo cerebral (síndrome de Sotos)
Síndrome de Weaver
Síndrome de Simpson-Golabi-Behmel
Síndrome de Beckwith-Wiedemann
Síndrome de megalencefalia-polimicrogiria-megacorpo caloso
Megalencefalia primária (usualmente não familial, associada com anormalidades da arquitetura cerebral)
Variantes da normalidade
Megalencefalia de origem metabólica
Leucodistrofias (doenças de Canavan-van Bogaert e Alexander, leucoencefalopatia megalencefálica com cistos subcorticais)
Gangliosidoses GM_2
Acidúria glutárica tipos 1 e 2
De origem não megalencefálica
Macrocefalia associada a alargamento idiopático benigno do espaço subaracnóideo frontal
Hidrocefalia
Coleções periencefálicas – hematomas, empiemas, efusões e higromas
Anomalias congênitas das veias intra ou extraencefálicas (aneurisma da veia de Galeno; outras anormalidades da drenagem venosa)
Cistos intracranianos (sobretudo os cistos aracnoides gigantes em lactentes)
Acondroplasia e outras displasias esqueléticas (displasia tanatofórica, doença de Pyle, displasia cleidocraniana)
Mucopolissacaridoses e α-manosidose
Anemias crônicas
Osteopetrose

dominante.[11] Dessa maneira, é importante medir o PC de ambos os genitores de crianças com macrocefalia e que se apresentam normais do ponto de vista neurológico.

Em geral, a criança nasce com o PC acima do percentil 90, e nos meses subsequentes há um ritmo mais elevado de

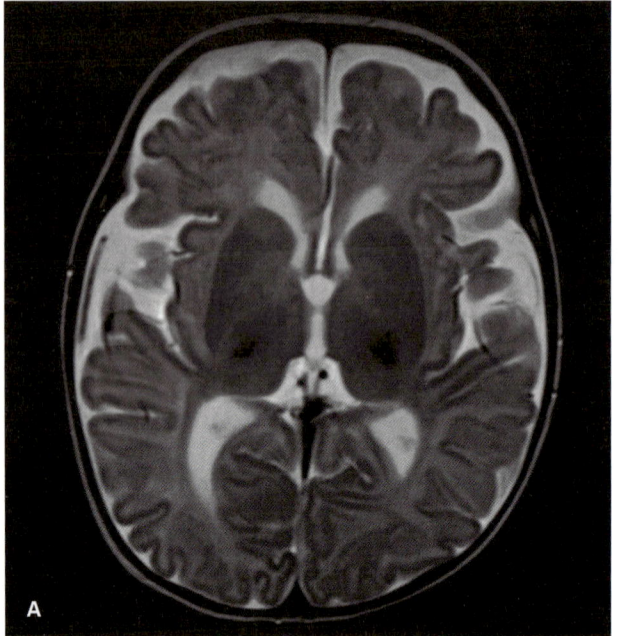

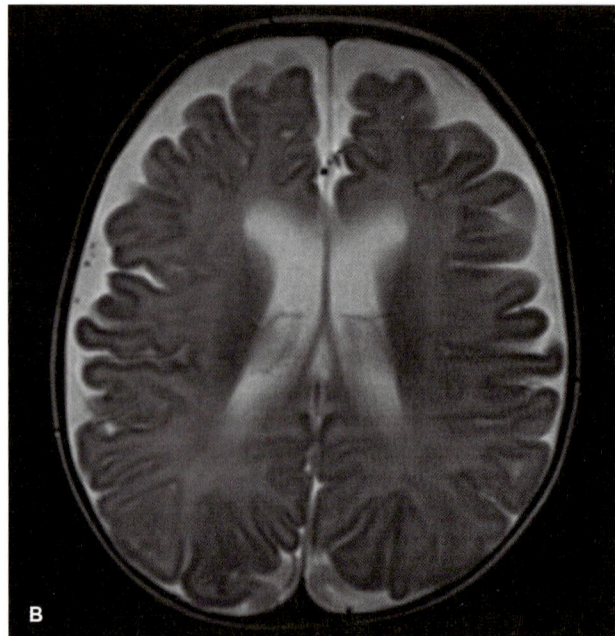

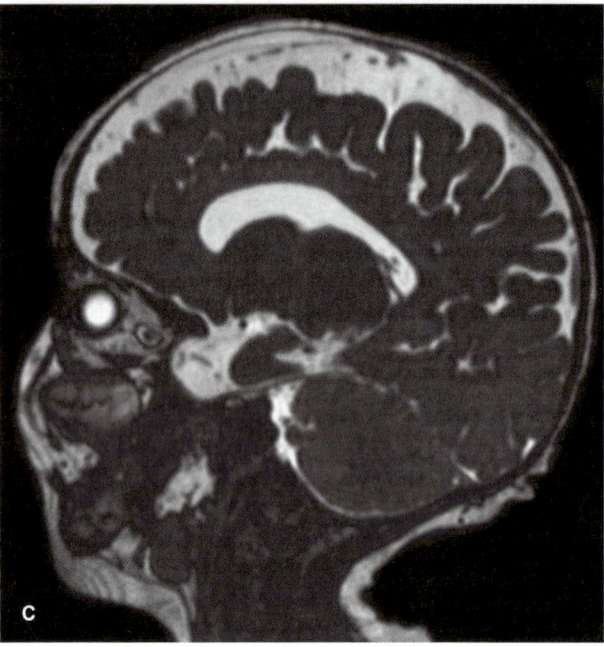

Figura 175.4 Imagem de ressonância magnética (RM) de crânio de lactente com macrocefalia associada a alargamento benigno e idiopático do espaço subaracnóideo frontal. Todas são aquisições ponderadas em T2, sendo as duas primeiras no plano axial (**A**) e (**B**) e a terceira no plano sagital (**C**). O alargamento ocorre tipicamente na região frontotemporal.

crescimento do crânio e fuga do canal de crescimento, com o PC superando 2 DP. Após mais alguns meses, o PC volta a acompanhar a curva, porém sempre acima de 2 DP.

A ultrassonografia transfontanelar (USTF) em geral é suficiente para afastar causas secundárias e auxiliar no estabelecimento do diagnóstico nesse contexto, evitando-se a exposição dos pacientes a possíveis danos com a sedação e radiação. Se houver dúvida, a tomografia computadorizada (TC) de crânio ou imagem por ressonância magnética (IRM) de crânio, sem contraste, poderão ser solicitadas.[13]

Os pacientes devem ser reavaliados com frequência (pelo menos mensal até se ter certeza de que houve normalização do ritmo de crescimento). A maioria das crianças se desenvolve normalmente e não requer nenhum tipo de tratamento. Alguns poucos pacientes podem apresentar atraso do desenvolvimento neurológico, situação que sempre

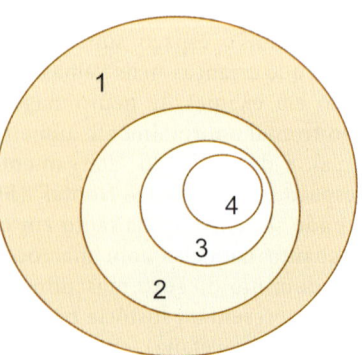

Figura 175.5 1. Universo de lactentes; 2. lactentes que apresentam alargamento benigno idiopático do espaço subaracnóideo frontal; 3. indivíduos com o diagnóstico de macrocefalia associada a alargamento benigno e idiopático do espaço subaracnóideo frontal; 4. indivíduos com o diagnóstico de macrocefalia familial benigna.

deverá levar o médico a reavaliar o diagnóstico. Nesses casos, alguns autores sugerem a administração de acetazolamida, com o intuito de reduzir a produção de LCR.[14]

Hidrocefalia

Representa o acúmulo hipertensivo de LCR no interior do crânio. Pode ser classificada em **aguda** ou **crônica**, e em **não comunicante** e **comunicante** (Tabela 175.3).[15]

- Hidrocefalia não comunicante: há obstrução ao fluxo liquórico em algum ponto do sistema ventricular (até os forames de Luschka e Magendie), sendo mais comum no aqueduto mesencefálico
- Hidrocefalia comunicante: há livre trânsito do LCR do sistema ventricular para o espaço subaracnóideo. Nessa situação, o mecanismo mais comum é a deficiência de absorção do LCR pelas granulações aracnóideas. Outro mecanismo importante, porém menos frequente, é o de aumento da produção liquórica causado, por exemplo, por um papiloma de plexo coroide.

O quadro clínico depende muito da idade do paciente e da velocidade de progressão da hidrocefalia, com importante

Tabela 175.3 Principais causas de hidrocefalia.

Hidrocefalia fetal e em recém-nascidos

- Malformações
- Atresia, estenose, bifurcação ou diafragma membranoso do aqueduto cerebral
- Síndrome L1
- Malformação de Arnold-Chiari tipo II
- Síndrome de Dandy-Walker
- Bifurcação do aqueduto cerebral
- Estenose do forame de Monro
- Obstrução membranosa dos forames do quarto ventrículo
- Hiperplasia vilosa difusa do plexo coroide
- Mau desenvolvimento das granulações aracnóideas (excepcional)
- Cistos intracranianos (incluindo-se cistos aracnoides e porencefálicos)
- Hidranencefalia
- Holoprosencefalia
- Esquizencefalia
- Síndrome de Walker-Warburg
- Neoplasias congênitas
- Eventos anormais durante a gravidez
- Infecções intrauterinas (toxoplasmose, citomegalovírus, parvovírus B19, coriomeningite linfocítica)
- Hemorragia pré-natal (intra ou periventricular)
- Trauma.

Hidrocefalia em lactentes

- Manifestação ou reconhecimento tardio de uma causa pré-natal ou neonatal
- Hemorragia perinatal
- Meningite bacteriana (incluindo-se a meningoencefalite tuberculosa)
- Meningite química (no contexto, p. ex., de pacientes com tumores dermoides)
- Aneurisma da veia de Galeno ou outras anomalias vasculares (por mecanismo de compressão ou trombose venosa)
- Hiperplasia vilosa difusa do plexo coroide
- Neoplasias (incluindo-se os tumores do plexo coroide)
- Mucopolissacaridoses
- Síndrome de Dandy-Walker.

Hidrocefalia em pré-escolares, escolares e adolescentes

- Neoplasias (incluindo-se os tumores do plexo coroide e as infiltrações neoplásicas meníngeas)
- Neuroinfecções (incluindo-se a neurocisticercose)
- Hemorragias (intraparenquimatosas e subaracnóideas)
- Mucopolissacaridoses
- Acondroplasia
- Síndrome de Klippel-Feil
- Manifestação tardia da estenose de aqueduto cerebral
- Manifestação tardia da síndrome de Dandy-Walker.

diferença entre os casos que surgem antes e depois do fechamento das suturas cranianas.

- Antes do fechamento das suturas (< 2 anos): macrocefalia, aumento do PC cruzando as linhas de percentis, desvio dos olhos para baixo deixando a esclera visível entre a pálpebra superior e a íris (sinal do olhar em sol poente), dilatação das veias do couro cabeludo, atraso ou regressão do desenvolvimento e sonolência associada à irritabilidade (Figura 175.6)
- Após o fechamento das suturas, apresentação aguda: cefaleia, vômitos, sonolência e papiledema, podendo evoluir para opistótono, coma e morte.

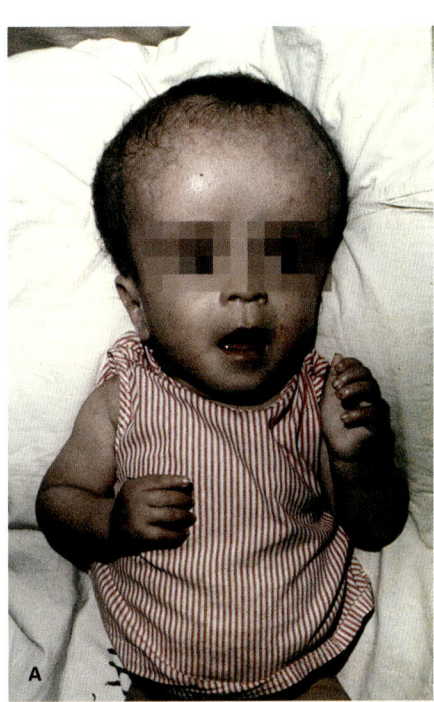

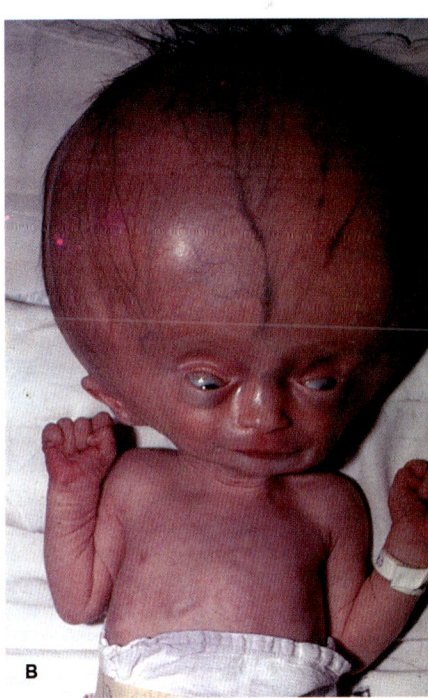

Figura 175.6 Lactentes com macrocefalia secundária à hidrocefalia de grau moderado (**A**) e de grau extremo (**B**). Em ambos, observar a dilatação das veias do escalpo e, no segundo, o sinal do olhar em sol poente.

Em vigência de um quadro clínico compatível com hidrocefalia é necessária a confirmação do diagnóstico por meio de um método de imagem. No período intrauterino, e em crianças com fontanelas abertas, a ultrassonografia (US) pode ser utilizada para avaliar com precisão o tamanho dos ventrículos, a presença de hemorragias intracranianas ou de algum processo expansivo intracraniano. A TC de crânio é uma excelente ferramenta para avaliar o tamanho e a morfologia dos ventrículos, possibilitando muitas vezes a identificação do local da obstrução ao fluxo liquórico, além da identificação de tumores e hemorragias intracranianas, com o inconveniente da exposição à radiação. A IRM de crânio, que tem como limitação a necessidade de sedação em crianças, fornece detalhes da anatomia, sendo útil na caracterização das lesões da fossa posterior e mostrando claramente possíveis estenoses de aqueduto ou obstrução nas vias de saída do quarto ventrículo, em especial se realizadas sequências ponderadas em T2 com cortes finos. O estudo do fluxo liquórico é ideal para a avaliação dinâmica liquórica intraventricular. O tratamento da hidrocefalia depende da causa, da idade do paciente e da velocidade de aparecimento dos sintomas.[15]

MICROCEFALIA

Microcefalia é definida como um PC inferior a 2 DP abaixo da média para a idade, sexo e etnia. Constitui-se em um importante sinal neurológico, que pode estar presente de maneira isolada ou em associação com outras anomalias.[16] Alguns autores utilizam o termo "microcefalia grave" na evidência de um PC < 3 DP.[17]

Conforme já mencionamos, as várias etapas do desenvolvimento encefálico encontram-se sob o controle de fatores genéticos e influências ambientais. Qualquer condição que afete os processos de crescimento cerebral, tais como a proliferação de células progenitoras, a diferenciação celular e a morte celular, podem induzir microcefalia.[18]

A microcefalia pode ser evidente ao nascimento (congênita) ou desenvolver-se após o nascimento (de início pósnatal). Anormalidades levando à microcefalia podem afetar exclusivamente o desenvolvimento cerebral (microcefalia não sindrômica) ou estarem associadas a malformações ósseas, viscerais e a dismorfismos faciais (microcefalia sindrômica). A microcefalia também pode ser classificada etiologicamente como adquirida (infecções, toxinas, estados de privação) ou genética (Tabela 175.4).[19]

As manifestações clínicas e fenotípicas da microcefalia são heterogêneas. A maioria dos indivíduos com microcefalia grave apresenta uma desproporção característica entre a face e o crânio. A redução do tamanho da calota craniana gera uma falsa impressão de face e orelhas grandes. Em geral, a fronte inclina-se posteriormente e a região occipital é plana, formando-se em alguns casos, pregas na região posterior couro cabeludo.[20]

Comorbidades incluem epilepsia (40%), paralisia cerebral (20%), deficiência intelectual (50%) e alterações oftalmológicas (20% a 50%).[17] O comprometimento cognitivo pode variar desde ausente até grave.

A avaliação da microcefalia deverá ser iniciada na presença de um PC inferior a 2 DP abaixo da média para idade, sexo e etnia ou quando as medidas seriadas do PC revelarem redução progressiva do tamanho da cabeça (cruzamento das linhas de percentis).

Tabela 175.4 Principais causas de microcefalia.[19]

Congênita	De início pós-natal
Genética	*Genética*
Isolada*	*Erros inatos do metabolismo*
Microcefalia autossômica recessiva	Distúrbios congênitos da glicosilação
Microcefalia autossômica dominante	Doenças mitocondriais
Microcefalia ligada ao X	Doenças peroxissomais
Alterações cromossômicas (raras: rearranjos "aparentemente" balanceados e cromossomos em anel)	Aminoacidopatias e acidemias orgânicas
	Doença de Menkes
	Deficiência do transportador de glicose tipo 1
Sindrômica	*Sindrômica*
Cromossômica	Defeitos de um único gene
Trissomias: 21, 13, 18	Síndrome de Rett
Rearranjos desbalanceados	Síndromes de Rett-símiles
Deleção de genes contíguos	Síndrome de Angelman
Deleção 4p (síndrome de Wolf-Hirschhorn)	Síndromes de Angelman-símiles
Deleção 5p (síndrome do miado do gato)	Síndrome de Rubinstein-Taybi
Deleção 7q11.23 (síndrome de Williams)	Síndrome de Christianson
Deleção 17p13.3 (síndrome de Miller-Dieker)	Síndrome de Pitt-Hopkins
Deleção 22q11.2 (síndrome velocardiofacial)	Síndrome de quebra de Nijmegen
Defeitos de um único gene	Síndrome de Cockayne
Síndrome de Cornelia de Lange	Síndrome de Aicardi-Goutières
Síndrome de Seckel	Síndrome de Cohen
Síndrome de Smith-Lemli-Opitz	
Holoprosencefalia (isolada ou sindrômica)	
Adquirida	*Adquirida*
Lesões hipóxico-isquêmicas	Lesões hipóxico-isquêmicas
Hemorragias intracranianas	Hemorragias intracranianas
Infecções congênitas	Traumatismo cranioencefálico
TORCHES (toxoplasmose, rubéola, citomegalovírus, herpes simples, sífilis), vírus Zika, varicela, enterovírus e HIV	Infecções
	Meningites e encefalites
Substâncias e condições teratogênicas	Encefalopatia congênita pelo HIV
Álcool, fenitoína, radiação	Toxinas
Fenilcetonúria materna	Intoxicação por chumbo
Diabetes gestacional	Insuficiência renal crônica
Estados de privação	Estados de privação
Hipotireoidismo materno	Hipotireoidismo
Deficiência materna de folato	Desnutrição
Desnutrição materna	Anemia
Insuficiência placentária	Doença cardíaca congênita

*Esse grupo representa os casos de microcefalia primária ou vera. HIV: vírus da imunodeficiência humana.

A abordagem ao paciente microcefálico inclui aspectos relevantes da anamnese, como história pré-natal (diabetes, epilepsia, medicamentos, infecções, uso de tabaco, álcool ou drogas), história perinatal (complicações perinatais, infecções, alterações metabólicas), peso, comprimento e PC ao nascimento (estabelecer o início da microcefalia e se ela é proporcional ao peso e ao comprimento), trajetória do PC (determinar se a microcefalia é estática ou progressiva), história de crises epilépticas, história do desenvolvimento neurológico (regressão dos marcos pode indicar, por exemplo, doença metabólica ou a síndrome de Rett), história de consanguinidade e prematuridade (hemorragias periventriculares estão mais associadas à microcefalia).[21]

O exame físico, além da medida do PC do paciente e de seus familiares, deverá incluir a pesquisa de sinais dismórficos, palpação das fontanelas e suturas (craniossinostose, hipertireoidismo, hipoparatireoidismo, síndromes genéticas, toxinas), exame oftalmológico (catarata, coriorretinite), exame da orofaringe (fenda palatina, úvula bífida, incisivo central superior), exame dermatológico (infecções congênitas, icterícia, *rash* eczematoso), palpação abdominal (hepatomegalia, esplenomegalia) e exame neurológico completo.[21]

A investigação complementar deverá ser direcionada pelos achados clínicos da história e do exame físico. A IRM de crânio identifica com precisão a maioria das malformações cerebrais (defeitos da migração neuronal, malformações do corpo caloso, anormalidades estruturais da fossa posterior, distúrbios da mielinização).[16] A TC de crânio é mais sensível do que a IRM na identificação de calcificações intracranianas, em especial na suspeita de infecções congênitas (TORCHS e vírus Zika). Causas genéticas têm sido relatadas em 15 a 50% dos pacientes com microcefalia isolada ou sindrômica. *Array* genômico, hibridização *in situ* fluorescente (FISH, do inglês *fluorescent in situ hybridization*) e estudos de metilação devem ser considerados nos casos em que uma causa adquirida não for evidente. Estudos metabólicos (T4 livre, TSH, lactato sérico, aminoácidos séricos, ácidos orgânicos na urina) devem ser solicitados quando a suspeita clínica for de microcefalia de etiologia metabólica (Figura 175.7).[17,20]

Geralmente não há tratamento específico para a microcefalia. Um diagnóstico etiológico definitivo é importante, a fim de estabelecer o prognóstico e oferecer aconselhamento genético. Terapias de estimulação empregadas de modo precoce auxiliam na melhora do desenvolvimento e da qualidade de vida nos pacientes.[22]

Microcefalia vera

Termo empregado para designar os casos de microcefalia isolada de origem genética. Por ser um diagnóstico de exclusão, deve-se suspeitar desse diagnóstico após extensa avaliação etiológica em um paciente que não apresenta história clínica de complicações durante a gestação, parto e período pós-natal. A microcefalia vera pode apresentar herança gênica (autossômica recessiva, autossômica dominante, ligada ao X) ou cromossômica (rearranjos equilibrados, cromossomos em anel).

Microcefalia sindrômica

Um grande número de síndromes associa-se à microcefalia. O PC ao nascimento mais frequentemente segue uma curva entre 2 DP e 4 DP abaixo da média para a idade, sexo e idade gestacional. Os dismorfismos em alguns casos não são percebidos pelos pais, podendo ser identificados na consulta ambulatorial, principalmente nos casos em que a procura médica for devido a uma queixa de atraso no desenvolvimento. Embora o déficit de desenvolvimento possa ser global, a gravidade entre os domínios (motor, linguagem) varia em cada paciente.

Outros sinais clínicos, como distúrbios visuais e auditivos, alterações cutâneas, malformações de órgãos e anomalias de membros podem estar presentes. O risco de recorrência depende do diagnóstico de base. Um padrão de dismorfismos sugere um diagnóstico clínico, porém raramente o fenótipo de uma criança dismórfica é tão marcante para que o diagnóstico seja rapidamente realizado. A avaliação genética é muito importante quando se busca estabelecer a causa de uma síndrome subjacente.[19]

A síndrome alcoólica fetal pode mimetizar uma doença hereditária quando se repete nas famílias com história de alcoolismo. O reconhecimento do fenótipo (retardo de crescimento pré e pós-natal, microcefalia, filtro plano ou subdesenvolvido, fissuras palpebrais estreitas, afilamento do lábio superior) e história de exposição ao álcool durante a gestação é um passo importante no diagnóstico dessa doença potencialmente evitável (Figura 175.8). As crianças podem

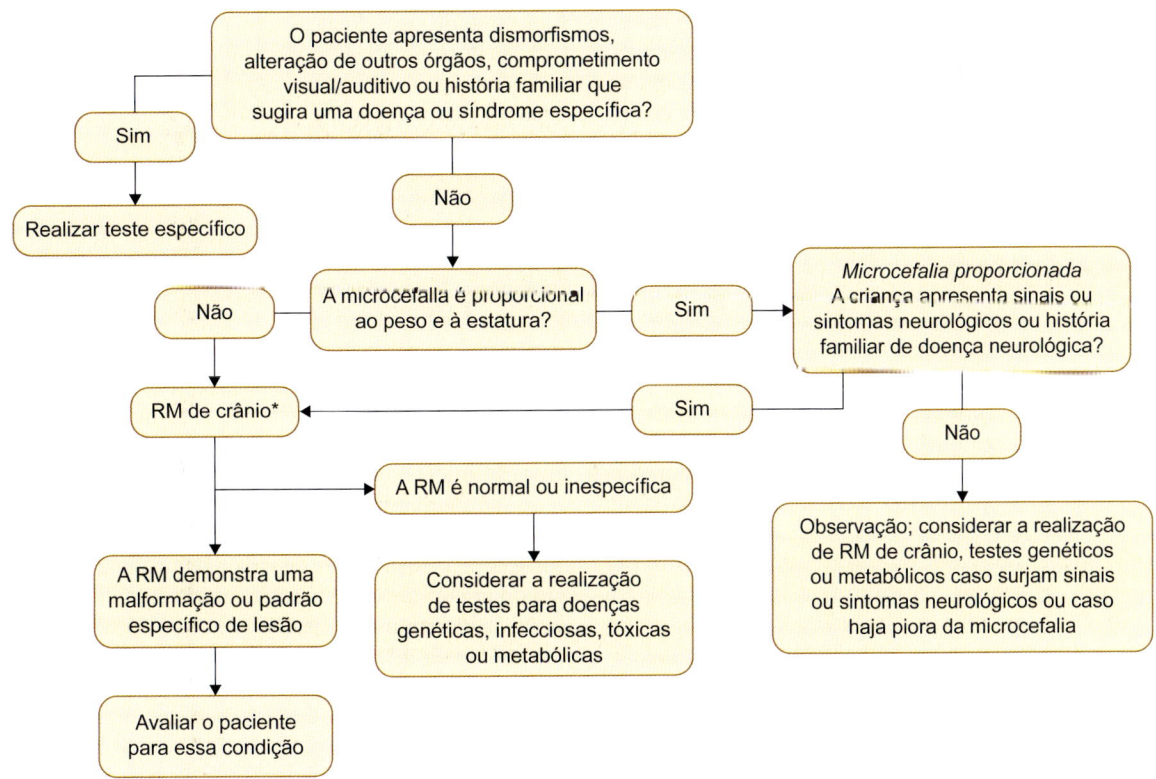

Figura 175.7 Avaliação dos pacientes com microcefalia. *Solicitar TC de crânio se for grande a suspeita de infecção congênita, devido à maior sensibilidade para detecção de calcificações.[17,20]

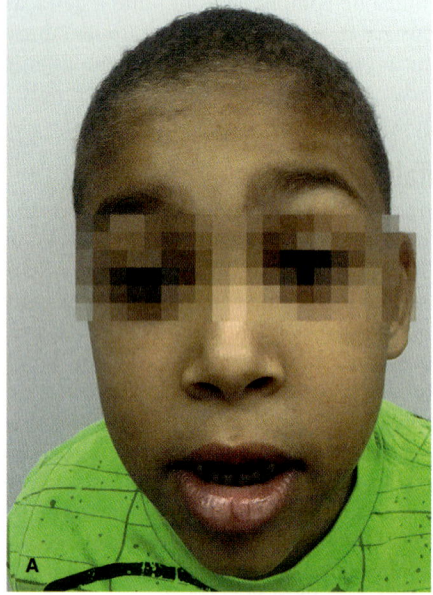

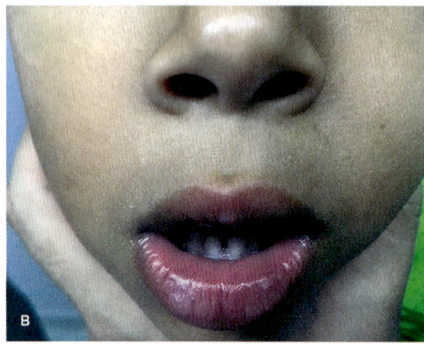

Figura 175.8 Paciente com síndrome alcoólica fetal. Nota-se a presença de filtro nasal liso e lábio superior fino.

Etiologia	Forma	Visão frontal	Visão lateral	Visão a partir do vértice
Ausência de sinostose ou alteração deformacional	Normocefalia			
Sinostose da sutura metópica	Trigonocefalia			
Craniossinostose coronal	Braquicefalia			
Sinostose unilateral da sutura coronal	Plagiocefalia			
Sinostose da sutura sagital	Escafocefalia			
Sinostose unilateral da sutura lambdoide	Plagiocefalia			
Plagiocefalia deformacional	Plagiocefalia			

Figura 175.9 Normocefalia, formas comuns de craniossinostose e plagiocefalia deformacional.[25]

apresentar distúrbios de aprendizagem, distúrbios do desenvolvimento, alterações cognitivas, problemas comportamentais (hiperatividade, prejuízo nas habilidades de função executiva) e um risco aumentado para doença cardíaca congênita e deficiência intelectual.[19] Os exames de imagem evidenciam, além de microcefalia, anomalias estruturais no cerebelo, corpo caloso e núcleos da base.[23]

CRANIOSSINOSTOSE

Definida como a obliteração prematura por ossificação de uma ou mais suturas cranianas. Com exceção da sutura metópica, que tem seu fechamento iniciado no período pré-natal, as demais suturas apresentam a união fibrosa por volta dos 6 meses de idade e a ossificação concluída na fase adulta. A despeito do fechamento precoce das suturas, a fontanela bregmática em geral permanece aberta, até o seu período normal de obliteração (entre 6 e 24 meses de idade).[24]

O crescimento dos ossos da calvária ocorre em direção perpendicular às suturas. Quando uma sutura se oblitera precocemente, o crescimento é impedido na direção correspondente, havendo expansão compensatória a partir das suturas remanescentes, resultando assim em deformidade craniana (Figura 175.9).[25] Essa deformidade craniana já é verificada ao nascimento.

As craniossinostoses podem ser **primárias** ou **secundárias** a diversas condições, por exemplo, a doenças metabólicas (hipertireoidismo materno durante a gestação, hipovitaminose D, hipofosfatemia, mucopolissacaridoses, mucolipidoses e

hipertireoidismo), doenças hematológicas (talassemia, anemia falciforme e anemias hemolíticas), exposição a substâncias teratogênicas (fenitoína, valproato de sódio, aminopterinas e ácido retinoico) e no contexto de displasias esqueléticas, anormalidades cromossômicas e em situações em que há redução da pressão intracraniana, como em hidrocefalias derivadas.[25]

As craniossinostoses também podem ser classificadas em **simples** (sinostose de uma única sutura) ou **complexas** (duas ou mais suturas) e em **não sindrômicas** e **sindrômicas** (Tabelas 175.5 e 175.6).[24]

HIC é uma complicação comum das craniossinostoses. É encontrada com mais frequência nas formas complexas, sobretudo quando no contexto de síndromes, porém pode ocorrer mesmo em casos com comprometimento de uma única sutura.[29]

A radiografia pode ser utilizada na avaliação inicial da craniossinostose, porém seus achados não são confiáveis nos três primeiros meses de vida devido à baixa mineralização do crânio nesse período, tornando difícil a visualização da fusão das suturas. A avaliação radiográfica consiste principalmente na detecção de esclerose óssea das margens das suturas, perda da definição das suturas, pontes ósseas e sinais secundários como impressões digitais e aspecto de prata batida dos ossos do crânio.[35]

A IRM pode ser utilizada para a avaliação fetal de anormalidades da forma do crânio, mas não diagnostica a fusão das suturas cranianas. No período pós-natal, a IRM é importante no diagnóstico de anomalias congênitas da linha

Tabela 175.5 Craniossinostoses não sindrômicas.[24]

Sutura envolvida Forma do crânio	Frequência entre as craniossinostoses	Frequência de casos familiares	Características principais
Sagital Escafocefalia/dolicocefalia	31,6 a 50%	2 a 9,2%	Predomínio do sexo masculino; a aparência do crânio é característica (alongada no sentido anteroposterior), sendo o perímetro cefálico maior do que 2 ou 3 DP; tal deformidade é reconhecível ao nascimento, e outras anormalidades podem estar associadas (13 a 31% dos casos): cardiopatias congênitas, anomalias vertebrais; deficiência mental não é usual; a correção cirúrgica é relativamente fácil e tem finalidade estética
Coronal unilateral Plagiocefalia	20 a 25%	27%	Predomínio do sexo feminino; na plagiocefalia o crânio está assimétrico, sendo que há ausência da borda supraorbitária e obliquidade da sobrancelha no lado afetado e evidência de bossa frontal compensatória no lado contralateral; na braquicefalia há diminuição do diâmetro anteroposterior do crânio; uma proporção significativa dos casos relaciona-se com mutações do gene que codifica o receptor do fator de crescimento de fibroblastos tipo 3 (FGFR3), podendo ocorrer *de novo* ou serem familiais; o fechamento unilateral habitualmente não causa repercussões neurológicas (apenas estéticas); entretanto, o fechamento bilateral frequentemente causa distúrbios neurológicos: hipertensão intracraniana, atrofia óptica, deficiência mental (definitivamente mais comum do que na craniossinostose sagital); a correção cirúrgica, além da finalidade estética, pode reduzir ou evitar o prejuízo funcional
Coronal bilateral Braquicefalia	5%		
Metópica Trigonocefalia	14%	5,6%	Frequentemente associada a malformações encefálicas, sobretudo holoprosencefalia. Compressão intracraniana intrauterina é uma hipótese patogênica plausível para os casos não associados a malformações. A exposição fetal a valproato é uma causa cada vez mais reconhecida, podendo estar ou não associada a anomalias. A trigonocefalia resultante é caracterizada por um estreitamento bifrontal e bitemporal adquirindo um formato triangular da fronte semelhante a uma "quilha". Os pacientes também apresentam medialização das órbitas (pseudo-hipotelorismo). O procedimento cirúrgico deve ser realizado de preferência entre oito e 12 meses de idade[26]
Coronal e sagital Oxicefalia*	12%	26%	A oxicefalia ou turricefalia tem maior frequência nos países do norte da África, sendo encontrada na maioria das vezes nas craniossinostoses sindrômicas. Refere-se a um crânio alongado verticalmente devido à restrição do crescimento anteroposterior e lateral secundário à sinostose da sutura coronal e sagital. Essas sinostoses resultam em crescimento compensatório na região da fontanela anterior, gerando um crânio pontiagudo ou em forma de cone. A correção cirúrgica evita o aumento da pressão intracraniana, a inibição do crescimento cerebral e o prejuízo da função e do desenvolvimento cognitivo[27,28]
Múltiplas suturas Complexa e variável	5,5%	15,3%	Os pacientes com craniossinostoses complexas estão mais propensos a sofrer vários procedimentos operatórios e associação com malformações de Chiari (especialmente os que possuem envolvimento da sutura lambdoide). A frequência de atraso de desenvolvimento é maior do que nos pacientes que apresentam craniossinostose isolada. Seu tratamento requer vários procedimentos cirúrgicos, e recomenda-se monitoramento de rotina com IRM nos casos em que houver associação com malformação de Chiari[29]
Lambdoide Plagiocefalia	2,9%	Raros	Ao contrário da sinostose coronal, estruturas faciais e orbitais geralmente não são afetadas. Os pacientes com sinostose lambdoide unilateral com frequência apresentam ipsilateral ao lado da sinostose um achatamento do osso occipital e deslocamento posterior da orelha decorrente da restrição do crescimento dessa região. Abaulamento parietal e occipital é evidente do lado contralateral, dando ao crânio um aspecto "trapezoide". O diagnóstico diferencial deve ser feito com a plagiocefalia posicional, em que o crânio apresenta a forma de um "paralelogramo", sendo evidente o achatamento de um dos lados da região occipital e o avanço ipsilateral da orelha e da região frontal. Sinostose bilateral da sutura lambdoide causa braquicefalia, com ambas as orelhas dispostas anterior e inferiormente. Os sinais radiológicos incluem assimetria trapezoide do crânio, fossa posterior pequena e esclerose da sutura lambdoide. A correção cirúrgica tem finalidade estética, podendo ser realizada entre 8 e 12 meses de idade[30,31]
Coronal e sagital Crânio em trevo	< 1%	Frequentes	Sinostose complexa envolvendo múltiplas suturas. Trata-se de deformidade caracterizada por acentuado alargamento da cabeça com configuração trilobulada da visão frontal, lembrando um trevo de três folhas. Outras alterações que se associam ao quadro são exoftalmia, implantação baixa das orelhas e obstrução das vias aéreas superiores. Tem sido reportada nas formas sindrômica e não sindrômica (isolada). Quase todos os afetados apresentam hidrocefalia e deficiência intelectual. Os principais objetivos da cirurgia corretiva são eliminar a pressão intracraniana por meio da reconstrução do crânio, corrigir deformidades mediofaciais, abrir as vias aéreas nasofaríngeas e expansão das órbitas rasas para acomodar os globos oculares[32-34]
Todas as suturas Craniossinostose microcefálica	Rara		Craniossinostose microcefálica é rara, podendo ser familiar. A forma do crânio é normal, mas a pressão intracraniana encontra-se elevada. Atrofia óptica ou papiledema são sinais clínicos frequentemente encontrados

*A obliteração mais ou menos simultânea das suturas coronal e sagital produz um crânio de formato pontiagudo. Entretanto, se a sutura coronal se fechar antes, ocorrerá braquicefalia com expansão vertical secundária, a partir do momento em que houver o fechamento da sutura sagital (turricefalia). DP: desvio padrão; IRM: imagem de ressonância magnética.

Tabela 175.6 Craniossinostoses sindrômicas mais comuns.[24]

Síndrome	Herança	Gene, região cromossômica	Características principais
Crouzon #123500	AD	*FGFR2*,10q26.13	Braquicefalia, hipoplasia da maxila, prognatismo mandibular relativo, nariz adunco, hipertelorismo, órbitas rasas e proptose ocular
Apert #101200	AD	*FGFR2*,10q26.13	Turribraquicefalia, acrobraquicefalia hipoplasia da porção média da face, proptose, fissuras palpebrais oblíquas (sentido antimongólico), sindactilia completa simétrica de mãos e pés (envolvendo, pelo menos, o terceiro, quarto e quinto dedos)
Pfeiffer #101600	AD	*FGFR1*, 8p11.23-p11.22 *FGFR2*, 10q26.13	Turribraquicefalia, crânio em trevo (em alguns pacientes), estrabismo, proptose, hipertelorismo, polegares e hálux grandes, anormalidades cutâneas variáveis (de grau leve), sindactilia de mãos e pés
Saethre-Chotzen #101400	AD	*TWIST1*, 7p21.1 *FGFR2*, 10q26.13	Braquicefalia, acrocefalia, assimetria facial, linha capilar frontal de implantação baixa, ptose, desvio do septo nasal, sindactilia variável (sobretudo do segundo e terceiro dedos); polegares e hálux normais; foramina parietal

AD: autossômica dominante.

média, anomalias da junção craniocervical como a malformação de Chiari, malformação de drenagem da fossa posterior e hidrocefalia.[35]

A USTF e das suturas cranianas é um método diagnóstico acessível, barato e capaz de diagnosticar a fusão das suturas cranianas. Além disso, a US pode ser utilizada no diagnóstico pré-natal das sinostoses. No entanto, o diagnóstico de craniossinostose no primeiro trimestre de gestação não é possível.[35]

A TC com reconstrução tridimensional e baixa dose de radiação é o exame complementar de escolha no diagnóstico das craniossinostoses, pois propicia maior precisão na avaliação pré-operatória e no planejamento da correção cirúrgica. Por ser um exame com aquisição rápida de imagem, que permite a avaliação com precisão das deformidades craniofaciais e das alterações estruturais do cérebro, na maioria dos casos não é necessária a sedação anestésica do paciente. A reconstrução tridimensional fornece informações que não são detectadas em imagens axiais bidimensionais ou radiografia simples, com uma precisão diagnóstica de 90 a 100%. O exame de TC fornece dados de estruturas ósseas como cristas ósseas proeminentes que predominam na sutura sagital, espessamento e erosões ósseas focais, que são mais suscetíveis na sutura metópica, e esclerose óssea perissutural, que predomina na sutura lambdoide.[35]

O tratamento ideal do paciente com craniossinostoses complexas ou sindrômicas requer uma abordagem multidisciplinar.[27,36] Uma vez que o diagnóstico de craniossinostose é confirmado, o tratamento é por correção cirúrgica. A cirurgia apresenta duas finalidades: corrigir a aparência anormal do crânio causada pelos padrões alterados de crescimento (finalidade estética) e tratar os efeitos deletérios sobre o desenvolvimento cerebral causado pela HIC (finalidade terapêutica). Não há consenso em relação ao momento adequado para a realização da cirurgia. O tempo de intervenção cirúrgica é influenciado pela preferência do cirurgião, tempo de referência ao especialista e técnica cirúrgica de escolha, podendo variar de 3 a 6 meses. Em relação ao prognóstico, a frequência de complicações cirúrgicas (hematoma, infecção de ferida operatória, abscesso subgaleal, deformidade residual) é baixa e apresenta bom resultado a longo prazo.[37]

DEFORMIDADES CRANIANAS POSICIONAIS

Existem dois tipos de deformidades cranianas posicionais: a braquicefalia e a plagiocefalia posterior.

Plagiocefalia é uma condição caracterizada por uma distorção assimétrica (achatamento de um dos lados) do crânio. Duas diferentes formas de plagiocefalia são descritas em lactentes: a plagiocefalia sinostótica (descrita anteriormente) e a forma não sinostótica. Esta última condição, definida como "plagiocefalia posicional ou deformacional (PD)", é secundária a forças externas que atuam no crescimento e na moldagem do crânio, tanto no período pré-natal como pós-natal.[38]

O pico de prevalência da PD gira em torno de 4 meses de idade e tende a diminuir com a idade.[39] Nem todos os lactentes posicionados em decúbito dorsal desenvolvem plagiocefalia e diferentes condições estão associadas ao desenvolvimento de PD (Tabela 175.7).

O aspecto mais importante na avaliação de qualquer criança com plagiocefalia é fazer um diagnóstico correto e excluir a presença de craniossinostose. A PD geralmente caracteriza-se por um crânio de formato adequado ao nascimento e que após 2 semanas adquire a forma de um paralelogramo, com achatamento occipital unilateral ou achatamento da parte central da região occipital.[40]

A análise detalhada da forma do crânio (visão anterior, posterior e a partir do vértice), a posição das orelhas ipsilateral e contralateral (nos casos de PD, em geral a orelha ipsilateral ao achatamento estará deslocada anteriormente, mas nos casos de plagiocefalia posterior sinostótica o pavilhão auricular, com a mastoide, poderá estar deslocado inferiormente – Figura 175.10), bem como o grau de assimetria facial associada é extremamente importante. Ao visualizar a criança de frente (vista facial), deverá ser avaliada a simetria das bochechas, dos olhos e dos ouvidos. Em até 80% dos recém-nascidos com PD lateral, a fronte ipsilateral ao

Tabela 175.7 Fatores de risco para o desenvolvimento de plagiocefalia deformacional.[40]

Fatores maternos	Fatores perinatais	Fatores pós-natais
Idade	Sexo masculino	Hospitalização
Educação	Apresentação transversa ou pélvica	Crianças inativas
Etnia	Gravidez múltipla	Posição supina prolongada
	Anormalidades congênitas	Posicionamento favorito da cabeça
	Oligoidrâmnio	Ganho lento das habilidades motoras
	Injúria ao nascimento	
	Baixo peso ao nascimento	
	Prematuridade	
	Parto assistido	
	Primiparidade	
	Parto prolongado	
	Torcicolo congênito	

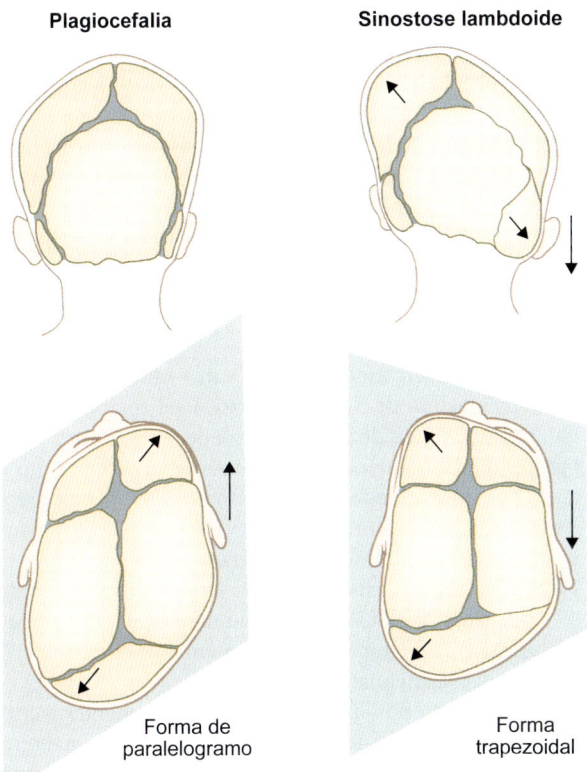

Plagiocefalia   **Sinostose lambdoide**

Forma de paralelogramo   Forma trapezoidal

Figura 175.10 Diferenciação entre a craniossinostose lambdoide e a PD.[43]

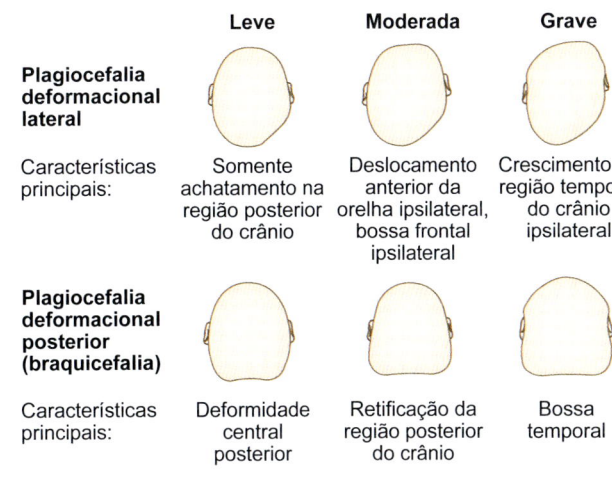

	Leve	Moderada	Grave
Plagiocefalia deformacional lateral			
Características principais:	Somente achatamento na região posterior do crânio	Deslocamento anterior da orelha ipsilateral, bossa frontal ipsilateral	Crescimento da região temporal do crânio ipsilateral
Plagiocefalia deformacional posterior (braquicefalia)			
Características principais:	Deformidade central posterior	Retificação da região posterior do crânio	Bossa temporal

Figura 175.11 Visualização a partir do vértice da plagiocefalia deformacional lateral e posterior.

Tabela 175.8 Gravidade da plagiocefalia deformacional e recomendações para o momento de início do tratamento com capacete.

Idade	Tratamento
Antes dos 4 meses	Mudança de postura Fisioterapia para torcicolo muscular congênito
4 a 6 meses	Para plagiocefalia posicional leve a moderada, continue a mudança de postura Para plagiocefalia posicional grave, iniciar terapia com capacete
Acima de 6 meses	Para plagiocefalia posicional leve a moderada sem melhorias após a mudança de postura, iniciar terapia com capacete Para plagiocefalia posicional grave, iniciar terapia com capacete

achatamento é deslocada para frente.[41] Em crianças com PD posterior (braquicefalia), a cabeça parece larga, e o crânio pode ser proeminente acima das orelhas.[42] O crânio na PD lateral, visualizado a partir do vértice, apresenta a forma de um "paralelogramo", em que é evidente o achatamento de um dos lados da região occipital e o avanço ipsilateral da orelha e da região frontal. Diferentes características fenotípicas ajudam o médico a fazer o correto diagnóstico diferencial entre PD e craniossinostoses, em especial a da sutura lambdoide (Figura 175.11).

O exame da região cervical (amplitude de movimento, movimento da cabeça) é essencial em crianças com suspeita de DP. Em crianças com torcicolo, a apresentação clínica inclui inclinação ipsilateral (*tilt*) associada a rotação e translação contralaterais.[40]

Exames complementares, como a TC de crânio, poderão ser úteis nos casos em que houver dúvida diagnóstica após a avaliação clínica, para descartar craniossinostose. US é um método diagnóstico não invasivo que poderá auxiliar na avaliação das suturas cranianas.[42]

O reconhecimento e a abordagem clínica da PD nos primeiros meses de vida ajudarão na correção precoce da assimetria. O tratamento específico será determinado com base na gravidade da PD. Deverá ser iniciado o mais precocemente possível, visto que o crescimento cefálico é maior no primeiro ano de vida, o que consequentemente auxiliará na melhora da deformidade craniana (Tabela 175.8).[44]

Embora costume ser aceito que aproximadamente 70% dos pacientes com PD melhorem de maneira espontânea, várias opções de tratamento conservador foram estabelecidas, incluindo aconselhamento dos pais, mudanças regulares de posição, fisioterapia e também capacetes de remodelação craniana nos casos de assimetria moderada a grave.[45]

Reposicionamento ativo é um método barato, porém exige o cumprimento rigoroso com participação diária. O método consiste em alternar a posição da cabeça durante o sono, deixar a criança acordada 30 minutos todo dia em decúbito ventral sob supervisão e reduzir o tempo gasto diariamente na mesma posição no assento do carro.[40]

Há, no entanto, uma escassez de recomendações baseadas em evidências na literatura internacional para o manejo de pacientes com PD. Os pais devem ser alertados de que a PD é essencialmente um problema estético, que não causa risco de vida, incapacidade ou déficit neurológico. É extremamente importante a informação de que a história natural é favorável, mesmo sem tratamento. Nos casos de PD de grau moderado a grave, em que os exercícios posicionais e fisioterapia não apresentam bons resultados, um capacete de remodelação craniana deverá ser considerado.[40,46]

A melhor resposta ao tratamento com capacetes ocorre entre 4 e 12 meses de idade devido à maior maleabilidade do osso craniano infantil e ao efeito normalizador do rápido crescimento cerebral. Para serem eficazes, os capacetes devem ser utilizados durante pelo menos 2 a 6 meses, dependendo da idade do lactente e da gravidade da PD. Ajustes frequentes também são necessários, às vezes semanalmente, para garantir o adequado crescimento do crânio e a correção ideal da deformidade.[40] Complicações relacionadas ao uso de órtese como úlceras de pressão e dermatite de contato são raras e autolimitadas.[47] Devido às altas taxas de sucesso do tratamento conservador, a cirurgia para correção da PD é raramente indicada.[48]

176

Paralisia Cerebral

Simone Amorim • Bernardo Assumpção de Monaco • Pedro Henrique Martins da Cunha • Juliana Barbosa Goulardins • Juliana Bilhar

Inicialmente descrita em 1861 pelo cirurgião ortopédico Willian Little como uma condição motora, ligada a algum tipo de lesão cerebral, a paralisia cerebral (PC), desde então, vem sendo estudada de modo exaustivo. Sua definição e classificação sofreram mudanças ao longo dos anos, e ainda é, na atualidade, bem controversa. Em 1958, um grupo liderado pelos neurologistas M. Keith e P. Polani a definiu como uma persistente, mas não imutável, desordem do movimento e postura, percebida nos primeiros anos de vida, devido a uma desordem não progressiva do cérebro, que interfere no desenvolvimento. Em 1964, foi proposta, por Bax, uma definição mais curta: uma desordem do movimento e postura, devido a um defeito ou lesão de um cérebro imaturo.[1]

Em 2005, Bax et al. propuseram uma nova definição, reconhecendo que o déficit motor está frequentemente acompanhado por outros sinais e sintomas:

> "Paralisia cerebral designa um grupo de desordens do desenvolvimento do movimento e postura, causando limitação na atividade, que são atribuídas a distúrbios não progressivos, que ocorrem no desenvolvimento fetal ou no cérebro imaturo. As desordens motoras da paralisia cerebral são frequentemente acompanhadas por distúrbios da sensibilidade, cognição, comunicação, percepção e/ou comportamento, e/ou por epilepsia".[2]

Em centros onde existem programas de monitoramento de crianças com PC, como Reino Unido, Europa e Austrália, são aceitos como critérios de inclusão quaisquer definições, desde que contemplem cinco elementos-chave: 1. PC é um grupo heterogêneo de desordens; 2. É permanente, mas não imutável; 3. Envolve distúrbio do movimento, postura e função motora; 4. Ocorre devido a uma lesão não progressiva; 5. A lesão afeta um cérebro imaturo. No entanto, até o momento, não há consenso na literatura sobre a definição de idade mínima e/ou máxima para que ocorra a PC.[3]

O termo "paralisia cerebral" ainda suscita muitas dúvidas e indagações, por abranger uma condição de grande heterogeneidade clínica/etiológica. Fahey et al.[4] pontuaram que o termo "paralisia cerebral" unifica uma desordem do neurodesenvolvimento. E em 2017, Rosenbaun, ainda nos instigava a pensar: "O que é paralisia cerebral?"[5]

EPIDEMIOLOGIA

A unificação da definição da síndrome de paralisia cerebral tem por objetivo a correta identificação dos casos, uma maior acurácia na coleta dos dados epidemiológicos e o desenvolvimento de políticas públicas que visem atender, de maneira adequada, essa população. Oskoui et al.[6] em um estudo de metanálise, encontraram uma prevalência de 2,11 por 1.000 nascidos vivos em países desenvolvidos. Essa prevalência tem se mantido estável, ao longo dos anos.

Em recente artigo de revisão, Abimbola Michael-Asalu et al.[7] pontuaram os principais e numerosos fatores de risco para o desenvolvimento da PC:

- Fatores de risco maternos – Como idade abaixo de 20 anos e acima de 34 anos, baixo nível socioeducacional, múltiplas gravidezes, nuliparidade, entre outros
- Fatores de risco antenatal – Fertilização *in vitro*, muito à custa de gemelaridade e baixo peso ao nascimento; crescimento intrauterino retardado (CIUR) e infecção intrauterina de etiologia viral ou bacteriana
- Fatores de risco perinatal – Parto prematuro (abaixo de 37 semanas de gestação), aspiração meconial, encefalopatia hipóxico-isquêmica, infarto isquêmico perinatal e crises convulsivas neonatais
- Fatores de risco pós-natal – São menos frequentes e correspondem a menos de 10% dos casos de PC. Os mais comuns são traumatismo cranioencefálico, semiafogamento e infecção do sistema nervoso central (SNC).

O aumento da prevalência da PC é inversamente proporcional ao peso do nascimento e ao número de semanas gestacionais. Alguns fatores têm contribuído para o seu aumento em pré-termos, tais como: o aumento na sobrevida de recém-nascido pré-termo, maior número de gravidezes múltiplas, que acabam evoluindo para partos prematuros, CIUR, corioamnionite e outras inflamações fetais.[8]

Recém-nascidos de termo representam 50 a 65% das crianças com PC e, em geral, são mais gravemente acometidos que os pré-termos. A incidência de PC no termo é da ordem 1-1,7/1.000 nascidos vivos. Anormalidades placentárias, parto cesáreo de urgência, baixo peso ao nascimento, aspiração meconial, asfixia neonatal, convulsões neonatais, hipoglicemia, hiperbilirrubinemia (*kernicterus*) e infecções neonatais são os principais fatores de risco para PC em neonato de termo.[9]

PREVENÇÃO

Trabalhos mais recentes têm demonstrado que o risco de PC pode ser reduzido em até 30% nas crianças prematuras, se medidas de prevenção forem adotadas no seu devido tempo. Sulfato de magnésio deve ser administrado na mãe, quando existe risco de parto prematuro.[10]

A administração de corticosteroides, como betametasona, deve ser realizada em mulheres entre 24 e 34 semanas gestacionais, sempre que houver risco de parto prematuro, com a finalidade de acelerar a maturação pulmonar fetal e minimizar o risco de hemorragia intracraniana.[11]

Cafeína é uma das medicações mais usadas em recém-nascidos pré-termo. Os benefícios da terapia já são bem documentados na literatura, tanto sobre o aspecto pulmonar, quanto do neurodesenvolvimento. As evidências são robustas sobre o uso de doses padrão para prevenção da apneia da prematuridade e/ou para facilitar a extubação.[12]

Em relação à asfixia neonatal, há consenso na literatura que seis em cada nove casos de PC possam ser prevenidos se as crianças forem submetidas a 72 horas de hipotermia em até 6 horas de lesão cerebral.[13]

A importância de conhecermos os fatores de risco é devida ao fato de que assim poderão ser desenvolvidas estratégias e/ou intervenções de cunho preventivo. É fato que poucos são os fatores de risco preveníveis. Intervenções como sulfato de magnésio nos menores de 30 semanas, corticosteroide antenatal, cafeína profilática pré-extubação e hipotermia, nos termos com asfixia, quando instituídas no momento devido, podem reduzir em até 30% a chance de o recém-nascido evoluir com PC. Em uma extensa revisão sistemática, Novak et al.[9] demonstram que todas as intervenções descritas anteriormente contam com o mais alto nível de evidência e grau de recomendação como intervenções preventivas da PC. Na Figura 176.1, encontram-se as intervenções preventivas com os melhores níveis de evidência na literatura.

ETIOLOGIA

São vários os fatores de risco que podem afetar o desenvolvimento normal do cérebro do feto ou neonato, podendo, assim, ser causas de PC. Entre as mais importantes e frequentes estão malformações cerebrais congênitas, CIUR, insuficiência placentária, gestação múltipla, infecção congênita ou no período neonatal, anóxia neonatal, parto prematuro, hipotireoidismo materno não tratado, infarto neonatal e trombofilia materna.[8]

A etiologia da PC pode ser definida em cerca de 80% dos casos, por meio da história clínica, somada ao exame neurológico. Os exames de imagem, como ressonância magnética (RM) de encéfalo ou tomografia de crânio (TC), são complementares e muito úteis para confirmar o diagnóstico.[14]

Em 2004, em uma revisão baseada em evidências, a Academia Americana de Neurologia[15] fez duas recomendações sobre a investigação etiológica:

1. A neuroimagem é recomendada em todos os casos em que a etiologia da PC não foi bem estabelecida (nível de evidência A).
2. A RM de encéfalo pode fornecer dados mais precisos sobre a etiologia e o tempo da lesão cerebral do que a TC (nível de evidência A).

Os padrões preditivos mais comumente encontrados na neuroimagem são leucomalácia periventricular cística ou infartos hemorrágicos periventriculares, lesões corticais e de gânglios da base, encefalomalacia multicística ou infarto e malformações cerebrais, como esquizencefalia, paquigiria ou lissencefalia.[14]

Estudos recentes revelam que pelo menos um terço dos pacientes com PC não tem história pré ou perinatal que a justifique. E parte desses pacientes pode ter uma etiologia genética. Diante disso, exames de investigação genética e/ou metabólica devem ser solicitados naqueles casos em que não há confirmação etiológica com base na história perinatal ou no exame de imagem; e o paciente apresenta alteração motora de caráter estável, ou seja, não progressiva.[4]

Com os avanços no campo da neurogenética, desde o início dos anos 2000 e com o advento do sequenciamento de última geração e *arrays*, tem sido possível identificar um número crescente de bases genéticas para a PC. Entretanto, em recente revisão sistemática, observa-se perda de qualidade na metodologia dos estudos que relatam casos de PC de origem genética, com um número limitado de pacientes e não conformidade com os critérios internacionais de conceituação da PC. São dificultados, assim, o completo entendimento da neurobiologia da PC e o desenvolvimento de novas possibilidades terapêuticas.[16]

Existem mais de 800 condições genéticas nas bases de dados genéticos relacionadas ao fenótipo de PC. Espera-se, para um futuro próximo, um grande aumento neste número, com a melhoria na qualidade dos testes genéticos e do maior conhecimento nas áreas de Medicina Fetal e Genética.[17]

Em 2018, o grupo responsável pelo consórcio internacional sobre as bases genéticas da PC desenvolveu um consenso, reiterando as diretrizes da Surveillance Cerebral Palsy Europe (SCPE), em que PC é uma desordem do neurodesenvolvimento, diagnosticada com bases clínicas e não etiológicas. Isso quer dizer que o diagnóstico etiológico não deve mudar o diagnóstico clínico de PC e os indivíduos com esse diagnóstico devem continuar incluídos nos registros de saúde, receber terapias de neurorreabilitação, ter acesso à saúde e apoio financeiro e social a que eles e suas famílias têm direito.[18]

DIAGNÓSTICO PRECOCE

A importância do diagnóstico precoce se deve ao fato de poderem ser implantadas intervenções precocemente, possibilitando melhor prognóstico ao paciente e orientação mais precisa às famílias. É possível obtermos alto grau de acurácia e sensibilidade para o diagnóstico de PC em lactentes menores de 1 ano, quando somados os dados da história clínica, exames de imagem, exame neurológico padronizado para idade, como o exame neurológico de Hammersmith (*Hammersmith infantile neurological examination* – HINE) e a avaliação do repertório motor do lactente (*General movements*).[14]

Romeo et al. (2016), em artigo de revisão, sugerem fortemente que o HINE deve ser usado para avaliar crianças termo e pré-termo de risco para PC, de 3 a 24 meses. O exame neurológico infantil de HINE avalia 26 itens do exame neurológico de maneira padronizada, de modo que cada item receba um escore de zero a três e, ao final do exame, seja obtido um escore global da criança, mínimo de zero e máximo de 78. Escores maiores de 60 estão relacionados a um melhor prognóstico.[19]

O HINE não só identifica crianças de risco, como também prediz informações adicionais sobre o tipo e a gravidade das sequelas motoras.[19]

Movimentos gerais do lactente, chamados em inglês *general movement assessment*, são uma avaliação do repertório motor espontâneo do lactente. Estudos prévios têm indicado que o reflexo tônico cervical assimétrico persistente –

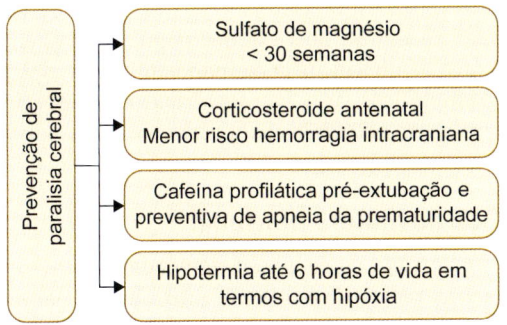

Figura 176.1 Intervenções preventivas na paralisia cerebral.[9]

Prevenção de paralisia cerebral:
- Sulfato de magnésio < 30 semanas
- Corticosteroide antenatal Menor risco hemorragia intracraniana
- Cafeína profilática pré-extubação e preventiva de apneia da prematuridade
- Hipotermia até 6 horas de vida em termos com hipóxia

entre outros padrões assimétricos – pode ser indicativo de lesões unilaterais, enquanto a rigidez de tronco e membros está mais relacionada a diplegia espástica ou tetraparesia espástica. A avaliação dos movimentos gerais do lactente tem cerca de 98% de sensibilidade e 91% de especificidade para predizer PC. No entanto, não deve ser levada em conta isoladamente. É necessário estar dentro do contexto de uma injúria cerebral prévia e ser analisada em conjunto com a história clínica, exame neurológico e exame de imagem.[20]

CLASSIFICAÇÃO

Classificação clínica

Devido à sua grande complexidade e heterogeneidade, a PC compreende um grande número de classificações.[21] Em artigo de revisão, Colver et al.[22] relacionaram cinco eixos de classificação:

1) Sítio anatômico lesionado: córtex cerebral, trato piramidal, sistema extrapiramidal e/ou cerebelo.
2) Sinais e sintomas clínicos: espasticidade, discinesia (formas distônicas e coreoatetoides) e/ou ataxia.
3) Envolvimento topográfico das extremidades: diplegia, quadriplegia ou hemiplegia.
4) Tempo presumido do insulto: pré-natal, intraparto, pósnatal.
5) Tônus muscular: isotônico, hipotônico ou hipertônico.

A hipertonia está presente em 89 a 98% dos casos de PC, incluindo os pacientes espásticos e discinéticos.[14] Sanger et al.,[23] em um importante consenso interdisciplinar da American Academy of Neurology, definiram as três formas de hipertonia na criança: espasticidade, distonia e rigidez.

- Espasticidade é um distúrbio motor, caracterizado pela resistência muscular ao reflexo de estiramento, velocidadedependente, e que varia de acordo com a direção do movimento
- Distonia é um distúrbio motor, caracterizado por contrações musculares involuntárias e intermitentes, levando a movimentos e/ou posturas anormais, geralmente deflagradas ou pioradas pelo movimento
- Rigidez é um distúrbio motor, caracterizado por uma resistência muscular muito acentuada, sem correlação com a velocidade do movimento e com ou sem cocontração.

Na prática clínica, os pacientes com PC são subdivididos de acordo com o distúrbio motor predominante. Exemplo: PC espástica (piramidal), discinética–distônica e atetoide ou atáxica (extrapiramidal). No entanto, muitas vezes, os sinais piramidais e extrapiramidais podem coexistir, sendo difícil a distinção exata entre eles. A esses casos chamamos "PC mista".[3,24]

Na casuística de Reid et al.,[25] o tipo motor mais frequentemente encontrado foi o espástico (em 91% dos casos), seguido de ataxia (5%) e discinesia (4%). Esses dados estão de acordo com os relatados por Novak et al. (2013), em uma revisão sistemática, em que os quatro tipos motores estavam assim distribuídos: espasticidade (85 a 91% dos casos); discinesia, incluindo distonia e atetose (4 a 7%); ataxia (4 a 6%) e hipotonia (2%). Nos tipos atáxico, discinético e hipotônico, em geral há o acometimento dos quatro membros, enquanto na forma espástica, um ou mais membros podem ser afetados.[14,26]

- **Paralisia cerebral espástica** é a forma mais comum de PC. É caracterizada pelo aumento da resistência muscular ao reflexo de estiramento, e velocidade-dependente.

A espasticidade é um dos componentes da síndrome do neurônio motor superior, e costuma ser acompanhada por contratura exacerbada da musculatura agonista, hiper-reflexia, clônus e sinal de Babinski (sinais positivos). No entanto, os sinais negativos, como fraqueza e perda de destreza, também causam grande impacto funcional no paciente com PC. Geralmente, a espasticidade decorre de lesões no córtex cerebral e/ou substância branca[27,28]

- **Paralisia cerebral discinética** é caracterizada por movimentos involuntários, incontroláveis e estereotipados, que pioram com a ação e melhoram em repouso ou sono. Na PC de forma discinética, a distonia e a coreoatetose costumam ocorrem de maneira simultânea, porém, com nítido predomínio da distonia. E seu impacto na capacidade funcional do paciente é maior do que na coreoatetose. Os membros superiores tendem a ser mais afetados. No entanto, o tronco, a região cervical, os olhos e a boca são com frequência acometidos pelos movimentos involuntários. As lesões isoladas do tálamo e dos gânglios da base estão associadas com uma maior gravidade da coreoatetose, mas não da distonia[29,30]

- **Paralisia cerebral atáxica** é uma condição acompanhada por hipotonia, sendo caracterizada por uma alteração na coordenação motora, resultando em marcha atáxica, instabilidade do tronco, dismetria e tremor.[24] Muitos autores concordam que as formas atáxicas de PC são difíceis de serem distinguidas de doenças cerebelares progressivas neurodegenerativas. Dessa maneira, faz-se necessária uma mínima investigação para causas metabólicas e/ou genéticas, diante de um paciente com PC atáxica.[3]

A definição e a classificação das diferentes síndromes motoras presentes na PC não são simples. Elas requerem uma grande acurácia na anamnese e exame neurológico, que deve se basear em uma cuidadosa observação da postura passiva, ativa e compensatória da criança, bem como de sua movimentação voluntária e involuntária. Segue-se para a avaliação do tônus muscular, flutuação do tônus, reflexos tendinosos profundos, movimentação passiva das articulações e avaliação de dor.[28]

Apesar de bastante utilizada na prática clínica e de grande auxílio complementar, a análise de vídeos não deve ser levada em conta isoladamente, para fins de classificação da PC, pois até o momento não há protocolos ou escalas padronizadas para essa finalidade.[31]

Classificação topográfica

PC é a principal causa de espasticidade na infância.[32] Os pacientes espásticos podem ser classificados de acordo com a topografia das áreas motoras afetadas, e são divididos em monoplégicos, hemiplégicos, diplégicos, triplégicos e quadriplégicos (Figura 176.2).[33]

Novak[34] encontrou dois estudos populacionais, em que os pacientes hemiplégicos correspondiam a 39% dos casos de PC; os diplégicos, 38%; e os quadriplégicos, 23% (Figura 176.3). Esses percentuais se mantiveram em uma nova revisão sistemática de Novak et al.[14]

Classificação motora funcional

Sistema de classificação da função motora grossa

Devido à necessidade de um sistema padronizado para classificar as habilidades motoras da criança com PC, Palisano et al., em 1997,[35] desenvolveram um Sistema de Classificação da

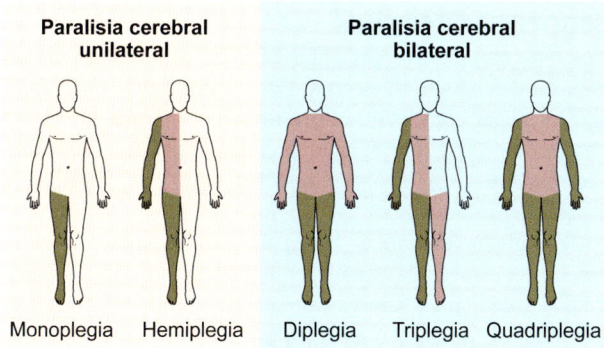

Paralisia cerebral unilateral — Monoplegia — Hemiplegia

Paralisia cerebral bilateral — Diplegia — Triplegia — Quadriplegia

Figura 176.2 Descrição topográfica na paralisia cerebral: na monoplegia, um membro é afetado – em geral, o inferior. Na hemiplegia, um lado do corpo é afetado, e o membro superior costuma ser mais afetado que o inferior. Na diplegia, todos os membros são afetados, mas os inferiores são muito mais afetados que os superiores, os quais geralmente apresentam apenas uma dificuldade na coordenação motora fina. Na triplegia, o padrão usual é o envolvimento do membro superior e bilateral e assimétrico dos membros inferiores. Na quadriplegia, todos os quatro membros e o tronco estão envolvidos.[10,33]

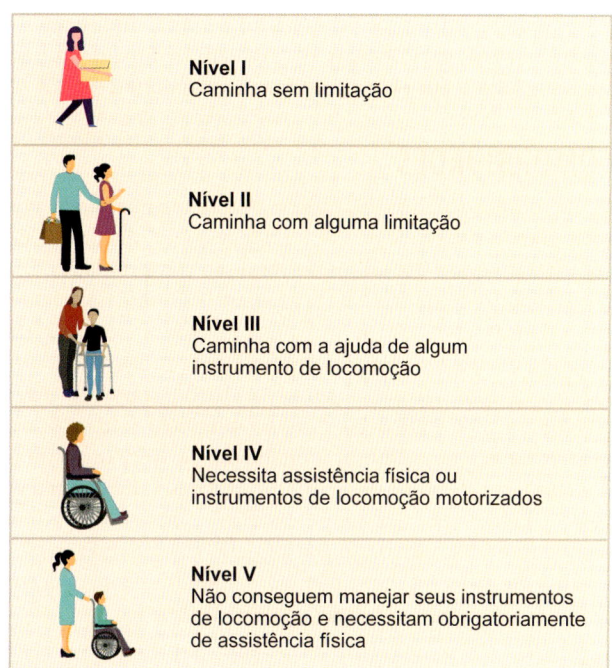

Nível I — Caminha sem limitação

Nível II — Caminha com alguma limitação

Nível III — Caminha com a ajuda de algum instrumento de locomoção

Nível IV — Necessita assistência física ou instrumentos de locomoção motorizados

Nível V — Não conseguem manejar seus instrumentos de locomoção e necessitam obrigatoriamente de assistência física

Figura 176.4 GMFCS expandido e revisado entre 6 a 12 anos.[36,38]

Função Motora Grossa, em inglês *Gross Motor Function Classification System* (GMFCS). Essa classificação é uma das mais utilizadas na prática clínica, bem como para publicação científica.[36] O GMFCS avalia cinco níveis de comprometimento motor, em cinco grupos etários: menor que 2 anos, de 2 a 4 anos, de 4 a 6 anos, de 6 a 12 anos e de 12 a 18 anos.[37] Na Figura 176.4, podemos observar os cinco níveis de comprometimento motor dos pacientes com PC entre 6 e 12 anos:

Em artigo de revisão, Towns et al.[39] não recomendam o uso do GMFCS para outras condições clínicas que não sejam PC, pois ainda não há validação da mesma para outras patologias.

A avaliação da funcionalidade do paciente com PC pode ser feita por meio de diferentes escalas. No entanto, entre as escalas padronizadas, confiáveis e intercomplementares mais frequentemente utilizadas, estão o GMFCS, o sistema de classificação da habilidade manual (*Manual Ability Classification* System – MACS), o sistema de classificação da função de comunicação (*Communication Function Classification System* – CFCS) e o sistema de classificação da habilidade de comer e beber (*Eating and Drinking Ability Classification System* – EDACS).[29,36]

Em um esforço para padronizar a descrição das habilidades, da saúde e das deficiências de um indivíduo, a Organização Mundial da Saúde (OMS) criou a Classificação Internacional de Funcionalidade, deficiência e saúde (CIF). A CIF fornece um entendimento funcional dentro de um contexto biopsicossocial. O modelo avalia quatro componentes: 1. Função e estruturas; 2. Atividades e participação; 3. Fatores ambientais; e 4. Fatores pessoais.[40] Entretanto, visando tornar mais fácil a sua aplicabilidade na prática clínica diária, foi criada uma versão mais curta e objetiva da CIF para paciente com PC, chamada em inglês *ICF core set*. Nessa versão, o perfil de cada indivíduo, suas forças e limitações, facilitadores e barreiras ambientais são analisados.

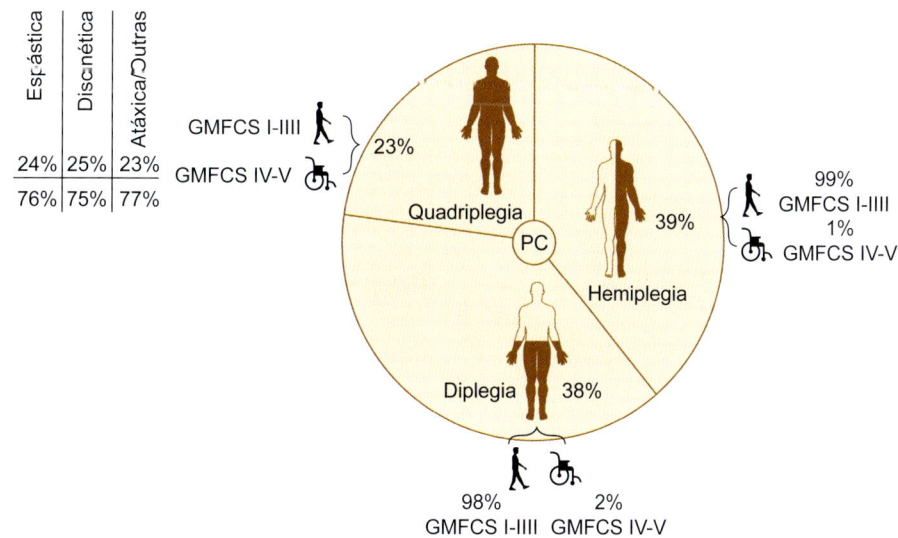

	Espástica	Discnética	Atáxica/Outras
GMFCS I-IIII	24%	25%	23%
GMFCS IV-V	76%	75%	77%

Quadriplegia 23%

Hemiplegia 39% — 99% GMFCS I-IIII / 1% GMFCS IV-V

Diplegia 38% — 98% GMFCS I-IIII / 2% GMFCS IV-V

PC

Figura 176.3 Distribuição da paralisia cerebral por topografia e severidade. GMFCS: *Gross Motor Function Classification System*.[14]

E, consequentemente, as perspectivas de uma equipe multidisciplinar são aprimoradas e os objetivos funcionais são traçados para o paciente e para os seus familiares.[40,41]

COMORBIDADES

PC compreende uma condição motora, acompanhada por uma grande variedade de comorbidades. Dor, distúrbios de comportamento e distúrbios do sono são comorbidades tratáveis, muito frequentes e, no entanto, subdiagnosticadas nas crianças com PC. A investigação clínica do paciente deve incluir uma vigilância constante para todas as comorbidades mais frequentes (Figura 176.5), e o tratamento específico para cada uma delas deve ser proposto o mais breve possível, a fim de melhorar a qualidade de vida, os resultados nas terapias propostas e minimizar o risco de complicações.[34] Para tanto, faz-se necessária a presença de uma equipe multidisciplinar afinada e coesa, trabalhando incansavelmente pelo mesmo objetivo, pensando a longo prazo em uma vida adulta autônoma e funcional.[42]

Dor

A dor é a comorbidade tratável, subdiagnosticada, mais frequentemente encontrada na PC, em especial naqueles pacientes menores e com comunicação limitada. É mais comumente referida nos níveis III, IV e V do GMFCS, sendo que os locais mais comuns de queixa são: joelhos, pés, quadril, coluna lombar, abdome e pernas. A identificação do sítio e da intensidade da dor é fundamental para o correto manejo terapêutico, seja ele postural, medicamentoso e/ou cirúrgico, visando minimizar o impacto na qualidade de vida do paciente.[43]

Estudos demonstram que uma em cada duas crianças experimentam dor durante as suas terapias, procedimentos intervencionistas, uso de gesso seriado e pós-operatório. Dor crônica é uma condição complexa e heterogênea, envolvendo múltiplos mecanismos inibitórios e excitatórios no SNC e o sistema nervoso periférico, que podem servir como perpetuantes da dor ou, em contrapartida, possíveis alvos para tratamento. Ainda são poucas as evidências para o manejo da dor na PC, mas, sabidamente, crianças e adolescentes com dor crônica, deformidades osteoarticulares, espasticidade e distonia demandam maior atenção.[9,44]

Deficiência intelectual

Cerca de metade dos pacientes com PC apresentam algum grau de deficiência intelectual (DI), e mesmo em pacientes hemiplégicos, com leve comprometimento motor, é possível observá-la. Uma intervenção precoce por meio de avaliações psicométricas faz-se necessária, para uma abordagem terapêutica adequada.[45]

Tetraplegia espástica, epilepsia e malformações cerebrais estão associadas mais frequentemente a comprometimento intelectual. Em geral, déficit cognitivo pode ser considerado quando o quociente intelectual (QI) é abaixo de 70. No entanto, essa não deve ser única maneira de avaliar e diagnosticar a DI. Vários são os fatores que podem interferir e piorar o quoeficiente intelectual. Exemplos: incoordenação motora fina, déficit atencional, déficit visual, entre muitos outros.[46]

Cerca de 81 a 89% das crianças com espasticidade unilateral têm cognição normal com QI acima de 70, enquanto crianças com diplegia espástica têm QI acima de 70, em 67 a 78% dos casos. Na diplegia espástica em termos e pré-termos, são comumente encontradas alterações visuoespaciais que podem conferir maior dificuldade nesses pacientes. No subgrupo quadriplégico existe uma correlação direta entre o grau de acometimento motor e déficit cognitivo e cerca de 90 a 100% dos pacientes têm QI abaixo de 70.[46,47]

Intervenções precoces com treinos atencionais, visuoespaciais e de linguagem podem atuar para melhores prognóstico e rendimento acadêmico. Alguns estudos demonstram que crianças com PC que frequentam escolas regulares têm melhor desempenho em matemática e leitura do que aquelas que frequentam escolas especiais.[46,48]

Luxação de quadril

Luxação e subluxação de quadril têm a sua incidência relacionada à gravidade da forma clínica, sendo maiores nos níveis IV e V do GMFCS, e podem variar de 7%, nos pacientes ambulantes, até 60%, nos não ambulantes. A subluxação de quadril não tratada pode evoluir para displasia acetabular e luxação do quadril, levando a deformidades, dificuldades de higienização e ainda para manter-se sentado, bem como dor acentuada. Medidas posturais, fisioterapia motora, toxina botulínica (TB) e/ou baclofeno intratecal, quando instituídos precocemente, podem prevenir a sua progressão.[49,50]

Paralisia cerebral e principais comorbidades

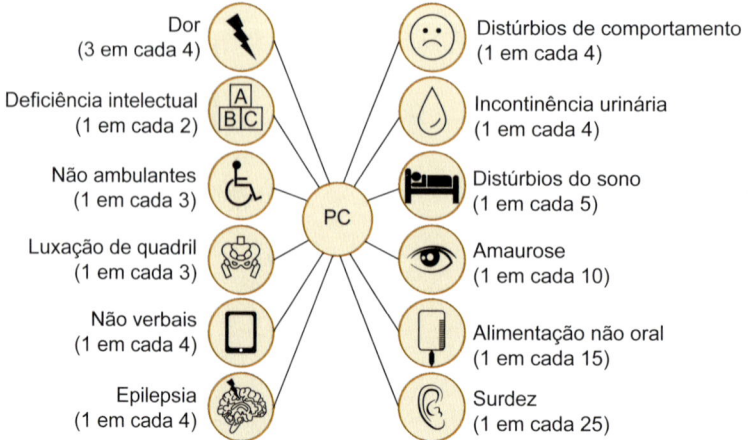

Dor (3 em cada 4)

Deficiência intelectual (1 em cada 2)

Não ambulantes (1 em cada 3)

Luxação de quadril (1 em cada 3)

Não verbais (1 em cada 4)

Epilepsia (1 em cada 4)

PC

Distúrbios de comportamento (1 em cada 4)

Incontinência urinária (1 em cada 4)

Distúrbios do sono (1 em cada 5)

Amaurose (1 em cada 10)

Alimentação não oral (1 em cada 15)

Surdez (1 em cada 25)

Figura 176.5 Paralisia cerebral e suas principais comorbidades.[34]

Em 2014, o grupo australiano revisou, baseado em evidências, e renomeou o consenso de vigilância do quadril daquele país, passando assim a se chamar "protocolo australiano de vigilância do quadril para crianças com paralisia cerebral". Assim, conseguiram melhor definir a frequência de avaliação clínica e radiológica para os diferentes níveis de GMFCS. Mas sempre tendo em mente que o ideal é um percentual de migração estável ou inferior a 30% entre as avaliações clínico-ortopédicas. Na Figura 176.6, está sistematizada a frequência radiológica para cada nível GMFCS.[51]

Epilepsia

A frequência de epilepsia na PC depende muito da etiologia, podendo chegar a 94% dos casos, nos pacientes com lesão difusa ou malformação cortical. A epilepsia ocorre com menor frequência (26 a 43%) nos pacientes com lesão da substância branca. Nesses casos, não é rara a suspensão dos fármacos antiepilépticos depois de algum tempo. A investigação e o tratamento de uma síndrome epiléptica devem ser iniciados tão logo as crises surjam, independente da etiologia da PC. Para tanto, deve ser levada em consideração a idade de início, a semiologia das crises, o padrão ictal e interictal ao eletroencefalograma (EEG), comorbidades, resposta ao tratamento e o curso clínico. O diagnóstico de uma síndrome epiléptica pode fornecer dados valiosos sobre o prognóstico e os tratamentos específicos, como na síndrome de West.[52]

Distúrbios do sono

Os distúrbios do sono são subdiagnosticados e subtratados na maioria dos casos de crianças com PC. Cerca de 85% dos pacientes com distúrbios do neurodesenvolvimento apresentam distúrbios do sono. Em recente artigo de revisão sistemática, os autores encontraram evidências de que crianças com PC mais velhas, com mais comorbidades e maior apresentação fenotípica, têm mais distúrbios de sono. As consequências dos distúrbios do sono afetam, além da criança, também os seus pais e cuidadores. Estes experimentam noites insones, aumento de irritabilidade, ansiedade e sono ao longo do dia, contribuindo para uma piora na qualidade de vida.[53]

Os distúrbios do sono mais frequentemente encontrados foram: dificuldade para acordar de manhã, insônia, pesadelos, dificuldade de iniciar e manter o sono à noite e parassonias.[54] O tratamento deve ser instituído tão logo o diagnóstico seja feito. A primeira linha adotada deve ser a comportamental, seguida pelo tratamento medicamentoso, quando necessário, visando melhorar o desenvolvimento, o crescimento e o comportamento da criança, bem como a qualidade de vida de todos que convivem com ela.[53,55]

PROGNÓSTICO

As crianças com PC têm uma expectativa de vida normal. Apenas de 5 a 10% delas morrem durante a infância. A concomitância de epilepsia, DI e grave deficiência física eleva o risco de pobre prognóstico e morte prematura.[34]

Pensando em uma vida longa e autônoma é que "futuro" é uma das seis palavras mais importantes na vida de um paciente com PC. Pais, cuidadores, familiares, médicos e terapeutas devem trabalhar juntos, com objetivos claros, para projetar um futuro saudável e cheio de possibilidades a esses pacientes.[56]

INTERVENÇÃO E TRATAMENTO

O diagnóstico da PC deve ser precoce, para que sejam instituídos os tratamentos/intervenções específicos, em um período em que há maior neuroplasticidade. Dessa maneira, os ganhos funcionais poderão ser otimizados.[26] O diagnóstico preciso e precoce da etiologia implicará tratamento adequado, melhor prognóstico, manejo das comorbidades e melhor qualidade de vida para pacientes, familiares e cuidadores.[14]

Dada a grande heterogeneidade clínica da PC, seu manejo mais adequado e que trará mais benefícios ao paciente é aquele em que uma equipe multidisciplinar atua de maneira integrada por objetivos claros que visem às melhores funcionalidade e qualidade de vida para o paciente e seus cuidadores. A seguir citaremos algumas das muitas especialidades clínicas e cirúrgicas que compõem o universo da PC: neurologia, neurologia infantil, ortopedia, fisiatria, endocrinologia, gastroenterologia, genética, neurocirurgia, odontologia, oftalmologia, otorrinolaringologia, cirurgia pediátrica, enfermagem, assistência social, nutrição, fonoaudiologia, fisioterapia, psicologia, terapia ocupacional, entre muitos outros.[42]

As intervenções direcionadas ao manejo motor e do tônus muscular correspondem ao maior número de publicações, e são aquelas em que existem os melhores níveis de evidência, recebendo luz verde pelo sistema de tráfego de luz.[9]

A espasticidade é a principal causa de dor e limitação funcional na criança com PC. O manejo adequado da espasticidade visa reduzir a dor e os espasmos musculares, melhorar a postura, minimizar e/ou evitar contraturas e deformidades, facilitar a mobilidade e a destreza, melhorar e facilitar os cuidados com o paciente.[32]

Em recente revisão sistemática de Novak et al.,[9] as intervenções com melhores resultados em função e *performance* são aquelas baseadas em treinos, tais como: treino de ação observacional, treino de contenção induzida, treino de mastigação, treinamento direcionado a objetivos (clínicas e programas domiciliares), treino de mobilidade, treino em esteira, treino em esteira com suporte parcial do peso corporal

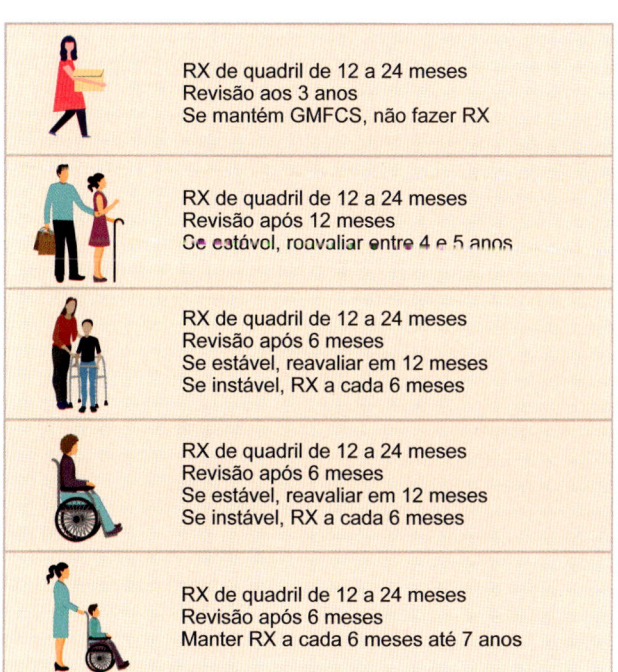

RX de quadril de 12 a 24 meses
Revisão aos 3 anos
Se mantém GMFCS, não fazer RX

RX de quadril de 12 a 24 meses
Revisão após 12 meses
Se estável, reavaliar entre 4 e 5 anos

RX de quadril de 12 a 24 meses
Revisão após 6 meses
Se estável, reavaliar em 12 meses
Se instável, RX a cada 6 meses

RX de quadril de 12 a 24 meses
Revisão após 6 meses
Se estável, reavaliar em 12 meses
Se instável, RX a cada 6 meses

RX de quadril de 12 a 24 meses
Revisão após 6 meses
Manter RX a cada 6 meses até 7 anos

Figura 176.6 Protocolo australiano para vigilância de quadril em crianças com paralisia cerebral. RX: radiografia.[38,51,52]

e terapia ocupacional após TB. Treinos de alta intensidade, com autogeração de resultados em tarefas da vida real, em que o objetivo é alcançado pela própria criança, são os principais fatores contribuintes para a neuroplasticidade.

Hipertonia generalizada é frequentemente tratada com medicações orais. Vários medicamentos orais têm sido usados para a redução da espasticidade, porém, ainda sem comprovação de atuação na funcionalidade. Os medicamentos mais comumente utilizados no tratamento da espasticidade são baclofeno oral, diazepam, clonazepam, clonidina, tizanidina e dantroleno. Todos, com exceção do dantroleno, atuam no SNC. Os principais efeitos colaterais são sedação e sonolência. A maioria das medicações orais pode ser usada em combinação.[57] No entanto, apenas o diazepam tem o melhor nível de evidência, luz verde, pelo sistema de tráfego de luz na revisão de Novak et al.[9]

Em relação à forma discinética da PC, o uso de medicações orais tem se mostrado controverso, sem evidências que aprovem ou desaprovem o uso dos principais fármacos utilizados: triexifenidil, levodopa, tetrabenazina, levetiracetam e gabapentina.[58] Acredita-se que essa perda de evidências se deve à dificuldade de classificação e desenhos dos estudos até o momento.[59] Gabapentina recebeu luz amarela, possivelmente efetiva, pelo sistema de tráfego de luz na revisão de Novak et al.[9]

Na Tabela 176.1 estão as principais medicações e doses utilizadas no tratamento da hipertonia (espasticidade e distonia).

Sobre os canabinoides, canabidiol (CBD) e tetra-hidrocanabinol (THC), ainda não existe nenhum nível de evidência ou robustez de dados que suporte a sua indicação para o tratamento da hipertonia na PC.[57]

A quimiodenervação com TB faz parte do arsenal terapêutico no manejo da hipertonia na PC há quase três décadas e vem se firmando como uma das mais importantes terapias adjuvantes no controle da espasticidade e distonia focal ou generalizada.[60] Sua eficácia é comprovada na redução da espasticidade, prevenção de deformidades musculoesqueléticas e contraturas, no adiamento de procedimentos cirúrgicos, na redução de dor, facilitação da higienização, promove melhor desenvolvimento motor e reduz a carga de cuidados sobre pais e cuidadores.[61]

A TB é uma grande proteína de 150 quilodáltons, produzida pela bactéria *Clostridium botulinum*. Existem sete sorotipos, mas apenas dois em uso clínico, A e B. A aplicação da TB se dá por meio de injeções intramusculares, em que atua promovendo uma denervação reversível na placa motora, impedindo a liberação de acetilcolina na fenda pré-sináptica, reduzindo, dessa maneira, a contração muscular no músculo ou grupo muscular que se queira tratar ou denervar.[62] Seu uso deve estar sempre associado a um planejamento multidisciplinar com fisioterapia motora, uso de bandagens, órteses, gesso seriado e, em alguns casos, cirurgias ortopédicas e/ou neurocirúrgicas. É geralmente utilizada em maiores de 2 anos, mas em casos mais graves, selecionados individualmente, e com doses ajustadas, crianças menores de 2 anos também podem se beneficiar do tratamento.[63]

Os efeitos colaterais mais frequentes são leves, como prurido e dor local, mas em alguns casos, déficit de força excessivo pode ocorrer, pois seu efeito é dose-dependente.[64] Na Tabela 176.2 estão apresentados os sorotipos e doses das TBs utilizadas em crianças.[57]

O papel analgésico da TB é complexo e ainda não totalmente esclarecido. No entanto, seu uso em diversas neuralgias já conta com nível de evidência B. Dor musculoesquelética é o maior problema clínico em muitas crianças com PC e parece estar aumentada na segunda década de vida e em adultos jovens. A hipertonia piora a dor, e dor piora os espasmos. Esse ciclo pode ser quebrado com as aplicações de TB.[65]

TB é uma intervenção efetiva no manejo do tônus e recebeu luz verde pelo sistema de tráfego de luz, na revisão de Novak et al.[9]

Tabela 176.1 Medicações orais para o tratamento da espasticidade e distonia.

Nome genérico	Uso	Dose	Mecanismo de ação	Efeitos colaterais
Baclofeno	Espasticidade/Distonia	Iniciar: 2,5 mg, 3×/dia. Dose máxima: 80 mg/dia, dividida em 3×, em crianças maiores de 8 anos	Agonista do receptor GABA-B	Sedação (menor que os benzodiazepínicos); constipação
Clonazepam	Espasticidade/Distonia	0,01 a 0,3 mg/kg/dia, em 2 a 3×	Agonista do receptor GABA-A	Sedação, salivação, constipação
Clonidina	Espasticidade	Iniciar: 0,05 mg/dia. Aumentar 0,05 mg/semana, até 0,3 mg/dia, em 3×	Agonista adrenérgico α2 de ação central	Sedação, hipotensão, bradicardia
Dantroleno	Espasticidade/Distonia	0,5 mg/kg/dose, 2×/dia. Aumento semanal até o máximo de 12 mg/kg/dia, em 4×	Interfere na liberação de cálcio do retículo sarcoplasmático do músculo esquelético	Fraqueza, sedação (menor que outros fármacos), hepatotoxicidade
Diazepam	Espasticidade/Distonia	0,05 a 0,1 mg/kg/dia, em 2 a 4×	Agonista do receptor GABA-A	Sedação, constipação, retenção urinária
Gabapentina	Espasticidade	Iniciar: 10 a 15 mg/kg/dia, em 2×. Titular até 60 mg/kg/dia, em 3×	Desconhecido	Sedação, labilidade emocional
Levodopa/benserazida (100/25 mg)	Distonia	Iniciar: um quarto a meio comp., 2×/dia. Dose máxima: 800 mg/dia, em 2× ou 3×	Precursor de dopamina	Raramente efetivo em PC. Mais efetivo em distonias de causa genética. Efeitos gastrointestinais.
Tizanidina	Espasticidade	Iniciar: 1 a 2 mg à noite. Manutenção: 0,3 a 0,5 mg/kg/dia, em 3 a 4×	Agonista adrenérgico α2 de ação central	Sedação, hipotensão, hepatotoxicidade
Triexifenidil	Distonia	Iniciar: 2 a 2,5 mg/dia. Aumentar: 2 a 2,5 mg/semana. Dose máxima: 60 mg/dia, em 2 a 3×	Anticolinérgico	Sedação, constipação, retenção urinária, boca seca, tiques, discinesias

GABA: ácido gama-aminobutírico; PC: paralisia cerebral.

Tabela 176.2 Toxinas botulínicas comumente usadas para o tratamento da paralisia cerebral.

Toxina botulínica nome genérico (nome comercial)	Apresentação por frasco U (unidades)	Dose recomendada
Toxina abobotulínica A (Dysport®)	300 U 500 U	10 a 15 U/kg, por membro Dose máxima: 30U/kg para injeções bilaterais ou dose total de 1000 U
Toxina incobotulínica A (Xeomin®)	100 U	12 a 15 U/kg Dose máxima: 300 U
Toxina onabotulínica A (Botox®)	50 U 100 U 200 U	12 a 16 U/kg (GMFCS V) Dose máxima: 300 U 16 a 20 U/kg (GMFCS I-IV) Dose máxima: 400-600 U
Toxina rimabotulínica B (Myobloc®)	2.500 U em 0,5 mℓ 5.000 U em 1 mℓ 10.000 U em 2 mℓ	Não há publicações que estabeleçam doses para crianças

GMFCS: *gross motor function classification system*. (Adaptada de: Dy e Roge, 2020.)[57]

Bomba de baclofeno intratecal também já possui luz verde como uma intervenção efetiva e vem sendo utilizada há mais de três décadas para o manejo da hipertonia. A estimulação cerebral profunda parece promissora para distúrbios do movimento e dor, mas ainda necessita de mais estudos para mais evidências.[9] Ambas as intervenções serão abordadas mais adiante, ainda neste capítulo.

As técnicas cirúrgicas, ortopédicas e/ou neurocirúrgicas devem ser individualizadas e adaptadas para cada tipo de PC. Faz-se necessário o acompanhamento de longo tempo, com análise de marcha, escalas de avaliação funcional e de qualidade de vida para determinar a necessidade e o tempo ideal do procedimento cirúrgico e os resultados obtidos a longo prazo. Cirurgias ortopédicas são raramente necessárias antes dos 6 anos, e não serão abordadas neste capítulo.[10]

Na terapia com células-tronco para o tratamento da PC, as células do cordão umbilical são as mais frequentemente utilizadas. A segurança a curto prazo está presente, mas estudos randomizados de melhor qualidade são necessários para uma melhor avaliação de sua eficácia funcional.[66]

Algumas das intervenções com os melhores níveis de evidência para sintomas não motores incluem:[9,14]

- Medidas para evitar o risco de úlcera de pressão
- Bifosfonatos para melhorar a densidade óssea
- Manejo das crises convulsivas com fármacos antiepilépticos
- Incontinência ou retenção urinária devem ser investigadas, devido ao risco aumentado de malformações do trato urinário
- Sialorreia pode ser controlada com TB do tipo A, benztropina, triexifenidil ou glicopirrolato; tratamento importante devido ao contexto social, risco de broncoaspirações e pneumonia de repetição. TB injetada nas glândulas salivares, estimulação elétrica e estimulação oral sensório-motora contam com os melhores níveis de evidência e recebem luz verde no sistema de tráfego de luz de Novak et al.[9]
- Disfunções oftalmológicas devem ser diagnosticadas precocemente e, sempre que possível, instituída a estimulação visual
- Distúrbios alimentares devem ser avaliados de maneira individualizada. Disfagia está presente em metade dos pacientes com PC; as intervenções terapêuticas, como estimulação elétrica, somada à estimulação oral sensório-motora, têm demonstrado alguma eficácia e recebem luz amarela no sistema de tráfego de luz da recente revisão de Novak et al.[9]
  - Quando a alimentação oral não é possível, deve ser indicada a gastrostomia, sob o risco de broncoaspiração e morte, nos casos graves
  - Déficit ponderal deve ser avaliado e seguido de modo constante, a fim de serem evitados os quadros de desnutrição e consequentes infecções.

Fisioterapia

A área de atuação da fisioterapia neurofuncional tem passado por transformações nos últimos anos. Com o aumento da produção científica, a presença de diferentes resultados relacionados ao mesmo fenômeno pesquisado e a necessidade de se realizarem práticas de intervenção motora mais seguras e eficazes tornaram indispensável a análise da acurácia metodológica das diversas pesquisas e, cada vez mais, fundamentam a implementação da prática baseada em evidência. Nesse sentido, a tomada de decisão na escolha das intervenções deve considerar as melhores evidências científicas disponíveis, a *expertise* clínica do fisioterapeuta e as preferências dos pacientes e/ou da família,[67] impactando diretamente na vida e no viver dos pacientes.

Além disso, a visão geral do tratamento, antes reducionista, centrada em deficiências nas estruturas e funções do corpo do indivíduo, tem passado para uma abordagem mais ampla, considerando os demais âmbitos da funcionalidade, nos níveis de atividades e participação.[68]

Todas as intervenções devem se basear nos princípios do cuidado centrado na família, que são:[69]

1. Respeito pelas crianças e famílias.
2. Valorização do impacto da família no bem-estar da criança.
3. Colaboração família-profissional.

Existem altos níveis de evidência na literatura destacando opções de intervenção fisioterapêutica para crianças com PC em diferentes estágios da vida. Atualmente, a implementação dos programas de intervenção precoce, com a presença do fisioterapeuta na estruturação da equipe de reabilitação, é considerada imprescindível, pois os resultados desses protocolos indicam melhora nos diferentes domínios da vida dessas crianças, o que extrapola os aspectos motores, mas também envolve funções cognitivas, emocionais e afetivas.[70]

Grande parte da evidência atual investiga a função motora dessas crianças, com dados de ensaios clínicos substanciais que apoiam a eficácia de intervenções baseadas em treinamento ativo, com prática motora estruturada, intensiva e específica. A terapia de contenção induzida e o treino de atividades bimanuais têm sido objetos de estudo para potencialização da destreza manual de crianças com PC. Esses métodos possuem diferentes estruturações de treinamento. Porém, os resultados indicam que, mesmo com diferentes sistematizações, há melhora em domínios de atividade e participação relacionados com a maior quantidade de prática supervisionada.[71,72]

Abordagens terapêuticas que buscam melhorar as habilidades locomotoras de crianças com PC também têm sido destaques na literatura. A utilização de tecnologias robóticas e/ou treino de marcha em esteira, associada ou não com a suspensão parcial de peso, passou a fazer parte da realidade clínica no processo fisioterapêutico desses pacientes, inclusive dos níveis funcionais mais graves (GMFCS IV-V). A implementação do andar influencia em ganhos motores, potencializando o controle postural, além de melhorar as habilidades locomotoras, permitindo mais independência e autonomia. Estes treinos têm sido alvos de buscas constantes pelos pais dessas crianças.[73,74]

Os treinamentos aeróbicos de resistência e força muscular, antes pouco descritos para crianças e adolescentes com PC, ganharam notoriedade nos últimos anos. Os indivíduos com PC, em qualquer faixa etária, apresentam como consequência da imobilidade uma maior prevalência de osteopenia, osteoporose e fraturas,[75] além das alterações morfológicas do sistema musculoesquelético.[76,77] A proposta desses treinos com foco no movimento ativo é melhorar a função e reduzir as limitações em atividades e participação, proporcionando também mudanças em estrutura e função de corpo.[76,77] Ainda sobre os desfechos de desempenho motor, podemos citar a eficácia de intervenções adjuvantes que, quando combinadas com o treinamento motor para tarefas específicas, podem aumentar os efeitos positivos do tratamento, incluindo-se a estimulação elétrica periférica, a estimulação transcraniana por corrente contínua (tDCS), a realidade virtual, a hidroterapia e a bandagem. Entre os benefícios dessas técnicas incluem-se a preferência dos pacientes pela estimulação elétrica[78] e bandagens em relação ao uso de órteses tradicionais na perspectiva de conforto e estética,[79] aumento da motivação em intervenções com jogos, com favorecimento da aptidão cardiorrespiratória e integração social.[80] No entanto, para essas modalidades de intervenção, mais pesquisas são necessárias.[9]

Considerando o desfecho tônus, apesar de os procedimentos médicos (aplicação de TB, RDS, administração de diazepam e baclofeno intratecal) serem apontados como aqueles com maior nível de evidência, algumas intervenções fisioterapêuticas são promissoras na redução da espasticidade, tais como: a neuromodulação não invasiva, a acupuntura e a vibração de corpo inteiro.[9]

A prevenção e o manejo de contraturas também fazem parte rotineiramente da assistência aos indivíduos com PC. Para prevenção de contraturas, fraqueza e desuso, a recomendação mais atual de especialistas, e que vem sendo testada em ensaios clínicos, envolve também movimentação ativa de alta intensidade. Após a instalação de contraturas, o treinamento de força e a terapia orientada à tarefa são estratégias eficazes após o gesso, com ou sem TB.[9] Além disso, o treinamento motor e a sustentação de peso são partes importantes do manejo multidisciplinar de vigilância e prevenção da luxação de quadril.[51]

Em contrapartida, as intervenções motoras passivas (p. ex., alongamentos passivos isolados) têm, cada vez mais, se mostrado ineficazes para melhora da função e do movimento de crianças com PC.[9] Isso também embasa uma mudança de visão sobre o desenvolvimento motor e o sistema nervoso, cuja interação não é mais considerada um resultado apenas do aumento da maturação cortical, mas sim de uma complexa rede de interações contínuas entre indivíduo, tarefa e ambiente.

Apesar de a intervenção precoce estar bem reconhecida cientificamente e estabelecida clinicamente como uma estratégia para otimizar a plasticidade neural, motora e cognitiva, prevenir complicações secundárias da PC e melhorar o bem-estar do cuidador,[70] o cuidado em saúde e a assistência fisioterapêutica diminuem em outras fases da vida.

Indivíduos com PC costumam participar extensivamente de programas de intervenção na infância, seguido por um declínio durante a adolescência, quando muitas vezes são orientados que nada mais poderia ser feito para melhorar as suas habilidades e, na vida adulta, experimentam declínios importantes nas habilidades funcionais conquistadas anteriormente, associados aos efeitos do envelhecimento, somados às limitações de oferta e acesso aos serviços de reabilitação especializados em outros ciclos de vida, o que ameaça a sua capacidade de manejar suas atividades de vida diária e continuar a cumprir as funções e responsabilidades associadas ao trabalho, à família, ao contexto social e ao lazer.[81]

"Futuro" é uma das palavras apontadas por um grupo de pesquisadores canadenses que visam trazer novos modos de pensar sobre a incapacidade infantil, denominadas em inglês *F-words (function, fitness, family, friendship, fun, and future)*. Abordagens de função, família, preparo físico, diversão e amigos parecem ideias óbvias, mas que são muitas vezes negligenciadas dentro de modelos biomédicos, e o uso dessas palavras reforça constantemente o que é importante no desenvolvimento ao longo dos ciclos de vida.[56]

Tratamento neurocirúrgico

Poucas evidências apoiam o uso de tratamento das complicações da PC. Muitos pacientes usam vários medicamentos orais, com baixa eficácia e efeitos colaterais indesejados. Mas alguns sintomas melhoram, e uma parte dos pacientes permanecem estáveis.[30]

Devemos considerar procedimentos neurocirúrgicos funcionais nos nervos periféricos, raízes nervosas, medula espinhal ou encéfalo quando a hipertonia muscular ou movimentos distônicos são incapacitantes e não podem ser controlados com medidas mais conservadoras. Deve-se tentar reduzir a hipertonia sem comprometer a atividade física, o tônus muscular útil e as funções sensitivas residuais, além da preservação, mesmo que parcial, dos movimentos voluntários, quando presentes.

Os músculos agonistas e antagonistas paréticos e espásticos precisam estar em harmonia, objetivando a atividade funcional, a prevenção da instalação de deformidades, escaras, anormalidades vesicais e neurovegetativas, e o alívio da dor. A idade ideal para indicar a cirurgia nas crianças com PC é dos 6 aos 10 anos, ou seja, o período de desenvolvimento da marcha.[82]

Infusão intratecal de miorrelaxantes

O tratamento da espasticidade segmentar ou generalizada pode ser realizado com substâncias miorrelaxantes, infundidas pela via intratecal, que possibilita concentrações adequadas no SNC, onde inibem a hipertonia muscular por meio da inibição da excitabilidade neuronal. Antes do implante definitivo, deve ser feito um teste de administração intratecal ou peridural em *bolus* ou contínua por alguns dias, para avaliar a resposta e a ocorrência de reações adversas. Existem bombas implantáveis programáveis ou contínuas.[82]

O baclofeno, um agonista do ácido gama-aminobutírico (GABA, do inglês *gamma-aminobutyric acid*), atua seletivamente nos receptores GABA-B no cérebro e nas camadas II e III da substância cinzenta dorsal da medula espinhal, levando a um efeito inibitório na liberação do transmissor pré-sináptico, pela restrição do influxo de cálcio nos seus terminais, além do efeito nos terminais pós-sinápticos de diminuição da atividade neuronal, aumentando a condutância de potássio. A forma oral tem um efeito variável na redução da espasticidade e, devido à dificuldade de atravessar a barreira hematoencefálica, muitas vezes altas doses são necessárias para obter um efeito clínico. Isso pode levar a efeitos colaterais indesejáveis, como sedação e sonolência.[83]

O uso de baclofeno intratecal (BIT) foi descrito pela primeira vez em 1984 para o tratamento de espasticidade por lesão medular em adultos.[84] Sua administração é feita por meio de uma bomba subcutânea, com um reservatório conectado a um cateter que vai para o espaço subaracnóideo, no qual uma fração da dose equivalente oral leva a concentrações locais muito mais altas no líquido cefalorraquidiano (LCR). Isso leva a uma redução do tônus e de outros sinais de espasticidade. Nos últimos 20 anos, houve um uso crescente dessa terapia em crianças com espasticidade.[85]

O teste de baclofeno é feito pela infusão de 25 a 100 mcg no compartimento liquórico, através de punção lombar no nível de L4-L5 ou L5-S1, seguida da introdução do cateter no espaço subaracnóideo até o nível de T6-T10, no caso de paraplegias, e T1-T2, no caso de tetraplegias. A dose máxima de teste é de até 400 mcg/24 horas, durante 1 a 4 dias, para avaliar a resposta terapêutica e os efeitos colaterais. Os efeitos adversos, mais comuns em doses elevadas, são: tontura, confusão mental, hipotensão arterial, fraqueza muscular, espirros, ansiedade e crises epilépticas, podendo chegar até a depressão respiratória. Se houver intoxicação, devem ser administradas de 1 a 2 mg de neostigmina, retirar o baclofeno da bomba e coleta de 30 a 50 ml de LCR.[82]

Quando administrados pela via intratecal, a morfina e a clonidina inibem a aferência do sistema fusimotor gama e a hiperexcitabilidade multissináptica interneuronal, levando ao relaxamento muscular. A naloxona e a naltrexona, por via intravenosa, são indicadas para tratar a intoxicação causada pela morfina e clonidina. Outro fármaco que pode ser utilizado é a ziconotida, bloqueadora dos canais de Ca^{++} no corno dorsal da medula espinhal, que também se mostrou eficaz no tratamento da espasticidade.[86]

O risco de infecção pode variar de 1 a 50%, e outras complicações são descritas, como *overdose*, defeito no equipamento, obstrução ou deslocamento do cateter, além de potenciais efeitos adversos próprios do medicamento, já descritos anteriormente, muitas vezes sendo necessário reduzir a dose momentaneamente. Além disso, há o alto custo e a necessidade de futuras cirurgias para troca dos geradores.[87]

Outra via que pode ser utilizada para a infusão do baclofeno é a intraventricular, utilizada no tratamento de distonia primária e secundária, incluindo a forma generalizada, hemidistonia e distonia focal. Acredita-se que as convexidades cerebrais constituem o local de atividade dessa maneira de administração no tratamento da distonia, em que ela inibe o córtex pré-motor e o córtex motor suplementar, excessivamente estimulados na doença.[87]

Assim, a concentração de baclofeno sobre as convexidades cerebrais é provavelmente maior com infusão intraventricular do que intratecal, em especial se as pontas dos cateteres intratecais estiverem na região torácica ou inferior, porque a maior parte do líquido cefalorraquidiano (LCR) que sai do quarto ventrículo migra para cima, para as convexidades cerebrais. Ademais, é provável que o baclofeno intraventricular (BIV) esteja associado a um risco menor de fístula liquórica do que o que ocorre após a inserção de cateteres intratecais em crianças. O BIV pode ser o tratamento de escolha para pacientes com *status* distônico que não

respondem ao midazolam intravenoso. No entanto, ele é provavelmente menos eficaz para pacientes com espasticidade, porque a atuação do baclofeno nesse caso parece ser no nível da medula espinhal.[88] A dose média de BIV é 300 µg/dia. Os cateteres são inseridos de modo endoscópico ou estereotático, em geral no terceiro ventrículo, por acreditar-se que o baclofeno no LCR se disperse pelo aqueduto e quarto ventrículo, diminuindo a possibilidade de estagnação em um ventrículo lateral, se ali for infundido.

O papel do BIV ainda precisa ser mais bem esclarecido, pois os efeitos a longo prazo não são totalmente conhecidos e precisam ser determinados. Para pacientes com distonia, o BIV é uma via alternativa de administração que parece ser eficaz e tem complicações semelhantes àquelas associadas com a infusão intratecal.[88]

Procedimentos neuroablativos

Diversos procedimentos ablativos são utilizados para o tratamento da espasticidade e também da distonia na PC: neurotomias periféricas seletivas, rizotomias percutâneas ou a céu aberto, lesão do trato de Lissauer e do corno posterior da substância cinzenta da medula espinhal, mielotomias, palidotomias e dentatotomia cerebelar.

Rizotomias sensitivas

Visam reduzir as aferências facilitatórias viscero, extero e proprioceptivas que mantêm ou agravam a espasticidade, preservando o trofismo muscular e a possibilidade de recuperação da motricidade voluntária. São indicadas na espasticidade segmentar de origem espinhal ou encefálica na PC.[82]

Rizotomia dorsal seletiva

Historicamente, crianças com hipertonia GMFCS nível IV ou V foram consideradas candidatas à terapia intratecal de baclofeno (TIB) para facilitar os cuidados e reduzir o desconforto. A RDS costumava ser reservada para graus mais baixos, II e III selecionados, para melhorar a marcha.[89] Recentemente, séries de casos sugeriram a RDS como uma alternativa à TIB em crianças selecionadas com níveis GMFCS IV/V.[90]

A RDS reduz as futuras indicações de cirurgias ortopédicas, em especial quando realizada em pacientes mais jovens (de 2 a 4 anos), inclusive conferindo maiores mudanças qualitativas no movimento, autocuidados e ganhos de função social.[91] Por melhorar a espasticidade em um conjunto difuso de grupos musculares, em geral não é indicada para pacientes que tenham somente um grupo muscular espástico, sendo mais indicadas, nesses casos, as neurotomias periféricas seletivas ou a aplicação de TB. A população ideal de pacientes é formada por crianças com PC espástica predominando em membros inferiores com contribuição distônica mínima e acesso ambulatorial razoável.[92] Não há restrição quanto à classificação na GMFCS para a realização de RDS. No entanto, os objetivos da cirurgia devem ser discutidos com cuidadores, terapeutas e o paciente, quando possível, já que para níveis II e III, o objetivo principal costuma ser a melhora de mobilidade e de marcha; já para níveis IV e V, o objetivo é uma melhora em qualidade de vida e para facilitar cuidados.[92]

Classicamente, realiza-se laminectomia ou laminotomia com exposição das raízes de L1 até S2 para tratar a espasticidade dos membros inferiores; já nos membros superiores, a mesma é feita na região cervical, por meio de variação de técnicas do passado, em níveis cervicais mais altos, de C1 a C4; ou níveis cervicais mais baixos, chegando até T1, englobando as raízes formadoras do plexo braquial.[82,93]

O procedimento é realizado sob anestesia geral, sem o uso de bloqueadores neuromusculares, para permitir que a monitorização neurofisiológica localize as radículas que mais acentuam a espasticidade por estimulação elétrica. A dura-máter é aberta sob microscopia, com exposição das raízes sensitivas, estímulo e visualização das contrações musculares induzidas. São então seccionadas as radículas mais relacionadas ao arco reflexo testado, podendo-se sacrificar cerca de 40 a 60% das radículas de uma raiz espinhal sem adicionar déficits sensitivos significativos.

Os resultados são ainda melhores em pacientes com lesão medular completa, quando se seccionam de 60 a 80% das raízes sensitivas.[94] As desvantagens das laminectomias múltiplas são incisão longa, dissecção muscular extensa e potencial de danos às raízes ventrais, resultar em ou exacerbar deformidades ortopédicas ou causar escoliose pós-operatória.[82,95]

A laminectomia em nível único é uma alternativa que utiliza imagens pré-operatórias e localização intraoperatória com ultrassom do cone, para determinar o nível da laminectomia. Essa abordagem permite a dissecção muscular limitada, melhores tempos de recuperação e preservação das raízes ventrais.[93] Mais recentemente, Bales et al. descreveram uma técnica que consiste em uma modificação da laminectomia de nível único, que analisa seletivamente cada raiz nervosa individual com eletromiografia para separar as raízes nervosas dorsais e ventrais por meio da comparação das respostas ao estímulo. Usando imagens de RM pré-operatória e ultrassonografia intraoperatória, realiza-se uma laminectomia abaixo do nível do cone, movendo-a de um nível juncional para o nível abaixo, teoricamente reduzindo o risco de deformidade e também de lesão do cone.[92] A taxa de complicações pós-operatórias da RDS é variável, a depender da técnica utilizada. Entre elas, as mais frequentes são lombalgia (até 18%), que não chega a limitar as atividades, e na maioria das vezes tem resolução espontânea; e alterações sensitivas, bexiga neurogênica (em torno de 4% e em geral transitórias).[95] Outras complicações encontradas nos estudos: subluxação da articulação coxofemoral e aumento do peso corpóreo (frequente no pós-operatório, geralmente atribuído ao fato de a espasticidade consumir energia).[96]

A RDS traz, além de benefícios cosméticos, melhora nos parâmetros clínicos e técnicos da marcha. Na criança com diplegia espástica, que afeta todas as principais articulações dos membros inferiores, tem um efeito benéfico de melhora da força global, da velocidade e da cinemática da marcha.[96] A redução de espasticidade mantém-se de maneira prolongada na maioria das crianças com PC.[97]

Lesões ablativas no encéfalo

Procedimento realizado com maior frequência no passado, há um interesse renovado na cirurgia ablativa para a melhora dos sintomas de motores na PC; rigidez, coreoatetose e tremor podem ser melhorados ou abolidos por lesões ablativas. Alvos como alguns núcleos do tálamo, globo pálido, além do núcleo denteado do cerebelo, vêm sendo utilizados. O alvo é escolhido com base no predomínio dos sintomas.

Palidotomia

Pacientes com quadro de distonia focal e PC coreoatetótica podem se beneficiar da palidotomia (no globo pálido interno – GPi), visando alcançar um melhor posicionamento no leito, melhorar os espasmos e torções dolorosas e facilitar o cuidado.[98] Teo et al. realizaram, entre 1994 e 1997, lesões com radiofrequência no GPi de nove pacientes. Após um acompanhamento médio de 18 meses, todos os pacientes apresentaram uma melhora maior que 75% na redução no distúrbio do movimento e melhora no nível funcional.[99]

Talamotomia

Em 1983, Broggi et al. publicaram uma série de casos com 33 pacientes (entre 10 e 30 anos e com inteligência média) submetidos a cirurgia estereotática para movimentos anormais causados pela PC, com um tempo de acompanhamento entre 1 e 4 anos. Os alvos foram: núcleo ventral oral anterior (VOa), núcleo ventral oral posterior (VOp) e zona incerta (talamotomia lateral), tendo obtido mais sucesso nesse último, e sem resultados no pulvinar (como descrito por outros autores). Exames neurológicos, neurofuncionais e neuropsicológicos foram realizados no pré e no pós-operatório. Os melhores resultados foram obtidos em pacientes com tremor e hipercinesia; a distonia melhorou em menor grau. Já a espasticidade tendeu a ocorrer novamente. Pacientes com acometimento unilateral tiveram mais benefício que os com bilaterais (85,6% × 68,4%), sendo esses resultados estáveis ao longo do tempo e os efeitos colaterais desaparecendo após alguns meses.[100]

Quando a rigidez é mais pronunciada do que a espasticidade, a cirurgia estereotática pode melhorar a rigidez e permitir o tratamento dos espasmos. Os sinais de predominância extrapiramidal dos sintomas são pronunciados nesses pacientes. Quando os pacientes têm habilidades intelectuais preservadas, eles obtêm uma melhora notável com a talamotomia ou palidotomia estereotáticas.

Indivíduos com PC e hipóxia perinatal leve podem ter um desenvolvimento quase normal. Porém, também podem desenvolver um tremor do tipo cerebelar, que pode melhorar com talamotomia ventrolateral.[98] Todos esses autores enfatizaram a importância do tratamento multidisciplinar e também da fisioterapia pós-operatória.

Estimulação elétrica da medula espinhal

Em 2017, Solopova et al. desenvolveram um método de ativação elétrica do circuito espinhal, com eletrodos colocados sobre a pele das vértebras torácicas inferiores, e demonstraram que, em indivíduos não lesados, movimentos locomotores involuntários e voluntários podem ser induzidos e facilitados, respectivamente, por estimulação medular transcutânea não invasiva (tEM). Combinada com treinamento locomotor, a tEM pode recalibrar redes neuronais anormalmente desenvolvidas em crianças para melhorar a função locomotora.

Também foi relatado que, quanto maior o desequilíbrio das conexões inibitório-excitatórias dos motoneurônios, mais graves são os distúrbios motores. Ainda não está claro, no entanto, quanto da disfunção pode ser atribuída às redes neuronais espinhais ou à disfunção supraespinhal. Contudo, eles não encontraram uma diminuição significativa na espasticidade após tEM.[101]

Os achados sobre os efeitos da estimulação medular (EM) combinados com o treinamento locomotor na função motora em crianças com PC são sugestivos, mas não conclusivos, porque os estudos realizados até aqui não foram cegos, a avaliação da força na PC não deixa de ser subjetiva, além de os resultados não terem sido repetidos em outros lugares. Mas eles fornecem dados encorajadores, tanto para a EM convencional, quanto a tEM, que podem melhorar as funções motoras e, significativamente, a qualidade de vida das crianças, quando combinadas com estratégias de reabilitação adequadas.[102] Sem estudos controlados de maneira cuidadosa, é impossível separar o impacto da intervenção do placebo ou de outros fatores, como fisioterapia ou mesmo a história natural da doença.

Na EM convencional, a relação entre as configurações de estimulação e a extensão do recrutamento da coluna dorsal é fortemente ligada à postura, ao movimento e à fisiologia dos indivíduos, inclusive com superestimulação frequente, que pode ser nociva. Para eliminar esse problema, desenvolveu-se um sistema de estimulação de alça fechada, que ajusta continuamente os parâmetros de estimulação (EM de alça fechada). Ele tem duas vantagens potenciais sobre a EM convencional na espasticidade: gera um nível significativamente mais alto de inibição da medula espinhal e, ao mesmo tempo, elimina os eventos de superestimulação devido à variação da postura. Na população com hiper-reflexia, o benefício posterior do controle de alça fechada pode ser essencial, pois fornece um meio para a programação objetiva e a manutenção da estimulação.[103]

Estimulação cerebral profunda

A estimulação cerebral profunda – ECP (*deep brain stimulation* – DBS) surgiu como uma opção interessante às intervenções periféricas, pois trata o distúrbio em sua origem. Apesar de ser utilizada na PC há mais de 40 anos, os novos dispositivos e métodos de direcionamento estão aumentando a sua segurança e eficácia. Seu sucesso depende de alguns fatores, entre eles a seleção adequada dos pacientes, a identificação de metas anatômicas eficazes para cada paciente, o procedimento neurocirúrgico cuidadoso e a avaliação e programação detalhadas no acompanhamento.[104]

A maior eficácia desse procedimento é na PC discinética (e atetótica), na qual a distonia é o distúrbio dominante.[105,106] A distonia pode responder muito, inclusive com algumas de origem genética ou primária, com resolução quase completa dos sintomas após a estimulação.[107]

Na seleção dos candidatos a esse procedimento, deve-se identificar o grau de comprometimento da distonia e se ela provavelmente responderá a uma intervenção central. Classicamente, a ECP é indicada quando as opções médicas razoáveis e apropriadas forem esgotadas. Entretanto, ela não deve ser realizada muito tardiamente, pois um de seus efeitos é a possibilidade de impedir o acúmulo de deformidades ortopédicas adicionais, que podem limitar sua eficácia. Além disso, sua eficácia pode somar-se à de medicamentos de ação central, como triexifenidil, levodopa, baclofeno e benzodiazepínicos, como um modulador potencial que pode afetar a fonte dos sinais neurais anormais, que são a causa dos sintomas motores da PC.[104]

Em pacientes com PC, o alvo da estimulação pode ser difícil de identificar visualmente, porque em geral os indivíduos têm cérebros jovens ou machucados, ou ainda, com migração de uma área funcional específica devido à plasticidade e recuperação.[104]

Em recente metanálise, Elkaim et al. analisaram 72 artigos de ECP para o tratamento de distonia, com um total de 321 pacientes, e encontraram como alvos mais utilizados: GPi em 309 pacientes, o núcleo subtalâmico (NST) em três pacientes, uma combinação do NST e GPi em três outros e tálamo com ou sem GPi em três pacientes. O núcleo pedunculopontino, com o GPi, foram escolhidos como alvos em um único paciente e a cápsula interna em outro.[108]

Outros alvos citados na literatura são: tálamo (núcleos ventral anterior, ventral oral/VOp ou ventral intermédio) para a distonia hipercinética; GPi para hipertonia, opistótonos, protrusão involuntária da língua (a estimulação bilateral quase sempre é necessária, mesmo quando os sintomas são em especial unilaterais ou significativamente assimétricos) e de modo mais raro o NST. Ademais, cada caso deve ser avaliado de modo individual, de acordo com características anatômicas e clínicas.[104-106]

Os métodos utilizados para se encontrarem os alvos podem ser divididos em anatômicos, funcionais ou mistos. Os métodos anatômicos utilizam a segmentação baseada em atlas, ou alinhada por TC e RM. Já os anatômicos funcionais usam uma combinação de métodos de imagem como TC e RM, com gravação de microeletrodos e estimulação de teste para identificar os limites de diferentes regiões funcionais. Aqui, são identificados os padrões de disparo associados a estruturas como o globo pálido externo (GPe), GPi e trato óptico. Quando o paciente está acordado, a estimulação também pode ser útil para determinar se há estimulação capsular, do trato óptico ou outros efeitos colaterais que limitariam a capacidade de fornecer energia suficiente para tratar a distonia.[104]

Os efeitos colaterais da ECP mais comuns são parestesias ou contrações musculares, quando próxima da cápsula interna, ou fosfenos, se próxima do nervo óptico. Quando esses efeitos ocorrem em tensões terapêuticas típicas, podem limitar a capacidade de estimulação efetiva, podendo ser necessário reintroduzir o eletrodo em um local ligeiramente diferente. A posição final do eletrodo pode ser determinada com uma TC pós-operatória. Após a colocação do eletrodo, geradores de pulso são inseridos no peito dos pacientes.[104]

O risco de eventos adversos parece ser maior em pacientes pediátricos do que em adultos, em especial nos menores de 10 anos. A infecção é a complicação mais frequente em crianças, enquanto nos adultos é a hemorragia.[104]

Os resultados clínicos são variáveis. Os mais frequentes são: maior facilidade de movimento, episódios de relaxamento mais frequentes e maior capacidade de executar tarefas específicas. Facilita, para os cuidadores, vestir roupas e auxiliar na utilização do banheiro, além de as crianças dormirem e comerem melhor, ficando mais fácil atender às necessidades nutricionais. Pode haver melhora da função respiratória (devido à redução da escoliose ou opistótonos), melhora da taxa de crescimento e colocação e ajuste mais fáceis de órteses e assentos.[104]

A evidência mais convincente de sua eficácia é a piora quando o dispositivo é desligado inadvertidamente. Os sintomas costumam retornar dentro de alguns dias, embora em algumas crianças a piora possa ocorrer em poucos minutos.[104]

Em sua metanálise, Elkaim et al. encontraram melhora da distonia em 277 (86,3%) pacientes, e melhora motora clinicamente significativa (maior que 20%) em 66,1%. As distonias primárias tiveram melhor resultado.[108] Não há dúvida do benefício da ECP nos pacientes com PC, mas são necessários marcadores mais confiáveis, que ajudem a selecionar os pacientes que mais se beneficiarão. Há uma necessidade de estudos planejados com um acompanhamento a longo prazo (5 a 10 anos) e uma coleta de dados precisa, para aumentar o conhecimento sobre os resultados em pacientes com PC tratados com estimulação cerebral e para estabelecer os fatores clínicos preditivos de desfecho favorável.[109]

CAPÍTULO 177

Neurodesenvolvimento e seus Transtornos

Renato Arruda • Maria Luiza Benevides • Marco Antônio Arruda

INTRODUÇÃO

Os transtornos do neurodesenvolvimento (TNDs) podem ser definidos como um conjunto heterogêneo de condições crônicas que provocam atraso no desenvolvimento ou desnivelamento de habilidades cognitivas, comunicativas, comportamentais e/ou motoras, tendo como consequência um impacto funcional nas esferas acadêmica, social, familiar ou de vida diária.[1] Apesar da diversidade de manifestações clínicas, os TNDs apresentam vários aspectos em comum: início na infância, fatores genéticos, epigenéticos, ambientais, fatores de risco psicossocial, mecanismos neurobiológicos, heterogeneidade clínica e alta prevalência de comorbidades. De importância clínica para o diagnóstico e intervenções, são as disfunções executivas marcantes comuns aos TNDs, ocorrendo em combinações que determinam perfis bem característicos.

O diagnóstico desses transtornos não é laboratorial, é eminentemente clínico e guiado por critérios operacionais, como os da American Psychiatric Association (APA) e Organização Mundial da Saúde (OMS). O diagnóstico precoce dos TNDs é de fundamental importância para o prognóstico e viabiliza um planejamento terapêutico pontual e individualizado para a criança em questão, de maneira a mitigar os prejuízos em seu desenvolvimento e aprimorar seu funcionamento nos vários contextos de vida.

A 5ª edição do *Manual Diagnóstico e Estatístico de Transtornos Mentais*[2] (DSM-5) e a 11ª edição da Classificação Internacional de Doenças[3] (CID-11; OMS) unificaram categorias e critérios diagnósticos em uma nova seção denominada "Transtornos do Neurodesenvolvimento", que servirá de roteiro neste capítulo. A partir desse modelo, abordaremos as seguintes condições: transtornos do desenvolvimento intelectual, transtornos de comunicação, transtornos específicos de aprendizagem (TAPs), transtorno do espectro autista (TEA), transtorno do déficit de atenção e hiperatividade (TDAH), transtornos do desenvolvimento motor e transtorno de tiques. Antes, porém, revisemos alguns aspectos de importância seminal para a compreensão do neurodesenvolvimento e seus transtornos.

NEUROPLASTICIDADE, PERÍODOS SENSÍVEIS E CRÍTICOS DO NEURODESENVOLVIMENTO

Neuroplasticidade é um conceito amplo que se refere a mudanças estruturais e/ou funcionais do sistema nervoso em resposta a fatores intrínsecos, ambientais, experiências de aprendizado ou lesões, abrangendo desde a plasticidade sináptica à plasticidade da rede neural (remodelagem e reorganização das conexões em uma rede neural). Numerosos processos neurobiológicos encontram-se envolvidos, desde mudanças na expressão gênica, fenômenos epigenéticos, sinalização molecular, processos celulares, proliferação e poda sináptica até a reorganização e remodelagem das redes neurais e, como consequência, em última análise, do próprio comportamento (Figura 177.1).[4]

No contexto neurodesenvolvimental, plasticidade cerebral se refere de modo abrangente a alterações biológicas, psicológicas e cognitivas em resposta a experiências internas ou externas associadas à maturação típica e atípica do cérebro, aprendizado, intervenções, aquisição de novas habilidades e recuperação de lesões.[5]

Na literatura, encontram-se crescentes evidências da existência de janelas desenvolvimentais denominadas "períodos sensíveis e críticos", durante as quais a presença ou ausência de experiências pode levar a mudanças duradouras na plasticidade sináptica, conectividade de toda rede neural e, como consequência, no desenvolvimento, comportamento e aprendizado.[5] Períodos sensíveis referem-se a janelas de tempo cruciais para o neurodesenvolvimento normal

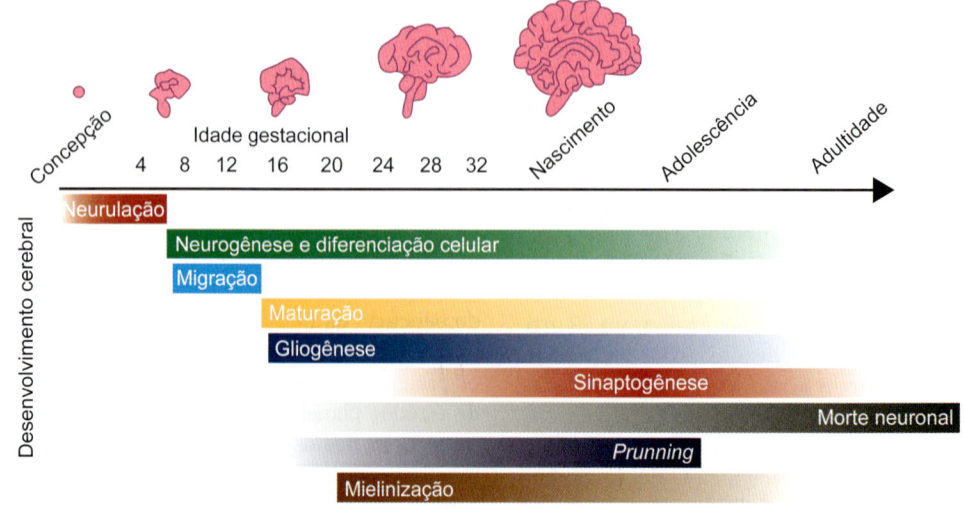

Figura 177.1 Fases e processos do desenvolvimento do sistema nervoso central.[4]

durante as quais o cérebro é muito receptivo a influências ambientais específicas. Durante esses períodos, o cérebro é particularmente responsivo a certos tipos de estímulos ou experiências, e a ausência ou privação desses estímulos pode resultar em consequências a longo prazo. Os períodos sensíveis são caracterizados por maior plasticidade neural, o que significa que o cérebro é mais adaptável e maleável durante esses períodos. Exemplos de períodos sensíveis no neurodesenvolvimento incluem: aquisição da linguagem, desenvolvimento visual e desenvolvimento socioemocional. É importante observar que, embora os períodos sensíveis representem momentos ideais para o aprendizado de habilidades específicas, o aprendizado ainda pode ocorrer fora desses períodos, embora com mais esforço. Períodos críticos são janelas desenvolvimentais mais estreitas dentro dos períodos sensíveis quando a exposição a estímulos ambientais específicos é crucial para o desenvolvimento normal. Eles representam um período de maior sensibilidade e oportunidades limitadas para adquirir certas habilidades. Se uma criança não vivencia tais experiências ou recebe tais estímulos necessários durante esses períodos, pode apresentar déficits ou deficiências permanentes que, com dificuldade, serão remediadas ao longo de sua vida. O conceito de períodos críticos é muitas vezes associado ao desenvolvimento de sistemas sensoriais, como o visual e o auditivo.

A combinação de risco genético e insultos epigenéticos (exposição pré-natal a substâncias, infecções congênitas, sofrimento fetal etc.) e perinatais (prematuridade, encefalopatia hipóxico-isquêmica etc.) comprometem esses processos neuroplásticos desde a expressão de microRNA, metilação do DNA e modificação de histonas, levando ao comprometimento de funções microgliais e neuroinflamação, até a emergência de TNDs.[5]

MARCOS DO NEURODESENVOLVIMENTO BASEADOS EM EVIDÊNCIAS

A avaliação dos marcos do neurodesenvolvimento com base em evidências científicas é de grande utilidade na triagem, no julgamento clínico e na abordagem dos TNDs. Em saúde pública, a vigilância do desenvolvimento da criança por pais e agentes de saúde utilizando tais marcos permite a identificação precoce de grupos de risco para TND, agilizando o diagnóstico bem como as intervenções. Em 2004, o Center for Disease Control and Prevention norte-americano (CDC) lançou o programa "Aprenda os Sinais. Aja Cedo", aprimorados por uma força-tarefa da American Academy of Pediatrics (AAP) e publicado em 2022 com mudanças metodológicas e reestruturação dos critérios e itens.[6] Essa edição utiliza marcos alcançados por, ao menos, 75% das crianças da mesma idade entre 2 meses e 5 anos, que sejam facilmente observados no dia a dia por famílias de diversas origens sociais, culturais e étnicas, uso de linguagem simples, evitando termos vagos e organizados em um total de 159 marcos, distribuídos nos seguintes domínios: a) Socioemocionais (42 marcos); b) Linguagem/Comunicação (40 marcos); c) Cognição (33 marcos); e d) Motores (44 marcos).

Para mais detalhes e consulta à metodologia e aos marcos, recomendamos ao leitor revisar o artigo da AAP[6] e o e-book desenvolvido pela Sociedade Brasileira de Neurologia Infantil,[7] ambos disponíveis para download gratuito.

SAÚDE MENTAL, RESILIÊNCIA E FUNÇÕES EXECUTIVAS

No contexto de neurodesenvolvimento, podemos focar no conceito de "saúde mental" como um estado de bem-estar no qual a criança ou o adolescente encontra-se apto a desenvolver e exercer suas habilidades cognitivas, de regulação emocional e modulação comportamental de maneira a prosperar na vida acadêmica e psicossocial, bem como a superar as adversidades e contribuir de modo produtivo com sua comunidade.[8] Assim, vemos que, já sob o ponto de vista conceitual, saúde mental apresenta íntima relação com duas importantes ferramentas mentais: funções executivas e resiliência.

As funções executivas (FEs) referem-se a um conjunto de habilidades mentais interdependentes que regulam nossa cognição, emoções e comportamento, a partir de experiências adquiridas, com o objetivo de realizar tarefas complexas no presente ou atingir metas futuras, viabilizando ações voluntárias, independentes, organizadas e orientadas para metas específicas.[9] Na literatura, tem sido utilizado o paradigma de subdividir as FEs em quentes (entre elas, regulação emocional, controle inibitório e flexibilidade cognitiva) e FEs frias (planejar, organizar, iniciar, focar, automonitorar, perseverar e memória operacional).

FEs são mais importantes para o bom desempenho escolar do que a inteligência[10] e são capazes de prever as competências em matemática e leitura ao longo de todos os anos escolares.[11] Da mesma maneira, evidências científicas apontam para o importante papel das FEs em outros desfechos ao longo da vida, como sucesso profissional,[12] estabilidade conjugal[13] e boa saúde física e mental.[14,15] Crianças que entre 3 e 11 anos apresentam dificuldades em FEs, ao chegarem aos 30 anos apresentam maior risco de pior saúde geral, menores salários, uso, abuso e dependência de substâncias, além de maior número de atos criminosos quando comparadas a crianças controles com boas FEs.[16]

Em um estudo transversal com amostra populacional de 3.496 crianças de 5 a 12 anos em que aplicamos uma escala funcional de FE (Inventário de Funções Executivas [IFE])[17] preenchida por pais e professores, observamos uma marcante influência de fatores socioeconômicos e culturais no funcionamento executivo da prole. Comparadas a crianças de classes A e B, as de classes D e E apresentam um maior risco de baixo funcionamento executivo geral, de FEs quentes e frias (p < 0,05). As crianças cujo chefe da família era analfabeto também apresentaram um pior funcionamento executivo geral, de FEs quentes e frias (p < 0,05) quando comparadas a crianças cujo chefe da família tinha curso universitário completo.[18] A importante correlação entre FE, saúde mental e desempenho escolar pode ser dimensionada pelos dados a seguir. Comparadas a crianças com desempenho escolar na média ou acima da média, aquelas com baixo desempenho escolar apresentaram maior risco de índices anormais de funcionamento executivo geral, de FEs quentes e frias (p < 0,05).[18] Crianças com problemas de saúde mental, comparadas a controles sadios, apresentaram um risco ainda maior de comprometimento do funcionamento executivo geral, de FEs quentes e frias (p < 0,05).[18]

"Resiliência" é um termo originário da física que se refere à capacidade de um corpo sofrer deformação e voltar ao seu estado original. O conceito de resiliência em saúde mental e desenvolvimento infantil se refere a um processo dinâmico que reflete a adaptação positiva em resposta a adversidades significativas da vida.[19] Em vez de um traço de personalidade ou um atributo individual, resiliência pode ser concebida como uma construção bidimensional que envolve exposição à adversidade e resultados positivos de ajuste.[20] Adversidade na infância refere-se a eventos e circunstâncias negativas na vida da criança, como as adversidades familiares (p. ex., abuso, psicopatologia parental e divórcio), exposição sociodemográfica (p. ex., pobreza, violência e discriminação percebida) e doenças crônicas (p. ex., câncer, diabetes e dor crônica).[20] Adaptação positiva reflete a ausência de desajuste emocional ou comportamental ou mesmo ruptura desenvolvimental em consequência da adversidade, indicando, de modo mais estrito, uma competência social manifestada de maneira comportamental.[20]

Entre as características comuns a crianças e adolescentes resilientes reportam-se: habilidades de lidar com estresse, bem-estar emocional, boa capacidade de resolução de problemas, habilidades sociais, otimismo, adaptabilidade e autoconfiança.[19] Estudos longitudinais realizados em diferentes partes do mundo reportam os melhores desfechos de vida em crianças resilientes quando comparadas a controles com baixa resiliência em relação a saúde física e mental, desempenho acadêmico e ocupacional, entre outros.[19,21]

Em um estudo populacional com adolescentes de 12 a 17 anos, aplicamos a Escala de Resiliência para Crianças e Adolescentes de Sandra Prince-Embury (RSCA, do inglês *Resiliency Scales for Children and Adolescents*)[22] traduzida, adaptada e validada em nosso meio.[23] Adolescentes com alto desempenho escolar apresentaram mais altos índices de resiliência e mais baixa vulnerabilidade que os controles da amostra final, da mesma maneira que aqueles com problemas de ajuste psicossocial, avaliados pelo *Strengths and Difficulties Questionnaire* (SDQ),[24] ou TDAH (DSM-5)[2] apresentaram menores índices de resiliência e maior vulnerabilidade que a mesma amostra final controle.

A avaliação de FE e resiliência deve fazer parte da abordagem diagnóstica e terapêutica de crianças e adolescentes com TND, dada a estreita correlação desse conjunto de habilidades mentais, o neurodesenvolvimento e seus transtornos. No Brasil, encontram-se disponíveis instrumentos devidamente validados na população infantil brasileira, alguns traduzidos e adaptados a partir de originais internacionais, outros desenvolvidos em nossa própria população.

TRANSTORNOS DO DESENVOLVIMENTO INTELECTUAL

O termo "deficiência intelectual (DI)" foi há pouco tempo substituído no DSM-5[2] por "Transtorno do Desenvolvimento Intelectual (TDI)" para atender relações com outros sistemas classificatórios. O TDI é identificado ao longo da infância e compreende déficits funcionais intelectuais (funcionamento executivo, raciocínio, resolução de problemas, pensamento abstrato, juízo, aprendizagem acadêmica e baseada em experiências) e adaptativos, provocando prejuízo no desenvolvimento, na comunicação e no funcionamento sociocultural de maneira adequada e independente (Figura 177.2).[2]

O diagnóstico do TDI é clínico, mas aliado à aplicação de testes psicométricos, culturalmente adaptados e validados, que contribuem com dados objetivos. Um dos instrumentos mais utilizados é a escala Weschsler de inteligência para crianças,[2] que quantifica o quociente de inteligência (QI) e

as seguintes habilidades intelectuais e cognitivas: raciocínio lógico, aritmético e visuoespacial, abstração, capacidade de resolução de problemas, planejamento, atenção (seletiva, alternada e concentrada), memória a curto prazo, operacional e semântica, acesso lexical, compreensão e expressão verbal e velocidade de processamento da informação. Outros testes psicométricos são agregados à avaliação neuropsicológica, como o Wisconsin de Classificação de Cartas (raciocínio abstrato, flexibilidade cognitiva, de alternância e automonitoramento), blocos de Corsi (retenção visuoespacial e *span* de memória operacional visuoespacial), a figura complexa de Rey-Osterrieth (percepção visual, organização visuoespacial e praxia construtiva), teste dos Cinco Dígitos (FDT, velocidade de processamento, atenção, controle inibitório e flexibilidade cognitiva) e o *Trail Making Test* (atenção, velocidade e flexibilidade cognitiva).

Um valor de QI total menor ou igual a dois desvios-padrões confirma DI sob o aspecto psicométrico. O nível de gravidade, por sua vez, é definido com base no funcionamento adaptativo e não nos escores de QI, uma vez que é o funcionamento adaptativo que determina o nível de apoio necessário.[2,25]

A prevalência mundial de DI é estimada em 1%, sendo duas vezes maior em países de baixa e média renda em comparação aos de alta renda.[26] Em uma coorte de nascimentos brasileira, a prevalência aos 4 anos foi de 4,5%, tendo como causas mais comuns as genéticas, as idiopáticas (crianças com características sindrômicas, investigação complementar normal e avaliação clínica inconclusiva), potenciais sequelas neonatais (história sugestiva de encefalopatia hipóxico-isquêmica, hipoglicemia, hemorragia intracraniana, meningite neonatal, prematuridade etc.) e causas não biológicas (sem evidências de doenças genéticas, sequelas neonatais, características sindrômicas ou qualquer outra doença e evidências de privações de várias ordens, de estímulos, socioafetiva etc.).[27]

Na investigação etiológica da DI, o primeiro passo constitui-se em uma elucidação completa da história clínica, antecedentes gestacionais e perinatais, história familiar, exame físico e avaliação visual e auditiva.[28] Se, com base nessas avaliações, ainda não for detectada a etiologia, recomenda-se, a critério clínico, investigação laboratorial inicial com exames metabólicos e bioquímicos.[28] Quando se decide complementar a avaliação com exames genéticos, devem ser considerados a análise cromossômica por *microarray*, o teste da expansão de *FRM1* para X frágil, painéis genéticos e/ou exoma completo.[28] A ressonância magnética de crânio é indicada se houver alterações no exame neurológico, epilepsia ou alterações de forma e tamanho do crânio, por exemplo, macro ou microcefalia (ver Figura 177.2).[28,29]

Há, ainda, sinais de alerta relevantes para considerar etiologias de DI relacionadas a quadros de erros inatos do metabolismo ou doenças neurodegenerativas, entre eles: história familiar, consanguinidade, restrição de crescimento intrauterino, dificuldades de ganho pôndero-estatural, alterações do perímetro cefálico, vômitos, ataxia, letargia, epilepsia, coma, regressão do desenvolvimento, distúrbios do movimento, organomegalias e alterações oculares (ver Figura 177.2).[28,29]

Independente da etiologia, a DI interfere de maneira significativa na qualidade de vida da criança, e não raro evolui com comorbidades, como dor crônica, distúrbios do sono,

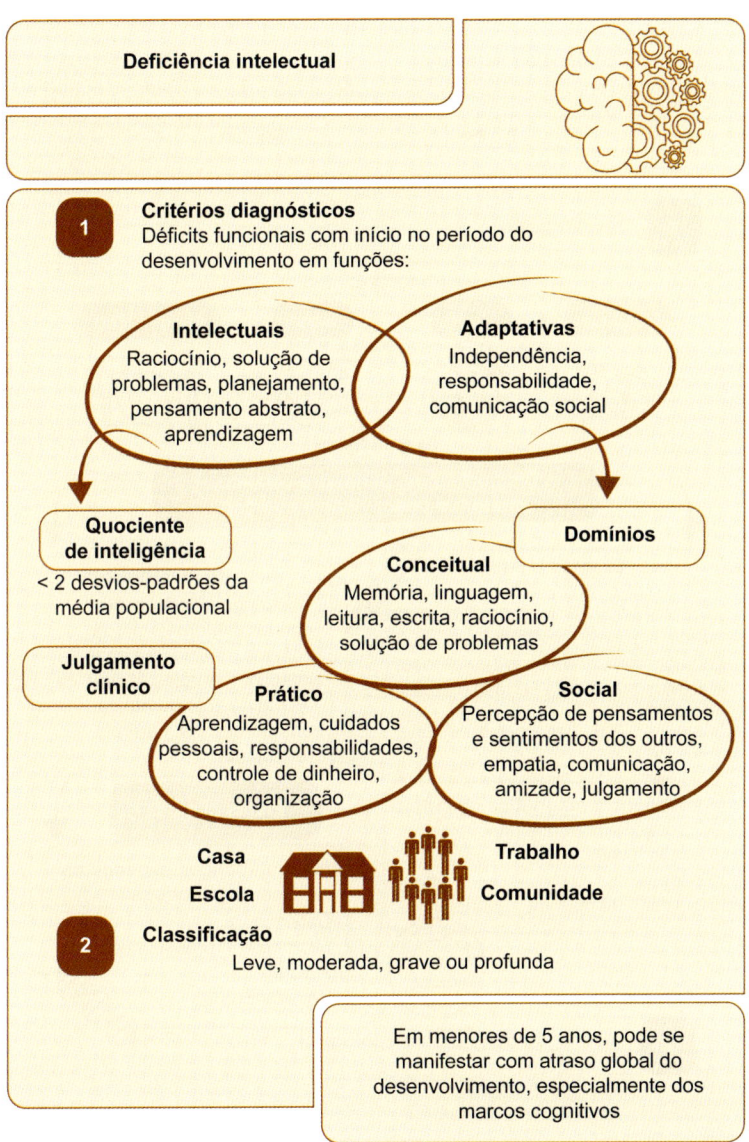

Figura 177.2 Diagnóstico e investigação do transtorno do desenvolvimento intelectual.[2] (*continua*)

epilepsia e transtornos mentais. Como consequência das dificuldades de vida cotidiana, funcionamento escolar e social, pode haver comportamentos impulsivos ou disruptivos, dificuldades de comunicação social e baixa percepção de riscos. Os transtornos mentais e do neurodesenvolvimento são mais prevalentes nos indivíduos com DI, entre eles: TEA, transtorno depressivo, transtorno de humor bipolar, esquizofrenia e TDAH.

A abordagem terapêutica de crianças e adolescentes com DI deve abranger sua saúde geral, comorbidades, perfil cognitivo e dificuldades e habilidades psicossociais, além de aspectos familiares, escolares e sociais. O clínico deve coordenar a rede de profissionais envolvidos nas intervenções de estimulação-remediação-reabilitação (psicólogo, psicopedagogo, fonoaudiólogo, fisioterapeuta, terapeuta ocupacional, psicomotricista etc.), bem como envolver a família e a escola nesse processo, com medidas de psicoeducação, inclusão escolar e social.[30] O tratamento farmacológico, quando necessário, tem como alvo as comorbidades gerais e neuropsiquiátricas, para algumas delas descritos nesta seção.

TRANSTORNOS DE COMUNICAÇÃO

Fala é definida como emissão de sons de maneira expressiva, compreendendo a articulação, a fluidez, a voz e a qualidade da ressonância do indivíduo. De um modo mais abrangente, linguagem envolve a estrutura, a função e o uso de um sistema convencional de símbolos (palavras faladas e escritas, linguagem de sinais e imagens) regido por um conjunto de regras para a comunicação. Comunicação, por sua vez, se refere a todos os comportamentos verbais e não verbais, intencionais ou não, que influenciam o comportamento, as ideias ou as atitudes de outro indivíduo.[2] Como categoria diagnóstica, os transtornos de comunicação compreendem transtorno de linguagem (TL), transtorno da fala (TF), transtorno da fluência com início na infância (gagueira) (TFII) e transtorno da comunicação social (pragmática) (TCS).

Em todas essas condições, é de fundamental importância que o clínico avalie, por meio da anamnese e observação comportamental, a capacidade de a criança se expressar e compreender. Entende-se por capacidade expressiva a produção de sinais vocálicos, gestuais ou verbais no processo de

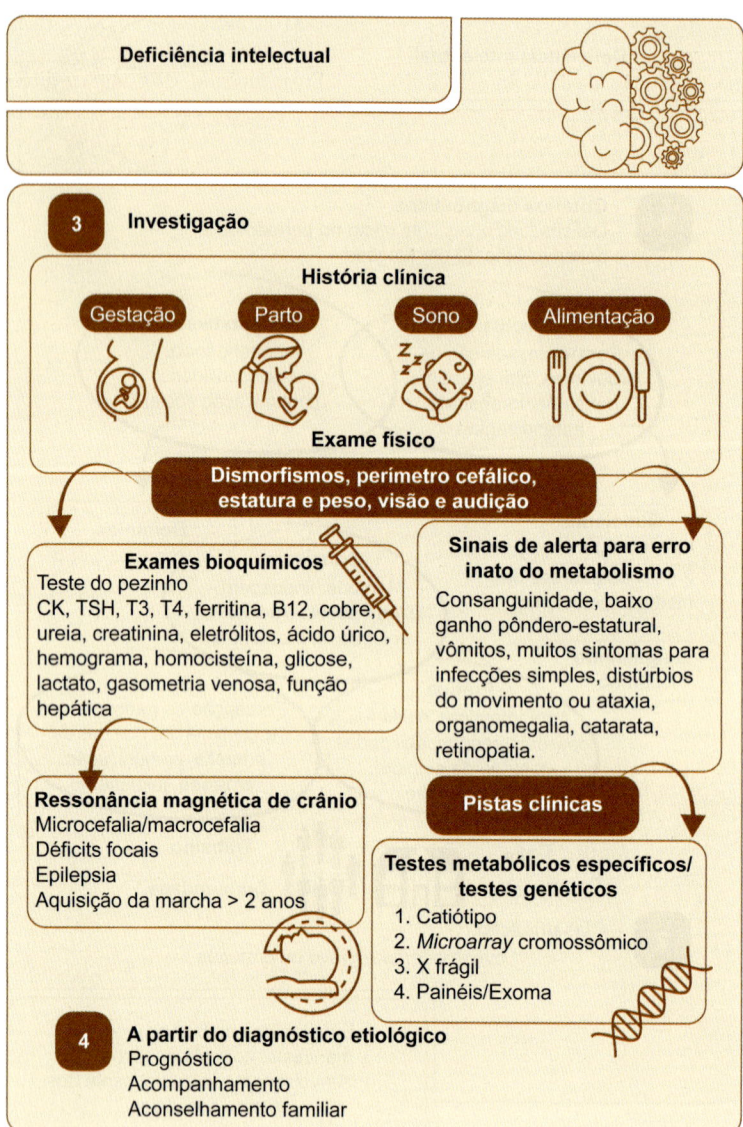

Figura 177.2 (*Continuação*) Diagnóstico e investigação do transtorno do desenvolvimento intelectual.[2]

comunicação. A capacidade receptiva, por sua vez, refere-se ao processo de receber e compreender as mensagens linguísticas.[2] Entre os fatores de risco para a ocorrência dos Transtornos de Comunicação temos: sexo masculino, história familiar positiva, níveis baixos de educação materna e paterna e fatores perinatais (prematuridade, baixo peso ao nascer e intercorrências ao nascimento).[31]

Como critérios comuns a todos esses transtornos, em conformidade com o DSM-5,[2] temos: os déficits causam limitações na comunicação efetiva, participação social, vida acadêmica ou profissional (critério B); o início dos sintomas é precoce no desenvolvimento (critério C); e as dificuldades não são ocasionadas por deficiência auditiva, motora, outra condição médica, atraso global do desenvolvimento ou deficiência intelectual (critério D).[2]

O TL abrange as dificuldades na aquisição e no uso das várias modalidades de linguagem, como a falada, a escrita, a de sinais etc., em consequência a déficits linguísticos na produção ou compreensão de vocabulário (conhecimento e uso de palavras), de estrutura das frases (capacidade de unir palavras e terminações de palavras de modo a formar frases, com base nas regras gramaticais e morfológicas) e de

discurso (capacidade de usar vocabulário e unir frases para explicar ou descrever um tópico ou uma série de eventos, ou ter uma conversa).[2] De modo obrigatório, a dificuldade linguística deve estar abaixo do esperado para a idade, provocando limitações para uma comunicação funcional e efetiva participação social, acadêmica e/ou profissional.[2] Outras condições devem ser consideradas no diagnóstico diferencial, como deficiência intelectual, deficiência auditiva e outras deficiências sensoriais, afasia adquirida, como na síndrome de Landau-Kleffner, e regressão da fala, muitas vezes, observada no curso do TEA.

No TL ocorre um atraso na aquisição da comunicação expressiva que, de maneira simultânea, se manifesta também por um vocabulário limitado e, depois, produção de frases mais simples, com erros gramaticais, em especial ao usar diferentes tempos verbais. Com frequência, a comunicação receptiva (compreensiva) também é afetada. Com o tempo, a criança mostra dificuldades para encontrar palavras adequadas, usar sinônimos e lembrar-se de novas palavras e sequências sonoras.[2] As dificuldades também se manifestam no discurso com falhas na sequenciação e coerência ao contar fatos e dar informações sobre eventos ocorridos.

Enquanto o TL se caracteriza, sobretudo, pelos déficits de conteúdo da comunicação, nos TFs temos a preponderância das dificuldades formais na produção da fala, interferindo na sua inteligibilidade ou capacidade de comunicação verbal. Um TF é diagnosticado quando a produção da fala não ocorre em conformidade com a idade e estágio de desenvolvimento da criança, sendo excluídas outras causas: congênitas (p. ex., síndrome de Down, deleção 22q, mutação do gene FoxP2), estruturais (p. ex., fenda palatina), neuropsiquiátricas (p. ex., paralisia cerebral, disartria, mutismo seletivo) ou sensorial (por deficiência auditiva ou outra deficiência sensorial).[2]

A apraxia da fala (ou também conhecida como "desenvolvimental" ou "da infância") é reconhecida pelos critérios operacionais do DSM-5[2] como dispraxia verbal, abrangendo, além das dificuldades próprias do TF, a presença de déficits em outras habilidades que dependem da coordenação dos articuladores da fala e musculatura facial relacionada, como mastigar, sugar, fechar a boca, assoar o nariz e outras áreas da coordenação motora também presentes no transtorno do desenvolvimento da coordenação (TDC).

O TFII ou gagueira do desenvolvimento se caracteriza basicamente pelo prejuízo na fluência normal e no padrão temporal da fala para a idade da criança, provocando repetições de som e sílabas, prolongamentos sonoros das consoantes e das vogais, interrupção ou bloqueio completo da emissão de palavras, substituições para evitação de palavras de difícil pronúncia, excessiva tensão física e ansiedade na fala e repetições de palavras monossilábicas.[2] A prevalência do TDII é estimada em 5%, com 80 a 90% dos casos se manifestando antes dos 6 anos, em uma média de idade de 42 meses, com predomínio no sexo masculino (4:1), história familiar em mais de 70% dos casos e remissão completa em até 90% dos casos, sendo a persistência além dos 8 anos de idade um fator prognóstico negativo de remissão.[32] No diagnóstico diferencial, devem ser considerados a presença de deficiência auditiva, outros transtornos de comunicação, disfluência normal da criança pequena, efeito adverso de medicamentos (p. ex., lamotrigina), disfluência da idade adulta e síndrome de Tourette.

O diagnóstico de TCS é raro antes dos 4 anos, uma vez que a comunicação social (pragmática) depende de um desenvolvimento adequado da fala e linguagem. Por volta dos 4 ou 5 anos, a maioria das crianças já manifesta habilidades suficientes de fala e linguagem, permitindo a identificação de possíveis déficits na comunicação social. No entanto, casos mais leves de TCS podem não ser aparentes até a adolescência, quando as demandas de comunicação nas interações sociais se tornam mais complexas.[2,33]

O TCS se manifesta por déficits persistentes no uso da comunicação verbal e não verbal com fins sociais, como em saudações e compartilhamento de informações, além de dificuldades de modular a comunicação para se adequar ao contexto ou necessidades do ouvinte (p. ex., ao falar com o professor dentro da sala de aula e com outra criança no parque, ou para um adolescente saber modular o uso de linguagem excessivamente formal). Ademais, outras dificuldades podem estar presentes, como a de respeitar os turnos de um diálogo, reconstruir o que foi dito quando não entendido e saber como usar sinais verbais e não verbais na interação, e ainda a presença de literalidade e duplo sentido (p. ex., expressões idiomáticas, humor, metáforas,

múltiplos significados que dependem do contexto para interpretação).[2,33]

Em relação ao diagnóstico diferencial do TCS, deve-se excluir a presença de padrões restritos ou repetitivos de comportamento, interesses ou atividades que remetem ao TEA. Crianças e adolescentes com TDAH, TDI e Transtorno de Ansiedade Social podem exibir limitações para uma comunicação social efetiva, sendo também necessária uma avaliação abrangente para esses diagnósticos diferenciais.

O TL e o TCS costumam persistir na vida adulta e, com frequência, cursam com comorbidades como os transtornos específicos de aprendizagem, TDAH, TEA e TDC.

O tratamento dos TCs abrange a terapia fonoaudiológica, mas estímulos proporcionados pelos pais e educadores também podem ser benéficos e potencializar a eficácia da intervenção fonoterápica. É importante salientar o papel de cuidadores e professores, em especial em situações em que o tempo de fonoterapia é limitado pela capacidade de atenção da criança, por restrições do sistema de saúde, pelo alto custo das sessões ou menor disponibilidade de profissionais.[31,33] Entre os vários métodos de intervenção fonoaudiológica nos TCs incluem-se o PROMPT (prompts for restructuring oral muscular phonetic targets), que envolve o uso de estímulos táteis e cinestésicos para facilitar e melhorar a produção correta de sons através da fala, e a terapia multigestos (ou de múltiplos gestos ou terapia com sinais manuais), que consiste em utilizar gestos ou sinais manuais específicos em conjunto com a fala para melhorar a comunicação e a compreensão.[33]

A prevenção primária deve ser estimulada o quanto antes na vida da criança, por meio de ambientes ricos em linguagem e relações sociais positivas. O aprendizado da linguagem é facilitado pela exposição a interações humanas, contato entre crianças e adultos ou crianças que já desenvolveram a fala, leitura de livros e engajamento da criança nas atividades diárias que podem ser narradas por seus cuidadores.

TRANSTORNOS ESPECÍFICOS DE APRENDIZAGEM

Os TAPs são caracterizados por dificuldades desproporcionais de aprendizagem da leitura (velocidade, fluência e compreensão), expressão escrita (ortografia, gramática, pontuação e organização) e matemática (senso numérico, fatos aritméticos, execução de cálculos e raciocínio) não mais bem explicadas por deficiência intelectual, déficits sensoriais, más condições de educação (ensinagem deficitária) ou fatores de ordem socioeconômica e ambiental desfavoráveis.[2,34] Os termos alternativos, ainda muito utilizados na literatura, como dislexia para alterações no reconhecimento de palavras, decodificação e ortografia, e discalculia para as dificuldades em senso numérico, fatos aritméticos e realização de cálculos, foram agrupados no DSM sob as seguintes subcategorias de TAP (entre parênteses as codificações das CID-10 e CID-11.[35] respectivamente): com prejuízo na leitura (F81.0; 6A03.0), com prejuízo na expressão escrita (F81.1; 6A03.1) e com prejuízo na matemática (F81.2; 6A03.2).

As dificuldades na aprendizagem se manifestam por, ao menos, um dos sintomas a seguir e de maneira persistente por, no mínimo, 6 meses e a despeito de intervenções dirigidas para sua remediação:[2]

1. Leitura de palavras de maneira imprecisa ou lenta e com esforço desproporcional (p. ex., lê palavras isoladas em voz alta, de maneira incorreta ou lenta e hesitante, com frequência, adivinha palavras e tem dificuldade de soletrá-las).

2. Dificuldade para compreender o que é lido (p. ex., pode ler o texto com precisão, mas não compreende a sequência, as relações, as inferências ou os sentidos mais profundos).

3. Dificuldades para escrever a ortografia correta (p. ex., pode adicionar, omitir, transpor ou substituir vogais e consoantes; aglutinar e/ou segmentar palavras).

4. Dificuldades com a expressão escrita (p. ex., comete múltiplos erros de gramática ou pontuação nas frases; emprega organização inadequada de parágrafos; expressão escrita das ideias sem clareza).

5. Dificuldades para dominar o senso numérico, fatos numéricos ou cálculo (p. ex., entende números, sua magnitude e relações de maneira insatisfatória; conta com os dedos para adicionar números de um dígito em vez de lembrar o fato aritmético, como fazem os colegas; perde-se no meio de cálculos aritméticos e pode trocar as operações).

6. Dificuldades no raciocínio matemático (p. ex., tem grave dificuldade em aplicar conceitos, fatos ou operações matemáticas para solucionar problemas quantitativos).

As manifestações de risco para o TAP podem já ser de maneira antecipada detectadas a partir de futuros pais, bem antes do nascimento da criança disléxica, como mostra um estudo finlandês clássico.[36] Nesse estudo, os pesquisadores observaram que bebês em risco, devido a um histórico familiar de problemas de leitura, processam pistas auditivas temporais de sons da fala de maneira diferente de bebês sem esse risco e mais tarde acabam sendo diagnosticados com dislexia.

Na pré-escola pode ser observada falta de interesse por jogos e brincadeiras que manipulam sons da língua (p. ex., repetição e rimas) e apresentar a mesma dificuldade para aprender rimas. Ademais, crianças pré-escolares e na educação infantil com risco para TAP podem pronunciar mal as palavras, ter dificuldade de memorizar letras, números e dias da semana, escrever o próprio nome, aprender a contar, segmentar foneticamente palavras em fonemas e reconhecer aliteração e rimas. No início do ensino fundamental as dificuldades se acentuam sobretudo para corresponder fonemas e grafemas, ler monossílabos, sílabas compostas e diferenciar sílabas surdo-sonoras (p/b, f/v, d/t). Nessa fase, a leitura em voz alta é bastante lenta, imprecisa e trabalhosa; também podem apresentar muita dificuldade para numeração sequencial, compreender e memorizar fatos numéricos e operações matemáticas, compreender e estimar a magnitude de um número falado ou escrito. No final do ensino fundamental 1, crianças com TAP podem ter erros de troca, transposição ou omissão na pronúncia de palavras longas e multissilábicas (p. ex., convido em vez de convidado, aminal em vez de animal) e confundir palavras com sons semelhantes (p. ex., comestível e combustível, inferno e inverno). Podem ainda ler corretamente o início da palavra e errar ao tentar adivinhar o restante, manifestar medo ou recusa a ler em voz alta.

Na adolescência, podem já ter dominado a decodificação de palavras, mas a leitura permanece lenta e trabalhosa, sobretudo ao ler pseudopalavras, e a compreensão dela é bem prejudicada, bem como a expressão escrita. Essas dificuldades tendem a persistir na vida adulta ainda que desenvolvam estratégias metacognitivas para driblar os déficits provocados pelo TAP.

A avaliação neuropsicológica contribui bastante para o diagnóstico do TAP, além de auxiliar na identificação de comorbidades, bem como potencialidades a serem focadas nas intervenções remediativas. Ademais, a avaliação neuropsicológica tem importância fundamental na definição do tipo de dislexia (mista, visual ou fonológica) e discalculia (verbal, visuoespacial, práxis, operacional, semântica e anatomofuncional)[37] e seu grau (leve, moderado ou grave).[2]

Sobre os tipos de discalculia, apesar de muitas controvérsias ao longo das últimas três décadas, um paradigma atual bem aceito as classifica em: (1) verbal: envolve dificuldades na compreensão e manipulação de conceitos de números expressos verbalmente; (2) visuoespacial: com dificuldade em ler e escrever números ou reconhecer padrões em operações matemáticas; (3) práxis: refere-se a dificuldades na execução de procedimentos e operações matemáticas; diferente da (4) operacional: caracterizada por dificuldades em selecionar e aplicar a operação matemática apropriada para resolver um determinado problema; (5) semântica: envolve dificuldades na compreensão do significado e das relações entre conceitos matemáticos; e (6) anatomofuncional: relacionada a anormalidades ou disfunções cerebrais em regiões específicas responsáveis pelo processamento numérico.[37]

A prevalência do TAP com prejuízo em leitura e/ou escrita é estimada entre 5 e 15%,[38] já o expresso por prejuízo de habilidades matemáticas é de 3 a 6% na população.[39] No entanto, essas estimativas variam bastante e refletem o limite de corte estabelecido já que as habilidades de aprendizado apresentam uma distribuição normal na população. De modo geral, escores abaixo de percentis entre 5 e 10 conseguem identificar crianças cujas dificuldades melhor contemplem os critérios anteriormente relacionados e cujos prejuízos acadêmicos e sociais provocados por suas dificuldade são clinicamente significativos e mereçam intervenção.[34]

A fisiopatogenia do TAP com prejuízo da leitura e escrita envolve circuitos anteriores (frontal inferior), posteriores (parietotemporal) e ventrais (têmporo-occipital) do hemisfério cerebral esquerdo.[38] No TAP com prejuízo de habilidades matemáticas, por sua vez, as alterações predominam em áreas posteriores do córtex parietal.[39] A etiologia das alterações anatomofuncionais do TAP é multifatorial, envolvendo mecanismos genéticos poligênicos relacionados ao desenvolvimento de circuitos corticais, bem como fatores epigenéticos e ambientais. Estima-se que a influência genética no TAP seja de 55 a 83%, sendo maior a sua prevalência familiar e em gêmeos monozigóticos em comparação a dizigóticos.[34]

O TAP raramente ocorre de modo isolado, sendo frequente a comorbidade com outros TAPs ou TNDs, como o TDAH e os TCs (17 a 64%).[38] Isso decorre da interdependência de habilidades acadêmicas e cognitivas, além dos mecanismos genéticos e ambientais em comum.[31,38,40] Por exemplo, memória operacional, atenção e processamento fonológico estão associados às diversas expressões de TAP.

A abordagem terapêutica no TAP é sempre de caráter multidisciplinar, envolvendo a psicoeducação da criança, seus pais e professores, agregada a medidas de suporte escolar e flexibilização curricular. No TAP com prejuízo na leitura e na escrita, a intervenção central é por meio da terapia fonoaudiológica aliada à psicopedagógica com foco no treinamento das habilidades de atenção e memória operacional fonológica, consciência fonológica e correspondência fonema-grafema,[38] além de estratégias metacognitivas complementares. No TAP com prejuízo na matemática, as intervenções neuropsicológicas e psicopedagógicas devem focar no(s) déficit(s) central(is) da discalculia do paciente em questão (aspectos verbais, visuoespaciais, práxicos, operacionais ou semânticos), além das mudanças curriculares e de suporte escolar. Mais orientações de suporte e intervenção no TAP podem ser encontradas em diretrizes de consenso estabelecidas por especialistas.[30]

O uso de treinamento com base em jogos digitais no TAP vem sendo reportado na literatura[34] e uma metanálise recente com 29 estudos e 1.535 crianças participantes aponta para resultados positivos, mesmo quando utilizados de maneira remota, sugerindo que a combinação do conteúdo de treinamento e os recursos de cada jogo podem melhorar de modo eficiente diferentes aspectos cognitivos em diferentes tipos de TAP.[41]

A despeito da grande variabilidade metodológica entre os poucos estudos clínicos randomizados e controlados existentes, revisões recentes mostram resultados promissores e segurança no uso da estimulação elétrica transcraniana na melhora da cognição numérica (processamento de números e aritmética)[42] e em TAP.[43]

TRANSTORNO DO ESPECTRO AUTISTA

O TEA é um TND inato, de natureza multifatorial e apresentação clínica dimensional e heterogênea, caracterizado por prejuízos persistentes na comunicação e interação social e padrões restritos e repetitivos de comportamento, interesses e atividades.[2] Os sintomas se manifestam ao longo da primeira infância, provocando impacto clinicamente significativo, mas de grau e época de emergência variáveis, na dependência de sua gravidade e concorrência com comprometimento do desenvolvimento intelectual e da fala/comunicação.[2] O DSM-5[2] engloba na categoria do TEA os antes denominados "autismo infantil precoce", "autismo infantil", "autismo de Kanner", "autismo de alto funcionamento", "autismo atípico", "transtorno global do desenvolvimento sem outra especificação", "transtorno desintegrativo da infância" e a "síndrome de Asperger".

A prevalência do autismo aumentou de maneira drástica nas últimas duas décadas, de 1/167 em 2000 para 1/44 crianças em 2018, com uma frequência quatro vezes maior em homens do que em mulheres.[44] Um dos fatores mais imputados com frequência para essa escalada de diagnósticos de TEA em alguns países do globo são as modificações trazidas pelo DSM-5,[2] ampliando o alcance dos critérios operacionais para esse diagnóstico. Por outro lado, vários fatores de ordem epigenética e ambiental também são com frequência apontados, como exposição pré e perinatal a pesticidas,[45] poluição ambiental,[46] metais pesados (alumínio, cádmio e mercúrio),[47] medicamentos (paracetamol),[48] idade paterna[49] e ganho ponderal materno durante a gestação,[50] entre muitos outros.

Em relação aos déficits de comunicação e interação social, em conformidade com os critérios do DSM-5,[2] são necessários três dos seguintes critérios: (1) déficit na reciprocidade socioemocional (iniciação, resposta e turno dialógico);

(2) déficit em comunicação não verbal (contato visual, alterações de prosódia, linguagem corporal, expressão facial, gestos e dividir a atenção); (3) déficit nas habilidades para criar e manter relações sociais apropriadas (inclui teoria da mente, semântica na literalidade, compreensão de malícia e piadas etc.). Com relação aos critérios referentes a padrões comportamentais restritos e repetitivos, são necessários ao menos dois dos seguintes: (1) atos motores, uso de objetos ou fala estereotipados ou repetitivos (p. ex., estereotipias motoras simples, alinhar brinquedos, ficar na ponta dos pés, girar objetos, ecolalia e frases idiossincráticas), sobretudo em situações de excitação ou angústia; (2) mesmices, rituais, apego inflexível a rotinas ou padrões ritualizados de comportamento verbal ou não verbal (p. ex., sofrimento extremo em relação a pequenas mudanças, dificuldades com transições, rigidez cognitiva e seletividade alimentar); (3) interesses fixos, específicos, não usuais e anormais em intensidade e foco (p. ex., apego ou preocupação exagerados com objetos incomuns, interesses bastante circunscritos ou perseverativos); (4) hiper ou hiporreatividade ou interesse não usual a estímulos sensoriais (p. ex., indiferença a dor/temperatura, aversão a determinados sons ou texturas, exploração sensorial de boca ou de olfato, fascinação por luzes ou movimento).[2]

Essas manifestações devem estar presentes na primeira infância, muito embora, sobretudo em casos leves, podem emergir apenas quando as demandas sociais excedem as capacidades limitadas e podem ainda ser mascaradas por estratégias aprendidas ao longo do desenvolvimento.[44]

Ainda é recomendado pelo DSM-5[2] que sejam especificados a presença de comprometimento concomitante do desenvolvimento intelectual e da linguagem, a presença de comorbidade(s) e o nível de gravidade. O nível de gravidade se refere ao tipo de suporte necessário em comunicação social e comportamentos e interesses restritos, podendo oscilar com o tempo e o contexto, em especial quando se trata de crianças muito novas recém-diagnosticadas. São estabelecidos os seguintes: nível 1 (exigindo apoio), nível 2 (exigindo apoio substancial) e nível 3 (exigindo apoio muito substancial).[2]

Uma série de instrumentos para triagem e diagnóstico do TEA encontram-se validados e disponíveis em nosso meio, alguns de domínio público (Tabela 177.1).

A presença de comorbidade no TEA é a regra e não a exceção, impondo grande desafio às intervenções e ao manejo terapêutico, além de poder explicar o maior risco de mortalidade prematura em indivíduos autistas em comparação com a população geral.[51] As comorbidades mais prevalentes são outros TNDs, transtornos neurológicos (epilepsia, paralisia cerebral, distúrbios do sono, entre outros), transtornos neuropsiquiátricos (transtorno opositor desafiador, transtornos de conduta, transtornos de ansiedade e do humor, transtornos por uso de substâncias, transtornos alimentares, entre outros) e outras condições médicas (gastrointestinais, imunológicas, endocrinológicas e genéticas).[52,53]

Tratamento não farmacológico

As terapias baseadas em evidências científicas para o TEA têm por objetivo (1) minimizar os déficits centrais (de comunicação e interação social, comportamentos e interesses restritos e repetitivos) e sintomas concorrentes;[54-56] (2) maximizar a autonomia funcional do indivíduo, facilitando o aprendizado e a aquisição de habilidades adaptativas; e (3) eliminar, minimizar ou prevenir problemas comportamentais que possam interferir nessa autonomia.[54,57,58]

Tabela 177.1 Instrumentos de triagem e diagnóstico do transtorno do espectro autista validados no Brasil.

Escala	Idade	Utilidade	Tempo	Validação
M-CHAT – *Modified Checklist Autism Toddlers*	16 a 30 meses	Triagem primária	5 a 10'	Rev Paul Pediatr 2022;41:e2021262
ATA – Avaliação Traços Autísticos	n.e.	Triagem secundária	20 a 30'	Arq Neuropsiquiatr 1999;57(1):23-9
PROTEA-R – Sistema de Avaliação do TEA*	24 a 60 meses	Triagem secundária	3 × 45'	Av Psicológica 2021;20(3):331-40
ASQ – *Autism Screening Questionaire*	> 4	Diagnóstico	20'	Rev Bras Psiquiatr 2009;31(1):30-3
ABC – *Autism Behavior Checklist*	n.e.	Triagem	40'	Rev Bras Psiquiatr 2005;27(4):295-301
GAF – *Global Assessment of Functioning*	> 16	*Follow-up*	5'	Psychosomatics 1995;36(3):267-75
ABC – *Aberrant Behavior Checklist*	n.e.	Tratamento	40'	Cad Saúde Pública 2011;27(5):909-23
ATEC – *Autism Treatment Evaluation Checklist*	n.e.	Tratamento	40'	Não validada no Brasil
CARS – *Childhood Autism Rating Scale**	3 a 17	Grau sintomas	15 a 20'	J Pediatr 2008;84(6):487-94
ADI-R – *Autism Diagnosis Interview Revised**	n.e.	Diagnóstico	150'	Arq Neuropsiquiatr 2012;70(3):185-90
ADOS – *Autism Diagnosis Observation Schedule**	c/a	Diagnóstico	120'	Trends Psych Psychoth 2019;41(3):218-26
SRS2 – *Social Responsiveness Scale**	4 a 18	Grau sintomas	60'	J Bras Psiquiatr. 2015;64(3):230-7

*Instrumentos não disponíveis em domínio público. c/a: crianças e adolescentes; n.e.: não especificado.

As intervenções devem ser individualizadas, intensivas e apropriadas para o estágio desenvolvimental da criança com objetivos realistas e periodicamente reavaliados objetivamente viabilizando um ajuste constante das intervenções em curso.[59] As terapias não farmacológicas para o TEA podem ser categorizadas em educacionais, comportamentais, desenvolvimentais e sociorrelacionais com carga e combinações diversas e individualizadas para cada caso. A estratégia de escolha envolve em especial a idade e as habilidades e deficiências do paciente em questão. Por exemplo, uma criança de poucos anos de idade recém-diagnosticada e apresentando atraso na aquisição da linguagem e disruptivos intensos e duradouros costuma requerer abordagens comportamental (Análise Aplicada do Comportamento, por exemplo) e desenvolvimental (fonoterapia para fala e comunicação social). Por outro lado, um adolescente com quadro muito leve de TEA, bom desempenho escolar e autonomia funcional, apresentando sintomas depressivos em decorrência de *bullying* e dificuldades de interação social, necessitará apenas de intervenções comportamental (psicoterapia de linha cognitivo-comportamental, por exemplo) e sociorrelacional (grupos de habilidades sociais, narrativas sociais, por exemplo).

As intervenções comportamentais têm como objetivo a modificação de comportamentos indesejáveis por meio da análise e compreensão dos eventos que desencadeiam e sucedem esses comportamentos. Elas se baseiam em evidências científicas de eficácia e são cada vez mais aceitas e adotadas por educadores e profissionais da área da saúde. Uma das abordagens mais reconhecidas no tratamento do TEA é a análise aplicada do comportamento (ABA, do inglês *applied behavior analysis*), que visa incentivar comportamentos desejáveis e desencorajar os indesejáveis, visando aprimorar uma variedade de habilidades. O progresso nesse processo é medido de maneira objetiva. A ABA compreende dois métodos principais de intervenção: ensino por tentativas discretas e treinamento de respostas pivotais.[60]

As terapias desenvolvimentais têm como alvo corrigir déficits em setores específicos ou interdependentes do desenvolvimento, como linguagem, coordenação ou equilíbrio, sendo muitas vezes implementadas por meio de técnicas comportamentais. A fonoterapia deve ser precocemente instituída em crianças com atraso na aquisição da fala, sendo

também indicada quando há dificuldade de expressão e/ou compreensão, para aprimorar a comunicação social e não verbal. Nos casos de não aquisição da fala, utiliza-se de métodos alternativos de comunicação como PECS (sistema de comunicação por troca de figuras) e linguagem de sinais. A terapia ocupacional, por sua vez, tem como propósito principal a autonomia do indivíduo nas atividades de vida diária e social, além da integração sensorial, que tem como foco aprimorar as respostas aos estímulos sensoriais que podem restringir e impactar a vida do autista. A fisioterapia pode auxiliar o aperfeiçoamento de habilidades motoras, de coordenação e equilíbrio, com frequência comprometidas nas crianças com TEA.[58]

As intervenções educacionais desenvolvem medidas de suporte escolar, desde a elaboração de um Plano de Desenvolvimento Individual (PDI), adaptações curriculares e do ambiente escolar, até provisão de acompanhante pedagógico e tecnologias assistivas previstas em lei. Somado a isso, inclui abordagens específicas, como o TEACCH (*treatment and education of autistic and communication handicapped children*), que tem como foco o déficit no aprendizado visual que ocorre no TEA, organizando os *settings* e utilizando ferramentas visuais (agenda com rotinas, murais, painéis e sinalizações) para facilitar a atenção da criança, seu trabalho independente e automonitoramento.[61]

As intervenções denominadas "sociorrelacionais" desenvolvem as habilidades sociais envolvendo o terapeuta, o paciente, seus pais e cuidadores. Como exemplos, utilizam narrativas sociais, grupos para habilidades sociais, treino de comunicação funcional e instruções/intervenções mediadas por pares (*peer mediated instruction & intervention* – PMII).[61] Por meio dessas técnicas, são expandidas as oportunidades de comunicação e interação social, motivação e interesse (costumam ser bem restritos) e são fornecidas pistas e treinamento do que é esperado em diferentes situações sociais.[60]

A psicoterapia de linha cognitivo-comportamental (TCC) é a intervenção psicológica com mais evidências científicas de eficácia no TEA com foco no aprendizado das conexões existentes entre pensamentos, sentimentos e comportamentos. Ademais, também tem como alvos o aprimoramento de funções executivas (sobretudo a rigidez cognitiva característica do TEA), teoria da mente e da coerência central.[60]

A carga de terapia depende de características individuais de cada paciente, como sua eficiência intelectual, nível de suporte necessário, grau dos déficits ou desvios de linguagem e comunicação social, interesses restritos, comportamentos repetitivos, presença de disruptivos e comorbidades neuropsiquiátricas. Assim sendo, não há uma receita pronta que sirva para todos os casos, pois há uma complexa heterogeneidade clínica que caracteriza o TEA.[60]

Tratamento farmacológico

A terapia medicamentosa no TEA, embora remediativa, tem papel importante no controle de comportamentos disruptivos (birras, auto e heteroagressividade) e tratamento de comorbidades, como TDAH, transtornos depressivo-ansiosos, epilepsia e transtornos do sono, alimentares e gastrointestinais. Especificamente em relação ao uso de antipsicóticos atípicos, como a risperidona e o aripiprazol, há que se destacar o respaldo de sua indicação por diretrizes clínicas internacionais de tratamento do TEA, com base em evidências de eficácia e segurança provenientes de estudos randomizados e controlados por placebo, revisões sistemáticas e metanálises.[60]

TRANSTORNO DO DÉFICIT DE ATENÇÃO E HIPERATIVIDADE

O TDAH é um dos principais motivos de consulta da clínica neuropediátrica, acometendo cerca de 5% da população infantil brasileira[62,63] e ao redor do mundo,[64] provocando impacto clinicamente significativo no neurodesenvolvimento, qualidade de vida, saúde mental e desempenho cognitivo, acadêmico e psicossocial da criança.[65-68] Ademais, estudos longitudinais revelam um impacto dramático em vários desfechos na vida do adulto com TDAH, como mais baixos índices de empregabilidade, problemas financeiros, alta prevalência de comorbidades psiquiátricas (transtornos do humor, de ansiedade e de uso de substâncias etc.), piores índices de qualidade de vida e saúde geral, maior índice de acidentes e, até mesmo, menor expectativa de vida.[69-71]

Em conformidade com os critérios do DSM-5,[2] desatenção, hiperatividade e impulsividade constituem-se nas manifestações clínicas principais do TDAH, emergindo antes dos 12 anos, de maneira persistente e pervasiva e causando impacto clinicamente significativo em dois ou mais contextos de funcionamento da criança, do adolescente ou adulto. No entanto, os déficits na esfera executiva são mais abrangentes, comprometendo outras habilidades além da atenção e do controle inibitório, sendo fundamentais na abordagem diagnóstica, terapêutica e evolutiva.[72]

Comparando crianças com TDAH e controles sem esse transtorno, por meio de uma escala de avaliação funcional de FEs[17] aplicada a pais e professores, encontramos um risco significativamente maior de apresentarem disfunções executivas em planejamento, organização, iniciação, atenção, perseverança, automonitoramento, flexibilidade cognitiva, memória operacional, controle inibitório e regulação emocional ($p < 0,0001$).[18] Comparadas aos controles, as crianças com TDAH apresentaram um risco 6,7 vezes maior de disfunção executiva global (intervalo de confiança [IC] 95% = 4,7 a 9,6; $p < 0,0001$), 6,6 vezes de disfunção em FEs quentes (intervalo de confiança [IC] 95% = 4,6 a 9,4; $p < 0,0001$) e 7,7 vezes em FEs frias (IC 95% = 5,4 a 11,0; $p < 0,0001$).[18]

A identificação dessas disfunções executivas é fundamental no diagnóstico, nas intervenções remediativas, na psicoeducação e no treinamento dos pais e familiares, bem como nas recomendações de suporte escolar. O monitoramento das FEs por meio de escalas funcionais, por sua vez, permite ajustes na rota de intervenções farmacológicas e não farmacológicas.

Outra conduta de fundamental importância na abordagem diagnóstica e terapêutica é a identificação de comorbidades neuropsiquiátricas, presentes em 2/3 dos pacientes com TDAH, que não sendo especificamente contempladas nas intervenções podem comprometer o sucesso do tratamento. Entre as principais comorbidades do TDAH encontram-se outros TNDs (TEA, TDI, TAPs, transtorno de Tiques e Transtornos do Desenvolvimento da Coordenação),[73] transtornos neuropsiquiátricos (Transtorno Opositor Desafiador, Transtornos de Ansiedade e do humor),[73] transtornos neurológicos (migrânea[63] e epilepsia)[74] e outras condições (obesidade[75] e asma).[76]

Tratamento

Na literatura, encontram-se disponíveis diretrizes nacionais e internacionais de diagnóstico e tratamento do TDAH na infância e adolescência, bem como numerosos estudos randomizados e controlados, revisões sistemáticas e metanálises que dão suporte e direção a condutas baseadas em evidências científicas.[77-82] Tais evidências confirmam a segurança das medicações utilizadas, bem como sua eficácia no controle dos sintomas e prejuízos provocados pelo TDAH. Entre os fármacos indicados por essas diretrizes temos psicoestimulantes (metilfenidato e derivados das anfetaminas) e não psicoestimulantes (atomoxetina e os α2-agonistas, guanfacina e clonidina).

No Brasil, até a publicação da presente edição, encontravam-se disponíveis apenas os seguintes fármacos psicoestimulantes: cloridrato de metilfenidato de liberação imediata (Ritalina® comprimidos de 10 mg e formulações similares e genéricas), de liberação modificada (Ritalina LA® cápsulas de 10, 20, 30 e 40 mg) e prolongada (Concerta® comprimidos de 18, 36 e 54 mg e formulações similares e genéricas) e o dimesilato de lisdexanfetamina (Venvanse® cápsulas de 30, 50 e 70 mg).

O metilfenidato é indicado para crianças acima de 6 anos em uma dose que varia de 0,7 a 1,8 mg/kg/dia.[83] São indicadas doses iniciais de 5 a 10 mg pela manhã e titulação com incrementos de 10 mg até que seja encontrada dosagem ótima com melhor relação de eficácia e tolerabilidade. As formulações de metilfenidato de liberação imediata devem ser administradas pela manhã e logo após o almoço, enquanto as de liberação modificada e prolongada em dose matinal única, de vez em quando em combinação com uma dose de metilfenidato de liberação imediata após o almoço ou final da tarde. A dose máxima diária preconizada para o metilfenidato de liberação imediata e modificada é de 60 mg para crianças e adolescentes, já para o metilfenidato de liberação prolongada de 54 mg para crianças e 72 mg para adolescentes.[83] Estudos randomizados e controlados por placebo reportam um risco 1,5 vez maior (IC 95% = 1,08 a 2,22; $p = 0,02$) de efeitos adversos pelo metilfenidato, entre eles: redução do apetite, insônia e dor abdominal.[83] O relato de cefaleia não foi significativo comparado ao placebo (IC 95% = 0,63 a 1,92; $p = 0,74$).[83]

A lisdexanfetamina é um profármaco da d-anfetamina indicado para crianças acima de 6 anos, com doses iniciais de 15 a 30 mg pela manhã, devendo ser incrementada até

50 a 70 mg em adolescentes de 12 a 17 anos. Uma vez que a menor dose no Brasil é disponibilizada em cápsulas de 30 mg, a dose inicial, bem como sua titulação, podem ser feitas com o reencapsulamento em farmácia de manipulação. Os efeitos adversos mais relevantes são os mesmos das formulações de metilfenidato (redução de apetite e peso, insônia e dor abdominal).

Crianças em idade pré-escolar podem apresentar instabilidade do humor ao usar medicamentos psicoestimulantes. É importante observar que nenhum dos medicamentos não psicoestimulantes possui aprovação da Food and Drug Administration (FDA) para uso em pré-escolares. Em crianças do ensino fundamental, é indicado como primeira escolha o uso de psicoestimulantes, seguidos pela atomoxetina, guanfacina e clonidina de liberação prolongada, embora a evidência para esses últimos seja menos robusta. Os medicamentos psicoestimulantes têm um tamanho de efeito de 1,0, enquanto os não psicoestimulantes de 0,7. A resposta de cada indivíduo ao metilfenidato e aos derivados da anfetamina é idiossincrásica, com 40% das pessoas respondendo bem a ambos os grupos e 40% respondendo a apenas um deles.

Uma revisão sistemática recente com metanálise de rede de 190 estudos clínicos randomizados e controlados, englobando mais de 26 mil participantes com TDAH, reporta as seguintes importantes conclusões: (1) a psicoterapia comportamental (isolada ou em combinação com psicoestimulantes), os estimulantes e não estimulantes são significativamente mais eficazes do que o placebo; (2) a psicoterapia comportamental em combinação com psicoestimulantes se mostra superior aos psicoestimulantes ou não psicoestimulantes usados de maneira isolada; (3) os psicoestimulantes são mais eficazes que a psicoterapia comportamental, treinamento cognitivo e os não psicoestimulantes de maneira isolada; (4) a psicoterapia comportamental, os psicoestimulantes e ambos combinados apresentam o melhor perfil de tolerabilidade; (5) os psicoestimulantes e não psicoestimulantes são em geral bem tolerados; (6) metilfenidato, derivados da anfetamina, atomoxetina, guanfacina e clonidina são significativamente mais eficazes do que o placebo; (7) metilfenidato e derivados da anfetamina apresentam maior eficácia que atomoxetina e guanfacina; (8) metilfenidato e clonidina apresentam melhor tolerabilidade que placebo e atomoxetina. De maneira geral, a maioria dos medicamentos que se mostraram eficazes nessa análise apresentaram mais efeitos adversos que o placebo (sobretudo, anorexia, perda de peso e insônia), mas sem a observação de eventos adversos graves. O estudo também concluiu que faltam evidências para indicação de treinamento cognitivo, *neurofeedback*, antidepressivos, antipsicóticos, terapia dietética, ácidos graxos e outras intervenções alternativas. Os achados gerais foram, no entanto, limitados pela heterogeneidade clínica e metodológica, tamanho de amostra, *follow-up* a curto prazo; como consequência, os resultados devem ser interpretados com cautela.

Contudo, esses achados são consistentes com as indicações estabelecidas por diretrizes internacionais de tratamento[77-82,84] e práticas clínicas amplamente utilizadas em nosso meio. Quando disponível e acessível ao paciente, complementar com a psicoterapia de linha cognitivo-comportamental e treinamento parental, em especial com foco em psicoeducação (da criança, sua família e comunidade escolar em que está inserida), treinamento de funções executivas e resiliência, como vimos antes neste capítulo.

TRANSTORNOS DO DESENVOLVIMENTO MOTOR

Transtorno do desenvolvimento da coordenação

O TDC é diagnosticado por meio da história clínica e exame neurológico criterioso, tendo como suporte critérios previstos pelo DSM-5.[2] No TDC, atividades cotidianas como subir escadas, pedalar, abotoar camisa e escrever à mão são realizadas de maneira mais lenta, com maior esforço e menor precisão.[85]

A prevalência do TDC é estimada em 5 a 6%, sendo mais frequente em meninos (2 a 7:1).[85] Pesquisas recentes identificaram vários genes candidatos e fatores genéticos associados ao comprometimento motor, incluindo deleções, variações no número de cópias, polimorfismos de nucleotídio único e modificações epigenéticas.[86] Entre os fatores de risco encontram-se relatados exposição pré-natal ao álcool, sexo masculino, prematuridade e baixo peso ao nascimento.[86]

Questionários de triagem, devidamente validados no Brasil, podem auxiliar na abordagem diagnóstica, entre eles o questionário do transtorno do desenvolvimento da coordenação (*developmental coordination disorder questionnaire* – DCDQ[87,88] e a lista de checagem do *Movement Assessment Battery for Children* (LC-MABC, 2ª edição).[89]

O TDC com frequência apresenta comorbidade com outros TNDs, como o TDAH, o TEA e os TAPs, bem como com sintomas de ansiedade e depressão.[40] Estima-se que crianças com TDC apresentam um risco 30 a 50% maior de comorbidade com o TDAH e 14 a 50% maior com TEA comparadas a controles sem TDC,[90] com consequente impacto prognóstico. O TDC tende a persistir na adolescência e vida adulta, tornando árduo o aprendizado de novas atividades motoras, como dirigir e usar ferramentas, além de estar associado a dificuldades persistentes na escrita.

Embora algumas intervenções em terapia ocupacional com tarefas estruturadas mostrem eficácia em crianças com TDC, sua indicação absoluta e rotineira é restringida pela qualidade ainda baixa de evidências disponíveis.[91,92] Dessa maneira, deve-se priorizar um diagnóstico mais precoce possível, identificar e tratar as comorbidades e iniciar intervenções multidisciplinares agregadas à psicoeducação dos pais e orientações de suporte escolar que facilitem a adaptação da criança às atividades, bem como sua realização dentro de suas limitações.

Transtorno do movimento estereotipado

O transtorno do movimento estereotipado (TME) é caracterizado por comportamentos motores voluntários, repetitivos, padronizados (topografia, forma e amplitude), aparentemente direcionados, mas sem um propósito ou intenção adaptativa (p. ex., apertar as mãos ou abanar, balançar o corpo, bater a cabeça, morder-se, golpear o próprio corpo), interferindo nas atividades sociais, acadêmicas ou outras, podendo até resultar em autolesão, sempre de início nos primeiros anos de vida (90% dos casos até os 3 anos) e não atribuível a efeitos de substâncias ou ao TEA. No entanto, quando TEA está presente no mesmo paciente, o TME somente é diagnosticado quando há autolesão por conta dos movimentos involuntários.[93]

A classificação da gravidade dos sintomas se dá de acordo com a possibilidade de controle do movimento e risco de lesão: (1) leve, se os sintomas são suprimidos de maneira fácil;

(2) moderado, quando são necessárias modificações comportamentais explícitas; e (3) grave, se os movimentos requerem vigilância e medidas de proteção contínuas. Ademais, podem ainda ser classificados em estereotipias: (1) simples (balançar as pernas, enrolar o cabelo, roer as unhas ou chupar o dedo) e (2) complexas (bater palmas, acenar, girar ou abrir e fechar as mãos, sacudir o corpo, abrir a boca, movimentos orofaciais ou mesmo vocalização). O TME com estereotipias simples é relativamente comum ao longo do desenvolvimento motor de crianças típicas (20 a 70%).[8] Deficiência intelectual, déficits sensoriais e fatores ambientais predispõem à ocorrência de TME, em especial com estereotipias complexas. Sua fisiopatogenia envolve uma disfunção da circuitaria prefronto-corticobasal ou córtico-estriatal-tálamo-cortical, relacionada à hiperestimulação das vias dopaminérgicas e, talvez, menor inibição gabaérgica.[93,94] Mecanismos psicológicos também são reportados, como compensação de um déficit do estado de alerta, meio de satisfação, estratégia de reduzir o estresse, autoestimulação e perseveração.[93]

O TME pode ser identificado de maneira isolada (primário) em uma criança com desenvolvimento típico, ou associado a outras condições (secundário) como doenças neurogenéticas, como as síndromes de Lesch-Nyhan, de Rett, do X frágil, de Cornelia de Lange e de Smith-Magenis.[94]

Os seguintes aspectos ajudam na diferenciação do TME com o transtorno de tiques: (a) início mais precoce, até os 3 anos, no TT por volta dos 5 aos 7 anos; (b) são de padrão e topografia mais constantes e não variáveis como no TT; (c) acometem em geral braços, mãos ou mais de um segmento corporal, no TT preferencialmente face, pescoço e ombros; (d) movimentos são em geral rítmicos e prolongados e não breves e aleatórios como no TT; (e) podendo provocar autolesão, o que não é observado no TT. O diagnóstico de TME também prevê a exclusão de hábitos, maneirismos, discinesias paroxísticas e coreia.

O tratamento do TME compreende psicoterapia de linha cognitivo-comportamental com foco na modificação comportamental e reversão de hábitos, assim como o redirecionamento do movimento e da atenção que também podem reduzir a frequência e intensidade dos movimentos.[94] Quando as estereotipias são associadas a outras comorbidades ou há comportamentos de automutilação, o uso de agonistas dopaminérgicos como a risperidona e o aripiprazol deve ser considerado, contudo, com evidências escassas de eficácia.[94]

Transtorno de tiques

O transtorno de tiques compreende o transtorno de Tourette (TT), o transtorno de tique motor ou vocal persistente (crônico) (TTC) e o transtorno de tique transitório (TTT), conforme os critérios do DSM-5.[2] Tique é definido com um movimento motor ou vocalização repentino, rápido, recorrente, não ritmado e involuntário. Outra característica dos tiques é serem potencialmente suprimidos de maneira voluntária dada a presença de uma sensação premonitória antes de sua ocorrência. Os tiques podem variar e flutuar em frequência ao longo do tempo, intensificam-se em situações de ansiedade, excitação e exaustão, podendo ser amenizados em momentos de maior concentração.

Os tiques são classificados em motores ou vocais e em simples (um grupo muscular ou som incompleto) ou complexos (movimento coordenado e progressivo ou palavras e frases com sentido).[95] Como exemplos de tiques motores o piscar de olhos, o desvio ocular para os lados ou para cima, a torção da cabeça para os lados, movimentos com a boca, limpar a garganta e fungar.[95,96] As vocalizações podem consistir em emissão ou repetição de sons, palavras comuns ou palavras socialmente inadequadas.[95,96]

O TTT ocorre em até 25% da população infantil,[96] já para o TTC é reportada prevalência de 1 a 3% das crianças em idade escolar, com maior incidência entre os 4 e 6 anos e maior intensidade entre os 10 e 12 anos.[94-96] O TT tem prevalência menor, entre 0,3 e 0,8% de crianças e adolescentes, sendo maior no sexo masculino (4:1).[2] Evidências advindas de estudos longitudinais apontam para a redução da gravidade, prevalência e incidência dos tiques no TT com a adolescência e vida adulta.[97,98] As comorbidades mais frequentes no TT são o TDAH (30 a 50%) e o transtorno obsessivo-compulsivo (10 a 50%).[98]

Os transtornos de tiques são multifatoriais com herança genética poligênica e atuação de fatores epigenéticos ambientais, pré e perinatais. Os mecanismos envolvidos compreendem anormalidades no sistema dopaminérgico da circuitaria córtico-basal-tálamo-cortical, além de envolvimento de outros neurotransmissores, como o sistema noradrenérgico. O tratamento farmacológico consiste no uso de agonistas dopaminérgicos (haloperidol, risperidona e aripiprazol) e alfa-2 adrenérgicos (clonidina, guanfacina) na modulação das vias dopaminérgica e noradrenérgicas. Esses fármacos são, com frequência, os mais prescritos, com moderado nível de evidência.[98] É importante ressaltar que a comorbidade de transtornos de tiques e TDAH não contraindica o uso de psicoestimulantes para o tratamento do TDAH.[98] Como indicações de tratamento farmacológico precoce são reportados: desconforto físico e/ou prejuízos emocionais, sociais, acadêmicos ou funcionais provocados pelos tiques.[98]

As terapias de modificação comportamental, como a psicoterapia de linha cognitivo-comportamental, devem ser instituídas o quanto antes na abordagem de pacientes com transtornos de tiques, em especial no TT.[98] Entre as estratégias principais dessas intervenções temos o treinamento de reversão de hábitos, o uso de técnicas de relaxamento e a intervenção funcional para situações que pioram os tiques.[99]

TRANSTORNOS CORRELATOS DO NEURODESENVOLVIMENTO

Síndrome cerebelar cognitivo-afetiva

Evidências recentes expandiram a concepção funcional tradicional do cerebelo para muito além das funções motoras de equilíbrio e coordenação.[100] Entre as funções recém-descritas é possível inferir sua importância na modulação comportamental, regulação emocional e cognição, em última análise no funcionamento executivo: memória operacional verbal, ensaio articulatório subvocal (monólogo interior), linguagem receptiva (compreensiva) e expressiva, percepção temporal, atenção, aprendizado não verbal e movimentação ocular sacádica.[100] Isso denota a importância do estudo do cerebelo nos TNDs, sobretudo no TDAH,[101] TEA[102] e dislexia.[103]

A síndrome cerebelar cognitivo-afetiva (SCCA) foi descrita por Schmahmann e Sherman em 1998 em pacientes adultos com patologias cerebelares, metaforicamente caracterizada como uma "disartria do pensamento", constituindo o terceiro pilar das síndromes cerebelares, além das síndromes com envolvimento motor e vestibular.[104] Depois, foi descrita em crianças após ressecção de tumores cerebelares e que não haviam sido submetidas a radioterapia nem metotrexato. Essas crianças apresentaram, após a cirurgia de ressecção tumoral, déficits em funções executivas (planejamento, sequenciamento), habilidades visuoespaciais, linguagem expressiva, memória verbal e modulação do afeto.[105]

A SCCA é composta por sintomas que envolvem funções executivas, cognição visuoespacial, linguagem (agramatismo, anomia, disprosódia e disfluência) e modulação das emoções e do afeto.[104] Os aspectos relacionados às funções executivas são caracterizados por alterações da memória operacional, flexibilidade cognitiva, fluência verbal, resolução de problemas, atenção compartilhada e planejamento; já os aspectos emocionais e afetivos se caracterizam por desinibição, comportamentos infantilizados, traços obsessivos-compulsivos e riso ou choro patológicos.[104,106] Recomenda-se que o diagnóstico seja feito por meio da escala SCCA/Schmahmann, validada no Brasil e que leva cerca de 10 minutos para aplicação.[107,108]

Entre os mecanismos apontados em sua fisiopatogenia encontram-se relacionadas interrupções de vias cerebelo-límbicas e vias de associação entre o cerebelo e zonas corticais pré-frontais, temporais e parietais.[104] Além da ocorrência pós-ressecção cirúrgica de tumores cerebelares, a SCCA é também descrita em casos de malformações cerebelares congênitas, insultos cerebelares perinatais (encefalopatia hipóxico-isquêmica, hemorragias cerebelares do prematuro etc.), ataxia cerebelar pós-infecciosa e doenças genéticas (ataxia-telangiectasia, ataxia espinocerebelar, ataxia de Friedreich).[106] Seu diagnóstico ao longo do desenvolvimento infantil, de maneira primária, sem anormalidades patológicas subjacentes e, portanto, dentro do contexto dos TNDs, ainda não foi descrito. No entanto, é importante considerar o potencial de participação do cerebelo na abordagem de crianças com TND.

Transtorno de aprendizagem não verbal

O transtorno de aprendizagem não verbal (TANV), também descrito como transtorno de aprendizagem visuoespacial,[109] ainda não consta nos critérios diagnósticos do DSM-5,[2] apesar de evidências robustas do seu constructo e importância clínica.[110] A manifestação central no TANV é decorrente de déficits no processamento visuoespacial, no entanto, outros sintomas associados tornam o diagnóstico diferencial com outros TNDs mais desafiador. A avaliação neuropsicológica é capaz de auxiliar no diagnóstico revelando déficits na percepção tátil e visual, coordenação psicomotora, atenção visual e espacial, memória visuoespacial, raciocínio, cálculo, lógica, leitura e escrita, além de déficits em comunicação social e prolixidade.

Cornoldi et al.[111] propõem os seguintes critérios diagnósticos para essa condição: (1) déficits de inteligência não verbal, desproporcionais à inteligência verbal (média ou acima da média); (2) alterações em pelo menos duas capacidades de processamento visuoespacial: (a) análise e reconhecimento de formas; (b) reprodução de desenhos por meio da cópia; (c) lembrar e manipular informações visuoespaciais disponíveis; e (3) dificuldades clínicas e/ou psicométricas em pelo menos uma das áreas: (a) habilidades motoras finas, (b) alcance de marcos acadêmicos que envolvam habilidades visuoespaciais, como matemática, ou compreensão e descrições de relações visuoespaciais, (c) comunicação não verbal ou linguagem pragmática. Como critério essencial, é necessário que essas dificuldades causem prejuízo clinicamente significativo em qualidade de vida, desempenho acadêmico e social, e que os sintomas não sejam mais bem explicados por outros TNDs.[110]

Entre as medidas terapêuticas, são indicados: (1) suporte educacional especializado, como plano de ensino individualizado (PEI), incluindo acomodação em sala de aula, flexibilização curricular, tempo extra para realização de atividades e avaliações, acompanhante pedagógica e uso de tecnologia assistiva; (2) terapia cognitivo-comportamental com foco em modificação comportamental e FEs, em geral bem comprometidas nas crianças e adolescentes com TANV; (3) terapia ocupacional com foco no aprimoramento das habilidades visuoespaciais, motoras finas, de coordenação geral e, quando necessário, integração sensorial; (4) fonoterapia com foco em linguagem verbal (compreensiva e expressiva) e não verbal, comunicação social, leitura, interpretação e escrita; (5) treinamento específico de habilidades sociais com foco em comunicação social e teoria da mente, compreensão de sinais sociais, manutenção do contato visual, interpretação da linguagem corporal e respostas apropriadas em situações sociais; (6) psicoeducação e treinamento parental ajudando-os a entender e lidar com os desafios enfrentados por indivíduos com TANV; (7) tratamento farmacológico é reservado para os casos de TANV em comorbidade com TDAH ou outras condições neuropsiquiátricas que se beneficiem dessa abordagem.

178

Erros Inatos do Metabolismo

Marcelo Masruha Rodrigues

Os erros inatos do metabolismo (EIM), também conhecidos como "doenças metabólicas hereditárias", são doenças genéticas em cuja patogênese está implicada a deficiência de uma enzima ou de uma proteína transportadora.

Existem seis apresentações neurológicas particularmente comuns dos EIM: encefalopatia crônica, encefalopatia aguda, acidente vascular cerebral (AVC), distúrbios do movimento, miopatia e alterações psíquicas.

ENCEFALOPATIA CRÔNICA

Caracteriza-se pela presença de sinais e sintomas de disfunção encefálica, de evolução crônica e que, no contexto dos EIM, tem caráter progressivo (Figura 178.1).

As alterações do desenvolvimento representam o aspecto mais frequente encontrado. Pode haver história de desenvolvimento aparentemente normal ou levemente atrasado, seguido de perda de aquisições e deterioração progressiva. Em geral, acompanha-se de irritabilidade, agressividade, agitação psicomotora, bem como de achados evidentes de disfunção neurológica (epilepsia, síndrome piramidal, síndrome extrapiramidal, neuropatia periférica). É de extrema importância considerar outras causas clínicas que possam mimetizar regressão neurológica (Tabela 178.1).

Epilepsia, na ausência de outras manifestações neurológicas ou metabólicas sistêmicas, como por exemplo, hipoglicemia, não é frequente como primeira manifestação de um EIM. Características que podem sugerir um EIM nesse contexto são:

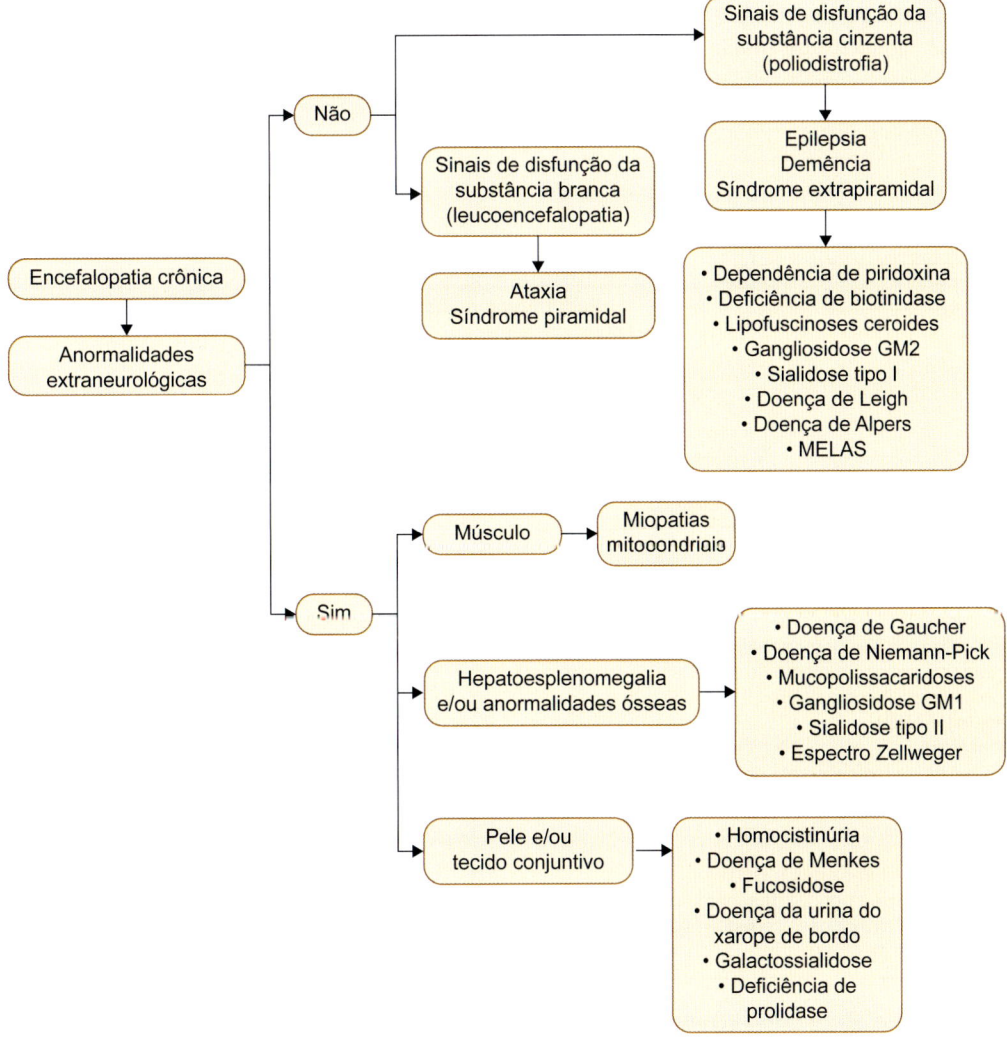

Figura 178.1 Abordagem dos erros inatos do metabolismo que cursam com encefalopatia crônica. GM1: monossialo-tetraexosil-gangliosídeo; MELAS: mielopatia mitocondrial, encefalopatia, acidose láctica e episódios semelhantes a acidente vascular cerebral.

Tabela 178.1 Causas de pseudorregressão do desenvolvimento neurológico.

- Epilepsia mal controlada
- Uso excessivo de medicações antiepilépticas
- Doenças sistêmicas intercorrentes
- Distúrbios secundários, como, por exemplo, perda de mobilidade decorrente de retração tendínea em criança com paralisia cerebral
- Problemas emocionais, como, por exemplo, depressão

Adaptada de: Clarke, 2006.

- Início precoce (recém-nascidos e lactentes)
- Crises mioclônicas, ausências atípicas, crises parciais complexas e síndrome de West
- Refratariedade ao tratamento.

Alterações de neuroimagem são fundamentais ao se avaliarem quadros de encefalopatia crônica de causa metabólica. O comprometimento da substância branca é um aspecto comum a vários EIM (Figuras 178.2, 178.3 e 178.4).

Nos EIM em que há comprometimento extraneurológico, o padrão de acometimento, isto é, quais tecidos e órgãos se encontram afetados, é sempre um dado importante para o diagnóstico etiológico (Figuras 178.5 e 178.6).

ENCEFALOPATIA AGUDA

Caracteriza-se pela presença de sinais e sintomas de disfunção encefálica, de evolução aguda (Tabela 178.2). No contexto dos EIM, as seguintes características devem ser ressaltadas:

- Com frequência ocorre em pacientes previamente hígidos

- Os sinais mais precoces podem ser inconspícuos, como por exemplo, sonolência, alteração comportamental e alteração do equilíbrio
- Com frequência progride rapidamente, podendo apresentar padrão flutuante
- Em geral sem déficits neurológicos focais
- A despeito da causa, trata-se de uma emergência médica.

Ataxia aguda intermitente é um sinal comum de encefalopatia aguda em crianças maiores com EIM, sobretudo quando associada a vômitos ou alteração da consciência (Tabela 178.3).

Acidente vascular cerebral

Os EIM que se associam a AVC ou a episódios *stroke-like* encontram-se listados na Tabela 178.4.

Distúrbios do movimento

Distúrbios de movimento em pacientes com EIM quase sempre associam-se a sinais neurológicos secundários a disfunções de diferentes partes do encéfalo (Tabelas 178.5 e 178.6).

Miopatia

Os EIM que cursam com miopatia com frequência resultam de defeitos do metabolismo energético, ou seja, do glicogênio e da glicólise, do metabolismo lipídico ou do metabolismo mitocondrial (Figura 178.7).

Alterações psíquicas

Os EIM que cursam com alterações psíquicas encontram-se listados na Tabela 178.7.

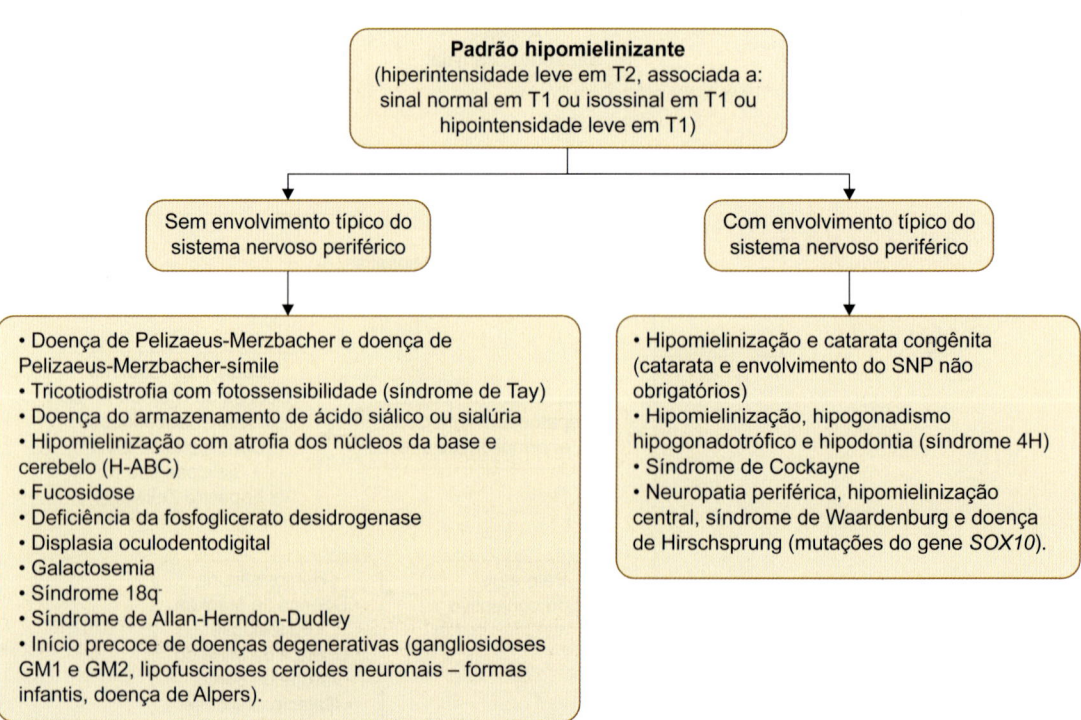

Figura 178.2 Afecções da substância branca encefálica, com padrão hipomielinizante. GM1: monossialotetraexosilgangliosídeo; GM2: dissialotetraexosilgangliosídeo; SNP: sistema nervoso periférico. (Adaptada de: Schiffmann e van der Knaap, 2009.)

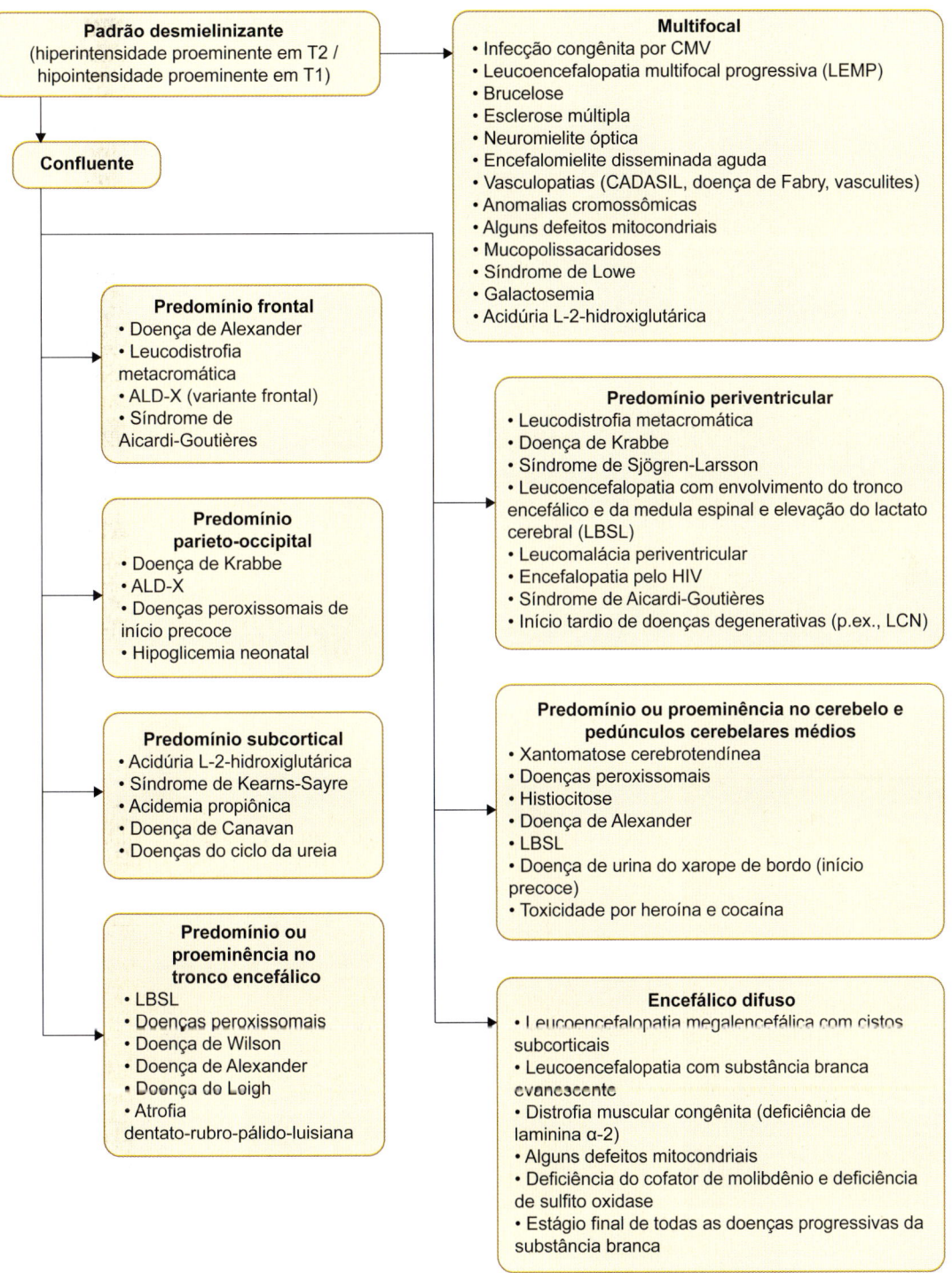

Figura 178.3 Afecções da substância branca encefálica, com padrão desmielinizante. ALD-X: adrenoleucodistrofia ligada ao X; CADASIL: arteriopatia cerebral autossômica dominante com infartos subcorticais e leucoencefalopatia; CMV: citomegalovírus; LCN: lipofuscinose ceroide neuronal. (Adaptada de: Schiffmann e van der Knaap, 2009.)

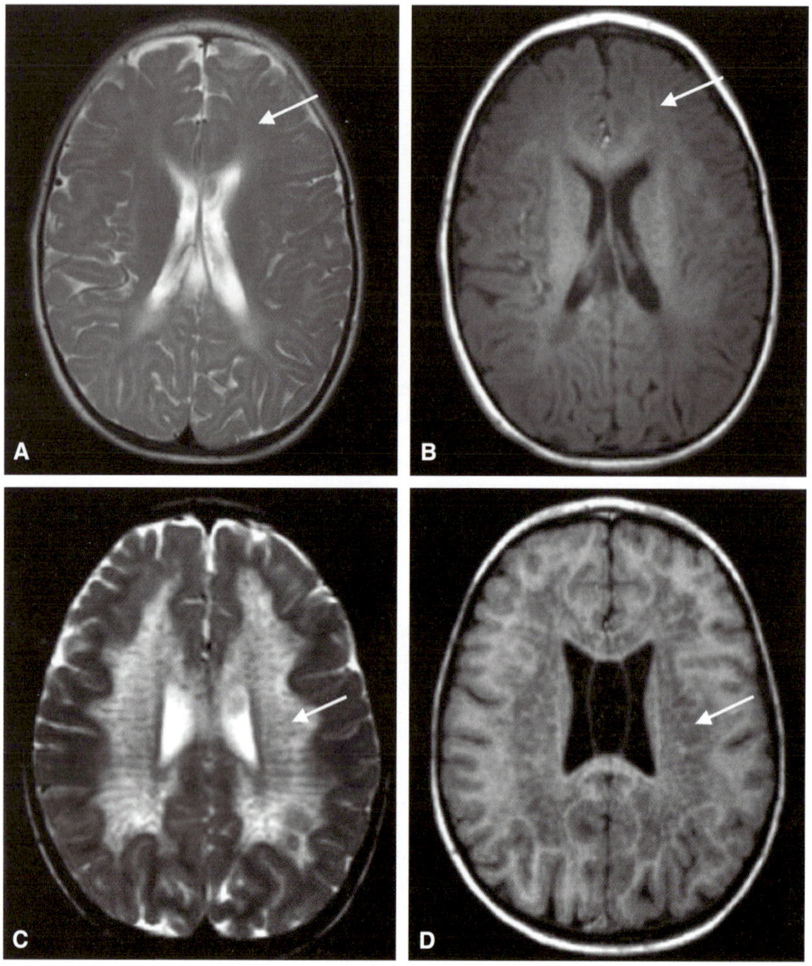

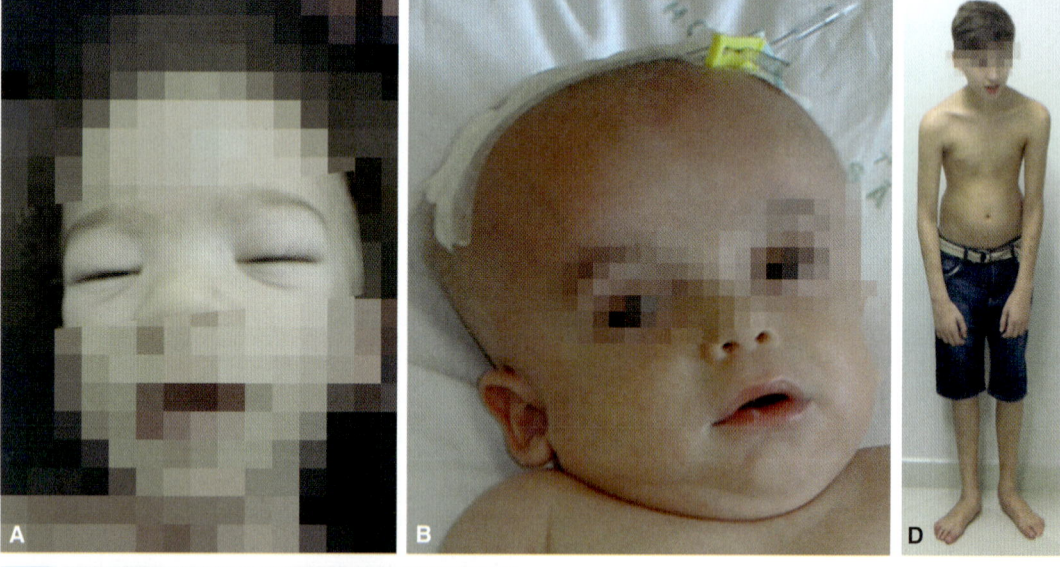

Figura 178.4 Diferenciação entre o padrão hipomielinizante e o desmielinizante. **A** e **B.** Exemplo de padrão clássico de hipomielização neste caso de doença de Pelizaeus-Merzbacher-símile, em criança de 3 anos. **A.** Imagem axial T2 demonstrando discreto hipersinal difuso da substância branca cerebral. **B.** Imagem axial T1 com áreas de discreto hipossinal e outras com isossinal. **C** e **D.** Padrão desmielinizante evidenciado na leucodistrofia metacromática, em criança de 7 anos. **C.** Imagem axial T2 demonstrando acentuado hipersinal na substância branca cerebral (*seta*), com acometimento bilateral, simétrico, de predomínio periventricular, poupando as fibras em U e apresentando o padrão denominado "tigroide". **D.** Imagem axial T1 com áreas de acentuado hipossinal na substância branca cerebral acometida (*seta*). (Adaptada de: Schiffmann e van der Knaap, 2009.)

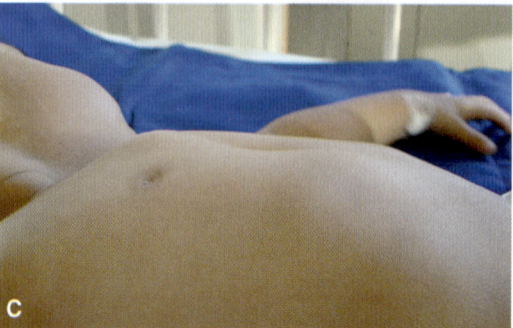

Figura 178.5 Exemplos de erros inatos do metabolismo que apresentam dismorfismos significativos. **A.** Gangliosidose GM1 (notar os cílios longos). **B.** Fácies querubínica da síndrome de Menkes. **C.** *Pectus excavatum* e mamilos invertidos em criança com distúrbio congênito da glicosilação tipo 1a (CDG1a). **D.** Aspecto marfanoide de paciente com homocistinúria. (Adaptada de: Clarke, 2006; Saudubray et al., 2006.)

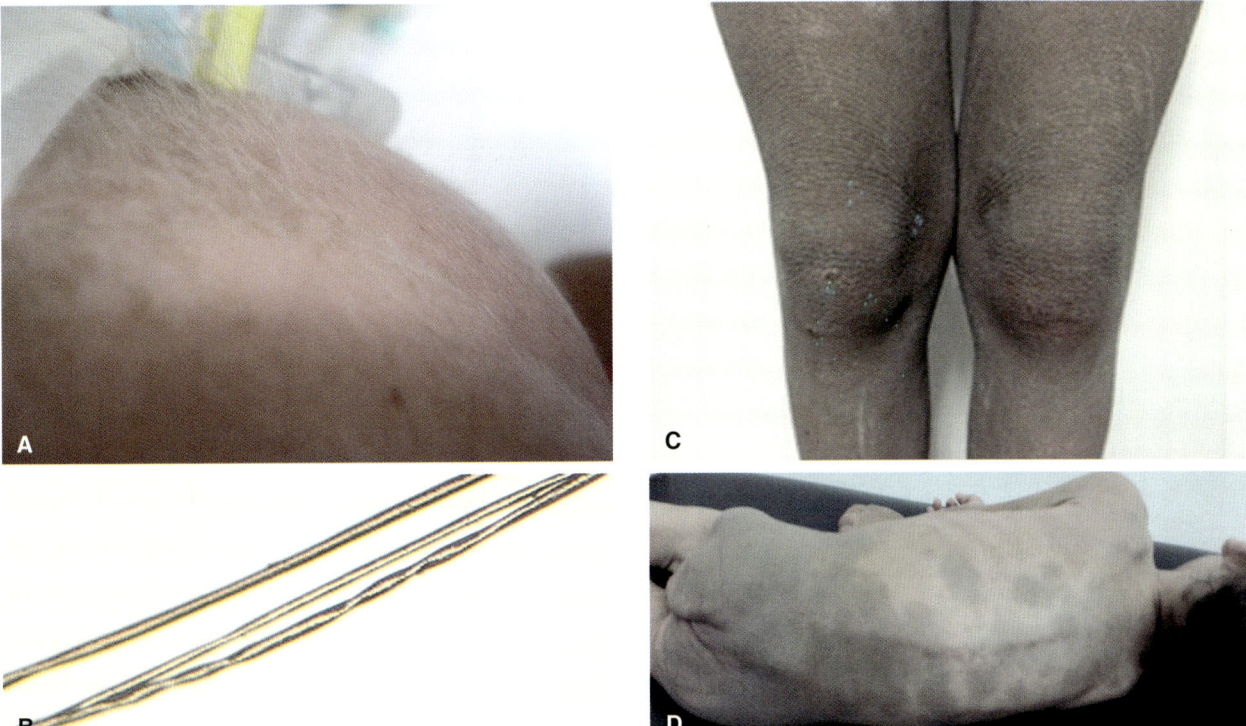

Figura 178.6 Exemplos de erros inatos do metabolismo que apresentam alterações dermatológicas. **A.** Lactente com síndrome de Menkes, apresentando cabelos rarefeitos e quebradiços. **B.** A análise à microscopia óptica do caso apresentado em **A** revelou *pili torti*. **C.** Ictiose em paciente com doença de Refsum. **D.** Manchas mongólicas extensas em paciente com gangliosidose GM1. (Adaptada de Clarke: 2006; Saudubray et al., 2006.)

Tabela 178.2 Diagnóstico diferencial dos erros inatos do metabolismo que se apresentam como encefalopatias agudas.

	Defeitos do ciclo da ureia	Hiperglicinemia não cetótica	Doença da urina do xarope de bordo	Acidemias orgânicas	Defeitos da β-oxidação de ácidos graxos	Defeitos da cadeia respiratória
Acidose metabólica	0	0	±	+ + +	±	+ +
Glicemia	N	N	N ou ↓	↓↓	↓↓↓	N
Cetonas urinárias	N	N	↑↑	↑↑	0	0
Amônia plasmática	↑↑↑	N	N	↑↑	↑	N
Lactato plasmático	N	N	N	↑	±	↑↑↑
Função hepática	N	N	N	N	Anormal	N
Carnitina plasmática	N	N	N	↓↓↓	↓↓	N
Aminoácidos plasmáticos	Anormais	Aumento de glicina	Aumento dos ACR	Aumento de glicina	0	Aumento de alanina
Ácidos orgânicos urinários	N	N	Anormais	Anormais	Anormais	N

ACR: aminoácidos de cadeia ramificada; N: normal. (Adaptada de: Clarke, 2006.)

Tabela 178.3 Erros inatos do metabolismo (EIM) em que o quadro de ataxia aguda intermitente é proeminente.

Forma intermitente da doença da urina do xarope de bordo

Doenças do ciclo da ureia

Doença de Hartnup

Acidemia orgânicas

Deficiência de piruvato desidrogenase (forma leve)

Ataxias episódicas tipos I e II*

*Não são EIM, porém representam diagnósticos diferenciais importantes. (Adaptada de: Parker e Evans, 2003.)

Tabela 178.4 Erros inatos do metabolismo associados a acidente vascular cerebral ou a episódios *stroke-like*.

Homocistinúria

Doença de Fabry

Acidemias orgânicas

  Propiônica

  Metilmalônica

  Isovalérica

  Glutárica tipo I

  Glutárica tipo II

Deficiência de ornitina transcarbamilase

MELAS

Distúrbio congênito da glicosilação tipo Ia

Adaptada de: Clarke, 2006.

Tabela 178.5 Erros inatos do metabolismo em que o quadro de ataxia crônica progressiva é proeminente.

Doença	Subtipos	Herança/Incidência	Gene, região cromossômica	Idade de início	Dados clínicos sugestivos	Defeito básico e exames complementares
Ataxia com deficiência isolada familial de vitamina E #277460		AR	*TTPA*, 8 q13.1-q13.3	Pré-escolares, escolares e adolescentes	Quadro clínico muito semelhante à ataxia de Friedreich; ataxia espinocerebelar, arreflexia e alteração da propriocepção consciente; reflexo cutâneo-plantar em flexão; retinose pigmentar e xantelasmas cutâneos possíveis	Níveis séricos aumentados de colesterol, triglicerídeos e β-lipoproteína. Níveis séricos extremamente diminuídos de vitamina E (α-tocoferol). Sequenciamento do gene *TTPA* (codifica a síntese da proteína hepática transferidora de α-tocoferol)
Abetalipoproteinemia (síndrome de Bassen-Kornzweig) #200100		AR	*MTTP*, 4 q22-q24	Lactentes (início da esteatorreia); o quadro neurológico comum se manifesta entre 2 e 17 anos	Muitas das manifestações dessa doença são secundárias ao déficit de absorção de vitamina E. Ataxia espinocerebelar, arreflexia e alteração da propriocepção consciente; reflexo cutâneo-plantar em flexão; esteatorreia, déficit pôndero-estatural, anemia, acantocitose, retinose pigmentar; neuropatia periférica desmielinizante	Níveis séricos diminuídos de triglicerídeos, vitamina E e colesterol (secundário à ausência de lipoproteínas que contêm apolipoproteína B – quilomícrons, VLDL e LDL). Ausência de apolipoproteína B no plasma. Sequenciamento do gene *MTP* (codifica a síntese da proteína microssomal transferidora de triglicerídeos)
Gangliosidose GM1	Tipo II Forma infantil tardia #230600	AR	*GLB1*, 3 p21.33	7 meses a 3 anos	Involução neurológica, epilepsia (50% dos casos – epilepsia mioclônica progressiva), envolvimento esquelético localizado (platispondilia leve e aplanamento das asas dos ilíacos), atrofia óptica; sobrevida até a idade escolar	Mielograma: histiócitos azul-marinho. Deficiência de β-galactosidase, demonstrada em leucócitos ou fibroblastos
	Tipo III Forma do adulto #230650			3 a 30 anos	Envolvimento esquelético localizado (platispondilia leve, acunhamento anterior das vértebras lombares e aplanamento das asas dos ilíacos); distonia, disartria e distúrbios da marcha; deficiência intelectual leve	Mielograma: macrófagos espumosos. Deficiência de β-galactosidase, demonstrada em leucócitos ou fibroblastos
Gangliosidose GM2 Doença de Tay-Sachs #272800	Forma juvenil	AR (maior incidência em judeus Ashkenazi)	*HEXA*, 15 q23-q24	Pré-escolares, escolares e adolescentes	Ataxia crônica progressiva, síndrome extrapiramidal; a perda visual ocorre tardiamente e apenas em alguns pacientes; não há mácula retiniana vermelho-cereja; pode apresentar fenótipo de epilepsia mioclônica progressiva	Deficiência de hexosaminidase A, demonstrada em leucócitos ou fibroblastos
Galactossialidose #256540	Forma juvenil	AR (sobretudo em japoneses)	*CTSA*, 20 q13.1	Escolares e adolescentes (comum após 10 anos)	Opacidade corneana, mácula vermelho-cereja, epilepsia mioclônica progressiva, deficiência intelectual, demência e angioqueratomas	Níveis aumentados de sialiloligossacarídeos na urina. Deficiência de neuraminidase e de β-galactosidase, demonstrada em leucócitos ou fibroblastos
Leucodistrofia metacromática (MLD) com deficiência de arilsulfatase A #250100	Forma juvenil	AR 1/40.000 a 1/100.000 (forma infantil tardia)	*ARSA*, 22 q13.31 – qter	5 a 12 anos	Pode iniciar-se com sinais motores ou cognitivos	ENMG: polineuropatia periférica desmielinizante; hiperproteinorraquia. Sulfatídeos urinários aumentados. Deficiência de arilsulfatase A, demonstrada em leucócitos ou fibroblastos
Leucodistrofia de células globoides (doença de Krabbe) com deficiência de galactocerebrosidase #245200	Forma de início tardio	AR 1/100.000 (forma infantil)	*GALC*, 14 q31	Escolares, adolescentes e adultos jovens	Paresia espástica lentamente progressiva; amaurose; polineuropatia periférica	ENMG: polineuropatia periférica desmielinizante hiperproteinorraquia (pode não estar presente na forma de início tardio). Deficiência de galactocerebrosidase, demonstrada em leucócitos ou fibroblastos

Doença	Subtipos	Herança/Incidência	Gene, região cromossômica	Idade de início	Dados clínicos sugestivos	Defeito básico e exames complementares
Doença de Refsum #266500	Forma adulta	AR	PEX7, 6q22-q24; PHYH, 10pter-p11.2	Escolares, adolescentes e adultos jovens	Neuropatia periférica, surdez neurossensorial, retinose pigmentar, catarata, ictiose; displasia epifisária múltipla	Hiperproteinorraquia (dissociação proteíno-citológica); Níveis plasmáticos elevados de ácido fitânico; Deficiência da oxidase do ácido fitânico, demonstrada em fibroblastos
Doença de Niemann-Pick tipo C #257220/#607625	Forma infantil tardia ou juvenil	AR 1/150.000	NPC1, 18q11-q12; NPC2, 14q24.3	2 a 4 anos	Epilepsia (sobretudo mioclonias), ataxia, involução neurológica (principalmente da linguagem), espasticidade, demência, movimentos involuntários e alterações psiquiátricas; paralisia do olhar conjugado vertical e mácula vermelho-cereja; hepatoesplenomegalia é frequente	A comprovação laboratorial é difícil; Presença de histiócitos azul-marinho e macrófagos espumosos no mielograma; Atividade da esfingomielinase encontra-se geralmente normal ou levemente reduzida; Níveis reduzidos das taxas de esterificação do colesterol em cultura de fibroblastos; As células tendem a corar-se fortemente com o uso do corante filipina, devido ao conteúdo aumentado de colesterol; Sequenciamento genético útil para o diagnóstico
	Forma do adulto			Adolescentes e adultos	Quadro clínico semelhante ao descrito acima	
Acidúria L-2-hidroxiglutárica #236792		AR	L2HGDH, 14q22.1	Lactentes e pré-escolares	Ataxia, epilepsia, transtornos do movimento (distonia, coreia), deficiência intelectual, sinais piramidais; nistagmo, atrofia óptica e perda auditiva; risco aumentado para neoplasias cerebrais	Neuroimagem: leucoencefalopatia subcortical cavitante; Níveis plasmáticos elevados de lisina; Níveis elevados do ácido L2-hidroxiglutárico no plasma, urina e líquido cefalorraquidiano

Adaptada de: Sedel et al., 2008.

Tabela 178.6 Erros inatos do metabolismo em que os quadros de distonia, coreoatetose e/ou síndrome parkinsoniana são proeminentes.

Doença	Subtipos	Herança/ Incidência	Gene, região cromossômica	Idade de início	Dados clínicos sugestivos	Defeito básico e exames complementares
Acidúria glutárica tipo I #231670		AR 1/100.000	*GCDH*, 19p13.2	1 a 4 anos	Atraso do desenvolvimento (muitas vezes simulando paralisia cerebral) ou desenvolvimento normal quando, na vigência de uma infecção ou imunização, a criança apresenta quadro de encefalopatia aguda, podendo haver acidose metabólica; distonia, coreoatetose e macrocefalia progressiva Tratamento: • Dieta com restrição de lisina (reduzir o acúmulo de metabólitos tóxicos: *ácido glutárico; ácido 3-hidroxiglutárico e glutaril-CoA*) • Suplementação de carnitina (100 mg/kg/dia 0 a 6 anos/30 a 50 mg/kg/dia acima dos 6 anos)	IRM de crânio: atrofia cortical frontotemporal com exposição da ínsula Marcado aumento da excreção urinária de ácido glutárico e 3-hidroxiglutárico Deficiência da glutaril-CoA desidrogenase, demonstrada em leucócitos ou fibroblastos
Síndrome de Lesch-Nyhan #300322		XR	*HPRT*, Xq26-q27.2	Durante o primeiro ano de vida	Atraso do desenvolvimento (muitas vezes simulando paralisia cerebral), deficiência intelectual, coreoatetose, distonia, comportamento automutilante; epilepsia em 50% dos pacientes; litíase urinária de ácido úrico	Níveis séricos elevados de ácido úrico Níveis urinários elevados de ácido úrico Relação ácido úrico urinário/creatinina plasmática > 3:1 Deficiência da hipoxantina:guanina fosforribosiltransferase, demonstrada em leucócitos ou fibroblastos
Doença de Wilson #277900		AR 1/30.000	*ATP7B*, 13q14.3-q21.1	De lactentes até a idade adulta	Transtornos do movimento (sobretudo distonia), demência, disartria, sialorreia e disfagia; hepatopatia (desde hepatite fulminante até cirrose hepática); anemia hemolítica Coombs-negativa; disfunção tubular renal; anéis de Kayser-Fleischer Forma de predomínio hepático: < 10 anos Forma de predomínio neurológico: > 10 anos Tratamento: • D-penicilamina: dose máxima de 20 mg/kg/dia reduzindo em 25% da dose com a estabilização do quadro clínico (10 a 20% dos pacientes podem experimentar deterioração neurológica no início do tratamento) • Trientina: dose máxima de 20 mg/kg/dia reduzindo em 25% da dose com a estabilização do quadro clínico (10 a 15% dos pacientes podem experimentar deterioração neurológica no início do tratamento e sua dose deve ser diminuída antes de procedimentos cirúrgicos) • Zinco: em adultos a dose é de 50 mg de Zn elementar 3 vezes ao dia • Tetratiomolibdato: experimental nos EUA e Canadá	Redução dos níveis séricos de ceruloplasmina Aumento dos níveis séricos e urinários de cobre Bicarbonatúria, glicosúria, proteinúria, fosfatúria e aminoacidúria Sequenciamento do gene *ATP7B*

AR: autossômica recessiva; IRM: imagem de ressonância magnética; XR: recessiva ligada ao X. (Adaptada de: Sedel et al., 2008.)

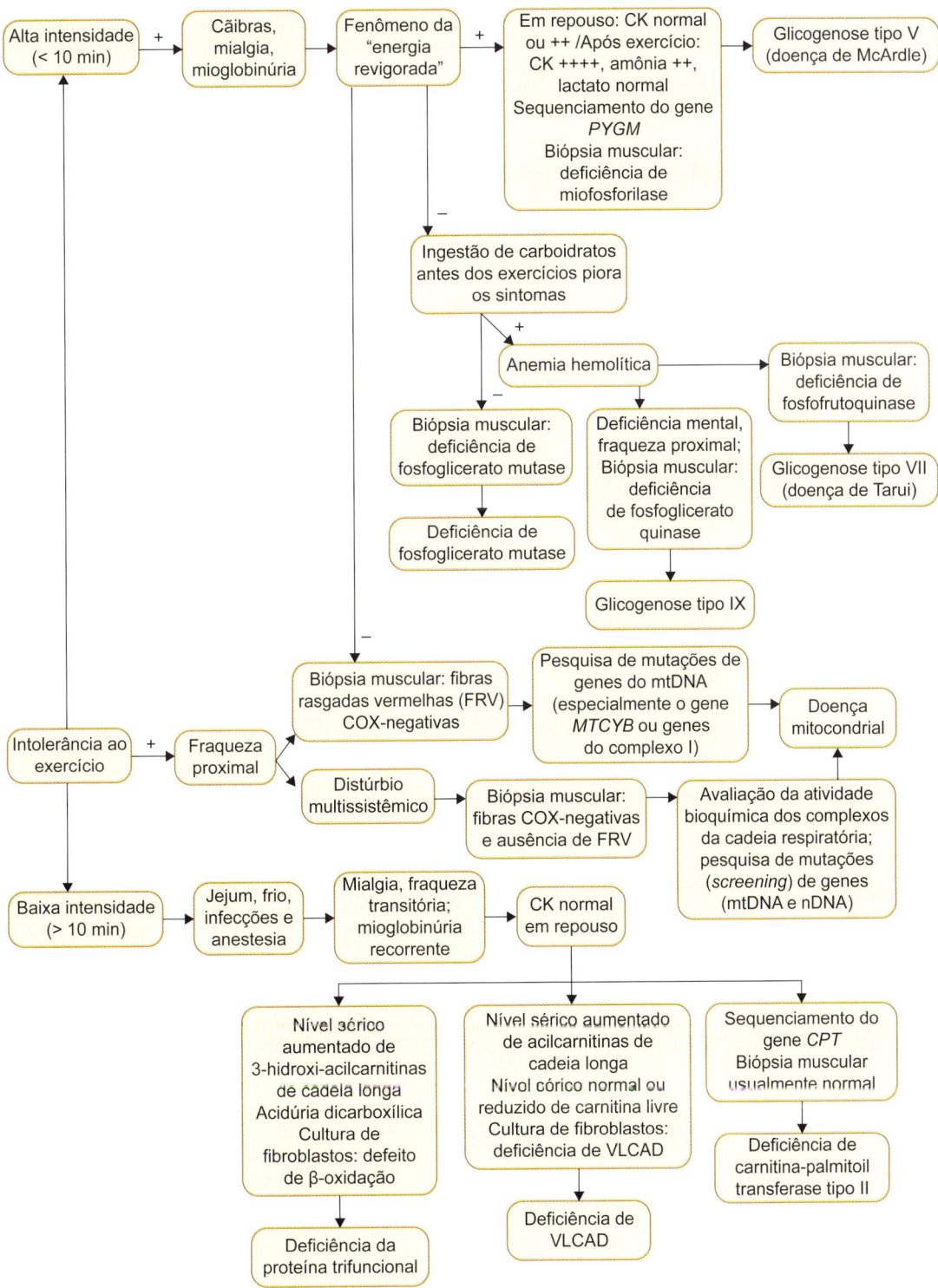

Figura 178.7 Diagnóstico diferencial das miopatias metabólicas que cursam com intolerância ao exercício CK: creatinoquinase; COX: cito-cromo x oxidase; mtDNA: DNA mitocondrial; nDNA: DNA nuclear; VLCAD: acil-CoA desidrogenase de cadeia muito longa. (Adaptada de: Clarke, 2006.)

Tabela 178.7 Erros inatos do metabolismo que cursam com alterações psíquicas.

Doença	Herança	Idade de início	Sintomas psiquiátricos
Intoxicação			
Doenças do ciclo da ureia	Ligada ao cromossomo X (deficiência de ornitina transcarbamilase) Autossômica recessiva	Qualquer idade	Ataques de confusão, comportamentos bizarros, alucinações desencadeadas por ingesta proteica elevada ou situações de catabolismo proteico
Deficiência de metilenotetra-hidrofolato redutase (MTHFR)	Autossômica recessiva	Qualquer idade	Deficiência intelectual leve, confusão, depressão, psicose
Defeitos no metabolismo da cobalamina	Autossômica recessiva	Qualquer idade	Deficiência intelectual leve, confusão, depressão, psicose
Porfirias agudas	Autossômica dominante	Adultos	Episódios de confusão, psicose, depressão
Doença de Wilson	Autossômica recessiva	Qualquer idade	Distúrbios comportamentais e transtornos de personalidade, depressão, psicose em casos raros
Deficiência de cistationina-betassintase	Autossômica recessiva	Qualquer idade	Deficiência intelectual, distúrbios comportamentais e transtornos de personalidade, psicose em casos raros
Hiperglicinemia não cetótica	Autossômica recessiva	Qualquer idade	Deficiência intelectual, distúrbios comportamentais, episódios de confusão
Deficiência da desidrogenase semialdeído succínica	Autossômica recessiva	Lactentes/pré-escolares	Deficiência intelectual, distúrbios comportamentais
Metabolismo de moléculas complexas			
Xantomatose cerebrotendínea	Autossômica recessiva	Qualquer idade	Psicose em casos raros
Leucodistrofia metacromática	Autossômica recessiva	Qualquer idade	Psicose (quadro semelhante a esquizofrenia)
Gangliosidose GM2	Autossômica recessiva	Qualquer idade	Episódios de psicose, depressão, mania
Niemann-Pick tipo C	Autossômica recessiva	Qualquer idade	Psicose, depressão, mania
Alfamanosidase	Autossômica recessiva	Qualquer idade	Deficiência intelectual, episódios de psicose, confusão
Betamanosidase	Autossômica recessiva	Qualquer idade	Deficiência intelectual, hiperatividade, agressividade
Síndrome de Sanfilippo MPS III	Autossômica recessiva	Qualquer idade	Deficiência intelectual, comportamento disruptivo, transtorno do espectro autista
Lipofuscinose ceroide	Autossômica recessiva (existem relatos de casos de herança autossômica dominante)	Qualquer idade	Depressão
Doença de Fabry	Ligada ao cromossomo X	Qualquer idade	Depressão, suicídio
Adrenoleucodistrofia (forma cerebral)	Ligada ao cromossomo X	Qualquer idade	Psicose, mania, depressão
Outros			
Deficiência do transportador de creatina	Ligada ao cromossomo X	Lactentes/pré-escolares	Deficiência intelectual, alterações comportamentais
Deficiência de monoaminoxidase A	Ligada ao cromossomo X	Lactentes/pré-escolares	Deficiência intelectual leve, distúrbios comportamentais paroxísticos

GM2: dissialo-tetraexosil-gangliosídeo; MPS: mucopolissacaridose. (Adaptada de: Clarke, 2006.)

Acidente Vascular Cerebral na Infância

Maria Valeriana Leme de Moura Ribeiro • Ana Carolina Coan •
Ronan José Vieira Neto

HISTÓRICO: ACIDENTE VASCULAR CEREBRAL NA INFÂNCIA NO BRASIL

No Brasil, assim como na América Latina, o primeiro trabalho científico sobre acidente vascular cerebral (AVC) na infância foi a tese de doutorado apresentada pela Neurologista Infantil Satoe Gazal, sob orientação do Prof. Dr. Antonio Branco Lefèvre (Faculdade de Medicina da Universidade de São Paulo), em 1972. A partir de então, outros pesquisadores apresentaram publicações em nosso país, com destaque ao grupo coordenado pela Prof.ª Dra. Maria Valeriana Leme de Moura Ribeiro, na Universidade Estadual de Campinas (Unicamp), que desde a década de 1990 publicam trabalhos pioneiros no Brasil nessa temática. Estudos desse grupo de pesquisa enfatizaram e comprovaram sequelas cognitivas decorrentes do AVC na infância e a necessidade de detecção precoce a fim de se otimizar o prognóstico cognitivo, comportamental e acadêmico a longo prazo.[1-4] Esse grupo de pesquisa encontra-se vinculado formalmente ao International Pediatric Stroke Study (IPSS), Toronto, Canadá.[a]

CONSIDERAÇÕES GERAIS

O AVC é emergência médica que leva a incapacidades variadas em adultos e crianças, além de impacto no paciente e seus familiares. Existe elevado custo econômico para o sistema de saúde em todos os países do mundo, em particular naqueles onde a prevalência e a mortalidade não estão sob controle, como o Brasil. A identificação dos fatores de risco junto ao indivíduo possibilita a introdução de estratégias preventivas primárias e secundárias ao AVC. Em pacientes adultos, ao diagnóstico do AVC a partir de constatações clínicas, neurológicas e exames de neuroimagem, recomenda-se tratamento em 3 a 4 horas da instalação do episódio agudo.

É necessário valorizar o conceito de reperfusão envolvendo o bom entendimento da proteção neuronal em área de penumbra bem definida em pacientes adultos, e de modo seguro realçar peculiaridades próprias da macro e microestrutura no cérebro fetal, no cérebro do neonato, do lactente, do pré-escolar e escolares, em diferentes fases do desenvolvimento. Nestes, a apreciação adicional deve levar em consideração mecanismos relacionados ao fluxo sanguíneo cerebral nas áreas encefálicas, bem como fluxo sanguíneo nas substâncias cinzenta e branca, em contínuo e pleno desenvolvimento.

Relembramos que o peso cerebral do recém-nascido a termo é de 330 gramas, o peso do cérebro do lactente com 12 meses é 930 gramas, envolvendo aceleradas modificações estruturais e ultraestruturais bem conhecidas no transcorrer do neurodesenvolvimento. Portanto, o AVC na infância distingue-se daqueles ocorridos em adultos em relação a fisiopatologia, fatores de risco, apresentação clínica, diagnóstico, tratamento e prognóstico. No AVC da infância, é relevante sinalizar o diagnóstico de AVC: I. Fetal; II. Perinatal; III. Infância e Adolescência.

ACIDENTE VASCULAR CEREBRAL FETAL

Ocorre a partir da 14ª semana gestacional. Ao redor do 35º dia de gestação, há a formação, a partir do tecido mesodérmico, de redes vasculares primitivas, devidamente remodeladas, dando formação aos primórdios de estruturas cerebrais (hemisférios cerebrais) bem como os primórdios vasculares referentes à artéria carótida interna e seus ramos, artéria cerebral média e demais artérias que se formarão. No AVC fetal a lesão pode ser detectada *in utero* por ultrassonografia (US) ou tomografia computadorizada (TC) precoces. O AVC que ocorre no período fetal (antes de 20 semanas de gestação), em geral, apresenta-se com lesões cavitárias circundadas por áreas de malformação cortical (Figura 179.1 A).[5]

ACIDENTE VASCULAR CEREBRAL PERINATAL

Constitui "grupo de condições heterogêneas nas quais há disfunção focal do fluxo sanguíneo cerebral secundário a trombose cerebral (arterial ou venosa) ou embolização, ocorrendo entre 20 semanas gestacionais a 28 dias de vida pós-natal, confirmada por estudos de neuroimagem ou estudo neuropatológico".[6] São inseridos nessa definição os AVCs arteriais isquêmicos, as tromboses venosas profundas e AVCs hemorrágicos. No berçário, apresenta incidência de 1 para cada 4.000 nascidos vivos por ano,[1] com aumento nas últimas décadas atribuído a melhoria do diagnóstico por imagem e aumento da sobrevida de pacientes com doenças que predispõem a AVCs perinatais.[7] Ocorrem em recém-nascidos a termo com predominância no sexo masculino;[1,8] maior envolvimento da artéria cerebral média em mais de 50% dos recém-nascidos e discreto predomínio lesional no hemisfério cerebral esquerdo, possivelmente relacionado ao mecanismo de oclusão, como direção preferencial do êmbolo.[5]

Os fatores de risco podem ser identificados em 60/70% dos neonatos com AVC perinatal.[9] Entre os fatores de risco **maternos** destacam-se hipertensão arterial sistêmica, diabetes, anormalidades cardíacas, pré-eclâmpsia, gestações múltiplas, restrição de crescimento intrauterino, uso de drogas ilícitas, infertilidade, líquido amniótico meconial, corioamnionite, tocotraumatismo, parto cesáreo, hipoglicemia (ver Figura 179.1 B). Entre os fatores de risco do **recém-nascido** merecem realce os distúrbios hematológicos, doenças cardíacas, infecções (meningite, sepse), traumas, desidratação e outros. A presença de fatores protrombóticos em pacientes com AVC perinatal está associada a pior prognóstico neurológico (ver Figura 179.1 C).

[a]Grupo de Pesquisa CNPq "Anormalidades Neurovasculares na Infância e Adolescência": Carolina Camargo de Oliveira, Karla Maria Ibraim da Freiria Elias, Janaína Aparecida de Oliveira Augusto, Marina Airoldi Junqueira, Katia Maria Ribeiro Schmutzler, Maria Valeriana Leme de Moura Ribeiro.

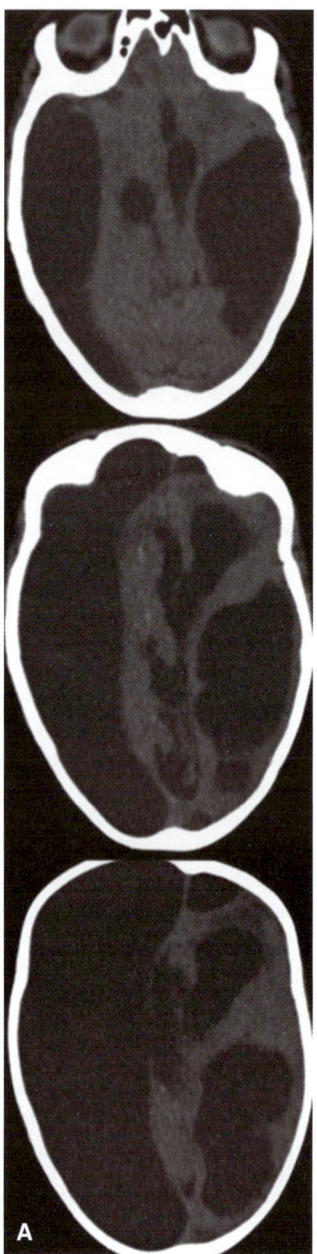
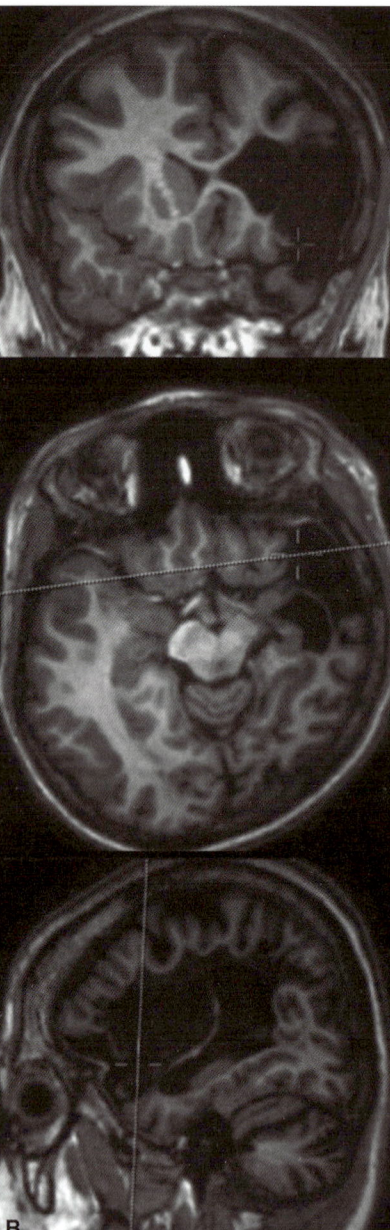

Figura 179.1 Exemplos de acidentes vasculares cerebrais (AVCs) perinatais. **A.** Mãe usuária de drogas ilícitas, que se manteve durante a gestação. Ultrassom pré-natal realizado com 28 semanas de gestação demonstrou dilatações císticas intracerebrais. Após o nascimento, TC de crânio confirmou a presença de cistos porencefálicos e o diagnóstico de AVC fetal. **B.** Paciente nascido de parto cesáreo com 35 semanas de gestação devido a complicação materna (pré-eclâmpsia). Ultrassom transfontanela aos 7 dias de vida possibilitou o diagnóstico de AVC neonatal. Evoluiu com atraso do desenvolvimento, hemissíndrome à direita e crises epilépticas refratárias. RM demonstrou alterações compatíveis com AVC isquêmico de artéria cerebral média. (*continua*)

Avaliação clínica neurológica

Os AVCs perinatais, de maneira geral, apresentam sintomas após 48 horas de vida e estão relacionados a anormalidades no parto, embolismo placentário, tocotraumatismo e aos fatores previamente descritos. Os AVCs neonatais tardios ocorrem entre 4 e 28 dias de vida e estão associados a doenças cardíacas, infecções pós-natais ou outros eventos.[5]

Os AVCs perinatais presumidos são diagnosticados em lactentes ou crianças jovens por meio de neuroimagem, mostrando lesões compatíveis com AVC de longa evolução (ver Figura 179.1 D).

Em relação aos AVCs perinatais arteriais isquêmicos, as crises epilépticas constituem sintoma comum, ocorrendo em 70% de neonatos, podem ser sutis, levando a atraso no diagnóstico;[10] podem apresentar apneia, letargia, dificuldade de sucção e hipotonia. De modo tardio, observa-se preferência manual precoce, uso diminuído de uma das mãos e alterações do tono em membros inferiores. A forma hemiparética de paralisia cerebral é uma sequela comum detectada a longo prazo. Na evolução, podem ocorrer crises epilépticas recorrentes, déficits cognitivos e comportamentais.[1]

A trombose de seio venoso em neonatos ocorre nas primeiras 48 horas de vida. Os sintomas são, em geral, sutis e incluem crises epilépticas, irritabilidade, letargia, desconforto respiratório, apneia e dificuldade de sucção. Algumas comorbidades específicas podem estar presentes: desidratação, meningite, sepse, defeitos cardíacos em recém-nascidos prétermo ou a termo. Além de exames laboratoriais pertinentes, recomendam-se a avaliação cardiológica, de fatores protrombóticos e ultrassom transfontanela, que é de fácil utilização e baixo custo.

A TC de crânio é utilizada com frequência para confirmar o AVC perinatal. No entanto, além da radiação ionizante, a TC apresenta baixa sensibilidade para detectar lesões isquêmicas nas primeiras horas após o evento.[11] A imagem por ressonância magnética (RM) apresenta maior sensibilidade e é considerada o padrão-ouro. Entre 24 e 48 horas até 1 semana após a ocorrência do AVC arterial isquêmico, as imagens de RM ponderadas em T2 mostram

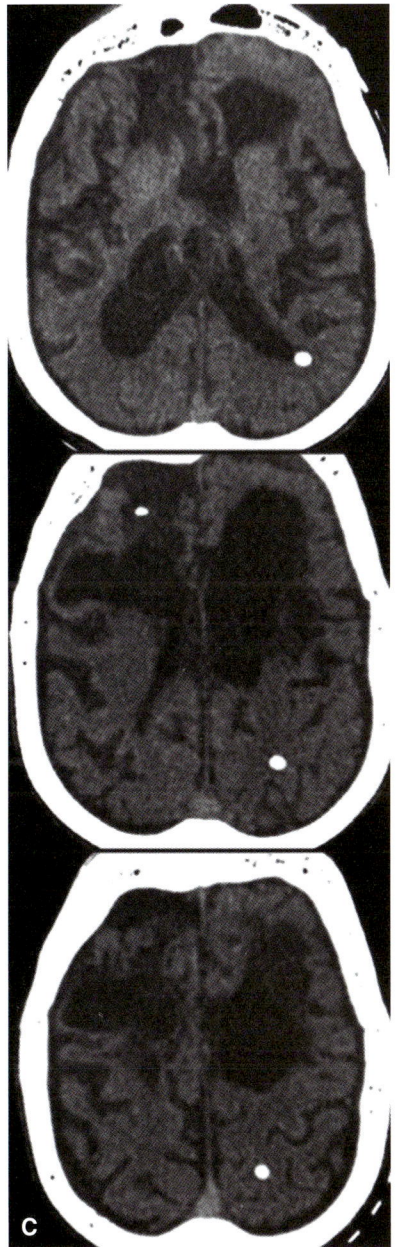

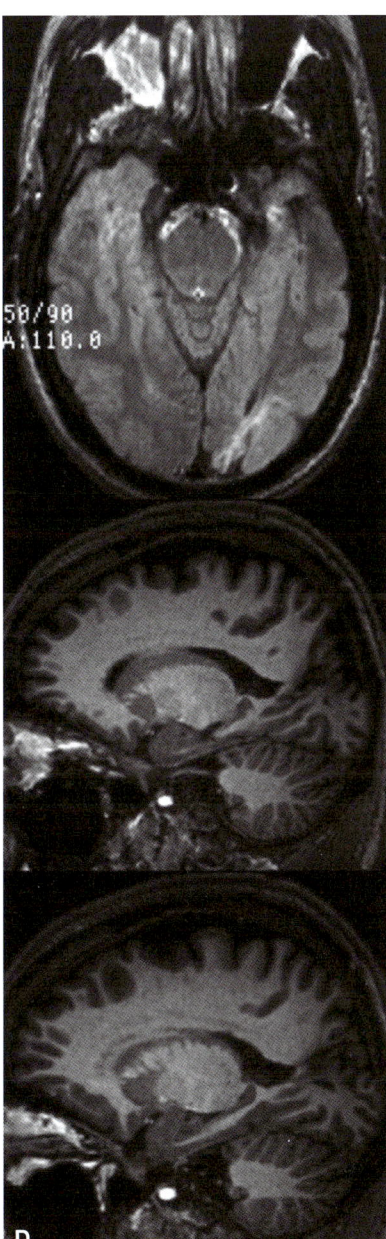

Figura 179.1 (*Continuação*) **C.** Paciente com restrição de crescimento intrauterino, nascido com 36 semanas de gestação e peso ao nascimento 2.100 g. Evoluiu com letargia e dificuldade de sucção. Evoluiu com atraso global do desenvolvimento. Aos 2 meses de vida, tomografia computadorizada (TC) de crânio demonstrou leucomalácia periventricular. **D.** Paciente nascido de gestação gemelar bivitelínea, Apgar 7 e 9. Desenvolvimento neuropsicomotor adequado. Evoluiu com dificuldade de aprendizagem, com diagnóstico de déficit intelectual leve. A partir dos 8 anos, passou a apresentar crises epilépticas recorrentes. Nessa época, exame de ressonância magnética (RM) demonstrou alterações compatíveis com ulegeria em região occipital à esquerda, com diagnóstico de AVC perinatal presumido. (Adaptada de: Govaert et al., 2009.)[5]

hipersinal e as imagens em T1 hipossinal no córtex e substância branca afetados. A partir do final da primeira semana, esse padrão começa a se modificar, com as imagens ponderadas em T2 mostrando menor intensidade de sinal cortical, enquanto as imagens ponderadas em T1 mostram elevação da intensidade de sinal. Sequências ponderadas de difusão apresentam papel importante no diagnóstico de AVC arterial isquêmico devido à elevada sensibilidade para a detecção de lesões nas primeiras horas a dias do evento isquêmico, com aumento da intensidade de sinal nas imagens ponderadas de difusão e diminuição concomitante da intensidade de sinal no mapa de coeficiente de difusão aparente (restrição à difusão).[12]

Tratamento

Na fase aguda do AVC perinatal, as opções terapêuticas estão voltadas a medidas de suporte, com manutenção adequada de oxigenação, níveis de glicose, hemoglobina, eletrólitos e hidratação. As crises convulsivas devem ser revisadas do ponto de vista clínico eletroencefalográfico e tratadas de maneira adequada em ambulatório. Na trombose de seio venoso, o tratamento da causa primária deve ser estabelecido o quanto antes.

O tratamento específico das causas do AVC perinatal demanda exames complementares. No AVC arterial isquêmico, é necessária avaliação cardíaca, pesquisa de trombofilias, triagem infecciosa, triagem metabólica (incluindo dosagem de colesterol total e frações), gasometria e punção liquórica. No acidente vascular cerebral hemorrágico (AVCH), faz-se necessário estudo da coagulação e plaquetas, hemograma, dosagens de ferro, folato e eletroforese de hemoglobina.[13]

De modo objetivo, no tratamento em **neonatos** com acidente vascular cerebral isquêmico (AVCI) em primeiro episódio de origem não cardioembólica, não está indicada anticoagulação nem terapia com ácido acetilsalicílico. Em **neonatos** com AVCI **recorrente**, iniciar anticoagulação ou terapia com AAS.

Constatada por imagem trombose de seio venoso sem hemorragia intracraniana, deve-se iniciar anticoagulação com heparina convencional ou enoxaparina, mantida por no mínimo 6 semanas (em caso de recanalização completa nesse período) e no máximo 3 meses. A anticoagulação em trombose de seio venoso neonatal é tida como segura, e a não anticoagulação está ligada a uma progressão do trombo em aproximadamente ¼ dos casos. Em casos específicos de hemorragia significativa, pode haver reconsideração com monitorização radiológica por 3 dias, com uso de anticoagulação caso haja evidência de propagação do trombo.[13] A abordagem neurocirúrgica está indicada nos pacientes que na evolução tiverem hidrocefalia ou hematoma cerebral.[13]

Após a alta hospitalar, o tratamento deve ser direcionado para a reabilitação das sequelas motoras, fonoaudiológicas, cognitivas, comportamentais, com equipe multiprofissional.

ACIDENTE VASCULAR CEREBRAL EM CRIANÇAS E ADOLESCENTES

Doenças cerebrovasculares estão entre as dez principais causas de óbito na infância, em particular nos três primeiros anos de vida.[14]

Acidente vascular cerebral isquêmico em crianças e adolescentes

O atraso no diagnóstico do AVC na criança está associado à falta de conscientização de pediatras no reconhecimento de sintomas e sinais neurológicos, levando à investigação equivocada em diagnósticos diferenciais. Hemiparesia aguda é o déficit mais comum;[13] outros déficits incluem alterações da fala, ataxia, vertigem, diplopia e cefaleia, impossíveis de serem identificados em lactentes. Crises epilépticas são frequentes na fase aguda do AVC em crianças e lactentes.[15] Os principais fatores de risco identificados são arteriopatia, doenças cardíacas, doenças protrombóticas/hematológicas e infecções. Estudo recente do International Pediatric Stroke Group avaliando 676 crianças constatou como fatores de risco mais frequentes arteriopatias (53%), doenças cardíacas (31%), infecção (24%), trauma agudo de crânio e pescoço (23%), doenças sistêmicas agudas (22%), doenças sistêmicas crônicas (19%), distúrbios protrombóticos (13%).[16] Constitui fator de risco associado a ocorrência de AVC subsequente a ataque isquêmico transitório em crianças do sexo feminino com arteriopatia e doença autoimune.[17]

Arteriopatias

Arteriopatias são causas de AVCI na infância, estando presentes em mais de 50% dos pacientes com maior risco de recorrência e pior prognóstico.[18] Incluem a arteriopatia cerebral focal, possivelmente relacionada a infecção ou inflamação, além de dissecção arterial e a síndrome *moyamoya*.[19]

A arteriopatia infecciosa/inflamatória é comum em pré-escolares e escolares; de maneira geral é unilateral, afetando a porção proximal da artéria cerebral média, envolvendo artérias lenticuloestriadas, ou artéria cerebral anterior ou parte distal da carótida interna. Na avaliação inicial, pode haver dificuldade para a diferenciação entre arteriopatia cerebral focal e arteriopatia progressiva. A causa pode estar relacionada a mecanismos infecciosos, pós-infecciosos e/ou inflamatórios, sendo destacável a angiopatia pós-varicela que afeta as artérias lenticuloestriadas.

Pode existir melhora ou mesmo progressão da arteriopatia durante os primeiros 6 meses. Foram relatadas também anormalidades pós-vacinação (Figura 179.2).[20]

Nos AVCIs arteriais tem sido investigada a associação de infecção de vias aéreas superiores, viroses e arteriopatia em crianças, bem como AVC associado à meningite bacteriana em crianças e lactentes.[1,21] Crianças com HIV podem desenvolver arteriopatia com AVCI ou AVCH.[22]

Dissecções arteriais são responsáveis por AVCI em crianças (20%), em particular na artéria carótida ou vertebrobasilar, decorrentes de traumas no pescoço ou coluna.

Moyamoya é uma arteriopatia não inflamatória progressiva das carótidas terminais e segmentos proximais das artérias cerebrais anteriores, médias e posteriores, com formação de rede de pequenos vasos colaterais e peculiar aparência na arteriografia de fumaça de cigarro.[23] O quadro clássico envolve ambas as porções distais das artérias carótidas internas, com possibilidade de envolvimento da circulação posterior. A doença de *moyamoya* idiopática predomina na população asiática; a síndrome *moyamoya* pode ocorrer em associação com outras doenças como anemia falciforme, síndrome de Down, neurofibromatose e arteriopatias congênitas, determinando hipoperfusão.[23,24] A doença de *moyamoya* está associada a mutações no *RNF213* em japoneses. Outras mutações foram descritas em síndromes *moyamoya*, incluindo os genes *BRCC3/MTCP1* e *GUCY1A3*.[25]

Doenças cardíacas

A doença cardíaca constitui fator de risco para AVCI na infância e adolescência (12 a 28%).[26] As doenças cardíacas congênitas complexas cianóticas apresentam o maior risco de AVC com recorrência e os procedimentos cirúrgicos corretivos, por sua vez, aumentam os riscos. Diferentes etiologias cardíacas adquiridas também estão associadas a AVCs na infância e incluem endocardites infecciosas, cardiomiopatias infecciosas, metabólicas, doença cardíaca valvar, forame oval patente.[27]

Doenças protrombóticas/hematológicas

Trombofilias são anormalidades dos sistemas de coagulação, fibrinolítico e plaquetário que predispõem à formação patológica de trombos. Apesar de eventos protrombóticos estarem associados a AVC na infância, apresentam fatores de risco adicionais no momento do evento. A maioria dos distúrbios da coagulação está associada a infartos venosos, sendo importante a deficiência do fator V de Leiden.[28]

Anemia falciforme é uma doença frequente em nosso meio, com elevado risco de AVC, e sendo responsável por 10% da mortalidade. Cerca de 25% das crianças com anemia falciforme apresentam AVC sintomático ou assintomático, do tipo AVCI ou AVCH,[29] com recorrência frequente, bem como acometimento cerebral bilateral.[29] Há dois mecanismos associados a AVCI na anemia falciforme: arteriopatia progressiva da carótida interna devido ao dano endovascular decorrente do aumento crônico do fluxo sanguíneo cerebral contendo células falciformes e oclusão de pequenas artérias cerebrais pelas células falciformes, levando a pequenos infartos multifocais.[30] É importante o acompanhamento dessas crianças com Doppler transcraniano, sendo indicada terapia para redução do fluxo sanguíneo cerebral, com redução de risco do AVC.[29]

Os fatores de risco para o desenvolvimento de trombose de seio venoso variam conforme a idade. Em lactentes, a desidratação é a principal causa. Infecções de cabeça e pescoço são responsáveis por 30% em pré-escolares e escolares. Mais da metade dos pacientes apresentam múltiplos fatores de risco. Distúrbios protrombóticos são encontrados em 20 a 80% das crianças com trombose de seio venoso.[31]

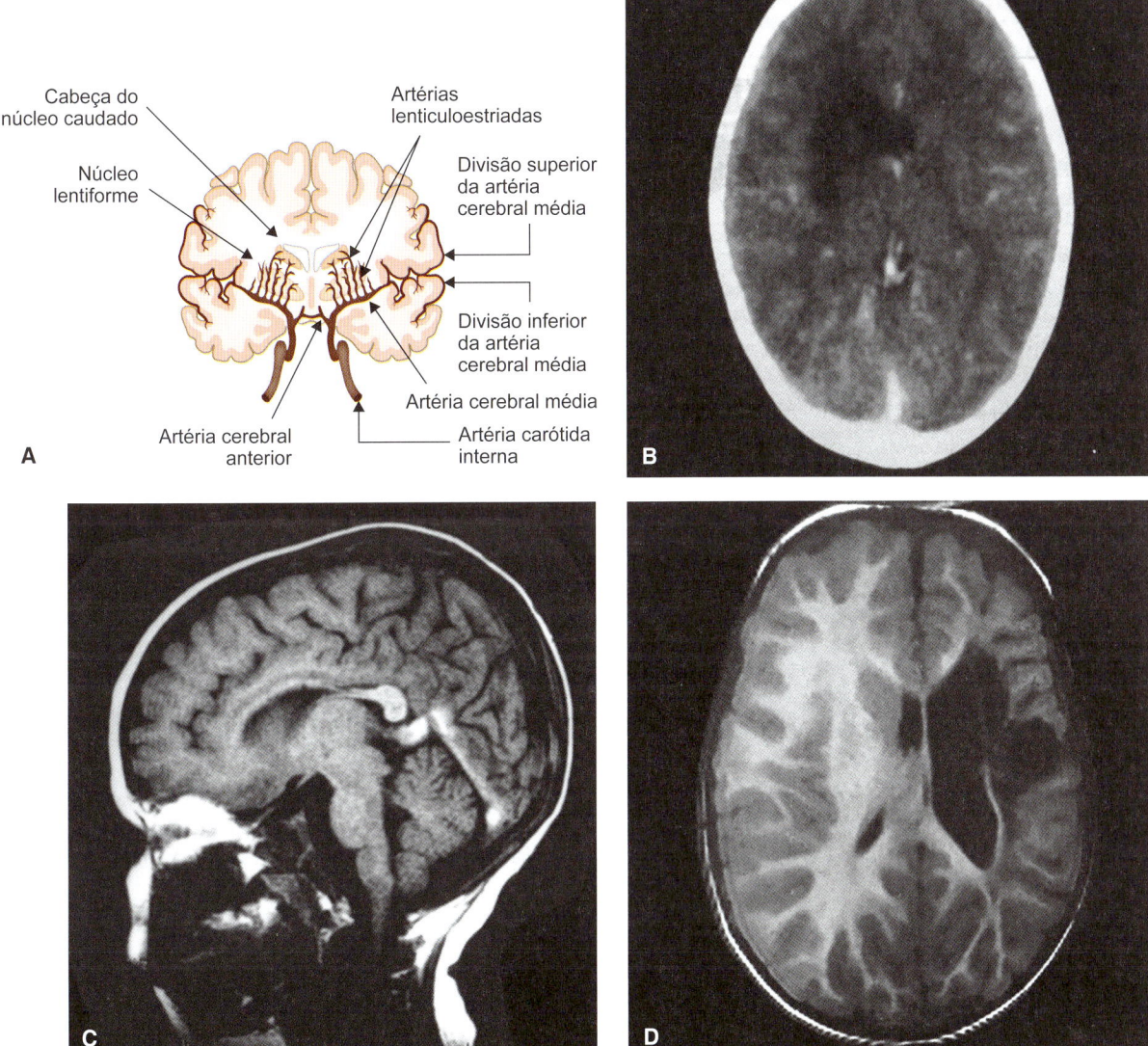

Figura 179.2 Exemplos de acidentes vasculares cerebrais (AVC) na infância e adolescência. **A** e **B.** Artérias lenticuloestriadas e envolvimento na arteriopatia associada à infecção por varicela. **C.** Trombose do seio venoso. **D.** AVC isquêmico da artéria cerebral média. (Adaptada de: Wirrell et al., 2004.)[20]

Acidente vascular cerebral hemorrágico em crianças e adolescentes

A apresentação clínica se caracteriza por cefaleia de início súbito ou insidioso de forte intensidade, acompanhada por náusea, vômito, com ou sem crises epilépticas. Em crianças menores, sinais neurológicos focais, choro e irritabilidade podem ser o sintoma inicial. Entre as anormalidades vasculares destacam-se: malformações arteriovenosas, cavernomas, angiomas venosos, aneurismas, síndromes genéticas com alterações vasculares, trauma com dissecção arterial, arteriopatias (doença ou síndrome *moyamoya*, anemia falciforme, vasculite, vasculopatia pós-irradiação), transformação hemorrágica de AVCIs, fístulas durais arteriovenosas. Entre os fatores sistêmicos, merecem destaque as coagulopatias (neoplasias hematológicas, deficiência de fatores de coagulação), trombocitopenia, hipertensão arterial.

Como em adultos, a TC confirma a área de hipodensidade no território do AVCI, e pode demonstrar sinal hiperdenso do trombo arterial, transformação hemorrágica e edema cerebral maligno. No AVCH, a TC de crânio é o exame de escolha.[11]

A RM oferece maior sensibilidade para o diagnóstico do AVC nas fases iniciais, tem custo elevado e necessita seda ção em crianças. No AVCH, as sequências de angiografia arterial e venosa (bem como sequências com alta sensibilidade para detectar produtos sanguíneos, como gradiente eco e imagem ponderada de suscetibilidade [SWI]) podem auxiliar o diagnóstico etiológico em crianças com traumas, cavernomas e endocardite.[32]

Angiografia computadorizada é o exame padrão-ouro para definição da etiologia em crianças com AVCH.

Tratamento e orientações gerais

Na fase aguda dos AVCs, são essenciais as medidas para prevenção de dano cerebral secundário, garantindo aporte adequado de oxigênio e glicose, nutrientes ao tecido cerebral, níveis de pressão arterial para os vários grupos etários. As crises epilépticas aumentam a demanda metabólica cerebral e devem ser tratadas o quanto antes.[33] Recentes estudos experimentais têm demonstrado resultados promissores com o uso de substâncias neuroprotetoras na fase aguda do AVC. Em teoria, o uso de neuroprotetores teria como finalidade preservar células neuronais na zona de penumbra. Destacam-se os estudos com citicolina, altas doses de albumina, além de gonadotrofina coriônica humana e eritropoietina.[13]

A segurança e eficácia do uso de medicação trombolítica na fase aguda de AVCIs arteriais em crianças ainda não foi determinada, mas podem ser consideradas em centros especializados e em casos individualizados. Apesar de estudos demonstrando evidência de dissolução do trombo com terapia trombolítica, foi observado percentual expressivo de crianças com elevadas taxas de hemorragias.[34] Estudos recentes têm avaliado a aplicabilidade da terapia trombolítica no AVC na infância, incluindo o uso de microbolhas e hipotermia leve associado ao trombolítico.[13] Existe, no entanto, alguma evidência quanto à eficácia e à segurança da trombectomia mecânica em crianças e adolescentes, e artigos recentes propõem a consideração dessa para pacientes com oclusão proximal de grandes vasos dos 2 aos 18 anos.[35,36]

A prevenção de recorrência do AVC deve ser preocupação básica do médico assistente, observando fatores de risco e etiologia do AVC.

Há evidências consistentes de segurança e diminuição das taxas de recorrência com o uso precoce de agentes antitrombóticos, tanto anticoagulantes quanto antiplaquetários. Estudos indicam que a transformação hemorrágica de AVCIs arteriais em crianças não tem aumento com o uso de anticoagulantes.[37] Contraindicações para o uso de anticoagulantes incluem hemorragia intracraniana, hipertensão arterial descontrolada e distúrbios da coagulação.[38,39] É importante enfatizar a carência de pesquisas bem conduzidas na população pediátrica. Apesar da ausência de ensaios clínicos, o AAS é recomendado como prevenção secundária em crianças com AVCI arterial, em dose de 2 a 5 mg/kg/dia.

O risco de síndrome de Reye é considerado baixo.

O edema cerebral maligno na fase aguda dos AVCIs pode se desenvolver em obstruções arteriais proximais (AVC do tronco da artéria cerebral média). Esse edema pode ser identificado em até 72 horas, mas pode se manifestar em menos de 24 horas e deve ser providenciada redução imediata da pressão intracraniana. Em crianças, estudos randomizados mostram redução da mortalidade com craniectomia descompressiva.[40]

Para o tratamento da trombose venosa profunda, deve ser instituída a terapia anticoagulante (enoxaparina ou varfarina) e mantida por 3 a 6 meses. Apenas hemorragias intracerebrais maciças ou sangramentos sistêmicos são considerados contraindicações relativas. Se o tratamento anticoagulante não for instituído, novo exame de imagem deve ser realizado em 5 a 7 dias para avaliar a possibilidade de propagação do trombo, que pode ocorrer em 20 a 30% dos pacientes.[13]

A reabilitação deve ser instituída o quanto antes com amparo de equipe multidisciplinar, visando a melhoras das sequelas motoras, fonoaudiológicas, cognitivas, comportamentais e repercussões psicossociais.[39,41]

Evolução

Mais da metade das crianças com AVCI arterial evoluem com déficits neurológicos moderados a graves, epilepsia; e mortalidade variável de 5 a 13%. Foram identificados em pesquisas na Faculdade de Ciências Médicas da Unicamp fatores associados a pior prognóstico na evolução de crianças com AVCs associados a:

1) Idade abaixo de 12 meses.
2) Alteração da consciência ou crises epilépticas na fase aguda da doença.
3) Extensão e localização do território vascular comprometido.

A International Alliance for Pediatric Stroke (IAPS) nas últimas duas décadas tem procurado reunir instituições e grupos de pesquisa em AVC pediátrico em todos os países do mundo, visando promover ampla conscientização, pois: "O AVC pode acontecer em qualquer idade".

As principais sequelas do AVC na infância e adolescência incluem: hemiparesia, epilepsia, funções relacionadas à linguagem, comprometimento cognitivo (inteligência, atenção, memória, outras) e emocional. Também podem ser constatados impactos nos processos de aprendizagem, constituindo preocupação para as famílias de crianças acometidas.[2,4,22,29,42-44]

A função auditiva é em particular vulnerável aos acometimentos vasculares porque existe envolvimento do território da artéria cerebral média.[1,45] É exatamente essa artéria e seus ramos os responsáveis pelo suprimento de nutrientes em áreas corticais auditivas localizadas na região temporal, parietal e ínsula, e sua interrupção pode levar a distúrbio das habilidades de processamento auditivo (reconhecimento e interpretação de todos os tipos sonoros). Esse acometimento repercutirá na transmissão, análise, organização, transformação, elaboração, armazenamento, recuperação e/ou uso das informações auditivas.[46] Existe dificuldade de compreender a linguagem falada em situações desfavoráveis de escuta, como a que ocorre na presença de mensagens competitivas, nos ambientes ruidosos ou com reverberação; dificuldade de localização sonora; em sustentar a atenção; seguir instruções complexas; entre outros. Esses comprometimentos resultam na perda parcial ou total das informações sonoras com solicitação frequente de se repetir a mensagem, muitas vezes, fazendo com que a criança seja considerada distraída ou desmotivada.[46]

Outro achado destacável da pesquisa foi a constatação de que as crianças que evoluíram com epilepsia após o AVC apresentaram desempenho inferior aos indivíduos que não tiveram essa condição.[44]

Comportamentos como agressividade e hiperatividade com certa frequência são observados, bem como ansiedade, baixa autoestima, sintomas depressivos, dificuldades ou falta de repertório para habilidades sociais e, também, transtornos psiquiátricos.

Por outro lado, não se pode ignorar o impacto que tal condição traz às famílias dos pacientes. Os sintomas mais observados no cuidador estão relacionados ao estresse, depressão e ansiedade. Portanto, as intervenções realizadas com a criança ou adolescente devem ser complementadas com orientações familiares.[47,48]

Estudos como os citados corroboram a relevância do acompanhamento ambulatorial a curto, médio e longo prazos de caráter interdisciplinar para que anormalidades possam ser identificadas com estabelecimento de planos de reabilitação adequados às necessidades de cada paciente, superação, qualidade de vida, profissionalização, com inserção no mercado de trabalho.

180

Síndromes Neurocutâneas

Louise Scridelli Tavares • Mateus Torres • Marcelo de Melo Aragão • Marcelo Masruha Rodrigues

As síndromes neurocutâneas abrangem um grupo heterogêneo que compartilha entre si alterações variáveis no desenvolvimento do tecido embrionário. Hoje, prefere-se o uso da denominação "síndromes neurocutâneas" ao termo "facomatose", outrora bastante utilizado.[1]

O estudo das síndromes neurocutâneas envolve desde a simples inspeção da pele que fornece pistas diagnósticas para o reconhecimento fenotípico até o conhecimento avançado de defeitos genéticos específicos, de vias de funcionamento celular e o atual uso de terapias-alvo para algumas doenças.

Grande parte das síndromes neurocutâneas se encontram atualmente classificada dentro do grupo das RASopatias, um grupo de doenças causadas por mutações em genes que regulam a via RAS-*mitogen-activated protein kinase* (MAPK). Essa via é importante nas funções de crescimento, proliferação, diferenciação e apoptose celular.[2] Existe uma sobreposição fenotípica importante entre as diversas RASopatias que podem manifestar dismorfismos, anormalidades neurológicas, dermatológicas, oftalmológicas e cardíacas, além de uma clássica predisposição ao desenvolvimento de tumores. As RASopatias englobadas dentro das síndromes neurocutâneas são neurofibromatose do tipo 1 (NF1), síndrome de Legius (LGGS), síndrome de Noonan com lentigos múltiplos (antiga síndrome LEOPARD). Por outro lado, outras RASopatias como síndrome de Noonan e síndrome de Costello não compartilham os achados dermatológicos e não serão abordadas neste capítulo. O complexo esclerose tuberosa (TSC) é causado por uma desregulação na via da proteína alvo da rapamicina em mamíferos (mTOR). Hoje sabe-se que a via mTOR e a via RAS-MAPK convergem *downstream* em múltiplos pontos.[3]

Neste capítulo, abordaremos as principais síndromes neurocutâneas, incluindo NF1, neurofibromatose do tipo 2 (NF2), síndrome de Legius, TSC, síndrome de Noonan com lentigos múltiplos, síndrome de Sturge-Weber, incontinência pigmentar, hipomelanose de Ito, entre outras mais raras. Serão abordados os aspectos genotípicos, clínicos, neurorradiológicos e manejo clínico.

NEUROFIBROMATOSE DO TIPO 1 (NF1; OMIM #162200)

Introdução

A NF1 é uma condição autossômica dominante que apresenta penetrância completa ao final da infância e uma expressividade fenotípica variável com uma incidência de 1 caso para 3.000 indivíduos. Em metade dos casos, ocorre mutação *de novo* no gene *NF1* localizado no cromossomo 17q11.2.[4]

O gene *NF1* codifica uma proteína denominada "neurofibromina", principalmente expressa em neurônios, células gliais e células de Schwann. Conforme discutido, a NF1 está incluída no grupo das RASopatias devido ao mecanismo de inativação mediado pela neurofibromina sobre a via RAS/MAPK.[5]

Diagnóstico

Os critérios diagnósticos iniciais de 1987 definidos pelo National Institute of Health (NIH) foram revisados em 2021 por consenso internacional (Tabela 180.1).[6] Essa última revisão é importante para identificação de NF1 com fenótipos mais leves associados a genótipos específicos e a diferenciação com a síndrome de Legius (LGGS), uma entidade com fenótipo NF1-*like* caracterizada por manchas café com leite e efélides, porém causadas por variantes patogênicas no gene *SPRED1* e que não compartilham os riscos oncológicos presentes na NF1.[7] É importante ressaltar que a penetrância incompleta em pacientes jovens, em especial nos lactentes, torna desafiador o diagnóstico clínico diferencial desta entidade e a NF1. Hoje o teste genético é recomendado para diferenciar essas duas entidades em pacientes que apresentem as alterações cutâneas de maneira isolada.

Algumas características não fazem parte dos critérios diagnósticos iniciais porém fornecem pista importante para o diagnóstico diferencial da *NF1*, são eles: a presença de escoliose distrófica, associada a erosões ósseas vertebrais, alteração nas formações das costelas, deformidade de rápida evolução e com aparecimento precoce, em torno dos 5 aos 8 anos, com característica principal sendo uma curva curta e com ângulo agudo; a presença de xantogranulomas juvenis que ocorrem em até 30% dos pacientes jovens e não são

Tabela 180.1 Critérios diagnósticos da NF1 revisados em 2021.[6]

A: Se o paciente não possui parente de primeiro grau com diagnóstico de NF1, são necessários dois dos critérios a seguir:

B: Se o paciente possui parente de primeiro grau com diagnóstico de NF1, é necessário apenas um dos critérios a seguir:

- Seis ou mais manchas café com leite maiores que 0,5 cm de diâmetro (pré-púberes) e maiores que 1,5 cm (pós-púberes)*
- Dois ou mais neurofibromas ou um neurofibroma plexiforme
- Sardas (efélides) na região axilar ou inguinal*
- Glioma de nervo óptico
- Dois ou mais nódulos de Lisch identificados por exame de lâmpada de fenda ou duas ou mais anormalidades coroidais (definidas como nódulos brilhantes e irregulares fotografados por tomografia de coerência óptica (OCT) ou por reflectância no infravermelho próximo (RIP)
- Lesões ósseas características (displasia do esfenoide,** arqueamento anterolateral da tíbia ou pseudoartrose de tíbia)
- Variante germinativa patogênica do gene *NF1* em heterozigose com fração alélica > 50%.

*Se apenas manchas café com leite ou efélides axilares estiverem presentes, o diagnóstico mais provável é *NF1*, porém excepcionalmente deverá ser considerada a síndrome de Legius. Ao menos dois achados cutâneos (manchas café com leite e efélides) deverão ser bilaterais. **A displasia do esfenoide não será considerada um critério separado em caso de ocorrer junto a um neurofibroma orbital plexiforme ipsilateral.

observadas na LGGS, a presença de *nevus anemicus* que ocorrem em até 50% dos pacientes com *NF1* e a presença de FASI (*focal areas of signal intensity*) nos exames de ressonância magnética (RM) de crânio, antigamente conhecidos como "UBOS" (*unidentified bright objects*).

Se o quadro fenotípico for muito sugestivo, pode-se considerar o teste isolado do gene *NF1*. É importante ressaltar que a frequência de variantes patogênicas em sítio de *splicing* é de aproximadamente 22 a 30% e que nem sempre serão identificadas. Dessa maneira, um resultado molecular negativo não exclui a doença em pacientes que fechem critérios clínicos. Se o paciente sem detecção de variante patogênica no gene *NF1* apresentar apenas quadro cutâneo (efélides e manchas) é importante realizar análise para o gene *SPREAD1*, relacionado à LGGS. O *microarray* ou a amplificação multiplex de sondas dependente de ligação (MLPA) pode ser considerado em pacientes se houve altíssima suspeita para fenótipo de microdeleção do *NF1*, que será discutido a seguir.

Características clínicas

As manchas café com leite (CALMs, do francês *café-au-lait macules*) ocorrem em 95% dos casos, são acastanhadas e ovaladas e são o achado mais comum na NF1. Podem ocorrer ao nascimento, mas costumam tornar-se mais evidentes a partir dos primeiros meses e aumentam de tamanho na puberdade. As efélides axilares ou inguinais estão presentes em 90% dos casos e aparecem por volta dos 4 anos. Os *nevos anemicus* são anormalidades congênitas hipopigmentadas e podem ajudar no diagnóstico do lactente.[8] Os xantogranulomas juvenis são pápulas ou nódulos de coloração amarelo-eritematosa e ocorrem na parte superior do corpo (Figura 180.1).[9]

Os nódulos de Lisch são formações hamartomatosas, constituídas por proliferação anormal de melanócitos e fibroblastos, assintomáticos, com bordos bem definidos, de aspecto arredondado, na superfície da íris e não exigem tratamento. As anormalidades coroidais (CAs) foram

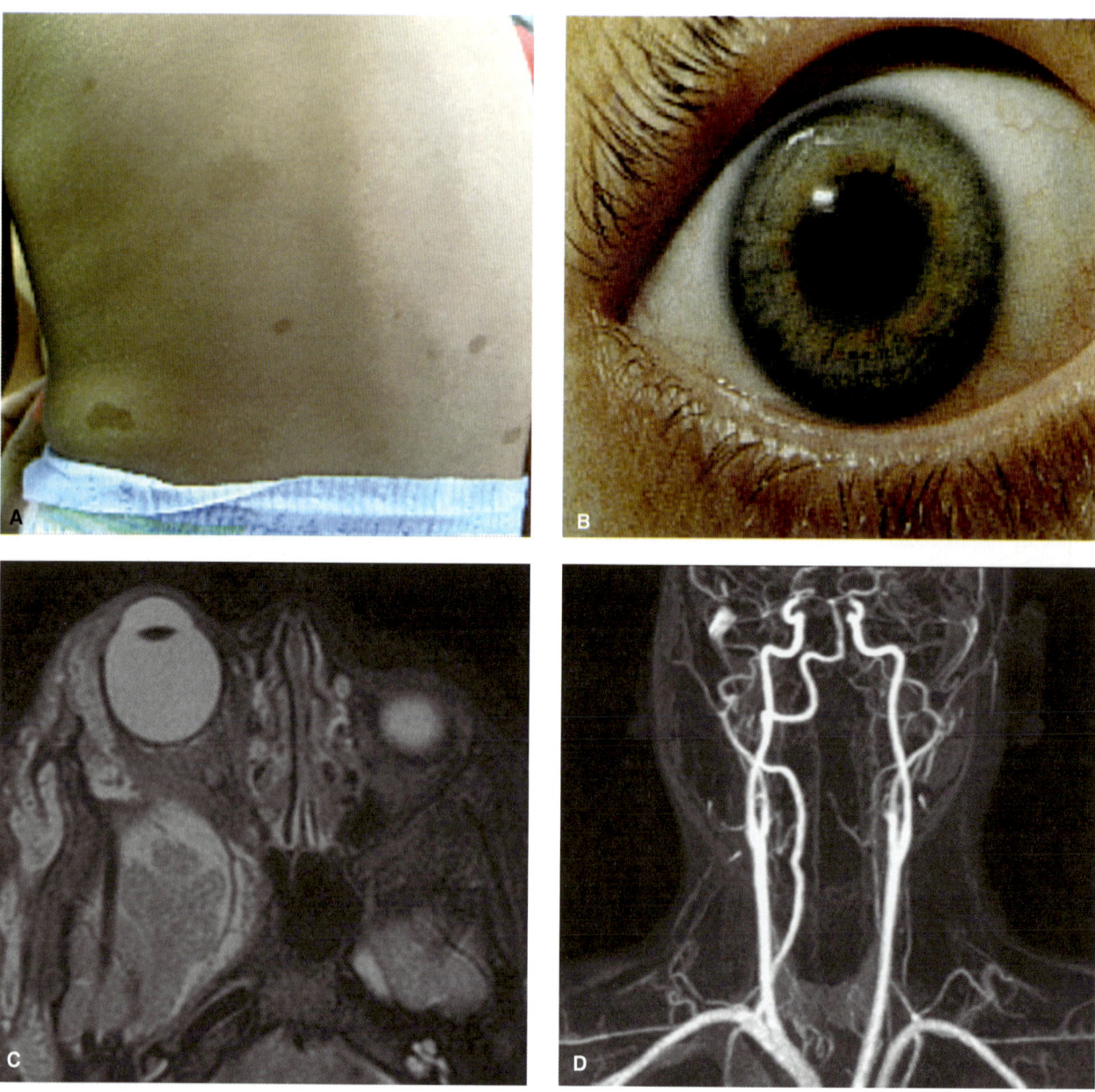

Figura 180.1 Neurofibromatose tipo 1.[9] **A.** Manchas café com leite. **B.** Nódulos de Lisch. **C.** Neurofibroma plexiforme em região orbitária. **D.** Redução de calibre da artéria carótida interna direita, evidenciando vasculopatia. (*continua*)

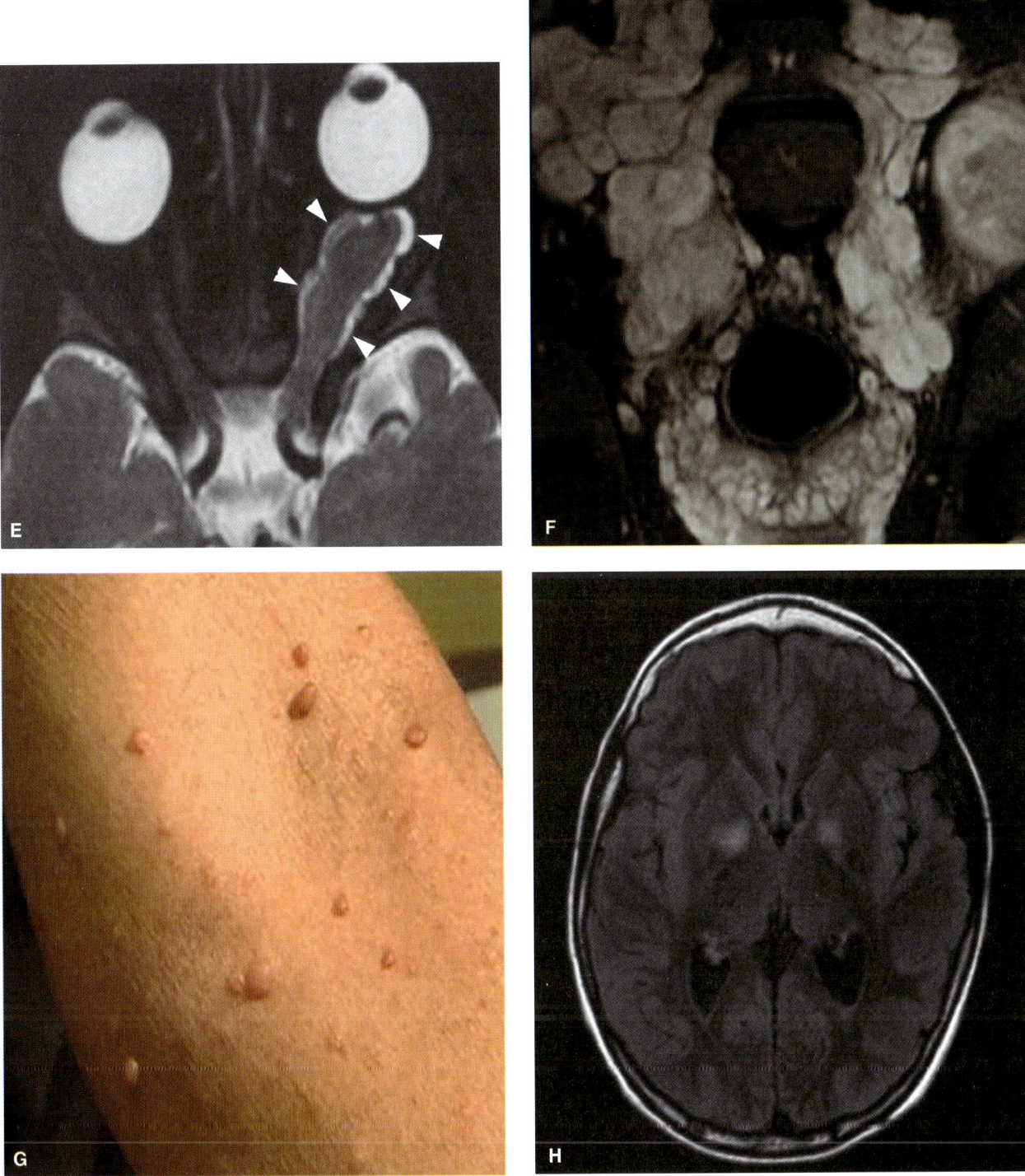

Figura 180.1 (*Continuação*) **E.** Glioma de vias ópticas pré-quiasmático. **F.** Neurofibroma plexiforme paravertebral. **G.** Neurofibromas cutâneos. **H.** Áreas de vacuolização da mielina.

adicionadas aos critérios diagnósticos e são compostas de células de Schwann proliferativas, melanócitos derivados da crista neural e células ganglionares arranjadas em padrão lamelar em volta dos axônios, sendo vistas apenas na tomografia de coerência óptica (OCT) ou por reflectância no infravermelho próximo (RIP). A presença dos CAs é mais acurada que os nódulos de Lisch para o diagnóstico de NF1.[10]

Os tumores característicos incluem os gliomas de vias ópticas (OPG), com incidência de 15 a 20%; em sua grande maioria são astrocitomas pilocíticos e assintomáticos. Curiosamente, em pacientes com NF1 podem ser mais indolentes e ter regressão espontânea que nos pacientes não NF1. Os OPG pré-quiasmáticos, confinados ao nervo óptico, apresentam um prognóstico visual muito bom, com até 90% desses mantendo-se estáveis ao longo dos anos. Já os OPG quiasmáticos, quando não apresentam invasão adjacente para o hipotálamo ou terceiro ventrículo, se comportam de maneira semelhante, entretanto, apresentam maior risco de progressão do tumor ao longo dos anos, com prognóstico visual pior.[11]

Quando sintomáticos, causam desde envolvimento ocular, sintomas hipotalâmicos e até síndrome diencefálica.[12] Tumores de baixo grau extraópticos podem ocorrer, em especial na fossa posterior. Mais de 30% dos pacientes apresentam neurofibromas cutâneos ou subcutâneos que se originam da bainha de mielina periférica e, em geral, ocorrem em tronco, membros ou pescoço/cabeça. Quando muito extensos, são denominados "neurofibromas plexiformes". O acometimento profundo no espaço paravertebral também é possível e, em geral, é assintomático, porém pode levar a dor crônica e dano funcional, dependendo da localização e extensão. A transformação maligna ocorre em menos de 10% dos casos.

Alterações do sistema esquelético incluem hipoplasia da asa maior do esfenoide e da mandíbula, escoliose, cifoescoliose, anomalias da coluna cervical e da transição cervico-occipital, erosão de corpos vertebrais, geno valgo e varo, tórax escavado e pseudoartrose de ossos longos, neoplasias ósseas e proliferação óssea subperiosteal. Hipertensão arterial sistêmica pode surgir por estenose da artéria renal. Displasia das artérias renais, da aorta, das carótidas e de seus ramos também é descrita.

As principais alterações neurológicas da NF1 incluem dificuldade escolar ou problemas comportamentais em até 80% das crianças afetadas. Transtorno do espectro autista (TEA) pode ser encontrado em 30% e deficiência intelectual ocorre em 6 a 7%.[13] A incidência de epilepsia é aproximadamente de 5 a 6% e pode estar relacionada à hidrocefalia secundária a tumores, vasculopatia com padrão *moyamoya* ou malformações corticais.[14] Enxaqueca é outra queixa comum nesses pacientes.[15] O achado de FASI na RM de crânio é característico de NF1 e pode ocorrer em topografia medular, de fossa posterior e núcleos da base. Em geral, são lesões hiperintensas em T2/FLAIR e que não captam contraste. Costumam aparecer por volta dos 3 anos e podem desaparecer até os 30 anos, sendo em geral assintomáticas.[16] Macrocefalia é um achado comum. Hoje são conhecidas 5 correlações genótipo-fenótipo clássicas, delimitadas na Tabela 180.2.[17,18]

Manejo clínico

Nas crianças é preconizada a realização de exame físico, antropometria, rastreio para puberdade precoce, velocidade de crescimento, evolução de perímetro cefálico, avaliação dos marcos de desenvolvimento neurológico e exame físico neurológico. Aferição de pressão arterial é mandatória em todas as consultas. Crianças em idade escolar devem ser sistematicamente avaliadas quanto à presença de dificuldade escolar ou transtornos do neurodesenvolvimento. O exame oftalmológico deverá ser anual até os 13 anos e incluir avaliação de campos visuais e exame com lâmpada de fenda.

Apesar da realização de RM de crânio em crianças assintomáticas não ser uma prática definida nos *guidelines*, alguns estudos demonstram que a realização de rastreio assintomático com RM de crânio e órbitas a partir dos 15 meses está correlacionada à identificação precoce de OPG e melhor prognóstico visual.[19] Pacientes com suspeita de neoplasia intracraniana, cefaleia, epilepsia ou atrasos no desenvolvimento devem ser sempre submetidos à imagem. É sugerido que seja realizada angiorressonância para avaliação de possíveis vasculopatias.

Para mulheres, a realização de mamografia deverá ser iniciada com 30 anos, e entre 30 e 50 anos é recomendada RM de mamas. Pacientes com deleções completas do *NF1*,

Tabela 180.2 Principais correlações conhecidas genótipo-fenótipo NF1.[17,18]

Microdeleção 17q11.2 (grave)	• CALMs, neurofibromas subcutâneos de início pré-púbere • Risco de malignização das lesões cutâneas • DI, *catch-up* estatural na infância com estatura final normal, dismorfismos típicos • Cardiopatias (defeitos de septo, alterações valvares e cardiomiopatia hipertrófica)
p.Met922del (leve)	• Ausência de neurofibromas sintomáticos e de gliomas de vias ópticas • Nódulos de Lisch • Deficiência intelectual
Arginina 1809 (leve, Noonan-*like*)	• Ausência de neurofibromas sintomáticos, de gliomas de vias ópticas e de nódulos de Lisch • Estenose de valva pulmonar • Baixa estatura • Dificuldade escolar e atraso desenvolvimento motor
Leucina 844, Cisteína 845, Alanina 846, Leucina 847, Glicina 848 (Noonan-*like*)	• Neurofibromas plexiformes e sintomáticos e risco de malignização (p.Cys845, p.Ala846) • Outros tumores malignos (p.Leu847) • Risco de gliomas de vias ópticas (p.Leu 844) • Risco de anormalidades esqueléticas
Metionina 1149 (Leve)	• Ausência de neurofibromas plexiformes ou sintomáticos, ausência de gliomas de vias ópticas
Arginina 1276 (Noonan-*like*)	• Cardiopatias • Neurofibromas espinais sintomáticos • Glioma de vias ópticas • Neurofibromas cutâneos
Lisina 1423 (Noonan-*like*)	• Cardiopatias • Neurofibromas plexiformes

CALMs: manchas café com leite.

que possuem neurofibromas plexiformes grandes ou sintomáticos ou com qualquer acometimento mais grave deverão realizar *follow-up* específico com o especialista de maneira direcionada.

O manejo das neoplasias deverá ser feito em conjunto com equipe de neuro-oncologia. A realização de radioterapia em pacientes com OPG é contraindicada devido ao risco de malignização secundária ou desenvolvimento de vasculopatia do tipo *moyamoya* na região irradiada.

Em 2020 a Food and Drug Administration (FDA) aprovou o uso de selumetinibe, um inibidor MEK, para o tratamento de neurofibromas plexiformes inoperáveis, sendo essa a única terapia-alvo comercialmente disponível no momento para pacientes com NF1.[20]

NEUROFIBROMATOSE DO TIPO 2 (NF2; OMIM #607379)

Introdução

A NF2 é uma condição autossômica dominante com penetrância completa e com uma incidência de 1 caso para 40.000 indivíduos. Os casos com mutação *de novo* representam até 50% do total e entre 25 e 33% desses casos são mosaicos. O gene *NF2*, localizado no cromossomo 22q12, codifica a proteína supressora tumoral merlina. A merlina tem diversas funções como a interação entre a membrana celular e as proteínas do citoesqueleto, mas em especial atua regulando a sinalização *downstream* da via RAS-MAPK.[21]

Diagnóstico

Os critérios de Manchester são classicamente os critérios clínicos mais utilizados para o diagnóstico de NF2 (Tabela 180.3).[21]

Apresentação clínica

Os pacientes com NF2 em geral iniciam quadro entre a segunda e terceira década de vida com quadro de perda auditiva, zumbido ou desequilíbrio, associados ao envolvimento vestibular clássico. Ao contrário dos adultos, as crianças em geral apresentam-se com quadros não vestibulares como tumores cerebrais, tumores medulares, lesões de pele, alterações visuais ou mononeuropatia.

Os achados cutâneos são menos proeminentes, apenas 40% apresentam-se com manchas café com leite. É notável a presença de tumores de pele e nódulos subcutâneos.

O schwannoma vestibular é o acometimento principal da NF2 e sua maior causa de morbidade, relacionada à perda auditiva neurossensorial. Após o acometimento do nervo vestibulococlear os nervos cranianos mais comumente encontrados são o oculomotor e trigeminal. Os meningiomas ocorrem em 50% dos pacientes e podem ser múltiplos (Figura 180.2). Os tumores de medula espinal são comuns e ocorrem em até 70% dos pacientes. Os tipos mais comuns incluem os schwannomas espinais e os meningiomas extramedulares, além dos ependimomas medulares que relacionam-se tanto à NF2 quanto à perda somática do cromossomo 22q. A polineuropatia associada à NF2 cursa em geral com padrão axonal; entretanto, padrões desmielinizantes também podem ocorrer. Essa apresentação clínica pode acontecer na ausência de tumores de nervos de bainha de mielina e, dessa maneira, pacientes com hiporreflexia que não possa ser explicada por schwannomas devem ser avaliados quanto à possibilidade de polineuropatia. Mononeuropatias também podem ocorrer, em especial com acometimento do nervo facial.

Os achados oculares são comuns, sendo a catarata subcapsular posterior o achado mais típico. Na infância é comum o antecedente de ambliopia ou estrabismo sem elucidação diagnóstica.

O principal diagnóstico diferencial da NF2 é a schwannomatose (SWN, OMIM #162091 | #615670), associada a variantes patogênicas germinativas ou somáticas no gene *SMARCB1* ou no gene *LZTR1*. Esses pacientes apresentam-se com quadros de dor crônica associados a múltiplos schwannomas em variadas topografias. De modo curioso, diferencia-se da NF2 por afetar predominantemente outros nervos cranianos que não o nervo vestibulococlear. Em 2022, foi publicado um consenso internacional para diagnóstico e nomenclatura da NF2 e SWN. Esse consenso propõe a extinção do termo NF2 e uma nova classificação em que o termo "schwannomatose associada à NF2" é adotado.[21]

Manejo clínico

O manejo é multidisciplinar. Ao diagnóstico é necessária a realização de RM de crânio e condutos auditivos, além de avaliação oftalmológica e audiológica. De maneira tradicional, o tratamento oncológico dos schwannomas é baseado em intervenções cirúrgicas, porém o uso de bevacizumabe tem mostrado bons resultados no tratamento dos tumores relacionados à NF2.[22]

SÍNDROME DE LEGIUS (LGSS; OMIM #611431)

Introdução

A síndrome de Legius (LGSS) foi inicialmente descrita em 2007 em um grupo de probandos que preenchiam os critérios do NIH (ver Tabela 180.1) para NF1, porém não apresentavam variantes patogênicas ou provavelmente patogênicas no gene *NF1*. Foi identificada então uma mutação germinativa em heterozigose no gene *SPRED1,* localizado no cromossomo 15q3.2, que levava a uma síndrome NF-1-*like*.[7] O gene *SPRED1* codifica proteína que atua como supressor tumoral através de *downregulation* da via RAS-MAPK. É uma condição com herança autossômica dominante e de penetrância completa.[23]

Diagnóstico

O último consenso internacional estabelecido em 2021 propõe que o diagnóstico seja realizado por meio dos critérios presentes na Tabela 180.4.[6]

Apresentação clínica

Estudos evidenciam que até 5% dos pacientes com LGSS preenchem os critérios do NIH para NF1, demonstrando uma especificidade reduzida dos critérios cunhados pelo uso nas últimas décadas. Conforme discutido na seção sobre NF1, os pacientes com LGSS apresentam-se com manchas café com leite e macrocefalia, podendo apresentar efélides axilares. Todos os outros comemorativos clássicos da NF1 estão ausentes. Encontram-se em alguns casos dismorfismos faciais com fenótipo Noonan-*like* que inclui hipertelorismo, fissuras palpebrais oblíquas para baixo e implantação baixa de orelhas.[24] São descritos alguns casos de dificuldade escolar e transtorno do déficit de atenção e hiperatividade (TDAH), porém com prevalência e gravidade menores que na NF1. A incidência de tumores em LGSS é baixa.

Manejo clínico

A distinção entre a LGSS e NF1 implica uma rotina distinta de seguimento clínico. Nesses casos, exceto se houver sintomas ou achados ao exame físico, não há necessidade de seguimento regular com RM de crânio e avaliações oftalmológicas recorrentes. O prognóstico a longo prazo é melhor que na NF1.[23]

Tabela 180.3 Critérios diagnósticos da NF2.[71]

NF2 confirmada

- Presença de schwannoma vestibular bilateral **ou**
- Parente de primeiro grau com NF2 **e**
  - Schwannoma vestibular unilateral **ou**
  - Pelo menos dois dos seguintes: meningioma, schwannoma, glioma, neurofibroma, catarata subcapsular posterior

NF2 provável

- Schwannoma vestibular unilateral **e** pelo menos dois dos seguintes: meningioma, schwannoma, glioma, neurofibroma, catarata subcapsular posterior **ou**
- Múltiplos meningiomas (dois ou mais) **e**
  - Schwannoma vestibular unilateral **ou**
  - Pelo menos dois dos seguintes: schwannoma, glioma, neurofibroma, catarata subcapsular posterior.

NF2: neurofibromatose do tipo 2.

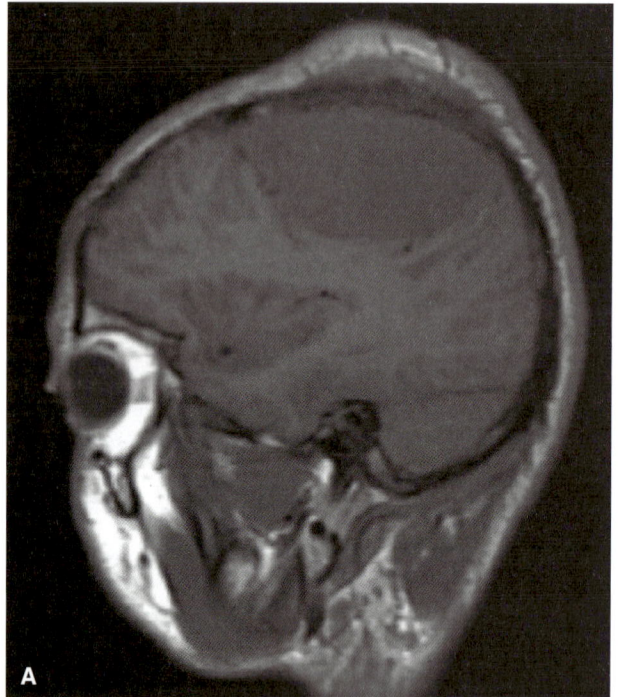

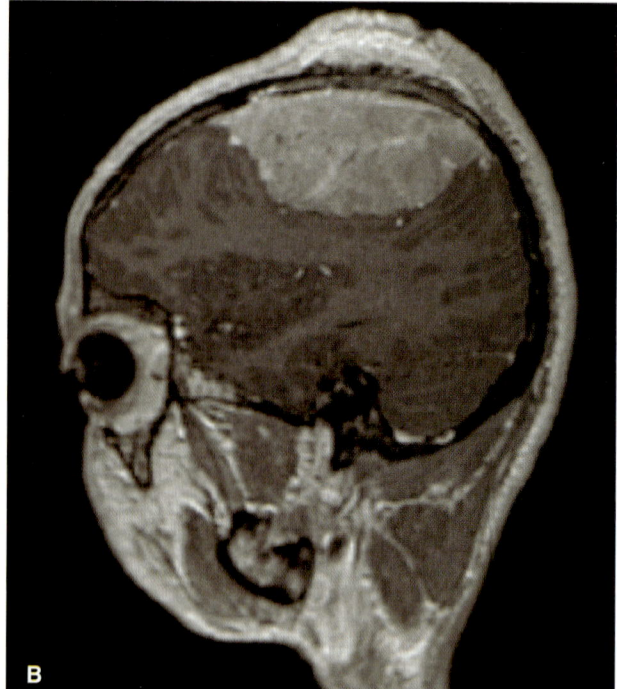

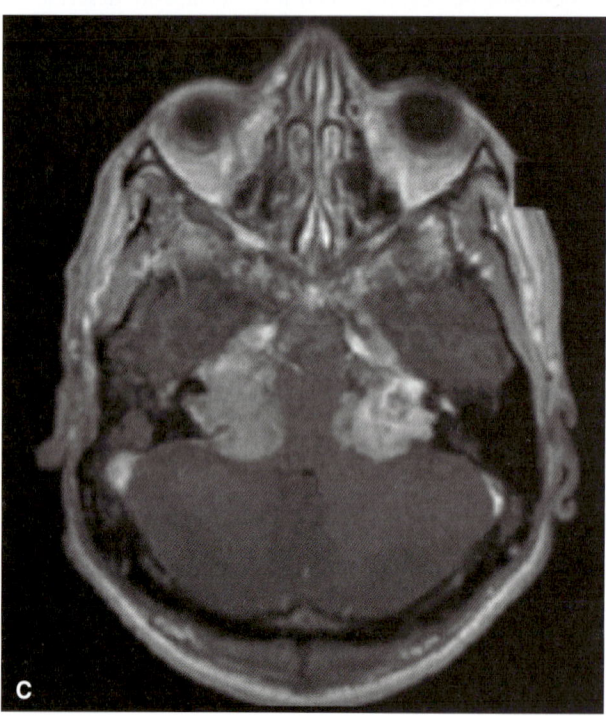

Figura 180.2 Neurofibromatose tipo 2. **A.** Imagem sagital ponderada em T1, na qual se observa meningioma na convexidade do hemisfério cerebral esquerdo (lesão com isossinal em T1). **B.** Após a injeção do gadolínio, nota-se intenso realce da lesão. **C.** Presença de schwannoma bilateral, com intenso realce após a injeção do contraste.

Tabela 180.4 Critérios diagnósticos da síndrome de Legius (LGSS), revisados em 2021.[6]

A: Se o paciente não possui parente de primeiro grau com diagnóstico de LGSS, são necessários dois dos critérios a seguir:

B: Se o paciente possui parente de primeiro grau com diagnóstico de LGSS, é necessário apenas um dos critérios a seguir:

- Seis ou mais manchas café com leite* bilateralmente distribuídas e AUSÊNCIA de todos os outros critérios diagnósticos de NF1, exceto por efélides axilares ou inguinais

- Variante germinativa patogênica no gene *SPRED1* em heterozigose com fração alélica > 50% em tecidos normais como, por exemplo, leucócitos.

*A presença de 6 ou menos manchas não exclui o diagnóstico de LGSS, diferentemente dos critérios de neurofibromatose do tipo 1 (NF1).

SÍNDROME DE NOONAN COM MÚLTIPLOS LENTIGOS (LPRD1; OMIM #151100 | LPRD2; OMIM #611554| LPRD3; OMIM #613707)

Introdução

A síndrome de Noonan com múltiplos lentigos é uma doença autossômica dominante classificada dentro do grupo das RASopatias. No passado, essa entidade era nomeada pelo acrônimo LEOPARD, que descreve suas características clínicas. É uma síndrome com heterogeneidade genética, apresentando 3 principais genes, e hoje é dividida em 3 fenótipos com correspondência genotípica no OMIM.

A maioria dos casos, por volta de 85%, é causada por mutações de ponto do tipo *missense* no gene *PTPN11*, localizada no cromossomo 12q24, que codifica a proteína tirosina fosfatase SHP-2. Os outros casos são relacionados a mutações no gene *RAF1* (cromossomo 3p25.2) e uma minoria relacionada ao gene *BRAF* (cromossomo 7q34).[25]

Diagnóstico

Ainda não há consenso de critérios diagnósticos para essa condição. O diagnóstico é realizado por meio da suspeita clínica associado à confirmação molecular.

Apresentação clínica

O antigo nome LEOPARD carrega o acrônimo mnemônico com as principais características da síndrome: lentigos, defeitos de condução no eletrocardiograma (ECG), hipertelorismo ocular, estenose pulmonar, genitália anormal, atraso do crescimento e surdez neurossensorial (Figura 180.3). A atual denominação, no entanto, chama a atenção para as semelhanças dismorfológicas com a síndrome de Noonan, em especial no que tange aos dismorfismos faciais, alterações cardíacas e achados cutâneos. Outros achados incluem dificuldade escolar (30% dos casos), hipotonia, epilepsia e TEA. A deficiência intelectual é rara.[26]

Manejo clínico

O manejo é multidisciplinar. É necessária avaliação inicial das equipes de neurologia, geneticistas, cardiologistas e urologistas. A cardiomiopatia hipertrófica e a estenose da valva pulmonar são os defeitos cardíacos mais comuns e que agregam maior morbidade. Por isso, a avaliação com ecocardiograma ou RM de miocárdio é imprescindível ao diagnóstico. O ECG também é essencial, haja vista a alta prevalência de arritmias nessa população. O seguimento deve ser no mínimo anual, visto que as alterações cardíacas podem aparecer ao longo dos anos. Avaliação auditiva também é recomenda ao diagnóstico e uma vez ao ano, visto que a surdez neurossensorial pode surgir em idade mais avançada.

COMPLEXO ESCLEROSE TUBEROSA (TSC; OMIM #191100 | OMIM #613254)

Introdução

O complexo esclerose tuberosa (TSC) é uma doença multissistêmica de herança autossômica dominante, com prevalência estimada de 1 a cada 6.000 nascimentos. Cerca de 70% dos casos ocorrem de maneira esporádica, enquanto o restante segrega de maneira familial.[27]

Variantes patogênicas em genes supressores de tumor que levam ao TSC ocorrem em dois cromossomos diferentes, mas resultam em fenótipos clinicamente muito semelhantes e com expressividade bastante variável. O gene *TSC1* se localiza no cromossomo 9q34, enquanto o *TSC2* localiza-se no cromossomo 16p13.3. Os produtos proteicos dos genes *TSC1* e *TSC2*, respectivamente, a hamartina e a tuberina, atuam como parte de um complexo proteico que realiza *downregulation* da proliferação e diferenciação celular por meio da via do mTOR (*mammalian target of rapamycin*).

Hoje a correlação genótipo-fenótipo para essa entidade é estabelecida. Os casos relacionados ao *TSC1* ocorrem com mais frequência de maneira familiar e tendem a apresentar um fenótipo mais leve, enquanto os casos de *TSC2* ocorrem mais de modo esporádico e apresentam um fenótipo mais grave, além de apresentarem maior risco para doença renal maligna, deficiência intelectual, TEA e espasmos infantis.[27]

Diagnóstico

Os critérios diagnósticos foram estabelecidos em 1998 e atualizados com aspectos moleculares em 2012.[28] Hoje o diagnóstico molecular é positivo em apenas 75 a 90% dos casos, dessa maneira, um teste normal não exclui o diagnóstico de TSC caso haja confirmação de critérios clínicos (Tabela 180.5).

A combinação de linfangioleiomiomatose e angiomiolipomas sem quaisquer outras características de esclerose tuberosa (ET) não é considerada um diagnóstico definitivo.

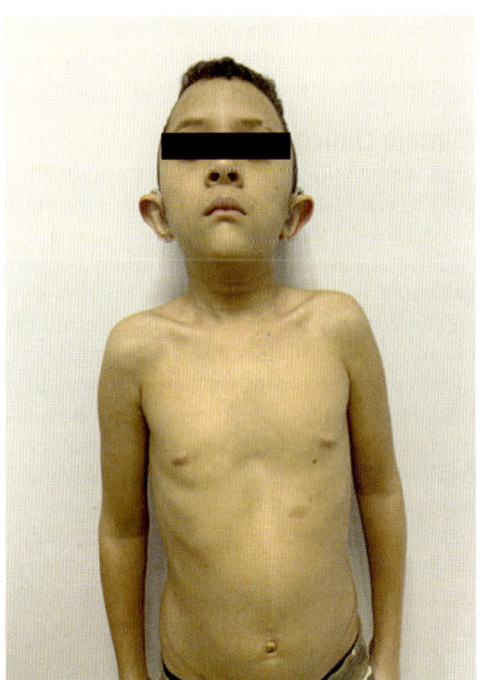
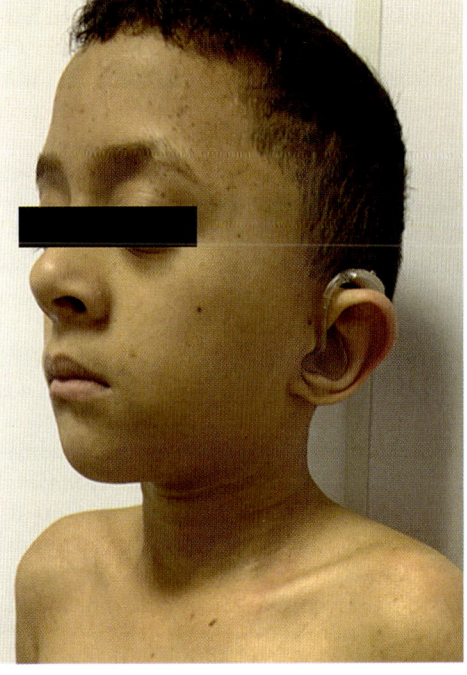

Figura 180.3 Síndrome de Noonan com múltiplos lentigos.

Tabela 180.5 Critérios diagnósticos da esclerose tuberosa.

Critérios clínicos para o diagnóstico[*]

Critérios maiores

- Angiofibromas faciais (mais de três) ou placa fibrosa na fronte
- Fibromas ungueais (mais de dois)
- Máculas hipomelanocíticas (mais de três, com no mínimo 5 mm de diâmetro)
- Placa de **shagreen**
- Múltiplos hamartomas retinianos nodulares
- Displasias corticais (túberes ou linhas de migração na substância branca com disposição radial)
- Nódulos subependimários
- Astrocitoma subependimário de células gigantes
- Rabdomioma cardíaco
- Linfangioleiomiomatose
- Angiomiolipomas renais (mais de dois)

Critérios menores

- Lesões "em confete" na pele
- Múltiplas manchas no esmalte dentário (mais de três)
- Fibromas intraorais (mais de dois)
- Hamartoma de localização não renal
- Mancha acrômica em retina
- Cistos renais múltiplos

Critérios genéticos diagnósticos

- A identificação de variantes patogênicas nos genes *TSC1* ou *TSC2* é suficiente para a realização do diagnóstico definitivo.

[*]O diagnóstico é considerado definitivo na presença de dois critérios maiores **ou** um critério maior e dois menores. Diagnóstico possível na presença de um critério maior isolado **ou** dois critérios maiores.

Quadro clínico

O acometimento da pele é um dos *hallmarks* da ET e, em geral, é o que levanta a suspeita inicial para o diagnóstico desses casos. Os nevos hipocrômicos acometem até 90% dos indivíduos (Figura 180.4). Em geral, estão presentes ao nascimento ou podem surgir ao longo da primeira infância. Os critérios exigem mais de três lesões com no mínimo 5 mm de diâmetro. A poliose também é considerada como uma mancha hipomelanocítica e foi incluída nos critérios em 2012. As lesões "em confete" com tamanho de 1 mm a 3 mm são consideradas critérios menores. Os angiofibromas faciais, com localização com predominância malar, ocorrem em até 75% dos casos e iniciam-se a partir dos 2 a 5 anos. As placas de *shagreen*, um critério maior, são específicas para ET e ocorrem em metade dos casos.[27]

O acometimento de sistema nervoso central (SNC) ocorre na prática em todos os indivíduos. Em relação aos principais achados de neuroimagem encontramos: túberes, os nódulos subependimários, asctrocitomas subependmários de células gigantes (SEGA, do inglês *subependymal giant cell astrocytoma*). Os túberes representam áreas de displasia cortical causadas por defeito de migração neuronal e ocorrem em até 90% dos indivíduos afetados. Outro achado radiológico é a presença de linhas radiais de migração glial. Esses achados são responsáveis pelo quadro de epilepsia, em geral de difícil controle, dos pacientes com ET. Os nódulos subependimários são lesões benignas localizadas na superfície ependimária dos ventrículos laterais e são encontradas em até 90% dos pacientes, podendo inclusive ser identificadas nos exames pré-natais. Em geral, são de tamanho estático e não contrastam, podendo apresentar calcificação ao longo da vida.

Os nódulos subependimários podem dar origem aos SEGAs, tumores glioneurais de baixo grau pediátrico que surgem a partir do forame de Monro e incidem até 20% desses pacientes com idade média de aparecimento até os 11 anos, sendo raros após os 25 anos. São diferenciados radiologicamente dos nódulos subependimários por aumento progressivo, em geral maiores que 5 a 10 mm, e por realçarem ao contraste. Apesar de terem crescimento lento, podem complicar com hidrocefalia e hipertensão intracraniana.

A epilepsia ocorre em 80% dos pacientes e 62,5% desses pacientes evoluem com quadro de epilepsia refratária. Metade dos pacientes irão desenvolver quadro de espasmos infantis e uma parcela evolui com Lennox-Gastaut. A maioria dos pacientes irão expressar quadro cognitivo de deficiência intelectual, alterações comportamentais que hoje foram denominados "TANDs", uma sigla para *tuberous-sclerosis-associated neuropsychiatric disorders*. Existe um *overlap* de comportamentos autísticos em uma parcela desses pacientes, e até 40% preenchem critérios para TEA. O TDAH também é frequente e é descrito em 30% dos casos. Diversas queixas comportamentais, incluindo comportamento agressivo e transtornos psiquiátricos, também são reportados.[29]

As principais alterações visuais são os hamartomas retinianos ou as manchas acrômicas retinianas. Os rabdomiomas cardíacos são lesões hamartomatosas que ocorrem em metade dos pacientes e na atualidade podem ser detectadas em US fetal a partir de 20 semanas de gestação. A maioria é assintomática e em geral regridem de maneira espontânea no primeiro ano de vida. As manifestações renais incluem os angiomiolipomas renais, tumores benignos que com raridade acomete pacientes sem ET. Pacientes com variantes patogênicas na *TSC2* têm um risco maior para malignização. É curioso ressaltar que um grupo de pacientes com deleções no *TSC2* podem apresentar doença renal policística por deleção contígua do gene *PKD1* no cromossomo 16p13.3. O acometimento pulmonar característico é a linfangioleiomiomatose pulmonar com frequência de 1 a 4% e ocorre mais comumente em mulheres e em idade adulta.

Manejo clínico

O *guideline* para avalição inicial e seguimento dos pacientes com ET foi revisado em 2021 junto aos critérios e encontra-se na Tabela 180.6.[28]

Diversos estudos já demonstraram a superioridade da vigabatrina para o tratamento de espasmos infantis em pacientes com TSC.[29] Os resultados do estudo EPISTOP,[30] publicados em 2020, demonstraram a superioridade do tratamento preventivo com vigabatrina (iniciado quando é identificada atividade epileptiforme antes de qualquer crise clínica ou eletrográfica) sobre o tratamento convencional (realizado após a primeira crise eletrográfica ou clínica). O tratamento preventivo foi associado com menor risco de crises clínicas, evolução para epilepsia refratária e para espasmos infantis. Dessa maneira, hoje são preconizados o tratamento preventivo e a realização de eletroencefalograma (EEG) mensalmente nos primeiros meses de vida.

Além dos fármacos convencionais, o uso de inibidores da mTOR (sirolimo e everolimo) surge como terapia-alvo-dirigida. O uso desses fármacos no tratamento do SEGA e dos

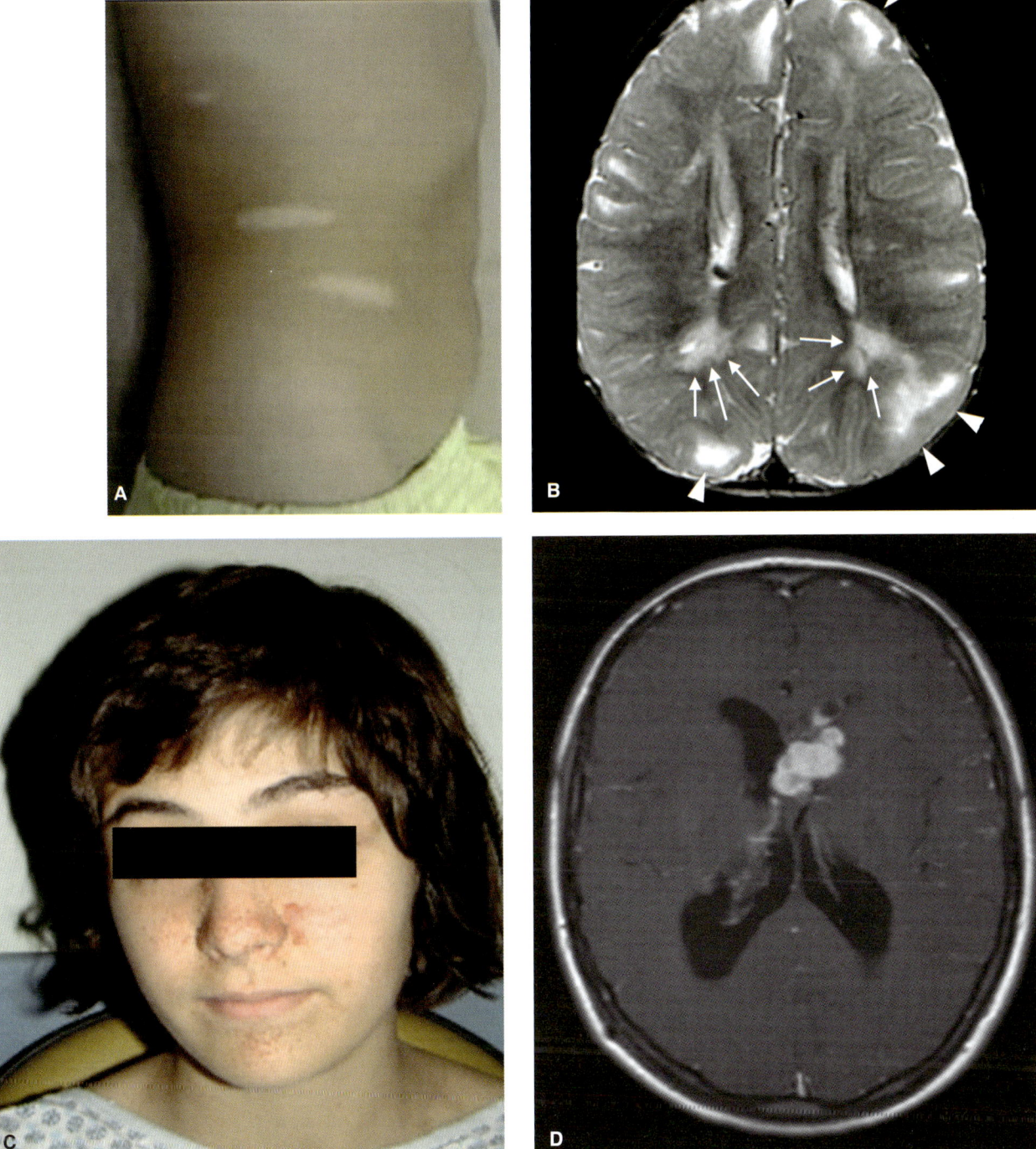

Figura 180.4 Complexo esclerose tuberosa.[27] **A.** Manchas hipocrômicas. **B.** Túberes corticais. **C.** Angiofibromas faciais. **D.** SEGA.

angiomiolipomas renais já está bem estabelecido na literatura.[31] Na União Europeia e nos EUA, o everolimo já foi aprovado para o tratamento de pacientes com epilepsia refratária associada ao TSC. O sirolimo não demonstrou benefícios em controlar epilepsia em pacientes com TSC, e em relação ao manejo dos TANDs, dois estudos clínicos ranzomizados falharam em demonstrar melhora dos sintomas autísticos, habilidades sociais, QI e outros déficits neuropsicológicos com o uso de ambos inibidores de mTOR.[29] Estudos em modelos animais sugerem que o canabidiol (CDB) está relacionado à modulação do rpS6, um alvo *downstream* da via do mTOR no cérebro, e estudos preliminares demonstram resultados positivos para o tratamento de epilepsia em

pacientes com TSC.[32] Em 2020 a FDA aprovou o uso de CDB em pacientes com epilepsia associada ao TSC em crianças com mais de 1 ano de vida.

SÍNDROME DE STURGE-WEBER (SWS; #185300)

Introdução

A SWS é uma síndrome de malformação vascular que envolve a pele, o cérebro e os olhos. Ela ocorre de maneira esporádica e com prevalência estimada de 1 a cada 20.000 a 50.000 nascimentos. A SWS é causada por uma mutação

Tabela 180.6 Avaliação inicial e seguimento dos pacientes com esclerose tuberosa (ET).

Avaliação inicial

- Anamnese e exame físico detalhados, com ênfase para as características da ET, incluindo inspeção detalhada da pele e dos dentes, além de aferição da pressão arterial
- Eletroencefalograma – no caso de estar anormal e, em especial, se houver alterações neuropsiquiátricas associadas, considerar a realização de um videoeletroencefalograma de 24 horas para avaliação de atividade epiléptica subclínica*
- RM do encéfalo
- Avaliação oftalmológica
- Eletrocardiograma (todas as idades)
- Ecocardiograma para pacientes pediátricos (sobretudo para menores de 3 anos)
- Espirometria e TC de tórax de alta resolução para mulheres com mais de 18 anos, mesmo que assintomáticas. Para os homens, apenas quando houver sintomas
- RM do abdome para avaliar a presença de angiomiolipomas e cistos renais
- Avaliação da função renal pela dosagem da creatinina sérica e cálculo da taxa de filtração glomerular
- Encaminhamento para avaliação com geneticista.

Seguimento

- Avaliação anual para triagem de atraso do desenvolvimento e TEA
- RM do encéfalo a cada 1 ou 3 anos em indivíduos assintomáticos menores de 25 anos, para avaliar o possível surgimento de um SEGA. Para os casos de SEGA assintomático diagnosticado na infância, deve-se manter a realização periódica de RM durante a vida adulta, para monitorar se haverá ou não crescimento
- Avaliação dentária a cada 6 meses e radiografia panorâmica por volta dos 7 anos (se não previamente realizada)
- Avaliação dermatológica anual
- Avaliação oftalmológica anual para pacientes com lesões oculares previamente identificadas ou sintomas visuais
- Ecocardiograma a cada 1 a 3 anos para pacientes assintomáticos com rabdomiomas cardíacos previamente documentados, até que ocorra a regressão completa dos mesmos. Avaliações mais frequentes ou outros métodos diagnósticos mais avançados podem ser necessários em indivíduos sintomáticos
- Pesquisa de angiomiolipomas renais e doença renal cística por RM de abdome a cada 1 a 3 anos em pacientes assintomáticos
- Avaliação anual da função renal pela dosagem da creatinina sérica e cálculo da taxa de filtração glomerular, além da medida da pressão arterial
- Pesquisa clínica (interrogatório direcionado) sobre sintomas pulmonares anualmente. TC de alta resolução do tórax a cada 5 a 10 anos para mulheres assintomáticas com mais de 18 anos e a cada 2 ou 3 anos em pacientes com alterações prévias
- Anormalidades de sistemas específicos devem ser acompanhadas por especialistas (p. ex., angiomiolipomas pelo nefrologista e rabdomiomas pelo cardiologista).

RM: ressonância magnética; SEGA: *subependymal giant cell astrocytoma*; TC: tomografia computadorizada; TEA: transtorno do espectro autista. *Em lactentes, orientar os parentes a reconhecer os espasmos.

somática no gene *GNAQ*, localizado no cromossomo 9q21, que possui papel importante no desenvolvimento vascular. Apenas em 2013, Shirley et al. identificaram a mutação de ponto somática (c.548G>A; p.Arg183Gln) no gene *GNAQ* de tecidos afetados de um grupo de pacientes com SWS e também pacientes com malformação capilar caracterizadas por manchas vinho do Porto (MVP).[33] Esse gene codifica a subunidade de proteína Gq-alfa, um grupo de proteínas G que participam como moduladoras e transdutoras de diferentes sistemas de sinalização transmembrânica. Além disso, está envolvida na sinalização da via RAS, aumentando a proliferação celular local e inibindo apoptose. Estudos mais recentes descrevem hiperativação da via do mTOR. A mutação somática *GNAQ*:c.548 G>A é a mais comumente descrita, porém novos estudos evidenciam casos relacionados à mutação somática de *GNA11* e *GNB2*.[34,35]

A extensão do envolvimento cutâneo, leptomeníngeo e ocular depende do momento em que a mutação ocorreu na embriogênese e a célula afetada. Algumas teorias sugerem que MVP e angiomatose leptomeníngea resultam de uma falha na regressão do plexo venoso cefálico primitivo. A proximidade do ectoderma destinado a formar a parte superior da pele da face e a porção do tubo neural que irá formar a região parieto-occipital do cérebro pode explicar as topografias mais frequentes da MVP facial e do angioma leptomeníngeo.

Diagnóstico

A presença de MVP facial ao nascimento deve levantar a suspeita ao diagnóstico. O termo "síndrome de Sturge-Weber" em geral não é usado para os pacientes que têm apenas MVP de maneira isolada. Apenas 5 a 15% dos pacientes apresentam angiomatose leptopmeníngea sem acometimento cutâneo ou ocular.

O diagnóstico da SWS é realizado por meio da avaliação clínica e confirmado pela imagem característica na RM em que se nota realce leptomeníngeo anormal. É importante ressaltar que a RM normal no período neonatal não é suficiente para excluir o diagnóstico porque a sensibilidade nessa faixa etária é muito baixa. É mandatório repetir o exame com 12 meses de idade. A criança com 12 meses com uma MVP que apresente RM com contraste normal tem risco baixíssimo de desenvolver a angiomatose leptopmeníngea.[36]

Quadro clínico

A tríade clássica envolve: MVP, angiomatose leptomeníngea e angiomas de coroide. A MVP é uma malformação capilar que ocorre ao longo da distribuição do ramo oftálmico (V1) do nervo trigêmeo, podendo ainda ser bilateral ou envolver V2 e V3 (Figura 180.5). Hoje sabe-se que 10 a 35% dos pacientes com MVP em fronte ou pálpebra superior irão apresentar acometimento central. Caso MVP acometa a pálpebra superior e inferior do olho, metade dos pacientes apresentarão glaucoma.[37] O acometimento leptomeníngeo é característico na região parieto-occipital e ipsilateral à MVP. Com raridade, o acometimento pode ser bilateral com fenótipo mais grave. A lesão leptomeníngea vascular leva à disfunção de fluxo cerebral normal, ocasionando perfusão insuficiente e posterior atrofia com gliose, perda neuronal e calcificação. Nesse sentido, MVP é considerada doença progressiva com quadro evolutivo de hemiparesia e déficit visual central. As complicações mais comumente observadas são epilepsia (80%), eventos *stroke-like*, enxaqueca e atraso global do desenvolvimento com evolução para deficiência intelectual. A epilepsia mais comum é de padrão focal, porém é descrita correlação com espasmos infantis, crises atônicas e ausência infantil. O principal acometimento ocular é o glaucoma (30 a 60% dos pacientes).[37]

Manejo clínico

O neonato com MVP ao nascimento deverá ser encaminhado para seguimento com neurologista infantil e oftalmologista. Tratamentos cosméticos com *laser* podem ser realizados para a MVP.

O manejo da epilepsia é variável e vai desde o uso de fármacos anticrise tradicionais até medidas como considerar

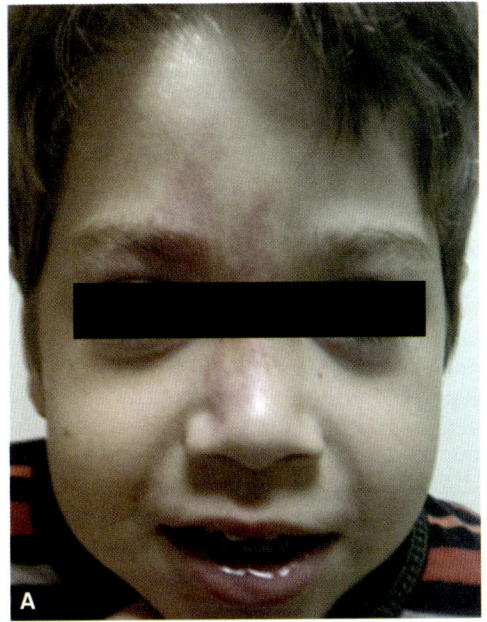

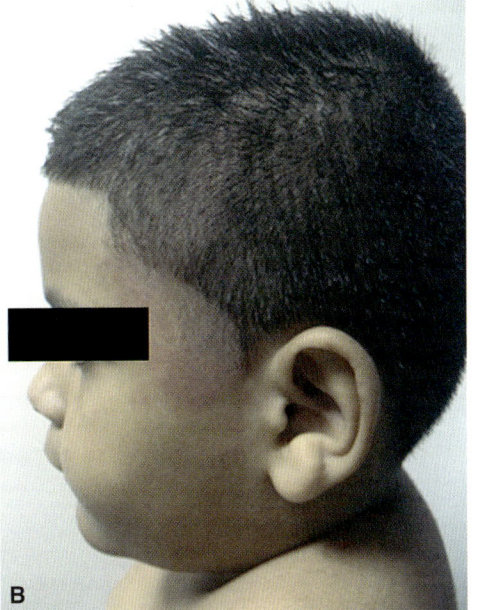

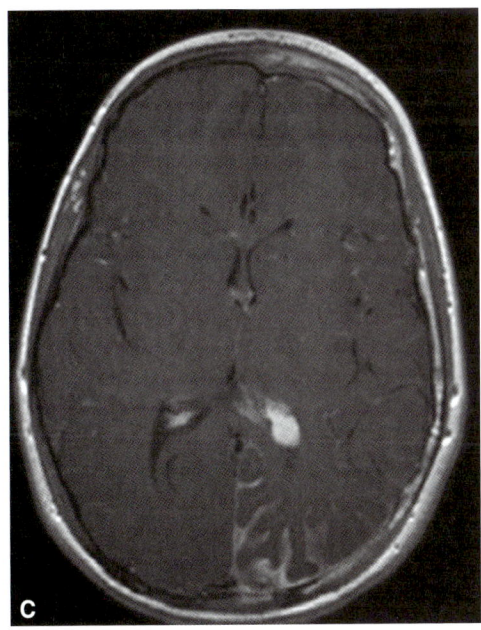

Figura 180.5 Síndrome de Sturge-Weber. **A** e **B.** Hemangioma facial plano com típica distribuição no território de inervação do ramo oftálmico do nervo trigêmeo. **C.** RM de crânio do paciente. **B.** Imagem axial ponderada em T1 após a infusão de gadolínio; observa-se angioma leptomeníngeo occipital esquerdo associado à proeminência de plexo coroide ipsilateral.

hemisferectomia em pacientes com acometimento unilateral e hemiparesia e defeito de campo visual já estabelecido.

O uso de doses baixas de ácido acetilsalicílico (AAS) (3 a 5 mg/kg/dia) e vitamina D para prevenir eventos *stroke-like* e epilepsia tem sido estudado em ensaios retrospectivos com bons resultados. O uso de doses de AAS baixas em pacientes pré-sintomáticos tem mostrado resultados positivos em postergar o início da epilepsia nesses casos.[34] Estudos prospectivos envolvendo o uso de sirolimo e CDB também foram realizados ao longo dos anos para o tratamento de epilepsias nesses pacientes.[38,39]

O manejo conjunto desde o nascimento com oftalmologista para tratamento e prevenção de glaucoma é essencial.

O teste genético para a mutação somática de *GNAQ* não é indicado, visto que raramente o exame é positivo no sangue e o exame confirmatório com amostra de tecido afetado é invasivo. Além disso, as correlações genotípicas-fenotípicas não foram estabelecidas a fim de tornar essa avaliação vantajosa do ponto de vista terapêutico.

INCONTINÊNCIA PIGMENTAR (IP, OMIN #308300)

Introdução

A incontinência pigmentar é uma doença rara, dominante, ligada ao X que afeta pacientes do sexo feminino, sendo fetal quando em hemizigose em pacientes masculinos. É causada por variantes patogênicas no gene *IKBKG*, localizado no Xq28. Em 80% dos casos ocorre deleção do éxon 4 ao éxon 10 no gene *IKBKG*. O fator nuclear-kappa B (NF-kB), um fator de transcrição, é ativado pelo produto proteico do gene *IKBKG* e tem papel importante em vias de apoptose e inflamação celular.[40,41]

Diagnóstico

Os critérios diagnósticos originais de 1993 foram modificados há pouco tempo. Após a descoberta do gene causador e de uma melhor caracterização fenotípica, os critérios atualizados encontram-se na Tabela 180.7.[42]

Tabela 180.7 Critérios diagnósticos de incontinência pigmentar.[42]

Critérios maiores
Evolução clássica das mudanças pigmentares na pele distribuídas nas linhas de Blasckho • Estágio vesicular-bolhoso • Estágio verrucoso • Estágio hiperpigmentado • Estágio atrófico/hipopigmentado

Critérios menores
Alterações dentárias, alterações oculares, alterações de SNC, alopecia, alterações de unhas e cabelos, alterações de palato, alterações mamilares, múltiplos abortos de fetos do sexo masculino, achados histopatológicos de pele típicos. Condições diagnósticas: 1. Se não há evidência de incontinência pigmentar e parente feminino de primeiro grau: → Se não há evidência de variante patogênica no gene *IKBKG* confirmada, são necessários dois ou mais critérios maiores OU um critério maior e um critério menor para confirmação diagnóstica. 2. Se há evidência de variante patogênica no gene *IKBKG* e a presença de qualquer critério maior ou menor, há confirmação diagnóstica. 3. Se parente feminino de primeiro grau com diagnóstico confirmado, basta apenas um critério maior ou dois menores.

SNC: sistema nervoso central.

Apesar de não serem critérios, eosinofilia e padrão desviado de inativação do X reforçam o diagnóstico em todos os casos.

Quadro clínico

As lesões cutâneas evoluem em quatro fases distintas: surgimento de vesículas e bolhas inflamatórias, habitualmente com disposição linear, que podem estar presentes já ao nascimento ou surgir nos primeiros meses de vida; placas hiperqueratóticas verrugosas e também com disposição linear; lesões pigmentadas de coloração acastanhada, seguindo as linhas de Blaschko que surgem na infância e tendem a desaparecer até a vida adulta e máculas lineares hipopigmentadas que normalmente surgem já na vida adulta. Essas lesões cutâneas podem ocorrer de maneira sequencial ou de modo concomitante e o último estágio nem sempre está presente em todos os pacientes.

O acometimento neurológico ocorre em 30% dos casos e relaciona-se a maior morbidade. Os principais são: eventos vasculares isquêmicos envolvendo a substância branca profunda ou subcortical e territórios vasculares grandes. Podem ocorrer disgenesia cerebelar, atrofia cerebral, hipoplasia de corpo caloso, deficiência intelectual ou atraso do desenvolvimento e microcefalia. Até 40% dos pacientes desenvolvem epilepsia relacionada às malformações ou à doença cerebrovascular. É curioso ressaltar que há relato na literatura de dois casos de lactentes com IP que apresentaram quadro de encefalomielite disseminada aguda (ADEM); a relação entre as entidades ainda não é conhecida.[40]

Manejo clínico

O manejo é multidisciplinar e deve envolver geneticista, dermatologista, neurologista, dentista e oftalmologista. Em pacientes com qualquer alteração neurológica é sugerida a realização de RM, e em casos de suspeita de evento vascular é recomendada a realização de angio-RM.

HIPOMELANOSE DE ITO (HI; OMIM# 300337)

Introdução

A hipomelanose de Ito, ou mosaicismo pigmentar, foi descrita por Ito em 1952. Hoje a etiologia desta patologia ainda é incerta. Diversos modelos de herança foram propostos, porém ainda não há clara evidência de transmissão genética familial e a maioria dos casos são esporádicos. Múltiplas anomalias cromossômicas em mosaico foram descritas em pacientes com o fenótipo, sendo a mais descrita relacionada à translocação envolvendo o Xp11. Em 2022 foi descrito um fenótipo de HI relacionado à ativação pós-zigótica de variantes patogênicas do gene *MTOR*, detectadas em tecidos afetados desses pacientes.[43]

Diagnóstico

O diagnóstico é clínico. A avaliação sob a lâmpada de Wood pode ajudar a identificação da hipopigmentação. Em 1992, Ruiz-Maldonado et al. caracterizaram critérios diagnósticos descritos na Tabela 180.8.[44]

Quadro clínico

As lesões cutâneas podem se apresentar como uma "imagem negativa" daquelas vistas na incontinência pigmentar. As lesões são em geral lineares, hipocrômicas e arranjadas ao longo das linhas de Blashko (Figura 180.6). Em geral poupam as solas dos pés, mãos e mucosas. O quadro neurológico ocorre em 90% dos pacientes e inclui: atraso global do desenvolvimento, macrocefalia, autismo e epilepsia. Na imagem, o padrão mais descrito é de hemimegaloencefalia, podendo ocorrer alterações de migração neuronal e agenesia do corpo caloso. O acometimento musculoesquelético ocorre em 70% dos casos e inclui: assimetria de membros, baixa estatura, escoliose e anormalidades de dedos. Em 10% dos pacientes é observado acometimento oftalmológico que inclui: hipopigmentação retiniana, estrabismo, catarata, coloboma de íris e heterocromia iridal. Outras alterações incluem defeitos cardíacos, geniturinários, puberdade precoce e alterações dentárias.[43]

Manejo clínico

O manejo é multidisciplinar e deve envolver geneticista, dermatologista, neurologista, dentista e oftalmologista. Não há necessidade de tratamento das lesões de pele e o tratamento é baseado no quadro clínico de cada paciente.

MELANOSE NEUROCUTÂNEA (MN; #OMIM 249400)

Introdução

É uma doença rara que afeta primeiro a pele, SNC e sistema vascular. Essa patologia pode ser considerada uma manifestação grave e rara da síndrome do nevo melanocítico congênito (#OMIN: 137550). É sugerido que os casos sejam esporádicos e resultado de mutações somáticas.

Tabela 180.8 Critérios diagnósticos da hipomelanose de Ito.[44]

Critérios maiores
1. Lesões cutâneas hipocrômicas lineares que envolvem mais de 2 segmentos corporais, notadas ao nascimento ou nos primeiros meses de vida. 2. Uma ou mais manifestação(ões) neurológica(s) ou musculoesquelética(s).

Critérios menores
1. Anormalidades cromossômicas. 2. Duas ou mais malformações congênitas, excluindo SNC e musculoesqueléticas. → Diagnóstico será confirmado se ocorrerem 1 critério maior e 1 critério menor ou dois critérios menores.

SNC: sistema nervoso central.

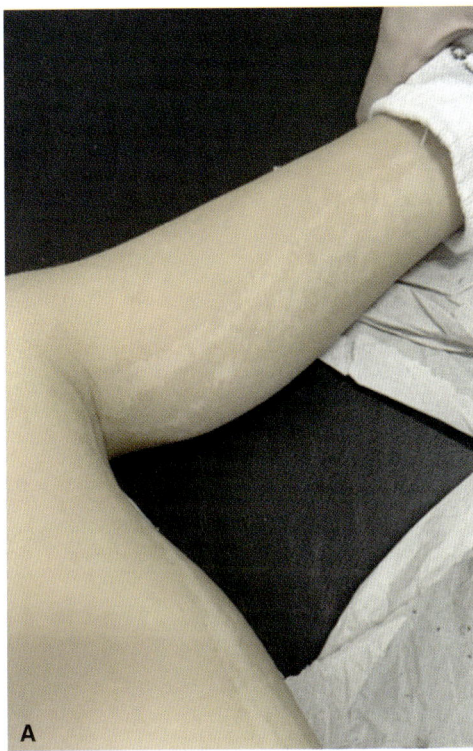 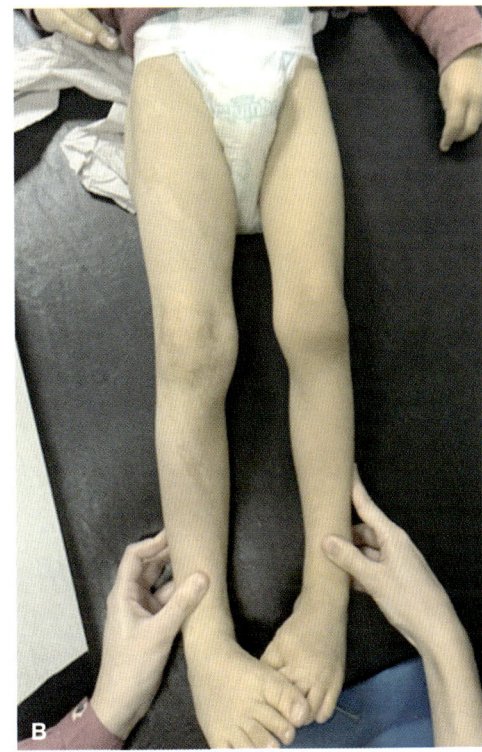

Figura 180.6 Hipomelanose de Ito. **A.** Manchas hipocrômicas que seguem as linhas de Blascko. **B.** Assimetria de membros.

Em 2013, a mutação somática do tipo *missense* afetando o códon 61 do gene *NRAS* foi identificada como uma das etiologias. É sugerido que a mutação ocorra na fase do desenvolvimento da crista neural.[45]

Diagnóstico

Os critérios diagnósticos foram descritos em 1948 e incluem a presença de nevos congênitos cutâneos grandes e múltiplos (> 3), a presença de depósito de melanina nas meninges e a ausência de melanoma meníngeo ou cutâneo concomitante. A definição de tamanho varia conforme a idade: para adultos é considerado um tamanho > 20 cm de diâmetro, enquanto em crianças nevos > 9 cm no escalpo ou > 6 cm no corpo são considerados grandes.[46]

Quadro clínico

É característica a presença dos múltiplos nevos melanocíticos ou de nevos gigantes pigmentados. Os nevos podem aumentar com o tempo e os pacientes têm suscetibilidade maior ao desenvolvimento de melanoma maligno. Os pacientes que apresentem nevos congênitos gigantes na região axial posterior, em especial quando associados a lesões de nevos satélites, estão em risco maior de manifestar a melanose neurocutânea. A maioria dos pacientes permanecerá assintomática do ponto de vista neurológico até a primeira década de vida. Em geral, podem abrir quadro agudo com crises convulsivas, cefaleia ou vômitos. Com a progressão da doença, sinais de acometimento focal são observados. A epilepsia é um dos sintomas mais comuns, podendo se manifestar na primeira infância como espasmos infantis. Os achados na neuroimagem são variáveis, porém o achado mais característico é a presença da hiperintensidade em T1 causada pelo depósito de melanina, caracterizando a neuromelanose parenquimatosa ou meníngea (Figura 180.7).[47]

Outras alterações neurológicas incluem: malformação de Dandy-Walker, atraso no desenvolvimento motor, hidrocefalia, papilomas de plexo coroide, meningiomas, cistos aracnoides e siringomielia.[46]

Manejo clínico

O tratamento é multidisciplinar e envolve em especial os cuidados de neurologista, neurocirurgião, oncologista e dermatologista. O rastreio periódico de neoplasias de pele é necessário haja vista a suscetibilidade de desenvolvimento de melanoma maligno.

A RM deverá ser realizada, com excelência, em idade prévia ao término da mielinização a fim de aumentar a sensibilidade para detecção de depósitos de melanina nas leptomeninges. A impressão de involução da lesão radiológica pode ocorrer em cérebros mais mielinizados e mais desenvolvidos.[47] O rastreio de alterações em SNC com RM é importante, porém a literatura não estabelece uma periodicidade para a realização de neuroimagem, devendo esta ser individualizada.

LIPOMATOSE ENCÉFALO-CRÂNIO-CUTÂNEA (LECC; OMIN #176920)

Introdução

A lipomatose encéfalo-crânio-cutânea (LECC ou ECCL, do inglês *encephalocraniocutaneous lipomatosis*) é uma entidade rara que engloba anormalidades na pele, no olho e no cérebro. Alguns autores classificam a LECC como o final mais fenotipicamente grave de um espectro enquanto a síndrome oculoectodérmica representa o fenótipo mais leve. A LECC é rara e cerca de 85 casos foram reportados na literatura. Essa entidade é causada por mutações patogênicas pós-zigóticas nos genes *FGFR1* ou gene *KRASS*.[48]

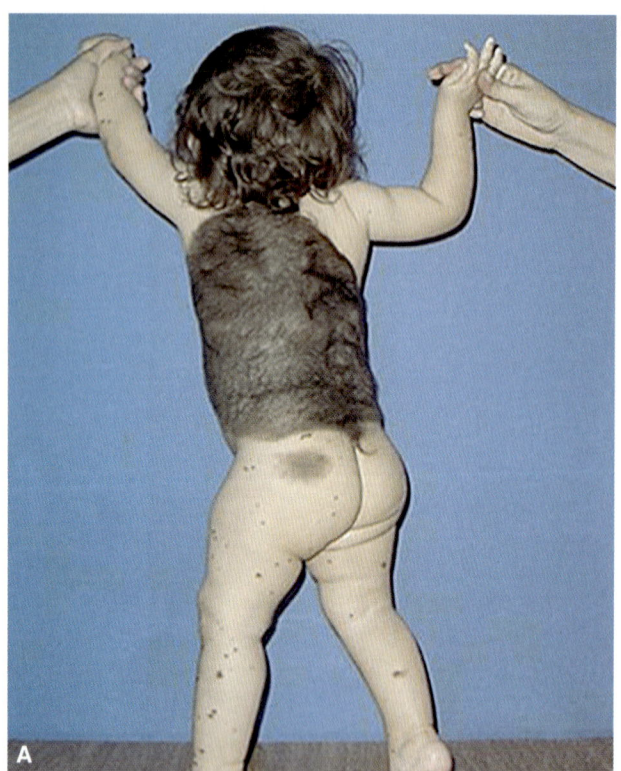

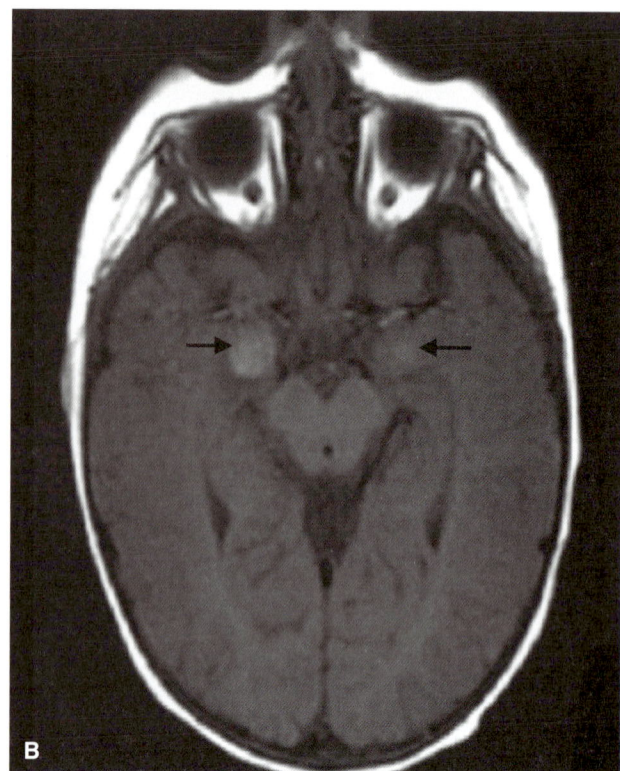

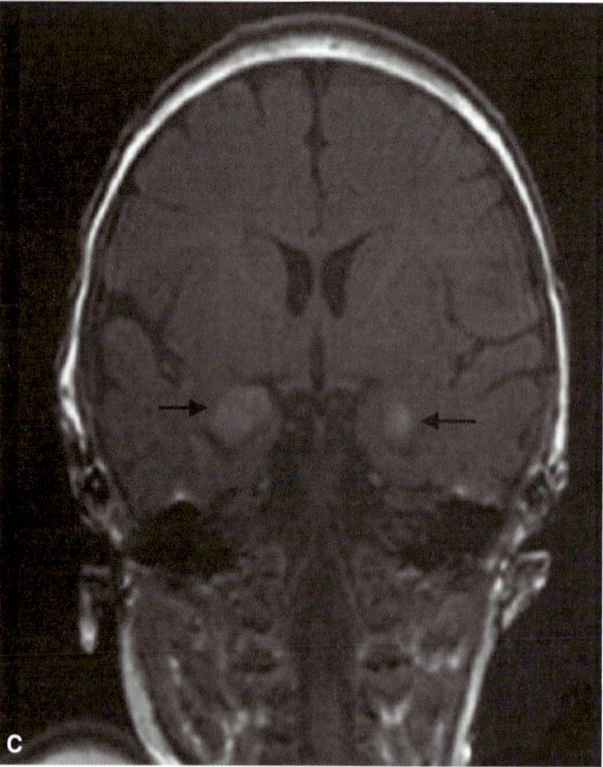

Figura 180.7 Melanose neurocutânea.[47] **A.** Nevo piloso gigante e múltiplos nevos satélites. RM de crânio nos planos axial (**B**) e coronal (**C**) demonstrando hipersinal em T1 em úncus bilateralmente, correspondendo a depósito de melanina.

Diagnóstico

Os critérios diagnósticos foram estabelecidos em 2009 e encontram-se na Tabela 180.9.[49]

Quadro clínico

Os principais achados neurológicos são os lipomas intracranianos, com 60% dos casos locados no ângulo cerebelopontino (Figura 180.8). Os lipomas espinhais também são comuns. Outro achado interessante são as anormalidades vasculares, como angiomatose leptomeníngea e malformações vasculares. Dessa maneira, considerando o envolvimento intraútero, é possível encontrarmos atrofias corticais, porencefalia, ventriculomegalia e calcificações. Podem ocorrer epilepsia de difícil controle e deficiência intelectual. Até 1/3 dos pacientes podem ser cognitivamente normais. Os pacientes têm risco aumentado para desenvolver gliomas de baixo grau e tumor de Wilms.[50]

Tabela 180.9 Critérios diagnósticos da lipomatose encéfalo-crânio-cutânea.[49]

Critérios maiores

→ Pele
1. *Nevus psiloliparus* (NP) comprovado em biópsia
2. NP não confirmado associado a mais um critério menor de pele
3. Presença de 2 ou mais critérios menores de pele

→ SNC:
1. Lipoma intracraniano
2. Lipoma intraespinhal
3. Glioma de baixo grau
4. Presença de 2 ou mais critérios menores de SNC

→ Outros:
1. Tumores ósseos de mandíbula
2. Cistos ósseos múltiplos
3. Coartação de aorta

Critérios menores

→ Pele:
1. Alopecia não cicatricial
2. Lipomas subcutâneos na região frontotemporal
3. Aplasia cútis focal no escalpo
4. Pequenas nodulações na pele em pálpebras ou entre o *canthus* e o *tragus*

→ Olhos:
1. Anormalidades corneais ou outras de câmara anterior
2. Coloboma ocular ou palpebral
3. Calcificação do globo ocular

→ SNC:
1. Vasos intracranianos anormais
2. Cisto aracnoide
3. Atrofia parcial ou total de um hemisfério
4. Cisto porencefálico
5. Assimetria ventricular ou hidrocefalia
6. Calcificação que não envolve os núcleos da base

→ Diagnóstico será confirmado se acometer os 3 sistemas com 1 critério maior em pelo menos 2 sistemas OU

→ Envolvimento dos 3 sistemas com apenas 1 critério maior sendo esse a presença de NP confirmado ou NP possível com mais um achado menor de pele

SNC: sistema nervoso central.

Manejo clínico

Não há *guideline* específico para o manejo desses pacientes. Devem ser acompanhados por equipe multidisciplinar incluindo neurologistas, dermatologistas e oftalmologistas.

SÍNDROME PHACE

Introdução

A síndrome PHACE é um acrônimo em inglês para as principais características da síndrome (malformações de fossa **p**osterior, **h**emangioma, anormalidades **a**rteriais, **c**oartação de aorta/defeitos cardíacos, anormalidades oculares/*eyes*).

A patogênese da síndrome PHACE é desconhecida; conjectura-se que ocorra defeito na embriogênese entre a 3ª e 12ª semanas gestacionais, antes ou durante a vasculogênese. Os mecanismos genéticos relacionados a essa entidade ainda são desconhecidos.[51]

Diagnóstico

Os critérios diagnósticos foram publicados em 2019 e encontram-se na Tabela 180.10.[52]

Quadro clínico

O envolvimento cutâneo pode ser ausente ou discreto ao nascimento, porém o hemangioma se tornará evidente até

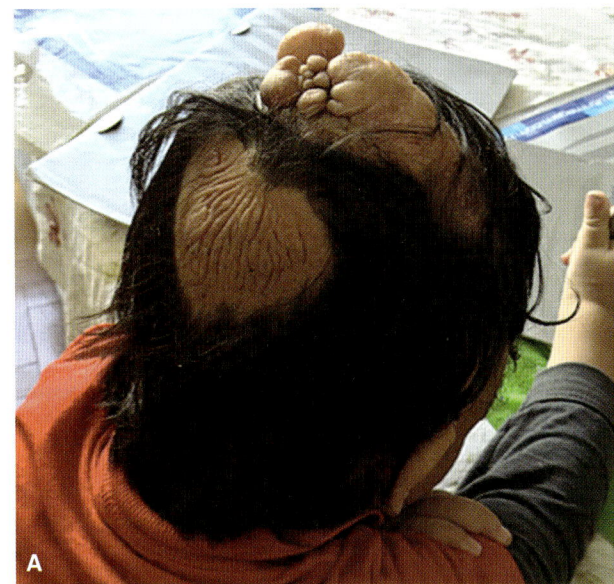

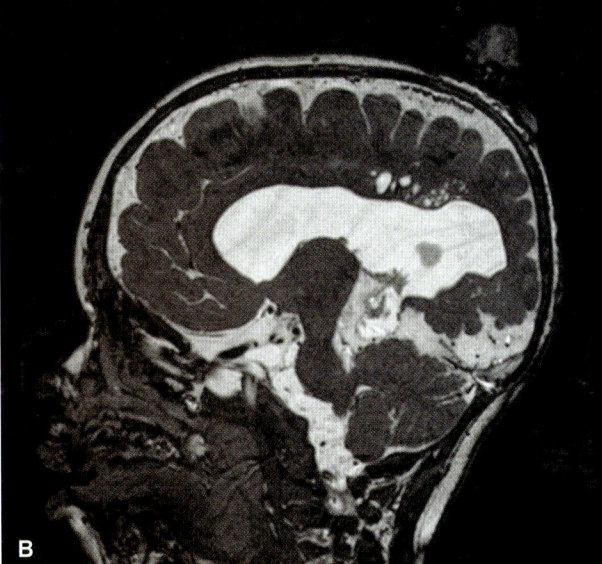

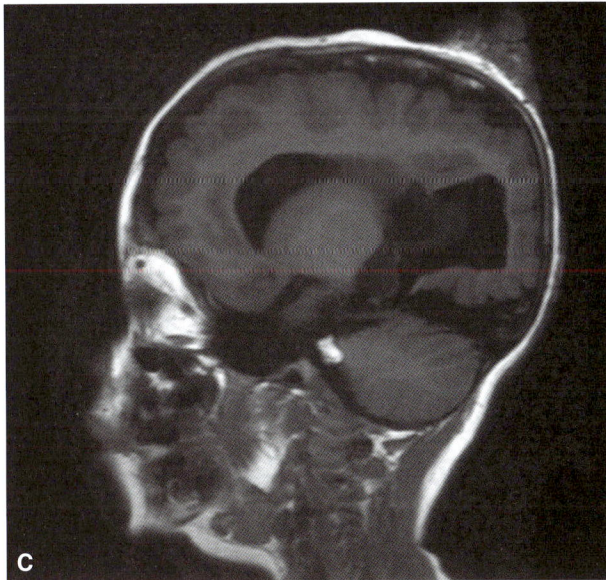

Figura 180.8 Lipomatose encéfalo-crânio-cutânea. **A.** *Nevus psiloliparus* e lipomas subcutâneos. RM de crânio no plano sagital demonstrando em T2 (**B**) ventriculomegalia, malformação cortical e cistos porencefálicos e em (**C**) demonstrando hipersinal em T1 correspondendo ao lipoma intracraniano.

Tabela 180.10 Critérios diagnósticos da síndrome PHACE*.[52]

Critérios maiores

→ **SNC (Vascular):** anomalidades de grandes vasos (incluem: displasias, oclusões ou estenoses arteriais, ausência ou hipoplasia de vasos, vasos com origem aberrante, persistência da artéria trigeminal, anomalidades saculares)

→ **SNC (Estrutural):** malformações de fossa posterior (Dandy-Walker, displasia ou hipoplasias cerebelares)

→ **Cardiovascular:** anomalidades do arco da aorta (coartação de aorta, aneurismas, origem aberrante da artéria subclávia)

→ **Ocular:** anomalidades de segmento posterior (persistência de vascularização fetal, anomalidades vasculares de retina, anomalidade de disco óptico do tipo *morning-glory*, coloboma, estafiloma peripapilar

→ **Linha média:** deformidades esternais

Critérios menores

→ **SNC (Vascular):** persistência de padrão arterial embrionário (artéria oftálmica primitiva, artéria hipoglossal persistente, artéria proatlântica persistente)

→ **SNC (Estrutural):** lesão extra-axial compatível com hemangioma intracraniano

→ **Cardiovascular:** defeitos de septo ventricular

→ **Ocular:** defeitos do segmento anterior (córnea plana congênita, catarata, coloboma, microftalmia)

→ **Linha média:** hipopituitarismo, tireoide ectópica

Critérios menores:

1. Anomalidades cromossômicas
2. Duas ou mais malformações congênitas, excluindo SNC e musculoesqueléticas

*Diagnóstico é confirmado se há presença de um hemangioma de pele > 5 cm na face, escalpo ou região cervical associado a pelo menos 1 critério maior ou 2 critérios menores. SNC: sistema nervoso central.

1 mês de vida. Em geral são grandes (> 5 cm) e são segmentares. Acometem em geral a região frontotemporal, frontonasal, maxilar e mandibular. Aqueles com hemangioma na região frontotemporal e frontonasal têm um risco maior para envolvimento de SNC, enquanto aqueles com envolvimento maxilar e mandibular têm risco maior para defeitos cardiovasculares ou de linha média.[53]

As alterações cerebrovasculares levam a um aumento de risco para AVCs. O risco é aumentado se houver coartação de aorta associada (Figura 180.9).

Até 80% dos pacientes apresentarão defeitos estruturais cerebrais; isso resulta em uma prevalência alta de atraso global do desenvolvimento e epilepsia. Deficiência auditiva pode ocorrer e deve ser investigada, em especial em crianças com atraso de fala.[51]

Manejo clínico

Na suspeita diagnóstica é necessário incluir avaliação oftalmológica e um ecodopplercardiograma (ECO) de triagem. Todos os pacientes devem ser submetidos a angio-RM de crânio, vasos cervicais e arco de aorta na avaliação inicial.

O tratamento do hemangioma de pele é realizado de preferência com propranolol (0,5 a 3 mg/kg/dia) e deve ser realizado após avaliação cardíaca e o uso cuidadoso em pacientes com anomalias vasculares em SNC, pelo risco de lesão hipóxica por baixo fluxo. O paciente deve ser acompanhado por uma equipe multidisciplinar, incluindo neurologistas, neurocirurgiões, cardiologistas, dermatologistas, entre outros. É mandatória a realização de estratificação de risco para AVC de acordo com achados na angio-RM, fazendo com que os exames sejam realizados com periodicidade de 3 meses a 1 ano, a depender do risco.[53]

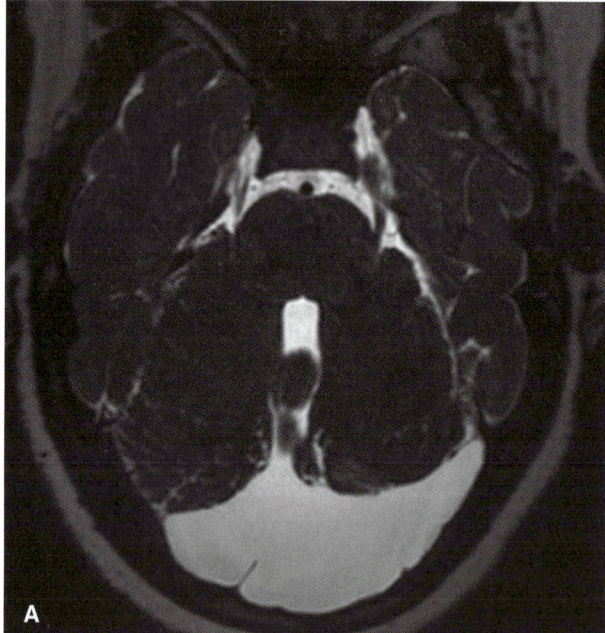
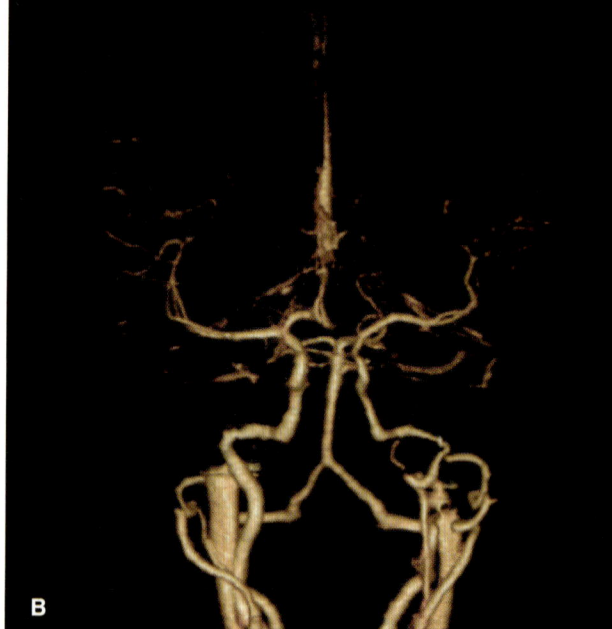

Figura 180.9 Associação PHACE. **A.** Malformação de fossa posterior. **B.** Estenose de artéria carótida interna à esquerda do mesmo paciente.

PARTE 18

Manejo da Dor

Coordenador: Gabriel Taricani Kubota

181 Princípios Gerais da Avaliação do Doente com Dor e Abordagem Baseada em Mecanismos
Marina Buldrini Filogonio Seraidarian • Gabriel Taricani Kubota • Luciana Mendonça Barbosa • Daniel Ciampi de Andrade

182 Estratégia Terapêutica da Dor Neuropática
Natália de Oliveira Silva • Fabiola Dach

183 Particularidades na Abordagem e no Tratamento da Dor Neuropática Central
Rogério Adas Ayres de Oliveira

184 Síndrome de Dor Regional Complexa
Osvaldo J. M. Nascimento • Camila Pupe

185 Abordagem de Outras Síndromes Dolorosas Frequentes
Luciana Mendonça Barbosa • Lauro Figueira Pinto • Diego Toledo Reis Mendes Fernandes

186 Indicações dos Principais Procedimentos Neurocirúrgicos Funcionais para Tratamento da Dor
Ricardo Ferrareto Iglesio • Kleber Paiva Duarte • Manoel Jacobsen Teixeira

As referências bibliográficas desta Parte estão disponíveis *online*, no Ambiente Virtual de Aprendizagem do GEN.

181

Princípios Gerais da Avaliação do Doente com Dor e Abordagem Baseada em Mecanismos

Marina Buldrini Filogonio Seraidarian • Gabriel Taricani Kubota • Luciana Mendonça Barbosa • Daniel Ciampi de Andrade

INTRODUÇÃO

A dor é uma experiência individual e subjetiva. Sendo assim, seu entendimento, conceituação, classificação e abordagem são complexos.[1]

Enquanto a nocicepção se refere apenas ao componente sensorial-discriminativo da experiência dolorosa (sua qualidade, intensidade, localização e temporalidade), o entendimento da dor envolve aspectos mais abrangentes, uma vez que se constitui de componentes perceptuais intimamente relacionados ao sujeito (suas dimensões afetivas e avaliativas).[2] Nesse sentido, valorizamos aspectos motivacionais e cognitivos, que, por sua vez, se originam em características psicocomportamentais, socioculturais e simbólicas e ambientais. Sendo assim, cada indivíduo vivencia a dor de seu modo.[3]

A International Association for the Study of Pain (IASP) conceitua dor como "uma experiência sensitiva e emocional desagradável, associada, ou semelhante àquela associada, a uma lesão tecidual ou potencial".[4] A distinção entre dor aguda e crônica envolve uma linha de corte variável entre as referências, embora atualmente a IASP considere a dor como crônica caso seja "persistente ou recorrente por mais de 3 meses".[5]

Por se tratar de uma queixa frequente "dentro e fora" dos consultórios, o estudo da dor se torna importante. É aceitável supor que todos os indivíduos a experimentarão em algum momento ao longo da vida e que todo profissional de saúde receberá pacientes com essa demanda no decorrer de sua atuação.[6] Estima-se que a dor crônica acomete cerca de 30% da população mundial e 46% da população brasileira.[7] Esse montante se reflete na prática clínica, de modo que, entre as dez causas mais frequentes de procura ao médico, três são condições de dor crônica, a saber: osteoartrite, dor lombar e cefaleias.[8] A neurologia, em particular, está entre as cinco especialidades médicas mais procuradas pelos brasileiros por queixa de dores crônicas.

Além do sofrimento, outros prejuízos relevantes causados pela dor incluem: incapacidade, comprometimento de qualidade de vida, piora de comorbidades e impactos econômicos diretos e indiretos. De fato, em 2010, os gastos totais para tratamento, compensações trabalhistas e litígios dos doentes com dor variaram de 560 a 650 bilhões de dólares.[9] Portanto, a abordagem correta e oportuna da dor é importante não apenas para o paciente e seu prognóstico, mas também dentro esferas sociais e populacionais dos cuidados com a saúde.

AVALIAÇÃO DO DOENTE COM DOR

A semiologia da dor conta com extensa literatura e diversas particularidades. Embora não seja possível esgotar todo o assunto, é necessário ressaltarmos algumas particularidades da avaliação do doente com dor. Reitera-se que o diagnóstico das síndromes dolorosas é, na maioria das vezes, essencialmente clínico.

O neurologista, por estar familiarizado com anamnese detalhada, exame físico minucioso e propedêutica sistematizada, pode oferecer importante contribuição no diagnóstico da dor. Além disso, o hábito de elaborar suas hipóteses de forma escalonada (sindrômica, topográfica e etiológica) e de trabalhar dentro de um contexto interdisciplinar também auxilia o manejo.

Nessa caminhada, será preciso buscar linhas investigativas mais completas, detalhadas e integrais da experiência dolorosa. Assim, com raciocínio clínico aprimorado e instrumentalizado por meio de boa anamnese e bom exame físico, propostas mais holísticas e eficazes para o tratamento da dor poderão ser elaboradas.[3]

Anamnese

A coleta da história clínica do doente com dor deve ter como objetivo sua caracterização e seus demais aspectos relacionados. É recomendado que se aceite a dor autorrelatada como a principal fonte de informação. Além disso, permitir que o indivíduo se expresse com suas próprias palavras, evitando interrupções, sugestão de termos ou antecipação de respostas evita suposições falsas e decisões errôneas.[10] O médico deve se concentrar no paciente, demonstrando atenção e interesse por meio de sua linguagem corporal, parafraseando frases e checando o entendimento do que foi dito.[11] Em entrevistas com maior carga emocional, é importante valorizar ativamente descritores verbais e também não verbais.[11] Essa escuta ativa permite a obtenção de informações-chave, por exemplo, a identificação de metas terapêuticas relevantes ao paciente. Isso é particularmente importante, tendo-se em vista que o tratamento da dor crônica almeja primariamente a melhora da qualidade de vida e funcionalidade, e em segundo plano, a redução da intensidade da dor em si.[12]

Em um segundo momento, alguns componentes críticos da avaliação da dor precisam ser determinados, como: localização, qualidade/descrição, quantidade/intensidade, duração/tempo/ritmicidade, fatores atenuantes/agravantes/desencadeantes, sintomas associados e de outros aparelhos. A localização da dor pode ser avaliada com auxílio de um diagrama corporal (Figura 181.1), em que o paciente pode indicar áreas primárias e secundárias de dor, sua direção e irradiações. Escalas de dor multidimensionais, como o inventário breve de dor, podem ser úteis na sistematização dessa avaliação e na monitorização da evolução clínica dos doentes.[13]

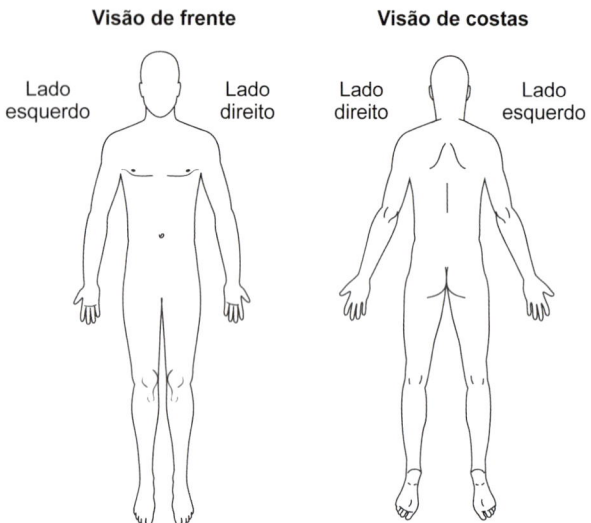

Visão de frente

Lado esquerdo — Lado direito

Visão de costas

Lado direito — Lado esquerdo

Figura 181.1 Diagrama corporal.

Todo paciente em investigação de dor deve ser questionado sobre os seguintes pontos: antecedentes mórbidos; medicações em uso; cirurgias anteriores; hábitos e vícios; atividade física e dieta. Devemos ficar atentos a alergias e condições que contraindiquem tratamentos, bem como planejamento familiar e contracepção em mulheres. Sintomas de ansiedade ou depressão, fadiga, alterações cognitivas e transtornos do sono são muito frequentes. Históricos de traumas, abuso e sexualidade devem ser abordados de forma ativa, mas sem indiligência. Aspectos sociais como profissão, rotina laborativa, dinâmica familiar, renda e impacto da dor na vida são úteis e reveladores. É necessário ainda se atentar a antecedentes pessoais de quadros álgicos prévios e em outras localizações do corpo. História familiar de dor crônica, transtornos psiquiátricos e outras morbidades também devem ser interrogados.[3,11] Por fim, mas não menos importante, sinais preditores de gravidade, como febre, perda de peso, despertar noturno e sinais de alarme específicos dos aparelhos, não podem ser esquecidos.

Exame físico

O exame físico do doente com dor deve se iniciar pela avaliação dos sinais clínicos gerais e dos diversos aparelhos (cardiovascular, pulmonar, digestório, mucocutâneo etc.).[3] A identificação e a quantificação da obesidade ou sarcopenia são fundamentais. A atenção especial é dada aos exames do aparelho locomotor e neurológico.[3]

O exame deve começar desde a entrada do paciente no consultório. A observação de atitudes de defesa ou posturas antálgicas (claudicação, proteção e fricção da área de dor), uso de órteses e meios auxiliares de marcha (tipoias, faixas elásticas, muletas etc.), bem como expressões faciais e gestos (franzido fronte, cerrar dentes, gemidos e interrupções da fala) que expressem dor e sofrimento devem ser registrados.[6] Durante o exame, o paciente deve estar despido para que sejam observadas alterações de cor, bem como trofismo, temperatura, sudorese, edema e cicatrizes da pele e alterações de seus fâneros. O exame da área dolorosa e testes provocativos devem ser executados preferencialmente na parte final da avaliação, a fim de reduzir achados falso-positivos na sequência. Na vigência de dúvida em determinado ponto do exame, recomenda-se repeti-lo em momentos distintos, inclusive com o paciente distraído ou com atenção direcionada para outra atividade. Assim, as informações colhidas tornam-se mais confiáveis e diferenciamos achados funcionais e eventualmente simulados.[6]

O exame do sistema locomotor se inicia com inspeção estática e dinâmica, análise da marcha e suas fases, observação de assimetrias de postura, membros e articulações, bem como contraturas e amiotrofia.[6] Frouxidão ligamentar pode ser testada de acordo com os critérios de Beighton, e a constatação de hipermobilidade implica sobrecarga de estruturas articulares e musculoligamentares, bem como estratégias específicas para reabilitação. A palpação dos músculos deve ser realizada sistematicamente, devendo-se registrar presença de dor localizada e referida, de bandas tensas e pontos gatilhos, alterações de consistência e ocorrência de "sinal do pulo" (ou *tweet*) ou espasmos. Palpação de estruturas ósseas, tendíneas, ligamentares e bursas também deve ser realizada. O exame articular, além da inspeção, deve avaliar a amplitude dos movimentos (ADM), passiva e ativa, ocorrência de crepitações e estalidos, a presença de dor e o resultado de manobras específicos.

O exame neurológico deve ser feito de forma completa, merecendo destaque a avaliação da sensibilidade e motricidade. A sensibilidade deve ser sistematicamente examinada. Frequentemente desvalorizada em outros contextos, trata-se de parte fundamental do exame do paciente com dor. Tanto a sensibilidade superficial quanto a profunda devem ser examinadas, pois alterações em ambas podem ter implicações diretas ou indiretas sobre o quadro de dor. Em particular, deve-se procurar ativamente fenômenos sensoriais positivos, como hiperalgesia e hiperpatia. A alodinia pode ser classificada como mecânica estática, dinâmica ou térmica. Em pacientes muito sensibilizados, sugere-se avaliar a sensibilidade térmica em vez da dolorosa, por ser mais confortável ao doente e garantir maior colaboração.[6]

Durante o exame motor, deve-se avaliar a força muscular, a velocidade dos movimentos, o tônus muscular e os reflexos miotáticos e cutâneos superficiais. A pesquisa de sinais de parkinsonismo é importante, dada a existência de condições de dor crônica particulares à doença de Parkinson e de estratégias terapêuticas específicas.[14] Marcha, equilíbrio e coordenação devem ser testados. É importante notar que alterações de padrão de marcha não são úteis apenas para identificar distúrbios de grandes vias neurológicas, mas também podem implicar movimentos e posturas compensatórios que podem contribuir para o quadro de dor. Por exemplo, o impacto resultante de uma marcha talonante pode contribuir para levar a sobrecarga e dor em região lombar. Os exames dos nervos cranianos, da cabeça e do pescoço como um todo são de importância, sobretudo nas algias craniofaciais e cefaleias.

O psiquismo pode ser avaliado, observando-se a presença de embotamento, apatia, choro, ansiedade, hipervigilância, catastrofização, sinais de autocuidado, mutilações, dentre outros.[2] Alguns indicativos sobre as estratégias de enfrentamento (*coping*, em inglês) do paciente podem ser obtidos.[11]

Avaliação e mensuração da dor

Uma vez que a dor é uma experiência subjetiva, sua caracterização e quantificação é um desafio. Nesse sentido, diversas escalas foram desenvolvidas para quantificar a intensidade da dor (e são ditas unidimensionais). São exemplos: escala verbal numérica, escala visual numérica, escala visual analógica, escala de faces, escala de descritores verbais e escala comportamental de dor. No entanto, essas escalas são limitadas à avaliação da experiência da dor, em suas diversas dimensões e implicações ao paciente. Dessa forma, no contexto da dor crônica, prefere-se o uso de escalas multidimensionais, que levam em consideração aspectos emocionais, cognitivo-culturais, funcionalidade física e social, como é o caso do inventário breve de dor (IBP).

Escalas específicas também podem ser úteis a depender da situação. Para a identificação e caracterização da dor neuropática, pode-se lançar mão do Questionário de Dor Neuropática 4 (DN4), validado para aplicação na população brasileira. Uma pontuação ≥ 4 no DN4 permite a identificação da dor neuropática com sensibilidade de 100% e especificidade de 93%.[15] Outras escalas úteis ao neurologista são as desenvolvidas para a avaliação da dor na população com demência (p. ex., escala de avaliação da dor em demência avançada [PAINAD-Br])[16] ou alterações de estado mental significativas (p. ex., *Nociception Coma Scale*),[17] que dificultam a comunicação da experiência dolorosa. As imagens a seguir trazem alguns exemplos mencionados (Figura 181.2, Tabelas 181.1 a 181.3).

Exames complementares

A anamnese e exame físico devem permitir a formulação de hipóteses e, quando necessários, os exames complementares devem ser solicitados e interpretados com critério.[6] O objetivo dos exames deve ser a investigação da patologia subjacente, mas sem influenciar na definição do mecanismo de dor. No caso da dor neuropática, os exames podem confirmar a lesão da via sensorial e sua topografia, e seu diagnóstico se baseia em caracterização clínica da dor e exame físico detalhados.

É importante lembrar que nem sempre a alteração encontrada no exame tem relação com a dor. As alterações degenerativas da coluna servem de exemplo, já que esses achados de imagem estão presentes em altas proporções de indivíduos assintomáticos e aumentam com a idade. A prevalência de degeneração de disco assintomática varia de 37 (nos indivíduos com 20 anos) a 96% (nos com 80 anos).[18]

Os exames complementares podem incluir: exames laboratoriais, eletroneuromiografia, potencial evocado, ressonância magnética, tomografia computadorizada, biopsia de nervo, termografia, densitometria e cintilografia óssea, teste sensorial quantitativo (QST), entre outros.[19] Outros exames podem ser solicitados na vigência de comorbidades e medicações de uso contínuo.

ABORDAGEM DA DOR POR MECANISMOS

Inicialmente, os esforços no estudo da abordagem e do tratamento da dor foram voltados a patologias e contextos clínicos específicos.[20] No entanto, atualmente compreende-se que os processos responsáveis por gerar dor não são específicos a cada doença. De fato, mecanismos de dor semelhantes podem ser encontrados em doenças diversas e, frequentemente, múltiplos mecanismos distintos podem ser encontrados em uma mesma doença, e até mesmo em um mesmo doente.[21]

Um exemplo disso é a dor pós-acidente vascular cerebral encefálico (AVE), que é uma condição frequente e presente em 11 a 55% dos pacientes que sofreram AVE. Apesar de

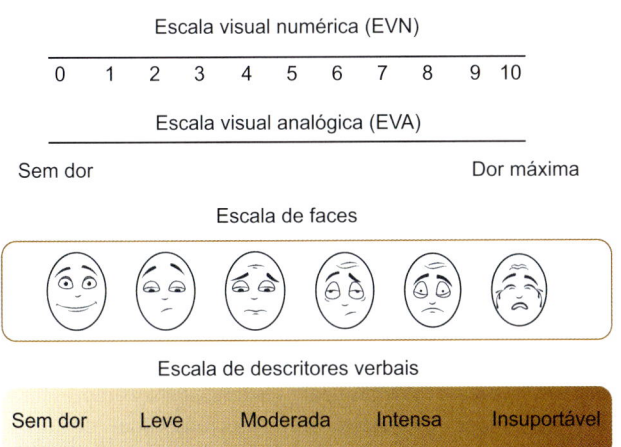

Figura 181.2 Escala visual numérica (EVN), escala visual analógica (EVA), escala de faces e escala de descritores verbais de dor.

Tabela 181.1 Questionário de dor neuropática 4 – DN4.[15,31]

Entrevista com o paciente		
Questão 1: A sua dor tem uma ou mais das seguintes características?		
1 – Queimação	( ) Sim	( ) Não
2 – Sensação de frio dolorosa	( ) Sim	( ) Não
3 – Choque elétrico	( ) Sim	( ) Não
Questão 2: Há presença de um ou mais dos seguintes sintomas na mesma área da sua dor?		
4 – Formigamento	( ) Sim	( ) Não
5 – Alfinetada e agulhada	( ) Sim	( ) Não
6 – Adormecimento	( ) Sim	( ) Não
7 – Coceira	( ) Sim	( ) Não
Exame do paciente		
Questão 3: A dor está localizada em uma área onde o exame físico pode revelar uma ou mais das seguintes características?		
8 – Hipoestesia ao toque	( ) Sim	( ) Não
9 – Hipoestesia à picada de agulha	( ) Sim	( ) Não
Questão 4: Na área dolorosa, a dor pode ser causada ou aumentada por:		
10 – Escovação	( ) Sim	( ) Não
Escore	( ) Dor nociceptiva (< 4)	( ) Dor neuropática (≥ 4)

Tabela 181.2 Escala de avaliação da dor em demência avançada – PAINAD-Br.[16]

Instruções: observe o paciente por 5 minutos antes de pontuar os comportamentos dele ou dela. Pontue os comportamentos de acordo com a tabela a seguir. O paciente pode ser observado em diferentes condições (por exemplo, em repouso, durante uma atividade agradável, durante recebimento de cuidados, após receber medicação para dor).

Comportamento	0	1	2	Pontuação
Respiração Independente de vocalização	Normal	Dificuldade ocasional para respirar Curto período de hiperventilação	Respiração ruidosa e com dificuldades Longo período de hiperventilação Respiração de Cheyne-Stokes	
Vocalização negativa	Nenhuma	Resmungos ou gemidos ocasionais Fala baixa ou em baixo tom, de conteúdo desaprovador ou negativo	Chamados perturbadores repetitivos Resmungos ou gemidos altos Choro	
Expressão facial	Sorrindo ou inexpressiva	Triste Assustada Franzida	Careta	
Linguagem corporal	Relaxada	Tensa Andar angustiado/aflito de um lado para o outro Inquietação	Rígida Punhos cerrado Joelhos encolhidos Puxar ou empurrar para longe Comportamento agressivo	
Consolabilidade	Sem necessidade de consolar	Distraído(a) ou tranquilizado(a) por voz ou toque	Incapaz de ser consolado(a), distraído(a) ou tranquilizado(a)	
			Total	

O total de pontos varia de 0 a 10 pontos. Uma possível interpretação da pontuação é: 1 a 3: dor leve; 4 a 6: dor moderada; 7 a 10: dor severa. Estas variações são baseadas em uma escala padrão de dor de 0 a 10, mas não foram comprovadas na literatura.

AVCs em tálamo, bulbo dorsolateral e ínsula posterior classicamente estarem associados ao desenvolvimento de dor neuropática central, a minoria dos portadores de dor pós-AVE apresenta dor neuropática. Grande parte desses doentes, na verdade, sofrem de uma gama de condições dolorosas diversas, as quais incluem cefaleia, síndrome de dor complexa regional, dor relacionada à espasticidade e dor musculoesquelética (que compreende a síndrome dolorosa miofascial), síndrome do ombro doloroso e outras dores articulares. Além disso, frequentemente, há sobreposição dessas condições.[22,23]

O mesmo ocorre para a dor no doente com lesão medular, seja por causa traumática ou não. Nesses indivíduos, o tipo de dor mais frequente é musculoesquelético, possivelmente secundário à sobrecarga mecânica em ombros, punhos, dorso e região lombar. A dor neuropática de origem central surge em 40 a 50% dos casos, em geral, no primeiro ano após a lesão. Ademais, essa dor é heterogênea e pode ser dividida em dor no nível da lesão (secundária a alterações na própria medula e raízes nervosas) e dor abaixo do nível da lesão (relacionada com modificação da rede de processamento de dor em nível encefálico). Ainda, podem estar presentes no doente portador de mielopatia: dor por ossificação heterotópica; dor relacionada com espasmos musculares e contraturas; e dor abdominal de origem visceral relacionada com constipação.[24,25]

Essa perspectiva de abordagem da dor e direcionamento do seu tratamento voltado ao seu provável mecanismo ou sua síndrome dolorosa em questão (e não de acordo com a doença de base do indivíduo) é denominada "abordagem translacional" ou "baseada em mecanismo".[21] Atualmente, os mecanismos de dor (ou síndromes dolorosas) reconhecidos são: neuropático, nociceptivo, nociplástico e misto.

Neste capítulo, serão abordadas brevemente as principais síndromes dolorosas e a estratégia terapêutica direcionada a cada uma. Ressalta-se que, apesar de a síndrome dolorosa permitir esse direcionamento do tratamento, caso ainda não exista uma etiologia definida, essa causa deve ser investigada de forma rigorosa e esclarecida sempre que possível.

A nova Classificação Internacional de Doenças (CID-11), recém-lançada, incluiu uma seção de diagnósticos em dor crônica e constitui um importante avanço na área. Apesar de sua elevada prevalência, as condições dolorosas primárias são majoritariamente negligenciadas ou sub-representadas nas edições prévias da CID. Reconhecê-las de forma adequada permitirá não apenas auxiliar os doentes e profissionais de saúde na atenção, prática e pesquisa clínica, mas também o gerenciamento e logística dos sistemas de saúde.[26]

Dor neuropática

A dor neuropática é aquela provocada por lesão ou doença que compromete as vias neurológicas somatossensitivas.[27] É importante enfatizar que nem toda dor provocada pela lesão de estruturas neurológicas é neuropática. Portanto, lesões das vias motoras, que provocam dor por espasticidade ou por atrofia muscular, não provocam dores neuropáticas, mas sim nociceptivas.

Os mecanismos fisiopatológicos da dor neuropática são complexos e envolvem alterações no sistema nervoso, desde nociceptor, nervo periférico, gânglio da raiz dorsal, vias nociceptivas e estruturas terminais no sistema nervoso central. A dor pode ser resultante de descargas ectópicas, perda do mecanismo de inibição da dor, sensibilização periférica e/ou sensibilização central.[28]

Em relação ao quadro clínico, a dor é relatada com descritores específicos: choque, queimação, alfinetada, frio doloroso, formigamento, dormência e/ou coceira. Em oposição ao que ocorre com a dor nociceptiva, aqui o indivíduo tende a percebê-la em planos superficiais, ou seja, na pele. Ela se distribui no território de inervação específico da estrutura nervosa comprometida.[29] O exame neurológico da sensibilidade evidencia nesses doentes alterações tanto

Tabela 181.3 Inventário breve de dor.

1. Durante a vida, a maioria das pessoas apresenta dor de vez em quando (dor de cabeça, dor de dente etc.). Você teve, hoje, dor diferente dessas?
( ) Sim   ( ) Não

2. Marque sobre o diagrama, com um X, as áreas onde você sente dor, e onde a dor é mais intensa.

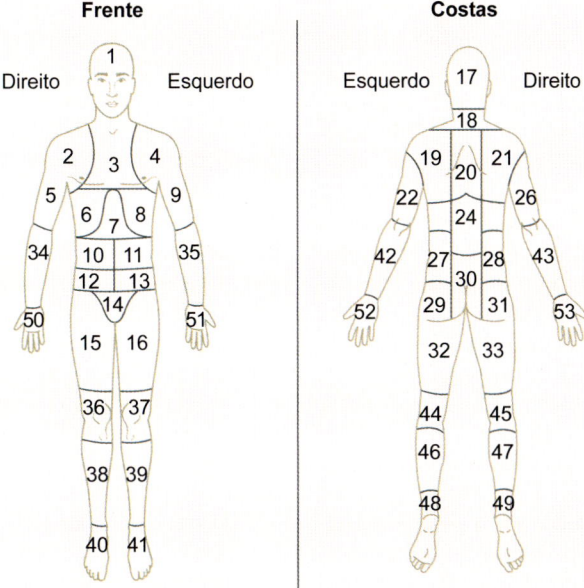

3. Circule o número que melhor descreve a pior dor que você sentiu nas últimas 24 horas. 0 indica sem dor e 10 indica pior dor possível.
0 1 2 3 4 5 6 7 8 9 10

4. Circule o número que melhor descreve a dor mais fraca que você sentiu nas últimas 24 horas. 0 indica sem dor e 10 indica pior dor possível.
0 1 2 3 4 5 6 7 8 9 10

5. Circule o número que melhor descreve a média da sua dor. 0 indica sem dor e 10 indica pior dor possível.
0 1 2 3 4 5 6 7 8 9 10

6. Circule o número que mostra quanta dor você está sentindo agora (neste momento). 0 indica sem dor e 10 indica pior dor possível.
0 1 2 3 4 5 6 7 8 9 10

7. Quais tratamentos ou medicações você está recebendo para dor?

Nome   Dose/frequência   Data de início

8. Nas últimas 24 horas, qual a intensidade da melhora proporcionada pelos tratamentos ou medicações que você está usando? Circule o percentual que melhor representa o alívio que você obteve. 0% indica sem alívio e 100% indica alívio completo.
0% 10% 20% 30% 40% 50% 60% 70% 80% 90% 100%

9. Circule o número que melhor descreve como, nas últimas 24 horas, a dor interferiu nos campos abaixo. 0 indica que não interferiu e 10 que interferiu completamente.

Atividade geral
0 1 2 3 4 5 6 7 8 9 10

Humor
0 1 2 3 4 5 6 7 8 9 10

Habilidade de caminhar
0 1 2 3 4 5 6 7 8 9 10

Trabalho
0 1 2 3 4 5 6 7 8 9 10

Relacionamento com outras pessoas
0 1 2 3 4 5 6 7 8 9 10

Sono
0 1 2 3 4 5 6 7 8 9 10

Habilidade para apreciar a vida
0 1 2 3 4 5 6 7 8 9 10

positivas como negativas. Deve-se ressaltar que fenômenos sensoriais sensitivos podem ocorrer em situações de dor nociceptiva, devido a processos de sensibilização central e periférica. No entanto, a alodinia mecânica dinâmica e a hiperpatia tendem a ser fenômenos mais específicos à lesão neurológica somatossensorial.[30]

Existem questionários validados e úteis para a identificação da dor neuropática, como o *Doulour Neuropathique 4 questions* – DN4.[31] Outros exemplos incluem o Leeds *Assessment of Neuropathic Symptoms and Signs Pain Scale* (LANNS), painDetect, ID-Pain e o *Neuropathic Pain Symptoms Inventory*.[32]

A dor neuropática pode ser classificada como periférica ou central, a depender do local da lesão que a gera: no sistema nervoso periférico ou central, respectivamente. Ela também pode ser descrita como localizada quando a sua maior intensidade é circunscrita a uma área pequena do corpo (p. ex., menor do que a folha de um papel A4).[33]

A abordagem ao paciente com dor neuropática deve ser multimodal e interdisciplinar, e o início do tratamento deve ser o mais precoce possível, após o estabelecimento do diagnóstico.[34] Para o tratamento farmacológico, são recomendados como primeira linha: antidepressivos tricíclicos, inibidores da recaptação de serotonina e norepinefrina e gabapentina. Quando a dor neuropática é focal, são recomendados ainda como primeira linha: emplastros de lidocaína 5% tópicos e estimulação elétrica nervosa transcutânea com duração de 30 minutos. Em caso de refratariedade, pode-se considerar a associação com pregabalina ou tramadol, além da toxina botulínica em caso de dor neuropática focal. Nos casos ainda refratários, deve-se considerar técnicas de neuromodulação com estimulação magnética transcraniana, implante cirúrgico de estimulador elétrico epidural medular

ou uso de opioides fortes[35,36] (Figura 181.3). Em combinação, os tratamentos não farmacológicos também assumem grande importância nessa condição. Pode-se orientar a prática de atividades físicas, fisioterapia analgésica e motora, psicoterapia, terapia cognitivo-comportamental, terapia nutricional, acupuntura, ioga, *tai chi*, entre outros.[35]

Dor nociceptiva

A dor nociceptiva é o tipo de dor crônica mais prevalente do mundo (atingindo de 30 a 35% na população global) e é definida como "dor que ocorre por um dano real ou potencial a um tecido não neural, devido à ativação de nociceptores".[37,38] O termo foi criado para contrastar com o conceito de dor neuropática, na qual se observa lesão ou doença das vias somatossensoriais. Em outras palavras, a dor nociceptiva seria aquela gerada pela ativação de nociceptores periféricos por um estímulo nocivo, dado que as vias somatossensitivas periféricas e centrais estejam estrutural e funcionalmente íntegras.[39] Entre os exemplos de dor nociceptiva, incluem-se: síndrome dolorosa miofascial, osteoartrite, tendinopatia do manguito rotador, epicondilite lateral e medial, fratura óssea, apendicite, angina cardíaca, entre outros.[39]

Podemos classificar a dor nociceptiva em somática ou visceral.

Os receptores da dor somática estão localizados na pele, na tela subcutânea, na fáscia e em outros tecidos conjuntivos, periósteo, endósteo e cápsulas articulares. A estimulação desses receptores produz dor localizada, caracteristicamente relatada como aperto, peso ou pontada. Por outro lado, os receptores da dor visceral estão localizados na maioria das vísceras e no tecido conjuntivo circundante. A dor visceral decorrente de obstrução de um órgão oco é mal localizada, profunda e algumas vezes espasmódica,

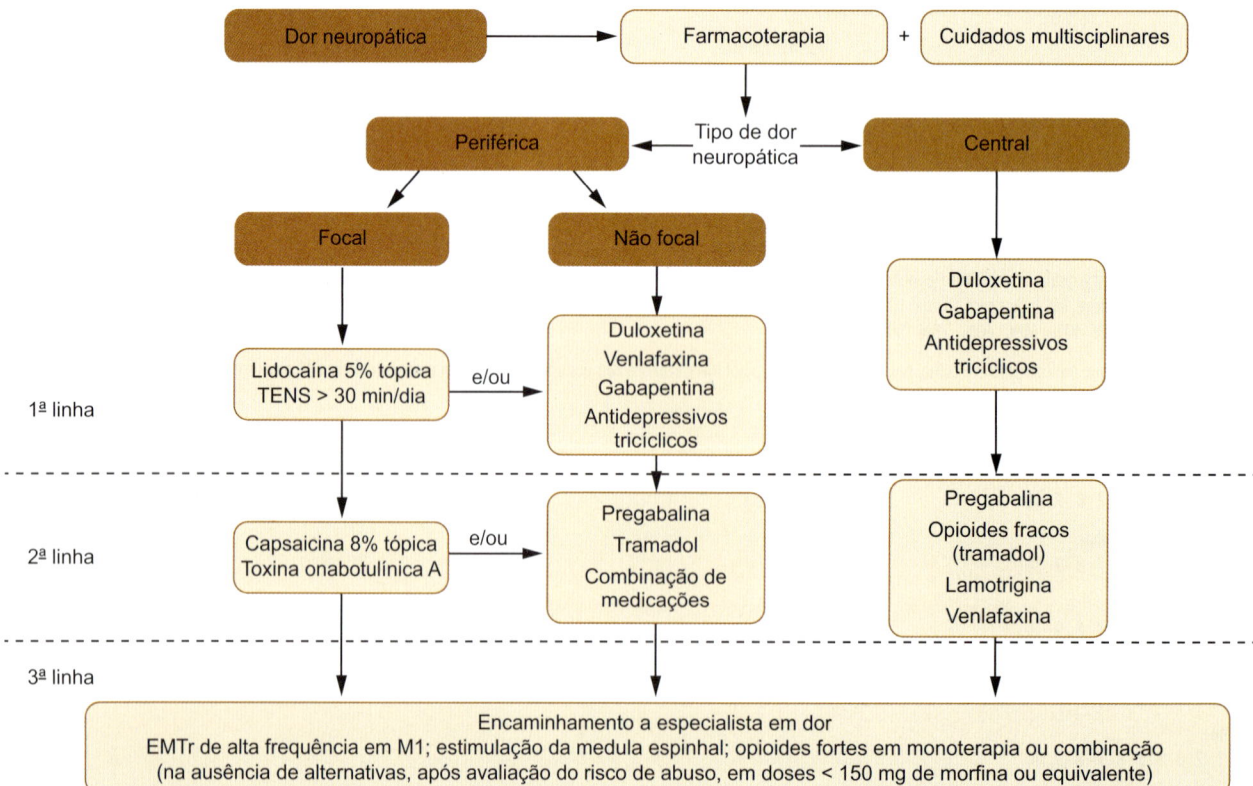

Figura 181.3 Algoritmo de tratamento da dor neuropática (DN). Os tratamentos de primeira, segunda e terceira linha podem variar de acordo com a classificação da DN. EMTr: estimulação magnética transcraniana repetitiva; M1: córtex motor primário; TENS: estimulação elétrica transcutânea.[35]

podendo também ser referida em sítios cutâneos a distância (p. ex., a angina cardíaca pode apresentar dor referida em braço esquerdo).[40]

O manejo da dor nociceptiva varia de acordo com o contexto clínico. O tratamento farmacológico é guiado pela Escada Analgésica da Organização Mundial da Saúde (OMS),[41] que inclui analgésicos simples, anti-inflamatórios não esteroidais, fármacos adjuvantes e opioides (fracos e fortes). O tratamento será considerado ineficaz caso não atenue os sintomas de forma esperada após 1 semana, utilizando-se a dose máxima preconizada. Nesse caso, haverá passagem para o degrau seguinte da escada analgésica. Uma versão revisada[42] inclui um quarto degrau "intervencionista", com técnicas invasivas e minimamente invasivas, bem como fornece uma abordagem bidirecional (Figura 181.4). Por sua vez, a terapia não farmacológica assume aqui local de destaque no planejamento terapêutico. Respeitando a individualidade de cada caso, deve-se orientar a realização de atividade física regular,[43] fisioterapia, massoterapia, psicoterapia, terapia cognitivo-comportamental,[42] acupuntura,[44] agulhamento a seco de pontos-gatilho nos casos de síndrome dolorosa miofascial,[45] entre outros.

Dor nociplástica

Em 2016, a IASP introduziu um terceiro mecanismo ou síndrome dolorosa, denominado "dor nociplástica". Esse mecanismo de dor é definido como aquele "que surge da nocicepção alterada, apesar da ausência de evidências de lesão tecidual real ou potencial que leve à ativação de nociceptores periféricos ou de doença ou lesão do sistema somatossensorial que leve à dor".[46] Em outras palavras, é resultado da alteração dos sistemas de processamento neurológico da dor, levando à sua amplificação e/ou redução do seu controle inibitório, na ausência de elementos que pudessem acarretar a definição de uma dor neuropática ou nociceptiva.[47]

A dor nociplástica inclui diversas entidades clínicas frequentes, tais como: enxaqueca, cefaleia tensional e outras cefaleias primárias, lombalgia primária (ou não específica), síndrome da ardência bucal, síndrome do intestino irritável, síndrome dolorosa complexa regional, cistite intersticial e fibromialgia, entre outras. Nesses casos, a dor não pode ser atribuída à ativação de nociceptores e a via neurológica somatossensitiva está íntegra, o que impede sua classificação como dor nociceptiva ou neuropática.[47]

As síndromes dolorosas nociplásticas abrangem uma grande variedade de entidades clínicas. Como, por definição, não há evidências de lesões teciduais que justifiquem a dor, exames complementares são frequentemente necessários para afastar a presença de outra causa subjacente que justifique o quadro doloroso.[47]

Outro aspecto em comum nesse grupo é a associação da queixa dolorosa com a presença de sintomas relacionados a diversos sistemas. Na migrânea, por exemplo, o paciente relata náuseas, vômitos, fotofobia, fonofobia e osmofobia. Na fibromialgia, alterações cognitivas, transtornos do sono, fadiga e sintomas de humor depressivo são sintomas cardinais. Já na síndrome do intestino irritável, os pacientes relatam alterações de hábito intestinal e do aspecto de fezes.[48-50]

A fisiopatologia da dor nociplástica ainda é motivo de estudo na literatura. Não é raro que um mesmo indivíduo seja portador de combinações de condições dolorosas desse mesmo grupo de forma concomitante. Esse fato leva ao questionamento se essas condições compartilham de um mecanismo subjacente comum que se manifestaria de forma diferente em cada indivíduo, a depender de fatores ambientais e genéticos. Nesse caso, seria possível supor que haja um espectro clínico no qual casos mais leves manifestariam uma única dessas síndromes dolorosas, enquanto os mais graves experienciariam sintomas pertinentes a várias delas.[51]

A estratégia terapêutica dessas entidades varia entre si e a abordagem particular de cada está fora do escopo deste capítulo. Contudo, de forma geral, agentes farmacológicos com múltiplos mecanismos de ação, como os antidepressivos heterocíclicos, tendem a ser empregados, não sendo recomendado o uso de opioides (pela pobre resposta e ausência de benefícios a longo prazo). Ademais, a farmacoterapia isolada resulta em desfechos insatisfatórios, por isso é necessário enfatizar que, nesse grupo, é indispensável a indicação a intervenções não farmacológicas centradas na reabilitação para o alívio da dor e ganho de funcionalidade.[47]

Dor mista

Apesar de o termo "dor mista" ser frequentemente utilizado e observado na prática clínica, sua conceituação formal se encontra em evolução.[52] Um exemplo tradicional é a dor oncológica, em que mecanismos nociceptivos somáticos e viscerais se associam a mecanismos neuropáticos em 30 a 50% dos casos,[53] já que se combinam lesões por infiltração

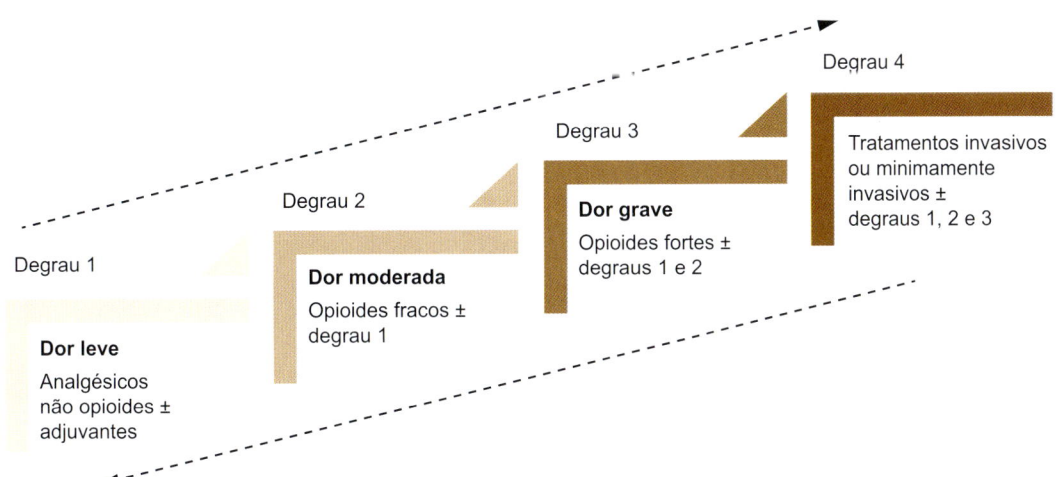

Figura 181.4 Escada analgésica da Organização Mundial da Saúde (OMS). A versão revisada inclui um quarto degrau "intervencionista", com técnicas invasivas e minimamente invasivas, e também fornece uma abordagem bidirecional.[42]

neoplásica dos tecidos e de estruturas nervosas e lesões decorrentes de estratégias terapêuticas (cirúrgicas, quimioterapia e radioterapia). Ademais, não existem impedimentos para existir ainda um componente nociplástico associado, uma vez que o indivíduo possa também ter fibromialgia, por exemplo.

Atualmente, conceitua-se dor mista como "uma sobreposição complexa entre os diferentes tipos de dores (nociceptiva, neuropática e nociplástica), em qualquer combinação, atuando simultânea e/ou concorrentemente para causar dor em uma mesma área corpórea. Qualquer um dos diferentes mecanismos pode ter predominância clínica sobre o outro, a qualquer momento. A dor mista pode ser aguda ou crônica"[54] (Figura 181.5).

Sobre essa afirmação, alguns pontos devem ser ressaltados. O primeiro é que se lembrarmos que dor nociceptiva e neuropática se excluem dicotomicamente em suas definições, criar um quarto mecanismo de dor em que elas coexistam é paradoxal e confuso. Em segundo lugar, não se sabe se a dor mista é a manifestação de mecanismos conjuntos ou o resultado de um mecanismo fisiopatológico totalmente independente e distinto.[54] Por fim, seu diagnóstico é clínico, baseado em anamnese e exame físico detalhados. Não existem ainda ferramentas validadas para triar ou diagnosticar a dor mista. Embora alguns autores tenham sugerido abordagens baseadas em perguntas-chave para orientar esse diagnóstico,[55] atualmente tem sido convencionado utilizar questionários de rastreio de dor neuropática já validados para definir a ocorrência desse componente nos casos suspeitos de dor mista ou, se ausente, apenas de dor nociceptiva.[54]

Por outro lado, a elaboração desse conceito permite: uma melhor compreensão e sensibilização para a dor mista entre os profissionais de saúde, o que melhoraria a identificação e o diagnóstico dos pacientes; categorizar alguns pacientes com quadros de dor crônica atualmente classificados como "dor de origem desconhecida"; constituir a base para o desenvolvimento de novas ferramentas de rastreio e diagnóstico, tanto para investigação como para utilização clínica; e impulsionar o desenvolvimento de recomendações ou diretrizes para o manejo da dor mista.[54]

Enquanto carecemos de mais estudos e compreensão para o desenvolvimento de estratégias terapêuticas específicas para esse grupo, algumas recomendações práticas podem ser feitas para o manejo da dor mista. É essencial: 1) reconhecer todos os mecanismos de dor presentes; 2) identificar o mais proeminente; 3) investir maior enfoque nesse mecanismo, inicialmente; 4) reavaliar periodicamente a persistência e importância de cada um desses mecanismos.

CONSIDERAÇÕES FINAIS

Muitas condições dolorosas têm prognóstico influenciado pelo diagnóstico precoce e pelo tratamento correto instituído.[56] A abordagem correta e oportuna do paciente com dor é fundamental para que isso ocorra. A definição etiológica tem papel nesse processo, entretanto, o manejo envolve a identificação dos mecanismos geradores de dor, seus perpetuantes e fatores biopsicossociais individuais. Validar a dor, escutar as queixas e educar os indivíduos sobre a condição são estratégias terapêuticas eficazes.[57] Devemos ter como objetivos finais a melhora da qualidade de vida e da autonomia do paciente.

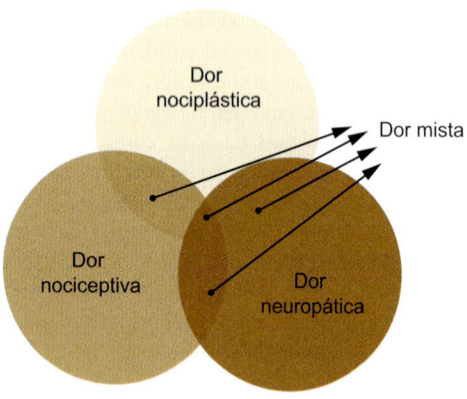

Figura 181.5 Diagrama da dor mista. Os três diferentes tipos de dor dão origem a uma sobreposição que pode ser reconhecida como "dor mista".[54]

182

Estratégia Terapêutica da Dor Neuropática

Natália de Oliveira Silva • Fabiola Dach

INTRODUÇÃO

O tratamento da dor neuropática (DN) é desafiador, pois as opções medicamentosas ainda são restritas, quando comparadas a outras condições médicas. Frequentemente, será necessário optar por politerapia, e os efeitos adversos das medicações podem ser de difícil manejo; sendo assim, as associações de fármacos devem ser racionais.

A seguir, são propostas linhas hierárquicas para o tratamento para DN (Figura 182.1), com abordagem farmacológica e não farmacológica, que incluem: farmacoterapia, neuromodulação invasiva e não invasiva, bem como procedimentos intervencionistas anestésicos.

TRATAMENTO DE PRIMEIRA LINHA

Gabapentina

Inicialmente desenvolvida como fármaco anticrise gabaérgico, passou a ter seu uso na epilepsia cada vez mais restrito, ganhando espaço no tratamento da dor neuropática. Ao contrário do que se pensava a princípio, a gabapentina não tem ação direta nos receptores gabaérgicos, seu principal mecanismo de ação é por modulação da subunidade alfa-2-delta dos canais de cálcio da membrana pré-sináptica no corno posterior da medula espinhal, levando à inibição da excitabilidade neuronal. Também atua na modulação supraespinhal dos aspectos afetivos da dor.

Juntamente da pregabalina, ela faz parte da classe dos "ligantes de canal de cálcio" ou gabapentinoides. Porém, estudos recentes que comparam gabapentina à pregabalina têm maior recomendação para gabapentina, sobretudo no quesito eficácia *versus* efeitos adversos. A apresentação de liberação controlada da gabapentina (gabapentina ER ou enacarbil) não está disponível no Brasil, e a evidência para seu uso ainda é considerada inconclusiva.

Os principais efeitos colaterais incluem sonolência, fadiga, tontura, edema de membros inferiores e desatenção.

Antidepressivos tricíclicos

Trata-se de uma estratégia terapêutica já amplamente estudada e consolidada no tratamento da DN. A ação dos tricíclicos na dor neuropática independe dos seus efeitos antidepressivos. Em geral, as doses utilizadas para o tratamento de dor crônica são doses inferiores às utilizadas para tratamento de condições psiquiátricas.

Os tricíclicos promovem modulação das vias monoaminérgicas por inibir a recaptação de noradrenalina e serotonina na fenda sináptica. Como tal inibição não é seletiva, ocorre concomitantemente (em variados graus) o bloqueio da recaptação de outros neurotransmissores, como acetilcolina, adrenalina e histamina, responsáveis pela maior parte dos efeitos colaterais.

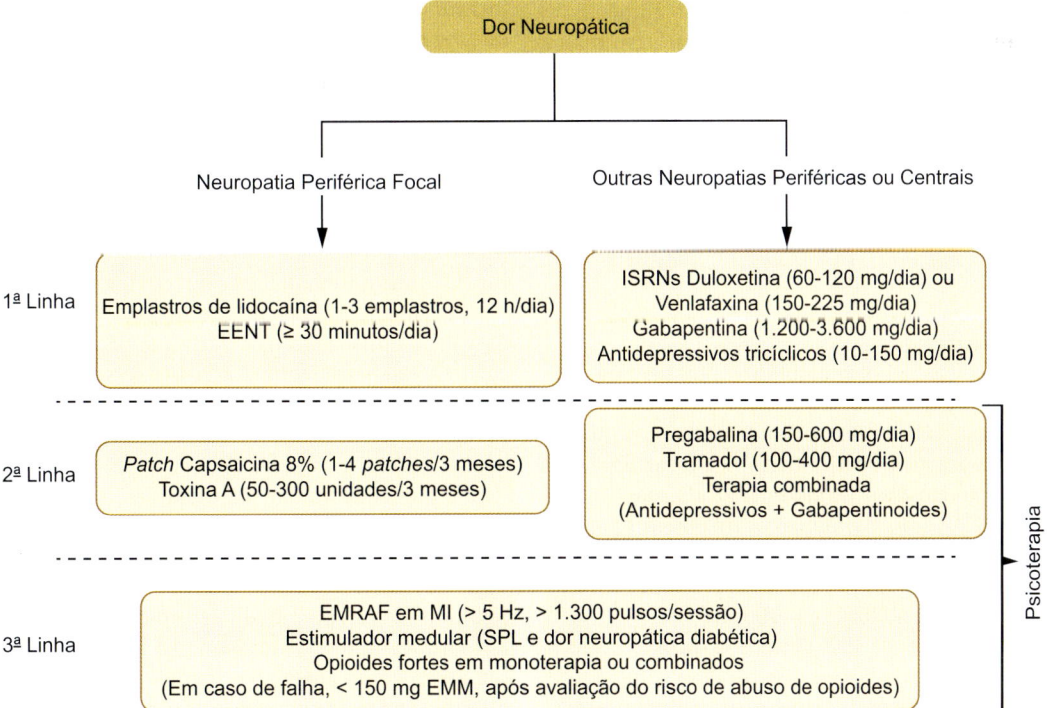

Figura 182.1 Proposta de algoritmo terapêutico para dor neuropática em adultos. EENT: estimulação elétrica transcutânea; EMM: equivalente mg morfina; EMRAF: estimulação magnética repetitiva de alta frequência; ISRNs: inibidores seletivos da recaptação de serotonina e noradrenalina; MI: córtex motor primário; SPL: síndrome pós-laminectomia. (Adaptada de: Moisset et al., 2020.)

Um mecanismo de ação periférico adicional, o agonismo beta-2 adrenérgico, tem sido proposto, mas ainda é incerto seu papel na modulação das vias de dor. Como também tem ação miorrelaxante, por sua ação na junção neuromuscular, essa classe tem papel importante no tratamento dos pacientes que possuem dor miofascial associada à DN.

Os efeitos adversos mais comuns são sonolência, arritmias, risco de queda, declínio cognitivo, boca seca, constipação, retenção urinária, hipotensão ortostática e tontura. Seu uso está contraindicado no glaucoma, hipertrofia prostática e arritmia. O uso de doses acima de 75 mg deve ser evitado, sendo recomendada a monitorização do paciente devido ao risco de cardiotoxicidade e hipotensão. O uso em idosos deve ser cauteloso.

Os fármacos mais utilizados são a amitriptilina e a nortriptilina. Essa última apresenta menos efeitos anticolinérgicos, além de ser uma opção para pacientes que não toleram os efeitos adversos relacionados com a acetilcolina. Em contrapartida, por promover maior efeito miorrelaxante, a amitriptilina é ótima opção para pacientes com dor miofascial associada.

Antidepressivos inibidores seletivos da recaptação de serotonina e noradrenalina

Os fármacos dessa classe atuam nas vias monoaminérgicas moduladoras de dor, aumentando a disponibilidade de serotonina e noradrenalina na fenda sináptica por meio da inibição da sua recaptação pela membrana pré-sináptica.

Essa classe inclui a duloxetina, a venlafaxina e a desvenlafaxina. Como existe um maior número de estudos com duloxetina, recomenda-se usá-la preferencialmente na DN. Alguns autores relatam, também, que a duloxetina tem menor risco de efeito hipertensivo, embora seja um evento adverso potencial a todos os medicamentos da classe.

Os efeitos adversos mais frequentes incluem náusea, hiporexia, sonolência, tontura, diarreia, hipertensão arterial, hiperidrose (especialmente no início do uso, no aumento de dose ou na descontinuação). De maneira geral, têm maior tolerabilidade do que a classe dos antidepressivos tricíclicos por não apresentarem ação anticolinérgica.

A desvenlafaxina, isômero dextrogiro da venlafaxina, não tem recomendação oficial para uso no tratamento da DN, pois, apesar do mecanismo de ação similar, não foram identificados ensaios clínicos randomizados (RCTs, do ingês *randomized controlled trials*) de qualidade com desvenlafaxina.

Lidocaína tópica

As medicações tópicas são opções interessantes para pacientes idosos ou em uso de polifarmácia, uma vez que os efeitos adversos sistêmicos são mínimos. Recomenda-se a utilização específica na dor neuropática periférica focal, especialmente na aplicação em áreas de alodinia localizada.

O mecanismo de ação da lidocaína envolve o bloqueio dos canais de sódio voltagem-dependentes, reduzindo o disparo nociceptivo nos nervos periféricos e, portanto, promovendo a redução da sensibilização periférica.

A apresentação validada por estudos clínicos é o *patch* (emplastro) de lidocaína a 5%. O adesivo deve ser aplicado nas áreas de dor neuropática, com a pele limpa e seca, mantendo-o na pele por um período de 8 a 12 horas, geralmente noturno (paciente dorme com o adesivo e retira-o pela manhã). Após esse período, o adesivo aplicado

deve ser descartado e, no dia seguinte, deve-se usar um novo. É importante ressaltar que, quando a área dolorosa é menor do que o tamanho do adesivo, ele pode ser recortado do tamanho adequado. Por outro lado, quando região excede o tamanho do adesivo, mais de um pode ser utilizado.

O uso tópico da lidocaína é bem tolerado, e os efeitos adversos são mínimos, mas pode ocorrer irritação cutânea nas áreas aplicadas.

Embora existam outras apresentações tópicas (em gel, pomada e *spray*) e diferentes concentrações, nenhuma delas é recomendada oficialmente nos *guidelines* de tratamento de DN.

Estimulação elétrica nervosa transcutânea

Essa modalidade de neuroestimulação periférica não invasiva tem se mostrado benéfica no tratamento da DN periférica, com diversos *trials* positivos nos últimos anos, o que motivou sua recomendação, embora ainda fraca, pelos últimos *guidelines*. É um tratamento considerado seguro, não invasivo, praticamente isento de efeitos adversos, a não ser por irritação cutânea discreta. Um estudo específico demonstrou maior eficácia da aplicação de estimulação elétrica nervosa transcutânea (TENS, do inglês *transcutaneous electrical nerve stimulation*) associada a injeções locais de cobalamina.

Os parâmetros de aplicação de TENS variam nos estudos quanto à frequência e à duração das sessões, ao intervalo entre as sessões, à intensidade do estímulo e à posição dos eletrodos.

TRATAMENTO DE SEGUNDA LINHA
Pregabalina

Anteriormente incluída como fármaco de primeira linha, as últimas publicações da área consideram a pregabalina um fármaco de segunda linha no tratamento da DN. Os altos índices de uso inadequado por indicações errôneas e erros de prescrição contribuíram para menor recomendação da pregabalina em relação à gabapentina. Além disso, alguns ensaios clínicos randomizados duplos-cegos constataram que sua eficácia é mais modesta do que anteriormente se pensava. Outros estudos não mostraram superioridade da pregabalina em relação à duloxetina e à nortriptilina.

O risco de abuso da pregabalina é superior ao da gabapentina, o que levou as entidades sanitárias de diversos países europeus a instituírem políticas de restrição de prescrição.

Os efeitos colaterais da pregabalina são semelhantes aos da gabapentina. Para pacientes que não toleram os efeitos colaterais da gabapentina, acredita-se ser válida a tentativa de tratamento com a pregabalina, pois autores relatam um perfil farmacocinético mais linear. No entanto, o espectro da dose terapêutica da pregabalina é menor que o da gabapentina, o que pode limitar sua titulação.

Tramadol

Trata-se de um agonista fraco dos receptores opioides mu, inibidor da recaptação de serotonina e noradrenalina. É um fármaco interessante para uso na DN porque, além do seu efeito como analgésico opioide, tem ação nas vias monoarminérgicas moduladoras de dor devido ao seu efeito *ISRNS-like*.

Sua eficácia na polineuropatia diabética, na neuralgia pós-herpética e na DN oncológica já foi descrita em muitos estudos. O uso do tramadol é amplamente difundido em DN aguda, exacerbações da DN crônica e DN relacionada ao câncer.

É necessário se atentar ao risco de síndrome serotoninérgica na associação de tramadol com antidepressivos tricíclicos ou inibidores da recaptação de serotonina e noradrenalina.

Terapia combinada

Um fármaco dificilmente será efetivo para todos os pacientes, seja pelo controle insatisfatório da dor ou pela intolerância aos efeitos adversos. Uma das estratégias para contornar essas dificuldades terapêuticas é a utilização de politerapia. Espera-se que a associação de medicamentos com diferentes mecanismos ou sítios de ação não só possibilite a utilização de doses menores de cada fármaco, como também leve a um melhor controle da dor devido à modulação multimodal da via nociceptiva. A titulação dos fármacos deve ser feita visando à menor dose efetiva; além disso, é preciso se atentar à potencialização de efeitos colaterais comuns a ambas as medicações.

As associações recomendadas são: pregabalina com duloxetina, gabapentina com opioides ou gabapentina com antidepressivos tricíclicos. A combinação de nortriptilina com doses moderadas de morfina foi mais eficaz do que a monoterapia no tratamento da dor neuropática periférica. A combinação de antidepressivos tricíclicos com morfina ou pregabalina é superior à monoterapia com algum desses fármacos. Apenas um estudo avaliou a associação com metadona e cetamina oral, mas a evidência é limitada.

Em conclusão, o maior nível de evidência científica para terapia combinada reside na associação de antidepressivos (tricíclicos ou ISRNS) com gabapentinoides (gabapentina ou pregabalina) ou morfina. Além disso, há evidência para a associação de gabapentinoides e opioides; porém, devido ao número reduzido de estudos com boa qualidade, a recomendação é considerada fraca pelos especialistas. A evidência para todos os outros tipos de associações medicamentosas é considerada inconclusiva.

Capsaicina tópica

A capsaicina é um composto químico presente na pimenta, cuja ação ocorre por meio de sua ligação ao receptor TRPV1 das fibras A-delta e C. O uso da capsaicina em alta concentração promove a ablação dos terminais axonais que expressam receptores TRPV1 por meio da calpaína, uma protease dependente de cálcio. Seu uso frequente e prolongado causa hiperestimulação da fibra, *downregulation* dos receptores e, consequentemente, redução da liberação da substância P. Tal processo é seguido por regeneração dos aferentes terminais, que pode ser um efeito modificador de doença.

A limitação do seu uso se dá pelo fato de que sua aplicação pode ser, inicialmente, dolorosa devido à sensação de queimação provocada pela capsaicina. É importante explicar ao paciente esse efeito colateral e enfatizar a aderência às aplicações regulares, uma vez que são as exposições repetidas que geram a saturação do TRPV1. O efeito terapêutico mais tardio (após múltiplas aplicações) e a queimação induzida pelo fármaco fazem com que muitos indivíduos não a tolerem.

Infelizmente, a apresentação mais estudada (e para a qual há evidência e recomendação de uso pelos *guidelines*, especialmente para neuropatia diabética) é a capsaicina *patch* 8%, que não está disponível no país. As apresentações disponíveis no mercado brasileiro são soluções tópicas com concentrações variáveis de 0,025 a 0,075%, para as quais a evidência é considerada inconclusiva.

Toxina botulínica tipo A subcutânea

As toxinas botulínicas constituem um grupo de proteínas produzido pela bactéria anaeróbia chamada *Clostridium botulinum*. Existem aproximadamente 40 subtipos, porém o subtipo A (TXB-A) é o mais utilizado em medicamentos. Seu mecanismo de ação principal consiste na inibição da exocitose das vesículas de acetilcolina pela membrana présináptica na junção neuromuscular; consequentemente, seu efeito primário é a redução da contração muscular. No entanto, o efeito analgésico de TXB-A é independente do relaxamento muscular, o que é comprovado pela dissociação entre a duração do relaxamento muscular e a duração do alívio da dor.

TXB-A atua no tratamento da DN, pois inibe a secreção de mediadores algogênicos – como substância P, glutamato e proteína relacionada ao gene da calcitonina (*CGRP*), entre outros – nas terminações nervosas e gânglios da raiz dorsal. Além disso, reduz a inflamação local e promove bloqueio do canal de sódio, o que reduz a hiperexcitabilidade neuronal. Uma peculiaridade é que esses efeitos não são redistribuídos sistematicamente, mas apenas localizados; o que reduz a chance de eventos adversos e interações farmacológicas.

Diversos ensaios clínicos randomizados controlados por placebo foram publicados nas últimas décadas mostrando benefício da aplicação de TXB-A, via subcutânea, nas áreas corporais acometidas por DN localizada causada por neuropatia periférica dolorosa. Mas, recentemente, observou-se benefício também nos casos de dor neuropática central medular, abaixo do nível sensitivo determinado ao exame neurológico.

Na biópsia cutânea, a presença e a gravidade da alodinia, assim como a densidade residual de fibras nervosas intraepidérmicas, foram consideradas bons fatores preditores de resposta à TXB-A. Clinicamente, a aplicação de TXB-A foi particularmente eficaz contra alodinia mecânica e dor paroxística. Por último, ressalta-se que os protocolos de aplicação não são uniformes e dependem do tamanho da área acometida.

Psicoterapia

Entre todas as modalidades de psicoterapia disponíveis, apenas duas são oficialmente recomendadas como tratamento adjuvante: a terapia cognitivo-comportamental (TCC) e *mindfulness*.

Por meio da TCC, o paciente pode identificar eventos estressores, pensamentos disfuncionais, emoções negativas e comportamentos mal-adaptativos relacionados com a dor, evitando-os ou substituindo-os por outros mais adaptativos, por meio de exercícios cognitivos e mudanças de comportamento.

O *mindfulness* é uma estratégia de cuidado centrada na atenção plena. Acredita-se que, por meio da meditação, o indivíduo possa atingir um estado de consciência no qual sua atenção está orientada para o presente, o que facilita a aceitação da sua condição dolorosa.

TRATAMENTO DE TERCEIRA LINHA

Opioides fortes

O perfil de efeitos adversos potencialmente mais graves e o risco de dependência física e psíquica fazem com que essa classe seja usada com bastante cautela no tratamento da DN. A recomendação é que seu uso seja restrito aos casos refratários, ou seja, com falha às terapias de primeira e segunda linhas. Antes da prescrição, deve-se ponderar os riscos de uso inadequado, sobretudo o de adicção. É preciso avaliar o histórico do paciente, especialmente as comorbidades psiquiátricas.

Os opioides fortes mais estudados para tratamento de DN são a morfina e a oxicodona. Outros opioides incluem buprenorfina transdérmica, *patch* de fentanila e metadona, mas a evidência ainda é considerada inconclusiva nas últimas revisões sistemáticas.

Existe evidência de moderada qualidade sobre o tapentadol, o que motivou sua inclusão, embora com menor nível de recomendação, nos últimos *guidelines*, para uso nas DN periféricas. O tapentadol tem mecanismo de ação semelhante ao tramadol. Também é um agonista fraco dos receptores opioides mu, mas oferece maior potência analgésica, com maior inibição da recaptação da noradrenalina e pouca ação na recaptação da serotonina.

Uma complicação incomum, porém bastante temida, é a hiperalgesia induzida por opioides (HIO). Caracteriza-se por menor resposta analgésica mesmo com aumento da dose do opioide. Ocorre mais comumente em pacientes expostos a altas doses de opioide por períodos prolongados. A metadona parece ser o opioide com menor risco de desenvolvê-la, sendo uma boa opção para a troca de opioide ou como primeira escolha para indivíduos com maior risco de desenvolver HIO.

Neuroestimulação medular

É uma forma de neuroestimulação invasiva central, que consiste na implantação cirúrgica de um eletrodo medular. As principais indicações estudadas foram a neuropatia diabética dolorosa, bem como a *fail back surgery syndrome* – anteriormente conhecida como "síndrome pós-laminectomia", agora como um termo mais amplo que engloba pacientes que mantiveram dor após abordagens cirúrgicas de coluna vertebral por diferentes etiologias.

Os protocolos de estimulação convencionais (frequências em torno de 80 Hz) estão sendo gradativamente substituídos por novos protocolos baseados na estimulação de alta frequência (10 kHz), que parecem ser altamente eficazes e livres de parestesia.

Outra quebra de paradigma recente diz respeito à necessidade de realização de *screening trial* antes da implantação permanente do dispositivo. Essa estratégia tem utilidade diagnóstica, mas não há evidência de melhora no desfecho ou na relação custo-efetividade.

São necessários mais estudos para melhor estabelecer os tipos de eletrodos e protocolos de estimulação.

As complicações mais relatadas estão relacionadas com as disfunções do dispositivo implantado, como dor no sítio do implante, infecção do sítio cirúrgico, migração ou desconexão do dispositivo e quebra de eletrodos. Apesar de infrequentes, tais complicações exigem nova abordagem cirúrgica, o que aumenta a morbidade e o custo do procedimento. Eventos adversos sérios, como lesão direta da medula espinhal ou compressão por hematoma subdural, são raros.

Estimulação magnética transcraniana

A estimulação magnética transcraniana (TMS, do inglês *transcranial magnetic stimulation*) é um método de neuromodulação não invasiva. Seu papel no tratamento das dores crônicas cresceu bastante nos últimos anos. Especificamente, no tratamento da DN, a TMS repetitiva de alta frequência (rTMS) tem se consolidado como opção terapêutica nos principais *guidelines*.

Os protocolos de TMS para tratamento de DN ainda não são uniformes, mas apontam o córtex motor primário (M1) como principal alvo terapêutico; frequências de 5 a 10 Hz são as mais utilizadas e o número de pulsos pode variar de 500 a 2.000 pulsos por sessão. O número de sessões, o intervalo entre elas e a necessidade de fase de indução variam a depender do protocolo e tipo de DN.

Outros sítios de aplicação (como córtex cingulado anterior, ínsula posterior e córtex pré-frontal dorsolateral) foram estudados, com resultados negativos até o momento. A TMS de sítios profundos (*deep* rTMS), ainda pouco estudada, tem resultados preliminares positivos.

Apesar dos avanços das pesquisas nessa área, os estudos clínicos ainda não foram capazes de estabelecer os fatores preditores de boa resposta ao tratamento. Tal aspecto limita seu uso, pois se trata de tratamento caro e pouco acessível. Assim, a falta de preditores de boa resposta à TMS dificulta a seleção dos pacientes que mais se beneficiariam com esse tratamento.

OUTROS TRATAMENTOS

Outros fármacos tópicos

Diversos fármacos já foram testados para uso tópico no tratamento da DN localizada, como cetamina, amitriptilina, diclofenaco, clonidina e diversos fitoterápicos. No entanto, nenhum deles teve eficácia comprovada por estudos bem desenhados.

Cetamina

A cetamina é um agente anestésico com antagonismo anti-N-metil-D-aspartato (NMDA), logo, pressupõe-se potencial benefício sobre os mecanismos de sensibilização central em dor.

A evidência para o uso de cetamina oral, não disponível no Brasil, é inconclusiva devido aos resultados conflitantes. Um estudo usando cetamina oral na DN oncológica apresentou resultados negativos, enquanto outro estudo, que utilizou cetamina oral em associação com metadona para DN refratária, mostrou resultados positivos para redução da alodinia e dor em queimação.

As infusões de cetamina endovenosa se tornaram populares em muitos centros especializados em dor, porém as doses e os protocolos de aplicação são muito variados (0,25 a 1 mg/kg/dia). A analgesia não parece se sustentar por muito tempo após o término das infusões, que devem ser realizadas com pacientes sob monitorização contínua. A vigilância quanto aos efeitos colaterais é essencial por conta da toxicidade renal e hepática, que pode ocorrer após várias infusões. Além disso, o risco de abuso e o de adicção devem ser levados em consideração antes da prescrição.

A evidência para seu uso é inconclusiva, mas considera-se potencial benefício para alívio, a curto prazo, nas agudizações da DN crônica refratária. Benefício adicional pode ser considerado no uso da cetamina em indivíduos com transtornos psiquiátricos comórbidos, como episódio depressivo grave.

Lidocaína

A evidência para uso da lidocaína endovenosa é inconclusiva e o nível de recomendação ainda é baixo. Sua indicação é pontual, restrita às agudizações de DN crônicas e refratárias, com o objetivo de alívio, a curto prazo, após infusões repetidas.

Foram realizados 2 ensaios clínicos com infusão de 3 a 7,5 mg/kg, 1 vez por semana, durante 4 semanas para DN por neuropatia diabética, e 1 ensaio clínico com metodologia semelhante para síndrome dolorosa complexa regional e neuralgia pós-herpética. Esses três estudos se mostraram positivos ao final da 4ª semana de infusão, porém tal resultado não se sustentou até a 8ª semana do estudo, o que mostra benefício apenas a curto prazo. Outro *trial* com infusão única de lidocaína a 5 mg/kg se mostrou negativo na avaliação do desfecho em 4 semanas.

Bloqueios de nervos

Apenas dois estudos clínicos randomizados estudaram bloqueios anestésicos para tratamento da DN, ambos utilizando associação de lidocaína e metilprednisolona, com resultados opostos. A evidência para tal tratamento ainda é considerada inconclusiva.

Farmacoterapias intratecais

Existem poucos ensaios clínicos randomizados para medicações intratecais na DN. Destacam-se 2 *trials* que estudaram o uso de metilprednisolona para neuralgia pós-herpética, sendo que um deles utilizou associação com midazolam. A evidência é considerada inconclusiva, porque um estudo apresentou problemas metodológicos significativos e outro, que a associação dos fármacos foi superior ao placebo. Não foram encontrados estudos expressivos nas últimas revisões sistemáticas sobre o uso intratecal de outros fármacos, como morfina, ziconotida e clonidina no tratamento da DN. Apesar disso, parece promissor o uso intratecal de morfina e ziconotida para tratamento de dores crônicas refratárias, em geral.

Outras modalidades de neuroestimulação não invasiva

Já existem evidências que suportam a não recomendação de *static magnetic field* e *pulsed magnetic field* para tratamento da DN. Resultados negativos já foram publicados também para FREMS (*frequency modulated eletromagnetic neural stimulation*). Os estudos com estimulação magnética transcraniana por corrente contínua (tDCS, do inglês *transcranial direct current stimulation*), com estimulação espinhal transcutânea por corrente contínua (tsDCS) e estimulação por eletroterapia craniana (CES, do inglês *cranial electrotherapy stimulation*) exibem resultados conflitantes até o momento.

Radiofrequência pulsada

A radiofrequência pulsada (RFP) fornece um campo elétrico direcionado ao gânglio da raiz dorsal através da ponta da agulha de cateter, sem causar danos térmicos. Esse mecanismo é diferente da radiofrequência convencional por termocoagulação, que expõe os nervos-alvo a uma estimulação elétrica contínua, produzindo aumento significativo da temperatura do tecido em torno da ponta da agulha. Até o momento, os estudos com RFP se concentraram na aplicação para dor radicular causada por neuralgia pós-herpética. Os resultados se mostraram positivos, e o benefício parece ser maior para tratamento de DN nos dermátomos torácicos, o que motivou fraca recomendação dos *guidelines* para tal propósito.

Estimulação elétrica invasiva periférica

A estimulação elétrica nervosa percutânea (PENS, do inglês *percutaneous electrical nerve stimulation*) é a modalidade mais estudada para tratamento da DN periférica, principalmente para ciatalgia e neuropatia diabética. Apesar de os estudos, até o momento, serem restritos e com evidência inconclusiva, os resultados apontam para uma direção positiva de melhora nos índices de dor e qualidade do sono. Estudos específicos com estimulação elétrica do gânglio da raiz dorsal têm sido conduzidos com resultados promissores, mas a evidência para seu uso ainda é inconclusiva.

Outras modalidades de neuroestimulação invasiva central

Poucos estudos de boa qualidade sobre estimulação invasiva epidural do córtex motor foram publicados. O grau de evidência é inconclusivo, porém os pacientes que já se submeteram repetidamente a rTMS do córtex motor parecem se beneficiar com esse tratamento. Os estudos com estimulação invasiva profunda (DBS, do inglês *deep brain stimulation*) são preliminares; sendo assim, a evidência também é inconclusiva.

Outras abordagens cirúrgicas

As evidências para adesiólise, descompressão radicular e diatermia de onda longa são inconclusivas. A descompressão microcirúrgica da zona de entrada da raiz dorsal (*DREZotomy*) parece promissora para dor radicular na avulsão do plexo braquial e síndrome da cauda equina, mas os trabalhos publicados até o momento são *open-label* e não permitem chegar a resultados conclusivos.

Canabinoides

O corpo humano é rico em receptores canabinoides; há predomínio do receptor canabinoide 1 (CB1) no sistema nervoso central e do receptor canabinoide 2 nas terminações nervosas periféricas e nas células do sistema imunológico. Existe grande diversidade de fármacos derivados da *Cannabis*. De forma geral, eles contêm *tetra-hydro-cannabinol* (THC), *cannabidiol* (CBD) isolado ou uma mistura de ambas as substâncias em diferentes titulações (*full spectrum*). Trabalhos com as apresentações *full spectrum* com maiores títulos de THC têm mostrado resultados promissores no tratamento da DN crônica. O potencial benefício dessas medicações é explicado por alguns de seus mecanismos de ação: o THC é um agonista parcial do CB1 e do CB2, enquanto o CBD tem efeito antagonista indireto, mas promove também efeito agonista por estimular o aumento dos receptores CB1. Mecanismos adicionais incluem ação serotoninérgica, dopaminérgica (receptor D2), opioide e sobre receptor TRPV1. Apesar de serem considerados medicamentos promissores no tratamento da DN crônica, mais estudos são necessários para averiguar perfil de elegibilidade dos pacientes, perfil de segurança e especialmente para estabelecer doses e titulações dos componentes canabinoides. Os ensaios clínicos publicados possuem resultados divergentes ou não são considerados de alta qualidade. Logo, não há recomendação oficial da prescrição de canabinoides para a DN devido ao nível inconclusivo de evidência.

CAPÍTULO 183

Particularidades na Abordagem e no Tratamento da Dor Neuropática Central

Rogério Adas Ayres de Oliveira

INTRODUÇÃO

Dor central (DC) é aquela decorrente de lesão nas vias somatossensitivas no sistema nervoso central (SNC),[1,2] responsáveis pela transmissão e integração da sensibilidade tátil, térmica e dolorosa, representadas anatomicamente pelas projeções espinotalâmicas ou talamocorticais.[3] A depender do local da lesão ou das lesões e da respectiva sintomatologia, a DC é denominada "encefálica" (DCE) ou "mielopática" (DCM).[1]

Seja pelo caráter contínuo ou intermitente, comumente de forte intensidade (que gera sofrimento e compromete a qualidade de vida), seja pela refratariedade às terapêuticas habituais, a DC é reconhecidamente desafiadora para médicos e demais profissionais envolvidos com o tratamento.[4,5] De elevada prevalência no campo das doenças cerebrovasculares, desmielinizantes, inflamatórias e traumáticas (condições muito afetas à prática do neurologista e de outros especialistas que cuidam de pacientes com neuropatias), a DC é condição frequentemente subdiagnosticada ou diagnosticada tardiamente. Esses atrasos são passíveis de postergar a implementação de programas terapêuticos adequados, agravar as complexas repercussões neurobiológicas e psicocomportamentais comuns à condição, e comprometer o prognóstico de recuperação funcional.[5,6]

A principal causa de DCE são os acidentes vasculares cerebrais (AVCs), responsáveis por mais de 85% dos casos. De acordo com alguns estudos, entre 5 e 8[7,8] a 11%[9] das vítimas de AVCs evoluem para DCE;[10] destas, 25% apresentam déficits somatossensitivos. A DC tem elevada prevalência nas doenças desmielinizantes. Portadores de esclerose múltipla (EM) revelaram dor neuropática de extremidades em 26%, sinal de Lhermitte em 16% e neuralgia trigeminal em 3,8% dos casos, segundo revisão sistemática.[11] No caso da neuromielite óptica e seu espectro clínico (NMOSD, do inglês *neuromyelitis optica spectrum disorder*), a prevalência parece mais relevante do que na EM: segundo estudos preliminares, entre 40 e 70% dos casos são decorrentes de lesões medulares (DCM) e ou encefálicas (DCE).[12] Os traumatismos raquimedulares (TRM) são causa muito relevante de DCM, com prevalência estimada em 53%.[13]

A despeito das causas preferenciais citadas anteriormente, a DC pode decorrer das mais variadas entidades nosológicas que afetam o SNC, como infecções, tumores, traumatismos cranioencefálicos, sequelas de neurocirurgias, além de causas malformativas (p. ex., siringomielia) ou degenerativas (p. ex., mielopatia espondilótica).[14,15]

Os mecanismos fisiopatológicos determinantes para a ocorrência ou não da DC em contexto de lesão das vias somatossensitivas não são plenamente conhecidos. No entanto, de acordo com evidências experimentais, registros eletrofisiológicos e estudos de imagem funcional, eles podem envolver: hiperexcitabilidade neuronal e potenciais ectópicos, modulação ascendente de canais iônicos, aumento na sinalização de receptores excitatórios glutamatérgicos, neuroplasticidade induzida por quimiocinas e células gliais, hipoatividade de sistemas inibitórios intracorticais e espinhais, neuroplasticidade disfuncional em circuitos somatossensitivos e desinibição termossensorial.[4,5,16]

As lesões nas vias somatossensitivas centrais privam regiões do encéfalo de suas aferências e rompem o padrão fisiológico de atividade de redes neuronais que, em grande parte, foi definido em etapas precoces do desenvolvimento embrionário e que constitui fator determinante para a percepção sensitiva e do esquema corporal. A privação, transitória ou permanente, das aferências somatossensitivas pode alterar a atividade dos mecanismos excitatórios ou inibitórios à distância da lesão original e gerar desbalanço das interações entre as diferentes modalidades sensitivas, em especial da dor e da temperatura, causando DC.[16]

QUADRO CLÍNICO E DIAGNÓSTICO

Comumente descrita pelos pacientes como queimor, ardor, choques, repuxões e/ou peso, a DC costuma sofrer oscilações associadas a fatores ambientais, incluindo mudanças climáticas, fatores emocionais e de cinética corporal, entre outros.[4,9] Modificações da temperatura e da umidade do ar, variações da pressão atmosférica, estímulos cutâneos, mecânicos ou térmicos, estímulos visuais e/ou acústicos, marcha, atividade musculoesquelética e/ou visceral podem influenciar a manifestação da DC.[6] Comumente insidiosa em sua instalação, a DC costuma ser contínua e tem intensidade estável ou flutuante; a dor pode ser fraca ou intensa e excruciante. A DCE pode instalar-se concomitantemente ao AVC ou nos primeiros 3 meses após o icto vascular em 15 a 75% dos casos, respectivamente.[6] Foram descritas, contudo, instalações tardias, até anos após o evento vascular.[7]

A DCE costuma acometer extensas áreas da superfície corporal, seja todo um dimídio ou sua metade caudal ou rostral. Pode, contudo, ter distribuição mais restrita às extremidades dos membros ou a um segmento de uma hemiface.[4-6] O predomínio distal nos membros e na face é característico da DCE; já dores pós-AVC não neuropáticas (não DC) têm distribuição predominantemente axial e localizada no pescoço, nos ombros e nos joelhos,[17] refletindo sobretudo as condições dolorosas do aparelho locomotor, comumente associadas às doenças degenerativas da coluna vertebral, dos ombros, dos joelhos e dos quadris. A DC se distribui na superfície corporal, na maioria das vezes margeada e envolvida por áreas de superfície corporal com sintomas e sinais "negativos", indicativos de déficits somatossensitivos, como a percepção de adormecimento, déficits da sensibilidade térmica ou tátil (hipoestesia) ou dolorosa (hipoalgesia),[6] entretanto, eventualmente pode ocorrer fora da zona hipoestésica[17] (Figura 183.1).

Costuma apresentar gradiente de intensidade proximal–distal, mais intenso nas extremidades dos membros.[5,6] As alterações da sensibilidade térmica, sobretudo a hipoestesia aos estímulos frios, foram descritas em vários estudos.[4-6,10,17,18] Sintomas e sinais "positivos", indicativos de hipersensibilidade, como as disestesias, a alodinia térmica, tátil, estática ou dinâmica, a hiperpatia (reposta desproporcional aos estímulos nocivos repetitivos) ou somação temporal, são comumente encontrados em pacientes com DC.[4-6,10,17] A DC pode distribuir-se como "ilhas de dor" em meio a áreas disestésicas, hipoestésicas e/ou hiperestésicas, manifestadas como alodinia térmica ou tátil, estática ou dinâmica, e/ou hiperpatia.

No caso da DCM, a dor pode se manifestar na zona de transição da sensibilidade normal com o nível sensitivo medular, afetar membros e apresentar espasmos dolorosos (associados ou não à espasticidade), além de gerar choques e paroxismos dolorosos, a depender do nível e do grau de envolvimento das estruturas medulares.[2,13] A DCM comumente se manifesta no incapacitado motor com paresias, espasticidades, alterações neurovegetativas e esfincterianas, o que acrescenta complexidade adicional para o diagnóstico e para manejo da dor. Os estímulos viscerais, particularmente os gerados pela plenitude vesical ou retal, podem também agravar o desconforto nos pacientes com DC, sobretudo da DCM.

O diagnóstico da DC é clínico. Torna-se provável quando a dor se apresenta com distribuição corporal compatível com anormalidades somatossensitivas negativas e/ou positivas (com a mesma distribuição) e relacionadas a uma

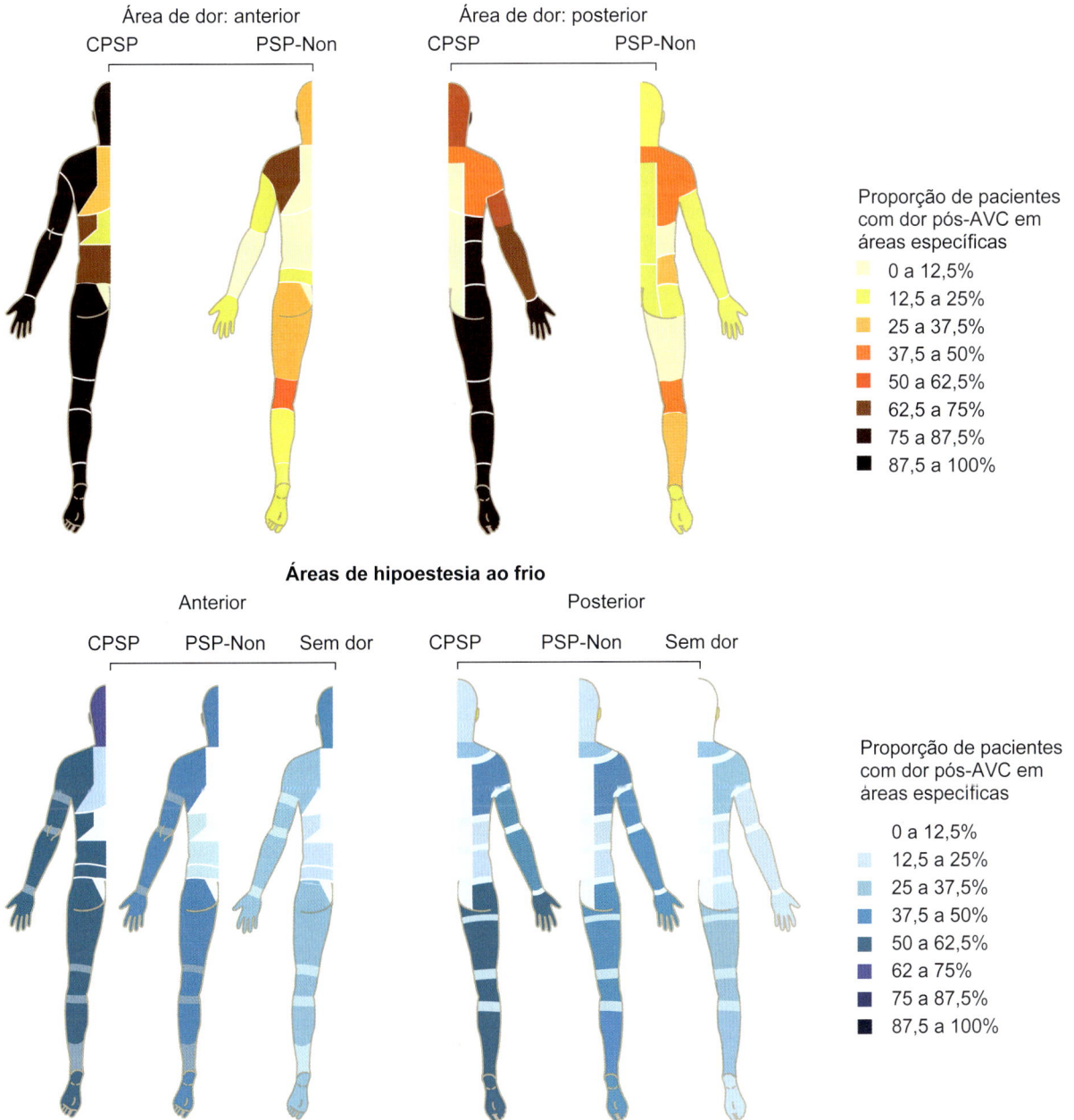

Figura 183.1 Distribuição por frequência da área de dor e hipoestesia ao frio em casuística de pacientes com dor central pós-AVC (CPSP) e dor pós-AVC (PSP-Non).[17]

mesma lesão no SNC. A utilização de mapas de sensibilidade combinada a instrumentos de rastreio da dor neuropática pode auxiliar no diagnóstico da DC.[19] Para que o diagnóstico seja definitivo de DC, é necessário exame comprobatório, como a ressonância magnética (RM) atestando a presença de lesão encefálica ou da medula espinal.[1,2]

AVALIAÇÃO DE PACIENTE COM DOR CENTRAL

Por sua natureza essencialmente subjetiva, a dor, sobretudo quando crônica, costuma trazer dificuldades na avaliação. No caso da DC, somam-se implicações inerentes às próprias neuropatias de base que, assim como a dor propriamente dita, podem trazer sofrimento, ampla gama de limitações funcionais, além de sintomas inespecíficos, como fadiga, dificuldades de concentração, ansiedade, sintomas depressivos e desorganização do sono.

Assim, sumarizamos alguns aspectos relevantes para o examinador "ter em mente", em contexto de avaliação clínica de pacientes neurológicos com dor crônica, potencialmente vítimas de DC.

Exame criterioso da sensibilidade somática

Permite identificar sinais "negativos" ou zonas deficitárias (hipoestésicas) à temperatura, ao tato e à dor, assim como sinais ou sintomas "positivos" (hiper ou disestésicos) como a alodinia e a hiperpatia. De particular relevância na avaliação da DC são disfunções da sensibilidade térmica, em especial a hipoestesia ao frio, sinal neurológico muito encontrado em pacientes com DC segundo vários estudos clínicos.[5,6,17] A presença combinada de hipoestesia com fenômenos de hipersensibilidade, como alodinia e ou hiperpatia, em pacientes nos primeiros 4 dias pós-AVC é, inclusive, fator preditor para o desenvolvimento de DCE.[10] A presença de sinais positivos em áreas deficitárias reforça a impressão diagnóstica de DC, já evidenciada na clássica denominação (aparentemente paradoxal) "anestesia dolorosa."[15]

A confecção de mapas de sensibilidade a partir de silhuetas corporais com registros de dor espontânea e os fenômenos de hipersensibilidade (descritos anteriormente) no momento da primeira avaliação e repetidos evolutivamente podem auxiliar como critério de melhora ao longo do tempo. A melhora da DC costuma se associar a uma reorganização da sensibilidade somática regional. No decorrer de um tratamento clínico efetivo de DC, costuma-se evidenciar não apenas a redução da magnitude da DC, mas, sim, da sua extensão corporal, bem como redução das áreas de alodinia e hiperpatia e mesmo redução nas zonas hipoestésicas.

Consideração da existência de outras condições dolorosas

DC é comumente mista, pode envolver condições dolorosas não neuropáticas, como dores nociceptivas ou nociplásticas, ou dores neuropáticas periféricas. Estudo prospectivo evidenciou um novo tipo de dor dentro de 6 meses em 45,8% das 275 vítimas de AVC. Destas: 36,5% são dores mistas; mais de 27%, dores articulares predominando nos ombros; 13,1%, cefaleias; e 10,5%, DCE. A prevalência de dor não neuropática central é elevada no pós-AVC e na EM,[11] em mais de um terço dos casos causadas por disfunções do aparelho locomotor.[4,5]

Portadores de sequelas neurológicas comumente expressam alterações de equilíbrio, de postura e de marcha, déficits motores, imobilismo, alterações neurovegetativas e tróficas – fatores que as tornam particularmente vulneráveis às mais variadas condições dolorosas, sobretudo as do aparelho locomotor. Ombro doloroso do paciente hemiplégico, tendinopatias e outras entesopatias e osteoartrites são comuns nesses cenários.[4,9,17] A síndrome dolorosa miofascial foi descrita em dois terços dos pacientes com DCE pós-AVC de longa evolução.[6]

A prevalência de condições dolorosas crônicas na população em geral excede 30% na maioria dos países,[1] com destaque para as condições dolorosas da coluna vertebral e do aparelho locomotor e as cefaleias primárias. Assim, a coexistência de outras condições dolorosas conjuntamente à DC deve estar no "radar" do avaliador, posto que elas podem demandar abordagens diagnósticas e terapêuticas distintas das da DC.

Atentar-se para as limitações funcionais associadas à dor central

Compreender as repercussões da DC em contexto da vida cotidiana do paciente é essencial ao ponderar as medidas terapêuticas, farmacológicas e/ou não farmacológicas, para cada caso em questão. Pacientes variam muito em termos de tolerância e estratégias de enfrentamento frente à dor. Indivíduos ativos e engajados em atividades podem tolerar melhor a DC. Por outro lado, pacientes depressivos e catastrofizadores podem ter amplificado o sofrimento e as repercussões funcionais em termos de vida pessoal, social, profissional, além de demandar abordagens específicas de saúde mental, por exemplo.

Buscar ativamente por comorbidades psiquiátricas e transtornos do sono

Pacientes com DC apresentam elevadas prevalências comorbidades psiquiátricas, como a depressão e a ansiedade.[5,6,17] Dor crônica e depressão apresentam uma relação bidirecional, uma condição pode magnificar a outra, e compartilham mecanismos.[20,21] Transtornos de ansiedade e depressão podem ser aferidos com anamnese direcionada e questionários de avaliação. Interconsulta psiquiátrica pode ser oportuna em pacientes selecionados.

Depressão e ansiedade agravam significativamente a dor crônica após acidente vascular cerebral. Notoriamente, a ansiedade, o medo e a alegria, quando intensos ou súbitos, podem acentuar a DC; o agravamento da dor relacionada com estresses é bastante comum. Alguns doentes referem acentuação da dor em situações de emoções prazerosas, como receber boas notícias, reencontrar entes queridos, excitação sexual ou orgasmo. O reconhecimento das morbidades álgicas e dos transtornos psicocomportamentais associados à DC tem relevância clínica e implicações terapêuticas diretas.

Não menos importante é avaliar a qualidade do sono nos pacientes com DC. A dor neuropática se associa a elevada prevalência de sono com má qualidade correlacionado à magnitude da dor, e depressão,[22] insônia e dor estão intimamente relacionados.

TRATAMENTO

O tratamento da DC comumente é desafiador. A despeito de reconhecidos avanços ocorridos nas últimas décadas, o controle da dor, na maioria dos casos, é parcial e obtido com farmacoterapia prolongada, sob doses elevadas e associação de fármacos, com riscos de toxicidade, baixa aderência e custos altos.[3-5] Existe uma carência de recomendações específicas para o tratamento da DC, sendo a ampla maioria dos ensaios clínicos com fármacos direcionados às dores neuropática periféricas,[19] exceto o recente Consenso Brasileiro para o Tratamento da Dor Central elaborado por grupo de especialistas Neurologia.[23]

A cronicidade da dor e a magnitude do sofrimento demandam atenções específicas dos profissionais de saúde. O atendimento em centros especializados, o bom relacionamento médico-doente e o suporte de profissionais de saúde mental e de reabilitadores são recomendáveis na maioria dos casos.[4,5]

Tratamento farmacológico

Os tratamentos farmacológicos de primeira linha para a DC, segundo os *guidelines* para dor neuropatia *sensu latu*, são os antidepressivos tricíclicos (ADT), os antidepressivos duais (ISRNs), a gabapentina e a pregabalina.[5]

São poucos os estudos clínicos direcionados especificamente para a DC.[24] A pregabalina se mostrou eficaz em reduzir a DC e melhorar a qualidade de vida em pacientes com DC.[25] A duloxetina não demonstrou efeito analgésico significativo, mas melhorou a qualidade de vida dos pacientes com DC.[26] Em perspectiva de prática clínica, tanto a duloxetina como a venlafaxina (os principais ISRNs disponíveis em nosso meio) são utilizados para tratar a DC. Além do provável efeito analgésico aferido em outras dores neuropáticas, são particularmente úteis no cenário de transtornos de ansiedade e depressão, de elevada prevalência nesse grupo de pacientes.

A amitriptilina é um fármaco comumente utilizado em pacientes com DC. Exerce efeito analgésico,[27] ansiolítico, regulador do sono e, a depender da dosagem, efeito antidepressivo. O uso da amitriptilina e outros ADT sofre restrições por conta de efeitos adversos anticolinérgicos, sobretudo nas populações geriátricas com riscos de hipotensão postural, prostatismo, glaucoma e bloqueio atrioventricular.

Lamotrigina teve efeito analgésico na DCE pós-AVC segundo único estudo,[28] mas não para DCM. A lamotrigina, a pregabalina e a gabapentina parecem particularmente úteis para tratar os fenômenos positivos ou de hipersensibilidade, como as alodinias tátil ou térmica, a hiperalgesia e a hiperpatia[23] (ver as recomendações do Consenso Brasileiro para o Tratamento da Dor Neuropática Central, elaboradas por painel de especialistas).[23]

Devido a retratariedade à terapêutica antálgica, é comum a associação de fármacos para tratar a DC. A combinação de fármacos de primeira linha tem sido adotada como segunda linha de tratamento das dores neuropáticas.[23,29]

Opioides, associadamente aos fármacos de primeira linha (Tabela 183.1), como os antidepressivos e a gabapentinoides, são opção para o tratamento da DC refratária. O tramadol, opioide fraco com ação inibidora da recaptação de serotonina, é opção de segunda linha para o tratamento da DC. A despeito da carência de estudos controlados em pacientes com DC, os opioides fortes, como a metadona e oxicodona, são opções de terceira linha para casos refratários de elevado impacto funcional. Opioides, fortes ou fracos, não devem ser utilizados em monoterapia para o tratamento da DC.[23]

O dronabinol e o composto inalado de tetra-hidrocanabinol e canabidiol (1:1) tiveram efeitos analgésicos demonstrados

Tabela 183.1 Dor neuropática central: tratamento farmacológico.[23]

Primeira linha

Duloxetina (60 a 120 mg/dia) para DC associada à esclerose múltipla e para comorbidades psiquiátricas associadas à DC, nível B (provavelmente efetivo)

Gabapentina (900 a 3.600 mg/dia) para tratar DC e dor evocada (alodinia), nível C (possivelmente efetivo)

Antidepressivos tricíclicos (amitriptilina 25 a 150 mg/dia) para DC, nível C (possivelmente efetivo)

Segunda linha

Pregabalina (150 a 600 mg/dia) para DC no lesado medular e dor evocada (alodinia), nível C (possivelmente efetivo)

Opioides fracos (tramadol) em associação com fármacos de primeira linha (não em monoterapia), ausência de evidência experimental

Lamotrigina (50 a 200 mg/dia) para DCE pós-AVC; na DCM no nível ou abaixo do nível de lesão medular, nível B (provavelmente inefetivo)

Venlafaxina (150 a 225 mg/dia) para tratar DC e ansiedade e depressão associadas à DC, ausência de evidência experimental

Terceira linha

Opioides fortes (metadona e oxicodona) + medicação de primeira linha em DC refratária (não em monoterapia), ausência de evidência experimental

Canabidiol/tetra-hidrocanabinol e dronabinol para DC refratária aos medicamentos de primeira e segunda linhas e em pacientes com DC associadas a esclerose múltipla

Situações específicas

Carbamazepina para tratar dor em choques, paroxísticas, especialmente em lesões medulares (sinal de Lhermitte, espasmos dolorosos)

Combinação de fármacos de primeira, segunda e terceira linhas deve ser considerada em casos refratários

AVC: acidente vascular cerebral; DC: dor central; DCM: dor central mielopática.

em doentes com DC decorrente de EM; constam como opção de terceira linha para casos refratários, combinados com fármacos de primeira linha.

As fenotiazinas são opções adjuvantes para controlar a DC; entretanto, não há estudos que atestem a sua eficácia. A clorpromazina (a fenotiazina mais consagrada) exerce ações analgésicas, ansiolíticas e sedativas; além disso, pode ser útil no controle da dor refratária de doentes selecionados. Sua utilização deve ser evitada na população geriátrica e em doentes com outras morbidades devido aos seus efeitos adversos extrapiramidais (como as discinesias e o parkinsonismo) e anticolinérgicos, além de hipotensão postural.

A lidocaína administrada por via parenteral é eficaz em indivíduos com DC; contudo, seu efeito antálgico é fugaz e temporário, requerendo estrutura hospitalar para ser administrado, o que limita a sua aplicabilidade clínica.[30]

Tratamento por neuromodulação

As técnicas de neuromodulação empregam estímulos elétricos ou eletromagnéticos para o tratamento de várias condições neurológicas e psiquiátricas, têm se firmado como opções terapêuticas efetivas para o tratamento da DC[29,31] e aqui serão sumariamente comentadas. Dentro das modalidades não invasivas, destacam-se a estimulação magnética transcraniana (EMTr) e a estimulação transcraniana por corrente contínua (ETCC). A EMTr sobre o córtex motor primário exerce efeito analgésico significativo, porém transitório em pacientes com DC.[32-34] Protocolos de indução e manutenção com EMTr têm sido estudados em pacientes com dor neuropática e síndrome fibromiálgica com efeitos analgésicos mais duradouros de maior relevância dentro de perspectivas clínicas.[35,36] Outros alvos terapêuticos têm sido avaliados. A EMTr do córtex pré-frontal dorsolateral não mostrou efeitos analgésicos significativos em pacientes com

DCE pós-AVC.[37] Outros estudos têm apontado resultados favoráveis em dor neuropática.

A ETCC não apresenta efeitos analgésicos robustos em pacientes com dor neuropática, sobretudo DC, e seu efeito analgésico mais significativo ocorre na síndrome fibromiálgica.[33]

As técnicas de neuromodulação invasiva mais empregadas para o tratamento da DC são: a estimulação do córtex motor (ECM), indicada para a DCE; e de estimulação medular, indicada para a DCM. Uma análise detalhada foge deste escopo, mas pode ser encontrada em revisões recentes.[38] A ECM e a estimulação epidural medular podem gerar efeitos analgésicos robustos e sustentados a longo prazo. Contudo, são passíveis de complicações cirúrgicas, bem como têm acesso restrito a grandes centros e custo elevado. Constituem opção para pacientes bem selecionados, com DC de severa repercussão funcional, sem comorbidades psiquiátricas significativas e boa aderência à terapêutica interdisciplinar.

Os efeitos analgésicos da ECM são similares aos obtidos com a EMTr. Ambas as técnicas parecem usufruir de mecanismos similares.

Os mecanismos analgésicos não são plenamente conhecidos. Admite-se que a ECM pode influenciar a atividade das vias moduladoras rostrocaudais e caudorrostrais via mecanismos opioidérgicos e não opioidérgicos.[39]

Neuroablação

Os procedimentos ablativos vêm sendo substituídos pelas técnicas de neuromodulação citadas anteriormente nas últimas décadas. Contudo, em doentes selecionados (especialmente com DCE e déficits motores importantes), a talamotomia medial pode ser opção terapêutica, desde que a dor e os déficits motores se situem no mesmo dimídio. A nucleotomia trigeminal é boa opção terapêutica para tratar dor crônica após acidente vascular cerebral facial refratária e de elevada repercussão funcional em doentes com síndrome de Wallenberg.[40]

184

Síndrome de Dor Regional Complexa

Osvaldo J. M. Nascimento • Camila Pupe

INTRODUÇÃO

A abordagem clínica e a conduta diante de um paciente com dor consistem em um dos mais complexos desafios na prática médica. A dor neuropática (DN) é um desses desafios. Nesse contexto, temos a síndrome de dor regional complexa (CRPS, do inglês *complex regional pain syndrome*), que inclui a DN como manifestação principal. A CRPS é uma condição de dor crônica caracterizada por hiperalgesia e alodinia, distribuída habitualmente nos membros, surgindo após trauma ou cirurgia.[1-3] É conhecida também como "distrofia simpática reflexa", "causalgia", "algoneurodistrofia" ou "atrofia de Sudeck".[4] Sua fisiopatologia ainda é motivo de especulação, parecendo resultar de disfunção que envolve o sistema nervoso periférico (SNP) e o sistema nervoso central (SNC), perdurando ao longo do tempo. A CRPS é dividida em dois grupos: a CRPS-1 ocorre em pacientes sem definição de tronco nervoso acometido; a CRPS-2, em pacientes com dano nervoso definido.[5]

A criteriosa anamnese e o exame neurológico acurado direcionam para essas duas possibilidades, pois não há testes de diagnósticos específicos ainda disponíveis. Alguns estudos neurofisiológicos pontuais sinalizaram para sensibilização periférica e/ou central. A apresentação clínica e a intensidade dos sintomas dolorosos da CRPS são variáveis, assim como a evolução da síndrome. Para muitos indivíduos, o sofrimento é intenso, diante da dor e de grande acometimento funcional, comprometendo a qualidade de vida.[6] Algumas intervenções terapêuticas podem trazer benefício ao paciente quando realizadas mais no início do quadro clínico; portanto, o diagnóstico precoce é de fundamental importância. Neste capítulo, consideramos alguns aspectos quanto a apresentação clínica, especulações fisiopatológicas e bases da abordagem terapêutica.

NOTA HISTÓRICA/CRITÉRIOS

Claude Bernard (1813-1878), em 1851, foi o primeiro a mencionar uma síndrome dolorosa ligada à disfunção do sistema nervoso simpático. A seguir, Silas Weir-Mitchell (1829-1914), aluno de Bernard, cunhou o termo "causalgia" para descrever a dor referida por veteranos no pós-guerra (em grego: *kausos*, calor; *algos*, dor). O termo "distrofia simpática reflexa (DSR)" foi utilizado pela primeira vez por Evans.[6] Trata-se de denominação inadequada, embora ainda usada: não há um reflexo definido envolvido; as alterações consideradas simpáticas/autonômicas podem não estar fisiopatologicamente relacionadas com a causa ou permanência

de dor; a "distrofia" está presente somente em 15% dos casos. Essas questões não definidas resultaram na falta de padronização quanto aos critérios diagnósticos e ao tratamento da CRPS.[6] O termo usado na literatura para descrever a inconsistência desses itens é de um verdadeiro "caos" para a identificação da síndrome, por longo período, surgindo, apenas em 1988, esforços para um consenso de definição da síndrome, na Conferência Schloss Rettershof. A conferência realizada em Orlando, em 1994, resultou em consenso internacional, criando-se os critérios do diagnóstico da CRPS,[1,4] logo adotados pelo Comitê para Classificação de Dor Crônica da Associação Internacional para o Estudo da Dor (IASP).[3] Esse "primeiro" critério da IASP necessitou de modificações diante de pesquisas e estudos de validação sistemática, chegando-se aos chamados "critérios de Budapeste", adotados pelo comitê de taxonomia da IASP como novos critérios da IASP, em 2012 (Tabela 184.1). Recentemente, em 2022, Harden et al.[7] publicaram a quinta edição dos aspectos clínicos e recomendações para o tratamento da CRPS, sob os auspícios da Reflex Sympathetic Dystrophy Syndrome Association (RSDSA).

COMO DIAGNOSTICAR E TRATAR A SÍNDROME DE DOR REGIONAL COMPLEXA

Não há teste diagnóstico específico, ou seja, um biomarcador para essa síndrome. A história clínica de cirurgia ou trauma recente é, muitas vezes, o indicador para a formulação do diagnóstico. Porém, mesmo que não tenhamos essa informação, diante de um paciente que refere dor, de início recente, em determinado segmento, a possibilidade de CRPS deve ser uma das aventadas, já que, quanto mais precoce o diagnóstico, melhor a resposta ao tratamento logo iniciado. Exame detalhado por um médico, como neurologista, ortopedista ou cirurgião plástico, familiarizado com síndromes neurológicas e dolorosas é de fundamental importância. Os critérios de Budapeste são uma ferramenta útil na formulação diagnóstica, tendo como base sintomas e alterações no exame da sensibilidade, como alodinia ou hiperalgesia: somam-se alterações na temperatura ou na cor da pele, alterações na sudorese ou edema dos membros e diminuição da mobilidade ou, até mesmo, movimento anormal do membro.

Os estudos da condução nervosa pela eletroneuromiografia podem detectar a maioria das lesões de nervos periféricos associadas à CRPS-2, mas são considerados normais na CRPS-1. Essa última assertiva não nos parece inequívoca. Melhores técnicas neurofisiológicas com estudos de condução nervosa mais adequados têm contribuído para melhor conhecimento da síndrome. Embora em pequeno número, elas têm trazido indicações importantes, revelando que as fibras finas que carreiam as sensibilidades dolorosas termoalgésicas e as autonômicas estão envolvidas na CRPS-1, corroborando o que é observado no exame feito por um neurologista bem treinado. Os *laser-evoked brain potentials* (LEPS), o *contact heat evoked potential stimulator* (CHEPS) e, mais recentemente, os *pain-related evoked potentials* (PREPs) têm trazido esclarecimentos quanto ao acometimento dessas fibras.[8-10] Temos tido a oportunidade de utilizar as duas últimas técnicas com resultados muito interessantes, mesmo em se tratando de eventos neurofisiológicos

Tabela 184.1 Critérios para diagnóstico e tratamento da síndrome de dor regional complexa (CRPS), revisados e adotados pela IASP em 2012.[7]

Características gerais da síndrome	Critérios de diagnóstico clínico para CRPS
• A CRPS é uma síndrome caracterizada por dor regional contínua (espontânea e/ou evocada), aparentemente desproporcional ao tempo ou à intensidade de qualquer trauma conhecido ou outra lesão • A dor é regional (não em um território nervoso ou dermátomo específico) e geralmente tem predominância distal dos achados sensitivos, motores, sudomotores, vasomotores e/ou tróficos anormais • A síndrome mostra progressão variável ao longo do tempo	1. Dor contínua (desproporcional a qualquer evento desencadeante) 2. O paciente deve relatar, pelo menos, um sintoma em três das quatro seguintes categorias: • Sensitiva: relatos de hiperalgesia e/ou alodinia • Vasomotora: relatos de assimetria de temperatura e/ou alterações na cor da pele e/ou assimetria na cor da pele • Sudomotora/edema: relatos de edema e/ou alterações de sudorese e/ou assimetria de sudorese • Motora/trófica: relatos de diminuição da amplitude de movimento e/ou disfunção motora (fraqueza, tremor, distonia) e/ou alterações tróficas (cabelos, unha, pele) 4. Deve exibir pelo menos um sinal* no momento da avaliação, em duas ou mais das seguintes categorias: • Sensitiva: evidência de hiperalgesia (ao toque de agulha) e/ou alodinia (ao toque leve e/ou pressão somática profunda e/ou movimento articular) • Vasomotora: evidência de assimetria de temperatura e/ou alterações e/ou assimetria na cor da pele • Sudomotora/edema: evidência de edema e/ou alterações de sudorese e/ou assimetria de sudorese • Motora/trófica: evidência de diminuição da amplitude de movimento e/ou disfunção motora (fraqueza, tremor, distonia) e/ou alterações tróficas (cabelos, unha, pele) 5. Não existe outro diagnóstico que explique melhor os sinais e sintomas

*Um sinal só é considerado se for observado no momento do diagnóstico. IASP: International Association for the Study of Pain.

que envolvem respostas multissinápticas aos estímulos realizados, calor (nas duas primeiras) e dor (na última técnica referida). Boa correlação foi encontrada entre o PREP e o estudo da densidade de fibras nervosas intraepidérmicas (IENFD) na biópsia de pele, método histológico que muito contribui, principalmente quanto à perda de fibras, corroborando a presença de lesão de fibras finas. LEPS e CHEPS também oferecem boa correlação com a análise da IENFD; contudo, são técnicas que necessitam de aparelho específicos e destinadas mais à pesquisa. A vantagem do PREP é ser não dispendioso em relação aos dois outros e de fácil realização, utilizando o eletromiógrafo.

Evidências neurofisiológicas apoiam uma via termonociceptiva intacta com sinais de sensibilização periférica, como nociceptores aferentes primários hiperexcitáveis, em indivíduos com CRPS-1. Essa observação é ainda sustentada pelo ganho de sensação apenas mecânica e térmica no membro doloroso, corroborando um estudo com CHEPS.[11]

Quanto à análise histológica com biópsias de pele para estudar a IENFD, além de outros parâmetros, como os inflamatórios regionais ou de depósito (p. ex., substância amiloide), potencialmente podem ser úteis para diagnosticar doenças muito heterogêneas, como a CRPS, possibilitando orientar, no futuro, um possível tratamento personalizado.[12]

Métodos de imagem também podem auxiliar no diagnóstico. Superposição de técnicas de imagem, recentemente apresentadas com análise neurovascular, de músculos e alterações cutâneas foram apresentadas com promissores resultados por Yoon et al.[13] Nessa nova abordagem, a imagem de RM acoplada à FDG-PET permitiu identificar anormalidades metabólicas e estruturais em músculos, feixes neurovasculares e pele, provavelmente devido ao processo inflamatório da CRPS. Os resultados preliminares reportados mostram o potencial diagnóstico dessa abordagem para o monitoramento não invasivo da distribuição e progressão das alterações teciduais induzidas pela CRPS.

A ultrassonografia (US) ou a ressonância magnética (RM) podem revelar danos subjacentes aos nervos e tecidos envolvidos. A US pode revelar danos teciduais localizados, pois é um exame dinâmico, ao contrário da RM. A cintilografia óssea trifásica (usando um agente radiotraçador) às vezes mostra áreas de alterações ósseas afetadas. O teste pode ser útil em alguns casos para confirmar a presença de CRPS em um membro.

Revisão recente, após análise de vários artigos, permite concluir que a CRPS mostra um amplo espectro de alterações na imagem. Há uma alteração significativa no circuito neuronal cerebral devido à exposição à dor crônica associada a mudanças na percepção de uma ampla gama de aspectos (incluindo emoções e sua capacidade de compreensão). Conforme estudado no passado, a desregulação simpática também desempenha um papel importante na fisiopatologia da CRPS e algumas alterações nos exames de imagem (especialmente musculares e ósseas) mostraram anormalidades que apoiam tal evidência. Ressalte-se o papel significativo da inflamação no processo da CRPS, motivo pelo qual alguns achados de imagem estão de acordo com sintomas agudos ou crônicos. Esses achados sustentam a proposição de que a imagem pode ser útil no diagnóstico, na indicação da terapêutica e no monitoramento da CRPS; no entanto, critérios radiológicos bem definidos são necessários.

INTERVENÇÕES TERAPÊUTICAS NÃO INVASIVAS

Considerando-se ser a CRPS uma síndrome multifatorial, várias especialidades médicas e correlatas da área da saúde estão envolvidas. Desse modo, várias modalidades de tratamento são propostas, incluindo-se tratamentos farmacológicos, terapia física e ocupacional, terapia neuropsicológica, além de outras. Aliviar a dor e a reaver a funcionalidade são os objetivos principais e começam pela informação e educação do paciente. Como o curso da doença é variável e não parece ser modificado pelas terapias convencionais, o tratamento deve ser iniciado o quanto antes, pois a evolução, quanto mais crônica, oferece pior prognóstico. Iniciar a reabilitação com suporte fisioterápico especializado, buscando sempre incentivar a maior adesão possível, costuma trazer melhores resultados.

TRATAMENTOS FARMACOLÓGICOS
Anti-inflamatórios não esteroides

Anti-inflamatórios não esteroides (AINEs) têm sido indicados para tratar a dor e a inflamação, porém sem resultados animadores para a CRPS, incluindo um estudo randomizado, duplo-cego, controlado por placebo, de parecoxibe, 80 mg por 2 dias consecutivos, com 20 pacientes com CRPS-1 e 2 do membro superior.[14] As evidências permanecem fracas em relação à eficácia dessa classe de medicamentos.

Glicocorticoides

A presença de "sopa" inflamatória, ao menos nos estágios iniciais da doença, poderia explicar os efeitos benéficos dos glicocorticoides. Os estudos realizados avaliam a resposta terapêutica em pequeno número de pacientes. Estudo inicial randomizado e controlado por placebo, incluindo 23 pacientes com CRPS-1, administrando-se 10 mg de prednisona oral, 3 vezes/dia, por até 12 semanas, revelou que esse corticosteroide foi mais eficaz do que o placebo, em promover melhora clínica.[15]

Outro estudo (prospectivo) de indivíduos com síndrome ombro-mão pós-acidente vascular cerebral, tratados com metilprednisolona, 32 mg/dia, por via oral, diariamente, durante 14 dias seguidos, resultou na redução da dor em 31 de 36 pacientes em 10 dias de tratamento.[16] Uma série de casos incluindo 31 pessoas com CRPS, tratadas com prednisona com dose inicial de 40 a 60 mg/dia e uma rápida redução gradual, apresentou benefícios de curto e longo prazos em vários parâmetros, tais como dor, edema, mobilidade, força e funcionalidade dos membros.[17] Considerando os efeitos adversos associados ao uso prolongado de esteroides, um ensaio recente com duração média de 1,9 mês desde o início de CRPS mostrou benefícios significativos e redução dos escores da escala analógica visual (VAS, do inglês *visual analogue scale*) de dor com a administração de regime gradual de prednisona.[18]

Gabapentina

Poucos ensaios clínicos com pequeno número de pacientes têm revelado benefícios da gabapentina no controle da dor na CRPS.[19] Outro estudo acrescentou melhora do sono, além do controle da dor.[20]

Bifosfonatos

O mecanismo exato de como os bifosfonatos promovem analgesia na CRPS permanece obscuro. Estudo randomizado, duplo-cego e controlado por placebo, comparando quatro doses de neridronato intravenoso com placebo, encontrou reduções estatisticamente significativas nas pontuações da VAS em estudo com 82 pacientes. Os autores consideram que o fármaco acumulado localmente pode interferir nas vias inflamatórias, diminuindo a concentração de lactato e a acidose. Assim, esses fármacos ganham importância como padrão para iniciar o tratamento de pacientes com CRPS.[21]

Cetamina

A cetamina é um receptor antagonista de N-metil-D-aspartato (NMDA) que atua na modulação da resposta final a estímulos nocivos que resulta em sensibilização central, classicamente observada na dor crônica. Há também evidências de um papel na imunomodulação, resultando na regulação negativa de marcadores neuroinflamatórios. Todavia, a maioria dos estudos carece em demonstrar eficácia da cetamina.[22]

Toxina botulínica

Diante da eficácia da toxina botulínica na inibição da atividade de circuitos colinérgicos, vários estudos ampliaram seu uso para bloquear a sinalização colinérgica nos gânglios simpáticos em pacientes com CRPS. Esses estudos caso-controle ou retrospectivos sobre a eficácia da toxina botulínica A (BTA) ou B (BTB) isoladas ou associadas a anestésicos locais, embora envolvendo pequenas casuísticas, trouxeram resultados animadores.[23] Os resultados considerados positivos, no entanto, ainda carecem de ser replicados em nosso meio para melhor definição da eficácia.

INTERVENÇÕES INVASIVAS

Bloqueio simpático

Constitui-se em um procedimento minimamente invasivo para CRPS. Embora muito usado, os bloqueios simpáticos não são sustentados por evidências. Os bloqueios simpáticos mais comuns para CRPS são os bloqueios simpáticos do gânglio estrelado usados para tratar sintomas das extremidades superiores e o bloqueio simpático lombar para tratar sintomas nos membros inferiores. Revisão da Cochrane[24] não evidenciou eficácia para esse procedimento no tratamento da CRPS.

Neuroestimulação da medula espinhal

Na neuroestimulação da medula espinhal (NSCS), os eletrodos são posicionados no espaço epidural para fornecer estimulação elétrica à coluna dorsal da medula espinhal. Vários mecanismos de atuação para NSCS foram propostos, incluindo vasodilatação, reversão de alterações neuroplásticas corticais mal-adaptativas, bem como inibição adrenérgica e da condução neural nociceptiva na medula espinhal. As evidências (nível 1B+) apontam para bom resultado no tratamento da dor e dos demais sinais e sintomas da CRPS com esse método.[25] Nossos pacientes submetidos a esse método tiveram variável controle da dor e apenas temporário.

Estimulação do gânglio da raiz dorsal

Nessa técnica, o alvo da neuroestimulação é o gânglio da raiz dorsal (DRG), em vez da medula espinhal. O DRG é um alvo ideal pelo seu papel no processamento e na transmissão de informações sensitivas do SNP para o SNC. O mecanismo exato de como a neuroestimulação do DRG modula a CRPS ainda é desconhecido. Ao contrário da NSCS convencional, a neuroestimulação do DRG permite uma aplicação mais direcionada devido à localização mais periférica do DRG e à facilidade de acesso.

Em 2016, a Food and Drug Administration (FDA) aprovou essa técnica de neuroestimulação. Estudo revelou que a estimulação do DRG foi segura e eficaz para CRPS, reduzindo, em média, em 4,9 pontos a intensidade da dor na CRPS-1.[26] O estudo ACCURATE comparou a NSCS e a estimulação do DRG em 152 pessoas com CRPS.[27] A neuroestimulação do DRG se mostrou mais eficaz do que a NSCS convencional nesse ensaio multicêntrico randomizado.

CONSIDERAÇÕES FINAIS

Apesar dos grandes avanços feitos no conhecimento de sua fisiopatologia, os recursos terapêuticos ainda são aquém do desejado e muitos casos permanecem com dor de difícil controle.

As possibilidades terapêuticas são direcionadas aos potenciais alvos relacionados à fisiopatologia da síndrome e incluem, além do tratamento farmacológico, acompanhamentos fisioterápico e psicológico especializados.

Casos mais graves podem necessitar de terapias invasivas, embora ainda careçam de evidências robustas e de alta qualidade que sustentem suas indicações de modo indiscriminado.

185

Abordagens de Outras Síndromes Dolorosas Frequentes

Luciana Mendonça Barbosa • Lauro Figueira Pinto •
Diego Toledo Reis Mendes Fernandes

DORES NOCIPLÁSTICAS

Até 2016, a International Association for the Study of Pain (IASP) trazia a definição de dores nociplásticas (decorrentes de danos de tecidos não neurais, por meio da ativação de nociceptores) e dores neuropáticas (dores decorrentes de lesões ou doenças do sistema somatossensorial).[1] Entretanto, síndromes dolorosas frequentemente observadas na prática clínica não eram contempladas por essas definições, por exemplo: fibromialgia, bexiga dolorosa, disfunção temporomandibular, lombalgias inespecíficas, dor pélvica primária, síndrome do intestino irritável e síndrome complexa de dor regional tipo 1. Nessas doenças, não são identificadas lesões teciduais que potencialmente ativariam nociceptores, lesões ou doenças do sistema somatossensitivo que perpetuariam a dor.[2]

Observaram-se que essas condições apresentavam uma gama de características comuns. Além das dores de difícil caracterização (que mesclam descritores de dores neuropáticas e de dores nociceptivas, por vezes profunda, outras vezes superficial, ora contínua, ora paroxística), os pacientes apresentam uma constelação de sintomas que incluem fadiga, alterações de humor e sono e queixas cognitivas. Estudos neurofisiológicos, psicofísicos e de ressonância funcional indicam que esses pacientes apresentam mudanças predominantemente centrais do processamento nociceptivo, com alterações da inibição e facilitação intracortical,[3] redução do controle inibitório descendente de dor,[4] maiores atividade e conectividade entre redes centrais relacionadas com a dor, além de redução da atividade de regiões centrais relacionadas com o controle da dor[5] e com a ativação de células da glia, em especial microgliais.[6] Ademais, nota-se uma sobreposição entre esses quadros dolorosos, por exemplo, mais de metade dos pacientes com síndrome do intestino irritável apresentam associação de fibromialgia com síndrome da fadiga crônica, disfunção temporomandibular ou dor pélvica crônica.[7]

Considerando essa sobreposição de características clínicas e de alterações no processamento central da dor, postula-se que essas condições tenham mecanismos fisiopatogênicos (ainda desconhecidos) em comum. Dessa forma, em 2016, a IASP definiu o termo "dor nociplástica", derivada de plasticidade nociceptiva para descrever os quadros dolorosos que decorrem da mudança na função das vias nociceptivas, com possíveis mecanismos de dor em comum. Esse novo termo foi definido, em tradução livre, como "dor que surge da nocicepção alterada, apesar de nenhuma evidência clara de dano tecidual, real ou ameaçador, cursando com a ativação de nociceptores periféricos ou a evidência de doença ou lesão do sistema somatossensitivo causando a dor."[1]

O diagnóstico da dor nociplástica não requer a exclusão de outros fatores fisiopatológicos associados, como inflamação de baixo grau que pode ser concorrente ou funcionar como um gatilho perpetuador. As características nociplásticas podem ocorrer em subconjuntos de indivíduos com condições de dor crônica em que há um componente nociceptivo documentado e podem piorar o prognóstico.[2] Pacientes com osteoartrite, por exemplo, podem desenvolver alterações no processamento de dor, observadas especialmente pelas modificações de vias inibitórias descendentes e hipersensibilidade difusa.[1] A fibromialgia está presente em aproximadamente 20% dos pacientes com artrite inflamatória e até 25% dos pacientes com osteoartrite.[2] Esses pacientes apresentam uma combinação de mecanismos de dores nociplásticas e nociceptivas sobrepostos.

A falta de biomarcadores limita e atrasa o diagnóstico dessa síndrome dolorosa. Os indivíduos costumam ser avaliados por múltiplas especialidades e realizar diversos exames complementares até que o diagnóstico seja definido e o tratamento, iniciado.[8,9] A título de exemplo, em um estudo multicêntrico, o tempo médio para o diagnóstico de fibromialgia, após a primeira consulta médica, foi de 2,3 anos com a avaliação em média de 3,7 médicos.[8] Após o diagnóstico, somente um terço dos pacientes estava satisfatoriamente tratado.[8] A ausência de anormalidades nos exames complementares, o tempo restrito para os atendimentos e a falta de conhecimento sobre as dores nociplásticas e seus sintomas associados podem levar à invalidação dos sintomas dos pacientes, algumas vezes pela equipe assistente, pelo próprio paciente ou por pessoas de seu convívio.

O primeiro passo na abordagem das dores nociplásticas é o diagnóstico e o fornecimento de informações ao indivíduo sobre a doença e acerca dos possíveis procedimentos. Essa comunicação deve ser realizada de maneira a esclarecer ao paciente que seus sintomas são reais e que o tratamento requer abordagem multiprofissional e individualizada. As expectativas e os objetivos de tratamento devem ser alinhados de forma realística. Além da atenuação das dores, é importante incluir nos objetivos o alívio dos outros sintomas que podem acompanhar as dores nociplásticas, como alterações do sono, fadiga e alterações de humor, assim como a melhora da funcionalidade e de outros indicadores de qualidade de vida.[2]

O tratamento das dores nociplásticas, muitas vezes, requer uma abordagem multimodal, que inclui terapias farmacológicas, em especial antidepressivos tricíclicos ou duais ou gabapentinoides e reabilitação física com fisioterapia, educador físico e terapias mente-corpo e psicoterapia.[10] As estratégias devem ser definidas de forma individualizada, com prioridades aos sintomas que trazem mais desconforto ao paciente.

Adiante, discutiremos em especial sobre os mecanismos, critérios diagnósticos, diagnósticos diferenciais e abordagem da fibromialgia, uma das principais e mais estudadas doenças que compõem o grupo das dores nociplásticas.

FIBROMIALGIA

Mecanismos

A fibromialgia incorpora uma gama de sintomas e alterações funcionais em diversos sistemas. Até o momento, desconhece-se sua fisiopatologia; por conseguinte, não há biomarcadores para diagnóstico ou prognóstico da doença, evidenciando as limitações diagnósticas e terapêuticas no cenário clínico. Entretanto, os principais achados têm apontado o papel fundamental do sistema nervoso central no desenvolvimento da sua sintomatologia.

Doentes com fibromialgia apresentam alterações centrais do processamento doloroso, tanto nas vias centrais de integração nociceptiva como nos seus sistemas descendentes inibitórios e moduladores.[3-5] Muitos dos neurotransmissores que facilitam a transmissão de dor centralmente (como a substância P, o glutamato e o fator de crescimento neural) estão aumentados no líquido cefalorraquidiano de pacientes com fibromialgia, enquanto níveis de metabólitos que inibem a transmissão de dor (como serotonina, noradrenalina e dopamina) estão reduzidos.[11] Por outro lado, as encefalinas se mostraram elevadas nesses indivíduos. Níveis elevados de encefalina podem resultar de uma tentativa contínua de controlar a nocicepção na fibromialgia, e isso pode explicar a falta anedótica de benefício de analgésicos opioides para fibromialgia. A disfunção do sistema opioidérgico, que acarreta uma resposta mais pobre de vias antinociceptivas, parece também contribuir.[12] Indícios de neuroinflamação, especialmente por meio da ativação de células microgliais, têm sido demonstrados recentemente.[6,13] Além de maior ativação dessas células, houve correlação com o grau de atividade e fadiga.[13] Adicionalmente, indivíduos com fibromialgia têm hipometilação de DNA quando comparados a outros saudáveis, sendo esse estado anormal predominantemente relacionado com vias de resposta a estresse celular (proteinoquinase ativada por mitógeno [MAPK]) e vias relacionadas a controle de estresse oxidativo.[14]

Além disso, alterações do sistema nervoso periférico também têm sido descritas. Pacientes com fibromialgia, muitas vezes, apresentam descritores de dor e fenômenos clínicos sugestivos de dor neuropática, como dor em queimação, choque elétrico, formigamento, parestesias e alodinia. Estudos com teste quantitativo de sensibilidade não demonstraram, no geral, perdas de sensibilidade, mas, sim, quando alterados, menores limiares à dor, ao frio, ao quente e ao estímulo mecânico.[15] Entretanto, tanto por meio da biopsia de pele quanto por meio da microscopia confocal, notou-se redução da densidade de fibras finas nos indivíduos com fibromialgia.[16] Uma gama de outras doenças também foram relacionadas com a redução da densidade de fibras finas, como a síndrome de Ehlers-Danlos,[17] a doença de Parkinson[18] e a esclerose lateral amiotrófica.[19] Contudo, o significado dessa redução ainda não foi determinado. No momento, seu papel na fisiopatologia da fibromialgia é desconhecido, e não há correlação entre a intensidade da redução de fibras intraepidérmicas desses pacientes e quadro clínico da doença, alterações de sensibilidade, descritores de dor e gravidade dos sintomas.[20]

Diagnóstico

A fibromialgia é composta por um conjunto de sintomas que podem acometer diversos sistemas, incluindo alterações centrais, como fadiga, sono não reparador, queixas relacionadas a cognição, sono e humor, além de sintomas neurovegetativos e gastrointestinais. Os critérios diagnósticos atuais levam em consideração essa riqueza de apresentação, de forma que, além do sintoma cardinal dor, outros sintomas dessas diferentes esferas sejam valorizados no diagnóstico dos doentes, conforme descritos na Boxe 185.1.[21] Ressalta-se que o diagnóstico de fibromialgia é sindrômico, baseado em sinais e sintomas e válido a despeito de outros diagnósticos. O diagnóstico de fibromialgia não exclui a presença de outras doenças clinicamente importantes.[21]

Diagnósticos diferenciais

A presença de determinados sinais e sintomas, embora não exclua o diagnóstico da síndrome fibromiálgica, pode ser indício de doenças subjacentes que necessitem de investigação e tratamentos específicos, por exemplo: doenças inflamatórias reumatológicas (espondiloartropatias, polimialgia reumática, artrite reumatoide, síndrome de Sjögren, lúpus), musculoesqueléticas (hipermobilidade articular, dor miofascial), neurológicas (miopatias, miosites, mielopatias), endócrino-metabólicas (hipotireoidismo, hipeparatireoidismo), infecciosas (hepatite C, borreliose, HIV), gastroenterológicas (doença celíaca, síndromes disabsortivas), oncológicas, relacionadas a medicações e condições psicossomáticas.[22] A falha no reconhecimento desses diagnósticos pode trazer grande impacto na vida do paciente, uma vez que muitas são condições tratáveis e potencialmente reversíveis. Por outro lado, indivíduos cujo quadro de fibromialgia (ainda que sobreposto a outras doenças (p. ex., artrite reumatoide, espondilite anquilosante) não é reconhecido estão sujeitos a realizar exames e tratamentos desnecessários, além da incapacidade e sofrimentos gerados pela ausência de tratamento direcionado.[23,24]

Algumas queixas podem ser consideradas sinais de alerta para doenças sobrepostas, como no caso de: dores ósseas e noturnas nas neoplasias; sintomas sistêmicos ou alterações ponderais nas doenças endócrino-metabólicas; dor claudicante na estenose de canal; fraqueza induzida por exercício ou pigmentúria nas miopatias; alterações cutâneas e fraqueza proximal nas miosites; perda ponderal, rigidez matinal superior a 1 hora; dores articulares; boca e olhos secos; alterações ungueais e cutâneas; além de presença de doenças inflamatórias intestinais nas doenças reumatológicas.[22]

Durante a avaliação do exame físico, deve-se atentar para alterações musculoesqueléticas e sinais como rigidez, edema, redução da mobilidade da coluna vertebral ou hipermobilidade, além de alterações cutâneas e tróficas. Ainda, deve-se analisar alterações neurológicas e sinais de endocrinopatia. No geral, o exame físico do paciente com fibromialgia, sem outras doenças sobrepostas, é normal, com exceção de possíveis achados de redução dos limiares de detecção e dor mecânicos e térmicos.

Ainda que na anamnese e no exame físico não sugiram comorbidades com necessidade de investigação específica, sugere-se realizar as seguintes análises laboratoriais: hemograma, velocidade de hemossedimentação, proteína C reativa, creatinofosfoquinase, hormônio estimulante da tireoide, paratormônio, transaminase glutâmico-pirúvica e transaminase glutâmico-oxalacética, ureia, creatinina, dosagem de sódio, potássio, cálcio e vitamina D.[25]

Tratamento

O manejo adequado da fibromialgia requer seu reconhecimento (tanto pela equipe assistente quanto pelo paciente e sua família) como uma condição complexa e heterogênea na qual há processamento de dor anormal e outras características

Boxe 185.1 Critérios diagnósticos para fibromialgia de 2016 (revisão dos critérios de 2010/2011 da Academia Americana de Reumatologia).[21]

Pacientes satisfazem os critérios modificados de 2016 se as seguintes condições são atendidas:

1 - Índice de dor generalizada (IDG) ≥ 7 e escore de gravidade de sintomas (EGS) ≥ 5 ou IDG 4-6 e EGS ≥ 9

2 - Dor generalizada, definida como dor em ao menos 4 das 5 regiões. Mandíbula, tórax, abdome não estão incluídos nas regiões.

3 - Sintomas presentes há pelo menos 3 meses.

4 - O diagnóstico de fibromialgia é válido a despeito de outros diagnósticos. O diagnóstico de fibromialgia não exclui a presença de outras doenças clinicamente importantes.

Avaliação:

1 - IDG: Registrar o número de áreas nas quais o paciente apresentou dor na última semana. Em quantas áreas o paciente teve dor? O escore será entre 0 e 19

Região superior esquerda (Região1)	Região superior direita (Região 2)	Região axial (Região 5)
1. Mandíbula esquerda*	5. Mandíbula direita*	9. Cervical
2. Cintura escapular esquerda	6. Cintura escapular direita	10. Dorso superior
3. Braço esquerdo	7. Braço direito	11. Dorso inferior
4. Antebraço esquerdo	8. Antebraço direito	12. Tórax*
		13. Abdome*
Região inferior esquerda (Região 3)	**Região inferior direita (Região 4)**	
14. Quadril esquerdo (glúteos e trocanter)	17. Quadril direito (glúteos e trocanter)	
15. Coxa esquerda	18. Coxa direita	
16. Perna esquerda	19. Perna direita	

Índice de gravidade de sintomas (IDG) total de pontos (0 a 19)_____

2 - Escore de gravidade de sintomas (EGS)

Para cada um dos sintomas acima, indicar o nível de gravidade na última semana usando a seguinte escala:

0 = sintoma ausente

1 = sintoma leve, intermitente

2 = sintoma moderado, geralmente presente em níveis moderados

3 = sintoma grave, contínuo

Fadiga_____(0 a 3 pontos)

Sono não reparador_____(0 a 3 pontos)

Alterações cognitivas_____(0 a 3 pontos)

Se o paciente apresentar os seguintes sintomas nos últimos 6 meses, pontuar um ponto para cada sintoma apresentado:

1) Cefaleia_____(0 = não, 1 = sim)

2) Cãibras ou dores no abdome_____(0 = não, 1 = sim)

3) Depressão_____(0 = não, 1 = sim)

O escore de gravidade de sintomas final é entre 0 e 12.

É a soma dos escores de gravidade dos 3 sintomas (fadiga, sono não reparador e alterações cognitivas) (0-9) mais a soma (0-3) dos números dos sintomas sentidos nos últimos 6 meses (cefaleia, cãibras, depressão):

EGS total:_____(0-12)

Critério para fibromialgia: IDG ≥ 7 EGS≥5 ou IDG 4-6 e EGS≥9

IDG=_____ EGS=_____

A escala de gravidade da fibromialgia é a soma dos pontos do EGS e IDG

IDG+ EGS=_____

*Não estão incluídos na definição de dor generalizada.

secundárias.[10] Além disso, requer diagnóstico rápido e avaliação de dor, função e contexto psicossocial. É fundamental que o paciente compreenda sobre sua doença e participe ativamente da definição do seu plano de tratamento.

O manejo da fibromialgia objetiva melhorar a saúde relacionada à qualidade de vida, pesando a relação de risco-benefício do tratamento. Na maior parte das vezes, o tratamento requer abordagem multidisciplinar por meio da combinação de modalidades farmacológicas e não farmacológicas, adaptadas de acordo com a intensidade da dor, a função e as características associadas (fadiga, distúrbios do sono, depressão). As decisões devem ser compartilhadas com o paciente, priorizando-se medidas não farmacológicas.[10]

As opções farmacológicas classificadas como grau de recomendação A pela Liga Europeia Contra o Reumatismo (em inglês, EULAR) incluem: pregabalina, amitriptilina, duloxetina, milnaciprana ciclobenzaprina e tramadol.[10] A escolha do fármaco pode ser baseada nos sintomas que mais incapacitam o indivíduo. Por exemplo, em pacientes com queixas de transtorno do sono, ansiedade ou dores intensas, a pregabalina pode ser uma alternativa.[26-28] Em pacientes

com sintomas depressivos ou ansiosos, pode-se lançar mão da duloxetina; em indivíduos que precisam de alívio da dor de forma mais rápida para iniciar atividades de reabilitação, o tramadol; e nas pessoas com dor miofascial e insônia, a ciclobenzaprina ou a amitriptilina.[10,29]

Entre as abordagens não farmacológicas consideradas grau de recomendação A, estão: exercícios aeróbicos e de fortalecimento, terapias cognitivo-comportamentais e físicas (acupuntura e hidroterapia, *tai chi*, ioga e meditação por meio da técnica de atenção plena.[10] Terapias mente-corpo como *tai chi*, ioga, *qicong* e exercícios combinados (atividades aeróbica e de fortalecimento) parecem ter melhores resultados, especialmente para queixas relacionadas ao sono.[30] A adesão ao tratamento não farmacológico é uma das grandes barreiras na abordagem da fibromialgia. Tem sido demonstrado que a frequência e a duração da atividade física pouco influenciam na adesão, mas que os exercícios supervisionados e com menor intensidade auxiliam na permanência.[31]

Adicionalmente, a neuromodulação não invasiva por meio da estimulação magnética transcraniana (EMT) de alta frequência no córtex motor e a estimulação transcraniana por corrente direta anódica no córtex motor podem trazer efeito analgésico leve a moderado nos pacientes com fibromialgia, com grau de recomendação A de acordo com o Consenso Latino Americano e Caribenho de Estimulação Cerebral não Invasiva para Dor.[32] Quando avaliados os sítios da EMT, a estimulação de alta frequência do córtex motor parece ter maior efeito analgésico, já a estimulação no pré-frontal dorsolateral parece ter maior efeito nos sintomas relacionados com o humor.[33] Entretanto, esses achados ainda não estão bem estabelecidos; em outra metanálise, observou-se que a estimulação do córtex motor estava mais relacionada a com a melhora da qualidade de vida, ao passo que a estimulação do córtex pré-frontal dorsolateral, ao alívio da dor; foram considerados grau de recomendação B para o tratamento de fibromialgia.[34]

DORES NA COLUNA

A coluna é a área mais afetada por dor no corpo humano, logo dores nessa região estão entre as principais queixas nas consultas de ambulatórios e serviços de emergência.

Ao longo da vida, estima-se que entre 80 e 90% das pessoas apresentarão pelo menos um episódio de lombalgia aguda, que, na maior parte dos casos, se resolverá em poucas semanas.[35-38]

Cerca de 10% da população é afetada pela lombalgia crônica, tornando-a a principal causa de incapacidade em todo o mundo.[35-39] As dores cervicais crônicas também são muito comuns, afetando cerca de 4,8% dos indivíduos e ocupando a 4ª posição nas causas de incapacidade.[35-38]

As dores na coluna são consequência de interações complexas que abrangem fatores biológicos, psicológicos e sociais.[35-38] Entre os fatores de risco associados ao desenvolvimento e à cronicidade, incluem-se: alterações congênitas (escoliose, lordose, encurtamento e membros), traumas, postura inadequada, obesidade, déficits musculares no abdome e dorso, estresse ocupacional, além de crenças e cognições distorcidas a respeito de dor e lesão.[36]

Classificação e conceitos

As dores na coluna podem ser classificadas de acordo com a duração, o mecanismo, o padrão e a etiologia.

- **Duração**: podem ser agudas (< 4 semanas), subagudas (4 a 12 semanas) ou crônicas (> 12 semanas). Menos de 10% dos pacientes evoluirão com dor crônica; entretanto, a taxa de recorrência das lombalgias é alta, variando de 25 a 75%[35-38]
- **Mecanismo**: podem ser nociceptivas (por ativação de nociceptores contidos no sistema musculoesquelético), neuropáticas (por lesão ou doença do sistema somatossensitivo) e/ou nociplásticas (não há evidência nem ativação de nociceptores, lesão ou doença do sistema somatossensitivo, mas sim uma disfunção da percepção de dor, advinda especialmente de sensibilização do sistema nervoso). É frequente que esses tipos se sobreponham, compondo uma dor mista[38,39]
- **Padrão**: os indivíduos podem apresentar:
  - **Dor axial mecânica**: localizada em um segmento da coluna (cervicalgia, dorsalgia e lombalgia), piora com movimento e posturas prolongadas e melhora com repouso; não está associada à piora com manobras de Valsalva. Fraqueza muscular e redução da

amplitude de movimento são achados frequentes. Geralmente, as dores mecânicas resultam de alterações da coluna e/ou da musculatura paraespinhal (mecanismo nociceptivo)[36,37]
  - **Ciática**: termo usado para a dor que se estende além da coluna lombar, podendo ser classificada como dor referida ou dor irradiada[37]
  - **Dor referida**: é a dor de mecanismo nociceptivo sentida em um local diferente da lesão. Não segue dermátomos, atingindo especialmente a região dos glúteos e coxa – raramente ultrapassa o nível dos joelhos; frequentemente é descrita como peso, dolorimento e maçante[37]
  - **Dor irradiada**: neuropática evocada por lesão ou doença de raízes, nervos espinhais ou nervos periféricos (ciático). Tem distribuição que respeita as áreas de inervação e, na lombalgia, frequentemente ultrapassa o nível dos joelhos.[37] É descrita como queimor, formigamento, pontadas, choque e fisgada. Não tem tanta relação com o movimento, mas pode piorar ou ser desencadeada por manobras como Valsalva, Laségue e Spurling
  - **Claudicação neurogênica**: tipicamente descrita como dor nas nádegas e na região posterior das coxas, por vezes associada a fraqueza e alterações sensitivas, que ocorrem ou se agravam quando o paciente fica de pé e anda levando-o a interromper a marcha. Tipicamente, está relacionada com estenose do canal medular e consequente compressão das raízes da cauda equina[37]
- **Etiologia**: é considerada **específica** aquela em que há clara relação da dor com alterações estruturais.[37,38] Entre as condições específicas da coluna que podem gerar dor, destacam-se hérnia discal, espondilolistese, estenose do canal medular, fratura, tumor, infecção e doenças inflamatórias da coluna; alterações de órgãos e tecidos fora da coluna também podem causar dor na região, como é o caso de doenças torácicas (pneumonia), abdominais (cólica renal), pélvicas (prostatite, endometriose) e vasculares (aneurisma de aorta, dissecção de vasos cervicais).[38] Contudo, 80 a 90% dores na coluna têm **etiologia inespecífica**, não havendo condição ou doença que as justifique após adequada avaliação. Nesses casos, devemos procurar síndrome dolorosa miofascial, avaliar a possibilidade de dor difusa compondo síndrome fibromiálgica e se atentar a fatores sociais, econômicos e psicológicos.[37,38]

Avaliação clínica

A **história clínica** deve incluir o início e a evolução dos sintomas, o tipo e a localização da dor (se é referida/irradiada), os fatores predisponentes e desencadeantes do quadro, assim como os de piora ou de melhora.

Sempre devemos perguntar sobre traumas relacionados ao início da dor.

Deve-se procurar conhecer hábitos do paciente, tais como: posição de dormir, tipo de colchão e de travesseiro, trabalho e estudo (atenção a posturas prolongadas), atividades esportivas e de lazer.[36-38]

Insatisfação pessoal e no trabalho, depressão e ansiedade podem ser importantes fatores para a perpetuação das dores e não devem ser negligenciadas.

Tendo em vista que as dores na coluna podem ser sintomas de doenças de outros órgãos e sistemas, é importante ampliar a avaliação,[37] sobretudo nos casos agudos, perguntando sobre febre, perda de peso e alterações dos sistemas respiratório, cardiovascular, gastrointestinal e genitourinário. Procedimentos e cirurgias podem complicar com dor e infecções, devendo ser arguidas.

Antecedentes pessoais importantes, como câncer, imunossupressão, osteoporose, alcoolismo, tabagismo, uso de fármacos injetáveis e medicações de uso corrente, podem ajudar na elaboração de hipóteses diagnósticas.[36,37]

O **exame físico** é fundamental na avaliação e correlação diagnóstica. Sendo assim, deve incluir:

- **Inspeção**: avaliar presença de curvaturas anormais da coluna (lordose, cifose, escoliose ou desalinhamento anterior da vértebra) e assimetria na altura dos ombros e das cristas ilíacas. Manchas ou tumores podem ser pistas para doenças sistêmicas
- **Palpação**: avaliar atrofia ou aumento do tônus com contraturas musculares. Procurar pontos-gatilho miofasciais e pontos dolorosos nos músculos espinhais, quadrado lombar, glúteos, piriforme e abdominais. Ao palpar o abdome, o encontro de massa pulsátil fala a favor de aneurisma de aorta – grave causa de dor lombar
- **Exame neurológico**: avaliar força, reflexos osteotendinosos, reflexos superficiais (cutâneo-abdominal e cutâneo-plantar/Babinsky) e sensibilidade (identificar áreas de dor referida e/ou dor radicular e distúrbios da sensibilidade). Pedir ao paciente que se agache e levante (quadríceps – L4) ande com o calcanhar (flexores dorsais – L4 e L5) e na ponta dos dedos (flexores plantares – S1) é especialmente útil nos testes de força dos membros inferiores
- **Avaliação de radiculopatia cervical (Spurling)**: com o indivíduo sentado e com o pescoço fletido para o lado da dor, o médico aplica compressão vertical sobre a cabeça por 15 segundos. O teste é positivo se houver reprodução e/ou piora da dor
- **Beevor (avaliação de assimetria de força da musculatura abdominal)**: com o paciente deitado e com as pernas fletidas, solicita-se que ele erga os ombros da maca. Quando há fraqueza, a cicatriz umbilical se desloca para o lado são, o que pode indicar lesão neurológica contralateral de T5 a L1
- **Avaliação de radiculopatia lombar (Lasègue)**: com o indivíduo em decúbito dorsal, o médico levanta passivamente o membro inferior acometido pela dor, com o joelho estendido até 60 graus e, em seguida, flete o joelho e o quadril lentamente. Essa manobra pode ser sensibilizada com a dorsiflexão passiva do pé (Bragard). Dor referida antes de 30 graus sugere somatização; acima de 60 graus, esperada em qualquer contexto. Dor sentida na perna (Lasègue típico) ou na coluna (Lasègue atípico) sugere acometimento do nervo ciático ou radiculopatia lombar. A ocorrência de dor lombar ou no membro acometido pela ciática quando feita a manobra no membro contralateral (sinal de Fajersztajn) é bastante específica para radiculopatias.[38] Dor que piora durante a fase final, com a flexão do quadril e joelho, sugere-se patologia do quadril[35-37]
- **Avaliação de rigidez da coluna lombar (Schöeber)**: com o paciente de pé, demarca-se uma linha que une as espinhas ilíacas e outra 10 cm acima. Solicita-se ao indivíduo que realize a flexão anterior da coluna lombar e mede-se a distância entre as duas marcas. A distância normal é ≥ 15 cm. Medidas menores indicam rigidez da coluna, como ocorre na espondilite anquilosante

- **Avaliação da articulação sacroilíaca**: com o paciente deitado de costas e com o calcanhar do membro acometido sobre o joelho oposto, a articulação do quadril está em flexão, abdução e rotação externa (FABERE). O examinador deve colocar uma de suas mãos sobre o joelho fletido e a outra sobre o quadril oposto e, em seguida, comprimir como se estivesse abrindo um livro. Dor na topografia da articulação sacroilíaca sugere seu comprometimento

Instrumentos e questionários como DN4 e LANSS podem ser utilizados e auxiliam na identificação da dor neuropática.

Com os dados de história clínica e do exame neurológico, é possível a caracterização de síndromes radiculares, assim descritas na Tabela 185.1.

Diagnóstico

O diagnóstico das dores na coluna visa detectar causas específicas que possam ser tratadas e envolve a congruência entre história, exame físico e, em alguns casos, achados de exames subsidiários.[35,37] Dor inespecífica é um diagnóstico de exclusão.[37]

A investigação com exames subsidiários tem como objetivo avaliar causas graves (p. ex., fratura, infecção e câncer) e confirmar lesões na coluna (p. ex., hérnia de disco e estenose do canal vertebral), sobretudo quando há comprometimento neurológico e risco de sequelas.[35-38]

Há uma baixa correlação entre alterações degenerativas na coluna e dor: estudos apontam que desidratações, protrusões, hérnias discais, artrose das facetas e alterações da curvatura na coluna são muito comuns, chegando a mais de 70% em grupos de idosos assintomáticos; por outro lado, é frequente o achado de exames normais em pacientes com dor.[37,38]

Além disso, o achado de alterações degenerativas sem relevância clínica em exames de imagem pode influir negativamente na evolução do indivíduo, materializando suas queixas e levando a uma perpetuação do ciclo de dor e intervenções desnecessárias.

Por isso, a investigação deverá ser solicitada em pessoas com dor há mais de 6 semanas ou que tenham suspeita de etiologia específica ou sinais de alarme, resumidos na Tabela 185.2.[35-38]

Quando indicada investigação, os estudos de imagem da coluna são os exames de primeira linha. Há preferência pela ressonância, dada sua capacidade de detectar lesões de partes moles e estruturas neurais. Raios X e tomografia podem ajudar na visualização dos componentes ósseos, bem como auxiliar o cirurgião na programação cirúrgica.[37]

A eletroneuromiografia pode documentar e graduar radiculopatia, lesões de nervos periféricos e alterações musculares relacionadas à dor.

A cintilografia óssea é o exame de eleição para avaliar densidade óssea e risco de fraturas; além disso, pode ajudar na detecção de tumores e fraturas ocultas.[37]

Por fim, exames laboratoriais podem ajudar a detectar alterações sistêmicas que influenciam nas dores da coluna.

Tratamento

A decisão do tratamento depende da classificação e do diagnóstico da dor.

Sempre que o diagnóstico apontar etiologia específica, ou seja, sempre que houver uma boa congruência entre história

Tabela 185.1 Principais síndromes radiculares.

Raiz	Sensibilidade alterada*	Músculos paréticos	Teste clínico	Reflexo alterado
C5	Ombro lateral	Deltoide Bíceps braquial	Adução do braço	Bíceps braquial
C6	Face radial do antebraço Polegar (1º dedo)	Bíceps braquial Braquiorradial	Flexão do cotovelo	Bíceps braquial Braquiorradial
C7	Dorso do antebraço Mão, 2º a 4º dedos	Tríceps braquial	Extensão do cotovelo	Tricipital
C8	Face ulnar da mão 5º dedo	Músculos da mão	Extensão do 3º ao 5º dedo	Flexores dos dedos
L3	Face anterior da coxa em direção ao joelho	Adutores da coxa Iliopsoas	Flexão do quadril Agachar e levantar	Adutor da coxa Patelar
L4	Tornozelo medial Face interna do pé	Quadríceps Tibial anterior	Agachar e levantar Andar no calcanhar	Patelar
L5	Dorso do pé	Extensor do hálux Glúteo médio	Andar no calcanhar Estender hálux	Tibial posterior
S1	Maléolo lateral Face lateral do pé	Tríceps sural	Andar na ponta dos pés	Aquileu
S2-S4	Face posterior da coxa Região anal	Alteração de esfíncteres	–	Anal

*Dor irradiada, alodinia, disestesia, hipoestesia.

Tabela 185.2 Sinais de alarme para dores na coluna.[35-38]

Sinais de alarme	Considerar
Extremos de idade: < 18 anos ou > 60 anos História pessoal de câncer Dor noturna, que piora ao se deitar, tossir, se sentar e defecar Fadiga e perda de peso	Câncer
Queixas sistêmicas, como febre, perda de peso e suor noturno Imunossupressão Alcoolismo e uso de substâncias injetáveis Procedimentos cirúrgicos genitourinários ou proctológicos recentes Cirurgia prévia na coluna	Infecção
Trauma relevante em jovens e mesmo que leve em idosos Idade > 70 anos, história de osteoporose Uso de esteroides	Fratura
Alterações do exame neurológico Alterações de esfíncteres Alterações de marcha	Lesão neurológica
Dor aguda ou fraqueza após punção lombar, injeção peridural, infusão intratecal ou raquianestesia	Hematoma e lesão medular
Duração > 6 semanas Refratariedade ao tratamento clínico	Todas as anteriores

clínica, exame neurológico e achados de exames, o tratamento da causa deve ser considerado,[37-40] especialmente quando há risco de lesões ou sequelas neurológicas.[37-40]

É possível o manejo clínico de condições degenerativas da coluna, como hérnia discal e estenose do canal lombar, desde que não haja alto risco de sequelas neurológicas ou que o risco de procedimentos cirúrgicos seja proibitivo.[36,37,40]

Em particular, para hérnias discais, estudos têm demonstrado que a maior parte irá regredir em até 2 anos e que, apesar de a cirurgia promover um alívio mais rápido da dor, o resultado a médio-longo prazo é similar ao do tratamento conservador.[36,37]

O tratamento de primeira linha para **dores agudas da coluna** envolve medidas não farmacológicas, como orientações sobre a benignidade do quadro e o aconselhamento para que o paciente permaneça ativo, evitando apenas atividades que claramente possam provocar dor.[35-40]

Se a dor for incapacitante, pode-se prescrever repouso por curtos períodos, em geral, de 3 a 7 dias[39] – estudos têm demonstrado que o imobilismo é prejudicial para a recuperação tanto de lombalgias agudas quanto crônicas.[35-40]

Faixas e coletes devem ser reservados para pacientes com instabilidade da coluna e usados por curto período, pois podem atrofiar a musculatura axial, levando à perpetuação da dor.[36,38,39]

Exercícios físicos de baixo impacto e intensidade leve a moderada (caminhada, natação, hidroginástica, bicicleta ergométrica) visando ao condicionamento físico podem ser recomendados de acordo com a tolerância do paciente.[36-39]

Calor local, acupuntura, quiropraxia e massagens podem ser úteis.[38,39]

O tratamento farmacológico envolve o uso de analgésicos, anti-inflamatórios não esteroidais (AINEs) e relaxantes musculares. Deve-se considerar o uso de opioides em indivíduos com dor intensa ou contraindicação para AINEs.[36,37,39]

Qualquer distúrbio da coluna (agudo ou crônico) pode gerar espasmos musculares e formação de pontos-gatilho miofasciais que podem, por sua vez, piorar e perpetuar a dor.[36,37] O tratamento dessas condições é fundamental, podendo incluir relaxantes musculares (ciclobenzaprina, baclofeno e tizanidina), calor local, acupuntura, agulhamento seco de pontos-gatilho e massagem – para mais detalhes, ver tópico "Síndrome dolorosa miofascial".

Para **dores crônicas da coluna**, a recuperação funcional do indivíduo deve se tornar o objetivo principal. Há forte evidência a favor da reabilitação multidisciplinar usando o modelo biopsicossocial. Esse modelo propõe que as dores crônicas são uma interação dinâmica entre fatores biológicos, psicológicos e sociais que podem predispor e resultar de lesões e devem ser consideradas na elaboração do plano terapêutico.[35-39]

A atividade física de baixo impacto (caminhada, natação, hidroginástica, bicicleta ergométrica) com aumento gradativo da intensidade deve ser estimulada.[35-39]

Há evidência para exercícios específicos de fortalecimento da musculatura axial, resultando na estabilização da coluna, como tratamento da lombalgia crônica.[39] A técnica deverá ser discutida com um fisioterapeuta ou profissional de educação física e individualizada para cada paciente.[38]

Terapia cognitivo-comportamental e exercícios em grupo nas escolas de coluna apresentam boa evidência no controle das dores crônicas.[37-39]

Medicina física, acupuntura, massagem e quiropraxia podem ser úteis.[37,38]

Apesar de controverso, o uso de medicações adjuvantes pode auxiliar no controle da dor e potencializar a reabilitação do paciente. Dessa forma, pode-se prescrever antidepressivos com ação em dor (tricíclicos em dose baixa ou inibidores de recaptação de serotonina e noradrenalina em doses mais altas),[36-39] anticonvulsivantes (pregabalina e gabapentina)[37] e neurolépticos (clorpromazina).[36] Essas medicações, além de auxiliar no controle da dor, podem ajudar no humor e na regulação do sono.[36]

Corticosteroide sistêmicos e derivados da *Cannabis* não são recomendados pela literatura.

Contudo, em casos de **dor com etiologia específica**, os esteroides podem ser usados em procedimentos invasivos, como injeções epidurais (radiculopatia) e bloqueios de articulações da coluna (artrose interapofisária, facetária e sacroilíaca).[38-40]

Outros procedimentos invasivos incluem: estimulação epidural da medula (ciática refratária especialmente em pacientes com cirurgia prévia) e ablação por radiofrequência para denervação de articulações.[37]

O tratamento cirúrgico pode ser necessário para hérnias com compressão radicular que causem dor grave ou crônica, fraqueza muscular ou alterações de esfíncteres. A tendência atual é de usar tratamentos mais conservadores com remoção cirúrgica de partes do disco (discectomia) e, em alguns casos, da vértebra (laminectomia).

Fusões vertebrais podem ser indicadas quando há instabilidade prévia ou gerada pela laminectomia ou escorregamento de uma vértebra sobre a outra (espondilolistese). Fusões extensas atualmente têm sido evitadas, pois aumentam o estresse nos segmentos adjacentes, podendo acarretar outros problemas.[37]

Estenose grave do canal vertebral com compressão vertebral pode causar compressão da medula e da cauda equina – essa última tipicamente acarreta claudicação neurogênica. A dor relacionada com estenose frequentemente é refratária ao tratamento clínico e acaba necessitando de procedimentos cirúrgicos (nesse caso, o mais comum é a laminectomia com ou sem fusão lombar).[37]

Fraturas vertebrais por compressão podem ser tratadas de forma conservadora (com coletes ortopédicos, analgésicos e *spray* nasal de calcitonina) ou, ocasionalmente, de forma mais agressiva com cirurgia (vertebroplastia).[36]

SÍNDROME DOLOROSA MIOFASCIAL

É uma condição de dor crônica que afeta o sistema musculoesquelético, sendo uma das principais causas de dor musculoesquelética de origem não articular. Ela é caracterizada pela presença de pontos-gatilho miofasciais (áreas hiperirritáveis nos músculos, capazes de produzir dor referida e restrição de movimento).[41]

A síndrome dolorosa miofascial (SDM) é objeto de estudo devido à sua prevalência alta (10 a 30% da população geral) e ao desafio para sua compreensão e seu tratamento. Embora sua etiologia ainda não seja completamente compreendida, diversos fatores podem contribuir para o desenvolvimento dessa condição.[42] A SDM pode estar presente em 30 a 85% das pessoas com dor na coluna e pode ser secundária a várias condições ou fatores,[43] incluindo:

- Sobrecarga muscular: uso excessivo ou atividades repetitivas podem levar ao desenvolvimento de pontos-gatilho miofasciais
- Trauma físico: lesões musculares ou traumas, como quedas, acidentes ou cirurgias, podem desencadear a formação de pontos-gatilho
- Má postura: manter uma postura inadequada ao sentar, levantar pesos de forma incorreta ou outras práticas posturais ruins podem contribuir para o desenvolvimento da SDM
- Estresse emocional: altos níveis de estresse, ansiedade e tensão emocional podem influenciar a ocorrência da SDM
- Fatores metabólicos e nutricionais: deficiências nutricionais, como falta de certos nutrientes ou alterações metabólicas, podem aumentar o risco de desenvolver a SDM
- Distúrbios do sono: falta de sono ou padrões de sono interrompidos podem contribuir para a sensibilidade muscular e o desenvolvimento de pontos-gatilho
- Condições médicas subjacentes: algumas doenças, como fibromialgia, artrite reumatoide, síndrome da fadiga crônica e lesões nervosas, podem estar associadas à SDM
- Outras condições musculares: doenças musculares, como miosite e miopatias, podem aumentar o risco de desenvolvimento da SDM.

As causas específicas da SDM ainda não são totalmente compreendidas e podem variar de pessoa para pessoa. Frequentemente, a SDM é multifatorial, ou seja, há vários fatores contribuindo para seu desenvolvimento.[42]

Assim como Simons et al.,[41] Shah et al.[42] revisam a teoria do ponto-gatilho miofascial e reforçam que a SDM é causada pela presença de pontos sensíveis e dolorosos nos músculos, conhecidos como pontos-gatilho miofasciais. Esses pontos-gatilho são áreas hiperirritáveis dentro do músculo, caracterizadas por nódulos palpáveis que podem causar dor local e referida (sentida em outras partes do corpo distantes do ponto-gatilho).

O mecanismo fisiopatológico da SDM foi revisado por Shah et al.[42] e envolve uma série de eventos:

- Geração de pontos-gatilho: acredita-se que esses pontos se formem em resposta a fatores como sobrecarga muscular, estresse emocional, má postura e trauma físico. Esses fatores podem levar a uma contração muscular excessiva em uma pequena área de fibra muscular, resultando em pontos-gatilho no músculo
- Isquemia local e acúmulo de metabólitos: a contração contínua e excessiva do músculo no ponto-gatilho pode causar uma redução do fluxo sanguíneo local, resultando em isquemia (falta de oxigênio) na região afetada. Essa isquemia pode levar ao acúmulo de metabólitos, como ácido lático e outras substâncias inflamatórias, nos tecidos musculares, contribuindo para a irritação do ponto-gatilho
- Irritação dos nervos periféricos: os pontos-gatilho podem irritar os nervos próximos, desencadeando uma

resposta de dor local e referida. A dor referida é percebida em áreas distantes do ponto-gatilho, mas com padrões de dor bem definidos e consistentes em cada indivíduo

- Sensibilização central: a dor crônica dos pontos-gatilho pode acarretar alterações no sistema nervoso central, incluindo a sensibilização dos neurônios na medula espinhal e no cérebro. Essa sensibilização pode aumentar a percepção da dor em todo o corpo, mesmo em resposta a estímulos que normalmente não seriam dolorosos.

Os músculos da coluna mais acometidos pela SDM são:

- Músculos da região cervical (Figura 185.1)
  - Esternocleidomastóideo: é um músculo grande e superficial que se estende do esterno e da clavícula até a mastoide do crânio. Pontos-gatilho nesse músculo podem causar dor referida na região da cabeça, orelha e pescoço
  - Escalenos (anterior, médio e posterior): são músculos do pescoço que estão envolvidos na flexão lateral e na rotação da cabeça. Pontos-gatilho nesses músculos podem causar dor referida no pescoço, ombro e braço
  - Suboccipitais (p. ex., retos maior e menor, oblíquos superior e inferior): são pequenos músculos localizados na região posterior da cabeça, logo abaixo do crânio. Pontos-gatilho nesses músculos podem causar dor referida na parte de trás da cabeça, incluindo a área ao redor do olho
- Músculos da região dorsal (Figura 185.2)
  - Trapézio: é um músculo grande e largo que se estende da base do crânio e da coluna cervical até a região dorsal superior e média. Pontos-gatilho nesse músculo podem acarretar dor na região do pescoço, ombros e parte superior das costas
  - Romboides: são dois músculos localizados na região dorsal média, entre a escápula (omoplata) e a coluna torácica. Os pontos-gatilho nesses músculos podem causar dor na região das omoplatas
  - Levantador da escápula (*levator scapulae*): origina-se na coluna cervical superior e se insere na borda medial da escápula. Os pontos-gatilho nesse músculo

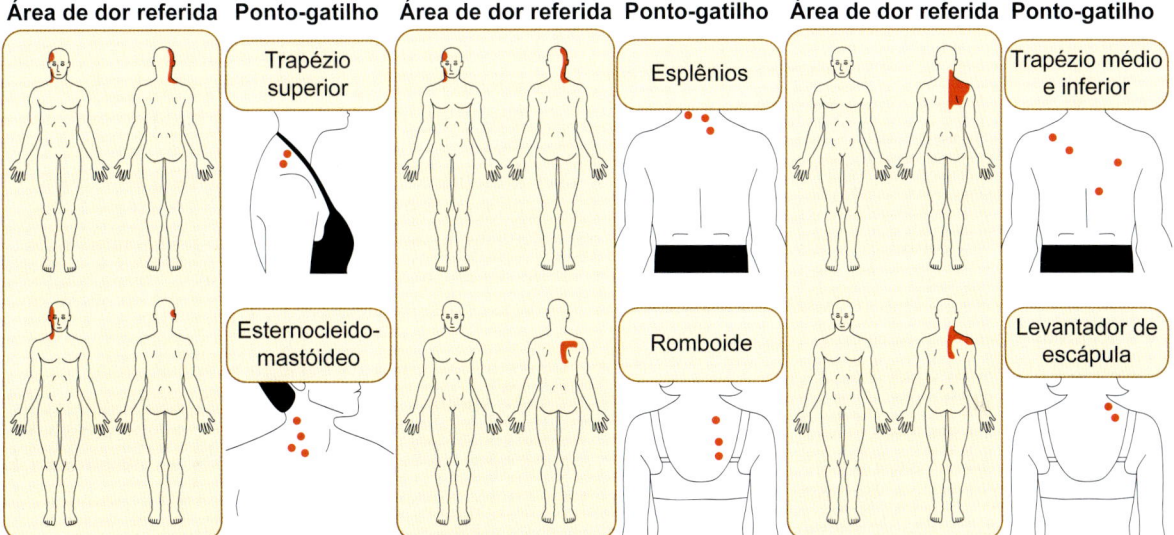

Figura 185.1 Músculos da região cervical acometidos pela síndrome dolorosa miofascial.

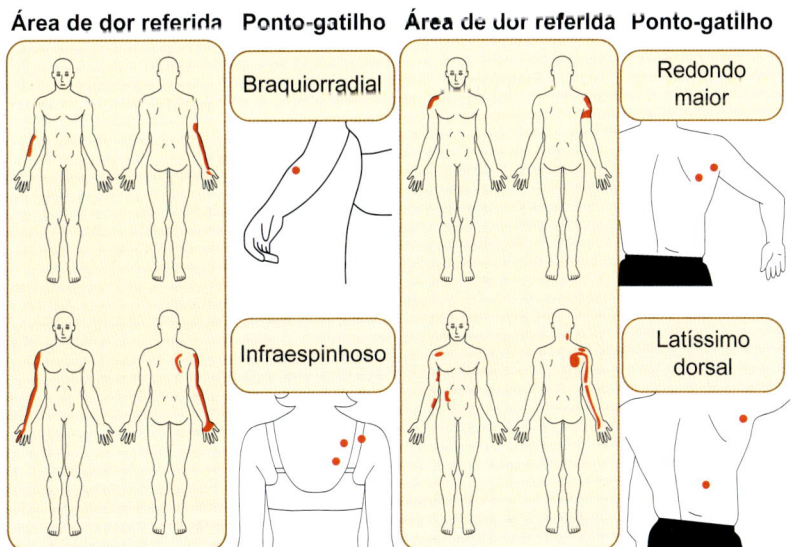

Figura 185.2 Músculos da região dorsal acometidos pela síndrome dolorosa miofascial.

podem causar dor na parte superior das costas e ao redor do pescoço

- *Esplenius* cervical e *esplenius capitis*: estendem-se ao longo da coluna cervical e torácica e estão envolvidos na rotação e extensão do pescoço. Pontos-gatilho nesses músculos podem causar dor na região cervical e dorsal superior
- Longuíssimo do tórax (*longissimus thoracis*) e iliocostal lombar: estão localizados nas regiões lateral e posterior da coluna torácica e lombar. Pontos-gatilho nesses músculos podem causar dor na região dorsal e lombar
- Músculos da região lombar (Figura 185.3)
  - Quadrado lombar (*quadratus lumborum*): é um músculo largo e quadrangular localizado na região lombar. Pontos-gatilho nesse músculo podem causar dor referida na parte inferior das costas e região abdominal
  - Psoas maior: é um músculo longo e profundo que se estende da coluna lombar até o fêmur. Pontos-gatilho nesse músculo podem causar dor referida na região lombar e na frente da coxa
  - Iliocostal lombar: está localizado na região lateral da coluna lombar. Pontos-gatilho nesse músculo podem causar dor referida na região lombar e nas costas
  - Multífidos (músculos *multifidus*): são músculos profundos da região lombar, importantes para a estabilidade da coluna. Pontos-gatilho nesses músculos podem causar dor referida na região das costas e ao redor da coluna lombar.

Quando ocorrem desequilíbrios musculares na cintura escapular e na cintura pélvica, como nas síndromes cruzadas, os músculos podem se tornar mais tensos e sobrecarregados em algumas áreas, enquanto enfraquecem em outras. Esses desequilíbrios podem criar tensões excessivas em determinados músculos, tornando-os mais propensos ao desenvolvimento de pontos-gatilho.[44]

Na síndrome cruzada de cintura escapular, o encurtamento dos músculos peitorais e romboides, juntamente ao enfraquecimento dos músculos do manguito rotador e dos estabilizadores da escápula, pode levar a tensões e

pontos-gatilho nesses músculos, resultando em dor referida nos ombros, pescoço e costas.[44]

Já na síndrome cruzada de cintura pélvica, o encurtamento dos músculos flexores do quadril e dos eretores da coluna lombar, combinado ao enfraquecimento dos músculos abdominais e glúteos, pode causar tensões e pontos-gatilho nesses músculos, resultando em dor referida na região lombar, quadris e joelhos.[44]

Além disso, as alterações posturais que ocorrem nessas síndromes também podem contribuir para o surgimento de SDM, pois posturas inadequadas podem aumentar a carga e o estresse nos músculos, favorecendo o desenvolvimento de pontos-gatilho.[44]

Há evidências de uma relação entre o desequilíbrio muscular cervical e a presença de cefaleia. Os estudos realizados por Jull et al.[45,46] investigaram a presença de alterações musculoesqueléticas em indivíduos com cefaleias recorrentes e intermitentes. Eles examinaram pacientes com cefaleias isoladas e descobriram que nesses indivíduos havia comprometimento musculoesquelético na região cervical. O segundo estudo investigou indivíduos com diferentes tipos de cefaleias simultâneas, bem como observou a presença de alterações musculares na região cervical.

Além disso, outro estudo conduzido por Jull et al.[47] se concentrou na avaliação clínica dos músculos flexores cervicais profundos, especificamente por meio do teste de flexão craniocervical. Essa avaliação permitiu identificar disfunções musculares nessa região, que podem estar associadas a dor cervical e cefaleia.

Adicionalmente, o estudo de Zito et al.[48] investigou testes clínicos para avaliação de disfunções musculoesqueléticas no diagnóstico de cefaleia cervicogênica. Os resultados sugeriram a importância da avaliação dessas disfunções musculares na identificação dessa forma de cefaleia.

Em conjunto, esses estudos fornecem evidências consistentes de que alterações musculares cervicais estão associadas à presença de cefaleia recorrente e intermitente. Essas descobertas destacam a relevância da avaliação dos músculos cervicais e do equilíbrio muscular na abordagem de pacientes com cefaleia.

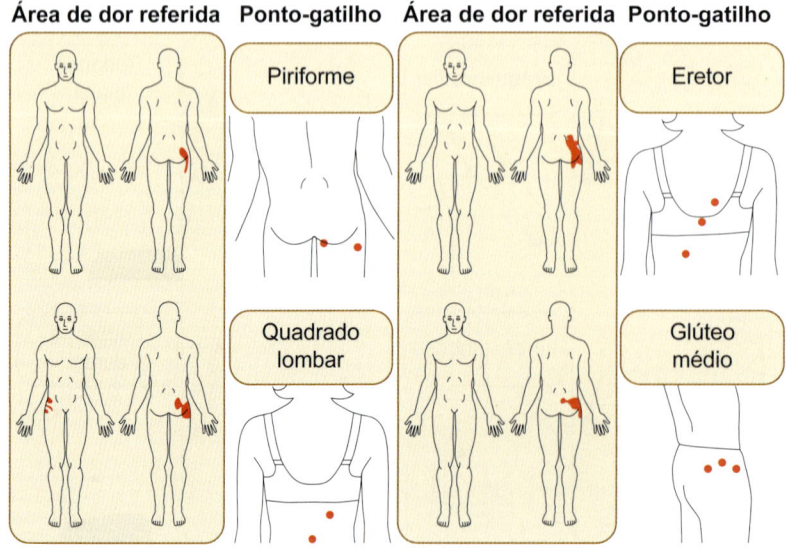

Figura 185.3 Músculos da região lombar acometidos pela síndrome dolorosa miofascial.

É possível identificar também um padrão comum nas pesquisas que abordam a relação entre desequilíbrios musculares e a presença de dor nas regiões cervical e lombar.

Laird et al.[49] realizaram uma revisão sistemática e uma metanálise em que compararam a cinemática lombopélvica de pessoas com e sem dor nas costas. Eles descobriram que indivíduos com dor apresentaram padrões alterados de movimento na região lombar e pélvica (redução da amplitude de movimento, movimentação lenta e redução da propriocepção da região lombopélvica), sugerindo um possível desequilíbrio muscular associado à condição dolorosa. Dankaerts et al.[50] analisaram a ativação dos músculos superficiais do tronco em pessoas com dor lombar crônica durante a posição sentada. Os resultados mostraram padrões de ativação muscular maior dos músculos *multifidus* lombares, iliocostais toracolombares, oblíquo interno e transverso no grupo com dor lombar, o que sugere uma associação entre a dor e a alteração da atividade muscular na região lombar. Além disso, Lima et al.[51] investigaram a relação entre dor lombar crônica e a atividade muscular durante tarefas funcionais. Eles encontraram evidências de que indivíduos com dor lombar crônica exibiam padrões de atividade muscular anormais ao realizar tarefas funcionais, indicando desequilíbrios musculares que podem estar relacionados à presença de dor.

Em conjunto, esses estudos sugerem que o desequilíbrio muscular pode estar associado à presença de dor lombar. Alterações na ativação muscular e na cinemática lombopélvica podem contribuir para o desenvolvimento e a manutenção da dor nas costas. Essas descobertas destacam a importância de abordagens terapêuticas que visem corrigir esses desequilíbrios musculares para melhorar o quadro clínico de indivíduos com dor lombar crônica.

Os tratamentos da SDM incluem:[43,52,53]

1. Terapia física: é frequentemente recomendada como tratamento inicial para SDMs devido à sua eficácia na redução da dor, melhoria da função muscular e prevenção de recorrências. As técnicas utilizadas incluem alongamento, massagem terapêutica, liberação miofascial e exercícios específicos.
2. Terapia com pontos de pressão (liberação de pontos-gatilho): a terapia com pontos de pressão, também conhecida como "liberação de pontos-gatilho", é uma intervenção eficaz para alívio da dor e melhora da função em pacientes com SDMs.
3. Medicamentos: o uso de analgésicos, AINEs ou relaxantes musculares pode ser recomendado para alívio sintomático em pacientes com SDMs. No entanto, o uso desses medicamentos geralmente é combinado com outras intervenções para abordar a causa subjacente.
4. Exercícios de relaxamento: técnicas de relaxamento, como ioga, *tai chi* ou exercícios de respiração, podem auxiliar no alívio da tensão muscular e melhoria do bem-estar geral, contribuindo para o manejo da dor associada às SDMs.
5. Injeções de bloqueio: em alguns casos, injeções de bloqueio com anestésicos locais ou corticosteroides podem ser usadas para aliviar a dor e a inflamação nos pontos-gatilho específicos. Essa abordagem pode ser considerada em casos mais resistentes a outras intervenções conservadoras.
6. Acupuntura: é uma opção que pode ser considerada como terapia complementar para SDMs. Alguns estudos sugerem que a acupuntura pode ajudar no alívio da dor e melhorar a função em pacientes com SDMs.

CAPÍTULO

186

Indicações dos Principais Procedimentos Neurocirúrgicos Funcionais para Tratamento da Dor

Ricardo Ferrareto Iglesio • Kleber Paiva Duarte • Manoel Jacobsen Teixeira

INTRODUÇÃO

Os procedimentos neurocirúrgicos são indicados para tratar a dor refratária ao tratamento convencional farmacoterápico, psicoterápico e de reabilitação, bem como aos bloqueios anestésicos, ou que se mantém após a correção das anormalidades estruturais ou funcionais que a causaram.

Dois grandes grupos de procedimentos podem ser citados: os ablativos, que consistem na interrupção de centros ou vias de condução dos estímulos nociceptivos ou relacionados com o comportamento psíquico dos doentes; e os neuromodulatórios, que buscam alívio da dor por meio da estimulação elétrica do sistema nervoso ou da infusão de fármacos analgésicos ou adjuvantes no compartimento liquórico. Os procedimentos ablativos consistem na interrupção a céu aberto, com técnicas percutâneas de radiofrequência ou criocoagulação, com agentes neurolíticos ou radiocirurgia. Já os procedimentos neuromodulatórios envolvem a estimulação elétrica do sistema nervoso central ou periférico, utilizando diversas técnicas, ou o implante de bombas de infusão intratecal de fármacos (Tabelas 186.1 e 186.2).

PROCEDIMENTOS ABLATIVOS

A ablação de estruturas nervosas pode ser realizada por métodos a céu aberto (secção com lâminas ou tesouras) ou percutâneos, envolvendo apenas anestesia local ou sedação leve.

Ao se utilizar a técnica percutânea, a ablação pode ser obtida por meio de métodos físicos (radiofrequência, criocoagulação ou radiação ionizante) ou agentes químicos (álcool etílico, fenol, glicerol ou salina hipertônica).

Os procedimentos de descompressão nervosa, utilizados principalmente em neuralgias paroxísticas, visam à correção de eventual deformação da anatomia provocada por contato com outra estrutura adjacente, porém alguns autores citam que a manipulação do nervo e eventual neuropraxia induzida seriam responsáveis pela melhora da dor.

Descompressões neurovasculares

Consistem no procedimento mais eficaz para tratamento de neuralgias de caráter paroxístico dos nervos trigêmeo, intermédio e glossofaríngeo. Acredita-se que o fator desencadeante de tais neuralgias seja o contato entre a raiz do nervo, mais especificamente sua zona de entrada (ponto situado de 1 a 10 mm distalmente ao local anatômico onde a raiz penetra o tronco encefálico, no qual a bainha de mielina produzida pela oligodendróglia é substituída por aquela produzida pelas células de Schwann), e estruturas vasculares como artérias ou veias. Cerca de 85% dos pacientes com neuralgia clássica do trigêmeo têm contato neurovascular.

A cirurgia é conduzida sob anestesia geral, através de uma incisão retroauricular e uma craniotomia retromastóidea. Com o auxílio do microscópio cirúrgico, localiza-se o ponto de contato neurovascular e desloca-se a estrutura que está comprimindo o nervo. A raiz do nervo é então isolada pela interposição de um fragmento de material inabsorvível como *teflon*, dácron ou feltro de polietileno (Figura 186.1). Caso não seja observado contato neurovascular, pode ser realizada uma rizotomia superseletiva, porém tal procedimento pode levar a déficit sensitivo.

Em 80 a 90% dos pacientes, ocorre alívio imediato e completo da dor. A recidiva se dá em 6 a 30% dos indivíduos, normalmente nos 5 primeiros anos após o procedimento, indicando que 70% dos doentes se mantêm assintomáticos prolongadamente.

Tabela 186.1 Procedimentos neurocirúrgicos ablativos destinados ao tratamento da dor.

Sistema nervoso periférico	Unidades sensitivas do sistema nervoso central	Procedimentos neurocirúrgicos psiquiátricos	Endocrinológicos
Simpatectomia	Mielotomia	Hipotalamotomia posteromedial	Hipofisectomia
Neurotomia	Cordotomia	Cingulotomia	
Rizotomia	Nucleotomia trigeminal	Tratotomia subcaudata	
	Lesão do trato de Lissauer e do corno dorsal da medula espinal	Capsulotomia anterior	
	Talamotomia		
	Mesencefalotomia		

Tabela 186.2 Procedimentos neurocirúrgicos destinados à neuromodulação elétrica do sistema nervosos visando ao tratamento da dor.

Sistema nervoso periférico	Unidades sensitivas do sistema nervoso central	Procedimentos neurocirúrgicos psiquiátricos
Estimulação de nervos periféricos	Estimulação epidural medular	Estimulação encefálica profunda (área 25, giro do cíngulo, cápsula interna anterior)
Estimulação do gânglio da raiz dorsal	Estimulação epidural do córtex motor	
	Estimulação encefálica profunda (tálamo, ínsula)	

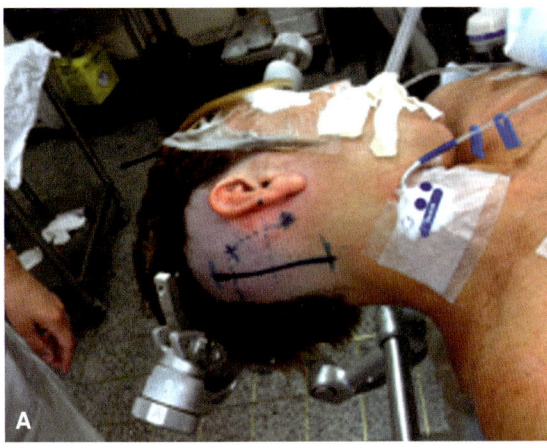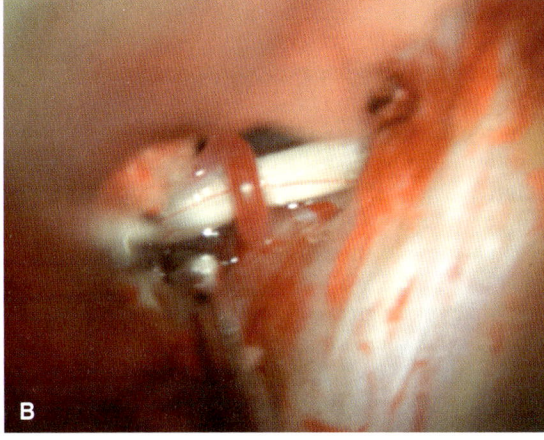

Figura 186.1 Posicionamento do paciente (**A**) e visão do microscópio cirúrgico (**B**) em descompressão neurovascular do nervo intermédio. Nota-se um ramo arterial em contato direto com o nervo.

As principais complicações relacionadas com o procedimento são: infecção de sítio cirúrgico (4%), fístula liquórica (2%) e outras complicações neurológicas mais raras, com chance inferior a 1% de ocorrência, como déficit auditivo, infarto ou hemorragias encefálicas e lesão cerebelar.

Simpatectomias

São procedimentos destinados a tratar dores viscerais, localizadas nas cavidades torácica, abdominal ou pélvica, bem como dor isquêmica nos membros. Essas intervenções envolvem a aplicação de lesões, seja por vias percutâneas, endoscópicas ou a céu aberto, nos gânglios simpáticos paravertebrais. Os gânglios torácicos rostrais são visados para dores no segmento cefálico, membros superiores ou caixa torácica; os lombares, para dores nos membros inferiores; e os torácicos caudais, para nervos esplâncnicos ou plexo celíaco para dores abdominais. Já os nervos hipogástricos são tratados em casos de dor na cavidade pélvica.

A neurólise do nervo esplâncnico é realizada pela administração transcutânea de álcool ou fenol através das vias paravertebral, transaórtica ou transdiscal na face anterolateral da 11ª vértebra torácica. A neurólise do plexo celíaco é efetuada por meio de administração do agente neurolítico por vias lombar transcutânea, transabdominal a céu aberto ou endoscópica transgástrica (Figura 186.2). Esse procedimento é eficaz no alívio da dor oncológica ou inflamatória do abdome superior, causada por condições de pâncreas, esôfago distal, estômago, duodeno, rins, pelve renal, vias urinárias proximais, fígado, vias biliares e retroperitônio. A simpatectomia torácica caudal e a neurólise do plexo celíaco podem aliviar entre 70 e 100% da dor visceral oncológica ou inflamatória nas vísceras abdominais superiores e na angina abdominal.

Complicações associadas à neurólise do plexo celíaco incluem derrame pleural, hipotensão postural, diarreia, irritação diafragmática, dor no ombro, parestesias nas raízes toracoabdominais, paraplegia (1%), hematúria, pneumotórax (1%), gastrite hemorrágica e duodenite.

A simpatectomia lombar é eficaz na redução da dor, na prevenção de amputações e na melhoria da cicatrização de úlceras em 48 a 59% dos pacientes com isquemia dos membros inferiores. A simpatectomia endoscópica torácica beneficia 83 a 92,9% dos indivíduos com doença de Raynaud.

A neurólise pré-sacral ou do plexo hipogástrico superior alivia a dor visceral pélvica de origem inflamatória ou oncológica em 70 a 90% dos casos, afetando órgãos, como: cólon descendente, reto, fundo vaginal, bexiga, próstata, uretra prostática, testículos, vesícula seminal, útero, ovário e pênis. As complicações incluem lesão da artéria ilíaca, do plexo lombar, da raiz L5, vísceras pélvicas, hematoma pélvico, obstipação intestinal, déficit do músculo psoas maior,

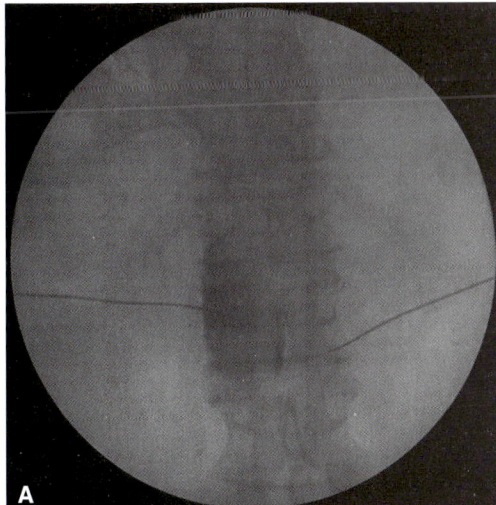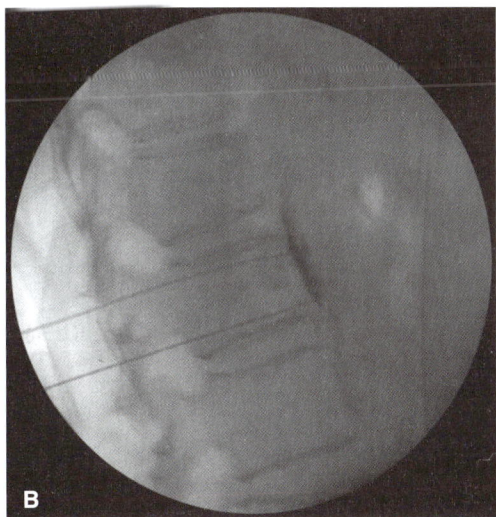

Figura 186.2 Visão anteroposterior (**A**) e em perfil (**B**) de radioscopia durante procedimento de lise de plexo celíaco. Nota-se o contraste utilizando para confirmação do posicionamento das cânulas, se difundindo no espaço retroperitoneal, imediatamente à frente dos corpos vertebrais.

disfunções vesical e sexual em homens, paresia do músculo psoas maior e injeção intravascular do agente neurolítico.

A neurólise do gânglio ímpar proporciona alívio completo em 50% dos pacientes com dor de câncer do colo do útero, cólon sigmoide distal, bexiga, reto ou proctite actínica.

A gangliectomia esfenopalatina percutânea, realizada com radiofrequência (RF) convencional ou pulsátil pelas vias extraoral, transnasal ou radiocirúrgica, é recomendada para o tratamento de diversas condições dolorosas. Esse procedimento é eficaz no alívio da dor causada por: neuropatia trigeminal oncológica, com uma taxa de sucesso entre 59 e 100%; na cefaleia em salvas crônica, com alívio em 60 a 76,3% dos casos; e na neuralgia trigeminal atípica, com eficácia de 85,7%. Além disso, é indicado para tratar cefaleia neuralgiforme unilateral de curta duração com injeção conjuntival e lacrimejamento (SUNCT), cefaleia neuralgiforme unilateral de curta duração (SUNA) e outras cefaleias crônicas, com alívio observado em 30% dos pacientes.

As possíveis complicações associadas a esse procedimento incluem epistaxe (sangramento nasal), hematoma facial e hipoestesia facial ou do palato (que pode ocorrer devido a uma lesão parcial do nervo maxilar).

Neurotomias de nervos somáticos

Um dos procedimentos percutâneos mais comumente utilizados para ablação de ramos somáticos é a neurotomia dos ramos recorrentes posteriores das raízes espinais, recomendado para o tratamento da dor espinal facetária e das síndromes dolorosas miofasciais paravertebrais nas regiões lombar, dorsal e cervical. Essa técnica envolve a lesão, utilizando RF convencional, dos ramos recorrentes posteriores que emergem das raízes nervosas espinais logo após sua saída pelos forames intervertebrais (Figura 186.3).

O alívio da dor é satisfatório em mais de 90% dos pacientes com lombalgia e dor facetária durante os 12 meses subsequentes ao procedimento, quando repetido conforme necessário. Em pacientes com cervicalgia, aproximadamente 40% experimentam alívio, enquanto cerca de 65% daqueles com cefaleia cervicogênica apresentam melhora durante um seguimento de 12 a 16 meses. Para lombalgia, o alívio prolongado da dor ocorre em 50% dos pacientes, com 75% relatando redução significativa da dor.

A neurotomia dos nervos recorrentes torácicos apresenta evidência limitada, sendo altamente recomendada para pacientes com lombalgia primária de origem facetária, mas com menor evidência para aqueles com dor facetária cervical ou cefaleia cervicogênica. A evidência para neurotomia com RF pulsada no tratamento da cefaleia cervicogênica é considerada insuficiente.

A neurotomia com RF convencional, pulsátil ou refrigerada dos ramos recorrentes posteriores laterais de S1 a S3 e dos ramos dorsais de L5 é indicada para tratar a dor associada a anormalidades da articulação sacroilíaca. O grau de evidência para esses métodos é satisfatório.

Complicações decorrentes da neurotomia dos nervos recorrentes são raras, ocorrendo em menos de 1% dos pacientes. Entre as complicações possíveis, estão reações alérgicas aos anestésicos e aos agentes de assepsia, queimaduras na pele, artrite séptica, abscesso epidural, meningite e dormência regional na área tratada.

As neurotomias percutâneas, por radiofrequência ou criocoagulação, também podem ser aplicadas nos ramos genuais e obturatórios, visando ao alívio de dor em joelhos e quadris, respectivamente. Sua principal indicação são casos avançados de osteoartrite.

Rizotomias

É um procedimento recomendado para tratar dor neuropática paroxística decorrente de neuralgias idiopáticas dos nervos trigêmeo, glossofaríngeo ou intermediário, além de dores associadas a neoplasias em áreas específicas, como face, faringe, loja amigdaliana, orelha interna, base da língua e região cervical.

As rizotomias percutâneas das raízes espinais e dos nervos trigêmeo e glossofaríngeo são mais frequentes que as realizadas a céu aberto. A rizotomia microcirúrgica do nervo intermediário é exclusiva a céu aberto, já a do nervo trigêmeo pode ser feita com RF ou compressão por balão. No método percutâneo, uma agulha é introduzida pelo forame oval até o gânglio trigeminal para realizar a rizotomia com RF. Um eletrodo é inserido na agulha, e o paciente é acordado para relatar as sensações parestésicas induzidas. O paciente é, então, novamente sedado durante a aplicação de lesões térmicas a 65 a 70°C por 30 a 60 segundos, repetidas com intensidades crescentes até atingir hipoalgesia ou analgesia, mantendo a sensibilidade tátil no território afetado (Figura 186.4).

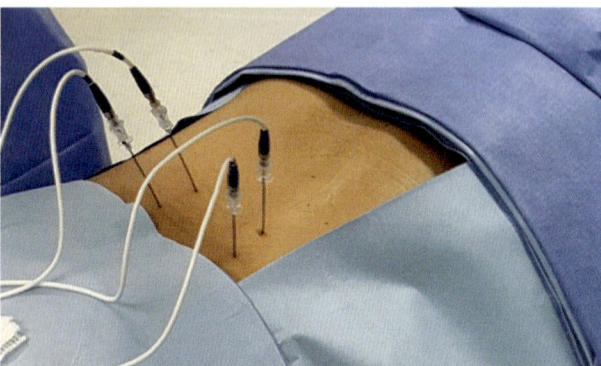

Figura 186.3 Paciente em decúbito dorsal, com cânulas e eletrodos de radiofrequência posicionados para ablação térmica dos ramos recorrentes posteriores das raízes lombares. O procedimento é usado em lombalgias de origem facetária, como no caso da osteoartrite.

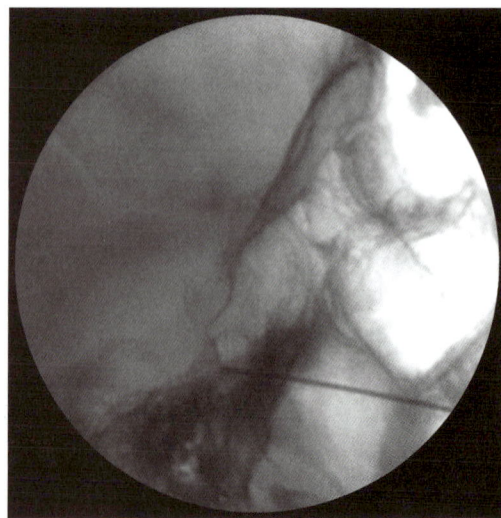

Figura 186.4 Radioscopia de crânio em perfil, durante procedimento de rizotomia por radiofrequência do trigêmeo. Observa-se o eletrodo introduzido através do forame oval até a topografia do gânglio trigeminal.

A rizotomia com RF proporciona alívio em 87% dos pacientes com neuralgia idiopática do trigêmeo no primeiro ano pós-operatório, com 50 a 70% de alívio em 3 anos e recidiva em 50% dos casos em 5 anos. Complicações incluem dormência facial (na maioria dos pacientes), parestesias (em 8 a 11%), disestesias dolorosas (em 0,5 a 5%), anestesia da córnea e ceratite (em 2%) e, raramente, meningite asséptica e diplopia temporária.

A rizotomia química envolve a injeção de 0,4 a 0,8 mℓ de glicerol no gânglio trigeminal, proporcionando alívio inicial da dor em 84 a 98,7% dos casos, com recidiva em 1% e necessidade de nova rizotomia em 6,6%. Complicações incluem dormência facial (em 60%), disestesias faciais em (18,6%) e ceratite (em 3,3%).

A compressão do gânglio trigeminal utiliza anestesia geral seguida da inserção e insuflação de um balão de Fogarty nº 4, com 0,6 a 0,8 mℓ de contraste iodado por 60 segundos (Figura 186.5). É indicada para pacientes com hipoacusia, anacusia, demência, ansiedade ou pediátricos; não exige a participação ativa do paciente e minimiza o comprometimento da sensibilidade da córnea, sendo recomendada para neuralgia do ramo oftálmico do nervo trigêmeo. Proporciona alívio inicial da dor em 64 a 90% dos pacientes, com recidiva em até 59%, manifestando-se em cerca de 20% nos primeiros 2 anos pós-operatórios. Complicações incluem paresia da mastigação, parestesias faciais (em 6%), hiporreflexia corneana e diplopia (em 2 a 3%) e alterações na pressão arterial. Arritmias cardíacas podem ocorrer durante a insuflação do balão. A duração média do alívio da dor com rizotomias percutâneas varia de 4 a 5 anos.

A rizotomia radiocirúrgica, que envolve irradiação de alta dose na "zona de entrada" da raiz trigeminal, é mais dispendiosa e proporciona alívio tardio em 60 a 90% dos pacientes com neuralgia idiopática do trigêmeo, mas pode causar disestesias e hipoestesia facial em 10% dos casos. A rizotomia do nervo glossofaríngeo com RF requer punção do forame jugular, podendo causar bradicardia e hipotensão durante a estimulação e a lesão radicular, além de disfonia e disfagia temporárias. Pode também ser realizada por radiocirurgia.

A rizotomia do nervo intermediário é feita a céu aberto por secção da raiz junto ao tronco encefálico via craniectomia retromastóidea.

A rizotomia espinal pode ser realizada a céu aberto ou percutânea com RF, sendo útil no tratamento da dor e da espasticidade (rizotomia sensitiva superseletiva) e da distonia (rizotomia motora). A rizotomia intercostal torácica com RF pulsada proporciona 50% de alívio da dor em 60% dos pacientes com dor pós-mastectomia em 6 semanas. Lesões com RF convencional ou pulsada dos gânglios das raízes sensitivas lombares não melhoram persistentemente a lombociatalgia em pacientes com hérnia discal, estenose do canal raquiano ou síndrome dolorosa pós-laminectomia. A gangliectomia com RF pulsada das raízes sensitivas cervicais pode proporcionar melhora persistente em pacientes com cervicobraquialgia de origem radicular.

Lesão do trato de Lissauer e do corno dorsal da substância cinzenta da medula espinal

A lesão do trato de Lissauer (LTL) envolve a destruição com RF do trato de Lissauer e da substância cinzenta do corno dorsal da medula espinal (CDME) para eliminar os neurônios espinais hiperativos responsáveis pela dor neuropática, especialmente a paroxística. O procedimento também é conhecido como *dorsal root entry zone lesion* (DREZ). DREZ é indicada para tratar diversas condições dolorosas, incluindo as seguintes dores: no membro fantasma; resultante da avulsão das raízes nervosas ou de neuropatias plexulares actínicas; oncológica dos plexos braquial (tumor de Pancoast) ou lombossacral; segmentar mielopática; associada à lesão do cone medular e da cauda equina; de anestesia dolorosa da face; decorrente da síndrome de Wallenberg; oncológica craniocervicofacial; e relacionada com espasticidade. O mérito do tratamento da neuralgia pós-herpética com esse método é questionado. A LTL pode ser realizada na medula espinal ou no núcleo do trato espinal do nervo trigêmeo.

O procedimento é realizado após laminectomia, com exposição do local de penetração das raízes nervosas na medula espinal, onde um eletrodo é introduzido para efetuar a lesão da zona de entrada (Figura 186.6). Os resultados imediatos são positivos em 64,7 a 100% dos pacientes com dor decorrente da avulsão das raízes nervosas, proporcionando alívio significativo da dor. Em pacientes com avulsão das raízes do

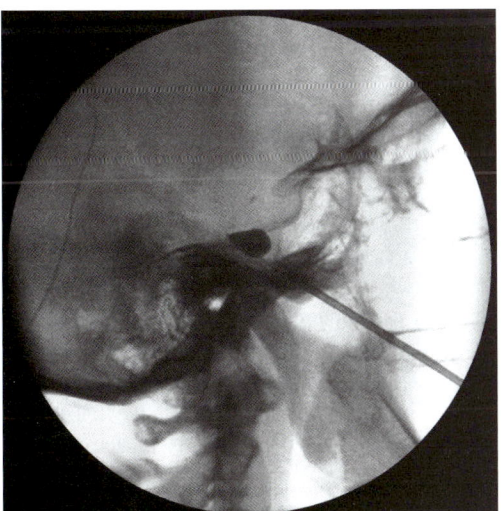

Figura 186.5 Radioscopia de crânio em perfil, durante procedimento de compressão do gânglio trigeminal por balão. Nota-se o cateter de Fogarty introduzido através do forame oval e seu balão insuflado com contraste iodado, na posição em que se encontra o gânglio trigeminal.

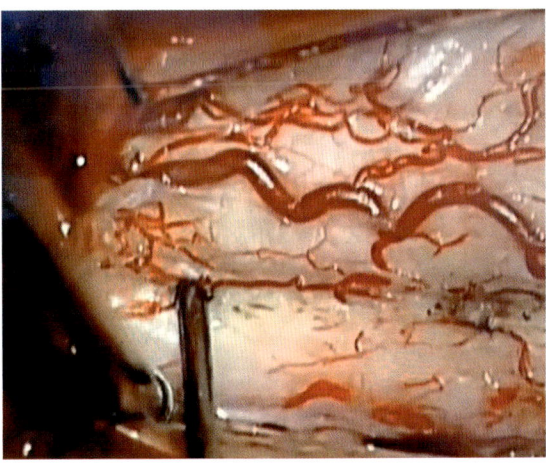

Figura 186.6 Região posterior da medula cervical exposta. Notam-se o eletrodo e lesões térmicas, realizadas por radiofrequência, na zona de entrada das raízes dorsais, avulsionadas devido à lesão traumática.

plexo lombossacral, a LTL resulta em alívio em mais de 65% dos casos. Pacientes com neuropatia actínica ou oncológica relatam melhora inicial e prolongada em 80 a 100% dos casos acompanhados por períodos de 2 a 48 meses. Para neuralgia pós-herpética, a LTL oferece melhora inicial em 57 a 100% dos pacientes, mas com recorrência parcial ou completa em até 50% dos casos dentro de 6 meses.

Para dor no membro fantasma, a LTL proporciona alívio imediato em 50 a 90% dos pacientes, com melhora mantida em 50 a 66,6% a longo prazo. Em pacientes com dor mielopática segmentar traumática, a LTL promove um alívio prolongado em 45,5 a 80% dos casos, embora haja recidiva da dor em 66% dos pacientes a longo prazo. Complicações incluem ampliação da extensão e intensidade dos déficits sensitivos pré-operatórios, déficit motor geralmente discreto e transitório em aproximadamente 10% dos pacientes, síndrome cordonal posterior discreta e transitória homolateral à lesão em dois terços dos casos, além de parestesias nos dermátomos adjacentes em um número variável de pacientes.

O procedimento apresenta bons resultados imediatos, com mais de 75% de melhora da dor em uma significativa parcela dos pacientes, embora os resultados possam variar, dependendo da condição tratada e do acompanhamento a longo prazo.

Cordotomia

É indicada para tratar a dor nociceptiva resultante de câncer que afeta unilateralmente os membros inferiores, o hemiperíneo, o hemiabdome, o hemitórax e, ocasionalmente, o membro superior contralateral à hemimedula operada. Esse procedimento pode ser realizado percutaneamente na medula espinal cervical rostral (transição C1-C2) ou caudal (C5-C6 ou C6-C7) ou a céu aberto na medula espinal torácica (T2-T3 ou T3-T4).

A cordotomia a céu aberto envolve uma hemilaminectomia ou laminectomia seguida da abertura da dura-máter e da exposição dos segmentos espinais C1-C2 ou T2-T3. Sob monitorização eletrofisiológica, é feita a secção transversal do quadrante anterolateral da medula espinal localizado ventralmente ao ligamento dentado.

A cordotomia cervical percutânea pela via lateral consiste na realização de mielografia cervical, orientada com radioscopia ou tomografia computadorizada (TC) ou neuroendoscopia do compartimento subaracnóideo da transição C1-C2, seguida da inserção de um eletrodo no quadrante anterolateral da medula espinal contralateral à região onde a dor se localiza. Em seguida, realiza-se a estimulação elétrica para induzir parestesias na área acometida pela dor e interromper as vias espinotalâmicas com RF. A cordotomia cervical também pode ser indicada para tratar a dor que acomete o membro superior. A medula espinal cervical distal pode ser acessada percutaneamente pela via anterior através dos discos cervicais C5-C6 ou C6-C7. Se for necessária uma cordotomia cervical bilateral, o segundo procedimento deve ser realizado pelo menos 3 semanas após o primeiro para prevenir paralisia respiratória durante o sono (síndrome de Ondine). A cordotomia cervical deve ser evitada em pacientes com insuficiência respiratória.

A cordotomia torácica é indicada para tratar a dor decorrente de câncer localizado no abdome, na pelve, no períneo e/ou no membro inferior. A cordotomia a céu aberto alivia imediatamente a dor decorrente do câncer em 70 a 90% dos pacientes; em 75%, em 6 meses; e em 40%, após 1 ano.

A cordotomia cervical percutânea resulta em melhora imediata substancial da dor em 69 a 100% dos pacientes, valores que se reduzem para 62,5 a 80% em 6 meses.

Complicações decorrentes do procedimento são geralmente temporárias e incluem ataxia sensitiva e paresia ipsilaterais em 5 a 10% dos pacientes tratados com cordotomia unilateral e em 12 a 39% quando a cordotomia é bilateral (permanentes em menos de 5% dos casos); disestesias em 5 a 15%; paraplegia em 0,8%; agravamento da dor ipsilateral em até 75% dos pacientes com dor bilateral; síndrome de Horner em mais de 90%; déficit de desempenho sexual em menos de 10% (permanentes quando a cordotomia é bilateral); anormalidades da micção e da defecação em 40%, especialmente após procedimentos bilaterais ou quando há neuropatia plexular lombossacral; hipotensão ortostática permanente em 5%; e disestesias tardias em 15% (graves em 5%). A complicação mais grave após a cordotomia cervical rostral é a insuficiência respiratória (3%), especialmente quando há comprometimento pulmonar preexistente. A mortalidade dos pacientes tratados com cordotomia cervical percutânea é inferior a 3%. Sendo assim, é um procedimento restrito a pacientes com doença oncológica avançada, já em cuidados paliativos.

Cirurgias psiquiátricas

Hipotalamotomia posteromedial, cingulotomia anterior, tratotomia subcaudada e capsulotomia anterior estereotáxica com RF ou radiocirurgia são indicadas para tratar pacientes com dor central ou outras dores neuropáticas, além da dor nociceptiva associada ao transtorno obsessivo-compulsivo ou depressão incapacitante e resistente ao tratamento conservador. A lesão do fascículo do cíngulo proporciona alívio da dor em 50 a 80% dos pacientes com dor decorrente de câncer e em 25 a 80% daqueles com dor não oncológica, inclusive neuropática, como a resultante de lesão da cauda equina ou avulsão das raízes nervosas. Imediatamente após a cirurgia, os pacientes podem apresentar cefaleia, instabilidade vesical, convulsões e confusão mental. A longo prazo, podem ocorrer déficits de atenção, aprendizado, organização do pensamento e motivação.

Procedimentos endocrinológicos

A hipofisectomia transfenoidal microcirúrgica, a céu aberto ou estereotáxica com RF, agentes químicos ou radiocirurgia é indicada para tratar a dor óssea decorrente de neoplasias dependentes de hormônios e dor central. Esse procedimento aumenta a sobrevida e melhora a qualidade de vida de 60 a 90% dos pacientes com câncer metastático ósseo de próstata ou mama, com regressão objetiva do volume tumoral em 50% dos casos. Além disso, proporciona alívio da dor em mais de 70% dos pacientes com neoplasias de pulmão e rim, bem como de dor central. A hipofisectomia química melhora a dor central encefálica em 80 a 100% dos pacientes durante um acompanhamento de 19 a 58 meses.

Complicações do procedimento incluem diabetes *insipidus* (5 a 20%), fístula liquórica (1 a 10%), paralisia ocular, déficit visual (2 a 10%) e meningite (0,5 a 1%). A mortalidade associada ao procedimento é de 5%.

PROCEDIMENTOS NEUROMODULATÓRIOS
Estimulação de nervos periféricos

Útil no tratamento de diversas condições dolorosas, incluindo dor mononeuropática, síndrome complexa de dor regional, cefaleias e dores faciais crônicas. Esse procedimento demonstra proporcionar mais de 50% de alívio da dor em 63 a 83% dos pacientes com dor devido a neuroma de amputação ou neuropatia tóxica por quimioterápicos, além de melhorar mais de 50% da dor em mais de 60% dos pacientes com síndrome complexa de dor regional em acompanhamento prolongado.

A estimulação dos nervos occipitais é eficaz na redução de mais de 50% da dor em 70 a 100% dos pacientes com cefaleia crônica diária, migrânea crônica, cefaleia tipo tensão crônica, cefaleia em salvas crônica, SUNCT, SUNA ou hemicrania contínua. Proporciona melhora superior a 50% em 64 a 100% dos pacientes com cefaleia acompanhados por até 18 meses, reduzindo a duração das migrâneas mensais e prevenindo ou melhorando a migrânea crônica e a cefaleia em salvas crônica.

A estimulação do gânglio esfenopalatino alivia a dor em cerca de 70% dos pacientes com cefaleia em salvas crônica em aproximadamente 15 minutos, com melhora mantida em cerca de 50% dos pacientes. Além disso, proporciona redução de medicamentos da fase aguda e dos medicamentos preventivos em aproximadamente 60 e 75% dos pacientes, respectivamente.

Estimulação de gânglios sensitivos

A estimulação elétrica dos gânglios sensitivos é um procedimento que proporciona melhora de 50% em mais de 70% dos pacientes com uma variedade de condições dolorosas, incluindo síndrome complexa de dor regional, dores mononeuropáticas, síndrome dolorosa pós-laminectomia, síndromes dolorosas crônicas pós-cirúrgicas, dor radicular e lesões nervosas periféricas, como nos casos de lesão dos nervos ilioinguinal ou ílio-hipogástrico após herniorrafias. As complicações associadas a esse procedimento são escassas e principalmente relacionadas com infecção dos dispositivos implantados e ocorrência de fístula liquórica.

Estimulação epidural da medula espinal

A estimulação elétrica da medula espinal, seja com eletrodos implantados percutaneamente, seja a céu aberto, tem como objetivo estimular os cordões posteriores para suprimir a hiperatividade neuronal, aumentar a atividade inibitória do ácido gama-aminobutírico (GABA) no CDME e reduzir os efeitos deletérios da atividade astroglial ou microglial. Recomenda-se implantar pelo menos duas linhas de eletrodos para as fibras cordonais posteriores profundas (Figura 186.7). Esse procedimento é indicado para tratar diversas condições dolorosas, como dores (p. ex., neuropática localizada, dor mononeuro ou polirradiculopática, no coto de amputação, decorrente da lesão da cauda equina e mielopática), além de síndromes (p. ex., dolorosa pós-laminectomia e complexa de dor regional). Estudos mais recentes citam o uso da técnica empregada com novas formas de estimulação em alta frequência para tratamento inclusive de lombalgias primárias. Ainda assim, a maior parte das indicações do procedimento se concentra nos casos de síndrome pós-laminectomia e dor por polineuropatia periférica, sendo as causas mais comuns o diabetes *mellitus* e a neuropatia após quimioterapia.

Os resultados da estimulação elétrica da medula espinal são variados. Ela beneficia imediatamente 80% dos pacientes com dor no coto de amputação e, prolongadamente, 39 a 56%, por exemplo. Além disso, proporciona melhora inicial em mais de 80% e melhora prolongada em cerca de 50% dos

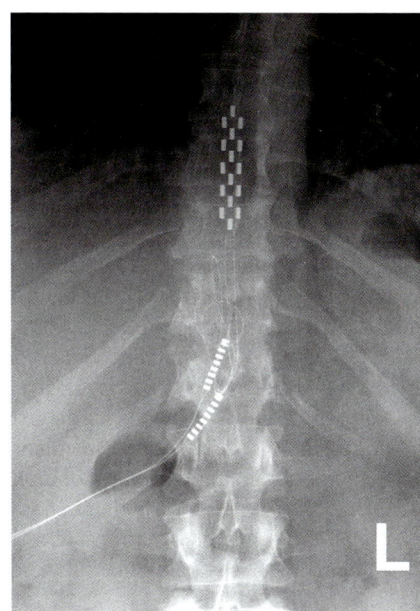

Figura 186.7 Radiografia mostrando eletrodo de estimulação de medula espinal, em placa, instalado através de cirurgia a céu aberto, em níveis torácicos.

pacientes com síndrome complexa de dor regional. Também melhora a dor de pacientes com dor neuropática induzida por diversos fatores, como quimioterapia ou câncer.

No entanto, a estimulação elétrica da medula espinal tem resultados insatisfatórios em casos em que a dor decorre da secção completa da medula espinal ou da cauda equina, avulsão das raízes nervosas ou órgão fantasma.

Em termos de complicações, ocorre pelo menos uma em 9 a 50% dos pacientes submetidos à estimulação elétrica da medula espinal. As complicações clínicas mais comuns incluem dor no local do eletrodo, infecção e migração do eletrodo implantado, enquanto as relacionadas ao equipamento implantado consistem principalmente em quebra ou falha na conexão do eletrodo.

Estimulação encefálica profunda

É uma técnica utilizada para tratar uma variedade de condições dolorosas e neurológicas, desde dor central até distúrbios, como a doença de Parkinson e a distonia. Ela envolve a aplicação de estímulos elétricos em áreas específicas do cérebro, como os núcleos talâmicos e a substância cinzenta periaquedutal mesencefálica (SCPAM), para modular a atividade neural e aliviar a dor.

Os resultados da estimulação encefálica profunda podem ser duradouros em uma parte significativa dos pacientes tratados, especialmente aqueles com dor relacionada com câncer ou síndrome dolorosa pós-laminectomia. No entanto, sua eficácia pode variar dependendo do tipo e da origem da dor. Por exemplo, enquanto a estimulação da SCPAM pode proporcionar melhora prolongada em pacientes com câncer, sua eficácia na dor neuropática periférica é menos conclusiva.

Além dos benefícios, é importante considerar as complicações associadas a esse procedimento. Cerca de 20% dos pacientes podem apresentar complicações, algumas das quais podem ser permanentes, como hemorragia intracraniana ou infecção. Complicações relacionadas com dispositivo implantado, como desconexão ou quebra dos cabos de conexão, também podem ocorrer em uma proporção significativa de pacientes.

Recentemente, a ínsula posterior se mostrou um alvo promissor para tratamento de dores dimidiadas, em especial plexopatia traumática e neuralgia pós-herpética (Figura 186.8).

Em suma, a estimulação encefálica profunda é uma opção terapêutica promissora para o tratamento da dor crônica e de distúrbios neurológicos, mas sua aplicação requer uma cuidadosa avaliação dos riscos e benefícios para cada paciente.

Estimulação epidural do córtex motor

A estimulação elétrica do córtex motor e pré-motor tem se mostrado eficaz no alívio da dor neuropática em diversos estudos. Durante um acompanhamento de até 30 meses, mais de 40% dos pacientes experimentaram alívio da dor; além disso, 50% dos pacientes com dor central e entre 70 e mais de 80% dos pacientes com dor neuropática trigeminal apresentaram melhora.

Em casos específicos, a melhora foi significativa: entre 50 e 54% dos pacientes com dor central decorrente de acidente vascular encefálico; entre 19,3 e 68% dos com dor neuropática trigeminal, por exemplo. A maioria dos pacientes se manteve melhor após o 1º ano de seguimento. O método também apresenta boa eficácia para síndrome de dor complexa regional nos membros superiores e dor facial atípica.

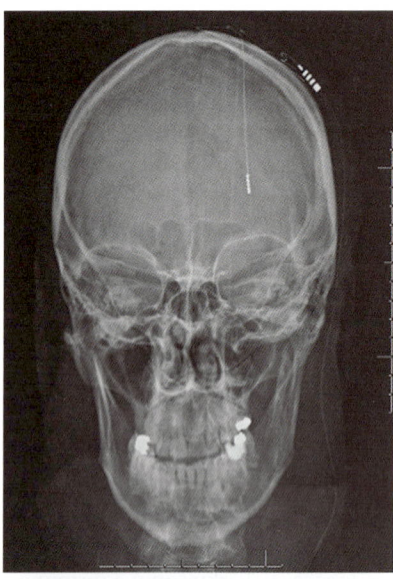

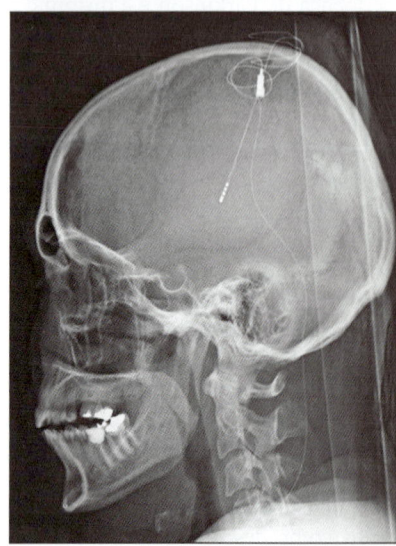

Figura 186.8 Implante de eletrodo para estimulação cerebral profunda, em ínsula posterior esquerda.

No entanto, como em qualquer procedimento médico, existem riscos associados. Complicações como convulsões (em até 41% dos pacientes), hematoma peridural, infecção do dispositivo implantado e outros problemas relacionados com cabos ou eletrodos podem ocorrer. Esses riscos devem ser cuidadosamente avaliados em relação aos benefícios potenciais da terapia.

Implante de dispositivos para infusão intratecal de fármacos

A administração prolongada de fármacos nos compartimentos do líquido cefalorraquidiano espinal ou ventricular é uma abordagem eficaz para o tratamento da dor nociceptiva e/ou neuropática uni ou bilateral. Essa técnica envolve a infusão contínua de medicamentos, como opioides, clonidina, somatostatina, entre outros, por meio de câmaras ou bombas com fluxo constante. Atualmente, existem disponíveis bombas de fluxo contínuo (propelidas por gás pressurizado) ou eletrônicas (com bateria), capazes de aceitar uma diversidade de programações de fluxo, *bolus* em horários pré-programados e infusão de dose extra ao ser solicitado pelo paciente, por meio de um controle externo.

Antes de realizar o implante definitivo do sistema de infusão, é essencial conduzir uma fase de testes, na qual os medicamentos são administrados por cateteres exteriorizados. Isso permite avaliar a resposta do paciente à medicação e sua tolerância aos efeitos colaterais. A infusão intraespinal é indicada para dores localizadas no tronco, na pelve, no períneo e/ou nos membros inferiores ou superiores, enquanto a intraventricular é eficaz para dores localizadas nos segmentos cefálico ou cervical.

Embora essa técnica possa proporcionar alívio significativo da dor, é importante estar ciente dos possíveis efeitos adversos associados ao uso de opioides por via intraespinal, como náuseas, vômitos, depressão respiratória e confusão mental. A tolerância farmacológica também pode se desenvolver ao longo do tempo, exigindo ajustes na dose do opioide.

Complicações relacionadas com o equipamento implantado, como obstrução ou falha da bomba, também podem ocorrer e requerem monitoramento e manutenção adequados. Embora haja evidências moderadas sobre a eficácia e a segurança dessas técnicas no tratamento da dor relacionada com o câncer, as evidências para o tratamento de doenças crônicas não oncológicas ainda não são robustas. Na Tabela 186.3, estão descritos os principais fármacos de uso intratecal para tratamento de dor.

Tabela 186.3 Principais fármacos utilizados para tratamento da dor em dispositivos de infusão intratecal.

Primeira linha
Morfina ou hidromorfona ou ziconotida ou fentanila
Segunda linha
Morfina + bupivacaína Ziconotida + opioideo Hidromorfona + bupivacaína Fentanila + bupivacaína
Terceira linha
Morfina, hidromorfona ou fentanila + clonidina ou sufentanila
Quarta linha
Morfina, hidromorfona ou fentanila + clonidina + bupivacaína Sufentanila + bupivacaína ou clonidina

PARTE 19

Neuromodulação

Coordenador: Rubens Gisbert Cury

187 Estimulação Cerebral Profunda na Doença de Parkinson
Rafael Bernhart Carra • Renata Montes Garcia Barbosa • Rubens Gisbert Cury

188 Estimulação Cerebral Profunda nas Distonias
Lorena Broseghini Barcelos • Clécio de Oliveira Godeiro Júnior • Clarice Listik • Júlia Carvalhinho Carlos de Souza

189 Estimulação Cerebral Profunda no Tremor Essencial
Míriam Carvalho Soares • Thiago Gonçalves Guimarães

190 Neuromodulação na Epilepsia
Lecio Figueira Pinto • Leila Maria Da Roz

191 Neuromodulação Não Invasiva na Neurologia
Abrahão Fontes Baptista • Larissa Karlla Rodrigues Lopes • Kátia Monte-Silva • Clarice Tanaka

As referências bibliográficas desta Parte estão disponíveis *online*, no Ambiente Virtual de Aprendizagem do GEN.

187

Estimulação Cerebral Profunda na Doença de Parkinson

Rafael Bernhart Carra • Renata Montes Garcia Barbosa • Rubens Gisbert Cury

INTRODUÇÃO

A doença de Parkinson (DP) tem como sintomas predominantes: bradicinesia/acinesia, rigidez, anormalidades posturais e tremor, com principal característica patológica a morte progressiva dos neurônios pigmentados da substância negra *pars compacta* relacionada ao acúmulo de alfassinucleína. O esclarecimento na década de 1960 dessa perda dopaminérgica estimulou o desenvolvimento de terapias farmacológicas utilizando o precursor de dopamina chamado "L-3,4-di-hidroxifenilalanina" (L-dopa ou levodopa), capaz de aumentar a transmissão sináptica dopaminérgica nigroestriatal, rapidamente se tornando a principal medicação para alívio sintomático da DP. Apesar da eficácia da L-dopa e do avanço farmacológico das últimas décadas, ao longo da evolução da doença, sintomas desafiadores inevitavelmente se desenvolvem. O benefício da terapia medicamentosa é reduzido com o surgimento de flutuações motoras, caracterizadas por discinesias, redução de duração de medicação e perda imprevisível de efeito, enquanto outros sintomas, em particular o tremor, podem se revelar completamente refratários à terapia dopaminérgica.[1]

A introdução da estimulação cerebral profunda (ECP) mudou a perspectiva para esses pacientes. Implementada pela primeira vez por Benabid et al., em 1987, para tremor, a ECP em tálamo apresentou grande evolução nas últimas décadas, com a mudança de alvos para núcleo subtalâmico (NST) e globo pálido interno (GPi).[2-4] Em contraste com as técnicas de lesão, a ECP trouxe grande vantagem em maiores adaptabilidade, reversibilidade, menor dano tecidual e a opção de realizar cirurgia bilateral sem aumento significativo de efeitos adversos.[1]

Este capítulo tem o objetivo de melhorar a compreensão dos neurologistas em relação a ECP e DP. Será feita uma revisão pontuando principalmente: indicações, pré-requisitos, alvos da ECP em DP, manejo pós-operatório, programação inicial, efeitos em sintomas motores, efeitos em sintomas não motores, fatores preditores, assim como benefícios a curto e longo prazos desse tratamento.

OBJETIVOS DA ESTIMULAÇÃO CEREBRAL PROFUNDA

A ECP tem como principal objetivo o ganho motor nos pacientes com DP, porém apenas uma parte dos pacientes apresentará indicações da terapia.

Como será exposto adiante, a resposta motora é eficaz em sintomas já responsivos à terapia medicamentosa, porém prejudicada por flutuações motoras como discinesias ou *wearing off* ou intolerância medicamentosa, ou a controle de tremor refratário, cuja resposta é excelente com ECP independentemente da resposta à levodopa.[5-7]

Em pacientes com indicação adequada, é esperada, dessa forma, ao final do primeiro semestre de programação e ajuste, grande redução de escores de discinesias, com queda média de 64 a 69% de acordo com o alvo, além de redução média de 69% do tempo de *off* e redução média de 50% da medicação (medida em dose equivalente à levodopa). Tremor apresenta também grande controle em todos os alvos, variando entre 50 e 73% de redução tanto no componente de repouso quanto no de ação.[8]

Apesar de a indicação não ser diretamente a melhora do parkinsonismo, esse é um efeito direto esperado de forma robusta na maior parte dos pacientes. Considerando as escalas motoras da *Unified Parkinson's Disease Rating Scale* (UPDRS) e de sua revisão *Movement Disorders Society Unified Parkinson's Disease Rating Scale* (MDS-UPDRS), metanálises colocam a melhora esperada global, após 6 meses de ECP, em torno de 22 pontos para NST e 13 para GPi, equivalente a cerca de 50 e 30% de redução média.[9] Essa melhora envolve principalmente ganhos apendiculares em rigidez, bradicinesia e tremor.

CRITÉRIOS DE INDICAÇÃO E PRÉ-REQUISITOS

As três indicações de ECP em DP são: 1) complicação motora; 2) tremor refratário à terapia otimizada; e 3) intolerância aos agentes dopaminérgicos (Tabela 187.1).[5-7]

A complicação motora é definida como flutuação motora e discinesia. Esses sintomas estão associados a uma maior carga de sintoma não motor (SNM), pior qualidade de vida e menos independência funcional para atividades da vida diária.[10] Uma ferramenta desenvolvida para identificar quais pacientes estão piores e com necessidade de otimização do tratamento sintomático é o 5-2-1, sendo 5 vezes de tomada de levodopa oral por dia, 2 horas de *off* por dia e 1 hora de discinesia incômoda por dia, respectivamente. Esse estudo mostrou que os pacientes com critérios 5-2-1 positivos têm pior qualidade de vida global, são mais sintomáticos em relação aos SNMs e têm menor autonomia nas atividades básicas de vida diária.[10]

Em relação ao tremor, os pacientes com DP podem apresentar tremor de repouso grave (tremor de DP tipo I) e ou tremor de ação semelhante ao do tremor essencial (tremor de DP tipo II).[11] A ECP é indicada para tremor incapacitante que persiste apesar da otimização dos agentes dopaminérgicos ou quando os pacientes são incapazes de atingir doses adequadas devido a efeitos colaterais limitantes.[11] Em relação à dose, no estudo de Bond et al.,[12] que avaliou talamotomia por ultrassom focado para tratamento de tremor por DP, o tremor foi considerado refratário quando não era suprimido por uma dose diária equivalente de levodopa (LEDD) maior ou igual a 900 mg ou em caso de intolerância à medicação.[12] Entre as razões para a intolerância, estão os sintomas relacionados com o trato gastrintestinal (tais como náuseas, vômito, diarreia e desconforto gástrico), disautonomia (como hipotensão sintomática) e sonolência incapacitante.[13]

Adicionalmente, é necessário que o paciente atenda aos 5 pré-requisitos: 1) deve ter doença de Parkinson; 2) pelo menos 5 anos com doença de Parkinson; 3) melhora de pelo menos 35% da MDS-UPDRS parte III no teste de sobrecarga de levodopa; 4) ausência de declínio cognitivo grave ou desordem neuropsiquiátrica sem controle adequado; 5) capacidade de manter acompanhamento com frequência com sua equipe médica assistente após a cirurgia.[5,7] Para realizar ECP, o paciente deve ter, pelo menos, uma indicação e, a princípio, todos os pré-requisitos (ver Tabela 187.1).

A avaliação para a seleção dos pacientes deve ser realizada por uma equipe com experiência em ECP, de preferência multidisciplinar, incluindo: neurologista especialista em distúrbios do movimento, neurocirurgião, neuropsicólogo, psiquiatra e neurorradiologista. A elegibilidade à ECP ainda segue diretrizes estabelecidas pelo *Core Assessment Program for Surgical Interventional Therapies in Parkinson's Disease* (CAPSIT-PD), publicado em 1999, fornecidas como orientação à prática clínica dos centros de ECP em todo o mundo e extremamente úteis no apoio à seleção de candidatos.[5] No entanto, atualmente, os avanços no conhecimento de heterogeneidade da apresentação, fenótipos e genótipos da DP têm levado a uma melhor necessidade de identificação dos candidatos à ECP e questionado alguns dos conceitos preestabelecidos a respeito da elegibilidade dos pacientes.[6]

O CAPSIT-PD recomenda que o paciente deveria ter um diagnóstico de DP e uma duração mínima da doença de 5 anos. Esses requisitos foram desenvolvidos para excluir pessoas com parkinsonismo atípico, dada a ausência de benefícios da ECP nesse perfil de pacientes.[5,6] Esse pré-requisito, no entanto, já foi questionado a partir estudo EARLY-STIM publicado em 2013, no qual, em uma comparação entre a terapia médica isolada e ECP em NST em pacientes com diagnóstico de DP de ≥ 4 anos e complicação motora precoce (flutuações ou discinesia presentes por 4 anos ou menos), a estimulação foi superior à terapia médica isolada em relação a qualidade de vida, incapacidade motora, atividades da vida diária, complicações motoras induzidas por levodopa, tempo com boa mobilidade e sem discinesia nos pacientes com DP.[14] Por meio disso, houve uma mudança de perspectiva da ECP como uma opção terapêutica somente destinada a estágios avançados da DP para uma possibilidade em fases mais precoces de pacientes com complicação motora. A evidência de eficácia fornecida pelo estudo EARLY-STIM levou a Food and Drug Administration (FDA) a estender a indicação de ECP para pacientes com diagnóstico de DP há 4 anos, que apresentem, pelo menos, 4 meses de complicações motoras não controladas.[6] Todavia, ainda são necessários mais estudos a respeito da progressão da doença e da resposta à ECP em fases mais iniciais da doença; sendo assim, é recomendado considerar cada caso individualmente, ponderando outras variáveis importantes em cada paciente.

Outra recomendação do CAPSIT-PD é a resposta dopaminérgica confirmada por um teste de sobrecarga de levodopa. O teste deve reduzir em, pelo menos, 33% na pontuação da Parte III da UPDRS[5] ou 35% na Parte III da escala atualizada MDS-UPDRS. Além disso, ele deve ser realizado com o paciente há pelo menos 12 horas da última dose de medicação e uma única dose supralimiar de levodopa é frequentemente usada, normalmente 1,5 vez a dose matinal.[7] O limite de melhora na escala motora é considerado relevante tanto para descartar possíveis erros de diagnóstico (como nos casos em que o parkinsonismo se deve a um parkinsonismo atípico, e não à DP) como para garantir a seleção de respondedores mais adequados à terapia. A responsividade pré-operatória à levodopa é o melhor fator preditivo para uma resposta motora positiva à cirurgia, com correlação à resposta motora à dopamina e à ECP (com a exceção do tremor, pois, mesmo quando resistente à levodopa, tem excelente controle com ECP).[6,7] Existe a possibilidade de uso da apomorfina como opção para pacientes que não podem tomar ou não toleram a levodopa, porém tal medicação não faz parte da prática brasileira.

Quando há predomínio de sintomas axiais, também deve-se ter parcimônia na indicação de ECP. Os sintomas axiais são um grupo de características motoras da DP que abrange comprometimento de: marcha, instabilidade postural, anormalidades posturais e distúrbios da fala. Esses sintomas são importantes fontes de incapacidade e são marcadores de doença avançada, sendo frequentemente resistentes à levodopa. É necessária uma avaliação minuciosa de cada sintoma axial quanto à sua resposta com a terapia dopaminérgica, assim como seus benefícios e sua incapacidade residual esperados após a cirurgia, além dos riscos envolvidos com a cirurgia.[6,7]

A camptocormia e a síndrome de Pisa são descritas como de resposta moderada à ECP, com melhora média de ângulo em metanálise recente de 53,6 para 31,5° em 136 pacientes, mas com pouca ou nenhuma melhora em pacientes com tempo prolongado com o sintoma, em especial mais de 40 meses.[15] Já a instabilidade postural e o congelamento de marcha graves costumam não responder à ECP, sobretudo quando se apresentam refratários à terapia dopaminérgica. Alterações da fala, em particular, podem responder quando relacionadas ao *off* medicamentoso, mas, em geral, são resistentes à levodopa e não só têm pouca melhora esperada, como também podem se agravar após a ECP.[16] A disartria atinge até 20% dos pacientes ainda no primeiro ano de ECP, em parte por progressão de doença, mas também por efeito de lesão cirúrgica ou estimulação inadequada de estruturas próximas.[16]

Com relação aos distúrbios psiquiátricos, houve um consenso para excluir pacientes com distúrbios comportamentais importantes ou doença psiquiátrica grave que prejudicam a avaliação neurológica e o desfecho após a cirurgia. Por isso, é sugerida avaliação psiquiátrica, incluindo a aplicação da escala *Minnesota Multiphasic Personality Inventory* (MMPI) com pontuação de corte de 130 ou 120 e da escala de depressão de Montgomery & Asberg (MADRS) com ponto de corte entre 7 e 19.[5,7] A cirurgia deve ser adiada em pacientes com quadro psiquiátrico descompensado, especialmente em quadros de depressão e psicose. Os casos de

Tabela 187.1 Indicação e pré-requisitos para estimulação cerebral profunda.

Indicação	Pré-requisitos
1. Complicações motoras	1. Diagnóstico de doença de Parkinson
2. Tremor refratário	2. Pelo menos 5 anos de doença
3. Intolerância à medicação	3. Melhora de 35% ou mais em escala MDS–UPDRS III em teste de sobrecarga dopaminérgica
	4. Ausência de declínio cognitivo ou desordem neuropsiquiátrica significativa
	5. Capacidade de seguimento com equipe assistente após cirurgia

depressão grave com ideação suicida são considerados uma contraindicação absoluta, pois há um aumento de risco de suicídio no primeiro ano após o procedimento.[17]

Entre as vantagens da ECP, em comparação à terapia dopaminérgica, está a atuação em redes anatômicas mais seletivas, enquanto a terapia dopaminérgica atua na região nigroestriatal, sistema mesocortical e mesolímbico, resultando em mais efeitos colaterais, em particular de impulsividade.[18] Cabe lembrar que a redução, em especial de agonistas dopaminérgicos, após a cirurgia, reduz a chance de tais efeitos colaterais, mas o desenvolvimento de apatia após essa redução, em geral, significa que esta foi exagerada ou muito abrupta.

Em relação a exames de imagem, é recomendada a ressonância magnética (RM) nos pacientes candidatos à ECP. Isso porque a RM ajudar a detectar anormalidades compatíveis com parkinsonismo atípico, o que ajuda a diminuir a indicação errônea de ECP nesses pacientes. Além disso, achados de atrofia e vasculopatia extensa fazem repensar o benefício da cirurgia, tendo em vista que a atrofia aumenta o risco de hematoma subdural no pós-operatório.[7] Além disso, a atrofia na DP afeta regiões com alto grau de conectividade anatômica e funcional ao NST, o que poderia alterar o benefício da estimulação nesse alvo. Isso foi evidenciado em um estudo envolvendo pacientes com maior atrofia talâmica e maior volume ventricular, sendo esse um marcador de atrofia cerebral global, que tiveram menos benefício motor com a ECP.[19] Ademais, a imagem pré-operatória é importante no planejamento da técnica cirúrgica.

A idade também é um ponto a ser levado em consideração na avaliação da indicação da ECP. Embora não tenha um limite de idade específico, a maioria dos pacientes com perfil ideal para a cirurgia tem menos de 70 anos. Mesmo assim há estudos mostrando eficácia e a segurança da ECP em pacientes mais velhos, como um que demonstrou isso em indivíduos com idade superior a 75 anos.[20] Além disso, esse estudo evidenciou que o procedimento promoveu benefícios a longo prazo em sintomas motores, qualidade de vida, nas atividades de vida diária, na redução da LEDD, na melhora do sono, nos sintomas relacionados com humor e cognição a curto prazo. No entanto, quanto mais velho o paciente, mais necessário é ponderar o risco-benefício do procedimento, devendo-se levar em conta: comorbidades, cognição, respostas dos sintomas à levodopa e risco geral de complicações.[7,20]

Por fim, uma avaliação cuidadosa do suporte social de cada paciente é fundamental para um bom resultado após a ECP. Isso se justifica, pois o pré e o pós-operatório exigem muita cooperação dos pacientes e dos cuidadores. Ademais, é muito importante o adequado alinhamento das expectativas do paciente em relação ao procedimento. Sendo assim, a ausência de um bom suporte social e de um adequado entendimento quanto aos benefícios e às limitações da ECP deve ser considerada uma razão para reavaliar a indicação da ECP.[7,21]

ALVOS DA ESTIMULAÇÃO CEREBRAL PROFUNDA NA DOENÇA DE PARKINSON

Três alvos podem atualmente ser indicados para DP: NST, GPi e núcleo ventral intermédio do tálamo (VIM). Contudo, a despeito de efeitos bastante satisfatórios em tremor pela estimulação em VIM, a falta de resposta no restante dos sintomas motores[22] restringe a escolha atual aos dois primeiros (na maioria dos casos).

O NST se encontra próximo à junção do diencéfalo e mesencéfalo e tem neurônios glutamatérgicos com projeções excitatórias para núcleos de saída, GPi e substância negra *pars reticulata*. Integra alça sensório-motora (região dorsolateral), associativa (ventromedial) e límbica (medial), dessa forma, com área ideal para estimulação na porção dorsolateral do núcleo. Já o GPi (encontrado lateralmente à cápsula interna e ao tálamo e medialmente ao putâmen e ao globo pálido externo) é um dos núcleos de saída com eferentes gabaérgicos para o tálamo promovendo contínua inibição motora. Sua porção anteroventral tem predomínio límbico enquanto a posterior integra a alça motora.

Evidências de eficácia são muito mais numerosas para o NST, porém uma comparação direta mostra resultados relativamente semelhantes entre NSP e GPi. O primeiro tem sido o alvo de escolha na maior parte dos centros, com alguma melhora superior de bradicinesia e rigidez, além de possibilidade maior de redução de medicação, sendo preferível para aqueles com alta LEDD; já o GPi leva a maior controle de discinesia[23] em indivíduos com LEDD baixa. Há evidências também sugerindo menor impacto cognitivo de ECP em GPi do que em NST, assim como uma possível maior segurança em pacientes mais idosos ou com maior risco cirúrgico.[24] Dessa forma, para a maioria dos pacientes, tem sido preferido ECP de NST, dada a possibilidade de maior ganho motor e maior redução da medicação; não obstante, essa é uma escolha a ser realizada de forma individualizada.

Cognição é, dessa forma, uma preocupação importante na consideração sobre alvos na ECP, especialmente considerando que um em cada três pacientes com DP apresenta comprometimento cognitivo no momento (ou logo após) o diagnóstico, e esse sintoma tende a piorar progressivamente, assim como pode causar demência nas fases mais avançadas da doença.[25] Uma revisão sobre os efeitos da cognição em pacientes com ECP em NST e em GPi mostrou que os pacientes com ECP em NST (comparando-se com ECP em GPi e com terapia conservadora) tiveram maior comprometimento da fluência verbal. Já em relação a função executiva, memória, atenção e velocidade de processamento, os resultados foram inconclusivos, bem como não houve efeito significativo sobre a cognição global.[26]

Outros alvos, com destaque para a substância negra e o núcleo pedúnculo-pontino, estão sendo estudados para o tratamento de alterações de marcha e equilíbrio.[27] Todavia, ainda não apresentam evidência suficiente para indicação fora de protocolos de pesquisa.

EFEITOS DA ESTIMULAÇÃO CEREBRAL PROFUNDA EM SINTOMAS NÃO MOTORES

Os SNMs influenciam de forma significativa na qualidade de vida dos pacientes com DP.

Dafsari et al. mostraram, em seu estudo multicêntrico, melhora significativa de alguns SNMs durante um acompanhamento de 6 meses.[28] Nesse estudo, foram evidenciadas melhorias subjetivas e objetivas da eficiência, qualidade e arquitetura do sono. Em relação ao controle urinário, também foi observada melhora significativa; quanto aos sintomas olfatórios, foi identificada melhora da identificação do odor, mas não nos limiares de detecção. O estudo propõe que provavelmente isso está relacionado com a melhora no processamento cognitivo de informações de odor.

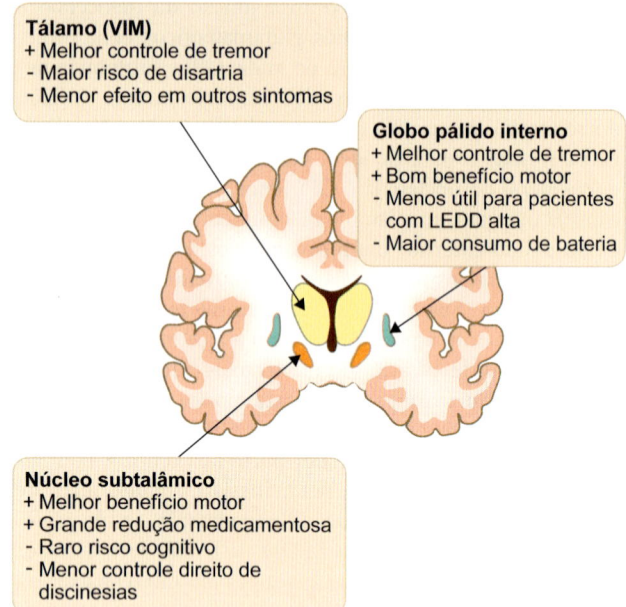

Tálamo (VIM)
+ Melhor controle de tremor
- Maior risco de disartria
- Menor efeito em outros sintomas

Globo pálido interno
+ Melhor controle de tremor
+ Bom benefício motor
- Menos útil para pacientes com LEDD alta
- Maior consumo de bateria

Núcleo subtalâmico
+ Melhor benefício motor
+ Grande redução medicamentosa
- Raro risco cognitivo
- Menor controle direito de discinesias

Figura 187.1 Alvos utilizados em estimulação cerebral profunda para doença de Parkinson. LEDD: dose diária equivalente de levodopa; VIM: núcleo ventral intermédio do tálamo.

Outro estudo do mesmo grupo teve como objetivo avaliar o efeito da ECP nesses sintomas a longo prazo; para isso, os pacientes foram acompanhados por 24 meses, sendo observados também benefícios significativos a longo prazo em vários SNMs ao estimular NTS, como em sono, fadiga, sintomas urinários, olfato e sudorese.[29] Nesse estudo, além da melhora observada no sono, há também o benefício na sonolência diurna durante os 24 meses de seguimento. Ademais, em relação à sudorese, a melhora se manteve por até 12 meses após a cirurgia. Além disso, a melhora dos SNMs foi relacionada à melhora da qualidade de vida, independentemente do benefício motor.

Também foi realizado um estudo observando o benefício da ECP acompanhando os pacientes com a MDS-UPDRS parte I. Nesse estudo, houve melhora de 22% dos SNMs, e os principais pontos de melhora foram em relação a constipação, tontura e fadiga. Esses pacientes foram acompanhados durante 6 meses após a operação.[30]

A dor é um outro SNM muito prevalente na DP, variando de 40 a 85%, e aumenta com a progressão da doença.[31] Esse sintoma tem etiologia multifatorial e foi classificada em cinco tipos: 1) dor musculoesquelética; 2) dor radicular ou neuropática; 3) dor relacionada à distonia; 4) dor por agitação psicomotora e, por último; 5) dor parkinsoniana primária ou central. Considerando o possível processamento anormal da dor na DP, existe a possibilidade de a ECP em NST ser diretamente eficaz em modular os circuitos dos núcleos da base e que isso influencia no processamento e na percepção da dor.[22]

Uma revisão, de estudos observacionais, mostrou melhora nas medidas globais de dor em paciente com DP submetidos à ECP em NST.[31] Outro estudo, prospectivo, avaliou a prevalência de dor em 44 pacientes com DP e ECP em NST, sendo avaliados antes e 1 ano após a cirurgia. Nesse estudo, a dor distônica e musculoesquelética respondeu bem à ECP, ao passo que, na dor de etiologia central e neuropática, não foi observada melhora significativa. Foi evidenciada, também, correlação entre a melhora na qualidade de vida e

a melhora na intensidade da dor e em sintomas gastrintestinais e ansiedade 1 ano após a cirurgia. Ainda, a dor foi a variante com maior peso na melhora da qualidade de vida.[22]

GENÉTICA E ESTIMULAÇÃO CEREBRAL PROFUNDA NA DOENÇA DE PARKINSON

A maior compreensão da genética, nas últimas décadas, trouxe avanços no conhecimento da patogênese da DP. Uma das vantagens em ter maior conhecimento sobre o genótipo dos pacientes em avaliação para ECP está relacionada com a possibilidade de prever diferentes progressões de determinados sintomas conforme a variante gênica associada. Uma revisão sistemática mostrou que ECP em NST está associada a melhores resultados motores em formas monogênicas da DP, porém com diferenças nas complicações motoras e nos resultados cognitivos.[32,33]

De forma geral, nos estudos realizados, a maioria dos pacientes com mutações *PRKN*, *LRRK2* e *GBA* teve resultados positivos a curto prazo, sendo classificados como melhora acentuada (benefício igual ou superior a 50%) ou satisfatória (30 a 50% de benefício) dos sintomas após ECP em NST.[33,34] Avaliando as diferentes mutações relacionadas ao *LRRK2*, foi evidenciado que a presença da mutação *R144G* é associada a taxas mais altas de resultado motor insatisfatório. Já os portadores da mutação *G2019S*, variante mais frequente do gene *LRRK2*, tiveram resultados de atividades da vida diária semelhantes aos dos portadores da doença de Parkinson idiopática após ECP em NST.

Em relação à mutação *PRKN* na DP, estudos mostraram melhora substancial das complicações motoras e uma prevalência relativamente baixa de demência até 4 anos após a ECP em NST.[33]

Uma outra revisão que avaliou a resposta da ECP em pacientes com variantes mutantes em *GBA* pontuou declínio mais acentuado na pontuação MADRS após ECP em NST. Foi evidenciado esse declínio mais acentuado em pacientes portadores de mutação em *GBA1* e com ECP, comparando-os aos não portadores da mutação e aos portadores da mutação em *GBA1* não tratados com ECP.[32] Outro estudo que acompanhou pacientes com DP monogênica evidenciou também que portadores da mutação *GBA* frequentemente desenvolveram comprometimento cognitivo, além de sintomas resistentes à estimulação dentro de 2 a 7 anos após o início desse tratamento.[33] Apesar de os estudos terem suas limitações, a piora da cognição foi um achado consistente nos pacientes com GBA estudados até o momento.

As evidências ainda não são tão consistentes para optar por operar ou não um paciente com base apenas em sua genética. No futuro, porém, é provável que certos genótipos sejam considerados não adequados para ECP. Isso se deve à menor probabilidade de benefício de certas mutações. Além disso, existe a chance de ser repensado o alvo estimulado, conforme a mutação detectada. Por exemplo, a grande maioria dos pacientes estudados com *DP-GBA1* recebeu estimulação em NST, mas é interrogado se, nesses casos, a estimulação em GPi não seria mais segura, tendo em vista que em GPi parece ter impacto cognitivo menor.[33]

CUIDADOS PÓS-OPERATÓRIOS

Considerando que a maior parte das complicações ocorre no intraoperatório e nas primeiras horas após a cirurgia, há a recomendação de vigilância neurológica sob monitorização até a realização de uma tomografia de controle (ou ressonância, se disponível e compatível com sistema implantado) antes de liberação para enfermaria, com alguns grupos sugerindo manter essa vigilância por ao menos 6 horas.[35,36] A imagem de controle tem tanto o papel de afastar complicações hemorrágicas quanto de avaliar o posicionamento dos eletrodos, auxiliando a programação futura.

A medicação deve ser reiniciada imediatamente e, após 24 horas em internação hospitalar, a maior parte das complicações com risco à vida pode ser afastada; na ausência de outras pendências, o paciente poderá receber alta hospitalar.

Como exploraremos a seguir, em programação inicial, é recomendado que a estimulação seja iniciada após 3 a 4 semanas da cirurgia por conta do efeito insercional, podendo impedir uma adequada avaliação de janela terapêutica de cada contato. Contudo, outros grupos defendem já iniciar uma corrente baixa (0,3 a 0,5 mA em monopolar) logo no primeiro dia, tendo em vista grande ansiedade de pacientes para iniciar uso do dispositivo.

COMPLICAÇÕES CIRÚRGICAS E PERIOPERATÓRIAS

A maior preocupação acerca da indicação à ECP costuma ser o risco cirúrgico envolvido, que deve ser abordado com o paciente e familiares. O risco geral, no entanto, é considerado baixo graças à gradual evolução técnica do procedimento, do planejamento adequado do trajeto de eletrodos e do ganho de experiência de equipes. Dentre as complicações específicas ao procedimento, a mais grave, caracterizada pela ocorrência de sangramentos intracranianos, ocorre em cerca de 4,4% das cirurgias,[37] com cerca de um terço desse número (1,6%) apresentando sequelas decorrentes.[9] O risco de sangramento é substancialmente menor entre equipes com maior experiência, chegando a cerca de apenas 0,7%,[37] porém aumenta quando há ocorrência de hipertensão arterial descontrolada durante o procedimento.[38,39]

A complicação mais comum, no entanto, é infecção de ferida operatória, ocorrendo em 4,9% das cirurgias,[40] a maior parte envolvendo a região de implante do gerador no tórax. Quando superficial e detectada precocemente, pode ser manejada com antibióticos na tentativa de salvar o dispositivo implantado, porém o risco de levar à retirada de componentes é elevado.

Confusão perioperatória varia entre 1 e 36% dos casos, com risco aumentado em: pacientes mais idosos, alterações cognitivas preexistentes, parada excessivamente prolongada de medicação dopaminérgica, duração elevada de cirurgia, penetração de lobo frontal e alvo em NST. O surgimento de confusão exige avaliação neurológica completa e exame de imagem para afastar outras etiologias, mas tende a ser transitório. Finalmente, mudanças dinâmicas decorrentes de perda de líquido cefalorraquidiano durante o procedimento (*brain shift*) podem levar à implantação de eletrodo fora do alvo, reduzindo seu benefício clínico, podendo ser necessário novo procedimento para reposicionamento.[37]

PROGRAMAÇÃO INICIAL

Em geral, após 3 a 4 semanas do implante, o paciente deverá retornar para uma sessão de verificação do dispositivo, que inclui conexão com programadora, assim como checagem de impedância do sistema e cada contato individual. Nessa etapa, realiza-se um teste cauteloso de contato. Nesse teste, é realizado um aumento progressivo de amplitude de estimulação (incrementos de 0,5 mA) em cada contato individualmente em configuração monopolar, obtendo-se a intensidade mínima necessária tanto para melhora de sintomas quanto para elicitação de efeitos colaterais (Figura 187.2). Entre os sintomas cardinais, rigidez costuma ser o indicador mais imediato e útil para guiar resposta clínica, enquanto a bradicinesia responde com maior latência e o tremor flutua espontaneamente.[41] Dessa forma, para garantir sintomatologia exuberante e permitir a avaliação adequada de efeito terapêutico, é recomendável que o paciente esteja com o mínimo efeito de medicação no momento do teste.

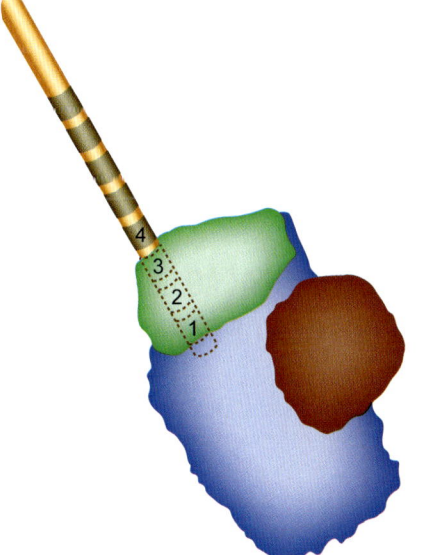

Contato esquerdo	Efeito clínico	Efeito colateral
4 - Mais dorsal	Sem efeito clínico observado até 2,5 V	2,5 V - Tontura e mal-estar
3 - Dorsal	2 V - Melhora parcial da rigidez	4 V - Clonias em MSD
2 - Ventral	1 V - Melhora parcial da rigidez 2 V - Melhora completa da rigidez, melhora da bradicinesia	4 V - Clonias em MSD
1 - Mais ventral	1 V - Melhora parcial da rigidez 2 V - Melhora completa da rigidez, melhora da bradicinesia	4,5 V - Diplopia

Figura 187.2 Exemplo de teste de contato e representação do eletrodo em reconstrução com núcleo subtalâmico (*verde*), núcleo rubro (*vermelho*) e substância negra (*azul*). A presença de clonias sugere acometimento de fibras da cápsula interna, enquanto a diplopia sugere efeito sobre núcleo/fibras do oculomotor. Apesar de o eletrodo da imagem ter 8 contatos, só foram testados aqueles próximos ao alvo.

A informação obtida nessa etapa deve ser adequadamente registrada, pois é de grande importância não só para escolha de programação inicial, em geral, prezando pela escolha de contatos com maior janela terapêutica (ou seja, com maior amplitude necessária para efeitos colaterais e menor amplitude para melhora clínica satisfatória), mas também será necessária em qualquer mudança futura de contatos ou forma de estimulação.

O motivo da espera de 3 a 4 semanas para teste de contatos deriva do efeito insercional da colocação dos eletrodos, que, em geral, promove melhora significativa (mas efêmera) de sintomas motores logo após a cirurgia; o paciente deve ser preparado quanto à expectativa de piora gradual após esse primeiro momento. Ademais, o efeito também impede a avaliação adequada do efeito da estimulação sobre os sintomas do paciente. Outra razão adicional para cautela em definição de contatos no pós-operatório imediato é a presença de edema ao redor do eletrodo, podendo levar a mudanças imprevistas de janela terapêutica com mudanças dinâmicas de resistência do tecido até a recuperação completa.

Após a escolha de contatos, a programação da ECP depende do adequado ajuste de três parâmetros principais: 1) amplitude (em voltagem ou corrente); 2) largura de pulso (em µs); e 3) frequência (em Hz). A largura de pulso é, em geral, mantida em 60 µs e a frequência, em 130 Hz para DP; apesar de grande relevância em configurações avançadas e controle de sintomas refratários (p. ex., alta frequência para tremor), na programação inicial, o parâmetro principal no controle de sintomas é a amplitude.[42] A relevância da amplitude se dá no fato de ser o maior componente que determinará quanto do tecido cerebral ao redor do contato escolhido será de fato afetado pela estimulação, sendo, portanto, o parâmetro principal para cobertura da maior área de circuitaria possível no núcleo-alvo.

Como avaliado no teste de contato, o aumento excessivo da amplitude inevitavelmente resultará em ativação de estruturas adjacentes e, dessa forma, efeitos colaterais durante a programação (tais como: disartria, parestesias, clonias, distonia ou desvio ocular, disautonomia, piora de equilíbrio e marcha, entre outros), mas temporários desde que a intensidade de estimulação seja reduzida. Pela possibilidade de latência no surgimento de alguns desses efeitos colaterais, é imprescindível que o aumento de amplitude seja gradual e cauteloso ao longo de múltiplas sessões de programação. Além disso, é ideal que o paciente tenha um dispositivo de controle de programação que o permita selecionar uma configuração prévia bem tolerada. Discinesias induzidas por estimulação, por outro lado, são um sintoma colateral relacionado com a estimulação adequada do alvo (e não espraiamento de corrente) e, de forma distinta à provocada por medicação, tendem a melhorar com tempo de estimulação, indicando, em geral, apenas a necessidade de reduzir o ritmo de aumento de estimulação ou, se possível, reduzir medicação.

EFEITO DA ESTIMULAÇÃO CEREBRAL PROFUNDA A LONGO PRAZO

O benefício motor da ECP é robusto, especialmente durante o *off* medicamentoso, bem como se mantém importante em estudos com 1, 5 e 10 anos de doença, mas com gradual decremento. É esperado que ganhos sobre o *on* medicamentoso sejam mais limitados, a ponto de que, mesmo com ECP, escores são em geral piores do que no período pré-operatório, a partir de 5 anos de evolução, refletindo o aumento de sintomas motores não responsivos à levodopa.[43] Assim como no início da terapia, o benefício motor maior se concentra em tremor e rigidez, enquanto a bradicinesia e os sintomas axiais têm resposta gradualmente menor com o passar dos anos,[44] assim como escores de depressão e ansiedade crescem, apesar de se manterem ainda superiores a controles sem ECP.[45] Todo o surgimento de sintomas refratários à ECP (e levodopa) acarreta um gradual declínio de qualidade de vida, mas ainda sustentando melhora em relação ao pré-operatório nos primeiros 5 anos de terapia.

Preditores de boa e duradoura resposta a longo prazo envolvem: boa localização do eletrodo no alvo, idade mais jovem do paciente à ECP, flutuações motoras mais severas e sintomas de *off* mais graves,[43] assim como menor duração de DP antes da cirurgia.[46] Quanto melhor a resposta à levodopa, melhor parece ser a resposta motora inclusive a longo prazo.[47] Adicionalmente, considerando que a evolução de sintomas não responsivos à ECP costuma impactar mais gravemente a qualidade de vida dos pacientes, pior marcha[48,49] e pior cognição[50] antes de cirurgia são associadas a piores desfechos a longo prazo. Com maior impacto na qualidade de vida a longo prazo, a demência tem seu risco aumentado e apresentação mais precoce em pacientes com idade mais avançada na cirurgia, tempo maior de doença, história de depressão ou psicose significantes antes da cirurgia, congelamento de marcha no *off* e presença de sintomas axiais com baixa resposta à levodopa.[44]

Estudos comparativos a longo prazo entre núcleos GPi e NST são raros e se limitam a até 3 anos, porém parecem não mostrar diferenças significativas ao longo da progressão da doença ou na evolução de sintomas de marcha ou equilíbrio.[51] Enquanto a resposta motora e a redução de medicação são mais intensas em NST tanto no longo quanto curto prazos, a velocidade de perda cognitiva é aparentemente similar entre núcleos em até 3 anos,[52] exceto por possível piora em fluência verbal em NST.[45]

Apesar de a ECP não agir diretamente na progressão da DP, alguns estudos controlados a longo prazo têm mostrado possível atraso no desenvolvimento de psicose, queda, institucionalização e, de forma pequena, um aumento de sobrevida,[53] até envolver certa proteção cognitiva indireta, a despeito de efeitos a curto prazo.[25] Esses efeitos podem ser atribuídos à melhora de qualidade de vida pela redução de sintomas motores, à redução de efeitos colaterais de medicação e ao retorno a atividades interrompidas ou prejudicadas previamente.

LIMITAÇÕES DE ESTIMULAÇÃO CEREBRAL PROFUNDA EM DOENÇA DE PARKINSON

Como discutido, a ECP é mais eficaz na melhora de sintomas motores (como bradicinesia, tremor e rigidez), e não para sintomas axiais. Dessa forma, nem todos os pacientes serão bons candidatos à ECP, portanto, a identificação de pacientes que se beneficiarão adequadamente requer uma avaliação cuidadosa por equipe experiente. Apesar de muito frustrante para pacientes que depositam grandes esperanças de melhora em terapias avançadas, infelizmente a cirurgia nesses casos leva à exposição a riscos sem benefício significativo e frustração ainda maior após a ECP.

A ECP também não pode ser realizada sem um adequado acompanhamento por especialista. A presença de um neurologista especializado em ECP é essencial para o sucesso a longo prazo, dada a necessidade de monitorização contínuo, ajustes de estimulação e gerenciamento de quaisquer efeitos colaterais ou complicações que possam surgir. Como a mínima variação anatômica e de posicionamento de eletrodos leva a circunstâncias individuais frequentemente únicas a cada paciente, o benefício da experiência é valioso para garantir melhor resultado. Da mesma forma, a cirurgia é um procedimento delicado que exige uma equipe cirúrgica experiente, com o sucesso da cirurgia diretamente relacionado com a competência da equipe cirúrgica e com a precisão na colocação dos eletrodos.

Por fim, apesar de resultados animadores mostrarem algum atraso em eventos mais graves da DP avançada, a ECP é um tratamento essencialmente sintomático, não sendo esperada mudança significativa na evolução da doença, muito menos cura.

CONSIDERAÇÕES FINAIS

Em resumo, o advento da ECP teve um impacto significativo no tratamento da DP e se apresenta como grande ferramenta terapêutica para pacientes elegíveis. É capaz de reduzir substancialmente os sintomas motores, assim como as complicações motoras induzidas pela levodopa, além de trazer benefícios em diversos sintomas não motores.

Vale lembrar que a seleção dos pacientes é crucial para o sucesso da ECP, dependendo de adequada avaliação não somente das indicações e dos pré-requisitos, mas também de um aprofundamento em características clínicas, suporte psicossocial, antecedentes genéticos e padrão de imagem. Quanto mais completa a avaliação, melhor é a interpretação da probabilidade de benefício com a ECP. Uma predição de resultado adequada permite o melhor alinhamento das expectativas do paciente em relação à ECP, bem como reduz decepções, potenciais conflitos e perda de seguimento.

Ademais, além da maior seletividade neuroanatômica da ECP, o avanço tecnológico (como com os eletrodos direcionais e a programação com auxílio de imagem) ajuda a refinar a programação e a reduzir efeitos colaterais secundários à estimulação.

Portanto, a ECP em DP continua sendo aperfeiçoada constantemente, levando a uma maior eficácia e segurança, o que resulta em mudanças substanciais na vida das pessoas com DP, cujas funcionalidade e qualidade de vida foram comprometidas pela doença.

188

Estimulação Cerebral Profunda nas Distonias

Lorena Broseghini Barcelos • Clécio de Oliveira Godeiro Júnior • Clarice Listik • Júlia Carvalhinho Carlos de Souza

SELEÇÃO DE PACIENTES COM DISTONIA PARA A ESTIMULAÇÃO CEREBRAL PROFUNDA

A seleção de pacientes com distonia para a estimulação cerebral profunda (ECP) é um processo complexo que envolve uma avaliação clínica detalhada e uma análise cuidadosa das características individuais do paciente. A decisão de submeter um paciente à ECP é geralmente tomada por uma equipe multidisciplinar composta por neurologistas, neurocirurgiões, psiquiatras, neuropsicólogos e outros profissionais de saúde, dependendo das necessidades específicas do paciente. A seguir, estão os principais aspectos considerados durante a seleção de pacientes para a ECP em distonias:

- Avaliação da gravidade dos sintomas: a equipe médica avaliará a intensidade e a extensão dos sintomas de distonia que o paciente apresenta. A ECP é geralmente considerada quando os sintomas são graves o suficiente para causar significativas limitações funcionais e de qualidade de vida, apesar das terapias convencionais
- Falha em tratamentos convencionais: antes de serem considerados candidatos à ECP, os pacientes devem ter tentado tratamentos convencionais, como medicamentos, fisioterapia e terapia ocupacional, sem alcançar resultados satisfatórios
- Tipo de distonia: o tipo de distonia que o paciente tem desempenha um papel importante na decisão de submetê-lo à ECP. Distonias generalizadas, focais e de outros tipos têm considerações diferentes em termos de alvo cerebral e expectativas de resultados
- Pacientes com distonias primárias e forma generalizada costumam ter uma melhor resposta à ECP quando comparados a distonias secundárias ou focais
- História médica e antecedentes: a equipe médica avaliará a história médica do paciente, incluindo quaisquer outras condições médicas, histórico de cirurgias cerebrais, alergias a materiais e reações a tratamentos anteriores
- Avaliação neuropsicológica: pode ser conduzida para avaliar a cognição, o estado emocional e outros aspectos psicossociais que possam afetar a resposta à ECP e a adaptação pós-cirúrgica
- Imagens cerebrais: imagens cerebrais, como ressonância magnética (RM) ou tomografia computadorizada (TC), são frequentemente utilizadas para identificar a estrutura e a localização do cérebro, ajudando na determinação do alvo adequado para a ECP

- Expectativas realistas: a equipe médica discutirá as expectativas realistas do paciente em relação aos resultados da ECP, explicando que, embora muitos experimentem melhora significativa, os resultados podem variar
- Riscos e benefícios: a equipe médica também informará o paciente sobre os riscos associados à cirurgia e ao procedimento de ECP, bem como os possíveis benefícios esperados

Com base nessas considerações e em uma avaliação completa do paciente, a equipe médica determinará se a ECP é uma opção apropriada. Caso seja decidido avançar com a ECP, a equipe também determinará o alvo cerebral específico, a intensidade dos estímulos elétricos e outros detalhes do procedimento. A seleção de pacientes para a ECP em distonias é um processo altamente individualizado, visando proporcionar os melhores resultados possíveis para cada paciente em particular.

O fator genético pode desempenhar um papel na seleção de pacientes com distonia para a ECP, embora sua influência possa variar, dependendo do tipo específico de distonia. As distonias podem ter uma base genética em alguns casos, o que significa que certos genes ou mutações genéticas podem contribuir para o desenvolvimento da doença. Portanto, a avaliação genética pode ser considerada como parte da avaliação global do paciente antes de decidir se a ECP é uma opção viável.[1]

A seguir, estão algumas maneiras pelas quais o fator genético pode influenciar a seleção de pacientes com distonia para a ECP:

- Determinação do tipo de distonia: em alguns casos, a análise genética pode ajudar a confirmar o tipo específico de distonia que um paciente tem. Isso é importante porque diferentes tipos de distonia podem responder de maneira diferente à ECP e podem estar associados a diferentes genes ou mutações
- Pacientes com mutação no gene *DYT-TOR1A* apresentam excelente resposta à ECP. Por outro lado, pacientes com *DYT-ATP1A3*, distonia-parkinsonismo, não respondem e costumam piorar[2]
- Previsão de resposta ao tratamento: em certos tipos de distonia genética, a análise genética pode ajudar a prever a probabilidade de uma resposta positiva à ECP. Isso pode ajudar a equipe médica a estimar a probabilidade de sucesso do tratamento antes de realizar a cirurgia
- Identificação de riscos adicionais: alguns distúrbios genéticos associados à distonia podem estar relacionados com riscos adicionais durante a cirurgia ou a estimulação cerebral. A análise genética pode identificar esses riscos potenciais, permitindo que a equipe médica tome precauções apropriadas
- Influência na escolha do alvo cerebral: em casos em que a distonia tem um forte componente genético e foi associada a regiões específicas do cérebro, a análise genética pode ajudar a determinar o alvo cerebral mais adequado para a ECP.

No entanto, é importante ressaltar que a genética não é o único fator considerado na seleção de pacientes para a ECP. A avaliação clínica abrangente, incluindo a gravidade dos sintomas, a resposta a tratamentos anteriores, a avaliação neuropsicológica e outras considerações médicas, também desempenha um papel fundamental na decisão de recomendar ou não a ECP.[3]

Em resumo, a influência do fator genético na seleção de pacientes com distonia para a ECP pode ser significativa em alguns casos, especialmente em distonias com base genética conhecida. A análise genética pode ajudar a equipe médica a personalizar o tratamento e prever a resposta a ele, mas sempre em conjunto a outras informações clínicas relevantes.

ALVOS TERAPÊUTICOS NA ESTIMULAÇÃO CEREBRAL PROFUNDA EM DISTONIAS

A ECP é uma técnica neurocirúrgica que tem sido amplamente utilizada no tratamento de diversas condições neurológicas, incluindo as distonias. As distonias são distúrbios do movimento caracterizados por contrações musculares involuntárias que causam posturas anormais e movimentos repetitivos. A ECP envolve a implantação de eletrodos em regiões específicas do cérebro, que são, então, conectados a um dispositivo gerador de pulsos implantado sob a pele. Esse dispositivo emite impulsos elétricos regulares para modular a atividade neural e atenuar os sintomas da doença.[4]

Ao longo dos anos, a ECP se estabeleceu como uma opção de tratamento eficaz para pacientes com distonias refratárias a tratamentos convencionais, como medicamentos e fisioterapia. Ela é frequentemente considerada quando os sintomas causam limitações significativas na qualidade de vida do paciente e não respondem satisfatoriamente a outras abordagens terapêuticas.

O alvo da estimulação cerebral profunda para o tratamento de distonias varia de acordo com o tipo específico de distonia e a gravidade dos sintomas. Alguns dos alvos mais comuns incluem:

- Núcleo subtalâmico (NST): é frequentemente escolhido para distonias primárias generalizadas, como a distonia primária segmentar e a distonia generalizada. A estimulação do NST tem sido associada a melhora significativa dos sintomas motores, redução das contrações musculares involuntárias e aumento da qualidade de vida
- Núcleo ventral intermediário (VIM) do tálamo: a estimulação do VIM é usada principalmente para tratar distonias focais, como a cervical e a de membros. Esses tipos geralmente afetam uma parte específica do corpo, e a estimulação do VIM pode ajudar a aliviar os movimentos anormais e posturas inadequadas
- Globo pálido interno (GPi): é outro alvo potencial para a ECP em casos de distonias generalizadas ou focais resistentes a outras terapias. A estimulação do GPi pode resultar em melhorias na coordenação motora e na redução dos espasmos musculares
- Tálamo ventral anterior (Voa): em alguns casos de distonia, sobretudo aquelas associadas a tremores, a estimulação do Voa pode ser considerada. Essa abordagem visa aliviar tanto os sintomas de distonia quanto os de tremor.

É importante ressaltar que a seleção do alvo da ECP deve ser individualizada, levando em consideração a avaliação clínica detalhada, a história do paciente e a análise das imagens cerebrais. Além disso, a ECP não é isenta de riscos, uma vez que podem ocorrer infecções, sangramentos e reações adversas aos dispositivos implantados. Portanto, a decisão de realizar a ECP deve ser feita em consulta com uma equipe médica experiente, incluindo neurologistas, neurocirurgiões e profissionais de saúde mental, quando apropriado).[5]

Em suma, a estimulação cerebral profunda se estabeleceu como uma opção promissora no tratamento de distonias, proporcionando alívio dos sintomas e melhorando a qualidade de vida de muitos pacientes. A escolha do alvo da estimulação cerebral profunda deve ser personalizada com base nas características específicas da condição do paciente e deve ser parte de uma discussão colaborativa entre o paciente e a equipe médica.

DESFECHOS MOTORES

Distonias isoladas segmentares ou generalizadas de etiologias hereditárias ou idiopáticas

A maioria dos estudos nesse subgrupo de pacientes é com o alvo GPi e utiliza a escala clássica *Burke-Fahn-Marden Dystonia Rating Scale* (BFMDRS), que tem um subescore motor com 9 itens (olhos, boca, fala e deglutição, região cervical, membro superior direito e esquerdo, tronco e membro inferior direito e esquerdo) variando de 0 a 120 pontos, além de outro subescore de incapacidade com 7 itens (fala, escrita, alimentação, deglutição, higiene pessoal, vestir-se e habilidade de caminhar) que variam de 0 a 29 pontos.

O estudo pivotal é um estudo classe 2, francês, prospectivo, controlado, realizado por Vidailhet et al.[1] com 22 pacientes que apresentaram em torno de 51% de melhora motora ao serem avaliados de uma forma duplo-cega 3 meses após a cirurgia. Outro estudo importante é o de Kupsch et al.,[6] um estudo classe 1, multicêntrico, randomizado, controlado, com grupo controle de estimulação *sham* contando com 20 pacientes submetidos à estimulação cerebral profunda do GPi e avaliados 3 meses após a cirurgia. Houve melhora da gravidade da distonia, sendo 39% de melhora motora e 38% da incapacidade.

Ambos os estudos tiveram desfechos a curto prazo e, devido aos resultados animadores, mudaram o tratamento das distonias. O próximo passo foi a avaliação de desfecho motor a longo prazo. Vidailhet et al.[7] mostraram que a melhora motora em 1 ano (cerca de 51%) foi mantida em 3 anos (em torno de 58%).

Uma metanálise com 523 pacientes concluiu que há uma melhora média de 23,8 pontos na BFMDRS motora após 6 meses de cirurgia e de 26,6 pontos na última consulta (média de 32,5 meses, variando de 6 a 72 meses).[8] Outro estudo prospectivo avaliou 37 pacientes ao longo de 5 anos, com uma melhora na BFMDRS motora de 57,8% e incapacidade de 47%. Nos subitens motores, apenas o de fala e deglutição não melhorou.[9] Um estudo com até 19 anos de acompanhamento observou uma melhora de 57% na BFMDRS motora e de 23,3% no subescore de incapacidade na última avaliação.[10] Dessa forma, observamos que os desfechos motores nesses pacientes têm uma melhora sustentada.[10]

Em resumo, esse subgrupo de pacientes é um dos que mais se beneficia da cirurgia; a ECP do GPi leva a uma melhora motora de 40 a 58% no geral. A variação dessa resposta depende de uma série de fatores preditivos, de modo que a decisão cirúrgica sempre é individualizada.[11] No geral, há uma melhora maior da distonia apendicular e axial; por outro lado, o benefício da distonia orofacial (incluindo fala e deglutição) parece ser menor.[12]

Em relação ao outro alvo importante, o NST, os resultados parecem ser semelhantes aos do GPi em uma série de metanálises. Uma avaliou pacientes com distonias isoladas, sendo 30 pacientes com estimulação palidal *versus* 12 com estimulação subtalâmica. Ambos os alvos obtiveram melhora motora após a cirurgia, com uma melhora maior no grupo com NST.[13] Os autores concluíram que, nesse subgrupo (distonia isolada), a estimulação do NST pode ser uma opção interessante, mas que uma comparação *head-to-head* com GPi (nesse estudo) deve ser avaliada com cautela devido às suas limitações. Lin et al.[14] concluíram que ambos os alvos são efetivos em distonia isolada para aliviar os sintomas motores e melhorar qualidade de vida dos pacientes. O NST pode ter uma potencial vantagem econômica, visto que a energia elétrica necessária para o efeito foi significativamente menor (sendo NST de 124 ± 52 *versus* GPi de 192 ± 65 µJ, p = 0,008), economizando bateria. Esse estudo foi uma coorte retrospectiva e evidenciou que, após 1 mês da cirurgia, a melhora da BFMDRS total foi maior no NST (64%) do que no GPi (48%). Um dado interessante é que, após 1 ano, a melhora percentual do subescore axial foi maior após o GPi (93 *versus* 83% no NST), podendo talvez indicar que a estimulação palidal pode ser melhor em pacientes com componente importante axial.

Distonia focal isolada idiopática

Nesse subgrupo, o tratamento farmacológico é a primeira opção, principalmente a toxina botulínica, sendo, em geral, indicada a ECP quando o paciente é refratário às terapias convencionais.

Distonia cervical

Nas distonias cervicais, outras escalas, além da BFMDRS, são utilizadas para avaliar a gravidade da distonia, entre elas a *Toronto Western Spasmodic Torticollis Rating Scale* (TWSTRS) e a Tsui-*score*.

Nos pacientes refratários, um estudo prospectivo controlado com *sham* evidenciou uma melhora na BFMDRS motora e incapacidade, respectivamente, de 26 e 41%. Estudos abertos mostram melhora motora um pouco maior, chegando a 70%.[15]

Estudos a longo prazo em distonia cervical e estimulação de GPi são raros. Em geral, estudos unicêntricos têm evidências de boa eficácia a longo prazo com acompanhamento de 7,8 a 11,5 anos e melhora de 47,6 a 54,1% no subescore de gravidade da TWSTRS. Porém, é um desafio comparar seus resultados devido ao tamanho pequeno da amostra, aos diferentes tipos de distonia cervical e ao uso de desfechos variados.[16]

Uma metanálise em pacientes com distonia cervical não notou diferença entre os alvos GPi e NST na melhora motora a curto ou a longo prazo. O perfil de efeitos colaterais foi diferente entre GPi e NST: sintomas associados à bradicinesia, como alteração de coordenação e lentidão (piora no *finger tapping* ou na escrita), foram reportados apenas no Gpi; além disso, apenas pacientes com estimulação do NST foram reportados com discinesia, disforia, depressão, ansiedade e ganho de peso.[17]

É importante salientar que alguns tipos de distonias cervicais, como o *lateral shift*, têm um fator preditivo de resposta pior que outros tipos de distonia cervical; outrossim, a presença de deformidades ósseas fixas pode influenciar no desfecho motor pós-cirúrgico.[18]

Distonia focal de mão e distonia tarefa-específica

Em geral, nesses subtipos de distonias, temos evidências de séries e relatos de casos. As cirurgias ablativas são comuns nesses casos, com alguns grupos tendo vasta experiência com bons resultados. Um grupo japonês faz talamotomias para distonias focais de mão, incluindo distonias tarefa-específicas (cãibra do escrivão, distonia do músico, distonias ocupacionais). Uma análise retrospectiva desse grupo com 171 pacientes mostrou boa resposta em 80,2% e resposta parcial em 17,5% com a talamotomia. Um estudo comparou 8 pacientes submetidos à talamotomia (n = 7) *versus* ECP do GPi (n = 1).[19] Todos tiveram melhora sustentada dos sintomas distônicos. Outro grupo reportou que, em 5 pacientes com cãibra do escrivão submetidos à ECP talâmica do *nucleus ventrooralis* (VO) e do VIM, houve melhora significativa dos sintomas.[20]

Camptocormia

Novamente nesse subgrupo de pacientes, as evidências se resumem a relatos e séries de casos. Uma revisão recente reportou que a camptocormia distônica e o opistótono distônico têm uma melhora após a ECP com alvo no GPi. Entretanto, a camptocormia parkinsoniana e a síndrome de Pisa apresentam respostas mais variadas.[21]

Distonia craniofacial ou síndrome de Meige

Na síndrome de Meige, há relatos de caso a longo prazo com melhora motora na BFMDRS de até 53% em cerca de 6 anos, com melhora nas subescalas de 47% para olhos, 56% para boca e 64% para fala/deglutição. Outro estudo a longo prazo sobre estimulação palidal em 13 pacientes mostrou melhora motora (54,6%) e de incapacidade (51,7%) na BFMDRS com acompanhamento de $36,6 \pm 11$ meses, variando de 18 a 55 meses. Uma metanálise com 23 estudos e 115 pacientes (91 com GPi e 21 com NST) mostrou que a ECP, tanto do GPi quanto do NST, são efetivas para a síndrome de Meige refratária.[22]

Distonias adquiridas isoladas

Pacientes com distonias adquiridas isoladas apresentam um desfecho motor após ECP pior do que as distonias hereditárias e idiopáticas; sendo assim, os pacientes devem ser avaliados caso a caso.[23]

Um estudo retrospectivo francês avaliou o benefício a longo prazo de distonias, em que 20 pacientes tinham distonias adquiridas. Houve uma melhora motora, pela BFMDRS, de apenas 14%.[24]

A exceção são as distonias tardias, que apresentam boa resposta à cirurgia de ECP. A abordagem cirúrgica nesse tipo de distonias geralmente é indicada quando os pacientes são refratários ao tratamento clínico (uso de tetrabenazina e outros depletores, clozapina, anticolinérgicos e toxina botulínica; além de retirada da medicação causadora, quando possível). Além disso, é necessário que o paciente esteja estável do ponto de vista psiquiátrico. Em geral, os pacientes apresentam um quadro clínico variado, podendo ser distonia focal até generalizada, com acometimento frequente da musculatura axial.[25]

A resposta motora de ECP do GPi para distonia tardia chega até cerca de 80%. Além disso, foi observado que a resposta motora após mais de 5 anos do pós-operatório é mantida.[26,27]

Distonias combinadas e distonias associadas a outras manifestações neurológicas ou sistêmicas

As distonias combinadas são um grupo heterogêneo, no qual estão incluídas as distonias hereditárias combinadas com mioclonias ou parkinsonismos. A distonia-mioclonia (DYT-SGCE), antiga DYT-11, apresenta uma boa resposta à ECP em GPi e VIM. Está indicada para pacientes refratários ao manejo medicamentoso, e o paciente pode apresentar melhora motora de cerca de 80%. Um estudo avaliou 5 pacientes com DYT-SGCE após ECP do GPi e mostrou uma redução de escores de mioclonia e distonia de 83 e 85%, respectivamente.[28]

Outras distonias associadas a manifestações neurológicas não apresentam uma melhora tão expressiva. Ainda assim, o paciente pode apresentar alguns benefícios, principalmente na qualidade de vida e na redução de dor.

Na paralisia cerebral, por exemplo, uma metanálise com 68 pacientes observou melhora de cerca de 23% na BFMDRS motora.[29] Mesmo com essa melhora discreta, pacientes e familiares referiram benefício na incapacidade (dor, acessibilidade a tecnologia e conforto na posição sentada).[30] Entretanto, um estudo recente, multicêntrico, randomizado, nesse subgrupo de pacientes, avaliando qualidade de vida em 16 indivíduos, foi negativo.[31]

A doença de Wilson, por sua vez, é uma doença genética, que pode se apresentar com manifestações neurológicas, dentre elas a distonia. Estudos observam resposta motora menos expressiva nesse perfil de pacientes que foram submetidos à cirurgia de ECP. Entretanto, assim como nos pacientes com paralisia cerebral, é observado benefício na qualidade de vida e redução de estresse do cuidador.[32]

A neurodegeneração associada à pantotenase quinase (PKAN) é uma doença autossômica recessiva rara, caracterizada pelo acúmulo progressivo de ferro no cérebro. Pacientes diagnosticados com PKAN apresentam-se com quadro neurológico variado, que inclui distonia generalizada. Uma metanálise avaliou 38 artigos com pacientes com quadro clássico e atípico de PKAN, e mostrou uma melhora motora, principalmente naqueles com apresentação atípica da doença.[33]

O aparecimento de distúrbios do movimento após traumatismo cranioencefálico (TCE) grave não é incomum. Estudos mostram que cerca de 13 a 66% dos pacientes apresentam algum distúrbio do movimento, sendo um dos mais comuns a distonia. Apesar de poucos estudos até o momento, relatos e séries de caso mostram benefício no tratamento de distonia (incluindo melhora de tremor distônico) após TCE. Os principais alvos avaliados são o GPi e o NST.[34]

Status distonicus

O status distonicus ou dystonic storm é uma complicação de alta morbimortalidade. Seu tratamento pode ser feito por meio de cirurgias ablativas (palidotomia, talamotomia) e da ECP, sendo a maioria dos relatos com GPi como alvo, porém há alguns estudos com alvo em NST com boa resposta. Ainda existem poucos relatos na literatura, mas os dados atuais sugerem que os procedimentos neurocirúrgicos tanto ablativos quanto de ECP podem ajudar esses pacientes a saírem do status e terem um bom desempenho motor.[35]

DESFECHOS NÃO MOTORES

A influência da estimulação cerebral profunda nos sintomas não motores da distonia, tais como função cognitiva, alterações psiquiátricas, qualidade de vida, dor e sensibilidade, apresenta resultados controversos e seus desfechos devem ser interpretados com cautela, pois a maioria dos estudos é pequena, não cegos, podendo ocorrer potenciais fatores de confusão, por exemplo, a etiologia da distonia e o tratamento farmacológico.[36]

Função cognitiva

O GPi anteromedial fisiologicamente está integrado ao circuito pré-frontal dorsolateral e orbitofrontal lateral, conectando os núcleos da base com o córtex pré-frontal. O circuito pré-frontal dorsolateral é importante para o funcionamento da função executiva e para o planejamento motor, enquanto o circuito orbitofrontal lateral pode causar perda de interesse e iniciativa. Isso provavelmente explica por que o déficit na função executiva, na atenção e na memória verbal tem sido frequentemente relatado em pacientes com distonia.[37] No entanto, esses achados nem sempre foram consistentes e podem ser parcialmente atribuídos à terapia medicamentosa e ao transtorno do humor. Com base nos estudos existentes, a ECP no GPi parece não ter grande impacto na cognição em pacientes com distonia, e várias evidências sugerem que a cirurgia não causa declínio cognitivo na distonia primária. Essas conclusões devem ser analisadas com cautela na ausência de estudos caso-controle, cegos e na heterogeneidade das avaliações neuropsicológicas. Embora seja mais detalhadamente investigado na distonia generalizada isolada em comparação à distonia adquirida, a estabilidade relatada do funcionamento cognitivo parece ser independente da etiologia da distonia subjacente. Estudos prévios reportaram uma leve melhora no funcionamento executivo e na memória após a ECP. No entanto, a influência dos efeitos de aprendizado, a diminuição da medicação anticolinérgica e a melhora do estado motor não podem ser distinguidos dos efeitos intrínsecos da ECP em GPi. Esses resultados são compatíveis com pesquisas que sugerem uma subdivisão anatômica e funcional do GPi com regiões posteroventrais mediando funções motoras e áreas mediodorsais influenciando na função cognitiva. Como a ECP tem como alvo cirúrgico a área posteroventral, os resultados de função motora melhorada e da função neuropsicológica normal são consistentes.

Com base nas evidências atuais sobre a influência das mudanças na medicação e a heterogeneidade nas avaliações cognitivas entre os estudos, a ECP em GPi não tem grande impacto na cognição de pacientes com distonia, e essa estabilidade parece ser independente da etiologia (classe IV). A avaliação neuropsicológica é recomendada em pacientes com distonia e candidatos à ECP para avaliar o estado cognitivo basal e monitorar possíveis alterações pós-operatórias.[38]

Alterações psiquiátricas

É importante avaliar as alterações psiquiátricas na distonia (devido à prevalência relativamente alta de depressão, ansiedade e transtorno obsessivo-compulsivo) e a presença de evidências da disfunção do circuito corticolímbico-estriatal em distúrbios psiquiátricos. A maioria dos estudos publicados são não cegos, compreendendo distonia isolada, idiopática ou hereditária (sendo excluídos em grande parte deles pacientes com depressão moderada a grave). Estudos mostram que a melhora do humor tem sido atribuída a boa resposta dos sintomas motores, redução da medicação e menor impacto social. No entanto, como faltam estudos de correlação entre desfechos motores e psiquiátricos, não se pode excluir uma ação intrínseca de estimulação nas alças límbicas subcorticais implicadas na depressão.[39] Nas distonias adquiridas, algumas séries de casos relatam que os transtornos do humor permanecem estáveis ou levemente melhorados em pacientes com discinesia tardia ou paralisia cerebral distônica, porém há relatos de exacerbação de transtornos psiquiátricos durante a estimulação palidal. No entanto, as amostras dessas séries de casos são pequenas e as associações entre distúrbios psiquiátricos e resultados motores não são evidentes. Portanto, esses relatos ressaltam a importância de uma avaliação psiquiátrica cuidadosa antes e após o tratamento com ECP nesse grupo de pacientes e uma pesquisa mais completa sobre possíveis efeitos da estimulação em GPi nos sintomas psiquiátricos. Há raríssimos relatos de suicídio, porém sem dados para comprovar uma possível associação com a estimulação palidal. A ECP em GPi parece ser uma opção segura de tratamento cirúrgico em relação aos resultados psiquiátricos em pacientes com distonia isolada, idiopática ou hereditária com sintomas psiquiátricos estáveis no pré-operatório (classe II), bem como em pacientes com depressão moderada a grave (classe IV). Apesar de apenas pequenos relatos (classe IV), o agravamento da depressão e da ansiedade durante o tratamento com ECP pode ocorrer com maior frequência na discinesia tardia, na distonia mioclônica e na paralisia cerebral, destacando-se a necessidade de avaliação e acompanhamento desses pacientes.[40]

Dor e sensibilidade

O efeito da ECP no GPi sobre a dor na distonia foi relatado em diversos artigos, e geralmente utilizando a escala de dor TWSTRS-P. Evidências atuais sugerem que a fisiopatologia da dor é decorrente de alterações no circuito tálamo-cortical, integrando respostas motoras, psiquiátricas e cognitivas. Até hoje, nenhum estudo analisou sistematicamente a correlação entre o resultado motor e a dor na ECP em GPi para pacientes com distonia. No entanto, há uma diferença relatada na dor e na resposta motora, apoiando um possível papel da estimulação palidal no processamento central da dor. Embora todos os estudos tenham incluído formas refratárias de distonia como critério de inclusão, a maioria não relatou a continuação do tratamento com toxina botulínica ou medicação oral após a ECP. Portanto, é difícil concluir se a resposta à dor é influenciada por mudanças no tratamento farmacológico ou exclusivamente pela cirurgia. É provável que a ECP em GPi na distonia reduza a intensidade da dor no seguimento de curto e longo prazos.

Portanto, o efeito da ECP na dor parece ser independente da etiologia, com maior nível de evidência na distonia generalizada isolada e cervical (classe II) em comparação à distonia adquirida (classe IV). A resposta à dor é repetidamente relatada como dissociada da resposta motora. No entanto, faltam estudos cegos correlacionando a dor e o resultado motor, bem como o efeito potencial de fatores de confusão, por exemplo, mudança no tratamento farmacológico, fatores relacionados com etiologia e distribuição corporal da distonia.[41]

Qualidade de vida

Estudos de metanálise e série de casos demonstram que a ECP no GPi resulta em uma melhora geral das habilidades funcionais e da qualidade de vida em aproximadamente 40%, utilizando principalmente a escala SF-36. Analisando a distribuição corporal da distonia focal, segmentar e generalizada, os escores de qualidade de vida apresentaram melhora significativa correlacionada à melhora dos sintomas motores e não motores.[42,43]

FATORES PREDITIVOS DE RESPOSTA À ESTIMULAÇÃO CEREBRAL PROFUNDA

Os fatores que contribuem para a variabilidade da resposta à ECP dependem dos seguintes pontos: classificação da distonia, etiologia, semiologia, duração da doença, distribuição corporal e deformidade ortopédica. Existem fatores relacionados com o procedimento cirúrgico que incluem: o alvo, o posicionamento do eletrodo, os parâmetros de estimulação, o tempo para resposta terapêutica, os efeitos colaterais induzidos pela ECP e a tecnologia da neuroestimulação.

Classificação e etiologia da distonia no resultado da estimulação cerebral profunda

Diversos estudos reportam evidências de que a distonia segmentar e a generalizada idiopática isolada (incluindo *DYT-TOR1A*) apresentam uma melhora importante na pontuação da escala BFMDRS com variabilidade de 50 a 90% após a ECP em GPi. A maioria das distonias combinadas adquiridas respondem, em menor grau, com melhora na BFMDRS, geralmente em torno de 20 a 30%, com exceção da distonia tardia, que apresenta resposta semelhante à distonia isolada idiopática.[44] A paralisia cerebral distônica (um grupo importante dentro da distonia combinada adquirida) pode melhorar a função motora e a qualidade de vida após a ECP em GPi, embora um estudo cego recente não tenha conseguido demonstrar melhora motora objetiva em uma coorte pediátrica. Acredita-se que as razões para uma resposta mais fraca em pacientes com distonia combinada adquirida estejam relacionadas com danos nas redes cerebrais, limitando a eficácia da neuromodulação e a possível presença de sinais neurológicos adicionais, incluindo a espasticidade (que não responde à ECP).

Ressonância magnética cerebral como preditor do resultado da estimulação cerebral profunda

A presença de lesões cerebrais estruturais na imagem por RM pode prever uma menor resposta à ECP. Todavia, uma RM cerebral "normal" não garante um bom resultado de ECP, uma vez que alguns pacientes com distonia combinada adquirida podem apresentar imagem sem alterações (possivelmente devido a danos na rede microestrutural) e baixa resposta terapêutica. Por outro lado, algumas síndromes de distonia com RM cerebral anormal, por exemplo, NBIAs (como DYT-PANK2 e DYT-KTM2B), geralmente respondem bem a curto prazo à ECP. Estudos prévios demonstraram que a atrofia cortical e a perda de integridade estrutural de redes cerebrais são preditivas de pior resultado na ECP.

Distribuição corporal no resultado da estimulação cerebral profunda

A eficácia da ECP em GPi é bem estabelecida nas distonias generalizada, segmentar e focal (cervical), com experiência crescente e positiva na síndrome de Meige. No entanto, as regiões bulbar e laríngea frequentemente apresentam menor resposta do que outras regiões do corpo; consequentemente, ocorre um pior desfecho em distonias nas quais o envolvimento bulbar e laríngeo é proeminente, como na DYT-THAP1, DYT-KMT2B, por exemplo.

Duração da doença no resultado da estimulação cerebral profunda

Vários estudos demonstraram uma correlação inversa entre a duração da doença distonia e melhor resultado após a ECP. Assim, quanto menor a duração da doença, melhor será a resposta clínica. O efeito da duração da doença no resultado parece ser independente da idade no momento da cirurgia.

Componentes móveis e tônicos da distonia no resultado da estimulação cerebral profunda

Os componentes móveis da distonia melhoram mais rapidamente e, muitas vezes, de forma mais completa do que os elementos tônicos após a ECP. A melhora nos componentes móveis após a cirurgia pode ser evidente quase imediatamente, mas normalmente atinge o máximo de resposta dentro de dias a semanas, em contraste com os elementos tônicos, que, muitas vezes, levam meses para obter uma melhora. A distonia móvel é geralmente um indicador favorável para uma boa resposta à ECP, tanto a curto como a longo prazo.

Deformidade ortopédica da distonia no resultado da estimulação cerebral profunda

Deformidades ortopédicas, principalmente contraturas articulares fixas ou curvaturas da coluna vertebral geralmente não respondem à ECP. A presença de deformidade ortopédica na distonia é considerada um fator preditivo negativo para o resultado. Consequentemente, há fortes argumentos para indicar a ECP mais precoce na distonia, antes que ocorra alguma deformidade ortopédica.

Genética no resultado da estimulação cerebral profunda

Várias revisões recentes destacaram que diferentes distonias monogênicas podem apresentar diferentes graus de benefício após a ECP. *DYT-TOR1A* geralmente é a distonia genética que melhor responde à ECP. Estudos a longo prazo mostraram benefício sustentado por até 10 anos, incluindo um grande estudo de 47 pacientes DYT1 tratados com ECP em GPi, cujos resultados de resposta média foram próximos a 80%. Outra distonia genética altamente responsiva é a distonia mioclonia DYT-SCGE, com estudos recentes confirmando melhora acentuada a longo prazo e na qualidade de vida. Distonias genéticas com relatos de boa resposta a curto prazo incluem a distonia parkinsonismo ligado ao X DYT/PARK-TAF1/DYT3, NBIA/DYT-PANK2 e CHOR/DYT-ADCY5. Porém, com a progressão da doença e a incapacidade progressiva, os resultados de resposta a longo prazo são inferiores aos a curto prazo nestas distonias.

Os resultados de ECP são menos favoráveis e variáveis na DYT-THAP1, com melhora motora que pode variar entre 16 e 72%. Existem algumas evidências de que a distonia THAP1 pode demorar um tempo maior para melhorar após a ECP em GPi do que a distonia DYT1 ou não DYT1, mas eventualmente responde em grau semelhante, embora com resultados variáveis. As razões para uma resposta inferior e variável na distonia THAP1 ainda não são totalmente compreendidas; entretanto, em parte, pode estar relacionada ao envolvimento bulbar proeminente. A distonia com parkinsonismo de início rápido DYT/PARK-ATP1A3/DYT12 responde pouco à ECP; a maioria dos casos publicados não obtém nenhum benefício.[45]

Alvo cirúrgico no resultado da estimulação cerebral profunda

O alvo cirúrgico geralmente preferido na distonia é o GPi, embora haja experiência crescente com o NST. Estudos que correlacionaram o resultado clínico com a localização dos contatos estimulados mostraram que a estimulação no GPi posteroventral é a área mais efetiva na distonia. Devido à somatotopia com o homúnculo corporal invertido, o braço e o tronco são mais posteroventrais e a área da perna se estende mais anterodorsalmente, de modo que a estimulação adicional dorsal pode fornecer benefício para o controle da distonia dos membros inferiores. O alvo posteroventral no GPi é anatomicamente identificado por meio de RM, e o posicionamento correto dos eletrodos é auxiliado pelo microrregistro no intraoperatório. O bom resultado da distonia requer o posicionamento adequado e a programação correta dos eletrodos. Eletrodos mal posicionados são um dos fatores mais importantes responsáveis por resultados inferiores e falha no tratamento.[46]

PROGRAMAÇÃO INICIAL DE PACIENTES COM DISTONIA E ESTIMULAÇÃO CEREBRAL PROFUNDA

A programação dos geradores utilizados na ECP em pacientes com distonia é um processo complexo e personalizado que requer conhecimento especializado em neurologia e neurocirurgia funcional. O procedimento envolve ajustar as configurações dos impulsos elétricos emitidos pelos eletrodos implantados no cérebro do paciente para otimizar os resultados terapêuticos e minimizar os efeitos colaterais. A seguir, estão os passos gerais envolvidos no processo de programação:

- Pós-cirurgia imediata: após a cirurgia de implante dos eletrodos, os geradores são geralmente desativados por um período curto para permitir que o cérebro se recupere da cirurgia. Isso também permite que os eletrodos se fixem nos locais desejados
- Ativação inicial: depois do período de recuperação, o gerador é ativado e as configurações iniciais são estabelecidas, geralmente com base em parâmetros padrão e, assim, podem não ser otimizadas para o paciente específico nesse momento
- Avaliação clínica: durante as primeiras semanas após a ativação do gerador, o paciente é acompanhado de perto por uma equipe médica. A equipe avalia a resposta do paciente à estimulação, observando as mudanças nos sintomas de distonia, os efeitos colaterais e a qualidade de vida geral
- Ajuste dos parâmetros: com base nas observações clínicas, a equipe médica começa a ajustar os parâmetros da estimulação. Isso inclui ajustar a frequência, a largura e a amplitude dos impulsos elétricos emitidos pelos eletrodos
- Avaliação de diferentes combinações: a programação envolve testar diferentes combinações de parâmetros para

encontrar a configuração que proporciona os melhores resultados terapêuticos com o mínimo de efeitos colaterais. Essa fase pode ser iterativa, com várias consultas de acompanhamento e ajustes ao longo do tempo

- Acompanhamento contínuo: a programação não é um processo único. Ela evolui ao longo do tempo à medida que o paciente se adapta à estimulação e à medida que a doença e os sintomas podem mudar. Consultas regulares de acompanhamento com a equipe médica são essenciais para monitorar o progresso e fazer ajustes conforme necessário

- Avaliação neuropsicológica: em alguns casos, uma avaliação neuropsicológica pode ser conduzida para avaliar como a estimulação está afetando aspectos cognitivos e emocionais do paciente. Isso pode ajudar a adaptar ainda mais as configurações da ECP

- *Feedback* do paciente: é crucial para o processo de programação. A equipe médica depende das informações fornecidas pelo paciente para fazer ajustes eficazes e personalizados.

É importante notar que a programação dos geradores de ECP é altamente individualizada e pode levar algum tempo para otimizar. A colaboração estreita entre o paciente e a equipe médica é fundamental para alcançar os melhores resultados terapêuticos e a melhoria da qualidade de vida do paciente com distonia.[47]

COMPLICAÇÕES E EFEITOS ADVERSOS

A frequência de efeitos adversos na distonia hereditária e idiopática é menor do que nos grupos de distonia não hereditária e adquirida. Os efeitos colaterais induzidos pela estimulação mais frequentes são a disartria e a contração tônica na face e no braço, normalmente reversíveis após ajuste dos parâmetros de programação. Alguns relatos descreveram efeitos de parkinsonismo, como bradicinesia, rigidez e *freezing* da marcha após a ECP em GPi. O mecanismo fisiopatológico desses efeitos colaterais induzidos pela estimulação possivelmente está relacionado com o comprometimento e com a modificação da atividade neuronal nas vias ascendentes pálido-tálamo-frontal.

Existem complicações relacionadas com o dispositivo, incluindo hemorragias, infecções, migração do eletrodo, fratura do eletrodo e erosões cutâneas. Um efeito colateral comum da ECP em NST na distonia é a discinesia, que está associada à estimulação em contatos mais ventrais e pode ser aliviada pela reprogramação para contatos mais dorsais. Embora não existam grandes estudos randomizados comparando os alvos GPi e NST na distonia, uma metanálise recente de 208 pacientes com distonias cervicais tratados com NST ou GPi não encontrou nenhuma diferença no resultado, para acompanhamento tanto a curto quanto a longo prazos. Ao contrário da ECP em NST, o GPi pode produzir características parkinsonianas que se manifestam como bradicinesia e *freezing* de marcha. Essas características parkinsonianas foram quantificadas em uma coorte de pacientes com distonia cervical e demonstraram ocorrer associação com a estimulação em área posteroventral do GPi. A reprogramação da ECP para contatos mais dorsais pode auxiliar na redução dos efeitos colaterais parkinsonianos, porém pode ser menos eficaz no resultado da distonia.[48]

OUTROS TRATAMENTOS CIRÚRGICOS E OUTRAS FORMAS DE ESTIMULAÇÃO EM ESTUDO

As cirurgias ablativas para distonia têm sido utilizadas desde a década de 1950, quando as terapias médicas eram muito limitadas. Essas incluem cirurgias de denervação periférica e lesões cerebrais, principalmente palidotomia e talamotomia. Embora a ECP seja atualmente a opção preferida, deve-se lembrar que ainda é uma terapia de alto custo e pode estar associada a problemas de *hardware*, longas sessões de programação e substituição regular da bateria. A palidotomia apresenta resultados motores significativamente melhores a longo prazo do que a talamotomia. Diante disso, os procedimentos ablativos ainda têm um papel no tratamento da distonia em pacientes selecionados. Novas tecnologias (como o ultrassom focalizado de alta intensidade guiado por RM) podem fornecer uma alternativa não invasiva à cirurgia de ECP, com menor risco de complicações, tais como cicatrização de feridas cirúrgicas ou infecção. Poucos estudos sobre o efeito do ultrassom focalizado foram reportados na distonia focal e com resultados favoráveis a curto prazo. Entretanto, necessitamos de um número maior de pacientes e seguimentos por um período maior para definir a eficácia e segurança do procedimento.[49]

CAPÍTULO 189

Estimulação Cerebral Profunda no Tremor Essencial

Míriam Carvalho Soares • Thiago Gonçalves Guimarães

INTRODUÇÃO E DIAGNÓSTICO

Tremores são sinais clínicos comuns na prática clínica e se caracterizam como movimentos involuntários, oscilatórios e rítmicos de uma parte do corpo.[1] Dentre as inúmeras causas de tremor, destaca-se o tremor essencial (TE), o qual figura como um dos transtornos do movimento mais comuns em adultos. Os critérios diagnósticos utilizados para definição do TE passaram por modificações, sendo a classificação de 2017 a mais comumente utilizada (Tabela 189.1).[1]

O TE tem uma prevalência mundial em torno de 0,9% da população, chegando a 4 a 5% em indivíduos acima de 65 anos.[2] De forma geral, caracteriza-se o TE como uma forma de tremor com predomínio cinético e postural, de frequência entre 4 e 12 Hz e que acomete mais frequentemente ambos os membros superiores. Sua distribuição topográfica afeta: em 94% dos casos, os membros superiores; 33%, a região cervical; 16%, a voz; e 12%, os membros inferiores.[3] O TE evolui de forma lentamente progressiva, com taxas de progressão variáveis em média de 2 a 5% ao ano.

Os pacientes com TE frequentemente relatam um histórico familiar positivo e podem exibir melhora com ingesta de pequenas doses de álcool. Contudo, esses elementos não demonstraram consistência suficiente para serem incluídos nos critérios diagnósticos. É válido mencionar que achados adicionais de significância incerta podem ser encontrados em pacientes com TE, caracterizando a síndrome do TE-*plus*. Tais achados, como alteração da marcha em *tandem*, posturas distônicas questionáveis, déficits de memória e ou tros sinais neurológicos sutis, não se demonstraram suficientes para caracterizar outra síndrome ou outro diagnóstico.[1]

Na avaliação de pacientes com TE, é necessário afastar outras causas de tremor, sobretudo o tremor fisiológico exacerbado. Assim, exames laboratoriais, como eletrólitos, função tireoidiana, hepática e renal, são geralmente solicitados.

Tabela 189.1 Critérios para tremor essencial.[1]

1. Síndrome de tremor de ação bilateral em membros superiores

2. Duração de no mínimo 3 anos dos sintomas

3. Pode ocorrer ou não tremor em outras localizações (p. ex., região cervical, voz ou membros inferiores)

4. Ausência de outros sinais neurológicos, como distonia, ataxia ou parkinsonismo

PATOGÊNESE

A fisiopatologia do TE ainda não foi completamente estabelecida. Hipóteses indicam a participação de osciladores em nível de cerebelo, tálamo e córtex motor, bem como interações de fatores de risco genéticos e ambientais. Alterações estruturais em estudos anatomopatológicos são descritas em paciente com TE, como degeneração de neurônios cerebelares (sobretudo nas células de Purkinje e fibras em cesto), bem como reduzida expressão de receptores gabaérgicos. Mais do que regiões isoladamente afetadas, entende-se hoje o conceito de disfunção de vias, as quais, no caso do TE, parecem envolver principalmente os circuitos olivocerebelares e talamocorticais.[4] Compreende-se, então, o papel de atividades oscilatórias anômalas que integram o córtex motor, o cerebelo, o tálamo e o tronco encefálico na patogênese do TE. O desacoplamento de atividades oscilatórias talamocorticais e corticoespinhais anormais, no nível do tálamo, justifica, em parte, o mecanismo de ação pelo qual a estimulação cerebral profunda (ECP), também conhecida como "DBS" (do inglês *deep brain stimulation*), age para melhora do TE.[5]

TRATAMENTO MEDICAMENTOSO

O diagnóstico preciso (afastando outras possíveis causas de tremores, sobretudo etiologias com tratamento modificador de doença) é o primeiro passo para o adequado manejo do TE. O tratamento inicia-se a partir da compreensão das demandas e queixas de cada paciente; inicialmente, baseia-se no uso de medicações em monoterapia. Há dois medicamentos de primeira linha para o manejo do TE: propranolol e primidona. Em estudos randomizados controlados com placebo (RCT) com propranolol, as doses usadas variaram de 120 a 360 mg/dia, resultando em melhora de 50 a 70%;[6,7] já nos que mediram o tremor com acelerômetros, houve uma melhora média de 55%.[6] Nos RCTs, houve descontinuação da medicação em menos de 10% dos casos motivada por efeitos colaterais, como fadiga, sensação de cabeça vazia e disfunção sexual.[7] Nos RCTs com primidona, as doses variaram de 150 a 750 mg/dia, obtendo melhora média de 60%.[6,7] Em um estudo *head-to-head* comparando 120 mg/dia de propranolol *versus* 250 a 750 mg/dia de primidona, a preferência dos pacientes foi maior com a primidona (n = 9 [64,3%] *versus* n = 5 [35,7%]), mas a primidona levou a mais efeitos adversos, incluindo mal-estar, tontura, instabilidade postural na dose inicial de 62,5 mg/dia. Os efeitos adversos mais comuns foram "reações tóxicas agudas" em 22,7%, mesmo com doses baixas, como a de 62,5 mg dia. Sedação, sonolência diurna e fadiga também foram reportadas. No geral, a taxa de descontinuação variou de 7,5 a 42%. A maior parte dos efeitos colaterais da primidona parece ocorrer na introdução, porém não há evidência de um esquema melhor de escalonamento.[7] Na prática, costumamos escalonar lentamente.

Em caso de falha terapêutica, sugere-se avaliar a possibilidade de troca para outro medicamento de primeira linha ou utilizar a combinação de dois medicamentos de primeira linha, o que parece melhor do que o uso isolado de cada um. Um estudo demonstrou melhora da combinação de primidona 250 mg/dia com propranolol 80 mg/2 vezes/dia, assim como melhores desfechos comparados ao uso isolado de cada um.[7]

Na eventualidade de persistência de falência terapêutica, pode-se recorrer à associação de medicamentos de segunda linha, como topiramato (33 a 215 mg/dia), alprazolam (0,75 a 1,5 mg/dia),[7] gabapentina (1.800 a 2.700 mg/dia).[2,6,8] Na prática, por vezes, observamos melhora dos sintomas antes de atingir a faixa de dose descrita nos RCTs. A Figura 189.1 resume estratégias para o manejo do TE, desde a dose de introdução até maiores dosagens.

Pouco se sabe acerca da efetividade a longo prazo das terapias medicamentosas para TE, haja vista a escassez de estudos. Cerca de 10% dos pacientes com TE evoluirão com prejuízos funcionais severos devido aos tremores; fatores associados a uma evolução mais grave foram: maior duração de sintomas, início tardio (após 60 anos) e apresentação assimétrica.[2,9] Quanto à terapia farmacológica, os tremores de localização apendicular apresentam melhores respostas, já os axiais (cervical, vocálico, tronco) exibem diferentes taxas de eficácia.[2,9] De forma geral, mais de 50% dos pacientes terão controle sintomático subótimo com os fármacos convencionais.[10]

TRATAMENTO CIRÚRGICO

Para casos refratários às terapias medicamentosas, procedimentos cirúrgicos, como as talamotomias e a cirurgia de DBS, podem ser indicados. Além desses, o ultrassom focado de alta intensidade (HIFU), aprovado em 2016 pela Food and Drug Administration (FDA), também surge como uma possibilidade. O sucesso da DBS para o TE se baseia em:

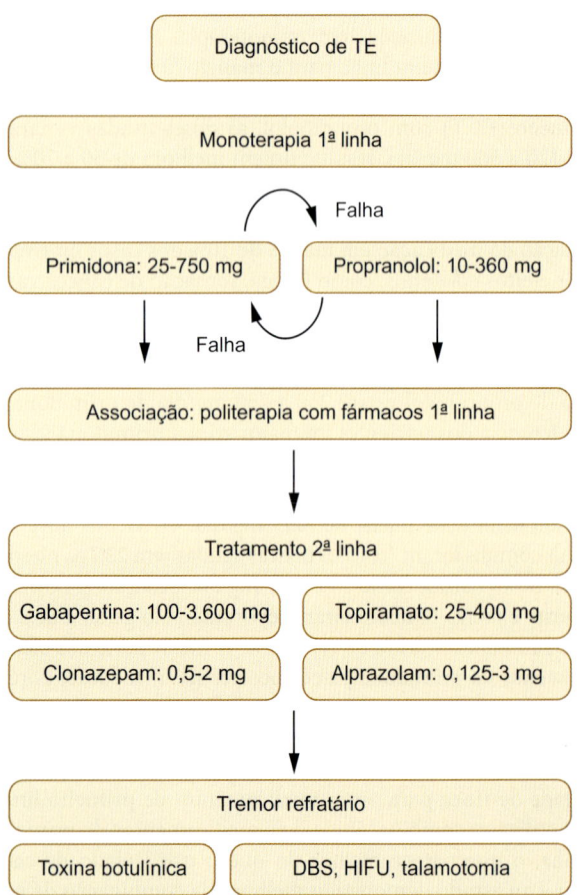

Figura 189.1 Manejo do tremor essencial.[2] DBS: estimulação cerebral profunda; HIFU: ultrassom focado de alta intensidade guiado por ressonância magnética; TE: tremor essencial.

definição correta do diagnóstico, alvos precisos e programação adequada.[3] É fundamental alinhar as expectativas com os pacientes na ocasião da avaliação pré-operatória, de forma que a DBS ainda figura como um tratamento sintomático, e as alterações envolvidas na patogênese do TE mantêm sua progressão. A possibilidade de complicações perioperatórias e a necessidade de revisões periódicas, assim como futura troca do gerador, também devem ser discutidas com o paciente e seus familiares.

Preditores de melhor resposta após DBS são constantemente pesquisados para os tremores. Entende-se que pacientes com maior gravidade dos tremores no pré-operatório (mensurados por escalas como a Fahr-Tolosa-Marin e a *Tremor Rating Scale*) respondem melhor à DBS. Outros elementos, como tremores de predomínio distal, de maior frequência, com maior componente postural, também estão associados a melhores benefícios. Ausência de reposta ao álcool não demonstrou ser um parâmetro associado aos desfechos de resposta à DBS.[9] Maior idade, distribuição em regiões proximais, baixa frequência, componente intencional e ataxia associada estão associados a piores respostas. Quanto aos pacientes com TE-*plus*, recentes estudos apontam não haver diferenças quanto aos desfechos clínicos a curto e longo prazos, quando comparados a pacientes com TE, embora tais dados ainda necessitem de melhor validação.[11] Em relação à resposta clínica em outras topografias, além do tremor de membros, entende-se que é possível obter melhoras nos tremores vocálicos e cervicais, em menor proporção que nos tremores de membros superiores, sendo essa resposta maior aos procedimentos bilaterais.[12] O grau de melhora pode variar, devendo ser considerada também a possibilidade de disartria enquanto agravante do tremor vocal. Dessa forma, a DBS não deve ser indicada quando a maior queixa do paciente for o tremor de voz ou cervical, haja vista a variabilidade de resposta.[13]

Por fim, os preditores gerais para sucesso da DBS, independentemente da condição tratada, são: indicação correta, eletrodo bem posicionado no alvo e programação adequada. Os eletrodos são implantados por estereotaxia, e o uso de microrregistro e a macroestimulação mediante exame físico do paciente desperto no intraoperatório ajudam a refinar a localização do *lead*.[14,15] Para refinar a programação, é possível realizar reconstruções em três dimensões do eletrodo e contatos dentro do alvo por meio de *softwares* que fundem a ressonância pré-operatória com uma tomografia pós-operatória.[16]

ALVOS E DESFECHOS

A abordagem cirúrgica do núcleo ventral intermédio (VIM) do tálamo para manejo dos tremores se iniciou com as talamotomias na década de 1980. Os procedimentos eram realizados por radiofrequência e indicados para pacientes com tremores de diferentes causas, podendo ser realizado de forma uni ou bilateral. Abordagens bilaterais classicamente se associavam a efeitos colaterais graves, como disartria e disfagia. Em 1987, a partir da testagem prévia ao procedimento de radioablação talâmica, a equipe de Alim-Louis Benabid identificou a possibilidade de supressão reversível de tremores a partir da estimulação do VIM com alta frequência (100 Hz).[4] Ao longo dos anos, a tecnologia envolvida na DBS vem se aprimorando, bem como ganhou espaço sobre as clássicas talamotomias, haja vista seu perfil mais seguro de efeitos colaterais. A DBS se tornou o procedimento cirúrgico mais usado para TE refratário à medicação desde o primeiro estudo confirmando melhora sustentada em 6 pacientes em 1991.[5]

O VIM se consagrou como alvo preferido nas cirurgias de TE, sendo o núcleo mais extensamente avaliado com relação aos desfechos de efetividade e segurança a curto e longo prazos. Recebe aferências do trato dentatorrubrotalâmico (DRTT, sigla em inglês), do VIM, além de enviar eferência ipsilateral ao córtex motor primário (M1) e às áreas de associação (córtex pré-motor, área motora suplementar e área motora pré-suplementar). O sucesso da estimulação parece depender do envolvimento do DRTT.[12,17] As taxas de efetividade no primeiro ano ficam em torno de 60%, com redução gradual nos períodos subsequentes (50% em 2 anos, 45% em 4 a 5 anos e entre 33 e 48% em ≥ 6 anos de cirurgia).[3] Resumidamente, entende-se que a efetividade da DBS para TE no VIM é de cerca de 66% no 1º ano, mantendo benefício após 10 anos em uma taxa de cerca de 48%.[12]

Há outros núcleos e outras regiões (Figura 189.2) que demonstraram importância ao longo dos anos. À frente do VIM, localiza-se o núcleo ventral *oralis* posterior (VOP), o qual recebe fibras palidais através do fascículo talâmico (campo H1 de Forel). Imediatamente ventral aos VIM e VOP, há uma área de substância branca conhecida como "radiação prelemniscal" (Raprl, sigla em inglês), a qual contém fibras do DRTT em rota para o VIM, vias conectando o tronco aos córtices ortbitofrontal e pré-frontal, vias conectando o globo pálido interno ao núcleo pedúnculo-pontino e vias com conexão direta aos córtices motor e pré-motor a partir da cápsula interna. A zona incerta (Zi) é um aglomerado de corpos celulares embriologicamente provenientes do tálamo que se estende a partir do núcleo reticular do tálamo. Localiza-se anterior e lateralmente à Raprl. Por fim, há uma região conhecida como "área subtalâmica posterior" (PSA, do inglês *posterior subthalamic area*), composta de porção caudal da Zi, tratos palidotalâmicos (fascículo talâmico, H1 e fascículo lenticular, H2) e Raprl.[17]

A estimulação da PSA, como descrito anteriormente, envolve a região caudal da Zi e Raprl. Um estudo randomizado, duplo-cego, *cross-over*, com 13 pacientes com TE e DBS envolvendo VIM e PSA em uma mesma trajetória demonstrou redução de 64% no tremor nos contatos na PSA contra 50% de redução no VIM, porém não estatisticamente significativo (*p* = 0,086). Desfechos a longo prazo estão disponíveis em sua maior parte mediante estudos retrospectivos, o que deve ser considerado com atenção. Um grupo relatou controle inferior do tremor da PSA × VIM nos 3º e 4º anos de seguimento, apesar do benefício equivalente a curto prazo entre 6 meses e 2 anos.[17] Segundo a maioria dos estudos, a estimulação na PSA parece requerer menores parâmetros em comparação ao VIM (4,35 mA *versus* 5,88 mA, p = 0,0006).[18] Os colaterais têm menor limiar do que o VIM, mas mesma incidência e características: parestesia (lemnisco medial, estimulação posterior), disartria (cápsula interna, estimulação lateral), diplopia (núcleo rubro, estimulação medial), ataxia/desequilíbrio (DRTT, região mais inferior) e depressão (STN límbico, anterior). Por fim, é possível supor que o alvo possa prover, ao menos, melhora similar à obtida pelo VIM.[17]

DBS-VOP foi estudada por vários grupos em pacientes refratários à DBS em VIM em tremores de diversas causas (traumático, pós-acidente vascular cerebral [AVC], por

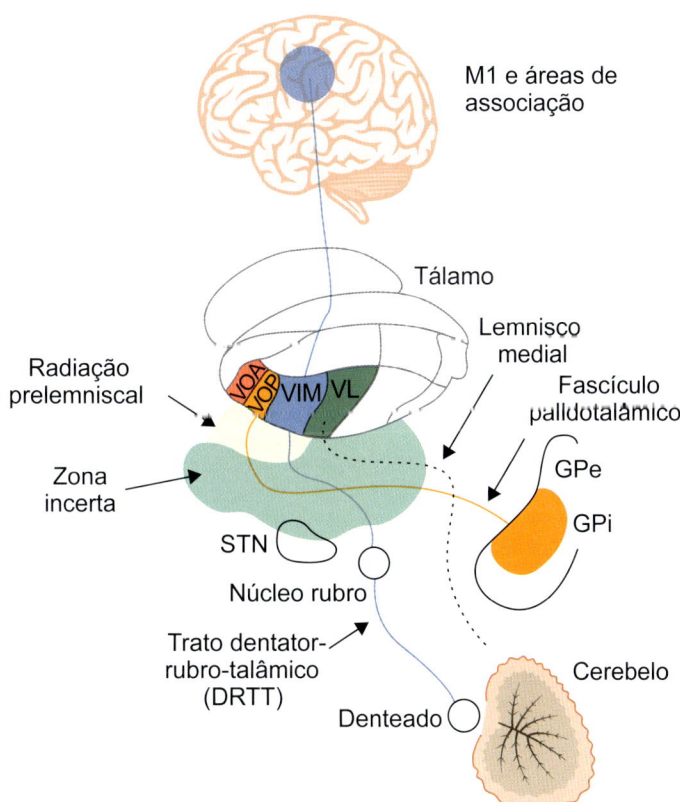

M1 e áreas de associação

Tálamo

Lemnisco medial

Fascículo palidotalâmico

Radiação prelemniscal

VOA VOP VIM VL

Zona incerta

GPe

GPi

STN

Núcleo rubro

Trato dentator-rubro-talâmico (DRTT)

Denteado

Cerebelo

Figura 189.2 Desenho esquemático destacando as principais regiões e circuitos passíveis de neuromodulação de interesse em casos de tremor essencial. Gpe: globo pálido externo; GPi: globo pálido interno; VIM: ventral intermediário; VL: ventrolateral. STN: núcleo subtalâmico; VOA: ventral *oralis* anterior; VOP: ventral *oralis* posterior.

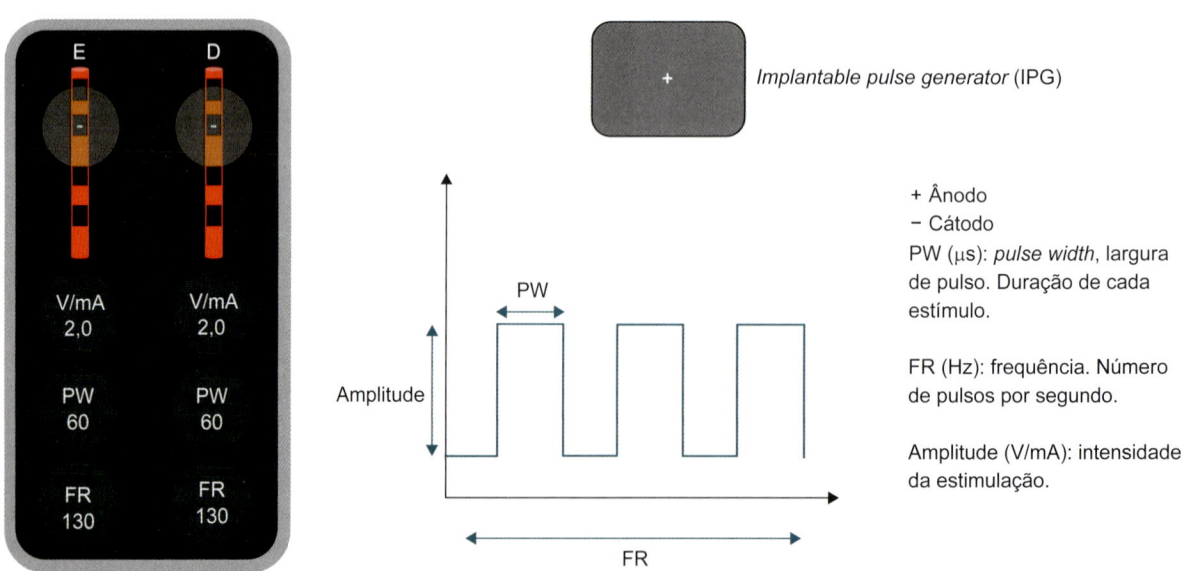

esclerose múltipla e de Holmes). Os campos receptores no tálamo para articulações proximais estão distribuídos mais difusamente em comparação às distais. Além disso, é possível que circuitos palidais estejam envolvidos no TE, além do DRTT. Há duas abordagens classicamente usadas. A primeira envolve uma trajetória de dois *leads*: um na borda VIM/VOP (levemente anterior ao alvo tradicional do VIM) e um na fronteira VOP/VOA (ventral *oralis* posterior/ventral *oralis* anterior), 2 a 3 mm anterior ao *lead* do VIM. A segunda estratégia usa um *lead* de resgate no VOA após falência do VIM. O VOA é configurado em polaridade positiva exclusiva e o VIM, negativa, resultando em uma configuração bipolar entre os *leads,* permitindo cobertura do tálamo desde o VOA, VOP e VIM, sem espraiamento para núcleos mais posteriores. O benefício da estimulação do núcleo ainda é incerto. Um estudo com 7 pacientes adicionou *lead* no VOA em pacientes com habituação ao VIM, obtendo melhora adicional de 16,7% no tremor.[17] É possível programar alvos combinados a depender do caso. Um único *lead,* com uma trajetória única, pode alocar contatos no VIM (contatos proximais) e Raprl (contatos distais). Simultaneamente, um *lead* adicional paralelo e anteromedial pode alocar contatos no VOA (contatos proximais) e Zi (contatos distais). Dessa forma, é possível estimular quatro alvos diferentes ao mesmo tempo.[17]

Seguimento e efeitos adversos

Eventos adversos podem ocorrer em até 32% dos casos em virtude de complicações do ato cirúrgico (sangramentos, infecções), relacionados ao dispositivo ou induzidos pela estimulação. Disartria, ataxia, parestesias e prejuízos de marchas estão entre os efeitos colaterais mais comuns. Podem resultar de lesões decorrentes do procedimento ou do espraiamento da corrente para regiões vizinhas.[19] A ataxia pode ocorrer devido ao espraiamento de corrente para fibras cerebelares próximas ao VIM, sendo mais comum em procedimentos bilaterais.[5] Estratégias de programação para redução de efeitos colaterais em marcha, como modificações de parâmetros, sobretudo na magnitude da largura de pulso (PW), podem ser utilizadas (Figura 189.3). Entende-se que neurônios de diferentes vias (p. ex., DRTT e fibras rubrais)

têm diferentes limiares de estimulação, propriedade denominada "cronaxia".[20]

O VIM é um núcleo que mede aproximadamente 6×6×2 mm, limitado anteriormente pelo VOP e posteriormente pelo núcleo ventral caudal do tálamo (VC). O conhecimento dessa anatomia é fundamental, uma vez que efeitos colaterais relacionados com a estimulação decorrem do espraiamento de corrente para essas regiões. No VC, passam fibras sensitivas, motivo pelo qual a estimulação dessa área resulta em parestesias. Medialmente ao VIM, encontra-se o núcleo centromediano do tálamo, e lateralmente passam as fibras do ramo posterior da cápsula interna. A ativação da cápsula interna pode acarretar contração muscular contralateral e disartria. Alterações da fala também podem surgir no contexto do espraiamento medial da corrente.[10]

A primeira visita de programação após a cirurgia tem como objetivo determinar os limiares de amplitude (ver Figura 189.3), com benefício clínico até a ocorrência de efeitos colaterais (janela terapêutica) para cada um dos contatos do eletrodo no chamado "teste do contato". O tempo para ligar o aparelho e iniciar a estimulação varia entre centros, desde 1 dia após até 4 a 10 semanas após a cirurgia. O motivo para retardar o início é o efeito microlesional causado pela implantação do *lead* e a ocorrência de baixa impedância (baixa resistência à propagação da corrente) por edema e reação inflamatória local, o que pode falsear a janela terapêutica. Uma imagem pós-operatória (tomografia ou ressonância de crânio), de preferência com reconstrução da localização do *lead*, é obrigatória para documentar a correta localização e afastar complicações. O protocolo no teste do contato mantém PW e FR (frequência) em 60 μm e 130 Hz, respectivamente. A amplitude (V/mA) é o único parâmetro usado. São feitos aumentos em incrementos de 0,5 V/mA. O gerador implantável de impulsos (IPG) é programado como ânodo (polo positivo) e o contato do eletrodo em configuração monopolar é definido como cátodo (polo negativo). A amplitude é aumentada e são registrados os momentos, do início da melhora até o surgimento de colateral. O procedimento é repetido para todos os contatos. Os contatos de cada lado com maior janela terapêutica são escolhidos para

Figura 189.3 Representação de uma programadora de estimulação cerebral profunda e dos parâmetros usados para estimulação.

estimulação crônica, que deve iniciar com amplitude que permita mais de 50% de melhora do tremor. Um estudo europeu documentou que mais 80% dos pacientes iniciavam em configuração monopolar a 2,0 V/mA, o que deve ser alcançado em incrementos menores, distribuídos em 4 grupos, os quais devem ser mudados em ordem crescente semanalmente pelo paciente em casa, por meio de um controle de uso pessoal. No caso de colaterais, é possível "lapidar" o volume de tecido estimulado com o uso de técnicas padronizadas de programação. Em *leads* com contatos direcionais, as opções são ainda maiores.[10]

Após a cirurgia, alguns pacientes relatam perda de benefício, fato que pode estar correlacionado à própria evolução da doença ou ao fenômeno de tolerância. Tolerância (ou habituação) ocorre quando há perda do benefício não justificável pela evolução da doença. Algumas teorias defendem que há uma reorganização das redes envolvidas nas oscilações patológicas a despeito da DBS, manifestando-se com recorrência dos tremores.[5] Além disso, a tolerância pode ocorrer meses ou anos após a cirurgia. O aumento da energia pode aliviar os sintomas, contudo, a tolerância tenderá a recorrer, bem como a possibilidade de efeitos colaterais devido à maior energia empregada. Altas voltagens e altas larguras de pulso estão relacionadas com maior chance de desenvolver tolerância,[5] Algumas estratégias podem ser utilizadas para prevenir ou minimizar a ocorrência da tolerância, tais como: desligar o aparelho à noite (parece ser a melhor estratégia, mas também a que exige mais colaboração do paciente), desativar o dispositivo por alguns dias (p. ex., aos finais de semana ou em momentos de menor demanda, estratégia denominada *Holiday*), uso sob demanda apenas e possibilidade de alternar grupos preestabelecidos a partir da programadora da DBS (com alternância de cátodos, uso de estimulação bipolar trocando a polaridade entre grupos, bem como mudanças em parâmetros de estimulação).[5]

TALAMOTOMIAS

O custo envolvido para a DBS, bem como sua indisponibilidade em algumas localidades, torna necessário o uso de outras ferramentas. As talamotomias ainda têm seu papel em alguns cenários, sobretudo para pacientes idosos com impeditivos cirúrgicos (cardiopatias, discrasias sanguíneas) e na indisponibilidade da DBS.

ABLAÇÃO POR ESTEREOTAXIA E RADIOFREQUÊNCIA

As cirurgias ablativas por radiofrequência (RF) desempenharam um papel pioneiro para descobertas da neuromodulação. Seu papel atual ainda existe, contudo devem ser realizadas idealmente de forma unilateral, devido ao risco de efeitos colaterais irreversíveis como disartria e ataxia.[21]

ULTRASSOM FOCADO DE ALTA INTENSIDADE GUIADO POR RESSONÂNCIA MAGNÉTICA

Em 2016 a FDA aprovou a utilização do HIFU para o tratamento de tremores refratários. O procedimento se baseia na utilização de lesões realizadas por termoablação a partir de ondas de ultrassom e guiadas por ressonância magnética. O procedimento se mostrou efetivo e seguro nos 12 meses subsequentes, com melhoras tanto em parâmetros objetivos no tremor de membros quanto em qualidade de vida. Efeitos colaterais mais comumente observados foram parestesias e ataxia.[6,22]

190

Neuromodulação na Epilepsia

Lecio Figueira Pinto • Leila Maria Da Roz

INTRODUÇÃO

O tratamento da epilepsia se baseia no uso de fármacos anti-crise (FAC),[1] que, como foi discutido em outros capítulos, controlam as crises na maioria dos pacientes. No entanto, sabemos que aproximadamente 36% dos pacientes não obtêm controle a despeito do tratamento adequado, ao menos a dois FACs.[2-4]

A epilepsia refratária tem várias consequências e riscos, incluindo limitação para direção de veículos, trabalho, socialização, alterações cognitivas e psiquiátricas, maior risco de morte, inclusive a morte súbita e inesperada em epilepsia (SUDEP, do inglês *sudden unexpected death in epilepsy*).[5-8]

Dessa forma, outras opções de tratamento devem ser propostas e utilizadas nas pessoas que falham ao tratamento medicamentoso. Nesse contexto, é fundamental a avaliação por especialista ou em um centro especializado de epilepsia. A avaliação passará pela realização de um videoeletroence-falograma (EEG), mas não é apenas isso. Outros exames podem ser necessários, como: ressonância com protocolo de epilepsia e vista por especialista, tomografia por emissão de pósitrons (PET), avaliação neuropsicológica, tomografia computadorizada por emissão de fóton único (SPECT; em geral, com realização na fase ictal e comparada com interic-tal com técnicas de processamento), ressonância funcional para linguagem e memória, teste de Wada etc. Após esses exames, uma discussão envolvendo especialista em epilepsia, radiologista, medicina nuclear, neuropsicólogo, neuroci-rurgia, entre outros, permitirá compreender melhor o caso, identificar o foco epileptogênico e a possibilidade de cirurgia ressectiva para epilepsia. Trata-se de uma avaliação complexa, demorada e com custos significativos.[9-12]

Apesar de complexa, a cirurgia de epilepsia permite os melhores resultados, levando a controle completo das crises em parte significativa dos pacientes. Um estudo randomi-zado controlado comparando a eficácia da cirurgia na epilepsia do lobo temporal mostrou controle completo de crises em 58% dos casos, comparado a apenas 8% no grupo que manteve apenas tratamento medicamentoso. Também houve ganho em qualidade de vida e o único óbito ocorreu no grupo submetido a tratamento medicamentoso, confirmando o benefício e a segurança do procedimento.[13] Outros estudos e revisões confirmam a eficácia da cirurgia ressectiva para tratamento da epilepsia farmacorresistente, com mais de 50% dos pacientes apresentando controle completo de crises,[14-16] muito superior a tentativas de novos FACs.[3]

A despeito da complexidade e dificuldade da avaliação, sabemos que se trata de um tratamento custo-efetivo. Um estudo realizado nos EUA em pacientes com epilepsia refratária do lobo temporal mostrou que a cirurgia de epilepsia é econômica em comparação ao tratamento médico (US$ 328.000 contra US$ 423.000), já presente após 3 anos do tratamento. Mesmo que apenas 5% candidatos avaliados sejam operados, ainda assim a avaliação cirúrgica é custo-efetiva.[17]

Ainda, o tratamento cirúrgico reduz em 66% o risco de morte (queda da taxa de mortalidade 25,3/1.000 pacientes por ano com tratamento clínico para 8,6/1.000 pacientes por ano nos cirúrgicos).[18]

Apesar disso, dados mostram que proporção significativa dos pacientes refratários ao tratamento farmacológico não é encaminhada para avaliação ou enfrenta longa demora – em algumas séries, mais de 20 anos.[19]

Ainda, mesmo quando são encaminhados, apenas uma parte aceita a avaliação e poucos são operados. Um estudo realizado em Berlim, na Alemanha, apontou que apenas 5% dos pacientes candidatos a tratamento cirúrgico foram operados (conforme apontado na Figura 190.1).[20]

Estudo recente mostra que a principal razão de os pacientes não aceitarem o tratamento é por terem medo de cirurgia cerebral (59%), seguido por considerarem que têm poucas crises (22%).[21]

Outro ponto relevante é que apenas 30% dos casos refratários são candidatos à cirurgia ressectiva para epilepsia. Isso acontece por várias razões: lesão não identificada; incapacidade de localizar a zona epileptogênica; epilepsia multi-focal ou generalizada; comorbidade neurológica ou clínica

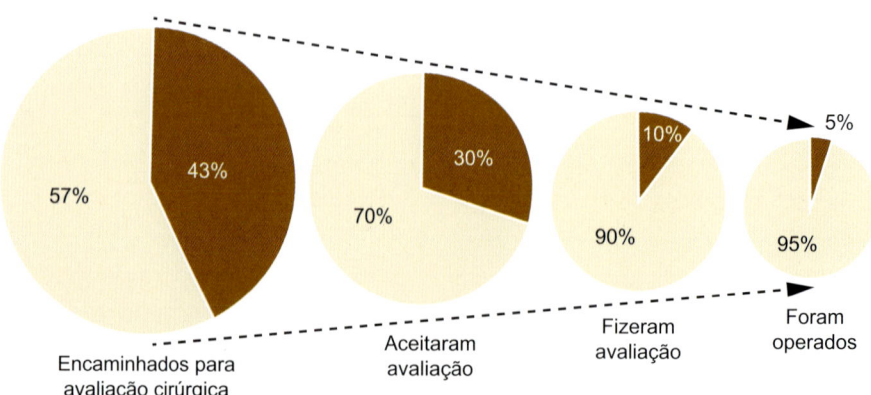

Figura 190.1 Proporção de pacientes candidatos à cirurgia de epilepsia que são encaminhados, aceitam fazer e, por fim, chegam a ser operados em centro de epilepsia em Berlim, na Alemanha.[20]

que aumente o risco cirúrgico; dados da avaliação não congruentes para apontar região geradora das crises; crises com início em áreas eloquentes e ressecção que causaria déficits; entre outros.[22]

NEUROMODULAÇÃO EM EPILEPSIA

Para casos que mantêm crises apesar do tratamento medicamentoso e com impacto na qualidade de vida, não candidatos ou que falharam ao tratamento cirúrgico existe a necessidade de outras opções terapêuticas, sendo, nesse contexto, a neuromodulação uma opção terapêutica na epilepsia.[23]

Não estamos falando de um tratamento novo. Em 1954, Jasper e Penfield já utilizavam estímulos elétricos sobre o córtex e verificaram atenuação da atividade epileptiforme.[24]

A neuromodulação consiste na utilização de pulsos elétricos com frequência, amplitude e largura de pulso específicas diretamente no sistema nervoso central ou periférico; pode ser excitatória ou inibitória, dependendo da frequência. É uma forma de tratamento utilizada não apenas para epilepsia, mas também no tratamento de distúrbios de movimento, dor, transtornos psiquiátricos etc.

Trabalho pioneiro em epilepsia foi realizado por Irving Cooper et al. em 1976, com uso crônico da neuroestimulação no tratamento da epilepsia. O alvo utilizado na época foi o cerebelo.[25]

Existem duas formas de realizar os estímulos (também apresentado de forma esquemática na Figura 190.2):

1. Não responsiva (*open loop*): os principais exemplos são estimulação do nervo vago (VNS, do inglês *vagus nerve stimulation*) tradicional e estimulação cerebral profunda (DBS, do inglês *deep brain stimulation*). Nessas situações, os estímulos são disparados continuamente em ciclos programados.
2. Responsiva (*closed loop*): os estímulos ocorrem em resposta a uma mudança detectada relacionada à crise (atividade epileptiforme ou frequência cardíaca). Os exemplos são a estimulação neurorresponsiva (RNS, do inglês *responsive neurostimulation*) e os novos modelos de VNS que detectam taquicardia ictal.

A neuromodulação é uma terapia efetiva, com estudos clínicos mostrando sua eficácia e segurança. Contudo, raramente os pacientes ficam totalmente livres de crises, sendo um tratamento paliativo na maioria dos casos.[26]

Em geral, a neuromodulação apresenta risco cirúrgico baixo, não tem os mesmos efeitos adversos dos FACs e é utilizada em conjunto a eles.

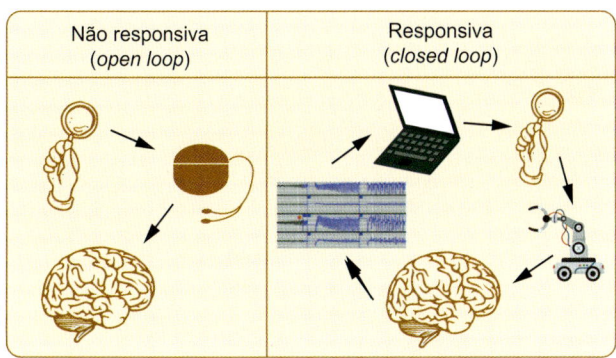

Não responsiva (*open loop*)	Responsiva (*closed loop*)

Figura 190.2 Formas de neuromodulação em epilepsia quanto à possibilidade de resposta gerada a partir dos sinais biológicos.

Serão discutidas em maior profundidade as duas principais modalidades de neuroestimulação invasivas disponíveis e aprovadas para uso clínico no Brasil: VNS e DBS.

Estimulação do nervo vago

O nervo vago participa na regulação dos sistemas nervoso autônomo, imunológico, cardiovascular, gastrointestinal, respiratório e endócrino. É um nervo misto (composto de 20% de fibras eferentes e 80% de fibras aferentes), sendo, assim, um comunicador bidirecional entre o cérebro e o corpo.

As fibras aferentes terminam em quatro núcleos vagais, que são: 1. do trato solitário (NTS), 2. ambíguo, 3. espinal trigeminal e 4. dorsal motor. A maioria das fibras projeta para o NTS.[27]

Estudos iniciados na década de 30 apontaram que a VNS modificava o eletroencefalograma. Vários estudos em animais utilizando VNS foram realizados a partir de então.[28] Em 1988, o primeiro dispositivo implantado em um ser humano foi relatado. A partir de 1990, foram iniciados estudos clínicos que levaram à aprovação para uso da VNS na Europa (1994), nos EUA (1997) e no Brasil (2000).[29-32]

O estimulador de nervo vago é a modalidade de neuromodulação mais utilizada no mundo para epilepsia, com relato de mais de 125 mil implantes.[33]

No Brasil, a VNS é aprovada para pacientes com epilepsia com comprovada refratariedade ao tratamento medicamentoso, sem indicação de ressecções corticais, ou os pacientes já tenham sido submetidos a procedimentos ressectivos sem sucesso. Consenso de especialistas brasileiros endossa essas indicações, bem como reforça a necessidade de o que paciente tenha critérios bem definidos de farmacorresistência (sugerindo inclusive que isso inclua falha a, pelo menos, uma das medicações de terceira geração, como lamotrigina, topiramato, levetiracetam e lacosamida) e avaliação em centro especializado para indicação do procedimento.

Há ainda a possibilidade de indicação caso o paciente não aceite uma modalidade cirúrgica ressectiva, contudo, o tratamento ressectivo tem menor custo e maior eficácia, por isso essa opção deve ser analisada com cautela. Apesar de não existir indicação formal, em algumas situações clínicas especiais, a VNS poderia ser considerada nos seguintes casos: epilepsia generalizada idiopática/genética que não respondeu a tratamento adequado; epilepsia mioclônica progressiva, epilepsias genéticas/metabólicas; estado de mal epiléptico super-refratário.[28]

Mecanismo de ação

Apesar de todos esses anos de uso e numerosos estudos pré-clínicos e clínicos demonstrando claro efeito terapêutico, o mecanismo preciso pelo qual a VNS promove controle das crises ainda não é completamente conhecido. Múltiplos mecanismos foram propostos e se baseiam na capacidade da VNS de reduzir a excitabilidade em várias regiões do cérebro. A estimulação do NTS envia uma projeção ascendente ao prosencéfalo e ao núcleo parabraquial, que se projeta ao núcleo intralaminar do tálamo, que, por sua vez, se projeta ao córtex cerebral, levando à modulação da atividade cortical. Essa estimulação elétrica resultaria no bloqueio de crises epilépticas iniciais por aumentar a latência da projeção de estímulos talamocorticais. Outros mecanismos propostos são mudança no fluxo sanguíneo cerebral, liberação de neurotransmissores, alteração de ritmos no eletroencefalograma e dessincronização da atividade elétrica cerebral.[34-38] Os potenciais efeitos da terapia VNS para promover o controle das crises estão representados na Figura 190.3. Contudo, mais trabalhos são necessários para entender seu mecanismo de proteção.[30]

A estimulação do nervo vago é feita na região cervical através de implante de eletrodos, de forma que o estímulo é orientado no sentido cranial e bloqueado no sentido caudal, conforme apresentado na Figura 190.4.

Eficácia

A maioria dos estudos mostra taxas de resposta (porcentagem de pacientes com redução de, pelo menos, 50% na frequência de crises) de 45 a 65%. A eficácia aumenta ao longo do tempo. Estudos com seguimento inferior a 12 meses encontram 50% de redução na frequência de crise em menos de 40% dos pacientes. A Figura 190.5 mostra a taxa de respondedores (tanto nos primeiros meses quanto mais tardiamente), a porcentagem de pacientes que ficaram livres de crises no registro dos pacientes implantados nos EUA e os dados obtidos por metanálise.[26]

Esses resultados são comparáveis e até mesmo superiores aos encontrados em tratamentos com adição de novos fármacos anticrise, conforme apresentado na Figura 190.6.[31,32]

Um ponto importante na neuromodulação, também observado com terapia VNS, é que a resposta melhora com o tempo, conforme apresentado nas Figuras 190.6 e 190.7.[45-48]

Estudos sugerem que os benefícios da terapia VNS vão além do controle de crises. Observa-se melhora de humor, atenção, duração do pós-ictal, memória e aquisições acadêmicas.[49,50] Uma metanálise recente mostrou claro efeito na qualidade de vida.[51]

A eficácia da terapia é observada em pacientes com crises refratárias ao tratamento medicamentoso, focais ou generalizadas, de diferentes etiologias e síndromes epilépticas.[26,52,53] A indicação mais precoce da terapia VNS está relacionada com melhores resultados.[54]

Dados apontam redução de idas ao pronto-socorro, internações, estado de mal epiléptico e visitas ambulatoriais.[49,50] Um estudo recente mostrou redução de custos, tanto relacionados à epilepsia quanto a custos gerais do tratamento médico no período de 2 anos após a implantação, mesmo após a exclusão dos custos de implantação quando comparado a outros tipos de neuromodulação invasiva (RNS e DBS).[55]

Ainda, dados recentes têm sugerido o declínio de mortalidade, em especial SUDEP, com uso da terapia VNS.[49]

Contudo, não existem marcadores biológicos até o momento que permitam saber a probabilidade de resposta em determinados paciente, etiologia ou síndrome.[56]

Ajuste

Depois do implante, o aparelho é ligado somente após 14 dias e, então, novos ajustes são feitos de forma sequencial (em geral, a cada 7 a 14 dias). Alguns pacientes podem tolerar um aumento mais rápido, o que deve ser feito por pessoas com maior experiência e observação da tolerabilidade. Atualmente, o aparelho conta com possibilidade de programação automática para os ajustes iniciais em períodos programados, poupando visitas e deslocamento na fase inicial após o implante.

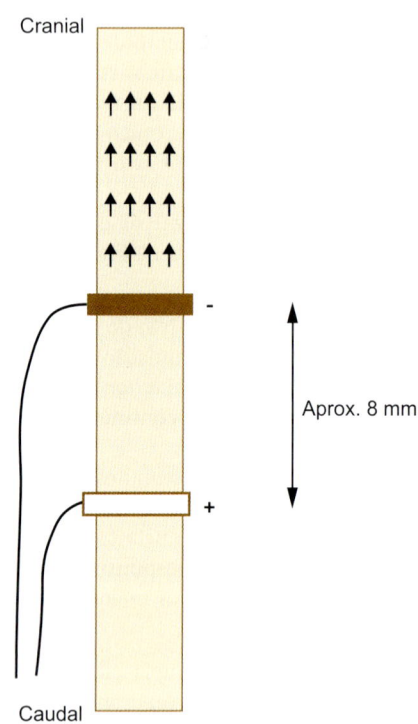

Figura 190.4 Estimulação do nervo vago pelos eletrodos produzindo estímulo predominantemente ascendente para o tronco cerebral.

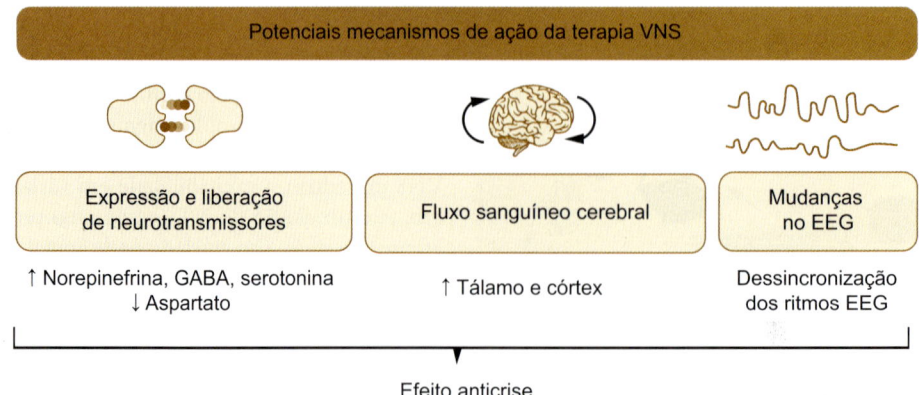

Figura 190.3 Potenciais mecanismos de ação da terapia de estimulação do nervo vago (VNS). EEG: eletroencefalograma; GABA: ácido gama-aminobutírivo.[34-39]

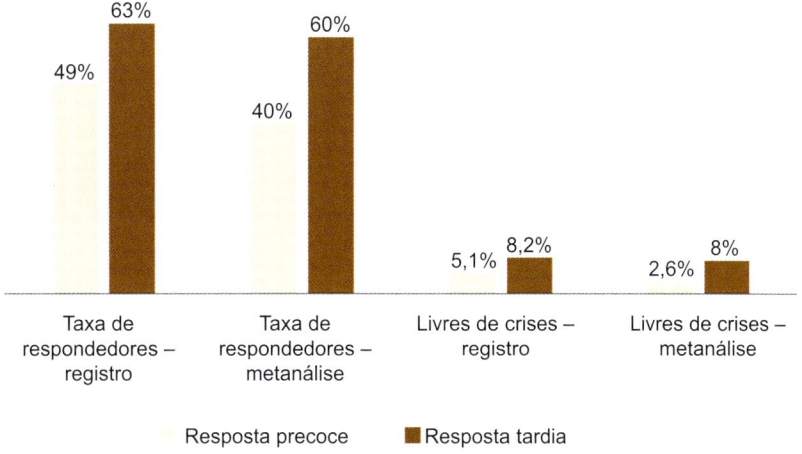

Figura 190.5 Taxa de respondedores e pacientes livres de crise com a terapia de estimulação do nervo vago (VNS). Taxa de respondedores = redução ≥ 50% na frequência de crises; registro pacientes = VNS Therapy Patient Outcome Registry; resposta precoce = 0 a 4 meses; resposta tardia = 24 a 48 meses nos pacientes do registro, último seguimento na metanálise.[26]

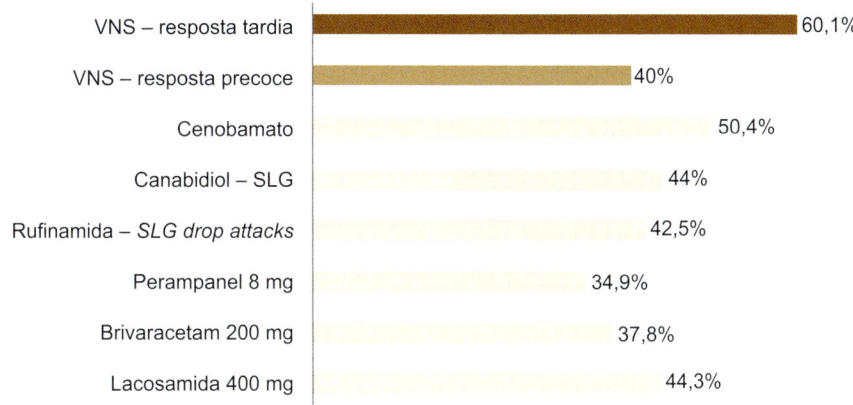

Figura 190.6 Comparação entre VNS e fármacos anticrise quanto à taxa de respondedores (redução ≥ 50% na frequência de crises). *Drop attacks*: desfecho combinado de crises de queda, tônicas ou atônicas; VNS: terapia VNS (do inglês *vagus nerve stimulator*); SLG: síndrome de Lennox-Gastaut.[26,40-44]

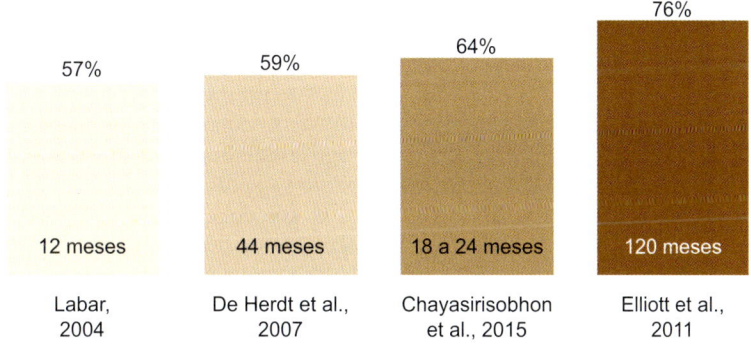

Figura 190.7 Taxa de resposta da terapia de estimulação do nervo vago (VNS) em diferentes estudos com maior tempo de seguimento.[45-48]

Os parâmetros devem ser ajustados para que ocorram estimulações cíclicas, conforme apresentado na Figura 190.8.

Existem várias possibilidades de ajuste dos parâmetros, conforme apresentado na Tabela 190.1, com variação para cada parâmetro e seus valores típicos.

Os parâmetros vão sendo ajustados nas visitas. Inicialmente, devemos aumentar a corrente. A Tabela 190.2 apresenta a sequência de aumento sugerida pelo fabricante.

Um segundo parâmetro a ser ajustado é o ciclo de trabalho (*duty cycle*), modificado a partir das mudanças nos tempos em que fica ligado e desligado (tempo *on*/tempo *off*).

As evidências ainda são limitadas para apontar a melhor faixa do ciclo de trabalho. Muitos especialistas sugerem que, em pessoas que não respondam após corrente adequada, deve-se elevar o ciclo de disparos, diminuindo o tempo *off*, para obter melhores resultados. Estudos embasam a decisão

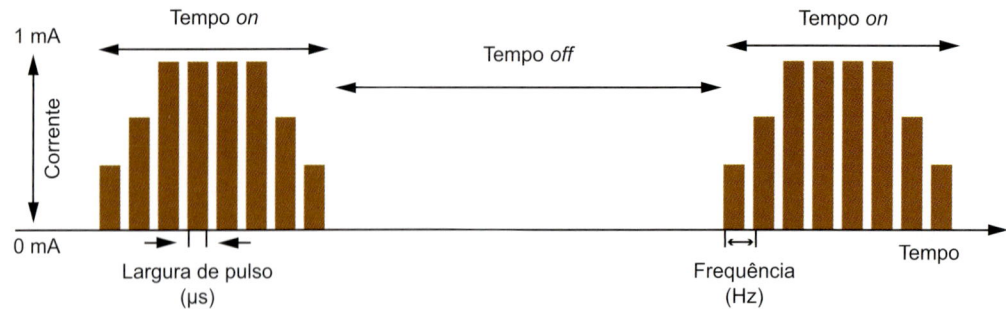

Figura 190.8 Modo de ciclagem do estimulador do nervo vago e parâmetros que podem ser ajustados.

Tabela 190.1 Parâmetros que podem ser ajustados na terapia VNS.

Parâmetros	Unidade	Variação	*Típico
Corrente de saída	Miliâmper (mA)	0 – 3,5	1 – 2
Frequência de sinal	Hertz (Hz)	1 – 30	20 – 30
Largura de pulso	Microssegundo (µs)	130 – 1.000	250
Tempo ligado (on)	Segundos (s)	7 – 60	30
Tempo desligado (off)	Minutos (min)	0,2 – 180	5

Fonte: Manual do aparelho Livanova.

Tabela 190.2 Ajuste sugerido ao longo das visitas para terapia VNS.

Normal							
Consulta	1	2	3	4	5	6	7
Corrente de saída (mA)	0,25	0,5	0,75	1	1,25	1,5	1,75
Frequência (Hz)	20	20	20	20	20	20	20
Largura de pulso (µs)	250	250	250	250	250	250	250
Tempo on (segundos)	30	30	30	30	30	30	30
Tempo off (minutos)	5	5	5	5	5	5	5

AutoStim							
Consulta	1	2	3	4	5	6	7
Corrente de saída (mA)	0,375	0,625	0,875	1,125	1,375	1,625	1,875
Largura de pulso (µs)	250	250	250	250	250	250	250
Tempo on (segundos)	60	60	60	60	60	60	60

Ímã							
Consulta	1	2	3	4	5	6	7
Corrente de saída (mA)	0,5	0,75	1	1,25	1,5	1,75	2
Largura de pulso (µs)	500	500	500	500	500	500	500
Tempo on (segundos)	60	60	60	60	60	60	60

Fonte: Manual do aparelho Livanova.

de que aumentar o ciclo de trabalho pode levar a melhores resultados.[57] Sugestão de aumento do ciclo de trabalho está apresentada na Figura 190.9.

Estudo recente mostrou que atingir uma corrente de 1,625 é recomendado, pois está em uma faixa que promoveria máxima ativação do nervo vago e melhores resultados. Contudo, isso não impede que alguns pacientes tenham resultados adequados com correntes menores e outros necessitem de correntes maiores. Ainda, sobre o ciclo de trabalho, as evidências sugerem que aumentar para ciclo em torno de 17% também aumenta o benefício, trazendo melhores evidências para os alvos de ajuste inicial da terapia.[58]

Mais recentemente, há um novo modelo de gerador que, além de fazer a estimulação tradicional com estímulos programados (realizados de forma periódica como descrito), também é capaz de gerar estimulação desencadeada em resposta a aumento na frequência cardíaca (conhecida como "taquicardia ictal", geralmente observada em epilepsia de início focal). Esses estímulos adicionais se mostraram eficazes em parar crises e são chamados "autoestímulos", fazendo com que a terapia VNS também seja responsiva nos últimos modelos.[59]

Os pacientes e cuidadores podem ainda acionar uma estimulação adicional programada através da passagem de um ímã (fornecido pelo fabricante), quando há um estímulo com uma corrente um pouco maior e de maior duração (1 minuto). O benefício foi relatado em torno de 45% dos pacientes que usaram o ímã, com a cessação das crises em 28% dos casos. Ademais, eles também referem a diminuição da intensidade, da duração das crises ou do período pós-ictal.[60]

Procedimento cirúrgico

O estimulador de nervo vago consiste em um gerador, como em um marca-passo cardíaco e um fio bipolar com dois eletrodos helicoidais a serem estimulados e um helicoidal âncora (Figura 190.10). O VNS deve ser sempre posicionado no nervo vago esquerdo para minimizar efeitos cardíacos. Embora não exista evidência científica das razões pelas quais se estimula o nervo vago esquerdo, sabe-se que o nó atrioventricular é predominantemente inervado pelo nervo vago esquerdo, enquanto o nó sinoatrial é inervado pelo nervo vago direito.[61]

O gerador de pulsos (Figura 190.11) é geralmente implantado na região torácica anterior, supraclavicular. Há um fio que será conectado ao gerador e conduz os impulsos até os eletrodos, e a parte que ficará em contato com o nervo tem três ramificações helicoidais. A primeira é o eletrodo negativo com marcação verde (para transmitir os impulsos cranialmente); a intermediária é o eletrodo positivo branco (para evitar que o estímulo siga pelo nervo distalmente) e a última é uma âncora de fixação, também com marcação verde (ver Figura 190.10).

O posicionamento do eletrodo negativo pode ser mais proximal ou distal no nervo, mas com cautela para evitar manipulação do nervo laríngeo recorrente que pode causar paresia/paralisia de corda vocal e rouquidão. Há uma sutura em cada um dos helicoidais que auxilia a alocação destes ao redor do nervo vago. A depender da preferência do cirurgião, é aconselhável que essa etapa seja realizada com

Tempo *on* (s) \ Tempo *off* (min)	0,2	0,3	0,5	0,8	1,1	1,8	3	5	10
7	58	44	30	20	15	10	6	4	2
14	69	56	41	29	23	15	9	6	3
12	76	64	49	36	29	19	12	8	4
30	81	71	57	44	35	25	16	10	5
60	89	82	71	59	51	38	27	18	10

Figura 190.9 Ciclo de trabalho de acordo com ajuste do tempo *on* e *off* com mudanças sugeridas.

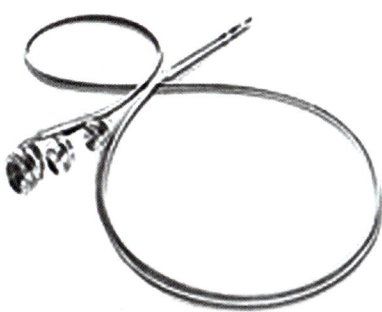

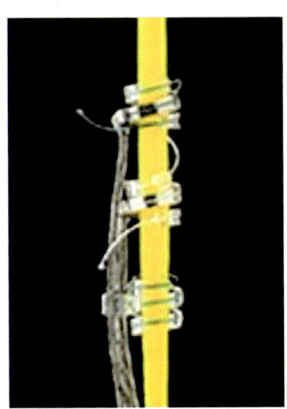

Figura 190.10 Eletrodos bipolar e helicoidais ao redor de um modelo anatômico de nervo vago.

auxílio de lupa ou microscopia, também para possibilitar dissecção delicada e evitar manipulação do nervo laríngeo recorrente. O fio de conexão é tunelizado pelo subcutâneo da região cervical até a região torácica anterior esquerda, onde será conectado ao gerador de pulsos. Nos modelos mais recentes de gerador, em que há a função de "autoestímulo", como a ativação dessa função é feita pela variação da frequência cardíaca (e essa é detectada pela posição do gerador de pulsos), é importante que o posicionamento do gerador seja próximo à área cardíaca.[62]

O gerador é ativado de modo não invasivo por meio de um campo magnético induzido por telemetria (ver Figura 190.11) conectado a um *tablet* compatível, onde está instalado um *software* específico.

A vida média do gerador é de aproximadamente 2 a 5 anos, a depender dos seguintes pontos: modelo, utilização do "autoestímulo", número de crises e uso, parâmetros ajustados etc. Não há modelos de geradores recarregáveis, por isso, ao final da bateria do gerador, há a necessidade de novo procedimento cirúrgico (embora mais simples e menos demorado) para a troca e reprogramação do equipamento.[58]

Complicações e desvantagens

Os efeitos adversos mais frequentes são rouquidão logo após a cirurgia ou quando o aparelho é ligado, tosse, parestesias, dispneia, aspiração e quadro de apneia obstrutiva do sono ou piora deste. Em geral, o quadro melhora com o tempo e é amenizado com ajuste dos parâmetros quando os efeitos persistem. É indicado investigar apneia do sono previamente à cirurgia caso haja suspeita. No pós-operatório, se houver suspeita de paresia ou paralisia de corda vocal, a avaliação por laringoscopia é desejável, além de fonoterapia. Complicações mais graves, como infecção local necessitando retirada do aparelho, sangramento, paralisia de corda vocal permanente, também podem ocorrer, mas em baixa frequência.[63-65]

É importante salientar que, após o implante do VNS, há contraindicação da realização de exames de imagem de ressonância magnética que envolvam a região torácica ou áreas muito próximas ao gerador. Há a possibilidade de realização de ressonância de encéfalo com ajuste do aparelho VNS e determinadas sequências da ressonância. Todavia, é desejável que seja feito um exame recente antes do implante para evitar exames no pós-operatório.

Estimulação cerebral profunda

A DBS é uma modalidade de neuromodulação mais invasiva do que a terapia VNS, pois requer o implante de eletrodos cerebrais profundos através da utilização de

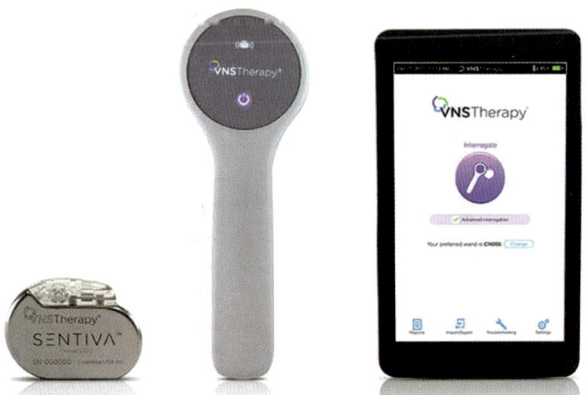

Figura 190.11 Modelo do gerador atual para terapia de estimulação do nervo vago (VNS) (SENTIVA™) e sistema de programação mais recente com o leitor (*wand*) e o *tablet* para programação.

estereotaxia, semelhante ao procedimento realizado nos eletrodos cerebrais profundos para tratamento da doença de Parkinson.

Estudos desde a década de 1980, como o de Cooper et al.,[25] avaliaram essa modalidade, mas foi somente em 2010, com a publicação do estudo que avaliou a eficácia do implante no núcleo anterior do tálamo (NAT), que a modalidade ganhou aprovação pela Food and Drug Administration (FDA) e maior difusão da técnica.[66]

Mecanismo de ação

O mecanismo de ação não é completamente conhecido, mas existe interação de alguns fatores. Estudos mostraram que a estimulação de alta frequência ou lesões do NAT reduziram a frequência de convulsões em modelos animais.[67-69]

O NAT está conectado com os hipocampos e tem papel em funções emocionais e executivas.[70] A estimulação ou lesões desse núcleo podem suprimir sua função na amplificação, propagação e sincronização da atividade epileptiforme, sendo considerado um alvo adequado para neuroestimulação em pacientes com epilepsia refratária ao tratamento medicamentoso, principalmente em epilepsias focais. Estudos demonstraram ainda melhora no controle de crises primariamente generalizadas, além de crises com generalização secundária em pacientes com epilepsia focal refratária após a DBS no NAT.[71-75]

O principal efeito neuromodulador ocorre por meio da estimulação em alta frequência inibitória do NAT, levando à diminuição na frequência e na intensidade de crises a longo prazo. Parece existir também um efeito modulador imediato devido à microlesão causada no NAT pela inserção dos eletrodos, inclusive com relatos na literatura de pacientes que ficam por tempo prolongado sem crises após o implante, mesmo antes da ativação da estimulação.[76]

Alvos

O alvo com maior e melhor evidência até o momento, conforme já referido, é o NAT bilateralmente.[77] Contudo, o implante dos eletrodos profundos pode ser feito em inúmeros alvos, muitos ainda a serem descobertos.

Outros alvos já utilizados e/ou propostos são: cerebelo, núcleo centromediano do tálamo (CM), pulvinar do tálamo, hipocampo, hipotálamo, núcleo subtalâmico etc. Os eletrodos podem ser colocados diretamente no foco epileptogênico, em estruturas subcorticais profundas que fazem parte da rede envolvida ou em feixes de fibras.[76]

O núcleo CM tem sido utilizado como alvo alternativo nas epilepsias multifocais ou primariamente generalizadas[78] e o pulvinar do tálamo nas crises límbicas posteriores, embora haja evidências de que a DBS nesses alvos tenha eficácia, sendo NAT o único aprovado pela FDA.[79] Existe ainda a possibilidade de estimulação de mais de um núcleo e alguns estudos sugerem a eficácia da DBS no NAT e no CM simultaneamente em casos de crises primariamente generalizadas ou com generalização muito rápida ou mesmo quando a origem é de múltiplos focos.[80] É importante lembrar que esses casos são desafiadores para o tratamento e há limitações de tratamento, mas também é uma população extremamente heterogênea, o que dificulta a análise das taxas de resposta.

Eficácia

A eficácia foi comprovada por estudo duplo-cego, randomizado, controlado, que avaliou pacientes com epilepsia farmacorresistente submetidos a implante de eletrodos bilaterais no núcleo anterior do tálamo. Após 3 meses, houve redução na frequência de crises de 40,4% no grupo com o aparelho ligado, comparado a 14,5% no grupo controle (com aparelho desligado, mas após implante dos eletrodos), o que foi estatisticamente significante.[77]

O seguimento demonstrou maior redução para as crises mais graves, focais com evolução para tônico-clônica bilateral, com redução de até 71%. Resultados de seguimento a longo prazo demonstram efeito cumulativo, com redução na frequência de crises de 70% após 7 anos de seguimento, conforme apresentado na Figura 190.12. A adição de novos medicamentos não afetou o padrão de redução de crises. Não houve eventos adversos graves imprevistos no estudo.[81]

Ainda, estudo da eficácia a longo prazo mostrou resposta semelhante da DBS implantada no NAT em pacientes submetidos previamente à VNS.[81] Assim, a falha a terapia VNS não parece ser contraindicação para uso da DBS.

Ajuste

A programação inicial no estudo piloto foi monopolar, sendo utilizados apenas aparelhos Medtronic com voltagem fixa, corrente de 5 V, frequência de 145 Hz e largura de

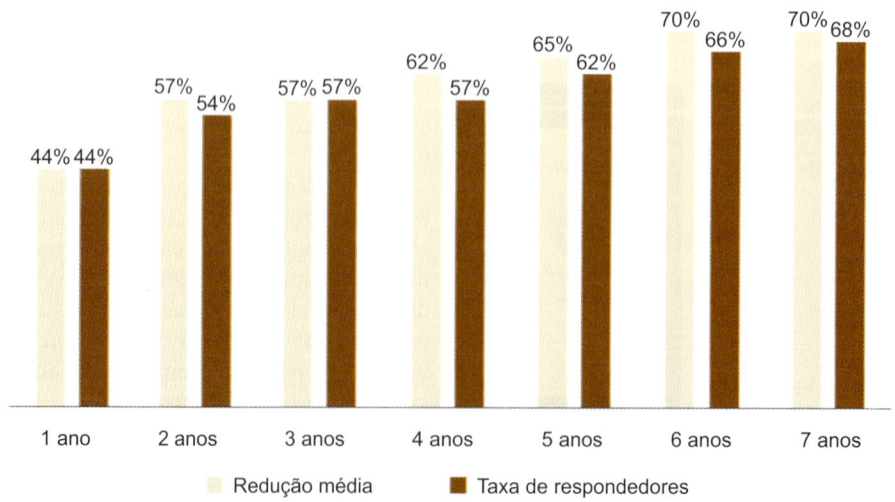

Figura 190.12 Redução média de crises e taxa de respondedores com DBS do núcleo anterior do tálamo no seguimento a longo prazo.[81]

pulso de 90 μs, cíclica, 1 minuto *on*, 5 minutos *off*, somente sendo permitidos ajustes após 3 meses.[81] Após os 3 meses iniciais, as alterações consistiam no ajuste do contato utilizado do eletrodo e da largura de pulso, além de redução do tempo *off* e do aumento da corrente. Assim como na estimulação vagal, não existe uma evidência clara do melhor parâmetro a ser utilizado, sendo muito variável entre os pacientes e dependente da causa das crises e experiência de cada médico.[81]

Consenso de especialistas europeus apontou algumas direções, porém, devido à baixa evidência científica, é difícil seguir um roteiro sobre a programação. Além disso, diferentemente do que vemos na DBS para doença de Parkinson, a melhora dos sintomas demora para ser vista, sendo necessário manter uma estimulação por semanas para avaliar seu efeito. Os dados obtidos pelo consenso mostram que 50% dos especialistas iniciam com estímulo monopolar; a maioria deles (93%) utiliza os parâmetros iniciais do estudo SANTÉ de frequência e largura de pulso. A reconstrução tridimensional das imagens pós-operatórias é essencial para a escolha dos contatos ativos nos eletrodos, assim como se faz na escolha dos contatos em implantes no núcleo subtalâmico na cirurgia para distúrbios do movimento, mas levando em consideração que o NAT é ainda menor. A maioria aciona o aparelho logo após o implante, de forma cíclica (1 minuto *on*, 5 minutos *off*). Apesar de a largura de pulso e a frequência utilizadas inicialmente serem as usadas no estudo original, muitos especialistas preferem começar com uma corrente menor do que a inicialmente proposta. Existe ainda a possibilidade de utilizar aparelhos de corrente fixa.[82,83]

Procedimento cirúrgico

O implante de eletrodos cerebrais profundos é feito por meio da técnica de estereotaxia. Diferentemente da VNS, há a necessidade de uma cirurgia cerebral intracraniana, por mais que seja feita por duas pequenas trepanações, semelhantes às usadas para biópsias estereotáxicas de sistema nervoso central. O procedimento deve ser de preferência sob anestesia geral, pois pacientes podem ter crises durante o procedimento. O arco estereotáxico é fixado ao crânio do paciente e na sequência é realizado exame de imagem para o planejamento cirúrgico. Geralmente, é realizada uma tomografia de crânio com cortes finos de 1 mm, que será o guia para cálculos de implante dos eletrodos, mas para isso é necessária a ressonância magnética de encéfalo pré-operatória com protocolos específicos para visualização dos gânglios da base, também com cortes finos, possibilitando sua fusão com a tomografia de crânio em programas de planejamento específicos. Após a definição do alvo cirúrgico e rota a ser seguida pelo eletrodo, a cirurgia é iniciada. Em geral, quando o alvo é o NAT, escolhemos o trajeto intraventricular, diferentemente do que ocorre em cirurgias para distúrbios do movimento. Há cirurgiões, contudo, que, mesmo com a localização do NAT tão próxima ao corno frontal do ventrículo lateral, preferem ainda um trajeto extraventricular (mas um pouco mais complexo para planejamento).

As incisões na pele são realizadas geralmente na região anterior à coronária bilateral, seguida por trepanação bilateral que permitirá acesso ao espaço epidural. São feitas a abertura da dura-máter e a posterior introdução guiada por estereotaxia dos eletrodos cerebrais profundos. Em geral são usados eletrodos com 4 contatos. Há descrição de auxílio de localização do alvo por técnica de microrregistro no NAT,

podendo ser este empregado previamente ao implante definitivo do eletrodo cerebral profundo. No entanto, diferentemente do registro do núcleo subtalâmico, não temos um padrão específico de disparos que auxilia, do ponto de vista eletrofisiológico, a localização do NAT. Além disso, há relatos da medida da impedância para auxílio na localização do NAT, já que o trajeto pelo ventrículo terá alta impedância, que cai ao entrar no núcleo no assoalho do corno frontal do ventrículo lateral, onde está o NAT (Figuras 190.13 e 190.14).

Após a fixação dos eletrodos cerebrais profundos, estes são conectados a um gerador de pulso através de cabos extensores, normalmente implantados no espaço subcutâneo infraclavicular à direita, na região torácica anterior, muito semelhante ao implante do gerador da VNS, porém os geradores para DBS são maiores.

A imagem direta do NAT não era possível por métodos de imagem mais antigos; sendo assim, eram utilizados atlas de estereotaxia determinando as coordenadas estereotáxicas dos diversos núcleos do tálamo (em relação às medidas específicas), como comissuras anterior e posterior. Todavia, com a evolução dos exames de ressonância magnética, hoje é possível a identificação direta do NAT por meio dos cortes finos na sequência T1 e recuperação de inversão curta de T1 (STIR, do inglês *short T1 inversion recovery*) (ver Figura 190.13). Assim, a localização do alvo pode ser realizada não somente pelas coordenadas estereotáxicas dos atlas de estereotaxia, mas também com a utilização da própria imagem do paciente a ser submetido à cirurgia. Esse refinamento na colocação dos eletrodos durante o procedimento cirúrgico não foi usado em alguns estudos prévios. Assim, muitos dos eletrodos implantados podem estar em posição subótima e, dessa forma, levando a resultados inferiores.[84]

Assim, a localização adequada dos eletrodos é de extrema importância para os resultados, por isso deve-se escolher o contato mais bem localizado no NAT para a estimulação. Ressaltamos, novamente, a importância da reconstrução tridimensional das imagens pós-operatórias para a escolha do melhor contato a ser ativado, como sugerido pelo consenso de especialistas Europeu[82] (Figura 190.15).

Complicações e efeitos adversos

No estudo SANTÉ, os participantes do grupo estimulado eram mais propensos a relatar depressão ou problemas de memória como eventos adversos.[77] A avaliação a longo prazo, com ajuste da estimulação, não mostrou impacto negativo; pelo contrário, sugeriu inclusive ganhos cognitivos e em relação ao humor.[81] Como a epilepsia mal controlada tem efeitos negativos na memória e na cognição, tanto as melhorias quanto a estabilidade devem estar relacionadas com redução na frequência de crises.

Há ainda complicações esperadas pelo tipo de implante, como infecções e sangramentos; contudo, não foram observados sangramentos sintomáticos.[77]

Psicose e outros efeitos adversos psiquiátricos secundários à neuroestimulação foram relatados, mas podem ser minimizados com o posicionamento correto dos eletrodos, a escolha dos contatos ativos e o ajuste de parâmetros de estimulação.[85,86]

Estimulação cerebral responsiva

A RNS não está disponível no Brasil, sendo aprovada, no momento, apenas nos EUA. Para indicação da RNS, é necessário ter informações da origem das crises por meio do

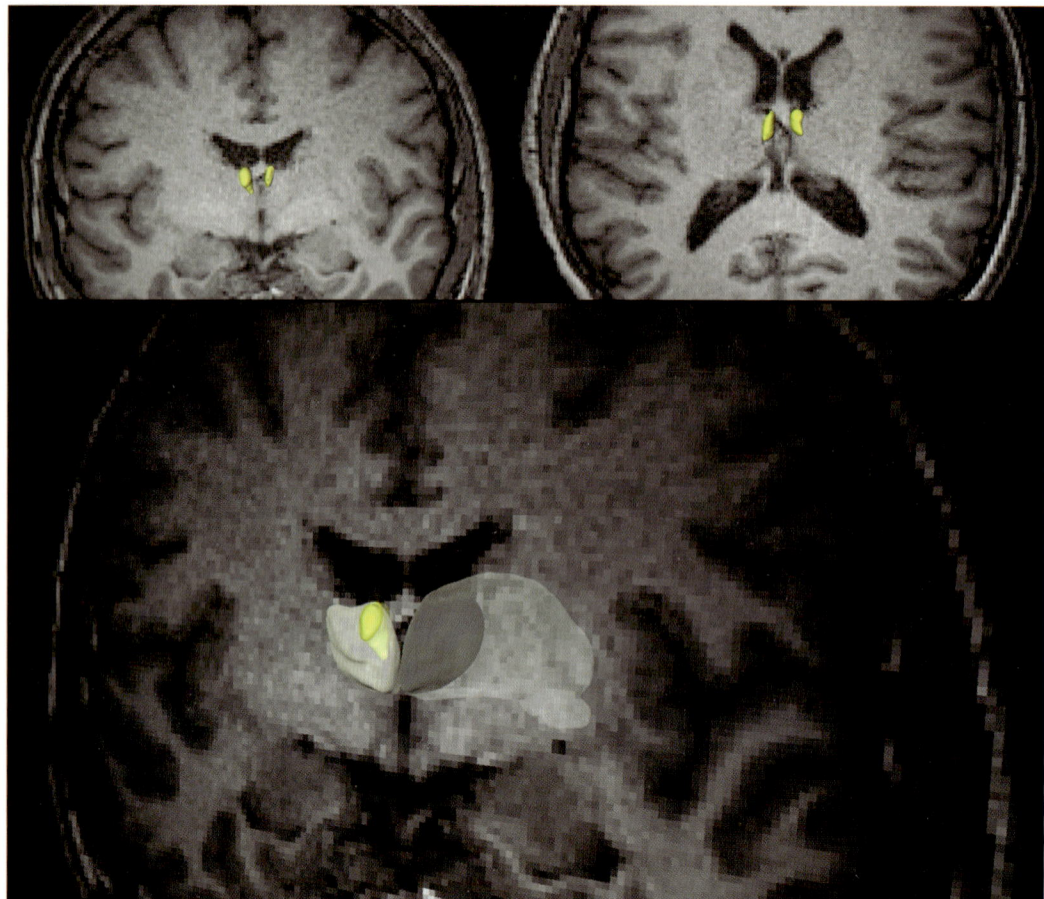

Figura 190.13 Em sentido horário, observamos um corte coronal e um axial de ressonância magnética e a localização do núcleo anterior do tálamo destacado *em amarelo*. A terceira imagem é uma reconstrução tridimensional do tálamo e núcleo anterior do tálamo. (Imagens gentilmente cedidas pelo Dr. Eduardo Alho.)

estudo eletrofisiológico por método invasivo, como o estereoeletroencefalograma (EEEG) para a localização clara do foco epileptogênico, sendo, portanto, o mais invasivo dos três métodos. Como o aparelho tem capacidade de estimulação em dois locais com quatro contatos cada, está indicado apenas para pacientes com, no máximo, dois focos. Na sua aprovação nos EUA pela FDA, os critérios são: idade ≥ 18 anos, epilepsia focal refratária ao tratamento medicamentoso, com crises frequentes e incapacitantes, submetidos à avaliação invasiva que localizou não mais de dois focos epileptogênicos.

O neuroestimulador registra continuamente os eletrodos implantados, grava as detecções de crise e realiza as estimulações quando há evidência de atividade anormal e crises. Algoritmos de detecção utilizam alguns parâmetros que podem ser configurados, tornando a terapêutica individualizada para cada paciente. O aparelho grava trechos de EEG que podem ser revistos para melhorar os ajustes.

A redução na frequência de crises foi de 44% no 1º ano, bem como aumentou para 53% no 2º ano. Os estudos com seguimento mais prolongado mostram melhora progressiva ao longo dos anos, assim como as outras modalidades.[87]

As revisões das séries de pacientes submetidos à RNS têm apontado menor frequência de SUDEP do que esperado para o perfil da população, semelhante ao observado em pacientes submetidos à VNS.[88]

Estimulação cerebral não invasiva

Técnicas não invasivas de estimulação cerebral têm um grande apelo por não requererem uma cirurgia, tendo, assim, maior facilidade e redução de riscos. Trabalhos sugerem potencial benefício para pacientes com epilepsia, mas evidências melhores ainda são necessárias, com estudos com mais pacientes, multicêntricos, randomizados e controlados para definir melhor as configurações e protocolos de estimulação e mecanismos de ação, bem como para avaliar sua segurança e eficácia.[89]

A estimulação transcraniana com corrente contínua (tDCS, do inglês *transcranial direct current stimulation*) parece ser eficaz e bem tolerada. Para a estimulação magnética transcraniana (TMS, do inglês *transcranial magnetic stimulation*), não há dados suficientes para apoiar a eficácia em pessoas com epilepsia farmacorresistente.[90] Serão discutidas de forma breve essas técnicas.

Estimulação magnética transcraniana

A TMS é um método indireto, indolor e não invasivo de neuromodulação. Utilizando uma bobina eletromagnética, é possível gerar campos magnéticos (pelo escalpo) que produzem estímulos elétricos no córtex (estímulos não conseguem ir profundamente, alcançando aproximadamente 2 cm).

Como a excitabilidade cortical e a propagação da atividade elétrica estão anormais e aumentadas na epilepsia, a TMS se apresenta como uma ferramenta interessante para modular a excitabilidade cortical. Os estímulos com baixa frequência diminuem a excitabilidade das regiões

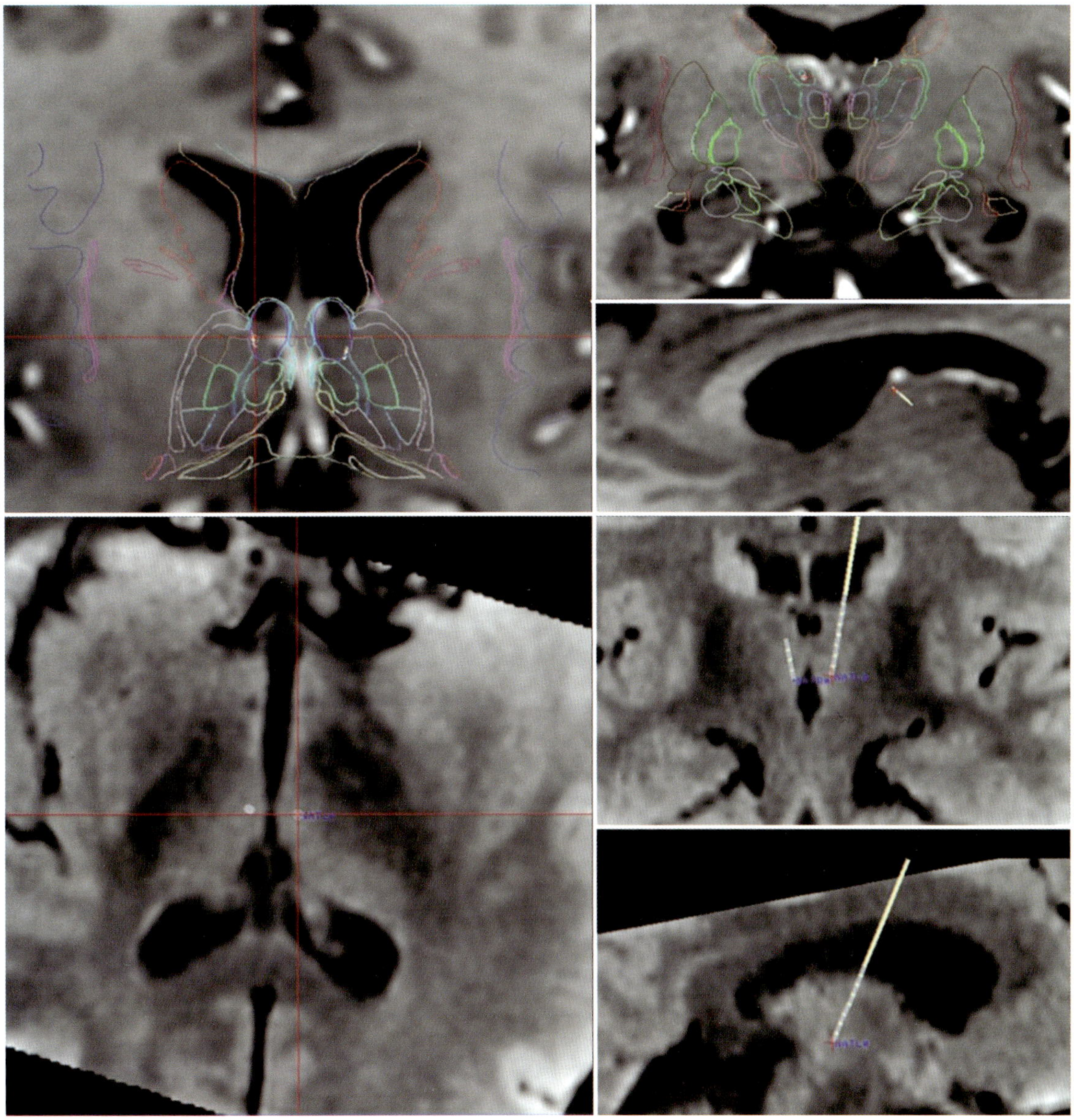

Figura 190.14 Sequência de imagens do sistema de planejamento para trajeto dos eletrodos bilateralmente. Nesse caso, foi utilizado o sistema da Boston Scientific de 8 contatos. Na primeira imagem, a fusão da ressonância magnética do paciente sobreposta com atlas de estereotaxia (delineamento *em azul* = NAT). Devido à extensão dos eletrodos nessa programação, para que não ficassem contatos intraventriculares, todo o sistema ficou mais introduzido e os contatos mais profundos foram programados para atingir o núcleo centromediano (CM) do tálamo.

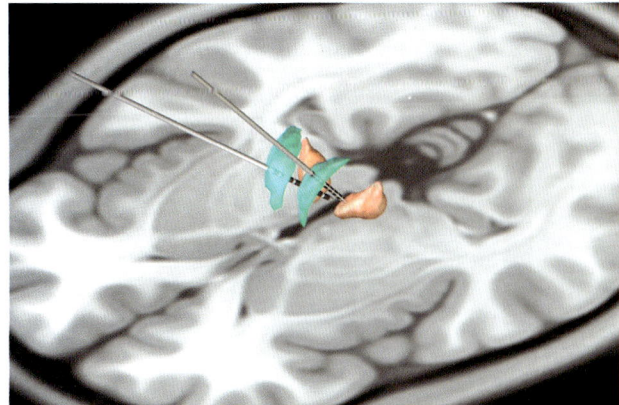

Figura 190.15 Reconstrução tridimensional pós-operatória após fusão de ressonância magnética pré-operatória com tomografia computadorizada de crânio pós-operatória com programa específico (LEAD-DBS), permitindo a localização real dos eletrodos e dos contatos. *Em verde*, temos o núcleo anterior do tálamo e, *em laranja*, o centromediano.

corticais estimuladas. Como foi colocado previamente, isso somente seria útil em um foco epileptogênico superficial.

Uma revisão sobre o papel da TMS em epilepsia mostrou redução de descargas em seis estudos nos quais isso foi avaliado; quanto à redução de crises, em apenas dois dos oito estudos foi observado resultado significativo.[91]

Existem muitas limitações nesses estudos, e as razões para os resultados discordantes podem ser explicadas pelo viés de seleção dos pacientes e pela variabilidade de parâmetros de estímulo utilizados, além da localização do foco epileptogênico.

Dessa forma, a TMS figuraria como uma opção de tratamento em epilepsias com localização cortical, especialmente em áreas eloquentes que não seriam candidatas a tratamento cirúrgico. Entretanto, as evidências atuais são insuficientes para confirmar sua eficácia.[90]

Estimulação direta com corrente transcraniana

A tDCS é outra técnica de neuroestimulação não invasiva que envolve uso de corrente de baixa amplitude e contínua aplicada à determinada região cerebral por meio de eletrodos no couro cabeludo.

Estudos apontam que a terapia é bem tolerada e leva à redução na frequência de descargas epileptiformes e crises. Contudo, trata-se de uma evidência de qualidade moderada a muito baixa.[90] Ainda, são necessários mais estudos, com maior número de pacientes, multicêntricos, randomizados e controlados para definir melhor os mecanismos de ação, as configurações e os protocolos de estimulação, bem como para avaliar os efeitos a longo prazo e determinar sua eficácia.[89]

CONSIDERAÇÕES FINAIS

A neuromodulação é uma modalidade de tratamento bem estabelecida e com resultados comprovados em pacientes com epilepsia farmacorresistente. Os resultados são modestos, com raros pacientes ficando livres de crises, mas ainda superiores à introdução de nova medicação anticrise. Trata-se, dessa forma, de um procedimento paliativo, mas com resultados interessantes e bom perfil de segurança nesse grupo de pacientes que mantém crises com impacto na qualidade de vida.

A Tabela 190.3 apresenta o comparativo das principais diferenças entre as principais terapias de neuromodulação disponíveis. Na sequência, a Figura 190.16 apresenta os resultados das três terapias (VNS, DBS e RNS) ao longo do tempo, apontando que elas têm uma clara tendência de melhora ao longo do tempo e sem clara vantagem de resultado entre elas, devendo a escolha ser individualizada conforme o perfil do paciente, a experiência e a disponibilidade do tratamento.

A indisponibilidade de biomarcadores para prever a resposta às terapias de neuromodulação ainda é uma das grandes limitações. Faltam evidências de alto nível para ajudar na tomada de decisão sobre quando e para quem essas terapias devem ser preferidas a outros tratamentos e, inclusive, entre elas. Estudos são necessários para permitir terapias mais personalizadas.

Assim, a neuromodulação pode ser considerada uma opção de tratamento para pessoas com epilepsia farmacorresistente, idealmente após avaliação da possibilidade de tratamento cirúrgico ressectivo, pois este tem maior chance de ser curativo. Essa opção, portanto, deve ser cuidadosamente avaliada e descartada (ou considerada menos apropriada).[56]

Tabela 190.3 Comparativo das principais diferenças entre a terapia de estimulação do nervo vago (VNS), a estimulação cerebral profunda (DBS) e a estimulação neurorresponsiva (RNS).[92,93]

	VNS	DBS	RNS
Alvo	Nervo vago esquerdo	Núcleo anterior do tálamo bilateral (outros alvos menos estudados)	Diretamente no foco epileptogênico
Indicações	Epilepsia focal e generalizada	Epilepsia focal, possível papel na generalizada em outros alvos	Epilepsia focal com até 2 focos
Procedimento cirúrgico	Eletrodo cervical, gerador subclavicular	Eletrodo cervical, gerador subclavicular	Eletrodo e gerador intracranianos (craniotomia)
Permite realizar ressonância após o implante	Sim	Sim	Não
Estimulação responsiva	Sim (taquicardia ictal)	Não	Sim (detecção no foco)
Aprovação no Brasil	Sim	Sim	Não

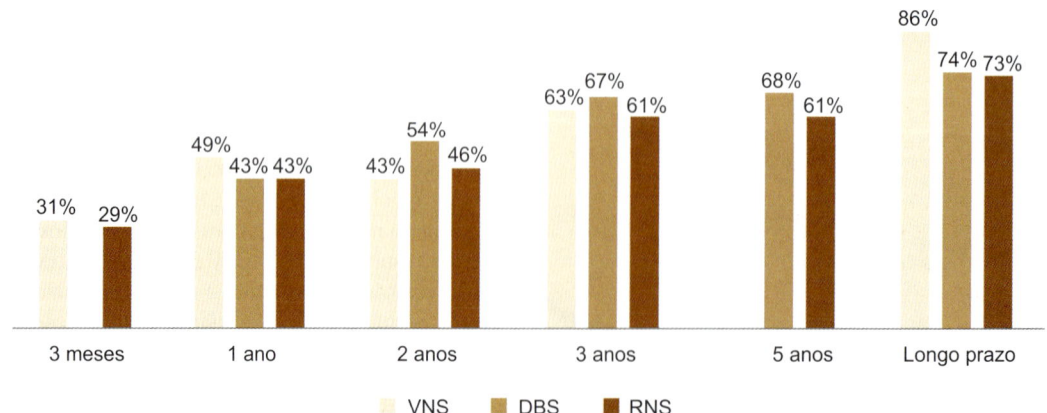

Figura 190.16 Comparação dos resultados (taxa de respondedores) entre a terapia de estimulação do nervo vago (VNS), a estimulação cerebral profunda (DBS) e a estimulação neurorresponsiva (RNS) conforme o tempo de tratamento.[88]

Neuromodulação Não Invasiva na Neurologia

Abrahão Fontes Baptista • Larissa Karlla Rodrigues Lopes •
Kátia Monte-Silva • Clarice Tanaka

INTRODUÇÃO

A constatação de que certas formas de estimulação magnética e elétrica não invasiva podem causar mudanças plástica no sistema nervoso central (SNC) desencadeou uma explosão de novas modalidades terapêuticas na área da neurologia. Alvos corticais e espinais para modulação terapêutica não invasiva têm demonstrado ser eficazes no controle de sinais e sintomas de inúmeras doenças neurológicas. Neste capítulo, além de uma breve introdução às principais técnicas de neuromodulação não invasiva, apresentaremos o embasamento científico do uso das técnicas tanto no tratamento de distúrbios do movimento quanto na reabilitação de sequelas motoras e não motoras de doença vasculares e desmielinizantes do SNC. Outras condições neurológicas, como dor neuropática, zumbido e epilepsia também serão exploradas.

PRINCIPAIS TÉCNICAS DE NEUROMODULAÇÃO NÃO INVASIVA

Várias modalidades físicas de energia, incluindo campos magnéticos, correntes elétricas, ultrassons e luzes, podem ser usadas em tecnologias para estimular de forma não invasiva o SNC.[1] Dentre elas, as técnicas de estimulação elétrica e magnética têm tido destaque e avançado nos estudos clínicos com diversas aplicabilidades.

Estimulação elétrica não invasiva do sIstema nervoso central

A estimulação elétrica não invasiva do SNC se dá através de eletrodos de superfície (estimulação transcutânea) ou com agulhas colocadas superficialmente na pele (estimulação transcutânea) usando correntes elétricas de baixa intensidade e baixa ou média frequências.[2] Ao interagir com os tecidos estimulados, a corrente elétrica provoca uma série de efeitos em níveis celular e molecular. Neste texto, vamos nos concentrar nos efeitos neuromodulatórios que ocorrem no córtex cerebral e na medula espinal e que envolvem o aumento ou a diminuição da excitabilidade neuronal pela estimulação direta dessas estruturas ou indireta pelos nervos periféricos.

Para entender o efeito neuromodulatório da estimulação elétrica do SNC, é fundamental a compreensão das diferentes formas de apresentação de uma corrente elétrica.[3] Por corrente elétrica, entende-se o fluxo de cargas elétricas que ocorre entre duas placas carregadas através de um meio condutor. No caso da estimulação elétrica de tecidos corporais, as placas são eletrodos condutores (geralmente ligas de silicone-carbono) ou agulhas de acupuntura colocadas em pontos específicos do corpo. Para que a corrente elétrica flua, deve haver uma diferença de potencial entre as duas placas carregadas. Aquela com maior carga elétrica é considerada polo positivo (ânodo), que atrai íons negativos (ânions) para si. A com menor carga elétrica é considerada polo negativo (cátodo), que atrai íons positivos para si (cátions). Quando um ânodo e um cátodo de um mesmo aparelho são colocados sobre a pele e o aparelho é ligado, ocorre a possibilidade de movimentação de cargas elétricas através deles e a corrente elétrica (medida em amperes) entrará no corpo através do ânodo e sairá do corpo através do cátodo. Como essas placas carregadas são colocadas no corpo humano (que é um meio condutor com íons carregados eletricamente), elas movimentarão esses íons em padrões específicos, gerando efeitos fisiológicos e terapêuticos específicos.

A forma de apresentação da corrente elétrica que será usada terapeuticamente tem basicamente a ver com como esses polos se comportarão ao longo do tempo. A seguir, são apresentadas algumas das formas mais comumente utilizadas quando o objetivo é a modulação da atividade do SNC.

Eletroestimulação transcraniana por corrente contínua

A corrente contínua é a forma mais simples de corrente elétrica que se pode usar para modular a atividade do sistema nervoso. Ela compreende uma corrente elétrica que flui continuamente do ânodo ao cátodo, sem interrupção. Com isso, essa modalidade de neuromodulação não tem as propriedades de frequência e duração de pulso presentes em outras. A utilização de corrente contínua para modulação da atividade de neurônios no córtex cerebral é chamada "estimulação transcraniana por corrente contínua" (tDCS, do inglês *transcranial direct current stimulation*).[4]

Na tDCS, pode-se obter efeitos facilitatórios ou inibitórios da atividade cortical, dependendo do polo utilizado.[5] Quando o ânodo é colocado sobre uma região do escalpo ocorre um processo de inibição da atividade dos pequenos neurônios e dendritos que estão nas camadas mais superficiais do cérebro, o que é compensado por um aumento na atividade dos neurônios mais profundos. Tomando como exemplo um neurônio piramidal que está na quinta camada do córtex motor primário, seu dendrito apical é hiperpolarizado, enquanto seu soma tende (de forma reacional) a ficar mais despolarizável, facilitando, assim, a atividade da via corticoespinal que é formada por esse neurônio. O contrário acontece com o cátodo, de forma que se pode seletivamente aumentar ou diminuir a atividade de uma área específica do córtex cerebral.

Uma modalidade especial de tDCS é a estimulação cerebelar com corrente contínua (tcDCS, do inglês *trasnscerebelar direct current stimulation*).[6] Nessa técnica, em vez de os eletrodos serem colocados em regiões do escalpo que correspondem ao córtex cerebral, um dos eletrodos é posicionado na região do crânio que corresponde ao cerebelo, 1 ou 2 cm abaixo da protuberância occipital externa (**ínion**). O outro eletrodo pode ser colocado no próprio crânio em uma área correspondente ao córtex cerebral ou fora do crânio, na coluna vertebral ou no músculo deltoide direito. Ressalta-se que, nessas montagens (em que um dos eletrodos é colocado fora do crânio), deve-se prevenir a passagem de corrente elétrica pela área cardíaca. Por isso, a escolha do músculo deltoide direito, e não o esquerdo.

A tDCS utiliza correntes elétricas muito fracas, na faixa de 0,75 a 4 mA, que geram voltagens menores do que o próprio potencial de ação nos neurônios corticais. Além disso, ela só apresenta variações de corrente no início e no final da estimulação, não sendo suficiente para gerar despolarização neuronal, mas simplesmente aumentar ou diminuir o potencial de membrana de grupos de neurônios abaixo dos eletrodos, tornando-os mais despolarizáveis (ânodo) ou hiperpolarizáveis (cátodo). Com isso, a tDCS é uma técnica que deve preferencialmente ser associada a tarefas ativas durante a estimulação, sejam elas físicas ou cognitivas. Como os eletrodos são fixados na cabeça em pontos específicos com faixas e o aparelho de tDCS normalmente é portátil, essa técnica permite a movimentação livre da pessoa durante a estimulação, o que é uma vantagem sobre outras técnicas, principalmente as de estimulação magnética. A Figura 191.1 apresenta algumas montagens comuns de tDCS e suas indicações.

Estimulação transespinal com corrente contínua

A estimulação transespinal com corrente contínua (tsDCS, do inglês *trans-spinal direct current stimulation*) usa a mesma corrente elétrica vista na tDCS, porém agora com eletrodos colocados na coluna vertebral, com o objetivo de modular a atividade da medula espinal.[7] Tanto na organização anatômica da medula espinal quanto na do córtex cerebral, as correntes elétricas que são aplicadas superficialmente encontram primeiro os axônios e dendritos para, depois, se aprofundarem mais e chegarem a corpos neuronais. Com isso, entende-se que a tsDCS teria um efeito similar ao da tDCS em termos de modificação da atividade/excitabilidade neuronal. Em geral, o ânodo é colocado na décima vértebra torácica; e o cátodo, no músculo deltoide direito. Essa montagem previne a passagem de corrente elétrica pela área cardíaca, bem como é capaz de modular a atividade do trato espinotalâmico e dos sistemas dorsal-lemnisco medial

e anterolateral da medula espinal. Ao modular essas vias, a tsDCS provoca efeitos supraespinais, modificando a atividade de regiões do encéfalo.

Eletroestimulação periférica

A modulação da atividade do SNC pode ser obtida pela eletroestimulação periférica (PES, do inglês *peripheral electrical stimulation*).[3] Aqui, vamos nos concentrar em dois alvos de modulação no SNC: o córtex motor primário e o núcleo do trato solitário. No caso do córtex motor primário, é possível modular sua atividade usando PES, porque a estimulação sensorial periférica ativa o córtex somatossensitivo primário, que modula em sequência o córtex motor primário.[8] Essa modulação pode acontecer pelas vias: a) tátil (quando se ativam receptores cutâneos) e/ou b) proprioceptiva (quando se ativam receptores musculares e/ou articulares diretamente ou indiretamente pela produção de contração muscular com ou sem movimento articular).

No caso do núcleo do trato solitário, o objetivo é modular a atividade vagal por meio da estimulação da porção auricular desse nervo na concha *cymba* e no *tragus* (estruturas situadas nas orelhas). Essa técnica especial consiste na eletroestimulação auricular transcutânea do nervo vago (taVNS, do inglês *transcutaneous auricular vagus nerve stimulation*).[9] A estimulação não invasiva do nervo vago também pode ser feita no pescoço, onde é possível ativar tanto sua porção aferente como eferente. Entretanto, atualmente no Brasil, não existem aparelhos próprios para esse fim.

No caso da PES, raramente se utiliza a corrente contínua pelo risco de lesão cutânea. As formas de corrente elétrica normalmente são pulsadas e alternadas, em que há uma alternância constante de ânodo e cátodo produzida por mecanismos eletrônicos. Dessa forma, não há predomínio de um polo sobre outro, e o efeito da estimulação elétrica não é polar, mas sim derivado de frequência, duração de pulso, amplitude e tempo estimulação. Os parâmetros para utilização de PES com a finalidade de modular a atividade do SNC podem ser encontrados na Tabela 191.1.

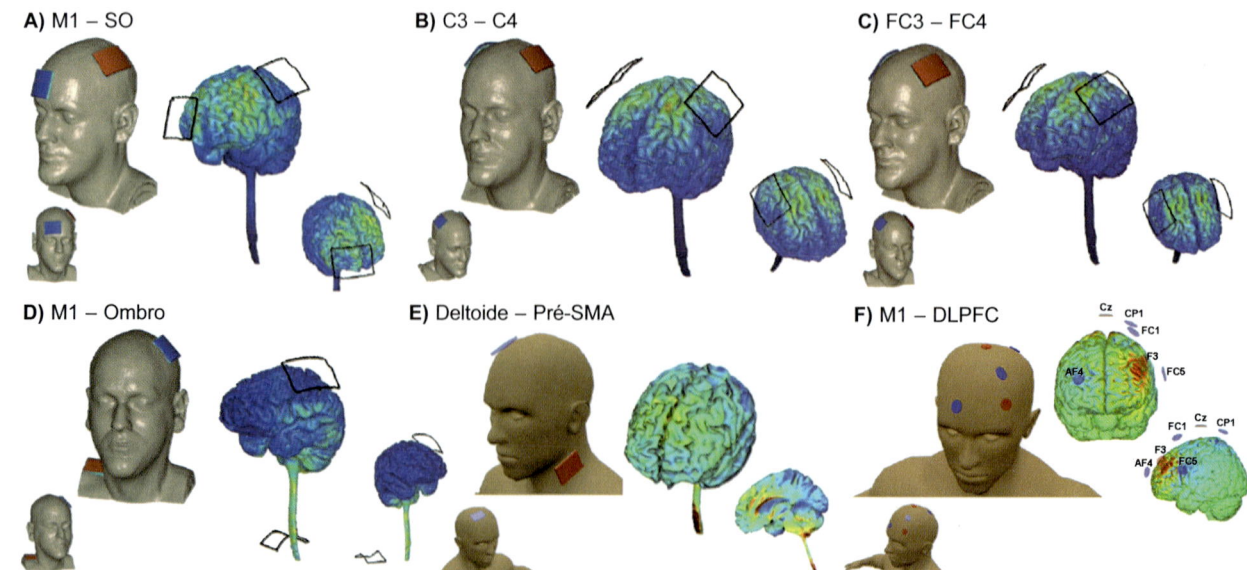

Figura 191.1 Montagens de tDCS. **A.** Córtex motor primário (M1) e região supraorbital (SO) contralateral. **B.** Áreas de representação das mãos no córtex motor primário bilateralmente (C3 e C4, Sistema Internacional 10/20 de EEG). **C.** Córtices pré-motores bilateralmente (FC3 e FC4, Sistema Internacional 10/20 de EEG). **D.** M1 e ombro. **E.** Área anterior à área motora suplementar (SMA) e músculo deltoide. **F.** M1 e córtex pré-frontal dorsolateral (DLPFC).[4]

Tabela 191.1 Técnicas mais comuns de PES e seus parâmetros para modular a atividade do sistema nervoso central.

Objetivo	Tipo de corrente	Frequência	Amplitude	Duração
Modulação do S1/M1				
Eletrodos de superfície				
Excitatória	Monofásica pulsada ou alternada	< 10 Hz	Acima do limiar motor	> 45 s
Inibitória	Monofásica pulsada ou alternada	> 10 Hz	No limiar sensorial ou nociceptivo	< 30 s
Eletrodos de agulha				
Excitatória	Alternada	100 Hz	No limiar sensorial	30 s
Inibitória	Alternada	–		
Modulação do nervo vago				
Eletrodos em forma de clipe na orelha esquerda ou em ambas	Alternada	1 a 25 Hz	No limiar sensorial, com estimulação forte mas confortável ou no nível da tolerância	20 s a 1 h

M1: córtex motor primário; PES: eletroestimulação periférica (do inglês *peripheral electrical stimulation*); S1: córtex somatossensitivo primário.

Estimulação magnética não invasiva do sistema nervoso central

A estimulação magnética não invasiva do SNC envolve um conjunto de técnicas que se utilizam dos princípios do eletromagnetismo para estimular estruturas superficiais do SNC, como córtex cerebral, cerebelo e medula espinal (Figura 191.2). Quando aplicada no escalpo sobrejacente ao córtex cerebral ou cerebelo, a técnica é chamada "estimulação magnética transcraniana" (TMS, do inglês *transcranial magnetic stimulation*). No entanto, se aplicada sobre a coluna vertebral sobrejacente à medula espinal, a técnica é denominada "estimulação magnética transespinal" (tsMS, do inglês *trans-spinal magnetic stimulation*). Essa última é menos popular e sua aplicabilidade mais restrita devido à escassez de ensaios clínicos.

Baseadas nos princípios da indução eletromagnética para gerar correntes iônicas focais no tecido nervoso de indivíduos conscientes, as técnicas de estimulação magnética podem avaliar e/ou modular funções do SNC. Dependendo da frequência de aplicação dos pulsos magnéticos, as técnicas podem ser classificadas em: estimulação magnética de pulso único (pulsos magnéticos aplicados em intervalos irregulares ou em frequências de 0,20 Hz); estimulação magnética de pulsos pareados (dois pulsos magnéticos aplicados em intervalos de 1 a 200 ms) e estimulação magnética de pulsos repetitivos (rTMS, do inglês *repetitive transcranial magnetic stimulation*) (frequências ≥ 0,25 Hz). As modalidades de estimulação com pulso único e pulsos pareados são usadas para avaliar a atividade, integridade e interação entre regiões do sistema nervoso. A estimulação com pulsos repetitivos, por sua vez, interfere nas funções cerebrais e repercute em mudanças comportamentais e, portanto, tem sido empregada para fins terapêuticos.[10]

As estimulações com pulsos repetitivos são aplicadas a baixas frequências (entre 0,25 e 1 Hz), a altas frequências (geralmente ≥ 5 Hz) ou por meio de um padrão de estimulação chamado *theta-burst* (TBS, do inglês *theta-burst stimulation*). A TBS é uma modalidade de estimulação magnética na qual um conjunto de três pulsos magnéticos na frequência de 50 Hz é modulado na frequência de 5 Hz e aplicados com ou sem intervalos. Quando aplicada sem intervalo, a estimulação é denominada "contínua" (cTBS, do inglês *continuous theta-burst stimulation*) e na aplicação com intervalos de 10 segundos, a TBS é chamada "intermitente" (iTBS, do inglês *intermittent theta-burst stimulation*). De modo geral, quando aplicada sobre o escalpo, ou seja, as modalidades transcranianas, a rTMS de baixa frequência e a cTBS promovem efeitos inibitórios na atividade cerebral em regiões subjacentes à estimulação. Em contraste, a rTMS de alta frequência e a iTBS geram efeitos excitatórios na atividade da área estimulada. É importante destacar que tais efeitos podem ser alterados por uma combinação de fatores inerentes não só a outros parâmetros da estimulação

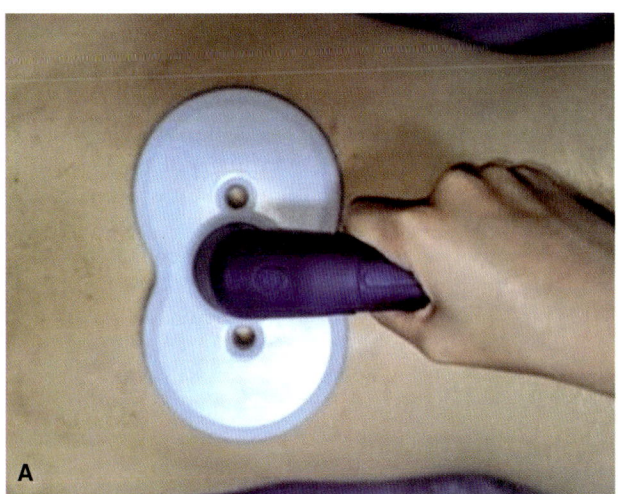
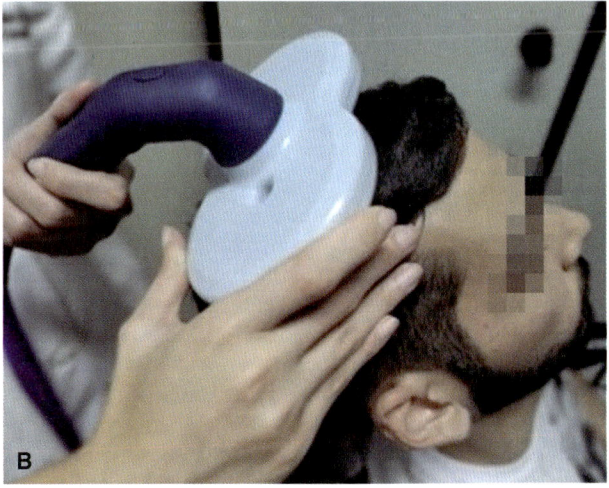

Figura 191.2 Figura ilustrativa da aplicação da estimulação magnética transespinal (**A**) e da estimulação magnética transcraniana (**B**).

(número de pulsos e amplitude da estimulação), como também ao indivíduo (genética, estado atencional, geometria cortical etc.).[10] Ainda são escassos os estudos que apontem para um efeito inibitório e/ou excitatório dependente da frequência nas modalidades transespinais.

Como dito, as estimulações magnéticas por pulsos repetitivos podem interferir em funções do SNC e, assim, proporcionar efeitos terapêuticos e benefícios clínicos. Todavia, os mecanismos pelos quais elas produzem tais efeitos ainda não são ainda totalmente esclarecidos. A hipótese mais aceita para os efeitos mais duradouros é que a exposição à estimulação magnética por vários dias modifique o microambiente sináptico, interferindo na atividade de receptores glutamatérgicos e GABAérgicos.[11] Contribuições de células não neurais, como as células gliais, para os efeitos duradouros induzidos pela estimulação magnética também têm sido apontadas.[12]

NEUROMODULAÇÃO NÃO INVASIVA EM NEUROLOGIA

Neuromodulação não invasiva em distúrbios do movimento

As evidências até o momento sugerem que a neuromodulação não invasiva pode ser benéfica para o alívio de alguns sintomas em determinados distúrbios do movimento, como doença de Parkinson (DP), distonias, ataxias e tremor essencial, com potencial para serem aplicadas com sucesso na prática clínica, seja como terapia adjuvante ou como protagonista em pacientes com contraindicações para outros tratamentos. É importante destacar que a pesquisa nessa área ainda está em andamento; sendo assim, mais estudos clínicos são necessários para determinar a eficácia, identificar os parâmetros ideais de estimulação e compreender melhor os mecanismos subjacentes.

O melhor cenário para essa terapia em desenvolvimento provavelmente envolverá a otimização de protocolos de estimulação e uma abordagem envolvendo múltiplos/combinados alvos, considerando que as disfunções da rede em distúrbios do movimento envolvem múltiplos circuitos supraespinhais que são distintos e sobrepostos.

Doença de Parkinson

Neuromodulação não invasiva nos sintomas motores da doença de Parkinson

Diversos estudos sugerem eficácia da rTMS em alta frequência em M1 nos sintomas motores, principalmente se entregue bilateralmente.[13,14] Podem ser observadas melhoras globais dos sintomas motores avaliados por meio da *Unified Parkinson's Disease Rating Scale* (UPDRS) motora parte III, que inclui bradicinesia, tremor, rigidez, instabilidade postural e marcha, além de melhoras no congelamento da marcha, no número de passos para se completar o giro de 180° e no desempenho em testes de marcha,[14,15] sendo sua eficácia terapêutica modesta. A tDCS anódica em M1 parece também resultar em melhoras significativas da marcha, do congelamento e das habilidades motoras da DP, sobretudo quando combinadas a protocolos de reabilitação, por melhorar a aprendizagem motora e a retenção a longo prazo.[16]

A área motora suplementar (AMS) também tem sido um alvo potencial de tratamento para os sintomas motores, por desempenhar um papel importante no planejamento e controle dos movimentos. Apesar dos resultados positivos, ainda há um alto nível de heterogeneidade nos protocolos de estimulação (alta ou baixa frequência), que podem ser realizados em combinação com outras áreas corticais, como M1 e córtex pré-frontal dorsolateral (DLPFC). Permanece incerto se a AMS ou o M1 é o melhor alvo para a melhora do congelamento da marcha; os estudos sugerem que diferentes alvos podem responder a diferentes frequências.[15]

A rTMS também foi avaliada como uma possível ferramenta terapêutica para a discinesia induzida por levodopa, mostrando alguns resultados positivos quando aplicados em M1 e AMS em baixa frequência e no cerebelo usando um protocolo de cTBS.[13,15] Já a tDCS anódica aplicada bilateralmente em M1 parece melhorar as discinesias induzidas por levodopa.[16]

Alguns estudos preliminares têm investigado os efeitos da tsMS com resultados promissores na melhora da postura, da marcha e dos sintomas motores,[17-19] porém mais pesquisas são necessárias para entender completamente a eficácia, a segurança e o mecanismo de ação dessa técnica.

Neuromodulação não invasiva nos sintomas não motores da doença de Parkinson

A rTMS de alta frequência no DLPFC esquerdo pode oferecer uma opção terapêutica e tem um nível B de recomendação ("eficácia provável") no tratamento de depressão associada à DP,[14] podendo apresentar resultados similares a antidepressivos.[20,21] Estudos sobre a eficácia da tDCS no tratamento da depressão em pacientes com DP têm apresentado resultados variáveis na redução dos sintomas depressivos, portanto mais estudos são necessários para compreender melhor sua eficácia a longo prazo.

Na DP, a rTMS em DLPFC pode resultar na melhora da função executiva, incluindo aprimoramentos no planejamento e na flexibilidade cognitiva.[14] Já a tDCS anódica em DLPFC esquerdo parece melhorar a memória de trabalho, a fluência verbal e o desempenho cognitivo na DP.[16] Os resultados dos estudos sobre a eficácia da rTMS e da tDCS nas disfunções da linguagem são variáveis e mostram avanços significativos na qualidade da fala, na articulação e na fluência, enquanto outros não encontram benefícios significativos.

Distonia

Os padrões de ativação muscular excessivos e inapropriados na distonia refletem a desinibição dos circuitos motores corticais-subcorticais, resultante da integração sensório-motora anormal e da plasticidade mal-adaptativa. Existem anormalidades sensoriais leves e déficits na integração sensório-motora que também podem ser explicados por uma perda de inibição.[16] Portanto, um objetivo razoável do tratamento é aumentar a inibição desses alvos.

A tDCS catódica bilateral parece ser uma boa opção terapêutica na distonia, podendo reduzir a excitabilidade cortical responsável pela excitação excessiva e cocontrações quase síncronas de agonistas e antagonistas. Efeitos benéficos foram observados após protocolo bilateral sobre M1 em músicos com distonia focal da mão.[16]

O cerebelo tem sido outro alvo de modulação na distonia devido ao seu efeito inibitório sobre o córtex motor. Observou-se que a tcDCS anódica sobre os hemisférios cerebelares reduz a pressão média da caneta e modifica a frequência média do traço durante a escrita e o desenho cíclico rápido em pacientes com distonia focal da mão.[16] Embora existam poucos estudos com tcDCS, os resultados obtidos até agora são encorajadores.

A tDCS por si só ou combinada à terapia de reabilitação pode ser uma forma eficaz de modular a rede disfuncional da distonia (estimulando as vias somatossensoriais centrais), promover sua plasticidade e facilitar a inibição circundante nas áreas hiperativas (tornando-as mais responsivas à neurorreabilitação). Em um outro estudo com músicos com distonia focal na mão direita, foi observado que, após a estimulação bilateral em M1 (cátodo sobre a esquerda e ânodo sobre a região parietal direita durante o processo de neurorreabilitação para músicos com distonia), houve um progresso expressivo na pontuação de gravidade da distonia.[22] A tDCS anódica sobre M1 combinada a exercícios específicos e progressivos para os músculos cervicais e do tronco mostrou também melhorar o controle postural e a dor em pacientes com distonia cervical.[23]

Considerando o uso da rTMS na distonia, grande parte dos estudos se baseiam na estimulação de baixa frequência em M1,[13] resultando na melhora do desempenho motor. A rTMS inibitória sobre o córtex pré-motor (CPM) parece melhorar a velocidade e o desconforto da mão durante a escrita.[24] Estimular de forma inibitória S1 parece também ser benéfico na melhora nas medidas subjetivas e objetivas de caligrafia com duração de até 2 semanas após o período de estimulação.[25]

Em uma perspectiva geral, há melhoras significativas em desempenho, discriminação sensorial, severidade da distonia e qualidade de vida após o treinamento motor associado à neuromodulação. Parâmetros como local de estimulação, duração e sustentabilidade da estimulação devem ser avaliados em pesquisas futuras. As evidências apresentadas até o momento não fornecem um alto nível de recomendação devido à heterogeneidade dos estudos, embora resultados positivos tenham sido relatados.[26]

Ataxia cerebelar

As ataxias cerebelares são um grupo heterogêneo de distúrbios degenerativos para os quais atualmente carecemos de intervenções eficazes e modificadoras da doença. Diversos estudos sugerem que a modulação do cerebelo em pacientes atáxicos através de rTMS e tcDCS pode melhorar a velocidade da marcha, a cadência do passo, a mobilidade funcional e o controle postural em pé.[27,28] Segundo Qiu et al.,[29] a rTMS de alta frequência é eficaz no alívio de sintomas motores e melhora a capacidade de equilíbrio em pacientes com ataxia, sendo um tratamento seguro, o que pode ser vantajoso para aqueles que não toleram ou não respondem a medicamentos e outras terapias.[29]

A tcDCS anódica aumenta a excitabilidade das células de Purkinje do córtex cerebelar, elevando os efeitos inibitórios do córtex cerebelar nos núcleos cerebelares profundos e, portanto, reduzindo o impulso facilitador cerebelo-talâmico para as áreas corticais.[29] Alguns estudos avaliaram os efeitos da tcDCS anódica e da tsDCS[30-32] em pacientes com diversos tipos de ataxia e observaram melhorias significativas na gravidade da ataxia que envolveram especificamente os domínios de postura, marcha e coordenação dos membros, sendo mais pronunciadas nos indivíduos menos gravemente afetados. Parece haver também uma melhora do desempenho cognitivo ao se estimular o cerebelo de pacientes atáxicos.[32,33]

De forma geral, os estudos da tDCS são altamente heterogêneos em relação a etiologia da ataxia cerebelar, gravidade da doença e intensidade da corrente aplicada, duração da sessão, taxa de repetição, posição do eletrodo-alvo e do eletrodo de referência, o que impede comparabilidade e interpretação dos resultados.[34]

Tremor essencial

Para reduzir o tremor em pacientes com tremor essencial (TE), os protocolos rTMS, cTBS e tDCS comumente usam estimulação inibitória para suprimir a atividade cortical em regiões específicas, como cerebelo, M1, CPM e AMS. Evidências apoiam a contribuição da rTMS na melhora do tremor, porém esses achados ainda são controversos[13] e inconclusivos.[14] Os resultados dos estudos com tDCS no TE não suportam nenhuma conclusão; portanto, a tDCS não pode ser recomendada.[26]

Segundo Chalah et al.,[35] a discrepância encontrada nos estudos é resultante de vários fatores, como: amostras pequenas, diferentes números de sessões, população heterogênea (no que diz respeito a topografia cerebral funcional, local e gravidade do tremor, idade de início, duração da doença e intervenções farmacológicas). Mais pesquisas são necessárias para definir protocolos de tratamento específicos, determinar a duração ideal do tratamento e avaliar a eficácia a longo prazo.

Neuromodulação não invasiva na reabilitação de doenças vasculares e desmielinizantes do SNC

Acidente vascular cerebral

A recuperação do sistema nervoso após um acidente vascular cerebral (AVC) é um processo dependente de sua capacidade em recuperar e/ou reorganizar estruturas e funções remanescentes. A recuperação de funções cerebrais após os primeiros dias pós-AVC está relacionada com a redução do edema e da reperfusão da área de penumbra; por outro lado, a recuperação em fases mais tardias deve-se a outros mecanismos, como recrutamento de vias funcionalmente homólogas, desinibição de conexões neurais previamente inativas, resolução da diásquise e formação de novas conexões neurais que podem assumir o papel da área danificada.[36] A neuromodulação não invasiva, em tese, pode ajudar a direcionar e potencializar esses mecanismos reparadores.

Atualmente, inúmeras revisões sistemáticas envolvendo um número significativo de estudos e participantes evidenciam a eficácia do uso de várias técnicas de neuromodulação não invasiva na promoção da recuperação de sequelas motoras e não motoras pós-AVC.[37-39] No entanto, a variabilidade no tamanho de efeito produzido (10 a 146%) ainda limita a transposição das técnicas de neuromodulação para a prática clínica.[40] Apesar de os fatores relacionados com essa variabilidade não serem ainda totalmente elucidados, é provável que a prescrição inespecífica de protocolos pautados em conceitos teóricos de recuperação do SNC (sem considerar as características intrínsecas individuais de adaptações neurais após lesão) possa, ao menos em parte, explicar a heterogeneidade dos efeitos induzidos pela estimulação.[41]

O modelo teórico no qual se baseia a maioria dos protocolos de neuromodulação não invasiva pós-AVC é o do desequilíbrio da competição inter-hemisférica (Figura 191.3).[42]

Neste modelo, pressupõe-se que a lesão cerebral promoveria um aumento da inibição fisiológica entre os hemisférios, ou seja, haveria um aumento da inibição do hemisfério não lesado frente ao hemisfério lesado. Tal fenômeno ocasionaria prejuízos na recuperação das áreas afetadas no hemisfério lesado. Considerando apenas esse modelo de recuperação, os protocolos de neuromodulação não invasiva, quando aplicados em regiões do córtex cerebral, visam aumentar a atividade do hemisfério lesado por meio das técnicas excitatórias (rTMS ≥ 5 Hz, tDCS anódica e iTBS).

Por sua vez, as técnicas inibitórias (rTMS ≤ 1 Hz, tDCS anódica e cTBS) seriam usadas para promover a diminuição da atividade do hemisfério não lesado e, assim, restabelecer o equilíbrio inter-hemisférico. De fato, estudos apontam que a restauração do equilíbrio inter-hemisférico aumenta a função motora de membros paréticos.[42-45]

A teoria *bimodal balance-recovery model*,[46] por outro lado, contesta a hipótese de que o aumento da atividade do hemisfério não lesado seja sempre um fenômeno não adaptativo. De acordo com essa teoria, na existência de um bom nível de reserva estrutural no hemisfério lesado (áreas perilesionais), o envolvimento do hemisfério não lesionado na recuperação pós-AVC parece ser oriundo de processo maladaptativo. Nesse caso, a inibição de sua atividade pode trazer benefícios clínicos. Todavia, em lesões extensas, nas quais não há preservação estrutural no hemisfério lesado, o aumento da atividade do hemisfério não lesado poderia ser considerado um fenômeno adaptativo e, portanto, deveria ser promovido. Poucos ainda são os estudos que consideram o modelo bimodal na prescrição dos protocolos de neuromodulação (ver Figura 191.3).

Diante da capacidade de as técnicas de neuromodulação não invasiva promoverem os processos adaptativos pós-lesão, é importante entender as características individuais de reorganização neural. Para isso, exames adicionais como a ressonância magnética funcional (fMRI, do inglês *functional magnetic resonance imaging*) ou do crânio com tratografia e/ou investigação da integridade do trato corticoespinal pela spTMS podem trazer informações relevantes para nortear a prescrição dos protocolos de neuromodulação. Assim, os alvos elegíveis para neuromodulação devem ser áreas poupadas pela lesão, considerando o princípio da vicariação (que se refere ao processo no qual uma área cerebral intacta assume a função previamente realizada pela área lesada, por meio de rearranjos neuroplásticos e adaptações funcionais). Áreas adjacentes à lesão ou mesmo homólogas no hemisfério não lesado podem aumentar sua atividade e assumir as funções perdidas com o dano cerebral.[41] Nesse cenário, as técnicas de neuromodulação promoveriam a ativação dessas áreas.

Dependendo da área afetada pelo AVC, diferentes funções cerebrais podem ser comprometidas, resultando em diferentes tipos de sequelas. A seguir, abordaremos as evidências do uso da neuromodulação não invasiva na recuperação de sequelas motoras e não motoras.

Neuromodulação não invasiva no tratamento de sequelas motoras pós-AVC

O comprometimento motor do membro superior é uma das sequelas mais comuns pós-AVC. Aproximadamente 80% dos sobreviventes apresentam deficiência motora no membro superior, e apenas 20 a 30% desses sobreviventes alcançam uma recuperação funcional. Várias técnicas de neuromodulação não invasiva têm sido aplicadas para promover a recuperação do membro superior pós-AVC, sendo as mais estudadas: tDCS, rTMS, TBS e taVNS.[37] Os estudos apontam para o benefício do uso combinado dessas técnicas com outras terapias convencionais na promoção da função motora do membro superior em pacientes em fases aguda, subaguda e crônica da doença.[47] Uma recente revisão com metanálise em rede[37] revelou que a taVNS e os protocolos de estimulação excitatória (iTBS, tDCS anódica e rTMS de alta frequência) foram considerados mais eficazes em promover uma maior magnitude de efeito na recuperação da função do membro superior e no desempenho das atividades de vida diária (AVDs) no AVC agudo/subagudo e crônico. O córtex motor primário, seja unilateral seja bilateralmente, é o alvo mais comum das técnicas transcranianas para promover a recuperação da função motora. Contudo, em alguns ensaios clínicos, também são explorados como alvos a AMS, o DLPFC e o cerebelo.

Após um AVC, os indivíduos frequentemente apresentam comprometimentos na marcha e no equilíbrio que interferem na capacidade de realizar AVDs e impactam na

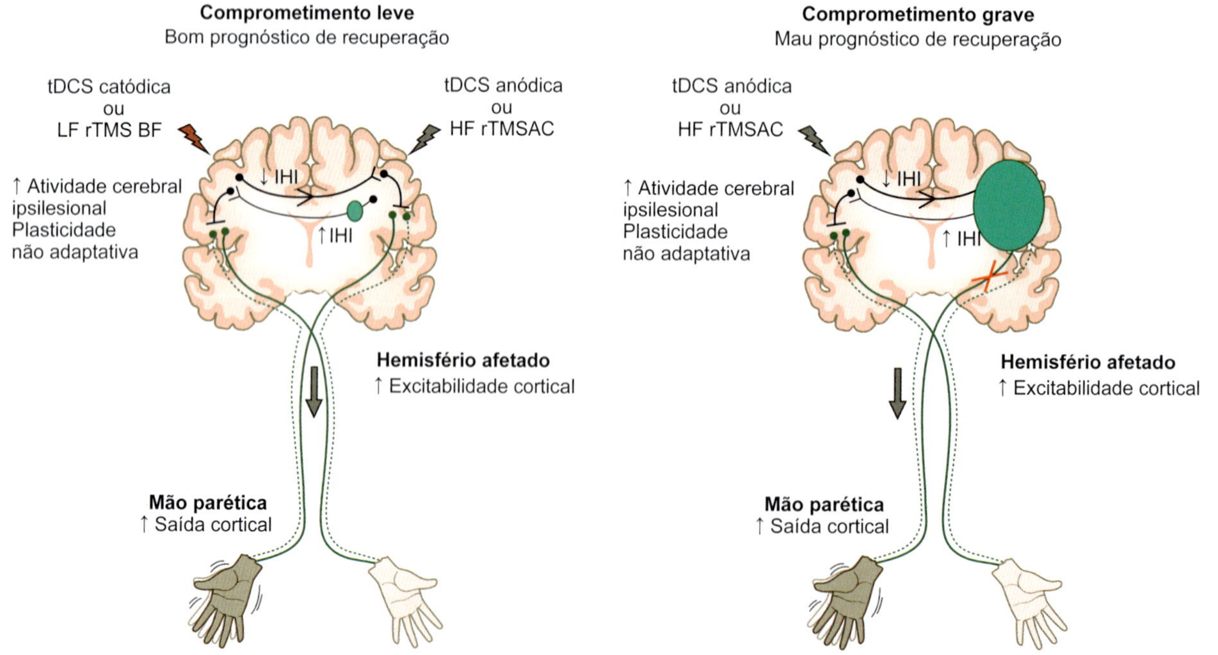

Figura 191.3 Representação esquemática da indicação de prescrição dos protocolos de neuromodulação não invasiva segundo o modelo *bimodal balance-recovery* considerando o nível de reserva estrutural. HF rTMS: estimulação elétrica de pulsos repetitivos de alta frequência; IHI: inibição inter-hemisférica; LF rTMS: estimulação elétrica de pulsos repetitivos de baixa frequência; tDCS: estimulação transcraniana por corrente contínua.

qualidade de vida. Vários ensaios clínicos também apontam para o benefício do uso adjuvante das técnicas de neuromodulação não invasiva para promover a recuperação do equilíbrio e da marcha em pacientes pós-AVC em fases aguda, subaguda e crônica.[38] O córtex motor primário (área de representação dos membros inferiores) é o alvo mais predominante nos estudos, mas a AMS e o cerebelo também podem ser considerados na promoção da recuperação da função de marcha e equilíbrio pós-AVC.

A espasticidade é uma disfunção sensório-motora também muito comum em indivíduos pós-AVC. Com uma taxa de prevalência de aproximadamente 25% entre os sobreviventes, a espasticidade pode ocasionar complicações, como dor, rigidez muscular, posição articular anormal, o que traz grandes desafios para a realização das AVDs em indivíduos com AVC.[48] Metanálises revelam evidências de que as técnicas de neuromodulação não invasivas (sobretudo, rTMS e tDCS) reduzem a espasticidade em sobreviventes de um AVC. Diferentes parâmetros de estimulação são encontrados na literatura para diminuir a espasticidade, sendo o cerebelo e, principalmente, o córtex motor primário alvos comuns da neuromodulação não invasiva.[49]

A disfagia, caracterizada como a dificuldade de deglutir, é uma ocorrência comum no AVC que também compromete a qualidade de vida e a recuperação funcional dos indivíduos pós-AVC. No contexto da neuromodulação não invasiva, revisões sistemáticas também apontam para o benefício do uso das técnicas na recuperação dessa disfunção.[50] O córtex motor faríngeo e o cerebelo são alvos das técnicas transcranianas nos estudos. Todavia, mais estudos são necessários para uma recomendação mais forte do uso da neuromodulação não invasiva no tratamento da disfagia.

Neuromodulação não invasiva no tratamento de sequelas não motoras pós-AVC

Aproximadamente 40% dos sobreviventes pós-AVC apresentam afasia 1 ano após o acidente vascular,[51] sendo, portanto, considerada a sequela não motora mais comum associada à doença. A afasia é um distúrbio adquirido da linguagem que pode prejudicar algumas ou todas as modalidades do processo de linguagem (fala, audição, leitura e escrita). Apesar de as terapias fonoaudiológicas serem a base do tratamento da afasia, revisões sistemáticas apontam que as técnicas de neuromodulação não invasiva podem ajudar na recuperação da linguagem.[52,53] As áreas de Broca e de Wernicke no hemisfério cerebral esquerdo e/ou regiões homólogas no hemisfério direito têm sido os alvos mais comuns da neuromodulação não invasiva no tratamento da afasia, mas o cerebelo e a região torácica da coluna vertebral têm revelado benefícios clínicos nessa sequela (quando estimulados).

A negligência unilateral (dificuldade ou incapacidade de direcionar a atenção, perceber ou responder adequadamente a estímulos presentes no lado afetado do corpo ou espaço) é uma sequela não motora bastante comum em indivíduos com AVC. Estima-se que entre 13 e 82% dos sobreviventes ao AVC apresentam negligência unilateral em graus variados.[39] Os locais de estimulação mais comumente encontrados nos ensaios clínicos são principalmente o córtex parietal direito e esquerdo, bem como o DLPFC.[39] A falta de padronização dos protocolos e a variabilidade dos efeitos encontrados ainda limitam a recomendação da neuromodulação não invasiva para o tratamento da negligência unilateral.

A depressão é um problema frequentemente associado ao impacto negativo na qualidade de vida de indivíduos com sequelas pós-AVC, afetando o bem-estar emocional, os relacionamentos interpessoais e o funcionamento diário das pessoas. No âmbito da neuromodulação não invasiva, a tDCS e a rTMS têm apresentado resultados promissores no tratamento da depressão pós-AVC.[54] Similarmente aos estudos com indivíduos com depressão maior, o DLPFC esquerdo e o direito também têm sido os alvos mais comumente estimulados para o controle da depressão pós-AVC.[55]

Recentemente, o potencial das técnicas de neuromodulação não invasiva no tratamento do comprometimento cognitivo também tem sido explorado na população com AVC.[56] A estimulação de alvos corticais, como o DLPFC, o córtex parietal posterior e o giro temporal superior, tem demonstrado melhorar as funções executivas de indivíduos com AVC. Entretanto, apesar da perspectiva positiva para uso clínico, os efeitos são ainda limitados, sugerindo que mais estudos científicos são necessários para melhor definição de protocolos (local e parâmetros) mais efetivos.[56]

Em conclusão, evidências científicas apontam para o benefício clínico do uso de técnicas de neuromodulação não invasiva para a promoção da recuperação de sequelas motoras e não motoras pós-AVC. No entanto, a variabilidade dos protocolos (parâmetros, modalidades e locais da estimulação) e da magnitude dos efeitos induzidos limita sua transposição para a prática clínica. Assim, a tomada de decisão para indicação do tratamento deverá ser compartilhada com o paciente/a família, considerando os valores e preferências do paciente. Desse modo, é preciso deixá-lo ciente da imprevisibilidade da magnitude dos efeitos esperados.

Esclerose múltipla

A esclerose múltipla é uma doença crônica e inflamatória do SNC. A localização, o número e o tamanho das lesões dentro do SNC determinam os sintomas neurológicos e a gravidade da doença. Os sintomas incluem fadiga, problemas de visão, disfunções motoras e sensoriais, dor, espasticidade, déficits cognitivos, depressão, disfunção da bexiga e do intestino (todos podem ocorrer em várias combinações). Técnicas de neuromodulação não invasiva têm sido usadas no controle de alguns desses sintomas como fadiga, dor, espasticidade, depressão, disfunções motoras e déficits cognitivos.[57]

Uma revisão sistemática com metanálise que incluiu 25 ensaios clínicos com 491 pacientes com esclerose múltipla demonstrou que, para fadiga, as seguintes áreas cerebrais têm sido alvo das técnicas de neuromodulação não invasiva: córtex motor primário, córtex sensorial primário e DLPFC. Na tDCS, os parâmetros usados variaram entre os estudos: de 15 a 30 minutos (duração), de 1 a 2,5 mA (intensidade da corrente) e de 1 a 20 (número de sessões). Na rTMS, os parâmetros da estimulação também variaram, sendo usados, nos estudos, frequências acima ou iguais a 5 Hz, intensidade entre 80 e 110% do limiar motor, além do número de sessões entre 10 e 18.[57]

No controle da dor, o córtex motor primário foi o principal alvo estimulado nos estudos envolvendo pacientes com esclerose múltipla. Apesar de as evidências nessa população não serem robustas devido ao número de ensaios clínicos,[57] as fortes evidências da eficácia clínica no controle da dor neuropática de diversas etiologias[58] indicam as técnicas de estimulação não invasiva do SNC como uma opção terapêutica segura para o tratamento dor causada pela esclerose múltipla.

Similarmente a pacientes com AVC, a espasticidade, a depressão e os comprometimentos cognitivos associados à esclerose múltipla podem também ser tratados com neuromodulação não invasiva. As áreas e os parâmetros usados na esclerose múltipla parecem similares aos aplicados nesses sintomas resultantes de outras doenças neurológicas, o que reforça um modelo racional de aplicação das técnicas de neuromodulação não invasiva baseado nos sinais e sintomas, e não (como comumente abordado) focado nas doenças.

Em conclusão, apesar das evidências ainda preliminares, as técnicas de neuromodulação não invasiva parecem ser promissoras para tratar algumas disfunções causadas pela esclerose múltipla. Contudo, devido à escassez de estudos e à reprodutividade dos protocolos, é necessária uma análise crítica sobre a relação de benefício e risco para a indicação das técnicas de neuromodulação nessa população.

Neuromodulação não invasiva em outras condições neurológicas

Dor neuropática

A dor neuropática é definida como proveniente de lesão ou disfunção do sistema somatossensitivo[59] e pode ser subclassificada em dor neuropática de origem periférica ou central. Embora essas classificações sejam amplas e bem aceitas, é importante para a terapia com neuromodulação entender os diferentes tipos de dor neuropática, periférica e central, pois nem todas respondem adequadamente a essas intervenções. De uma forma geral, há benefícios da neuromodulação não invasiva no controle da intensidade da dor e de outros aspectos relacionados, sendo o alvo mais eficaz o córtex motor primário.[60-62]

Dor neuropática de origem periférica

As dores neuropáticas periféricas estão associadas à neuralgia trigeminal, às dores decorrentes de lesões traumáticas de nervos periféricos, à polineuropatia, à neuropatia pós-herpética e às lesões radiculares.[59] Dessas, a neuralgia trigeminal não parece se beneficiar de nenhuma das técnicas de neuromodulação não invasiva,[63] embora estudos isolados demonstrem algum nível de eficácia com taVNS,[64] e tDCS e rTMS excitatória sobre o córtex motor primário.[65,66]

Para as dores neuropáticas associadas à polineuropatia, um estudo demonstrou a superioridade da estimulação anódica do córtex motor primário sobre o DLPFC no controle da intensidade da dor.[67] Para a neuralgia pós-herpética, os resultados são mais promissores, com a rTMS de alta frequência (10 Hz) sobre o córtex motor primário sendo superior à de 5 Hz.[68] Apesar da superioridade da rTMS excitatória sobre essa região em relação à analgesia e à falta de eficácia da estimulação do DLPFC, essa mesma intervenção nesta mesma região[69] pode ser benéfica para outros aspectos, como a qualidade do sono.[70] Nesses casos, não há evidências para o uso de tDCS ou taVNS. As intervenções facilitatórias sobre o córtex motor primário usando tDCS anódica ou rTMS de alta frequência também se mostram eficazes no controle da dor em lesões traumáticas de nervos periféricos[71] e radiculopatias, ainda que os resultados com tDCS pareçam ser menos consistentes.[72]

Dor neuropática central

A dor neuropática central é decorrente de lesões traumáticas da medula espinal, lesões traumáticas do crânio, AVC e mielopatias.[59] Desde 2015, metanálises vêm demonstrando que a neuromodulação não invasiva com rTMS e tDCS podem ser úteis no controle da dor neuropática central, com tamanhos de efeitos razoáveis. Os alvos em comum a todos os estudos são o córtex motor primário e o DLPFC esquerdo e o sentido da modulação é para aumentar a excitabilidade, com rTMS de alta frequência (10 Hz a 20 Hz) ou tDCS anódica no alvo principal e colocando-se o cátodo na região supraorbital contralateral.

Na dor associada à lesão traumática da medula espinal, a eficácia analgésica e a certeza da evidência são maiores para a rTMS de alta frequência no córtex motor primário do que para a tDCS ou para a estimulação do DLPFC, embora um estudo tenha demonstrado que ambos os alvos têm efeitos analgésicos quando se utiliza a rTMS de alta frequência.[73] Os estudos negativos são mais frequentes no controle da dor associada à lesão da medula espinal do que em outras síndromes dolorosas centrais,[74,75] e uma possível explicação para isso é que, em geral, a estimulação do córtex motor é feita na área de representação da mão direita, mas talvez pudesse ser mais eficaz estimular de acordo com a somatotopia da região dolorosa.[76]

Na dor neuropática associada à esclerose múltipla, as metanálises foram direcionadas para investigar o efeito somente da tDCS anódica sobre o córtex motor primário. Três desses trabalhos mostraram um efeito benéfico dessa intervenção no controle da dor.[77-78]

PARTE 20

Neurorreabilitação

Coordenador: Hsin Fen Chien

192 Reabilitação de Distúrbios Vestibulares e do Equilíbrio
Cristiana B. Pereira

193 Reabilitação Cognitiva
Eliane Correa Miotto • Marcela Lima Silagi

194 Tecnologia Assistiva – O que o Neurologista Precisa Saber
Leandro Ryuchi Iuamoto • Janini Chen • Carolina Souza • Hsin Fen Chien

195 Reabilitação Pós-Acidente Vascular Cerebral
Roberta de Oliveira Cacho • Gustavo José Luvizutto • Cesar Minelli

196 Reabilitação em Distúrbios do Movimento
Érica Tardelli • Hsin Fen Chien • Mariana Voos • Tamine Capato

As referências bibliográficas desta Parte estão disponíveis *online*, no Ambiente Virtual de Aprendizagem do GEN.

CAPÍTULO 192

Reabilitação de Distúrbios Vestibulares e do Equilíbrio

Cristiana B. Pereira

INTRODUÇÃO

O conceito de reabilitação vestibular (RV) foi proposto inicialmente por Cawthorne e Cooksey em meados do século XX. Desde então, esse conceito tem sido aprimorado por meio de novos conhecimentos sobre a fisiopatologia envolvida e diferentes estratégias terapêuticas.

Este capítulo (voltado especificamente para médicos que pretendem encaminhar e orientar seus pacientes para que eles realizem a RV) não tem o objetivo de descrever os exercícios específicos em detalhes, mas esclarecer os princípios que norteiam a RV, bem como em quais doenças e para quais pacientes a RV está indicada. Como este é um tratado de neurologia, ao final, serão feitos breves comentários sobre as indicações da RV em doenças neurológicas.

As manobras de reposição (p. ex., de Epley e de Semont) utilizadas no tratamento de pacientes com vertigem posicional paroxística benigna não serão abordadas neste capítulo, pois são exercícios específicos, que se baseiam em princípios mecânicos. São exercícios que são feitos nos pacientes (e não que os indivíduos fazem ativamente) e que não promovem os mecanismos celulares e comportamentais envolvidos na RV.

PRINCÍPIOS DA REABILITAÇÃO VESTIBULAR

Dois aspectos tornam o estudo do sistema vestibular particularmente complexo: ele não é responsável por uma função isolada, e ele não age sozinho em nenhuma de suas funções. Dito de outra maneira, o sistema vestibular tem diferentes funções e, em cada uma delas, há interação com outros sistemas. Esse aspecto de integração, por sua vez, faz com que a reabilitação vestibular seja eficaz em muitos casos.

Classicamente, as funções do sistema vestibular são: controle da postura e do equilíbrio, controle motor-ocular (pelo reflexo vestíbulo-ocular) e percepção de espaço e movimento. Recentemente, tem sido descrita ainda uma contribuição do sistema vestibular para outras funções cognitivas, como: representação corporal, atenção e memória. Um paciente com uma síndrome vestibular aguda apresenta, portanto, alteração dessas funções: vertigem (p. ex., alteração da percepção de espaço e movimento), desequilíbrio e nistagmo (alteração do reflexo vestíbulo-ocular), o que, de maneira geral, melhora ao longo de semanas a meses. Nesse processo de melhora, ocorre uma recuperação do déficit vestibular estático (observado no indivíduo em repouso) e do déficit dinâmico (caracterizado pelas alterações que ocorrem durante o movimento da cabeça e/ou corpo do paciente).

As alterações do déficit estático são o nistagmo espontâneo, o desvio *skew*, a inclinação da cabeça e do corpo para o lado da lesão, vertigem e alteração da percepção de verticalidade; a recuperação depende de mudanças na atividade do próprio sistema vestibular. O déficit dinâmico pode ser descrito pelo paciente como oscilopsia durante movimentos rápidos da cabeça, o que corresponde a alterações do ganho do reflexo vestíbulo-ocular, ou como dificuldade de equilíbrio em situações mais difíceis, como em uma superfície irregular ou inclinada; sua recuperação depende de reorganização entre os sistemas e as mudanças comportamentais.

Recuperação do déficit vestibular estático

Após uma lesão vestibular aguda, ocorre um intenso desbalanço do tônus entre os núcleos vestibulares, pois há uma diminuição na frequência de disparo nos neurônios do núcleo vestibular medial ipsilateral e ainda um aumento da atividade inibitória proveniente do núcleo vestibular contralateral. A correção do desbalanço do tônus entre os dois lados se dá através de um aumento intrínseco da excitabilidade dos neurônios ipsilaterais e uma diminuição da sensibilidade aos neurotransmissores inibitórios. Em um estágio compensado, a atividade tônica ipsilesional é modulada pelas aferências contralaterais, sendo essa combinação de mecanismos celulares responsável pela recuperação das funções vestibulares estáticas.

Recuperação do déficit vestibular dinâmico

A recuperação dos déficits estáticos decorre do restabelecimento do tônus vestibular entre os dois lados. A recuperação do déficit dinâmico, por sua vez, ocorre mais lentamente, pode ser incompleta e depende menos do mecanismo celular e mais de utilização de novas estratégias, em um processo que envolve outros sistemas. A substituição sensorial é um desses mecanismos, por exemplo, quando o indivíduo usa a informação visual como referência para verticalidade e ajuste da posição da cabeça e do tronco, para substituir parte da informação vestibular comprometida. É interessante notar que a ausência de substituição sensorial pode levar a déficits permanentes. A substituição comportamental é outro mecanismo que pode ser observado em alguns pacientes que piscam rapidamente os olhos durante movimentos rápidos da cabeça e, com isso, evitam a oscilopsia secundária a um déficit do reflexo vestíbulo-ocular. Fica claro, portanto, que a recuperação do déficit dinâmico depende de diferentes estratégias, sistemas e áreas do sistema nervoso central (SNC) e, por fim, do próprio indivíduo.

Compensação, adaptação, substituição e habituação

Uma vez compreendido como ocorre a recuperação dos déficits estático e dinâmico, fica mais fácil entender alguns termos na literatura que costumam causar confusão, como restabelecimento, compensação, adaptação, substituição e habituação.

Reestabelecimento é definido como a recuperação da função original. Considerando como exemplo a neurite vestibular, há uma total recuperação da função do canal semicircular comprometido (anterior e horizontal), que pode ser confirmado com exames, como o vídeo *head impulse test*.

A compensação se refere ao processo de correção do desbalanço do tônus entre os núcleos vestibulares e depende da plasticidade do SNC.

Os termos adaptação e substituição se confundem, pois podem descrever tanto a substituição sensorial como a substituição comportamental (descritos anteriormente). Em ambos os casos, ocorre um processo de aprendizagem que depende da interação do paciente com o meio ambiente e independe do restabelecimento da função original, caracterizando uma mudança qualitativa da resposta ao estímulo.

Por fim, a habituação é um processo que provavelmente não tem papel relevante na reabilitação vestibular, uma vez que significa uma redução de resposta a um estímulo repetitivo, que ocorre de maneira passiva, e representa uma variação quantitativa da resposta.

Pelo exposto anteriormente, fica claro que a RV visa estimular a compensação e promover a adaptação, a substituição sensorial e a substituição comportamental.

PRINCÍPIOS E PROTOCOLOS UTILIZADOS

O protocolo utilizado por Cawthorne e Cooksey preconizava uma sequência predefinida de exercícios, com dificuldade progressiva. Nos primeiros exercícios, o indivíduo ainda permanecia na cama e realizava movimentos com os olhos. Em seguida, deveria iniciar movimentos da cabeça e, na terceira etapa, permanecia sentado. Apenas na quarta etapa o paciente ficava em pé e realizava exercícios caminhando. A progressão de uma etapa para outra deveria ocorrer ao longo de dias, de acordo com a melhora clínica; conforme o paciente progredia, havia acréscimo nos exercícios, ou seja, ao chegar na quarta etapa, deveria realizar todos os exercícios.

Atualmente, sugere-se que os protocolos não sejam rígidos, mas que sejam até certo ponto individualizados conforme a necessidade e a capacidade do indivíduo, assim como suas estratégias pessoais de substituição comportamental. Apesar de individualizados, algumas recomendações devem ser seguidas. Deve haver uma progressão, iniciando com movimentos de olhos com o paciente sentado e evoluindo em dificuldade até que ele seja capaz de executar exercícios em pé. Uma vez capaz de permanecer em pé, pode-se estimular com situações mais desafiadoras, como permanecer de olhos fechados, permanecer em uma superfície instável (almofada) ou realizar movimentos de rotação cefálica em diferentes velocidades enquanto deambula. Durante a RV, as funções do sistema vestibular devem ser estimuladas, ou seja, os exercícios devem abranger o sistema motor-ocular, a postura e o equilíbrio, bem como os sintomas perceptuais.

Antes que a RV seja iniciada, náuseas e vômito devem ser controlados e, se necessário, medicações antieméticas podem ser prescritas. Vale ressaltar que os antivertiginosos e os antieméticos podem contribuir de maneira negativa para o processo de compensação central, então devem ser suspensos tão logo o paciente pare de ter náuseas e vômitos. Por outro lado, é importante saber que a reabilitação deve ser iniciada o mais precocemente possível e que a sensação de tontura e vertigem pode persistir inclusive durante as sessões de reabilitação, pois os exercícios são elaborados para aumentar a atividade do sistema comprometido.

Os exercícios devem ser realizados pelo próprio paciente, assim como deve haver uma interação ativa entre ele e o meio externo, pois sabe-se que movimentos passivos (ainda que tenham alguma utilidade) não são tão eficazes quanto movimentos ativos. Como comentado, a RV deve conduzir preferencialmente a uma mudança qualitativa da resposta, ou seja, a uma adaptação e substituição sensitiva e comportamental. Embora no passado tenham sido sugeridos exercícios de habituação, em que se espera uma diminuição da resposta, sabe-se atualmente que esse princípio não é muito útil na recuperação das síndromes vestibulares.

Durante todo o processo, tanto o médico como o fisioterapeuta devem estar alertas quanto à possiblidade de o paciente desenvolver sintomas de ansiedade e depressão, os quais devem ser tratados, seja com medicação, seja com psicoterapia, pois podem interferir de maneira muito negativa no processo de RV. O paciente deve se sentir motivado durante os exercícios de reabilitação.

REABILITAÇÃO VESTIBULAR NAS LESÕES VESTIBULARES PERIFÉRICAS E CENTRAIS

A RV pode ser indicada nos casos de lesões vestibulares periféricas, centrais cerebelares, bem como em algumas situações de comprometimento do equilíbrio.

Pacientes com neurite vestibular se beneficiam tanto do uso de corticosteroide (que leva a uma melhor recuperação da função periférica) quanto da RV (que induz à redução do desconforto gerado pela tontura, provavelmente por um mecanismo semelhante ao que ocorre em pacientes em pósoperatório de schwannoma vestibular). Esses últimos apresentam melhora dos sintomas com os exercícios, o que provavelmente se deve a compensação central, adaptação e substituição, uma vez que não há recuperação da função vestibular periférica perdida.

Em pacientes com doença de Ménière, o principal objetivo do tratamento é o controle das crises, mas sabe-se que indivíduos com crises frequentes e de longa data podem evoluir com um déficit vestibular crônico. Nesses casos, a intervenção com RV realizada fora da fase aguda da doença mostrou melhora dos sintomas.

Um grande desafio são os pacientes com vestibulopatia bilateral, que, embora não se queixem de vertigem, podem apresentar grandes dificuldades de equilíbrio em situações mais complexas, como em ruas movimentadas e superfícies irregulares ou inclinadas. Embora a RV seja indicada a esses pacientes, a melhora clínica não é expressiva na maioria das vezes, o que é atribuído à perda significativa da função vestibular bilateral, dificultando a compensação central.

No caso específico de pessoas com vertigem posicional paroxística benigna, há evidência de que as manobras de reposicionamento são eficazes como primeira escolha terapêutica (que não serão abordadas neste capítulo, por não se tratar de reabilitação vestibular propriamente dita).

Pacientes com lesões centrais e comprometimento misto (central e periférico) podem se beneficiar de RV, apesar de os dados na literatura serem menos robustos. A pouca evidência do benefício da RV nesses casos pode ser decorrente da heterogeneidade das lesões ou da extensão destas, além de outros comprometimentos associados, como muscular e cognitivo.

Pacientes com lesões cerebelares submetidos à RV têm melhora da instabilidade de marcha e postura, mas, quando comparados aos com lesões periféricas, percebe-se que o benefício é menos evidente. Nesses pacientes, exercícios para equilíbrio estático e dinâmico, que promovem a integração sensorial, e treino de estratégias motoras promovem melhora na velocidade da marcha, em oscilações posturais e nas limitações de atividades cotidianas.

REABILITAÇÃO VESTIBULAR EM DOENÇAS NEUROLÓGICAS

Em relação a outras doenças neurológicas, a RV pode ser indicada em alguns casos de acidente vascular cerebral (AVC), polineuropatia, doença de Parkinson (DP) e esclerose múltipla.

Pacientes com migrânea vestibular podem ter pior desempenho nos testes de equilíbrio quando comparados a não migranosos, e a reabilitação vestibular pode ser benéfica, não só para melhora nos testes de equilíbrio, mas também para diminuição da vertigem induzida por estímulos visuais, principalmente se estiverem tratados com medicação profilática de migrânea.

Pacientes com AVC podem cursar com alterações de equilíbrio por diferentes fatores, como: comprometimento dos reflexos vestibuloespinhais, ataxia cerebelar, fraqueza muscular, mecanismos extrapiramidais, além de alterações sensitivas e alterações cognitivas. Muitos pacientes desenvolvem grande dependência do sistema visual e déficit na integração sensório-motora, necessária para manutenção do equilíbrio. Nesses casos, a reabilitação deve ser direcionada para diminuição da dependência visual e melhora da integração sensorial. A fisioterapia convencional, embora útil para recuperação dos déficits motores e sensitivos isolados, não estimula as reações dinâmicas de equilíbrio necessárias para o dia a dia.

Pacientes com polineuropatia podem apresentar dificuldade para caminhar em situações de baixa luminosidade e de superfícies irregulares. Ainda que mais dados sejam necessários, mudanças de estratégias em ambientes desafiadores e educação sobre o risco de quedas podem ser eficazes.

Alterações de postura e marcha fazem parte do quadro clínico de pacientes com DP. Esquemas terapêuticos que combinam fortalecimento e exercícios de equilíbrio são eficazes para melhora dos sintomas nos pacientes com DP leve a moderada. Faz parte das alterações nesses pacientes um comprometimento dos ajustes antecipatórios e compensatórios, com aumento do número de passos necessários para recobrar o equilíbrio. O treino para que eles consigam dar passos maiores e mais rápidos pode melhorar os ajustes de equilíbrio.

Estudos que analisaram o efeito de exercícios vestibulares, treino de estratégias sensório-motoras e exercícios de equilíbrio com dupla tarefa em pacientes com esclerose múltipla remitente-recorrente e secundariamente progressiva demostraram que esse de grupo pacientes apresenta melhora nos testes de equilíbrio após a intervenção. Esquemas individualizados de RV em pacientes com EM podem melhorar sintomas de fadiga, equilíbrio e grau de incapacidade relacionada a desequilíbrio e tontura.

Resumindo, a RV compreende uma sequência de exercícios que têm por objetivo promover a compensação vestibular central, além de processos de adaptação e substituição. Está indicada nos casos de lesões vestibulares periféricas, centrais e cerebelares, bem como para alguns pacientes com alterações de equilíbrio em outras doenças neurológicas.

193

Reabilitação Cognitiva

Eliane Correa Miotto • Marcela Lima Silagi

INTRODUÇÃO À REABILITAÇÃO COGNITIVA

O conceito de reabilitação cognitiva (RC) abrange um conjunto de procedimentos e técnicas que objetivam o restabelecimento, a compensação e a adaptação de alterações cognitivas e psicológicas do indivíduo incapacitado.[1-3] É uma intervenção não farmacológica na qual o paciente e seus familiares trabalham em parceria com os profissionais da área da saúde para alcançar o potencial máximo de recuperação e conviver melhor com as dificuldades cognitivas, comportamentais e sociais resultantes de uma lesão cerebral ou de um quadro neurológico.[4] Didaticamente, programas de RC apresentam os seguintes objetivos:[5]

1. Restabelecer, quando possível, a função cognitiva comprometida.
2. Compensar as alterações cognitivas por meio de auxílios internos e externos visando à melhor adaptação funcional.
3. Promover plasticidade e reorganização cerebral.
4. Adaptar o ambiente utilizando tecnologia assistiva.

As principais funções cognitivas que podem ser alteradas em razão de um quadro neurológico, adquirido ou degenerativo incluem linguagem, memória, atenção, funções executivas, habilidades perceptivas e visuoespaciais. Nesse contexto, a RC visa reduzir o impacto desses problemas na vida diária dos pacientes. [4,6,7]

Existem diversos programas de RC administrados em estágios distintos do processo de recuperação após um quadro neurológico (Figura 193.1).

Em casos de lesões adquiridas, o processo de RC deve ser iniciado o quanto antes, sobretudo na fase aguda ou pós-aguda, no hospital onde o paciente se encontra internado.[8]

Quadros que podem se beneficiar da RC nessa fase incluem traumatismo cranioencefálico (TCE), acidentes vasculares cerebrais (AVCs), encefalites e pós-operatório de lesões expansivas. Nessa fase, a RC visa intervir na linguagem, na orientação temporal e espacial, bem como pessoal do paciente, além de promover a melhora da capacidade de aprendizagem, armazenamento e recordação de novas informações, aumentar o período de concentração em atividades cognitivas, bem como melhorar as funções executivas relacionadas com o comportamento propositado e planejado e reduzir respostas irrelevantes.

Os parágrafos a seguir abordarão os conceitos fundamentais sobre a reabilitação nas diferentes funções cognitivas.

REABILITAÇÃO DA LINGUAGEM

As alterações adquiridas de linguagem (as afasias) podem ser divididas em não progressivas ou progressivas. Relatos mais sistemáticos sobre a terapia de linguagem após lesões neurológicas não progressivas surgiram após a Segunda Guerra Mundial, com a observação dos déficits apresentados por soldados sobreviventes. Diversas técnicas de reabilitação surgiram nos anos subsequentes, porém, com o avanço dos estudos em neurociências na década de 1990, os processos terapêuticos foram aprimorados e os resultados passaram a mostrar maior evidência científica. Os relatos da reabilitação nas alterações progressivas de linguagem surgiram mais recentemente, com o avanço dos conhecimentos sobre as afasias progressivas primárias. As alterações de linguagem podem, ainda, ocorrer com déficits em outros domínios cognitivos, quando áreas cerebrais além dos epicentros de processamento linguístico são acometidas em conjunto, ocasionando uma alteração linguístico-cognitiva que, por sua vez, também pode ser não progressiva (como nas lesões difusas no traumatismo cranioencefálico) ou progressiva (como na doença de Alzheimer).

Independentemente da causa da afasia, a finalidade da reabilitação da linguagem é maximizar as habilidades de comunicação, atividade e participação social. Os objetivos da terapia devem ser específicos e pautados nas necessidades e particularidades do sujeito. O tipo e a gravidade da alteração, associados aos fatores sociodemográficos, são a base da indicação terapêutica para a afasia.

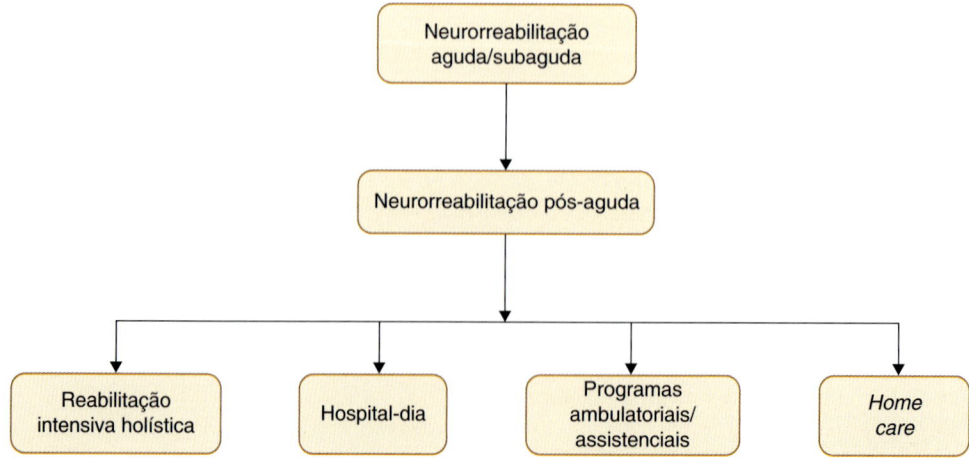

Figura 193.1 Programas de reabilitação cognitiva (RC) na fase aguda e pós-aguda em quadros neurológicos.

Nos parágrafos a seguir, serão abordados os métodos gerais de reabilitação da linguagem, as principais abordagens de reabilitação, os fatores de prognóstico de recuperação nas afasias não progressivas, algumas abordagens de reabilitação da linguagem nas afasias progressivas e as novas práticas sobre a reabilitação da linguagem.

Métodos gerais de reabilitação da linguagem

Os principais métodos de reabilitação da linguagem são:[9]

- Estimulação-facilitação: o paciente é exposto a estímulos por múltiplos canais de entrada (p. ex., auditivo e visual). Os treinos são realizados de maneira abrangente, obedecendo-se ao grau de complexidade da tarefa. São realizadas atividades como repetição, fala espontânea, cópia, leitura e compreensão auditiva, com base em determinado vocabulário
- Estimulação linguística: o treino é enfatizado para aspectos específicos da linguagem (p. ex., compreensão e produção da sintaxe). São descritas terapias para agramatismo, acesso lexical de verbos e aspectos morfológicos
- Terapia cognitivista: a abordagem é baseada nos modelos de processamento da informação, com apontamento de rotas preservadas e alteradas, segundo a natureza dos déficits e o comprometimento do substrato neural. A abordagem cognitivista permitiu maior precisão da interpretação das alterações de linguagem e indicação terapêutica dirigida para o problema, o que possibilitou maior comprovação da eficácia terapêutica. São citados métodos de reabilitação para déficits de nomeação, leitura e escrita
- Abordagem pragmática: a ênfase é dada ao trabalho com a linguagem em situações mais naturais. Objetiva-se a melhoria da comunicação no contexto, por meio de treino de diálogos e estratégias compensatórias. Algumas atividades incluem instruções sobre como se comportar em uma conversação, simulação de situações, treino de roteiros e instruções para minimizar e compensar as falhas de comunicação, promovendo maiores funcionalidade e independência do paciente
- Terapias com bases neurobiológicas: são fundamentadas em aspectos de neuroplasticidade e visam mudanças no substrato neural. Estudos comportamentais e com exames de imagem funcional têm evidenciado grande eficácia terapêutica das abordagens com bases neurobiológicas. Os processamentos linguísticos são trabalhados por redes, pressupondo-se integração entre as diferentes habilidades.

Abordagens de reabilitação da linguagem nas afasias não progressivas

As intervenções para as afasias não progressivas podem ser divididas em: focadas no déficit (que têm por objetivo remediar habilidades linguísticas específicas) e compensatórias (que envolvem modificações no ambiente, treino de parceiros comunicativos e aumento dos níveis de participação em atividades de comunicação). As terapias focadas no déficit são geralmente indicadas nas fases agudas/subagudas da lesão, porém são observados ganhos também na fase crônica da afasia. Já as compensatórias são implementadas especialmente na fase crônica com o objetivo de aumentar a funcionalidade da comunicação, mesmo na presença dos comprometimentos de linguagem remanescentes.[10] Os parágrafos a seguir apresentarão as principais técnicas de reabilitação nas intervenções focadas no déficit e compensatórias.

Intervenções focadas no déficit

As intervenções focadas no déficit são divididas conforme o acometimento dos diferentes processamentos linguísticos, a saber: semântico (conceito/significado das palavras), morfossintático (regras de formação das palavras e das frases) e fonológico (regras de combinação dos fonemas para formação das palavras), e seus impactos nas modalidades de compreensão oral, expressão oral, leitura e escrita.

Na expressão oral, o comprometimento do processamento semântico provoca dificuldades na seleção e no acesso às palavras, ocasionando anomias, parafasias semânticas, paráfrases e circunlóquio ou envolve déficit do próprio conhecimento semântico da palavra. Em linhas gerais, as tarefas semânticas são realizadas por meio de nomeação de figuras, associação semântica, julgamento, descrição de significados, pareamento de sinônimos e antônimos, identificação de relações e agrupamentos por categorias. Tarefas fonológicas, como identificação da sílaba ou fonema inicial, também podem ser utilizadas para facilitar o acesso à forma fonológica da palavra.[11] Outras técnicas amplamente descritas são: o tratamento de análise das características semânticas (semantic feature analysis treatment),[12] que consiste em uma técnica de ativação e fortalecimento da rede semântica relacionada à palavra-alvo, o que facilitaria sua posterior evocação; a terapia de análise de componentes fonológicos (phonological components analysis treatment),[13,14] que utiliza informações de natureza fonológica para facilitação do acesso lexical; e a terapia de linguagem induzida por restrição (constraint-induced language therapy),[15] que enfatiza a produção oral restringindo o uso de estratégias compensatórias, como escrita e gestos.

As alterações no processamento fonológico podem causar manifestações como parafasias fonéticas, fonêmicas e formais, além de anomias por falhas do acesso fonológico da palavra, descritas no parágrafo anterior. Alterações fonético-fonológicas também são descritas na apraxia de fala.[16] As terapias fonológicas envolvem tarefas de identificação, segmentação e combinação de sílabas, sequencialização de fonemas em palavras e pseudopalavras, entre outras.[11]

Os déficits no processamento sintático provocam sintomas como agramatismo e dissintaxia. As técnicas terapêuticas têm como objetivo melhorar a estrutura gramatical das sentenças. São utilizadas tarefas de complementação e ordenação de frases, mudança do tempo verbal e destaque das palavras de classe fechada, como artigos, proposições e conjunções.[10,11] Outras técnicas específicas difundidas são o programa de produção de sentenças para afasia (PPSA, sentence production program for aphasia [SPPA]),[17] designado para treino hierárquico de produção oral de diferentes tipos de sentenças; a terapia de mapeamento (mapping therapy),[18] que aborda primeiro as frases mais complexas na tentativa de promover generalização para frases mais simples; e o tratamento de fortalecimento da rede de verbos (VneST, do inglês verb network strengthening treatment),[19] centrado no fornecimento de um verbo que o paciente deve completar com seus respectivos sujeitos e complementos.

Nos casos de alterações graves da emissão oral, são descritas técnicas para estimulação da fonação isolada, produção de séries automatizadas de fala e utilização de pistas orofaciais.[20,21] Além disso, há descrição de técnicas para controle de emissões perseverativas, como o controle voluntário de emissões involuntárias (voluntary control of involuntary *utterances*)[22] e o tratamento da perseveração afásica (*treatment of aphasic perseveration*).[23] Outro método bastante difundido na reabilitação de indivíduos com alterações graves da emissão oral é a terapia de entonação melódica (*melodic intonation therapy*),[24,25] que utiliza a prosódia para melhorar a expressão oral de pacientes não fluentes.

As abordagens destinadas à compreensão oral são menos descritas na literatura. O programa[26] apresenta uma proposta hierarquizada de tratamento que envolve a seguinte sequência: discriminação de sons não verbais, compreensão de palavras isoladas, compreensão de frases simples e complexas e compreensão de conteúdos mais complexos como textos.

As técnicas para reabilitação da leitura e escrita dependem de quais rotas estão alteradas no processo de decodificação e codificação (rota lexical ou fonológica) e na natureza das dificuldades de compreensão e elaboração escrita de materiais de diferentes níveis de complexidade. Uma técnica bastante utilizada é a leitura oral para linguagem na afasia (ORLA, do inglês *oral reading for language in aphasia*),[27] um tratamento que envolve a prática repetida de leitura de sentenças em voz alta com o terapeuta, visando melhorar a compreensão da leitura por meio das rotas de leitura fonológica e semântica.

Intervenções compensatórias

São utilizadas técnicas como a comunicação suplementar alternativa (CSA),[28] que promovem a comunicação por meio do uso dispositivos de baixa tecnologia (pranchas e linguagem não verbal) e alta tecnologia (aplicativos; *softwares*) e terapias em grupo de afásicos.[29] Outras abordagens compensatórias são: a terapia de promoção da efetividade na comunicação dos afásicos (PACE, do inglês *promoting aphasics' communicative effectiveness*),[30] um tratamento desenvolvido para melhorar as habilidades de conversação por meio do revezamento dos papéis entre paciente e terapeuta; e a técnica de apoio a parceiros de pessoas com afasia em relacionamentos e conversas (SPPARC, do inglês *supporting partners of people with aphasia in relationships and conversation*),[31] um programa com base na conversação em contextos naturais que busca estratégias para minimizar as falhas de comunicação por meio de análise e registro da comunicação do paciente e seu parceiro.

Fatores de prognóstico de recuperação das afasias não progressivas

Os fatores que determinam a gravidade e o prognóstico de recuperação das afasias dependem de variáveis clínicas e sociodemográficas. Entre as variáveis clínicas, os principais fatores são etiologia do comprometimento, extensão e local do dano cerebral, tempo de lesão, dominância manual e presença de desordens motoras, sensoriais e cognitivas associadas. Entre as variáveis sociodemográficas, podemos citar principalmente a idade e a escolaridade. Fatores como bilinguismo e gênero também são citados como influenciadores de prognóstico.[32]

Um importante estudo de revisão sistemática analisou a eficácia da terapia fonoaudiológica para afasia após o AVC. Os resultados revelaram que os pacientes submetidos à terapia, independentemente da linha terapêutica utilizada, apresentaram melhoras em todas as habilidades linguísticas quando comparados aos que não foram submetidos à intervenção. Melhoras evidentes foram verificadas nos métodos cuja prática foi realizada de modo sistemático, frequente e intensivo, principalmente para pacientes em fase aguda, mas também com ganhos na fase crônica.[33] A influência da dosagem de terapia foi analisada em outra revisão sistemática recente.[34] Os resultados mostraram maiores ganhos na linguagem geral associados à frequência de 3 a 5 dias de intervenção por semana.

Abordagens de reabilitação da linguagem nas afasias progressivas primárias

Semelhantemente às afasias não progressivas, as intervenções para as afasias progressivas primárias podem ser divididas em: focadas no déficit e compensatórias. O objetivo terapêutico principal é a manutenção da autonomia comunicativa pelo maior tempo possível, por meio de restabelecimento e/ou redução da velocidade da deterioração das funções linguísticas. Além das alterações dos processamentos linguísticos, a reabilitação deve levar em conta os declínios em outras funções cognitivas e possíveis alterações comportamentais que podem surgir no decorrer da doença.

A maioria das técnicas focadas no déficit descritas na literatura enfatiza terapias léxico-semânticas para facilitação do acesso lexical nas variantes semântica e logopênica, bem como o treino de *scripts* (roteiros) para a melhora da fluência da fala na variante não fluente/agramática.[35] As principais técnicas compensatórias relatadas são a CSA e o treino de conversação com os parceiros de comunicação, como no programa *Better Conversations with PPA*.[36] Estudos demonstram resultados positivos na intervenção, porém há necessidade de mais revisões sistemáticas sobre o assunto, com demonstração dos níveis de evidência e detalhamento das recomendações de terapia.[37]

O que há de novo na reabilitação da linguagem

Diante da comprovação da eficácia do treino intensivo para a reabilitação da linguagem, a terapia computadorizada com utilização de *softwares* e aplicativos é importante, considerando-se a possibilidade de aumento do tempo de estimulação. Diversos estudos evidenciam a eficácia da tecnologia na reabilitação da linguagem, tanto para treinos isolados como para terapias administradas em conjunto a outros métodos terapêuticos. Cabe salientar que a utilização de tecnologias com realidade virtual é promissora para a prática clínica.[38]

Técnicas de estimulação cerebral não invasiva, como a estimulação magnética transcraniana e a estimulação elétrica por corrente contínua, também têm sido estudadas no contexto da reabilitação das afasias, principalmente após AVC[39] e mais atualmente em doenças degenerativas.[40] Os estudos ainda são controversos com relação a: modo, local, período ideal para realizar a estimulação e quais são os padrões desejáveis de reorganização cerebral. Alguns resultados mostram melhor recuperação da afasia quando o hemisfério esquerdo reassume a função da linguagem, em comparação à participação do hemisfério direito.

Por fim, há relatos de que a utilização de algumas medicações tem provocado efeitos positivos na melhora da linguagem; entre as citadas, estão: agonistas de dopamina, anfetaminas, donepezila, piracetam, entre outras. Mais estudos são necessários para a comprovação da atuação das medicações na melhora da linguagem.[41]

REABILITAÇÃO DE OUTRAS FUNÇÕES COGNITIVAS

Pacientes com lesões adquiridas, especialmente com TCE, podem apresentar quadro de amnésia pós-traumática (APT), caracterizado por período confusional, com alteração da capacidade de armazenar novas informações (amnésia anterógrada), informações anteriores ao acidente (amnésia retrógrada) ou de se concentrar em atividades, além de comportamento agitado ou agressivo. A duração da APT é um dos fatores prognósticos mais importantes para a recuperação cognitiva e funcional.[42] Esse período de alterações cognitivas, desorientação temporal e espacial pode durar minutos, horas, semanas ou meses; quanto maior o período, pior o prognóstico.

Após a avaliação cognitiva e comportamental do paciente na fase aguda e a identificação das alterações cognitivas e comportamentais, incluindo o diagnóstico de APT, inicia-se o processo de RC.

Os protocolos de tratamento na fase aguda e pós-aguda incluem:

- Psicoeducação e orientação aos familiares: esclarecer, junto aos familiares e à equipe multiprofissional, as dificuldades comportamentais e cognitivas decorrentes do quadro neurológico e quais abordagens de atuação podem ser adotadas
- Estimulação da orientação temporal, espacial e pessoal com auxílios externos: calendários, agenda de atividades diárias, fotos de familiares e pessoas do convívio e que visitaram o paciente durante a internação
- Estruturação e modificação do ambiente/quarto: promover ambiente sem ruídos ou luminosidade excessiva, verificar itens de segurança

Na fase pós-aguda ou crônica, o processo de RC se inicia com: uma avaliação neuropsicológica formal e detalhada para mapeamento de habilidades cognitivas preservadas e alteradas; assim como uma análise do comportamento, do humor e da funcionalidade para investigação do impacto das alterações cognitivas e comportamentais nas atividades de vida diária (AVDs) instrumentais e básicas do paciente.[6]

Após esse processo de avaliação, dá-se início ao estabelecimento de metas de longo e curto prazo de RC em parceria com paciente, equipe de profissionais envolvidos e familiares ou cuidadores.[4,6,8]

Os principais protocolos de tratamento na fase pós-aguda ou crônica incluem:

- Reabilitação holística
- Treino cognitivo, reabilitação cognitiva, estimulação cognitiva
- Psicoeducação e orientação aos familiares
- Adaptações e modificações ambientais
- Intervenções comportamentais.

Reabilitação holística

A reabilitação holística (RH) é uma intervenção intensiva e integrativa das alterações cognitivas, comportamentais, emocionais, sociais e ocupacionais que abrange programas com treino cognitivo, terapia cognitivo-comportamental, orientação e reintegração social, ocupacional, terapia familiar e psicoeducação. O principal objetivo é o aumento da autocrítica e metacognição, redução e compensação dos déficits cognitivos, reinserção ocupacional e social do paciente. Essa abordagem é utilizada em centros de reabilitação neuropsicológica com equipe multidisciplinar.[5,43]

Treino cognitivo

O treino cognitivo (TC) é uma intervenção neuropsicológica que visa reduzir os déficits cognitivos por meio de técnicas e estratégias sistemáticas e estruturadas, com aumento gradativo de complexidade. Existem TCs específicos para as diversas alterações cognitivas, como: treino atencional, de funções executivas, de memória, de linguagem. Nessa modalidade, metas de curto e longo prazos são definidas com o paciente e seus familiares.

Para o treino atencional, são geralmente utilizados aplicativos, *softwares*, programas computadorizados e exercícios para melhorar a capacidade de atenção sustentada, alternada, seletiva e dividida. Entre os aplicativos, estão os seguintes: nível de evidência I (o Posit Science e Cognifit), nível de evidência II (Cogmed e Brain Age) e nível de evidência III (Lumosity).[44]

O treino de funções executivas visa restabelecer ou compensar habilidades de planejamento, tomada de decisões, monitoramento de respostas, inibição de comportamentos inapropriados, criação de estratégias eficazes, abstração e raciocínio. Entre as intervenções conhecidas, encontram-se o *goal-managing training* (GMT) (que visa melhorar a capacidade de planejamento, monitoramento do comportamento e metas a serem alcançadas)[45] e o *problem-solving training* (PST) (que utiliza estratégias sistemáticas para identificação de soluções de problemas da vida diária pela análise de seus subcomponentes, prós e contras, e por meio de constante monitoramento das metas a serem atingidas).[6,46,47] Há, também, treinos computadorizados e aplicativos que trabalham com a capacidade de flexibilidade mental, raciocínio lógico, resolução de problemas, inibição de respostas inapropriadas, abstração e tomada de decisão, incluindo: Rehacom, Cognifit, Posit Science.[6,7,44]

O treino de memória abrange estratégias e técnicas que promovem a melhora ou compensação da capacidade de aprendizagem, armazenamento e recordação de novas informações (memória episódica), manipulação mental e recordação de informações (memória operacional), atividades a serem realizadas (memória prospectiva), conhecimentos cristalizados e gerais da cultura em que o paciente se insere (memória semântica), tanto para conteúdo verbal quanto visuoespacial.[5,6] Entre as técnicas voltadas para a memória episódica, estão: o treino de associação nome-face para aprendizagem e recordação de nomes de pessoas; a aprendizagem sem erro (uma estratégia que facilita a memorização de informações diversas: datas, nomes próprios etc., evitando-se que o paciente erre); evocação expandida e redução de pistas utilizadas para recordação de novas informações em intervalos de tempo progressivos; o *preview, read, question, state and test* (PQRST) para memorização de textos e reportagens. Há também estratégias que utilizam auxílios externos eletrônicos ou manuais para ajudar na compensação das dificuldades cognitivas, tais como agendas, celulares, notas, alarmes, *checklists*, calendários, gravadores.[5,6,48]

Reabilitação cognitiva

A RC abrange intervenções direcionadas de maneira individualizada ao paciente, suas dificuldades cognitivas, comportamentais e de vida diária.[6,49] Essa intervenção inclui estratégias e técnicas de TC adaptadas a cada indivíduo, psicoeducação e orientação aos familiares e cuidadores, bem como uso de auxílios externos (treino do uso de agenda, caixa de medicações, alarmes para lembrança de compromissos etc.). Em casos específicos, também são oferecidas intervenções voltadas ao comportamento, tais como a terapia cognitivo-comportamental.[7] Metas de curto e longo prazos são delineadas com a participação dos familiares, do paciente e da equipe que atua junto a ele.

Estimulação cognitiva

A estimulação cognitiva (EC) é um conjunto de atividades cognitivas realizadas comumente em grupo, com o objetivo de melhorar o funcionamento cognitivo global e social do participante.[49] Nessa modalidade, não há metas direcionadas a déficits cognitivos específicos. Essas atividades abrangem:

- Exercícios de estimulação das diversas funções cognitivas, tais como: memorizar listas de palavras por meio de estratégia de categorização, jogo dos sete erros, recordação de informações lidas, caça-palavras, resumo oral destas informações etc.
- Terapia de orientação para a realidade (TOR) com atividades que melhoram a orientação temporal e espacial, incluindo: uso de calendários, leitura do jornal com ênfase na data atual, pistas do ambiente para identificar a estação do ano, local onde se encontra
- Terapia de reminiscência (TR) com apresentação de temas, fotos, reportagens sobre situações vividas no passado para estimular a produção de memórias remotas
- Grupos de atualidades que promovem discussão de temas da atualidade pela leitura de reportagens de jornal ou revistas
- Aplicativos e *softwares* computadorizados ou aplicativos em *tablets* ou celulares: Lumosity, caça-palavras, jogo dos sete erros, jogos de memória etc.

Além de RH, TC, RC e EC, os programas de intervenção neuropsicológica também utilizam modificações do ambiente e psicoeducação, esta última voltada para os familiares e cuidadores. É importante ressaltar que, em alguns casos, existe a necessidade de se incluir intervenção comportamental ou terapia cognitivo-comportamental junto ao paciente.

Classificação internacional de funcionalidade

Os programas de reabilitação neuropsicológica e funcional são estruturados com base no modelo de classificação da saúde e estados relacionados com a saúde propostos pela Organização Mundial da Saúde (OMS) – Classificação Internacional de Funcionalidade (CIF).[2,3] A CIF é adotada nos centros de reabilitação e enfatiza a importância de se considerar o impacto das diversas condições que podem interferir na capacidade funcional do paciente. É relevante considerar não apenas a presença de doenças, sintomas, incapacidade e desvantagem do indivíduo, mas também a participação e atividades em seu ambiente real (Figura 193.2).

A "atividade" pode ser conceituada como a realização de tarefas diárias, a "participação", como o envolvimento do indivíduo em situações sociais e atividades diárias. Os "fatores ambientais" correspondem a variáveis externas do meio ambiente, que podem facilitar ou dificultar o desempenho da atividade e participação do indivíduo.

Planejamento e gerenciamento de metas na reabilitação neuropsicológica

O planejamento de metas é uma das etapas mais relevantes do processo de RC e envolve os objetivos individuais dos pacientes, de seus familiares e da equipe interdisciplinar. Estudos[50,51] enfatizaram a necessidade de se estabelecerem "metas a longo prazo" e "metas a curto prazo" nos programas de reabilitação neuropsicológica (RN). Para esses autores, as "metas a longo prazo" são voltadas às incapacidades e desvantagens, uma vez que o objetivo da RC é melhorar a qualidade de vida e a funcionalidade do paciente. Por outro lado, as "metas a curto prazo" são as etapas a serem atingidas para se alcançarem as metas a longo prazo.

CONSIDERAÇÕES FINAIS

Este capítulo teve o objetivo de apresentar os conceitos fundamentais sobre reabilitação cognitiva nas fases aguda/subaguda e crônica após um quadro neurológico. A eficácia dessas intervenções tem sido demonstrada por diversos estudos. No entanto, em razão da escassez de profissionais com essas qualificações, principalmente neuropsicólogos e psicólogos, é necessário ampliar a formação de tais profissionais no contexto brasileiro, no qual vem crescendo a prática clínica e de pesquisa dessa especialidade.

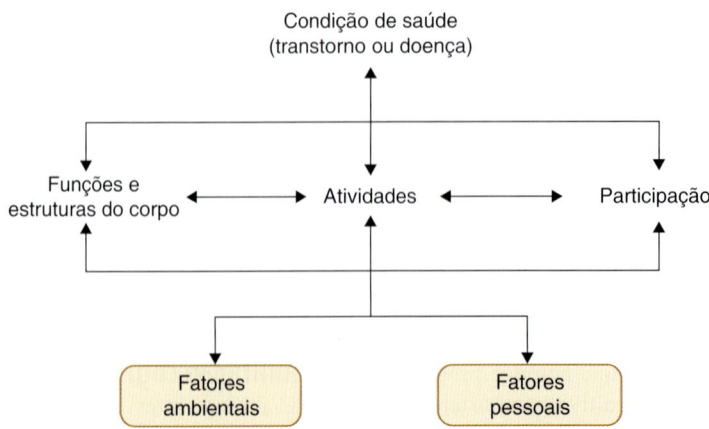

Figura 193.2 Modelo da Classificação Internacional da Funcionalidade (CIF).[2,3]

Tecnologia Assistiva: o que o Neurologista Precisa Saber

Leandro Ryuchi Iuamoto • Janini Chen • Carolina Souza • Hsin Fen Chien

Tabela 194.1 Tecnologias de intervenção.[2]

Tecnologias de compensação	Tecnologias de reabilitação
Tecnologia de calendário elétrico	Tecnologia de treinamento de marcha
Sistemas de localização GPS	Tecnologia de treinamento de equilíbrio
Sistemas de localização de itens	Tecnologia de treinamento de força muscular
Sistemas de planejamento	Tecnologia de treinamento de destreza manual
Tecnologia de navegação	Tecnologia de treinamento de coordenação olho-mão
Óculos prismáticos periféricos	Tecnologia de treinamento de memória
Tecnologia de auxílio à audição	Tecnologia de treinamento de atenção
Tecnologia de comunicação	Tecnologia de treinamento de funções executivas
Tecnologia de sono	Tecnologia de treinamento de linguagem
Tecnologia de monitoramento de convulsões/epilepsia	Tecnologia de treinamento de habilidades sociais
	Tecnologia de treinamento de habilidades de vida diária
	Tecnologia de *biofeedback*

INTRODUÇÃO À TECNOLOGIA ASSISTIVA

Tecnologia assistiva (TA) é a aplicação de conhecimentos organizados e habilidades relacionadas a produtos assistivos, incluindo sistemas e serviços. A tecnologia assistiva é um subconjunto das tecnologias de saúde. Produtos assistivos (PAs) são produtos externos (incluindo dispositivos, equipamentos, instrumentos ou *software*), especialmente produzidos ou amplamente disponíveis, cujo propósito primário é manter ou melhorar a funcionalidade e a independência individuais para, assim, promover o bem-estar. Os PAs também são usados para prevenir deficiência e condições secundárias de saúde.[1]

Podemos dividir as TAs em dois grupos: tecnologias de compensação e tecnologias de reabilitação. Algumas das tecnologias são multifuncionais e podem ser empregadas tanto na compensação quanto na reabilitação de uma deficiência específica ou múltipla. O emprego dessas tecnologias depende das características pessoais dos usuários, do contexto físico e ambiental da tarefa e dos objetivos almejados. A Tabela 194.1 descreve as duas categorias de intervenções tecnológicas.[2]

A TA visa manter e melhorar a funcionalidade e a independência de pessoas idosas, com condições de saúde mental (incluindo a demência e o autismo) e com declínio funcional gradual. Dessa forma, os PAs são ferramentas essenciais na neurologia para: compensar uma deficiência ou a perda de uma capacidade intrínseca; reduzir as consequências do declínio funcional gradual; ajudar a minimizar a necessidade de cuidadores; prevenir condições de saúde primárias e secundárias; e diminuir os custos da saúde e da seguridade social. Por fim, a finalidade dessas tecnologias é promover maior independência, ter maior mobilidade, acessar a educação e o emprego, aumentar a inclusão social e oferecer uma vida digna para os pacientes.[1] A seguir, ilustraremos alguns empregos dessas tecnologias na reabilitação neurológica.

A mobilidade é uma faceta fundamental da independência e da qualidade de vida de indivíduos com deficiências físicas. O PA possibilita a locomoção por meio de próteses, incluindo os membros robóticos e exoesqueletos, que permitem a mobilidade autônoma de amputados ou lesionados medulares. Além disso, cadeiras de rodas motorizadas, equipadas com sistemas de navegação e controle de voz,

bem como dispositivos móveis (como *smartphones* e *tablets*), facilitam a atividade de vida diária (AVD) e a integração social de indivíduos com deficiências de locomoção.

O uso de dispositivos robóticos para reabilitação da marcha inclui a geração de movimentos repetitivos e progressivos, que, aliados à fisioterapia, podem melhorar e reforçar as funções motoras. Eles podem recrutar um número maior de músculos, controlar melhor os movimentos e aumentar a eficácia no processo de reabilitação.[3] Os exoesqueletos vestíveis, por sua vez, têm o potencial de melhorar a mobilidade e a qualidade de vida, bem como recuperar a função motora de pessoas com deficiência física,[4] porém os pesquisadores devem priorizar, no futuro, a versatilidade e a adaptabilidade dessa TA nas diferentes patologias e condições particulares de cada paciente.[5]

Os PAs portáteis são outros recursos para melhorar a mobilidade. Seu uso é particularmente estratégico na reabilitação de pacientes com doença de Parkinson (DP), os quais se beneficiam de dispositivos que oferecem pistas externas visuais e/ou auditivas para treino de marcha (Figura 194.1).[6-8]

A perda de audição e ou visão pode ter um impacto significativo na comunicação e na interação com o mundo ao redor. Os PAs (como aparelhos auditivos, implantes cocleares e próteses oculares, dispositivos de controle por voz) são exemplos de TAs empregados na neurorreabilitação. Em relação aos cuidados de pessoas com demência, pode-se utilizar sensores e alarmes inteligentes instalados em casas para monitorar atividades, quedas e comportamentos ou movimentos incomuns a fim de alertar cuidadores e familiares dos pacientes para possíveis intervenções.[9] Localizadores eletrônicos portáteis para monitoramento são opções para pacientes que tendem a se perder ou desorientar em pacientes externos.[10-12] Os aplicativos podem ser instalados em *smartphones* para estimular a função cognitiva e auxiliar nas atividades diárias dos pacientes, como lembretes de medicação, jogos de memória e exercícios de estimulação

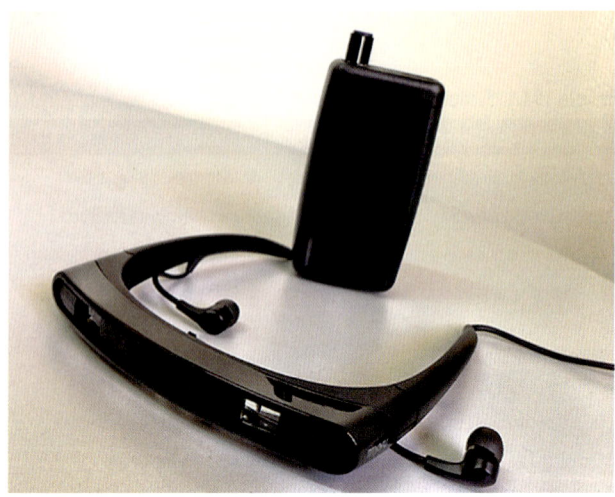

Figura 194.1 Dispositivo portátil de pista visual e auditiva externa para treino de marcha em doença de Parkinson.[6]

cognitiva.[13] Sistemas de realidade virtual podem fornecer experiências imersivas que ajudam os pacientes a se lembrarem de eventos e experiências passadas. Além disso, PAs, como aparelhos auditivos e dispositivos de comunicação específicos, podem melhorar a qualidade de vida dos pacientes com demência.[14,15] Por fim, os PAs podem ajudar os pacientes com limitação da mobilidade e auxiliar nas AVDs, como se levantar da cama, caminhar e tomar banho.[16-20]

O autocuidado é uma parte essencial da vida diária, e a TA nesse domínio visa fornecer suporte e facilitar as atividades diárias, como banho, vestimenta e alimentação. Equipamentos adaptados, como talheres com empunhaduras especiais, dispositivos de banho com controle remoto e roupas com fechos magnéticos, têm possibilitado maior independência para os pacientes.[1,21]

REALIDADE VIRTUAL

A realidade virtual (RV) é uma das ferramentas de TA utilizadas para melhorar a capacidade cognitiva e motora dos pacientes com deficiência. Ela simula os ambientes do mundo real de forma controlada, além de ser uma atividade dinâmica que aumenta a interação do conteúdo virtual com o paciente.

A RV pode ser classificada como não imersiva (em que o indivíduo visualiza as imagens na tela do monitor), semi-imersiva (em que se utilizam grandes monitores) e totalmente imersiva (utilizando salas de projeção ou monitores montados com uso de capacetes ou óculos virtual). As tecnologias podem ser desde as mais simples e acessíveis às mais complexas que podem analisar o movimento com utilização de plataformas e sensores de movimento corpóreo. Sua principal vantagem é a possibilidade de incluir tarefas mais funcionais e semelhantes ao mundo real. Se aliado à inteligência artificial (IA), esse recurso permite processar grandes conjuntos de dados usando algoritmos sofisticados e fornecer dados para corrigir, ter precisão e melhorar a qualidade do atendimento aos pacientes. Ela pode ser usada para automatizar tomadas de decisões e fazer previsões com base nos dados do próprio paciente.

Exercícios por meio de *videogames* são chamados "gameterapia", mais conhecidos como *exergames*, em inglês. Essa modalidade de treinamento envolve exercícios de coordenação,

transferência de peso e equilíbrio que podem facilitar a função motora nas doenças neurológicas. Nintendo® Wii, Kinect® e jogos projetados para computadores ou sensores como Leap Motion® são considerados recursos de *exergames*. A terapia baseada em *videogames* comerciais aumenta a motivação dos pacientes, fornece *feedback* e permite o treinamento de dupla tarefa.[22]

A RV tem sido cada vez mais utilizada na reabilitação de doenças neurológicas como na DP, principalmente os métodos não imersivos que empregam Nintendo® Wii Fit, Microsoft Kinect®, por serem acessíveis e de baixo custo.[23] Pacientes com DP se beneficiam com treino de equilíbrio com *exergame,* melhoram o controle e a estabilidade do centro de gravidade.[24] Esse benefício no equilíbrio também foi observado nos pacientes que realizaram reabilitação com RV, apresentando melhora na escala de equilíbrio de Berg.[25,26] Além disso, *exergames* associados ou não à reabilitação física convencional podem melhorar a marcha, a mobilidade e a qualidade de vida de pacientes com DP.[27-29] Wu et al.[30] propõem que os treinos com RV tenham duração mínima de 20 minutos, realizados de 4 a 6 vezes/semana, no período entre 3 e 5 semanas para poder observar efeitos no equilíbrio do paciente com DP.

Estudos de imagem funcional mostraram que pacientes com DP que treinaram com Nintendo® Wii tiveram aumento da ativação no córtex pré-cúneo, região na qual são atribuídas funções sensório-motoras, cognitivas e visuoespaciais.[31]

A RV também pode ser um instrumento de avaliação para pacientes com DP. Estudos com imersão utilizando óculos virtual observaram que pacientes com maior tempo de reação nas tarefas propostas tiveram maior risco de queda.[32] Outros recursos incluem calcular a duração da passada e o desempenho da marcha para detectar pacientes com riscos maiores de congelamento da marcha[33] ou sincronizar dados de alimentação, sono, sintomas motores e não motores com as tarefas físicas para melhor caracterizar os pacientes com DP.[34]

Em relação à esclerose múltipla (EM), a RV tem sido utilizada no treinamento do equilíbrio dos pacientes[35-37] e no estímulo da função motora dos membros superiores.[38] Os jogos interativos estimulam a participação dos pacientes com EM em atividades físicas, mesmo em dispositivos não habituais de RV.[39] Além disso, a RV associada à reabilitação impacta positivamente múltiplos aspectos da função cognitiva e mental,[40] reduz o nível de fadiga e melhora a qualidade de vida.[41]

A RV também pode ser utilizada como estratégia de reabilitação cognitiva. Pacientes com declínio cognitivo leve (DCL) podem melhorar a fluência verbal, as habilidades visuoespacial e construtiva, a atenção e a função executiva[42] após o treino com RV imersiva. Do mesmo modo, pacientes com doença de Alzheimer (DA) em fase inicial se beneficiam do treino com *exergames*, pois podem melhorar na tomada de decisão, aprendizagem e memória.[43-45] Além disso, pistas cognitivas também podem ser incorporadas durante atividade física, como acoplar óculos virtuais em que são projetadas tarefas mentais enquanto pacientes com DCL pedalam em bicicleta ergométrica.[46]

Reabilitação com *exergames* pode ser empregada no tratamento das ataxias,[47,48] e mesmo os pacientes com quadros mais incapacitantes podem treinar coordenação de tronco e controle postural com jogos interativos em seus domicílios.[49] Alguns estudos utilizaram diferentes PAs, como sensor Kinect® e Microsoft Kinect®, para treinar coordenação e equilíbrio de pacientes com ataxias, sendo observadas melhoras nas pontuações das escalas de ataxia, equilíbrio e mobilidade.[50,51]

Pode-se associar prancha de pressão ao Nintendo® Wii para intensificar o treino postural[52] ou acoplar *exergames* aos dispositivos sensoriais conectados ao paciente e utilizá-los como aparelho *biofeedback* para orientar, corrigir e melhorar o treino postural.[53] Outros recursos utilizando a RV incluem o sistema de captura de movimento integrado ou não a plataformas de força, o que permite análises de parâmetros espaciais, temporais, cinemáticos e cinéticos em tempo real da marcha.[54,55] A coleta dos dados de movimento também pode ser realizada por meio de dispositivos vestíveis acoplados ao sistema de RV.[56] Os aplicativos para *smartphone* também auxiliam na análise dos dados dos pacientes; uma das suas aplicações é quantificar, com auxílio da IA, a gravidade do tremor por meio de espirais desenhadas à mão pelo paciente.[57]

Apesar de a RV ser uma intervenção segura, ela deve ser empregada como apoio ao programa de reabilitação no momento. É necessário que estudos robustos futuros possam estabelecer sua indicação (que grupos de pacientes com DP podem ser beneficiados com esse recurso de TA).[58-60] O mesmo ocorre para a EM[61-63] e ataxia.[64] Quanto à reabilitação cognitiva, ainda não há consenso sobre a eficácia da RV nas funções executivas, no ganho de autonomia e nas AVDs dos pacientes com DCL ou DA, devendo esse recurso ser aplicado como terapia complementar.[65]

TECNOLOGIA ASSISTIVA NA REABILITAÇÃO DO ACIDENTE VASCULAR CEREBRAL

O acidente vascular cerebral (AVC) é uma das principais causas de incapacidade grave a longo prazo. Nesta seção, utilizaremos essa condição para ilustrar os recursos da TA e o emprego dos PAs na reabilitação motora desses pacientes.[66]

Após os cuidados agudos pós-AVC, muitos pacientes enfrentam um longo processo de reabilitação para recuperar suas funções físicas, cognitivas e de AVD. Para tanto, é imprescindível contar com uma equipe multidisciplinar com especialistas em neurologia, fisiatria, psiquiatria, fisioterapia, enfermagem, psicologia, fonoaudiologia, nutrição, assistência social e terapia ocupacional. O atendimento aos pacientes pós-AVC envolve: avaliação correta e adequada, tratamento, uso de técnicas adaptativas, aplicação de TA e adaptações ambientais. A indicação de TAs deve ser realizada em conjunto à equipe multidisciplinar, considerando o quadro clínico do paciente, assim como suas necessidades individuais e limitações para seu uso. A escolha correta dos PAs pode auxiliar na reabilitação e contribuir para a diminuição dos custos do tratamento.[67-69]

Há vários tipos de PAs utilizados na reabilitação pós-AVC; citaremos os mais comumente utilizados, a saber: 1) dispositivos auxiliares: órteses suropodálicas, órteses antebraquiopalmares, ombreiras, bengalas, muletas, andadores, cadeiras de rodas e de banho; 2) exoesqueletos robóticos; 3) dispositivos de comunicação assistiva; 4) jogos e realidade virtual; 5) meios físicos, como estimulação elétrica transcutânea (TENS, do inglês *transcutaneous electrical nerve stimulation*) e estimulação elétrica funcional (FES, do inglês *functional electrical stimulation*); e 6) interface cérebro-computador.

Dispositivos auxiliares

Órteses suropodálicas

A fraqueza ou paralisia dos músculos dorsiflexores do tornozelo pós-AVC pode comprometer a marcha dos pacientes e gerar deformidades a longo prazo; portanto, as órteses suropodálicas (OSP) podem melhorar a velocidade da marcha, a cadência e o comprimento do passo, evitar deformidades e facilitar o posicionamento adequado do membro inferior acometido. De modo geral, as OSP podem ser utilizadas concomitantemente a terapias físicas e farmacológicas (p. ex., bloqueios neuroquímicos com toxina botulínica ou fenol). As órteses rígidas facilitam o posicionamento e previnem a deformidade (Figura 194.2), enquanto as flexíveis (órteses dinâmicas) permitem um certo grau de movimento e fornece suporte ao membro em tratamento (Figura 194.3). O tempo de uso das órteses varia conforme sua indicação, podendo ser utilizadas durante os treinos e/ou nos períodos de descanso.[70]

Órteses antebraquiopalmares

Após o AVC, o paciente pode apresentar fraqueza e deformidades por conta da espasticidade no membro superior. Para corrigir e posicionar deformidades de punho e mão, as órteses antebraquiopalmares fornecem suporte e estabilização do membro superior acometido. Geralmente, essas órteses são fixadas com tiras ou fechos de Velcro® para posicionamento correto e garantia do conforto durante seu uso.[71]

Ombreiras

As ombreiras são dispositivos utilizados para fornecer suporte e estabilidade ao ombro dos pacientes pós-AVC que apresentam lesões do ligamento acromioclavicular e/ou rompimento do tendão supraespinhal. Elas podem melhorar a postura e facilitar a realização de atividades funcionais, mas ainda não há evidências claras de que previnam subluxações e luxações articulares. Comumente, as ombreiras são utilizadas no processo terapêutico de reabilitação, juntamente a outros procedimentos, como bloqueio de nervo supraescapular para alívio de dores.[72,73]

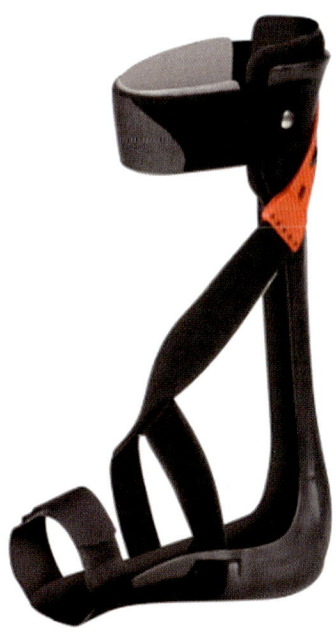

Figura 194.2 Órtese suropodálica rígida (Dyna Ankle®), que permite o melhor posicionamento para corrigir deformidades.

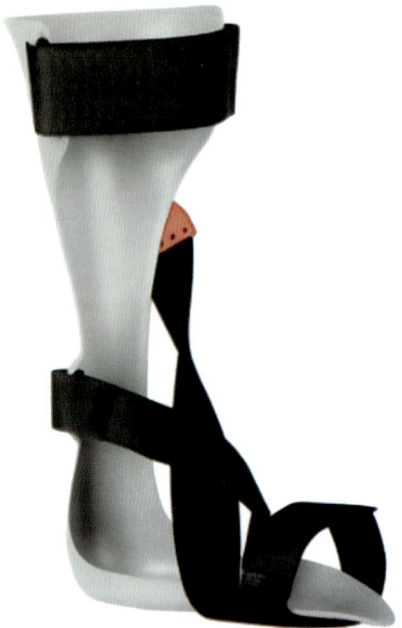

Figura 194.3 Exemplo de Dyna Ankle®, uma órtese flexível que permite a locomoção balanceando o déficit de dorsiflexores.

Bengalas, muletas e andadores

Alterações da marcha, fraqueza muscular, espasticidade, déficit na coordenação, propriocepção, equilíbrio e desvio do centro de gravidade aumentam o risco de queda dos pacientes pós-AVC. Para garantir a segurança e facilitar as AVDs, o uso de bengalas, muletas e andadores pode ser recomendado.

A escolha de qual auxiliar de marcha a ser indicado para cada paciente deve ser individualizada; logo, deve-se orientar seu uso corretamente. No caso da bengala, a empunhadura deve estar na altura do trocânter e usada no lado contralateral ao membro afetado para equilibrar a descarga de peso no membro acometido. É importante também que o paciente treine o uso da bengala na fisioterapia para adequar a marcha e treinar o equilíbrio. As muletas proporcionam maior estabilidade do que a bengala e são utilizadas para descarga de peso e propulsão durante a locomoção. É necessário adequar a altura, manter o cotovelo flexionado e ombros nivelados para seu uso correto. A muleta do tipo *Lofstrand* tem braçadeira de antebraço para aumentar o braço de alavanca, ao passo que a axilar (com coxim axilar para aumentar o braço de alavanca da empunhadura) resulta em menor deslocamento e promove maior estabilidade lateral. A muleta de descarga antebraquial é indicada quando não se pode sobrecarregar o punho e a descarga de peso recai em uma canaleta na extremidade superior da muleta.

Em relação aos andadores, deve-se também ter os mesmos cuidados dispensados às bengalas e evitá-los em pacientes que não tenham força para utilizá-los corretamente, devido ao risco de queda nesses casos. Entretanto, quando indicado corretamente, o andador é mais seguro por contar com 4 apoios e permitir um deslocamento com maior estabilidade.[74]

Cadeira de rodas

Além de promover a segurança na locomoção, a cadeira de rodas permite um maior deslocamento com menor gasto energético e redução da fadiga para o paciente em fase de reabilitação. Além disso, seu uso também possibilita participação em atividades sociais e profissionais, com melhora da acessibilidade. É importante ressaltar que a cadeira de rodas não é recomendada em ambientes com solo irregular. Para indicar a cadeira de rodas ao paciente pós-AVC, é necessário se atentar aos seguintes parâmetros:[75]

- Encosto: deve obedecer à conformação de acordo com a lordose lombar, mantendo o tronco ereto. A altura do encosto deve ser aproximadamente na borda inferior da escápula
- Assento: deve apresentar a base estável, e a largura não pode permitir o deslizamento lateral da bacia, idealmente confeccionada sob medida para o paciente. A inclinação ideal com o encosto posiciona os quadris fletidos a 100° e a bacia, levemente antevertida. Em relação ao comprimento, é importante o cuidado de não comprimir o feixe vasculonervoso poplíteo
- Almofada: pode ser de espuma leve para absorver o impacto
- Pedaleiras: devem ser reguladas em relação à altura para permitir uma distribuição da pressão do assento entre os ísquios e as coxas
- Rodas: a distância entre os eixos das rodas dianteiras e traseiras deve ser adequada (suficiente para promover a locomoção da cadeira de rodas sobre o solo com o menor esforço). O eixo das rodas deve estar levemente anterior à linha glenoumeral, além de apresentar uma cambagem adequada, permitindo uma maior estabilidade e agilidade por aproximar as rodas do tronco
- Pneus: podem ser com câmara (com amortecimento) ou maciços (com menos atrito) e podem ser utilizados em diferentes ambientes de acordo com o material.

Exoesqueletos robóticos

De forma geral, o exoesqueleto proporciona suporte e auxilia os membros afetados para realizar os movimentos da marcha. O treino com exoesqueletos durante a reabilitação neurológica pode auxiliar na aprendizagem motora, restauração da marcha, melhora da força muscular e coordenação dos pacientes pós-AVC. Para que o paciente consiga realizar adequadamente a terapia com exoesqueletos, é necessário que o comprometimento cognitivo pós-AVC não interfira na realização das tarefas e que haja um bom controle muscular para operar corretamente o exoesqueleto. Após treinamento adequado, o paciente pode controlar os movimentos do exoesqueleto por meio dos sensores de movimento que respondem aos sinais elétricos gerados pela força muscular ou por comandos externos.

Exoesqueletos de extremidades inferiores[76-78]

Pacientes que fazem reabilitação com fisioterapia associada ao PA de marcha obtiveram níveis maiores de independência da marcha em comparação àqueles que realizaram apenas o treinamento de marcha isoladamente. Os dispositivos anteriores utilizados na reabilitação da marcha no paciente com AVC eram dispositivos efetores que aplicavam forças mecânicas nos segmentos distais dos membros inferiores. Dessa maneira, existe a dificuldade de controle das articulações proximais dos membros, o que resulta em padrões anormais de locomoção. Já os exoesqueletos robóticos fornecem um controle maior das articulações, devido ao alinhamento dos eixos do aparelho aos eixos anatômicos do usuário.

Os exoesqueletos robóticos realizam a reabilitação da marcha por meio de padrões predefinidos que estimulam a propriocepção do usuário (Figura 194.4). Os exoesqueletos robóticos de membros inferiores podem ser divididos em "robôs estáticos" e "exoesqueletos de solo". Os "robôs estáticos" permitem treinamento de marcha em área fixa (esteira), já o "exoesqueleto de solo" permite que os pacientes realizem a marcha no solo e explorarem o ambiente.

Como exemplo de exoesqueleto de solo, podemos citar o sistema EKSO® (Figura 194.5). Quanto aos exoesqueletos estáticos, temos o Lokomat® (Figura 194.6) e o Walkbot® (Figura 194.7), que são exoesqueletos robóticos acoplados a uma esteira, projetados para auxiliar na reabilitação da marcha e do movimento dos membros inferiores. Eles utilizam motores controlados por computador para oferecer suporte e assistência aos movimentos de membros inferiores durante a marcha, apresentando um sistema que ajusta a postura e o padrão de marcha de acordo com as necessidades individuais do paciente. Além disso, os exoesqueletos monitoram a evolução do paciente e, conforme a progressão da reabilitação, eles podem ser ajustados para fornecer menos assistência e estimular a independência da marcha. Eles contam também com *feedbacks* visual e auditivo que ajudam os pacientes a monitorarem e melhorarem sua postura, seu equilíbrio e seu padrão de marcha. Isso promove a participação ativa do paciente no processo de reabilitação. Esses dispositivos também permitem que o paciente pratique a marcha de forma prolongada e frequente, o que é fundamental para promover neuroplasticidade, recuperação neuromuscular e reabilitação mais eficaz. Vale ressaltar que o Walkbot® conta com recursos de treinamento virtual, como jogos e simulações de ambiente, para motivar o paciente a ter maior engajamento durante a terapia.

Exoesqueletos de extremidades superiores[79-86]

Pacientes que apresentam déficit motor dos membros superiores podem se beneficiar do uso de exoesqueletos de extremidades superiores para reabilitação e treino de movimentos. Entre os PAs modernos, estão: ARMin® (*active rehabilitation and training interface based on mechanisms of the human neuromusculoskeletal system*), MIT-MANUS InMotion 2®, Bi-Manu-Track®, T-WREX® (*therapy-wear robotic exoskeleton*), MIME® (*mirror image movement enabler*) e o NeReBot® (*neuro-rehabilitation robot*).

O ARMin® (Figura 194.8) consiste em uma cadeira e um braço robótico que dá suporte à rotação do ombro, flexão/extensão do cotovelo, supinação/pronação do antebraço, flexão/extensão do punho e abertura/fechamento da mão.

O MIT-MANUS InMotion 2®[81] (Figura 194.9) conta com um braço robótico acoplado a uma cadeira e um *software* de controle, que visam estimular o cérebro a criar novas conexões neurais e fortalecer as existentes para reabilitar a função dos membros superiores por meio de exercícios que trabalham coordenação, força e amplitude de movimento do membro afetado. O paciente se senta na cadeira e coloca o antebraço e a mão afetados pelo AVC no braço robótico, que é capaz de fornecer uma ampla gama de movimentos controlados. O dispositivo monitora os movimentos do paciente e fornece *feedback* em tempo real para orientar e melhorar a execução dos exercícios de reabilitação.

Os dispositivos InMotion ARM® e ARM/HAND® operam em um plano horizontal e realizam alguns dos principais movimentos do ombro e do cotovelo, como, respectivamente:

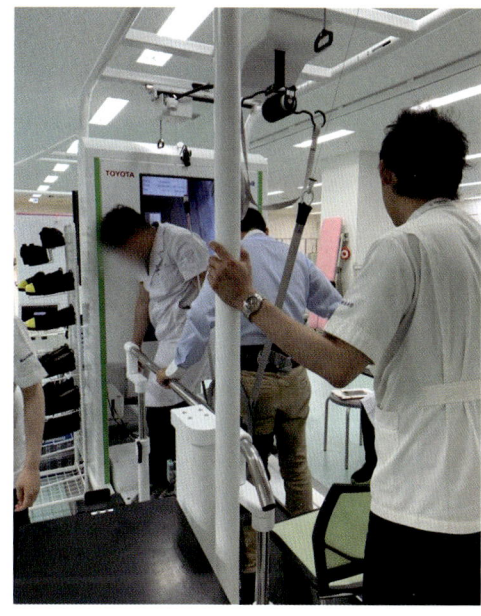

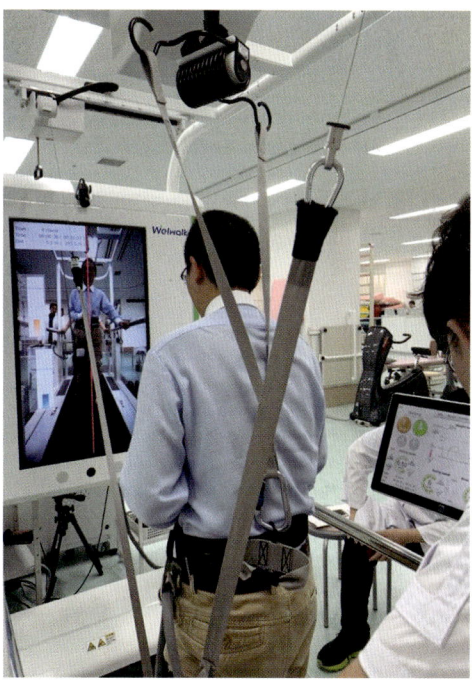

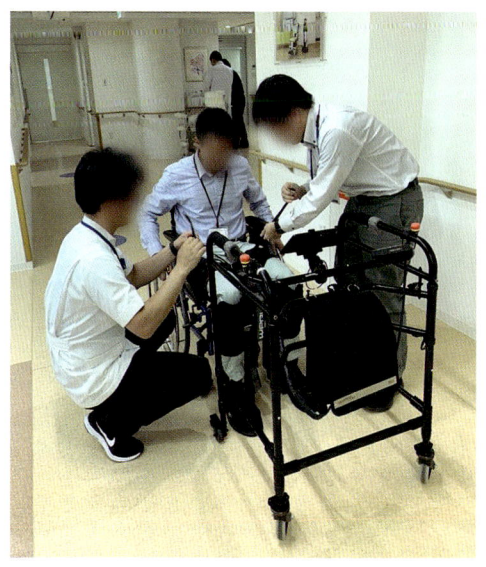

Figura 194.4 Exoesqueleto estático e de solo para reabilitação.

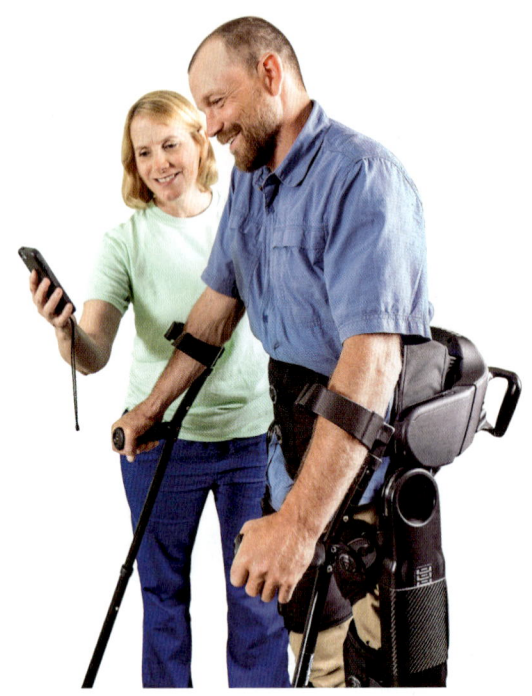

Figura 194.5 Sistema EKSO® (https://eksobionics.com/) sendo utilizado por um paciente, recebendo *feedback* em tempo real.

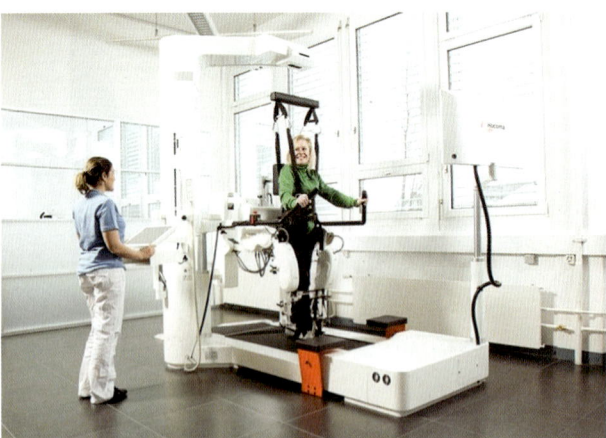

Figura 194.6 Treino em Lokomat® (https://www.hocoma.com/us/solutions/lokomat/) para reabilitação de membros inferiores.

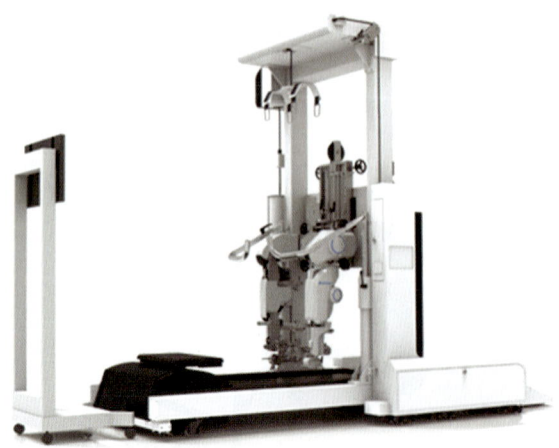

Figura 194.7 Sistema Walkbot® versão *"Premium"* (https://www.walkbot.co.kr/en/sub/product-introduction.php) para reabilitação e treino de marcha.

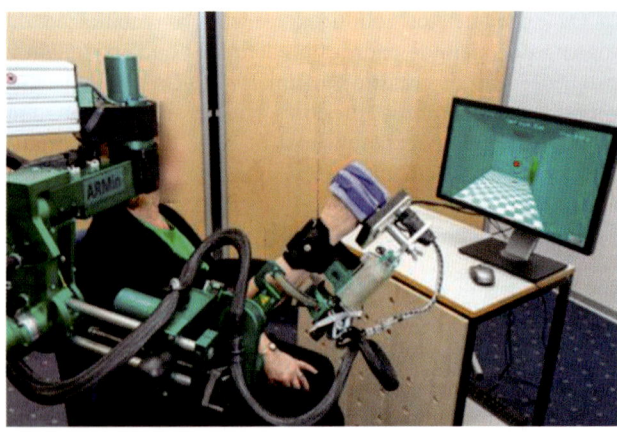

Figura 194.8 ARMin® (https://www.mdpi.com/2076-3417/10/19/6976) sendo utilizado em sessões de reabilitação para treino de atividades de membro superior.

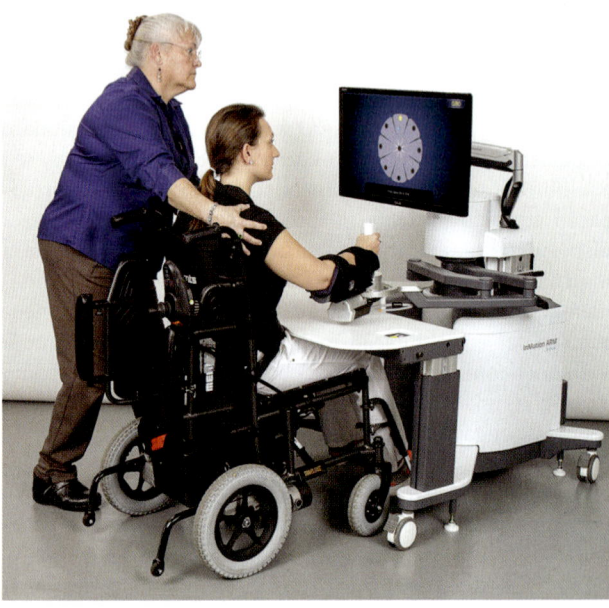

Figura 194.9 MIT-MANUS INMotion® (https://bioniklabs.com/all-about-the-inmotion-robot/) sendo utilizado para auxiliar nos principais movimentos de ombro, cotovelo e punho.

flexão, extensão, protração, retração, rotação interna e externa de ombro; flexão e extensão do cotovelo. Eles ajudam não só na reabilitação do AVC, mas também na lesão da medular, EM e DP.

O Bi-Manu-Track® (Figura 194.10) consiste em duas órteses ajustáveis conectadas a uma plataforma deslizante. Essas órteses são fixadas com Velcro® nas mãos e permitem que os membros superiores realizem uma ampla gama de movimentos na plataforma deslizante. Esse dispositivo fornece treinamento e reabilitação do movimento das mãos e punhos bilateralmente por meio de fortalecimento dos músculos, treino da amplitude de movimento e coordenação. O treinamento é controlado por um *software* que pode ser ajustado por um terapeuta.

O Bi-Manu-Track® fornece *feedbacks* visual e tátil sobre as tarefas executadas pelo paciente para estimular a execução correta dos movimentos e propriocepção. Esse dispositivo auxilia também na redução da espasticidade.

T-WREX®[81,82] (*therapy Wilmington robotic exoskeleton*) é um exoesqueleto passivo que dá suporte ao braço em

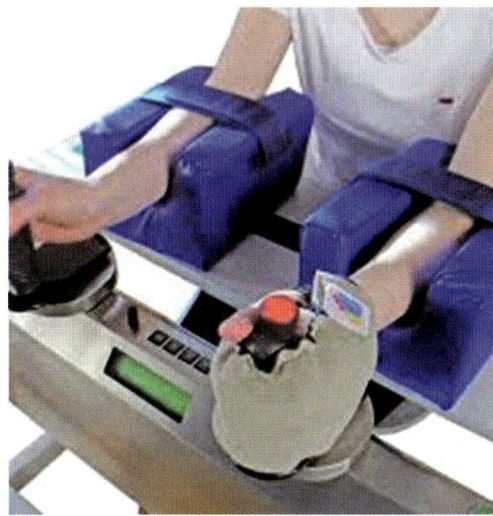

Figura 194.10 Esquematização do Bi-Manu-Track® (https://www.neurorehabdirectory.com/rehab-products/bi-manu-track/) para reabilitação de movimentos de mãos e punhos.

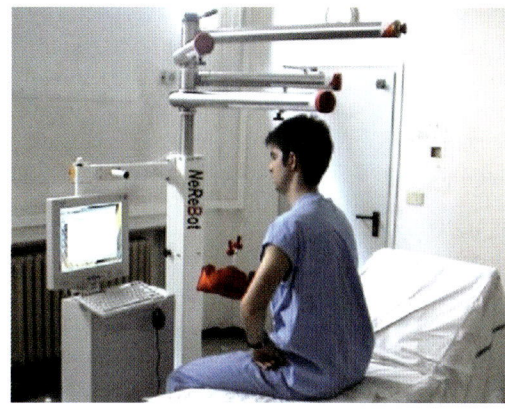

uma nova posição de repouso com base nas propriedades das bandas elásticas. Ele se conecta a um suporte de tronco personalizado. O T-WREX® consiste em uma órtese que dá suporte ao movimento do braço, um sensor de preensão que detecta a pressão de preensão manual e um *software* que simula diversas atividades. O dispositivo tem articulações motorizadas nos ombros, cotovelos e punhos, o que permite uma variedade de movimentos controlados.

O MIME® (*mirror image movement enabler*)[82] tem o conceito de terapia espelho para reabilitação dos movimentos dos membros superiores. Ele consiste em um espelho posicionado verticalmente no centro do corpo do paciente para dividir o campo visual em duas partes iguais. As mãos são posicionadas em uma posição simétrica em relação ao espelho, sendo que o membro afetado pelo AVC se encontra oculto pela reflexão do espelho. O membro afetado é acoplado a uma órtese robótica para auxiliar os movimentos e nas tarefas a serem executadas durante o treino de reabilitação. Assim, o paciente realiza uma série de exercícios com o membro afetado, enquanto observa o reflexo no espelho; essa visualização do reflexo cria a imagem de que o membro está se movimentando normalmente, estimulando a área cerebral responsável pelo movimento. Esse dispositivo auxilia no ganho de força, coordenação, propriocepção, redução da espasticidade e amplitude de movimento.

Há quatro modos de movimento assistido por robô: passivo, ativo-assistido, ativo-restringido e bilateral. No modo passivo, o robô move o membro em direção a um alvo; no modo ativo-assistido, o indivíduo exerce a força para movimentar o membro, sendo auxiliado pelo robô; no modo ativo-restringido, o robô fornece uma resistência ao movimento; no modo bilateral, o indivíduo realiza movimentos bilaterais enquanto o robô auxilia o membro afetado.

O NeReBot® (*neuro-rehabilitation robot*) (Figura 194.11) é um exoesqueleto de membro superior que pode ser utilizado à beira-leito, devido à sua portabilidade. Ele permite o treino de flexão e extensão, pronação e supinação, adução e abdução, circundução do braço. A estrutura mecânica é ajustável, com articulações nos ombros, cotovelos e punhos.[85] O exoesqueleto é fixado ao braço e ao tronco do

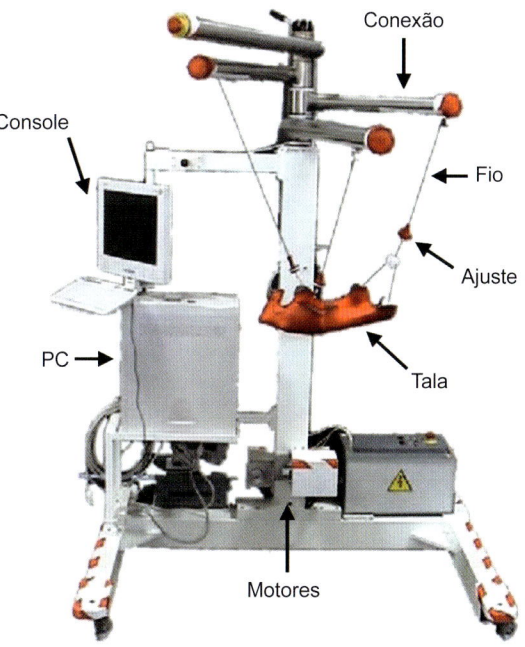

Figura 194.11 Esquematização do NeReBot® (https://www.researchgate.net/publication/4170700_Design_of_a_new_5_dof_wire-based_robot_for_rehabilitation/) para reabilitação dos membros superiores.

paciente e fornece assistência ativa aos movimentos, auxiliando na reabilitação neuromuscular. Ele pode adaptar a quantidade de suporte e resistência oferecida de acordo com as necessidades individuais do paciente, para promover uma progressão gradual da intensidade dos estímulos em cada sessão.

Dispositivos de comunicação assistiva

Para pacientes com distúrbios de fala ou comunicação pós-AVC devido a afasia e apraxia, existem os dispositivos de comunicação assistiva que permitem a comunicação por meio de símbolos (p. ex., pranchas de comunicação com símbolos), textos e sistemas de comunicação por voz sintetizada, que ajudam a facilitar a interação e a expressão das necessidades dos pacientes.[87] A terapia com dispositivos de comunicação assistiva pode ser incorporada nas sessões regulares de fonoaudiologia.

Dispositivos terapêuticos

Jogos e realidade virtual[24,25]

Os jogos e a realidade virtual na reabilitação do AVC envolvem o uso de uma variedade de dispositivos, como: óculos de RV, plataformas interativas, controle remoto e robôs. Os pacientes que apresentam déficits cognitivos, motores e de fala podem se beneficiar com jogos e RV para maior estimulação cognitiva, treino de função motora, equilíbrio e coordenação. A RV proporciona um ambiente seguro para o treino de tarefas e simula situações do mundo real.[88,89]

Meios físicos

O paciente pós-AVC com dores musculares pode se beneficiar do uso de meios físicos, como a TENS e a FES. TENS utiliza uma corrente elétrica aplicada superficialmente na pele através de eletrodos, com o objetivo de tratar a dor por meio da estimulação das fibras A nos nervos periféricos e da hipófise (que induz a produção de β-endorfinas que geram analgesia). FES utiliza correntes elétricas para estimular ou reeducar os músculos por meio da contração muscular involuntária e facilitar a realização de movimentos funcionais. Deve-se evitar ou contraindicar o uso desses meios físicos em: feridas abertas ou infecções na pele no local de aplicação, marca-passo cardíaco, gravidez, câncer, distúrbios vasculares graves ou epilepsia não controlada.[90]

Interface cérebro-computador[91-94]

Atualmente, é possível realizar a estimulação neuroplástica para promover a recuperação neurológica pós-AVC por meio da interface cérebro-computador para o treino de mobilidade e coordenação. Essa interface promove a remodelação das vias neurais associadas ao movimento, à neuroplasticidade e à recuperação funcional. Na interface cérebro-computador (ICC), os sinais cerebrais são transformados em comandos para controlar dispositivos externos, como próteses ou membros virtuais. Nessa interface, podemos associar a eletroencefalografia e a eletrocorticografia para avaliar os sinais cerebrais. Muitos estudos têm mostrado avanços na função motora e na qualidade de vida dos pacientes.

Há dois tipos de métodos de registro dos sinais cerebrais: invasivo e não invasivo. Os métodos de registro invasivos apresentam maior precisão temporal e espacial, porém necessitam de implantação cirúrgica de um sinalizador. Os métodos não invasivos de registro apresentam maior conforto e segurança, porém com baixa qualidade dos sinais captados (muitas vezes por causa de interferências). Entre os métodos não invasivos, temos: eletroencefalografia, eletrocorticografia, magnetoencefalografia, mapeamento de sinal elétrico intracortical, espectroscopia próxima ao infravermelho, ressonância magnética funcional, entre outros.

Apesar dos avanços na área, é importante destacar que a pesquisa nessa área ainda está em desenvolvimento, sendo necessários mais estudos para avaliar os benefícios desta abordagem.

CONSIDERAÇÕES FINAIS

As TAs e os PAs estão em constante desenvolvimento e permitem que os pacientes realizem sessões de reabilitação com maior intensidade e segurança, bem como potencializam o trabalho da equipe multidisciplinar. O conhecimento de novos recursos, o domínio dos recursos já existentes e a indicação apropriada de cada modalidade de TA asseguram um melhor resultado na reabilitação dos pacientes neurológicos.

195
Reabilitação Pós-Acidente Vascular Cerebral

Roberta de Oliveira Cacho • Gustavo José Luvizutto • Cesar Minelli

INTRODUÇÃO

Entre as doenças neurológicas que necessitam de reabilitação, os sobreviventes pós-acidente vascular cerebral (AVC) representam a condição mais prevalente. Com número estimado mundialmente em 86 milhões de indivíduos,[1] mais de dois terços precisarão de reabilitação.[2] Os acometimentos vasculares causados pelo evento causam diversos danos no tecido cerebral, provocando graus variados de gravidade relativa à perda de função e a incapacidades. Apesar dos avanços no tratamento (como trombólise e trombectomia mecânica), apenas uma pequena porcentagem dos afetados pelo AVC, na fase aguda, tem acesso a essas intervenções. Assim, a reabilitação é uma parte essencial no tratamento dessa condição.

Serão apresentados neste capítulo: uma tabela, com objetivo e meta terapêutica a serem abordadas, a conduta recomendada para cada déficit neurológico ou incapacidade, o nível de evidência; e uma breve descrição das intervenções que mostraram melhores resultados na reabilitação pós-AVC, de acordo com a recente publicação da Diretriz Brasileira de Reabilitação no Acidente Vascular Cerebral.[3,4] Serão destacadas apenas as técnicas de reabilitação com recomendação classes I (existe evidência de que a recomendação é eficaz) e II (embora haja evidências divergentes, a recomendação é a favor da intervenção). Os níveis de evidência serão classificados como A (dados obtidos de múltiplos estudos randomizados ou metanálises), B (dados obtidos de um único estudo randomizado ou não randomizado) ou C (consenso ou opinião de especialistas ou estudo de casos).

A organização dos níveis de reabilitação pós AVC envolve cuidados na fase aguda nas unidades de AVC, enfermarias gerais para internação e serviços de reabilitação ambulatorial pós-alta hospitalar. Esses serviços devem ser oferecidos por equipes multidisciplinares com profissionais especializados, incluindo neurologistas, fisiatras, enfermeiros, fisioterapeutas, fonoaudiólogos, terapeutas ocupacionais, psicólogos, psiquiatras, profissionais da educação física e assistentes sociais. Todos os níveis de atendimento devem ter protocolos estruturados para avaliar fala, deglutição, estado nutricional, mobilidade, cognição, humor, percepção, audição, visão e desempenho nas atividades diárias. De acordo com essas avaliações, a equipe multidisciplinar deve fazer um plano de reabilitação com metas realistas, as quais devem ser reavaliadas periodicamente de acordo com a evolução do indivíduo.

REABILITAÇÃO NA FASE AGUDA (HOSPITALAR)

Todas as intervenções de reabilitação devem ser iniciadas na fase aguda e devem ser continuadas como reabilitação ambulatorial na comunidade ou domicílio.[5] Além disso, é biologicamente plausível que um início precoce da intervenção promova uma melhor recuperação devido à existência de um período de plasticidade cerebral aumentada logo após o AVC.[6]

Estão bem estabelecidos na literatura os benefícios das unidades de AVC (recomendação I, nível de evidência A).[7] Nesses ambientes, os pacientes recebem os cuidados com protocolos de avaliação e intervenções para controle de febre, pressão arterial, glicemia e disfagia, gerenciados por uma equipe multidisciplinar logo à admissão hospitalar durante a fase aguda.[8] Apesar de termos poucas unidades de AVC no Brasil, sempre que possível os pacientes devem ser encaminhados para esses locais.

Algumas condições são contraindicações para o início da reabilitação precoce,[9] tais como: deterioração neurológica precoce, cirurgia imediata, outra doença médica grave ou condição coronariana instável, pressão arterial sistólica inferior a 110 mmHg ou superior a 220 mmHg, saturação de oxigênio inferior a 92% com suplementação de oxigênio, frequência cardíaca de repouso inferior a 40 bpm ou superior a 110 bpm e temperatura superior a 38,5°C. Além disso, a mobilização deve ser interrompida caso a pressão arterial do paciente tenha uma queda maior do que 30 mmHg ao atingir a posição vertical.

Os resultados primários do estudo AVERT mostraram evidências de que um programa intensivo muito precoce, além dos cuidados usuais, reduziu as chances de um resultado favorável (Escala de Rankin modificada, mRS 0 a 2) em 3 meses.[9] Todavia, em um estudo posterior de resposta à dose pré-especificada,[10] revelou-se que a frequência das sessões e a quantidade de treinamento de mobilidade (não as horas após o AVC em que a reabilitação iniciou) foram as considerações mais importantes no tratamento. A análise do subgrupo pré-especificado, apesar de insuficiente, mostrou sinal de prejuízo principalmente em participantes com AVC grave (*National Institute of Health Stroke Scale* NIHSS > 16) e naqueles com hemorragia intracerebral (HIC). Outro achado do estudo é que o treinamento com doses mais baixas, iniciado em 48 horas após o AVC e realizado durante mais sessões, foi associado a maior probabilidade de nenhuma incapacidade ou incapacidade leve (mRS 0 a 2) e probabilidade maior de redução de mortalidade.[10] Aumentar o número (a cada 5 minutos adicionais) de mobilizações por dia, por exemplo, reduziu as chances de um bom resultado, enquanto o aumento da frequência diária de sessões fora da cama elevou a probabilidade de um resultado favorável.[11]

REABILITAÇÃO NA FASE SUBAGUDA E CRÔNICA (PÓS-ALTA HOSPITALAR)

Nas fases subaguda e crônica pós-AVC, é esperado que o sujeito tenha acesso a serviços de reabilitação especializados e com equipe multiprofissional. A Tabela 195.1 reúne algumas

Tabela 195.1 Descrição das principais metas terapêuticas e aplicações práticas na reabilitação subaguda e crônica pós-AVC.

Objetivo/meta terapêutica a ser tratada	Condutas recomendadas	Nível de evidência[3,4]	Breve descrição/aplicações práticas
Condicionamento físico	Treinamento aeróbico associado a treinamento resistido	IC	Treinamento aeróbico supervisionado (fisioterapeuta, profissional da educação física) com monitorização da frequência cardíaca, pressão arterial e percepção subjetiva do esforço (PSE) 0 a 10, associado a treinamento resistido com enfoque em grandes grupos musculares. Recomenda-se um período mínimo de 8 semanas, 3 vezes/semana, com duração de, no mínimo, 30 min, sendo 5 a 10 min de aquecimento, 20 a 30 min de treinamento aeróbico buscando alcançar a frequência cardíaca de treinamento (FCT) (leve: < 40% da frequência cardíaca de reserva [FCR] com PSE < 4; moderado: 40-60% da FCR com PSE 4 a 5; vigoroso: > 60% FCR com PSE > 6), e 5 a 10 min de desaquecimento. As progressões devem ser individualizadas; considerar um aumento de 5 a 10 min no treino aeróbico a cada 1 a 2 semanas nas primeiras 4 a 6 semanas e uma intensidade de 5 a 10% da FCR a cada 1 a 4 semanas. O treinamento aeróbico pode ser realizado em grupo (sugerido para indivíduos mais independentes e com condições de se autogerenciar) ou individual. São exemplos de modalidades de exercícios aeróbicos: bicicleta ergométrica, cicloergômetro manual, esteira (com ou sem suporte parcial de peso), sentar-se e levantar-se, subir e descer degraus, entre outros[12]
Ombro doloroso	Bandagens funcionais	IA	Bandagens funcionais são recomendadas para redução e/ou retardo do início da dor em ombro. Os efeitos sobre contratura e função ainda são controversos[13,14]
	Toxina botulínica	IA	Em casos de ombro doloroso associado a espasticidade, a aplicação de toxina botulínica em músculo subescapular e peitoral é recomendada
	Estimulação elétrica funcional (FES)	IIa-A	Indica-se o uso de corrente elétrica (FES) com eletrodos de superfície em supraespinhoso e deltoide posterior por serem músculos que mantêm a estabilidade dinâmica do ombro. O tratamento pode durar em média 4,5 semanas (intervalo de 3 a 8 semanas), por 15 a 30 min. Os protocolos são bastante heterogêneos, e não há uma padronização quanto à prescrição terapêutica. Os resultados apontam para uma melhor redução da dor em fase aguda do AVC e parecem não estar relacionados com a funcionalidade[15-17]
	Analgésicos e neuromoduladores	IIa-A	Paracetamol, ibuprofeno
	Prevenção de dor por posicionamento	IIa-B	Nas transferências, prefira usar o braço de alavanca no ombro do sujeito, evitando tração no braço mais afetado. Não há posicionamento ideal para o membro mais afetado; alguns autores sugerem a posição de abdução, rotação externa e flexão do ombro, mantendo alinhamento com o lado menos afetado e evitando posturas que facilitem a contração muscular por influência do tônus aumentado[16]
Desordens da comunicação (afasia, apraxia de fala e disartria)	Início precoce de terapia da fala e linguagem	I-A	Terapia fonoaudiológica com técnicas voltadas para fala, linguagem, restrição do uso, recuperação lexical, terapia melódica e interação social
	Terapia articulatória para apraxia da fala	IIa-A	Técnicas com foco no movimento, ritmo e velocidade da fala
	Donepezila e memantina	IIa-A	Doses habituais
Disfagia	Início precoce de terapia para deglutição	IIa-B	Estimulação tátil-térmica gustativa, manejo de utensílios e consistências alimentares, manobras voluntárias de deglutição e manobras posturais de cabeça, exercícios de resistência de língua, bandagem terapêutica
Controle postural e equilíbrio	Treino de tarefa específica	IA	Exercícios específicos de controle postural e equilíbrio sentado e em pé, em diferentes superfícies (estáveis e instáveis, como bolas, colchões de ar, travesseiros e pranchas). Treinamento de controle de tronco sentado: estático (alinhamento) e dinâmico (alcance com o membro superior além do comprimento do braço ou para o lado parético para aumentar a descarga de peso em membro inferior)
	Hidroterapia	IA	Exercícios em ambiente aquático (alongamento muscular, treino de equilíbrio, treino de coordenação, treino de esteira aquática, exercícios de dupla-tarefa, método Halliwick, exercícios de facilitação neuromuscular proprioceptiva, tai chi e exercícios aeróbicos)
	Realidade virtual	IA	Uso da plataforma Wii Fit balance® ou XBox Kinect® com jogos para equilíbrio em pé e descarga de peso em membro inferior durante atividades de alcance de membro superior e deslocamento do centro de gravidade em sentido anteroposterior e lateral; programa de caminhada virtual com gravação de vídeo do mundo real; treino de esteira com gravação de vídeo do mundo real; software de realidade virtual acoplado a pranchas de equilíbrio; terapia de espelho para membros inferiores acoplada à realidade virtual
	Treino de marcha em esteira com ou sem suporte parcial de peso	IIa-A	Tarefa específica de locomoção com uso de esteira deve ser encorajada para melhora do controle postural. Pode ser usado cinto para suspender e diminuir parcialmente o peso corporal em indivíduos mais graves. A direção da correia da esteira pode ser modificada no sentido anterior ou posterior (marcha para frente ou para trás). O apoio no corrimão da esteira pode ser permitido, mas é desencorajado na maioria dos estudos
Espasticidade	Toxina botulínica	IA	Utilizada para espasticidade focal. A aplicação deve ser realizada preferencialmente próxima da placa motora do músculo espástico. Muitos estudos mostram que a orientação instrumental (eletromiografia ou ultrassom, por exemplo) pode melhorar a precisão das injeções. Os médicos devem usar uma ou mais técnicas de acordo com sua disponibilidade e experiência. Todos os pacientes devem ser encaminhados para reabilitação física após a aplicação
	Estimulação elétrica nervosa transcutânea ou transcutaneous electrical nerve stimulation (TENS)	IA	A aplicação da corrente TENS (em nível sensorial) com objetivo de reduzir espasticidade é recomendada nos seguintes parâmetros: alta frequência (100 Hz) e largura de pulso (200 μs), com aplicação dos eletrodos ao longo do nervo ou no ventre muscular do membro afetado, devendo ser aplicada por, no mínimo, 30 min

(continua)

Tabela 195.1 Descrição das principais metas terapêuticas e aplicações práticas na reabilitação subaguda e crônica pós-AVC. (*Continuação*)

Objetivo/meta terapêutica a ser tratada	Condutas recomendadas	Nível de evidência[3,4]	Breve descrição/aplicações práticas
	Estimulação elétrica funcional ou *functional electrical stimulation* (FES)	IIa-A	Pode ser aplicada por meio de eletrodos em nível motor nos músculos antagonistas ao espástico. No geral, é utilizada para fortalecimento muscular e, de maneira indireta, para reduzir a espasticidade por meio do ganho de força e controle motor. É sempre associada a uma atividade funcional. Para marcha, pode ser utilizada acoplada com palmilha (sensor para evitar pé caído durante a marcha) ou dispositivos com acelerômetro; para membro superior, pode ser associada com tarefas de alcance, preensão e manipulação
	Baclofeno intratecal	IIa-A	Baclofeno é um análogo do ácido gama-aminobutírico (GABA) de ação central que limita a liberação de neurotransmissores excitatórios na medula espinhal, podendo ser usado por via oral ou intratecal para espasticidade multifocal
	Acupuntura e/ou eletroacupuntura	IIa-A	Pode ser utilizada associada com a TENS. Os pontos de acupuntura descritos geralmente são: *Hegu* (LI4)–*Yuji* (LU10), *Zusanli* (ST36)–*Chengshan* (BL57) do lado mais afetado. Na eletroacupuntura, os pontos são estimulados com mesmos parâmetros descritos na seção sobre TENS
	Bandagens funcionais	IIa-A	A bandagem funcional pode ser utilizada nos músculos antagonistas ao espástico; por exemplo, em caso de espasticidade de flexão de punho e dedos, geralmente a bandagem é aplicada no terço proximal do antebraço até a porção dorsal do punho e, depois, dividida em 5 tiras para cada articulação interfalangiana distal para facilitar os extensores de punho durante a reabilitação
Membro superior	Fortalecimento	IA	O fortalecimento deve ser direcionado e adaptado de acordo com o nível basal de força muscular Grau 0-1: redução ou eliminação da ação da gravidade (membro superior parético suspenso; uso de suporte de cotovelo com tala; posicionar o membro); redução ou eliminação do atrito (toalha, avental) estimulação elétrica neuromuscular Grau 2-3: treinamento de componentes essenciais e modificação de tarefas; exercícios concêntricos, isométricos e excêntricos; componentes de flexão de ombro, extensão de cotovelo, supinação de antebraço, extensão de punho/dedo (componentes treinados com objeto e foco externo) Grau 3-4: ênfase em componentes específicos e tarefa completa (alcançar objetos com o braço estendido), estimulação do uso da preensão palmar; início dos exercícios resistidos; o treino deve ser com o paciente sentado, tronco alinhado, pés apoiados no chão (uso ativo de membros inferiores) Grau 5: o treino de força não é essencial, porém as atividades podem ser associadas com tarefa dupla, modificações ambientais (distância e altura do alvo; alcance diferentes posições no espaço)
	Terapia robótica	IIa-A	Indicada para pacientes com potencial limitado de recuperação espontânea e comprometimento motor de membro superior moderado a severo (mensurado pela escala de Fugl-Meyer). Terapia robótica unilateral pode ser usada para superar o aprendizado do não uso, por promover exercícios de alta intensidade (com elevado número de repetições por minuto) e treinamento repetitivo (com enfoque persistente em um movimento específico) Entre os diversos tipos de robôs, os *end effector robots* parecem ser superiores aos demais, por permitirem uma coordenação multiarticular que simula o movimento segmentar do membro superior e favorece o aprendizado de padrões normais pós-AVC (maior interação com a tarefa)[18]
	Terapia por contensão induzida (TCI)	IIa-A	Consiste na restrição do membro superior menos afetado por uma luva acolchoada associada à prática forçada e intensiva do membro mais afetado (que deve ter, ao menos, a capacidade de estender ativamente as articulações metacarpofalângicas e interfalângicas em, pelo menos, 10° e o punho em 20°, além do esboço de movimentos da mão e destreza de alguns dedos preservada). O protocolo original prevê treino supervisionado de até 6 h diárias por 2 semanas (treino de tarefas que aumentam progressivamente de dificuldade), 90% do tempo em vigília com o uso da restrição e adesão ao pacote comportamental (transferência do aprendizado adquirido em terapia para o mundo real). O protocolo modificado varia de 30 min a 6 h por dia de treinamento, de 2 a 7 sessões por semana, por 2 a 12 semanas no total. O treinamento do membro superior deve sempre seguir o conceito de tarefa-específica e com progressões diárias[19]
	Terapia de espelho (TE)	IIa-B	A TE consiste em fácil aplicação, baixo custo e pode ser usada mesmo em casos de comprometimento severo do membro superior. Um espelho deve ser posicionado no plano sagital, entre as mãos do participante, de modo que a imagem refletida seja do membro menos afetado e que esta simule ser o membro mais afetado (que estará atrás do espelho). A imagem refletida pelo espelho deve passar a ilusão de que o membro parético está se movendo sem dificuldades. O sujeito deve realizar tarefas específicas para membro superior de forma unilateral (apenas o membro menos afetado se move), bilateral (o membro parético se move da melhor forma que conseguir ou de forma passiva/assistida por um terapeuta) ou uni e bilateral (dividindo a sessão nos dois formatos). O olhar do sujeito deve estar direcionado para o reflexo do espelho (o *feedback* visual é um fator importante para criar a ilusão do movimento normal). Os protocolos de TE variam em sua prescrição: de 3 a 7 vezes por semana, de 15 a 60 min por sessão, em um total de 2 a 8 semanas de treinamento (uma média de 5 vezes/semana, 30 min de sessão durante 4 semanas)[20]
	Prática mental (PM)	IIa-B	PM é a prática repetitiva da imagem motora ou cinestésica. O sujeito é orientado a ensaiar mentalmente os movimentos que deveriam ser feitos para realizar uma determinada tarefa funcional, sem haver qualquer movimento físico; por esse motivo, pode ser praticada por pessoas com comprometimento motor severo ou hemiplégicas. O movimento a ser imaginado pode ser de si mesmo (primeira pessoa) ou observando outro a realizar determinada atividade (terceira pessoa). Pode ser usada para complementar outros tipos de terapia para o membro superior (p. ex., TCI). Não há consenso na literatura sobre os parâmetros e dose desse tipo de terapia, com média de 3 sessões durante 4,7 semanas. Doses baixas ≤ 6,6 min/dia e doses médias de 6,7 a 32 min/dia parecem ser mais benéficas que doses altas de ≥ 32,1 min/dia[21]

(continua)

Tabela 195.1 Descrição das principais metas terapêuticas e aplicações práticas na reabilitação subaguda e crônica pós-AVC. (*Continuação*)

Objetivo/meta terapêutica a ser tratada	Condutas recomendadas	Nível de evidência[3,4]	Breve descrição/aplicações práticas
	Treino bilateral (TB)	IIa-B	O TB requer que o sujeito faça tarefas com ambos os membros superiores e pode ser realizado por meio de treinamento de tarefas funcionais, robótica e por pistas auditivas rítmicas de maneira síncrona, assíncrona ou treino cooperativo entre membros. O protocolo pode ter de 1 a 2 h de treinamento por sessão, 3 a 5 dias/semana. O TB é indicado para pessoas que mantenham o controle voluntário do membro menos afetado, sendo capaz de fletir o cotovelo, o ombro e com função residual de pinça no membro parético. O TB parece ser superior ao treino unilateral por incluir a ativação de vias ipsilaterais do trato corticoespinal e facilitar o equilíbrio inter-hemisférico pós-AVC. O TB se mostrou superior na melhora do comprometimento motor (mensurado pela Fugl-Meyer), mas não houve diferença para o desempenho funcional[22]
	Realidade virtual (RV) e jogos sérios	IIa-B	RV promove o *feedback* aumentado e preserva a motivação. São exemplos de RV comercial: Playstation®, Nintendo Wii® e Microsoft Kinect®. Jogos sérios é o termo usado para jogos desenvolvidos com fins educativos ou de reabilitação (imersivos ou não imersivos). O uso da RV como coadjuvante da reabilitação convencional é benéfico, pois aumenta o tempo total de terapia. Não há um jogo comercial que seja mais indicado do que outro, porém, há uma leve tendência de que os jogos sérios podem ser mais eficazes. Os protocolos variam de 5 a 21 h do tempo total de terapia, com melhores resultados nos programas que utilizaram tempo maior do que 15 h; média de 5 semanas de tratamento com duração diária de terapia variando de 30 a 255 min. A prática intensiva e o número elevado de repetições facilitam o aprendizado motor, especialmente devido ao conhecimento de resultado (CR) oferecido pelos jogos[23-25]
	Biofeedback	IIa-B	Prover *feedback* extrínseco (fonte externa de estímulo – auditivo, sensorial e/ou visual) durante a terapia aumenta as informações sensoriais do corpo (*feedback* intrínseco). *Feedback* auditivo inclui encorajamento verbal e sons rítmicos; *feedback* sensorial consiste em informações de força/pressão, tato e posição; *feedback* visual pode incluir a visão do próprio corpo, realidade virtual ou pontuações em uma tela. Como aplicar e qual o melhor momento durante a terapia (concorrente ou terminal) ainda são incertos. Há estudos que sugerem que o *feedback* aplicado ao final de uma série de exercícios (conhecimento de resultado) é melhor para promover transferência de aprendizado e efeitos a longo prazo[26]
Marcha	Treinamento aeróbico associado a treinamento resistido	IA	Recomenda-se seguir descrição do tópico "Condicionamento físico", priorizando na fase de treinamento aeróbico os exercícios de marcha em esteira (com ou sem suporte de peso) ou caminhada em solo (treinamento tarefa-específico)
	Treinamento em Circuito para Grupos ou *Circuit class therapy* (CCT)	IA	CCT é um grupo de terapia supervisionado que permite praticar exercícios tarefa-específicos (p. ex., atividades funcionais) em conjunto a pessoas com as mesmas dificuldades ou condição clínica, de maneira intensiva. Pode ser uma solução para ampliar o acesso sem aumentar o número de profissionais. Há melhoras tanto dentro de 1 ano como após 1 ano do AVC. A prescrição de exercícios pode seguir as seguintes recomendações: prática repetitiva de tarefas funcionais, progressão contínua que permita evolução nas atividades, séries organizadas em estações formando um circuito terapêutico ou séries de exercícios individuais praticadas em grupo. Embora possam existir exercícios aeróbicos e de fortalecimento, o enfoque deve se dar em tarefas motoras funcionais e que busquem aplicar o foco externo (atenção ao resultado do movimento e não em si mesmo ou em partes do corpo). As atividades podem ser feitas de maneira independente ou com assistência de um terapeuta[27]
	Órtese tornozelo-pé (OTP)	IIa-A	OTP é recomendada para posicionamento do tornozelo durante a marcha (prevenir lesões em decorrência do pé caído) e, consequentemente, melhora do padrão cinemático das articulações do joelho e tornozelo. OTP fixa é indicada para sujeitos com grande instabilidade na articulação do tornozelo durante a marcha e OTP articulada é indicada para aqueles com boa estabilidade de tornozelo. Considerar a OTP se o objetivo terapêutico for economia de energia durante a marcha e não melhora na velocidade
	Pistas auditivas rítmicas	IIa-A	Deve ser usada em conjunto a outros tipos de terapia (marcha em solo ou esteira, por exemplo). A forma de aplicação varia de acordo com a preferência do sujeito (pode ser por uma cadência musical preferida ou por um metrônomo de 20 a 100 bpm, com incremento de 1 a 3 bpm por sessão). O ritmo regular e repetitivo provoca um estímulo facilitatório e incentiva os movimentos cíclicos da marcha. A dose de 20 a 45 min por sessão, de 3 a 5 vezes/semana, melhora o desempenho da marcha, estabilidade postural dinâmica, comprimento da passada e cadência[28]
	Estimulação elétrica funcional ou *functional electrical stimulation* (FES)	IIa-B	A FES pode ser usada para estimular os músculos estabilizadores do tornozelo tanto na forma de sensores plantares (em palmilhas) que são conectados a eletrodos de superfície posicionados nos músculos dorsiflexores (tibial anterior, por exemplo) e evitam o pé caído na fase de balanço da marcha; ou também aplicada no nervo fibular do membro parético, para melhora da dorsiflexão, equilíbrio e mobilidade funcional. Não há um padrão para a dose terapêutica, variando de 20 a 60 min de estimulação, 1 a 5 dias/semana, de 4 a 30 semanas de duração total. Há estimuladores que podem ser usados em casa e durante todo o dia[29,30]
	Terapia aquática	IIa-B	Intervenção que utiliza as propriedades da água (piscina aquecida em torno de 33,5°C), como densidade e resistência para promover um treinamento de alta velocidade com impacto reduzido em articulações. O programa de exercícios pode conter caminhada, andar de lado, fortalecimento, exercícios em esteira aquática e exercícios de coordenação motora. A altura da água varia da altura do tórax (aproximadamente 150 cm) à altura da cintura (100 cm). Os protocolos variam de 30 a 60 min de treinamento por dia, de 2 a 5 vezes/semana, durante 7 semanas em média[31]

(continua)

Tabela 195.1 Descrição das principais metas terapêuticas e aplicações práticas na reabilitação subaguda e crônica pós-AVC. (*Continuação*)

Objetivo/meta terapêutica a ser tratada	Condutas recomendadas	Nível de evidência[3,4]	Breve descrição/aplicações práticas
	Treino em esteira, com ou sem suporte parcial de peso	IIa-B	O treino de marcha em esteira é recomendado para melhorar a capacidade de marcha e a velocidade; pode ser usado com ou sem suporte parcial de peso. Pessoas que já conseguem desenvolver uma marcha independente se beneficiam mais do que aquelas que não caminham. A característica intensiva (acima de mil passos em 20 min comparado com apenas 50 a 100 passos em 20 min de terapia convencional), tarefa-específica e repetitiva da marcha em esteira ergométrica confere a essa terapia ferramentas importantes de reaprendizagem motora. Não há padronização de protocolos de treinamento em esteira. Há indícios de que o treino intensivo (5 vezes/semana, durante 4 semanas) tem melhores resultados. Parâmetros como velocidade, apoio das mãos, inclinação da esteira e marcha reversa não estão bem estabelecidos. Recomenda-se o uso da esteira associado a outros treinos de marcha (para fins de transferência do aprendizado e prática variada)[32]
	Marcha assistida por terapia robótica	IIa-B	Indicada principalmente para pessoas que não conseguem caminhar de forma independente. Há melhores resultados quando associada à fisioterapia convencional e nos primeiros 3 meses pós-AVC. A marcha assistida por robótica consiste em equipamentos tipo órtese comandados por exoesqueleto ou por soluções eletromecânicas com duas plataformas que acoplam os pés e simulam as fases da marcha (por exemplo, Lokomat®). Pode ser usado um cinto de suporte de peso, mas a diferença é que quem faz a marcha são os robôs acoplados à esteira, e não os terapeutas (como no treino em esteira com suporte parcial de peso). O período de treinamento dura em média 3 a 4 semanas e com duração de 30 min de prática contínua; no entanto, não há padronização da dose entre os estudos[33]
Cognição	Exercícios físicos	IA	Exercícios envolvendo condicionamento cardiovascular e fortalecimento muscular (seguir descrição do tópico "Condicionamento físico")
	Reabilitação cognitiva associada com exercícios físicos	IIa-A	Técnicas direcionadas para treinamento da memória, atenção e funções executivas associadas a exercícios físicos com condicionamento cardiovascular e fortalecimento muscular
	Donepezila e galantamina	IIa-A	Doses habituais
Desordens do humor	Tratamento farmacológico	IIa-A	Antidepressivos inibidores seletivos da recaptação de serotonina
	Terapias adjuvantes não medicamentosas	IIa-B	Suporte familiar, terapia comportamental cognitiva, intervenções no estilo de vida
Heminegligência	Estratégias *top-down*	IIa-A	As estratégias *top-down* consistem em treinar a direção do olhar usando dicas do lado esquerdo do paciente. Vídeos para mostrar ao paciente suas omissões durante tarefas funcionais gravadas e imagens mentais também podem ser utilizados
	Adaptação prismática	IIa-A	Trata-se do uso de óculos de prisma triangular com o plano basal inclinado para a esquerda para garantir que o eixo visual seja inclinado para o lado direito em 10°, o que permite ao paciente perceber os objetos como se eles tivessem se movido 10° para a direita e o campo de visão para o lado esquerdo. Geralmente, é usado um painel em frente ao paciente para evitar a compensação visual que pode surgir quando o braço entra na linha de visão ao apontar um alvo. A terapia consiste em usar óculos de prisma e realizar movimentos repetidos de apontar para diferentes alvos, usando a mão direita (menos afetada)
	Treinamento de escaneamento visual	IIa-A	São utilizadas quatro tarefas padronizadas: 1) tarefa computadorizada de detecção de dígitos em uma grande tela em 48 posições apresentadas em sequência linear e progressão para não linear (o paciente deve pressionar um tecla e ler cada estímulo em voz alta); 2) cópia de figuras (o paciente recebe manchete de jornais e frases manuscritas, que deve ler e copiar); 3) cópia de desenhos de linhas apresentadas do lado esquerdo do paciente, o qual deve reproduzir do lado direito; 4) descrição de figuras (o paciente deve detalhar as fotos apresentadas em preto e branco)
	Estimulação optocinética	IIa-A	O paciente deve olhar para o centro de uma tela grande (2,20 × 1,50 m) a uma distância de 70 cm, em que um conjunto de pontos pretos aleatórios se move da direita para a esquerda em diferentes velocidades (de 10 a 60°/s). Os participantes devem ser orientados a manter a cabeça imóvel e a seguir repetidamente os estímulos da direita para a esquerda com os olhos. O terapeuta deve se sentar à esquerda do participante, observando sua adesão à estimulação e motivando-o, se necessário
	Ativação do membro	IIa-A	Durante a ativação dos membros, o paciente é solicitado a fazer movimentos com o braço comprometido enquanto realiza tarefas espaciais. A terapia pode ser aplicada de maneira ativa ou passiva (quando há hemiplegia). A ativação passiva pode ser realizada pelo terapeuta ou por meio de terapia robótica associada a *feedbacks* auditivos ou visuais
	Realidade virtual	IIa-A	A realidade virtual pode ser usada nesses casos de maneira não imersiva (*mouse*, teclado, *joysticks*), semi-imersiva (luvas ou dispositivos de *feedback* tátil conectadas a um computador) ou imersivas (óculos 3D)
	Vibração de pescoço	IIa-A	Para estimulação, geralmente é utilizado vibrador de 80 Hz e amplitude de 0,4 mm. A ponta do vibrador (2 cm de diâmetro) é aplicada nos músculos extensores do pescoço (esternocleidomastóideo superior e esplênio) do lado mais afetado. O paciente pode receber um descanso de 30 segundos entre cada estimulação de 2 min

(continua)

Tabela 195.1 Descrição das principais metas terapêuticas e aplicações práticas na reabilitação subaguda e crônica pós-AVC. (*Continuação*)

Objetivo/meta terapêutica a ser tratada	Condutas recomendadas	Nível de evidência[3,4]	Breve descrição/aplicações práticas
	Estimulação transcraniana por corrente contínua (ETCC) e estimulação magnética transcraniana (EMT)	IIb-A	ETCC anódica aplicada na região parietal posterior direita associada a exercícios de escaneamento visual; EMT de baixa frequência ou *theta-burst* contínua na região parietal posterior esquerda (efeito inibitório)

das principais metas e dos objetivos terapêuticos principais em reabilitação. Para outros objetivos e recomendações de condutas baseadas em evidências científicas, deve-se consultar a Diretriz Brasileira de Reabilitação no Acidente Vascular Cerebral.[3,4]

PERSPECTIVAS FUTURAS

Neste capítulo, as intervenções foram estruturadas baseadas na incapacidade funcional (deficiência de funções corporais), porém deve-se ressaltar que as condutas recomendadas devem englobar o modelo biopsicossocial de funcionalidade, incapacidade e saúde proposto pela Classificação Internacional de Funcionalidade (CIF).[34,35] Com sua característica interdisciplinar, a CIF tem sido bastante explorada em avaliações de diversos profissionais da área da saúde.[36] E sua aplicabilidade, em diferentes situações clínicas, tem sido documentada, particularmente na área de reabilitação pós-AVC.[37]

No entanto, em uma abordagem de solução de problemas, podemos ver que o processo de reabilitação envolve outros passos que sucedem a avalição inicial. Como em um ciclo, temos o raciocínio clínico, a tomada de decisão terapêutica, a construção da intervenção propriamente dita, seguida por reavaliações especializadas frequentes. A cada reavaliação, o ciclo se repete para que sejam feitas adequações ao plano terapêutico inicialmente proposto. Essas etapas podem e devem estar apoiadas nos componentes da CIF (estrutura e função corporal, atividade e participação, além de fatores ambientais e pessoais).[38]

Para reduzir o impacto do AVC de forma global e em especial em países de baixa e média rendas, a World Stroke Organization estipulou quatro pilares de ação: vigilância, prevenção, cuidados agudos e reabilitação. Para a reabilitação, entre as estratégias recomendadas, está a ampliação do treinamento de profissionais de reabilitação. Com este capítulo, buscamos facilitar a comunicação sobre estratégias de tratamento em reabilitação baseadas em evidências e que podem ser aplicadas no contexto brasileiro. A adoção de protocolos de reabilitação de alta qualidade pode ser um dos fatores que se refletem no padrão de recuperação pós-AVC, quando comparados os países de alta renda com aqueles de baixa e média rendas.[39]

Intervenções centradas na pessoa e com enfoque no autogerenciamento são incentivadas para melhorar o suporte pós-AVC no retorno à comunidade, permitindo que o sujeito se sinta capaz de autogerir sua condição de saúde. O programa *Take Charge* é um exemplo de intervenção que tem o objetivo de facilitar o autogerenciamento pós-AVC.[40] Os profissionais da reabilitação devem se apropriar dessa metodologia para que o processo terapêutico consiga seguir seu curso de transferência de aprendizado para ambiente real, além de estimular a autonomia e a autoeficácia pós-AVC.

Por ser de dimensões continentais, o Brasil apresenta diversos desafios no âmbito da reabilitação que precisam ser superados, incluindo ensaios clínicos multicêntricos que envolvam diferentes populações, capacitação dos profissionais que atuam com a população pós-AVC, atuação em equipes multiprofissionais de reabilitação em todas as fases pós-evento, além de políticas públicas que garantam o acesso à reabilitação pós-alta hospitalar, em especial nos primeiros 6 meses.[41]

CAPÍTULO 196

Reabilitação em Distúrbios do Movimento

Érica Tardelli • Hsin Fen Chien • Mariana Voos • Tamine Capato

INTRODUÇÃO

Distúrbios do movimento compreendem um grande grupo de condições neurológicas que apresentam movimentos involuntários hiper ou hipocinéticos. A reabilitação dessas condições neurológicas deve envolver uma equipe multidisciplinar devido à heterogeneidade de etiologias, sintomas, quadro clínico e implicações pessoais, familiares e sociais que cada doença pode gerar. Neste capítulo, discorreremos sobre a reabilitação das condições mais frequentes de movimentos involuntários com enfoque na intervenção fisioterapêutica.

DOENÇA DE PARKINSON

Discutiremos, nesta seção, o papel da fisioterapia no manejo dos sintomas motores e no desempenho funcional de pessoas com doença de Parkinson (DP) tendo como base as diretrizes atuais de tratamento.[1-3] As evidências de estudos clínicos controlados aleatórios (ECA), metanálises e revisões sistemáticas sustentam que as principais intervenções de fisioterapia têm recomendações nível A na reabilitação de DP.[2-4]

Intervenções de fisioterapia para reduzir os sintomas motores em indivíduos com doença de Parkinson

Exercícios aeróbicos terapêuticos na esteira ou na bicicleta ergométrica, de intensidade moderada a alta, melhoram os sintomas motores da DP. Vários ensaios suportam essa prática. O estudo SPARX[5] mostrou que um grupo de pacientes que praticaram 6 meses de atividade de esteira de moderada e alta intensidades, 3 vezes/semana, comparados a grupo controle, apresentou menores alterações dos sintomas motores, medidos pela *Unified Parkinson's Disease Rating Scale* (UPDRS). O estudo *Park-in-shape*[6] incluiu pacientes em estágios iniciais da DP alocados em dois grupos. O grupo intervenção fez exercícios em bicicleta estacionária associado a uma tarefa cognitiva, enquanto o grupo controle realizou alongamento. Houve menor mudança na pontuação da MDS-UPDRS no grupo intervenção; além disso, a ressonância magnética funcional e estrutural após 6 meses de atividade física mostrou que o exercício aeróbico aumentou a conectividade funcional na rede frontoparietal direita. Os exercícios aeróbicos, portanto, são recomendados, pois os resultados sugerem que eles atenuam os sintomas da DP em estágios iniciais e leves (estágios 1 a 3 de Hoehn e Yahr). Futuros estudos podem responder se esses benefícios se estendem a pacientes em fase avançada.[2,3]

Há fortes evidências de que exercício de fortalecimento melhoram os sintomas de pacientes com DP,[2,7] sendo essa melhora observada tanto em treinamento isolado como em parte de programa multimodal enfatizando a força, a potência e a resistência muscular em indivíduos com DP.[8] Estudos de alta qualidade metodológica corroboram os benefícios do treino resistido; portanto, durante as sessões de fisioterapia,[9] os treinamentos de resistência graduada, força e potência devem ser implementados para melhorar o resultado dos movimentos funcionais e a qualidade de vida (QV) em indivíduos com DP.[4,10]

Em relação ao exercício resistido para fortalecimento dos músculos respiratórios, os resultados de trabalhos publicados até o momento não suportam nem refutam sua prescrição. Trabalhos futuros são necessários para estabelecer seu papel na reabilitação da DP.[2,11] Os exercícios de flexibilidade também devem ser implementados durante as sessões de fisioterapia para melhorar a amplitude de movimento em indivíduos com DP.[2]

Intervenções de fisioterapia para marcha e equilíbrio

Os estudos evidenciam que as estratégias compensatórias, como as pistas externas (visuais e auditivas),[12] melhoram os parâmetros específicos da marcha,[4] enquanto estratégias cognitivas (pistas internas) e dicas sensoriais (pistas externas) melhoram o congelamento da marcha na DP.[13]

O estudo RESCUE[12] mostrou melhora sustentada na marcha e melhor desempenho em dupla tarefa após o treinamento do uso de pistas para pacientes com DP. Na mesma linha, o estudo DUALITY[14] comparou a eficácia de dois programas de treinamento de dupla tarefa em pacientes com DP. Após o treinamento domiciliar conduzido por fisioterapeuta, ambos os programas tiveram um efeito semelhante e sustentado na aprendizagem motora, melhorando a velocidade da marcha em dupla tarefa sem aumentar o risco de quedas.

Várias estratégias têm sido empregadas para reduzir o congelamento, incluindo exercícios de equilíbrio, treinamento em esteira, sinalização sensorial, esforço de estratégia de movimento e treinamento de observação de ação.[4] Uma revisão sistemática examinou os efeitos de diferentes intervenções de fisioterapia no congelamento. A análise primária mostrou que as intervenções de fisioterapia tiveram um efeito significativo no tratamento e na redução do congelamento da marcha quando comparadas à ausência de intervenção. No entanto, não houve manutenção dos efeitos após o término do treinamento.[15] No estudo *V-Time*,[16] a importância do treinamento de dupla tarefa foi observada no congelamento da marcha. A combinação do treinamento em esteira com pistas visuais e auditivas mostrou maiores benefícios na marcha do que o treinamento padrão.

Um conjunto de evidências de uma metanálise demonstrou que intervenções específicas de fisioterapia podem melhorar o equilíbrio na DP e reduzir o número de quedas em pacientes com DP em 26%.[17] Recentemente, um ECA classe II mostrou a eficácia do treinamento de equilíbrio multimodal com e sem pistas auditivas rítmicas em estágios iniciais da DP.[18] Esse treinamento de equilíbrio é eficaz e foi efetivo na retenção dos resultados a longo prazo (6 meses). Além disso, menos quedas foram relatadas ao final do estudo. A análise secundária do mesmo estudo baseada em subgrupos para congeladores e não congeladores também demostrou que adição de estímulos auditivos rítmicos ao treinamento de equilíbrio é benéfica tanto para pacientes congeladores quanto para não congeladores.[19]

Até o momento, não há recomendações sobre a abordagem fisioterápica específica para estágios avançados da DP.[2,3] Existem poucos estudos direcionados a esse subgrupo.[20] No entanto, a intervenção de equilíbrio multimodal (combinada ou não com pistas auditivas rítmicas) promove melhora no equilíbrio não apenas naqueles pacientes com doença leve a moderada,[20] como também em pacientes congeladores e com DP avançada (Hoehn e Yahr estágio 4).[21]

Intervenções de fisioterapia para melhorar o desempenho funcional nas atividades de vida diária

O treino de tarefas específicas visa melhorar, de acordo com o nível de comprometimento específico, o desempenho funcional das atividades de vida diária (AVD) na DP (membros inferiores ou superiores). Atualmente, há altas evidências para esse tipo de intervenção fisioterapêutica; portanto, é fortemente recomendado que ela seja incorporada no programada de reabilitação.[1,2] Treino de ajuste e correção de postura, transferências, capacidade física e outros tipos de atividades física complementares também podem ser incluídos nas sessões de fisioterapia.[1,22]

Intervenções de fisioterapia para função de membros superiores

Embora muito necessário, o treinamento específico para tarefas com foco nos membros superiores tem sido pouco estudado.[20] Alguns estudos robustos focaram nas deficiências dos membros superiores (fraqueza, diminuição da destreza manual).[2] As diretrizes para a fisioterapia em DP recomendam treinamento do membro superior, mas não sugerem uma avaliação fisioterapêutica específica da disfunção do membro superior.[23,24] Uma revisão sistemática recente identificou testes clínicos que podem ser usados para avaliar tremor, destreza, bradicinesia e congelamento dos membros superiores na DP em programas de reabilitação. Todavia, poucos estudos propõem intervenções fisioterapêuticas para melhora dessas disfunções.[23-25]

O treinamento de tarefa específica da extremidade superior deve ser baseado em objetivos especificados pelo paciente, como treino de destreza e fortalecimento específico dos dedos. Os estudos mostram que, em comparação a um programa de exercícios de extremidade superior mais geral (amplitude de movimento generalizada, preensão e manipulação, assim como exercícios gerais de banda de resistência), o treinamento de tarefa específica e a realização de meta especificada têm efeito na melhora na força de pinça, preensão manual e destreza medidas por: teste de pino de 9 buracos, questionário de destreza, teste de Purdue Pegboard e tarefa de destreza da bateria de avaliação neurológica de terapia ocupacional de Chessington.[26-28]

Existe forte evidência de que os fisioterapeutas devem implementar abordagens de mudança de comportamento para melhorar a atividade física e a qualidade de vida em indivíduos com DP.[25,29,30] As abordagens de mudança de comportamento geralmente incluem estratégias que aplicam teorias de mudança comportamental (p. ex., teoria da autodeterminação, teoria cognitiva social, modelo biopsicossocial) e estratégias de mudança de comportamento, como estabelecimento de metas, planejamento de ações, treinamento, fornecimento de *feedback* e/ou resolução do problema.[2]

Intervenções fisioterapêuticas para postura

Como as anormalidades posturais estão associadas a um risco aumentado de queda, dor e diminuição da qualidade de vida na DP, a prevenção e o tratamento adequado dessas posturas anormais são necessários. Por isso, a abordagem multidisciplinar deve ser preconizada e a fisioterapia tem um papel muito importante na fase de tratamento das posturas anormais na DP.[31,32]

Exercícios complementares e atividade física comunitária

Os tipos de exercícios complementares são: (1) programas nos quais grupos de indivíduos se exercitam em grupo; ou (2) programas nos quais os indivíduos seguem um programa de exercícios predeterminado em um ambiente comunitário, seja em domicílio ou em uma instalação comunitária. Ainda não é claro qual tipo de exercício complementar produz os melhores resultados para pessoas com DP. Encontramos evidências de efeitos benéficos na gravidade dos sinais motores e na qualidade de vida para a maioria dos tipos de exercício físico,[22,23] mas poucas evidências mostram diferenças entre essas intervenções.[33]

Recentemente, uma metanálise forneceu mais evidências dos efeitos benéficos dos exercícios complementares e da atividade física comunitária na gravidade dos sinais motores, na qualidade de vida, na mobilidade e no equilíbrio. Esses efeitos positivos podem ser encontrados na maioria dos tipos de exercício físico na DP. No entanto, não foi identificada nenhuma evidência de que há diferenças entre os tipos de exercícios ou em relação à frequência de treinamento e duração.[33] Os tipos de exercício mais comuns encontrados nos estudos são variados, incluindo exercícios aeróbicos e anaeróbicos, treinamento de força e resistência,[33] dança (p. ex., tango),[34] *tai chi*,[35,36] terapia aquática/hidroterapia e/ou hidroginástica.[37-39] Outros tipos de exercícios complementares também foram investigados para sintomas motores, como pilates, caminhada nórdica, meditação e *power yoga*.[2,4,22,33] No entanto, esses resultados devem ser interpretados com cautela devido à insuficiência de dados robustos dessas intervenções.[33]

Os eventos adversos de atividade física são raros, como constatado na maioria dos estudos e revisões sistemáticas sobre exercício físico para DP. Dessa forma, é importante que os profissionais da saúde encorajem os pacientes a participarem de programas de exercícios, incluindo os comunitários. Os benefícios dos programas de exercícios complementares coletivos ou atividades físicas comunitárias incluem a melhora dos sintomas motores e não motores e da QV. Considerando que a DP é uma doença progressiva, recomenda-se uma avaliação fisioterapêutica periódica funcional antes do início da prática da atividade física. Recomendam-se também avaliações periódicas para a adequação da prescrição dos programas de exercícios ao longo da vida dos pacientes.[33]

Novas tecnologias e telerreabilitação

A utilização de dispositivos robóticos no treinamento de marcha também vem sendo investigada na reabilitação de pessoas com DP.[39] A qualidade metodológica dos ensaios incluídos nessa metanálise não permite, no momento, refutar ou apoiar o uso desse tipo de intervenção na DP. A segurança e a eficácia de técnicas imersiva e não imersiva de realidade virtual (RV) na DP tem sido tema de várias revisões sistemáticas e metanálises.[40,41] A RV vem sendo considerada uma intervenção promissora devido à sua capacidade de associar aprendizagem motora e integração sensório-motora, o que pode resultar na melhora funcional nas AVD, na marcha, no equilíbrio e na função cognitiva.[42] Exercícios que incorporam RV geralmente envolve o uso de jogos que se baseiam em computador, em um ambiente de RV (*exergames*).[40] A incorporação da RV ao exercício pode aumentar a motivação e/o envolvimento do paciente.[43] As evidências do uso da RV na reabilitação de DP são limitadas a condições supervisionadas em ambiente clínico controlado. Assim, mais estudos são necessários para avaliar a real eficácia do emprego da RV em condições pouco ou não supervisionadas.

Telerreabilitação

Atualmente, a telerreabilitação por videoconferência em tempo real e supervisionada vendo sendo usada como uma alternativa para aumentar o acesso aos cuidados de pessoas com DP.[30,44] Um estudo demonstrou que a telerreabilitação em grupo pode ser efetiva para preservar a qualidade de vida e a marcha, mas não revelou efeitos positivos para preservar o declínio da instabilidade postural e do congelamento da marcha.[45] Os estudos ainda são escassos, porém a telerreabilitação pode ser utilizada como uma ferramenta complementar no manejo da DP, sendo necessárias pesquisas futuras para estabelecer sua segurança e eficácia.

COREIA

O estabelecimento de uma reabilitação multidisciplinar precoce, com acompanhamento especializado e rotina de exercícios, é fundamental para melhor a qualidade de vida a longo prazo nos pacientes com coreia.[46] Considerando-se os possíveis comprometimentos físico, cognitivo (alteração de atenção, memória, função executiva e de linguagem), social e emocional, as pessoas com coreia geram impacto previdenciário no sistema de saúde e têm perda de produtividade, que, muitas vezes, se dá no auge da capacidade de trabalho.[47] Dessa forma, elas necessitam de cuidado especializado e contínuo,[46] e o treinamento/engajamento do paciente e de seus familiares/cuidadores[47] é fundamental para o processo de reabilitação.

Nesta seção, discorremos sobre algumas estratégias de reabilitação motora de doença de Huntington (DH) (por ser mais prevalente), e as intervenções sugeridas podem ser adaptadas e aplicadas para outras condições de coreia. Primeiramente, as estratégias como matriciamento são essenciais para promoção de saúde dos portadores de DH.[46] Além do quadro motor, apatia, comportamento obsessivo-compulsivo, desorientação, depressão, ansiedade e irritabilidade tendem a se agravar conforme a progressão da doença[48] e a requerer o acompanhamento psicológico.[49] Em casos avançados, enfermagem especializada ou internação em unidades especializadas,[50] com acompanhamento de equipe de cuidado paliativo, psicológico, social e espiritual,[49] devem ser instituídos.

Recentemente, foram publicadas as recomendações fisioterápicas para o manejo das pessoas com DH e as manifestações motoras foram categorizadas em seis subtipos. Os autores também elaboram um conjunto de testes de avaliação motora (*coreset*) dos pacientes, adaptados do Movement Disorder Society Committee on Rating Scales Development, que inclui o teste de caminhada de 6 minutos, o *timed up and go*, a escala de equilíbrio de Berg, além dos desfechos médicos do SF-36 (*the Six-Minute Walk Test, Timed Up and Go Test, Berg Balance Scale, and the Medical Outcomes Study Short Form 36* [*SF-36*]).[46]

O ideal é que a prática das atividades físicas das pessoas com DH seja adaptável a diversos ambientes. Os pacientes que realizam exercícios domiciliares melhoram o desempenho motor, cognitivo e a qualidade de vida quando comparados a grupos controles que não recebem esse tipo de prescrição.[51] Exercícios terapêuticos devem incluir fortalecimento muscular, treinamento aeróbico, treino de marcha, equilíbrio e treino motor fino. Os trabalhos mostram que intervenções com intervalos variando de 6 até 36 semanas podem apresentar benefícios nas medidas de função motora (*unified Huntington disease rating*) e na qualidade de vida geral.[51] Uma revisão sistemática demonstrou que o treino dos exercícios é seguro,[51] e o terapeuta deve pensar em estratégias de posicionamento adequado (pistas visuais, uso de referências, como marcas no chão (ou espelho), e orientações ao cuidador) para evitar que os exercícios sejam realizados com posturas inadequadas. Além de direcionar a execução correta, as pistas são um recurso que favorece o direcionamento atencional. De modo geral, indivíduos que apresentam movimentos involuntários podem se beneficiar com o uso de tornozeleiras e braceletes com carga ou com exercícios em cadeia cinética fechada.

Uma revisão sistemática examinou os efeitos de intervenção cognitiva e de exercícios na cognição de pessoas com DH, bem como os efeitos na função psicossocial e independência funcional. De modo geral, intervenções que incluíram treino cognitivo apresentaram maiores efeitos na cognição, embora exercícios físicos isolados também sejam benéficos e os programas com associação de treino cognitivo-motor tenham obtido maiores resultados na função psicossocial.[52] Os monitores de atividade (*Fitbit*) podem auxiliar no programa de reabilitação motora e comportamental.[53] Um estudo analisou tempo, hábitos de uso do monitor e número de passos e verificou que os participantes que receberam o monitoramento da atividade física e as orientações comportamentais se mantiveram mais ativos do que os não monitorados.[53]

DISTONIA

A distonia é incapacitante, estigmatizante e afeta a qualidade de vida dos pacientes.[54] O quadro clínico é variado e pode ser focal ou generalizado, isolado ou associado a outras alterações neurológicas.[55] Devido à sua heterogeneidade de apresentação clínica e etiológica, a resposta ao tratamento também é variável. Os fármacos podem ser úteis em alguns casos, como na distonia responsiva à levodopa e a toxina botulínica nas distonias focais, porém, na grande maioria dos casos, o tratamento sintomático é modesto.

A reabilitação realizada por equipe multidisciplinar e personalizada contribui para a melhora da qualidade de vida, pois frequentemente há queixa de redução de velocidade da marcha, dor, desconforto, medo de cair, dificuldades visuais, fadiga e/ou incapacidade de participação em contextos sociais. A reabilitação visa melhorar os movimentos e as posturas anormais e, sobretudo, o desconforto. A fisioterapia tem o importante papel de treinar movimentos automáticos e voluntários mais funcionais e, dessa forma, minimizar a dor e melhorar a participação social e a qualidade de vida. Sempre que possível, um cuidador ou familiar deve ser orientado para auxiliar no monitoramento do alinhamento postural e da rotina de exercícios que possam precisar de estabilização ou ajuda.[55]

A fisioterapia contribui para gerenciar comorbidades, como distúrbios de humor, contraturas e eventuais complicações ortopédicas. Para as formas isoladas de distonia, como distonia cervical ou focal da mão, a reabilitação geralmente é direcionada para o segmento afetado com ênfase no controle sensório-motor e nas sinergias musculares em AVD.[56] Os truques sensoriais têm bons resultados e aumentam o controle do paciente sobre o padrão distônico. Pistas visuais mostraram bons resultados em vários casos. Outra estratégia possível é utilizar um controle mais voluntário (ou seja, mais corticalizado) sobre os músculos afetados. Exercícios isométricos são de grande valia, devendo-se iniciar o treinamento com cadeia cinética fechada e descarga de peso sobre o segmento afetado. A descarga de peso estimula os receptores articulares e auxilia no equilíbrio entre a contração do agonista e antagonista por meio de mecanismos medulares. Um dos principais desafios da fisioterapia é encontrar a melhor forma de treinar sinergias mais confortáveis e mais funcionais, para que o paciente possa lidar melhor com o padrão distônico. Estudos mostraram que pacientes tratados com a fisioterapia associada à toxina botulínica precisaram gradativamente de menores doses de toxina a cada reaplicação e tiveram grande melhora do alinhamento postural, da dor e da qualidade de vida.[56]

A literatura sobre reabilitação na distonia é marcada por muita variedade de técnicas e estratégias de intervenção; por esse motivo, é difícil agrupar resultados e generalizar achados. Uma revisão sistemática sobre a reabilitação na distonia focal agrupou em seis categorias os estudos até o momento publicados: 1. "prática de movimento" (o treinamento motor intensivo foi a intervenção central); 2. "treinamento com restrição" (os movimentos compensatórios nas articulações não afetadas estavam limitados por alguma forma de restrição física); 3. "reorganização sensorial" (esforços foram empreendidos para reorganizar um mapa sensorial cortical perturbado); 4. "normalização da atividade muscular com técnicas externas" (métodos externos passivos ou ativos foram aplicados para normalizar a atividade muscular afetada, como *biofeedback* ou estratégias de *kinesiotaping*); 5. "neuromodulação com treinamento" (uma variedade de abordagens de neuromodulação combinada à prática motora visava modificar a excitabilidade cerebral para melhorar o controle voluntário); e 6. "estratégias compensatórias" (uma abordagem de movimento modificado foi introduzida para compensar ou substituir um programa motor anormal). O estudo concluiu que a evidência para intervenções em todas as categorias foi "muito baixa", com exceção da prática de movimento e da neuromodulação com treinamento, que foram classificadas como tendo um nível "baixo" de evidência.[57]

Orientar a comunidade e promover ações inclusivas também podem trazer bons resultados em um contexto mais amplo de reabilitação. Faz-se necessário considerar a idade de cada paciente, a rotina, o gasto energético, o contexto socioeconômico (p. ex., a rede de apoio, a estrutura da casa e de transporte) para um planejamento mais adequado de um programa de reabilitação. Um planejamento a curto e médio prazos é fundamental, prevenindo agravos musculoesqueléticos e considerando questões ocupacionais, de mobilidade, autocuidado e funções sociais. Ajustes ambientais envolvendo o posto de trabalho ou mesmo o mobiliário ou estrutura do domicílio podem ser importantes para promover posturas mais adequadas, menor risco de quedas e maior conforto.[56]

ATAXIA

Múltiplas condições clínicas podem causar ataxia e, por isso, seu tratamento varia conforme a etiologia de base, as queixas e os sintomas do paciente; apesar disso, há vários trabalhos que mostram os benefícios obtidos com a reabilitação multidisciplinar para a melhora nas AVD e QV dos pacientes em todos os estágios e/ou na gravidade de ataxia.[58] Os trabalhos mostram melhora da ataxia com a fisioterapia, a qual deve explorar o potencial dos pacientes e aliviar os seus sintomas, se possível com intervenções personalizadas e de acordo com a necessidade dos pacientes e cuidadores.[59]

Alguns autores mostraram que treino de coordenação melhora o desempenho motor e funcional,[60] já outros evidenciaram que a reabilitação pode melhorar a postura especialmente de pacientes com ataxia degenerativa ou secundária à esclerose múltipla.[61] Esses benefícios são mais bem observados quando os pacientes realizam treinamento intensivo.[62] Especificamente para as ataxias degenerativas de causa genética, uma revisão sistemática mostrou que os pacientes podem melhorar a função motora, a mobilidade e o equilíbrio com variadas modalidades de intervenções a longo prazo.[63] Ainda não há recomendação específica para reabilitação em crianças, mas uma revisão sistemática sugere que os benefícios observados em adultos podem ser estendidos para a faixa infantil.[64]

Novas tecnologias, como RV e realidade aumentada, são promissoras na reabilitação de pacientes atáxicos. Além disso, *exergames* (jogos eletrônicos integrados ao treino físico) são geralmente acessíveis, lúdicos e motivacionais; assim, o paciente pode realizar os treinos em seu domicílio, o que aumenta a sua aderência ao programa de reabilitação. Os *exergames* também podem ser acoplados a sensores de *audiobiofeedback*, o que permite uma melhor conscientização do paciente quanto ao seu desempenho durante os treinos. O uso da robótica na ataxia é crescente e, além do uso terapêutico, esse recurso pode mensurar e quantificar o treinamento, o que permite adequar e customizar as sessões futuras de acordo com a evolução do paciente durante o programa de reabilitação.[59]

É importante ressaltar que a ataxia é geralmente secundária a variadas condições clínicas e, portanto, não é o único sintoma apresentado pelo paciente na maior parte das vezes, o que dificulta a elaboração de um programa padronizado de reabilitação. Dessa maneira, as intervenções não podem se restringir aos aspectos motores e devem ser multidisciplinares, envolvendo outros profissionais da área da saúde para promover uma melhora da qualidade de vida dos pacientes *atáxicos*.

PARTE 21

Neurogenética

Coordenadora: Sarah Camargos

197 Neurogenética das Deficiências Intelectuais
Vinícius Lopes Braga • Mateus Torres • Marcelo de Melo Aragão • Salmo Raskin •
Marcelo Masruha Rodrigues

198 Doenças Mitocondriais
Celia Harumi Tengan • Cláudia Ferreira da Rosa Sobreira

199 Leucodistrofias
Anderson Rodrigues Brandão de Paiva • Fernando Kok

200 Neuropatias Hereditárias
Wilson Marques Junior • Eduardo Boiteux Uchôa Cavalcanti •
Pedro Henrique Marte de Arruda Sampaio

201 Doenças Cerebrovasculares: Aspectos Genéticos
Helena Fussiger • Viviane Maria Vedana

202 Avaliação Genética em Demências Degenerativas
Leonel T. Takada

203 Ataxias Hereditárias
Alex Tiburtino Meira • Hélio Afonso Ghizoni Teive • José Luiz Pedroso •
Orlando Graziani Povoas Barsottini

204 Genética das Epilepsias
Tânia Kawasaki de Araújo • Simoni Avansini • Helena Tadiello Moraes •
Danielle do C. F. Bruno • Estela Maria Bruxel • Jaqueline Cruz Geraldis •
Marina Koutsodontis Machado Alvim • Ana Carolina Coan • Iscia Lopes-Cendes

205 Erros Inatos do Metabolismo no Adulto
Marcelo de Melo Aragão • Pedro Barbosa Oliveira • Mateus Torres • Jaime Lin •
Marcelo Masruha Rodrigues

206 Paraparesias Espásticas Hereditárias e
Doença do Neurônio Motor
Ingrid Faber • Jonas Alex Morales Saute • Marcondes Cavalcante Franca Junior

As referências
bibliográficas desta
Parte estão
disponíveis *online*,
no Ambiente Virtual
de Aprendizagem
do GEN.

197

Neurogenética das Deficiências Intelectuais

Vinícius Lopes Braga • Mateus Torres • Marcelo de Melo Aragão •
Salmo Raskin • Marcelo Masruha Rodrigues

INTRODUÇÃO

A deficiência intelectual (DI) é um transtorno do neurodesenvolvimento caracterizado pela limitação significativa do funcionamento intelectual e do comportamento adaptativo, apresentando-se antes dos 18 a 22 anos.[1,2] O paciente apresenta dificuldade de raciocínio, de solução de problemas e de aprendizagem. Os déficits adaptativos causam limitação às atividades de vida diária, como dificuldade na comunicação e no uso de números para noções de tempo e manejo de dinheiro. Por conseguinte, o indivíduo não consegue atingir os padrões de independência pessoal e de responsabilidade social.[1,2] No *Manual Diagnóstico e Estatístico de Transtornos Mentais*, 5ª edição (DSM-V) foi excluída a classificação do DI segundo os escores de coeficiente de inteligência (QI). Isso acontece uma vez que o funcionamento adaptativo do paciente está mais bem relacionado ao nível de suporte necessário. Entre os pacientes com níveis mais inferiores de QI existe uma pior correlação entre o valor do escore e a gravidade do quadro.[1] Dessa maneira, a clássica divisão entre DI leve (QI de 55 a 70), DI moderada (QI de 40 a 55), DI grave (QI de 25 a 40) e DI profunda (QI < 25) dá lugar ao nível de gravidade baseado nos domínios conceitual, social e prático.[1,3] O domínio conceitual abrange o conhecimento, a capacidade de escrita, leitura e cálculo e, a partir dos escolares, o entendimento de abstrações. O domínio social inclui as habilidades de comunicação verbal e não verbal, o comportamento e a inteligência emocional. Por fim, o domínio prático inclui os cuidados pessoais, como vestir-se e fazer a própria alimentação e habilidades de conseguir emprego ou ir à escola.[1]

O termo atraso global do desenvolvimento é utilizado para pacientes menores de 5 anos com atraso em marcos de diferentes áreas do desenvolvimento. Muitos desses pacientes, mas não todos, preencherão critérios para DI ao longo do tempo. A prevalência de atraso global do desenvolvimento é de 1 a 3%,[4] enquanto a DI afeta em torno de 1% da população mundial, sendo um motivo frequente de encaminhamento para neurologistas e geneticistas e um problema de saúde pública devido aos custos associados ao suporte necessário e ao impacto financeiro e social para as famílias.[5-7] A DI corresponde ao gasto de aproximadamente 9% de todo o financiamento de saúde dos Países Baixos e um custo estimado de 35,84 bilhões de reais (1,1 bilhão de AUD) ao ano na Austrália.[8,9]

A DI ocorre em associação com diversas comorbidades: epilepsia, paralisia cerebral, distúrbios psiquiátricos, transtorno do déficit de atenção com hiperatividade (TDAH), transtorno do espectro autista (TEA), entre outros.[10,11] Essa associação se deve em grande parte a quadros genéticos que predispõem simultaneamente à DI e a outras comorbidades. Vejamos dois exemplos disso:

- Entre os pacientes com DI, 28% apresentarão TEA.[12] A associação de DI e TEA ocorre particularmente em pacientes com síndromes genéticas, como síndrome do X frágil, esclerose tuberosa, síndrome de Angelman, síndrome de Down e síndrome de Rett.[7,13-15] O TEA tem prevalência de 25 a 47% nos pacientes com síndrome de X frágil – a qual está presente em 2 a 3% dos pacientes do sexo masculino com DI e 1,2 a 2% de todos os pacientes com DI, independentemente do sexo[7,13,16]
- TDAH pode ocorrer em até 42% dos pacientes com síndrome de Down, a qual também é a causa genética mais comum de deficiência intelectual.[7,15,17]

Os fatores de risco para DI incluem escolaridade materna baixa, idade materna avançada e pobreza.[18,19] Desses, o principal fator de risco para DI é a baixa escolaridade materna. Cabem aqui algumas ressalvas. Não existem estudos que mostrem que a baixa escolaridade de mães de pacientes com DI esteja relacionada à presença de DI materna. Diversos estudos ao longo do tempo tentaram mostrar aumento do risco de atraso global do desenvolvimento e de DI em crianças filhas de pais com DI. Contudo, esses estudos são conflitantes, e recente revisão sistemática sobre o tema foi inconclusiva.[20-22] Na ausência de um diagnóstico genético específico, a parentalidade de deficientes intelectuais não comprovadamente leva a piores desfechos comportamentais e intelectuais para a prole.[21,22] Ainda sobre os fatores de risco para DI, existe um claro viés de confusão sobre a idade materna avançada como fator de risco para DI. A idade materna avançada é um fator de risco para síndromes genéticas que cursam com DI, sendo a mais comum a síndrome de Down.[23,24] Consequentemente, o efeito real da exposição (idade materna avançada) sobre o desfecho de déficit intelectual pode estar aumentado devido à ação dessas outras variáveis confundidoras.

ETIOLOGIAS DA DEFICIÊNCIA INTELECTUAL

Uma vez estabelecido o diagnóstico de DI, inicia-se um percurso desafiador pela etiologia do quadro, no qual, até hoje, 30 a 50% dos casos permanecem sem resposta.[25-28] Definir a etiologia é importante para os pacientes, familiares, cuidadores e para a equipe de saúde. Com o diagnóstico etiológico, a equipe de saúde pode, em alguns casos, realizar um tratamento e cuidados baseados na doença. Além disso, é possível monitorar e tratar precocemente problemas de saúde com frequência associados. A DI relacionada ao gene *STXBP1*, por exemplo, está associada à epilepsia, porém nem sempre a clínica está presente ao diagnóstico do paciente. O diagnóstico correto também permite ao paciente e à sua rede de apoio acesso a grupo de familiares para que possam compartilhar experiências e obter suporte; acesso a projetos de pesquisas relacionados às doenças específicas e conquista de direitos jurídicos. E mais, o diagnóstico pode auxiliar pacientes e familiares a compreenderem melhor a doença, o porquê de ter ocorrido, facilitando a aceitação e diminuindo o sentimento de culpa. Serve ainda para fins de prognóstico daquela patologia e aconselhamento genético, influenciando no diagnóstico de familiares e no risco de recorrência da doença na prole do paciente ou em um eventual segundo filho dos genitores ou de outros familiares.[29-31] Não obstante, ressaltamos que, excluídas as doenças metabólicas tratáveis, a maioria das etiologias para DI não tem um tratamento etiológico específico.

Entre as causas de DI, encontram-se:

- Pré-natais não genéticas que incluem infecções congênitas (toxoplasmose, sífilis, varicela-zóster, parvovírus B19, rubéola, citomegalovírus, vírus Zika e herpes) e uso de teratogênicos como álcool, fenitoína e valproato
- Doenças perinatais que incluem infecções, hemorragia intraventricular e da matriz germinativa, trauma, hipoxia e parto prematuro
- Causas adquiridas pós-natais que incluem trauma acidental e não acidental, hemorragia intracraniana, hipotireoidismo congênito, hipoxia, desnutrição (entre elas déficit de vitamina B12), infecções e neoplasias[10]
- Causas genéticas: identificadas em mais de 50% dos casos de pacientes com DI encaminhados para avaliação com especialista. Entre elas, destacam-se a síndrome de Down como a principal causa genética de DI e doenças relacionadas ao cromossomo X (como a síndrome do X frágil), responsáveis por 5 a 10% dos casos de DI. Ainda, mutações dominantes *de novo*, na forma de microdeleções, microduplicações e variantes patogênicas intragênicas, representam importante causa de DI grave.[5,7,32,33] Detalharemos as causas genéticas e sua abordagem ao longo deste capítulo.

O avanço nos últimos anos dos métodos de investigação de doenças genéticas, particularmente com as técnicas de sequenciamento de nova geração (NGS, do inglês *next generation sequencing*), incluindo o sequenciamento completo do exoma (WES, do inglês *whole exome sequecing*), sequenciamento completo do exoma com pesquisas de variações nos números de cópias (CNV, do inglês *copy number variation*) e sequenciamento completo do genoma (WGS, do inglês *whole genome sequencing*), permitiram uma ampliação do diagnóstico etiológico de DI, consolidando a relevância da investigação genética nos quadros de DI e ampliando o diagnóstico diferencial com a descoberta de novos genes responsáveis por fenótipos de DI.[25,34-39]

Existe uma grande heterogeneidade, tanto clínica quanto genética. Um mesmo gene pode causar diferentes fenótipos clínicos, e, ao mesmo tempo, diferentes variantes patogênicas oriundas de diferentes genes podem levar a diferentes apresentações clínicas. A partir disso, destacam-se duas vertentes na busca pelo diagnóstico etiológico da DI: a baseada no fenótipo e a baseada no genótipo. Na primeira e mais tradicional, a apresentação clínica é avaliada inicialmente e é utilizada como guia para a investigação genética direcionada. Já na baseada em genótipo, identifica-se a variante genética e, após, o fenótipo é analisado de maneira direcionada.[15,34,35,40]

INVESTIGAÇÃO ETIOLÓGICA DE PROVÁVEL CAUSA GENÉTICA NA PRÁTICA CLÍNICA

Os autores descrevem aqui as investigações sugeridas de uma provável DI genética, a qual está resumida adiante. A abordagem baseada no fenótipo, além de consagrada, continua sendo a mais amplamente utilizada na prática clínica e por onde começa a nossa investigação.

O paciente deve ser extensamente avaliado, com história médica detalhada, incluindo dados sobre os antecedentes gestacionais e perinatais, aspectos comportamentais, histórico evolutivo dos marcos de desenvolvimento e antecedentes familiares de, no mínimo, quatro gerações, assim como perguntar ativamente sobre histórico de abortos na família e sobre possível consanguinidade parental. Na presença de outros membros acometidos com quadro similar, um heredograma deve ser realizado de modo a facilitar a distinção do tipo de herança genética estabelecida: se autossômica dominante, autossômica recessiva, ligada ao X ou mitocondrial. Como veremos, o padrão de herança pode estreitar a gama de diagnósticos diferenciais. Os sintomas não neurológicos são fundamentais e, por vezes, fornecem dicas clínicas fundamentais para a etiologia do quadro. Dessa maneira, o interrogatório sobre diversos aparelhos deve ser o mais extenso quanto possível. Ao fim da anamnese, o exame físico geral deve-se seguir de um exame físico neurológico detalhado e um momento exclusivo para busca direcionada de alterações morfológicas.[5,10,32] A avaliação com anamnese e exame físico detalhados evita a solicitação de exames complementares desnecessários, os quais oneram o sistema e são, por vezes, invasivos.

Em seguida, a DI de etiologia genética deve ser classificada em sindrômica ou não sindrômica. A deficiência intelectual sindrômica (DIs) define os casos nos quais a DI ocorre associada a alterações fenotípicas e/ou malformações, sintomas ou comorbidades que podem sugerir uma síndrome. Ao contrário, quando nenhum padrão é reconhecível, temos uma DI não sindrômica (DIns).[10] As DIs correspondem a apenas cerca de 15% dos casos de DI. Nos casos de DIs, o exame morfológico é especialmente útil para direcionar a investigação complementar ou até mesmo para a associação do padrão sindrômico com um diagnóstico etiológico conhecido, chamado "gestáltico". Quando o paciente já preenche um critério diagnóstico clínico, o diagnóstico é então firmado. Por muito tempo, inúmeras síndromes eram diagnosticadas apenas clinicamente, uma vez que a confirmação molecular não era exequível.[34] Nessa etapa, caso exista um padrão reconhecível, deve-se realizar o teste genético ou laboratorial específico.[25,34] Alguns exemplos de exames genéticos indicados a partir de fenótipos específicos podem ser vistos na Tabela 197.1.

Essa abordagem baseada no fenótipo é em geral bem-sucedida nas doenças monogênicas e nas síndromes de microdeleções ou duplicações com padrão clínico reconhecível. Por exemplo, a síndrome de Noonan foi a princípio descrita em 1968 e permaneceu com diagnóstico exclusivamente clínico por 33 anos, quando em 2001 uma variante patogênica no gene *PTPN11* foi descrita como causa dessa patologia.[41,42] Atualmente, 19 genes foram descritos associados com síndrome de Noonan ou Noonan-*like*.[43]

Um excelente clínico é cada vez mais necessário, com a perspicácia para detectar alterações no exame e o conhecimento para reconhecer clinicamente um amplo espectro de centenas de doenças com padrões definidos. Contudo, a classificação em DIs e DIns é um tanto subjetiva e imprecisa, uma vez que pequenos dismorfismos podem passar despercebidos; pequenas alterações neuropsiquiátricas podem ser atribuídas à DI e doenças frequentes na população, como autismo e epilepsia, podem estar esporadicamente associadas a pacientes com DI.[12,15,18,34] Dessa maneira, a abordagem fenotípica falha quando o paciente possui DIns; quando o paciente possui características clínicas que não se

Tabela 197.1 Exemplos de testes diagnósticos específicos direcionados pela abordagem fenotípica.

Doença ou síndrome	Clínica	Teste específico
Down	Características dismórficas como excesso de pele na nuca, fendas palpebrais oblíquas e hipermobilidade articular. DI de graus variados. Anomalias cardíacas	Análise de cariótipo de bandas G
X frágil	Pacientes do sexo masculino com macrocefalia, orelhas largas, fronte proeminente, hipogonadismo e interação social pobre	Pesquisa de expansão do gene *FMR1*
Rett	Pacientes do sexo feminino com desenvolvimento inicial normal seguido de regressão do desenvolvimento associada a DI moderada a grave e a movimentos estereotipados das mãos	Teste do gene *MECP2*
Klinefelter	Pacientes do sexo masculino com DI leve, hipogonadismo com hipogenitalismo, estatura elevada, ginecomastia e hipotricose	Análise de cariótipo com bandas G
Prader-Willi	DI leve a moderada, alterações comportamentais, obesidade, hiperfagia, hipogonadismo, hipotonia neonatal com atraso motor predominante	Análise da metilação do 15q11.2-13 (MS-MLPA)
DiGeorge	DI leve a moderada com defeitos cardíacos, hipoplasia tímica, nariz proeminente com raiz nasal quadrada e base alar estreita, anormalidades palatais e imunodeficiência	FISH para deleção do 22q11.2 ou CGH-*array*
Distrofia muscular	DI leve associada a fraqueza muscular proximal	Se CK elevada, realizar MLPA/sequenciamento completo do gene *DMD*

CK: creatinoquinase; DI: deficiência intelectual; FISH: *fluorescence in situ hybridization*; MLPA: *multiplex ligation-dependent probe amplification*.

encaixam em nenhum padrão ou quando as mesmas características clínicas se encaixam em alterações genéticas heterogêneas (existindo uma ampla gama de genótipos possíveis) ou, ainda, nos casos em que não existe uma alteração genética conhecida.[34,35] É a partir desse ponto que predomina a abordagem diagnóstica genotípica. Detalharemos, a partir de agora, os principais exames laboratoriais utilizados nessa abordagem.

Cariótipo com bandas G

É um estudo citogenético que possibilita a identificação de alterações envolvendo no mínimo 5 a 10 milhões de pares de bases (Mb), visíveis microscopicamente, dependendo da região cromossômica envolvida. O exame detecta apenas anormalidades estruturais maiores como rearranjos cromossômicos balanceados e não serve para detectar ganho ou perda de pequenas regiões do DNA, nem mesmo expansões de trinucleotídeos. O cariótipo definiu o diagnóstico de 3 a 6% dos pacientes com DI de etiologia desconhecida.[7,37,44]

O exame deve ser solicitado nos casos com suspeita clínica de aneuploidias e na suspeita de translocações balanceadas – pacientes com história familiar de translocações ou antecedente materno de abortamentos.[34,44] Desde 2010, o cariótipo com bandas G deixou de ser o exame de primeira escolha na investigação de DI de etiologia indefinida, dando lugar ao *microarray* cromossômico, também conhecido como "hibridização genômica comparativa" (CGH, do inglês *comparative genomic hybridization*) ou CGH-*array*.[44] Por sua vez, desde 2019, sugere-se que o *microarray* deixe de ser o exame de primeira escolha para DI de etiologia indefinida, dando lugar ao sequenciamento do exoma – ainda não existindo consenso sobre o tema.[45] Devido ao custo significativamente menor, à acessibilidade maior em relação às técnicas de diagnóstico molecular e ao fato de ser pré-requisito (sobretudo junto à Saúde Suplementar) para prosseguir a investigação genética com *microarray* cromossômico (CGH-*array*) e com sequenciamento do exoma, o cariótipo com bandas G permanece sendo amplamente utilizado no nosso país.

Sequenciamento gênico por Sanger

Técnica desenvolvida por Fred Sanger em 1977, com resolução de um par de bases.[46] Essa técnica permite a testagem de um único gene por vez, com um alto custo, técnica manual e apenas 7% dos pacientes possuíam variante patogênica em gene compatível com o fenótipo apresentado.[45,47-49] O sequenciamento por Sanger, uma técnica desenvolvida muitos anos antes das tecnologias de NGS, permanece indicada para sequenciamento de genes candidatos e confirmação de resultados encontrados por NGS.

Fluorescence in situ hybridization

A técnica, desenvolvida por Bauman na década de 1980, utiliza sondas de DNA marcadas com fluorescência que se parearão com bases de DNA de um cromossomo-alvo específico.[50] Essa técnica pode detectar CNVs menores que aquelas detectadas pelo cariótipo, conseguindo identificar pequenas deleções e pequenas duplicações, sendo útil para o diagnóstico de síndromes como Williams e Rubistein-Taybi.[51,52] A técnica de hibridização *in situ* por fluorescência (FISH, do inglês *fluorescence in situ hybridization*) permite o diagnóstico de 1 a 5% dos casos de DI de etiologia desconhecida. Nos dias de hoje, a FISH é praticamente reservada na suspeita clínica de microdeleções ou microduplicações, submicroscópicas, de 10 kB a 5 Mb, e é cada vez menos disponível comercialmente no Brasil, sendo substituída de modo gradual pela amplificação multiplex de sondas dependente de ligação (MLPA, do inglês *multiplex ligation-dependent probe amplification*) e, em especial, pelo CGH-*array*.[53,54] Porém, a MLPA não detecta alterações balanceadas. Em situações em que o paciente com DI for diagnosticado com CNV com probabilidade de ter herdado rearranjo balanceado em um dos seus genitores, a técnica de FISH ainda é a melhor escolha se comparada à MLPA.[25] FISH pode ser utilizada quando existe forte suspeita de síndrome de Di-George e na suspeita de síndrome de *cri-du-chat*. A técnica de FISH é pouco utilizada na ausência de um padrão fenotípico reconhecível.

Método de amplificação multiplex de sondas dependente de ligação

Técnica padrão-ouro para detecção de CNVs intragênicas. Indicada quando se suspeita de duplicação ou deleção em um gene específico. O exemplo clássico é a análise molecular do gene da distrofina, alterado em pacientes com distrofia muscular de Duchenne – como vimos anteriormente, uma causa de DIs. Portanto, a MLPA também não é utilizada na ausência de um padrão fenotípico. A MS-MLPA associa a MLPA ao estudo de metilação, permitindo diagnósticos de síndromes como Prader-Willi, na qual o paciente pode herdar ambos os alelos do mesmo genitor (dissomia uniparental) e, em ambos os cromossomos, o gene estará metilado.

Pesquisa de expansão CGG no gene *FMR1*

O teste de pesquisa de expansão é positivo quando se encontram mais de 200 expansões CGG no gene *FMR1*. De 45-55 a 200 repetições temos a pré-mutação, com chance aumentada de X frágil para a prole. Além dos quadros com fenótipo específico, o teste deve ser solicitado para pacientes com DI de causa desconhecida e história familiar de DI (sobretudo quando há mais de um afetado do sexo masculino). Além disso, algumas recomendações de testagem não são consenso: pacientes com DI e *microarray* inicialmente normal; pacientes com DI de etiologia desconhecida; pacientes com autismo de causa desconhecida e pacientes com DI limítrofe. Mulheres com variantes patogênicas do *FMR1* estão afetadas em cerca de 50% e, quando afetadas, costumam apresentar DI leve. Por fim, algumas instituições realizam pesquisa de expansão no gene *FMR1* e *microarray* na avaliação de todos os pacientes com DI de causa provável genética e desconhecida, uma vez que indivíduos com X frágil podem não apresentar o fenótipo específico.[44,55,56] A análise citogenética do sítio frágil do cromossomo X não deve ser mais realizada, uma vez que fornece um grande número de falso-positivos e, às vezes, também falso-negativos.[25,32] Entre todos os pacientes com DI, a pesquisa de X frágil esclarece o diagnóstico de 1 a 3% no sexo masculino e menos de 1% quando o teste é voltado para o sexo feminino.[13] A opinião dos autores é de que essas porcentagens representam uma baixa taxa elucidativa para o exame e que devem ser ainda menores para aqueles pacientes com DI não sindrômica. Dessa maneira, consideramos o teste para X frágil apenas naqueles pacientes com DI e autismo ou que tenham DI e um padrão clínico reconhecível sugestivo em detrimento de fluxogramas antigos que supervalorizavam a investigação de X frágil diante do contexto de alta prevalência dessa síndrome nos pacientes com autismo.

Hibridização genômica comparativa por arranjos de DNA

A análise dos cromossomos por método de *microarray* permitiu ampliar a resolução e a sensibilidade na investigação cromossômica. Existem dois tipos de hibridação cromossômica em *microarrays*: a hibridização genômica comparativa (CGH-*array*) e os polimorfismos de nucleotídeo único (SNP-*array*). O *microarray* permite a identificação de deleções e duplicações submicroscópicas, dissomia uniparental e mosaicismo – ampliando a elucidação diagnóstica de DI em relação ao cariótipo.[33,37] Contudo, esse método não consegue identificar mutações de ponto, nem expansões de trinucleotídeos, tampouco identifica translocações equilibradas ou inversões sem perda de material genômico.[34] O *array* permite diagnóstico elucidativo de 15 a 20% dos casos de DI, ampliando o diagnóstico para deleções e duplicações menores que 3 a 5 Mb, não detectáveis pelo cariótipo de bandas G. Como consequência, o *array* suplantou o cariótipo como primeiro exame na investigação de DI por volta de 2010 e até hoje tem um importante papel nessa investigação,

em especial nos casos de DIs, com ou sem padrão fenotípico reconhecível.[44,57] Recentemente, com o avanço do sequenciamento completo do exoma, o uso do *microarray* como primeiro teste genético na avaliação da DI está sendo restrito a alguns casos, visto que os algoritmos mais recentes de sequenciamento do exoma já permitem detectar também microdeleções e microduplicações.

Sequenciamento completo do exoma

O exoma avalia as regiões codificantes do genoma humano, que representam menos de 2% do genoma humano. Porém, nessa região encontram-se 85 a 90% das variantes patogênicas cuja causa é conhecida.[58-60] Dessa maneira, temos um exame bastante efetivo. Na investigação etiológica da DI, por exemplo, o WES esclarece o diagnóstico de 30 a 60% dos casos de DI de causa desconhecida.[58-66] O NGS possibilita sequenciar em um único experimento milhões de pares de bases de modo simultâneo, levando à redução no tempo e no custo do WES, assim como à sua disseminação na prática clínica. Como consequência, inúmeras doenças sem causa definida foram recentemente associadas a variações patogênicas genéticas – e com a DI não foi diferente.[27,38,39,47,49,63,64]

O WES apresenta também desvantagens que devem ser consideradas pelo médico na avaliação do paciente com DI:

- Apesar de importante diminuição de custo, continua sendo um exame de difícil acesso para a maioria da população brasileira, e o último parecer da Comissão Nacional de Incorporação de Tecnologias ao Sistema Único de Saúde (Conitec) não endossou o seu uso para pacientes com DI no Sistema Único de Saúde (SUS). O motivo alegado é que o exoma teria um impacto orçamentário sem mudança no curso da doença.[67] A importância da investigação genética da DI já foi discutida na introdução deste capítulo: a informação impacta a vida dos pacientes com DI e familiares, modificando o manejo clínico e repercutindo inclusive na expectativa de vida.[34,49,60] A importância do diagnóstico etiológico é consenso na literatura – a despeito da decisão do Conitec[34,35,67]

- O sequenciamento do exoma a princípio não identificava deleções e duplicações de trinucleotídeos. Atualmente esse problema está reduzido, uma vez que já estão comercialmente disponíveis no Brasil gerações de NGSs mais modernos, que realizam sequenciamento completo do exoma com pesquisa de CNVs

- Cabe ressaltar que cada indivíduo apresenta cerca de 20.000 variantes quando comparadas à sequência genômica de referência. Dessas inúmeras variantes, a grande maioria será comum ou benigna. Outras tantas não justificarão o fenótipo associado ou ainda estarão em padrão de herança discordante com o fenótipo em questão. Ainda é possível um resultado com variante de significado incerto, com necessidade de aconselhamento neurogenético adequado. E mais, o WES pode identificar outras variantes, inclusive associadas a risco aumentado para neoplasias, sendo necessário aconselhamento genético antes e após a realização do exame. Dessa maneira, é preciso um profissional capacitado para interpretar o exame de modo adequado e fornecer o aconselhamento adequado, como o neurologista infantil com experiência em neurogenética ou o geneticista.

Nos estudos mais recentes, além de resultar em uma taxa de elucidação diagnóstica maior que os demais exames (cariótipo, sequenciamento pela técnica de Sanger, FISH,

MLPA, pesquisa para X frágil e CGH-*array*), a solicitação do sequenciamento do exoma foi mais custo-efetiva quando solicitado antes do *microarray* e quando solicitado de maneira isolada.[36,45,67] Recente metanálise mostrou que o WES elucidou o diagnóstico de 36% das DI, sendo 54% DIs e 31% das DIns, taxas estas superiores ao *microarray*.[45] Na visão dos autores, o sequenciamento completo do exoma com pesquisa de CNVs deve ser indicado para todos os pacientes com DIns como primeiro exame, sendo mais elucidativo que o modelo clássico de avaliação inicial com cariótipo e após *microarray* e pesquisa de X frágil.[45] Nesses casos, o WES tem maior custo-efetividade. Nos pacientes com DIs, mesmo naqueles sem padrão reconhecível, são válidas a realização de *microarray* e a pesquisa de X frágil antes do sequenciamento do exoma, devido à maior probabilidade de resposta com esses exames nessa população.[34,35] Essa conduta é uma sugestão dos autores e mostra uma tendência ainda não consensual da literatura.

O WES ainda possui uma vantagem adicional de permitir a reanálise futura dos dados brutos moleculares obtidos.[68-72] Com isso, é possível que um exame hoje inconclusivo possibilite um diagnóstico elucidativo à luz dos conhecimentos científicos incorporados na literatura, como o de novos genes associados a fenótipos de DI.[73] Em casos de WES inconclusivo, sugerimos solicitação de reanálise em 1 a 3 anos.[72,74] Ainda nos casos de WES inconclusivo, deve-se reavaliar a solicitação de outros testes laboratoriais genéticos que porventura não tenham sido realizados.

Sequenciamento completo do genoma

Técnica mais abrangente que o WES, uma vez que tem uma cobertura mais homogênea do sequenciamento ao longo de todo o genoma, áreas codificantes e não codificantes. Permite ainda o diagnóstico de grandes inserções, variações de números de cópias e expansões de trinucleotídeos – cujas análises são limitadas no WES. O WGS diagnostica 40 a 60% dos pacientes com DI de causa desconhecida, e sua superioridade diagnóstica em relação ao *array* e ao WES foi demonstrada em metanálise englobando diferentes doenças.[75] Contudo, o WGS tem também várias desvantagens: o custo ainda elevado, o maior tempo de espera para o resultado, a disponibilidade ainda restrita na prática clínica.[7,33,39,49] Na visão dos autores, a maior desvantagem do WGS é a enorme limitação da interpretação de variantes, seja pelo menor número de referências, seja pela relevância clínica desconhecida de inúmeras variações em regiões não codificantes. Acreditamos que o WGS tem grande potencial, porém deve ser indicado com restrições e após falha diagnóstica com o WES com CNV.[34,35,39,49]

Investigação metabólica

Note que até o momento não comentamos sobre a investigação metabólica. Quando ela deve ser feita? A prevalência de doenças metabólicas em indivíduos com DIns é reduzida, e os testes metabólicos são variáveis entre as instituições. Estudos prévios mostraram que testes metabólicos ajudaram a esclarecer apenas 0,8 a 3% dos casos de DI sem causa definida.[13] E mais, parte desses diagnósticos poderia ter sido alcançada por meio da investigação genética. Os exames metabólicos específicos (como cromatografia de aminoácidos no plasma, dosagem de ácidos orgânicos na urina, dosagem de lactato, dosagem de acilcarnitinas, entre outros) devem ser pedidos nos casos de DI com descompensação episódica (como febre, períodos de inanição), histórico familiar de doenças metabólicas ou de consanguinidade, presença de epilepsia associada a regressão do desenvolvimento e *failure to thrive*.[5,13,32,76,77] A espectrometria de massas em *tandem* é utilizada como método de triagem neonatal, isto é, não visa estabelecer o diagnóstico a partir de um caso sintomático, mas é custo-efetiva no rastreio precoce de doenças metabólicas tratáveis, as quais podem cursar com DI, como a fenilcetonúria e o hipotireoidismo. Em pacientes com DI, é importante checar o resultado dessa triagem (Figura 197.1).

Como vimos, o fluxograma de diagnóstico de DI de causa genética é cada vez mais minucioso. Felizmente, a cada década acrescentamos novas técnicas de análise genética ao nosso arsenal diagnóstico, e a taxa de elucidação diagnóstica atinge níveis de 60% com o sequenciamento genético do exoma. Por meio desse avanço, diversos novos fenótipos foram descritos com base nos achados genotípicos. Contudo, a anamnese e o exame físico detalhados continuam fundamentais tanto para o diagnóstico gestáltico quanto para a decisão de investigação etiológica. Escolher o exame laboratorial correto significa diminuir custos, ampliar a chance diagnóstica e reduzir uma verdadeira odisseia do paciente ao motivo de sua patologia. Ressalta-se que a abordagem diagnóstica correta significa uma associação das abordagens fenotípicas e genotípicas, em detrimento da inadequada supervalorização genotípica dos dias atuais. O diagnóstico correto é poderosa informação para pacientes e para familiares, mas também um primeiro passo para a descoberta de novos tratamentos de pacientes com DI e de suas comorbidades.

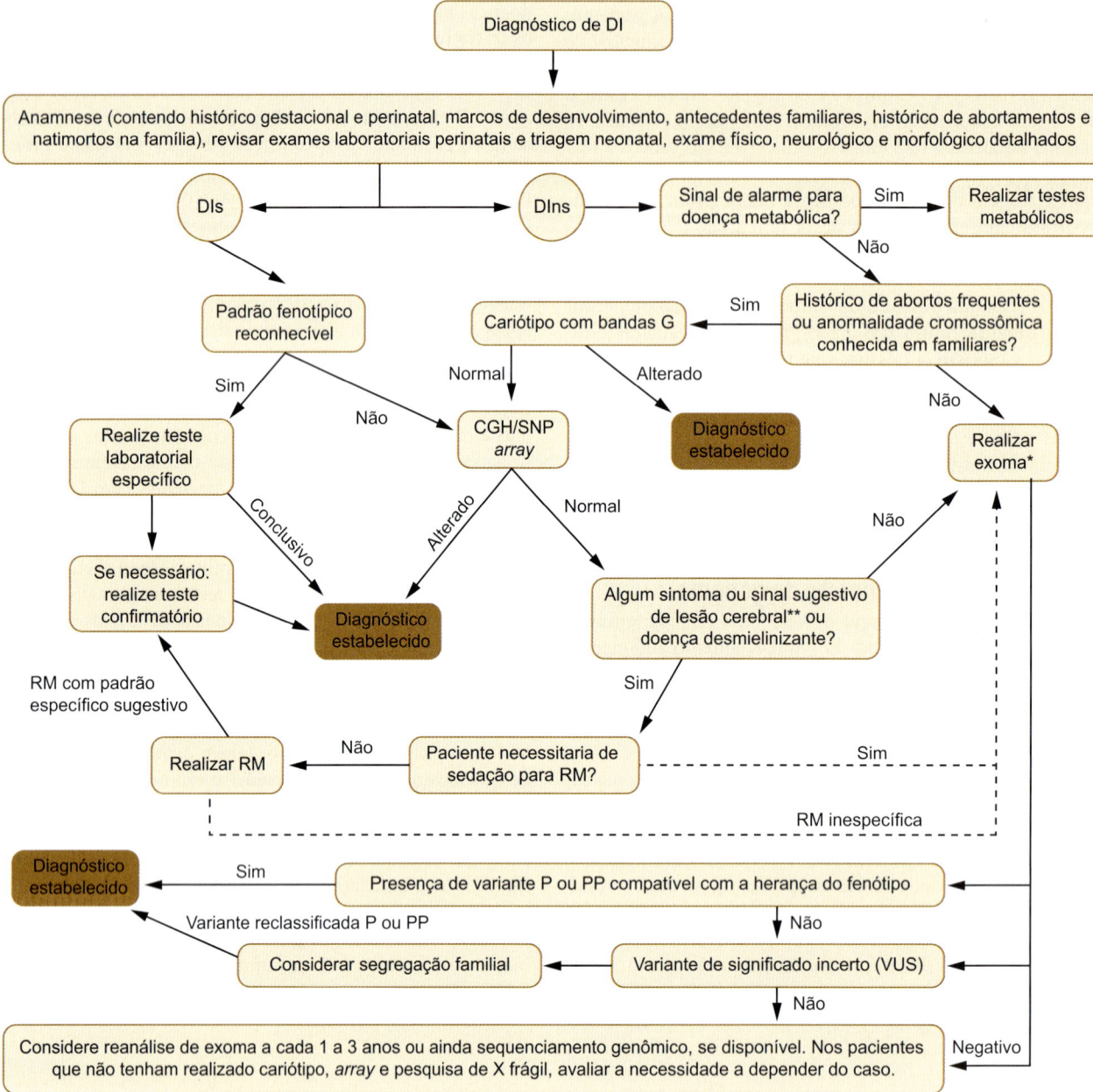

Diagnóstico de DI

Anamnese (contendo histórico gestacional e perinatal, marcos de desenvolvimento, antecedentes familiares, histórico de abortamentos e natimortos na família), revisar exames laboratoriais perinatais e triagem neonatal, exame físico, neurológico e morfológico detalhados

DIs

DIns

Sinal de alarme para doença metabólica? — Sim → Realizar testes metabólicos

Não

Histórico de abortos frequentes ou anormalidade cromossômica conhecida em familiares? — Sim → Cariótipo com bandas G

Padrão fenotípico reconhecível

Sim

Não

Realize teste laboratorial específico

Cariótipo com bandas G — Normal → CGH/SNP *array*

Alterado → Diagnóstico estabelecido

Não → Realizar exoma*

Conclusivo

Se necessário: realize teste confirmatório

Diagnóstico estabelecido

Alterado

Normal

RM com padrão específico sugestivo

Algum sintoma ou sinal sugestivo de lesão cerebral** ou doença desmielinizante? — Não → Realizar exoma*

Sim

Realizar RM — Não ← Paciente necessitaria de sedação para RM? — Sim

RM inespecífica

Diagnóstico estabelecido — Sim ← Presença de variante P ou PP compatível com a herança do fenótipo

Variante reclassificada P ou PP

Não

Considerar segregação familial ← Variante de significado incerto (VUS)

Não

Considere reanálise de exoma a cada 1 a 3 anos ou ainda sequenciamento genômico, se disponível. Nos pacientes que não tenham realizado cariótipo, *array* e pesquisa de X frágil, avaliar a necessidade a depender do caso. — Negativo

*Nos pacientes que já realizaram *array*, não existe necessidade de complementar exoma com análise de CNV. Nos pacientes que não realizaram *array* e que tenham DI não sindrômica, os autores sugerem o exoma com pesquisa de CNVs como primeiro exame, o que não é consenso na literatura.
**Epilepsia, micro ou macrocefalia, déficits neurológicos focais ou sintomas neurológicos progressivos.

Figura 197.1 Fluxograma da investigação etiológica do paciente com deficiência intelectual (DI) de provável causa genética na prática clínica. CGH: *comparative genomic hybridization*; DIns: deficiência intelectual não sindrômica; DIs: deficiência intelectual sindrômica; P: variante patogênica; PP: variante provavelmente patogênica; RM: ressonância magnética; SNP: *single nucleotide polymorphism*.

198
Doenças Mitocondriais

Celia Harumi Tengan • Cláudia Ferreira da Rosa Sobreira

INTRODUÇÃO

Definição

As doenças mitocondriais formam um grupo heterogêneo de doenças decorrentes de disfunção primária da mitocôndria. Apesar das várias funções da organela, nas últimas décadas convencionou-se chamar "doença mitocondrial", ou "mitocondriopatia", as doenças de origem genética relacionadas a defeitos no processo de fosforilação oxidativa (OXPHOS), por meio do qual a célula produz a maior quantidade de energia na forma de adenosina trifosfato (ATP).

Mitocôndria e processo de fosforilação oxidativa

Para facilitar a compreensão desse grupo de doenças, apresentaremos de modo breve alguns aspectos relevantes relacionados à mitocôndria. É uma organela presente na maioria das células eucarióticas, cujas variadas funções estão apresentadas na Tabela 198.1 e não se resumem à produção de energia, embora essa seja uma importante função da mitocôndria.[1]

A produção de energia celular na forma de ATP é obtida por meio da OXPHOS, processo em que substratos reduzidos provenientes de vias metabólicas intramitocondriais – como o ciclo do ácido cítrico (ciclo de Krebs) e a betaoxidação dos lipídios – participam do transporte de elétrons através da cadeia respiratória (ou cadeia transportadora de elétrons) e culminam com a produção de ATP pela enzima ATP sintase (Figura 198.1).

DNA mitocondrial

A organela apresenta seu DNA próprio, o DNA mitocondrial (DNAmt), que está presente em múltiplas cópias em cada célula, variando de algumas centenas a milhares de moléculas, a depender do tipo celular, com exceção dos eritrócitos, que não contêm mitocôndrias (ver Figura 198.1). O DNAmt é responsável pela codificação de algumas das subunidades dos complexos enzimáticos da cadeia respiratória e da ATP sintase, assim como de RNAs ribossômicos e transportadores essenciais para a síntese proteica que ocorre no interior da mitocôndria (Tabela 198.2).

Entretanto, o DNA nuclear codifica um número muito maior de proteínas mitocondriais, incluindo todas as demais subunidades dos complexos enzimáticos responsáveis pela OXPHOS (Tabela 198.3), assim como de outras vias metabólicas e processos que ocorrem no interior da organela. Dessa maneira, podemos compreender que, para exercer suas funções, a mitocôndria está sob controle de dois genomas: o DNA nuclear, proveniente da combinação de cromossomos maternos e paternos, e o DNAmt, herdado dos óvulos maternos.[2]

ETIOPATOGENIA E PADRÃO DE HERANÇA

A etiologia das doenças mitocondriais primárias relaciona-se ao desenvolvimento de variantes patogênicas no DNA nuclear ou no DNAmt. Portanto, são doenças que podem ser transmitidas por diferentes padrões de herança, a

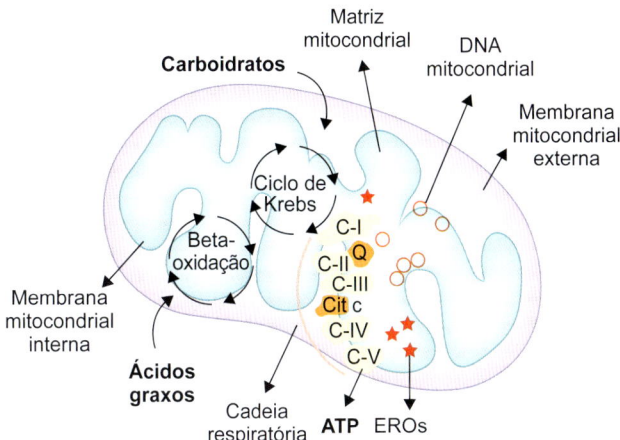

Figura 198.1 Representação esquemática da mitocôndria. A figura demonstra a mitocôndria, com a membrana interna delimitando a matriz mitocondrial, onde ocorrem os processos de ciclo de Krebs, fosforilação oxidativa e betaoxidação de ácidos graxos. Na membrana interna estão localizados os genomas mitocondriais e os complexos da cadeia respiratória, que têm a propensão de geração de espécies reativas de oxigênio (EROs). ATP: adenosina trifosfato; DNA: ácido desoxirribonucleico.

Tabela 198.1 Funções da mitocôndria.

Conversão de material orgânico em energia celular (ATP)
Cetogênese
Gliconeogênese
Metabolismo de aminoácidos
Regulação do estado de oxidorredução celular
Biossíntese do grupo heme
Biossíntese de grupos ferro-enxofre
Síntese de esteroides
Destoxificação da amônia pelo ciclo da ureia
Produção de calor
Armazenamento de cálcio
Proliferação celular
Morte celular programada (apoptose)

Tabela 198.2 Subunidades dos complexos enzimáticos da cadeia respiratória e ATP sintase codificadas pelo DNA mitocondrial.

Enzimas da OXPHOS	n	Subunidades
Complexo I	7	ND1, ND2, ND3, ND4, ND4L, ND5, ND6
Complexo II	0	–
Complexo III	1	CYB
Complexo IV	3	COX1, COX2, COX3
Complexo V	2	ATP6, ATP8

OXPHOS: fosforilação oxidativa.

Tabela 198.3 Subunidades dos complexos enzimáticos da cadeia respiratória e ATP sintase codificadas pelo DNA nuclear.

Enzimas da OXPHOS	n	Subunidades
Complexo I	38	NDUFV1 a 3, NDUFS1 a 8, NDUFA1 a 13, NDUFB1 a 11, NDUFAB1, NDUFC1 e 2
Complexo II	4	SDHA, SDHB, SDHC e SDHD
Complexo III	10	UQCRC1, UQCRC2, UQCRFS1, CYC1, UQCRQ, UQCRB, UQCRH, UQCR11, UQCR10, UQCRB2
Complexo IV	10	COXIV, COX5A, COX5B, COX6A1, COX6B1, COX7A1, COX7B, COX7C, COX8A, COX8C
Complexo V	15	ATP5A1, ATP5B, ATP5C1, ATP5D, ATP5E, ATP5F1, ATP5G1, ATP5G2, ATP5G3, ATP5H, ATP5I, ATP5J, ATP5J2, ATP5L, ATP5O

OXPHOS: fosforilação oxidativa. n: número de subunidades.

depender do genoma acometido. Se os genes mutantes estiverem situados no DNA nuclear, observa-se herança autossômica dominante, recessiva ou ligada ao X. Já a hereditariedade de variantes do DNAmt se dá por herança materna, em que as mulheres são transmissoras e podem também ser acometidas, enquanto os homens podem ser acometidos, mas não transmitirão a doença.

Variantes patogênicas no DNA nuclear comprometem a OXPHOS por meio do envolvimento de genes que participam direta ou indiretamente desse processo.[3,4]

Além dos genes que codificam as subunidades dos complexos enzimáticos da cadeia respiratória e ATP sintase (ver Tabela 198.3), doenças mitocondriais são causadas por variantes patogênicas em genes nucleares responsáveis por diferentes processos (Tabela 198.4), entre os quais:

- Montagem desses complexos enzimáticos
- Síntese proteica
- Síntese de coenzima Q10 (CoQ10), de citocromo *c*, de grupos ferro-enxofre
- Replicação e manutenção do DNAmt.

Nas situações em que genes nucleares responsáveis pelo processo de replicação e manutenção do DNAmt são envolvidos, podemos observar a redução do número de cópias (depleção) e/ou o desenvolvimento de múltiplas variantes patogênicas no DNAmt (desde mutações de ponto até grandes rearranjos em que ocorrem perdas de grande extensão do DNAmt, como as deleções múltiplas), configurando o acometimento concomitante dos dois genomas (nuclear e mitocondrial). Como essa situação decorre de envolvimento primário do DNA nuclear e secundário do DNAmt, o padrão de herança é autossômico (dominante ou recessivo).[5]

Quando há envolvimento primário do DNAmt, as variantes patogênicas são em geral isoladas e não múltiplas. Podem ocorrer na forma de mutações de ponto ou pequenas deleções ou inserções de nucleotídeos, ou configurar grandes rearranjos envolvendo sempre a mesma região do DNAmt no indivíduo acometido (duplicação ou deleção única). Vale ressaltar que, embora mutações primárias do DNAmt sejam transmitidas por herança materna, em geral as deleções únicas não são transmitidas, permanecendo como casos esporádicos na família.[6]

Por estar presente em múltiplas cópias nas células, a porcentagem de moléculas de DNAmt que apresenta a mutação pode variar em qualquer porcentagem. O termo "homoplasmia" se aplica quando todos os DNAmt são iguais, ou seja, 100% de DNAmt normal (também chamado "selvagem") ou 100% de DNAmt com determinada variante genética. Caso haja uma combinação de diferentes moléculas de DNAmt, usa-se o termo "heteroplasmia" (Figura 198.2). Quando variantes patogênicas em heteroplasmia estão presentes em pequenas quantidades, pode não haver manifestações clínicas, pois a quantidade de DNAmts selvagens presente na célula é suficiente para manter a função. Esse limiar de manifestação depende de alguns fatores, como a variante patogênica em questão e a célula ou tecido envolvido.[7] Como o DNAmt contém apenas genes que codificam subunidades de complexos enzimáticos da OXPHOS e RNAs ribossômicos e transportadores para a síntese dessas subunidades, variantes patogênicas nesse genoma impactarão de maneira direta a OXPHOS.

Considerando as doenças mitocondriais primárias, sejam elas causadas por variantes patogênicas no DNA nuclear ou no DNAmt, de modo simplificado, podemos dizer que:

Tabela 198.4 Outros genes nucleares envolvidos em funções relevantes para o funcionamento da OXPHOS.

Montagem do complexo I	ACAD9, FOXRED1, NDUFAF1, NDUFAF2, NDUFAF3, NDUFAF4, NDUFAF5, NDUFAF6, NDUFAF7, NDUFAF8, CIA30, ECSIT, NUBPL, TIMMDC1, TMEM126B
Montagem do complexo II	SDHAF1 a 4
Montagem do complexo III	UQCC, UQCC2, UQCC3, BCS1L, TTC19, LYRM7, UQCRBPP1, TTC37, RF1, RF2
Montagem do complexo IV	SCO1, SCO2, COX10, COX14, COX15, COX20, SURF1, COA3, COA5, COA6, COA7, PET100, PET117
Montagem do complexo V	ATP11, ATP12, ATPAF1, ATPAF2, ATPAF2L, ATPAF2S, ATPAF2P1, ATPAF2P2, ATPAF2P3, TMEM70
Síntese de carreadores de e⁻	COQ2, COQ4, COQ5, COQ6, COQ7, COQ8A, COQ8B, COQ9, PDSS1, PDSS2, CYCS, HCCS
Síntese de grupo Fe-S	ABCB7, BOLA3, FDX1L, FDXR, FXN, GLRX5, IBA57, ISCA2, ISCU, LYRM4, NFS1, NFU1
Homeostase do DNAmt	DNA2, MGME1, POLG, POLG2, RNASEH1, TFAM, TWNK
Conjunto de nucleotídeos	ABAT, DGUOK, MPV17, RRM2B, SAMHD1, SUCLA2, SUCLG1, TK2, TYMP
Biogênese de tRNA	GTPBP3, MTFMT, MTO1, NSUN3, PUS1, QRSL1, TRIT1, TRMT5, TRMU, TRNT1, AARS2, CARS2, DARS2, EARS2, FARS2, GARS, HARS2, IARS2, KARS, LARS2, MARS2, NARS2, PARS2, RARS2, SARS2, TARS2, VARS2, WARS2, YARS2
Processamento de RNA	ELAC2, FASTKD2, HSD17B10, LRPPRC, MRM2, MTPAP, PNPT1, TRMT10C
Biogênese de ribossomos	ERAL1, MRPL3, MRPL12, MRPL44, MRPS2, MRPS7, MRPS16, MRPS22, MRPS23, MRPS34
Tradução proteica (fatores de alongamento e liberação)	GFM1, GFM2, RMND1, TACO1, TSFM, TUFM, C12orf65

DNAmt: ácido desoxirribonucleico mitocondrial; OXPHOS: fosforilação oxidativa (do inglês *oxidative phosphorylation*); tRNA: ácido ribonucleico de transferência.

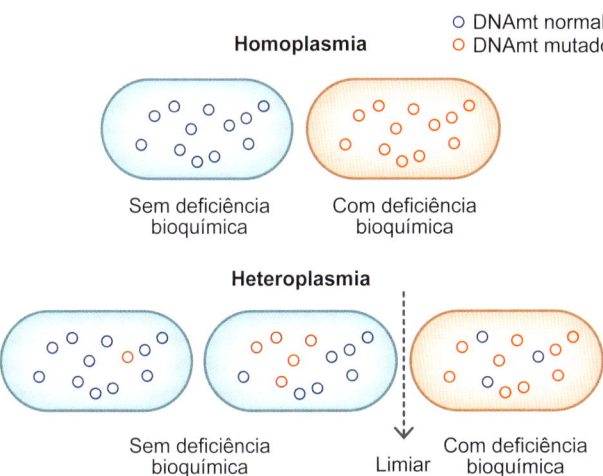

Figura 198.2 Heteroplasmia e o efeito de limiar. Representação esquemática da mitocôndria demonstrando homoplasmia (*parte superior*) e heteroplasmia (*parte inferior*). Os genomas mitocondriais podem estar em situação de homoplasmia na mitocôndria, ou seja, somente ácido desoxirribonucleico mitocondrial (DNAmt) normal ou somente DNAmt mutado, havendo neste último deficiência bioquímica da fosforilação oxidativa. A situação de heteroplasmia ocorre quando há uma mistura de DNAmt mutado com DNAmt normal. A deficiência mitocondrial ocorrerá somente se a proporção de DNAmt mutado ultrapassar o seu limiar funcional.

- Comprometimento de genes codificantes de subunidades dos complexos enzimáticos da OXPHOS ou de genes responsáveis por sua montagem levarão a disfunções isoladas do complexo enzimático em questão
- Envolvimento de genes de síntese proteica levarão ao acometimento de múltiplos complexos enzimáticos da OXPHOS; caso o gene de síntese seja do DNAmt, o complexo II (SDH) será poupado, pois não tem subunidades codificadas no DNAmt
- Grandes rearranjos do DNAmt sempre envolverão genes de síntese e, portanto, levarão ao acometimento de múltiplos complexos enzimáticos da OXPHOS, com exceção do complexo II
- Alterações em genes relacionados à biossíntese de CoQ10, com consequente deficiência dessa coenzima, ocasionarão alteração do transporte de elétrons do complexo I para o III e do complexo II para o III
- Alteração da biogênese dos grupos ferro-enxofre comprometerá os complexos I, II e III.

Deficiência de múltiplos complexos também pode ser justificada pela formação de supercomplexos (oligômeros formados por diferentes complexos enzimáticos da OXPHOS).

Adicionalmente, defeitos na OXPHOS resultarão em produção excessiva de espécies reativas de oxigênio, contribuindo para a patogênese das doenças mitocondriais. Mesmo com a identificação na etiologia molecular dessas doenças, na maioria dos casos não se consegue definir uma correlação clara entre o genótipo e fenótipo, sugerindo que há ainda outros fatores contribuindo na patogênese da doença.

EPIDEMIOLOGIA

A complexidade das doenças mitocondriais dificulta a realização de estudos epidemiológicos para determinação da prevalência e incidência das doenças classificadas nesse grupo, em especial nos países com maior limitação de acesso às metodologias diagnósticas. Entretanto, estudos realizados em diferentes países têm demonstrado que, quando consideradas como um grupo, as doenças mitocondriais são mais frequentes do que inicialmente pensado. Estima-se que a prevalência das doenças mitocondriais esteja entre 2,9 e 23 casos por 100.000 pessoas, conforme a população estudada (Japão, Inglaterra, Espanha).[6] De modo geral, estudos epidemiológicos publicados indicam que na faixa etária de crianças e adolescentes predominam as mitocondriopatias decorrentes de acometimento de genes nucleares. Nessa faixa etária, a prevalência das mitocondriopatias varia de 5 a 15 casos por 100.000 habitantes.[6] Já nos adultos, observa-se maior prevalência de envolvimento do DNAmt, que representa cerca de 80% dos casos de doença mitocondrial nessa faixa etária.[6,8,9]

QUADRO CLÍNICO

A idade de início dos sintomas nas doenças mitocondriais é bastante ampla, podendo ocorrer em qualquer faixa etária, com um pico nos primeiros 3 anos de vida e outro no final da adolescência até cerca de 40 anos. De modo geral, observa-se que as mitocondriopatias que se iniciam precocemente tendem a se apresentar com quadros mais graves. As manifestações clínicas podem envolver um único tecido ou órgão ou, com mais frequência, serem multissistêmicas, conforme exemplificado na Tabela 198.5. Tais manifestações podem se instalar de maneira aguda, subaguda ou crônica (Tabela 198.6) e compor quadros sindrômicos ou não sindrômicos.[10,11]

Várias síndromes clínicas são bem reconhecidas (Tabela 198.7), algumas das quais têm início predominantemente na infância, como as síndromes de Leigh e a de Alpers–Huttenlocher e a doença de Pearson, enquanto outras em geral se manifestam mais tardiamente, seja na adolescência ou na idade adulta, como a neuropatia óptica hereditária de Leber (LHON) e a oftalmoplegia externa progressiva crônica mitocondrial (CPEO). Entretanto, as manifestações podem compor quadros mais inespecíficos, seja com manifestações neurológicas – como encefalopatia epiléptica, leucoencefalopatia, miopatia, doença do neurônio motor – seja de outros órgãos e sistemas – como cardiopatia, diabetes e outras.[12]

INVESTIGAÇÃO DIAGNÓSTICA

O diagnóstico de uma doença mitocondrial é um desafio em nossa prática clínica devido à sua alta complexidade em fenótipos e genótipos. Embora a suspeita de doença mitocondrial possa surgir em diversas especialidades médicas, é na neurologia que essa suspeita diagnóstica é mais frequente, exigindo uma avaliação clínica muito minuciosa. Ao longo dos anos, um número crescente de mutações e genes ligados às doenças mitocondriais foram descobertos, inicialmente no DNAmt e, posteriormente, em inúmeros genes nucleares. A confirmação diagnóstica por meio da análise de DNA era muitas vezes infrutífera, mas passou a ser facilitada pela maior disponibilidade do sequenciamento em larga escala, que permite a análise de um número muito grande de genes de maneira mais rápida. Apesar dessa maior facilidade nos testes genético-moleculares, devemos ressaltar que as avaliações do

Tabela 198.5 Acometimento de tecidos e órgãos nas doenças mitocondriais.

Sistema nervoso central e periférico	Regressão do desenvolvimento, epilepsia, hipersonolência, hipersonia, mioclonias, episódios semelhantes a acidente vascular cerebral (AVC), microcefalia, hipotonia, espasticidade, disfunção cognitiva, ataxia cerebelar, ataxia sensitiva, parkinsonismo, distonia, coreia, migrânea Manifestações psiquiátricas Leucoencefalopatia, lesões simétricas em núcleos da base, tálamo e tronco encefálico, hiperproteinorraquia Atrofia óptica, surdez neurossensorial Neuropatia periférica sensitivo-motora axonal ou desmielinizante; neuropatia motora (neurônio motor inferior) Disautonomia
Músculo esquelético	Oftalmoplegia externa progressiva (PEO), fraqueza muscular, fadiga, mialgia, intolerância ao exercício, cãibras, rabdomiólise, disfagia, insuficiência ventilatória
Olhos	Retinopatia pigmentar, distrofia retiniana, catarata
Orelhas	Surdez
Pele, anexos e subcutâneo	Hipertricose, lipomas
Sangue e medula óssea	Anemia sideroblástica, pancitopenia
Coração	Miocardiopatia hipertrófica, miocardiopatia dilatada, distúrbio de condução cardíaca, síndrome de Wolff-Parkinson-White
Pulmões	Hipertensão pulmonar
Tubo digestivo	Dismotilidade gastrointestinal, pseudo-obstrução intestinal, alternância de diarreia e constipação intestinal, disfagia, vômito
Fígado	Insuficiência hepática, esteatose
Pâncreas	Disfunções endócrina e exócrina
Glândulas endócrinas	Diabetes *mellitus*, hipoparatireoidismo, insuficiência adrenal, falência ovariana precoce, hipogonadismo
Rins	Disfunção tubular renal, acidose tubular renal, síndrome de Fanconi, glomerulopatia, síndrome nefrótica, cistos renais
Outros	Baixo crescimento físico Deformidades como cifoescoliose

Tabela 198.6 Exemplos de manifestações agudas, subagudas e crônicas nas doenças mitocondriais.[10,11]

Agudas	Episódios semelhantes a acidente vascular cerebral (AVC) Rabdomiólise Crise epiléptica Pseudo-obstrução intestinal Episódios agudos de vômitos incoercíveis
Subagudas	Perda visual na neuropatia óptica hereditária de Leber (LHON) Encefalopatia na síndrome de Leigh Acometimento subagudo do tronco encefálico

Crônicas	Engloba a maioria das manifestações neurológicas, musculares e multissistêmicas, por exemplo:
	    Miopatia
	    Oftalmoplegia
	    Perda auditiva neurossensorial
	    Neuropatia periférica
	    Ataxia
	    Disfunção cognitiva
	    Cardiopatia
	    Dismotilidade gastrointestinal
	    Entre outras

paciente do ponto de vista clínico e de exames subsidiários ainda são importantes e auxiliam no direcionamento da investigação da etiologia genética.

Importância da avaliação clínica

As doenças mitocondriais apresentam alta complexidade em relação às suas manifestações clínicas, o que dificulta o diagnóstico clínico. Além de comprometer diversos órgãos, as manifestações podem surgir de maneira progressiva ao longo do tempo, e o diagnóstico clínico pode ficar mais claro apenas com a evolução da doença. Por isso, diante da possibilidade de uma doença mitocondrial, é crucial que se obtenha um histórico abrangente do paciente, com especial atenção a quaisquer características que sugiram a presença de uma doença mitocondrial. Essas características podem incluir um padrão de herança de transmissão materna ou uma apresentação clínica consistente com síndromes ou fenótipos bem documentados na literatura.[14] As principais manifestações clínicas e os órgãos acometidos estão apresentados da Tabela 198.5.

O envolvimento multissistêmico, especialmente afetando sistema nervoso central e músculo esquelético, também pode levantar a suspeita de doença mitocondrial. Entretanto, é essencial excluir outras causas potenciais que cursam com envolvimento de múltiplos órgãos, antes de atribuí-lo apenas à disfunção mitocondrial. Diante da presença de envolvimento multissistêmico, o diagnóstico de doença mitocondrial deve ser considerado quando há algum teste complementar que revele indícios de disfunção mitocondrial.

A identificação de síndromes clínicas específicas é importante, pois além de sugerirem uma doença mitocondrial, tendem a facilitar a investigação genética, especialmente quando estão associadas a mutações específicas no DNAmt. Os exemplos mais comuns são a síndrome de Kearns-Sayre, a síndrome de Pearson e a LHON. As síndromes de Kearns-Sayre e de Pearson costumam se apresentar como casos isolados (esporádicos) e estão principalmente associadas a uma grande deleção no DNAmt. Por outro lado, a LHON apresenta transmissão materna, e cerca de 90% dos casos são causados por três mutações pontuais no DNA mitocondrial. Nessas três síndromes mencionadas, é possível direcionar a investigação genética para mutações específicas, o que possibilita um menor gasto em testes genéticos.

Exames complementares

A investigação das doenças mitocondriais abrange uma combinação de exames que podem ser divididos em não

Tabela 198.7 Síndromes clínicas clássicas mitocondriais e idade de início mais frequente.

Síndrome de Leigh	Encefalopatia subaguda de início precoce, recorrente, resultando em regressão do desenvolvimento; observa-se necrose bilateral e simétrica envolvendo regiões encefálicas como núcleos da base, tálamo e tronco encefálico (especialmente mesencéfalo), que, do ponto de vista anatomopatológico, representam degeneração espongiforme dessas estruturas; movimentos involuntários como distonia, coreia e atetose são frequentes, assim como ataxia cerebelar e sinais de envolvimento do tronco encefálico Idade de início: infância (em geral dos 3 meses aos 2 anos).
Síndrome de Alpers–Huttenlocher	Encefalopatia grave com regressão do desenvolvimento, epilepsia de difícil controle e hepatopatia; outros achados são disfunção cognitiva, perda visual, ataxia, espasticidade, disfagia; a evolução é em geral rapidamente progressiva Idade de início: infância (em geral entre 2 e 4 anos).
Espectro miocérebro-hepatopatia	Encefalopatia grave com atraso e/ou regressão do desenvolvimento, miopatia e hepatopatia grave frequentemente evoluindo para insuficiência hepática; outros achados incluem disfunção cognitiva no contexto da encefalopatia grave, hipotonia, baixo crescimento físico, dismotilidade gastrointestinal; epilepsia não é proeminente Idade de início: infância (em geral até os 3 anos).
Leucoencefalopatias/leucodistrofias	Além de síndromes clínicas mitocondriais clássicas com envolvimento da substância branca cerebral, as últimas duas décadas têm testemunhado o reconhecimento crescente de leucoencefalopatias mitocondriais, entre as quais estão: • Leucoencefalopatia com envolvimento do tronco encefálico e da medula espinal com lactato elevado (LBSL) • Leucoencefalopatia com envolvimento do tálamo e tronco encefálico com lactato elevado (LTBL) • Leucoencefalopatia cavitante progressiva (PCL) Idade de início: predominantemente na infância.
MELAS	Encefalopatia com eventos recorrentes semelhantes a acidente vascular cerebral (AVC), que não correspondem a territórios arteriais; outras manifestações incluem epilepsia, disfunção cognitiva, migrânea, ataxia cerebelar, surdez, retinopatia, cardiopatia, déficit no desenvolvimento físico, diabetes *mellitus* Idade de início: desde a infância até a idade adulta, mas em geral início é precoce (entre 2 e 15 anos de vida) e raramente ocorre após os 40 anos.
MERRF	Epilepsia, mioclonia, ataxia cerebelar e miopatia; outros achados incluem disfunção cognitiva, espasticidade, atrofia óptica, surdez, neuropatia periférica e lipomas Idade de início: infância, adolescência ou início da idade adulta.
Miopatia com fraqueza generalizada	Fraqueza muscular e hipotonia, com envolvimento mais abrangente dos segmentos corporais, como a face (incluindo também orofaringe e língua, ocasionando disfagia), musculatura axial, respiratória e dos membros. Intolerância ao exercício é frequente, assim como atraso do desenvolvimento motor; outras manifestações incluem cãibras, vômitos relacionados à acidose, além de sinais de envolvimento multissistêmico em alguns casos Idade de início: predominantemente na infância.
Síndrome de Pearson	Anemia sideroblástica, pancitopenia, disfunção pancreática exócrina; pode ocorrer envolvimento renal Idade de início: infância.
CPEO	Ptose palpebral e paresia da motilidade ocular extrínseca, de evolução progressiva; fraqueza muscular variável axial e apendicular (predomínio proximal) Idade de início variável: principalmente adolescência e idade adulta.
Síndrome de Kearns-Sayre*	CPEO de início antes dos 20 anos, retinopatia pigmentar e ao menos uma das seguintes características hiperproteinorraquia (>100 mg/dℓ), ataxia cerebelar, bloqueio cardíaco; outras manifestações multissistêmicas podem estar presentes Idade de início: infância ou adolescência.
MNGIE	Dismotilidade gastrointestinal, neuropatia sensitivo-motora desmielinizante, PEO, leucoencefalopatia; outras manifestações incluem malabsorção intestinal, pseudo-obstrução intestinal, diverticulose, caquexia, perda auditiva, retinopatia Idade de início: adolescente e adulto jovem, em geral antes dos 20 anos.
LHON	Perda visual de instalação subaguda, em geral unilateral com posterior envolvimento bilateral, indolor; predomínio no sexo masculino; em mulheres pode se manifestar com intolerância ao exercício, dismotilidade gastrointestinal, ou quadro semelhante à esclerose múltipla (síndrome de Harding); outros achados incluem distonia e distúrbio de pré-excitação cardíaca Idade de início: adolescente e adulto jovem.
NARP	Neuropatia periférica em geral sensitivo-motora axonal, ataxia e retinopatia pigmentar; pode ocorrer necrose de núcleos da base; outras manifestações incluem disfunção cognitiva, crise epiléptica, surdez neurossensorial, baixa estatura, oftalmoparesia, cardiopatia, sintomas psiquiátricos Idade de início variável: infância, adolescência ou idade adulta.
Espectro ataxia neuropatia (inclui as síndromes MIRAS e SANDO)	Neuropatia sensitiva axonal, com ataxia que pode ser apenas sensitiva ou também cerebelar; outros achados incluem PEO, disfunção cognitiva em geral leve, sintomas psiquiátricos, movimentos involuntários, baixa acuidade visual, perda auditiva, disfunção hepática Idade de início: início da adolescência até 3ª década.
MEMSA (antes denominada "SCAE")	Epilepsia mioclônica, miopatia e ataxia sensitiva; frequentemente neuropatia com ataxia é o sintoma inicial, em geral a miopatia é proeminente e não cursa com PEO; outros sintomas relacionados à encefalopatia podem ocorrer, como disfunção cognitiva e espasticidade Idade de início: adolescência ou adulto jovem (antes da 3ª década).
MIDD	Diabetes de herança materna acompanhado de surdez neurossensorial; em geral diabetes assemelha-se ao tipo 2, raramente ao tipo 1 com necessidade de uso precoce de insulina; outros achados incluem maculopatia, hipogonadismo, baixa estatura, miopatia, cardiopatia, glomerulosclerose segmentar focal Idade de início: idade adulta.

*Revisão pelo North American Mitochondrial Disease Consortium[13] substituiu a definição original de KSS pela tétrade de: ptose e/ou oftalmoplegia externa progressiva; retinopatia pigmentar; bloqueio de condução cardíaca; e envolvimento do músculo esquelético. CPEO: oftalmoplegia externa progressiva crônica; LBSL: leucoencefalopatia com envolvimento do tronco e da medula espinal; LHON: neuropatia óptica hereditária de Leber; MELAS: encefalomiopatia mitocondrial com acidose láctica e episódios semelhantes a AVC; MEMSA: epilepsia mioclônica, miopatia e ataxia sensitiva; MERRF: epilepsia mioclônica com fibras vermelhas rasgadas; MIDD: diabetes e surdez de herança materna; MIRAS: síndrome com ataxia recessiva mitocondrial; MNGIE: encefalopatia mitocondrial neurogastrointestinal; NARP: neuropatia, ataxia e retinopatia pigmentar; PEO: oftalmoplegia externa progressiva; SANDO: ataxia sensitiva, neuropatia, disartria e oftalmoplegia; SCAE: ataxia espinocerebelar com epilepsia.

específicos e específicos para a função mitocondrial. Os exames não específicos incluem os marcadores bioquímicos e exames de imagem, que podem indicar uma possível disfunção mitocondrial, porém não são diagnósticos. Os exames específicos demonstram a presença de um defeito mitocondrial, no âmbito bioquímico com redução de atividades enzimáticas mitocondriais, ou genético, com a detecção de mutações comprovadamente patogênicas e associadas a doenças mitocondriais. Entre os testes específicos, com frequência são solicitadas as análises de DNA e a biopsia de músculo com histoquímica para enzimas mitocondriais.

Exames complementares não específicos

Marcadores bioquímicos

O aumento do nível de lactato em sangue ou líquido cefalorraquidiano é a principal alteração bioquímica capaz de auxiliar no diagnóstico de uma doença mitocondrial. Quando a fosforilação oxidativa não gera ATP de maneira adequada, o sistema celular passa a utilizar a glicólise em condições anaeróbicas para a geração de mais energia. Nesse caso, o seu produto final, piruvato, é convertido em lactato. Nessa reação, NADH é oxidado em NAD+, que é o substrato necessário para que a glicólise possa continuar sem a participação da cadeia respiratória e fosforilação oxidativa. Assim, um aumento do nível de lactato é um indicativo de que o sistema de fosforilação oxidativa está deficiente. No entanto, somente o lactato elevado no sangue não é diagnóstico de doença mitocondrial, já que pode ser observado em diversas situações, como exercício físico, coleta inadequada e agitação durante a coleta. A principal doença mitocondrial a apresentar aumento de lactato sérico é a síndrome MELAS. Nessa síndrome, a elevação deve ser superior a 3 mmol/ℓ (plasma) com a relação lactato:piruvato maior que 25:1. Recomendam-se pelo menos duas medidas com aumento de lactato para que a alteração seja considerada. Além do sangue, o aumento de lactato também pode ser observado no líquido cefalorraquidiano, e, novamente, não sendo específico para doença mitocondrial. O aumento de lactato no líquido cefalorraquidiano também pode ser observado em outras situações, como sofrimento tecidual, processos inflamatórios e status epilepticus. Ressalta-se que nem todas as doenças mitocondriais podem cursar com aumento de lactato, portanto, o achado de nível normal de lactato não exclui o diagnóstico.

Outros exames podem ser solicitados para uma melhor caracterização do quadro clínico do paciente. O nível de creatinoquinase (CK) é solicitado para avaliar a presença de lesão muscular. Pacientes com miopatia mitocondrial podem ou não apresentar alteração na CK, e, quando presente, pode aparecer em diferentes graus.

Uma forma rara de síndrome de Kearns-Sayre causada por mutações no gene *POLG* e deficiência do complexo I está associada à deficiência cerebral de folato. Assim, recomenda-se a medida de 5-metiltetra-hidrofolato no líquido cefalorraquidiano, pois essa deficiência é potencialmente tratável.

Exames de imagem

A ressonância magnética cerebral é uma ferramenta valiosa para investigar o envolvimento do sistema nervoso central, permitindo identificar alterações sugestivas de síndromes mitocondriais específicas, como síndrome de Leigh e MELAS.

No entanto, é importante salientar que a ausência de alterações no exame não exclui a possibilidade de doença mitocondrial. É um exame que auxilia no diagnóstico, mas também pode ser utilizado para o acompanhamento da evolução da doença.[15]

O comprometimento de núcleos da base, mesencéfalo, ponte, decorrente de desmielinização (Figura 198.3) ou retardo na mielinização causados pela deficiência energética é um achado radiológico bastante característico de síndrome de Leigh. Essas alterações costumam ser bilaterais e caracterizadas por hipersinal em T2 e Flair, mas não são patognomônicas de síndrome de Leigh. Lesões bilaterais em núcleos da base semelhantes podem, também, ser encontradas em outras situações como de hipoxia/isquemia, hipoglicemia e outras doenças metabólicas ou hereditárias.[16]

Lesões cerebrais geralmente transitórias, que podem ser confundidas com infartos cerebrais, são observadas na síndrome MELAS. Essas lesões não seguem a distribuição típica dos territórios vasculares e apresentam localização preferencial nas regiões occipitais (Figura 198.4). Acredita-se que podem ser causadas pela própria deficiência energética celular sem comprometimento vascular ou por uma microangiopatia causada pela disfunção do endotélio de pequenas arteríolas e capilares, também, causada por mitocôndrias anormais.

Em algumas situações, em especial em crianças, a ressonância magnética do cérebro pode exibir lesões inespecíficas na substância branca, indicando possíveis atrasos na mielinização e desmielinização. Essas lesões podem ser caracterizadas como leucoencefalopatia em casos mais graves. Outros exemplos de doenças mitocondriais que podem apresentar comprometimento de substância branca são as síndromes de Leigh, MNGIE e síndrome de Kearns-Sayre (Figura 198.5).

A espectroscopia por ressonância magnética pode revelar um pico de lactato, o que pode auxiliar no diagnóstico, especialmente, nos casos de MELAS (ver Figura 198.4). A presença do pico de lactato é um indicativo de acidose láctica

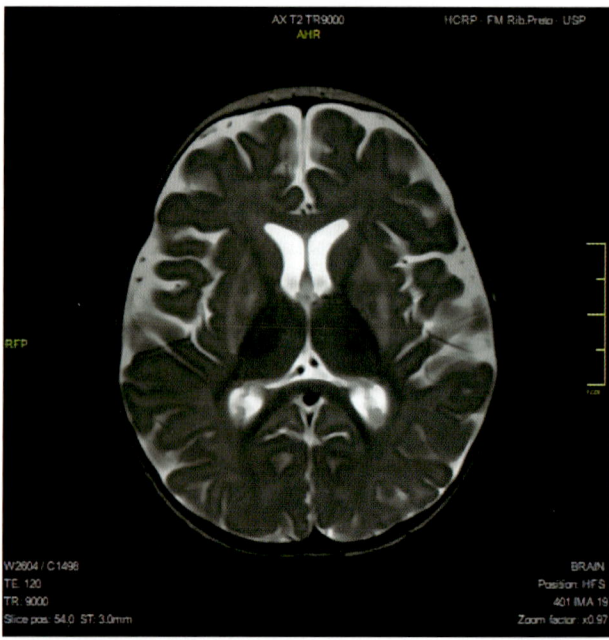

Figura 198.3 Ressonância magnética de crânio na síndrome de Leigh. Observa-se envolvimento bilateral e simétrico de núcleos da base (putâmen e globo pálido). (Imagem cedida pelo Prof. Antônio Carlos dos Santos – Faculdade de Medicina de Ribeirão Preto da Universidade de São Paulo [FMRP-USP].)

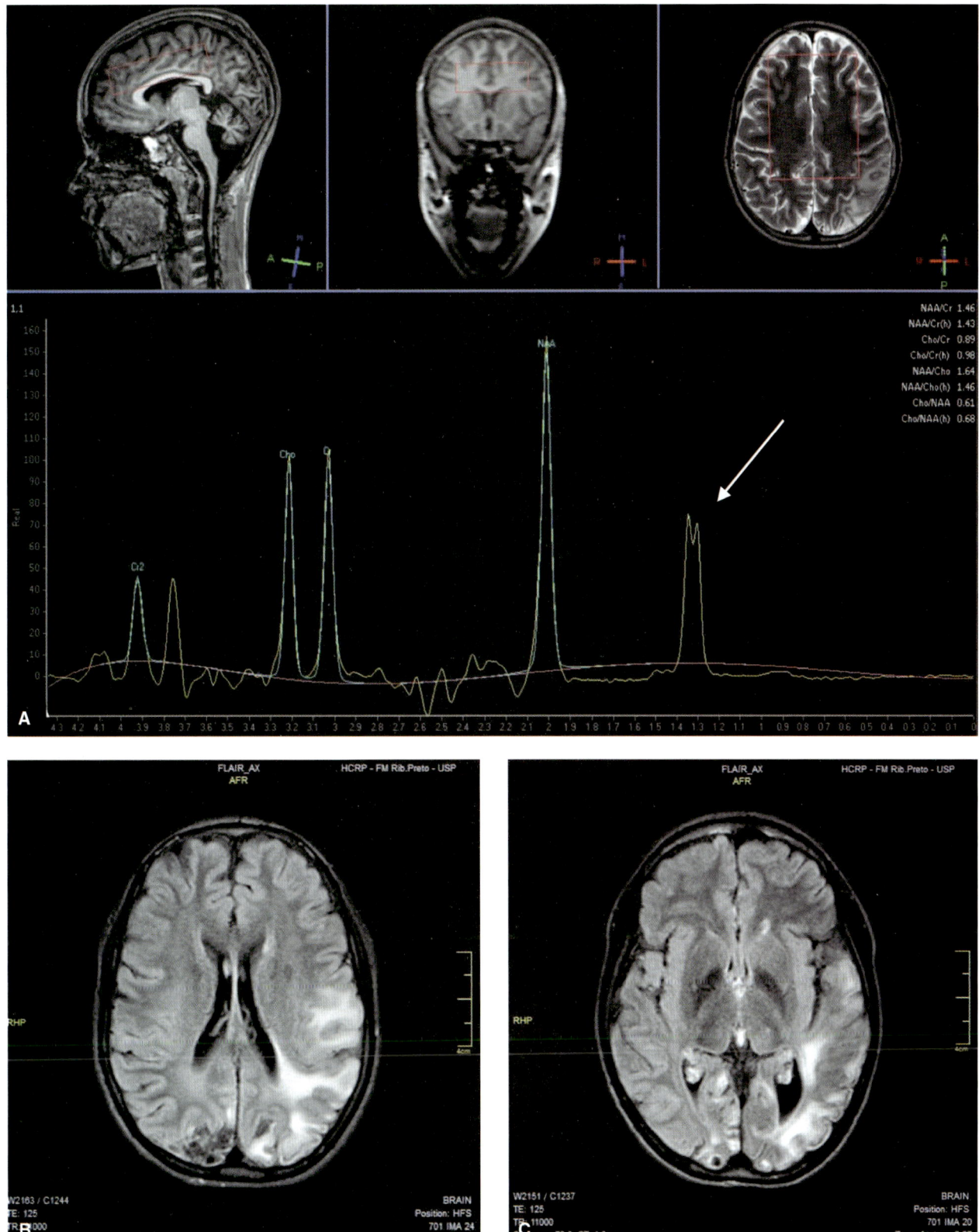

Figura 198.4 Ressonância magnética de crânio de uma adolescente de 11 anos com MELAS. **A.** Espectroscopia de prótons evidenciando pico anômalo de lactato (*seta*). **B** e **C.** Áreas corticossubcorticais com hipersinal acometendo regiões parietotemporo-occipitais, de forma assimétrica, com maior extensão à esquerda, com perda de volume e cavitações especialmente na região occipital direita. (Imagens cedidas pelo Prof. Antônio Carlos dos Santos – Faculdade de Medicina de Ribeirão Preto da Universidade de São Paulo [FMRP-USP].)

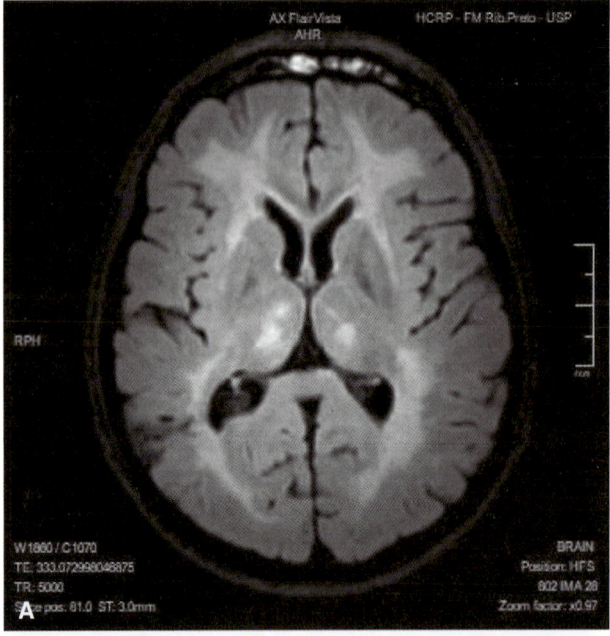

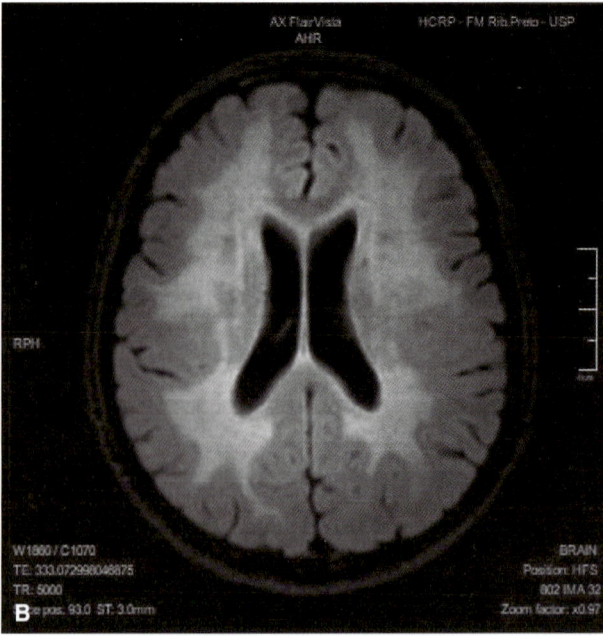

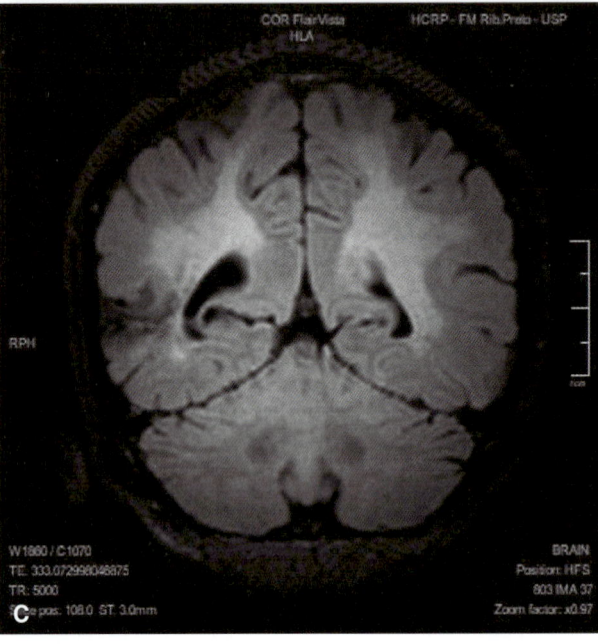

Figura 198.5 Ressonância magnética de crânio em um adulto de 38 anos com MNGIE. **A**, **B** e **C.** Hipersinal na substância branca cerebral poupando as fibras subcorticais em U e o corpo caloso. **A.** Hipersinal no tálamo bilateralmente. (Imagens cedidas pelo Prof. Antônio Carlos dos Santos – Faculdade de Medicina de Ribeirão Preto da Universidade de São Paulo [FMRP-USP].)

no cérebro e pode ocorrer mesmo sem acidemia láctica no plasma, sendo, portanto, um marcador mais específico em relação ao metabolismo cerebral.[17] No entanto, não é uma alteração específica de doença mitocondrial e pode ser encontrada em outras situações como hipoxia, isquemia, lesões tumorais e outras doenças metabólicas.[18]

Exames complementares específicos

Testes genéticos

Do ponto de vista genético, as doenças mitocondriais são bastante complexas, pois podem ser causadas por uma grande variedade de mutações em muitos genes, tanto codificados pelo DNAmt como pelo DNA nuclear. Essa característica, aliada às grandes complexidade e variedade de apresentações clínicas, torna esse diagnóstico muito mais difícil, mesmo com o *screening* de mutações. Nos últimos anos, houve um grande avanço das técnicas de sequenciamento, que possibilitou a avaliação mais rápida de muitos

genes ao mesmo tempo. Dessa maneira, muitos pacientes conseguem ter o seu diagnóstico confirmado pela análise genética.

Inicialmente, por meio da análise do quadro clínico e padrão de herança, devemos avaliar se a doença é compatível com uma alteração no DNAmt ou se em genes nucleares. O DNAmt possui 16,5 kb e apresenta mutações descritas em quase toda a sua sequência, sem um local preferencial ou *hotspot*. Algumas apresentações clínicas têm associação frequente com mutações específicas (Tabela 198.8), o que facilita a investigação genética, já que podemos inicialmente solicitar a análise dessas mutações, no lugar de uma ampla investigação com grandes painéis ou análises de exoma ou genoma. Dessa maneira, haveria um custo menor na investigação diagnóstica. A seguir, citaremos alguns exemplos dessas situações.

A mutação pontual m.3243 A>G é uma mutação frequente, sendo encontrada em diversos fenótipos. Mas ela

Tabela 198.8 Principais mutações no DNA mitocondrial associadas a síndromes clínicas clássicas.

Síndrome clínica	Gene afetado	Mutação no DNAmt
Oftalmoplegia externa crônica progressiva	Vários	Deleção única
Síndrome de Kearns-Sayre	Vários	Deleção única
Neuropatia óptica hereditária de Leber	MT-ND1	m.3460 G>A
	MT-ND4	m.11778 G>A
	MT-ND6	m.14484 T>C
MELAS	MT-TL1	m.3243 A>G
MERRF	MT-TK	m.8344 A>G
NARP	MT-ATP6	m.8993 T>G
Síndrome de Pearson	Vários	Deleção única

DNAmt: ácido desoxirribonucleico mitocondrial; MELAS: encefalomiopatia mitocondrial com acidose láctica e episódios semelhantes a acidente vascular cerebral; MERRF: epilepsia mioclônica com fibras vermelhas rasgadas; NARP: neuropatia, ataxia e retinopatia pigmentar.

está fortemente associada ao quadro clínico de MELAS, o que justifica a avaliação inicial direcionada para essa mutação diante desse fenótipo. Cerca de 78% dos casos de MELAS apresentam a mutação m.3243 A>G, e nas crianças ela aparece em 79,3%, e nos adultos, em 76,3%.[19]

Outros fenótipos que apresentam associações com mutações específicas são a MERRF e a NARP/síndrome de Leigh, associadas com as mutações m.8344 A>G e m.8993 A>G ou m.8993 A>C, respectivamente. Esta última mutação tem uma característica interessante, que é a correlação da gravidade da doença com a proporção de DNAmt mutado, ou seja, casos mais graves, como na síndrome de Leigh, apresentam níveis elevados da mutação, e casos com NARP, proporções menores. Outro exemplo em que a pesquisa de mutações é bem específica é na LHON, que apresenta cerca de 90% dos casos associadas a três mutações: m.11778 G>A, m.3460 G>A e m.14484 T>C.

Além das mutações de ponto, deleções no DNA mitocondrial também podem ser encontradas em pacientes com doenças mitocondriais. As deleções podem ser de diferentes tamanhos e abranger segmentos variados do genoma mitocondrial, mas uma deleção de 4,9 kb é frequente e conhecida como "deleção comum". Essa deleção é com frequência associada às síndromes de Pearson e Kearns-Sayre. Essas deleções estão presentes apenas nos tecidos afetados. Assim, na síndrome de Pearson a deleção é detectada no sangue, já que o tecido afetado é o hematopoético nesse caso. No entanto, na síndrome de Kearns-Sayre, essas alterações são detectadas somente no músculo esquelético. O método padrão de detecção dessas deleções é por meio do *Southern blot*, mas não está disponível na rotina diagnóstica. Outra técnica utilizada é por meio da PCR (*polymerase chain reaction*), método sensível, mas que deve ser visto com cautela quando utilizado em DNA obtido de músculo, já que pode haver falso-positivo devido à detecção de deleções presentes em pequenas proporções (menos de 1%) e que são associadas apenas com o envelhecimento normal e não com uma doença mitocondrial.

O resultado negativo na pesquisa de mutações no DNAmt pode acontecer quando o tecido não está afetado, não apresentando a mutação ou tendo proporções muito baixas. Mas essa característica também depende da mutação. Somente nos casos em que a distribuição do DNAmt mutado é homogênea nos tecidos e em homoplasmia, como acontece na LHON, a mutação pode ser detectada no sangue. Uma alternativa para essa dificuldade da análise do material obtido de sangue é a obtenção de DNA das células na urina ou bucais, que podem revelar resultados positivos. No entanto, o resultado negativo nesse tipo de material também não exclui o diagnóstico.

Quando uma análise do genoma mitocondrial identifica mutações, é crucial verificar se essas mutações têm confirmação de patogenicidade na literatura científica e se estão em proporções significativas, correlacionando-se com o fenótipo observado. Se a análise foi feita em DNA obtido de tecido afetado, baixos níveis de heteroplasmia, ou seja, baixa proporção, podem não ter relevância para a manifestação clínica da doença.

Se a suspeita é de uma mutação em gene nuclear, a análise é muito mais extensa pois há um número enorme de genes nucleares associados às doenças mitocondriais. Dessa maneira, as técnicas de sequenciamento de nova geração são mais úteis para esse grupo de doenças, pela rapidez e possibilidade de análise ampla com painéis de genes e do exoma ou genoma. Embora essas tecnologias de sequenciamento permitam uma análise mais rápida e eficiente, ainda são custosas e requerem uma avaliação clínica cuidadosa e minuciosa, pois é a orientação clínica que irá direcionar a análise para possíveis genes e suas variantes. O clínico deve ficar atento ao resultado de uma variante de significado incerto (VUS) em um gene relevante para o quadro clínico do paciente. A probabilidade de uma VUS estar relacionada à doença é de 11 a 89%, o que indica a necessidade de uma investigação mais aprofundada com estudos funcionais para se comprovar a patogenicidade da variante.[20] Esses estudos não são realizados em laboratório de diagnóstico, mas somente em nível de pesquisa, em geral utilizando células cultivadas. Por isso, é necessária muita cautela nesses casos, pois há chance de a variante não ser realmente a causadora da doença.

As avaliações funcionais têm o objetivo de detectar a deficiência no funcionamento do sistema de fosforilação oxidativa, em especial por meio da análise direta das enzimas da cadeia respiratória ou do consumo de oxigênio, que reflete a respiração celular. Esses ensaios são realizados com células do paciente obtidas de tecidos comprometidos, e as células de mais fácil acesso são os fibroblastos, obtidos por meio de biopsia de pele. Do ponto de vista de exame diagnóstico, a biopsia de músculo também é valiosa, pois nos permite avaliar diretamente as atividades de determinadas enzimas mitocondriais em tecido congelado – o que é muito útil para se confirmar uma deficiência mitocondrial quando testes genéticos foram negativos.

Biopsia de músculo

A biopsia muscular é um importante exame na investigação das doenças mitocondriais, possibilitando uma análise direta de dois complexos enzimáticos da cadeia respiratória, o complexo II (succinato desidrogenase, SDH) e o complexo IV (citocromo *c* oxidase, COX). Uma alteração bastante típica é a presença de fibras musculares com proliferação mitocondrial, conhecidas como *ragged red fibers* (RRF), que ocorrem como uma resposta compensatória à deficiência mitocondrial. As RRFs são muitas vezes associadas à redução da atividade do complexo IV. A deficiência da COX pode ocorrer devido a mutações no DNAmt, com um padrão focal de deficiência, ou causadas por mutações em genes nucleares, levando a um padrão de deficiência difusa em todo o músculo. A presença de RRFs com presença de atividade da COX também pode sugerir determinadas mutações, como mutações no gene *MT-TL1* ou *MT-CYB*. Desse modo, os padrões encontrados na histoquímica da biopsia muscular podem indicar se o defeito genético é causado por mutações no DNAmt ou nuclear e direcionar a investigação para determinados genes (Figura 198.6).

Embora a presença de RRFs e deficiência da COX sejam características das doenças mitocondriais, deve-se ter cautela quando são encontradas em proporções muito baixas, pois essas alterações podem estar presentes em pequenas quantidades em músculos normais de indivíduos idosos. Além disso, devemos lembrar que a análise histoquímica possibilita a avaliação apenas dos complexos II e IV. Outros complexos enzimáticos da cadeia respiratória, como o complexo I, não são avaliados por esse método, por isso uma biopsia muscular normal não afasta o diagnóstico de doença mitocondrial, em especial nas encefalomiopatias mitocondriais infantis, que são causadas principalmente por deficiência do complexo I.

A análise dos outros complexos enzimáticos é possível por meio da espectrofotometria de amostra de músculo obtido por biopsia. No entanto, essa abordagem é mais complexa do ponto de vista logístico, exigindo análise imediata em tecido fresco ou preservação muito criteriosa em congelação, além de *expertise* técnica. Infelizmente, esse tipo de avaliação é realizado em raros centros do Brasil e centros especializados no exterior, não estando disponível comercialmente no nosso país.

Considerando-se todas as avaliações envolvidas, o diagnóstico de doença mitocondrial envolve etapas de avaliação clínica, avaliação de exames complementares inespecíficos, testes moleculares e avaliações funcionais, conforme Figura 198.7.

MANEJO CLÍNICO DAS DOENÇAS MITOCONDRIAIS

Abordagem sintomática

Apesar dos grandes avanços na identificação da etiologia genética e na compreensão das suas bases moleculares, o tratamento curativo ainda permanece um desafio. Atualmente, a abordagem clínica se concentra em melhorar a qualidade de vida dos pacientes, combinando cuidados sintomáticos com estratégias para prevenir complicações associadas. É importante que o paciente tenha um acompanhamento médico periódico, já que a doença pode apresentar novas manifestações ao longo do tempo e que podem ser tratadas. Devido ao caráter multissistêmico dessas doenças, o acompanhamento multiprofissional é necessário para que a melhor estratégia de tratamento seja realizada em cada caso.

Ainda dentro da área da neurologia, pacientes com epilepsia exigem precaução na escolha de anticonvulsivantes, evitando fármacos como o valproato de sódio, capazes de desencadear insuficiência hepática em pacientes com mutações em *POLG1*.[21] Especialistas como oftalmologistas, otorrinolaringologistas, cardiologistas e endocrinologistas poderão auxiliar em outras manifestações.

Pacientes que apresentam ptose palpebral podem ter o seu campo de visão significativamente afetado, causando incômodos no paciente e dificultando a sua vida diária. Nesses casos, há a possibilidade de correção cirúrgica, por meio da elevação da pálpebra com o músculo frontal, desde que não haja comprometimento visual importante.[22] A cirurgia deve ser feita por especialista e com bastante cuidado para se evitar a abertura permanente da fenda palpebral, que leva à ceratite por exposição inadequada da córnea e secura do olho.

O implante coclear tem sido recomendado para os casos de perda auditiva neurossensorial, que é comum em diferentes apresentações da doença em adultos ou crianças. No caso das crianças, a recuperação da percepção dos sons leva a uma melhora na fala e, portanto, da qualidade de vida,[23] com resultados duradouros por muitos anos.[24]

Uma das complicações mais graves da síndrome de Kearns-Sayre é o aparecimento de bloqueios de condução cardíaca e que evoluem de forma progressiva até o bloqueio total e necessidade de implantação de marca-passo cardíaco. Assim, o acompanhamento cardiológico é necessário e pode evitar a morte súbita desses pacientes. Nos casos de miocardiopatia grave, há controvérsias sobre a indicação de transplante cardíaco, já que a doença tem caráter multissistêmico, mas pode ser considerado se a manifestação for isolada.[25]

Outra manifestação frequente e tratável, à qual o neurologista deve sempre estar atento, é o diabetes *mellitus*. Outras endocrinopatias como hipogonadismo, hipotireoidismo ou hipoparatireoidismo podem ser encontradas e, assim como o diabetes, têm o tratamento usual com dieta, hipoglicemiantes ou reposição hormonal.

Profissionais como fisioterapeutas, fonoaudiólogos, nutricionistas, nutrólogos e educadores físicos também nos auxiliam bastante no manejo desses pacientes. A fraqueza muscular e a intolerância ao exercício são sintomas frequentes, impactando de modo significativo a vida diária dos pacientes. Programas de exercícios físicos, incluindo treinamento aeróbico para melhorar a perfusão muscular e exercícios resistidos para fortalecimento muscular, acarretam benefícios.[26] O acompanhamento por um profissional especializado é obrigatório, e o treinamento deve ser monitorado e instituído de acordo com as capacidades físicas do paciente, de maneira lenta e gradual. Uma avaliação cardíaca completa deve ser conduzida antes do início de qualquer programa de exercícios. As atividades não devem ser realizadas em casos de complicações ou quando o paciente não se sentir suficientemente bem para a atividade.[18,26]

Pacientes com dificuldades de deglutição devem receber acompanhamento de fonoaudiólogos para que possam realizar exercícios para melhora da deglutição e terem uma dieta mais ajustada à sua capacidade. Além disso, é essencial que a nutrição esteja adequada para garantir a sua reserva energética, e, em situações mais graves, pode haver necessidade de gastrostomia.[27]

Deve-se estar atento a medicações que podem piorar a função mitocondrial e, consequentemente, piorar o quadro clínico do paciente. Assim, alguns medicamentos são evitados – estão listados na Tabela 198.9. Perda auditiva induzida por aminoglicosídeos foi associada às mutações homoplásmicas m.1555 A>G e m.1494 C>T, localizadas no gene que codifica o RNA ribossômico 12S. Desse modo, aminoglicosídeos são contraindicados para portadores dessas mutações. Em relação a fármacos antiepilépticos, o valproato de sódio, deve ser evitado como substância de primeira escolha e contraindicado para os pacientes com mutações em *POLG* ou aqueles com doença hepática.[28-30]

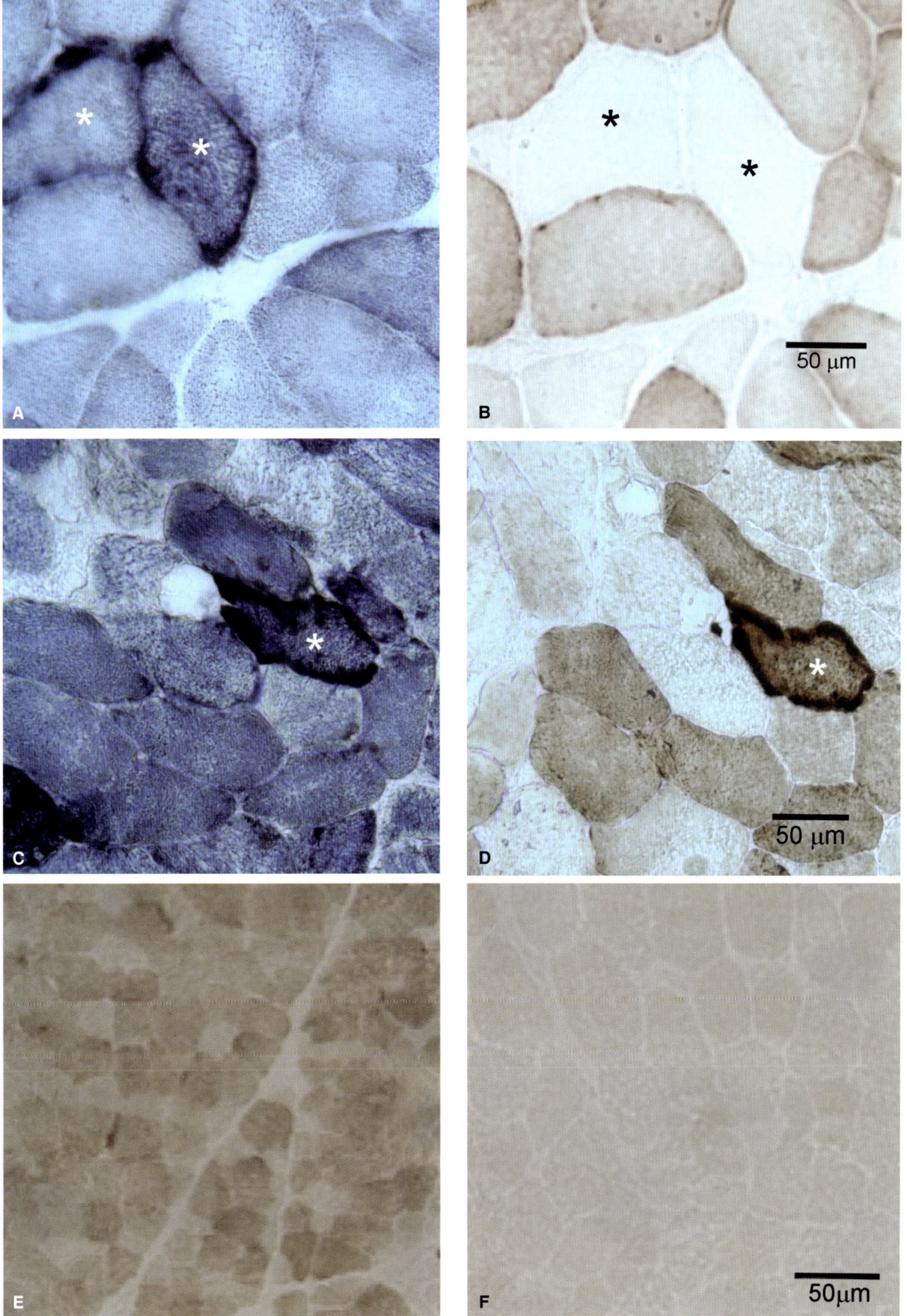

Figura 198.6 Biopsia muscular nas doenças mitocondriais. A figura demonstra os padrões geralmente observados pela histoquímica para succinato desidrogenase (SDH) (**A**, **C**); e citocromo-*c* oxidase (COX) (**B**, **D** e **F**). As fibras com proliferação mitocondrial (*ragged red fibers*, RRF) estão demonstradas com * e aparecem intensamente coradas pelo SDH (**A**, **C**), e com perda da atividade de forma focal (**B**). Foto **D** demonstra uma RRF que apresenta positividade para COX. Fotos (**E**, **F**) mostram a histoquímica para COX em músculo de uma criança normal (**E**) e criança com redução difusa da atividade da COX (**F**), padrão em geral sugestivo de alteração em gene nuclear.

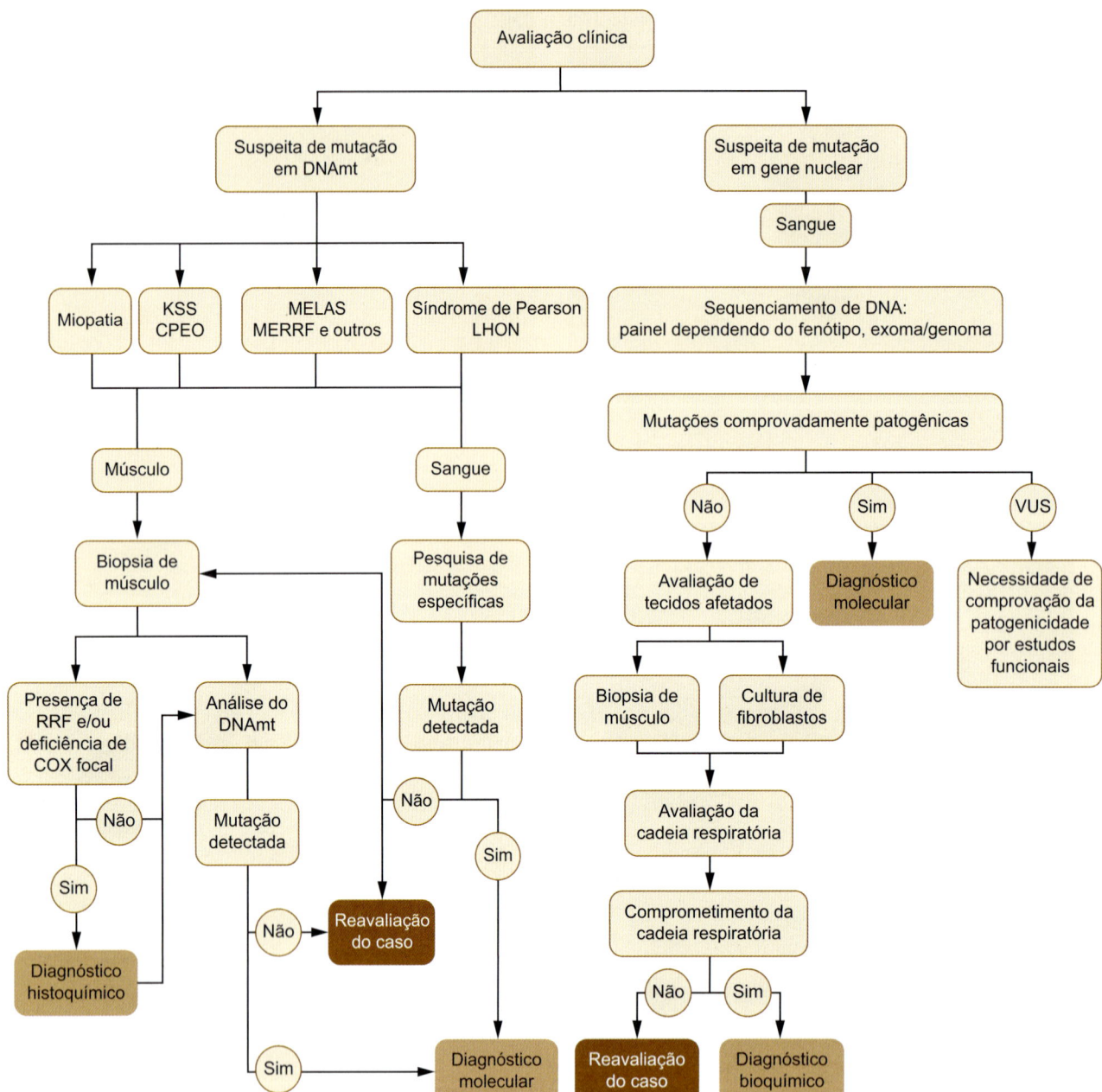

Figura 198.7 Algoritmo para o diagnóstico molecular. A figura demonstra as etapas a serem pensadas para o diagnóstico de doença mitocondrial, iniciando por uma suspeita de doença mitocondrial decorrente de alteração em DNAmt ou DNA nuclear. COX: citocromo *c* oxidase; CPEO: oftalmoplegia externa progressiva crônica (do inglês *chronic progressive external ophthalmoplegia*); DNA: ácido desoxirribonucleico; DNAmt: DNA mitocondrial; KSS: síndrome de Kearns-Sayre; LHON: neuropatia óptica hereditária de Leber; MELAS: encefalomiopatia mitocondrial com acidose láctica e episódios semelhantes a acidente vascular cerebral (do inglês *mitochondrial encephalomyopathy with lactic acidosis and stroke-like episodes*); MERRF: epilepsia mioclônica com RRF; RRF: *ragged red fiber*; VUS: variante de significado incerto.

Recomendações gerais para pacientes com doenças mitocondriais incluem o cuidado para o jejum pré-anestésico pelo menor tempo possível e a administração endovenosa de glicose no caso de anestesia prolongada para se evitar o catabolismo. Como a insuficiência renal pode ocorrer na doença mitocondrial, especialmente com a mutação m.3243 A>G e com mutações no gene *RMND1*, deve sempre ter a monitorização da função renal e ajustes de dose em caso de insuficiência renal. Outra manifestação que pode ocorrer é a acidose metabólica, por isso, recomenda-se cuidado ao prescrever fármacos que possam causar acidose, e, sendo necessário, uma monitorização do equilíbrio ácido-básico deve ser realizada.[28-30]

Abordagem específica

Nos últimos anos, temos observado um número crescente de estudos clínicos com o objetivo de identificar medicamentos efetivos para o tratamento das doenças mitocondriais. Entretanto, a grande variabilidade nas manifestações clínicas, os genótipos e a raridade da doença dificultam que os estudos tenham as condições adequadas de randomização e tenham um número apropriado de pacientes para que conclusões definitivas sejam obtidas. Diversos suplementos (Tabela 198.10) têm sido utilizados com o intuito de melhorar o fluxo de elétrons na cadeia respiratória deficiente ou como antioxidante, considerando que a deficiência da

Tabela 198.9 Medicamentos contraindicados ou com recomendação de cautela em seu uso nas doenças mitocondriais.[29]

Medicamento	Utilização	Observações
Aminoglicosídeo	Contraindicado	Contraindicado nas mutações m.1555 A>G e m.1494 C>T
Valproato de sódio	Contraindicado	Contraindicado nas mutações em *POLG*
Didanosina (antiviral)	Contraindicada	Pode causar neuropatia
Fialuridina	Contraindicada	Pode causar neuropatia ou miopatia e acidose láctica
Lamivudina	Contraindicada	Pode causar neuropatia
Estavudina	Contraindicada	Pode causar neuropatia
Zalcitabina	Contraindicado	Pode causar neuropatia
Zidovudina	Contraindicada	Pode causar miopatia
Cisplatina	Uso com cautela	Pode precipitar perda auditiva
Corticosteroide	Uso com cautela	Pode exacerbar miopatia com o uso prolongado
Dicloroacetato	Uso com cautela	Pode causar neuropatia periférica tóxica em MELAS
Bloqueadores neuromusculares	Não recomendados	Não recomendados para pacientes com miopatia
Estatinas	Uso com cautela	Podem induzir miopatia

MELAS: *mitochondrial encephamyopathy with lactic acidosis and stroke-like episodes.*

OXPHOS aumenta a produção de espécies reativas de oxigênio.[31,32] No entanto, ainda não há estudos que demonstrem a eficácia desses suplementos como terapia para doença mitocondrial.[31,33]

Alguns suplementos podem ser destacados como potenciais tratamentos para condições específicas: riboflavina, idebenona, ácido fólico, coenzima Q10, L-carnitina e arginina. A riboflavina pode ser uma opção terapêutica para os casos de deficiência da ACAD9 que se manifesta tipicamente por cardiomiopatia, intolerância ao exercício e fraqueza muscular.[33,34] A suplementação de riboflavina melhora a atividade do complexo I, que está prejudicada pela deficiência da ACAD9, fator essencial para a montagem do complexo I.[35]

A idebenona tem o efeito de fornecer elétrons para o complexo III, contornando o bloqueio causado pela deficiência do complexo I que ocorre na LHON, além de ter também ação antioxidante. Observou-se que pacientes com LHON apresentaram melhora clínica com o tratamento com idebenona. Por isso, recomenda-se que a idebenona seja introduzida o mais precocemente possível para os casos subagudos (menos de 12 meses de manifestação), no entanto, deve ser descontinuada em pacientes que não respondem ao tratamento ou em estágios crônicos da doença.[36]

Algumas doenças mitocondriais, como síndrome de Kearns-Sayre e outras síndromes causadas por mutações em *POLG*, apresentam uma deficiência de folato cerebral, e em alguns casos a suplementação com ácido folínico ou ácido fólico pode ser benéfica.[31] As alterações em substância branca na síndrome de Kearns-Sayre foram revertidas com essa suplementação,[37] no entanto, os efeitos a longo prazo ainda não estão claros.[38] Dessa maneira, recomenda-se a suplementação de ácido fólico nos casos com deficiência de folato documentada em líquido cefalorraquidiano, mas que também seja considerada nos pacientes com doenças mitocondriais que apresentam manifestações do sistema nervoso central.[18]

O tratamento com coenzima Q10 é indicado para aqueles casos em que há uma deficiência primária de CoQ10, que apresentam um defeito na biossíntese de CoQ10. Nesses casos, o tratamento pode levar à melhora dos sintomas e à interrupção da progressão da doença.[39] Apesar de amplamente

Tabela 198.10 Cofatores e antioxidantes utilizados para o tratamento de doenças mitocondriais.[31,32]

Suplemento	Forma de ação
Vitamina B1, tiamina	Cofator da alfacetoácido desidrogenase, incluindo o complexo piruvato desidrogenase
Vitamina B2, riboflavina	Precursor da flavina mononucleotídeo (FMN), necessário para a biossíntese do complexo I e flavina adenina dinucleotídeo (FADH), consumido pelo complexo II
Vitamina B3, niacina	Precursor da nicotinamida adenina dinucleotídeo (NADH), doador de elétrons para o complexo I
Vitamina B7, biotina	Cofator para carboxilases mitocondriais, incluindo piruvato carboxilase
Vitamina B9, ácido fólico	Necessário para reações de transferência de um carbono, importante para os casos com deficiência de folato cerebral
Vitamina E (alfatocoferol)	Antioxidante lipofílico, previne lesão oxidativa em ácidos graxos polidessaturados de membranas; também atua em vias oxidativas que incluem a forma reduzida de nicotinamida adenina dinucleotídeo fosfato (NADPH) oxidase
Ácido alfalipoico	Antioxidante intramitocondrial e cofator de PDHC (piruvato desidrogenase *complex*)
Coenzima Q10, na sua forma reduzida (ubiquinol)	Transporte de elétrons da cadeia respiratória dos complexos I ou II e flavoproteína transportadora de elétrons para o complexo III
Idebenona	Antioxidante e inibidor da peroxidação lipídica, facilita o fluxo de elétrons pela cadeia respiratória por meio do desvio do complexo I
Arginina	Precursor de óxido nítrico, importante vasodilatador, utilizado para tratamento de MELAS

usada em pacientes com outras doenças mitocondriais, não há evidências que suportem essa indicação para pacientes que não apresentem a deficiência de CoQ10 comprovada. Ainda assim, há a recomendação de uso de CoQ10 mesmo para esse grupo de pacientes pelo Consenso da Sociedade de Medicina Mitocondrial.[18] A CoQ10 é parte da cadeia respiratória mitocondrial responsável pelo transporte de elétrons dos complexos I e III para o complexo III, além de receber elétrons da via de betaoxidação de ácidos graxos.

A absorção CoQ10 dada por via oral é pobre e, portanto, não efetiva para a reposição em nível mitocondrial. Assim, a forma mais apropriada para esse tratamento é a sua forma reduzida (ubiquinol).

L-carnitina é outro suplemento que é com frequência prescrito para os pacientes com doenças mitocondriais, mas não há evidências sólidas de efetividade para essa doença, e deve ser indicada somente quando há uma deficiência documentada.[18,40] A suplementação de L-carnitina elevaria a taxa de betaoxidação na mitocôndria, mas a sua eficiência pode estar comprometida devido à baixa biodisponibilidade (10 a 20% quando administrada por via oral), além da rápida excreção renal.[40]

Koga et al. relataram que a infusão endovenosa de L-arginina levou à melhora clínica dos episódios semelhantes a AVC em pacientes portadores de MELAS.[41] Esse tratamento é baseado no fato de a arginina ser precursora da síntese de óxido nítrico, e este ser um potente vasodilatador. Vários estudos ou relatos de casos foram publicados mostrando melhora clínica desses pacientes, mas até o momento não temos ainda evidências fortes que comprovem a eficácia desse tratamento.[42]

Desde o relato de melhora clínica dos episódios semelhantes a AVC em pacientes com MELAS após a infusão de L-arginina, vários estudos relataram bons resultados clínicos, mas ainda sem comprovação por meio de grandes estudos clínicos controlados e randomizados.[42,43] A recomendação da sua utilização para o tratamento do episódio do tipo AVC é controversa. Alguns grupos ou consensos não recomendam a sua utilização por não haver evidências comprobatórias de eficácia,[42,43] enquanto outros indicam para a fase aguda do episódio semelhante a AVC e como tratamento preventivo na fase crônica.[18,44] Independentemente dessa controvérsia, ainda há muito a ser esclarecido sobre o papel da arginina no tratamento de MELAS, pois o incremento de arginina pode atuar em outras vias e processos, além da vasodilatação induzida pelo óxido nítrico.[45]

Para qualquer doença mitocondrial, além do tratamento instituído, é importante que os pacientes tenham o aconselhamento genético, já que o diagnóstico molecular está mais facilitado e conhecemos os padrões de herança genética. No exterior, há estudos sendo realizados com diagnóstico pré-natal e diagnóstico pré-implantação, além de técnicas de fertilização *in vitro* para evitar a transmissão.[46] Porém, esses métodos são bastante complexos e envolvem também aprovações éticas e legais.

CONSIDERAÇÕES FINAIS

Houve grande avanço no diagnóstico molecular de doenças mitocondriais nos últimos anos, com a maior acessibilidade de métodos de sequenciamento de nova geração. No entanto, a avaliação clínica minuciosa continua sendo de extrema importância, já que esses pacientes necessitam de um atendimento personalizado, multidisciplinar e com possibilidade de tratamento de diversas manifestações clínicas. Apesar de ainda não termos um tratamento curativo estabelecido, há muitos estudos em andamento visando a diversas estratégias de tratamento e que são baseadas nos aspectos fisiopatológicos dos diversos tipos de doenças mitocondriais, o que é bastante promissor e fornece esperança para os pacientes com essas doenças.

199

Leucodistrofias

Anderson Rodrigues Brandão de Paiva • Fernando Kok

INTRODUÇÃO

As leucodistrofias compreendem um grupo heterogêneo de doenças caracterizadas por anormalidades da substância branca. Pacientes com acometimento difuso da substância branca cerebral visualizado nas imagens de ressonância magnética (RM) representam muitas vezes uma tarefa diagnóstica complexa. As causas adquiridas, como doenças desmielinizantes, infecciosas, pós-infecciosas, tóxicas, metabólicas, neoplásicas e vasculares são as mais comuns em adultos, enquanto as causas genéticas predominam na infância – e constituem os maiores desafios diagnósticos.[1,2]

Antes de prosseguirmos sobre como abordar tais pacientes, algumas definições são importantes. O termo "leucoencefalopatia" refere-se a doenças com comprometimento predominante da substância branca cerebral, independentemente da causa. O termo "leucodistrofia (LD)" pode ser usado para definir doenças genéticas que afetam primariamente a substância branca do sistema nervoso central, com ou sem comprometimento do sistema nervoso periférico. Essas doenças têm em comum anormalidades na bainha de mielina e a neuropatologia evidencia principalmente o envolvimento de células da glia. Já o termo "leucoencefalopatia genética (LG)" pode ser usado para definir as doenças hereditárias da substância branca que não preenchem critérios para leucodistrofias, ou seja, secundárias a outros mecanismos de lesão, como alterações vasculares ou sistêmicas.[3]

Tais definições foram recentemente questionadas,[4,5] e uma nova definição de leucodistrofia foi proposta, a saber: doenças geneticamente determinadas que afetam primariamente a substância branca do sistema nervoso central, independentemente do componente estrutural da substância branca envolvido, do mecanismo molecular ou do curso da doença.[4]

É importante ficarmos atentos a essas definições, em especial quando forem feitas buscas na literatura, pois eventualmente o termo "leucodistrofia" pode ser mais restritivo. Neste capítulo, adotaremos essa última definição mais abrangente de leucodistrofias, que não diferencia o componente estrutural implicado, pois tem sido a definição preferida nas publicações mais recentes.

É interessante observar também que as leucodistrofias não são necessariamente progressivas, existindo condições de curso estático (como acidúria L2-hidroxiglutárica – OMIM # 236792) ou mesmo condições que evoluem com melhora progressiva (como a leucoencefalopatia megalencefálica com cistos subcorticais 1 – OMIM # 604004).

EPIDEMIOLOGIA

As leucodistrofias, embora raras individualmente, enquanto grupo têm uma incidência estimada de 1 em 7.000.[6]

O avanço das técnicas diagnósticas, em especial o sequenciamento de nova geração, tem possibilitado um aumento no número de diagnósticos, bem como a descrição de novas entidades.

Ressalta-se que são três os cenários possíveis com os quais o neurologista pode se deparar:

- Doenças que se iniciam na infância
- Doenças que tipicamente se iniciam na infância, mas podem ter início tardio – em outras palavras, doenças que podem se manifestar na infância, adolescência ou na vida adulta
- Doenças que se manifestam apenas na vida adulta.

As leucodistrofias mais comuns na infância não são as mais comuns na vida adulta, e o conhecimento dessa diferença epidemiológica ajuda no processo diagnóstico. A Tabela 199.1 lista as condições mais frequentes em cada grupo.

Antes de prosseguirmos com o detalhamento de como abordar os casos em que se suspeita de uma etiologia genética, vamos discutir de modo breve como excluir patologias adquiridas.

EXCLUSÃO DE LEUCOENCEFALOPATIAS ADQUIRIDAS NA INFÂNCIA

Lesões vasculares pré ou perinatais podem levar à leucoencefalopatia. Contudo, são as infecções congênitas do grupo TORCH (toxoplasmose, rubéola, citomegalovírus [CMV], herpes-vírus), em especial o CMV, as maiores mimetizadoras de leucodistrofias na infância.

Deve-se considerar ainda doenças desmielinizantes como esclerose múltipla (EM) e encefalite aguda desmielinizante (ADEM).

EXCLUSÃO DE LEUCOENCEFALOPATIAS ADQUIRIDAS COMUNS NO ADULTO

Nesse grupo etário, as características que em geral sugerem uma causa adquirida são: instalação aguda/subaguda, resposta a corticosteroides, presença de sintomas e sinais sistêmicos, impregnação pelo gadolíneo na RM de crânio e acometimento de medula cervical. No entanto, qualquer uma dessas características também pode ocorrer em leucodistrofias.[9]

Tabela 199.1 Leucodistrofias mais comuns.[5,7,8]

Leucodistrofias mais comuns na infância	Leucodistrofias mais comuns em adultos
Adrenoleucodistrofia ligada ao X	Adrenoleucodistrofia ligada ao X
Leucodistrofia metacromática	CADASIL
Doença de Krabbe	Doença da substância branca evanescente
Doença da substância branca evanescente	Condição associada ao gene *CSF1R*
Leucodistrofia 4H	Síndrome de tremor/ataxia associada ao X frágil
Síndrome de Aicardi-Goutières	
Doença de Alexander	
Doença de Pelizaeus-Merzbacher	

CADASIL: *cerebral autosomal dominant arteriopathy with subcortical infarcts and leukoencephalopathy*.

Todos os pacientes devem ser submetidos à investigação de causas infecciosas, inflamatórias/imunomediadas, neoplásicas e tóxicas (em especial agentes quimioterápicos como 5-fluoruracila e metotrexato ou uso recreacional de drogas ilícitas). O histórico de abuso de álcool e tabaco também deve ser pesquisado, pois pode levar à síndrome de Marchiafava-Bignami.[10] Para aqueles com história de imunossupressão, deve ser excluída a possibilidade de infecção pelo vírus JC.

Dois diagnósticos são muito importantes no diagnóstico diferencial de leucodistrofias em adultos: EM e microangiopatia ou doença cerebrovascular de pequenos vasos.

Apresentações atípicas de EM, como quando há acometimento cognitivo isolado, ou doença confluente avançada, podem gerar confusão. Uma revisão da história e de imagens antigas, bem como a RM da medula espinhal ou a presença de bandas oligoclonais no líquido cefalorraquidiano podem ajudar a esclarecer o diagnóstico correto.[9]

Já os pacientes com microangiopatia grave tipicamente se apresentam em uma idade mais avançada, têm fatores de risco cardiovascular e não apresentam história familiar que sugira origem genética. As imagens de RM de crânio mostram hipersinal em T2/FLAIR em substância branca com predomínio periventricular e acometimento de núcleos da base, ponte e cerebelo, com presença de lacunas e micro-hemorragias.

A Tabela 199.2 traz uma lista com sugestão de exames a serem realizados.

QUANDO PENSAR EM POSSÍVEL ETIOLOGIA GENÉTICA?

O diagnóstico de leucodistrofia raramente é suspeitado antes da realização da RM de crânio, pois as manifestações clínicas são muitas vezes inespecíficas. Em crianças tendem a predominar as manifestações motoras e, em adultos, o acometimento cognitivo-comportamental e de marcha por espasticidade e/ou ataxia. Movimentos anormais, manifestações bulbares, neuropatia periférica e, de modo mais raro, epilepsia também podem estar presentes.[12]

O padrão de acometimento visto na RM de crânio mais comum é bilateral e simétrico ou confluente, embora tal regra tenha muitas exceções – é o mesmo padrão da causas tóxico-metabólicas, e há muitos exemplos de casos de origem genética com acometimento assimétrico.[10,13]

MANIFESTAÇÕES CLÍNICAS

Embora as manifestações clínicas sejam muitas vezes inespecíficas, alguns achados neurológicos e extraneurológicos podem ser muito úteis para direcionar o diagnóstico (Tabela 199.3).

Como manifestações neurológicas com certa especificidade, citamos a disautonomia em pacientes com leucodistrofia autossômica dominante do adulto relacionada a *LMNB1* e o tremor palatal em doença de Alexander do adulto. Já o histórico de enxaqueca, embora típico em CADASIL, deve ser avaliado com cuidado, dada a alta prevalência de enxaqueca na população geral (Figura 199.2).

O antecedente de traumatismo cranioencefálico pode ser uma pista diagnóstica em pacientes com doença da substância branca evanescente e adrenoleucodistrofia ligada ao X

Tabela 199.2 Investigações iniciais.[11]

Investigação	
Sangue	
Hemograma, ureia, creatinina, eletrólitos, perfil hepático, função tireoidiana, perfil lipídico, VHS, vitamina B12, ácido fólico, homocisteína total, ácido metilmalônico	
Sorologias para HIV, sífilis, hepatite B e hepatite C	
FAN, fator reumatoide, ANCA, anti-DNA de dupla-hélice, anticorpos anticoagulante lúpico e anticardiolipina, complemento, imunoeletroforese de proteínas plasmáticas, enzima conversora de angiotensina, anticorpos antineuronais*	
Vitamina E, cobre, ceruloplasmina, lactato, amônia, monóxido de carbono**	
Líquido cefalorraquidiano	
Quimiocitológico, pesquisa de bandas oligoclonais (BOC), índice de IgG	
Exames de imagem	
RM de crânio e medula cervical, pedir sempre com gadolínio e T2* para excluir micro-hemorragias	
PET-FDG	Para excluir condições inflamatórias e malignas
Eletroneuromiografia	Presença de neuropatia e/ou miopatia

*Excluir síndromes neuroinflamatórias, particularmente neurossarcoidose, neurolúpus e síndromes paraneoplásicas. **Há alguns relatos de caso de doença de Wilson com acometimento extenso da substância branca. Deficiência de cobre pode ter apresentações clínicas indistinguíveis da deficiência de vitamina B12. ANCA: anticorpo anticitoplasma de neutrófilos; DNA: ácido desoxirribonucleico; FAN: fator antinuclear; HIV: vírus da imunodeficiência humana; IgG: imunoglobulina G; PET-FDG: tomografia por emissão de pósitrons com fludesoxiglicose; RM: ressonância magnética; VHS: velocidade de hemossedimentação.

(ALD-X) – muitos podem desenvolver a doença após o trauma (Figura 199.1).

Já as manifestações extraneurológicas, quando presentes, são de importância ímpar, pois podem apontar o caminho diagnóstico correto. Assim temos, por exemplo: a hipercromia vista na síndrome de Addison em pacientes com adrenoleucodistrofia/adrenomieloneuropatia ligada ao X (ALD/AMN-X); a presença de xantomas tendíneos na xantomatose cerebrotendínea; menopausa precoce na doença da substância branca evanescente, na síndrome tremor/ataxia relacionada ao X frágil e na ovário-leucodistrofia associada ao gene *AARS2*; entre outras descritas na já citada Tabela 199.3.

História familiar

A história familiar, quando presente, pode ajudar a limitar a lista de diagnósticos diferenciais. Na infância predominam as leucodistrofias autossômicas recessivas, ligadas ao X e as autossômicas dominantes por mutação *de novo*. Já em adultos, as autossômicas dominantes parecem ser mais comuns, embora isso nem sempre fique claro pela história, pois há casos de doenças autossômicas dominantes com penetrância incompleta – como a leucoencefalopatia com esferoides axonais e glia pigmentada de início no adulto – além de casos de mutação *de novo* ou de não paternidade (Tabela 199.4).[7]

AVALIAÇÃO NEURORRADIOLÓGICA

Embora as leucodistrofias sejam muito heterogêneas enquanto grupo, muitas têm um padrão de imagem bastante característico e consistente, possibilitando que seu diagnóstico seja suspeitado. Algumas leucodistrofias foram descritas a partir do padrão de imagem, tamanha a especificidade dos achados – como a doença da substância branca evanescente e

Tabela 199.3 Achados neurológicos e extraneurológicos de maior valor diagnóstico e as patologias mais comuns.[14,15]

Dismorfismos	Espectro de Zellweger Deficiência de múltiplas sulfatases Doença de Menkes Doença do armazenamento do ácido siálico Fucosidose Gangliosidose GM1 Síndrome de deleção do 18q Síndrome de Cockayne	
Neuropatia periférica	AMN/ALD-X Leucodistrofia metacromática Doença de Krabbe Doenças mitocondriais Xantomatose cerebrotendínea Doença de Fabry Doença por corpos de poliglicosanos do adulto	
Alterações visuais	Catarata	Síndrome de Cockayne Síndrome de Lowe Síndrome de Zellweger Xantomatose cerebrotendínea Doença de Fabry Doença relacionada ao *COL4A1*
	Córnea *verticillata*	Doença de Fabry
	Tortuosidades arteriolares e hemorragias retinianas	Doença relacionada ao *COL4A1*
	Retinitose pigmentar	Lipofuscinoses ceroides neuronais Doenças peroxissomais Síndrome de Cockayne Doença de Menkes Doenças mitocondriais
	Telangiectasias retinianas	Microangiopatia cerebrorretiniana com calcificações e cistos (síndrome de Labrune)
	Atrofia óptica	Doença de Pelizaeus-Merzbacher Hipomielinização com atrofia de núcleos da base e do cerebelo Leucodistrofia metacromática Doença de Krabbe Doenças mitocondriais
Hipoacusia	Doença de Fabry Doenças mitocondriais	
Disautonomia	Leucodistrofia autossômica dominante desmielinizante do adulto Doença por corpos de poliglicosanos do adulto	
Tremor palatal	Doença de Alexander	
Enxaqueca	CADASIL	
Acidente vascular encefálico	CADASIL CARASIL CARASAL Doença de Fabry Doença de Menkes Acidúrias orgânicas	
Alterações dermatológicas	Xantomas tendineos	Xantomatose cerebrotendínea
	Angioqueratomas	Doença de Fabry Fucosidose
	Ictiose	Deficiência de múltiplas sulfatases Síndrome de Sjögren-Larsson Síndrome de Tay
	Alopecia	AMN/ALD-X Doença de Menkes Acidemia propiônica CARASAL
	Hipercromia	AMN/ALD-X
Alterações endocrinológicas	Insuficiência adrenal	AMN/ALD-X Leucodistrofia 4H

(continua)

Tabela 199.3 Achados neurológicos e extraneurológicos de maior valor diagnóstico e as patologias mais comuns.[14,15] (*Continuação*)

Alterações endocrinológicas (*continuação*)	Falência ovariana precoce	Doença da substância branca evanescente Leucoencefalopatia relacionada a *AARS2* Síndrome do tremor-ataxia ligada ao X
	Diabetes	Doenças mitocondriais
	Hipogonadismo hipogonadotrófico	Leucodistrofia 4H Distúrbios relacionados a *PNPLA6* Galactosemia Síndrome de Cockayne
Alterações viscerais	Diarreia	Xantomatose cerebrotendínea Síndrome de Tay
	Dismotilidade gastrointestinal	Encefalopatia mitocondrial neurogastrointestinal
	Colelitíase	Leucodistrofia metacromática
	Cardiopatia	Doença de Fabry Síndrome de Cockayne Acidemia propiônica Doenças mitocondriais
	Nefropatia	Doença de Fabry Doença relacionada a *COL4A1*
Alterações ósseas	Síndrome de Nasu-Hakola	

AMN/ALD-X: adrenomieloneuropatia/adrenoleucodistrofia ligada ao X; CADASIL: *cerebral autosomal dominant arteriopathy with subcortical infarcts and leukoencephalopathy*; CARASAL: *cathepsin-A-related arteriopathy with strokes and leukoencephalopathy*; CARASIL: *cerebral autosomal recessive arteriopathy with subcortical infarcts and leukoencephalopathy*; GM1: monossialotetra-hexosilgangliosídeo.

Tabela 199.4 Padrão de herança das principais leucodistrofias.[7]

Autossômicas dominantes	CADASIL Leucodistrofia autossômica dominante desmielinizante do adulto Leucoencefalopatia com esferoides axonais e glia pigmentada de início no adulto Doença de Alexander Doença relacionada a *COL4A1* Leucodistrofia cerebral com vasculopatia retiniana (*TREX1*)
Ligadas ao X	AMN/ALD-X Síndrome tremor-ataxia ligada ao X Doença de Fabry Doença de Pelizaeus-Merzbacher
Autossômicas recessivas	Todas as demais

AMN/ALD-X: adrenomieloneuropatia/adrenoleucodistrofia ligada ao X; CADASIL: *cerebral autosomal dominant arteriopathy with subcortical infarcts and leukoencephalopathy*.

a leucoencefalopatia com acometimento de tronco encefálico e medula espinhal e elevação de lactato. Contudo, existem também leucodistrofias com acometimento inespecífico da substância branca, dependendo de outras etapas da avaliação para se chegar a um diagnóstico.

A abordagem sistemática dos exames de RM pode orientar a investigação desses casos. O trabalho seminal de Schiffmann e van der Knaap[16] ainda é apontado como o mais abrangente e prático para uma abordagem inicial, incluindo, entre os diagnósticos diferenciais, as doenças adquiridas e separando as doenças de substância branca inicialmente em dois grandes grupos: hipomielinizantes *versus* as demais (desmielinizantes).

As leucodistrofias hipomielinizantes se caracterizam por leve sinal hiperintenso difuso em T2, enquanto T1 pode se apresentar com leve sinal hipointenso, isointenso ou hiperintenso em relação à substância cinzenta. Já as desmielinizantes apresentam sinal proeminente hiperintenso em T2 e hipointenso em T1.[1,2]

As leucodistrofias hipomielinizantes (HLD) principais são listadas na Tabela 199.5. Note que a doença de Pelizaeus-Merzbacher é a única HLD com padrão de herança ligada ao X. As formas autossômicas dominantes de HLD são em geral decorrentes de mutação *de novo*.

Já as leucodistrofias desmielinizantes compreendem as demais, e uma abordagem sistematizada é imprescindível para chegarmos mais perto do diagnóstico.[13,19] Assim, a identificação de um padrão predominante de acometimento da substância branca, seguida pela avaliação de tronco encefálico e cerebelo, busca de sinais distintivos (cistos, calcificações, impregnação por gadolínio, anormalidades na espectroscopia) e avaliação da medula espinhal podem fornecer pistas valiosas para o diagnóstico final (Tabelas 199.6 e 199.7).

AVALIAÇÃO GENÉTICA

Após as avaliações clínica e neurorradiológica minuciosas, em alguns casos já é possível ter uma hipótese diagnóstica, que precisa ser confirmada. Muitas vezes um diagnóstico bioquímico é possível, como nos casos de ALD/AMN-X ou de doença de Krabbe. No entanto, existem algumas "armadilhas" do diagnóstico bioquímico que só podem ser contornadas com a avaliação genética – como o caso de mulheres portadoras de AMN-X, em que a pesquisa de ácidos graxos de cadeia muito longa no sangue pode ser normal e o diagnóstico só seria confirmado pela presença de variante patogênica em *ABCD1*.

É interessante também notar que, mesmo após uma avaliação clínica e neurorradiológica sistematizada associada à avaliação laboratorial extensa, um percentual significativo dos casos pode continuar sem diagnóstico (Figura 199.3).

Nesse contexto, as técnicas de sequenciamento de nova geração (NGS, do inglês *next-generation sequencing*), particularmente o sequenciamento completo do exoma (WES, do inglês *whole exome sequencing*), têm possibilitado uma rápida transição do cenário de pesquisa para a aplicação clínica, tendo se tornado o método de escolha para identificar variantes patogênicas em suspeita de doenças genéticas.

Tabela 199.5 Leucodistrofias hipomielinizantes (HLD, do inglês *hypomyelinating leukodystrophy*).[17,18]

		Gene	Padrão de herança
HLD1	Doença de Pelizaeus-Merzbacher	PLP1	Ligada ao X
HLD2	Doença de Pelizaeus-Merzbacher-*like*	GJC2	AR
HLD3		AIMP1	AR
HLD4	Chaperonopatia mitocondrial HSP60 ou doença MITCHAP60	HSPD1	AR
HLD5	Hipomielinização e catarata congênita (HCC)	HYCC1	AR
HLD6	Leucodistrofia hipomielinizante com atrofia de núcleos da base e cerebelo (HABC)	TUBB4A	AD
HLD7	Síndrome 4H ou leucodistrofia 4H1 (leucodistrofia hipomielinizante com hipodontia e hipogonadismo hipogonadotrófico)	POLR3A	AR
HLD8	Leucodistrofia 4H2 (leucodistrofia hipomielinizante com hipodontia e hipogonadismo hipogonadotrófico) ou hipoplasia cerebelar com esclerose endosteal	POLR3B	AR
HLD9		RARS1	AR
HLD10		PYCR2	AR
HLD11	Leucodistrofia 4H3	POLR1C	AR
HLD12		VPS11	AR
HLD13		HIKESHI	AR
HLD14		UFM1	AR
HLD15		EPRS	AR
HLD16		TMEM106B	AD
HLD17		AIMP2	AR
HLD18		DEGS1	AR
HLD19	Leucodistrofia hipomielinizante infantil transitória	TMEM63A	AD
HLD20		CNP	AR
HLD21		POLR3K	AR
HLD22		CLDN11	AD
HLD23	Leucodistrofia hipomielinizante com ataxia, surdez, disfunção hepática e cardiomiopatia dilatada	RNF220	AR
HLD24		ATP11A	AD
HLD25		TMEM163	AD
HLD26	Leucodistrofia hipomielinizante com condrodisplasia	SLC35B2	AR
HLD27		POLR1A	AR

AD: autossômico dominante; AR: autossômico recessivo.

A capacidade diagnóstica do WES apontada por diversos estudos, tanto em populações pediátricas quanto em adultos, varia bastante de acordo com o protocolo de cada estudo, exigindo cautela na tentativa de compará-los.

Por exemplo, em uma coorte de 191 pacientes, Vanderver et al.[20] foram capazes de diagnosticar 101 pacientes a partir do padrão de imagem e achados clínicos e/ou bioquímicos. Somente os casos remanescentes sem diagnóstico foram avaliados por WES de trio (probando e genitores), com uma taxa de positividade de 42%.

Já uma coorte israelense de pacientes pediátricos mostrou uma taxa de positividade do WES de 82,9%, contudo, na amostra avaliada não foram excluídos os casos com diagnóstico prévio baseado na clínica e na neuroimagem.[21]

Em pacientes adultos, a positividade tende a ser mais baixa, variando de 26% em uma população em que causas metabólicas e de diagnóstico por imagem tenham sido excluídas, a 64% em uma população em que não houve essa pré-seleção.[7,8]

Um estudo que talvez seja um pouco mais representativo da realidade é o de Schlüter et al.,[22] em que, em uma população de 126 pacientes de todas as faixas etárias, o WES apenas do probando foi capaz de diagnosticar 59% dos casos em uma primeira análise. Essa taxa de positividade subiu para 68% após reanálise do WES anual, e para 72% após a realização do sequenciamento completo do genoma (WGS, do inglês *whole-genome sequencing*). Também nesse estudo a positividade foi maior na faixa etária pediátrica do que na adulta, com adolescentes com positividade intermediária.

Assim, pela possibilidade de avaliação não enviesada de todos os genes codificadores de proteínas feita pelo NGS, este vem se firmando como a estratégia de melhor custo-benefício a seguir quando frente a fenótipos complexos e com múltiplos genes candidatos, como no caso das leucodistrofias.[23,24]

Os testes bioquímicos ainda podem ser usados quando disponíveis e quando houver uma suspeita muito forte de uma determinada etiologia (adrenoleucodistrofia, leucodistrofia

Tabela 199.6 Padrões de acometimento de substância branca.[13,19]

Distribuição	Exemplos
Parieto-occipital	Adrenoleucodistrofia ligada ao X Doença de Krabbe
Frontal	Leucodistrofia metacromática Doença de Alexander Síndrome Aicardi-Goutières Variante frontal da adrenoleucodistrofia ligada ao X Condição associada ao *CSF1R*
Subcortical	Acidúria L2-hidroxiglutárica Doença de Canavan
Periventricular	Leucodistrofia metacromática Doença de Krabbe Leucoencefalopatia com acometimento de tronco encefálico, medula espinhal e elevação de lactato
Difuso	Megalencefalia com cistos subcorticais Doença da substância branca evanescente Fases avançadas de todas as leucodistrofias
Tronco encefálico	Leucoencefalopatia com acometimento de tronco encefálico, medula espinhal e elevação de lactato Doença de Alexander Doenças peroxissomais Leucodistrofia autossômica dominante desmielinizante do adulto (*LMNB1*)
Cerebelo	Xantomatose cerebrotendínea Leucoencefalopatia com acometimento de tronco encefálico e medula espinhal e elevação de lactato Síndrome tremor-ataxia relacionado ao X Leucodistrofia autossômica dominante desmielinizante do adulto Doença de Alexander Acidúria L2-hidroxiglutárica Doenças mitocondriais

Tabela 199.7 Achados adicionais de imagem que podem ajudar no diagnóstico.[13,14,19]

Padrões na RM	Doenças
Calcificações	Síndrome de Aicardi-Goutières Síndrome de Cockayne Síndrome de Labrune Doenças associadas ao *COL4A1* e ao *COL4A2* Doença de Fabry Leucoencefalopatia com esferoides axonais e glia pigmentada de início no adulto Doenças mitocondriais
Cistos/Cavitações	Doença da substância branca evanescente Leucoencefalopatia com esferoides axonais e glia pigmentada de início no adulto Leucoencefalopatia megalencefálica com cistos subcorticais Síndrome de Labrune Acidúria L2-hidroxiglutárica
Acometimento de medula espinhal	Leucoencefalopatia com acometimento de tronco encefálico e medula espinhal e elevação de lactato Doença de Alexander Doenças mitocondriais Leucodistrofia autossômica dominante desmielinizante do adulto
Impregnação pelo contraste	Adrenoleucodistrofia ligada ao X Doença de Alexander Síndrome de Labrune
Anormalidades na espectroscopia	Síndrome de Sjögren-Larsson Xantomatose cerebrotendínea Leucoencefalopatia com acometimento de tronco encefálico e medula espinhal e elevação de lactato

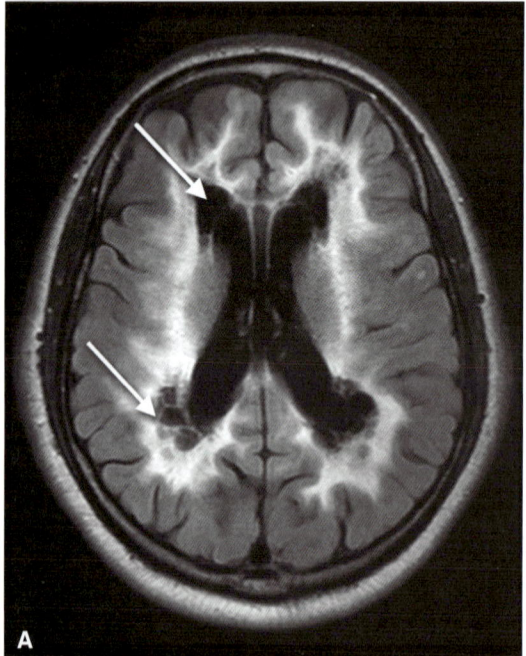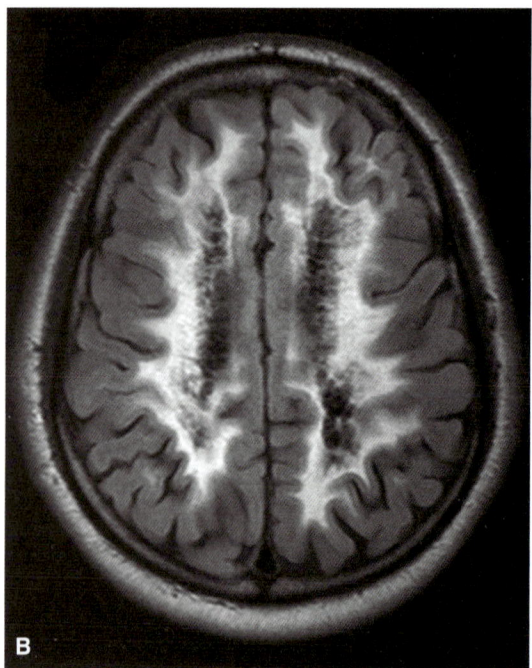

Figura 199.1 Paciente feminina de 48 anos com diagnóstico de doença da substância branca evanescente. **A.** Axial FLAIR mostrando acometimento difuso de substância branca com cistos periventriculares (*setas*). **B.** Rarefação da substância branca visualizada em axial FLAIR.

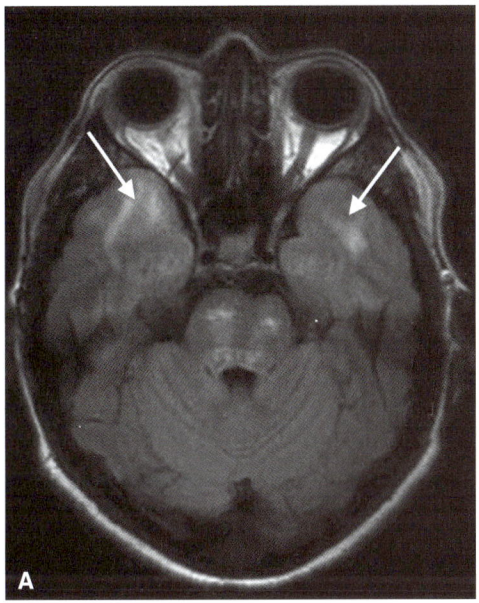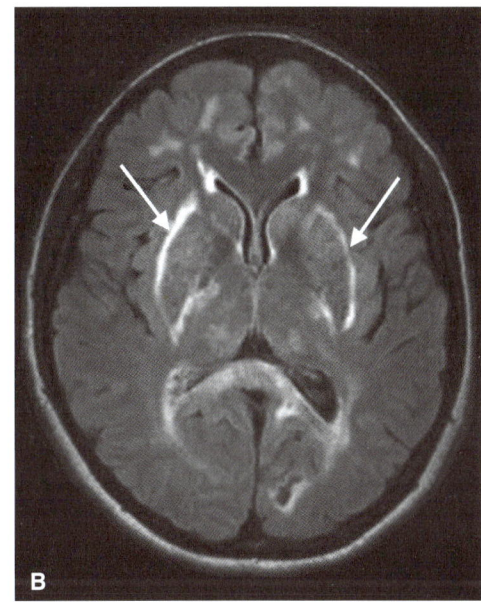

Figura 199.2 Mulher de 49 anos com diagnóstico de CADASIL. Axial FLAIR mostra o acometimento típico de polos temporais (**A**) e cápsula externa (**B**).

metacromática e doença de Krabbe seriam os principais exemplos). Contudo, atualmente seu uso mais frequente tem sido o de confirmar ou afastar um diagnóstico quando diante de uma variante de significado incerto (VUS, do inglês *variant of unknown significance*) no NGS.

Entre os exames disponíveis em nosso meio, temos a genotipagem de variante identificada em familiar, o sequenciamento de gene único, os painéis e o WES. A genotipagem, feita habitualmente pela técnica de sequenciamento Sanger, é indicada na investigação de família na qual já se conhecem as bases genéticas da doença. O sequenciamento de gene único só se justifica se a suspeita de um determinado diagnóstico for muito forte – por exemplo, quando já se tem o diagnóstico bioquímico, tal como ocorre na ALD-X.

Os painéis são feitos pela técnica de NGS, mas com avaliação predeterminada de genes. Assim, é preciso verificar antes da solicitação se o(s) gene(s) de interesse está(ão) contemplado(s) no painel – e há considerável variação do número de genes incluídos, a depender do laboratório.

O WES é a melhor opção quando diante de um fenótipo indefinido e para qual vários genes são suspeitos. Ele ainda possibilita a reanálise *a posteriori* e sua ampliação com estudos de trio (propósito e seus genitores). Os painéis em geral não permitem reanálise. Muitos laboratórios sugerem reanálise do WES para casos negativos após 2 anos, pois novos conhecimentos podem ter sido incorporados e ajudar na avaliação.

O médico deve ter em mente as limitações do uso de painéis (que genes foram incluídos, impossibilidade de reanálise e de identificação de novos genes) e do WES (não identificação de expansões de nucleotídeos e de mutações intrônicas profundas).

Exoma veio negativo – o que fazer?

Apesar do poder diagnóstico do NGS, cerca de 30 a 40% dos casos de leucodistrofias ainda permanecem sem diagnóstico e receber um resultado de WES negativo é algo com frequência acompanhado de frustração.

O que se pode fazer para atenuar essa sensação? O primeiro passo é rever toda a história clínica e os exames de imagem em busca de uma pista que não tenha sido previamente observada. As possibilidades a seguir devem ser consideradas:[25]

- Não ser uma doença de origem genética
- Doença causada por variantes intrônicas ou em região promotora
- Doença por expansões de repetições de nucleotídeos
- Doença envolvendo o DNA mitocondrial
- Doença decorrente de variação no número de cópias (CNVs, do inglês *copy number variations*).

Ressalta-se que as técnicas de NGS vêm sendo continuamente aprimoradas para tentar "não perder" esses diagnósticos. Assim, muitos laboratórios já realizam a avaliação do DNA mitocondrial e de CNVs junto com WES.

O WES de trio, com avaliação do probando e seus genitores, ajuda na identificação de variantes raras que, quando ausentes dos genitores, permite caracterizar um evento mutacional *de novo*. Uma variante *de novo* em um gene associado a fenótipo compatível com a clínica do paciente é classificada como provavelmente patogênica.

Quando diante de um paciente filho(a) de casal consanguíneo, a busca por variantes raras em homozigose pode ajudar a identificar uma variante candidata. Por vezes, tais variantes são identificadas em genes para os quais não há um fenótipo descrito. Nesse caso, o uso de ferramentas colaborativas como o GeneMatcher possibilita identificar casos semelhantes em outros laboratórios e, dessa maneira, colaborar com a identificação de novas correlações genótipo-fenótipo.

Novos programas de bioinformática (como o *expansionhunter*) têm permitido ao menos suspeitar de variantes por expansões de repetições de nucleotídeos em NGS, ainda que não seja a técnica padrão-ouro.

A sugestão de reanálise do WES e acompanhamento da literatura também pode reduzir o número de casos sem diagnóstico, pois novos estudos e novos dados em bancos populacionais permitem a identificação de novas doenças.

Por fim, o WGS vem chegando para a prática clínica, embora ainda apresente muitos desafios para a sua correta interpretação e custo muito elevado. Contudo, a avaliação de trio de WGS e/ou com leitura de sequências longas (*long-reads*) são promissoras.[25]

LEUCODISTROFIAS COM TRATAMENTO ESPECÍFICO – OS DIAGNÓSTICOS QUE VOCÊ NÃO PODE PERDER!

Nesse tópico, abordaremos as leucodistrofias que possuem tratamento específico.

Adrenoleucodistrofia ligada ao X

A adrenoleucodistrofia ligada ao X é uma doença peroxissomal decorrentes de variantes patogênicas no *ABCD1*. Clinicamente distinguem-se os seguintes fenótipos no sexo masculino (Figura 199.4):[26]

Forma cerebral da infância

Início entre 3 e 10 anos, com alterações cognitivo-comportamentais progressivas, bem como déficits visuais e motores. A neuroimagem mostra desmielinização em geral parieto-occipital, bilateral e simétrica, com impregnação de gadolínio. Essa forma é responsável por cerca de 31 a 35% dos casos.

Forma cerebral da adolescência

Semelhante à forma da infância, mas de evolução um pouco mais lenta. Idade de início entre 11 e 21 anos. Representa cerca de 4 a 7% dos casos.

Adrenomieloneuropatia

Axonopatia distal que acomete principalmente a medula espinhal, de início na 3ª ou 4ª década de vida, lentamente progressiva. Há pouca ou nenhuma resposta inflamatória. Representa cerca de 40 a 46% dos casos e cerca de 40% dos casos desenvolvem a forma cerebral.

Forma cerebral do adulto

Representa 2 a 5% dos casos e se caracteriza por declínio cognitivo, alterações comportamentais, por vezes com déficits focais, sem adrenomieloneuropatia prévia. Há resposta inflamatória na substância branca e a evolução lembra a evolução da forma infantil.

Olivopontocerebelar

Forma bastante rara, representa cerca de 1 a 2% dos casos e se caracteriza por acometimento cerebelar e de tronco encefálico, em adolescentes ou adultos.

Doença de Addison isolada

Insuficiência adrenal sem acometimento neurológico, em geral de início na infância. A maioria acaba por desenvolver adrenomieloneuropatia.

Assintomática

Comum antes dos 4 anos de vida e raro após os 40. Pode haver hipofunção adrenal e/ou sinais leves de mieloneuropatia.

Já no sexo feminino, a maioria das mulheres é assintomática até os 30 anos, mas isso tende a diminuir com a idade, por aparecimento de sinais de mielopatia. Cerca de 50% das mulheres com mais de 40 anos apresentam sinais leves de mielopatia e cerca de 15% apresentam um quadro semelhante à adrenomieloneuropatia, mas de evolução mais lenta. A forma cerebral é muito rara na infância, mas pode surgir na adolescência ou vida adulta. Já a insuficiência adrenal isolada é extremamente rara em mulheres.[26,27]

Os exames de neuroimagem tipicamente mostram hipersinal em T2 e FLAIR, com correspondente hipossinal em T1, acometendo a substância branca parieto-occipital bilateral, simetricamente, com envolvimento do corpo caloso e impregnação por gadolínio. Tal padrão é observado em cerca de 85% dos casos da forma cerebral, mas o predomínio frontal também é possível. O gravidade de acometimento pode ser quantificada pelo escore de Loes.[28]

O diagnóstico bioquímico é estabelecido por elevação dos achados graxos de cadeia muito longa no sangue, e o diagnóstico molecular pela presença de variante patogênica em *ABCD1*.

O tratamento deve ser multidisciplinar e com encaminhamento precoce para a endocrinologia para o manejo da insuficiência adrenal.[28]

O transplante de células hematopoéticas é indicado para a forma cerebral da doença, desde que o quadro esteja no início (escore de Loes < 10 e mínimo acometimento neurológico). Ele é capaz de impedir a progressão da doença, mas apenas depois cerca de 12 a 18 meses após o transplante, e os sintomas tendem a piorar nesse período. Os sintomas de adrenomieloneuropatia não deixam de progredir, apesar do transplante.[28]

A terapia gênica com vetor lentiviral associada ao transplante autólogo de células-tronco hematopoéticas foi recentemente descrita e parece ser uma alternativa viável, em especial quando não houve doador compatível.[29]

Desse modo, é importante investigar familiares, particularmente do sexo masculino, em risco de serem portadores pré-sintomáticos de ALD-X e que se beneficiariam de um rastreamento ativo de desmielinização, com realização

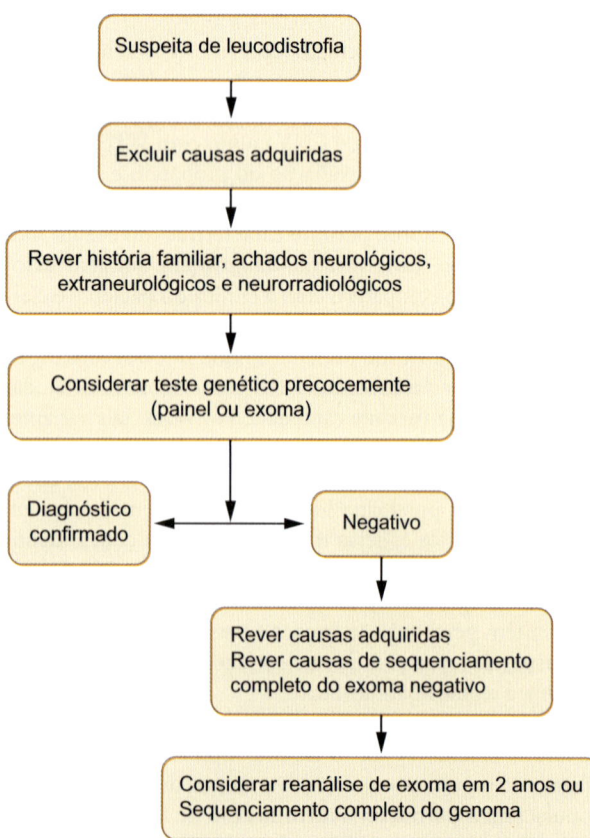

Figura 199.3 Fluxograma de suspeita de leucodistrofia.

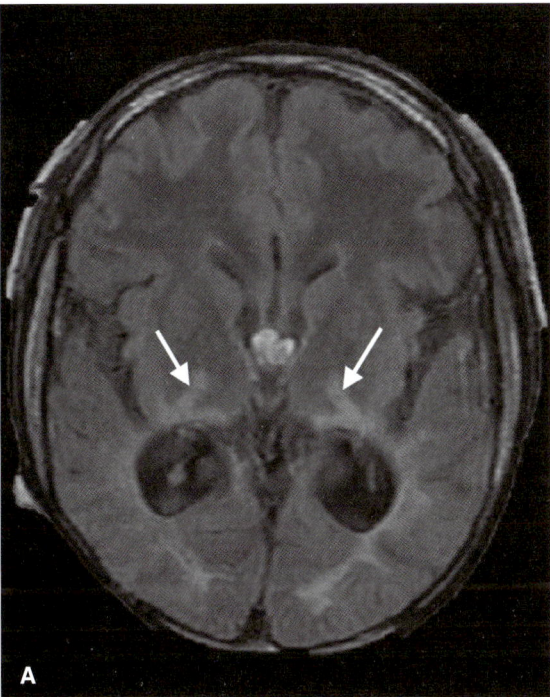
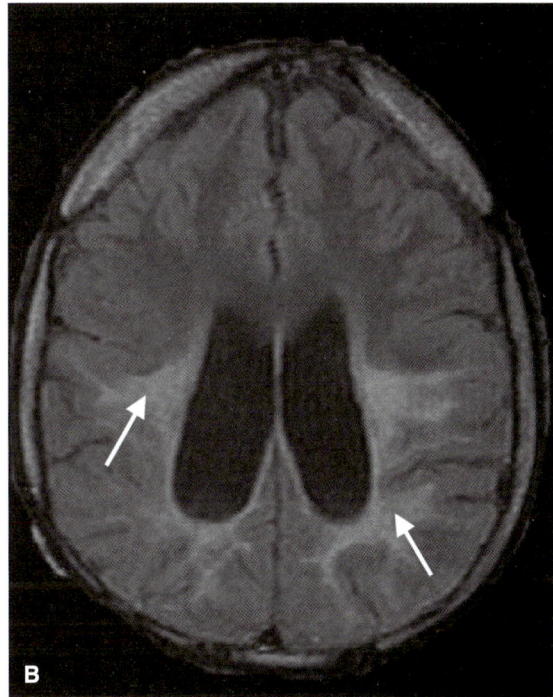

Figura 199.4 Imagem axial FLAIR de homem de 21 anos portador de adrenoleucodistrofia ligada ao X, forma cerebral. Mostra o acometimento de ramo posterior de ambas as cápsulas internas (*setas* em **A**) e hipersinal em substância branca de predomínio parieto-occipital bilateral (*setas* em **B**). Há ainda aumento dos cornos posteriores dos ventrículos laterais.

periódica de estudos de neuroimagem por RM. Esse estudo visa identificar o início de desmielinização e tem a possibilidade de indicar o transplante de células hematopoéticas em uma fase inicial da doença.

Considerando que as formas cerebrais de ALD-X incidem sobretudo na infância e na adolescência, é nesse grupo que se concentram os esforços de diagnóstico precoce. Cabe ainda destacar que existem várias inciativas no sentido de se introduzir o diagnóstico de ALD pela triagem neonatal, com a combinação de teste bioquímico e confirmação molecular, tendo em vista o sucesso dessa estratégia.[30-32]

Leucodistrofia metacromática

A leucodistrofia metacromática é uma doença autossômica recessiva causada por variantes patogênicas em homozigose ou heterozigose composta em *ARSA*, o que leva à deficiência da enzima arilsulfatase A e ao consequente acúmulo de sulfatídeos no sistema nervoso central e periférico, rins, testículos e vesícula biliar.[33]

Clinicamente distinguem-se três formas:[34]

Infantil

Responsável por cerca de 50 a 60% dos casos. Início antes dos 30 meses de regressão motora e da fala após um período de desenvolvimento normal. Neuropatia periférica pode preceder o envolvimento cerebral, e fraqueza e hipotonia são seguidas de espasticidade e espasmos tônicos, com postura de descerebração.

Juvenil

Representa cerca de 20 a 30% dos casos e se inicia entre 30 meses e a puberdade. Os marcos do desenvolvimento são alcançados, mas há posterior regressão psicomotora, com perda de rendimento escolar, alterações comportamentais e da marcha.

Adulta

A forma mais rara, representa cerca de 15 a 20% dos casos e tem início após os 14 anos com manifestações psiquiátricas (por vezes confundida com transtorno afetivo bipolar ou esquizofrenia), seguida de manifestações motoras.

Os achados da RM de crânio são de um padrão desmielinizante de predomínio frontal e parietal, por vezes com aparência listrada ou tigroide (alternância de substância branca normal com áreas de hipersinal), padrão também observado na doença de Pelizaeus-Merzbacher.[35]

Do ponto de vista bioquímico, há baixos níveis de arilsulfatase A em células brancas do sangue ou em fibroblastos e sulfatídeos elevados na urina. Deve-se ter em mente que 5 a 20% da população têm pseudodeficiência de arilsulfatase A, e baixos níveis dessa enzima apenas não são suficientes para confirmar o diagnóstico de leucodistrofia metacromática. O diagnóstico definitivo pode também ser feito pela presença de variantes patogênicas em homozigose ou heterozigose composta no *ARSA*.[33]

O transplante de células-tronco hematopoéticas pode ser benéfico em crianças assintomáticas (diagnosticadas por haver um caso prévio na família) ou em pacientes com a forma juvenil e apenas manifestações iniciais.[36]

Recentemente a terapia gênica associada ao transplante autólogo de células-tronco hematopoéticas foi aprovada na Europa para pacientes pré-sintomáticos.[37]

Doença de Krabbe

A doença de Krabbe, leucodistrofia de células globoides, é uma doença autossômica recessiva decorrente de variantes patogênicas no *GALC*, que codifica a enzima galactocerebrosidase, que é essencial para a degradação de lipídios durante o *turnover* da mielina.

Clinicamente se distinguem os seguintes fenótipos:[38,39]

Infantil precoce

É a forma mais comum e representa cerca de 85 a 90% dos casos. O início é antes dos 6 meses com irritabilidade, hipertonia e regressão do desenvolvimento, com hipersensibilidade a estímulos táteis, visuais e auditivos. Há rápido declínio neurológico com espasticidade, opistótono, perda visual e crises convulsivas.

Infantil tardia

Início entre 6 meses e 3 anos, representa cerca de 10 a 15% dos casos. Há perda dos marcos do desenvolvimento, ataxia, hipertonia e perda visual. A evolução é mais lenta do que na forma infantil precoce.

Juvenil

Início entre 3 e 8 anos com perda visual seguida de hemiparesia e ataxia. A evolução tende a ser mais lenta do que nas formas infantis. A frequência dessa forma é desconhecida.

Adulta

Grupo heterogêneo de crianças assintomáticas que só desenvolvem sintomas tipicamente após os 20 anos, em geral como paraparesia espástica. Sua frequência também é desconhecida.

A RM de crânio é de padrão desmielinizante e predomínio parieto-occipital. Na forma infantil precoce, a avaliação por imagem é difícil pelo próprio padrão de mielinização da criança, e alterações podem não ser reconhecidas.

O diagnóstico é confirmado pelos baixos níveis de galactocerebrosidase nas células brancas do sangue ou em cultura de fibroblastos e/ou pela demonstração de variantes patogênicas em homozigose ou heterozigose composta no *GALC*.

O transplante de células-tronco hematopoéticas pode ser benéfico em assintomáticos ou em pacientes com manifestações muito iniciais, e a janela terapêutica é muito estreita. Contudo, há estudos em andamento com terapia gênica.[39,40]

Xantomatose cerebrotendínea

A xantomatose cerebrotendínea é uma condição autossômica recessiva decorrente de variantes patogênicas no *CYP27A1*, que codifica a esterol-27-hidroxilase. A deficiência dessa enzima leva ao acúmulo de colesterol e colestanol e consequente formação de xantomas nos tendões, sistema nervoso central e outros órgãos.[41]

Clinicamente se caracteriza por colestase neonatal, icterícia e diarreia crônica. Pode haver catarata precoce e a formação de xantomas nos tendões de Aquiles e outros tendões. As manifestações neurológicas tendem a ser tardias, apenas na vida adulta, com acometimento cognitivo, comportamental, ataxia e espasticidade.[41]

A RM de crânio mostra um acometimento preferencial do cerebelo, hipersinal em T2 e hipossinal em T1 no núcleo denteado bilateral. Pode haver acometimento de substância branca periventricular, perna posterior da cápsula interna, substância *nigra* e pedúnculos cerebrais.[41,42]

O diagnóstico é confirmado por elevação de colestanol no soro e aumento da excreção de álcoois biliares na urina e no soro (pouco disponíveis no Brasil). Alternativamente, o diagnóstico pode também ser feito pela demonstração de variantes patogênicas em homozigose ou heterozigose composta no *CYP27A1*.[41]

O tratamento é feito com ácido quenodeoxicólico, que inibe a síntese de colesterol e colestanol. O tratamento não reverte os danos neurológicos instalados, mas evita a sua progressão. O início do tratamento antes do início das manifestações neurológicas podem evitar o seu aparecimento.[41,43]

Condição associada ao gene *CSF1R* de início tardio

A condição associada ao *CSF1R* de início tardio é também chamada "leucoencefalopatia com esferoides axonais e glia pigmentada de início no adulto" (ALSP, do inglês *adult-onset leukoencephalopathy with axonal spheroids & pigmented glia*), ou "leucodistrofia ortocromática pigmentar" (POLD, do inglês *pigmentary orthochromatic leukodystrophy*), ou "leucoencefalopatia relacionada ao *CSF1R*", ou "leucoencefalopatia difusa hereditária com esferoides" (HDLS, do inglês *hereditary diffuse leukoencephalopathy with spheroids*). Há tal profusão de nomes porque foi descrita na literatura a partir de achados anatomopatológicos como condições distintas e que a genética uniu após desvendar sua origem comum, o gene *CSF1R*.[44]

Trata-se de uma condição autossômica dominante, de penetrância incompleta, mas presumivelmente alta. O início é após os 18 anos, tipicamente entre 20 e 40 anos, caracterizada por declínio neurológico progressivo com manifestações cognitivo-comportamentais, espasticidade, parkinsonismo e epilepsia.[45,46]

A RM de crânio mostra lesões esparsas em substância branca, com hipersinal em T2 e FLAIR e hipossinal em T1, assimétricas, com predomínio frontal e parietal, com acometimento de corpo caloso e trato corticoespinhal. Com a evolução, as lesões tendem a se tornar confluentes. Calcificações, em geral puntiformes, são encontradas em cerca de 50% dos casos. Restrição persistente à difusão das moléculas de água é um achado muito sugestivo desta condição (Figura 199.5).[44-47]

O diagnóstico é confirmado pela presença, em heterozigose, de variantes patogênicas no *CSF1R*.

O tratamento é de suporte. Contudo, séries de relatos de casos têm demonstrado que o transplante de células hematopoéticas pode ser útil nesses casos, evitando a progressão da doença.[48,49]

CONSIDERAÇÕES FINAIS

As leucodistrofias constituem um grupo bastante heterogêneo de doenças raras e complexas que afetam de modo predominante a substância branca cerebral. Uma avaliação sistematizada, com exclusão de condições adquiridas, seguida de avaliação clínica e neurorradiológica minuciosas e seleção de teste genético apropriado é imprescindível para o correto diagnóstico. Embora sejam poucas as condições para as quais há um tratamento específico modificador do curso da doença, essas justificam a busca por um diagnóstico precoce.

O rastreamento de indivíduos pré-sintomáticos, especialmente de ALD-X, deve ser ativamente realizado, com o intuito de possibilitar seu tratamento nas fases iniciais da doença. Por outro lado, para doenças de caráter dominante e de início na vida adulta, sem tratamento específico até o momento, o diagnóstico pré-sintomático **não** é recomendado.

Ressalta-se que há um número significativo de estudos em andamento para outras leucodistrofias, e o número de condições tratáveis deve aumentar nos próximos anos.

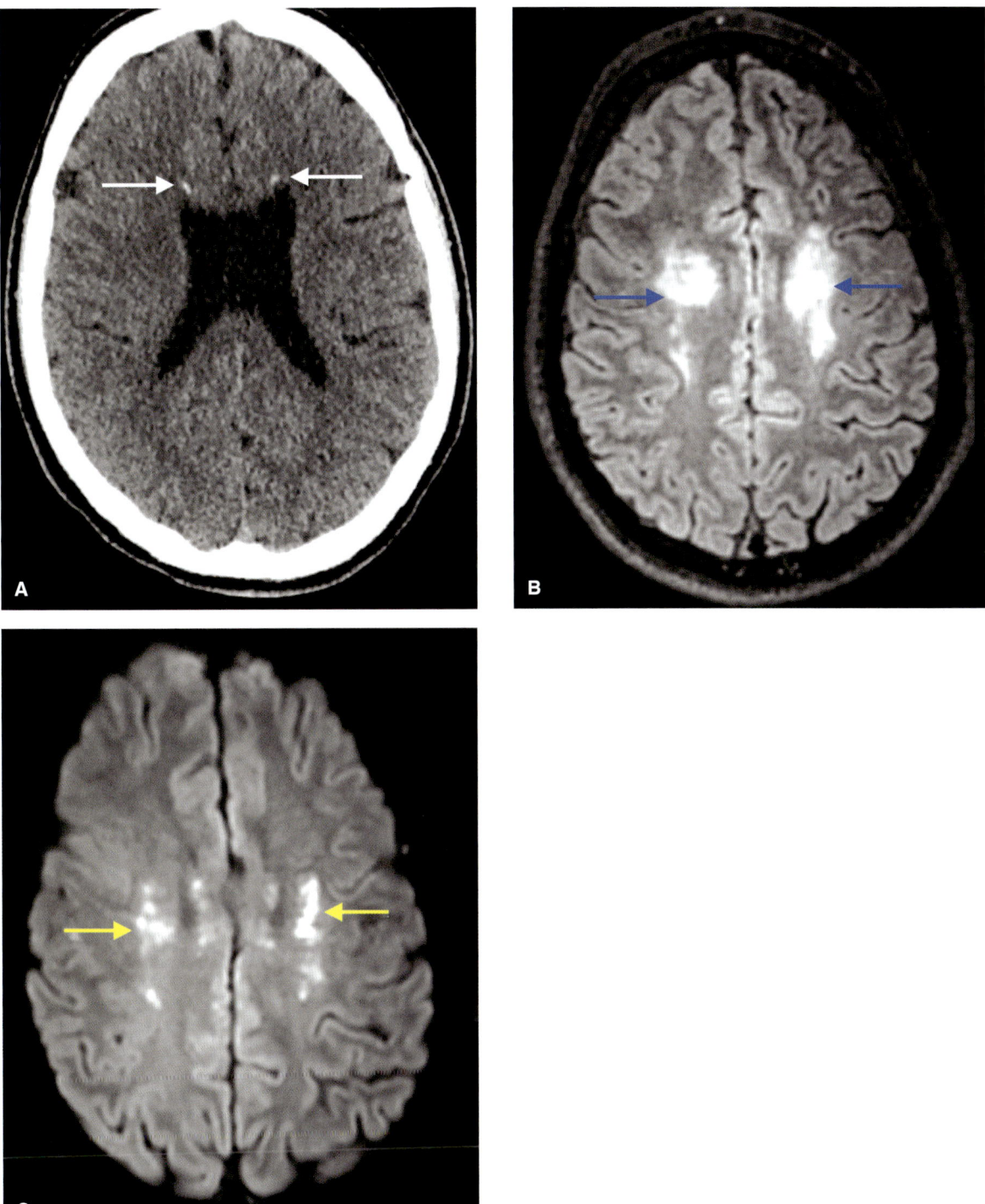

Figura 199.5 Homem de 31 anos com 2 anos de evolução de condição associada ao gene *CSF1R*. Tomografia computadorizada de crânio mostra calcificações puntiformes em cornos anteriores dos ventrículos laterais (*setas brancas* em **A**). Axial FLAIR (**B**) mostra hipersinal em substância branca bilateral e algo assimétrico, com correspondente restrição à difusão (*setas amarelas* em **C**).

CAPÍTULO 200

Neuropatias Hereditárias

Wilson Marques Junior • Eduardo Boiteux Uchôa Cavalcanti •
Pedro Henrique Marte de Arruda Sampaio

INTRODUÇÃO

As neuropatias hereditárias são um grupo grande e hetero-gêneo de doenças que comprometem as fibras sensitivas e/ou fibras motoras e/ou fibras autonômicas e são causadas pela presença de variantes cuja função está de alguma maneira relacionada ao desenvolvimento, à manutenção ou ao reparo do sistema nervoso periférico.

A neuropatia pode ser a única manifestação da doença ou ser uma das manifestações dentro de um complexo que pode comprometer outras estruturas do sistema nervoso ou mesmo outros órgãos ou sistemas – por exemplo, a neuropatia associada a mutações na transtirretina, a neuropatia da doença de Friederich e a neuropatia presente nas ataxias espinocerebelares e paraparesias espásticas hereditárias.

O primeiro grupo citado corresponde à doença de Charcot-Marie-Tooth (CMT) e a neuropatias correlatas: as neuropatias hereditárias motoras distais (NHMds) e a neuropatia hereditária sensitiva (NHS), também denominada "neuropatia hereditária sensitiva autonômica". As NHMds devem ser distinguidas das NHMs proximais, também conhecidas como "amiotrofias espinhais proximais (AME)", em que podemos encontrar dois grandes grupos: as ligadas à deleção do gene *SMN1* no cromossomo 5q (AME-5q), que são a grande maioria, e as não 5q (AME não 5q), que, embora sejam numericamente muito inferiores, englobam um grande número de doenças distintas. A CMT, por sua vez, corresponde ao grupo no qual há envolvimento tanto das fibras sensitivas como das fibras motoras (HMSN).

Estima-se que o grupo da CMT e as doenças correlatas estejam entre as condições hereditárias mais comuns, embora algumas doenças individuais possam ter sido encontradas em apenas uma ou em poucas famílias.

A neurofisiologia caracteriza as NHS e as NHMds como doenças do axonais. Nas NHS, o potencial de ação sensitivo (PAS) tem amplitude diminuída ou é ausente, com preservação das respectivas velocidades de condução, enquanto os potenciais de ação muscular compostos (PAMC) são normais. Situação inversa é observada nas NHM. A situação é muito mais complexa na CMT, em que são observados pacientes com redução significativa da velocidade de condução sensitiva e motora (< 35 m/s nos membros superiores), denominados "CMT1"; pacientes com amplitudes sensitivas e motoras reduzidas e velocidades de condução normais ou proporcionalmente reduzidas (VC > 45 m/s), caracterizando as formas axonais; e pacientes com velocidade de condução intermediária, na faixa de 35 a 45 m/s. Essa classificação ajuda não só na elaboração do plano diagnóstico, como também acrescenta na correlação genotípica/fenotípica e, consequentemente, na interpretação da investigação molecular, quer por painéis, quer por exoma.

Todas as formas de herança são encontradas nesse grupo de doenças. As autossômicas dominantes são em geral as predominantes, embora as autossômicas recessivas sejam comuns em regiões onde a consanguinidade é frequente. Em qualquer região, a CMT ligada ao X costuma ser muito frequente, em especial devido às mutações no gene *GJB1*, que expressa a conexina 32, cuja disfunção causa a CMTX1. As outras CMTs ligadas ao X costumam ser muito raras. Formas de herança mitocondrial são ainda mais raras, mas foram recentemente descritas.

Na atualidade, ao avaliar um paciente com neuropatia periférica, é obrigatório que o médico estabeleça a história familiar, buscando por indivíduos com sintomas semelhantes ou com diagnóstico de doenças neurológicas e pela presença de consanguinidade entre os genitores. No entanto, em casos isolados, o processo pode ser desafiador. Nesses casos, alguns dados clínicos podem ajudar a suspeitar de uma neuropatia hereditária:

- Longa duração dos sintomas e progressão insidiosa do quadro
- Início dos sintomas na infância ou adolescência (atraso na aquisição dos marcos do desenvolvimento, dificuldade para praticar esportes, entorses frequentes etc.)
- Alterações ortopédicas (pé cavo, pé plano, escoliose, contraturas (localizadas ou múltiplas), artrogripose ao nascimento, luxação congênita do quadril, pé torto congênito).

Nos casos em que, além da neuropatia, coexistam sinais e sintomas oriundos de outras topografias do sistema nervoso, ou mesmo de outros órgãos ou sistemas, devemos considerar a possibilidade de uma síndrome neurológica complexa, observando fatores como:

- Alterações oftalmológicas (atrofia óptica, catarata congênita, retinite pigmentosa, oftalmoparesia e ptose bilateral)
- Ataxia, espasticidade e sinais extrapiramidais
- Dificuldade de aprendizagem e deficiência intelectual
- Envolvimento de nervos cranianos (oftalmoparesia externa progressiva, diparesia facial)
- Envolvimento de outros órgãos, como sinais e sintomas de envolvimento cardíaco, gastrointestinal, hepático, renal, endócrino, hematológico ou cutâneo
- Perda auditiva neurossensorial
- Sintomas recorrentes e remitentes ou neuropatia de rápida progressão são característica dos erros inatos do metabolismo (IEM) ou das porfirias.

É importante ressaltar que a determinação da manifestação fenotípica predominante auxilia no raciocínio clínico e direciona para a solicitação racional dos exames complementares.

CLASSIFICAÇÃO

Embora existam muitas divergências quanto à melhor maneira de classificar e nomear esse grupo de doenças, praticamente todas as classificações levam em consideração os achados neurofisiológicos e a herança. Apresentamos a seguir um modo de classificação que pensamos ser lógico e

Tabela 200.1 Neuropatia hereditária sensitivo-motora.

CMT1		CMT2	
CMT 1A	Duplicação *PMP22*	CMT 2A2	*MFN2*
CMT 1B	*P0*	CMT 2B	*RAB7*
CMT 1C	*Litaf*	CMT 2C	*TRPV4*
CMT 1D	*EGR2*	CMT 2D	*GARS*
CMT 1E*	*Surdez	CMT 2E	*NEFL*
	PMP22 mut ponto	CMT 2F**	*HSPB1*
	P0	CMT 2G	Ver *CMT 2P*
CMT1F	*NEFL*	CMT 2I	*P0*
CMT 1G	*PMP2*	CMT 2J	*P0*
CMT1H	*FBLN5*	CMT 2K	*GDAP1*
CMT 1I	*POLR3B*	CMT 2L	*HSPB8*
CMT1J	*ITPR3*	CMT 2M	*DNM2*
CMT1?	*CLorf194*	CMT 2N	*AARS*
CMT1?	*ATP1A1*	CMT 2O	*DYNC1H1*
HNPP	*PMP22 del*	CMT 2P	*LARSAM*
HNPP	*PMP22* mut ponto	CMT 2Q	*DHTKD1*
HNPP	*KARS*	CMT 2U	*MARS*
HMSN?	*HARS*	CMT 2V	*NAGLU*
HMSN?	*BAG3*	CMT 2W	*HARS*
CMT4		CMT 2Y	*VCP*
CMT 4A	*GDAP1*	CMT 2CC	*NEFH*
CMT 4B1	*MTMR2*	CMT 2DD	*ATP1A1*
CMT 4B2	*SBF2*	CMT 2FF	*CADM3*
CMT 4B3	*SBF1*	CMT 2GG	*GBF1*
CMT 4C	*SH3TC2*	CMT 2HH	*JAG1*
CMT 4D	*NDRG1*	CMT 2II	*SLC12A6*
CMT 4E	*EGR2*	CMT2?	*TFG*
CMT 4F	*PERIAXIN*	CMT2?	*DGAT2*
CMT 4G (RUSSE)	*HK1*	CMT2?	*MME*
CMT 4H	*FGD4*	CMT2?	*DHX9*
CMT 4J	*FIG4*	CMT2?	Deleção *4p*
CMT 4K	*SURF1*	CMT2-*like*	*BSCL2*
CMTI		CFDEOM3	*TUBB3*
Dominante		Giant ax 2	*DCAF8*
CMT-DIA	*GBF1*	HMSN?	*BAG3*
CMT-DIB	*DNM2*	HMSN?	*SLC12A6*
CMT-DIC	*YARS*	HMSN?	*SPTLC3*
CMT-DID	*P0*	HMSN?	*POLR3B*
CMT-DIE	*INF2*		
CMT-DIF	*GNB4*		
CMT-DIG	*NEFL*		
CMT-DI?	*CLOR194*	**AR-CMT2**	
CMT-DI?	*EBP50*	AR-CMT 2A(B1)	*Lamin A/C*
CMT-DI?	*SARS1*	AR-CMT 2A2B	*MFN2*
CMT-1C	*LITAF*	AR-CMT 2B2	*PNPK*
CMT-2E	*NEFL*	AR-CMT 2EE	*MPV17*
CMT?	*RAB40B*	AR-CMT 2F	*HSPB1*
		AR-CMT 2H	*8q21*

(continua)

Tabela 200.1 Neuropatia hereditária sensitivo-motora. (*Continuação*)

CMTI		AR-CMT2	
HIPOMIEL	*ARHGEF10*	AR-CMT 2K	*GDAP1*
PN?	*NOTCH2NLC*	AR-CMT 2P	*LRSAM1*
Recessivo		AR-CMT 2R	*TRIM2*
CMT RIA	*GDAP1*	AR-CMT 2S	*IGHMBP2*
CMT RIB	*KARS*	AR-CMT 2T	*MME*
CMT RIC	*PLEKHG5*	AR-CMT 2X	*SPG11*
CMT RID	*COX6A1*	AR-CMT 2?	*AHNAK2*
Ligado ao X		AR-CMT 2?	*EGR2*
CMT X1	*GJB1*	AR-CMT 2?	*HSJ1/DNAJB2*
CMT X2	*Xp221.2*	AR-CMT 2?	*MCM3AP*
CMT X3	*Xq27*	AR-CMT 2?	*MYO9B*
CMT X4	*AIFM1*	AR-CMT 2?	*NRG1*
CMT X5	*PRPS1*	AR-CMT 2?	*SORD*
CMT X6	*PDK3*	AR-CMT 2?	*PRPH*
PN + Surdez	*Xq26*	AR-CMT 2?	*SACS*

AR: autossômico recessivo; CMT: doença de Charcot-Marie-Tooth; HMSN: neuropatia sensitiva e motora hereditária; HNPP: neuropatia hereditária com propensão à paralisia por pressão; PN: polineuropatia.

Tabela 200.2 Neuropatia hereditária sensitiva (NHS) e neuropatia hereditária motora (NHM).

NHS		NHM	
HSN IA	*SPTLC1 (AD)*	CMT 2A2	*MFN2*
HSN IC	*SPTLC2 (AD)*	CMT 2B	*RAB7*
HSN IB	*3q25 (AD)*	CMT 2C	*TRPV4*
HSN ID	*ATL1 (AD)*	CMT 2D	*GARS*
HSN IE	*DNMT1 (AD)*	CMT 2E	*NEFL*
HSN IF	*ATL3 (AD)*	CMT 2F**	*HSPB1*
HSN IIA	*WNK1/HSN2 (AR)*	CMT 2G	*Ver CMT 2P*
HSN IIB	*FAM134B (AR)*	CMT 2I	*P0*
HSN IIC	*ATSV (KIF1A) (AR)*	CMT 2J	*P0*
HSN IID	*SCN9A (AR)*	CMT 2K	*GDAP1*
HSN III	*IKBKAP (ELP1) (AR)*	CMT 2L	*HSPB8*
HSN IV	*NTRK2 (AR)*	CMT 2M	*DNM2*
HSN V	*NGF-β (AR)*	CMT 2N	*AARS*
HSN VI	*Dystonin (AR)*	CMT 2O	*DYNC1H1*
HSN VII	*SCN11A (AD)*	CMT 2P	*LARSAM*
HSN VIII	*PRDM12 (AR)*	CMT 2Q	*DHTKD1*
HSN IX	*TECPR2 (AD)*	CMT 2U	*MARS*
Insensibilidade à dor	*ZFHX2 (AD)*	CMT 2V	*NAGLU*
Ausência congênita de dor	*CLTCL1 (AR)*		
Eritromelalgia	*SCN9A (AD)*		
Eritromelalgia	*NMNAT2 (AR)*		
Neuropatia atáxica	*PLD3 (AD)*		

AD: autossômico dominante; AR: autossômico recessivo.

útil na prática clínica. Nesse sistema, CMT1 indica os casos desmielinizantes e de herança autossômica dominante, CMT2 os casos axonais de herança autossômica dominante, CMT4 os casos desmielinizantes de herança autossômica recessiva, CMT2-AR os casos axonais de herança autossômica recessiva, CMTX os casos de herança ligada ao X e CMTI os casos de velocidade de condução intermediária. A seguir, acrescenta-se uma letra que corresponde ao gene. Por exemplo, CMT1A indica os casos de CMT1 causados pela duplicação do gene *PMP22*. No caso das NHMds e NHS, simplesmente acrescenta-se um número que identificará o gene acometido (Tabela 200.1).

QUADRO CLÍNICO

A grande maioria das neuropatias hereditárias se inicia nos primeiros 20 anos de vida, embora existam formas cujo início se dá na idade adulta e mesmo em idade avançada, tal com o acontece com o gene *MME*.

Muitas vezes a primeira alteração é a presença de *pes cavus*, que podem estar presentes já nos primeiros 2 anos de vida e justificam a ida ao ortopedista. Na maioria dos casos, no entanto, a queixa inicial é dificuldade progressiva para correr, para andar e a ocorrência de quedas frequentes. Essas alterações são em geral sucessivas. Um pouco mais tarde surge dificuldade para a realização de movimentos finos com as mãos, e a seguir vão se instalando fraqueza e atrofia da musculatura intrínseca. Embora os pacientes não se queixem enfaticamente, alterações sensitivas são sempre detectadas no exame neurológico e no estudo da condução. Algumas vezes ataxia sensitiva pode ser um fator limitante. Os reflexos profundos estão diminuídos ou ausentes, e, na maioria dos casos, não há evidência de comprometimento do sistema nervoso central. Alterações ósseas são comuns, incluindo pés cavos, dedo em martelo, mão em garra, escoliose (*MFN2*, *TRPV4*, *GDAP1* etc.) e anormalidades da caixa torácica.

A síndrome de Dejerine-Sottas se caracteriza por ser um quadro grave, de início precoce, com atraso na aquisição da marcha e arreflexia generalizada. A maioria dos pacientes perde a marcha alguns anos após a sua aquisição. Devido à sua gravidade e à normalidade dos pais, era entendida como uma doença de herança autossômica recessiva. Sabe-se hoje, no entanto, que a maioria desses pacientes tem mutação *de novo*, autossômica dominante. Devido à gravidade do quadro, não conseguem passar a doença para as próximas gerações. Nas descrições originais, o termo "Dejerine-Sottas" se restringia aos casos com disfunção da mielina e velocidade de condução menor que 10 ou 15 m/s. Atualmente, alguns autores expandiram o uso, baseando-se apenas no quadro clínico, incluindo tanto casos clínicos como axonais.

O mesmo aconteceu com a chamada "neuropatia hipomielinizante congênita", termo que se referia a casos cuja manifestação estava presente já ao nascimento ou se iniciava logo após o nascimento, sendo o principal diagnóstico diferencial a amiotrofia espinhal do tipo 1. Nos dias atuais, a maioria dos autores considera a existência de um grupo de neuropatias congênitas, tanto de origem axonal como mielínica. Em geral esses quadros são muito graves.

A neuropatia hereditária com predisposição à paralisia por pressão (HNPP) caracteriza-se pelo aparecimento de mononeuropatias desencadeadas por traumas em geral leves, tais como cruzar a perna e apoiar o cotovelo. Essas manifestações costumam ser transitórias e decorrem de bloqueio transitório da condução. No entanto, com o tempo pode se instalar degeneração axonal e haver perda funcional definitiva.

No grupo de neuropatias complexas, um quadro semelhante ao da CMT se associa a múltiplas outras manifestações, tais como síndrome cerebelar, paraparesia espástica, outras manifestações do SNC (síndrome de Anderman), comprometimento renal (INF2), neuromiotonia (HINT1).

No grupo das NHMds, a principal manifestação é a fraqueza distal sem alteração sensitiva. Clinicamente, são muito parecidos com a CMT clássica. No entanto, três subgrupos apresentam fenótipo distinto: pelo menos dois genes podem comprometer inicialmente os membros superiores (*BSCL2* e *GARS*), dois outros genes podem estar associados à paralisia de corda vocal (*TRPV4* e *DCTN1*) e, em pelo menos quatro situações, pode haver comprometimento do trato corticoespinhal (*BSCL2*, *HSPB1*, *SETX*, *DCTN1*).

As NHSs apresentam variabilidade clínica mais complexa. Em algumas, predomina o comprometimento das fibras finas (*SPTLC1* e *SPTLC2*), em outras há comprometimento tanto das fibras finas com o das fibras grossas (*ATL1*, *DNMT1*, *WNK1*), em outras, ainda, predomina o comprometimento das fibras grossas (*FLVCR1*, *RNF170*, *PLD3*). Em algumas, há acentuada disautonomia (*PRDM12*, *NGF-β*, *TECPR2*). Dor pode ser a manifestação predominante de outras mutações (*SCN9A*, *NMNAT2*) (Tabela 200.2).

ASPECTOS GENÉTICOS E DIAGNÓSTICO MOLECULAR

Mais de 100 genes foram, até o momento, implicados com a CMT, mas 4 deles respondem pela maioria dos casos: *CMT1A/HNPP*, *CMTX1*, *P0* e *MFN2*.

A *CMT1A* resulta da duplicação do gene *PMP22*, sendo responsável por 50 a 70% das neuropatias mielínicas e 40 a 50% de todas as neuropatias hereditárias. A proteína PMP22 é um importante componente da mielina do sistema nervoso periférico. A neuropatia em geral se inicia na primeira década de vida e, muito raramente, depois da terceira década. Costuma ter progressão lenta, podendo piorar na gravidez e na presença de diabetes. A velocidade de condução motora nos membros superiores varia de 5 a 34 m/s, embora exceções possam ocorrer.

Mutações no gene *GJB1*, codificando a proteína conexina 32, causam a CMTX1 – doença ligada ao X que é, em geral, muito mais grave nos homens, tendo um padrão desmielinizante/intermediário e não uniforme (25 a 35 m/s), do que nas mulheres, em que o padrão é sugestivo de lesão axonal. Outra característica clínica importante desses pacientes é o comprometimento preferencial da região tênar em relação à região hipotênar. Alguns pacientes podem apresentar episódios semelhante a acidente vascular cerebral (AVC) e encefalopatia transitória em altitudes elevadas. O quadro costuma progredir de maneira lenta, mas o comprometimento pode ser intenso em idades mais avançadas.

Alterações no gene *P0* estão associadas a vários tipos de neuropatia. A CMT1B é uma neuropatia desmielinizante que pode se manifestar como a síndrome de Dejerine-Sottas, uma neuropatia grave e de início precoce. Tremor pode ser uma manifestação importante (síndrome de Roussy Levy). Existem, ainda, uma forma mielínica de início adulto, que se associa à surdez e à pupila de Adie, e uma forma com velocidade de condução intermediária. Pelo menos duas formas axonais são reconhecidas. A CMT 2I tem início tardio, e a CMT 2J, perda auditiva e anormalidades pupilares. Tosse pode estar presente. Por fim, há a descrição de uma forma desmielinizante responsiva ao tratamento com corticosteroides.

Entre as formas puramente axonais, a CMT 2A2 corresponde de 8 a 32% dos probandos. A maioria desses pacientes tem herança dominante, mas, em cerca de 10%, a herança é recessiva. Aqui também há uma grande variabilidade fenotípica. Pode haver síndrome piramidal (HMSN V), atrofia óptica (HMSN VI), neuropatia axonal precoce e grave (SEOAN), alteração cognitiva, neuropatia sensitiva com anidrose e uma síndrome lipodistrófica.

Entre as formas recentemente descritas, merece atenção a AR-CMT2 devido às mutações no gene *SORD*. A grande maioria dos pacientes é homozigota ou heterozigota composta para a mutação c.757 delG. A prevalência estimada dessa forma de CMT é de 1/100.000, talvez a mais frequente das CMTs recessivas. A doença leva a uma disfunção na via do sorbitol, e uma tentativa de tratamento já está em andamento.

A investigação molecular desse grupo extremamente heterogêneo de doenças é hoje simplificada pela disponibilidade das técnicas de sequenciamento de nova geração (NGS). Uma vez que a CMT 1A é responsável por cerca de 50 a 70% dos casos desmielinizantes, provavelmente ainda é válido investigar a presença dessa mutação nos casos desmielinizantes de herança autossômica dominante ou esporádica. Os pacientes com neuropatia desmielinizante duplicação negativa e as formas axonais devem ser investigados por NGS, quer pelo exoma, quer por painéis direcionados. A efetividade diagnóstica das formas mielínicas aproxima-se hoje dos 100%, enquanto das formas axonais a positividade está em torno de 50%.

CHARCOT-MARIE-TOOTH: TRATAMENTO CURATIVO

Não há ainda nenhum tratamento efetivo para esse grupo de neuropatias. Há, no entanto, muitos estudos avaliando diferentes formas de terapia gênica para diversos grupos de CMT, utilizando tanto vetores virais como não virais, tanto doença específica como substratos comuns a diversas neuropatias/vias. Alternativamente, pequenas moléculas ou substratos metabólicos poderão ser úteis em situações específicas. A expectativa é grande, embora nenhuma solução definitiva tenha ainda sido relatada.

201

Doenças Cerebrovasculares: Aspectos Genéticos

Helena Fussiger • Viviane Maria Vedana

As doenças cerebrovasculares (DCVs) atingem cerca de 12,2 milhões de pessoas por ano em todo o mundo, com prevalência de 101 milhões.[1] No Brasil, representam a segunda causa de mortalidade e a principal causa de incapacidade.[2] Na maior parte das vezes, a etiologia é multifatorial, levando em consideração a associação de fatores genéticos e ambientais. Em aproximadamente de 1 a 5% dos casos,[3] as DCVs podem ter como principal causa desordens monogênicas.

Nesse grupo de doenças, é possível encontrar padrões de herança autossômica dominante, autossômica recessiva, ligada ao X e mitocondrial. Podem apresentar-se tanto como acidente vascular cerebral (AVC) isquêmico quanto hemorrágico e acometer vasos de pequeno, médio e/ou grande calibres. A presença de história familiar positiva, idade de início precoce, características típicas de neuroimagem, consanguinidade, características extracerebrais/sistêmicas, fenótipo clínico característico de alguma doença mendeliana específica e investigação negativa para outras causas clássicas de DCV podem sugerir fortemente um diagnóstico genético específico em pacientes com DCVs.

O objetivo deste capítulo é revisar as principais causas monogênicas das DCVs. As enfermidades serão caracterizadas quanto a seus achados clínicos e de neuroimagem, estratificando-as conforme o calibre dos vasos acometidos (doenças de pequenos vasos e de pequenos e grandes vasos), estados pró-trombóticos, isquemias metabólicas, e malformações vasculares cerebrais. Propõe-se, então, uma estratégia para a identificação etiológica das doenças genéticas e uma orientação para a realização de exames moleculares específicos para a sua confirmação bem como manejo e aconselhamento genético.

DOENÇA CEREBRAL DE PEQUENOS VASOS CADASIL

Desde 1977, famílias foram descritas com uma forma de arteriopatia não aterosclerótica e não amiloidótica, de herança autossômica dominante, causando isquemias subcorticais recorrentes e demência, mas apenas em 1993 Tournier-Lasserve et al.[4] sugeriram o acrônimo CADASIL (*cerebral autossomal dominant arteriopathy with subcortical infarct and leucoencephalopathy*).

Entre as doenças cerebrais de pequenos vasos, essa é a mais comum, sendo causada, em mais de 95% dos casos, por variantes no gene *NOTCH3* (*notch receptor* 3) situado no cromossomo 19p13.13 (OMIM #125310). As variantes causadoras de doença alteram o número de resíduos de cisteína em um dos domínios em um dos domínios da EGFR (receptor do fator de crescimento epidérmico) da proteína. A prevalência mínima é estimada em 2-5:100.000, porém varia nas diferentes populações. Em geral, variantes nos domínios de 1 a 6 predispõem a um início mais precoce da doença com fenótipo clássico e aparentemente de penetrância completa. Já variantes nos domínios de 7 a 34 têm prevalência alta na população, com apresentações mais brandas ou até mesmo de forma assintomática. Mutações *de novo* podem ocorrer, mas são raras.

A patogênese exata da doença ainda não foi elucidada, mas os achados histopatológicos mostram deposição de material granular osmofílico (GOM), basofílico e PAS-positivo, adjacente à membrana basal das células musculares lisas das arteríolas, degeneração granular da túnica média e posterior perda dessas células. Diz-se que o principal componente do GOM é o ectodomínio do *NOTCH3*, mas se acredita que outras proteínas também estejam associadas, mantendo um papel importante no mecanismo da doença. O diagnóstico definitivo só pode ser realizado após confirmação molecular.

As principais características clínicas são: migrânea, na maior parte das vezes com aura (84%), começando em torno dos 30 anos (sintoma inicial em 41%), podendo ser a única manifestação em 12,1% e presente em 55 a 75% dos casos; ataques isquêmicos transitórios (AITs) e infartos subcorticais, ocorrendo em 85% dos casos, iniciando em média entre 45 e 50 anos (mas com grande oscilação), com clínica típica de infartos lacunares (também de nervo óptico e retina), que, de acordo com a carga lesional, causam distúrbios de marcha, afeto pseudobulbar, incontinência urinária e alterações cognitivas.

Além dessas características clínicas, é possível identificar: quadro demencial, que pode começar de modo precoce (35 anos) e que está presente em 75% dos pacientes, em geral começando com envolvimento de funções executivas, velocidade de processamento de informações e fluência verbal, mas, depois, a memória, de forma progressiva e/ou em degraus; e distúrbios psiquiátricos, que são observados em 20 a 41% dos casos, apresentando-se em especial com apatia e depressão maior, mas também com transtorno de humor bipolar, psicose, distúrbios de personalidade e abuso de drogas. Ademais, outras apresentações como crises epilépticas (10%), encefalopatia aguda e acometimento medular já foram descritas. Por outro lado, manifestações extraneurológicas, como cardíacas e renais, além de acometimento de nervos periféricos e músculo esquelético, não estão bem estabelecidas.

No maior estudo sobre história natural do CADASIL, de 2004, foi visto que a principal causa de morte era pneumonia (mas com percentual significativo de morte súbita), ocorrendo em torno dos 64 anos nos homens e 70 anos nas mulheres. Em média, aos 64 anos, os pacientes estão acamados.[5]

A ressonância magnética (RM) cerebral é caracterizada por hiperintensidades nos polos temporais (sensibilidade e especificidade em torno de 90%), cápsula externa (sensibilidade também de 90%, mas especificidade de 50%) e giro frontal superior (Figura 201.1). Com a evolução da doença, as hiperintensidades tornam-se mais difusas. Também pode

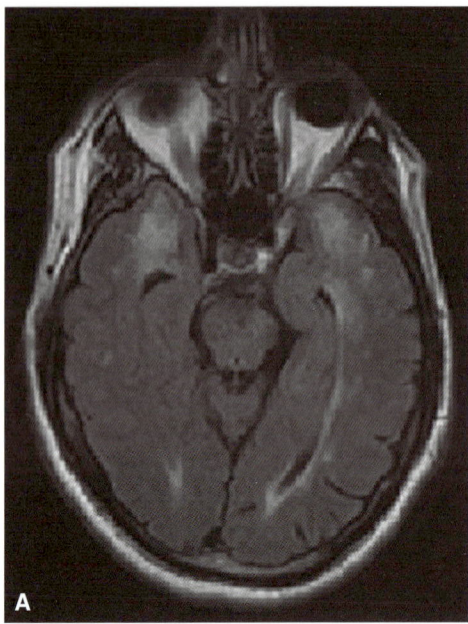
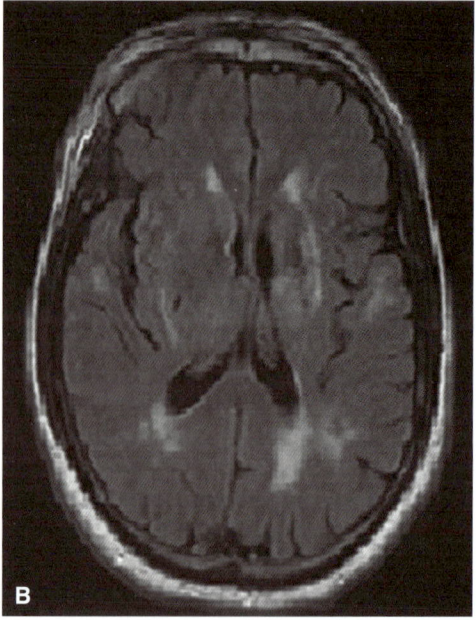

Figura 201.1 Ressonância magnética de crânio, na sequência FLAIR, mostrando os locais iniciais do acometimento da substância branca: polos temporais (**A**) e posteriormente cápsula externa (**B**).

ocorrer o acometimento de corpo caloso. Microssangramentos, em especial no tálamo, são observados em 30 a 70% dos casos. Espaços perivasculares aumentados também são comuns. Essas alterações radiológicas podem ser encontradas em indivíduos pré-sintomáticos em torno dos 20 a 30 anos.

Como ainda não existe um tratamento específico para CADASIL, o recomendado é que os pacientes sejam manejados de maneira regular para DCVs. O uso de antiplaquetários, anticoagulantes ou estatinas não é cientificamente embasado, assim como a trombólise endovenosa. Atualmente, a indicação dessas terapias ocorre na evidência de condição concomitante que justifique o uso desses tratamentos.

Apesar do suposto risco aumentado de hemorragia intraparenquimatosa com o uso de ativador do plasminogênio tecidual (tPA), em decorrência dos microssangramentos encontrados com frequência nesses pacientes, a trombólise deve ser realizada quando os critérios para tal são atingidos. A trombectomia mecânica não é de grande valia, tendo em vista que a doença é de pequenos vasos.

Com relação ao tratamento da migrânea, existe preocupação com o uso de triptanos e derivados do *ergot*, por causarem algum grau de vasoconstrição. Há cautela com amitriptilina, betabloqueadores, flunarizina e topiramato por possivelmente piorarem o humor e os sintomas cognitivos. Para tal quadro, boas opções seriam acetazolamida e inibidores seletivos da recaptação de serotonina, mas esses últimos já foram associados a aumento no risco de AVCs isquêmicos e hemorrágicos. Fora esses, o tratamento psiquiátrico deve seguir as práticas da população geral.

Não há resultados robustos no que diz respeito ao tratamento da demência. Terapias emergentes incluem medicação que possa silenciar o NOTCH3, tendo em vista a provável patogênese tóxica da mutação, com moléculas inibitórias de RNA e NOTCH3 *exon skipping*. Existem também estudos em andamento com adrenomedulina, que possui ação angiogênica, vasodilatadora, anti-inflamatória e antioxidante. Dessa maneira, a hipótese é que essa substância tenha um efeito protetor e restaurador da unidade oligovascular.

CARASIL

CARASIL é uma arteriopatia cerebral autossômica recessiva, associada a uma mutação no gene *HTRA1* (*high temperature requirement serine peptidase* A1), localizado no cromossomo 10q25 (OMIM #600142). A família das proteínas HTRA funciona como chaperonas e serinoproteases, além de diminuir a sinalização do fator transformador do crescimento beta (TGF-beta). Dessa maneira, em sua perda de função, há acúmulo de fibronectina e versican na íntima das pequenas artérias cerebrais.

A prevalência não é conhecida, No entanto, como um haplótipo fundador não foi encontrado, acredita-se que mais casos devam ser descobertos. Não existem dados robustos sobre penetrância, porcentagem de mutações *de novo* e expressividade.

A histopatologia é caracterizada por: desmielinização difusa e focal, poupando fibras em U; múltiplos pequenos focos de fragilidade perivascular na substância branca e núcleos da base e arteriosclerose severa, com espessamento intimal, deposição de fibras colágenas densas, perda de células musculares lisas e degeneração hialina da média, em pequenas artérias meníngeas e longas artérias da substância branca.

Os principais achados clínicos são AVCs isquêmicos recorrentes, declínio cognitivo e achados de neuroimagem com hiperintensidades confluentes de substância branca, poupando fibras em U, que também podem ser encontradas nos polos temporais e na cápsula externa.

A idade média de início da encefalopatia é de 32 anos (entre 20 e 50 anos); AVCs lacunares ocorrem em 23% dos pacientes antes dos 40 anos, ocasionando uma deterioração do tipo *stepwise*. O segundo sintoma mais comum é o declínio cognitivo, iniciando em torno dos 35 anos. Outros achados comuns são alterações de humor (depressão e irritabilidade), afeto pseudobulbar, sinais de liberação piramidal (causando distúrbio de marcha por espasticidade) e incontinência urinária.

Onodera et al.[6] revisaram os achados de RM em sete pacientes com diagnóstico de CARASIL. Encontraram que, de modo precoce, os principais achados são hiperintensidades em cápsula externa e substância branca do lobo frontal, que começam acometendo a região periventricular e estendem-se para justacortical, poupando fibras em U.

Com o passar do tempo, ocorre também envolvimento de polo temporal, núcleos da base, lobo occipital e parietal. Acometimento de ponte e pedúnculos cerebelares médios (por envolvimento do trato pontocerebelar) formam o sinal do arco (*arc sign*). Microssangramentos foram observados no córtex cerebral e substância branca em alguns dos pacientes. A carga lesional foi associada à progressão dos sintomas.

Dentre os achados extraneurológicos, o sinal inicial mais comum é a alopecia, começando na adolescência ou durante a terceira década de vida. Dor lombar em decorrência de espondilose e degeneração discal cervical e toracolombar também são comuns, começando em média aos 25 anos. Outros achados incluem ceratose, úlceras, xerodermia e nevos pigmentares.

O tratamento consiste em aconselhamento genético, fisioterapia, medicações como baclofeno e tizanidina para espasticidade, acompanhamento psiquiátrico, monitorização dos microssangramentos e RM de coluna para avaliar degeneração lombar e cervical (com indicação de encaminhamento para tratamento ortopédico se necessário). Uso de antiplaquetários e anti-hipertensivos é recomendado, mas não há evidências de eficácia. Deve-se evitar tabagismo e dieta rica em sódio.

Mutações heterozigotas no gene *HTRA1*

Apesar da clássica descrição das mutações bialélicas no gene *HTRA1*, causando o fenótipo CARASIL, anteriormente descrito, Verdura et al.[7] publicaram pela primeira vez casos de início tardio de doença cerebral de pequenos vasos, com herança autossômica dominante, causados por mutações em heterozigose no *HTRA1*. Di Donato et al.[8] encontraram tal alteração em 3,5% dos casos de pacientes que já haviam sido testados para mutações no gene *NOTCH3* e foram negativos.

As principais características clínicas desses pacientes são: início de quadro demencial pré-senil, começando tipicamente com sinais e sintomas subcorticais (média 61,3 anos ± 4,2 desvios-padrão [DP]); AITs e infartos subcorticais; distúrbios de marcha (que podem incluir ataxia, parkinsonismo e piramidalismo); e leucoaraiose na RM. Os sintomas ocorrem mais tardiamente do que observado na CARASIL, e as características extraneurológicas típicas da forma recessiva não são observadas.

O padrão de imagem encontrado na RM é caracterizado por hiperintensidades em T2/FLAIR de substância branca profunda e periventricular, incluindo cápsulas interna e externa, mas sem acometimento de polo temporal. Espaços perivasculares aumentados, microssangramentos e acometimento de corpo caloso foram observados em alguns pacientes.

Tendo em vista a raridade, bem como se considerando a recente descrição dessa enfermidade, prevalência, penetrância, expressividade, fisiopatogenia e tratamento ainda não foram bem relatados.

CARASAL

Bugiani et al.[9] descreveram os achados clínicos de imagem e moleculares de duas famílias holandesas com leucoencefalopatia de início adulto, de herança autossômica dominante, e padrões semelhantes de achados na RM (alteração de sinal periventricular frontoparietal, poupando polo temporal, e,

em substância branca profunda, cápsulas interna e externa e tronco cerebral, isoladas no início e confluentes após, com presença também de microssangramentos). O quadro clínico foi caracterizado por migrânea com aura, distúrbio de marcha (instabilidade ou espasticidade), AVCs isquêmicos e hemorrágicos e alterações cognitivas leves (de atenção e/ou memória), iniciando entre a terceira e quinta décadas de vida.

Esses sintomas não estavam presentes em todos os pacientes (expressividade variável). Alguns apresentavam hipertensão de difícil controle e queixas inespecíficas de xerostomia, xeroftalmia e cãibras (estas em apenas uma das famílias). O gene associado à afecção foi o *CTSA*, localizado no cromossomo 20q13.12, que codifica a catepsina A (encontrada principalmente em lisossomos, estabilizando o complexo multienzimático com a betagalactosidase e neuroaminidase-1), motivo do acrônimo sugerido para a doença: CARASAL (*cathepsin-A-related arteriopathy with strokes and leukoencephalopathy*).

Na histopatologia não foram encontrados achados sugestivos de outras doenças cerebrais de pequenos vasos já descritas. Porém foi identificada diminuição de mielina, astrogliose, densidade oligodendrocítica preservada e espessamento fibrótico distal de arteríolas, assimétrico, com perda de células musculares lisas e oclusão quase total luminal. Não há tratamento específico.

COL4A1 e COL4A2

As mutações nos genes *COL4A1* e *COL4A2* (ambos no *locus* 13q34) estão associadas à redução da integridade da membrana basal vascular, pois esses codificam duas das cadeias homólogas do colágeno tipo IV (OMIM #611773). A herança é autossômica dominante e a maioria das mutações é de ponto, em especial do tipo *missense*, detectáveis por meio do sequenciamento dos genes em questão.

A penetrância e a severidade dos quadros clínicos são variáveis, com grande variabilidade fenotípica intra e interfamiliar, sendo que essas diferenças estão associadas a distintas mutações. A porcentagem de mutações *de novo* é prevista como alta (pelo menos 27%).

Os fenótipos associados a mutações no gene *COL4A1* podem ser divididos em porencefalia familiar autossômica dominante, doença cerebral de pequenos vasos com hemorragia autossômica dominante, síndrome de angiopatia hereditária com nefropatia, aneurismas e cãibras musculares (HANAC), tortuosidade de artérias retinianas e catarata congênita autossômica dominante.

A primeira manifestação clínica relacionada a mutações no *COL4A1* e, até o momento, a mais associada às alterações nesses genes é a porencefalia, podendo ocorrer tanto no período pré-natal quanto neonatal, em decorrência de hemorragia da matriz germinativa. Clinicamente, apresenta-se com hemiplegia/paresia, déficit cognitivo e crises convulsivas. Quando extensa e bilateral, pode lembrar hidranencefalia.

Lanfranconi e Markus[10] fizeram uma revisão dos casos de mutações *COL4A1*, focando na doença cerebral de pequenos vasos – tomando por base os estudos publicados até então. Os principais achados clínicos neurológicos foram AVCs, ocorrendo em 17,3% em média aos 36 anos (DP 12,9), mais frequentemente hemorrágicos e subcorticais (mais precoces e recorrentes), mas também isquêmicos lacunares; migrânea, com ou sem aura, em 19% dos casos;

história de hemiparesia ao nascimento ou no primeiro ano de vida em 34%; 21% tinham história de crise epiléptica, mas com relatos de crises febris ou relacionadas a hematoma cerebral intraparenquimatoso.

Atraso de desenvolvimento e depressão foram observados em uma minoria dos pacientes e nenhum teve diagnóstico de demência. Já as manifestações extraneurológicas, mais raras nos casos de doença cerebral de pequenos vasos, incluíam envolvimento ocular (catarata, tortuosidade vascular retiniana, hemorragia retiniana e anomalias de Anxfeld-Riger); nefropatia com hematúria e cistos renais bilaterais. Aumento sérico de creatinofosfoquinase (CPK), com ou sem cãibras musculares, arritmias supraventriculares e prolapso de válvula mitral já foram relatados.

O nome HANAC é um acrônimo para *hereditary angiopathy with nephropathy, aneurysm and muscle cramps*. Nesses casos, as manifestações renais (hematúria micro e macroscópica e cistos renais), tortuosidade arteriolar retiniana bilateral, fenômeno de Raynaud, aumento de CPK e cãibras musculares são observados com frequência. Aneurismas isolados ou múltiplos de sifão carotídeo (sem ruptura) e alterações de substância branca (assintomáticas) estão também presentes.

Mutações no gene *COL4A2* podem causar quadros clínicos cerebrais muito semelhantes. Porém os achados extraneurológicos são muito variáveis.

A RM, por sua vez, é caracterizada por hiperintensidades bilaterais, confluentes, periventriculares, poupando polos temporais, com infartos lacunares (13,5%) e espaços perivasculares aumentados (19%), além de microssangramentos (substância branca profunda, núcleos da base, tronco e cerebelo). A patologia é caracterizada por: espessamento, multilaminação e ruptura da membrana basal.

Terapia antiplaquetária e anticoagulante não é recomendada, assim como trombólise endovenosa. Atividades com alto risco de traumatismo craniano ou exercícios físicos excessivos ou prolongados devem ser evitados. Em caso de fetos com variante em *COL4A1/2* confirmada, optar por parto cesáreo. O acompanhamento consiste em neuroimagem vascular intracraniana e cervical, ecocardiografia, avaliação oftalmológica com aferição de pressão intraocular, ecografia de vias urinárias e CPK. *Screening* de familiares em risco é recomendado.

Variantes na região 3' UTR do gene *COL4A1*, acometendo o sítio de ligação do miR-29, levam a um fenótipo de microangiopatia com leucoencefalopatia pontina autossômica dominante (PADMAL). Apresenta-se como AVCs isquêmicos de repetição em ponte e lacunares com quadro demencial associado.

Vasculopatia retiniana com leucodistrofia cerebral – achados sistêmicos

O espectro de doenças tendo por base os achados sistêmicos da vasculopatia retiniana com leucodistrofia cerebral (RVCL-S) foi associado a mutações no gene *TREX1*, localizado no cromossomo 3p21, especificamente do tipo *frameshift* levando a um códon prematuro de parada na região C-terminal (OMIM #192315). Nesse tipo específico de mutação, não há danos na função enzimática da proteína, mas sim na formação dos complexos SET, resultando na falência da morte celular mediada pela granzima A (que pertence à família das serinoproteases), e na falta do direcionamento perinuclear do *TREX1*, o que pode causar dano endotelial.

O padrão de herança é autossômico dominante, a penetrância parece ser alta e acredita-se que mutações *de novo* possam ocorrer, apesar de não haver registros. A prevalência não é conhecida.

No início, as diferentes manifestações clínicas foram descritas como entidades diferentes: CRV (vasculopatia cerebrorretiniana), HVR (vasculopatia retiniana hereditária) e HERNS (endoteliopatia, retinopatia, nefropatia e AVCs). No entanto, posteriormente foram unificadas e denominadas "RVCL" por serem patologicamente semelhantes e terem como etiologia a mutação no gene *TREX1*.

Stam et al.[11] avaliaram 78 pacientes de 11 famílias com a mutação no *TREX1*. Revisaram, nesses termos, cinco casos descritos na literatura com intuito de criar critérios diagnósticos para RVCL. O achado clínico mais comum foi a retinopatia vascular (em 84% dos casos), seguida de manifestações de doença cerebral (81%). Anemia e doença hepática foram os achados sistêmicos mais comuns (74% e 70%, respectivamente).

Além desses, encontravam-se hipertensão, nefropatia, fenômeno de Raynaud leve e sangramento gastrointestinal. Os achados sistêmicos, como um todo, estavam presentes em 98% dos casos. Nem todos os pacientes portadores da mutação tinham os achados típicos, mas esses eram em média 8 anos mais jovens que os sintomáticos. A idade média para o diagnóstico foi de 42,9 anos.

A retinopatia vascular foi caracterizada por déficit visual progressivo, telangiectasias, microaneurismas, manchas algodonosas e, posteriormente, obliteração de capilares perifoveais e neovascularização. Na histopatologia, veem-se microinfartos e espessamento hialino das paredes arteriolares. Já no sistema nervoso central (SNC), os achados clínicos incluíram déficit neurológico focal progressivo (68%), declínio cognitivo (56%), sintomas psiquiátricos como depressão e ansiedade (42%), crises epilépticas (17%) e enxaqueca (59%).

O acometimento sistêmico apresentou-se com doença hepática (aumento leve de fosfatase alcalina e gamaglutamil transferase, hiperplasia nodular regenerativa, esteatose micro e macrovesicular, inflamação periportal e fibrose portal); nefropatia (proteinúria, elevação de creatinina, arteriosclerose renal, arteriolonefrosclerose, glomerulosclerose focal ou difusa); hipertensão, anemia normocítica e normocrômica. Osteonecrose avascular da cabeça do fêmur também já foi relatada em associação com mutações no *TREX1*.

Os critérios diagnósticos sugeridos por Stam et al.[11] são divididos em quatro maiores (retinopatia vascular; disfunção cerebral focal/difusa com os achados na RM de hiperintensidades puntiformes com realce nodular e/ou lesões extensas com realce anelar; história de herança autossômica dominante; e mutação *frameshift* no gene *TREX1*); três de suporte (calcificações na tomografia computadorizada [TC] de crânio ou hiperintensidades de substância branca sem realce; hiperplasia nodular regenerativa hepática e doença renal microvascular) e cinco possivelmente associados (anemia normo/normo; sangramento gastrointestinal microscópico, hipertensão, migrânea com ou sem aura e fenômeno de Raynaud).

Na RM, diferentes padrões são encontrados: lesões puntiformes sem realce (97%) ou com realce nodular ao gadolínio (25% dos casos) e lesões extensas com realce anelar, efeito de massa e edema perilesional (84%). As primeiras são praticamente restritas à região supratentorial, em especial periventriculares e subcorticais, poupando corpo caloso e fibras em U; podem ter restrição na difusão e estar associadas a calcificações na TC de crânio fora dos núcleos da base. As últimas são lesões extensas com efeito de massa que podem ter restrição na difusão e variar de tamanho e quantidade de edema perilesional com o tempo e com o uso de corticosteroides.

Histopatologicamente, encontraram-se necrose isquêmica fibroide da substância branca, fibrose adventícia, espessamento da parede vascular (hialinização com deposição colagenosa) e estenose luminal.

Sem abordagem específica disponível, lesões tumefativas, no entanto, podem ser tratadas com corticosteroides para redução do edema. É oportuno salientar que bavacizumabe intravítreo mostrou alguma melhora da acuidade visual e reduziu a neovascularização retiniana e a exsudação. Não há evidência para indicação de uso de antiplaquetários ou imunossupressores a longo prazo.

FOXC1 e PITX2

French et al.[12] investigaram a relação entre mutações no gene *FOXC1*, localizado no cromossomo 6p25, e DCV. Em seus estudos, encontraram evidências de que alterações na função desse gene levam à doença de substância branca cerebral, a espaços perivasculares aumentados e isquemias lacunares. Tais achados podem ser encontrados precocemente na vida (até mesmo em pacientes com 1 ano de vida), muito antes de manifestações isquêmicas clínicas.

No referido trabalho, também foram associadas mutações no gene *PITX2* à doença cerebral de pequenos vasos. Esses dois genes têm responsabilidade no desenvolvimento ocular e vascular. O padrão de herança é autossômico dominante.

Os principais achados relacionados a mutações no gene *FOXC1* são fenótipos associados a glaucoma: disgenesia de segmento anterior e anomalia de Axenfeld-Rieger (OMIM #601631).

Angiopatia amiloide cerebral

"Angiopatia amiloide" é o termo usado para descrever um grupo de doenças que se apresentam com depósitos de amiloides fibrilares na parede dos vasos corticais, principalmente artérias de pequeno e médio calibres, capilares e vasos leptomeníngeos, sem envolvimento do parênquima adjacente e sem associação com hipertensão e arteriosclerose, ocasionando elevado risco de hemorragia intraparenquimatosa, microinfartos, perda funcional neurológica e demência.

A formação dos agregados amiloides ocorre a partir do processo proteolítico de proteínas precursoras maiores. Várias proteínas humanas foram associadas à formação de amiloides fibrilares, mas a mais comum, tanto em formas esporádicas quanto hereditárias, é a deposição de peptídeos a partir da proteína precursora amiloide (APP).

Esses depósitos desencadeiam a liberação de agentes pró-inflamatórios e do sistema do complemento, causam estresse oxidativo, alteram a permeabilidade da barreira hematoencefálica, levando à toxicidade. A grande maioria dos casos é esporádica, iniciando em idosos, com um curso mais brando do que as formas familiares. Os casos hereditários,

raros e autossômicos dominantes, são subdivididos conforme a Tabela 201.1.

Os principais achados de RM são microssangramentos lobares numerosos com ou sem siderose superficial cortical, poupando cerebelo e substância branca profunda (Figura 201.2). Também ocorrem hiperintensidades subcorticais de substância branca e infartos lacunares lobares, espaços perivasculares aumentados em centros semiovais e microinfartos corticais lobares. De maneira mais discreta, atrofia cortical também é vista.

O tratamento para os quadros mencionados consiste no manejo da hipertensão para reduzir risco de hemorragia. Além disso, há contraindicação de anticoagulação em pacientes com hemorragia lobar prévia relacionada a angiopatia amiloide cerebral (AAC).

Deficiência de adenosina deaminase (*CECR1*)

Doença autoinflamatória do metabolismo das purinas, autossômica recessiva, causada por mutações *nonsense* do tipo perda de função no gene *CECR1*, descrita recentemente. Esse gene codifica a proteína ADA2 (adenosina deaminase 2), expressa principalmente em monócitos e células de linhagem mieloide, que age na regulação da sinalização de vias purinérgicas, convertendo 2'-deoxiadenosina em 2'-deoxi-inosina e tendo como função o desenvolvimento endotelial e de células hematopoéticas.

Os monócitos de pacientes com deficiência de ADA2 têm um defeito na conversão para macrófagos M2 (anti-inflamatórios), levando à prevalência dos M1 (pró-inflamatórios). As manifestações foram descritas por Zhou et al.[14] São elas: AVCs isquêmicos lacunares e AVCs hemorrágicos de início precoce, com episódios recorrentes de febre, livedo racemoso e artralgias (Figura 201.3). Além disso, hepatoesplenomegalia, hipogamaglobulinemia e poliarterite nodosa.

Navon Elkan et al.[15] descreveram pacientes com critérios de poliarterite nodosa, que foram avaliados para mutações no *CECR1*: as manifestações cutâneas eram desde livedo reticular até isquemia e necrose de extremidades; acometimento de SNC (com infartos lacunares e AVCs hemorrágicos) e de sistema nervoso periférico (SNP).

As manifestações viscerais eram principalmente gastrointestinais, seguidas de hipertensão renovascular. Mostraram também grandes diferenças na idade de início e alta variabilidade fenotípica inter e intrafamiliar. Alguns pacientes

Tabela 201.1 Angiopatia amiloide cerebral: formas genéticas

Formas	Cromossomo	Gene	Agregados	Início
Holandesa, italiana, flamenca, de Iowa e de Piedmont	21q21.3	APP	Aβ	50 anos
Britânica	13q14.2	ITM2B	ABri	45 a 50 anos
Dinamarquesa	13q14.2	ITM2B	ADan	30 anos
Islandesa	20p11.21	CST3	ACys	20 a 30 anos
Variante transtirretina	18q12.1	TTR	ATTR	*
Variante da doença priônica familiar	20p13	PRNP	PrP SC	*
Amiloidose finlandesa	9q33.2	GSN	AGel	*

*Sem descrição clínica de acidente vascular cerebral.

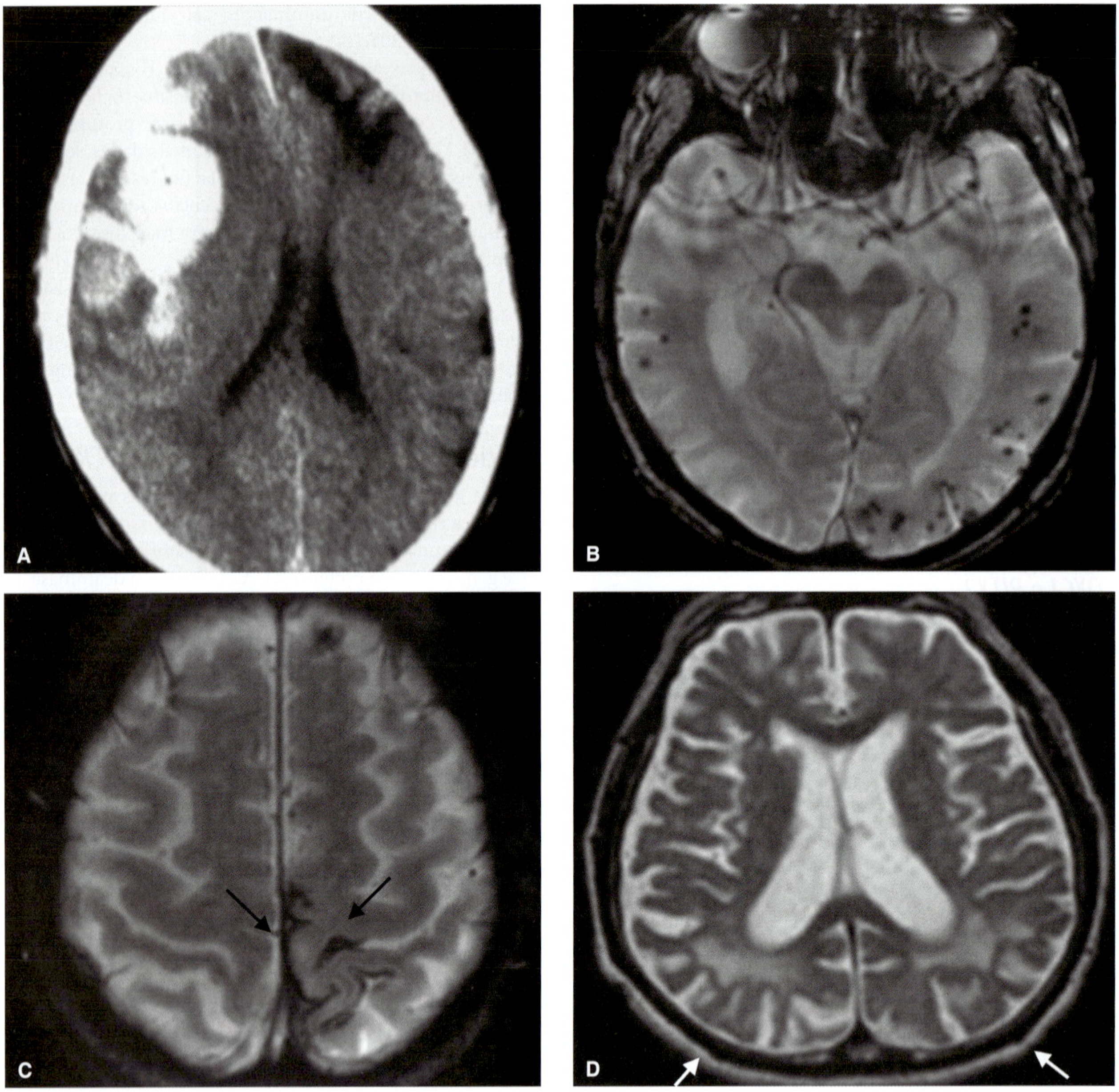

Figura 201.2 A. Tomografia computadorizada de crânio com hemorragia intraparenquimatosa. **B.** Ressonância magnética de crânio, na sequência gradiente-eco T2*, mostrando microssangramentos lobares. **C.** Ressonância magnética mostrando depósitos superficiais de hemossiderina. **D.** Ressonância magnética de crânio mostrando hipersinal de substância branca em T2.[13]

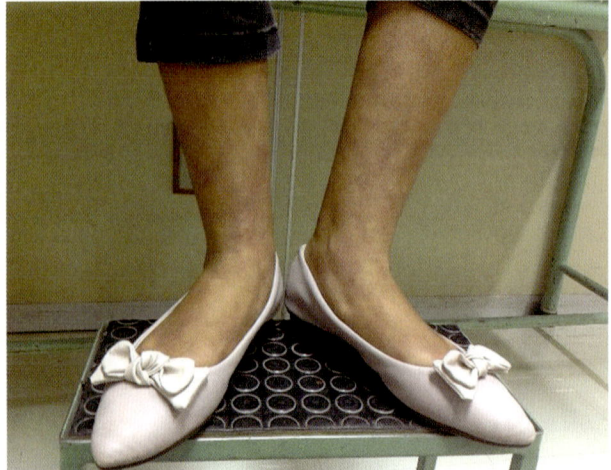

Figura 201.3 Livedo racemoso. (Imagem cedida por Dr. Fabiano Poswar.)

podem apresentar apenas imunodeficiência ou aplasia pura de células vermelhas. O aumento de marcadores inflamatórios também foi observado.

Na neuroimagem, notaram-se AVCs isquêmicos lacunares em núcleos da base e tronco cerebral, AVCs hemorrágicos também em regiões profundas. Não houve relatos de leucodistrofia.

Em relação a outros aspectos, a patologia da pele é caracterizada por vasculite necrotizante de artérias de médio calibre, vasculite leucocitoclástica não específica e paniculite.

Para os quadros evidenciados nos estudos, o tratamento consiste em terapias antifator de necrose tumoral (anti-TNF).

Em todas as DCVs monogênicas, sabe-se que os fatores de risco cardiovasculares aumentam a gravidade das doenças monogênicas cerebrovasculares. Por isso, para o diagnóstico delas, estão indicados *screening* e controle rigoroso desses fatores de risco, incluindo mudanças de estilo de vida. Esse acompanhamento deve ser anual.

DOENÇA CEREBROVASCULAR DE PEQUENOS E GRANDES VASOS

Doença de Fabry

A doença de Fabry é um erro inato do metabolismo de glicoesfingolipídeos, classificada como doença de depósito lisossomal, causada por mutações no gene *GLA*, localizado no cromossomo Xq22, ou seja, de herança ligada ao X (OMIM #301500). Essa mutação causa uma deficiência da enzima alfagalactosidase A, levando ao acúmulo de glicosilesfingolipídios, em especial do globotriosilceramida (Gb3), particularmente no endotélio vascular e nas células musculares lisas. A porcentagem de atividade enzimática está relacionada à severidade da doença, havendo grande variabilidade fenotípica inter e intrafamiliar. Sua prevalência varia de 1:40.000 a 1:117.000.

Para o diagnóstico, a atividade enzimática da α-galactosidase pode ser testada, nos homens, tanto em plasma quanto em leucócitos. Porém, a confirmação é realizada pela documentação da mutação no gene *GLA,* geralmente de ponto, mas também com descrições de variação do número de cópias.

Na forma clássica, que costuma ocorrer em homens com atividade enzimática < 1% de atividade, os sintomas iniciam na infância ou adolescência com angioceratomas, acroparestesias, hipoidrose e opacidades corneanas e lenticulares. Com a evolução da doença, há envolvimento renal (azotemia e insuficiência renal), cardíaco (insuficiência mitral, cardiomiopatia hipertrófica e alterações de condução) e neurológico.

Outros sintomas incluem dismotilidade gastrointestinal, disfunção pulmonar obstrutiva, edema de extremidades, envolvimento de VIII nervo craniano e sintomas psiquiátricos. Quadros atípicos com predominância de sintomas cardíacos e renais também são descritos. Especificamente em mulheres, a clínica é variável, dependendo da inativação do X.

Kolodny et al.[16] publicaram uma revisão sobre os eventos cerebrovasculares mais comuns na doença de Fabry. AITs e AVCs isquêmicos são os mais recorrentes, com uma incidência de 24 a 48%, o primeiro evento ocorrendo na maioria das vezes entre 20 e 50 anos.

O envolvimento pode ser tanto de pequenos quanto de grandes vasos (tanto por oclusão quanto por cardioembolismo). Não existe uma predileção por isquemias de circulação anterior ou posterior, mas a presença de dolicoectasia basilar é um achado muito importante, pois pode servir como um marcador inicial de envolvimento neurovascular e como um achado que sugere Fabry como etiologia de evento cerebrovascular em pacientes com AVC criptogênico. AVCs hemorrágicos, microssangramentos, hemorragia subaracnoide (HSA), trombose venosa cerebral e dissecções carotídeas também já foram reportados.

A RM pode mostrar o sinal pulvinar (hiperintensidade pulvinar no T1, mas presente em menos de 20% dos pacientes e não sendo patognomônico), hiperintensidades de substância branca subcortical, profunda e periventricular, isoladas, múltiplas ou confluentes, que aumentam em incidência com a idade. AVCs isquêmicos de grandes ou pequenos vasos e ectasia basilar (Figura 201.4) são sinais neurorradiológicos característicos na doença de Fabry.

O tratamento com antiplaquetários, controle de pressão arterial e uso de inibidores da ECA são medidas recomendadas para esses pacientes na prevenção de eventos

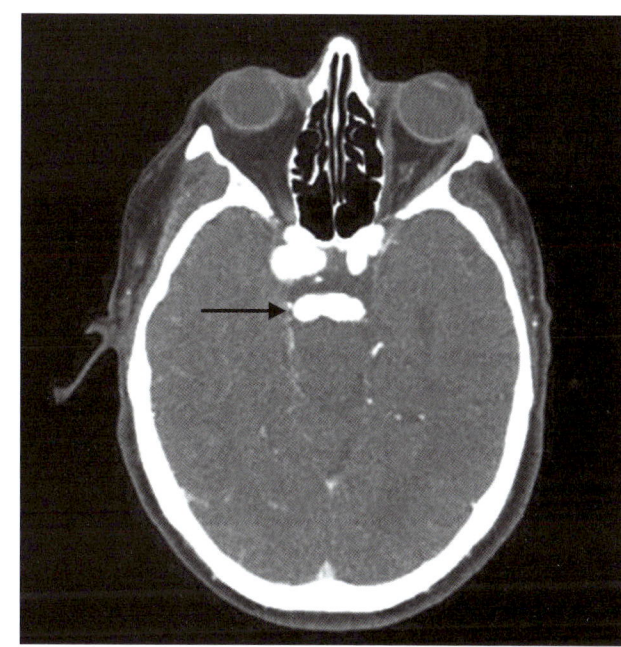

Figura 201.4 Angiotomografia intracraniana mostrando ectasia de artéria basilar.

cardiovasculares e doença renal. No entanto, existe também a terapia de reposição enzimática. Sua indicação varia de acordo com a literatura. Segundo o grupo europeu,[17] a reposição deve ser indicada antes de haver dano severo em órgãos-alvo, devendo ser evitada após esse acometimento.

Homocistinúria

A hiper-homocisteinemia é classificada em moderada, intermediária e grave: 15 a 30 μmol/ℓ, 30 a 100 μmol/ℓ e maior que 100 μmol/ℓ, respectivamente. Níveis séricos aumentados de homocisteína são um fator de risco para aterosclerose. Evidências sugerem alerta para o fato de que a hiper-homocisteinemia causa disfunção endotelial pela diminuição do vasodilatador endógeno óxido nítrico e pelo aumento do estresse oxidativo, além de ter um efeito em hipercoagulabilidade e ativação plaquetária. As causas mais comuns são defeitos enzimáticos relacionados a mutações genéticas.

A deficiência de metilenotetra-hidrofolato redutase, responsável pela conversão da homocisteína em metionina, é uma frequente causa. O achado mais associado é o polimorfismo 677C>T no gene *MTHFR*. O real papel dessa alteração na etiologia de eventos trombóticos e doença cardiovascular ainda é controverso, mas estudos recentes têm relacionado a hiper-homocisteinemia e a alteração genética no *MTHFR* com AVC isquêmico, principalmente por aterosclerose de grandes artérias e também de pequenos vasos.[17]

Já a homocistinúria clássica é uma doença metabólica hereditária, autossômica recessiva, causada por deficiência da enzima cistationa betassintase (OMIM #236200). Acarreta níveis séricos elevados de homocisteína e metionina e excreção urinária aumentada de homocistina.

O diagnóstico pode ser confirmado pela documentação da mutação bialélica no gene *CBS*, localizado no cromossomo 21. Essa enzima catalisa a condensação da homocisteína com uma serina para formar a cistationa, que, ao ser clivada, produz a cisteína. A prevalência não é corretamente determinada, mas estimada em 1:200.000 a 1:335.000, variando bastante nas diferentes populações.

O diagnóstico é baseado na dosagem total de homocisteína sérica e de aminoácidos plasmáticos: é muito sugestivo na presença de um valor sérico > 100 μmol/ℓ ou menor que esse (mas acima do valor de referência) se acompanhado de metionina alta ou *borderline*. É dividida em dois subtipos: responsivo (em geral mais brando) e não responsivo à reposição de B6 (visto por meio de teste terapêutico). Os sistemas vascular, esquelético, ocular e nervoso central podem ser acometidos, em combinação ou de maneira isolada.

A principal causa de morbidade e mortalidade nesses pacientes ocorre em função de eventos tromboembólicos. Trombose de seio venoso e AVCs isquêmicos (embólicos, aterotrombóticos ou em decorrência de dissecções) podem ocorrer, de maneira precoce ou tardia, isolada ou não, o que revela necessidade de suspeitar da doença mesmo sem as características fenotípicas clássicas.

Em relação às características extraneurológicas, essas incluem miopia e ectopia *lentis* (muito prevalentes e de início precoce), *habitus* marfanoide (geralmente altos e longilíneos), escoliose, osteoporose, aracnodactilia, pés cavos, *pectus excavatum/carinatum*, genu valgo e palato ogival. Ademais, atraso de desenvolvimento, baixo coeficiente de inteligência (QI), crises epilépticas, extrapiramidalismo (como distonia) e distúrbios psiquiátricos (personalidade, humor, psicose) também podem ocorrer.

Para os que respondem à reposição de B6, deve ser administrada uma dose de 200 mg/dia de piridoxina. Para aqueles que não respondem à substância, a reposição de B6 também deve ser realizada, mas principalmente deve ser feita uma dieta restrita em metionina.

Quando há redução de folato e de vitamina B12, indica-se reposição com 5 mg oralmente por dia e 1 mg intramuscular por mês, respectivamente. Em pacientes com baixa resposta à dieta, deve ser iniciado o tratamento com betaína (50 mg/kg 2 vezes/dia, para crianças, e 3 g 2 vezes/dia para adultos).

Anemia falciforme

A anemia falciforme relaciona-se a doenças que se manifestam em decorrência de um defeito na polimerização da hemoglobina, causando anemia hemolítica crônica, bem como eventos vasculares oclusivos que podem afetar qualquer órgão (ossos, medula, baço, cérebro, fígado, pulmões, rins e articulações) (OMIM #603908). É necessário pelo menos um alelo para hemoglobina S no gene *HBB*, localizado no cromossomo 11p15.4 (também pode ocorrer homozigose para a hemoglobina S) e outra variante patogênica no outro alelo, ou seja, herança autossômica recessiva.

Os maiores dados de prevalência para esse quadro são dos EUA, com registro de 66.000 indivíduos afetados. Globalmente, em 2010, estimaram-se 305.800 nascidos vivos.

De modo geral, a suspeita clínica ocorre na presença de edema doloroso de extremidades em crianças, episódios frequentes de dor severa sem outra etiologia, anemia inexplicada, palidez, icterícia, sepse por pneumococo ou meningococo, esplenomegalia com anemia severa e AVCs isquêmicos, em geral iniciando na infância. Os achados laboratoriais são anemia normocítica, células vermelhas anormais no sangue periférico e presença de hemoglobina S na cromatografia com diminuição ou ausência de HbA.

Quando não é realizado o tratamento preventivo adequado, até os 18 anos, 50% dos pacientes já terão apresentado infarto cerebral. Isquemias silenciosas são muito frequentes e causam danos neurológicos permanentes, aumentando de prevalência com a idade. AVCs hemorrágicos, hemorragias subdurais e extradurais e aneurismas também estão presentes, em especial em adultos. As isquemias podem ocorrer em qualquer território vascular. Hiperintensidades esparsas e não confluentes de substância também podem ser encontradas.

Na ocorrência de sintomas neurológicos agudos, devem ser realizados hemograma com contagem de reticulócitos e uma TC de crânio sem contraste. Se houver evidência de AVC hemorrágico, o neurocirurgião deve ser chamado. Se for AVC isquêmico (confirmado ou não por RM de crânio), deve ser feita transfusão de sangue com o objetivo de reduzir a HbS para < 30% do valor total da hemoglobina e, após, seguir um programa contínuo de transfusão.

Fibrodisplasia (displasia fibromuscular)

A fibrodisplasia ou displasia fibromuscular é uma arteriopatia não inflamatória e não aterosclerótica de vasos de pequeno e médio calibres, com alta prevalência (afeta em torno de 7% da população). As artérias mais acometidas são as renais, carótidas e vertebrais extracranianas, e, de modo raro, artérias do trato digestivo podem ser afetadas.

A sua associação com eventos cerebrovasculares ocorre principalmente com dissecções carotídeas (na maioria das vezes) e vertebrais, além do aumento do risco cardiovascular pela hipertensão renovascular. O achado angiográfico mais característico está em torno das dilatações e constrições alternadas, com aspecto de colar de pérolas.

Atualmente, não existe gene associado a essa condição, mas alguns estudos sugerem herança autossômica dominante. Guo et al.[18] publicaram caso em que uma mutação o gene *YYAP1* causou síndrome de Grange (achados vasculares semelhantes à fibrodisplasia, mas com braquidactilia, sindactilia, polidactilia, fragilidade óssea, atraso cognitivo leve e anormalidades cardiovasculares) e síndrome que chamaram "fibrodisplasia-*like*".

Síndrome de Ehlers-Danlos

A síndrome de Ehlers-Danlos compreende um espectro de doenças caracterizadas por fragilidade do tecido conjuntivo, com uma prevalência em torno de 1:5.000 indivíduos. Era classificada em seis subtipos de acordo com a descrição de Villefranche, em 1997. Recentemente, porém, foi revisada por Malfait et al.,[19] pois outros genes e fenótipos foram descritos desde então, nem sempre envolvidos com a estrutura ou biossíntese do colágeno (Tabela 201.2).

O subtipo mais associado com eventos cerebrovasculares é o subtipo vascular, ou tipo IV, autossômico dominante, causado por mutações no gene *COL3A1*, localizado no cromossomo 2q32.3, que codifica o colágeno fibrilar tipo III (OMIM #130050). Os critérios para diagnóstico são divididos em maiores (história familiar com mutação do *COL3A1* confirmada; ruptura arterial precoce; perfuração espontânea de cólon sigmoide sem outra etiologia definida; ruptura uterina no terceiro trimestre sem outras causas definidas; e fístula carótida-seio cavernoso sem história de trauma) e menores (contusões não relacionadas a trauma ou em regiões incomuns; pele fina e translúcida; aparência facial característica; pneumotórax espontâneo, acrogeria; *talipes equinovarus*; luxação congênita de quadril, hipermobilidade de pequenas articulações; ruptura de tendões; ceratocone, fragilidade gengival e veias varicosas precoces).

Tabela 201.2 Subtipos da síndrome de Ehlers-Danlos.[19]

Subtipo	Gene	Herança
Clássico	COL5A1/COL1A1 (raro)	AD
Estilo clássico	TNXB	AR
Cardíaco-valvular	COL1A2	AR
Vascular	COL3A1/COL1A1 (raro)	AD
Hipermóvel	Desconhecido	AD
Artrocalasia	COL1A1/COL1A2	AD
Dermatosparaxia	ADAMTS2	AR
Cifoescoliótico	PLOD1/FKBP14	AR
Síndrome da córnea frágil	ZNF469/PRDM5	AR
Espondilodisplásico	B4GALT7/B3GAL6/SLC39A13	AR
Musculocontracional	CHST14/DSE	AR
Miopático	COL12A1	AR ou AD
Periodontal	C1R/C1S	AD

AD: autossômica dominante; AR: autossômica recessiva.

Os locais mais comuns de ruptura arterial são tórax e ab-dômen (66%), cabeça e pescoço (17%) e extremidades (17%). Outros sintomas neurológicos que podem ser encontrados são hipotonia, atraso do desenvolvimento neuropsicomotor, cãibras e cefaleia por hipotensão liquórica.

Outros subtipos, que não o vascular, também podem ter complicações vasculares. Em uma revisão sistemática, D'Hondt et al.[20] mostraram que 17% dos pacientes com Ehlers-Danlos não vascular apresentam complicações vasculares severas, em especial os subtipos musculo-contracional e estilo clássico. Histopatologicamente, as paredes artérias mostram alargamento da íntima com fibrose, abundantes cristais de colesterol e desarranjo de fibras elásticas.

Em um estudo recente, Kim et al.[21] compararam a frequência de eventos vasculares em pacientes hospitalizados com diagnóstico de Ehlers-Danlos e controles. Nesse experimento, foram observadas maior frequência de dissecções carotídeas, vertebrais, aneurismas de artérias cervicais e cerebrais, fístula carótida-seio cavernoso espontânea e outras malformações vasculares nos pacientes com Ehlers-Danlos. No entanto, AVCs isquêmicos e hemorrágicos não foram mais prevalentes nesses pacientes do que nos controles.

Não existe tratamento específico, e a orientação, na maioria das vezes, é a não realização de procedimentos endovasculares devido ao risco de dissecção vascular. Ong et al.[22] publicaram um estudo randomizado duplo-cego sobre o uso de celiprolol em pacientes com Ehlers-Danlos tipo IV e mostraram redução na incidência de ruptura e dissecções arteriais nesses pacientes. Não há dados sobre o uso de outros betabloqueadores.

Síndrome de Marfan

A síndrome de Marfan é uma doença autossômica dominante, causada por mutações no gene *FBN1* (um quarto de mutações *de novo*), localizado no cromossomo 15q21.1 (OMIM #154700). É a doença hereditária do tecido conjuntivo fibroso mais comum, com a prevalência de 0,5-1:10.000, possuindo penetrância completa, mas expressividade variável.

A síndrome deve ser suspeitada em indivíduos com história familiar sugestiva e alargamento de arco aórtico (escore Z maior ou igual a 2), ectopia *lentis* e escore sistêmico maior ou igual a 7 (Tabela 201.3).

Tabela 201.3 Escore para diagnóstico da síndrome de Marfan. Pontuação ≥ 7 indica a síndrome.[23]

Características	Pontuação
Sinal do punho e dedão	3
Sinal do punho ou dedão	1
Pectus carinatum	2
Pectus excavatum ou assimetria de tórax	1
Deformidade do calcanhar	2
Pes planus	1
Pneumotórax	2
Ectasia dural	2
Protrusio acetabulae	2
Redução do segmento superior/segmento inferior e aumento da razão braço/altura	1
Escoliose/cifose toracolombar	1
Redução da extensão dos cotovelos	1
3 de 5 características faciais	1
Estrias cutâneas	1
Miopia	1
Prolapso de válvula mitral	1
Total	

Kim et al.[24] publicaram um estudo de caso-controle com 13.883 pacientes com diagnóstico de Marfan. Esses pesquisadores encontraram um aumento apenas discreto de eventos neurovasculares nesses pacientes, em comparação ao grupo controle. Pormenorizando, a maior associação ocorreu com dissecção carotídea, mas sem aumentar de modo significativo o risco de AVC isquêmico. A chance de aneurismas intracranianos e hemorragias cerebrais (AVC hemorrágico e HSA) também foi maior do que na população geral, mas de maneira modesta.

Em mais de 90% dos casos, a morte decorre de dissecção aórtica, regurgitação aórtica ou insuficiência cardíaca congestiva. O manejo é multidisciplinar e o uso de betabloqueadores, inibidores da enzima conversora da angiotensina (IECA) e do receptor da angiotensina II tipo 1 (ATIIR1) também é indicado, além de intervenção cirúrgica quando indicada.

Doença de *moyamoya*

A doença de *moyamoya*, descrita pela primeira vez 1957 por Takeuchi e Shimizu, é caracterizada por estenose progressiva e oclusão da carótida interna distal, podendo acometer segmento proximal das artérias cerebrais anteriores e médias e do polígono de Willis, além de formação de vasos colaterais anormais na base do crânio (Figura 201.5). É muito mais comum em japoneses, com prevalência de 3,6 a 10,5/100.000.

As isquemias causadas por estenoses de pequenos vasos levam a uma angiogênese compensatória massiva, o que causa o aspecto tipo nuvem ou cigarro (significado de *moyamoya*) na angiografia. Ela pode ser secundária a outras afecções (como doenças autoimunes, meningites, síndrome de Down, anemia falciforme etc.) ou ser idiopática. Essa doença é caracterizada por heterogeneidade genética, com diferentes lócus e genes.

A apresentação clínica consiste basicamente em AVCs isquêmicos (em especial em território carotídeo e regiões de

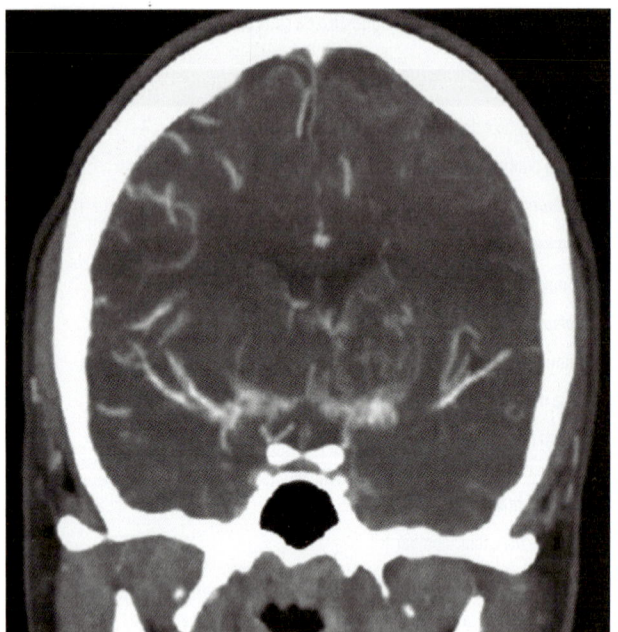

Figura 201.5 Angiogênese compensatória massiva que causa o aspecto tipo nuvem ou fumaça de cigarro em angiotomografia. (Acervo pessoal.)

watershed) e hemorrágicos (intraparenquimatosos profundos) recorrentes, sendo que os últimos são menos comuns em crianças. Os episódios isquêmicos podem ser desencadeados por episódios de hiperventilação. HSA pode ocorrer por aneurismas saculares do polígono de Willis. Outros sintomas, como déficit cognitivo em crianças, cefaleia e distúrbios do movimento (como coreia), também podem ser vistos.

Não existe tratamento para prevenir as alterações vasculares; o manejo é sintomático. Assim, deve-se evitar trombólise, pelo risco aumentado de sangramento intracraniano. O uso de antiplaquetários, em monoterapia, está indicado. A intervenção cirúrgica com *bypass* ou revascularização é o principal tratamento.

Síndrome da tortuosidade arterial

Doença rara do tecido conjuntivo, autossômica recessiva, que afeta artérias de médio e grande calibres, causada por mutação no gene *SLC2A10,* que codifica o transportador de glicose 10 (GLUT10) (OMIM #208050). Deve ser suspeitada na presença de tortuosidade arterial severa e difusa.

Formações aneurismáticas, dissecções cerebrovasculares e abdominais, origem aberrante de ramos aórticos, estenose de válvula e artéria pulmonares e instabilidade vasomotora são algumas das características das alterações vasculares. Além disso, dismorfias faciais (face alongada, micrognatia, blefarofimose, fissura palpebral com inclinação inferior, nariz achatado), alterações ósseas (escoliose, *pectus excavatum/carinatum,* laxidão articular, cútis *laxa,* contraturas de joelhos e cotovelos, aracnodactilia e campodactilia), hérnias difusas, hipotonia e envolvimento ocular (miopia e ceratocone), regurgitação valvular e prolapso mitral também podem estar presentes – assim como em outras doenças do tecido conectivo. A maioria dos pacientes é diagnosticada na infância, com cianose, mas existe grande variabilidade fenotípica.

No entanto, esses achados de tortuosidades vasculares também podem ser encontrados em outras condições genéticas, como na síndrome de Loeys-Dietz (*TGFBR1,*

TGFBR2, SMAD3, e *TGFB2),* cútis *laxa* relacionada ao *EFEMP2/FBLN5/LTBP4/ATP74* (ou síndrome do corno occipital), Marfan e Ehlers-Danlos.

Assim como nas outras doenças do tecido conectivo, medicamentos que reduzam o estresse na parede arterial devem ser utilizados (bloqueadores beta-adrenérgicos, IECA e ATIIR1), bem como procedimento cirúrgico para aneurismas e estenoses focais.

Neurofibromatose tipo 1

Doença autossômica dominante, a neurofibromatose do tipo 1 é causada por mutações no gene *NF1,* que codifica a proteína neurofibromina 1, localizado no cromossomo 17q11.2 (OMIM #162200). Essa proteína é produzida por vários tipos de células, mas principalmente por oligodendrócitos e células de Schwann. Por sua função supressora tumoral, mutações que prejudicam sua função causam o surgimento dos achados cutâneos e dos tumores que a caracterizam. A incidência estimada é de 1:3.000 nascidos vivos e quase metade das mutações são *de novo.*

A suspeita clínica deve ocorrer quando for encontrado qualquer um dos seguintes achados: seis ou mais máculas *café-au-lait* maiores de 5 mm em pré-púberes e maiores de 15 mm em pós-púberes (Figura 201.6); dois ou mais

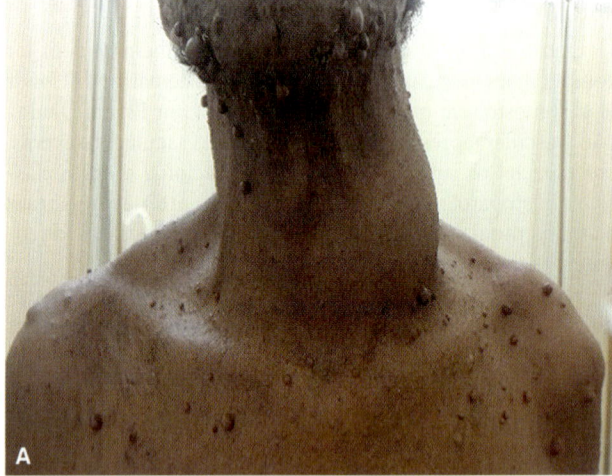

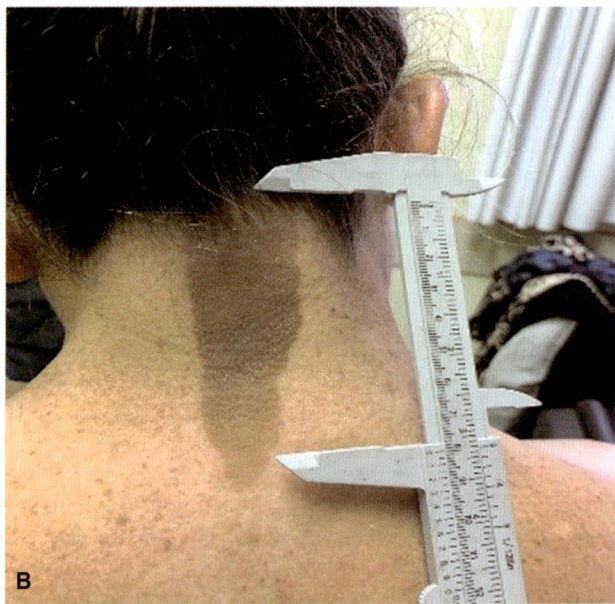

Figura 201.6 A. Neurofibromas cutâneos. **B.** Manchas *café-au-lait.* (Imagens cedidas por Dra. Daniele Konzen e Dra. Renata Tenório.)

neurofibromas de qualquer tipo ou um neurofibroma plexiforme; sardas em regiões axilares ou inguinais; glioma óptico e dois ou mais nódulos de Lisch (hamartomas retinianos); lesões ósseas características (displasia esfenoidal ou pseudoartrose tibial) e familiar de primeiro grau acometido. O diagnóstico clínico é feito com dois ou mais desses achados.

A maioria dos indivíduos tem inteligência normal, mas dificuldade de aprendizado pode ocorrer, assim como polineuropatia difusa, distúrbios do sono e epilepsia. Os tumores malignos mais associados são da bainha de nervos periféricos, mas gliomas de tronco cerebral e cerebelo, além de sarcomas (cardíacos, musculares etc.), são também encontrados.

Os pacientes com neurofibromatose tipo 1 têm maior risco de desenvolver aneurismas cerebrais e arteriopatia do tipo *moyamoya*, bem como maior risco de eventos cerebrovasculares, em especial hemorrágicos (hemorragia intraparenquimatosa e subaracnoide) em adultos e isquêmicos em crianças, e mais precocemente que na população geral. As estenoses e oclusões costumam ocorrer na carótida interna, cerebral média e cerebral anterior.

O tratamento baseia-se no acompanhamento e rastreamento de tumores.

Hipercolesterolemia familiar

A hipercolesterolemia familiar é uma doença comum, com prevalência de 1:500 de heterozigotos e 1:1.000.000 de homozigotos (acredita-se que chegue a 1:300.000). É autossômica dominante, com praticamente 100% de penetrância, causada em 70 a 95% das vezes por mutações (de ponto ou variações do número de cópias) em um dos seguintes genes: *LDLR* (a mais comum, responsável por 80 a 95% dos casos); *APOB* e *PCSK9*, sendo mais severa quando em homozigose. Outros genes, com uma frequência menor de mutações associadas, são: *APOE, STAP1, LDLRAP1, ABCG5, ABCG8* e *LIPA,* sendo os quatro últimos de herança autossômica recessiva.

É responsável por 2 a 3% dos infartos do miocárdio em menores de 60 anos e também está associada com a ocorrência de AVC isquêmico, mas de modo menos significativo nesse último. A suspeita clínica e o diagnóstico ocorrem em pacientes adultos com concentração sérica de lipoproteína de baixa densidade (LDL), em jejum, maior ou igual a 190, e em crianças com valores maiores ou iguais a 160 e/ou DCV precoce (homens < 55 anos e mulheres < 60 anos); história familiar de hipercolesterolemia e/ou DCV precoce em familiares de primeiro grau; achados clínicos como a presença de xantomas tendíneos, *arcus corneae* em pacientes com menos de 45 anos e xantomas tuberosos ou xantelasmas em menores de 25 anos e mutação causal presente no *LDLR, APOB* ou *PCSK9*.

No que tange ao tratamento, consiste no uso de hipolipemiantes orais (estatinas, ezetimiba, inibidores PCSK9, lomitapide, mipomerseno, evinacumabe, ácido bempedoico e gemcabene), além de mudança de estilo de vida. O recomendado é uma redução mínima de 50% do nível de LDL. Terapias em investigação incluem RNA de interferência inibidor de pró-proteína convertase subtilisina/quexina tipo 9 (PCSK9) (inclisirana), oligonucleotídeos *antisense*, adnectinas, vacinas anti-PCSK9 à base de peptídeos, anacetrapibe e terapia gênica.

Pseudoxantoma elástico

Pseudoxantoma elástico é uma doença autossômica recessiva causada por mutações no gene *ABCC6*, localizado no cromossomo 16p13.1, pertencente à família codificadora de proteínas transmembranas transportadoras ABC, as quais realizam o transporte de substratos através da membrana celular por atividade da adenosina fosfatase (ATPase). A principal hipótese que explica a fisiopatogenia da doença é a que associa o fato de que uma diminuição na expressão do *ABCC6* causa redução de adenosina fosfato (ATP) extracelular. Esse, quando hidrolisado, gera o pirofosfato inorgânico (PPi) – um potente inibidor de calcificação –, levando à calcificação e à fragmentação de fibras elásticas, o que acarreta disfunção dermatológica, oftalmológica e vascular.

Existe variabilidade inter e intrafamiliar e prevalência de 1:25.000. De modo geral, os pacientes apresentam várias manifestações cardiovasculares, como redução de pulsos, hipertensão, angina *pectoris* e claudicação intermitente; ocorre risco aumentado de AVC isquêmico e AIT em relação à população em geral; e a angiografia mostra estenoses, tortuosidade e oclusões arteriais, principalmente em carótidas e vertebrais.

As manifestações extraneurológicas são pseudoxantomas cutâneos, em especial em regiões de dobras de pele e área periumbilical, que podem iniciar já na infância; fundo de olho com aspecto *peau d'orange* e, mais tarde, estrias angioides (presentes em 90% dos pacientes), com risco de hemorragia e déficit visual; claudicação intermitente, assimetria de pulsos, angina intestinal e miocárdica, infarto do miocárdio, hipertensão renovascular e sangramento gastrointestinal alto.

O tratamento consiste em redução do risco cardiovascular, a partir de mudanças do estilo de vida. O uso de ácido acetilsalicílico (AAS) é contraindicado pelo risco de hemorragia retiniana. Quando necessário, angioplastia ou *bypass* estão indicados. A suplementação com magnésio, 4-fenilbutirato sódico e a terapia gênica estão sendo estudadas como possíveis opções terapêuticas.

ISQUEMIAS CEREBRAIS POR DÉFICIT ENERGÉTICO

MELAS/*POLG*

A primeira descrição clínica sugestiva de MELAS data de 1976. Após essa data, vários outros casos foram reportados, com uma variedade de sintomas clínicos. Pavlakis et al.[25] propuseram o acrônimo MELAS (*mitochondrial encephalopathy, lactic acidosis and stroke-like episodes).* Devido às distintas manifestações clínicas descritas, Hirano et al.[26] propuseram os seguintes critérios diagnósticos: episódios *stroke-like* antes dos 40 anos, encefalopatia caracterizada por crises convulsivas e/ou demência e miopatia mitocondrial por acidose láctica e/ou *ragged-red fibers.*

O diagnóstico deve ser seguro se ainda houver história de desenvolvimento normal (mas comumente com baixa estatura), cefaleia e/ou vômitos recorrentes. Já os critérios japoneses, propostos por Yatsuga et al.,[27] consideram critérios maiores cefaleia com vômitos, crises convulsivas, hemiplegia, cegueira ou hemianopsia e lesão focal aguda observada na imagem cerebral; e critérios menores o aumento de lactato sérico ou liquórico ou demonstração de prejuízo da atividade enzimática mitocondrial em células somáticas, anormalidades mitocondriais na biopsia muscular e mutação causal confirmada.

A mutação causal mais comum, e responsável por 80% dos casos, é uma mutação de ponto A3243G no gene *MT-TL1*, do DNA mitocondrial, que codifica a tRNA leucina, prejudicando a síntese proteica mitocondrial. Várias outras mutações já foram descritas, sendo a segunda mais comum a m. 13513G>A no gene mitocondrial *MT-ND5*. Outros genes descritos no mDNA tRNA são *MT-TC, MT-TK, MT-TV, MT-TF, MT-TQ, MT-TS1, MT-TS2* e *MT-TW*, e os codificadores de proteínas *MT-CO1, MT-CO2, MT-CO3, MT-CYB, MT-ND1, MT-ND3* e *MT-ND6*. Grande variabilidade inter e intrafamiliar também é observada, provavelmente pela heteroplasmia, sendo que sobreposições de fenótipos de epilepsia mioclônica com miopatia por fibras vermelhas rotas (MERRF), Leigh e atrofia óptica de Leber também já foram reportadas.

Os sintomas costumam começar na infância (entre 2 e 10 anos), mas apresentações tardias, até os 40 anos, também são vistas com frequência. Os sintomas iniciais mais comuns são convulsões, cefaleia migranosa, vômitos recorrentes, intolerância a exercício e fraqueza proximal de extremidades. Os déficits acumulados dos episódios *stroke-like*, com o passar do tempo, causam alterações cognitivas, distúrbios de marcha e alterações visuais.

Outros sintomas que podem ocorrer são déficit auditivo e alterações psiquiátricas (depressão, ansiedade, psicose, transtornos de personalidade, síndrome de lobo frontal). Menos comuns são mioclonias, ataxia, cardiomiopatia, alterações cardíacas condutivas, retinopatia pigmentar, oftalmoplegia, diabetes *mellitus*, hirsutismo, dismotilidade gastrointestinal e nefropatia. A estimativa média de sobrevida após o primeiro déficit neurológico é de 16,9 anos.

Os chamados "episódios *stroke-like*" são clinicamente indistinguíveis dos AVCs isquêmicos, apesar de muito mais comuns em regiões posteriores. Quando, nas imagens, observam-se as diferenças: não há respeito de território vascular, ocorre hipersinal no T2, aumento de sinal na difusão, na maioria das vezes sem correspondência no coeficiente de difusão aparente (ADC), podendo haver realce pelo gadolínio. A espectroscopia mostra pico de lactato difuso no cérebro (não somente na área afetada). É comum a ocorrência de novas lesões e desaparecimento das imagens anteriores, o que caracteriza o padrão migratório ou *wax-and-wane*. Atrofia global e calcificações em núcleos da base são vistas com frequência (Figura 201.7).

O principal diagnóstico diferencial são as doenças relacionadas ao gene *POLG*, que codifica a subunidade catalítica da polimerase gama. Mutações no DNA nuclear causam síndrome de depleção do DNA mitocondrial e são herdadas de forma autossômica recessiva, exceto no fenótipo de oftalmoplegia externa progressiva (PEO) do adulto. O fenótipo apresentado pode ser muito semelhante ao MELAS.

O tratamento para os casos arrolados consiste no uso de L-arginina endovenosa, nos episódios agudos, e manutenção com a mesma dose via oral, dividida em 3 vezes/dia no período interictal (0,5 g/kg para crianças 10 g/m² para adultos). Sabe-se que citrulina pode ter um efeito até melhor que a arginina. Além disso, também se recomenda o uso de coenzima Q10, na dose de 5 a 10 mg/kg/dia para crianças e 200 a 400 mg/dia para adultos e L-carnitina 3 g/dia dividida em três doses para adultos e 100 mg/kg/dia para crianças. Os medicamentos a serem evitados são principalmente valproato de sódio, metformina, aminoglicosídeos e linezolida. Tabaco e álcool também devem ser evitados.

ESTADOS DE HIPERCOAGULABILIDADE

As trombofilias hereditárias são responsáveis por aproximadamente 22% dos casos de trombose venosa cerebral (TVC), sendo bem menos associadas a AVC isquêmico. São caracterizadas por herança autossômica dominante, porém com fenótipos mais severos quando em homozigose, com risco aumentado para tromboembolismos.

Os eventos trombóticos costumam ser precoces, no entanto, com grande variabilidade na idade de início da apresentação e também sendo mais graves quando em associação com outras condições protrombóticas e situações de risco (viagens, gestação, reposição hormonal, cateteres venosos profundos, cirurgias, idade avançada e imobilização). As trombofilias hereditárias que mais se associam com tromboembolismo venoso são: fator V de Leiden e resistência à proteína C ativada (OMIM #612309), mutações no gene da protrombina (OMIM #176930), deficiência de proteína C e proteína S (OMIM #176880) e deficiência de antitrombina III (OMIM #107300).

Atualmente, as indicações para testagem molecular de trombofilias são um tanto restritas, tendo em vista que um resultado positivo não irá determinar a duração do tratamento com anticoagulação (a principal indicação é baseada no fato de o evento trombótico ter sido provocado ou não). A testagem deve ser considerada em pacientes com evento trombótico não provocado que não desejam manter anticoagulação, a menos que o exame venha alterado e em mulheres com história familiar conhecida de trombose e mutação já diagnosticada a fim de evitar a utilização de estrógeno e definir profilaxia em contexto de gestação.

MALFORMAÇÕES CEREBROVASCULARES

As malformações cerebrovasculares são definidas como defeitos localizados na estrutura vascular. A grande maioria é esporádica, mas algumas são causadas por mutações genéticas. Entre essas, é possível dividi-las em malformações aneurismáticas, arteriovenosas e cavernomatosas. Essas conferem risco aumentado de hemorragias intracranianas e podem estar associadas a outras manifestações sistêmicas. A seguir, classificam-se cada uma delas.

Aneurismas

A história familiar é o maior fator de risco conhecido para formação e ruptura de aneurismas cerebrais: existe risco aumentado de aneurismas intracranianos e HSA em familiares de primeiro e segundo grau de pessoas com HSA. Há algumas diferenças nas características dos aneurismas familiares e não familiares, como serem múltiplos, localizados na artéria cerebral média (ACM) e menos na comunicante posterior, tendem a serem maiores e a romper mais precocemente.

Quando existe apenas um familiar afetado, o *screening* é controverso, mas se houver mais de um familiar de primeiro grau acometido com HSA ou aneurismas, esse deve ser realizado. Ainda não foi encontrado um gene específico associado com aneurismas intracranianos familiares, mas algumas condições monogênicas estão diretamente associadas a essa condição, como a doença renal policística (genes *PKD1* e *PKD2*) e a síndrome de hiper-IgE (genes *STST3, DOCK8* e *TYK2*). Além dessas, é oportuno salientar que algumas das mutações já descritas neste texto também estão associadas às malformações aneurismáticas: *COL4A1/COL4A2*; Ehlers-Danlos tipo IV, pseudoxantoma elástico e neurofibromatose tipo 1.

Malformações arteriovenosas

Telangiectasia hemorrágica hereditária (doença de Rendu-Osler-Weber)

A doença autossômica dominante, que afeta a estrutura vascular de múltiplos órgãos e sistemas, é causada e

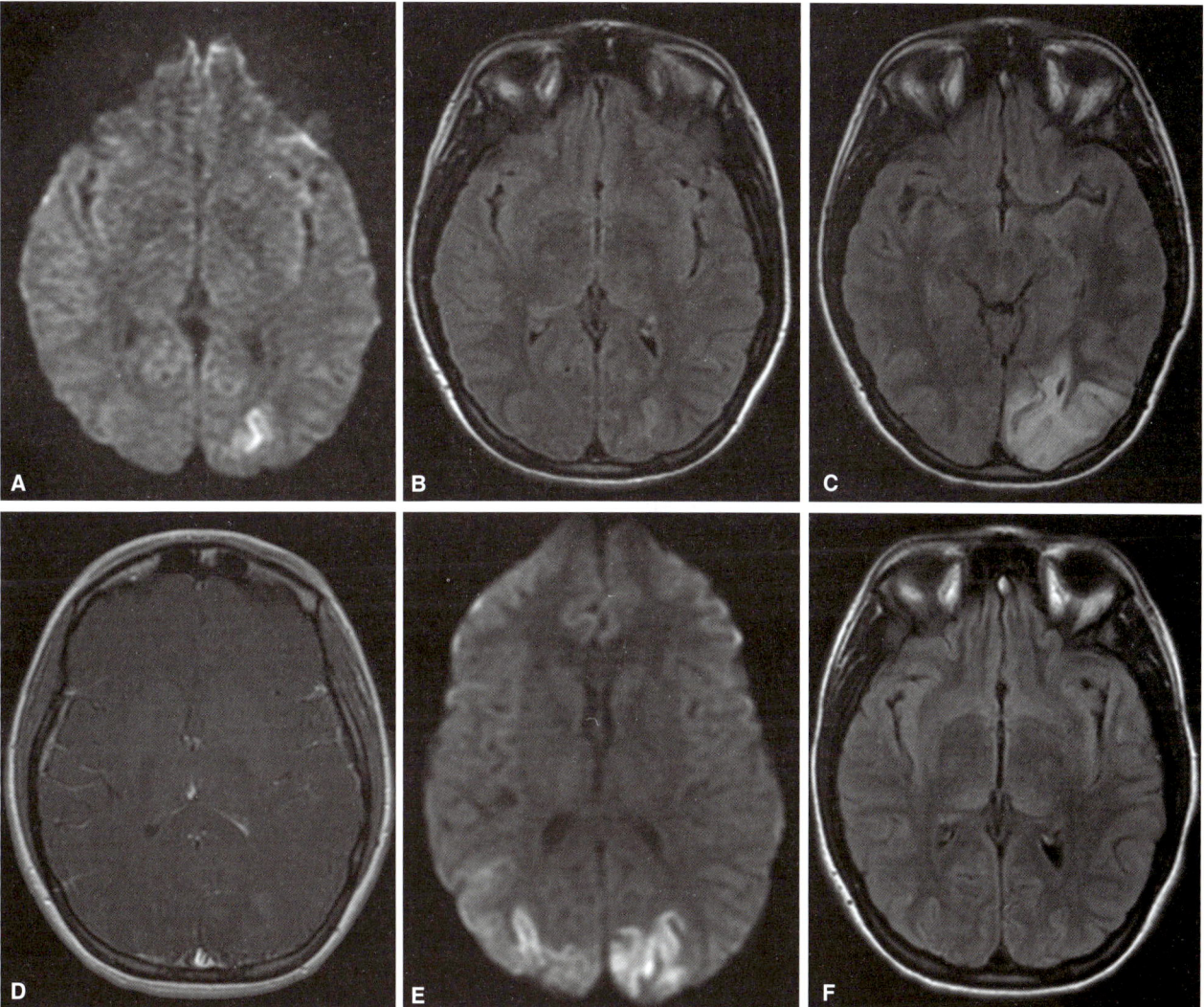

Figura 201.7 A e **B.** Ressonância magnética de crânio, nas sequências difusão e FLAIR, no momento inicial de um episódio *stroke-like*. **C.** A imagem mostra aumento da lesão após 1 semana do evento inicial. **D.** A imagem mostra realce por gadolíneo no local da lesão. **E.** Ressonância magnética na sequência FLAIR 2 semanas após o evento inicial, com surgimento de lesão occipital contralateral, evidenciando a característica migratória das lesões. **F.** Resolução dos achados de imagem meses após o evento inicial. (Acervo pessoal.)

subdividida de acordo com mutações nos seguintes genes: *ENG*, tipo 1 (cromossomo 9q34.11), *ACVRL1*, tipo 2 (cromossomo 12q13.13), *GDF2*, tipo 5 (cromossomo 10q11.22) e *SMDA4*, associada à polipose juvenil (cromossomo 18q21.2) (OMIM #187300)

Malformações cerebrais cavernosas

Malformações cavernomatosas cerebrais familiares

As malformações cavernomatosas cerebrais podem ocorrer de maneira esporádica ou familiar, de forma autossômica dominante, sendo que, nesse último caso, em aproximadamente 70% das vezes se encontra uma mutação no gene *KRIT1*, localizado no cromossomo 7q21.2-q22, 20% no gene *CCM2*, no cromossomo 7p15-p13, e 10% no *PDCD10*, no cromossomo 3q35.2-q27.

A função exata dessas proteínas não é conhecida por completo. A penetrância é variável, sendo de 60 a 88%, 100% e 60%, respectivamente. Clinicamente, é caracterizada por epilepsia (iniciando em qualquer idade, porém mais comum entre a segunda e a quinta década de vida), déficits neurológicos focais, cefaleia não específica, hemorragia cerebral, lesões cutâneas vasculares e cavernomas retinianos ou hemangiomas coroidais.

Vos et al.[28] revisaram os achados clínicos e de imagem de sete famílias e examinaram a literatura. Assim, chegaram à conclusão de que cavernomas estavam presentes em 80 a 93% dos pacientes, sendo a maioria cerebrais (apenas 2% medulares), que tendem a aumentar em número e tamanho com o passar do tempo (Figura 201.8). Noventa e dois por cento tinham manifestações neurológicas, sendo a mais comum epilepsia. Verificaram que micro-hemorragias e hemorragias maiores também ocorrem e podem ser letais. As malformações vasculares cutâneas são mais comuns nesses pacientes do que na população geral (9% × 0,3%): malformações venocapilares cutâneas hiperceratóticas, angioceratomas, malformações venosas nodulares, malformações capilares punctatas e manchas vinho do Porto.

CONSIDERAÇÕES FINAIS

Doenças cerebrovasculares de etiologia genética compreendem um grupo variado de doenças e síndromes, mas com algumas características clínicas que, quando presentes, sugerem mutações específicas. Quando o paciente apresenta história familiar sugestiva de doença autossômica dominante, autossômica recessiva, ligada ao X ou mitocondrial,

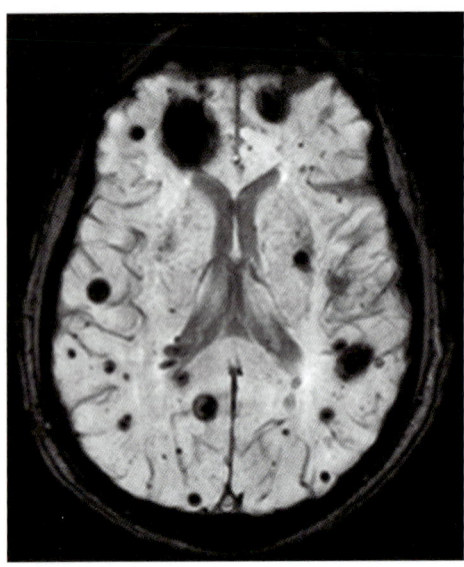

Figura 201.8 Sequência de ressonância magnética gradiente-eco T2* com hipossinais mostrando múltiplos depósitos de hemossiderina. (Acervo pessoal.)

a hipótese de quadro hereditário é muito sugestiva. No entanto, como existem genes associados a mutações *de novo* e à penetrância incompleta, nem sempre a história familiar define essa suspeita clínica.

Por esse motivo, tanto as características clínicas neurológicas e extraneurológicas quanto os achados de exames de imagem podem levar a hipóteses diagnósticas específicas (Figura 201.9 e Tabela 201.4). Nem sempre é necessário realizar o teste molecular para a confirmação diagnóstica, pois o quadro clínico (associado ou não aos exames de imagem) é suficiente. Contudo, para aconselhamento genético familiar, testagem de pré-sintomáticos e protocolos de pesquisa, esse conhecimento é obrigatório.

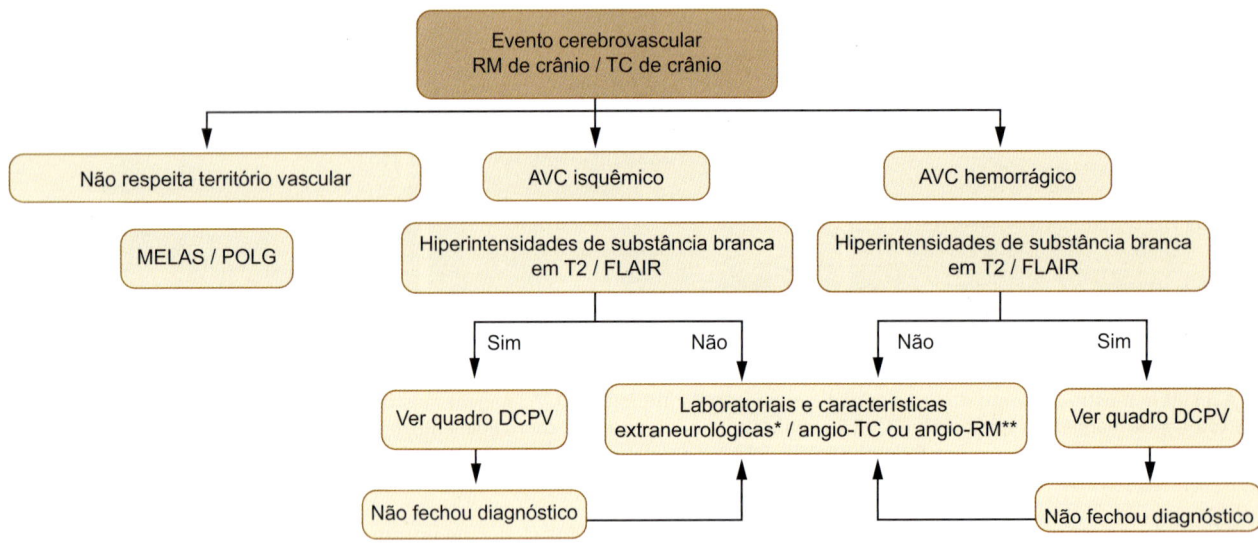

*Laboratório e características extraneurológicas:
- angioceratomas, acroparestesias, opacidades coreanas, envolvimento renal e cardíaco: Fabry
- ectopia *lentis*, *habitus* marfanoide, hiper-homocisteinúria: homocistinúria
- perfuração colônica, ruptura uterina e arterial, pele translúcida, hipermobilidade articular: Ehlers-Danlos
- *habitus* marfanoide, ectopia lentis, alargamento de arco aórtico: Marfan
- máculas *café-au-lait*, neurofibromas, hamartomas retinianos: neurofibromatose tipo 1
- edema doloroso de extremidades, anemia, esplenomegalia: anemia falciforme
- xantelasmas, xantomas tendíneos, *arcus corneae*: hipercolesterolemia familiar
- pseuoxantomas cutâneos, aspecto retiniano *peau d'orange*, assimetria de pulsos: pseudoxantoma elástico

**Achados de angio-TC/RM:
- trombose venosa cerebral: avaliar homocisteína, fator V de Leiden, antitrombina III, proteínas C e S, deficiência de protrombina
- aspecto tipo nuvem ou fumaça de cigarro: *moyamoya*
- aspecto arterial de colar de pérolas: fibrodisplasia
- tortuosidade arterial severa e difusa: síndrome da tortuosidade arterial
- aneurismas múltiplos, maiores que a média e mais localizados em artéria cerebral média; doença policística renal, aumento significativo de imunoglobulina E
- malformação arteriovenosa/telangiectasia
- cavernomas

Figura 201.9 Fluxograma de diagnóstico de doenças cerebrovasculares. AVC: acidente vascular cerebral; DCPV: doença cerebrovascular de pequenos vasos; RM: ressonância magnética; TC: tomografia computadorizada.

Tabela 201.4 Doenças cerebrovasculares hereditárias e suas principais características

Doença	Herança	Gene	Quadro clínico	Achados de neuroimagem
CADASIL	AD	NOTCH3	Enxaqueca com aura, infartos lacunares, demência precoce	A alteração inicial mais comum é o hipersinal em polos temporais; outro achado típico é o hipersinal da cápsula externa; com o passar do tempo, as lesões tornam-se confluentes
CARASIL	AR	HTRA1	AVCs de repetição, demência, distúrbio de marcha e achados extravasculares de espondiloses e alopecia	A alteração inicial mais comum é em cápsulas externa; com o passar do tempo, ocorre envolvimento difuso, incluindo os polos temporais, e o surgimento do sinal do arco
HTRA1-AD	AD	HTRA1	Os sintomas são AVC recorrentes, demência pré-senil e distúrbio de marcha	Também ocorre acometimento de cápsulas interna e externa, mas poupando polos temporais; ocorre também acometimento do corpo caloso
CARASAL	AD	CTSA	Clinicamente ocorre enxaqueca com aura, distúrbio de marcha (instabilidade ou espasticidade), infartos não hemorrágicos e alterações cognitivas leves	Alteração de sinal periventricular frontoparietal, poupando polo temporal, e em substância branca profunda, cápsula interna e externa e tronco cerebral
COL4A1/COL4A2	AD	COL4A1/COL4A2	O quadro clínico caracteriza-se por AVC hemorrágico, infartos lacunares, enxaqueca, alterações oculares (tortuosidade vascular retiniana, anomalias de Axenfeld-Rieger), nefropatia e catarata e cilindros com aumento de CK	AVC hemorrágico, porencefalia, hiperintensidades bilaterais e confluentes poupando polos temporais
FOXP1/PITX2	AD	FOXP1/PITX2	Clinicamente ocorrem isquemias cerebrais e disgenesia do segmento ocular anterior e anomalia de Axenfeld-Rieger	Hiperintensidades multifocais e periventriculares, espaços perivasculares aumentados e isquemias lacunares
AAC	AD	APP/ITM2B/CST3/TTR/PRNP/Gelsolin	O quadro clínico apresenta-se com AVCs hemorrágicos e isquêmicos e quadro demencial	Microssangramentos numerosos e lobares; lacunas isquêmicas lobares; hiperintensidades de substância branca poupando região profunda; microssiderose superficial
RVCL	AD	TREX1	Retinopatia vascular, doença cerebrovascular (déficit neurológico focal progressivo, demência), hipertensão, nefropatia, hepatopatia, fenômeno de Raynaud leve e sangramento gastrointestinal	Lesões pseudotumorais sem realce ou com realce nodular ao gadolínio, periventriculares e subcorticais, e lesões extensas com realce anelar, desmielinização perilesional
DADA2	AR	CECR1	Também ocorrem febre recorrente, livedo racemoso, artralgia, hipogamaglobulinemia, hepatoesplenomegalia, polineurite nodosa e necrose de extremidades	AVCs isquêmicos lacunares, AVCs hemorrágicos precoces, hiperintensidades esparsas da substância branca

AAC: angiopatia amiloide cerebral; AD: autossômico dominante; AR: autossômico recessivo; AVC: acidente vascular cerebral; CADASIL: *cerebral autossomal dominant arteriopathy with subcortical infarct and leucoencephalopathy*; CARASAL: *cathepsin-A-related arteriopathy with strokes and leukoencephalopathy*; CARASIL: *cerebral autosomal recessive arteriopathy with subcortical infarcts and leukoencephalopathy*; DADA2: deficiência de adenosina deaminase 2; RVCL: vasculopatia retiniana com leucodistrofia cerebral.

CAPÍTULO 202

Avaliação Genética em Demências Degenerativas

Leonel T. Takada

INTRODUÇÃO

O campo da neurogenética tem avançado muito nos últimos anos. Com o aumento da disponibilidade de testes genéticos, associados à redução progressiva de seus custos, a testagem genética está mais à disposição no nosso dia a dia. Com isso, surgem novos conhecimentos e, muitas vezes, novas dúvidas. Dentro do campo das doenças neurodegenerativas, temos visto avanços não apenas no diagnóstico genético, mas também na possibilidade de vislumbrarmos que algumas dessas doenças geneticamente determinadas terão um tratamento curativo em um futuro não muito distante.[1] Por ora, no entanto, focamos em melhorar o diagnóstico genético e em fazê-lo chegar a pacientes que há não muito tempo não tinham acesso a esses exames.

É importante saber que, quando avaliamos o risco genético de um paciente com demência, nem sempre o diagnóstico clínico e o diagnóstico neuropatológico são iguais. Assim, por exemplo, um paciente que clinicamente se apresenta como uma variante comportamental da demência frontotemporal (vcDFT) pode ter no encéfalo acúmulo de beta-amiloide e tau hiperfosforilada e, portanto, ter como diagnóstico neuropatológico a doença de Alzheimer (DA). Ou seja, o diagnóstico clínico (fenótipo) e o diagnóstico neuropatológico podem ser distintos. Atualmente temos à disposição biomarcadores específicos de determinadas doenças, como beta-amiloide e tau no sangue ou líquido cefalorraquidiano, ou radiotraçadores para a proteína beta-amiloide na tomografia por emissão de pósitrons (PET-amiloide) na DA.[2,3] Isso nos possibilita direcionar melhor a testagem genética.

Neste capítulo, serão discutidas as diferentes síndromes clínicas causadoras de demências neurodegenerativas e suas formas genéticas associadas. Começarei pela mais frequente, que é a DA, seguida pelas formas de demência associadas a parkinsonismo e, depois, à demência frontotemporal (DFT).

DEMÊNCIA DO TIPO ALZHEIMER

A DA é a causa mais frequente de demência (50 a 70%).[4,5] Ela pode ser classificada de acordo com a idade de início de sintomas (pré-senil e senil, dependendo se os sintomas do probando começaram antes ou depois dos 65 anos). A demência do tipo Alzheimer (DTA) é caracterizada por comprometimento precoce da memória episódica (é uma demência amnéstica), que, quando estiver associada à presença de beta-amiloide e fosfo-tau no encéfalo, usamos o termo DA.[2,6]

Entre os casos de DTA, 90% se manifestam na forma senil. Desses, cerca de 30% apresentam história familiar de demência, mas de modo não frequente o padrão de herança é autossômico dominante.[7,8] Entre os casos de início precoce, cerca de 35 a 60% têm pelo menos um familiar com DA de início precoce,[4] e, desses, cerca de 10% têm história familial com padrão de herança autossômico dominante.[4] Ou seja, de todos os casos de pessoas com DA, menos de 1% tem DA de início precoce com herança autossômica dominante.

A DA autossômica dominante pode ser causada por variantes patogênicas nos genes presenilina 1 (*PSEN1* – cerca de 50 a 70% dos casos de DA de início precoce familial), presenilina 2 (*PSEN2* – cerca de 5 a 7%) ou *APP* (proteína percursora de amiloide – cerca de 10 a 15%), que têm herança autossômica dominante e alta penetrância de cerca de 100%.[4,9,10] O cromossomo 21 contém o gene *APP*, expressando-o em maior quantidade – é por isso que pessoas com a síndrome de Down (trissomia do 21) têm maior risco de desenvolver DA de início precoce.[4] Entre 23 e 88% das famílias com DTA autossômica dominante não têm variantes patogênicas nesses três genes (provavelmente alguns casos associados a genes ligados a outras doenças neurodegenerativas).[4] A média de idade de início dos sintomas encontra-se na Tabela 202.1 para os três genes.[11] Variantes patogênicas em *PSEN2* começam um pouco mais tarde, e nos três genes ocorre uma ampla variabilidade de início dos sintomas. O início dos sintomas das formas monogênicas da DA em geral acontece antes dos 65 anos de vida, mas há exceções. A duração da doença desde o início dos sintomas é, em média, entre 9 e 12 anos.[11]

Nas formas monogênicas, o depósito de beta-amiloide no cérebro começa 15 a 25 anos antes do início dos sintomas da doença; acúmulo de tau, 15 anos antes; e déficit no metabolismo cerebral (FDG-PET), 10 anos antes do início dos sintomas. Alterações cognitivas leves foram observadas 5 anos antes do início dos sintomas da doença.[9] A apresentação clínica típica é de uma demência amnéstica de início precoce, com sintomas como agnosia visual (5 a 55%), afasia (23 a 57%), alterações comportamentais (31 a 61%), mioclonias e espasticidade (9 a 19%), crises epilépticas (2 a 20%) e/ou parkinsonismo (11%).[6] Algumas apresentações atípicas (e raras) já foram relatadas em pessoas com variantes patogênicas em *PSEN1*, como paraparesia espástica, vcDFT, doença de Parkinson (DP), síndrome corticobasal (SCB), demência com corpúsculos de Lewy (DCL), variante não fluente da APP (vnfAPP), angiopatia amiloide cerebral (AAC) e ataxia cerebelar. Em variantes da *APP*, já foram descritos casos de demência da DP, vnfAPP, AAC e demência vascular. Já em casos de mutação na *PSEN2*, foram

Tabela 202.1 Idade de início dos sintomas.[11,14]

	Média de idade de início dos sintomas	Desvios-padrão	Variação (décadas de vida)
PSEN1	42,9 anos	± 4,4 anos	2ª a 8ª
PSEN2	58 anos	± 7,8 anos	5ª a 8ª
APP	50,5 anos	± 5,2 anos	4ª a 8ª
MAPT	49,5 anos	± 10 anos	2ª a 9ª
GRN	61,3 anos	± 8,8 anos	3ª a 10ª
C9ORF72	58,2 anos	± 9,8 anos	3ª a 10ª

descritos casos de DP, vcDFT, variante semântica da APP (vsAPP), DCL e vnfAPP.[4,12]

Em um estudo que sequenciou 129 casos de DTA de início muito precoce (antes dos 51 anos de vida), mas esporádicos, foram encontradas variantes patogênicas em 13% dos casos. E, nos casos em que é possível haver testes, a variante era *de novo* (não herdada) em todos os casos.[13] Portanto, quando se verifica que o início dos sintomas é **muito** precoce, deve-se considerar testagem genética mesmo na ausência de história familial (ver Tabela 202.1).

DEMÊNCIAS COM PARKINSONISMO

Demência na doença de Parkinson

A DP e a DCL têm como neuropatologia comum a presença de inclusões com α-sinucleína (nos corpúsculos de Lewy). Declínio cognitivo é um dos sintomas cardinais da DCL, enquanto na DP o risco cumulativo de um paciente desenvolver demência (demência na DP – DDP) em 10 anos é de 50%.[15,16] Entre os pacientes com DP, cerca de 20 a 30% já podem ter sinais de comprometimento cognitivo leve (CCL) no momento do diagnóstico.[15]

De 5 a 10% dos casos de DP apresentam história familial de padrão autossômico dominante.[17] Por volta de 20 genes já foram identificados como causadores de DP.[18,19] Os principais genes associados às formas monogênicas de DP são *SNCA* (alfassinucleína), *LRRK2* (*leucine-rich repeat kinase* 2), *PRKN* (*Parkin RBR E3 ubiquitin protein ligase*), *PINK1* (*PTEN-induced kinase 1*), VPS35 (*VPS35 retromer complex component*), *DJ-1/PARK7* (*protein deglycase DJ-1*) e *GBA* (glucocerebrosidade A).[17,18,20] Outros genes associados às formas autossômicas dominantes são *EIF4 G1*, *CHCHD2* e *LPR10*, e genes que parecem causar DP autossômica recessiva são *ATP13A2*, *PLA2 G6*, *FBXO7*, *DNAJC6*, *CHCHD2*, *LRP10*, *TMEM230* e *UQCRC1*.[19] A lista tem crescido ao longo dos anos, mas nem sempre a patogenicidade dos genes é determinada com certeza.[19]

Variantes patogênicas em *GBA* (glucocerebrosidade A) são fatores de risco encontrados em 6 a 8,5% dos casos de DP, e as mutações estão associadas a declínio cognitivo mais precoce e rápido.[20,21] Assim como em *LRRK* (a ser comentado adiante), variantes em *GBA* podem ser fatores de risco ou causadores de doença dominância com penetrância incompleta.[22] Foram também relatados quadro parkinsoniano de predomínio rígido acinético, maior frequência de comprometimento cognitivo (risco 5,6 vezes maior que em casos esporádicos de DP), alucinações visuais, ansiedade, distúrbios do controle de impulso e flutuações não motoras mais frequentemente.[19,21,23] As variantes patogênicas (ou de risco) no gene *GBA* estão associadas ao aparecimento de DP em 5% dos carreadores aos 60 anos de vida e 15 a 30% aos 80 anos.[19] Mutações no gene *GBA* são causa autossômica recessiva da doença de Gaucher, doença de acúmulo lisossomal que causa hepatoesplenomegalia, anemia, trombocitopenia, doença óssea e às vezes sintomas neurológicos como parkinsonismo.[21]

No gene *LRRK2*, a variante G2019S é a encontrada com mais frequência (particularmente em judeus ashkenazi e árabes do norte da África).[19,24] Algumas variantes nesse gene são fatores de risco para o desenvolvimento de DP, e outras são a causa mais frequente de DP autossômica dominante (como a G2019S).[19,25] A herança é autossômica dominante, mas a penetrância depende da idade (pode chegar a 100% aos 80 anos).[19] Variantes em *LRRK2* são responsáveis

por 6 a 40% dos casos familiais e 2% dos casos esporádicos de DP. Alterações cognitivas são relatadas em 23% dos casos e demência em 11%.[19]

As mutações no gene *SNCA* são raras na população e são do tipo *point mutations*, duplicações ou triplicações do gene.[22] Um terço dos casos desenvolvem sintomas da DP entre os 20 e 40 anos de vida, e dois terços depois dos 40 anos.[19] Demência, alucinações e depressão são mais frequentes do que na forma esporádica da DP, em especial nas duplicações e triplicações do gene.[19,22]

Mutações em *PRKN* e *PINK1* são as causas mais frequentes de DP autossômica recessiva; as mutações em *PRKN* são responsáveis por 77% dos casos de DP juvenil (com início antes dos 20 anos) e 10 a 20% dos casos de início precoce (antes dos 40 anos).[20] A doença causada por mutações em *PRKN* e *PINK* em geral é de lenta progressão e raramente associa-se à demência.[20]

Em um estudo multicêntrico brasileiro,[25] variantes patogênicas foram encontradas nos genes *PRKN*, *LRRK2*, *PINK1*, *ATP13A2* e *DNAJC6*. Entre 1.556 pacientes, 2,5% tinham alguma variante patogênica em *LRRK2*.[25] Variantes patogênicas em *LRRK2* foram encontradas em 14,9% de casos familiais e em 26,3% dos casos de início precoce. A média de idade de início dos sintomas foi de 49,9 anos (intervalo de confiança [IC] 95%, 45,1 a 54,6), e metade tinha história familial positiva. Variantes patogênicas em *PRKN* foram encontradas em 8,3% de pacientes com DP, e 4,3% dos casos familiais de DP. A média de idade de início dos sintomas foi de 31,8 anos (IC 95%, 28,5 a 35,1). História familial positiva foi relatada em 66% dos casos.[25]

Demência com corpúsculo de Lewy

A DCL é a segunda causa mais frequente de demência neurodegenerativa, sendo encontrada em cerca de 15 a 30% dos casos.[16,23] Ela tem um componente genético bem determinado, mas casos familiais (monogênicos) de DCL são raros. Estudos genéticos de larga escala identificaram como fatores de risco os genes *SNCA*, *GBA* e *APOE*, o que demonstra a ligação genética da DCL com DA e DP.[23]

Em um levantamento realizado em 2017, Vergouw et al.[24] relataram 13 casos/probandos com DCL. Entre eles foram encontradas variantes patogênicas em: um caso de duplicação de *SNCA*, três casos de variante *missense* no mesmo gene, uma variante em *LRRK2* (G2019S), duas variantes em *PSEN1*, três variantes em *PSEN2*, uma variante e uma duplicação no gene *APP*, e uma variante no gene da β-sinucleína (*SNCB*). Mais recentemente foi identificada uma variante no gene *LRP10*, que foi associada a DP, DDP e DCL.[17]

Paralisia supranuclear progressiva

A paralisia supranuclear progressiva (PSP) é uma forma de taupatia 4R, e, apesar de ter sido vista durante muito tempo como uma doença de predomínio motor, sabemos hoje que o declínio cognitivo e comportamental é frequente em pessoas com PSP. Nas fases iniciais da doença, até 10% já apresentam algum grau de declínio cognitivo na primeira avaliação, e até 70% dos pacientes com PSP desenvolverão demência durante o curso da doença.[15] Do ponto de vista motor, na PSP ocorrem alterações na motricidade ocular extrínseca, na marcha e no equilíbrio (sendo as quedas precoces um sinal característico da doença). Do ponto de vista cognitivo, os pacientes apresentam sinais de disfunção executiva (com redução significativa da fluência verbal e presença de perseveração motora elementar).

Alterações na memória, linguagem e funções visuoespaciais também podem ocorrer.[15] Alguns pacientes apresentam-se inicialmente como uma vnfAPP e depois evoluem com a síndrome motora e cognitiva compatível com PSP.

De modo geral, não se solicita pesquisa genética em casos de PSP, a não ser nos raros casos em que haja história familial positiva para doenças do espectro das DFT (como vcDFT, APP, SCB).[26] Em um grande estudo multicêntrico, variantes patogênicas no gene *MAPT* foram encontradas em 4,2% dos casos de PSP, e a expansão de hexanucleotídeos em *C9ORF72* em 0,1% dos casos.[14] Outros genes associados ao fenótipo PSP são *LRRK2* e *DCTN1*.[27] Variantes patogênicas em *TARDBP, GRN, TBK1* e *BSN* já foram raramente descritas.[27]

Síndrome corticobasal

A SCB é caracterizada por apraxia de membro, parkinsonismo, mioclonias e fenômeno da mão alienígena. A doença é tipicamente assimétrica e observam-se alterações na neuroimagem como atrofia parietal que predomina no hemisfério oposto. Os pacientes podem evoluir com negligência espacial ou visual, apraxia, e alguns com sinais da síndrome de Bálint ou Gerstmann.[15,28] Também pode acontecer de o paciente abrir o quadro com disfunção na linguagem (como vnfAPP) e desenvolver os outros sinais de SCB após. Do ponto de vista neuropatológico, a SCB pode ser devido à DA (15%) ou a uma taupatia 4R como degeneração corticobasal (DCB – 45%) ou PSP (18%).[29]

A principal causa de SCB monogênica é a presença de variantes patogênicas no gene da progranulina (*GRN*). Em um estudo multicêntrico com 63 casos, 4% dos casos de SCB tinham variantes patogênicas em *GRN*, 1,8% em *MAPT* e 0,1% em *C9ORF72*.[14] Alguns autores aventam que as mutações em *GRN* são a principal causa de SCB monogênica.

DEMÊNCIA FRONTOTEMPORAL

A DFT pode ser subclassificada do ponto de vista clínico em uma vcDFT e duas variantes de linguagem (vsAPP e vnfAPP).[30] No espectro de síndromes que fazem parte das DFTs, entram também a SCB e a PSP. Cerca de 15% dos casos de DFT apresentam concomitantemente ELA (esclerose lateral amiotrófica).[30] Do ponto de vista neuropatológico, a degeneração lobar frontotemporal (DLFT) é classificada de acordo com a proteína anormal encontrada em inclusões: a proteína TDP-43 (*transactive DNA-binding protein 43*), a proteína tau associada a microtúbulos (MAPT) e a família de proteínas FET (que inclui a proteína FUS). A proteína TDP-43 é codificada pelo gene *TARDBP*, a proteína tau pelo gene *MAPT* e a proteína FUS (*fused in sarcoma*) pelo gene homônimo. Cerca de 50 a 60% dos casos são DLFT-TDP, 40 a 45% dos casos DLFT-tau e cerca de 5 a 10% têm patologia FET/FUS.[30,31]

Cerca de 40% dos casos de DFT têm história familial positiva para doenças do espectro das DFTs. E cerca de 10 a 20% têm história familial com padrão de herança autossômico dominante.[30] São três os principais genes que causam DFT monogênica: o gene da proteína tau associada a microtúbulos (*MAPT*), o gene da progranulina (GRN) e o gene *chromosome 9 open reading frame 72* (*C9ORF72*). *GRN* e *MAPT* causam DFT "pura" (com apresentações clínicas dentro do espectro das DFTs), enquanto *C9ORF72* é a principal causa de DFT-ELA. Esses genes causam doença autossômica dominante, e especificamente *GRN* e *C9ORF72*, a penetrância é idade-dependente, chegando a perto de 100% dos casos desenvolvendo doença até os 90 anos (ver Tabela 202.1).[14]

Do ponto de vista neuropatológico, as mutações em *MAPT* causam taupatia, e as *GRN* e *C9ORF72* causam proteinopatia TDP-43.[32] O *C9ORF72* é um gene no qual existe uma repetição de hexanucleotídeos (GGGGCC), e essa expansão causa doença quando ocorrem mais de 30 repetições (podem chegar a centenas ou milhares de expansões).[33,34] A importância de se saber disso é que sequenciamentos habituais de exoma ou genoma não são capazes de detectar essa mutação. Assim, na prática, quando houver suspeita clínica de mutação nesse gene, deve-se solicitar a pesquisa genética separadamente.[14,32]

Na nossa casuística brasileira, em 19 famílias com DFT familial, 32% tinham variantes patogênicas no gene *GRN*, 11% no gene *C9ORF72*, 10% no gene *MAPT* e 5% no gene *TARDBP*. Em 42% dos casos familiais não se conseguiu obter um diagnóstico genético.[32] Em estudo de um grande consórcio da América do Norte e Europa, que incluiu 3.403 pessoas de 1.492 famílias, expansões em *C9ORF72* foram as encontradas com mais frequência – em 42% dos casos. Variantes patogênicas no gene da progranulina foram responsáveis por 34% dos casos e em *MAPT*, por 23%.[14] Entre casos esporádicos, 5% apresentaram mutações em *C9ORF72, GRN* ou *MAPT*.[35] Existe variabilidade de acordo com a população: cerca de 66% de DFT monogênica na Itália é causada por mutações em *GRN*, e 49% dos casos na Espanha. Na América do Norte e norte da Europa, expansões em *C9ORF72* são a causa mais frequente (40 a 60% dos casos).[14]

Em casos de mutações da progranulina (*GRN*), 45% se apresentam clinicamente como vcDFT. Outros fenótipos menos frequentes são vnfAPP (9%), DTA (8%), APP não especificada (3%), SCB (4%), e 30% demência não especificada.[14,32] A idade de início varia muito (mesmo dentro de uma mesma família, a diferença na idade de início dos sintomas pode variar em mais de 20 anos). Mas a média de início de sintomas é de 61 anos, variando entre 25 e 90 anos (ver Tabela 202.1).[14,32] As mutações em *MAPT* têm os seguintes fenótipos: vcDFT (44%), DP (4%), PSP (4%), DTA (3%) e demência não especificada em 34%.[14] A média de idade de início dos sintomas está na Tabela 202.1.[14]

Expansões em *C9ORF72* causam os seguintes fenótipos: vcDFT (31%), DFT-ELA em 11%, ELA em 19%, DTA em 6% e demência não especificada em 25% dos casos.[14] Expansões em *C9ORF72* são causa de síndrome Huntington-*like*.[36] A média de idade de início dos sintomas está na Tabela 202.1.[14] A expansão em *C9ORF72* é encontrada em cerca de 56% dos casos de DFT-ELA familial, e 18 a 25% de DFT familial.[14,37] Em cerca de 6 a 8% dos casos de DFT e de ELA esporádicos pode-se encontrar expansões de hexanucleotídeos em *C9ORF72*.[31,36,37] Há um aumento da frequência de sintomas psicóticos associados a essa mutação.[36]

Expansões de hexanucleotídeos em *C9ORF72* são encontradas em 3 a 5% dos casos esporádicos de DFT. *GRN* foi responsável em 1,7 a 3%, e *MAPT* em 5% dos casos esporádicos.[35]

Não se comprovou de maneira indubitável a ocorrência de antecipação nas expansões de *C9ORF72*.[14] A duração da doença é na média entre 6 e 9 anos, mas varia amplamente, com pacientes falecendo com menos de 12 meses de sintomas e outros vivendo mais de quatro décadas de vida com a doença.[37] A presença de doença do neurônio motor (DNM) reduz significativamente a duração da doença, média de 5 anos (± 4,2 anos) em DFT-ELA e 2,9 ± 2,8 anos em ELA por mutação em *C9ORF72*.[14]

Outros genes que causam doenças no espectro da DFT-ELA são os genes *TARDBP, FUS, TBK1, UBQLN2, CHCHD10,*

EWSR1, TAF15, *ANG*, *OPTN*, *PFN1*, *TUBA4A*, *ANXA11*, *CCNF*, *TIA1*, *CHMP2B* e *PRKN*.[31,34,37,38] A maior parte desses genes causam cada um DFT em menos de 1 a 5% dos casos. Mutações no gene *TARDBP* causam mais frequentemente ELA (cerca de 4% dos casos de ELA familiar),[33] mas alguns raros casos de DFT, como casos de vsAPP descritos com a variante p.Ile383Val.[35] Mutações em *TBK1* causam 1 a 2% dos casos de DFT familiar (um pouco mais de DFT-ELA) e são causa pouco frequente de DTA.[33]

Uma síndrome rara associada à DFT é a proteinopatia multissistêmica (PMS).[34] Ela tem neuropatologia tipo TDP-43 e inicialmente foi descrita em famílias que tinham uma combinação atípica de sintomas: miopatia (miopatia em geral de predomínio proximal, observada em cerca de 90% dos carreadores), doença de Paget óssea, DFT e DNM. A penetrância de cada uma dessas síndromes é variável, e cerca de 40% dos casos apresentam doença de Paget óssea e cerca de 30% dos casos apresentam DFT. Entre as pessoas com mutação em *VCP*, 9% desenvolvem ELA.[39] A idade de início dos sintomas na DFT é em média de 55 anos, podendo variar entre 30 e 86 anos na literatura.[39] O primeiro gene a ser associado a esse fenótipo foi o *VCP* (proteína que contém valosina), e mutações nesse gene são encontradas em cerca de metade das famílias com PMS. Depois foram descritas raras mutações em *HNRNPA2B*, *HNRPA1*, *SQSTM1*, *MATR3*, *TIA1* e *ANXA11*.[39] Mutações em *SQSTM1* são responsáveis por 40% dos casos familiais e 10% dos casos esporádicos de PMS.[39]

ACONSELHAMENTO GENÉTICO E TESTAGEM GENÉTICA

No processo de aconselhamento genético, pacientes e familiares são informados sobre o risco familiar de membros da mesma família desenvolverem demência e quais as implicações desse diagnóstico. Essa discussão irá basear-se no espectro clínico (apresentação clínica), na história familiar obtida e no risco de que um determinado paciente pode ter uma variante patogênica. E antes e após (se confirmada) o teste genético, quais são as potenciais implicações da presença dessa variante.[7]

É importante construir um heredograma de três gerações para que não se percam potenciais casos de início precoce que faleceram por fatores externos antes de entrar na faixa etária de início dos sintomas (como um pai que faleceu antes dos 40 anos em um acidente automobilístico ou por um infarte do miocárdio e por isso não viveu o suficiente para desenvolver sintomas neurológicos). Em alguns casos em que o probando tenha desenvolvido sintomas muito precocemente também pode se considerar a testagem genética mesmo em casos aparentemente esporádicos, pois há a possibilidade de mutações *de novo*, por exemplo. Deve-se considerar realizar a testagem também quando a história familiar é claramente positiva com padrão de herança autossômico dominante, sem levar tanto em conta a idade de início dos sintomas do probando. Isso devido ao fato de que a idade de início da demência pode passar dos 80 anos de vida, dependendo do gene (ver Tabela 202.1).[11]

Com o heredograma, podemos aplicar o escore de Goldman modificado para avaliar risco genético.[40] O escore 1 é dado para famílias com história autossômica dominante (definida pela presença de pelo menos 3 pessoas afetadas em duas gerações da mesma família, sendo uma das pessoas parente de primeiro grau das outras duas pessoas) de DFT, APP, DNM, SCB ou PSP. O escore 2 é dado para famílias com três membros ou mais com demência na mesma família, mas sem preencher critérios para escore 1. O escore 3,5 é dado quando há um outro membro da família também com demência de início precoce (< 65 anos). O escore 3 classifica famílias em que há um familiar com demência de início tardio. Escore 4 é para famílias sem história familiar ou história familiar desconhecida. História familiar significativa (e, portanto, é a que classifica quem deve ser considerado para testagem genética) é considerada quando o escore de Goldman modificado é de 3,5 ou menos.[40] O escore foi desenvolvido para DFTs, mas é possível usar informações semelhantes para DTA (considerando uma DTA pré-senil como sendo aquela que se iniciou antes dos 65 anos de vida).[8]

Temos à disposição a possibilidade de solicitar testes genéticos como painéis relacionados a DTA ou painéis para demências e parkinsonismo (com 40 a 60 genes testados), ou ainda solicitar sequenciamento de exomas ou genomas. Como mencionado anteriormente, uma parcela significativa de casos familiais pode ter testagem negativa, pois nem sempre os diagnósticos clínico e neuropatológico são iguais, de modo que, quanto mais genes forem testados, maior é a chance de se encontrar uma variante patogênica. Tanto na DA quanto na DFT a chance de um painel limitado a certos genes não conseguir identificar uma causa monogênica ocorre em parcela significativa de casos (cerca de 40% na nossa casuística de DA e DFT). Há que se levar em conta também que uma parcela (pequena) de casos esporádicos pode ter causa monogênica e, por isso – especialmente para casos de início **muito** precoce –, a testagem genética pode ser útil.[32]

A solicitação de teste genético é um pouco menos complexa para casos sintomáticos com história familiar bem determinada, pois ajuda a confirmar um diagnóstico. Mas, para familiares em risco de serem carreadores de uma mutação e estarem na fase pré-sintomática (testagem pré-sintomática), a decisão é mais complexa. Em geral, utiliza-se o protocolo da Sociedade Americana de doença de Huntington para seguir adiante tanto em testes sintomáticos/diagnósticos quanto pré-sintomáticos.[8]

Esse *guideline* envolve três passos, sendo dois pré-teste e um pós-teste (e um acompanhante/pessoa de suporte selecionado pela pessoa que fará o teste). Recomendam-se como parte do aconselhamento genético uma avaliação neurológica, neuropsicológica e uma avaliação psiquiátrica, para se avaliar se a pessoa que está sendo testada já apresenta ou não sintomas da doença, se há sinais de sintomas depressivos que poderiam aumentar o risco de suicídio, ou se há fatores relacionados à personalidade ou ansiedade que precisam ser avaliados antes de uma testagem pré-sintomática (e se a pessoa deveria passar por um psiquiatra e psicólogo antes de proceder com a investigação). Nesse processo, os fatores pessoais, sociais, físicos, emocionais/psicológicos e de história familiar são abordados para que se minimize o risco de um resultado adverso negativo.[8] Outra questão a ser discutida é a testagem para um casal que já tem ou pretende ter filho(s). Atualmente é possível realizar um diagnóstico genético pré-implantação, junto com uma fertilização *in vitro* e, com isso, não permitir que a variante patogênica passe adiante na história da família.[38] Deve-se também discutir questões como a cobertura de planos de saúde, seguros e emprego.

O sequenciamento genético mostrará a ausência de variantes patogênicas, ou uma variante benigna, ou provavelmente benigna, ou uma variante de significado incerto

(VUS), ou uma variante provavelmente patogênica ou uma variante patogênica. No caso de uma VUS, mais informações serão necessárias para estabelecer a patogenicidade e penetrância da variante.[41] Um grande problema na nossa população é a falta de representatividade de brasileiros em bancos de dados genéticos internacionais, de modo que encontrar uma VUS não é um evento raro.[41,42]

Aconselhamento genético na doença de Alzheimer

No caso de uma DTA de início precoce em que há outras pessoas na família também com DAPS (DA pré-senil), a chance de o probando ser portador de uma variante patogênica em algum dos genes relacionados à DTA familial é maior. Pode-se testar primeiro o probando, e depois os seus filhos passarão cada um por processo de aconselhamento genético para determinar se querem ou não ser sujeitos à testagem pré-sintomática. Eles devem ser informados sobre a natureza autossômica dominante da maior parte dos genes relacionados à DA e que cada filho tem 50% de chance de herdar a variante do pai/mãe.[7] Não se recomenda testagem genética em pessoas menores de 18 anos, pois a testagem não traz benefícios nessa faixa etária.[8,43]

Para casos de DA de início tardio, o genótipo do gene *APOE* (apolipoproteína E) é o que tem maior importância, sendo que a variante APOE ε4 está associado a *odds ratio* de 4 (em heterozigose) e 12 a 15 (em homozigose) para desenvolvimento de DA.[3,7,44] Ele também é um fator de risco para desenvolvimento mais precoce de demência.[4] A testagem das variantes do gene *APOE* não é recomendada de maneira rotineira atualmente,[7,8] pois a presença do alelo de risco não garante que a pessoa desenvolverá a doença e a ausência do alelo ε4 também não impedirá que a pessoa desenvolva DA (cerca de 42% das pessoas com DA não têm alelo ε4 no gene *APOE*).[7] Mulheres homozigotas para o alelo (ε4/ε4) da *APOE* têm chance de 40 a 45% de desenvolver DA aos 75 anos, e homens homozigotos têm chance de desenvolver DA em cerca de 25 a 30% dos casos até os 80 anos (em comparação com a 10 a 15% da população geral).[7] Sem um aconselhamento genético adequado, a testagem para *APOE* pode apenas gerar ansiedade e depressão, sem trazer benefícios evidentes.[45]

Uma pergunta muito frequente na prática clínica vem de filhos (ou filhas) de pessoas com DTA que querem saber seu risco de desenvolver a doença. O primeiro passo é verificar qual é a história familiar, se existe(m) caso(s) de DTA de início precoce. Se o pai ou a mãe dele tiver DTA de início tardio, o filho tem uma chance de duas a três vezes maior de desenvolver DTA do que uma pessoa sem história familiar. Apesar de o valor relativo parecer ser assustador, em termos absolutos isso quer dizer, para esse filho, que o pai ou a mãe ter DTA de início tardio aumenta o risco de ele desenvolver DTA de 10% para 20 a 40% (ou seja, a chance maior é de que esse filho não desenvolverá a doença).[7,8] E que, independentemente do resultado, devemos orientá-lo a tomar medidas que reduzam o risco de demência (como atividades físicas, intelectuais, cuidar de fatores de risco cerebrovasculares, evitar abuso de álcool, traumatismo cranioencefálico, poluição atmosférica, corrigir hipoacusia e tratar depressão).[46] No caso de uma DTA de início precoce, passamos a avaliar a presença de história familial para decidir se a testagem genética será ou não indicada (e, em caso positivo, qual é o teste mais adequado). Se outra pessoa da família também teve DTA de início precoce (ou seja, duas pessoas em uma família tiveram DTA de início precoce, sendo uma

parente de primeiro grau de outra), a testagem por meio de sequenciamento de exoma (ou painel de Alzheimer caso haja biomarcadores de beta-amiloide positivos e o custo do teste seja uma questão) deve ser considerada e discutida com a família. A testagem genética deve começar por um dos familiares sintomáticos. Se for um caso com DTA esporádica, mas com início dos sintomas muito precoce (menos que 51 anos de vida), deve-se também considerar uma testagem genética, pois mutações *de novo* já foram descritas.[13] Também deve-se considerar que nem sempre a testagem genética trará a resposta. Na nossa experiência no Hospital das Clínicas em São Paulo, de 18 probandos, foram identificadas variáveis patogênicas em 44% (*PSEN1*=6 e *APP*=2). Ou seja, em quase metade dos casos de DA pré-senil com história familiar não identificamos variantes patogênicas nos genes mais frequentes.[32] A testagem com sequenciamento de exoma ou genoma parece mais adequada, pois – ainda que raramente – em casos de DTA familial, já foram relatadas variantes patogênicas em genes relacionados com outras patologias – como *NOTCH3* (CADASIL – arteriopatia cerebral autossômica dominante com infartos subcorticais e leucoencefalopatia) e genes associados à degeneração lobar frontotemporal como *C9ORF72*, *GRN*, *MAPT* e *TBK1*.[10,32,35]

Aconselhamento genético na demência frontotemporal

Sabendo que pacientes com diagnósticos clínicos podem ter neuropatologia diferente da que seria esperada (como a chance de 10 a 20% de que um paciente com vcDFT possa ter biomarcadores positivos para DA), a solicitação de sequenciamento de exoma completo parece fazer mais sentido atualmente em termos de custo-benefício. Há que se lembrar sobre a necessidade de solicitar pesquisa da expansão de hexanucleotídeos em *C9ORF72* quando a testagem de exoma/genoma for negativa.

Um estudo holandês encontrou – em casuística de DFT – variantes patogênicas em 37% dos casos e 15 variantes de significado incerto.[33] Na Alemanha, o sequenciamento de exoma e a pesquisa de expansões no gene *C9ORF72* foram capazes de explicar 34% dos casos familiais de DFT. Entre casos esporádicos, em 10% foram identificadas variantes patogênicas (*C9ORF72*, *GRN*, *CHCHD10*, *UBQLN2*, *PSEN2*).[47]

Além dos mais de 20 genes já associados à DFT, o fenótipo vcDFT também pode ser encontrado em pacientes com mutação em genes não relacionados à DLFT, como é o caso da doença autossômica recessiva Nasu-Hakola (ou osteodisplasia lipomembranosa policística com leucoencefalopatia esclerosante) associada a mutações nos genes *TREM2* (*triggering receptor expressed on myeloid cells 2*) ou *TYROBP* (*protein tyrosine kinase-binding protein*).[32] Mutações já foram descritas em pessoas com vcDFT, mas sem o fenótipo ósseo.[31] A leucodistrofia difusa hereditária com esferoides axonais de glia pigmentada é outra leucodistrofia que pode se apresentar como demência do tipo frontotemporal. As variantes patogênicas são encontradas no gene *CSF1R* (*colony stimulating factor 1 receptor*) ou *AARS2* (*mitochondrial alanyl-tRNA synthetase 2*), esta última associada à falência ovariana em mulheres.[31,32] Mutações em *CSF1R* também podem acontecer *de novo*.[34] Esses dados apontam para a importância de se tentar realizar uma testagem genética mais ampla (cobrindo mais genes). Raras variantes *nonsense* no gene da proteína priônica (*PRNP*) foram encontradas em casos diagnosticados clinicamente como vcDFT (e DTA).[37]

203

Ataxias Hereditárias

Alex Tiburtino Meira • Hélio Afonso Ghizoni Teive • José Luiz Pedroso •
Orlando Graziani Povoas Barsottini

ATAXIAS CEREBELARES AUTOSSÔMICAS RECESSIVAS, ATAXIAS CEREBELARES AUTOSSÔMICAS DOMINANTES, ATAXIAS EPISÓDICAS, ATAXIAS CEREBELARES LIGADAS AO X, ATAXIAS CEREBELARES MITOCONDRIAIS

Ataxia é uma síndrome neurológica caracterizada por desequilíbrio e incoordenação motora (movimentos apendiculares, da marcha, da fala e dos movimentos oculares). A ataxia pode ser de origem sensitiva, ou aferente (por acometimento do sistema proprioceptivo), vestibular (por acometimento do sistema vestibular central e/ou periférico), frontal (que alguns autores não reconhecem como sendo um tipo de ataxia; por acometimento de estruturas do lobo frontal), ou cerebelar (por lesão do cerebelo ou de suas vias aferentes e/ou eferentes). A ataxia cerebelar pode ser sinal clínico de diversas doenças do sistema nervoso central, assim como um sintoma neurológico que faz parte em doenças com envolvimento multitopográfico.

As ataxias cerebelares podem ser classificadas em primárias ou secundárias, ou, ainda, em adquiridas (esporádicas) ou hereditárias. As ataxias cerebelares hereditárias podem ser classificadas em congênitas, autossômicas recessivas, autossômicas dominantes, episódicas, ligadas ao X ou mitocondriais. Algumas características da história pessoal e familiar podem favorecer essa classificação: em geral as ataxias cerebelares autossômicas recessivas têm início dos sintomas na infância, não acometendo todas as gerações, podendo-se encontrar casamentos consanguíneos na família; as ataxias cerebelares autossômicas dominantes costumam afetar todas as gerações, em cerca de 50% da prole, acometendo igualmente os gêneros; as ataxias cerebelares ligadas ao X costumam afetar muito mais os homens do que as mulheres, acometendo em geral 50% dos homens de uma prole; as ataxias cerebelares com herança mitocondrial são de transmissão exclusivamente materna, podendo, em algumas doenças, a gravidade do acometimento entre filhos ser diferentes, a depender da quantidade de DNA mitocondrial alterado herdado.

Além de definir o padrão de herança, são importantes alguns outros pontos no quadro clínico para o diagnóstico correto, que poderá, inclusive, nortear a solicitação de exames genéticos: idade de início, manifestações fenotípicas em outros familiares, origem da família, avaliação da motricidade ocular, avaliação de outras alterações neurológicas (alteração cognitiva; polineuropatia; retinose pigmentar; outros distúrbios do movimento, tais como mioclonia, distonia, espasticidade ou parkinsonismo), avaliação de outros sistemas e avaliação de neuroimagem.

Cada grupo que será abordado a seguir contém muitas doenças heterogêneas, e as principais foram selecionadas para nortear a investigação do neurologista.

ATAXIA CEREBELAR AUTOSSÔMICA RECESSIVA

As ataxias cerebelares autossômicas recessivas são doenças neurodegenerativas heterogêneas, que costumam apresentar instalação de sintomas na infância ou, de modo ocasional, na idade adulta ou neonatal. Apresentam evolução progressiva e manifestam-se clinicamente desde uma síndrome cerebelar pura até uma apresentação complexa, com neuropatia sensitivo-motora, distúrbio oftalmológico, transtornos do movimento, epilepsia, alteração cognitiva, anormalidades ósseas e cutâneas.

Ataxia de Friedreich

A ataxia de Friedreich (AF) é a ataxia cerebelar autossômica recessiva mais prevalente. Essa doença é causada por expansão anormal (100 a 1.700; normal 7 a 34 cópias) do trinucleotídeo guanina-adenina-adenina (GAA_n) no gene *FXN*, localizado no cromossomo 9q21.11, responsável pela síntese da frataxina, uma proteína mitocondrial. A expansão anormal torna-se um silenciador genético, reduzindo a produção de frataxina. A doença tem início entre 12 e 18 anos e se apresenta com ataxia mista (predominantemente sensitiva), nistagmo e disartria. O envolvimento do sistema nervoso periférico é característico, com redução da sensibilidade vibratória (a- ou hipopalestesia) e da propriocepção (anartrestesia) – portanto, trata-se de uma ataxia mista: cerebelar e sensitiva. Apesar de neuropatia periférica, há a presença do sinal de Babinski. Outras alterações sistêmicas completam o quadro e devem ser investigadas ativamente: cardiomiopatia hipertrófica, escoliose, pés cavos, diabetes melito e anormalidades oculares, tais como o déficit de fixação (*square wave jerks*). Outros achados menos frequentes na doença são neuropatia óptica, déficit auditivo e tremor. A expectativa de vida é reduzida, sendo as complicações da miocardiopatia hipertrófica as causas mais comum de morte nesses pacientes.

O início da doença ocorre de modo menos frequente após os 25 anos, sendo então chamada "ataxia de Friedreich de início tardio (LOFA)", ou após os 40 anos, denominada "ataxia de Friedreich de início muito tardio (VLOFA)". Nesses casos, a evolução é mais indolente em comparação com a apresentação clássica da doença na adolescência; pode, inclusive, ter reflexos osteotendíneos vivos, com presença de espasticidade, e menor acometimento esquelético e miocárdico.

O diagnóstico definitivo é feito com teste molecular, que identifica a expansão anormal no gene *FXN*. O exame de ressonância magnética (RM) de crânio mostra pouca alteração no cerebelo, enquanto o de coluna cervical pode mostrar atrofia da medula espinhal (Figura 203.1). O manejo desses pacientes deve ser feito de maneira multidisciplinar. Terapias gênicas têm sido desenvolvidas nos últimos anos, e, mais recentemente, omaveloxolona na dose de 150 mg/dia foi avaliada em um estudo duplo-cego, randomizado e controlado por placebo, durante 48 semanas, e estendido por um estudo aberto (por 3 anos) a seguir, e ambos demonstraram melhores escores na escala modificada de avaliação da ataxia de Friedreich. Idebenona, um antioxidante potente análogo à coenzima Q, tem sido usado como modo de profilaxia da cardiomiopatia hipertrófica, mas não da alteração cerebelar.

Ataxia-telangiectasia

Ataxia-telangiectasia é a segunda forma mais prevalente de ataxia cerebelar autossômica recessiva. No entanto, o início dos sintomas é mais precoce do que na ataxia de Friedreich, por volta dos 2 anos a 3 anos de vida. A doença é causada pela mutação no gene *ATM*, localizado no cromossomo 11q22-23, e é caracterizada por ataxia cerebelar, telangiectasias (ver Figura 203.1), imunodeficiência e predisposição a malignidades (em especial leucemias e linfomas).

As telangiectasias (Figura 203.2), que costumam ocorrer em conjuntiva, orelha, face e pescoço dos 3 aos 5 anos, estão presentes em cerca de 90 a 95% dos pacientes. Achados como coreoatetose e apraxia oculomotora são frequentes. A imunodeficiência se apresenta como infecções respiratórias de repetição.

A apresentação neurológica envolve, além da possibilidade de ataxia cerebelar, apraxia oculomotora, ausência do nistagmo optocinético, hipo- ou arreflexia tendinosa. Em estágios mais avançados da doença, atrofia muscular,

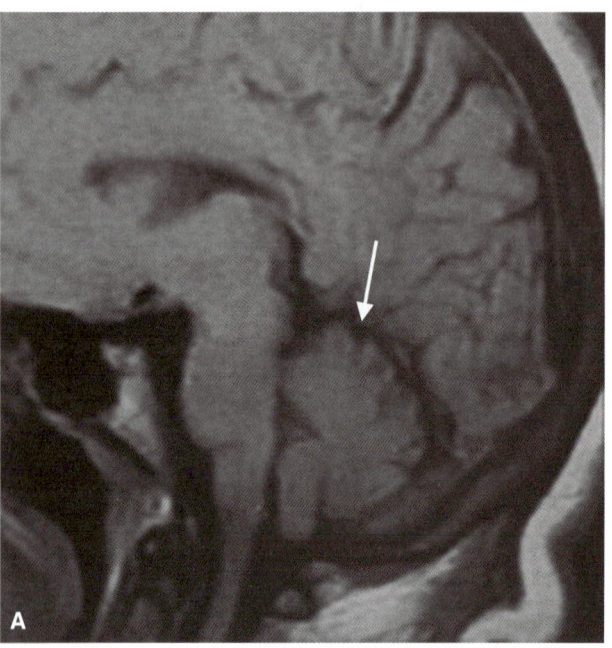

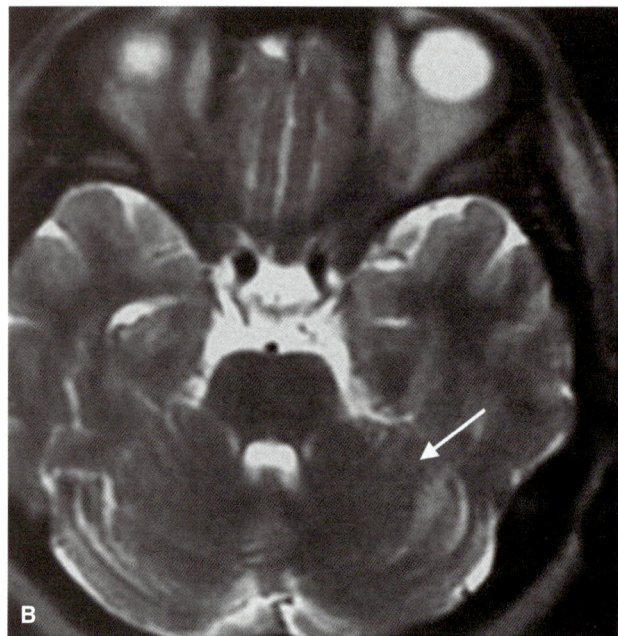

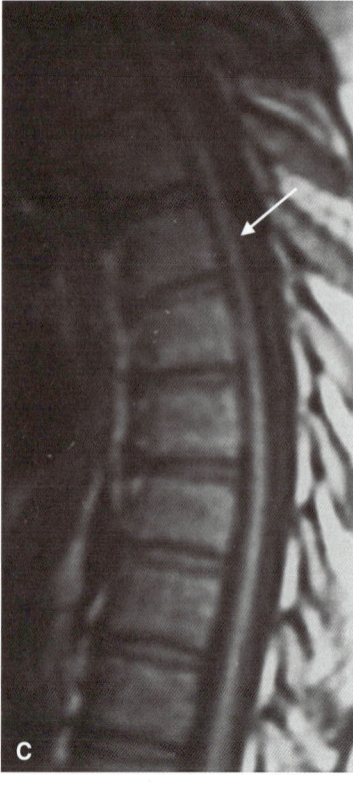

Figura 203.1 Ressonância magnética crânio e de medula demonstram cerebelo de tamanho normal, com atrofia de medula espinhal, em paciente com ataxia de Friedreich.

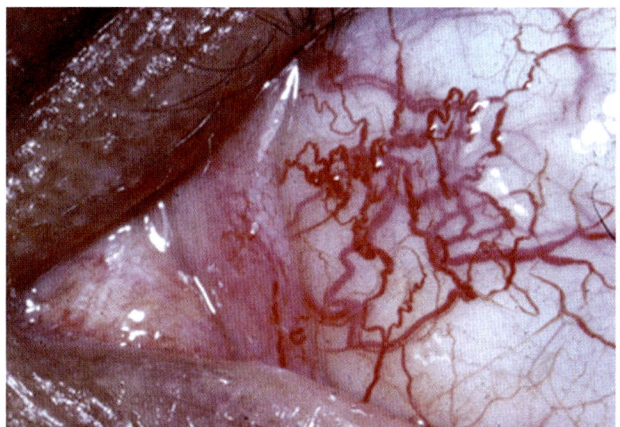

Figura 203.2 Telangiectasias em conjuntiva ocular em um paciente com ataxia-telangiectasia.

são encontrados em menor frequência. A avaliação do nível sérico de alfafetoproteína se encontra elevada em praticamente todos os pacientes, mas também creatinoquinase (CK) e gamaglobulina.

A AOA tipo 3 ocorre, até o momento, somente em pacientes da Arábia Saudita e é causada por mutação no gene *PIK3R5*, no cromossomo 17p13.1.

A AOA tipo 4 é relacionada com a mutação do gene *PNKP*, no cromossomo 19q13.33, um gene que também tem sido implicado em formas axonais da doença de Charcot-Marie-Tooth, e com uma síndrome caracterizada por microcefalia, atraso do desenvolvimento e epilepsia. A AOA do tipo 4 se caracteriza clinicamente pelo desenvolvimento de movimentos distônicos e atáxicos na primeira década de vida, que evoluem com apraxia oculomotora, neuropatia periférica grave, disfunção cognitiva, disartria, obesidade, até fraqueza e atrofia, com rápida progressão dentro de duas décadas. As principais alterações laboratoriais são hipoalbuminemia e níveis elevados de alfafetoproteína. O exame de neuroimagem mostra atrofia cerebelar e de tronco encefálico.

Síndrome de ataxia cerebelar, neuropatia e arreflexia vestibular

CANVAS é o acrônimo (do inglês *cerebellar ataxia, neuropathy, vestibular areflexia syndrome*) empregado para a síndrome caracterizada por ataxia cerebelar, neuropatia sensitiva axonal e arreflexia vestibular, causada por mutação do gene *RFC1*, no cromossomo 4p14, com a presença de uma expansão repetida bialélica recessiva (AAGGG) intrônica. A doença tem sido considerada com uma causa muito frequente de ataxia de início tardio, em geral depois dos 60 anos. Após a descoberta do gene causador da enfermidade, foram publicadas várias séries de casos de CANVAS, com um fenótipo muito mais amplo do que a descrição original, incluindo quadros de ataxia cerebelar, neuronopatia sensitiva (gangliopatia da raiz dorsal), neuropatia periférica sensitiva, disfunção autonômica, tosse crônica, além de distúrbios do movimento, como, por exemplo, parkinsonismo. Os testes de perseguição ocular, os reflexos optocinéticos e vestíbulo-ocular apresentam-se alterados. Na prática clínica neurológica diária, um exame de grande importância na avaliação de pacientes com suspeita de CANVAS é o *head impulse test* (teste do impulso rápido cefálico), que define a presença de um distúrbio vestibular periférico. O exame de RM demonstra atrofia cerebelar. O exame audiológico não demonstra alterações.

Ataxia espástica autossômica recessiva de Charlevoix-Saguenay

A ARSACS (do inglês *autosomal recessive spastic ataxia of Charlevoix-Saguenay*) é uma doença neurodegenerativa causada pela mutação do gene *SACS*, no cromossomo 13q12.12, caracterizada clinicamente por ataxia, sintomas piramidais e neuropatia, de início na primeira infância (apesar de casos incomuns de início tardio). Outros sintomas como disartria, disfagia, nistagmo, disautonomia e espessamento da camada de fibras nervosas da retina, detectado pela tomografia de coerência óptica (achado que varia entre diferentes populações), podem fazer parte das manifestações da doença. As alterações de imagem típicas incluem atrofia predominante do vérmis cerebelar superior e estrias transversais na ponte.

contraturas e distonia. Outros distúrbios do movimento são encontrados: mioclonia, coreia, distonia e tremor. Muitas vezes os distúrbios do movimento podem surgir sem a presença de ataxia cerebelar evidente, bem como de telangiectasias conjuntivais ou mesmo sistêmicas.

A investigação diagnóstica demonstra aumento importante da alfafetoproteína sérica, redução de imunoglobulinas IgA, IgE e IgG e linfopenia. Não há tratamento curativo para a doença, mas imunoglobulina endovenosa pode ser indicada para casos de infecções de repetição. O diagnóstico definitivo é feito com teste genético. Um grupo de doenças faz diagnóstico diferencial com ataxia-telangiectasia: apresentam herança autossômica recessiva, com instabilidade cromossômica, radiossensibilidade e características clínicas semelhantes; são, por isso, chamadas "fenocópias da ataxia-telangiectasia" (do inglês *ataxia telangiectasia-like disorders*). É importante ressalvar que não devemos usar estudos com radiação (como a tomografia computadorizada) nesses pacientes. O exame por RM demonstra principalmente: atrofia cerebelar hemisférica e de vérmis superiores, e hipoplasia do vérmis inferior, que são mais evidentes após 10 anos de vida.

Ataxias com apraxia oculomotora tipos 1, 2, 3 e 4

A ataxia com apraxia oculomotora (AOA) tipo 1 está associada à mutação do gene *APTX*, localizado no cromossomo 9 p21.1 e que codifica a síntese da proteína aprataxina, cuja função é modulatória sobre outra enzima que age no reparo de DNA. Os sintomas da doença têm início entre 6 e 10 anos, com ataxia cerebelar, apraxia oculomotora e neuropatia axonal sensitivo-motora. Outros achados podem ser: movimentos coreicos, distonia, tremor cefálico e nas mãos, declínio cognitivo e disartria. A avaliação laboratorial demonstra hipoalbuminemia e hipercolesterolemia, e, de modo ocasional, aumento de alfafetoproteína sérica, enquanto a neuroimagem demonstra atrofia cerebelar marcante.

A AOA tipo 2 é secundária à mutação do gene *STX*, localizado no cromossomo 9q34.13 e que codifica a síntese da proteína senataxina. É também chamada "ataxia cerebelar autossômica recessiva com neuropatia axonal tipo 2", uma vez que apenas 50% dos pacientes apresentam apraxia oculomotora. O quadro clínico tem início entre 3 e 30 anos de vida (média de 20 anos), sendo composto por ataxia progressiva, neuropatia periférica e apraxia oculomotora. Tremor postural ou cefálico, distonia e movimentos coreicos

Ataxia com deficiência isolada da vitamina E

A ataxia com deficiência isolada de vitamina E (AVED) é um diagnóstico diferencial diante da suspeita de ataxia de Friedreich, que se apresenta com baixos níveis séricos de vitamina E. A doença é secundaria à mutação no gene da proteína de transferência do alfatocoferol, localizado no cromossomo 8q13. É considerada uma causa potencialmente reversível, uma vez que o tratamento com suplementação de vitamina E na dose de 600 a 2.400 mg/dia pode parar a progressão da doença.

Outras ataxias espásticas

As ataxias espásticas são um grupo heterogêneo de doenças que cursam com quadro proeminente de ataxia cerebelar e apresentam sintomas piramidais, principalmente, a espasticidade. Esse grupo pode se confundir com o das paraplegias espásticas com ataxia, no qual o sintoma predominante é o de paraplegia. O número de alterações genéticas associadas a esse fenótipo tem se expandido nos últimos anos. Quando descartamos ARSACS como causa de uma ataxia espástica, devemos ter em mente no diagnóstico diferencial a ataxia de Friedreich, AVED, outras ataxias espásticas (SPAX1, SPAX2, SPAX4, SPAX5 e SPAX7) e a paraplegia espástica hereditária do tipo 7 (mutação no gene da paraplegina).

Xantomatose cerebrotendínea

A xantomatose cerebrotendínea apresenta-se clinicamente com ataxia cerebelar, alterações cognitivas, epilepsia e sinais extrapiramidais, sendo causada por mutações no gene *CYP27A1*, localizado no cromossomo 2q35, responsável pela produção de uma esterol-hidroxilase. Faz parte do grupo das doenças do metabolismo lipídico. Além das manifestações neurológicas, são achados sistêmicos comuns: diarreia crônica, catarata, xantelasmas e xantomas tendíneos (Figura 203.3). Os sintomas mais precoces na infância são a diarreia crônica e a catarata, enquanto a ataxia cerebelar aparece por volta da adolescência. Quadros medulares podem ocorrer antes da ataxia, e devemos lembrar desse diagnóstico em síndromes medulares na infância. Na avaliação laboratorial, níveis aumentados de colestanol são encontrados. A imagem por RM de crânio pode apresentar hipersinal nos núcleos denteados e alterações da substância branca cerebral, que não são específicos, mas sugerem o diagnóstico. O tratamento é realizado com ácido quenodeoxicólico.

Doença de Refsum

A doença de Refsum é causada mais comumente por mutação no gene *PHYH* e cursa com acúmulo de ácido fitânico nos tecidos, um produto do metabolismo das gorduras. Trata-se de uma doença do metabolismo peroxissomal. O quadro clínico clássico envolve ataxia de início precoce, retinite pigmentosa, graus variáveis de malformações esqueléticas, neuropatia, hiposmia, surdez e ictiose. Hiperproteinorraquia (acima de 100 mg/dℓ), com ausência de atrofia cerebelar na neuroimagem, marca os exames completares básicos. O diagnóstico da doença Refsum é sugerido por aumento da concentração sérica de ácido fitânico (superior a 200 µmol/ℓ) e confirmado com o teste genético ou identificação de deficiência de atividade da enzima fitanoil-CoA hidroxilase. O tratamento preconizado é com dieta pobre em ácido fitânico e alto teor calórico, o que impede a mobilização de ácido fitânico para o plasma. A plasmaférese pode ser usada na redução do ácido fitânico.

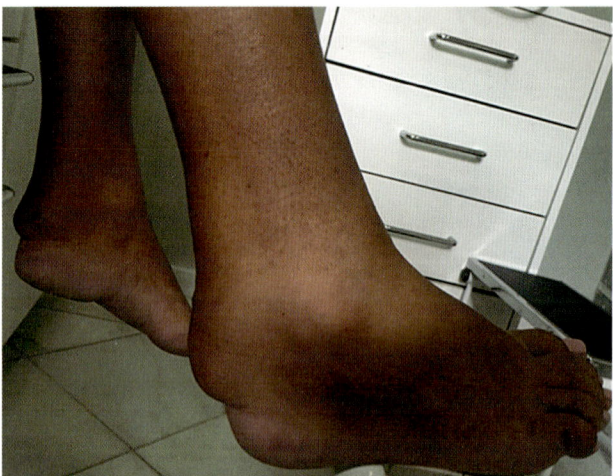

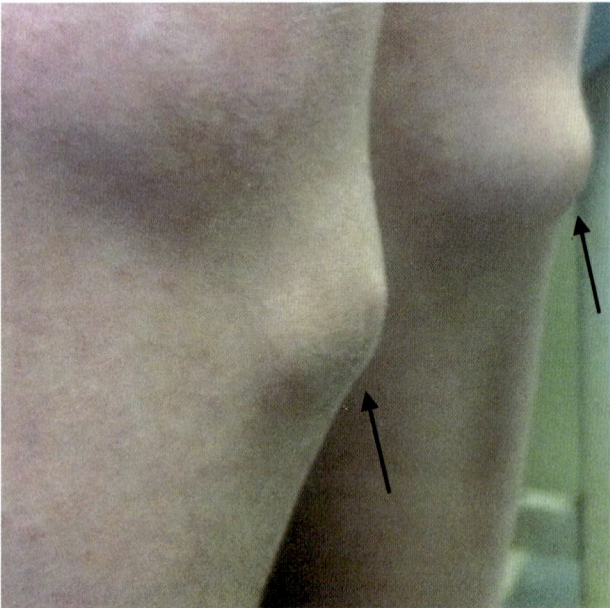

Figura 203.3 Xantomas tendíneos em paciente com xantomatose cerebrotendínea.

Abetalipoproteinemia

A abetalipoproteinemia é causada pela mutação do gene *MTTP*, localizado no cromossomo 4q23. A doença tem início já no primeiro ano de vida, e nesse caso chamam atenção retinite pigmentosa, acantocitose, coagulopatia, hepatomegalia, déficit de crescimento e síndrome de má-absorção (esteatorreia). Ataxia desenvolve-se de maneira mista: por neuropatia e por alteração cerebelar (deficiência de vitamina E). Em geral, a RM do crânio não mostra atrofia do cerebelo. A doença ocorre por níveis baixos de apolipoproteína B, de colesterol da lipoproteína de baixa densidade (LDL-C) e de vitaminas hidrossolúveis, especialmente a vitamina E. O tratamento indicado é feito com a retirada dos ácidos graxos da dieta (substituindo-os por triglicerídeos de cadeia média) e a suplementação com altas doses de vitaminas lipossolúveis, em especial a vitamina E.

Outras ataxias recessivas

Novos genes têm sido relacionados à presença de ataxia cerebelar autossômica recessiva, denominada pela sigla "ARCA" (ataxia cerebelar autossômica recessiva), um grupo contendo mais de 30 doenças. A mutação em homozigose no gene *SYNE1* (6q25.2) causa ataxia de início tardio, pura ou complicada (espasticidade, anormalidades esqueléticas e da movimentação ocular), neuroimagem demonstrando atrofia cerebelar. A mutação no gene *ADCK3* (1q42.13) determina uma deficiência primária de coenzima Q10 (CoQ10) e se apresenta na primeira década de vida com atrofia cerebelar, moderada deficiência intelectual, epilepsia, mioclonias, intolerância ao exercício e aumento de lactato no soro, com o quadro clínico melhorando pouco com a suplementação de CoQ10. A mutação no gene *ANO10* (3p22.1-p21.3) apresenta-se clinicamente como ataxia, espasticidade e amiotrofia distal; atrofia cerebelar na neuroimagem é marcante.

A síndrome de Marinesco-Sjögren é causada por mutações no gene *SIL1*. Os sintomas incluem ataxia de início precoce, hipogonadismo hipergonadotrófico, atraso do desenvolvimento neuropsicomotor, catarata precoce ou congênita, fraqueza–muscular, hipotonia, deformidades esqueléticas (escoliose), baixa estatura e sinais piramidais. Exames complementares demonstram atrofia vermiana na RM, sinais de miopatia na eletroneuromiografia e biopsia muscular; laboratório sugestivo de falência gonadal primária e concentração de CK normal ou levemente aumentada.

A síndrome de Gordon Holmes é uma ataxia cerebelar recessiva de início no adulto, associada a hipogonadismo hipogonadotrófico e outras manifestações neurodegenerativas, sendo causada por mutações em algum dos seguintes genes: *RNF216, OTUD4, STUB1, POLR3* e *PNPLA6*. Além dos achados já citados, retinite pigmentosa, declínio cognitivo progressivo, coreia e espasticidade podem ser encontrados. Quando existe a associação de ataxia cerebelar, hipogonadismo e a presença de comprometimento de retina, utiliza-se o epônimo "síndrome de Boucher-Neuhäuser", em geral associada com a mutação *PNPLA6*.

A doença de Niemann-Pick do tipo C é uma doença neurodegenerativa autossômica recessiva, causada por mutações nos genes *NPC1* (95%) ou *NPC2* (5%), o que leva a depósitos lisossomais de esfingolipídios. A doença de Niemman-Pick do tipo C é a variante subaguda ou forma juvenil. Os sintomas se iniciam por volta dos 1 a 2 anos, com perda dos marcos do desenvolvimento (principalmente linguagem), ataxia, epilepsia (que, no futuro, tornam-se mioclônicas). Então, evolui com oftalmoplegia supranuclear do olhar vertical, distonia e espasticidade. As biopsias de medula óssea mostram as típicas células espumosas e histiócitos de coloração azul-marinho. A atividade da esfingomielinase pode ser normal ou reduzida. A coloração de filipina na cultura de fibroblastos (biopsia de pele) pode mostrar padrão "clássico" ou "variante". O tratamento é feito com o miglustate 100 mg, que é um inibidor da glucosilceramida sintase, a enzima responsável pelo primeiro passo na síntese da maioria dos glicolípidos. Esse medicamento também é utilizado na doença de Gaucher do tipo 1.

Outras doenças neurológicas de origem autossômica recessiva, que podem cursar com ataxia no contexto de outros sinais neurológicos ou sistêmicos, merecem ser lembradas: doença de Wilson; neurodegeneração cerebral com acúmulo de ferro, principalmente, *fatty acid hidroxylase-associated neurodegeneration* (FAHN), *phospholipase A2-associated neurodegeneration* (PLAN) e aceruloplasminemia; doença de Tay-Sachs; doença de Sandhoff; e lipofuscinose ceroide neuronal.

ATAXIAS AUTOSSÔMICAS DOMINANTES

As ataxias cerebelares autossômicas dominantes (ataxias espinocerebelares – SCAs) são doenças genéticas de início, geralmente, por volta da 3ª a 5ª décadas de vida, que apresentam fenótipos distintos, porém com ataxia cerebelar em comum, com evolução progressiva e exames de neuroimagem compatíveis com sinais de atrofia cerebelar associado ou não ao de outras estruturas (tronco, principalmente). As ataxias autossômicas dominantes podem ser divididas em SCAs e ataxias episódicas. A forma mais comum no Brasil é a ataxia espinocerebelar tipo 3 (SCA3) ou doença de Machado-Joseph. As SCAs podem apresentar-se como ataxia pura (ataxia de marcha e apendicular, disartria, disfagia e nistagmo), ou associada com outros sintomas: oftalmoplegia, sinais piramidais, síndrome do neurônio motor inferior, disfunção cognitiva, epilepsia, distúrbios visuais e outros distúrbios do movimento (distonia, tremor, coreia).

As SCAs mais comuns no Brasil (SCAs 1, 2, 3 e 7) são causadas por alterações genéticas do tipo expansão trinucleotídea CAG (CAGn), tornando o gene instável. Sabe-se que o produto genético oriundo da mutação, na verdade uma proteína definida como "ataxina", produziria um ganho de função e subsequentemente ocasionaria degeneração neuronal específica. Na atualidade, pode-se definir esse grupo de SCAs como doenças do trato de poliglutamina (CAG codifica glutamina). A maioria das outras SCAs, menos frequentes, com os novos métodos de pesquisa genética, como o sequenciamento de nova geração, têm demonstrado serem causadas por mutações de ponto. A Tabela 203.1 demonstra a classificação das SCAs, com seus respectivos genes acometidos e principais características clínicas. A Tabela 203.2 demonstra os achados de imagens mais comuns em cada tipo de SCA, e a Figura 203.4 demonstra os três principais padrões de atrofia nas SCAs (atrofia cerebelar pura, pontocerebelar e olivopontocerebelar).

Ataxia espinocerebelar tipo 1

A SCA1 foi a primeira das ataxias autossômicas dominantes com gene descrito na literatura. É causada por expansão CAG no *SCA1* (6p24-p23). Com a SCA2 e a SCA3, as três fazem parte da classificação clínica de Harding do grupo I das ataxias cerebelares autossômicas dominantes. Os sintomas iniciam por volta dos 30 anos, com ataxia cerebelar, sintomas piramidais, podendo aparecer alguns pacientes com coreia. Um achado característico no exame da motricidade ocular é a presença de sacadas hipermétricas. Neuroimagem demonstra atrofia olivopontocerebelar. Não há tratamento curativo para nenhuma dessas doenças até o momento.

Ataxia espinocerebelar tipo 2

A SCA2 também é uma doença do grupo das poliglutaminas (causada por expansão CAG). O gene afetado localiza-se no 12q24.12 (*SCA2*). Os sintomas clássicos dessa doença incluem ataxia cerebelar com início antes dos 30 anos, hiporreflexia, alteração cognitiva, alentecimento de sacadas (com pouco ou nenhum nistagmo), tremor e mioclonias. Neuroimagem demonstra atrofia olivopontocerebelar. A antecipação genética é comum nos casos de SCAs do tipo 1, 2, 3 e 7.

Ataxia espinocerebelar tipo 3

A doença de Machado-Joseph (SCA3) é causada por uma expansão CAG anormal no gene da ataxina 3, *SCA3*. É ataxia espinocerebelar mais comum no mundo, apesar de seu gene ter sido descoberto após os da SCA1 e SCA2. Na SCA3, as manifestações são mais amplas do que em outros grupos, incluindo múltiplos fenótipos dentro de uma mesma família.

Tabela 203.1 Ataxias espinocerebelares (SCA), com seus genes e principais achados.

SCA	Gene	Lócus	Genética molecular	Características clínicas
1	ATXN1	6p22	CAGn	Sacadas hipermétricas e sinais piramidais
2	ATXN2	12q24	CAGn	Lentificação de sacadas, hiporreflexia
3	ATXN3	14q32	CAGn	Sinais piramidais e extrapiramidais, amiotrofia, neuropatia, sinal de Collier
4	SCA4	16q22	?	Neuropatia sensitiva axonal, sinais piramidais
5	SPTBN2	11q13	Mutação	*Downbeat*, nistagmo, sinais piramidais
6	CACNA1A	19p13	CAGn	Ataxia cerebelar pura
7	ATXN7	3p21	CAGn	Lentificação de sacadas, perda visual
8	ATXN8	13q21	CTGn	Espasticidade, hipopalestesia, tremor
10	ATXN10	22q13	ATTCTn	Epilepsia
11	TTBK2	15q14	Mutação	Sinais piramidais
12	PPP2R2B	5q31	CAGn	Tremor
13	KCNC3	19q13.33	Mutação	Ataxia de início na infância, retardo psicomotor, sinais piramidais
14	PRKCG	19q13.42	Mutação	Mioquimia facial, mioclonia, tremor cefálico
15/16	ITPR1	3p26.1	Mutação	Ataxia pura, com tremor
17	TBP	6q27	CAGn	Doença de Huntington-*like*
18	IFRD1	7q22-32	Mutação	Neuropatia sensitivo-motora
19/22	KCND3	1p13	Mutação	Achados extracerebelares variados
20	(12 genes)	11q12	Duplicação	Tremor palatal, disfonia espasmódica, tosse
21	TMEM240	1p36	Mutação	Sinais extrapiramidais, declínio cognitivo
23	PDYN	20p13	Mutação	Hipopalestesia
25	PNPT1	2p16.1	Mutação	Neuropatia periférica, escoliose, surdez, sintomas gastrointestinais
26	EEF2	19p13	Mutação	Ataxia pura
27A	FGF14	13q33	Mutação	Deficiência intelectual, tremor, vertigem, diplopia, exacerbações episódicas
27B			GAAn	
28	AFG3L2	18p11	Mutação	Sinais piramidais
29	ITPR1	3p26.1	Mutação	Ataxia precoce não progressiva
30	ODZ3 (?)	4q34	Mutação	Ataxia pura
31	BEAN	16q22	TGGAAn	Ataxia pura, comum em japoneses, de início tardio
32	SCA32	7q32	?	Azoospermia nos homens, deficiência intelectual
34	ELOVL4	6q14	Mutação	Ataxia, eritroqueratodermia
35	TGM6	20p13	Mutação	Tremor, sinais piramidais, torcicolo, dismetria ocular, alterações proprioceptivas
36	NOP56	20p13	GGCCTGn	Doença do neurônio motor, surdez
37	DAB1	1p32	Mutação	Ataxia pura
38	ELOVL5	6p12	Mutação	Lentificação de sacadas, neuropatia axonal sensitiva
39	(44 genes)	11q21	Duplicação	Sinais piramidais
40	CCDC88C	14q32	Mutação	Sinais piramidais
41	TRPC3	4q27	Mutação	Ataxia pura
42	CACNA1G	17q21	Mutação	Ataxia pura
43	MME	3q25	Mutação	Neuropatia
44	GRM1	6q24	Mutação	Sinais piramidais
45	FAT2	5q32	Mutação	Ataxia pura
46	PLD3	19q13	Mutação	Neuropatia
47	PUM1	1p35	Mutação	Ataxia pura
48	STUB1	16p13.3	Mutação	Síndrome cognitivo-afetiva do cerebelo
49	SAMD9L	7q21.2	Mutação	Neuropatia axonal, sinais piramidais, diplopia
50	NPTX1	17q25.3	Mutação	Apraxia oculomotora, disfunção executiva, tremor
ADRPL	ATN1	12p13	CAGn	Mioclonia, epilepsia, coreoatetose, demência

Mutação: deleção, inserção, mutação sem sentido ou duplicação. SCA24 é uma ataxia espinocerebelar autossômica recessiva, tipo 4. SCA9 e SCA33 não descritas. ?: incerto; (?): provável, mas ainda não confirmado; ADRPL: atrofia dentatorrubro-palidolusiana; ATTCTn: expansão ATTCT; CAGn: expansão CAG; CTGn: expansão CTG; GAAn: expansão GAA; GGCCTGn: expansão GGCCTG; TGGAAn: expansão TGGAA.

Tabela 203.2 Principais achados de neuroimagem nas ataxias espinocerebelares (SCA).

Achados	SCAs
Atrofia cerebelar pura	4–6, 10, 11, 13–22, 24–32, 35, 37, 38, 41–44, 47
Atrofia cerebelar associada a outros achados	
Atrofia pontina	3, 7, 8, 13, 34, 40
Atrofia olivopontocerebelar	1, 2, 36
Atrofia de medula espinhal	3, 7
Atrofia cortical	2, 3, 12
Atrofia pontocerebelar, cortical e subcortical	17 (frontotemporal, núcleos da base), 23 (frontotemporal)
Atrofia de tronco, pedúnculo cerebelar superior e anormalidade de sinal no tronco, cerebelo e tálamo	ADRPL
Calcificação dos núcleos denteados	20
Sinal da cruz (*Hot cross bun sign*)	1, 2, 3, 6, 7, 8, 34
Lesões desmielinizantes	9, 49, 50
Atrofia cerebelar seletiva	
Atrofia de vérmis cerebelar e depósitos de hemossiderina no mesencéfalo	45
Área posterior do vérmis e paravérmis	48
Sem atrofia cerebelar	
Geralmente normal, porém quando presente, atrofia cerebelar é discreta	46

ADRPL: atrofia dentatorrubro-palidolusiana; SCA: ataxia espinocerebelar.

Pacientes podem apresentar fenótipo de ataxia cerebelar pura, ou associada com outros sintomas neurológicos: sinais piramidais, neuropatia, parkinsonismo, distonia e síndrome do neurônio motor inferior. Entre os achados, oculares, oftalmoplegia externa no olhar para cima e os olhos esbugalhados (sinal de Collier) são sinais característicos, porém não patognomônicos de SCA3. O exame de neuroimagem demonstra atrofia (ponto)cerebelar, com a atrofia cerebelar sendo menos evidente do que na SCA1 e SCA2.

Ataxia espinocerebelar tipo 7

Na SCA7, a ataxia cerebelar é acompanhada de degeneração macular, levando à perda visual. Essa doença é a principal representante do grupo II da classificação de Harding das ataxias cerebelares autossômicas dominantes. É causada por expansão no *ATXN7* (3p21). Outros sintomas extracerebelares também podem ocorrer de modo variável nos pacientes com SCA7: demência, sinais piramidais, outros distúrbios do movimento e neuropatia. Sacadas lentas podem ocorrer nessa doença, assim como na SCA2. O achado clássico da neuroimagem é atrofia pontocerebelar, porém atrofia de medula espinhal também pode ocorrer.

Ataxia espinocerebelar tipo 10

A SCA10 é causada por uma expansão ATTCT anormal no gene *ATXN10* (normal até 29 repetições; indivíduos com a doença apresentam, em geral, mais de 400 repetições). O marco nessa doença é a associação da ataxia cerebelar com epilepsia, achado que não é encontrado em algumas regiões do sul do Brasil (onde se manifesta como ataxia cerebelar

pura). Outros achados são: neuropatia sensitivo-motora, sinais piramidais, distúrbios do humor e da cognição. O exame de neuroimagem demonstra atrofia cerebelar.

Atrofia dentatorrubro-palidolusiana

A atrofia dentatorrubro-palidolusiana (ADRPL) é uma doença neurodegenerativa ocasionada por uma expansão CAG anormal no gene *ATN1* (12p13.31). As manifestações clínicas incluem ataxia cerebelar, mioclonia, epilepsia, coreoatetose e demência. Os pacientes, em geral, apresentam ascendência japonesa, com início os sintomas por volta dos 20 anos, e mortalidade ao redor dos 40 anos. Há três principais fenótipos: o de epilepsia mioclônica progressiva (de início na infância, com expansões maiores), a forma Huntington-*like* e a atáxica-coreoatetoide (e início no adulto). A antecipação na transmissão paterna é maior do que na materna; uma das maiores antecipações genéticas encontradas entre todas as doenças das poliglutaminas.

ATAXIAS EPISÓDICAS

O grupo das ataxias episódicas é formado por doenças genéticas, com herança autossômica dominante. Os episódios de incoordenação e vertigem acontecem de modo recorrente, com recuperação após minutos, horas ou dias. Existem nove subtipos descritos, sendo as ataxias episódicas tipos 1 e 2 as mais frequentes, e as demais formas, raras (casos isolados e poucos casos). A Tabela 203.3 resume as principais características dessas doenças.

A ataxia episódica tipo 1 tem início na primeira infância, apresentando mioquimia contínua (face e mãos) e episódios recorrentes de ataxia induzidos por movimentos abruptos, mudanças posturais e estresse emocional. Os ataques são de curta duração, de segundos a minutos, caracterizados por desequilíbrio, incoordenação e fala arrastada. O estudo eletroneuromiográfico demonstra descargas mioquímicas. Quando alterada, a neuroimagem demonstra apenas leve atrofia do vérmis cerebelar. O tratamento deve ser feito com fenitoína ou carbamazepina.

A ataxia episódica tipo 2, o subtipo mais frequente das ataxias episódicas, é causada por mutação no gene CACNA1A, sendo alélica com migrânea hemiplégica familiar e SCA6. Os episódios têm duração mais prolongada, podendo durar de minutos a horas. No período interictal, nistagmo pode ser encontrado. O exame de neuroimagem demonstra atrofia de vérmis cerebelar. Após vários anos, uma ataxia crônica pode se instalar em alguns pacientes, bem como os episódios de ataxia episódica desaparecerem. O tratamento é feito com acetazolamida (500 a 1.500 mg/dia) para prevenir a recorrência dos episódios.

ATAXIAS LIGADAS AO X

A Tabela 203.4 resume as principais doenças que cursam com ataxia cerebelar de origem genética ligada ao X.

A síndrome da ataxia-tremor ligada à pré-mutação do X frágil (FXTAS) é um distúrbio neurodegenerativo ligado à pré-mutação do gene *FMR1*, localizado no Xq27.3, sendo a doença expressa com expansões CGG entre 55 e 200 (normal 6 a 44; expansões > 200 causam a síndrome do X frágil). O quadro tem início em homens acima dos 50 anos, com tremor intencional que pode evoluir para ataxia, disautonomia (impotência sexual), disfunção executiva, discreto parkinsonismo e sintomas psiquiátricos como depressão,

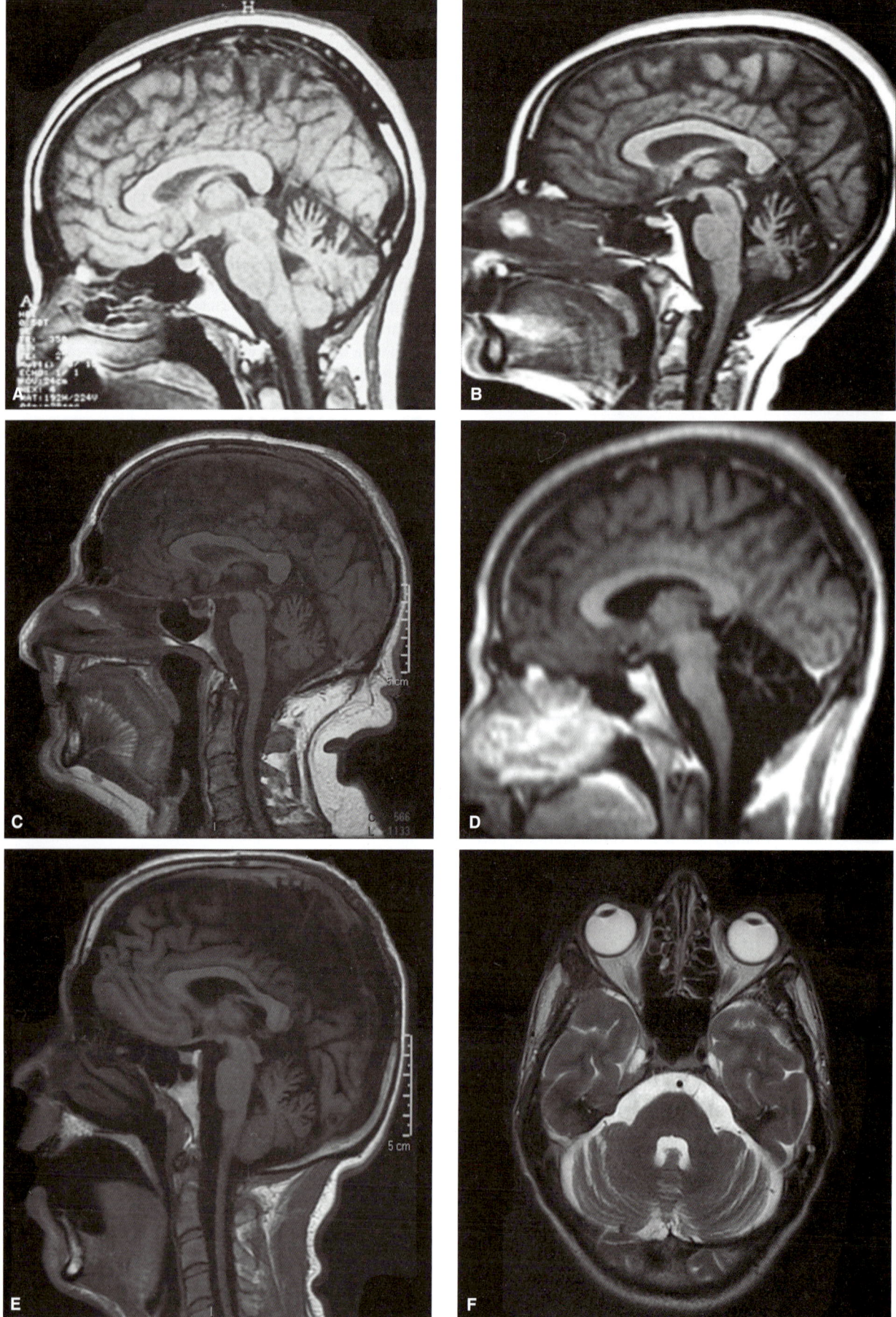

Figura 203.4 Os três principais padrões encontrados na neuroimagem de pacientes com ataxias espinocerebelares (SCAs): atrofia cerebelar pura, em pacientes com SCA10 (**A**) e SCA21 (**B**); atrofia pontocerebelar em pacientes com SCA3 (**C**) e SCA34 (**D**); atrofia olivopontocerebelar, com afilamento de medula espinhal (**E**) e atrofia de pedúnculos cerebelares médios (**F**).

Tabela 203.3 Características clínicas e genéticas e tratamento das ataxias episódicas.

Tipo	Gene (lócus)	Idade de início	Duração e frequência dos episódios	Desencadeantes	Interictal	Tratamento
EA1	*KCNA1* (12p13.32)	< 20 anos	Segundos a minutos (1 a 2 minutos) Diário – semanal	Movimentos abruptos, mudanças posturais e estresse emocional	Mioquimia, epilepsia	Fenitoína, carbamazapina
EA2	*CACNA1A* (19p13.13)	< 20 anos	Minutos a horas Semanal – mensal	Estresse emocional, físico ou refeição rica em carboidrato.	Nistagmo, ataxia	Acetazolamida, 4-aminopiridina
EA3	(1q42)	Variável	Segundos a minutos Diário	Estresse emocional, físico, fadiga, movimentos cefálicos	Normal	Acetazolamida
EA4	?	Adulto	Minutos ?	Movimentos abruptos	Nistagmo, alteração da perseguição ocular	?
EA5	*CACNB4* (2q23.3)	Adulto	Horas ?	?	Nistagmo, ataxia	Acetazolamida
EA6	*SLC1A3* (5p13.2)	Variável (< 10 anos)	Horas ?	Febre, café, álcool, fadiga, estresse emocional	Hemiplegia, epilepsia, ataxia	Acetazolamida
EA7	(19q13)	Adulto	Horas – dias Mensal – anual	Exercício, excitação	Normal	?
EA8	*UBR4* (?) (1p36.13-p34.3)	Primeiros anos	Minutos a horas Diários – mensal	Estresse físico, fadiga	Mioquimia, tremor de intenção	Clonazepam
EA9	*SCN2A* (2q24.3)	< 20 anos	Minutos a horas Semanal – mensal	Estresse, privação de sono, álcool, trauma, estímulos sensoriais súbitos, vacinação	Epilepsia, ADNMP	Acetazolamida (50%)

ADNPM: atraso do desenvolvimento neuropsicomotor; EA: ataxia episódica (do inglês *episodic ataxia*).

Tabela 203.4 Características clínicas e radiológicas das ataxias ligadas ao X.

Gene (lócus)	Idade de início	Características clínicas	Características radiológicas
FMR1 (Xq27.3)	50 anos	Disautonomia, parkinsonismo, disfunção cognitiva, sintomas psiquiátricos	Atrofia cerebral global, hipersinal em pedúnculo cerebelar médio e região periventricular
CASK (Xp11.4)	Neonatal	Microcefalia, grave ADNPM, dismorfismo facial, sinais piramidais, crises convulsivas e surdez neurossensorial	Hipoplasia pontocerebelar, dilatação do 4º ventrículo, giros corticais simplificados
OPHN1 (Xq12)	Neonatal	Hipotonia, estrabismo, nistagmo, oftalmoplegia, macrocefalia, hipogenitalismo, epilepsia e estatura elevada	Hipoplasia do vérmis cerebelar, atrofia cerebral global (frontal) e alargamento de ventrículos
ABCB7 (Xq13.3)	1 ano	Ataxia espinocerebelar com anemia sideroblástica, níveis aumentados de protoporfirina eritrocitária, sinais piramidais	Hipoplasia do vérmis e hemisférios cerebelares
PLP1 (Xq22.2)	Neonatal	Nistagmo, quadriplegia espástica, ADNPM, movimentos oculares pendulares, tremor cefálico, hipotonia, coreia	Leucodistrofia, hipomielinização, macrogiria, depósito de ferro nos núcleos da base
OFD1 (Xp22.2)	Neonatal	Síndrome de Joubert tipo 10 (hipotonia, desregulação do padrão respiratório, ADNPM, disfunção ciliar), com dismorfismo facial e risco aumentado de encefalocele	Sinal do dente molar, hipoplasia do vérmis cerebelar e afilamento do pedúnculo cerebelar superior
ANOS1 (Xp22.31)		Hipogonadismo hipogonadotrófico congênito idiopático, anosmia, sincinesia bimanual, *pes cavus*, agenesia renal	Hipoplasia do rinencéfalo (bulbos olfatórios)
SLC9A6 (Xq26.3)	Neonatal	Comprometimento cognitivo grave, ausência de expressividade verbal apesar de audição preservada, movimentos hipercinéticos, distonia, estrabismo, oftalmoparesia e comportamento autístico	Atrofia cerebelar

ADNPM: atraso do desenvolvimento neuropsicomotor.

apatia, ansiedade e desinibição. A neuroimagem se caracteriza por atrofia cerebral global, hipersinal em pedúnculo cerebelar médio e região periventricular, associado à dilatação dos ventrículos cerebrais. A história familiar com presença de deficiência intelectual, autismo e falência ovariana precoce reforça a suspeita diagnóstica.

ATAXIAS MITOCONDRIAIS

Ataxia de curso progressivo pode ser secundária a distúrbios mitocondriais e estão com frequência associadas a manifestações clínicas adicionais, como surdez, diabetes melito, cardiomiopatia, retinopatia, baixa estatura, lactato elevado, episódios recorrentes de vômitos, aumento de enzimas musculares (com ou sem miopatia), epilepsia mioclônica, neuropatia e/ou retinite pigmentosa. Outro achado que pode ocorrer em pacientes com ataxia mitocondrial é a presença de lipomatose cervical, em colar, definida como "enfermidade de Madelung". As causas mais frequentes de ataxias de origem mitocondrial estão citadas na Tabela 203.5. A maioria das doenças pode ser causada por múltiplas alterações genéticas em um ou mais genes mitocondriais, bem como alteração do gene *POLG*, pode causar mais de uma síndrome (neuropatia atáxica sensitiva, disartria e oftalmoparesia [SANDO] ou síndrome de ataxia sensitiva recessiva [MIRAS]).

Tabela 203.5 Características clínicas e genéticas das ataxias mitocondriais.

Doença	Características clínicas	Características radiológicas
SANDO	Ataxia sensitiva, neuropatia, disartria e oftalmoparesia. Miopatia, epilepsia e surdez	Hipersinal na substância branca cerebelar e no tálamo, bilateralmente
MIRAS	Ataxia de início precoce e epilepsia, encefalopatia, hepatopatia, cefaleia e alterações cognitivas e psiquiátricas	Hipersinal na substância branca cerebelar e no tálamo, bilateralmente
MELAS	Ataxia, cegueira cortical, surdez, miopatia, encefalopatia, acidose lática e episódios similares a acidente vascular cerebral (AVC)	Atrofia global, com múltiplos infartos em vários territórios (parieto-occipital/temporal, principalmente), calcificação de núcleos da base. Elevação do lactato na espectroscopia em regiões aparentemente normais
MCARNE	Ataxia, insuficiência renal, neuropatia e encefalopatia	Atrofia cerebral moderada e cerebelar grave
NARP	Neuropatia, ataxia, retinose pigmentar, ADNPM, epilepsia	Atrofia cerebral e cerebelar difusa, moderada, e, nos casos graves, alterações nos NNBB. ENMG e EEG podem ser úteis
Leigh	ADNPM, distonia, ataxia, hipotonia, anormalidades da motricidade ocular e acometimento multissistêmico	Hipersinal em T2/FLAIR nos NNBB (Figura 203.5)
Kearns-Sayre	Ataxia, oftalmoplegia externa progressiva, retinite pigmentosa, cardiomiopatia, miopatia, surdez, baixa estatura	Atrofia difusa (cortical, cerebelar e de tronco), depósitos de ferro e cálcio nos NNBB e calcificações subcorticais

ADNPM: atraso do desenvolvimento neuropsicomotor; EEG: eletroencefalograma; ENMG: eletroneuromiografia; MCARNE: ataxia cerebelar mitocondrial, insuficiência renal, nefropatia e encefalopatia; MELAS: miopatia mitocondrial, encefalopatia, acidose lática e episódios semelhantes a AVC; MIRAS: síndrome de ataxia sensitiva recessiva; NARP: neuropatia sensório-motora, ataxia e retinose pigmentar; NNBB: núcleos da base; SANDO: neuropatia atáxica sensitiva, disartria e oftalmoparesia.

CONSIDERAÇÕES FINAIS

As ataxias hereditárias correspondem a um grupo numeroso de enfermidades neurodegenerativas, progressivas, sem um tratamento efetivo, apenas sintomático, e que causam grande incapacidade funcional aos pacientes, com comprometimento significativo das atividades da vida diária. Entre as formas de ataxias hereditárias, é possível destacar as autossômicas recessivas, que incluem um grupo imenso de enfermidades, tendo a ataxia de Friedreich como a mais comum em todo o mundo. As formas de ataxias autossômicas dominantes, mais conhecidas como "ataxias espinocerebelares", correspondem a um grupo de quase 50 subtipos, tendo a ataxia espinocerebelar tipo 3 (doença de Machado-Joseph) como a mais comum em nosso meio, bem como em todo o mundo. Outras formas de ataxias hereditárias incluem as ataxias episódicas (as mais comuns são dos tipos 1 e 2), ataxias ligadas ao X (como a síndrome da pré-mutação do X frágil) e as ataxias mitocondriais (como as mutações do gene *POLG*). Não fazem parte do escopo desta revisão as ataxias congênitas.

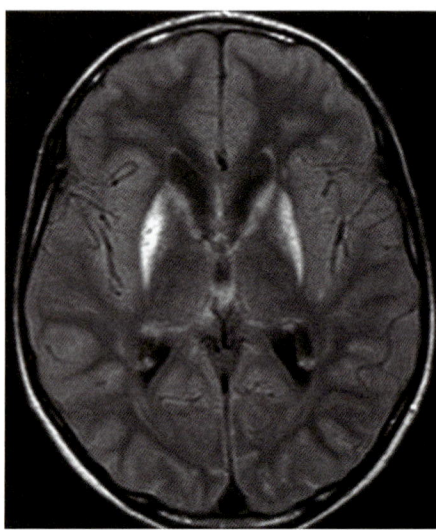

Figura 203.5 Ressonância magnética de crânio de paciente com a síndrome de Leigh, demonstrando hipersinal simétrico nos núcleos da base em T2/FLAIR.

204
Genética das Epilepsias

Tânia Kawasaki de Araujo • Simoni Avansini • Helena Tadiello Moraes •
Danielle do C. F. Bruno • Estela Maria Bruxel • Jaqueline Cruz Geraldis •
Marina Koutsodontis Machado Alvim • Ana Carolina Coan • Iscia Lopes-Cendes

INTRODUÇÃO

As epilepsias são distúrbio neurológico complexo caracterizado por uma predisposição cerebral a gerar crises recorrentes. É hoje amplamente reconhecido que os fatores genéticos desempenham um papel significativo no desenvolvimento dos tipos diferentes de epilepsia. Nesse contexto, os aspectos genéticos das epilepsias podem influenciar no desenvolvimento, na gravidade e na resposta ao tratamento das epilepsias. O conhecimento crescente em genética e biologia molecular acumulado nas últimas décadas, incluindo a introdução de novas tecnologias para o estudo do genoma humano, levou à descoberta de muitos genes influenciando os aspectos citados no contexto das epilepsias. Esses avanços têm sido importantes para aumentar o nosso conhecimento sobre os mecanismos que levam a essas condições, mas também já modificaram de maneira indelével as condutas clínicas no contexto da investigação etiológica das epilepsias genéticas.

Como em outras doenças neurológicas, encontramos formas de epilepsia que apresentam herança genética monogênica, ou seja, basta a presença de uma única variação genética causal, mutação, para que a doença de manifeste. No entanto, as epilepsias monogênicas acometem apenas uma pequena proporção dos pacientes com epilepsia genética. A maioria dos pacientes com epilepsia genética apresenta uma forma poligênica de predisposição genética, na qual a doença se manifesta pela interação de variações genéticas de predisposição em múltiplos genes.

Diante da complexidade e heterogeneidade das epilepsias genéticas, elegemos discutir nas páginas seguintes a base genética de algumas formas de epilepsia genética que apresentam maior relevância na prática clínica, são elas: as encefalopatias epilépticas e do desenvolvimento, a epilepsia autolimitada com descargas centrotemporais, a epilepsia mioclônica juvenil, a epilepsia do lobo temporal mesial, e a epilepsia causada pelas displasias corticais. Além disso, incluímos uma seção sobre farmacogenômica dos medicamentos anticrise. Esperamos, assim, fornecer as bases para que os leitores possam reconhecer a importância da predisposição genética envolvida na maioria dos pacientes com epilepsia e indicar corretamente a investigação da etiologia genética, quando possível. Compreender os aspectos genéticos das epilepsias é crucial para melhorar o conhecimento sobre essas condições, desenvolver terapias mais eficazes e direcionadas aos mecanismos de doença e oferecer um melhor acompanhamento clínico aos pacientes e familiares.

GENÉTICA DAS ENCEFALOPATIAS EPILÉPTICAS E DO DESENVOLVIMENTO

Encefalopatias epilépticas e do desenvolvimento (EEDs) são condições caracterizadas por crises epilépticas, em geral farmacorresistentes e de início nos primeiros anos de vida, associadas a distúrbios cognitivos e comportamentais.[1] Apesar das causas estruturais e/ou metabólicas, a maioria das EEDs é decorrente de alterações genéticas.[2] Com o avanço das técnicas em genética molecular e com o advento do sequenciamento de nova geração, muitos genes relacionados às EEDs já foram identificados, e a lista com mais de 400 genes implicados vem crescendo a cada dia.[1] A maioria dos genes identificados possui uma relação fenótipo-genótipo complexa, o que representa um desafio para o diagnóstico molecular. Além disso, são observadas ambas heterogeneidades genotípica, quando variantes em diferentes genes podem causar o mesmo fenótipo, e fenotípica, quando variantes em um mesmo gene podem causar fenótipos distintos.[3]

Painéis gênicos e sequenciamento completo de exoma/genoma são os testes genéticos padrões para pacientes com EEDs e possuem uma taxa de sucesso diagnóstico de até 50%,[1,4] podendo chegar a mais de 80%, como nos casos de síndrome Dravet causada por variantes no gene *SCN1A*.[5,6] A técnica mais utilizada atualmente com alto custo-benefício e com alta taxa de diagnóstico para doenças neurológicas é o sequenciamento completo de exoma, usado, principalmente, para identificar variantes de alta penetrância que causam doenças mendelianas raras.[7] Por meio dessas técnicas é possível analisar variantes de sequência, como variantes de nucleotídio único (SNP) e inserções e deleções (*indels*); e variantes estruturais, como variantes de número de cópia (CNVs, do inglês *copy number variation*). No caso das CNVs, a técnica de microarranjo cromossômico é a mais indicada e sua taxa de diagnóstico varia de 5 a mais de 16%.[8,9] Assim, com o conhecimento gerado pelo estudo genético nas EEDs, podemos afirmar que estas são causadas, em sua maioria, por variantes patogênicas de sequência em um único gene (monogênicas), em heterozigose e que seguem padrão de herança dominante, mas que não são herdadas (*de novo*). Porém, em alguns casos são observadas heranças autossômica recessiva, ligada ao cromossomo X e mitocondrial.[1,2]

É hoje inquestionável que a identificação da variante causal no paciente com uma doença genética proporciona muitos benefícios, possibilitando a busca por aconselhamento genético, um melhor entendimento do prognóstico, uma melhor escolha terapêutica (medicina de precisão) e oportunidades de pesquisa na área, além dos impactos psicológico e emocional positivos significativos em familiares. Os benefícios são ainda mais evidentes se o teste genético é realizado de modo precoce, reduzindo o custo e o tempo associados ao que chamamos "odisseia diagnóstica". Porém, adolescentes e adultos com EEDs também podem se beneficiar do teste genético, principalmente em síndromes não resolvidas previamente.[4,10] A seguir estão descritos os principais aspectos genéticos das síndromes dentro do espectro das EEDs.

Encefalopatia epiléptica e do desenvolvimento infantil precoce

Nessa síndrome, variantes causais podem ser identificadas em mais da metade dos pacientes,[11] e os testes genéticos indicados são painel e sequenciamento completo de exoma/genoma. As crises nessa síndrome são resistentes aos medicamentos anticrise, porém, se alvos genéticos forem identificados, a terapia de precisão poderá ser aplicada.[6] Genes frequentemente associados a esse fenótipo são *STXBP1 SCN2A* e *KCNQ2.*[2] Na ausência de variantes detectadas no sequenciamento de nova geração, a pesquisa usando microarranjos cromossômicos e, mais raramente, o cariótipo devem ser considerados, sobretudo se a criança apresenta características dismórficas. O exame de cariótipo raramente contribuirá para o diagnóstico nesse grupo, exceto pela detecção dos raros casos de cromossomos em anel. É importante considerar que os casos de cromossomo em anel somente são diagnosticados com o uso da técnica do cariótipo.

Epilepsia da infância com crises focais migratórias

A maioria dos pacientes com essa síndrome apresenta variantes em mais de 25 genes, sendo que o gene *KCNT1* é o mais relevante e responsável por cerca de metade dos casos.[12] Outros genes relevantes incluem *BRAT1, CHD2 SCN1A, SCN2A, SLC12A5, PLCB1* e *TBC1D24*. A maioria dos pacientes apresenta mutações *de novo*, e, nos raros casos em que são herdadas, é observada grande variabilidade fenotípica em que os pais de crianças com a síndrome apresentam fenótipo brando, fenômeno conhecido como "expressividade variável".[4,6]

Síndrome dos espasmos epilépticos infantis e síndrome de West

Testes genéticos são indicados para pacientes com alterações estruturais que podem estar associadas a bases genéticas e caso a etiologia não seja estabelecida após exames clínicos e ressonância magnética.[13] Exames de cariótipo e microarranjos cromossômicos devem ser considerados, já que alterações cromossômicas e CNVs vêm sendo associadas a esses fenótipos. Um diagnóstico genético pode ser realizado em cerca de 41% dos casos,[11] e muitas causas já foram associadas a essas síndromes, incluindo a trissomia do cromossomo 21 e mutações nos genes *ARX, CDKL5, STXBP1, SPTAN1, IQSEC2, TSC1* e *TSC2*, entre outros. Quanto ao padrão de herança, a maioria é *de novo*, porém, nos casos herdados pode-se observar expressividade variável e até penetrância incompleta, na qual a mutação é herdada de pais não afetados.[4,6]

Síndrome de Dravet

Os casos de síndrome de Dravet são explicados, em mais de 80% dos pacientes, por variantes patogênicas no gene *SCN1A*.[6] Sendo assim, o teste genético é sempre recomendado. O padrão de herança mais comum é dominante, mas a maioria das variantes surge *de novo*. Em cerca de 10% dos casos é observado mosaicismo germinativo em um dos pais,[14] o que tem implicação importante no aconselhamento genético. Sabemos hoje que o gene *SCN1A* é o mais relevante para as epilepsias genéticas, mas a interpretação dos resultados da análise de variantes nesse gene deve ser feita de modo cuidadoso, pois existem situações de expressividade variável e penetrância incompleta associadas com algumas variantes de menor impacto na função gênica.[15] Além disso, variantes patogênicas em *SCN1A* podem ocorrer também em outras síndromes epilépticas, como encefalopatia epiléptica e do desenvolvimento infantil precoce e

GEFS+ (do inglês *genetic epilepsy with febrile seizures plus*) (heterogeneidade fenotípica). Outros genes são mais raramente associados à síndrome de Dravet, como *GABRG2, GABRA1, HCN1, KCNA2, STXBP1,* e casos de herança recessiva com *SCN1B*.[4,6]

Epilepsia com crises mioclônico-atônicas

Histórico familiar de crises febris é observado em aproximadamente um terço dos casos, o que está associado a um prognóstico mais favorável a longo prazo.[16] Nesse caso, os pais podem apresentar fenótipos mais brandos como GEFS+.[17] Na maioria dos pacientes, a herança é complexa, com padrão poligênico. Em alguns casos monogênicos, observam-se variantes nos genes *SCN1A, SCN1B, SCN2A, STX1B, SLC6A1, CHD2, SYNGAP1, NEXMIF* e *KIAA2022*.[16] Cerca de 5% dos pacientes apresentam deficiência de GLUT1 associada a variantes no gene *SLC2A1*.[7]

Síndrome de Lennox-Gastaut

A avaliação genética é indicada quando não há causa estrutural estabelecida ou para determinar a base genética quando há alteração estrutural possivelmente associada a uma causa genética. As técnicas recomendadas são painel, sequenciamento completo de exoma e microarranjo cromossômico, já que uma série de alterações cromossômicas e CNVs vem sendo associada a essa síndrome. As alterações costumam surgir *de novo*.[16,18]

Síndromes epilépticas associadas à atividade ponta-onda contínua durante o sono

Os casos que possuem etiologia genética podem ter herança monogênica ou complexa, sendo variantes no gene *GRIN2A* a maior causa monogênica.[19] Entre as outras causas genéticas conhecidas estão os genes *ZEB2* e *CNKSR2* e deleções no cromossomo 17 (q21.31).[20] A maioria das variantes monogênicas possui padrão de herança dominante e surgem *de novo*. Até 50% dos pacientes têm histórico familiar de crises,[21] e a herança pode seguir padrão autossômico dominante, recessivo ou ligado ao X.[20]

Síndromes etiologia-específicas

Alguns genes estão relacionados a características fenotípicas específicas quanto ao tipo de crises e padrão de EEG. Esses fenótipos são claramente definidos, uniformes, diferenciados e podem prever o genótipo dessas síndromes chamadas "etiologia-específicas". Nesse grupo, o nome da síndrome está relacionado ao nome do gene, sendo elas as EEDs causadas por mutações em *KCNQ2, SCN2A, SCN8A, STXBP1, CDKL5, KCNT1* e *UBA5* e a EED dependente de piridoxina (relacionada ao gene *ALDH7A1*), entre outros.[6] A tendência é que o número dessas síndromes aumente com o tempo, assim que novas etiologias e novos genes relacionados às EEDs forem descobertos.

Síndromes sem evidência de causa genética

Nenhum gene foi ainda associado à síndrome epiléptica relacionada a crises febris. Há evidências de que a etiologia é heterogênea e resulta em neuroinflamação, mas as causas ainda são desconhecidas.[22] Na síndrome epiléptica hemiconvulsão-hemiplegia, a etiologia e as bases da doença também são ainda desconhecidas, e testes genéticos são em geral inconclusivos.[16]

É importante lembrar que um diagnóstico conclusivo não deve ser baseado somente na variante genética encontrada, já que as características clínicas devem ser analisadas em conjunto no contexto de uma equipe multidisciplinar. A ausência de achados genéticos não deve ser sinônimo de diagnóstico genético negativo, pois a classificação e a interpretação de variantes são realizadas à luz dos conhecimentos disponíveis na literatura atual. Sendo assim, as análises e os resultados genéticos podem sofrer alterações ao longo do tempo em função da evolução do conhecimento médico e genético. Isso demonstra a importância da divulgação e do compartilhamento de informações e achados dentro da comunidade médica e científica. Outro ponto importante é o conhecimento e a avaliação das técnicas utilizadas no diagnóstico genético a fim de determinar a qualidade e as limitações dos diferentes testes.

GENÉTICA DA EPILEPSIA AUTOLIMITADA COM DESCARGAS CENTROTEMPORAIS

As epilepsias focais autolimitadas da infância correspondem a um amplo espectro de síndromes epilépticas com características clínicas e eletroencefalográficas específicas. A epilepsia autolimitada com descargas centrotemporais (SeLECTS, do inglês *self-limited epilepsy with centrotemporal spikes*), anteriormente conhecida como "epilepsia rolândica", é uma das síndromes epilépticas mais comuns da infância, compreendendo aproximadamente 15% das crianças com epilepsia com idade inferior a 16 anos.[23] As crises na SeLECTS ocorrem predominantemente durante o sono e se manifestam como crises focais sensório-motoras com predomínio na face.[24] O EEG apresenta padrão característico, de ondas agudas de elevada amplitude, com projeção nas regiões centrotemporais e incremento durante o sono.[16]

A SeLECTS é considerada uma epilepsia provavelmente genética, porém, na maioria das vezes não monogênica. Assim, embora familiares das crianças com SeLECTS apresentem maior frequência de crises febris, epilepsias focais autolimitadas e encefalopatia epiléptica com acentuação de ponta-onda contínua durante o sono ou síndrome de Landau-Kleffner, a SeLECTS não segue modelo mendeliano de herança, mas sim um modelo de herança complexa.[25]

Diversas variantes genéticas têm sido associadas à SeLECTS. Variantes raras em pacientes com SeLECTS foram inicialmente encontradas em genes que codificam subunidades de canais de potássio, *KCNQ2* e *KCNQ3*.[26] Posteriormente, foi proposto o envolvimento do gene *ELP4* (11p13). Esse gene está relacionado com a transcrição e a modificação do RNA transportador, e a sua depleção resulta na regulação negativa específica de genes implicados na motilidade e migração celular no cérebro.[27] Mais recentemente, Panjwani et al.[28] sugeriram que a variante rs662702 localizada na região 3'UTR do gene *PAX6* (11p13) pode contribuir para a presença de descargas centrotemporais em crianças com SeLECTS e em seus familiares. Os autores observaram que cada alelo T na variante rs662702 dobra as chances de descargas centrotemporais, enquanto a homozigose do alelo T exibe um aumento de risco de 12 vezes. Eles sugerem que o principal mecanismo pelo qual o alelo T rs662702 leva à patogenicidade é por meio do aumento da expressão de *PAX6*, causado pela redução na afinidade de ligação de um micro RNA, miR-328, assim, interrompendo a autorregulação negativa da expressão do gene *PAX6*.[28] Os microRNAs são moléculas de RNA de fita simples não codificantes que em geral levam à degradação do RNA mensageiro

ou reduzem a sua tradução. As alterações na expressão de microRNA têm sido identificadas na epilepsia do lobo temporal, e diversos microRNAs têm sido sugeridos como biomarcadores diagnósticos e de resultado cirúrgico.[29]

Além disso, outras variantes raras têm sido identificadas em vários outros genes em pacientes com SeLECTS de evolução típica e atípica: *RBFOX1* e *RBFOX3*,[30] *DEPDC5*,[31] *GABRG2*;[32] *SCN9A*[33] e *ADGRV1*.[34] Variantes patogênicas que afetam o gene *GRIN2A*, uma subunidade do receptor de glutamato excitatório N-metil-d-aspartato (NMDA), foram consideradas como o principal fator de risco para SeLECTS.[35] Em 2018, pesquisadores realizaram o sequenciamento completo do exoma de 194 pacientes não aparentados com SeLECTS típica e atípica e 567 controles. Eles identificaram um aumento de variantes potencialmente deletérias no genoma dos pacientes. Porém, só conseguiram relacionar variantes que levam à provável perda de função no gene *GRIN2A*. Entretanto, a significância estatística desapareceu após a exclusão de pacientes com SeLECTS de evolução atípica, indicando que o gene *GRIN2A* tem maior probabilidade de causar fenótipos na extremidade grave do espectro da doença.[36]

Alterações estruturais também têm sido identificadas em pacientes com SeLECTS típica e atípica. As duplicações genômicas na região cromossômica 16p11.2 foram identificadas em 1,5 a 2,0% desses pacientes.[37] Addis et al.[38] investigaram CNVs em pacientes com SeLECTS e encontraram tanto CNVs raras possivelmente patogênicas quanto CNVs em *hotspots* recorrentes (deleções em 16p13.11 e 1p36 e deleções e duplicações em Xp22.31).

O primeiro estudo de associação genômica ampla (GWAS, do inglês *genome-wide association study*) na SeLECTS foi realizado em 2020 na população chinesa.[39] O GWAS foi realizado em 1.800 pacientes chineses Han com SeLECTS e 7.090 controles saudáveis, e, embora os autores não tenham conseguido identificar variantes com associação significativa, o estudo sugere que 10% da herdabilidade na SeLECTs pode derivar de um efeito aditivo de polimorfismos de nucleotídeo único (SNPs, do inglês *single nucleotide polymorphism*). As associações mais indicativas foram observadas com múltiplos SNPs em regiões nos cromossomos 3, 15 e 10, nos genes *KALRN*, *CHRNB4* e *PTCHD3/RAB18* ou próximos a eles. Além disso, o estudo não encontrou suporte para a associação de genes ou *loci* de risco relatados anteriormente na literatura. No entanto, os microarranjos de SNP usados no estudo não detectam as variantes raras relatadas anteriormente nesses genes e mostra apenas que variantes comuns nesses genes (menor frequência alélica [MAF] > 1%) não têm grandes influências no risco genético para SeLECTS. Finalmente, os autores do trabalho também identificaram que a variante rs1948 está associada ao fenótipo de SeLECTS por meio de efeitos na expressão do gene *CHRNA5*, que codifica uma subunidade de receptores colinérgicos no tecido cerebral.

Assim, podemos concluir que a base genética da SeLECTS é complexa e há muito ainda a ser estudado; e, nesse momento, os testes genéticos contribuem pouco para a elucidação da etiologia genética no contexto da prática clínica.

GENÉTICA DA EPILEPSIA MIOCLÔNICA JUVENIL

A epilepsia mioclônica juvenil (EMJ) é uma forma comum de epilepsia, afetando aproximadamente 5 a 10% de todos os casos de epilepsia, além de ser a mais frequente das epilepsias genéticas generalizadas, representando cerca de 18% destas.[40,41] A EMJ é prevalente em jovens adultos, com início típico entre as idades de 12 e 18 anos.[41] Caracteriza-se por uma tríade de crises, incluindo crises de ausência, mioclônicas e tônico-clônicas generalizadas.[42] A EMJ possui uma base genética complexa,[40,43] e avanços significativos têm sido feitos na identificação dos genes e das variantes genéticas associados à doença.[40,43,44] Embora a EMJ seja uma condição amplamente estudada, seus mecanismos genéticos subjacentes ainda não foram elucidados por completo.

A EMJ, como uma síndrome de base genética complexa e heterogênea,[40,43] possui contribuições tanto de variantes genéticas comuns quanto de mutações raras.[43] Nos últimos anos, avanços significativos foram feitos na identificação de genes associados à EMJ. Diversos GWAS[43,45] e estudos de sequenciamento de nova geração (NGS, do inglês *next generation sequencing*) têm contribuído para a identificação de variantes genéticas potencialmente associadas à EMJ,[46,47] fornecendo informações sobre os mecanismos fisiopatológicos da doença.

Um dos principais genes associados à EMJ é o gene *EFHC1* (*EF-hand domain-containing protein 1*), localizado no cromossomo 6p12.[40] Mutações nesse gene têm sido identificadas em 5 a 10% dos pacientes.[42] Variantes patogênicas e/ou provavelmente patogênicas em *EFHC1* podem perturbar íons de cálcio, prejudicar a apoptose celular, afetar sinapses e alterar a migração de neurônios, podendo levar, assim, à hiperexcitabilidade neuronal e à subsequente ocorrência de crises epilépticas.[48] Porém sabemos hoje que *EFHC1* deve ser considerado um gene de predisposição no contexto de doença poligênica e não tem efeito monogênico na maioria dos pacientes, sendo que a sua pesquisa na prática clínica carece de utilidade clínica no momento.[44]

Além disso, em casos muito raros de uma forma monogênica de EMJ com herança claramente autossômica dominante, foram encontradas variantes patogênicas no gene *GABRA1*, localizado no cromossomo 5q34. Tal gene codifica a subunidade alfa-1 do receptor do ácido gama-aminobutírico A (GABA-A),[42,49] e variantes genéticas que levam à perda de função nesse gene podem, potencialmente, causar uma redução da atividade do receptor GABA-A e um aumento da excitabilidade neuronal, resultando em crises.[42]

Ainda, outras variantes genéticas identificadas nos genes *CHD2*, *ICK*, *BRD2*, *GRM4*, *CX36*, *CLCN2* e *ME2* têm sido relatadas em pacientes com EMJ.[40,42,50,51] Porém, tais achados de pesquisa são ainda de difícil validação na prática clínica e permanece ainda pouco claro se apresentam utilidade na avaliação da etiologia genética de pacientes com EMJ na prática clínica. A identificação dessas diferentes variantes genéticas e sua associação putativa com a EMJ demostram a complexidade genética da doença e a necessidade de estudos adicionais.

Além das mutações pontuais, a presença de CNVs do DNA em pacientes com EMJ também tem sido estudada.[49,52,53] Deleções ou duplicações em regiões cromossômicas específicas, como a região 15q13.3, têm sido encontradas em pacientes com EMJ.[49,52] Essas CNVs afetam diferentes genes como *CHRNA7*, *TRPM1*, *ARHGAP11B*, *MTMR15*, *MTMR10*, *KLF13* e *OTUD7A*;[52] alguns desses genes desempenham papéis importantes na função neuronal.[53,54] Mefford et al.,[53] estudando 140 pacientes com o diagnóstico de EMJ, identificaram diferentes CNVs raras afetando os genes *AUTS2*, *SLITRK6* e *CTYSB*, além de microdeleções recorrentes nas regiões cromossômicas 15q11.2 e 16p13.11, podendo afetar os genes *CYFIP1* e *NDE1*, respectivamente. Esses achados foram também discutidos por Helbig et al.[49]

Podemos concluir dos achados reportados anteriormente que, apesar da clara predisposição genética envolvida na EMJ, o mecanismo de herança na maioria dos pacientes não deve ser monogênico. Isso dificulta a aplicação dos resultados de diferentes trabalhos científicos no contexto da investigação etiológica na EMJ na prática clínica, já que os testes genéticos disponíveis no momento são indicados apenas na avaliação de doenças monogênicas. Além disso, existem evidências científicas de que fatores epigenéticos podem contribuir para a patogênese de EMJ.[54-56] As alterações epigenéticas exigem técnicas laboratoriais específicas para serem detectadas e não podem ser identificadas pelas técnicas atualmente usadas para o diagnóstico genético das epilepsias no contexto clínico, tais como os painéis gênicos, o sequenciamento do exoma/genoma, os microarranjos cromossômicos ou mesmo o cariótipo.

GENÉTICA DA EPILEPSIA DO LOBO TEMPORAL MESIAL

A epilepsia de lobo temporal mesial (ELTM) é a forma mais comum de epilepsia farmacorresistente em pacientes adultos, e tem como característica principal crises focais envolvendo principalmente as estruturas mesiais do lobo temporal.[57,58] Além disso, observa-se, na maioria dos pacientes com ELTM, uma lesão nessas estruturas, a esclerose mesial temporal (EMT), que pode ser vista na ressonância magnética e comprovada pelo exame histopatológico.[59,60] A cirurgia de epilepsia pode ser considerada em pacientes farmacorresistentes, em especial naqueles que apresentam lesão sugestiva de EMT em exames de imagem pre-cirúrgica.[58] Atualmente consideramos a ELTM como uma doença de base genética complexa, provavelmente poligênica. Sendo assim, o diagnóstico genético nesses pacientes não é ainda realizado de maneira rotineira na prática clínica.

O fato de existir uma lesão específica que pode ser ressecada cirurgicamente leva à possibilidade de estudos que vão além da busca por variantes em genes específicos (estudos genômicos), já que o tecido alterado removido pela cirurgia de epilepsia pode ser estudado utilizando técnicas passíveis de quantificar a expressão gênica (transcriptômica e proteômica), ou identificar os mecanismos que regulam essa expressão (epigenômica). Essas modalidades de estudo não são ainda utilizadas de modo rotineiro para o diagnóstico etiológico das epilepsias genéticas, mas podem contribuir na identificação dos mecanismos moleculares subjacentes.[61,62] A seguir descreveremos os principais resultados derivados das pesquisas utilizando diferentes modalidades de estudos.

Na área da genômica, estudos iniciais de associação com base em genes candidatos buscaram identificar SNPs que são um tipo frequente de variante presente na sequência do DNA, que pudessem predispor a ELTM. Por meio desses estudos, foram identificados alguns genes de predisposição à ELMT relacionados a canais iônicos, resposta imune, glicoproteína de membranas e DNA mitocondrial.[63] Contudo, a maioria desses achados não foi reproduzida em estudos subsequentes, levando ao questionamento do real envolvimento desses genes na predisposição à ELTM.[63] Já os GWAS, aplicando a análise de associação por meio de milhões de SNPs ao longo de todo o genoma, têm tido resultados mais robustos. O GWAS voltado para a epilepsia foi publicado em 2018 pelo consórcio da International League Against Epilepsy (ILAE) e englobou diferentes fenótipos de epilepsia.[45] Nesse estudo, os autores relatam uma associação entre SNPs presentes no cromossomo 2q24.3 com fenótipos de epilepsia focal, incluindo ELTM. Nessa região cromossômica, estão localizados três genes codificantes das subunidades alfa da família dos canais de sódio voltagem-dependentes, SCN1A, SCN2A e SCN3A (sodium voltage-gated channel alpha subunit 1, 2 e 3, respectivamente). Além disso, os autores analisaram um subgrupo de pacientes apresentando epilepsia focal com EMT e encontraram dois novos loci associados, um no cromossomo 3q25.41, onde estão localizados os genes C3orf33, que atuam na regulação de atividade de ligação ao DNA de fatores de transcrição; o SLC33A1, que é um transportador de acetil-CoA; e o KCNAB1, que codifica a subunidade β1 do canal de potássio voltagem-dependente da subfamília A. Outro sinal de associação com o fenótipo de epilepsia focal com EMT foi no cromossomo 6q22.31, onde está o gene GJA1, que codifica uma proteína de adesão molecular.[45] Ainda, outro estudo usando estratégia de varredura genômica analisou variantes cromossômicas estruturais, também conhecidas como "variação no CNV", e identificou um enriquecimento de deleções no cromossomo 16p13.11 em pacientes com ELTM + EMT.[64] Nessa região do cromossomo 16, localizam-se os genes MPV17L, C16orf45, NDE1, MYH11, C16orf63, KIAA0430, ABCC1 e ABCC6. Os dois últimos genes são membros da superfamília de transportadores de cassete de ligação ao trifosfato de adenosina (ABC) envolvidos na resistência a múltiplas fármacos, os quais já haviam sido associados à epilepsia refratária.[65]

Fatores epigenéticos parecem ter também um papel relevante na predisposição à ELTM, sendo a metilação do DNA o mecanismo mais estudado.[66] Esta atua na regulação da expressão gênica mediante a adição de grupo metil ao DNA, promovendo a mudança no padrão de expressão gênica.[64] Esse mecanismo epigenético foi associado à progressão da ELTM, sendo que genes relacionados a processos inflamatórios no hipocampo, amígdala e córtex apresentaram alterações de metilação na ELTM.[67] Além disso, o estado de metilação do DNA também pode ser aplicado como um biomarcador mediante análises dos níveis de metilação do DNA livre de célula em circulação (circulating cell-free DNA). Esses foram relatados como alterados no soro de paciente com ELTM.[68]

Estudos do transcriptoma em tecido cirúrgico obtido de pacientes com ELTM têm implicado vias biológicas envolvidas na função imunológica do sistema nervoso central.[67] Além disso, observou-se redução nos níveis de transcritos do gene SCN1A.[69] Também foi observada na ELTM alteração nos níveis de RNAs não codificadores, incluindo a identificação de centenas de RNAs longos não codificantes (long non-coding RNA) associados a vias inflamatórias,[70] micro-RNAs relacionados ao prognóstico cirúrgico[71] e a regulação de neurotransmissores excitatórios.[72]

Apesar de a maioria dos pacientes com ELTM não apresentar histórico familiar da doença, já foram identificados pacientes com ELTM familiar. Cendes et al.[73] foram os pioneiros a descrever casos de ELTM+EMT em 11 famílias com 36 indivíduos afetados, demonstrando um padrão de herança autossômico dominante. Atualmente a ILAE já incorporou ELTM familiar à sua classificação das síndromes de epilepsia.[62] Estudos de ligação em famílias segregando ELTM identificaram loci candidatos nos cromossomos 1q25-q31, 18qter, 12q22-q23.3, 4q13.2-q21.3, 3q25-q26.[74-79] Importante ressaltar que um trabalho conduzido por nosso grupo no Brasil também identificou um locus candidato no cromossomo 18p11.31 em uma grande família, com múltiplos indivíduos afetados, apresentado ELTM familiar com EMT.[80] Além disso, recentemente nós realizamos uma avaliação do transcriptoma do tecido hipocampal de pacientes com ELTM familiar e ELTM esporádica[81] e encontramos algumas vias biológicas em comum nos dois grupos, tais como citocinas, mediadores inflamatórios, receptores de quimiocinas. Porém, descrevemos também diferenças importantes. Assim, pacientes com ELTM familiar apresentaram uma expressão significativa de genes de vias biológicas relacionadas a função sináptica, plasticidade neuronal, resposta proteica e processamento de mRNA. Já pacientes com ELTM esporádica mostraram expressão predominante de genes de resposta inflamatória como síntese e regulação de prostaglandinas, vias de fagocitose de patógenos microgliais.[82] Assim, concluímos que os mecanismos básicos presentes nos dois tipos de ELTM, familiar e esporádica, são diferentes, caracterizando portanto duas entidades fisiopatológicas distintas e que potencialmente podem responder a fármacos distintos.[82]

GENÉTICA DAS DISPLASIAS CORTICAIS FOCAIS

A displasia cortical focal (DCF) é um distúrbio do neurodesenvolvimento, ocasionada por uma falha durante o desenvolvimento do córtex cerebral e cuja principal manifestação clínica é a epilepsia refratária ao tratamento medicamentoso.[83] A DCF é a principal causa de epilepsia resistente aos fármacos anticrise em crianças[84] e é também considerada a segunda ou terceira causa mais frequente em adultos.[85]

A DCF é caracterizada como um espectro de anomalias na estrutura laminar do córtex cerebral, que está associado a características citopatológicas, como a presença de neurônios dismórficos, neurônios heterotópicos e células em formato de balão.[81] Atualmente, a classificação das DCFs é baseada na caracterização eletroclínica, em exames de imagens e no exame neuropatológico de espécimes cirúrgicos, sendo dividida em três grupos.[86,87] A DCF tipo I é caracterizada por dislaminação focal na citoarquitetura do córtex. Na DCF tipo II, observam-se, além da dislaminação cortical, a presença de neurônios dismórficos e sem (subtipo tipo IIa) e com a presença de células em formato de balão (subtipo tipo IIb). A DCF tipo III é caracterizada pela dislaminação cortical associada a outras anormalidades cerebrais adjacentes.[88]

Os mecanismos moleculares envolvidos na etiologia da DCF ainda não são totalmente compreendidos, da mesma maneira que não se sabe como o desenvolvimento cortical anormal pode contribuir para a ocorrência das crises epilépticas. Acredita-se que a etiologia das DCFs tenha um componente multifatorial, podendo resultar de mutações genéticas, influências ambientais ou uma combinação de ambas.[89]

De acordo com Barkovich et al.,[90] sugere-se que a DCF tipo I seja causada por um insulto tardio ocorrido durante o desenvolvimento do córtex, enquanto a DCF tipo II resultaria de uma interrupção na fase de proliferação celular.

A DCF tipo II tem sido com frequência associada ao complexo da esclerose tuberosa (TSC), dadas as semelhanças radiológicas e histológicas entre as áreas displásicas e os túberes corticais. Com base nisso, tem-se levantado a hipótese de que a DCF seja uma "forma frustra" da TSC.[91] A esclerose tuberosa é uma doença autossômica dominante causada por mutações nos genes TSC1 ou TSC2, que regulam a cascata de sinalização mTOR (do inglês mammalian target of rapamycin).[92] Variantes patogênicas nos genes envolvidos nessa via podem resultar em crescimento e proliferação celular excessivos devido à perda ou diminuição da atividade das proteínas codificadas por esses genes, resultando em uma hiperativação da via mTOR.[93]

Devido à natureza focal das lesões encontradas na DCF e à sua semelhança com TSC, tem sido sugerido que variantes somáticas em mosaico, encontradas especificamente no córtex cerebral e com uma baixa frequência do alelo mutante, possam desempenhar um papel na sua etiologia. De fato, uma ampla gama de estudos moleculares em tecidos ressecados de pacientes tem associado o envolvimento de mutações somáticas de novo que resultam na hiperativação da via mTOR com DCF tipo II.[89,94-97] Entre os genes mais encontrados e com diferentes graus de mosaicismo destacam-se: MTOR, PIK3CA, AKT3, RHEB, PTEN, DEPDC5, NPRL2, NPRL3, IRS1, RAB6B, ZNF337, RALA, HTR6. E uma das variantes em mosaico mais recorrentes é a variante do gene mTOR, p.Leu1460Pro (c.4379T>C), presente no tecido cerebral e ausente no sangue ou saliva de pacientes com DCF tipo IIb oriundos de diferentes estudos.

Variantes genéticas germinativas também foram associadas com DCF. Nessa mesma via, no gene DEPDC5, foi identificada uma variante patogênica em um caso familial de pacientes com DCF tipo IIb.[98] Nesse mesmo gene, foi encontrado um segundo evento mutacional (ou hipótese de two-hits de Knudson), em que tanto uma mutação germinativa quanto uma somática podem ser consideradas fatores causais em um paciente com DCF tipo IIa.[95] Da mesma maneira, variantes não sinônimas e potencialmente patogênicas foram encontradas no gene SLC35A2 em pacientes com DCF tipo I. Não pertencente à via mTOR, esse gene codifica um transportador UDP-galactose, que é responsável por facilitar o transporte de galactose necessária para processos de glicosilação.[99]

É importante mencionar que aproximadamente 40% dos casos de DCF descritos na literatura apresentam mutações somáticas na via da mTOR.[88] O subtipo IIb parece ter uma associação maior com essa via, diferentemente do tipo I, em que há um repertório pleomórfico de genes afetados. Esses dados indicam que a via da mTOR parece ser importante, mas não a única a explicar a etiologia das DCFs. Nesse contexto, há também evidências crescentes que associam fatores epigenéticos à fisiopatologia da DCF. O perfil diferencial de metilação do DNA tem possibilitado a distinção de subtipos da DCF (Ia, IIa e IIb).[100] Além disso, a desregulação de microRNAs, uma classe de pequenos RNAs não codificantes que atuam como reguladores pós-transcricionais da expressão gênica, pode contribuir para falhas no processo de diferenciação e migração neuronal na DCF.[101] Uma falha na interação entre miR-34a e o gene NEUROG2 potencialmente ocasiona um aumento da expressão dos genes NEUROG2 e RND2, afetando a inibição de neurogênese e podendo levar à formação de células aberrantes, como as em formato de balão encontradas na DCF tipo IIb.[101]

Em relação à aplicação dos testes genéticos para DCF na prática clínica, o raciocínio deve ser semelhante ao já considerado nas outras formas de epilepsia. Assim, se houver suspeita clínica de condição monogênica, o teste genético pode ser indicado. No entanto, é importante considerar que, no caso de mutações somáticas presentes somente no tecido cerebral anormal, o teste realizado em amostras de outros tecidos (p. ex. sangue, saliva ou raspado bucal) comumente não será capaz de identificar a mutação.

FARMACOGENÔMICA E FÁRMACOS ANTICRISE

As epilepsias são tratadas a princípio com fármacos anticrise, e, em casos de farmacorresistência, a cirurgia para remoção do foco epiléptico pode ser uma alternativa. Estima-se que os fármacos anticrise são eficazes no controle das crises em 70% dos pacientes. No entanto, mais de um quarto dos pacientes descontinuam essa terapia devido a interações medicamentosas e reações adversas, que podem variar de leves a potencialmente fatais, como náuseas, dor de cabeça, tontura, hiponatremia, alterações cognitivas e comportamentais, hepatotoxicidade, distúrbios hematológicos, distúrbios auditivos e reações cutâneas.[102-105]

A farmacodermia é uma reação cutânea adversa a medicamentos que abrange uma ampla gama de formas leves e graves. São classificadas como leves as erupções maculopapulares e urticariformes; o eritema multiforme induzido por medicamentos ou erupções medicamentosas semelhantes a eritema multiforme. As formas graves incluem as erupções cutâneas com eosinofilia e sintomas sistêmicos (DRESS), a síndrome de Stevens-Johnson (SSJ) e a necrólise epidérmica tóxica (NET). SSJ e NET são doenças mucocutâneas raras, mas potencialmente fatais, identificadas por necrose epidérmica e mucosa e descolamento da pele.[103-105] Embora diferentes classes de medicamentos estejam associadas à farmacodermia, a maioria desses eventos adversos está ligada aos fármacos anticrise (cerca de 3% da população global), daí a importância de reconhecer esse risco na prática clínica, estudar os mecanismos envolvidos e procurar por fatores de risco que possam auxiliar na sua prevenção.

De acordo com a estrutura química, se apresentarem pelo menos um anel aromático, os fármacos anticrise são classificados em aromáticos (carbamazepina [CBZ], oxcarbamazepina, fenobarbital, fenitoína [PHT], lamotrigina, felbamato, zonisamida e primidona) e não aromáticos (valproato de sódio, topiramato, levetiracetam, clobazam, etossuximida, gabapentina, pregabalina e vigabatrina). Os fármacos anticrise aromáticos, principalmente CBZ, oxcarbazepina, PHT, lamotrigina e fenobarbital, são os mais comumente responsáveis por farmacodermias.[103-105]

A farmacogenômica estuda a influência da variação genética no resultado do tratamento medicamentoso e é fundamental para a personalização no uso de medicamentos. O tratamento medicamentoso nas epilepsias caracteriza-se por significativa variabilidade interindividual tanto na eficácia quanto na suscetibilidade a reações adversas, sendo hoje amplamente reconhecido que variantes nos genes responsáveis pela farmacocinética e farmacodinâmica dos fármacos contribuem para essa variabilidade.[103-105]

Sabemos hoje que existem certas populações que correm maior risco de desenvolver farmacodermia. A etiologia não é totalmente clara; no entanto, isso pode ser explicado pelo metabolismo variável da medicação nesses pacientes e uma resposta hiperimune à medicação. Acredita-se que o complexo do antígeno leucocitário humano (HLA) desempenhe um papel na resposta hiperimune. O complexo HLA contém três subgrupos: classe I, II e III. Os genes *HLA-B* e *HLA-A* fazem parte do complexo de classe I, juntamente com o *HLA-C*. Esses genes codificam proteínas de superfície celular que apresentam antígenos intracelulares ao sistema imune. Antígenos intracelulares são em geral os produtos normais de decomposição de proteínas intracelulares e são reconhecidos como "próprios". No entanto, se o antígeno apresentado derivar de um patógeno ou, em alguns casos, de um tecido transplantado, ele pode ser reconhecido como "não próprio" e desencadear uma resposta imune. O HLA é herdado de modo codominante com um conjunto de alelos de classes I e II sendo herdados de cada um dos pais, em que ambos têm expressão fenotípica completa. Como as proteínas HLA apresentam uma ampla variedade de peptídeos para reconhecimento imunológico, os genes *HLA* estão entre os genes mais altamente polimórficos do genoma humano.[106] Por exemplo, de acordo com o Comitê de Nomenclatura de Fatores do Sistema HLA da Organização Mundial da Saúde (OMS),[107] existem mais 7.793 alelos HLA-A e 9.274 alelos HLA-B identificados até o momento.

As variantes HLA são os marcadores genéticos mais bem estabelecidos para predisposição à farmacodermia. Os alelos HLA variam em diferentes origens geográficas e étnicas, e, por isso, existem certas populações étnicas que correm maior risco de desenvolver farmacodermia. A variante HLA-B*15:02 está fortemente associada à SSJ/NET secundária à exposição a CBZ ou PHT em populações asiáticas, na qual a variante tem a maior prevalência. Mais de 15% dos indivíduos de Hong Kong, Tailândia, Malásia e Filipinas são portadores do alelo HLA-B*15:02. No entanto, nem todas as subpopulações asiáticas carregam esse alelo em frequências tão altas. A frequência do alelo HLA-B*15:02 é muito mais baixa em populações japonesas (< 1%) e coreanas (< 2,5%). Esse alelo também é bastante raro em populações africanas (não observado), americanas, do Oriente Médio, caucasianos e hispânicos/sul-americanos (< 1%).[106,108,109]

Em contraste, a frequência do alelo HLA-A*31:01, que também está associado a SSJ/NET induzida pela exposição a medicamentos anticonvulsivantes, é maior do que o alelo HLA-B*15:02 em caucasianos (3%) e hispânicos/sul-americanos (6%). Esse alelo também é encontrado em altas frequências em alguns leste-asiáticos, especificamente japoneses (8%) e sul-coreanos (5%) e sul/centro-asiáticos (2%). Acredita-se que em pacientes com o alelo HLA-B*15:02 e alelo HLA-A*31:01, a molécula HLA ligada ao peptídeo apresenta CBZ para receptores de células T CD8+ para provocar uma reação imune reconhecida como "estranha". Acredita-se que isso desencadeie a reação SSJ/NET em pacientes com esses tipos de HLA quando administrada CBZ.[106,108,109]

Como a CBZ é o medicamento mais comum responsável pelo desenvolvimento de SSJ/NET nos países asiáticos, a triagem do genótipo HLA antes de iniciar a administração de CBZ tornou-se essencial em muitos desses países. A Food and Drug Administration dos EUA (FDA) recomenda a genotipagem para HLA-B*15:02 em todos os pacientes com ascendência asiática antes de iniciar a administração de CBZ, embora o risco de carregar o HLA-B*15:02 não seja homogêneo entre todas as subpopulações asiáticas.[106,108,109]

Além desses alelos, outros alelos adicionais foram identificados como fatores de risco potenciais para o desenvolvimento de farmacodermia induzida por medicamentos anticonvulsivantes: HLA-B*15:01, HLA-B*15:11, HLA-A*02:01, HLA-A*24:02, HLA-DRB1*01:01 e HLA-B*57:01.[108,109] Também, o alelo HLA-A*02:07 pode ser um biomarcador de suscetibilidade à SSJ/NET induzida por zonisamida em pacientes japoneses;[110] e os alelos HLA-B*51:01 e HLA-C*14:02 foram associados a DRESS induzida por PHT e o alelo HLA-B*38:02 foi associado a SSJ/NET após tratamento com PHT em pacientes tailandeses.[111]

Recentemente, Jaruthamsophon et al.[112] revelaram uma associação entre o HLA-DRB1*07:01 e SSJ/NET induzida por CBZ; e identificaram um mecanismo imunológico da resposta mediada por CBZ restrita a HLA classe II. As moléculas HLA de classe II foram capazes de apresentar CBZ para células T CD4+ e desencadear respostas de células T de maneira restrita a HLA-DR. Assim, além das células T CD8+ restritas a HLA classe I, as células T CD4+ restritas a HLA classe II, com a capacidade de secretar citocinas pró-inflamatórias e moléculas citotóxicas, também podem desempenhar um papel crucial na patogênese da CBZ hipersensibilidade. Já Bui et al.[113] sugeriram que a presença do haplótipo HLA-B*46:01:01/HLA-DRB1*09:01:02 é um marcador potencial de farmacodermia induzida por CBZ em pacientes vietnamitas.

As alterações no metabolismo dos fármacos também podem desempenhar um papel importante na farmacodermia induzida por medicações anticrise. As enzimas do citocromo P-450, como CYP2C19, CYP2C9 e CYP3A5, são as principais enzimas responsáveis por metabolizar os fármacos anticrise aromáticos em metabólitos reativos, como o óxido de areno, enquanto a epóxido hidrolase, glutationa S-transferase e os sistemas enzimáticos de uridina glucuronosiltransferase são responsáveis pela desintoxicação desses metabólitos. Estudos anteriores mostraram que o CYP2C9*3 está associado à SSJ/NET induzida por PHT em pacientes taiwaneses, malaios, japoneses e tailandeses.[114]

Em conclusão, fica claro pelo exposto anteriormente que é possível identificar marcadores genéticos de predisposição à farmacodermia causada pelas medicações anticrise. Porém, fica claro também que tais marcadores identificados até o momento têm sua utilidade clínica altamente influenciada pelo grupo étnico ao qual pertence o paciente. Esse aspecto deve ser levado em conta na avaliação do uso desses marcadores na prática clínica.

CONSIDERAÇÕES FINAIS

Esperamos ter demonstrado que os rápidos avanços das últimas décadas no contexto dos estudos sobre a genética das epilepsias alteraram de maneira permanente a prática clínica. É hoje possível utilizar diferentes testes genéticos para identificar a variação genética causal nas formas de epilepsia monogênica, e acreditamos que, em um futuro breve, será possível também identificar os fatores genéticos envolvidos no aumento de predisposição às epilepsias de natureza poligênica. Investigar a etiologia genética das epilepsias tem implicações clínicas significativas. Em primeiro lugar, permite diagnóstico e classificação mais precisos. Ao identificar mutações ou variações genéticas específicas associadas à epilepsia, podemos entender melhor os mecanismos subjacentes e adaptar os planos de tratamento. Isso pode levar a terapias mais eficazes e personalizadas, melhorando o controle das crises e a qualidade de vida geral dos pacientes.

Em segundo lugar, estudar os aspectos genéticos das epilepsias poderá, no futuro, ajudar a identificar indivíduos em maior risco de desenvolver epilepsia e adotar medidas terapêuticas apropriadas para minimizar ou prevenir esse risco. Atualmente, testes genéticos e aconselhamento já podem ser oferecidos a familiares de indivíduos com mutações genéticas conhecidas, que causam formas monogênicas de epilepsia, permitindo a detecção e, em algumas situações específicas, a intervenção precoce, o que pode mudar a história natural da doença e oferecer uma melhor qualidade de vida aos pacientes.

Em conclusão, investigar os aspectos genéticos das epilepsias tem o potencial de revolucionar o campo da pesquisa e a prática clínica nas epilepsias, oferecendo informações sobre as causas subjacentes, facilitando o diagnóstico preciso e permitindo, em algumas situações, abordagens de tratamento personalizadas. Além disso, ao estabelecer uma etiologia genética paras as epilepsias é possível oferecer o aconselhamento genético, incluindo a estimativa de riscos de recorrência da doença na família, o que pode ser relevante para tomadas de decisão a respeito da reprodução.

205

Erros Inatos do Metabolismo no Adulto

Marcelo de Melo Aragão • Pedro Barbosa Oliveira • Mateus Torres • Jaime Lin • Marcelo Masruha Rodrigues

Os erros inatos do metabolismo (EIM) são doenças genéticas ocasionadas por deficiência de uma enzima ou de uma proteína transportadora (Figura 205.1).[1]

Essas doenças são mais frequentes na faixa etária pediátrica, contudo podem ocorrer em qualquer idade. Na fase adulta, predominam as manifestações neurológicas e psiquiátricas e, quando ocorrem tardiamente, costumam ter fenótipos mais brandos. Além disso, em adultos, o quadro clínico costuma ser mais homogêneo, pois o sistema nervoso central (SNC) já está plenamente desenvolvido.[3] Neste capítulo, serão abordados os EIM cujas manifestações se iniciam pelo menos na adolescência. Em alguns cenários em que uma mesma doença pode ocorrer nas diversas faixas etárias, apresentamos um resumo de sua apresentação em faixas etárias pediátricas.

ABORDAGEM GERAL DOS ERROS INATOS DO METABOLISMO

Existe, atualmente, descrição de quase 1.500 EIM diferentes.[3] A grande maioria deles cursa na fase adulta com sintomas neurológicos ou psiquiátricos e, muitas vezes, não há sintomas muito específicos que apontem para um diagnóstico exato. Tradicionalmente, os EIM devem ser lembrados quando um sintoma neurológico ou psiquiátrico ocorre, sem haver uma etiologia mais provável estabelecida, ou quando o quadro clínico ocorre de modo flutuante, ou mesmo associado a determinados gatilhos (jejum prolongado, exercício físico intenso, pós-parto, entre outros).[4] Além disso, o acometimento multitopográfico também é comum a essas patologias, havendo com frequência acometimento sistêmico associado (p. ex., hepatomegalia) ou mesmo em regiões diferentes do SNC (p. ex., nervos ópticos e cerebelo, na doença de Krabbe).

Devido à variedade de possíveis sintomas, de modo a melhor organizar o raciocínio neurológico, no próximo tópico serão descritas as principais etiologias de EIM com base no fenótipo de sintomas neurológicos principais.

SINAIS E SINTOMAS AO DIAGNÓSTICO

Sinais e sintomas neurológicos não explicados por outras causas mais frequentes são o contexto típico de apresentação dos EIM (Tabela 205.1). Existem nove apresentações neurológicas particularmente importantes dessas doenças em adultos: encefalopatia aguda, acidente vascular cerebral (AVC) ou episódios *stroke-like*, distúrbios do movimento, ataxia, epilepsia, paraparesia espástica, neuropatia, miopatia e alterações psíquicas.

Encefalopatia aguda

Caracteriza-se pela presença de sinais e sintomas de disfunção encefálica, de evolução aguda. No contexto dos EIM, as seguintes características devem ser ressaltadas:[3,6]

- Ocorrem, com frequência, em pacientes previamente hígidos
- Comumente, observa-se um gatilho para o início dos sintomas, como exercício, jejum, ingestão de sobrecarga proteica, procedimentos cirúrgicos e medicações
- Os sinais mais precoces podem ser inconspícuos, como, por exemplo, sonolência, alteração comportamental e do equilíbrio
- Podem progredir rapidamente e também possuem padrão clínico flutuante
- Em geral sem déficits neurológicos focais
- A despeito da causa, trata-se de uma emergência médica.

Tabela 205.1 Suspeita clínica dos erros inatos do metabolismo.[5]

1. Paraplegia espástica progressiva (frequentemente associada a neuropatia periférica)

2. Ataxia cerebelar, quando associada a outros sinais de disfunção neurológica (particularmente mioclonia e distonia)

3. Mioclonias

4. Síndrome extrapiramidal

5. Neuropatia periférica progressiva ou doença do neurônio motor

6. Comprometimento cognitivo ou alterações comportamentais

7. Dismorfismos faciais ou esqueléticos associados a sintomas comportamentais ou neurológicos

8. Episódios de alteração no nível de consciência ou coma

9. Episódios *stroke-like*

10. Perda auditiva progressiva

11. Perda visual progressiva ou anormalidades oftalmológicas

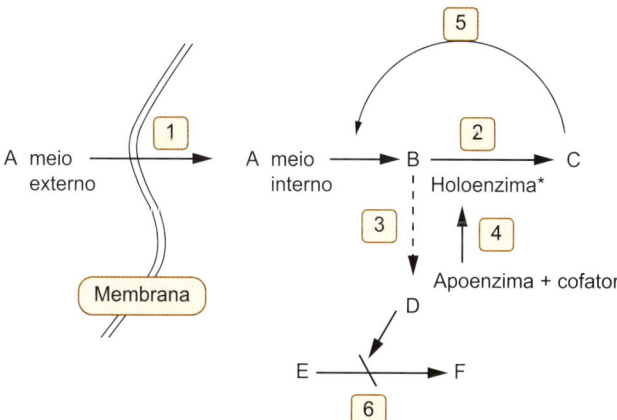

Figura 205.1 Fluxograma com as consequências primárias dos erros inatos do metabolismo. 1. Movimento mediado por transportador, de um compartimento para outro; 2. Defeito da conversão de B para C; 3. Aumento da conversão de B para D, devido ao acúmulo de B; 4. Defeito da interação entre uma apoenzima e seu cofator; 5. Diminuição do *feedback* negativo, devido à deficiência de C; 6. Inibição secundária da conversão de E para F, causada pelo acúmulo de D.[1,2] *Holoenzimas são enzimas conjugadas, cuja unidade é formada por uma apoenzima (porção proteica) associada a um cofator (porção não proteica ou radical prostético).

Os principais grupos de EIM responsáveis por encefalopatia aguda são as síndromes de intoxicação e defeitos do metabolismo energético (Tabela 205.2). A Tabela 205.3 exibe os exames complementares a serem solicitados nessa situação, e a Tabela 205.4 resume as alterações bioquímicas encontradas em cada uma delas.

Acidente vascular cerebral

Os EIM que associam-se a AVC ou a episódios *stroke-like* encontram-se listados na Tabela 205.5. Na doença de Fabry, os eventos vasculares ocorrem em região de pequenos vasos da circulação posterior.[7] Já na homocistinúria há trombose ou dissecção de grandes vasos, e os pacientes podem apresentar aspecto marfanoide.[8] Episódios *stroke-like* sugerem doença mitocondrial (MELAS, do inglês *mitochondrial myopathy, encephalopathy, lactic acidosis and stroke-like episodes*). As lesões na ressonância magnética (RM) de crânio podem ter restrição verdadeira à difusão, porém, diferente de infartos verdadeiros, elas não respeitam território vascular e se associam a sintomas de encefalopatia, como confusão mental e crises epilépticas.[9] Pode-se observar ainda o *black toenail sign* na RM de crânio, um sinal de possível necrose cortical laminar.[10]

Distúrbios do movimento

Distúrbios de movimento em pacientes com EIM frequentemente acompanham sintomas neurológicos secundários a

envolvimento difuso do encéfalo, como epilepsia, comprometimento cognitivo e sinais piramidais. Além disso, vários tipos de movimentos anormais podem ocorrem no mesmo paciente, o que dificulta a abordagem diagnóstica tradicional baseada na fenomenologia.[12] Assim, o curso clínico, os achados adicionais do exame físico e de neuroimagem são fundamentais no diagnóstico (Tabela 205.6).

Diante de um quadro agudo, deve-se pensar na doença dos núcleos da base responsiva a biotina e tiamina, hiperglicinemia não cetótica e deficiência de piruvato desidrogenase.[13] Distonia e parkinsonismo com flutuação diurna sugerem distúrbio do metabolismo de neurotransmissores.[14] Na distonia paroxística desencadeada por exercício, deve-se pensar em deficiência do transportador de glicose tipo 1 (GLUT1).[15]

Tabela 205.2 Erros inatos do metabolismo que cursam com encefalopatia aguda.

Doenças da cadeia respiratória
Doenças do ciclo da ureia
Doença dos núcleos da base responsiva a biotina e tiamina
Deficiência de piruvato desidrogenase
Doença da urina do xarope de bordo
Acidúrias orgânicas
Defeitos da β-oxidação de ácidos graxos
Deficiência de AMACR
Porfiria aguda intermitente

AMACR: alfametilacil-CoA-racemase.

Tabela 205.3 Investigação subsidiária inicial dos pacientes com encefalopatia aguda, cuja suspeita etiológica são erros inatos do metabolismo.[1]

- Neuroimagem: TC sem contraste ou RM (preferência pela última – com espectroscopia)
- Hemograma, gasometria arterial, eletrólitos (sódio, potássio, cálcio, magnésio e cloreto – calcular o *anion gap*), glicemia, TSH, T4 livre, CK e homocisteína
- TGO, TGP, fosfatase alcalina, γ-GT, TAP, TTPa, albumina plasmática
- Amônia plasmática
- Dosagem plasmática de ácido β-hidroxibutírico
- Lactato sérico: coletar preferencialmente sem torniquete e analisar imediatamente após coleta
- Líquido cefalorraquidiano (realizar dosagem de lactato)
- Cromatografia de ácidos orgânicos na urina (cromatografia gasosa acoplada à espectrometria de massa (CG/EM)
- Cromatografia de aminoácidos no sangue (cromatografia líquida de alta eficiência – HPLC) ou cromatografia gasosa (CG)
- Dosagem plasmática de carnitina total, carnitina livre e do perfil de acilcarnitinas (espectrometria de massa em *tandem*).

CK: creatinoquinase; γ-GT: gamaglutamil transpeptidase; RM: ressonância magnética; T4: tiroxina; TAP: tempo de ativação da protrombina; TC: tomografia computadorizada; TGO: transaminase oxalacética; TGP: transaminase glutâmico-pirúvica; TSH: hormônio estimulador da tireoide; TTPa: tempo de tromboplastina parcial ativada.

Tabela 205.4 Diagnóstico diferencial dos erros inatos do metabolismo que se apresentam como encefalopatias agudas.[1]

	Defeitos do ciclo da ureia	Doença da urina do xarope de bordo	Acidemias orgânicas	Defeitos da β-oxidação de ácidos graxos	Defeitos da cadeia respiratória
Acidose metabólica	0	±	+++	±	++
Glicemia	N	N ou			N
Cetonas urinárias	N			0	0
Amônia plasmática		N			N
Lactato plasmático	N	N		±	
Função hepática	N	N	N	Anormal	N
Carnitina plasmática	N	N			N
Aminoácidos plasmáticos	Anormais (ver Tabela 205.18)	Aumento dos ACR	Aumento de glicina		Aumento de alanina
Ácidos orgânicos urinários	N	Anormais (ver Tabela 205.17)	Anormais	Anormais (ver Tabela 205.13)	N

ACR: aminoácidos de cadeia ramificada.

Tabela 205.5 Erros inatos do metabolismo associados a acidente vascular cerebral ou a episódios *stroke-like*.[11]

Homocistinúria (deficiência de cistationina betassintetase)
Doença de Fabry
Acidemias orgânicas
Propiônica
Metilmalônica
Isovalérica
Glutárica tipos I e II
Deficiência de ornitina transcarbamilase
MELAS
Defeito congênito da glicosilação tipo Ia

MELAS: miopatia mitocondrial, encefalopatia, acidose lática, episódios semelhantes a AVC.

Nos casos de evolução crônica, a RM pode mostrar depósito de metais na neurodegeneração com acúmulo cerebral de ferro, na deficiência do transportador de manganês e na doença de Wilson, bem como lesões estriatais sugestivas de doenças mitocondriais.[16] Nos casos com imagem normal, deve-se pensar nos distúrbios de neurotransmissores, doenças mitocondriais, doença de Niemann-Pick tipo C, gangliosidose e lipofuscinose ceroide neuronal.[3]

Ataxia

Ataxia no contexto dos EIM pode ser aguda intermitente (Tabela 205.7), em geral com algum fator desencadeante, como na deficiência de piruvato desidrogenase, nas doenças do ciclo da ureia e na doença de Hartnup, ou crônica (Tabela 205.8). Neste último caso, raramente é pura, podendo

Tabela 205.6 Erros inatos do metabolismo em que os quadros de distonia, coreoatetose e/ou síndrome parkinsoniana são proeminentes.[1]

Doença	Subtipos	Herança/incidência	Gene, região cromossômica	Idade de início	Dados clínicos sugestivos	Defeito básico e exames complementares
Doença dos núcleos da base responsiva a biotina e tiamina #607483[17]		AR	*SLC19A3*, 2q36.3	Do lactente até a idade adulta	Episódios recorrentes de encefalopatia associada a crises epilépticas, distonia, sinais piramidais, oftalmoplegia e disfagia Os episódios são desencadeados por doença febril, trauma ou cirurgia Menos comumente se apresenta como quadro lentamente progressivo de distonia e epilepsia Tratamento: Suplementação de biotina 5 a 10 mg/kg/dia e tiamina 300 a 900 mg/dia	RM de crânio: lesões bilaterais e simétricas em núcleos da base, tronco cerebral e córtex. Edema na fase aguda e atrofia na fase crônica Sequenciamento do gene *SLC19A3* confirma a doença
Doença de Wilson #277900[18,19]		AR 1/30.000	*ATP7B*, 13q14.3-q21.1	De lactentes até a idade adulta	Transtornos do movimento (sobretudo distonia), demência, disartria, sialorreia e disfagia; hepatopatia (desde hepatite fulminante até cirrose hepática); anemia hemolítica Coombs-negativa; disfunção tubular renal; anéis de Kayser-Fleischer Forma de predomínio hepático: < 10 anos Forma de predomínio neurológico: > 10 anos Tratamento: D-penicilamina: dose máxima de 20 mg/kg/dia reduzindo em 25% da dose com a estabilização do quadro clínico (10 a 20% dos pacientes podem experimentar deterioração neurológica no início do tratamento) Trientina: dose máxima de 20 mg/kg/dia reduzindo em 25% da dose com a estabilização do quadro clínico (10 a 15% dos pacientes podem experimentar deterioração neurológica no início do tratamento e sua dose deve ser diminuída antes de procedimentos cirúrgicos) Zinco: em adultos a dose é de 50 mg de Zn elementar 3 vezes ao dia Tetratiomolibdato: experimental nos EUA e Canadá	Redução dos níveis séricos de ceruloplasmina Aumento dos níveis séricos e urinários de cobre Bicarbonatúria, glicosúria, proteinúria, fosfatúria e aminoacidúria Sequenciamento do gene *ATP7B*

(continua)

Tabela 205.6 Erros inatos do metabolismo em que os quadros de distonia, coreoatetose e/ou síndrome parkinsoniana são proeminentes.[1] (*Continuação*)

Doença	Subtipos	Herança/ incidência	Gene, região cromossômica	Idade de início	Dados clínicos sugestivos	Defeito básico e exames complementares
PKAN[20] #234200	Forma clássica	AR 2/1.000.000	*PANK2*, 20p13	Primeira década	Distonia e parkinsonismo de curso rapidamente progressivo, bem como demência, discinesia orofacial, disartria e retinite pigmentosa. Tratamento: melhora parcial de distonia com DBS, assim como levodopa[21,22]	RM: hipersinal em globo pálido bilateral com halo de hipossinal em T2 e SWI (sinal do olho de tigre). Acantócitos e hipobetalipoproteinemia (síndrome HARP). Sequenciamento do gene *PANK2*
	Síndrome HARP			Segunda década		
PLAN[23] #256600	Distrofia neuroaxonal infantil	AR 1/1.000.000	*PLA2G6*, 22q13.1	Lactente	Regressão do desenvolvimento, hipotonia, sinais piramidais, ataxia e atrofia óptica. Progressão rápida	RM: na distrofia neuroaxonal há atrofia cerebelar com hipersinal em folhas. Pode haver depósito de ferro no globo pálido. Na forma do adulto, pode haver depósito de ferro no globo pálido e substância negra e estriado, bem como atrofia cerebral e cerebelar. ENMG: neuropatia axonal. Biópsia de conjuntiva ou nervo: axônios distróficos. Sequenciamento do gene *PANK2*
	Distrofia neuroaxonal infantil atípica			Pré-escolar	Início mais tardio e progressão mais lenta em relação à forma clássica	
	Forma do adulto			Adulto jovem	Distonia, parkinsonismo e demência	
Neuroferritinopatia #606159		AD	*FTL*, 19q13.33	Adulto	Coreoatetose, distonia ou parkinsonismo, bem como distonia orofacial relacionada à fala e discinesia lingual. Demência. Tratamento: estudos isolados mostrando efeito com quelação de ferro – deferiprona (30 mg/kg/dia)[24]	Nível sérico de ferritina baixo. RM: depósito de ferro no caudado, putâmen, globo pálido, substância negra e núcleo rubro, com posterior degeneração cística do putâmen e do globo pálido. Pode haver delimitação do córtex no SWI (do inglês *cortical pencil lining sign*)[25]. Sequenciamento do gene *FTL*
Aceruloplasminemia[26] #604290		AR	*CP*, 3q24-q25	Adulto	Ataxia, distonia, parkinsonismo, discinesia facial e demência. Anemia, diabetes *mellitus* e degeneração retiniana	Ceruloplasmina sérica muito baixa ou indetectável. Ferritina aumentada, ferro sérico reduzido e anemia microcítica refratária à reposição de ferro. Cobre sérico reduzido e urinário normal. RM: depósito de ferro difuso, incluindo núcleos da base, tálamo, substância negra, colículos superior e inferior e núcleo denteado. Sequenciamento do gene *CP*
Hipermanganesemia com distonia, policitemia e cirrose[27] #613280	Forma juvenil	AR	*SLC30A10*, 1q41	Pré-escolar até adolescência	Distonia, marcha do galo, disartria e bradicinesia	Hipermanganesemia. Policitemia, ferro e ferritina reduzidos. Hepatomegalia, elevação de transaminases e bilirrubina. Sequenciamento do gene *SLC30A10*
	Forma do adulto			Adulto	Parkinsonismo não responsivo à levodopa	
Deficiência de GLUT1[28] #606777		AR, AD 1/90.000	*SLC2A1*, 1p34.2	Lactente até idade adulta	Variação fenotípica ampla. Na infância se manifesta com epilepsia refratária, microcefalia adquirida e distúrbios do movimento. Uma forma atípica se apresenta em crianças e adultos como distonia paroxística induzida por exercício. Tratamento com dieta cetogênica	Hipoglicorraquia. Sequenciamento do gene *SLC2A1*

(*continua*)

Tabela 205.6 Erros inatos do metabolismo em que os quadros de distonia, coreoatetose e/ou síndrome parkinsoniana são proeminentes.[1] (*Continuação*)

Doença	Subtipos	Herança/incidência	Gene, região cromossômica	Idade de início	Dados clínicos sugestivos	Defeito básico e exames complementares
Deficiência de piruvato desidrogenase (subunidade α do componente E1)[29] #312170		XR	*PDHA1*, Xp22.12	Do lactente até a idade adulta	No neonato, pode se manifestar como acidose lática; em lactentes, como quadro Leigh-*like* Nas formas leves pode haver ataxia e coreia intermitentes Dismorfismos faciais são frequentes Tratamento com dieta cetogênica e suplementação de tiamina	Lactato sérico e liquórico elevado Relação lactato/piruvato normal Atividade enzimática em fibroblastos RM: hipogenesia do corpo caloso, alterações espectro Leigh-*like* Sequenciamento do gene *PDHA1*
Gangliosidoses	Ver Tabelas 205.8 e 205.20					
Doença de Niemann-Pick tipo C	Ver Tabela 205.8					
Doenças mitocondriais	Ver Tabela 205.22					
Doenças da neurotransmissão monoaminérgica	Ver Tabela 205.24					

AD: autossômica dominante; AR: autossômica recessiva; DBS: estimulação cerebral profunda (do inglês *deep brain stimulation*); ENMG: eletroneuromiografia; GLUT1: transportador de glicose 1; HARP: hipopré-betalipoproteinemia, acantose, retinite pigmentosa e degeneração palidal; PKAN: neurodegeneração associada à pantotenato quinase; PLAN: neurodegeneração associada à fosfolipase A2; RM: ressonância magnética; XR: recessiva ligada ao X.

Tabela 205.7 Erros inatos do metabolismo em que o quadro de ataxia aguda intermitente é proeminente.[30]

Forma intermitente da doença da urina do xarope de bordo

Doenças do ciclo da ureia

Doença dos núcleos da base responsiva a biotina e tiamina

Doença de Hartnup

Acidemia orgânica

Deficiência de piruvato desidrogenase (forma leve)

Ataxias episódicas tipos I e II*

*Não são erros inatos do metabolismo, porém representam diagnósticos diferenciais importantes.

ser associada a sinais piramidais, epilepsia ou neuropatia periférica (ver discussão no item "Neuropatia"). Ataxia isolada pode ser a manifestação inicial da gangliosidose GM2 e da doença de Niemann-Pick tipo C.[3]

Epilepsia

A epilepsia no contexto de EIM em adultos costuma estar associada a um contexto clínico mais amplo. Assim, em adultos, deve-se suspeitar de um EIM nas seguintes situações:[42]

- Combinação de vários tipos de crise (p. ex., crises focais e mioclônicas)
- Associada a outros sinais neurológicos ou sistêmicos

Tabela 205.8 Erros inatos do metabolismo em que o quadro de ataxia crônica progressiva é proeminente.[1]

Doença	Subtipos	Herança/incidência	Gene, região cromossômica	Idade de início	Dados clínicos sugestivos	Defeito básico e exames complementares
Ataxia com deficiência isolada familial de vitamina E[31,32] #277460		AR	*TTPA*, 8q13.1-q13.3	Pré-escolares, escolares e adolescentes	Quadro clínico muito semelhante à ataxia de Friedreich; ataxia espinocerebelar, arreflexia e alteração da propriocepção consciente; reflexo cutâneo-plantar em flexão; retinose pigmentar e xantelasmas cutâneos possíveis Tratamento: vitamina E 40 mg/kg/dia (800-1.500 mg)	Níveis séricos aumentados de colesterol, triglicerídeos e β-lipoproteína Níveis séricos extremamente diminuídos de vitamina E (α-tocoferol) Sequenciamento do gene *TTPA* (codifica a síntese da proteína hepática transferidora de α-tocoferol)
Abetalipoproteinemia (síndrome de Bassen-Kornzweig[33] #200100		AR	*MTTP*, 4q22-q24	Lactentes (início da esteatorreia); o quadro neurológico usualmente se manifesta entre 2 e 17 anos	Muitas das manifestações dessa doença são secundárias ao déficit de absorção de vitamina E. Ataxia espinocerebelar, arreflexia e alteração da propriocepção consciente; reflexo cutâneo-plantar em flexão; esteatorreia, déficit pôndero-estatural, anemia, acantocitose, retinose pigmentar; neuropatia periférica desmielinizante Tratamento: altas doses de vitamina E e outras vitaminas lipossolúveis (800 mg/dia de vitamina E)	Níveis séricos diminuídos de triglicerídeos, vitamina E e colesterol (secundário à ausência de lipoproteínas que contêm apolipoproteína B — quilomícrons, VLDL e LDL) Ausência de apolipoproteína B no plasma Sequenciamento do gene *MTP* (codifica a síntese da proteína microsomal transferidora de triglicerídeos)

(continua)

Tabela 205.8 Erros inatos do metabolismo em que o quadro de ataxia crônica progressiva é proeminente.[1] (*Continuação*)

Doença	Subtipos	Herança/incidência	Gene, região cromossômica	Idade de início	Dados clínicos sugestivos	Defeito básico e exames complementares
Gangliosidose GM1[34]	Tipo II Forma infantil tardia #230600	AR	*GLB1*, 3p21.33	7 meses a 3 anos	Involução neurológica, epilepsia (50% dos casos – epilepsia mioclônica progressiva), envolvimento esquelético localizado (platispondilia leve e aplainamento das asas dos ilíacos), atrofia óptica; sobrevida até a idade escolar Tratamento:[35,36] estudos com miglustate e venglustate A dieta cetogênica também pode ter efeito benéfico na doença	Mielograma: histiócitos azul-marinho Deficiência de β-galactosidase, demonstrada em leucócitos ou fibroblastos Sequenciamento do gene *GLB1* confirma a doença
	Tipo III Forma do adulto #230650			3 a 30 anos	Envolvimento esquelético localizado (platispondilia leve, acunhamento anterior das vértebras lombares e aplainamento das asas dos ilíacos); distonia, disartria e distúrbios da marcha; deficiência intelectual leve	Mielograma: macrófagos espumosos Deficiência de β-galactosidase, demonstrada em leucócitos ou fibroblastos Sequenciamento *GLB1*
Gangliosidose GM2 Doença de Tay-Sachs[37] #272800	Forma juvenil	AR (maior incidência em judeus Ashkenazi)	*HEXA*, 15q23-q24	Pré-escolares, escolares e adolescentes	Ataxia crônica progressiva, síndrome extrapiramidal; a perda visual ocorre tardiamente e apenas em alguns pacientes; não há mácula retiniana vermelho-cereja; pode apresentar fenótipo de epilepsia mioclônica progressiva	Deficiência de hexosaminidase A em leucócitos Sequenciamento do gene *HEXA*
Galactossialidose[38] #256540	Forma juvenil	AR (sobretudo em japoneses)	*CTSA*, 20q13.1	Escolares e adolescentes (usualmente após 10 anos de vida)	Opacidade corneana, mácula vermelho-cereja, epilepsia mioclônica progressiva, deficiência intelectual, demência e angioqueratomas	Níveis aumentados de sialiloligossacarídeos na urina Deficiência de neuraminidase e de β-galactosidase, demonstrada em leucócitos ou fibroblastos Sequenciamento do gene *CTSA*
Doença de Refsum[39] #266500	Forma adulta	AR	*PEX7*, 6q22-q24 *PHYH*, 10pter-p11.2	Escolares, adolescentes e adultos jovens	Neuropatia periférica, surdez neurossensorial, retinose pigmentar, catarata, ictiose; displasia epifisária múltipla Tratamento: redução de ácido fitânico na dieta	Hiperproteinorraquia (dissociação proteíno-citológica) Níveis plasmáticos elevados de ácido fitânico Sequenciamento genético (*PHYH* > 90% dos casos)
Doença de Niemann-Pick tipo C[40] #257220/#607625	Forma infantil tardia ou juvenil	AR 1/150.000	*NPC1*, 18q11-q12 *NPC2*, 14q24.3	2 a 4 anos	Epilepsia (sobretudo mioclonias), ataxia, involução neurológica (principalmente da linguagem), espasticidade, demência, movimentos involuntários e alterações psiquiátricas; paralisia do olhar conjugado vertical e mácula vermelho-cereja; hepatoesplenomegalia é frequente	Presença de histiócitos azul-marinho e macrófagos espumosos no mielograma Atividade da esfingomielinase normal ou levemente reduzida As células coram-se fortemente com o uso do corante filipina Sequenciamento genético de *NPC1* e *NPC2*
	Forma do adulto			Adolescentes e adultos	Quadro clínico semelhante ao descrito na linha anterior	
Acidúria L-2-hidroxiglutárica[41] #236792		AR	*L2HGDH*, 14q22.1	Lactentes e pré-escolares (podem sobreviver até a fase adulta)	Ataxia, epilepsia, transtornos do movimento (distonia, coreia), deficiência intelectual, sinais piramidais; nistagmo, atrofia óptica e perda auditiva; risco aumentado para neoplasias cerebrais	Neuroimagem: leucoencefalopatia subcortical cavitante Níveis plasmáticos elevados de lisina Níveis elevados do ácido L2-hidroxiglutárico no plasma, urina e líquido cefalorraquidiano Sequenciamento genético do gene *L2HGDH*
Doenças mitocondriais	Ver Tabela 205.22					
Lipofuscinoses ceroides neuronais	Ver Tabela 205.19					

AR: autossômica recessiva; LDL: lipoproteína de baixa densidade; VLDL: lipoproteína de muito baixa densidade.

- Relação temporal com alimentação
- História familiar de epilepsia ou consanguinidade
- Refratariedade aos fármacos antiepilépticos ou exacerbada por eles
- *Status epilepticus* sem etiologia definida
- Alteração na atividade de base do eletroencefalograma (EEG) ou resposta fotoparoxística em baixas frequências (CLN)
- Alteração no exame de imagem estrutural ou espectroscopia.

A idade de início e o tipo de crise são importantes para o diagnóstico etiológico (Tabela 205.9). Um grupo especial é o das epilepsias mioclônicas progressivas. Entre os EIM que cursam com epilepsia estão as síndromes de intoxicação, os defeitos do metabolismo energético e as doenças de acúmulo lisossomal.

Paraparesia espástica

Embora bem menos frequente que as causas adquiridas de mielopatia e as paraparesias espásticas hereditárias, a paraparesia espástica pode ser uma manifestação dos EIM (Tabela 205.10). Deve-se suspeitar dessa etiologia nos casos de

Tabela 205.9 Etiologia dos erros inatos do metabolismo que cursam com epilepsia.[3]

Etiologia por faixa etária
Período neonatal: dependência de piridoxina, deficiência de piridoxamina fosfato-oxidase, deficiência da fosfoglicerato desidrogenase, hiperglicinemia não cetótica, deficiência de holocarboxilase sintetase e outras acidemias orgânicas, defeitos do ciclo da ureia, doenças do espectro Zellweger, deficiência do cofator de molibdênio, deficiência de sulfito oxidase
Lactentes: deficiência do GLUT1, deficiência de creatina (defeito do transportador de creatina, deficiência de GAMT e deficiência de AGAT), epilepsia responsiva ao folato, deficiência de biotinidase e outras acidemias orgânicas, aminoacidopatias, CDG, dependência de piridoxina, lipofuscinose ceroide neuronal (CLN1), outras doenças lisossomais (doença de Tay-Sachs, doença de Sandhoff, doença de Krabbe, gangliosidose GM1 – forma infantil tardia)
Pré-escolares: doenças mitocondriais (incluindo a doença de Alpers e a encefalomiopatia mitocondrial associada à acidose lática e episódios *stroke-like* – MELAS), lipofuscinose ceroide neuronal (CLN2 e CLN6), outras doenças lisossomais
Escolares e adolescentes: doenças mitocondriais (incluindo a doença de Alpers, epilepsia mioclônica com fibras rasgadas vermelhas – MERRF, MELAS), lipofuscinose ceroide neuronal (CLN3), outras epilepsias mioclônicas progressivas (doença de Unverricht-Lundborg, doença de Lafora, sialidose tipo I, galactossialidose – forma juvenil)

Etiologia por tipo de crise
Espasmos infantis: deficiência de biotinidase e outras acidemias orgânicas, doença de Menkes, doenças mitocondriais, aminoacidopatias
Epilepsias mioclônicas: dependência de piridoxina, hiperglicinemia não cetótica, deficiência do GLUT1, doenças mitocondriais (incluindo MERRF e MELAS), lipofuscinoses ceroides neuronais, doença de Unverricht-Lundborg, doença de Lafora, sialidose tipo I, gangliosidose GM1 – forma infantil tardia, gangliosidose GM2 – forma juvenil
Crises generalizadas tônico-clônicas: deficiência do GLUT1, lipofuscinoses ceroides neuronais, outras doenças lisossomais, doenças mitocondriais
Crise focal motora contínua: doença de Alpers
Crises focais disperceptivas: doença de Krabbe, doenças do espectro Zellweger, MELAS, CDG
Clonias audiogênicas (reação de *startle*): doença de Tay-Sachs, doença de Sandhoff e doença de Krabbe

AGAT: arginina:glicina amidinotransferase; CDG: distúrbios congênitos da glicosilação; GAMT: guanidinoacetato metiltransferase; GLUT1: transportador de glicose tipo 1.

Tabela 205.10 Erros inatos do metabolismo que cursam com paraparesia espástica.[3]

Xantomatose cerebrotendínea
Doença de Krabbe
Leucodistrofia metacromática
Síndrome de Sjögren–Larsson
Adrenomieloneuropatia
Argininemia
Síndrome HHH
Defeitos da remetilação da homocisteína
Fenilcetonúria
Deficiência de biotinidase
Doença com corpos de poliglicosano do adulto

HHH: hiperornitinemia-hiperamonemia-homocitrulinúria.

evolução subaguda, na presença de lesões de substância branca ou neuropatia periférica. Os principais grupos de EIM cursam com paraparesia espástica são as doenças peroxissomais, as esfingolipidoses e as síndromes de intoxicação. Vale a pena lembrar que os distúrbios do metabolismo de neurotransmissores, como as deficiências de tirosina-hidroxilase e GTP ciclo-hidrolase, podem provocar distonia em membros inferiores que mimetiza um quadro piramidal.[43]

Neuropatia

Entre as neuropatias hereditárias, algumas delas são decorrentes de EIM e, com frequência, não diagnosticadas. A suspeita dessa causa deve ocorrer na presença de outros sinais neurológicos ou sistêmicos. Os principais grupos de EIM que se manifestam como neuropatia são os defeitos no metabolismo energético e as doenças de acúmulo lipídico. No primeiro caso, o acometimento costuma ser axonal, enquanto nas doenças de acúmulo lipídico é desmielinizante, podendo haver envolvimento também da mielina do SNC.[3]

Em algumas doenças, como a adrenomieloneuropatia e a xantomatose cerebrotendínea, o padrão pode ser axonal, desmielinizante ou misto. Polineuropatia aguda simulando a síndrome de Guillain-Barré pode ocorrer na porfiria, na deficiência de piruvato desidrogenase e na tirosinemia. Neuropatia dolorosa é manifestação característica da doença de Fabry e da porfiria (Tabela 205.11).[44]

Miopatia

Os EIM que cursam com miopatia com frequência resultam de defeitos do metabolismo energético. Os principais são: glicogenoses (Tabela 205.12), defeitos da β-oxidação de ácidos graxos (Tabela 205.13) e doenças mitocondriais (Tabela 205.14). Intolerância ao exercício e rabdomiólise recorrente são as manifestações mais comuns, embora fraqueza muscular progressiva ou miocardiopatia também possam ocorrer. Na glicogenose tipo V (doença de McArdle) ocorre uma melhora importante na tolerância ao exercício após cerca de 10 minutos de exercício aeróbico (*second wind phenomenon*).[45] Nas doenças mitocondriais pode haver acometimento de outras estruturas do sistema nervoso. A Figura 205.2 mostra uma abordagem da intolerância ao exercício.

Alterações psíquicas

Os EIM frequentemente se manifestam com alterações psíquicas em adolescentes e adultos (Tabela 205.15). Essas podem

Tabela 205.11 Erros inatos do metabolismo em que o quadro de neuropatia é proeminente.[3]

Doença	Padrão predominante de envolvimento				
	Axonal	Desmielinizante	Fibras finas	Neurônio motor	Mononeuropatia múltipla
Doenças mitocondriais	+				
MNGIE		+			
PDH	+				
Defeitos da β-oxidação de ácidos graxos	+				
Deficiência de vitamina E	+	+			
Deficiência de biotinidase				+	
Doença de Fabry			+		
Leucodistrofia metacromática		+			
Doença de Krabbe		+			
Gangliosidose GM2			+	+	
Xantomatose cerebrotendínea	+	+			
Doença de Tangier			+		+
HSAN1	+		+	+	
Adrenomieloneuropatia	+	+			
Doença de Refsum	+				+
Deficiência de AMACR	+	+			
CDG	+				
PLAN	+				
Tirosinemia tipo 1	+				
Defeitos da remetilação da homocisteína	+	+			
Doença com corpos de poliglicosano do adulto	+			+	
Porfiria	+		+		+

AMACR: alfametilacil-CoA-racemase; CDG: defeito congênito de glicosilação; HSAN1: neuropatia hereditária sensitiva e autonômica tipo 1; MNGIE: encefalomiopatia neurogastrointestinal mitocondrial; PDH: piruvato desidrogenase; PLAN: neurodegeneração associada à fosfolipase A2.

Tabela 205.12 Glicogenoses que se manifestam com miopatia.[1]

Doença	Subtipos	Herança/ incidência	Gene, região cromossômica	Idade de início	Dados clínicos sugestivos	Defeito básico e exames complementares
Glicogenose tipo 0[46] #611556	Forma muscular	AR	GYS1, 19q13.3	De pré-escolares a adolescentes	Cardiomiopatia e intolerância a exercícios	Biópsia muscular: ausência de glicogênio Deficiência de glicogênio sintetase, demonstrada em miócitos Sequenciamento genético do gene GYS1 confirma doença
Glicogenose tipo II Doença de Pompe[47,48] #232300	Forma de início tardio	AR 1/40.000	GAA, 17q25.2-q25.3	De pré-escolares até a idade adulta	Fraqueza muscular proximal; insuficiência respiratória; ausência de comprometimento cardíaco Tratamento por meio de terapia de reposição enzimática com administração de alglucosidase-alfa 20 mg/kg, quinzenalmente[49]	CK: alta, até 2.000 U/ℓ; todavia, pode não se elevar na forma de início tardio, sobretudo em adultos Oligossacarídeos urinários: a elevação de certos tetrassacarídeos é altamente sensível, porém pouco específica Biópsia muscular: acúmulo de glicogênio Deficiência da α-glicosidase, demonstrada em gotas de sangue secas (cromatografia de massa em *tandem*). O resultado deve ser confirmado em fibroblastos ou pelo sequenciamento genético do gene GAA

(continua)

Tabela 205.12 Glicogenoses que se manifestam com miopatia.[1] (*Continuação*)

Doença	Subtipos	Herança/incidência	Gene, região cromossômica	Idade de início	Dados clínicos sugestivos	Defeito básico e exames complementares
Glicogenose tipo IV[50,51] #232500 Doença de Andersen	Forma neuromuscular do adulto	AR	*GBE1*, 3p12	Adultos jovens	Miopatia progressiva isolada com fraqueza proximal Outros subtipos: forma neuromuscular congênita e fatal perinatal	Formas musculares: CK elevada, biópsia muscular com presença de material PAS positivo diástase-negativo Deficiência da enzima desramificadora do glicogênio demonstrada em fibroblastos Sequenciamento genético do *GBE1*
Glicogenose tipo V[52] #232600 Doença de McArdle	Forma clássica	AR	*PYGM*, 11q13	Adolescência e segunda década de vida	Intolerância a exercícios físicos, fadiga, mialgia, cãibras musculares e mioglobinúria Pacientes experimentam o fenômeno do *second wind* (retorno da atividade física e melhora da mialgia após breve descanso) Tratamento: ingestão de 75 g de sacarose 30 a 40 minutos antes da realização de atividade física levou à melhora na tolerância a exercícios em pacientes com a doença. Estuda-se o efeito da dieta cetogênica no tratamento da doença[53,54]	Deficiência da enzima miofosforilase demonstrada em miócitos Biópsia muscular mostra níveis de glicogênios normais ou aumentados Sequenciamento genético do gene *PYGM*
Glicogenose tipo VII[54] #232800 Doença de Tarui	Forma clássica	AR	*PFK*, 12q13	De pré-escolares até idade adulta	Tipicamente caracterizado por fadiga, cãibras musculares e intolerância a exercícios. Nota-se piora dos sintomas com a administração de alimentação rica em carboidratos ou glicose antes da atividade física Presença frequente rabdomiólise e mioglobinúria	CK usualmente elevada Deficiência da enzima fosfofrutoquinase demonstrada em eritrócitos e miócitos Sequenciamento genético do *PFK*
Glicogenose tipo X[55] #261670	–	AR	*PGAM2*, 7p13-p12.3	De pré-escolares a adolescentes	Mioglobinúria podendo evoluir para falência renal Cãibras musculares, intolerância a exercícios, rabdomiólise	Elevação dos níveis plasmáticos de CK Biópsia muscular com presença de material PAS-positivo Deficiência da enzima fosfoglicerato mutase em miócitos Sequenciamento genético do *PGAM2*

AR: autossômica recessiva; CK: creatinoquinase; PAS: ácido periódico de Schiff.

Tabela 205.13 Miopatias com depósito de lipídeos.[1]

Doença	Subtipos	Herança/incidência	Gene, região cromossômica	Idade de início	Dados clínicos sugestivos	Defeito básico e exames complementares
Deficiência de carnitina palmitoiltransferase II[56]	Forma de início tardio #255110	AR	*CPT2*, 1p32	Adolescentes e idade adulta	Fraqueza muscular, cãibras musculares, mialgias e rabdomiólise desencadeada por atividade física prolongada, mioglobinúria e insuficiência renal Sintomas podem ser desencadeados por atividade física, jejum ou estresse metabólico Tratamento com benzofibrato (200 mg/dia) pode ser benéfico[57]	CK normal entre os episódios, carnitina plasmática e tecidual normal Comprometimento da oxidação de ácidos graxos durante atividade física prolongada de baixa intensidade Atividade da enzima carnitina palmitoiltransferase II diminuída detectada em fibroblastos Sequenciamento genético do *CPT2*

(continua)

Tabela 205.13 Miopatias com depósito de lipídeos.[1] (*Continuação*)

Doença	Subtipos	Herança/incidência	Gene, região cromossômica	Idade de início	Dados clínicos sugestivos	Defeito básico e exames complementares
Deficiência múltipla de acil-CoA desidrogenase – acidúria glutárica tipo II[58,59] #231680	–	AR	*ETFA*, 15q23-q25 *ETFB*, 19q13.3-q13.4 *ETFDH*, 4q32-q35	Todas as idades	Forma leve ou de apresentação tardia: pode se manifestar em qualquer idade com sintomas de miopatia crônica, incluindo intolerância a exercícios, mialgia, fraqueza muscular e atrofia muscular. Em um terço dos pacientes podem ocorrer sintomas agudos de descompensação metabólica: acidose metabólica, hipoglicemia, aumento das transaminases, rabdomiólise e elevação das enzimas musculares (CK). Episódios de descompensação podem ser desencadeados por: febre, episódios infecciosos, cirurgia, perda de peso, dietas hipocalóricas, ingesta alcoólica, uso de valproato de sódio e gravidez. Tratamento: suplementação com carnitina e riboflavina. Restrições dietéticas	Os genes *ETFA*, *ETFB* e *ETFDH* codificam as subunidades α e β da flavoproteína transportadora de elétrons (ETF) e codificam a enzima ETF-coenzima Q oxirredutase. Essa disfunção leva ao comprometimento na oxidação de ácidos graxos. Achados laboratoriais: cromatografia de ácidos orgânicos na urina: elevação de ácidos dicarboxílicos (ácidos oxálico, malônico, subérico e adípico), ácido glutárico, ácido etilmalônico, ácido 2-hidroxiglutárico e elevação de conjugados da glicina. Análise de acilcarnitinas no sangue: elevação das subunidades C4-C18. Análise de fibroblastos: anormalidades na análise de fluxo de oxidação de ácidos graxos. Anormalidades na análise de acilcarnitinas seguidas de incubação com ácido palmítico. Análise molecular: diagnóstico definitivo. Programas de triagem neonatal: Áustria, Bélgica, Hungria, Islândia, Portugal e Espanha
Acil-CoA desidrogenase de cadeia muito longa (VLCAD)[60,61] #201475	Forma de início tardio	AR	*ACADVL*	Escolares Adolescentes Adulto	Cãibras musculares, mialgias e rabdomiólise desencadeada por atividade física prolongada, mioglobinúria e insuficiência renal. Sintomas podem ser desencadeados por atividade física, jejum ou estresse metabólico. Tratamento dietético com dieta com baixa porcentagem de gorduras de cadeia longa	CK normal entre os episódios. Perfil de acilcarnitinas com aumento de C16:1, C14:2, C14:1e C18:1. Sequenciamento do gene *ACADVL*. Atividade da enzima VLCAD diminuída detectada em fibroblastos

AR: autossômica recessiva; CK: creatinoquinase.

Tabela 205.14 Miopatias mitocondriais.[1]

Doença	Subtipos	Herança/incidência	Gene, região cromossômica	Idade de início	Dados clínicos sugestivos	Defeito básico e exames complementares
Deficiência do complexo 1 mitocondrial[62,63] #252010	–	Dominante ligada ao cromossomo X AR Mitocondrial	Múltiplos genes (39 subtipos nucleares e 6 subtipos mitocondriais): Alguns genes relacionados: *NDUFS2*, 1q23.3 *NDUFB3*, 2q33.1 *NDUFS1*, 2q33.3 *NDUFAF3*, 3p21.31 *NDUFS6*, 5p15.33 *NDUFA11*, 19p13.3 *NDUFAF5*, 20p12.1 *NDUFA1*, Xq24	Período neonatal a idade adulta	Sinais e sintomas encontrados: falência de crescimento, macrocefalia progressiva, surdez neurossensorial, nistagmo, palidez de disco óptico, estrabismo, ptose palpebral, cegueira, cardiomiopatia hipertrófica, insuficiência respiratória, falência hepática, vômitos, dificuldades alimentares. Atraso no desenvolvimento neurológico, regressão neurológica, hipotonia, letargia, hiporreflexia, epilepsia mioclônica, reflexo plantar em extensão	Exames complementares: Laboratório: acidose lática, hipoglicemia, elevação dos níveis de lactato no líquido cefalorraquidiano. RM de crânio: edema cerebral, leucodistrofia com leucoencefalopatia cavitante, lesões em tálamo, tronco cerebral, estriado, e cerebelo, atrofia cerebelar. Diminuição da atividade do complexo mitocondrial I. Sequenciamento genético (exoma e avaliação adicional de DNA mitocondrial); obs.: a maior parte dos genes é nuclear

(continua)

Tabela 205.14 Miopatias mitocondriais.[1] (*Continuação*)

Doença	Subtipos	Herança/incidência	Gene, região cromossômica	Idade de início	Dados clínicos sugestivos	Defeito básico e exames complementares
Deficiência do complexo III mitocondrial tipo nuclear 2[64,65] #615157	–	AR	*TTC19*, 17p12	Infantil a idade adulta	Sinais e sintomas encontrados: perda auditiva (1 paciente), fraqueza muscular com atrofia, neurodegeneração progressiva, atraso no desenvolvimento neurológico, comprometimento cognitivo podendo apresentar-se como regressão cognitiva, ataxia, apraxia, dismetria, distonia, disartria, tremores, hiper-reflexia, reflexo plantar em extensão, paraparesia espástica. Sintomas psiquiátricos	Exames complementares: RM de crânio: atrofia cortical e atrofia olivopontocerebelar. Elevação dos níveis de lactato cerebral. Biópsia muscular: diminuição da atividade do complexo mitocondrial III em tecido muscular. Diagnóstico definitivo por análise molecular
Deficiência do complexo IV mitocondrial[66,67] #220110	–	AR/mitocondrial	*COX20*, 1q44 *FASTKD2*, 2q33.3 *COX14*, 12q13.12 *APOPT1*, 14q32.33 *SCO1*, 17p13.1 *COX10*, 17p12 *TACO1*, 17q23.3 *PET100*, 19p13.2 *COX6B1*, 19q13.12	Infância a idade adulta	Quadro clínico extremamente heterogêneo, podendo variar desde uma miopatia isolada até doença multissistêmica grave. Sinais e sintomas encontrados: falência de crescimento, surdez neurossensorial, atrofia óptica, retinopatia pigmentar, ptose palpebral, cardiomiopatia hipertrófica, dificuldades respiratórias, disfunção hepática, hepatomegalia, disfunção tubular renal, fraqueza muscular, hipotonia, ataxia, sinais piramidais, epilepsia, deficiência cognitiva	Exames complementares: Laboratório: elevação nos níveis de lactato no sangue e no líquido cefalorraquidiano, proteinúria, glicosúria, aminoacidúria, hiperfosfatúria. RM de crânio: lesões simétricas em núcleos da base compatíveis com síndrome de Leigh. Biópsia hepática: mitocôndrias anormais e inclusões lipídicas. Biópsia renal: diminuição da citocromo C oxidase; diminuição da atividade da citocromo C oxidase muscular e em fibroblastos. Diagnóstico definitivo por avaliação de DNA nuclear e mitocondrial
Deficiência mitocondrial trifuncional[68] #609015	–	AR	*HADAHA*, 2p23.3 *HADAHB*, 2p23.3	Período intrauterino a idade adulta	Três apresentações clínicas principais: 1) neonatal rapidamente progressiva com óbito precoce, 2) início infantil com envolvimento hepático; e 3) infantil tardia ou na adolescência com quadro clínico mais arrastado, podendo apresentar miopatia isolada ou associada a neuropatia. Sinais e sintomas encontrados: recém-nascido pequeno para a idade gestacional, falência de crescimento, retinopatia pigmentar, cardiomiopatia dilatada, falência cardíaca, falência respiratória, disfunção hepática. Hipotonia, fraqueza generalizada, miopatia de cinturas (pélvica e escapular) lentamente progressiva, dor muscular, rabdomiólise episódica, movimentos espontâneos pobres, atraso no desenvolvimento neurológico, axonopatia sensorial e motora	Laboratório: acidose lática, hipoglicemia hipocetótica, elevação sérica de acilcarnitinas, hiperamonemia, mioglobinúria, anormalidades nas enzimas hepáticas. Diminuição da atividade das enzimas: 3-hidroxiacil-CoA desidrogenase de cadeia longa, 3-oxoacil-CoA tiolase de cadeia longa e 2-enoil-CoA hidratase de cadeia longa. Diagnóstico definitivo por sequenciamento genético
Demais doenças mitocondriais	Ver Tabela 205.22					

AR: autossômica recessiva; RM: ressonância magnética.

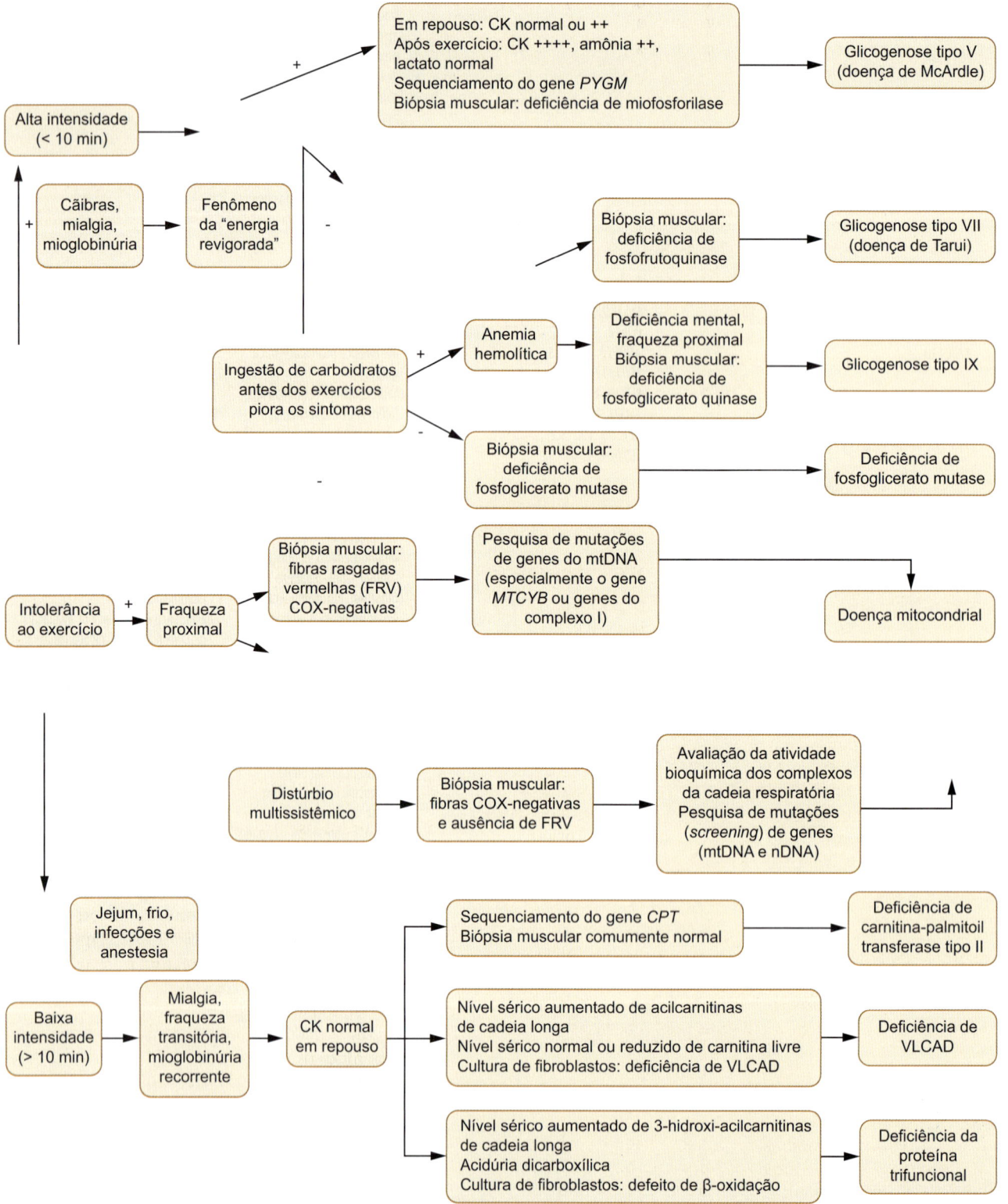

Figura 205.2 Diagnóstico diferencial das miopatias metabólicas que cursam com intolerância ao exercício.[69] CK: creatinoquinase; COX: citocromo C oxidase; mtDNA: ácido desoxirribonucleico mitocondrial; nDNA: ácido desoxirribonucleico nuclear; VLCAD: acilcoenzima A desidrogenase de cadeia muito longa.

Tabela 205.15 Erros inatos do metabolismo que cursam com alterações psíquicas.[70]

Doença	Herança	Idade de início	Sintomas psiquiátricos
Intoxicação			
Doenças do ciclo da ureia	Ligada ao cromossomo X (deficiência de ornitina transcarbamilase) Autossômica recessiva	Qualquer idade	Episódios de confusão, comportamentos bizarros, alucinações desencadeadas por ingesta proteica elevada ou situações de catabolismo proteico
Deficiência de metilenotetra-hidrofolato redutase (MTHFR)	Autossômica recessiva	Qualquer idade	Deficiência intelectual leve, confusão, depressão, psicose
Defeitos no metabolismo da cobalamina	Autossômica recessiva	Qualquer idade	Deficiência intelectual leve, confusão, depressão, psicose
Porfirias agudas	Autossômica dominante	Adultos	Episódios de confusão, psicose, depressão
Doença de Wilson	Autossômica recessiva	Qualquer idade	Distúrbios comportamentais e transtornos de personalidade, depressão, psicose em casos raros
Deficiência de cistationina-B-sintase	Autossômica recessiva	Qualquer idade	Deficiência intelectual, distúrbios comportamentais e transtornos de personalidade, psicose em casos raros
Hiperglicinemia não cetótica	Autossômica recessiva	Qualquer idade	Deficiência intelectual, distúrbios comportamentais, episódios de confusão
Metabolismo de moléculas complexas			
Xantomatose cerebrotendínea	Autossômica recessiva	Qualquer idade	Psicose em casos raros
Leucodistrofia metacromática	Autossômica recessiva	Qualquer idade	Psicose (quadro semelhante a esquizofrenia)
Gangliosidose GM2	Autossômica recessiva	Qualquer idade	Episódios de psicose, depressão, mania
Niemann-Pick tipo C	Autossômica recessiva	Qualquer idade	Psicose, depressão, mania
Alfamanosidose	Autossômica recessiva	Qualquer idade	Deficiência intelectual, episódios de psicose, confusão
Betamanosidose	Autossômica recessiva	Qualquer idade	Deficiência intelectual, hiperatividade, agressividade
Síndrome de Sanfilippo MPS III	Autossômica recessiva	Qualquer idade	Deficiência intelectual, TDAH, transtorno do espectro autista
Lipofuscinose ceroide neuronal	Autossômica recessiva (CLN4 dominante)	Qualquer idade	Depressão
Doença de Fabry	Ligada ao cromossomo X	Qualquer idade	Depressão, suicídio
Adrenoleucodistrofia (forma cerebral)	Ligada ao cromossomo X	Qualquer idade	Psicose, mania, depressão

MPS: mucopolissacaridose; TDAH: transtorno do déficit de atenção com hiperatividade.

ocorrer anos antes de as demais manifestações se tornarem evidentes, o que pode dificultar o diagnóstico. A apresentação pode ser aguda, com confusão mental e alterações comportamentais, como nas doenças do ciclo da ureia, mitocondriopatias e porfiria (síndromes de intoxicação e defeitos do metabolismo energético). Quando iniciam na adolescência ou no adulto jovem com sintomas psiquiátricos isolados, o diagnóstico diferencial com esquizofrenia nem sempre é fácil.

Outro grupo de doenças, incluindo homocistinuria, doença de Wilson e adrenoleucodistrofia, pode cursar com sintomas de catatonia, alucinações visuais. Por fim, algumas doenças podem cursar com deficiência intelectual leve e alterações comportamentais, incluindo a xantomatose cerebrotendínea, a deficiência de transportador da creatinina (esta pode simular um quadro de transtorno do espectro autista na infância).[70]

Neuroimagem

A RM do encéfalo tornou-se ferramenta fundamental na investigação dos EIM. Sempre que possível, deve-se realizar também a espectroscopia. A Tabela 205.16 mostra os EIM que cursam com leucoencefalopatia.

GRANDES CATEGORIAS DE ERROS INATOS DO METABOLISMO

Com relação a fisiopatologia, os EIM podem ser divididos em três grandes grupos.[1,3]

Grupo 1 – Distúrbios envolvendo moléculas complexas

Esse grupo de doenças envolve organelas celulares e doenças que comprometem a síntese ou catabolismo de moléculas complexas (doenças de depósito). Os sintomas são permanentes, progressivos, independentes de eventos intercorrentes e não relacionados à ingestão alimentar.

Grupo 2 – Doenças que levam à intoxicação

Esse grupo inclui os EIM do metabolismo intermediário, que levam a uma intoxicação aguda ou crônica. Apresentam duas características principais: não interferem com o desenvolvimento embrionário e apresentam um intervalo de tempo livre de sintomas (horas a meses).

Incluem os distúrbios no catabolismo de aminoácidos, as acidemias orgânicas, os distúrbios do ciclo da ureia e a intolerância a açúcares. Os sintomas incluem quadros agudos ou remitentes de vômitos, letargia, falência hepática ou coma, que muitas vezes são confundidos com quadros de sepse.

Grupo 3 – Distúrbios que envolvem o metabolismo energético

Resultam da deficiência na produção da energia ou em sua utilização pelo fígado, miocárdio, musculatura esquelética, encéfalo ou outros tecidos. Apresentam como principais sintomas: hipoglicemia, hiperlactatemia, hepatomegalia, hipotonia grave e generalizada, miopatia, cardiopatia. Inclui fundamentalmente as doenças mitocondriais e os defeitos da β-oxidação de ácidos graxos.

Tabela 205.16 Leucodistrofias e outras leucoencefalopatias metabólicas de origem genética.[1]

Doença	Subtipos	Herança/incidência	Gene, região cromossômica	Idade de início	Dados clínicos sugestivos	Defeito básico e exames complementares
Leucodistrofia metacromática (MLD) com deficiência de arilsulfatase A[71,72] #250100	Forma infantil tardia	AR 1/40.000 a 1/100.000 (forma infantil tardia)	ARSA, 22q13.31	1 a 2 anos	Distúrbio da marcha; ataxia, espasticidade, distonia e polineuropatia periférica; declínio cognitivo posteriormente	ENMG: polineuropatia periférica desmielinizante Líquido cefalorraquidiano: hiperproteinorraquia; sulfatídeos urinários aumentados; deficiência de arilsulfatase A, demonstrada em leucócitos Sequenciamento genético do gene ARSA Imagem: Achado sugestivo: substância branca hemisférica cerebral profunda com aumento de sinal em T2 confluente e em forma de "asa de borboleta" Padrão tigroide: áreas de hipossinal (correspondendo à substância branca não acometida) dentro da área de hipersinal periventricular em forma de faixa Inicialmente poupa as fibras "U", sendo envolvidas em fases tardias da doença Possibilidade de haver espessamento de nervos cranianos (exceção: nervo óptico) Atrofia cerebelar é um achado comum
	Forma juvenil			5 a 12 anos	Pode iniciar-se com sinais motores ou cognitivos	
	Forma do adulto			Adolescentes e adultos	Sinais cognitivos precoces (inclusive psicose); declínio motor posteriormente	
MLD com defeito do ativador[73] #249900	Similar à MLD com deficiência da arilsulfatase A	AR	PSAP, 10q22.1	Similar à MLD com deficiência da arilsulfatase A	Quadro clínico similar à MLD com deficiência da arilsulfatase A	Sulfatídeos urinários aumentados Atividade normal da arilsulfatase A, demonstrada em leucócitos ou fibroblastos Deficiência da saposina B Sequenciamento genético do gene PSAP
MLD com deficiência de múltiplas sulfatases[74] #272200		AR	SUMF1, 3p26	Neonatal, infantil ou juvenil	Quadro clínico similar à MLD com deficiência da arilsulfatase A, acrescentando-se sinais dismórficos encontrados em mucopolissacaridoses e ictiose	Sulfatídeos urinários aumentados Deficiência de várias sulfatases, demonstrada em leucócitos ou fibroblastos Níveis aumentados de glicosaminoglicanas urinárias Sequenciamento genético é diagnóstico
Leucodistrofia de células globoides (doença de Krabbe) com deficiência de galactocerebrosidase #245200	Ver Tabela 205.20					
Doença de Fabry #301500	Ver Tabela 205.20					
Doença de Niemann-Pick tipo C #257220/#607625	Ver Tabela 205.8					
Adrenoleucodistrofia ligada ao X (ALD-X) #300100	Ver Tabela 205.23					

(continua)

Tabela 205.16 Leucodistrofias e outras leucoencefalopatias metabólicas de origem genética.[1] (*Continuação*)

Doença	Subtipos	Herança/ incidência	Gene, região cromossômica	Idade de início	Dados clínicos sugestivos	Defeito básico e exames complementares
Doença de Alexander[75,76] #203450	Forma neonatal	AD	GFAP, 17q21	Recém-nascidos	Epilepsia e hidrocefalia secundária à estenose de aqueduto cerebral	Sequenciamento do gene GFAP (gene que codifica a síntese da proteína fibrilar ácida glial) Imagem:[77] Lactente macrocefálico com comprometimento da substância branca bifrontal com aumento de sinal em T2 simétrico
	Forma infantil			1 a 2 anos	Forma mais comum; atraso do desenvolvimento, involução neurológica, epilepsia, espasticidade e macrocefalia	
	Forma juvenil			5 a 9 anos	Sinais bulbares proeminentes; paresia espástica e ausência de macrocefalia. Pode simular quadro de esclerose múltipla	Borda periventricular nodular realçada. A aparência nodular em "orelha de coelho" da borda periventricular é típica da doença de Alexander
	Forma do adulto			Adolescentes e adultos		Juvenil e adulto: aumento do sinal em T2 do tronco cerebral, cerebelo e medula cervical
Leucoencefalopatia com substância branca evanescente (ataxia da infância com hipomielinização do sistema nervoso central)[78,79] #603896		AR	eIF2B-1, 12 eIF2B-2, 14q24 eIF2B-3, 1p34.1 eIF2B-4, 2p23.3 eIF2B-5, 3q27	De lactentes até a idade adulta	Frequente identificação de fator desencadeante (trauma craniano, febre); quadro progressivo de ataxia, espasticidade e demência Em adultos predominam as formas cursando com declínio cognitivo lentamente progressivo	Sequenciamento dos cinco genes eIF2B (genes codificadores do fator de iniciação da tradução de eucariontes 2B) Imagem:[80] RM mostra anormalidade de sinal difusa da substância branca que progressivamente adquire o mesmo sinal do líquido cefalorraquidiano Regiões subcorticais são envolvidas precocemente e de forma grave Atrofia cerebelar varia de leve a grave, iniciando no vérmis cerebelar Na apresentação neonatal, a RM evidencia substância branca com sinal hipointenso em T1 e hiperintenso em T2, sugerindo rarefação da substância branca Espectroscopia: marcada diminuição dos níveis de NAA, colina e creatina
Xantomatose cerebrotendínea[81] #213700		AR	CYP27A1, 2q33-qter	Adolescentes e adultos	Diarreia, ataxia, sinais piramidais, demência, catarata, xantomas tendíneos (estes podem não se desenvolver até a idade adulta) Tratamento:[82] Administração de ácido quenodesoxicólico (750 mg/dia) Administração de ácido quenodesoxicólico (300 mg/ dia) associado à pravastatina (10 mg/dia) Outros possíveis tratamentos: suplementação com vitamina E, transplante hepático	Deficiência da enzima esterol 27-hidroxilase Elevação dos níveis plasmáticos de colestanol e da relação colestanol/colesterol Imagem:[83] Atrofia cerebelar, alteração de sinal da substância branca, sinal hiperintenso e simétrico nos núcleos denteados Redução volumétrica difusa das substâncias branca e cinzenta Diagnóstico definitivo por sequenciamento genético

(continua)

Tabela 205.16 Leucodistrofias e outras leucoencefalopatias metabólicas de origem genética.[1] (*Continuação*)

Doença	Subtipos	Herança/ incidência	Gene, região cromossômica	Idade de início	Dados clínicos sugestivos	Defeito básico e exames complementares
Leucoencefalopatia com envolvimento do tronco cerebral e da medula espinal e elevação do lactato cerebral (LBSL)[84-86] #611105		AR	*DARS2*, 1q25.1	2 a 15 anos	Lentamente progressiva; ataxia, tremor, síndrome piramidal e comprometimento cognitivo variável	Níveis elevados de lactato (líquido cefalorraquidiano ou espectroscopia por RM) Sequenciamento do gene *DARS2* (gene codificador da aspartil-RNAt sintetase mitocondrial) Imagem:[87] Envolvimento bilateral e confluente da substância branca periventricular profunda Comprometimento da substância branca cerebelar Envolvimento da porção posterior do corpo caloso e pedúnculos cerebelares Envolvimento dos tratos corticais (piramidais e sensoriais) em toda a sua extensão Espectroscopia: pico de lactato
Acidúria L-2-hidroxiglutárica #236792	Ver Tabela 205.8					
Doenças mitocondriais	Ver Tabela 205.22					
Lipofuscinoses ceroides neuronais	Ver Tabela 205.19					

AD: autossômica dominante; AR: autossômica recessiva; ENMG: eletroneuromiografia; MLD: leucodistrofia metacromática; NAA: N-acetil aspartato; RM: ressonância magnética.

Aminoacidopatias

Os principais distúrbios do metabolismo de aminoácidos são descritos na Tabela 205.17.

Doenças do ciclo da ureia

Todas as doenças do ciclo da ureia (Tabela 205.18) caracterizam-se por encefalopatia, hiperamonemia, alterações no metabolismo de aminoácidos e alcalose respiratória.[92] Entretanto, o quadro clínico pode ser extremamente heterogêneo. Adolescentes e adultos com frequência apresentam doença neurológica crônica, caracterizada por alterações comportamentais, confusão, irritabilidade e vômitos episódicos. Os pacientes podem se tornar agudamente enfermos em situações de estresse metabólico. É importante frisar que as doenças do ciclo da ureia não são as únicas causas de hiperamonemia. Acidemias orgânicas e distúrbios da β-oxidação de ácidos graxos são os principais diagnósticos diferenciais, e é importante lembrar que erros pré-analíticos de níveis séricos de amônia são frequentes.[93] A Figura 205.3 mostra uma abordagem de investigação de hiperamonemia.

Tabela 205.17 Principais aminoacidopatias.[1]

Doença	Subtipos	Herança/ incidência	Gene, região cromossômica	Idade de início	Dados clínicos sugestivos	Defeito básico e exames complementares
Doença da urina do xarope de bordo (leucinose)[88,89] #248600	Forma clássica	AR	*BCKDHA* (E1-α) 19q13.1-q13.2 *BCKDHB* (E1-β) 6p22-p21 *DBT* (E2) 1p31 *DPL* (E3) 7q31-q32	Recém-nascidos (48 horas)	Forma mais comum. Irritabilidade, dificuldades alimentares, vômitos, letargia e distonia. Anormalidades neurológicas incluem distúrbios de movimento, epilepsia, edema cerebral. Óbito por edema cerebral e herniação	RM de crânio: hipersinal em T2/FLAIR no tronco cerebral e nos núcleos denteados com restrição à difusão. Presença de pico correspondente aos aminoácidos de cadeia ramificada na espectroscopia Cromatografia de aminoácidos no sangue: elevação de aminoácidos de cadeia ramificada (leucina, isoleucina e valina) Cromatografia de ácidos orgânicos na urina: elevação de cetoácidos de cadeia ramificada, lactato e piruvato Cromatografia líquida de alta pressão demonstrando a presença de aloisoleucina (metabólito da leucina) e de ácido 2-oxo 3-metil isovalérico é diagnóstico de leucinose Atividade enzimática pode ser demonstrada em linfócitos e cultura de fibroblastos Sequenciamento genético para diagnóstico definitivo

(continua)

Tabela 205.17 Principais aminoacidopatias.[1] (*Continuação*)

Doença	Subtipos	Herança/incidência	Gene, região cromossômica	Idade de início	Dados clínicos sugestivos	Defeito básico e exames complementares
	Forma intermitente			Variável	Segunda forma mais comum. Crescimento e desenvolvimento neurológico normal. Episódios de cetoacidose e toxicidade neurológica como ataxia, letargia, epilepsia e coma durante associados a intercorrências infecciosas ou eventos de estresse catabólico	
	Forma intermediária			Variável	Forma rara. A idade de início depende da atividade enzimática residual. Comprometimento neurológico e atraso variável do desenvolvimento neurológico. Epilepsia pode ocorrer. Episódios de descompensação metabólica são raros	
	Forma responsiva à tiamina			Variável	Quadro clínico semelhante à forma intermediária, sendo responsiva ao tratamento com tiamina. Nessa condição, a mutação no complexo enzimático das desidrogenases dos cetoácidos de cadeia ramificada (BCKD) levaria a uma menor afinidade ao pirofosfato de tiamina; assim, a administração de tiamina estabilizaria o complexo enzimático	
	Deficiência de di-hidrolipoil desidrogenase			Recém-nascidos	Forma extremamente rara. Combinação de deficiência dos complexos enzimáticos: alfacetoácidos de cadeia ramificada desidrogenase, piruvato desidrogenase e alfacetoglutarato desidrogenase. Quadro clínico semelhante à forma intermediária associada à elevação sérica de lactato	
Homocistinúria[90,91] #236200	–	AR	*CBS* 21q22.3	Variável	Estatura elevada, *ectopia lentis*, miopia, glaucoma, palato em ogiva, infarto do miocárdio, prolapso de válvula mitral, *pectus excavatum* ou *pectus carinatum*, pancreatite, osteoporose, vértebras bicôncavas, aracnodactilia, limitação da mobilidade articular, tromboembolismo, epilepsia, deficiência intelectual, transtornos psiquiátricos, acidente vascular cerebral	Teste do cianeto-nitroprussiato: a adição de nitroprussiato de sódio em uma amostra de urina contendo níveis elevados de cistina e homocisteína confere uma coloração vermelho-violeta. Teste colorimétrico qualitativo para homocistinúria, deficiência da enzima cistationina sintetase detectada em cultura de fibroblastos. Sequenciamento genético do gene *CBS*

AR: autossômica recessiva; RM: ressonância magnética.

Tabela 205.18 Doenças do ciclo da ureia.[1]

Doença	Subtipos	Herança/incidência	Gene, região cromossômica	Idade de início	Dados clínicos sugestivos	Defeito básico e exames complementares
Deficiência de carbamoil fosfato sintetase I[94] #237300	Forma de início precoce	AR 1/200.000 – 1/800.000	CPS1, 2q35	Recém-nascidos	Hiperamonemia congênita grave	Hiperamonemia Citrulina plasmática baixa Arginina plasmática baixa Ácido orótico baixo Atividade da enzima carbamoil fosfato sintetase deficiente em hepatócitos Sequenciamento genético – gene CPS1
	Forma de início tardio			Lactentes até idade adulta	Intolerância a proteína, vômitos Irritabilidade, letargia, coma, epilepsia, edema cerebral, ataxia Episódios recorrentes de intoxicação por amônia, episódios de alcalose respiratória	
Deficiência de ornitina transcarbamilase[95,96] #311250	Forma neonatal fatal	XR 1/80.000	OTC, Xp21.1	Recém-nascidos	Hiperamonemia neonatal fatal devido à deficiência completa da enzima ornitina transcarbamilase	Hiperamonemia Citrulina plasmática baixa Glutamina plasmática elevada Ácido orótico elevado Atividade da enzima ornitina transcarbamilase deficiente em hepatócitos Tratamento com restrição proteica, restrição de citrulina, benzoato de sódio, fenilbutirato e transplante hepático[97] Sequenciamento do gene OTC
	Forma de início tardio			Lactentes até adolescência	Hepatomegalia, intolerância a proteína, vômitos Irritabilidade, letargia, coma, epilepsia, edema cerebral, ataxia Episódios recorrentes de intoxicação por amônia ou episódios de alcalose respiratória Mulheres carreadoras podem apresentar hiperamonemia pós-parto Uso de valproato de sódio pode precipitar insuficiência hepática aguda	
Citrulinemia	Tipo I[72] #250700	AR 1/57.000	ASS, 9q34	Recém-nascidos	Hepatomegalia, intolerância a proteína, vômitos Irritabilidade, letargia, coma, epilepsia, edema cerebral, ataxia Episódios recorrentes de intoxicação por amônia	Hiperamonemia Citrulina plasmática elevada (1.000 a 5.000 mmol) Glutamina plasmática elevada Arginina plasmática diminuída Ácido orótico elevado Atividade de enzima arginino-succinato sintetase deficiente em hepatócitos Sequenciamento genético do gene SLC25A13 diagnostica doença
	Tipo II neonatal[98] #605814	AR –	SLC25A13, 7q21.3	Recém-nascidos	Hepatite neonatal e hipergalactosemia sem causa aparente	

(continua)

Tabela 205.18 Doenças do ciclo da ureia.[1] (*Continuação*)

Doença	Subtipos	Herança/incidência	Gene, região cromossômica	Idade de início	Dados clínicos sugestivos	Defeito básico e exames complementares
	Tipo II início tardio[99] #603471	AR 1/100.000	*SLC25A13*, 7q21.3	Escolar a idade adulta (média 35 anos)	Enurese, insônia, terror noturno, vômitos recorrentes (especialmente à noite), episódios de confusão mental após as refeições, letargia, epilepsia, alucinações. Com o passar do tempo, sintomas comportamentais, como comportamento maníaco, ecolalia e psicose, aparecem Tratamento com restrição proteica, restrição de arginina, benzoato de sódio, fenilbutirato e transplante hepático[100]	
Deficiência de N-acetilglutamato sintetase[94-100] #237310	–	AR	*NAGS*, 17q21.3	Primeiras 72 horas (ausência de atividade enzimática) Lactentes a idade adulta (atividade enzimática residual)	Retardo no crescimento, alteração no ritmo respiratório, episódios de vômitos recorrentes Alterações comportamentais e agressividade relacionada à hiperamonemia. Epilepsia, letargia e coma	Hiperamonemia Glutamina sérica elevada Citrulina sérica diminuída ou ausente Ácido orótico urinário normal Tratamento possível com administração de N-carbmoil-glutamato Sequenciamento genético do gene *NAGS*

Lipofuscinoses ceroides neuronais

As lipofuscinoses ceroides neuronais (Tabela 205.19) constituem um grupo heterogêneo de doenças neurodegenerativas, caracterizadas pelo acúmulo intracelular de pigmentos lipídicos autofluorescentes, formando diferentes padrões ultraestruturais.

Apresentam atualmente 13 subtipos e as principais características clínicas são: epilepsia mioclônica, ataxia, regressão do desenvolvimento cognitivo e motor e degeneração retiniana, levando à perda visual.[101]

Esfingolipidoses

As esfingolipidoses (Tabela 205.20) formam um subgrupo de doenças de acúmulo lisossomal no qual os esfingolipídeos se acumulam em um ou diversos órgãos, como resultado de uma deficiência enzimática primária ou deficiência de proteínas ativadoras envolvidas na sua degradação.[109]

Todas as esfingolipidoses apresentam herança autossômica recessiva, com a exceção da doença de Fabry, que apresenta herança recessiva ligada ao cromossomo X. Em sua grande maioria, as esfingolipidoses são diagnosticadas por meio da demonstração do defeito enzimático em diversas células e tecidos (Figura 205.4).

Oligossacaridoses

As oligossacaridoses (Tabela 205.21) apresentam um quadro clínico similar ao das mucopolissacaridoses, entretanto a dosagem de glicosaminoglicanos na urina é normal.[3]

Principais doenças mitocondriais

As principais doenças mitocondriais são descritas na Tabela 205.22.

Principais doenças peroxissomais

Os peroxissomos são organelas celulares cujo nome é derivado da presença de catalase, uma enzima que converte o peróxido de hidrogênio em oxigênio e água, sendo organelas primariamente envolvidas no metabolismo lipídico.[147]

A doenças peroxissomais (Tabela 205.23) podem ser reconhecidas pela presença de dismorfismos faciais (dismorfismos craniofaciais, anormalidades esqueléticas, encurtamento proximal dos membros e alterações epifisárias), anormalidades neurológicas (encefalopatia, epilepsia, neuropatia periférica, alterações de marcha e hipotonia), anormalidades hepáticas e gastrointestinais (doença hepática caracterizada por hiperbilirrubinemia, hepatomegalia e colestase).

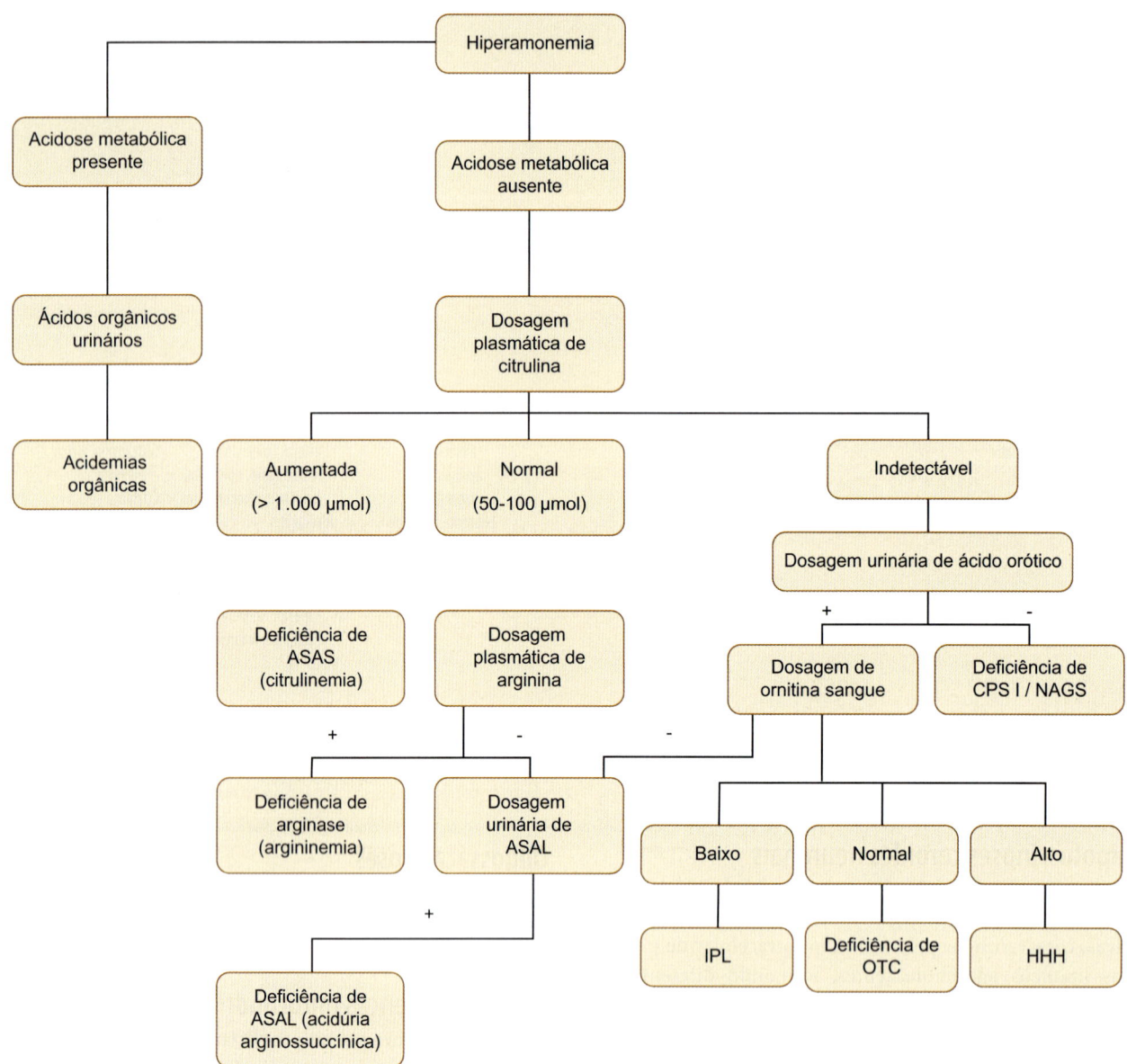

Figura 205.3 Fluxograma de diagnóstico diferencial laboratorial das doenças do ciclo da ureia. ASAL: arginino-succinato liase; ASAS: argini-no-succinato sintetase; CPS I/NAGS: carbamilfosfato sintetase I/N-acetilglutamato sintetase; HHH: síndrome de hiperamonemia, hiperornitine-mia-homocitrulinemia; IPL: intolerância à proteína lisinúrica; OTC: ornitina transcarbamilase[3]

Tabela 205.19 Lipofuscinoses ceroides neuronais com início na fase adulta.[1,101]

Doença	Herança	Gene, região cromossômica	Idade de início	Dados clínicos sugestivos	Defeito básico e exames complementares
LCN1[102] #256730	AR	PPT1 1p34.2	Terceira a quarta década de vida	Declínio cognitivo, depressão, parkinsonismo, perda visual e ataxia	RM de crânio com perda volumétrica progressiva e ERG com perda de ondas B precocemente, além de configuração eletronegativa
LCN4[103,104] #162350	AD	DNAJC5	Quarta década de vida	Epilepsia, embora pouco proeminente, acometimento visual	RM de crânio: atrofia cortical difusa e atrofia cerebelar Análise ultraestrutural: presença de inclusões mistas – GROD, corpúsculos curvilíneos, corpúsculos do tipo "digitais"
LCN5[105] #256731	AR	CLN5 13q22.3	Sexta década de vida	Ataxia progressiva	RM de crânio: pode ter atrofia cerebelar
LCN6[106] #204300	AR	CLN6 15q.23	Segunda a quinta década de vida	Epilepsia, mioclonias, ataxia e declínio cognitivo (forma mais comum do adulto)	EEG pode apresentar resposta fotoparoxística ao estímulo com frequência baixa 1-3 Hz (ponta onda fotoparoxística), assim como na LCN2
LCN11[107] #614706	AR	GRN 17q21.31	Segunda década de vida	Perda visual rapidamente progressiva, secundária a distrofia retiniana, epilepsia, ataxia cerebelar e atrofia cerebelar	Análise ultraestrutural: presença de corpúsculos do tipo "digitais"
LCN13[108] #615362	AR	CTSF 11q13.2	Idade adulta	Caracterizada por início adulto com declínio cognitivo levando a quadro demencial e óbito precoce Além disso, os pacientes apresentam: tremores, ataxia, disartria, sintomas cerebelares, sinais extrapiramidais, epilepsia	RM de crânio: atrofia cortical difusa e atrofia cerebelar Diagnóstico definitivo por sequenciamento genético, assim como nos outros subtipos mencionados anteriormente

AD: autossômica dominante; AR: autossômica recessiva; EEG: eletroencefalograma; ERG: eletrorretinograma; GROD: *granular osmiophilic deposits*; LCN: lipofuscinose ceroide neuronal; RM: ressonância magnética.

Tabela 205.20 Esfingolipidoses.[1]

Doença	Subtipos	Herança/incidência	Gene, região cromossômica	Idade de início	Dados clínicos sugestivos	Defeito básico e exames complementares
Doença de Gaucher tipo I[110] #230800 Forma não neuronopática		AR (maior incidência em judeus Ashkenazi)	GBA, 1q21 (os diferentes fenótipos decorrem de diferentes mutações em homozigose ou heterozigose)	Pré-escolares, escolares e adolescentes	Hepatoesplenomegalia e discrasias sanguíneas; o envolvimento neurológico é raro e, quando presente, em geral manifesta-se como síndrome parkinsoniana atípica e demência em adultos. Lesões osteolíticas, crises ósseas e fraturas patológicas	Aspecto em "frasco de Erlenmeyer" da porção distal dos fêmures Mielograma: células de Gaucher Deficiência de β-glicosidase (glicocerebrosidase ácida), demonstrada em leucócitos ou fibroblastos
Doença de Gaucher tipo II[111] #230900 Forma neuronopática aguda		AR		Lactentes	Atraso do desenvolvimento, seguindo-se por hipertonia global, opistótono, irritabilidade, estrabismo, trismo, dificuldades alimentares, amaurose; hepatoesplenomegalia e discrasias sanguíneas	Mielograma: células de Gaucher Deficiência de β-glicosidase (glicocerebrosidase ácida), demonstrada em leucócitos ou fibroblastos Tratamento:[112] Terapia de reposição enzimática (endovenosas): – Imiglucerase/velaglucerase alfa/taliglucerase alfa Terapia de redução de substrato (orais): – Tartarato de eliglustate e miglustate Diagnóstico definitivo: sequenciamento genético do GBA
Doença de Gaucher tipo III[111] #231000 Forma neuronopática subaguda	IIIA	AR (maior incidência no nordeste da Suécia – província de Norrbotten)		Pré-escolares e escolares	Epilepsia mioclônica progressiva (ataxia, disartria, demência); hepatoesplenomegalia (na grande maioria dos casos)	

(continua)

Tabela 205.20 Esfingolipidoses.[1] (*Continuação*)

Doença	Subtipos	Herança/incidência	Gene, região cromossômica	Idade de início	Dados clínicos sugestivos	Defeito básico e exames complementares
	IIIB				Paralisia conjugada do olhar horizontal e doença sistêmica agressiva (insuficiência hepática); deterioração neurológica subaguda e epilepsia	
	IIIC #2310005	AR		Pré-escolares, escolares e adolescentes	Calcificações cardiovasculares, hepatoesplenomegalia; paralisia conjugada do olhar horizontal e epilepsia	
Doença de Gaucher[113] #608013 Forma perinatal letal				Congênita	Hidropsia fetal associada a óbito fetal (90% dos casos) ou nos primeiros dias de vida; hepatoesplenomegalia e discrasias sanguíneas; microcefalia e dismorfismos faciais (30% dos casos); artrogripose múltipla	
Doença de Gaucher [114]#610539 Forma atípica			*PSAP*, 10q22.1	Pré-escolares, escolares e adolescentes	O quadro clínico pode assemelhar-se com a doença de Gaucher tipo I e tipo III	Atividade normal da β-glicosidase (glicocerebrosidase ácida), demonstrada em leucócitos ou fibroblastos; deficiência de saposina C. Sequenciamento genético *PSAP*
Doença de Niemann-Pick tipo C #257220/#607625	Ver Tabela 205.8					
Gangliosidose GM1 tipo I[11] Forma infantil precoce #230500		AR (maior incidência na ilha de Malta)	*GLB1*, 3p21.33	Congênita ou nos primeiros meses de vida	Hipotonia, atraso do desenvolvimento; fácies grosseira, disostose múltipla; melanocitose dérmica persistente ou progressiva em 25% dos pacientes; hepatoesplenomegalia usualmente presente após 6 meses de idade; mácula retiniana vermelho-cereja em 50% dos casos	TC de crânio sem contraste evidencia hiperdensidade talâmica bilateral Linfócitos vacuolizados no sangue periférico Deficiência de β-galactosidase, demonstrada em leucócitos ou fibroblastos
Gangliosidose GM1 tipo II[11] Forma infantil tardia #230600		AR		7 meses – 3 anos	Involução neurológica, epilepsia (50% dos casos – epilepsia mioclônica progressiva), envolvimento esquelético localizado (platispondilia leve e aplainamento das asas dos ilíacos), atrofia óptica; sobrevida até a idade escolar	Mielograma: histiócitos azul-marinho Deficiência de β-galactosidase, demonstrada em leucócitos ou fibroblastos
Gangliosidose GM1 tipo III[11] Forma do adulto #230650				3 a 30 anos	Envolvimento esquelético localizado (platispondilia leve, acunhamento anterior das vértebras lombares e aplainamento das asas dos ilíacos); distonia, disartria e distúrbios da marcha; deficiência intelectual leve	Mielograma: macrófagos espumosos; deficiência de β-galactosidase, demonstrada em leucócitos ou fibroblastos Sequenciamento genético de *GLB1* em todos os subtipos para diagnóstico
Gangliosidose GM2 Doença de Tay-Sachs[115] #272800	Forma infantil	AR (maior incidência em judeus Ashkenazi) 1/3.900 (judeus) 1/320.000 (não judeus)	*HEXA*, 15q23-q24	3 a 10 meses	Parada do desenvolvimento e involução; epilepsia; clonias audiogênicas; macrocefalia progressiva; mácula retiniana vermelho-cereja	TC de crânio sem contraste evidencia hiperdensidade talâmica bilateral Deficiência de hexosaminidase A, demonstrada em leucócitos ou fibroblastos

(*continua*)

Tabela 205.20 Esfingolipidoses.[1] (*Continuação*)

Doença	Subtipos	Herança/incidência	Gene, região cromossômica	Idade de início	Dados clínicos sugestivos	Defeito básico e exames complementares
	Variante B1					TC de crânio sem contraste evidencia hiperdensidade talâmica bilateral RM de crânio: hipersinal em substância branca profunda e núcleos da base em T2/FLAIR, hipersinal em T1 e hipossinal em T2 no tálamo Níveis normais ou aumentados de hexosaminidase A e B, demonstrada em leucócitos ou fibroblastos Secundária a defeito do sítio catalítico da subunidade α da hexosaminidase A (sequenciamento genético fecha o diagnóstico)
	Forma juvenil			Pré-escolares, escolares e adolescentes	Ataxia crônica progressiva, síndrome extrapiramidal; a perda visual ocorre tardiamente e apenas em alguns pacientes; não há mácula retiniana vermelho-cereja; pode apresentar fenótipo de epilepsia mioclônica progressiva	Deficiência de hexosaminidase A, demonstrada em leucócitos ou fibroblastos
	Forma do adulto			Adolescentes, adultos	Dificuldade de aprendizado, seguindo-se por fraqueza muscular progressiva (o quadro pode simular esclerose lateral amiotrófica ou amiotrofia espinal progressiva); polineuropatia periférica e síndrome extrapiramidal possível; demência progressiva; a perda visual ocorre tardiamente e apenas em alguns pacientes; não há mácula retiniana vermelho-cereja	
Gangliosidose GM2 Doença de Sandhoff[116] #268800	Forma infantil	AR	*HEXB*, 5q13	3 a 10 meses	Quadro muito semelhante ao da forma infantil da doença de Tay-Sachs, por vezes também associado a hepatomegalia, disostose múltipla de grau leve e espessamento discreto dos septos alveolares	TC de crânio sem contraste evidencia hiperdensidade talâmica bilateral Deficiência de hexosaminidases A e B, demonstrada em leucócitos ou fibroblastos
	Forma juvenil			Pré-escolares, escolares e adolescentes	Ataxia crônica progressiva, síndrome extrapiramidal; a perda visual ocorre tardiamente e apenas em alguns pacientes; não há mácula retiniana vermelho-cereja; pode apresentar fenótipo de epilepsia mioclônica progressiva	Deficiência de hexosaminidases A e B, demonstrada em leucócitos ou fibroblastos Sequenciamento genético do *HEXB* faz diagnóstico definitivo
	Forma do adulto			Adolescentes adultos	Dificuldade de aprendizado, seguindo-se por fraqueza muscular progressiva (o quadro pode simular esclerose lateral amiotrófica ou amiotrofia espinal progressiva); polineuropatia periférica e síndrome extrapiramidal possível; demência progressiva; a perda visual ocorre tardiamente e apenas em alguns pacientes; não há mácula retiniana vermelho-cereja	

(*continua*)

Tabela 205.20 Esfingolipidoses.[1] (*Continuação*)

Doença	Subtipos	Herança/incidência	Gene, região cromossômica	Idade de início	Dados clínicos sugestivos	Defeito básico e exames complementares
Gangliosidose GM2 (variante AB)[117] #272750		AR	*GM2A,* 5q31.3-q33.1		Quadro semelhante ao da forma infantil da doença de Tay-Sachs	TC de crânio sem contraste evidencia hiperdensidade talâmica bilateral Níveis normais ou aumentados de hexosaminidases A e B, demonstrados em leucócitos ou fibroblastos Secundária a defeito do fator de ativação da hexosaminidase A Sequenciamento genético do *GM2A* fecha o diagnóstico
Doença de Krabbe[3] #245200	Forma infantil[118]	AR 1/100.000 a 1/200.000 Mais comum em países da Escandinávia	*GALC,* 14q31.1	Recém-nascidos a 18 meses de vida	Correspondem a 85% dos casos Usualmente se inicia por volta dos 6 meses de vida (por vezes, antes dos 3 meses de idade). Sintomas iniciais incluem irritabilidade progressiva, choro intenso, vômitos, dificuldades alimentares Hiperestesia (hipersensibilidade a estímulos), espasmos tônicos secundários a estímulos visuais ou sonoros Espasticidade progressiva, sinais de liberação piramidal, postura em descerebração, hipertonia em estágios iniciais e hipotonia em fases mais tardias da doença, sinais de neuropatia periférica, epilepsia Episódios de febre de origem indeterminada são comuns	
	Forma infantil tardia			19 meses a 4 anos de vida	Deformidades de pés em equinovaro, de forma progressiva, podem preceder os demais sintomas Dificuldades progressivas de marcha em uma criança previamente hígida ou levemente atrasada cognitivamente podem ser os sinais indicativos da doença Paraparesia espástica, sinais piramidais, ataxia cerebelar	Na RM de crânio: realce ou aumento de nervo óptico. Leucodistrofia ENMG: polineuropatia periférica desmielinizante; hiperproteinorraquia (pode não estar presente na forma de início tardio) Deficiência de galactocerebrosidase, demonstrada em leucócitos ou fibroblastos Tratamento:[119] Suporte clínico na maioria das vezes Nas formas precoces, pode haver benefício de transplante de medula óssea em estágios bem iniciais Há estudos em andamento avaliando possibilidade de terapia gênica. Estudos com terapia de reposição enzimática foram pouco animadores, em especial pelo alto *turnover* da galactocerebrosidase recombinante, assim como pela dificuldade de atravessar a barreira hematoencefálica Diagnóstico definitivo pelo sequenciamento do gene *GALC*

(continua)

Tabela 205.20 Esfingolipidoses.[1] (*Continuação*)

Doença	Subtipos	Herança/incidência	Gene, região cromossômica	Idade de início	Dados clínicos sugestivos	Defeito básico e exames complementares
	Forma juvenil			4 a 19 anos de vida	Alterações no equilíbrio (paraparesia espástica e/ou ataxia e por vezes hemiplegia espástica) em uma criança previamente hígida ou levemente comprometida cognitivamente	
	Forma do adulto[120]			Adultos após 20 anos	Mais comum no sul da Europa (região de Sicília) Paraplegia espástica com ou sem neuropatia periférica Em geral, não ocorre deterioração cognitiva	
Leucodistrofia metacromática[71,72] #250100	Forma infantil	AR 1/40.000–1/170.000	*ARSA*, 22q13.33	1 a 2 anos de vida	Forma clínica mais comum. Por volta dos 14 aos 16 meses de vida, a criança desenvolve uma dificuldade de locomoção progressiva, fraqueza em membros inferiores e quedas frequentes Ao exame neurológico: hipotonia, hiporreflexia secundária a neuropatia periférica, reflexo plantar em extensão Evolução para tetraplegia espástica, deterioração da fala, regressão cognitiva, atrofia óptica levando a amaurose, estado vegetativo e óbito	Imagem:[121] Aspectos gerais: Melhor pista: substância branca hemisférica cerebral profunda com aumento de sinal em T2 confluente e em forma de "asa de borboleta" Padrão tigroide: áreas de hipossinal (correspondendo a substância branca não acometida) dentro da área de hipersinal periventricular em forma de faixa Inicialmente poupas fibras "U", sendo envolvidas em fases tardias da doença Atrofia cerebelar é um achado comum Realce de nervos cranianos, exceto nervo óptico Exames laboratoriais: hiperproteinorraquia, aumento da excreção urinária de sulfatídeos Diminuição da atividade da arilsulfatase A nos fibroblastos, leucócitos e na urina Pacientes com as formas juvenis e adultas se beneficiam do tratamento com o transplante de medula óssea alogênico. Os pacientes experimentam um alentecimento na progressão da doença e melhora cognitiva. Não existe melhora nos sinais de neuropatia periférica[122] Diagnóstico definitivo por sequenciamento do gene *ARSA*
	Forma juvenil			3 a 14 anos de vida	Falência escolar, alterações comportamentais ou alterações cognitivas precedem as anormalidades motoras Dificuldade progressiva de locomoção, sinais piramidais e neuropatia periférica associada a ataxia cerebelar Outros sintomas: hemiplegia, distonia, coreoatetose e epilepsia	

(continua)

Tabela 205.20 Esfingolipidoses.[1] (*Continuação*)

Doença	Subtipos	Herança/incidência	Gene, região cromossômica	Idade de início	Dados clínicos sugestivos	Defeito básico e exames complementares
	Forma adulta			Adulto	Forma predominantemente motora: sinais piramidais, sinais cerebelares, distonia e neuropatia periférica Forma predominantemente psiquiátrica: alterações comportamentais e psiquiátricas frequentemente confundidas com esquizofrenia seguida por quadro demencial e paresia espástica	
Doença de Fabry[123] #301500	Forma clássica		*GLA*, Xq22.1	Infância ou adolescência	Retardo do crescimento, atraso da puberdade, opacidade corneana e lenticular, córnea verticilata (distrofia corneana em mulheres portadoras) Angina, alterações eletrocardiográficas, hipertrofia ventricular esquerda, hipertrofia septal do ventrículo esquerdo, hipertensão arterial, infarto do miocárdio, doença da válvula mitral, insuficiência cardíaca obstrutiva Doença pulmonar obstrutiva leve, dor abdominal, diarreia episódica, náuseas, vômitos, tenesmo, insuficiência renal, isostenúria, extensão limitada de articulações, hipoidrose Angioqueratoma, cãibras musculares, fasciculações, linfedema Ataque isquêmico transitório, acidente vascular cerebral, epilepsia, disfunção autonômica, acroparestesia episódica, dor e parestesia em extremidades, crises de dor precipitadas por exercício, estresse ou fadiga, anemia As manifestações clínicas em mulheres heterozigotas podem variar desde casos assintomáticos até a apresentação clínica completa com um início em geral mais tardio e com progressão mais lenta[98] O tratamento é feito com reposição enzimática	Proteinúria Biópsia renal: esclerose glomerular, vacuolização de células epiteliais glomerulares e tubulares Mielograma: lipídeos acumulados em macrófagos Deficiência de α-galactosidase A no plasma, leucócitos ou fibroblastos Aumento dos níveis de globotriaosilceramida (GB3) no plasma e no sedimento urinário Deposição de glicoesfingolipídeo intracelular em todos os tecidos do corpo Aumento de globotriaosilesfingosina (LysoGb3) no plasma Diagnóstico definitivo por sequenciamento do gene *GLA*
	Variante cardíaca[124]				Cardiomegalia associada a proteinúria usualmente após os 40 anos de vida	

AR: autossômica recessiva; ENMG: eletroneuromiografia; RM: ressonância magnética; TC: tomografia computadorizada.

Distúrbios do metabolismo de neurotransmissores

As doenças da neurotransmissão monoaminérgica constituem um grupo extremamente complexo de doenças com um grande espectro de apresentações clínicas, variando de ataxia e deficiência intelectual à distonia induzida por exercícios. Devem ser lembradas nos quadros de distonia e parkinsonismo com flutuação diurna, em especial se acompanhados de crises oculógiras e imagem normal.[14] A doença de Segawa apresenta boa resposta à levodopa (Tabela 205.24).[154]

TRATAMENTO DOS ERROS INATOS DO METABOLISMO

O tratamento dos EIM evoluiu de modo significativo nas últimas décadas. Além de medidas mais simples que podem ser realizadas, tais como mudanças dietéticas e suporte clínico, terapias mais específicas como a de reposição enzimática em determinadas doenças foram desenvolvidas. Embora algumas dessas terapias não tenham efeito no SNC, o uso dessas medicações pode minimizar e, muitas vezes, reverter os erros metabólicos, garantindo melhores sobrevida e qualidade de vida a esses pacientes (Tabelas 205.25 a 205.27).[160]

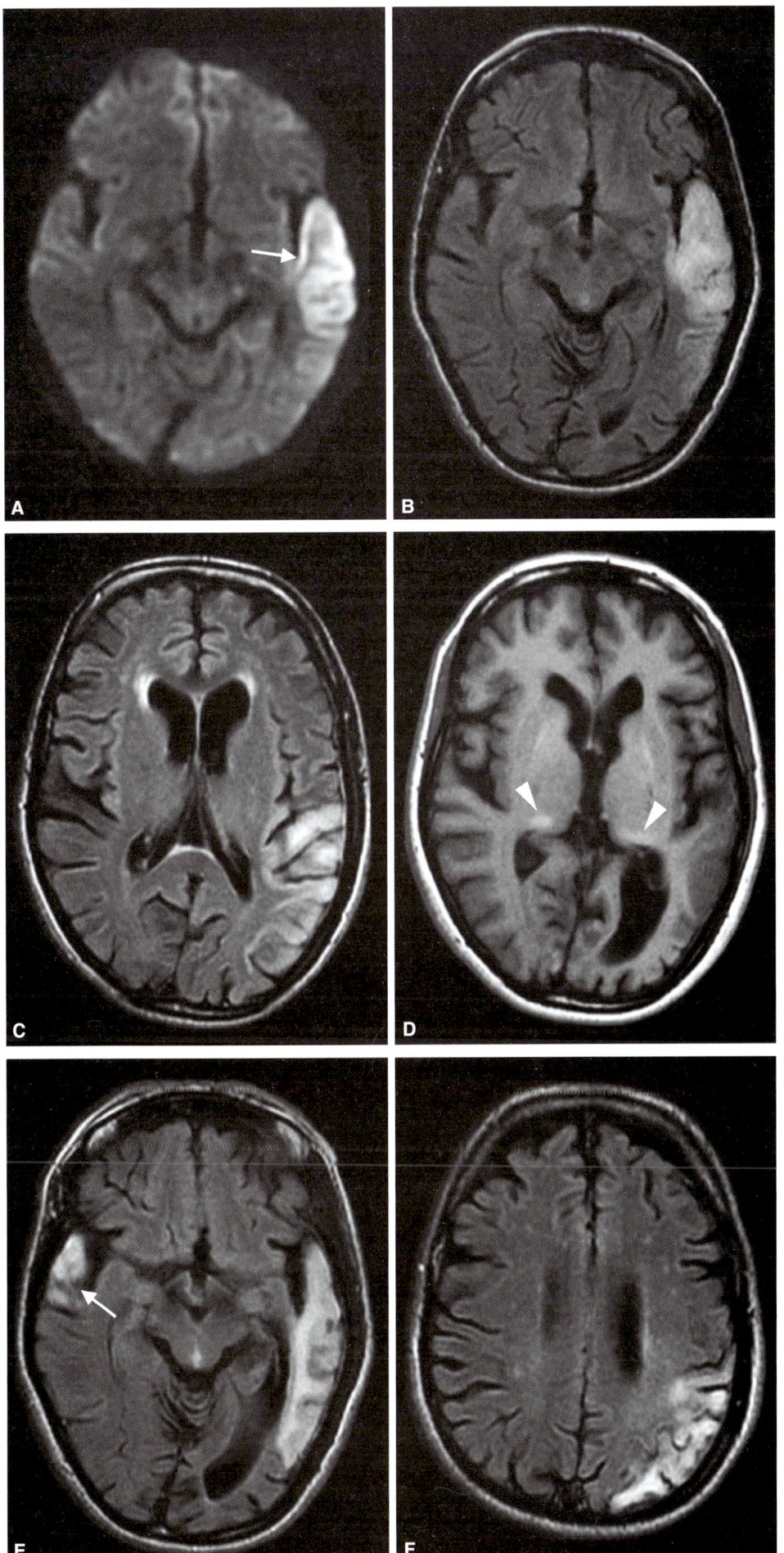

Figura 205.4 Doença de Fabry, com infarto. **A.** Imagem axial em difusão demonstrando hipersinal (*seta*) predominantemente cortical, na região temporoparietal à esquerda, o que caracteriza área de isquemia cerebral. **B** e **C.** Imagens axiais FLAIR demonstrando as regiões de isquemia cerebral, com hipersinal corticossubcortical e leve aumento de volume, com redução dos sulcos cerebrais adjacentes. **D**, **E** e **F.** Controle 7 meses após o evento isquêmico inicial. **D.** Imagem axial em T1 demonstrando hipersinal ovalado na região pulvinar dos tálamos (*pontas de seta*). **E** e **F.** Imagens axiais FLAIR demonstrando nova área de hipersinal corticossubcortical temporal direito e redução de volume das regiões temporoparietais, previamente acometidas. (Imagens gentilmente cedidas por Dr. Gustavo Novelino Simão – Faculdade de Medicina de Ribeirão Preto da Universidade de São Paulo (FMRP-USP).

Tabela 205.21 Oligossacaridoses.[1]

Doença	Subtipos	Herança/incidência	Gene, região cromossômica	Idade de início	Dados clínicos sugestivos	Defeito básico e exames complementares
Sialidose[125] #256550	Tipo I	AR	NEU1 6p21.33	Segunda década	Mácula vermelho-cereja e epilepsia mioclônica. Doença branda sem dismorfismos faciais. Perda visual progressiva, nistagmo. Fraqueza muscular e atrofia muscular. Ataxia, epilepsia mioclônica, hipotonia, hiper-reflexia, disartrofonia	Avaliação oftalmológica: mancha macular vermelho-cereja na fundoscopia. Linfócitos vacuolizados, proteinúria, aumento de sialiloligossacarídeos e de sialiloglicopeptídeos na urina. Deficiência de neuraminidase nos leucócitos, fibroblastos e na cultura de líquidos amnióticos. Diagnóstico definitivo pelo sequenciamento do gene NEU1
	Tipo II			Congênita (intraútero). Infantil (1 a 12 meses). Juvenil (2 a 20 anos)	Baixa estatura, face grosseira, edema facial, perda auditiva neurossensorial, perda visual progressiva, opacidade do cristalino, cardiomegalia, cardiomiopatia, ascite neonatal, hepatomegalia, esplenomegalia, hérnia inguinal, disostose múltipla, pontilhado epifisário. Ataxia, epilepsia, deficiência intelectual moderada a grave, mioclonia, hipotonia, hidropsia fetal	
Doença de Schindler-Kanzaki (Deficiência de alfa-N-acetilgalacto-saminidase)	Doença de Schindler (Deficiência de α-N-acetilgalato-saminidase tipo I)[126] #609241	AR	NAGA 22q13.2	Infantil	Cegueira cortical, atrofia óptica, nistagmo e estrabismo. Contraturas musculares com 4 a 5 anos, osteopenia. Atrofia muscular generalizada, perda dos marcos do desenvolvimento com regressão neurológica rápida, epilepsia mioclônica, grave comprometimento cognitivo, hipotonia, espasticidade hiper-reflexia, postura em decorticação	RM: atrofia do tronco cerebral, cerebelo e medula cervical. Laboratório: ausência de inclusões lisossomais nos órgãos viscerais, aumento de oligossacarídeos urinários, aumento de sialopeptídeos urinários O-ligados. Diminuição da atividade das enzimas: N-acetilgalactosaminidase. Sequenciamento do gene NAGA fecha o diagnóstico
	Doença de Kanzaki (Deficiência de α-N-acetilgalato-saminidase tipo II)[127] #609242			Idade adulta	Doença de início adulto caracterizada por angiokeratoma corporis diffusum e comprometimento cognitivo leve. Fácies grosseira, ponte nasal baixa, ponta nasal alargada, lábios grossos, perda auditiva neurossensorial, doença de Ménière. Angiokeratoma corporis diffusum, hiperceratose, pele seca, erupções maculopapulares, telangiectasias em lábios e mucosa oral. Linfedema. Comprometimento cognitivo leve, vertigem, neuropatia axonal periférica, fraqueza muscular distal, comprometimento sensorial distal em todas as modalidades sensitivas	Avaliação oftalmológica: dilatação vascular com tortuosidades tipo "saca-rolhas". RM de crânio: atrofia cortical, alterações em substância branca em região periventricular posterior. Biópsia de nervo: diminuição da densidade de fibras mielinizadas, degeneração axonal. Exames laboratoriais: diminuição ou ausência da proteína α-N-acetilgalactosaminidase, diminuição ou ausência da atividade da enzima α-N-acetilgalactosaminidase, diversos tipos de tecidos apresentam vacúolos citoplasmáticos com material amorfo e filamentoso, glicoaminoacidúria, elevação urinária de sialopeptídeos O-ligados

AR: autossômica recessiva; RM: ressonância magnética.

Tabela 205.22 Principais doenças mitocondriais.[1]

Doença	Subtipos	Herança/ incidência	Gene, região cromossômica	Idade de início	Dados clínicos sugestivos	Defeito básico e exames complementares
Oftalmoplegia externa progressiva (*CPEO*)[128-135]		AD/AR	*POLG* (AD e AR), 15q26.1 *SLC25A4*, 4q35.1 (AD) *C10orf2* (gene TWINKLE – AD), 10q24.31 *POLG2*, 17q23.3 *RRM2B*, 8q22.3 *DNA2* (AD), 10q21.3 *RNASEH1*, 15q26.1	Recém-nascidos a idade adulta	Extremamente heterogênea: a principal característica é a fraqueza da musculatura ocular extrínseca de início adulto associada a intolerância à atividade física Cabeça e pescoço: surdez neurossensorial; oftalmoparesia ocular progressiva, ptose palpebral e catarata (início tardio) Gastrointestinal: disfagia, gastroparesia, pseudo-obstrução intestinal Genitourinário: atrofia testicular (descrita em alguns pacientes), falência ovariana precoce (descrita em alguns pacientes) Esquelético: pés *cava* Muscular: intolerância ao exercício, fraqueza muscular progressiva, atrofia muscular, fraqueza da musculatura facial Sistema nervoso central: ataxia, parkinsonismo (início tardio), disartria, tremor de repouso, bradicinesia Sistema nervoso periférico: hiporreflexia, perda da sensibilidade vibratória e proprioceptiva Psiquiátricos: depressão Endocrinológico (descritos em alguns pacientes): amenorreia primária, amenorreia secundária, menopausa precoce, hipogonadismo hipergonadotrófico, alterações das características sexuais secundárias Surdez neurossensorial, ataxia, disartria e oftalmoparesia na forma SANDO	Exames laboratoriais: aumento dos níveis séricos de lactato, rabdomiólise em resposta ao álcool Biópsia muscular: *ragged red fibers* (fibras vermelhas rasgadas), fibras musculares com tamanhos variados, fibras musculares necróticas e atróficas com núcleos centralizados, diminuição da atividade da citocromo oxidase, deleções no DNA mitocondrial Diagnóstico realizado por sequenciamento genético
Síndrome de Kearns-Sayre[136,137] #530000	–	mitocondrial 1/100.000	*MTTL1* RNAt mitocondrial (o mecanismo mais comum é deleção 4977 pb)	Infância a idade adulta (antes dos 20 anos)	Crescimento: baixa estatura Cabeça e pescoço: microcefalia, surdez neurossensorial, oftalmoplegia externa progressiva, retinopatia pigmentar, ptose palpebral Cardiovascular: bloqueio cardíaco, cardiomiopatia, defeitos de condução Genitourinário: acidose tubular renal, síndrome de Fanconi Muscular: fraqueza muscular Sistema nervoso central: ataxia cerebelar, demência, epilepsia, neuropatia sensitiva e motora Endocrinológico: diabetes *mellitus*, hipoparatireoidismo, doença de Addison Hematológico: anemia sideroblástica	Exames laboratoriais: acidose lática, hiperproteinorraquia (> 100 mg/dℓ), diminuição dos níveis de ácido fólico no líquido cefalorraquidiano, diminuição nos níveis séricos e musculares de coenzima Q10 RM de crânio: calcificações em núcleos da base, anormalidades difusas da substância branca Biópsia muscular: *ragged red fibers* (fibras vermelhas rasgadas) Diagnóstico realizado por análise molecular de DNA mitocondrial
Encefalomielopatia necrotizante subaguda – Doença de Leigh #25600[138]	Forma clássica	AR, mitocondrial 1/40.000	*BCS1L*, 2q35 *NDUFA10*, 2q37.3 *SDHA*, 5p15.33 *NDUFS4*, 5q11.2 *NDUFAF2*, 5q12.1 *NDUFA2*, 5q31.3 *NDUFAF6*, 8q22.1 *SURF1*, 9q34.2 *COX15*, 10q24.2 *NDUFS3*, 11p11.2 *NDUFS8*, 11q13.2 *FOXRED1*, 11q24.2 *NDUFA9*, 12p13.32 *NDUFA12*, 12q22 *COX10*, 17p12 *NDUFS7*, 19p13.3 (MTTV, MTTK, MTTW, MTTL1), DNA mitocondrial	Primeiro ano de vida	Crescimento: falência de crescimento Cabeça e pescoço: oftalmoplegia, atrofia óptica, nistagmo, estrabismo, ptose palpebral, retinopatia pigmentar Respiratório: padrões respiratórios anormais, insuficiência respiratória Fâneros: hipertricose Muscular: hipotonia Sistema nervoso central: atraso no desenvolvimento neurológico, ataxia, distonia, disartria, espasticidade, hiper-reflexia, epilepsia, deficiência intelectual Endocrinológico: diabetes *mellitus*, hipoparatireoidismo, doença de Addison Hematológico: anemia sideroblástica	Exames laboratoriais: acidose lática, aumento nos níveis de lactato no sangue e líquido cefalorraquidiano RM: anormalidades em tronco cerebral, lesões em núcleos da base, tronco cerebral, cerebelo, tálamos e medula espinal caracterizadas por: desmielinização, necrose, gliose e proliferação capilar Diagnóstico realizado por análise molecular de DNA nuclear e DNA mitocondrial

(continua)

Tabela 205.22 Principais doenças mitocondriais.[1] (*Continuação*)

Doença	Subtipos	Herança/incidência	Gene, região cromossômica	Idade de início	Dados clínicos sugestivos	Defeito básico e exames complementares
	Forma franco-canadense (Tipo Saguenay-Lac-Saint-Jean)[139] #220111	AR 1/2.000 (Região de Saguenay-Lac-Saint-Jean)	LRPPRC, 2p21	Primeiro ano de vida	Forma franco-canadense da síndrome de Leigh caracterizada por grave comprometimento neurológico, dismorfismos faciais, hipotonia, ataxia, lesões em núcleos da base e tronco cerebral. Crescimento: falência de crescimento. Cabeça e pescoço: fronte proeminente, hipoplasia da região média da face, fácies inexpressiva, hipertelorismo, estrabismo, sobrancelhas arqueadas, narinas antevertidas e ponte nasal ampla. Respiratório: taquipneia transitória do recém-nascido. Fâneros: hirsutismo, linha capilar baixa. Muscular: hipotonia. Sistema nervoso central: atraso no desenvolvimento neurológico, ataxia, tremores, epilepsia (menos frequente), crises neurológicas com rebaixamento do nível de consciência e coma (alguns pacientes)	Exames laboratoriais: acidose lática, aumento nos níveis de lactato no sangue e líquido cefalorraquidiano, hipoglicemia, crises metabólicas (hiperglicemia durante as crises). RM: anormalidades em tronco cerebral, lesões em núcleos da base, tronco cerebral, cerebelo, tálamos e medula espinal caracterizadas por: desmielinização, necrose, gliose e proliferação capilar. Biópsia hepática: esteatose microvesicular, diminuição da atividade da citocromo oxidase. Análise de fibroblastos e músculo: diminuição da atividade da citocromo oxidase. Diagnóstico realizado por análise molecular de DNA nuclear
Síndrome da neuropatia, ataxia e retinite pigmentosa (NARP)[140,141] #551500	–	Mitocondrial 1/100.000	MTATP6	Adulto jovem	Frequentemente caracterizada por: neuropatia sensitivo-motora, ataxia cerebelar e cegueira noturna. Cabeça e pescoço: retinite pigmentosa, retinopatia em "sal e pimenta", nistagmo, pupilas pouco reativas, cegueira noturna. Muscular: fraqueza muscular proximal. Sistema nervoso central: atraso no desenvolvimento neurológico, demência, epilepsia, ataxia. Sistema nervoso periférico: neuropatia sensitivo-motora	Avaliação oftalmológica: retinopatia em "sal e pimenta" (antes do aparecimento da cegueira noturna), formações espiculares difusas e periféricas, palidez do nervo óptico e atenuação arteriolar consistente com retinite pigmentosa. Eletroneuromiografia: achados compatíveis com neuropatia sensitivo-motora. RM de crânio: usualmente normal no início da doença, evidencia lesões em tronco cerebral em fases tardias da doença. Biópsia muscular: normal, sem evidências histoquímicas de alteração mitocondrial muscular. Diagnóstico realizado por análise molecular de DNA mitocondrial
Miopatia mitocondrial, encefalopatia, acidose lática e episódios stroke-like (MELAS)[142,143] #540.000		Mitocondrial –	MTTL1 (m.3243A>G), mutação mais comum MTTQ MTTH MTTK MTTC MTTS1 MTND1 MTND5 MTND6 MTTS2	Infância a idade adulta	Cabeça e pescoço: surdez neurossensorial bilateral progressiva, catarata bilateral, hemianopsia, cegueira cortical, oftalmoplegia. Cardiovascular: hipertrofia ventricular esquerda, insuficiência cardíaca, defeitos de condução, síndrome de Wolf-Parkinson-White, hipertensão. Gastrointestinal: vômitos episódicos. Muscular: miopatia, hipotrofia muscular. Sistema nervoso central: cefaleia súbita, epilepsia, hemiparesia, episódios stroke-like, demência	RM de crânio (Figura 205.5). Exames laboratoriais: acidose lática. Biópsia muscular: ragged red fibers (fibras vermelhas rasgadas), as fibras musculares mostram acúmulo subsarcolemal de mitocôndrias de formatos anormais (microscopia eletrônica). Diagnóstico realizado por análise molecular de DNA mitocondrial

(continua)

Tabela 205.22 Principais doenças mitocondriais.[1] (*Continuação*)

Doença	Subtipos	Herança/incidência	Gene, região cromossômica	Idade de início	Dados clínicos sugestivos	Defeito básico e exames complementares
Epilepsia mioclônica com fibras vermelhas rasgadas (MERRF)[144-146] #545000		Mitocondrial	*MT-TK* (80% com m.8344A>G) *MT-TF* *MT-TH* *MT-TI* *MT-TL1* *MT-TP* *MT-TS1* *MT-TS2*	Infância a idade adulta	Cabeça e pescoço: deficiência auditiva neurossensorial, atrofia óptica Cardiovascular: pré-excitação ventricular Muscular: miopatia, intolerância ao exercício Sistema nervoso central: mioclonias (podem ser primeiro sintoma), ataxia e crises epilépticas generalizadas, quadro demencial Sistema nervoso periférico: neuropatia axonal sensitivo-motora Endocrinológicos: baixa estatura	Eletroneuromiografia: pode evidenciar padrão de miopatia, podendo coexistir com o achado de neuropatia axonal sensitivo-motora Aumento de lactato no sangue e no líquido cefalorraquidiano RM de crânio: atrofia cerebral e de núcleos da base EEG evidenciar padrão generalizado Biópsia muscular: *ragged red fibers* (fibras vermelhas rasgadas), as fibras musculares mostram um acúmulo subsarcolemal de mitocôndrias de formatos anormais (microscopia eletrônica) Diagnóstico realizado por análise molecular de DNA mitocondrial

AD: autossômica dominante; AR: autossômica recessiva; RM: ressonância magnética; SANDO: neuropatia atáxica sensitiva, disartria e oftalmoparesia.

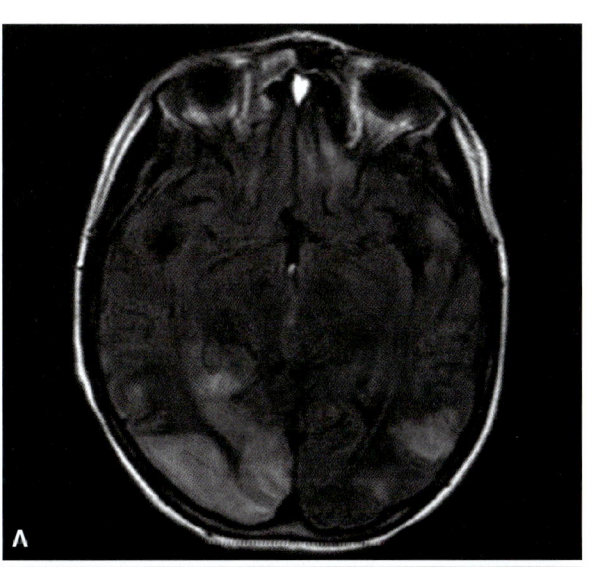

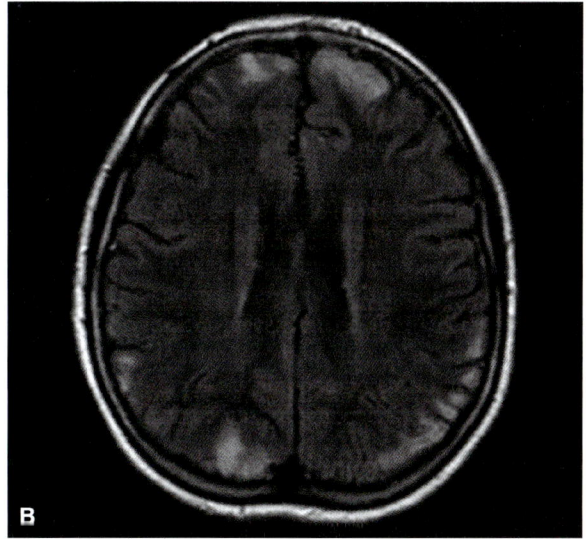

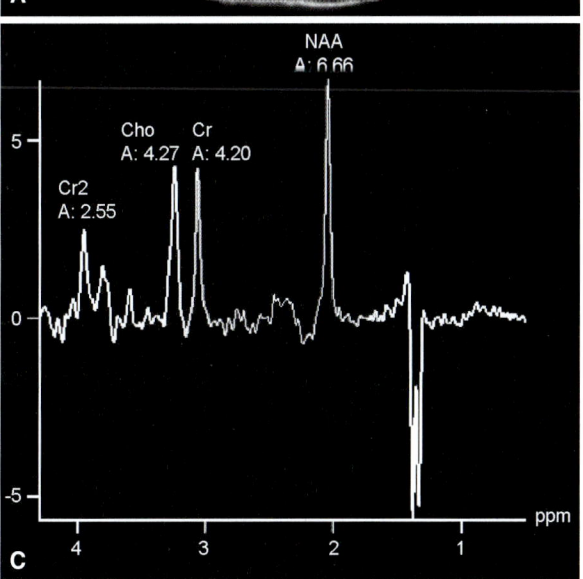

Figura 205.5 Encefalopatia mitocondrial associada a acidose láctica e episódios *stroke-like* – MELAS. **A** e **B.** Imagens axiais FLAIR demonstrando múltiplas áreas de hipersinal corticossubcorticais, observando-se maior comprometimento do lobo occipital direito. **C.** Sequência *single voxel* de espectroscopia (TE = 144 ms) demonstrando a redução no pico de NAA e a presença do duplo pico de lactato (1,3 ppm), que se apresenta invertido na sequência com TE de 144 ms. (Imagens gentilmente cedidas por Dr. Gustavo Novelino Simão – Faculdade de Medicina de Ribeirão Preto da Universidade de São Paulo [FMRP-USP].)

Tabela 205.23 Principais doenças peroxissomais.

Doença	Subtipos	Herança/incidência	Gene, região cromossômica	Idade de início	Dados clínicos sugestivos	Defeito básico e exames complementares
Adrenoleucodistrofia ligada ao X[148-150] #300100	Forma cerebral infantil	XR 1/21.000 – 1/16.800	*ABCD1*, Xq28	Antes dos 10 anos (média 7 anos)	Meninos normais ao nascimento com desenvolvimento neurológico normal. Manifesta-se inicialmente com dificuldade escolar e hiperatividade seguidas por deterioração neurológica (cognitiva e comportamental), alterações visuais, anormalidade no processamento auditivo e tetraparesia espástica. A maioria apresenta insuficiência adrenal, e 20% dos casos, epilepsia	RM de crânio: 85% padrão característico com envolvimento simétrico da substância branca em região parieto-occipital posterior (forma cerebral infantil). Nos adultos, pode haver envolvimento isolado do trato corticoespinal e atrofia da medula espinal. Pode-se utilizar escore de Loes para identificar pacientes pouco acometidos e com proposta terapêutica (transplante de medula óssea). Recomenda-se rastreio com RM de crânio em pacientes assintomáticos ou oligossintomáticos, conforme *guidelines* específicos[151]. Dosagem de ácidos graxos de cadeia muito longa (considerar: concentração de C26:0; relação C24:0/C22:0; e relação C26:0/C22:0). Função adrenal (níveis plasmáticos elevados de ACTH e manutenção de níveis plasmáticos de cortisol mesmo após administração de ACTH). Sequenciamento genético fecha o diagnóstico
	Adrenomielo-neuropatia	XR 2,5/1.000.000		Adultos do sexo masculino entre 20 e 40 anos (média 28 anos)	Manifesta-se inicialmente por disfunção medular (rigidez progressiva e paraparesia espástica), perda de controle esfincteriano, disfunção sexual e gonadal. Pode manifestar-se ainda por comprometimento cerebelar progressivo. Cerca de 45% apresentam comprometimento cerebral (envolvimento do trato corticoespinal e alterações comportamentais). A maioria apresenta insuficiência adrenal	
	Doença de Addison isolada	XR		Entre 2 anos e idade adulta (geralmente antes 7,5 anos)	Responsável por 20% dos casos de doença de Addison idiopáticos. Sintomas: vômitos, fraqueza, coma, hiperpigmentação cutânea por hipersecreção de ACTH	
	Forma feminina (carreadoras da mutação)	XR		Idade adulta (média 43 anos)	Indivíduos do sexo feminino com mutação; podem ser sintomáticas devido a padrões de inativação randômica do cromossomo X. Paraparesia espástica moderada, sintomas cerebrais incomuns e insuficiência adrenal rara	

(continua)

Tabela 205.23 Principais doenças peroxissomais. (*Continuação*)

Doença	Subtipos	Herança/ incidência	Gene, região cromossômica	Idade de início	Dados clínicos sugestivos	Defeito básico e exames complementares
	Forma espino-cerebelar			2 casos descritos (adultos)	Degeneração espinocerebelar, ataxia progressiva, fala escandida e espasticidade. Evidências de atrofia cerebelar e pontina	
Doença de Refsum[39] #266500	–	AR 1/250.000	*PhyH*, 10pter-p11.2	Adolescência	Tétrade clássica: retinite pigmentosa, neuropatia periférica, ataxia cerebelar e hiperproteinorraquia Disfunção cardíaca, surdez neurossensorial, ictiose, displasia de epífises ósseas Tratamento por meio de dieta pobre em ácido fitânico[152]	Hiperproteinorraquia (100 a 600 mg/dℓ), níveis plasmáticos elevados de ácido fitânico Eletroneuromiografia evidenciando diminuição na velocidade de condução Biópsia de nervo com alterações hipertróficas, formação em "casca de cebola" e inclusões cristalinas Diagnóstico definitivo por sequenciamento genético
Deficiência de alfametilacil-CoA Racemase[153] #614307	–	AR	*AMACR*, 5p13.2	Adultos (segunda década)	Doença peroxissomal rara de início adulto caracterizada por sintomas degenerativos afetando sistema nervoso central e periférico, epilepsia, diminuição de acuidade visual, neuropatia sensitivo-motora, espasticidade, enxaqueca e hiperintensidade de substância branca	Exames plasmáticos de ácido pristânico, ácido fitânico normal ou elevado, elevação dos níveis séricos de ácidos intermediários biliares C26 Diagnóstico definitivo por sequenciamento genético

ACTH: hormônio adrecorticotrófico; AR: autossômica recessiva; RM: ressonância magnética; XR: recessiva ligada ao X.

Tabela 205.24 Distúrbios do metabolismo de neurotransmissores.[1]

Doença	Subtipos	Herança/ incidência	Gene, região cromossômica	Idade de início	Dados clínicos sugestivos	Defeito básico e exames complementares
Doença de Segawa[155] #128230	Forma autossômica Dominante	AD 1-9/1.000.000	*GCH1* 14q22.2	1 a 15 anos (em geral, na transição do período pré-escolar para o escolar)	Sexo feminino 2 a 4 vezes mais propensas O início da doença se caracteriza, tipicamente, por distonia de membros inferiores. Mais comumente os pacientes apresentam flexão-inversão do pé (pé equinovaro), resultando em distúrbios de marcha (claudicação e quedas) com flutuação diurna (piora ao anoitecer e melhora após o sono). A atividade física também pode agravar os sintomas Raramente presentes: distonia de membros inferiores, tremor postural das mãos, bradicinesia e distonia cervical Outros sintomas incluem: torcicolo, escoliose (rara), pé torto congênito, pé cavo, distonia postural, que se inicia em uma extremidade e após 10 a 15 anos atinge todos os membros, distonia de ação, distonia focal, marcha atáxica, tremor postural, hiper-reflexia, reflexo extensor plantar, parkinsonismo, sintomas assimétricos, sinais extrapiramidais e cerebelares A doença usualmente progride para distonia generalizada e, em especial nos pacientes com início tardio, parkinsonismo A doença não afeta o desempenho cognitivo Melhora dramática e sustentada com a administração oral de L-dopa em doses baixas (dose inicial de 25 mg para crianças 1 vez ao dia e 50 mg para adolescentes e adultos). Dose usual 10 a 20 mg/kg/dia	Exames laboratoriais: deficiência na síntese de tetra-hidrobiopterina, diminuição da tetra-hidrobiopterina e de ácido homovanílico (HVA) no líquido cefalorraquidiano O ácido 5-hidroxi-indol-acético (5HIAA) no líquido cefalorraquidiano pode estar diminuído Hiperfenilalaninemia transitória com sobrecarga oral de fenilalanina Diminuição da atividade da guanosina trifosfato ciclo-hidrolase-1 em cultura de fibroblastos Diagnóstico definitivo por sequenciamento genético *GCH1*

(continua)

Tabela 205.24 Distúrbios do metabolismo de neurotransmissores.[1] (*Continuação*)

Doença	Subtipos	Herança/ incidência	Gene, região cromossômica	Idade de início	Dados clínicos sugestivos	Defeito básico e exames complementares
	Forma autossômica recessiva[156] #605407	AR	*TH*, 11p15.5	Primeiro ano	Síndrome de hipocinesia-rigidez progressiva associada a distonia generalizada, movimentos involuntários, tremor postural e desequilíbrio que podem apresentar flutuação diurna e reposta positiva à L-dopa. Outros sintomas incluem: crises oculógiras, ptose palpebral, hipotonia de tronco, atraso no desenvolvimento motor e da fala, mioclonia (descrita em uma família), sintomas autonômicos. Menos frequentemente, os pacientes apresentam quadro de encefalopatia que se inicia antes dos 6 meses de vida, com hipocinesia marcante, hipotonia de tronco, associadas a distonias focais ou generalizadas, crises distônicas com duração de vários dias e tremores SEM flutuação diurna	Exames laboratoriais: diminuição dos níveis de ácido homovanílico no líquido cefalorraquidiano, diminuição dos níveis de 3-metoxi-4-hidroxifeniletilenoglicol (MHPG) no líquido cefalorraquidiano. O ácido 5-hidroxi-indol-acético (5HIAA) no líquido cefalorraquidiano tem níveis normais. Diminuição da atividade da tirosina hidroxilase em cultura de fibroblastos. Diagnóstico definitivo por sequenciamento genético do gene *TH1*
Deficiência da descarboxilase de L-aminoácidos aromáticos (AADC)[157] #608643	–	AR	*DDC*, 7p12.2 – p12.1	Primeira infância a início da terceira década de vida	Nos primeiros meses de vida, quadro de distonia ou espasticidade intermitente, hipotonia axial, crises oculógiras, sintomas autonômicos e ptose palpebral. Sintomas neonatais incluem dificuldades alimentares e de sucção, ptose palpebral, letargia e hipotermia. Outros sintomas incluem: doença do refluxo gastroesofágico, diarreia, constipação. Atraso no desenvolvimento neurológico, distonia apendicular, hipertonia em membros, opistótono, distonia orofacial, mioclonia, hiper-reflexia, reflexo plantar em extensão, coreoatetose, alterações autonômicas, distúrbios do sono, irritabilidade, labilidade emocional, sudorese e hipotermia intermitentes e instabilidade na temperatura corporal. Tratamento: foi aprovada a terapia gênica (eladocagene exuparvovec) para crianças acima de 18 meses e com fenótipo grave da doença. A infusão é realizada em dose única por meio de neurocirurgia estereotática com infusão putaminal[158]. Outras medicações já foram tentadas, incluindo vitamina B6, assim como inibidores da MAO. Contudo, a maioria dos pacientes não responde bem a essas medicações[159]	Líquido cefalorraquidiano: níveis diminuídos de ácido homovanílico (HVA) e ácido 5-hidroxi-indol-acético (5HIAA), níveis marcadamente elevados de 3-O-metildopa, 5-hidroxitriptofano e L-dopa, com níveis normais de biopterina e neopterina. Exames laboratoriais: diminuição de catecolaminas e serotonina no plasma. Aumentos de L-dopa, 5-hidroxitriptofano, 3-O-metildopa, 3-metoxitirosina no plasma e urina. Aumento paradoxal da dopamina e de seus metabólitos urinários. Diminuição da atividade do L-aminoácido aromático descarboxilase em cultura de fibroblastos. O sequenciamento genético do gene *DDC* faz o diagnóstico definitivo

AD: autossômica dominante; AR: autossômica recessiva; MAO: monoaminoxidase.

Tabela 205.25 Erros inatos do metabolismo responsivos a alterações dietéticas.[3,97,161]

Doença	Tratamento
Aminoacidopatias	
Fenilcetonúria	Restrição de fenilalanina; suplementação de aminoácidos; BH4
Doença da urina do xarope de bordo	Restrição de leucina, isoleucina e valina
Homocistinúria	Restrição de metionina, suplementação com vitamina B6 e betaína
Tirosinemia	Restrição de fenilalanina e tirosina e complementação com NTBC
Acidemias orgânicas	
Acidúria glutárica tipo 1	Restrição de lisina e triptofano e suplementação de L-carnitina
Acidúria propiônica e metilmalônica	Restrição de isoleucina, valina, metionina, treonina e suplementação de L-carnitina
Doenças do ciclo da ureia	
Deficiência de OTC	Suplementação de arginina e restrição proteica
Outras	Restrição de proteína
Doenças do metabolismo dos carboidratos	
Galactosemia	Restrição de galactose e lactose
Intolerância hereditária à frutose	Restrição de frutose

BH4: tetra-hidrobiopterina; NTBC: nitisinona; OTC: ornitina transcarbamilase.

Tabela 205.26 Erros inatos do metabolismo e o uso de cofatores e vitaminas.[3,97,161]

Vitamina	Dose e via de administração
Biotina	10 a 20 mg/dia, VO
Tiamina	200 mg/dia, VO
Ácido lipoico	100 mg/dia, VO
L-carnitina	10 a 100 mg/kg/dia, em 3 tomadas (máximo 1.000 mg/dose), VO ou IV
Coenzima Q10	Ubiquinol – 2 a 8 mg/kg/dia em 2 tomadas (máximo 600 mg/dia), VO Ubiquinona – 10 a 30 mg/kg/dia em 2 tomadas (máximo 2.400 mg/dia), VO
Vitamina C	100 mg/kg/dia, VO
Riboflavina	100 a 300 mg/dia, VO
Piridoxina	50 a 500 mg/dia, VO
Ácido folínico	20 mg/dia, VO

VO: via oral.

Tabela 205.27 Erros inatos do metabolismo e a terapia de reposição enzimática.[3,97,161-164]

Doença	Enzima com atividade deficiente	Medicamento	Dose
Gaucher	β-galactosidase	Imiglucerase Vegliglucerase alfa Alfaglucerase alfa	10 a 60 U/kg, quinzenalmente 10 a 60 U/kg, quinzenalmente 10 a 60 U/kg, quinzenalmente
Fabry	α-galactosidase A	Algasidase alfa Algasidase beta Pegunigsidase alfa	0,2 mg/kg, quinzenalmente 1 mg/kg, quinzenalmente 2 mg/kg, mensalmente
MPS I	α-L-iduronidase	Laronidase	0,58 mg/kg, semanalmente
MPS II	Iduronato-sulfatase	Idursulfase	0,5 mg/kg, semanalmente
MPS IV	N-acetilgalactosamina-6-sulfatase	Elosulfase alfa	2 mg/kg, semanalmente
MPS VI	N-acetilgalactosamina 4-sulfatase	Galsulfase	1 mg/kg, semanalmente
Pompe	Maltase ácida	Alglucosidase alfa Avalglucosidase alfa	20 mg/kg, quinzenalmente 20 a 40 mg/kg, quinzenalmente
Alfamanosidose	Alfamanosidose	Velmanase alfa	10 mg, semanal
CLN2	Tripeptil-peptidase 1	Cerliponase alfa	300 mg, quinzenalmente (> 2a)

CLN2: lipofuscinose ceroide neuronal tipo 2; MPS: mucopolissacaridose.

CAPÍTULO 206

Paraparesias Espásticas Hereditárias e Doença do Neurônio Motor

Ingrid Faber • Jonas Alex Morales Saute • Marcondes Cavalcante Franca Junior

INTRODUÇÃO

As paraparesias espásticas hereditárias (PEHs) compõem um grupo de doenças que têm como aspecto clínico predominante espasticidade e fraqueza dos membros inferiores. A degeneração comprimento-dependente dos axônios que compõem o trato corticoespinhal (TCE) constitui o substrato anatômico de tal disfunção. As PEHs são determinadas monogenicamente, podendo ser herdadas de maneira autossômica dominante (AD), autossômica recessiva (AR), ligada ao X, ou mitocondrial. As PEHs estão entre as enfermidades mais heterogêneas da neurologia. Parte se deve à grande heterogeneidade genotípica: mais de 80 subtipos já foram definidos geneticamente. Outro aspecto relevante é a heterogeneidade fenotípica, que diz respeito a diferentes manifestações clínicas produzidas por variantes patogênicas em um mesmo gene. Embora tidas como muito raras, a prevalência desse grupo de doenças é estimada entre 2 e 10 casos por 100.000 habitantes, sendo sua frequência próxima à de outras doenças neurodegeneratiavas mais bem conhecidas pelo neurologista, como esclerose lateral amiotrófica (ELA) e ataxias espinocerebelares.[1]

No presente capítulo, procuramos enfatizar a correlação entre os subtipos genéticos, achados de neuroimagem e aspectos clínicos das principais formas de PEH.

FISIOPATOGENIA

Os neurônios que compõem o TCE constituem as células longitudinalmente mais extensas do corpo humano. O potencial de ação precisa percorrer um longo caminho de maneira rápida e eficiente para que os impulsos sejam transmitidos pela via piramidal. Ademais, os componentes requeridos para adequado funcionamento axonal, tais como proteínas, lipídeos e organelas, produzidos na região do corpo celular, precisam ser transportados ao longo dos prolongamentos axonais para permitir adequado funcionamento do TCE. A disfunção no transporte intracelular de substâncias constitui determinante fundamental das PEHs, levando aos sinais e sintomas que resultam essencialmente da perda de conectividade entre o primeiro e o segundo neurônio motor. Do ponto de vista neuroanatômico, ocorre degeneração axonal retrógrada (em inglês *dying back*) do TCE e, em menor intensidade, dos funículos posteriores da medula espinhal. Clinicamente, os membros inferiores são predominantemente ou, na maioria dos casos, exclusivamente afetados, devido ao maior comprimento dos axônios que os inervam.

Existem mecanismos diversos por meio dos quais ocorre comprometimento do transporte axonal, culminando com os sinais e sintomas das PEHs, sendo os principais: 1. Distúrbios na migração de endossomos para o complexo de Golgi e/ou lisossomos (*SPG6, SPG11, SPG15, SPG21*); 2. Defeitos na manutenção da mielina dos oligodendróciots (*SPG2, SPG35, SPG44*); 3. Anormalidades do metabolismo lipídico (*SPG5A, SPG28, SPG46*); 4. Disfunção mitocondrial e do processo de fosforilação oxidativa (*SPG7, SPG13, SPG55*); 5. Disfunção no transporte axonal mediado por microtúbulos (*SPG3A, SPG4* e *SPG10*); 6. Distúrbios da morfogênese do retículo endoplasmático (*SPG3A, SPG4, SPG12, SPG31*). Em resumo, apesar do grande número de genes causadores de PEH, estes estão envolvidos com um pequeno grupo de funções celulares que convergem para disfunção dos prolongamentos distais dos tratos piramidais.[2]

CLASSIFICAÇÃO

Clinicamente, a PEH é classificada em formas puras ou complicadas. No primeiro caso, ocorre disfunção exclusiva dos membros inferiores que apresentam espasticidade e, em menor grau, fraqueza e hipopalestesia. Disfunção urinária é frequente, e, no exame neurológico, a hiper-reflexia pode ser verificada também nos membros superiores, sem que ocorra perda de força ou destreza deles. O quadro é relativamente benigno, a expectativa de vida é normal e a minoria dos pacientes se torna cadeirante exclusivo. Necessidade de dispositivos auxiliares se dá, em geral, após décadas do início dos sintomas. Nas formas complicadas, ou complexas, há sinais e sintomas associados, tais como: parkinsonismo, ataxia, neuropatia periférica, deficiência intelectual, declínio cognitivo, epilepsia, entre outros. O quadro motor é variável, sendo em geral mais grave que aquele dos pacientes com formas puras. O prognóstico nesses casos se relaciona intimamente aos sinais e sintomas adicionais.

Embora a correlação genótipo-fenótipo não seja linear, de maneira geral as formas puras são herdadas com mais frequência de maneira AD, enquanto as formas complexas são de herança AR ou recessiva ligada ao X. Os genes causadores são chamados *SPG* (do inglês *spastic paraplegia gene*) seguido por um número que corresponde à ordem cronológica de sua identificação. Alternativamente, as PEHs podem ser nomeadas com o prefixo em inglês da doença HSP (*hereditary spastic paraplegia*) seguido pelo nome do gene, como por exemplo HSP-*SPAST* (ou SPG4 na nomenclatura antiga). Em alguns casos, como na SPG11, o gene foi nomeado de acordo com a nomenclatura numérica das paraparesias.[3] Nas formas puras, praticamente não se observa dano extramedular, enquanto nas formas complicadas há comprometimento encefálico frequente. Nesse sentido, em casos em que o padrão de herança não está bem definido, a ocorrência de anormalidade estrutural em estudos de neuroimagem aponta, em geral, para uma forma recessiva da doença.[4]

ASPECTOS CLÍNICOS

O início dos sintomas é altamente variável, podendo ser congênito ou iniciar-se em idade muito avançada. O curso é, em geral, de progressão muito lenta, sendo frequente que terceiros percebam alteração da marcha antes do próprio paciente. Urgência urinária é um sintoma muito prevalente, podendo preceder a alteração de marcha. Disfunções fecal ou sexual são mais raras. A perda sensitiva acomete fibras grossas e é de leve intensidade. Uma queixa comum é a de desequilíbrio, mesmo naqueles sem sinais de ataxia. Esta pode decorrer de disfunção dos funículos posteriores com perda da sensibilidade posicional. Contudo, tal disfunção é tipicamente sutil na PEH, e a queixa de desequilíbrio pode, na realidade, refletir uma marcha desenvolvida com a base estreita, devido à espasticidade de adutores que caracteriza a marcha em tesoura. A dificuldade em fletir o quadril e o joelho faz com que o paciente "arraste" os pés, provocando um barulho que é relembrado por familiares como um dos primeiros sinais que chamaram atenção para disfunção da marcha. Desgaste da região anterolateral dos sapatos constitui um sinal precoce que decorre da pisada em antepé e com tornozelo invertido. Hemorragia ungueal e calos em local não habitual (sob os artelhos) são outros indícios da pisada anormal. Quando os sintomas se expressam durante a marcha confortável, porém, é provável que situações de maior desafio já revelassem alterações. O paciente afetado pode apresentar histórico de pouca habilidade esportiva, dificuldade de correr, ou ser previamente conhecido como uma pessoa "desastrada" ou "dura".[5]

Sintomas álgicos são muito variáveis, pacientes com doença avançada podem não apresentar qualquer sintoma, ao passo que outros com disfunção sutil podem referir dor incapacitante. Coluna lombar e joelhos constituem os sítios mais frequentes de dor, não sendo incomum que o paciente tenha procurado ortopedistas ou mesmo realizado procedimentos cirúrgicos antes do diagnóstico.[6] Especula-se que a marcha espástica predisponha a complicações ortopédicas tais como espondilolistese e artrose de joelhos, entretanto tais condições não raro são percebidas como a causa da disfunção de marcha, gerando falsas expectativas do paciente em relação ao tratamento cirúrgico. Dor neuropática é menos frequente, mas pode ocorrer mesmo na ausência de sinais clínicos ou eletroneuromiográficos de neuropatia periférica, o que pode estar relacionado ao comprometimento exclusivo de fibras finas.[5]

Nos casos de início na infância, o quadro não raro é estático, representando grande desafio ao diagnóstico diferencial com paralisia cerebral na sua forma diplégica. Há ainda pacientes que experimentam progressão após anos de estabilidade. Na maioria dos casos, contudo, ocorre progressão insidiosa do quadro. Piora aguda ou subaguda sempre deve levantar suspeita de diagnósticos alternativos, mas pode decorrer de transtornos articulares ou psíquicos associados em pacientes com PEH.

O exame neurológico revela reflexos exaltados e presença de reflexos patológicos mais comumente acometendo os quatro membros, sem perda de força ou destreza nos membros superiores. A espasticidade é, em geral, o sintoma predominante, estando restrita aos membros inferiores nas formas puras de PEH. Deve ser pesquisada pela mobilização passiva das articulações, sendo mais intensa em grupamentos adutores e no tríceps sural. A alteração tonígena torna-se mais proeminente durante a marcha, podendo ser evidenciada apenas de maneira dinâmica nos casos brandos. Hipopalestesia é leve e revelada por redução do tempo de percepção da vibração em membros inferiores de maneira relativamente simétrica, podendo ou não ocorrer gradiente distal. Não é esperada significativa ataxia sensitiva, embora possa estar presente o sinal de Romberg. Atrofia não é encontrada em casos de acometimento exclusivo do TCE, exceto aquela de leve intensidade provocada por desuso em pacientes cadeirantes. Atrofia proeminente aponta para disfunção associada do sistema nervoso periférico que implica uma forma complicada da doença. Tal comprometimento pode ser do motoneurônio alfa, assemelhando-se à amiotrofia espinhal ou à ELA, ou ser do tipo polineuropático, comprimento-dependente, acometendo fibras motoras e sensitivas em seus componentes axonais ou mielínicos. Ataxia, parkinsonismo, alterações oculares, deficiência intelectual e declínio cognitivo devem ser ativamente pesquisados, podendo direcionar o diagnóstico molecular específico.[5,7]

CORRELAÇÃO GENÓTIPO FENÓTIPO

Subtipos de herança autossômica dominante

As formas de herança AD representam cerca de 60 a 80% dos casos de PEH. A PEH-SPG4, relacionada ao gene *SPAST*, é responsável por 15 a 40% dos casos dominantes (35% no Brasil) e 12% dos casos esporádicos.[8,9] O início dos sintomas é, em média, aos 30 anos com fenótipo puro, podendo variar, porém, desde a infância à idade avançada.[10] Estudos recentes apontam para possibilidade de antecipação, em que o início dos sintomas se dá progressivamente mais cedo ao longo de gerações sucessivas.[11] Há raros casos descritos com fenótipo complicado incluindo ataxia, declínio cognitivo, entre outros.[12]

PEH-SPG3A, relacionada ao gene *ATL1*, constitui a segunda causa mais frequente em adultos e a causa mais frequente de início na infância, correspondendo a 10% do total de casos de herança AD. Os sintomas se iniciam em média aos 4 anos de vida, podendo o quadro ser estático ou de evolução muito lenta. Raramente, esses pacientes necessitam de cadeira de rodas. Fenótipos complicados com neuropatia periférica e síndrome piramidal global já foram observados. A neuropatia periférica é o achado adicional mais prevalente nas formas dominantes complicadas, sendo característica do subtipo PEH-SPG10 em que é encontrada em dois terços dos casos. Esse mesmo gene é implicado em fenótipo de neuropatia de Charcot-Marie Tooth. PEH-SPG17, ligada ao gene *BSCL2*, caracteriza-se por presença de paraparesia associada à proeminente atrofia das mãos. *REEP1* (PEH-SPG31) e *MARS1* (PEH-SPG70) são outros subtipos com frequência associados à neuropatia.[13]

O subtipo PEH-SPG8, identificado no Brasil, é uma forma classicamente descrita como pura e de início no adulto. Dismetria, disdiadococinesia e fala escandida são fatores que, com a ocorrência de atrofia cerebelar à ressonância magnética (RM), podem apontar para esse diagnóstico em casos de PEH AD no nosso país (observação pessoal dos autores).[5,9]

Subtipos de herança autossômica recessiva

Entre as formas recessivas, a quase totalidade apresenta fenótipo complicado, estando o quadro puro restrito a subtipos em que apenas 1 ou 2 famílias foram descritas, o que pode ser atribuído à pequena amostra disponível. Os sinais associados podem ser sutis, como a presença de atrofia óptica, ptose ou oftalmoparesia verificada em pacientes com PEH-SPG7. PEH-SPG7 é a forma AR mais frequente em algumas séries, em especial no continente europeu; pode se apresentar como uma PEH pura ou complicada, o início se dá tipicamente no adulto (achado incomum para as demais formas AR), sendo as anormalidades oculares, ataxia e proeminente disartria os sinais mais sugestivos. Embora seja uma forma AR, heterozigotos podem apresentar atrofia óptica isolada.[8]

PEH-SPG11 constitui a forma AR mais frequente em algumas populações, representando aproximadamente um quarto das formas recessivas.[9,14] Disfunção de marcha inicia-se em média aos 16 anos. Deficiência intelectual seguida por declínio cognitivo concomitante ou subsequente à disfunção de marcha, tipicamente com riso patológico, são características desse fenótipo. Outros achados frequentes incluem: obesidade, parkinsonismo, ataxia e transtornos oftalmológicos (retinopatia, retinite pigmentosa ou ceratocone). Comprometimento associado dos neurônios motores inferiores, preenchendo critérios para ELA, costuma ocorrer tardiamente no curso da doença.[15] Do ponto de vista de imagem, afilamento do corpo caloso (presente em 90% dos casos), associado ao sinal das orelhas de Lince (hipersinal linear à frente dos ventrículos laterais – Figura 206.1) constituem as principais pistas diagnósticas. PEH-SPG11 é responsável por até 60% dos casos de PEH com disfunção cognitiva e afilamento de corpo caloso. Tal achado não é, entretanto, genótipo-específico; alguns dos outros genótipos possíveis são: *SPG15, SPG21, SPG35, SPG44, SPG46, SPG47, SPG48* e *SPG54*.[16]

Técnicas avançadas de imagem demonstram dano difuso à substância branca além de comprometimento preferencial da substância cinzenta profunda, o que está de acordo com o pior prognóstico da PEG-SPG11 em comparação com outros subtipos.[15] Evolução com incapacidade de marcha ocorre em média após 15 anos de doença, e a maior parte dos pacientes falece durante a quarta década de vida.[17]

A PEH-SPG15, relacionada ao gene *ZFYVE26*, é fenotipicamente idêntica à PEH-SPG11. Tal semelhança fenotípica se correlaciona ao fato de ambas codificarem proteínas que atuam em um mesmo complexo proteico, com atuação predominante em endossomos.[18]

Outro aspecto de neuroimagem que pode constituir pista diagnóstica é a deposição de ferro nos núcleos da base, verificada nos casos de PEH-SPG35 (ligada ao gene *FA2H*). O fenótipo é muito variável, de uma forma complicada de PEH até leucodistrofia com distonia e espasticidade como manifestação de NBIA (acrônimo do inglês *neurodegeneration with brain iron acummulation*). Tal entidade ilustra bem o *overlap* das PEHs com outras doenças neurodegenerativas.[12]

PEH-SPG58, ligada ao gene *KIF1C*, constitui uma ataxia espástica em que também exames complementares contribuem com a caracterização molecular. Nesses casos, a eletroneuromiografia tipicamente revela neuropatia periférica desmielinizante, enquanto a ressonância demonstra marcado hipersinal em T2 delineando a substância branca pré e pós-central (Figura 206.2).[6]

A síndrome SPOAN (acrônimo para *spastic paraplegia, optic atrophy and neuropathy*) é uma forma de PEH identificada no nordeste do Brasil. Caracteriza-se por início precoce de comprometimento motor central e periférico grave, deformidades esqueléticas, baixa acuidade visual (atrofia óptica congênita) e hiperecplexia. Até o momento essa é a única doença AR causada por ganho tóxico de função relacionada a uma variante em região não codificante.[19]

Em um subgrupo de pacientes, os sinais de espasticidade e ataxia podem ser igualmente proeminentes. Diz-se nesse caso que portam uma ataxia espástica. Nesse contexto, as mais importantes entidades são: a já mencionada PEH-SPG7 e a ARSACS (acrônimo para *autosomal recessive spastic ataxia of Charlevoix-Saguenay*). Entre os aspectos clínicos desta última destacam-se a presença de estriações pontinas (hipossinal linear), atrofia da porção superior do vérmis cerebelar à RM (Figura 206.3) e presença de bandas mielinizadas na retina.[20]

Subtipos de herança recessiva ligada ao X

A PEH-SPG1, ou síndrome MASA (acrônimo para *mental retardation, aphasia, shuffling gate, adducted thumbs*) tem

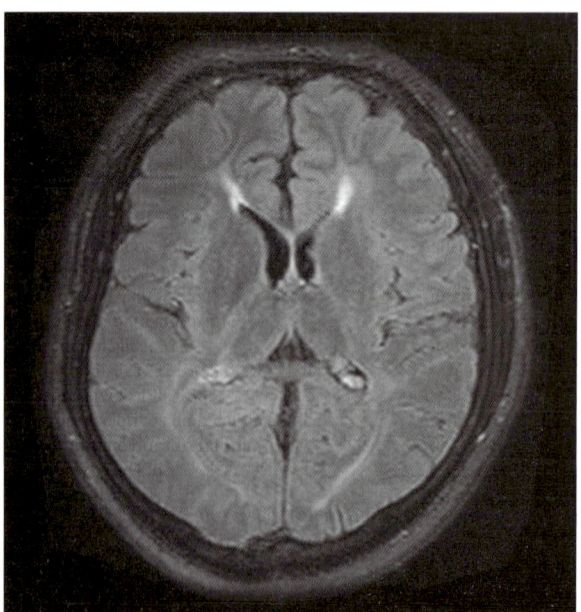

Figura 206.1 Ressonância magnética de crânio com o "sinal das orelhas do lince".

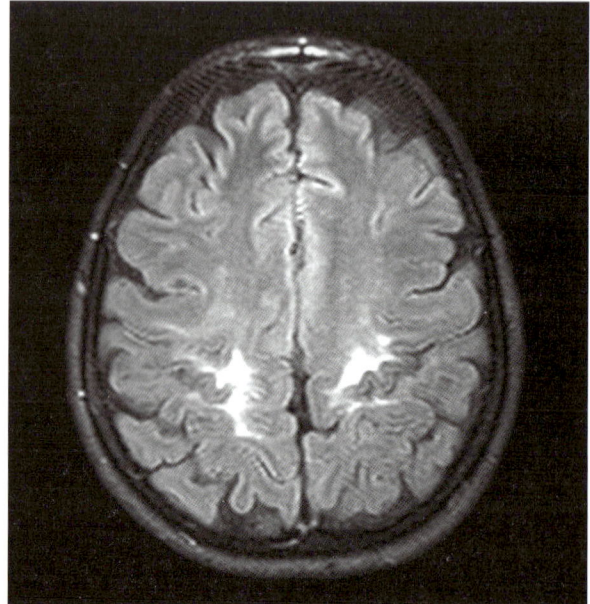

Figura 206.2 Ressonância de crânio demonstrando marcado hipersinal em T2 delineando a substância branca pré e pós-central.[6]

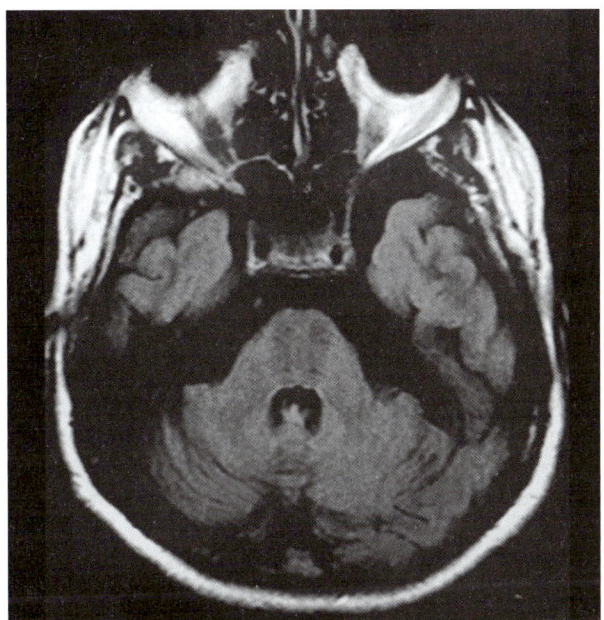

Figura 206.3 Ressonância magnética mostrando a presença de estriações pontinas e atrofia da porção superior do vérmis cerebelar.

início precoce de um quadro composto, além das características descritas pelo acrônimo, por baixa estatura, hiperlordose e hidrocefalia. Essa última constitui o achado mais sugestivo desse subtipo de PEH e pode ou não estar associada à estenose de aqueduto e agenesia de corpo caloso.[5]

PEH-SPG2 se manifesta em meninos com neuropatia periférica e lesões de substância branca. Esta última pode acarretar confusão diagnóstica com doenças inflamatórias tais como ADEM (acrônimo para *acute disseminated encephalomyelitis*) ou esclerose múltipla; há inclusive relatos de casos com resposta à corticoterapia e presença de bandas oligoclonais no líquido cefalorraquidiano. Um fato curioso é que a PEH-SPG2 é alélica à síndrome hipomielinizante de Pelizaeus-Merzbacher. Esta última é congênita e associada a deficiência intelectual, ataxia, hipotonia e morte precoce. Já o fenótipo de PEH é associado à expectativa de vida normal, podendo ou não compor fenótipo complicado.[6]

INVESTIGAÇÃO DIAGNÓSTICA: CAUSAS ADQUIRIDAS

Um caso aparentemente esporádico de espasticidade e fraqueza crural representa desafio diagnóstico frequente na prática neurológica e uma proporção significativa dos casos é de origem genética. No diagnóstico diferencial entre as causas heredodegenerativas e as causas adquiridas, uma história clínica detalhada, com caracterização da evolução do quadro, presença de assimetrias e sintomas associados é peça-chave. Todavia, ainda naqueles com quadro lentamente progressivo de espasticidade dinâmica e simétrica associada a sintomas esfincterianos e sensitivos leves, o diagnóstico de PEH deve ser considerado apenas após exclusão de causas adquiridas, especialmente naqueles sem história familiar. Dentre os exames laboratoriais, destacam-se como essenciais: dosagem de vitamina B12, ácido metilmalônico, homocisteína, ácido fólico, vitamina E, cobre, ceruloplasmina bem como realização de sorologias. A sorologia anti-HTLV 1 e 2 deve ser solicitada rotineiramente, embora os pacientes com mielopatia relacionada a esse vírus (paraparesia

espástica tropical) apresentem sintomas esfincterianos e sensitivos mais proeminentes e precoces que aqueles com PEH. Mielopatia vacuolar pelo HIV é indistinguível do ponto de vista clínico da PEH; é típica, porém, de pacientes com imunossupressão grave e doenças oportunistas associadas. A análise liquórica se faz necessária sempre que houver a possibilidade de causa infecciosa ou inflamatória autoimune, em especial naqueles que apresentam períodos de exacerbação. RM de medula torácica e cervical é fundamental para afastar causas estruturais, tais como tumores, doença degenerativa da coluna ou fístula arteriovenosa dural (síndrome de Foix-Alajouanine). Tal exame pode ainda surpreender lesões com aspecto inflamatório. Entre as causas inflamatórias, a esclerose múltipla progressiva primária se manifesta como paraparesia espástica de evolução insidiosa. Nesse sentido, a RM encefálica se faz desejável. Esse exame pode ainda revelar, por exemplo, um tumor inter-hemisférico frontal, causando sintomas de marcha e disfunção esfincteriana antes da ocorrência de disfunção cognitiva ou visual. Ou ainda anomalias da junção craniocervical como as malformações de Arnold Chiari, subluxação atlanto-axial ou lesões compressivas. Além de descartar diagnósticos alternativos, a RM (especialmente de crânio) pode ser útil para identificar características típicas de um determinado subtipo de PEH, guiando a investigação molecular.[5]

Uma entidade neurodegenerativa esporádica que pode ser confundida com PEH é a esclerose lateral primária (ELP). Essa se caracteriza pelo acometimento exclusivo dos neurônios motores superiores de caráter progressivo, com pico de início aos 50 anos. Os sintomas se iniciam em membros inferiores em até 90% dos casos, tipicamente de maneira simétrica, o que torna a diferenciação com as PEHs complexa, sobretudo no início do quadro. Características que auxiliam no diagnóstico diferencial são a ausência de comprometimento sensitivo e urinário bem como a ausência de história familiar (embora a ELP possa ter caráter monogênico, isso é bastante raro). Apesar de poder ficar restrita aos membros inferiores durante anos, a ELP inexoravelmente progride para o acometimento de outras regiões corporais.

O diagnóstico de ELP é clínico, tendo a neuroimagem de neuroeixo, eletroneuromiografia e exames laboratoriais o papel de excluir outras condições. Com base nos critérios diagnósticos de 2020,[21] podemos definir um caso com acometimento exclusivo e progressivo dos neurônios motores superiores como ELP provável após 2 anos do início dos sintomas e como ELP definida após 4 anos do início dos sintomas. Isso porque, após 4 anos do início dos sintomas, ocorre acentuada redução do risco de desenvolvimento posterior de acometimento dos neurônios motores inferiores, o que configuraria um caso de ELA com acometimento predominante dos neurônios motores superiores. O prognóstico da ELP é mais favorável que o da ELA e menos favorável que o das formas puras de PEH. Embora exista carência de estudos sobre história natural, a maioria dos especialistas observa uma sobrevida média de 15 anos após o início dos sintomas.[21]

INVESTIGAÇÃO DIAGNÓSTICA: DOENÇAS GENÉTICAS QUE MIMETIZAM PARAPARESIA ESPÁSTICA HEREDITÁRIA

No que tange às doenças genéticas, diversas podem se apresentar como paraparesia espástica progressiva. A AVED (acrônimo para *ataxia with vitamin E deficiency*) pode ter como sintoma mais proeminente a espasticidade de marcha. Devido à facilidade de investigação por meio da dosagem vitamínica e à possibilidade de tratamento, essa causa deve ser amplamente considerada.[5]

A adrenomieloneuropatia é causada por mutação do gene *ABCD1*, sendo a herança recessiva ligada ao X. Trata-se de doença alélica à adrenoleucodistrofia, que se manifesta na criança do sexo masculino com perda relativamente rápida e global das funções neurológicas. A adrenomieloneuropatia constitui quadro mais brando, composto predominantemente por paraparesia espástica com início no adulto jovem do sexo masculino, devendo ser considerada em especial na presença de calvície ou hipocortisolismo (suspeitado em caso de hiperpigmentação cutânea). Mães de filhos com adrenoleucodistrofia podem apresentar sinais e sintomas compatíveis com adrenomieloneuropatia de maneira tardia. A investigação é feita pela dosagem sérica de ácidos graxos de cadeia muito longa, cuja elevação traduz disfunção peroxissomal.[6]

A ocorrência de flutuação dos sintomas com piora ao longo do dia deve chamar a atenção para o importante diagnóstico diferencial de distonia dopa-responsiva. É característica a apresentação com disfunção de marcha na infância. O quadro distônico pode ser sutil e limitar-se a um hálux em extensão (simulando o sinal de Babinski). Hiporreflexia e aparente espasticidade também podem estar presentes. A resposta dramática e sustentada à levodopa torna obrigatório que o índice de suspeição para esta condição seja baixo. Em casos selecionados, convém realizar teste terapêutico com levodopa antes mesmo da investigação molecular. As distonias dopa-responsivas podem ser herdadas mais comumente de maneira AD com penetrância incompleta (ligada ao gene *GCH1*, conhecida como "síndrome de Segawa" ou "DYT5A") ou de maneira AR (incluindo até o momento os seguintes genes: *TH, SPR, PTS* e *QDPR*).[22]

A xantomatose cerebrotendínea é uma causa de paraparesia espástica com variados sintomas associados: declínio cognitivo, ataxia, epilepsia e polineuropatia. Diarreia crônica, aumento do volume tendíneo (xantomas), início precoce de catarata, aterosclerose ou osteoporose são condições que apontam para este diagnóstico. A dosagem sérica do colestanol demonstra elevação nos indivíduos afetados, sendo essa condição tratável com administração de ácido quenodesoxicólico.[23]

A deficiência de metiltetra-hidrofolato-redutase (MTHF) é uma doença AR tratável que pode se apresentar como distúrbio de marcha. Além de paraparesia espástica progressiva, disfunção neuropsiquiátrica, neuropatia periférica e lesões de substância branca predominando em regiões posteriores são achados frequentes na forma de início no adulto. Em crianças o quadro é mais grave e de progressão rápida, composto por microcefalia, leucoencefalopatia, apneia, convulsões e coma. Hiper-homocisteinemia com metioninemia normal ou baixa apontam para esta entidade. A identificação de mutação no gene *MTHFR* confirma o diagnóstico que é de extrema importância, tendo em vista a redução dos níveis de homocisteína e melhora clínica com suplementação de betaína anidra (também chamada "trimetilglicina"), 6 a 10 g/dia. Reposição associada de vitaminas do complexo B pode ser considerada.[23]

A ataxia de Friedreich (AF) tem início tipicamente na infância ou adolescência com ataxia cerebelar e sensitiva associada à neuropatia periférica levando à amiotrofia e à abolição de reflexos. Os casos de início após os 25 anos, chamados "LOFA", do inglês *late onset Friedreich ataxia*, se caracterizam por uma preservação dos reflexos que pode ser acompanhada de sinais e sintomas de disfunção piramidal. Aspectos extraneurológicos que, em geral, apontam para o diagnóstico de AF são mais raros nos casos de LOFA, tais como diabetes *mellitus*, escoliose e miocardiopatia. A manifestação inicial pode ser um quadro puro de paraparesia espástica ou, mais comumente, ataxia espástica. A ocorrência de atrofia óptica também deve levantar suspeita desse diagnóstico. Seu diagnóstico se dá por técnica de PCR que identifica expansão GAA intrônica no gene da frataxina.[24]

A ataxia espinocerebelar tipo 3 (SCA3 ou doença de Machado-Joseph) é a ataxia AD mais comum no Brasil e no mundo, apresentando grande variabilidade fenotípica. É classificada em cinco subtipos de acordo com a presença de sinais e sintomas associados: distonia tipo 1; liberação piramidal tipo 2; neuropatia periférica tipo 3; parkinsonismo tipo 4; e paraparesia espástica no tipo 5. Considerando a frequência da doença de Machado-Joseph na nossa população, esse diagnóstico deve ser considerado nos casos de paraparesia complicada de herança AD. Por se tratar de doença por expansão de tripletos, esse diagnóstico pode não ser detectado por técnicas de sequenciamento de nova geração, tais como o exoma. Em contrapartida, a detecção da expansão no gene *ATXN3* pode ser obtida por PCR, método mais simples e econômico.[5]

ASPECTOS GENÉTICOS

Frente a um quadro clínico compatível com PEH, a ausência de história familiar não deve afastar o diagnóstico. Não raro, casos aparentemente esporádicos são, de fato, casos familiares mascarados. Familiares do probando podem, por exemplo, ser minimamente afetados, apresentando dor falsamente atribuída à doença musculoesquelética, dificuldade para correr ou sintomas urinários atribuídos à idade avançada. A execução de exame neurológico, pelo menos nos parentes de primeiro grau, traz informações valiosas. Falsa paternidade, mutação *de novo* e penetrância incompleta constituem outras razões para que um paciente com PEH AD não refira história familiar. Já nos casos de herança AR é frequente que a consanguinidade não seja reconhecida por pais provenientes de um mesmo vilarejo. Primos ou parentes distantes que apresentem déficit motor, cognitivo ou outros podem não ter sido adequadamente investigados. Há ainda o caso de famílias pequenas, em que a doença AR se manifestou em apenas um indivíduo. Deve-se considerar relevante toda história familiar de doença neurológica, não só devido à possibilidade de falso diagnóstico quanto pela heterogeneidade fenotípica que é característica dos genes causadores de PEH. Um mesmo gene pode causar um quadro de neuropatia hereditária semelhante à doença de Charcot-Marie-Tooth (*SPG10, SPG17*), amiotrofia espinhal distal (*SPG17*), parkinsonismo (*SPG11*), oftalmoplegia externa progressiva (*SPG7*), entre outros.[7]

Em suma, o diagnóstico molecular deve ser considerado quando as causas adquiridas de paraparesia espástica foram afastadas pela avaliação do quadro clínico e exames complementares. Atualmente, as técnicas de sequenciamento de nova geração (ou também chamadas "NGS", do inglês *next generation sequencing*), que incluem os painéis gênicos, ou sequenciamento completo do exoma são a abordagem de escolha. No caso dos painéis, são sequenciados vários genes possivelmente associados ao fenótipo em questão. Diversos painéis estão disponíveis de modo comercial ou podem ser confeccionados para fins de pesquisa com os genes de interesse. No caso do exoma, todas as regiões codificantes bem como as regiões próximas aos éxons (determinantes do processo de *splicing*) são sequenciadas. A grande vantagem dessa técnica consiste na possibilidade de detecção de variantes patogênicas em genes que não tenham sido previamente associados ao fenótipo em questão. Vale ressaltar que os painéis NGS e exoma não costumam detectar a ocorrência de CNVs (do inglês *copy number variation*) que são grandes deleções ou duplicações gênicas. Estas são responsáveis por 8 a 20% dos casos de PEH-SPG4 e são idealmente identificadas por meio da técnica de MLPA (do inglês *multiplex ligation-dependent probe amplification*).[9,14] Um recente estudo chinês identificou CNVs como mecanismo molecular de 11% de todos os pacientes com PEH. As formas mais frequentemente associadas a CNVs nesse estudo foram: PEH-SPG4, PEH-SPG3A e PEH-SPG6 (ligada ao gene *NIPA1*), PEH-SPG11 e PEH-SPG7.[14] Alguns centros no país possuem tecnologia de sequenciamento de exoma ou genoma com capacidade para detecção de CNVs, embora ainda com menor sensibilidade que a técnica de MLPA. Este último, contudo, apresenta a desvantagem de necessitar de *kits* específicos para cada gene, o que tende a gerar custos persistentemente elevados e baixa disponibilidade fora de centros de pesquisa.

Em relação às formas complexas da doença, que mais comumente são de herança AR, as técnicas de NGS também são usadas como primeira escolha sempre que possível, visto que aqui a complexidade genética é ainda maior. Ainda quando há um grupo de poucos genes candidatos, a crescente e rápida descoberta de novos genes com fenótipos discordantes bem como a superposição fenotípica com genes causadores de outras doenças neurodegenerativas faz com que o sequenciamento convencional seja cada vez menos empregado nesses casos.[6]

Há ainda situações em que mesmo a técnica de exoma não é capaz de revelar o diagnóstico. A síndrome SPOAN, por exemplo, é causada por uma pequena deleção intrônica, que leva ao aumento da expressão do gene *KLC2*. Pela sua localização, essa mutação só pode ser identificada por meio do sequenciamento de todo o genoma. Apesar de se tratar de doença AR, a mutação que ocorre na síndrome SPOAN provoca aumento de expressão gênica, um mecanismo molecular típico de doenças AD, estando por ora restrito, no caso das afecções de herança recessiva, a essa forma de PEH identificada no Brasil.[19]

TRATAMENTO

Com exceção de transtornos metabólicos que simulam PEH (descritos anteriormente), o tratamento desses pacientes está restrito a medidas sintomáticas. O uso de medicamentos antiespásticos se faz mais benéfico naqueles pacientes com formas puras, em especial nos primeiros anos ou décadas de doença, em que a espasticidade predomina sobre a fraqueza como limitante da deambulação. Mesmo naqueles com significativa fraqueza convém realizar teste terapêutico com baixas doses desses medicamentos. Muitas vezes a adição de uma órtese associada ao tratamento medicamentoso possibilita melhora da qualidade da marcha. Baclofeno, tizanidina e ciclobenzaprina são os principais agentes disponíveis no Brasil. A sonolência constitui o principal efeito colateral dos antiespásticos orais, mas esse sintoma tende a melhorar parcialmente com o tempo de uso na maioria dos pacientes. Em alguns indivíduos, a sonolência pode limitar a utilização de doses maiores que seriam desejáveis do ponto de vista motor. Nesses casos, a injeção de toxina botulínica deve ser considerada, muito embora um grande ensaio clínico duplo-cego randomizado não tenha demonstrado benefício em relação à velocidade de marcha após uso de toxina botulínica em pacientes com PEH.[25] Esse ensaio avaliou os efeitos do tratamento com doses fixas de toxina botulínica e em pacientes com duração prolongada da doença, não descartando potencial benefício em casos selecionados. Atenção deve ser dada para a maior sensibilidade desses pacientes quando comparados a portadores de espasticidade de causa sequelar (paralisia cerebral ou acidente vascular cerebral [AVC], por exemplo). Sendo assim, essa técnica deve ser empregada em baixas doses e com escolha criteriosa dos grupos musculares-alvo por profissional experiente com o objetivo de melhorar a espasticidade sem exacerbar a fraqueza (observação pessoal dos autores). Mesmo no caso de cadeirantes, as terapias antiespásticas podem trazer benefícios à higiene e ao manuseio do paciente por parte de seus cuidadores. Alguns indivíduos experimentam dor ou desconforto associados a espasmos musculares decorrentes da liberação piramidal. Nesse contexto, os antiespásticos também trazem benefício, podendo inclusive melhorar a qualidade do sono por reduzir o automatismo medular.[5]

Retrações e anormalidades esqueléticas devem ser ativamente pesquisadas. A maioria dos pacientes apresenta algum grau de retração de tendões aquileus, por exemplo. Quando leve, tal deformidade pode ser corrigida por meio de exercícios e uso de órteses do tipo Mafo (durante o dia quando esta proporcionar auxílio à marcha ou no período noturno, naqueles com significativa fraqueza proximal que não toleram o peso adicional do Mafo durante a marcha). Diversas órteses podem trazer benefícios a marcha dos pacientes. Destaca-se a tira antiequina, que posiciona o tornozelo em um ângulo de 90° por meio de uma tira leve que conecta a região anterior do pé à perna, possibilitando que o indivíduo toque toda a região plantar no solo ao pisar, o que muitas vezes não ocorre em casos de significativa espasticidade do tríceps sural, trazendo maior estabilidade à marcha. Em pacientes com significativa fraqueza, convém avaliar o uso de muleta canadense ou andador. O uso de bengalas traz pouco benefício, estando indicado apenas em caso de fraqueza proximal leve com aumento da báscula de quadril ou em casos em que há limitação por dor. Muitos pacientes, porém, preferem utilizar uma bengala e apoiar-se sobre um acompanhante do que adotar muletas canadenses ou andador (menos indicado). Em casos de retrações avançadas, a tenotomia cirúrgica traz maiores benefícios. Tais retrações podem se desenvolver em múltiplas articulações, provocando sintomas álgicos e anormalidades posturais que podem ser mais prejudiciais clinicamente que a própria paraparesia. A manutenção de um regime de fisioterapia com enfoque em exercícios de alongamento em muito contribui para a prevenção destas anormalidades. Em pacientes com dor ou doença articular degenerativa sobreposta, ressalta-se o benefício da execução de exercícios em água, tais como hidroginástica ou hidroterapia, pelo seu menor impacto sobre as articulações além da percepção do efeito analgésico e relaxante por parte de alguns indivíduos. Nos pacientes cadeirantes, especial atenção deve ser dada ao correto posicionamento na cadeira, adoção de mudanças rotineiras de decúbito e utilização de coxins. Essas medidas visam evitar a ocorrência de complicações como escoliose e escaras. Nesses casos convém ainda a avaliação rotineira da função pulmonar, para que reabilitação da função respiratória seja iniciada precocemente quando indicada.

Um ensaio clínico fase 2 revelou que o uso de atorvastatina foi capaz de reduzir os níveis séricos de 27-hidroxicolesterol em pacientes com PEH-SPG5. Estudos pré-clínicos indicam que o acúmulo desse metabólito leva a efeitos tóxicos que resultam no desenvolvimento de paraparesia espástica nesses pacientes.[26] A dalfampridina é um agente bloqueador de canal de potássio indicado para paciente com distúrbio de marcha secundário à esclerose múltipla. Recentemente, um pequeno ensaio clínico triplo-cego identificou aumento da velocidade de marcha nos pacientes tratados em comparação com grupo placebo.[27]

A pesquisa ativa de outros sinais e sintomas pode resultar em melhora da qualidade de vida dos pacientes com PEH. Esses indivíduos apresentam maior frequência de dor, sintomas depressivos e fadiga, situações passíveis de tratamento específico. A ocorrência de parkinsonismo, ainda que sútil, abre outra janela terapêutica nesses casos.[4]

CONSIDERAÇÕES FINAIS

PEH engloba um grupo heterogêneo de doenças com substrato genético mendeliano. Essas acarretam axonopatia retrógrada da via piramidal, comprimento-dependente, e progressiva. Apesar da ausência de tratamento modificador de doença, o correto diagnóstico e o aconselhamento genético são de grande valia para esses pacientes e seus familiares. O prognóstico das PEH difere daquele de outras doenças neurodegenerativas que podem mimetizá-las. O prognóstico das ataxias espinocerebelares, por exemplo, tende a ser menos favorável que aquele da maioria dos casos de PEH. Mesmo dentre os casos de PEH os diferentes subtipos implicam prognósticos, orientações e aconselhamento familiar diversos.

A conscientização da comunidade médica e profissionais de saúde sobre esse grupo de doenças é cada vez mais importante para pacientes e pesquisadores, tendo em vista a rápida progressão do conhecimento na área nos últimos anos. A detecção de genes causadores e identificação dos mecanismos moleculares responsáveis abre perspectivas terapêuticas que já se traduzem em experiências positivas em modelos animais.[2]

PARTE **22**

Cuidados Paliativos em Neurologia

Coordenadora: Luciana de Oliveira Neves

207 Doenças Neurológicas e Cuidados Paliativos
Camila Galvão Lopes • Luciana de Oliveira Neves • Marcos Christiano Lange

208 O Desafio do Prognóstico nas Doenças Neurológicas
Camila Galvão Lopes • Mariana Ribeiro Marcondes da Silveira

209 Princípios de Bioética nos Cuidados Paliativos
Douglas Crispim • Luciana de Oliveira Neves

210 Ensino e Competências ao Neurologista para Atuar nos Cuidados Paliativos
Maiara Silva Tramonte • Laura Cardia Gomes Lopes

Os capítulos desta Parte estão disponíveis *online*, no Ambiente Virtual de Aprendizagem do GEN.

Índice Alfabético

A

Abaulamento acentuado da fontanela, 1277
Abetalipoproteinemia, 1346, 1542
Ablação por estereotaxia e
   radiofrequência, 1433
Ablativos, 449
Abordagem
- da dor por mecanismos, 1377
- do paciente com
- - baixa acuidade visual, 48
- - perda de campo visual, 58
- pragmática, 1459
Abscessos por tuberculose, 1091
Abstinência, 271
Abstração, 121
Acalculia, 136
Acatisia, 402
Aceruloplasminemia, 411
Acetato de glatirâmer, 578, 581
Acetazolamida, 943, 1272
Acetilcolina, 28
Achados
- de neuroimagem no comprometimento
   cognitivo vascular, 738
- oftalmológicos relacionados a doenças
   neurológicas, 1253
Aciclovir, 1211
Acidente vascular cerebral (AVC), 79, 335,
   341, 354, 358, 360, 977, 1243, 1342, 1449,
   1558, e-118
- atendimento integrado ao paciente com, 301
- e anemia falciforme, 293
- em crianças e adolescentes, 1354
- embólico de origem indeterminada, 335
- fatores de risco, 316
- fetal, 1351
- hemorrágico, 277
- indicadores de qualidade para o tratamento
   do, 341
- isquêmico, 331, 1091, 1167, 1244, e-149
- - de cerebelo, 977
- - diagnóstico, 308
- - e doença de Chagas, 292
   em crianças e adolescentes, 1354
- - fase aguda do, 325
- - fisiopatologia do, 307
- - manejo emergencial, 308
- - neuroimagem do AVC agudo, 309
- - tratamento, 307-310
- menor, 354, 358, 360
- na infância, 1351
- perinatal, 1351
- prevenção do, 316
Ácido(s)
- acetilsalicílico (AAS), 322, 329, 330
- alfalipoico, 43
- fólico, 1219
- gama-aminobutírico, 12
- graxos, 953
- nicotínico, 1218
- tuberculosteárico, 1093
Aconselhamento genético, 1537, 1538
- na demência frontotemporal, 1538
- na doença de Alzheimer, 1538
Acoplamento excitação-contração no
   músculo esquelético, 946
Acromatopsia, 136

Acromegalia, 159
- com macroglossia, e-27
Acuidade visual, 47
Acúmulo de cálcio, 427
Acupuntura, 1405
Adalimumabe, 1213
Adaptação, 1455
Adenocarcinoma de mama, e-77
Adenosina deaminase (ADA), e-79, 1093
Aderência da musculatura à dura-máter, 241
ADH, 157
Adiadococinesia, e-42
Ado-trastuzumabe entansina, 1149
Adrenoleucodistrofia, 1350
Adrenomieloneuropatia, 1510, 1596
Aducanumabe, 675
Advanced cardiac life support (ACLS), 308
Afasia(s), 126
- anômica, 130
- classificação clássica das, 129
- de Broca, 129
- de condução, 130
- de Wernicke, 130
- fluentes, 130
- global, 130
- motora ou de expressão, 129
- não fluentes, 129
- óptica, 131
- progressivas primárias, 126, 679
- sensitiva ou de compreensão, 130
- subcortical, 129, 130
- transcortical, 129, 130
Afatinibe, 1147
Afeto pseudobulbar, 776
Agentes
- alquilantes, 1145
- antimetabólitos, 1145
- antimicrotúbulos, 1144
- bacterianos, 399
Ageusia, 45
Agitação, 714, 725, 730, 731
- e sintomas psicóticos, 720, 721
Agnosia, 39
- auditiva, 136
- - verbal, 136
- de Marcos, 138
- digital, 136, 137
- olfativa, 39
- olfatória, 41
- para cores, 136
- tátil, 136
- visual, 134
Agomelatina, 475, 477, 479, 498
Agonistas
- do receptor de melatonina, 475
- do receptor de serotonina (5-HT$_{1F}$), 212,
   214, 273
- melatoninérgicos, 479, 498
- - e melatonina, 477
- seletivos de receptores
   benzodiazepínicos, 474
Agrafia, 130, 131, 136
Agressividade, 722, 725
Alça
- cognitiva, 21
- de Meyer, 58
- límbica, 21

- oculomotora, 21
Alcaloides da vinca-fluoruracila, 1145
Alentuzumabe, 576, 578, 1148, 1211
Alexia, 130, 131, 136
Alfamanosidase, 1350
Alfassinucleinopatias, 751
Alodinia, 32
Alprazolam, 374
Alteração(ões)
- cognitivas, 1249
- da eletricidade cerebral, 722
- da estrutura anatômica interna do
   hipocampo, 522
- da marcha e do equilíbrio, 15
- da motricidade ocular, 15, 109
- da palavra e da escrita, e-43
- de ritmo, 489
- do comportamento nas doenças
   neurológicas, 142
- do tono muscular, e-40
- do volume e da forma do crânio, 1304
- dos movimentos ativos e do tono
   muscular, e-41
- gerais da sensibilidade, e-53
- hematológicas, 320
- no nível de consciência, e-21, e-22
- psiquiátricas, 712, 724
- psíquicas, 1342, 1563
- pupilares prévias, 115
- sensitivas, 32
- vasculares associadas à radioterapia, 1155
Alucinações, 144, 488, 663
- menores, 663
- relacionadas com o sono, 488
Amantadina, 112
Amígdala, 140, 148
Amiloidoses, 816
- aspectos genéticos, 845
- diagnóstico, 847
- epidemiologia, 846
- estadiamento e avaliação de progressão, 847
- fisiopatologia, 845
- manifestações clínicas, 846
Aminoacidopatias, 1572
Amiodarona, 881
Amiotrofia(s)
- espinhais proximais, 840
- neurálgica, 830
Amitriptilina, 475, 477, 479, 498
Amnésia, 124
- anterógrada, 124
- diencefálica, 124
- frontal, 124
- global transitória, 634-636
- hipocampal, 124
- retrógrada, 124
Analgesia, 28, 1175
- /hipoalgesia, 32
Analgésicos, 217
Anamnese, 1375
- sistemática, 183
Anartrestesia, 32
Anatomia
- do nervo facial, 77
- do sistema nervoso, e-19
- e fisiologia
- - do cerebelo, 12

- - do crescimento do crânio, 1304
- - do olfato, 37
- - do paladar, 43
- - do sistema nervoso autônomo, 146
Andexanete, 333
Anel de Kayser-Fleischer, 1260
Anemia, 292
- falciforme, 292, 293, 321, 1223, 1526, e-118
- megaloblástica, 1223
- por deficiência de ferro, 1223
- por doença falciforme, 1223
Anestesia/hipostesia, 32
Anestésicos, 1195
Aneurismas, 347, 1530
- tratamento do, 347
Anfotericina B, 1110, 1111, 1211
Angina *pectoris*, e-53
Angio-TC, 350, 356, e-122, e-129
- de vasos cervicais e cerebrais, 356
Angiofluoresceinografia, 1253
Angiografia
- convencional medular, e-122
- intracraniana, e-120
- por ressonância magnética, e-140
Angiopatia amiloide cerebral, 298, 1523
- hereditária, 298
Angioplastia transluminal com balão, 352
Angiorressonância magnética, e-122, e-140, e-146
Anisotropia fracionada, e-150
Anoctaminopatia, 913
Anomia, 128, 136
Anosmia/hiposmia, 39
Anosognosia, 138
Ansa lenticularis, 452
Ansiedade, 144, 713, 725, 1229
Antagonistas
- CGRP/CGRP-R na cefaleia em salvas, 214
- da orexina, 498
- de vitamina K, 331
- do receptor
- - de CGRP, 273
- - de hipocretina, 475
- hipocretinérgicos, 478
Anti-histamínicos, 479
Anti-inflamatórios não esteroidais (AINEs), 193, 195, 196, 1394
Antiagregação plaquetária, 322
Antiagregantes plaquetários intravenosos, 328
Antibióticos, 881
Antibioticoterapia profilática, 1173
Anticoagulação oral, 322
Anticoagulantes orais, 331
- diretos, 331
Anticolinesterásicos, 792
Anticonvulsivantes, 445, 475
- inibidores dos canais de sódio, 445
Anticorpo(s)
- anti-GAD, 610
- antigangliosídeos, 859
- antiglicolipídeo-fenólico 1, 1078
- antineuronais, 605, 606
- de alto risco para síndrome paraneoplásica, 612
- monoclonais, 212, 213, 230, 273, 1212
Antidepressivos, 498, 1383
- inibidores seletivos da recaptação de serotonina e noradrenalina, 1384
- sedativos, 475, 476
- tricíclicos, 1383
Antieméticos, 195
Antifibrinolíticos, 347
Antipsicóticos, 113, 475, 478, 479, 498
Antraciclinas, 1146
Apalestesia/hipopalestesia, 32
Apatia, 120, 143, 717, 725, 730, 731
Ápice orbitário, 68

Apixabana, 332
Apneia
- neurogênica central, 107
- obstrutiva do sono, 320, 499
- pós-hiperventilação, 107
Apoplexia hipofisária, 160, 1243
Apraxia, 128, 436, 1333
- calosa, 132
- conceitual, 133
- da fala, 98, 1333
- da marcha, e-32
- de construção, 133, 136
- de fala, 128
- de membros, 131
- dissociativa(s), 133
- do vestir, 133
- dos membros superiores, 132
- ideatória, ou ideativa, 133
- para gestos, 132
- melocinética, 133
- oculomotora, 61, 136
- orobucolingual, 133
- simpática, 132
- tarefa-específicas, 131, 133
Apraxias, 131
Aprendizado, 626, 628
Aquaporina 4, 591, 592
Aracnoide, e-20
Arboviroses, 562, 873, 1042
- complicações neurológicas das, 1042
Arbovírus, 1036
Aripiprazol, 447
Armazenamento, 124
Aromaterapia, 729
Arquicerebelo, e-41
Arquicórtex, 117
Arquitetura do sono, 467
Artéria(s)
- angular, 280
- basilar e vertebrais, 282
- carótida(s), e-112
- cerebral, 277, 278, 280, e-112
- comunicante posterior, 65, e-112
- coróidea anterior, 278
- cranianas, e-112
- oftálmica, 47, e-112
- orbitofrontal, 279
- parietal, 279, 280
- pré-central, 279
- sulco central, 279
- temporal, 280
- vertebrais, e-112
Arteriopatias, 1354
Arterite de células gigantes, 1262
Artrestesia, 28, 31
Artrite
- idiopática juvenil, 377
- reumatoide, 1231
- - juvenil, 377
Aspectos
- de neuroimagem, 1213
- neurofisiológicos e técnicos do eletroencefalograma, e-85
- neurológicos das doenças reumatológicas, 1228
Aspergillus fumigatus, 1207
Assimetria
- dos cornos temporais dos ventrículos laterais, 522
- no ajuste postural, 981
Assuntos comunitários, 631
Astereoagnosia, 136, e-53
Astrocitoma IDH-mutado, 1137
Astrocitopatia autoimune anti-GFAP, 618, 619
- características clínicas, laboratoriais e radiológicas, 619

- fisiopatologia, 618
- prognóstico, 619
- tratamento, 619
Ataque
- direto do vírus ao sistema nervoso central, 1043
- isquêmico transitório, 354, 355, 357
- - de alto risco, 326
- - modelos de previsão, 356
Ataxia(s), 12, e-22, e-40
- agudas, 16
- autossômicas dominantes, 1543
- cerebelar, 1449, 1539
- com apraxia oculomotora, 1541
- com deficiência isolada
- - da vitamina E, 1542
- - familial de vitamina E, 1346
- crônicas, 16
- de Friedreich, 839, 1539, 1596
- de marcha, e-22
- de membros, 288
- episódicas, 1545
- espástica autossômica recessiva de Charlevoix-Saguenay, 1541
- espinocerebelar(es), 392, 1543, 1545
- - tipo 3, 1596
- frontal, 16
- hereditárias, 1539
- imunomediadas, 16
- ligadas ao X, 1545
- mitocondriais, 1547
- não cerebelares, 15
- óptica, 136
- por deficiência de vitamina E, 839
- recessivas, 1542
- sensitiva, 15, 834
- subagudas, 16
- vestibular, 16
Ataxia-telangiectasia, 1540
Atendimento
- de emergência em hospitais gerais, 302
- integrado ao paciente com acidente vascular cerebral, 301
Ateroma do arco aórtico, 318
Aterosclerose do arco aórtico, 328
Ativação parassimpática craniana, 185
Atividade(s)
- anormal não epileptiforme, 520
- de base, e-89
- de lazer estruturadas, 729
- epileptiforme, 516-519
- física, 185, 1478
- lenta, 520
Atos motores alternados, 121
Atrofia
- cortical posterior, 1261
- da porção anterior do lobo temporal, 522
- de múltiplos sistemas, 154, 437, 439, 495
- dentato-rubro-pálido-luysiana, 392, 1545
- do hipocampo, 522
- mesencefálica, 753
- muscular espinal, 1303
- - ligada ao 5q, 779
- muscular progressiva, 763
- olivopontocerebelar, 437
- óptica, e-58
Atuação do sistema nervoso autônomo central, 148
Aura, 217
- de migrânea, 355
- migranosa, 185
- persistente sem infarto, 219
- visual enxaquecosa, 1254
Autoanticorpos associados à
- dermatomiosite, 968
- miopatia necrosante imunomediada, 968

- síndrome antissintetase, 968
Autocuidado, 631
Autonomia, e-189
Autorregulação
- do fluxo sanguíneo cerebral, 1163
- encefálica, e-114
Avaliação
- clínica
- - nas miopatias, 882
- - neurológica, 1352
- cognitiva, 623-628, 654, 728
- - breve, 623
- - de Montreal, 625, 627, 628
- - e funcional, 654
- da articulação sacroilíaca, 1400
- da artrestesia, 31
- da autorregulação encefálica e da
     reatividade cerebrovascular, e-114
- da força, e-35
- da junção neuromuscular, e-108
- da paralisia facial, 79
- da sensibilidade, 30
- da visão de cores, 48
- das modalidades sensoriais secundárias
     (ou corticais), 31
- das nove posições do olhar, 92
- de demência grave, 656
- de deposição cortical de placas
     beta-amiloides, 746
- de distúrbios do movimento, e-110
- de gravidade de blefarospasmo (BSRS), 378
- de paciente com dor central, 1390
- de radiculopatia, 1400
- de rigidez da coluna lombar, 1400
- do campo visual por confrontação, 49
- do doente com dor, 1375
- do nervo hipoglosso, 100
- do reflexo
- - nauseoso, 100
- - vestíbulo-ocular, 978
- dos pacientes com doenças
     cerebrovasculares, 286
- e mensuração da dor, 1376
- eletroneuromiográfica nas neuropatias
     periféricas, 808
- genética, 1506, 1534
- laboratorial de distúrbios cognitivos, 659
- neuropsicológica, 536, 623, 630, 631, 633
Axitinibe, 1147
Azatioprina, 575, 597, 618, 793, 1181

B

Bacilos álcool-ácido-resistentes
   (BAAR), 1093
Baciloscopia, 1076
Baclofeno, 230, 388, 1322, 1325
Baixa acuidade visual, 48
Bandas oligoclonais, 571, 581
- de imunoglobulina G, e-80
Barestesia, e-52
Barorreceptores, 150
Barreira hematoencefálica, e-76
Bateria breve de rastreio cognitivo, 625, 628,
   655, 656
Batiestesia, e-52
β-dimetil-cisteína, 425
Beneficência, e-189
Bengalas, muletas e andadores, 1466
Benzodiazepínicos, 388, 444, 478, 479, 498
Betainterferona(s), 575, 578, 581
Betamanosidase, 1350
Betaoxidação, 953
Bevacizumabe, 1147, 1212
Bexiga neurogênica, 152
Bifosfonatos, 1395
Bioética
- nos cuidados paliativos, e-189, e-190

- principialista, e-189
Biomarcadores
- da degeneração corticobasal, 436
- da doença de Alzheimer, 641
- em fluidos, 683
- em paralisia supranuclear progressiva, 433
- na atrofia de múltiplos sistemas, 438
- no tratamento da migrânea, 216
- para doença de Alzheimer, 673
Bloqueadores
- dopaminérgicos, 193
- neuromusculares, 115
Bloqueio(s)
- anestésicos, 194
- - contraindicações, 201
- - do nervo occipital maior, 194, 230
- - efeitos adversos, 201
- - indicações, 197
- - marcos anatômicos, 199
- - materiais utilizados, 198
- - mecanismos de ação, 197
- - técnicas de bloqueio, 200
- de marcha, 17, 364
- de nervos, 1387
- epidurais de esteroides, 831
- simpático, 1395
Bobbing ocular, 109
- reverso, 109
Borrelia burgdorferi, 872
Bortezomibe, 613, 1147
Bradicinesia, 17, 363
- apendicular, 17
- global, 17
Bradicinina, 28
Brentuximabe vedotina, 1149
Bruxismo relacionado ao sono, 505
Bulbo olfatório, 37
Bussulfano, 1145, 1211

C

Cabeceira elevada e centrada, 1173
Cabozantinibe, 1147
Cadeias leves livres, e-80
Cafeína, 1316
Câimbras, 776, 886
Calcificação(ões), 427
- cerebral familiar primária, 428
Cálcio, 420
Calosotomias, 538
Calota craniana, 1304
Campimetria, e-56
Campo(s)
- H de Forel, 452
- ocular frontal, 61
- receptivo, 25
- visual, 47, 287
Campotomia de Forel, 456
Camptocormia, 1424, e-30, e-33
Canabidiol, 529, 531
Canabinoides, 479, 480, 498, 1387
Canais semicirculares, 83
Canalopatias, 938, 943, 951
- farmacogenética, 883
- musculares, 940
- primárias do músculo esquelético, 942
Candida spp., 1207
Capsaicina tópica, 1385
Características da dor, 184
Carbamazepina, 445, 529, 943
Carboidratos, 952
Carboplatina, 1144, 1211
Carcinoma de pulmão, e-77
Carcinomatose meníngea, 1142, e-75, e-77
Cardiomiopatias, 335
Cardiopatia atrial (atriopatia), 318
Cardiopatias, 317
Carfilzomibe, 1147

Carga alostática, 713
Cariótipo com bandas G, 1485
Carisoprodol, 388
Carmustina, 1145, 1211
Carnitina *O*-acetiltransferase (CRAT), 418
Cartão de Rosenbaum, 47
Catatonia, 114
CBA (*cell-based assay*), 606
Cefalalgia
- cardíaca, 237
- histamínica, 225
Cefaleia(s), 171, 1254
- cervicogênica, 198
- classificação, 172
- de Horton, 225
- do exercício, 232
- do tipo tensão, 174
- - exame(s), 223
- - tratamentos, 223, 224
- em salvas, 174, 175, 198, 263, 264
- - tratamento, 229, 230
- epicranianas, 234
- estrutura e recomendações sobre o
     uso da ICHD-3, 173
- exame
- - físico, 187, 188
- - neurológico, 188
- hípnica, 234, 268
- investigação, 191
- na gestação, 263
- na infância e na adolescência, 257
- na mulher, 261
- na unidade de emergência, 190
- neuralgiforme unilateral breve, 231
- no climatério e menopausa, 264
- no idoso, 265
- numular, 232, 235
- persistente
- - atribuída à craniotomia, 241
- - atribuída à lesão cefálica traumática ou
       craniotomia, 239
- - e diária desde o início, 232, 233, 243
- por estímulo frio, 232, 233
- por pressão externa, 174, 232, 233
- por uso excessivo de
     medicamentos, 269, 270
- pós-covid, 242
- pós-orgástica, 238
- pós-punção lombar, 198
- primária
- - associações, 180
- - associada à atividade sexual, 232, 237
       da tosse, 174, 232, 236
- - do exercício, 236
- - em facada, 232, 234
- - em trovoada, 232
- - epidemiologia e impacto das, 179
- - fisiopatologia das, 176
- - impacto, 180, 191
- - prevalência, 180
- primárias, 171, 174
- secundárias, 171, 189, 191, 198, 239,
     244, 263
- semiologia das, 183
- sinais vitais, 187
- sintomas e sinais de alerta, 189
- situações especiais em, 257
- tensional, 1242
- terapêutica em, 197
- trigeminoautonômicas, 174, 178, 225,
     226, 253
- - aspectos clínicos, 226
Cefepima, 1211
Cegueira pura para palavras, 131
Células
- basais, 37

- ciliadas, 83
- de sustentação, 37
- microvilares, 37
- olfatórias, 37
- tuboalveolares, 37
Cenobamato, 529, 530
Centros
- de alto volume, 347
- de atendimento de urgência ao AVC, 304
- e unidades de acidente vascular cerebral, 302
Cerebelite aguda, 16
Cerebelo, e-22
- anatomia e fisiologia do, 12
- citoarquitetura do, 12
Cerebrite, 1091
Cerebrocerebelo, 12
Ceritinibe, 1147
Certificação dos centros de AVC, 306
Cetamina, 194-196, 551, 552, 1386, 1395
Cetoacidose diabética, 1222
Cetoprofeno, 195
Cetorolaco, 193
Cetorolaco-trometamina, 195
Cetuximabe, 1148
Chikungunya, 874, 1044, 1049
Choque hemodinâmico, 115
Ciática, 1399
Ciclo
- de sono, 460
- do sono-vigília, 462
Ciclobenzaprina, 388
Ciclofosfamida, 614, 793, 838, 1211
Ciclosporina, 1211
Cilostazol, 325, 330
Cinesia paradoxal, 364
Ciraparantag, 333
Circuito
- córtico-estriato-talâmico-cortical, 445
- de Papez, 123
Circulação, 277, 280, e-112, e-113
Círculo de Zinn-Haller, 47
Cirurgia(s)
- bariátrica, 1220
- de epilepsia, 534
- de estimulação cerebral profunda, 445
- desconectivas, 538
- psiquiátricas, 1410
- ressectiva, 537, 538
Cisplatina, 1143
Cisternografia isotópica, 702
Cisto da bolsa de Rathke, 160
Citarabina, 1145, 1211
Citoarquitetura do cerebelo, 12
Citologia, e-79
Citomegalovírus, 561, 1036
Citrato de sódio, 43
Cladribina, 578, 579
Classificação
- das epilepsias de 2017, 513
- das fibras periféricas, 26
- das modalidades sensitivas, 25, 26
- dos sistemas de memória, 121
- dos transtornos comportamentais, 725
- internacional das cefaleias (ICHD), 173
Claudicação neurogênica, 1399
Clazosentan, 333
Climatério/menopausa, 265
Clobazam, 529, 532
Clomifeno, 230
Clonazepam, 529, 1322
Clonidina, 230, 1322
Clopidogrel, 323, 329
Cloroquina e hidroxicloroquina, 974
Clorpromazina, 193, 195
Clostridium botulinum, 386
Clozapina, 668

Coativação dos neurônios, e-39
Cobre, 420, 1251
Codeleção 1p/19q, 1135
Codificação, 123
Coeficiente(s)
- de atenuação, e-122
- de difusão aparentes, e-148
Cognição, 117, 451
- social, 139, 140, 141
Coinfecção M. tuberculosis e HIV, 1092
Colágeno VI, 925
Colagenopatia tipo VI, 914
Colchicina, 974
Coloração com H&E, 893
Coma, 103
- abordagem inicial ao paciente, 104
- de causa estrutural, 110
- diagnósticos diferenciais, 113
- etiologias do, 109
- exame neurológico, 105
Comando(s)
- de nível de consciência, 287
- verbal, 626
Comorbidade(s)
- neuropsiquiátrica, 543
- psiquiátricas e transtornos do sono, 1390
- sobrepeso/obesidade e transtornos alimentares, 187
Compensação, 1455
Competências em cuidados paliativos para neurologistas, e-194
Complementação diagnóstica de morte encefálica, e-116
Complexo
- de histocompatibilidade principal (MHC), 560
- de proteína 4 relacionada ao adaptador (AP4M1), 418
- esclerose tuberosa, 1363
- espícula-onda, e-94
- - 3 Hz, e-94
- K, e-89
- nuclear do oculomotor, 65
- onda aguda-onda lenta, e-94
- poliespícula, e-94
- poliespícula-onda, e-94
Complicações
- cardíacas nas distrofias miotônicas, 922
- cerebrovasculares, 1144
- da migrânea, 218
- e manifestações pós-paralisia facial, 82
- neurológicas
- - da infecção pelo SARS-CoV-2, 1080
- - das arboviroses, 1042
- - das doenças sistêmicas, 1215
- - de doenças endocrinológicas, 1221
- - de outras endocrinopatias, 1222
- - do diabetes mellitus, 1221
- - do tratamento oncológico, 1143
- - em imunossuprimidos, 1205
- - em pacientes com doenças oncológicas e hematológicas, 1206
- - em transplantados, 1206
- - na reumatologia, 1212
- - perinatais, 1045
- - secundárias à terapia farmacológica, 1210
- - neuro-oftalmológicas, 1044
- - relacionadas à coleta do líquido cefalorraquiano, e-78
Componente(s)
- do sistema nervoso periférico, 803
- motor exploratório, 138
Comportamento, 139
- cognitivo leve, 624
- obsessivo-compulsivo, 144
- sexual anormal relacionado ao sono, 483
Compreensão auditiva, 129

Compressão da cisterna quadrigeminal, 1196
Comprometimento
- cognitivo, 1229
- - leve, 494, 637, 644-646, 648-650
- - não demência, 644
- - vascular, 693-696
- - - subcortical, 738
- da autoativação, 143
- da consciência, 510
- mental-cognitivo, 700
- subjetivo de memória/cognitivo, 647
- vestibular central, 977
Comunicação e tomada de decisão, e-198
Condição associada ao gene CSF1R de início tardio, 1512
Conectoma, 118
Conflito neurovascular, e-146
Confusão direita-esquerda, 136
Consciência, 103
Consolidação, 124
Constipação intestinal, 668, 776
Constrição
- concêntrica do campo, 47
- pupilar, 71
Consumo de álcool, 319
Conteúdo da consciência, 103
Contração forte, dinâmica, e-39
Contraste iodado, e-129
Contraturas agudas, 886
Controle
- da hipertensão intracraniana, 1113
- de estímulos, 473
- de pressão arterial pós-isquemia cerebral, 1167
- de temperatura, 1170, 1174
- executivo do comportamento, 119
- glicêmico, 353, 1171, 1174
- homeostático do sono, 464
- inibitório, 120, 121
- neural da bexiga, 151
- postural, 86
- supranuclear da motricidade ocular, 60
Coordenação, 1279, e-40
Coprolalia, 445
Copropraxia, 445
Coração e pulmões, 188
Cordotomia, 1410
Coreia, 19, 377, 1260, 1479
- de Sydenham, 395, 1261
- gravídica, 1245
- hereditária benigna, 392
- paralítica, 395
Corno, e-21
Corona radiata, 7
Corpos mamilares, e-21
Corpúsculos, 26
Correlação anatomoclínica, e-14, e-19
Córtex
- cerebelar, 12
- cerebral, 117
- de associação, 117
- límbico, 117
- olfatório, 117
- orbital-ventromedial, 120
- parietal, 32, 36
- pré-frontal, 119, 120, 140
- pré-motor, 7
- pré-piriforme, 38
Corticosteroides, 43, 193, 230, 793, 868, 973, 1142
Corticotropina, 156
Covid-19, 242, 399, 874, 1080
- longa, 875, 1081
Craniectomia descompressiva, 1170
- no tratamento do traumatismo cranioencefálico, 1197
Craniofaringeoma, 161

Craniossinostoses, 1312-1314
Craniotomia, 1174
Crescimento do crânio, 1304
Criptococose, 1105, 1107, 1108, 1114
Crise(s)
- convulsiva, 355, 1177
- de cefaleia
- - durante a retirada da medicação, 271
- - em salvas, 184
- - neuralgiforme unilateral breve, 231
- de hipertermia maligna, 946
- de início desconhecido, 512
- de migrânea, tratamento da, 260
- eletroclínicas, e-94, e-100
- eletrográfica, e-94
- epiléptica, 348, 509, 1171, 1196, 1229, e-88
- - classificação das, 510
- - desencadeada por migrânea, 219
- - provocadas, 527
- focal, 510-512
- funcionais, 534
- generalizadas, 512
- hipertensiva autonômica, e-49
- miastênica, 795
- migranosa, 217
- mioclônico-atônicas, 512
- mioclônico-tônico-clônicas, 512
- não classificadas, 512
- não epilépticas psicogênicas, 167, 534, 541, e-88
- - aspectos epidemiológicos, 542
- - diagnóstico, 544
- - etiologia, 542
- - fatores de risco, 542
- - tratamento, 546
- parcial, 510
- - com generalização secundária, 512
- reflexas, 509
- sintomáticas agudas, 527
Crizotinibe, 1147
Cromegalia, 972
Cryptococcus neoformans, 1207
Cuidados paliativos, e-183, e-193

D

D-penicilamina, 425
Dabrafenibe, 1148
Danos bilaterais na via occipitoparietal, 136
Dantroleno, 1322
Daridorexanto, 475, 478, 479
Dasatinibe, 1147
Declínio cognitivo, 1226
- pós-acidente isquêmico transitório, 357
- subjetivo, 631, 637-642
Decomposição do movimento, e-41
Deficiência(s)
- da cadeia respiratória reversível da infância, 933
- da desidrogenase semialdeído succínica, 1350
- de ácido fólico, 1219
- de adenosina deaminase, 1239, 1523
- de arginina-vasopressina, 157
- de cistationina-betassintase, 1350
- de cobalamina, 1218
- de cobre, 1251
- de ferro, 1223
- de folato, 1250
- de fosforilase b quinase, 957
- de GAA, 957
- de metilenotetra-hidrofolato redutase, 1350, 1525, 1596
- de mioadenilato deaminase, 955
- de monoaminoxidase A, 1350
- de niacina, 1218
- de piridoxina, 1218
- de tiamina, 1217
- de vitamina
- - B12, 58, 1250, e-21
- - E, 973, 1219, 1220, 1251
- do transportador de creatina, 1350
- intelectual, 1320, 1330, 1483
- nutricionais, 1217, 1268
- - e toxicidade, 1268
Déficit(s), 286
- focais, 831
- motor, e-35
- - do membros superiores, e-35
- - sutil (DMS), e-37
- neurocognitivo associado ao HIV, 1022
- proprioceptivo, 834
Deformidades cranianas posicionais, 1314
Degeneração
- corticobasal, 433, 740, 753
- estriatonigral, 437
- lenticular progressiva, 19
- lobar frontotemporal, 681, 751
Deglutição, 97, e-67
Deiscência de canal, 989, 990
Dejerine, Jules-Joseph, e-3
Delírio(s), 663
- de Capgras, 144
Delirium, 103, 137, 142
- diagnóstico, 112
- tratamento, 112
Demência(s), 652, 1261, e-82
- avaliação
- - cognitiva e funcional, 654
- - de demência grave, 656
- bateria breve de rastreio cognitivo, 655
- causas potencialmente reversíveis, 658
- com corpos de Lewy, 155, 495, 664-667, 740, 751, 1535
- com parkinsonismo, 1535
- degenerativas, 1534
- depressão, 660
- do tipo Alzheimer, 1534
- epidemiologia, 653
- escalas funcionais, 657
- exame cognitivo de Addenbroke, 657
- exame neurológico, 653, 654
- frontotemporal, 677, 739, 1536
- - epidemiologia, 677
- - variante comportamental, 677
- história, 653
- instrumentos de rastreio, 654
- investigação laboratorial, 658
- miniexame do estado mental, 654
- - grave, 657
- mista, 695
- Montreal Cognitive Assessment, 655
- multi-infarto, 753
  na doença
- - de Alzheimer provável, 672
- - de Parkinson, 495, 751, 1535
- por múltiplos infartos corticais, 695
- pós-AVC, 695
- priônicas, 496
- sono e, 493
- vascular, 495, 695
Dengue, 243, 873, 1042, 1049
Denosumabe, 1149
Deposição cortical de placas beta-amiloides, 746
Depressão, 143, 660, 713, 725, 729, 730, 776, 1229
- alastrante, 176
- cortical, 348
- demências, 660
- e ansiedade
- - após acidentes vasculares cerebrais, 716
- - nas doenças
- - - de Parkinson, 718

- - - neurológicas, 716
- - nas epilepsias, 718
- - nos quadros demenciais, 717
- maior, 543
Derivação
- ventricular externa, 1195
- ventriculoatrial, 705
- ventriculoperitoneal, 705, 1177
Dermatomiosite, 965, 971
- amiopática, 965
Dermátomos, e-51
Desalinhamento ocular vertical, 109
Desatenção, 289
Descargas
- generalizadas, 518
- rítmicas subclínicas dos adultos, e-92
Descolamento da retina, 53, 54
Descompressões neurovasculares, 1406
Descontrole de impulsos, 715, 723
Desencadeantes das crises, 184
Desenho, 626, 656
- do relógio, 656
Desequilíbrio, 2002, 1003
- exame(s), 1003, 1004
- medicações, 1003
- tratamento, 1005
Desesperança aprendida, 718
Desinibição, 726, 730, 731
Desmielinização em SNC/mielopatia, 1150
Desmopressina, 152
Desorientação topográfica ou espacial, 138
Desoxiemoglobina, e-146
Despertar confusional, 483, 504
Desproporção congênita dos tipos de fibras musculares, 930
Desvantagem, 286
Desvio
- conjugado do olhar, 109
- do septo pelúcido, 1196
- oblíquo (desvio *skew*), 94, 109
- septal, 1196
- tônico, 110
Detecção rápida de antígenos, 1126
Deutetrabenazina, 393
Dexametasona, 195, 196
Dexmedetomidina, 113
Diabetes, 317, 974
- insípido central, 157
- *mellitus*, 830, 1221
Diazepam, 551, 1322
Diclofenaco, 195
Dicloridrato de trietilenotetramina, 425
Diencéfalo, e-22
Dieta cetogênica, 539
Difenidramina, 479
Diflunisal, 849
Difusão, e-148
Dignidade, e-190
Dipiridamol, 324
Dipirona, 192, 196
Diplegia, e-35
Diplopia, 66, 67, 1254
- binocular ou monocular, 66
- horizontal, 67
- vertical, 67
Dipping ocular, 109
- reverso, 109
Disartria, 15, 97, 98, 289
- atáxica, 98
- cerebelar, 15
- espástica, 97
- flácida, 97
- hipercinética, 98
- hipocinética, 98
- mista, 98
Disautonomia, 150, 1068
- diagnóstico diferencial, 153

- secundária a paraplegia/tetraplegia, 155
Discinesia(s)
- paroxísticas, 382, 386
- tardia, 403
Discos de Merkel, 26
Discriminação de dois pontos, 31, e-52
Disdiadococinesia, 15, e-42
- oral, 128
Disestereognosia, e-53
Disestesia, 32
Disfagia, 98, 99
Disferlinopatia, 911
Disfunção
- de microcirculação ou constrição
    microvascular, 349
- de nervos cranianos, e-21
- do tronco encefálico, e-22
- executiva, 120
- olfatória, 39
Dislipidemias, 317
Dismetria, 15, e-41
Displasia fibromuscular, 1526
Dispositivos
- auxiliares, 1465
- de comunicação assistiva, 1469
- terapêuticos, 1470
Dissecção
- arterial, 328
- de artérias cervicais, 237
- espontânea da aorta, 319
Dissinergia, 15
Distanásia, e-191
Distonia(s), 18, 376, 378, 387, 401, 406, 1259,
    1260, 1422, 1423, 1448, 1479
- adquiridas isoladas, 1424
- assimétrica do membro superior, 409
- associadas a outras manifestações
    neurológicas ou sistêmicas, 1425
- cervical, 405, 1424
- - funcional, 405
- classificação, 376, 378
- combinadas, 1425
- craniofacial, 1424
- e estimulação cerebral profunda, 1427
- epidemiologia, 380
- fisiopatologia, 379
- fisioterapia e outras terapias de
    reabilitação, 387
- focal
- - da mão, 406
- - de mão, 1424
- - do pé, 406
- - isolada idiopática, 1424
- funcional, 405
- induzida por drogas, 401
- investigação complementar, 380
- isoladas segmentares ou generalizadas, 1423
- tarefa-específica, 1424
- terapias cirúrgicas, 389
- toxina botulínica, 386
- tratamento, 386, 388
- - farmacológico, 388
Distonias, 376
Distrofia(s)
- de Ullrich, 925
- facioescapuloumeral, 1303
- - diagnósticos diferenciais, 919
- - manifestações clínicas e investigação, 916
- - mecanismo fisiopatológico, 916
- - tratamento, 919
- miotônica, 883, 916, 922, 923, 951, 1300
- - congênita, 1303
- - de Steinert, 919, 920
- miotônicas, 883, 916
- - complicações cardíacas, 922
- - mecanismo fisiopatológico, 919

- - problemas, 922, 923
- - tratamento, 922
- muscular, 893, 916, 951, 969
- - congênita, 883, 924, 1300
- - congênita-LAMA2 (merosina), 924
- - de Becker, 903
- - de cinturas, 906-908
- - - tratamento, 914
- - de Duchenne, 902, 903
- - do adulto, 916
- - progressivas, 883
- neuroaxonal, 410, 413
Distrofinopatia, 901, 902, 904, 905
- conduta terapêutica, 905
- diagnóstico, 904
- epidemiologia, 901
- etiologia, 901
- fisiopatogenia, 902
- mulheres portadoras, 904
- padrão de herança, 901
- quadro clínico, 902
Distúrbio(s)
- ácido-base, 1227
- comportamental do sono REM, 486, 487
- da coagulação, 1224
- da fala e da deglutição, 99
- da mastigação, 75
- da motricidade ocular, 1269
- da sensibilidade da face, 73
- da tireoide, 877
- das células plasmocitárias, 1225
- de água e sódio, 352
- de humor, 1229
- de movimento, 1229
- do cálcio, 973, 1227
- - e do magnésio, 1227
- do hormônio da paratireoide, 429
- do metabolismo
- - de neurotransmissores, 1582
- - dos lipídios, 960, 961
- do(s) movimento(s), 166, 1226, 1245, 1342,
    1558, e-110
- - associados à infecção pelo vírus da
    imunodeficiência humana, 398
- - periódicos dos membros associados
    ao sono, 505
- do sódio, 1227
- do sono, 320, 493, 1226, 1321
- funcionais dos movimentos, 405
- - diagnóstico, 406
- - exames complementares, 407
- - fisiopatologia, 405
- - manifestações clínicas, 405
- - tratamento, 407
- funcionais, nervo trigêmeo, 76
- hidroeletrolíticos, 355, 1227
- - ácido-básico/endócrino e intoxicação
    exógena grave, 115
- hipercinéticos, 18
- metabólicos e hemorrágicos, 1042
- respiratórios do sono, 493, 501
Divalproato de sódio, 230
DNA mitocondrial, 1489
DOACS, 332, 333
Doença(s)
- agudas de recuperação incerta, e-196
- anti-IgLON5, 609
- arterial periférica, 320
- associada
- - ao anticorpo da glicoproteína da mielina
    de oligodendrócitos e encefalites
    autoimunes, 298
- - ao anticorpo MOG-IgG
    (MOGAD), 615-618
- aterosclerótica das artérias carótidas, 320

- autoimunes associadas a transtornos de
    movimento, 396
- autoinflamatórias, 1234
- - adquiridas/poligênicas, 1240
- - associadas a
- - - NLRP3/criopirinopatias, 1237
- - - pirina, 1237
- - fisiopatologia, 1234
- - monogênicas, 1235
- cardíacas, 1354
- celíaca, 878, 972, 1220
- cerebrais com acúmulo
- - de cálcio, 420, 427-430
- - de cobre, 420
- - de manganês, 420, 426
- cerebrovascular, 286, 531, 749, 1080, 1226,
    1229, 1244, e-116
- - aspectos genéticos, 1519
- - de pequenos e grandes vasos, 1525
- - e cardiovascular, 218
- - isquêmica, e-111
- clínicas ou psiquiátricas, 489
- com corpos de Lewy, 701
- com declínio, e-195, e-196
- da arranhadura do gato, 55
- da junção neuromuscular, 951, 1300
- da oxidação dos ácidos graxos, 963
- da transmissão neuromuscular, 786
- de Addison isolada, 1510
- de Alzheimer, 124, 494, 701, 736, 749, e-83
- - apresentação, 670, 671
- - biomarcadores, 672, 673
- - diagnóstico, 671, 672
- - epidemiologia, 669
- - fisiopatologia, 670
- - manifestações clínicas, 670
- - papel da neuroimagem e dos
    biomarcadores da, 641
- - prodrômica, 646
- - terapias farmacológicas, 673, 674
- - tratamento, 673
- de Behçet, 1263
- de Chagas, 153, 292
- de Charcot-Marie-Tooth, 840, 844, 1249
- de Coats, 429
- de Creufzfeldt-Jakob, 496, 688, 689, 742,
    753, e-82
- de Cushing, 159
- de Devic, 584
- de Fabry, 298, 1226, 1350, 1525
- de Gerstmannsträussler-Scheinker, 691
- de Harris-Horton, 225
- de Huntington, 23, 390-393, 495, 753, 1260
- de Huntington-like, 392
- de Krabbe, 1346, 1511
- de Kufor-Rakeb, 417
- de Leigh, 427
- de Lyme, 81
- de Ménière, 982, 984-986
- de moyamoya, 1527
- de Niemann-Pick tipo C, 1259, 1347, 1350
- de Osler-Weber-Rendu, 298
- de Parkinson, 23, 155, 470, 701, 1261, 1448,
    e-24, e-33, e-162, e-172, e-173
- - com base na resposta terapêutica e
    evolução, 369
- - critérios diagnósticos, 369
- - de início precoce, 368
- - diagnóstico, 365
- - manifestações, 363-365
- - quadro clínico, 363
- - tratamento cirúrgico, 449
- - - complicações cirúrgicas, 456
- - - métodos cirúrgicos, 449
- - - resultados esperados, 453
- - - técnica cirúrgica, 451
- de Pompe, 1301

- de pressão do líquido cefalorraquidiano, 1243
- de Refsum, 1347, 1542
- de Rendu-Osler-Weber, 1530
- de Steinert, 1300
- de Still do adulto, 1240
- de Tarui, 957
- de Tay-Sachs, 1346
- de Vogt-Koyanagi-Harada, 1262
- de von Hippel-Lindau, 1227
- de Willis-Ekbom, 505
- de Wilson, 19, 420, 1260, 1348, 1350
- de Woodhouse-Sakati, 417
- degenerativas, 753
- desmielinizante, 355, 1246, 1262, e-80
- do ciclo da ureia, 1350, 1572
- do espectro da neuromielite óptica, 584, 1246
- do metabolismo do glicogênio, 956, 959
- do neurônio motor, 377, 759, 871, 1592
- do sistema nervoso periférico, 1080
- do sono, 489
- fúngicas do sistema nervoso central, 1099
- genéticas e hereditárias com envolvimento renal e neurológico, 1226
- granulomatosa associada a NOD2, 1239
- hematológicas, 880, 1223
- infecciosas do sistema nervoso, e-79
- inflamatória intestinal, 878, 1220
- leptomeníngea metastática, 1142
- metastática leptomeníngea, 1139
- mitocondriais, 1489, 1498, 1575
- musculares, 882, 1247
- - congênitas, 924
- neurodegenerativas, 749
- neuroinfecciosas, 1124
- neurológicas, 1002, e-2, e-114, e-185
- neuromusculares, 1267, e-110
- - biópsia muscular, 1179
- - estudo do líquido cefalorraquidiano, 1179
- - eventos adversos anestésicos em, 949
- - exame(s), 1178, 1179
- - história, 1178
- - imagem torácica, 1179
- - investigação clínica, 1179
- - medidas de função pulmonar, 1179
- - monitorização e manejo ventilatório, 1179
- - neuroimagem, 1179
- - tratamentos específicos, 1180
- no espectro da neuromielite óptica (NMOSD), 56
- peroxissomais, 1575
- policística renal, 1227
- priônicas, 687, 692
- proliferativas, 1225
- protrombóticas/hematológicas, 1354
- psiquiátrica, 716, 754
- relacionadas
- - ao anticorpo anti-MOG (MOGAD), 56
- - ao gene RFC1 (CANVAS), 839
- - à IgG4, 1215
- renal
- - aguda, 1225
- - crônica, 877, 1226
- reumatológicas, 879, 1228
- vasculares, 292
Donanemabe, 676
Donepezila, 650, 675
Dopamina, e-23
Doppler transcraniano, 1161
- aplicações clínicas do, e-114
- aspectos técnicos do, e-111
- em condições sistêmicas, e-118
- funcional, e-114
- limitações do, e-118
- parâmetros hemodinâmicos encefálicos avaliados pelo, e-113

- territórios arteriais avaliados pelo, e-112
Dor(es), 35, 165, 1076, 1320, 1375
- aguda(s), 776
- - da coluna, 1401
- axial mecânica, 1399
- crônica, 776
- - da coluna, 1401
- e temperatura, 25
- facial, 171
- - idiopática persistente, 256
- fisiopatologia da, 28
- irradiada, 1399
- mista, 1381, 1382
- na coluna, 1399
- neural na hanseníase, 1076
- neuropática, 1378, 1383, 1388, 1391, 1452
- nociceptiva, 1380, 1381
- nociplástica, 1381, 1396
- referida, 1399
- talâmica, 35
Doutrina Monro-Kellie, 1183, 1188, 1189
Doxepina, 475, 476, 479, 498
Doxiciclina e ácido tauroursodeoxicólico (TUDCA), 849
Dupla antiagregação plaquetária, 326
Dura-máter, e-19, e-20

E

Ecolalia, 445
Ecopraxia, 445
Eculizumabe, 597, 599
Edaravona, 775
Edema
- cerebral, 1169, 1177
- de papila, e-57
- do disco óptico, 1266
- /infarto cerebral maligno, 1170
- iônico, 1169
- vasogênico, 1169
Edoxabana, 332
Educação, 642
- médica em cuidados paliativos, e-199
Efgartigimod, 869
Eficiência do sono, 467
Eixo
- das preocupações excessivas, 714
- do medo, 713
- hipotálamo–hipófise–órgão-alvo, 1222
Eletroencefalografia, e-85
Eletroencefalograma, 516, 521, 552, 602
- análise quantitativa do, 521
- aspectos neurofisiológicos e técnicos do, e-85
- contínuo (EEGC), e-87
- de rotina, e-87
- em pacientes críticos e terminologia padronizada, e-94
- faixas de frequência do, e-89
- indicações do, e-87
- interpretação do, e-88
- montagens do, e-87
- normal do adulto, e-89
- prolongado ambulatorial, e-87
- variantes benignas da normalidade, e-90
Eletroestimulação, 1445, 1446
Eletrofisiologia, 799, 808
Eletroforese de proteínas, e-79
Eletromiografia
- com agulha, e-105
- de fibra única, e-109
- quantitativa, e-107
Eletroneuromiografia, 808, 921, 1064, e-103, e-110
Emoções, 118, 139
Encefalina, 28
Encefalite(s), 398, 399, 608, 609, 1024, 1032, 1045, 1060, 1150, 1209

- antidipeptidil-peptidase 6, 155
- associada a anticorpos
- - anti-DPPX, 609
- - anti-MOG, 609
- - contra antígenos de superfície, 607
- autoimune, 754
- - na população pediátrica, 611
- - possível, 605
- - provável anticorpo negativo, 605
- - tratamento das, 613
- cortical, 616
- de Hashimoto, 398
- de tronco, 613
- letárgica, 399
- límbica, 611, 1209
- não límbicas, 613
- por anticorpos, 607-609
- por antirreceptor de NMDA, 397
- por anti-VGKC, 397
- por CD8+, 1024
- por citomegalovírus, 1032
- viral, 399, 1034, 1035, 1038, 1040
- - quadro clínico, 1035
- - tratamento, 1040
Encefalomielite, 561, 610, 611, 1060, 1209
- autoimune experimental, 561
- disseminada aguda, 600, 1044
- - quadro clínico, 600
- - tratamento, 604
- progressiva com rigidez e mioclonia, 155, 610
Encefalopatia(s)
- aguda, 1144, 1342, 1557
- crônica, 1144, 1341
- de Wernicke, 1269
- difusas, 110
- do desenvolvimento, 514
- epiléptica e do desenvolvimento, 513-515, 1286, 1292, 1549
- hepática, 355, 1220, 1221
- límbica por TDP-43 relacionada ao envelhecimento, 740
- na insuficiência hepática aguda, 1221
- responsiva a corticosteroides associada à tireoidite autoimune, 398
- subaguda, 1144
- traumática crônica, 706
- - diagnóstico, 708
- - imunoterapia, 711
- - terapia de suporte, 709
- - tratamento, 709-711
- urêmica, 1226
Enolase específica do neurônio, 414
Enterovírus, 1037
Enurese noturna, 504
Envelhecimento
- da população, e-9
- saudável, sono e, 493
Envolvimento hipotalâmico, 228
Enxaqueca, 176
Enzima(s)
- GAA, 957
- proteolíticas, 28
Ependimomas, 1138
Epicrania fugaz, 232, 236
Epilepsia(s), 509, 512, 516, 1255
- autolimitada, 514
- - com crises autonômicas, 1289
- - com descargas centrotemporais, 515, 517
- - com espículas centrotemporais, 1289
- - do lactente (familial), 1285
- - do recém-nascido (familial), 1285
- cirurgia de, 534
- com crises mioclônico-atônicas, 1292, 1550
- como uma doença, 509
- da infância com crises focais migratórias, 1550

- definição, 509
- do lobo
- - frontal, 517
- - occipital fotossensível, 1291
- - temporal, 517, 610
- eletroencefalograma, 516
- estratégias cirúrgicas, 537
- fármaco-responsivas, 514
- focais autolimitadas, 514, 1289
- fotossensível do lobo occipital, 515
- generalizadas idiopáticas, 515
- genético, 514
- história clínica, 535
- idiopático, 514
- indicação cirúrgica, 535
- investigação pré-cirúrgica, 535
- mioclônica
- - do lactente, 1286
- - grave do lactente, 1288
- - juvenil, 519
- mioclônico-astática, 519
- na infância, 1285
- - classificação, 1285
- na paralisia cerebral, 1321
- occipital(is)
- - autolimitadas da infância, 517
- - visual da infância, 515
- perspectivas no tratamento das, 540
- resistente ao tratamento
    medicamentoso, 532
- resolvida, 510
- risco de recorrência, 509
- tratamento, 525, 526
- visual occipital da infância, 1290
Epitálamo, e-22
Eplontersena, 849
Eptinezumabe, 213, 214
Equilíbrio
- estático, 1279, e-27
- postural, 704
Erenumabe, 213, 214
Eritema multiforme, 530
Eritromeralgia da cabeça, 225
Erlotinibe, 1147
Erros inatos do metabolismo, 1341, 1345,
    1557, 1582
Erupção maculopapular eritematosa, 530
Escala(s)
- ABCD2, 356
- BPS (Behavioral Pain Scale), 1175
- CPOT (Critical-Care Observation
    Tool), 1175
- das síndromes positivas e negativas, 728
- de apatia, 142, 728
- - de Starkstein, 728
- de atividades básicas da vida diária, 658
- de atrofia, 734, 735
- de avaliação, 378
- - de sintomas comportamentais, 727
- de coma de Glasgow, 106, 1189
- de depressão geriátrica, 660, 728
- de equilíbrio de Berg, 1004
- de estadiamento do declínio cognitivo, 629
- de Fisher, 346
- de graduação da força muscular do Medical
    Research Council, 891
- de House-Brackmann, 80
- de Pasquier, 734
- de Rankin modificada, 290
- de sonolência de Epworth, 490
- FOUR (Full Outline Of Unresponsiveness
    Score), 106
- funcionais, 657
- global de avaliação de distonia (GDRS), 378
- HUNT e HESS, 346

- neurológicas para avaliação dos pacientes
    com doenças cerebrovasculares, 286
- Neuropathy Impairment Score (NIS), 847
- para avaliação de doença vascular de
    substância branca, 734
- WFNS, 346
Escalonamento, 574, 575
Esclerose
- lateral amiotrófica, 143, 1249, e-142
- - abordagem diagnóstica, 766
- - apresentação clínica e formas, 761
- - classificação, 760
- - critérios diagnósticos, 766
- - de longa evolução, 765
- - diagnósticos diferenciais, 774
- - epidemiologia, 759
- - esporádica, 761
- - estudos
- - - de neuroimagem, 766
- - - neurofisiológicos, 772
- - etiopatogenia, 760
- - familiar, 761
- - fatores de risco, 760
- - fisiopatologia, 760
- - juvenil, 765
- - suporte multidisciplinar, 778
- - testagem genética, 766
- - tratamento, 744, 775
- - variantes típicas e atípicas, 761
- lateral primária, 762
- múltipla, 57, 559, 563, 1246, 1451
- - descontinuação de tratamento nos
    pacientes com, 583
- - em sua forma óptico-espinhal, 585
- - epidemiologia, 559
- - fatores de risco, 561
- - fenótipos clínicos e diagnóstico da, 567
- - fisiopatologia, 560
- - formas progressivas, 570
- - progressiva, tratamento da, 582
- - remitente-recorrente, 563, 569
- - - eficácia terapêutica, 581
- - - estratégias terapêuticas iniciais, 574
- - - medicações de alta eficácia, 576
- - - medicações de moderada e baixa
    eficácia para, 580
- - - tendência atual do racional
    terapêutico, 576
- - - tratamento da, 573
- - - troca de terapia, 582
- - tratamento da, 572
- - tratamento do surto, 572
- sistêmica, 1232
Escrita, 626
Esfingolipidose, 1575, 1577
Espaço
- epidural, e-20
- subaracnóideo, e-20
- subdural, e-20
Espasmo(s)
- carpopedal, 377
- de onda quadrada, 1258
- dolorosos, 377
Espasticidade, 9
Espectro da neuromielite óptica, 584, 585
- novas definições para doenças do, 585
Espectrometria
- de massa de dessorção, 1125
- por ressonância magnética, 524, e-150
Espinocerebelo, 12, e-41
Esquistossomose, 1058
- aguda, forma toxêmica, 1058
- do trato urinário, 1060
Estabilização, 549
Estabilizadores da transtirretina, 848
Estado(s)
- confusional agudo, 103, 112, 1229

- crônicos de alteração da consciência, 111
- das suturas e fontanelas, 1277
- de consciência mínima, 111
- de deferentação, 114
- de hipercoagulabilidade, 1530
- de mal
- - eletroclínico, e-100
- - eletrográfico, e-100
- - epiléptico, 548-555
- de vigília e alerta, 137
- emocionais, 120
- hiperosmolar hiperglicêmico, 1222
- mental, 188, 1279, e-69
- migranoso, 219
- vegetativo, 103, 111
Estágios do sono, 459
Estática, 1279
Estatinas, 973
Estenose arterial, 327, 356
Estereoagnosia, 32
Estereognosia, 31, 136, e-53
Estereotipias, 442, 447, 448
Estimativa da pressão de perfusão
    cerebral, e-114
Estimulação
- cerebral
- - não invasiva, 1442
- - profunda, 389, 539, 1327, 1439
- - - a longo prazo, 1420
- - - em distonias, 1423
- - - em sintomas não motores, 1417
- - - limitações, 1420
- - - na doença de Parkinson, 1415, 1417
- - - nas distonias, 1422
- - - no tremor essencial, 1429
- - responsiva, 1441
- cognitiva, 1462
- da medula espinal, 832
- de alta frequência, e-108
- de gânglios
- - da raiz dorsal, 1395
- - sensitivos, 1411
- de nervos
- - periféricos, 1410
- - vago, 539, 1435
- direta com corrente transcraniana, 1444
- do globo pálido interno, 455
- do Vim, 455
- elétrica
- - cerebral profunda, 450
- - da medula espinal, 1326
- - do núcleo subtalâmico, 453
- - invasiva periférica, 1387
- - não invasiva do sistema nervoso
    central, 1445
- - nervosa transcutânea, 1384
- - transcraniana, 211
- encefálica profunda, 1411
- epidural, 1411, 1412
- externa do nervo trigêmeo, 209
- linguística, 1459
- magnética
- - não invasiva do sistema nervoso
    central, 1447
- - transcraniana, 206, 210, 1386, 1442
- multissensorial, 729
- não invasiva do nervo vago, 207
- neurorresponsiva, 539
- repetitiva de baixa frequência, e-108
- transespinal com corrente contínua, 1446
Estimulação-facilitação, 1459
Estimulador
- combinado do nervo trigêmeo e nervos
    occipitais, 210
- transauricular do nervo vago, 208
Estímulo, e-51

Estresse persistente, 713
Estriado, 20
Estriatopatia diabética, 1222
Estruturação da avaliação e testes
   neuropsicológicos, 632
Estudo(s)
- angiográficos, e-120
- CHANCE, 359
- da barreira hematoencefálica, e-79
- da condução
- - motora, 809
- - nervosa, e-103
- - sensitiva, 808
- de perfusão por TC, e-129
- dinâmicos para identificação da fístula, 247
- do fluxo liquórico, e-146
- do nigrossomo e da neuromelanina, e-162
- do parênquima encefálico, e-177
- eletroneuromiográfico, 380
- genético nas mitocondriopatias, 936
- neurofisiológicos na doença do neurônio
   motor/esclerose lateral amiotrófica, 772
- POINT, 359
- vascular, e-177
Estupor, 103
Eszopiclona, 475, 476, 479, 498
Etambutol, 58
Etexilato de dabigatrana, 331
Etoposídeo, 1211
Etossuximida, 529
Eutanásia, e-191
Eventos hemorrágicos, 333
Everolimo, 1148
Evocação, 124
- das palavras, 626
Exame(s)
- clínico do nervo facial, 79
- cognitivo
- - à beira do leito, 623
- - de Addenbroke, 657
- criterioso da sensibilidade somática, 1390
- da acuidade visual, 47
- da fixação-supressão do reflexo
   vestíbulo-ocular, 94
- da marcha ou equilíbrio dinâmico, e-28
- da motricidade do palato, 100
- da região cervical, 1315
- da sensibilidade, e-50
- da tomografia de coerência óptica, 587
- das funções sensoriais, 79
- de agulha, 809
- de imagem, 1494
- do campo visual, 47
- do equilíbrio e marcha, 92
- do estado mental, e-69
- do fundo de olho, 47
- do fundus oculi (FO), e-58
- do líquido cefalorraquiano, 602, 1054, e-74,
   e-76, e-78
- - complicações relacionadas à coleta, e-78
- - contraindicações, e-74
- - indicações, e-74
- - nas demências, e-82
- - nas neoplasias, e-80
- - realização de exame de imagem
   previamente à punção liquórica, e-74
- - sistematização da análise, e-76
- do reflexo vestíbulo-ocular, 93
- dos nervos
- - glossofaríngeo e vago, 100
- - óptico, e-56
- dos reflexos, 79
- físico
- - do doente com dor, 1376
- - /nasofibroscopia, 41
- laboratoriais, 552
- microscópico, 1126

- neurológico, 73, 1400, e-26
- - da criança, 1277
- - de Hammersmith, 1317
- - do paciente em coma, 105
- - evolutivo, 1283
- - tradicional, 1279
- radiológicos simples, e-120
- sensitivo, 29
Exercício(s)
- complementares, 1478
- de relaxamento, 1405
- físico, 643
Exoesqueletos
- de extremidades
- - inferiores, 1466
- - superiores, 1467
- robóticos, 1466
Extensômetro craniano, 1161
Extinção, 32, 289

F

Fadiga, 776, 1082
- muscular, 776
Fala, 128, 167, 1331
Falência autonômica pura, 438
Falsa resposta, e-48
Fantosmia, 40
Farmacogenômica, 1554
Farmacorresistência, 534
Fármaco(s)
- anticolinérgicos, 152
- anticrises, 528, 1554
- - condições médicas comórbidas, 530
- - efeitos adversos, 528
- - eficácia, 528
- - idade e sexo, 530
- - mecanismos de ação, 532
- - quando parar o tratamento, 533
- antiepilépticos, 479, 480
- associados à hipotensão ortostática, 151
- depressores do sistema nervoso central, 115
Farmacoterapias intratecais, 1387
Fascículo
- arqueado, 126
- lenticular, 452
- longitudinal medial, 61
Fase
- aguda do acidente vascular cerebral
   isquêmico, 326, 333
- - menor, 326
- de consolidação, 1113
- de manutenção, 1113
- do ciclo reprodutivo, 187
Fator(es)
- de alívio ou de agravamento da cefaleia, 185
- de necrose tumoral alfa, 1212
- genéticos, 321
Febre, 352, 946, 1058, 1237
- de Katayama, 1058
- mediterrânea familiar, 1237
- versus hipertermia, 946
Fechamento da fontanela, 1277
Fenilbutirato de sódio, 776
Fenitoína, 348, 529, 551
Fenobarbital, 529, 531, 551
Fenômeno(s)
- cognitivos positivos, 512
- da pronação, e-36
- hemianópico de Wernicke, e-58
Fenótipo(s)
- clínicos e diagnóstico da esclerose
   múltipla, 567
- das alterações cognitivas, 1081
Feocromocitoma, 237
Festinação, 364
Fibrilação atrial, 318, 335

Fibrodisplasia, 1526
Fibromialgia, 470, 1397
Fingolimode, 575, 578, 579
Fisiologia
- da resposta muscular ao exercício, 952
- do controle neural da bexiga, 151
- do sono, 459
Fisiopatologia
- da bexiga neurogênica, 152
- da dor, 28
- das cefaleias primárias, 176
- das síndromes hipercinéticas e da síndrome
   hipocinética, 23
- do acidente vascular cerebral isquêmico, 307
Fisioterapia, 387
- para função de membros superiores, 1478
- para marcha e equilíbrio, 1477
- para melhorar o desempenho funcional nas
   atividades de vida diária, 1478
- para postura, 1478
Fístula
- arteriovenosa em junção craniocervical, 377
- perilinfática, 982
- - anamnese, 988
- - diagnóstico, 989
- - fisiopatologia, 988
- - quadro clínico, 988
- - tratamento, 989
- tipos, 245
Fitoterápicos, 479, 480
FKRP-patia, 912
Flexão dorsal do hálux, e-48
Flexibilidade mental, 120, 121
Flucitosina, 1111, 1114
Fluconazol, 1114
Fludarabina, 1211
Fluência
- léxica, e-69
- verbal, 121
- - fonêmica, 121
- - semântica, 121, 656
Fluidos, 1175
Flunarizina, 220
Fluorescence in situ hybridization, 1485
Flutter ocular, 15, 93
Flutuações cognitivas, 663
Fluxo sanguíneo cerebral, 745, 1162, 1200
Folato, 878, 1219, 1250
Fontanela posterior, 1304
Forame oval patente, 318
Força, 1279
- muscular, e-35
Forias, 67
Formação reticular, 61, 461
- pontina paramediana, 61
Formas
- não invasivas de avaliação da pressão
   intracraniana, 1190
- progressivas da esclerose múltipla, 570
Fotofobia, 1254
Fragmentação do sono, 497
Fraqueza, 165
- da musculatura, 884
- facial, 79, 82, 891
- muscular, 10, 884, 889, 891
- proximal fixa de membros (fraqueza de
   cinturas) com CPK
- - elevada, sem associação com, 971
- - normal, sem associação com, 972
Fraturas
- de afundamentos cranianas, 1197
- ósseas, 530
Freezing progressivo de marcha, 432
Fremanezumabe, 213, 214
Frequência de ativação de uma unidade
   motora, e-107

Frontal Assessment Battery, e-69, e-72
Fumarato de dimetila, 575, 578, 580
Função(ões)
- cognitiva, 1425
- do sono, 461
- executivas, 118, 120, 1329
- - e comportamento, 118
- neurovegetativas, 1282
- sensoriais, 79
- visuoespaciais, 623
- visuoperceptivas, 623
Fundoscopia, 47, e-57
Funículo, e-21
Fusos do sono, e-89

G

Gabapentina, 230, 374, 388, 475, 479, 529,
    1322, 1383, 1395
Gadolínio, e-137
Gagueira do desenvolvimento, 1333
Galactossialidose, 1346
Galantamina, 650, 651, 675
Galcanezumabe, 213, 214
Ganglionopatias, 833, 835
Gânglios das raízes dorsais, 833
Gangliosidose, 1346, 1350
Ganho de peso, 530
Gasometria arterial, 1180
Gefitinibe, 1147
Gegenhalten, e-40
Gene(s)
- causadores de distonias, 385
- da isoforma muscular da
    fosfofrutoquinase, 957
- *MGMT*, 1133
- relacionado ao parkinsonismo e
    à distonia, 418
- relacionados a distonias isoladas e
    combinadas, 381
Genética
- da epilepsia, 1549
- - autolimitada com descargas
    centrotemporais, 1551
- - do lobo temporal mesial, 1552
- - mioclônica juvenil, 1551
- das displasias corticais focais, 1553
- das encefalopatias epilépticas e do
    desenvolvimento, 1549
- do tremor essencial, 372
- e estimulação cerebral profunda na
    doença de Parkinson, 1418
Gepants, 214
Germinoma, 161
Gestação, 265
Gesto
- acompanhado de Froment, e-41
- antagonista, 18, 378
Ginkgo biloba, 43
Giro
- angular esquerdo, 136
- do cíngulo, 140
- frontal inferior, e-24
- olfatório lateral, 38
- para-hipocampal, 140
- pré-central, e-24
Glândula(s)
- adrenal, 1222
- de Bowman, 37
- paratireoide, 1223
Glatirâmer, 575
Glicocorticoide, 597, 1395
Glicogenose, 956, 1301
- tipo II, 1301
- tipo VII, 957
Glicoproteína
- do oligodendrócito da mielina, 603
- GP-43, 1102

Glicose, 746, e-79
Gliobastoma IDH-selvagem, 1135
Glioma(s)
- astrocíticos circunscritos, 1134
- difusos, 1134
- hipotalâmico-quiasmático, 161
Globo pálido, 20, 389, 452, 1423
Glomérulos, 37
Gnosias, 117
Grade de Amsler, e-57
Grade de fixação, 1253
Gradiente anteroposterior, e-89
Grafestesia, 31
Grandes categorias de erros inatos do
    metabolismo, 1569
Granulomatose com poliangeíte, 1263
Gravidez, 320
- manifestações neurológicas na, 1242

H

Habilitação, 642
Habituação, 1455
Haloperidol, 113, 195, 196, 447
Hamartoma hipotalâmico, 161
Hanseníase, 816, 1072
- dor neural na, 1076
- forma neural pura, 1076
- lepromatosa, 1073
- neurofisiologia, 1076
Haploinsuficiência de A20, 1238
Head-impulse test, 978
Hematomas, 1196
Hemianopsia, 58
Hemiassomatognosia, 138
Hemibalismo, e-23
Hemicrania, 231
Heminegligência à esquerda, 138
Hemiplegia, 10, e-35
Hemodinâmica encefálica, e-111
Hemofilias, 1224
Hemoglobinúria paroxística noturna, 1223
Hemorragia, 345-347, 1177, 1245
- intraparenquimatosa, 1245
- subaracnoide, 1245, e-122
- subaracnóidea, 345-347
- - aneurismática, e-115
- - apresentação clínica, 345
- - complicações neurológicas, 347
- - diagnóstico, 345
- - epidemiologia, 345
- - escalas de avaliação, 346
- - fatores de risco, 345
- - prevenção de ressangramento, 347
Hepatite(s), 871, 872
Herança
- autossômica, 1593
- recessiva ligada ao X, 1594
Hérnia discal lombar, 826
Herniação, 110, 111
Heroína, 1251
Herpes-zóster oftálmico, 75
Hibridização genômica comparativa por
    arranjos de DNA, 1486
Hidrocefalia, 347, 1091, 1307, 1309
- comunicante, 1309, e-20
- de pressão normal, 699-701, 704, 705, 741
- em lactentes, 1309
- em pré-escolares, escolares e
    adolescentes, 1309
- externa idiopática, efusão benigna do
    lactente, 1307
- fetal e em recém-nascidos, 1309
- não comunicante, 1309
Hidroxizina, 479
Higiene do sono inadequada, 469
Hiper-homocisteinemia, 319, 1525
Hiper-reflexia autonômica simpática, e-49

Hiperaldosteronismo, 972
Hiperalgesia, 32
Hiperatividade paroxística simpática, 1196
Hipercalcemia, 1227
Hipercalemia, 973, 1227
Hipercolesterolemia familiar, 1529
Hiperemia, e-115
Hiperfosfatemia, 1227
Hiperglicemia, 309, 1171, 1174
Hiperglicinemia não cetótica, 1350
Hipermagnesemia, 1227
Hipermetria, e-41
Hipernatremia, 1227
Hiperosmia, 41
Hiperparatireoidismo, 972
Hipersonias, 489, 501, 503
Hipersonolência
- diurna, 668
- idiopática, 492
Hipertelorismo, e-27
Hipertensão
- arterial, 317, 697
- - sistêmica, 697
- intracraniana, 237, 348, 1113, 1170, 1192,
    e-19, e-111, e-116
- - em terapia intensiva neurológica, 1200
- - fisiopatologia, 1200
- - idiopática, 249, 251, 1271-1273
- - manejo clínico, 1202
- - manifestações clínicas, 1200
Hipertermia, 309, 1170, 1174, 1288
- maligna, 944-948
Hipertireoidismo, 972
Hipertonia
- elástica, e-40
- generalizada, 1322
- muscular, e-40
Hiperventilação, 107, 1170
Hipervolemia, 350
Hipnóticos não benzodiazepínicos, 498
Hipocalcemia, 1227
Hipocalemia, 973, 1227
Hipocampo, 140
Hipocretina, 490
Hipófise, 156, 1222
Hipofisite(s), 162, 1215
Hipofosfatemia, 973, 1227
Hipoglicemia, 355
Hipolipemiantes orais, 973
Hipomagnesemia, 973, 1227
Hipomelanose de Ito, 1368
Hiponatremia, 158, 1227
Hipoparatireoidismo, 429
Hipopituitarismo, 157
Hipotálamo, 140, 148, 462, 463, e-22
Hipotensão
- liquórica espontânea, 244, 248
- ortostática, 150, 151
- postural, 851
Hipotermia, 115
Hipotireoidismo, 971
Hipotonia, 15, e-40
- central, 1296-1299, 1302
- muscular, 1294
- periférica, 1299, 1302
Hipóxia, 309
Hipsarritmia, 1288
Histamina, 28
Histiocitoses, 161
HIV, 870, 972, 1265
Holter de 24 horas, 150
Homocistinúria, 1525
Hormônio(s)
- concentrador de melanina, 463
- da hipófise anterior, 156
- da hipófise posterior, 157
- de crescimento, 156

- e migrânea, 261
- foliculoestimulante, 156
- luteinizante, 156
Humanização da formação, e-10

I

Ibrutinibe, 1147
ICHD-3, 175
Ictal-interictal continuum (IIC), e-100
Idade, 451
Identificação e nomeação de 10 figuras, 628
Ifosfamida, 1211
Imagem(ns)
- da proteína tau, 748
- do *core* isquêmico e da oclusão vascular, 309
- do sistema dopaminérgico
    nigroestriatal, 748
- estrutural, 536
- funcional, 536
- híbridas ou multimodalidades, 745
- molecular e medicina nuclear nos
    transtornos cognitivos, 744
- ponderada em difusão, 524
Imatinibe, 1147
Imipeném, 1211
Implante de dispositivos para infusão
    intratecal de fármacos, 1412
Imunensaios
- automatizados, e-84
- manuais, e-84
Imuno-histoquímica, 895
Imunodeficiência(s), 1205
Imunoglobulina, 613, 618, 794, 838
- endovenosa, 794
- humana intravenosa, 618, 838
Imunopatogênese, 1062
Imunossupressão, 1015
Imunossupressores, 793, 1211
Imunoterapia(s), 583, 711, 1141, 1146
Inalação de oxigênio a 100%, 196
Inatenção visuoespacial, 136
Inatividade elétrica cerebral, e-92
Incapacidade, 286
Incidentalomas hipofisários, 160
Incontinência
- pigmentar, 1367
- urinária, 700
Indicadores
- assistenciais, 304
- de qualidade
- - para o tratamento do acidente vascular
    cerebral, 341
- - para todos os centros de AVC, 305
    e medidas de qualidade para o tratamento
    do acidente vascular cerebral, 341
Índice
- de apneia-hipopneias, 467
- de Barthel, 290, 291
- de Katz, 658
- de Lindegaard, e-113
- de movimentos periódicos de membros, 467
- de pulsatilidade, e-113
- de resistência, e-113
- de Zumkeller, 1198
- dinâmico da marcha, e-33
- Funcional *Karnofsky Performance Status*
    (KPS), 847
Indução de hipertensão, 351, 1169
Inebilizumabe, 597, 599
Inervação e irrigação do labirinto, 84
Infarto(s)
- agudo do miocárdio, 334
- bulbar, 283
- cerebelar, 284
- completo(s)
- - e superficial da artéria cerebral média, 279
- - da artéria cerebral média, 279

- coroidal posterior, 282
- cortical, 281
- de fronteira, 285
- distal (cortical) e proximal (talâmico) da
    artéria cerebral posterior, 281
- do centro semioval, 280
- do mesencéfalo, 284
- do miocárdio, 319
- do território profundo da artéria cerebral
    média, 279
- do tronco encefálico, 282
- dos ramos superficiais, 279
- em zona de fronteira arterial, 284
- estratégico, 738
- grande, 280
- - profundo ou estriatocapsular, 280
- hemibulbar, 283
- inferolateral, 281
- labiríntico, 982
- medular, e-21
- migranoso, 219
- no território da artéria cerebelar, 284
- paramediano, 282
- pequeno, 280
- polar, 282
- pontino, 283
- talâmico, 281
- tegmental, 284
- ventrolateral, 283
- ventromedial, 283
- ventrotegmental bilateral, 284
Infecção(ões)
- de ferida operatória, 1177
- do sistema nervoso central, 1124, 1126
- oportunistas, 1029
- pelo cisticerco da *Taenia solium*, 398
- pelo HIV, 398, 1019, 1020, 1116, e-82, e-143
- pelo SARS-CoV-2, 400, 1080
Infiltrações do nervo occipital maior, 196
Inflamação, 297, 349
- relacionada à angiopatia amiloide
    cerebral, 297
Inflamassomopatias, 1237
Infliximabe, 1212
Infusão intratecal de miorrelaxantes, 1324
Inibidores
- da colinesterase, 673
- de acetilcolinesterase, 113
- de *checkpoint* imunológico, 1146
- do *immune-checkpoint*, 1211
Injeções de bloqueio, 1405
Injúria cerebral aguda, 345
Inotersena, 849
Insônia(s), 474, 498, 501, 776
- associada à apneia obstrutiva do sono, 470
- avaliação médica, 471
- avaliação psicossocial, 472
- classificação, 469
- componente
- - cognitivo, 473
- - comportamental, 473
- - da terapia cognitiva e
    comportamental, 473
- - educacional, 473
- - psicossocial, 471
- comportamental da infância, 502
- conceito, 469
- condições médicas, 469
- diagnóstico, 471
- exames subsidiários, 472
- fatal, 691
- fator(es), 470, 481
- na infância, 500
- sintomáticas, comórbidas ou associadas, 469
- tratamento farmacológico, 474, 498
- uso de substâncias ou medicação, 470
Inspeção 1400, e-26, e-38

- geral, e-26
Instrumentos de avaliação
    cognitiva breve, 623
Insuficiência
- adrenal, 972
- autonômica pura, 154, 495
- ventilatória, 1180
Ínsula, e-25
Intensidade da dor, 184
Interface cérebro-computador, 1470
Interferonopatias, 1238
Interleucina-17, 560
Interpretação clínica dos potenciais
    evocados, e-101
Interruptor do sono-vigília, 464
Intolerância
- ao exercício como manifestação
    predominante, 934
- aos estímulos sensoriais, 185
Intoxicação medicamentosa, 355
Intrusões sacádicas, 15
Intumescências, e-20
Inventário
- comportamental de Cambridge
    revisado, 142, 727
- neuropsiquiátrico, 142, 727
Inversão do reflexo radial, e-44
Investigação metabólica, 1487
Íons de potássio, 28
Ipilimumabe, 1148, 1212
Irrigação intracraniana, e-112
Isocitrato desidrogenase, 1133
Isocórtex, 117
Isoniazida, 881
Isotermoagnosia, 32
Isquemia(s)
- cerebral(is)
- - por déficit energético MELAS/POLG, 1529
- - tardia, 345
- - - complicações, 352
- - - definição, 348
- - - fisiopatologia, 348
- - - profilaxia, 349
- - - tratamento, 350, 351
- retiniana, 1257

J

Jitter (tremor), e-109
Joelho do facial, 65
Jogos e realidade virtual, 1470
Julgamento e resolução de problemas, 631
Junção neuromuscular, 68, 798, e-108

K

Konzo, 1252
Kuru, 691

L

Labirintite, 982
Labirinto, 83, 84
Lacosamida, 529, 551
Lactato, e-79
Lactente hipotônico, 1294
Laminectomia, 1326
Lamotrigina, 253, 529, 530, 943
Lâmpada de fenda, 1253
Lapatinibe, 1147
Lasmiditana, 214, 273
Latência
- do sono, 467
- mínima, e-105
Latirismo, 1252
Laudo de eletroencefalograma, e-100
Lavagem nasal de alto volume com
    corticosteroide, 43
Lecanemabe, 675

Leflunomida, 881
Lemborexanto, 475, 478, 479
Lentificação, 520
Lenvatinibe, 1147
Lesão(ões)
- ablativas no encéfalo, 1326
- da fossa posterior, 1197
- da medula espinhal, e-21
- da via piramidal, e-36
- de tronco encefálico, 115
- do nervo trigêmeo, 74
- do trato de Lissauer e do corno dorsal
    da substância cinzenta da medula
    espinhal, 1409
- epileptogênica, 535
- expansivas cerebrais, 355
- infrassacral, 152
- infratentoriais, 111
- medular(es)
- - agudas e completas, 9
- - suprassacral, 152
- neurovascular relacionada à diálise, 1226
- no tronco encefálico, 10
- nodular, e-41
- nucleares, 82
- retroquiasmáticas, e-57
- selares e parasselares, 160
- supranucleares, 82
- suprapontina, 152
- talâmica unilateral, e-22
- traumáticas do parênquima, 1196
- vasculares da retina, 50
Letargia, 103
Leucemia(s)
- agudas, 1225
- linfocítica aguda, e-75
- mielocítica aguda, e-75
- mieloide crônica, 1225
Leucodistrofia
- de células globoides, 1346
- metacromática, 1346, 1350, 1511
Leucodistrofias, 1503
Leucoencefalopatia(s)
- adquiridas, 1503
- multifocal progressiva, 1031, 1208
Levetiracetam, 374, 529, 551
Levodopa, 388, 667, 881, 1322
- /benserazida, 1322
Lidocaína, 194-196, 1384, 1387
Linezolida, 1211
Linfo-histiocitose hemofagocítica
    secundária (adquirida), 1241
Linfoma, e-75
- angiocêntrico, 297, 299
- meníngeo, 1027
- primário do sistema nervoso central, 1033
Linguagem, 117, 118, 126, 623, e-69
Linhas de cuidado do AVC, 301
Lipofuscinose ceroide, 1350
- neuronal, 1575, 1577
Lipomatose encéfalo-crânio-cutânea, 1369
Líquido cefalorraquidiano (LCR), 658, 1064,
    1092, 1121, 1179, 1206, e-19, e-20, e-72
- exame do, e-74
Listeria monocytogenes, 1208
Lítio, 229
Lobo
- da ínsula, e-25
- frontal, e-24
- límbico, e-25
- occipital, e-24
- parietal, e-24
- temporal, e-24
- - medial, 123
Lóbulo paracentral, e-25

Lúpus eritematoso sistêmico, 396, 429,
    1228, 1263
Luxação de quadril, 1320

M

Macrocefalia, 1306, 1307
Macrografias, 131
Mal de débarquement, 1000
Malformação(ões)
- arteriovenosas, 1530, e-113
- cavernomatosas cerebrais familiares, 1531
- cerebrais cavernosas, 1531
- cerebrovasculares, 1530
- de Arnold-Chiari, 377
Manchas café com leite, 1358
Manejo
- hemodinâmico, 1195
- pós-operatório em neurocirurgia, 1173
- ventilatório, 1193
Manganês, 420, 426
Manifestações
- neurológicas
- - em deficiências nutricionais, 1217
- - em doenças renais, 1225
- - fora do nervo óptico e da medula
        espinhal, 588
- - na gravidez, 1242
- - nos distúrbios ácido-base e
        hidroeletrolíticos, 1227
- neuropáticas nas doenças reumáticas, 879
- relacionadas com a mielopatia associada
    ao HTLV-1, 1121
Manobra(s)
- da ausência do rebote, e-42
- da beira do leito, 1280
- de Mingazzini, e-36
- de posicionamento lateral, 95, 96
- de Raimiste, e-37
- de Semont, 995
- de slump, 826
- de Valsalva, 150, 827
- deficitárias tradicionais, e-36
- Dix-Hallpike, 95
- do paraquedas, 1280
- dos olhos de boneca, 109
Mão inútil de Oppenheim, 834
Mapa topográfico cognitivo, 138
Marca-passo circadiano, 463
Marcadores
- bioquímicos, 1494
- moleculares, 1133
Marcha, 92, 700, 1279
- atáxica, e-30
- bipiramidal, e-30
- cautelosa, e-31
- com fraqueza do glúteo máximo, e-31
- de Trendelenburg, e-31
- e equilíbrio, 700
- em tandem, e-32
- escarvante, e-31
- funcional ou conversiva, e-32
- hemiplégica, e-30
- miopática, e-31
- normal ou atípica, e-30
- parkinsoniana, e-30
- vestibular, e-30
Marcos do neurodesenvolvimento, 1329
Margem de segurança
- da junção, e-108
- de transmissão neuromuscular, e-108
Martelo de reflexos, e-43
Massa em região nucal/lesão ligamentar, 377
Mastigação, 73
Matriz atencional, 137
Mecanismos
- do ciclo sono-vigília, 461
- responsáveis pela aura, 176
Medicação(ões), 971, 972

- abortivas da crise, 217
- antirretroviral, 1097
Medicamentos
- anti-hipertensivos, 1169
- antituberculose, 1097
Medicina nuclear, 748
Medula espinhal, 32, 34, 588, e-20, e-21
Meduloblastomas, 1134
Megalencefalia, 1307
Meios físicos, 1470
Melanoma, 1140
Melanose neurocutânea, 1368
Melatonina, 230, 477, 479, 498
Melatoninérgicos, 498
Melfalano, 1211
Melhor linguagem, 288
Memória(s), 117, 118, 125, 623, 631
- de curto prazo, 122
- de longo prazo, 122
- de procedimento, 126
- de representação perceptual, 126
- de trabalho, 122
- declarativas ou explícitas, 121
- episódica, 122
- imediata, 626, 628
- incidental, 626, 628
- não declarativas ou implícitas, 122
- operacional, 120, 121, 122
- priming, 126
- semântica, 122, 125
- tardia, 626, 628
Meninges, e-19
Meningioma, 161, 1134
Meningite(s), 1043, 1102
- asséptica, 241, 1150, 1229
- associada ao granuloma, 1102
- bacteriana aguda, 1009-1013
- crônicas, 1014-1018
- química, 1014
Merosinopatia ou laminina alfa-2-patia, 914
Metabolismo
- cerebral, 1165
- de moléculas complexas, 1350
- glicolítico, 746
- na doença de Wilson, 420
- normal do cobre, 420
Metamemória, 642
Metamizol, 192
Metástases para sistema nervoso
    central, 1139-1142
Metilprednisolona, 613, 573, 614
Metoclopramida, 193, 195, 196
Método(s)
- de amplificação multiplex de sondas
    dependente de ligação, 1485
- de avaliação dos sintomas comportamentais
    e da cognição social, 142
- de Hoffmann, e-44
- de imagem, 810
- de medicina nuclear, e-175
- de percussão no ligamento transversal do
    carpo, e-44
- de reforço, e-45
- de Trömneri, e-44
- de Wartenberg, e-44
- diagnóstico em neurologia, e-15
- moleculares no diagnóstico de infecções do
    sistema nervoso central, 1126
- ultrassonográficos, e-177
Metotrexato, 793, 1211
Metronidazol, 881, 1211
Mexiletina, 943
Mialgia, 885
Miastenia
- e gravidez, 1247
- grave, 786, 1181
- - adquirida, 786-789

- - - doenças associadas, 792
- - - tratamento, 792
- - com anticorpos anti-MUSk e soronegativa, 791
- - juvenil, 792
- neonatal, 788
Micção, neuroanatomia e neurofisiologia, 151
Miclonias espontâneas, 443
Micofenolato de mofetila, 597, 618, 793, 1211
Micoplasma, 399
Microbiologia, 1126
Microbiota intestinal, 561
Microcefalia, 1047
- causas de, 1310
- sindrômica, 1311
Microdespertares, 467
Microdiálise cerebral, 1165
Micrografias, 131
Microtrombose, 349
Microtúbulos, 1144
Midazolam, 551, 552
Midríase, 72
Mielite, 1043, 1047
- transversa, 585, 588, 616
Mielografia por subtração digital, 247
Mieloma múltiplo, e-75
Mielopatia(s), 613
- associada ao HIV, 1026
- associada ao HTLV-1, 1118-1123
- hepática, 1251
- metabólicas, 1250
- relacionada ao tratamento do câncer, 1252
- tóxicas, 1251
- transversas, e-21
Mielotomografia dinâmica, 247
Migrânea, 174, 260-264, 1242
- apresentação clínica, 217
- classificação, 218
- com aura, 218, 219
- complicações, 219
- critérios diagnósticos, 218
- crônica, 198, 217, 218
- - tratamento, 220
- epidemiologia, 217
- episódica, 197
- fase(s), 176
- medidas não farmacológicas, 220
- menstrual, 261
- na idade fértil, 261
- na menopausa, 264
- no climatério, 264
- provável, 218
- sem aura, 174, 218
- tratamento, 219
- vestibular, 982-984
Mimetismo molecular, 562
Mini balance evaluation systems test, 1004
Mini-SEA, 142
Miniexame do estado mental, 624-626, 628, 654, e-70
Mioclonia(s), 19, 109, 377, 436, 442-444, 1260
Mioclono funcional, 406
Miopatia(s), 377, 882, 886, 936, 940, 942, 967, 1028, 1300, 1301, 1342, 1563
- anamnese, 882
- associadas à má-absorção intestinal, 972
- avaliação clínica, 882
- centronuclear, 930
- classificação, 882
- com cores, 928
- com fraqueza muscular sem oftalmoplegia externa progressiva, 933
- congênitas, 883, 893, 928, 951, 1300
- de Bethlem, 925
- definição, 882
- distais, 883, 887
- do central core, 929

- do doente crítico, 972, 1181
- endócrinas, 971, 972
- exame físico, 886
- hereditárias, 883
- induzidas por medicações, 893
- infecciosas, 883, 972
- inflamatórias, 883, 893, 971
- - classificação, 965
- - diagnóstico, 965, 969
- - tratamento, 969
- isolada, 933
- metabólica, 893, 951, 1301
- - adquiridas, 883
- - hereditárias, 952, 955
- miofibrilares, 883
- miotubular, 930
- mitocondriais, 893, 951
- - diagnóstico, 940
- - epidemiologia, 932
- - etiopatogenia, 932
- - investigação laboratorial, 934
- - manejo clínico, 936
- - quadro clínico, 933
- - tratamento, 942
- multiminicore, 929
- necrosante imunomediada, 967, 971
- nemalínica, 929
- por amiloidose, 972
- relacionadas a doenças sistêmicas, 970
- - construção do raciocínio, 970
- - direcionamento da investigação, 970
- sinais e sintomas, 884
Miose, 71
Miosite, 1043, 1150
- com corpos de inclusão, 968
- de sobreposição, 968, 971
- por corpos de inclusão, 966
Miotonia(s), 886
- congênita, 938
- de canal de sódio, 939
- não distróficas, 938
Mirabegrona, 152
Mirada conjugada, e-59
Mirtazapina, 475, 477, 479, 498
Mistanásia, e-191
Mitocôndria e processo de fosforilação oxidativa, 1489
Mobilização passiva, e-39
Modafinila, 491
Modalidades
- de neuroestimulação, 1387
- sensitivas, 26
- sensoriais secundárias (ou corticais), 28
Modelo
- biomédico, e-10
- interação recíproca do sono REM e nREM, 465
- neurovascular, 129
Modificadores, e-97
MOGAD, 57
Moléculas pequenas moduladoras do splicing do gene SMN2, 783
Monitoramento
- ambulatorial da pressão arterial (MAPA), 150
- da pressão intracraniana, 702
Monitorização
- contínua por EEG, 552
- da autorregulação do fluxo sanguíneo cerebral, 1163
- da oxigenação cerebral, 1164
- da pressão
- - de perfusão, 1159
- - intracraniana, 1159, 1189
- do fluxo sanguíneo cerebral, 1162
- do metabolismo cerebral, 1165
- do sono, 466

- eletrofisiológica cerebral, 1165
- invasiva da pressão intracraniana, 1201
- multimodal, 1159, 1189, 1191
- - avançada, 1191
- - no traumatismo cranioencefálico, 1189
- não invasiva da pressão intracraniana, 1201
- neurofisiológica, 1171
- - intraoperatória, 453
Mononeuropatia, 33, 871, 873, 874, 1028, 1044, 1222
Monoplegia, 11, e-35
Montagens do eletroencefalograma, e-87
Montreal Cognitive Assessment, 655, e-71
Morfina, 195
Morfologia trifásica, e-100
Morfometria, quantificação de volumes e relaxometria T2 na epilepsia, 522
Morte
- encefálica, 114, 115, 1070, e-116
- - critérios de, 115
- súbita inexplicada em epilepsia, 534
Mosaicismo pigmentar, 1368
Motivação, 120
Motricidade, 15, 60, 64, 65, 106, 108, 1279, e-63
- ocular, 15, 60, 64, 65, 108
Movimento(s)
- conjugados alternantes periódicos do olhar, 109
- de perseguição ocular, 61
- em onda quadrada, 69
- gerais do lactente, 1317
- oculares
- - em pingue-pongue, 109
- - espontâneos, 69
- ondulantes (rippling), 886
Moyamoya, 1354
Mudança de paradigma, e-120
Multi-infartos, 738
Musculatura ocular extrínseca, 60
Músculo(s)
- ECOM, e-67
- extraoculares, 61
- oculares extrínsecos, 69
- orbitário, 69
- reto superior, 89
Musicoterapia, 729
Mustina, 1145
Mutações, 1521, 1523
Mutismo acinético, 114, 120
Mycobacterium tuberculosis, 1014
Mycoplasma pneumoniae, 399

N

Não maleficência, e-189
Naratriptana, 230
Narcolepsia, 489-491
- na infância, 503
Nariz, 188
Natalizumabe, 575, 578, 579
National Institutes of Health Stroke Scale (NIHSS), 286-288
Necrólise epidérmica tóxica, 530
Necrose retiniana aguda, 1265
Neisseria meningitidis, 1010
Nenhuma evidência de atividade da doença (NEDA), 572
Neocerebelo, e-41
Neocórtex, 117
Neoplasias, e-80
- primárias do sistema nervoso central, 1133
Nervo(s)
- abducente, 65, e-59
- acessório, e-67
- cranianos, 189, 1282, e-54
- espinhais, e-20
- facial, 79, e-62, e-64

- glossofaríngeo, e-66
- hipoglosso, e-67
- motor, 867
- occipital, e-162
- oculomotor, 64, e-59
- olfatório, 37, e-54
- óptico, 46, 47, 588, 1268, e-56
- periféricos, 816
- sensorial, 867
- trigêmeo, 73, e-61, e-62, e-162
- troclear, 65, e-59
- vago, e-66
- vestíbulo-coclear, e-64
- vestibulococlear, 980
Neuralgia
- do nervo intermédio, 254
- do trigêmeo, 74
- glossofaríngea, 254
- occipital, 198, 255
- trigeminal, 252, 253, e-66
Neurite
- óptica, 56, 57, 255, 585, 615
- - dolorosa, 255
- - idiopática recorrente ou bilateral
    simultânea, 585
- vestibular, 980, 981
Neuro-oncologia, 1266
Neuroablação, 1392
Neuroacantocitose, 392
Neuroanatomia
- das vias sensitivas, 25
- e neurofisiologia
- - da micção, 151
- - da pupila, 70
- - da regulação da pressão arterial, 149
- - do controle supranuclear da motricidade
    ocular, 60
- - do nervo óptico e das vias visuais, 46
- - do sistema
- - - límbico, 139
- - - motor, 7
- - - somatossensorial, 25
- - - dos núcleos e nervos da motricidade
    ocular, 64
Neurobiologia das alterações psiquiátricas em
    doenças neurológicas, 712
Neurociência
- pesquisas em, e-17
- clínicas, e-17
Neurocisticercose, 398
- aspectos biológicos do parasita, 1050
- critérios diagnósticos, 1056
- diagnóstico, 1052, 1054
- - por imagem, 1052
- epidemiologia, 1050
- manifestações clínicas, 1051
- tratamento, 1056
Neurocriptococose, 1030
Neurodegeneração
- associada à
- - fosfolipase A2, 410
- - hidroxilase de ácidos graxos, 414
- - pantotenato-quinase, 408, 429
- - proteína beta-propeller, 412
- - proteína CoA sintase, 417
- - proteína de membrana mitocondrial, 414
- - com acúmulo cerebral de ferro, 418, 419
- - aspectos históricos, 408
- - subtipos e classificação, 408
Neurodesenvolvimento, 1328
Neuroesquistossomose, 1058
- cerebral, 1060, 1061
- da medula espinhal, 1061
Neuroestimulação, 224, 1386, 1395
- da medula espinhal, 1395
- medular, 1386
Neuroferritinopatia, 411

Neurofibromas, e-27
Neurofibromatose
- do tipo 1, 1357, 1528
- do tipo 2, 1360, 1361
Neurofisiologia, 25, 835
- das vias sensitivas, 25
Neurogedegeneração associada à
    pantotenato-quinase, 410
Neurogenética das deficiências
    intelectuais, 1483
Neurografia por ressonância magnética, e-162
Neuroimagem, 309, 521, 552, 641, 658, 682,
    733, e-120
- do AVC agudo, 309
- estrutural, 658
- - nos transtornos cognitivos, 733
- molecular, 658
- nos transtornos cognitivos, 733
Neuroinfecções, 1264
Neurolépticos, 195, 447, 498
Neurolúpus, 429
Neuromas de amputação na cicatriz
    cirúrgica, 241
Neuromelanina, e-162, e-172
Neuromielite óptica, 584
- alvos terapêuticos, 597
- curso clínico e prognóstico da, 591
- diagnóstico clínico e complementar, 587
- fatores de risco, 596
- fisiopatologia, 597
- marcador biológico, 591
- prevalência da, 595
- suscetibilidade genética, 596
Neuromodulação, 206
- elétrica remota, 208
- em epilepsia, 1434, 1435
- não invasiva, 206, 1445, 1448, 1449, 1452
- não responsiva, 539
- responsiva, 539
Neuronavegação espacial, 138
Neurônio(s)
- motor, 8-10
- parassimpáticos pré-ganglionares, 149
- simpáticos cardíacos, 149
Neuronopatia(s)
- motoras, 1299
- sensitivas, 612, 1209
- - autoimunes, 833
- - diagnóstico, 835
- - etiologia, 833
- - exame(s), 837, 737
- - fisiopatologia, 834
- - genéticas, 834
- - idiopáticas, 834
- - infecciosas, 834
- - paraneoplásicas, 833
- - por deficiência nutricional, 839
- - quadro clínico, 834
- - tóxicas, 834
- - tratamento, 838
- sensitivo-motora de início na face, 764
Neuropatia(s)
- amiloide, 154
- amiloidótica familiar, 845-849
- autonômicas, 1222
- - hereditárias, 154
- - imunomediadas, 153
- compressiva(s), 810
- posicional, 875
- craniana, 252, 875, 1150, 1230
- de fibras finas, 850, 851, 854, 1222
- diabética, 153, 1221
- difusas, e-110
- do paciente crítico, 875
- e miopatia, 1226
- em doenças gastrointestinais, 878
- focal, 32, e-110

- hereditária(s), 813, 1249, 1514
- - aspectos genéticos, 843
- - classificação, 840
- - com risco de paralisia por pressão, 1249
- - com susceptibilidade à paralisia por
    pressão (HNPP), 842
- - diagnóstico molecular, 843
- - quadro clínico, 841
- - sensitiva, 840
- hipomielinizante congênita, 842
- induzida pelo tratamento, 1222
- infecciosas, 811, 870
- inflamatórias, 811
- na doença
- - celíaca, 878
- - de Chagas, 153
- - inflamatória intestinal, 878
- - renal crônica, 877
- na hanseníase, 1072
- - apresentação clínica, 1074
- - classificação, 1072, 1079
- - - operacional, 1079
- - fisiopatogenia, 1072
- - grau de incapacidade, 1079
- - histopatologia, 1077
- - imunologia, 1072
- - tratamento, 1079
- nutricionais, 1249
- óptica(s)
- - diagnósticos diferenciais das, 55
- - hereditária, 58
- - - de Leber, 58
- - infecciosas, 55
- - inflamatórias, 56
- - isquêmicas, 57
- - metabólicas e hereditárias, 57
- - paraneoplásica, 1266
- - por deficiência de vitamina B12, 58
- - tóxicas, 58
- paraneoplásicas, 879
- periférica(s), 153, 803, 845, 1026, 1150,
    1230, 1300
- - anamnese e exame físico, 806
- - associadas a doenças hematológicas, 880
- - autonômicas, 153
- - avaliação eletroneuromiográfica, 808
- - diagnóstico, 807
- - difusas, 806
- - focais, 806
- - manifestações das, 803
- - medicamento-induzidas, 881
- - padrões, 809
- por etilismo e carenciais, 877
- relacionada à sarcoidose, 879
- sensitivo-motoras, 809
- tóxica(s), 154
- - relacionada à medicação, 1027
- traumáticas, 813
- vasculítica, 1027
Neuropatias/neuronopatias, 809
Neuropatogênese, 1042, 1045
Neuropatologia e genética, 680
Neuroplasticidade, 1328
Neuropsicologia, 630
Neurorradiologia, 1094
Neurorretinite, 1264
Neurorreumatologia, 1262
Neurossarcoidose, 161
Neurossífilis, 1032
- assintomática, 1086
- conceito, 1084
- diagnóstico, 1084, 1085
- - laboratorial, 1084
- formas atípicas, 1089
- formas clínicas, 1086
- meningovascular, 1086
- parenquimatosa, 1087

- tratamento, 1089
Neurossonologia, e-111
Neurotomias de nervos somáticos, 1408
Neurotoxicidade, 1097
- associada à terapia com células CAR-T, 1151
Neurotoxoplasmose, 1208
Neurotransmissores, 28
Neurotrauma, 1183
Neurotuberculose, 1031, 1208
- diagnóstico, 1092, 1093
- epidemiologia, 1090
- escalas diagnósticas, 1095
- formas clínicas, 1090
- prognóstico, 1098
- tratamento, 1095, 1097
Neve visual, 1254
Niacina, 1218
Nigrossomo, e-162, e-172
Nilotinibe, 1147
Nimodipino, 349
Nistagmo, 109, 981, 1000, e-61
- de rebote, 15
- de retração-convergência, 109
- do olhar parético, 15
- *down*, 69, 1000
- *downbeat*, 69
- espontâneo, 93
- horizonto-rotatório, 93
- *upbeat*, 69
- vertical
- - para baixo, 93
- - para cima, 93
Nitrazepam, 529
Nível de consciência, 103, 105, 287
Nivolumabe, 1148, 1212
NMOSD, 57
Noção de distância entre dois pontos, e-52
Nódulos de Lisch, 1358
Nomeação, 128, 626
Noradrenalina, 28
Normatizados, testes, 632
Normocefalia, 1306
Nortriptilina, 716
Novas terapias na oncologia, 1211
Núcleo(s)
- da base, 19, 20, e-23
- - anatomia e fisiologia, 19
- - teoria clássica de funcionamento, 20
- denteado, 13, 14
- do trato solitário, 540
- e nervos da motricidade ocular
    neuroanatomia e neurofisiologia dos, 64
- fastigial, 13, 14
- interpósito, 13, 14
- intersticial rostral do FLM, 61
- laterodorsal, 462
- motor
- - do facial, e-62
- - dorsal do nervo vago, 147
- oculomotor acessório, 147
- parassimpáticos de Edinger-Westphal, 70
- pedúnculo-pontino, 462
- profundos do cerebelo e vias cerebelares, 13
- sacrais, 147
- salivatório, 147
- *sublocus coeruleus*, 462
- subtalâmico, 389, 451, 1423, e-22
- supraquiasmáticos, 463
- vagal, 540
- ventral intermediário, 452, 1423
Nystagmus (avaliação da direção do
    nistagmo), 978

O

Obalamina, 1250
Obesidade, 218, 319
Obinutuzumabe, 1148

Obnubilação, 103
Ocitocina, 157
Oclusão
- da(s) artéria(s), 50
- da veia central da retina, 50
Ocrelizumabe, 578
Ofatumumabe, 578, 579, 1148
Oftalmopatia tireoidiana, 69
Oftalmoplegia, 933
Oftalmoscopia, 1253
Olanzapina, 393, 475
Olaparibe, 1148
Olfato, 37, 39
Olhar conjugado, 287
Olho(s), 188
- congelado, 69
Oligodendroglioma IDH-mutado e 1p/19q
    codeletado, 1138
Oligonucleotídeos *antissense*, 393
Oligossacaridoses, 1575
Oliguemia, e-115
Olivopontocerebelar, 1510
Omaveloxolone, 839
Ombreiras, 1465
Ômega-3, 43
Ondansetrona, 195, 196
Ondas
- aguda, e-89, e-94
- F, e-105
- trifásicas, e-97, e-100
Onlazapina, 498
Opiáceos, 195
Opioides, 193, 1386
Opsoclônus, 93, 612, 1209
Opsoclônus-mioclônus, 444, 612, 1209
Orexina, 490
Orexinérgicos, 498
Organização de tarefas em etapas, 120
Organofosforados, 1252
Órgãos otolíticos, 83
Orientação, 87, 631
- alocêntrica, 138
- egocêntrica, 138
- espacial, 626
- estática, 87
- temporal, 626
- topográfica, 138
Órteses, 1465
Ortotanásia, e-190
Oscilopsia, 1000
Osteopenia, 530
Osteoporose, 530
Oxaliplatina, 1144
Oxcarbazepina, 253, 445, 529
Óxido nitroso, 1251
Oxigenação cerebral, 1164, 1192
Oxigênio, 230
Oximetria, 1164

P

Padrão(ões)
- de atividade física, 187
- de contração na eletromiografia, e-108
- de crise, e-94
- de fraqueza muscular, 10
- de neuropatia periférica, 809
- de paresia, 11
- de surto supressão ou surto atenuação, e-97
- *extreme delta brush*, e-100
- neurofisiológicos de neuropatia
    periférica, 809
- periódico, e-97
- respiratórios em pacientes com alteração
    aguda da consciência, 107
- rítmico, e-97
- trifásicos, e-100
Pakinsonismos, 1258

Paladar, 37, 43, 45
Palavra, e-69
Palbociclibe, 1148
Paleocerebelo, e-41
Paleocórtex, 117
Palestesia, 28, e-52
Palidotomia, 389, 455, 1326
- posteroventral, 455
Palilalia, 445
Palpação, 1400
- muscular, e-39
Pandemia de covid-19, 445
Panitumumabe, 1148
Panobinostate, 1148
Papila óptica, e-57
Papilas gustativas, 44
Papilopatia diabética, 1257
Paquimeningite hipertrófica, 1215
Paracoccidioidomicose, 1099
- agente etiológico e espécies
    filogenéticas, 1100
- diagnóstico, 1101, 1102
- - laboratorial, 1102
- e HIV, 1104
- envolvimento do sistema nervoso
    central, 1101
- epidemiologia, 1099
- manifestações clínicas, 1101
- neuroimagens, 1103
- patogênese, 1100
- tratamento e evolução, 1103
Parafasia, 128
Paralisia(s)
- bulbar progressiva, 763
- cerebral, 1316-1324
- cruzadas, 11
- de Bell, 82
- de neurônio motor superior, 9
- de um grupo isolado de músculos, 11
- do nervo
- - abducente, 66, e-60
- - oculomotor, 65
- - troclear, 66, 377, e-60
- do olhar conjugado horizontal, 64
- do reto lateral, 377
- do sono recorrente, 488
- do trapézio, e-67
- facial, 77, 287
- - anatomia do nervo facial, 77
- - de padrão central, 82
- - emocional, 82
- - epidemiologia, 77
- - etiologia, 78
- - idiopática, 80
- - periférica, 80
- - volitiva, 82
- geral progressiva, 1087
- motora, 7
- neonatal do plexo braquial, 829
- periódica(s), 939, 940, 942
- - primária, 939
- pseudobulbar, 75
- psíquica do olhar, 136
- supranuclear progressiva, 431, 701, 741, 753,
    1258, 1535
Paramiotonia, 886
- congênita, 939
Paraparesia espástica, 1563, 1595
- hereditária, 1592, 1595
Paraplegia, 11, e-35
Parassonias, 501, 503, 504
- do sono não REM, 481, 482, 484, 485, 504
- do sono REM, 481, 486, 487, 504
Paresia, 7, 9
- facial central, e-27
Parestesia, 32
Parkinsonismo, 401, 664

- atípico, 431, 440, 753, e-33
- - diagnósticos diferenciais, 441
- - tratamento sintomático, 438
- secundário, 367
Parosmia, 40
Paroxismia vestibular, 986-988
Partícula proteica infecciosa, e-82
Passiflora incarnata, 479
Patisirana, 849
Patologia, 286
Pazopanibe, 1147
PCR, 1125
Pele, 188
Pembrolizumabe, 1148, 1212
Pentoxifilina, 43
Perampanel, 529, 554
Percepção, 133
- do movimento, 87
- do sono, 470
Perda
- da empatia, 120
- de campo visual, 58
- - diagnósticos diferenciais de, 58
- visual, 49, 1144
Perfil
- de risco-benefício, 576
- epidemiológico do paciente, 183
Perfusão por ressonância magnética, e-150
Perimetria de Humphrey, 49
Perímetro cefálico, 1277, 1278, 1305, 1306
Período(s)
- fértil, 265
- sensíveis e críticos do
    neurodesenvolvimento, 1328
Perspectivas demográficas, e-7
Pertuzumabe, 1148
Pés anormalmente cavos, e-27
Pesadelos, 487
Peso, 188
Pesquisa
- de anticorpos AQP4-IgG e MOG-IgG, 589
- de bandas oligoclonais, e-79
- - de IgM e IgG, 589
- de expansão CGG no gene *FMR1*, 1486
- de nistagmo
- - de provocação, 93
- - espontâneo, 93
- do desalinhamento vertical do olhar, 94, 979
- em neurociência, e-17
Pesquisador, e-15
Pia-máter, e-20
PIC invasiva, 1160
Pimozida, 447
Piracetam, 445
Piridoxina, 1218
Placa de Hollenhorst, 1257
Plagiocefalia, 1314
Planejamento, 121
Plano motor cortical, e-23
Plasma fresco congelado, 333
Plasmaférese, 573, 613, 794
Plegia, 7
Plexo(s)
- coroide, e-20
- lombossacral, 829
- viscerais, 148
Plexopatia(s), 825, 829, e-110
- braquial, 829, 831
- - obstétrica, 829
Pneumoencéfalo, 1177
Polaridade, e-89
Policitemia vera, 1225
Polígono de Willis, e-113
Polimiosite, 966
Polimorfismos do gene *PRNP*, 691
Polineurite transitória aguda, 874
Polineuropatia(s), 32, 34, 1048, 1181

- desmielinizante inflamatória
- - aguda, 1027
- - crônica, 811, 871, 1027
- do doente crítico, 1181
- hereditárias, 840
- sensitiva simétrica distal, 1027
- simétrica distal, 870, 1222
Polineuropatias
Poliplasmia, 932
Polirradiculoneuropatia inflamatória
    desmielinizante crônica, 153
- biópsia de nervo, 866
- definições, 864
- diagnóstico, 866, 868
- neuroimagem, 866
- prevalência, 866
- prognóstico, 869
- quadro clínico, 864
- subtipos de, 864
- típica, 864
- tratamento, 868
- variante(s), 865, 866
Polirradiculopatia secundária ao CMV, 1027
Polissonografia, 466
Polivitamínicos, 43
Polyneuropathy Disability Score (PND), 847
Ponatinibe, 1147
Pontocerebelo, e-41
Porcentagem e distribuição das fases
    de sono, 467
Porfirias agudas, 1350
Posaconazol, 1211
Posição segmentar, e-52
Postura(s)
- e movimentos involuntários, 1279
- em flexão involuntária de tronco, 18
Potenciais
- de ação de unidade motora, 809
- evocado(s), e-85, e-101, e-102
- polifásicos instáveis, e-108
Prasugrel, 324, 330
Praxias, 117, 131, 623
Pré-eclâmpsia, 1242
Prednisona, 618
Pregabalina, 475, 479, 529, 554, 1384
Preocupações, 714
Pressão
- arterial, 149, 188, 309
- de perfusão, 1159, 1200
- - cerebral, 1200, e-114
- intracraniana, 1159, 1192, 1200, e-113
Prevenção do acidente vascular cerebral, 316
- do primeiro acidente ou recorrência, 697
Primidona, 374, 529
Princípios
- básicos do ultrassom, e-111
- da bioética, e-189
- - nos cuidados paliativos em pacientes
    neurológicos, e-191
Prionopatia variavelmente sensível
    à protease, 691
Privação de sono, 489
Procedimentos
- ablativos, 389, 1406
- endocrinológicos, 1410
- intervencionistas intra-arteriais, e-121
- neuroablativos, 1325
- neurocirúrgicos, 1406
- neuromodulatórios, 1410
Processamento executivo, 117
Produção de saliva, e-64
Profilaxia
- de trombose venosa profunda, 1174, 1195
- de úlcera de estresse, 1173
- primária do acidente vascular cerebral em
    pacientes com anemia falciforme, 293
Profiling direcionado ao manejo, 187

Profissão, 187
Prognóstico
- em doenças neurológicas, e-185
- em neurologia pediátrica, e-187
- neurológico, e-194
Projeções talamocorticais, 32, 36
Prolactina, 156
Prolactinomas, 158
Prometazina, 479
Propofol, 194-196, 551, 552
Propranolol, 374
Propriocepção consciente, 27
Prosopagnosia, 135
Prostaglandinas e a substância P, 28
Proteína(s)
- 2 de ligação – GTP (GTPBP2), 418
- G, 38
- tau, 748
- transportadora de esteróis peroxissômicos X
    (SPC2), 418
- *zinc finger*, 394
- totais, e-79
Proteinopatia relacionada à fukutina, 912
Próteses metálicas, 335
Pseudo-hipoparatireoidismo, 429
Pseudo-obstrução gastrointestinal, 613, 1209
Pseudoatetose, 834
Pseudoexacerbação, 572
Pseudorrefratariedade, 534
Pseudossinal de Babinski, e-48
Pseudossurto, 572
Pseudotumor cerebral, 249
Pseudoxantoma elástico, 1529
Psicose, 451, 725, 1229
Psicoterapia, 1336, 1385
- de linha cognitivo-comportamental, 1336
Psiquiatria, e-10
Puberdade precoce, 157
Puerpério, 320
Pulso, 187
- de radiofrequência, e-134
Punção, e-74
Pupila(s)
- de Adie, 71, 72
- de Argyll-Robertson, 71
- e reflexo fotomotor, 107
- midriática, 70
- - unilateral, 72
- mióticas, 70
- - diencefálicas, 108
- neuroanatomia e neurofisiologia da, 70
- pontinas, 108
- tectal, 108
- uncal, 108
Pupilometria, 1161
Púrpura trombocitopênica
- idiopática, 1224
- trombótica, 1224

Q

Quadros psicogênicos, 355
Qualidade da dor, 184
Queixas
- cognitivas, 1081
- subjetivas de memória, 642
Quelantes, 425
Questionário(s)
- de atividades funcionais, 630, 658
- de avaliação funcional, 629
- de mudanças cognitivas, 659
Quetiapina, 475, 498
Quiasma óptico, 46
Quimioterapia, 1143, 1145
- efeitos nas funções cognitivas, 1145

R

Rabdomiólise associada à anestesia, 950
Radiculopatia(s), 33, 825, e-110, 1222

- do paciente idoso, 828
- exame físico, 826
- fisiopatologia, 825
- história clínica, 826
- incidência, 825
- torácica, 828
Radiculoplexoneuropatia diabética, 830
Radiculoplexopatia, 1222
Radiocirurgia, 539, 1141
Radiofrequência pulsada, 1387
Radiografia simples
- da coluna vertebral, e-120
- do crânio, e-120
Radioterapia, 1152
- de encéfalo total, 1141
Radiotraçadores
- de ligação a receptores, e-175
- de perfusão, e-175
- difusíveis, e-175
- não difusíveis, e-175
Raiva humana, 1066
- complicações, 1069
- conduta após confirmação laboratorial
    da raiva, 1069
- conduta perante a mordedura, 1067
- diagnóstico, 1067, 1068
- exames complementares, 1069
- manifestação clínica, 1066
- período de incubação, 1066
- quadro clínico compatível com morte
    encefálica, 1070
- transmissão do vírus, 1066
- vacina na raiva, 1067
Ramelteona, 475, 477, 479
Ravulizumabe, 599
Reabilitação, 642
- cognitiva, 1458, 1461
- da linguagem, 1458-1460
- de distúrbios
- - do movimento, 1477
- - vestibulares e do equilíbrio, 1455
- de outras funções cognitivas, 1461
- holística, 1461
- pós-acidente vascular cerebral, 1471
- vestibular, 1455-1457
Reação(ões)
- autoimunes pós-infecciosas, 1044
- de Magnus-De Kleijn, 1281
- de Moro, 1281
- de preensão palmar e plantar, 1281
- de sucção, 1281
- em cadeia da polimerase, 1077
- enzimáticas, 894
- estática, tônica, e-39
- hansênicas, 1079
- miotônicas, 950
- tônico-cervical assimétrica, 1281
- transitórias, 1280
Realidade virtual, 1464
Reatividade cerebrovascular, e-114
Rebaixamento do nível da consciência, e-143
Receptor(es)
- adrenérgicos, 146
- do fator de crescimento epidérmico, 1135
Recompensa(s), 714
- imediatas, 715
Reconhecimento, 118, 628
- de objetos e de face, 118
Recuperação do déficit vestibular, 1455
Rede(s)
- assistenciais, 306
- central executiva, 119
- de modo padrão, 119
- de saliência, 119
- dorsal
- - occipitoparietal, 134
- - parietofrontal, 118

- frontoinsular, 119
- frontoparietal, 119
- límbica, 118
- perissilviana, 118, 126
- pré-frontal, 118
- ventral occipitotemporal, 118
Reflexo(s), 79, 1279, e-43
- abdominal profundo, e-45
- anal, e-49
- aquileu, e-46
- bicipital, e-43
- braquiorradial (reflexo supinador), e-44
- bulbocavernoso, e-49
- corneano ou córneo-palpebral, e-62
- cremastérico, e-47
- cutâneo, 10
- - abdominal, e-46
- - plantar, e-47
- cutâneo-mucosos ou superficiais, e-46
- cutâneo-musculares abdominais e
    cremastéricos, 10
- de acomodação/convergência, e-58
- de automatismo medular, e-49
- de estiramento muscular, e-43, e-45
- - das extremidades
- - - inferiores, e-45
- - - superiores, e-43
- - do tronco, e-45
- de flexão, 10
- de McCarthy, 79
- de Toulose-Vurpas, e-49
- do cone medular, e-49
- do tríceps sural, e-46
- dos adutores das coxas, e-45
- em massa, e-49
- extensor cruzado, e-49
- exteroceptivos, 1280
- flexor
- - cruzado, e-49
- - dos dedos, e-44
- fotomotor, e-58
- glabelar, 79
- H, e-105
- mandibular, 73, 76
- - e corneano, 73
- miotático, 1279, 1294
- musculares ou profundos, e-43
- nauseoso, 100
- osteotendinosos, 1279
- palmar, e-46
- palmomentoniano de
    Marinesco-Radovici, e-46
- patelar (reflexo do quadríceps), e-45
- plantares, e-48
- primitivos ou arcaicos, e-49
- profundos, 1279
- pupilares, 18
- superficiais, 10, 1280
- - das extremidades
- - - inferiores, e-47
- - - superiores, e-46
- - do abdome, e-46
- tricipital, e-44
- - paradoxal, e-44
- trigeminoautonômico, 228
- trigeminofacial, e-63
- vestíbulo-ocular, 85
Região(ões)
- anatômicas responsáveis pela vigília, 461
- pré-frontal dorsomedial e a porção anterior
    do giro do cíngulo, 120
Registro ortodrômico, 808
Regorafenibe, 1147
Regulação da pressão arterial, 149
Relopatias, 1238
Remodelamento neural, 713
Repetição, 129, 626

Reposicionamento ativo, 1315
Reserva cognitiva, 642
Resiliência, 1329
- oposicional, e-40
Resolução de problemas, 120
Respiração, 107, 188
- apnêustica, 107
- atáxica, 107
Respostas
- oculares nas provas calóricas, 110
- tardias, 809
Ressecção
- cirúrgica, 1141
- de tumores cerebrais, 1176
Ressonância magnética, 356, 521, 602,
    1064, 1121
- cerebral, 1494
- de crânio, 588, e-133
- de coluna
- - com contraste intratecal, 247
- - vertebral, e-172
- e angiorressonância de artérias
    intracranianas em pacientes com anemia
    falciforme, 294
- funcional, e-146
Retinite pigmentosa, 54
Retinopatia
- associada com carcinoma, 1266
- diabética, 50, 1256
- diagnósticos diferenciais de, 50
- hipertensiva, 51, 1256
Revisão dos eventos perinatais, 1277
Rigidez, 17, 364, 938, e-40
- muscular, 17, 938
- paratônica, e-40
Riluzol, 775
Rimegepanto, 273
Rinossinusites crônicas, 39
Risco aumentado do desenvolvimento de
    neoplasias no sistema nervoso, 1155
Risperidona, 393, 447
Ritmo(s)
- de Cheyne-Stokes, 107
- dominantes posteriores, e-89
- respiratório, 106
Rituximabe, 597, 613, 618, 794, 1148
Rivaroxabana, 331
Rivastigmina, 650, 651, 675
Rizotomia(s), 1408, 1325
Roda de cheiros (Smell Wheel®), 41
Rofecoxibe, 650
Rombencefalite, 1091
Romberg, Moritz, e-4
Rufinamida, 529
Ruxolitinibe, 1148

S

Sacadas oculares, 60
Sais
- de platina, 1143
- de zinco, 425, 426
Sarcoglicanopatias, 911
Sarcoidose, 879, 1262
SARS-CoV-2, 874, 1038
Satralizumabe, 597, 599
Saturação de oxigênio de bulbo
    de jugular, 1164
Saúde mental, 1329
Schwannoma vestibular, 1361
Sedativos, 1195
Sedentarismo, 321
Segmento
- braquial, e-35
- cefálico, e-35
- crural, e-35

Parte 3 • Principais Manifestações das Doenças do Sistema Nervoso

Seguimento ocular, 61
Segundo neurônio motor, 8
Seio(s)
- cavernoso, 68
- reto, e-19
- sagital superior, e-19
- sigmoides, e-20
Semiologia
- da atenção, 137
- da linguagem, 128
- da memória
- - episódica, 124
- - operacional, 122
- - semântica, 126
- das cefaleias, 183
- das funções executivas, 121
- das síndromes cerebelares, 13
- do nervo óptico, 47
- dos distúrbios da fala e da deglutição, 99
- dos transtornos do movimento, 17
- neurológica nacional, e-8
Sensação(ões)
- autonômica, 715
- primárias de paladar, 44
Sensibilidade, 30, 73, 165, 288, 1279
- à pressão, e-52
- combinada, e-52
- da face, 73
- dolorosa, 30, e-51
- dolorosa, e-51
- estereognósica, e-53
- exteroceptiva, e-50, e-51
- grafoestésica, e-53
- interoceptiva, e-50, e-53
- proprioceptiva, e-50, e-52
- tátil, 30, e-51, e-52
- térmica, 30, e-51
- vibratória, 30, e-52
Sensibilização central, 241
Sequelas neurológicas, 1081
Sequência(s)
- 3D *steady state*, e-146
- *black blood*, e-146
- BOLD, e-146
- de difusão, e-148
- *fast spin echo* (FSE), e-134
- FIESTA, e-143
- FLAIR, e-134, e-143
- gradiente 3D, e-136
- inversão-recuperação, e-134
- MTC, e-140
- SWI, e-136
- *spin echo* (SE), e-134
- volumétricas, e-140
- *turbo spin echo* (TSE), e-134
Sequenciamento
- completo
- - do exoma, 1486
- - do genoma, 1487
- de nova geração (NGS), 848
- de RNA, 1128
- gênico por Sanger, 1485
- *Long-Read*, 1128
- metagenômico de nova geração, 1127, 1128
- *Short-Read*, 1128
Serotonina, 28
Serviço de atendimento móvel de urgência (SAMU), 301
Sialorreia, 776
Sífilis, 55, 1084, 1085, 1264
Silenciadores do gene *TTR*, 849
Simpatectomias, 1407
Simultanagnosia, 136
Sinal(is)
- cerebelar, e-42
- da extensão do polegar (Hachinski), e-49
- da ordenha, 19

- da veia central, e-136
- de Babinski, 9, 10, e-47, e-48
- de Bell, e-63
- de Bergara-Wartenberg, 80
- de Bielschowskys, e-60
- de Bragard, 826
- de Brissaud, e-48
- de Lazarević, 826
- de Macewen, 1279
- de Marie-Foix, e-49
- de Myerson, 79
- de olho de tigre, 409, 417
- de rolamento do antebraço e dos dedos, e-37
- de Romberg, e-28
- de Souques, e-37
- do arco de corda, 826
- do cano de chumbo, e-40
- do componente perceptivo, 138
- do pote rachado, 1279
- do quinto dedo, e-37
- meníngeos, 189
- meningorradiculares, 1282
- T2 intenso, 522
Sinapse dopaminérgica, 22
Síndrome(s)
- alcoólica fetal, 1311
- amnésicas, 124
- antissintetase, 968
- apática ou abúlica, 120
- bulbar anterior (Dejerine), e-69
- cerebelar(es)
- - cognitivo-afetiva, 1339
- - diagnóstico diferencial das, 16
- - rapidamente progressiva, 612, 1209
- - semiologia das, 13
- clinicamente isolada, 567
- clínicas com oftalmoplegia externa progressiva, 933
- com encefalopatia epiléptica e do desenvolvimento, 1291
- confusional aguda, 137
- corticobasal, 434, 1536
- da boca ardente, 45
- da bochecha dormente, 75
- da fissura orbitária superior, e-68
- da fosseta lateral do bulbo (Wallenberg), e-69
- da fraqueza neuromuscular aguda, 1027
- da hipogeusia idiopática, 45
- da imunodeficiência adquirida, 243
- da mandíbula caída, 76
- da pessoa rígida, 377, 397, 398, 609, 610, 613
- da taquicardia postural ortostática, 154
- da tortuosidade arterial, 1528
- da vasoconstrição cerebral reversível, 237, 1243
- das pernas inquietas, 499, 505, 1245
- de Aicardi-Goutières, 429, 1238
- de Alport, 1227
- de Andersen-Tawil, 940
- de Angelman, 1298
- de ataxia cerebelar, neuropatia e arreflexia vestibular, 154, 1541
- de Balint, 61, 136
- de Bassen-Kornzweig, 1346
- de Behçet, 1233
- de Benedict, e-68
- de Brown-Séquard, e-21
- de canal lento e de canal rápido, 802
- de CAPGRAS, 663
- de Claude, e-68
- de Claude-Bernard-Horner, 108
- de Cockayne, 429
- de Cushing, 972
- de Déjerine-Sottas, 842
- de desconexão visuoverbal, 131

- de desinibição, 120
- de Devic, 584
- de distonia-*plus*, 19
- de Doose, 1292
- de dor regional complexa, 1393
- de Down, 1298
- de Dravet, 518, 1288, 1550
- de Ehlers-Danlos, 298, 1526
- de encefalopatia posterior reversível, 1242
- de Fahr, 428, 429
- de *flail arm*, 764
- de *flail leg* e forma variante pseudopolineurítica (de Patrikios), 764
- de Foster Kennedyr, e-55
- de Foville, 66, e-68
- de Frey, 82
- de Gerstmann, 131, 136
- de Gitelman, 1227
- de Gradenigo, 75
- de Grisel, 377
- de Guillain-Barré, 855, 1044, 1046, 1048, 1180
- - anticorpos antigangliosídeos, 859
- - classificação eletrofisiológica, 857
- - critérios diagnósticos, 857, 858
- - diagnóstico, 856, 859
- - epidemiologia, 855
- - estudo de liquor, 859
- - eventos desencadeantes, 856
- - fisiopatologia, 859
- - manifestações clínicas e variantes, 857
- - monitoramento da progressão da doença, 860
- - na gestação, 863
- - na infância, 863
- - neuroimagem, 859
- - prognóstico, 863
- - símile, 870
- - tratamento, 861, 863
- de heminatenção espacial, 138
- de heminegligência, 137
- de hiperimunoglobulinemia D com febre periódica, 1237
- de hipotensão liquórica espontânea, 246
- de Horner, 71, 829
- de infusão de propofol, 951
- de Isaacs (neuromiotonia), 377
- de Karak, 410
- de Katayama, 1058
- de Kearns-Sayre, 933
- de Kleine-Levin, 492, 503
- de Korsakoff, 1217
- de Lance-Adams, 444
- de Landau-Kleffner, 1293
- de Legius, 1361
- de Lennox-Gastaut, 519, 1291, 1550
- de Lesch-Nyhan, 1348
- de liberação de citocinas, 1151
- de Luria pré-frontal, 279
- de Marfan, 298, 1527
- de Meige, 1424
- de Melkersson-Rosenthal, 81
- de Millard-Gubler, 11, e-68
- de Morvan, 155, 613
- de nervos cranianos que envolvem o nervo trigêmeo, 75
- de Nothnagel, e-68
- de O'Sullivan-McLeod, 765
- de Parinaud, 64, 71, e-68
- de Parsonage-Turner, 830, 873, 875
- de Prader-Willi, 503, 1298
- de pseudotumor cerebral secundário, 249
- de Raeder, 255, e-68
- de Ramsay Hunt, 982
- de Raymond, e-68
- de reconstituição imune, 1114
- de Reinhold, 283

- de resposta inflamatória
	pós-infecciosa, 1116
- de Richardson, 432
- de Sandifer, 377
- de Sanfilippo MPS III, 1350
- de Schnitzler, 1240
- de secreção inapropriada do hormônio
	antidiurético, 158
- de Shy-Drager, 437
- de Sjögren, 833, 1231, 1264
- de Stevens-Johnson, 530
- de Sturge-Weber, 1365
- de Susac, 1263
- de susto exagerado, 444
- de taquicardia em posição ortostática, 1249
- de Tolosa-Hunt, 255, e-68
- de vasoconstrição cerebral reversível, 297
- de Vernet, e-69
- de vigília não responsiva, 111
- de Vulpian-Bernhardt, 764
- de Wallenberg, 71
- de Weber, 11, e-68
- de Wernicke, 1217, e-68
- de West, 519, 539, 1550
- desmielinizante, 1230
- disexecutiva, 120
- do ângulo pontocerebelar, e-69
- do anticorpo antifosfolípide, 396
- do ápice da órbita, e-68
- do atraso de fase do sono, 503
- do cativeiro ou de locked-in, 114
- do desfiladeiro torácico, 829
- - questionável, 830
- do forame jugular, e-69
- do lactente hipotônico, 1294
- - abordagem, 1294
- - anamnese, 1294
- - diagnóstico topográfico, 1296
- - exame(s), 1295
- - investigação complementar, 1301
- do queixo dormente, 75
- do seio cavernoso, e-68
- dolorosa(s), 1396
- dos espasmos epilépticos
	infantis, 1287, 1550
- dos neurônios motores inferior e superior, 9
- dos vômitos cíclicos, 260
- DRESS, 530
- epilépticas, 510
- - associadas à atividade ponta-onda
		contínua durante o sono, 1550
- - autolimitadas, 1285
- - com idade de início variável, 515
- - focais, 515
- - generalizadas, 515, 1291
- - - genéticas da infância, 515
- episódicas
	associadas à migrânea, 218
- - da infância associadas à migrânea, 258
- etiologia-específicas, 1550
- FEWDON-MND, 765
- FOSMN, 764
- frontal(is), 436, 723
- - degenerativas, 141
- frontal-comportamental espacial, 436
- funcionais, 157
- hemolítico-urêmica, 1224
- hipercinéticas, 18, 23
- hipocinética, 17, 23
- Huntington-like, 390, 391
- inflamatória
- - de reconstituição imunológica, 1092
- - de recuperação imune, 1025
- leucocitose infiltrativa difusa, 1027
- metabólica, 319
- miastênica(s), 613, 796, 797, 1150, 1209
- - abordagem para diagnóstico genético, 801

- - características clínicas e moleculares, 800
- - de Lambert-Eaton, 613
- - - diagnóstico, 796
- - - quadro clínico, 796
- - - rastreio para malignidade, 797
- - - tratamento, 797
- - exames complementares, 799
- - tratamento, 802
- mielodisplásicas, 1225
- miotônicas não distróficas, 942
- neurocutâneas, 1357
- neuroléptica maligna, 403
- neurológicas
- - associadas ao anticorpo anti-GAD, 609
- - paraneoplásicas, 1208
- ocular isquêmica, 1258
- oculossimpática paratrigeminal, 255
- opsoclônus-mioclônus-ataxia, 69
- orbitofrontal, 120
- PANDAS, 396
- paraneoplásicas, 605, 611, 613
- - tratamento das, 613
- parkinsoniana, 364, 366, 367, e-30
- perdedora de sal cerebral, 158
- periódica associada ao receptor do fator de
	necrose tumoral (TRAPS), 1239
- PHACE, 1371
- pré-frontais, 119
- pseudotalâmica de Foix-Roussy, 279
- radiculares, 1401
- radiológica isolada, 567, 568
- - associação com esclerose múltipla, 568
- - critérios diagnósticos, 568
- - manifestações, 568
- - radiologicamente isolada,
		tratamento da, 582
- sem evidência de causa genética, 1550
- sensitivas superficial e profunda, 29
- SREAT, 398
- uncal, e-68
- vasculares isquêmicas, 277
- vestibular
- - aguda, 977, 978, 981, 982
- - crônica, 999
- VEXAS, 1240
Sintomas
- cognitivos, 167, 512
- - negativos, 512
- comportamentais e psicológicos da
	demência, 727
- depressivos e de ansiedade, 713
- não responsivos, 451
- posturais, 90
- premonitórios e de resolução, 186
- psicóticos, 714, 730
- visuovestibulares, 88
Sinucleinopatias, 154, 437
Siringomielia, 377, e-21
Sirolimo, 1148, 1211
Sistema(s)
- ativador reticular ascendente, 103, 462
- colinérgicos pontinomesencefálicos, 462
- de classificação da função motora
	grossa, 1318
- de laudo digital estruturado, e-100
- de vigilância da doença de
	Creutzfeldt-Jakob, 690
- do antígeno leucocitário humano, 596
- dopaminérgico nigroestriatal, 748
- hipocretinas tipo 1 e tipo 2, 462
- hipocretinérgico, 462
- imunológico, 1205
- límbico, 117, 139, 140
- monoaminérgicos, 462
- motor
- - e sensitivo, 188
- - neuroanatomia e neurofisiologia do, 7

- musculoesquelético, 188
- nervoso
- - autônomo, anatomia e fisiologia do, 146
- - central, 1231, e-19, e-20
- - parassimpático, 147
- - periférico, 25, 33, 803, 1231, e-19, e-20
- - sensitivo, e-50
- - simpático, 146
- peptídio e neurotransmissor, 463
- perceptual-motor para habilidades
	motoras, 131
- postural, 89
- somatossensorial, neuroanatomia e
	neurofisiologia do, 25
- trigeminal, 38
- vestibular, 85
Sistematização da análise do líquido
	cefalorraquiano, e-76
Skew deviation, e-60
SLC18A2, 388
SNG (sequenciamento de última
	geração), 1125
- direcionado, 1125
- metagenômico, 1125
SNNOOP 10, 190
Social cognition and emotional assessment
	(SEA), 142
Sociopatia adquirida, 120
Somatização, 542
Somatoparafrenia, 138
Sonambulismo, 483, 504
Sono
- como fator de risco para doença
	de Alzheimer, 494
- dessincronizado, 459
- do paciente com doença de Alzheimer, 494
- e demência, 493, 496, 497
- e envelhecimento saudável, 493
- e taupatias, 494
- em outras demências, 495
- não REM, 459
- nas demências primárias e outras
	demências, 493
- nas sinucleinopatias, 495
- normal, 459, 466
- REM, 459, 460
- sincronizado, 459
Sonolência excessiva diurna, 489, 503
Sorafenibe, 1147, 1148
Sorologia, 1125, 1126
Spasmus nutans, 448
SPECT, e-175
Square wave jerk (ondas quadradas), 15, 93
Status
- distônico, 389
- distonicus, 1425
- epllepticus eletrográfico do sono, 519
Strümppell, Adolph, e-4
Subluxação atlantoaxial, 377
Substância
- branca, 560, e-21
- cinzenta, e-21
Substituição, 1455
Subtalamotomia, 455
Suicídio assistido, e-191
Sulco, e-24
Sulfato
- de magnésio, 194
- de morfina, 196
Sulpirida, 447
Sumatriptana, 193, 195, 196, 230
Sunitinibe, 1147
Suplementação de ácido fólico, 532
Suporte
- para cuidados de fim de vida, e-186
- ventilatório, 1167
Supressão da gordura, e-134

Surdez pura para palavras, 136
Suscetibilidade
- à migrânea, 176
- genética na neuromielite óptica, 596
Suturas, 1304
Suvorexanto, 475, 478, 479, 498

T

Tabagismo, 319
Tabela
- da motilidade extrínseca ocular, e-59
- de Snellen, 47
Tabes dorsalis, 1088
Tacrolimo, 1211
Taenia solium, 398, 1050
Tafamidis, 848
Tálamo, 32, 35, 140, 1423, e-22
- ventral anterior, 1423
Talamotomia, 389, 1326, 1433
Talassemia, 1223
Tap test, 702, e-78
Tarefas do lar e atividades de lazer, 631
Tato, 26, e-51
Taupatias, 431, 494
Tauroursodiol, 776
Taxanos, 1144
Taxia, e-40
TBA (*tissue-based assay*), 606
Técnica(s)
- avançadas de análise de ressonância
    magnética, 524
- da intenção paradoxal, 473
- de avaliação da artrestesia, 31
- de perfusão ASL, e-150
- de radiofrequência, 449
- de Raskin, 200
- de relaxamento físico e mental, 473
- de restrição de tempo na cama
    e de sono, 473
- de Sanger, 848
- de Sjaastad, 200
- de tensores de difusão, e-148
- DSC, e-150
- *single shot fast spin echo* (SS-FSE), e-140
Tecnologia(s)
- assistiva, 1463
- - na reabilitação do acidente
    vascular cerebral, 1465
- CRISPR, 394
- de intervenção, 1463
Telangiectasia hemorrágica
    hereditária, 298, 1530
Telencéfalo, e-24
Telerreabilitação, 1479
Teletoninopatia, 913
Temozolomida, 1145
Temperatura, 187
Tempestade distônica, 389
Tenecteplase, 312
Tenoxicam, 195
Tensirolimo, 1148
Tensor de difusão, 118, e-148
Teoria
- clássica de funcionamento dos
    núcleos da base, 20
- da mente, 139-141
Terapêutica em cefaleia, 197, 202, 206, 212
- bloqueios anestésicos, 197
- neuromodulação não invasiva, 206
- toxina botulínica, 202
- tratamentos anti-CGRP/CGRP-R, agonistas
    5-HT$_{1F}$ e outros avanços recentes, 212
Terapia(s)
- alvo molecular, 1146
- antiamiloide e alterações de sinal da
    ressonância magnética, 742
- baseada em oligonucleotídios *antisense*, 782

- cognitiva e comportamental para
    insônia, 472
- cognitivista, 1459
- com animais, 729
- com bases neurobiológicas, 1459
- com pontos de pressão, 1405
- combinada, 1385
- de células T com receptor de antígeno
    quimérico, 1149
- de escalonamento terapêutico, 574
- de linfócitos T do receptor de antígeno
    quimérico, 1212
- de reabilitação, 387
- de reminiscência, 729
- de reperfusão, 315, 1169
- de reposição
- - enzimática, 959
- - gênica, 784
- - hormonal na migrânea, 264
- farmacológicas modificadoras
    de doença, 674
- física, 1405
- gênica com RNA interferente (RNAi)
    mediado por AAV, 393
- hiperosmolar, 1195
- imunossupressoras, 869
- intensiva neurológica, 1159
- modificadora de doença, 1246
- osmolar, 1170
- precoce de alta eficácia, 574
Teriflunomida, 575, 578, 580
Terminologia dos achados do exame
    neurológico sensitivo, 32
Termoanestesia/termo-hipostesia, 32
Territórios arteriais avaliados pelo doppler
    transcraniano, e-112
Terror noturno, 483, 504
Test-of-skew, 979
Testagem
- das alterações mentais e cognitivas, 704
- genética, 685, 766, 1537
- - na esclerose lateral amiotrófica, 766
Teste(s)
- CALFRAST, e-66
- calórico mínimo, e-65
- clínico de integração sensorial e equilíbrio
    (modificado), e-28
- da acuidade visual dinâmica, e-65
- da apneia, 116
- da distância entre os dedos, e-36
- da função salivar, e-64
- da marcha, 704
- da punção liquórica lombar, 702
- da reação postural, 704
- das múltiplas latências do sono, 468
- de abdução do ombro, 827
- de acetazolamida, e-175
- de alcance funcional, 1004, e-28, e-29
- de amplificação de ácido nucleico, 1094
- de Barré para os membros superiores e os
    membros inferiores, e-36
- de Bowlus-Currier, 166
- de coordenação, e-41
- de enrugamento cutâneo, 851
- de esforço, 941
- de estiramento do nervo femoral, 826
- de fluência verbal semântica, 628
- de Fukuda, e-34
- de Hoover, 166
- de identificação do olfato da Universidade
    da Pensilvânia, 41
- de infusão, 702
- de Lasègue, 826
- de levantar-se da cadeira, 704
- de Luria, 121
- de memória, 125
- de Mingazzini

- - para os membros inferiores, e-36
- - para os membros superiores, e-36
- de rolamento da moeda, e-38
- de sacudir a cabeça, e-65
- de Spurling, 827
- de tração cervical, 827
- de Wada, 537
- do Connecticut Chemosensory Clinical
    Research Center, 41
- do desenho do relógio, 628, 629
- do estímulo calórico, e-64
- do impulso
- - cefálico, 93, 978
- - da cabeça, e-65
- do paladar, 45
- eletrodiagnósticos, 1179
- genéticos, 1496
- imunológicos, 1094
- olfativo digital, 41
- olfatórios, 41
- quantitativos de sensibilidade, 852
- rápido imunocromatográfico para
    detecção de anticorpos IgM contra o
    M. leprae, 1078
- respiratório, 150
- TUG, 1004
- VDRL, 1017
Teta temporal rítmico da sonolência, e-92
Tetrabenazina, 393
Tetraplegia, 11, e-35
Tetratiomolibdato, 426
Tiaprida, 447
Tic douloureux, 74
Ticagrelor, 325, 330
Ticlopidina, 323
Tilt test, 150
Timectomia, 792
Timed up and go, 1004
Tiopental, 551, 552
Tiotepa, 1211
Tiques, 19, 377, 442, 445, 446
- autolesivos, 445
- fônicos simples, 445
- motores, 445
Tireoidite autoimune, 398
Tireotropina, 156
Tizanidina, 1322
Tocilizumabe, 613, 618
Tofersena, 777
Tomada de decisão, 120
Tomografia
- computadorizada, 42, 521
- - da coluna vertebral, e-132
- - de dupla energia, e-129
- - do crânio, e-122
- - dos seios paranasais, 42
- de coerência óptica, 615, 1253
- de crânio, 356
- de perfusão, 356
- espectral, e-129
- por emissão de fóton(s), 702
- - único, 525
- por emissão de pósitrons, 524, 634, 702
Tono muscular, e-38
Tontura(s), 83
- causada por medicação, 1001
- desencadeada, 90
- e vertigem, 83, 84, 88, 90, 91
- - anatomia e fisiologia, 83
- - desencadeantes e agravantes, 91
- - exame neurológico, 91
- - inervação e irrigação do labirinto, 84
- - instalação, duração e recorrência, 90
- - semiologia, 88
- - sintomas associados, 91
- espontânea, 90
- postural-perceptual persistente, 999

Tônus, 1279, 1294
- muscular, 1294
Topiramato, 229, 272, 374, 529, 554, 1272
Topoagnosia, 32
Topognosia, 31
Torcicolo, 377
Torpor, 103
Tosse, 776
Tourettismos, 445
Toxicidade(s)
- cerebral, 1152
- em medula espinhal, 1153
- em sistema nervoso periférico, 1155
- medicamentosas, 1113
Toxina
- botulínica, 152, 230, 386, 440, 1395
- - história, 202
- - tipo A
- - - na cefaleia, 202
- - - subcutânea, 1385
- onabotulínica A, 272
Toxoplasma gondii, 56
Toxoplasmose, 56, 1029
- cerebral, 1029
Traçadores disponíveis na prática clínica
  brasileira, 745
Tramadol, 195, 196, 1384
Trametinibe, 1148
Transcriptase reversa da telomerase, 1135
Transformação
- hemorrágica, 313, 1171
- - pós-RTPA, 313
Transientes, e-89
Transplante
- de células-tronco, 540
- de fígado, 848
- de órgão sólido, 1116
Transtirretina, 845
Transtorno(s)
- afetivo bipolar, 543
- alimentar relacionado ao sono, 484
- comportamentais, 145
- - de sono, 499, 504, 663
- - na cefaleia por uso excessivo de
    medicamentos, 270
- - nas demências, 725
- - - abordagens, 728
- - - avaliação, 726
- - - resistência ao tratamento, 732
- conversivo, 36
- correlatos do neurodesenvolvimento, 1339
- da atenção, 137
- da cognição social, 141
- da deglutição, 97, 98, 101
- - e disartrias, 97
- - tratamento, 101
  da fala, 97
- da insônia crônica, 470, 472
- - diagnóstico diferencial do, 472
- - tratamento não farmacológico do, 472
- da integração sensório-motora, 131
- da leitura e escrita, 130
- da linguagem, 126
- da motricidade ocular, 60
- da orientação topográfica, 138
- da percepção, 133
- da sensibilidade
- - da face e da mastigação, 73
- - geral, 25
- da visão, 46
- das funções executivas, 119
- de ansiedade, 470, 543
- - generalizada, 543
- de aprendizagem não verbal, 1340
- de comunicação, 1331
- de controle de impulso, 145
- de déficit de atenção e hiperatividade, 445

- de estresse pós-traumático, 543
- de memória, 121
- de movimentos rítmicos, 505
- de personalidade na cefaleia por uso
    excessivo de medicamentos, 270
- de tiques, 1339
- depressivo, 143, 716
- disfórico interictal intermitente, 719
- do comportamento, 139
- do controle supranuclear da motricidade
    ocular e internuclear, 63
- do déficit de atenção e hiperatividade, 1337
- do desenvolvimento
- - intelectual, 1330
- - motor, 1338
- do desenvolvimento da coordenação, 1338
- do despertar, 504
- do espectro autista, 1335
- do humor, 451, 469
- do movimento, 1258, 1338
- - estereotipado, 1338
- - induzidos por drogas, 401
- - não associados a neurolépticos, 404
- - relacionados com o sono, 502, 505
- - semiologia dos, 17
- do neurodesenvolvimento, 1328
- do nível de consciência, 103
- do olfato, 37, 39
- - anamnese, 41
- - diagnóstico, 41
- - e do paladar, 37
- - exames de imagem, 42
- - terapia medicamentosa, 43
- - tratamento, 43
- - treinamento olfatório, 43
- do paladar, 45
- do processamento executivo, memória,
    linguagem, praxias e gnosias, 117
- do ritmo circadiano, 499, 501, 503
- do sistema nervoso autônomo, 146, 149
- do sono, 500, 501
- - na infância, 500
- - - classificação, 500
- dos movimentos relacionados a doenças
    infecciosas e autoimunes, 395
- específicos de aprendizagem, 1333
- fóbico-ansiosos, 543
- funcionais associados à covid, 1082
- hipertensivos da gravidez, 1244
- mentais, 469
- na percepção visuoespacial, 136
- neurocognitivo, 647
- - leve, 637
- neuroendócrinos, 156
- neurológico funcional, 163, 164, 167,
    168, 470
- - avaliação neurológica, 164
- - diagnóstico, 164, 167
- - epidemiologia, 163
- - etiologia, 163
- - fisiopatologia, 163
- - mecanismos psicodinâmicos, 164
- - prognóstico, 168
- - quadro clínico, 164
- - teoria cognitiva, 164
- - tratamento, 168
- no reconhecimento visual, 134
- obsessivo-compulsivo, 445
- por abuso de substâncias, 543
- psiquiátricos, 142
- respiratórios do sono, 502
- somatoformes, 543
Trastuzumabe, 1148
Tratamento(s)
- agudo da crise de migrânea, 195
- anti-CGRP/CGRP-R, 212
- antifúngico combinado, 1110

- anti-hipertensivo, 322
- cirúrgico
- - da doença de Parkinson, 449
- - das fraturas de afundamentos
    cranianas, 1197
- - das lesões
- - - da fossa posterior, 1197
- - - traumáticas do parênquima, 1196
- - dos hematomas, 1196
- - da cefaleia em salvas na unidade de
    emergência, 194
- da esclerose múltipla, 572, 573, 582
- - progressiva, 582
- - remitente-recorrente, 573
- da fase aguda do acidente vascular cerebral
    isquêmico, 307
- da hipertensão intracraniana, 1192
- da migrânea no climatério e na
    menopausa, 264
- de cefaleias não devidas a doenças
    subjacentes na unidade de
    emergência, 192
- do surto de esclerose múltipla, 572
- e na prevenção secundária do acidente
    vascular cerebral isquêmico, 322
- hormonal, 539
- imunológico, 539
- medicamentoso das epilepsias, 526
- por neuromodulação, 1391
- sintomático da migrânea na unidade de
    emergência, 192
- trombolítico intravenoso, 310
- piramidal, e-48
Trauma cranioencefálico, 40, 321, 754
Traumatismo
- cirúrgico, 241
- cranioencefálico, 1183, e-114
- - classificação, 1184
- - craniectomia descompressiva no
    tratamento do, 1197
- - fisiopatologia, 1183
- - grave, 1191
- - monitorização multimodal, 1189
- de crânio, e-55
- externo, e-20
- facial múltiplo, 115
Trazodona, 475, 477, 479, 498
Treinamento olfatório, 43
Treino cognitivo, 642, 1461
Tremor(es), e-41
- carotídeo, 354
- cerebelares, 15
- de ação, 18
- de Holmes, 15
- de intenção, 15
- distônico, 376
- essencial, 366
- - diagnóstico diferencial, 373
- - epidemiologia, 372
- - etiologia, 372
- - fisiopatologia, 373
- - manifestações clínicas, 372
- - toxina botulínica tipo A, 374
- - tratamento, 373-375
- parkinsoniano, 364
- postural, 17
- - em bater de asas, 422
- rubral, 15
Tricrômio de Gomori, 893
Trietilenotetramina, 425
Triexifenidil, 388, 1322
Triflusal, 325
Tripla antiagregação plaquetária, 328
Triplegia, e-35
Triptanas, 193
- para o tratamento da fase aguda da
    migrânea menstrual, 262

Tristeza, 716
Trofismo, 1282
Trombectomia mecânica, 313, 360, 1168
- em acidente vascular cerebral menor, 360
Trombocitemia essencial, 1225
Trombocitopenia(s), 1224
- imune induzida por vacina, 339
- induzida por heparina, 1224
Tromboembolismo venoso, 353
Trombofilias, 1224
Trombólise
- endovenosa em acidente vascular cerebral
      menor, 360
- intravenosa, 312
- venosa, 1168
Trombose venosa
- cerebral, 337, 1242
- - diagnóstico, 337
- - epidemiologia, 337
- - evolução, 339
- - investigação etiológica, 338
- - quadro clínico, 337
- - tratamento, 339
- profunda, 1174, 1195
Tronco encefálico, 32, 34, 148, e-21, e-22
Tropheryma whipplei, 399
Tropias, 67
Truque sensorial, 18, 378
Tuberculoma, 1091
Tuberculose, 55, 399, 881, 1027, 1265
- medular, 1091
- meningoencefálica, 1090
- miliar, 1091
Tumor(es)
- de bexiga, e-77
- de fossa posterior, 377
- de pineal, 1134
- de plexo coroide, 1134
- do sistema nervoso central, 1246
- dos nervos cranianos e paraespinais, 1134
- embrionários, 1134
- ependimários, 1134
- hipofisários, 158, 159, 160
- - agressivos, 160
- - funcionantes, 158
- - não funcionantes, 159
- gástrico, e-77
- intramedulares, 377

U

Ubrogepanto, 273
Úlcera de estresse, 1173
Ultrassom
- focado de alta intensidade guiado por
      ressonância magnética, 1433
- modo B na neurologia, e-118
Ultrassonografia
- da bainha do nervo óptico, 1160
- do(s) nervo(s)
- - óptico, e-119
- - periféricos, 1076
- do parênquima cerebral, e-118
- transfontanelar, 1308
Unidade(s)
- de acidente vascular cerebral, 302
- - agudo, 302
- - de reabilitação, 302
- de atenção primária à saúde, 301
- de pronto atendimento (UPAS), 302
- Hounsfield, e-126
- motora, 8

- Tesla (T), e-134
Unilateralidade da dor, 227

V

Valleriana officinalis, 479
Valor preditivo negativo, e-79
Valproato de sódio, 193, 195, 196,
      529-531, 554
Valvopatias, 335
Variação fisiológica do tônus muscular na
      infância, 1294
Variante(s)
- comportamental da demência
      frontotemporal, 677, 678
- da doença de Alzheimer, 737
- da doença de Creutzfeldt-Jakob, 690
- não fluente da afasia progressiva
      primária, 680
- semântica da afasia progressiva
      primária, 679
Vasculite(s), 1060, 1091
- cerebral, 1060
- do sistema nervoso central, 296, 297,
      299, 300
- - diagnósticos diferenciais, 297
- - epidemiologia, 296
- - evolução, 300
- - investigação complementar, 299
- - quadro clínico, 296
- - secundárias a doenças sistêmicas, 297
- - tratamento, 300
- induzidas por drogas ou outras
      vasculites, 296
- infecciosas do sistema nervoso central, 297
- secundárias, 297
- sistema nervoso central
- - primária do, 296
Vasculopatia(s)
- associadas à deficiência da adenosina
      desaminase 2, 298
- hereditárias, 298
- no HIV, 1028
- retiniana com leucodistrofia cerebral, 1522
Vasopressina, 157
Vasospasmo, 348, e-115
- das artérias encefálicas, e-115
Velocidade de marcha, 1004, e-32
Vemurafenibe, 1148
Ventilação, 1193
Ventriculostomia endoscópica do terceiro
      ventrículo, 705
Verapamil, 229
Vérmis, e-22
Versão brasileira
- da Escala de Queixa de Memória, 639
- do Instrumento de Função Cognitiva, 640
Vertigem, 83, 88, 983
- desencadeada, 90
- espontânea, 90
- periférica benigna, 355
- posicional central, 997, 998
- posicional paroxística benigna, 991
- - de canal posterior, 992
- - de canal semicircular horizontal, 995
- - diagnóstico, 992
- - do canal semicircular anterior, 996
- - epidemiologia, 991
- - etiologia, 991
- - fisiopatologia, 991
- - prognóstico, 997
- - quadro clínico, 992
- recorrente, 983

Vestibulocerebelo, 12
Vestibulopatia
- bilateral, 999
- periférica unilateral aguda, 980
Via(s)
- anterolateral, 27
- cerebelares, 14
- colunas posteriores-lemnisco medial, 26
- das sacadas oculares, 60
- do nistagmo optocinético, 61
- do seguimento ocular, 61
- dopaminérgica nigroestriatal, 22
- espinocervicotalâmica, 27
- lexical, 131
- não lexical, 131
- ventral occipitotemporal, 134
- visuais, neuroanatomia e
      neurofisiologia do nervo óptico e das, 46
Vídeo-EEG (VEEG), e-87
Videoeletroencefalografia, 535
Vigabatrina, 529, 554
Vírus
- chikungunya, 1044
- da raiva, 1037
- do oeste do Nilo, 1037
- Epstein-Barr, 561
- herpes simples, 1036
- monkeypox, 1038
- varicela-zóster, 1036
- zika, 873
Visão, 165
- de cores, 48, 136
Vismodegibe, 1148
Visual aura rating scale, 186
Vitamina
- A, 43
- B1, 878, 1217, 1218, 1250
- B3, 878, 1218
- B6, 878, 1218
- B9, 1219, 1250
- B12, 878, 1218, 1250
- E, 651, 878, 1219, 1251
Vorapaxar, 325
Voriconazol, 1211
Vorinostate, 1148
Vulnerabilidade, e-190
Vutrisirana, 849

W

Web carotídeo, 328
Wicket spikes, e-92

X

Xantomatose cerebrotendínea, 1350, 1512,
      1542, 1596
Xeroftalmia, e-63

Z

Zika vírus, 1046, 1049
Ziprasidona, 447
Zolpidem, 388, 475, 476, 479, 484
- liberação gradual, 498
Zona
- autônoma, 33
- de déficit funcional, 535
- de fronteira arterial, 738
- de início ictal, 535
- irritativa, 535
- sintomatogênica, 535
Zonisamida, 388, 668
Zopiclona, 475, 476, 479, 498